TRATADO DE MEDICINA INTERNA de Cães e Gatos

Márcia Marques Jericó

Médica-veterinária graduada pela Faculdade de Medicina Veterinária e Zootecnia da Universidade de São Paulo (FMVZ/USP). Mestre em Fisiologia pelo Instituto de Ciências Biomédicas da Universidade de São Paulo (ICB/USP). Doutora em Clínica Médica pela FMVZ/USP. Responsável técnica pelos atendimentos em Endocrinologia e Coproprietária dos Consultórios Veterinários Alto da Lapa. Professora da disciplina de Clínica Médica de Pequenos Animais da Faculdade de Medicina Veterinária da Universidade Anhembi Morumbi. Coordenadora do Serviço de Endocrinologia dos Hospitais Pet Care. Sócia-fundadora e Presidente da Associação Brasileira de Endocrinologia Veterinária (ABEV).

João Pedro de Andrade Neto

Médico-veterinário graduado pela Faculdade de Medicina Veterinária e Zootecnia da Universidade de São Paulo (FMVZ/USP). Bacharel em Ciências Biológicas pelo Instituto de Biociências da Universidade de São Paulo (IB/USP). Mestre em Fisiologia pelo Instituto de Ciências Biomédicas da Universidade de São Paulo (ICB/USP). Responsável técnico pelos atendimentos em Neurologia e Coproprietário dos Consultórios Veterinários Alto da Lapa.

Márcia Mery Kogika

Médica-veterinária graduada pela FMVZ/USP. Mestre em Patologia Experimental e Comparada e Doutora em Clínica Veterinária pela FMVZ/USP. Professora Associada do Departamento de Clínica Médica da FMVZ/USP. Responsável pelo Serviço de Clínica Médica de Pequenos Animais do Departamento de Clínica Médica do Hospital Veterinário da FMVZ/USP.

Volume 1

gen | ROCA

Publicado pela Editora Roca, um selo integrante do GEN | Grupo Editorial Nacional
Travessa do Ouvidor, 11
Rio de Janeiro – RJ – CEP 20040-040
Tels.: (21) 3543-0770/(11) 5080-0770 | Fax: (21) 3543-0896
www.grupogen.com.br | faleconosco@grupogen.com.br

- Capa: Bruno Sales
Editoração eletrônica: Anthares

- Ficha catalográfica

J54t

Jericó, Márcia Marques
Tratado de medicina interna de cães e gatos / Márcia Marques Jericó , Márcia Mery Kogika , João Pedro de Andrade Neto. - 1. ed. - [Reimpr.]. - Rio de Janeiro : Roca, 2019.
il.

ISBN 978-85-277-2643-6

1. Medicina veterinária - Manuais, guias, etc.. 2. Cão - Doenças. 3. Gato - Doenças. I. Título.

14-15360 CDD: 636.089
CDU: 636.09

Colaboradores

Adriana de Siqueira. Médica-veterinária graduada pela Universidade Federal do Paraná (UFPR). Graduada em Economia pela Universidade de São Paulo (USP). Mestre em Ciências pelo Programa de Patologia Experimental e Comparada da Faculdade de Medicina Veterinária e Zootecnia da Universidade de São Paulo (FMVZ/USP). Doutoranda em Ciências pelo Programa de Patologia Experimental e Comparada da FMVZ/USP.

Adriana Tomoko Nishiya. Docente na área de Cirurgia de Pequenos Animais na Universidade Anhembi Morumbi. Médica-veterinária graduada pela Universidade de São Paulo (USP). Mestre em Ciências pelo Instituto de Ciências Biomédicas da USP (ICB/USP). Doutoranda em Oncologia pela Faculdade de Medicina da USP (FMUSP).

Adriane Provasi. Médica-veterinária pela Universidade Estadual de Londrina (UEL). Psicóloga pela Universidade São Judas Tadeu. Mestre em Clínica Médica pelo Departamento de Clínica Veterinária da Faculdade de Medicina Veterinária e Zootecnia da Universidade de São Paulo (FMVZ/USP). Residência em Clínica Médica, Cirurgia e Reprodução de Grandes Animais pela UEL. Coordenadora da Residência em Medicina Veterinária e Professora da disciplina de Clínica Complementar ao Diagnóstico no Curso de Medicina Veterinária da Universidade Anhembi Morumbi (UAM).

Álan Gomes Pöppl. Professor Adjunto da disciplina de Clínica Médica de Cães e Gatos – Departamento de Medicina Animal da Universidade Federal do Rio Grande do Sul (UFRGS). Médico-veterinário graduado pela UFRGS. Mestre em Fisiologia pelo Departamento de Fisiologia do Instituto de Ciências Básicas da Saúde da Universidade Federal do Rio Grande do Sul (ICBS/UFRGS). Doutor em Ciências Veterinárias pelo Programa de Pós-graduação em Ciências Veterinárias da Universidade Federal do Rio Grande do Sul (PPGCV/UFRGS). Residência em Clínica e Cirurgia Geral (R1) pelo Hospital de Clínicas Veterinárias da Universidade Federal do Rio Grande do Sul (PPGCV/UFRGS). Coordenador da Equipe PetEndocrine.

Alaor Aparecido Almeida. Farmacêutico e Bioquímico graduado pela Faculdade de Medicina da Universidade Estadual Paulista "Júlio de Mesquita Filho" (FMB/Unesp) – Campus Botucatu. Mestre em Farmacologia e Doutor em Genética Toxicológica pelo Instituto de Biociências da Unesp (IBB/Unesp) – Campus Botucatu. Supervisor de Radioproteção do Laboratório de Cromatografia em Fase Gasosa (CEATOX) do IBB/Unesp.

Alberto Soiti Yoshida. Médico-veterinário. Bacharel em Direito. Mestre em Medicina Veterinária Legal pelo Departamento de Patologia Experimental da Faculdade de Medicina Veterinária e Zootecnia da Universidade de São Paulo (FMVZ/USP). Mestre em Direitos Difusos e Coletivos – Direito ambiental pela Universidade Metropolitana de Santos (UNIMES). Perito criminal do Instituto de Criminalística do Estado de São Paulo.

Alessandra Martins Vargas. Médica-veterinária graduada pela Faculdade de Medicina Veterinária e Zootecnia da Universidade de São Paulo (FMVZ/USP). Mestre em Ciências Humanas (Fisiologia) pelo Instituto de Ciências Biológicas da USP (ICB/USP). Sócia-fundadora da Associação Brasileira de Endocrinologia Veterinária (ABEVG) e membro da atual Diretoria Científica. Coordenadora e docente do curso de especialização em endocrinologia e metabologia da Associação Nacional de Clínicos Veterinários de Pequenos Animais (ANCLIVEPA-SP/UNICSUL). Sócia-fundadora da ENDOCRINOVET – Endocrinologia e Metabologia Veterinária.

Alessandro Rodrigues de Carvalho Martins. Graduado pela Universidade Católica Dom Bosco (UCDB), Campo Grande (MS). Residência em Anestesiologia pela Faculdade de Ciências Agrárias e Veterinárias da Universidade Estadual Paulista "Júlio de Mesquita Filho" (FCAV/UNESP) Jaboticabal. Especializado em Ventilação Mecânica no Adulto pelo Hospital Nossa Senhora das Lourdes. Doutor em Anestesiologia com ênfase em Ventilação Mecânica e Anestesista Veterinário do Laboratório de Investigações Médicas do Transplante de Fígado da Faculdade de Medicina da Universidade de São Paulo (USP) (LIM 37). Sócio proprietário da Ufape Veterinária Ltda.

Alexandre Aparecido M. S. Rego. Médico-veterinário formado pela Universidade Estadual de Londrina (UEL). Especialista e Mestre em Patologia Experimental e Comparada pela USP. Especialista em Perícia Médico-veterinária pelo Instituto de Medicina Social e de Criminologia de São Paulo (IMESC).

Alexandre Gonçalves Teixeira Daniel. Professor das disciplinas Semiologia e Clínica Médica de Pequenos Animais (ênfase em clínica médica de felinos) da Universidade Metodista de São Paulo (UMESP). Médico-veterinário Graduado pela Faculdade de Medicina Veterinária e Zootecnia da Universidade de São Paulo (FMVZ/USP). Residência em Clínica e Cirurgia de Pequenos Animais pela FMVZ/USP. Especialista em Medicina de Felinos pela Universidade Anhembi Morumbi (UAM). Mestre em Clínica Veterinária pela FMVZ/USP. Proprietário da Gattos (clínica especializada em medicina felina – SP).

Alexandre Lima de Andrade. Médico-veterinário pela Universidade Estadual de Londrina (UEL). Doutor em Cirurgia Experimental pela Faculdade de Medicina da Universidade Estadual Paulista "Júlio de Mesquita Filho" (UNESP) – Campus Botucatu. Mestre em Cirurgia Veterinária pela Faculdade de Ciências Agrárias e Veterinárias da Universidade Estadual Paulista "Júlio de Mesquita Filho" (FCAV/UNESP) – Campus de Jaboticabal. Professor Adjunto da Faculdade de Medicina Veterinária da Universidade Estadual Paulista "Júlio de Mesquita Filho" (FMVA/UNESP) – Campus Araçatuba. Assessor *ad hoc* da FAPESP e CNPq.

Alexandre Merlo. Médico-veterinário. Mestre em Clínica Veterinária pela Faculdade de Medicina Veterinária e Zootecnia da Universidade de São Paulo (FMVZ/USP). Gerente Técnico de Animais de Companhia da Zoetis Brasil.

Aline Machado de Zoppa. Professora de Cirurgia da Universidade Anhembi Morumbi (UAM). Mestre em Cirurgia pela Faculdade de Medicina Veterinária e Zootecnia da Universidade de São Paulo (FMVZ/USP). Cirurgiã e oncologista da Onco Cane.

Aline Santana da Hora. Médica-veterinária pela Universidade do Estado de Santa Catarina (UDESC). Mestre em Clínica Veterinária pela Faculdade de Medicina Veterinária e Zootecnia da Universidade de São Paulo (FMVZ/USP). Doutora em Ciências pela FMVZ/USP. Pós-doutoranda pelo Departamento de Medicina Veterinária Preventiva e Saúde Animal da FMVZ/USP.

Ana Augusta de Sousa. Médica-veterinária graduada pela Universidade federal de Minas Gerais (UFMG). Sócia-proprietária do Intensivet – Núcleo de Medicina Veterinária Avançada.

Ana Carolina Brandão de Campos Fonseca Pinto. Professora Associada do Departamento de Cirurgia da Faculdade de Medicina Veterinária e Zootecnia da Universidade de São Paulo (FMVZ/USP). Médica-veterinária graduada pela Universidade de São Paulo (USP). Mestre em Clínica Veterinária pela FMVZ/USP. Doutora em Cirurgia pela FMVZ/USP. Pós-doutora pela University of Tennessee at Knoxville (UTK – EUA).

Ana Claudia Balda. Professora Doutora de Clínica Médica de Pequenos Animais das Faculdades Metropolitanas Unidas (FMU). Coordenadora do Curso de Medicina Veterinária da FMU – orientação pedagógica. Médica-veterinária graduada pela Faculdade de Medicina Veterinária e Zootecnia da Universidade de São Paulo (FMVZ/USP). Mestre e Doutora em Clínica Veterinária com ênfase em Dermatologia Veterinária pela FMVZ/USP. Sócia-fundadora da Sociedade Brasileira de Dermatologia Veterinária (SBDV). Participa do atendimento dermatológico do CVAL/SP.

André Luis Selmi. Médico-veterinário pela Universidade Estadual Paulista Júlio de Mesquita Filho. Professor Doutor da Universidade Anhembi Morumbi (UAM). Sócio-fundador da Associação Brasileira de Ortopedia e Traumatologia Veterinária (OTV). Diplomado pelo Colégio Brasileiro de Cirugia e Anestesiologia Veterinária (CBCAV).

Andre Shih. Formado em Medicina Veterinária pela Universidade de São Paulo, com extensão na Universidade de Wisconsin – Escola de Medicina Veterinária da Madison. Trabalhou como médico-veterinário Critical Care no Fox Valley Animais Centro de Referência. Residência em Anestesiologia Veterinária na Universidade da Flórida. Professor Adjunto. Fellowship em Emergência e Cuidados do Paciente Crítico pela Universidade da Flórida. Área de pesquisa: Ressuscitação Cardiopulmonar e Monitorização Hemodinâmica Avançada.

Andrea Pires dos Santos. Graduada em Medicina Veterinária pela Universidade Federal de Santa Maria. Mestre em Clínica Médico-veterinária pela Universidade Federal de Santa Maria. Doutora em Patologia Clínica pela Universidade Federal do Rio Grande do Sul, com parte na Universidade de Purdue (EUA). Pós-doutora pela Universidade de Purdue. Experiência na área de Medicina Veterinária, com ênfase em Patologia Clínico-veterinária. Atua principalmente em Hematologia, Bioquímica Clínica, Hemostasia e Biologia Molecular, com linhas de pesquisa em Doenças Infecciosas e Hemoparasitas. Pós-doutoranda na Universidade de Purdue.

Andreia Oliveira Latorre. Médica-veterinária graduada pela Faculdade de Medicina Veterinária e Zootecnia da Universidade de São Paulo (FMVZ/USP). Mestre e Doutora em Toxicologia pela FMVZ/USP. Pós-doutora em Toxicologia pela FMVZ/USP e em Oncologia pelo A.C. Camargo Cancer Center.

Anna Carolina Barbosa Esteves Maria. Médica-veterinária graduada pela Universidade Metropolitana de Santos (UNIMES). Mestre e Doutoranda em Patologia Experimental e Comparada pela Faculdade de Medicina Veterinária e Zootecnia da Universidade de São Paulo (FMVZ/USP).

Anna Maria Schnabel. Médica-veterinária pela Faculdade de Medicina Veterinária da Universidade de Santo Amaro (UNISA). Residência em Clínica Médica de Pequenos Animais pela Universidade de Guarulhos (UNG). Especialista em Endocrinologia e Metabologia de Pequenos Animais pela Associação Nacional de Clínicos Veterinários de Pequenos Animais (ANCLIVEPA/SP). Diretora Clínica do Centro de Especialidades Vet4Pets.

Annelise Carla Camplesi. Professora Substituta das disciplinas Clínica das Intoxicações e Plantas Tóxicas e Enfermagem Veterinária – Departamento de Clínica e Cirurgia Veterinária da Faculdade de Ciências Agrárias e Veterinárias da Universidade Estadual Paulista "Júlio de Mesquita Filho" (FCAV/Unesp) – Campus Jaboticabal. Médica-veterinária graduada pela Faculdade de Ciências Agrárias e Veterinárias da Universidade Estadual Paulista (FCAV/Unesp) – Campus Jaboticabal. Mestre e Doutora em Clínica Veterinária com ênfase em Toxicologia Animal pela Faculdade de Medicina Veterinária e Zootecnia da Universidade Estadual Paulista (FMVZ/Unesp) – Campus Botucatu. Pós-doutoranda em Medicina Veterinária da FCAV/Unesp – Campus Jaboticabal.

Archivaldo Reche Junior. Professor Doutor do Departamento de Clínica Médica da Faculdade de Medicina Veterinária e Zootecnia da Universidade de São Paulo (FMVZ/USP). Responsável pelo Serviço de Pronto Atendimento Médico. Responsável Suplente pelo Serviço de Cardiologia da FMVZ/USP. Atendimento exclusivo de felinos – Clínica Veterinária Vetmasters, São Paulo/SP.

Arina Lázaro Rocheti. Bióloga formada pelo Centro Universitário Hermínio Ometto de Araras (UNIARARAS). Mestranda pelo Programa de Biociência Animal da Faculdade de Zootecnia e Engenharia de Alimentos da Universidade de São Paulo.

Aulus Cavalieri Carciofi. Doutor em Medicina Veterinária pela Faculdade de Medicina Veterinária e Zootecnia da Universidade de São Paulo (FMVZ/USP). Professor Assistente Doutor do curso de Medicina Veterinária da Faculdade de Ciências Agrárias e Veterinárias da Universidade Estadual Paulista (FCAV/UNESP). Professor Doutor do Departamento de Clínica e Cirurgia Veterinária da FCAV/Unesp. Chefe do Serviço de Nutrição e Nutrição Clínica de Cães e Gatos do Hospital Veterinário Governador Laudo Natel – FCAV/Unesp. Coordenador do Laboratório de Pesquisa em Nutrição e Doenças Nutricionais de Cães e Gatos da FCAV/Unesp.

Bruno Alonso Miotto. Médico-veterinário graduado pela Faculdade de Medicina Veterinária e Zootecnia da Universidade de São Paulo (FMVZ/USP). Doutorando pelo Departamento de Clínica Médica da FMVZ/USP.

Bruno Cogliati. Professor Doutor na área de Patologia Morfológica e Molecular – Departamento de Patologia da Faculdade de Medicina Veterinária e Zootecnia da Universidade de São Paulo (FMVZ/USP). Médico-veterinário graduado pela USP. Doutor em Patologia Experimental Comparada pela FMVZ/USP. Pós-doutor pelo Departamento de Gastroenterologia da Faculdade de Medicina da USP (FMUSP).

Bruno Testoni Lins. Especialista em Cirurgia pelo Colégio Brasileiro de Cirurgia Veterinária (CBCAV). Mestre em Cirurgia Veterinária pela Faculdade de Medicina Veterinária e Zootecnia da Universidade Estadual Paulista "Júlio de Mesquita Filho" (FMVZ/Unesp) – Campus Botucatu. Doutor em Ortopedia e Traumatologia pelo Instituto de Ortopedia e Traumatologia da Faculdade de Medicina da Universidade de São Paulo (IOT/FM/USP). AOVET Faculty.

Camila Michele Appolinario. Médica-veterinária graduada pela Universidade Estadual Paulista "Júlio de Mesquita Filho" (UNESP). Especialista em Sanidade em Animais de Produção pela Unesp. Mestre e Doutora em Medicina Veterinária pela Unesp.

Cáris Maroni Nunes. Médica-veterinária pela Universidade de São Paulo (USP). Pós-doutora em Medicina Veterinária Preventiva pelo Instituto de Investigaciones Biomédicas de la Universidad Autónoma de Mexico e em Epidemiologia Animal pela USP. Doutora e Mestre em Epidemiologia Experimental Aplicada às Zoonoses pela USP. Professora Adjunta da Universidade Estadual Paulista "Júlio de Mesquita Filho" (Unesp).

Carla Aparecida Batista Lorigados. Professora Doutora do Departamento de Cirurgia da Faculdade de Medicina Veterinária e Zootecnia da Universidade de São Paulo (FMVZ/USP). Médica-veterinária graduada pela FMVZ/USP. Mestre em Clínica Cirúrgica Veterinária pela FMVZ/USP. Doutora em Medicina Veterinária e Pós-doutora em Diagnóstico por Imagem pelo Departamento de Cirurgia da Faculdade de Medicina da FMVZ/USP.

Carlos Eduardo Larsson. Médico-veterinário pela Faculdade de Medicina Veterinária e Zootecnia da Universidade de São Paulo (FMVZ/USP). Sanitarista pela Faculdade de Saúde Pública da Universidade de São Paulo (FSP/USP). Pós-doutor em Clínica Veterinária pela Universitat Autónoma de Barcelona (UAB). Doutor e Mestre em Saúde Pública pela FSP/USP. Livre-docente e Professor Titular da área de Patologia Médica da FMVZ/USP. Docente das disciplinas Semiologia, Patologia Médica e Clínica Médica de Cães e Gatos do Departamento de Clínica Médica da FMVZ/USP. Assessor *ad hoc* CNPq e FAPESP. Orientador e Coordenador do Programa de Pós-Graduação em Clínica Veterinária (CAPES-MEC), respondendo pelas disciplinas Dermatologia Comparada e Micologia Clínica. Fundador do primeiro Serviço de Dermatologia (HOVET/USP) em escolas de veterinária latino-americano. Vice-Presidente do Conselho de Residência em Medicina Veterinária do HOVET/USP.

Carolina Dias Jimenez. Médica-veterinária pela Universidade Paulista (UNIP). Residência na Universidade Estadual de Londrina (UEL). Mestre pela Universidade Estadual Paulista "Júlio de Mesquita Filho" (UNESP) – Campus Botucatu. Médica-veterinária e proprietária da Clínica VILLACANI, São Paulo/SP. Atendimento neurológico no centro de especialidades PROVET, São Paulo/SP. Atendimento neurológico no Centro de Saúde Animal Jardins, São Paulo/SP.

Carolina Scarpa Carneiro. Médica-veterinária pela Faculdade de Medicina Veterinária e Zootecnia da Universidade de São Paulo (FMVZ/USP). Doutoranda do Departamento de Cirurgia da FMVZ/USP. Mestre em Cirurgia pela FMVZ/USP. Tesoureira-geral da Associação Brasileira de Oncologia Veterinária (ABROVET).

Carolina Zaghi Cavalcante. Professora da Pontifícia Universidade Católica do Paraná (PUCPR). Médica-veterinária graduada pela Universidade Federal do Paraná (UFPR). Especialista em Clínica Médica de Animais de Companhia pela PUCPR. Mestre em Clínica Veterinária pela Universidade de São Paulo (USP). Doutoranda em Fisiologia Endócrina e Metabólica na UFPR.

Carsten Bandt. Médico-veterinário pela Free University of Berlin, College of Veterinary Medicine (Alemanha). Residência em Medicina Interna de Pequenos Animais na Ludwig Maximilian University (Alemanha). Residência em Cuidados intensivos e Emergências na Tufts University (Estados Unidos). Professor Assistente da disciplina Emergência Médica, Departamento de Procedimentos Clínicos em Pequenos Animais da UF Healthy, College of Veterinary Medicine – University of Florida (Estados Unidos).

Ceres Berger Faraco. Médica-veterinária pela Universidade Federal do Rio Grande do Sul (UFRGS). Mestre e Doutora em Psicologia pela Pontifícia Universidade Católica do Rio Grande do Sul (PUCRS). Professora Doutora do Curso de Psicologia das Faculdades Integradas de Taquara (FACCAT). Presidente da Associação Médico-veterinária Brasileira de Bem-estar Animal (AMVEBBEA).

César Augusto Dinóla Pereira. Professor Titular da Universidade Anhembi Morumbi (UAM) e da Universidade de Santo Amaro (UNISA). Médico-veterinário graduado pela Universidade de São Paulo (USP). Mestre e Doutor em Microbiologia pelo Instituto de Ciências Biomédicas da Universidade de São Paulo (ICB/USP). Doutor em Microbiologia pelo ICB/USP.

César Augusto Martins Ribeiro. Médico-veterinário pelo Centro Universitário Barão de Mauá. Especialista em Clínica Médica de Pequenos Animais no Hospital Veterinário do Centro Universitário Barão de Mauá e em Medicina Veterinária de Emergência e Terapia Intensiva pela Academia Brasileira de Medicina Veterinária Intensiva (BVECCS). Professor do curso de Pós-graduação em Emergência e Cuidados Intensivos do Intensivet – Núcleo de Medicina Veterinária Avançada (São Paulo, Curitiba e Salvador). Instrutor dos cursos de habilitação ABC Trauma e ABC Cuidados intensivos da Sociedade Latino-americana de Emergência e Cuidados Intensivos (LAVECCS). Fundador do U.T.I. VET Centro Veterinário.

Cibele Figueira Carvalho. Mestre em Clínica Veterinária pela Faculdade de Medicina Veterinária da USP. Doutora em Radiologia pela Faculdade de Medicina da Universidade de São Paulo (USP). Membro do Colégio Brasileiro de Radiologia Veterinária.

Cínthia Ribas Martorelli. Médica-veterinária graduada pela Universidade de Guarulhos (UnG). Residência em Clínica

Médica de Pequenos Animais pela UnG. Mestre em Clínica Veterinária pela Faculdade de Medicina Veterinária e Zootecnia da Universidade de São Paulo (FMVZ/USP). Doutoranda do Programa de Clínica Veterinária da FMVZ/USP.

Clair Motos de Oliveira. Professora Doutora das disciplinas Obstetrícia e Ginecologia de Cães e Gatos – Departamento de Reprodução Animal da Faculdade de Medicina Veterinária e Zootecnia da Universidade de São Paulo (VRA/FMVZ/USP). Médica-veterinária graduada pela FMVZ/USP. Mestre e Doutora em Reprodução Animal pela FMVZ/USP. Coordenadora do Conselho de Estágio Curricular Obrigatório da FMVZ/USP. Responsável pelo Serviço de Obstetrícia e Ginecologia do Hospital Veterinário (HOVET) da FMVZ/USP.

Claudia Oliveira Domingos Schaeffter. Médica-veterinária graduada pela Faculdade de Medicina Veterinária e Zootecnia da Universidade de São Paulo (FMVZ/USP). Mestre e Doutora em Anatomia dos Animais Domésticos pela FMVZ/USP. Responsável Técnica pelo setor de Ultrassonografia do Núcleo Diagnóstico Veterinário (São Paulo).

Claudia Filoni. Médica-veterinária pela Universidade de São Paulo (USP). Mestre e Doutora em Patologia Experimental Comparada pela USP. Pós-doutoranda em Medicina Veterinária pelo Instituto de Biociências da Universidade estadual Paulista "Júlio de Mesquita Filho" (IB/Unesp). Pesquisadora junto ao Laboratório de Biologia Molecular e Celular do Curso de Medicina Veterinária da UNIP. Associada-fundadora do Instituto Brasileiro para Medicina da Conservação – TRÍADE.

Claudia Rodrigues Emilio de Carvalho. Médica-veterinária graduada pela Faculdade de Medicina Veterinária e Zootecnia da Universidade Estadual Paulista "Júlio de Mesquita Filho" (FMVZ/Unesp) – Campus Botucatu. Doutora em Ciências pelo Instituto de Pesquisas Energéticas e Nucleares (IPENCNEN/SP). Especialista em Oncologia Veterinária pelo Instituto Bioethicus. Atendimento em oncologia clínica, com experiência em quimioterapia, radioterapia de ortovoltagem e terapia fotodinâmica.

Claudio Corrêa Natalini. Médico-veterinário pela Universidade Federal Fluminense (UFF). Pós-doutor em Anestesiologia Animal pela Louisiana State University System (LSU SYSTEM – Estados Unidos). Doutorado em Comparative Anestesiology pela University of Minnesota (Estados Unidos). Mestre em Medicina Veterinária pela Universidade Federal de Santa Maria (UFSM). Especialista em Clínica Cirúrgica Animal pela Universidade Federal do Rio Grande do Sul (UFRGS) e em Toxicologia Animal pela Pontifícia Universidade Católica do Rio Grande do Sul (PUCRS).

Cláudio Roberto S. Mattoso. Professor colaborador do Centro de Ciências Agroveterinárias da Universidade do Estado de Santa Catarina (CAV/UDESC) – Lages. Médico-veterinário graduado pela Universidade Estadual Paulista "Júlio de Mesquita Filho" (Unesp). Mestre e Doutor em Patologia Animal pela Unesp.

Cristina Oliveira Massoco de Salles Gomes. Professora Doutora da disciplina de Farmacologia e Toxicologia Aplicada – Departamento de Patologia da Faculdade de Medicina Veterinária e Zootecnia da Universidade de São Paulo (FMVZ/USP). Mestre em Patologia Experimental e Comparada e Doutora em Ciências pela FMVZ/USP. Pós-doutora em Imunologia pela Cornell University College of Veterinary Medicine (EUA).

Cynthia de Assumpção Lucidi. Médica-veterinária graduada pela Universidade Federal Fluminense (UFF). Mestre em Patologia Clínica Veterinária pela Universidade Estadual Paulista "Júlio de Mesquita Filho" (Unesp) – Campus Botucatu. Candidata a PhD, Department of Pathobiology and Diagnostic Investigation, College of Veterinary Medicine, Michigan State University (EUA).

Daniel Moura de Aguiar. Professor Adjunto do Departamento de Clinica Médica-veterinária da Faculdade de Agronomia, Medicina Veterinária e Zootecnia da Universidade Federal de Mato Grosso (FAMEVZ/UFMT). Médico-veterinário graduado pela Universidade do Oeste Paulista (UNOESTE). Residência em Doenças Infecciosas dos Animais pela Universidade Estadual Paulista "Júlio de Mesquita Filho" (Unesp). Mestre em Ciências e Doutor em Medicina Veterinária pela Universidade de São Paulo (USP).

Daniel Soares Sanches. Médico-veterinário graduado pela Universidade Metodista de São Paulo. Mestre em Patologia Experimental e Comparada pela Faculdade de Medicina Veterinária e Zootecnia da Universidade de São Paulo (FMVZ/USP). Doutor em Patologia Experimental e Comparada FMVZ/USP. Atua na área de Patologia Animal no laboratório do Centro Veterinário de Anatomia Patológica (CVAP).

Denise Maria Nunes Simões. Médica-veterinária pela Faculdade de Medicina Veterinária e Zootecnia da Universidade de São Paulo (FMVZ/USP) – Hospital Veterinário da Faculdade de Medicina Veterinária e Zootecnia da Universidade de São Paulo (FMVZ-USP). Especialista em Clínica Médica pela FMVZ-USP. Residência em Clínica e Cirurgia de Pequenos Animais pela FMVZ/USP. Médica-veterinária do Hospital Veterinário da FMVZ/USP. Coordenadora do curso de Especialização em Endocrinologia e Metabologia pela Associação Nacional de Clínicos Veterinários de Pequenos Animais (ANCLIVEPA-SP). Sócia-fundadora e Diretora-científica da Associação Brasileira de Endocrinologia Veterinária (ABEV).

Denise Tabacchi Fantoni. Professora Titular do departamento de Cirurgia da Faculdade de Medicina Veterinária e Zootecnia da Universidade de São Paulo (FMVZ/USP), responsável pelo Serviço de Anestesia da USP. Médica-veterinária pela Universidade de São Paulo (USP). Doutora em Clínica Cirúrgica Veterinária pela Faculdade de Medicina Veterinária e Zootecnia da Universidade de São Paulo (FMVZ/USP). Mestre em Patologia Experimental e Comparada pela FMVZ/USP. Livre-docente pela USP. Professora Titular do Departamento de Cirurgia da FMVZ/USP.

Douglas dos Santos e Castro. Médico-veterinário graduado pela Universidade Castelo Branco (UCB). Mestre em Medicina Veterinária pela Universidade Federal Rural do Rio de Janeiro. Doutorando em Ciências Cardiovasculares pela Universidade Federal Fluminense (UFF). Pesquisador na Área de Anestesiologia do Laboratório de Pesquisa Animal Firmino Mársico Filho da UFF. Anestesista veterinário no Hospital Universitário de Medicina Veterinária Prof. Firmino Mársico Filho (HUVET).

Douglas Segalla Caragelasco. Médico-veterinário graduado pela Faculdade de Medicina Veterinária e Zootecnia da Universidade de São Paulo (FMVZ/USP). Mestre em Ciências pela FMVZ/USP.

Eduardo Roberto Alcântara Del-Campo. Médico-veterinário graduado pela Universidade de São Paulo (USP). Advogado graduado pela Pontifícia Universidade Católica de São Paulo (PUCSP). Mestre e Doutor em Direito Penal, com especialização em Medicina Legal, pela USP. Promotor de Justiça do Ministério Público do Estado de São Paulo (10º Promotor de Justiça da Infância e da Juventude da Capital).

Elaine Cristina Soares. Médica-veterinária pela Faculdade de Medicina Veterinária e Zootecnia da Universidade de São Paulo (FMVZ/USP). Mestre e Doutora em Clínica Veterinária pela FMVZ/USP. Cardiologista Veterinária da PETCOR – Cardiologia Veterinária e do Instituto Brasileiro de Diagnóstico e Especialidades Veterinárias (PROVET).

Elcio de Souza Leal. Médico-veterinário graduado pela Universidade Federal do Paraná (UFPR). Mestre em Virologia pela Universidade Federal do Rio Grande do Sul (UFRGS). Doutor em Biotecnologia pela Universidade de São Paulo (USP).

Élton Figueirôa Medeiros de Souza. Médico-veterinário pela Universidade Federal de Pernambuco (UFRPE). Certificado de Manobras Intensivas no Atendimento ao Trauma (MIAT). Diretor do Serviço de Emergências e Terapia Intensiva Veterinária do Instituto de Especialidades Veterinárias (IEV – Recife/PE). Residência em Cirurgia de Pequenos Animais pela UFRPE. Especialista em Medicina Veterinária Intensiva pela UFERSA/EQUALIS/BVECCS.

Eunice Akemi Kitamura. Professora Doutora do curso de Medicina Veterinária do Instituto Federal de Educação, Ciência e Tecnologia Catarinense (IFC), Campus Araquari – SC. Médica-veterinária graduada pela Universidade do Oeste Paulista (Unoeste). Residência em Clínica Médica de Pequenos Animais pela Universidade Estadual Paulista "Júlio de Mesquita Filho" (Unesp) – Campus Botucatu. Mestre em Clínica Veterinária pela Faculdade de Medicina Veterinária e Zootecnia da Universidade Estadual Paulista "Júlio de Mesquita Filho" (FMVZ/Unesp) – Campus Botucatu. Doutora em Clínica Veterinária pela FMVZ/Unesp – Campus Botucatu.

Fabiana Cecília Cassiano. Residente em Clínica Médica de Pequenos Animais do Hospital Veterinário da Faculdade de Medicina Veterinária e Zootecnia da Universidade de São Paulo (HOVET – FMVZ/USP).

Fabiano Granville Ponce. Docente da ESPM. Médico-veterinário graduado pela Universidade de São Paulo. Especialista em Cirurgia e Anestesia pela Universidade Estadual Paulista "Júlio de Mesquita Filho" (Unesp) – Campus Botucatu. Chefe de Internação do Hospital Veterinário Pompeia.

Fábio dos Santos Nogueira. Docente da disciplina Clínica Médica e Cirúrgica de Pequenos Animais – Curso de Medicina da Fundação Educacional de Andradina (FEA). Médico-veterinário graduado pelo Centro Regional Universitário de Espírito Santo do Pinhal (Unipinhal). Especialização em Oftalmologia e Microcirurgia Ocular. Mestre e Doutor em Clínica Veterinária pela Universidade Estadual Paulista "Júlio de Mesquita Filho" (Unesp) – Campus Botucatu. Sócio-proprietário do Hospital Veterinário Mundo Animal.

Fábio Okutani Kozu. Mestre em Técnica Operatória.

Fabiola Elizabeth Villanova. Doutora em Programa de Pós-graduação em Ciências pela Universidade de São Paulo (USP). Professora Adjunta da Universidade Federal do Pará.

Fabrício Lorenzini Aranha Machado. Docente das disciplinas Fisiologia e Práticas Veterinárias – Curso de Medicina Veterinária da Universidade Anhembi Morumbi (UAM). Médico-veterinário graduado pela Universidade de Santo Amaro (UNISA). Residência e Pós-graduação (*lato sensu*) em Clínica Médica pela UNISA. Mestre em Medicina Veterinária pelo Departamento de Clínica Médica da Faculdade de Medicina Veterinária e Zootecnia da Universidade de São Paulo (FMVZ/USP). Médico-veterinário do Serviço de Clínica Médica de Pequenos Animais do Hospital Veterinário da UAM. Atendimento especializado em Endocrinologia – NAYA Especialidades Veterinárias. Sócio-fundador e Tesoureiro-geral da Associação Brasileira de Endocrinologia Veterinária (ABEV).

Fernanda Auciello Salvagni. Médica-veterinária graduada pela Faculdade de Medicina Veterinária e Zootecnia da Universidade de São Paulo (FMVZ/USP). Doutoranda em Patologia Experimental e Comparada pela FMVZ/USP.

Fernanda de Assis Bueno Auler. Médica-veterinária graduada pela Faculdade de Medicina Veterinária da Universidade de Guarulhos (UnG). Mestre em Clínica Cirúrgica de Pequenos Animais pela Faculdade de Medicina Veterinária e Zootecnia da Universidade de São Paulo (FMVZ/USP). Doutoranda em Clínica Cirúrgica de Pequenos Animais pela FMVZ/USP.

Fernanda Lie Yamaki. Mestre e Doutora em Clínica Veterinária pela Faculdade de Medicina Veterinária e Zootecnia da Universidade de São Paulo (FMVZ/USP).

Fernanda Rodrigues Leomil. Docente da disciplina Diagnóstico por Imagem e Terapêutica – Pontifícia Universidade Católica de Minas Gerais (PUC Minas) – Campus Poços de Caldas. Mestre em Anatomia Veterinária pela Faculdade de Medicina Veterinária e Zootecnia da Universidade de São Paulo (FMVZ/USP).

Fernando Paiva. Professor Doutor Associado do Departamento de Patologia, Centro de Ciências Biológicas e da Saúde da Universidade Federal do Mato Grosso do Sul (UFMGS).

Fernando Carlos Pellegrino. Professor titular da disciplina de Anatomia, na Faculdade de Ciências Veterinária da Universidade de Buenos Aires (UBA – Argentina). Médico-veterinário graduado pela Universidade de Buenos Aires (UBA – Argentina). Especialista em Docência Universitária com ênfase em Ciências Veterinárias e Biológicas. Doutor pela UBA.

Flávia G. Braz da Cruz. Médica-veterinária graduada pela Universidade Federal Fluminense (UFF). Especialista em Dermatologia Veterinária de Pequenos Animais pelo SENAC/RJ. Mestre em Clínica Médica de Pequenos Animais com ênfase em Endocrinologia pela UFF. Sócia-fundadora e Conselheira Fiscal em exercício da Associação Brasileira de Endocrinologia Veterinária (ABEV). Sócia da Vet Care Clinica Veterinária (RJ).

Flávia Quaresma Moutinho. Docente da Faculdade do Sudoeste Paulista (FSP – Instituição Chaddad de Ensino). Médica-veterinária graduada pela Universidade de Marília (Unimar). Mestre e Doutora em Medicina Veterinária pela Faculdade de Medicina Veterinária e Zootecnia da Universidade Estadual Paulista "Júlio de Mesquita Filho" (FMVZ/Unesp) – Campus Botucatu.

Flávia Maria Tavares Manoel. Médica-veterinária pela Universidade Federal Fluminense (UFF). Mestre em Clínica Médica de Pequenos Animais pela UFF. Professora de Clínica Médica de Pequenos Animais do Instituto Federal Fluminense (IFF) e da Fundação Educacional D. André Arcoverde (FAA). Responsável pelo Setor de Endocrinologia da Clínica Veterinária Vet Care. Sócia-fundadora e Vice-presidente em exercício da Associação Brasileira de Endocrinologia Veterinária (ABEV).

Flávio Cesar Viani. Professor Titular do Centro Universitário Mont Serrat. Médico-veterinário graduado pela Universidade de São Paulo (USP). Mestre e Doutor em Ciências Biológicas, com ênfase em Microbiologia pela USP. Pós-doutor pelo Instituto de Ciências Biomédicas da Universidade de São Paulo (ICB/USP). Especialista em Saúde na Prefeitura Municipal de São Paulo.

Franz Naoki Yoshitoshi. Médico-veterinário pela Universidade Estadual Paulista "Júlio de Mesquita Filho" (Unesp) – Campus Araçatuba. Mestre em Cirurgia pela Faculdade de Medicina Veterinária e Zootecnia da Universidade de São Paulo (FMVZ/USP). Pós-graduação em Endoscopia Digestiva pela Yamaguchi University (Japão). Especialista em Cirurgia de Tecidos Moles pela ANCLIVEPA/UnicSul. Diretor da Endoscopet. Sócio-diretor da VETCO Diagnóstico e Especialidades Veterinárias.

Giovana Wingeter Di Santis. Médica-veterinária pela Universidade de Marília (Unimar). Especialista, Mestre e Doutora em Patologia Animal pela Faculdade de Medicina Veterinária e Zootecnia da Universidade Estadual Paulista "Júlio de Mesquita Filho" (FMVZ/Enesp). Professora Adjunta da Universidade Estadual de Londrina (UEL).

Gracy Canto Gomes Marcello. Docente da Universidade Castelo Branco. Médica-veterinária graduada pela Universidade Federal Fluminense (UFF). Residência em Patologia Clínica Veterinária pela Universidade Estadual Paulista (Unesp) – Campus Botucatu. Mestre e Doutora em Clínica Veterinária e Reprodução Animal pela UFF.

Guilherme Gonçalves Pereira. Professor Doutor do Programa de Mestrado da Universidade de Santo Amaro (UNISA). Médico-veterinário graduado pela Faculdade de Medicina Veterinária e Zootecnia da Universidade de São Paulo (FMVZ/USP). Mestre em Clínica Veterinária e Doutor em Ciências pela FMVZ/USP. Coordenador do curso de Pós-graduação *lato sensu* em Cardiologia Veterinária da ANCLIVEPA-SP/UNICSUL. Sócio-proprietário da NAYA Especialidades e VESP Especialidades Veterinárias. Responsável pelo Serviço de Cardiologia do Hospital Veterinário Pompeia.

Guilherme Teixeira Goldfeder. Médico-veterinário do Serviço de Cardiologia do Hospital Veterinário da Faculdade de Medicina Veterinária e Zootecnia da Universidade de São Paulo (FMVZ/USP). Presidente da Sociedade Brasileira de Cardiologia Veterinária (SBCV). Chefe da equipe de cardiologia dos Hospitais Pet Care. Coordenador do Serviço de Cardiologia do Centro Diagnóstico Kether.

Hamilton Lorena da Silva Júnior. Médico-veterinário pela Universidade de Marília. Área de atuação em Nutrição Clínica de Cães e Gatos. Gerente da América Latina de Produtos, da empresa Farmina Pet Foods.

Heidge Fukumasu. Médico-veterinário pela Faculdade de Medicina Veterinária e Zootecnia da Universidade de São Paulo (2003, FMVZ/USP). Doutor em Patologia Experimental e Comparada pela FMVZ/USP. Professor Doutor das disciplinas Biociência Animal e Biologia Molecular Aplicada ao Diagnóstico e Prognóstico em Medicina Veterinária da Faculdade de Zootecnia e Engenharia de Alimentos da Universidade de São Paulo (FZEA/USP). Membro titular da Comissão Técnica Nacional de Biossegurança (CTNBio) do Ministério de Ciência, Tecnologia e Inovação (MCTI).

Heidi Valquíria Ponge-Ferreira. Médica-veterinária pela Faculdade de Medicina Veterinária e Zootecnia da Universidade de São Paulo (FMVZ-USP), autônoma e perita.

Helena Ferreira. Professora Titular Aposentada das disciplinas Clínica I e Clínica II e Semiologia Veterinária – Departamento de Clínica Veterinária da Faculdade de Medicina Veterinária e Zootecnia da Universidade Estadual Paulista "Júlio de Mesquita Filho" (FMVZ/Unesp) – Campus Botucatu.

Helenice de Souza Spinosa. Professora Titular do Departamento de Patologia da Faculdade de Medicina Veterinária e Zootecnia da Universidade de São Paulo (FMVZ/USP). Médica-veterinária graduada pela FMVZ/USP. Mestre e Doutora em Fisiologia pela Universidade de São Paulo (USP).

Heloisa Justen Moreira de Souza. Professora Associada do Departamento de Medicina e Cirurgia da Universidade Federal Rural do Rio de Janeiro (UFRRJ).

Ingrid Menz. Doutora em Virologia com ênfase em Animais de Laboratório e Diagnóstico de Viroses pela Faculdade de Medicina Veterinária de Hannover (Alemanha). Gerente de Serviços Técnicos e Consultora Técnica em imunobiológicos e antiparasitários contra a Leishmaniose Visceral Canina – Zoetis. Presidente do Conselho Municipal de Proteção e Defesa Animal de Campinas. Integrante da Comissão de Ética no Uso de Animais (CEUA) do Instituto de Biologia da Universidade Estadual de Campinas (Unicamp). Membro da Comissão de Ética no Uso de Animais (CEUA) da Pontifícia Universidade Católica de Campinas (PUC-Campinas), como membro da ONG Associação Amigos dos Animais de Campinas (AAAC).

Irvênia Luiza de Santis Prada. Médica-veterinária pela Faculdade de Medicina Veterinária e Zootecnia da Universidade de São Paulo (FMVZ/USP). Mestre e Doutora em Anatomia dos Animais Domésticos e Silvestres pela FMVZ/USP. Professora Emérita da FMVZ/USP. Ocupa a cadeira nº 21 na Academia Paulista de Medicina Veterinária (APAMVET).

Italmar Teodorico Navarro. Doutor em Epidemiologia Experimental Aplicada às Zoonoses. Professor Associado do Departamento de Medicina Veterinária da Universidade Estadual de Londrina (UEL).

Ithana Monteiro Kosaka. Biomédica pela Universidade Estadual Paulista "Júlio de Mesquita Filho" (UNESP) – Campus Botucatu. Doutora em Epidemiologia Molecular e Mestre em Virologia pela Universidade de São Paulo (USP). Especialista de Produtos – Becton & Dickson Ind. Cir.

Jane Megid. Diretora e Professora Titular da Faculdade de Medicina Veterinária e Zootecnia da Universidade Estadual Paulista "Júlio de Mesquita Filho" (FMVZ/Unesp) – Campus Botucatu. Médica-veterinária graduada pela Universidade Estadual de Londrina (UEL). Especialista em Sanidade Animal e Saúde Pública pela Unesp e em Raiva pelo Institut Pasteur (IP – França). Mestre e Doutora em Epidemiologia Experimental Aplicada às Zoonoses pela Universidade de São Paulo (USP). Pós-doutora pelo Instituto Gulbenkian de Ciências (Portugal) e pelo Institut Pasteur de Paris (França).

Jayme Augusto Peres. Professor Adjunto da Universidade Estadual do Centro-oeste (UNICENTRO). Médico-veterinário graduado pela Universidade de Marília (UNIMAR). Residência médica e Mestrado em Clínica Veterinária com ênfase em Anatomia Patológica Veterinária, Doutor em Clínica Veterinária com ênfase em Toxicologia pela Universidade Estadual Paulista "Júlio de Mesquita Filho" (Unesp) – Campus Botucatu. Coordenador do Laboratório de Anatomia Patológica e desenvolvedor de projetos em Biomonitoramento Ambiental e Toxicopatologia na UNIMAR.

João Fabio Soares. Médico-veterinário graduado pela Universidade Federal de Santa Maria (UFSM). Mestre em Ciência Animal – Programa de Pós-graduação em Epidemiologia Experimental Aplicada às Zoonoses – Departamento de Medicina Veterinária Preventiva e Saúde Animal da Faculdade de Medicina Veterinária e Zootecnia da Universidade de São Paulo (VPS-FMVZ/USP). Doutor em Ciência Animal pela VPS-FMVZ/USP.

João Luis Garcia. Médico-veterinário pela Universidade Estadual de Londrina (UEL). Doutor em Epidemiologia Experimental Aplicada às Zoonoses pela Universidade de São Paulo (USP). Mestre em Ciência Animal pela UEL. Professor Associado do Departamento de Medicina Veterinária da UEL.

João Manoel de Castro. Médico-veterinário. Mestre e Doutor Medicina Veterinária, com ênfase em Epidemiologia Experimental e Aplicada às Zoonoses pela Faculdade de Medicina Veterinária e Zootecnia da Universidade de São Paulo (FMVZ/USP).

José Fernando Garcia. Médico-veterinário pela Faculdade de Medicina Veterinária e Zootecnia da Universidade de São Paulo (FMVZ/USP). Doutor em Reprodução Animal pela FMVZ/USP. Mestre em Ciências Veterinárias pela Universidade Federal do Rio Grande do Sul (UFRGS). Professor Adjunto da Universidade Estadual Paulista "Júlio de Mesquita Filho" (Unesp). Coordenador do Laboratório de Bioquímica e Biologia Molecular Animal da Unesp, Campus Araçatuba, integrante do Centro Colaborador da Agência Internacional de Energia Atômica (IAEA) para Genômica e Bioinformática Animal. Membro da International Society of Animal Genetics (ISAG) e da International Embryo Transfer Society (IETS).

João Ricardo da Mata. Médico-veterinário graduado pela Faculdade de Medicina Veterinária e Zootecnia da Universidade de São Paulo (FMVZ/USP). Advogado graduado pela Faculdade de Direito da Universidade de São Paulo (FD/USP). Procurador do Município de Guarulhos (SP). Assistente Técnico Judicial Veterinário.

Juan Carlos Duque Moreno. Docente do programa de Pós-graduação em Ciência Animal da Escola de Veterinária e Zootecnia da Universidade Federal de Goiás (UFG). Especialista em Anestesiologia Veterinária pelo Colégio Brasileiro de Cirurgia e Anestesiologia Veterinária. Mestre e Doutor em Cirurgia Veterinária pela Faculdade de Ciências Agrárias e Veterinárias da Universidade Estadual Paulista "Júlio de Mesquita Filho" (FCAV/Unesp) – Campus Jaboticabal. Anestesiologia, Controle da Dor e Emergências Médico-veterinárias de Animais em Risco – Departamento de Medicina Veterinária da Universidade Federal do Paraná (UFPR), setor de Ciências Agrárias.

Julia Maria Matera. Professora Titular do Departamento de Cirurgia da Faculdade de Medicina Veterinária e Zootecnia da Universidade de São Paulo (FMVZ/USP). Médica-veterinária graduada pela FMVZ/USP. Especialista em Homeopatia para Médicos-veterinários pela Associação Paulista de Homeopatia (APH). Doutora em Clínica para Pequenos Animais Domésticos pela Tierärtzliche Hochschule Hannover (Alemanha). Pós-doutora pela Washington State University. Membro da Comissão de Ética e Bem-estar Animal do Conselho Regional de Medicina Veterinária de São Paulo (CRMV-SP). Consultora *ad hoc* do Conselho Nacional de Controle de Experimentação Animal (CONCEA) – Ministério da Ciência e Tecnologia.

Juliana Mariotti Guerra. Médica-veterinária graduada pela Faculdade de Medicina Veterinária e Zootecnia da Universidade de São Paulo (FMVZ/USP). Residência em Anatomia Patológica pela FMVZ/USP. Mestre pelo Departamento de Patologia da FMVZ/USP. Pesquisadora Científica do Núcleo de Patologia Quantitativa do Centro de Patologia do Instituto Adolfo Lutz.

Juliana Vieira. Médica-veterinária graduada pela Faculdade de Medicina Veterinária e Zootecnia da Universidade de São Paulo (FMVZ/USP). Graduanda em Medicina pela Faculdade de Medicina do ABC (FMABC). Mestre em Patologia Experimental e Comparada pela FMVZ/USP.

Júlio César Cambraia Veado. Professor Associado na Escola de Veterinária da Universidade Federal de Minas Gerais (UFMG). Médico-veterinário graduado pela Universidade Federal de Minas Gerais (UFMG). Mestre em Medicina Veterinária pela UFMG. Doutor em Science de La Vie e de La Santé pela Université Paris-Est Créteil Val-de-Marne (UPEC – França).

Karin Denise Botteon. Médica-veterinária graduada pela Universidade Estadual de Londrina (UEL). Residência em Clínica Médica de Pequenos Animais na Faculdade de Medicina Veterinária e Zootecnia da Universidade Estadual Paulista "Júlio de Mesquita Filho" (FMVZ/Unesp) – Campus

Botucatu. Mestre em Anestesiologia e Banco de Sangue pelo Departamento de Cirurgia Animal da Faculdade de Medicina Veterinária e Zootecnia da Universidade Estadual Paulista (FMVZ/USP).

Karina Velloso Braga Yazbek. Médica-veterinária graduada pela Universidade Paulista (UNIP). Residência em Cirurgia no Hospital Veterinário da Faculdade de Medicina Veterinária e Zootecnia da Universidade de São Paulo (HOVET/FMVZ/USP). Doutora pelo Departamento de Cirurgia da FMVZ/USP. Coordenadora do Curso de Especialização em Anestesiologia na Associação Nacional de Clínicos Veterinários de Pequenos Animais (ANCLIVEPA-SP). Sócia-proprietária da All Care Vet – Internação e Terapia Intensiva.

Katia Barão Corgozinho. Médica-veterinária pela Universidade Federal Fluminense (UFF). Especialista em Cirurgia de Pequenos Animais pela Faculdade de Medicina Veterinária e Zootecnia da Universidade Estadual Paulista "Júlio de Mesquita Filho" (FMVZ/Unesp) – Campus Botucatu. Mestre em Medicina Veterinária pela Universidade Federal Rural do Rio de Janeiro (UFRRJ). Doutora em Clínica Médica – Clínica e Reprodução Animal pela UFF. Pós-doutora em Clínica Cirúrgica Animal pela UFRRJ.

Kátia Cristina Kimura. Doutora em Patologia Experimental e Comparada pela Faculdade de Medicina Veterinária e Zootecnia da Universidade de São Paulo (FMVZ/USP). Professora na área da Patologia e Dermatologia do curso de Pós-graduação *Lato sensu* em Oncologia Veterinária da Universidade Anhembi Morumbi. Médica-veterinária pela Universidade Paulista (UNIP). Residência em Anatomia Patológica no Departamento de Patologia da FMVZ/USP. Mestre em Patologia Experimental e Comparada pela FMVZ/USP. Secretária-geral da Associação Brasileira de Oncologia Veterinária (ABROVET).

Katia Denise Saraiva Bresciani. Professora Adjunta das disciplinas de Enfermidades Parasitárias dos Animais e Parasitologia Veterinária da Universidade Estadual Paulista "Júlio de Mesquita Filho" (Unesp) – Campus Araçatuba. Médica-veterinária graduada pela Faculdade de Medicina Veterinária e Zootecnia da Universidade Estadual Paulista "Júlio de Mesquita Filho" (FMVZ/Unesp) – Campus Botucatu. Pós-doutora em Parasitologia pelo Instituto de Biociências da Unesp (IB/Unesp) – Campus Botucatu.

Khadine Kazue Kanayama. Médica-veterinária – Hospital Veterinário da Faculdade de Medicina Veterinária e Zootecnia da Universidade de São Paulo (HOVET/FMVZ-USP). Pós-graduação *lato sensu* em Clínica Médica pela FMVZ-USP e em Endocrinologia e Metabologia de Pequenos Animais pela Associação Nacional de Clínicos Veterinários de Pequenos Animais (ANCLIVEPA/SP).

Lara Borges Keid. Médica-veterinária pela Faculdade de Zootecnia e Engenharia de Alimentos da Universidade de São Paulo (FZEA/USP). Doutora em Epidemiologia Experimental Aplicada às Zoonoses e Mestre em Reprodução Animal pela USP. Professora Doutora do Departamento de Zootecnia da Faculdade de Zootecnia e Engenharia de Alimentos da Universidade de São Paulo.

Leandro Romano. Médico-veterinário pela Universidade de Guarulhos (UnG). Mestre em Cirurgia de Pequenos Animais pela Faculdade de Medicina Veterinária e Zootecnia da Universidade de São Paulo (FMVZ/USP). Especialista em Neurologia de Pequenos Animais pela Anclivepa-SP/Anhembi Morumbi. Pesquisador do Instituto de Cirurgia Ortopédica e Neurocirurgia Veterinária – ICONE. Membro do Laboratório de Ortopedia e Traumatologia Comparada da FMVZ-USP.

Leonardo P. Brandão. Médico-veterinário graduado pela Faculdade de Medicina Veterinária e Zootecnia da Universidade de São Paulo (FMVZ/USP). Mestre e Doutor em Clínica Veterinária pela FMVZ/USP. Diretor de Unidade de Negócios Pets na empresa CevaBrasil.

Lilia Mara Mesquita Dutra. Biomédica graduada pela Universidade Federal do Pará (UFPA). Mestre e Doutora em Microbiologia pelo Instituto de Ciências Biomédicas da Universidade de São Paulo (ICB/USP). Gestora do Laboratório Labsupport Diagnóstico Veterinário.

Lilian Caram Petrus de Camargo. Médica-veterinária graduada pela Universidade Paulista (UNIP). Mestre e Doutoranda em Clínica Veterinária pela Faculdade de Medicina Veterinária e Zootecnia da Universidade de São Paulo (FMVZ/USP). Sócia-proprietária da Pet Cor Cardiologia Veterinária. Vice-presidente da Sociedade Brasileira de Cardiologia Veterinária (SBCV).

Lilian Rose Marques de Sá. Médica-veterinária pela Faculdade de Medicina Veterinária e Zootecnia da Universidade de São Paulo (FMVZ/USP). Mestre e Doutora em Patologia Experimental e Comparada pelo Departamento de Patologia da FMVZ/USP. Professora Doutora do Departamento de Patologia da FMVZ/USP, Laboratório de Gastrenterologia.

Lucas Campos de Sá Rodrigues. Médico-veterinário graduado pela Universidade Paulista (UNIP). Mestre em Patologia Experimental e Comparada pela Faculdade de Medicina Veterinária e Zootecnia da Universidade de São Paulo (FMVZ/USP). Doutor em Clínica Veterinária pela FMVZ/USP. Pós-doutorando em Oncologia pela Universidade de Wisconsin-Madison. Diretor-geral do Estima Hospital Veterinário e Pet&Cia. Diretor Social da Associação Brasileira de Oncologia Veterinária (ABROVET).

Lúcia da Conceição Andrade. Professora Associada da disciplina de Nefrologia, Departamento de Clínica Médica da Faculdade de Medicina da Universidade de São Paulo. Médica graduada pela Universidade de São Paulo (USP). Residência Médica na área de Nefrologia pela USP. Doutora em Nefrologia pela Faculdade de Medicina da Universidade de São Paulo (FMUSP). Pós-doutora pela University of Texas Medical Branch e University of Arkansas for Medical Science. Supervisora do Grupo de Injúria Renal Aguda do Hospital das Clínicas FMUSP. Colaboradora do grupo de nefrologia do Instituto de Infectologia Emílio Ribas.

Luciana Ahlf Bandini. Médica-veterinária graduada pela Faculdade de Medicina Veterinária da Universidade Estadual Paulista "Júlio de Mesquita Filho" (FMVA/Unesp) – Campus Araçatuba. Mestre em Ciências pelo Instituto de Ciências Biomédicas da Universidade de São Paulo (ICB/USP). Atua no Biotério do Departamento de Patologia Veterinária da Faculdade de Medicina Veterinária e Zootecnia da Universidade de São Paulo (VPT/FMVZ/USP).

Luciana Arioli Maschietto. Médica-veterinária pela Universidade de Santo Amaro (Unisa). Mestre em Clínica Médica de Pequenos Animais pela Faculdade de Medicina Veterinária e Zootecnia da Universidade de São Paulo (FMVZ/USP). Graduação em Medicina Veterinária pela Universidade de Santo Amaro. Sócia-fundadora e primeira tesoureira da Associação Brasileira de Endocrinologia Veterinária (ABEV).

Luciana da Silva Leal. Professora Adjunta do curso de Zootecnia da Universidade Estadual de Ponta Grossa (UEPG/PR). Médica-veterinária graduada pela Faculdade de Medicina Veterinária e Zootecnia da Universidade Estadual Paulista "Júlio de Mesquita Filho" (FMVZ/Unesp) - Campus Botucatu. Residência pela FMVZ/Unesp - Campus Botucatu. Mestre e Doutora em Medicina Veterinária pelo Departamento de Reprodução Animal e Radiologia Veterinária da FMVZ/Unesp - Campus Botucatu.

Luciana da Silva Ruiz. Mestre, Doutora e Pós-doutora em Microbiologia pelo Departamento de Microbiologia do Instituto de Ciências Biomédicas II da Universidade de São Paulo (ICB II/USP). Pesquisadora Científica I do Instituto Adolfo Lutz, regional Bauru. Experiência em pesquisa na área de Micologia Médica.

Luciana de Almeida Lacerda. Médica-veterinária pela Universidade Federal do Rio Grande do Sul (UFRGS). Pós-doutoranda em Patologia Clínica Veterinária pela UFRGS. Doutora em Patologia Clínica e Mestre em Hemoterapia Veterinária pela UFRGS.

Luciana Leomil. Biomédica graduada pela Universidade Estadual Paulista "Júlio de Mesquita Filho" (Unesp) - Campus Botucatu. Mestre em Ciências Biológicas, com ênfase em Microbiologia pela Universidade de São Paulo (USP). Doutora em Ciências Biológicas, com ênfase em Microbiologia (doutorado sanduíche) pelo Instituto de Ciências Biomédicas II da Universidade de São Paulo (ICB II/USP) e o Instituto Robert-Koch (Berlim). Pós-doutora em Ciências Biológicas, com ênfase em Biotecnologia pela Universidade Federal do Amazonas (UFAM). Pós-doutoranda em Microbiologia pelo Departamento de Biologia Marinha da Universidade Federal do Rio de Janeiro (UFRJ).

Luciana Neves Torres. Médica-veterinária pela Faculdade de Medicina Veterinária e Zootecnia da Universidade de São Paulo (FMVZ/USP). Mestre em Medicina Veterinária pela FMVZ/USP. Médica-veterinária do Serviço de Patologia do Hospital Veterinário da Faculdade de Medicina Veterinária e Zootecnia da Universidade de São Paulo (HOVET/FMVZ/USP).

Luciana Peralta Silva Gonçalves. Médica-veterinária pela Universidade Federal Fluminense (UFF). Mestre em Clínica e Reprodução Animal pela UFF. Sócia-fundadora da Associação Brasileira de Endocrinologia Veterinária (ABEV). Responsável pelo setor de Endocrinologia do Hospital Veterinário Vet Ypiranga (RJ).

Luciano Henrique Giovaninni. Médico-veterinário graduado pela Faculdade de Medicina Veterinária e Zootecnia da Universidade de São Paulo (FMVZ/USP). Mestre e Doutor em Clínica Médica-veterinária pela FMVZ/USP. Diretor Científico da Associação Nacional de Clínicos Veterinários de Pequenos Animais (ANCLIVEPA). Clínico Veterinário autônomo, com ênfase no atendimento em Nefrologia e Urologia em cães e gatos.

Luciano Pereira. Docente das disciplinas Fisiologia Animal, Semiologia e Clínica Médica de Pequenos Animais da Universidade Anhembi Morumbi. Médico-veterinário graduado pela Faculdade de Ciências Agrárias e Veterinárias da Universidade Estadual Paulista "Júlio de Mesquita Filho" (FCAV/Unesp) - Campus Jaboticabal. Residência na Universidade de São Paulo (USP). Mestre em Clínica de Pequenos Animais pela USP. Sócio-proprietário da clínica de especialidades veterinárias Naya (SP).

Ludmila Rodrigues Moroz. Docente da disciplina Patologia na Universidade Metropolitana de Santos (UNIMES). Médica-veterinária graduada pela Universidade Estadual de Londrina (UEL). Residência médica em Patologia Animal pela UEL. Mestre e Doutoranda em Clínica Cirúrgica Veterinária pela Faculdade de Medicina Veterinária e Zootecnia da Universidade de São Paulo (FMVZ/USP).

Luiz F. N. Panigassi. Médico-veterinário. Mestrando em Patologia Experimental e Comparada.

Marcela Malvini Pimenta. Médica-veterinária pela Pontifícia Universidade Católica de Minas Gerais (PUC Minas). Mestranda do Departamento de Clínica Médica da Faculdade de Medicina Veterinária e Zootecnia da Universidade de São Paulo (FMVZ/USP). Responsável pelo setor de Clínica Médica dc Felinos do Intensivet - Núcleo de Medicina Veterinária Avançada.

Marcela Valle Caetano Albino. Médica-veterinária pela FMVZ/USP. Pós-graduação *lato sensu* e Residência em Clínica Médica de Pequenos Animais pela FMVZ/USP.

Marcelo Bittencourt Contieri. Graduado em Medicina Veterinária pela Universidade Paulista. Especialista em Medicina Legal Veterinária pelo IMESC. Especialista em Anatomia Patológica pela FMVZ/USP. Mestre em Patologia Experimental e Comparada pela FMVZ/USP. Ex-professor na Universidade Paulista de Campinas (2008) e na UniABC, em São Paulo (2012). Professor no Anhanguera Educacional, no Leme.

Marcelo Monte Mór Rangel. Físico e médico-veterinário PhD. Membro da European Society of Veterinary Oncology (ESVONC). Oncologia Clínica e Cirúrgica (Vet Câncer).

Marcelo Vasconcelos Meireles. Médico-veterinário pela Universidade Federal de Goiás (UFG). Professor Doutor do Departamento de Clínica, Cirurgia e Reprodução Animal da Faculdade de Odontologia de Araçatuba. Curso de Medicina Veterinária da Universidade Estadual Paulista Júlio de Mesquita Filho.

Marcia Aparecida Portela Kahvegian. Docente de Anestesiologia da Universidade Cruzeiro do Sul (UNICSUL). Médica-veterinária pela Universidade Bandeirante de São Paulo (UNIBAN). Especialista em Anestesiologia Veterinária pela Faculdade de Medicina Veterinária e Zootecnia da Universidade Estadual Paulista "Júlio de Mesquita Filho" (FMVZ/UNESP) - Campus Botucatu. Doutorado em Ciências pela Faculdade de Medicina da Universidade de São Paulo (FMUSP). Coordenadora do curso de especialização em Anestesiologia da ANCLIVEPA-SP. Integrante do Serviço de Anestesiologia do PROVET. Pesquisadora colaboradora do Setor de Anestesiologia da FMVZ/USP.

Márcio Antonio Brunetto. Residência em Nutrição e Nutrição Clínica de Cães Gatos pela FCAV/Unesp, 2003-2005. Mestrado em Medicina Veterinária, área de concentração Clínica Médica (Nutrição Clínica), pela FCAV/Unesp em 2006. Doutorado em Medicina Veterinária, área de concentração Clínica Médica (Nutrição Clínica), pela FCAV/Unesp, 2010. Coordenador do Laboratório de Pesquisa em Nutrição e Doenças Nutricionais de Cães e Gatos da FCAV/Unesp.

Marco Antonio Rodrigues Fernandes. Professor Assistente do Departamento de Dermatologia e Radioterapia da Faculdade de Medicina da Universidade Estadual Paulista (FMB/Unesp) - Campus Botucatu. Graduado em Física pela Faculdade Oswaldo Cruz (FOC). Especialista em Física Radiológica da Radioterapia pela Fundação Antônio Prudente (FAP). Mestre em Tecnologia do Combustível Nuclear e Reatores Nucleares. pelo Instituto de Pesquisas Energéticas e Nucleares (IPEN/CNEN - SP). Doutor em Tecnologia do Combustível Nuclear e Reatores de Po. pelo IPEN/CNEN - SP. Pós-doutor pela FMB/Unesp - Campus Botucatu.

Maria Alessandra Martins Del Barrio. Mestre em Clínica Veterinária pela Faculdade de Medicina Veterinária e Zootecnia da Universidade de São Paulo. Professora das Disciplinas de Clínica e Doenças de Pequenos Animais da Pontifícia Universidade Católica de Minas Gerais de Poços de Caldas.

Maria Alice Kuster A. Gress. Médica-veterinária pela Universidade Federal Fluminense (UFF). Mestre em Clínica, Cirurgia e Reprodução Animal pela UFF. Colaboradora na área de pesquisa em Anestesiologia - Laboratório de Pesquisa Animal Firmino Mársico Filho. Pós-graduação em Medicina Veterinária da UFF. Anestesista autônoma (Vet Clinic/RJ).

Maria Carmen Cioglia Dias Lima. Médica-veterinária graduada pela Universidade Federal de Minas Gerais (UFMG). Mestre em Medicina Veterinária pela UFMG.

Maria Carolina Farah Pappalardo dos Santos. Médica-veterinária graduada pela Universidade Estadual de Londrina (UEL). Intensivista da UTI Vetsupport. Responsável pelo serviço de Gastroenterologia da UTI Vetsupport e Provet.

Maria Cristina Nobre e Castro. Professora Adjunta da disciplina Clínica Médica de Pequenos Animais - Universidade Federal Fluminense (UFF). Doutora em Medicina Veterinária pela UFF.

Maria de Lourdes Aguiar Bonadia Reichmann. Assistente Técnica de Saúde do Instituto Pasteur, da Coordenadoria de Controle de Doenças, da Secretaria de Estado da Saúde de São Paulo. Professora Doutora em Medicina Veterinária.

Maria Denise Lopes. Professora Titular do Departamento de Reprodução Animal e Radiologia Veterinária da Faculdade de Medicina Veterinária e Zootecnia da Universidade Estadual Paulista "Júlio de Mesquita Filho" (DRARV/FMVZ/Unesp) - Campus Botucatu. Médica-veterinária graduada pela FMVZ/Unesp - Campus Botucatu. Mestre em Clínica e Cirurgia pela Universidade Federal de Minas Gerais (UFMG). Doutora em Fisiopatologia Médica pela FMVZ/Unesp - Campus Botucatu. Vice-diretora da FMVZ/Unesp - Campus Botucatu.

Maria Helena Matiko Akao Larsson. Médica-veterinária pela Faculdade de Medicina Veterinária e Zootecnia da Universidade de São Paulo (FMVZ/USP). Mestre em Saúde Pública pela FMVZ/USP. Doutora em Saúde Pública. Professora Titular da disciplina de Clínica Médica de Pequenos Animais da FMVZ/USP. Pós-doutora em Clínica Veterinária pela Tokio Univertity (Japão). Pós-doutora em Clínica Veterinária pela Ohio State University (EUA).

Maria Lucia Gomes Lourenço. Professora Assistente das disciplinas Clínica I e II e Semiologia Veterinária - Departamento de Clínica Veterinária da Faculdade de Medicina Veterinária e Zootecnia da Universidade Estadual Paulista "Júlio de Mesquita Filho" (FMVZ/Unesp) - Campus Botucatu.

Maria Lucia Zaidan Dagli. Professora Titular da FMVZ/USP. Médica-veterinária graduada pela Universidade de São Paulo (USP). Residência em Anatomia Patológica no Departamento de Patologia da Faculdade de Medicina Veterinária e Zootecnia da Universidade de São Paulo (FMVZ/USP). Mestre e Doutora em Patologia Experimental e Comparada pela USP. Pós-doutora pela International Agency for Research on Cancer (IARC/WHO - França). Presidente Cessante da Associação Latino-americana de Patologia Toxicológica. Vice-presidente da Associação Brasileira de Oncologia Veterinária (ABROVET). Coordenadora do Núcleo de Apoio a Pesquisa em Oncologia Veterinária (NAP-ONCOVET). Presidente da Comissão de Pós-graduação do Programa de Pós-graduação Interunidades em Biotecnologia da Universidade de São Paulo (PPIB/USP). Presidente substituta da Comissão Técnica Nacional de Biossegurança (CTNBio).

Mariana Faraone Waki. Médica-veterinária graduada pela Faculdade de Medicina Veterinária e Zootecnia da Universidade de São Paulo (FMVZ/USP). Mestre em Clínica Veterinária pela FMVZ/USP.

Mariana Fernandes Cavalcanti. Médica-veterinária graduada pela Escola de Veterinária da Universidade Federal de Minas Gerais (UFMG). Especialista em Oncologia pelo Hospital Albert Einstein - SP. Mestre em Patologia Geral pela Faculdade de Medicina da UFMG.

Mariane Bräscher Elizeire. Médica-veterinária graduada pela Faculdade de Veterinária da Universidade Federal do Rio Grande do Sul (UFRGS).

Marileda Bonafim Carvalho. Docente da Faculdade de Ciência Agrárias e Veterinárias da Universidade Estadual Paulista "Júlio de Mesquita Filho" (FCAV/Unesp). Médica-veterinária graduada pela Universidade Estadual Paulista (USP). Mestre em Medicina Veterinária - Clínica Médica pela Escola de Veterinária da Universidade Federal de Minas Gerais (UFMG). Doutora em Fisiologia pela Faculdade de Medicina de Ribeirão Preto (USP). Pós-doutora em Nefrologia e Urologia Veterinária pela University of Minnesota (EUA).

Marina Nassif Arena. Médica-veterinária graduada pela Faculdade de Medicina Veterinária e Zootecnia da Universidade de São Paulo (FMVZ/USP). Aprimoramento Profissional em Anestesiologia e Cirurgia de Pequenos Animais pelo Hospital Veterinário das Faculdades Metropolitanas Unidas (HOVET/FMU). Proprietária e Médica-veterinária do Centro Veterinário Oswaldo Cruz (São José dos Campos/SP).

Mauro José Lahm Cardoso. Docente das disciplinas Clínica Médica-veterinária e Semiologia Veterinária – Universidade Estadual do Norte do Paraná (UENP). Docente do curso de Mestrado Profissionalizante em Clínicas Veterinárias da Universidade Estadual de Londrina (UEL). Médico-veterinário graduado pela Universidade Federal de Santa Maria (UFSM). Mestre em Medicina Veterinária e Doutor em Clínica Veterinária pela Fsaculdade de Medicina Veterinária e Zootecnia da Universidade Estadual Paulista "Júlio de Mesquita Filho" (FMVZ/Unesp) – Campus Botucatu. Membro da Associação Brasileira de Endocrinologia Veterinária (ABEV).

Mauro Lantzman. Médico-veterinário graduado pela Faculdade de Medicina Veterinária e Zootecnia da Universidade de São Paulo (FMVZ/USP). Mestre em Reprodução Animal pela FMVZ/USP. Doutor em Psicologia Clínica pela Pontifícia Universidade Católica de São Paulo (PUCSP).

Melissa Sanches Giacon. Médica-veterinária graduada pela Universidade Anhembi Morumbi (UAM). Especialista em Endocrinologia e Metabologia em Pequenos Animais pela Associação Nacional de Clínicos Veterinários de Pequenos Animais (ANCLIVEPA/SP). Médica-veterinária atuante em Clínica Geral e Endocrinologia de Cães e Gatos – Hospital Veterinário Pet Care – Unidade Pacaembu. Médica-veterinária responsável pelo atendimento em endocrinologia de cães e gatos – Clínica Veterinária Callvet.

Michiko Sakate. Professora Adjunta aposentada da Faculdade de Medicina Veterinária e Zootecnia da Universidade Estadual Paulista "Júlio de Mesquita Filho" (FMVZ/Unesp) – Campus Botucatu.

Mitika Kuribayashi Hagiwara. Professora colaboradora sênior – Departamento de Clínica Médica da Faculdade de Medicina Veterinária e Zootecnia da Universidade de São Paulo (FMVZ/USP).

Moacir Leomil Neto. Professor Adjunto do curso de Medicina Veterinária da Pontifícia Universidade Católica de Minas Gerais (PUCMINAS) – Campus Poços de Caldas. Médico-veterinário graduado pela Universidade de São Paulo (USP). Aperfeiçoamento no Instituto do Coração (INCOR) da USP. Mestre e Doutor em Clínica de Pequenos Animais, com ênfase em Cardiologia, pela USP. Diretor da Regional de Minas Gerais da Sociedade Brasileira de Cardiologia Veterinária (SBCV). Sócio e Cardiologista da VESP – Especialidades Veterinárias (Campinas/SP).

Mônica Cristina Zandoná Meleiro. Doutora em Ciências pelo programa de Anatomia dos Animais Domésticos e Silvestres pela Faculdade de Medicina Veterinária e Zootecnia da Universidade de São Paulo. Mestre em Ciências da Saúde pelo Instituto de Ciências Biomédicas da Universidade de São Paulo.

Mônica Vicky Bahr Arias. Professora Associada da Universidade Estadual de Londrina (UEL), das disciplinas Técnica Cirúrgica e Clínica Cirúrgica de Animais de Companhia. Coordenadora do projeto de Ensino de Prática Hospitalar em Neurologia Veterinária. Médica-veterinária graduada pela UEL. Especialista em Cirurgia Veterinária pelo Colégio Brasileiro de Cirurgia e Anestesiologia Veterinárias. Especialista em Controle de Infecção em Serviços de Saúde no Hospital Universitário da UEL. Mestre e Doutora em Cirurgia pela Universidade de São Paulo (USP), com ênfase em Neurologia e Neurocirurgia.

Naida Cristina Borges. Professora Associada da Escola de Veterinária e Zootecnia da Universidade Federal de Goiás (EVZ/UFG). Mestre em Ciência Animal pela UFG. Doutora em Medicina Veterinária pela Faculdade de Ciências Agrárias e Veterinária da Universidade Estadual Paulista "Júlio de Mesquita Filho" (FCAV/Unesp) – Campus Jaboticabal. Pós-doutora em Ultrassonografia do Sistema Musculoesquelético de Bovinos pela Veterinary Medicine University (Áustria).

Natália Coelho Couto de Azevedo Fernandes. Pesquisadora Científica no Instituto Adolfo Lutz – Centro de Patologia. Médica-veterinária graduada pela Faculdade de Medicina Veterinária e Zootecnia da Universidade de São Paulo (FMVZ/USP). Aprimoramento em Anatomia Patológica pela FMVZ/USP. Mestrenda em Oncologia pela Faculdade de Medicina da USP (FM/USP).

Nereu Carlos Prestes. Professor Adjunto do Departamento de Reprodução Animal e Radiologia Veterinária da Faculdade de Medicina Veterinária e Zootecnia da Universidade Estadual Paulista "Júlio de Mesquita Filho" (FMVZ/Unesp) – Campus Botucatu. Médico-veterinário graduado pela FMVZ/UNESP – Campus Botucatu. Residência em Clínica Veterinária de Pequenos Animais. Mestre em Medicina Veterinária, com ênfase em Clínica pela FMVZ/Unesp – Campus Botucatu. Doutor em Genética Animal pelo Instituto de Biociências da Faculdade de Medicina Veterinária e Zootecnia da Universidade Estadual Paulista "Júlio de Mesquita Filho" (IBB/FMVZ/Unesp) – Campus Botucatu.

Néstor Alberto Calderón Maldonado. Médico-veterinário graduado pela Universidade La Salle (Colômbia). Especialista em Bioética pela Universidade El Bosque (Colômbia), Etologia Clínica e Bem-estar em Pequenos Animais pela UDCA (Colômbia) e pelo Cambridge e-Learning Institute (Inglaterra). Diplomado em Medicina, Cirurgia e Zootecnia de Cães e Gatos pela UNAM (México). Pesquisador e Professor na área de Bioética, Etologia Aplicada e Bem-estar Animal. Coordenador Executivo do Instituto Técnico de Educação e Controle Animal (ITEC). Presidente da Associação Veterinária Latino-americana de Zoopsiquiatria (AVLZ).

Nicole Regina Capacchi Hlavac. Médica-veterinária pela Universidade de Passo Fundo. Residência em Patologia Clínica Veterinária na Universidade Federal do Rio Grande do Sul (UFRGS). Mestre e Doutora em Ciências Veterinárias, com ênfase em Patologia Clínica, pela UFRGS. Professora Adjunta do Departamento de Anatomia, Patologia e Clínicas Veterinárias da Escola de Medicina Veterinária e Zootecnia da Universidade Federal da Bahia (UFBA).

Nilson Oleskovicz. Doutor em Cirurgia Veterinária pela FCAV/UNESP-Jaboticabal. Professor Associado da disciplina de Anestesiologia Veterinária no Centro de Ciências Agroveterinárias – CAV da Universidade do Estado Santa Catarina – UDESC.

Noeme Sousa Rocha. Professora Adjunta da disciplina Medicina Legal Veterinária – Faculdade de Medicina Veterinária e Zootecnia da Universidade Estadual Paulista "Júlio de Mesquita Filho" (FMVZ/Unesp) - Campus Botucatu. Médica-veterinária graduada pela Universidade Estadual do Maranhão (UEMA). Mestre e Doutora em Patologia pela Unesp.

Odilon Vidotto. Graduado em Medicina Veterinária pela UNESP-Jaboticabal. Mestre em Parasitologia pela USP. Doutor em Parasitologia pela USP. Pós-doutor pela Washington State University em Pullmann, USA. Professor Titular de Parasitologia e Doenças Parasitárias na Universidade Estadual de Londrina. Experiência na área de Parasitologia, com ênfase em carrapatos e doenças transmitidas por carrapatos, envolvendo protozoários e rickettsias. Atua principalmente com os seguintes agentes: Anaplasma marginale, Erhlichia spp., Babesia spp., Toxoplasma gondii, Neospora caninum nas espécies bovina, equina, canina e em seres humanos.

Patrícia Bonifácio Flôr. Mestre pelo Departamento de Clínica Cirúrgica da Faculdade de Medicina Veterinária e Zootecnia da Universidade de São Paulo (FMVZ/USP). Médica-veterinária contratada do Serviço de Anestesia do Hospital veterinário da Universidade de São Paulo (HOVET/USP).

Patrícia Regina Erdmann Mosko. Médica-veterinária graduada pela Universidade Federal do Paraná (UFPR). Pós-graduado em curso *lato sensu* em Clínica Médica de Animais de Companhia pela Pontifícia Universidade Católica do Paraná (PUCPR). Mestre em Ciência Animal pela PUCPR.

Patrícia da Silva Nascente. Professora Adjunta da Universidade Federal de Pelotas (UFPEL). Médica-veterinária graduada pela UFPEL. Mestre em Veterinária Preventiva, Doutora em Ciências Veterinárias e Pós-doutora pela UFPEL.

Patrícia Marques Munhoz. Professora Adjunta das disciplinas Inspeção de Produtos de Origem Animal, Epidemiologia e Saneamento (graduação) e Epidemiologia Aplicada à Medicina Veterinária (pós-graduação *lato sensu*, Programa de Residência Médico-veterinária) - Departamento de Medicina Veterinária da Universidade Estadual de Maringá (UEM) - Campus Regional de Umuarama/PR. Médica-veterinária graduada pela Universidade Estadual Paulista "Júlio de Mesquita Filho" (Unesp). Mestre em Inspeção Sanitária de Produtos de Origem Animal e Doutora em Toxicologia Animal pela Unesp.

Patrícia Mendes Pereira. Docente das disciplinas de Clínica Médica e Semiologia de Animais de Companhia, dos cursos de Pós-Graduação em Ciência Animal e de Residência em Clínica Médica de Animais de Companhia da Universidade Estadual de Londrina (UEL). Médica-veterinária graduada pela UEL. Mestre em Patologia Animal e Doutora em Medicina Veterinária, com ênfase em Clínica Médica, pela Faculdade de Ciências Agrárias e Veterinárias da Universidade Estadual Paulista "Júlio de Mesquita Filho" (FCAV/Unesp) - Campus Jaboticabal. Coordenadora do Projeto Vida - Banco de Sangue de Animais de Companhia e do Grupo de Medicina Transfusional, ambos na UEL. Membro da Comissão de Políticas Públicas da Prefeitura de Londrina sobre a guarda responsável de animais domésticos.

Paula Hiromi Itikawa. Médica-veterinária graduada pela Faculdade de Medicina Veterinária e Zootecnia da Universidade de São Paulo (FMVZ/USP). Especialista em Clínica Médica de Pequenos Animais pela FMVZ/USP. Mestre e Doutoranda em Clínica Veterinária pela FMVZ/USP.

Paulo César Maiorka. Professor Associado da Faculdade de Medicina Veterinária e Zootecnia da Universidade de São Paulo (FMZ/USP). Médico-veterinário graduado pela Universidade Federal de Santa Maria (RS). Residência em Patologia Animal pela Universidade Estadual Paulista (Unesp) - Campus Botucatu. Mestrado e Doutorado em Patologia Experimental e Comparada pela Universidade de São Paulo (USP).

Paulo Eduardo Brandão. Professor Doutor da Universidade de São Paulo (USP), atuando na área de Doenças Infecciosas de Animais. Médico-veterinário graduado pela USP. Mestre e Doutor em Epidemiologia Experimental Aplicada às Zoonoses pela USP. Pesquisador associado ao Coronavirus Research Group.

Priscila Viau Furtado. Médica-veterinária graduada pela Universidade Federal Rural de Pernambuco (UFRPE). Mestre e Doutora em Reprodução Animal pela Faculdade de Medicina Veterinária e Zootecnia da Universidade de São Paulo (FMVZ/USP). Responsável técnica pelo Laboratório de Dosagens Hormonais do Departamento de Reprodução Animal da FMVZ/USP. Coordenadora Geral do Laboratório de Hormônios do Instituto Brasileiro de Diagnóstico e Especialidades Veterinárias Ltda. (PROVET). Sócia-fundadora da Associação Brasileira de Endocrinologia Veterinária (ABEV).

Rafael Magdanelo Leandro. Docente da Universidade Anhembi Morumbi (UAM). Mestre pelo Departamento de Patologia da Faculdade de Medicina Veterinária e Zootecnia da Universidade de São Paulo (FMVZ/USP). Doutor pelo Departamento de Cirurgia da FMVZ/USP.

Ragnar Franco Schamall. Médico-veterinário. Mestre em Cirurgia pela Faculdade de Medicina da Universidade Federal do Rio de Janeiro. Professor do curso de Pós-graduação da Pontifícia Universidade Católica de Betim - MG e do Instituto Bioethicus de Botucatu, SP. Vice-Presidente da Sociedade Latinoamericana de Neurologia Veterinária 2011-2013. Membro da Sociedade Argentina de Neurologia Veterinária.

Raquel de Queiroz Fagundes. Médica-veterinária. Doutora pela Universidade de São Paulo (USP).

Regina Kiomi Takahira. Professora Adjunta do Departamento de Clínica Veterinária da Faculdade de Medicina Veterinária e Zootecnia da Universidade Estadual Paulista "Júlio de Mesquita Filho" (FMVZ/Unesp) - Campus Botucatu. Médica-veterinária graduada pela Faculdade de Medicina Veterinária e Zootecnia da Universidade de São Paulo (FMVZ/USP). Mestre e Doutora em Medicina Veterinária pela Unesp.

Renata Afonso Sobral. Graduada em Medicina Veterinária e Mestre em Cirurgia Veterinária pela Universidade Estadual Paulista "Júlio de Mesquita Filho". Residência em Cirurgia de Pequenos Animais. Doutora em Ciências pela Faculdade de Medicina da Universidade de São Paulo. Atuou como Professora Assistente em Técnica Cirúrgica e Clínica Cirúrgica de Pequenos Animais na Universidade Metodista de São Paulo de 1999 a 2005. Em 1999, iniciou as atividades do Serviço de Oncologia do Instituto Brasileiro de Especialidades

Veterinárias PROVET, pioneiro em São Paulo, no qual atuou como oncologista até fevereiro de 2012. No mesmo ano, inaugurou a Onco Cane Veterinária Ltda., clínica especializada no tratamento de câncer em cães e gatos, onde coordena uma equipe de oncologistas veterinários. É membro da Associação Brasileira de Oncologia Veterinária (ABROVET) desde a sua fundação, em julho de 2004.

Renata Beccaccia Camozzi. Médica-veterinária graduada pela Faculdade de Medicina Veterinária e Zootecnia da Universidade de São Paulo (FMVZ/USP). Residência em Clínica Médica de Pequenos Animais e Medicina de Felinos pela FMVZ/USP. Estágio no Serviço de Medicina Felina da Universidade de Edimburgo (Escócia).

Renata Navarro Cassu. Docente da Universidade do Oeste Paulista (UNOESTE). Médica-veterinária pela Universidade Estadual Paulista "Júlio de Mesquita Filho" (Unesp). Mestre e Doutora em Medicina pela Unesp.

Renata Osório de Faria. Professora Adjunta da Universidade Federal de Pelotas (UFPEL). Médica-veterinária graduada pela UFPEL. Especialista em Toxicologia Animal por Tutoria à Distância pela Pontifícia Universidade Católica do Rio Grande do Sul (PUCRS). Mestre em Veterinária pela UFPEL. Doutora em Ciências Veterinárias pela Universidade Federal do Rio Grande do Sul (UFRGS).

René Rodrigues Junior. Médico-veterinário pela Universidade de Alfenas.

Ricardo Duarte Silva. Professor Assistente da disciplina de Clínica Médica de Animais de Pequeno Porte do curso de Medicina Veterinária das Faculdades Metropolitanas Unidas (FMU). Médico-veterinário graduado pela Faculdade de Medicina Veterinária e Zootecnia da Universidade de São Paulo (FMVZ/USP). Mestre e Doutor em Clínica Veterinária pelo Departamento de Clínica Médica da FMVZ/USP. Sócio-fundador da Associação Brasileira de Endocrinologia Veterinária (ABEV).

Ricardo Souza Vasconcellos. Doutor em Medicina Veterinária pela Faculdade de Ciências Agrárias e Veterinárias da Universidade Estadual Paulista (FCAV/UNESP). Coordenador do Laboratório de Pesquisas em Nutrição e Doenças Nutricionais de Cães e Gatos "Prof. Dr. Flávio Prada" da FCAV/UNESP.

Rita de Cássia Collicchio Zuanaze. Docente das disciplinas Clínica Médica de Pequenos Animais, Semiologia Animal e Propedêutica Veterinária, no Curso de Medicina Veterinária da Faculdade de Jaguariúna (FAJ) – SP. Médica-veterinária pela Faculdade de Medicina Veterinária da Universidade Estadual Paulista "Júlio de Mesquita Filho" (FMVA/Unesp) – Campus Araçatuba. Especialista em Toxicologia Geral pelo Instituto de Biociências da Universidade Estadual Paulista (IBB/Unesp) – Campus Botucatu. Mestre em Medicina Veterinária pela Faculdade de Medicina Veterinária e Zootecnia da Universidade Estadual Paulista "Júlio de Mesquita Filho" (FMVZ/Unesp) – Campus Botucatu. Doutora em Medicina Veterinária pela FMVZ/Unesp – Campus Botucatu.

Rita de Cassia Maria Garcia. Doutora em Ciências pela Faculdade de Medicina Veterinária e Zootecnia da Universidade de São Paulo. Coordenadora Executiva do Instituto Técnico de Educação e Controle Animal (ITEC). Coordenadora do Programa de Proteção e Bem-Estar de Cães e Gatos (PROBEM) da Prefeitura de São Paulo.

Rodrigo Cardoso Rabelo. MV, TEM, FCCS & BLS Cert., MSc. DSc. Gerente do Departamento de Pacientes Graves – Intensivet MG/DF/SP.

Rodrigo Gonzalez. Médico-veterinário graduado pela Faculdade de Medicina Veterinária e Zootecnia da Universidade de São Paulo (FMVZ/USP). Residência em Clínica Médico-cirúrgica de Pequenos Animais no Hospital Veterinário da Faculdade de Medicina Veterinária e Zootecnia da Universidade de São Paulo (HOVET/FMVZ/USP). Mestre em Ciências pelo Instituto de Ciências Biomédicas da Universidade de São Paulo (ICB/USP).

Rodrigo Ubukata. Médico-veterinário graduado pela Universidade Metodista de São Paulo (Umesp). Mestre em Ciências pela Faculdade de Medicina Veterinária e Zootecnia da Universidade de São Paulo (FMVZ/USP). Médico-veterinário titular do Setor de Oncologia do PROVET – Medicina Veterinária Diagnóstica (São Paulo). Coordenador do Curso de Pós-graduação *Lato sensu* em Oncologia Veterinária da Universidade Anhembi Morumbi (UAM). Diretor da Associação Brasileira de Oncologia Veterinária (ABROVET). Membro da Veterinary Cancer Society (VCS).

Rodrigo Volpato. Médico-veterinário graduado pela Universidade Estadual Paulista "Júlio de Mesquita Filho" (Unesp) – Campus Botucatu. Especialista em Clínica e Cirurgia Veterinária pelo Centro Universitário de Rio Preto (UNIRP). Mestre em Medicina Veterinária pela Unesp – Campus Botucatu. Doutor em Biotecnologia Animal pela Unesp – Campus Botucatu.

Rogério Soila. Médico-veterinário graduado pela Faculdade de Medicina Veterinária e Zootecnia da Universidade Estadual Paulista "Júlio de Mesquita Filho" (FMVZ/Unesp) – Campus Botucatu. Coordenador Geral do Laboratório de Patologia Clínica e Responsável Técnico pelos setores de Endocrinologia, Imunologia e Avaliação Laboratorial de Doenças Neuromusculares do Instituto Brasileiro de Diagnósticos e Especialidades Veterinárias Ltda. (Provet).

Roberta Lemos Freire. Doutor em Epidemiologia Experimental Aplicada às Zoonoses. Professor Associado do Departamento de Medicina Veterinária da Universidade Estadual de Londrina.

Ronaldo Casimiro da Costa. Médico-veterinário pela Universidade Federal do Paraná (UFP). Mestrado em Cirurgia Veterinária pela Universidade Federal de Santa Maria. Residência em Neurologia e Neurocirurgia Veterinária no Ontario Veterinary College – University of Guelph. Doutorado (PhD) em Neurosciences no Ontario Veterinary College – University of Guelph. Diplomado pelo Colégico Americano de Medicina Interna Veterinária (American College of Veterinary Internal Medicine) – ACVIM, na especialidade de Neurologia. Professor da Universidade Federal do Paraná – Campus Palotina. Professor Adjunto I responsável pelas disciplinas de Clínica Médica de Pequenos Animais e Neurologia Veterinária.

Ronaldo Jun Yamato. Professor Doutor do curso de Pós-graduação *lato sensu* em Clínica Médica de Pequenos Animais da Universidade Metodista de São Paulo (UMESP). Professor Doutor e Coordenador do Curso de Pós-graduação *lato sensu* em Cardiologia Veterinária da Associação de Clínicos Veterinários de Pequenos Animais (ANCLIVEPA-SP). Coordenador e docente do curso de Capacitação em Ecocardiografia de Cães e Gatos da NAYA Cardiologia Veterinária. Médico-veterinário graduado pela Faculdade de Medicina Veterinária e Zootecnia da Universidade de São Paulo (FMVZ/USP). Mestre e Doutor em Clínica Médica pela FMVZ/USP. Sócio-proprietário da NAYA Clínica Veterinária (São Caetano do Sul) e da NAYA Especialidades - Cardiologia e Clínica Veterinária (São Paulo).

Ronaldo Lucas. Médico-veterinário graduado pela Faculdade de Medicina Veterinária e Zootecnia da Universidade de São Paulo (FMVZ/USP). Mestre e Doutor em Clínica Veterinária pela FMVZ/USP. Professor da disciplina de Clínica Médica de Pequenos Animais e Diretor do Hospital Veterinário da Universidade Anhembi Morumbi. Sócio proprietário da Dermatoclínica e sócio fundador da Sociedade Brasileira de Dermatologia Veterinária (SBDV).

Rosa Maria Barilli Nogueira. Docente do Mestrado em Ciência Animal e da graduação do curso de Medicina Veterinária da Universidade do Oeste Paulista (UNOESTE). Médica-veterinária graduada pela UNOESTE. Especialista em Clínica Médica de Pequenos Animais pela UNOESTE. Mestre em Medicina Veterinária pela Universidade Estadual Paulista "Júlio de Mesquita Filho" (Unesp). Doutora em Clínica Veterinária pela Unesp. Coordenadora do Curso de Medicina Veterinária da UNOESTE.

Rosemary Viola Bosch. Docente dos cursos de especialização *lato sensu*, da Associação Nacional de Clínicos Veterinários de Pequenos Animais (ANCLIVEPA/SP), nas áreas de Legislação, Ética, Responsabilidade Técnica, Responsabilidade Civil, Penal e Ética Aplicada à Medicina Veterinária. Colaboradora e docente da disciplina Deontologia em Medicina Veterinária, pela Faculdade de Medicina Veterinária e Zootecnia da Universidade de São Paulo (FMVZ/USP). Médica-veterinária e Zootecnista graduada pela FMVZ/USP. Pós-graduada em Medicina de Felinos pela ANCLIVEPA e em Perícia Médica-veterinária pelo Instituto de Medicina Social e Criminologia do Estado de São Paulo (IMESC). Mestre e Doutora em Ciências pela FMVZ/USP. Pós-doutoranda na área de Toxinologia pelo Laboratório de Bioquímica e Biofísica do Instituto Butantan. Médica-veterinária autônoma, atuando com clínica e cirurgia de pequenos animais, cultivo celular, biologia celular, experimentação animal, consultorias, perícias e pareceres.

Samanta Rios Melo. Médica-veterinária graduada pela Faculdade de Medicina Veterinária e Zootecnia da Universidade de São Paulo (FMVZ/USP). Mestre em Clínica Cirúrgica pela FMVZ/USP. Doutoranda em Clínica Cirúrgica pela FMVZ/USP.

Samantha Ive Miyashiro. Médica-veterinária graduada pela Faculdade de Medicina Veterinária e Zootecnia da Universidade de São Paulo (FMVZ/USP). Especialista em Patologia Clínica Veterinária, Mestre em Clínica Médica e Doutora em Ciências pela FMVZ/USP.

Sandra Maria de Oliveira. Médica-veterinária graduada pela Faculdade de Medicina Veterinária e Zootecnia da Universidade de São Paulo (FMVZ/USP). Mestre em Cirurgia pela FMVZ/USP. Responsável Técnica pelo setor de Radiologia do Núcleo Diagnóstico Veterinário (SP).

Sandra Mastrocinque. Docente do Curso de Medicina Veterinária do Centro Universitário Barão de Mauá (UNIMAUÁ). Médica-veterinária graduada pela Universidade de São Paulo (USP). Mestre e Doutora em Clínica Cirúrgica Veterinária pela USP.

Sergio Catanozi. Biólogo graduado pela Universidade de Santo Amaro (UNISA). Médico-veterinário graduado pela Universidade Anhembi Morumbi (UAM). Mestre e Doutor em Fisiologia Humana pelo Instituto de Ciências Biomédicas da Universidade de São Paulo (ICB/USP). Pesquisador do Laboratório de Lípides (LIM 10) da Faculdade de Medicina da Universidade de São Paulo (FM/USP).

Sérgio dos Santos Souza. Médico-veterinário pela Universidade Paulista (UNIP). Docente da Universidade Anhembi Morumbi (UAM). Mestre em Medicina Veterinária pela Faculdade de Medicina Veterinária e Zootecnia da Universidade de São Paulo (FMVZ/USP).

Sérvio Túlio Jacinto Reis. Médico-veterinário graduado pela Universidade Federal de Viçosa (UFV). Especialista em Medicina Veterinária Legal pelo Instituto Brasileiro de Pós-graduação e Educação Continuada (Inbrapec/SP). Mestre em Perícias Criminais Ambientais pela Universidade Federal de Santa Catarina (UFSC). Perito Criminal Federal do Departamento de Polícia Federal. Fundador e Presidente da Associação Brasileira de Medicina Veterinária Legal – ABMVL.

Silvana Lima Górniak. Professora Titular do Departamento de Patologia da Faculdade de Medicina Veterinária e Zootecnia da Universidade de São Paulo (FMVZ/USP). Médica-veterinária graduada pela USP. Especialista em Patologia Experimental e Comparada pela USP. Mestre em Patologia Experimental pela USP. Doutora em Patologia Experimental e Comparada pela USP.

Sílvia Franco Andrade. Professora Titular do Curso de Medicina Veterinária da Universidade do Oeste Paulista (UNOESTE), das disciplinas Clínica Médica de Pequenos Animais, Farmacologia e Terapêutica. Médica-veterinária graduada pela Universidade de Alfenas (UNIFENAS). Mestre e Doutora em Medicina Veterinária pela Universidade Estadual Paulista "Júlio de Mesquita Filho" (Unesp) – Campus Botucatu. Doutora em Medicina Veterinária pela Unesp – Campus Botucatu. Pós-doutora em Oftalmologia pela Escola Paulista de Medicina (UNIFESP). Especialista em Clínica Médica de Pequenos Animais pela UNOESTE e em Oftalmologia Veterinária pela Associação Nacional de Clínicos Veterinários de Pequenos Animais (Anclivepa-SP). Chefe do setor de Clínica Médica de Pequenos Animais do Hospital Veterinário da UNOESTE.

Sílvia Regina Ricci Lucas. Professora Doutora do Departamento de Clínica Médica da Faculdade de Medicina Veterinária e Zootecnia da Universidade de São Paulo (FMVZ/USP). Médica-veterinária graduada pela USP. Doutora em Ciências (Fisiopatologia Experimental) pela USP.

Silvia Renata Gaido Cortopassi. Professora Livre-docente do Departamento de Cirurgia da Faculdade de Medicina Veterinária e Zootecnia da Universidade de São Paulo (FMVZ/USP).

Silvio Luís Pereira de Souza. Doutor em Epidemiologia Experimental e Aplicada a Zoonoses pela Faculdade de Medicina Veterinária e Zootecnia da Universidade de São Paulo. Professor da Faculdade de Medicina Veterinária da Universidade Anhembi Morumbi.

Simone Gonçalves Rodrigues Gomes. Docente da Faculdade de Medicina Veterinária da Universidade de Santo Amaro (UNISA). Médica-veterinária graduada pela Faculdade de Medicina Veterinária e Zootecnia da Universidade de São Paulo (FMVZ/USP). Residência em Clínica e Cirurgia e Doutorado pela FMVZ/USP. Responsável pelo HEMOVET – Laboratório e Centro de Hemoterapia Veterinária.

Stelio Pacca Loureiro Luna. Professor Titular da disciplina Anestesiologia Veterinária – Departamento de Cirurgia e Anestesiologia Veterinária da Faculdade de Medicina Veterinária e Zootecnia da Universidade Estadual Paulista "Júlio de Mesquita Filho" (FMVZ/Unesp) – Campus Botucatu. Médico-veterinário graduado pela Unesp. Doutor em Medicina Veterinária pela Universidade de Cambridge (Inglaterra).

Sylvia de Almeida Diniz. Médica-veterinária formada pela Universidade de Santo Amaro (UNISA). Mestrado em Patologia Experimental e Comparada da Universidade de São Paulo (USP). Responsável Técnica pelos atendimentos em Clínica Geral e coproprietária dos Consultórios Veterinários Alto da Lapa.

Tarso Felipe Teixeira. Professor Doutor da Universidade Objetivo UNIP/SJC e do Centro Universitário Itajubá (FEPI). Médico veterinário graduado pela Universidade de Guarulhos (UNG). Doutor em Ciências, com ênfase em Patologia Experimental Comparada – Faculdade de Medicina Veterinária e Zootecnia da Universidade de São Paulo (FMVZ/USP). Primeiro secretário da Associação Brasileira de Oncologia Veterinária (ABROVET).

Tatiana Ranieri. Médica-veterinária formada pelo Centro Universitário Anhanguera. Mestranda pelo Programa de Patologia Experimental e Comparada da Faculdade de Medicina Veterinária e Zootecnia da Universidade de São Paulo (FMVZ/USP).

Teresinha Luiza Martins. Graduada pela Universidade Estadual Paulista Júlio de Mesquita Filho (UNESP-Jaboticabal). Doutora em Ciências pela Faculdade de Medicina da Universidade de São Paulo. Colaboradora do serviço do Ambulatório da Dor e Cuidados Paliativos da FMVZ-USP. Anestesista Autônoma.

Thaís Andrade Costa Casagrande. Docente do curso de Mestrado profissional em Biotecnologia Industrial da Universidade Positivo e Professora das disciplinas de Anatomofisiologia e Fisiologia Humana do curso de Biomedicina. Médica-veterinária graduada pela Universidade Federal do Paraná. Residência Clínica Médica e Cirúrgica de Animais de Companhia pela Pontifícia Universidade Católica do Paraná (PUCPR). Doutorado em Ciências, com ênfase em Cirurgia Veterinária, pela Faculdade de Medicina Veterinária e Zootecnia da Universidade de São Paulo (FMVZ/USP).

Valéria Marinho Costa de Oliveira. Médica-veterinária graduada pela Faculdade de Ciências Agrárias e Veterinárias "Júlio de Mesquita Filho" (FCAV/Unesp) – Campus Jaboticabal. Mestre em Ciências pela Faculdade de Medicina Veterinária e Zootecnia da Universidade de São Paulo (FMVZ/USP).

Vanessa Pimentel de Faria. Médica-veterinária pela Universidade de Brasília (UnB). Mestrado em Medicina Veterinária pela Universidade Federal Rural do Rio de Janeiro, (UFRRJ).

Vitor Márcio Ribeiro. Professor Adjunto da Pontifícia Universidade Católica de Minas Gerais (PUCMG), nas disciplinas Clínica Médica de Cães e Gatos; Doenças Infectocontagiosas de Cães e Gatos e Extensão Rural. Médico-veterinário graduado pela Universidade Federal de Minas Gerais (UFMG). Mestre em Medicina Veterinária e Doutor em Parasitologia pela UFMG. Presidente da Comissão de Ética no Uso de Animais da PUC Minas (CEUA PUC Minas). Diretor técnico da VISIOVET Diagnóstico Veterinário. Diretor clínico da Clínica Veterinária Santo Agostinho. Responsável pelo serviço de Neurologia do Hospital Veterinário da PUC Minas. Presidente do BRASILEISH – Grupo de Estudos Sobre Leishmaniose Animal. Conselheiro da ANCLIVEPA Minas Gerais e Segundo-secretário da Associação Brasileira de Neurologia Veterinária (ABNV).

Viviani De Marco. Docente da graduação e da pós-graduação *Strictu sensu* da Universidade de Santo Amaro (UNISA). Médica-veterinária graduada pela Faculdade de Medicina Veterinária e Zootecnia da Universidade de São Paulo (FMVZ/USP). Residência em Clínica Médica de Pequenos Animais pela FMVZ-USP. Mestre em Clínica Médica de Pequenos Animais pela FMVZ/USP. Doutora em Endocrinologia pela Faculdade de Medicina da Universidade São Paulo (FM/USP). Sócia-proprietária e responsável pelo Serviço de Endocrinologia de Cães e Gatos da Naya Especialidades Veterinárias. Sócia-fundadora da Associação Brasileira de Endocrinologia Veterinária (ABEV).

Wagner Sato Ushikoshi. Docente das disciplinas Função e Disfunção e Clínica Médica de Pequenos Animais – Curso de Medicina Veterinária da Universidade Anhembi Morumbi (UAM). Médico-veterinário pela Universidade de São Paulo (USP). Mestre em Clínica Médica-veterinária pela USP. Revisor Técnico da Revista Clínica Veterinária. Atendimento especializado em Neurologia de Cães e Gatos – NAYA Especialidades Veterinárias.

Willian Marinho Dourado Coelho. Docente das disciplinas Imunologia, Laboratório Clínico, Microbiologia, Parasitologia, Virologia e Patologia – Curso de Medicina Veterinária da Faculdade de Ciências Agrárias de Andradina (FCAA), e nas disciplinas de Tecnologia em Desenvolvimento e Produção de Vacinas, Imunologia e Parasitologia – Curso de Biotecnologia da FCAA. Médico-veterinário graduado pela Fundação Educacional de Andradina – Faculdade de Ciências Agrárias de Andradina (FEA/FCAA). Mestre em Ciência Animal e Doutor em Medicina Veterinária pela Faculdade de Medicina Veterinária da Universidade Estadual Paulista "Júlio de Mesquita Filho" (FMVZ/UNESP) – Campus Araçatuba e Campus Jaboticabal. Pós-doutor pela

Universidade Estadual Paulista "Júlio de Mesquita Filho" (Unesp) - Campus Araçatuba.

Ylanna Kelner Burgos. Médica-veterinária graduada pela Universidade Federal Rural do Semiárido (UFERSA). Doutora em Ciências Biológicas, com ênfase em Microbiologia pelo Instituto de Ciências Biomédicas da Universidade de São Paulo (ICB/USP), com Doutorado Sanduíche pela Bundesinstitut für Risikobewertung (Alemanha). Pós-doutora em Ciências Biológicas pela Bundesinstitut für Risikobewertung (Alemanha).

Yonara de Gouveia Cordeiro. Médica-veterinária formada pela Universidade Federal do Paraná (UFPR). Mestranda pelo Programa de Patologia Experimental e Comparada da Faculdade de Medicina Veterinária e Zootecnia da Universidade de São Paulo.

Yudney Pereira da Motta. Médico-veterinário graduado pela Universidade do Oeste Paulista (UNOESTE). Residência em Clínica Médica de Pequenos Animais e Especialização em Clínica e Cirurgia de Pequenos Animais pela UNOESTE. Mestre e Doutor em Clínica Veterinária pela Faculdade de Medicina Veterinária e Zootecnia da Universidade Estadual Paulista "Júlio de Mesquita Filho" (FMVZ/Unesp) - Campus Botucatu.

Yuri Tani Utsunomiya. Médico-veterinário graduado pela Faculdade de Medicina Veterinária da Universidade Estadual Paulista "Júlio de Mesquita Filho" (FMVA/Unesp) - Campus Araçatuba. Mestre e Doutorando em Medicina Veterinária pela Faculdade de Ciências Agrárias e Veterinárias da Universidade Estadual Paulista "Júlio de Mesquita Filho" (FCAV/Unesp) - Campus Jaboticabal.

Yves Miceli de Carvalho. Professor da disciplina Nutrição de Cães e Gatos no curso de Pós-graduação (EAD) da Pontifícia Universidade Católica do Paraná (PUCPR). Médico-veterinário graduado pela Universidade de Marília (UNIMAR). Mestre em Nutrição Animal, pela Faculdade de Medicina Veterinária e Zootecnia da Universidade de São Paulo (FMVZ/USP) - Campus Pirassununga. Especialista em Homeopatia pelo Instituto Homeopático François Lamasson (São Paulo) e em Nutrição Clínica de Cães e Gatos pela Escola Nacional de Medicina Veterinária de Alfort (Paris). Membro do Comitê Técnico e do Conselho Técnico da Associação Brasileira de Produtos para Animais de Estimação (ABINPET). Membro da comissão do Colégio Brasileiro de Nutrição Animal (CBNA). Diretor geral e proprietário da YM Vet Consulting - Empresa de Consultoria em Nutrição Animal. Diretor geral e proprietário da Nano Vet - Nanotecnologia em Medicina Veterinária.

Agradecimentos

Aos nossos mestres, que nos orientaram e nos inspiraram a exercer uma medicina veterinária cada vez melhor. Aos nossos colegas de trabalho, alunos, pacientes (cães e gatos) e seus proprietários. A convivência com todos eles nos ensinou e aprimorou o respeito que temos pela medicina e pelo sentimento em relação aos animais.

A todos os colaboradores, pois foi o trabalho em conjunto que concretizou esta obra. Aos coordenadores de parte: Cáris Maroni Nunes, César Augusto Dinola Pereira, Clair Motos de Oliveira, Denise Maria Nunes Simões, Heidi Valquíria Ponge-Ferreira, Karina Velloso Braga Yazbek, Leonardo P. Brandão, Maria Helena Matiko Akao Larsson, Maria Lucia Gomes Lourenço, Maria Lucia Zaidan Dagli, Michiko Sakate, Ricardo Duarte Silva, Rodrigo Cardoso Rabelo, Rosemary Viola Bosch, Silvio Luís Pereira de Souza, Simone Gonçalves Rodrigues Gomes e Yves Miceli de Carvalho. A elaboração e a organização de cada parte materializou e nomeou nosso objetivo.

Aos autores e coautores dos capítulos, que se dedicaram com afinco frente aos inúmeros compromissos do dia a dia.

A Maria Del Pilar Payá, nosso contato inicial para o convite deste Tratado, que acreditou na realização dessa importante obra para o segmento da medicina interna de cães e gatos. Sua paciência e perseverança foram fundamentais.

Aos nossos familiares, pela compreensão, pelo incentivo e pelo apoio incondicional, o que nos motivou a ir sempre em busca do idealismo e do sonho de deixar um legado de conhecimento.

Márcia Marques Jericó
João Pedro de Andrade Neto
Márcia Mery Kogika

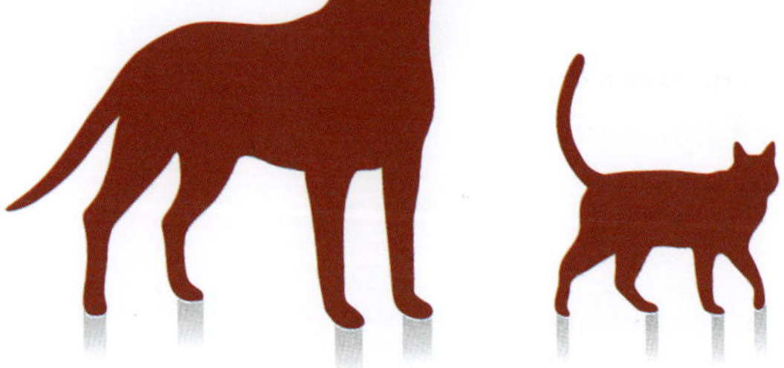

Prefácio

A clínica de pequenos animais encontra-se em desenvolvimento e expansão, e, ao longo dos anos, observa-se a necessidade de verticalização dos conhecimentos para a melhor atuação do profissional. Por isso, inúmeros artigos científicos pautados em pesquisas de ponta vêm sendo publicados, mostrando a grande preocupação com o aprimoramento profissional.

Com o intuito de fornecer em uma única obra literária as informações relativas a diferentes especialidades da medicina interna de cães e gatos, foi proposta a edição deste livro, que reúne diversos autores de diferentes especialidades da área, abordando os assuntos pertinentes à prática da medicina interna veterinária. Este livro também tem como objetivo alcançar os futuros profissionais, acadêmicos, que terão a oportunidade de obter conhecimento para sua formação. Por se tratar de um livro nacional, as situações abordadas estão voltadas para a realidade do país, pois a maioria dos livros até então acessíveis são americanos ou europeus, os quais podem não refletir a realidade brasileira.

Esta obra foi produzida não só com o propósito de abranger os diversos assuntos compreendidos na medicina interna de cães e gatos, mas também de auxiliar os alunos e profissionais que porventura procurem o livro em situações inesperadas do dia a dia. Assim, foram contemplados assuntos como: doenças dos sistemas cardiovascular, digestório, urinário, endócrino, respiratório, nervoso e reprodutivo; equilíbrio eletrolítico e acidobásico; neonatologia; doenças infecciosas e parasitárias; oncologia; toxicologia; medicina intensiva; princípios da imunologia e imunoprofilaxia; e manejo e controle da dor. Além disso, por que não informar sobre as bases e os avanços na biologia molecular de pequenos animais? De maneira inovadora e pioneira, o Tratado também aborda a responsabilidade profissional e a medicina legal. Finalmente, todos os fármacos e posologias recomendados ao longo dos diversos capítulos foram compilados em um índice terapêutico – Apêndice 1, Dosagens e Indicações.

Há muito tempo, fomos convidados para organizar este Tratado. Ao enxergar a dimensão do projeto, observamos que a obra deveria ser realizada com a colaboração de muitos profissionais com a mesma meta – a união de forças e de esperança para concretizar os anseios de todos. Lembramos que os organizadores deste livro convivem desde a graduação em medicina veterinária, além de terem atuado e se aprimorado no mesmo Hospital Veterinário Escola. Deste então, eles solidificaram a grande amizade e o profundo respeito pessoal e profissional que sustentaram a concretização desta trajetória tão longa da realização do propósito original.

A confecção deste Tratado, um projeto tão ambicioso, não seria possível sem os colaboradores competentes e respeitados que vislumbraram o mesmo objetivo proposto pelos organizadores. Assim, para cada uma das áreas de conhecimento abordadas, houve um coordenador de parte, que foi o maior responsável por todo o desnovelar dos capítulos, ao escolher os temas e os autores para cada um. A atuação desses coordenadores foi ímpar, como também a dos colaboradores.

Esperamos que esta obra atenda as necessidades e os anseios dos leitores, para a prática e a aplicação dos conhecimentos, e proporcione desenvolvimento e reconhecimento do profissionalismo impecável que vem sendo aprimorado na clínica de cães e gatos.

É com muito orgulho que apresentamos este resultado final! Esperamos que vocês, leitores, sintam a mesma emoção ao ter contato com o conteúdo desta obra.

Márcia Marques Jericó
João Pedro de Andrade Neto
Márcia Mery Kogika

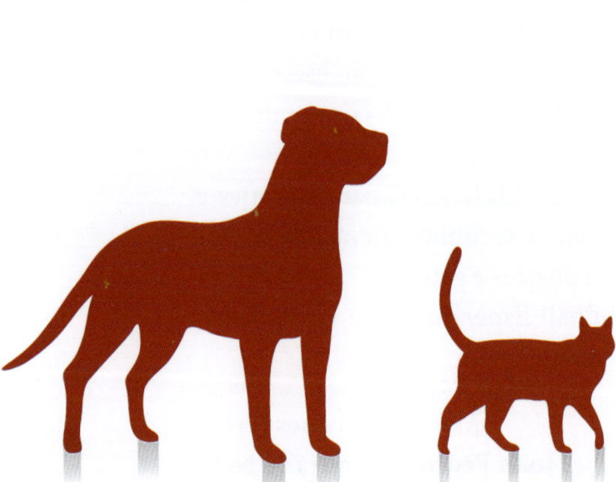

Sumário

Volume 1

Volume 2

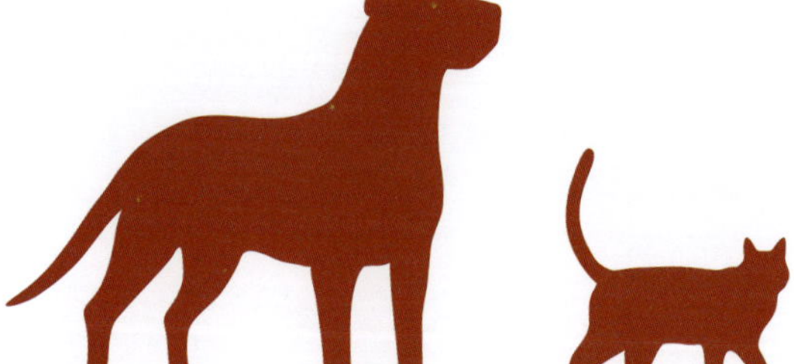

TRATADO DE MEDICINA INTERNA *de Cães e Gatos*

Volume 1

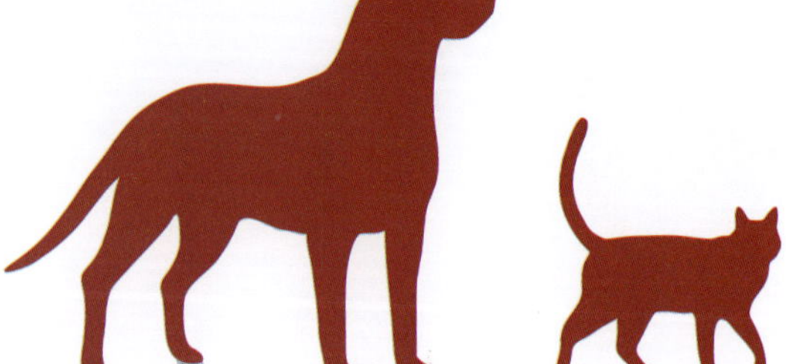

Parte 1

Responsabilidade Profissional

Rosemary Viola Bosch

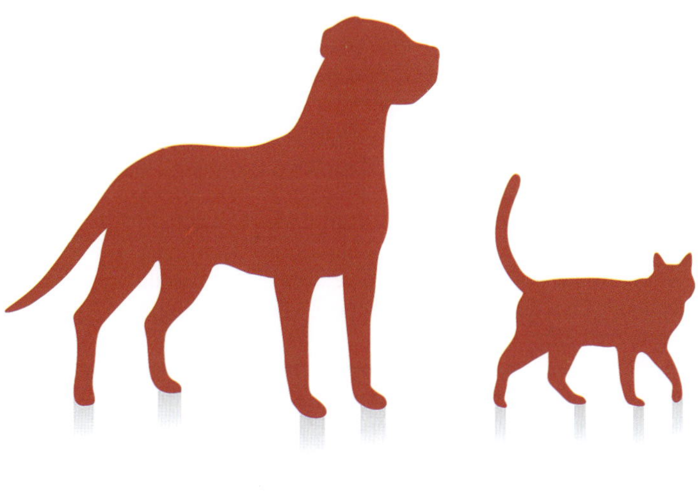

1 Responsabilidade Profissional

Rosemary Viola Bosch

Introdução

A responsabilidade civil do médico evolui junto com as técnicas e tecnologias empregadas na medicina, bem como se desenvolve de acordo com as legislações vigentes em cada época e sociedade. Desde o início da prática médica, de maneiras diversas, o profissional responde por seus erros e pelas consequências deles decorrentes.[1-3]

Há uma estreita relação entre a medicina e o direito, vínculo existente desde as mais antigas codificações elaboradas pelos homens. É de conhecimento geral das pessoas que, inicialmente, a medicina era exercida por feiticeiros, magos, curandeiros, sacerdotes, boticários e até mesmo por escravos e barbeiros e, por esse motivo, as sanções penais algumas vezes acabavam se confundindo com sanções religiosas.[3]

Assim, o médico era, na maioria das vezes, visto como um mensageiro dos deuses e, por isso, qualquer ato falho era imediatamente execrado por toda a sociedade, e o médico, rigorosamente punido. Após esse período, a vingança pessoal foi substituída pela obrigação de indenizar a vítima e seus familiares. Essas primeiras manifestações tinham caráter, ao mesmo tempo, restitutivo e punitivo, confundindo-se a responsabilidade civil com a penal. Com o desenvolvimento das sociedades, a responsabilidade civil separou-se da penal, nascendo, em decorrência dessa divisão, as primeiras noções de dano individual e de dano social. É notório que a obrigação do médico-veterinário é de meios e não de resultados, diferentemente, assim, de arquitetos, engenheiros e tantos outros cujo exercício profissional sempre garante um resultado. Com a saúde não há possibilidade de previsões.[4]

A falta de atualização e educação continuada, a utilização de técnicas ultrapassadas ou não condizentes com o caso em estudo, demonstram total negligência do médico-veterinário. E é exatamente nesse ponto que se origina a responsabilidade civil do médico-veterinário: da negligência e dos erros grosseiros que caracterizam o despreparo profissional.[3,5] Trata-se de matéria polêmica e pouco difundida no Brasil, pois para que os clientes prejudicados possam ter a oportunidade de punir os profissionais que incorreram em erro, obtendo ressarcimento de seus prejuízos, faz-se necessária a correta interpretação da responsabilidade civil do médico-veterinário, assunto que será exposto neste trabalho.

A lei Aquília institui a negligência do agente causador do dano, construindo, assim, uma estrutura jurídica de responsabilidade extracontratual. Contudo ela não estabeleceu limitações tão somente para a melhor conceituação da culpa, como também se expandiu e inseriu a substituição de penas fixas pela reparação do dano. Da mesma maneira, introduzindo o elemento culpa como essencial ao direito de reparação, a lei Aquília foi a primeira a explicar a relação de causalidade entre os fatos e o prejuízo. Em suma, a lei Aquília tinha dois objetivos:

- Assegurar o castigo à pessoa que causasse um dano a outrem, obrigando-a a ressarcir os prejuízos dele decorrentes
- Punir o escravo que causasse algum dano ao cidadão ou ao gado de outrem, fazendo-o reparar o mal causado.[5-7]

No direito moderno, a culpa torna-se elemento básico para a caracterização da responsabilidade civil. A ordenação jurídica francesa foi que estabeleceu grandes avanços nesse período. A partir do direito francês, foram estabelecidos certos princípios que exerceram sensível influência nos outros povos, tais como:

- Direito à reparação, sempre que houvesse culpa, ainda que leve, separando-se a responsabilidade civil (perante a vítima) da responsabilidade penal (perante o Estado)
- A existência de culpa contratual (a das pessoas que descumprem as obrigações) e que não se liga nem a crime nem a delito, mas se origina de imperícia, negligência ou imprudência.

Surgiu o Código de Napoleão, e com ele a distinção entre culpa delitual e contratual. A partir daí, a definição de que a responsabilidade civil se funde na culpa propagou-se nas legislações de todo o mundo. Com o advento da Revolução Industrial, multiplicaram-se os danos e surgiram novas teorias, sempre inclinadas a oferecer maior proteção às vítimas.[8]

Sem abandonar a teoria da culpa, atualmente vem ganhando terreno a teoria do risco, que se baseia na ideia de que o exercício de atividade perigosa é fundamento da responsabilidade civil. Isso significa que a execução de atividade que ofereça perigo apresenta um risco, o qual deve ser assumido pelo agente, ressarcindo os danos causados a terceiros pelo exercício da atividade perigosa. A responsabilidade civil médica ainda se encontra em constante transformação, adaptando-se às necessidades de cada sociedade e às suas inovações.[5,9,10]

A sociedade brasileira, cada vez mais, copia o modelo americano da "obsessão indenizatória". É importante alertar o médico-veterinário para esse problema e prepará-lo no intuito de prevenir processos administrativos, disciplinares, civis e penais. O conhecimento técnico, por mais especializado que seja, não redime o profissional do desconhecimento da legislação profissional, tampouco da legislação geral. O médico-veterinário que, por fato próprio ou de outrem sob sua responsabilidade, causar dano ao cliente e/ou paciente será obrigado a repará-lo. O dever de conhecimento da lei está disposto no Decreto-Lei 4.657, de 4 de setembro de 1942: Lei de Introdução às Normas do Direito Brasileiro, que dispõe *in verbis*:

> **Art. 3º.** Ninguém se escusa de cumprir a lei, alegando que não a conhece.

A responsabilidade pessoal dos profissionais liberais será apurada mediante a verificação de culpa. Para tanto, é indispensável uma prova inequívoca de que houve culpa no proceder do médico-veterinário, caracterizado por imperícia, imprudência ou negligência ou a combinação delas.[10-12]

Noções de responsabilidade

São inúmeras as classificações de responsabilidade, que variam de acordo com o fundamento que lhes serve de sustentação. As que ainda persistem em nossa legislação e doutrinas começam por distinguir as responsabilidades moral, penal, civil e administrativa ou disciplinar. A responsabilidade *moral* é estranha ao direito, fundamenta-se na noção de pecado condenando o agente sem se preocupar com o resultado. O Estado não tem poder coercitivo para fazer o agente reparar essa espécie de dano. Pode acontecer, no entanto, de o agente se sentir obrigado a restaurar os prejuízos apenas por suas convicções religiosas.[3,10,12]

A responsabilidade *administrativa* ou *disciplinar* é aquela decorrente de falta para com a ética inerente a uma profissão. A não observância desses deveres morais pode acarretar sanção administrativa e/ou disciplinar prevista em lei regulamentadora da profissão. Cita-se como exemplo o Código de Ética do Médico-Veterinário (Resolução CFMV nº 722, de 16 de agosto de 2002) e o Código de Processo Ético-Profissional (Resolução CFMV nº 875, de 12 de dezembro de 2007), que trazem normas de comportamento relativas ao exercício da medicina veterinária.

As responsabilidades *civil* e *penal* são decorrentes do mesmo fundamento, qual seja, culpa *lato sensu* (dolo, imprudência, negligência e imperícia). Entretanto, enquanto a responsabilidade civil preocupa-se com o prejuízo patrimonial resultante do ato ilícito, a penal preocupa-se com a paz social. O princípio da anterioridade explicitado no artigo 5º, inciso XXXIX da Constituição Federal (CF), estatui que não haja crime sem lei anterior que o defina, nem pena sem prévia cominação legal. Do mesmo modo, o princípio da irretroatividade fulcrado no artigo 5º, inciso XL da Constituição Federal, estatui que a lei penal não retroaja, salvo para beneficiar o réu. Na penal, a pena cominada deve ser proporcional à gravidade da infração e à responsabilidade do infrator. Na responsabilidade civil, a extensão do dano e o grau de culpa do agente é que definirão a indenização de natureza compensatória.

Natureza da responsabilidade

Responsabilidade moral é resultante da violação de uma norma moral e supõe que o agente tenha livre-arbítrio e consciência da obrigação; não há qualquer preocupação em se saber se houve ou não dano.

Responsabilidade jurídica aparece quando houver infração de norma jurídica civil ou penal causadora de danos que perturbem a paz social que esta norma visa manter. Divide-se em:

- Civil: requer prejuízo a terceiro, particular ou Estado
- Penal: pressupõe lesão aos deveres de cidadãos para com a sociedade; dano social por violação da norma penal; aplicação de pena ao lesante (para estabelecer o equilíbrio).[13]

Responsabilidade civil

A responsabilidade civil é o conjunto de medidas a serem aplicadas que visam à reparação do dano causado a outrem. Analisando a responsabilidade civil mais profundamente, observa-se que esse dano causado surge de diferentes atos, cometidos contra bens materiais ou contra a moral.[14,15] Toda atividade que acarrete prejuízo gera responsabilidade ou dever de indenizar. O estudo da responsabilidade civil abrange todo o conjunto de princípios e normas que regem a obrigação de indenizar, no intuito de restaurar um equilíbrio patrimonial e moral violado. Um prejuízo ou dano não reparado é um fator de inquietação social.[10]

Responsabilidade civil

Origina-se de prejuízo causado a terceiro, particular ou Estado, facultando à vítima solicitar reparação do dano. Reparação do dano se dá pela recomposição do *statu quo ante* ou importância em dinheiro de natureza compensatória.[13]

A palavra "responsabilidade", segundo o vocabulário jurídico, origina-se do vocábulo responsável, do verbo responder, do latim *respondere*, que tem o significado de responsabilizar-se, garantir, assegurar, assumir o pagamento do que se obrigou ou do ato que praticou. O termo "civil" refere-se ao cidadão, assim considerado nas suas relações com os demais membros da sociedade, das quais resultam direitos a exigir e obrigações a cumprir.[16] Diante da etimologia das duas palavras dadas, bem como das tendências atuais a respeito da responsabilidade civil, conceitua-se para o assunto:[17]

> A responsabilidade civil é a aplicação de medidas que obriguem uma pessoa a reparar o dano moral ou patrimonial causado a terceiros, em razão de ato por ele mesmo praticado, por pessoa por quem ela responde, por alguma coisa a ela pertencente ou de simples imposição legal.

O dever de reparar vem de duas condições básicas: (1) do ato ilícito e (2) do não cumprimento de um contrato. Caracteriza-se como ato ilícito, a falta de relação jurídica previamente estabelecida entre as partes envolvidas. O outro modo de reparação do dano é por meio do não cumprimento de um contrato, no qual já existe uma relação jurídica previamente estabelecida entre as partes envolvidas. Esse contrato apresenta-se de dois modos: (1) contratos de obrigação de meios e (2) contratos de obrigação de resultados. Os contratos de obrigação de meios são estabelecidos em atividades exercidas por médicos, advogados etc., que deverão utilizar seus conhecimentos em benefício de seus clientes, não garantindo resultado final.[1,18] No contrato médico, assim como de advogado e de todos aqueles que trabalham de maneira autônoma, é preciso que haja a comprovação de que houve culpa, ou seja, que ocorreu uma ação culposa. A tríade de grande importância do ponto de vista jurídico, quando de uma demanda judicial, é a caracterização de ação culposa, que significa imperícia, imprudência ou negligência ou a combinação delas.[4,9]

Nos contratos de obrigação de resultados, o que se espera *é o resultado final, o qual, se não for alcançado*, origina o dever de reparação, pois não houve cumprimento do contrato. No caso dos médicos, o contrato não pressupõe um resultado final, tratando-se de responsabilidade civil subjetiva, ao contrário da responsabilidade civil objetiva, que não depende de uma ação culposa e sim do não cumprimento de um trato preestabelecido.[10,17]

A atividade da medicina veterinária não é livre, posto que dependente de requisitos, qualificações e controles previstos em lei, inserindo-se no conceito amplo de relação de consumo, pois o veterinário é prestador de serviço profissional. A atividade obriga e qualifica como culposa a responsabilidade pelo dano decorrente de qualquer de seus atos no exercício profissional.

A responsabilidade civil do médico-veterinário não é somente medida com base no código de ética do Conselho Federal de Medicina Veterinária (CFMV); na verdade, trata-se de regras comportamentais a serem seguidas pelos pares. A complexidade do assunto exige que este seja submetido a uma preceituação mais apurada, também oriunda do Código Civil, do Código de Processo Civil, do Código Penal, do Código de Processo Penal, do Código de Defesa do Consumidor e das resoluções emanadas do CFMV.

A maneira de se evitarem processos é a prevenção, revendo os contatos com os proprietários, estudando relacionamento e comunicação, preparando o paciente e o proprietário do animal para possíveis intercorrências e, principalmente, documentando o máximo possível todo o tratamento.

Conceitos da responsabilidade civil

Consumidor. Toda pessoa física ou jurídica que adquire ou utiliza produto ou serviço como destinatário final.

Culpa. Omissão da diligência necessária de alguém, sem a intenção de prejudicar a vítima. Não há intenção deliberada do agente em prejudicar a vítima.

Dano material. Aquele que ocorre ao bem patrimonial, com a diminuição de seu valor.

Dano moral. Lesão do patrimônio abstrato ou imaterial de alguém, que consiste em um bem ético-jurídico-social: a liberdade, a honra, a dignidade pessoal, a boa fama, a consideração pública, o crédito etc.

Dolo. Ato intencional ilícito, cujo resultado é o desejado ou assumiu-se o risco de atingi-lo criminosamente (má-fé).

Fornecedor. Toda pessoa física ou jurídica, pública ou privada, nacional ou estrangeira, bem como os entes despersonalizados, que desenvolvem atividades de produção, montagem, criação, construção, transformação, importação, exportação, distribuição ou comercialização de produtos ou prestação de serviços.[5,15]

Imperícia. Falta de experiência ou de conhecimentos práticos que determina a inabilidade do agente, no exercício de sua profissão, função, arte ou ofício. A imperícia é um dos elementos do crime culposo.

Imprudência. Precipitação ou o ato de proceder sem cautela; qualidade de ser imprudente; inconveniência, ato ou dito contrário à prudência.

Negligência. Omissão involuntária de diligência ou cuidado; falta ou demora no prevenir ou obstar um dano, inoportunidade na aplicação de meios mais aptos, que a prudência e o bom senso aconselham, em circunstâncias tais de consequências previsíveis. É um tipo de culpa que impõe penalidade ao agente.

Nexo causal. Relação necessária entre o evento danoso e a ação que o produziu.

Responsabilidade solidária. Aquela que decorre não da ação própria, porém, por nexo, responde conjuntamente pelo procedimento da pessoa que efetivamente causou o dano ou prejuízo.

Aspectos da responsabilidade civil

Subjetiva e objetiva

A doutrina da culpa é a utilizada em nosso ordenamento jurídico como princípio da responsabilidade civil.[9,10,15] O artigo 186 do Código Civil estabeleceu que:

> Aquele que por ação ou omissão voluntária, negligência ou imprudência, violar direito e causar prejuízo a outrem, ainda que exclusivamente moral, comete ato ilícito.

A verificação da culpa e a avaliação da responsabilidade regulam-se pelo disposto nesse Código, artigos 942 e seguintes. Isso posto, observa-se a existência de quatro requisitos essenciais para a apuração da responsabilidade civil subjetiva:

- Ação ou omissão
- Culpa ou dolo do agente
- Nexo de causalidade
- Dano sofrido pela vítima.

Quando se fala de ação ou omissão, o Código Civil refere-se a qualquer pessoa, isto é, por ato próprio ou por ato de terceiro que esteja sob a guarda do agente, bem como os danos causados por animais ou coisas que lhes pertençam. Em seguida, o mesmo dispositivo trata do dolo quando se refere a ação ou omissão voluntária, para, em seguida, referir-se a culpa, quando fala em negligência ou imperícia, que deve ser provada pela vítima.

Semelhante, também, é a análise da lei quanto ao nexo de causalidade, que é a relação de causa e efeito entre a ação ou omissão do agente e o dano sofrido pela vítima, pois sem ela não há que se falar em obrigação de indenizar. O dano deve ser demonstrado, seja ele material ou moral, pois sem sua prova, o agente não pode ser responsabilizado civilmente. Essa teoria adotada pelo Código Civil Pátrio, cujo pressuposto para o fundamento da responsabilidade é a culpa, denomina-se "teoria da responsabilidade subjetiva" ou "teoria da culpa".[7,9,15,18]

No Brasil, Pereira[19] foi um dos líderes do pensamento que demonstrava a falta de sintonia entre a teoria subjetiva e o desenvolvimento da sociedade, uma vez que, em vários casos, a adoção da teoria da culpa mostrava-se inadequada para abranger todas as situações de reparação dos agentes causadores do dano. Portanto, diante da exigência da prova do erro de conduta do agente, imposta à vítima, deixava-a sem a devida reparação em inúmeros casos. Essa inadequação era verificada nos casos em que a aferição das provas constantes nos autos não era convincente da existência da culpa, muito embora se admitisse que a vítima fosse realmente lesada e que existia supremacia econômica e organizacional dos agentes causadores do dano. Diante da situação ilustrada, cresceu no mundo o movimento de extensão da responsabilidade, criando-se um esboço da teoria da responsabilidade sem culpa.

A culpa perdeu progressivamente o lugar privilegiado que ostentava, com o crescimento das hipóteses de responsabilidade objetiva.[9] O dolo, entendido como intenção maliciosa de causar prejuízo a outrem, é uma espécie do gênero culpa, no campo da responsabilidade civil. É infração gravíssima à ética profissional e, também, acarretará responsabilidade solidária, tanto por dano material (emergente e lucros cessantes) como por dano moral, ao contrário da culpa, em que o dano terá de ser indenizado na dimensão exata do prejuízo causado pelo agente.[17] A doutrina e a jurisprudência admitiram que a responsabilidade civil, baseada na prova da culpa, não oferecia réplica satisfatória à solução de inúmeras demandas. Partindo desse ponto, surgiu a teoria da responsabilidade objetiva ou teoria do risco, na qual não há que se fazer prova da culpa, mas apenas do nexo de causalidade e do dano que diz:[20]

> A lei impõe, entretanto, a certas pessoas, em determinadas situações, a reparação de um dano cometido sem culpa. Quando isto acontece, diz-se que a responsabilidade é legal ou "objetiva", porque prescinde da culpa e se satisfaz apenas com o dano e o nexo de causalidade. Essa teoria dita objetiva, ou do risco, tem como postulado que todo o dano é indenizável, e deve ser reparado por quem a ele se liga por um nexo de causalidade, independentemente de culpa.

Contratual e extracontratual

A responsabilidade civil contratual é aquela oriunda do descumprimento de cláusula contratual.[1] Assim sendo, citamos o exemplo de um passageiro que celebra contrato tácito com uma empresa de transporte coletivo, assegurando-lhe o direito de ser transportado até o seu destino com segurança. Porém, se ocorrer algum acidente com o veículo e este mesmo passageiro ficar ferido, surge o inadimplemento contratual por parte da empresa transportadora, acarretando o dever de indenizar por perdas e danos, de acordo com o artigo 389 do Código Civil. Do mesmo modo, incorre em responsabilidade contratual, pela mora no cumprimento da obrigação contratada em decorrência dos danos por ela ocasionados.[21] Diante do exposto, conclui-se que, na responsabilidade contratual, ao credor incumbe o ônus da prova no que tange ao descumprimento da obrigação.[17] Já ao devedor, cabe demonstrar em sua defesa que o fato se deu em decorrência de caso fortuito ou força maior ou, ainda, por culpa exclusiva da vítima.

A legislação disciplinou a questão da responsabilidade contratual nos artigos 395 e 389 do Código Civil:

> **Art. 395.** Responde o devedor pelos prejuízos a que a sua mora der causa mais juros, atualização dos valores monetários.
> (...)
> Parágrafo único. Se a prestação, por causa da mora, se torna inútil ao credor, este poderá enjeitá-la e exigir a satisfação das perdas e danos.
> (...)
> Capítulo I
> Do inadimplemento das obrigações
> **Art. 389.** Não cumprida a obrigação, responde o devedor por perdas e danos, mais juros e atualização monetária segundo índices oficiais regularmente estabelecidos, e honorários de advogado.

O autor deve demonstrar a culpa ou o dolo do agente em decorrência de descumprimento do dever legal quando a responsabilidade for extracontratual. Nesses casos, não há qualquer insatisfação de convenção prévia entre as partes. Tampouco há vínculo jurídico entre a vítima e o agente causador do dano. Diniz[17] afirma que

> a responsabilidade extracontratual é a oriunda da inobservância de previsão legal, ou seja, da lesão de um direito subjetivo, ou melhor dizendo, da infração ao dever jurídico geral de abstenção atinente aos direitos reais ou de personalidade, sem que haja nenhum vínculo contratual entre o agente causador do dano e a vítima.

Quase sempre a responsabilidade extracontratual será baseada na teoria da culpa, que deverá ser provada pelo lesado. Além disso, quanto ao agente causador do dano, essa responsabilidade poderá ser direta, caso o ato causador da lesão tenha sido praticado pela própria pessoa, ou indireta, caso seja resultado de ato de terceiro com o qual o agente tem vínculo legal. A relação entre médico-veterinário e proprietário se constitui em uma relação contratual. Raras vezes é extracontratual, como em determinados casos de emergências médicas em que o proprietário esteja inconsciente ou lhe falte capacidade jurídica para se autodeterminar.[22]

A responsabilidade do médico-veterinário está presa pelo aspecto contratual que faz da relação médico-paciente-proprietário um contrato de locação de serviços. Em sendo um contrato, cabe lembrar que, a essa relação, se aplica o disposto no artigo 389 do Código Civil Brasileiro, que diz:

> Não cumprida a obrigação, responde o devedor por perdas e danos, mais juros e atualização monetária segundo índices oficiais regularmente estabelecidos e honorários de advogado.

Se o médico-veterinário não cumprir com a sua obrigação com o paciente e o proprietário, identifica-se a sua conduta com o disposto no referido artigo, com as repercussões legais daí decorrentes.[1]

A obrigação do médico-veterinário com o paciente é uma obrigação de meios. Na *obrigação de meios*, aquele que é o contratado se obrigou a utilizar os procedimentos adequados para cumprir com a sua tarefa. A conduta do profissional, sob o ponto de vista técnico, o atuar propriamente dito, é o que é inserido na relação jurídica – adimplindo a obrigação àquele que se obrigou profissionalmente, no caso, o médico-veterinário, se atuou da maneira adequada.[15] Tendo agido com diligência, prudência e habilidade, tendo um atuar compatível com a *legis artis* (estado da arte) médica, naquele determinado local e momento, o médico-veterinário cumpriu com a sua obrigação.[21] Não há o dever específico de curar, mas de se desempenhar a contento, em conformidade com as regras da profissão, sem vícios de conduta. Empregando todos os seus esforços para alcançar a cura do paciente, estará o profissional executando aquilo pelo qual se obrigou, ou seja, cumprindo sua obrigação contratual. O fato é que a doutrina da responsabilidade civil, mesmo que seja extracontratual, está firmada na tese da responsabilidade sem culpa. Nessa concepção, o causador do dano só está isento de indenizar se for excluído o nexo de causalidade, mesmo que nossa tradição seja firmada na responsabilidade subjetiva, com base na imprudência, na imperícia ou na negligência, dando lugar ao conceito da responsabilidade objetiva baseada na teoria do risco.[10,16]

Responsabilidade civil do médico-veterinário

Tanto a responsabilidade civil do médico quanto do médico-veterinário (Lei nº 10.406, de 10/1/2002, do Código Civil, artigos 927 a 954), na qualidade de profissional liberal, consoante o que dispõe o artigo 14, parágrafo 4º, do Código de Proteção e Defesa do Consumidor (CPDC), será apurada mediante verificação da culpa, isto é, será avaliada de acordo com o maior ou o menor grau de previsibilidade de dano. Ainda, o médico-veterinário, nas relações de consumo com seus clientes (proprietários de animais) não está obrigado a um resultado, pois entre eles existe um contrato de meios e não de fins. Seu compromisso é utilizar todos os meios e esgotar as diligências ordinariamente exercidas, usar de prudência e diligenciar normalmente a prestação do serviço.[10,17]

Haverá inadimplência se a atividade for exercida de maneira irregular, atípica ou imprudente e, se, na prestação do serviço, vier a ocorrer um acidente de consumo, o médico-veterinário terá sua responsabilidade civil apurada dentro dos limites da má prática. Afirma Giostri:[23]

> Como conceito, entende-se que a responsabilidade civil é a obrigação de reparar o dano causado a outrem, apresentando-se como relação obrigacional cujo objeto é a prestação de ressarcimento. Decorre de fato ilícito praticado pelo agente responsável (fato próprio), ou por alguma coisa a ele pertencente (fato da coisa), ou de simples imposição legal (responsabilidade objetiva).

O Código Civil, em seu artigo 186, estabelece que por ação ou omissão voluntária, negligência ou imprudência, violar direito e causar dano a outrem, ainda que exclusivamente moral, comete ato ilícito. Este se caracteriza por uma ação (comissão ou omissão) imputável ao agente, danosa para o lesado e contrário à ordem jurídica. A prática de um ato que não se deveria efetivar define *comissão*; a não observância de um dever de agir caracteriza a *omissão*.

O ato ilícito qualifica-se pela culpa e pode ser caracterizado como crime ou contravenção penal. Diniz[17] explicita que, na ausência de culpa, não haverá, em regra, qualquer responsabilidade. Além do ato ilícito, há outros fatores geradores de responsabilidade civil. Bittar[24] fundamenta a noção de risco, isto é, a pessoa que se aproveitar dos riscos ocasionados deverá arcar com suas consequências.

Crime é toda violação dolosa ou culposa, comissiva ou omissiva, da lei penal. Para que haja a configuração de crime são considerados dois fatores:

- Fator material (ação praticada pelo autor)
- Fator moral (vontade livre e inteligente do agente).

A *contravenção penal* não é senão um crime "anão", o crime menor, enquadrado dentro das normas que regem as Contravenções Penais, Decreto-Lei 3.688, de 3/10/1941.

A responsabilidade civil gira em torno de duas teorias: (1) subjetiva e (2) objetiva. A *responsabilidade civil subjetiva* pode ser considerada quando se basear na culpa do agente causador do dano. O ilícito é seu fato gerador. A *culpa* é caracterizada de três maneiras diferentes:

- Negligência
- Imperícia
- Imprudência do agente causador do dano.

Na *culpa* não há intenção deliberada do agente causador do dano. Tome-se como exemplo de ação culposa em acidente de trânsito um condutor a 80 km/h que atropela um pedestre em uma via onde o limite de velocidade permitido é 60 km/h. Nesse caso, o condutor do veículo não teve a intenção deliberada de prejudicar a vítima; apenas agiu sem prudência, na medida em que violou o limite de velocidade permitido.

No *dolo*, fala-se justamente na intenção deliberada de prejudicar a vítima. Por exemplo, se um médico-veterinário dispara um revólver contra um animal ou indivíduo, é evidente seu propósito de atingir a vítima, de causar dano à vítima, caracterizando uma ação dolosa.

Na responsabilidade civil subjetiva, é imprescindível a prova da atuação culposa ou dolosa do agente, para que surja o dever de indenizar.

Por outro lado, fala-se de *responsabilidade civil objetiva* quando a atividade que gerou o dano é lícita, mas causou perigo a outrem. Não se cogita a culpa ou dolo do agente, posto que essa responsabilidade está assentada na teoria do risco.[10,17] Esta estabelece que aquele que, por meio da sua atividade, cria um risco para a coletividade, na eventualidade de ocorrência de um dano, fica obrigado a repará-lo, ainda que sua atividade e seu comportamento não tenham sido pontuados pela culpa, ou seja, não houve negligência, imperícia ou imprudência.[10,17,18]

É na teoria do risco que se fundamenta a responsabilidade civil objetiva. A responsabilidade, fundada no risco, consiste, portanto, na obrigação de indenizar o dano produzido por atividade exercida no interesse do agente e sob seu controle, sem que haja qualquer indagação sobre o comportamento do lesante, fixando-se no elemento objetivo, isto é, na relação de causalidade entre o dano e a conduta de seu causador.[25]

Exemplo de responsabilidade civil objetiva: uma empresa que produz lixo tóxico capaz de poluir o ambiente. Se, porventura, esse lixo contaminar um rio, ainda que essa poluição não tenha sido provocada por um comportamento culposo da empresa, esta será obrigada a reparar o prejuízo causado ao meio ambiente (Lei 9.605, de 12/2/1998). A vítima deverá demonstrar o nexo de causalidade entre o dano e a ação que o produziu. A obrigação de indenizar é, portanto, imposta por lei a certas pessoas, independentemente da prática de qualquer ato ilícito, considerando-se que:

- Determinadas atividades humanas criam um risco especial para outrem[26,27]
- O exercício de certos direitos deve implicar o dever de reparar o prejuízo que origina (Código do Processo Civil, artigos 1.251, 1.289 e 1.293).

Dever de indenizar

Responsabilidade subjetiva: para que surja o dever de indenizar, faz-se necessária a prova da atuação culposa ou dolosa do agente.

Responsabilidade objetiva: para que surja o dever de indenizar, basta demonstrar a relação de causa e efeito entre o comportamento do agente e o dano experimentado pela vítima. É preciso provar o nexo de causalidade entre o ato e o dano.[28]

O artigo 186 do Código Civil engloba os pressupostos gerais da responsabilidade civil:

- Ação (comissiva ou omissiva)
- Ocorrência de um dano moral ou patrimonial causado à vítima
- Nexo de causalidade entre o dano e a ação, pois a responsabilidade civil não poderá existir sem o vínculo entre a ação e o dano.

Ação (comissiva ou omissiva) ocorre quando a responsabilidade do agente pode ser gerada por ato próprio, por ato de terceiro que esteja sob a responsabilidade do agente e, ainda, danos causados por coisas e animais que estejam sob a guarda dele.

Um animal foi levado ao *pet shop* para banho. O banhista ausentou-se, abandonando o animal sobre a mesa com o enforcador e o animal pulou da mesa e morreu. A responsabilidade recairá sobre o responsável técnico (RT) do estabelecimento veterinário e não sobre o banhista (responsabilidade por ato de terceiro) e, ainda, danos causados por coisas ou animais que estejam sob a guarda do agente (médico-veterinário).

Nexo de causalidade requer que se demonstre que o dano experimentado pela vítima resultou de um comportamento ou de uma atitude provocada pelo agente.

Só se pode falar em responsabilidade civil a partir do momento em que houver prejuízo. Schaefer[3] salienta que o *dano* deve ser imputável ao autor; não se podendo identificar o causador do dano, não se tem de quem exigir a reparação: "Não há que falar em dever de indenizar, se não se verificar a ocorrência de um dano." Caberá à vítima provar a relação de causalidade entre a culpa do agente e o dano.

Pouco se sabe sobre o procedimento a ser adotado pelo proprietário nos casos de erro veterinário. Como saber se o seu caso trata-se de erro veterinário? O que devemos saber para nos defendermos de profissionais que cometem deslizes? Quais são os meios possíveis para apurar um erro veterinário? Como reaver o montante gasto em tratamento incorreto ou que causou prejuízo ao paciente e proprietário?

Primeiramente, cabe esclarecer que erro veterinário é a falha do médico-veterinário no exercício da profissão. Essa falha dá-se com o mau resultado ou resultado adverso daquele esperado depois da ação ou da omissão do médico-veterinário, por inobservância de conduta técnica. Evidentemente que não podemos nos esquecer de excluir as limitações impostas pela própria natureza da doença, bem como as lesões produzidas deliberadamente pelo veterinário para tratar um mal maior.[29]

O erro médico pode ocorrer por três motivos:

- Imperícia: quando o médico-veterinário não for habilitado para realizar determinado procedimento
- Imprudência: nas hipóteses em que o veterinário assume riscos para o paciente sem respaldo científico para o seu procedimento
- Negligência: quando o veterinário não oferece os cuidados necessários ao paciente.

Na hipótese de a decisão do Conselho ser negativa para o proprietário, mas, ainda assim, o proprietário tiver convicção de que seu animal sofreu um erro médico, mesmo nessa hipótese, a ação pode ser proposta, pois a decisão do Conselho não vincula o entendimento do juiz. A sentença é proferida, como sempre, com base em provas, daí a razão para se guardarem todas as receitas, exames, laudos, enfim, tudo o que relate o suposto quadro clínico do paciente. A ação, em geral, deve ser ajuizada diante do veterinário que fez o procedimento, do responsável técnico do estabelecimento e do proprietário do hospital, devido à solidariedade dos fornecedores de serviços imposta pelo Código de Defesa do Consumidor, em seu artigo 34. Isso significa que tanto o médico-veterinário quanto o hospital responderão pela totalidade da indenização pleiteada.

Responsabilidade penal do médico-veterinário

Sebastião[16] conceitua como crimes ou infrações penais as condutas pessoais (individuais ou em grupos) previstas nas leis penais, ou seja, tipificadas previamente. A punição penal também poderá alcançar as pessoas jurídicas nos seus efeitos exclusivamente patrimoniais e administrativos.[6,8,10] Sem previsão expressa de conduta proibida, não há infração penal a apurar e punir. São os princípios básicos expressos no artigo 5º, inciso XXXIX, da CF/88 e no artigo 1º do Código Penal.

Anterioridade e irretroatividade[30]

Lei Penal

- Anterioridade (Artigo 5º, XXXIX, CF)
  - Não há crime sem lei anterior que o defina, nem pena sem prévia cominação legal
  - Cominar é impor pena para a infração praticada
- Irretroatividade (Artigo 5º, XL, CF)
  - A lei penal não retroagirá, salvo para beneficiar o réu

Beviláqua[30] afirmava:

> O Direito Penal vê, por trás do crime, o criminoso e o considera um ente antissocial, ao passo que o Direito Civil vê, por trás do ato ilícito, não simplesmente o agente, mas principalmente a vítima, e vem em socorro dela, a fim de, tanto quanto lhe for permitido, restaurar seu direito violado, constituindo a eurritmia social refletida no equilíbrio dos patrimônios e das relações pessoais que se formam no círculo do direito privado.

Tipologia dos crimes profissionais (médicos, enfermeiros, dentistas e farmacêuticos).[8*]

- Deixar de denunciar doença de notificação compulsória
- Fornecer atestado falso (de saúde, doença ou óbito)
- Omitir socorro (não atender emergência e/ou urgência)
- Provocar abortamento
- Induzir ou auxiliar suicídio
- Ofender a integridade corporal ou a saúde
- Expor a vida ou a saúde a perigo direto ou iminente
- Caluniar, difamar ou injuriar
- Revelar segredo médico (sem justa causa)
- Causar epidemia pela propagação de germe patogênico
- Anunciar cura por meio secreto e/ou infalível
- Fazer afirmação falsa (como perito)
- Usar meio fraudulento para desviar clientela de outrem
- Promover concorrência desleal
- Anunciar título ou distinção que não detenha

*Neste caso os médicos-veterinários são equiparados aos médicos.

Código Penal, Decreto-Lei 2.848, de 7/12/1940 | Crimes contra a saúde pública

Art. 267. Causar epidemia, mediante a propagação de germes patogênicos:
PENA: Reclusão de 10 a 15 anos.
Se do fato resulta morte, a pena é aplicada em dobro.
§ 2º No caso de culpa, a pena é de detenção de 1 a 2 anos, ou se resulta morte, de 2 a 4 anos.
Art. 268. Infringir determinação do poder público destinado a impedir introdução ou propagação de doença contagiosa:
PENA: Detenção de 1 mês a 1 ano e multa.
Parágrafo único. A pena é aumentada de um terço, se o agente é funcionário da saúde pública ou exerce a profissão de médico, farmacêutico, dentista ou enfermeiro.
Art. 269. Deixar o médico de denunciar à autoridade pública doença cuja notificação é compulsória:
PENA: Detenção de 6 meses a 2 anos e multa.
Art. 272. Corromper, adulterar, falsificar ou alterar substância ou produto alimentício destinado a consumo, tornando-o nocivo à saúde ou reduzindo-lhe o valor nutritivo:
PENA: Reclusão de 4 a 8 anos e multa.
§ 1º Incorre nas penas deste artigo quem fabrica, vende, expõe à venda, importa, tem em depósito para vender ou, de qualquer forma, distribui ou entrega a consumo a substância alimentícia ou o produto falsificado, corrompido ou adulterado.
Art. 273. Falsificar, corromper, adulterar ou alterar produto destinado a fins terapêuticos ou medicinais:
PENA: Reclusão de 10 a 15 anos e multa.
§ 1º Nas mesmas penas incorre quem importa, vende, expõe à venda, tem em depósito para vender ou, de qualquer forma, distribui ou entrega a consumo o produto falsificado, corrompido, adulterado ou alterado.

Responsabilidade ética do médico-veterinário

O poder de disciplinar penalidade a médicos-veterinários pertence ao Conselho Federal de Medicina Veterinária. O poder de aplicar penalidades a médicos-veterinários, por infração à Lei 5.517/1968, ao Decreto 64.704/1969 e ao Código de Ética Profissional, pertence, exclusivamente, aos Conselhos de Medicina Veterinária em que estiverem inscritos ao tempo do fato punível em lei. As penas disciplinares aplicáveis pelos Conselhos de Medicina Veterinária são as seguintes:

- Advertência confidencial, em aviso reservado
- Censura confidencial, em aviso reservado
- Censura pública, em publicação oficial
- Suspensão do exercício profissional até 3 (três) meses
- Cassação do exercício profissional, *ad referendum* do Conselho Federal de Medicina Veterinária.

O Código de Ética do Médico-Veterinário, Resolução 722, de 16 de agosto de 2002, do Conselho Federal de Medicina Veterinária, no Capítulo V, que aborda A RESPONSABILIDADE PROFISSIONAL, determina, em seu artigo 14 que:[31]

> O médico-veterinário será responsabilizado pelos atos que, no exercício da profissão, praticar com dolo ou culpa, respondendo civil e penalmente pelas infrações éticas e ações que venham a causar dano ao paciente ou ao cliente e, principalmente:
> I – praticar atos profissionais que caracterizem a imperícia, a imprudência ou a negligência.

Portanto, segue o disposto, no terreno da Responsabilidade Civil, de não ser causado prejuízo ao paciente e ao cliente.

O Código de Ética do Médico-Veterinário contempla os seguintes capítulos:

- I. Princípios Fundamentais
- II. Dos Deveres Profissionais
- III. Dos Direitos do Médico-Veterinário
- IV. Do Comportamento Profissional
- V. Da Responsabilidade Profissional
- VI. Da Relação com os Colegas
- VII. Do Sigilo Profissional
- VIII. Dos Honorários Profissionais
- IX. Da Relação com o Cidadão Consumidor de Seus Serviços
- X. Das Relações com o Animal e o Meio Ambiente
- XI. Da Responsabilidade Técnica
- XII. Das Relações com a Justiça
- XIII. Da Publicidade e dos Trabalhos Científicos
- XIV. Das Infrações e Penalidades

Capítulo V – Da responsabilidade profissional

Art. 14. O médico-veterinário será responsabilizado pelos atos que, no exercício da profissão, praticar com dolo ou culpa, respondendo civil e penalmente pelas infrações éticas e ações que venham a causar dano ao paciente ou ao cliente e, principalmente:

I – Praticar atos profissionais que caracterizem a imperícia, a imprudência ou a negligência.

II – Delegar a outros, sem o devido acompanhamento, atos ou atribuições privativas da profissão de Médico-Veterinário.

III – Atribuir seus erros a terceiros e a circunstâncias ocasionais que possam ser evitadas.

IV – Deixar de esclarecer ao cliente sobre as consequências socioeconômicas, ambientais e de saúde pública provenientes das enfermidades de seus pacientes.

V – Deixar de cumprir, sem justificativa, as normas emanadas dos Conselhos Federal e Regionais de Medicina Veterinária e atender às suas requisições administrativas e intimações dentro do prazo determinado.

VI – Praticar qualquer ato profissional sem consentimento formal do cliente, salvo em caso de iminente risco de morte ou de incapacidade permanente do paciente.

VII – Praticar qualquer ato que evidencie inépcia profissional, levando ao erro médico-veterinário.

VIII – Isentar-se de responsabilidade por falta cometida em suas atividades profissionais, independentemente de ter sido praticada de forma individual ou em equipe, mesmo que solicitado pelo cliente.

Capítulo IX – Da relação com o cidadão consumidor de seus serviços

Art. 24. O médico-veterinário deve:

I – Conhecer as normas que regulamentam a sua atividade.

II – Cumprir contratos acordados, questionando-se e revisando-os quando estes se tornarem lesivos a um dos interessados.

III – Oferecer produtos e serviços que indiquem o grau de nocividade ou periculosidade definido por instituições reconhecidas publicamente, evitando assim dano à saúde animal e humana, ao meio ambiente e à segurança do cidadão.

IV – Prestar seus serviços sem condicioná-los ao fornecimento de produtos ou serviço, exceto quando estritamente necessário para que a ação se complete.

V – Agir sem se beneficiar da fraqueza, ignorância, saúde, idade ou condição social do consumidor para impor-lhe produto ou diferenciar a qualidade de serviços.

Capítulo X – Das relações com o animal e o meio ambiente

Art. 25. O médico-veterinário deve:

I – Conhecer a legislação de proteção aos animais, de preservação dos recursos naturais e do desenvolvimento sustentável, da biodiversidade e da melhoria da qualidade de vida.

Art. 26. São deveres do responsável técnico (RT):

I – Comparecer e responder às convocações oficiais dos órgãos públicos fiscalizadores de atuação da empresa na qual exerce as suas funções, bem como acatar as decisões oriundas destes.

II – Responder, integralmente e na data aprazada, os relatórios de RT solicitados pelo CRMV/CFMV.

III – Elaborar minucioso laudo informativo ao CRMV/CFMV em caráter sigiloso, toda vez que o estabelecimento se negar e/ou dificultar a ação da fiscalização oficial ou da sua atuação profissional, acarretando com isso possíveis danos à qualidade dos produtos e serviços prestados.

Art. 27. É vedado ao médico-veterinário que assuma RT exercê-la nos estabelecimentos de qualquer espécie, sujeitos à fiscalização e/ou inspeção de órgão público oficial, no qual exerça cargo, emprego ou função, com atribuições de fiscalização e/ou inspeção.

Capítulo XII – Das relações com a Justiça

Art. 28. O médico-veterinário na função de perito deve guardar segredo profissional, sendo-lhe vedado:

I – Deixar de atuar com absoluta isenção, quando designado para servir como perito ou auditor, assim como ultrapassar os limites das suas atribuições.

II – Ser perito de cliente, familiar ou de qualquer pessoa cujas relações influam em seu trabalho.

III – Intervir, quando em função de auditor ou perito, nos atos profissionais de outro médico-veterinário, ou fazer qualquer apreciação em presença do interessado, devendo restringir suas observações ao relatório.

Somente nos quatro capítulos citados se percebe a abrangência da responsabilidade profissional e o conhecimento legal necessário ao pleno exercício ético.

Da relação entre médico-veterinário e proprietário decorrem diversos deveres e direitos para ambas as partes. Os médicos-veterinários têm deveres em todos os momentos de atendimento ao paciente, ou seja, antes, durante e após o tratamento. São eles:

- Informar e aconselhar de maneira que o proprietário possa compreender a condição de saúde e o tratamento a ser seguido
- Assistência (é imperativo ético) e perícia
- Prudência e diligência

- Ouvir o proprietário e interrogá-lo sobre os sintomas de seu(s) animal(is)
- Recomendar o melhor tratamento e explicar seus pormenores técnicos
- Manter-se constantemente informado sobre o quadro clínico de seus pacientes
- Vigilância
- Sigilo
- Guardar a vida animal
- Aperfeiçoamento constante.[3]

Sigilo profissional

Sobre a questão da inviolabilidade, ao contrário do que muitos pensam, não é privilégio do advogado. Tal inviolabilidade é restrita aos seus atos e manifestações dentro dos limites legalmente impostos. Silva[32] afirma que:

> na verdade, é uma proteção do cliente que confia a ele documentos e confissões de esfera íntima, de natureza conflitiva e, não raro, objeto de reivindicação e até de agressiva cobiça alheia, que precisam ser resguardados e protegidos de maneira qualificada.

Como não poderia deixar de ser, a Constituição Federal também assegurou o direito à indenização por dano moral e material, conforme prescreve o artigo 5º, incisos V e X:

> Todos são iguais perante a lei, sem distinção de qualquer natureza, garantindo-se aos brasileiros e aos estrangeiros residentes no país a inviolabilidade do direito à vida, à liberdade, à igualdade, à segurança e à propriedade, nos termos seguintes:
> (...)
> V – é assegurado o direito de resposta, proporcional ao agravo, além de indenização por dano material, moral ou à imagem.
> (...)
> X – são invioláveis a intimidade, a vida privada, a honra e a imagem das pessoas, assegurado o direito à indenização pelo dano material ou moral decorrente de sua violação.

Quanto ao Código Civil, como já analisado anteriormente, observamos que se trata da lei que mais tem aplicabilidade no que diz respeito à responsabilidade civil, tanto do médico-veterinário como em outras situações. Embora ainda não tenhamos feito referência ao Código de Defesa do Consumidor, à Lei 5.517/68 e ao Decreto 64.704/69, sem sombra de dúvida, o Código Civil é a fonte de onde emana quase todo o fundamento da responsabilidade civil no direito brasileiro.

Mas, deve notar-se que a extensão do segredo profissional está diretamente relacionada com a existência efetiva de um segredo, ou seja, devem excluir-se do âmbito do segredo profissional fatos notórios, de domínio público, revelados pelas partes, provados em juízo, documentos autênticos e autenticados. A violação do segredo profissional do médico-veterinário, além de constituir um ilícito disciplinar e um ilícito civil nos termos referidos, constitui um ilícito criminal previsto e punido pelo artigo 195 do Código Penal. De acordo com essa norma, comete um crime de violação de segredo

> quem, sem consentimento, revelar segredo alheio de que tenha tomado conhecimento em razão do seu estado, ofício, emprego, profissão ou arte, podendo ser punido com pena de prisão até um ano ou, em alternativa, a pena de multa.

Obrigação de meios e de resultados

É notório que a obrigação do médico-veterinário é de meios e não de resultados, diferentemente, assim, de arquitetos, engenheiros e tantos outros cujo exercício profissional sempre garante um resultado. Com a saúde não há possibilidade de previsões. Assim, a falta de atualização e educação continuada, a utilização de técnicas ultrapassadas ou não condizentes com o caso em estudo, demonstram total negligência do médico-veterinário. E é exatamente nesse ponto que se origina a responsabilidade civil do médico-veterinário: da negligência e dos erros grosseiros que caracterizam o despreparo profissional.[9]

Mencione-se que a par da *obrigação de meios* existe a *obrigação de resultados*. Nesta, o compromisso, por contrato que é, consiste em efetuar determinado procedimento médico no paciente para obter um resultado específico determinado. Nessa obrigação, dentro da relação jurídica, encontra-se a necessidade de obter um dado resultado, sendo este devido pelo obrigado, no caso o médico-veterinário. O médico só adimplirá a obrigação contratual se alcançar aquele resultado contratado específico. O erro médico é um inadimplemento, bem caracterizado, de um contrato. Estamos diante de uma conduta bem definida de falha na prestação de serviços, no caso médico, emergindo daí a necessidade de ser responsabilizado o profissional, no que se refere à responsabilidade civil, quando acompanhado de culpa o seu agir. Isto redunda – quando em juízo assim decidem os tribunais brasileiros – em uma sanção, imposta ao médico-veterinário, de indenizar o proprietário lesado pela sua conduta culposa.[6]

Utilizam-se, para juridicamente responsabilizar o médico-veterinário pelo erro, todos os meios de prova aceitos em direito. Os prontuários, fichas clínicas dos pacientes, nos quais se encontram os seus dados clínicos e detalhes do atendimento, são de crucial importância, como elemento probatório. Acentue-se a importância da prova pericial, pela complexidade e controvérsias sobre as condutas em um tratamento médico, motivo pelo qual pode essa perícia até se tornar indispensável.[6]

Médico-veterinário e código de defesa do consumidor

A atuação do profissional da área veterinária é, sem dúvida, uma atividade oferecida por um prestador de serviço. Entretanto, difere da atividade exercida por profissionais liberais por vários motivos:[33]

- Participação e atuação do proprietário e do comportamento do animal no que tange ao sucesso ou insucesso do tratamento
- Caráter não exato da ciência médica, que se limita ao âmbito do conhecimento
- Própria peculiaridade e resposta diversa apresentada por cada organismo animal, ainda que se lhe apliquem tratamentos uniformes.

O artigo 14, *caput*, do Código de Defesa do Consumidor (Lei nº 8.078, de 11 de setembro de 1990), também determina a reparação dos danos causados por qualquer tipo de serviço, e, em tudo, se aplica ao serviço médico que for prestado, *in verbis*:

> O fornecedor de serviços responde independentemente da existência de culpa, pela reparação dos danos causados aos consumidores por defeitos relativos à prestação de serviços, bem como por informações insuficientes ou inadequadas sobre sua fruição e riscos.

E a necessidade do médico-veterinário de indenizar também se encontra bem expressa no artigo 951 do Código Civil Brasileiro, que estabelece:

> O disposto nos artigos 948, 949 e 950 aplica-se ainda no caso de indenização devida por aquele que, no exercício da atividade profissional, por negligência, imprudência ou imperícia, causar a morte do paciente, agravar-lhe o mal, causar-lhe lesão, ou inabilitá-lo para o trabalho.[6]

No direito civil brasileiro, a responsabilidade civil é abordada sob a óptica de duas teorias mais destacadas. Temos a *teoria da responsabilidade subjetiva* (também chamada *teoria da culpa*) e a *teoria da responsabilidade objetiva*.[9]

A responsabilidade civil do médico segue os mesmos ditames gerais da responsabilidade civil. Como uma das teorias da responsabilidade civil em geral utilizadas pelos tribunais, há a da responsabilidade objetiva, na qual há necessidade da existência de um dano – prejuízo – sem se indagar se existe culpa na conduta do agente causador do dano. É necessário, apenas, que exista o nexo causal entre o ato do agente do dano e o prejuízo causado ao lesado. Essa teoria – da responsabilidade objetiva – não é a aplicada pelos julgadores ao médico nos casos de responsabilização civil por danos causados a pacientes.[6,34,35]

Encontramos, também, no que diz respeito à responsabilidade civil, a teoria da responsabilidade subjetiva (teoria da culpa) a qual estabelece que, tendo havido um agir lesivo (ato lesante) causando um dano, e entre esse ato lesivo e o dano causado houver uma relação de causa e efeito, ou seja, houver nexo causal, presente estando na conduta do agente lesante (o autor do ato lesivo) culpa, sob qualquer das suas formas (imperícia, imprudência, negligência ou mesmo dolo), caracterizada está em nosso ordenamento jurídico a necessidade de responsabilizar civilmente o causador do dano. Deve este agente lesante reparar o prejuízo sofrido pelo que foi lesado. A teoria da culpa aplica-se, pois, no erro médico-veterinário, quando avaliado pelos tribunais, sendo, inclusive, expressamente determinada a sua utilização no caso da atuação do médico-veterinário, profissional liberal que é, no parágrafo 4º do artigo 14 do Código de Defesa do Consumidor, que reza: "A responsabilidade pessoal dos profissionais liberais será apurada mediante a verificação de culpa." Mas é indispensável uma prova inequívoca de que houve culpa no proceder do médico. E, em direito civil, é atribuição – ônus – do paciente fazer prova de que o médico agiu com culpa. A culpa, mesmo que levíssima, obriga a indenizar o paciente pelo prejuízo sofrido. Sem a prova da culpa do médico-veterinário, tudo será imputado unicamente ao infortúnio. Assim, a responsabilização na justiça civil se dá a partir da constatação da culpa, em seu sentido amplo, no agir do médico. A culpa, no sentido amplo, poderá ser apresentada sob a forma de dolo, ou como culpa no sentido estrito.[6,10,25]

O dolo se caracteriza por um agir voluntário, consciente. O agente, no caso, o médico-veterinário, com a sua conduta, quer obter determinado resultado danoso (específico) ou assume o risco de que ele ocorra. A culpa no sentido estrito, por sua vez, se caracteriza por um atuar não direcionado para obter um resultado danoso, mas inconscientemente (involuntariamente) adota o médico conduta profissional viciosa (errônea), causando dano ao paciente. Não quer causar dano ao paciente, mas sua atuação (postura profissional) está corrompida por imperfeições.[36]

A imperícia, imprudência ou negligência, existindo em um ato médico que provoque dano em um paciente, caracterizará culpa no sentido estrito, no agir do profissional médico-veterinário. A imperícia, do latim *imperitia*, se caracteriza por um agir sem noções técnicas satisfatórias ou com inadequada utilização dos conhecimentos sobre a sua área de atuação profissional: incompetente e inábil para a sua profissão. De *imprudentia*, também do latim, vem o termo imprudência. Apresenta um caráter comissivo – como um agir intempestivo, precipitado, irrefletido. Caracteriza-se por atuação sem a cautela adequada àquele momento da atividade profissional. Negligência vem igualmente do latim, *negligentia*. Tem característica omissiva: é uma omissão aos deveres que determinada situação profissional exigir, seria uma abstenção (por inação, indolência, preguiça mental) da conduta médica indicada para determinada ocasião: um não atuar.[37]

É necessário distinguir o atuar por parte do médico-veterinário, de maneira diligente (zelosa), cautelosa e com habilidade, perfeitamente ciente de seus deveres profissionais e adequados ao contexto do atendimento médico (circunstâncias de tempo e lugar), mas que resulte, por imprevisível, em um dano ao paciente (erro escusável), daquele atuar do médico de maneira inadequada (imperita, negligente ou imprudente), caracterizando culpa em sua conduta profissional e que resulte em prejuízo ao paciente (erro inescusável, previsível).

E o Código Civil prevê esse agir no caso do dolo – ação ou omissão voluntária –, da negligência e da imprudência, como um ato ilícito, no terreno do direito civil, em seu artigo 186, *in verbis*:

> Aquele que por ação ou omissão voluntária, negligência ou imprudência, violar direito e causar dano a outrem, ainda que exclusivamente moral, comete ato ilícito.

O médico-veterinário, em determinadas circunstâncias profissionais, pode extrapolar os limites da sua competência técnica em determinado caso, ou apresentar desvios de conduta e, com isso, causar danos ao paciente. Encontramos, complementando o artigo 186, os comandos legais do artigo 187, do Código Civil Brasileiro, *in verbis*:

> Também comete ato ilícito o titular de um direito que, ao exercê-lo, excede manifestamente os limites impostos pelo seu fim econômico ou social, pela boa-fé ou pelos bons costumes.

Complementando os artigos 186 e 187, em seu comando de responsabilizar o médico por danos ao paciente, também há o artigo 927, do mesmo Código Civil, que diz em seu *caput*: "Aquele que, por ato ilícito (artigos 186 e 187), causar dano a outrem, fica obrigado a repará-lo."

Portanto, a conduta negligente e imprudente fundamenta-se no descrito no artigo 186 do nosso Código Civil, gerando a responsabilização do médico-veterinário na esfera civil pelos danos porventura ocasionados a um paciente com essa conduta profissional culposa. A imperícia tem sua responsabilização civil prevista no artigo 951, do mesmo Código Civil, *in verbis*:

> O disposto nos artigos 948, 949 e 950 aplica-se ainda no caso de indenização devida por aquele que, no exercício da atividade profissional, por negligência, imprudência ou imperícia, causar a morte do paciente, agravar-lhe o mal, causar-lhe lesão, ou inabilitá-lo para o trabalho.

Dispõe ainda esse artigo a previsão de responsabilização nos casos de conduta médica eivada de culpa na forma de imprudência ou negligência.

E dizem os artigos 948, 949 e 950, do nosso Código Civil:

> **Art. 948.** No caso de homicídio, a indenização consiste, sem excluir outras reparações:

I – no pagamento das despesas com o tratamento da vítima, seu funeral e o luto da família;
II – na prestação de alimentos às pessoas a quem o morto os devia, levando-se em conta a duração provável da vida da vítima.
Art. 949. No caso de lesão ou outra ofensa à saúde, o ofensor indenizará o ofendido das despesas do tratamento e dos lucros cessantes até o fim da convalescença, além de algum outro prejuízo que o ofendido prove haver sofrido.
Art. 950. Se da ofensa resultar defeito pelo qual o ofendido não possa exercer o seu ofício ou profissão, ou se lhe diminua a capacidade de trabalho, a indenização, além das despesas do tratamento e lucros cessantes até o fim da convalescença, incluirá pensão correspondente à importância do trabalho para que se inabilitou, ou da depreciação que ele sofreu.
Parágrafo único. O prejudicado, se preferir, poderá exigir que a indenização seja arbitrada e paga de uma só vez.

França[9] entende que o Código de Proteção e Defesa do Consumidor (CPDC, Lei nº 8.078, de 11 de setembro de 1990), se aplicado com sabedoria e equilíbrio, será a maior contribuição jurídica dos últimos 50 anos em nosso país, principalmente no que esse instituto traz sobre a assistência médica, com destaque na relação entre o profissional e o consumidor dessa área. Primeiro, pelo cuidado de não tratar a saúde como uma atividade estritamente comercial. Depois, pela importância que o Código representa como instrumento de moderação e disciplina nas relações de consumo entre o prestador de serviço e o usuário. E, ainda, por revelar-se como uma garantia e um complemento de ordem constitucional ("o Estado promoverá, na forma da lei, a defesa do consumidor" – Artigo 5º, XXXII da Constituição Federal), diante da vulnerabilidade da população no mercado de consumo.

Na linguagem desse Código, o proprietário do animal é o consumidor para quem se presta um serviço; o médico-veterinário, o fornecedor que desenvolve atividades de prestação de serviços; e o ato médico, uma atividade mediante remuneração a pessoas físicas ou jurídicas sem vínculo empregatício.[38]

A maior inovação, no nosso entender, está no artigo 6º, inciso VIII, deste CPDC, que estatui que seja direito básico do consumidor a facilitação da defesa de seus direitos, inclusive com a inversão do ônus da prova, a seu favor, no processo civil, quando a critério do juiz, for verossímil a alegação ou quando for ele hipossuficiente, segundo as regras ordinárias de experiência.

Era princípio consagrado no direito pertencer o ônus da prova a quem alegasse, inclusive respaldado no Código de Processo Civil que reza claramente caber o ônus probatório ao autor. Assim, tal regra garantia que, sendo negados pelo autor e não provados os fatos, fosse a ação julgada improcedente. Hoje, se um proprietário alega um erro veterinário, a responsabilidade da prova para defender-se pode ser do facultativo, se for considerado difícil o usuário pré-constituir prova sobre seus direitos, até porque ele, no momento da relação, está em sua boa-fé, além dos imagináveis obstáculos para obter material probatório.

Atualmente, firmado está o entendimento de que há plena sujeição da atividade médica aos princípios e regras estabelecidos pelo Código de Defesa do Consumidor, sendo a jurisprudência farta em exemplos. Nesse sentido, pinçamos algumas decisões, de modo exemplificativo, para demonstrar a plena adesão dos tribunais superiores ao entendimento doutrinário aqui exposto:

3923544500 – Comarca: São Vicente; Data do julgamento: 3/6/2009
Ementa: Responsabilidade civil-indenização danos materiais e morais. Óbito de cão em clínica veterinária. Troca de animais após o falecimento, sendo entregue aos autores animal com características físicas diversas. Deficiência do serviço prestado. Danos materiais e morais. Ocorrência. Transtorno causado que suplanta um simples aborrecimento, ainda mais diante da não localização do animal entregue aos cuidados da clínica. Sentença reformada para acolher o pleito de **indenização por danos materiais. Indenização por dano moral fixada em R$ 9.000,00, com correção da data do óbito (11/12/2001), mais juros de mora** contados da citação que se mostra condizente com a particularidade do caso apresentado e em respeito aos princípios da razoabilidade e proporcionalidade. Inexistência de sucumbência recíproca, ante o teor da Súmula 326 do C. STJ Recurso dos autores parcialmente provido e desprovido o apelo da corré.
1257297004 – Comarca: São Paulo; Data do julgamento: 12/5/2009
Ementa: Direito de vizinhança. **Ação Cominatória.** Estabelecimento de "pet shop" e hospedagem de animais. **Alegação de ruídos e mau cheiro excessivos.** Necessidade de dilação probatória para determinar a existência de atividade que ultrapasse os limites normais de tolerância. Sentença anulada para prosseguimento do feito e a produção de provas. Recurso provido.
932365000 – Comarca: São Paulo; Data do julgamento: 4/3/2009
Ementa: Comprovado que o vício ostentado pelo touro reprodutor, oculto e insanável, consistente na impotência *coeundi*, frustrou a finalidade para a qual foi adquirido, procede a ação redibitória ajuizada pelo adquirente com o propósito de compelir a alienante a receber o animal em devolução, restituindo o preço pago devidamente corrigido.
6201094300 – Comarca: São Paulo; Data do julgamento: 28/4/2009
Ementa: **Responsabilidade Civil** – Ação de **indenização por danos morais** ajuizada contra o dono do cachorro, de porte avantajado, que, para festejar a autora, derrubou-a ao solo. **Fratura do fêmur e outras consequências graves resultantes do acidente. Responsabilidade objetiva do dono reconhecida (artigo 936 do Código Civil).** Indenização majorada em face das circunstâncias do caso concreto. Recurso da autora provido em parte e negado ao do réu.
5430004500 – Comarca: São Carlos; Data do julgamento: 4/2/2009
Ementa: Indenização por danos morais e materiais. Ex-sócio de clínica veterinária. Retirada, à revelia das proprietárias, de toda a infraestrutura do estabelecimento. Morte de filhote de animal que se encontrava internado para tratamento. Impossibilidade de prosseguimento das atividades. Alegação do réu de que sofreu danos psicológicos não prospera. Danos morais e materiais confirmados. Recurso não provido.
5702044900 – Comarca: Santos; Data do julgamento: 5/11/2008
Ementa: **Responsabilidade civil – indenização danos materiais e morais.** Demanda ajuizada em face de médico-veterinário, por proprietária de cadela. **Alegação de erro médico em cirurgia de catarata.** Inexistência de relação de consumo ou obrigação de resultado (mas de meio). Inexistência de responsabilidade objetiva. Prova pericial prejudicada, ante o falecimento do animal logo após o ajuizamento da ação, um ano e meio após a cirurgia. Documentos encartados aos autos não comprovam a culpa imputada ao réu. Danos materiais e morais que não se referem ao óbito do animal (ocorrido após o ajuizamento), mas sim pelo alegado sofrimento após a cirurgia realizada. **Incabível reembolso pelas despesas realizadas e pensão vitalícia** (dona que, a evidência, não era sustentada pelo animal). Ausência de prova do alegado. Ônus da autora. Desatendimento da regra do artigo 333, I, do CPC. Sentença mantida. Recurso improvido.
3213544000 – Comarca: São Paulo; Data do julgamento: 8/10/2008
Ementa: **Responsabilidade civil.** Autora não comprovou nenhuma conduta inadequada da ré. Cirurgia efetuada no animal não apresentou anomalia. Ferimentos no dorso do bicho não estão vinculados com a região operada. **Ausência dos pressupostos da responsabilidade civil**. Sucumbência fixada com equilíbrio. Recursos desprovidos.
1078813000 – Comarca: Santo André; Data do julgamento: 17/9/2008

Ementa: Semovente. Danos materiais. **Morte de animal adquirido nas dependências da ré e que lá veio a óbito.** Relação de consumo. Responsabilidade objetiva. Cabimento da indenização pelos prejuízos materiais comprovadamente suportados. A responsabilidade objetiva da ré em razão da relação de consumo existente entre as partes autoriza o reconhecimento do dever de indenizar somente os prejuízos.
2524124900 – Comarca: Guarujá; Data do julgamento: 18/6/2008
Ementa: **Ação de indenização – Danos morais decorrentes de erro médico.** Configuração da falha de consentimento. Indenização devida. Reconvenção. Danos morais decorrentes de ofensas e acusações feitas em tom audível a clientes de clínica veterinária. Comprovação pela prova testemunha. Indenização devida. Recursos Improvidos.
926463007 – Comarca: São Paulo; Data do julgamento: 1/7/2008
Ementa: **indenização por danos morais** – morte de animal. Cachorro filhote da raça poodle. Impossibilidade. Alegação de que foi adquirido doente. Ausência de provas. Ônus da autora. Artigo 333, I, do CPC. Recurso provido. Não se desincumbindo a autora de provar o fato constitutivo de seu direito, nos termos do artigo 333, I, do CPC, pertinente a reforma da sentença para que seja declarada a improcedência da ação. Ademais, não se pode comparar a morte de um animal recém-adquirido à de um ser humano, membro da família, sendo de todo descabida a indenização pretendida a título de danos morais.
939288000 – Comarca: São Paulo; Data do julgamento: 28/05/2008
Ementa: **Seguro facultativo – Semovente (cavalo de raça) morto em função de eutanásia.** Recusa da seguradora em pagar a indenização. Existência de cláusulas contratuais expressas no sentido de a seguradora ser cientificada da ocorrência de acidente ou doença que pudessem pôr em risco a vida do animal, ou sobre a necessidade de eutanásia. Autora que deixou de tomar essa providência. Infundada alegação de que a ré não mantinha plantão para atendimento de segurados, fora do horário de expediente. Improcedência. Inexistência de abusividade de cláusulas. Apelo desprovido.
4755254000 – Comarca: São Bernardo do Campo; Data do julgamento: 11/3/2008
Ementa: **Imputação de culpa da requerida (clínica veterinária) no atendimento do animal, alvo de um atropelamento.** Inversão do ônus da prova. Irrelevância. Fato que motivou a demanda (morte do animal) que não enseja reparação a título de dano moral. Simples aborrecimento experimentado pelas autoras, sem qualquer desequilíbrio psicológico anormal. Efêmera convivência, ademais, entre as apelantes e o animal (filhote). Improcedência da demanda preservada. Apelo improvido.
5702044900 – Comarca: Santos; Data do julgamento: 05/11/2008
Ementa: **Responsabilidade civil indenização** – danos materiais e morais. Prova documental. Apresentação na audiência de instrução. Demanda ajuizada em face de médico-veterinário, por proprietária de cadela. Alegação de erro médico em cirurgia de catarata; Inexistência de relação de consumo ou obrigação de resultado (mas de meio). Inexistência de responsabilidade objetiva. Prova pericial prejudicada, ante o falecimento do animal logo após o ajuizamento da ação, um ano e meio após a cirurgia. Documentos encartados aos autos não comprovam a culpa imputada ao réu. Danos materiais e morais que não se referem ao óbito do animal (ocorrido após o ajuizamento), mas sim pelo alegado sofrimento após a cirurgia realizada. Incabível reembolso pelas despesas realizadas e pensão vitalícia (dona que, a evidência, não era sustentada pelo animal). Ausência de prova do alegado. Ônus da autora. Desatendimento da regra do artigo 333, I, do CPC. Sentença mantida. Recurso improvido.
Comarca: Atibaia – Data do julgamento: 17/04/2008
Ementa: Responsabilidade civil – alegação de omissão de socorro. Cão de estimação morto por pretensa inação do veterinário. Preliminar de cerceamento de defesa. Interesse na prova oral. Inocorrência do vício. Testemunhas que deporiam sobre fatos sabidos e incontroversos. Improcedência confirmada. Clínica que não dispõe de pronto-socorro com atendimento domiciliar. Médico com outros compromissos igualmente graves. Inocorrência da omissão. Preliminar rejeitada e recurso desprovido.
980079007 – Comarca: Diadema; Data do julgamento: 18/02/2008
Ementa: **Ação de indenização por danos materiais** – morte de animal no interior de pet shop, quando entregue para banho e tosa. *Causa mortis*: choque neurogênico devido a traumatismo cranioencefálico. Relação de consumo. Negligência caracterizada. Pedido parcialmente procedente. Cabível a indenização pelos danos emergentes provados com a inicial. Tendo a morte do animal ocorrido nas dependências do pet-shop, cabia ao réu demonstrar que não provocou o acontecimento fatídico, pois a relação jurídica entre as partes se fundamenta no código de defesa do consumidor. Milita em favor da autora a presunção de que o animal faleceu em virtude de negligência do apelado, que **faltou com cuidado e segurança na prestação do serviço.** A amparar a tese da demandante, há o laudo técnico de veterinária e o fato de ter o animal falecido quando estava sob a guarda do pet-shop. Danos emergentes. É devida a reparação pelos prejuízos materiais comprovadamente suportados, incluindo o preço da aquisição do animal. Lucros cessantes indevidos – não comprovados. O lucro cessante deve ser plausível e verossímil, não podendo incluir o lucro eventual, hipotético ou mesmo provável. Não há nos autos qualquer indício de que a recorrente exerça atividade de reprodução de animais.
893794400 – Data do julgamento: 10/04/2007
Ementa: **Ausente culpa do hospital veterinário, nem sequer declinada, na morte do animal,** mantém-se decreto de improcedência da demanda indenizatória promovida por sua proprietária, mostrando-se irrelevante a mera escolha de hospital diverso do indicado, tão preparado para a cirurgia quanto o outro. **A morte do animal não isenta seu proprietário do pagamento das despesas com o** tratamento. Se o fato cuja verdade se alterou era inócuo no contexto, a conduta da autora também se torna inócua e não caracteriza má-fé processual. Nas circunstâncias do caso, eleva- se o percentual da honorária na ação, confirmado o arbitramento na reconvenção.
3486554100 – Data de registro: 08/02/2007
Ementa: **Indenização por danos materiais e morais** – Morte de cão de propriedade da autora. Animal que retorna do banho realizado em clínica veterinária com politraumatismo e diversas lesões que acabaram por provocar o seu falecimento. Responsabilidade subjetiva do profissional liberal, nos termos do artigo 14, § 4º do CDC. Culpa demonstrada. Recurso improvido.
1021465800 – Comarca: Cabreúva; Data do julgamento: 20/07/2006
Ementa: Agravo de instrumento. Prestação de serviços. Indenização. Responsabilidade da agravante, clínica veterinária. Aplicação do código de defesa do consumidor. Responsabilidade objetiva-inadmissibilidade. Responsabilidade subjetiva, com necessidade de comprovação de culpa. Reconhecimento. Denunciação da lide. Cabimento. Produção de provas. Deferimento somente da prova pericial. Inadmissibilidade. direito da agravante à produção de prova oral, sob pena de cerceamento de defesa reconhecimento. Agravo de Instrumento provido.
2432914400 – Data de registro: 01/06/2006
Ementa: **Indenização. Dano material e moral. Veterinário.** Morte de animal de estimação. Demora na feitura do diagnóstico e postergação de ato cirúrgico urgente. Imperícia que culminou na necessidade de se sacrificar o animal. Indenização devida. Apelo improvido.
1806104300 – Data de registro: 29/9/2005
Ementa: Perdas e danos. Responsabilidade do dono ou detentor do animal. Artigo 1527 do CC/1916 e artigo 936 do CC/2002. Dano estético e moral comprovado. Indenização de 30 salários mínimos que atende aos parâmetros jurisprudenciais.

Nas palavras de Dias,[39] "a responsabilidade dos veterinários se regula pela dos médicos em tudo quanto lhes seja aplicável, nada havendo de especial a dizer a respeito".

Deveres e direitos dos médicos-veterinários

Da relação entre médico-veterinário e proprietário decorrem diversos deveres e direitos para ambas as partes. Os médicos-veterinários têm deveres em todos os momentos de atendimento ao paciente, ou seja, antes, durante e após o tratamento. São eles:

- Informar e aconselhar de maneira que o proprietário possa compreender a condição de saúde e o tratamento a ser seguido, dever de assistência (é imperativo ético) e de perícia
- Prudência e diligência
- Ouvir o proprietário e interrogá-lo sobre os sintomas de seus animais
- Recomendar o melhor tratamento e explicar seus pormenores técnicos
- Manter-se constantemente informado sobre o quadro clínico de seus pacientes
- Vigilância
- Sigilo
- Guardar a vida animal
- Aperfeiçoamento constante.[10,40]

São direitos do médico-veterinário:

- Tratar sem limitação da escolha dos meios de diagnósticos e de tratamentos
- Poder exercer sua profissão sem ser discriminado
- Indicar o procedimento que achar mais adequado, dentro das normas reguladas pelos órgãos de fiscalização da profissão
- Apontar falhas nessas normas e demais regulamentos
- Recusar exercer sua profissão em instituições que não lhe ofereçam as mínimas condições de trabalhos
- Suspender suas atividades por falta de pagamento dos salários
- Direito de requerer desagravo público
- Recusar a realização de atos que, embora permitidos, estejam em desacordo com sua consciência.[41]

Das cláusulas excludentes da responsabilidade civil do médico-veterinário

Exoneram o médico-veterinário da responsabilização pelos danos ao paciente, em sede de responsabilidade civil, a força maior ou o caso fortuito. Tanto no caso fortuito quanto na força maior não se cogita de agir culposo por parte do profissional. Não havendo atuação culposa, já que o dano ao paciente foi decorrente de força maior ou caso fortuito, há exoneração da responsabilidade civil do médico, perante os tribunais (artigo 393 do Código Civil).

A força maior tem por característica ser um acontecimento não pertencente à relação médico-paciente. Mesmo que identificada e previsível, a força maior se caracteriza por não ser evitável pelo agir do homem. Mesmo que assim deseje, o ser humano não consegue impedir nem que ocorra, nem as suas consequências.[10,15]

Já o caso fortuito é inerente ao agir humano; na relação médico-paciente, decorre dessa relação (é intrínseco a essa relação). Não é previsível, é inesperado, logo, não pode ser evitado. Assim, independe a sua ocorrência tanto dos profissionais de saúde como do paciente. O caso fortuito ocorre independentemente da vontade do médico ou do paciente. Também, a culpa exclusiva do paciente/proprietário por um dano que tiver sofrido exonera o médico-veterinário da responsabilização civil pelo prejuízo que deste tenha advindo.[10,17] No terreno do erro médico, o direito civil tem, pois, orientações bem definidas de responsabilidade civil para o manejo jurídico deste pelos tribunais. Ressalte-se a necessidade de haver *nexo causal*, relação de causa e efeito, entre o *ato médico culposo*, ao qual se quer atribuir a responsabilidade de ser o causador da lesão, e o *dano* sofrido pelo paciente.[42]

Ressarcimento | Prova do dano

Presume-se que o médico-veterinário autônomo seja culpado pelo defeito do serviço, salvo prova em contrário. Cabe ao cliente provar a existência do serviço, ou seja, a relação negocial entre ambos, e a existência do defeito de execução, que lhe causou danos, sendo suficiente à verossimilhança da imputabilidade. Cabe ao veterinário provar, além das hipóteses comuns de exclusão de responsabilidade, que não agiu com culpa (em sentido amplo, inclui o dolo). Se o profissional liberal provar que não agiu com imprudência, negligência, imperícia ou dolo, a responsabilidade não lhe poderá ser imputada.[43]

Outra tendência do direito do consumidor, nessa área, é a franca adoção da responsabilidade (extranegocial) objetiva. A culpa esteve sempre no centro da construção doutrinária liberal da responsabilidade civil, tendendo socialização dos riscos, como preço a pagar por todos para o desenvolvimento da livre iniciativa. O advento do direito do consumidor revelou uma face do problema que se desconsiderava: o consumidor não dispõe das mesmas condições de defesa do fornecedor, no mercado de consumo. Uma das características do consumidor (o proprietário do animal o é) diz respeito à vulnerabilidade jurídica que o direito presume, independentemente de ser o fornecedor de serviços uma macroempresa ou um prestador isolado.[44,45]

De qualquer maneira, a responsabilidade objetiva na relação de consumo não é absoluta ou integral, uma vez que admite exonerações em benefício do fornecedor de serviços, tais como:

- Culpa exclusiva da vítima
- Prova de não prestação do serviço
- Prova da inexistência do defeito do serviço que teria causado o dano
- Caso fortuito e força maior, conquanto muitos não admitam o risco do desenvolvimento (o Código do Consumidor refere a "adoção de novas técnicas").

Assim, surpreende que o Código do Consumidor Brasileiro tenha excepcionado os profissionais liberais dessa linha de tendência, ao exigir a verificação da culpa. Por fim, o artigo 43 estabelece regras acerca da prescrição da pretensão à punibilidade.

A responsabilidade civil do médico-veterinário só se estabelece perante demanda judicial, conforme o artigo 71 da Lei 8.906/94 ensina:

> A jurisdição disciplinar não exclui a comum, devendo ser comunicado às autoridades competentes, quando o fato constitui crime ou contravenção.

Um processo disciplinar pode ser instaurado, mediante representação no CRMV ou de ofício, acarretando danos, na maioria das vezes, pequenos ao profissional que outrora cometera ato irresponsável. É nítido que, instaurado o processo disciplinar e obtendo ele algum resultado positivo, a possibilidade de êxito na competente ação judicial futuramente requerida pelo lesado é muito maior.

Erro médico e prescrição | Por quanto tempo o médico-veterinário responde pelo erro médico?

Com o advento do Novo Código Civil atualmente vigente, alterou-se o prazo prescricional nos casos de erro médico. No Código Civil de 1916, para o erro médico, o prazo prescricional, normalmente, era de 20 (vinte) anos – prazo dominante em nossa doutrina e jurisprudência – obedecendo ao comando do artigo 177 do Código Civil Brasileiro revogado: "As ações pessoais prescrevem, ordinariamente, em 20 (vinte) anos (...), contados da data em que poderiam ter sido propostas."

Vem agora a prescrição, no Novo Código Civil Brasileiro de 2002, em relação ao erro médico, esculpido no seu artigo 206. Mesmo que possa se pretender atribuir o prazo de 10 (dez) anos, previsto no artigo 205, do Novo Código Civil ("A prescrição ocorre em 10 [dez] anos, quando a lei não lhe haja fixado prazo menor") parece, sem sombra de dúvida, mais adequado o prazo prescricional previsto no inciso V, do parágrafo 3º, do artigo 206, do Código Civil atualmente em vigor, que dispõe, *in verbis*:

> **Art. 206.** Prescreve:
> (...)
> § 3º Em 3 (três) anos:
> (...)
> V – a pretensão de reparação civil.

A prescrição faz, com o passar do tempo – associada à inércia do proprietário em exercer o seu direito, por um eventual dano sofrido –, desaparecer a relação jurídica entre o veterinário e o proprietário do animal. Sobre esse lapso de tempo, nos ensina Acquaviva:[46] "O decurso de tempo é um acontecimento natural de importância inigualável para o Direito". E, diz mais, acentuando o caráter pacificador da prescrição:

> "Para outros autores, contudo, o verdadeiro fundamento da prescrição residiria na ordem social, na segurança das relações jurídicas". (...) O interesse do titular do direito, que ele foi o primeiro a desprezar, não pode prevalecer contra o interesse mais forte da paz social. (...) A prescrição, portanto, vem a ser medida de política jurídica, ditada no interesse da harmonia social.[46]

Inicia-se a contagem do prazo prescricional no instante em que o proprietário do animal pode já fazer o exercício do seu direito (reparação de eventuais danos sofridos) e não o faz. Assim, ao se consumar o prazo prescricional, desaparece a força jurídica (a pretensão) de o proprietário do animal sujeitar o veterinário ao seu direito. Extingue-se, no terreno jurídico, a pretensão do proprietário do animal no que tange à reparação dos danos que porventura tenha sofrido em decorrência de um eventual erro médico.[6]

E sempre se deve levar em consideração nesta relação (prestação de um serviço): veterinário e proprietário do animal, a possibilidade da incidência das regras do Código de Defesa do Consumidor (CDC) (Lei nº 8.078, de 11 de setembro de 1990). Essa lei, em seu artigo 27, *caput*, dispõe:

> Prescreve em cinco anos a pretensão à reparação pelos danos causados por fato do produto ou serviço prevista na Seção II deste Capítulo, iniciando-se a contagem do prazo a partir do conhecimento do dano e de sua autoria.

Podem a jurisprudência e a doutrina brasileiras tender para, na prestação jurisdicional, utilizar este prazo de 5 (cinco) anos – quinquenal – como prescricional em casos de erro médico.

O artigo 202 do Novo Código Civil Brasileiro que estabelece: "A interrupção da prescrição, que somente poderá ocorrer uma vez, dar-se-á (...)." Portanto o prazo prescricional só será interrompido (assim, pois, reiniciando a contagem do prazo integralmente) em uma ocasião: nos casos de erro médico. Sobre isto, diz Gonçalves[20] o seguinte: "O artigo 202, *caput*, expressamente declara que a interrupção da prescrição somente poderá ocorrer uma vez." O mesmo autor acrescenta: "A restrição é benéfica, para não se eternizarem as interrupções da prescrição".[47] E, nos diz mais: "A inovação é salutar, porque evita interrupções abusivas e a protelação da solução de controvérsias".[47]

A prescrição, quando se trata de erro médico, com o Novo Código Civil Brasileiro de 2002, sofreu uma redução do seu prazo. Entretanto, há que se aguardar o comportamento da jurisprudência e da doutrina.

Profilaxia da culpa

Culpa

"É palavra derivada do latim e significa: falta, erro cometido por inadvertência ou imprudência, é compreendido como a falta cometida contra o dever, por ação ou por omissão, procedida de ignorância ou de negligência."[48] A culpa pode ser ou não maliciosa, voluntária ou involuntária, implicando sempre falta ou inobservância da diligência que é devida na execução do ato a que se está obrigado. Revela, pois, a violação de um dever preexistente, não praticado por má-fé ou com a intenção de causar prejuízos aos direitos ou ao patrimônio de outrem, o que seria dolo. Na culpa, não há a positiva intenção de causar o dano; há simplesmente a falta ou a inobservância do dever que é imposto ao agente. Daí por que, em sentido estrito, culpa é tida como a própria negligência ou falta de cuidado, e a própria imprudência, quando imputáveis. Mas, em sentido lato, tanto compreende a ação ou omissão, significando, assim, que tanto se induz da falta voluntária como involuntária, desde que, no ato intencional, revelador da falha de um dever, não se caracterize dolo, fundado no ânimo de prejudicar, indispensável à estrutura da culpa (falta voluntária – ato intencional ou falta involuntária – omissão). Pode emanar de um contrato (culpa contratual) ou de mero preceito geral de direito, a que se está obrigado, em respeito às pessoas ou a seus bens (culpa extracontratual ou aquiliana implica a inexecução de obrigação preexistente, embora possa ser causa de obrigação).

O primeiro mandamento para o médico-veterinário evitar ser acusado de culpa é ser explícito com o proprietário do animal. O médico-veterinário só terá culpa se não deixar claro para o proprietário e for comprovado seu pleno entendimento da gravidade, da evolução natural da doença e o esperado com o tratamento proposto. Deve esclarecer as alternativas de tratamento e seus riscos confrontados com os benefícios que cada alternativa pode oferecer.[49] A documentação que comprove de maneira incontestável o entendimento pelo proprietário da doença é fundamental para eximir o médico-veterinário de qualquer culpa, ficando assim garantidos todos os direitos do proprietário/paciente, do médico-veterinário e da instituição.

Termo de responsabilidade | Modelo

I. Identificação do paciente
Nome do animal; raça; sexo; idade.
Nome do proprietário e de seu representante legal (completo) ou amigo de sua confiança, com endereço completo.
II. Das disposições gerais
Art. 1º O presente Termo de Responsabilidade dispõe sobre direitos e deveres do paciente e do Hospital ou Clínica (indicar).
III. Do reconhecimento e salvaguarda dos direitos e deveres
Art. 2º O paciente será tratado por meios adequados, devendo a relação mútua entre profissionais de saúde e paciente ser baseada na dignidade e no respeito.
Art. 3º O médico-veterinário informará ao proprietário do animal ou a pessoa por ele indicada, de forma clara e em linguagem acessível a seu nível de entendimento sobre o estado de saúde, diagnóstico, métodos terapêuticos e evolução do quadro clínico.
Art. 4º Os procedimentos diagnósticos e terapêuticos serão executados com a prévia concordância do proprietário do animal, após ter sido informado quanto aos seus riscos e benefícios.
§ 1º O proprietário do animal tem direito de revogar o seu consentimento a qualquer tempo, por decisão livre, consciente e esclarecida, sem que lhe sejam imputadas sanções morais ou legais.
§ 2º Quando ocorrerem discordâncias quanto à aplicação dos procedimentos diagnósticos e terapêuticos ou revogação de consentimento, o proprietário do animal deverá se manifestar por escrito.
§ 3º Quando o proprietário do animal se recusar a aceitar os métodos diagnósticos e terapêuticos propostos e deixar a clínica ou hospital, cessará a responsabilidade do médico-veterinário, bem como do hospital ou clínica.
Art. 5º No caso de o proprietário do animal se tornar incapaz de tomar decisões sobre sua saúde, seu representante legal supraindicado assumirá a responsabilidade das decisões.
Parágrafo único. Cabe ao proprietário do animal ou a sua família a incumbência de notificar o representante indicado.
Art. 6º Em caso de iminente risco de morte, encontrando-se o proprietário do animal incapacitado de tomar decisões, o médico-veterinário responsável estará autorizado a adotar condutas, até que seu representante, indicado, possa se manifestar.
Art. 7º O prontuário do animal será elaborado de forma legível, completa e ficará sempre na guarda do hospital ou da clínica.
Art. 8º O proprietário do animal terá direito de obter relatório contendo as informações registradas no prontuário, mediante solicitação escrita à diretoria da clínica.
Art. 9º O proprietário do animal tem garantida e respeitada a confidencialidade sobre seus dados pessoais e clínicos do seu animal, podendo ser revelados apenas com sua autorização escrita, salvo em casos de imposição legal.
Art. 10º Após a alta médica, o proprietário deverá retirar o animal e deixar as dependências do hospital, no prazo de até 6 (seis) horas, após as quais serão adotadas as medidas legais cabíveis.
Art. 11º O proprietário do animal e os profissionais de saúde do hospital poderão recorrer à comissão de ética para dirimir questões surgidas em decorrência da prestação das ações e dos serviços de atenção à saúde.
O presente termo foi lido e achado conforme.
Local, data, nome do proprietário (e assinatura)
Nome do representante legal (e assinatura deste)

Termo de recusa de tratamento | Modelo I

Eu (nome completo do proprietário) informo que estou absolutamente decidido a não submeter meu animal ao procedimento (indicar o proposto) indicado pelo Doutor (nome do médico-veterinário), negando-me a consentir à prática de qualquer ato médico, ainda que tenha sido recomendado como condição indispensável à melhora das condições de saúde ou reversão do quadro clínico de meu animal.

Declaro que recuso submeter meu animal ao procedimento, porque meu médico-veterinário assistente informou-me da necessidade ou da possibilidade de meu animal, durante o tratamento, receber transfusão de sangue e/ou hemoderivados.

Fui totalmente esclarecido(a) das razões e propósito da transfusão, tendo sido especificamente informado(a) de que a falta da transfusão, caso venha a ser necessária, pode ser o fator determinante do agravamento da situação, piora das condições clínicas ou mesmo fator que poderá levá-lo à morte. Meu médico-veterinário assistente descreveu também eventuais riscos da transfusão que incluem febre, doenças infectocontagiosas e problemas renais.

Fui também informado(a) de que o sangue destinado à transfusão é cuidadosamente submetido a diversos exames e teste, fator que não afasta totalmente os riscos mencionados.

Fui informado(a) sobre todas as alternativas – algumas disponíveis apenas em casos de procedimentos eletivos, seus riscos específicos e sua viabilidade na instituição onde meu animal se encontra internado.

Fui informado(a), também, de que somente devo assinar o presente documento após ter entendido todas as explicações que me foram dadas, por escrito e oralmente.

Tive a oportunidade de perguntar livremente ao médico-veterinário antes de assinar o presente documento.

Fui aconselhado(a), antes de optar pela recusa à transfusão de sangue, a conversar com meus familiares, amigos, confessor ou conselheiro religioso.

Tive também a oportunidade de ouvir a opinião de outros profissionais da área.

Declaro que, para todos os efeitos, sou representante legal do animal, podendo por ele responder.

O presente termo foi lido e achado conforme.

Local, data, nome (e assinatura) do proprietário

Nome (e assinatura) do representante legal

Termo de recusa de tratamento | Modelo II

1. Eu (nome completo do proprietário) informo que estou absolutamente decidido(a) a não submeter meu animal ao procedimento (nome do procedimento), indicado pelo Doutor (nome do veterinário) negando-me a consentir na prática de qualquer ato médico, ainda que tenha sido recomendado como condição indispensável à melhora das condições de saúde ou à reversão do quadro clínico de meu animal.

2. Tenho conhecimento de que a recusa ao procedimento indicado poderá causar (indicar o que poderá ocorrer).

3. Fui informado(a) de que meu animal apresenta quadro clínico de (nome da doença) e que a falta de procedimento médico poderá agravar as condições, acelerando a progressão da doença.

4. Fui informado(a) de que a possibilidade de realizar tardiamente o procedimento poderá torná-lo ineficaz, impossibilitando a melhora ou a reversão da doença.

5. Fui informado(a) de que a decisão de não submeter meu animal ao procedimento poderá acarretar sequelas, complicações, agravamento do quadro clínico, desconforto e até morte. Pode diminuir a eficácia do tratamento caso venha a realizá-lo futuramente ou, ainda, causar impedimento de sua realização.

6. Assim declaro ter sido informado(a), ter compreendido, tendo podido discutir minha opção e suas consequências com meus familiares, com os médicos-veterinários que prestam atendimento, assim como com outros profissionais que tudo me explicaram, o que não alterou minha opção.

O presente termo foi lido e achado conforme.

Local, data, nome (e assinatura) do proprietário

Nome (e assinatura) do representante legal

Consentimento para o hospital e para procedimentos de tratamento veterinário

1. Eu desejo que o animal de minha propriedade seja tratado no hospital. Enquanto meu animal estiver no hospital, eu permito que seus funcionários, seu veterinário e todas as outras pessoas pertencentes ao corpo de empregados do hospital cuidem dele, por exemplo: médicos-veterinários, enfermeiras e outros estudantes, para tratar da maneira que julguem mais benéfica. Permito qualquer teste, exame e tratamento médico ou pequena cirurgia que o médico-veterinário julgue ser necessário. Entendo que o veterinário me explicará a natureza da condição do meu animal e a razão de ter recomendado o tratamento e eventuais riscos envolvidos. Também espero que ele explique se há outras maneiras para tratar o caso e indique as vantagens e desvantagens de cada urna.

2. Estou ciente de que o tratamento pode envolver riscos calculados de complicações, ferimentos, danos ou até morte. Nenhuma garantia me foi dada como resultado do tratamento ou exames no hospital.

3. Consinto no estudo e retenção ou utilização de tecido ou partes que poderão ser removidas durante a cirurgia ou procedimento.

4. Autorizo o hospital e o médico-veterinário a tirar fotografias ou obter outras imagens de meu animal e partes de seu corpo quanto estiver sob os cuidados do hospital, para uso em avaliações médicas, estudos e pesquisas.

5. Estou ciente dos direitos do proprietário do animal como descrito.

6. Esse formulário foi completamente explicado para mim e eu o compreendi.

Assinatura do responsável legal ou representante (parente ou não do proprietário do animal); grau de parentesco; testemunha; data; hora.

O presente termo foi lido e achado conforme.

Local, data, nome (e assinatura) do proprietário

Nome (e assinatura) do representante legal

Recusa do proprietário do animal à transfusão de sangue

Após ter sido amplamente informado(a) dos riscos que a recusa de transfusão de sangue acarreta, tendo sido informado(a) de que, com essa recusa, poderei colocar em risco a vida do meu animal ou lhe causar sequelas temporárias ou permanentes, recuso a transfusão de sangue. Tive também a oportunidade de ouvir a opinião de outros médicos-veterinários e profissionais de saúde e de conversar com meus familiares, amigos, confessor ou conselheiro religioso. Tenho certeza absoluta da minha decisão, de seus efeitos danosos, e estando no uso de todas as minhas faculdades mentais, baseando-me no direito constitucional que tenho de decidir sobre o tratamento médico que meu animal receberá, recuso-me a consentir com a transfusão de sangue e/ou hemoderivados. Fui informado(a) de que os profissionais e instituições responsáveis pelo atendimento não têm qualquer responsabilidade sobre as possíveis consequências de minha decisão. Estou consciente dessa atitude que estou tomando. Fui informado de que somente devo recusar-me à realização do procedimento após ter compreendido totalmente a gravidade de meu ato. Sei que posso solicitar informações adicionais às que recebi e posso recorrer a psicólogos, assistentes sociais e outros profissionais para que compreenda todas as consequências da minha opção pela recusa de tratamento.

O presente termo foi lido e achado conforme.

Local, data, nome (e assinatura) do proprietário

Nome (e assinatura) do representante legal

Modelo americano

Todos os hospitais têm a responsabilidade de garantir aos proprietários de animais pacientes os direitos de independência de expressão, decisão, ação e identidade pessoal. Essa política é para descrever, demarcar o direito devido a todos os pacientes no hospital com o objetivo de prover os cuidados médicos efetivos e considerados. A qualidade dos cuidados do paciente é primordial no hospital.

Direito do paciente

Como paciente deste hospital o animal e seu proprietário têm o direito a:

- Tratamento sem discriminação de raça, cor, sexo, deficiência ou condição econômica
- Consideração e respeito nos cuidados assegurados pelo ambiente
- Suporte técnico incluindo apropriado meio de aliviar dor, além de apoio psicológico e espiritual dependendo de sua necessidade
- Compreensibilidade, informação atualizada, constante, corrente em relação ao diagnóstico, tratamento, prognóstico, consulta, revisão, pesquisa do prontuário médico do animal. Caso o proprietário do animal requeira, ou seja, se for incapaz de entender as informações nele contidas, estará disponível, para sua família, pessoa designada para esse fim
- Informação participativa nas decisões relacionadas com o caso de seu animal
- Identidade dos médicos-veterinários, enfermeiros e outros envolvidos nos seus cuidados, incluindo residentes e estudantes
- Informação do médico-veterinário necessária para dar prévio consentimento para iniciar qualquer procedimento ou tratamento, incluindo uma explicação do procedimento ou tratamento, benefícios e riscos significativos, os sérios efeitos colaterais possíveis e qualquer alternativa médica para cuidados ou tratamento
- Ter toda privacidade e confiabilidade em relação a discussão, consulta, exame, tratamento e prontuário relativo ao animal
- Formular uma avançada diretriz e/ou nomear para sub-rogar, substituir a fim de tomar decisões de cuidados com a saúde permitidas pela lei
- Recusar tratamento dentro do permitido pela lei e ser informado das consequências médicas da recusa
- Saber se o cuidado envolve pesquisa ou métodos experimentais de tratamento, e consentir ou recusar-se a participar sem consequências.[8]

Experiência internacional

O estudo da reparação do erro médico em alguns países, confrontado com o que ocorre entre nós, propicia uma visão de como esse problema está sendo equacionado no mundo moderno. No Brasil, nossas raízes folclóricas, indígenas, negra e colonial estarão sempre presentes, influenciando as respostas do povo enquanto usuário dos serviços médicos. Em que pese o vigor da influência homogeneizante da comunicação instantânea da notícia, o perfil comportamental de cada povo contém diferenças significativas. Convém lembrar que o médico, como todos os demais integrantes da equipe de saúde, também provém da mesma comunidade. As sugestões apresentadas se prestam para a prevenção do problema. A prática provém dos EUA, onde há trabalhos de interesse para esse estudo. Lá o povo tem o que se poderia qualificar de uma obsessão reivindicatória. Naquele país ocorre o efeito perverso decorrente de uma consciência exagerada em face da questão, a ponto de se considerar qualquer fato natural como sendo erro, de modo que tudo deve ser reparado e é até passível de ser apenado. A literatura é farta em revelar grandes penalidades para fatos que, em outros locais, não chegam a ser sequer registrados como falha e considerados como erro médico. Há um consenso nos EUA da necessidade de se reformular a problemática do erro médico. Entre as recomendações, destacam-se:

- Intensa interferência do Estado, dando prazo para reclamação
- Instrução ao júri com provas evidentes, como as exigidas para a justiça comum
- Estabelecimento de limites dos honorários advocatícios
- Admissão, como erro, apenas da negligência; estabelecimento do limite das sentenças, excluindo as perdas econômicas.

Todas essas recomendações visam restringir as possibilidades de êxito em reclamações indiscriminadas. Essa maneira de proceder tem conduzido o sistema americano de assistência médica a um elevadíssimo custo, acrescido em razão de exames desnecessários para o doente, mas importantes para proteger o médico no tribunal. Por outro lado, pelo fato de os excelentes cirurgiões serem procurados para operar os casos mais graves, seus prêmios tornaram-se muito elevados. Esse exagero tem desestimulado muitos médicos a continuarem a trabalhar. Como alguns são considerados pelas seguradoras clientes de alto risco, pois, pela sua fama, a eles acorrem os doentes mais graves, seus prêmios tornam-se elevadíssimos. Alguns deles deixam o exercício profissional para se dedicar a publicar livros sobre sua experiência e gastam a outra parte do tempo em conferências.

Responsabilidade do hospital

Há de se considerar casos peculiares que aparentam infecção hospitalar, mas que, na realidade, não podem ser imputados ao hospital. Aplica-se a certos casos que ocorrem com especialistas que utilizam instrumental próprio para seus procedimentos. Não se deve confundir a situação em pauta com aquela do cirurgião que, operando sempre em um mesmo hospital, mantém nele sua caixa especializada, própria ou não, mas sob a guarda e responsabilidade de manutenção e esterilização do hospital.[50]

Tratando-se de material especializado, adequado a técnicas muito delicadas, os especialistas costumam compor a seu gosto caixas próprias para tais operações. Como são de sua propriedade particular, eles as usam em vários hospitais em que operam. Assim, a conservação, a guarda e a esterilização passam a ser de sua própria e exclusiva responsabilidade.

As especialidades em que esse fato ocorre com mais frequência são, principalmente, as que adotam métodos endoscópicos em que o cuidado com o sistema óptico exige esterilização especial que não o afete, sendo o tempo considerado muito importante. Desse modo, o uso intensivo, sem observância do tempo adequado no meio esterilizado, aumenta muito o risco de infecção.

No caso de ser observada infecção em animal operado por especialista que proceda como se referiu, a culpa não pode ser do hospital. Este deve ser isentado de qualquer responsabilidade, desde que fiquem comprovados os seguintes fatos:

- A caixa de instrumental especializado não foi esterilizada pelo hospital
- O microrganismo identificado no foco infeccioso do paciente não é o mesmo que a comissão de controle de infecção hospitalar encontrou no hospital.

Além dos dois fatos mencionados, a presunção de isenção de culpa do hospital pode ser reforçada por outros fatores, que enumeramos a seguir:

- A não utilização da mesma sala na qual o animal com infecção foi operado
- A sequência das operações realizadas, desde que a probabilidade de contaminação da primeira seja nula
- A não ocorrência de outro caso de infecção em animais operados no mesmo dia, na mesma sala
- Posição adequadamente posta pela enfermagem com a presença do anestesista e do cirurgião (com os cuidados rigorosos da adaptação da placa do bisturi à pele do animal)
- Incisão cirúrgica correta
- Revisão da cavidade ou do campo cirúrgico para confirmação do diagnóstico e estudo da cavidade com identificação das estruturas anatômicas e de eventuais variações ou anomalias
- Procedimento segundo os tempos com a identificação constante das estruturas anteriores
- Complementação e revisão da cavidade e das condições de hemostasia das suturas e do quadro local da cirurgia
- Avaliação do quadro geral do animal
- Análise crítica com o anestesista da avaliação geral das condições do animal.

Essas considerações servem, pelo menos, para ressaltar a complexidade do problema, apontar os fatores considerados para se poder dizer que houve erro nos casos de infecção hospitalar, se é que se pode atribuir peremptoriamente culpa por ele a alguém.[8]

Documentos elaborados pelo médico-veterinário

Atestado médico é documento exarado por médico-veterinário para firmar a verdade de um fato ou manifestação do pensamento. Exige condição profissional de seu autor e deve ser redigido em papel timbrado da instituição em que trabalha ou, no caso de clínica particular, com seu nome, endereço e número de registro no Conselho Regional de Medicina Veterinária, no qual o profissional atesta, após indicar o nome do animal e a finalidade para a qual é expedido, a condição de saúde ou de doença avaliada por exame físico e clínico completo. Deve indicar a cidade, a data e com a assinatura sobre carimbo com seu nome, número de inscrição no CRMV e do CPF.

Óbito

Em caso de óbito e em todos os casos em que, durante uma cirurgia, ocorrer um acidente ou complicação e o animal falecer, o médico-veterinário deverá proceder a rigorosa avaliação, identificar o momento da intercorrência e responder a três perguntas:

- O animal morreu por erro veterinário?
- Em que momento a conduta foi errada?
- Tal resultado poderia ser evitado?

No caso de malogro do resultado, o cirurgião deve responder às mesmas perguntas:

- O animal morreu por erro veterinário?
- Em que momento a conduta foi errada?
- Tal resultado poderia ser evitado?

Tipologia de providências

O fundamento da estratégia deve apoiar-se:

- No fortalecimento da relação entre médico-veterinário e proprietário
- No estímulo da confiança do proprietário no médico-veterinário
- No aprimoramento do conhecimento profissional
- Em difundir entre todos os médicos-veterinários a responsabilidade civil pelos seus atos
- Em esclarecer à mídia com clareza o que seja *erro veterinário* e distingui-lo de *erro imaginário* (difundir amplamente esses conhecimentos)
- As residências médicas devem ser obrigadas a abrir um programa de 1 ou 2 anos para o médico generalista com formação para tratar o doente como um todo e não apenas a doença ou mesmo ainda do órgão doente e nunca como especialista em aparelho
- Todos os recursos de educação a distância deverão ser adotados para atualização, reciclagem dos médicos para poderem exercer a profissão
- As escolas que não aprovarem 80% de seus alunos devem, em 1 ano, corrigir seus erros. Com a reprovação dos alunos em algumas matérias, as escolas poderão com facilidade localizar o erro e corrigi-los e nunca em todas, pois, nesse caso, elas deveriam mesmo é cerrar suas portas e indenizar o aluno enganado que recebeu o diploma com ignorância comprovada.

Pontos críticos

Múltiplos são os fatores que interferem para desencadear um erro veterinário. A observação apurada e panorâmica do problema permite enxergar um denominador comum diretamente vinculado ao desvio do comportamento do profissional que errou. Tomando-se essa premissa como verdadeira, pode-se imaginar que o estudo sistemático do caráter do médico-veterinário, considerando sua formação desde o nascimento até o final de sua carreira profissional, mostrará sua estrutura moral. Assim sendo, áreas fortes e pontos frágeis poderão, em seu conjunto, quem sabe, estimar a segurança da baliza moral que o orientará em seus procedimentos no exercício da profissão e em sua vida social. Pontos fracos serão chamados de *pontos críticos* para, em um exercício de reflexão, estimar em quanto eles aumentam o risco de desvio de rota e lançar o cidadão ao erro, bem como o que poderá ser feito para reforçá-lo e assim impedir que se afaste do caminho correto. Não se pode ter a pretensão de erradicar esse mal uma vez que "errar é humano" e como o médico-veterinário não pode se desfazer da condição de ser humano; ele há de continuar. Entretanto, é sempre oportuno estudar o problema, pois será a única maneira de manter ativo todo mecanismo de sua prevenção e a consciência viva de todos quanto às providências imediatas a serem tomadas por ocasião de um erro veterinário.

Mandamentos

Moraes[8] afirma que a melhor maneira para se prevenir contra processos em todas as esferas é seguir estes mandamentos:

- *Estude diariamente*: para o médico-veterinário manter-se atualizado, precisa estudar diariamente. Erro cometido por desconhecimento da modernidade é imperícia. *Ignorância é imperícia*
- *Aprimore a relação médico/paciente/proprietário*: fale com o proprietário olhando em seus olhos. Ouça com paciência suas queixas. Mostre interesse. Examine o animal de maneira completa. Ao término da consulta, refira o que prescreveu, especificamente para sua queixa. Dificuldade no relacionamento com o proprietário/paciente é deficiência do médico-veterinário. *Aprimore o relacionamento com o paciente/proprietário*
- *Desenvolva suas aptidões (o cirurgião deve treinar obsessivamente)*: aprimore a atenção, a memória e a coordenação motora para os gestos finos e elegantes. *Treine as habilidades pessoais; seja perfeccionista*
- *Tenha postura digna*: apresente-se sempre bem vestido, com a barba feita e sapatos limpos. Saiba que é proibido fumar em todas as dependências do hospital, ambulatório e consultório. Não eleve a voz quando estiver nervoso; é falta de educação e revela sua insegurança. Saiba respeitar todos os integrantes da equipe de saúde. *Respeite para ser respeitado*
- *Respeite a hierarquia*: obedeça para saber mandar. Aprenda com o mais experiente e ensine ao mais jovem. *Seja rigoroso consigo próprio*
- *Seja assíduo e pontual*: pontualidade em cirurgia é chegar uma hora antes da marcada, examinar o doente e fazer os preparativos para a operação ter início na hora marcada. *Seja disciplinado*
- *Não se ausente do plantão*: não saia antes do colega que o substitui chegar. Use uma agenda de bolso e anote os casos graves, óbitos e reclamações (poderá ser útil no futuro). *Ausência no plantão é enquadrada como omissão de socorro*
- *Atenda imediatamente*: quando chamado não relute, vá atender o animal imediatamente. *Atrasar o atendimento é erro crasso enquadrado como omissão de socorro*
- *Registre todo o procedimento*: faça a observação médica, não deixe para depois. Registre o que e por que foi feito. O Código do Consumidor facilita reclamações contra o trabalho do médico-veterinário. *Para o juiz e para o CRMV, o que não estiver escrito não foi feito; escrever é sua garantia*
- *Respeite a instituição*: o respeito à instituição é a melhor maneira de se preparar para o exercício profissional. *Lembre-se de que você está na instituição por opção própria; respeite-a ou demita-se.*

Responsabilidade técnica

A palavra responsável tem origem na língua latina (*res* = coisa, empreendimento ou negócio e *sponsalia* = contrato de casamento). Portanto, em qualquer atividade humana, é imprescindível "casar-se com o negócio ou coisa", ou seja, assumir suas funções ou trabalho em quaisquer circunstâncias com dedicação, interesse, ética e responsabilidade.

Conceitua-se, por analogia, que o diretor deve dirigir; o chefe, chefiar; o coordenador, coordenar; o professor, ensinar; e o responsável técnico (RT), orientar suas ações visando à qualidade dos produtos fabricados ou serviços prestados, em conformidade com as normas e regras estabelecidas na legislação específica e no Código de Deontologia e Ética Profissional.

O RT é um agente da legalidade que visa garantir a saúde pública, o bem-estar animal, a qualidade dos produtos de origem animal e só deve aceitar sua contratação se o empregador conhecer o Manual do RT e concordar em seguir as exigências do Manual referentes à sua área de atuação. Como não basta cadastrar o RT e a empresa no Conselho, para que essa ação seja efetiva, é preciso acompanhar e controlar; por isso, o CRMV-SP fiscalizará a atividade dos responsáveis técnicos e consultará o livro de ocorrências, não só no sentido de verificar o cumprimento das obrigações da empresa e do profissional, mas também para poder proteger esse último, em caso de fraude da empresa.

Por consequência, os profissionais inscritos no CRMV regional (UF) devem prestar seus serviços profissionais de acordo com os preceitos legais e éticos, tanto para as empresas como para a sociedade. Devem exercer a profissão com a clara compreensão de suas responsabilidades, defendendo os interesses que lhes são confiados, contribuindo, concomitantemente, para o prestígio de sua classe profissional.

O responsável técnico deve ter a consciência de que é legítimo representante do seu Conselho Regional na proteção do consumidor ou cliente, quer atuando na indústria quer no comércio de produtos de origem ou uso animal, quer nas entidades profissionais como hospitais, clínicas e demais atividades inerentes à medicina veterinária ou zootecnia.

A responsabilidade técnica deve ser entendida como o processo que materializa conceitos, sendo o RT a figura central que responde ética, legal e tecnicamente pelos atos profissionais, devendo ter capacitação – conhecimento adquirido; a competência legal já lhe é conferida pela Lei 5.517/68 e Decreto 64.704/69, após sua inscrição no CRMV de sua região, para orientar e coordenar processos e cadeias de produção, ocupando posições de interação entre as instituições públicas de fiscalização (ministérios, secretarias estaduais e municipais), entidades de proteção ao consumidor (Procon, Ministério Público) e o Conselho Regional de Medicina Veterinária.

O médico-veterinário está sujeito a infrações éticas e à responsabilidade civil e criminal, no desempenho da atividade de responsável técnico. Deve cumprir com suas obrigações perante o estabelecimento em que prestar os serviços de responsabilidade técnica, não permitindo ingerência sobre seu trabalho, registrando os fatos de relevância e denunciando as irregularidades ao Conselho e aos órgãos públicos. Devem ser agentes de transformação social, buscando sempre se insurgir contra quaisquer fatos que comprometam sua integridade profissional. A omissão é plenamente relevante quando o omitente devia e podia agir para evitar o resultado. O dever de agir incumbe a quem tenha por lei obrigação de cuidado, proteção ou vigilância (artigo 13 do Código Penal).

Limites de carga horária

O profissional poderá comprometer seu tempo, no máximo, com carga horária de 48 (quarenta e oito) horas semanais. Assim, o número de empresas que poderá assumir como RT dependerá da quantidade de horas que regulamenta a atividade específica, bem como do tempo gasto para deslocamento entre uma e outra empresa. A carga horária mínima fica a critério do profissional para o perfeito desempenho de sua função.

Capacitação para assumir a responsabilidade técnica

É de responsabilidade do profissional e recomenda-se que este tenha, além de sua graduação universitária, treinamento específico na área em que assumir a responsabilidade técnica, mantendo-se sempre atualizado, cumprindo as normas e resoluções do CFMV e CRMV regional.

Homologação dos contratos de responsabilidade técnica

Por ocasião da homologação de qualquer contrato de responsabilidade técnica, a diretoria executiva do CRMV regional enviará este à plenária para conhecimento e referendo.

Limites da área de atuação do responsável técnico

A área de atuação do RT deverá ser, preferencialmente, no município onde reside o profissional ou, no máximo, em um raio de 100 km deste, podendo o CRMV regional, a seu juízo, conceder anotação em situações excepcionais, desde que plenamente justificado e que não haja incompatibilidade com outras responsabilidades técnicas anteriormente assumidas.

Impedimentos para assumir a responsabilidade técnica

O médico-veterinário que ocupar cargo como servidor público, com atribuições de fiscalização em determinados serviços ou áreas tais como Vigilância Sanitária, Defesa Sanitária Animal, Serviço de Inspeção Estadual (SIE), Serviço de Inspeção Federal (SIF) e Serviço de Inspeção Municipal (SIM), ficará impedido de assumir função de responsabilidade técnica em estabelecimentos sujeitos à fiscalização do departamento ou setor ao qual está vinculado (artigo 27 da Resolução CFMV 722/2002). Os profissionais que tiveram seus contratos já homologados sem que tenha sido observado o disposto neste item ficam obrigados a regularizar a situação.

Responsabilidade pela qualidade dos produtos e serviços prestados

O RT é o profissional que vai garantir à empresa contratante, bem como ao consumidor, a qualidade do produto pelo serviço prestado, respondendo *ética, civil e penalmente* por eventuais danos que possam vir a ocorrer ao consumidor, desde que caracterizada sua culpa – pressupostos da responsabilidade civil subjetiva – negligência, imperícia, imprudência ou omissão. O RT não será responsabilizado pelas irregularidades praticadas pelas empresas, desde que o profissional comprove ter agido em conformidade com suas obrigações.

▪ Livro de registro de ocorrências do responsável técnico

O RT deve manter na empresa, à disposição dos fiscais do CRMV e dos órgãos de fiscalização, o "livro de registro de ocorrências" para seu uso exclusivo, registrado no Conselho Regional, com páginas numeradas e sequenciais, no qual são registradas todas as visitas do responsável técnico, as inconformidades e respectivas recomendações de regularização.

No decorrer do contrato firmado com a empresa, é importante que o RT registre nesse livro as visitas, as recomendações e as orientações prestadas aos funcionários, proprietários e clientes (tudo o que não estiver escrito não existe ou não foi realizado, nem para o *juiz* nem para o CFMV/CRMV). Quando o proprietário ou o responsável pelo estabelecimento negar-se a executar a recomendação apontada no livro de registro de ocorrências ou dificultar a ação, poderá o responsável técnico oficiar o CRMV.

▪ Obrigação no cumprimento da carga horária

Considerando a distância em que está localizado o estabelecimento, a disponibilidade de profissional habilitado, as dificuldades para exercer a função de RT, bem como a realidade vivenciada pela comunidade e, especialmente, as condições da empresa, a capacitação de seus funcionários e o volume de produção, o CRMV regional poderá, a seu critério, fazer concessões quanto à carga horária. Nesse caso o profissional que solicitou a concessão passa a ter maior responsabilidade que aquele na condição normal, motivo pelo qual o CRMV regional vai exigir maior rigor em seus controles.

▪ Fiscalização dos estabelecimentos e constatação de irregularidades pelo CRMV regional

A verificação das atividades dos RT nos estabelecimentos se dará por meio dos fiscais do CRMV regional. O acompanhamento tem a finalidade de buscar informações para subsidiar o Conselho Regional de Medicina Veterinária regional em suas decisões, caso haja indícios da prática de infrações éticas, que serão apuradas em processo ético-profissional (Resolução CFMV 875/2007), com a finalidade de melhorar o trabalho do RT em defesa do consumidor, do proprietário e da profissão.

▪ Responsável técnico que é proprietário da empresa

O profissional que for proprietário da empresa fica obrigado a preencher a anotação de responsabilidade técnica, devendo seguir as mesmas exigências de uma anotação convencional, inclusive com a descrição de prazo de validade determinado.

▪ Relacionamento com o serviço de inspeção e fiscalização

O RT deve executar suas atribuições em consonância com o serviço de inspeção oficial (Ministério da Agricultura, Pecuária e Abastecimento [MAPA], Secretarias da Agricultura do Estado e Prefeituras e Departamentos de Vigilância Sanitária do Estado e das Prefeituras), acatando as normas legais pertinentes.

▪ Revisão constante das normas

O RT pode e deve propor revisão das normas legais ou decisões das autoridades constituídas, sempre que estas venham a conflitar com os aspectos científicos, técnicos e profissionais, disponibilizando subsídios que proporcionem as alterações e atualizações necessárias, enviando-os à Comissão de Responsabilidade Técnica do CRMV regional para as devidas providências legais.

▪ Doenças de notificação obrigatória

O RT deve comunicar as autoridades sanitárias oficiais a ocorrência de enfermidades de notificação obrigatória. A notificação deve ser acompanhada de laudo técnico emitido pelo RT ou outro profissional devidamente habilitado.

▪ Nome e função afixados no local de trabalho

O RT deverá informar ao proprietário do estabelecimento sobre a obrigatoriedade de ser afixado, em local visível, quadro onde conste o certificado de regularidade.

▪ Habilitação do estabelecimento

O profissional RT deve assegurar-se de que o estabelecimento com o qual assumira ou assumiu a responsabilidade técnica encontre-se legalmente habilitado ao desempenho de suas atividades, especialmente quanto ao seu registro junto ao CRMV regional e demais órgãos relacionados com sua atividade nos órgãos federais.

▪ Cobrança de honorários

O profissional que executar qualquer atividade, diferente da função de responsável técnico, deverá cobrar separadamente os seus honorários.

▪ Obrigação de comunicar a baixa da anotação de responsabilidade técnica

Fica o RT obrigado a comunicar à empresa e ao CRMV regional, no máximo, em 8 dias, a baixa da anotação de responsabilidade técnica (Figura 1.1), caso contrário, alertamos que o profissional continua sendo corresponsável por eventuais danos ao consumidor e perante o CRMV. O certificado de regularidade deve ser devolvido ao CRMV.

▪ Proteção do meio ambiente

E de responsabilidade do RT inteirar-se da legislação ambiental federal, estadual e municipal, orientando a adoção de medidas preventivas e reparadoras a eventuais danos ao meio ambiente provocados pela atividade do estabelecimento.

▪ Comissão de responsabilidade técnica

O CRMV regional, por meio da Comissão de Responsabilidade Técnica, tem a função de subsidiar e apoiar o Conselho nas deliberações sobre as exceções, os casos omissos e questões polêmicas.

Ao ______________________________________

Senhor Presidente do CONSELHO REGIONAL DE MEDICINA VETERINÁRIA DO ESTADO DE SÃO PAULO,

Eu, ______________________________, inscrito nessa Regional sob o **CRMV-SP nº** ________, solicito a V.Sª. dar baixa de minha **Responsabilidade Técnica** anotada nessa Regional, por motivo de:

[ ] Término de Contrato

[ ] Dispensa

[ ] Outro motivo ______________________________

______________________________________,

da empresa ______________________________,

CRMV-SP J-______, endereço ______________________________

______________________________________.

Termos em que pede deferimento.

______________, ____ de __________ de ______.

Assinatura e carimbo

Figura 1.1 Modelo de baixa de responsabilidade técnica.

Consultórios, clínicas e hospitais veterinários

Consultórios, clínicas, hospitais e ambulatórios veterinários são empresas prestadoras de serviços médicos veterinários. Quando no desempenho de suas funções, o responsável técnico deve:

- Garantir que nas clínicas 24 h e nos hospitais veterinários, o médico-veterinário esteja presente em tempo integral, conforme consta na Resolução CFMV 1.015/2012 e Decreto Lei 40.400/1995
- Respeitar os direitos dos clientes como consumidores de serviços, conhecendo plenamente o Código de Proteção e Defesa do Consumidor
- Atentar para que a empresa onde exerça sua função apresente formulários de prestação de serviços que propiciem segurança e garantia a ela e a seus clientes, tais como: termo de compromisso de internação, fichas cadastrais, recibos de pagamento, blocos de receituário profissional, prontuários e outros
- Exigir que os médicos-veterinários, auxiliares e/ou estagiários estejam adequadamente uniformizados quando do atendimento
- Capacitar o pessoal atendente para que possam prestar informações e tratamento adequado aos clientes e manejar respeitosamente os animais, garantindo-lhes o bem-estar
- Usar adequadamente a área de isolamento, garantindo que animais doentes não tenham contato com os sadios
- Acatar as normas legais, referentes aos serviços oficiais de vigilância sanitária, compatibilizando-as com a prestação de serviço da empresas e agindo de maneira integrada aos profissionais que exercem tal função pública
- Notificar às autoridades sanitárias das ocorrências de interesse para a saúde pública que porventura tenham-se dado durante a prestação de serviço e da atividade rotineira do estabelecimento, de modo a contribuir com a preservação da saúde pública
- Exigir que todos os médicos-veterinários que atuam no estabelecimento estejam devidamente registrados no CRMV regional
- Proceder a ações ou estabelecer métodos de controle para assegurar o uso de medicamentos dentro do prazo de validade e a manutenção adequada dos produtos biológicos, conforme legislação vigente
- Quando tiver medicamentos de uso controlado, respeitar a legislação vigente da Agência Nacional de Vigilância Sanitária (Anvisa)
- Orientar e controlar a esterilização do material que exija tal procedimento
- Desenvolver as atividades no que diz respeito a higiene do ambiente, separação, destinação dos resíduos sólidos de saúde e estocagem dos insumos, estabelecendo um programa de gerenciamento de resíduos sólidos de saúde, conforme legislação estadual vigente
- Garantir a observância dos direitos dos animais e do seu bem-estar
- Cuidar para que os dispositivos promocionais da empresa não contenham informações que caracterizem propaganda abusiva e/ou enganosa, ou que contrariem as normativas existentes e o Código de Ética do Médico-Veterinário
- Ter pleno conhecimento das questões legais que envolvam o uso de equipamentos, principalmente aparelhos de raios X
- Responsabilizar-se pela capacitação do pessoal
- Orientar sobre a importância do controle e/ou combate a insetos e roedores (animais sinantrópicos)
- Estar inteirado dos aspectos técnicos e legais a que estão sujeitos esses estabelecimentos.

Carga horária*

Em hospitais e clínicas 24 h, é obrigatória a presença permanente de médico-veterinário ou do RT. Em clínicas (sem internamento), consultórios e ambulatórios, é obrigatória a presença do médico-veterinário durante o período de funcionamento.

Legislação específica

- **Lei 9.605/1998.** Dispõe sobre as sanções penais e administrativas derivadas de condutas e atividades lesivas ao meio ambiente, e dá outras providências.
- **Lei 9.317/1996.** Dispõe sobre o regime tributário das microempresas e das empresas de pequeno porte, institui o sistema integrado de pagamento de impostos e contribuições das microempresas e das empresas de pequeno porte (Simples) e dá outras providências.
- **Decreto Lei 467/69.** Dispõe sobre fiscalização de produtos de uso veterinário, dos estabelecimentos que os fabricam e dá outras providências.
- **Decreto 5.053/2004.** Aprova o regulamento de fiscalização de produtos de uso veterinário e dos estabelecimentos que os fabricam e/ou comerciam e dá outras providências.

**Fonte:* Resolução CRMV-SP 1.753 16/10/2008 – Aprova o "Regulamento Técnico-Profissional" destinado ao médico-veterinário e ao zootecnista que desempenham a função de responsável técnico junto a estabelecimentos que exercem atividades atribuídas à área da medicina veterinária e da zootecnia.

- **Decreto 69.134/1971.** Dispõe sobre o registro das entidades que menciona no Conselho de Medicina Veterinária e dá outras providências.
- **Decreto 40.400/1995.** Norma Técnica Especial relativa às condições de funcionamento de estabelecimentos veterinários, determinando as exigências mínimas de instalações, de uso de radiações, de uso de substâncias, de medidas necessárias para o trânsito de animais e do controle de zoonoses.
- **Portaria 344/1998 (Anvisa).** Aprova o regulamento técnico sobre as substâncias e medicamentos sujeitos a controle especial.
- **Resolução RDC 306/2004 (Anvisa/MS).** Dispõe sobre o regulamento técnico para o gerenciamento de resíduos de serviços de saúde.
- **Resolução CFMV 877/2008.** Dispõe sobre os procedimentos cirúrgicos em animais de produção e em animais silvestres, e cirurgias mutilantes em pequenos animais e dá outras providências.
- **Resolução CFMV 875/2007.** Aprova o Código de Processo Ético-Profissional no âmbito do Sistema CFMV/CRMV.
- **Resolução CFMV 850/2006.** Dispõe sobre a fisioterapia animal e dá outras providências.
- **Resolução CFMV 844/2006.** Dispõe sobre atestado de sanidade e óbito de animais, assim como os de vacinação de animais e os de sanidade dos produtos de origem animal e dá outras providências.
- **Resolução CFMV 831/2006.** Dispõe sobre o exercício da responsabilidade técnica pelos laboratórios, exames laboratoriais e emissão de laudos essências ao exercício da medicina veterinária.
- **Resolução CFMV 829/2006.** Disciplina atendimento médico-veterinário a animais silvestres/selvagens e dá outras providências.
- **Resolução CFMV 714/2002.** Dispõe sobre procedimentos e métodos de eutanásia em animais e dá outras providências.
- **Resolução CFMV 683/2001.** Institui a regulamentação para concessão da "anotação de responsabilidade técnica" no âmbito de serviços inerentes à profissão de médico-veterinário.
- **Resolução CFMV 680/2000.** Dispõe sobre a inscrição, registro, cancelamento e movimentação de pessoas física e jurídica, no âmbito da autarquia e dá outras providências.
- **Resolução CFMV 1015/2012.** Conceitua e estabelece condições para o funcionamento de estabelecimentos médicos-veterinários e dá outras providências.

Atuação dos conselhos regionais de medicina veterinária

Desde 1917, data de formatura da primeira turma de veterinária no Brasil, até 1932, não havia nenhuma regulamentação sobre o exercício da medicina veterinária.

Somente a partir de 9 de setembro de 1933, pelo Decreto 23.133, do então Presidente da República Getúlio Vargas, é que as condições e os campos de atuação do médico-veterinário foram normatizadas. Tornaram-se privativos a organização, a direção e a execução do ensino veterinário, os serviços referentes à defesa sanitária animal, a inspeção dos estabelecimentos industriais de produtos de origem animal, hospitais e policlínicas veterinárias, para organizações de congressos e representação oficial e peritagem em questões judiciais que envolvessem apreciação sobre os estados dos animais, dentre outras.[51]

Para o exercício profissional tornou-se obrigatório o registro do diploma, que passou, a partir de 1940, a ser feito na Superintendência do Ensino Agrícola e Veterinário do Ministério da Agricultura, órgão igualmente responsável pela fiscalização do exercício profissional. O decreto representou um marco indelével na evolução da medicina veterinária, cumprindo sua missão por mais de três décadas, e em seu reconhecimento é que a data de sua publicação, 9 de setembro, foi escolhida para se comemorar o dia do médico-veterinário brasileiro.[51]

Em 23 de outubro de 1968 entrou em vigor a Lei 5.517, de autoria do Deputado Federal Doutor Sadi Coube Bogado, regulamentada pelo Decreto 64.704, de 17 de junho de 1969, que dispõe sobre o exercício da profissão do médico-veterinário e cria os Conselhos Federal e Regional de Medicina Veterinária. Os Conselhos são autarquias dotadas de personalidade jurídica de direito público, com autonomia administrativa e financeira destinadas à fiscalização do exercício da profissão médica-veterinária e zootécnica em todo o território brasileiro. São órgãos disciplinadores e julgadores do exercício ético-profissional. Devem zelar pelo prestígio da profissão de médicos-veterinários, orientando e fiscalizando o exercício profissional, além de regulamentar e controlar as ações dos médicos veterinários.

São tribunais de ética subordinados ao Conselho Federal, com jurisdição nacional. Os Conselhos devem ser também instrumentos de defesa dos interesses sociais, zelando pela qualidade dos serviços de saúde em geral e pelo desempenho técnico da profissão. Desse modo, cabe aos Conselhos promover os meios necessários para que se possa oferecer à população o acesso universal aos serviços de saúde animal e humano, independentemente do poder público.

Código de processo ético-profissional

A resolução do CFMV 875, de 12 de dezembro de 2007, aprova o código de processo ético-profissional. A denúncia, além de ser assinada, deve conter os dados que identifiquem o autor e qualifiquem as provas, fundamentos estes que possam levar à causa provável da infração ética, tais como: receitas, anúncios publicitários, fotografias, fitas, vídeos ou DVD, testemunhos. O conselheiro instrutor é designado pelo presidente do CRMV e dispõe de prerrogativas legais para desencadear a produção das provas requeridas para o esclarecimento da denúncia. O prazo para a instrução (coleta de provas) é de 120 dias, prorrogável uma única vez, por 60 dias, a pedido justificado do instrutor e prévia autorização do presidente do CRMV, respeitado o prazo prescricional. O relatório final deve ser claro, objetivo e conter a veracidade dos fatos alegados. O processo ético é sigiloso e pode ser instaurado de duas maneiras:

- De ofício, por deliberação do CRMV, ao conhecer de ato que considere passível de configurar, em tese, infração a princípio ou norma ético-disciplinar
- Por ordem do presidente do CRMV, em consequência de denúncia apresentada por qualquer pessoa.

Fases do processo

Entre as fases do processo ético-profissional enumeram-se:

- Instauração
- Instrução
- Relatório

- Julgamento
- Apelação
- Execução da sentença (Figura 1.2).

Conceitos dos atos e termos processuais

- *Apensamento*: ato de colocar processo junto a outro, sem que forme parte integrante do mesmo, obrigando-os a tramitarem juntos durante certo período. É, portanto, uma união de processos em caráter temporário
- *Assentada*: é o registro do depoimento das testemunhas e partes nos autos
- *Autuação*: é o termo inicial do processo, que recebe o número de registro, juntando-se-lhe as peças e documentos sobre determinado assunto
- *Execução*: é a fase processual da aplicação da pena, que começa após o trânsito em julgado do acórdão relativo à decisão condenatória
- *Instrução*: é a fase processual em que as partes produzem provas
- *Juntada*: é a certidão que registra o entranhamento de documentos nos autos
- *Nulidade*: é a invalidação de atos processuais em razão de inobservância da lei processual ou cerceamento de defesa
  - *Absoluta*: invalida todo o processo, impondo a repetição dos atos processuais atingidos
  - *Relativa:* pode ser suprida sem prejuízo para o direito das partes
- *Pena*: é a sanção disciplinar aplicável pelos conselhos, na fase da execução
- *Prazo*: são o lapso de tempo em que deverão ser cumpridas certas formalidades ou praticados certos atos
- *Prescrição*: extinção do direito ou da obrigação pela inércia de seu exercício em determinado lapso de tempo. Ocorre em 5 anos da data em que deveria ter-se instaurado o procedimento. Interrompe-se a prescrição com o recebimento da denúncia
- *Restauração*: reconstituição de um processo extraviado
- *Vista*: é o ato processual em que as partes interessadas tomam conhecimento dos atos processuais, manifestando-se ou não.

Considerações finais

Pode-se concluir que a responsabilidade do médico-veterinário está basicamente fundamentada no conceito de culpa, em suas diversas modalidades: a culpa por negligência, imprudência e imperícia. Embora existam dificuldades na prova judicial dessa ocorrência, tal fato não deve interferir na conduta médica-veterinária, a qual deve estar sempre baseada nos deveres de informação e aconselhamento, dever de assistência e dever de prudência. Ocorrendo erro veterinário e comprovada a culpa, incide o dever de indenizar, o qual compreenderá os danos materiais e morais, em seus diversos graus de intensidade e valoração, conforme critérios que a lei e a jurisprudência vierem a fixar.

Cabe, portanto, aos médicos-veterinários se precaverem da melhor maneira possível, tomando todas as cautelas que julguem necessárias, inclusive no que diz respeito ao próprio aprendizado e à atualização. Finalmente, em razão do exposto e diante do que frisamos na introdução do presente trabalho, esperamos contribuir para que os estudantes de medicina veterinária e médicos-veterinários despertem para a questão e observem que o exercício profissional requer constante estudo, atualização, prudência, eficiência e vigilância, pois, de outro modo, poderão incorrer em danos capazes de abreviar suas carreiras por causarem perdas a clientes, nem sempre reparadas de maneira satisfatória.

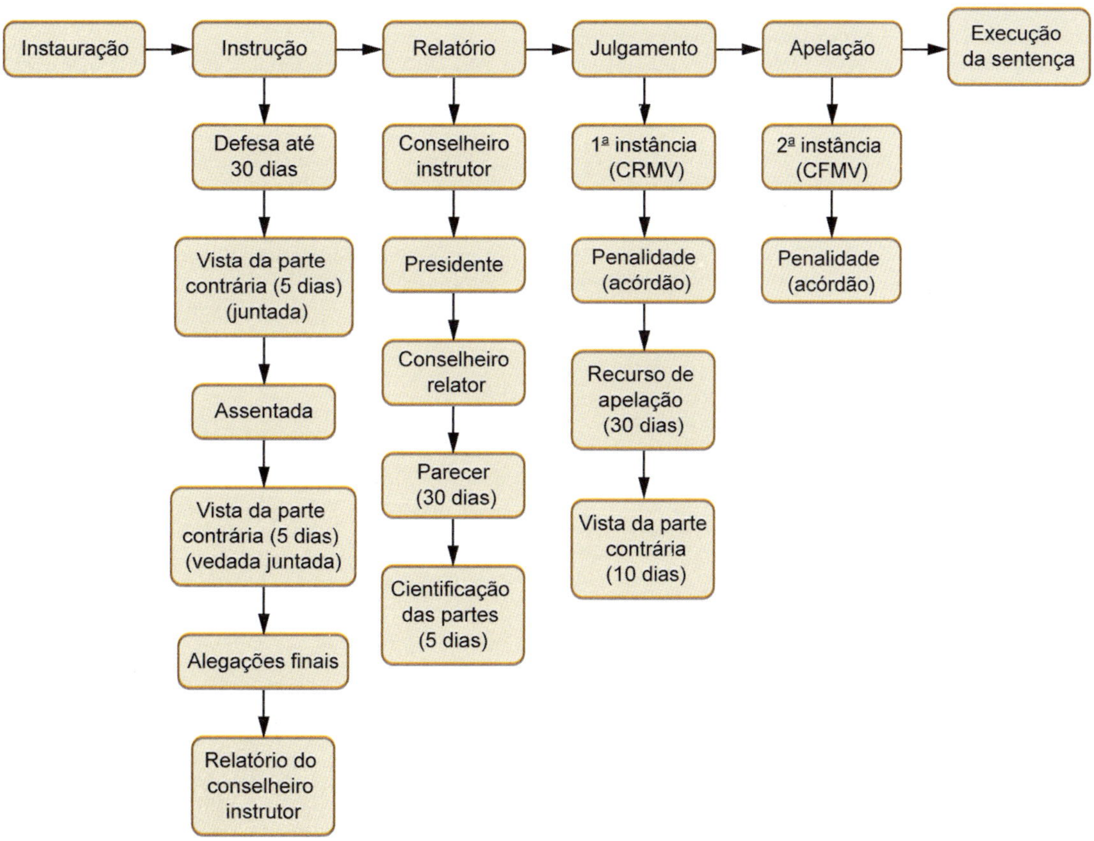

Figura 1.2 Organograma do processo ético-profissional (Bosch, 2005).

Referências

1. Malufe GM. Responsabilidade civil dos médicos. Jus Navegandi, Teresina; 2000. [Acesso em 3 abr. 2010.] 4(40). Disponível em: http://jus2.uol.com.br/doutrina/texto.asp?id = 1867
2. Romanello Neto J. Responsabilidade civil dos médicos. São Paulo: Jurídica Brasileira; 1998.
3. Schaefer F. Responsabilidade civil do médico & erro de diagnóstico. São Paulo: ABDR; 2003.
4. Silva RBT, coordenador. Responsabilidade civil na área da saúde. São Paulo: Saraiva; 2007. 395 p.
5. Policastro D. Erro médico: e suas consequências jurídicas. 2 ed. São Paulo: Juarez de Oliveira; 2009. 259 p.
6. Souza NTC. Responsabilidade civil e penal do médico. São Paulo: LZN; 2003.
7. Coutinho APA. Ética na medicina. Petrópolis: Vozes; 2006. 144 p. Coleção Ética nas Profissões.
8. Moraes IN. Erro médico e a justiça. 5 ed. São Paulo: RT; 2003.
9. França GV. Direito médico. 8 ed. São Paulo: BYK; 2003.
10. Venosa SS. Responsabilidade civil. São Paulo: Atlas; 2008. 377 p.
11. Kfouri Neto M. Responsabilidade civil do médico. 6 ed. São Paulo: Editora Revista dos Tribunais; 2007. 606 p.
12. Lippmann E. Manual dos direitos do médico. São Paulo: Segmento Farma; 2008. 108 p.
13. Bosch RV. Responsabilidade civil, penal e ética do médico veterinário. [Civil, penal and ethical responsibility of the veterinarian.] 2005. 108f. [Monografia] Especialização em Medicina Felina – Associação Nacional de Clínicos Veterinários de Pequenos Animais, São Paulo, 2005.
14. Sampaio RMC. Direito civil: responsabilidade civil. São Paulo: Atlas; 2000. p. 85.
15. Urban CA. Bioética clínica. Curitiba: Revinter; 2003.
16. Sebastião J. Responsabilidade médica civil, criminal e ética: legislação positiva aplicável. Belo Horizonte: Del Rey; 2001.
17. Diniz MH. Curso de direito civil brasileiro: responsabilidade civil. 10 ed. aum. e amp. São Paulo: Saraiva; 1998.
18. Stoco R. Tratado de responsabilidade civil. 6 ed. São Paulo: Saraiva; 2004.
19. Pereira CMS. Responsabilidade civil. 8 ed. rev. Rio de Janeiro: Forense; 1998.
20. Gonçalves CR. Responsabilidade civil. 6 ed. São Paulo: Saraiva; 1995.
21. Zampieri Jr S, Zampieri AM. Erro médico: semiologia e implicações legais. Jus Navigandi, Teresina, 1998. [Acesso em: 2 abr. 2009.] 2(26). Disponível em: http://jus2.uol.com.br/doutrina/texto.asp?id = 1866
22. Zampieri Jr S, Zampieri AM. Erro médico: semiologia e implicações legais. Jus Navigandi, Teresina, 2000. [Acesso em: 10 mar. 2009]. 4(40). Disponível em: http://jus2.uol.com.br/doutrina/texto.asp?id = 1866
23. Giostri HT. Erro médico à luz da jurisprudência comentada. Curitiba: Juruá; 1998. p. 38.
24. Bittar ECB. Curso de ética jurídica: geral e profissional. 4 ed. São Paulo: Saraiva; 2002.
25. Rodrigues S. Direito civil: dos contratos e das obrigações unilaterais da vontade. 25 ed. rev. São Paulo: Saraiva; 1997. 3 v.
26. Gomes O. Obrigações. 4 ed. Rio de Janeiro: Forense; 1976. *Apud* Diniz MH. Direito Civil Brasileiro. 17 ed. São Paulo: Saraiva; 2003. v. 7; Responsabilidade Civil.
27. Von Tuhr. Tratado de las obligaciones. Madri: Ed. Reus; v.1 e 2; id. Partie générale du Code Fédéral des Obligations. Lausanne, 1933. v.1. *apud* Diniz MH. Direito Civil Brasileiro. 17 ed. São Paulo: Saraiva; 2003. v. 7; Responsabilidade Civil.
28. Castro JM. Responsabilidade civil do médico. São Paulo: Método; 2005. 320 p.
29. Mirio C, Fernandes R. Erro médico visto pelos tribunais. São Paulo: Edipro; 1992.
30. Beviláqua C. Theoria geral do direito civil. 2 ed. Rio de Janeiro: Livraria Francisco Alves; 1929.
31. Conselho Federal de Medicina Veterinária (CFMV). Resolução 722, de 16 de agosto de 2002. [2002]. [Acesso em: 25 mar. 2009.] Disponível em: http://www.cfmv.org.br/portal/legislacao/resolucoes/resolucao_722.pdf
32. Silva JA. Curso de direito constitucional positivo. 28 ed. São Paulo: Malheiros; 2007. v. 1. 928 p.
33. Lôbo PLN. A informação como direito fundamental do consumidor. Revista do Direito do Consumidor; 2001;37:59-76.
34. Souza NTC. Teoria da culpa no erro médico. Jus Navigandi, Teresina, 2001. [Acesso em: 3 abr. 2009.] 5(49). Disponível em: http://www1.jus.com.br./doutrina/texto.asp?id = 614
35. Giostri HT. A responsabilidade médico-hospitalar e o código do consumidor. Repensando direito do consumidor: 15 anos do CDC, Curitiba PR. Curitiba:[s.n.]; 2005. p. 26.
36. França GV. Direito médico. 8 ed. São Paulo: Fundo Editorial Byk; 2004.
37. Couto Filho AFC, Souza AP. Responsabilidade civil médica e hospitalar. Belo Horizonte: Del Rey; 2001.
38. Saad EG. Comentários ao código de defesa do consumidor: Lei 8078 de 11.9.90. 3 ed. São Paulo: LTr; 1998.
39. Dias JA. Da responsabilidade civil. 10 ed. Rio de Janeiro: Forense; 1995.
40. Fabian C. O dever de informar no direito civil. São Paulo: Editora Revista dos Tribunais; 2002.
41. Theodoro Jr H. Responsabilidade civil: erro médico (III). Revista Síntese de Direito Civil e Processual Civil, 2000;4:152-61. Número especial.
42. Matielo FZ. Responsabilidade civil do médico. Porto Alegre: Sagra Luzzato; 1998. p. 179-94.
43. Marmitt A. Perdas e danos. 2 ed. Rio de Janeiro: Aide; 1992.
44. Montalvão AS. Erro médico: teoria, legislação e jurisprudência. Campinas: Julex; 1998. v. 1, p. 19.
45. Sérgio CF. Programa de responsabilidade civil. 2 ed. São Paulo: Malheiros Editores; 2000. p. 76.
46. Acquaviva MC. Dicionário jurídico brasileiro Acquaviva. 8 ed. São Paulo: Editora Jurídica Brasileira Ltda.; 1995. p. 1128.
47. Gonçalves CR. Direito Civil Brasileiro. São Paulo: Saraiva; 2003. v. 1, pt geral, p. 476-7.
48. Silva DP. Vocabulário Jurídico. 16 ed. at. Rio de Janeiro: Forense, 1999. p. 233.
49. Sotto D. O deve de informar do médico e o consentimento informado do paciente. Medidas preventivas à responsabilização pela falta ou deficiência de informação. Jus Navegandi, Teresina, 2003 [Acesso em: 3 abr. 2010.] 8(178). Disponível em: http//:www1. jus.com.br/doutrina/texto.asp?id = 4635
50. Godoy R. A responsabilidade civil no atendimento médico hospitalar. Tribunais. 2000;(777):87-116.
51. Conselho Federal de Medicina Veterinária (CFMV). Síntese da História da Medicina Veterinária. [200_]. [Acesso em: 19 abr. 2009.] Disponível em: http://www.cfmv.org.br/portal/historia.php

Parte 2

Medicina Veterinária Intensiva

Rodrigo Cardoso Rabelo

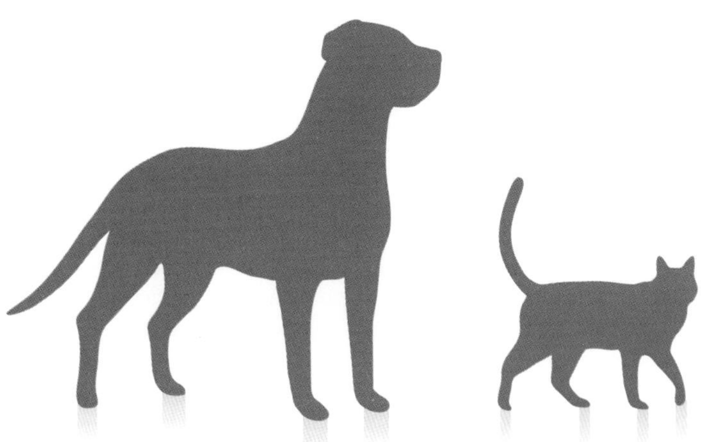

2

Princípios e Protocolos na Abordagem Emergencial do Paciente Grave

Rodrigo Cardoso Rabelo, César Augusto Martins Ribeiro

Introdução

Ainda é um grande desafio garantir a melhor abordagem ao paciente emergencial. O avanço contínuo de técnicas, fármacos e equipamentos não foi capaz de suprimir a necessidade de controle do tempo de resposta no atendimento de urgência.

Pacientes cardiopatas, diabéticos, oncológicos, nefropatas e hepatopatas, por exemplo, podem sofrer descompensação grave a qualquer instante, e necessitarão atendimento imediato na sala de urgência e cuidados posteriores na unidade de terapia intensiva.

Além dos pacientes com doença crônica que sofrem descompensação aguda, os pacientes politraumatizados formam uma classe de doentes que em praticamente 100% dos casos deverão ser abordados de maneira agressiva na sala de urgência.

É comum que os sinais e sintomas mais aparentes e as lesões externas não reflitam a gravidade real do comprometimento interno, gerando uma falsa sensação de segurança nos proprietários e até mesmo no clínico, culminando em diagnósticos e condutas inadequadas.

Por isso, é extremamente importante preparar a chegada do paciente emergencial, não subestimando qualquer sinal clínico e sempre objetivando tratar o que pode causar o óbito imediato, e não apenas buscar um diagnóstico.

Definições

O atendimento emergencial não se assemelha a nenhum outro tipo de abordagem na clínica de pequenos animais e cada passo dado durante o exame do paciente tem uma diferenciação característica de um atendimento de rotina. O desafio é lançado a partir do momento em que o organismo tenta "esconder" as principais lesões no estágio compensatório e o clínico deve ser ágil para decifrar as principais alterações e corrigi-las antes que um estado descompensatório se inicie.

Para que se obtenha sucesso no atendimento emergencial, é necessário seguir os protocolos e guias de consenso, gerando um padrão de atendimento.

A hora de ouro e o minuto de platina

Normalmente, em medicina humana, há uma distribuição característica da mortalidade pós-trauma, como descrito a seguir.

- **Trauma grave com morte iminente.** Geralmente ocorre por concussão cerebral, ruptura medular cervical, hemorragia cardíaca maciça ou em vasos muito calibrosos. Há necessidade imediata de restaurar a patência das vias respiratórias e da ventilação, conter as grandes hemorragias e repor o volume sanguíneo.
- **Trauma moderado com óbitos que ocorrem até a primeira hora após o trauma.** Desse tipo de trauma surgiu o conceito "hora de ouro", foco de interesse para todos os protocolos de reanimação em medicina humana. Os pacientes compreendidos na segunda faixa podem não morrer imediatamente, mas com certeza virão a óbito se a reanimação não ocorrer no primeiro momento. A grande diferença observada entre o paciente humano e o veterinário reside no fato de que na veterinária normalmente se trabalha como na pediatria humana, ou seja, o tempo de descompensação não é longo como para pacientes humanos adultos. Daí a nova analogia ao minuto de platina, já que, no caso de pacientes veterinários, todos os esforços devem ser concentrados no sentido de cumprir com a reanimação completa o mais rápido possível. Infelizmente o relógio não começa a contar no hospital, mas no momento do trauma. Como a primeira fase do trauma é a compensatória, há perda ao tentarmos identificar as principais sequelas, mascaradas pelo organismo inicialmente, que podem perdurar por todo o transporte até a chegada ao hospital. Todo tempo deve ser dedicado ao reconhecimento das principais alterações, em uma abordagem rápida e precisa. A triagem deve ser bem feita, a sala de emergência e os equipamentos necessários têm que estar à mão.
- **Óbito tardio provocado por falha na abordagem durante a hora de ouro.** Pacientes que morrem dias após o atendimento, como resultado de sequelas negligenciadas, quadros agravantes de sepse ou procedimentos realizados de maneira indevida ou no momento errôneo.

Equipe e estrutura

Uma equipe devidamente treinada é uma grande ferramenta no momento de se obter uma abordagem organizada e consistente do paciente grave. Quanto menor o tempo de resposta, respeitando-se o minuto de platina, maior o número de pacientes recuperados no tratamento; é imperativo que o estado de alerta seja mantido para prevenir a demora na reanimação imediata.

As clínicas e hospitais de emergência devem ter um padrão de trabalho no qual a divisão de tarefas, o preparo de material e a prontidão da equipe estejam cronometrados para que tudo ocorra da maneira mais eficiente e rápida.

É de extrema importância salientar que qualquer estabelecimento veterinário que possa vir a receber um paciente como urgência deve estar minimamente preparado para a estabilização e a abordagem inicial, para que haja a possibilidade de remoção para um centro de referência, com rapidez e eficiência.

Área de atendimento

Devemos manter uma área própria para o atendimento de urgência independentemente da estrutura ou do volume de atendimentos do hospital. Há que se recordar que a maioria dos casos de trauma envolve abordagem clínica e cirúrgica.

Uma boa área de atendimento tem que suportar os dois tipos de abordagem, concentrando esforços na manutenção rápida de vias respiratórias, ventilação positiva, oxigenoterapia, acesso vascular, fluidoterapia, controle de hemorragia, monitoramento e serviço de cirurgia torácica e abdominal.

Todos os equipamentos devem estar disponíveis e prontos para uso. A atenção aos pequenos detalhes (como deixar um *kit* de fluidoterapia pronto para uso, tiras de esparadrapo já cortadas, cateteres à mão, balão [*cuff*] de tubo endotraqueal testados e com as seringas já acopladas) é imperativa quando se objetiva ganhar tempo e respeitar o minuto de platina.

A área de urgência deve ser aberta, limpa, bem comunicada com o setor de imagem e cirurgia, de fácil acesso e equipada com os meios necessários para realizar a primeira abordagem ao paciente grave.

Devemos estar atentos às condições mínimas obrigatórias como:

- Foco de luz
- Sistema de aspiração
- Armário, mesa, carrinho ou prateleiras onde se acomodarão os fármacos e materiais de urgência
- Sistema de aquecimento (luz infravermelha, colchão, secador etc.)
- Fonte de oxigênio e suporte ventilatório
- Lactímetro
- *Doppler* vascular e termômetro de periferia
- Serviço de monitoramento, que deve incluir:
  - Oximetria, cardioscopia, capnografia
  - Desfibrilador.

Na unidade de terapia intensiva (UTI) os mesmos requisitos devem ser cumpridos, já que podem ocorrer emergências nesse ambiente também. Mas além do sugerido, uma UTI deve contar com um setor de apoio para esterilização de material, maior controle de infecção hospitalar e apoio específico laboratorial e de sistemas (p. ex., hemodiálise, suporte nutricional, reabilitação, medicina hiperbárica e cirurgia especializada). (Figuras 2.1 e 2.2).

Equipe

Uma equipe mal preparada, desorganizada, sem liderança e que não utiliza os protocolos de atendimento padronizados aumenta a ocorrência de sequelas e a mortalidade, prolonga o tempo de internamento e aumenta os custos.

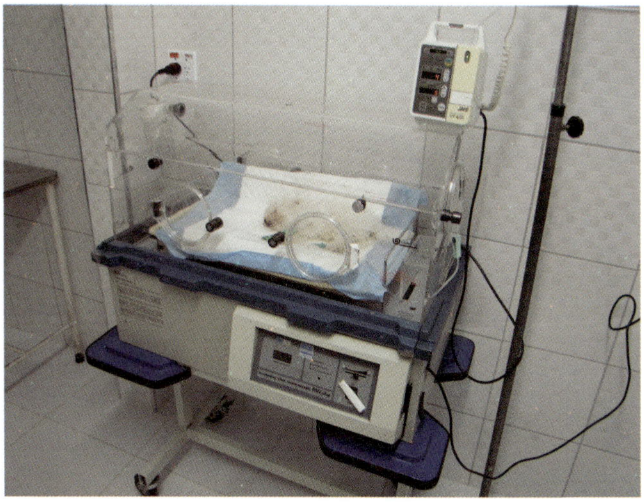

Figura 2.2 Unidade de terapia semi-intensiva (Hospital Veterinário Vila Matilde Animaniacs).

Torna-se obrigatório o treinamento sequenciado de equipe pelo menos a cada 6 meses, além da reciclagem em cursos e eventos especializados (Curso MIAT em medicina veterinária ou FCCS, BLS, PHTLS, PALS e ATLS em medicina humana, entre outros) (Figura 2.3).

▪ Protocolo de atendimento do paciente grave

Triagem

Triar na sala de urgência significa separar os pacientes por ordem de gravidade; é o primeiro momento de contato com o doente, quando devemos decidir entre um paciente ou outro, prevendo e identificando aquele que virá a óbito antes.

Normalmente a primeira pessoa a entrar em contato com o proprietário é o funcionário da recepção. Essa pessoa deve estar treinada para prestar um atendimento eficiente desde o primeiro contato ao telefone, direcionando o histórico e provendo informações ao proprietário, sobre o modo correto de transporte e os primeiros socorros que podem ser oferecidos ao paciente até sua chegada à clínica (quando possível estas informações devem ser dadas pelo clínico de plantão). O recepcionista também deve ser capaz de fornecer informações à equipe de plantão sobre o paciente que está chegando.

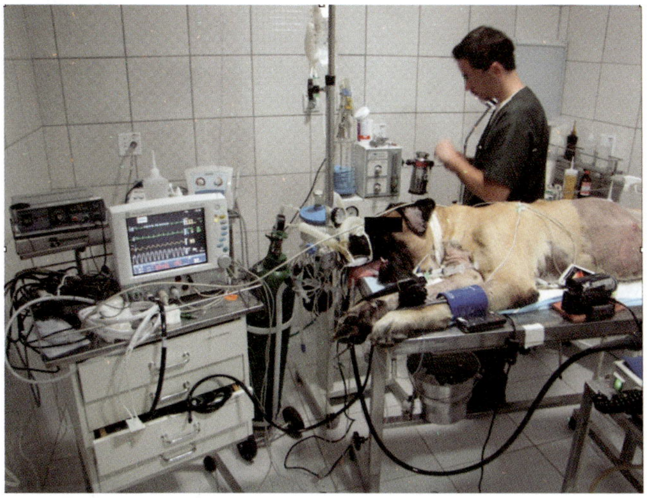

Figura 2.1 Sala de urgências (Hospital Veterinário Vila Matilde Animaniacs).

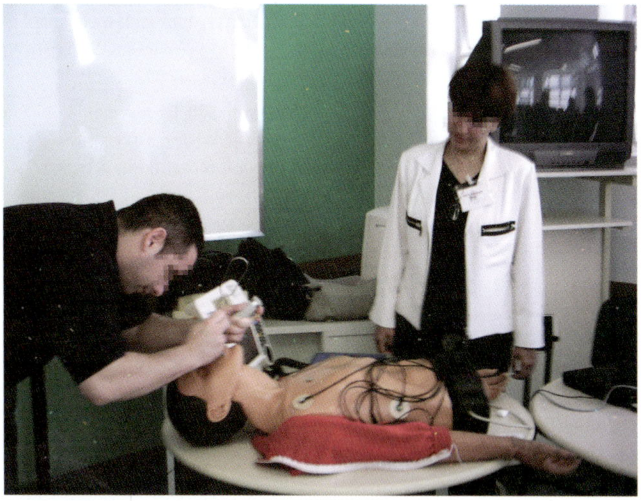

Figura 2.3 Curso FCCS realizado pela Associação de Medicina Intensiva do Brasil (AMIB).

A triagem deve ser realizada focando-se no risco de morte do paciente, estabelecendo-se qual será a sequência de atendimento. Sugerimos a classificação descrita no Quadro 2.1.

Devemos lembrar que um paciente pode alterar seu estado a qualquer momento, tornando esse sistema de triagem flexível, principalmente na primeira hora após o pronto-atendimento.

Anamnese superficial

A história clínica na sala de urgência deve ser breve (no máximo em 1 min), objetiva e em conjunto com o exame físico inicial de emergência. Quando for o caso, a anamnese pode ser adiantada por atendimento telefônico.

A anamnese de urgência deve ser realizada com auxílio do acrônimo mnemônico CAPÚM. Este acrônimo foi adaptado por nós a partir do correspondente em inglês AMPLE (*allergy, medications, past ilness, last meal, event*) descrito no Quadro 2.2.

Abordagem primária

> A chance de sobrevivência do paciente é muito aumentada quando a equipe não perde tempo tentando determinar qual a melhor alternativa de abordagem... os protocolos asseguram que os passos indispensáveis não serão esquecidos ou trocados, dando um padrão seguro ao tratamento.
>
> (*Shock trauma critical care manual*)

O protocolo desenvolvido pelo Colégio Americano de Cirurgia para Suporte Avançado de Vida no Trauma (ATLS – *Advanced Trauma Life Support*) foi adaptado com sucesso na medicina veterinária. Ele começa com uma abordagem inicial que envolve exame físico rápido e direcionado aos problemas que podem matar o paciente.

Quadro 2.1 Classificação de triagem para atenção de urgência.

Classe de triagem	Necessidade de atendimento
I – Emergência, atendimento imediato	Atender no máximo em 1 min, se possível, em segundos São aqueles em parada cardiorrespiratória, obstrução completa da via respiratória e todos os pacientes inconscientes. Normalmente, hipotensão, ausência de sons cardíacos, hipotermia e midríase são os sinais que caracterizam este grupo de doentes
II – Muito graves, críticos	A ação tem que ser realizada dentro de 5 a 10 min no máximo São os pacientes com insuficiência respiratória grave, normalmente com quadro hemodinâmico estável, mas que entrarão em parada total se não forem atendidos rapidamente. Todos os pacientes dispneicos, com dificuldade de manutenção da via respiratória e alterações ventilatórias estão neste grupo. Os doentes em choque clássico também fazem parte deste grupo
III – Sérios, urgentes	Todos os pacientes com lesões múltiplas, mas que permanecem com via respiratória patente e ventilação adequada. O atendimento deve ocorrer, no máximo, entre 2 e 3 h Fraturas expostas, feridas abertas ou queimaduras, corpo estranho penetrante no abdome (sem hemorragia), ou trauma sem sinais aparentes de choque, além dos estados de alteração de consciência (p. ex., convulsões) são os casos incluídos nesta classe. Choque críptico e descompensação hemodinâmica também são classificados neste grupo
IV – Urgência relativa	A ação deve ocorrer em até 24 h. A maioria dos pacientes traumatizados não se encaixa nesta categoria, mas alguns só se evidenciam após o proprietário relatar persistência de sintomatologia clínica. Anorexia, vômito, claudicação, mau cheiro (miíase, ferida infectada, abscessos etc.) e apatia são alguns dos casos

Quadro 2.2 Anamnese de urgência simplificada.

Cenário	Descrição do acontecimento nas palavras do proprietário Quem? O quê? Onde? Por quê? Quando?: • *Quem* viu o evento? • *O que* aconteceu? Houve perda de consciência ou apenas falha na locomoção? • *Onde* o animal está machucado? Onde dói? • *Por que* reanimar? Idade, doença, trauma grave ou custos são determinantes? • *Quando* aconteceu? Se houve parada cardiorrespiratória, quando foi observada a última respiração?
Alergia	O paciente é alérgico a algum fármaco, vacina etc.?
Passado/prenhez	Há histórico de doenças, cirurgias ou internamentos prévios? Toda fêmea é uma gestante em potencial!
Última refeição	O que e quando o animal se alimentou pela última vez?
Medicações em uso	Há algum tratamento para doença crônica ou fármaco em uso que possam interagir com a medicação a ser utilizada?

Vários cursos foram desenvolvidos em medicina veterinária no intuito de adaptar o atendimento do paciente grave humano à realidade veterinária. O curso MIAT (Manejo inicial do animal traumatizado) foi criado pela Sociedade Latino-Americana de Medicina de Urgências e Cuidados Intensivos (LAVECCS – Sociedad Latinoamericana de Emergencias y Cuidados Intensivos – www.laveccs.org) em conjunto com a Academia Brasileira de Medicina Veterinária Intensiva (BVECCS – www.bveccs.com.br) e é a base do atendimento emergencial na América Latina, habilitando o profissional a receber e abordar um doente grave na sala de urgência.

O estabelecimento de conceitos e a criação e adaptação de protocolos foi de suma importância para determinarem-se quais eram as melhores abordagens e que melhoravam a sobrevida na sala de urgência.

O tratamento começa sempre antes do diagnóstico, já que, na maioria das vezes, não há tempo para estabelecê-lo. Depois da estabilização inicial, o protocolo leva o paciente para uma abordagem secundária, que envolve exame físico mais minucioso e completo de todos os sistemas e, então, definição da conduta mais precisa e obtenção do diagnóstico definitivo.

Um algoritmo mundialmente aceito no atendimento do paciente grave foi adaptado à realidade veterinária e hoje é amplamente difundido e aceito. Ele é conhecido como A-B-C e envolve o estabelecimento da patência de via respiratória, da boa respiração/ventilação e da circulação, respectivamente. O algoritmo em inglês significa: ***A**irway* – ***B**reathing* – ***C**irculation*.

Adaptando o algoritmo, teremos: **A**r – **B**oa Respiração – **C**irculação.

As Figuras 2.4 a 2.6 exemplificam algumas manobras utilizadas em cada uma das fases do algoritmo.

O uso de algoritmos nas abordagens emergenciais é consagrado e pode aumentar a sobrevivência obtida em sala de urgência, como em um estudo em que se observou melhora de mais de 20% quando da instalação dos protocolos no serviço de urgência.

Os algoritmos são especialmente úteis nos casos em que o tempo é essencial, como na complexidade de um atendimento ao politraumatizado. No trauma, muitas decisões têm de ser tomadas em meio a muitos problemas; essas decisões têm que

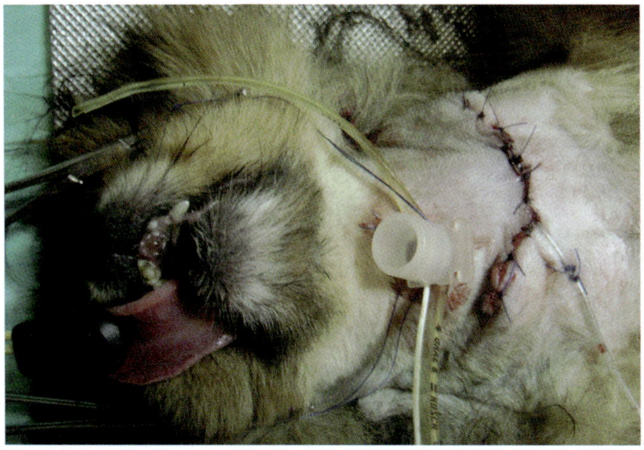

Figura 2.4 Animal com obstrução de via respiratória superior submetido a cricotireoideostomia.

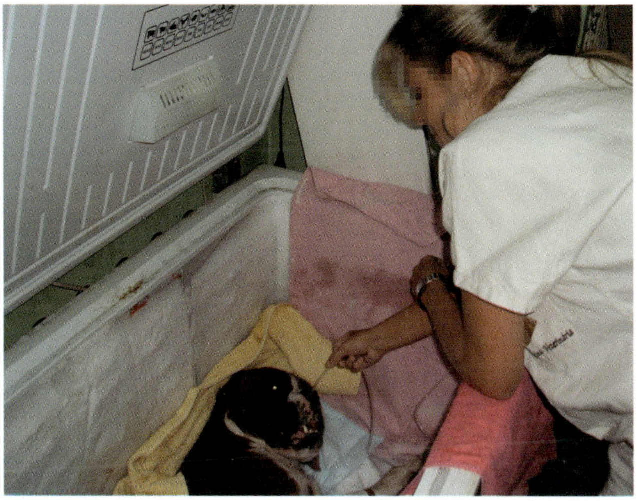

Figura 2.5 Animal recebendo suporte de oxigenação por sonda nasal.

ter uma sequência própria em um intervalo curto de tempo, de acordo com as prioridades do paciente.

A utilização do ABC como protocolo padrão em todos os serviços de urgência é essencial para melhorar as condições de atendimento e de sobrevida. O Quadro 2.3 descreve procedimentos e ações necessários em cada passo.

Atualmente são aceitas três exceções para o protocolo ABC: as hemorragias de grande calibre, a fibrilação ventricular e as reanimações cardiopulmonares realizadas por apenas um reanimador. Elas são mais importantes que o estabelecimento da patência de vias respiratórias e, nestes casos, a morte sobrevém com rapidez, sendo necessário restabelecer a circulação antes de atuar sobre as vias respiratórias.

Abordagem secundária

Após a abordagem primária, torna-se necessário um exame físico mais completo, buscando alterações que possam comprometer a estabilização inicial. O acrônimo ABORDAGEM, criado pelo autor, é um método eficiente para que todos os sistemas sejam abordados e nenhuma informação importante falte durante a abordagem emergencial.

Essa é uma sequência importante e deve ser repetida em todo exame físico de manutenção do paciente em sala de urgência ou cuidados intensivos, devendo ser realizada em períodos determinados pela gravidade do processo (p. ex., a cada 10 min, a cada hora ou continuamente).

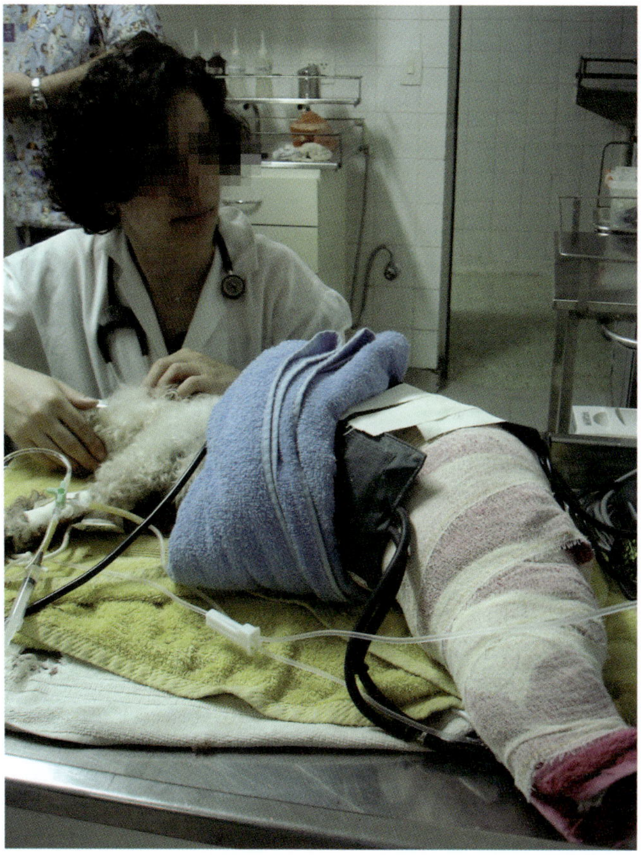

Figura 2.6 Compressão abdominal para estabilização de quadro hemorrágico abdominal pós-trauma.

O Quadro 2.4 representa o acrônimo sugerido, detalhando cada passo da abordagem secundária.

Exames laboratoriais

No atendimento emergencial o diagnóstico imediato nunca é obrigatório, e não devemos aguardar por exames complementares para tomar decisões que influam sobre o quadro do paciente.

Quadro 2.3 Sequência emergencial ABC para abordagem primária.

Ar	Esteja seguro de que haja via respiratória patente e livre, com ventilação contínua. Caso contrário, estabilize a coluna cervical e estenda a língua do paciente, realizando a aspiração da cavidade oral e, caso não seja suficiente, utilize a intubação orotraqueal ou retrógrada, a cricotireoideostomia, a traqueostomia ou a punção cricoide como meios de abertura de via respiratória
Boa respiração	Estabeleça boa ventilação e oxigenação. Se necessário, realize toracocentese ou colocação de tubo torácico para obter expansão torácica adequada e esteja treinado para utilizar todos os meios de oxigenação disponíveis
Circulação	Verifique se há perfusão adequada. Estabeleça um acesso vascular. A sincronia de pulso arterial e frequência cardíaca e a qualidade da ausculta cardíaca devem ser avaliadas em conjunto com os parâmetros circulatórios: como deltas de temperatura (centro periférico, *skin-diff* e periférico ambiental) tempos de enchimento e de esvaziamento jugular (TEJ), coloração de mucosas (mm), ausculta abdominal, pressão arterial (PA), pressão venosa central (PVC) e oximetria. A reanimação baseada na curva de lactato e na obtenção de metas é a mais indicada atualmente. Nesse ponto, pode ser necessário realizar a prova de carga ou compressão abdominal durante a reanimação volêmica no choque

Quadro 2.4 Sequência emergencial para abordagem secundária.

Ar	Há patência de vias respiratórias?
Batimentos/ boa respiração	Como está o ritmo cardíaco? Há boa sincronia de pulso arterial e batimentos? Como estão os parâmetros hemodinâmicos? Existe boa relação respiração/ventilação? Pode-se basear o exame nos valores hemogasométricos e nas medidas geradas pela oximetria de pulso e pela capnografia
Oxigenação	Como está a perfusão? A ventilação e a circulação funcionam? Como está a curva de lactato?
Retroperitônio	Há hematoma na região inguinal? Há fratura de bacia? Realize toque retal à procura de sangue e fragmentos ósseos
Desidratação/dor	Avalie os parâmetros de hidratação e volemia. Estabeleça um protocolo associado de controle da dor. Lembre-se de que a dor muitas vezes é a causa da má respiração/ventilação
Abdome	Há dor? Há hematoma umbilical? A percussão é positiva para ar livre? Há líquido na cavidade? A ausculta é normal para borborigmos?
Glicemia/gânglios/ gestação	Há risco de convulsão, o paciente é diabético? Está bem nutrido, pode ser hipoglicemia? Como estão os linfonodos? Há risco de prenhez positiva?
Encéfalo	Realize o exame completo, cheque a consciência pela escala AVDN.* Há trauma craniano? Utilize a escala de coma de Glasgow adaptada para avaliar a gravidade do TCE
Membros	Há fratura, luxação, laceração? Algum ferimento importante?

*Escala AVDN = **A**lerta, alerta à resposta **V**erbal, alerta ao estímulo **D**oloroso, **N**ão responde.

Alguns exames complementares são de fácil realização, apresentam custo baixo e podem ser feitos até mesmo na própria clínica, além de oferecerem dados iniciais importantes sobre a condição geral do paciente em uma situação de emergência.

O hematócrito, a dosagem de proteína total e glicose, além de exame rápido da urina utilizando fita de urina, podem ser úteis em uma abordagem inicial.

O estabelecimento da curva de lactato é essencial na avaliação da perfusão microcirculatória e na determinação do prognóstico do paciente, estando seu ponto de corte para melhor sobrevida aos 28 dias bem determinado em 3,2 mmol/ℓ para reanimação e em 2,3 mmol/ℓ ao chegar a 24 h de atendimento.

Monitoramento

Nada pode substituir um exame físico rígido e sequenciado no monitoramento do paciente grave. Mesmo utilizando-se toda tecnologia disponível, a presença do clínico e do enfermeiro, durante as 24 h do dia, é imperativa para que os índices de sobrevida sejam aceitáveis.

É importante levar em consideração que alguns princípios de enfermagem do paciente grave são necessários a fim de se minimizarem as sequelas e garantir êxito na recuperação:

- Nenhum paciente está bem hoje só porque estava bem ontem
- A avaliação clínica deverá ser periódica, pelo menos a cada meia hora nos pacientes mais críticos e a cada 4 h nos pacientes fora de risco imediato
- Os registros escritos de todos os parâmetros e acontecimentos devem ser realizados para que um prognóstico mais seguro seja traçado através de uma tendência, e se possam prever os problemas antes que eles causem complicações
- O prontuário médico é um documento que deve ser devidamente preenchido e arquivado.

Protocolos de ação na unidade de terapia intensiva

A presença humana é fator ímpar na recuperação do paciente grave, devendo haver sinergia entre a atuação médica e a presença da família.

Todo paciente grave deve ser tratado com muita atenção e paciência, pois geralmente são pacientes que se locomovem pouco, urinam e defecam no próprio canil, têm dificuldade para se alimentar e sentem dor.

Durante os exames físicos periódicos, que são obrigatórios, deve-se estabelecer contato direto com o paciente para fazê-lo sentir-se melhor (Figura 2.7).

Alguns procedimentos devem ser adotados na rotina da enfermagem:

- Evitar o decúbito prolongado (troca de posição a cada 2 h) prevenindo úlceras. Utilizar a sequência: esternal, lateral direito, esternal, lateral esquerdo e assim sucessivamente. Lembre-se de que o melhor decúbito é o esternal e, se possível, deve-se mover o piso do *boxe* por completo (por meio de angulações no assoalho) em vez de girar o paciente
- Prevenir infecções, mantendo o ambiente sempre limpo, checando as próteses periodicamente (cateteres, sondas, tubos, extensores, equipos etc.)
- Manter as necessidades nutricionais supridas. Vários são os métodos de se nutrir o paciente crítico, enteral ou parenteralmente; o importante é não subestimar as necessidades nutricionais elevadas no momento
- Prover o bem-estar psicológico, realizando caminhadas frequentes, estimulando o paciente com sessões de reabilitação e oferecendo carinho
- Manter o paciente em repouso absoluto, deixando a luz apagada durante a noite, permitindo que o paciente durma o máximo de horas possível.

Dois protocolos foram criados pelo autor no intuito de recordar o clínico de todas as funções e parâmetros que devem ser checados em um paciente grave internado na UTI (Quadros 2.5 e 2.6).

Ambos se associam ao fato de que o paciente grave necessita receber apoio psicológico reforçado durante sua permanência sob cuidados intensivos e, ao mesmo tempo, nos relembram de detalhes específicos sobre o paciente grave.

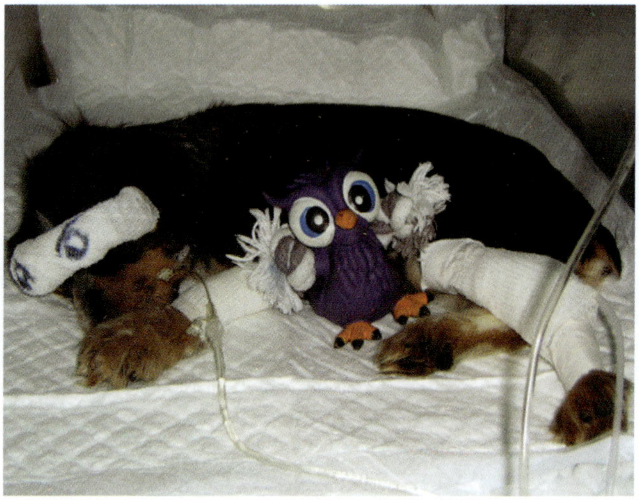

Figura 2.7 Todo conforto sempre será pouco para o paciente crítico, sendo obrigatória a higiene constante do leito e a manutenção das condições ótimas de internação.

Quadro 2.5 Sequência de atenção em UTI (I).

DAR APOIO MORAL
Dor **A**limentação **R**eabilitação
Adrenal **P**ressões **O**xigenação **I**nsulina/glicemia ***O****ncotic pool*
Microcirculação **O**ferta (Do_2) e demanda (Vo_2) ajustadas **R**espiração celular **A**TP **L**actato

Quadro 2.6 Sequência de atenção em UTI (II).

LEVAR AMOR E CARINHO
Lactato **E**ncéfalo **V**entilação **A**bdome **R**ins – débito urinário
Aspirar **M**onitorar **O**xigenar **R**epor volume
Curar com higiene **A**quecer **R**epousar **I**nflamação/infecção **N**a/K **H**ematócrito **O**xigênio na mitocôndria

O objetivo principal é manter os cuidados ligados à microcirculação, normalmente esquecida quando se realiza uma abordagem de rotina, que prioriza a macrocirculação e seus parâmetros. Ambos os protocolos priorizam uma sequência que resulta na obtenção de entrega ideal de oxigênio direcionada à respiração celular, o que é o objetivo final de todas as ações realizadas no paciente crítico.

Conclusão

O mercado atual exige a formação de um médico-veterinário intensivista, capaz de reconhecer e abordar o paciente grave e oferecer a sequência de cuidados de urgência e dentro de uma UTI.

A especialidade medicina veterinária intensiva é reconhecida pelo Conselho Federal de Medicina Veterinária e gestionada pela Academia Brasileira de Medicina Veterinária Intensiva (BVECCS – Brazilian Veterinary Emergency and Critical Care Society), gerando uma necessidade real de que os protocolos de urgência e terapia intensiva sejam devidamente instalados nos serviços de urgência veterinários.

O profissional que atua na área de urgências deve estar treinado e devidamente habilitado, a fim de prestar um serviço de excelência ao seu cliente.

É imperativo termos em mente que o paciente crítico é diferente por apresentar requerimentos elevados, hipermetabolismo e, geralmente, por não conseguir sustentar suas funções vitais sozinho.

Os pequenos detalhes podem salvar vidas; respeitar o minuto de platina e a hora de ouro é parte integrante de uma nova mentalidade que deve ser estimulada; o tempo de resposta é nosso maior aliado, pois se deixarmos que esse período se alargue, nos depararemos com nosso paciente morrendo; já saberemos que perdemos algo e gostaríamos de voltar atrás, mas será tarde; e nenhum equipamento ou fármaco de última geração vai poder alterar a situação grave que já se instalou, por isso é sempre bom lembrarmos que o tempo é algo que nunca poderemos comprar.

Leitura sugerida

Crowe DT. General approach to the trauma patient. Proceedings of the 5th International Veterinary Emergency and Critical Care Symposium; 1996 Sep 15-18; San Antonio. Texas: United States of North America; 1996. p. 557-62.

Devey JJ. How to have a ready area. Proceedings of the 7th International Veterinary Emergency and Critical Care Symposium; 2000 Sep 6-8; Orlando. Florida: United States of North America; 2000. p. 513-16.

Devey JJ, Crowe DT. The physiologic response to trauma. The Compendium on Continuing Education for the Practicing Veterinariam 1997;19(8):962-75.

Drobatz K, Powell S. Global approach to the trauma patient. Proceedings of the 4th International Veterinary Emergency and Critical Care Symposium; 1994 Sep 29-02; San Antonio. Texas: United States of North America; 1994. p. 32-8.

Fagella AM. First aid, transport and triage. In: Kirby R, Crowe DT. Emergency Medicine, The Veterinary Clinics of North America: Small Animal Practice. 1994;24(6):997-1014.

Hadfield R. Late deaths in multiple trauma patients receiving intensive care Resuscitation. 2001;49(3),279-81.

Haskins S. Sumário de emergência e cuidado intensivo. In: Sherding R. Emergências clínicas em veterinária, Rio de Janeiro: Ed. Guanabara; 1985. p. 1-21.

Holt DA. Management of the trauma patient. Proceedings of the 7th International Veterinary Emergency and Critical Care Symposium; 2000 Sep 6-8; Orlando. Florida: United States of North America; 2000. p. 567-71.

Mathews KA. Antimicrobial strategies: prevention and treatment. Proceedings of the 7th International Veterinary Emergency and Critical Care Symposium; 2000 Sep 6-8; Orlando. Florida: United States of North America; 2000. p. 345-9.

Murtaugh R. Veterinary emergency and critical care medicine. St. Louis: Mosby Year Book, 1992.

Plunkett SJ. Emergency procedures for the small animal veterinarian. Philadelphia: Saunders, 1993.

Rabelo RC. Abordagem emergencial do paciente crítico. In: Rabelo RC, Crowe DT, editores. Fundamentos de terapia intensiva veterinária em pequenos animais – Condutas no paciente crítico. Rio de Janeiro: LF Livros; 2005. p. 3-14.

Rabelo RC. Estudio y valor pronóstico de los parámetros relacionados com supervivencia en clinica de urgencias de pequeños animales: Estudio multicéntrico. tesis doctoral. Facultad de Veterinaria, Universidad Complutense de Madrid, 2008. 256p.

Rabelo RC. Plantão 24 h. Emergência a caminho! Estão todos prontos? Nosso Clínico. 2001;19:8-12.

Rabelo RC. Procedimentos Básicos na Medicina de Emergência – n. 1. Como abordar o paciente de emergência? Cães & Gatos. 2001;97:18-20.

Rabelo RC. Procedimentos Básicos na Medicina de Emergência – n. 2. Métodos de oxigenação do paciente crítico. Cães & Gatos. 2001;98:18-20.

3 Dispositivos e Meios de Acesso às Vias Respiratórias

Élton Figueirôa Medeiros de Souza, Rodrigo Cardoso Rabelo

Introdução

Na medicina intensiva veterinária, assim como no intensivismo humano, o manejo das vias respiratórias é primordial, uma vez que algumas alterações podem se agravar, como as relacionadas com os sistemas cardiovascular, respiratório e neurológico. Essa atenção especial ocorre devido à sua função de conduzir os gases respiratórios (O_2 e CO_2) do meio externo aos pulmões e vice-versa. Com isso, sua patência é alvo de inúmeros protocolos de abordagens de suporte à vida.

> Para que essas trocas gasosas ocorram nos pulmões e, assim, oxigenar e ventilar os tecidos, as vias respiratórias têm que estar e permanecerem livres.[1]

Para tanto, ao longo da história, a medicina de modo geral trabalhou nesse assunto por observar sua importância. Foram elaborados os mais diversos dispositivos e técnicas para o controle e patência das vias respiratórias.

Uma abordagem objetiva e correta é fundamental para que as metas da hora de ouro e do minuto de platina sejam alcançadas, uma vez que não se deve seguir o algoritmo do trauma (ABC) enquanto o A não se completar.

As maiores causas de insucesso no atendimento emergencial são a oxigenação e a ventilação inadequadas por intubação errônea (esofágica principalmente) e a demora para a realização do procedimento.[4-10]

Para que essas abordagens sejam eficazes, a leitura de técnicas e o treinamento dos procedimentos e modos de manuseio dos dispositivos devem fazer parte da rotina dos médicos veterinários que trabalhem na emergência a fim de realizar o atendimento emergencial no tempo ideal (hora de ouro/minuto de platina).

Perspectivas históricas

A preocupação com a patência das vias respiratórias é datada de 156 a.C., quando Asclepíades de Bitínia praticou respiração boca a boca em um indivíduo considerado como morto, devolvendo-lhe, assim, a vida.[1,2] A partir daí, observam-se alguns relatos ao longo da história. Em 1543, Vasalius manteve um suíno vivo, por meio de um tubo introduzido diretamente na traqueia. Essa experiência foi repetida em um cão, perante a Royal Society of London, em 1667, por Robert Hooke, demonstrando os efeitos vitais da ventilação sobre o animal.[1] Já em 1871, John Snow (1848-1924) relatou a intubação endotraqueal aplicada à anestesia em animais, por traqueostomia.[1] Desde então, técnicas e equipamentos vêm sendo elaborados para obtenção e manutenção das vias respiratórias.

Antes da Primeira Guerra Mundial, surgiram o tubo endotraqueal e a lâmina curva para o laringoscópio. O tubo endotraqueal era confeccionado com material maleável, semirrígido e com manguito inflável em sua extremidade distal, que podia ser introduzido no lúmen da traqueia, fechando-a hermeticamente, para evitar escapes de ar ou gases inalatórios. A lâmina curva para laringoscópio tornou-se imprescindível para a colocação desse tubo, já que a glote precisava ser visibilizada. Esse procedimento era de difícil realização, razão pela qual somente poucos anestesiologistas experientes o realizavam.[3]

Em 1935, na cidade de Regina, Itália, Leech desenvolveu um aparelho com relativa facilidade na sua colocação, denominando-o ampola faríngea. Essa ampola proporcionou uma via respiratória livre com vedação em circuito fechado, utilizando anestesia inalatória com ciclopropano, sem intubação.[4]

Com o advento dos relaxantes musculares, a intubação traqueal tornou-se mais fácil e rápida, podendo ser realizada por todos os anestesistas que tivessem um pouco de experiência. Esse procedimento tornou-se cada vez mais seguro para os pacientes. Porém a intubação traqueal proporciona, no pós-operatório, sensações de dor na garganta e disfonia.

Outros dispositivos foram inventados, sempre com o intuito de permitir via respiratória livre, de maneira menos traumática e mais eficiente na sua colocação.

Dispositivos e procedimentos de acesso às vias respiratórias

Tubo endotraqueal

O tubo endotraqueal (TE) é um dispositivo para obtenção e controle da via respiratória. Ele permite a realização da oxigenoterapia, da ventilação mecânica e da administração de gases anestésicos, todos em um sistema fechado ou semifechado, pois conta com um balonete em sua extremidade distal, que é inflado para impedir o escape de gases. Esse balonete apresenta-se em duas modalidades: pouco volume e alta pressão ou muito volume e baixa pressão. O de baixa pressão é preferível por apresentar menor risco de lesão isquêmica compressiva na traqueia. Já o de pouco volume e alta pressão predispõe à lesão isquêmica na mucosa traqueal. Os tubos de balão cônico e dispositivo de sucção são mais seguros na atualidade.

Esse dispositivo nos permite realizar ao menos duas manobras de controle de vias respiratórias: a intubação traqueal (IT) e a intubação traqueal retrógrada (ITR). Com uma alteração na estrutura física do TE, podemos adaptá-lo na cricotireoidеotomia e na traqueotomia.

A intubação traqueal se refere à passagem do TE através da glote e sua posterior inserção no lúmen traqueal. Essa passagem se dá após a indução anestésica ou o efeito de bloqueadores neuromusculares. A partir daí, realiza-se a laringoscopia com o animal em decúbito lateral direito (nos casos de intubação de emergência). A língua do animal deve ser pouco tracionada, a fim de não produzir estimulação vagal exagerada e, se necessário, deve-se fazer a aspiração de conteúdo para melhor visibilização. Com a glote visibilizada, introduz-se cuidadosamente o TE até o limite de sua marcação (alguns tubos vêm com marcação proximal ao balonete), para que não haja lesão da glote e posterior edema, além de evitar a intubação brônquica ou lesão da carina. Em gatos, o uso de 0,5 a 1 mℓ de lidocaína a 2% aspergida sobre a laringe ou em gel sobre o tubo é indicado para evitar ou diminuir a ocorrência do laringospasmo.[11]

Ao realizar a IT, alguns cuidados devem ser tomados como escolha do número correto do tubo traqueal em relação ao diâmetro da traqueia do animal, que seria de 2/3, respeitando-se as marcações limites, incluindo a do volume infundido para insuflar o balonete. A forma e o tamanho da lâmina do laringoscópio também devem ser levados em consideração, para que não ocorram lesões em tecidos moles e haja boa visibilização da glote. Os autores utilizam o espaço intercostal como referência anatômica ideal para sugerir o tamanho do tubo a ser utilizado (Figura 3.1).

Mesmo tomando-se os devidos cuidados, a IT por si só pode levar a alterações no sistema cardiovascular por estimulações neuroendócrinas. Essas alterações cardiovasculares acontecem por estimulação do sistema nervoso simpático nos cães, levando-os a hipertensão e taquicardia. Nos gatos, o estímulo acontece no sistema nervoso parassimpático, levando-os a hipotensão e a bradicardia.[1,2]

A intubação traqueal é indicada para todos os animais inconscientes, em apneia, angústia respiratória grave com incapacidade de mobilizar volumes correntes adequados e em animais que necessitem de ventilação mecânica.[11]

A intubação retrógrada pode ser utilizada, durante a laringoscopia, quando a visibilização da laringe ou da glote for impossibilitada por algum tipo de conteúdo como sujidade, coágulos e secreções ou sangramento, nos casos em que a aspiração traqueal não possa ser realizada ou apresente-se ineficaz.

Sua principal utilização se refere aos pacientes com pouca angulação de abertura da cavidade oral e estruturas anatômicas de difícil acesso (roedores, filhotes de raças miniatura, alguns felinos).

Basicamente, a ITR é realizada por meio de um fio-guia, que orientará o TE até a traqueia. Esse fio é introduzido através de uma punção, com o mandril de um cateter venoso periférico 14G ou 16G, pela membrana cricotireóidea, em direção cranial. Após a punção, passa-se o fio-guia, em sentido rostral, até a sua visibilização na cavidade oral. O fio é então passado por dentro do TE e conduzido até a traqueia. Devemos sempre lembrar que o TE tem que estar com sua curvatura orientada ventralmente e o procedimento tem que ser realizado com movimentos delicados para que não haja lesões de tecidos moles (Figuras 3.2 e 3.3).

▪ Máscara laríngea

Mesmo com o advento de técnicas anestésicas e de sedação oferecendo um relaxamento muscular adequado, a intubação traqueal ainda exige habilidade, certo grau de experiência e treinamento continuado, para que se perca menos tempo em situações de emergência.

As dificuldades para se manter uma via respiratória livre, tanto na anestesia quanto na emergência com o TE, foram observadas pelo anestesista inglês Archibald L. J. Brain, enquanto estudava seus modelos laríngeos em gesso. Ele também notou que o manguito da máscara nasal pediátrica de Goldman, utilizada em procedimentos anestésicos odontológicos ambulatoriais, em muito se assemelhava aos modelos larín-

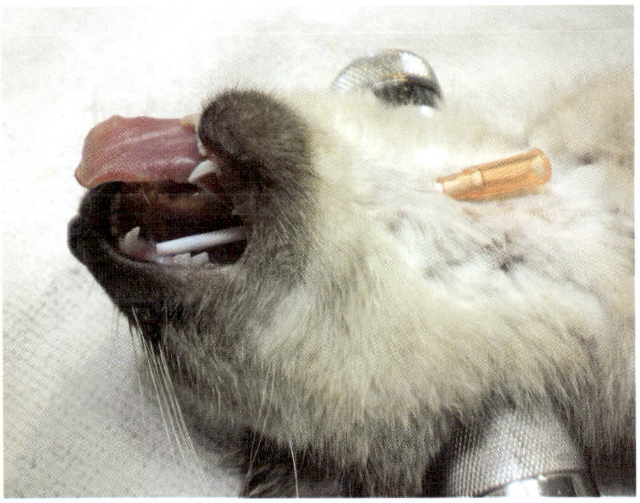

Figura 3.2 Punção cricotireóidea em direção cranial.

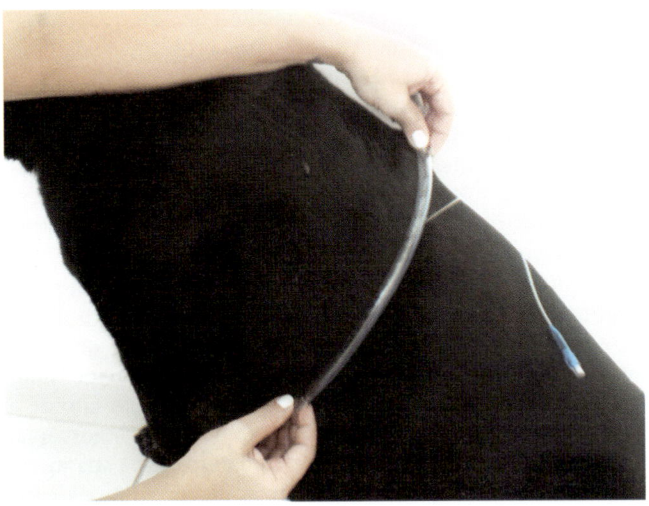

Figura 3.1 Comparação do espaço intercostal com o calibre do tubo endotraqueal como referência anatômica.

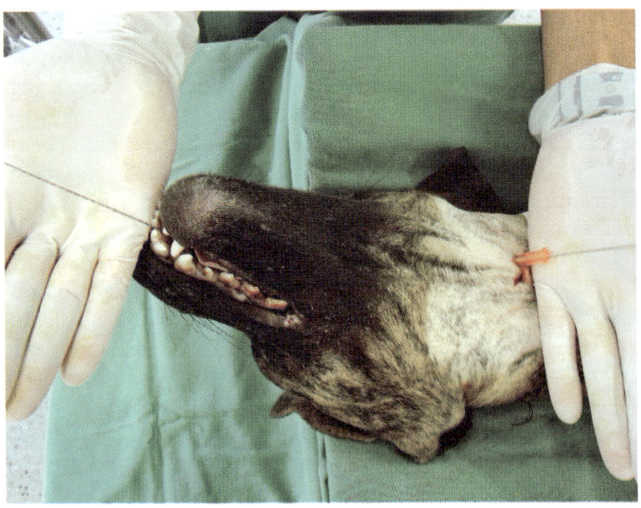

Figura 3.3 Passagem do fio-guia para posterior colocação do tubo endotraqueal.

geos. Quando modificada, poderia ser utilizada diretamente sobre a laringe, encaixando-se perfeitamente nos seios piriformes, cujos contornos correspondiam quase que exatamente à forma triangular da hipofaringe, surgindo, assim, a máscara laríngea.[3,12]

A máscara laríngea (ML) pode ser utilizada tanto na ventilação mecânica quanto na espontânea. Na ventilação mecânica por pressão positiva intermitente (VPPI), a ML suporta pressão de no máximo 15 cmH_2O. Quando esse limite é superado, ocorrem vazamentos e insuflação gástrica.[13] A ML é uma ótima alternativa para a VPPI, promovendo insuflação pulmonar satisfatória. Comparando-se o uso da ML com TE na VPPI, observa-se maior volume corrente de oxigênio, quando se utiliza a ML em pressões abaixo de 20 cmH_2O, do que com o TE.[14,15] O uso da ML é bastante seguro e sua eficiência é garantida por apresentar níveis de saturação sanguínea de oxigênio (maior que 98%) e gás carbônico (menor que 40%), com escapes de ar mínimos e sem alterações hemodinâmicas ou neuroendócrinas significativas.[3,16-23] Sua única contraindicação é o uso em pacientes com estômago cheio ou com histórico de refluxo gástrico, uma vez que a ML não protege totalmente os pulmões de aspiração de líquidos, porém esse fato é contornado na sondagem nasogástrica e aspiração de conteúdo.[3,12,17,19,22] Por outro lado, essa complicação é muito rara e, quando acontece, não aumenta a mortalidade em humanos.[18,20]

Tumores, abscessos, hematomas ou edemas de laringe, faringe ou traqueia ou ainda a compressão traqueal pelo aumento da tireoide são também contraindicações no uso da ML pela deformação dessa região, impedindo um fechamento hermético.[18]

A pressão fornecida pelo manguito da máscara laríngea não causa lesão alguma sobre a mucosa tanto em humanos quanto em animais. Isto acontece porque esse dispositivo apresenta pressão sobre a mucosa menor que a máxima preconizada na literatura e maior que a necessária para que se evite escape de ar ou gases.[16,21]

Para a colocação da ML, não é necessário que se realize a laringoscopia, pois o movimento mimetiza a deglutição e o risco de lesão de tecidos moles é praticamente nulo, podendo poupar o animal de sofrer este procedimento. Com isto, praticamente qualquer pessoa pode realizar a intubação laríngea (IL), bastando apenas ter um breve conhecimento do equipamento e as maneiras de introduzi-lo.[3,23,24]

A colocação da ML é muito simples, podendo ser às cegas; isto faz com que sedação leve ou de acordo com a cooperação do paciente, permita que o ato possa ser realizado. Existem várias técnicas para a introdução da ML, porém, vamos relatar as duas mais frequentes na rotina dos autores. Com o animal sedado, introduz-se a ML com sua curvatura direcionada ventralmente, o balonete totalmente esvaziado e lubrificado (com gel à base de água ou gel de lidocaína) e com movimento único e contínuo, empurra-se o dispositivo. Com o dedo indicador no balonete ou segurando o tubo, o dispositivo é levado até atingir a região da laringe. O provável é que o animal apresente a deglutição como o único reflexo nesse procedimento e quando a ML chegar à laringe, esse reflexo não será mais estimulado (Figuras 3.4 e 3.5).

Outra maneira de se introduzir a máscara laríngea é orientando-se sua curvatura em sentido dorsal, ou seja, passando-se o balonete pelo palato duro e, quando passar pelo palato mole, realizando-se um giro de 180°, podendo haver necessidade de pequenos ajustes. Nessa segunda técnica, o reflexo de deglutição é menos estimulado. Independentemente de qual técnica seja utilizada para a introdução, a ML tem grande vantagem de não estimular o sistema neuroendócrino como acontece na IT, por ser menos invasiva, possibilitando indução e manutenção anestésica em menores concentrações.

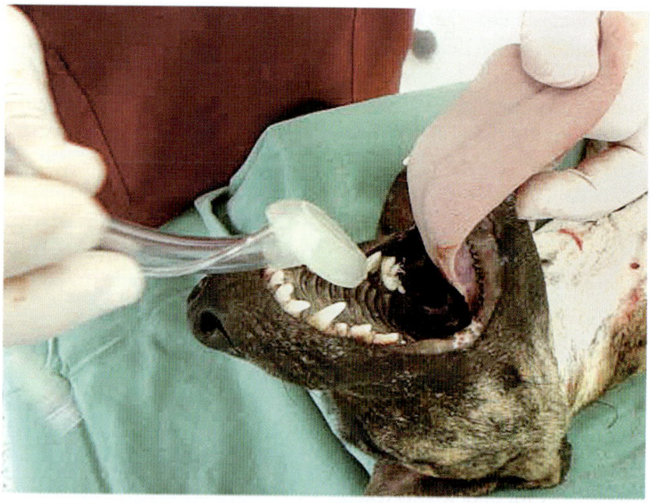

Figura 3.4 Posição de entrada da máscara laríngea na cavidade oral.

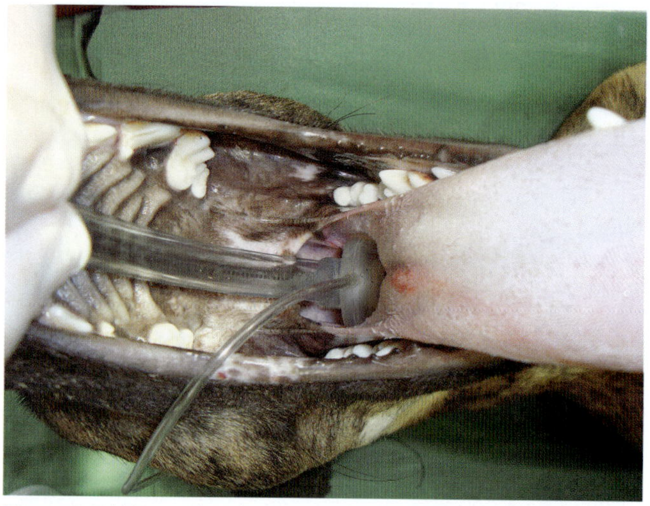

Figura 3.5 Máscara devidamente posicionada para iniciar ventilação.

A ML está indicada principalmente para uma via respiratória difícil, na maioria das vezes, por problemas anatômicos como os encontrados em animais braquicefálicos.[3,12,20] Porém, ao longo do tempo, outras atribuições à indicação da ML foram sugeridas e aplicadas. Hoje em dia a ML é usada como excelente alternativa em anestesias, como nas cirurgias de cabeça. Ou seja, a ML deve ser utilizada em vários procedimentos na medicina veterinária e, principalmente, na rotina dos atendimentos emergenciais.[3,18,21,25,27,28]

Sua utilização em animais ainda é pouco difundida, principalmente na escola americana, mas já é possível reconhecer sua grande valia, pois como não penetra na traqueia, as estimulações presentes na intubação traqueal não ocorrem e o laringospasmo praticamente não acontece pelo fato de a máscara laríngea ser posta sem o auxílio da laringoscopia, requerida apenas quando há grande dificuldade na sua inserção, como a encontrada em tumores laríngeos.[29] Atualmente, os dispositivos supraglóticos V-Gel Critical Store são os mais adequados para uso em felinos, pois são de uso exclusivo veterinário, desenhados especificamente para a anatomia felina, com maior segurança contra a aspiração e melhor estabilização do dispositivo.

▪ Punção da membrana cricoide

No atendimento emergencial, muitas vezes nos deparamos com situações nas quais o animal apresenta dispneia inspiratória em vários graus. O reflexo instantâneo e positivo de muitos clínicos é o de tentar realizar a intubação. No entanto, existem algumas situações nas quais, ao proceder à laringoscopia, verifica-se que o procedimento não é passível de ser realizado.

A punção da membrana cricoide (PMC) estaria indicada como uma das técnicas úteis para utilizar-se em pacientes que porventura derem entrada no serviço de emergência com obstrução de vias respiratórias superiores de modo agudo e a desobstrução não seja possível em tempo hábil para o salvamento da vida do animal.

Lesões como paralisia grave da laringe, edema de glote (picada de insetos, reações vacinais e de outras origens anafiláticas), traumas ou lacerações laríngeas são algumas das indicações, ou seja, todo evento que obstrua as vias respiratórias superiores de modo agudo e total.[11]

Para realizar esse procedimento necessita-se um cateter venoso de grosso calibre (16G ou 14G). Após localizar a membrana cricoide, realiza-se um *cut down* (minidissecção) na pele e introduz-se o cateter em um ângulo de 90° na traqueia. O detalhe principal desse procedimento reside no fato de que, diferentemente da introdução do cateter na veia, introduz-se o cateter juntamente com o mandril até o final e só então realiza-se a retirada. Para garantir que o cateter esteja na traqueia, utiliza-se uma seringa para aspiração. Como o alvo é a traqueia, o correto é que o conteúdo da aspiração seja ar e sem pressão negativa. Essa pressão negativa nos faz crer que o cateter se apresente no subcutâneo e não no lúmen traqueal, ou que esteja dobrado, devendo ser recolocado. Esse procedimento não deve levar mais que 10 s e, logo após, administrar-se oxigênio a 100% infundido em um volume de 100 mℓ/kg/min (Figuras 3.6 e 3.7).

A PMC não deve permanecer mais que 15 a 20 min nos casos em que houver obstrução total da via respiratória superior, pelo fato de não permitir ventilação adequada e predispor ao risco de hipercapnia, sendo esse procedimento apenas para a estabilização imediata enquanto o problema inicial é resolvido ou os materiais para cricotireoideotomia ou traqueotomia estão sendo providenciados.[11,30] Quando se opta por esse método para a realização de oxigenoterapia ou suporte nos casos de obstrução parcial (edema parcial de glote, reações anafiláticas, edema sublingual), pode-se utilizá-lo por mais tempo, de acordo com a necessidade.

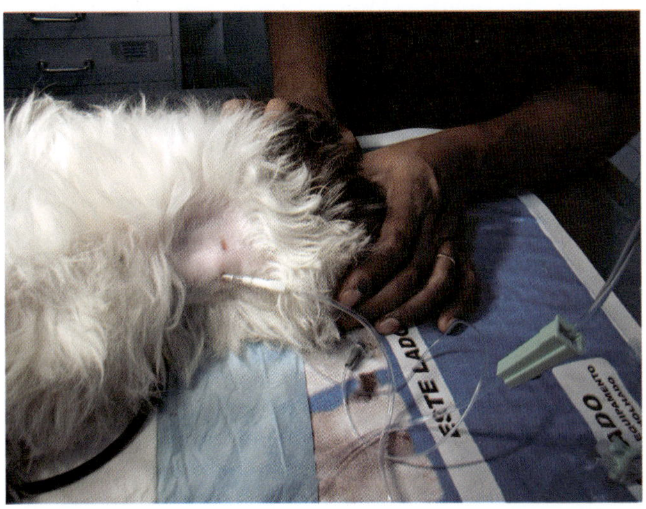

Figura 3.6 Punção para fornecimento de oxigênio pela via transtraqueal.

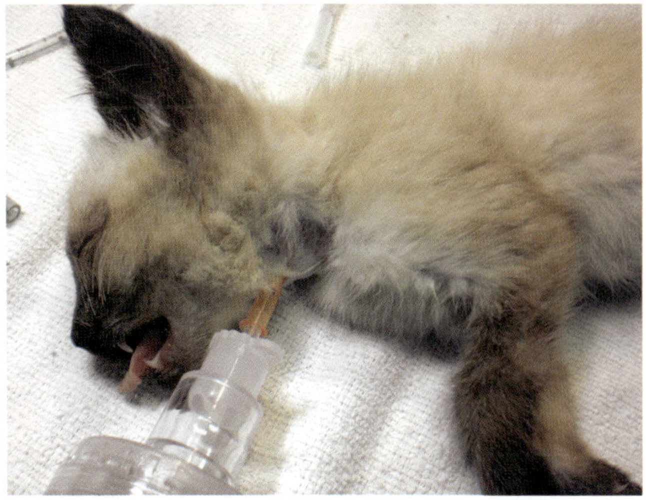

Figura 3.7 Ventilação manual via punção cricotireóidea.

Como todo procedimento médico, a PMC também apresenta complicações durante a sua realização e no período pós-procedimento. Obstruções por secreção, quebra, torção ou deslocamento do cateter são algumas dessas complicações, que impedirão o fluxo de oxigênio. Caso isso aconteça, uma sonda uretral de calibre menor que o do cateter é introduzida pelo lúmen, onde permanecerá o mais próximo possível da carina, e, então, o O_2 será infundido pela sonda no mesmo volume corrente.[30]

A punção da membrana cricoide é uma manobra que todos os clínicos veterinários que atuam em plantões de urgência devem estar aptos e preparados para realizar, uma vez que este é um procedimento emergencial de estabilização e que pode ser um grande diferencial no aumento da sobrevida nos atendimentos de urgência.

▪ Cricotireoideotomia

A cricotireoideotomia (CTO) é um procedimento de sala de urgência para manejo rápido das vias respiratórias obstruídas, importante por ser pouco cruenta e de fácil e rápida realização.

A CTO está indicada para animais com lesões graves nas vias respiratórias superiores como traumas, paralisia da laringe, edema de glote, lacerações ou avulsão dos condutos respiratórios superiores. É indicada também para animais que tenham perdido o reflexo de tosse, estejam em coma (e para os quais não se tenha um prognóstico de retorno) e em animais que se intoxicaram com monóxido de carbono.[11]

Outras situações não emergenciais também fazem parte das indicações dessa técnica de controle de via respiratória. A permanência em ventilação mecânica por mais de 12 h ou a intervenção cirúrgica da laringe ou traqueia são indicadas, porém não devem exceder 48 h.[11]

As indicações da CTO são as mesmas da traqueotomia, no entanto suas vantagens se sobrepõem, já que a técnica é mais rápida, menos cruenta, com menor probabilidade de causar danos a tecidos moles ou a nervos, menor exposição e dano à traqueia e gera menos desconforto ao animal. Em relação às outras técnicas de controle de via respiratória, a CTO tem a vantagem de proteger o paciente de broncoaspirações, principalmente em pacientes comatosos, permitindo a realização de ventilação mecânica ou manual, além de ofertar grande volume corrente de oxigênio.

Para a realização da CTO na sala de urgência, devem-se tomar os mínimos cuidados com a antissepsia do local, como tricotomia e higiene com solução de clorexidina a 2%, e escolher um tubo apropriado para o procedimento (2/3 do diâmetro da traqueia).

O material necessário para efetuar a CTO é simples. Uma lâmina de bisturi nº 23 com cabo, um tubo endotraqueal, um tubo de traqueotomia ou um *kit* percutâneo próprio podem ser utilizados como material para esse procedimento.

Com o material preparado, coloca-se o animal em decúbito dorsal e, com o dedo indicador, procura-se a membrana cricoide passando-o sobre a traqueia, a partir da entrada do tórax e em sentido cranial. Após encontrá-la, realiza-se uma incisão transversal na pele e, em seguida, na membrana. Muitas vezes, nos casos de obstrução de vias respiratórias superiores, o animal passa a respirar a partir desse instante. Em seguida, introduz-se o tubo ou cânula apropriada (Figuras 3.8 e 3.9).

Após a realização da CTO, alguns cuidados na manutenção devem ser seguidos para evitar complicações como a obstrução do tubo, infecções brônquicas, pneumonias, enfisema subcutâneo e disfonia.

Como o animal não irá respirar através das vias respiratórias superiores, que umedecem, aquecem e filtram o ar, tem-se que realizar essas funções para ele. É muito importante que o ar seja umedecido para promover a manutenção das defesas funcionais da traqueia e para que a excreção de secreção seja facilitada. Se o animal estiver em ventilação mecânica, usa-se nebulizadores ou umidificadores comuns durante o procedimento. Caso o paciente esteja respirando o ar ambiente, o ideal é que seja colocado em uma câmara umidificada, em temperatura corporal aproximada (30 a 34°C), durante 15 min a cada 4 a 6 h. Outra forma de se umedecer o trato respiratório inferior é a injeção de 0,1 mℓ/kg de solução salina aquecida e estéril pelo tubo a cada 1 a 2 h (1 mℓ no mínimo e 5 mℓ/animal no máximo), diariamente, enquanto o paciente estiver usando o tubo.

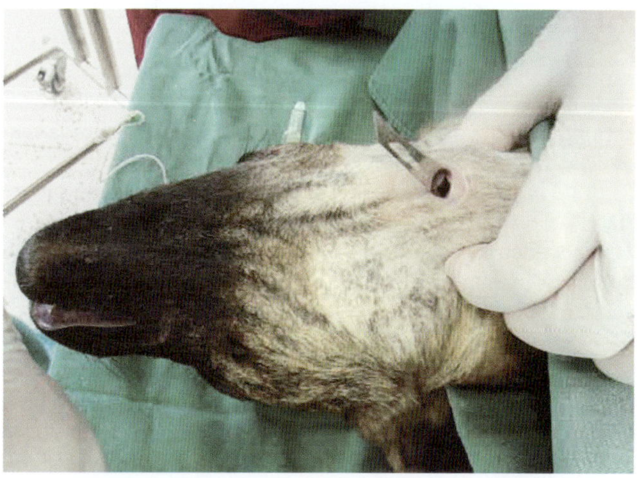

Figura 3.8 Punção e posicionamento da lâmina de bisturi durante cricotireoideotomia.

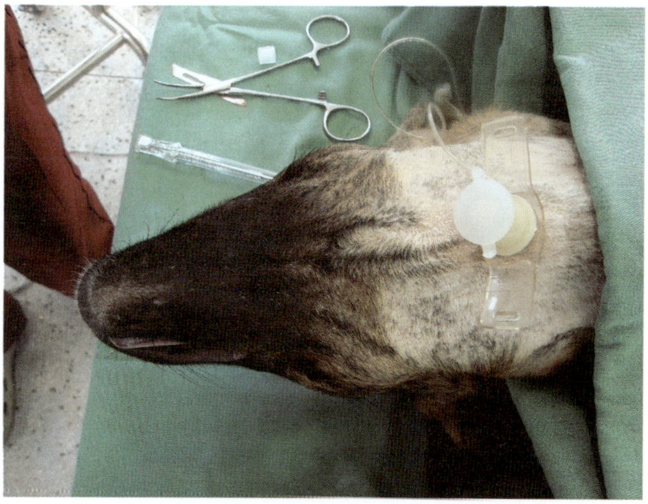

Figura 3.9 Posicionamento da cânula ao final do procedimento.

Outra preocupação é a realização da sucção que tem como objetivo prevenir a obstrução do tubo por secreções. Essa técnica tem que ser realizada com todos os instrumentos estéreis. Deve-se pré-oxigenar o paciente com O_2 a 100% por vários movimentos inspiratórios (no mínimo cinco), a fim de "limpar" o sistema respiratório, promovendo concentração mais elevada de O_2 nos alvéolos e no sangue. Em seguida, é inserido um cateter de sucção, estéril, no tubo. Através desse cateter, injetam-se 2 a 7 mℓ/kg de solução salina a 0,9% aquecida e estéril, aguarda-se o reflexo de tosse e a partir daí se aplica um vácuo intermitente, ao mesmo tempo que se realizam movimentos de rotação e de entrada e saída incompleta do cateter no tubo. A aplicação do vácuo não pode exceder mais que 15 s pelo risco de induzir hipoxemia no animal. Esse procedimento tem que ser repetido durante 15 min e realizado 4 vezes/dia. O tempo de duração pode ser alterado de acordo com a quantidade de muco produzida pelo paciente. Nessa ocasião, podem ocorrer algumas complicações como náuseas, vômitos, hipoxemia, arritmias e dano da mucosa traqueal, por esse procedimento deve ser realizado com bastante cuidado e delicadeza.

Em relação ao tubo, ele tem de ser trocado, a princípio, a cada 24 h para que não haja risco de infecção ou este seja reduzido. Porém, se houver obstrução, é óbvio que se deve trocar o tubo independentemente do tempo de uso. Para a retirada do tubo, oxigena-se o paciente com O_2 a 100% e, posteriormente, substitui-se o tubo por um estéril. Para aqueles tubos com cânula, basta trocá-las por uma estéril.

Tal qual outros dispositivos que se apresentem introduzidos em nossos pacientes, tanto o tubo quanto a ferida têm que ser higienizados diariamente com solução de clorexidina a 2% e/ou álcool a 70% e gaze estéril, sempre limpando no sentido paciente-final do dispositivo, para que se diminua ou anule a chance de contaminação da ferida e/ou sepse.

O tubo deverá ser retirado do paciente gradativamente, com calma, após 48 h de permanência na traqueia, observando-se se ainda há necessidade de um dispositivo. Essa retirada será realizada fazendo-se a troca de tubos com o diâmetro cada vez menor e observando-se se o paciente continuará respirando bem ou com dificuldade. A partir daí, ao colocar um tubo com 50% do diâmetro do original, ele é obstruído com o dedo e, ao mesmo tempo, pode-se observar se o paciente consegue respirar normalmente. Se estiver respirando normalmente, a retirada estará indicada. Como todas as abordagens cirúrgicas do trato respiratório cervical, a incisão da CTO não deve ser suturada, realizando-se a cicatrização por segunda intenção. Lembramos que se, após as 48 h com CTO, o animal não conseguir respirar normalmente, a traqueotomia deve ser realizada para a manutenção do controle da via respiratória.

Traqueotomia

Por se tratar de uma técnica bastante invasiva e de realização em bloco cirúrgico, a traqueotomia de emergência deve ser a última tentativa para a obtenção e o controle da via respiratória.

Dentre as técnicas, deve ser dada prioridade para as mais simples e fisiológicas, deixando as mais complicadas e invasivas para os casos em que as primeiras não forem eficazes. Com isso, as indicações e as contraindicações de cada técnica devem ser sempre baseadas na que melhor se aplica às condições do paciente.

Comprometimento das vias respiratórias superiores (paralisia laríngea, lesões graves, lacerações e/ou avulsões); ventilação mecânica por mais que 12 h de permanência; intervenção cirúrgica de laringe ou traqueia proximal; e condições que exijam facilidade na remoção de secreções são indicações para a realização de traqueotomia. O diferencial para as indicações de traqueotomia ou CTO é o tempo de permanência do tubo no paciente (até 48 h para a CTO).

Após analisar as indicações e optar pela traqueotomia, deve ser realizada tricotomia na região ventral do pescoço. No bloco cirúrgico, o paciente é posto em decúbito dorsal para a realização de antissepsia do local tricotomizado.

Com o animal em anestesia geral e em plano anestésico, contam-se dois dedos abaixo da cartilagem aritenoide, onde se efetua uma incisão longitudinal na pele. Os músculos esternoióideos serão visibilizados e então dissecados. A traqueia se apresenta abaixo dos músculos e também deve ser dissecada com uma pinça hemostática curva para não haver lesões em nervos (laríngeo recorrente), vasos e esôfago. A traqueia é exteriorizada com movimentos delicados de dissecção pela face dorsal, colocando-se a pinça como apoio. Na altura do 2º e 3º e do 5º e 6º anel traqueais, realiza-se um ponto de reparo com o nó alto, utilizando-se fio de náilon 2-0. Entre o 4º e o 5º anel, é feita uma incisão transversal que deve atingir profundidade de 50% do diâmetro da traqueia. Após a incisão, um tubo de traqueotomia, medindo 2/3 do diâmetro traqueal, é introduzido. Para a proteção da ferida cirúrgica, coloca-se um curativo com gaze estéril e pomada antibiótica. O tubo é fixado ao redor do pescoço por fita ou bandagem para evitar o seu deslocamento. Indica-se proteção com uma atadura, de preferência estéril, para evitar ao máximo a contaminação. Realizando-se o procedimento o mais asséptico possível e procedendo-se aos cuidados de manutenção, os problemas com obstrução ou contaminação serão muito menores ou nulos (Figura 3.10).

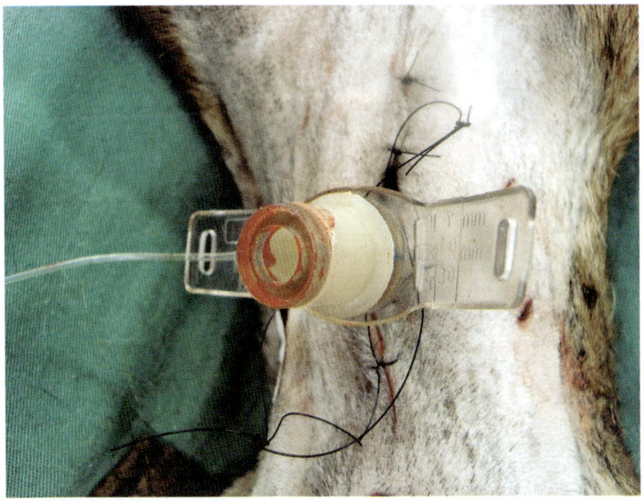

Figura 3.10 Acesso final de traqueotomia com suturas de apoio.

Considerações finais

Uma abordagem rápida e objetiva das vias respiratórias é essencial para que um animal, em caráter emergencial, tenha maior chance de sobreviver com menor risco de sequelas.

Hoje em dia, vários dispositivos e técnicas de acesso e manutenção de vias respiratórias estão presentes no mercado para que os atendimentos emergenciais tenham maior êxito.

Para cada técnica ou dispositivo, observam-se cuidados que os profissionais devem ter para que o objetivo final seja completado, evitando complicações que aumentem a morbimortalidade associada.

Referências

1. Maltby JR. The laryngeal mask airway in anaesthesia. Can J Anaesth. 1994;4(10):888-93.
2. Applebaum EL, Bruck DL. Tracheal intubation. Philadelphia: WB Sauders Co; 1976.
3. Brain, AIJ. The laryngeal mask: a new concept in airway management. Br J Anaesth. 1983;55:801-5.
4. Leech BC. The pharygeal bulb gasway: a new aid in cyclopropane. Anesth Analg. 1937;16:22-5.
5. Cassu RN, Luma SPL, Neto FJT, Braz JRC, Gasparini SS, Crocci AJ. Evaluation of laryngeal mask as an alternative to endotracheal intubation in cats anesthetized under spontaneous or controller ventilation. Vet Anaesth Anal. 2004;31:213-21.
6. Tentillier E, Heydenreich C, Cros A, Schmitt V, Dindart J, Thicoïpé M. Use of the intubating laryngeal mask airway in emergency pre-hospital dificult intubation. Resuscitation. 2008;77:30-4.
7. Timmermann A, Russo SG. Which airway should I use? Curr Opin Anaesthesiol. 2007;20:595-9.
8. Wiederstein I, Auer U, Moens Y. Laryngeal mask airway insertion requires less proporfol than endotracheal intubation dogs. Vet Anaesth Anal. 2006;33:201-6.
9. Wiese CHR, Bartels U, Bergmann A, Bergmann I, Bahr J., Graf BM. Using a laryngeal tube during cardiac arrest reduces "no flow time" in a study: comparison between laryngeal tube and endotracheal tube. Wien Klin Wochendchr. 2008;120(7-8):217-23.
10. Zimmert M, Zwirner P, Kruse E, Braun U. Effects on vocal function and incidence of laryngeal disorder when using a laryngeal mask airway in comparison with an endotracheal tube. Eur J Anaesthesiol. 1999;16:511-5.
11. Mele E, López A. Manejo inicial do paciente traumatizado. In: Tello, L. Trauma em cães e gatos. São Paulo: Medvet Livros; 2008. p. 17-31.
12. Brain AIJ. the Development of the laryngeal mask: a brief history of the invention, early clinical studies and experimental work from which the laryngeal mask evolved. Euro J Anaesthesiol. 4(Supply). 1991;4:5-17.
13. Pennant JH, White PF. The laryngeal mask airway. Its use in anesthesiology. Anesthesiol. 1996;79:144-63.

14. Devitt JH. The laryngeal mask airway in positive-pressure ventilation. Anesthesiol. 1994;80:550-5.
15. Voyagis GS, Papakalou EP. A comparison of the laryngeal mask and tracheal tube for controlled ventilation. Acta Anaesthesiol Belg. 1996;47:81-6.
16. Abud, TMV, Braz, JRC, Martins, RHG, Gregório, EA, Saldanha, JC. High laryngeal mask airway pressure resulting from nitrous oxide do not increase pharyngeal mucosal injury in dogs. Can J Anaesth. 2001;48(8):800-6.
17. Brinacombe J. The advantages of the LM over the tracheal tube or face mask: a meta-analysis. Can J Anaesth. 1995;42:1017-29.
18. Cox RG, Alberta C, Elwood T. Laryngoscopy ang laryngeal mask airway insertion in children - Correspondence. Can J Anaesth. 1999;46(12):1195.
19. Figueiredo E, Diago MV, Blanco FM. Laryngo-pharyngeal complaints after use of the laryngeal mask airway. Can J Anaesth. 1999;46(3):220-5.
20. Leoni A, Crescenzi G, Landoni G, Castracane W, Zangrillo A. Use of the laryngeal mask airway and a modified sequential intubation technique for the management of an unanticipated difficult airway in a remote location - Correspondence. Can J Anaesth. 2003;50(5):523-4.
21. Brimacombe J, Keller C. A comparison of pharyngeal mucosal pressure and airway sealing pressure with laryngeal mask airway in anesthezed adult patients. Anaesth. Analg. 1998;87(6):1379-82.
22. Bokser B, Cerrotti FH. Reflujo gastresofágico durante la anestesia general. Comparación entre: máscara laríngea, combitube y tubo orotracheal. Rev Mex Anest. 2007;30(1):40-2.
23. Flórez HJM, Gale R, Alvarez J. Éxito de insercíon e ventilacíon con tubo *versus* máscara laríngea por anestesiólogos inexpertos: ensayo clínico controlado. Rev Col Anest. 2007;35:21-7.
24. Assai T. Use the laryngeal mask airway in laboratory cats. Anesthesiol. 1998;88:1680-2.
25. Rabelo RC, Crowe JR DT. Fundamentos de terapia intensiva veterinária em pequenos animais: Condutas no paciente crític. Rio de Janeiro: L.F. Livros de Veterinária Ltda., 2005. Abordagem emergencial do paciente crítico. p. 1-14.
26. Brimacombe J, Berry A. The laryngeal mask airway in awake patients - Correspondence. Can J Anaesth. 1999;46(12):1122.
27. Nandwani N, Fairfield MC, Krarup K, Thompson J. The effect of laryngeal mask airway insertion on the position of the internal jugular vein. Anaesthesia. 1997;52:77-9.
28. Cardoso HEDP, Kraychete DC, Filho JAL, Garrido LS, Rocha APC. Disfunção temporária do nervo lingual após uso da máscara laríngea. Relato de Caso. Rev Bras Anestesiol. 2007;57(4):410-3.
29. Molina NM. Máscara laríngea proseal vs. intubacíon endotraqueal en el control de la vía aérea en colecistestomia laparoscópica [monografia]. Nicaragua: Universidad Nacional Autónoma de Nicaragua, Faculdad de Madicina; 2004.
30. Rabelo, RC, Crowe JR DT. Fundamentos de terapia intensiva veterinária em pequenos animais: Condutas no paciente crítico. Rio de Janeiro: L.F. Livros de Veterinária Ltda., 2005. Via aérea: Métodos de oxigenação do paciente hospitalizado. p. 732-42.

4

Arritmias no Plantão de Urgência

Maria Carmen Cioglia Dias Lima

■ Introdução

A função cardíaca depende de um sistema de musculatura especializado em excitação e condução coordenadas a um processo contrátil. Alterações do sistema de condução e das fibras miocárdicas podem afetar o ritmo e a eficiência do sistema de bomba.[1]

Arritmia é uma anormalidade em frequência, regularidade ou origem da formação do impulso elétrico cardíaco. Consequentemente, qualquer ritmo cardíaco que não se origine no nó sinusal a uma frequência normal e a um intervalo regular é classificado como arritmia.[2] Cardiopatias primárias são causas frequentes de arritmias, mas diversas alterações sistêmicas podem causá-las ou contribuir para sua ocorrência.[3] Certas condições encontradas com frequência no paciente crítico, como hipoxia, isquemia, desequilíbrios eletrolíticos, doenças neuromusculares, inflamação, toxemia e fármacos, podem afetar o sistema de condução, resultando em trajetos de condução anormais ou incompletos, contração caótica da musculatura cardíaca e diminuição do débito cardíaco e da perfusão tecidual. Arritmias mais graves podem levar à parada cardíaca.[1]

■ Eletrofisiologia cardíaca

Durante o ritmo sinusal normal, o impulso cardíaco se origina no nó sinusal e se propaga, de maneira ordenada, através do sistema de condução atrial até o nó atrioventricular, onde sofre um retardo que permite a finalização da contração dos átrios. O feixe de His transmite o impulso ao longo do septo interventricular (através dos ramos direito e esquerdo) para o endocárdio. O sistema de Purkinje periférico é uma continuação dos ramos para o terço interno do subendocárdio do cão, tornando-se contínuo com as células do miocárdio. A partir daí, o impulso caminha célula a célula pela musculatura contrátil do coração, através de áreas de baixa resistência elétrica (as *gap junctions* dos discos intercalados)[1] (Figura 4.1).

Automatismo é a habilidade da célula de se despolarizar espontaneamente, atingir um potencial limiar e iniciar um potencial transmembrana. Isso ocorre na fase 4, quando os íons positivos entram lentamente na célula. No coração normal, as células do nó sinusal, nó atrioventricular e sistema de His-Purkinje são as únicas que atingem o potencial limiar em ausência de estímulo externo.[1] Das muitas células marca-passo presentes no coração, as do nó sinusal detêm

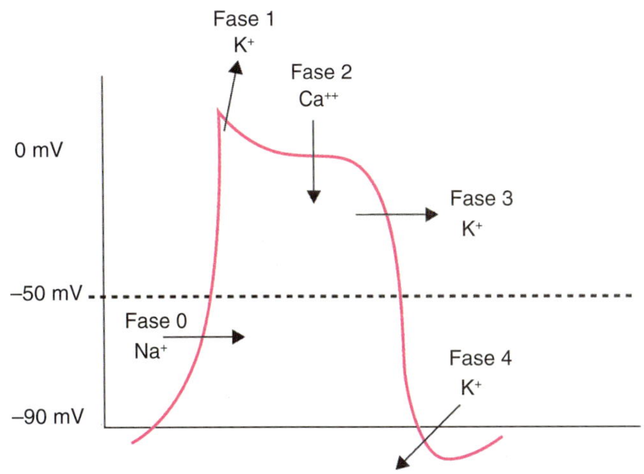

Figura 4.1 O potencial de ação. Fase 0: influxo de sódio iniciando a despolarização rápida; fase 1: início da despolarização, causado por fechamento abrupto dos canais rápidos de cálcio e saída transitória de potássio; fase 2: platô mantido por influxo lento através dos canais de cálcio e sódio. Essa fase é responsável pelo período refratário relativamente longo das células miocárdicas, em relação aos outros músculos. O cálcio que entra está envolvido no acoplamento excitação-contração e aumenta a liberação adicional de cálcio pelo retículo sarcoplasmático; fase 3: a repolarização rápida do potencial de ação ocorre quando a bomba Na^+, K^+ ATPase é ativada, expulsando o potássio intracelular; fase 4: a diástole elétrica ocorre quando a célula alcança seu potencial de repouso máximo e está apta para a despolarização.[1]

a frequência intrínseca mais rápida. Quanto mais distal um marca-passo potencial se encontra do nó sinusal, mais lenta é sua frequência intrínseca. Um marca-passo normal atua sob a influência do sistema nervoso autônomo. Sua frequência é constantemente ajustada por impulsos autônomos, de acordo com a necessidade.[4] As células marca-passo ao longo do sistema de condução funcionam como um gerador sobressalente em caso de falha do nó sinusal.[1]

■ Origem das arritmias

Doenças cardiovasculares e certas situações clínicas interagem para causar ou agravar arritmias e a existência de uma cardiopatia nem sempre significa que ela seja a causa, mas cardiopatas crônicos podem apresentar mais fatores de risco para o desenvolvimento de arritmias. Alterações sistêmicas comuns nesses pacientes (p. ex., desequilíbrios eletrolíticos ou acidobásicos e alterações na função renal decorrentes do uso de medicamentos para o tratamento da insuficiência cardíaca) podem favorecer a toxicidade de fármacos (p. ex., hipopotassemia) ou reduzir sua eliminação, ocasionando concentrações plasmáticas tóxicas.[3]

As causas de arritmias em cães e gatos podem ser divididas em três categorias básicas:

- Sistema nervoso autônomo (alterações respiratórias ou gastrintestinais que aumentam o estímulo parassimpático; fatores como exercício, dor, febre, que aumentam o estímulo simpático; doenças do sistema nervoso central)
- Causas cardíacas (enfermidades do sistema de condução, dos átrios ou dos ventrículos)

- Causas extracardíacas que envolvem fatores fisiopatológicos (hipoxia, desequilíbrios eletrolíticos ou acidobásicos, hipotermia, fármacos, doenças endócrinas, estimulação mecânica).

Arritmias letais frequentemente se encontram associadas a causas cardíacas subjacentes.[5]

Classificação das arritmias[6]

As arritmias são classificadas em:

- Formação normal do impulso sinusal
  - Ritmo sinusal normal
  - Arritmia sinusal
- Alterações da formação sinusal do impulso
  - Bradicardia sinusal
  - Taquicardia sinusal
- Alterações de formação supraventricular do impulso
  - Complexos prematuros atriais
  - Parada ou bloqueio sinusal
  - Taquicardia atrial
  - *Flutter* atrial
  - Fibrilação atrial
  - Ritmo juncional atrioventricular (AV)
- Alterações de formação ventricular do impulso
  - Complexos prematuros ventriculares
  - Taquicardia ventricular
  - Fibrilação ventricular
  - Assistolia ventricular
- Alterações de condução do impulso
  - Parada atrial
  - Bloqueio AV de primeiro grau
  - Bloqueio AV de segundo grau
  - Bloqueio AV completo (terceiro grau)
- Alterações de formação e condução do impulso
  - Doença do nó sinusal
  - Síndrome da pré-excitação ventricular e Wolff-Parkinson-White.

A importância de uma arritmia depende de dois fatores principais: o tipo de arritmia (momento, frequência) e a condição clínica do paciente afetado.[7] Muitas arritmias cardíacas são benignas e não exigem tratamento específico. Outras podem exercer profundos efeitos sobre débito cardíaco, perfusão arterial coronariana, pressão arterial sistêmica e perfusão de órgãos vitais, causando sintomas graves, ou podem progredir para arritmias malignas que levam a parada cardíaca e morte súbita. Nesse caso, a intervenção terapêutica imediata pode significar a diferença entre vida e morte.[5-8] Dentre as arritmias cardíacas, a taquicardia ventricular sustentada e a fibrilação ventricular são causas comuns de morte em seres humanos,[9] em cães e em outras espécies.[5]

A abordagem de arritmias emergenciais requer um diagnóstico preciso do ritmo, considerações sobre a etiologia primária, familiaridade com os fármacos e métodos de tratamento, além do estabelecimento da gravidade da alteração e do risco-benefício e praticidade da terapia.[5] Antes de se utilizar um antiarrítmico, a menos que haja instabilidade hemodinâmica ou elétrica (ritmo instável que pode se tornar letal), devem-se corrigir possíveis causas extracardíacas, como desequilíbrios eletrolíticos ou acidobásicos. O uso de qualquer fármaco que possa ser a causa da arritmia deve ser interrompido e os fármacos a serem utilizados no tratamento da causa primária devem ser selecionados considerando-se dose adequada, sinergismo e antagonismo.[6]

O eletrocardiograma (ECG) é a gravação da soma do potencial elétrico gerado pelo coração durante a formação e a propagação do impulso e é o instrumento definitivo para avaliar a maioria das arritmias. Deve ser realizado em todos os pacientes com suspeita de cardiopatia, síncope, astenia e cianose e alterações eletrolíticas. Além da detecção e da caracterização de arritmias, o ECG é utilizado em emergências para controlar a resposta do paciente à terapia, avaliar o funcionamento de um marca-passo e monitorar pacientes instáveis, com doença cardíaca e não cardíaca.[7]

Arritmias potencialmente emergenciais

Bradiarritmias

Bradicardia sinusal

Os impulsos são gerados no nó sinusal a uma frequência cardíaca (FC) inferior à normal (abaixo de 70 bpm no cão e abaixo de 120 bpm no gato). No traçado eletrocardiográfico, observam-se uma onda P normal para cada QRS e intervalo P-R constante (Figura 4.2).

As causas incluem:

- Variação normal
- Hipotermia
- Hipotireoidismo
- Hipoadrenocorticismo
- Manobras vagais
- Elevação da pressão intracraniana
- Lesões do sistema nervoso central
- Doença do nó sinusal
- Fármacos (acepromazina, xilazina, digoxina, detomidina, betabloqueadores, bloqueadores dos canais de cálcio, pilocarpina, quinidina, morfina).

A bradicardia sinusal pode precipitar parada cardiorrespiratória pela diminuição do débito cardíaco que resulta em hipoxia celular e acidose tecidual.

Alguns pacientes apresentam-se assintomáticos, podendo evoluir rapidamente para um quadro de astenia, síncope, hipotensão grave, até a parada cardiorrespiratória. Toda bradicardia sinusal deve ser monitorada com cuidado, iniciando-se o tratamento assim que houver qualquer sinal de instabilidade hemodinâmica.

Deve-se tratar a causa primária sempre que possível. Na presença de sinais e sintomas, utiliza-se atropina ou teofilina.

Bradicardia sinusal com alterações do segmento ST pode estar associada a hipoxia, sinalizando parada cardiorrespiratória iminente. Nesse caso, cheque ventilação, temperatura retal e eletrólitos. Utilize epinefrina intravenosa (IV) ou intratraqueal, dopamina ou dobutamina.

Em pacientes sintomáticos e não responsivos à terapia, utiliza-se implantação de marca-passo artificial.[3,5-7,10-14]

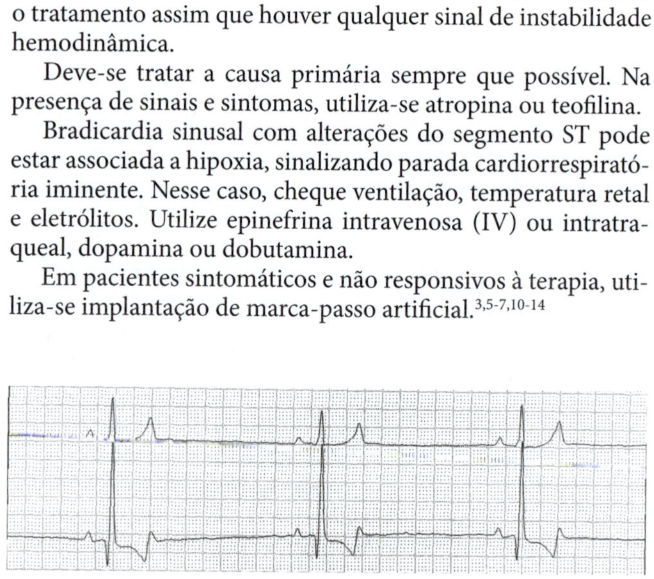

Figura 4.2 Bradicardia sinusal.

Parada atrial

O miocárdio atrial é incapaz de se despolarizar. É uma arritmia potencialmente letal.

No traçado eletrocardiográfico, observa-se FC geralmente abaixo de 60 bpm no cão e abaixo de 160 bpm no gato. O ritmo cardíaco pode se encontrar regular ou irregular. Não se observam ondas P. Os complexos QRS podem estar normais ou alterados, dependendo da condução intraventricular. Segmentos ST podem estar supra ou infradesnivelados. Pode ocorrer aumento da amplitude de ondas T. Observa-se essa arritmia de modo reversível na hiperpotassemia (Figura 4.3) (hipoadrenocorticismo, insuficiência renal aguda, obstrução urinária, cetoacidose diabética) e na intoxicação digitálica e, de modo persistente, nas enfermidades graves da musculatura atrial e na distrofia muscular (cães da raça Springer Spaniel).

A parada atrial pode evoluir para *flutter*, fibrilação ou arritmia ventricular. Sintomas: astenia, síncope.

O tratamento consiste em reduzir o potássio sérico (NaCl a 0,9%, bicarbonato de sódio, insulina, fludrocortisona em hipoadrenocorticismo, gliconato de cálcio). Nas afecções do miocárdio, torna-se necessário o implante de marca-passo artificial.[3,5-8,10-14]

Parada sinusal | Bloqueio sinoatrial

Alteração primária do nó sinusal que resulta na falta de geração do impulso (parada sinusal) (Figura 4.4) ou na deficiência de sua propagação (bloqueio sinoatrial).

O ECG revela FC variável. Pode ocorrer bradicardia ou arritmia sinusal lenta, com uma onda P para cada complexo QRS, com pausa igual ou superior a duas vezes o intervalo R-R normal. Intervalo P-R é constante. Na doença do nó sinusal, podem ocorrer ondas P irregulares, batimentos de escape juncionais e ventriculares e taquicardia supraventricular paroxística (síndrome bradicardia-taquicardia).

A doença do nó sinusal é a causa mais comum dessa arritmia em cães. Pode ser achado incidental em raças braquicefálicas. Outras causas incluem aumento do tônus vagal (doenças respiratórias, gastrintestinais), afecções atriais (dilatação, fibrose, cardiomiopatia, hemangiossarcoma) e fármacos (digitálicos, propranolol, anestésicos).

Os pacientes podem se apresentar assintomáticos ou com astenia, síncope, sinais de insuficiência cardíaca congestiva (ICC). Pode ser causa de morte súbita (na ausência de batimentos de escape).

O tratamento consiste em tratar a causa primária. Em paciente sintomático, deve-se realizar o teste da atropina: obter um ECG, administrar 0,04 mg/kg de atropina intramuscular (IM) e repetir o ECG após 30 min. Caso o ritmo se torne sinusal e a FC chegue a 140 a 200 bpm, trate com atropina por via oral (VO) ou subcutânea (SC) a cada 6 a 8 h. Cães com doença do nó sinusal geralmente não respondem ao teste e necessitam de marca-passo artificial.[3,5-7,10-14]

Bloqueio atrioventricular de terceiro grau (completo)

O impulso é completamente bloqueado no nó atrioventricular (AV). Assume um marca-passo acessório sub-AV.

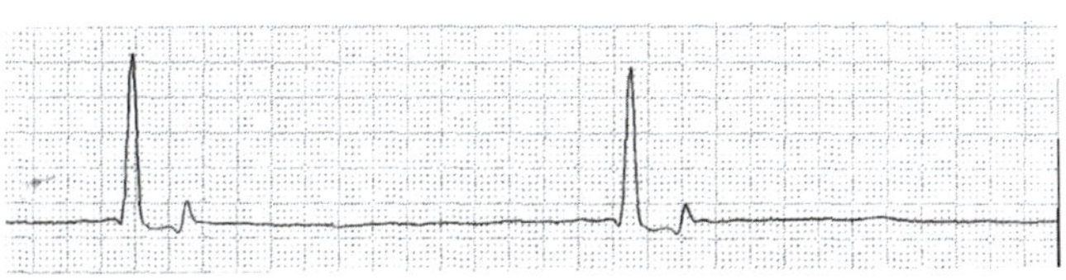

Figura 4.3 Parada atrial em cão com hiperpotassemia secundária a hipoadrenocorticismo.

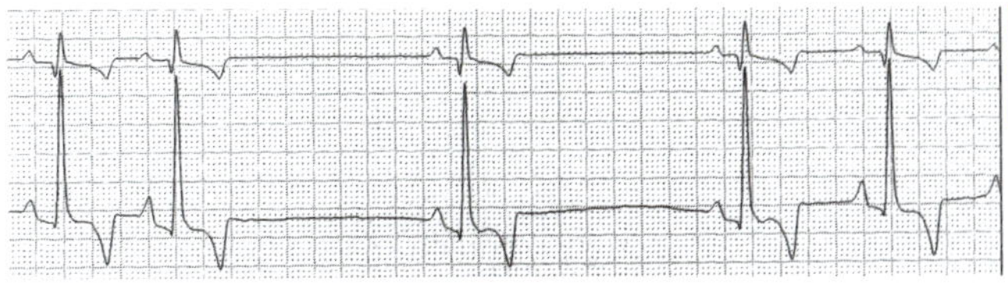

Figura 4.4 Parada sinusal/bloqueio sinoatrial.

No traçado eletrocardiográfico, não há relação entre P e QRS. As ondas P apresentam configuração normal e existem várias ondas P para cada complexo QRS. A morfologia de QRS depende da localização do marca-passo acessório (Figura 4.5).

Causas incluem:

- Cardiopatias congênitas
- Aumento do tônus vagal
- Neoplasias
- Fibrose
- Cardiomiopatia hipertrófica
- Endocardite bacteriana
- Cardiomiopatia dilatada
- Intoxicação digitálica
- Doença de Chagas
- Doença de Lyme
- Hipopotassemia
- Hiperpotassemia.

Os pacientes podem se encontrar assintomáticos ou manifestar astenia, síncope, sinais de ICC e morte súbita (se o marca-passo acessório falhar).

O tratamento consiste em corrigir a causa primária, se possível. Antiarrítmicos ventriculares são contraindicados (tendem a suprimir os focos de escape ventricular). Terapia temporária com atropina e definitiva com marca-passo artificial.[3,5-8,10-14]

▪ Taquiarritmias

Taquicardia supraventricular

Os impulsos se originam em foco ectópico atrial ou juncional. Pode ser sustentada ou paroxística.

O ECG revela FC acima de 160 bpm em cães (pode chegar a 300 bpm) e acima de 240 bpm em gatos. O ritmo é regular e os complexos QRS apresentam configuração normal. As ondas P podem ser irregulares ou estar ausentes (Figura 4.6). Ao contrário da taquicardia sinusal, geralmente ocorre em presença de doença cardíaca e pode ser abolida por manobras vagais.

Tem como causas doenças cardíacas (principalmente atriais), intoxicação digitálica, anestesia geral, doença pulmonar obstrutiva crônica, hipertireoidismo, trauma.

Os pacientes podem se apresentar assintomáticos, mas, nos casos de FC muito elevada, essa arritmia toma caráter emergencial e podem ocorrer astenia, colapso, sinais de baixo débito (mucosas pálidas, aumento do tempo de preenchimento capilar, pulsos fracos) por enchimento diastólico inadequado.

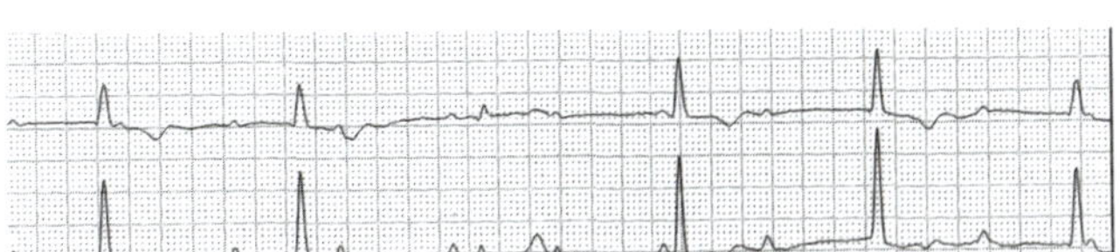

Figura 4.5 Bloqueio atrioventricular de terceiro grau.

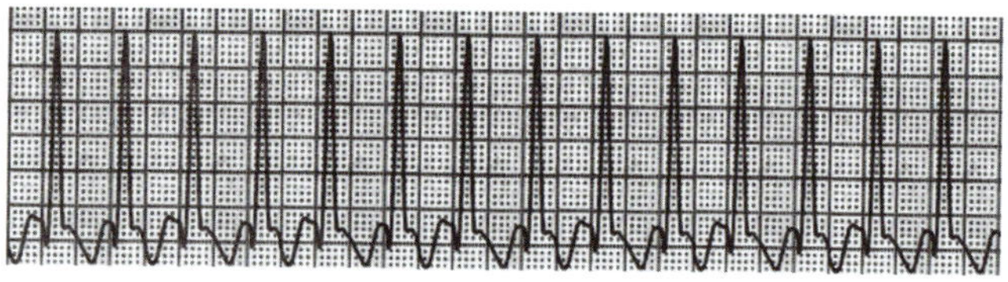

Figura 4.6 Taquicardia supraventricular.

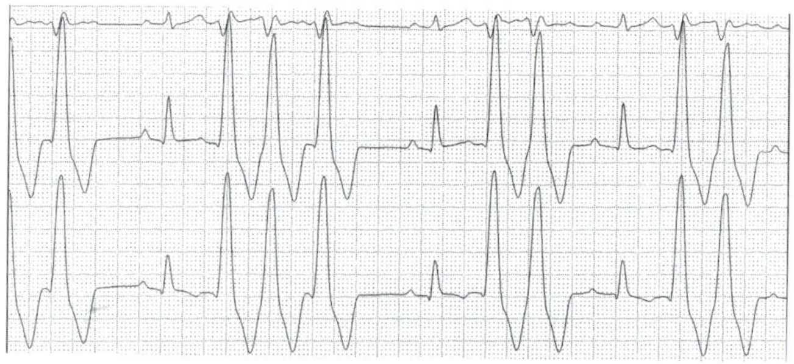

Figura 4.7 Taquicardia ventricular paroxística.

O tratamento consiste em manobras vagais, golpe de punho precordial, digitálicos, bloqueadores de canais de cálcio, betabloqueadores, cardioversão elétrica.[3,5-8,10-14]

Taquicardia ventricular

Ritmo originário dos ventrículos, com FC elevada. Pode ser paroxística (intermitente) (Figura 4.7) ou sustentada (persistente) (Figura 4.8).

Observa-se no ECG, FC acima de 180 bpm em cães e acima de 220 bpm em gatos. As ondas P visíveis são normais, mas não se relacionam com os complexos QRS, que se apresentam alargados e de configuração bizarra. Quando a FC é muito elevada, ocorre despolarização sobre a onda T do complexo precedente ("R sobre T"), o ritmo se torna eletricamente instável e requer tratamento imediato.

As causas cardíacas incluem cardiomiopatia, infarto, neoplasia, miocardite traumática e pericardite. Como causas secundárias, citam-se hipoxia, anemia, piometra, síndrome dilatação-torção volvulogástrica, uremia, pancreatite, parvovirose, alterações eletrolíticas, doença de Lyme e fármacos (digitálicos, epinefrina, atropina, tiobarbitúricos).

Alguns pacientes podem estar assintomáticos, principalmente na ausência de cardiopatia primária. Quando a FC se eleva acima de 300 bpm, ocorre decréscimo acentuado do débito cardíaco, com hipotensão (pressão arterial sistólica abaixo de 90 mmHg), levando a isquemia de órgãos e síncope. Essa ocorrência é comum em Boxers e Dobermanns com cardiomiopatia dilatada e é prenúncio de morte súbita, caso não seja corrigida.

O tratamento visa corrigir a FC elevada em pacientes sintomáticos, com hipotensão, risco de fibrilação ventricular e de morte súbita. Corrija alterações eletrolíticas (principalmente de potássio). Recomenda-se lidocaína sem vasoconstritor em *bolus* IV seguido de infusão contínua. Podem ser necessários vários *bolus* até que se obtenha resposta (ou até dose total de 8 mg/kg). Se a arritmia for irresponsiva, pode-se tentar cardioversão elétrica de baixa voltagem. Todos os distúrbios eletrolíticos devem ser corrigidos (a hipopotassemia impede a ação da lidocaína e da procainamida), assim como as causas de base. O tratamento de manutenção pode ser realizado com procainamida ou quinidina, sulfato ou cloreto de magnésio.

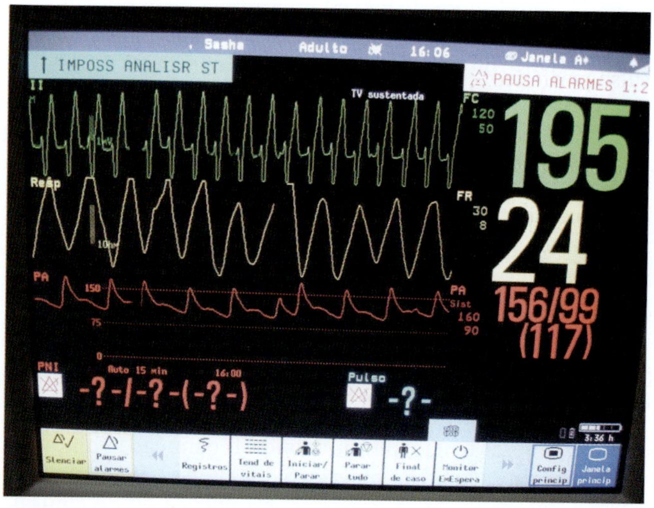

Figura 4.8 Taquicardia ventricular. (Imagem gentilmente cedida pelo Dr. Rodrigo Cardoso Rabelo.)

Na terapia crônica, os fármacos de escolha são sotalol, mexiletina, procainamida, atenolol e amiodarona. A implantação de desfibrilador automático é uma opção em casos graves. A taquicardia ventricular deve ser diferenciada do ritmo idioventricular acelerado, comum em pacientes emergenciais e que, geralmente, não se encontra associado a disfunção cardíaca, não altera a hemodinâmica, é autolimitante e não requer tratamento antiarrítmico, apenas a correção da causa primária[3,5-8,10-14] (Figura 4.9).

▪ Ritmos de parada cardíaca

Flutter e fibrilação ventriculares

Disfunção elétrica grave dos ventrículos. *Flutter* ventricular consiste em taquicardia ventricular muito rápida, na qual não se distinguem complexos QRS ou ondas T. Transforma-se

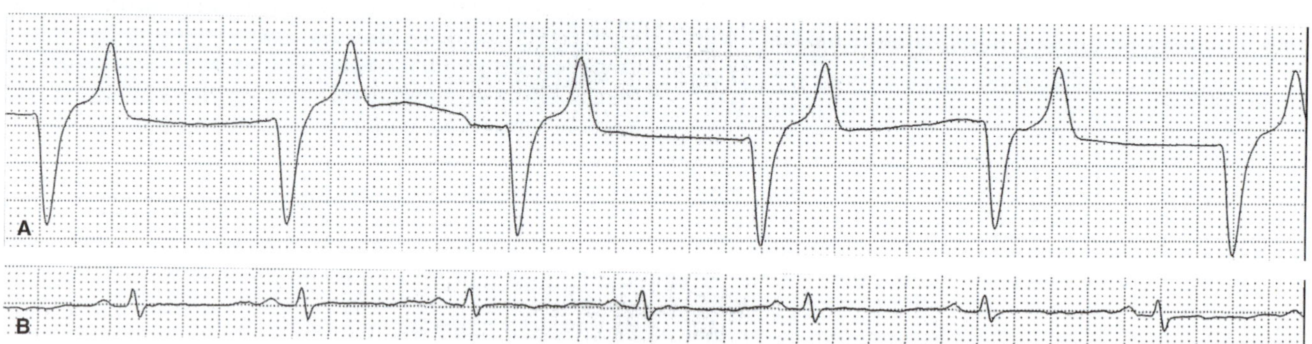

Figura 4.9 A. Ritmo idioventricular em felino com obstrução uretral. **B.** Mesmo paciente após desobstrução e correção do potássio sérico.

rapidamente em fibrilação ventricular, em que os impulsos são gerados e propagados nos ventrículos de maneira caótica. É um ritmo terminal com ausência de contrações ventriculares. É uma forma de parada cardíaca, com prognóstico muito desfavorável.

O ECG revela FC rápida e desorganizada, ritmo irregular com P-QRS-T substituídos por ondulações da linha de base de configurações variáveis (Figura 4.10).

É um evento terminal em pacientes com cardiopatia ou doença sistêmica graves. Outras causas incluem choque, anoxia, lesão miocárdica, hipopotassemia, hipocalcemia, alcalose, halotano, barbitúricos, intoxicação digitálica, cirurgia cardíaca, choque elétrico e hipotermia.

Os pacientes se apresentam em colapso com ausência de pulso periférico.

Episódios de *flutter* ventricular podem ser controlados com antiarrítmicos (sotalol em Boxers). Na fibrilação ventricular, a intervenção rápida é essencial para prevenir a lesão celular irreversível por hipoxia e acidose, já que este é um ritmo de parada cardíaca no qual o paciente deve ser imediatamente intubado, ventilado e submetido a massagem cardíaca. O tratamento mais eficaz é a desfibrilação elétrica (5 a 10 J/kg nas massagens fechadas e 0,5 a 1 J/kg nas massagens internas). Podem ser necessárias várias tentativas. Entre as tentativas, pode-se usar epinefrina intravenosa (0,1 mg/kg) ou intratraqueal (0,2 mℓ/kg diluídos em 5 a 10 mℓ de solução salina fisiológica) e lidocaína em *bolus* (2 mg/kg) seguida de infusão contínua, que deve ser mantida após a desfibrilação. Nos ritmos fibrilatórios, jamais está indicado o uso de sulfato de atropina. Portanto, é necessário que nos casos de parada haja conexão direta com o monitor para determinar a melhor terapêutica, já que, na maioria dos casos, as paradas ocorrem durante o atendimento de urgência, sem que haja monitoramento. Na ausência de desfibrilador, tenta-se associação de cloreto de potássio (1 mEq/kg), lidocaína (1 mg/kg) e gliconato de cálcio (0,5 mg/kg de solução a 10%) via intravenosa ou intracardíaca, ou massagem cardíaca com tórax aberto.[3,5-7,10-14]

Assistolia ventricular

Nenhum impulso é gerado por marca-passos atriais ou ventriculares. No ECG, não há ritmo ventricular. Podem ocorrer ondas P normais no bloqueio atrioventricular (BAV) completo grave. Não há complexos QRS. É um ritmo de parada cardíaca com prognóstico muito desfavorável.

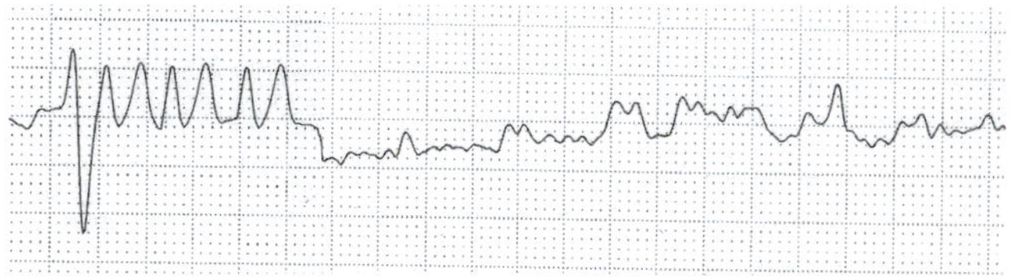

Figura 4.10 *Flutter* ventricular, fibrilação ventricular.

Tem como causas fibrilação ventricular, BAV completo, acidose e hiperpotassemia.

Os pacientes se apresentam em colapso, com ausência de pulso periférico.

Tratamento: reanimação cardiopulmonar. Epinefrina intravenosa ou intratraqueal pode converter a assistolia em fibrilação ventricular, permitindo a desfibrilação elétrica.[3,5-7,10-14]

Atividade elétrica sem pulso ou dissociação eletromecânica

É definida por ausência de pulso periférico, ausência de batimentos cardíacos à ausculta, ausência de registro de pressão arterial sistêmica, com presença de complexos no monitor eletrocardiográfico. Trata-se de um ritmo de parada, que gera necessidade de monitoramento constante da mecânica cardiovascular e não somente da atividade elétrica, já que os pacientes podem permanecer por vários minutos com ritmo sinusal ao monitor, sem qualquer atividade mecânica simultânea, antes de evoluir eletricamente para fibrilação ventricular ou assistolia.

No ECG, os complexos QRS se encontram alargados ou bizarros, mas podem ocorrer complexos normais.

É causada por depressão inotrópica grave do miocárdio com diminuição das reservas de oxigênio.

Tratamento: reanimação cardiopulmonar.[3,5-8,10-15]

■ Fármacos

O Quadro 4.1 apresenta uma lista de fármacos e suas respectivas doses para cães e gatos.

Quadro 4.1 Doses de fármacos.

Fármaco	Dose para cão	Dose para gato
Amiodarona[2]	Ataque: 10 a 30 mg/kg, a cada 24 h, por 7 a 10 dias Manutenção: 5 a 15 mg/kg, a cada 24 h	–
Atenolol[2]	6,25 a 50 mg, a cada 12 h (iniciar com baixa dose e aumentar para efeito)	6,25 a 12,5 mg, a cada 12 h (iniciar com baixa dose e aumentar para efeito)
Atropina[5]	0,01 a 0,04 mg/kg IV IM ou o dobro da dose intratraqueal 0,02 a 0,04 mg/kg SC	0,01 a 0,04 mg/kg IV IM ou o dobro da dose via intratraqueal 0,02 a 0,04 mg/kg SC
Bicarbonato de sódio[15]	0,5 a 1 mEq/kg IV (1 mEq = 85 mg)	0,5 a 1 mEq/kg IV (1 mEq = 85 mg)
Cloreto de magnésio[2]	1 a 2 mg/kg/min IV	–
Digoxina[5]	Dosar por peso magro e reduzir a dose em 10 a 15% para elixir Abaixo de 20 kg: 0,0055-0,011 mg/kg VO, a cada 12 h Acima de 20 kg: 0,22 mg/m^2 VO a cada 12 h Digitalização rápida: 0,0025 mg/kg em *bolus* IV a cada hora, com 3 a 4 repetições, até o total de 0,01 mg/kg. Iniciar terapia oral após 12 h	0,01 mg/kg VO, em dias alternados 0,007 mg/kg VO, em dias alternados (com furosemida e ácido acetilsalicílico)
Dobutamina[5]	5 a 20 μg/kg/min IV (iniciar com dose baixa e aumentar para efeito)	1 a 5 μg/kg/min IV (iniciar com dose baixa e aumentar para efeito)

(*continua*)

Quadro 4.1 Doses de fármacos. (*Continuação*)

Fármaco	Dose para cão	Dose para gato
Dopamina[5]	2 a 20 μg/kg/min IV (iniciar com dose baixa e aumentar para efeito)	2 a 10 μg/kg/min IV (iniciar com dose baixa e aumentar para efeito)
Epinefrina[5]	0,2 mg/kg IV ou IO, ou 0,4 mg/kg, intratraqueal, a cada 3 a 5 min	0,2 mg/kg IV ou IO, ou 0,4 mg/kg, intratraqueal, a cada 3 a 5 min
Fludrocortisona[15]	0,025 mg/kg VO a cada 12 a 24 h	0,1 mg/animal VO, a cada 24 h
Gliconato de cálcio[5]	0,5 a 0,75 mℓ/kg IV lenta (solução a 10%)	0,5 a 0,75 mℓ/kg IV lenta (solução a 10%)
Insulina[5]	Na hiperpotassemia: 0,5 a 1 UI/kg, insulina regular com 2 g de glicose por UI de insulina IV	Na hiperpotassemia: 0,5 a 1 UI/kg insulina regular com 2 g de glicose por UI de insulina IV
Lidocaína[5]	2 a 8 mg/kg IV em *bolus* lentos de 2 mg/kg, seguidos de infusão venosa contínua de 25 a 100 μg/kg/min	0,25 a 0,75 mg/kg IV em 5 min
Mexiletine[5]	5 a 8 mg/kg VO, a cada 8 a 12 h	Não há
Procainamida[5]	8 a 20 mg/kg VO ou IM, a cada 6 h 2 mg/kg IV, por 3 a 5 min até total de 20 mg/kg 20 a 50 μg/kg/min em infusão IV contínua	3 a 8 mg/kg VO ou IM, a cada 6 a 8 h
Quinidina[5]	6 a 20 mg/kg VO ou IM, a cada 6 h, ou a cada 8 h para produtos de liberação lenta 5 a 10 mg/kg IV muito lenta	Não há
Sotalol[15]	0,5 a 2 mg/kg VO, a cada 12 a 24 h	Não há
Teofilina[5]	9 mg/kg VO, a cada 8 a 12 h	4 mg/kg VO, a cada 8 a 12 h

■ Referências

1. Rudloff E. Dysrhythmias in the critically ill patient. Proceedings of the NAVC North American Veterinary Conference; 2005 Jan 8-12; Orlando (Fla), USA. IVIS [acesso em 2008 Feb. 18]. Disponível em: http://www.ivis.org/proceedings/navc/2005/SAE/069.pdf?LA=1.
2. Kittleson MD. Diagnosis and treatment of arrhythmias (dysrhythmias). In: Kittleson MD, Kienle, RD, editors. Small animal cardiovascular medicine. St. Louis: Mosby; 1998. p. 449-94.
3. Stepien RL. Cardiac arrhythmias: what to treat, when and how. Proceeding of the NAVC North American Veterinary Conference; 2005 Jan 8-12; Orlando (Fla), USA. IVIS [acesso em 2008 Feb. 18]. Disponível em: http://www.ivis.org/proceedings/navc/2005/SAE/054.pdf?LA=1.
4. Tilley LP, Miller MS, Smith Jr FWK. Canine and feline cardiac arrhythmias. Malvern: Lea & Febiger; 1993.
5. Tilley LP. Essentials of canine and feline electrocardiography. 3 ed. Malvern: Lea & Febiger; 1992.
6. Carr AP, Tilley LP, Miller MS. Treatment of cardiac arrhythmias and conduction disturbances. In: Tilley LP, Goodwin JK, editors. Manual of canine and feline cardiology. 3 ed. Philadelphia: WB Saunders, 2001. p. 371-405.
7. Abbott JA. Dilated cardiomyopathy. In: Wingfiled WE, editor. Veterinary emergency medicine secrets. 2 ed. Philadelphia: Hanley & Belfus Inc.; 2001. p. 203-11.
8. Lima MCCD. Arritmias. In: Rabelo RC, editor. Emergências de pequenos animais. Rio de Janeiro: Elsevier; 2013. p. 925 933.
9. Podrid PJ, Kowey PR. Arritmias cardíacas. Rio de Janeiro, 2000.
10. Lima MCCD. O cardiopata na emergência. In: Rabelo RC, Crowe Jr DT, editores. Fundamentos de terapia intensiva veterinária em pequenos animais: condutas no paciente crítico. Rio de Janeiro: LF livros; 2005. p. 187-214.
11. Borde DJ, Dhupa N. Cardiopulmonary arrest and ressuscitation. In: Tilley LP, Goodwin JK, editors. Manual of canine and feline cardiology. 3 ed. Philadelphia: WB Saunders; 2001. p. 407-24.
12. Meurs KM. Evidence-based approach to treatment of ventricular arrhythmias. Proceeding of the NAVC North American Veterinary Conference; 2005 Jan 8-12; Orlando (Fla), USA. IVIS [acesso em 2008 Feb. 18]. Disponível em: http://www.ivis.org/proceedings/navc/2005/SAE/042.pdf?LA=1.
13. Fuentes, VL. Cardiovascular emergencies. Proceedings of the SCIAVC Congress; 2007; Rimini, Italy. IVIS [acesso em 2008 Feb. 18]. Disponível em: http://www.ivis.org/proceedings/sciavac/2007/fuentes2_en.pdf?LA=1.
14. Darke P, Bonagura JD, Kelly DF. Atlas ilustrado de cardiologia veterinária. São Paulo: Manole; 2000.
15. Viana FAB. Guia terapêutico veterinário. Lagoa Santa: CEM; 2003.

5
Edema Pulmonar Agudo

Maria Carmen Cioglia Dias Lima, Rodrigo Cardoso Rabelo

Introdução

Define-se edema pulmonar como o aumento do líquido pulmonar extravascular, isto é, fluido no parênquima pulmonar que não esteja localizado no espaço intravascular. A fisiopatologia se divide em: (1) edema por alta pressão (cardiogênico) e (2) edema por aumento de permeabilidade (não cardiogênico).[1,2]

Na insuficiência cardíaca (IC), ocorrem congestão e edema devido a aumento na pressão hidrostática capilar.[3] Na IC esquerda, o aumento da pressão diastólica no ventrículo esquerdo (VE) e, consequentemente, no átrio esquerdo (AE) (já que as duas câmaras se tornam uma durante a diástole, quando a valva mitral está aberta) faz com que o sangue se acumule nas veias e capilares pulmonares, causando transudação de fluido dos capilares para o interstício pulmonar e alvéolos (edema pulmonar). A elevação da pressão diastólica ventricular geralmente é causada por aumento acentuado do volume sanguíneo e do retorno venoso para o coração esquerdo que supera a capacidade de distensão do coração ou por VE rígido, que não consegue comportar retorno venoso normal sob pressão normal ou por ambos.[3] Além do aumento da pressão hidrostática, a ativação dos mecanismos de compensação (sistema nervoso simpático, sistema renina-angiotensina-aldosterona e peptídio natriurético atrial) resulta em sinais de edema pulmonar.[4] Além disso, estudos recentes têm mostrado que, no edema pulmonar cardiogênico, o envolvimento de mediadores inflamatórios causa aumento da permeabilidade da barreira alveolar.[2]

O edema pulmonar não cardiogênico é consequência de dano primário à membrana alveolar (edema de alta permeabilidade) e é associado a inalação de gases tóxicos, fumaça ou secreções gástricas, infecção pulmonar aguda, endotoxemia, hipovolemia, sepse, pancreatite, trauma, anafilaxia, doença imunomediada, herbicidas, organofosforados, uremia, exposição prolongada a altas doses de oxigênio, obstrução da drenagem linfática (neoplasias), hipoalbuminemia profunda secundária a gastrenteropatia, glomerulopatias ou insuficiência hepática, sobrecarga hídrica, tromboembolia pulmonar, obstrução grave de via respiratória superior, convulsão, traumatismos cranianos, superdosagem de narcóticos, eclâmpsia, pós-cardioversão, períodos repetidos de apneia, choque elétrico e síndrome da angústia respiratória aguda (SARA).[4] Existem relatos de edema pulmonar secundário a intoxicação por gossipol,[5] tálio,[6] picadas de abelhas africanas[7] e indução anestésica com diazepam-quetamina.[8] Tratar com sucesso um edema pulmonar associado a lesão grave na membrana alveolocapilar é difícil. Utilizam-se oxigenoterapia e diuréticos, com monitoramento constante da pressão sanguínea e da hidratação. Corticoides são indicados na anafilaxia, inalação de fumaça, choque elétrico e choque séptico. Quando por sobrecarga hídrica, interrompa e avalie tipos de fluidos e considere o uso de coloides.[4]

Causas de edema pulmonar cardiogênico

Diversos mecanismos patológicos são responsáveis pelo aumento da pressão diastólica no VE e/ou no AE, por intermédio de dois fatores: (1) sobrecarga de volume e/ou (2) disfunção diastólica.[9] O edema pulmonar agudo em cães frequentemente é resultado de afecção valvar degenerativa crônica (a regurgitação mitral é a causa mais comum em pacientes geriátricos de pequeno porte) e cardiomiopatia dilatada (principalmente em raças grandes). Em gatos, geralmente é consequência de IC diastólica associada a cardiomiopatia hipertrófica ou restritiva.[9-11]

Manifestações clínicas

A formação de edema progride do espaço intersticial para o espaço alveolar, com sinais que variam de taquipneia a dispneia grave,[2,9] de acordo com o grau de IC em que o paciente se apresenta. Pode variar de edema pulmonar discreto (na IC crônica) a edema pulmonar gravíssimo (na IC aguda fulminante) ou refratário (na IC crônica descompensada, apesar da administração de fármacos padrão em doses adequadas).[12] Com a progressão do edema, o paciente desenvolve ortopneia e evita se deitar. Observam-se abdução das costelas, extensão da cabeça e pescoço (Figura 5.1), respiração de boca aberta e identificação dos espaços intercostais durante a inspiração. Os sons respiratórios geralmente se encontram altos e ásperos (dispneia inspiratória) e o prejuízo da ventilação-perfusão resulta em hipoxemia.[4]

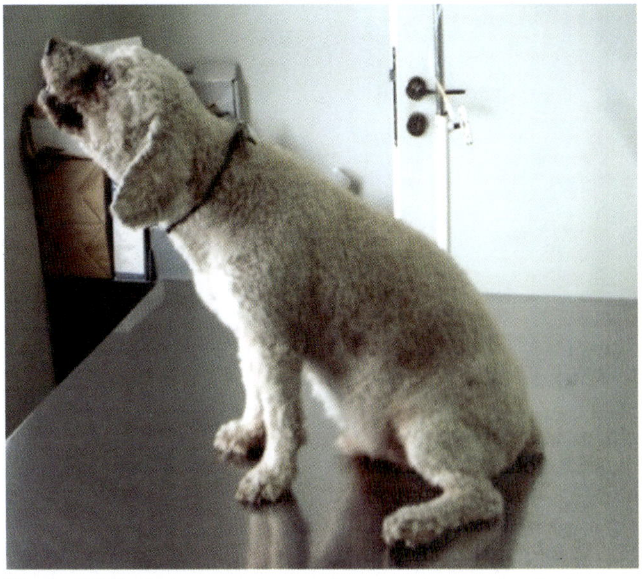

Figura 5.1 Paciente com edema pulmonar extenso, com sinais característicos de angústia respiratória: abdução de membros anteriores e extensão da cabeça e pescoço.

Diagnóstico

No plantão de urgência, a abordagem inicial do paciente instável deve ser direcionada a identificar os achados-chave do histórico e exame físico que caracterizem esse paciente como portador de edema pulmonar agudo emergencial, a saber:

- Sopro cardíaco ou ritmo de galope
- Arritmia cardíaca
- Histórico de cardiopatia
- Sinais e sintomas clínicos.[2,9]

O paciente com congestão grave é, quase sempre, hemodinamicamente instável e um simples exame diagnóstico pode lhe ser fatal. Deve-se tratá-lo sintomaticamente para estabilização antes dos exames. O diagnóstico inicial é obtido por ausculta torácica e sintomas. A radiografia torácica deve ser realizada quando o paciente estiver mais estável e for capaz de tolerar o procedimento[4] (Figura 5.2).

Nos cães, o edema pulmonar cardiogênico se acumula mais na região hilar e tende a ser bilateral e simétrico. Na IC aguda fulminante, tende a haver distribuição difusa. Nos gatos, tende a assumir distribuição macular.[2,4]

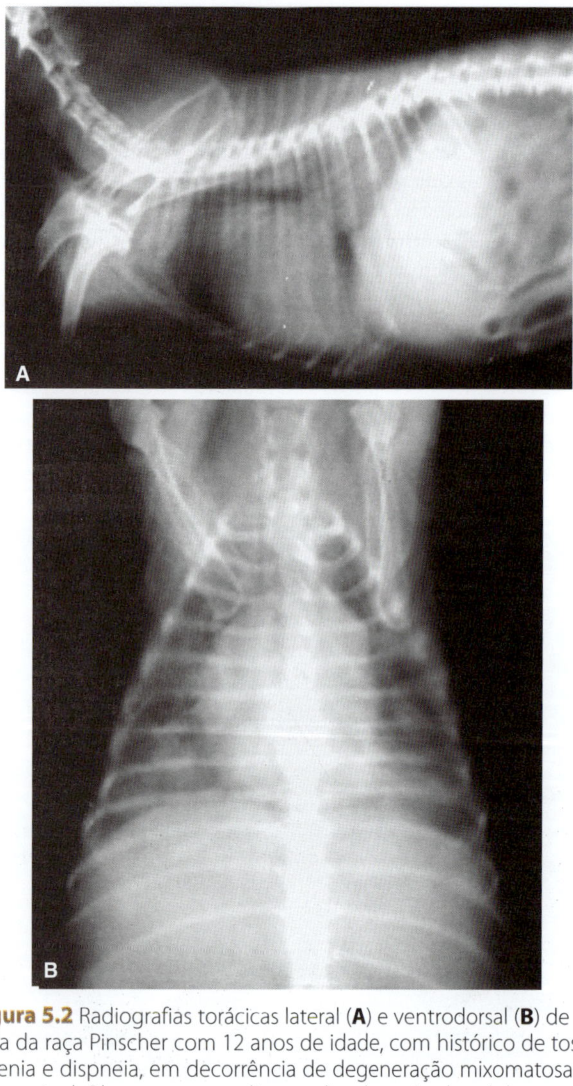

Figura 5.2 Radiografias torácicas lateral (**A**) e ventrodorsal (**B**) de cadela da raça Pinscher com 12 anos de idade, com histórico de tosse, astenia e dispneia, em decorrência de degeneração mixomatosa da valva mitral. Observam-se cardiomegalia, elevação dorsal da traqueia (**A**), crescimento da aurícula esquerda (**B**) e radiopacidade pulmonar difusa, com padrão alveolar/intersticial (**A** e **B**).[13]

Tratamento

Os objetivos do tratamento são aliviar os sinais de congestão, melhorar a função cardíaca para reduzir a formação de edema e promover perfusão tecidual e reduzir o nível de estresse do paciente.[9]

A terapia agressiva com diuréticos e suplementação de oxigênio deve ser iniciada antes da realização de radiografias torácicas.[4,12] Tratamentos convencionais menos agressivos têm menos sucesso e frequentemente resultam na morte prematura do paciente. Essa falta de sucesso costuma ser racionalizada pelo clínico explicando ao proprietário e a si mesmo que o paciente era cardiopata grave e não tinha expectativa de sobrevivência. Porém, com tratamento adequado, a maioria desses pacientes sobrevive, embora por tempo restrito.[12]

É imperativo reconhecer que o paciente deve ser mantido vivo por tempo suficiente para que a medicação surta efeito (abordagem *hands-off*, que inclui o mínimo de estresse ambiental possível).[14]

A *suplementação de oxigênio* em altas concentrações deve ser iniciada imediatamente, com a técnica que cause menor estresse ao paciente. No momento da admissão, pode-se optar pela técnica *flow by*, que utiliza tubo de silicone de grosso calibre diretamente conectado ao cilindro de oxigênio em fluxo aproximado de 10 ℓ/min entre 1 e 3 cm de distância da narina do animal. Após a abordagem primária, deve-se optar por método mais eficiente e menos dispendioso. O uso da máscara é uma técnica simples e difundida, mas que depende da cooperação e da anatomia do paciente e necessita de altos fluxos de gás (10 ℓ/min) (Figura 5.3). Várias máscaras estão disponíveis no mercado. Deverá ser adotada aquela que apresentar melhor encaixe ao paciente, para evitar perdas.[15]

A técnica do colar elisabetano, desenvolvida pelo Prof. Dennis Crowe, é simples, eficiente e permite oxigenação por longos períodos (Figura 5.4). Utiliza-se colar elisabetano com 1 cm de distância entre a coleira e a pele do animal. O colar é coberto com filme de PVC até 2/3 a 3/4 de sua circunferência, o que permite a saída de gás carbônico e ar quente. O oxigênio é fornecido pelo tubo ligado ao cilindro e inserido dentro do colar, a um fluxo de 10 ℓ/min, que pode ser reduzido quando o oxigênio dentro do colar se estabilizar.[15]

A colocação de tubo nasal é uma técnica de excelência para oxigenação constante (Figuras 5.5 e 5.6). Utiliza-se sonda uretral de PVC para machos ou tubo de nutrição

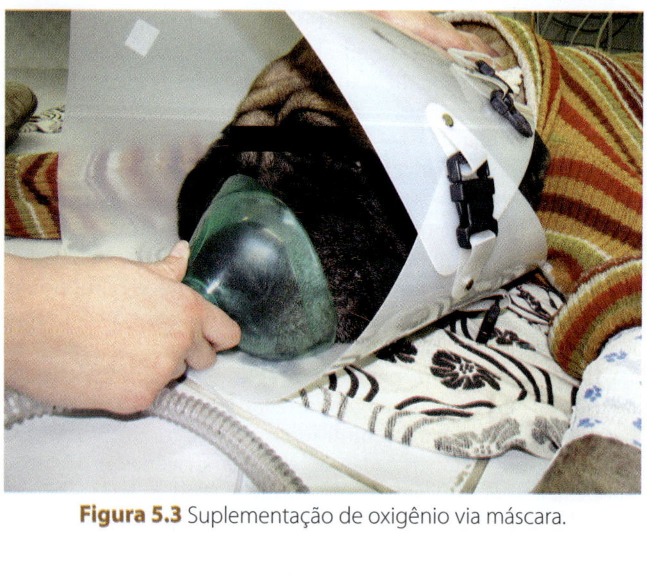

Figura 5.3 Suplementação de oxigênio via máscara.

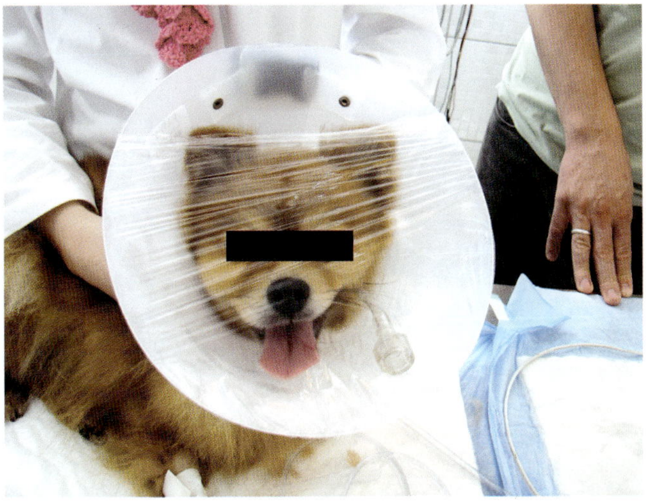

Figura 5.4 Cão com suplementação de oxigênio pela técnica do colar elisabetano.

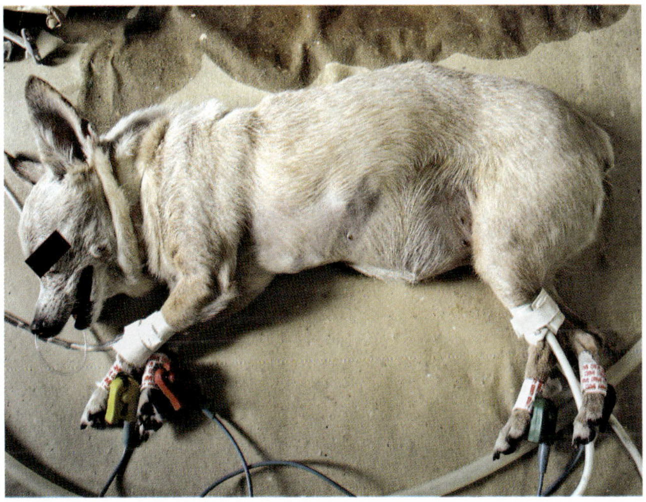

Figura 5.5 Cão com suplementação de oxigênio via tubo nasal.

enteral neonatal de calibre adequado às dimensões da narina do paciente. Mede-se a distância entre a narina e a rima lacrimal medial para oxigenação nasal, ou entre a narina e o canto lateral para oxigenação nasofaríngea e marca-se a distância no tubo. Prepara-se o paciente com a instilação de 1 a 2 gotas de lidocaína intranasal e lubrifica-se o tubo com gel hidrofílico (KY-Gel®). Eleva-se a cabeça do paciente e insere-se o tubo até a marcação. A fixação deve ser feita com sutura ou cola para tecidos, em posição medial para gatos e lateral para cães. Com fluxo de 100 mℓ/kg/min, conseguem-se até 50% de FIo_2 (fluxo inspirado de oxigênio), ou até 65%, se utilizadas as duas narinas.[15]

O fluxo de oxigênio pode ser fornecido por cateter-óculos, principalmente em raças braquicefálicas ou pacientes com consciência alterada. Com fluxos de 110 mℓ/kg/min, pode-se obter 70% de FIo_2. A câmara de oxigênio é indicada na abordagem inicial emergencial de felinos e aves em sacos plásticos ou caixas. Administra-se, por cerca de 5 min, oxigênio a 10 a 15 ℓ/min dentro do recipiente, com saída superior para ar quente e gás carbônico. Se o paciente não responder satisfatoriamente à suplementação com oxigênio, uma sequência rápida de indução, intubação e ventilação deve ser considerada (Figura 5.7).[15]

A *ventilação com pressão expiratória final positiva (PEEP)* pode ser utilizada em casos graves de edema extenso e refratário aos tratamentos convencionais (Figura 5.8). Utiliza-se

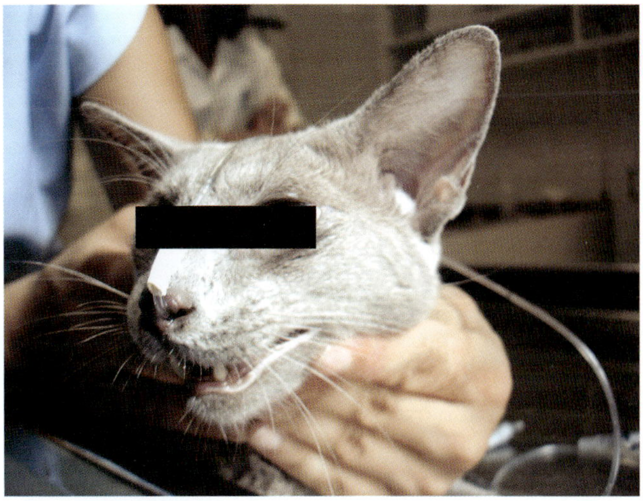

Figura 5.6 Gato com suplementação de oxigênio via tubo nasal.

um sistema de reanimação Ambu® que apresenta uma válvula exalatória do ar expirado para a atmosfera e válvula inalatória que permite a inalação do oxigênio de um reservatório. No orifício exalatório, encaixa-se uma válvula de PEEP provida de mola que, ao ser regulada (entre 5 e 10 cmH_2O), aumenta a quantidade de pressão necessária para abrir a válvula exalatória. Assim, ela aumenta a quantidade de ar remanescente nos pulmões ao final da expiração e, consequentemente, a capacidade funcional residual. Sob sedação leve, o sistema pode ser utilizado via máscara em formato de cone bem ajustada (ventilação manual não invasiva). Quando necessário, utiliza-se intubação endotraqueal. A compressão do Ambu® acompanha cada movimento inspiratório. Caso a ventilação não seja assistida, mas seja utilizada pressão positiva, denomina-se pressão positiva contínua de vias respiratórias (CPAP).[2,16]

A *furosemida* é o diurético de escolha e deve ser administrada imediatamente por via intravenosa (IV), sempre que possível, ou intramuscular (IM) quando houver suspeita de insuficiência cardíaca,[4,9] na dose inicial de 2 a 4 mg/kg, podendo chegar a 8 mg/kg,[4,12] e ser repetida de acordo com a necessidade, com base na frequência respiratória em repouso.[9,12] Furosemida pode ser administrada em *bolus* intravenoso repetido ou em infusão contínua (0,66 mg/kg em dose de ataque intravenosa, seguida de 0,66 mg/kg/h). O início da ação da furosemida geralmente ocorre em 5 a 15 min. A produção de urina em 30 min é indicativa de dose adicional (palpe a bexiga e lembre-se de que alguns pacientes não urinam na gaiola e se estressam com a bexiga distendida).[14]

A *nitroglicerina* tem efeito venodilatador e está disponível no Brasil na forma de adesivos transdérmicos que podem ser aplicados, após tricotomia, sobre a pele da pina ou da região inguinal, aquela que estiver mais aquecida, demonstrando melhor perfusão.[2] A dose é de 1/8 de um adesivo de 5 mg para cães pequenos e 1/2 a 1 adesivo para cães grandes, 1 vez/dia, por 2 a 3 dias.[13]

O *nitroprusseto de sódio* tem efeito vasodilatador arterial e venoso. Pode ser usado em edemas refratários à furosemida (2 a 10 μg/kg/min), mas requer intenso monitoramento arterial, pois pode causar hipotensão acentuada.[2,4,9,10,14]

A *hidralazina* promove arteriodilatação e pode ser usada para reduzir a fração regurgitante na degeneração mixomatosa da valva mitral (doses variam de 0,75 a 3 mg/kg, por via oral [VO]) para se obter pressão arterial sistêmica sistólica entre 90 e 110 mmHg.[4,9,10]

A *dobutamina* fornece suporte inotrópico na falência miocárdica (cão: 5 a 20 μg/kg/min; gato: 0,5 a 2 μg/kg/min).[9,14]

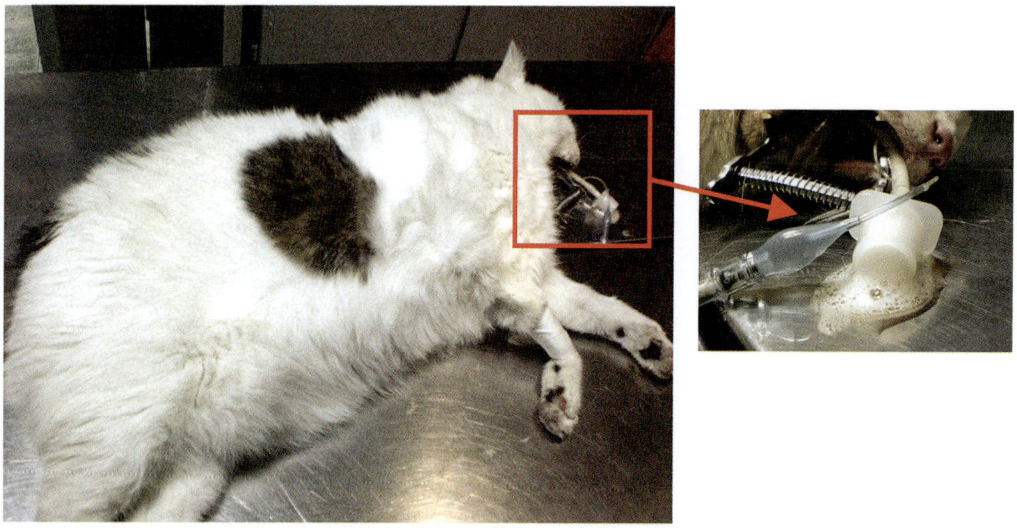

Figura 5.7 Gato com edema pulmonar intubado.

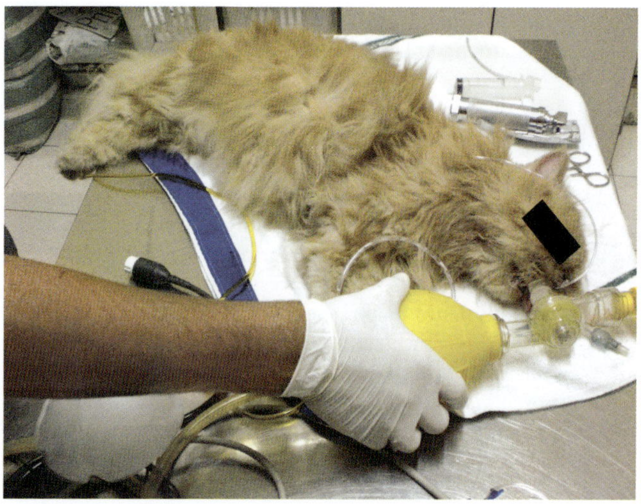

Figura 5.8 Gato intubado em ventilação manual com PEEP.

O *butorfanol* é eficiente na diminuição do estresse do paciente e pode ser usado no cão (0,2 a 0,4 mg/kg) e no gato (0,2 mg/kg).[11]

■ Referências

1. Hughes D. Pulmonary edema. In: King LG, editor. Textbook of respiratory disease in dogs and cats. St. Louis:Saunders; 2004. p. 487-97.
2. Rosa KT. Edema agudo do pulmão. In: Rabelo RC, editor. Emergências de pequenos animais. Rio de Janeiro: Elsevier; 2013. p. 894-900.
3. Kittleson MD. Pathophysiology of heart failure. In: Kittleson MD, Kienle RD, editors. Small animal cardiovascular medicine. St. Louis: Mosby; 1998. p. 137-48.
4. Lucena AR. Edema pulmonar. In: Rabelo RC, Crowe Jr DT, editores. Fundamentos de terapia intensiva veterinária em pequenos animais: condutas no paciente crítico. Rio de Janeiro: LF livros; 2005. p. 236-9.
5. Uzal FA, Puschner B, Tahara JM, Nordhausen RW. Gossypol toxicosis in a dog consequent to ingestion of cottonseed bedding. J Vet Diagn Invest. 2005;17(6):626-9.
6. Volmer PA, Merola V, Osborne T, Bailey KL, Meerdink G. Thallium toxicosis in a pit bull terrier. J Vet Diagn Invest. 2006;18(1):134-7.
7. Oliveira EC, Pedroso PM, Meirelles AE, Pescador CA, Gouvêa AS, Driemeier D. Pathological findings in dogs after multiple africanized bee stings. Toxicon. 2007;49(8):1214-8.
8. Boutureira J, Trim CM, Cornell KK. Acute pulmonary edema after diazepam-ketamine in a dog. Vet Anaesth Analg. 2007;34(5):371-6.
9. Strickland KN. Emergency management of cardiogenic pulmonary edema. Proceeding of the NAVC North American Veterinary Conference; 2007 Jan 8-12; Orlando (Fla), USA. IVIS. Disponível em: http://www.ivis.org/proceedings/navc/2007/SAE/068.asp?LA=1. Acesso em 19 fev 2008.
10. Fox PR. Critical care cardiology. Proceeding of the WSAVA World Small Animal Veterinary Association World Congress; 2006 Oct 11; Prague, Czech Rep. IVIS. Disponível em: http://www.ivis.org/proceedings/wsava/2006/lecture4/Fox2.pdf?LA=1. Acesso em 19 fev 2008.
11. Fuentes VL. Cardiovascular emergencies. Proceeding of the SCIVAC congress Societá Culturale Italiana Veterinari per Animali da Compagnia; 2007; Rimini, Italy. IVIS. Disponível em http://www.ivis.org/proceedings/scivac/2007/fuentes2_en.pdf?LA=1. Acesso em 19 fev 2008.
12. Kittleson MD. Management of heart failure. In: Kittleson MD, Kienle, RD, editores. Small animal cardiovascular medicine. St. Louis: Mosby; 1998. p. 149-87.
13. Lima MCCD. O cardiopata na emergência. In: Rabelo RC, Crowe Jr DT, editores. Fundamentos de terapia intensiva veterinária em pequenos animais: condutas no paciente crítico. Rio de Janeiro: LF livros; 2005. p. 187-214.
14. Stepien RL. Acute pulmonary edema: 5 steps to success. Proceeding of the NAVC North American Veterinary Conference; 2005 Jan 8-12; Orlando (Fla), USA. IVIS. Disponível em: http://www.ivis.org/proceedings/navc/2005/SAE/056.pdf?LA=1. Acesso em 27 fev 2008.
15. Crowe Jr. DT, Rabelo RC. Via aérea. In: Rabelo RC, Crowe Jr DT, editores. Fundamentos de terapia intensiva veterinária em pequenos animais: condutas no paciente crítico. Rio de Janeiro: LF livros; 2005. p. 731-42.
16. Crowe, Jr. DT. Emergency medicine: manual non-invasive ventilation with PEEP valve. A life saving technique. DVM news magazine; May 1, 2009. Disponível em: http://veterinarynews.dvm360.com/dvm/article/articleDetail.jsp?id=598708. Acesso em 27 ago 2009.

6
Suporte Nutricional do Paciente Gravemente Enfermo

Márcio Antonio Brunetto, Aulus Cavalieri Carciofi

Introdução

A maioria dos animais que ingressa em uma clínica ou hospital veterinário está acometida por alguma alteração sistêmica que pode colocar sua vida em risco. Em muitas ocasiões esses pacientes apresentam resposta catabólica aumentada, consequente a processos infecciosos, sepse e traumas, que resultam em resposta inflamatória sistêmica. Essas alterações no metabolismo são efeitos da maior liberação de mediadores endógenos como hormônios do estresse e citocinas. Eles conduzem ao estado de balanço calórico negativo que com o passar do tempo leva à desnutrição, com perda de massa muscular, disfunções sistêmicas, queda na resposta imune, comprometimento do processo de cicatrização tecidual e alteração no metabolismo de fármacos. Esse processo é agravado pelo fato de muitos pacientes encontrarem-se em disorexia ou anoréticos há dias, sem que algumas vezes isso tenha sido considerado importante por parte do proprietário.

A escassez de dados mais precisos sobre as necessidades nutricionais de animais hospitalizados, durante as diversas fases da doença, vêm complicar ainda mais esse quadro. Por esse motivo, a abordagem nutricional dos pacientes gravemente enfermos é um dos grandes desafios da nutrição clínica. Embora existam diferentes métodos, técnicas e protocolos de fornecimento proteico-energético para pacientes enfermos, cabe lembrar as dificuldades para a aplicação prática desses. Animais anoréticos nem sempre toleram a administração de alimentos pela via enteral por apresentarem vômitos, distensão abdominal e gastroparesias. Outras dificuldades como restrição no fornecimento de líquidos, dificuldade de acesso vascular ou enteral, impossibilidade de realização de procedimentos invasivos, insuficiência orgânica e síndrome da realimentação determinam grande complexidade no processo de nutrição desses animais.

Alterações metabólicas

Animais enfermos apresentam resposta metabólica ímpar, o que os coloca em maior risco de subnutrição e suas subsequentes complicações.[1] Pacientes saudáveis em situações de déficit calórico inicialmente suprem sua demanda energética pelo uso dos estoques de glicogênio hepático e pela mobilização de aminoácidos do tecido muscular. Embora esses processos possam fornecer a energia necessária, eles são ineficientes. Assim, após algum tempo, o organismo se adapta diminuindo o *turnover* proteico e aumentando a oxidação de gorduras.[2] Em resposta a essas adaptações, um animal saudável pode sobreviver por longos períodos sem comida, desde que haja água disponível.[3]

De modo contrário, em situações de lesões e doenças, a secreção elevada de glucagon, catecolaminas, cortisol, hormônio do crescimento e citocinas antagoniza os efeitos da insulina e induz hiperglicemia e degradação de proteína tecidual para fornecer substrato para a gliconeogênese. Este mecanismo perpetua a perda de massa corporal magra, refletindo-se de modo negativo nos processos de reparação tecidual, metabolismo de fármacos, resposta imune e prognóstico.[4] Existe correlação importante entre aptidão imune, sobrevida de pacientes hospitalizados e sua massa magra. Pacientes em escore de condição corporal ruim, com perda das reservas nutricionais orgânicas, demonstraram maior mortalidade do que aqueles em condição nutricional ideal ou mesmo sobrepeso.[5,6] Do mesmo modo, o jejum ou o baixo consumo/suprimento calórico durante a hospitalização apresentam intensa correspondência com a alta hospitalar.

Além de modificar o metabolismo, situações graves como sepse, isquemia, traumas, falência múltipla de órgãos podem induzir aumento drástico na produção de radicais livres de oxigênio, o que pode resultar em estresse oxidativo (EO) com ativação de células fagocíticas do sistema imune, produção de óxido nítrico pelo endotélio vascular, liberação de íons ferro, cobre e metaloproteínas.[7] A desnutrição pode ser considerada fator determinante do EO, sendo reconhecido que deficiências de nutrientes relacionados com o sistema de defesa antioxidante, como magnésio, selênio, zinco, cobre e vitamina E, e excesso de outros como o ferro estão relacionados com as alterações metabólicas ligadas ao aumento na produção de radicais livres com consequente dano oxidativo.[8,9] Deve-se então considerar sempre que pacientes críticos estão mais suscetíveis a déficits de nutrientes, pois a condição hipermetabólica induz ao aumento das necessidades nutricionais e de nutrientes do sistema antioxidante, que muitas vezes não são supridos com o uso de dietas de manutenção e encontram-se agravados pela hiporexia ou anorexia.[10]

Assim, o suporte nutricional como fator independente influencia o prognóstico e deve ser considerado parte integral do tratamento do paciente crítico.[5] Esse tem como objetivos prevenir a desnutrição proteico-energética, situação muito comum devido ao hipermetabolismo e anorexia, e atuar como agente modulador da resposta inflamatória e metabólica, resultando em aumento das chances de recuperação.[11]

Avaliação nutricional e seleção dos pacientes

Para escolher a abordagem nutricional mais adequada e eficaz, é fundamental realizar a avaliação nutricional sistemática dos pacientes. Com isso é possível identificar não só os desnutridos que necessitam de intervenção nutricional imediata, mas também os pacientes nos quais a terapia nutricional pode prevenir a desnutrição.[12]

A identificação dos animais que necessitam de suporte nutricional baseia-se em histórico, exame físico e laboratorial. Deve-se realizar o histórico nutricional para verificar qualidade, adequação e consumo diário da dieta empregada. Os proprietários também devem ser questionados sobre o uso de fármacos que podem interferir na homeostase nutricional dos animais, como corticosteroides, antibióticos, diuréticos, agentes quimioterápicos para câncer, dentre outros. No Quadro 6.1 estão listadas as principais situações que determinam a necessidade de suporte nutricional intensivo.

A determinação do escore de condição corporal[16,17] demonstra-se como um método bastante útil na avaliação do estado nutricional devido a sua simplicidade. Porém, ele foi desenvolvido para avaliar os depósitos de massa adiposa e não para detectar perdas de massa muscular, o que o torna bastante subjetivo, devendo ser empregado com atenção.[18]

Os exames laboratoriais podem ser medidas mais objetivas do estado nutricional, porém nem sempre apropriados para seu diagnóstico. A dosagem de proteínas plasmáticas como proteínas totais e albumina são parâmetros interessantes para o diagnóstico de desnutrição calórico-proteica. No entanto, apresentam tempo de meia-vida diferente e fatores não nutricionais podem interferir nas suas concentrações.[19] A dosagem de albumina sérica é o teste bioquímico mais realizado para avaliação da desnutrição. As concentrações normais de albumina variam de 2,6 a 4 g/dℓ na espécie canina e 2,6 a 4,3 g/dℓ nos felinos. Variações nestes valores podem indicar desnutrição proteica, mas não podem ser interpretados precipitadamente, pois devido a sua meia-vida sérica relativamente longa (aproximadamente 8 dias), em geral é necessário prolongado período de privação alimentar para que suas concentrações caiam abaixo dos parâmetros normais.[20] Desse modo, proteínas séricas com meia-vida mais curta, como transferrina, fibrinogênio e pré-albumina também podem ser usadas para se obterem informações adicionais mais dinâmicas e acuradas do estado nutricional do paciente.[21] Contagens linfocitárias totais diminuídas são típicas em cães e gatos em estado crítico, assim como anemia normocítica normocrômica arregenerativa, decorrentes da deficiência proteico-energética.

O método mais prático e efetivo de se conduzir a avaliação nutricional e a seleção dos pacientes consiste na combinação de todos estes parâmetros. A integração das informações de composição corporal, composição e ingestão alimentar e avaliação bioquímica é o método mais seguro. Sendo necessário o suporte nutricional intensivo, parte-se para seu planejamento que inclui a determinação das necessidades nutricionais do paciente e a seleção do tipo de suporte que será utilizado.

Quadro 6.1 Indicações para a intervenção nutricional intensiva.[13-15]

- Consumo prolongado de dieta considerada inadequada (desbalanceada)
- Ingestão inadequada de alimentos (inferior à necessidade energética basal) por mais de 3 dias
- Rápida perda de peso (> 5% do peso corporal total) ou perda crônica (> 10%) de peso sem perda de fluidos
- Cirurgia ou trauma recente e aumento da perda de nutrientes por ferimentos, vômito, diarreia ou queimaduras
- Baixo escore de condição corporal: inferior a 3 na escala de 9 pontos e inferior a 2 na escala de 5 pontos
- Perda acentuada de massa muscular em membros e região frontal e parietal do crânio
- Concentração de albumina sérica inferior aos parâmetros normais
- Situações de hipermetabolismo como infecção, traumas, queimaduras e cirurgia
- Uso prolongado de fármacos catabólicos que podem resultar em depleção de nutrientes

Necessidades nutricionais

As necessidades energéticas dos pacientes enfermos são estimadas a partir da soma da energia necessária para seu metabolismo basal, atividade física voluntária e enfermidade. A taxa metabólica basal, ou necessidade energética basal, pode ser estimada de vários modos. Em quilocalorias por dia, podem-se empregar equações exponenciais [$(97 \times \text{peso corporal}_{(kg)})^{0,655}$ ou $(70 \times \text{peso corporal}_{(kg)})^{0,75}$] ou linear ($30 \times \text{peso corporal}_{(kg)}$). Todas essas equações produzem resultados semelhantes nos animais que pesam entre 15 e 30 kg. No entanto, as exponenciais são consideradas mais precisas para pacientes muito pequenos ou muito grandes.[22]

Tradicionalmente, a necessidade energética basal do paciente tem sido multiplicada por uma constante denominada fator de doença, que varia entre 1 e 2 vezes, para considerar o aumento no metabolismo associado a diferentes condições e enfermidades.[23-25] Recentemente, no entanto, tem-se dado menos ênfase a esses fatores, que são bastante subjetivos. Assim, as recomendações atuais são de se utilizarem estimativas mais conservadoras de energia para evitar superalimentação.[26-28] Isso porque superestimar as necessidades nutricionais aumenta o risco de ocorrência de complicações metabólicas associadas à alimentação excessiva, principalmente em pacientes que estão recebendo suporte nutricional intensivo enteral ou parenteral.[27,29]

Assim, embora tenha sido demonstrado que certas condições, como septicemia e queimaduras, podem aumentar em 25 a 35% o gasto energético basal de cães,[26] dados mais recentes sugerem que as necessidades energéticas basais em cães em estado crítico, no pós-operatório e gravemente traumatizados não são maiores do que as necessidades basais de animais saudáveis. Em um estudo que comparou cães e gatos hospitalizados que receberam aproximadamente sua necessidade energética basal com os que receberam até 100% da necessidade energética de manutenção (aproximadamente 1,8 vez mais calorias), verificou-se a mesma alta hospitalar. Estes resultados indicam que o fornecimento em nutrição intensiva das necessidades energéticas basais pode ser suficiente para atender a demanda calórica da maioria dos pacientes hospitalizados.[5,6]

De qualquer maneira, a definição das necessidades calóricas do paciente é apenas um ponto de partida. Ajustes deverão ser realizados com base na resposta individual do animal à alimentação, variações de seu peso corporal e mudanças na doença de base. Deve-se ter em mente que o sucesso do suporte nutricional depende de monitoria constante, para assegurar que o fornecimento de calorias esteja adequadamente ajustado ao cão ou gato.

As necessidades proteicas dos pacientes enfermos não são conhecidas até o momento. Os animais jovens em crescimento necessitam de teores proteicos que correspondam a aproximadamente 17 a 22% das calorias fornecidas.[30] Nos pacientes acometidos por doenças que aumentam as perdas proteicas, como enteropatias ou nefropatias, aconselha-se estimar e repor estas perdas.[30,31] Pacientes queimados podem perder quantias relevantes de proteína e devem ser suplementados com elevadas porcentagens de calorias provindas das proteínas.[32] Suplementos caseiros como carne, ovo ou queijos podem ser empregados com esta finalidade, tomando-se sempre cuidado para que esses alimentos representem apenas parte da dieta e que seu conteúdo calórico seja computado na suplementação energética diária do animal.

Os pacientes hospitalizados também necessitam de ácidos graxos essenciais, minerais e vitaminas. As necessidades específicas de minerais e vitaminas dependem do processo mórbido de base. Para a suplementação nutricional por curto período, devem ser fornecidos pelo menos sódio, cloro, potássio, fósforo, cálcio e magnésio. A suplementação de zinco também deve ser considerada, especialmente nos pacientes anoréticos com doença gastrintestinal, quando as perdas podem estar elevadas.[33] As dietas comerciais tipo *superpremium*, de elevada caloria (acima de 420 kcal por 100 g), quando empregadas no suporte nutricional de animais anoréticos, tanto os que necessitam de alimentação via tubo como os que consomem voluntariamente, contém todos os nutrientes necessários, provavelmente não justificando suplementação adicional.[34] O fornecimento de minerais e vitaminas na quantidade exata ou próxima às necessidades para crescimento estabelecidas pelo NRC (2006) parecem razoáveis e sem qualquer contraindicação específica.[35] No Quadro 6.2 é apresentada sugestão prática para seleção de alimentos para emprego em suporte nutricional enteral em pacientes críticos.

Suporte nutricional enteral

A terapia nutricional enteral é definida como o fornecimento de nutrientes no lúmen do trato gastrintestinal, administrados pela boca, sondas ou ostomias, com o objetivo de promover a manutenção ou recuperação do estado nutricional do paciente.[36] Sempre que possível, é utilizado o suporte enteral em vez do parenteral, por ser mais próximo do fisiológico, seguro e econômico, além de garantir o aporte de nutrientes no lúmen intestinal, mantendo, assim, a integridade da mucosa, o que evita atrofia do órgão, comprometimento imune e translocação bacteriana.[37-41] A existência de nutrientes no lúmen intestinal representa importante estímulo trófico para a mucosa deste órgão. A absorção de nutrientes diretamente do lúmen intestinal corresponde a 70% das necessidades energéticas dos colonócitos e 50% da dos enterócitos, sendo o restante suprido pela corrente circulatória.[42] A mucosa intestinal apresenta as maiores taxas de multiplicação e renovação celular de todo o organismo, o que demonstra a grande importância do fornecimento de nutrientes para o intestino.

Papel do intestino no paciente grave

Durante muito tempo o intestino dos pacientes críticos foi considerado um órgão fisiologicamente inativo e de pouco significado fisiopatológico, apresentando, assim, importância secundária nos processos de recuperação.[43] Ao contrário do que se pensava, no entanto, esse órgão apresenta papel muito importante na recuperação do paciente, pois desempenha funções endócrinas, imunológicas e serve como barreira protetora, separando os meios corporais interno e externo.[44]

Quadro 6.2 Guia prático para seleção de alimentos industrializados para suporte nutricional de pacientes em estado crítico.

Item	Cão	Gato
Energia metabolizável (kcal/g)	> 4,2	> 4,2
Proteína bruta (%)[1]	> 26	> 32
Extrato etéreo (%)	> 18	> 18
Carboidratos (%)	< 35	< 25
Fibra bruta (%)	< 2	< 2
Matéria mineral (%)	< 7,5	< 7,5

A capacidade de permeabilidade seletiva da parede intestinal está diretamente ligada a sua integridade. Situações graves como queimaduras, politraumatismos, pancreatite aguda e jejum prolongado podem ocasionar a perda desta função, o que resulta na entrada e translocação de bactérias e produtos bacterianos (endotoxinas, exotoxinas, fragmentos de parede celular) do lúmen intestinal para outros territórios extraintestinais, refletindo-se em queda da resposta imune e da secreção de substâncias imunológicas. Este aumento da permeabilidade intestinal resulta na síndrome da resposta inflamatória sistêmica.[45]

Segundo alguns estudos em pacientes graves (humanos e animais) que receberam algum tipo de suporte nutricional enteral, houve redução dos índices de infecção em relação aos que receberam nutrição parenteral ou foram mantidos em jejum alimentar.[46,47] Esses achados podem ser explicados pelo importante papel imunológico que o intestino apresenta. Há evidências cada vez maiores de que a manutenção da massa tecidual linfoide do intestino preserva a imunidade local e sistêmica. A existência intraluminal de alimento relaciona-se com maior produção de colecistocinina; essa, por sua vez, aumenta o cálcio disponível para os linfócitos, servindo como cofator de multiplicação. Outros benefícios associados à nutrição enteral são o aumento da IgA intraluminar, regulação na produção de mediadores inflamatórios e redução da virulência bacteriana, consequente a menor expressão de adesinas.[48,49] Outro fator relevante é o estimulo trófico produzido pela existência de alimentos no lúmen intestinal, permitindo maiores taxas de replicação e diferenciação celular com formação de melhor membrana mucosa, com maior capacidade de absorção de nutrientes e defesa contra penetração de antígenos.

Além de todos os benefícios citados anteriormente, o uso do suporte nutricional enteral é preferível ao parenteral por ser mais próximo do fisiológico, seguro e econômico. A seguir são descritos os principais tipos de sondas utilizadas para nutrição enteral em cães e gatos anoréticos e gravemente enfermos.

Sondas nasoesofágicas

A colocação da sonda pela via nasoesofágica é o método mais indicado para cães e gatos doentes que necessitam de suporte nutricional por período inferior a 1 semana.[50,51] Os nutrientes são administrados na porção distal do esôfago, não devendo a sonda penetrar o estômago. As vantagens desta técnica são seu baixo custo, facilidade, aceitação pelo paciente e a dispensa da anestesia geral. No entanto, o pequeno calibre da sonda permite apenas a administração de dietas líquidas sem partículas, o que dificulta o suprimento calórico e proteico dos animais debilitados e desnutridos. As complicações associadas a seu uso incluem obstrução, remoção pelo próprio animal, epífora, atraso no esvaziamento gástrico, aspiração, vômitos, diarreia, hipopotassemia e moléstias nasais e faríngeas relacionadas com a sua permanência prolongada.[50-52]

Como tipos de sonda para esta técnica podem ser empregadas as siliconizadas descartáveis da marca Mark med® ou sonda Levine da marca Medical's®. Inicialmente deve-se estimar o comprimento da sonda que será colocada no esôfago, pelo posicionamento da mesma desde o plano nasal até a extensão do sétimo espaço intercostal. Em seguida, marca-se esta medida com o auxílio de um marcador de esparadrapo que será aderido no tubo. Deve-se, então, lubrificar a extremidade da sonda com lidocaína a 5% e manter a cabeça do paciente em posição normal. Posteriormente, a sonda deve ser colocada na face ventrolateral de uma das narinas externas (direita ou esquerda) e introduzida em direção caudoventral e medial na cavidade nasal escolhida. Ao se introduzirem cerca de 3 cm na narina, encontra-se uma barreira anatômica, o septo mediano, no piso da cavidade nasal. Em caso de dificuldade para ultrapassar esta barreira, pode-se empurrar as narinas externas dorsalmente para facilitar a abertura do meato ventral. Deve-se, então, elevar a extremidade proximal da sonda e avançá-la para o interior da orofaringe. Para a confirmação da localização da sonda no interior do esôfago, pode-se infundir cerca de 5 mℓ de solução fisiológica estéril através do tubo. A ausência do reflexo de tosse ou espirro sugere posição esofágica. Esta etapa também pode ser realizada mediante radiografia torácica, sendo esta mais segura que a primeira, porém mais onerosa. A fixação da sonda pode ser feita com cola de cianocrilato, na linha média nasal dorsal. Deve-se usar um colar elisabetano para proteção do tubo. A demonstração da técnica está ilustrada na Figura 6.1.

Como dieta, indica-se o uso de alimentos úmidos (enlatados) hipercalóricos para cães ou gatos, diluídos em água. Define-se um alimento úmido como hipercalórico quando este apresenta mais de 1,7 kcal por grama. Os alimentos úmidos de manutenção comercializados no Brasil apresentam entre 0,9 e 1,0 kcal por grama, de maneira que, se diluídos em água, geram uma solução com muito baixa energia e incompatível para fornecer as calorias necessárias dentro do volume estomacal e necessidade hídrica do animal. Seu emprego leva ao baixo fornecimento calórico e a hiperidratação do paciente, não sendo recomendável. Como sugestão, o Serviço de Nutrição Clínica do Hospital Veterinário da FCAV/Unesp desenvolveu fórmulas caseiras práticas para uso em sondas de reduzido calibre, sendo de fácil preparação, e que têm demonstrado bons resultados ao longo dos anos em mais de 400 pacientes (Quadro 6.3).

Para o suporte nasoesofágico, recomenda-se o fornecimento das necessidades energéticas basais, pois o pequeno calibre das sondas dificulta a administração de grandes volumes de alimento, principalmente em cães de grande porte. A alimentação pode ser iniciada logo após a colocação do tubo, tomando-se os cuidados de adaptação dos pacientes para a realimentação. Assim, o fornecimento de alimentos deve ser gradual, de modo a respeitar a capacidade de digestão e absorção de cada paciente, fornecendo-se 1/3 da quantidade calculada no primeiro dia, 2/3 no segundo dia e só no terceiro dia se fornece toda a necessidade energética basal do paciente.

Sondas esofágicas

A técnica de colocação da sonda por meio de esofagostomia é de fácil realização e não apresenta desconforto para o animal, podendo permanecer por meses quando necessário.[53] Consiste em uma via bastante segura por proporcionar digestão eficiente. Permite, também, que o animal beba e coma normalmente, mesmo com a sonda. A simplicidade para manejo do tubo e administração do alimento permite a cooperação dos proprietários, minimizando os custos de internação nas clínicas e hospitais veterinários.

Sua vantagem em relação à sonda nasoesofágica é seu maior diâmetro, o que permite a administração de alimentos mais consistentes e em maior quantidade,[54] além de poder permanecer longos períodos. As complicações associadas a esta técnica são infecção do campo operatório, edema de face por pressão exercida pela bandagem, esofagite, aspiração de alimento, obstrução das vias respiratórias superiores, disfagia, vômito, com saída da sonda através da cavidade oral e gastrite.[4,55]

No entanto, nos onze anos de utilização dessa técnica pelo Serviço de Nutrição Clínica do Hospital Veterinário, nenhuma complicação grave foi encontrada em mais de 300 pacientes

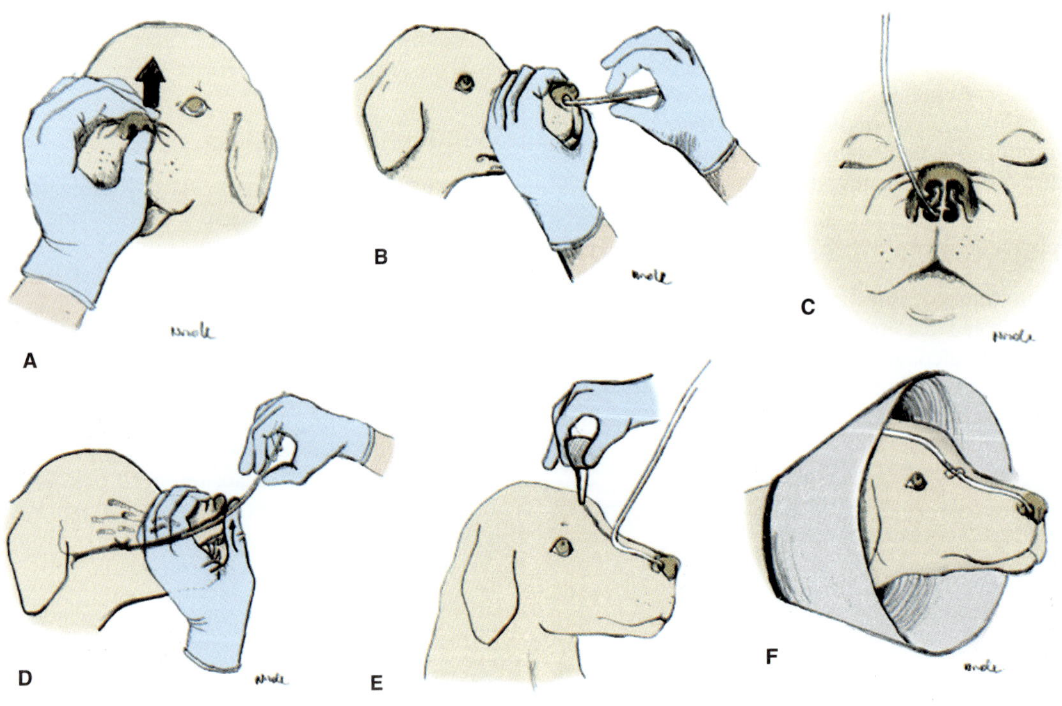

Figura 6.1 Ilustração da técnica de colocação da sonda nasoesofágica. **A.** Elevação dorsal das narinas. **B.** Introdução da sonda na narina. **C.** Posição da sonda dentro da narina. **D.** Elevação das narinas para facilitar a passagem do tubo pelo septo mediano. **E.** Fixação da sonda. **F.** Colocação do colar elisabetano.

Quadro 6.3 Protocolo de nutrição enteral para cães e gatos hospitalizados, desenvolvido pelo Serviço de Nutrição Clínica do Hospital Veterinário da FCAV/Unesp.

Pacientes críticos e que não suportam grande volume de alimento

1.0 Determinação da necessidade energética basal dos animais:

1.1 Pesar o animal: (________) kg

1.2 Calcular a necessidade energética de repouso (NER):

$NER = 70 \times \{peso\ corporal_{(kg)}\}^{0,75}$

NER = (________) kcal por dia, para cães e gatos

Pacientes em manutenção que podem receber alimento em quantidade normal

2.0 Determinação da necessidade energética de manutenção de cães:

2.1 Pesar o animal: (________) kg

2.2 Calcular a necessidade energética de manutenção (NEM):

$NEM = 95 \times \{peso\ corporal_{(kg)}\}^{0,75}$

NEM = (________) kcal por dia

3.0 Determinação da necessidade energética de manutenção de gatos:

3.1 Pesar o animal: (________) kg

3.2 Calcular a necessidade energética de manutenção

$NEM = 100 \times \{peso\ corporal_{(kg)}\}^{0,67}$

NEM = (________) kcal por dia

4.0 Calcular a necessidade hídrica (NH) – (cães e gatos):

NH = peso corporal × 70 mℓ = (________) mℓ/dia

Considerar o volume fornecido pelo alimento

Suplementação hídrica via sonda = NH – volume de alimento = (________) mℓ/dia

5.0 Dietas caseiras para utilização via sonda nasoesofágica:

Dieta 1*	Dieta 2**
1,1% Nutrilon® ou Mucilon®	3,9% Nutrilon® ou Mucilon®
1,1% dextrose	1,6% dextrose
15,3% extrato solúvel de soja	63,4% ração em lata para gatos
11,4% creme de leite	7,7% creme de leite
69,5% água	21,9% água
0,8% Suplemento vitamínico-mineral	0,8% Suplemento vitamínico-mineral
0,5% Ornitargim®	0,5% Ornitargim®
0,3% KCl a 20%***	0,3% KCl a 20%***
Composição química	
PB: 32,1%, EE: 27,3 e EM: 0,96 kcal/mℓ	PB: 32,5%, EE: 26,4% e EM: 0,96 kcal/mℓ

* Para uso em sondas 6 ou 8 French.
** Para uso em sondas > 10 French.
*** Gatos: adicionar 30 mg de taurina por 100 mℓ de alimento.

5.1 Como calcular e como prescrever a dieta:

Exemplo: cálculo e prescrição de uma dieta enteral hipermetabólica para cão adulto de 10 kg

Dieta selecionada: alimento para sonda de 6 e 8 French. EM da dieta = 0,96 kcal por mℓ

Etapa 1: calcular a necessidade energética de repouso do animal

$NEM = 70 \times (peso\ em\ kg)^{0,75}$

$NEM = 70 \times (10)^{0,75}$

NEM = 392 kcal por dia

Etapa 2: calcular a quantidade de alimento a ser administrada por dia, em mℓ

Quantidade de alimento = NEM/EM dieta

Quantidade de alimento = 392 kcal por dia/0,96 kcal por mℓ

Quantidade de alimento = 408 mℓ/dia

Etapa 3: calcular a quantidade de cada ingrediente da dieta

Após calcular a quantidade a ser administrada em mℓ/dia da dieta deve-se calcular a quantidade de cada ingrediente da mistura, como no exemplo a seguir:

Exemplo (dieta para sonda 6 a 8 French):

Nutrilon®: do total calculado (408 mℓ), 1,1% será composto por Nutrilon®:

408 mℓ da dieta ------------------100 % (total)

x g de Nutrilon® ---------------- 1,1% (% de Nutrilon® na fórmula)

x = 4,48 g de Nutrilon® por dia (aproximadamente 4,5 g)

Realizar esse cálculo para todos os ingredientes

Fórmula final:

4,5 g de Nutrilon®
4,5 g de dextrose
62,4 g de extrato solúvel de soja
46,5 mℓ de creme de leite
283,5 mℓ de água
3,26 g de suplemento vitamínico-mineral
2,0 mℓ de Ornitargim®
1,22 mℓ de KCl a 20%

Etapa 4: administração de água (cálculo para pacientes que não apresentam retenção de líquido e podem receber água normalmente)

Após calcular a quantidade de alimentos, verifica-se se existe necessidade de água suplementar:

Necessidade hídrica = 70 mℓ × peso corporal

Necessidade hídrica = 70 mℓ × 10 kg = 700 mℓ/dia

Água suplementar = necessidade hídrica – volume de alimento

Água suplementar = 700 mℓ – 408 mℓ = 292 mℓ/dia

6.0 Modo de uso

6.1 Esta quantidade deve ser pesada e batida em liquidificador, permanecendo em geladeira até o momento de uso

6.2 Dividir o alimento em seis refeições ao dia. Administrar o alimento em temperatura ambiente

6.3 Injetar água potável para limpar a sonda de resíduos alimentares após seu uso

6.4 Manter a sonda sempre bem fechada para evitar refluxo e entrada de ar no esôfago

6.5 Monitorar a produção de fezes

alimentados. Apenas vômito ocasional foi verificado, principalmente em gatos, e infecção da ferida cirúrgica, em alguns casos nos quais os proprietários não realizaram a troca diária de curativos.[56,57] Como sugestão de sondas, podem ser empregados para cães os tubos de PVC (Embramed®) e Levine (Medical's®) e para cães e gatos a sonda de Foley (Embramac®). Esta última é mais recomendável, pois tem demonstrado melhor aceitação, principalmente para gatos, com menor ocorrência de vômito.

A alimentação por meio da sonda esofágica pode ser iniciada aproximadamente 2 h após o término do procedimento cirúrgico. Pode-se administrar ao paciente mais alimento. É recomendado o fornecimento de sua necessidade energética basal e depois de adaptado, elevar o aporte energético para atender as necessidades energéticas de manutenção (NEM). Nos pacientes caninos este cálculo pode ser realizado pela equação: NEM = $(peso\ corporal\ em\ kg)^{0,75} \times 95$ kcal por dia[35] e para os pacientes felinos: NEM = $(peso\ corporal)^{0,67} \times 100$ kcal por dia.[35] Todos os animais devem passar por um processo inicial de adaptação, principalmente quando anoréticos há vários dias, sob o risco de desenvolverem síndrome da realimentação ou distúrbios digestivos. É, então, conveniente administrar no primeiro dia 25% da quantidade total calculada de alimento, 50% no segundo dia, 75% no terceiro e, no quarto dia, infundir via sonda a quantidade total estipulada. Como alimento, pode-se utilizar ração comercial seca tipo *superpremium*, para cães ou gatos em crescimento, conforme níveis nutricionais sugeridos no Quadro 6.2.

A ração deve ser umedecida em água potável, triturada em liquidificador, coada em peneira e administrada via sonda com o auxílio de seringa. A quantidade total de alimento diário é dividida em seis refeições, com o intervalo mínimo de duas horas entre elas e duração de 10 a 15 min cada, sendo a dieta fornecida em *bolus*. Após cada alimentação a sonda precisa ser higienizada com água. A capacidade gástrica de cães e gatos pode ser estimada em até 50 mℓ por kg de peso corporal em cada refeição, sendo importante respeitar esse limite para evitar sobrecarga de alimentos.

A ingestão hídrica pode ser estimada em 70 a 85 mℓ por kg de peso corporal, desde que o paciente não apresente retenção de água decorrente da afecção de base. O volume hídrico utilizado para umedecer a dieta e para a higienização da sonda deve ser considerado nesse cálculo. Um exemplo do procedimento de cálculo da quantidade de alimentos e água a ser infundida encontra-se no Quadro 6.4.

Sondas gástricas

São considerados meios efetivos de suporte nutricional em cães e gatos, podendo ser utilizadas por longos períodos (meses a anos).[58] Consistem em uma via segura por proporcionar digestão eficiente. As funções do estômago de mistura, digestão e estocagem permanecem íntegras, além do que, o diâmetro das sondas utilizadas permite a administração de alimentos mais consistentes e sob a forma polimérica (não digerida). A boa aceitação do paciente e do proprietário, somada à facilidade de reiniciar a alimentação oral ou espontânea, mesmo com a permanência do tubo, representa vantagem para alimentação enteral pela técnica de gastrostomia.[59] No entanto, esse método apresenta como desvantagens a necessidade do uso de anestesia geral e de aparelho especializado para a colocação dos tubos.[60] Complicações associadas incluem peritonite quando o tubo é retirado pelo animal precocemente sem que haja cicatrização e aderência do estômago à parede abdominal, vômito e diarreia.

Os pacientes candidatos a essa terapia são principalmente aqueles acometidos por doenças orofaringianas ou distúrbios esofágicos, mas também é empregada em casos de lipidose hepática e outros quadros de anorexia resultantes de distúrbios debilitantes. Porém, a gastrostomia fica contraindicada nas situações de vômitos incoercíveis, distúrbios gastroentéricos, ascite, peritonite, pancreatite e em pacientes que necessitem de suporte nutricional por período inferior a 5 dias.[61] Outra desvantagem são as sondas utilizadas, como o cateter de Pezzer, que nem sempre são facilmente localizadas, pois o procedimento exige o emprego das sondas especiais apropriadas ao procedimento, como as que apresentam um cogumelo na extremidade distal. As dietas, os cálculos e os cuidados no emprego da sonda gástrica são os mesmos descritos para o uso de sonda esofágica. A demonstração da técnica de colocação da sonda que emprega aplicador está ilustrada nas Figuras 6.2 e 6.3.

Quadro 6.4 Exemplo de procedimento de cálculo da quantidade de ração e de água a ser infundida via sonda esofágica de calibre superior a 12 French.

Cálculo e prescrição da dieta para cão adulto, com 10 kg de peso corporal
EM da dieta = 4,2 kcal por grama (seca, *superpremium*)
Etapa 1: calcular a necessidade energética do animal
$NEM = 95 \times (\text{peso em kg})^{0,75}$
$NEM = 95 \times (10)^{0,75}$
$NEM = 95 \times 5,6 = 534,22$ kcal por dia
Etapa 2: calcular a quantidade de alimento a ser administrada por dia, em gramas
Quantidade de alimento = NEM/EM dieta
Quantidade de alimento = 534,22 kcal por dia/4,2 kcal por grama
Quantidade de alimento = 127,19 g por dia (130 g aproximadamente), divididos em seis refeições
Etapa 3: calcular a quantidade de água a ser administrada via sonda
Necessidade hídrica = 70 mℓ/kg de peso corporal (animal com hidratação normal, não apresentando retenção de líquidos)
Necessidade hídrica = 70 × 10 = 700 mℓ
Desse volume calculado (700 mℓ), deverá ser descontado o volume de água utilizado para umedecer a dieta seca antes de triturá-la, o volume adicionado no momento da trituração e o volume utilizado para higienizar a sonda após cada refeição. A consistência do alimento deverá ser semelhante à de mingau

NEM = necessidade energética de manutenção; EM = energia metabolizável.

Sondas intestinais

Os tubos intestinais são colocados em segmentos que ultrapassam o trato gastrintestinal superior (estômago, duodeno proximal e pâncreas). Eles estão indicados principalmente nas situações em que o estômago não se apresenta em condições de uso. As indicações específicas da utilização das sondas alimentares por enterostomia incluem pancreatite, cirurgia pancreática, cirurgia hepatobiliar, obstrução gastrintestinal proximal, neoplasia, cirurgia gastrintestinal extensa, e naqueles casos em que existe risco de aspiração, coma, decúbito prolongado e distúrbios de motilidade esofágica, pois a enterostomia implica menor risco de refluxo gastresofágico, se comparada com as técnicas anteriores. A enterostomia está contraindicada quando houver obstrução do segmento intestinal posterior ao local de colocação do tubo e peritonite.

A alimentação pode ser iniciada 24 h após o processo cirúrgico. O pequeno calibre dos tubos utilizados exige a administração de dietas líquidas. O fato de ultrapassar o estômago e infundir alimento diretamente no intestino faz que seja recomendado o emprego de dietas monoméricas (pré-digeridas), dependendo do local de colocação do tubo. Como tentativa podem-se usar as mesmas dietas recomendadas para sondas nasoesofágicas, mas podem ocorrer diarreia, flatulência e desconforto abdominal, pois o alimento não sofrerá a digestão promovida pelo ácido clorídrico, proteases e lipases gástricas. Neste tipo de suporte o alimento deve ser administrado por infusão contínua, por meio de um equipo de administração, pois o intestino não apresenta condições de receber grandes volumes de alimento rapidamente. O cálculo da necessidade energética também deve ser o mesmo utilizado para a sonda nasoesofágica. Está técnica implica necessidade de hospitalização, frequente monitoramento e uso de bomba de infusão em alguns casos. O uso desses tubos pode ser indicado para períodos longos (semanas a meses) e o período mínimo recomendado é de 5 a 7 dias, para permitir a formação de aderência no local da enteropexia.

As complicações mais comuns são diarreia, vômitos e desconforto abdominal relacionados com a doença primária, método de alimentação ou dieta empregada.[60,62] A peritonite é a complicação mais séria da enterostomia e pode resultar em extravasamento de alimento no local da cirurgia devido a deslocamento ou retirada prematura da sonda. O extravasamento também pode resultar em celulite local ou infecção em torno do local da enterostomia. Os cateteres rígidos de polivinil apresentam maior incidência de dobradura e perfuração intestinal.[63]

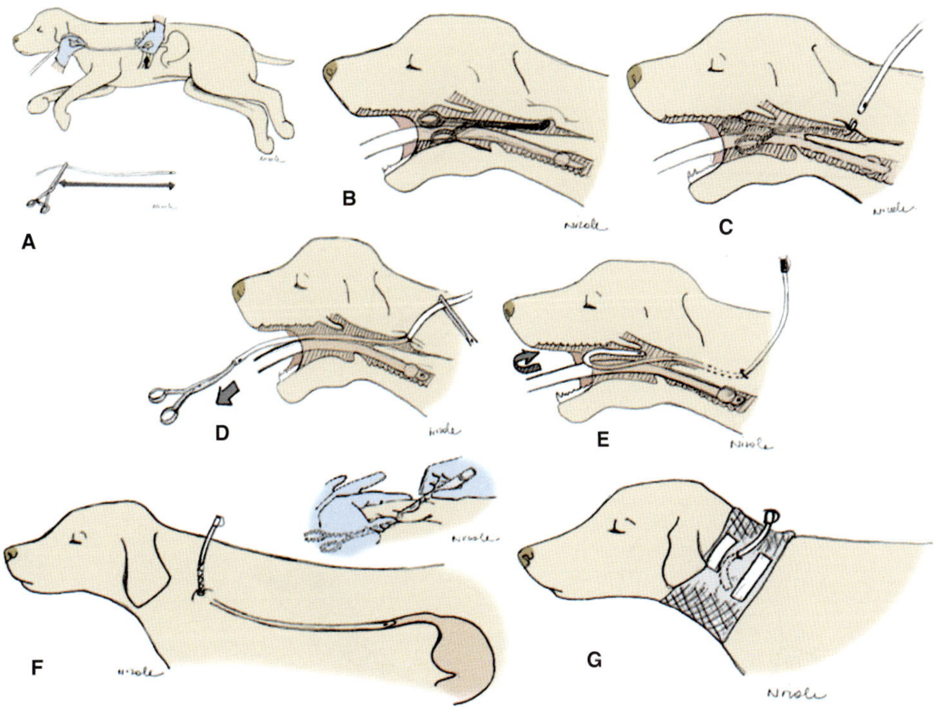

Figura 6.2 Ilustração da colocação da sonda pela técnica de esofagostomia. **A.** Demarque a extensão da sonda que será introduzida no esôfago (sétimo espaço intercostal). **B.** Coloque o corpo do instrumento na cavidade oral, pressionando o esôfago contra a musculatura mesocervical, formando uma saliência na pele cervical, local onde se procederá à incisão. **C.** Com auxílio de uma lâmina de bisturi, faça incisão na pele e tecidos até exteriorizar o instrumento através da pele. Aumente o orifício para permitir a passagem do tubo, após a fixação do mesmo ao instrumento. **D.** Retraia o instrumento e puxe o tubo para o interior da cavidade oral. **E.** Redirecione o tubo com o auxílio de um estilete para o interior do esôfago. **F.** Fixe o tubo na pele com fio de sutura não absorvível 2-0 utilizando ponto dedo chinês ou bailarina. **G.** Coloque uma bandagem na região para proteção dos pontos e da ferida.

Suporte nutricional parenteral

O suporte nutricional parenteral consiste na administração de todas ou parte das exigências nutricionais diárias por via intravenosa (IV). A administração de todas as necessidades nutricionais, incluindo calorias, aminoácidos, lipídios, vitaminas e minerais é denominada nutrição parenteral total (NPT).[1,64] Nela todas as necessidades nutricionais conhecidas são infundidas dentro de um período de 24 h, incluindo aqui a totalidade das necessidades energéticas do paciente. A administração de apenas parte das necessidades nutricionais é denominada NPP.[1,64] Essa pode ou não incluir lipídios e microelementos. Normalmente, na NPP são administrados os eletrólitos e vitaminas necessários e apenas parte das necessidades energéticas e de aminoácidos do animal.[4,65,66] Na experiência do Serviço de Nutrição Clínica de Cães e Gatos do Hospital Veterinário da FCAV/Unesp, a NPP demonstra-se mais simples, segura e barata para uso em cateter periférico que a NPT, com bons resultados clínicos.

A nutrição parenteral tem sido uma ferramenta importante na recuperação de pacientes em estado crítico. Frequentemente animais debilitados estão incapacitados de se alimentar. Estudos demonstraram que seres humanos em condição nutricional ruim apresentaram taxas inferiores de recuperação no pós-cirúrgico, queda da função imune, maior tempo de hospitalização e aumento nos riscos de infecção e/ou mortalidade quando comparados com pacientes que apresentaram ingestão calórica satisfatória ou receberam suporte nutricional enteral ou parenteral.[67] No entanto, trata-se de um recurso terapêutico mais caro, que necessita de monitoramento adequado, demandando tempo e cuidado por parte do corpo clínico.

Doenças graves, traumas e grandes cirurgias estão associados ao hipermetabolismo e desnutrição. A resposta metabólica ao estresse é mediada por citocinas incluindo interleucina-1 (IL-1), fator de necrose tumoral alfa (TNF-α) e interleucina-6 (IL-6), que induzem importantes alterações neuroendócrinas. Essas resultam em aumento da taxa metabólica, resistência periférica à insulina, proteólise muscular, aumento nas concentrações séricas de glicocorticoides, catecolaminas, glucagon e hormônio do crescimento, processo que culmina com perda de nitrogênio e balanço nitrogenado negativo.[1,4,68] A magnitude dessas respostas varia de acordo com a natureza da enfermidade e pode induzir alterações metabólicas adicionais e resultar em imunossupressão.

Desse modo, animais que se apresentem com enfermidades ou sintomas que contraindiquem o uso da via enteral devem receber nutrição parenteral. Não se deve permitir que permaneçam sem receber calorias e outros nutrientes. São indicações específicas para o uso da nutrição parenteral: obstrução gastrintestinal, hipomotilidade gastrintestinal, má absorção, diarreias profusas, vômitos graves, período pós-operatório de determinados procedimentos cirúrgicos do trato gastrintestinal, pancreatite, peritonite, hepatite, coma, inconsciência ou déficits neurológicos graves, ocasiões em que a colocação de tubos não for possível e outras circunstâncias individuais. Essa via pode ser empregada também como meio de suplementação da rota enteral.[1,4,64-66]

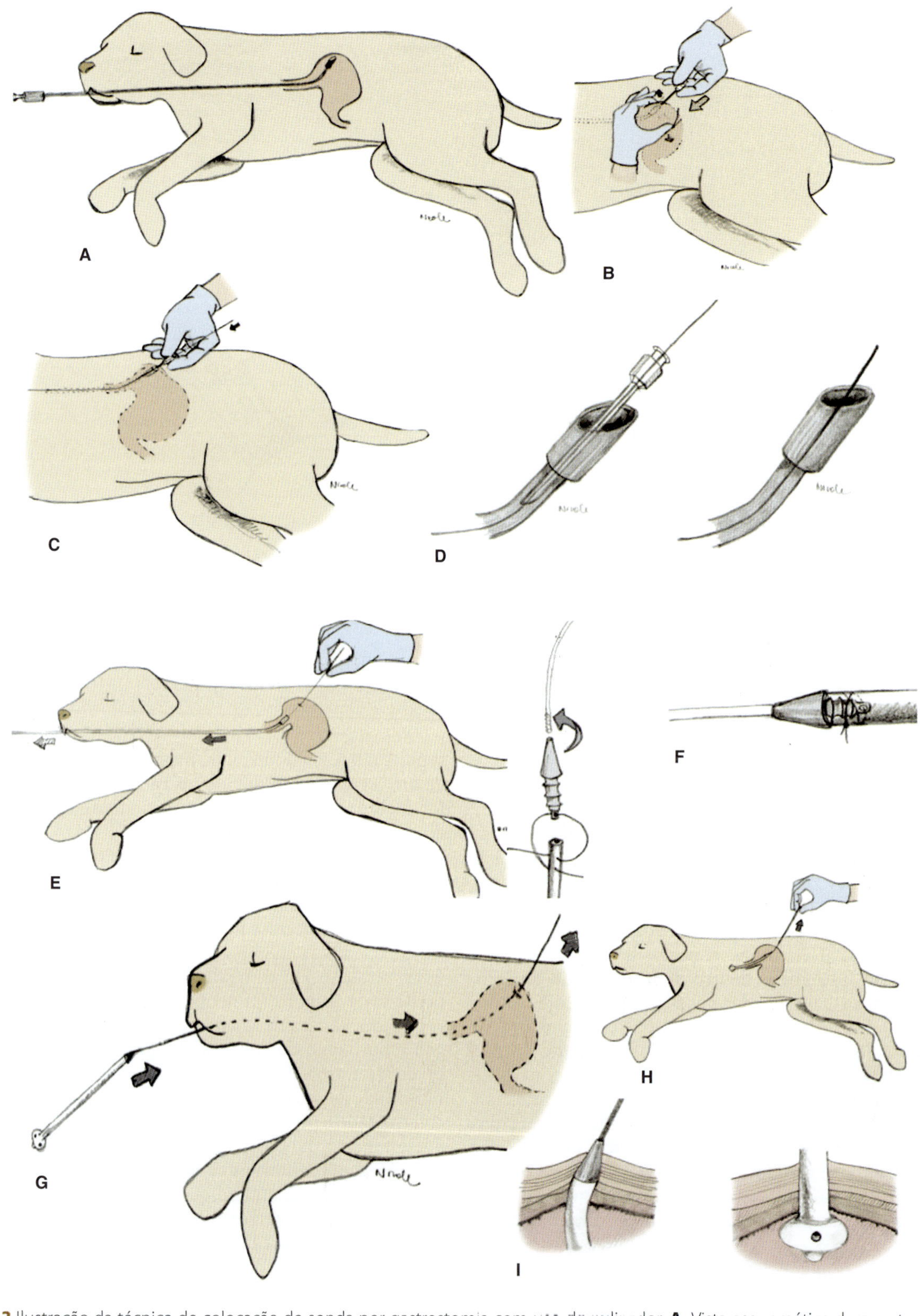

Figura 6.3 Ilustração da técnica de colocação de sonda por gastrostomia com uso de aplicador. **A.** Vista esquemática demonstrando como o aplicador se posiciona dentro do estômago do animal. O aplicador deve empurrar o estômago contra a parede abdominal e produzir uma saliência para que se possa introduzir o trocarte. **B.** Com o auxílio do trocarte perfure a pele e a musculatura até posicionar a extremidade distal do trocarte dentro da extremidade distal do aplicador. **C.** Introduza a guia pelo trocarte até o interior do aplicador. **D.** Visualize a guia sendo introduzida pelo trocarte e em um segundo momento esta já está posicionada dentro do aplicador. **E.** Retire o aplicador, permanecendo apenas a guia dentro do animal. **F.** Fixe o tubo gástrico na extremidade distal da guia. **G** e **H.** Após fixada a guia, o tubo será arrastado da cavidade oral para dentro do estômago. **I.** Localização da extremidade distal do tubo dentro do estômago.

Antes de se proceder à nutrição parenteral, é importante que o paciente esteja hidratado e com seu equilíbrio acidobásico estabelecido. Pacientes com alterações hidreletrolíticas e acidobásicas devem primeiro ser estabilizados, sob pena de desenvolverem distúrbios metabólicos graves durante o procedimento.

Soluções e proporções nas misturas

Há pelo menos cinco soluções básicas empregadas na nutrição parenteral: dextrose, aminoácidos, lipídios, eletrólitos e compostos vitamínico-minerais. Na Figura 6.4 está apresentada imagem ilustrativa das soluções empregadas.

Dextrose

Soluções de dextrose variam de 5 a 70% em concentração. As soluções a 50% fornecem aproximadamente 1,7 kcal/mℓ e estão presentes em muitas formulações para nutrição parenteral como fonte de calorias. Soluções de glicose a 5% apresentam açúcar em concentração muito diluída, servindo apenas para hidratação.

A velocidade de infusão da glicose tem efeito significativo sobre o risco de desenvolvimento de complicações metabólicas. A glicose intravenosa pode seguir diferentes vias metabólicas, sendo mais desejável a oxidação para atender as necessidades energéticas do organismo. Todavia, essa pode seguir vias não oxidativas, por exemplo, ser incorporada às reservas de glicogênio ou sofrer glicólise anaeróbica gerando ácido láctico, o que aumenta a possibilidade de distúrbios metabólicos.

A concentração de glicose circulante também pode aumentar em taxas de infusão elevadas, o que pode resultar em alterações drásticas na função imune, particularmente nos monócitos ativados.[69] A otimização da quantidade de glicose metabolizada por via oxidativa, associada ao efetivo controle da concentração sanguínea desse açúcar, é fundamental para se alcançarem os resultados clínicos esperados. Em função disso, recomendações recentes sugerem taxas de infusão de dextrose inferiores a 4 mg/kg de peso corporal/min.[70]

O uso isolado de dextrose como fonte de calorias não proteicas, apesar de barato, não é recomendável. Tem como inconveniente o fato de muitos pacientes em estado crítico apresentarem resistência insulínica periférica, podendo este procedimento resultar em hiperglicemia, glicosúria, poliúria, desidratação e acidose. Além disso, a glicose não é efetiva em limitar a lipólise e a mobilização de massa muscular em cães e gatos. A mescla de glicose com lipídios no fornecimento de calorias não proteicas é preferível por diminuir estes efeitos colaterais. A solução torna-se mais eficiente na manutenção do balanço nitrogenado,[71] além de as soluções de lipídios apresentarem menor osmolaridade em relação ao plasma e baixarem a osmolaridade final da mistura. Formulações de nutrição parenteral para pacientes diabéticos e hiperglicêmicos devem fornecer proporção maior de calorias provenientes de aminoácidos e peptídios e também requerem administração ou ajustes na insulinoterapia durante o suporte nutricional.[72]

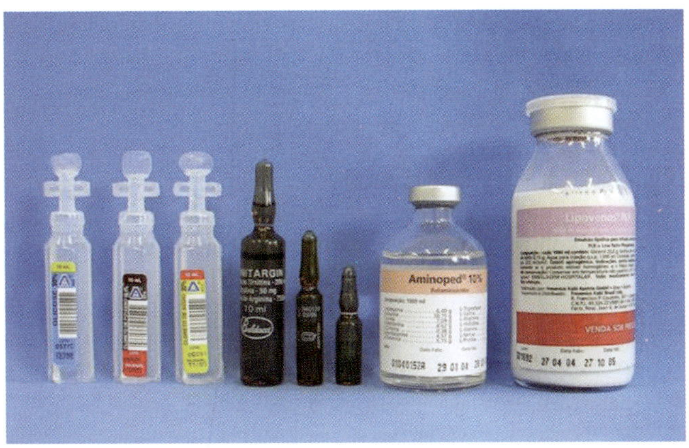

Figura 6.4 Soluções que podem ser empregadas no preparo da bolsa de nutrição parenteral.

A distribuição ideal de calorias de origem não proteica no início da privação de alimento (animal com disorexia há poucos dias) foi sugerida como sendo de 50 a 70% das calorias provenientes de carboidratos, e de 30 a 50% das calorias provenientes de lipídios para cães. Para gatos recomenda-se que 20 a 40% das calorias sejam provenientes dos carboidratos, e 60 a 80% de lipídios. Após anorexia prolongada (animal há muitos dias sem se alimentar), a distribuição ideal torna-se a mesma para ambas as espécies, ou seja, não mais que 40% das calorias oriundas de carboidratos e, ao menos, 60% provindas de lipídios. Esta medida é necessária em função da adaptação ao uso de combustíveis derivados de gorduras durante a anorexia.[3,4]

Lipídios

Emulsões lipídicas são utilizadas em nutrição parenteral como fonte energética e de ácidos graxos essenciais. Apresentam em sua constituição triglicerídios envoltos por camadas estabilizadoras de fosfatídeos do ovo. Após infusão IV, seguem via metabólica semelhante à dos quilomícrons, resultantes de digestão e absorção da gordura ingerida por via oral (VO).[73] Os triglicerídios presentes nas emulsões lipídicas são compostos por diferentes tipos de ácidos graxos. Após infusão IV, esses ácidos podem ser incorporados às membranas celulares do sistema imunológico, alterando sua fluidez e influenciando suas funções.[74,75]

Emulsões lipídicas disponíveis para uso parenteral são compostas, em geral, por triglicerídios contendo ácidos graxos poli-insaturados de cadeia longa, ou mistura física associada a triglicerídios, compostos por ácidos graxos saturados de cadeia média. Seus principais ingredientes incluem óleo de soja ou de açafrão, glicerina, ácidos graxos essenciais e gema de ovo como emulsificante fosfolipídico.

O perfil de ácidos graxos das emulsões lipídicas altera as funções de células imunoefetoras, provavelmente pela incorporação de ácidos graxos poli-insaturados na membrana celular, com modificação de suas características funcionais, estruturais e participação na síntese de eicosanoides.[76,77] Atualmente, existe a tendência de se evitar o uso de emulsão lipídica parenteral rica em ácido graxo poli-insaturado tipo n-6, como as baseadas em óleo de soja, em pacientes imunocomprometidos ou em risco de imunossupressão.[78] Isso porque, experimentalmente em ratos e em estudos clínicos no homem, os ácidos graxos poli-insaturados n-6 podem inibir certas funções de linfócitos, neutrófilos e macrófagos, prejudicar funções do sistema reticuloendotelial e diminuir a remoção plasmática de lipídios.[79-85]

Ácidos graxos poli-insaturados n-6 podem ainda aumentar a intensidade da resposta inflamatória em determinadas condições clínicas, conforme exemplificado por estudo em pacientes com sepse, que demonstrou aumento da secreção das citocinas pró-inflamatórias TNF-α, IL-1β, IL-6 e IL-8, durante a oferta de emulsão lipídica rica nesses compostos.[86] Estas alterações parecem não prejudicar a evolução de pacientes estáveis, mas poderiam agravar a condição de pacientes com comprometimento da resposta imunológica.[87,88] Neste sentido, atualmente existe a preocupação em se ter disponível emulsão lipídica com efeito imunológico neutro ou com menor impacto nas respostas imune e inflamatória, o que se consegue com emulsões suplementadas com ácidos graxos poli-insaturados n-3.

Em função disso, alguns autores sugerem limitar a infusão de lipídios em cães e gatos em 2 g/kg de peso corporal/dia, para se evitar a possibilidade de imunossupressão. Em situações de hipertrigliceridemia torna-se necessário redução maior nas doses desses compostos, ou mesmo evitar seu uso. Cães acometidos por pancreatite sem cursar com hipertrigliceridemia não necessitam qualquer redução na quantidade de lipídios fornecidos a partir do cálculo padrão.[72]

Dispõe-se de emulsões comerciais em concentrações de 10 a 20% de lipídios. Estas são hiposmolares (aproximadamente 270 mOsm/ℓ), o que as torna úteis para administração periférica, quando a osmolaridade deve ser inferior a 600 mOsm/ℓ. Outra vantagem das soluções lipídicas é apresentarem alta densidade energética, aproximadamente 2 kcal/m/ℓ em solução a 20%. No entanto, algumas propiciam crescimento bacteriano, podendo favorecer a sepse, e são instáveis se misturadas diretamente com a dextrose a 50%. São mais efetivas em favorecer o estabelecimento do balanço calórico positivo e apresentam vantagens ao emprego isolado de glicose no fornecimento de calorias não proteicas para cães e gatos, devendo sempre que possível fazer parte das soluções. Um último aspecto, no entanto, é o de apresentarem alto custo.[89]

Aminoácidos

Todo paciente deve receber uma fonte de aminoácidos que inclua tanto os essenciais como os não essenciais. A maior parte das soluções apresenta todos os aminoácidos essenciais para cães e gatos, exceto a taurina, que é encontrada apenas em alguns produtos especiais disponíveis no mercado. Algumas formulações, no entanto, não apresentam arginina, devendo isso ser verificado antes de sua utilização. De qualquer maneira, o que se busca é a ocorrência dos aminoácidos essenciais arginina, histidina, isoleucina, leucina, metionina, fenilalanina, treonina, triptofano, valina e lisina. As soluções de aminoácidos e dextrose podem ou não apresentar eletrólitos. Devido à maior facilidade de preparo, deve-se dar preferência às que já vêm com eletrólitos. As soluções de aminoácidos estão disponíveis em concentrações que variam de 3,5 a 10% e com osmolaridades que variam de 750 a 1.200 mOsm/ℓ, todas classificadas como hiperosmolares.[1,4,64,65,72]

A proteína necessária para cães e gatos que estão recebendo nutrição parenteral deve ser calculada separadamente da energia. Para cães, as estimativas da ingestão ideal de proteína variam de 3 a 4 g[24,90] até 4 a 8 g[91] por quilograma de peso corporal por dia, ou 2 a 4 g por 100 quilocalorias.[4] Para gatos recomenda-se de 4 a 6 g por quilograma de peso corporal por dia,[24] ou 3 a 4 g por 100 quilocalorias infundidas.[4] A infusão de aminoácidos deve ser restringida em animais com disfunção renal ou encefalopatia hepática e aumentada quando houver perdas profundas, como nos casos de enteropatia com perda de proteína ou peritonite.[72]

Alguns aminoácidos que merecem consideração especial são a arginina e a glutamina. A arginina é essencial para cães e gatos, mas não para o homem adulto, e participa em várias reações químicas fundamentais para o metabolismo do nitrogênio e energia. É um componente essencial do ciclo da ureia, sendo para o gato o único precursor da ornitina.[92] Dietas livres desse aminoácido estão relacionadas com hiperamonemia e distúrbios consequentes, não podendo ser empregadas para gatos. Isso merece atenção principalmente no paciente em estado crítico, pois suas alterações metabólicas resultam em catabolismo proteico com elevada produção de amônia.[93] Além disso, a arginina desempenha importante função na produção de poliaminas, que influenciam crescimento e diferenciação celular, sendo precursora do óxido nítrico, um importante fator de relaxamento endotelial. Nesse sentido deve-se dar preferência às soluções pediátricas de aminoácidos ou sua suplementação na mistura, que pode ser conseguida a partir de soluções comerciais facilmente localizadas.

A glutamina é classificada como um aminoácido não essencial para cães e gatos. No entanto, em situações como trauma, septicemia e câncer, as concentrações séricas desse aminoácido podem se reduzir em até 50%, sendo sugerida sua reposição. Por esse motivo, ela vem sendo classificada como um aminoácido condicionalmente essencial. A suplementação com glutamina pode auxiliar a reduzir a depleção muscular, por meio da redução do catabolismo proteico nas situações de injúria.[94] Esse aminoácido é considerado um dos mais importantes substratos metabólicos para as células do trato gastrintestinal. A elevada atividade da glutaminase, enzima necessária para o metabolismo da glutamina, proporciona ao trato gastrintestinal eficiência em utilizar esse aminoácido como fonte energética. Estudos em animais e no homem demonstraram que a nutrição parenteral total contendo dipeptídios de glutamina pode evitar a atrofia intestinal relacionada com o trauma, o que não é verificado na nutrição parenteral livre desse aminoácido. Em pacientes com doença inflamatória intestinal e neoplasias, a permeabilidade intestinal pode ser mantida e a estrutura das microvilosidades preservada com a suplementação deste aminoácido.[95]

Cerca da metade da glutamina que chega ao intestino é convertida em alanina que, por sua vez, é captada pelo fígado e utilizada na gliconeogênese. Além dos enterócitos e dos colonócitos, outras células de *turnover* elevado como células neoplásicas, fibroblastos e outros tecidos como os rins e o fígado utilizam a glutamina como principal fonte de nitrogênio e carbono. Em condições de hipermetabolismo, ocorre intensa mobilização de glutamina. Nesses casos, sua infusão pode favorecer redução da morbidade e mortalidade dos pacientes.[96]

Eletrólitos, vitaminas e minerais

Compostos multivitamínicos, macro e microelementos também são incorporados à nutrição parenteral. As vitaminas, especialmente as hidrossolúveis, são rapidamente perdidas durante a anorexia e o estado catabólico, pois o organismo animal não apresenta estoque eficiente desses nutrientes. Elas participam como cofatores de várias etapas do processo de utilização da energia, de modo que a suplementação de calorias acelera seu consumo e perda. A deficiência de vitaminas do complexo B, em especial de tiamina e riboflavina, é um dos fatores responsáveis pela ocorrência da síndrome da realimentação, um distúrbio metabólico potencialmente fatal que se desenvolve no paciente anorético quando realimentado. Além disso, deficiências de riboflavina, piridoxina e cianocobalamina estão fortemente associadas à imunossupressão, havendo importante comprometimento da capacidade de replicação de células imunes e síntese de anticorpos.[14] Uma revisão completa dos efeitos das vitaminas hidrossolúveis foge ao objetivo deste capítulo, contudo não se deve desconsiderar sua importância para os pacientes em nutrição parenteral.

Como várias vitaminas do complexo B são destruídas pela luz, é recomendável proteger o recipiente que contém a solução parenteral com papel alumínio ou outro material que impeça a incidência de luz. Uma dose de 1 mℓ de solução de complexo B para uso parenteral para cada 100 kcal de energia metabolizável administrada é geralmente suficiente para atender as necessidades de tiamina e riboflavina.[89] Algumas condições clínicas podem resultar em deficiência de vitamina K, sendo essa administrada pela via subcutânea, de acordo com a necessidade.[72]

Outros fatores envolvidos na síndrome da realimentação são o fósforo, o magnésio e o potássio. Esses são perdidos durante a destruição tecidual secundária à inanição e podem ter sua concentração plasmática diminuída por captação celular posterior à infusão de calorias. A glicose estimula a secreção de insulina e aumenta a utilização do fósforo na fosforilação intermediária da glicose. Hipofosfatemia causada por administração muito rápida de calorias na forma de glicose ocorre mais rapidamente em cães que passaram fome do que em animais normais.[37]

As soluções de nutrição parenteral devem apresentar entre 20 e 30 mEq/ℓ de potássio, para pacientes normocalêmicos. Em situações de hipopotassemia, pode-se aumentar para 40 mEq/ℓ e acompanhar a resposta, fazendo ajustes de acordo com a necessidade. Na hiperpotassemia, inicia-se a terapia nutricional sem a suplementação deste eletrólito e deve-se fazer um acompanhamento diário para se iniciar a administração conforme a resposta do paciente.[4] Com relação ao fósforo, as soluções devem apresentar concentração entre 10 e 20 mmol/ℓ. Em casos de hiperfosfatemia, recomenda-se reduzir o volume de solução de aminoácidos, eletrólitos e lipídios, para reduzir a concentração de fosfatos.[4]

Os elementos-traço algumas vezes são adicionados à mistura de nutrição parenteral, porém geralmente isso só é feito em animais subnutridos ou em situações de suporte nutricional por período superior a 5 dias. Os elementos mais comumente suplementados são o zinco, o cobre, o manganês e o cromo.[72] No Quadro 6.5 estão apresentadas indicações das concentrações de eletrólitos empregadas em formulações para nutrição parenteral em cães e gatos.

Cálculo das necessidades nutricionais e volume das soluções

A primeira coisa a se determinar é a necessidade energética basal (NEB) do paciente. Existem várias fórmulas para sua determinação, mas a mais adequada é:

$$\text{NEB} = 70 \times (\text{peso corporal, em kg})^{0,75}$$

Quadro 6.5 Sugestão de concentrações de eletrólitos em soluções parenterais para cães e gatos.

Elemento	mEq/ℓ
Sódio	> 65
Potássio	> 20
Cloro	> 55
Magnésio	> 3,5
Fósforo	> 9

Para animais com peso compreendido entre 3 e 25 kg, alternativamente pode-se aplicar a fórmula:[1,64,72]

$$\text{NEB} = (30 \times \text{peso corporal}) + 70$$

Tradicionalmente, o valor obtido para a NEB era posteriormente multiplicado por um fator de doença (*illness factor*), de modo a se obter o gasto energético associado à doença específica.[97] No entanto, estes dados foram obtidos a partir de pacientes humanos, com base em fórmulas que acabaram por se revelar inapropriadas.[98]

Estudos mais recentes que empregaram calorimetria indireta para determinar as necessidades metabólicas de pacientes veterinários em estado crítico demonstraram que a utilização destes fatores é inadequada para grande número de condições.[26,28] Sabe-se que o gasto energético basal é altamente variável, dependendo de inúmeras condições, e que na verdade a maioria das entidades mórbidas resulta em diminuição desses valores.[98] Em função disso e também pelo fato de o excesso calórico estar associado a maior incidência de complicações na nutrição parenteral,[99] a maioria dos autores aconselha atualmente se iniciar a suplementação nutricional fornecendo a NEB do paciente e ajustá-la de acordo com sua evolução clínica.[72] A NEB do paciente deverá ser fornecida pelas soluções de glicose, lipídios e aminoácidos. As calorias não proteicas devem sempre ser divididas entre a glicose e os lipídios, considerando o abordado anteriormente.

Após o cálculo das calorias necessárias, estimam-se as necessidades de proteína. Elas, de modo geral, são superiores nos animais de companhia, sobretudo em gatos;[72] quando comparadas com os valores utilizados para seres humanos.[100] No entanto, o fornecimento proteico mais adequado para pacientes críticos não está ainda totalmente definido.[101] Ao calcular as necessidades de proteína, o clínico não deverá esquecer que elas poderão também ser utilizadas como fonte de calorias pelo organismo. Se esse fato for ignorado no momento da elaboração do plano nutricional, aumenta o risco de ocorrência de complicações.[101,102] Após o cálculo das necessidades proteicas, estima-se a de outros nutrientes como eletrólitos, vitaminas e aminoácidos específicos. Estipuladas as quantidades define-se se elas serão fornecidas totalmente (nutrição parenteral total) ou parcialmente (nutrição parenteral parcial). A necessidade hídrica, por fim, deve ser considerada. Nesse sentido a nutrição parenteral pode ou não conter a necessidade de água para manutenção do paciente. Vantagens do fornecimento da necessidade hídrica na nutrição parenteral incluem maior diluição dos nutrientes e redução da osmolaridade da solução. Com isso, os riscos de complicações relacionadas com a infusão muito rápida de glicose, lipídios ou eletrólitos são reduzidos, assim como o risco de ocorrência de flebite.

O Quadro 6.6 demonstra as etapas envolvidas no cálculo das necessidades e volumes das soluções empregados na nutrição parenteral parcial e total. Outros nutrientes como macroelementos podem também ser adicionados, sendo interessante para isso contar com apoio de laboratório especializado em elaborar e fornecer soluções parenterais prontas.

A nutrição parenteral total também pode ser determinada com esta mesma sequência de cálculo. Basta, para isso, nas etapas 3, 4 e 5 fornecer a totalidade das necessidades estimadas. Essa, no entanto, deve ser infundida em um vaso central e não periférico, caso contrário existe elevado risco de flebite caustica.

Quadro 6.6 Protocolo de nutrição parenteral parcial empregado pelo Serviço de Nutrição Clínica do Hospital Veterinário da FCAV/Unesp – Jaboticabal, SP.

1. Calcular a necessidade energética:
Cão/gato: "A" kcal/dia = 70 × (peso corporal)^{0,75}
2. Calcular a necessidade hídrica
Cão/gato: "B" mℓ/dia = 70 × peso corporal (kg)
(para pacientes que não estejam retendo líquido)
3. Cálculo do volume de dextrose a 50%
Cão/gato: "A"/3 = "C" kcal por dia (30% da necessidade calórica do animal) "D" mℓ de glicose 50% por dia = "C"/1,7 (glicose 50% tem 1,7 kcal por mℓ)
4. Lipídios 20%
Cão/gato: "A"/5 = "E" kcal por dia (20% da necessidade calórica do animal) "F" mℓ de lipídios a 20% por dia = "E"/2 (lipídios 20% têm 2 kcal por mℓ)
5. Aminoácido (aa) 10%
Cão: "A"/2 = "F" kcal (50% da necessidade energética)
Necessidade proteica em g por dia "G" = ("F" × 3)/100 (3 g para cada 100 kcal de energia metabolizável)
Em 100 mℓ há 10 g de aa: "H" mℓ de aa 10% = "G" × 10
Gato: "A"/2 = "F" kcal (50% da necessidade energética)
Necessidade proteica em g por dia "G" = ("F" × 4)/100 (4 g para cada 100 kcal de energia metabolizável)
Em 100 mℓ há 10 g de aa: "H" mℓ de aa 10% = "G" × 10
6. Complexo B (CB)*
Cão/gato: "I" mℓ CB = "A"/100 (1 mℓ CB para cada 100 kcal de energia metabolizável)
7. Ringer simples (RS)
Cão/gato: "J" mℓ de RL por dia = "B" – ("D" + "F" + "H")
8. NaCl a 20%**
Cão/gato: ("D" × 0,5) + ("F" × 0,8) + ("H" × 0,9) = "K" mℓ de água;
"L" g de NaCl = ("K" × 0,9)/100
(Deseja-se adicionar 0,9 g de cloreto de sódio para cada 100 mℓ de solução)
Solução a 20% de NaCl: "M" mℓ solução de NaCl = "L" × 5
9. KCl***
Cão/gato: "N" mEq de K provenientes do RS = ("J" × 4)/1.000 (A solução de RL apresenta 4 mEq/ℓ)
"O" mEq de K a serem suplementados = [("B" × 30)/1.000] – "N" (concentração desejada é de 30 mEq/ℓ)
"P" mℓ KCl = "O"/2 (Em 1 mℓ de KCl há 2 mEq)
10. Arginina
Cão/gato: 1 ampola de Ornitagin® para 10 kg de PC por dia
11. Vitamina K
Cão/gato: 0,5 mg/kg/SC no primeiro dia e após 1 vez/semana
12. Receita diária do animal
"D" mℓ de solução de glicose 50%
"F" mℓ de solução de lipídios 20%
"H" mℓ de solução de aminoácidos 10%
"I" mℓ de complexo B
"J" mℓ de Ringer simples
"M" mℓ de solução de NaCl 20
"P" solução de KCL a 2 mEq/mℓ
Total = X mℓ/dia
13. Velocidade de infusão
Cão/gato: 4 a 6 mℓ/kg peso corporal/h (tempo total de infusão de 14 a 16 h)

*Proteger da luz com papel alumínio.
**Correção da solução de glicose e aminoácidos, necessária apenas quando estas não vêm com eletrólitos! Caso empregue soluções com eletrólitos, desconsidere esta etapa.
***A suplementação de potássio e outros eletrólitos deve respeitar a demanda hidreletrolítica e o equilíbrio acidobásico.

Preparo da mistura

O preparo da solução deve seguir a seguinte ordem de mistura nas bolsas: (1) aminoácidos; (2) eletrólitos e água; (3) dextrose; (4) emulsão lipídica e (5) vitaminas e outros ingredientes menores. A mistura deve ser feita da maneira mais asséptica possível, pois a solução apresenta-se como um meio de cultura para microrganismos, podendo levar a sepse. Recomenda-se seu preparo em capela de fluxo laminar, mas na falta dela pode-se utilizar o centro cirúrgico após sua desinfecção ou outro local convenientemente higienizado e desinfetado, tomando-se cuidado de usar luvas estéreis e avental durante o procedimento. Todo frasco de solução após aberto deve ser mantido sob refrigeração, observando as recomendações do fabricante com relação ao tempo de uso.

Outra opção interessante é adquirir a solução pronta embalada em bolsas para 24 h de nutrição parenteral em hospitais ou laboratórios especializados. Nessa opção o clínico deve prescrever com precisão o volume ou concentração final de cada nutriente (lipídios, dextrose, aminoácidos, vitaminas, eletrólitos e minerais). As vantagens incluem maior facilidade, menor custo potencial, maior garantia de assepsia e precisão da formulação e a possibilidade do emprego de vários tipos de solução, formando uma bolsa mais completa.

Administração

Para a execução desta etapa devem ser utilizados cateteres intravenosos longos, bolsas contendo a mistura, bomba de infusão intravenosa e equipos apropriados. O uso de cateteres não trombogênicos compostos de poliuretano em base de poliéster ou elastômero siliconizado é preferível. Os cateteres devem ser colocados sempre em condições de assepsia estrita, pois a pele é considerada a fonte de infecção mais comum.[103] O risco de contaminação bacteriana diminui ao se administrarem as soluções de nutrição parenteral por uma via exclusiva, não sendo usada para nenhum outro propósito. Cateteres de lúmen duplo ou triplo são vantajosos, por ser necessária a canulação de apenas um vaso, usando-se uma via para o suporte nutricional e as demais para outros fins, como coleta de amostras de sangue, administração de fluidos adicionais e medicações intravenosas. Os cateteres devem ser fixos e cobertos, porém a bandagem deve ser substituída diariamente, de modo que eles possam ser visualizados. Esta prática auxilia na identificação de edemas, eritema ou mau posicionamento do mesmo.[72]

Na NPP podem ser empregados cateteres intravenosos comuns (Figura 6.5) utilizados normalmente para fluidoterapia; os vasos de eleição são as veias cefálica e safena lateral (cães) e safena medial nos gatos. Na NPT, recomenda-se utilizar cateteres de poliuretano ou silicone, cujo comprimento irá depender do porte do animal e o vaso a ser canulado deverá ser a veia jugular. No protocolo apresentado nesse capítulo os autores recomendam o uso associado das soluções de nutrição parenteral com a de fluidoterapia. Essa prática propicia o uso de cateteres periféricos comuns, sem maiores complicações em função da diluição da solução final, não tendo sido observado tromboflebite nos mais de 200 pacientes em que foi empregada.

A velocidade de administração da nutrição parenteral deve ser mais lenta no início e pode ser aumentada gradualmente para diminuir riscos de intolerância. Vômito e pirexia podem estar associados à infusão de emulsões lipídicas; podem ser prevenidos por velocidade lenta de infusão nos primeiros 30 a 60 min. No primeiro dia deve ser infundida apenas metade

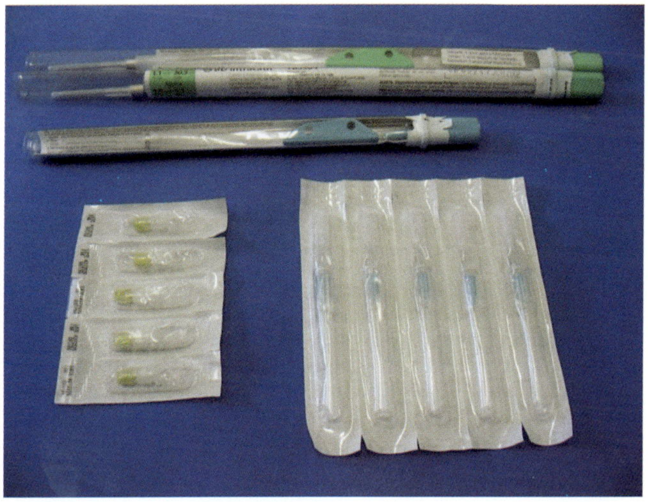

Figura 6.5 Cateteres empregados para a infusão da nutrição parenteral. Abaixo, podem-se visualizar os cateteres comuns recomendados para uso periférico, e acima, cateteres indicados para uso em vaso central.

do volume calculado, permitindo-se ao paciente receber toda a formulação nos dias subsequentes. Se o animal estiver estável e não for dependente de insulina, será possível empregar uma infusão cíclica de 12 a 18 h. Entre as infusões o cateter deve ser preenchido com solução fisiológica heparinizada. No Quadro 6.6 apresenta-se uma estimativa da velocidade e tempo de infusão necessários para o fornecimento da nutrição parenteral.

▪ Complicações da nutrição parenteral

As principais complicações da nutrição parenteral são, em ordem de ocorrência, obstruções e distúrbios mecânicos durante a infusão, flebite, distúrbios metabólicos e septicemia.[53] A hiperglicemia é o distúrbio metabólico mais comum, seguido por hiperlipemia e hiperbilirrubinemia. Em pacientes não hiperglicêmicos, antes da instituição da nutrição parenteral, a hiperglicemia raramente precisa ser corrigida com a administração de insulina; normalmente a redução da velocidade de administração da solução de dextrose já é suficiente para solucionar o distúrbio. Gatos são mais suscetíveis à hiperglicemia, devendo ser mais estritamente monitorados. Uma alternativa interessante é infundir no primeiro dia apenas 50% da solução de dextrose necessária, e no segundo dia, não havendo no animal glicosúria ou hiperglicemia, infundir a totalidade do volume calculado de solução. Hiperlipemia pode ocorrer nos primeiros dias de suporte nutricional. Nestes casos deve-se diminuir a concentração da solução lipídica do soluto infundido.[104]

A hipopotassemia é o principal distúrbio eletrolítico da nutrição parenteral, pois a glicose promove captação de potássio pela célula, devendo a concentração deste elemento ser adequadamente monitorada no plasma do animal. A suplementação de potássio na solução infundida é fundamental. O grande volume de fluidos a ser administrado, associado à elevada frequência de transtornos mecânico-obstrutivos, faz com que seja recomendável o emprego de uma bomba de infusão. Além disso, os distúrbios metabólicos são muito mais suscetíveis de ocorrerem em função de velocidade muito rápida de infusão do que em função da qualidade do fluido administrado. A nutrição parenteral deve ser infundida à velocidade de 4 mℓ por quilograma por hora, bastante lenta, o que faz com que mais de 14 ou 16 h sejam necessárias para se completar o procedimento. As complicações mecânico-obstrutivas podem ser prevenidas com o emprego de cateteres intravenosos de boa qualidade, regularmente lavados com soluções anticoagulantes, bem posicionados e fixados no animal.

A complicação mais séria, porém incomum, da nutrição parenteral é a sepse relacionada com o cateter ou a solução.[2] Infecções associadas ao cateter, causadas por migração bacteriana da superfície cutânea, são mais comuns e podem resultar em bacteriemia ou sepse, febres cíclicas e leucocitose. Os curativos do cateter devem ser trocados assepticamente a cada 48 h, inspecionando-se minuciosamente o local de entrada do cateter durante essas trocas em busca de eritema, tumefação, dor e exsudação. A contaminação bacteriana da própria solução de nutrição parenteral também deve ser avaliada. As soluções de nutrição parenteral modernas na verdade são meio relativamente pobre para o crescimento bacteriano, devido a sua alta osmolaridade e baixo pH.[4] A probabilidade de contaminação pode ser reduzida quando se evitam as desconexões do sistema de administração, o emprego da mesma bolsa de solução por no máximo 24 h e substituindo-se todos os componentes do sistema de administração diariamente.

O monitoramento dos pacientes que estão recebendo nutrição parenteral torna-se, assim, bastante importante. No Quadro 6.7 estão apresentados os principais parâmetros a serem monitorados e frequências de verificação.

Na experiência do Serviço de Nutrição Clínica de Cães e Gatos do Hospital Veterinário da FCAV/Unesp, em mais de onze anos de uso em aproximadamente 200 pacientes da rotina que receberam nutrição parenteral parcial em vaso periférico, foi observada baixa frequência de complicações. As mais comuns foram obstrução do cateter, rompimento das vias de administração e interrupção na infusão decorrente de problemas relacionados com bomba de infusão ou posição do animal. Embora não se tenham empregado as avaliações recomendadas no Quadro 6.7 em todos os pacientes, devido ao seu custo, foram observadas hiperglicemia e hipertrigliceredemia em alguns casos. Essa baixa incidência de complicações pode ser atribuída ao fornecimento parcial das necessidades calóricas basais, à diluição das soluções parenterais na necessidade hídrica diária do paciente, reduzindo assim sua osmolaridade, ao emprego de bomba de infusão e de cateteres de boa qualidade.

Quadro 6.7 Protocolo de monitoramento dos pacientes submetidos a terapia nutricional parenteral.*

Parâmetro	Frequência
Temperatura, pulso e frequência respiratória	Cada 6 a 12 h
Estado de hidratação	Cada 6 a 12 h
Coloração das mucosas, tempo de preenchimento capilar	Cada 6 a 12 h
Exame físico completo	Cada 24 h
Peso corporal	Cada 24 h
Consumo de alimento	Cada 24 h
Hematócrito e lipemia	Cada 24 h
Glicemia	Cada 6 a 12 h
Glicose urinária	Conforme disponível
Eletrólitos séricos e fósforo	Cada 24 h (inicial)
Hemograma completo e perfil bioquímico sérico	1 a 2 vezes/semana

*Adaptado de Seim III e Bartges.[59]

Considerações finais

A ingestão ou administração de calorias e nutrientes durante a hospitalização aumenta as chances de recuperação do paciente. O suporte nutricional assistido e intensivo demonstra-se como prática importante e efetiva para auxílio no tratamento de animais em estado crítico. O uso da nutrição enteral, além de fornecer nutrientes essenciais à manutenção da imunidade, à capacidade cicatricial e ao metabolismo de fármacos, promove modulação da resposta inflamatória de fase aguda, manutenção da função gastrintestinal e favorece o estabelecimento adequado do metabolismo do animal durante os estágios críticos de diferentes tipos de lesão. A terapia nutricional parenteral pode ser instituída com segurança em cães e gatos hospitalizados, sugerindo nutrição parenteral parcial, diluída na necessidade hídrica diária do paciente e infundida em vaso periférico, como a mais prática e segura.

Referências

1. Chan DL. Nutritional support for the critically ill patient. In: Bataglia AM. Small Animal Emergency and Critical Care for Veterinary Technicians. 2nd ed. St. Louis: Saunders Elsevier; 2007; 85-108.
2. Torrance AG. Intensive care: nutritional support. In: Kelly NC, Wills J. Manual of Companion Animal Nutrition & Feeding. Iowa: BSAVA; 1996. 171-180.
3. Chan DL. Nutritional requirements of the critically ill patients. Clinical Techniques in Small Animal Practice. 2004; 19 (1):1-5.
4. Remillard RL, Armstrong PJ, Davenport DJ. Assisted feeding in hospitalization patients: enteral and parenteral nutrition. In: Hand MS, Thatcher CD, Remillard RL, Roudebush P. Small Animal Clinical Nutrition. 4th ed. Topeka: Mark Morris Institute; 2000; 351-400.
5. Brunetto MA. Avaliação de suporte nutricional sobre a alta hospitalar em cães e gatos; 2006. 86 p. [dissertação]. Faculdade de Ciências Agrárias e Veterinárias. Universidade Estadual Paulista. Jaboticabal.
6. Brunetto MA, Carciofi AC, Gomes, MOS, André MR, Teshima E, Venturelli KN. Effects of the nutritional support in hospitalized dogs and cats. Journal of Veterinary Emergency and Critical Care; 2010.
7. Cols EM. Antioxidant in criticall illness. Archives of Surgery. Chicago. 2001;136:1201-11.
8. Mataix J. Nutrición y estrés oxidativo. In:______.Nutrición y Alimentación Humana. Barcelona: Ergón; 2002; 1047-64.
9. Marino P. El libro de la UCI. In: ________. El Libro de la UCI. Barcelona: Masson; 2002. 33-51.
10. Baines M, Shenkin A. Lack of effective ness of short-term intravenosus micronutrient nutrition in restoring plasma antioxidant status after surgery. Clinical Nutrition. 2002; 2(2):145-50.
11. Carciofi AC, Fraga VO, Brunetto MA. Ingestão calórica e alta hospitalar em cães e gatos. Revista de Educação Continuada do CRMV-SP, São Paulo. 2003; 6 (1/3):16-27.
12. Chan DL, Freeman LM. Nutrition in critical illness. Veterinary Clinics of North America. 2006; 36 (6): 1225-41.
13. Armstrong PJ, Lippert AC. Selected aspects of enteral and parenteral nutritional support. Seminars in Veterinary Medicine and Surgery. 1988; 3 (3): 216-26.
14. Delaney SJ, Fascetti AJ, Elliot DA. Critical care nutrition of dogs. In: Pibot P, Biourge V, Elliot D. Encyclopedia of Canine Clinical Nutrition. Paris: Aniwa SAS; 2006. 426-47.
15. Detsky AS, Mclaughilin JR, Baker JP, Johnston N, Whittaker S, Mendelson RA *et al.* What is subjective global assessment of nutritional status? Journal of Parenteral and Enteral Nutrition. 1987; 11 (1): 8-13.
16. Laflamme DP. Development and validation of a body condition score system for cats: a clinical tool. Feline Practice. 1997; 25 (5-6):13-7.
17. Laflamme DP, Kuhlman G, Lawler DF. Evaluation of weight loss protocols for dogs. Journal of the American Animal Hospital Association. 1997; 33 (3): 253-9.
18. Michel E. Nutritional assessment. In: Ettinger SJ, Feldman EC. Textbook of Veterinary Internal Medicine. 6th ed. Philadelphia: Elsevier; 2005; 554-555.
19. De Paula ID. Métodos laboratoriais auxiliares na avaliação da condição nutricional. I Simpósio de Nutrição Clínica em Cães e Gatos. São Paulo; 2005. Anais - CD ROM.
20. Kaneko JJ, Harvey JW, Bruss ML. In: ______Clinical Biochemistry of domestic animals. 5th ed. San Diego: Academic Press; 1997; 127.
21. Fascetti AJ, Mauldin GE, Mauldin GN. Correlation between serum creatine kinase activities and anorexia in cats. Journal of Veterinary Internal Medicine. 1997; 11 (1): 9-13.
22. Hill RC, Scott KR. Energy requirements and body surface area of cats and dogs. Journal of American Veterinary Medical Association. 2004; 225 (5):241-6.
23. Wolfe RR, Durkot MJ, Wolfe MH. Effect of thermal injury on energy metabolism, substrate kinetics and hormonal concentrations. Circulatory Shock. 1982; 9 (4): 383-94.
24. Donoghue S. Nutritional support of hospitalised patients. In: Kalfelz FA. Veterinary Clinics of North America: small animal practice. 1989; 19 (3): 475-95.
25. Crowe DT. Nutritional support for the hospitalized patient: an introduction to tube feeding. Compendium of Continuing Education for the Practicing Veterinarian. 1990; 12 (12): 1711-20.
26. Walton RS, Wingfield WE, Ogilvie GK, Fettman MJ, Matteson VL. Energy Expenditure in 104 postoperative and traumatically injured dogs with indirect calorimetry. Journal of Veterinary Emergency and Critical Care. 1996; 6 (2): 71-9.
27. Krishnan JA, Parce PB, Martinez A. Caloric intake in medical ICU patients: consistency of care with guidelines and relationship to clinical outcomes. Nutrition in Clinical Practice. 2004; 19 (6): 645-6.
28. O'Toole E, Miller CW, Wilson B, Mathews KA, Davis C, Sears W. Comparison of the standard predictive equation for calculation of resting energy expenditure with indirect calorimetry in hospitalized and healthy dogs. Journal of American Veterinary Medical Association. 2004; 255 (1):58-64.
29. Biffl WL, Moore EE, Haenel JB. Nutritional support for the trauma patient. Nutrition. 2002; 18(11-12):960-5.
30. Ferraboli R, Malheiro PS, Abdulkader RC, Yu L, Sabbaga E, Burdmann EA. Anuric acute renal failure caused by dextrana 40 administration. Renal Failure; 1997; 19: 303.
31. Chan DL, Freeman LM. Nutrition in critical illness. Veterinary Clinics of North America. 2006; 36 (6):1225-41.
32. Chan DL, Rozanski EA, Freeman LM, Rush JE. Retrospective evaluation of human albumin use in critically ill dogs. Journal of Veterinary Emergency and Critical Care. 2004; 14 (1):1-17.
33. Guyton AC, Granger HJ, Taylor AE. Intersticial fluid pressure, Physiology Review. 1971; 51: 527.
34. Brunetto MA. Anorexia e doença: benefícios com o emprego de dietas de alta energia. VI Simpósio sobre Nutrição de Animais de Estimação, Campinas. 2007. Anais – p. 35-44.
35. National Research Council. Nutrient requirements of dogs and cats; 2006. Washington: National Academy Press.
36. Shenkin A. Micronutrients. In: Rombeau J, Rolandelli R. Clinical Nutrition: Enteral and Tube Feeding; Philadelphia: Saunders. 1997; 96-111.
37. Donoghue S, Kronfeld DS. Feeding hospitalised dogs and cats. In: Wills JM, Simpson KW. The Waltham Book of Clinical Nutrition of Dog & Cat. New York: Pergamon; 1994. 25-37.
38. Davenport D. Suporte nutricional enteral e parenteral. In: Ettinger SJ, Feldmam EC. Tratado de Medicina Interna Veterinária. 4ª ed. Philadelphia: W.B. Saunders; 1995; 347-57.
39. Devey JJ, Crowe DT, Kirby R. Postsurgical nutritional support. Journal of American Veterinary Medical Association. 1995. 206 (11):1673-1675.
40. Jolliet P, Pichard G, Biolo R, Chiolero R, Grimble G, Leverve X *et al.* Enteral nutrition in intensive care patients: a practical approach. Intensive Care Medicine. 1998; 28 (8):848-59.
41. Macintire DK. Bacterial translocation: clinical implications and prevention. In: Bonagura JD. Kirks Current Veterinary Therapy: Small Animal Practice. 13ª ed. Philadelphia: W. B. Saunders Company; 2000; 201-3.
42. Roediger WE. The starved colon-diminished mucosal nutrition, diminished absorption, and colitis. Diseases of the Colon & Rectum. 1990; 33 (10): 858-70.
43. Pérez CS. Tratado de Nutrición Artificial. Grupo Aula Médica S. A: Madrid; 1998; 57-9.
44. Ribeiro PC. Terapia nutricional na sepse. Revista brasileira de terapia intensiva. 2004; 16 (3):175-8.
45. Simpson KW, Birnbaum N. Fluid and electrolyte disturbances in gastrintestinal and pancreatic diseases. In: Dibartola SP. Fluid, electrolyte, and acid-base disorders in small animal practice. St. Louis: Saunders Elsevier; 2006; 420-36.
46. Windsor ACJ, Kanwar S, Li A, Barnes E, Guthrie J, Spark J *et al.* Compared with parenteral nutrition, enteral feeding attenuates the acute phase response and improves disease severity in acute pancreatitis. 1998; Gut. 42 (1):431-5.
47. Barr J, Hecht M, Kara E, Flavin EK, Khorana A, Gould MK. Outcomes in critically ill patients before and after the implementation of an evidence-based nutritional management protocol. Clinical Investigations in Critical Care. 2004; 125 (4):1446-57.
48. Li J, Kudsk KA, Gocynsky B, Dent D, Glizer J, Langkamp-Henken B *et al.* Effects of parenteral and enteral nutrition on gut-associated lymphoide tissue. Journal of Trauma. 1995; 39 (1): 44-52.

49. Beale RJ, Bryg DJ, Bihari DJ. Immunonutrition in the critically ill: a systematic review of clinical outcome. Critical Care Medicine. 1999; 27 (12): 2799-805.
50. Abood SK, Buffington CA. Improved nasogastric intubation technique for administration of nutritional support in dogs. Journal of the American Veterinary Medical Association. 1991; 199 (5):577-9.
51. Abood SK, Buffington CA. Enteral feeding of dogs and cats: 51 cases (1989-1991). Journal of the American Veterinary Medical Association. 1992; 201 (4):619-22.
52. Donoghue S, Kronfeld DS. Feeding hospitalized dogs and cats. In: Wills JM, Simpson KW. The Waltham book of clinical nutrition of dog & cat. New York: Pergamon; 1994; 25-37.
53. Battaglia AM. Nutrition for the critically ill hospitalized patient. In:______. Small Animal Emergency and Critical Care: a manual for the veterinary technician. New York: W. B. Saunders; 2001; 72-93.
54. Donoghue S. Nutritional support of hospitalised dogs and cats. Australian Veterinary Journal.1994; 71 (10):332-36.
55. Levine PB, Smallwood LJ, Buback JL. Esophagostomy tubes as a method of nutritional management in cats: a retrospective study. Journal of the American Animal Hospital Association. 1997; 33 (3):405-10.
56. Brunetto MA, Carciofi AC, Daleck CR, Nardi AB, Gomes MOS, Silva M *et al.* Suporte nutricional enteral com o uso de sonda esofágica em cães submetidos à hemimandibulectomia. Relato de seis casos. Revista Universidade Rural. 2005; 25: 264-5.
57. Brunetto MA, Carciofi AC, Abi Rached P, Barbosa VT, Gossuen LG, Thiesen R. Uso de sonda esofágica como método de suporte nutricional em cães e gatos hospitalizados. XXVI Congresso brasileiro da ANCLIVEPA, Salvador. 2005. Anais...2005. CD Rom.
58. Simpson KW, Elwood CM. Techniques for enteral nutrition suport. In: Wills JM, Simpson KW. The Waltham book of clinical nutrition of dog & cat. Oxford: Pergamon; 1994; 63-74.
59. Seim III HB, Bartges JW. Enteral and Parenteral Nutrition. In: Tams TT. Handbook of Small Animal Gastroenterology. Missouri: Saunders; 2003; 416-62.
60. Crowe DT. Enteral nutrition for critically ill or injured patients. Part II. Compendium on Continuing Education for the Practicing Veterinarian. 1986; 8:719.
61. Han E. Esophageal and gastric feeding tubes in ICU patients. Clinical Techniques in Small Animal Practice. 2004. 19 (1): 22-31.
62. Swann HM, Sweet DC, Michel K. Complications associated with use of jejunostomy tubes in dogs and cats: 40 cases (1989-1994). Journal of the American Veterinary Medical Association. 1997; 210 (12):1764.
63. Orton EC. Enteral hiperalimentation administered via needle catheter-jejunostomy as an adjunct to cranial abdominal surgery in dogs and cats. Journal of American Veterinary Medical Association. 1986; 188:1406.
64. Chan DL, Freeman LM. Nutrition in critical illness. Veterinary Clinics of North America. 2006; 36 (6):1225-41.
65. Remillard RL. Nutritional support in critical care patients. Veterinary Clinics of North America. 2002; 32 (5):1145-64.
66. Brunetto MA, Gomes MOS, Teshima E, Oliveira LD, Carciofi AC. Nutrição parenteral: princípios básicos de administração. Acta Scientiae Veterinariae. 2007; 35 (2):S236-S238.
67. Johansen N, Kondrup J, Plum LM, Bak L, Norregaard P, Bunch E *et al.* Effect of nutritional support on clinical outcome in patients at nutritional risk. Clinical Nutrition. 2003; 22 (1):585-6.
68. Butterwick RF, Torrance A. Nutrición y malnutrición en los pequeños animales hospitalizados. Waltham Focus. 1995. 5 (2):15-21.
69. Khaodhiar L, Mc Cowen K, Bistrian B. Perioperative hyperglycemia, infection or risk. Current Opinion in Clinical Nutrition and Metabolic Care. 1999; 2 (1):79-82.
70. Rosmarin DK, Wardlaw GM, Mirtallo J. Hyperglycemia associated with high, continuous infusion rates of total parenteral nutrition dextrose. Nutrition in Clinical Practice. 1996; 11 (4):151-6.
71. Hill RC. Critical care nutrition. In: Wills JM, Simpson KW. The Waltham Book of Clinical Nutrition of Dog & Cat. Oxford: Pergamum; 1994; 39-61.
72. Freeman LM., Chan DL. Total parenteral nutrition. In: Di Bartola SP. Fluid, Electrolyte and Acid-base Disorders in Small Animal Practice. 3rd ed. St. Louis: Saunders Elsevier; 2006; 584-600.
73. Calder PC, Yaqoob P, Thies F, Wallace FA, Miles EA. Fatty acids and lymphocyte functions. British Journal of Nutrition. 2002; 87 (1):S31-48.
74. Waitzberg DL, Lotierzo PH, Logullo AF, Torrinhas RS, Pereira CC, Meier R. Parenteral lipid emulsions and phagocytic systems. British Journal of Nutrition. 2002; 87 (1): S49-57.
75. Martin PG, Culebras BOJP, Catala PR, Ruiz GJ. Effects of 2 lipid emulsions (LCT *versus* MCT/LCT) on the fatty acid composition of plasma phospholipid: a double-blind randomized trial. Journal of Parenteral and Enteral Nutrition. 2002; 26 (1):30-41.
76. Lotierzo PH, Waitzberg DL. Efeito das emulsões lipídicas sobre o sistema imunológico. Revista Brasileira de Nutrição Clínica. 1998; 13:258-69.
77. Carpentier YA, Simoens C, Siderova V, El Nakadi I, Vanweyenberg V, Eggerickx D *et al.* Recent developments in lipid emulsions: relevance to intensive care. Nutrition. 1997; 13 (9):73S-78S.
78. Campos FG, Waitzberg DL, Habr-Gama A, Logullo AF, Noronha IL, Jancar S *et al.* Impact of parenteral n-3 fatty acids on experimental acute colitis. British Journal of Nutrition. 2002; 87 (1):S83-88.
79. Nordenstrom J, Jarstrand C, Wiernik A. Decreased chemotactic and random migration of leukocytes during Intralipid infusion. American Journal of Clinical Nutrition. 1979; 32 (12):2416-22.
80. Hayashi N, Tashiro T, Yamamori H, Takagi K, Morishima Y, Otsubo Y. Effects of intravenous omega-3 and omega-6 fat emulsion on cytokine production and delayed type hypersensitivity in burned rats receiving total parenteral nutrition. Journal of Parenteral and Enteral Nutrition. 1998; 22 (6):363-7.
81. Sobrado J, Moldawer LL, Pomposelli JJ, Mascioli EA, Babayan VK, Bistrian BR *et al.* Lipid emulsions and reticuloendothelial system function in healthy and burned guinea pigs. American Journal of Clinical Nutrition. 1985; 42 (5):855-63.
82. Sedman PC, Ramsden CW, Brennan TG, Guillou PJ. Pharmacological concentrations of lipid emulsions inhibit interleukin-2-dependent lymphocyte responses *in vitro*. Journal of Parenteral and Enteral Nutrition. 1990; 14 (1):12-7.
83. Jensen GL, Mascioli EA, Seidner DL, Istfan NW, Domnitch AM, Selleck K *et al.* Parenteral infusion of long-and medium-chain triglycerides and reticuloendothelial system function in man. Journal of Parenteral and Enteral Nutrition. 1990; 14 (5):467-71.
84. Waitzberg DL, Yamaguchi N, Bellinati PR, Leone MC, Masili-Oku SM, Salgado MM *et al.* Efeito de emulsões lipídicas sobre os mecanismos de defesa orgânica na agressão infecciosa. Revista do Hospital das Clínicas. 1992; 47 (5):215-22.
85. Cukier C, Waitzberg DL, Logullo AF, Bacchi CE, Travassos VH, Torrinhas RS *et al.* Lipid and lipid-free total parenteral nutrition: differential effects on macrophage phagocytosis in rats. Nutrition. 1999; 15 (11):885-9.
86. Mayer K, Gokorsch S, Fegbeutel C, Hattar K, Rosseau S, Walmrath, D *et al.* Parenteral nutrition with fish oil modulates cytokine response in patients with sepsis. American Journal of Respiratory and Critical Care Medicine. 2003; 167 (10):1321-8.
87. Waitzberg DL, Bellinati PR, Salgado MM, Hypolito IP, Colleto G, Yagi O *et al.* Effect of total parenteral nutrition with different lipid emulsion on human monocytes and neutrophil function. Nutrition. 1997; 13 (2):128-32.
88. Freeman J, Goldmann DA, Smith NE, Sidebottom DG, Epstein MF, Platt R. Association of intravenous lipid emulsion and coagulase-negative staphylococcal bacteremia in neonatal intensive care units. New England Journal of Medicine. 1990; 323 (5):301-8.
89. Carciofi AC, Brunetto MA. Nutrição parenteral. I Simpósio de Nutrição Clínica em Cães e Gatos. São Paulo; 2005. Anais... CD ROM.
90. Dudrick SJ, Wilmore DW, Vars HM. Long term parenteral nutrition with growth, development and positive nitrogen balance. Surgery. 1968; 64:134-42.
91. Lippert AC, Armstrong PJ. Parenteral nutrition support. In: Kirk RW. Current Veterinary Therapy X. WB Saunders: Philadelphia; 1989; 25.
92. Rogers QR, Visek WJ. Role of urea cycle intermedia nutritional and clinical aspects. Journal of Nutrition. 1985; 115:505-8.
93. Kerl MF, Johnson PA. Nutritional plan: matching diet to disease. Clinical Techniques in Small Animal Practice. 2004; 19 (1):9-21.
94. Abcouwer SF, Souba WW. Glutamina e arginina. In: Shils ME, Olson JA, Shike M, Ross AC. Tratado de nutrição moderna na saúde e na doença. 9ª ed. São Paulo: Manole; 2003; 597-608.
95. Seiça TCSS. Nutrientes imunomoduladores: uma perspectiva. Revista da Saúde Amato Lusitano. 1996; 1:17-23.
96. Novak F, Heyland D, Avenell, Drover JW, Su X. Glutamine suplementation in serious illness: a systematic review of the evidence. Critical Care Medicine. 2002; 30: 2022-9.
97. Burkholder WJ. Metabolic rates and nutrient requirements of sick dogs and cats. Journal of American Veterinary Medical Association. 1995; 206 (5):614-8.
98. Sternberg JA, Rohovsky SA, Blackburn GL, Babineau TJ. Total parenteral nutrition for the critically ill patient. In Shoemaker WC, Ayres SM, Grenvik A, Holbrook PR. Textbook of Critical Care. 4th ed. Philadelphia: W.B. Saunders; 2000; 898-907.
99. Crabb SE, Chan DL, Freeman LM, Labato MA. Retrospective evaluation of total parenteral nutrition in cats: 40 cases (1991-2003). Journal of Veterinary Emergency and Critical Care. 2006; 16 (1):21-6.
100. Mauldin GE, Reynolds AJ, Mauldin GN, Kallfelz FA. Nitrogen balance in clinically normal dogs receiving parenteral nutrition solutions. American Journal of Veterinary Research. 2001; 62 (6):912-20.
101. Chan DL. Nutritional requirements of the critically ill patient. Clinical Techiniques in Small Animal Practice. 2004; 19 (1):1-5.
102. Valadares RC, Palhares M., Bicalho ALF, Turchetto Jr CR, Freitas MD, Silva Filho *et al.* Aspectos clínicos e hematológicos em cães submetidos à fluidoterapia intravenosa, nutrição enteral e parenteral. Arquivos Brasileiros de Medicina Veterinária e Zootecnia. 2006; 58 (4):495-502.
103. McGee DC, Gould MK. Preventing complications of central venous catheterization. New England Journal of Medicine. 2003; 348 (12):1123-33.
104. Chan DL, Freeman LM, Labato MA, Rush JE. Retrospective evaluation of partial parenteral nutrition in dogs and cats. Journal of Veterinary Internal Medicine. 2002; 16 (4):440-5.

7 Controle de Danos Ortopédicos na Sala de Urgência

Leandro Romano

■ Introdução

Emergências ortopédicas são comuns em pequenos animais vitimados de trauma, sendo um tema comumente negligenciado pelos clínicos gerais e intensivistas veterinários; talvez esse seja um dos fatores complicantes nesse tipo de paciente, o que justificaria o alto índice de sequelas e óbito encontrado. O fato é que existe um número crescente de acidentes com cães e gatos no mundo moderno, que em sua grande maioria apresentam uma ou mais fraturas de ossos longos ou pelve, associados a lesões em outros órgãos ou sistemas.

Entende-se que a gravidade das lesões é determinada pelo trauma propriamente dito, pela capacidade orgânica compensatória do paciente e por suas consequências no decorrer do tempo. Isso posto, faz-se necessário um atendimento pormenorizado e padronizado nesse tipo de paciente.

O controle de danos ortopédicos tem como objetivo, além de identificar lesões em outros órgãos e controlá-las, minimizar os danos secundários aos tecidos ósseos já acometidos, bem como às estruturas adjacentes aos tecidos tais como tecidos moles, vasos, artérias e nervos, diminuindo sequelas decorrentes do trauma ortopédico, mas, principalmente, a deterioração desses tecidos resultante do manejo inicial ruim e desordenado, possibilitando que o paciente retome a função do membro precocemente.[1]

O politrauma é uma síndrome decorrente de lesões múltiplas com reações sistêmicas sequenciais que podem levar à disfunção de órgãos, ou de sistemas vitais que não foram diretamente lesados pelo trauma; sendo assim, o paciente deve ser considerado em estado grave até que se prove o contrário, uma vez que seu estado geral poderá rapidamente se deteriorar, evoluindo de um estado estável para instável em questão de horas. É fundamental priorizar e adotar manobras básicas de sustentação da vida, visto que os mecanismos compensatórios têm duração limitada e são diretamente proporcionais à intensidade e à duração da agressão.[2]

Em medicina veterinária geralmente transcorre um importante período de tempo entre o acidente e o atendimento inicial do paciente, pois na maioria dos casos os pacientes não recebem a abordagem inicial na cena do acidente.[2] Esse fato aparece como fator determinante, visto que a preservação da vida nas primeiras horas após o trauma é garantida com adequada oferta de oxigênio aos tecidos e podemos explicar a piora clínica de nossos pacientes pelo fato de os mecanismos homeostáticos apresentarem capacidade limitada de interação; sendo assim, pacientes vítimas de trauma em condições limítrofes, se não abordados criteriosamente, favorecem o aparecimento de complicações graves, tais como a síndrome da resposta inflamatória sistêmica (SIRS, do inglês *systemic inflammatory reaction syndrome*), seguida pela síndrome da falência múltipla dos órgãos (MOFS, do inglês *multiple organ failure syndrome*), e, dessa maneira, culminando em óbito.

O cirurgião ortopédico veterinário deve, como regra, direcionar o atendimento inicial do politraumatizado em unidades de terapia intensiva no intuito de preservar os tecidos ósseos e moles evitando danos adicionais e favorecendo o tratamento o mais brevemente possível. Para tanto é essencial conhecer os princípios fisiopatológicos do trauma e do desenvolvimento da SIRS e MOFS, além da discussão de estratégias de tratamento entre as equipes multiprofissionais. A decisão tomada pelo ortopedista no que diz respeito ao momento de fixação das fraturas interfere diretamente no sucesso ou fracasso do tratamento. Cada vez mais os mecanismos envolvidos em todos os processos biológicos precisam ser compreendidos, sendo que o trauma musculoesquelético e o controle da liberação do segundo gatilho na SIRS podem ser considerados novo campo de pesquisa ortopédica.

■ Mecanismo do trauma

A produção de um ferimento é guiada pelas leis da física; sendo assim, os eventos pós-traumáticos são previsíveis.[2-7]

Traumatismo é a transferência de energia para um organismo vivo com uma moléstia como resultante. Vale lembrar que a energia não pode ser criada ou destruída, ela apenas pode mudar de forma; sendo assim, toda energia imposta a um organismo é absorvida e alterada. A quantidade de energia que poderá ser absorvida sem que ocorra lesão depende diretamente da magnitude e da velocidade do trauma, bem como do volume de tecido envolvido na região.[2,3,8-14] A partir deste princípio podemos inferir que existe uma relação importante entre a região do corpo envolvida e a gravidade da lesão.[2,3] Como exemplo, supondo que uma energia de 100 N fosse diretamente aplicada ao membro de um cão, sabendo que existem estruturas diferentes envolvidas nessa região, tais como tecido ósseo e muscular, entre outros, a lesão causada por essa energia pode ser contusão grave no osso e contusão fatal para musculatura ao seu redor, ou seja, a mesma energia atua de modo diferente nos diversos tecidos.

Quando agentes agressores interagem com o organismo em quantidades excedentes ao limiar de tolerância teremos como resultante alguma lesão. Dentre os agentes podemos citar a energia mecânica (atropelamentos, feridas por arma de fogo ou brancas, quedas, interação entre animais e maus-tratos), energia elétrica, calor, agentes químicos e radiação.[2-7]

Comumente, a carga recebida no tecido ósseo é bastante complexa. O apoio do membro ao solo, a contração muscular que ocorre pela antecipação do trauma, a rotação e o arqueamento associados que ultrapassam o limiar de modelação óssea influenciarão a lesão. Outra variável importante é a velocidade de aplicação da força.[15] Assim podemos entender a fórmula que rege essa lei, que é:

$$E = M \cdot V^2$$

Em que E = energia; M = massa; V = velocidade

Por meio dessa fórmula, podemos inferir a importância da velocidade no mecanismo do trauma, uma vez que sua potência é elevada ao quadrado.

Como exemplo, podemos citar um objeto com massa de 2 kg em uma velocidade de 2 m/s, para o qual teremos a seguinte equação:

$$E = M \cdot V^2$$

Em que M (massa) = 2 kg e V (velocidade) = 2 m/s^2:

$$E = 2 \cdot 2^2 = 8$$

Se dobrarmos a massa:

$$E = 4 \cdot 2^2 = 16$$

Por sua vez, se dobrarmos a velocidade teremos:

$$E = 2 \cdot 4^2 = 32$$

Sendo assim, *quanto maior a velocidade envolvida*, se a massa for constante, *maior* será a resultante em potencial de lesão. Por sua vez, quanto maior o peso envolvido em uma mesma velocidade, *menor* será a resultante em potencial de lesão quando comparadas entre si.

Outra variável importante é a região que recebe o trauma, visto que quanto maior a massa local, maior a dissipação de energia e menor o potencial de lesão, ou seja, quanto mais tecido na região receptora, maior será a capacidade orgânica de responder ao trauma sem lesão, sendo fator a ser considerado no momento do atendimento inicial.

Em medicina veterinária, acidentes envolvendo automóveis, interação entre animais, quedas, maus-tratos, ferimentos por projéteis balísticos e lesões de causas desconhecidas são responsáveis por grande parte de todas as lesões emergenciais em ortopedia.[2,4-7,16,17]

Resposta tecidual local ao traumatismo

Podemos entender a inflamação como a resposta tecidual às lesões, sendo extremamente importante no processo de reparação tecidual, pois oferece um ambiente propício para os tecidos lesionados se prepararem para reconstrução e cicatrização, ou para que a causa injuriante seja eliminada.[2]

As respostas aos processos inflamatórios variam com a causa; entretanto, como regra caracteriza-se por infiltração de leucócitos ou macrófagos, exsudação de líquidos e ativação de proteínas pró-inflamatórias que resultam em vasodilatação local e aumento da permeabilidade vascular à infiltração leucocitária. Este processo proporciona condições para que o tecido lesionado se livre do material estranho e inicie a preparação para o reparo, sendo guiado pela liberação de mediadores químicos derivados do plasma e das células.[2,3]

Normalmente, a inflamação associada ao traumatismo leve se resolve em alguns dias, entretanto, dependendo da magnitude do trauma ou da persistência da causa desencadeante, com a adição de novos fatores como infecção, existência de material estranho, manipulações excessivas, ausência de estabilidade ou procedimento cirúrgico precoce, esse processo se torna persistente e eventualmente destrutivo, sendo denominado "segundo gatilho da inflamação", e desencadeia retroalimentação positiva entre os mediadores que exacerba a inflamação.[2,3,11,12]

Os principais fatores relacionados com a SIRS, tais como o papel dos neutrófilos, a ação das espécies reativas ao oxigênio, as interleucinas, o choque e a microcirculação, bem como a fisiopatologia pulmonar, em seu desenvolvimento não são menos importantes e devem ser estudados posteriormente, não sendo abordados neste capítulo.

A liberação das vias respiratórias, a adequada oferta de oxigênio e o restabelecimento do padrão hemodinâmico são primordiais no atendimento inicial, uma vez que a falha nesses procedimentos poderá causar sequelas irreparáveis, cursando para eventos orgânicos irreversíveis que culminam no óbito do paciente.[18] Cabe ressaltar que, para que possamos tratar o tecido ósseo, é necessário que o paciente esteja ventilando adequadamente e em seu estado hemodinâmico normal e estável, ou seja, de nada adianta tratar o osso primeiro se o paciente não é capaz de respirar ou se existe hemorragia profusa. Obviamente a falta da capacidade de respirar "mata" mais rapidamente do que a falta de volume sanguíneo circulante, que por sua vez "mata" mais rapidamente que uma lesão ortopédica emergencial.

Relacionados com o sistema locomotor, podemos inferir que os traumatismos musculoesqueléticos raramente representam risco iminente de vida, devendo ser avaliados em segundo plano, exceto nos casos em que as lesões se associam a outros sistemas, por exemplo, vascular, respiratório e nervoso. Podemos citar, como exemplos, a ruptura arterial provocada por fragmentos ósseos em uma fratura de coxal ou esquírolas da pelve, comprometendo órgãos ocos como intestino e bexiga urinária (Figuras 7.1 e 7.2), e as fraturas em bisel de ossos longos, como fêmur, pela proximidade da artéria femoral (Figuras 7.3 e 7.4), em situações de fraturas de costelas que comprometem a capacidade de expansão pulmonar. Costelas fraturadas adentrando o tórax podem ser potenciais agentes agressores secundários aos tecidos intratorácicos ou em casos de múltiplas fraturas de ossos longos (Figura 7.5), que levam o animal à hemorragia interna e, possivelmente, desencadearão síndrome de compartimento por meio do aumento de pressão local, obstrução do fluxo venoso e arterial e comprometimento nervoso (Figura 7.6), levando a lesões irreversíveis do membro; em casos extremos, podem cursar para choque hipovolêmico importante e, consequentemente, óbito do paciente.

Isso posto, após a estabilização do paciente e a detecção dos possíveis fatores de risco, adotamos procedimentos de avaliação secundária em busca de lesão importante e incapacitante que não leve a risco iminente de morte. Nessa etapa do atendimento, cabe avaliar possíveis lesões adicionais causadas por manipulação excessiva ou por procedimentos extensos que levem à exacerbação da inflamação.

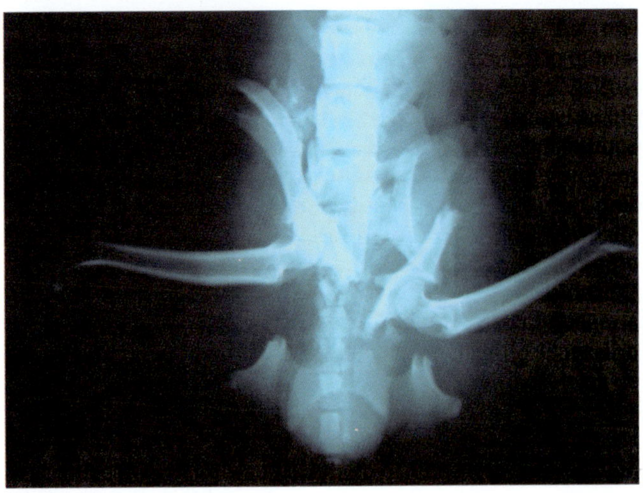

Figura 7.1 Imagem radiográfica de fratura de coxal; note a perda da integridade do quadrilátero ósseo e o deslocamento bilateral dos fragmentos ósseos.

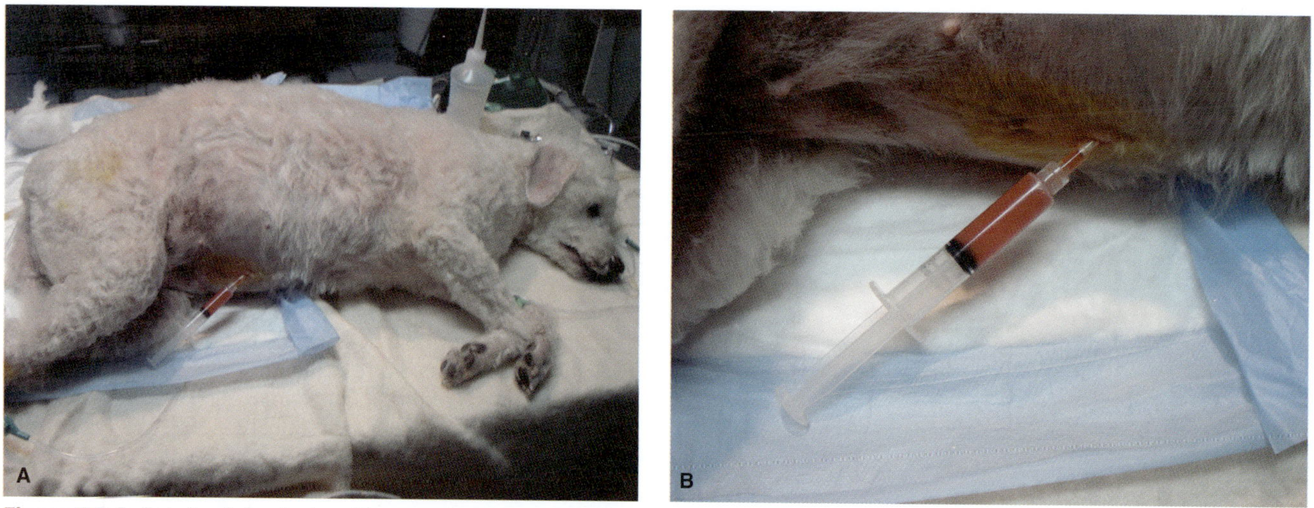

Figura 7.2 A. Punção abdominal positiva para sangue por possível ruptura vesical ou intestinal pós-fratura de coxal (mesmo paciente da Figura 7.1); note ocorrência de líquido serossanguinolento na seringa (**B**).

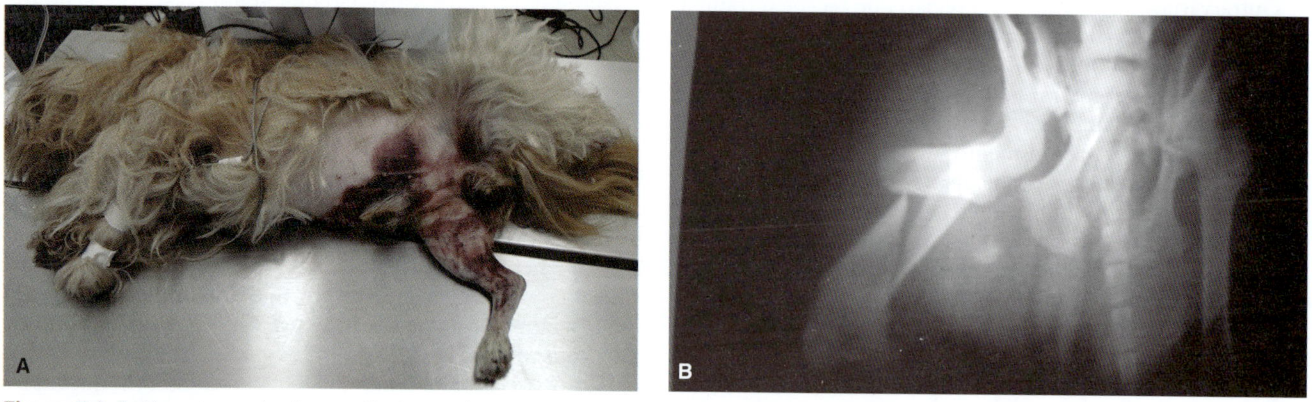

Figura 7.3 A. Hematoma desde a região inguinal até a porção medial do membro em decorrência de fratura de coxal e fêmur associadas. **B.** Imagem radiográfica de fratura de coxal associada a fratura de fêmur em cão.

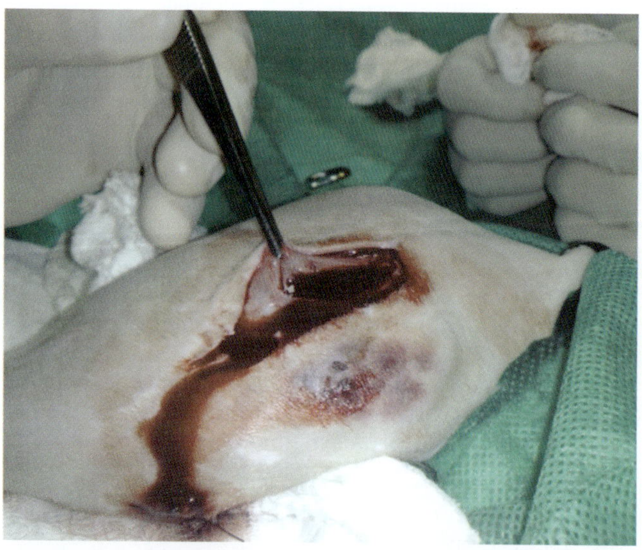

Figura 7.4 Incisão lateral em região de fêmur para acesso ao tecido ósseo; note a ocorrência de grande quantidade de fluido serossanguinolento intracompartimental.

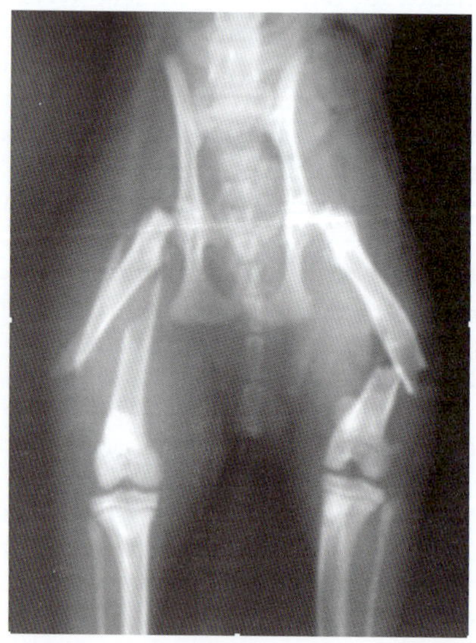

Figura 7.5 Imagem radiográfica de paciente com fraturas múltiplas; note fratura bilateral diafisária de fêmur com exposição do tecido ósseo e fratura bilateral de colo femoral.

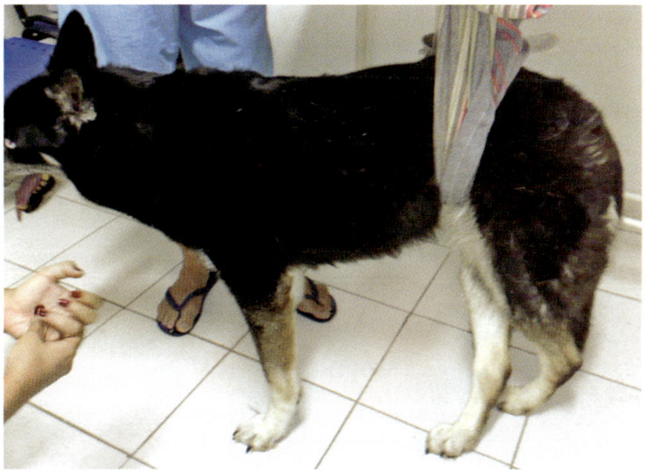

Figura 7.6 Imagem fotográfica de paciente vítima de trauma e fratura de coxal com comprometimento neurológico; note déficit proprioceptivo.

Cirurgia ortopédica versus segundo gatilho da inflamação

Após a agressão inicial se inicia uma resposta inflamatória sistêmica seguida por resposta anti-inflamatória generalizada. Esses fatores antagônicos (inflamação/anti-inflamação) são os mediadores da evolução clínica dos pacientes, sendo dependentes entre si (Figura 7.7).

A manipulação excessiva desses pacientes no primeiro momento pode estar associada à liberação contínua de substâncias pró-inflamatórias em maior quantidade do que a liberação de fatores anti-inflamatórios, perpetuando o quadro e, em muitas situações, levando a estados irreversíveis. A maior incidência de desenvolvimento de SIRS e MOFS ocorre nos primeiros dias após o trauma, quando os pacientes são abordados abundantemente ou para manutenção do estado geral ou para reduções e estabilização definitivas de fraturas.[1,19-21] Em muitas situações de trauma ortopédico em medicina veterinária os pacientes são negligenciados, sendo ou não contidos em gaiolas com pouca ou nenhuma restrição da região fraturada por métodos de coaptação externa. Esse fato exacerba a inflamação, uma vez que os fragmentos ósseos estão em constante movimentação, lacerando tecidos moles adjacentes e impedindo os processos iniciais de reparação.

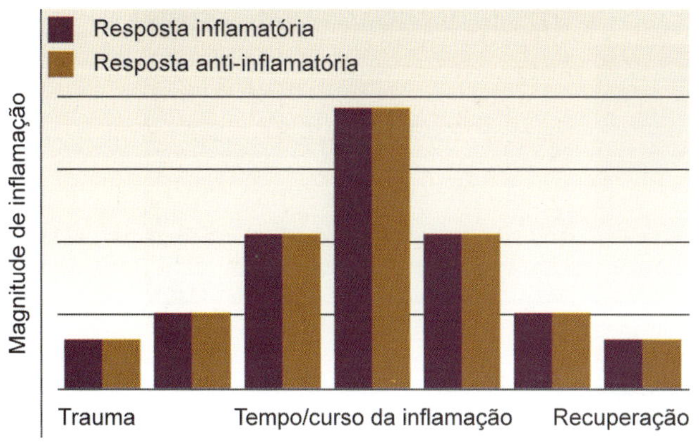

Figura 7.7 Gráfico da resposta inflamatória/anti-inflamatória sistêmica.

A abordagem de cirurgia definitiva em um primeiro momento pós-reanimação também é equivocada, visto que leva à liberação de substâncias inflamatórias na circulação que, quando somadas aos fatores inflamatórios liberados durante a lesão, podem, e certamente vão, agravar as condições clínicas. Sendo assim, esse procedimento precoce para resolução definitiva das fraturas, realizado logo após a reanimação ou nos próximos 2 a 4 dias, pode transformar-se em um novo evento deletério e reverter um eventual processo de atenuação da resposta inflamatória em curso para um processo de exacerbação da inflamação que culminará no óbito desses pacientes.

Isso posto, podemos teorizar (teoria ROMANO) que a fixação de fraturas definitiva em osso longos por procedimentos invasivos e demorados, tais como hastes intramedulares bloqueadas ou placas ósseas e parafusos, nas horas iniciais seguintes ao trauma e/ou logo após a reanimação pode acionar um segundo gatilho da inflamação (Figura 7.8) seguido pelo desenvolvimento de SIRS e MOFS.[20, 21]

O conceito de controle de danos (*damage control*) no trauma ortopédico vem sendo estudado no que diz respeito ao controle do desenvolvimento ou da exacerbação de SIRS e consequente estabelecimento de MOFS.[20,21] Para tanto, devemos adotar medidas de controle da integridade do tecido ósseo lesionado bem como das estruturas moles adjacentes no intuito de no mínimo evitar que essas lesões se agravem até o momento em que o paciente esteja em condições seguras para realização de osteossíntese definitiva. Essa filosofia de tratamento de controle de danos é baseada em procedimentos menos agressivos, tais como bandagens de coaptação externa e/ou osteossínteses breves, menos agressivas ao tecido ósseo e às partes moles adjacentes que possibilitam estabilização do complexo fraturário com menor perda sanguínea (Figura 7.9). Após um período de estabilização dos parâmetros clínicos (cerca de 4 a 6 dias), a cirurgia definitiva pelo complemento da fixação estadiada por fixadores circulares, hastes intramedulares e/ou placas ósseas e parafusos pode ser realizada com maior segurança.[19-21]

Protocolo de atendimento do paciente ortopédico

A fim de padronizar o atendimento ao paciente vítima de trauma com comprometimento ortopédico associado, desenvolvemos um protocolo denominado *abordagem Romano "VIP"* de atendimento ortopédico, de fácil entendimento e realização. Abordagem VIP:

- V = Ventilação: Po_2/Pco_2,* ou seja, oximetria e capnografia
- I = Infusão: fluidos e volume vascular circulante (pressão arterial média/débito cardíaco)
- P = Proteção: preserva tecidos ósseos e suas estruturas adjacentes.

Assim, teremos como premissas básicas o seguinte:

- Salvar vidas
- Preservar membros
- Restabelecer funções
- Planejamento cirúrgico.

*N.A.: Saturação de oxigênio e saturação de gás carbônico.

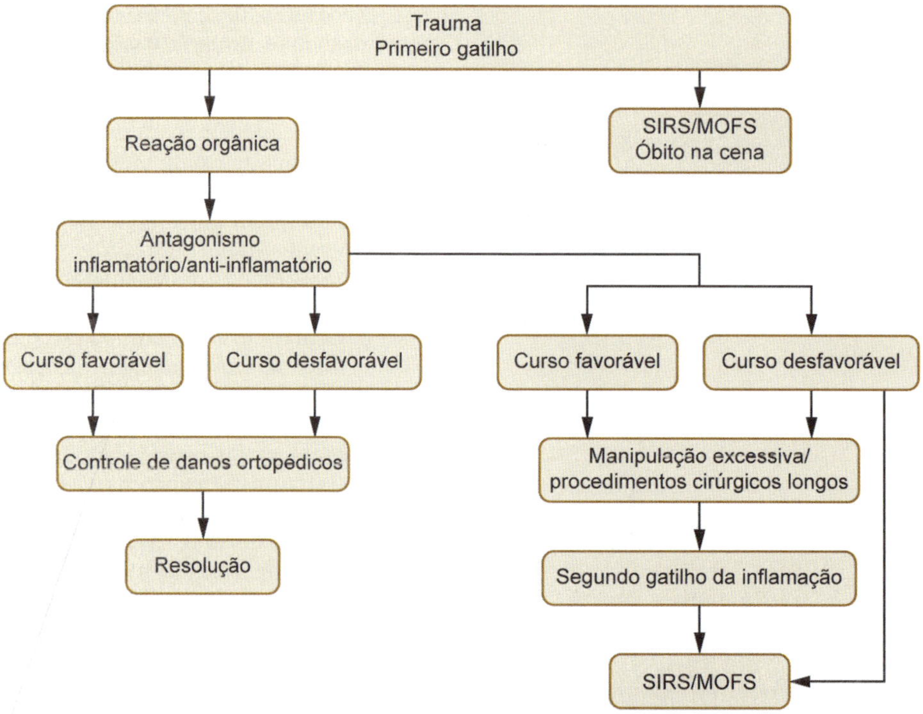

Figura 7.8 Gráfico da "teoria Romano" de resposta ao trauma frente ao segundo gatilho da inflamação *versus* controle de danos ortopédicos.

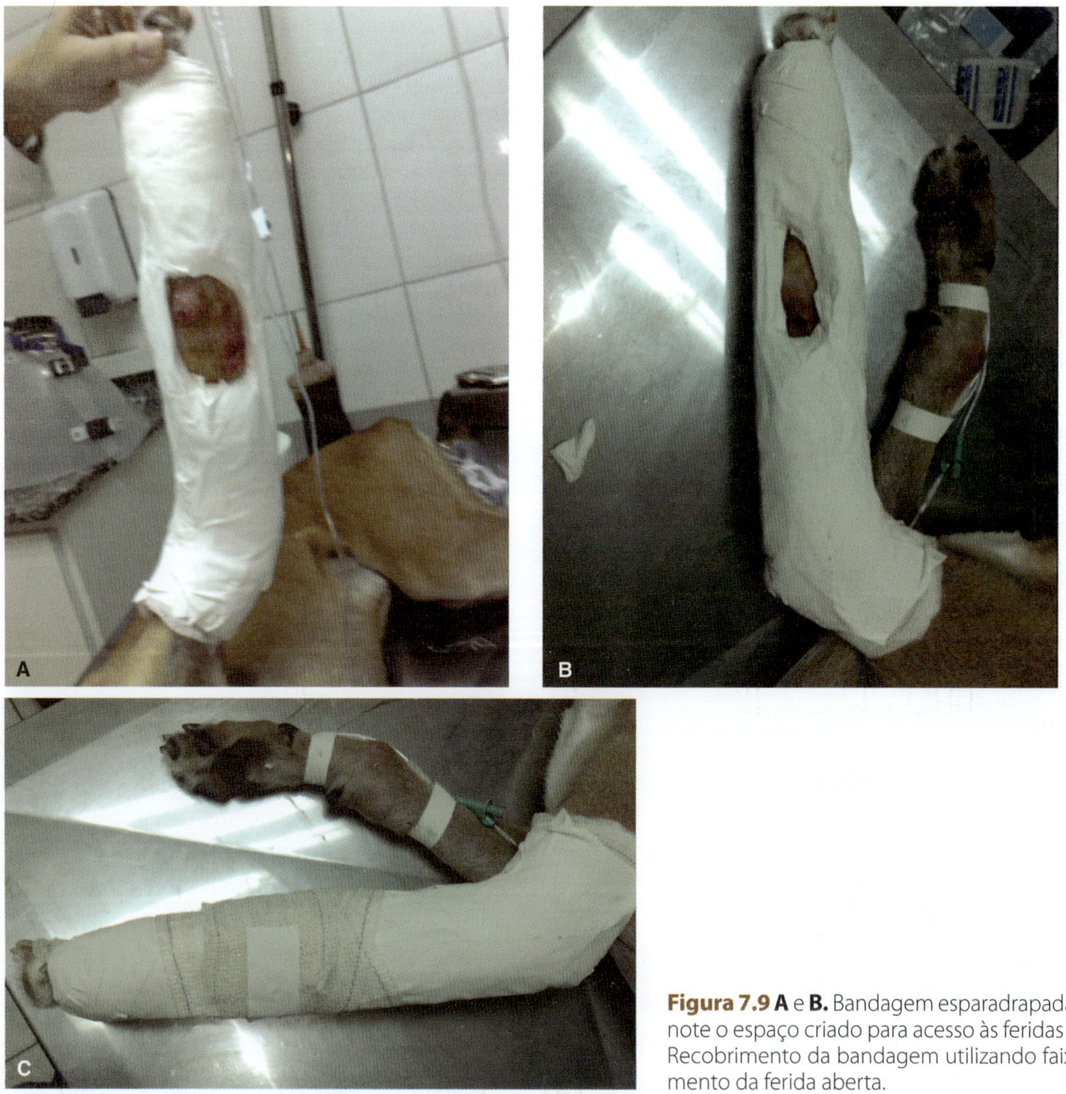

Figura 7.9 **A** e **B.** Bandagem esparadrapada fenestrada; note o espaço criado para acesso às feridas cutâneas. **C.** Recobrimento da bandagem utilizando faixa pós-tratamento da ferida aberta.

▪ Salvar vidas

O protocolo para o paciente politraumatizado é baseado em três regras fundamentais, sendo que a priorização é extremamente importante:

- Tratamento emergencial e prioritário ao que mais ameaça a vida
- Tratamento imediato independentemente do diagnóstico
- Avaliação periódica durante as primeiras horas, posterior anamnese detalhada e tratamento das lesões secundárias.

O exame físico deve ser consistente e ordenado para diminuir o desconforto do paciente e minimizar manipulações desnecessárias.

O paciente ortopédico geralmente apresenta lesões óbvias, ou seja, fraturas, lesões ligamentares, lacerações, escoriações de tecidos moles adjacentes, hematomas e, em algumas situações, comprometimento neurológico, que chamam a atenção do clínico geral em primeira instância; entretanto, se o paciente for capaz de respirar adequadamente e não houver hemorragia importante, deveremos realizar uma abordagem inicial pormenorizada, examinando todos os sistemas do organismo.[2]

É essencial a priorização do atendimento, visto que o trauma progride de modo previsível, sendo importante lembrarmos que a obstrução das vias respiratórias (A) leva o paciente a óbito mais rápido que a perda da capacidade de respirar (B), que por sua vez lesa o organismo mais rápido do que a diminuição do volume vascular circulante (C); isso posto, devemos seguir a cronologia de gravidade para obtermos sucesso no tratamento.

Realizadas essas etapas e garantida a estabilização do paciente, devemos abordá-lo a fim de proporcionar conforto e evitar as alterações deletérias ocasionadas pela dor (D). Nesse momento, devemos avaliar a possibilidade de realizar o controle de danos ortopédicos.

Corroboramos a ideia descrita por Kolata,[22] de que um modo seguro para abordagem inicial que também contemple o sistema apendicular seria "*a crash plan*":[2,22]

- *A* – Vias respiratórias (*Airways*): realiza-se cuidadosa inspeção, palpação e auscultação, além de exame de cavidade oral, faringe e pescoço
- *C* e *R* – Cardiovascular e respiratório: inspeção, palpação e auscultação do tórax em ambos os lados. Acrescentam-se percussão e monitoramento das frequências cardíaca e respiratória
- *A* – Abdome: inclui exame da região inguinal, torácica caudal e paralombar. Realizam-se inspeção, palpação, percussão e auscultação dos ruídos intestinais e é prudente realizar tricotomia em regiões suspeitas para detecção de contusões ou perfurações
- *S* – Coluna vertebral (*Spine*): exame desde a coluna cervical até a última vértebra coccígea. Avalie, localize e identifique lesões de neurônios motores superiores ou inferiores, bem como integridade dos reflexos espinais, presença ou ausência de nocicepção
- *H* – Cabeça (*Head*): olhos, orelhas, focinho e todos os nervos cranianos
- *P* – Pelve: exame perineal, perianal, retal e genitália externa do macho e da fêmea, além de mobilidades anormais
- *L* – Membros (*Limbs*): extremidades torácica e pélvica, pele, músculos, tendões, ossos e articulações. Avalie mobilidades anormais, crepitação, dor à palpação, exposição óssea e aumento de volumes regionais
- *A* – Artérias periféricas: pulso braquial e femoral de ambos os lados, além de palmar superficial e coccígeo
- *N* – Nervos periféricos: inclui as saídas motoras e sensoriais para ambos os membros e cauda.

As lesões ortopédicas que verdadeiramente ameaçam a vida estão confinadas às fraturas cranianas que resultam em trauma encefálico, fraturas de costelas que reduzem a função respiratória, fraturas da mandíbula e laringe que obstruem as vias respiratórias anteriores, fraturas de pelve que atingem o trato urinário e o reto, fraturas de ossos longos cominutivas ou em bisel na proximidade de artérias e nervos, além das lesões da coluna vertebral que ameaçam a medula espinal.

No caso de fraturas cranianas que resultam em trauma encefálico a gravidade da lesão pode ser determinada pela avaliação de quatro funções neurológicas básicas:

- Nível de consciência: melhor indicador da extensão da hipoxia cerebral
- Função motora: avalia a condução do impulso nervoso até os membros, incluindo o grau de simetria em movimentos voluntários
- Diâmetro pupilar: uma vez que constrição ou dilatação excessiva são sinais de deterioração neurológica
- Testes dos nervos cranianos: auxiliam na localização da lesão.[2]

Fraturas de costelas reduzem a função respiratória. Inicialmente, se houver suspeita de pneumotórax, deve-se proceder a toracocentese bilateral, removendo a maior quantidade de ar possível, e avaliação da parede corporal externa, costelas, esterno e vértebras. Procure enfisema subcutâneo e acúmulo anormal de líquido, sendo considerada a colocação de tubo de toracotomia, se forem necessárias punções periódicas, bem como estabilize o tórax oscilante por meio de bandagens. É importante salientar que as radiografias de tórax não são terapêuticas e sim diagnósticas, ou seja, o paciente precisa ser primeiro estabilizado e estar livre de risco iminente para depois, sim, ser radiografado.[2]

As fraturas de mandíbula e laringe que obstruem as vias respiratórias anteriores por oclusão ou estenose podem resultar em respiração prejudicada. A principal sequela desse déficit é a oxigenação diminuída com inadequada liberação de oxigênio aos tecidos, reduzindo gravemente o processo de troca gasosa e levando a risco de morte. Temos como objetivos primários determinar e corrigir a causa, estabelecendo uma via respiratória desobstruída, bem como iniciar a ventilação. Intube o animal o mais brevemente; se não for possível, realize traqueostomia. Remova qualquer material estranho e fluidos anormais da cavidade oral.[2]

As fraturas de pelve, em alguns casos, não necessitam de reparo cirúrgico e remodelam-se bem durante o período de recuperação do animal. Entretanto, não raramente, causam hemorragias graves, sendo motivo de atenção. Os fragmentos fraturados da pelve podem atingir trato urinário inferior, próstata, grandes vasos e nervos e reto, tornando-se uma emergência. Devemos nos certificar da integridade das estruturas em sua proximidade, tais como bexiga e uretra, estabelecendo a desobstrução por meio de uma sonda uretral. Colete amostras para urinálise, cultura e antibiograma. Avalie a viabilidade dos tecidos por meio de cistografia e uretrografia e, em caso de lesão grave, proceda à cirurgia. Lacerações retais pró-fratura de coxal são consideradas fraturas expostas e devem ser manejadas imediatamente por meio de reparo cirúrgico.[2]

Lesões da coluna vertebral que ameaçam a medula espinal frequentemente ocorrem por compressão ou concussão, causando herniações discais e fraturas vertebrais e levando à transecção da medula espinal. Como resultado há hemorragia, edema, deterioração celular, extravasamento de plasma e alterações vasculares. Inicialmente, devem-se avaliar propriocepção consciente, movimento voluntário, dor superficial e profunda, uma vez que a gravidade da lesão está diretamente relacionada com o diâmetro da fibra atingida, e podemos, então, inferir a gravidade da lesão.[2] A localização da lesão dentre as quatro regiões anatômicas possíveis (C1-C5/C6-T2/T3-L3/L4-S3) também é de suma importância. O tratamento e a manutenção do animal em repouso absoluto e a instituição da terapia conservativa medicamentosa são os passos iniciais, entretanto em casos graves deve-se proceder ao tratamento cirúrgico.[2]

Discutido o manejo inicial, abordaremos a avaliação da gravidade das lesões e a terapia de emergência aplicada a lesões ortopédicas comuns no esqueleto apendicular, visando ao salvamento do membro lesionado pelo trauma.

Preservar membros

As fraturas esqueléticas, mesmo as mais óbvias e evidentes, raramente ameaçam a vida. A avaliação ortopédica pode ser protelada até que estejamos convencidos de que o animal esteja fora de risco de morte.

Após a estabilização e com as possíveis lesões graves controladas, podemos então avaliar as lesões ortopédicas e neurológicas com mais segurança.[2]

O diagnóstico das lesões musculoesqueléticas envolve:

- A observação e a palpação dos membros como um todo no sentido de se isolarem e localizarem alterações não evidentes no exame geral. Devem ser realizadas de maneira a manipular todo o membro da extremidade até sua região mais proximal. Por movimentos de flexão, extensão, adução e abdução, avalie a amplitude de movimento articular e, por fim, se possível, avalie a deambulação
- A avaliação da extensão das lesões em tecidos moles adjacentes, tais como pele, músculo, tendões, veias, artérias e nervos.

Lacerações importantes em tecidos moles com exposição óssea devem ser tratadas em caráter de urgência, bem como lesão vascular e arterial, que por sua vez diminuem o fluxo sanguíneo caracterizado por ausência de pulso e extremidades frias, assim como ausência de sensibilidade nas extremidades.

Para detecção dos sintomas clínicos em lesões ortopédicas identifique:

- Claudicação
- Movimento anormal ou amplitude reduzida durante a marcha
- Incapacidade de caminhar, tetraparesia ou paresia de membros posteriores
- Deformidades angulares
- Dor local
- Edema, tumefação ou crepitação regional
- Ferimentos em tecidos moles passíveis de contaminação ou exposição óssea
- Contusões musculotendíneas e ligamentares
- Descontinuidades articulares com crepitação presente
- Déficits em neurônios motores superiores e inferiores, diferenciando-os
- Controle lesão vascular importante ou circulação periférica prejudicada
- Avulsões ou amputações traumáticas.

Neste momento, com o paciente estável, devemos utilizar exames complementares de imagem tais como radiografias simples em projeções ortogonais, tomografia computadorizada, ultrassonografia para detecção de alterações articulares, bem como avaliação completa da coluna vertebral em todos os seus segmentos.

Como modo de tratamento inicial ao esqueleto apendicular devemos obrigatoriamente *controlar danos ortopédicos* por meio de bandagens de coaptação ou de fixação esquelética externa (Figura 7.9). Temos como objetivos minimizar possíveis danos secundários às fraturas, tais como movimentação excessiva dos fragmentos, que são potenciais agressores aos tecidos moles adjacentes, principalmente os em formato de bisel ou esquírolas pontiagudas; evitar exposição óssea; diminuir edema e controlar o processo inflamatório local.

Após o evento inicial (trauma) ocorre resposta inflamatória sistêmica que é, sequencialmente, seguida por resposta anti-inflamatória generalizada, conforme exemplificado anteriormente, sendo que "a evolução clínica do paciente depende da resultante desses mecanismos antagônicos".[20]

A manipulação exuberante e incontrolada dos fragmentos ósseos nos pacientes com fraturas pode causar liberação contínua de substâncias inflamatórias e perpetuar o quadro. Existe correlação entre o resultado final do tratamento ortopédico e as condutas seguidas nas primeiras horas da lesão. Sendo assim, deve-se como regra realizar a estabilização temporária das fraturas mesmo que feita em UTI e sob anestesia regional, seguida de controle da exposição óssea e da contaminação de tecidos moles.[1]

Fraturas expostas

Haja vista a frequência na ocorrência de exposição óssea em casos de trauma, e por ser considerada urgência ortopédica, algumas considerações são importantes. Quando uma fratura é considerada exposta? Quando existe ruptura da pele e tecidos moles adjacentes, possibilitando a comunicação direta da fratura e seu hematoma ao meio externo. Não é necessariamente exposição óssea para o exterior, bastando haver soluções de continuidade entre os meios, além de comunicações com cavidades contaminadas como boca, tubo digestivo, vias respiratórias, vagina e ânus serem incluídas neste grupo.

A ruptura à força da pele e dos tecidos constitui a expressão mais óbvia de uma fratura aberta, mas é apenas uma de muitas manifestações do encontro violento entre o corpo e o ambiente. As lesões causadas por força direta são, na maioria das vezes, consideradas sérias por destruírem tecido mole local e contaminarem a ferida, contudo, frequentemente os efeitos das forças indiretas são gravemente subestimados. Durante a atendimento ao paciente com uma ou mais fraturas expostas, deve-se inicialmente obedecer aos princípios de um paciente vítima de trauma, ou seja, seguir os princípios do *controle de danos ortopédicos*.

Após reanimação, estabilização do paciente e exame primário, a preocupação inicial com a fratura exposta será na circulação. Nessa fase, apenas o alinhamento do membro e a compressão do sangramento com ataduras umedecidas são realizados em conjunto com a imobilização provisória. O exame secundário para avaliação da fratura exposta por meio de inspeção local, palpação e por radiografias em projeções ortogonais dos membros fraturados são os próximos passos

Quadro 7.1 Classificação dos tipos de fraturas expostas.

Fratura	Tipo I	Tipo II	Tipo III
Ferimento	< 1 cm	1 a 10 cm	> 10 cm
Contaminação	Pouca	Moderada	Grande
Lesão óssea	Simples (traço transverso ou oblíquo)	Pouca cominuição	Cominutiva ou segmentar

Quadro 7.2 Classificação das fraturas expostas (do tipo III).

- III A: tecido ósseo apresenta cobertura tecidual local
- III B: tecido ósseo não apresenta cobertura tecidual local
- III C: lesão vascular que precisa ser reparada

a se seguir. "Deve ser considerada exposta ou aberta fratura que apresente ferimentos cutâneos no mesmo segmento da fratura, até que se prove o contrário".[2,21]

Para tratamento mais adequado, assim como para a definição do prognóstico, foi criado um sistema de classificação por Gustilo e Anderson para as fraturas expostas. A classificação está resumida nos Quadros 7.1 e 7.2; o tipo III é subdividido em três tipos.

Exame da ferida

Em princípio, devemos observar comunicação e/ou ferimento na região do osso fraturado e avaliar condições circulatória e neurológica. Recomenda-se lavagem abundante sob pressão, retirada de material estranho e tecidos desvitalizados.

- Examine a pele, o quanto está lacerada, se está contaminada por agentes estranhos tais como pelo, poeira e terra, debris deixados por lesões por mordedura ou objetos pontiagudos, ou projéteis de arma de fogo
- Verifique o tamanho e o formato da ferida cutânea, além do grau de comprometimento muscular
- Examine o tecido circundante se há hematoma importante, escoriações, contusões
- Remova de modo estéril os corpos estranhos e as sujidades aparentes
- Cuidado na exploração digital pela possibilidade de contaminação iatrogênica adicional
- Cubra a ferida com compressa esterilizada umedecida
- Inicie o tratamento da ferida o mais brevemente possível.

Objetivo do tratamento

O tratamento fundamental da fratura exposta é a prevenção de infecção com a limpeza exaustiva feita com solução fisiológica sob pressão. Na segunda etapa também é importante o desbridamento dos tecidos que estejam necrosados ou que estejam desvitalizados e irão necrosar. A antibioticoterapia é o tratamento principal, sendo feito por bactericidas de largo espectro de ação, de modo empírico, no momento inicial.

Os objetivos mais importantes do tratamento das fraturas expostas são:

- *Prevenir a infecção*: a partir da infecção local possivelmente ocorrerão osteomielite e consequente não consolidação da fratura ou pseudoartrose, consolidação viciosa da fratura, levando a perda de função do membro
- *Tratar tecidos moles comprometidos* (bandagens aderentes e não aderentes)
- *Estabilizar a fratura* o mais precocemente possível.

Após a limpeza cirúrgica, a estabilização do osso pode ser feita com qualquer método. O mais utilizado em fraturas expostas é o fixador externo, uma vez que implantes ortopédicos internos em contato com tecido ósseo contaminado levam a resultados devastadores, tais como soltura precoce dos implante e consequentes não união e osteomielite.

Em geral, como regra no manejo de feridas, não se deve suturar no tratamento de urgência das fraturas expostas para que não ocorra formação de coleções ou abscessos, sendo que o tratamento adequado inclui estabilidade no complexo fraturário ou por bandagens fenestradas (Figuras 7.9) com função aderente na fase inicial (no intuito de retirada da maior quantidade de sujidades e tecido necrosado, até a fase inicial de granulação da ferida) e não aderentes (ferida em fase de granulação) durante a evolução do tratamento. Após alguns dias, quando na certeza de que não haverá infecção, o tratamento definitivo da fratura é realizado.

O uso de fixadores externos aparece como alternativa viável para estabilização do membro fraturado, seja essa lesão fechada ou aberta, em função de sua fácil aplicação, de causar danos mínimos aos tecidos envolvidos por provocar sangramento mínimo durante sua inserção, de possibilitar a limpeza e o desbridamento das feridas sem interferir em sua estrutura, e por fim, de conferir estabilidade relativa suficiente para evitar danos maiores (Figuras 7.10 a 7.12).

Para tomada de decisão de quando indicar estabilização da fratura ou não, devemos adotar algum critério de instabilidade. Para tanto, sugere-se que caso haja dois ou mais fatores envolvidos na lesão, será necessária a estabilização do complexo fraturário.

Critérios de instabilidade

- Dano grave aos tecidos moles adjacentes
- Comprometimento vascular importante
- Exposição óssea grave
- Deslocamento ósseo em relação ao eixo anatômico
- Fraturas em espiral ou bisel
- Fraturas com cominuição maior que 50%
- Encurtamento do membro
- *Valgus/varus* ou rotação maior que 10%.

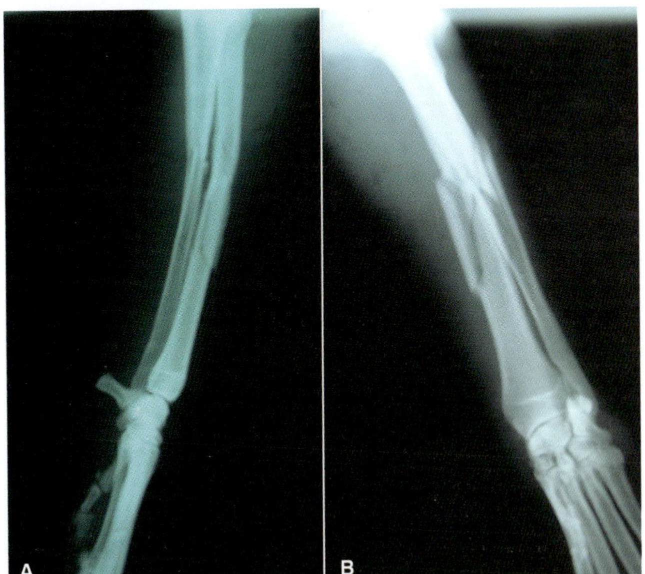

Figura 7.10 A. Imagem radiográfica em projeção mediolateral de fratura de rádio e ulna em cão; note pontos de densidade de ar entremeados aos tecidos macios. **B.** Imagem radiográfica em projeção craniocaudal de fratura de rádio e ulna em cão; note pontos de densidade de ar entremeados aos tecidos macios.

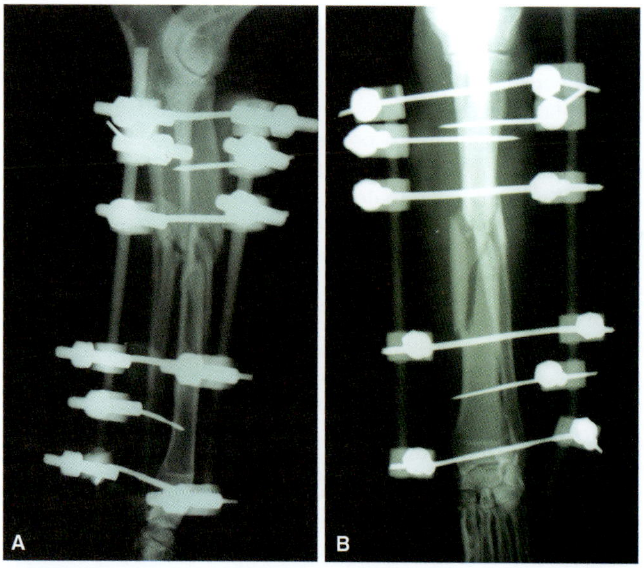

Figura 7.11 A. Imagem radiográfica em projeção mediolateral de fratura de rádio e ulna em cão pós-osteossíntese por fixador externo tipo II em "céu fechado" para estabilização e alinhamento da fratura. Note os pinos do fixador em configuração "longe/perto/perto/longe". **B.** Imagem radiográfica em projeção craniocaudal de fratura de rádio e ulna em cão pós-osteossíntese por fixador externo tipo II em "céu fechado" para estabilização e alinhamento da fratura. Note os pinos do fixador em configuração "longe/perto/perto/longe".

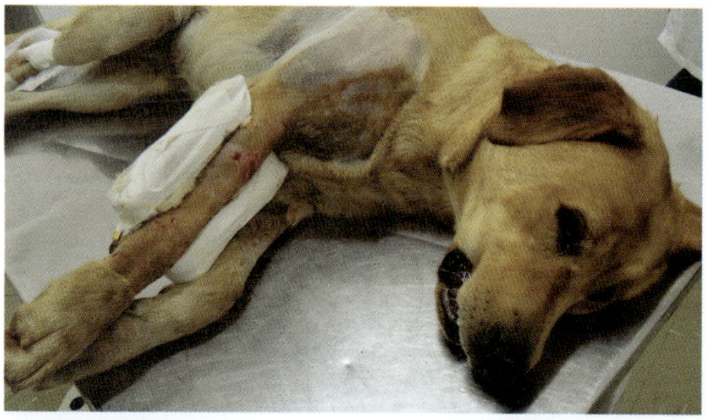

Figura 7.12 Imagem fotográfica do paciente pós-osteossíntese por fixação esquelética externa em "céu fechado". Note as feridas na região cranial do membro.

A associação desses fatores exacerba os danos iniciais da lesão, levando, em alguns casos, a situações irreversíveis do ponto de vista ortopédico.

Uma vez as lesões ortopédicas estabilizadas e a dor controlada, deve-se iniciar o manejo apropriado. Manutenção do animal em repouso ou confinado, limpeza das feridas abundantemente, obtenção de amostras para cultura e antibiograma e administração de analgésicos até que o animal tenha condições seguras de ser manejado pelo proprietário são os objetivos do tratamento.

Com relação à conversão do procedimento de controle de danos ortopédicos para cirurgias definitivas caso haja necessidade, sendo por bandagem mais rígida, fixação externa mais estável, por hastes bloqueadas ou placas ósseas e parafusos, só se deve realizá-la quando o paciente estiver em condições sistêmicas aceitáveis, sendo indicada no mínimo a partir do quarto dia após o trauma, entretanto essa decisão deve ser avaliada caso a caso.

Restabelecer funções

Uma vez estabilizado e controlado do ponto de vista ortopédico, devemos iniciar o processo de restabelecimento das funções do membro acometido do paciente. Seguindo o padrão de osteossíntese biológica deve-se dar preferência às cirurgias minimamente invasivas a fim de não exacerbar o processo inflamatório novamente. Os procedimentos minimamente invasivos favorecem a preservação do potencial biológico em detrimento da reconstrução anatômica. Esse conceito ganha maior importância quando o ambiente biológico que rodeia a fratura não é favorável à sua cicatrização.

Entendidas as manifestações biológicas no processo cicatricial e com o procedimento cirúrgico realizado ficam indicados, nesse momento, procedimentos que auxiliem o controle do quadro álgico, aumentem a amplitude de movimento, a força muscular, além de estimularem carga precoce e marcha. A atenção a esta etapa é imprescindível para os pacientes de trauma osteomuscular, pois sem ela grande parte dos pacientes não teria condições de recuperar toda a função, ou levariam maior tempo para tal recuperação.[15]

Algumas condutas são importantíssimas na assistência do paciente de trauma com comprometimento ortopédico, tais como:

- Tratar as lacerações e abrasões cutâneas usando técnicas de curativo estéril para diminuir os riscos de infecções
- Controlar edemas e aliviar a dor com aplicação de bolsa de gelo por 30 min no local do trauma e colocação do segmento lesado em posição confortável
- Realizar exercícios passivos para evitar atrofias graves e síndrome do desuso
- Aplicar a estimulação de movimentos de segmentos não imobilizados (p. ex., o paciente com bandagem pode ser estimulado a se movimentar)
- Evitar que o animal ponha a boca na região operada pelo uso de colar elisabetano
- Observar odores e secreções oriundos dos pinos do aparelho imobilizador e avaliar a pressão de seus componentes na região de proeminências ósseas.

Sendo assim, os cuidados intensivos pós-cirúrgicos aceleram o processo de cicatrização, contribuem na redução do processo inflamatório, previnem e/ou reduzem as aderências que limitam a amplitude do movimento dos tecidos que sofreram algum tipo de trauma.

A implementação dessas medidas deve ser executada na assistência imediata ao paciente politraumatizado ortopédico e em recuperação, a fim de acelerar o processo de recuperação, diminuindo a morbidade e melhorando o prognóstico.

Referências

1. Pape HC, Giannoudis PV, Krettek C, Trentz O. Timing of fixation of major fractures in blunt polytrauma: role of conventional indicators in clinical decision making. J Orthop Trauma. 2005; 19(8):551-62.
2. Fregonesi TPG, Romano L, Santos FC. Emergências ortopédicas. In: Emergências e terapia intensiva veterinária em pequenos animais: bases para o atendimento hospitalar. São Paulo: Roca; 2008; p. 407-26.
3. Houlton JEF. Veterinary traumatology. In: Houlton IEF. Trauma management in the dog and cat. Veterinary practitioner handbook. Bristol: Wright; 1987. p. 1-10.
4. Gartland JJ. Fundamentals of orthopaedics. Philadelphia: WB Saunders; 1965.

5. Denny HR: A guide to canine orthopaedic surgery. Oxford: Blackwell Scientific Publications; 1980.
6. Chauvet, AE. Neuromuscular emergencies. In: Proceedings IVECCS VII, 2000. Orlando; 2000. Proceedings IVECCS VII. p. 304-5.
7. Romano L, Schmaedecke A, Ferrigno CRA, Pedro CR. Afecções do cotovelo. In: Mikail S; Pedro CR. Fisioterapia veterinária. São Paulo: Manole; 2006. p. 110-20.
8. Bagley RS. Exogenous spinal cord: surgical therapy and aftercare. Small animal/exotics – Compendium. 2000; 22 (3):218-29.
9. Fantoni DT. Mastrocinque S. Fisiopatologia e controle da dor. In: Fantoni DT. Anestesia em cães e gatos. São Paulo: Roca; 2002. p. 323-35.
10. Holt D. Management of the trauma patient. In: Proceedings IVECCS VII. Orlando; 2000. Anais proceedings IVECCS VII. p. 572-6.
11. Salter RB, Harris WR. Injuries involving the epiphy- seal plate. J Bone Joint Surg. 1963;45A:587.
12. Whittick WG. Canine orthopaedics. Philadelphia: Lea & Febiger; 1974. p. 127-30.
13. Chauvet AE. Managing the acutly paralyzed dog. In: Proceedings IVECCS VII. Orlando; 2000. Proceedings IVECCS VII. p. 293-8.
14. Jenny J. Orthopaedic Notes. Unpublished. University of Pennsylvania; 1970.
15. Ferrigno CRA, Pedro CR. Fraturas. In: Mikail S; Pedro CR. Fisioterapia Veterinária. Manole; 2006. p. 139-52.
16. Boothe DM; Boothe HW. Resposta tecidual ao traumatismo e a cirurgia. In: Slater D. Manual de cirurgia de pequenos animais. 2ª ed. São Paulo: Manole; 1988. p. 13-20.
17. Muir WW. Pain therapy for the critical small animal pacient In: Proceedings IVECCS VII. Orlando; 2000. Proceedings IVECCS VII. p. 66-8.
18. Pavelqueires S. Manobras avançadas de suporte ao trauma: MAST. 3ª ed. Ribeirão Preto: Legis Summa Ltda; 1997.
19. Zaslow IM, Cawley AJ. The body's response to trauma In: Veterinary trauma and critical care. Philadelphia: Lea & Febiger; 1984. p. 35-50.
20. Sgarbi MWM, Silva Jr BA, Hungria No JS. Importância da resposta inflamatória sistêmica (SIRS) no prognóstico dos pacientes politraumatizados. Rev Bras Ortop. 2006; 41(1/2):1-6.
21. Roberts CS, Pape HC, Jones AL, Malkani AL, Rodriguez JL, Giannoudis PV. Damage control orthopaedics: evolving concepts in the treatment of patients who have sustained orthopaedic trauma. Instr Course Lect. 2005. 54:447-62. Review. Foex BA. Systemic responses to trauma. Br Med Bull. 1999; 55(4):726-43.
22. Kolata RJ. Traumatismo: epidemiologia e mecanismos In: Bojrab MJD. Mecanismos da moléstia na cirurgia de pequenos animais. 2ª ed. São Paulo: Manole; 1996. p. 127-31.

Leitura sugerida

Bjorling DE. Thoracic trauma. J Am Hosp Assoc. 1982; 2:687-93.

Brinker WO. Types of fractures and their repair. In Archibald J. Canine surgery. 2nd ed. Santa Barbara: American Veterinary Publications; 1974. p. 957-60.

Depalma AF. The management of fractures and dislocations. 1/2. Philadelphia: WB Saunders; 1959.

Leonard EP. Orthopaedic surgery of the dog and cat. 2nd ed. Philadelphia: WB Saunders; 1971. p. 90-4.

Kolata RJ. Mecanismos e efeitos do traumatismo In: Slater D. Manual de cirurgia de pequenos animais. 2ª ed., São Paulo: Manole; 1988. p. 1-12.

Plunkett SJ. Emergências traumáticas. In: Plunkett SJ. Procedimentos de emergência em pequenos animais. Revinter; 2006. p. 45-65.

8

Controle da Dor no Paciente Grave

Maria Alice Kuster A. Gress, Douglas dos Santos e Castro

Introdução

Os animais por muito tempo foram considerados inferiores ao homem, em termos de desenvolvimento, e por isso acreditava-se que eles não sentissem dor. Durante muitos anos os animais vivenciaram a dor decorrente de diferentes procedimentos, devido à não utilização de analgésicos, como mostra um estudo retrospectivo realizado na década de 1980 com 258 casos, em que apenas dois terços dos cães e nenhum dos gatos receberam analgésicos.[1]

Porém, nas últimas duas décadas, houve maior interesse nos estudos sobre as características neuroanatômicas e neurofisiológicas dos animais, a compreensão da fisiologia da dor aumentou e antigos conceitos foram desmitificados.[2] Com isso o tratamento da dor ganhou novo enfoque. Recentemente a dor passou a ser considerada como o quinto sinal vital, junto com avaliação de pulso, frequência cardíaca, temperatura e frequência respiratória. Deve ser avaliada de imediato em qualquer atendimento clínico ou emergencial e logo quantificada e tratada.[3]

Apesar das mudanças de conceito e dos novos conhecimentos em relação à dor animal, o uso de analgésicos ainda é considerado relativamente baixo. Apenas metade dos pacientes caninos é tratada para dor pós-operatória, por exemplo.[2] Com base em dados estatísticos recentes, nota-se que são poucos os animais que recebem analgésicos durante o curso de uma doença ou em situações em que a dor é o sintoma principal.[4]

Muitos fatores contribuem para a deficiência no tratamento da dor animal, entre eles a falta de comunicação verbal entre animais e o homem, a dificuldade em avaliar se o animal esta ou não com dor, já que nem sempre o comportamento observado no animal reflete a intensidade da dor experimentada, além do receio do uso de certos fármacos analgésicos por medo dos seus efeitos adversos.

O importante é que atualmente é inaceitável que um animal não receba tratamento adequado para dor em qualquer situação em que se encontre. O não tratamento da dor aguda implica mudanças negativas metabólicas e endócrinas significativas. O que se deve ter em mente é que, durante a anamnese inicial de um paciente, a dor deve ser diagnosticada, quantificada e tratada. Durante a análise secundária o nível de dor deve ser reavaliado; a avaliação da dor se faz extremamente necessária para que se possa estudar a eficácia do tratamento utilizado e quando este poderá ser interrompido.

Fisiopatologia da dor

De acordo com a Associação Internacional para o Estudo da Dor (IASP), a dor é conceituada como uma experiência sensorial e emocional desagradável que está associada a danos reais ou potenciais.[5] A dor é um fenômeno sensorial complexo que envolve componentes fisiopatológicos, psicológicos e comportamentais, que são frequentemente difíceis de serem reconhecidos e interpretados em animais.[6,7] A dor é um mecanismo de proteção que é ativado quando ocorre lesão tecidual, permite a detecção de estímulos nocivos físicos e químicos e sensibiliza os sistemas que protegem o organismo contra futuras lesões. Tem grande importância, pois é uma resposta adaptativa fisiológica que pode tornar-se um fenômeno patológico e interferir diretamente na recuperação do paciente, e em situações extremas, pode até conduzir à morte.[8,9]

O conhecimento da fisiologia da dor é importante para que se possa definir uma estratégia efetiva para o tratamento da dor em animais.

O componente fisiológico da dor é denominado nocicepção, que consiste em um processo de transdução, transmissão e modulação de sinais neurais gerados em resposta a um estímulo nocivo externo que resulta em percepção consciente desses estímulos no córtex cerebral. A transdução é a transformação de um estímulo nociceptivo em estímulo elétrico nas terminações sensoriais dos nervos, os nociceptores (viscerais, osteoarticulares, musculoesqueléticos ou tegumentares). Após a lesão tecidual, se instala a inflamação que resulta em profunda alteração no ambiente químico dos nociceptores. Acontece a liberação de várias substâncias denominadas alogênicas (sopa sensibilizadora), responsáveis pelo aumento da sensibilidade (hiperalgesia) e pela vasodilatação observada em lesões traumáticas, inflamatórias e isquêmicas. A liberação dessas substâncias alogênicas é responsável também pela alteração na sensibilidade dos nociceptores que tem seu limiar de excitabilidade diminuído, além da ativação dos receptores silenciosos que respondem de maneira mais intensa, mesmo a estímulos não dolorosos. A hiperalgesia primária ocorre no local da lesão, já a hiperalgesia secundária acontece ao redor da área lesada, ambas caracterizadas por aumento da sensibilidade aos estímulos.

A transmissão é a propagação dos impulsos através do sistema sensorial, até o corno posterior da medula, e a modulação é a modificação da transmissão nociceptiva que ocorre antes de ascender aos níveis superiores do sistema nervoso central. No córtex cerebral a transdução, a transmissão e a modulação são integradas e percebidas como dor. Em sua forma simples, a via pode ser considerada como um grupo de três neurônios; com os neurônios de primeira ordem originados na periferia e projetando-se para a medula espinal; os neurônios de segunda ordem ascendendo a medula espinal; e os de terceira ordem projetando-se para o córtex cerebral.[6,8,10,11]

Existem dois fenômenos diferentes de dor: a dor que resulta de intenso estímulo doloroso, que ativa os nociceptores em circunstâncias normais, podendo ser denominado dor fisiológica (dor aguda); e a dor que resulta de um estímulo de baixa intensidade ou inócuo em situações clínicas, podendo ser denominada dor patológica (dor crônica).[12,13] A dor fisiológica gerada como consequência de lesão tem um papel de defesa, proteção, impedindo a continuidade do contato com o agente agressor e a ampliação da lesão. É localizada e transitória[10] e seu papel é servir como alerta para o organismo responder ao ataque.[7,14-16] A dor patológica perdeu a característica de sinal de defesa e está presente quando ocorre lesão tecidual, inflamação ou lesão de tecidos nervosos (dor neuropática), o que provoca mudanças dinâmicas na excitabilidade de neurônios do corno dorsal, acarretando alterações periféricas e centrais.[10] A dor patológica muitas vezes tem sua origem em um processo agudo que teve seu tratamento mal conduzido e a dor manifestada durante um período prolongado. Pode provocar hipersensibilidade central, assumindo, desta maneira, caráter crônico e tornando-se mais difícil de ser tratada.[2,17] A dor crônica é caracterizada por três aspectos primordiais: dor espontânea, resposta exagerada a estímulos (hiperalgesia) e dor produzida por estímulos que normalmente não seriam dolorosos (alodinia). Esses fenômenos são os principais responsáveis pela dor pós-trauma.[18]

A dor causa sofrimento, leva à diminuição de ingestão de alimentos, à automutilação e contribui para a ocorrência de complicações pós-operatórias,[19] demora na cicatrização das feridas,[17,20] acarreta prolongamento da recuperação e maior morbidade pós-operatória.[17,19]

A compreensão da fisiopatologia da dor ajuda a entender como os analgésicos podem atuar; por exemplo, os opioides inibem os impulsos aferentes no cérebro ou medula espinal; os anti-inflamatórios não esteroides previnem a sensibilização do nociceptor que acompanha o processo inflamatório; e os anestésicos locais interrompem diretamente a condução do impulso.[21]

Dor na unidade de terapia intensiva

Pacientes em estado crítico podem ficar agitados, desconfortáveis e com dor. Tal fato geralmente decorre de vários aspectos, incluindo o ambiente adverso encontrado nas unidades de terapia intensiva (UTI). Existem estudos em animais que demonstraram aumento nas respostas nociceptivas relacionadas com o estresse.[22] O estresse por si só afeta a atividade do cérebro e promove mudanças a longo prazo em diversos sistemas neurais. A dor inicia uma cascata de mudanças hormonais e, além disso, nesses pacientes estão presentes fatores como medo e ansiedade. Pacientes internados em UTI são pacientes que dormem pouco e têm constantemente seu sono interrompido. São submetidos a procedimentos invasivos e dolorosos que aumentam o estresse, a agitação e a agressividade.[23] Por tal motivo, abordagens terapêuticas (farmacológicas e ambientais) para diminuir essas respostas ao ambiente e aos estímulos que induzem ao desconforto são importantes. Entre essas abordagens, o controle da dor merece atenção especial, pois a dor é uma das piores experiências possíveis para os pacientes críticos e, infelizmente, uma das mais comuns. Em quase todos os pacientes que recebem cuidados intensivos, algum tipo de analgesia deverá ser empregado.[24]

A dor em pacientes críticos pode produzir efeitos diretos e indiretos sobre os sistemas cardiovascular, pulmonar, gastrintestinal, hepático e renal. Ainda como efeito deletério provocado pela dor, observa-se o desencadeamento de resposta sistêmica neuroendócrino-metabólica e imunológica. A dor aguda e o estresse, que geralmente ocorrem após o trauma, provocam alterações nas respostas somáticas, autonômicas, metabólicas (aumentam os níveis de glicose e diminuem os níveis de insulina), hormonais (aumento de hormônio adrenocorticotrófico [ACTH], cortisol, hormônio antidiurético, catecolaminas, aldosterona, renina, angiotensina II e testosterona) e psicológicas.[25,26] Como consequência, pode-se observar catabolismo muscular proteico, lipólise, retenção hídrica e sódica e ainda excreção de potássio. Clinicamente, o estresse também pode gerar efeitos graves e retardar o tempo de recuperação do paciente.[25] A cicatrização de feridas nos pacientes com dor também será retardada. Foi demonstrado que a desregulação da função imune e neuroendócrina está presente nesses pacientes e, com isso, a dor desempenha papel fundamental no retardo da cicatrização.

No sistema cardiovascular, ocorre constrição arteriolar e venosa com consequente aumento da pressão arterial e diminuição da capacitância venosa, aumento de pré-carga, pós-carga, contratilidade e frequência cardíaca, gerando aumento do consumo de oxigênio pelo miocárdio, causando hipoxia, isquemia e arritmias cardíacas.[27]

Um paciente que sofreu trauma torácico tem diminuição da sua função pulmonar devido à lesão direta na parede torácica ou devido à disfunção diafragmática. Como consequência ocorrerá hipoventilação e atelectasia, resultando em alteração da relação ventilação-perfusão do paciente e hipoxemia. A capacidade residual funcional e a capacidade vital também estarão diminuídas, o que contribui para retenção de secreções e aumento da atelectasia, podendo progredir para pneumonia secundária. A dor nesses pacientes pode contribuir para agravar esse quadro de disfunção pulmonar. O paciente com dor protege a musculatura ao redor da área dolorida; com isso, restringe o movimento do tórax e do diafragma, agravando as alterações citadas.[28]

O aumento da concentração plasmática de catecolaminas pode ainda diminuir a motilidade intestinal e o fluxo sanguíneo para o órgão, o que pode ocasionar isquemia e facilitar crescimento e translocação bacterianos.[29]

Os pacientes em UTI apresentam dor e desconforto por fatores que são óbvios, como trauma, doenças preexistentes ou procedimentos invasivos. Tais desconforto e dor podem ser causados pelo monitoramento e por procedimentos da terapia a que são submetidos, por exemplo, a presença na pele dos sensores do cardioscópio, cateteres, drenos, tubo endotraqueal, tubo torácico, entre outros.[30] A dor pode contribuir para a agitação e o sono inadequado, o que gera estresse e resposta caracterizada por taquicardia, que aumenta o consumo de oxigênio pelo miocárdio. Ocorrem também imunossupressão e aumento do catabolismo. A combinação do uso de analgésicos e sedativos diminui a resposta ao estresse e suas consequências.[31]

Uma ideia mal formada, mas comum, é que os analgésicos mascaram os indicadores fisiológicos do paciente (frequências cardíaca e respiratória, por exemplo) em estado grave, o que não é correto. Pode-se observar que com o uso de analgésicos, por exemplo, infusão contínua de opioides, a frequência cardíaca de um paciente responde se ocorrerem hipotensão, hipoxemia e hipovolemia. Existem vários motivos para se administrarem analgésicos aos pacientes críticos ou que sofreram trauma. O benefício fisiológico do tratamento da dor é diminuição ou modulação da resposta inflamatória exagerada que resulta em hipercoagulabilidade, disfunção de múltiplos órgãos, resposta inflamatória sistêmica, lesão pulmonar aguda e outras lesões. Foi observado em pacientes humanos e também em pacientes veterinários que os analgésicos não mascaram os sinais de piora clínica; ao contrário, favorecem a abordagem e a melhor avaliação clínica do paciente, aceleram sua recuperação e o seu uso faz com que os pacientes fiquem menos tempo internados.[32,33]

Existe ainda receio em relação à ocorrência de efeitos adversos com o uso de analgésicos, principalmente em pacientes críticos. Embora esse conceito esteja errado, faz com que muitos clínicos veterinários não utilizem analgésicos em pacientes que sofreram trauma ou que estejam internados na UTI. Em pacientes humanos internados em UTI, a dor também não é adequadamente tratada; principalmente por medo dos efeitos indesejáveis, como sedação e depressão respiratória.[23,33]

Reconhecimento e avaliação da dor

A dor no paciente crítico sempre pode ser tratada e existem inúmeros fármacos, que utilizados sozinhos ou combinados, promovem o alívio da dor. O que precisa ser definido para o início da terapia analgésica é qual analgésico utilizar, a dose e a frequência de seu uso para cada paciente. Tradicionalmente analgésicos são administrados sem avaliar a real necessidade de cada indivíduo, e muitas vezes esse regime de administração se prova ineficiente para muitos pacientes. O ideal é que a avaliação da dor seja contínua, para saber se a escolha do agente analgésico, a posologia e a frequência de administração foram suficientes para tratar a dor daquele paciente ou se há a necessidade de ajuste de doses, adição de outro fármaco ou alteração na frequência de administração.

É importante lembrar que os objetivos do uso de analgésicos são minimizar ou abolir a dor e a ansiedade e reduzir a resposta ao estresse, que se não tratada, resulta em aumento da morbidade e aumento do tempo de recuperação dos pacientes.[23]

O reconhecimento e a avaliação da dor em animais de companhia são tarefas desafiadoras para os médicos-veterinários, pois não há meio efetivo de comunicação verbal entre os animais e seus tratadores, diferentemente de seres humanos, que podem descrever de modo minucioso a sensação da dor, meio conhecido como padrão-ouro para avaliação da dor em medicina.[34]

Observações nos padrões comportamentais com a finalidade de identificar a dor são prática comum entre veterinários e proprietários de animais. Assim, parece intuitivo que o reconhecimento da dor seja fácil, mas infelizmente não é assim que acontece na prática.[35] Sempre que houver dor aguda, características comportamentais estarão presentes e aparentes, mas isso pode não ocorrer se o estímulo doloroso for um estímulo contínuo, ou seja, crônico.[32] Outro fator importante é que nem sempre o comportamento observado está refletindo a intensidade da dor experimentada, sendo importante lembrar que o comportamento varia entre os diferentes indivíduos e de acordo com a gravidade da doença ou lesão. Um animal que vocaliza pode fazê-lo por dor, mas esse comportamento também pode se dar por ansiedade, medo ou delírio induzido por anestésicos. Pacientes internados na UTI muitas vezes apresentam limitações que podem mascarar os sinais de dor; alguns pacientes não podem se mover, não conseguem ficar de pé e não vocalizam. Podem também estar sob efeito de sedação, o que dificulta ainda mais a avaliação e induz a erros no tratamento. Entretanto alguns pacientes nos demonstram sinais claros de que estão com dor: podem perder o completo interesse em se limpar, não se alimentam, urinam e defecam sem sair do lugar, vocalizam de maneira contínua ou intermitente, adotam posicionamento de proteção da área dolorida ou relutam em mover-se e mudar de posição e muitas vezes tornam-se agressivos.

Uma tentativa de auxiliar a avaliação da dor e ajudar a determinar o protocolo analgésico a ser utilizado é classificar a dor de um paciente de acordo com o grau de lesão apresentado; assim teríamos: dor leve a moderada, em casos de pacientes com lesões não muito extensas ou que sofreram procedimentos cirúrgicos pouco dolorosos em que receberam tratamento adequado; dor moderada em pacientes que sofreram procedimentos recentes em que não exista lesão tecidual extensa ou complicações devido a processos inflamatórios; dor moderada a intensa em pacientes com lesões de maior grau ou mais extensas; e dor intensa nos pacientes que apresentam lesões de grande extensão ou intensos processos inflamatórios.

O monitoramento dos sinais vitais é considerado uma das maneiras de se identificar a ocorrência de dor, mas devemos considerar que em pacientes críticos pode não ajudar muito. Nesses pacientes a frequência cardíaca pode aumentar por outros fatores e principalmente como resposta ao estresse e não por relação direta com a dor. A temperatura também pode estar aumentada em função de outras doenças, assim como a taquipneia, que apesar de ser um sinal da existência de dor, pode ocorrer devido a outros fatores nesses pacientes.[36]

A dor é um fenômeno subjetivo difícil de quantificar e qualificar e não existe um método único e eficaz para se avaliar a dor em animais. Existem várias escalas de avaliação, adaptadas da medicina humana, que são utilizadas na rotina da clínica veterinária e podem ser utilizadas para a avaliação da dor no paciente crítico. Um instrumento de avaliação de dor deve ser prático, sensível e confiável e também mensurar a amplitude e quantificar a dor.

Lembre-se de que o mais importante é a observação, a contínua evolução do quadro clínico do paciente, o monitoramento dos sinais vitais e a utilização de analgésicos, sempre. Em pacientes graves é recomendada reavaliação completa da dor a cada duas horas.[37] A analgesia multimodal, método de combinação de dois ou mais fármacos que agem por diferentes meios de ação, é uma excelente opção para o tratamento da dor desses animais. Não negligenciar a dor é o primeiro passo para o eficaz tratamento da dor de pacientes internados em UTI.

Tratamento da dor

O tratamento da dor é uma prática obrigatória que deve ser implementada após minuciosa identificação clínica e diagnóstico da dor. A adequação do tratamento dependerá diretamente da gravidade do estado mórbido em que o paciente se encontra e do conhecimento da farmacologia das substâncias presentes no arsenal terapêutico.

A analgesia do paciente crítico pode ser obtida pela administração de analgésicos sistêmicos por diversas vias ou por bloqueios de nervos periféricos. A via intravenosa (IV) é a melhor opção quando se opta pela analgesia sistêmica, já que a administração direta no sistema circulatório permite a distribuição imediata para o sistema nervoso, seja por dose única ou por meio de infusão contínua de fármacos analgésicos, muito utilizada em pacientes graves e que permite a manutenção de concentração plasmática constante do fármaco no organismo.

A analgesia multimodal é um método para controlar a dor com base na associação de diversos fármacos com mecanismos de ação diferente. Essa técnica vem sendo empregada com sucesso, minimizando os efeitos, como naúsea, vômito, constipação intestinal e sedação, desencadeados por doses elevadas de um único fármaco.[38]

Opioides

Os opioides ganharam popularidade após sua descoberta pelas civilizações antigas, as quais extraíam da papoula (*Papaverum somniferum*) uma substância leitosa denominada ópio.[39] Embora descobertos há muitos anos, nos dias atuais ainda são consagrados como fármacos de escolha para o alívio da dor em animais.[40]

Os efeitos terapêuticos dos opioides estão relacionados diretamente com ligações a receptores específicos, os quais são denominados mu (μ), delta (δ) e kappa (κ). Esses são localizados principalmente no SNC, tanto na medula espinal como em regiões supraespinais; no entanto, receptores periféricos também estão envolvidos no controle da dor.[40,41]

O principal receptor responsável pela ação analgésica é o μ, entretanto, os demais receptores δ e κ também corroboram a resposta analgésica final. Efeitos indesejáveis como sedação, vômito, constipação intestinal, euforia, disforia e depressão respiratória são pouco prováveis em cães e gatos quando doses terapêuticas são adotadas.[23,42]

Agonistas μ

Morfina

A morfina é o protótipo de todos os opioides, sendo utilizada vastamente para o controle da dor em cães e gatos. Embora este fármaco seja classificado como agonista μ puro, também pode atuar nos demais receptores (δ e κ).[43]

As vias de administração podem ser variadas, no entanto, há certa desvantagem pela escolha da via oral (VO), pois por essa via a morfina sofre o efeito de primeira passagem pelo sistema hepático, o que a torna pouco biodisponível. Quando administrada IV pode ocorrer liberação de histamina e, consequentemente, ser desencadeada hipotensão. Todavia, administração lenta ou de baixas doses em infusão contínua reduz significantemente estes efeitos. As náuseas e o vômito são efeitos vistos com certa frequência em pacientes normais, principalmente associados à medicação pré-anestésica, no entanto, esses não são muito observados nos pacientes críticos.

Quando administrada por via parenteral seu efeito analgésico pode durar de 2 a 4 h em cães[44] e até 6 h em gatos, devido à deficiência de glucuroniltransferase nessa espécie.[45,46] Após a conjugação pelo ácido glicurônico, a morfina é eliminada pela urina.

No controle da dor, a morfina pode ser implementada na dose de 0,1 a 1 mg/kg por via subcutânea (SC) ou intramuscular (IM) em cães[33] e 0,1 a 0,2 mg/kg SC ou IM em gatos, pois nessas doses não há mudança de comportamento na espécie.[45] Como protocolo para seu uso em infusão contínua em cães, se aplica inicialmente uma dose de carga (com a finalidade de promover o aumento da concentração plasmática do fármaco) de 0,1 a 0,5 mg/kg diluída em solução salina e aplicada lentamente IV, seguida da infusão na dose de 0,05 a 1 mg/kg/h. A característica de baixa lipossolubilidade da morfina permite sua utilização por via epidural tanto em cães como em gatos na dose de 0,1 mg/kg. Seu período de latência é de 60 a 90 min e a analgesia pode durar até 24 h.[46,47]

Meperidina

A meperidina, também conhecida como petidina, é um opioide sintético que promove analgesia por atuar em receptores μ. Sua ação analgésica também está envolvida a ligação com os receptores α_2[48] e bloqueio dos canais de sódio (Na).[49] A potência da meperidina é de um décimo da morfina com tempo de duração analgésica de aproximadamente 1 h.[50]

Ao contrário dos outros opioides, a meperidina promove moderada elevação da frequência cardíaca, devido a sua semelhança estrutural coma a atropina. Observa-se também efeito inotrópico negativo. Assim como a morfina, a meperidina pode causar liberação de histamina, porém, administração lenta IV ou em baixas doses minimiza esse efeito.[50,51]

Para promover o controle da dor no paciente crítico a meperidina pode ser administrada na dose de 3 a 5 mg/kg, SC ou IM em cães e gatos.[33,40,52] Recomendam-se baixas doses para cães de porte grande e altas doses para cães de porte pequeno e gatos.[33]

Metadona

A metadona é um agonista dos receptores μ com a farmacologia semelhante à da morfina, entretanto, este fármaco também é classificado como antagonista dos receptores N-metil-D-aspartato (NMDA).[53]

As principais vantagens da metadona são a baixa incidência de vômito e a excelente absorção VO. Essas características a tornam um agente de escolha para o tratamento da dor moderada e intensa em pacientes ambulatoriais.[50]

A implementação da metadona para controle da dor em cães, na dose de 0,25 a 0,5 mg/kg VO, pode promover analgesia de aproximadamente 2 a 3 h e em gatos, na dose de 0,1 a 0,5 mg/kg, a analgesia pode chegar até 6,5 h. As doses utilizadas SC, IM ou IV em cães e gatos são de 0,1 a 0,5 mg/kg.[33,40]

Fentanila

A fentanila é conhecida com agonista sintético μ seletivo, 150 vezes mais potente que a morfina. Por ser um fármaco com alta lipossolubilidade, seu período de latência (2 a 5 min) e duração (20 a 30 min) são curtos.[23,40]

Ao contrário da morfina e da meperidina, a fentanila não promove liberação de histamina, um dos motivos pelo qual é vastamente utilizada IV. Em doses terapêuticas de 5 a 10 μg/kg IV em cães e gatos,[33,34,54] esse fármaco carece de efeitos adversos, entretanto, quando associado a outros fármacos ou em doses elevadas, a fentanila pode desencadear diminuição das frequências cardíaca e respiratória.[40,55]

Como a duração do seu efeito é relativamente curta, a fentanila tem grande validade na prática de infusão contínua para o controle da dor em pacientes críticos. Embora a analgesia seja um dos pontos de grande importância, a fentanila também pode desencadear leve sedação ou até mesmo potencializar outros fármacos, por exemplo, os sedativos. Essa característica torna-se importante em pacientes politraumatizados. Minutos antes de promover a infusão contínua de fentanila, é necessária a utilização de uma dose de carga de 1 a 2 μg/kg IV.[23] A dose implementada para infusão contínua é de 1 a 5 μg/kg/h IV em cães.[56]

Outra maneira de utilização da fentanila é por meio de adesivos de liberação lenta, os quais vêm sendo adotados para a abordagem da dor moderada a grave em cães e gatos.[52,54,57] Os adesivos de fentanila são encontrados em quatro apresentações, 25, 50, 75 ou 100 μg/h. Embora existam variações individuais, o adesivo de fentanila permite a manutenção da concentração plasmática, que pode atingir 12 h nos gatos e 24 h nos cães.[23]

Tramadol

O tramadol é um análogo sintético da codeína, utilizado amplamente para o controle da dor, sendo esse um opioide de ação central e periférica.[58] Sua potência, quando comparada à da morfina, é de cinco a dez vezes menor.[59]

Esse fármaco é composto por uma mistura racêmica de dois enantiômeros, o (+) tramadol e o (–) tramadol. É classificado como opioide agonista μ, por atuar nesse receptor, sendo que sua afinidade por ele é baixa, exercida principalmente pelo enantiômero (+).[60] No entanto, após o fármaco sofrer a primeira metabolização pelo sistema hepático, o mesmo é convertido em diferentes metabólitos, sendo que um desses, chamado de O-desmetiltramadol, único metabólito farmacologicamente ativo, é considerado com afinidade pelos receptores μ 200 vezes maior que o tramadol propriamente dito.[61]

Os mecanismos de ação pertinentes à analgesia não estão muito bem elucidados. Todavia, é descrito que o enantiômero (+) inibe o pico de serotonina e o (–) é um potente inibidor da recaptação de norepinefrina, desencadeando sinergismo e, consequentemente, promovendo a antinocicepção pelo bloqueio dos impulsos elétricos na medula espinal.[59]

Para o controle da dor em pacientes críticos, a tramadol pode ser utilizado nas doses de 2 a 4 mg/kg VO, IM ou IV.[27,54,62]

Agonistas parciais e agonistas-antagonistas

Buprenorfina

A buprenorfina é um opioide semissintético de alta lipossolubilidade derivado da tebaína. É classificada como agonista parcial dos receptores μ, com afinidade 50 vezes maior que a morfina por estes receptores, característica que pode dificultar a reversão por antagonistas farmacológicos.[23,40]

O período de latência da buprenorfina pode atingir 1 h aproximadamente e seu tempo de duração pode chegar de 6 a 12 h. Normalmente as vias IM e IV são adotadas para administração deste fármaco, entretanto, a via IV é preferível devido seu longo período de latência.[43,70] A utilização da buprenorfina em mucosa oral ou por meio de adesivos de liberação lenta pode ser uma excelente escolha em gatos.[43,54]

A dose preconizada para cães e gatos no controle da dor é de 0,005 a 0,03 mg/kg SC, IM ou IV;[43,70] em gatos também se pode utilizar a dose de 0,01 a 0,03 mg/kg VO.[54]

Butorfanol

O butorfanol é um opioide do grupo dos agonistas-antagonistas utilizado vastamente em medicina veterinária. Seu mecanismo de ação é compreendido por efeito agonista nos receptores κ e antagonista nos receptores μ.[23]

Esse fármaco parece ser mais efetivo no controle de dor leve ou moderada e dor visceral, não promovendo o controle da dor grave ou somática. O mesmo fármaco também apresenta efeito sedativo e antitussígeno. Seu período de ação pode oscilar de 2 a 4 h aproximadamente.[50,72]

O butorfanol pode ser administrado por diferentes vias (VO, SC, IM, IV ou epidural), quando administrado IV não libera histamina. A grande desvantagem é o *efeito teto* que esse composto apresenta, ou seja, doses elevadas não aumentam seu poder analgésico, mas sim, propiciam o desenvolvimento de efeitos indesejáveis.[63]

A dose recomendada para o controle da dor em cães e gatos é de 0,2 a 0,4 mg/kg VO, SC, IM ou IV.[43,50,54]

Antagonistas

Naloxona

A naloxona é um potente antagonista dos opioides que atua nos receptores μ, δ e κ. O desenvolvimento desse agente tem a finalidade de reverter os efeitos tanto dos agonistas μ puros quanto dos agonistas-antagonistas.[64]

O período de duração é relativamente curto, de 30 a 60 min. A grande desvantagem da naloxona é que além de reverter os efeitos indesejáveis também reverte a analgesia produzida pelos opioides, um fator importante nos pacientes críticos. Esse composto pode desencadear efeitos de estimulação simpática, como taquicardia, hipertensão, edema pulmonar e arritmias. Sua administração também pode ser seguida de vômito e náuseas. A dose preconizada para cães e gatos é de 0,002 a 0,02 mg/kg IV.[23,40,42]

Anti-inflamatórios não esteroides

Os anti-inflamatórios não esteroides são utilizados vastamente em medicina veterinária, devido a sua capacidade analgésica, anti-inflamatória e antipirética. Seu mecanismo de ação é compreendido pela inibição das enzimas ciclo-oxigenases (COX), oriundas do ácido araquidônico, as quais se subdividem em COX-1 e COX-2. Ainda não muito bem elucidado existe uma variação de COX-1 denominada COX-3.[65] A COX-1 é compreendida por produzir prostaglandinas fisiológicas, responsáveis pela integração do sistema orgânico, enquanto a COX-2 é responsável pelas prostaglandinas patológicas.[65-67]

Efeitos adversos podem ser observados na presença dos anti-inflamatórios não esteroides; acredita-se que eles estejam relacionados com a inibição das prostaglandinas fisiológicas. Os efeitos mais observados clinicamente são alterações gastrintestinais (anorexia, vômito, diarreia e ulcerações), plaquetárias, hepáticas e renais.[52] Embora estes fármacos sejam adotados principalmente para o controle da dor pós-operatória, eles também podem ser utilizados com cautela em pacientes críticos, relevando-se as condições em que se encontrem.[23,42]

Meloxicam

O meloxicam é um anti-inflamatório não esteroide da família dos oxicans com seletividade em COX-2 utilizado em diferentes países em cães e gatos.[42,52,65] Sua vasta implementação está relacionada com a abordagem da dor aguda, principalmente após procedimentos cirúrgicos, e da dor crônica, como em osteoartrites.[68,69]

Os efeitos adversos do meloxicam sobre os sistemas renal, hepático e gastrintestinal são mínimos quando utilizado em doses terapêuticas, no entanto, doses elevadas ou utilização do fármaco por tempo prolongado pode desencadear estes efeitos.[43,70]

Para o controle da dor em cães o meloxicam pode ser implementado na dose inicial de 0,2 mg/kg VO, SC ou IV, seguido de 0,1 mg/kg pelas respectivas vias com intervalo de 24 h. Nos gatos a dose inicial é de 0,1 a 0,2 mg/kg VO ou SC, seguida de doses de 0,05 a 0,1 mg/kg pelas respectivas vias com intervalo de 24 h. Tanto para cães e gatos preconiza-se a utilização deste fármaco por 2 a 3 dias consecutivos.[43,52,71]

Carprofeno

O carprofeno é um membro da classe dos ácidos arilpropiônicos dos anti-inflamatórios não esteroides com seletividade em COX-2, aprovado para utilização em cães e gatos.[72] Esse fármaco vem sendo utilizado principalmente para a abordagem da dor aguda, pertinente aos procedimentos cirúrgicos, e da dor crônica, como em osteoartrites.[43]

Os efeitos adversos são pouco frequentes na rotina clínica, entretanto, altas doses podem desencadeá-los. Os mais observados nesses casos são as alterações gastrintestinais.[42,73,74]

A dose inicial utilizada para a abordagem da dor em cães é de 4 mg/kg SC, IM ou IV seguida de 2,2 mg/kg VO com intervalo de 12 a 24 h. Em gatos a dose do carprofeno não é muito bem elucida, no entanto, alguns autores utilizam uma dose única de 4 mg/kg SC após procedimentos cirúrgicos.[43,71,74]

Cetoprofeno

O cetoprofeno é um anti-inflamatório não esteroide da classe dos ácidos arilpropiônicos utilizado vastamente para a abordagem da dor em cães e gatos. Diferentemente do meloxicam e do carprofeno, esse fármaco não apresenta seletividade nas vias da COX, o que promove a inibição tanto de COX-1 como de COX-2.[19]

Os efeitos adversos podem ser mais pronunciados do que os dos anti-inflamatórios não esteroides descritos anteriormente, devido a sua ação em COX-1. Embora cetoprofeno seja utilizado para a abordagem da dor pós-operatória, ele pode causar hemorragia por interferir no processo de agregação plaquetária.[52,75,76] Os efeitos sobre o sistema gastrintestinal também são vistos clinicamente.[71]

Para a abordagem da dor em cães e gatos a dose inicial é de 2 mg/kg VO, SC, IM ou IV seguida de 1 mg/kg pelas mesmas vias, com intervalo de 24 h.[42,43,71]

Dipirona

A dipirona é um anti-inflamatório não esteroide que promove a inibição de COX-3 com ação analgésica central. Esse fármaco é indicado na abordagem da dor leve e em quadros de hipertermia, quando outros anti-inflamatórios não esteroides são contraindicados.[42,65,66]

A nefrotoxidade e ulcerações gástricas não são fatores preocupantes quando doses terapêuticas e tempo de administração adequado são adotados. Utilização por VO ou IV é indicada para evitar a irritação quando administrada por via IM.[43]

A dose implementada para cães é de 25 a 35 mg/kg e de 25 mg/kg para gatos por VO ou IV com intervalo de 8 h para cães e 24 ou 48 h para gatos.

Agonistas α_2

Os agonistas α_2 são agentes da classe dos sedativos utilizados vastamente na medicina veterinária. São conhecidos principalmente por sua ação sedativa, analgésica e de relaxamento muscular.[77] Seu mecanismo de ação é compreendido pela ligação aos receptores α_2 localizados tanto em regiões periféricas como centrais, promovendo a inibição da norepinefrina. Acredita-se que os receptores centrais, localizados no corno dorsal da medula espinal e *locus coerulus*, estejam envolvidos diretamente com a ação analgésica.[78]

A utilização dos agonistas α_2 na abordagem da dor pode vir acompanhada de efeitos adversos como aumento da resistência periférica vascular, hipertensão, hipotensão, bradicardia e bloqueios atrioventriculares.[79] Por conta desses efeitos, deve-se ter cautela na implementação dos agonistas α_2 na abordagem da dor em pacientes críticos.

Medetomidina

A medetomidina é um fármaco do grupo dos agonistas α_2 utilizado vastamente em cães e gatos.[77] Esse composto é formado por uma mistura racêmica de dois enantiômeros, a dexmedetomidina (farmacologicamente ativa) e a levomedetomidina (farmacologicamente inativa), com grande seletividade pelos receptores α_2.[79]

A implementação da medetomidina no paciente crítico deve ser cautelosa devido aos efeitos cardiovasculares que os agonistas α_2 apresentam, entretanto, baixas doses podem promover analgesia satisfatória com efeitos adversos de curta duração.[33]

A dose implementada para a abordagem da dor em cães é de 2 a 4 μg/kg SC ou IM[33] e para gatos é de 5 a 10 μg/kg SC, IM ou IV. Nos gatos pode ser uma boa escolha nos casos de emergência, pois além da analgesia também promove sedação e relaxamento muscular, facilitando a abordagem desses animais.[54]

Em caso de alterações cardiovasculares e respiratórias pode ser utilizado um antagonista de alta seletividade dos receptores $\alpha 2$, o antipamezole na dose de 0,05 a 0,2 mg/kg IV.[64]

Anestésicos dissociativos

Os anestésicos dissociativos são utilizados com grande frequência na rotina clínica de cães e gatos. Durante muito tempo estes fármacos foram adotados principalmente para promover contenção química e anestesia geral, entretanto, nos dias atuais os mesmos estão sendo empregados no manejo da dor.[43,80]

O mecanismo de ação é compreendido pela inibição não competitiva dos receptores NMDA localizados tanto no SNC quanto no corno dorsal da medula espinal.[23] A duração dos fármacos dissociativos é relativamente curta com excelente analgesia somática e fraca analgesia visceral.[80]

Ao contrário dos demais anestésicos, os dissociativos promovem permanência dos reflexos protetores, aumento significativo das secreções e acentuado tônus muscular, podendo chegar a mioclonia e convulsão. Observam-se também aumento da frequência cardíaca, elevando o consumo de O_2 pelo miocárdio, aumento das pressões arterial, intracraniana e ocular.[79,80]

Cetamina

A cetamina é um fármaco do grupo dos anestésicos dissociativos que promove antagonismo nos receptores NMDA. É formada por uma mistura racêmica de dois isômeros R (–) e S (+). Acredita-se que o isômero R (–) esteja envolvido com os efeitos excitatórios, enquanto o S (+), com a ação analgésica, na modulação da dor. Em cães, o metabolismo desse fármaco ocorre no fígado, enquanto nos gatos não ocorre metabolização e este é eliminado na forma ativa por filtração renal.

A utilização da cetamina para o controle da dor nos pacientes críticos deve ser em baixas doses, ao contrário das doses utilizadas na rotina clínica para promover contenção química. Preconiza-se para a abordagem da dor a dose de 2 mg/kg IV ou 4 a 6 mg/kg IM.[46] Por seu tempo de ação ser relativamente curto, recomenda-se a infusão contínua no paciente crítico.[81] A dose de carga adotada para cães é de 0,5 mg/kg IV seguida de 0,6 mg/kg/h. Na ausência de uma bomba de infusão, 60 mg de cetamina podem ser diluídos em um frasco de 1 ℓ de cristaloide e administrados na dose de 10 mℓ/kg/h.[27,82]

Anestésicos locais

Nos últimos anos a anestesia regional vem ganhando popularidade na rotina clínica de pequenos animais, principalmente com aplicabilidade em procedimentos cirúrgicos e na abordagem da dor de pacientes politraumatizados.

A anestesia regional consiste na infiltração de anestésicos locais, e tem como objetivo promover o bloqueio de fibras sensoriais e motoras, inibindo, dessa forma, a percepção dos estímulos nociceptivos. Nos pacientes críticos, os bloqueios regionais são uma excelente opção para o controle da dor, visto que os efeitos adversos dos anestésicos locais são poucos quando empregados de maneira adequada.

A utilização de anestésicos locais e analgésicos pela via epidural tem sido bastante empregada na rotina clínica de pequenos animais e vem ganhado popularidade no controle da dor em pacientes críticos, devido a sua eficiência e duração da analgesia. A anestesia peridural, entretanto, está contraindicada em pacientes que apresentem problemas de coagulação, sepse, hipotensão ou infecção de pele no local da punção. A administração de anestésicos locais e analgésicos por essa via tem sido utilizada tanto para o tratamento da dor durante o procedimento cirúrgico quanto o controle da dor no período pós-operatório.[23,47,83] Existem receptores para opioides ao longo de toda medula espinal, o que facilita a ação e a distribuição desses agentes, por isso a morfina é muito utilizada por essa via, além de promovem excelente analgesia de longa duração em nível somático e visceral sem comprometimento motor. Outra opção para uma analgesia prolongada em pacientes críticos é a colocação de cateteres no espaço peridural para a infusão contínua ou seriada de anestésicos ou analgésicos.

O mecanismo de ação dos anestésicos locais é compreendido pela inibição dos canais de sódio (Na), que tem como função impedir a entrada do Na no interior da célula no momento da despolarização. Os fármacos mais utilizados na rotina clínica são lidocaína, bupivacaína e ropivacaína, que apresentam variações em suas estruturas químicas, promovendo diferenciação entre si no período de latência, potência, duração de ação e toxicidade.[83] Aplicação tópica de anestésicos, infiltração local, bloqueios periféricos e centrais e infusão contínua de lidocaína são utilizados para o manejo da dor em UTI.[36]

Considerações finais

A abordagem adequada da dor no paciente crítico gera benefícios éticos, comportamentais e fisiológicos, além de reduzir a morbidade e a mortalidade. É fundamental também o cuidado com o ambiente da UTI. É importante que o paciente seja mantido em local confortável, limpo, onde frio ou calor e ruídos possam ser minimizados para diminuir o estresse e a ansiedade. A dor não tratada e o estresse provocam danos graves sobre o estado do paciente e, consequentemente, em sua recuperação.

Referências

1. Hansen B, Hardie E. Prescription and use of analgesics in dogs and cats in veterinary teaching hospital: 258 cases (1982 - 1989). J Am Vet Med Assoc. 1993; 203(3):1485-94.
2. Hellebrekers LJ. Fisiopatologia da dor em animais e sua consequência para terapia analgésica. Em: Hellebrekers L.J. Dor em Animais. 1ª ed. São Paulo: Manole; 2002; 69-79.
3. Fantoni D. Tratamento da dor na clinica de pequenos animais. 1ª ed. Elsevier; 2011.
4. Otero PE. O manejo da dor e a medicina veterinária. In: Otero PE. Dor avaliação e tratamento em pequenos animais. 1ª ed. São Paulo: Interbook; 2005; 2-5.
5. IASP International Association For the Study of Pain subcommittee on taxonomy. Pain terms: a list of definitions and notes on usage. Pain. 1979; 6:249.
6. Hansen BD. Though a glass darkly: using behavior to assess pain. Seminars in Veterinary Medicine and Surgery (Small Animal). 1997; 12:61-74.
7. Thurmon JC, Tranquilli WJ, Benson JG. Perioperative pain and distress. In: Veterinary Anesthesia. 2ª ed. Baltimore: Willians & Wilkins; 1996; 40-60.
8. Sackman JE. Pain: its perception and alleviation in dogs and cats. Part I. The physiology of pain. Continuing Education Article 6. 1991; 13(1):71-5.
9. Weary DM, Niel L, Flower FC, Fraser D. Identifying and preventing pain in animals. Applied Animal Behavior Science. 2006; 100(2):64-76.
10. Lamont LA, Tranquilli WJ, Grimm KA. Phisiology of pain. The Veterinary Clinics of North America. 2000; 30 (4):703-28.
11. Hellyer PW. *et al.* AAHA/AAFP pain management guidelines for dogs & cats. Journal of the American Animal Hospital Association. 2007; 43:235-248. sept/oct.
12. Woolf CJ, Hall PD. Recent advances in the pathophysilogy of acute pain. Br J Anesth. 1989; 63:139-46.
13. Wilder-Smith OHG. Pre-emptive analgesia and surgical pain. In: Sandkühler B, Bromm B, Gebhart GF. Progress in brain research. Elsevier Science. 2000; 129:505-24.
14. Kitchen H, Aronson AL, Bittle JL, Mcpherson CW, Morton DB, Pakes SP *et al.* Panel Report on the Colloquium on Recognition and Alleviation of Animal Pain and distress. Journal of the American Veterinary Medical Association. 1987; 191(10):1186-92.
15. Lascelles BD, Capner CA, Waterman PAE. Current British veterinary attitudes to perioperative analgesia for dogs. The Veterinary Record. 1999; 145(4):95-9.
16. Pisera D. Fisiologia da dor. In: Otero PE. Dor, avaliação e tratamento em pequenos animais. 1ª ed. São Paulo: Interbook; 2005; 30-75.
17. Fantoni DT, Krumenerl Jr JL, Galego MP. Utilização de analgésicos em pequenos animais. Clínica Veterinária. 2000; 28:23-33.
18. Woolf CJ, Chong MS. Preemptive analgesia-treating postoperative pain by preventing the establishment of central sensitilization. Anesthesia and Analgesia. 1993; 77(2):362-79.
19. Matsuda EI, Fantoni DT, Futema F, Migliati ER, Ambrosio A, Almeida TI. Estudo comparativo entre o ketoprofeno e o flunixino meglumine no tratamento da dor pós-operatória em cães submetidos à cirurgia ortopédica. Clínica Veterinária. 1999; 19:19-22.
20. Deneuche AJ, Dufayet C, Goby L, Fayolle P, Desbois C. Analgesic comparison of melodic or ketoprofen for orthopedic surgery in dogs. Veterinary Surgery. 2004; 33(6):650-60.
21. Carrol GL. Analgesics and pain. Veterinary Clinics of North America (Small Animal Practice). 1999; 29(3):701-17.
22. Muir W. Handbook of veterinary anesthesia. St. Louis: Mosby; 2000.
23. Glowaski MM. Analgesia in critical care. Vet Clin Small Anim. 2002; 32(1):1127-44.
24. Benseñor FEM, Cicarelli DD. Sedação e analgesia em terapia intensiva. Revista Brasileira de Anestesiologia. 2003; 53: 680-93.
25. Weissman C. The metabolic response to stress: an overview and update. Anesthesiology. 1990; 73:308-27.
26. Wassef MR. Concepts of preemptive analgesia for postoperative pain. The Mount Sinai Journal of Medicine. 1998; 65(4):271-9.
27. Gaynor JS. Is postoperative pain management important in dogs and cats? Veterinary Medicine. 1999; 94(3):254-8.
28. Desai PM. Pain management and pulmonary dysfunction. Crit Care Clin. 1999; 15:151-66.
29. Hamil RJ. The physiologic and metabolic response to pain and stress. Handbook of Critical Care Pain Management. Mcgraw-Hill: New York; 1994; 39-53.
30. Novaes MA, Knobel E, Bork AM *et al.* Stressors in ICU: perception of the patient, relatives and healthcare team. Intensive Care Med. 1999; 25:1421-6.
31. Lewis KS, Whipple JK, Michael KA *et al.* Effect of analgesic treatment on the physiological consequences of acute pain. Am J Hosp Pharm. 1994; 51:1539-54.
32. Mathews KA. Abordagem da dor em cães e gatos. In: Rabelo RC, Crowe DT. Fundamentos de terapia intensiva veterinária em pequenos animais. Condutas no paciente crítico. 1ª ed. Rio de Janeiro: L.F. Livros; 2005; 507-17.
33. Dyson DH. Analgesia and chemical restraint for the emergent veterinary patient. Vet Clin Small Anim. 2008; 38(1):1329-52.
34. Mathews KA. Pain assessment and general approach to management. Veterinary Clinics of North America. Small Animal Practice. 2000; 30(4):729-55.
35. Hardie EH. Reconhecimento do comportamento doloroso em animais. In: Hellebrekers LJ. Dor em animais. 1ª ed. São Paulo: Manole; 2002; 49-68.
36. Hansen BD. Analgesia and sedation in the critically ill. Journal of Veterinary Emergency and Critical Care. 2005; 15(4):285-94.
37. Mathews KA, Dyson DH. Analgesia and chemical restraint for the emergent patient. Vet Clin North AM Small Anim Pract. 2005; 35:481-515.
38. Shih A, Bant C, Johnson J. Analgesia no paciente com trauma. In: Fantoni D. Tratamento da dor na clínica de pequenos animais. 1ª ed. Elsevier; 2011.
39. Jaffe JH. Hipno-Analgésicos. In: Goodman LS, Gilman A. As bases farmacológicas da terapêutica. 3ª ed. Rio de Janeiro: Guanabara Koogan; 1967; 225-58.
40. Pascoe PJ. Opioid analgesics. Veterinary Clinics of North America. Small Animal Practice. 2000; 30(4):757-70.
41. Smith PA, Lee NM. Opioid receptor interaction: local and nonlocal, symemetric and asymmetric, physical and functional. Lif Sci. 2003; 73:1873-93.

42. Papich MG. Pharmacologic considerations for opiate analgesic and nonsteroidal anyi-inflammatory drugs. Veterinary Clinics of North America. Small Animal Practice. 2000; 30(4):815-37.
43. Lamont LA, Mathews KA. Opioids, nonsteroidal anti-inflammatories, and analgesic adjuvants. In: Lumb and Jones. Veterinary Anesthesia. 4ª ed. Philadelphia: Blackwell; 2007; 241-71.
44. Barnhart MD, Hubbell JA E, Muir WW, Sams RA, Bednarski RM. Pharmacokinetics, pharmacodynamics, and analgesic effects of morphine after rectal, intramuscular, and intravenous administration in dog. Am J Vet Res. 2000; 61(1):24-8.
45. Lascelles D, Waterman A. Analgesia in cats. In: Practice. 1997; 19(4):203-13.
46. Taylor PM, Robertson SA. Pain management in cats-past, present and future. Part I. The cat is unique. Journal of Feline Medicine and Surgery. 2004; 6(5):313-20.
47. Valverde A. Epidural analgesia and anesthesia in dogs and cats. Vet Clin Small Anim. 2008; 38(6):1205-30.
48. Takada K, Clark DJ, Daies MF, Tonner PH, Krause TK, Bertaccini E *et al.* Meperidine exerts agonist activity at the alpha (2B)-adrenorreceptor subtype. Anesthesiology. 2002; 96(6):1420-6.
49. Wagner LE, Eaton M, Sabnis SS, Gingrich KJ. Meperidine and lidocaine block of recombinant voltage-dependent Na+ channels: evidence that meperidine is a local anesthetic. Anesthesiology. 1999; 91(1):1481-90.
50. Wagner AE. Opioides In:____Manual de controle da dor em medicina veterinária. 2ª ed. São Paulo: Medvet; 2009; 163-82.
51. Priano LL, Vatner SF. Generalized cardiovascular and regional hemodynamic effects of meperidine in conscious dogs. Anaesthesia Analgesia. 1981; 60(1)649-54.
52. Robertson SA. Assessment and management of acute pain in cats. Journal of Veterinary Emergency and Critical Care. 2005; 15(4):261-72.
53. Sotgiu ML, Valente M, Storchi R, Caramenti G, Biella GE. Cooperative N-methyl-D-aspartate (NMDA) receptor antagonism and mu-opioid receptor agonism mediate the methadone inhibition of the spinal neuron pain-related hyperactivity in a rat modelo of neuropathic pain. Pharmacol Res. 2009; 60(4):284-90.
54. Robertson SA, Lascelles BD, Taylor PM. PK-PD modeling of buprenorphine in cats: intravenous and oral transmucosal adminisytation. J Vet Pharmacol Ther. 2005; 28(5):453-60.
55. Grimm KA, Tranquilli WJ, Gross DR, Sisson DD, Bulmer BJ, Benson GJ *et al.* Cardiopulmonary effects of fentanila in conscious dogs and dogs sedated with a continuous rate infusion of medetomidine. Am J Vet Res. 2005; 66(7):1222-6.
56. Bednarski RM. Dogs and cats. In:____.Lumb and Jones' Veterinary Anesthesia. 4th ed. Philadelphia: Blackwell; 2007; 705-15.
57. Egger CM, Glerum L, Michelle HK, Rohrbach BM. Efficacy and cost-effectiveness of transdermal fentanila patches for the relief of post-operative pain in dogs after anterior cruciate ligament and pelvic limb repair. Vet Anesth Analg. 2007; 34(3):200-8.
58. Bianchi M, Panerai AE. Anti-hyperalgesic effects of tramadol in rest. Brain Research. 1998; 797(2):163-6.
59. Lee CR, Mctavish D, Sorkin EM. Tramadol. A preliminary review of its pharmacodynamic and pharmacokinetic properties, and therapeutic potential in acute and chronic pain states. Drugs. 1993; 46(2):313-40.
60. Murthy BVS, Pandya KS, Booker PD, Murray A, Lintz W, Terlinden R. Pharmacokinetics of tramadol in children after IV or caudal epidural administration. British Journal of Anaesthesia. 2000; 84(3):346-9.
61. Campanero MA, Calahorra B, Quetglás EG, Escolar M, Honorato J. High-performance liquid chromatographic assay for simultaneous pharmacokinetic studies. Chromatographia. 1998; 48(7):555-60.
62. Mastrocinque S, Fantoni DT. A comparison of preoperative tramadol and morphine for the control f early postoperative pain in canine ovariohysterectomy. Vet Anesth Analg. 2003; 30(4):220-8.
63. Lascelles BD, Robertson SA. Use of thermal threshold response to evaluate the antinociceptive effects of butorphanol in cats. Am J Vet Res. 2004; 65(8):1085-9.
64. Muir III WW. Antagonismo e drogas antagonistas In: Manual de controle da dor em medicina veterinária. 2ª ed. São Paulo: Medvet; 2009; 391-401.
65. Clark TP. The clinical pharmacology of cyclooxygenase-2-selective and dual inhibitors. Vet Clin Small Anim. 2006; 36 (5):1061-85.
66. Mathews KA. Nonsteroidal anti-inflamatory analgesics indication and contrainadications for pain management in dogs and cats. Veterinary Clinics of North America. Small Animal Practice. 2000; 30(4):783-804.
67. Fox SM. Nonsteroidal anti-inflamatory drugs. In: Small animal anesthesia and analgesia. Iowa: Blackwell; 2008; 143-157.
68. Mclaughlin R. Management of chronic osteoarthritic pain. Veterinary Clinics of North America: Small Animal Practice. 2000; 30(4):933-49.
69. Mathews KA, Pettifer G, Foster R, Mcdonell W. Safety and efficacy of preoperative administration of meloxicam, compared with that of ketoprofen and butorphanol in dogs undergoing abdominal surgery. Am J Vet Res. 2001; 62(6):882-8.
70. Boström IM, Nyman G, Hoppe A, Lord P. Effects of meloxicam on renal function in dogs with hypotension during anaesthesia. Veterinary Anesthesia Analgesia. 2006; 33(1):62-9.
71. Budsberg S. Drogas anti-inflamatórias não esteroides. In: Manual de controle da dor em medicina veterinária. 2ª ed. São Paulo: Medvet; 2009; 183-209.
72. Ricketts AP, Lundy KM, Seibel SB. Evaluation of selective inhibition of canine cyclooxygenase 1 and 2 by carprofen and other nonsteroidal anti-inflammatory drugs. Am J Vet Res. 1998; 59(11):1441-6.
73. Raekallio MR, Hielm-Bjorkman AK, Kejonen J, Salonen HM, Sankari SM. Evaluation of adverse effects of long-term orally administered carprofen in dogs. J Am Vet Med Assoc. 2006; 15(6):876-80.
74. Stegall PV, Moutinho FQ, Mantovani FB, Passarelli D, Thomassian A. Evaluation of the adverse effects of subcutaneous carprofen over six days in healthy cats. Res Vet Sci. 2009; 86(1):115-20.
75. Grisneaux E, Pibarot P, Dupuis J, Blais D. Comparison of ketoprofen and carprofen administered prior to orthopedic surgery for control of postoperative pain in dogs. J Am Vet Mad Assoc. 1999; 215(8):1105-10.
76. Gaál T, Halmay D, Kocsis R, Abonyi-Tóth Z. Evaluation of the effect of ketoprofen and carprofeno on platelet function in dogs studied by PFA-100 point-of-care analyser. Acta Vet Hung. 2007; 55(3):287-94.
77. Lemke KA, Dawson SD. Local and regional anesthesia. Veterinary Clinics of North American: Small Animal Practice. 2000; 30(4):839-57.
78. Buerkle H, Yaksh TL. Pharmacological evidence for different alpha 2-adrenergic receptor sites mediating analgesia and sedation in the rat. British Journal of Anaesthesia. 1998; 81(2):208-15.
79. Carpenter RE, Pettifer GR, Tranquilli WJ. Anesthesia for geriatric patient. Vet Clin Small Anim. 2005; 35(3):571-80.
80. Kuusela E, Raekallio M, Anttila M, Falck I, Mölsä S, Vainio O. Clinical effects and pharmacokinetics of medetomidine and its enantiomers in dogs. Journal of Veterinary Pharmacology and Therapeutics. 2000; 23(1):15-20.
81. Kruse-Elliott KT. Induction agents and total intravenous anesthesia In:____ Small animal anesthesia and analgesia. Iowa: Blackwell; 2008; 82-94.
82. Lamont LA. Adjunctive analgesic therapy in veterinary medicine. Vet Clin Small Anim. 2008; 32(6):1187-203.
83. Lerche P, Muir W. Analgesia. In: Small animal anesthesia and analgesia. Iowa: Blackwell; 2008. 123-42.
84. Otero PE. Papel dos anestésicos locais na terapêutica da dor. In: Otero PE. Dor, avaliação e tratamento em pequenos animais. 1ª ed. São Paulo: Interbook; 2005; 168-91.

Leitura sugerida

Altunkaya H, Ozer Y, Kargi E, Babuccu O. Comparison of local anaesthetic effects of tramadol with prilocaine for minor surgical procedures. British Journal of Anaesthesia. 2003; 90(3):320-2.

9

Reabilitação no Paciente Grave

Ana Augusta de Sousa, Rodrigo Cardoso Rabelo

■ Introdução

Acompanhando os avanços ocorridos na medicina intensiva, seja em medicina humana ou veterinária, a aplicação de técnicas fisioterápicas como adjuvantes na recuperação de pacientes hospitalizados por longos períodos vem se fazendo cada vez mais presente e revelando resultados satisfatórios. Pacientes hospitalizados pelas mais diversas causas, como intervenções cirúrgicas extensas, politraumatismos, doenças metabólicas concomitantes ou de ocorrência isolada, ou mesmo naqueles pacientes que ainda que não estão hospitalizados, mas são submetidos a limitações de sua capacidade física por inúmeros fatores se beneficiam da utilização deste recurso terapêutico.

A ideia da equipe multiprofissional diretamente relacionada com o setor de saúde e a aplicação desse princípio mostra que a necessidade de profissionais capacitados para cada área é benéfica, mas que a interação entre esses profissionais é essencial para o sucesso na recuperação de cada paciente. No caso específico da medicina veterinária, o que se observa hoje é que o proprietário busca informações sobre os recursos a serem utilizados no tratamento do seu animal de estimação e cobra que tais recursos sejam aplicados, o que não ocorria anteriormente com a mesma frequência. Isso tem relação direta com a importância que os animais de estimação passam a ter na vida das pessoas, principalmente nos grandes centros urbanos, onde é cada vez maior o número de pessoas que optam por ter um animal como companhia, e com o advento da internet, que possibilita o acesso das pessoas aos mais diversos assuntos.

O presente capítulo tem como objetivo explanar alguns dos recursos fisioterápicos mais comumente utilizados, oferecendo uma noção básica sobre as técnicas da abordagem ao paciente internado em unidade de tratamento intensivo (UTI), a fim de minimizar o tempo de sua permanência dentro dessa unidade e visando principalmente ao seu pronto restabelecimento e retorno à atividade normal.

■ Aplicações gerais

O objetivo da fisioterapia é restaurar, manter e promover a melhora da função e aptidão física, bem-estar e qualidade de vida, quando estes estão relacionados com distúrbios locomotores e de saúde.[1] O estabelecimento de programas fisioterápicos e de reabilitação em animais hospitalizados tem também o objetivo de acelerar a recuperação do animal, contribuindo para o seu processo de cura e diminuir as chances de instalação de outros processos mórbidos decorrentes do decúbito prolongado e consequente liberação de radicais livres e mediadores do processo inflamatório, que contribuirão para que a cascata de alterações metabólicas se instale e comprometa definitivamente a recuperação do paciente.[1]

■ Alterações fisiológicas decorrentes da inatividade

Alguns pacientes internados na UTI normalmente permanecem confinados no leito hospitalar por mais de 1 semana, manifesta perda significativa da massa muscular e intolerância a exercícios. Em seres humanos, a atrofia muscular decorrente da hospitalização e do repouso é caracterizada por perda da mionucleína, redução do citoplasma dos miócitos, defeitos nos filamentos de miosina e aumento significativo das enzimas proteolíticas. Algumas dessas alterações desencadeiam um processo inflamatório nos músculos inativos, levando à produção de radicais livres. As moléculas dos radicais livres alteram as funções de contração muscular, resultando na redução da força de contração, mesmo na ausência de lesões musculares. Além disso, a inflamação é uma consequência normal da lesão ou infecção e também um fenômeno comum em UTI. As citocinas iniciam o processo inflamatório e, por consequência, determinam disfunções musculares. Os músculos do esqueleto apendicular não são os únicos acometidos. A redução da força e da resistência muscular também é observada nos músculos intercostais e do diafragma, afetando diretamente a ventilação e a resposta cardiopulmonar aos exercícios.[1,2,4,5] A inatividade em pacientes humanos gravemente debilitados é associada ao aumento da incidência de úlceras de decúbito, complicações pulmonares, trombose venosa profunda e aumento do período de internação. Além disso, câncer e doenças sistêmicas afetam significativamente o metabolismo e as necessidades metabólicas basais, bem como as necessidades nutricionais. Essas alterações discutidas aqui acometem similarmente cães e seres humanos e podem ser minimizadas por meio de um programa de reabilitação adequado. Qualquer programa de reabilitação deve ser introduzido com cautela e bem monitorado. O ritmo e a frequência cardíaca, a frequência respiratória e a resposta e conduta gerais do paciente devem ser avaliados a fim de detectar estresse ou descompensação associados ao aumento da atividade ou intervenção.[1-3]

■ Técnicas específicas de tratamento

▪ Posicionamento

Períodos prolongados de decúbito lateral ou esternal podem produzir úlceras de decúbito sobre saliências ósseas. Isso ocorre comumente sobre as faces laterais dos ombros, joelhos, carpos, trocanter maior do fêmur e cotovelos. Cães podem desenvolver úlceras esternais, se eles não ficarem confortáveis em outras posições. A prevenção de úlceras inclui frequentemente mudanças do decúbito, adequado acolchoamento ou posicionamento em suportes. Quando possível, camas d'água podem ser confeccionadas com sacos industriais preenchidos com água. Acolchoar com palha em sua profundidade o local onde o cão fica é uma boa maneira de se evitarem úlceras. Todavia, qualquer incisão ou ferida deve ser cuidada e coberta, se esse método for utilizado.[1,2]

A prevenção de úlceras de decúbito requer cuidado meticuloso da pele e pelos nas áreas de proeminências ósseas. Essas áreas devem ser mantidas secas e livres de urina e/ou fezes. A desinfecção da área com óxido de zinco pode ajudar bastante a manter a pele maleável e protegida da urina.[2]

Uma vez formada a úlcera de decúbito, esta deve ser cuidada pelo desbridamento da pele morta ou necrótica e tecido mole, devendo ser rigorosamente cuidada. O fechamento por primeira intenção raramente é possível. A intensificação das medidas preventivas é necessária para a prevenção do aumento da úlcera. A total reabilitação do paciente é o melhor tratamento, se a prevenção faltou. Uma vez que o animal passar a ser atendido ambulatorialmente e ser cuidado por seu proprietário, a úlcera de decúbito tende a formar tecido de granulação e evoluir para a cura.[2]

Drenagem postural torácica

As técnicas de drenagem postural pulmonar utilizam a posição do corpo do animal para promover a remoção das secreções traqueobronquiais de animais com disfunções pulmonares. As indicações mais comuns para a drenagem postural torácica são pneumonia, abscesso no lobo pulmonar, ventilação mecânica, contusões pulmonares e atelectasias decorrentes de decúbito prolongado, fraqueza generalizada ou disfunções neurológicas. Radiografias torácicas ou tomografia computadorizada atuam como guias para a drenagem postural. Para a drenagem de secreções das vias respiratórias maiores, o animal deve ser posicionado de modo a manter o brônquio em posição vertical em relação ao pulmão acometido. Colocando-se a cavidade torácica do animal em posição inclinada ou declinada, as secreções alcançam mais facilmente os brônquios principais e a traqueia. As sessões de drenagem postural torácica têm duração de 5 a 10 min e devem ser repetidas 2 a 4 vezes/dia. O conforto e a tolerância do animal são os fatores que regem a frequência e a duração de cada sessão. Percussão, vibração e tosse são mecanismos auxiliares à ação de limpeza mucociliar. O reflexo da tosse pode ser estimulado pela compressão digital da laringe e porção proximal da traqueia. Todos os pacientes devem ser monitorados durante todo o procedimento, no intuito de prevenir a dispneia ou aspiração durante a realização de qualquer técnica terapêutica. Fontes de oxigênio devem estar disponíveis para reverter casos de hipoxemia.[1,3,6]

Percussão e vibração torácicas

A percussão (tapotagem) e a vibração torácicas são técnicas mecânicas ou manuais, em que há transmissão de uma onda de energia através da parede torácica. São técnicas comumente utilizadas no auxílio à remoção de secreções das vias respiratórias. Normalmente, a percussão torácica é realizada de modo manual; as mãos em formato de concha "batem" contra a parede torácica do paciente, exatamente sobre a área pulmonar comprometida. A técnica e o posicionamento corretos são fatores mais importantes do que a força aplicada sobre a área de tratamento. O potencial de geração de áreas de atelectasia pulmonar durante a aplicação da técnica de tapotagem é grande, mesmo que apropriadamente realizada; por esse motivo sua aplicação está limitada apenas ao lobo pulmonar afetado.[1,6]

A vibração é também uma técnica manual ou mecânica caracterizada pela aplicação de movimento vibratório ou pulsátil sobre a parede torácica durante a expiração. Com o paciente em decúbito lateral, aplica-se a vibração expiratória manual, que consiste na aplicação de movimentos vibratórios (sacudidelas) sobre a cavidade torácica com os braços e mãos fechadas. Cada sessão de percussão torácica tem duração média de 3 a 4 min, e geralmente é seguida pela vibração, aplicada nas 4 ou 6 expirações subsequentes. Recomenda-se que após cada sessão de drenagem postural, o paciente seja submetido a três ou quatro ciclos terapêuticos de percussão/vibração torácicas. As contraindicações para a percussão e vibração torácicas são instabilidade hemodinâmica, miocardite traumática, tórax frouxo, fraturas de costelas, doenças da pleura (pneumotórax, quilotórax, hemotórax e piotórax), trombocitopenia (inferior a 30.000 plaquetas/microlitro), feridas abertas, dor e tumor torácico ou pulmonar.[1]

Sucção

Em geral, a decisão de ventilar um paciente por meio de intubação ou traqueostomia é feita pelo plantonista. Em seres humanos, a ventilação por traqueostomia oferece algumas vantagens, tais como maior liberdade de participação do paciente em atividades de reabilitação e a não obrigação de manutenção do indivíduo sob anestesia geral ou sedação pesada. A sucção por meio de sonda endotraqueal ou traqueostomia é utilizada na remoção de secreção das vias respiratórias centrais e estimulação do reflexo de tosse. A irritação traqueal, produzida pela intubação, ventilação ou falta de ar na mucosa oronasal, leva a aumento do volume e viscosidade das secreções respiratórias, que obstruirão a traqueia e levarão a dificuldades respiratórias. Os cuidados com pacientes submetidos a ventilação mecânica devem ser considerados como parte de um plano de cuidados de pacientes com problemas respiratórios.[1]

Mobilização

Em geral, a atividade de pacientes em UTI pode ser classificada como movimento terapêutico ou não terapêutico. Os movimentos não terapêuticos são reflexos de agitação sem propósito terapêutico, que podem causar lesões físicas ao paciente ou tornar o ambiente inseguro. Nessas situações, a analgesia e a sedação podem ser utilizadas para garantir a segurança ao terapeuta e ao paciente. Já movimentos terapêuticos são propositais e não apresentam potencial de causar lesão ou tornar o ambiente inseguro (p. ex., deslocamento do cateter). Isso é uma subclasse da movimentação terapêutica, que auxilia na prevenção das disfunções e no retardamento de processos degenerativos. A mobilização inclui amplitude de movimento (ativa e passiva), movimento de levantar e caminhar auxiliado.[1,3-6]

Amplitude de movimentos

Um dos tipos mais comuns de movimento de baixa intensidade empregados em pacientes na UTI é a amplitude de movimento. Todavia, há pouco conhecimento sobre os efeitos fisiológicos do alongamento ou da amplitude de movimento sobre os músculos desses animais. Em geral, a amplitude de movimento consiste na realização de movimentos terapêuticos articulares que auxiliam na manutenção da integridade tendínea, ligamentar, muscular e da cartilagem articular, podendo ser passivos, ativos assistidos, ativos restritivos ou puramente ativos. A amplitude de movimento é geralmente associada à aplicação de exercícios de alongamento no tratamento auxiliar da contratura muscular e encurtamento tecidual. Um dos efeitos a longo prazo da realização do alongamento é o aumento do número de sarcômeros na musculatura acometida.[1,3,4,8]

Em animais debilitados ou com déficit locomotor, a amplitude passiva de movimentos deve ser iniciada assim que o animal for hospitalizado. Todas as articulações do esqueleto apendicular devem ser submetidas a séries múltiplas, delicadas, lentas e indolores de movimentação cíclica de flexão e extensão. A duração de cada sessão é variável e depende do tamanho do animal e do seu nível de coordenação. Entretanto, as sessões padrão de amplitude passiva de movimentos para pacientes na UTI consistem, geralmente, na realização de movimentos de flexão e extensão articulares, com duração de 10 a 15 min. Durante a aplicação, o animal deve estar completamente relaxado e posicionado em decúbito lateral. A frequência de aplicação dessas amplitudes passivas de movimentos deve ser maior para aquelas articulações que apresentarem algum sinal de contratura. Nos casos em que o paciente for capaz de caminhar normalmente e exercer atividades físicas próximas ao normal, a aplicação de amplitude passiva de movimentos deixa de ser imperativa, pois a deambulação normal com suporte do peso realizada pelo próprio paciente é um exercício ativo mais intenso. A realização de exercícios passivos independe de qualquer esforço do paciente; por esse motivo, não irá prevenir a atrofia muscular ou promover fortalecimento e resistência dos músculos, tendo apenas efeitos limitados sobre a circulação periférica.[1,4-6,8]

Posição de estação e caminhadas assistidas

A posição em estação e as caminhadas assistidas, com utilização de tipoias, carrinhos ou bolas de terapia, são componentes importantes do programa de reabilitação de pacientes com déficit locomotor ou com estado físico gravemente debilitado. Ambos os movimentos melhoram a circulação sanguínea e a drenagem linfática. O ato físico de se manter em estação e caminhar melhora e, em alguns casos, mantém a mobilidade, a capacidade funcional e o equilíbrio postural dos pacientes. O simples ato de se manter em estação é complexo para pacientes debilitados, pois envolve a coordenação neuromuscular para manter o equilíbrio postural e posicionar corretamente os membros. Os primeiros exercícios são restritos a várias maneiras de facilitar ficar em pé, seja com um suporte ou com uma bola, por 1 a 2 min de duração, e podem ser estendidos para marchas assistidas com uso de um carrinho ou órtese, ou sessões na esteira aquática, com o peso do animal suportado pela água ou por equipamento de flutuação.[1,3]

A associação entre a hidroterapia e a massagem é excelente para a redução do linfedema e edema na porção distal dos membros, promovendo relaxamento e limpeza do animal. Logo que incisões cirúrgicas estiverem totalmente seladas por uma camada de fibrina (geralmente 48 a 72 h após a cirurgia), pode-se dar início a sessões de hidroterapia. Piscinas, tanques ou sistemas de esteira aquática fornecem um ambiente com gravidade reduzida, que é ideal para a realização de exercícios ativos não traumáticos assistidos. A associação de duas propriedades naturais da água, o empuxo e a resistência, tornam a hidroterapia uma modalidade efetiva no aumento da mobilidade do membro e da amplitude do movimento articular. Os exercícios aquáticos devem ser realizados com cuidado, principalmente em animais gravemente doentes, pois alguns cães não gostam de água ou resistem à natação, podendo ficar desconfortáveis, a menos que se adaptem aos exercícios. Os autores recomendam que o terapeuta acompanhe o animal com água até o tórax, para ajudá-lo e segurá-lo até que este esteja acostumado com a atividade. O monitoramento do paciente em regime de exercício aquático deve ser constante, pois há riscos reais de aspiração e afogamento.[1,3]

Massagem

O ambiente de uma UTI pode ser altamente estressante para o paciente, que permanece afastado de seus proprietários, em um local ruidoso e muito iluminado. O paciente hospitalizado tem o ciclo do sono interrompido de modo constante, geralmente no horário da administração de medicamentos ou durante qualquer monitoramento, que, na maioria das vezes, é invasivo e dolorido. A redução do estresse é um fator importante para o conforto do paciente. Um dos métodos mais efetivos para o relaxamento e a estimulação positiva é a massagem. Em geral, a massagem é caracterizada pela manipulação terapêutica dos tecidos moles e músculos, por meio de movimentos de fricção, amassamento ou tapotagem. Os benefícios da massagem são: aumento da circulação sanguínea local, sedação, redução do espasmo muscular, atenuação do edema e remodelamento do tecido cicatricial irregular. As propriedades fisiológicas da massagem são provenientes dos efeitos reflexos e mecânicos de sua aplicação. Os efeitos reflexos baseiam-se na estimulação dos receptores periféricos, o que produz efeitos centrais de relaxamento e periféricos relacionados com o relaxamento muscular e a dilatação arteriolar. Os efeitos mecânicos incluem aumento das drenagens venosa e linfática, remoção do edema e restos metabólicos, aumento da circulação arterial (melhorando a oxigenação tecidual e o processo cicatricial) e a manipulação do tecido conjuntivo que restringe a movimentação, melhorando a amplitude de movimento e a mobilidade dos membros.[1,3,4,8]

As técnicas de massagem mais comumente utilizadas em medicina veterinária são deslizamento, amassamento, reflexa e tapotagem. O deslizamento é um tipo de massagem superficial ou levemente profunda, utilizada, em geral, no início de qualquer sessão de massagem terapêutica, para aclimatar e relaxar o paciente. Amassamento é caracterizado por amassar e friccionar de maneira mais profunda os músculos e tecidos moles adjacentes. A massagem reflexa também é caracterizada como uma massagem profunda, geralmente aplicada sobre as linhas de tecido cicatricial fibroso que restringem o movimento e tem como objetivo a melhora na amplitude de movimentos. A tapotagem é a manipulação percussiva dos tecidos moles. Sua aplicação é feita com as mãos em concha ou por meio de instrumentos; geralmente é utilizada como método auxiliar para drenagem postural para distúrbios respiratórios. A massagem não deve ser feita sobre neoplasias ou em áreas de fraturas instáveis ou infeccionadas. Contudo, na maioria dos pacientes, a massagem é uma terapia indispensável para auxiliar a mobilidade de pacientes gravemente debilitados, com restrições locomotoras.[1,3,8]

Eletroestimulação

A eletroestimulação é uma modalidade terapêutica muito utilizada na reabilitação e fisioterapia. Os dois meios mais comumente utilizados na reabilitação de pacientes debilitados são a eletroestimulação neuromuscular e a eletroestimulação nervosa transcutânea. A eletroestimulação neuromuscular tem como objetivo melhorar a amplitude de movimentos e aumentar o fortalecimento muscular e a reeducação muscular.

Já a eletroestimulação nervosa transcutânea é utilizada na modulação da dor. Pacientes que permanecem deitados por longos períodos são candidatos à aplicação da eletroestimulação neuromuscular, pois essa terapia auxilia na prevenção da atrofia muscular por desuso e melhora a *performance* muscular do membro, recrutando maior número de fibras musculares e, por consequência, aumentando a força de contração dos músculos acometidos. O aparelho de estimulação elétrica consiste em eletrodos e um gerador de pulsos, que são colocados sobre grupos musculares específicos, enfraquecidos ou paralisados, a fim de criar uma contração artificial. A amplitude de pulso, bem como sua frequência e duração do ciclo devem ser ajustados, a fim de promover o conforto do paciente. Em razão do aumento do fluxo sanguíneo, ocorre uma redução da dor e dos espasmos musculares. A associação entre a estimulação neuromuscular e os exercícios de amplitude passiva de movimentos é utilizada na prevenção da contratura muscular e no aumento da amplitude de movimento articular, sendo particularmente indicada no tratamento de contratura muscular e disfunção locomotora decorrentes da perda da amplitude de movimento. Além disso, a eletroestimulação neuromuscular é eficaz na promoção da reeducação muscular após desuso prolongado.[1,3,8]

Tratamento auxiliar no controle da dor

A avaliação da dor é um desafio em medicina veterinária, especialmente em pacientes gravemente debilitados, que podem não manifestar qualquer resposta ou comportamento indicativo de dor (vocalização, alteração postural, tremores, depressão, interrupção do ciclo do sono, inapetência, agressividade e agitação). Além disso, outros parâmetros fisiológicos associados à dor (taquipneia, taquicardia, hipertensão, midríase, ptialismo) podem ser mascarados ou inversamente exacerbados pela doença primária ou por seu tratamento. A maioria das doenças sistêmicas ou dos distúrbios oncológicos apresenta uma série de sinais clínicos, que estão frequentemente relacionados com a dor ou, pelo menos, com o mal-estar. Tais pacientes podem se beneficiar de um plano terapêutico de múltiplas modalidades, cuidadosamente desenvolvido para o controle da dor, no qual a reabilitação tem importante função de suporte. O controle efetivo da dor, com múltiplas modalidades terapêuticas, é responsável pela redução da ansiedade e do estresse, está associado a alterações hormonais e metabólicas e permite ao paciente repousar com mais conforto. Veterinários e oncologistas concordam que o alívio dos sintomas relacionados com o câncer é extremamente importante no tratamento auxiliar e paliativo dos pacientes. Terapias complementares, como acupuntura, massagem e técnicas corpo-mente podem auxiliar no tratamento convencional quando ele falha ou causa efeitos adversos. A massagem é cada vez mais empregada no alívio de dores e náuseas em pacientes com câncer.[1]

Conclusão

Assim que a condição clínica/física de um paciente gravemente debilitado se tornar estável, deve-se iniciar a reabilitação antes do início da manifestação das complicações relacionadas com o longo período de hospitalização. O custo/benefício da utilização de técnicas de reabilitação de pacientes oncológicos ou gravemente debilitados é melhor em comparação ao tratamento de suas complicações. A natureza do tratamento é influenciada por fatores como estado clínico e físico do animal, etiologia e extensão da doença, instalações, acesso a equipamentos e disponibilidade de pessoas treinadas. A maioria dos pacientes apresenta melhora significativa mesmo com o uso de técnicas terapêuticas básicas, como massagem, aplicações de bolsas de gelo, amplitude passiva de movimentos e regimes de exercícios controlados que exigem apenas tempo e treinamento do terapeuta.[1]

Referências

1. Levine D, Millis DL, Marcellin DJ, Taylor R. Reabilitação clínica. In: Reabilitação e fisioterapia na prática clínica de pequenos animais. São Paulo: Roca; 2008. p. 181-98.
2. Newton CD, Nunamaker DM. Postoperative patient management. In: Textbook of small animal orthopaedics. Ithaca: International Veterinary Information Service; 1985. Available from: http://www.ivis.org/special_books/ortho/chapter_10/10 mast.asp.
3. Mc Growan CM, Goff L, Stubbs N. Animal physiotherapy. Oxford: Blackwell Pub.; 2007.
4. Rivière S. Fisioterapia en gatos y perros aplicada a los transtornos locomotores de origen artrítico. Ann Veterinary Focus. 2007;17(3):32-6.
5. Millis DL. Physical therapy techniques. In: The North American Veterinary Conference. 8 to 12 Jan 2005. Orlando, p. 54-6.
6. Rabelo RC, Crowe DT. Fisioterapia na clínica de pequenos animais. In: Fundamentos de terapia intensiva em pequenos animais: condutas no paciente crítico. Rio de Janeiro: L. F. Livros de Veterinária Ltda; 2005. p. 595-600.
7. Hanks J, Spodnick G. Tratamento de feridas em pacientes veterinários em reabilitação. In: Reabilitação e fisioterapia na prática de pequenos animais. São Paulo: Roca; 2008. p. 227-46.
8. Sawaya S. Terapias físicas y alternativas en el tratamiento de los pacientes com artritis. Ann Veterinary Focus. 2007;17(3):37-42.

10 Emergências Oncológicas

Mariana Fernandes Cavalcanti, Rodrigo Cardoso Rabelo

■ Introdução

Estudos apontam o câncer como uma das principais causas de morte em animais de companhia. Apesar de a incidência dessa doença aumentar a cada dia, avanços na oncologia veterinária relacionados com diagnóstico, tratamento e prognóstico têm proporcionado melhor qualidade de vida e maior sobrevida aos pacientes. Por outro lado, as emergências oncológicas tornaram-se mais comuns na rotina da clínica de pequenos animais.

A emergência oncológica é uma condição aguda causada pelo câncer ou seu tratamento que requer rápida intervenção para se evitar o óbito ou lesão permanente do animal.[1]

Algumas emergências oncológicas podem levar meses para se desenvolverem e outras podem manifestar-se em algumas horas, produzindo efeitos devastadores ou até a morte. Contudo, em diversos casos, o quadro emergencial do paciente pode levar o médico-veterinário ao diagnóstico de uma neoplasia até então desconhecida.[2]

Durante o curso da doença, o animal pode chegar ao serviço de emergência apresentando complicações relacionadas direta (obstruções, compressões) ou indiretamente (síndromes paraneoplásicas) com a existência de um tumor.[3] As emergências oncológicas são divididas em metabólicas, hematológicas, estruturais e as provocadas por efeitos colaterais associados à utilização de medicamentos quimioterápicos.[2,4]

Assim, é muito importante que o clínico saiba reconhecer o paciente oncológico grave, para que seja estabelecida a terapia apropriada, jamais subestimando a gravidade do quadro e a necessidade de se utilizarem os protocolos emergenciais na sala de urgência.[5]

■ Síndromes paraneoplásicas

São chamadas de síndromes paraneoplásicas (SPN) os alterações estruturais e/ou funcionais relacionadas com as neoplasias que ocorrem distantes do tumor. As causas são variáveis, geralmente relacionadas com a produção de pequenas moléculas que, por meio da circulação, causam efeitos distantes e sintomas sistêmicos. Podem provocar maior morbidade do que a própria doença ou até serem a primeira manifestação clínica de um tumor maligno.[6]

As principais SPN observadas em medicina veterinária que podem levar o paciente ao serviço de urgência são: síndrome da lise tumoral (SLT), hipercalcemia, hipoglicemia, anemia, hiperviscosidade etc.

■ Emergências metabólicas

▪ Síndrome da lise tumoral

A síndrome da lise tumoral (SLT) é uma complicação metabólica que ocorre secundariamente à morte de grandes populações de células cancerosas. Acontece após o início do tratamento quimio ou radioterápico, levando à liberação sistêmica de produtos intracelulares (fosfatos, cálcio, potássio etc.), que podem ser agudamente tóxicos e provocar a alteração patológica da homeostase.[6]

A SLT não é frequente, acontece principalmente durante o tratamento de neoplasias hematológicas em cães e gatos (leucemias e linfomas de alto grau), mas também pode ocorrer como complicação no tratamento de alguns tumores sólidos, de crescimento rápido e quimiossensíveis. A manifestação clínica ocorre geralmente entre o primeiro e o quinto dia após o início do tratamento citotóxico. Animais com quadro de disfunção renal prévia são considerados de risco. A quimioterapia deve ser adiada ou interrompida nestes casos, até que os distúrbios metabólicos, como azotemia, sejam corrigidos.

A liberação aguda de eletrólitos (fosfato e potássio) após rápida lise tumoral causa hipocalcemia, hiperpotassemia e hiperfosfatemia. O animal apresenta descompensação aguda, vômito, diarreia e choque. Quando a síndrome se instala, os pacientes devem ser mantidos sob cuidados intensivos, com monitoramento hemodinâmico contínuo. A avaliação da bioquímica sérica é essencial para confirmar o diagnóstico. Dosagens de potássio, cálcio, fósforo, ureia e creatinina devem ser obrigatoriamente realizadas. Além disso, o eletrocardiograma pode ser útil na detecção de hiperpotassemia.

Assim que a SLT é diagnosticada, o paciente deve ser tratado com fluidoterapia cristaloide intensa. A velocidade de infusão deve ser ajustada conforme as necessidades de cada paciente, de acordo com o peso corporal, as frequências cardíaca e respiratória, a pressão venosa central e as perdas em curso, como vômito, diarreia e débito urinário.

▪ Hipercalcemia

A patogênese da hipercalcemia paraneoplásica envolve vários mecanismos que podem ocorrer em conjunto ou separadamente, como osteólise tumoral direta ou induzida por prostaglandinas, produção ectópica de fatores ativadores de osteoclastos e produção ectópica de proteína relacionada com o hormônio paratireóideo (PTH).

As principais neoplasias de cães e gatos relacionadas com essa alteração são linfomas, tumores nasais, da paratireoide, timoma, mieloma múltiplo, tumores ósseos e adenocarcinomas de glândulas apócrinas do saco anal.

A hipercalcemia é considerada leve (12 a 15 mg/dℓ), moderada (15 a 18 mg/dℓ) e grave (acima de 18 mg/dℓ).

Os sintomas começam a aparecer na hipercalcemia moderada em diante. Incluem:

- Sintomas gastrintestinais:
  - Náuseas
  - Vômito
  - Diarreia
- Sintomas urinários:
  - Poliúria
  - Polidipsia

- Sintomas neurológicos:
  - Convulsão
  - Coma
- Disritmias cardíacas
- Fadiga
- Mialgia.

Quando há azotemia, considera-se um quadro de emergência oncológica e é necessário pesquisar a origem do problema para instituir a terapia apropriada.

O tratamento inclui o diagnóstico rápido para eliminação do tumor primário, além da terapia de suporte, como:

- Correção hídrica
- Diurese salina (cloreto de sódio a 0,9%, 100 mℓ/kg na primeira hora e de 100 a 150 mℓ/kg nas próximas 24 h)
- Furosemida, após hidratação (2 a 4 mg/kg, por via intravenosa [IV] ou oral [VO], 2 ou 3 vezes/dia)
- Prednisolona, após o diagnóstico (0,5 mg/kg, VO, 2 vezes/dia).

Nos casos emergenciais de hipercalcemia grave, recomenda-se ainda a utilização de calcitonina (4 a 8 UI/kg, 1 ou 2 vezes por até 2 dias) e bifosfonados (pamidronato – 1,3 mg/kg diluído em 150 mℓ de cloreto de sódio a 0,9%, IV, lento, semanalmente). O monitoramento dos níveis de fósforo deve ser sequencial, já que sua queda é comum e piora a evolução do quadro.[6,7]

Hipoglicemia

A hipoglicemia pode ocorrer em função da existência de tumores pancreáticos (insulinoma), pelo aumento da produção de insulina ou devido aos tumores extrapancreáticos (carcinoma hepatocelular, liomioma, liomiossarcoma, linfoma, tumores de glândula salivar, melanoma oral, hemangiossarcoma), que também aumentam a produção de insulina ou de substância semelhante à insulina, como IGF-I ou IGF-II.

A causa mais comum de hipoglicemia em oncologia veterinária é o insulinoma. Os sintomas observados são fadiga, anorexia, vertigem, desorientação, fraqueza, nervosismo, convulsões e/ou coma. O diagnóstico é realizado por meio de exames laboratoriais que identificam elevado nível de insulina associado a baixa concentração de glicose sanguínea. O tratamento para a hipoglicemia maligna consiste na detecção do tumor primário juntamente com o suporte terapêutico. Fluidos contendo glicose devem ser administrados para manter a concentração sanguínea adequada. O animal deve ser monitorado intensivamente para observação do equilíbrio da insulina e da glicose, até que seja estabilizado.

A administração de prednisona (0,5 a 2 mg/kg, VO, 2 vezes/dia) é efetiva para aumentar os níveis de glicose pela indução da gliconeogênese hepática. Outros medicamentos relatados que podem contribuir com a elevação da glicose sanguínea são o diazóxido (10 a 30 mg/kg, VO, 2 vezes/dia) e o propranolol, em casos de insulinoma (10 a 30 mg/kg, VO, 2 vezes/dia).

Apenas quando o paciente for estabilizado a cirurgia para a extirpação do tumor é recomendada como tratamento de escolha para eliminar o tumor primário. Entretanto, como a hipoglicemia maligna é considerada uma síndrome paraneoplásica, o tratamento cirúrgico geralmente não é curativo. Nos casos de insulinoma, é indicada a remoção cirúrgica parcial do pâncreas, com alguns riscos importantes, como a pancreatite iatrogênica e o diabetes *mellitus*.[2,7]

Emergências hematológicas

As células da medula óssea representam um alvo para os agentes antineoplásicos em graus variáveis de toxicidade. Os animais submetidos a tratamentos com quimioterápicos devem ser monitorados com exames laboratoriais (hemograma completo), para verificação da ocorrência e duração da mielossupressão. O período entre a aplicação do fármaco e a ocorrência do menor valor hematológico é denominado nadir. A maioria dos antineoplásicos apresenta nadir que varia entre 7 e 14 dias.

As emergências hematológicas normalmente estão relacionadas com a mielossupressão provocada pela toxicidade dos agentes quimioterápicos utilizados ou pela invasão medular dos tumores de alto grau (mieloftíase). Caracterizam-se por leucopenia, trombocitopenia e anemia.

O grau de citopenia é variável e pode ser classificado de acordo com níveis de toxicidade (Quadro 10.1). Depende de vários fatores, como:

- Mecanismo de ação do fármaco utilizado
- Dose
- Idade do paciente (os mais jovens têm maior quantidade de medula óssea e são menos suscetíveis)
- Mieloftíase
- Uso prévio de quimioterapia
- Estado nutricional do paciente (os mal nutridos são mais sensíveis à quimioterapia).

Também há maior risco de citopenia grave quando são utilizados protocolos com mais de um agente antineoplásico.[8,9]

Neutropenia febril

A neutropenia febril é uma das complicações mais comuns no tratamento do câncer em animais, normalmente causada por toxicidade hematológica secundária à utilização de agentes quimioterápicos.[2] Pacientes com neutropenia são altamente predispostos à infecção.

Os neutrófilos são as primeiras células a serem afetadas por agentes citotóxicos, já que apresentam meia-vida mais curta (7,4 h).

De maneira geral, a neutropenia febril é dose-limitante. Está relacionada com a quimioterapia e os piores efeitos normalmente aparecem dias após o início do tratamento, dependendo do nadir do fármaco utilizado. Os neutrófilos geralmente são recuperados cerca de 36 a 72 h após o término da terapia.

Mesmo conhecendo os efeitos individuais de cada fármaco utilizado, é possível que a síndrome neutropênica ocorra em qualquer fase do tratamento e em graus diversos,

Quadro 10.1 Mielossupressão em cães e gatos.

Graus de toxicidade	Leucócitos (células × $10^3/\mu\ell$)	Granulócitos (células × $10^3/\mu\ell$)	Plaquetas (células × $10^3/\mu\ell$)	Hematócrito (%)
Normal	5 a 17	4 a 10	150 a 500	28 a 50
Leve	3 a 5	2 a 4	80 a 150	28 a 50
Moderado	2 a 3	1 a 2	40 a 80	15 a 28
Intenso	< 2	< 1	< 40	< 15

Fonte: Hahn KA, Richarson RC. Cancer chemoterapy a veterinary handbook. Baltimore: Williams & Wilkins; 1995, p. 238.

sendo necessário o monitoramento intensivo, já que a neutropenia é o fator de risco mais importante para o desenvolvimento de sepse.

Contagens de neutrófilos menores que 1.000 células/μℓ são extremamente graves e a terapia antibiótica preventiva deve ser iniciada mesmo que não haja sintomatologia clínica aparente, podendo ser suspensa quando a contagem atingir pelo menos 2.000 células/μℓ e o paciente recuperar o apetite, o comportamento normal e a temperatura corporal adequada. Normalmente, o animal deve responder em até 72 h. Em casos mais graves, pode-se utilizar fatores de crescimento hematopoéticos como fator estimulante de granulócitos (rcG-CFS 5 μg/kg/dia por via subcutânea [SC]).[8]

A associação de hipertermia, desvio degenerativo à esquerda e anorexia em pacientes neutropênicos deve ser um sinal de alarme grave para infecção, e o tratamento deve ser iniciado imediatamente com antibióticos de amplo espectro:

- Aminoglicosídios (gentamicina – 2 a 4 mg/kg, 3 vezes/dia) (função renal preservada e boa hidratação)
- Cefalosporinas (ceftriaxona – 25 a 50 mg/kg, IV ou SC, 2 vezes/dia)
- Metronidazol (15 mg/kg, IV, 2 vezes/dia).

Antes do início da terapia com antibióticos, deve-se realizar hemocultura e urinálise com antibiograma.

A manutenção do suporte nutricional adequado, priorizando a imunonutrição e o cuidado direto dos enterócitos é um pilar importante na recuperação do paciente oncológico grave. O uso da fluidoterapia microenteral é uma opção para os animais que não podem receber dieta entérica completa nos primeiros dias de internação, reduzindo as possibilidades de translocação bacteriana e sepse.[5]

Deve-se lembrar que, em pacientes neutropênicos, todo cuidado com assepsia é pouco (cateteres vasculares, sondas urinárias, curativos etc.). É importante também mantê-los hidratados e em temperatura adequada. O tratamento quimioterápico deve ser reavaliado; caso o animal apresente neutropenia grave, deve ser suspenso imediatamente até que o paciente se recupere das alterações.

Um paciente pode ser considerado sob menor risco de sepse e complicações por infecção somente quando o tumor apresentar-se em remissão (diminuição de tamanho e regressão de sintomas) ou a doença já estiver devidamente controlada com ausência de insuficiência hepática, hipotensão ou comorbidades.

Trombocitopenia

A trombocitopenia por neoplasia pode ser induzida por diminuição na produção total de plaquetas (mieloftíase, mielodisplasia, leucemias e quimioterapia), aumento da destruição plaquetária (imunomediada, por microangiopatia ou pela diminuição na sobrevida celular) ou de sua utilização (coagulação intravascular disseminada [CID], e hemólise), e ainda por sequestro (nos casos de esplenomegalia ou tumores vasculares).

Esta alteração hematológica tem sido observada em 58% dos cães com tumores de origem linfoproliferativa e em 20% dos gatos com diversos tumores, principalmente linfomas.[10,11]

O tratamento das trombocitopenias mediadas por neoplasia deve ser baseado na remissão do tumor primário, quando possível. Quando a trombocitopenia for mediada por quimioterapia, a dose deverá ser diminuída nos ciclos posteriores ou totalmente descontinuada.

Todo animal portador de trombocitopenia deve ser mantido em repouso absoluto, em um ambiente acolchoado, evitando trauma e movimentos muito bruscos, sob risco iminente de hemorragia. A transfusão de sangue total ou de concentrado de plaquetas deve ser realizada sempre que necessário e o uso de corticosteroides nos casos de alterações autoimunes está indicado (> 2 mg/kg, VO, 1 vez/dia). Alguns autores citam também o uso da azatioprina (2 mg/kg, VO, 1 vez/dia, em seguida 0,5 a 1 mg/kg, VO em dias alternados) para casos de trombocitopenia imunomediada.[10]

A transfusão de plasma nos pacientes com CID deve ser utilizada e repetida sempre que necessário. Deve-se buscar tempos de protrombina e tromboplastina parcial ativada 1 a 1,5 vez o tempo de sangramento normal. O uso da heparina ainda é controverso, mas pode apresentar benefícios quando utilizado juntamente com as plaquetas.

Anemia

A anemia é uma das síndromes paraneoplásicas mais comuns em medicina veterinária e humana, em pacientes com tumores disseminados ou metastáticos.[12] Em pacientes com câncer, pode ser provocada por:

- Perda sanguínea direta
- Mieloftíase
- Supressão medular por quimioterapia
- Destruição imunomediada
- Aplasia de células vermelhas
- Hemólise microangiopática
- Deficiência de ferro.

Apesar de comum em medicina humana, a anemia causada por quimioterapia não parece merecer tanta importância no caso de cães e gatos, já que alguns autores relatam hematócritos não inferiores a 20%.[12] O que acontece na maioria das vezes é que outros fatores, como idade, comorbidades, hemorragias e tratamentos prévios, intensificam a mielossupressão, tornando a anemia ainda mais grave.[8]

Nos casos de anemias imunomediadas, a terapia imunossupressora deve ser instituída à base de prednisona (> 2 mg/kg, VO, 1 vez/dia), sendo a azatioprina uma outra possível opção em casos refratários.

A hemólise por microangiopatias apresenta os mesmos mecanismos da CID e normalmente está associada aos hemangiossarcomas.[6]

Quase todas as causas de anemia devem ser combatidas por meio da abordagem direta ao tumor primário e oferecendo suporte paliativo (transfusão sanguínea, uso de corticosteroides nos casos de doença autoimune e alteração ou suspensão dos quimioterápicos, quando estes forem responsáveis diretos pela anemia).

Síndrome da hiperviscosidade

A síndrome da hiperviscosidade é caracterizada por um conjunto de sinais provocados pelo aumento da viscosidade sanguínea. O aumento das imunoglobulinas séricas altera o formato e aumenta o tamanho celular, provocando hipoperfusão por diminuição no fluxo, devido a maior viscosidade e dificuldade de movimentação do sangue pelos vasos.

A maior causa de hiperglobulinemia em animais é o mieloma múltiplo, mas os linfomas e os plasmocitomas também podem provocar a síndrome.[13]

Os sintomas podem incluir sangramento espontâneo, alterações neurológicas (neuropatias periféricas) e oculares (hemorragia retiniana), todos eles relacionados com a hipoperfusão, que também pode atingir o sistema nervoso central, os rins e o coração.

As alterações de coagulação também são comuns e podem manifestar-se por melena, equimose ou hemorragia da mucosa. Podem ocorrer palidez das mucosas, desidratação, convulsões, giro de cabeça, sopros sistólicos ou ritmo de galope.

Normalmente, esta síndrome deve ser suspeitada sempre que houver um animal com altos níveis de globulinas e alguns dos sintomas mencionados.

O tratamento obviamente começa com a diminuição da viscosidade sanguínea, o que pode ser inicialmente obtido pela administração de fluidos cristaloides, sempre com o cuidado de não provocar hemodiluição. Se houver confirmação de mieloma múltiplo ou linfoma, a quimioterapia adequada deve ser imediatamente iniciada.

Brown e Rogers[12] sugerem adaptar a técnica de plasmaférese humana por meio da retirada de sangue total do animal, com posterior separação do plasma e células. O plasma é retirado e as células são ressuspensas em um volume igual ao de solução salina fisiológica (0,9%) e administradas por infusão intravenosa.

Emergências estruturais

Alterações mecânicas

De maneira geral, as emergências estruturais são ocasionadas por obstruções, compressões ou estenoses, devido à ocorrência de massa sólida (Figuras 10.1 a 10.3). Pode haver também a perda da função do órgão afetado em consequência da invasão neoplásica.

Alguns tumores em medicina veterinária merecem destaque:

- Tumores das cavidades nasal e oral, como carcinomas de células escamosas e fibrossarcomas em gatos (disfagia, obstrução respiratória)
- Tumores ósseos, como osteossarcomas (fraturas patológicas)
- Tumores urinários (obstrução do trato urinário inferior)
- Tumores primários do sistema nervoso central (meningiomas) ou secundários (carcinomas metastáticos), que causam convulsões.[10,14,15]

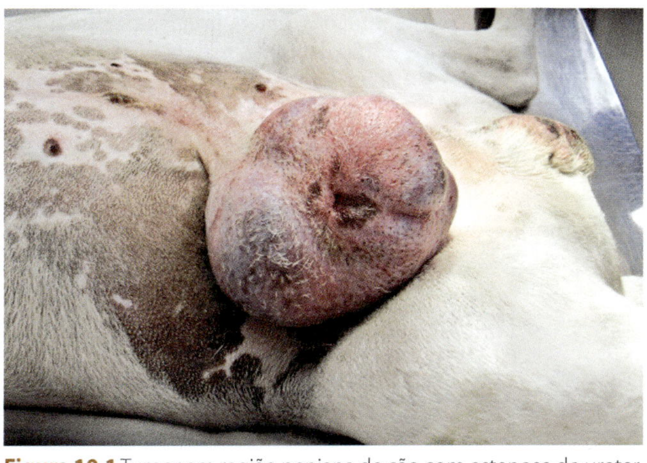

Figura 10.1 Tumor em região peniana de cão com estenose de ureter.

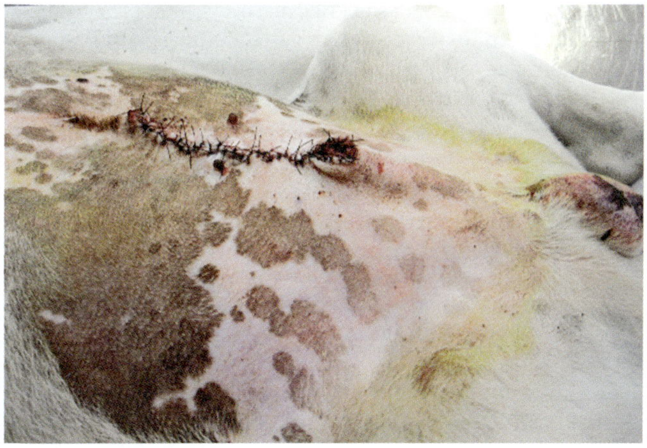

Figura 10.2 Cirurgia para exérese de tumor em região peniana.

A cirurgia é o tratamento de escolha para remoção do tumor primário. Nos casos de neoplasias grandes ou de difícil acesso à quimioterapia, pode ser utilizada como tratamento neoadjuvante (antes da cirurgia), para uma tentativa de redução da massa. Nos pacientes em que for possível a exérese tumoral, a quimioterapia pode ser realizada como adjuvante (após a cirurgia), para evitar a ocorrência de metástases a distância. Dependendo do diagnóstico, a quimioterapia pode ser utilizada como tratamento único, no sentido de se prevenir a progressão do quadro (tratamento paliativo). Além disso, deve-se considerar a terapia de suporte, como medicações para dor, antibioticoterapia, dietas adequadas (alimentação enteral em alguns casos), oxigenoterapia nos casos de obstrução respiratória, sonda urinária para os pacientes com estenose ou obstrução urinária etc.

Emergências provocadas por efeitos colaterais devido aos quimioterápicos

Os agentes antineoplásicos utilizados nos protocolos de rotina são bem tolerados pelos animais de companhia. Observa-se que a hospitalização de pacientes por toxicidade relacionada com fármacos corresponde a menos de 5%, sendo que destes, 1% vem a óbito, em decorrência de complicações.[16]

A toxicidade decorrente da utilização de quimioterápicos pode ser observada, uma vez que células com alto índice

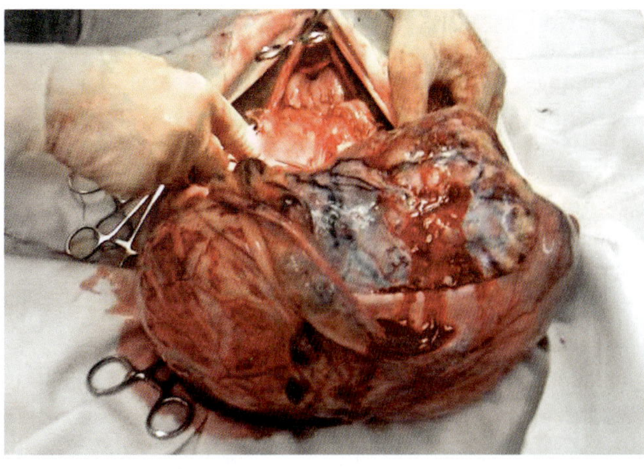

Figura 10.3 Cirurgia de exérese de massa que está comprimindo a cavidade abdominal de um cão.

proliferativo são atingidas pelo fármaco. Assim, os efeitos colaterais mais comuns são distúrbios gastrintestinais, mielossupressão e alopecia. Além disso, outros tecidos podem sofrer lesões pela liberação de radicais livres, reações de hipersensibilidade e até efeitos necrosantes. As alterações podem ser agudas ou tardias e, por isso, o animal deve ser monitorado constantemente.

Alterações gastrintestinais

Os efeitos colaterais relacionados com os agentes quimioterápicos são individuais e cumulativos. Os principais sintomas causados pela toxicidade gastrintestinal são diarreia, náuseas, êmese e anorexia.

É muito importante o preparo do animal para receber o protocolo quimioterápico. Exames laboratoriais prévios às sessões (hemograma completo, funções renal e hepática) devem ser obrigatoriamente realizados. Os proprietários devem ser orientados quanto à dieta dos pacientes, que deve ser mantida durante todo o tratamento.

A toxicidade gastrintestinal pode ter consequências significativas para o paciente oncológico. Eventos como desidratação, deficiência nutricional, fraqueza, hipoglicemia, azotemia e desequilíbrio eletrolítico podem ocorrer e prejudicar o andamento do tratamento ou até levar à sua suspensão.

Em casos de vômitos profusos, o animal deve ser internado para receber terapia adequada. O tratamento recomendado é a fluidoterapia, que deve ser ajustada de acordo com as necessidades e perdas (vômito, diarreia, débito urinário) de cada paciente. Recomenda-se o uso de antieméticos, como metoclopramida (0,5 mg/kg, IV, 3 vezes/dia), em casos mais graves, utiliza-se a ondasetrona (0,1 mg/kg, IV, 2 vezes/dia) e o citrato de maropitant (1mg/kg, SC, 1 vez/dia, por 5 dias. Outros antieméticos citados seriam a clorpromazina (0,2 a 0,5 mg/kg, IV, 3 vezes/dia) e a proclorperazina (0,5 mg/kg, IM, 3 vezes/dia). O uso de antagonistas de receptores de H_2 também é recomendado (ranitidina – 2 mg/kg, VO, 2 vezes/dia). Utilizam-se ainda inibidores da bomba de prótons, não só no tratamento das emergências gastroentéricas, como também na sua prevenção, 5 dias antes do início da quimioterapia (omeprazol – 1 mg/kg, VO, 1 vez/dia). Nos casos de suspeita de úlcera gástrica, protetores de mucosas são muito úteis e devem ser administrados com intervalo de 2 h após as outras medicações (sucralfato – 25 a 50 mg/kg, VO, 2 vezes/dia).[17]

Alguns fármacos quimioterápicos podem provocar diarreia com mais frequência, principalmente os classificados como antibióticos antitumorais (dactinomicina) e os antimetabólitos (metotrexato). Nestes casos, terapia de suporte com antidiarreicos, hidratação, dietas terapêuticas e antibioticoterapia de amplo espectro são recomendadas. Os enemas com carvão ativado podem ajudar a adsorver toxinas e reduzir o sangramento em cólon. Recomenda-se também a utilização de antibióticos de amplo espectro.[5,8,10]

Em gatos, outra alteração observada é a anorexia, que pode ser grave, muitas vezes sendo recomendada a alimentação enteral para se evitar o risco do desenvolvimento de lipidose hepática.[5]

Em pacientes inapetentes, a nutrição microenteral é realizada para evitar a translocação bacteriana, por meio da colocação de sondas nasogástricas. Se a inapetência persistir, a nutrição parenteral pode ser efetiva para manter o metabolismo basal do animal (aminoácidos, glicose, lipídios). Neste caso, devem-se avaliar as funções renal e hepática e a hidratação do paciente. O cálculo dos nutrientes e a velocidade de infusão dependem das necessidades de cada indivíduo.[5]

Alterações hepáticas

A toxicidade hepática pode ser detectada por meio dos exames laboratoriais que caracterizam alterações da função hepática. A avaliação dos níveis séricos de fosfatase alcalina, alanina aminotransferase (ALT) e bilirrubina deve ser realizada no início do tratamento e após a aplicação dos agentes antineoplásicos, principalmente os sabidamente hepatotóxicos.

O grau de toxicidade é variável e, muitas vezes, reversível com a interrupção do tratamento (Quadro 10.2). Alguns fármacos podem produzir efeitos mais graves, como lomustina, citarabina-arabinosida, L-asparaginase e metotrexato.[8-10]

Clinicamente, os pacientes podem apresentar inapetência, apatia, ascite, mucosas ictéricas e até alterações neurológicas (encefalopatia hepática).

O tratamento consiste em interrupção imediata do tratamento, fluidoterapia, protetores hepáticos (silimarina 30 mg/kg, 1 vez/dia) e dietas terapêuticas.

Alterações renais

A toxicidade renal pode variar desde leve aumento nos níveis séricos de ureia e creatinina até um quadro grave de insuficiência renal irreversível. Esta alteração ocorre principalmente com a diminuição da filtração glomerular (dependente do agente neoplásico e dose utilizados), produzindo necrose secundária à ativação do sistema renina-angiotensina.

Alguns agentes nefrotóxicos merecem destaque, como cisplatina (exige hidratação prévia, em cães), metotrexato, doxorrubicina (principalmente em gatos), L-asparaginase e piroxicam.

Os pacientes devem ser monitorados durante todo o tratamento, por meio da avaliação laboratorial de ureia e creatinina. Animais com disfunções renais prévias por qualquer razão (nefropatias em função de idade, uso de medicamentos, comorbidades etc.) são considerados de risco para serem sub-

Quadro 10.2 Toxicidade hepática em cães e gatos.

	Cães			Gatos		
	Branda	Moderada	Grave	Branda	Moderada	Grave
ALT (UI/ℓ)	50 a 300	300 a 500	> 500	60 a 240	240 a 350	> 350
Fosfatase alcalina (UI/ℓ)	150 a 500	500 a 1.500	> 1.500	90 a 125	125 a 150	> 150
Albumina (g/dℓ)	2,2 a 2,8	1,8 a 2,2	< 1,8	2,2 a 2,8	1,8 a 2,2	< 1,8
Bilirrubina (g/dℓ)	0,2 a 2,0	2,0 a 2,5	> 2,5	0,2 a 2,0	2,0 a 2,5	> 2,5

Fonte: Hahn KA, Richarson RC. Cancer chemoterapy a veterinary handbook. Baltimore: Williams & Wilkins; 1995, p. 238, 240. ALT = alanina aminotransferase.

metidos a protocolos contendo fármacos nefrotóxicos, bem como pacientes desidratados e mal nutridos.

Pacientes com níveis séricos de creatinina entre 2,5 e 4,0 e de ureia entre 40 e 60 já apresentam toxicidade moderada. Nos casos mais graves (creatinina > 4 e ureia > 60), a terapia deve ser suspensa e o tratamento de suporte instituído. O primeiro passo é a soroterapia, com os objetivos de corrigir a desidratação e suprir as perdas (vômito, diarreia) e para manutenção do paciente. A escolha da fluidoterapia depende da necessidade de reposição eletrolítica de cada animal, mas o soro isotônico pode ser utilizado na correção da desidratação nas primeiras horas da recuperação. Deve-se monitorar também a função cardiovascular, o débito urinário e a pressão venosa central. Com estas informações, a diurese leve a intensiva é promovida. Em alguns casos, pode-se utilizar furosemida (2 a 4 mg/kg) e ainda manitol ou dextrose (0,5 a 1 g/kg, IV, lento). O tratamento deve ser realizado até que os sintomas clínicos desapareçam (vômito, diarreia, inapetência, apatia, desidratação) e os níveis de ureia e creatinina sejam normalizados. Dietas terapêuticas devem ser recomendadas para casa e os proprietários devem ser conscientizados da importância de uma alimentação hipoproteica.[6,8-10,16,17]

Cistite hemorrágica não infecciosa

A cistite hemorrágica não infecciosa não é frequente. Ocorre em consequência da administração de ciclofosfamida. A acroleína (metabólito da ciclofosfamida), em contato com o epitélio da bexiga, causa um efeito irritante, provocando cistite hemorrágica, edema, ulceração e até fibrose.

Os sintomas incluem hematúria, disúria e poliúria. Inicialmente, a cultura da urina é negativa.

A prevenção desta alteração é possível. Deve-se realizar hidratação prévia do paciente que vai receber a ciclofosfamida. A administração do fármaco deve ser feita pela manhã. O animal deve ingerir grande quantidade de líquidos, e os proprietários devem ser orientados a estimular a micção de seus cães e gatos (saindo com os cães para passear mais vezes/dia ou comprimindo a bexiga, nos casos de pacientes felinos).

Em medicina, utiliza-se profilaticamente o 2-mercaptoetanossulfonato de sódio (mesna), que neutraliza a ação da acroleína.

Anafilaxia

As reações alérgicas podem ser localizadas ou generalizadas e geralmente não acontecem durante a primeira aplicação do fármaco. A anafilaxia é causada pela degranulação mastocitária com liberação de histamina, intermediada pela IgE. Em veterinária, os fármacos frequentemente associados às reações agudas são L-asparaginase, doxorrubicina, ciclofosfamida, metotrexato e dactinomicina. Os sintomas mais observados são eritema, prurido e dor no local da aplicação em reações locais. Nas alterações sistêmicas, observam-se agitação, náuseas, edema facial, hipotensão, dispneia, tremores, tonturas e espasmos laríngeos. O paciente fica hipotenso, bradi ou taquicárdico, podendo evoluir a óbito. O tratamento consiste na interrupção imediata da infusão do fármaco, fluidoterapia, glicocorticoides, antagonistas de receptor de H_1 e epinefrina.[8,10]

Extravasamento de fármacos

Muitos agentes citostáticos são irritantes ou vesicantes quando atingem os tecidos em casos de extravasamento desses fármacos. Em oncologia veterinária, alguns fármacos, como vincristina, doxorrubicina e dactinomicina podem causar danos importantes. Os sintomas incluem eritema, prurido, dor, dermatite e necrose da área afetada e podem aparecer dias após a aplicação do fármaco.

Quando constatado o extravasamento perivascular, a infusão deve ser imediatamente suspensa e, se possível, deve-se aspirar o resíduo do medicamento do tecido afetado. Recomenda-se também o uso de antídotos, como:

- DHM3 (antineoplásicos antibióticos)
- Corticosteroides (infiltração local de 1 mg/kg, hidrocortisona ou hidrocortisona creme a 1%) ou dexametasona (4 mg/mℓ de fármaco extravasado)
- Dimetilsulfóxido (controverso)
- Bicarbonato de sódio 8,4% (doxorrubicina, vincristina, vimblastina, carmustina)
- Hialuronidase 1.500 UI/mℓ (1 mℓ: 2 mℓ de soro fisiológico a 0,9%, intradérmico – vincristina, vimblastina, etoposídio e teniposídio)
- Ácido ascórbico 50 mg/mℓ (1 mℓ com a mesma agulha do extravasamento, no local – dactinomicina e mitomicina).

A aplicação de compressas frias (exceto com alcaloides da vinca) pode ser benéfica para retardar a absorção do fármaco.[8,10,18,19]

Referências

1. Irving RS, Rippe JM. Intensive care medicine. 5 ed. Lippincott Williams & Wilkins, 2003.
2. Higdon ML, Higdon JA. Treatment of oncologic emergencies. Am Fam Physian. 2006;74(11):1873-80.
3. Lew MW, Falabella A, Moore-Jeffries E, Gray RJ, Sullivan, MJ. Oncologic emergencies: the anesthesiologist's perspective. J Natl Compr Canc Netw. 2007;5(9): 860-8.
4. Chaffin K, Novosad A. Tumor-related feline oncology emergencies. In: Feline internal medicine. Elsevier Health Sciences; 2005. p. 613-26.
5. Rabelo R, Crowe D. Fundamentos de terapia intensiva em pequenos animais. 1. ed. Rio de Janeiro: L.F. Livros, 2005.
6. Bergman PJ. Paraneoplasic syndromes. In: Small animal clinical oncology. 4 ed. Philadelphia: Saunders; 2002. p. 77-94.
7. Ogilvie GK, Moore AS. Metabolic emergencies: hypercalcemia, hyponatremia, and hypoglycemia. In: Managing the veterinary cancer patient: a practice manual. Trenton: Veterinary Learning Systems, 1995. p. 169-74.
8. Rodasky S., Barbosa A. Quimioterapia antineoplásica em cães e gatos. 3 ed. Maio, 2008.
9. Hahn KA, Richarson RC. Cancer chemoterapy a veterinary handbook. Baltimore: Williams & Wilkins; 1995.
10. Withrow JS, Vail DM. Small animal clinical oncology. 4 ed. Philadelphia: Saunders; 2002.
11. Brigden, ML. Hematologic and oncologic emergencies. Doing the most good in the least time. Postgrad Med. 2001;109:143-58.
12. Brown MR, Rogers KS. Treatment-related emergencies in feline oncology. In: Feline internal medicine. Elsevier Health Sciences; 2005. p. 659-63.
13 Williams DA, Goldschmidt MH. Hyperviscosity syndrome with IgM monoclonal gammopathy and hepatic plasmaytoid lynphosarcoma in a cat. J Small Anim Pract. 1982;23:311-23.
14. Averill DR. Tumors of the nervous system. Holzworth J, Editor. Diseases of the cat. Philadelphia: Saunders; 1987.
15. Stebbins KE, Morse CC, Goldshmidt MH. Feline oral neoplasia: a ten year survey. Vet Pathol. 1989;26:121.
16. Chun R, Garrett LD, Vail D. Cancer chemotherapy. In: Withrow SJ, MacEwen EG, editors. Small animal clinical oncology. 4 ed. Philadelphia: Saunders, 2002. p. 166.
17. Bretas BV. Guia terapêutico veterinário. 2 ed. CEM; 2007.
18. Krimsky WS, Behrens RJ, Kerkvliet GJ. Oncologic emergencies. In: Pazdur R. Medical oncology: a comprehensive review. New York: Huntington. 1997.
19. Ogilvie GK, Moore AS. Feline oncology: a comprehensive guide for compassionate cat. Trenton: Veterinary Learning Systems; 2002.

11

Aspectos Diferenciais na Medicina de Urgência Felina

Marcela Malvini Pimenta, Rodrigo Cardoso Rabelo

Introdução

A espécie felina se diferencia das demais em diversos aspectos, dentre eles os anatômicos, fisiológicos, metabólicos e comportamentais. Os gatos respondem atipicamente a situações como hipovolemia, choque e manobras de reanimação volêmica, são mais suscetíveis às toxicoses e mais sensíveis ao estresse. Estas características, peculiares a estes pacientes, reforçam a necessidade da realização de um acompanhamento atento a desafios específicos.

O atendimento emergencial se diferencia dos demais por requerer agilidade em detectar e corrigir a ocorrência de lesões, ocultadas pelo organismo no estágio compensatório, antes que um estágio descompensatório se inicie. Para isto, o conhecimento dos riscos potenciais envolvidos com esta espécie torna-se de grande importância, possibilitando a intervenção segura e eficaz.

O objetivo deste capítulo é revisar os principais aspectos diferenciais encontrados na medicina de urgência felina.

Diferenças fisiológicas e anatômicas que interferem no atendimento emergencial

As particularidades fisiológicas e anatômicas dos gatos devem ser sempre consideradas durante a gestão de cuidados a pacientes críticos, reforçando as evidências de que eles não podem ser tratados como "cães pequenos".[1]

Muitos aspectos da emergência e terapia intensiva são únicos na espécie felina, pelo fato de estes pacientes apresentarem mecanismos distintos em situações como choque e hipovolemia.[2,3]

O choque é uma síndrome decorrente de anormalidades circulatórias, na qual a perfusão e a oxigenação tecidual encontram-se diminuídas e incapazes de manter a função normal das células, resultando em alterações no metabolismo celular, morte celular, falência orgânica e morte do animal.[4,5]

O choque pode ser classificado em quatro tipos principais, de acordo com o comprometimento circulatório,[5] podendo ocorrer mais de um tipo simultaneamente. São eles:

- Choque cardiogênico
- Choque hipovolêmico
- Choque distributivo (séptico, anafilático, neurogênico, psicogênico)
- Choque obstrutivo.

O *choque cardiogênico* resulta de insuficiência cardíaca em que o coração apresenta deficiência no bombeamento do sangue. É importante diferenciá-lo dos choques séptico e hipovolêmico, uma vez que a administração de líquidos nestes pacientes provoca comprometimento circulatório por sobrecarga de trabalho.[5,6]

No *choque hipovolêmico*, não ocorre necessariamente perda de sangue,[6] embora seja frequentemente associado aos traumatismos.[7] A vasodilatação e o acúmulo de sangue nas veias também resultam em diminuição da volemia (retorno do sangue ao coração).

Por sua vez, o *choque distributivo* encontra-se relacionado com redistribuição de volume (aumento na capacitância vascular), enquanto o *choque obstrutivo* caracteriza-se por impedimento ou restrição do retorno venoso na grande circulação.[5,6]

A evolução do choque séptico é a progressão para hipoperfusão profunda dos tecidos e disfunção múltipla dos órgãos.[5,7-9] A pressão sanguínea e o débito cardíaco continuam decrescendo, a viscosidade sanguínea aumenta, os vasos sanguíneos se tornam permeáveis e são ativadas as cascatas de inflamação, coagulação e fibrinólise.[8]

A hipotensão estimula a ocorrência de mecanismos compensatórios, que são ativados, simultaneamente, no estágio inicial do choque e no estado hiperdinâmico da sepse, a fim de conter o comprometimento hemodinâmico. Ocorre redução dos estímulos via barorreceptores, enquanto quimiorreceptores periféricos são estimulados. Além da descarga simpática mediada pelo sistema nervoso central, a isquemia tem como consequências a liberação de hormônios responsáveis pela conservação de volume (catecolaminas, sistema renina-angiotensina-aldosterona, hormônio antidiurético e hormônio adrenocorticotrófico) e a superinsuflação pulmonar.[5]

A essência destes mecanismos é restaurar a hemodinâmica, principalmente por meio da vasoconstrição. Pode-se restabelecer a pressão sanguínea, desde que a queda da volemia não se encontre em nível inferior a 30%, ou, em alguns casos, 40%, e o fator desencadeante seja contido.[5] Uma resposta fisiológica positiva também depende do tempo transcorrido e da capacidade do animal em mobilizar sangue esplênico.[10] Em estágios mais avançados, os mecanismos compensatórios sofrerão oposição aos mecanismos descompensatórios, agravando a hipotensão e progredindo para morte do animal.[5,7]

Os mecanismos descompensatórios se caracterizam por falência cardíaca, alterações microcirculatórias, acidose metabólica, diátese hemorrágica e depressão dos centros cardíaco, vasomotor e histiolinfoplasmocitário.[5] Nesse momento, a isquemia esplênica favorece o aumento na produção de endotoxinas por bactérias existentes no tubo digestivo, resultando em pulso fraco ou de baixa qualidade, extremidades periféricas frias, membranas mucosas pálidas, tempo de preenchimento capilar prolongado, temperatura corporal aumentada ou diminuída, redução do fluxo renal em paciente euvolêmico, estado mental inapropriado ou confuso, depressão, taquicardia ou bradicardia, redução do hematócrito, abdome distendido ou dolorido, arritmia cardíaca, padrão respiratório anormal, dificuldade ou angústia respiratória e hemorragia gastrintestinal via hematêmese ou fezes.[11]

Resposta fisiológica do gato a hipovolemia, choque e manobras de reanimação volêmica

Diferentemente do que ocorre em cães, a esplenocontração nos gatos não exerce função importante na compensação da hipovolemia, pelo fato de eles não realizarem contração esplênica com sucesso, devido a sua menor capacidade de armazenamento e mobilização de sangue a partir do baço.[10,12] Além disto, eles têm fibras vagais alinhadas com fibras simpáticas, resposta adrenérgica débil[12,13] e raramente desenvolvem a fase hiperdinâmica do choque.[3,12,13] Os pulmões são menos complacentes, mais sensíveis à hipoxemia e à hipotermia, durante o choque, ou à sepse, por representarem o maior sítio de *clearence* bacteriano nesta espécie.[12,13]

A resposta fisiológica do cão à hipovolemia está relacionada com os estímulos simpáticos e com a taquicardia compensatória, ao passo que, nos gatos, o choque é tipicamente hipodinâmico e descompensatório.[1,3,5,13] Os sinais clássicos de descompensação, caracterizados por hipotensão, hipotermia, bradicardia[9,12] e hiperlactatemia,[12] constituem os principais parâmetros de diferenciação da resposta dos gatos, em relação às outras espécies, e compõem o quadrilátero da morte dos felinos. Cada vértice do quadrado interfere e contribui para a ocorrência e o agravamento dos outros, devendo ser considerados como metas ou *end points* durante a abordagem ao paciente (Figura 11.1).[9,12]

Hipotensão

A hipotensão ocorre devido à diminuição da responsividade dos receptores α_1-adrenérgicos, que se tornam refratários às catecolaminas em baixas temperaturas corporais, levando ao decréscimo subsequente da resposta contrátil[3,9] e à perda da vasoconstrição termorregulatória. Como consequência, a vasodilatação associada à bradicardia resulta em hipotensão.[2,9]

Hipotermia

A hipotermia ocorre secundariamente a estados de perfusão periférica insuficientes,[6] atuando como um mecanismo de proteção criado pelo organismo na redução das lesões isquêmicas no coração, cérebro e outros órgãos, por induzir um estado hipometabólico nos tecidos, reduzindo a demanda de oxigênio e o gasto energético.[2] O cérebro sofre menos efeitos da hipoxia durante a hipotermia, sendo capaz de suportar entre 5 e 6 min de isquemia, no estado normotérmico, dobrando sua resistência

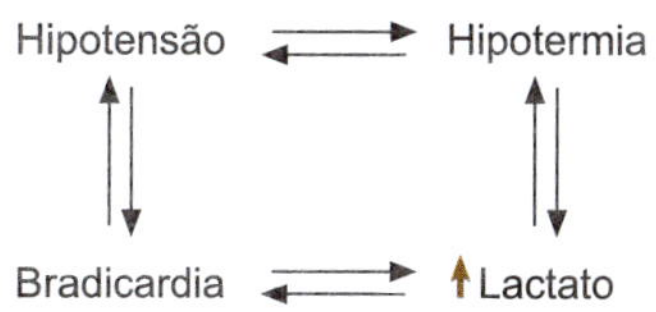

Figura 11.1 Quadrilátero da morte dos felinos.

a cada cinco graus de decréscimo na temperatura corporal.[9] No entanto, em gatos, a hipotermia resulta na diminuição da responsividade dos receptores α_1-adrenérgicos e na redução da liberação de catecolaminas que participam do mecanismo de compensação das alterações cardiovasculares.[3,9] Em temperaturas corporais inferiores a 37,8°C, ainda se pode observar vasoconstrição compensatória secundária,[3,13] porém a diminuição da atividade das catecolaminas agrava-se com a evolução da queda de temperatura, devido à perda de sensibilidade de resposta dos barorreceptores. Em temperaturas inferiores a 34°C, a vasoconstrição periférica é substituída por vasodilatação e a termorregulação fica prejudicada. Abaixo de 31°C, ocorre depressão do sistema nervoso central e a termorregulação é completamente perdida.[2,9]

Paralelamente, há redução da função do miocárdio, como consequência da acidose metabólica e do aumento da viscosidade sanguínea decorrentes da hipotermia.[9]

Bradicardia

A resposta fisiológica à diminuição do débito cardíaco, na maioria das espécies, é a taquicardia, devido à estimulação simpática central mediada pelos barorreceptores.[9] Ainda não está totalmente elucidado o fenômeno por meio do qual os felinos respondem ao mecanismo de choque com bradicardia,[3,9] sendo ineficazes as respostas simpáticas e as catecolaminas.[10,12]

De toda sorte, sabe-se que o baço felino não favorece o restabelecimento da hemodinâmica[10,12] e que outros fatores podem contribuir para a redução da frequência cardíaca, como, por exemplo, a depressão miocárdica e a estimulação parassimpática induzida por citocinas.[3] Gatos com endotoxemia induzida experimentalmente apresentaram contratilidade ventricular esquerda diminuída e volume ventricular diastólico esquerdo aumentado, resultando em estiramento dos receptores no ventrículo esquerdo, levando à bradicardia reflexa, por meio de estimulação vagal.[3,13]

Outro mecanismo proposto para a ocorrência de bradicardia inclui a estimulação simultânea de barorreceptores em fibras vagais e simpáticas,[3] com predomínio da resposta parassimpática. A debilidade da perfusão periférica contribui para a ocorrência de hipotermia, favorecendo a diminuição da frequência cardíaca.[2,4] Em gatos, os receptores adrenérgicos tornam-se refratários às catecolaminas em temperaturas corporais inferiores a 37,8°C, resultando em bradicardia.[3,13]

O débito cardíaco depende da frequência e da contratilidade cardíaca e, desse modo, a resposta compensatória ao choque é perdida.[4]

Hiperlactatemia

Durante a glicólise aeróbica, a glicose é transformada em piruvato, que é oxidado em acetil coenzima A (acetil-CoA) para entrar no ciclo do ácido cítrico. Na glicólise anaeróbica, o piruvato é convertido em lactato.[14] A concentração do lactato do soro aumenta quando sua produção por tecidos isquêmicos oprime sua eliminação pelo fígado e pelos rins,[4] levando à acidose láctica e refletindo-se em desequilíbrio entre o requerimento metabólico e o suprimento de oxigênio.[14]

O aumento do lactato é inversamente proporcional à oxigenação tecidual, podendo ser usado como marcador do balanço de oxigênio e considerado fator prognóstico para pacientes críticos.[4,5,14] Outros fatores associados ao aumento da concentração plasmática de lactato incluem hiperventilação, hiperglicólise decorrente de síndrome da resposta inflamatória sistêmica (SIRS) ou administração de glicose, administração de epinefrina, administração de insulina, disfunção mitocondrial, estimulação adrenérgica, utilização deficiente pelo fígado ou aumento da demanda metabólica.[5,14] Esta elevação, porém, é menor do que aquela observada no choque. A concentração elevada de lactato no sangue, após terapia, é indicativa de correção inadequada ou sinal de irreversibilidade do choque.[5]

Reanimação do paciente

As intervenções necessárias à manutenção da vida requerem ventilação adequada, estabilização da volemia, reaquecimento do paciente e remoção das causas desencadeantes,[5,7,9,15,16] simultaneamente a uma avaliação rápida e capaz de determinar o grau de comprometimento sistêmico.

Manejo, inspeção e procedimentos emergenciais primários envolvem o algoritmo ABC padrão para reanimação[5,11,17]: *A*r (patência de via respiratória), *B*oa respiração e *C*irculação.[5,7,8] Logo em seguida, deve-se definir a estabilidade do quadro clínico e determinar a necessidade e a possibilidade da realização de terapia de suporte, testes diagnósticos adicionais e intervenções cirúrgicas.[11]

Via respiratória

Na avaliação da via respiratória, é importante certificar-se de que as vias estejam intactas e não haja sinais de obstrução para proporcionar imediatamente suprimento de oxigênio adequado.[5,11,17] Níveis insuficientes de oxigênio nos tecidos e células constituem um potente estímulo para a inflamação[4] e inviabilizam a respiração mitocondrial, representando um fator determinante para o surgimento e a propagação da falência múltipla de órgãos em pacientes críticos.[18] Pode ser necessária a remoção de corpos estranhos e de outros fatores, como, por exemplo, hemorragia, coágulos e secreções que possam obstruir as vias de entrada.[5,17] Caso seja necessário realizar sucção, o animal deverá ser intubado ou deverá ser fornecida fonte de oxigênio transtraqueal. A cricotireoideostomia emergencial é a primeira opção, caso não seja solucionado, imediatamente, o processo obstrutivo da via respiratória superior.[11]

Respiração

Se o animal não estiver respirando ou se houver prejuízo da ventilação, a intubação deve ocorrer imediatamente para fornecer fonte adicional de oxigênio e retirar o gás carbônico residual, maximizando a perfusão tissular.[5,11]

A oxigenoterapia é indicada para qualquer animal com evidência de redução da função pulmonar, sendo determinante para o sucesso do tratamento e da restauração da entrega de oxigênio em nível tecidual,[8] o que deve ser realizado de maneira não estressante (Figura 11.2).[15] A capacidade de oxigenação tecidual depende da realização de trocas gasosas em nível pulmonar, da concentração de hemoglobina e do débito cardíaco.[8]

A frequência e o padrão respiratório (inspiratório e expiratório) devem ser avaliados, assim como a presença de sons respiratórios e pulmonares, ruídos anormais e sinais de angústia respiratória. É importante realizar a auscultação bilateral do tórax, inspecionar as membranas mucosas e realizar palpação do pescoço, região lateral do tórax e região cervical dorsal, a fim de apurar a ocorrência de deslocamento de traqueia, enfisema subcutâneo ou fratura de costelas.[5,11]

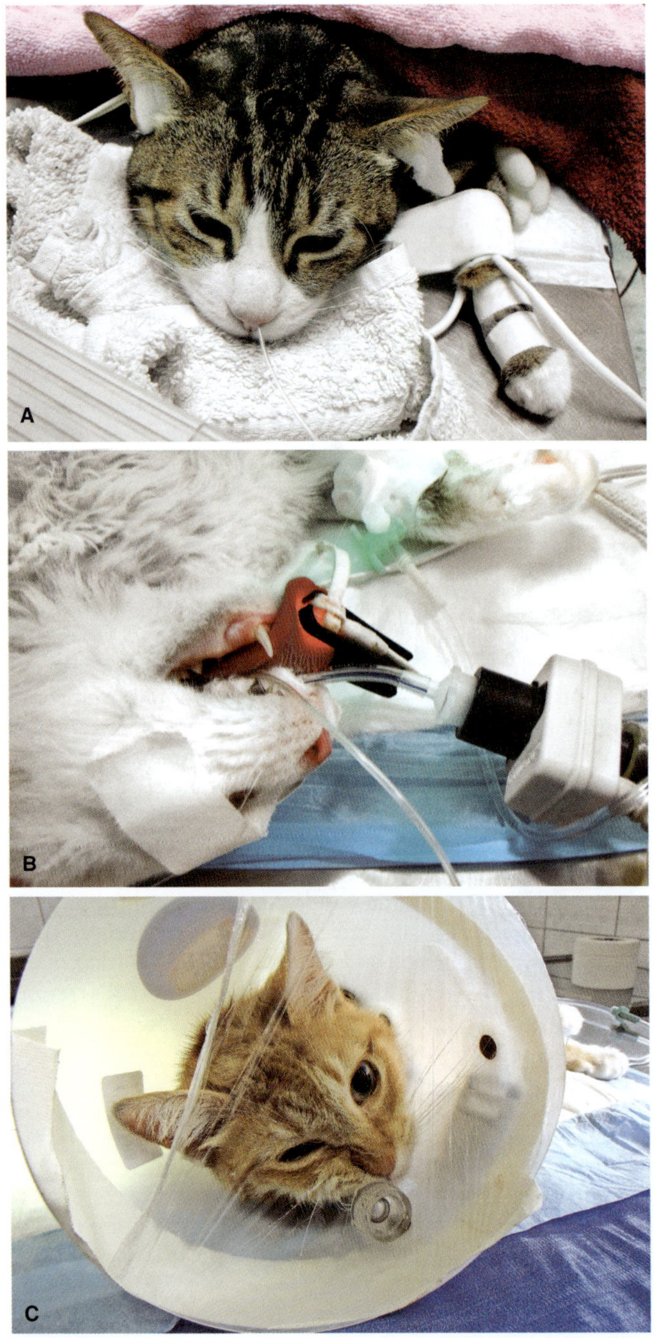

Figura 11.2 Vias de reposição de oxigênio. **A.** Sonda nasal. **B.** Intubação traqueal. **C.** Colar elizabetano fenestrado.

Circulação

A condição circulatória deve ser aferida cuidadosamente. Parâmetros como tempo de enchimento jugular, qualidade de pulso, pressão arterial, nível de consciência, débito urinário, delta T (δT), ritmo cardíaco, frequência cardíaca, abafamento de sons cardíacos e ritmo eletrocardiográfico devem ser mensurados.[6,11]

Reposição volêmica

É importante estabelecer acesso em um vaso de grande calibre ou acesso intraósseo, para que a fluidoterapia seja instituída.[11] Em animais em choque, o objetivo do fornecimento de grandes volumes de fluidos intravenosos é restabelecer a volemia e manter a perfusão tecidual, diminuindo a viscosidade do sangue e aumentando o retorno venoso, contribuindo para melhorar o débito cardíaco.[1,15] O aumento da perfusão tecidual proporciona a reversão da acidose celular e recompõe a oferta de oxigênio para as células.[1]

Alguns aspectos devem ser considerados na realização da fluidoterapia do paciente felino. O primeiro, e mais importante, é a diferença do volume sanguíneo entre as espécies canina e felina.[1,12] Enquanto, no gato, o volume sanguíneo é de aproximadamente 45 a 60 mℓ/kg (5 a 6% do seu peso vivo), no cão, compreende cerca de 80 a 90 mℓ/kg (8 a 9% do seu peso vivo).[1,2] Isto significa que, em geral, a fluidoterapia deve ser muito mais conservadora em gatos do que em cães. Os felinos são muito mais suscetíveis à sobrecarga hídrica, portanto, deve-se tomar muito cuidado para não induzir hiperidratação, caracterizada por desconforto respiratório, devido à presença de derrame pleural e edema pulmonar, decorrente da vasoconstrição compensatória, que sobrevém ao se normalizar a temperatura. Além disso, é necessário lembrar que baixas temperaturas corporais, no gato, impedem a resposta adrenérgica adequada nas situações de choque, acomodando melhor o volume na ausência de vasoconstrição.[1,12] Portanto, os volumes fornecidos devem ser inferiores, assim como o *bolus* de fluido, sobretudo coloides, que também devem ser administrados mais lentamente.[1]

Realizar-se-á a chamada "prova de carga" ou "prova de volume", associada ao monitoramento do tempo de enchimento jugular ou à pressão venosa central.[12] Em felinos, recomenda-se a infusão de 10 mℓ/kg em 6 min, ou mais lento, se necessário, reavaliando, sistematicamente, a resposta do paciente a cada *bolus* de fluido oferecido. Normalmente, se não houver boa resposta com duas provas de carga, a próxima opção é realizar um *bolus* de coloide, na dose de 10 a 20 mℓ/kg em 1 a 2 h de infusão, sempre checando e ajustando os quatro *end points*. Após a prova de carga e a estabilização do paciente, inicia-se o cálculo de reposição para 24 h, descontando, ao final, o volume infundido durante a prova de carga.[12]

O fluido inicial de escolha para animais hipovolêmicos com função cardíaca normal é o lactato de Ringer, devido a suas propriedades fisiológicas e por apresentar menores contraindicações.[6,13] Nem sempre, porém, ele constitui uma opção segura, devendo ser evitado em animais hipercalcêmicos ou paralelamente a outra solução que contenha cálcio, em pacientes com alcalose metabólica e naqueles portadores de doença hepática.[3] Ao longo da reposição, também pode ser necessária a troca do tipo de fluido, de acordo com as necessidades do paciente.[11,12] É importante considerar o paciente como um todo, antes de escolher a solução para a fluidoterapia. Conhecendo os componentes de cada fluido e estando ciente das necessidades dos pacientes, é possível realizar a escolha adequada.[3]

A pressão venosa central é muito útil para o acompanhamento dos animais que apresentam risco de sobrecarga hídrica, como os felinos, particularmente aqueles portadores de doença cardíaca. Em geral, fluidos intravenosos podem ser administrados com segurança, desde que não resultem em aumento da pressão venosa central. Caso contrário, a administração de fluidos deve ser reduzida ou suspensa.[1,15]

Se o gato não responder à fluidoterapia, ou nos casos em que a reposição volêmica for contraindicada, a pressão sanguínea não conseguir manter-se em níveis superiores a 65 mmHg e não se alcançarem níveis de corte mínimos para o lactato em sala de urgência (≤ 2,5 mmoL/ℓ), são recomendados agentes inotrópicos positivos, como importante maneira de melhorar a circulação e a perfusão tecidual. A dopamina é a mais utilizada, sendo bem tolerada pela maioria dos gatos.[1,6,15,18]

A norepinefrina é um agonista dos receptores alfa-adrenérgicos mais potente, sendo indicada em pacientes que não respondem adequadamente à dopamina. Se houver evidência de redução da contratilidade cardíaca, a dobutamina é indicada como agente inotrópico mais eficaz em gatos.[15] Porém, o uso de dopamina ou dobutamina pode ser um erro fatal, se o paciente apresentar cardiomiopatia hipertrófica subjacente ou se ainda estiver hipovolêmico.[2]

Transfusão sanguínea

A checagem do hematócrito e das proteínas totais é essencial na determinação da necessidade de transfundir o animal.[12] Se o hematócrito estiver menor que 10% ou se a hemorragia aguda causar queda do hematócrito, abaixo de 30% (ou 10,4 g/dℓ de Hb), na chegada à sala de urgência, ou menor que 24,3% (ou 9,9 g/dℓ de Hb), após 24 h de atenção hospitalar ou fluidoterapia cristaloide, a transfusão é indicada, pois estes valores se associam a menor mortalidade, 28 dias após a atenção primária de urgências.[18]

Ao contrário do que ocorre em cães, em gatos não existe doador universal, e o fato de eles terem aloanticorpos naturais contra outros tipos sanguíneos felinos resulta em maior suscetibilidade a reações transfusionais graves e potencialmente fatais, mesmo durante a primeira transfusão.[1,11]

Os gatos apresentam três grupos sanguíneos (A, B e AB). O tipo A é o mais comum e resulta em reações transfusionais mais brandas, ao contrário de gatos com o tipo B, que, apesar de relativamente raro, apresenta grande quantidade de aloanticorpos anti-A, aumentando as chances de reações hemolíticas. A infusão de 1 mℓ de sangue tipo A em um receptor portador do tipo sanguíneo B representa risco de morte, devendo todo sangue ser submetido a tipagem e reação cruzada antes de qualquer transfusão.[1,2,11]

Os componentes sanguíneos podem ser muito importantes na gestão de choque, e, muitas vezes, são extremamente úteis durante a abordagem dos gatos criticamente enfermos. Se a pressão venosa central diminuir agudamente em 20%, a transfusão de sangue total ou de papa de hemácias pode melhorar significativamente a entrega de oxigênio para os tecidos e resultar em melhora significativa na pressão arterial. Transfusões sanguíneas são geralmente bem aceitas por gatos, mesmo quando outros modos de fluidoterapia não são tolerados. A transfusão de plasma é uma fonte útil de albumina, se houver hipoproteinemia grave. Plasma fresco ou congelado podem ser requeridos nas coagulopatias ou em quadros de coagulação intravascular disseminada (CID).[1]

O sangue pode ser administrado pelas veias cefálica, safena medial, jugular ou intramedular, caso não seja possível um acesso vascular. O volume de componente sanguíneo, necessário para provocar aumento específico do hematócrito do paciente, é dependente da característica da transfusão, se foi transfundido sangue total ou papa de hemácias e se há hemorragia ou hemólise contínua.[11]

Um gato de 2 a 4 kg pode receber de 40 a 60 mℓ de sangue total por via intravenosa, ao longo de 30 a 60 min, na velocidade de 5 a 10 mℓ/kg/h. A seguinte fórmula pode ser usada para estimar o volume de sangue necessário para a transfusão em um gato:[11]

$$\text{Volume de sangue (m}\ell\text{)} = \text{Peso corporal (kg)} \times 70 \times \frac{\text{Ht desejado} - \text{Ht do receptor}}{\text{Ht do doador com anticoagulante}}$$

Reaquecimento

A hipotermia provoca alteração de perfusão, à medida que produz alterações cardíacas, vasodilatação, fluxo sanguíneo deficiente e coagulopatias. Importância maior deve ser dada durante o monitoramento da temperatura do paciente. Além da temperatura retal, deve ser aferida a temperatura no espaço interdigital. A diferença obtida (δT), quando superior a 3,5°C, implica queda de perfusão periférica.[19]

O reaquecimento é um elo importante para o restabelecimento do mecanismo termorregulatório e da função cardiovascular, além de favorecer o retorno do nível de consciência do animal, já que em baixas temperaturas ocorre depressão do sistema nervoso central.[2]

O método mais seguro e eficiente de restaurar a temperatura é a inspiração do ar aquecido, pois o aquecimento direto da pele pode provocar vasodilatação, resultando em redistribuição de sangue e comprometimento futuro dos órgãos vitais.[2,6]

O aumento do calor corpóreo também pode ser obtido por meio da administração intravenosa de líquidos aquecidos a 37,7 a 39,4°C,[2] utilizando-se bolsas térmicas nas axilas, área inguinal e pescoço (próximo a grandes vasos) e a partir do uso de lâmpadas de infravermelho (nunca com o foco direto para o animal), incubadoras e colchonete térmico.[2,5,6] Neste último caso, cuidados devem ser sempre tomados para evitar queimaduras de pele, controlando-se a temperatura dos dispositivos e introduzindo-se uma barreira entre a fonte de calor e o paciente (Figura 11.3). Uma medida alternativa é construir uma tenda com cobertor, utilizando-se ar quente a partir de sopradores, com o intuito de reter o calor, disponibilizando-o para o animal.[2] De qualquer modo, o aquecimento do ar inspirado ainda é o melhor e mais seguro método de aquecimento de pacientes graves.

A aplicação da fonte de calor deve ocorrer de modo gradativo, pois o reaquecimento precoce ou muito rápido pode agravar a hipotensão.[5,6] Deve-se evitar que a temperatura eleve-se mais rápido que 1°C a cada 30 min.[5] Sugere-se um aumento de 0,5°C por hora, até que seja alcançada a temperatura retal de 37°C, na qual as funções coagulatórias e cardiovasculares são restauradas.[6]

Durante o período de reaquecimento e o período subsequente, é indispensável monitorar o paciente quanto à presença de hipotensão arterial, arritmias, desequilíbrio acidobásico e eletrolítico, depressão do sistema nervoso central e complicações pulmonares.[2]

Em um estudo experimental em ratos, no qual se induziu o reaquecimento durante o período de choque, antes de ser realizada a reanimação, encontrou-se sobrevivência, durante o choque e a pós-reanimação, significativamente maior do grupo controle. O reaquecimento de pacientes humanos politraumatizados, em associação à administração de fluidos de reanimação, teve efeito positivo sobre a diminuição acentuada do tempo de permanência na UTI e mortalidade reduzida, por diminuir a perda sanguínea e a necessidade de reposição adicional de fluidos. Estas informações, aliadas ao conhecimento dos mecanismos fisiopatológicos de choque no gato, devem ser consideradas na formação do choque hipovolêmico.[2]

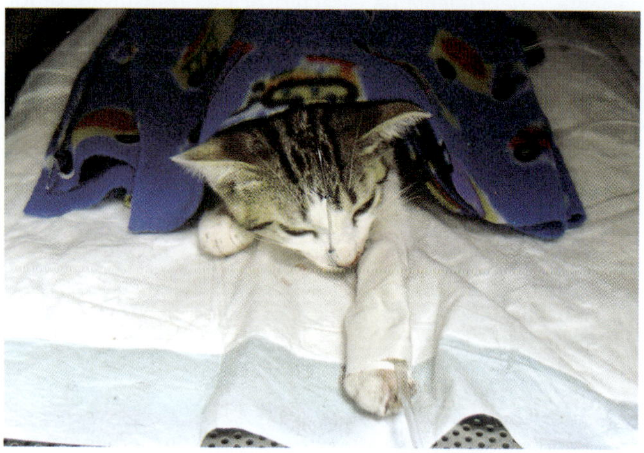

Figura 11.3 Cuidados com a utilização do colchão térmico.

A restauração do volume circulante é essencial durante o período de reaquecimento, devendo ser minuciosa e controlada nos gatos, simultaneamente à temperatura.[2]

Terapia antibiótica

Se houver suspeita de processo séptico, é essencial a realização de terapia antimicrobiana de amplo espectro, até que seja possível a obtenção do antibiograma, necessário para direcionar o tratamento.[6,15]

Ainda que a presença de um foco infeccioso não seja evidente, a antibioticoterapia é indicada como medicação coadjuvante, no tratamento de todos os tipos de choque.[5,15] A isquemia, em nível esplênico, favorece o aumento na produção de endotoxinas pelas bactérias presentes no trato digestivo. Em nível gastrintestinal, resulta em perfusão inadequada.[5,16] A maioria dos pacientes gravemente enfermos apresenta, além da má perfusão gastrintestinal, inflamação sistêmica, as quais representam alto risco de translocação bacteriana.[5,15]

Deve-se lembrar de que a capacidade de metabolização e eliminação dos antibióticos, em gatos criticamente enfermos, encontra-se comprometida, e os possíveis efeitos colaterais dos fármacos devem ser considerados na escolha do medicamento.[2]

Manejo nutricional

O animal em choque ou sepse encontra-se em um estado hipermetabólico, resultando em maior demanda energética.[5,20] Além disto, o lactato produzido pela glicólise anaeróbica resulta em um ganho de somente dois trifosfatos de adenosina (ATP) por molécula de glicose, comparado com o ganho de 38 ATP oriundos do metabolismo oxidativo, e o paciente tem um gasto de 12 ATP para converter novamente o lactato em glicose.[3] Desse modo, é um erro considerar a fluidoterapia como modo de suporte nutricional para pacientes hospitalizados,[3] mesmo porque os felinos são carnívoros essenciais e necessitam de níveis elevados de proteína como fonte de energia, além de outras exigências nutricionais.[2]

Manejo hospitalar

Alguns cuidados de enfermagem são vitais para a recuperação do paciente:[5,9,21]

- Conforto: acomodar o paciente em cama macia e limpa, alternando a postura a cada 4 h
- Higiene: monitorar cateteres e sondas, realizar cultura bacteriológica e higienização
- Favorecer o retorno das funções orgânicas, estimulando a evacuação e a micção, realizando o controle da dor (manutenção da função cardiovascular e do bem-estar do paciente)
- Instituir fisioterapia (movimentos de flexão e extensão dos membros, massagem vigorosa em todo o corpo, tapotagem torácica para drenar secreções)
- Estimular visita do proprietário

- Manipular o paciente cuidadosamente e de modo carinhoso
- Minimizar o estresse.

Controle do estresse

A saúde mental do gato é tão importante quanto a saúde física.[2] O estresse envolve a secreção de catecolaminas ou a ativação do eixo hipotalâmico-pituitário-adrenal (HPA) e inclui tanto adaptações fisiológicas como emocionais. Certo nível de estimulação é necessário para a saúde, no entanto, os felinos têm necessidades físicas e comportamentais distintas e únicas, respondendo de modo particular ao estresse, quando comparados a outros animais.[21]

Em um ambiente hospitalar, quando as necessidades especiais de um felino são ignoradas, o estresse resultante tem efeitos nocivos, podendo causar respostas metabólicas adversas, capazes de provocar desidratação, depressão mental, resistência à insulina e suscetibilidade à infecção, além de anorexia, desenvolvimento de úlceras gástricas, diminuição da capacidade reprodutiva e morte. O aumento da permeabilidade endotelial e epitelial secundária às vias de resposta ao estresse pode levar ao desenvolvimento de patologias relacionadas com a bexiga urinária, o tecido gengival, a pele, os pulmões e o trato gastrintestinal. O estresse ainda compromete o aspecto imunológico, diminuindo a resposta do animal contra infecções, podendo reativar infecções latentes.[21]

Um local adequado de internação deve levar em consideração as necessidades físicas e comportamentais desses pacientes, como, por exemplo, mantê-los em ambientes silenciosos, separados das áreas com cães latindo.[21] Também é importante para os gatos ter água fresca, um lugar afastado da sua caixa de areia para a alimentação e um local aconchegante para dormir. Disponibilizar uma caixa para o gato se esconder ou usar outras técnicas para obstruir sua visão de outros animais (inclusive outros gatos), quando for possível, reduz o seu nível de medo e de estresse.[2] O biorritmo dos felinos pode alterar-se, quando estes são expostos continuamente à luz, na UTI.[2] O gato tem grande necessidade de dormir e, quando impedido, torna-se irritável. Quando possível, deve-se diminuir ou apagar as luzes, para estimular e promover o sono.[2,5]

Cuidados de higiene e carinho são necessários para sua melhor permanência (Figura 11.4). Pequenas mudanças podem afetar sua saúde emocional, o que pode resultar tanto em benefícios como em recuperação mais rápida e prevenção de doenças.[21]

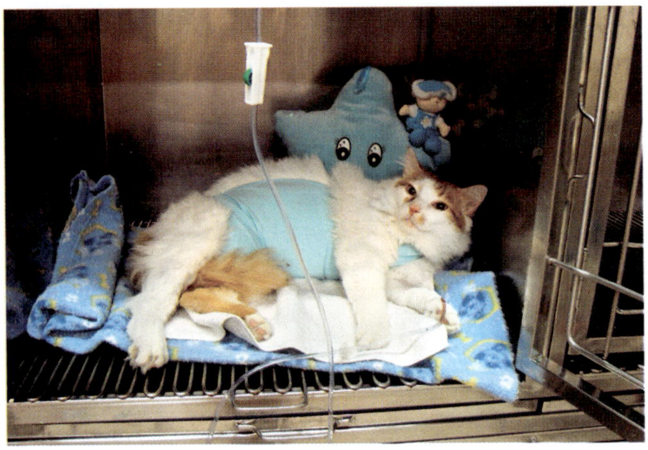

Figura 11.4 Cuidados de higiene, conforto e carinho na internação.

No contexto hospitalar, o contato humano pode ser benéfico durante todos os estágios de doença e cura. Os funcionários do hospital podem oferecer contato gentil, mas pesquisas sugerem que a melhor abordagem é o contato com pessoas familiares.[21]

O conhecimento da personalidade e do comportamento dos gatos é essencial para assegurar uma abordagem adequada, pois, longe de seu ambiente habitual, eles podem definhar facilmente. Entre tantos desafios para sua recuperação, coisas simples como uma cama macia, o fornecimento de água fresca e um alimento de seu agrado, além de muita atenção e carinho, não devem ser esquecidas.

Monitoramento na sala de urgência

Os testes diagnósticos de emergência devem incluir hematócrito, sólidos totais, glicose, lactato, bilirrubina, potássio, creatinina sanguínea e densidade urinária.[11,18] Em seguida, deve-se realizar hemograma e esfregaço de sangue periférico, para avaliar a contagem de plaquetas e a morfologia das hemácias e leucócitos, além da obtenção dos valores de eletrólitos, gasometria arterial, parâmetros da coagulação, perfil bioquímico sérico e exame de urina.[11]

O período de monitoramento é realizado ao se alcançar a estabilidade do paciente. Todos os parâmetros avaliados devem ser registrados, para que seja traçado um prognóstico seguro, possibilitando a previsão de futuras complicações.[11,20] A frequência com que o acompanhamento é realizado depende da gravidade da doença do paciente,[15] mas, em geral, recomenda-se avaliação clínica periódica, pelo menos a cada meia hora, nos pacientes críticos, e a cada quatro horas, nos pacientes fora de risco imediato.[20] Os parâmetros de monitoramento são descritos no Quadro 11.1.

Em pacientes críticos, o exame físico é caracterizado pela observação do nível de consciência e das características das membranas mucosas, temperatura central e periférica, caracterização do pulso femoral, tempo de enchimento e esvaziamento jugular e do monitoramento do débito urinário, que, indiretamente, fornecem informações sobre a condição de perfusão cerebral e periférica, da volemia (na ausência de alte-

Quadro 11.1 Parâmetros de monitoramento do paciente crítico.

- Exame físico
- Pressão arterial média
- Eletrocardiograma (contínuo)
- Temperatura retal
- δT
- Tempo de enchimento jugular ou pressão venosa, quando possível a instalação de cateter
- Diurese com cateter urinário em sistema de coleta fechado
- Oximetria de pulso
- Glicemia, gasometria e eletrólitos
- Hematócrito
- Proteínas totais
- Hemograma completo* (diariamente)
- Perfil de coagulação (diariamente)
- Perfil bioquímico sérico (a cada 2 dias ou de acordo com a necessidade)
- Radiografias torácicas** (inicialmente, a qualquer sinal de desconforto respiratório)
- Lactato

*O hemograma deve ser realizado na frequência estipulada somente se o animal apresentar condições clínicas compatíveis. **Gatos dispneicos não devem ser submetidos a exames radiográficos antes de serem estabilizados.

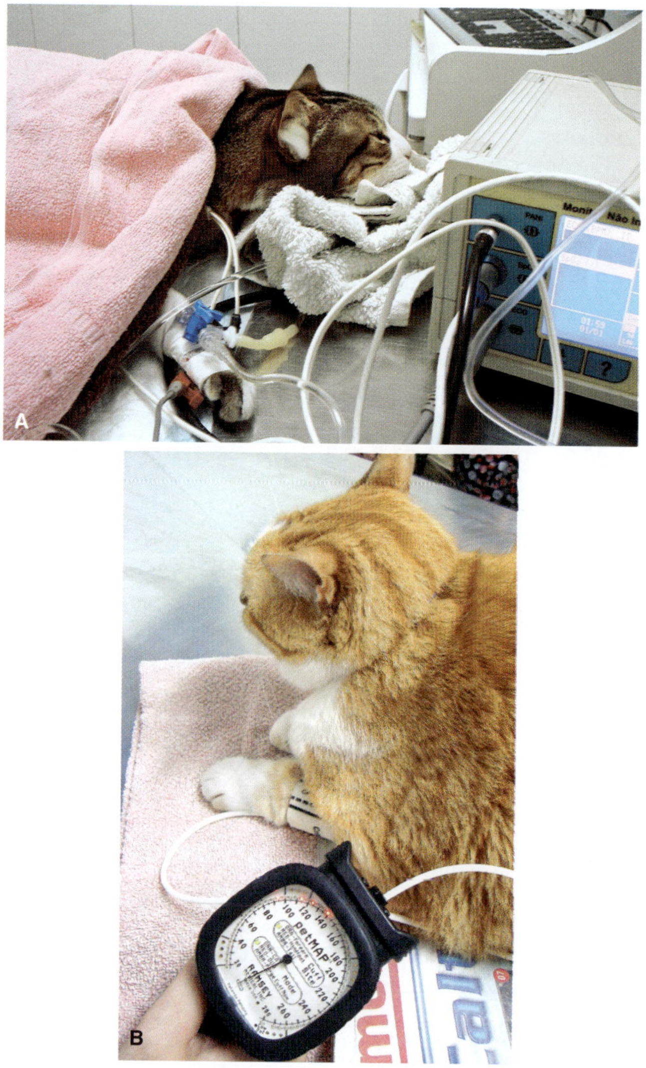

Figura 11.5 A e **B.** Métodos não invasivos de mensuração da pressão arterial.

rações cardiovasculares concomitantes) e da circulação renal.[19] A pressão arterial correlaciona-se a débito cardíaco, volemia, resistência e capacidade vascular, podendo ser utilizada na avaliação da perfusão, sendo um dos métodos mais efetivos de monitorar respostas em quadros de choque, juntamente com a curva de lactato.[18] Os métodos não invasivos mais comuns são o oscilométrico (Figura 11.5 A) e o uso do Doppler.[1,19] Atualmente, encontram-se disponíveis no mercado aparelhos para aferir pressão arterial específicos para uso em pequenos animais (Figura 11.5 B).

Um conjunto de medidas faz-se necessário nas emergências felinas, compreendendo desde o atendimento inicial de qualidade e do diagnóstico correto, até a estabilização, o monitoramento e a realização de terapêutica adequada. Os gatos apresentam maiores riscos à intoxicação. Assim, é importante redobrar a atenção durante a administração de alguns fármacos.

Interações medicamentosas

O uso intencional, acidental ou em excesso de algumas substâncias ou produtos químicos pode resultar em reações graves nos felinos, podendo levar o animal a óbito,[22] caso não seja possível o atendimento emergencial. A maioria das diferenças na terapêutica desta espécie refere-se a particularidades farmacocinéticas no metabolismo de fármacos.[23] No entanto, a sensibilidade incomum de receptores locais a certas substâncias,[23,24] a suscetibilidade da hemoglobina felina em oxidar (resultando na formação de corpúsculos de Heinz e metemoglobina)[22-24] e as particularidades comportamentais do gato tornam estes animais mais propensos à intoxicação.[23]

Processamento dos fármacos

A cinética da absorção de fármacos é similar entre cães e gatos, independentemente da via de administração.[23,24] A maior diferença está na distribuição e no metabolismo hepático dos fármacos,[23] contudo, a eliminação também pode ser prolongada na espécie felina, considerando que existem diferenças na estrutura das proteínas plasmáticas entre as duas espécies, na qual os fármacos se ligam para limitar sua concentração nos tecidos.[24]

Os cães têm volume sanguíneo, por quilograma de peso corporal, aproximadamente 50% maior do que o dos gatos[1] e, portanto, as concentrações plasmáticas dos fármacos podem diferir no caso daqueles confinados ao compartimento plasmático, podendo haver supersaturação na espécie felina.[23] A distribuição dos fármacos também se altera durante as enfermidades em gatos, devido a sua maior predisposição à desidratação.[24]

Contraditoriamente aos fármacos hidrossolúveis, que podem ser excretados na urina sem serem metabolizados, os lipossolúveis necessitam ser convertidos em metabólitos hidrossolúveis para serem excretados.[2,23]

O metabolismo no fígado envolve dois tipos de reação bioquímica, conhecidos como reações de fase I e fase II.[23-25] As reações de fase I consistem em oxidação, redução ou hidrólise.[23] Se tanto a molécula original quanto o produto decorrente da fase I tiverem em sua composição grupos como OH, COOH, NH_2, HN e SH, serão suscetíveis à conjugação, isto é, à fixação de um grupo substituinte. Esta etapa de síntese é denominada reação de fase II. O conjugado resultante é quase sempre farmacologicamente inativo e menos lipossolúvel do que seu precursor, sendo excretado na urina ou na bile.[23-26] O ácido glicurônico e a glutationa são dois dos conjugados mais comuns; outros incluem a conjugação com grupos sulfato, acetil, glicina e metil.[23,26]

Os gatos tendem a ser deficientes em algumas famílias de glicuronil transferases, as quais são importantes para a glicuronidação.[2,23,24,26] Como resultado, os fármacos que são excretados como conjugados de glicuronídio em outras espécies podem ter meia-vida prolongada em gatos, aumentando o risco de toxicidade, em decorrência do seu acúmulo no organismo.[23,26]

O fato de a redução da capacidade de formar conjugados de glicuronídio representar ou não risco significativo para os felinos dependerá da substância específica em questão e da disponibilidade de trajeto alternativo para esta molécula.[26] Um fármaco ou substância química pode se acumular em gatos, dependendo da quantidade presente e de os trajetos alternativos serem ou não inadequados para aquela molécula específica. Importância crítica é dada a este fato, quando se extrapolam terapêuticas de outras espécies para a felina.[24,26] O risco de acúmulo de uma substância aumenta ao intercambiar-se a mesma dosagem entre espécies, sem considerar diferenças na distribuição dos fármacos. Intervalos mais longos entre dosagens ou sua redução são indicados em alguns casos[26] (Quadro 11.2), enquanto, em outros, a utilização do fármaco não é recomendada (Quadro 11.3).[2,23,24]

Quadro 11.2 Fármacos terapeuticamente úteis que devem ser utilizados com restrições em gatos.

• Ácido acetilsalicílico	• Furosemida
• Cetoconazol	• Griseofulvina
• Cloranfenicol	• Lidocaína
• Diazepam	• Metronidazol
• Dipirona	• Morfina
• Doxorrubicina	• Propofol
	• Tetraciclinas

Quadro 11.3 Fármacos potencialmente tóxicos não recomendados para felinos.

• Paracetamol (acetaminofeno)	• Escopolamina
• Ácido benzoico	• Estreptomicina
• Ácido mefenâmico	• Fenacetina
• Álcool benzílico	• Fenilbutazona
• Apomorfina	• Fenitoína
• Azatioprina	• Hexaclorafeno
• Azul de metileno	• Ibuprofeno
• Benzoato de benzila	• Naproxeno
• Benzocaína	• Organofosforados
• Cisplatina	• Propiltiouracila
• Cloridrato de fenazopiridina	• Salicilato de bismuto
• Di-hidroestreptomicina	• Sulfassalazina
• Enemas de fosfato de sódio	• Tiacetarsamida

Apesar de a acetilação ser bem desenvolvida nos felinos,[2,23] a sulfatação é o principal trajeto metabólico. Porém, a sua capacidade torna-se saturada à medida que aumenta a dose administrada.[2,23,24]

Além disso, gatos inapetentes não disponibilizam proteínas dietéticas que constituem fonte essencial de sulfato e outros compostos usados no metabolismo de fase II, resultando em maior suscetibilidade a reações adversas, em razão da redução do metabolismo.[23]

Lesões oxidativas eritrocitárias

Existem dois sítios nas hemácias mais suscetíveis à lesão oxidativa: os grupos sulfidrila na porção globina, resultando na formação de corpúsculos de Heinz, e os grupos heme, que, quando oxidados, levam à ocorrência de metemoglobinemia.[27]

O organismo tem um mecanismo de defesa contra lesões oxidativas. A glutationa produzida pelas hemácias tem a função de se ligar a agentes oxidantes, evitando lesões celulares. A enzima metemoglobina redutase e o cofator NADH realizam a redução retrógrada da metemoglobina em hemoglobina.[24] Na ausência de enzimas necessárias para a redução da metemoglobina e ao ocorrer acúmulo de oxidantes induzidos por agentes químicos endógenos ou exógenos, se estes sistemas estiverem exauridos,[22-24] tornam-se presentes os danos oxidativos eritrocitários.[26]

A metemoglobinemia ocorre quando há oxidação do ferro ferroso (+2) presente na hemoglobina em ferro férrico (+3),[24,27,28] podendo ser reversível. Todavia, a capacidade de transporte de oxigênio é perdida.[24,28]

A formação de corpúsculos de Heinz é uma alteração irreversível que resulta em aumento da fragilidade das hemácias.[27-30] Teoricamente, todas as espécies de animais domésticos podem desenvolver corpúsculos de Heinz, mas os gatos são mais predispostos, pelo fato de haver fácil dissociação da sua hemoglobina (de tetrâmeros para dímeros)[28] e devido à característica da hemoglobina felina de ter mais grupos sulfidrila oxidáveis por molécula (8 a 20 grupos sulfidrila), quando comparada com 2 grupos sulfidrila na maioria das outras espécies.[22,24,27]

Ao oxidar os grupos sulfidrila da molécula de hemoglobina com sua consequente desnaturação, há formação de corpúsculos de Heinz.[24,28] Estes precipitados de hemoglobina na superfície das hemácias são responsáveis por reduzir a sobrevida destas células, tornando-as mais propensas à hemólise intravascular[22,30] e por provocarem a ocorrência de anemia hemolítica por corpúsculos de Heinz (AHCH), basicamente extravascular, quando a hemácia alcança um nível crítico de fragilidade e deve ser retirada da circulação.[28,29]

Outros fatores, no entanto, estão relacionados com a destruição de hemácias contendo corpúsculos de Heinz em gatos, como a peroxidação lipídica da membrana eritrocitária, a depleção de glutationa, a redução da flexibilidade da membrana eritrocitária, o desequilíbrio de cálcio e potássio e a exposição de antígenos na superfície das hemácias, resultando na ligação de anticorpos.[22,27]

O baço felino é relativamente ineficaz, em termos da remoção destes agregados eritrocitários da circulação periférica, devido a sua natureza não sinusoide.[27,28,30] Como consequência, pode ser observado maior número de corpúsculos de Heinz no sangue dos felinos, mesmo em gatos clinicamente normais.[27,28] A presença de grande quantidade de corpúsculos de Heinz não indica, necessariamente, crise hemolítica iminente, pois eles podem estar presentes em diversas doenças, em gatos,[28] incluindo lipidose hepática, diabetes *mellitus* com ou sem cetoacidose, hipertireoidismo, linfoma e hipofosfatemia.[22,27,30]

Manifestações clínicas e achados do exame físico

As manifestações clínicas são variadas. No caso de AHCH, as mucosas estão pálidas, podendo também estar ictéricas ou cianóticas. Outros achados significativos são fraqueza, depressão, taquicardia e taquipneia. Diante da ocorrência de metemoglobinemia, as mucosas se tornam cianóticas ou com coloração acastanhada,[28,29] podendo haver edema de face e pés, ptialismo, depressão, hipotermia, vômitos, urina e fezes de coloração alaranjada (no caso de uso de fenazopiridina) ou azulada (uso indevido de azul de metileno) (Figura 11.6).[24,29]

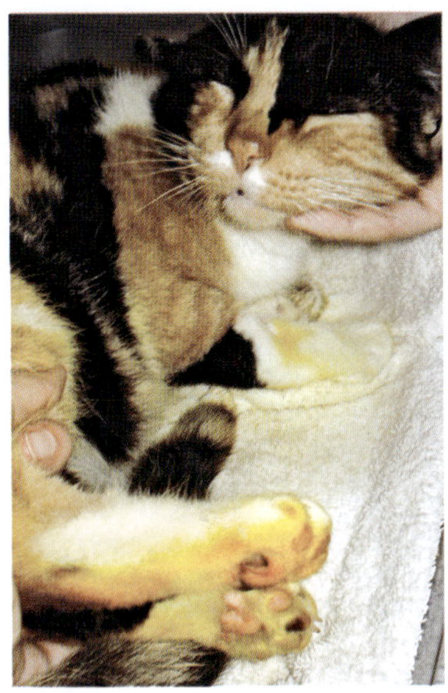

Figura 11.6 Note mancha alaranjada nos membros pélvicos de origem urinária, após administração de fenazopiridina.

Diagnóstico

Considerando a diversidade de agentes químicos capazes de causar lesão oxidativa às hemácias felinas, torna-se primordial a realização de anamnese detalhada.[28] Serão apresentados, no Quadro 11.4, alguns fármacos associados à formação de corpúsculos de Heinz, com ou sem anemia hemolítica e metemoglobinemia associadas, e os principais sinais clínicos encontrados.

Os corpúsculos de Heinz podem ser observados em esfregaço de sangue periférico,[22] utilizando-se corantes hematológicos de rotina, como, por exemplo, o azul de metileno e o Wright.[22,28] Nestes casos, os corpúsculos de Heinz coram-se, respectivamente, em azul e rosa-pálido, apresentando-se como grandes inclusões solitárias na superfície das hemácias. Uma resposta regenerativa à AHCH é possível, após alguns dias, sendo delimitada pelo número crescente de reticulócitos agregados circulantes, em substituição às hemácias lesadas.[28]

Como teste de triagem para metemoglobinemia, pode ser utilizado um papel-filtro branco com uma gota de sangue do paciente. Em caso positivo, a coloração do sangue é evidentemente acastanhada. Alguns laboratórios comerciais oferecem o serviço de dosagem sanguínea para níveis de metemoglobina.[28]

Embora AHCH não seja reversível, o prognóstico de recuperação é melhor do que o de metemoglobinemia, que pode resultar em morte, se o potencial de transporte de oxigênio cair abaixo do nível crítico. Estes pacientes têm menor probabilidade de sobreviver sem internação.[28]

Quadro 11.4 Compostos que induzem lesões oxidativas às hemácias felinas.

Paracetamol (acetaminofeno): fármaco não esteroide que pode resultar em grave toxicidade em gatos. É transformado no fígado por meio da oxidação mediada pelo citocromo P450 em N-acetil-P-benzoquinoneimina, uma substância tóxica que pode causar lesão oxidativa de hemácias, além de danos aos hepatócitos. Os gatos desenvolvem, com rapidez, anemia hemolítica por corpúsculos de Heinz e metemoglobinemia, podendo resultar em morte em 48 h após a ingestão. A dose tóxica para gatos é a partir de 50 mg/kg. Os sinais clínicos incluem: angústia respiratória, devido à baixa capacidade de carrear oxigênio; cianose; letargia; salivação; vômito; edema de face e patas

Antissépticos das vias urinárias: o azul de metileno e o cloridrato de fenazopiridina são antissépticos das vias urinárias para uso humano. Sua utilização é contraindicada em gatos, por provocar lesões oxidativas irreversíveis da hemoglobina, resultando na formação de metemoglobinemia, corpúsculos de Heinz e hemólise intravascular. A anemia ocorre dentro de 2 a 15 dias, depois de realizada a terapia. As mudanças hematológicas são observadas após 5 dias do início do tratamento. Os sinais clínicos de intoxicação são: depressão; dispneia; urina e fezes de coloração azulada ou alaranjada; mucosas pálidas ou ictéricas

Benzocaína: anestésico local utilizado para facilitar a intubação traqueal ou para o controle de prurido da pele, podendo levar ao desenvolvimento de metemoglobinemia. Os sinais clínicos observados após seu uso são: vômito; dispneia; mucosa cianótica; taquicardia; taquipneia; prostração. Pode-se observar edema laríngeo, edema pulmonar agudo e fatal

Naftaleno: princípio ativo de bolas de naftalina; tem alto potencial tóxico. Os sinais clínicos associados à intoxicação incluem vômito, estimulação do sistema nervoso central e toxicidade hepática. Geralmente, o hemograma revela a presença de corpúsculos de Heinz e anemia. Pode haver formação de metemoglobinemia

Propofol: componente fenólico que requer glicuronidação para ser excretado pelos rins. A deficiência na biotransformação deste fármaco, associada a administrações prolongadas ou em dias consecutivos, pode causar lesões celulares oxidativas. Além disso, alguns animais podem apresentar alergia a componentes do anestésico

Tiossulfatos (cebola, alho e cebolinha): contêm compostos sulfóxidos que podem causar lesão oxidativa em hemácias, provocando anemia por corpúsculos de Heinz, metemoglobinemia e hemólise intravascular. Os sinais clínicos incluem fraqueza, letargia, taquipneia, taquicardia e mucosas pálidas. Pode haver hemoglobinúria e lesão do epitélio tubular renal, como consequência de hemólise intravascular

Tratamento

O tratamento visa à remoção de qualquer fonte adicional do agente intoxicante e também à contenção e à prevenção de futuros danos oxidativos (Quadro 11.5).[24,26-29]

Abordagem para tratamento emergencial de toxicoses

Em situações em que houver risco de morte, ainda que a identidade do veneno seja conhecida, pode ser necessário instituir uma terapêutica emergencial.[26]

O provérbio "trate o paciente, não o veneno" é uma realidade, quando a substância tóxica não é conhecida ou quando não há antídoto específico, devendo-se adotar procedimentos intensivos de tratamento,[11] conforme o Quadro 11.6.

Outros fatores relacionados com as particularidades terapêuticas

Os opioides podem agir de maneira variada nos receptores localizados no sistema nervoso central. Dependendo da dosagem, do agente e da sua composição, poderão causar excitação ou depressão nos felinos.[24] As diferenças entre cães e gatos, com relação à distribuição e à afinidade de receptores de fármacos, são classicamente descritas pela morfina. Além de ter velocidade de biotransformação mais lenta, em razão da deficiência de glicuronidação, as alterações observadas nos efeitos farmacodinâmicos da morfina, em gatos, em comparação aos cães, incluem estimulação do sistema nervoso central,[23,26] redução da sensibilidade à êmese centralmente mediada e midríase,

Quadro 11.5 Intervenção terapêutica nas toxicoses por lesões oxidativas eritrocitárias.*

Terapêutica primária:

- N-acetilcisteína: no organismo, a N-acetilcisteína é rapidamente hidrolisada a cisteína, um precursor de glutationa, constituindo também uma fonte exógena de sulfato para a conjugação com o paracetamol. Em solução a 5%, pode ser usada na dosagem de 140 mg/kg, por via oral ou intravenosa, em dose única, seguida de 70 mg/kg, a cada 4 h, por 2 ou 3 dias. As soluções em concentrações maiores devem ser apropriadamente diluídas com cloreto de sódio

Terapêutica secundária:

- Cimetidina: este fármaco atua como inibidor do metabolismo oxidativo em nível hepático, sendo responsável pela formação de metabólitos não tóxicos, mais facilmente excretáveis. A dose recomendada é de 5 mg/kg, por via intravenosa, a cada 8 h
- Ácido ascórbico (vitamina C): utilizado como terapia adjuvante, podendo ajudar na redução de metabólitos tóxicos circulantes não ligados, à medida que forem recuperadas as reservas de glutationa, responsáveis por facilitar a conjugação do paracetamol. A recomendação é administrar 30 mg/kg por via oral, a cada 6 h, totalizando 7 doses
- Transfusão sanguínea: animais portadores de anemia hemolítica grave podem exigir transfusão sanguínea, sendo necessária nos pacientes em que o hematócrito cair abaixo de 20%. A capacidade de transporte de oxigênio do sangue pode estar diminuída, portanto, sinais de hipoxia justificam a transfusão, mesmo se o hematócrito estiver normal, pois este indicador não é um reflexo real da capacidade de transporte de oxigênio do sangue.

Terapia auxiliar:

- Envolve oxigenoterapia, fluidoterapia (utilizada com o objetivo de proteger o organismo contra os danos provocados pela hemoglobinúria nos túbulos renais e contra a acidose), utilização de eletrólitos intravenosos e manipulação limitada do paciente

*O tipo de tratamento pode variar de acordo com a gravidade de cada paciente.

Quadro 11.6 Tratamento intensivo básico para intoxicações.

Exame físico: deve ser breve, mas minucioso, incluindo todos os sistemas orgânicos. É importante coletar amostras de soro, urina, vômito ou lavado orogástrico, para análises toxicológicas posteriores

Estabilização dos sinais vitais: inclui quatro objetivos principais: manter a respiração e a função cardíaca, controlar a excitação do sistema nervoso central e a temperatura corporal. Deve-se colocar um cateter intravenoso, na chegada do animal, para a administração de medicamentos, fluidos e antídotos. Fluidos cristaloides (lactato de Ringer) são os de primeira escolha, podendo ser alterado, posteriormente, em função da condição hidreletrolítica e acidobásica do paciente. Também se deve avaliar a necessidade de transfusão. Gatos com sinais de angústia ou disfunção respiratória devem receber suplementação de oxigênio de modo não estressante. A temperatura corporal pode estar aumentada ou reduzida, dependendo da toxina ingerida e do estágio da intoxicação, devendo ser controlada

Obtenção de um histórico detalhado: devem-se investigar identidade do agente tóxico, volume a que o animal foi exposto, tempo decorrido da detecção do problema, primeiros sinais clínicos observados, presença de outras alterações, evolução dos sintomas, atividades recentes do animal (alimentação, tipo de dieta, acesso à rua, administração de medicamentos, exposição a substâncias tóxicas). Em situações de emergência, o histórico deve ser obtido, enquanto o animal é submetido ao exame inicial e tem seus parâmetros vitais estabilizados

Prevenção de absorção continuada da toxina: deve-se tentar remover ou evitar a absorção inicial da substância ingerida, incluindo êmese e lavagem orogástrica (eficientes nas primeiras duas horas, após ingestão da substância tóxica), catárticos e enemas. Podem-se utilizar adsorventes, resinas de troca iônica ou substâncias precipitantes ou quelantes. A indução ao vômito e a lavagem gástrica são contraindicadas no tratamento de intoxicações por ingestão de naftaleno, de produtos derivados do petróleo e de ácidos/álcalis

Administração de antídotos: deve-se administrar antídoto específico para inibir o efeito da toxina e evitar a conversão da substância em metabólitos tóxicos sempre que possível. As categorias de substâncias usadas incluem o carvão ativado, catárticos e eméticos. São recomendados para o tratamento sintomático fármacos como atropina, sedativos, esteroides, antiarrítmicos e betabloqueadores e os antídotos específicos, quando disponíveis

Estimulação da excreção e da metabolização da toxina absorvida: o aumento da excreção renal é útil para substâncias orgânicas presentes em quantidade significativa no plasma. Substâncias não iônicas e lipossolúveis são menos influenciadas pela tentativa de promover rápida excreção renal. Antes de iniciar a diurese, deve-se adequar a fluidoterapia intravenosa em função da pressão venosa central, do débito urinário e da pressão arterial normal. O uso de manitol como diurético osmótico pode reduzir a reabsorção passiva de alguns tóxicos no túbulo contorcido proximal, por reduzir a reabsorção de água. A dextrose (50%) pode ser usada como diurético osmótico e a furosemida para promover diurese. O uso de manitol, dextrose e furosemida é contraindicado a pacientes hipotensos ou hipovolêmicos. Recomenda-se atenção, para não provocar desidratação com o uso de diurético

Tratamento de suporte sintomático: inclui protetores gastrintestinais, antieméticos, analgésicos e suporte nutricional, associados ao suporte respiratório e circulatório e à manutenção das funções renal e gastrintestinal. A manutenção da perfusão renal é prioridade no paciente intoxicado, devido ao alto risco de desenvolvimento de lesão renal e insuficiência renal aguda por lesão tóxica primária ao parênquima renal ou em decorrência da hipoperfusão renal aguda ou crônica

apesar de proporcionar analgesia efetiva na dose de 0,1 mg/kg, por via subcutânea.[23]

Os fatores comportamentais também devem ser considerados na alta casuística de intoxicação entre os felinos. O fato de o gato higienizar-se aumenta a probabilidade de ingestão de medicações tópicas acidentalmente. Os felinos apresentam maiores riscos de exposição a intoxicantes tópicos, como desinfetantes (particularmente os fenólicos, que são principais candidatos a glicuronidação) ou pesticidas, e podem ser letais quando ingeridos.[23]

Outro fator relevante refere-se à alteração do metabolismo, na síndrome do choque, em que a administração de qualquer fármaco deve ser realizada com cautela.[6]

■ Conclusão

É de extrema importância, na abordagem emergencial, conhecer as diferentes respostas dos gatos, frente às síndromes, para otimizar o atendimento e direcionar a terapêutica e o monitoramento a pontos específicos.

O sucesso da abordagem envolve reconhecimento rápido, intervenção precoce, conhecimento da fisiopatologia e das peculiaridades da espécie e requer uma equipe preparada e devidamente treinada, utilizando padrões de trabalho preestabelecidos.

A fim de evitar diagnósticos errôneos e terapias inapropriadas, devem-se tomar cuidados especiais para não haver extrapolação de doses e intervalos de administração de fármacos para gatos.

O conhecimento de características específicas da espécie felina, como as citadas neste capítulo, é essencial para a intervenção consistente do paciente, maximizando sua capacidade de recuperação da doença crítica.

■ Referências

1. King L. Update on feline critical care. Proceedings of 33th World Small Animal Veterinary Association Congress; 2008 Aug 20-24; Dublin: WSAVA; 2008. Available from: http://www.vin.com/proceedings/Proceedings.plx?CID=WSAVA2008&Category=&PID=23984&O=Generic
2. KIRBY, Rebecca. The cat is not a small dog in ICU: parts I and II. Proceedings of 29th World Small Animal Veterinary Association Congress; 2004 Oct 6-9; Rhodes - Greece: WSAVA; 2004. Available from: http://www.vin.com/proceedings/Proceedings.plx?CID=WSAVA2004&Category=1255&PID=8592&O=Generic
3. Holowaychuk MK, Martin LG. Misconceptions about emergency and critical care: cardiopulmonary cerebral resuscitation, fluid therapy, shock, and trauma. Emergency and Critical Care Medicine. 2006; 420-32.
4. Barton L. Shock resuscitation: a new look at traditional endpoints. Proceedings of the 30th World Small Animal Veterinary Association Congress; 2005 May 11-14; Mexico City: WSAVA; 2005. Available from: http://www.vin.com/proceedings/Proceedings.plx?CID=WSAVA2005&Category=1545&PID=10942&O=Generic
5. Raiser AG. Choque. In: Rabelo RC, Crowe JR, Dennis T. Fundamentos de terapia intensiva veterinária em pequenos animais: condutas no paciente crítico. Rio de Janeiro: LF Livros; 2005. p. 71-104.
6. Otto CM. Emergências clínicas. In: Lorenz MD, Cornelius LM, Ferguson DC. Terapêutica clínica em pequenos animais. Rio de Janeiro: Interlivros; 1996. p. 373-418.
7. Day TK, Bateman S. Síndrome choque. In: Dibartola LA, Stephen P. Anormalidade de fluidos, eletrólitos e equilíbrio ácido-básico na clínica de pequenos animais. 3. ed. São Paulo: Roca; 2007. p. 523-46.
8. Paixão N. Sepse e síndrome da resposta inflamatória sistêmica (SIRS). In: Rabelo RC, Crowe JR, Dennis T. Fundamentos de terapia intensiva veterinária em pequenos animais: condutas no paciente crítico. Rio de Janeiro: LF Livros; 2005. p. 113-26.
9. Kirby R. Feline shock and resuscitation. Proceeding of the 30th World Small Animal Veterinary Association Congress; 2005 May 11-14; Mexico City: WSAVA, 2005. Available from: http://www.vin.com/proceedings/Proceedings.plx?CID=WSAVA2005&Category=1545&PID=10945&O=Generic
10. Crowe JR, Dennis T. Hemorragias catastróficas. In: Rabelo, RC, Crowe JR, Dennis T. Fundamentos de terapia intensiva veterinária em pequenos animais: condutas no paciente crítico. Rio de Janeiro: LF Livros; 2005. p. 137-44.
11. Ford RB, Mazzaferro EM. Manual de procedimentos veterinários & tratamento emergencial. São Paulo: Roca; 2007.
12. Rabelo RC. Fluidoterapia no paciente felino grave. Anais do XXIX Congresso Brasileiro da Anclivepa, Maceió - Brasil; 2008.
13. Brady CA, Otto CM, Winkle TJV, King LG. Severe sepsis in cats: 29 cases (1986-1998). Journal of the American Veterinary Medical Association. 2000;217(4):531-5.
14. Holveck S, Grande P. Hypovolemia is a main factor behind disturbed perfusion and metabolism in the intestine during endotoxemia in cat. Shock. 2002;18(4):367-73.

15. Hopper K. Systemic inflammation and sepsis: why should I care? Proceeding of the 33th World Small Animal Veterinary Association Congress; 2008 Aug 20-24; Dublin: WSAVA; 2008. Available from: http://www.vin.com/proceedings/Proceedings.plx?CID=WSAVA2008&PID=24026&O=Generic
16. Schaer M. Fluid therapy for critically ill dogs and cats. Proceeding of the 30th World Small Animal Veterinary Association Congress; 2005 May 11-14; Mexico City: WSAVA, 2005. Available from: http://www.vin.com/proceedings/Proceedings.plx?CID=WSAVA2005&Category=1545&PID=11022&O=Generic
17. Mele E, López A. Manejo inicial do paciente traumatizado. In: Tello LH. Trauma em cães e gatos. São Paulo: MedVet Livros; 2008. p. 17-31.
18. Rabelo RC. Estudio y valor pronóstico de los parámetros relacionados con supervivencia en clinica de urgencias de pequeños animales: Estudio Multicéntrico. Tesis Doctoral. Facultad de Veterinaria, Universidad Complutense de Madrid; 2008. 256p.
19. Lima FPC, Rabelo RC. Abordagem ao abdome agudo. In: Rabelo RC, Crowe JR, Dennis T. Fundamentos de terapia intensiva veterinária em pequenos animais: condutas no paciente crítico. Rio de Janeiro: LF Livros; 2005. p. 61-9.
20. Rabelo RC. Abordagem emergencial do paciente crítico. In: Rabelo RC, Crowe JR, Dennis T. Fundamentos de terapia intensiva veterinária em pequenos animais: condutas no paciente crítico. Rio de Janeiro: LF Livros; 2005. p. 3-14.
21. Griffin B, Hume KR. Recognition and management of stress in housed cats. In: August JR. Consultations in feline internal medicine. v. 5. Philadelphia: Elsevier; 2006. p. 717-32.
22. Martinie JT, Krimer P. Heinz body anemia in cats. The University of Georgia, Athens: Veterinary Clinical Pathology Clerkship Program; 2002. Available from: http://www.vet.uga.edu/vpp/clerk/Tarigo/index.php
23. Maddison JE. Considerações especiais na terapêutica felina. In: Chandler EA, Gaskell CJ, Gaskell RM. Clínica e terapêutica em felinos. São Paulo: Roca; 2006. p. 3-10.
24. Souza HJMS. Particularidades da terapêutica. In: Souza HJMS. Coletâneas em medicina e cirurgia felina. Rio de Janeiro: L.F. Livros; 2003. p. 349-61.
25. Rang HP, Dale MM, Ritter JM. Farmacologia. Rio de Janeiro: Guanabara Koogan; 2001. p 65-77.
26. Breathnach R. Abordagem para toxicologia. In: Chandler EA, Gaskell CJ, Gaskell RM. Clínica e terapêutica em felinos. São Paulo: Roca; 2006. p. 32-40.
27. Desnoyers M. Anemias associated with Heinz bodies. In: Feldman BF, Zinkl JG, Jain NC. Schalm's veterinary hematology. Baltimore: Lippincott Williams & Wilkins; 2000. p. 178-80.
28. Grace SF. Methemoglobinemia and Heinz body hemolytic anemia. In: Norsworthy GD, Crystal MA, Grace SF, Tilley LP. The feline patient. Essentials of diagnosis and treatment. 2. ed. Philadelphia: Lippincott Williams & Wilkins; 2002. p. 359-62.
29. Grace SF. Acetaminophen toxicosis. In: Norsworthy GD, Crystal MA, Grace SF, Tilley LP. The feline patient. Essentials of diagnosis and treatment. 2. ed. Philadelphia: Lippincott Williams & Wilkins; 2002. p. 109-11.
30. Knottenbelt CM, Blackwood L. Sangue. In: Chandler EA, Gaskell CJ, Gaskell RM. Clínica e terapêutica em felinos. São Paulo: Roca; 2006. p. 194-230.

Parte 3

Manejo e Controle da Dor

Karina Velloso Braga Yazbek

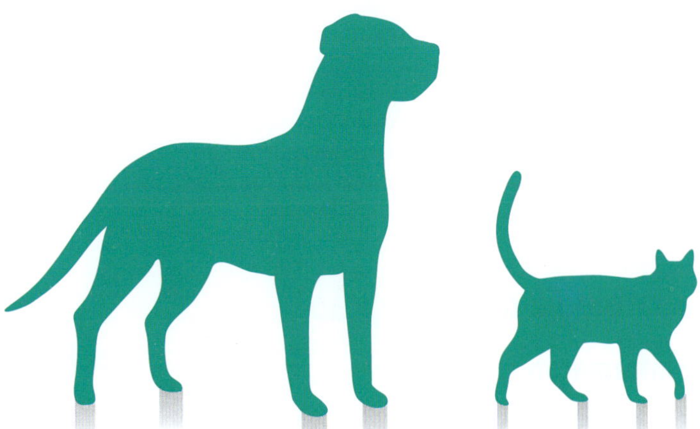

12
Fisiopatologia da Dor

Denise Tabacchi Fantoni, Sandra Mastrocinque

Introdução

Os procedimentos cirúrgicos, o trauma e as doenças sistêmicas acarretam dor nos animais. Apesar disto, muitos veterinários ainda a subestimam e acredita-se que apenas 40% dos animais submetidos a intervenções cirúrgicas recebam analgésicos de maneira adequada. É sabido, por meio da antropomorfia, que qualquer estímulo que seja doloroso para o homem também o será para os animais, visto que eles apresentam todos os componentes anatômicos e fisiológicos envolvidos no processamento da dor.[1] Desde os primórdios da civilização o ser humano tenta esclarecer as razões pelas quais a dor ocorre. Os povos primitivos colocavam a dor e os inimigos no mesmo nível, ou seja, a dor era atribuída à agressão à pessoa, aos maus espíritos, à punição por faltas cometidas. Cerca de dois mil anos atrás, havia a crença de que a dor existiria externamente ao corpo e nele penetraria como força real. Na Índia, a dor foi reconhecida como uma sensação e já era relacionada com aspectos emocionais. Na China, a dor e as doenças eram atribuídas ao excesso ou deficiência de certos fluidos no organismo. Na Grécia, nos séculos 5 e 6 a.C., foi relacionada com o cérebro e os nervos, e não com o coração. Somente após o Renascimento foi definitivamente atribuído ao SNC o papel fundamental no mecanismo das sensações e da nocicepção. Nos séculos 16 e 17, Descartes introduziu conceitos sobre a especificidade das vias nervosas envolvidas na percepção da dor que se firmaram completamente no século 19.[2,3] Apesar de sua inestimável contribuição científica, Descartes acreditava que os animais, por não possuírem alma, funcionavam como máquinas e, portanto, não necessitavam de qualquer tipo de cuidados ou comiseração quando eram submetidos à vivissecção.[2] Muitos médicos-veterinários também acreditam que a dor faz parte do processo de cura, sendo então natural que o paciente submetido a um procedimento cirúrgico sinta dor.[2]

Esse cenário felizmente tem mudado nos últimos anos, uma vez que muitos profissionais se dedicam ao estudo da dor para aperfeiçoar o diagnóstico e o tratamento dos processos dolorosos em animais.

O desenvolvimento de estratégias efetivas para o manejo da dor requer conhecimento básico de sua fisiopatologia, incluindo: vias neurais envolvidas no processamento do estímulo nocivo, resposta do sistema nervoso aos estímulos e as consequências sistêmicas dos processos dolorosos.

Fisiopatologia da nocicepção

Dor é informação

A dor é uma experiência vivenciada por quase todos os animais e constitui um instrumento de proteção, que permite a detecção de estímulos nocivos físicos e químicos, estabelece situações de limiares específicos e organizados além de sensibilizar sistemas que protegem o organismo contra futuras lesões, de acordo com vários mecanismos.[4] A dor informa ao indivíduo o perigo real ou potencial para sua integridade física. A capacidade de obter informação relevante e a possibilidade de interpretá-la constituem enormes vantagens adaptativas. Em animais mais evoluídos, os receptores sensoriais estão localizados a uma distância considerável dos efetores, razão pela qual há necessidade de um sistema que transmita informação a longa distância com rapidez e eficiência. Assim, as células que atuam como canais de comunicação entre os receptores sensoriais em um extremo e os efetores em outro são diferenciadas, especializadas e organizadas, formando, então, o sistema nervoso.[5]

Deve-se ressaltar, entretanto, que a dor é uma resposta adaptativa fisiológica, que pode se tornar um fenômeno patológico quando a informação transmitida não é real, ou quando o perigo sobre o qual alerta não pode ser evitado.

A definição padrão de dor foi criada em 1986, pelo comitê de taxonomia da Associação Internacional para o Estudo da Dor, como "uma experiência sensorial e/ou emocional desagradável que é associada a lesões reais ou potenciais".[2-5] A dor, entretanto, é uma sensação de difícil definição e pode ser mais bem entendida como uma experiência que envolve tanto aspectos fisiológicos como emocionais ou, no caso dos animais, como uma reação comportamental a essa sensação.[6] Em suma, a dor pode ser definida como a percepção central e consciente de um trauma tissular.

Atualmente, sabe-se que existe participação de grande número de centros, vias nervosas e neurotransmissores nos mecanismos centrais e periféricos envolvidos no processamento do estímulo nocivo. A dor provocada por lesão tecidual ou doença é o efeito da interação de mecanismos bioquímicos, fisiológicos e psicológicos.[7]

Em descrições prévias, as vias da dor eram divididas em três componentes básicos:

- Um neurônio de primeira ordem (corpo celular na raiz dorsal ganglionar), o qual transmitia dor da periferia para o de segunda ordem
- Neurônio de segunda ordem no corno dorsal da medula espinal, cujo axônio ascende para o trato espinotalâmico e para o tálamo onde está o neurônio de terceira ordem
- Um neurônio de terceira ordem se projeta para estruturas encefálicas.

Apesar de correta, essa descrição é considerada simplificada e atualmente os componentes das vias da dor podem ser considerados como:

- Receptores periféricos
- Mediadores químicos da dor
- Vias ascendentes
- Centros supraespinais e vias descendentes.

Essas etapas, envolvidas no processamento da dor aguda somática, serão discutidas a seguir e, posteriormente, serão abordados alguns aspectos da dor crônica e da dor visceral, as quais apresentam mecanismos distintos daqueles da dor aguda somática.

Receptores periféricos

O evento inicial na sequência de todos os outros para a geração do fenômeno sensitivo doloroso se dá pela transformação dos estímulos ambientais físicos ou químicos em potenciais de ação que, das fibras nervosas periféricas, são transferidos do sistema nervoso periférico (SNP) para o sistema nervoso central (SNC). A partir de um potencial gerado nos nociceptores (sejam eles viscerais, osteoarticulares, musculoesqueléticos ou tegumentares), o estímulo seguirá pelas fibras aferentes primárias até a medula espinal e, por meio das vias ascendentes, será projetado no córtex, onde ocorre a percepção consciente da dor, após conexões com estruturas como o tálamo e a formação reticular.[8] O receptor nociceptivo pode ser definido como um transdutor, o qual converte diversos tipos de energia em eventos que possam ser interpretados pelo sistema, nesse caso em potenciais de ação, que são o código da transmissão da informação no sistema nervoso. Eles são representados por terminações nervosas livres de fibras mielínicas A-delta e amielínicas C, presentes na pele, nas vísceras, nos vasos sanguíneos e nas fibras do músculo esquelético. A terminação nervosa livre é limitada à região da membrana axonal, a qual corresponde a poucas centenas de micrômetros da terminação axonal distal. O restante da membrana axonal não apresenta a propriedade de gerar potenciais repetitivos diante de estímulos neurais.[3,4]

As moléculas do meio ambiente atuam via segundos mensageiros ou ligam-se aos canais iônicos ou aos receptores. Estímulos químicos, mecânicos ou térmicos intensos alteram as propriedades das membranas dos nociceptores e deflagram potenciais de geração, que quando somados deflagram os potenciais de ação.[4]

Os nociceptores são classificados em três categorias, de acordo com a dimensão do corpo celular e seus axônios:[3,5-7]

- *Fibras C*: são aquelas com pequeno diâmetro (0,4 a 1,2 μm), amielinizadas e com baixa velocidade de condução; correspondem a 70% dos nociceptores cutâneos
- *Fibras A-delta*: têm diâmetro médio (2 a 6 μm), mielinização discreta e velocidade intermediária, e correspondem a 10% dos neurônios sensitivos cutâneos
- *Fibras A-beta* e *A-alfa*: têm grande diâmetro (maior que 10 μm), intensa mielinização e alta velocidade de condução, perfazendo 20% dos neurônios sensitivos cutâneos.

Apenas 20% das fibras A-alfa e A-beta estão envolvidas no processo de nocicepção, enquanto a maior parte das fibras C e A-delta é nociceptiva[6,8] (Figura 12.1). De modo geral, as fibras do tipo A-delta são responsáveis por estímulos mecânicos intensos (mecanorreceptores de alto limiar) e geram a primeira fase da dor, que é rápida e forte. As fibras C, por sua vez, induzem uma segunda fase da dor, a qual é mais duradoura, formando, na periferia, receptores de alto limiar para estímulos térmicos e/ou mecânicos (termorreceptores e mecanorreceptores). Existem ainda fibras C do tipo polimodal que respondem a estímulos térmicos, químicos e mecânicos. As fibras A-beta, na ausência de dano tecidual ou nervoso, somente transmitem informação relacionada com estímulo inócuo, como tato, vibração e pressão.[3]

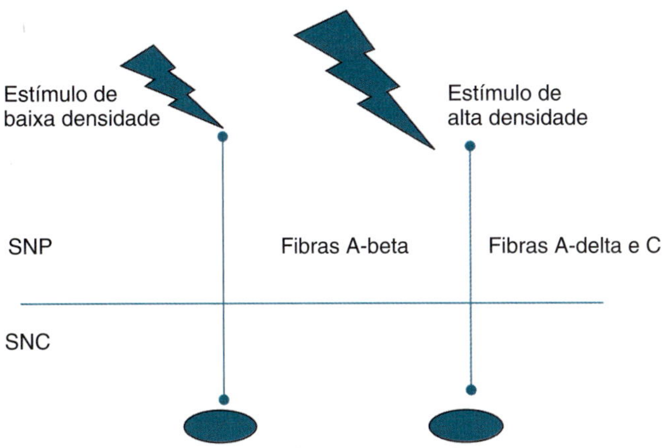

Figura 12.1 Os diferentes tipos de fibras respondem de maneira distinta aos estímulos periféricos. As fibras A-beta respondem aos estímulos inócuos como tato, vibração e pressão, enquanto as fibras A-delta e C respondem aos estímulos nocivos. (Adaptado de Lamont *et al.*[6])

Em geral, é necessário que o estímulo alcance, durante certo tempo, várias fibras, para que a percepção seja interpretada como dor. Na ausência de lesão tecidual, a estimulação repetida das fibras C polimodais produz inibição da resposta. Entretanto, se a lesão ocorre, esse fenômeno sofre processo de sensibilização tanto periférica como central. Os processos de sensibilização periférica e central serão discutidos no decorrer deste capítulo.

A porção terminal do axônio é especializada na transformação de eventos físicos e químicos que ocorrem nos tecidos em potenciais de ação, interpretados como dolorosos após seu processamento no SNC. Os estímulos alteram a atividade das membranas desses receptores e o tipo de alteração varia com a natureza do estímulo ambiental. Por exemplo, os estímulos mecânicos causam estiramento dos canais iônicos e alteram a condutância de Na^+. O mecanismo de transdução térmica está provavelmente relacionado com proteínas de membrana com elevado coeficiente de temperatura. Os receptores químicos têm alta sensibilidade a mudanças de pH e reagem a toxinas vegetais ou animais.[3]

Mediadores periféricos da dor

A atividade dos nociceptores é modulada por várias substâncias químicas, denominadas algogênicas, presentes nos tecidos e liberadas em decorrência de processos inflamatórios, traumáticos e/ou isquêmicos. Quando há lesão tecidual, os neutrófilos atraem os monócitos que se diferenciam em macrófagos, ocorrendo o aumento da sensibilidade dos nociceptores aos estímulos mecânicos e térmicos devido ao impacto da produção e à liberação desses mediadores por células não neuronais, como leucócitos, mastócitos, plaquetas e por moléculas livres nos vasos sanguíneos. Dentre as substâncias algogênicas podem-se citar: acetilcolina, prostaglandinas, histamina, serotonina, bradicinina, leucotrieno, substância P, tromboxano, fator de ativação plaquetária e os íons potássio[4,9] (Figura 12.2). As substâncias algogênicas são responsáveis pela hiperalgesia (sensibilidade exacerbada) termomecânica e pela vasodilatação observada em lesões traumáticas, inflamatórias e isquêmicas.[4] Quando ocorrem processos inflamatórios, diversos receptores que se encontram silenciosos em condições normais são ativados, especialmente os relacionados com as fibras C, podendo ocorrer dor persistente ou aumento da resposta diante de determinados estímulos ou redução do seu limiar.[6,9]

Os nervos sensitivos expressam grande variedade de receptores para mediadores inflamatórios, sendo representados por três classes principais: os acoplados a proteína G, os canais iônicos dependentes dos ligantes e os receptores de citocinas ou de tirosinoquinase.[3,4]

A liberação de trifosfato de adenosina (ATP) no tecido lesado ativa células vizinhas, entre elas os macrófagos que apresentam receptores para esse neurotransmissor. A hidrólise rápida do ATP forma adenosina, que provoca dor e hiperalgesia pela

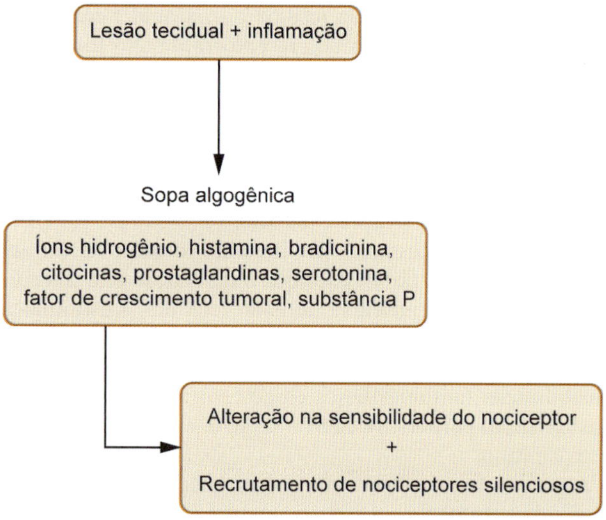

Figura 12.2 A transdução dos nociceptores pode ser modificada pela liberação de substâncias algogênicas que atuam de maneira sinérgica. Pode haver sensibilização de nociceptores, bem como recrutamento de fibras anteriormente silenciosas.

ação em receptores A2. A adenosina atua também em receptores A1, causando diminuição da excitabilidade por bloquear a permeabilidade ao íon cálcio ou aumentar a permeabilidade ao íon potássio.[8] O macrófago, ao ser estimulado, libera citocinas e prostanoides que sensibilizam neurônios sensitivos. O glutamato despolariza os neurônios sensitivos abrindo canais iônicos, culminado com inflamação e hiperalgesia. A bradicinina estimula a atividade de receptores de modo direto, principalmente nas fibras C, podendo induzir sensibilização intensa ao calor, também atuando por meio da interação sinérgica com outros algogênicos (prostaglandinas, serotonina, citocinas e histamina). A serotonina é liberada pelas plaquetas e mastócitos após a lesão do tecido, reduzindo o limiar de aferentes primários aos estímulos nociceptivos. A histamina, liberada por mastócitos, também atua nos neurônios sensitivos. Outras substâncias algogênicas de suma importância no processo doloroso são as prostaglandinas G_2, H_2, I_2 e E_2 e o tromboxano A_2. Esses são metabólitos do ácido araquidônico, o qual é liberado dos proteolipídios de membrana pela ação da fosfolipase A_2. As prostaglandinas sensibilizam os nociceptores aos estímulos térmicos, químicos e mecânicos.[3,5,9,10]

Outro peptídio, cujo papel no processo de nocicepção é largamente estudado, é a substância P. Ela causa degranulação de mastócitos com liberação de histamina, vasodilatação, extravasamento de outros algogênicos (bradicinina, serotonina) e ativação de outras células inflamatórias (macrófagos, linfócitos e monócitos). Além disso, a substância P estimula a produção de óxido nítrico, um vasodilatador contido nas camadas endoteliais dos vasos sanguíneos.[9,10]

As citocinas são proteínas regulatórias, sintetizadas quando ocorre lesão tecidual, e podem influenciar várias funções celulares como proliferação, diferenciação, expressão genética, regulação de processos imunológicos e inflamatórios, cuja expressão de seus receptores se dá em diversos tecidos, inclusive no SNC. Dentre elas estão interleucinas, interferonas, fator de crescimento tumoral e fator de ativação plaquetária. Essas citocinas são produzidas por monócitos, macrófagos, mastócitos, linfócitos B e T, células endoteliais, células gliais, fibras musculares lisas e células tumorais, sendo sua síntese estimulada por traumatismos, infecções, inflamação e presença de câncer. Elas podem ativar linfócitos, estimular o eixo neuroendócrino da dor e atuar nos processos de hiperalgesia e na dor crônica.[3,4]

Portanto, esta "sopa de substâncias algogênicas", atuando de maneira sinérgica, reduz o limiar dos nociceptores e recruta receptores silenciosos.

Sensibilização periférica

A estimulação nociva intensa e prolongada pode promover sensibilização dos nociceptores por intermédio de liberação de substâncias responsáveis por inflamação que pode durar horas ou dias, e a persistência do estímulo causa alterações no SNC.[6,8]

A resposta inflamatória que ocorre, seguida à lesão tissular, libera, conforme visto anteriormente, substâncias como prostaglandinas e leucotrienos, capazes de alterar a sensibilidade dos nociceptores, os quais passam a apresentar diminuição do limiar de excitabilidade. Além disso, os nociceptores silenciosos se tornam ativados e respondem agora de maneira intensa, mesmo a estímulos não nocivos.[9,10] Portanto, a sensibilização periférica provoca hiperalgesia, que é uma resposta exacerbada a estímulos dolorosos. A hiperalgesia primária ocorre no local da lesão, com aumento da sensibilidade a estímulos mecânicos, térmicos (em especial o calor) e químicos. A hiperalgesia secundária se dá ao redor da área lesada e caracteriza-se por aumento da sensibilidade a estímulos mecânicos e térmicos (especialmente ao frio) e os mecanismos centrais estão envolvidos em sua geração.[5,8]

Vias ascendentes

Os corpos celulares de ambos os tipos de fibras nervosas nociceptivas estão contidos na raiz dorsal ganglionar e projetam axônios que fazem sinapse com os neurônios do corno dorsal no interior da substância cinzenta medular. O impulso nociceptivo gerado pelos receptores é então processado em várias lâminas da medula espinal no corno posterior medular (CPME). O CPME não atua apenas como uma estação de coleta de informações transmitidas pelos aferentes primários, mas apresenta interneurônios que interferem no processamento das informações sensitivas, inibindo ou facilitando a transmissão dos potenciais veiculados pelos aferentes primários para o SNC. Na medula espinal, a inter-relação de neurônio espinal, excitabilidade e inibição determina a mensagem que é transmitida para centros supraespinais (tálamo, formação reticular, sistema límbico e córtex). Nesse processo estão envolvidos vários neurotransmissores excitatórios (substância P, glutamato, aspartato) e inibitórios (encefalina, serotonina, GABA, glicina, acetilcolina, norepinefrina). A estimulação de nociceptores periféricos causa liberação de neurotransmissores excitatórios no corno dorsal da medula espinal, que resulta da ativação das vias ascendentes que transmitem a dor para centros espinais.[8,9,10] A substância cinzenta da medula espinal tem 10 lâminas, que diferem entre si de acordo com o padrão arquitetônico de suas unidades celulares na medula espinal. O CPME corresponde às 6 primeiras lâminas.[5] Os neurônios nociceptivos do corno dorsal estão localizados nas lâminas mais superficiais I (lâmina marginal) e II (substância gelatinosa) e recebem conexões sinápticas diretas de fibras A-delta e C. A maioria dos neurônios da lâmina marginal processa apenas estímulos nociceptivos, seguindo para centros superiores. Porém, existem neurônios nessa lâmina, chamados neurônios de faixa dinâmica ampla (*wide range dynamic receptor* [WDR]), que respondem de maneira gradativa à estimulação mecânica nociva e inócua. A substância gelatinosa (lâmina II) é formada, quase em sua totalidade, por interneurônios excitatórios e inibitórios, alguns respondendo apenas a estímulos nociceptivos e outros com resposta a sinais nocivos e não nociceptivos.[5]

As lâminas III e IV têm neurônios que se conectam diretamente com terminais centrais de fibras A-beta, com resposta predominante a estímulos não nocivos, portanto. A lâmina V apresenta neurônios WDR que se projetam para o tronco encefálico e certas regiões do tálamo, respondendo à estimulação de fibras A-beta, A-delta e C, e recebem informação nociceptiva somática e visceral. Essa lâmina pode estar envolvida nos mecanismos que geram a chamada dor referida, na qual a percepção da dor de uma estrutura visceral lesionada é deslocada para outras áreas da superfície corporal. Os neurônios da lâmina VI estão conectados com aferentes A-beta de músculos e articulações e respondem a estímulos inócuos[3,5] (Figura 12.3).

Os neurônios de projeção do corno dorsal medular podem então ser agrupados em três populações distintas:

- *Neurônios não nociceptivos*: localizados nas lâminas III e IV, os quais recebem informações de fibras A-beta
- *Neurônios específicos de alto limiar*: localizados especialmente nas lâminas I e II e ocasionalmente nas lâminas V e VI, sendo ativados somente por estímulos nocivos de alta intensidade, provenientes de fibras C e A-delta
- *Neurônios de faixa dinâmica ampla (WDR)*: localizados na lâmina V e em menor quantidade nas lâminas I e II, que, por receberem entradas de fibras C, A-beta e A-delta, respondem tanto a estímulos nocivos como aos inócuos, apresentando a propriedade de precisão na codificação da intensidade do estímulo.[5]

A transferência das informações nociceptivas da medula espinal para as estruturas encefálicas se dá por intermédio de sistemas neuronais de projeção ascendente, compostos de fibras longas, denominados tratos. As cinco vias ascendentes principais são:[3,5,6]

- *Trato espinotalâmico*: é a via nociceptiva mais proeminente da medula espinal. Origina-se a partir de axônios das lâminas I e V a VII, os quais cruzam a linha média e se projetam para o tálamo no sentido contralateral

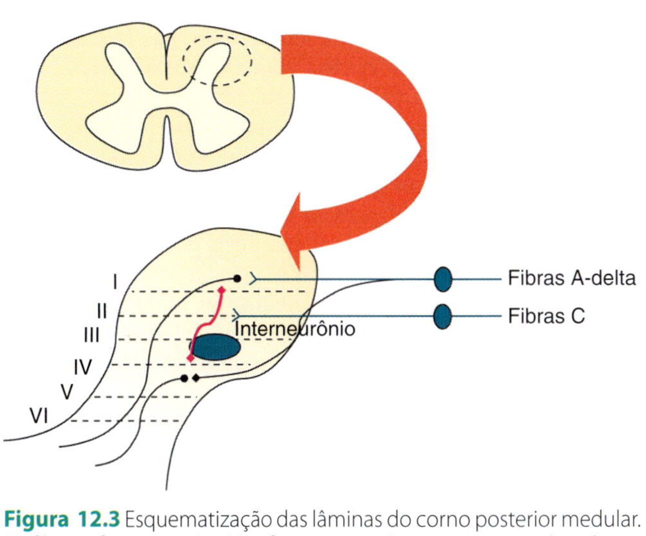

Figura 12.3 Esquematização das lâminas do corno posterior medular. As fibras aferentes primárias fazem conexão com o corno dorsal medular. Os neurônios de projeção das lâminas I e V recebem impulsos diretos das fibras A-delta e indiretos das fibras C, via interneurônios da lâmina II. (Adaptada de Lamont *et al.*[6])

- *Trato espinorreticular*: formado por axônios de neurônios das lâminas mais profundas VII e VIII que seguem para formação reticular e ascendem para o tálamo. Apesar de a maior parte dos neurônios terminar em vários núcleos da formação reticular, algumas fibras ascendem pela via medial até o tálamo
- *Trato espinocervical*: axônios das lâminas III e IV que chegam ao tálamo pelo trato cervicotalâmico
- *Trato espinomesencefálico*: axônios de neurônios das lâminas I e V que se projetam para a formação reticular, substância cinzenta periaquedutal e outras estruturas encefálicas
- *Trato espino-hipotalâmico*: axônios provenientes das lâminas I, V e VIII, que se projetam no hipotálamo, sendo este importante na ocorrência das respostas neuroendócrina e autonômica induzidas pelos processos dolorosos.

Sensibilização central

Ao compreender os eventos espinais que podem exacerbar a resposta aos estímulos aferentes, pode-se explicar a ocorrência de diversas síndromes, nas quais há alteração da relação entre estímulo e resposta. A sensibilização central é baseada na ausência dessa relação.[8] Quando há estimulação persistente de nociceptores, há redução do limiar de sensibilidade destes, ocorrendo os fenômenos de alodinia (dor por estímulos não dolorosos) e hiperalgesia, os quais persistem mesmo após a resolução da lesão tissular, demonstrando não ser a sensibilização periférica a geradora desses eventos. A ativação dos aferentes periféricos resulta na liberação de substâncias (substância P, neurocinina-A, glutamato, aspartato), as quais levam a alterações na medula espinal, via geração de potenciais pós-sinápticos. Estímulos repetidos nas fibras C causam aumento na atividade de determinados neurônios na medula espinal, e há liberação de peptídios e neurotransmissores em grande quantidade, por períodos prolongados. Como consequência há ativação de receptores como o N-metil-D-aspartato (NMDA), o que culmina com a hiperexcitabilidade de neurônios do SNC, denominada sensibilização central.[6,8]

A substância P tem papel importante nesse processo, pois causa redução do limiar de excitabilidade da sinapse, com ativação de sinapses anteriormente silenciosas. Além disto, a substância P pode causar difusão do processo doloroso no corno dorsal medular, sensibilizando neurônios a distância, com aumento da extensão da dor. A interação entre a substância P e o receptor NMDA tem suma importância no processo de hipersensibilização. Esses peptídios, liberados no interior da medula espinal, removem o magnésio do canal do receptor de NMDA, permitindo que o glutamato ative esse receptor e amplifique o impulso nociceptivo. A ativação do NMDA leva, ainda, à entrada de cálcio nos neurônios, os quais podem, então, produzir outros mediadores pela estimulação da atividade enzimática. O influxo de cálcio induz também a produção de prostanoides na medula espinal, em consequência da estimulação de fosfolipases.[9] Tais alterações resultam em dor de maior intensidade e mais prolongada.[8]

Centros supraespinais e vias descendentes

Neurônios nociceptivos foram identificados em porções da medula, ponte, mesencéfalo, tálamo, hipotálamo e córtex cerebral. O sistema reticular tem grande importância no que diz respeito à integração da experiência dolorosa, uma vez que um impulso nociceptivo produz profundas alterações na atividade neuronal reticular. Os neurônios reticulares ascendentes modulam aspectos emocionais da dor por meio de suas projeções para o tálamo medial e sistema límbico.[6]

O tálamo atua como ponto de transmissão da informação sensitiva para o córtex cerebral e é composto por vários núcleos, os quais têm papel-chave na nocicepção. Todas as aferências (somáticas ou viscerais) aos centros superiores do SNC passam por ele, direta ou indiretamente.[5]

As vias ascendentes que medeiam os aspectos discriminativos da dor terminam no núcleo talâmico lateral, ao passo que as vias que contribuem para os aspectos emocionais da dor são destinadas aos núcleos talâmicos mediais.[4]

O sistema límbico, também denominado paleocórtex, influencia o componente motivacional da dor, determinando comportamentos intencionais, diante de estímulos dolorosos.[11]

A transmissão do impulso nociceptivo ao córtex tem papel vital na integração da percepção dolorosa. Várias regiões corticais são ativadas pelo estímulo nocivo, demonstrando este ser o principal alvo do impulso gerado na periferia. Os aspectos físicos da dor são atribuídos a vias aferentes do tálamo que chegam ao córtex cerebral. O córtex sensitivo primário é o responsável por discriminar a localização e a intensidade do estímulo. A informação nociceptiva visceral chega ao tálamo com campos receptivos pouco definidos, o que limita a localização da dor. O córtex é capaz de modular tanto aspectos cognitivos como afetivos da sensação dolorosa, interferindo, portanto, nos complexos padrões comportamentais diante ao estímulo nocivo.[6]

O estímulo doloroso é modulado em diversos níveis do SNC por meio de sistemas anatômica e neurofisiologicamente diferentes, podendo um mesmo estímulo ser percebido de maneira diversa em cada indivíduo. A mensagem original pode ser modificada (exacerbada ou inibida) a cada sinapse. A dor é modulada em sua transmissão ascendente e também descendente (via córtex, tálamo, núcleo da rafe, *locus coeruleus* e *subcoeruleus*).[8] A substância cinzenta periaquedutal mesencefálica é a área mais estudada, por ser um importante sítio anatômico envolvido no sistema de analgesia endógena. Esta é uma área de rica celularidade que circunda o aqueduto cerebral e é considerada por alguns autores como uma extensão caudal do sistema límbico.[6,12] Os efeitos antinociceptivos que ocorrem após a estimulação de corpos celulares dessa região cerebral parecem ser mediados por ativação de opioides. A densa concentração de peptídios e receptores opiáceos encontrados na substância cinzenta periaquedutal enfatiza sua importância no processo de modulação inibitória da dor[6] (Figura 12.4).

Outros importantes neurotransmissores que participam da modulação inibitória da dor são a serotonina (5-HT) e a norepinefrina. A serotonina é liberada a partir de neurônios serotoninérgicos e, no SNC, se concentra nos núcleos da rafe. Os receptores para 5-HT foram divididos em 7 subfamílias (5-HT_1 a 5-HT_7). Estudos demonstram que agonistas 5-HT_{1B} induzem analgesia, enquanto agonistas 5-HT_1 estão relacionados com hiperalgesia.[12] A norepinefrina tem função antinociceptiva central, mediante ação em receptores alfa-2.[12]

O glutamato é o principal neurotransmissor excitatório entre os tratos, transferindo informações desde o trato espinotalâmico até o tálamo e do trato espinomesencefálico até a substância cinzenta periaquedutal. O aspartato também é um neurotransmissor excitatório envolvido na transmissão e no processamento dos sinais nos sistemas talamocorticais. O

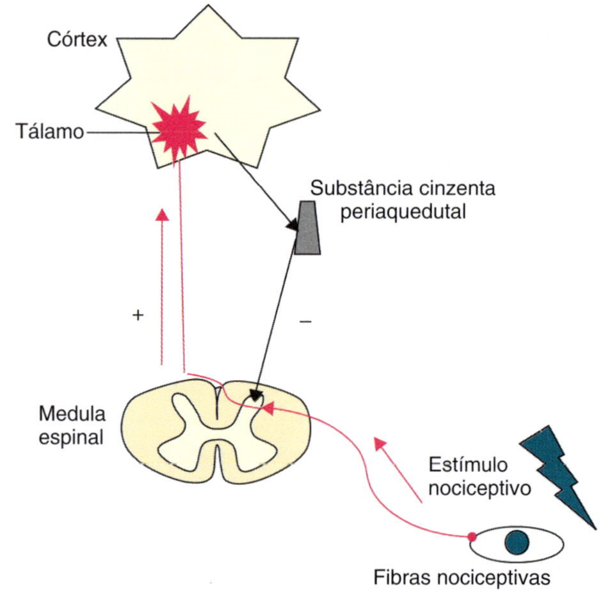

Figura 12.4 O impulso nociceptivo gerado em centros periféricos segue através da medula espinal, chegando ao tálamo e ao córtex, e sofre modulação inibitória descendente, principalmente no nível da substância cinzenta periaquedutal.

ácido gama-aminobutírico (GABA) e a glicina afetam a excitabilidade talamocortical, sendo moduladores inibitórios descendentes.[4,5,12]

A medula espinal é um local igualmente importante na modulação descendente da dor. Assim como o corno dorsal medular tem papel vital no processamento do impulso nociceptivo ascendente, também é crucial na antinocicepção descendente. Concentrações elevadas de GABA, glicina, serotonina, norepinefrina e peptídios opiáceos endógenos foram encontradas nos neurônios do corno dorsal da medula espinal, todos produzindo efeitos inibitórios na transmissão nociceptiva.[6] Basicamente, os sistemas de controle inibitórios descendentes atuam tanto pré-sinapticamente (por meio da inibição da liberação de substância P) como pós-sinapticamente.[6,12]

Como visto anteriormente, a transferência das informações nociceptivas do CPME para o SNC sofre alterações devido à participação de influências inibitórias e excitatórias atuando localmente ou a distância. A ideia de que a transmissão da informação nociceptiva na medula é o resultado do equilíbrio entre a atividade de aferentes nociceptivos e não nociceptivos foi apresentada por Melzack e Wall,[13] na década de 1960, e denominada teoria da comporta (apresentada na Figura 12.5), a qual desempenha importante papel para se entender os mecanismos de analgesia proporcionados pela acupuntura, por exemplo.

Ao adicionar um estímulo não nocivo a um nociceptivo, as fibras A-beta estimulam os interneurônios inibitórios parcial ou completamente, dependendo da intensidade do estímulo nocivo, e competem com a passagem deste até o neurônio de projeção.

Dor crônica

A dor crônica é definida como aquela que perdura por mais de 3 a 6 meses e deriva de estímulos nocivos sustentados, como inflamação persistente, ou pode ser autonômica, sem relação

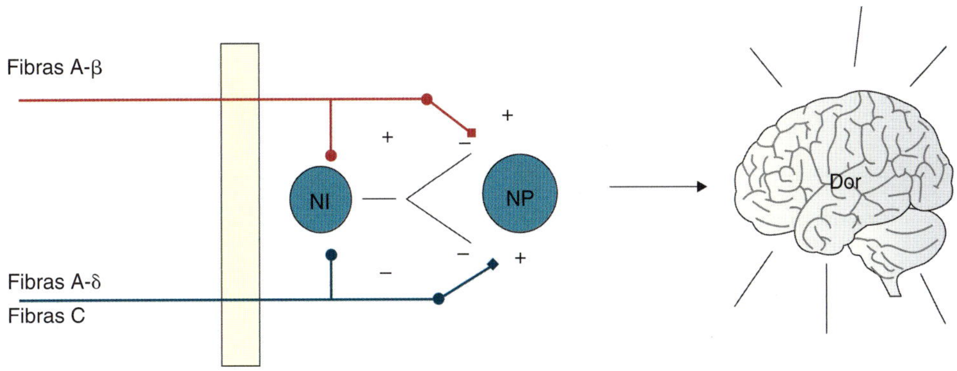

Figura 12.5 Teoria da comporta proposta por Melzac e Wall.[13] Os neurônios de projeção carreiam tanto a informação de estimulação nociceptiva (fibras A-δ e C) como a inócua (fibras A-β). Os neurônios A-β podem ativar interneurônios inibitórios (NI) que fazem sinapse com os neurônios de projeção (NP). Quando o estímulo é inócuo, há ativação de fibras A-β e o portão se fecha. Na presença de estímulo nocivo, as fibras A-δ e C bloqueiam os neurônios inibitórios abrindo o portão.

temporal com o fator que a causa.[14] A resposta ao estímulo geralmente é mais exacerbada em duração e amplitude.[6] A Associação para Estudos da Dor incorporou mais de 200 síndromes clínicas na classificação da dor crônica,[15] devido ao reconhecimento da natureza multifatorial desse tipo de dor. Dentre as síndromes mais estudadas em medicina veterinária, podemos citar: a dor do câncer, a osteoartrite e a dor fantasma pós-amputação.[6] Sabe-se que a dor crônica difere da dor aguda somática não apenas pela sua duração, mas envolve alterações fisiológicas importantes as quais reduzem a qualidade de vida do paciente.[6]

Os estudos sobre dor crônica, principalmente a dor neuropática, demonstram haver resposta anormal dos sistemas nervosos periférico e central a estímulos anteriormente inócuos, resultantes da hiperatividade das membranas excitáveis, resultando em transmissão facilitada no corno dorsal medular. Dentro desse contexto pode estar associado o fenômeno denominado *wind-up*, que é o aumento da resposta de certos neurônios nociceptivos tanto em intensidade como em duração de atividade. O estímulo repetido em fibras C pode ocasionar o *wind-up* e este é dependente da frequência dos estímulos: estímulos repetidos podem causar aumento cumulativo da despolarização. Para que esse fenômeno ocorra é necessário que o glutamato ative receptores NMDA, dos quais há deslocamento de magnésio, com passagem de cálcio para o interior de neurônios, desencadeando uma cascata de eventos. Uma vez instalado o *wind-up*, as respostas de todos os neurônios estarão aumentadas.[8] Esse mecanismo complexo determina a dificuldade do tratamento da dor crônica e a baixa resposta que certas síndromes como a dor neuropática mostram diante da terapia analgésica convencional.

Dor visceral

O tratamento da dor visceral é um desafio em medicina humana e veterinária. A maioria dos estudos sobre fisiopatologia da dor abrange apenas a dor originada da estimulação de estruturas cutâneas superficiais. Tem se tornado cada vez mais evidente, entretanto, que os mecanismos neurais envolvidos nesses dois tipos de dor são pronunciadamente distintos. As vísceras são sabidamente menos expostas aos estímulos externos, porém são alvos de doenças que causam processos álgicos. Nessas situações, a função protetora da dor, como ocorre em regiões superficiais do organismo se torna menos óbvia.[6]

A sensibilidade visceral aos diferentes tipos de estímulos mecânicos, térmicos e químicos difere profundamente da dor somática. As vísceras são mais sensíveis à distensão de paredes musculares, no caso de órgãos cavitários (bexiga urinária, trato gastrintestinal), à isquemia (em humanos destaca-se o miocárdio) e à inflamação (como no caso de pancreatite, por exemplo). Todas as vísceras abdominais e torácicas têm fibras C e A-delta polimodais que conduzem informação nociceptiva até o SNC, por intermédio de cadeias simpáticas e parassimpáticas, envolvidas no controle do reflexo autônomo das funções cardiopulmonares, gastrintestinais e geniturinárias. Há maior predominância de pequenas fibras A-delta entre o grupo de fibras tipo A e maior proporção de fibras C em relação às fibras A. Além disso, o número de fibras aferentes nas vísceras é bem inferior ao número de fibras cutâneas, sendo uma área maior inervada por menos fibras aferentes.[7] A característica de dor difusa advém do fato de as vísceras apresentarem pouca densidade de fibras aferentes com grandes campos receptivos.[5] Além de a dor visceral diferir da dor somática com respeito a sua localização, esta é acompanhada de componentes autônomos, como hipotensão, náuseas e sudorese.[5] A chamada dor referida ainda é alvo de muita controvérsia e diz respeito à presença de dor distante da área afetada. Finalmente, os fenômenos de hiperalgesia e alodinia envolvidos na hipersensibilização cutânea são muito discutidos e estudados, ao passo que há escassez de pesquisas sobre sensibilização visceral, apesar de processos inflamatórios poderem ocasioná-la.[6]

A compreensão dos mecanismos fisiológicos e das vias envolvidas no processamento dos estímulos dolorosos permite a adequada intervenção terapêutica da dor, uma vez que os diversos fármacos analgésicos atuam interferindo em várias etapas da nocicepção: inibindo os impulsos aferentes no cérebro ou medula espinal (como opioides e agentes alfa-2-agonistas), interrompendo diretamente a condução do impulso (anestésicos locais), ou prevenindo a sensibilização do nociceptor que acompanha o processo inflamatório (anti-inflamatórios não esteroides).[7] Além disso, sabe-se que, mediante o conhecimento da fisiopatologia da dor, muitos pesquisadores estudam a criação de agentes altamente específicos como agonistas ou antagonistas de receptores (p. ex., como os antagonistas de receptores NMDA) e fármacos que possam atuar perifericamente, sem ultrapassar a barreira hematencefálica, com mínimos efeitos adversos.[9]

Referências

1. Natalini CC. Terapêutica e controle da dor em animais. In: Natalini CC, editor. Teoria e técnicas em anestesiologia veterinária. Porto Alegre: Artmed; 2007. p. 230-48.
2. Rollin BE. Pain and ideology in human and veterinary medicine Semin Vet Med Surg (Small Animal). 1997;12:56-60.
3. Teixeira MJ, Figueiró, JAB, organizadores. Dor: anatomia e fisiopatologia de condições álgicas. São Paulo: Moreira Jr.; 2001. p. 1-28.
4. Teixeira MJ. Fisiopatologia da dor. In: Neto AO, Costa CMC, Siqueira JTT, Teixeira MJ, editores. Dor: princípios e prática. Porto Alegre: Artmed; 2009. p. 145-76.
5. Pisera D. Fisiologia da dor. In: Otero PE, editor Dor: avaliação e tratamento em pequenos animais. São Caetano do Sul: Interbook; 2005. p. 30-76.
6. Lamont LA, Tranquilli WJ, Grimm KA. Physiology of pain. Vet Clin North Am Small Anim Pract. 2000;30:703-28.
7. Bonica JJ. Anatomic and physiologic basis of nociception and pain. In: Bonica JJ, editor. The management of pain. Philadelphia: Lea & Febiger; 1990, p. 28-94.
8. Sakata RK, Issy AM. Fisiopatologia da nocicepção e da dor neuropática. In: Sakata, RK, Issy AM, editores. Dor. São Paulo: Manole; 2004. p. 1-16.
9. Besson JM. The neurobiology of pain. Lancet. 1999;353:1610-5.
10. Dray A. Inflammatory mediators of Pain. Br J Anaesth. 1995;75:125-31.
11. Hellyer PW, Robertson SA, Fails AD. Pain and its management. In: Tranquilli WJ, Thurmon JC, Grimm KA, editors. Lumb & Jones Veterinary Anesthesia. 4th ed. Ames: Blackwell Publishing; 2007. p. 31-57.
12. Stamford JA. Descending control of pain. Br J Anaesth. 1995;75:217-27.
13. Melzak M, Wall PD. Pain mechanisms: a new theory. Brain. 1962;85: 331-56.
14. Garcia J, Altman RD. Chronic pain states: pathophysiology and medical therapy. Semn Arthritis Rheum. 1997;27:1-16.
15. Merskey HM. Classification of chronic pain syndromes. Pain. 1986; Suppl 3:S217.

Leitura sugerida

Djouhri L, Lawson SN. Abeta-fiber nociceptive primary afferent neurons: a review of incidence and properties in relation to other afferent A-fiber neurons in mammals. Brain Res Brain Res Rev Review. 2004;46:131-45.

Hamill RJ. The physiologic and metabolic response to pain and stress. In: Hamill RJ, Rowlingson JC. Handbook of critical care pain management. New York: Mc Graw-Hill; 1994, p. 39-53.

13

Classificação e Avaliação da Dor em Cães e Gatos

Teresinha Luiza Martins, Patrícia Bonifácio Flôr

Introdução

De acordo com o *Dicionário Aurélio da Língua Portuguesa* (1986), a palavra dor significa uma sensação desagradável, variável em intensidade e em extensão de localização, produzida pela estimulação de terminações nervosas especializadas em sua recepção; sendo, ainda, vista como sofrimento moral, mágoa, pesar, aflição, dó, compaixão e condolência. Observa-se, dessa maneira, que mesmo antes da definição da International Association for the Study of Pain (IASP), que viria apenas 10 anos depois, a dor já era tida como uma experiência emocional desagradável diante de uma lesão real, mas que também era extrapolada para outros sentimentos de origem psicológica, social e cultural.

A dor foi considerada o 5º sinal vital a partir de 1996 pela American Pain Society (APS),[1] devendo ser avaliada de maneira sistematizada e tratada mediante protocolos previamente estabelecidos, abolindo o empirismo e o subtratamento.[2] É uma sensação subjetiva e sua manifestação está relacionada com o limiar de dor que o indivíduo apresenta para determinado estímulo doloroso; contudo, em medicina veterinária é impossível predizer o quanto dessa experiência será traduzido em um comportamento observável e de fácil interpretação,[3] pois isso depende de diversos fatores, tais como espécie, raça, idade, sexo, estado nutricional, saúde geral e tempo de exposição ao estímulo nociceptivo.[4-6]

Em medicina veterinária, a interpretação da dor, sua intensidade e tratamento adequado dependem da visão do veterinário, que influencia decisivamente no enfoque terapêutico adotado; para tanto, esse deverá ter conhecimento da fisiologia da dor e de como avaliá-la, da farmacologia dos agentes analgésicos e das particularidades da espécie.[7] Os métodos mais comuns de avaliação da dor em animais envolvem parâmetros fisiológicos, neuroendócrinos e comportamentais,[8] além do conhecimento do potencial da doença em causá-la.

O tratamento da dor deverá ser instituído durante qualquer procedimento que curse com dor, seja no segmento de pesquisa, no ensino ou na rotina clínica,[9] pois visa ao conforto do paciente, acelera a recuperação pós-operatória e reduz o estresse cirúrgico e o tempo de permanência de drenos, sonda gástrica e cateterismo vesical, proporcionando movimentação e ingestão alimentar precoces.[10]

Classificação da dor

A dor é uma experiência única e individual e os métodos para a sua classificação devem ser utilizados para seu adequado controle, baseando-se na história e na característica da dor, em alterações comportamentais e no exame físico do paciente.

A seguir, será explorada a classificação da dor em: aguda, crônica, do câncer e crônica não decorrente do câncer.

Mecanismo fisiopatológico

A dor pode ser diferenciada pelos mecanismos básicos que fazem a mediação em sua origem, portanto, com base em sua neurofisiologia, ela pode ser considerada *nociceptiva* ou *não nociceptiva*. A dor nociceptiva tem origem somática e visceral; já a não nociceptiva pode ser neuropática ou psicogênica.[8]

Dor nociceptiva

Ocorre quando as terminações nervosas são estimuladas por agentes químicos, físicos ou térmicos, podendo levar a danos nos tecidos e ocorrendo frequentemente nos processos inflamatórios, traumáticos e circulatórios (isquemias).[11]

Dor neuropática

Ocorre quando há lesão de um nervo do sistema nervoso periférico (SNP) ou sistema nervoso central (SNC) ou ainda quando a função nervosa está anormal em alguma parte das linhas de transmissão neuronal dos tecidos mais periféricos ao SNC, o que é determinado por trauma, infecção, isquemia, doença degenerativa, invasão tumoral, lesão química ou radiação.[11] Os mecanismos biológicos envolvidos ainda são pouco esclarecidos, mas envolvem teorias inflamatórias e imunes.[12] A característica da queixa no ser humano é de dor com irradiação neurodérmica e em queimação.[11] Em animais, essa característica não é clara. Normalmente, a dor pode ser melhorada, mas com frequência não é completamente aliviada por analgesia com fármacos opioides e não opioides. Fármacos analgésicos adjuvantes são frequentemente necessários (antidepressivos e anticonvulsivantes). Ela pode ser dividida em:

- Deaferentação: quando ocorre lesão de plexo, como o braquial ou lombossacral no caso da dor fantasma
- Dor central: ocorre por dano direto ao SNC
- Dor simpática mantida: dor neuropática associada a disfunções autonômicas (edema local e temperatura). Pode ser sustentada por atividade eferente no sistema nervoso simpático (SNS).[11]

A dor neuropática produz disestesia (sensação anormal desagradável, espontânea ou provocada), hiperestesia (sensibilidade exagerada à estimulação), hiperalgesia (resposta exagerada a um estímulo normalmente doloroso), alodinia (dor causada por estímulo que normalmente não é doloroso), hiperpatia (resposta explosiva e frequentemente prolongada a um estímulo) e dor súbita (dor episódica, incidental ou transitória).[11]

Tempo de duração

Dor aguda

Tem início súbito relacionado com lesão tecidual decorrente de trauma, de procedimento cirúrgico e diagnóstico e, ainda, devido à progressão de doença. Responde rapidamente ao tratamento e não costuma ser recidivante.

Geralmente é nociceptiva, embora também possa ser neuropática,[1] de origem somática e visceral. A dor somática ocorre devido a lesão de pele, músculo e osso. Em geral é localizada, sendo o seu diagnóstico baseado em dor à palpação e em dificuldade de locomoção apresentada. Já a dor visceral origina-se nas vísceras abdominais e/ou torácicas, sendo o seu diagnóstico mais complexo, pois o órgão afetado projeta a sua dor até uma área de referência na parede abdominal. Os órgãos geralmente são insensíveis a estímulos causados por compressão, incisão ou ruptura, mas os estímulos dolorosos podem ocorrer devido a distensão, estreitamento, inflamação, isquemia ou obstrução. A palpação cuidadosa ajudará no diagnóstico correto da origem da dor.[7] Tanto a dor somática quanto a visceral respondem bem à administração de analgésicos opioides e não opioides. A dor aguda promove alterações neurovegetativas importantes, como aumento de pressão arterial, frequência cardíaca e respiratória[11] e, ainda, modificações comportamentais como vocalização e postura de proteção. Todas essas alterações interferem negativamente na qualidade de vida.[7] Assim, devemos agir energicamente para prevenir e/ou minimizar sua ocorrência.

Dor crônica

Decorre de estimulações nociceptivas repetidas levando a uma variedade de modificações no SNC.[11] Está relacionada com dor persistente por mais de 3 a 6 meses, contudo, atualmente, outros fatores devem ser considerados para a sua correta classificação, tais como: poucas evidências para se estabelecer a patologia relacionada com a presença e a extensão da dor; perpetuação da dor não relacionada com uma causa; dor contínua ou intermitente com ou sem exacerbação dos sintomas; sintomas de hiperatividade do sistema nervoso autônomo (SNA); e alterações de comportamento, apetite e padrão de sono.[13] As alterações neurovegetativas observadas na dor aguda não são observadas na crônica, pois há uma adaptação do organismo a essa situação, mas causam respostas emocionais e comportamentais que podem sofrer influência de fatores biológicos e do meio.[11] A dor crônica pode ser de origem nociceptiva e/ou neuropática decorrente de procedimentos cirúrgicos, traumas, neoplasias e doenças degenerativas.[13] Ela ainda pode ser dividida em: *dor do câncer* e *dor crônica não decorrente do câncer*.

Dor do câncer

A dor do câncer ou dor associada ao câncer está relacionada com a doença (tumor invasivo tecidual; compressão ou infiltração em nervos ou vasos sanguíneos; obstrução de órgãos; infecção e inflamação) ou com procedimentos diagnósticos ou de tratamento (biopsia; dor pós-operatória; quimioterapia e radioterapia).[1] Embora haja controvérsias, a classificação da dor do câncer difere da dor crônica não decorrente do câncer por vários motivos, como tempo de organização, causa da doença e estratégias de tratamento.[13]

Dor crônica não decorrente do câncer

Nesta categoria podemos identificar aqueles pacientes que sentem dor sem relação forte com uma doença ou não reagem bem ao tratamento.[13] Ela pode ser decorrente de dor aguda anterior e de várias doenças crônicas (osteoartrite, dor central, pancreatite crônica, neuropatia periférica) ou, ainda, não haver nenhuma doença ou lesão envolvida. Pode variar de intensidade leve a insuportável.[14]

Avaliação e mensuração da dor

Sem dúvida, a avaliação da dor constitui um grande desafio aos pesquisadores e profissionais de saúde, tanto em medicina humana quanto em medicina veterinária, devido à subjetividade, à complexidade e à multidimensionalidade da experiência dolorosa.

A avaliação da dor visa aferir as qualidades do sintoma álgico, sua duração e impacto na esfera psicoafetiva e na funcionalidade, além de determinar sua intensidade. Ela tem a finalidade de auxiliar no diagnóstico, ajudar na escolha da terapia e quantificar a efetividade da terapêutica implementada.[15] No dia a dia, veterinários e proprietários (ou cuidadores) usam observações comportamentais para avaliar o bem-estar daqueles que se encontram sob sua proteção. Portanto, parece intuitivo que a avaliação da dor deva ser fácil. Infelizmente, essa tarefa não é tão fácil e nem sempre intuitiva.[16] A dificuldade de definir dor em animais está no fato de esta ser uma análise subjetiva da atividade do sistema nervoso central. A mesma dificuldade é encontrada por pediatras, enfermeiros e anestesistas na avaliação da dor em neonatos e crianças que ainda não conseguem se comunicar verbalmente.[17] O estudo do comportamento é importantíssimo para o processo de avaliação de dor e desconforto em animais, pois esses são resultados da interação entre indivíduo e meio, sendo afetados por muitos fatores, tais como sexo, raça, idade, origem da dor e doença coexistente,[6,18] além de fatores que influenciam a experiência e as atitudes observacionais frente à dor e ao comportamento doloroso do animal pelo observador, que a julga e dimensiona.[16]

Em medicina veterinária, o animal depende de um observador para relato da dor e de um profissional treinado (veterinário) para adequada interpretação e mensuração dessa, o que faz com que a confiabilidade do avaliador seja muito importante quando da validação de escalas criadas para este fim.

Vale salientar que estratégias de tratamento da dor utilizadas sem avaliação sistemática não são eficazes ou adequadas, assim como a excelente avaliação sem o acompanhamento do tratamento não trará benefícios ao paciente.[2] Desse modo, a eficácia do tratamento e a sua continuação dependem da avaliação e da mensuração dessa de modo confiável e válido.[19]

A dor é multidimensional, sendo que o clínico deverá considerar vários aspectos quando da sua avaliação. O objetivo principal dele é obter o maior número de informações que o ajudarão a identificar sua causa e orientar no tratamento. O histórico do paciente, o exame físico e demais estudos para o correto diagnóstico deverão ser realizados para essa finalidade.[1]

A seguir serão analisados alguns princípios fundamentais da avaliação da dor e a orientação para ajudar nesse processo.

Comportamento

Características comportamentais são importantes dados para a avaliação da dor em cães e gatos (Quadro 13.1), embora alguns sinais não estejam claramente presentes em estados dolorosos e outros estarem relacionados com estados de excitação.[9] Em medicina veterinária, ainda são poucos os estudos que demonstram o comportamento validado de modo rigoroso na avaliação da dor.[6]

As avaliações comportamentais podem ser realizadas de maneira simples por meio do uso de escala numérica ou descritiva ou por modalidades mais detalhadas, como a utilização

Quadro 13.1 Características comportamentais e fisiológicas associadas à dor em cães e gatos.[1,9]

Postura anormal	• Olhando ou preocupado com o local da lesão • Sentado ou deitado em posição anormal • Posição de prece • Não consegue descansar em posição normal
Andar anormal (quando da lesão em membros)	• Rígido • Não utiliza o membro como sustentação do peso do corpo • Leve ou acentuada claudicação
Movimento anormal	• Cambaleante • Inquieto • Não se movimenta
Vocalização	• Gritando • Resmungando ou chorando de maneira intermitente, constante ou quando manipulado • Não vocaliza
Diversos	• Olha, lambe ou morde a área afetada • Hiperestesia ou hiperalgesia • Alodinia
Características de comportamento associadas a dor em cães e gatos, mas também associadas a doença	• Inquieto ou agitado • Tremores ou agitação • Taquipneia ou ofegante • Abana pouco ou não abana a cauda • Depressão ou pouca resposta quando estimulado pelo proprietário (ou cuidador) • Cabeça baixa • Diminuição ou ausência de apetite ou apetite pervertido • Permanece a maior parte do tempo deitado e não dorme • Estupor • Urina e defeca deitado • Deitado e alheio ao meio externo • Agressividade
Características relacionadas também com apreensão e ansiedade	• Inquieto e agitado • Tremores ou agitação • Taquipneia ou ofegante • Abana pouco ou fracamente a cauda • Dificuldade em subir obstáculos • Depressão • Dificuldade no adestramento • Ladra, rosna, morde ou tenta morder o proprietário (ou cuidador) • Orelhas para trás • Sentado no fundo da gaiola ou escondido sob cobertor (gato)
Pode ser comportamental	• Relutância em mover a cabeça (movimenta somente os olhos) • Estira todos os membros quando o abdome é tocado • Prolapso peniano • Limpando (lambendo) a ferida ou incisão
Sinais fisiológicos que podem ser associados a dor	• Taquipneia ou respiração ofegante • Depressão respiratória por diminuição do fluxo de ar causada por atelectasia e pneumonia • Taquicardia (leve, moderada ou grave), com aumento da demanda de oxigênio • Aumento da pressão sanguínea e da resistência vascular • Alteração da coagulação • Pupilas dilatadas • Hipertensão • Diminuição da taxa de esvaziamento do estômago • Diminuição da motilidade intestinal • Anorexia • Fadiga • Depressão da função imunológica • Diminuição do débito urinário • Distúrbios eletrolíticos • Alteração da liberação de cortisol, catecolaminas, insulina, hormônio adrenocorticotrófico

de vídeo. Esses métodos preveem que o animal apresente um comportamento estereotipado associado à dor ou à ausência dela.[8] Diante de experiência extremamente dolorosa, podemos observar vocalização, rolar de corpo e agressividade durante a palpação da área afetada. Dor de intensidade moderada produz alterações na posição e na postura corporal, na alimentação, nos padrões de sono, na autolimpeza e na locomoção. Contudo, devemos considerar que essas alterações comportamentais podem ser de difícil percepção durante observações a curto prazo e, às vezes, podem ser associadas a sedação, estresse ou doença, além de dor.[16] Filmar um animal por um período de tempo que varia de poucos minutos a alguns dias e, depois, quantificar o tempo no qual ele manteve certo comportamento não é tão útil clinicamente como outros métodos, pois o tempo disponível é pequeno para obter dados e tomar decisões quanto ao tratamento.[8] A observação do comportamento poderá ser realizada somente por observação do animal em uma gaiola, como também a observação antes e depois de manipulação da área afetada e de estímulos externos.

No entanto, quando se trata da avaliação da dor crônica, a descrição de alterações comportamentais ao longo do tempo realizada pelo proprietário é de extrema importância, pois muitos pacientes apresentam adaptações cotidianas para amenizá-la, de tal maneira que a observação dessas pode auxiliar na sua mensuração.

Idade

A intensidade da dor está relacionada com o grau de estímulo nocivo produzido, mas a idade também contribui para determinados padrões de comportamentos associados a ela. Semelhantemente a crianças, animais jovens tendem a vocalizar mais e ser menos tolerantes à dor, enquanto os adultos, principalmente os idosos, tendem a conter suas emoções, dificultando a avaliação dessa e o tratamento. Nos animais idosos, ela pode ocorrer devido a processos crônicos, como osteoartrites, sem que eles necessariamente apresentem queixa de dor, manifestando somente postura anormal, o que pode ser erroneamente considerado como um desvio de comportamento para chamar a atenção. Quando o animal que sente dor é entretido com brincadeiras ou passeios, por exemplo, pode ocorrer redução temporária na percepção dessa.[9]

Raças

Algumas raças miniatura ou de pequeno porte, assim como Huskies Siberianos, podem ter tratamento inadequado da dor, pois apresentam um comportamento exagerado diante de um estímulo doloroso. Situação contrária pode ocorrer quando da avaliação dessa em raças supostamente "resistentes à dor", como raças de trabalho, quando poderemos incorrer no subtratamento dessa.[9]

Dor prevista

Finalmente, o conhecimento prévio da dor esperada em determinada doença, trauma ou procedimento (Quadro 13.2) poderá auxiliar na compreensão da intensidade dessa expressada pelo animal e assim direcionar o tratamento analgésico de maneira adequada. Alterações de comportamento podem ser similares na dor de grau leve ou intenso, assim gravidade, agudeza ou cronicidade da lesão tecidual deverá ser avaliada quando da quantificação do grau dela. O quadro de dor rela-

Quadro 13.2 Níveis de dor esperados em caso de procedimento cirúrgico, doença ou trauma.[9]

Intensa ou excruciante	• Dor neuropática, incluindo encarceramento de nervo, herniação de disco intervertebral cervical e inflamação • Inflamação extensa • Dor pós-operatória quando a lesão tecidual é extensa ou existe inflamação • Reparação de múltiplas fraturas quando houver lesão tecidual de tecidos moles ou pinçamento por implante ortopédico em tecido neuronal • Pancreatite e cistite necrosante • Fratura patológica • Neoplasia óssea (especialmente após biopsia) • Meningite
Moderada a intensa e intensa	• Osteoartrite, poliartrite aguda • Procedimento cirúrgico intra-articular • Reparação de fratura, amputação de membro • Estágios de resolução de algumas lesões de tecidos moles, inflamação ou doenças • Peritonite, pleurite • Dor capsular como resultado de organomegalia (pielonefrite, hepatite, esplenite, torção esplênica) • Distensão de órgão cavitário • Torção mesentérica, gástrica, testicular e outras • Obstrução de uretra, ureter e biliar • Toracotomia, laparatomia, oniectomia • Reparação de hérnia diafragmática (associada a extensão/lesão de tecidos) • Trauma (ortopédico, lesão tecidual extensa) • Doença de disco toracolombar • Ablação total de canal auditivo • Reaquecimento após hipotermia acidental, congelamento • Dor do câncer • Mucosite após terapia de radiação • Trombose ou isquemia (arterial ou venosa), trombose aórtica • Osteodistrofia hipertrófica, pan-osteíte • Ulceração ou abrasão corneal, glaucoma e uveíte • Mastite
Moderada	• Reparo articular extracapsular • Procedimentos ortopédicos pouco invasivos • Laparotomia (pequeno procedimento com manipulação mínima e sem inflamação prévia) • Reparo de hérnia inguinal e diafragmática (aguda sem lesão de órgão) • Remoção de massas (depende de localização, tamanho e envolvimento de estruturas) • Pancreatite em resolução • Lesão de tecidos moles • Obstrução uretral • Ovariossalpingo-histerectomia (animais idosos e obesos), orquiectomia • Procedimentos odontológicos • Enucleação
Leve a moderada	• Ovariossalpingo-histerectomia (animais jovens), orquiectomia • Remoção de nódulos • Procedimentos cirúrgicos oftálmicos (sepultamento de 3ª pálpebra, *flap*, entre outros) • Procedimentos dentários (biopsias gengivais, extração de dente com grande mobilidade) • Algumas lacerações • Cistites, otites • Drenos torácicos
Leve	• Condições mencionadas em processo de resolução

cionado com o pós-operatório pode ser intenso na presença de processo inflamatório, distensão de vísceras e manuseio exagerado dos tecidos.[9]

▪ Parâmetros fisiológicos

Os parâmetros fisiológicos (frequências cardíaca e respiratória, pressão arterial, temperatura e dilatação das pupilas)[6] são bons indicadores de dor (Quadro 13.1), sendo assim, faz-se necessário minucioso exame físico do paciente. Os sistemas neurológico e musculoesquelético também deverão ser investigados, principalmente na ocorrência de dor crônica.[1] Deve-se atentar para não confundir os efeitos decorrentes de alterações fisiológicas relacionadas com a dor com aqueles decorrentes da administração de alguns fármacos; por exemplo, midríase em cães e gatos após atropina e opioides e miose em cães após altas doses de opioides. Embora sejam importantes, os parâmetros fisiológicos relacionados com a dor poderão ser insuficientes como indicadores desta, devendo-se considerar também o comportamento e outras alterações não associadas aos parâmetros fisiológicos.[9]

■ Métodos para mensuração da dor

A mensuração da dor deverá ser realizada como parâmetro para o tratamento analgésico e o acompanhamento da sua eficácia na rotina clínica e em pesquisas por meio da utilização de escalas unidimensionais e multidimensionais. O método adotado deverá ser aquele que melhor atenda às necessidades da equipe, seja de fácil compreensão e individualizado para as diferentes espécies e características da dor, pois se o método não for totalmente adaptável, ele não ajudará na avaliação clínica da dor.

As normas para instituição de metodologia para mensuração da dor são:[6]

- Ser utilizada para determinar a melhor terapia analgésica para o controle da dor
- A analgesia não deverá ser baseada somente na pontuação baixa obtida
- O comportamento de dor deverá prevalecer sobre a pontuação alcançada
- Animais doentes poderão não expressar claramente comportamento de dor, podendo ser subtratados
- Doses baixas de opioides deverão ser administradas em animais levemente inconscientes. O retorno à consciência sem sinais de agitação sugere benefício da terapia analgésica
- O tratamento deverá ser realizado toda vez que ocorrer lesão tecidual ou trauma, mesmo quando houver alguma dúvida com relação à manifestação da dor
- Em procedimentos considerados dolorosos, a analgesia deverá ser realizada mesmo diante de pontuação baixa da intensidade de dor.

Na dor aguda decorrente de cirurgia, o animal deverá ser avaliado a cada hora nas primeiras 4 a 6 h após o procedimento, desde que esteja estável com relação a parâmetros vitais e consciência, caso contrário deverá ser avaliado por mais tempo. De modo geral, quanto maior o período de observação, maior será a probabilidade de se observar comportamento de dor, mesmo que sutil. Já na dor crônica, deve-se considerar que as alterações decorrentes desta afetam principalmente a qualidade de vida, pois as mudanças de comportamento podem ser sutis e relacionadas com a idade quando relatadas pelo proprietário.[6] Contudo, devemos orientá-lo no seu relato, pois ele é o melhor avaliador da dor e das alterações de comportamento do seu animal.

Escalas unidimensionais

Elas permitem a mensuração da dor quantificando apenas a sua intensidade ou gravidade[20] por meio de escalas numéricas, verbais, descritivas e visuais analógicas. As escalas verbais e descritivas são fáceis de usar, contudo apresentam pouca sensibilidade, possivelmente por causa da pouca variabilidade dos itens avaliados. Ressalta-se que, embora os mecanismos de mensuração unidimensionais sejam bastante utilizados na avaliação de dor pós-operatória, eles podem simplificar demasiadamente a experiência dolorosa.

- Nas escalas numéricas (EN), o número pode variar de 0 a 100 (até 101 pontos), sendo que aquelas de 0 a 5 (6 pontos), 0 a 10 (11 pontos) e 0 a 20 (21 pontos) são as mais utilizadas; nelas a intensidade da dor é quantificada assinalando-se determinado número, de modo verbal ou visual. A nota 0 representa *ausência de dor* e a nota máxima, *a pior dor possível*. A intensidade pode ser mensurada no início da avaliação e durante o tratamento[1,16] (Figura 13.1). É de fácil utilização, podendo ser empregada para dor aguda, do câncer e crônica não decorrente do câncer. Porém, sua utilização pode ser difícil por proprietários que não saibam ler, sejam muito jovens ou muito velhos e tenham restrições de visão e audição.[1] É bastante utilizada em medicina veterinária para avaliação da dor e do tratamento analgésico
- A escala visual analógica (EVA) é uma escala sensível, facilmente reproduzida e viável em estudos da dor em medicina veterinária.[6] É utilizada principalmente na mensuração da dor pós-operatória, e consiste em uma faixa de 10 cm de comprimento, representando o grau de dor; suas extremidades correspondem a *sem dor* e *pior dor possível*[16,21] (Figura 13.2). A mensuração ocorre pela avaliação da distância entre a extremidade ancorada pela palavra *sem dor* e o ponto assinalado pelo proprietário (cm). Há necessidade de certa abstração para sua compreensão, podendo ter sua validade e confiabilidade comprometidas quando utilizada por idosos[20,22]
- As escalas de categorias que utilizam adjetivos do tipo leve, moderada, forte, grave ou variantes desses, com 5 ou 6 pontos geralmente, expressam a dor de maneira qualitativa. As escalas de categorias descritivas esclarecem somente se há diferença entre uma categoria e a outra, sem se estabelecer a razão entre elas[23] ou diferença de comportamento.[6] Embora sejam bastante utilizadas, as opções de alternativas de respostas são limitadas e os pacientes tendem a escolher sempre as respostas extremas no momento da escolha[23] (Quadro 13.3). Ainda se pode citar a escala de análise descritiva (EAD),[24] que une a observação visual do paciente com relação à analgesia com descritores que variam de *boa* a *ausência* de analgesia e a resposta do animal à pressão manual da ferida. O resultado dessas observações gera escore de 0 a 3 (Quadro 13.4).

Quadro 13.3 Exemplos de escalas descritivas simples.[16]

A. 4 = Claudicação sem carregar peso | 3 = Claudicação acentuada | 2 = Claudicação leve | 1 = Claudicação intermitente | 0 = Marcha normal
B. 4 = Pior dor possível. Parece desconfortável, e a ferida não pode ser tocada. Vocaliza e rosna | 3 = Parece desconfortável, mas a ferida pode ser tocada | 2 = O animal está bem, retrai-se quando a ferida é tocada | 1 = O animal está bem, retrai-se quando a ferida é pressionada, mas não quando a área é tocada | 0 = Nenhuma dor
C. 3 = Dor grave | 2 = Dor moderada | 1 = Dor leve | 0 = Sem dor

Quadro 13.4 Escala de análise descritiva (EAD) da dor.[24]

Escore	Descrição
0	Completa analgesia, sem sinais evidentes de desconforto ou reação à pressão da região lesada
1	Boa analgesia, sem sinais evidentes de desconforto, mas há presença de reação à pressão da região lesada
2	Analgesia moderada, com alguma evidência de desconforto, acentuando-se quando é feita a pressão da região lesada
3	Ausência de analgesia, com sinais óbvios de desconforto persistente, apresentando piora mediante pressão da região lesada

Escalas multidimensionais

Algumas escalas multidimensionais incluem as características da dor e os efeitos sobre a rotina diária do paciente;[1] elas permitem a mensuração da dor considerando-se duas ou mais dimensões e possibilitando a obtenção de dados quantitativos e qualitativos para uma avaliação mais precisa.

- Questionário para dor McGill (MPQ): é uma das escalas multidimensionais mais utilizadas, que indica que a interpretação da dor pode sofrer influência de fatores sensoriais (sensório-discriminativas), emocionais (afetivo-motivacionais) e culturais (avaliativas). É utilizado em pesquisas de dores agudas e crônicas, eficácia de técnicas analgésicas e caracterização de diferentes síndromes dolorosas. Por causa do grande número de descritores, adaptações em sua apresentação foram realizadas para agilizar o seu uso – a forma reduzida do questionário para dor McGill (SF-MPQ).[21] Contudo, como em qualquer outro instrumento de avaliação da dor, também podem ocorrer algumas limitações, como o fato de esta apresentar mais descritores sensoriais do que afetivos e avaliativos, podendo levar a maior valorização sensorial da dor. Por necessitar de tempo maior para sua aplicação, torna-se impraticável em pacientes em estado grave. O SF-MPQ contém algumas informações a respeito da dor neuropática, contudo não pode quantificá-la. Para avaliação mais específica desta, pode-se utilizar a escala de avaliação de dor neuropática[25] com questões a respeito de tipo e grau de sensação da dor experimentada pelo paciente
- Escala de dor da Universidade de Melbourne (UMPS): consiste em 6 categorias que contêm descritores que avaliam parâmetros fisiológicos (frequências cardíaca e respiratória, tamanho da pupila, temperatura e salivação) e de comportamento

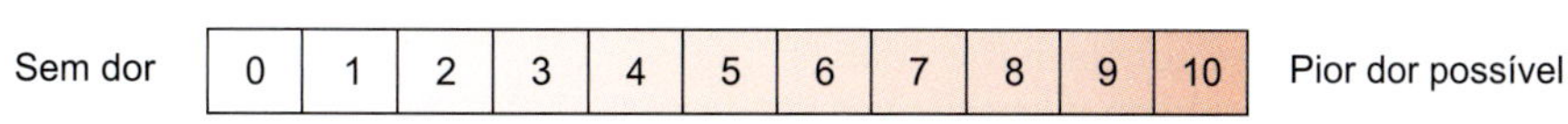

Figura 13.1 Representação da escala numérica.[6,16]

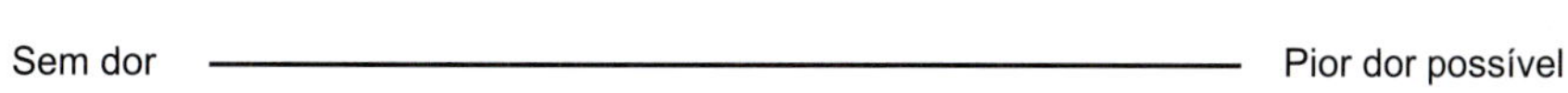

Figura 13.2 Representação da escala visual analógica.[6,16]

(atividade, resposta à palpação, postura, estado mental e vocalização). Como avalia também o estado mental do paciente, é importante que o avaliador tenha tido contato com o paciente antes do procedimento anestésico para interpretação mais fidedigna das alterações do seu comportamento. A mínima contagem total é 0 (zero) e a máxima, 27. Essa escala foi testada em cadelas submetidas a ovário-histerectomia e demonstrou facilidade de aplicação e resultados seguros.[6] As desvantagens da sua utilização consistem nos fatos de tratar-se de um teste que exige tempo para sua aplicação, somente o total do escore poder avaliar a gravidade da dor e poder haver confusão de vocabulário por quem está avaliando[1] (Quadro 13.5)

- Escala de Glasgow (CMPS): é composta por descritores de parâmetros fisiológicos e de comportamento. Os descritores postura, conforto, vocalização, atenção dada à ferida, comportamento e resposta ao homem, mobilidade e resposta ao toque são empregados de maneira bem definida para evitar interpretação errônea. É bastante empregada em dor pós-operatória. Atualmente, é apresentada em versão adaptada com 30 descritores e 6 categorias que avaliam o comportamento do animal – a forma reduzida da escala de Glasgow (CMPS-SF). Quanto maior o número de pontos (20 a 24), melhor o grau de analgesia do animal.[6]

O instrumento ideal para avaliação e mensuração da dor deveria considerar os vários tipos desta (aguda e crônica, cirúrgica e clínica, visceral e somática) em diferentes espécies e várias idades, contudo isso seria extremamente complexo e difícil. A avaliação da dor crônica é um capitulo à parte na difícil tarefa da mensuração desta. Os sinais podem também coincidir com aqueles adquiridos com a idade. Osteoartrite, otite externa, cistite, estomatite e doenças dentárias são causas de dor crônica em animais.[9]

A reavaliação da dor é parte fundamental para verificação da eficiência do tratamento analgésico, sendo que devem ser estabelecidos alguns critérios para que esta seja mais bem empregada, como a frequência e a metodologia de avaliação, levando-se sempre em conta tipo de dor, duração, intensidade, características do paciente e disponibilidade de analgésicos.

No tratamento de dor aguda, a frequência de avaliação poderá ser realizada da seguinte maneira: 30 min após a administração do analgésico por via injetável e 1 h após a administração por via oral, ou ainda, quando houver mudança da intensidade da dor.[27] De maneira geral, a avaliação dos parâmetros fisiológicos auxiliará na avaliação, contudo a sua regularidade dependerá de cada caso. A reavaliação sistemática da dor deverá ser realizada rotineiramente, mas principalmente nos pacientes graves, naqueles nos quais houve complicações pós-operatórias ou resposta inadequada ao tratamento analgésico e naqueles em dor crônica.[27,28]

Ressalta-se que a qualidade da metodologia empregada deverá ser mantida durante todo o tratamento da dor, pois trará informações importantíssimas a respeito do tipo desta, da resposta ao tratamento e de possíveis efeitos adversos decorrentes do emprego dos fármacos analgésicos.

Quadro 13.5 Escala de dor da Universidade de Melbourne.

Categoria	Descritor	Contagem
Dados fisiológicos	Dados fisiológicos dentro da faixa de referência	1
	Pupilas dilatadas	2
	Porcentagem de aumento de FC em relação à FC pré-procedimento (escolha apenas uma)	
	> 20%	1
	> 50%	2
	> 100%	3
	Porcentagem de aumento de FR em relação à FR pré-procedimento (escolha apenas uma)	
	> 20%	1
	> 50%	2
	> 100%	3
	Temperatura retal acima da faixa de referência	1
	Salivação	2
Resposta à palpação (escolha apenas uma)	Nenhuma alteração em relação ao comportamento pré-procedimento	0
	Em guarda/reage* quando tocado	2
	Em guarda/reage* antes de ser tocado	3
Atividade (escolha apenas uma)	Em repouso profundo	
	• Profundo	0
	• Semiconsciente	0
	• Desperto	1
	Alimentando-se	0
	Inquieto (andando, deitando, levantando)	2
	Girando	3
Estado mental (escolha apenas uma)	Submisso	0
	Fracamente amigável	1
	Desconfiado	2
	Agressivo	3
Postura	Guardando ou protegendo a área afetada (inclusive posição fetal)	2
	Decúbito lateral	0
	Decúbito esternal	1
	Sentado ou em estação, cabeça erguida	1
	Em estação, cabeça pendendo para baixo	2
	Móvel	1
	Postura anormal (posição de prece, dorso arqueado)	2
Vocalização (escolha apenas uma)	Não vocaliza	0
	Vocaliza quando tocado	2
	Vocalização intermitente	2
	Vocalização contínua	3

Adaptado de Firth e Haldane, 1999.[26]
*Inclui cabeça virada em direção à área afetada ou músculos tensos e postura protetora (em guarda).
**Não inclui latidos de alerta.
FC = frequência cardíaca; FR = frequência respiratória.

■ Avaliação da qualidade de vida

O inadequado controle da dor causa sofrimento e compromete a realização das tarefas do cotidiano do paciente e o seu comportamento, interferindo na qualidade de vida. Desse modo, a sua quantificação é outro parâmetro e instrumento para a avaliação da eficácia do tratamento analgésico, principalmente na dor crônica decorrente ou não do câncer.[29,30] Fatores ligados à qualidade de vida até pouco tempo atrás eram considerados filosóficos mesmo em medicina, mas tornaram-se parte importante da metodologia científica empregada na avaliação dos resultados das intervenções, principalmente nas doenças crônicas.[31]

Em medicina, a opinião predominante sobre o conceito de qualidade de vida reside "na percepção do doente sobre seu estado físico, emocional e social".[31] Até mesmo em relação aos pacientes humanos conceituar a qualidade de vida é uma tarefa complicada, pois envolve subjetividade. Em medicina veterinária não é diferente e com o agravante de que dependemos muito da observação e da participação do proprietário para adequada avaliação da qualidade de vida do animal.

Existem algumas escalas já validadas para o paciente veterinário; dentre elas podemos citar a escala de qualidade de vida em cães com sinais de dor secundária ao câncer,[17] composta de 12 questões com 4 diferentes possibilidades de resposta, totalizando 36 pontos. Quanto maior o total de pontos obtidos, maior será a qualidade de vida do paciente. É de fácil utilização, contudo há restrição da sua aplicação para proprietários que não saibam ler ou tenham deficiência visual (Quadro 13.6).

A maioria das doenças crônicas que acometem os animais de estimação e cursam com dor apresenta evolução prolongada e compromete o conforto e o bem-estar daqueles que delas padecem. Diferentemente dos casos agudos, que necessitam de atitudes rápidas e precisas com o objetivo de eliminar o fator causal, em doenças crônicas o principal objetivo da prática médica não é a cura da enfermidade, mas a melhora funcional e o alívio dos sintomas, limitando a progressão, ou seja, melhorando a qualidade de vida.[31]

Quadro 13.6 Questionário para avaliação da qualidade de vida de Yazbek e Fantoni.[17]

1. Você acha que a doença atrapalha a vida do seu animal?
( ) 0. Muitíssimo ( ) 1. Muito ( ) 2. Um pouco ( ) 3. Não

2. O seu animal continua fazendo as coisas de que gosta (brincar, passear...)?
( ) 0. Nunca mais fez ( ) 1. Raramente ( ) 2. Frequentemente ( ) 3. Normalmente

3. Como está o temperamento do seu animal?
( ) 0. Totalmente alterado ( ) 1. Alguns episódios de alteração ( ) 2. Mudou um pouco ( ) 3. Normal

4. O seu animal manteve os hábitos de higiene (p. ex., lamber-se)?
( ) 0. Não ( ) 1. Raramente ( ) 2. Menos que antes ( ) 3. Está normal

5. Você acha que o seu animal sente dor?
( ) 0. Sempre ( ) 1. Frequentemente ( ) 2. Raramente ( ) 3. Nunca

6. O seu animal tem apetite?
( ) 0. Não ( ) 1. Só come forçado/só o que gosta ( ) 2. Pouco ( ) 3. Normal

7. O seu animal se cansa facilmente?
( ) 0. Sempre ( ) 1. Frequentemente ( ) 2. Raramente ( ) 3. Está normal

8. Como está o sono do seu animal?
( ) 0. Muito ruim ( ) 1. Ruim ( ) 2. Bom ( ) 3. Normal

9. O seu animal tem vômitos?
( ) 0. Sempre ( ) 1. Frequentemente ( ) 2. Raramente ( ) 3. Não

10. Como está o intestino do seu animal?
( ) 0. Péssimo/funciona com dificuldade ( ) 1. Ruim ( ) 2. Quase normal ( ) 3. Normal

11. O seu animal é capaz de se posicionar sozinho para urinar e defecar?
( ) 0. Nunca mais conseguiu ( ) 1. Raramente consegue ( ) 2. Às vezes consegue ( ) 3. Consegue normalmente

12. Quanta atenção o animal está dando para a família?
( ) 0. Está indiferente ( ) 1. Pouca atenção ( ) 2. Aumentou muito (carência) ( ) 3. Não mudou/está normal

Avaliação da dor em felinos

Nos últimos anos, o manejo da dor em pequenos animais tornou-se um importante componente da rotina clínica veterinária, porém em felinos a dor ainda não é tratada adequadamente em diversas situações.

Todos os mamíferos têm componentes neuroanatômicos e neurofarmacológicos necessários para que ocorram a transdução, transmissão e percepção do estímulo nociceptivo. É consenso que todos os animais são capazes de sentir emoções e, consequentemente, de experimentar a dor,[32] porém na espécie felina o processo doloroso é subestimado devido a muitos fatores.

Sabe-se que muitos veterinários, ao serem questionados sobre a dor proveniente de uma laparotomia exploratória em cães e gatos, admitem que ambas as espécies sentem dor de mesma intensidade, porém apenas 56% dos gatos recebem analgésicos, em comparação a 71% dos cães;[32] isso ocorre por muitas razões, principalmente devido ao fato de que as demonstrações de dor nessa espécie são sutis, podendo passar despercebidas. Outra razão para o subtratamento da dor em felinos é o temor dos veterinários no que tange aos efeitos adversos e à toxicidade de diversos fármacos nessa espécie.[3,32]

Como já mencionado, a dor em animais é, muitas vezes, extremamente subjetiva e, desse modo, dificilmente padronizada. Isso se torna ainda mais complexo na espécie felina. Gatos com traumas agudos ou dor pós-operatória estão normalmente deprimidos, imóveis ou quietos, podendo apresentar-se tensos ou alheios ao ambiente à sua volta, não responsivos a chamados, a brincadeiras e, com frequência, refugiam-se em locais fechados. Muitos se mostram agressivos e inquietos. Não é raro estarem de olhos semicerrados e recusarem se mover mesmo sob estímulo. A vocalização não é comum, mas alguns animais rosnam ou ronronam. Assim como cães, os gatos adotam uma postura de defesa da área lesada quando esta é palpada e podem lamber ou morder o local doloroso de modo insistente. Animais com dores abdominais adotam postura esternal, com as articulações curvadas e músculos abdominais tensos. Apresentam diminuição do apetite e dos hábitos de higiene.[3-5] O veterinário deve estar atento, pois os felinos poderão demonstrar comportamento semelhante ao de dor em algumas situações não dolorosas, como, por exemplo, a difícil adaptação a bandagens, que pode ser confundida com um comportamento doloroso.[3]

Considerações finais

Preocupadas com a problemática da subavaliação da dor em medicina, as organizações (APS, OMS, INCA) propõem políticas de avaliação e tratamento embasadas na necessidade de implantação sistemática de rotinas de avaliação e registro da dor em instituições de saúde. O comportamento é uma ferramenta útil na mensuração da dor, contudo, variações relacionadas com idade, raça, sexo, dentre outros, podem produzir resultados não padronizados, resultando na doutrina que dá a todos os animais o direito à analgesia, mesmo diante de alguma dúvida em qualquer procedimento que cause algum grau de dor. Parâmetros fisiológicos, neuroendócrinos e inflamatórios podem auxiliar nessa tarefa. Vários métodos de avaliação e mensuração da dor aguda são descritos na literatura para utilização em medicina veterinária, contudo mais estudos são necessários para a avaliação e mensuração da dor crônica em cães e gatos.

Referências

1. American Pain Society. Pain: current understanding of assessment, management, and treatments. Disponível em: http://www.americanpainsociety.org/uploads/pdfs/npc/npc.pdf
2. Silva YP, Gomez RS, Máximo TA, Silva ACS. Avaliação da dor em neonatologia. Rev Bras Anestesiol. 2007;57:565-74.
3. Taylor PM, Robertson SA. Pain management in cats – past, present and future. The cat is unique. J Feline Med Surg. 2004;6(Pt 1):313-20.
4. Teixeira MW. Dor em pequenos animais. Revista CFMV. Brasília: Conselho Federal de Medicina Veterinária. 2005;34(11):31-41.
5. Lamont LA. Feline perioperative pain management. Vet Clin North Am Small Anim Pract. 2002;32:747-63.
6. Hellyer PW, Robertson SA, Fails AD. Pain and its management. In: Tranquilli WJ, Thurmon JC, Grimm KA. Lumb & Jones' veterinary anesthesia and analgesia. 4th ed. Iowes: Backwell Publishing; 2007. p. 31-57.
7. Otero PE. Dor: avaliação e tratamento em pequenos animais. 1ª ed. São Paulo: Interbook; 2005.
8. Greene AS. Segredos em anestesia veterinária e manejo da dor. 1ª ed. Porto Alegre: Artmed; 2004.
9. Mathews KA. Nosteroidal anti-inflamatory analgesics – indications and contraindications for pain management in dogs and cats. Vet Clin of North Am Small Anim Pract. 2000;30:783-804.
10. Caumo W. Tratamento da dor e a medicina perioperatória. In: Cavalcanti IL, Cantinho FAF, Assad A, organizadores. Medicina perioperatória. 1ª ed. Rio de Janeiro: Sociedade de Anestesiologia do Estado do Rio de Janeiro; 2006. p. 1079-91.
11. Brasil. Ministério da Saúde. Instituto Nacional de Câncer. Cuidados paliativos oncológicos: controle da dor. Rio de Janeiro: INCA; 2001. Disponível em: http://www1.inca.gov.br/publicacoes/manual_dor.pdf
12. Kraychete DC, Gozzani JL, Kraychete AC. Dor neuropática – aspectos neuroquímicos. Rev Bras Anestesiol. 2008;58:492-505.
13. Loeser JD, Butler SH, Chapman CR *et al.*, editores. Bonica's management of pain. 3rd ed. Baltimore: Lippincott Williams & Wilkins; 2001.
14. Dunajcik L. Chronic nonmalignant pain. In: McCaffery M, Pasero C, editors. Pain clinical manual, 2nd ed. St. Louis: Mosby; 1999. p. 467-521.
15. Pimenta CAM, Koizumi MS, Teixeira MJ. Dor no doente com câncer: características e controle. Rev Brasileira de Cancerol. 1997;43:21-44.
16. Hardie EM. Reconhecimento do comportamento doloroso em animais. In: Hellebrekers LJ. Dor em animais. 1ª ed. São Paulo: Manole; 2002. p. 49-68.
17. Yazbek KVB, Fantoni DT. Validity of a health-related, quality-of-life scale for dogs with signs of pain secondary to cancer. J Am Vet Med Assoc. 2005; 226:1354-8.
18. Hansen B. Through a glass darkly: using behavior to assess pain. Semin Vet Med Surg (Small Anim). 1997;12:61-74.
19. Pedroso RA, Celich KLS. Dor: quinto sinal vital, um desafio para o cuidar em enfermagem. Rev Texto & Contexto Enferm Florianópolis. 2006;15(2):270-6.
20. Sousa FAEF. Dor: o quinto sinal vital. Rev Lat Am Enferm Ribeirão Preto. 2002;10(3):446-7.
21. Calls J, Calero MAR, Sánchez DH, Navarro MJG, Amer FJ, Rosales DT, Torrijos J. Evaluación del dolor en hemodiálisis mediante diversas escalas de medición validadas. Nefrología. 2009;29:236-43.
22. Ciena AP, Gatto R, Pacini CV, Picanço VV, Magno IMN, Loth EA. Influência da intensidade da dor sobre as respostas nas escalas unidimensionais de mensuração da dor em uma população de idosos e de adultos jovens. Semin Ciênc Biol Saúde Londrina. 2008;29(2):201-12.
23. Teixeira MJ, Pimenta CAM. Avaliação do doente com dor. In: Teixeira MJ, Figueiró JABF. Dor: epidemiologia, fisiopatologia, avaliação, síndromes dolorosas e tratamento. 1ª ed. São Paulo: Grupo Editorial Moreira Jr; 2001. p. 58-68.
24. Lascelles BDX, Butterwor TH, Waterman AE. Postoperative analgesic and sedative effects of carprofen and pethidine in dogs. Vet Rec. 1994;134:187-90.
25. Galer BS, Jensen MP. Development and preliminary validation of a pain measure specific to neuropathic pain: the neuropathic pain scale. Neurology. 1997;48:332-8.
26. Firth AM, Haldane SL. Development of a scale to evaluate postoperative pain in dogs. J Am Vet Med Assoc. 1999; 214:651-9.
27. Jacox AK, Carr DB, Chapman CR, *et al.* Acute pain management: operative or medical procedures and trauma clinical practice guideline. Rockville: US Department of Health and Human Services, Agency for Health Care Policy and Research; 1992. AHCPR publication 92-0032. No. 1.
28. Wilson PR, Caplan RA, Connis RT *et al.*, American Society of Anesthesiologists. Practice guidelines for chronic pain management. Anesthesiology. 1997;86:995-1004.
29. Robertson SA. What is pain? J Am Vet Med Assoc. 2002; 221: 202-5.
30. McMillan FD. A world of hurts – is pain special? J Am Vet Med Assoc. 2003;223:183-6.
31. Barros, N. Qualidade de vida no doente com dor. In: Teixeira MJ, Filho Braum JL, Marques JO, Yeng JO. Dor: contexto interdisciplinar. 20ª ed. Curitiba: Editora Maio; 2003. p. 187-190.
32. Robertson SA. Assessment and management of acute pain in cats. J Vet Emerg Crit Care. 2005;15:261-72.

14 Bases e Princípios do Tratamento Farmacológico da Dor

Denise Tabacchi Fantoni, Sandra Mastrocinque

Introdução

Um longo caminho já foi percorrido na medicina veterinária no que alude ao tratamento da dor. Há poucos anos, muitos profissionais contestavam os benefícios de se prover analgesia aos animais, especialmente em determinadas situações clínicas nas quais a imobilidade ocasionada pela sensação dolorosa poderia ser considerada benéfica. Da mesma maneira, acreditava-se que a dor que os animais experimentavam frente a um procedimento cirúrgico jamais seria semelhante àquela sentida pelo ser humano e assim por diante. À medida que a ciência demonstrava que os animais apresentavam todas as características para experimentar a dor à semelhança do ser humano, novos caminhos se abriram tanto para a instituição de terapêuticas mais eficazes como para melhor compreensão da dor nesses.

Algumas regras e princípios básicos devem ser obedecidos para que o tratamento da dor possa ser bem-sucedido. São regras simples que devem ser respeitadas se o objetivo é conferir adequada analgesia aos cães e gatos.

O primeiro princípio básico que deve ser seguido é o *princípio da analogia*, que estabelece que a magnitude da dor apresentada por um animal é a mesma que o ser humano sente em situação correlata. Assim, diante de um procedimento que causará dor de grau moderado no ser humano, parte-se do pressuposto que o animal também sentirá o mesmo grau. Empregando-se esse princípio simples, parte do problema de se diagnosticar a dor e estabelecer seu grau será solucionada. De fato, em várias ocasiões, o diagnóstico pode ser difícil por vários motivos. O animal fora de seu meio pode ter um comportamento estereotipado. Por exemplo, um cão agressivo com dor pode ser tornar calmo e vice-versa; algumas raças de temperamento mais agitado ou sanguíneo tendem a manifestá-lo de maneira mais explícita; por outro lado, um gato naturalmente agressivo e amedrontado pode não manifestar a dor claramente; nessas situações deve prevalecer o bom senso e o princípio da analogia deve ser seguido. De acordo com Rollin,[1] é moral e eticamente apropriado adotar e utilizar um ponto de vista antropocêntrico ao se avaliar e tratar a dor nos animais.

Várias tabelas são apresentadas na literatura associando o grau de dor ao grau de destruição tecidual, como, por exemplo, o Quadro 14.1.

Deve-se ter em mente, no entanto, que existe importante variação individual em relação à percepção da dor. Além disso, diversos outros fatores podem modificar o grau de dor que determinado procedimento pode acarretar, tais como características do animal, manipulação cirúrgica, existência de edema e inflamação. Uma cadela da raça Cocker obesa e idosa, submetida à ovariossalpingo-histerectomia, provavelmente sentirá dor muito mais acentuada no pós-operatório que uma Poodle de 1 ano, com pouco tecido adiposo, submetida ao mesmo procedimento. Embora haja controvérsias, a maioria dos pesquisadores concorda que o grau de manipulação cirúrgica também poderá influenciar a magnitude de dor, tendo-se em vista que o trauma tecidual será maior proporcionalmente ao tipo de manipulação. Assim, o cirurgião pouco experiente que manipule de modo intenso o abdome em busca do pedículo ovariano no animal obeso provavelmente contribuirá para um grau mais intenso de dor no pós-operatório. Essas considerações são muito importantes neste momento, pois sugerem que um segundo princípio básico no tratamento da dor seja seguido.

O *segundo princípio* diz respeito à necessidade de se individualizar o tratamento da dor. Por mais protocolos que se criem, deve-se ter em mente todos os aspectos que podem influenciar seu grau em um paciente. Sendo assim, a terapêutica deverá ser adequada a cada caso, tanto na dor aguda quanto na crônica. No pós-operatório, a dose dos opioides deverá ser titulada a partir de uma dose inicial, se essa não se mostrar suficiente. Os intervalos de administração dos opioides e fármacos, como a dipirona, podem ser ajustados de acordo com a demanda do paciente. Nesse aspecto, animal recebendo tramadol a cada 8 h, que apresente um bom controle da dor com esse fármaco durante 6 h, mas que, findo esse período, se mostre desconfortável, deverá ter sua prescrição alterada para intervalos de 6 h. Os opioides em geral permitem esses ajustes, assim como a dipirona, desde que observados os intervalos mínimos de administração e que se faça uma avaliação contínua do animal.

Alguns agentes podem promover efeitos adversos, o que não condena todo um grupo de fármacos. Mesmo em relação aos anti-inflamatórios não esteroides (AINE), a intolerância a um agente não significa que todos os demais causarão os mesmos efeitos.

Quadro 14.1 Grau de dor pós-operatória e tipo de procedimento cirúrgico.

Dor leve	Dor moderada	Dor intensa	Dor excruciante
Sutura de pele	Ovariossalpingo-histerectomia	Toracotomia	Amputação
Drenagem de tórax	Osteossíntese simples	Mastectomia	Hérnia de disco
Tratamento periodontal sem extração	Orquiectomia	Artroplastia	Ablação total de conduto auditivo
Exérese de nódulo cutâneo	Cistotomia	Enucleação	Politraumatismos

Outro aspecto importante concerne às mudanças de requerimento do analgésico, sobretudo nos quadros de dor crônica. Em várias ocasiões, ela tende a aumentar porque nos quadros de dor oncológica, com o aumento do tamanho do tumor, o grau de invasão tecidual é maior, ocasionando a piora do quadro álgico. As doses devem ser adequadas, assim como os intervalos de administração podem ser reduzidos. Deve-se comentar também a ocorrência do fenômeno de tolerância, que pode ser controlado com a rotação dos agentes opioides, assim como o aparecimento de hiperalgesia. A hiperalgesia pode estar associada a várias causas que necessitam de maiores esclarecimentos da literatura, mas a rotação de fármacos pode ser uma excelente solução.

O *terceiro princípio* preconiza que não existe qualquer benefício em não se tratar a dor, independentemente de sua origem, causa ou tempo de aparecimento. A dor promove importantes alterações em diferentes sistemas, dentre as quais podemos destacar (Quadro 14.2):

- Distúrbios cardiovasculares como arritmias e hipertensão
- Hipoxia, hipercapnia e atelectasia no sistema respiratório
- Hipomotilidade e úlceras gastrintestinais
- Distúrbios da coagulação.

Além disso, a dor promove sofrimento, incapacitação física, perda do interesse e outras importantes alterações comportamentais. Por essas razões, a terapia analgésica deve ser sempre instituída, e o mais precocemente possível. Não se deve esperar uma solução espontânea do quadro álgico nem seu abrandamento.

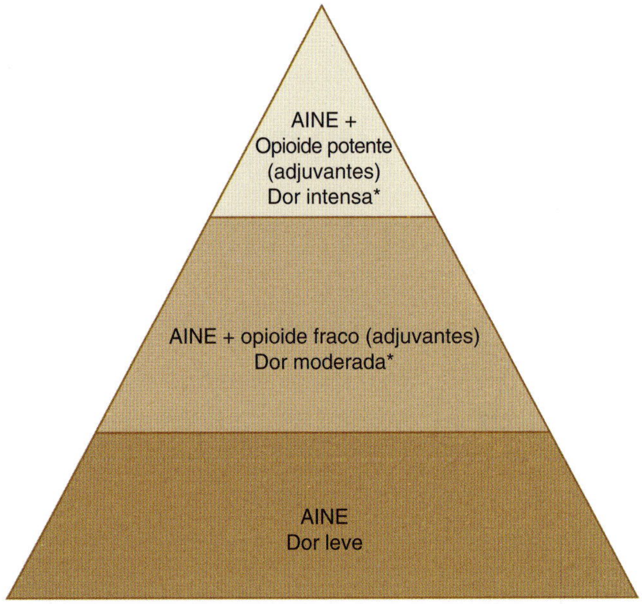

Figura 14.1 Escada da dor. *De acordo com a magnitude da dor, considerar o emprego de técnicas de bloqueio regional e associação de adjuvantes (anticonvulsivantes, antidepressivos) e dipirona.

Analgesia multimodal e escada da dor

Em muitas situações, faz-se necessário lançar mão de fármacos com diferentes mecanismos de ação, com o objetivo atuar nas várias etapas da condução da dor. Esse conceito explica, em parte, a associação de diversos agentes objetivando o seu controle mais efetivo. O resultado é o emprego de menores doses dos agentes que juntos têm seus efeitos potencializados. De acordo com a Organização Mundial da Saúde (OMS), a dor leve deve ser tratada com os AINE, associados ou não à dipirona. Na dor moderada, os opioides fracos, como tramadol ou codeína, são associados aos AINE, e na dor intensa, empregam-se os opioides potentes como morfina, metadona e oxicodona, mantendo-se os AINE. Esse escalonamento de fármacos de acordo com o grau de dor é referido como a escada da dor (Figura 14.1), proposta pela OMS em 1986.[2] A dipirona tem sido amplamente empregada em todas as situações de dor, aumentando o grau de analgesia de maneira efetiva e sem promover efeitos adversos no cão.[3] Os opioides são os medicamentos padrão-ouro para o tratamento da dor. A grande vantagem desse grupo farmacológico é que existem diversos fármacos disponíveis no mercado, em várias apresentações, que facilitam imensamente o manejo da dor em qualquer situação, e qualquer espécie animal pode receber esses agentes.

Os AINE, por sua vez, também são grandes aliados no tratamento da dor. Sua administração conjunta com os fármacos opioides está associada à potencialização da ação desses agentes da ordem de 30%. Não havendo contraindicações, devem ser utilizados para todos os graus de dor. É importante lembrar que atualmente há vários agentes no mercado com propriedades distintas, sendo eles mais ou menos seletivos para as ciclo-oxigenases 1 e 2. Portanto, sua escolha deve ser pautada nos antecedentes mórbidos do paciente, tempo de administração pretendido e possibilidade de causarem efeitos adversos.

Várias outras classes de fármacos têm sido amplamente empregadas para o tratamento da dor. A cetamina tem apresentado excelentes resultados no tratamento da dor pós-operatória e, principalmente, no da crônica, refratária à terapêutica convencional. No tratamento da dor neuropática, os antidepressivos tricíclicos (amitriptilina) e os anticonvulsivantes (gabapentina, carbamazepina, pregabalina) também têm sido usados com êxito crescente em várias espécies.

Além disso, os anestésicos locais constituem importantes aliados para o tratamento da dor, tanto a pós-operatória quanto aquela crônica, de difícil controle por meio de infiltrações locais, bloqueios regionais e até mesmo de maneira tópica.

Quadro 14.2 Alterações sistêmicas associadas à presença de dor.

Sistema cardiovascular	Sistema respiratório	Trato gastrintestinal	Sistema geniturinário	Outros sistemas
Arritmias	Hipoxia	Íleo paralítico	↓ taxa de filtração glomerular Hipomotilidade vesical e uretral	Imunossupressão Distúrbios da coagulação
Hipertensão	Hipercapnia	Úlceras	–	–
Taquicardia	↓ capacidade residual funcional	–	–	–

Assim sendo, a melhor terapêutica para a dor é a que envolve a associação de vários agentes dirigidos especificamente para atuar nos seus diferentes mecanismos causadores.

Localização da dor

A intensidade da dor varia de acordo com sua localização. Geralmente aquela decorrente de procedimentos realizados no tórax é de maior intensidade que a proveniente de manipulação em abdome, que por sua vez é mais intensa que a realizada em membros.[3] Obviamente, deve-se levar em consideração o grau de destruição tecidual (Figura 14.2).

Tempo cirúrgico × grau de dor

A dor pós-operatória decorre do trauma tecidual. Espera-se, então, que o grau mais intenso dessa ocorra nas primeiras horas de pós-operatório e que, ao longo do tempo, sua magnitude diminua. Portanto, deve-se dar especial atenção a essas horas. Geralmente, as primeiras 24 h são as que cursam com a maior intensidade de dor, requerendo analgésicos mais potentes e doses mais altas dos opioides. Ainda dentro das 24 h, acredita-sc que as primeiras 6 h sejam as de dor mais intensa.

Efeitos indesejáveis dos analgésicos × benefícios

Vários profissionais se manifestam contrários à terapêutica analgésica, alegando que os fármacos analgésicos estão associados a uma miríade de efeitos adversos. Primeiramente, deve-se considerar cada grupo e seus efeitos de maneira isolada. Os opioides, quando administrados em doses adequadas no pós-operatório, promovem efeitos colaterais de pouca importância e, na sua maioria, passíveis de controle (Quadro 14.3). A ocorrência de leve sedação após a administração de tramadol em um gato submetido à laparotomia é, com certeza, bem menos deletéria que a ocorrência de dor no pós-operatório. Os AINE podem estar associados a efeitos adversos mais graves, como alterações, sobretudo, gastrintestinais, renais e da coagulação. Entretanto, essas manifestações são mais comuns com determinados fármacos (aminoglicosídios) e em animais com predisposição, tais como idosos e com alterações renais e hipovolemia. Observando-se a posologia correta, evitando-se os fatores predisponentes e respeitando-se os limites de administração dos agentes, também em relação aos AINE, os efeitos adversos podem ser minimizados.

A via de administração também modifica substancialmente a ação dos fármacos e deve ser considerada; acredita-se, por exemplo, que a morfina por via intramuscular seja pouco efetiva. A via intravenosa deve ser a de eleição para o pós-operatório imediato; entretanto, para os tratamentos subsequentes, a via oral é a melhor opção; pacientes que apresentem náuseas, vômito ou salivação excessiva podem receber um cateter por via subcutânea. A latência e a duração de ação são outros aspectos importantes a serem considerados.

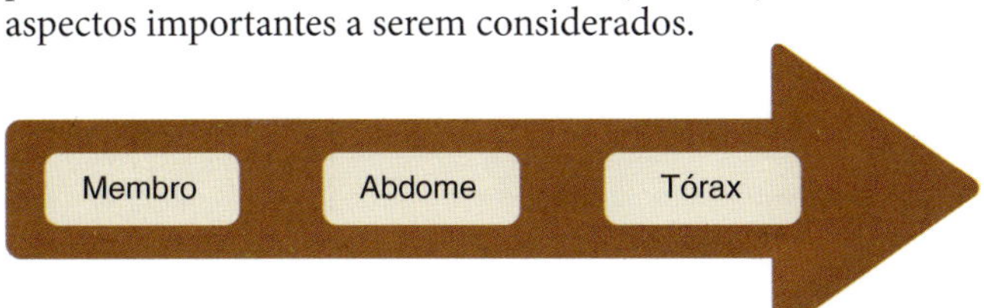

Figura 14.2 Intensidade de dor de acordo com a localização do trauma cirúrgico.

Quadro 14.3 Efeitos adversos dos agentes opioides.*

- Náuseas e vômito
- Salivação
- Midríase
- Constipação intestinal
- Retenção urinária
- Sedação/sonolência
- Depressão respiratória/bradicardia*

*Observados frente ao emprego de fármacos, tais como fentanila e remifentanila; morfina e metadona, os quais podem provocar esses efeitos apenas em doses excessivas, o que não dispensa administração cautelosa e monitoramento adequado.

Maleficência × beneficência

Atualmente o discurso do bem-estar animal está muito em voga, devendo ser de fato a maior preocupação do médico-veterinário. Em muitas situações, a cura não é possível, mas garantir o conforto e o bem-estar pode estar ao alcance de todos.

Assim sendo, o profissional deverá estar ciente de que a não administração de analgésicos pode ser configurada como maus-tratos. Portanto, é importante que esse se mantenha atualizado, conhecendo os fármacos disponíveis, esquemas terapêuticos próprios para cada situação e não esquecendo que é seu dever conferir adequada analgesia aos animais em todas as situações clínicas e cirúrgicas que acarretem dor.

Nas ciências biológicas como um todo não há dogmas incontestáveis. Resultados de vários estudos publicados já foram contestados, assim como muitos hábitos arraigados podem estar completamente inadequados e devem ser revistos. Novas evidências aparecem diuturnamente e não se deve ter o temor de evoluir e mudar conceitos; isto é crescer. A experiência de cada profissional e de cada serviço deve ser levada em consideração.

Finalmente, nenhuma terapêutica será bem-sucedida se não for acompanhada por criteriosa e constante avaliação mediante o emprego de escalas subjetivas e objetivas que avaliem o grau de dor ou de seu alívio.

Conclusão

A dor deve ser sempre tratada. Os analgésicos devem ser escolhidos de acordo com o grau de dor e sua natureza, sendo a dose adequada mediante titulação cuidadosa do agente. As avaliações periódicas são mandatórias para a detecção precoce da ocorrência de efeitos adversos bem como de respostas inadequadas da terapêutica analgésica. A abolição completa da dor nem sempre é factível, mas seu controle é sempre possível.

Referências

1. Rollin, BE. A ética do controle da dor. In: Gaynor JS, Muir III, W. Manual de controle da dor em medicina veterinária. 2ª ed. São Paulo: MedVet; 2009. p. 2-12.
2. De Oliveira LF. Princípios gerais do tratamento farmacológico da dor. In: Alves Neto O, Costa CMC, Siqueira JTT, Teixeira MJ. Dor: princípios e prática. 1ª ed. Porto Alegre: Artmed Editora; 2009. p. 1033-41.
3. Fantoni DT, Mastrocinque S. Dor e analgesia em animais. In: Alves Neto O, Costa CMC, Siqueira JTT, Teixeira MJ. Dor: princípios e prática. 1ª ed. Porto Alegre: Artmed; 2009. p. 1390-408.

15 Anti-inflamatórios Não Esteroides

Marcia Aparecida Portela Kahvegian, Cristina Oliveira Massoco de Salles Gomes

■ Introdução

Os anti-inflamatórios não esteroides (AINE) são agentes terapêuticos com capacidade anti-inflamatória, analgésica e antipirética. O uso de fármacos AINE na clínica médica e cirúrgica de animais de companhia é muito comum, uma vez que a maioria dos sinais de doença é proveniente do processo inflamatório. É a classe de fármacos mais utilizada em medicina humana e o aumento do uso desses em medicina veterinária deve-se à percepção da importância do tratamento da dor aguda e crônica, além da atual disponibilidade de AINE eficazes e seguros. O objetivo deste capítulo é prover condições para a utilização racional e criteriosa dos AINE.

■ Inflamação

A inflamação é definida como uma resposta de proteção dos tecidos conjuntivos vascularizados, cujo objetivo primário seria remover a causa inicial da agressão, além das suas consequências. Nesse sentido, traumatismos, infecções, inflamação osteoarticular, isquemia, processos autoimunes e reações imunológicas são associados a reações inflamatórias. A inflamação manifesta-se clinicamente como rubor, intumescimento, calor, dor e perda da função do órgão ou tecido lesado.[2] Basicamente, a resposta inflamatória consiste em dois componentes essenciais, a reação vascular e a resposta celular, levando ao acúmulo de fluido e leucócitos no tecido extravascular; são muitos os componentes que participam da resposta inflamatória aguda e crônica (Figura 15.1).

Quando as células são ativadas por estímulos danosos, os lipídios de membrana são rapidamente remodelados, produzindo mediadores lipídicos (autacoides) com atividade biológica, que servem como sinais intracelulares e extracelulares para o início da resposta inflamatória. Dentre esses, os eicosanoides formam-se em resposta a estímulos diversos, capazes de ativar a enzima fosfolipase A2, que hidrolisa os fosfolipídios de membrana celular, liberando para o citoplasma o ácido araquidônico; esse, por sua vez, servirá de substrato para duas vias enzimáticas distintas, a via das ciclo-oxigenases (COX), que culmina com a formação de tromboxanos e prostaglandinas, e a via das lipo-oxigenases, que leva à formação dos leucotrienos e outros compostos.

Durante o processo inflamatório, microscopicamente observa-se dilatação das pequenas arteríolas, resultando em aumento do fluxo sanguíneo, seguido de redução e estase sanguínea, com aumento da permeabilidade das vênulas pós-capilares e exsudação de líquidos. A vasodilatação ocorre em virtude dos mediadores como histamina, prostaglandinas e citocinas, sintetizados e liberados a partir da ativação de macrófagos, neutrófilos, células endoteliais e mastócitos, após o reconhecimento de resíduos tissulares de vírus e bactérias ou produtos de células fagocitárias locais. Adicionalmente, a bradicinina e o sistema complemento (C3a e C5a) contribuem para o aumento da permeabilidade vascular e a vasodilatação.[2]

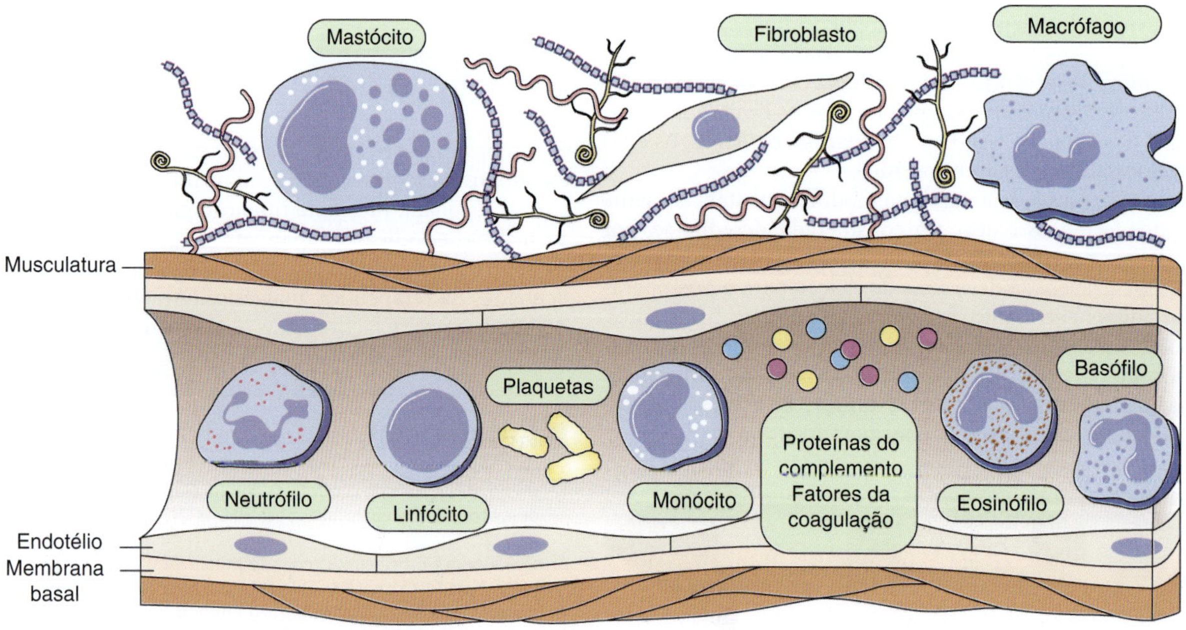

Figura 15.1 Componentes das respostas inflamatórias aguda e crônica: células circulantes, proteínas, células do endotélio, e células e proteínas da matriz extracelular. (Adaptada de Kumar *et al.*, 2005.[1])

Mecanismos não neuronais envolvidos na sensibilização nociceptiva periférica na inflamação

Existem evidências da existência de duas classes de mediadores hiperalgésicos (hipernociceptivos): os mediadores intermediários e os finais. Os mediadores hiperalgésicos finais são aqueles que atuam diretamente sensibilizando os receptores nas membranas dos neurônios periféricos nociceptivos. Os mais importantes dessa classe são:

- Eicosanoides (prostaglandinas e prostaciclinas)
- Aminas simpáticas
- Leucotrienos
- Fator de agregação de plaquetas (PAF)
- Histamina
- Serotonina.

Os mediadores finais são liberados após a estimulação pelos mediadores hiperalgésicos intermediários. Dentre eles, os mais importantes são:

- Citocinas e quimiocinas
- Bradicinina
- Fatores do complemento C3a e C5a.

A demonstração da participação de uma citocina na dor inflamatória foi realizada por Ferreira *et al.*, os quais demonstraram a indução de hiperalgesia mecânica em ratos pela interleucina-1 (IL-1) de maneira dependente da produção de prostanoides durante a inflamação.[3] Posteriormente, Cunha *et al.* demonstraram que tanto o fator de necrose tumoral alfa (TNF-α) quanto a IL-8 podem induzir a secreção de IL-1 e, consequentemente, de prostanoides.[4]

Após a ativação da inflamação, o TNF-α é a primeira citocina a ser liberada, estimulando a produção de IL-1 e, posteriormente, de prostaglandinas, elementos fundamentais para a produção de hiperalgesia. O TNF-α também estimula a liberação de IL-8, quimiocina responsável pela ativação do componente simpático da hiperalgesia inflamatória por meio da liberação de aminas simpáticas.[4]

Ao contrário da ideia comum em relação à "sopa de mediadores inflamatórios", este processo biológico é hierárquico e os mediadores são liberados de maneira organizada e ordenada, com a possibilidade de inibição de uma citocina ou de várias citocinas com o uso de anti-inflamatórios.

Mecanismo de ação dos fármacos anti-inflamatórios

A enzima COX, responsável pela conversão do ácido araquidônico em prostanoides, existe em duas isoformas, a COX-1 e a COX-2. A COX-1 é expressa em muitos tecidos e está envolvida na homeostase de várias funções fisiológicas, tais como proteção da mucosa gástrica, hemodinâmica renal e regulação da agregação plaquetária. Esta isoforma pode aumentar duas a três vezes durante o processo inflamatório.[5] A COX-2 é induzida na inflamação aguda e crônica, principalmente por vários estímulos como citocinas, hormônios, fatores de crescimento e promotores tumorais, sendo expressa nas células envolvidas no processo inflamatório, como macrófagos, monócitos e sinoviócitos; sua expressão aumenta em cerca de 20 vezes quando há inflamação. As prostaglandinas contribuem para a resposta inflamatória causando vasodilatação e acentuando os efeitos das citocinas. Dessa maneira, quando ocorre inflamação em um tecido, a COX-2 é induzida, com aumento nas concentrações de prostaglandinas.

Achados recentes demonstraram que a COX-2 tem ação fisiológica nos ovários, útero, encéfalo, rins, cartilagens e ossos,[6] além de ser expressa constitutivamente nos vasos renais, nas células intersticiais dos rins, no ducto coletor e na porção delgada da alça de Henle, na traqueia e no sistema nervoso central (SNC). A COX-2 pode também ser mediadora nas funções fisiológicas do endotélio vascular, uma vez que a liberação da prostaciclina (PGI_2), resultante da metabolização do ácido araquidônico pela COX-2 endotelial, desempenha papel importante no mecanismo de defesa homeostático que promove vasodilatação, fibrinólise e limita a ativação plaquetária. Nesse sentido, a inibição completa da COX-2 é prejudicial para funções fisiológicas do organismo.

Os AINE inibem as enzimas COX-1 e COX-2 periféricas, evitando a conversão do ácido araquidônico em prostanoides. As prostaglandinas E_1 e E_2 (PGE_1 e PGE_2) causam dilatação de arteríolas e sensibilizam os nociceptores terminais periféricos às ações de mediadores inflamatórios, produzindo dor e hipersensibilidade. No SNC, as prostaglandinas mediadas pela COX-2 (PGE_2) estão envolvidas na nocicepção espinal e sensibilização central. A inibição da COX-1 ou COX-2 pode ocorrer de maneira similar ou diferente, situação dependente da seletividade do agente (Quadro 15.1).[5] Além disso, os AINE têm a capacidade de inibir a atividade da lipo-oxigenase e a ativação neutrofílica.[7]

Por conta do bloqueio da enzima COX-1 e de efeitos adversos como ulceração gástrica e aumento do tempo de sangramento, atualmente existe a tendência da utilização de fármacos anti-inflamatórios, os quais inibem seletivamente a COX-2. Dessa maneira, alguns pontos devem ser considerados, como, por exemplo, nem toda enzima COX-2 é induzida, existindo evidências de essa ser constitutiva no SNC, e nem todo processo fisiológico é governado pela enzima COX-1. Como já citado, a isoforma COX-2 está presente no sistema renal de muitas espécies e assumir que a utilização de inibidores específicos de COX-2 não compromete a perfusão renal em situações de hipovolemia pode implicar erros e prejuízo ao paciente.[7]

Os anti-inflamatórios foram classificados de acordo com sua capacidade de inibir as isoformas da enzima COX. Assim, eles podem ser divididos em:

- Inibidores não seletivos (cetoprofeno, fenilbutazona, ácido acetilsalicílico, paracetamol, naproxeno)

Quadro 15.1 Especificidade para COX-1 e COX-2 dos AINE disponíveis para uso em medicina veterinária no Brasil.

Nome	COX-1	COX-2
Cetoprofeno	+++	+
Flunixino meglumina	+++	+
Carprofeno	+	+++
Meloxicam	+	+++
Ibuprofeno	+++	+
Nimesulida	+	+++

Adaptado de Livingston, 2000.[7]

- Inibidores preferenciais de COX-2 (carprofeno, meloxicam, nimesulida)
- Inibidores seletivos de COX-2 (firocoxibe, deracoxibe, rofecoxibe, valdecoxibe).[8] Dentre os inibidores seletivos da COX-2, no âmbito da medicina veterinária, estão disponíveis para uso o deracoxibe e o firocoxibe, sendo que, no Brasil, apenas o último está licenciado para uso.

Anti-inflamatórios não esteroides

A inflamação é fundamentalmente uma resposta protetora do organismo; contudo, a resposta inflamatória intensa e sem controle pode causar sequelas ao organismo e até mesmo causar danos irreversíveis. Nesse sentido, o uso de AINE tem como objetivo controlar a intensidade da resposta inflamatória sem interferir com seus efeitos benéficos.

A administração dos AINE deve ser restrita a pacientes normovolêmicos e normotensos, hidratados, com funções renal e hepática normais, sem evidências de alterações hemostáticas ou ulceração gástrica e que não estejam fazendo uso de corticosteroides. Da mesma maneira, dois ou mais AINE não devem ser administrados concomitantemente.[5]

Os anti-inflamatórios são indicados para dores de intensidade fraca, como agentes isolados, mas quando associados aos analgésicos opioides podem potencializar os efeitos desses. A associação AINE e opioide confere excelente analgesia em pacientes com dor classificada como moderada e grave, uma vez que modula o estímulo nociceptivo por diferentes mecanismos, apresentando efeito sinérgico.[9]

Em relação ao uso dessa classe de fármacos durante o procedimento cirúrgico, o benefício da administração pré-operatória dos AINE está relacionado com o efeito analgésico na recuperação. Quando opioides são utilizados preemptivamente, os AINE podem ser administrados no pós-operatório, mas quando os opioides não estão disponíveis, o uso pré-operatório do AINE pode garantir analgesia e sobrepor o risco de potenciais efeitos adversos. A literatura recente indica que a administração preemptiva de AINE em cães hígidos é benéfica e eficaz em diferentes procedimentos cirúrgicos quando comparada à administração desses fármacos ao final da cirurgia.[10] De qualquer modo, a administração do AINE antes do procedimento cirúrgico deve ser efetuada de maneira criteriosa no paciente selecionado e, ainda, deve-se atentar para os devidos cuidados com relação à fluidoterapia e ao controle sistemático da pressão arterial no período transoperatório.

Uma das principais características farmacodinâmicas dos anti-inflamatórios é o "efeito-teto", ou seja, há uma relação dose-resposta limitada acima da qual o aumento da dose não promove o aumento da analgesia, aumentando apenas os efeitos colaterais. Nessas condições, deve-se proceder à utilização de outro AINE em decorrência da variabilidade da resposta individual.[5]

Indicações para uso de anti-inflamatórios não esteroides no tratamento da dor

Os AINE são efetivos no tratamento da dor proveniente de procedimentos cirúrgicos ortopédicos e de tecidos moles, especialmente quando há extensa inflamação e trauma tecidual.[5]

O emprego desta classe de fármacos também é eficaz no tratamento da dor causada por meningite, tumor ósseo, osteoartrite, cistite, otites e dermatites com inflamação importante. Nessas condições, pode-se optar por uma combinação de baixas doses de opioides, assim como de AINE.

Outras indicações para o uso de anti-inflamatórios são panosteítes, osteodistrofia hipertrófica, dor oriunda de câncer e de doenças periodontais. Os AINE devem ser utilizados com cautela nas extrações dentais e em cirurgias oncológicas em decorrência do sangramento difuso que acompanha alguns desses procedimentos.

Em caso de tratamento da dor proveniente de osteoartrite, como a maioria dos pacientes que apresentam essa doença é geriátrica, deve-se tentar redução da dose com a manutenção do estado de conforto para o paciente, objetivando a redução de potencial toxicidade. Se um paciente requer uma alta dose de um AINE específico para controlar a dor, pode-se optar pela prescrição de outro AINE, condição que pode ser mais efetiva em decorrência da variação individual em resposta a diferentes analgésicos.[5]

O Quadro 15.2 demonstra os diferentes AINE, assim como doses, vias de administração e indicações em cães e gatos.

Efeitos adversos

A taxa de intoxicação pelo uso incorreto de AINE segundo um levantamento de casos realizado por Xavier e Kogika foi de 86,4% e 50% em cães e gatos, respectivamente.[11]

Estão relatados eventos adversos com o uso dessa classe de fármacos, incluindo alterações gastrintestinais, renais, hepáticas, de coagulação e de cartilagem articular.[12] Os efeitos adversos mais comuns dos AINE envolvem o trato gastrintestinal (TGI) e incluem vômitos, diarreia, ulceração gástrica e úlcera perfurante, sendo que vômitos podem ocorrer em 5 a 50% dos pacientes com a terapia crônica de AINE.

A toxicidade do TGI pelos AINE ocorre por dois mecanismos: irritação direta do fármaco na mucosa do TGI e como resultado da ação da inibição das prostaglandinas.

A análise das publicações relacionadas com a toxicidade gastrintestinal após uso de AINE indica que problemas foram observados com a administração de doses mais altas que as recomendadas, mas a segurança dos fármacos está relacionada com inibição preferencial da COX-2 em relação a COX-1.

De qualquer maneira, têm-se utilizado cronicamente diversos AINE, como ácido acetilsalicílico e cetoprofeno, sem a ocorrência de eventos gastrintestinais, fato que pode ser explicado pelo fenômeno de adaptação gástrica.

Em decorrência da inibição da atividade da enzima COX e da síntese de prostaglandinas, os AINE podem apresentar efeitos indiretos nos mecanismos homeostáticos que previnem a lesão renal atribuída à hipovolemia em pacientes anestesiados.[13] Quando a normovolemia é ameaçada, ocorre aumento da síntese de prostaglandinas com o objetivo de manter a perfusão renal, sendo que a inibição destes prostanoides pode resultar em disfunção renal. Como citado anteriormente, é indispensável o controle criterioso da pressão arterial, assim como a manutenção da normovolemia nesses animais.

A toxicidade hepática causada pelos AINE normalmente é considerada idiossincrática. Anorexia, vômito e icterícia associados a níveis aumentados de enzimas hepáticas podem ser observados antes de 21 dias de tratamento com o AINE.[14] Como os AINE são metabolizados no fígado, não devem ser administrados em pacientes com disfunção hepática.

Quadro 15.2 Dose, vias de administração e indicações em cães e gatos dos diferentes AINE.

AINE	Espécie	Dose	Via de administração	Frequência de uso	Indicação
Meloxicam	Cães	0,2 mg/kg (1º dia) + 0,1 mg/kg	SC, VO	A cada 24 h	Pós-operatório
		0,1 mg/kg	SC, VO	A cada 24 h	Dor crônica
	Gatos	0,2 mg/kg (1º dia) +0,1 mg/kg	SC, VO	A cada 24 h (por 2 a 3 dias)	Pós-operatório
		0,05 mg/kg	SC, VO	A cada 24 h (máximo de 5 vezes/semana)	Dor crônica
Carprofeno	Cães	4,4 mg/kg (1º dia) + 2,2 mg/kg	SC, IM, VO	A cada 24 h (1º dia) A cada 24 ou 12 h (dose de 2,2 mg/kg)	Pós-operatório
		2,2 mg/kg	SC, IM, VO	A cada 24 ou 12 h	Dor crônica
	Gatos	2,2 mg/kg (1º dia)	SC, IM, VO	A cada 24 h (por 2 ou 3 dias)	Pós-operatório
Cetoprofeno	Cães	2 mg/kg (1º dia) +1 mg/kg	SC, IM, IV, VO	A cada 24 h	Pós-operatório
		1 mg/kg	SC, IM, IV, VO	A cada 24 h	Dor crônica
	Gatos	1 mg/kg	SC, IM, IV, VO	A cada 24 h (máximo de 5 dias)	Pós-operatório
Flunixino meglumina	Cães	1 mg/kg	SC, IM, IV	A cada 24 h	Pós-operatório
	Gatos	0,25 mg/kg	SC, IM	A cada 24 h	Pós-operatório
Firocoxibe	Cães	5 mg/kg	VO	A cada 24 h	Dor crônica
Tepoxalina	Cães	10 a 20 mg/kg (1º dia) seguidos de 10 mg/kg	VO	A cada 24 h	Dor crônica

IM = intramuscular; IV = intravenosa; SC = subcutânea; VO = via oral.

Durante a terapia com AINE, os pacientes devem ser monitorados com relação a hematoquezia, melena, vômitos, aumento do consumo de água e hiporexia. A realização de exames bioquímicos como creatinina e alanina aminotransferase (ALT) também é recomendada para identificar toxicidade quando os AINE são prescritos para uso crônico.[5]

O Quadro 15.3 lista as principais contraindicações e os fatores de risco para a utilização dos AINE em cães e gatos. O Quadro 15.4 demonstra os principais sintomas durante a toxicidade de AINE.

Quadro 15.3 Contraindicações e fatores de risco para o uso de AINE em cães e gatos.

- Utilização de corticoesteroides sistêmicos
- Utilização de outro AINE simultaneamente
- Nefropatia
- Hepatopatia
- Insuficiência cardíaca congestiva
- Suspeita de hemorragia ativa ou perda de sangue significativa
- Desidratação
- Hipotensão
- Hipertensão
- Gestação
- Trombocitopenia
- Coagulopatia
- Utilização de anticoagulantes
- Inibidores da enzima conversora de angiotensina
- Furosemida
- Vômitos
- Diarreia
- Ulceração gástrica
- Hematoquezia
- Melena
- Caquexia

Adaptado de Yazbek, 2009.[15]

Tratamento da toxicidade por anti-inflamatórios não esteroides

O tratamento da toxicidade causada pela utilização de AINE em cães e gatos consiste na utilização de bloqueadores de receptores H_2 (ranitidina, cimetidina), protetores de mucosa (sucralfato), bloqueador da bomba de prótons (omeprazol) estimulantes de esvaziamento gástrico (metoclopramida) e fármacos hepatoprotetores (S-adenosil-L-metionina). A terapia de suporte consiste em descontinuação do AINE, controle do vômito e administração de fluidoterapia instituída na taxa de 50 a 70 mℓ/kg/dia para manutenção de débito urinário maior que 2 mℓ/kg/h. Os fármacos e doses utilizados para tratamento da toxicidade estão dispostos no Quadro 15.5.

Fármacos anti-inflamatórios aprovados para utilização

Meloxicam

Meloxicam é um AINE derivado do ácido enólico com atividade preferencial para a enzima COX-2 em diversas espécies,[16,17] aprovado para uso no Brasil para cães e gatos. A inibi-

Quadro 15.4 Principais sinais clínicos observados durante a toxicidade por AINE em cães e gatos.

Toxicidade	Sinais clínicos
Gastrintestinal	Naúsea, vômito, diarreia, hematoquezia, melena, anorexia, depressão, letargia
Renal	Oligúria, anúria, poliúria, polidipsia, vômito, náuseas, anorexia, letargia
Hepática	Anorexia, vômito, icterícia, perda de peso, depressão

Quadro 15.5 Fármacos e doses utilizados para tratamento da toxicidade por AINE em cães e gatos.

Fármaco	Espécie	Dose
Ranitidina	Cães	2 mg/kg, a cada 8 h, VO, SC
	Gatos	2 mg/kg, a cada 12 h
Cimetidina	Cães	10 mg/kg, a cada 12 h, SC (por 3 dias)
	Gatos	10 mg/kg, a cada 12 h, SC (por 3 dias)
Omeprazol	Cães	0,5 a 1 mg/kg, a cada 24 h, VO
	Gatos	0,7 mg/kg, a cada 24 h, VO
Sucralfato	Cães	0,5 a 1 g/cão, a cada 12 ou 8 h, VO (por 15 dias)
	Gatos	0,5 g/gato, a cada 12 ou 8 h, VO (por 15 dias)
Metoclopramida*	Cães e gatos	0,2 a 0,5 mg/kg, a cada 8 h, VO, SC
S-adenosil-L-metionina	Cães e gatos	18 mg/kg, a cada 24 h, VO

*Administrar 30 min antes da alimentação. SC = subcutânea; VO = via oral.

ção da COX-2 pelo meloxicam foi demonstrada em estudos *in vitro*, sendo que esse fármaco pode inibir 12 vezes mais a atividade da enzima COX-2 do que a atividade da COX-1.[16] Esse AINE é indicado em osteítes, artrites reumatoides, osteoartrites, espondiloses, espondiloartroses anquilosantes, displasias coxofemorais, calcificação de discos intervertebrais, reparação de fraturas, traumatismos, além de pós-operatório de artroplastias e outras cirurgias.

Muitos estudos demonstraram a eficácia do tratamento com meloxicam no período pré-operatório para o controle da dor associada à inflamação, inclusive em procedimentos oncológicos.[18] Parece ser efetivo no controle da dor pós-operatória em cadelas submetidas à ovariossalpingo-histerectomia quando administrado 30 min antes da indução anestésica na dose de 0,2 mg/kg SC.[19] Ainda pode ser utilizado como anti-inflamatório em cirurgias ortopédicas em cães no pós-operatório a cada 24 h.

Um estudo multicêntrico, controlado e randomizado utilizando meloxicam injetável (0,2 mg/kg SC no 1º dia seguido de 0,1 mg/kg VO a cada 24 h durante 13 dias) em cães com osteoartrite mostrou significativa melhora dos escores clínicos dos animais tratados com o AINE quando comparados ao grupo placebo.[20]

O meloxicam é reconhecido como um analgésico efetivo em gatos e pode ser utilizado de maneira preemptiva para o controle da dor e inflamação associada a cirurgia ortopédica, ovariossalpingo-histerectomia e orquiectomia.[21] Ele parece controlar a dor associada à ovariossalpingo-histerectomia em gatas de maneira semelhante ao carprofeno e à buprenorfina.

Foi demonstrada, em estudo *in vitro*, fraca seletividade do meloxicam para a enzima COX-2 em gatos.[22] Talvez essa seja a razão pela qual o fármaco não é aprovado para uso crônico em gatos. Entretanto, a dose de 0,3 mg/kg (1º dia), seguida de 0,1 mg/kg, foi administrada durante 4 dias em gatos com afecções locomotoras, resultando em redução da dor e inflamação, aumento do consumo de alimentos e peso dos animais, com mínimos efeitos adversos.[23] Gunew *et al.*[24] relataram o meloxicam como eficaz e seguro no tratamento prolongado em gatos com osteoatrite, inclusive em pacientes com idade avançada. Entretanto, segundo a recomendação do fabricante, nesta espécie, o tratamento não deve ultrapassar 4 dias consecutivos.

Como qualquer AINE, o meloxicam pode facilitar a ocorrência de eventos adversos, por exemplo, vômito e diarreia, apesar da baixa prevalência dos episódios.[23,24] A administração aguda de meloxicam parece não interferir na função renal[24] mesmo em pacientes submetidos a hipotensão durante a anestesia. Segundo alguns pesquisadores, esse AINE também não altera a função hepática e a hemostasia, uma vez que não afeta o número de plaquetas e a agregação plaquetária, além do tempo de sangramento. A dose de 0,1 mg/kg ou 0,2 mg/kg administrada previamente em cães submetidos a cirurgias ortopédicas não afetou o tempo de sangramento da mucosa oral, o tempo de protrombina e o tempo de tromboplastina parcial ativada. Esse AINE pode ser utilizado em associação a outros analgésicos, inclusive opioides. Sua associação SC a anestesia epidural também é possível e parece reduzir o escore de dor em cães com ruptura do ligamento cruzado cranial.[25] Entretanto, sua administração conjuntamente com corticoides causa importantes alterações gástricas em cães saudáveis.[26]

Carprofeno

O carprofeno é um AINE pertencente à classe dos derivados do ácido arilpropiônico, na qual também estão inclusos o ibuprofeno, o cetoprofeno, o naproxeno e o fenoprofeno. É aprovado para cães no tratamento da osteoartrite e no controle da dor associada a cirurgias ortopédicas, de tecidos moles e traumatismos em geral.[27] Atualmente, é um fármaco muito utilizado nas doenças degenerativas articulares e na displasia coxofemoral. Esse AINE atua diminuindo a produção de prostaglandina via inibição da COX, preferencialmente a COX-2, promovendo ação anti-inflamatória e analgésica. O pequeno efeito do carprofeno na prostaglandina sintetase explica a baixa prevalência de complicações associadas à sua administração quando comparada com a de outros fármacos disponíveis. É considerado mais potente no controle dos sinais de dor crônica que os anti-inflamatórios tradicionais, como, por exemplo, o ácido acetilsalicílico.[28]

A dose de 4,4 mg/kg pode ser administrada 1 vez/dia ou, fracionada, 2 vezes/dia (2,2 mg/kg).[21] A analgesia proporcionada pelo carprofeno parece ser mais efetiva quando o fármaco é administrado previamente ao procedimento cirúrgico.[10]

Esse AINE pode ser administrado com segurança no pós-operatório de cirurgias ortopédicas, com analgesia variando de 12 a 18 h. Quando o carprofeno (4 mg/kg) foi comparado a meperidina (2 mg/kg), o AINE promoveu menores escores de dor, de sedação e boa analgesia durante 18 h se comparado ao opioide.[29] Em cadelas submetidas à ovariossalpingo-histerectomia, o carprofeno (2 mg/kg, a cada 12 h) promove analgesia satisfatória semelhante ao meloxicam (0,1 mg/kg, a cada 24 h). Trabalhos demonstram a eficiência desse fármaco no tratamento da osteoartrite.[30]

Até o presente momento, o carprofeno não é aprovado para uso em gatos no Brasil, mas a solução injetável na dose de 4 mg/kg como dose única foi aprovada na Europa para utilização nessa espécie. Está documentado o uso seguro desse fármaco previamente a cirurgias de tecidos moles e ortopédicas em gatos, com analgesia de 4 a 20 h no pós-operatório,[31] mas o uso crônico não é recomendado, uma vez que a margem de segurança nesta espécie é desconhecida. Além disso, mostrou-se diferença entre a farmacocinética do carprofeno em gatos e cães. Enquanto a meia-vida na espécie canina é de 8 h, em gatos essa variável é de aproximadamente 20 h.

Com relação aos efeitos adversos, o carprofeno não apresenta efeito no tempo de sangramento de cães submetidos à cirurgia ortopédica e quando administrado em cães anestesiados parece não promover alteração da função renal.[32] Como qualquer outro AINE, pode causar danos ao TGI e aos sistemas renal e hepático.[33] Os sinais mais comuns de efeitos adversos são vômito, diarreia e anorexia, mas letargia, poliúria, polidipsia e hematúria também foram observados com o uso desse fármaco.[33]

Apesar da alta margem de segurança, foi relatada a incidência de hepatotoxicidade idiossincrática ao carprofeno, seja apenas por elevação das enzimas hepáticas (incidência de 0,00042%) ou por insuficiência e falência hepática (0,00017%). Dos 21 cães relatados como tendo apresentado dano hepatocelular associado ao carprofeno, 13 eram da raça Labrador Retriever, com idades entre 4 e 15 anos, sendo a dose de 1,57 a 3,1 mg/kg a cada 12 h, com duração do tratamento entre 3 e 180 dias. Os sinais de intoxicação foram notados em média após 19 dias do início do tratamento.[33] Portanto, é fundamental a realização de hemograma e provas bioquímicas prévia e posteriormente ao tratamento com carprofeno. A elevação dos níveis das enzimas ALT e aspartato aminotransferase (AST) associada à anorexia pode ser um sinal de hepatopatia e, nesse caso, deve-se suspender a utilização de fármaco e iniciar terapia suporte.

Cetoprofeno

O cetoprofeno é um derivado do ácido propiônico com propriedades anti-inflamatória, antipirética e analgésica bem estabelecidas em cães. Esse fármaco está aprovado no Brasil para uso em cães e gatos e é indicado para o tratamento de sinais e sintomas da inflamação, como traumas e fraturas, artrite, artrose e hérnias discais, e para controlar a dor pós-operatória oriunda de cirurgias de tecidos moles. Tem a capacidade de diminuir as contrações uterinas, aliviar a dor isquêmica e a espasmódica, além de reduzir a aderência plaquetária e inibir de maneira reversível a agregação, porém em menor grau que o ácido acetilsalicílico.[5] O cetoprofeno inibe a síntese de prostaglandinas por meio da inibição não seletiva da enzima COX a partir do ácido araquidônico. Por conta da inibição da lipo-oxigenase, tem a capacidade de reduzir o edema tecidual.[5]

O cetoprofeno promove analgesia avaliada como boa e excelente por até 24 h, semelhante ao meloxicam, em cães submetidos a cirurgias abdominais e ortopédicas, apesar da farmacocinética diferente dos dois fármacos, principalmente quando administrados por via oral.[34] Esse fármaco tem sido utilizado como analgésico em pacientes hígidos na dose inicial de 2 mg/kg e depois 1 mg/kg nos dias subsequentes.

Os efeitos analgésicos podem implicar o bloqueio da geração do impulso doloroso mediante uma ação periférica por inibição da síntese das prostaglandinas. Como este fármaco tem capacidade de inibir tanto COX-1 quanto COX-2, os efeitos adversos desse bloqueio podem ser um problema potencial. Desse modo, os candidatos a fazerem uso desse fármaco devem ser cuidadosamente selecionados.

Dentre os efeitos adversos relatados com o uso desse fármaco estão aumento do tempo de sangramento, úlceras duodenais e gástricas, além de falência renal e ocorrência de vômitos com o uso crônico.[5] Ulceração gástrica moderada foi observada em todos os cães que receberam cetoprofeno com 7 e 28 dias de administração.[35] Por causa disso, sugere-se a administração simultânea de protetores gástricos com a utilização crônica deste anti-inflamatório. Em decorrência do risco de sangramento intraoperatório, o cetoprofeno deve ser administrado apenas no período pós-operatório, além de ser evitado em pacientes com potencial sangramento após cirurgias como laminectomias, rinotomias, laparotomias e toracotomias. Adicional cuidado deve ser adotado no uso de drenos torácicos ou cateter epidural, uma vez que o sangramento pode ocorrer no procedimento de retirada desses.

Flunixino meglumina

O flunixino meglumina é um AINE derivado do ácido fenamínico e está aprovado para uso no Brasil, em cães, na dose de 1,1 mg/kg a cada 24 h, não ultrapassando 3 dias de tratamento. Atua inibindo a enzima prostaglandina sintetase, bloqueando então a produção de prostaglandina, diminuindo assim a inflamação. Este fármaco foi muito utilizado para o tratamento de condições inflamatórias e dolorosas em oftalmologia,[5] como úlceras de córnea, uveítes, conjutivites e no pré e pós-operatório de cirurgias oculares.

O potencial desse anti-inflamatório para causar efeitos adversos como aumento da enzima ALT, nefrotoxicidade e lesões gástricas[36] desestimulou seu uso, principalmente em pacientes idosos, nos últimos anos.

Firocoxibe

Firocoxibe é o mais recente inibidor seletivo de COX-2 aprovado para uso em cães no país. Tem a capacidade de inibir a enzima COX-2 com mínimo impacto na atividade da COX-1. Está indicado para o controle de dor e inflamação associadas à osteoartrite em cães, com efeito anti-inflamatório, analgésico e antipirético e está disponível em comprimidos mastigáveis para serem utilizados na dose de 5 mg/kg, 1 vez/dia.

Cães com osteoartrite tratados com esse fármaco apresentaram melhora na claudicação, menor dificuldade de locomoção e menores escores de dor à palpação, inclusive quando comparado ao carprofeno. Segundo Hazewinkel *et al.*,[37] o uso de firocoxibe foi eficaz em reduzir a dor aguda associada a sinovite em cães, com efeito similar àquele observado com vedaprofeno e superior ao carprofeno. O firocoxibe também pode ser utilizado para tratar dor e inflamação transoperatória associadas à cirurgia de tecidos moles em cães.[21]

Com relação aos efeitos adversos do firocoxibe, parece que a utilização desse fármaco por um período de 7 dias não está associada ao aumento do risco de eventos adversos. Recomenda-se observação cuidadosa quando o fármaco for utilizado por períodos prolongados ou em doses acima de 5 mg/kg, ou ainda, em filhotes com menos de 7 meses, nos quais ele foi associado a sérios eventos adversos, inclusive, óbito.[21] Em um estudo no qual foram incluídos 575 cães com osteoartrite, tratados com firocoxibe (5 mg/kg/dia), carprofeno (4 mg/kg/dia) ou etodolaco (10 a 15 mg/kg/dia), durante 30 dias, uma pequena porcentagem (3,1%) de cães apresentou diarreia quando comparados aos tratados com carprofeno (6,1%).[38] Por outro lado, o firocoxibe foi administrado na dose de 5,3 mg/kg durante 29 dias e foram estudadas variáveis como contagem de leucócitos, ureia, creatinina, ALT, fosfatase alcalina (FA), gamaglutamiltransferase (GGT), agregação plaquetária, sangue oculto nas fezes e tempo de sangramento da mucosa oral. O estudo concluiu que o fármaco não causou qualquer efeito adverso no TGI, monitorado via endoscopia, ou nos parâmetros hematológicos e bioquímicos, sendo bem tolerado por cães hígidos.[39]

O uso deste fármaco está contraindicado em fêmeas gestantes e lactantes. Da mesma maneira, a segurança e a eficácia do firocoxibe ainda não foram determinadas em gatos.

Por outro lado, em caso de vômitos, inapetência ou emagrecimento durante o uso do fármaco, deve-se cessar sua administração. Apesar da segurança associada ao uso de firocoxibe, o fármaco ainda não foi testado em algumas condições, como em situações de insuficiência renal ou hepática. O fabricante recomenda um período mínimo de 24 h para o início da administração do firocoxibe quando outro fármaco anti-inflamatório foi utilizado previamente e alerta que o uso de AINE em associação a glicocorticoides pode provocar agravamento das ulcerações do TGI.

Tepoxalina

A via metabólica alternativa do ácido araquidônico resulta na produção de leucotrienos. A enzima 5-lipo-oxigenase (5-LOX) converte o ácido araquidônico em leucotrienos, os quais são potentes agentes quimiotáticos envolvidos na inflamação. Os inibidores duais de COX e 5-LOX constituem uma alternativa importante aos AINE clássicos e inibidores seletivos de COX-2 para o tratamento de dor e inflamação. A inibição balanceada das enzimas COX e 5-LOX promove eficácia superior e reduz as reações adversas observadas com a utilização de outros AINE.

A tepoxalina está aprovada para uso em cães para o controle de dor e inflamação causada por afecções musculoesqueléticas agudas e crônicas. A segurança desse AINE não foi avaliada em nenhuma dose em gatos. O fármaco foi testado em cães adultos com artrite crônica durante 10 dias resultando em diminuição do leucotrieno B4 no sangue e mucosa gástrica, além de prostaglandinas no líquido sinovial e tromboxano B2 no sangue.[40]

A tepoxalina administrada em cães antes da indução anestésica parece não influenciar o tempo de sangramento da mucosa oral, assim como os parâmetros hematológicos, renais e hepáticos.[41]

As reações adversas mais comuns com o uso desse AINE incluem diarreia, vômitos e inapetência. A tepoxalina não deve ser administrada em conjunto com outros AINE ou glicocorticosteroides. Além desse fato, AINE, diuréticos, anticoagulantes e substâncias com elevada ligação a proteínas plasmáticas podem competir para esta ligação, conduzindo a efeitos potencialmente tóxicos.

A dose da tepoxalina é de 10 mg/kg administrados a cada 24 h.

Nimesulida

A nimesulida é um fármaco pertencente à classe das sulfonanilidas e apresenta ação relativamente seletiva pela COX-2 canina. Costa *et al.*[42] avaliaram por via endoscópica os aspectos da mucosa gastroduodenal em cães tratados experimentalmente com nimesulida na dose de 5 mg/kg, 1 vez/dia, durante 21 dias. Segundo os autores, esse é um fármaco pouco estudado em medicina veterinária e não há estudos com acompanhamento endoscópico em relação aos efeitos adversos sobre o TGI dos cães. A avaliação endoscópica nesse estudo mostrou que a mucosa gastroduodenal apresentou apenas lesões consideradas de baixo grau, sugerindo que o uso de nimesulida na dose e via utilizadas é seguro para a mucosa gastroduodenal de cães clinicamente saudáveis.

Apesar da segurança deste fármaco para a mucosa gastroduodenal, é possível que o emprego incorreto de nimesulida possa induzir falência hepática e renal. Borku *et al.*[43] relataram um caso clínico de intoxicação em um gato de 3 meses de idade que desenvolveu doença biliar e falência renal aguda após o tratamento com nimesulida na dose de 100 mg/dia divididos em 3 doses diárias por 3 dias. O animal sobreviveu à intoxicação após descontinuação do fármaco e tratamento de suporte.

Referências

1. KumarV, Abbas AK, Fausto N. In: Robbins & Cotran: Patologia – Bases Patológicas das Doenças. 7ª ed. Rio de Janeiro: Elsevier, 2005. 1616p.
2. Janeway CA, Travers P, Walport M, Shlomchik M. Imunobiologia. 5ª ed. Porto Alegre: Artmed; 2002. p. 32-43.
3. Ferreira SH, Lorenzetti BB, Bristow AF, Poole S. Interleukin-1 beta as a potent hyperalgesic agent antagonized by a tripeptide analogue. Nature. 1988; 334:698-700.
4. Cunha TM, Verri WA Jr, Silva JS, Poole S, Cunha FQ, Ferreira SH. Hypernociceptive role of cytokines and chemokines: targets for analgesic drug development? A cascade of cytokines mediates mechanical inflammatory hypernociception in mice. Proc Natl Acad Sci U S A. 2005;102:1755-60.
5. Mathews KA. Nonsteroidal anti-inflammatory analgesics. Indications and contraindications for pain management in dogs and cats. Vet Clin North Am Small Anim Pract. 2000; 30:783-804.
6. Gozzani JL. Analgesia pós-operatória. In: Manica J. Anestesiologia: princípios e técnicas. 3ª ed. Porto Alegre: Artmed, 2004.
7. Livingston A. Mechanism of action of nonsteroidal anti-inflammatory drugs. Vet Clin North Am Small Anim Pract. 2000; 30: 773-81.
8. Lees P, Landoni MF, Giraudel J, Toutain PL. Pharmacodynamics and pharmacokinetics of non steroidal anti-inflammatory drugs in veterinary species. J Vet Pharmacol Ther. 2004; 27:479-90.
9. Tighe KE, Webb AM, Hobbs GJ: Persistently high plasma morphine-6-glucuronide levels despite decreased hourly patient-controlled analgesia morphine use after single-dose diclofenac: potential for opioid-related toxicity. Anesth Analg. 1999; 88:1137-42.
10. Lascelles BD, Cripps PJ, Jones A, Waterman-Pearson AE. Efficacy and kinetics of carprofen, administered preoperatively or postoperatively, on the prevention of pain in dogs undergoing ovariohysterectomy. Vet Surg. 1998; 27:568-82.
11. Xavier FG, Kogika MM. Common causes of poisoning in dogs and cats in a Brazilian veterinary teaching hospital from 1998 to 2000. Vet Hum Toxicol. 2002; 44:115-6.
12. Sweetman SC. Nonsteroidal anti-inflammatory drugs. In: Sweetman SC, editor. Martindale: the complete drug reference. 3rd ed. London: Pharmaceutical Press; 2002. p. 63-4.
13. Forsyth SF, Guilford WG, Pfeiffer DU. Effect of NSAID administration on creatinine clearance in healthy dogs undergoing anaesthesia and surgery. J Small Anim Pract 2000; 41:547-50.
14. MacPhail CM, Lappin MR, Meyer DJ, Smith SG, Webster CR, Armstrong PJ. Hepatocellular toxicosis associated with administration of carprofen in 21 dogs. J Am Vet Assoc. 1998; 212: 1895-901.
15. Yazbek KVB. Como avaliar e tratar a dor em cães e gatos. Cães & Gatos. 2009; 125:20-8.
16. Kay-Mugford P, Benn SJ, LaMarre J, Conlon P. *In vitro* effects of non-steroidal anti-inflammatory drugs on cyclooxygenase activity in dogs. Am J Vet Res. 2000; 61: 802-10.
17. Pairet M, Van Ryn J, Schierok H, Mauz A, Trummlitz G, Engelhardt G. Differential inhibition of cyclooxygenase-1 and -2 by meloxicam and its 4isomer. Inflamm Res. 1998; 47: 270-6.
18. Nakagawa K, Miyagawa Y, Takemura N, Hirose H. Influence of preemptive analgesia with meloxicam before resection of the unilateral mammary gland on postoperative cardiovascular parameters in dogs. J Vet Med Sci. 2007; 69: 939-44.
19. Caulkett N, Read M, Fowler D, Waldner C. A comparison of the analgesic effects of butorphanol with those of meloxicam after elective ovariohysterectomy in dogs. Can Vet J. 2003; 44: 565-70.
20. Peterson KD, Keefe TJ. Effects of meloxicam on severity of lameness and other clinical signs of osteoarthritis in dogs. J Am Vet Med Assoc. 2004;225:1056-60.
21. Clark TP. The Clinical pharmacology of cyclooxygenase-2–selective and dual inhibitors. Vet Clin Small Anim. 2006; 36: 1061-85.
22. Giraudel JM, Toutain PL, Lees P. Development of *in vitro* assays for the evaluation of cyclooxygenase inhibitors and predicting selectivity of nonsteroidal anti-inflammatory drugs in cats. Am J Vet Res. 2005; 66:700-9.
23. Lascelles BD, Henderson AJ, Hackett IJ. Evaluation of the clinical efficacy of meloxicam in cats with painful locomotor disorders. J Small Anim Pract 2001; 42:587-93.
24. Gunew MN, Menrath VH, Marshall RD. Long-term safety, efficacy and palatability of oral meloxicam at 0.01-0.03 mg/kg for treatment of osteoarthritic pain in cats. J Feline Med Surg. 2008; 10:235-41.
25. Fowler D, Isakow K, Caulkett N, Waldner C. An evaluation of the analgesic effects of meloxicam in addition to epidural morphine/mepiva-

caine in dogs undergoing cranial cruciate ligament repair. Can Vet J. 2003;44:643-8.

26. Boston SE, Moens NM, Kruth SA, Southorn EP. Endoscopic evaluation of the gastroduodenal mucosa to determine the safety of short-term concurrent administration of meloxicam and dexamethasone in healthy dogs. Am J Vet Res. 2003;64:1369-75.
27. Forsyth SF, Guilford WG, Haslett SJ, Godfrey J. Endoscopy of the gastroduodenal mucosa after carprofen, meloxicam and ketoprofen administration in dogs. J Small Anim Pract. 1998; 39:421-4.
28. Fox SM, Johnston SA. Use of carprofen for the treatment of pain and inflammation in dogs. Journal of the American Veterinary Medical Association. 1997; 210: 1486-92.
29. Lascelles BD, Butterworth SJ, Waterman AE. Postoperative analgesic and sedative effects of carprofen and pethidine in dogs. Vet Rec. 1994;134:187-91.
30. Moreau M, Dupuis J, Bonneau NH, Desnoyers M. Clinical evaluation of a nutraceutical, carprofen and meloxicam for the treatment of dogs with osteoarthritis. Vet Rec. 2003;152:323-9.
31. Al-Gizawiy MM, Rude PE. Comparison of preoperative carprofen and postoperative butorphanol as postsurgical analgesics in cats undergoing ovariohysterectomy. Vet Anaesth Analg. 2004;31:164-74.
32. Bergmann HM, Nolte IJ, Kramer S. Effects of preoperative administration of carprofen on renal function and hemostasis in dogs undergoing surgery for fracture repair. Am J Vet Res. 2005;66:1356-63.
33. MacPhail CM, Lappin MR, Meyer DJ, Smith SG, Webster CR, Armstrong PJ. Hepatocellular toxicosis associated with administration of carprofen in 21 dogs. J Am Vet Assoc. 1998; 212: 1895-1901.
34. Montoya L, Ambros L, Kreil V, Bonafine R, Albarellos G, Hallu R, *et al.* A pharmacokinetic comparison of meloxicam and ketoprofen following oral administration to healthy dogs. Vet Res Commun. 2004;28:415-28.
35. Forsyth SF, Guilford WG, Lawoko CRO. Endoscopic evaluation of the gastroduodenal mucosa following non-steroidal anti-inflammatory drug administration in the dog. NZ Vet J. 1996; 44:179-181.
36. Luna SP, Basílio AC, Steagall PV, Machado LP, Moutinho FQ, Takahira RK, *et al.* Evaluation of adverse effects of long-term oral administration of carprofen, etodolac, flunixin meglumine, ketoprofen, and meloxicam in dogs. Am J Vet Res. 2007; 68:258-64.
37. Hazewinkel HAW, van den Brom WE, Theyse LFH, Pollmeier M, Hanson PD. Comparison of the effects of firocoxib, carprofen and vedaprofen in a sodium urate crystal induced synovitis model of arthritis in dogs. Res Vet Sci. 2008; 84:74-9.
38. Hanson PD, Brooks KC, Case J, Conzemius M, Gordon W, Schuessler J *et al.* Efficacy and safety of firocoxib in the management of canine osteoarthritis under field conditions. Vet Ther. 2006;7:127-40.
39. Steagall PVM, Mantovani FB, Ferreira TH, Salcedo ES, Moutinho FQ, Luna SPL. Evaluation of the adverse effects of oral firocoxib in healthy dogs. J Vet Pharmacol Therap. 2007; 30: 218-23.
40. Agnello KA, Reynolds LR, Budsberg SC. *In vivo* effects of tepoxalin, an inhibitor of cyclooxygenase and lipoxygenase, on prostanoid and leukotriene production in dogs with chronic osteoarthritis. Am J Vet Res. 2005;66:966-72.
41. Kay-Mugford PA, Grimm KA, Weingarten AJ, Brianceau P, Lockwood P, Cao J. Effect of preoperative administration of tepoxalin on hemostasis and hepatic and renal function in dogs. Vet Ther. 2004; 5:120-7.
42. Costa PRS, Araujo RB, Costa MC, Maia REN. Endoscopia gastroduodenal após administração de nimesulida, monofenilbutazona e meloxicam em cães. Arq Bras Med Vet Zootec. 2007;59(4):903-9.
43. Borku MK, Guzel M, Karakurum MC, Ural K, Aktas S. Nimesulide-induced acute biliary tract injury and renal failure in a kitten: a case report. Vet Med. 2008, 53:169-72.

16 Agonistas Alfa-2-adrenérgicos

Silvia Renata Gaido Cortopassi

Introdução

Os fármacos agonistas alfa-2-adrenérgicos foram sintetizados no início da década de 1960 e utilizados na prática clínica inicialmente como descongestionantes nasais e, posteriormente, como agentes anti-hipertensivos.[1] Depois se demonstrou que esse grupo farmacológico também apresentava atividades analgésica, sedativa, ansiolítica e simpaticolítica, surgindo interesse no seu emprego em anestesiologia.[2]

Os agonistas alfa-2-adrenérgicos (clonidina, detomidina, romifidina, xilazina, medetomidina e dexmedetomidina) são substâncias derivadas da tiazina que exercem ação sedativa, miorrelaxante e analgésica dose dependente.

Atualmente, alguns fármacos desse grupo são usados em medicina como medicação pré-anestésica e no tratamento de hipertensão, ansiedade, enxaqueca, síndrome de abstinência de opioides, nevralgia, esclerose múltipla e como antiemético em quimioterapia.[3] Em medicina veterinária, são comumente empregados como sedativos, analgésicos e na medicação pré-anestésica, por causarem diminuição de até 50% na concentração alveolar mínima (CAM) de agentes anestésicos inalatórios e na dose total requerida de outros fármacos, como os barbitúricos e opioides.[4] Os efeitos induzidos pelos agentes agonistas alfa-2-adrenérgicos são consequência da interação com receptores alfa-adrenérgicos pré e pós-sinápticos, centrais ou periféricos.

Os receptores alfa-adrenérgicos são classificados em dois grupos, alfa-1 e alfa-2, com base em suas localizações anatômicas e funções fisiológicas. Nessa classificação, os receptores alfa-1 são representados por receptores pós-sinápticos que promovem vasoconstrição e outros efeitos simpaticomiméticos. Por outro lado, os alfa-2 são inibitórios, localizados na região pré-sináptica, embora estudos demonstrem a existência de alfa-2 pós-sinápticos,[5] e medeiam efeitos analgésicos, ansiolíticos, sedativos, simpaticolíticos e anti-hipertensivos.[4]

Os receptores alfa-2-adrenérgicos são constituídos de vários subtipos, alfa-2A, alfa-2B, alfa-2C, alfa-2D, com base na farmacologia clássica e em estudos biomoleculares,[6,7] nos quais o subtipo 2D é homólogo de 2A.[7,8] Os efeitos de cada subtipo ainda não estão bem determinados, porém acredita-se que o efeito hipnótico deva-se à ativação dos receptores 2A e 2D,[9] e a hipertensão fugaz, após administração em *bolus* de dexmedetomidina, ao subtipo 2B.[10] Há diferenças entre as espécies animais, com base na proporção desses subtipos no nível do tronco cerebral. Por exemplo, o subtipo alfa-2A predomina no tronco cerebral de caninos e ratos,[11] enquanto o subtipo alfa-2D parece prevalecer no tronco encefálico de ovinos.[12]

Os receptores de superfície celular utilizam vários mecanismos para a transdução de mensagens após a ligação do agonista ao seu local de afinidade para a ocorrência da resposta celular, que, no caso dos neurônios, seria a mudança de voltagem transmembrânica e o aumento da excitabilidade, atingindo o potencial de ação e deflagrando o impulso elétrico. Nos receptores alfa-2-adrenérgicos, esse mecanismo de transdução está relacionado com a proteína acoplada ao nucleotídio guanina, também conhecida como proteína G.[3]

Clinicamente, o grau de sedação e analgesia produzido pelos agonistas alfa-2-adrenérgicos está relacionado não apenas com densidade, localização e tipo de receptores alfa-2-adrenérgicos, mas também com a seletividade individual e a afinidade da molécula entre os sítios alfa-1 e alfa-2.

Efeitos sistêmicos

Efeitos no sistema nervoso central

No sistema nervoso central (SNC), o receptor alfa-2A-adrenérgico é o subtipo predominante, e o maior núcleo noradrenérgico no cérebro é o *locus coeruleus*, que apresenta somente o subtipo alfa-2A.[13] Sua estimulação está relacionada na mediação antinociceptiva, sedativa, hipotérmica e na redução do requerimento de outros anestésicos. Os receptores alfa-2C-adrenérgicos contribuem para analgesia espinal, ação hipotérmica e modulação da atividade dopaminérgica, mas aparentemente produzem efeitos hemodinâmicos.[10]

Eles promovem relaxamento muscular por causa da inibição de receptores alfa-2-adrenérgicos dos interneurônios da medula espinal.

A ação analgésica é mediada pelo SNC por ativação de receptores alfa-2 localizados pré-sinapticamente em fibras nociceptivas aferentes da medula espinal e, pós-sinapticamente, em projeções neuronais. O resultado é diminuição da liberação de neurotransmissores e hiperpolarização neuronal. Projeções noradrenérgicas espinais participam da modulação da dor, contudo sua participação envolve outros neurotransmissores como serotonina e endorfinas.[4]

Efeitos cardiovasculares

Os agonistas alfa-2-adrenérgicos, quando administrados pela via intravenosa (IV), induzem resposta cardiovascular bifásica. Há, inicialmente, incremento da pressão arterial por causa do aumento da resistência vascular periférica. Essa elevação transitória da pressão arterial é resultante da ação dos fármacos nos receptores alfa-2-adrenérgicos pós-sinápticos localizados na musculatura lisa vascular, causando vasoconstrição. Posteriormente, a pressão arterial diminui por causa da redução da frequência cardíaca e do débito cardíaco, e é sustentada pelo estímulo em receptores adrenérgicos pré ou pós-sinápticos centrais e periféricos.[14]

A resistência vascular periférica permanece elevada ou retorna progressivamente ao normal, dependendo do fármaco e da dose utilizada. Assim, a pressão arterial pode se apresentar dentro ou abaixo dos valores normais.

Os efeitos cardiovasculares parecem ser dose-dependentes, embora um efeito-teto não exista.

A redução do débito cardíaco está relacionada com o efeito bradicárdico. A bradicardia ocorre, inicialmente, por causa do reflexo barorreceptor. Devido a essa relação, o uso de anticolinérgico tem sido sugerido. Entretanto, o uso concomitante dessa classe de fármaco com os agonistas alfa-2-adrenérgicos causa hipertensão arterial e efeitos adversos na função cardíaca, não sendo, portanto, recomendado.

Bloqueios sinoatrial e atrioventriculares de 1º e 2º graus consequentes ao aumento do tônus vagal foram relatados.[15]

Os agonistas alfa-2-adrenérgicos induzem redistribuição de fluxo sanguíneo. O fluxo sanguíneo para órgãos mais vitais (p. ex., coração, cérebro, rins) pode ser parcial ou totalmente preservado em detrimento da circulação sanguínea pobre em órgãos menos vitais (pele, músculo, intestino etc.).

Os agonistas alfa-2-adrenérgicos têm sido historicamente relacionados com arritmias. No entanto, a dexmedetomidina mostrou aumentar o limiar para arritmias induzidas pela epinefrina, por meio de interação com receptores imidazolina.

Efeitos respiratórios

Os agonistas alfa-2 alteram a função pulmonar de maneira variável, dependendo da espécie animal, da via de administração, dose e da especificidade do agonista.

Pode ocorrer diminuição da pressão parcial de oxigênio ou aumento da pressão parcial de dióxido de carbono, principalmente nos primeiros minutos que se seguem à administração. Há redução da frequência respiratória e do volume-minuto, principalmente após a administração IV ou mesmo intramuscular (IM) quando doses elevadas são utilizadas.

Em 30 a 40% dos animais sedados ocorre cianose, mas esta, em geral, não está acompanhada de alterações significativas na Pao_2 e na Sao_2; encontra-se normalmente superior a 95%. É provável que a cianose ocorra por causa da redução do fluxo sanguíneo no leito capilar periférico e da dessaturação venosa.

Efeitos renais

Há aumento da diurese em cães e gatos após a administração de xilazina ou medetomidina por causa do aumento do fluxo sanguíneo renal e da taxa de filtração glomerular,[16,17] supressão central do hormônio antidiurético (ADH)[16] e antagonismo do ADH no nível de túbulo renal.[18]

Efeitos gastrintestinais

Reduzem a secreção de ácido gástrico[19] e prolongam o tempo de trânsito intestinal.[20] A supressão gastrintestinal é dependente da dose e da especificidade do agente agonista alfa-2-adrenérgico. Demonstrou-se que a medetomidina inibe a atividade elétrica do intestino delgado e a motilidade do cólon de cães.[21] Esses efeitos foram completamente antagonizados pelo atipamezol, confirmando que o efeito na motilidade gastrintestinal é mediado por receptores alfa-2-adrenérgicos.

Induzem vômito por estimulação da zona de gatilho quimiorreceptora, a qual se encontra próximo à região do *locus coeruleus*. O vômito tem sido descrito como um efeito adverso da administração da xilazina em cães e gatos, sendo mais frequente nos gatos, atingindo 80% desses.[22] A administração de anticolinérgicos 10 a 20 min antes da aplicação de agonistas alfa-2-adrenérgicos parece reduzir a ocorrência de vômitos em cães. A êmese ocorre mais frequentemente após a administração subcutânea e com menos frequência pela via intramuscular.

A xilazina diminui a pressão do esfíncter esofágico em cães e pode aumentar a probabilidade de refluxo gástrico. Foi relatada distensão abdominal aguda em cães de raças de grande porte após a administração de xilazina.[4]

Efeitos endócrinos

Os agonistas alfa-2-adrenérgicos promovem aumento na glicemia por causa de supressão da liberação de insulina e estimulação da liberação de glucagon, ou ambos, nas células beta e alfa do pâncreas, respectivamente.[23] Entretanto, a medetomidina, apesar de reduzir os valores de insulina, não altera a glicemia após o uso de doses clínicas em cães.[24]

Fármacos

Xilazina

A xilazina foi o primeiro agonista alfa-2-adrenérgico a ser empregado em medicina veterinária e ganhou grande popularidade por promover sedação, analgesia e relaxamento muscular. É um fármaco lipossolúvel, de baixo peso molecular (256,79), que apresenta rápida penetração e ligação aos receptores no SNC.

Trata-se do agonista alfa-2-adrenérgico menos seletivo utilizado clinicamente, com ligação alfa-2:alfa-1 na proporção de somente 160:1.

Após sua administração IV em cães, ocorre diminuição da frequência cardíaca, elevação transitória da pressão arterial (por 5 a 10 min) seguida de diminuição para valores similares ou sensivelmente mais baixos do que os valores basais, elevação na resistência vascular sistêmica e diminuição no débito cardíaco. O aumento transitório da pressão arterial parece ser mediado pela estimulação de receptores vasculares pós-sinápticos, resultando em vasoconstrição. Já a diminuição subsequente nesse parâmetro ocorre por diminuição do tônus simpático, a qual acontece por causa do efeito central causado pela xilazina e pela ativação de receptores pré-sinápticos periféricos no sistema nervoso autônomo simpático.[4] A administração de xilazina IM resulta em efeitos similares, porém a fase hipertensiva pode não ser evidenciada,[25] provavelmente por causa da concentração plasmática mais baixa de xilazina quando administrada por essa via.[4] Nas doses recomendadas para uso clínico, a administração de xilazina não resulta em alterações respiratórias significativas; redução intensa da frequência respiratória não foi acompanhada de alterações significativas na Pao_2, na $PaCo_2$ ou no pH após a administração da xilazina no cão.[25]

Os efeitos adversos promovidos pela xilazina podem ser minimizados empregando-se doses baixas e associando-se os fármacos opioides, tais como meperidina, morfina, metadona, butorfanol e tramadol. Cabe ressaltar que a associação a morfina pode aumentar a incidência de vômitos. Nas associações, as doses devem ser balanceadas objetivando-se a redução dos efeitos adversos de ambos os fármacos.

Por muitos anos, a xilazina foi empregada em cães e gatos em doses excessivas, e quase exclusivamente associada à cetamina. Nessas associações, os efeitos adversos cardiovasculares do agonista alfa-2-adrenérgico nem sempre eram contrabalançados pela ação simpaticomimética do agente dissociativo. A dose de 1 mg/kg está de fato relacionada com maior incidência de efeitos indesejáveis e, por esse motivo, seu emprego pelos anestesistas veterinários foi muito limitado. Entretanto, mesmo em doses baixas os efeitos sedativos e analgésicos ainda são evidentes e a incidência de efeitos depressores cardiovasculares e respiratórios é bem menor. Assim o emprego desse fármaco tem se tornado mais frequente novamente em nosso meio, em novas associações e em novo contexto. Uma das associações mais frequentes é o emprego de xilazina e butorfanol para obtenção de sedação e analgesia para pequenas manipulações que cursem com dor, tais como o posicionamento para exames radiográficos, oftalmológicos, trocas de curativos entre outros.

A xilazina é empregada na dose de 0,1 a 1 mg/kg em cães e gatos.

▪ Medetomidina

A medetomidina, potente e seletivo agonista alfa-2, derivado do imidazol, contém partes iguais de dois isômeros: a dexmedetomidina e a levomedetomidina; em modelos *in vitro*, mostrou-se 10 vezes mais seletiva e 100 vezes mais potente que a xilazina (a ligação alfa-2:alfa-1 é de 1.620:1). Essa diferença reflete-se também na depressão do SNC *in vivo*. Ambos induzem sedação dose-dependente. O período de latência da sedação, da analgesia e do relaxamento muscular é curto após a administração intramuscular em cães e gatos. Em cães, 30 μg/kg determinam sedação em 5 min, com período hábil de 1 a 2 h. Nos gatos, com 50 μg/kg, a sedação ocorre em 15 min, com período hábil de 1 a 2 h.

A administração de medetomidina na dose de 20 μg/kg induz sedação comparável à produzida pela xilazina na dose de 1 mg/kg.

Quando administrada IM, o início da sedação é rápido (latência menor que 10 min), independentemente da dose.

Promove alterações cardiovasculares dose-dependentes. Os efeitos são mais bem descritos em duas fases:

- Fase inicial (periférica), caracterizada por vasoconstrição, aumento da pressão arterial e bradicardia reflexa (ocasionalmente ocorre bloqueio atrioventricular secundário ao aumento da pressão arterial)
- Fase subsequente (central), caracterizada por redução do tônus simpaticomimético, frequência cardíaca e pressão arterial.[26] Assim, desencadeia redução dose-dependente na pressão arterial de cães nas doses de 10 a 60 μg/kg, IM.

Os efeitos respiratórios são discretos: redução na frequência respiratória e no volume-minuto. A ocorrência de vômitos é ao redor de 10% em cães e 50% em gatos. O vômito pode determinar o aumento da pressão intracraniana e da pressão intraocular. Há redução da temperatura corpórea por causa de depressão no centro da termorregulação, relaxamento muscular e menor ocorrência de tremores.

Na prática clínica, a medetomidina tem sido utilizada em doses que variam de 17 a 80 μg/kg em cães (IV ou IM), dependendo do grau de sedação e de analgesia requerido, e, como regra geral, as doses variam de 20 a 40 μg/kg. O uso de anticolinérgico não previne a ocorrência de bradiarritmias. Às vezes, podem incrementar o tônus vagal transitoriamente, aumentando a incidência de arritmias.

▪ Romifidina

A romifidina é uma imino-imidazolidina, derivada da clonidina, com ligação alfa-2:alfa-1 na razão de 340:1. Foi utilizada nos equinos tanto na medicação pré-anestésica como na sedação. Em cães e gatos, seus efeitos são semelhantes àqueles promovidos pela medetomidina. Em geral, a dose de 40 μg/kg promove sedação e analgesia semelhantes às obtidas com 1 mg/kg de xilazina, além de efeitos cardiovasculares de mesma intensidade.[27] De fato, os efeitos cardiovasculares desencadeados pela romifidina são característicos do grupo. Em cães, recomendam-se doses que variam de 10 a 120 μg/kg.

▪ Detomidina

Esse fármaco é amplamente empregado em equinos, entretanto, assim como a romifidina, seu uso no exterior não é aprovado para cães e gatos.

É mais potente que a xilazina: sedação, analgesia e relaxamento muscular são comparáveis aos promovidos pela xilazina na dose de 1,1 mg/kg em intensidade, não em duração.[28] Na dose de 20 μg/kg, IV, o período de latência é de 15 min e o período hábil[28] é de 60 min. A analgesia desencadeada pela detomidina (20 μg/kg IV) e pela xilazina (1,1 mg/kg IV) permanece, respectivamente, por 45 e 20 min.

As doses preconizadas, IV ou IM, são, respectivamente, de 5 a 20 μg/kg e 10 a 40 μg/kg.

▪ Dexmedetomidina

A dexmedetomidina, o enantiômero dextrogiro da medetomidina, é um agonista alfa-2-adrenérgico superseletivo, apresentando relação de seletividade entre os receptores alfa-2: alfa-1 de 1.600:1, com importante ação sedativa e analgésica. Estudos iniciais utilizando os isômeros dextrogiro e levogiro da medetomidina demonstraram que o isômero dextrogiro, a dexmedetomidina, responde por total atividade farmacológica e efeitos anestésicos do composto racêmico.[29]

Com relação aos efeitos anestésicos, a dexmedetomidina promove sedação e relaxamento muscular comparáveis aos da administração de medetomidina;[29] entretanto sua utilização resulta em analgesia mais duradoura. Seu uso em anestesia geral balanceada ou IV diminui de maneira considerável o consumo de agentes hipnóticos, opioides e anestésicos inalatórios.

Em cães, dose de 5 μg/kg IV, promove sedação moderada a profunda por cerca de 30 min; a associação de dexmedetomidina com acepromazina (0,05 mg/kg) não altera a intensidade nem prolonga os efeitos sedativos do agonista alfa-2-adrenérgico. Nos cães, parece que há efeito-teto com a dose de 10 μg/kg; com dose de 10 a 20 μg/kg há aumento da duração do efeito, mas não da intensidade da sedação.

Pode ocorrer vômito após a administração intramuscular de dexmedetomidina em gatos, mas sua incidência é baixa. Os felinos parecem ser menos sensíveis à sedação promovida por medetomidina e dexmedetomidina que os cães. Nos gatos, uma dose duas vezes maior (40 μg/kg, IM) promove sedação com características similares às relatadas nos cães.

▪ Antagonistas

São descritos, pelo menos, quatro antagonistas de receptores de alfa-2-adrenérgicos na prática veterinária mundial:

- Ioimbina
- Tolazolina
- Atipamezol
- Idazoxano.

Eles apresentam seletividade e afinidade individuais pelos receptores alfa-1 e alfa-2-adrenérgicos, de modo similar ao que ocorre com os agonistas alfa-2-adrenérgicos. A especifidade de reversão alfa-2/alfa-1 dos antagonistas é: atipamezol> idazoxano>ioimbina>tolazolina.

O atipamezol, com sua alta seletividade para receptor alfa-2 (8.500:1 em comparação ao idazoxano), é o antagonista de escolha para reverter a ação da medetomidina, podendo também ser empregado na reversão de xilazina e detomidina. Sua meia-vida é duas vezes maior que a da medetomidina, de modo que o retorno da sedação não é comum. A dose preconizada para reversão total dos efeitos sedativos, analgésicos e cardiovasculares corresponde a 4 a 6 vezes a dose de medetomidina empregada no cão e 2 a 4 vezes no gato.[30]

A ioimbina tem sido utilizada como antagonista de receptor alfa-2-adrenérgico com objetivo de reverter efeitos sedativos e cardiovasculares da xilazina em cães, gatos e animais exóticos. As doses devem ser calculadas com base na relação agonista/antagonista (p. ex., cão 10:1 e gato 2:1). Portanto, se a dose inicial da xilazina foi de 0,5 mg/kg em um cão, a dose de ioimbina a ser empregada deve ser de 0,05 mg/kg. Deve ser administrada lentamente por via intravenosa, com objetivo de evitar efeitos excitatórios e cardiovasculares.

Referências

1. Venn RM, Bradshaw CJ, Spencer R, Brealey D, Caudwell E *et al.* Preliminary UK experience of dexmedetomidine, a novel agent for postoperative sedation in the intensive care unit. Anaesthesia. 1999;54(12):1136-42.
2. Kamibayashi T, Maze M. Clinical uses of α_2-adrenergic agonists. Anesthesiol. 2000;93(5):1345-9.
3. Scheinin M, MacDonald E. An introduction to the pharmacology of α-2 adrenoceptors in the central nervous system. Acta Vet Scand. 1989;85:11-9.
4. Thurmon JC, Tranquilli W, Benson GJ. Preanesthetics and anesthetic adjuncts. In: Thurmon JC, Tranquilli W, Benson GJ, editors. Lumb & Jones' veterinary anesthesia. Philadelphia: Lea & Febiger, 1996. p. 183-209.
5. Langer SZ. Presynaptic regulation of catecholamines release. Biochem Pharmacol. 1974;23(13):1793-800.
6. Ruffolo Jr RR, Stadel JM, Hieble JP. α-adrenoceptors: recent developments. Med Res Rev. 1994;14:229-70.
7. Scheinin M, Lomasney JW, Hayden-Hixson DM. Distribution of α-2-adrenergic receptor subtype gene expression in rat brain. Mol Brain Res. 1994;21:133-49.
8. Ordway GA, Jaconetta SM, Halaris AE. Characterization of subtypes of alpha-2 adrenoceptors in the human brain. J Pharm Exp Therap. 1993;264(2):967-76.
9. Mizobe T, Maghsoudi K, Sitwala K, Tianzhi G, Ou J, Maze M. Antisense technology reveals the alpha2A adrenoceptor to be the subtype mediating the hypnotic response to the highly selective agonist, dexmedetomidine, in the locus coeruleus of the rat. J Clin Invest. 1996;98(5):1076-80.
10. Link RE, Desai K, Hein L, Stevens ME, Chruscinski A, Bernstein D *et al.* Cardiovascular regulation in mice lacking α_2-adrenergic receptor subtypes b and c. Science. 1996;273(5276):803-5.
11. Schwartz DD, Jones WG, Hedden KP, Clark TP. Molecular and pharmacological characterization of the canine brainstem alpha-2A adrenergic receptor. J Vet Pharmacol Therap. 1999;22:380-6.
12. Schwartz DD, Clark TP. Selectivity of atipamezole, yohimbine, and tolazoline for alpha-2 adrenergic receptor subtypes: implications for clinical reversal of alpha-2 adrenergic mediated sedation in sheep. J Vet Pharmacol Therap. 1998;21:342-7.
13. MacDonald E, Scheinin M. Distribution and pharmacology of α2-adrenoceptors in the central nervous system. J Physiol Pharmacol. 1995;46(3):241-58.
14. Clough DP, Hatton R. Hypotensive and sedative effects of α-adrenoceptor agonists: relationship to α-1 and α-2 adrenoceptor potency. Br J Pharm;1981;73:595-604.
15. Maze M, Tranquilli W. Alpha-2 adrenoceptor agonists: defining the role in clinical anesthesia. Anesthesiol. 1991;74(5):581-605.
16. Saleh N, Aoki M, Shimada T, Akiyoshi H, Hassanin A, Ohashi F. Renal effects of medetomidina in isoflurane-anesthetized dogs with special reference to its diuretic action. J Vet Med Sci. 2005;67(5):461-5.
17. Grimm JB, Grimm KA, Kneller SK, Tranquilli WJ, Crochik SS, Bischoff MG, *et al.* The effect of a combination of medetomidine-butorphanol and medetomidine, butorphanol, atropine on glomerular filtration rate in dogs. Vet Radiol Ultrasound. 2001;42(5):458-62.
18. Gellai M, Edwards RM. Mechanism of α2-adrenoceptor agonist-induced diuresis. Am J Physiol. 1988;255:317-23.
19. Del Tacca M, Soldani G, Bernardini C, Martinotti E, Impicciatore M. Pharmacological studies on the mechanisms underlying the inhibitory and excitatory effects of clondine on gastric acid secretion. Eur J Pharmacol. 1982;81:255-61.
20. McNeel SV, Hsu WH. Xylazine-induced prolongation of gastrointestinal transit in dogs: reversal by yohimbine and potentiation by doxapram. J Am Vet Med Assoc. 1984;185:878-81.
21. Maugeri S, Ferre JP, Intorre L, Soldani G. Effects of medetomidine on intestinal and colonic motility in the dog. J Vet Pharmacol Therap. 1994;17:148-54.
22. Selmi AL, Barbudo-Selmi GR, Mendes GM, Figueiredo JP, Lins BT. Sedative, analgesic and cardiorespiratory effects of romifidine in cats. Vet Anaesth Analg. 2004;31(3):195-206.
23. Brockman RP. Effect of xylazine on plasma glucose, glucagons and insulin concentrations in sheep. Res Vet Science. 1981;30:383-4.
24. Burton S, Lemke KA, Ihle SL, Mackenzie AL. Effects of medetomidine on serum insulin and plasma glucose concentrations in clinically normal dogs. Am J Vet Res. 1997;58:1440-2.
25. Klide AM, Calderwood HW, Soma LR. Cardiopulmonary effects of xylazine in dogs. Am J Vet Res. 1975;36(7):931-5.
26. Pypendop BH, Verstegen JP. Hemodynamic effects of medetomidine in the dog: a dose titration study. Vet Surg. 1998;27:612-22.
27. Selmi AL, Barbudo-Selmi GR, Moreira CF. Evaluation of sedative and cardiorespiratory effects of romifidine and romifidine-butorphanol in cats. J Am Vet Med Assoc. 2002;221:506-10.
28. Jochle W, Hamm D. Sedation and analgesia with Domosedan (detomidine hydrochloride) in horses: dose response studies on efficacy and its duration. Acta Vet Scand Suppl. 1986;82:69-84.
29. Ansah OB, Raekallio M, Vainio O. Comparison of three doses of dexmedetomidine with medetomidine in cats following intramuscular administration. J Vet Pharmacol Therap. 1998;21:380-7.
30. Vaha-Vahe AT. The clinical effectiveness of atipamazole as a medetomidine antagonist in the dog. J Vet Pharm Therap. 1990;13:198-205.

17 Derivados Opioides em Pequenos Animais

Claudio Corrêa Natalini

Introdução e relevância clínica

O termo opioide se refere a um grupo diverso de fármacos de origem natural e sintética, com ação similar à da morfina, que são usados primariamente por sua atividade analgésica para o controle da dor aguda e crônica nos animais e no homem. Esses fármacos exercem seus efeitos por ação em receptores específicos e não específicos, produzindo a redução da percepção do estímulo nocivo por mecanismos diversos.[1]

Os derivados opioides estão indicados como medicação pré-anestésica (MPA), quando se necessita de analgesia pré, intra e pós-operatória, como sedativos para contenção química de animais intratáveis e animais silvestres e como parte de associações neuroleptoanalgésicas na contenção farmacológica para procedimentos diagnósticos como ultrassonografia, punções e cateterização venosa ou óssea. Os opioides são fármacos com efeito analgésico potente, sendo os mais indicados quando se deseja aliviar o desconforto e o sofrimento associados à dor, em várias condições patológicas ou durante o período pós-operatório.[1,2]

Características anatomofisiológicas e efeitos farmacológicos

Os derivados opioides são aqueles compostos sintéticos ou exógenos com afinidades por receptores opioides específicos. O principal efeito farmacológico dos opioides é a produção de analgesia intensa, vinculada à classe utilizada.[1] Dependendo do fármaco utilizado, esse efeito analgésico pode ser de curta ou longa duração. Os derivados opioides são classificados de acordo com sua afinidade e atividade sobre os diferentes receptores. Atualmente são conhecidos os seguintes receptores opioides: mu (μ), capa (κ), sigma (σ) e delta (δ).[2] Os receptores delta foram reclassificados recentemente como receptores inespecíficos, já que não existem evidências de sua ativação por receptores peptídios opioides endógenos.[2]

Os derivados opioides produzem mínima depressão cardiovascular, sendo observada bradicardia quando esses são administrados sem o uso concomitante de anticolinérgicos. Pode ser observado intenso efeito depressor da função ventilatória com a ocorrência de hipercapnia e acidose respiratória quando são utilizadas doses elevadas de agonistas dos receptores mu, como morfina. Em geral, a depressão respiratória é dose-dependente e ocorre diminuição do volume corrente pulmonar. A frequência respiratória pode estar diminuída ou aumentada. No sistema nervoso central (SNC) os opioides produzem depressão pós-sináptica da neurotransmissão por bloqueio da liberação de neurotransmissores como norepinefrina. Em algumas espécies, como equinos, felinos e suínos, quando administrado por via venosa ou subaracnóidea, ocorre ativação da neurotransmissão por aumento da liberação de dopamina como efeito compensador da diminuição da concentração de norepinefrina na fenda sináptica. O centro termorregulador fica deprimido e alguns animais desenvolvem taquipneia compensatória. O centro do vômito não é alcançado, embora a zona de indução ao vômito no tronco encefálico seja estimulada por agonistas mu.[1]

Os opioides têm ação analgésica por meio de interação com receptores opioide-específicos. Ligam-se reversivelmente a esses receptores e reduzem os impulsos aferentes e, principalmente, eferentes nas vias especializadas para condução dos estímulos nociceptivos, alterando a nocicepção e a percepção da dor. Tais receptores estão distribuídos em diferentes órgãos e tecidos, como em tecido sinovial, mesentério, coração, rins, glândula adrenal, mas, principalmente, em cérebro, medula e sistema nervoso periférico (SNP). Estão descritos, primariamente, quatro tipos de receptores opioides: mu (OP3), kappa (OP2), nociceptina (OP4) e delta (OP1), que diferem quanto à localização anatômica, à dinâmica de ligação e, principalmente, ao efeito analgésico produzido. O receptor OP2 é responsável por euforia, sedação, analgesia e depressão respiratória. O receptor OP3 é responsável por analgesia, depressão respiratória, assim como sedação e dependência física. O receptor OP4 produz disforia (alucinação), excitação, inquietação e ansiedade.[1,3] O receptor OP1 ainda não tem sua função totalmente conhecida. O efeito de um opioide depende da afinidade que ele tem pelo receptor específico e, consequentemente, aqueles com afinidade para diferentes receptores causam diferentes efeitos clínicos (Quadro 17.1).[3,4]

Mecanismo geral de ação analgésica

Os derivados agonistas opioides têm o mesmo mecanismo de ação. Todos ocupam e ativam receptores opioides pré e pós-sinápticos. Quando os receptores pré-sinápticos são ativados, ocorre a redução do influxo celular de cálcio, o que produz a redução da liberação de glutamato na fenda sináptica. O glutamato é um neurotransmissor excitatório responsável pela condução do potencial de ação. Nos receptores pós-sinápticos, a ativação pelo agonista opioide produz o efluxo de potássio, reduzindo a resposta do neurônio pós-sináptico aos neurotransmissores excitatórios liberados na fenda sináptica. Ambos os efeitos potencializam a redução da geração do potencial de ação nas vias de condução do estímulo nociceptivo.

Efeitos indesejáveis dos opioides

A administração de analgésicos opioides está associada a alguns efeitos farmacológicos indesejáveis. Mesmo em animais em estado clínico comprometido, a gravidade desses efeitos é mínima se eles são administrados em doses recomendadas.[3]

Efeitos adversos que podem ocorrer após a administração dos opioides incluem:

- Constipação intestinal
- Excitação

Quadro 17.1 Tipos e subtipos de receptores opioides com relação a sua localização e função.

Receptor	Subtipos	Localização	Função
Delta (δ) OP1	δ_1, δ_2	Encéfalo • Núcleo pontino • Amígdala • Bulbo olfatório • Córtex	• Analgesia • Dependência física
Kappa (κ) OP2	$\kappa_1, \kappa_2, \kappa_3$	Encéfalo • Hipotálamo • Substância cinzenta periaqueductal • Claustro Medula espinal Substância gelatinosa	• Analgesia • Sedação • Miose • Inibição do ADH • Disforia
Mu (m) OP3	μ_1, μ_2, μ_3	Encéfalo • Córtex (lâminas III e IV) • Tálamo • Estriossomos • Substância cinzenta periaqueductal Medula espinal • Substância gelatinosa Trato intestinal	μ_1: • Analgesia supraespinal • Dependência física μ_2: • Depressão respiratória • Miose • Euforia • Motilidade gastrintestinal reduzida • Dependência física μ_3: ?
Nociceptina OP4	ORL1	Encéfalo • Córtex • Amígdala • Hipocampo • Núcleo septal • Habênula • Hipotálamo Medula espinal	• Ansiedade • Depressão • Apetite • Desenvolvimento de tolerância aos agonitas μ

ADH = hormônio antidiurético.

- Disforia
- Bradicardia
- Hipotensão
- Reações alérgicas por liberação de histamina
- Depressão respiratória.

Gatos são particularmente propensos a esses efeitos, e por esse motivo, geralmente, doses menores são usadas nessa espécie.[5]

A depressão respiratória, particularmente quando esses fármacos são associados a outros sedativos ou agentes anestésicos, pode ocorrer, embora seja rara em animais. A depressão do sistema respiratório ocorre por ação direta do opioide sobre o centro respiratório no SNC. Ocorre diminuição da sensibilidade ao aumento dos níveis de dióxido de carbono e, assim, o centro respiratório perde sua habilidade de responder ao aumento nos níveis desse composto, o que resulta em diminuição tanto na frequência como na amplitude respiratória, aumento da $Paco_2$ e, mais gravemente, hipoxia. A depressão respiratória é dose-dependente para os opioides agonistas OP2 e OP3, significando que o efeito é mais pronunciado quanto maior for a dose.[1,3]

A taquipneia pode ocorrer após a administração de alguns opioides OP3 por ação no centro termorregulador do hipotálamo e não no centro respiratório. Essa ação reduz o limiar de temperatura, sendo entendido pelo organismo, que a temperatura corporal está elevada.[1]

Em geral, os principais efeitos adversos com o uso de derivados opioides em pequenos animais são os cardiovasculares. Quando esses ocorrem, os mais comuns são a bradicardia e a diminuição da pressão arterial. A bradicardia pode ser grave quando outros fármacos depressores cardiovasculares são utilizados concomitantemente. Pelo fato de a bradicardia ser mediada por reflexo vagal, pode-se utilizar um fármaco anticolinérgico como o sulfato de atropina para prevenção ou tratamento. A hipotensão é consequência da estimulação da liberação de histamina, que causa vasodilatação periférica. A liberação de histamina está associada à rápida administração de alguns opioides, mais comumente, a morfina e a meperidina, principalmente, quando esses são administrados pela via intravenosa (IV). Pode-se evitar esse efeito e, como consequência, a hipotensão, por meio da diluição desses opioides e fornecendo administrações IV lentas, ou mesmo se fazendo o emprego das vias intramuscular (IM) ou subcutânea (SC). A hipotensão induzida é evitada e tratada com fluidoterapia apropriada e com o uso de anti-histamínicos.[3]

Opioides agonistas OP2 inibem a liberação do hormônio antidiurético e causam aumento da diurese. Os agonistas OP3, ao contrário, causam efeito antidiurético por aumento do tônus no esfíncter da bexiga, dificultando a micção.[6]

Os efeitos gastrintestinais incluem vômito, salivação, diminuição da motilidade e constipação intestinal. A constipação intestinal ocorre porque os opioides agonistas OP3 atuam nos receptores presentes no trato gastrintestinal, diminuindo a contração da musculatura lisa e o peristaltismo. Esse efeito é exacerbado pela redução das secreções biliares, gástricas e pancreáticas. O vômito pode ser observado particularmente com o uso da morfina e, por esse motivo, deve-se evitar a utilização desse fármaco no período pré-cirúrgico, quando há risco de aspiração. O vômito causado pela administração da morfina está relacionado com a estimulação da zona deflagradora quimiorreceptora do bulbo, podendo ser evitado administrando-se previamente um fármaco antiemético.[5,6]

Os gatos são mais suscetíveis à disforia e à excitação por ação dos opioides, se comparados aos seres humanos e aos cães. Sua suscetibilidade está, provavelmente, relacionada com a distribuição de receptores opioides em algumas regiões do cérebro dessa espécie e as dosagens utilizadas. Ocorre sedação com maior frequência em animais deprimidos.[7] Fisiologicamente, quando receptores opioides são ativados, a secreção de glutamato na fenda sináptica é fortemente reduzida. Essa redução produz a secreção compensatória de dopamina, fato que desencadeia a disforia. Esse tipo de reação pode ser facilmente controlado pela administração concomitante de fármacos antidopaminérgicos centrais.

O prurido pode ocorrer quando a morfina é injetada pela via epidural ou por via sistêmica em razão da indução da liberação de histamina. Essa ocorrência é mais comum em caninos.[6]

A tolerância a um opioide pode ocorrer quando é necessário aumentar a sua dose após o uso prolongado para conseguir o mesmo efeito farmacológico. Esse mecanismo envolve o fenômeno da internalização dos receptores opioides, ocorrendo a diminuição da população desses receptores. Com a redução do número de receptores disponíveis, o efeito farmacológico fica reduzido, havendo necessidade de se intensificar a ação sobre os receptores restantes para que o efeito clínico seja produzido. A dependência física pode ocorrer e é observada após o uso contínuo do fármaco por períodos em torno de 15 a 30 dias, dependendo da espécie animal. Butorfanol e tramadol são exceções, pois fármacos de baixa afinidade ou especificidade para o receptor OP3 têm menor potencial de causar dependência. A metadona é uma exceção, pois mesmo sendo um agonista puro de receptores OP3, tem menos potencial para dependência física.[1,3,4,6]

Agonistas opioides mu (OP3)

Morfina

É considerado o derivado opioide padrão, por isso arbitrariamente recebeu a referência de potência "1" contra a qual os demais opioides são comparados. Produz vômito em caninos e felinos. Causa intensa analgesia por longo período de tempo quando administrada IM ou por via extradural. Em caninos e felinos, quando administrada IV ocorre liberação de histamina, que pode produzir hipotensão grave e quadros de choque anafilactoide, como edema de glote e pulmonar e broncoconstrição. Por produzir disforia em felinos, nessa espécie, o sulfato de morfina deve ser precedido de fenotiazínicos, como a acepromazina ou a levomepromazina. Como a morfina sofre metabolismo hepático, animais portadores de grave disfunção podem apresentar sedação por períodos prolongados. Nesses casos, devem ser utilizados fármacos antagonistas opioides para reverter os efeitos do sulfato de morfina. As doses variam de acordo com a espécie animal e com o efeito desejado. Em alguns casos, o sulfato de morfina pode ser utilizado por infusão contínua. Nesses, deve-se ter cuidados intensivos, pois pode ocorrer profunda depressão respiratória. Quando utilizada por via extradural, o sulfato de morfina deve ser usado sem solução preservante. Em geral, as soluções de morfina contêm fenóis como preservante, que podem ser tóxicos para a medula espinal.[3]

Metadona

A metadona é um opioide sintético agonista mu. Por ser sintético não produz liberação de histamina quando administrado IV. Em caninos, é o opioide de escolha para utilização na MPA, por não produzir vômito. O efeito sedativo é inferior ao da morfina, portanto, animais que necessitem sedação mais profunda devem ser pré-medicados com uma associação de metadona e midazolam, xilazina, medetomidina ou acepromazina. O tempo de efeito analgésico da metadona é de cerca de 4 a 8 h.[8]

Meperidina

A meperidina é menos potente que a morfina (tem apenas 25% da potência) e produz efeito por menor período de tempo. Quando administrada por via venosa em cães, produz maior liberação de histamina que a morfina. Como pode produzir grave hipotensão, deve ser administrada com cautela em caninos e felinos.[5,8]

Oximorfona

Dez vezes mais potente que a morfina, a oximorfona produz intensa analgesia por curto período de tempo, em geral de 1 a 2 h quando 0,1 mg/kg são administrados IM. Está recomendada nos casos em que se necessita de intenso efeito analgésico por curto período de tempo. Também é recomendada nos casos em que os efeitos depressores ventilatórios dos opioides são indesejáveis, como nos animais braquicefálicos, geriátricos e debilitados. Não produz liberação de histamina quando administrada IV, sendo por isso recomendada em associações sedativas com benzodiazepínicos IV.[8]

Tramadol

Embora não seja considerado um fármaco opioide, o tramadol exerce sua atividade analgésica fundamentalmente por ter efeito sobre os receptores mu opioides. Existem evidências de que o tramadol também produza inibição da liberação de neurotransmissores como a serotonina, reduzindo a neurotransmissão nas vias de condução e modulação do estímulo doloroso. É cerca de 10 vezes menos potente que a morfina e produz intenso efeito emético em caninos e seres humanos.[9]

Fentanila

O citrato de fentanila é um derivado opioide extremamente potente. Deprime a função ventilatória e produz bradicardia intensa. Pode ser utilizado IM como MPA, sempre associado a um fármaco anticolinérgico. Em caninos pode produzir rigidez torácica por efeito depressor sobre os receptores de elastância da parede torácica (deprime o reflexo de Hering-Bauer). A maior indicação para o uso do fentanila é como analgésico intraoperatório em caninos. Existem outros derivados semelhantes à fentanila com maior ou menor potência como sufentanila, alfentanila, remifentanila e carfentanila.[3,8,9]

Agonistas parciais opioides mu (OP3)

Buprenorfina

A buprenorfina apresenta intensa afinidade por receptores mu opioides, embora exerça baixa atividade, ou seja, apesar de ligar-se aos receptores, sua atividade intrínseca ou a capacidade de ativar os receptores é baixa. O início de efeito é considerado lento, e o tempo de efeito é prolongado. Pelo fato de ocupar os sítios nos receptores e pelo prolongado tempo de efeito, deve ser entendido que após o uso de buprenorfina, se houver necessidade do uso de um agonista mu como morfina, os efeitos deste último serão menos intensos, especialmente o efeito analgésico. A buprenorfina deve ser reservada para produção de analgesia pós-operatória nos casos de estímulo doloroso de média intensidade (cirurgias laparoscópicas, suturas de pele e cirurgias oftálmicas que não envolvam o globo ocular).[8,9]

Agonistas opioides kappa (OP2)

Butorfanol

O butorfanol é classificado como um agonista kappa opioide e um antagonista mu, ou seja, tem afinidade por receptores kappa e mu, embora apresente atividade intrínseca somente sobre receptores kappa. É mais potente que a morfina, embora o período de efeito seja breve. Produz analgesia moderada por cerca de 60 min quando é utilizada dose de 0,4 mg/kg, IM. Está indicado como sedativo pré-operatório, em associações a fenotiazínicos em caninos e felinos. Assim como alguns agonistas parciais mu, após o uso de butorfanol, na eventualidade de ser necessária analgesia mais intensa, os agonistas mu não produzem a mesma intensidade de efeito, pois os receptores estarão sobre efeito antagonista do butorfanol.[8,9]

Nalbufina

Assim como o butorfanol, a nalbufina é um agonista kappa e um antagonista mu. Produz analgesia moderada e geralmente não é utilizada como MPA e sim como analgésico pós-operatório. A maior indicação para o uso de nalbufina é em caninos que receberam agonistas mu como MPA e seja preciso reverter os efeitos opioides destes agonistas mu, sendo necessária a manutenção do efeito analgésico. Seu efeito persiste por 1 a 2 h. Portanto, após esse período, havendo necessidade de manutenção do efeito analgésico, deve ser utilizada nova dose de nalbufina ou outro agonista kappa, pois os agonistas mu praticamente não produzirão efeito.[8,9]

Antagonistas opioides

Naloxona

A naloxona reverte completamente os efeitos analgésicos e depressores dos agonistas opioides, embora o período de efeito seja curto. É indicada para antagonizar os efeitos sedativos dos opioides, principalmente nos casos de recuperação anestésica prolongada. Deve ser administrada lentamente IV. Pode ser administrada SC e IM. Quando administrada rapidamente, pode produzir taquicardia, hipertensão e edema pulmonar. Como produz efeito por apenas 45 min, é recomendada a administração de uma dose IM e a mesma dose SC para manutenção do efeito, principalmente nos casos de depressão respiratória em cães braquicefálicos.[8,9]

Naltrexona

Mais potente que a naloxona, a naltrexona está indicada para a reversão dos efeitos dos opioides quando doses elevadas são administradas de modo acidental, principalmente porque tem período de efeito maior. É o fármaco de eleição para a reversão dos efeitos dos opioides quando a dose administrada do agonista for considerada uma sobredose.[8,9]

Uso de opioides em terapêutica e controle da dor em pequenos animais

A dor ocorre frequentemente em animais em decorrência de trauma, doenças sistêmicas e em pacientes cirúrgicos. Ela pode ser resumidamente definida como a percepção central e consciente do trauma tissular. Esse reconhecimento é parte importante dos mecanismos protetores das funções teleológicas (naturais). A ativação do sistema nervoso simpático está envolvida nas reações de luta ou fuga diante do estresse, assim como nas reações locais de aumento do fluxo sanguíneo e permeabilidade capilar e o consequente processo inflamatório. Esses mecanismos são protetores, com o objetivo de remover o agente agressor, mas também vão produzir ativação de fibras sensoriais que irão transmitir o estímulo doloroso ao SNC (espinal e supraespinal). Estima-se que somente 40% dos animais que são submetidos a procedimento cirúrgico recebam algum tipo de proteção analgésica. Em geral, o que inibe o uso de técnicas analgésicas apropriadas é o desconhecimento das opções existentes por parte do profissional envolvido com o caso ou a falta de experiência clínica com as técnicas e tecnologias existentes. Alguns procedimentos, tais como cirurgias ortopédicas, torácicas e abdominais, exigem o uso de técnicas analgésicas mais agressivas e eficientes. O antropomorfismo da dor é uma maneira reconhecida de se identificar o processo doloroso em animais. Algo que pareça doloroso ao ser humano, com certeza o será também neles. A prevenção da dor tem sido demonstrada como mais eficiente do que o seu tratamento. Uma vez instalado o processo doloroso, é mais difícil e mais caro o tratamento do que seria sua prevenção. A prevenção também reduz o tempo de hospitalização e os custos do tratamento.[10-12]

O reconhecimento do estímulo nociceptivo pelo SNC produz alterações que podem causar tantos danos quanto o processo inicial. Respostas endócrinas ao estímulo doloroso, tais como respostas neuro-hormonais, levam a taquicardia, taquipneia, imunossupressão, anorexia, aumento do catabolismo, hiperglicemia e depleção das reservas metabólicas, em vez de serem utilizadas para a recuperação do paciente.[11]

O uso de técnicas analgésicas apropriadas diminui a ansiedade, o estresse em geral e as respostas neuroendócrinas e produz um estado de conforto mais apropriado, o que se reflete geralmente em um tempo de recuperação mais rápido. A prevenção do reconhecimento nociceptivo por regiões espinais e supraespinais e da sensibilização periférica evita o surgimento do fenômeno de *neuroplastia*, que é responsável pelo surgimento da dor crônica e intensa observada em casos como amputações e traumas extensos, como cirurgias de grande porte envolvendo trauma tecidual abundante. As técnicas analgésicas mais apropriadas são em geral aquelas que envolvem mais de um fármaco analgésico atuando em níveis diferentes do SNC e do SNP.[14]

Definições, mecanismos e classificação da dor

A nomenclatura para definição e classificação da dor segue a da International Association for the Study of Pain (IASP). Ela é classificada em aguda e crônica. A dor aguda resulta de lesões teciduais ou nervosas por efeito de doenças diversas, traumatismos e cirurgia. Esse tipo de dor é comumente encontrado em animais e está limitado em 24 a 72 h. É mais fácil de tratar e geralmente apresenta boa resposta ao efeito de analgésicos. Pode ser subdividida em dor somática e visceral. A dor somática tem origem em estruturas superficiais como pele, músculos, ossos e tendões. Uma característica da dor aguda é sua localização precisa, geralmente próxima à região da lesão. A dor visceral pode ser torácica, abdominal, ocular e testicular. Geralmente está associada a lesões ou inflamações da serosa visceral, é de difícil localização e apresenta intensidade variável e pulsátil, com reflexos, por vezes, em regiões superficiais (dor viscerocutânea).[1,2]

Mecanismos envolvidos no processo da dor

Sensibilização periférica

A origem da dor é, em geral, inflamatória, portanto o uso de fármacos anti-inflamatórios deve sempre acompanhar o tratamento da dor. A modulação dessas reações inflamatórias envolve a liberação de substâncias chamadas mediadores químicos, tais como histamina, bradicinina, serotonina, leucotrienos, interleucinas, prostaglandinas E_2 e, principalmente, a chamada substância P. Esses mediadores e alguns íons com o H^+ e K^+ constituem os elementos inflamatórios que modificam o limiar de sensibilidade para excitação das terminações nervosas sensoriais, levando a aumento da sensibilização periférica. Essa sensibilização periférica produz resposta dolorosa exagerada e constitui a chamada *nocicepção*. A região afetada se torna hiperalgésica e as áreas adjacentes não traumatizadas podem estar também sensibilizadas, o que se denomina hiperalgesia secundária. Os anti-inflamatórios não esteroides (AINE) evitam e tratam essa sensibilização, por isso sua importância na terapêutica da dor. Por meio da ação em diferentes níveis da formação de substâncias inflamatórias, os AINE atuam na sensibilização das terminações nervosas no SNP e também na medula espinal. Esse efeito geralmente se deve à inibição da ciclo-oxigenase (COX), preferentemente a isoenzima COX-2, embora outras enzimas possam ser inibidas tais como a lipo-oxigenase e a fosfolipase A. Essa inibição enzimática geralmente produz a inibição da cascata do ácido araquidônico, evitando a formação de prostaglandinas, tromboxano e leucotrienos.[10-12]

Sensibilização central

Quando não ocorre o bloqueio da sensibilização periférica e as terminações nervosas (nociceptores) enviam grande quantidade de estímulo ao SNC através de fibras do tipo C e A delta, que são fibras nervosas especializadas na condução do estímulo nociceptivo, e através de fibras A beta, aquelas que conduzem geralmente as sensações de tato e pressão, ocorre a chamada sensibilização central na medula espinal e nas regiões supraespinais. O fenômeno ocorre inicialmente nos neurônios do corno dorsal da medula espinal. Ocorre ativação dos receptores do ácido N-metil-D-aspartato (NMDA) devido a impulsos aferentes dolorosos, o que aumenta o fluxo neuronal de Ca^{++}, que produz a hiperexcitabilidade neuronal, o fenômeno da facilitação da sensação dolorosa. A sensibilização central se torna um processo patológico que produz a chamada *hiperalgesia*, que consiste em respostas exageradas a um estímulo doloroso, e *alodinia*, respostas a estímulos não dolorosos como se fossem. Nos casos de sensibilização central, os derivados ciclo-hexamínicos, como a cetamina e a tiletamina, e os opioides, como a metadona, têm papel importante na terapia da dor.[10-14]

Analgesia preventiva com derivados opioides

A analgesia preventiva pode ser considerada a medicina veterinária preventiva para a dor. Vários estudos têm demonstrado que a dor patológica, ou seja, aquela que leva a alterações neuroplásticas do SNC que podem causar hiperalgesia, alodinia e dor neuropática, pode ser mais bem tratada ou mesmo evitada se os analgésicos forem utilizados antes que o estímulo doloroso ocorra. Essa modalidade analgésica é apropriada para intervenções nas quais se sabe que um estímulo doloroso será produzido, como em cirurgias e exames diagnósticos invasivos e mais cruentos. Geralmente, duas ou mais técnicas analgésicas devem ser utilizadas para a obtenção da analgesia preventiva. O uso de um único fármaco costuma não ser apropriado para a produção de analgesia preventiva apropriada. Em geral, um analgésico AINE deve ser utilizado nos pacientes cirúrgicos para a prevenção do efeito inflamatório que acompanha o trauma tecidual. Além de um AINE, nos casos em que há processo inflamatório envolvido, a maioria dos casos de dor deve ser tratada com algum tipo de agonista opioide que pode ser de uma das diversas classes disponíveis. Os analgésicos opioides são os mais potentes analgésicos que se conhece e são importantes no tratamento dos diversos tipos de dor. Outros agentes analgésicos são igualmente importantes e devem ser explorados e utilizados clinicamente para a obtenção de bem-estar e conforto dos pacientes.[1-3,5,6,8,9]

Opioides e tramadol

Os agentes opioides agonistas dos receptores do tipo mu, tais como a morfina e seus derivados (fentanila, meperidina etc.), são a base da analgesia sistêmica. Esses fármacos geralmente produzem analgesia previsível e são de margem de segurança alta. Podem ser utilizados em animais debilitados e com doenças sistêmicas diversas. A analgesia é produzida de maneira consistente nas diversas espécies domésticas e silvestres, embora a via de administração, a dose e a velocidade de administração possam ser importantes na obtenção do efeito farmacológico desejado. Em caninos, primatas, ratos e leporinos os opioides causam depressão do SNC. Em equinos, felinos, suínos e ruminantes, ocorre excitação, que é dependente da via e da velocidade de administração. Em aves, o efeito parece ser dose-dependente e não ocorre sedação apreciável ou excitação do SNC. Em espécies suscetíveis à excitação do SNC, deve-se combinar o opioide a um outro tranquilizante, tal como acepromazina, agonistas alfa-2-adrenérgicos ou midazolam. Opioides com alta afinidade por receptores mu causam dependência física e são considerados entorpecentes narcóticos, sendo necessário o controle estrito do seu uso e licença específica para aquisição. A dependência física em animais inicia-se em cerca de 7 dias, mas pode surgir em 24 h se o animal receber infusão contínua de doses elevadas. Ocorrem efeitos cardiovasculares que geralmente levam à diminuição dos batimentos cardíacos por minuto (bradicardia). A bradicardia pode ser facilmente tratada com anticolinérgicos como atropina, escopolamina ou glicopirrolato. Podem ocorrer também retenção urinária, espasmos da vesícula biliar, aumento da tonicidade de esfíncteres gastrintestinais e retal, vômito, defecação, depressão respiratória, diminuição da motilidade gastrintestinal e arritmias cardíacas. Todos esses sintomas podem ser revertidos com antagonistas específicos, como naloxona ou naltrexona. A reversão dos efeitos adversos é acompanhada da reversão dos efeitos sedativos e analgésicos. A morfina e a meperidina podem produzir intensa liberação de histamina quando administradas por via intravenosa.[8,9]

Morfina

É usada como MPA em cães, como analgésico por infusão contínua e nas analgesias espinais epidurais ou subaracnóideas. Como pré-anestésico deve ser utilizada IM na dose de 0,5 a 1 mg/kg. Em animais braquicefálicos, deve ser administrada com atropina, 0,04 mg/kg. O tempo de efeito é de cerca de 3 a 6 h. As doses menores podem ser utilizadas em gatos desde que acompanhas de outro sedativo, tal como o midazolam, 0,1 mg/kg. Como infusão contínua deve ser utilizada em doses de 0,1 a 0,4 mg/kg/h por até 24 h. Nas analgesias espinais, utiliza-se 0,05 mg/kg quando por via subaracnóidea ou 0,1 mg/kg por via epidural.[9]

Hidromorfona e oximorfona

Derivados semissintéticos da morfina com grande vantagem de não produzirem significante liberação de histamina quando usadas IV. A oximorfona é de alto custo. Ambos os fármacos são indicados para uso IV em animais de alto risco pelo alto índice terapêutico. O tempo de efeito é de cerca de 2 a 4 h e a analgesia é semelhante à produzida pela morfina. Quando combinadas com midazolam, 0,1 mg/kg, podem ser utilizadas nas doses de 0,05 a 0,1 mg/kg IM ou IV com efeito sedativo e analgésico. Também podem ser utilizadas por vias epidural, 0,05 mg/kg, ou subaracnoidea, 0,025 mg/kg.[9]

Meperidina

A meperidina (Demerol® ou Dolantina®) é um analgésico sintético cerca de 10 vezes menos potente que a morfina e produtor de depressão do miocárdio, sendo, portanto, menos seguro em animais de alto risco. Tem curto período de ação, cerca de 1 a 2 h, e por isso há necessidade de administrações constantes, além da liberação de histamina quando administrada IV. Não produz bradicardia tanto quanto a morfina e reduz a incidência de vômito e secreções respiratórias e salivares por efeito atropinérgico. É dolorida quando administrada IM. A dose de meperidina em cães e gatos é de 3 a 5 mg/kg IM.[8,9]

Fentanila

Potente sintético agonista mu, portanto não produz liberação de histamina. Tem um tempo de efeito muito curto, de cerca de 10 a 30 min, dependendo da dose utilizada. Pode ser administrado IM, IV ou por via espinal. Tem potência cerca de 100 vezes maior que a morfina. Pode ser usado na dose de 0,005 mg/kg associado ao midazolam, 0,1 mg/kg, por via IM ou IV, para sedação ou mesmo indução anestésica em animais debilitados. Para uso por infusão contínua é necessária uma dose inicial de 0,002 mg/kg, IV, e depois a manutenção com doses de 0,002 a 0,01 mg/kg/h. Por via espinal, é usada nas doses de 0,001 mg/kg por via subaracnóidea e 0,002 mg/kg por via epidural, com efeito curto de menos de 45 min. Geralmente há necessidade da introdução de um cateter epidural ou subaracnóideo e manutenção com 0,001 mg/kg/h de infusão contínua epidural. Existem ainda os adesivos de fentanila, nas doses de 0,025 mg/h; 0,05 mg/h; 0,075 mg/h ou 0,1 mg/h. O adesivo de fentanila deve ser utilizado com cuidados especiais pois deve-se evitar que o animal remova ou ingira o adesivo que é ativado por via gastrintestinal. Geralmente se coloca o adesivo na região cervical dorsal e cobre-se com uma bandagem leve. A dose deve ser calculada em 0,005 mg/kg/h. Assim um gato de 4 kg receberia um adesivo de 0,025 mg/h. Geralmente o adesivo necessita de um período de início de ação de cerca de 12 h e após esse período permanece ativo por 72 h. Deve-se observar o animal com sedação com relação a depressão em geral. Animais que se tornem demasiadamente sonolentos devem ter o adesivo removido. O adesivo não deve ser cortado e a pele não deve ser limpa com álcool, pois pode ocorrer aumento da absorção de fentanila. Ocorrem poucos efeitos adversos, sendo o mais comum a bradicardia, facilmente tratada com atropina.[8-10]

Codeína

Derivado morfínico semissintético com propriedades antitussígenas e analgésicas semelhantes às da morfina. Tem potência 10 vezes inferior à da morfina. Por ter boa absorção oral, a via de administração de eleição é esta. Geralmente utilizada em caninos associada ao paracetamol (acetaminofeno) para efeito analgésico anti-inflamatório pós-cirúrgico. A dose deve ser de 0,5 a 2,0 mg/kg de codeína e 5 a 10 mg/kg de paracetamol, a cada 6 ou 8 h, por no máximo 4 dias. Não utilizar em gatos pela deficiência em citocromo P450 e consequente dificuldade de metabolismo do paracetamol.[8,9]

Metadona

Opioide sintético com efeito semelhante ao da morfina com duração de 4 a 6 h. Tem absorção excelente tanto por via parenteral como oral. Difere da morfina por ser mais lipossolúvel, portanto a redistribuição é mais rápida e a eliminação também. Tem efeito depressor do peristaltismo como a morfina e aumento o tônus muscular intestinal, dificultando procedimentos de endoscopia gastrintestinal. A administração IV não produz liberação de histamina, sendo, portanto, segura em animais de alto risco anestésico. Pode ser usada como pré-anestésico na dose de 1 mg/kg, IM, associada ou não à atropina, e nas doses de 0,1 a 0,5 mg/kg, IM ou VO, como analgésico a cada 6 h. A metadona também produz efeito antagonista sobre receptores NMDA no SNC, contribuindo para prevenção e tratamento da dor neuropática. Quando associada à acepromazina, produz sedação intensa e prolonga o efeito analgésico para 8 a 10 h. Uma das grandes vantagens da metadona é que não induz vômito em caninos, diferentemente de outros opioides, como a morfina.[8,9,15]

Tramadol

É um fármaco sintético de ação analgésica central que não está relacionado com os opioides. Apesar disso, o tramadol tem afinidade por receptores opioides mu, embora com baixa especificidade, ou seja, tem pouca capacidade de ativar esses receptores, produzindo efeito analgésico moderado quando comparado à morfina. Um mecanismo analgésico considerado secundário, mas que participa ativamente no efeito analgésico do tramadol, é a inibição da recaptação de serotonina e norepinefrina. Esse efeito é semelhante aos dos agonistas alfa-2-adrenérgicos, embora não ocorram as alterações cardiovasculares características destes últimos. Em animais, o tramadol está indicado para tratamento de dor moderada a grave. Seu efeito analgésico é similar ao da meperidina. Tem indicação tanto para dor aguda (p. ex., pós-operatório imediato) como para dor crônica (p. ex., osteoartrite e dor neuropática). Em caninos e felinos, a dose recomendada varia de 1 a 2 mg/kg IV, 2 a 4 mg/kg IM ou 5 a 10 mg/kg VO, a cada 24 h. Uma das grandes vantagens do tramadol é a pouca probabilidade de efeitos como retenção urinária ou fecal, tolerância e dependência química ou física. Porém, esses efeitos podem surgir com o uso prolongado do fármaco.[8,9,15]

■ Referências

1. Jones SL. Anatomy of pain. In: Sinatra RS, Hord AH, Ginsberg B *et al.*, editors. Acute pain: mechanisms & management. St. Louis: Mosby-Year Book; 1992. p. 8-28.
2. Bonica JJ. Pain research and therapy: history, current status, and future goals. In: Short CE, Van Poznak A, editors. Pain. New York: Churchill Livingstone; 1992. p. 1-30.
3. Beitz AJ. Anatomic and chemical organization of descending pain modulation systems. In: Short CE, Van Poznak A, editors. Pain. New York: Churchill Livingstone; 1992. p. 31-62.
4. Lewis JW, Cannon, JT, Liebeskind JC. Opioid and non-opioid mechanisms of stress analgesia. Science. 1980;208:623-5.
5. Hellyer PW. Minimizing postoperative discomfort in dogs and cats. Vet Med. 1999 March;94(3):259-65.
6. Evans AT. Precautions when using opioid agonist analgesics. Vet Clinic North Am Small Anim Pract. 1992 March; 22(2):362-3.
7. Hokfelt T, Kellerth JO, Nilsson G *et al.* Experimental immunohistochemical studies on the localization and distribution of substance P in cat primary sensory neurons. Brain Res. 1975;100:235-52.
8. Stoelting RK. Pharmacology and physiology in anesthetic practice. 3rd ed. Philadelphia: Lippincott-Raven Publishers; 1999. p. 77-112.
9. Natalini CC. Teoria e técnicas em anestesiologia veterinária. Porto Alegre: Artmed Editora; 2007.
10. Ohara H, Namimatsu A, Fukuhara K *et al.* Release of inflammatory mediators by noxious stimuli: effect of neurotropin on the release. Eur J Pharmacol. 1988;157:93-9.
11. Aimone LD. Neurochemistry and modulation of pain. In: Sinatra RS, Hord AH, Ginsberg B *et al.*, editors. Acute pain: mechanisms & management. St. Louis: Mosby-Year Book; 1992. p. 29-43.
12. Cohen RH, Perl ER. Contributions of arachidonic acid derivatives and substance P to the sensitization of cutaneous nociceptors. J Neurophysiol. 1990;64:457-64.
13. Taiwo YO, Levine JD. Prostaglandin effects after elimination of indirect hyperalgesic mechanisms in the skin of the rat. Brain Res. 1989;492:397-9.
14. Kaplan AP. The relationship of Hageman factor activation to the formation of bradykinin in humans: a historical perspective. Prog Clin Biol Res. 1989;297:311-23.
15. Natalini CC. Teoria e técnicas em anestesiologia veterinária. Porto Alegre, Artmed; 2007. 296 p.

18 Tratamento da Dor Aguda em Cães e Gatos

Nilson Oleskovicz, Juan Carlos Duque Moreno

Introdução

O tratamento da dor em medicina veterinária tem evoluído de maneira acelerada nos últimos anos, no entanto a dor nos animais ainda é ignorada ou incorretamente tratada por muitos profissionais. A falta de diagnóstico etiológico, de rotinas de avaliação da gravidade dessa e o desconhecimento dos grupos farmacológicos, com seus respectivos mecanismos de ação, duração, doses e aplicações práticas, são os principais fatores que contribuem para que essa conduta se perpetue entre os profissionais.

Mesmo com os avanços recentes, poucos fármacos podem ser considerados efetivos em produzir analgesia excelente, ou até mesmo boa, por períodos prolongados e sem o risco de efeitos adversos significativos ou toxicidade em cães e gatos. A falta de dados validados cientificamente, as limitações das formulações e a ausência de estudos clínicos acabam dificultando o uso crônico de muitos fármacos em cães e gatos.

Em geral, os fármacos analgésicos são as principais ferramentas utilizadas para controle da dor, todavia é importante ter em mente que existem opções não farmacológicas que podem contribuir para o sucesso da terapia analgésica. A ansiedade, o estresse e condições desconfortáveis têm impacto negativo no paciente e nos resultados da terapia para o controle da dor. Deve-se reconhecer que os pacientes têm muito mais conforto em um ambiente calmo, preferencialmente em casa, juntamente com seus objetos habituais e com a comida que estão acostumados a receber, fatores que contribuem para o bem-estar do animal e para sua pronta recuperação.

Os aspectos fisiológicos e físicos também têm impacto decisivo no controle da dor.[1] Um exemplo disso é a adoção de medidas simples, como reduzir o barulho na recuperação anestésica e controlar a temperatura e a luz ambiente, para propiciar condições adequadas para a recuperação pós-anestésica dos pacientes. Do mesmo modo, cuidados de enfermagem, como manter o ambiente e a cama limpos e confortáveis, oferecer brinquedos ou distrações e sempre manipular o paciente de maneira afável e carinhosa, facilitam e potencializam o tratamento farmacológico na maioria de casos de dor grave.

Condutas farmacológicas não analgésicas também podem promover efeitos calmantes e intensificar o alívio da dor produzido por diversos fármacos analgésicos. Esse é o princípio básico da neuroleptoanalgesia (NLA), a qual providencia melhores resultados do que a analgesia isolada, quando pequenos procedimentos são necessários.

De modo geral, os fármacos mais utilizados e mais eficazes para o tratamento da dor em medicina veterinária incluem:

- Opioides
- Agonistas dos receptores alfa-2-adrenérgicos
- Anti-inflamatórios não esteroides (AINE)
- Anestésicos locais
- Glicocorticoides
- Fármacos adjuvantes
- Fármacos modificadores de comportamento.

Opioides

O termo opioide é aplicado a qualquer um dos compostos, naturais ou sintéticos, que produzem efeitos semelhantes aos da morfina pela ação em receptores opioides (OP3 [μ], OP2 [κ] e OP1 [δ]). Seu principal efeito é a analgesia sem perda da propriocepção ou da consciência, sendo considerada a administração sistêmica mais eficaz para controle da dor aguda ou pós-operatória.

Os opioides variam na sua especificidade, potência e eficácia nos diferentes receptores opioides (μ, κ, δ), resultando em ampla variedade de efeitos clínicos, dependendo do fármaco administrado, da dose e da espécie. São classificados como:

- Opioides agonistas: os quais apresentam afinidade alta por receptores μ e são caracterizados por produzirem analgesia e sedação (p. ex., morfina, meperidina e oximorfona)
- Opioides antagonistas: bloqueiam ou revertem os efeitos de opioides agonistas por se combinarem com receptores opioides, produzindo mínimo ou nenhum efeito (p. ex., naloxona e naltrexona)
- Opioides agonistas-antagonistas (butorfanol) ou agonistas parciais (buprenorfina): agem pela combinação com receptores opioides, produzindo sua ativação parcial ou incompleta. Os opioides agonistas-antagonistas ou agonistas parciais podem agir como antagonistas de opioides agonistas puros, por causa da sua afinidade relativamente alta pelos receptores opioides e de seu baixo potencial para toxicidade.

Farmacologia dos opioides

Os opioides produzem efeitos farmacológicos variados baseados na sua habilidade de associar-se e ativar os vários tipos e subtipos de receptores opioides localizados nos sistemas nervosos central (SNC) e periférico (SNP). A prevalência e a localização (central ou periférico) dos vários receptores nas diferentes espécies, a seletividade por esses receptores, o tamanho e a forma molecular, e a influência dos processos patológicos determinam os efeitos clínicos dos opioides.

Eles aliviam ou reduzem a dor interagindo com receptores específicos, sendo considerados os mais efetivos de todas as medicações analgésicas. Entretanto, apresentam potência analgésica e eficácia clínica variável. A maioria dos opioides agonistas produz sedação mínima ou moderada quando administrada isoladamente. Por outro lado, podem produzir profunda depressão do SNC e depressão ou parada respiratória, quando administrados com tranquilizantes (NLA) ou com anestésicos injetáveis ou inalatórios, especialmente em pacientes debilitados.

Quando administrados em doses altas, podem produzir nervosismo, agitação, aumento da atividade locomotora, disforia e hipertermia, especialmente em felinos. Os gatos são particularmente suscetíveis aos efeitos neuroexcitatórios dos opioides. Animais geriátricos podem ser mais suscetíveis aos efeitos comportamentais e no SNC, podendo ocorrer indiferença, mal-estar, desorientação e agitação.

Essas substâncias estimulam a zona do gatilho quimiorreceptor (ZGQ), podendo provocar sinais de náuseas e vômito, em cães e gatos, e de respiração ofegante, em cães, fenômenos agudos frequentemente observados após administração intramuscular (IM) de opioides. O vômito pode ser um efeito desejado naqueles pacientes que se apresentam com o estômago repleto e são admitidos à cirurgia. Porém, esse efeito deve ser evitado ao máximo em pacientes com suspeita de corpo estranho faríngeo, esofágico, ou gástrico ou naqueles com úlceras corneanas ou aumento da pressão intraocular ou intracraniana.

Ainda em relação aos efeitos centrais, os opioides produzem miose (pupilas puntiformes) em cães, como resultado da estimulação de segmentos parassimpáticos do nervo oculomotor. Essa resposta pode ser inibida pela administração prévia de fármacos anticolinérgicos (p. ex., atropina e glicopirrolato). Em felinos e equinos ocorre o efeito inverso, midríase (dilatação da pupila), como resultado da estimulação de vias simpáticas do SNC. Os opioides também deprimem os centros termorreguladores no hipotálamo, resultando em leve hipotermia.

Dentre os efeitos cardiovasculares adversos destacam-se as bradiarritmias, as quais são de pequena magnitude, quando os opioides são administrados nas doses recomendadas tanto em cães como em gatos. Em doses maiores, ou repetidas, pode ocorrer bloqueio atrioventricular (BAV) de primeiro grau (intervalo PR prolongado), de segundo grau (onda P não seguida por um intervalo QRS) e, raramente, de terceiro grau (nenhuma relação entre a onda P e os complexos QRS). Esses efeitos são atribuídos ao aumento do tônus parassimpático mediado pelo vago e, portanto, são responsivos à terapia anticolinérgica (atropina ou glicopirrolato).

Os opioides produzem efeitos pouco significativos na força de contração cardíaca (inotropismo), pressão arterial e débito cardíaco, exceto quando administrados rapidamente em *bolus* pela por via intravenosa (IV). Além disso, quando administradas por essa via, a morfina e a meperidina induzem liberação de histamina, a qual pode produzir hipotensão.

A administração de opioides produz depressão respiratória, elevando a concentração de dióxido de carbono necessária para estimular a frequência e a amplitude da respiração (aumentam o limiar respiratório) e deprimem as respostas ventilatórias ocasionadas pelo aumento na concentração inspirada de dióxido de carbono (reduzem a sensibilidade respiratória). Clinicamente, ambos os efeitos predispõem os pacientes à hipoventilação e ao desenvolvimento de acidose respiratória. A gravidade da depressão respiratória induzida por opioides em cães e gatos está diretamente relacionada com a intensidade de depressão do SNC preexistente. A depressão respiratória ocorre com maior frequência quando se administram simultaneamente fármacos tranquilizantes ou sedativos antes da anestesia, devendo a função ventilatória ser monitorada com cuidado.

O uso clínico dos opioides para analgesia ou como medicação pré-anestésica deve ser considerado dentro da formulação do problema do paciente, da gravidade da dor e do potencial para anestesia. Baixas doses de opioides agonistas-antagonistas (butorfanol) podem produzir efeitos aditivos com opioides agonistas (hidromorfona e oximorfona). Porém, efeitos antagônicos estarão presentes quando doses altas ou repetidas de um opioide agonista-antagonista ou agonista parcial (buprenorfina) forem administradas a um paciente que recebeu um agonista puro. Além disso, nem todos os efeitos opioides podem ser antagonizados. A administração de baixas doses de um antagonista (naltrexona), previamente à administração de um agonista (morfina, hidromorfona) pode ajudar a prevenir efeitos excitatórios relacionados com os opioides, aumentando a analgesia relacionada com o opioide e atenuando o desenvolvimento de tolerância associada ao seu uso crônico. Doenças hepáticas, renais ou do SNC e administração concomitante de anestésicos podem retardar a biotransformação e eliminação dos opioides, produzindo efeitos depressivos mais prolongados.

▪ Opioides agonistas

Morfina

É o principal alcaloide derivado do ópio e o protótipo dos agonistas opioides. Produz analgesia sem perda da sensação ou da propriocepção, com duração de aproximadamente 4 h. Os felinos não produzem o metabólito ativo da morfina após a administração IM e, após a administração IV, somente 50% deles o produzem. Por esse motivo, a morfina é menos eficaz na maioria dos gatos do que em cães.

Esse fármaco produz depressão do centro respiratório, resultando em redução do volume minuto e aumento da tensão arterial de dióxido de carbono. A morfina deprime o centro da tosse e estimula a ZQG e o peristaltismo intestinal. Deve ser administrada lentamente, quando injetada IV, devido ao potencial de liberação de histamina. Pode causar excitação ou disforia em alguns animais, sendo que os cães normalmente são menos afetados do que os gatos e os cavalos.

A morfina pode ser indicada em doses mais altas (até 1 mg/kg) para controle da dor grave, porém em doses baixas é apropriada para controle da dor leve a moderada (0,2 a 0,3 mg/kg). Ocasionalmente, alguns pacientes requerem o uso de analgésicos potentes em doses altas para obter efeitos sedativos aditivos, entretanto nessas situações a disforia e a excitação podem ser uma desvantagem.

Quando procedimentos cirúrgicos mais cruentos e invasivos, com maior extensão de trauma tecidual, são realizados, os opioides agonistas puros, como a morfina (0,3 a 0,5 mg/kg) ou hidromorfona (0,03 a 0,05 mg/kg), devem ser selecionados. Em cirurgias extremamente dolorosas ou naqueles pacientes nos quais já exista sensibilização central, doses maiores de até 1 mg/kg (morfina) e 0,1 mg/kg (hidromorfona) são indicadas.

A morfina tem sido amplamente empregada em gatos, nas doses de 0,1 a 0,2 mg/kg, sem causar excitação e com eficiência em várias situações clínicas. Nos felinos o período de latência da morfina é longo e essa tem sido considerada menos efetiva do que em cães. Isso pode ser explicado pelo fato de os gatos apresentarem produção limitada do metabólito ativo morfina-6-glucoronida (M-6-G), o qual pode contribuir significativamente com os efeitos analgésicos da morfina. O M-6-G foi detectado somente em 50% dos gatos que receberam morfina IV e não foi detectado após a administração IM do fármaco.[2]

A administração epidural de morfina (0,1 mg/kg) promove analgesia por até 24 h. Os efeitos analgésicos são ideais para procedimentos nos membros pélvicos e fornecem suplementação analgésica excelente para toracotomia. Esse fármaco também tem sido indicado para administração intra-articular por afetar diretamente os receptores presentes na articulação. As evidências desses efeitos ainda são controversas, mas a adição de anestésicos locais é uma técnica efetiva e simples. A morfina na dose de 0,1 mg/kg, adicionada à bupivacaína 0,5% (aproximadamente 0,1 mℓ/kg), é depositada no espaço intra-articular após a síntese da cápsula articular. Nessa técnica, assim como na administração epidural, como a dose de morfina é baixa, a incidência de efeitos sistêmicos é mínima.

Oximorfona

É um opioide semissintético com efeito analgésico similar ao da morfina. Não induz liberação de histamina sendo, portanto, mais segura para administração IV do que a morfina. É menos propensa a produzir excitação do que a morfina, porém apresenta maior capacidade de produzir respiração ofegante, resultante da ativação do centro termorregulatório, fazendo com que o animal tenha a sensação de necessidade de perder calor, mesmo que a temperatura corporal esteja normal ou reduzida.

Clinicamente, a oximorfona não tem sido associada a hipertermia, vômito, náuseas ou outros efeitos adversos. Por outro lado, ela não foi tão efetiva como a buprenorfina para o controle da dor após oniectomia com ou sem castração ou ovário-histerectomia em gatos.[3]

Hidromorfona

Também é um opioide semissintético, com praticamente a mesma eficácia e potência da oximorfona podendo, no entanto, produzir analgesia melhor do que a da morfina em gatos. Apresenta duração de ação similar à da morfina e à da oximorfona. Embora a hidromorfona possa induzir liberação de histamina, a magnitude desse efeito é mínima e é pouco provável que cause vasodilatação e hipotensão, sendo sua administração IV considerada segura. Produz menor sedação que a morfina e a oximorfona em cães e gatos e, do mesmo modo que a morfina, a hidromorfona é apropriada para controle da dor leve a moderada (0,02 a 0,03 mg/kg). Em doses mais altas pode ser indicada para controle da dor grave.

A hidromorfona, administrada IV, nas doses de 0,025 e 0,05 mg/kg, induziu pequeno aumento na antinocicepção térmica de curta duração em gatos; já doses de 0,1 mg/kg IV, produziram aumento significativo na antinocicepção térmica por até 7 h.[4] A via de administração tem efeito significativo na qualidade e duração da analgesia, bem como na ocorrência de efeitos adversos. Nesse sentido, quando a dose de 0,1 mg/kg foi administrada IM ou por via subcutânea (SC), observou-se que a IV produziu maior intensidade e duração do efeito antinociceptivo com menor incidência de vômito e salivação.[5]

Metadona

É um opioide sintético, com eficácia analgésica similar à da morfina e com duração de 2 a 6 h. Trata-se de um agonista μ menos propenso a causar vômito, com atividade antagonista em receptores N-metil-D-aspartato (NMDA), pela qual potencializa seus efeitos analgésicos e auxilia na prevenção do desenvolvimento de tolerância aos opioides. A metadona tem sido amplamente utilizada para controle da dor oncológica e neuropática em pacientes humanos. Em cães, seu perfil farmacocinético é responsável pela baixa biodisponibilidade após a administração oral, observando-se rápido *clearance* e meia-vida de eliminação curta, ao contrário do que acontece em pacientes humanos.[6] Apesar de não existirem estudos que demonstrem as propriedades farmacocinéticas em gatos, a administração SC de metadona, na dose de 0,2 mg/kg, aumentou o limiar térmico de 1 para 3 h e o limiar mecânico de 45 para 60 min.[7]

A metadona racêmica, na dose de 0,6 mg/kg, e a levometadona, na dose de 0,3 mg/kg, administradas IM antes da cirurgia promoveram analgesia efetiva, a qual foi avaliada pelo comportamento e palpação da ferida em gatos após a ovariectomia. Nesse mesmo estudo não foram observados efeitos comportamentais, respiratórios ou cardiovasculares.[8] Em outro trabalho a administração de levometadona, na dose de 0,3 mg/kg, a cada 8 h, durante 5 dias, iniciada no momento da extubação, não foi efetiva, quando comparada ao carprofeno ou à buprenorfina, em gatos submetidos a procedimentos ortopédicos, além de ter sido associada a excitação em alguns indivíduos.[9]

Meperidina

É um opioide sintético com aproximadamente um décimo da potência da morfina. Por causa da curta duração de seu efeito analgésico e dos possíveis efeitos cardiovasculares é menos satisfatória do que a morfina para a analgesia de longa duração. Pode apresentar efeitos inotrópicos negativos significativos e induz liberação de histamina de maior magnitude que a morfina. Por esta razão, a administração IV não é recomendada.

Estudos clínicos em gatos, utilizando doses de 3,3 a 10 mg/kg, administradas IM, têm demonstrado que ela é efetiva, apresenta período de latência curto, porém com curta duração de ação. Na dose de 5 mg/kg, IM, sua duração de ação é menor que 1 h.[10]

Fentanila

É um opioide sintético de curta duração com eficácia analgésica similar à da morfina. Pode reduzir a concentração alveolar mínima (CAM) dos anestésicos inalatórios em até 63%. Seus efeitos duram somente cerca de 30 min após injeção única. Desse modo, normalmente é utilizado por meio de infusão intravenosa contínua (IIC) no período transoperatório, para promover analgesia cirúrgica e reduzir o requerimento de anestésicos inalatórios. O uso da fentanila no período intraoperatório pode ser especialmente vantajoso em pacientes com função cardíaca comprometida, pois seus efeitos sobre a função cardíaca e o tônus vascular são mínimos, enquanto contribui para redução significativa da CAM.

Os adesivos de fentanila são efetivos para controle perioperatório da dor. Os animais que são admitidos na noite anterior à cirurgia podem recebê-los como uma opção para controle da dor. A vantagem desse método é que o início da analgesia ocorre em aproximadamente 12 h (gatos) e 24 h (cães), perdurando por aproximadamente 72 h. As concentrações plasmáticas de fentanila variam significativamente entre indivíduos, por isso pode ser difícil garantir níveis adequados de analgesia durante o período cirúrgico. Os adesivos de fentanila reduzem em torno de 18% a CAM em gatos e 37% em cães normotérmicos, porém não há redução significativa em cães hipotérmicos (< 34,5°C).

A redução da CAM em gatos é semelhante após a administração do butorfanol e, em virtude da hipotermia que geralmente é esperada durante cirurgias prolongadas, ela pode ser bastante variável. Se um nível adequado de analgesia não for obtido durante a cirurgia, a administração de opioides durante o procedimento é indicada. Um estudo demonstrou que em cães os adesivos de fentanila não melhoraram a analgesia e aumentaram os custos para o proprietário quando comparados à administração sistêmica de opioides; estudos dessa natureza não foram ainda realizados em gatos.[11]

Os adesivos de fentanila têm sido utilizados para controle da dor perioperatória aguda em gatos. Nessas situações, a concentração plasmática de fentanila é variável após a aplicação do adesivo. Isso foi comprovado por Lee *et al.*,[12] que demonstraram que em dois de seis gatos não houve concentração plasmática > 1 ng/mℓ. Os principais fatores que afetam as concentrações plasmáticas de fentanila em gatos incluem o tamanho do adesivo em relação ao peso do animal, a permeabilidade da pele e a temperatura corporal. Além disso, em pacientes críticos, a hipotermia, a hipovolemia e a diminuição da perfusão da pele diminuem a absorção. Como o acesso venoso normalmente se faz presente nesses pacientes, a infusão contínua de fentanila torna-se uma escolha mais interessante neles.

Em gatos normotérmicos (38°C), as concentrações plasmáticas de fentanila foram de 1,83 ± 0,63 ng/mℓ quando comparadas com 0,59 ± 0,30 ng/mℓ em animais hipotérmicos (35°C).[13] Em gatos com peso inferior a 4 kg, a colocação do adesivo de 25 mg/h com exposição total resulta em concentrações plasmáticas de 1,78 ± 0,92 ng/mℓ quando comparadas com 1,14 ± 0,86 ng/mℓ nos casos em que somente metade do adesivo foi exposto.[14] Para animais extremamente pequenos ou pediátricos, os adesivos de 12,5 mg/h podem ser utilizados e, em geral, independentemente do tamanho do animal, as concentrações plasmáticas são atingidas ± 6 a 12 h após a colocação do adesivo, sendo que seus efeitos perduram por ± 18 a 20 h após sua remoção. Até que concentrações plasmáticas sejam atingidas, outro opioide deveria ser utilizado para promover analgesia, lembrando-se de que se deve evitar o uso de butorfanol, pois esse poderá antagonizar os efeitos do fentanila.

Em pacientes críticos, os opioides podem facilitar a indução, especialmente quando associados ao diazepam (0,2 mg/kg). A dose de opioide necessária varia de 0,05 a 0,1 mg/kg para hidromorfona e 10 a 20 μg/kg para a fentanila, administrados IV. Embora se observe boa analgesia, deve-se esperar que ocorram depressão respiratória e bradicardia. Felizmente os efeitos negativos associados à administração de opioides são facilmente revertidos pela ventilação com pressão positiva intermitente e administração de anticolinérgicos.

Em gatos, a dose de 10 μg/kg, IV, promove rápido início de ação (pico de efeito em menos de 5 min) com significativa analgesia que perdura por 110 min, sem ocorrência de excitação, salivação ou vômito.[15] Nesse estudo, a concentração plasmática de fentanila e a analgesia foram intimamente relacionadas, e concluiu-se que valores plasmáticos > 1,07 ng/mℓ de fentanila promovem analgesia em gatos similar à observada em cães.[15] Nesse sentido, a fentanila é uma excelente escolha para vários procedimentos críticos ou situações pós-cirúrgicas, pois a taxa de infusão pode ser rapidamente ajustada para cima ou para baixo de acordo com a necessidade individual de cada paciente. Em adição, o uso de fentanila de maneira isolada raramente produz disforia, sendo que as respostas mais comuns em gatos são calma e conforto.

Remifentanila

Opioide sintético com aproximadamente metade da potência da fentanila, é o único entre os opioides que é metabolizado por esterases não específicas presentes no sangue e tecidos, principalmente músculo esquelético. Isso faz com que a remifentanila apresente rápida eliminação, independentemente da função hepática ou renal. Por causa da curta duração de sua ação farmacológica, é utilizada em IIC para manter seu efeito analgésico. A recuperação ocorre dentro de 3 a 7 min após o término da infusão. É um fármaco extremamente útil em situações nas quais analgesia intensa é necessária por períodos curtos de tempo.

Carfentanila

É um opioide sintético, aproximadamente 10.000 vezes mais potente que a morfina. Utilizado principalmente para captura de animais selvagens e silvestres; em geral não é utilizado para o controle da dor.

Opioides agonistas-antagonistas

Butorfanol

O butorfanol é um opioide sintético que exerce seus efeitos principalmente em receptores κ, produzindo graus variados de analgesia e sedação com mínima depressão cardiopulmonar. Liga-se a receptores μ, mas tem mínimo efeito nesses; dessa modo é tido como antagonista μ. Sua potência analgésica é cerca de três vezes a da morfina, doses acima de 0,8 a 1 mg/kg estão associadas a um platô ou efeito-teto, a partir do qual não existe nenhuma melhora adicional na analgesia.

O butorfanol é mais efetivo para a dor leve ou moderada e para a dor visceral do que para dor grave ou somática. A duração da analgesia depende da espécie, da intensidade da dor e da via de administração. Alguns estudos sugerem duração de menos de 1 h em cães, enquanto outros indicam duração de até 6 h, particularmente em gatos. O butorfanol, assim como a buprenorfina, é indicado para controle da dor leve a moderada, como nos casos de ovário-histerectomia ou castração.

Acreditava-se que a administração simultânea ou sequencial de um agonista-antagonista, como o butorfanol, e um agonista puro, como a oximorfona ou a morfina, produziria efeitos antagônicos, uma vez que o agonista-antagonista poderia inibir ou até mesmo reverter os efeitos analgésicos do agonista. Porém, sugeriu-se que a associação de butorfanol com oximorfona (0,05 a 0,1 mg/kg de cada) resulta em analgesia sinérgica com mínimos efeitos cardiopulmonares, excitação ou disforia, quando comparada com a oximorfona isolada. Neste sentido, a associação de um agonista-antagonista e um agonista puro pode apresentar vantagens, particularmente em espécies ou pacientes propensos à disforia induzida pelo opioide agonista puro.

Em gatos o butorfanol normalmente é utilizado na dose de 0,1 a 0,4 mg/kg, porém suas propriedades analgésicas têm sido questionadas nessa espécie. Após a administração intravenosa não houve diferença na nocicepção térmica produzida com 0,1; 0,2; 0,4 ou 0,8 mg/kg. Em um modelo experimental de dor visceral (distensão retal com balão) a dose IV mais efetiva foi de 0,1 mg/kg, a qual produziu analgesia por 350 ± 10 min, e a dose SC mais efetiva foi de 0,4 mg/kg, a qual resultou em um período analgésico de 298 ± 45 min.[16]

Estudos clínicos e experimentais indicam que o butorfanol apresenta curto período de ação (menos de 90 min), necessitando de constante reaplicação para que seja efetivo.[17] Ele tem sido considerado uma escolha analgésica ruim para os casos de dor visceral ou somática. Por outro lado, é uma escolha razoável para os casos de dor visceral aguda, como a associada aos casos de cistite e enterite; entretanto, nos casos em que o alívio da dor não é alcançado com as doses habituais, doses adicionais podem não ser efetivas.

Nalbufina

É um agonista κ e antagonista μ parcial; produz analgesia leve com pouca sedação, depressão respiratória ou efeitos cardiovasculares. Com uma duração de ação de cerca de 1 h, assim como o butorfanol, a nalbufina também pode ser efetiva em antagonizar parcialmente os efeitos sedativos de um agonista μ, com doses de 0,1 a 0,5 mg/kg, administradas IV.

Embora o emprego da nalbufina tenha sido bastante popular no passado, atualmente ela não é muito utilizada em cães e gatos. Por meio de um método de estimulação elétrica, para avaliar a antinocicepção somática, não foi evidenciado nenhum efeito antinociceptivo com a administração IV de 0,75 a 1,5 mg/kg em gatos.[16] Nesse mesmo estudo, demonstrou-se que a dose necessária para produzir efeito analgésico visceral foi de 3 mg/kg, IV, com duração de efeito de 180 ± 39 min.

Buprenorfina

A buprenorfina é diferente de outros agonistas-antagonistas pelo fato de ser considerada agonista parcial em receptores μ e um antagonista em receptores κ. Por ser somente agonista parcial, a buprenorfina pode não prover analgesia adequada para dor moderada a grave, como a que se segue a procedimentos ortopédicos ou toracotomia, e o aumento das doses acima daquelas clinicamente recomendadas pode resultar em analgesia reduzida. A buprenorfina tem início de ação mais lento que muitos outros opioides, com seu pico de efeito até 1 h após a administração IV.

A buprenorfina é bem absorvida após administração transmucosal em gatos, com duração de 6 a 8 h, tornando-se um analgésico prático para esses animais. Em relação ao butorfanol, tem a vantagem que a duração do seu efeito analgésico é de aproximadamente 6 h, quando comparada a menos de 2 h do agonista-antagonista.

Em gatos, a dose IM de 0,01 mg/kg resulta em longo período de latência (2 h) para analgesia e duração variável de 4 a 12 h.[17] Na dose de 0,02 mg/kg, IM, o limiar térmico foi aumentado de 35 min para 5 h após o tratamento.[18] A biodisponibilidade da buprenorfina após a administração oral transmucosa (OT) é de 100%, devido ao fato de o pH da boca do gato ser entre 8 e 9, o qual poderia aumentar a absorção. Esse fato poderia justificar a maior efetividade dessa via em gatos quando comparada nas demais espécies com pH oral neutro. Não foram observadas diferenças no início da analgesia (30 min), tempo para o pico de efeito (90 min) ou duração da ação (6 h) quando a dose de 0,02 mg/kg foi administrada pela via IV ou OT em gatos.[19]

A buprenorfina produziu melhor analgesia que a morfina em gatos submetidos a vários procedimentos cirúrgicos de tecidos moles ou ortopédicos, além disso foi superior à oximorfona nos casos de orquiectomia e promoveu maior alívio da dor que a meperidina (petidina) após ovariossalpingo-histerectomia.[20] Raramente produz vômito ou disforia e não tem sido associada a hipertermia.

Os adesivos transdérmicos de buprenorfina de uso humano foram testados em gatos, observando-se que, após a aplicação do adesivo de 35 mg/h, houve concentrações efetivas de buprenorfina no sangue, durando aproximadamente 4 dias. Contudo, não foi demonstrada a existência de analgesia efetiva.[21] Esse estudo concluiu que, de maneira similar à IIC, uma dose inicial ou *bolus* de buprenorfina é necessária antes da aplicação do adesivo para atingir concentrações plasmáticas e criar um gradiente entre o plasma e o sistema SNC ou, ainda, que um adesivo com maior taxa de liberação do fármaco talvez seja necessário.

Opioides antagonistas

Com frequência são utilizados para despertar animais que estejam excessivamente sedados, por exemplo, quando a recuperação da anestesia é prolongada e o paciente não retomou os reflexos laríngeos e de deglutição. Deve-se lembrar de que a reversão dos efeitos dos opioides, particularmente em um animal que esteja com dor, pode resultar em dor aguda intensa acompanhada de estimulação simpática, o que pode ser prejudicial. Portanto, os antagonistas opioides devem ser utilizados com cautela.

Naloxona

A naloxona não induz nenhum efeito quando administrada isoladamente, mas quando administrada a um animal ao qual foi dado previamente um agonista opioide, como a morfina, reverte de modo efetivo os efeitos do agonista, produzindo agitação, aumento dos reflexos e consciência. A duração dos efeitos da naloxona é mais curta que a de muitos agonistas opioides. A dose de 0,01 mg/kg, IV, induz efeitos que duram cerca de 20 a 40 min, enquanto com a de 0,04 mg/kg, IM, o tempo aumenta para 40 a 70 min. Por isso, a reaplicação pode ser necessária e o monitoramento dos pacientes deve ser cuidadoso para evitar que ocorram narcotização ou sedação novamente.

Naltrexona

Antagonista opioide puro, cerca de quatro vezes mais potente que a naloxona. A duração de seus efeitos, no homem, é cerca de duas vezes a da naloxona. Todavia, estudos farmacocinéticos sugerem que em cães a naltrexona tenha ação muito semelhante à da naloxona. Uma dose de 2,5 μg/kg, IV, antagoniza efetivamente um agonista puro por aproximadamente 2 h.

Opioide atípico | Não opioide

Tramadol

Embora não seja classificado como um opioide clássico, o tramadol apresenta fraca afinidade por receptores μ, além de interagir com receptores noradrenérgicos e serotoninérgicos. A administração por via oral (VO) de tramadol em cães resulta em rápida absorção, com aproximadamente 75% de biodisponibilidade, sendo que a administração com ou sem alimento não parece alterar sua absorção.

O mecanismo de biotransformação é similar em cães e humanos, no entanto os cães biotransformam aproximadamente 99% do tramadol, enquanto os humanos, cerca de 30%; o restante não metabolizado do fármaco parece ser excretado de modo inalterado pelos rins. O tramadol pode causar depressão respiratória quando associado a outros anestésicos, embora isto não tenha sido documentado em cães e gatos.

Apesar de a administração a curto prazo do tramadol poder causar náuseas e vômito, isso é pouco provável quando se usam as doses recomendadas. A utilização a longo prazo pode causar constipação intestinal ou diarreia, ocorrendo mais frequentemente em cães. Com o uso de tramadol é pouco provável o aparecimento de tolerância em animais e humanos, quando comparado com o da morfina, devido aos seus mecanismos de ação não opioides.

Até recentemente o uso de tramadol em gatos ainda era empírico, mas novos dados farmacocinéticos apresentam alguns fundamentos para seleção de doses e usos clínicos.[22] Em gatos, a dose de 1 mg/kg, SC, não produziu antinocicepção térmica, mas quando comparada com a administração isolada do ácido tolfenâmico no pós-operatório, a pré-medicação com tramadol, na dose de 4 mg/kg, SC, melhorou o nível de conforto dos gatos nas primeiras 8 h após a ovário-histerectomia.[23]

Após administração VO, observa-se biodisponibilidade de 62% em gatos, com pico de concentração plasmática em torno de 45 min e, quando comparado com o uso em cães, o tramadol é lentamente eliminado em felinos. Esses fatores o tornam uma boa escolha para analgesia por tempo prolongado em gatos, especialmente quando tratados em casa. Os dados farmacocinéticos sugerem que em gatos a dose utilizada deva ser menor e os intervalos de aplicação maiores, quando comparados aos usados em cães.[24]

Agonistas dos receptores alfa-2-adrenérgicos

Neste grupo de fármacos estão incluídas xilazina, clonidina, detomidina, medetomidina e, mais recentemente, dexmedetomidina, as quais promovem sedação, relaxamento muscular e analgesia. Elas não são comumente utilizadas para o tratamento da dor em virtude da profunda sedação e depressão cardiovascular que acompanham sua administração. O uso de xilazina atualmente tem sido desencorajado, pois ela tem sido identificada como fator de risco em relação à mortalidade perioperatória, especialmente em gatos, podendo nesses casos ser substituída pela medetomidina, quando necessário.

A medetomidina (mistura racêmica) e a dexmedetomidina (isômero D) são excelentes quando utilizadas como parte de um protocolo anestésico em pacientes saudáveis. Nesse sentido, esses fármacos promovem recuperação suave, diminuição do requerimento de anestésicos gerais (injetáveis ou inalatórios) e analgesia.[25] A medetomidina e a dexmedetomidina podem também ser administradas, conforme descrito adiante, por meio de infusão contínua, promovendo analgesia dependente da dose e relaxamento muscular.

Medetomidina

Após a ovário-histerectomia, a medetomidina na dose de 15 μg/kg promoveu alívio da dor similar ao butorfanol na dose de 0,1 mg/kg.[26] Em gatos com dor leve a moderada, a administração VO de medetomidina resultou em concentrações semelhantes às observadas após administração transmucosa, demonstrando ser uma técnica útil. Da mesmo modo, a dexmedetomidina na dose de 40 μg/kg foi efetiva VO e a analgesia foi tão longa quanto a obtida com administração IM.[27] A administração epidural de medetomidina (10 μg/kg) demonstrou ser superior à administração de 4 μg/kg de fentanila, com efeitos sistêmicos leves e de curta duração.[28] Essa técnica pode ser uma excelente opção em animais submetidos a procedimentos na região abdominal caudal, pelve ou membros pélvicos.

Dexmedetomidina

A dexmedetomidina é um enantiômero da medetomidina e, quando administrada na metade da dose, promove efeitos farmacológicos similares.[29] Apresenta alta seletividade para os receptores alfa-2, promove boa estabilidade hemodinâmica e reduz o requerimento de anestésicos durante a anestesia.[30] Souza[31] observou que a administração epidural e a IIC de dexmedetomidina reduziram o consumo do agente inalatório e produziram recuperação de melhor qualidade e mais prolongada em relação ao grupo que recebeu somente lidocaína pela via epidural.

Segundo Villela e Junior[30] e Bagatini *et al.*,[32] a dexmedetomidina produz efeitos cardiovasculares semelhantes aos dos demais agonistas de receptores alfa-2-adrenérgicos, não promovendo depressão respiratória importante ou alteração nos valores de gases sanguíneos. Dorigon *et al.*[33] avaliaram os efeitos da administração epidural da dexmedetomidina na dose de 2 μg/kg em gatas pré-medicadas com cetamina S(+) e midazolam, submetidas à anestesia geral por infusão contínua de propofol, e concluíram que os animais que receberam dexmedetomidina pela via epidural apresentaram plano de anestesia mais estável, com melhor grau de analgesia no período trans e pós-operatório, recuperação anestésica de melhor qualidade e não tiveram alterações cardiovasculares e hemogasométricas significativas, quando comparados ao grupo placebo.

A dexmedetomidina tem sido associada ao butorfanol e à cetamina em gatos, resultando em melhor sedação e analgesia do que sua administração isolada.[34]

Anti-inflamatórios não esteroides

Os anti-inflamatórios não esteroides (AINE) podem promover analgesia de até 24 h e não estão sujeitos à regulação e aos aspectos legais implicados no uso de opioides. Por outro lado, apresentam menor margem de segurança que os opioides e agonistas alfa-2-adrenérgicos e, ao contrário desses, não têm antagonistas.

Os gatos apresentam maior potencial de toxicidade com AINE, em virtude da sua limitada habilidade para glicuronidação de substâncias exógenas, resultando em prolongada duração de efeito com possibilidade de acúmulo dessas substâncias. A meia-vida do carprofeno, por exemplo, é de aproximadamente 20 h, cerca de duas vezes a do cão, mas ela pode variar de um período curto de 9 h até um longo,[35] de 49 h.

Os AINE têm sido tradicionalmente utilizados para controle da dor crônica em cães. Entretanto, os efeitos adversos dos chamados AINE "velhos" não seletivos, particularmente em relação à falência renal quando na ocorrência de hipotensão, acabam restringindo seu uso no período perioperatório. Por outro lado, os mais recentemente desenvolvidos são conhecidos por serem mais seguros, em especial por atuarem de modo mais seletivo sobre as ciclo-oxigenases (COX).

Esses fármacos têm contribuído de modo significativo para o controle da dor na prática veterinária, principalmente da dor aguda e crônica em cães e gatos. Alguns efeitos antinociceptivos são exercidos na medula espinal e em locais supraespinais. Essa ação, além do alívio da dor aguda, pode promover bem-estar nos animais e melhorar seu apetite.

Do mesmo modo que acontece com os opioides, vários cuidados devem ser tomados em relação ao uso de AINE. A condição geral do paciente influencia diretamente a decisão para usá-los ou não. Os gatos e os cães são mais suscetíveis do que os humanos aos seus efeitos adversos e, consequentemente, a segurança relatada para pacientes humanos não deve ser utilizada como parâmetro para prescrição em veterinária.

As principais contraindicações para o uso dos AINE incluem pacientes com insuficiência renal ou hepática, desidratação, hipotensão, condições associadas a baixo volume circulante (insuficiência cardíaca congestiva, ascite), deficiência plaquetária, coagulopatias (trombocitopenia, doença de von Willebrand, deficiências dos fatores de coagulação), uso concomitante de outros AINE (ácido acetilsalicílico) ou corticosteroides e nos casos de evidências de ulcerações gástricas (vômito, melena ou desordens gastrintestinais). Os gatos são particularmente suscetíveis aos efeitos adversos renais dos AINE.

Mecanismo de ação dos anti-inflamatórios não esteroides

Grande parte dos efeitos clínicos analgésicos e anti-inflamatórios observados com a administração de AINE está relacionada com a inibição das isoformas da enzima COX. Duas isoformas, COX-1 e COX-2, estão bem definidas e, recentemente, foi identificada uma terceira isoforma, a COX-3, a qual é uma variante da COX-1.

A COX-1 é primariamente considerada a isoforma constitutiva da COX, e é responsável pela produção basal das prostaglandinas necessárias para manter a homeostasia em muitos tecidos. A COX-2 é a isoforma induzida e é encontrada principalmente em locais nos quais há inflamação. Contudo, em diversos tecidos, incluindo o cérebro, rim, sistema reprodutivo e o olho, também há expressão dessa enzima de maneira constitutiva.

As enzimas COX iniciam uma cascata complexa que resulta na conversão de ácidos poli-insaturados em prostaglandinas e tromboxanas. O ácido araquidônico é transformado em prostaglandina G_2 (PG_2) e então em PGH_2, pela COX. Uma conversão enzimática adicional de PGH_2 resulta na formação de prostaglandinas importantes (tipos D, E, F e I) e tromboxanas. Em relação à dor, as prostaglandinas, primariamente a PGE_2, contribuem para a resposta inflamatória, causando vasodilatação e acentuando os efeitos de outras citocinas e mediadores inflamatórios.

A produção de PGE_2 em vários locais de inflamação parece ser mediada primariamente pela COX-2. Assim, quando um evento inflamatório ocorre em um tecido, a produção da enzima COX-2 é induzida, seguida por um aumento nas concentrações de prostaglandinas. A inibição seletiva de certas prostaglandinas produzidas primariamente pela COX-2 deveria permitir os efeitos terapêuticos analgésicos e anti-inflamatórios, enquanto diminui grandemente os efeitos adversos indesejáveis causados pela inibição da COX-1.

A seletividade pela COX é uma medida das concentrações relativas de uma substância necessárias para inibir cada isoenzima COX e normalmente é obtida em estudos *in vitro*. Os inibidores duplos da COX e da 5-lipo-oxigenase (5-LOX) (como a tepoxalina) bloqueiam as vias metabólicas da COX e da 5-LOX. Embora essas drogas sejam inibidores não específicos das enzimas COX, elas parecem ter a mesma toxicidade gastrintestinal que os agentes COX-2 seletivos e menos que os inibidores da COX não seletivos.

Indicações dos anti-inflamatórios não esteroides no controle da dor

A administração dos AINE deve ser considerada somente em cães e gatos bem hidratados, normotensos e com função hepática e renal normal, sem anormalidades hemodinâmicas, sem evidências de ulceração gástrica e que não estejam recebendo corticosteroides. Além disso, dois ou mais AINE não devem ser administrados concomitantemente. Os AINE apresentam um período de latência analgésico de aproximadamente 30 a 60 min; nesse sentido, nos casos de tratamento de dor pós-operatória, um opioide ou outro analgésico deveria ser administrado até que o efeito dos AINE fosse alcançado.

Os AINE podem também ser administrados como analgésicos preventivos. Embora esse efeito ainda seja controverso, vários estudos utilizando a administração prévia de AINE já foram realizados, atestando sua segurança e eficácia em uma grande variedade de procedimentos cirúrgicos sem reações adversas significativas.

Os AINE têm demonstrado ser efetivos para o controle da dor pós-operatória, tanto em procedimentos ortopédicos como de tecidos moles, especialmente quando inflamação ou trauma tecidual intenso estão presentes. No entanto, no pós-operatório imediato os opioides têm sido preferencialmente administrados em virtude dos seus efeitos sedativos e analgésicos potentes e imediatos. Nos casos de dor produzida por meningite, tumores ósseos, inflamação de tecidos moles (mastites), poliartrites, cistites, otites e doenças dermatológicas graves, os AINE têm sido considerados mais eficazes que os próprios opioides. Além disso, a associação de baixas doses de opioides com baixas doses de AINE pode ser extremamente benéfica nessas situações. Outras indicações para o uso dos AINE incluem: pan-osteíte, osteodistrofia hipertrófica, dor oncológica do câncer (especialmente óssea) e dor dental.

Carprofeno

A administração perioperatória de carprofeno tem sido extensivamente estudada em cães, demonstrando analgesia satisfatória por até 18 h após a cirurgia. Lascelles *et al.*[36] observaram que a administração preventiva desse fármaco promove analgesia superior quando comparada à pós-operatória. De acordo com Boström *et al.*,[37] a administração de carprofeno não foi associada a efeitos adversos em cães saudáveis submetidos à anestesia hipotensiva.

Embora seja classificado como AINE, a administração de carprofeno em cães da raça Beagle não inibiu a PGE, o ácido hidroxieicotetraenoico ou a síntese de tromboxana B_2; isso levou a concluir que o principal modo de ação do carprofeno pode envolver outros mecanismos que não a inibição da COX ou da lipo-oxigenase. Porém, estudos mais recentes indicam que ele é um AINE, preferencialmente COX-2, com atividade antitromboxana mínima, sugerindo que a indução de coagulopatia pode não ser um problema em pacientes com os mecanismos hemostáticos intactos.

Efeitos indesejáveis como nefrotoxicidade, hepatotoxicidade, hemorragia gastrintestinal ou deficiências hemostáticas não têm sido frequentemente associados ao uso de carprofeno como acontece com outros AINE não seletivos. Nesse sentido, o carprofeno foi utilizado na dose de 2 mg/kg, 2 vezes/dia durante 7 dias, seguido da administração de 2 mg/kg, 1 vez/dia, durante mais 21 dias, produzindo erosões gástricas em 50% dos cães avaliados, o qual não diferiu estatisticamente do grupo placebo.

O carprofeno é indicado para tratamento da dor associada a doenças articulares degenerativas e tem sido associado a bons níveis de analgesia por até 18 h após uma série de procedimentos ortopédicos. Em gatas submetidas à ovário-histerectomia, a administração de carprofeno SC, na dose de 4 mg/kg, no momento da extubação, promoveu profunda analgesia entre 4 e 20 h após o procedimento cirúrgico, além de melhorar significativamente os escores de dor, quando comparados aos animais do grupo controle (placebo).[38]

O carprofeno e a meperidina (petidina) foram comparados após administração SC no final da cirurgia em gatas. Durante 2 h depois da ovário-histerectomia, a meperidina, na dose de 10 mg/kg, promoveu analgesia superior à do carprofeno. Entretanto, em 2 a 20 h, o carprofeno foi superior, fazendo com que as gatas que receberam carprofeno necessitassem de menor resgate analgésico.[38] De maneira semelhante Balmer *et al.*[39] demonstraram que o carprofeno administrado antes da castração ou ovário-histerectomia foi mais efetivo e produziu analgesia por até 24 h, quando comparado à meperidina administrada ao término da cirurgia em gatos. Tanto o carprofeno como o meloxicam e o cetoprofeno são amplamente utilizados em gatos.[40]

Meloxicam

O meloxicam é um AINE do grupo dos oxicans. Inibe a síntese de prostaglandinas, tendo efeitos anti-inflamatórios, analgésicos, antiexsudativos e antipiréticos. Reduz a infiltração leucocitária no tecido inflamado e bloqueia, em menor grau, a agregação trombocitária induzida pelo colágeno. Estudos tanto *in vitro* como *in vivo* têm demonstrado que o meloxicam inibe em maior grau a enzima COX-2 do que a COX-1.

Depois de administrado VO, é bem absorvido, apresentando picos plasmáticos em 7 a 8 h. Após injeção SC, o meloxicam apresenta biodisponibilidade completa e as concentrações plasmáticas máximas (0,73 μg/mℓ em cães e 1,1 μg/mℓ em gatos) são alcançadas totalmente após 2,5 e 1,5 h, respectivamente. Esse fármaco se une em 97% às proteínas plasmáticas e existe relação direta entre as doses administradas e as concentrações plasmáticas. A biotransformação hepática do meloxicam resulta em álcool, derivados ácidos e diversos metabólitos que carecem de atividade farmacológica. A meia-vida dessa substância é de 24 h em cães e 15 h em gatos. A excreção é predominantemente biliar (75%), havendo pequenas quantidades da substância inalterada na urina.

As principais indicações em cães são alívio da inflamação e da dor em distúrbios musculoesqueléticos crônicos ou agudos e redução da dor e da inflamação ocasionada por cirurgia ortopédica e de tecidos moles. Em gatos, se recomenda principalmente para o tratamento da dor após ovário-histerectomia e outras cirurgias menores de tecidos moles.

O meloxicam tem sido extensivamente utilizado para o tratamento da dor crônica, como nos casos de osteoartrite, sendo considerado também muito efetivo e seguro para o tratamento da dor aguda perioperatória, promovendo analgesia de até 20 h em cães submetidos à laparotomia.[41] Nesse mesmo estudo, evidenciou-se que a analgesia produzida pelo meloxicam foi mais efetiva do que a produzida pelo butorfanol e similar à produzida pelo cetoprofeno.

O meloxicam tem atividade preferencialmente em COX-2, não induzindo anormalidades renais ou hepáticas importantes após administração aguda. Apresenta mínima atividade antitromboxanas, sugerindo que em cães com hemostasia normal não são observados efeitos adversos significativos. Erosões gástricas de leves a moderadas foram observadas em 50% dos animais, sem diferenças em relação ao grupo placebo, quando doses de 0,2 mg/kg foram administradas durante 28 dias.[42]

Em estudo recente foram observadas sérias alterações gastrintestinais (refletidas por sinais clínicos como vômito e diarreia e graves lesões macro e microscópicas ao exame *post mortem*) após o uso de meloxicam, durante 16 dias, nas doses de 1 e 2 mg/kg, em cães. O fato de esses autores terem usado doses de 5 a 10 vezes maiores que a dose terapêutica sugere um estreito índice terapêutico para essa substância.[43] De fato, foi registrada, por meio de endoscopia, a existência de lesões gastrintestinais moderadas em cães tratados com meloxicam, mesmo em doses terapêuticas (0,2 mg/kg).[42]

Em contraste, Jones *et al.*[44] observaram que existe boa correlação entre a seletividade *in vitro* e *in vivo* para o meloxicam e para o ácido acetilsalicílico em cães. Nessa pesquisa, o meloxicam preservou a atividade plaquetária e a proteção gástrica *in vivo*, enquanto o ácido acetilsalicílico inibiu ambas as funções.

Em outro estudo foram relatadas complicações graves, como perfuração gastrintestinal e peritonite séptica, após o uso de meloxicam em cães. Os fatores apontados como possíveis desencadeadores da toxicidade foram a administração de produtos de uso não veterinário, o uso de doses acima das recomendadas e doenças gastrintestinais ocultas (enterite linfoplasmacítica ou enterite eosinofílica). É importante ressaltar que, ao fracionar os produtos de uso humano, a mucosa gástrica fica diretamente exposta ao princípio ativo, podendo ocorrer irritação. Por outro lado, é provável que a distribuição do princípio ativo não seja uniforme dentro do comprimido, podendo ocasionar sub ou sobredosificação quando esse for fracionado.

Em gatos, tem sido indicada a dose de 0,3 mg/kg, administrada SC. No entanto, muitos veterinários utilizam doses menores (0,1 a 0,2 mg/kg) com bons resultados. Se houver indícios de hipotensão ou perda de sangue durante a cirurgia, o uso de meloxicam dever ser reservado para o início do período de recuperação, sem que haja perda da eficácia analgésica deste fármaco nessa espécie. Entretanto, nessas situações, outro analgésico, como os opioides, deve ser administrado no período transoperatório.

Cetoprofeno

O cetoprofeno tem sido recomendado para controle da dor perioperatória e da dor crônica em cães e gatos. Por se tratar de um inibidor não seletivo de COX-1 e COX-2, os efeitos indesejáveis são um problema em potencial com o uso desse agente. A atividade antitromboxana é fortemente reduzida por esse fármaco. Quando administrado previamente à cirurgia, a ureia sérica, a creatinina e os níveis de alanina aminotransferase (ALT) permaneceram inalterados nas 24 e 48 h após a administração. Porém, a contagem de células vermelhas foi significativamente reduzida no período pós-operatório em comparação com os valores basais.[45]

Vários estudos relatam que a hemorragia pós-operatória incisional ocorre em um pequeno número de animais. Grisnaux *et al.*[46] observaram aumento da hemorragia pós-operatória quando o cetoprofeno foi administrado antes da cirurgia em cães submetidos a vários procedimentos ortopédicos eletivos. Com base no exposto, embora o cetoprofeno seja efetivo para controle da dor perioperatória, recomenda-se que esse seja administrado somente no período pós-operatório, para reduzir o potencial de hemorragia transoperatória. Nesse sentido, ele pode ser administrado durante a sutura de pele após procedimentos ortopédicos ou no período de recuperação anestésica, nos casos de laparotomia ou toracotomia.

O cetoprofeno também tem sido relacionado com a inibição da lipo-oxigenase, mecanismo pelo qual pode contribuir para seus efeitos anti-inflamatórios e eficácia analgésica. Em gatos a farmacocinética e a eficácia clínica do cetoprofeno estão bem documentadas.[47] Esse fármaco tem sido utilizado por até 5 dias de tratamento, especialmente em gatos com dor musculoesquelética. Assim como ocorre em cães, por inibir a COX-1, interferindo com a função plaquetária, seu uso pré-operatório não é recomendado.

Flunixino meglumina

Embora a flunixino meglumina tenha sido utilizada basicamente em cães, alguns autores a recomendam e utilizam também em gatos, na dose de 0,25 mg/kg, IM, 1 vez/dia. Tem sido considerada efetiva para fornecer analgesia cirúrgica em cães, além de aumentar o tempo de sobrevida em pacientes com endotoxemia, especialmente equinos. Porém, não existem relatos de que este efeito também ocorra em cães com endotoxemia. Nos casos em que a dor está associada à peritonite, a administração de flunixino meglumina pode ser benéfica, em virtude dos seus efeitos analgésicos e anti-inflamatórios. Por outro lado, apresenta grande potencial para efeitos adversos, como aumento da ALT, nefrotoxicidade e ulcerações gástricas.[48]

Etodolaco

O etodolaco é indicado para o controle da dor e da inflamação associadas à osteoartrite, mas também pode ser utilizado para outras condições dolorosas. Os efeitos adversos observados são restritos ao trato gastrintestinal. Nesse sentido, observaram-se erosões gastroduodenais em cães após 28 dias de tratamento, mas essas não diferiram dos animais que receberam carprofeno ou do grupo controle (placebo). No entanto, foram menos intensas do que as observadas com o uso de ácido acetilsalicílico no mesmo período.[49] O etodolaco é bem absorvido após administração oral, com concentração sanguínea máxima e início de ação ocorrendo entre 30 e 60 min após a administração.

Ácido tolfenâmico

O ácido tolfenâmico é indicado para controle da dor pós-operatória aguda e dor crônica em cães e gatos. As doses clínicas utilizadas incluem o tratamento durante 3 dias e a suspensão desse durante 4 dias, o que deve ser cautelosamente seguido. Os efeitos adversos mais comuns incluem diarreia e, às vezes, vômito. Apresenta potencial atividade anti-inflamatória e antitromboxana, podendo assim comprometer a hemostasia cirúrgica e pós-traumática durante uma hemorragia ativa. A potência analgésica desse agente é cerca de quatro vezes maior que a da indometacina e é equipotente ao diclofenaco em ratos.

Dipirona

Fármaco reconhecidamente efetivo para o tratamento da dor aguda em pequenos animais, também indicado por sua ação antipirética quando outros AINE não funcionam. Os efeitos analgésicos e antipiréticos da dipirona provavelmente estão relacionados com a inibição da enzima COX-3 no SNC.

A dipirona deve ser administrada VO ou IV para evitar a irritação que ocorre após a injeção IM. Alguns autores consideram que os efeitos analgésicos desse agente não são adequados para dor pós-operatória moderada a grave.

Recentemente, observou-se que também pode ser administrada em infusão contínua (10 mg/kg/h, durante 20 h) para o alívio da dor pós-operatória. Embora com esse protocolo não tenham sido relatados efeitos adversos relevantes e esse regime de uso seja promissor, são necessários mais estudos. A dipirona pode induzir os mesmos efeitos indesejáveis observados com outros fármacos do grupo das pirazolonas. Dentre esses efeitos, podem ser mencionados úlceras pépticas, estomatite ulcerativa, nefrite, anemia aplásica, leucopenia, agranulocitose e trombocitopenia. Por esse motivo, os pacientes tratados com dipirona por tempo prolongado devem ser avaliados constantemente.

Paracetamol

O paracetamol não é considerado um AINE clássico. Os efeitos analgésicos e antipiréticos desse fármaco provavelmente também estão relacionados com a inibição da enzima COX-3 no SNC. Apesar de ter pouca atividade anti-inflamatória, produz analgesia com mínimo risco de hemorragia em pacientes trombocitopênicos, induz mínimos efeitos gastrintestinais e tem efeito sinérgico com opioides como a codeína. Entretanto, não deve ser usado em felinos, pois essa espécie apresenta deficiências na glicuronidação e saturação hepática. Também foi relatada a formação de corpos de Heinz, metemoglobinemia e anemia fatal em felinos. Os cães tratados com paracetamol devem ser monitorados periodicamente para detectar o aparecimento de metemoglobinemia, anemia hemolítica e necrose hepática.

Firocoxibe

Recentemente lançado no mercado brasileiro, o firocoxibe exibe grande seletividade para a inibição da COX-2, sendo uma opção viável para uso por tempo prolongado. No entanto, também podem ocorrer reações adversas como vômito e diarreia ocasionalmente. Estudos recentes mostraram a eficiência e a baixa incidência de efeitos gastrintestinais (2,9%) com o uso do firocoxibe em cães com doença articular degenerativa e a utilidade e segurança dessa substância na espécie felina.

Anestésicos locais

Os anestésicos locais podem ser utilizados para bloqueios regionais (p. ex., anestesia epidural), para bloqueio de nervos específicos (intercostal, membros e dígitos) ou para infiltração em feridas ou fraturas (cirúrgicas ou traumáticas).[50] O valor desses fármacos é subestimado e, muitas vezes, seu uso é negligenciado em pacientes cirúrgicos, nos quais poderiam promover completa analgesia com mínimos efeitos adversos. Assim, sempre que possível o clínico deveria lançar mão das técnicas de anestesia locorregional.

Existe uma infinidade de técnicas e modalidades que podem ser empregadas para o alívio da dor, desde as mais simples – como a infiltração perineural de anestésicos locais – até as mais sofisticadas – como colocação de cateteres epidurais e *soaker catheters* (colocados na ferida cirúrgica), após amputações ou remoção de grandes massas tumorais, promovendo um excelente método de manutenção da analgesia.

Após a remoção de fibrossarcomas em gatos, o uso de cateter para infusão de anestésico local no foco da ferida reduziu significativamente o tempo de hospitalização, sugerindo que essa técnica aumente a mobilidade e o conforto dos pacientes.[51] A administração de lidocaína, na dose de 2 a 4 mg/kg, pode ser repetida a cada 2 ou 3 h ou conforme a necessidade, baseando-se na resposta à palpação da ferida. Já a bupivacaína, por apresentar maior tempo de ação, pode ser administrada na dose de 2 mg/kg, a cada 4 ou 5 h. Ambos os fármacos podem ser diluídos em solução salina para promover volume adequado em animais de porte reduzido. Pode-se também associar os dois fármacos, obtendo-se analgesia de rápido início de ação (com a lidocaína) e de longa duração (com a bupivacaína).

Cremes anestésicos tópicos podem ser aplicados sobre a pele depilada para promover analgesia para realização de acesso venoso, colocação de cateter de grande diâmetro, aspiração de medula óssea ou uma variedade de outros procedimentos em pacientes críticos. Um estudo em pacientes críticos utilizando um creme à base de lidocaína e prilocaína (EMLA®), previamente à colocação de cateter na veia jugular, demonstrou que nos pacientes que receberam o anestésico local a taxa de sucesso na colocação do cateter foi de 68%, contra 38% nos animais que não receberam.[52]

Outros estudos em humanos demonstram a eficácia analgésica da colocação de adesivos de lidocaína, especialmente para alívio da neuralgia pós-herpética. As concentrações plasmáticas obtidas são extremamente reduzidas e essa técnica pode promover excelente analgesia de ferida, podendo ser utilizada como parte de uma terapia multimodal para controle da dor.[53]

Os anestésicos locais bloqueiam os canais de sódio em células neuronais e outros tecidos, prevenindo o influxo de íons sódio, a despolarização da membrana e produzindo decréscimo na propagação dos potenciais de ação. A analgesia, produzida por supressão ou bloqueio da atividade elétrica em nervos sensoriais e motores, é o resultado direto do bloqueio de canais de sódio e estabilização de membranas. Inicialmente as fibras nervosas de pequeno diâmetro (C, A δ) são bloqueadas, na sequência ocorre o bloqueio das fibras mielinizadas de maior diâmetro (A β), produzindo perda de sensação (analgesia) e graus variados de paralisia. Os anestésicos locais são administrados mais frequentemente em locais específicos (tópico, local) ou em nervos (regional) para produzir analgesia.

Baixas doses de anestésicos locais produzem efeitos desprezíveis no SNC e no sistema cardiovascular. A frequência cardíaca (FC) pode aumentar como resultado da supressão simpática e da dilatação arteriolar, com consequente redução na pressão arterial. No sistema respiratório se observam efeitos quase imperceptíveis. Porém, sedação leve pode ocorrer como resultado da estabilização de membranas, decréscimo generalizado na atividade neuronal e redução da atividade simpática mediada centralmente. A maioria dos anestésicos locais potencializa os efeitos de anestésicos injetáveis e inalatórios, resultando em redução na quantidade de anestésico necessário para produzir inconsciência e anestesia cirúrgica.

A absorção do fármaco desde o local de injeção, a distribuição no organismo e a excreção são de importância primária na determinação da disposição sistêmica do fármaco e do seu potencial para a produção de efeitos indesejáveis.[54] Em altas doses, os anestésicos locais são capazes de produzir estimulação do SNC caracterizada por nervosismo, desorientação, nistagmo, náuseas, excitação, agitação e convulsões. Acredita-se que esses efeitos sejam causados pela inibição de neurônios inibitórios no SNC e, quando graves, podem resultar em morte por paralisia respiratória.

Além disso, altas doses administradas por via epidural ou subaracnoide podem migrar cranialmente às raízes nervosas de C5-C6, produzindo hipoventilação ou apneia. Do mesmo modo, altas doses ou a administração intravenosa rápida reduzem o débito cardíaco, a pressão arterial e a FC. A redução no débito cardíaco é causada por decréscimo nos estímulos simpáticos eferentes do SNC, na força de contração miocárdica e no retorno venoso. Esses efeitos são mais proeminentes em animais estressados ou doentes, que dependem de elevado tônus simpático para manutenção da homeostasia.[55] Esses fármacos não devem ser administrados em animais com BAV de segundo ou terceiro grau, pois podem causar depressão ainda maior da condução e suprimir batimentos de escape ventricular, levando à parada cardíaca.

As concentrações plasmáticas capazes de produzir as várias fases da sobredose estão relacionadas com a substância e, talvez, com a espécie. Em gatos, a procaína é menos potente em termos de efeitos no SNC, produzindo convulsões com aproximadamente 35 mg/kg. A bupivacaína é um dos mais potentes, iniciando as convulsões com cerca de 5 mg/kg. Conforme a potência, a toxicidade relativa no SNC de bupivacaína, etidocaína e lidocaína é de 4:2:1, respectivamente.[55]

Cabe ressaltar que, quando administrados em doses apropriadas, os agentes anestésicos locais são relativamente livres de efeitos adversos. A maioria das reações potencialmente prejudiciais ocorre após a administração acidental IV ou se segue à absorção vascular de grandes quantidades do anestésico após administração regional.

O desaparecimento da função nervosa em resposta ao bloqueio anestésico local ocorre na seguinte ordem: dor, calor, toque, pressão profunda e, finalmente, função motora. Tal variação na sensibilidade neuronal aos anestésicos locais tornou possível bloquear clinicamente a transmissão sensorial no paciente, sem o acompanhamento de paralisia motora (bloqueio nervoso diferencial).[54] Exceções a essa regra geral incluem grandes troncos nervosos periféricos, com grande número de nervos motores ao redor, pois são expostos primeiro ao agente anestésico local, permitindo que o bloqueio motor ocorra antes do bloqueio sensorial. A adição de vasoconstritor à solução de anestésico local reduz a perfusão local, retarda a taxa de absorção vascular do anestésico local e, portanto, prolonga a ação anestésica. A epinefrina (5 μg/mℓ ou 1:200.000) é o agente mais comumente adicionado ao anestésico local.

▪ Cloridrato de lidocaína

A lidocaína é um dos anestésicos locais mais versáteis e amplamente utilizados em medicina veterinária. Apresenta pKa de 7,9 e é considerada duas vezes mais potente que a procaína. O uso clínico da lidocaína está associado a rápido início de ação e efeito de curta duração (60 a 120 min). Quando administrada VO, 78% da dose atinge a circulação geral. Sua taxa de absorção sistêmica após a administração parenteral é mais lenta e sua duração de ação é prolongada quando é utilizada juntamente com um vasoconstritor. Sua metabolização ocorre no fígado por oxidases de função mista, a uma taxa quase tão rápida quando a da procaína.

A lidocaína apresenta taxa de ligação às proteínas plasmáticas de 64%, se comparada com os 75% da mepivacaína, justificando seu rápido início de ação e sua curta ação farmacológica.[56]

É utilizada para todos os tipos de anestesia local. A administração transdérmica de lidocaína produz concentrações teciduais locais muito abaixo daquelas capazes de produzir toxicidade, mas altas o suficiente para produzir analgesia local clinicamente efetiva por períodos de até 24 h, sem bloqueio sensorial completo. Os adesivos têm sido utilizados para proporcionar analgesia para abrasões de pele, lacerações, grave irritação e coceira local da pele.

Além de seu uso como anestésico local, é utilizada IV como um agente antiarrítmico e também como um suplemento na anestesia geral (25 a 50 μg/kg/min), reduzindo o requerimento de anestésicos inalatórios e injetáveis (ver *Infusão intravenosa contínua de lidocaína*, adiante).

▪ Mistura eutética de lidocaína e prilocaína

A mistura eutética de lidocaína e prilocaína (EMLA®) 1:1 está disponível comercialmente para aplicação transcutânea.

Cada grama (ou mililitro) contém 25 mg de lidocaína e 25 mg de prilocaína. A biodisponibilidade relatada é de 3% para a lidocaína e de 5% para a prilocaína, o que pode, entretanto, variar de acordo com o local de aplicação, a pigmentação e a condição da pele. EMLA® foi avaliado como um analgésico percutâneo antes da venopunção em cães, gatos, coelhos, e ratos, sendo considerado eficaz após 60 min da aplicação nos três primeiros e questionável em ratos.

Cloridrato de bupivacaína

A bupivacaína é um anestésico local de longa duração, quimicamente relacionado com a mepivacaína e cerca de quatro vezes mais potente que a lidocaína. Devido ao tamanho da sua molécula e à lipossolubilidade, ela se dissocia de maneira mais lenta que a lidocaína dos canais de sódio; assim, seu início de ação é de lento a intermediário e sua duração varia de 3 a 10 h.[57]

É mais comumente utilizada para bloqueio regional e epidural e foi o primeiro agente anestésico local a mostrar divisão significativa do bloqueio sensorial e motor, tornando-a o fármaco de escolha para anestesia obstétrica. A toxicidade cardíaca e do SNC ocorre com doses e concentrações sanguíneas mais baixas que as relatadas para a lidocaína.

Por causa da toxicidade cardíaca associada à bupivacaína, a levobupivacaína (o enantiômero S da bupivacaína) foi desenvolvida para uso clínico. A toxicidade sistêmica do isômero S de vários compostos pode ser menor que a das preparações racêmicas. Embora não haja diferença na eficácia dos dois compostos, foi demonstrado que a dose letal da levobupivacaína é 1,3 a 1,6 vez a da bupivacaína e, consequentemente, esse produto pode oferecer uma vantagem clínica.

Em cães, a administração epidural de bupivacaína a 0,5% ou 0,75% e ropivacaína a 0,5% ou 0,75%, nas doses de 0,7 a 1,65 mg/kg, resultou em tempo de início de ação e duração de bloqueio similares nas áreas caudais à região toracolombar e foram associadas a mínimas alterações cardiorrespiratórias.[58] O início de ação foi intermediário (< 30 min) e a duração da analgesia para áreas anatômicas caudais ao diafragma foi de aproximadamente 2 h para ambas as substâncias.

Em outro estudo, no qual o procedimento cirúrgico foi realizado com sedação e anestesia epidural com bupivacaína, nas doses de 1 a 1,5 mg/kg, foi obtido bloqueio sensorial completo de 12 a 30 min e bloqueio sensorial parcial associado a bloqueio motor por 50 a 200 min.[59] Os autores observaram, ainda, que os parâmetros cardiovasculares foram mantidos mais estáveis quando comparados a cães submetidos aos mesmos procedimentos sob anestesia geral.

Cloridrato de ropivacaína

A ropivacaína, outra aminoamida de longa duração, é estruturalmente relacionada com a mepivacaína e a bupivacaína, mas assim como a levobupivacaína, é um isômero S, enquanto outros agentes são misturas racêmicas. As propriedades físico-químicas da ropivacaína são similares àquelas da bupivacaína, com exceção da sua solubilidade lipídica, sendo que a ropivacaína é menos lipossolúvel.[60] Apresenta peso molecular, pKa (8,1) e ligação às proteínas plasmáticas (94 a 96%) similares aos da bupivacaína. Uma exceção são seus efeitos vasoconstritores, que contrastam com os efeitos vasodilatadores da maioria dos outros anestésicos locais.[61] Em baixas concentrações, a ropivacaína tem propriedades intrínsecas vasoconstritoras, enquanto concentrações mais altas resultam em vasodilatação.

A ropivacaína é utilizada de maneira similar à bupivacaína, mas pode ser menos potente. Relatos indicam que o bloqueio motor após a administração epidural é menos intenso e de duração mais curta que o da bupivacaína.

Glicocorticoides

O principal mecanismo de ação para os efeitos anti-inflamatórios dos glicocorticoides é a inibição da fosfolipase A2, a precursora do ácido araquidônico. Com isso se reduz a produção de prostaglandinas e leucotrienos, diminuindo a sensibilidade às substâncias que causam dor, como a histamina e a bradicinina. Além disso, os glicocorticoides reduzem os níveis de enzimas ciclo-oxigenases nas células inflamatórias, inibindo a produção de prostaglandinas. Concentrações basais de glicocorticoides endógenos parecem ser essenciais para a facilitação de alguns mecanismos analgésicos, como os mediados por opioides endógenos.

Os glicocorticoides são mais comumente administrados VO ou por via parenteral. Existem muitas indicações para o uso deste grupo de substâncias, mas somente as relacionadas com a dor serão discutidas. As doses utilizadas para o alívio da dor devem ser aquelas que reduzem a inflamação e não as que são imunossupressoras. Fármacos de ação mais curta, como a prednisona, a prednisolona ou a metilprednisolona, são os preferidos para a administração sistêmica. Esses carregam um risco menor de efeitos tóxicos, quando comparados com fármacos com meia-vida e duração de ação longas.

As principais indicações para o uso de glicocorticoides no tratamento da dor incluem: doença do disco intervertebral, dor intra-articular, dor lombar (por via epidural), otite externa e doença inflamatória sistêmica.

A prednisona, na dose de 0,1 a 0,2 mg/kg VO, a cada 12 ou 24 h, tem sido utilizada com sucesso para tratar casos leves de doença do disco intervertebral.[62] O tratamento com 30 mg/kg de succinato sódico de metilprednisolona, administrado IV lentamente (acima de 5 min), seguida por infusão contínua de 5,4 mg/kg/h, durante 24 a 48 h, até 8 h após o trauma da medula espinal, é amplamente utilizado em cães e gatos. A razão principal desse uso é reduzir a inflamação e melhorar a função neurológica, além disso, alguns benefícios analgésicos podem ser obtidos.

Os glicocorticoides têm sido geralmente utilizados em doses imunossupressoras (prednisona: 1,1 a 2,2 mg/kg, 2 vezes/dia) para tratar as doenças inflamatórias sistêmicas que cursam com dor como polimiosite, miosite, poliartrite, meningite e lúpus eritematoso sistêmico. Nesses casos, o alívio da dor é secundário ao objetivo principal da terapia com glicocorticoides, que é suprimir os distúrbios imunomediados causados por essas doenças.

Nos casos de otite externa, o uso tópico ou sistêmico de glicocorticoides é indicado com o objetivo de reduzir a inflamação e o edema no ouvido, além de produzir analgesia. Uma ampla variedade de preparações que contêm glicocorticoides está disponível, incluindo dexametasona, betametasona ou triancinolona (a 0,1%) e hidrocortisona (a 1,0% e 2,5%). A prednisona ou a prednisolona oral podem ser indicadas quando a inflamação for grave, em dose anti-inflamatória de 0,1 a 0,5 mg/kg, 1 ou 2 vezes/dia.

A administração epidural de glicocorticoides é com frequência utilizada em humanos como tratamento conservador da dor lombar. A eficácia se deve mais provavelmente à redução da inflamação nas raízes nervosas e nas meninges. Os efeitos benéficos da injeção epidural de betametasona foram demonstrados em um modelo de doença da raiz nervosa lombar em ratos. No entanto, não existem recomendações ou doses para a administração epidural de glicocorticoides descritas em animais.

Os principais efeitos indesejáveis associados ao uso de glicocorticoides para o tratamento da dor em cães e gatos incluem:

- Retardo na cicatrização de feridas
- Alterações no equilíbrio hidreletrolítico
- Ulceração gástrica
- Glaucoma e catarata
- Hipoadrenocorticismo (doença de Addison)
- Infecções bacterianas e fúngicas iatrogênicas
- Hiperadrenocorticismo iatrogênico (síndrome de Cushing)
- Imunossupressão
- Resistência à insulina
- Neuropatia
- Miopatia
- Polifagia.

Os glicocorticoides diminuem a dor por redução da inflamação, mas apresentam diversos efeitos deletérios em vários tecidos, podendo mascarar a progressão da doença específica que está sendo tratada e o desenvolvimento de novas doenças. Embora tenham um papel importante no controle da dor em alguns pacientes, devem ser utilizados com cautela, ressaltando-se que sua função como analgésico adjuvante e seu uso por vias alternativas (administração epidural) ainda não foram completamente investigados em cães e gatos.

Agentes adjuvantes

A analgesia perioperatória tem sido baseada principalmente nos opioides, entretanto o uso constante e intensivo dessas substâncias pode levar ao aparecimento de efeitos indesejáveis como depressão respiratória, sonolência, sedação, náuseas, vômito, prurido, retenção urinária, íleo paralítico e constipação intestinal, podendo aumentar o tempo de permanência do paciente no âmbito hospitalar.[63]

Por outro lado, a utilização intraoperatória de opioides agonistas puros potentes em doses altas ou em regimes de infusão contínua pode induzir desenvolvimento de tolerância aguda e hiperalgesia no período pós-cirúrgico.

Por esse motivo, o emprego de fármacos não opioides como coadjuvantes no manejo da dor tem se tornado uma excelente alternativa para melhorar a eficiência analgésica dos protocolos e minimizar os efeitos adversos das diferentes substâncias utilizadas, caracterizando a prática da analgesia "multimodal". Dentre os fármacos mais utilizados para fornecer analgesia multimodal junto aos opioides estão os anestésicos locais, a dipirona e os AINE.

Em casos de dor traumática ou pós-operatória nos quais ocorre sensibilização central ou naqueles relacionados com a dor neuropática e a dor oncológica, a resposta aos opioides e aos AINE pode não ser satisfatória.[64] Para o tratamento desses quadros tem sido proposto o uso conjunto de substâncias como cetamina, agonistas dos receptores alfa-2-adrenérgicos, midazolam, adenosina, droperidol, magnésio, neostigmina e gabapentina, entre outros.[65]

Até recentemente, a maioria dos protocolos para controle da dor em medicina veterinária envolvia os agentes farmacológicos conhecidos como "analgésicos tradicionais", ou seja, aqueles que são as primeiras indicações para o tratamento da dor. Esses incluem os opioides, os AINE e os anestésicos locais, os quais já foram descritos. Embora esses fármacos continuem a ser amplamente utilizados para o tratamento da dor no homem e em medicina veterinária, existe uma série de outras opções terapêuticas que podem e devem ser utilizadas para promover conforto e analgesia aos nossos pacientes.

Essas outras opções são conhecidas como terapias analgésicas adjuvantes e são didaticamente divididas em duas categorias: farmacológicas e não farmacológicas. Entre os fármacos utilizados na terapia analgésica adjuvante farmacológica incluem-se os que têm indicações primárias para o tratamento da dor e outros que não necessariamente promovem analgesia, mas contribuem com a produzida por outros fármacos e melhoram o conforto dos pacientes.[66]

Os analgésicos adjuvantes são coadministrados com os tradicionais e são mais comumente utilizados no tratamento da dor crônica, entretanto seu uso no controle da dor aguda e perioperatória vem aumentando gradualmente. Nos casos de dor crônica, os analgésicos adjuvantes podem ser administrados para controle da dor refratária aos tradicionais, para reduzir as doses dos opioides, consequentemente, diminuindo seus efeitos indesejáveis, e para tratar outros sintomas além da dor.

Tramadol

O tramadol, um opioide atípico, é um análogo sintético da codeína com fraca atividade em receptor μ. Além de atuar nesses receptores, ele inibe a recaptação de norepinefrina e serotonina e pode facilitar a liberação de serotonina; esses mecanismos de ação contribuem para sua eficácia analgésica. É um fármaco indicado para o tratamento da dor aguda e crônica de intensidade moderada. Estudos comparando a eficácia analgésica da administração IV de tramadol ou morfina, previamente à ovariossalpingo-histerectomia em cadelas, demonstraram que o tramadol apresentou a mesma intensidade analgésica para esse tipo de estímulo doloroso. Não existem muitos estudos clínicos que indiquem a segurança e a eficácia das doses VO de tramadol, no entanto alguns desses recomendam a utilização de doses de 3 a 10 mg/kg, VO, a cada 8 a 12 h em cães e, em virtude da possibilidade de disforia, a dose de 3 a 5 mg/kg (no máximo) em gatos, administrados a cada 12 h.

Os efeitos colaterais mais comuns associados ao tramadol incluem sedação e disforia, especialmente em gatos. Em humanos, alguns estudos têm demonstrado redução do limiar convulsivo após a utilização desse fármaco.

Antagonistas do receptor N-metil-D-aspartato

Os antagonistas do receptor NMDA têm atividade comprovada na redução da sensibilização do SNC e no desenvolvimento da hiperalgesia. Neste sentido, são fármacos indicados para minimizar o *windup* do corno dorsal da medula espinal e melhorar o controle da dor. Dois fármacos dessa categoria têm sido empregados em medicina veterinária: a cetamina e a amantadina.

Desde a descoberta dos efeitos da cetamina em antagonizar os receptores NMDA na medula espinal, ela tem sido utilizada como analgésico adjuvante em humanos. Nesse caso, é importante salientar a diferença entre o uso de doses altas de cetamina para se obterem efeitos anestésicos e o uso de doses baixas (subanestésicas) com o fim de fornecer efeitos analgésicos ou anti-hiperalgésicos, principalmente pelo bloqueio não competitivo dos receptores NMDA. De fato, sabe-se que pode existir um intervalo significativo entre as doses que produzem analgesia e aquelas que não a produzem, mas que quando associadas aos opioides irão diminuir o consumo final desses agentes, além de potencializar e prolongar o efeito analgésico pós-operatório.[67]

No cenário atual, o tratamento com cetamina como agente único não é considerado adequado para fornecer analgesia intra ou pós-operatória, principalmente pelas altas doses requeridas e pelo aparecimento de efeitos psicomiméticos. Por esses motivos, o papel da cetamina como analgésico mudou e, hoje em dia, ela é utilizada como fármaco coadjuvante durante a anestesia geral ou regional e como parte dos protocolos de tratamento da dor pós-cirúrgica, em doses subanestésicas.[68]

Existem vários estudos em humanos relatando os efeitos analgésicos de baixas doses de cetamina para tratamento da dor em muitas situações clínicas, incluindo a pós-operatória, a pós-traumática e a neuropática. Wagner *et al.*[69] observaram que cães submetidos à amputação do membro pélvico e que receberam cetamina na dose de 0,5 mg/kg IV (antes da cirurgia), 0,6 mg/kg/h (durante a cirurgia) e 0,12 mg/kg/h, IIC (durante 18 h após a cirurgia) apresentaram menores escores de dor no período de infusão. Além disso, esses animais foram mais ativos no período pós-operatório durante 3 dias, em comparação aos animais que receberam placebo (solução fisiológica).

Muir *et al.*[70] demonstraram que a cetamina isolada infundida na dose de 0,6 mg/kg/h, em cães, promoveu redução da CAM do isofluorano em 25%; entretanto a infusão de cetamina, morfina e lidocaína promoveu redução da CAM do isofluorano em 45%. Foi demonstrado que a infusão de altas doses de cetamina (1,4 e 6,9 mg/kg/h), IIC, reduziram a CAM do isofluorano em 45% e 75%, respectivamente, em gatos.[71] No entanto, essas doses produziram aumento da FC e da pressão arterial com período de recuperação extremamente prolongado. A administração de cetamina diminuiu os escores de dor, a necessidade de analgésicos pós-operatórios e a hiperalgesia da ferida no pós-operatório, quando comparada ao grupo controle (solução fisiológica).

Cadelas submetidas à mastectomia que receberam *bolus* de cetamina nas doses de 0,15 mg/kg IV, seguido de IIC de 0,12 mg/kg/h, ou *bolus* de 0,7 mg/kg IV, seguido da IIC de 0,6 mg/kg/h, apresentaram melhor comportamento no pós-operatório. No entanto, não foram observadas diferenças no resgate analgésico com opioides entre os grupos que receberam cetamina e o grupo placebo.[72] Esses estudos demonstram que a cetamina, especialmente administrada por IIC em baixas doses, efetivamente aumenta a analgesia tanto na dose de 0,12 como na de 0,6 mg/kg/h, podendo ser utilizada com sucesso como analgésico adjuvante em cães.

A amantadina é um fármaco antiviral que foi originalmente aprovado para tratamento da *influenza* A em humanos. Além disso, tem sido utilizado também para reduzir os sintomas da doença de Parkinson e de outras síndromes que induzem efeitos extrapiramidais. Mais recentemente, seu potencial em inibir as respostas dos receptores NMDA foi reconhecido e, por esse motivo, acredita-se que apresente maior potencial para mecanismos inibitórios não bloqueando canais abertos, mas sim estabilizando e prolongando a ação em canais fechados. Essa é a diferença básica entre os efeitos da amantadina e da cetamina, no que se refere aos efeitos em receptores NMDA.

Existem alguns estudos demonstrando a eficácia da amantadina como analgésico adjuvante, porém em humanos e, especificamente, em medicina veterinária existe um número muito limitado de estudos controlados documentando sua segurança e eficácia clínica. A amantadina foi utilizada como parte de um regime analgésico multimodal para alívio da dor refratária em cães com osteoartrite. Nesse estudo, os cães que receberam amantadina na dose de 3 a 5 mg/kg, VO, a cada 24 h, em adição ao meloxicam, VO, na dose de 0,2 mg/kg no primeiro dia e 0,1 mg/kg nos dias subsequentes, apresentaram melhores escores de atividade (atribuídos pelos proprietários) e melhores escores para claudicação (atribuídos pelo médico veterinário). Os autores sugerem que a amantadina possa ser uma chave para o tratamento da dor crônica em cães, especialmente naqueles pacientes refratários ou com tolerância ao tratamento convencional com AINE ou opioides.[73]

▪ Agonistas dos receptores alfa-2-adrenérgicos

Esses fármacos sedativos e analgésicos produzem seus efeitos por interação com os receptores alfa-2-adrenérgicos no SNC, especificamente no corno dorsal da medula espinal e no *locus coeruleus*. Embora não sejam considerados analgésicos de primeira linha, como os opioides ou AINE, esses fármacos são comumente utilizados como analgésicos adjuvantes. Como seu mecanismo de ação é similar ao dos opioides, a coadministração dessas duas classes de fármacos pode produzir efeitos analgésicos sinérgicos. O maior fator limitante para o uso dos agonistas alfa-2-adrenérgicos são seus efeitos indesejáveis no sistema cardiovascular.

Dos agonistas alfa-2-adrenérgicos disponíveis, a medetomidina é o mais comumente empregado como analgésico adjuvante em medicina veterinária nos EUA, onde ela é aprovada como sedativo-analgésico somente em cães, porém em vários países pode ser utilizada também em gatos. Já a dexmedetomidina é um enantiômero farmacologicamente ativo encontrado na mistura racêmica da detomidina. A dexmedetomidina é um fármaco aprovado para uso em humanos, no entanto já existem inúmeros estudos que demonstram sua eficácia tanto em cães como em gatos. A romifidina e a detomidina, outros agonistas alfa-2-adrenérgicos, não são comumente empregadas como agentes analgésicos adjuvantes em pequenos animais.

A medetomidina é mais comumente utilizada, em baixas doses, associada aos opioides antes da indução à anestesia geral em cães e gatos; isso faz com que se obtenha analgesia superior à observada com a administração do opioide isoladamente. Alguns estudos em humanos demonstraram que a administração desses fármacos no período pré ou transoperatório reduz significativamente o requerimento de analgésicos no pós-operatório.

Mais recentemente, tem sido proposta a utilização dos agonistas alfa-2-adrenérgicos por IIC durante o período trans ou pós-operatório, como meio de suplementar a analgesia. Essa técnica tem sido amplamente empregada em humanos e os resultados demonstram que a dexmedetomidina por IIC promove sedação, analgesia suplementar e reduz a resposta de estresse dos pacientes. Por outro lado, excetuando-se os dados clínicos e a rotina anestésica, existem poucos estudos que demonstrem os efeitos sedativos-analgésicos e colaterais da IIC de medetomidina e dexmedetomidina em medicina veterinária.

A IIC de dexmedetomidina – nas doses de 0,1, 0,5 e 3 µg/kg/h –, o que equivale à administração de medetomidina – nas doses de 0,2, 1 e 6 µg/kg/h –, em cães anestesiados com isofluorano, produziu redução da CAM do isofluorano de 18% e 59% para a menor e maior dose, respectivamente. Os efeitos cardiovasculares adversos foram considerados mínimos com a menor dose. Por outro lado, observou-se que a infusão de 1,5 μg/kg/h de medetomidina, associada a 15 μg/kg/h de fentanila por IIC, produziu efeitos hemodinâmicos adversos, incluindo redução da FC e do índice cardíaco e aumento da pressão da artéria pulmonar.[74]

Outra opção de tratamento da dor utilizando-se os agonistas alfa-2-adrenérgicos é a via epidural. Nesse sentido, a medetomidina tem sido associada a baixas doses de morfina, hidromorfona, buprenorfina, fentanila, lidocaína ou bupivacaína por essa via. Os efeitos analgésicos regionais da medetomidina podem ser otimizados pela administração por infusão contínua através de um cateter epidural, utilizando-se microdoses e minimizando, desse modo, os efeitos sistêmicos de altas concentrações plasmáticas do fármaco.

Adicionalmente, os agonistas alfa-2-adrenérgicos podem ser administrados por outras vias periféricas como meio para suplementar a analgesia, como a via intra-articular ou perineural. Os adrenorreceptores alfa-2 foram identificados no SNP nas terminações nervosas das fibras nociceptivas aferentes primárias, e estes contribuem para a analgesia pela inibição da liberação de norepinefrina. Nesse sentido, existem relatos dos efeitos aditivos e benéficos da associação dos agonistas alfa-2-adrenérgicos com opioides ou anestésicos locais, administrados por via intra-articular. Em humanos, existem várias evidências de que os agonistas alfa-2-adrenérgicos aumentem a intensidade e a duração do bloqueio de nervos periféricos quando associados a anestésicos locais e administrados perineuralmente. Esse aumento do bloqueio perineural pode ser resultado da hiperpolarização das fibras nervosas do tipo C, pelo bloqueio de canais de potássio específicos ou por vasoconstrição local, a qual diminuiria a absorção vascular dos anestésicos locais ao redor dos nervos, prolongando sua duração de ação.

▪ Anestésicos locais sistêmicos

A lidocaína, assim como outros fármacos bloqueadores dos canais de sódio classificados como anestésicos locais, é considerada analgésico tradicional quando administrada perineuralmente para produzir bloqueio da condução nervosa. No entanto, os anestésicos locais também podem ser administrados VO ou IV como adjuvantes analgésicos. Seu mecanismo de ação por essas vias ainda não está totalmente esclarecido. As evidências sugerem que existam locais de ação tanto periféricos quanto centrais. Vários estudos sugerem que a IIC de lidocaína está associada à diminuição da dor perioperatória, à redução da CAM dos agentes inalatórios e do consumo de opioides, com significativo decréscimo do período de hospitalização em pacientes humanos submetidos a cirurgias abdominais.[75]

A lidocaína tem sido utilizada por infusão contínua em doses de até 0,12 mg/kg/min.[76] A redução da CAM do isofluorano associada à IIC de lidocaína, na taxa de 0,05 mg/kg/min, é de aproximadamente 19 a 29%.[77] Ko *et al.*[78] demonstraram que em cães os adesivos transdérmicos de lidocaína a 5% ocasionaram concentrações plasmáticas adequadas após 12 h, e permanecerem por 24 a 48 h após a aplicação. No entanto, os efeitos analgésicos dessa técnica não foram ainda comprovados.

A administração por IIC de lidocaína intra e pós-operatória, na taxa de 0,025 mg/kg/min, precedida de *bolus* de 1 mg/kg IV, produz analgesia pós-operatória comparável à da morfina (0,15 mg/kg IV, seguida de IIC de 0,1 mg/kg/h).[79] Em gatos, a infusão contínua de lidocaína reduz a CAM do isofluorano, no entanto as doses utilizadas foram associadas a depressão cardiovascular semelhante à observada com a utilização do isofluorano isoladamente.[80]

▪ Anticonvulsivantes

A gabapentina normalmente é utilizada como anticonvulsivante em humanos, mas estudos recentes têm demonstrado ação analgésica mediada pela ligação às subunidades α_2-δ_1 dos canais pré-sinápticos de cálcio voltagem-dependentes. Assim, especula-se que a gabapentina contribua para antinocicepção por meio da inibição do influxo de cálcio através desses canais e, subsequentemente, inibe a liberação de neurotransmissores excitatórios como a substância P e os peptídios relacionados com a calcitonina desde as fibras aferentes primárias.[81]

O uso da gabapentina, assim como de outras substâncias analgésicas adjuvantes, tem aumentado de modo significativo em medicina veterinária. Ela tem sido empregada clinicamente para o tratamento da dor crônica nos casos de câncer, osteoartrite e dor neuropática, além do alívio da dor perioperatória em cães e gatos. Não existem estudos controlados em cães e gatos avaliando a eficácia e a segurança da gabapentina; as doses e indicações têm sido baseadas no uso clínico em humanos, desconsiderando-se as diferenças entre espécies e propriedades farmacocinéticas de cada indivíduo.

Em ratos, camundongos, macacos e humanos, a gabapentina é excretada sem alterações pela urina. Porém, em cães ela sofre biotransformação hepática significativa em N-metil-gabapentina, antes de sua eliminação renal, e em gatos não existem dados que respaldem sua utilização. Lamont,[66] com base na experiência clínica, sugere que as doses de 3 a 10 mg/kg VO, a cada 8 a 12 h, são inicialmente recomendadas, no entanto são necessários estudos controlados para comprovar seus efeitos analgésicos, sedativos e indesejáveis em cães e gatos.

■ Infusão intravenosa contínua

Há várias vantagens nessa técnica de administração no controle da dor. O nível ideal de analgesia é mais fácil de ser alcançado porque os "vales" e "picos" associados à administração em *bolus* são evitados. Assim, os efeitos adversos são significativamente menores e a dose a ser administrada é determinada com mais facilidade para atingir o conforto analgésico do paciente. Quando certos procedimentos ou tempos dentro do mesmo procedimento exigem maior grau de analgesia, a dose pode ser ajustada de acordo com o requerimento do paciente. Considerando que a infusão intravenosa contínua (IIC) pode ser utilizada durante a cirurgia, o anestesista pode determinar qual o impacto dessa sobre o requerimento dos anestésicos inalatórios, possibilitando redução significativa da CAM.

Para realização da IIC basta que o paciente tenha acesso venoso viável. As bombas de seringa não são necessárias, embora elas sejam de grande valia e facilitem enormemente a administração dos fármacos, possibilitando maior segurança para o procedimento. Uma grande variedade de fármacos permite sua diluição em solução fisiológica para administração por IIC; a exceção a essa regra é o diazepam, que não pode ser diluído por causa de sua tendência à precipitação. No entanto, o midazolam pode substituí-lo nas diluições com os fluidos ou fármacos analgésicos sem que ocorra precipitação.

Quando não se dispõe de bomba peristáltica ou bomba de seringa, os fármacos analgésicos podem ser diluídos na fluidoterapia de manutenção (10 mℓ/kg/h) e administrados durante 60 min ou mais. Para facilitar, o volume a ser administrado pode variar entre 5 e 20 mℓ/kg/h, sem grandes riscos para pacientes e sem comprometimento renal, hepático ou cardiovascular, podendo, assim, ajustar-se o volume final de acordo com o porte do animal. Caso seja necessário, pode-se conectar uma torneira de três vias ou realizar outro acesso venoso para administração de fluidoterapia; e se o paciente necessitar de mais fluidos, aumenta-se a infusão apenas dessa via.

A maioria dos fármacos analgésicos pode ser administrada por IIC utilizando-se o seguinte cálculo:

$$\frac{\text{Dose efetiva (mg)}}{\text{Duração do efeito (h)}}$$

Esse cálculo pode ser realizado utilizando-se dados farmacológicos, por exemplo: a dose de morfina de 0,5 mg/kg promove analgesia por 4 h no cão. Com isso, conclui-se que a dose estimada por hora é de 0,125 mg/kg/h, a qual pode em geral ser ajustada de acordo com o efeito em cada indivíduo. Em algumas situações, observa-se que a mesma dose pode, eventualmente, produzir analgesia somente por 3 h em um cão. Nesse caso, a dose para este animal passaria a ser de 0,17 mg/kg/h. Como há diferenças específicas para cada indivíduo, existe a possibilidade de redução ou aumento no requerimento de analgésicos administrados por IIC, sendo que cada paciente deve ser avaliado e monitorado isoladamente. A IIC é em geral limitada à utilização de fármacos com duração de efeito de 6 h ou menos.

Infusão intravenosa contínua de opioides

Existem vários estudos descrevendo a utilização de morfina por IIC em cães. Embora uma dose *bolus* administrada IV seja contraindicada por causa da liberação de histamina, a IIC lenta pode ser utilizada sem grandes complicações. As doses recomendadas de morfina variam de 0,12 a 0,34 mg/kg/h, produzindo analgesia de leve a moderada. Doses maiores resultam em concentrações plasmáticas maiores, porém não foram associadas a efeitos cardiovasculares e respiratórios significativos em cães saudáveis. Como a sedação é aparente com altas taxas de IIC, essas doses devem ser administradas somente em pacientes hígidos e sem depressão do SNC ou respiratória aparente.

Em cães anestesiados, a bradicardia e a depressão respiratória devem ser esperadas, mas ambas são facilmente tratadas com ventilação e administração de anticolinérgicos. As doses usuais e recomendadas de morfina variam entre 0,12 e 0,25 mg/kg/h, o que corresponde à dose de 0,5 a 1 mg/kg, quando da administração em *bolus*. Vale ressaltar que um *bolus* de 0,3 a 1 mg/kg de morfina deve ser administrado previamente à IIC para promover adequada analgesia e atingir a concentração plasmática ideal durante essa.

Vários estudos relataram a segurança cardiovascular e a efetividade da administração de fentanila por IIC em cães. Sua curta duração de efeito faz com que ela seja um fármaco ideal para esse regime de administração. Doses de 3, 12 e 42 μg/kg/h promovem redução de 20%, 44% e 65% da CAM, respectivamente. A administração intraoperatória deve ser precedida de um *bolus* de 3 a 5 μg/kg, seguido pela IIC de 10 μg/kg/h. Altas doses de infusão de fentanila (< 5 μg/kg/h) necessitam ser reduzidas próximo ao término da cirurgia (20 min antes), isso reduz a chance de disforia no período pós-operatório. Nesse período, a taxa em geral recomendada é de 2 a 5 μg/kg/h, sendo que taxas mais altas, como a de 10 μg/kg/h, devem ser utilizadas somente em procedimentos extremamente dolorosos.

O butorfanol também pode ser utilizado por meio de IIC para quadros de dor leve a moderada, na taxa de 0,1 a 0,4 mg/kg/h. Nesse caso, um *bolus* de 0,1 a 0,4 mg/kg deve ser administrado previamente ao início da IIC.

A administração de morfina/lidocaína/cetamina (MLK) promove analgesia e redução da CAM, pela associação de 12 mg de morfina, 150 mg de lidocaína e 30 mg de cetamina em um frasco de solução fisiológica de 500 mℓ. Essa solução deve ser administrada no volume de 10 mℓ/kg/h. Essa taxa de infusão equivale à administração de 4 μg/kg/min (0,24 mg/kg/h) de morfina, 50 μg/kg/min (3 mg/kg/h) de lidocaína e 10 μg/kg/min (0,6 mg/kg/h) de cetamina. A solução promove a mesma redução da CAM (45%) e efeitos cardiovasculares que a administração isolada de morfina (na mesma dose usada na associação). Assim, a analgesia multimodal é a principal vantagem da administração dessa solução.

A administração do MLK não traz benefícios para a redução da CAM e as vantagens ainda não são claras, quando comparadas com a infusão de altas doses de lidocaína ou opioides. Por outro lado, se essa causa os mesmos efeitos adversos da administração isolada de morfina, ela pode ser extremamente útil em casos de dor pós-operatória grave, conferindo assim, adequada analgesia.

Infusão intravenosa contínua de lidocaína

A lidocaína administrada em IIC reduz a CAM em cães, promove analgesia e atua como terapia antiarrítmica. É uma excelente escolha nos casos em que dor e arritmias estão presentes, como, por exemplo, nas torções/dilatações gástricas, tumores esplênicos, trauma torácico e doenças cardíacas. Pacientes críticos podem ser induzidos com a adição de 2 mg/kg de lidocaína sem vasoconstritor ao protocolo e, em seguida, se dá início à IIC, na taxa de 120 μg/kg/min (7 mg/kg/h). Essa técnica proporciona efeito antiarrítmico imediato e redução da CAM do agente inalatório de aproximadamente 43%.

Antes da recuperação ou após 1 h de cirurgia a IIC deve ser reduzida para 40 a 80 μg/kg/min (2 a 5 mg/kg/h) para diminuir a chance de atingir concentrações plasmáticas tóxicas. A infusão pode simplesmente ser suspensa se a analgesia pós-operatória ou o controle das arritmias não for necessário. Nas infusões com doses baixas, a redução da CAM pode ser de aproximadamente 20%.

Infusão contínua de cetamina

A cetamina tem sido amplamente empregada em IIC em cães, reduzindo a CAM dos anestésicos inalatórios em aproximadamente 25%, na dose de 10 μg/kg/min (0,6 mg/kg/h). A taxa para infusão intraoperatória sugerida é de 2 a 10 μg/kg/min (0,1 a 0,6 mg/kg/h), a qual deve ser administrada após a indução anestésica com cetamina ou um *bolus* intravenoso de 2 mg/kg. Nessas doses, observa-se redução da CAM dos agentes inalatórios e analgesia somática sem evidência de efeitos simpaticomiméticos significativos. Doses entre 0,1 a 0,2 mg/kg têm sido utilizadas para analgesia pós-operatória, quando outros analgésicos isolados não são efetivos. Por outro lado, depressão do SNC, rigidez muscular e efeitos simpaticomiméticos podem ser observados quando altas doses são administradas.

No Quadro 18.1 são citados os fármacos, as vias, as doses e associações mais comumente utilizados para o controle da dor em pequenos animais.

Quadro 18.1 Principais fármacos utilizados isoladamente ou em associações para tratar a dor aguda de origem traumática ou pós-operatória em cães e gatos.

Fármaco	Animal	Dose	Comentários
Opioides			
Morfina	Cães	0,1 a 1 mg/kg, a cada 4 a 6 h	SC, IM ou IV lenta
	Gatos	0,1 a 0,2 mg/kg, 4 vezes/dia, 3 vezes/dia	SC, IM
Morfina epidural	Cães	0,05 a 0,1 mg/kg, a cada 24 h	Completar para um volume final de 0,13 a 0,26 mℓ/kg Pode ocorrer prurido, retenção urinária e, raramente, depressão respiratória tardia
	Gatos	0,05 a 0,1 mg/kg, a cada 24 h	Completar para um volume final de 0,13 a 0,26 mℓ/kg Pode ocorrer prurido, retenção urinária e, raramente, depressão respiratória tardia
Morfina intra-articular	Cães e gatos	0,1 mg/kg, após sutura da cápsula articular	Associada a bupicavaína, para um volume final de 0,1 mℓ/kg
Buprenorfina	Cães	5 a 20 μg/kg, 2 vezes/dia, 3 vezes/dia	IV, IM, SC
	Gatos	5 a 30 μg/kg, 2 vezes/dia, 3 vezes/dia	IV, IM, SC, OT (sublingual)
Butorfanol	Cães	0,2 a 0,6 mg/kg, a cada 2 a 4 h	IV, IM, SC
	Gatos	0,1 a 0,4 mg/kg, a cada 2 a 4 h	IV, IM, SC
Nalbufina	Cães	0,5 a 3 mg/kg	IV, IM, a cada 2 a 4 h
	Gatos	0,75 a 3,0 mg/kg	IV, IM
Meperidina	Cães	2 a 5 mg/kg, a cada 1 a 2 h	IM, SC
	Gatos	3 a 10 mg/kg, a cada 30 a 120 min	IM, SC
Codeína	Cães	0,5 a 2 mg/kg, 2 vezes/dia, 3 vezes/dia, 4 vezes/dia	VO
	Gatos	0,5 a 2 mg/kg, 2 vezes/dia, 3 vezes/dia, 4 vezes/dia	VO
Tramadol	Cães	2 a 10 mg/kg, 2 vezes/dia, 3 vezes/dia	IV, IM, VO
	Gatos	2 a 5 mg/kg, 2 vezes/dia, 3 vezes/dia	IV, IM, VO
Metadona	Cães	0,1 a 0,6 mg/kg, a cada 4 a 6 h	IV, IM, SC
	Gatos	0,1 a 0,5 mg/kg, a cada 2 a 4 h	IV, IM, SC
Fentanila	Cães	2 a 5 μg/kg	IV
	Gatos	2 a 10 μg/kg	IV
Adesivos transdérmicos de fentanila	Cães	12,5, 25, 50, 75 e 100 μg/h	Aplicar entre 12 e 24 h antes. O efeito dura aproximadamente 72 h
	Gatos	12,5 e 25 μg/h	Aplicar entre 12 e 24 h antes. O efeito dura aproximadamente 72 h
Naloxona	Cães e gatos	0,01 mg/kg	IV, efeitos entre 20 e 40 min
		0,04 mg/kg	IM, efeitos entre 40 e 70 min
Naltrexona	Cães e gatos	2,5 μg/kg	IV, efeitos até por 2 h
AINE			
Meloxicam	Cães	0,2 mg/kg, no 1º dia, depois 0,1 mg/kg, 1 vez/dia	IV, IM, SC, VO
	Gatos	0,2 a 0,3 mg/kg, no 1º dia, depois 0,1 mg/kg, 1 vez/dia	IV, IM, SC, VO (por até 4 dias, depois em dias alternados)
Carprofeno	Cães	2 mg/kg, 2 vezes/dia ou 4 mg/kg, 1 vez/dia	IV, SC, VO
	Gatos	2 mg/kg, 2 vezes/dia ou 4 mg/kg, 1 vez/dia	IV, SC, VO (uso controverso em gatos; administrar durante 4 dias, depois em dias alternados)
Vedaprofeno	Cães	0,5 mg/kg, 1 vez/dia	VO
	Gatos	Não recomendado	–
Dipirona	Cães	25 mg/kg, 2 vezes/dia, 3 vezes/dia	IV, IM, SC, VO. Monitorar quando administrada por longos períodos
	Gatos	25 mg/kg, 2 vezes/dia, 3 vezes/dia	IV, IM, SC, VO. Monitorar quando administrada por longos períodos
Cetoprofeno	Cães	1 a 2 mg/kg, 1 ou 2 vezes/dia	IV VO ⟶ 1 mg/kg, por até 5 dias SC ⟶ 2 mg/kg, por até 3 dias
	Gatos	1 a 2 mg/kg, 1 vez/dia	IV VO ⟶ 1 mg/kg, por até 5 dias SC ⟶ 2 mg/kg, por até 3 dias
Paracetamol	Cães	5 a 15 mg/kg, 3 vezes/dia, 4 vezes/dia	VO. Monitorar quando administrado por longos períodos
	Gatos	Contraindicado	–

(*continua*)

Quadro 18.1 Principais fármacos utilizados isoladamente ou em associações para tratar a dor aguda de origem traumática ou pós-operatória em cães e gatos. *(Continuação)*

Fármaco	Animal	Dose	Comentários
Firocoxibe	Cães	5 mg/kg, 1 vez/dia	VO
	Gatos	Não recomendado	–
Flunixino meglumina	Cães	0,5 a 1 mg/kg	IV, IM, SC, VO, a cada 24 h
	Gatos	1 mg/kg	IV, IM, SC, VO, 1 única vez
Etodolaco	Cães	5 a 15 mg/kg	VO, a cada 24 h
	Gatos	Não recomendado	–
Ácido tolfenâmico	Cães	4 mg/kg	VO SC, a cada 24 h
	Gatos	4 mg/kg	VO, a cada 24 h, por até 3 dias
Tepoxalina	Cães	10 a 20 mg/kg, a cada 24 h	VO, a partir do 2º dia 10 mg/kg
	Gatos	Não recomendado	–
Adjuvantes			
Amantadina	Cães	1 a 4 mg/kg	VO, a cada 24 h
	Gatos	3 mg/kg	VO, a cada 24 h. Melhor resultado se associado a AINE
Gabapentina	Cães	3 mg/kg	VO, a cada 24 h
	Gatos	2 a 10 mg/kg	VO, a cada 24 h
Amitriptilina	Cães	1 mg/kg	VO, a cada 12 a 24 h
	Gatos	0,5 a 1 mg/kg	VO, a cada 12 a 24 h
Cetamina	Cães	2 a 10 mg/kg	IV, IM, SC, VO. Analgesia de até 40 min
	Gatos	2 a 10 mg/kg	IV, IM, SC, VO. Analgesia de até 40 min
Cetamina (infusão contínua)	Cães e gatos	0,5 mg/kg em *bolus* IV, seguido de 0,6 mg/kg/h durante a cirurgia e 0,12 mg/kg/h durante as seguintes 18 h 2 mg/kg em *bolus* IV, seguido de 2 a 1 μg/kg/min, IIC, para redução da CAM dos anestésicos inalatórios	
Lidocaína (infusão contínua)	Cães	1 a 2 mg/kg em *bolus* IV, seguido de 25 a 100 μg/kg/min, para redução da CAM dos anestésicos inalatórios	
	Gatos	Não recomendado	–
Dexmedetomidina	Cães	0,1 a 0,5 μg/kg/h	Para redução da CAM dos anestésicos inalatórios
	Gatos	–	–
Morfina (infusão contínua)	Cães	0,12 e 0,25 mg/kg/h	Deve ser precedida por um *bolus* IV de 0,3 a 1 mg/kg
	Gatos	–	–
Fentanila (infusão contínua)	Cães	2 a 5 μg/kg/h	Precedido de um *bolus* IV de 2 a 5 μg/kg. Taxas de infusão maiores (10 μg/kg/h) podem ser usadas para procedimentos muito dolorosos
	Gatos	–	–
Butorfanol (infusão contínua)	Cães	0,1 a 0,4 mg/kg/h	Precedido de um *bolus* IV de 0,1 a 0,4 mg/kg
	Gatos	–	–
Morfina/lidocaína/cetamina (infusão contínua)	Cães	Morfina 12 mg, lidocaína 150 mg, cetamina 30 mg, em 500 mℓ de solução salina a 0,9%	Solução administrada na taxa de 10 mℓ/kg/h, equivalente à administração de 4 μg/kg/min (0,24 mg/kg/h) de morfina, 50 μg/kg/min (3 mg/kg/h) de lidocaína e 10 μg/kg/min (0,6 mg/kg/h) de cetamina
	Gatos	–	–

As doses e os regimes de administração foram selecionados com base na literatura científica e na experiência clínica dos autores. AINE = anti-inflamatório não esteroide; CAM = concentração alveolar mínima; IIC = infusão intravenosa contínua; IM = intramuscular; IV = intravenosa; OT = oral transmucosa; SC = subcutânea; VO = via oral.

Referências

1. Dyson DH. Perioperative pain management in veterinary patients. Vet Clin Small Anim. 2008; 38:1309-27.
2. Taylor PM, Robertson SA, Dixon MJ, Ruprah M, Sear JW, Lascelles BDX *et al.* Morphine, pethidine and buprenorphine disposition in the cat. J Vet Pharmacol Ther. 2001; 24: 391-8.
3. Dobbins S, Brown NO, Shofer FS. Comparison of the effects of buprenorphine, oxymorphone hydrochloride, and ketoprofen for postoperative analgesia after onychectomy or onychectomy and sterilization in cats. J Am Anim Hosp Assoc. 2002; 38: 507-14.
4. Wegner K, Robertson SA. Dose-related thermal antinociceptive effects of intravenous hydromorphone in cats. Vet Anaesth Analg. 2007; 34: 132-8.
5. Robertson S, Wegner K, Lascelles BDX. Antinociceptive and side-effects of hydromorphone after subcutaneous administration in cats. J Fel Med Surg. 2009; 11:76-81.
6. Kukanich B, Lascelles BD, Aman AM, Papich MG. The effects of inhibiting cytochrome P450 3A, p-glycoprotein, and gastric acid secretion on the oral bioavailability of methadone in dogs. J Vet Pharmacol Ther. 2005; 28:461-6.
7. Steagall PV, Carnicelli P, Taylor PM, Luna SP, Dixon M, Ferreira TH. Effects of subcutaneous methadone, morphine, buprenorphine or saline on thermal and pressure thresholds in cats. J Vet Pharmacol Ther. 2006; 29:531-7.
8. Rohrer Bley C, Neiger-Aeschbacher G, Busato A, Schatzmann U. Comparison of perioperative racemic methadone, levo-methadone and dextromoramide in cats using indicators of post-operative pain. Vet Anaesth Analg. 2004; 31:175-82.
9. Mollenhoff A, Nolte I, Kramer S. Anti-nociceptive efficacy of carprofen, levomethadone and buprenorphine for pain relief in cats following major orthopaedic surgery. J Vet Med A Physiol Pathol Clin Med. 2005; 52:186-98.
10. Dixon MJ, Robertson SA, Taylor PM. A thermal threshold testing device for evaluation of analgesics in cats. Res Vet Sci. 2002; 72:205-10.
11. Egger CM, Glerum L, Michelle Haag K, Rohrbach BW. Efficacy and cost-effectiveness of transdermal fentanyl patches for the relief of post-operative

pain in dogs after anterior cruciate ligament and pelvic limb repair. Vet Anaesth Analg. 2007; 34:200-8.
12. Lee DD, Papich MG, Hardie EM. Comparison of pharmacokinetics of fentanyl after intravenous and transdermal administration in cats. Am J Vet Res. 2000; 61:672-7.
13. Pettifer GR, Hosgood G. The effect of rectal temperature on perianesthetic serum concentrations of transdermally administered fentanyl in cats anesthetized with isoflurane. Am J Vet Res. 2003; 64:1557-61.
14. Davidson CD, Pettifer GR, Henry JD Jr. Plasma fentanyl concentrations and analgesic effects during full or partial exposure to transdermal fentanyl patches in cats. J Am Vet Med Assoc. 2004; 224:700-5.
15. Robertson SA, Taylor PM, Sear JW, Keuhnel G. Relationship between plasma concentrations and analgesia after intravenous fentanyl and disposition after other routes of administration in cats. J Vet Pharmacol Ther. 2005; 28:1-7.
16. Sawyer DC, Rech RH. Analgesia and behavioral effects of butorphanol, nalbuphine, and pentazocine in the cat. J Am Anim Hosp Assoc. 1987; 23:438-46.
17. Robertson SA, Taylor PM, Dixon MJ, Lascelles BD. Changes in thermal threshold response in eight cats after administration of buprenorphine, butorphanol and morphine. Vet Rec. 2003; 153:462-5.
18. Johnson JA, Robertson SA, Pypendop BH. Antinociceptive effects of butorphanol, buprenorphine, or both, administered intramuscularly in cats. Am J Vet Res. 2007; 68:699-703.
19. Pypendop BH, Pascoe PJ, Ilkiw JE. Effects of epidural administration of morphine and buprenorphine on the minimum alveolar concentration of isoflurane in cats. Am J Vet Res. 2006; 67:1471-5.
20. Slingsby LS, Waterman-Pearson AE. Comparison of pethidine, buprenorphine and ketoprofen for postoperative analgesia after ovariohysterectomy in the cat. Vet Rec. 1998; 143:185-9.
21. Murrell JC, Robertson SA, Taylor PM, McCown JL, Bloomfield M, Sear JW. Use of a transdermal matrix patch of buprenorphine in cats: preliminary pharmacokinetic and pharmacodynamic data. Vet Rec. 2007; 160:578-83.
22. Pypendop BH, Ilkiw JE. Pharmacokinetics of tramadol, and its metabolite O-desmethyl-tramadol, in cats. J Vet Pharmacol Ther. 2008; 31:52-9.
23. Chen HC, Radzi R, Rahman NA *et al.* Analgesic effect of tramadol combined with tolfenamic acid in cats after ovariohysterectomy. In: Proceedings of the 13th Annual IVECCS Conference; 2007 Sep 27; New Orleans.
24. Kukanich B, Papich MG. Pharmacokinetics of tramadol and the metabolite O-desmethyltramadol in dogs. J Vet Pharmacol Ther. 2004; 27:239-46.
25. Mendes GM, Selmi AL, Barbudo-Selmi GR, Figueiredo JP. Clinical use of dexmedetomidine as premedicant in cats undergoing propofol-sevoflurane anaesthesia. J Feline Med Surg. 2003; 5:265-70.
26. Ansah OB, Vainio O, Hellsten C, Raekallio M. Postoperative pain control in cats: clinical trials with medetomidine and butorphanol. Vet Surg. 2002; 31:99-103.
27. Slingsby LS, Taylor PM, Waterman-Pearson AE. Efficacy of buccal compared to intramuscular dexmedetomidine for antinociception to a thermal nociceptive stimulus in the cat. In: Proceedings of the 9th World Congress of Veterinary Anaesthesia; 2006 Sep 12-16: Santos, Brazil., 2006. p. 163.
28. Duke T, Cox AM, Remedios AM, Cribb PH. The analgesic effects of administering fentanyl or medetomidine in the lumbosacral epidural space of cats. Vet Surg. 1994; 23:143-8.
29. Otero PE. Dor: avaliação e tratamento. São Paulo: Interbook, 2005. 293p.
30. Villela NR, Junior PN. Uso de dexmedetomidina em anestesiologia. Rev Bras Anest. 2003; 53:97-113.
31. Souza SS. Efeitos da dexmedetomidina, por via epidural ou infusão contínua intravenosa, em gatas anestesiadas com propofol e isofluorano e submetidas a ovariossalpingohisterectomia [dissertação]. São Paulo: Universidade de São Paulo, Faculdade de Medicina Veterinária e Zootecnia; 2006.
32. Bagatini A, Gomes CR, Masella MZ, Rezer G. Dexmedetomidina: farmacologia e uso clínico. Rev Bras Anestesiol. 2002; 52:606-617.
33. Dorigon O, Oleskovicz N, Moraes AN, Dallabrida AL, Flôres FN, Soares AV *et al.* Dexmedetomidina epidural em gatas submetidas à ovariosalpingohisterectomia sob anestesia total intravenosa com propofol e pré-medicadas com cetamina S(+) e midazolam. Cienc Rural. 2009; 39:791-7.
34. Selmi AL, Mendes GM, Lins BT, Figueiredo JP, Barbudo-Selmi GR. Evaluation of the sedative and cardiorespiratory effects of dexmedetomidine, dexmedetomidine-butorphanol, and dexmedetomidine- ketamine in cats. J Am Vet Med Assoc. 2003; 222:37-41.
35. Taylor PM, Delatour P, Landoni FM, Deal C, Pickett C, Shojaee AF *et al.* Pharmacodynamics and enantioselective pharmacokinetics of carprofeno in the cat. Res Vet Sci. 1996; 60:144-51.
36. Lascelles BDX, Cripps PJ, Jones A, Waterman-Pearson AE. Efficacy and kinetics of carprofen, administered preoperatively or postoperatively, for the prevention of pain in dogs undergoing ovariohysterectomy. Vet Surg. 1098; 27:568-82.
37. Boström IM, Nyman GC, Lord PE, Häggström J, Jones BE, Bohlin HP. Effects of carprofen on renal function and results of serum biochemical and hematological analyses in anesthetized dogs that had low blood pressure during anesthesia. Am J Vet Res. 2002; 63:712-21.
38. Lascelles BDk, Cripps P, Mirchandani S, Waterman AE. Carprofen as an analgesic for postoperative pain in cats: dose titration and assessment of efficacy in comparison to pethidine hydrochloride. J Small Anim Pract. 1995; 36:535-41.
39. Balmer TV, Irvine D, Jones RS, Roberts MJ, Sungsby L, Taylor PM *et al.* Comparison of carprofen and pethidine as postoperative analgesics in the cat. J Small Anim Pract. 1998; 39:158-64.
40. Slingsby L, Waterman-Pearson AE. Comparison between meloxicam and carprofen for postoperative analgesia after feline ovariohysterectomy. J Small Anim Pract. 2002; 43:286-9.
41. Mathews KA, Pettifer G, Foster R, McDonell W. Safety and efficacy of preoperative administration of meloxicam, compared with that of ketoprofen and butorphanol in dogs undergoing abdominal surgery. Am J Vet Res. 2001; 62:882-8.
42. Forsyth SF, Guilford WG, Haslett SJ, Godfrey J. Endoscopy of the gastroduodenal mucosa after carprofen, meloxicam and ketoprofen administration in dogs. J Small Anim Pract. 1998; 39:421-4.
43. Alencar MMA, Pinto MT, Oliveira DM, Pessoa AWP, Cândido IA, Virgínio CG *et al.* Margem de segurança do meloxicam em cães: efeitos deletérios nas células sangüíneas e trato gastrintestinal. Cienc Rural. 2003; 33:525-33.
44. Jones CJ, Streppa HK, Harmon B.G. *In vivo* effects of meloxicam and aspirin on blood, gastric mucosal, and synovial fluid prostanoid synthesis in dogs. Am J Vet Res. 2002; 63:1527-31.
45. Mathews KA, Foster RF. A prospective study of the analgesic efficacy and potential side effects of ketoprofen in dogs after splenectomy. In: Proceedings of the International Veterinary Emergency and Critical Care Symposium; 1996: San Antonio, Texas., 1996. p. 886.
46. Grisnaux E, Pibarot P, Dupuis J, Blais D. Comparison of ketoprofen and carprofen administered prior to orthopedic surgery for control of postoperative pain in dogs. JAVMA. 1999; 215:1105-10.
47. Lees P, Taylor PM, Landoni FM, Arifaha AK, Waters C. Ketoprofen in the cat: pharmacodynamics and chiral pharmacokinetics. Vet J. 2003; 165:21-35.
48. Mathews KA, Paley DM, Foster RF, Valliant AE, Young SS. A comparison of ketorolac with flunixin, butorphanol, and oxymorphone in controlling postoperative pain in dogs. Can Vet J. 1996; 37:557-67.
49. Allyn M, Johnston S, Leib M *et al.* The gastroduodenal effects of buffered aspirin, carprofen and etodolac in the dog. In: Proceedings of the 16th Annual American College of Veterinary Internal Medicine Veterinary Medical Forum; 1998: San Diego, California., 1998, p. 731.
50. Curcio K, Bidwell LA, Bohart GV, Hauptman JG. Evaluation of signs of postoperative pain and complications after forelimb onychectomy in cats receiving buprenorphine alone or with bupivacaine administered as a four-point regional nerve block. J Am Vet Med Assoc. 2006; 228:65-8.
51. Davis KM, Hardie EM, Martin FR, Zhu J, Brownie C. Correlation between perioperative factors and successful outcome in fibrosarcoma resection in cats. Vet Rec. 2007; 161:199-200.
52. Wagner KA, Gibbon KJ, Strom TL, Kurian JR, Trepanier LA. Adverse effects of EMLA (lidocaine/prilocaine) cream and efficacy for the placement of jugular catheters in hospitalized cats. J Feline Med Surg. 2006; 8:141-4.
53. Weil AB, Ko J, Inoue T. The use of lidocaine patches. Compendium. 2007; 29:208-16.
54. Mama KR. Anestésicos locais. In: Gaynor JS, Muir WW, editores. Controle da dor. São Paulo: MedVet Livros, 2008. p. 231-48.
55. Muir WW. Drogas utilizadas para tratar a dor. In: Gaynor JS, Muir WW, editores. Controle da dor. São Paulo: MedVet Livros, 2008. p. 141-162.
56. Valverde A. Epidural analgesia and anesthesia. Vet Clin Small Anim. 2008; 38:1205-30.
57. Butterworth JF IV, Strichartz GR. Molecular mechanisms of local anesthesia: a review. Anesthesiol. 1990; 72:711-34.
58. Duke T, Caulkett NA, Ball SD, Remedios AM. Comparative analgesic and cardiopulmonary effects of bupivacaine and ropivacaine in the epidural space of the conscious dog. Vet Anaesth Analg. 2000; 27:13-21.
59. Almeida TF, Fantoni DT, Mastrocinque S, Tatarunas AC, Imagawa VH. Epidural anesthesia with bupivacaine, bupivacaine and fentanyl, or bupivacaine and sufentanil during intravenous administration of propofol for ovariohysterectomy in dogs. J Am Vet Med Assoc. 2007; 230:45-51.
60. Fowler D, Isakow K, Caulkett N, Waldner C. An evaluation of the analgesic effects of meloxicam in addition to epidural morphine/mepivacaine in dogs undergoing cranial cruciate ligament repair. Can Vet J. 2003; 44:643-8.
61. Hiroki I, Yukinaga W, Shuji D, Tadahiko I. Direct effects of ropivacaine and bupivacaine on spinal pial vessels in canine: assessment with closed spinal window technique. Laboratory investigation. Anesthesiol. 1997; 87:75-81.

62. Coates JR. Intervertebral disc disease. Vet Clin North Am Small Anim Pract. 2000; 30:77-110.
63. White PF. The role of non-opioid analgesic techniques in the management of pain after ambulatory surgery. Anesth Analg. 2002; 94:577-85.
64. Ballantyne J, Carr D, Berkey C, Chalmers TC, Mosteller F. Comparative efficacy of epidural, subarachnoid, and intracerebroventricular opioids in patients with pain due to cancer. Reg Anesth. 1996; 21:542-56.
65. Yamamoto S, Yamaguchi H, Sakaguchi M, Yamashita S, Satsumae T. Preoperative droperidol improved postoperative pain relief in patients undergoing rotator-cuff repair during general anesthesia using intravenous morphine. J Clin Anesth. 2003; 15:525-29.
66. Lamont LA. Adjunctive analgesic therapy. Vet Clin Small Anim. 2008; 38:1187-203.
67. Schmid RL, Sandlera AN, Katz J. Use and efficacy of low-dose ketamine in the management of acute postoperative pain: a review of current techniques and outcomes. Pain. 1999; 82:111-25.
68. Himmelseher S, Durieux M. Ketamine for perioperative pain management. Anesthesiol. 2005; 102:211-20.
69. Wagner AE, Walton JA, Hellyer PW, Gaynor JS, Mama KR. Use of low doses of ketamine administered by constant rate infusion as an adjunct for postoperative analgesia in dogs. J Am Vet Med Assoc. 2002; 221:72-5.
70. Muir WW, Wiese AJ, March PA. Effects of morphine, lidocaine, ketamine, and morphine-lidocaine-ketamine drug combination on minimum alveolar concentration in dogs anesthetized with isoflurane. Am J Vet Res. 2003; 64:1155-60.
71. Pascoe PJ, Ilkiw JE, Craig C, Kollias-Baker C. The effects of ketamine on the minimum alveolar concentration of isoflurane in cats. Vet Anaesth Analg. 2007; 34:31-9.
72. Sarrau S, Jourdan J, Dupuis-Soyris F, Verwaerde P. Effects of postoperative ketamine infusion on pain control and feeding behaviour in bitches undergoing mastectomy. J Small Anim Pract. 2007; 48:670-6.
73. Lascelles BD, Gaynor J, Smith ES, Roe SC, Marcellin-Little DJ, Davidson G *et al.* Evaluation of amantadine as part of a multimodal analgesic regimen for the alleviation of refractory canine osteoarthritis pain. J Vet Intern Med. 2008; 22:53-9.
74. Pascoe PJ, Raekallio M, Kuusela E, McKusick B, Granholm M. Changes in the minimum alveolar concentration of isoflurane and some cardiopulmonary measurements during three continuous infusion rates of dexmedetomidine in dogs. Vet Anaesth Analg. 2006; 33:97-103.
75. Kaba A, Laurent SR, Detroz BJ, Sessler DI, Durieux ME, Lamy ML *et al.* Intravenous lidocaine infusion facilitates acute rehabilitation after laparoscopic colectomy. Anesthesiol. 2007; 106:11-8.
76. Moraes AN, Dyson DH, O'Grady MR, McDonell WN, Holmberg DL. Plasma concentrations and cardiovascular influence of lidocaine infusions during isoflurane anesthesia in healthy dogs and dogs with subaortic stenosis. Vet Surg. 1998; 27:486-97.
77. Valverde A, Doherty TJ, Hernandez J, Davies W. Effect of lidocaine on the minimum alveolar concentration of isoflurane in dogs. Vet Anaesth Analg. 2004; 31:264-71.
78. Ko J, Weil A, Maxwell L, Kitao T, Haydon T. Plasma concentrations of lidocaine in dogs following lidocaine patch application. J Am Anim Hosp Assoc. 2007; 43:280-3.
79. Smith LJ, Bentley E, Shih A, Miller PE. Systemic lidocaine infusion as an analgesic for intraocular surgery in dogs: a pilot study. Vet Anaesth Analg. 2004; 31:53-63.
80. Pypendop BH, Ilkiw JE. Assessment of the hemodynamic effects of lidocaine administered IV in isoflurane-anesthetized cats. Am J Vet Res. 2005; 66:661-8.
81. Tiippana EM, Hamunen K, Kontinen VK, Kalso E. Do surgical patients benefit from perioperative gabapentin/pregabalin? A systematic review of efficacy and safety. Anesth Analg. 2007; 104:1545-56.

19 Analgesia Pós-operatória em Gatos

Karina Velloso Braga Yazbek, Teresinha Luiza Martins

Introdução

O número de gatos de estimação tem aumentado no Brasil e no mundo. Estima-se que em nosso país a população felina seja de aproximadamente 16 milhões, conforme a Associação Nacional dos Fabricantes de Alimentos para Animais de Estimação (Anfal Pet). As pesquisas constantes em relação à nutrição, à prevenção, aos diagnósticos e ao tratamento das doenças, assim como o desejo dos proprietários em proporcionar melhores cuidados diante de fatores que comprometem a saúde e a qualidade de vida dos seus animais, refletem o aumento da população felina. No que se refere ao controle da dor, principalmente a aguda decorrente de procedimento cirúrgico, vários são os estudos desenvolvidos com o objetivo de demonstrar as melhores opções terapêuticas. Mesmo com a evolução dos conhecimentos relacionados com o tratamento e a avaliação, a dor ainda é subtratada e subestimada em gatos. O conhecimento insuficiente ou equivocado sobre a fisiologia e os efeitos deletérios da dor, a farmacologia dos analgésicos e o controle dos seus efeitos adversos, a orientação inadequada ao proprietário e a dificuldade na prescrição e na aquisição dos fármacos colaboram para essa situação. Pesam ainda sobre o controle inadequado da dor as características particulares da espécie, que podem comprometer a identificação e a mensuração da dor e a metabolização e a administração de fármacos, levando ao subtratamento da dor em felinos quando comparados aos caninos. Recentes revisões e estudos sobre o controle da dor em felinos foram publicados na literatura veterinária, auxiliando-nos a entendê-la e controlá-la de maneira mais efetiva nessa espécie. Seu controle não deve ser somente uma preocupação durante o procedimento anestésico, devendo ser instituído no período pré e pós-operatório, sendo uma atitude indicadora da prática da boa medicina. Vale ressaltar que a dor aguda persistente e indevidamente tratada pode levar ao aparecimento de dor crônica e, como consequência, redução da qualidade de vida do animal.

A dor é um evento que envolve o sistema nervoso central (SNC) e o periférico em decorrência de uma experiência sensorial e emocional desagradável relacionada com uma lesão real ou potencial de lesão tecidual ou descrita nesses termos.[1] Os fatores que a determinam ou a modulam estão ligados a influências genéticas, estresse e funções cognitivas do cérebro, além dos tradicionais mecanismos sensoriais.[2]

A identificação e a mensuração da dor nos animais ainda são difíceis, contudo, por meio do conhecimento da fisiologia da dor e seguindo dados obtidos por analogia principalmente à espécie humana quando submetida a estímulos dolorosos, poderemos facilitar essas tarefas. O veterinário deverá estar atento a sinais sutis que apontem precocemente o aparecimento da dor, pois a administração de analgésico nesse momento evitará o aumento da sua intensidade; o não tratamento levará ao sofrimento e à dificuldade no seu controle.[3] Para que o reconhecimento e, consequentemente, o tratamento da dor aguda em felinos sejam efetivos devemos atentar para os seguintes pontos:

- Avaliar a saúde e o comportamento do paciente: anamnese; exame físico e laboratorial; observação do comportamento (p. ex., ansiedade); sinais de dor
- Considerar o estímulo doloroso do procedimento cirúrgico: procedimentos articulares e em condutos auditivos promovem maior intensidade de dor quando comparados a uma sutura de pele por laceração, portanto há necessidade de conhecimento da intensidade da dor promovida pela lesão de estruturas envolvidas em um procedimento cirúrgico, além daquela promovida pela doença relacionada, para se esquematizar uma estratégia analgésica adequada nos períodos trans e pós-cirúrgicos
- Sempre tentar prevenir a sensação dolorosa: a analgesia preemptiva (administração de analgésicos antes da lesão cirúrgica) pode inibir ou diminuir a sensibilização ou a intensificação da dor (hiperalgesia) em níveis central e periférico. Pode ser realizada por meio da administração de opioides, alfa-2-agonistas, anti-inflamatórios não esteroides (AINE), anestésicos locais (AL) e cetamina
- Familiarizar-se com os diferentes analgésicos à disposição no mercado, atentando para a dose e o intervalo de administração, prevenindo e tratando adequadamente os efeitos adversos caso ocorram
- Associar fármacos e técnicas para promover melhor controle da dor. A utilização de AL por meio de bloqueio regional e infiltrativo, por exemplo, pode contribuir para melhor analgesia nos períodos trans e pós-cirúrgicos, além de diminuir a concentração dos anestésicos gerais para a manutenção anestésica
- Atentar para sinais e comportamentos sutis, assim como os mais intensos, que podem ser decorrentes de dor: diversas escalas de dor estão disponíveis para sua identificação e mensuração; o comportamento é um fator importante a ser observado, pois é afetado diretamente por ela
- As alterações dos parâmetros fisiológicos como pressão arterial, frequência cardíaca e respiratória e temperatura corpórea podem ser indicativos de dor; contudo, podem se manifestar em situações de estresse, não devendo então ser interpretados isoladamente como indicadores dela. Devemos atentar ainda que as alterações fisiológicas podem não estar presentes em um gato com dor
- O tratamento farmacológico da dor deverá ser realizado pelo tempo necessário para que o animal volte às suas funções normais; para tanto, a observação constante do animal pelo proprietário e o acompanhamento do veterinário são instrumentos importantíssimos para o emprego adequado da terapia analgésica e a evolução favorável do quadro clínico.[3,4]

Farmacocinética dos analgésicos na espécie felina

Os gatos têm baixa capacidade em metabolizar fármacos que exijam glucuronidação hepática, resultando em maior tempo de ação com potencial efeito cumulativo desses, o que explica a sua suscetibilidade na ocorrência de efeitos adversos mediante administração de, por exemplo, paracetamol (acetaminofeno), carprofeno e ácido acetilsalicílico, que têm meia-vida longa.[5] O ácido acetilsalicílico (salicilato) tem lenta metabolização no gato, devido à deficiência relativa de atividade microssômica da glicuroniltransferase, aumentando, assim, a meia-vida (4 a 5 vezes) de liberação do fármaco.[6] Os efeitos clínicos de alguns fármacos podem ser menores, caso haja necessidade de ativação do processo de glucuronidação, como é o caso da morfina, pois somente pequenas quantidades de morfina-6-glucuronida (M-6-G) são produzidas após a administração, sendo essa então menos efetiva em controlar a dor nessa espécie.[5]

De modo geral, o padrão de metabolismo de qualquer fármaco é dividido em duas fases distintas: fase I e fase II. Na fase I, ocorrem reações classificadas como oxidativas, redutoras e hidrolíticas, nas quais há aparecimento ou introdução de moléculas de -OH, -SH, -COOH e $-NH_2$, permitindo que haja conjugação com substâncias endógenas (ácido glicurônico, acetato e sulfato, entre outros), produzindo metabólitos em geral inativos farmacologicamente, embora alguns possam ter ação. Nessa fase, a oxidação é a reação mais relevante no metabolismo da maior parte dos compostos. A via de metabolização pode sofrer diferenças quantitativas com relação à espécie, além de duas ou mais vias poderem ocorrer simultaneamente.

Já na fase II, ocorrem reações do tipo conjugação, nas quais um fármaco ou seu metabólito (fase I) contém um agrupamento –OH, –COOH, $-NH_2$ ou –SH e permanece disponível para combinar-se com um composto natural fornecido pelo organismo para formação de metabólitos polares hidrossolúveis, que poderão ser rapidamente excretados. Há necessidade de um agente conjugante (p. ex., nucleotídio ou enzima de transferência), porém, determinadas reações podem ser imperfeitas ou estar ausentes em determinadas espécies, como no caso do gato, que sintetiza conjugados do glicuronídio lentamente, pois é deficiente na enzima de transferência glicuroniltransferase.[6]

O sistema gastrintestinal também está envolvido no metabolismo dos fármacos, mediando determinadas transformações principalmente por meio de microrganismos presentes nos intestinos.[6] Substâncias que são absorvidas no intestino após administração por via oral (VO) podem estar sujeitas ao efeito da primeira barreira de absorção (ou efeito de primeira passagem), que é a combinação da ação das enzimas epiteliais gastrintestinais e hepáticas, diminuindo significativamente a concentração necessária para o efeito farmacológico desejado. As vias intravenosa (IV), subcutânea (SC) e intramuscular (IM) evitam esse efeito de primeira passagem.

A excreção de fármacos sem metabolização e seus metabólitos é realizada principalmente pelos rins, contudo alguns compostos também podem ser excretados por pulmão, bile e glândulas salivares, mamárias e sudoríparas. A taxa de eliminação sofre ação da intensidade de ligação às proteínas plasmáticas, grau de perfusão do órgão eliminador, atividade enzimática metabolizadora do fármaco e eficácia da excreção renal.[6]

A maioria dos hipnoanalgésicos sofre um efeito acentuado de primeira passagem pelo fígado, sendo metabolizados por meio de reações de primeira e segunda fase. Já a administração IM e SC proporciona absorção mais adequada do fármaco.[3]

Os AINE geralmente sofrem metabolismo oxidativo na fase I, seguido de conjugação com ácido glicurônico ou glicina. Entretanto, na espécie felina a baixa capacidade de conjugação prolonga a meia-vida de eliminação dos AINE. A eliminação é fundamentalmente renal, sendo influenciada pelo pH da urina, que por sua vez pode ser modificado pela dieta alimentar, verificando-se que quanto maior o pH, menor será a meia-vida de eliminação desses compostos.[3] O meloxicam pode ser uma boa opção de uso em gatos, pois utiliza mais que uma via de oxidação em seu metabolismo.[5]

Vias de administração

As vias SC, IM e IV de administração de fármacos são as mais utilizadas, principalmente em âmbito hospitalar. Podem comprometer o início e o período de ação, como foi notado quando o opioide hidromorfona foi administrado IV e observou-se menor período de início de ação e maior intensidade e duração do efeito analgésico. O período para o pico de ação foi maior quando administrado SC; a duração e a intensidade de efeito foram menores pelas vias SC e IM em comparação à via IV, sugerindo que a via IV possa ser recomendada para otimizar o período de início e de duração do fármaco.[5]

A administração de fármacos VO em gatos pode ser bastante difícil e em algumas situações ocorre reduzida concentração plasmática ocasionada pela primeira passagem hepática para metabolização,[3,7] mas já há apresentações comerciais interessantes para uso nesses animais, como é o caso do tramadol veterinário que tem boa biodisponibilidade oral e é palatável.

Em gatos, a via epidural pode ser utilizada para promover analgesia no período perioperatório, assim como diminuir a concentração de anestésicos gerais no período transoperatório. Devido ao fato de a medula espinal e o saco dural terminarem próximo ao segmento L7-S1, o espaço subaracnóideo poderá ser inadvertidamente puncionado, o que não é desejado, pois a dose exigida para essa via é menor do que pela epidural. O espaço entre L7 e S1 deverá ser puncionado após preparação asséptica da região lombossacra. Uma agulha de pequenos tamanho e calibre deverá ser utilizada e a solução lentamente injetada.[3] Diversos opioides têm sido utilizados pela via epidural em gatos, como morfina, fentanila e buprenorfina, entre outros. Observou-se em estudo realizado em gatos que a administração de morfina (0,1 mg/kg) ou buprenorfina (0,00125 mg/kg) promoveu igual controle durante estímulo térmico por até 24 h após a administração, mas a morfina demonstrou maior período de ação e de intensidade em relação à buprenorfina.[8] A administração epidural de opioides pode não produzir diminuição na concentração alveolar mínima durante a cirurgia, contudo promoverá satisfatória analgesia pós-operatória.

A via transdérmica proporciona constante disponibilidade do fármaco, levando à absorção homogênea deste. Alguns fármacos podem ser administrados por essa via, como a fentanila e a buprenorfina. A preparação da pele é importantíssima para que haja absorção adequada. Ela deverá ser depilada com máquina e nunca com lâmina, a fim de não irritá-la. Devem-se evitar soluções alcoólicas, preferindo água e sabão para limpá-la.[3] Fitas adesivas, malha tubular ou roupa podem auxiliar na proteção do adesivo.

A via transmucosa proporcionou 100% de biodisponibilidade da buprenorfina oral quando comparada com a via IV no tratamento da dor em gatos,[9] porém há necessidade de outros estudos controlados para melhor avaliação clínica dessa via e fármacos disponíveis.

A infusão contínua IV de analgésicos opioides como fentanila, alfentanila, sufentanila e remifentanila,[7] assim como cetamina,[10] pode ser utilizada como parte do protocolo da anestesia geral, mas também ser administrada a gatos conscientes para o controle da dor no pós-operatório.

Analgesia multimodal e preemptiva no alívio da dor pós-operatória

O conhecimento de anatomia e fisiologia das vias nociceptivas e supressoras da dor sugere que a utilização de fármacos com diferentes mecanismos de ação pareça lógica no controle da dor, pois promove melhor efeito analgésico por agir nas várias vias do seu mecanismo – é a chamada analgesia multimodal, em que a combinação de dois ou mais fármacos permite a utilização de baixas doses de diferentes classes farmacológicas com menores efeitos adversos decorrentes da utilização desses.

A associação AINE-opioide pode ser muito benéfica, como observado em gatas submetidas à ovário-histerectomia que receberam a associação vedaprofeno-tramadol quando comparadas com os grupos tratados com vedaprofeno e tramadol isoladamente.[11] Também em gatas submetidas à ovário-histerectomia, observou-se melhor controle da dor no grupo tratado com butorfanol (0,3 mg/kg) e meloxicam (0,2 mg/kg), administrados de modo preemptivo SC, quando comparados com os grupos tratados somente com carprofeno ou meloxicam,[12] possivelmente por prevenir a sensibilização central e periférica.

A utilização de vias diferentes de administração de analgésicos também pode ser bastante interessante na estratégia do controle da dor como a técnica de anestesia local e regional, sendo facilmente realizada e de grande eficiência em diferentes procedimentos cirúrgicos em gatos.[13] A associação de AL, por meio da infusão de analgésico local via cateter na ferida cirúrgica e analgésicos sistêmicos, promoveu bom controle da dor em gatos após remoção cirúrgica de fibrossarcoma.[14] As vias perineural para bloqueio de nervos (p. ex., plexo braquial, dental, intercostal, interpleural), epidural e infiltrativa poderão ser adotadas e acessadas antes do procedimento cirúrgico, promovendo melhor controle analgésico no pós-operatório, além de causarem diminuição da concentração de anestésico para a manutenção da anestesia.[13]

A analgesia preemptiva consiste na administração do tratamento analgésico antes do início do estímulo doloroso. No paciente sob anestesia geral pode não haver manifestação da dor decorrente da lesão tecidual, contudo a sensibilização ocorrida pode resultar em grande intensidade de dor no período pós-operatório, sendo muitas vezes necessária a utilização de doses altas de analgésicos. A prevenção dessa sensibilização proporciona melhor estratégia no tratamento da dor,[13] pois reduz a percepção dos estímulos dolorosos e da intensidade da pós-operatória.[3] A administração de AL para bloqueios regionais ou locais e de opioides é um exemplo de como podemos prevenir a dor decorrente de estímulos nocivos.

Anti-inflamatório não esteroide

Esse grupo farmacológico inibe a expressão das ciclo-oxigenases 1 e 2 (COX-1- COX-2) e da 5-lipo-oxigenase (5-LOX).[15] A COX-1 é responsável pela manutenção da integridade da mucosa gástrica, função plaquetária e autorregulação renal, enquanto a COX-2 está relacionada com o processo inflamatório. O desenvolvimento de fármacos COX-2 eletivos ou preferenciais proporcionou maior controle dos efeitos adversos, contudo verificou-se que a COX-2 também é produzida nos rins e no SNC em algumas espécies, contribuindo para a homeostase do organismo.[7] A distinção entre COX boa/COX ruim está baseada na possibilidade de inibição seletiva da COX-2 e a solução de problemas relacionados com a toxicidade dos AINE, porém sabe-se atualmente que a sua inibição exclusiva não inibe a ocorrência de efeitos adversos[13] e que a seletividade ou não da COX não parece estar relacionada com a ação analgésica dos AINE em gatos.[16] A inibição da LOX estaria relacionada com a diminuição dos efeitos gastrintestinais, uma vez que é postulado que haja aumento da sua atividade quando as COX são inibidas. A seletividade COX/LOX é importante, entretanto não há garantia de ausência de efeitos adversos.[15] Os AINE podem reduzir a percepção da dor em nível supraespinal e diminuir a sensibilização central em resposta a um estimulo doloroso.[13]

Os AINE são fármacos mais utilizados no controle da dor pós-operatória, promovendo analgesia, ação anti-inflamatória e antipirética. Quando administrados no período perioperatório, recomenda-se a infusão de fluidos para preservação da função renal. Nunca devem ser associados aos corticosteroides, pois haverá risco de efeitos adversos intensos relacionados com o sistema gastrintestinal pela inibição de ambas as vias do ácido araquidônico.[16]

Exames laboratoriais devem ser verificados para a utilização de AINE. Estes fármacos não são recomendados em pacientes com doença renal ou hepática, assim como em pacientes com alterações nos valores do hematócrito e proteína total,[16] sendo contraindicados em ulceração ou sangramento gastrintestinal e disfunção plaquetária.[7] A utilização em pacientes com doença cardíaca e renal pode aumentar o risco para a falência renal aguda.[15] A autorregulação renal da pressão arterial é realizada pela prostaglandina, assim sua inibição e estados de desidratação podem predispor a hipotensão. O seu uso deverá ser criterioso em animais muito doentes e hipotensos.[7] Os efeitos adversos renais podem ser intensificados quando do uso concomitante de outros fármacos, como diuréticos, anticonvulsivantes, digoxina e agentes quimioterápicos.[15] Os efeitos gastrintestinais poderão ser prevenidos com a utilização de antagonistas do receptor H_2 (p. ex., ranitidina) e inibidor da bomba de prótons (p. ex., omeprazol).

AINE são indicados para controle da dor de intensidade leve a moderada,[13] mas a associação a outros fármacos como os opioides poderá promover melhor conforto analgésico para o paciente, como observado na associação de vedaprofeno (0,5 mg/kg) e tramadol (2 mg/kg) no pós-operatório de gatas submetidas à ovário-histerectomia, quando comparadas ao grupo que recebeu somente vedaprofeno, tramadol ou placebo. Os animais do grupo AINE-opioide não necessitaram de medicação de resgate nas primeiras 32 h após o procedimento cirúrgico, sugerindo que a adoção da analgesia multimodal possa ser uma boa estratégia para o controle da dor pós-operatória.[11]

A dose em gatos obesos ou um pouco acima do peso deverá ser baseada na massa magra ou no peso corpóreo ideal.[15]

O tratamento preconizado com um tipo de AINE deverá ser o mesmo durante todo o tempo do tratamento. Caso haja necessidade de mudança de princípio ativo, deverá ser realizado o período de "depuração" por 3 a 5 dias, devido ao longo período de meia-vida que alguns fármacos apresentam. Durante esse período, outra classe farmacológica deverá ser instituída para controle da dor. Esse período será maior, 7 a 10 dias, quando do uso de ácido acetilsalicílico.[15]

Os AINE podem fornecer até 24 h de analgesia e não estão sujeitos à regulamentação legal como os opioides.[7] Cetoprofeno, meloxicam e carprofeno são comumente utilizados em gatos.[17]

A seguir, comentaremos sobre os AINE atualmente mais utilizados e disponíveis comercialmente em nosso meio. Sugestões de dose, via e intervalo estão dispostas no Quadro 19.1.

Carprofeno

O carprofeno, cuja farmacocinética ainda não está totalmente esclarecida na espécie felina, é liberado para utilização nessa espécie somente em administração única e injetável, na dose de 2 a 4 mg/kg,[12,16] mas na prática clínica vem sendo usado em baixas doses por longos períodos; contudo, estudos ainda não estão disponíveis na literatura veterinária sobre essa forma de prescrição.[16] Slingsby e Watermann-Pearson[17] verificaram a eficácia analgésica do carprofeno (4 mg/kg) quando o compararam ao meloxicam (0,3 mg/kg) no pós-operatório de gatas submetidas à ovariossalpingo-histerectomia, mas sem diferença significativa entre os grupos.

Cetoprofeno

É um potente inibidor não seletivo[3] de COX-1 e COX-2, muito utilizado para controle da dor pós-operatória em gatos. Quando associado a outros fármacos como o tramadol, torna-se uma ótima opção para o tratamento da dor aguda moderada a intensa em gatos. Deve-se evitar a administração no período pré-operatório, pois pode ocorrer interferência na função plaquetária. A dose recomendada VO é de 1 mg/kg, a cada 24 h, até 5 dias; e SC, 2 mg/kg, a cada 24 h, por até 3 dias.[16] Demonstrou ser eficiente no controle da dor pós-ovário-histerectomia em gatas por até 18 h (2 mg/kg) quando comparadas ao grupo que recebeu meperidina (5 mg/kg), buprenorfina (0,006 mg/kg) e placebo. Esse estudo também demonstrou que há necessidade do tratamento da dor após a ovário-histerectomia, pois o grupo placebo (sem analgesia prévia) necessitou de maior número de medicação analgésica de resgate em relação aos demais grupos.[19] Já em oniectomia isolada ou associada à ovário-histerectomia em gatas, o cetoprofeno foi mais eficiente no controle da dor com relação à oximorfona, mas não à buprenorfina, após 12 h de administração.[20] Embora a oximorfona seja mais potente que a morfina, o seu período de ação é curto, estando em desvantagem com relação a esse fator quando comparada ao cetoprofeno, com ação de até 24 h.

Quadro 19.1 AINE utilizados no controle da dor pós-operatória em gatos.[15,18]

Fármaco*	Dose (mg/kg)	Via	Intervalo	Observação
Carprofeno	4	IV, SC	–	Dose única; COX-2 preferencial
Cetoprofeno	2	SC	24 h	Até 3 dias
	1	VO	24 h	Até 5 dias
Dipirona	12,5 a 25	IV, IM, VO	12 a 24 h	Segurança com relação a efeitos adversos renais e gástricos
Meloxicam	0,2	SC	–	Dose única, para dor leve a moderada
	0,1	VO, SC	24 h	Até 4 dias com dose inicial de 0,2 mg/kg
	0,03 a 0,05	VO	24 h	Uso contínuo

*Os AINE agem no corno dorsal da medula e minimizam ou demonstram eficácia durante o desenvolvimento da sensibilização periférica.[2] IM = intramuscular; IV = intravenosa; SC = subcutânea; VO = via oral; COX-2 = ciclo-oxigenase 2.

Dipirona

A dipirona, embora tenha pouco efeito anti-inflamatório, é classificada como um AINE atípico. A incidência de efeitos adversos é baixa com a sua utilização. É utilizada para controle da dor leve,[1] mas quando associada a outro fármaco, AINE e opioide, promove controle adequado da dor moderada a intensa. Pode ser utilizada no controle da dor pós-operatória em gatos na dose de 25 mg/kg, a cada 8 h, VO, IM e IV.[18] Tem ação sobre a COX-3 e é aprovada para uso em gatos no Canadá e na Europa. A administração VO pode ser dificultada pela baixa palatabilidade do fármaco. Embora seja utilizada na prática clínica, há necessidade de estudos controlados para comparação de sua eficácia analgésica relacionada com outros fármacos e tipos e intensidade de dor em gatos.

Meloxicam

É um COX-2 preferencial metabolizado por enzimas oxidativas, promovendo menor variabilidade de resultados e menos efeitos adversos em gatos.[17] Pode ser utilizado no período pré-operatório na dose única[12,21] de 0,3 a 0,2 mg/kg, e na dose de 0,1 mg/kg no pós-operatório, como foi observado em 23 gatas submetidas à ovário-histerectomia. O estudo demonstrou adequado controle da dor e melhor tendência na redução da inflamação da ferida cirúrgica quando esse grupo foi comparado ao que não recebeu AINE.[21] Recentemente, a dose de 0,05 mg/kg, VO, a cada 24 h foi aprovada para a administração por longos períodos na Europa. Em animais idosos é o mais indicado quando há necessidade de administração acima de 5 dias.[22] Doses diárias de 0,03 mg/kg têm sido utilizadas pelas autoras com sucesso, de modo contínuo, em felinos que necessitem de terapia anti-inflamatória a longo prazo.

Vedaprofeno

É inibidor da COX-2 preferencial utilizado para controle da dor musculoesquelética em cães, contudo ainda são poucas as informações a respeito da seletividade da COX e farmacocinética em gatos. Os efeitos adversos e a toxicidade após a administração ainda precisam ser mais bem demonstrados, fazendo com que o vedaprofeno não seja uma boa opção entre os AINE para utilização em gatos;[16] entretanto estudo recente demonstrou resultados satisfatórios em relação ao controle da dor em gatas submetidas a ovário-histerectomia quando foi associado ao tramadol, na dose de 0,5 mg/kg.[11]

Outros anti-inflamatórios não esteroides

O flunixino meglumina é pouco recomendado em gatos, sendo utilizado somente em dose única de 0,5 a 1 mg/kg, IV ou VO.[16]

Já o piroxicam é mais utilizado no tratamento de neoplasia da bexiga urinária em gato na dose de 0,3 mg/kg, VO,[1,16] a cada 24 a 48 h, mas não se sabe ainda se essa dose promove efeito anti-inflamatório e analgésico.[16]

Utilizado como inibidor da agregação plaquetária no tromboembolismo, até o momento não há estudos demonstrando eficácia e segurança da administração do ácido acetilsalicílico para controle da dor e inflamação na espécie felina, não sendo recomendado para esses fins.[15,16]

A taxa de glucuronidação da fenilbutazona ainda não está clara na espécie felina, assim como a inibição sobre COX-1 e COX-2, não sendo recomendada de modo geral pelas autoras.[16]

O ácido tolfenâmico é liberado no Canadá, na Austrália e em alguns países da Europa, entretanto ainda não há dados farmacocinéticos do seu uso em gatos. Benito-de-la-Víbora *et al.*[21] verificaram efeito analgésico similar ao de ácido tolfenâmico (4 mg/kg) e meloxicam (0,3 mg/kg) após 24 h da administração em gatas submetidas à ovário-histerectomia.

Coxibs são AINE COX-2 específicos e o seu uso poderia ser de grande benefício no controle dos efeitos adversos promovidos pela inibição da COX-1, mas em felinos e em outras espécies ainda não há estudos suficientes que avaliem a farmacodinâmica e farmacocinética para o uso seguro no controle da dor.[16] O robenacoxibe foi recentemente aprovado na Europa para uso em gatos na dose de 1 a 2 mg/kg, 1 vez/dia, durante 6 dias para tratamento de dor crônica.[22] Estudo experimental sobre a farmacocinética em gatos obteve resultados satisfatórios, contudo dados clínicos ainda são necessários para melhor utilização desse fármaco.[23]

Opioide

Historicamente os opioides têm fama de causarem excitação na espécie felina, pois estudos anteriores utilizaram doses extremamente elevadas para o controle da dor nesses animais. Porém, eles são muito eficientes no seu controle e devem ser utilizados nessa espécie. As doses poderão ser ajustadas individualmente para obtenção da ação desejada com menor ou nenhuma ocorrência de efeitos adversos (Quadro 19.2).

Euforia, prurido, midríase, vômito e salivação, além de hipertermia, são os efeitos adversos mais comuns em gatos, que podem ser prevenidos ou minimizados quando utilizados em doses adequadas e em associação a outras classes de fármacos.[3,5,13]

A euforia pode ser vista pelo comportamento de se esfregar na gaiola e ronronar. A disforia é menos comum de ocorrer, podendo ser prevenida quando da associação de fenotiazínicos e alfa-2-agonistas, pois esses promovem sedação no animal.[5] A midríase pode ser bastante intensa, devendo-se tomar cuidado durante a manipulação do animal. O vômito e a salivação são mais evidentes com a utilização da morfina, mas também está relacionada com a via de administração, como no caso da hidromorfona SC, que parece promover mais vômito e salivação do que IV ou IM. A administração prévia de acepromazina poderá diminuir a incidência desses efeitos.[5] Doses maiores que 1 mg/kg de morfina podem gerar aumento na temperatura corpórea. Alfentanila e fentanila também podem elevar a temperatura.[25] A liberação de histamina poderá ocorrer com a administração de morfina e meperidina IV, mas não é muito comum, principalmente se forem injetadas diluídas em solução salina e lentamente.[13]

Butorfanol

A ação analgésica desse opioide agonista-antagonista ocorre por ação nos receptores kappa. Embora essa ação possa ser obtida, é comumente utilizado em gatos para sedação. Apresenta efeito-teto, ou seja, aumentando-se a dose não haverá maior ação analgésica e, ainda, apresenta curto período de ação (90 a 120 min), sendo necessárias repetidas administrações em curtos intervalos para adequada analgesia.[3,5] Parece ter melhor efeito analgésico visceral do que somático, mas outros opioides podem ser utilizados com maior sucesso.[7] Gatos submetidos a procedimentos cirúrgicos eletivos demonstraram excelente a moderada analgesia no

Quadro 19.2 Opioides utilizados no controle da dor pós-operatória em gatos.[1,3,13,18,24]

Fármaco*	Dose (mg/kg)	Via	Intervalo**	Observação
Butorfanol	0,1 a 0,4	IM, SC	2 a 6 h	Controle da dor leve a moderada
	0,1	IV	1 a 2 h	
Buprenorfina	0,005 a 0,02	IM, IV, SC	4 a 8 h	Controle da dor leve a moderada
	0,01 a 0,02	Transmucosal	6 a 12 h	
Fentanila	0,001 a 0,005	IM, IV, SC	20 a 30 min	Controle da dor moderada a intensa
Fentanila, infusão contínua	*Bolus* de 0,002 a 0,003 mg/kg, seguido de 0,001 a 0,005 mg/kg/h	IV	–	Controle da dor moderada a intensa. Ajuste a dose se necessário
Fentanila, adesivo transdérmico	0,005 mg/kg/h	Transdérmico	3 a 5 dias	Controle da dor moderada a intensa
Meperidina	5 a 10	IM	0,5 a 3 h	Não utilizada como analgésico isoladamente devido ao seu curto período de ação
Metadona	0,03 a 0,2	IM, SC	8 a 12 h	Controle da dor moderada a intensa
Morfina	0,03 a 0,5	IM, SC	6 a 8 h	Controle da dor moderada a intensa
Morfina, infusão contínua	*Bolus* de 0,1 mg/kg, seguido de 0,05 a 0,1 mg/kg/h	IV	–	Controle da dor moderada a intensa
Morfina epidural	0,1	Epidural	–	Ação analgésica por 12 a 24 h

*Os opioides agem no corno dorsal da medula, estruturas talamocorticais, vias descendentes nociceptivas e minimizam ou demonstram eficácia durante o desenvolvimento da sensibilização periférica.[2]
**O intervalo de administração está relacionado com o tempo de ação do fármaco conforme a via utilizada. Geralmente pela via IV o início de ação é mais rápido, contudo o período de ação poderá ser menor.
IM = intramuscular; IV = intravenosa; SC = subcutânea.

pós-operatório quando o butorfanol (0,3 mg/kg) foi associado ao meloxicam (0,2 mg/kg) antes da realização do procedimento.[12]

Buprenorfina

Apresenta lento início de ação analgésica, principalmente quando administrada SC ou IM (45 a 60 min). A via IV e a transmucosa têm início de analgesia em 30 min com pico de ação[5] em 90 min. Os efeitos adversos são menos intensos quando comparados aos da morfina.

A administração pela via transmucosa oral pode ser realizada por meio da formulação injetável existente no mercado. Um pequeno volume de 0,03 mℓ (0,02 mg/5 kg) deverá ser depositado debaixo da língua ou em qualquer outra região da cavidade oral.[5] Estudo comparando a ação farmacocinética e farmacológica da buprenorfina na dose de 20 μg/kg demonstrou que a via sublingual foi tão efetiva quanto a IV no controle de dor produzida por estímulo térmico, sem diferença significante para o início (30 min), pico (90 min) ou duração de ação (6 h).[9]

A via transdérmica, por meio de adesivo, ainda está sendo avaliada em gatos, pois embora a absorção tenha sido adequada, a concentração plasmática sofreu grande variação durante o período de avaliação de 4 dias, não apresentando efeito analgésico satisfatório. É necessária a administração de buprenorfina por outra via quando da utilização do adesivo para se obter concentração plasmática analgésica inicial.[26] Ainda há necessidade de estudos clínicos controlados para avaliação da analgesia pós-operatória realizada por essa via.

De maneira geral, a buprenorfina pode ser um fármaco interessante para a utilização na rotina clínica para o controle da dor pós-operatória, pois o volume necessário e os efeitos adversos são pequenos, proporcionando médio período de ação, e a administração transmucosa oral é de fácil realização.

Codeína

É um opioide agonista mu derivado da morfina que sofre ação do metabolismo hepático de primeira passagem, comprometendo a analgesia pretendida. Tem importante efeito antitussígeno também. É utilizado em medicina em dor de intensidade leve a moderada.[1] A dose de 0,5 mg/kg, a cada 12 h, VO, poderá ser administrada em gatos.[3]

Fentanila

É um potente agonista mu de curta duração, sendo utilizado nos períodos trans e pós-operatórios na forma de *bolus* ou em infusão contínua e ainda sob a forma de adesivo. A infusão contínua pode ser rapidamente ajustada para se obter o efeito analgésico adequado.[7] O adesivo pode proporcionar analgesia 6 a 12 h após a sua aplicação e de 18 a 20 h após a sua remoção,[5] porém a absorção do fármaco pode sofrer variações.[13] A concentração sanguínea pode variar no início e estar relacionada com o tamanho do adesivo e o peso do gato, a permeabilidade da pele e a temperatura corpórea, sendo que em animais muito doentes a infusão contínua poderá ser a melhor opção de analgesia. Até atingir a concentração sanguínea adequada (> 1 ng/mℓ), outros opioides poderão ser administrados,[5] com exceção aos antagonistas-agonistas, como o butorfanol. Embora tenha custo alto, é uma boa alternativa no tratamento da dor em gatos de difícil manuseio e com dor moderada a intensa.

Alterações de temperatura (aumento) poderão ser observadas 4 a 12 h após a instalação do adesivo de fentanila.[5]

Meperidina

A meperidina (petidina) apresenta período de ação bastante curto com início de ação rápido. Estudos demonstraram que a dose de 5 mg/kg produziu efeito analgésico menor[27] que 1 h. As vias IM e SC são preferidas, pois a IV pode produzir excitação e outros efeitos adversos de maneira intensa. Pode ser utilizada na medicação pré-anestésica por promover e/ou intensificar a sedação desejada nessa fase.

Por apresentar curto período de ação, pode ser utilizada em situações ambulatoriais como na sondagem uretral ou na analgesia inicial quando associada a AINE. As vias IV e IM proporcionam início de ação em 45 a 60 min.[3] A analgesia promovida somente pela meperidina (5 mg/kg) em ovário-histerectomia em gatas demonstrou ser inadequada após um período de observação de 18 h, sendo necessária a administração de medicação de resgate para conforto analgésico dos animais.[19]

Metadona

É um potente opioide sintético, mas também com ação antagonista sobre os receptores N-metil-D-aspartato (NMDA). Pode ser utilizada para tratamento da dor aguda e crônica associada ao câncer e a do tipo neuropática. No homem, apresenta alta biodisponibilidade oral e longa meia-vida de eliminação. No gato, ainda não há estudos relatando a farmacocinética, mas em cães a biodisponibilidade é baixa e a meia-vida de eliminação é curta. Por via SC, a metadona (0,2 mg/kg) foi efetiva em controlar a dor em gatas submetidas à ovário-histerectomia e tratadas anteriormente com carprofeno ou meloxicam.[12]

Morfina

Tem grande afinidade pelos receptores agonistas mu e moderada pelos receptores kappa e sigma. A administração IM é prontamente absorvida, mas a biodisponibilidade oral é baixa devido a um efeito de primeira passagem.[3] O seu efeito analgésico pode ser limitado quando se compara com a administração no cão, pois no gato há baixa produção do metabólito ativo da morfina[28] – M-6-G. A dose de 0,1 a 0,2 mg/kg promove boa analgesia sem causar excitação. O efeito analgésico inicia-se em 45 a 60 min por vias IM e SC. Pela via IV, o metabólito M-6-G foi detectado em 50% dos gatos de um estudo, sugerindo ser esta a via mais efetiva para administração da morfina.[5] O início de ação é curto (cerca de 30 min) com efeito clínico de 4 a 6 h. A via epidural promove analgesia por até 24 h, mas o início de ação só ocorrerá após 60 a 90 min da administração.[3] É uma boa opção no tratamento da dor moderada a intensa.

Anestésico local

Os anestésicos locais (AL) podem ser utilizados por via IV em infusão contínua de lidocaína; infusão contínua ou intermitente em feridas, cavidades e próximo a nervos; via epidural; e aplicação tópica.[10] A lidocaína e a bupivacaína são as mais utilizadas para esses fins,[7] contudo deve-se atentar que o uso de lidocaína IV em gatos doentes ou sob anestesia inalatória poderá promover significativa depressão cardiovascular.[29] Quando aplicada diretamente na ferida cirúrgica, a lidocaína poderá ser utilizada na dose de 2 a 4 mg/kg a cada 2 a 3 h ou conforme necessário. Já a bupivacaína poderá ser utilizada na dose de 2 mg/kg a cada 4 a 5 h. Poderão ser diluídas em solução fisiológica para aumentar o volume final e também associadas (lidocaína + bupivacaína), assim teremos rápido início de ação e efeito por tempo mais prolongado, lembrando que a dose total de AL não deverá exceder[7] 2 mg/kg. A infusão contínua de AL é um método efetivo para o bloqueio do estímulo nociceptivo, promovendo analgesia completa quando de uma lesão tecidual. Entretanto, na prática, nem sempre é fácil obter analgesia satisfatória, pois alterações que comprometam a absorção e a ação do fármaco podem estar presentes, assim como o tipo e a extensão da lesão. Em alguns procedimentos cirúrgicos poderemos ter controle da dor adequada por meio do uso de AL administrado antes, durante e depois da lesão tecidual.[10]

A literatura veterinária ainda é escassa com relação a estudos que demonstrem a utilização e a ação do AL administrado de modo contínuo para bloqueio de nervos ou infiltração em feridas por meio da instalação de um cateter no local da lesão ou próximo de nervos correspondentes aos tecidos lesados.[10] O bloqueio regional pode ser a melhor alternativa para analgesia satisfatória quando houver feridas cirúrgicas extensas e profundas.

Cateteres especiais ou adaptações de cateteres IV e sondas uretrais podem ser utilizados como dispositivos para administração de AL em feridas, sempre mantendo as condições adequadas de assepsia para sua colocação e manejo.

Quando a intenção for o bloqueio nervoso, o cateter deverá ser colocado ao lado do nervo pretendido, não sendo necessárias grandes extensões de contato (5 cm serão suficientes), mas em feridas deverá acompanhar o tamanho delas. Um estimulador elétrico de nervos poderá ser utilizado para verificação da instalação correta do dispositivo. Pequenas perfurações em planos diferentes deverão ser realizadas ao longo do dispositivo para que o AL tenha contato com toda a ferida. Dependendo do tipo de ferida, o dispositivo poderá ser instalado profunda ou superficialmente com a ajuda do cirurgião, fixando-o por meio de suturas facilmente removíveis caso seja necessário. A tunelização do subcutâneo poderá ser adotada para manter a saída do dispositivo fora da margem da ferida, prevenindo possível contaminação ao longo da superfície do dispositivo.[10] Lidocaína 1 e 2% (até 4 mg/kg) e bupivacaína 0,25 e 0,5% (até 1 mg/kg) poderão ser utilizadas para administração perineural, promovendo ação de 1 a 2 h e de 2 a 6 h, respectivamente.[13]

A administração do AL deverá ser iniciada antes da recuperação da anestesia e ser empregada a cada 4 a 6 h para adequado controle da dor. A dose deverá ser cuidadosamente calculada para não promover efeitos indesejáveis no paciente, como, por exemplo, a dose diária de bupivacaína não deverá ultrapassar 2 mg/kg. A administração do AL poderá ser realizada por 1 a 3 dias ou conforme necessário. As soluções deverão ser injetadas com alguma força. Inicialmente pode-se verificar algum desconforto nesse momento, mas o início da analgesia será rápido.[10]

Pela via epidural, o AL deverá ser administrado antes do procedimento cirúrgico, pois promoverá alívio da dor também durante o período transoperatório. A utilização ou não de vasoconstritor interferirá no período de ação, assim como a associação a outros fármacos, que deverão ser empregados com base na condição clínica e na intensidade de dor causada pelo procedimento cirúrgico, conforme sugerimos a seguir:

- Lidocaína 0,2% com ou sem vascoconstritor: 4 mg/kg (ou aproximadamente 1 mℓ para cada 4,5 kg de peso corporal), com 1 a 2 h de ação
- Bupivacaína 0,5% com ou sem vasoconstritor: 1 mg/kg (ou aproximadamente 1 mℓ para cada 4,5 kg de peso corporal), com 4 a 6 h de ação
- Morfina: 0,1 mg/kg (associada a 1 mℓ de solução salina ou AL para 4,5 kg de peso corporal), com 8 a 24 h de ação
- Fentanila: 0,005 mg/kg (associada a 1 mℓ de solução salina ou AL para 4,5 kg de peso corporal) com ação de 2 a 4 h.[1,13]

Tramadol

Recentemente, a literatura passou a classificar o tramadol como um fármaco não opioide; embora tenha afinidade por receptores μ-opioides, o seu mecanismo de ação ocorre principalmente por inibição de recaptação noradrenérgica e serotoninérgica.

Atualmente é uma excelente alternativa para o tratamento da dor moderada a intensa no pós-operatório, já que pode ser administrado VO utilizando formulação registrada no Brasil para as espécies canina e felina. Em gatos, a sua administração promove midríase. Apresenta 62% de biodisponibilidade quando administrado oralmente, com pico plasmático ocorrendo em até 45 min, mas a eliminação é lenta.[30] Dados farmacocinéticos sugerem que baixas doses e maior intervalo de administração poderão ser empregados nessa espécie[7] (Quadro 19.3), contudo dados clínicos sugerem que doses de

Quadro 19.3 Outros fármacos utilizados no controle da dor pós-operatória em gatos.[3,13,24]

Fármaco*	Dose (mg/kg)	Via	Intervalo**	Observação
Medetomidina	0,001 a 0,01	IV, IM, SC	0,5 a 2 h	Analgesia na dor leve
Cetamina	*Bolus* de 0,5 mg/kg, seguido de infusão contínua de 10 mg/kg/min durante procedimento cirúrgico	IV	–	Antagonista de receptores NMDA Se necessário, continuar infusão na dose de 2 mg/kg/min após 24 h do procedimento cirúrgico
Tramadol	1 a 4	IV, IM, VO	8 a 12 h	Apresentação veterinária palatável
Xilazina	0,1 a 1	IV, IM, SC	0,5 a 2 h	Analgesia na dor leve
Gabapentina	2,5 a 10	VO	8 a 12 h	Dor crônica

*A cetamina minimiza ou demonstra eficácia durante o desenvolvimento da sensibilização central. Os alfa-2-agonistas agem nas fibras aferentes primárias, corno dorsal da medula, estruturas talamocorticais e vias antinociceptivas descendentes.[2] O tramadol age nos locais de ação dos opioides e também afeta as vias noradrenérgicas e serotoninérgicas, interferindo na neuromodulação do estímulo doloroso.[3]
**O intervalo de administração está relacionado com o tempo de ação do fármaco conforme a via utilizada. Geralmente pela via IV o início de ação é mais rápido, contudo o período de ação poderá ser menor.
IM = intramuscular; IV = intravenosa; SC = subcutânea; VO = via oral; NMDA = N-metil-D-aspartato.

2 a 4 mg/kg, VO, promoveram efeito analgésico adequado em gatos submetidos a estímulo nociceptivo térmico.[31] A utilização do tramadol (1 mg/kg) por via epidural não proporcionou maior período de ação analgésica quando comparado à morfina (0,1 mg/kg).[32]

Cetamina

A cetamina (Quetamina®) é um anestésico dissociativo muito utilizado para contenção química em gatos. Recentemente, pesquisas apontaram a sua utilização analgésica devido à ação antagonista sobre os receptores NMDA que estão envolvidos na sensibilização central e no processo *wind-up*.[1,33] A sua utilização para controle da dor por meio de infusão constante de baixas doses ainda não foi avaliada adequadamente em gatos, embora possa ser sugerida a administração de 0,5 mg/kg de cetamina antes da estimulação cirúrgica, seguida de infusão de 10 μg/kg/min (antes e durante a cirurgia). A realização de infusão contínua de 2 μg/kg/min (0,12 mg/kg/h) 24 h após a cirurgia poderá intensificar a analgesia nesse período. Caso seja necessário, 1 μg/kg/min poderá ser infundido por mais 24 h.[24] Recomenda-se a utilização de baixas doses de cetamina para a infusão contínua para se prevenir a ocorrência dos seus efeitos adversos (ver Quadro 19.3).[10]

Outros fármacos

A gabapentina, o anticonvulsivante mais utilizado em medicina para tratamento da dor neuropática e da dor crônica em cães e gatos, também está sendo utilizada em pesquisa para tratamento da dor aguda decorrente de procedimento cirúrgico e, quando utilizada próximo ao período cirúrgico, pode reduzir a incidência da dor crônica,[7] principalmente quando for identificada anteriormente ao procedimento. A dose efetiva poderá ser obtida por meio de titulação gradativa (ver Quadro 19.3).[34] É um análogo estrutural do ácido gama-aminobutírico e parece inibir os canais de cálcio reduzindo a liberação de neurotransmissores excitatórios na medula espinal.[35] Infelizmente, recente estudo em veterinária demonstrou que a utilização da gabapentina (1.200 mg, VO, de modo preemptivo) não foi efetiva em controlar a ocorrência e a intensidade da dor em ombro no pós-operatório de toracotomia em cães, sendo necessárias administrações de hidromorfona para o conforto analgésico.[36] Contudo, há outros estudos sendo realizados e são grandes as expectativas do emprego da gabapentina no controle da dor pós-operatória. Doses entre 5 e 10 mg/kg, a cada 8 a 12 h, VO, podem ser utilizadas com sucesso no tratamento da dor crônica neuropática em cães.

A medetomidina e a xilazina são exemplos de fármacos pertencentes à classe dos agonistas alfa-2 pré-sinápticos, podendo ser utilizadas para sedação e analgesia em gatos no período perioperatório. Apresentam melhor efeito analgésico visceral, contudo este não é suficiente para controlar adequadamente a dor em uma abordagem cirúrgica abdominal, necessitando de associações para tal efeito. O período de analgesia é curto e pode promover efeitos deletérios importantes no sistema cardiovascular, além de provocarem vômitos (principalmente na espécie felina), aumento da glicemia e tremores, sendo contraindicados em pacientes com cardiomiopatias e em neonatos.[3] Sugere-se que a sua utilização como analgésico seja realizada em associação a opioides para controle da dor leve a moderada[13] e acompanhada de monitoramento cardiopulmonar (ver Quadro 19.3).

Além do tratamento farmacológico da dor, outras medidas também deverão ser adotadas para que o gato se sinta confortável para diminuir a percepção da dor e/ou aumentar a sensação analgésica. Assim, ambientes limpos, aquecidos e tranquilos, com camas e cobertores disponíveis, além de cuidados durante o manuseio, principalmente de animais com algum tipo de fratura e ferida, são importantíssimos.[3]

Conclusão

Muitos estudos já foram realizados sobre analgesia em felinos, contudo há necessidade de cada vez mais entendermos o metabolismo e a anatomia e fisiologia das vias nociceptivas e supressoras da dor para a adoção de fármacos e técnicas que a controlem adequadamente nessa espécie sem o comprometimento das suas funções vitais.

Os AINE, opioides, anestésicos locais e o tramadol, dentre outros, são excelentes fármacos para o controle da dor aguda decorrente do procedimento cirúrgico. A adoção da analgesia multimodal por meio da associação de diferentes fármacos e técnicas deve ser sempre incentivada, pois ela promove melhor qualidade do controle da dor nesse período tão importante que é o do pós-operatório. Para tanto, os felinos, que apresentam comportamentos e atitudes muito peculiares à sua espécie, precisam ser observados e avaliados por meio de instrumentos presentes na literatura veterinária e já adotados na rotina clínica de muitas instituições de saúde animal, que permitirão a identificação e o tratamento apropriado da dor.

Deve-se ter em mente que, mesmo diante da dúvida da existência ou não de dor, devemos tratar adequadamente o animal, a fim de evitar o sofrimento desnecessário que poderá lhe causar diversos efeitos deletérios, contribuindo para a redução da sobrevida e da qualidade de vida.

Referências

1. Tranquilli WJ, Thurmon JC, Grimm KA. Lumb & Jones' veterinary anesthesia and analgesia. 4th ed. Iowa: Blackwell Publishing; 2007. 1096 p.
2. Lamont LA. Multimodal pain management in veterinary medicine: the physiologic basis of pharmacologic therapies. Vet Clin Small Anim. 2008; 38:1173-86.
3. Otero PE. Dor: avaliação e tratamento em pequenos animais. São Caetano do Sul: Interbook; 2005. 293 p.
4. Hellyer PW. Minimizing postoperative discomfort in dogs and cats. Vet Med. 1999; 94(3):259-66.
5. Robertson SA. Controle da dor em gatos. In: Gaynor JS, Muir III WW. Manual de controle da dor em medicina veterinária. 2ª ed. São Paulo: MedVet Livros; 2009. p. 415-36.
6. Brown AS. Farmacocinética: distribuição e destino das drogas no organismo. In: Adams HR. Farmacologia e terapêutica em veterinária. 8ª ed. Rio de Janeiro: Guanabara Koogan; 2003. p. 11-47.
7. Robertson SA. Managing pain in feline patients. Vet Clin Small Anim. 2008; 38:1267-90.
8. Pypendop BH, Siao KT, Pascoe PJ, Ilkiw JE. Effects of epidurally administered morphine or buprenorphine on the thermal threshold in cats. Am J Vet Res. 2008; 69:983-7.
9. Robertson SA, Lascelles BD, Taylor PM *et al.* PK-PD modeling of buprenorphine in cats: intravenous and oral transmucosa administration. J Vet Pharmacol Ther. 2005; 28:453-60.
10. Hansen B. Analgesia for the critically ill dog or cat: an update. Vet Clin Small Anim. 2008; 38:1353-63.

11. Brondani JT, Luna SPL, Beier SL, Minto BW, Padovani CR. Analgesic efficacy of perioperative use of vedaprofen, tramadol or their combination in cats undergoing ovariohysterectomy. J Feline Med Surg. 2009; 11:420-9.
12. Zaki S,Ticehurst KE, Miyaki Y. Clinical evaluation of Alfaxan-CD® as an intravenous anaesthetic in young cats. Aust Vet J. 2009; 87:82-7.
13. Lamont LA. Feline perioperative pain management.Vet Clin Small Anim. 2002; 32:747-63.
14. Davis KM, Hardie EM, Martin FR, Zhu J, Brownie C. Correlation between perioperative factors and successful outcome in fibrosarcoma resection in cats. Vet Rec. 2007; 161:199-200.
15. Sparkes AH, Heiene R, Lascelles BD, Malik R, Sampietro LR, Robertson S *et al.* ISFM and AAFP consensus guidelines: long-term use of NSAIDs in cats. J Feline Med Surg. 2010; 12:521-38.
16. Lascelles BDX, Court MH, Hardie EM, Robertson SA. Nonsteroidal anti-inflammatory drugs in cats: a review. Vet Anaesth Analg. 2007; 34:228-50.
17. Slingsby L, Waterman-Pearson AE. Comparison between meloxicam and carprofen for postoperative analgesia after feline ovariohysterectomy. J Small Anim Pract. 2002; 43:286-9.
18. Fantoni DT, Mastrocinque S. Fisiologia e controle da dor aguda. In: Fantoni DT, Cortopassi SRG. Anestesia em cães e gatos. 2ª ed. São Paulo: Roca. 2009. p. 521-44
19. Slingsby LS, Waterman-Pearson AE. Comparison of pethidine, buprenorphine, and ketoprofen for postoperative analgesia after ovariohysterectomy in the cat. Vet Record. 1998; 143:185-9.
20. Dobbins S, Brown NO, Shofer FS. Comparison of the effects of buprenorphine, oxymorphone hydrochloride, and ketoprofen for postoperative analgesia after onychectomy or onychectomy and sterilization in cats. J Am Anim Hosp Assoc. 2002; 38:507-14.
21. Benito-de-la-Víbora J, Lascelles BDX, García-Fernández P, Freire M, Segura IAG. Efficacy of tolfenamic acid and meloxicam in the control of postoperative pain following ovariohysterectomy in the cat. Vet Anaesth Analg. 2008; 35:501-10.
22. Lascelles D, Robertson S. DJD – associated pain in cats. What can we do to promote patient comfort? J Feline Med Surg. 2010; 12:200-12.
23. Giraudel JM, King JN, Jeunesse EC, Lees P, Toutain PL. Use of a pharmacokinetic/pharmacodynamic approach in the cat to determine a dosage regimen for the cox-2 selective drug robenacoxib. J Vet Pharmacol Therap. 2008; 32:18-30.
24. Gaynor JS. Control of cancer pain in veterinary patients. Vet Clin Small Anim. 2008; 38:1429-48.
25. Gellasch KL, Kruse-Elliott KT, Osmond CS, Shih AN, Bjorling DE. Comparison of transdermal administration of fentanyl *versus* intramuscular administration of butorphanol for analgesia after onychectomy in cats. J Am Vet Med Assoc. 2002; 220:1020-4.
26. Murrell JC, Robertson SA, Taylor PM, McCown JL, Bloomfield M, Sear JW. Use of a transdermal matrix patch of buprenorphine in cats: preliminary pharmacokinetic and pharmacodynamic data. Vet Rec. 2007; 160:578-83.
27. Dixon MJ, Robertson SA, Taylor PM. A thermal threshold testing device for evaluation of analgesics in cats. Res Vet Sci. 2002; 72:205-10.
28. Taylor PM, Robertson SA, Dixon MJ, Ruprah M, Sear JW, Lascelles BD *et al.* Morphine, pethidine and buprenorphine disposition in the cat. J Vet Pharmacol Ther. 2001; 24:391-8.
29. Pypendop BH, Ilkiw JE. Assessment of the hemodynamic effects of lidocaine administered IV in isoflurane-anesthetized cats. Am J Vet Res. 2005; 66:661-8.
30. Pypendop BH, Ilkiw JE. Pharmacokinetics of tramadol, and its metabolite O-desmethyl-tramadol, in cats. J Vet Pharmacol Ther. 2008; 31:52-9.
31. Pypendop BH, Siao KT, Ilkiw JE. Effects of tramadol hydrochloride on the thermal threshold in cats. Am J Vet Res. 2009; 70:1465-70.
32. Castro DS, Silva MF, Shih AC, Motta PP, Pires MV, Scherer PO. Comparison between the analgesic effects of morphine and tramadol delivered epidurally in cats receiving a standardized noxious stimulation. J Feline Med Surg. 2009; 11:948-53.
33. Petrenko AB, Yamakura T, Baba H, Shimoji K. The role of N-methyl-D-aspartate (NMDA) receptors in pain: a review. Anesth Analg. 2003; 97:1108-16.
34. Seib RK, Paul JE. Preoperative gabapentin for postoperative analgesia: a metaanalysis. Can J Anaesth. 2006; 53:461-9.
35. Kong VK, Irwin MG. Gabapentin: a multimodal perioperative drug? Br J Anaesth. 2007; 99:775-86.
36. Huot MP, Chouinard P, Girard F, Lafontaine ER, Ferraro P. Gabapentin does not reduce postthoracotomy shoulder pain: a randomized, double-blind placebo-controlled study. Can J Anaesth. 2008; 55(6):337-43.

20 Controle da Dor em UTI e Emergência

Patrícia Bonifácio Flôr

Introdução

A medicina veterinária intensiva é uma especialidade recente e vem tornando-se cada vez mais semelhante à medicina intensiva humana, na qual o controle da dor é realizado concomitantemente à causa internação do paciente, já que o grande objetivo da medicina intensiva é diagnosticar e tratar os pacientes portadores de doenças potencialmente letais e restaurar a condição de saúde e a qualidade de vida que tinham anteriormente ao evento que originou a admissão na unidade de terapia intensiva (UTI).[1] Em muitos distúrbios, os cuidados intensivos envolvem procedimentos dolorosos. Em pacientes graves, a identificação da dor é dificultada pela depressão clínica e pelo fato de o processo doloroso tornar-se, em muitas ocasiões, crônico, podendo o paciente não demonstrar sinais fisiológicos ou comportamentais de estresse. Portanto, a dor deve ser assumida como presente para aqueles animais em que as condições os colocam em risco.[2]

Um bom manejo da dor dentro da UTI resulta em conforto para o animal que terá possibilidades de se alimentar melhor e descansar adequadamente enquanto se recupera.

O médico-veterinário tem a responsabilidade de aliviar o sofrimento do animal com dor,[3] a qual, quando inadequadamente tratada, gera estresse, sofrimento, ansiedade e diminuição da qualidade de vida.[4] Portanto, em pacientes traumatizados ou naqueles que chegam para consulta sob influência de dor aguda, o tratamento deverá ser enérgico para garantir sua efetividade.[5]

A dor é reconhecida como uma das principais consequências do trauma e suas repercussões identificadas como potencialmente prejudiciais para o organismo, embora frequentemente pouca atenção tenha sido concedida ao traumatizado no que se refere ao controle álgico. Essa situação assume atualmente proporções desconhecidas em nosso meio, principalmente no setor de emergências.

Avaliação da dor no paciente em UTI e emergência

Muitos pacientes admitidos na UTI e na emergência de diversos hospitais veterinários podem se encontrar em estado grave e merecem atenção maior neste momento; aliviar a dor destes auxilia a não comprometer ainda mais a saúde deles. Segundo Blakinston,[6] o paciente grave é caracterizado por uma crise, que envolve grande incerteza ou risco. Casos de trauma, trombose, distensão de órgãos, imobilidade e alguns procedimentos terapêuticos e diagnósticos podem tornar cães e gatos pacientes graves.[2]

Um estudo realizado por Wiese e Muir[7] teve como objetivo estimar a prevalência e as características da dor em cães e gatos atendidos no serviço de emergência de um hospital-escola veterinário e avaliar a resposta dos pacientes com sintomas de dor ao tratamento analgésico. Foi observado que dentre 317 cães e 112 gatos atendidos, respectivamente, 56% e 54% dos animais apresentavam sinais de dor.[7] Tal prevalência se assemelha à observada em serviços de emergência em hospitais humanos (58%),[8] porém consideravelmente maior que as porcentagens observadas em atendimento em cães de rotina, em animais não internados, cuja prevalência correspondeu a 20% em cães e 14% em gatos.[9] Tais resultados demonstram a importância da terapia analgésica na prática emergencial.

A dor consequente a síndromes dolorosas preexistentes pode se tornar pior em ocasiões de doenças agudas, e a intensidade da dor, de qualquer origem, pode ser mais grave na presença de inflamação intensa sistêmica. Osteoartrite, doença dental e câncer são exemplos de síndromes dolorosas preexistentes que podem se tornar mais intensas na presença de inflamação sistêmica e doenças agudas.[2]

A dor é comum no paciente emergencial ou internado, porém, no caso de um animal fraco e debilitado é improvável que este responda com alteração dramática de comportamento. Alguns pacientes que apresentam manifestações subjetivas de dor são incapazes de se movimentar, levantar, mudar de posição, vocalizar ou demonstrar outros sinais de dor facilmente reconhecíveis. Eles perdem a habilidade e a motivação para o próprio cuidado e podem não se limpar, comer, beber, e pedir para sair para defecar e urinar.[2,7]

A avaliação da dor perante a resposta à terapia, frequentemente, é de difícil interpretação, e em algumas situações é impossível. Em pequenos animais, o monitoramento de sinais vitais em pacientes graves não é de grande auxilio na avaliação da dor. Alguns animais podem aprender a não demonstrar sinais de dor; isto parece estar ligado à dor intensa ou crônica, ou resultar de depressão clínica intensa.[2] Por outro lado é possível encontrar animais extremamente medrosos nos quais a avaliação da dor é complicada, pois qualquer comportamento demonstrado pode estar implicado na demonstração de medo e não de dor propriamente dita, sendo a afirmação contrária também verdadeira; o que finalmente pode culminar na interpretação errônea do comportamento do paciente.

Terapia farmacológica

Os fármacos que estão disponíveis para o tratamento da dor aguda e do estresse em pacientes graves são os opioides, os anti-inflamatórios não esteroides (AINE), os anestésicos locais, os alfa-2 agonistas e os sedativos.[2] Porém os mais empregados são, sem dúvida, os opioides e os AINE.

Opioides

O ópio surgiu para a humanidade como algo inocente e recreacional, em tempo quando tudo era novo e a saúde não dispunha de recursos para detectar os perigos do uso ou abuso das substâncias ingeridas, inaladas ou administradas.[10]

Passado esse período e as guerras que o comércio e o dinheiro naquela época motivaram, surgiu o uso medicinal do ópio e derivados, bastante rudimentar é verdade, mas muito efetivo não somente para a dor, mas também para a tosse e os problemas respiratórios. Claro que devido à falta de controle e ao desconhecimento do potencial de efeitos adversos e à perversidade humana, seu uso foi desvirtuado, criando uma legião de dependentes e milhares de famílias destruídas.[10]

Mas o homem insistiu em bem usá-la, criou legislações, combateu a fabricação, venda e uso ilegais, modificou moléculas e inventou novos fármacos derivados, criando um arsenal considerável de armas para combater a dor e o sofrimento. O mundo progrediu. No século 21 vive-se a era do poder tecnológico absoluto, da globalização, da comunicação fácil, sem fronteiras, está-se 24 h *on-line*, não há segredos.[10]

Mas como explicar o medo e o desconhecimento dos profissionais de saúde em relação ao uso da morfina, por exemplo, ou a inaceitável relação que se faz entre morfina e terminalidade?

É preciso que se aproveite de todas as possibilidades possíveis para desmascarar falsos tabus, de passar aos colegas, aos proprietários e aos cuidadores as verdades farmacológicas, distinguir dependência física e tolerância de vício ou adição, tentar mudar o rumo dos fatos.

Em medicina veterinária os opioides foram por muitos anos subutilizados, principalmente em felinos, pois havia o receio dos efeitos adversos de tais fármacos ou que estes pudessem causar episódios de excitação, prejudicando a pronta recuperação dos animais.[11] Entretanto, atualmente há estudos suficientes com diferentes opioides que recomendam seu uso em gatos.[12]

Os opioides são os fármacos mais importantes para tratar a dor de grau moderado a intenso em humanos e animais de companhia hospitalizados. Embora os agonistas injetáveis como a morfina, a hidromorfona e a fentanila sejam os mais efetivos, outros opioides, incluindo o butorfanol, a metadona e a fentanila em adesivo transdérmico também podem ser empregados em cães e gatos.[2] Vale aqui ressaltar que é cada vez maior o uso de opioides considerados fracos, como a codeína e o tramadol, para analgesia da dor moderada.

O uso apropriado destas medicações requer total entendimento de indicação, metabolismo, efeitos adversos destes fármacos e técnicas de monitoramento.[13]

A resposta de cada paciente varia de acordo com a espécie, o nível de consciência, a presença de doenças concomitantes, a intensidade e a causa da dor.[2,13]

Os opioides agonistas puros podem ser administrados em infusão contínua ou em intervalos regulares, com a possibilidade de aumentar a frequência de administração em pacientes que necessitem de analgesia adicional. Quando o fármaco for administrado pela infusão contínua o animal deve ser avaliado frequentemente e a velocidade de infusão aumentada ou reduzida quando for necessário.[2,13]

Os efeitos adversos dos opioides agonistas em animais hígidos incluem náuseas, vômito e disforia, dificilmente observados em pacientes com dor intensa. Nos pacientes enfermos os efeitos adversos mais importantes incluem depressão respiratória, bradicardia, hipotensão e retenção urinária. Os opioides geralmente não causam diminuição da frequência cardíaca em gatos, exceto indiretamente por acalmarem um paciente agitado.[2,13] Os efeitos adversos dos opioides estão relacionados no Quadro 20.1.

A escolha do opioide apropriado para cada situação depende da intensidade da dor experimentada pelo paciente,[13] por exemplo, no caso de animais com dor intensa recomenda-se o emprego de opioides fortes, como a morfina; já para pacientes com dor moderada será mais benéfico ao paciente o uso de um opioide fraco, como o tramadol.

Quadro 20.1 Efeitos adversos dos opioides.

Sistema	Efeitos
Nervoso central	Sensação de bem-estar, disforia, euforia, sedação, apatia, agitação, hiperalgesia, convulsão
Respiratório	Diminuição de frequência respiratória e volume-corrente
Cardiovascular	Redução da resistência vascular sistêmica, diminuição da pressão arterial e bradicardia
Gastrintestinal	Constipação intestinal, náuseas, vômito, esvaziamento gástrico lento
Geniturinário	Retenção urinária
Ocular	Miose ou midríase
Musculoesquelético	Rigidez muscular e mioclonia
Imunológico	Imunossupressão
Endócrino	Diminuição de cortisol

Segundo Davis *et al.*,[14] a combinação de opioides deve ser evitada, pois ainda são necessários mais experimentos nesta área, pois quando utilizados em combinações o risco de errar a dose destes aumenta, assim como o risco de interação destes fármacos, além de aumentar o custo do tratamento.

Vale ressaltar que é necessário ter sempre disponível um antagonista seletivo, como a naloxona, quando um paciente recebe um agonista puro, para o tratamento de eventuais complicações. Outra alternativa consiste em administrar um agonista-antagonista com a nalbufina na dose de 0,03 mg/kg, por via intravenosa (IV), em *bolus*, a cada 10 min, até alcançar a reversão desejada do efeito.[5] As doses recomendadas dos opioides estão listadas no Quadro 20.2.

Morfina

A morfina é o protótipo dos analgésicos opioides. Quando administrada de maneira preventiva em um animal sem dor, pode causar excitação, mas isto pode ser evitado com o uso de agentes sedativos ou tranquilizantes, como a acepromazina, associados ao opioide. Outros efeitos adversos relatados são a depressão respiratória e a liberação de histamina seguida de hipotensão, quando administrada rapidamente IV.[15]

Quadro 20.2 Doses recomendadas de analgésicos opioides por quilo de peso corpóreo.

Fármaco	Dose (mg/kg) IV	Duração (horas)	Infusão contínua (mg/kg/h)
Buprenorfina	0,01 a 0,02	4 a 6	–
Butorfanol	0,1 a 0,4	1 a 4	–
Codeína	0,5 a 2	6 a 8	–
Fentanila	0,005 a 0,02	0,3 a 0,5	0,01 a 0,06
Meperidina	2 a 6	3 a 4	–
Metadona	0,1 a 0,5	4 a 8	–
Morfina	0,5 a 2	2 a 4	0,1 a 0,15
Tramadol	1 a 5	6 a 8	–

Em muitas ocasiões, principalmente em pacientes emergenciais, é difícil estimar a dosagem requerida; para tal é possível titular a dose da morfina aplicando-se doses pequenas de 0,05 a 0,1 mg/kg de morfina, que devem ser administradas IV a cada 10 min até que se obtenha analgesia completa ou a presença de efeitos adversos. Ao final deste esquema a dose cumulativa é então calculada e será administrada neste paciente em um intervalo de 4 h. Vale ressaltar que o paciente deve ser reavaliado antes e depois de cada aplicação.[2] Se doses adicionais forem necessárias em gatos, poderão ser administradas até o desenvolvimento da midríase.[2]

Meperidina

A meperidina é aproximadamente 10 vezes menos potente que a morfina quando administrada por via parenteral.[16]

A meperidina pode causar taquicardia, redução da contratilidade miocárdica e diminui o débito cardíaco em 20%. Deprime mais o volume-corrente que a frequência respiratória. Causa midríase em cães, enquanto outros opioides causam miose. O metabólito normeperidina tem metade do efeito analgésico, mas diminui o limiar para convulsão, efeito duas vezes maior que o da meperidina, e induz excitabilidade do sistema nervoso central (SNC), com tremor, mioclonia e convulsão.[16]

Na prática, a meperidina não deve ser empregada para o tratamento da dor aguda e muito menos da dor crônica, pois causa dependência física e química, sem mencionar que o desenvolvimento de tolerância é muito rápido.[16]

Em veterinária este opioide tem grande emprego como medicação pré-anestésica já que, apesar da fraca ação analgésica, causa boa sedação tanto em cães como em gatos.

Codeína

A codeína é um opioide fraco, derivada da morfina e formulada pela substituição do grupo metil no carbono 3 da molécula. Essa substituição reduz o efeito da primeira passagem no metabolismo hepático, resultando em boa eficácia após administração oral. Sua biodisponibilidade é de 40 a 60%.[16]

A codeína é metabolizada no fígado e pela desmetilação forma norcodeína e morfina. Aproximadamente 10% da codeína são transformados em morfina, que é responsável pela ação analgésica. A potência analgésica da codeína é cerca de 1/10 da morfina.[16] Sua aplicação IV pode ser acompanhada pela liberação de histamina.[16]

A codeína é amplamente utilizada para deprimir o centro da tosse. Infelizmente a codeína tem a mesma ação constipante da morfina. Pode ser empregada na dose de 0,5 a 2 mg/kg IV, intramuscular (IM), subcutânea (SC) ou oral (VO).

Tramadol

O tramadol é estruturalmente relacionado com a codeína e a morfina e consiste em dois enantiômetros que contribuem para o efeito analgésico. Este fármaco promove inibição da recaptação de norepinefrina e serotonina na sinapse medular, com efeito inibitório na transmissão medular, e é agonista μ.[16]

O tramadol é um derivado 1-(m-metioxifenil)-2-(dimetil aminometil)-ciclo-hexano-1-ol (tramadol), classificado como analgésico morfínico e utilizado desde 1977 na Europa. Eleva o limiar da dor em animais de experimentação e em seres humanos. Apresenta atividade béquica (antitussígena) equivalente a 50% da atividade da codeína. Não apresenta efeito antitérmico. Reduz os níveis de β-endorfina circulante em condições de dor pós-operatória.[17]

O tramadol tem sua ação agonista em receptores opiáceos considerada 10 vezes menor que a ação da codeína, 1.000 quando comparado com a metadona e 6.000 em relação à da morfina.[18] A combinação opioide e não opioide em seu mecanismo de ação resulta em sinergismo que potencializa seu efeito analgésico.[19]

A dose empregada do tramadol é de 1 a 5 mg/kg IV, IM, SC e VO.

Metadona

O hidrocloreto de metadona é um opioide sintético potente e antagonista não competitivo de receptores N-metil-D-aspartato (NMDA). É uma alternativa para a morfina e está sendo usado em medicina com maior frequência, particularmente para a dor resistente a outros opioides.[16] Além das ações mencionadas, observações clínicas sugerem também atividade inibidora na recaptação monoaminérgica de serotonina e norepinefrina.

Apresenta grande afinidade e eficácia com os receptores opioides, tendo potência analgésica de 8 a 10 vezes maior que a da morfina. Sua duração de ação prolongada é decorrente da ligação proteica com liberação lenta e da pequena capacidade do fígado de metabolizá-la.[16]

A metadona pode ser uma alternativa quando efeitos adversos de outro opioide limitam o aumento da dosagem, além do seu baixo custo em relação a outros opiáceos.[16]

Em veterinária estudos recentes foram realizados com o emprego da metadona com medicação pré-anestésica, porém ainda se fazem necessários novos estudos com o emprego deste fármaco na analgesia em pequenos animais. Em felinos ainda não há indícios de uso deste fármaco.

A dose empregada atualmente é de 0,1 a 0,5 mg/kg; este fármaco também pode sofrer titulação: pode-se aplicar 0,1 mg/kg, aumentando de 0,05 mg/kg a cada 10 min até analgesia eficaz ou aparecimento de efeitos adversos, dentre os quais podemos citar a bradicardia.

Fentanila

A fentanila pertence ao grupo das fenilpiperidinas e é 75 a 100 vezes mais potente que a morfina. É altamente lipofílica e passa rapidamente para o SNC, com início de ação rápido e curta duração quando comparada à morfina. Este fármaco tem pouca ação hipnótica e sedativa. Devido à curta duração de ação e à rápida depuração, é útil para infusão venosa, e não há vantagem em seu emprego IM. Além disso, não provoca liberação de histamina e está associada a pouca alteração hemodinâmica, mas causa bradicardia e pode provocar rigidez torácica.[16]

A fentanila pode ser usada por vias venosa, peridural, subaracnóidea, intra-articular, transdérmica e transmucosa. Por via intravenosa, é empregada principalmente por infusão contínua, na dose de 1 a 6 μg/kg/h. Infelizmente a fentanila para absorção transmucosa, utilizada em pacientes humanos com dor oncológica, ainda não está disponível para uso veterinário. O início de ação, o pico e a duração são semelhantes aos da dose venosa.[16]

Fentanila em adesivo transdérmico

Os adesivos transdérmicos de fentanila são dispositivos que liberam o fármaco lentamente e são utilizados para o alívio da dor em pacientes humanos com câncer, mas também estão sendo empregados para o tratamento da dor aguda e crônica em cães e gatos.[12] A quantidade de fentanila liberada do adesivo é proporcional à área da superfície, com 25 μg/h liberados de 10 cm^2.[16]

O mecanismo baseia-se no uso de um adesivo aplicado à pele, o qual distribui o fármaco através da superfície cutânea para a circulação. Normalmente os gatos aceitam sem restrições este método de analgesia, principalmente aqueles que não toleram a administração de fármacos pela via oral ou que necessitam de analgésicos por um período prolongado. Os adesivos de fentanila são bem indicados para pacientes geriátricos, pois não levam a sedação e não é observada depressão respiratória significativa.[20,21] O adesivo de 25 μg/h, dobrado ao meio, necessita de 6 a 12 h para alcançar níveis plasmáticos terapêuticos que permanecem em estado de equilíbrio por cerca de 5 dias na maioria dos felinos.[22] Os níveis plasmáticos terapêuticos em caninos são alcançados em 24 h, com duração de 72 h.[5] Este intervalo de tempo para início da ação ocorre porque o opioide necessita saturar o depósito cutâneo antes de ser absorvido para a circulação sistêmica;[16] as doses especificadas estão apresentadas no Quadro 20.3. Desse modo, outro fármaco deve ser utilizado até que o efeito analgésico da fentanila tenha início.[15] Recentemente, foram incorporados adesivos de 12,5 μg/h que podem ser empregados em pacientes com menos de 5 kg de peso corpóreo.

É importante que o manipulador use luvas para evitar o contato com a superfície do adesivo durante sua colocação. Deve-se depilar a região sobre a qual se aplicará o adesivo, evitando a erosão da pele que terá contato com o dispositivo, já que pode haver alteração na absorção do princípio ativo. Os lugares mais utilizados para a colocação são a parede torácica e a região cervical dorsal. Em felinos também se pode utilizar a região axilar.[5,15] Vale lembrar que o calor aumenta a absorção da fentanila, assim com a hipotensão e a hipotermia a diminuem. Após a remoção do adesivo, a redução de 50% da concentração da corrente sanguínea ocorre em 17 h.[16]

Buprenorfina

A buprenorfina é um opioide semissintético derivado da tebaína, altamente lipofílica, antagonista parcial κ e agonista parcial μ. Também apresenta efeito teto para o tratamento da dor leve a moderada, e duração de ação longa.[2,16] Sua biodisponibilidade é maior que 90% por via sublingual, mas diminui para 50 a 60% quando é deglutida.[16]

Devido a sua absorção pela mucosa oral de gatos, associado ao fato de sua apresentação ser insípida, facilitando muito o tratamento pelo proprietário, este fármaco é considerado boa opção no que tange ao tratamento da dor em felinos, apesar de sua analgesia fraca quando comparado aos demais opiáceos.[12] Entretanto a buprenorfina não se encontra mais disponível no mercado brasileiro.

Quadro 20.3 Doses recomendadas de fentanila em adesivo transdérmico por quilo de peso corpóreo.

Caninos		Felinos	
Peso (kg)	**Dose (μg/h)**	**Peso (kg)**	**Dose (μg/h)**
0 a 5	12	0 a 5	12
5 a 10	25	5 a 10	25
10 a 20	50	–	–
20 a 30	75	–	–
Mais de 30	100	–	–

Butorfanol

O tartarato de butorfanol é um analgésico de ação central com ambas as propriedades, agonista e antagonista, com afinidade para ambos os receptores, μ e κ, sendo antagonista no primeiro e agonista no segundo. Além de sua ação analgésica, é um poderoso supressor da tosse.[23]

Em pequenos animais, o butorfanol frequentemente é empregado como parte de um esquena pré-anestésico, com ou sem tranquilizante, e para controlar a dor de intesidade leve a moderada. A dose usual varia de 0,1 a 0,4 mg/kg e pode ser administrada SC, IM e IV. A analgesia conferida por esta medicação tem duração de ação maior no gato que no cão.[23]

Anti-inflamatórios não esteroides

Os analgésicos anti-inflamatórios não esteroides (AINE) são o grupo de fármacos indicados para o tratamento da dor de intensidade de leve a moderada. Apresentam atividade analgésica, antipirética e anti-inflamatória, podendo ser associados aos opioides e aos fármacos adjuvantes.[24]

Os AINE são agentes não narcóticos que inibem as enzimas que participam do metabolismo do ácido araquidônico e da formação de eicosanoides, como os prostanoides (prostaglandinas, prostaciclina, tromboxano) e os leucotrienos. As prostaglandinas, particularmente PGE_2 e PGI_2, têm um papel na produção de estímulos nocivos na periferia, sensibilizando os receptores e as terminações neuronais aferentes à ação de bradicinina, histamina e outros compostos liberados durante o processo inflamatório. As prostaglandinas, graças a sua ação sobre o SNC, também facilitam a transmissão de estímulos nocivos que são transmitidos para a medula espinal e, posteriormente, para centros superiores. Isto ocorre particularmente durante a dor pós-operatória grave e na dor crônica. Assim, os medicamentos que inibem a produção de prostaglandinas, inibindo a ciclo-oxigenase (COX), produzem efeitos analgésicos por meio de ações centrais e periféricas.[25] Os locais de ação dos anti-inflamatórios estão demonstrados na Figura 20.1.

Para a obtenção de melhores resultados, com mínima incidência de efeitos adversos, alguns cuidados devem ser observados quando se pretende administrar um AINE. A dose deve ser calculada adequadamente para a espécie animal em que será utilizado, respeitar o intervalo de administração, fazer uso de medicação testada e aprovada para administração em animais. O grande receio com relação à administração de AINE por veterinários são seus efeitos adversos, sobretudo os gastrintestinais. Porém, se houver escolha e prescrição adequada da medicação, os animais dificilmente apresentarão esses efeitos.[26]

O uso indiscriminado dos AINE está associado a alta incidência de efeitos adversos gastrintestinais, sendo náuseas, vômito, dor abdominal e diarreia os mais comuns. Menos comuns, porém clinicamente mais significativos, são as úlceras gástricas e o sangramento do trato digestório. Há necessidade de estudos que comparem os diferentes AINE para avaliar a eficácia e os efeitos adversos nas doses utilizadas,[27] principalmente em pacientes idosos e que necessitem da manutenção destes por período de tempo mais prolongado.

O uso de AINE é contraindicado para pacientes nefropatas, hepatopatas, trombocitopênicos, hipertensos arteriais, doentes com insuficiência cardíaca congestiva, desidratados, hipotensos e que estejam sendo medicados com fármacos que possam causar nefrotoxicidade e disfunção plaquetária. Cumpre

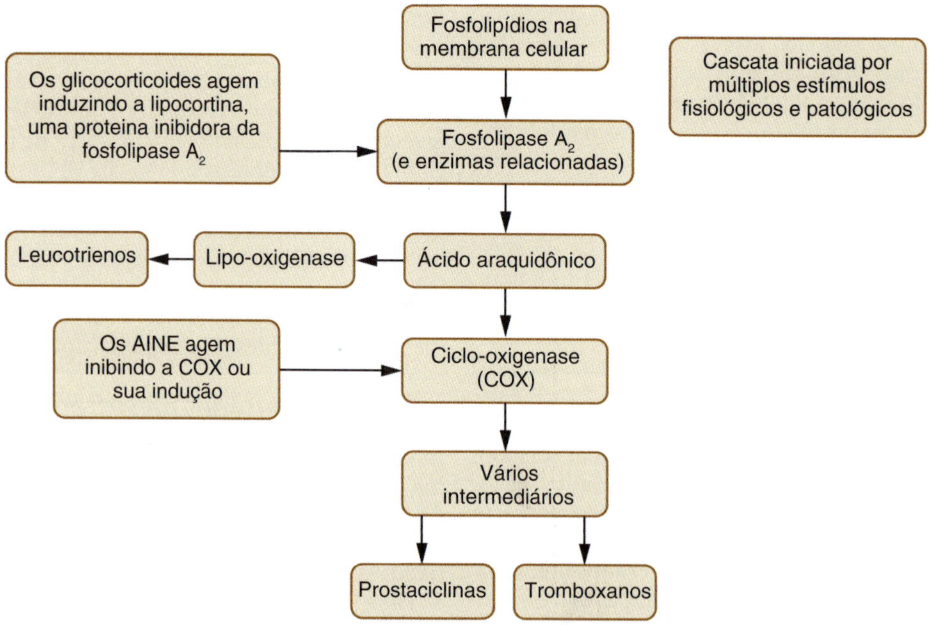

Figura 20.1 Ácido araquidônico e seus metabólitos.

salientar que o risco de toxicidade aumenta com a idade, tendo-se observado que os eventos adversos devido ao uso de AINE resultam em aumento da mortalidade em pacientes.[28]

O uso de AINE reduz o requerimento de opioides após procedimento cirúrgico ou lesão em humanos em torno de 30%, e quando associados aos opioides, promovem excelente analgesia multimodal.[2,13]

Vantagens para o uso desta classe de fármacos em pacientes graves incluem propriedades anti-inflamatórias e antipiréticas e a possibilidade de manter pacientes com administração oral depois da saída da UTI.[2]

A disponibilidade do carprofeno e do meloxicam em preparações injetáveis torna-os de grande utilidade para o emprego em pacientes emergenciais ou hospitalizados.

Pacientes com hipovolemia ou hipoperfusão e aqueles com comprometimento renal preexistente são os mais suscetíveis à insuficiência renal aguda induzida pelos AINE.[13] Em pacientes anêmicos, desidratados, cardiopatas, com coagulopatias, doenças renais, hepáticas ou problemas gastrintestinais o uso de AINE é proibitivo. Portanto, recomenda-se avaliação mais acurada do paciente emergencial anteriormente à aplicação de um AINE. Em um primeiro momento, visando à segurança do paciente, recomenda-se o uso destes fármacos em animais jovens, hidratados, normotensos, sem problemas gastrintestinais e na ausência de perda sanguínea.[29]

Como outros grupos, os AINE, também têm margem de segurança muito estreita em relação ao seu emprego em felinos. O potencial de toxicidade destes fármacos nos gatos está relacionado com a habilidade limitada dos felinos de metabolização ligada à glicuronidase exógena resultando em duração prolongada com potencial de acúmulo do fármaco (Robertson, 2005). O emprego de carprofeno, meloxicam e cetoprofeno é bem documentado em gatos. As doses recomendadas dos AINE de uso em pacientes emergenciais e hospitalizados estão listadas no Quadro 20.4.

Meloxicam

O meloxicam é um derivado oxicam, é um potente inibidor da síntese de prostaglandinas, sendo desta maneira anti-inflamatório, analgésico e antipirético. O meloxicam tem ação preferencial na inibição da COX-2 e tem pouca ação inibitória da COX-1;[30,31] portanto, é seguro para uso em cães e gatos quando comparados aos AINE de ação em COX-1 e COX-2, uma vez que a possibilidade de promover efeitos adversos é bem menor. A administração pré-operatória de meloxicam é aprovada na Europa e no Canadá para o controle da dor pós-operatória e também está aprovado seu emprego para o tratamento da dor aguda e crônica em cães.[32,33]

Carprofeno

O mecanismo de ação do carprofeno parece envolver especificidade maior da COX-2. As ações fisiológicas ou protetoras das prostaglandinas parecem ficar muito pouco inibidas sem perda da eficácia anti-inflamatória. Outros mecanismos propostos para o carprofeno incluem inibição da fosfolipase e prejuízo da liberação do ácido araquidônico.[34]

O carprofeno é amplamente utilizado para o controle da dor nas doenças degenerativas articulares, displasia coxofemoral e no controle da dor aguda pós-operatória em cães.[29,34,35] Este geralmente é considerado bem tolerado em cães.[36] A dose indicada para uso em cães é 2,2 mg/kg a cada 12 h VO.[29,37]

Em relação aos felinos, a meia-vida do carprofeno é de aproximadamente 20 h, duas vezes maior se comparada à dos cães, sendo empregado em alguns países na dose de 2 mg/kg a cada 24 h (Robertson, 2005).

Dipirona

A dipirona não apresenta efeito anti-inflamatório clínico, mas é classificada como tal; suas propriedades anti-inflamatórias foram identificadas apenas em alguns modelos farmacológicos; porém o mecanismo de ação da dipirona permanece controverso.[16]

Quadro 20.4 Doses recomendadas de analgésicos AINE por kg de peso corpóreo.

Fármaco	Dose (mg/kg) IV	Duração (h)
Dipirona	25 a 30	6 a 8
Carprofeno	2,2 a 4,4	12 a 24
Meloxicam	0,1 a 0,3	24

A dipirona tem alta eficácia analgésica, baixo custo, amplas disponibilidade e margem de segurança, sobretudo nos pacientes hepatopatas, nefropatas e cardiopatas. O seu perfil seguro e eficaz tem sido consagrado há décadas na medicina brasileira, sendo amplamente utilizado com agente principal ou coadjuvante no tratamento das dores tanto agudas como crônicas.[16]

Tem potente ação analgésica, é muito utilizada para o tratamento da dor aguda e amplamente empregada em muitos países, como, por exemplo, na Espanha, para o tratamento da dor oncológica no homem.[38] No Canadá e na Europa a dipirona é liberada para uso em cães e gatos.[35] Rodriguez *et al.*[38] demonstraram que a dipirona na dose de 2 g a cada 8 h exerce a mesma eficácia analgésica comparada a 10 mg de morfina a cada 4 h no homem com câncer. No Brasil, a dipirona é muito utilizada no tratamento da dor aguda pós-operatória e como auxiliar na terapia analgésica em pacientes com câncer.[39] Uma das grandes vantagens desse agente é o fato de causar pouquíssimos efeitos colaterais renais ou gastrintestinais. É indicada para o tratamento da dor leve e como antipirético.[40] A dose preconizada para cães é de 25 mg/kg a cada 6 a 8 h VO, IM ou IV; a mesma dose é empregada em gatos, porém a intervalos 12 a 24 h.[11,29]

▪ Anti-inflamatórios preferenciais para COX-2

A epopeia dos anti-inflamatórios teve início quando a hipótese de Sir John Vane, em 1971, para explicar o mecanismo de ação dos agentes anti-inflamatórios não esteroides (AINE) tradicionais, em que esse grupo de fármacos inibiria a ação da ciclo-oxigenase (COX) e impediria a formação de prostaglandinas (PG) a partir do ácido araquidônico, foi completamente confirmada e levou o pesquisador inglês a ganhar o prêmio Nobel. Durante aproximadamente 20 anos, essa área do conhecimento médico esteve intocada, mas no final dos anos 1980 e começo dos anos 1990 apareceram algumas evidências da existência de uma segunda forma de COX.[41]

Nos laboratórios do Prof. Needleman, da Monsato, surgiu a hipótese da existência de uma segunda forma de COX, que passou a ser exaustivamente procurada por alguns poucos laboratórios que trabalhavam na área de bioquímica de PG. Entretanto, com certo grau de ironia, a clonagem da COX-2 humana ocorreu em outro laboratório, trabalhando em uma área de pesquisa completamente diferente, a expressão de oncogenes induzida por temperaturas acima de 38°C.[41]

Hoje, portanto sabemos da existência de duas formas de COX, a primeira (COX-1) é uma enzima constitutiva, presente universalmente em todos os tecidos e responsável pela síntese de PG em condições basais e fisiológicas, cuja expressão tecidual varia muito pouco frente a estímulos celulares (2 a 4 vezes no máximo). A segunda forma (COX-2) ainda tem discutida a sua presença em todos os tecidos, é indutível quando estimuladas por citocinas, fatores de crescimento ou hormônios e sua expressão tecidual é muito variável, dependendo da intensidade do estímulo (10 a 80 vezes).[41,42]

Dessa maneira, surgiu, a partir de 1991, um novo alvo terapêutico mais racional, a COX-2. Inibindo apenas a COX-2, teríamos um efeito analgésico e anti-inflamatório potente, sem os efeitos colaterais dos AINE tradicionais. Assim, manter-se-iam a função basal da COX-1 e seus efeitos constitutivos (proteção da mucosa esofágica, gástrica e duodenal, proteção renal e da função plaquetária).[41,42]

As estruturas enzimáticas COX-1 e COX-2 têm homologia considerável, mas em função do número significativo de diferentes aminoácidos.[27] Atualmente muitos laboratórios estão empenhados em estudar os mais diversos fármacos com a finalidade de encontrar o anti-inflamatório seletivo para a COX-2 mais próximo do ideal.

Recentemente discutiram-se à exaustão os efeitos adversos desta nova geração de anti-inflamatórios, como por exemplo, o risco potencial de eventos adversos cardiovasculares com os inibidores preferenciais da COX-2, que ainda é controverso.

Os efeitos adversos descritos até o momento incluem efeitos gastrintestinais, porém de menor significância clínica, entretanto sabe-se que os coxibes, em pessoas, levam a risco de agravamento da hipertensão, insuficiência renal e insuficiência cardíaca congestiva.[27]

Infelizmente a medicina veterinária ainda está iniciando os seus estudos no que tange a esta classificação de uso de anti-inflamatórios inibidores preferenciais para a COX-2; deve-se lembrar que, devido a COX-1 e a COX-2 serem espécie-específicas, quase inexistem fármacos desta classe que obtenham os mesmo efeitos terapêuticos na espécie humana quando comparada com as espécies canina e felina.[42]

Em medicina veterinária, o meloxicam, o carprofeno, o deracoxibe e o firocoxibe são representantes de anti-inflamatórios preferenciais para COX-2, porém os únicos que podem ser classificados como coxibes são deracoxibe e o firocoxibe; já o liclofenol e a tepoxalina apresentam característica diferente de serem inibidores da tanto ciclo-oxigenase como da lipo-oxigenase.

Todavia, nenhum destes fármacos apresenta formulação injetável, o que inviabiliza o seu emprego em animais internados ou na emergência.

▪ Anti-inflamatórios esteroides

Os corticosteroides, dentre eles a dexametasona e a prednisona, são utilizados no tratamento da dor associada a lesões traumáticas, inflamatórias e neoplásicas do sistema nervoso periférico (SNP), do SNC, e da dor associada a doenças inflamatórias e neoplásicas sistêmicas com presença de metástase óssea.[17] Promovem estabilização da membrana neural, exercem ação anti-inflamatória, reduzem os níveis dos mediadores que ativam e sensibilizam os nociceptores, reduzem a atividade ectópica em locais de lesão neural, reduzem o edema, causam euforia e bem-estar e estimulam o apetite.[17,39] O agente mais empregado é a dexametasona.[39]

Cetamina

A cetamina é capaz de produzir um estado singular de analgesia e anestesia; as substâncias da classe das fenciclidinas, à qual a cetamina pertence, parecem produzir um estado de dissociação sensorial no qual o paciente está retirado de seu ambiente. A cetamina é o único destes compostos que apresenta utilidade clinica comprovada, sendo empregada há anos.[16]

Pode-se afirmar que a cetamina é uma das poucas substâncias disponíveis capazes de antagonizar os receptores NMDA; por tal motivo o interesse por este fármaco na medicina tem aumentado expressivamente. Há experimentos que indicam que a cetamina pode conferir proteção cerebral e miocárdica, ter ação no ciclo anti-inflamatório, promover analgesia por mecanismos centrais ou periféricos, interferindo inclusive na ação de outras substâncias, como na hiperalgesia e na tolerância decorrente do uso prolongado de opioides.[16]

Atualmente a cetamina está sendo empregada para o tratamento da dor neuropática, tanto em adultos como em crianças. Outro uso deste fármaco é em pacientes cuja dose de opioides encontra-se muito elevada, devido à tolerância desenvolvida pelo uso prolongado ou pela sensibilização central.

Analgesia epidural

Outro meio de promover analgesia com a utilização de opioides e com menos risco de ocorrerem alterações comportamentais é mediante a administração destes pela via epidural. Em cães e gatos, a administração de opioides por esta via parece resultar em analgesia tão ou mais efetiva que a IV.[2]

A utilização desta via tem muitas vantagens que permitem seu emprego no tratamento da dor aguda e crônica, abrangendo seu uso nos procedimentos cirúrgicos, tanto no pré quanto no trans e pós-operatório. Outra vantagem também muito desejada relaciona-se com a duração do tempo de ação do fármaco utilizado, com efeitos sedativos brandos quando se compara com a administração sistêmica dos mesmos agentes.[43-45] No caso da morfina, por exemplo, quando administrada IM sua ação é de 4 h; na administração epidural esta ação é de aproximadamente 24 h, sendo empregada na dose de 0,07 a 0,1 mg/kg.[26]

O uso desta via vem sendo extensivamente adotado na espécie humana, tanto para procedimentos cirúrgicos como para o controle de processos álgicos pós-operatórios ou pós-trauma, e trabalhos reforçam que esta técnica é apropriada para uso em cães e gatos.[46]

A administração contínua de opioides e outros fármacos por cateter epidural pode ser uma ótima alternativa para a administração intravenosa, quando for necessário um tratamento analgésico intenso por vários dias.[2]

Analgesia vinculada ao diagnóstico

Analgesia nas afecções neurológicas

Significativa depressão do SNC pode estar presente em animais admitidos na emergência ou UTI. Estes animais podem ser vítimas de traumas ou doenças relacionadas com o próprio SNC. Nestes casos é possível observar depressão respiratória associada resultando em aumento da $PaCO_2$ e, consequentemente, em aumento da pressão no líquido cefalorraquidiano, podendo, eventualmente, causar herniação cerebral se isto não for corrigido. Se a analgesia for necessária, recomenda-se o uso de opioides em baixa dose, com a finalidade de não promover nem piorar a depressão respiratória. Os analgésicos mais citados com esta finalidade são o tramadol (2 a 4 mg/kg), a meperidina (3 a 5 mg/kg) e o butorfanol (0,1 a 0,4 mg/kg), lembrado que a meperidina e o butorfanol causam sedação importante e dificultam a avaliação neurológica. Outra possibilidade é a infusão contínua de fentanila em animais que experimentam dor intensa, já que este fármaco apresenta a possibilidade de se titular a dose da infusão e tem ação curta de 20 min, o que permite, em caso de depressão respiratória associada ao seu emprego, sua interrupção com rápida melhora. Permite também a interrupção periódica para reavaliação neurológica fidedigna do paciente.[47]

Analgesia nas afecções respiratórias

A depressão respiratória é um dos sintomas mais comuns em pacientes admitidos na emergência; isto pode estar relacionado com a própria enfermidade ou trauma, porém muitas vezes é decorrente de excitação, pânico e ansiedade comum nestas situações.[47]

As doenças respiratórias que necessitam de internação ou atendimento emergencial incluem doenças das vias respiratórias superiores que resultem na incapacidade de ventilar e doenças primárias do pulmão em associação à incapacidade de oxigenar. Além dessas, em muitos animais com traumas torácicos, como ruptura diafragmática, existe a dificuldade de ventilar e oxigenar. Nestes a manipulação deve ser feita com o mínimo de estresse ou excitação.[48]

Nos casos de obstrução das vias respiratórias superiores o uso de opioides é totalmente contraindicado devido à depressão respiratória promovida por estes fármacos, que podem intensificar a hipercapnia presente nestas afecções.[48]

Em diversas doenças, ou mesmo em virtude do trauma, é comum a necessidade de oxigenoterapia e a colocação de cânula nasal para esta função é uma possibilidade rápida e eficaz. Muitos veterinários acabam abortando esta tentativa devido à intolerância dos animais à colocação da cânula; porém uma alternativa é a generosa instilação de anestésicos locais oftálmicos no meato nasal, causando perda da sensibilidade local, permitindo a realização do procedimento.[47]

No caso de doenças pulmonares em que houver a necessidade de sedação associada à analgesia, recomenda-se o uso de opioides em baixa dose, podendo-se citar o tramadol, a morfina (0,2 a 0,5 mg/kg), a meperidina e o butorfanol.

Na ocasião de fraturas de ossos da costela recomenda-se o uso de AINE, guardando as devidas contraindicações já citadas; no entanto, se houver contusão pulmonar o anti-inflamatório de eleição é o esteroide. A anestesia ou analgesia local deve ser considerada como analgesia suplementar, principalmente em animais com dor intensa, podendo-se lançar mão de bloqueios de nervos intercostais.

Analgesia nas afecções cardiovasculares

Uns dos pacientes de mais alto risco de óbito dentro da UTI é o paciente cardiopata, e o veterinário deve atentar que a ansiedade e a dor são fatores que pioram o prognóstico destes animais, pois eles apresentam um distúrbio que não permite que respondam de maneira adequada às mudanças hemodinâmicas resultantes dessa situação.

Com o intuito de diminuir a ansiedade e a dor que estes animais possam estar sofrendo indica-se o emprego da morfina, que além de reduzir a ansiedade, apresenta propriedades venodilatadoras; a dose preconizada varia em torno de 0,1 a 0,3 mg/kg IM ou lentamente IV e, se necessário para obtenção do efeito desejado, pode ser reaplicada até 4 vezes/dia, mas deve-se atentar ao risco de depressão respiratória. Outro opioide que pode ser utilizado para diminuição da ansiedade é o butorfanol que apresenta ótimo potencial sedativo; vale relembrar, porém, que a analgesia conferida por este fármaco é fraca em relação à conferida pela morfina. A dose preconizada é de 0,1 a 0,3 mg/kg IM ou IV.

Analgesia nas afecções ortopédicas

Entre as afecções ortopédicas mais comumente presentes nas salas de emergência e terapia intensiva podem-se citar os traumas com fraturas, politraumatizados e as discopatias. Em todos os casos a manipulação com mínima movimentação da região afetada e repouso absoluto do paciente, bem como a imobilização do membro afetado, são cuidados cruciais que diminuem sensivelmente a dor experimentada pelo animal.

Na atualidade é consenso que animais com afecções ortopédicas têm analgesia pronunciada com o emprego de AINE; porém, em alguns casos, como nos politraumatizados e nas discopatias, é necessário completar a analgesia com fármacos opioides. Outra possibilidade é o uso de analgésicos adjuvantes, pouco empregados em medicina intensiva, entretanto são de grande valia para pacientes com discopatias.

Em animais com dor decorrente de discopatias existe a possibilidade de se proceder à internação para controle da dor. Muitos protocolos podem ser empregados nestes pacientes. Recomenda-se, entretanto, a analgesia mutimodal, em que há associação de uma gama de fármacos para a obtenção da analgesia almejada.

Em animais com dor intensa a excruciante pode se fazer uso de AINE ou AIE, dependendo da afecção, associados à dipirona e ao tramadol; outros opioides também podem ser empregados, como a morfina e a metadona, porém o adesivo transdérmico de fentanila é uma boa opção. Em alguns casos de pacientes portadores de discopatia cervical a infusão contínua de fentanila ou morfina é opção para retirar o animal da crise álgica.

O adesivo transdérmico de fentanila é indicado principalmente em pacientes cuja analgesia não foi considerada satisfatória com o emprego do tramadol e há intuito de alta hospitalar, já que esta se torna inviável com o emprego de morfina, metadona ou infusão contínua de opioides, cujo uso oral não é possível. Vale lembrar que o paciente deve permanecer hospitalizado até que o controle da dor seja efetivo e a fentanila tenha alcançado níveis plasmáticos adequados.

Pacientes com discopatia são grandes candidatos a apresentar dor neuropática ou sensibilização central devido à presença da dor por tempo prolongado; por este motivo o uso de cetamina em doses menores que as empregadas em geral na anestesia dissociativa de pequenos animais confere benefício substancial a estes pacientes. Pode-se administrar 0,05 a 0,5 mg/kg de cetamina IM.

Analgesia nas afecções do trato reprodutor

As emergências relacionadas com o trato reprodutor são comuns na clínica médica e cirúrgica de pequenos animais, principalmente em referência ao gênero feminino; dentre as mais comuns podemos citar parto distócico, piometra, torção uterina e prolapso uterino. No gênero masculino estas emergências se referem muito mais às ocasionadas por traumas, como fratura do osso peniano; ou raras, como a torção testicular.

Nestes pacientes a dor é, comumente, de origem visceral, e os analgésicos mais efetivos são os opioides, principalmente se associados à dipirona. Pode-se fazer uso também da associação disponível comercialmente de dipirona e escopolamina.

Nos casos de fêmeas gestantes o emprego de fármacos que atravessem a barreira placentária pode causar depressão dos fetos; o tramadol é um opioide indicado para estas situações, já que este fármaco, além de não alcançar a circulação sanguínea fetal, também promove boa analgesia visceral nas parturientes.

Na maioria das vezes estas afecções têm tratamento cirúrgico, portanto pode-se utilizar o fármaco analgésico como medicação pré-anestésica.

Analgesia nas afecções do trato urinário

O termo urolitíase refere-se à existência de cálculos urinários ou urólitos, podendo ocorrer nos rins, ureteres, bexiga ou uretra. Porém, apenas 5 a 10% dos urólitos caninos são encontrados nos rins e ureteres. Nos gatos, é menos comum ainda encontrar cálculos nesses locais. Com base nestas informações pode-se concluir que é incomum a emergência ou a internação destes pacientes com o intuito de controle da dor decorrente da presença de urólitos nos locais citados, que nas pessoas causam grande flagelo; contudo, a presença de urólitos na uretra causa obstrução com maior frequência que cálculos em outras regiões.

O tratamento nesses casos é sem dúvida cirúrgico, porém a analgesia é mandatória até que se possa realizar o procedimento; deve-se ter em mente que a origem da dor é visceral, com comprometimento de um ou mais órgãos. Há dor por distensão da uretra, bexiga urinária, distensão da pelve renal e, em casos de maior gravidade, hidronefrose. Recomenda-se o emprego de opioides fortes, como morfina, metadona ou fentanila. O tramadol também pode ser utilizado nos casos iniciais.

A dipirona associada à escopolamina é potente auxiliar no alívio da dor, pois colabora com o relaxamento da musculatura lisa dos órgãos citados.

Analgesia nas afecções gastrintestinais

As afecções intestinais encontradas no âmbito hospitalar são as mais variadas possíveis. Dentre elas podemos citar gastrenterites, presença de corpo estranho obstrutivo ou não, intussuscepção, síndrome da dilatação volvulogástrica, prolapso retal, entre outros. Em quaisquer destes pacientes a dor é de cunho visceral, porém vale lembrar que muitos dos opiáceos indicados podem induzir ou piorar a náusea e o vômito, o que pode prejudicar o paciente em vez de trazer benefícios.

Recomenda-se o emprego de fármacos como morfina, em baixa dose, tramadol ou metadona, associados ou não a dipirona. Nestes casos a escopolamina pode ser empregada se o intuito for diminuir o peristaltismo intestinal, como nos casos de obstrução ou na presença de cólicas intestinais por diarreia. A infusão contínua de fentanila pode ser empregada de maneira criteriosa e na possibilidade de manter o paciente sob monitoramento constante.

Os AINE são contraindicados nestes casos, devido aos efeitos adversos destes fármacos que podem complicar substancialmente a enfermidade apresentada.

Uma das afecções que necessitam de internação por um período que pode se estender por dias é a pancreatite. Nesses casos, além de vômitos incoercíveis que impedem o animal de se alimentar, a crise álgica é considerada excruciante e necessita de acompanhamento periódico e rigoroso. Muitos animais necessitam do emprego da farmacologia multimodal com dipirona associada a opioides fortes, como a morfina e a fentanila, em *bolus* ou infusão contínua, ou o adesivo transdérmico de fentanila. É comum observar que nestes pacientes há piora da dor conforme a progressão da doença.

Considerações finais

A integração entre toda a equipe envolvida no caso é de extrema importância para o sucesso da abordagem. O clínico que realiza a avaliação inicial do paciente deve informar ao cirurgião sobre a gravidade do caso. Todas as intercorrências durante o procedimento cirúrgico devem ser informadas pelo cirurgião e pelo anestesista ao clínico ou intensivista. Em uma situação de hipoxia prolongada, por exemplo, certamente ocorrerão danos deciduais que podem acarretar dor. A ocorrência deve ser informada ao cirurgião, ao clínico e ao intensivista pelo anestesista, com o objetivo de adoção de um protocolo de pós-operatório mais adequado para tal situação. A integração de toda a equipe envolvida no caso visa minimizar o risco global a que o paciente está submetido.[49,50]

Referências

1. Factore LAP. Indicadores prognósticos em pacientes graves. Tese (doutorado em medicina – emergências clínicas). Faculdade de Medicina da Universidade de São Paulo, 2000.
2. Hansen BD. Analgesia and sedation in the critically ill. Journal of Veterinary and Critical Care. 2005; 15(4):285-94.
3. Robertson SA. What is pain? Journal of American Veterinary Medical Association. 2002; 221(2):202-5.
4. McMillan FD. A world of hurts – is pain special? Journal of American Veterinary Medical Association. 2003; 223(2):183-90.
5. Otero PE. Manejo da dor aguda de origem traumática e cirúrgica. In: Otero PE. Dor: avaliação e tratamento em pequenos animais. São Caetano: Interbook. 2005, p. 122-41.
6. Blakinston Dicionário Médico. 2ª Ed. Editora Andrei, 1987.
7. Wiese AJ, Muir WW. Characteristics of pain and response to analgesic treatment in dogs and cats examined at veterinary teaching hospital emergency service. Journal of American Veterinary Medical Association. 2005; 226(12):2004-9.
8. Liebelt E, Levick N. Acute pain management, analgesia e anxiolysis in the adult pacient. In: Tintinalli JE, Kelen GD, Stapcxynski JS Emergency Medicine: a comprehensive study guide. 5th ed. New York: McGraw-Hill, 2000, p. 251-80.
9. Muir WW, Woolf CJ. Mechanisms of pain and their therapeutic implications. Journal of American Veterinary Medical Association. 2001; 219(7):1346-56.
10. Rizzo JM. Opiofobia ou simplesmente ignorância? Revista Dor. 2009; 10:91.
11. Fantoni DF, Mastrocinque S. Fisiopatologia e Controle da Dor. In: Fantoni DF, Cortopassi SRG. Anestesia em cães e gatos. São Paulo: Roca, 2002, p. 323-36.
12. Robertson AS, Taylor PM. Pain management em cats – past, present and future. Part 2 – Treatment of pain – clinical pharmacology. Journal of Feline Medicine and Surgery. 2004; 6(5):321-33.
13. Glowaski MM. Analgesia in critical care. The Veterinary Clinics: Small Animal Practice. 2002; 32:1127-44.
14. Davis MP, LeGrand SB, Lagman R. Look before leaping: combined opioids may not be the rave. Support Care Cancer. 2005; 13(10):769-74.
15. Lamont LA. Feline perioperative pain management. Veterinary Clinics of North America: Small Animal Practice, 2002; 32(4):747-63.
16. Sakata RK, Issy AM. Opióides. In: Sakata RM, Issy AM. Fármacos para o tratamento da dor. Barueri: Manole, 2008, p. 45-80.
17. Teixeira MJ. Fisiopatologia da dor. In: Teixeira MJ. Dor: tratamento farmacológico da dor. São Paulo: Editora Maio, 1999. p. 47-77.
18. Miranda HF, Pinarddi G. Antinociception, tolerance, and physical dependence comparissom between morphine and tramadol. Phamacology Biochemistry and Behavior. 1998; 61(4):357-60.
19. Radbruch L, Grond S, Lehmann KA. A Risk-benefit assessment of tramadol in the management of pain. Drug Safety. 1996; 15(1):8-29.
20. Lascelles BDX Farmacologia Clínica de agentes analgésicos. In: Hellebrekers LJ. Dor em animais. São Paulo: Manole, 2002, p. 81-108.
21. Souza HJM, Belchior C. Analgesia pós-operatória. In: Souza HJM. Coletâneas em medicina e cirurgia felina. Rio de Janeiro: L.F. Livros de Veterinária. 2003, p. 1-14.
22. Mathews KA. Manejo da dor em gatos. In: Hellebrekers LJ. Dor em animais. São Paulo: Manole, 2002, p. 121-4.
23. Branson KR, Gross ME. Agonista e antagonistas opióides. In: Adams HR. Farmacologia terapêutica veterinária. 8 ed. Rio de Janeiro: Guanabara Koogan, 2003. p. 224-48.
24. Giublin ML. Tratamento farmacológico. In: Consenso Nacional de Dor Oncológica, 1., 2002, São Paulo. Anais – São Paulo: Editora de Projetos Médicos, 2002. p. 51-65.
25. Lascelles D. Analgesia preoperatória – opiaceos y AINEs. Waltham Focus. 1999; 9(4):2-9.
26. Fantoni DT, Krumemerl Jr. JL, Galego MP. Utilização de analgésicos em pequenos animais. Clínica Veterinária. 2000; 28:23-33.
27. Page C, Curtis M, Sutter M, Walker, Hoffman B. As drogas e o sistema musculoesquelético. In: Page C, Curtis M, Sutter M, Walker, Hoffman B. Farmacologia Integrada. 2 ed. Barueri: Manole, 2004. p. 437-454.
28. Posso IP, Romanack RM, Posso JP. Inibidores da ciclo-oxigenase-2. In.: Auler Jr. JOC. Atualização em anestesiologia I. São Paulo: Atheneu, 1994. p. 47-59.
29. Mathews KA. Nosteroidal anti-inflamatory analgesics – Indications and contraindications for pain management in dogs and cats. Veterinary Clinics of North America: Small Animal Practice, Philadelphia. 2000; 30(4):783-804.
30. Engelhard G, Börgel R, Schnitzer C. Meloxicam: influence on arachidonicacid metabolism. Part I. *In vitro* findings. Biochemestry Pharmacologic. 1996a; 51:21-8.
31. Engelhard G, Börgel R, Schnitzer C. Meloxicam: influence on arachidonicacid metabolism. Part II. *In vitro* findings. Biochemestry Pharmacologic. 1996b; 51:29-38.
32. Brown SA. Renal effects of nonsteroidal anti-inflammatory drugs. In: KIRK, R.W. Current Veterinary Therapy. Philadelphia, Saunders, 1989, p. 1158-61.
33. Deneuch AJ, Dufayet C, Goby L, Fayolle P, Desbois C. Analgesic comparison of meloxicam or ketoprofen for orthopedic surgery in dogs. Veterinary Surgery. 2004; 33:650-60.
34. Boothe DM Drogas analgésicas, antipiréticas e anti-inflamatórias. In: Adams HR. Farmacologia terapêutica veterinária. 8 ed. Rio de Janeiro: Guanabara Koogan, 2003. p. 361-75.
35. Mathews KA. Nonsteroidal anti-inflamatory analgesics in pain management in dogs and cats. Canadian Veterinary Journal. 1995; 37:539-45.
36. Raekallio MR, Hilem-Bilörkman AK, Kejonen J, Salomen H, Sankari SM. Evaluation of adverse effects of long-term orally administered carprofeno in dogs. Journal of American Veterinary Medical Association. 2006; 228(6):876-80.
37. Gaynor JS. Pain Management for the Oncology Patient. In: Withrow SJ, Macewen EG. Small animal clinical oncology, W. B. Saunders Company, 2001. p. 219-32.
38. Rodríguez M, Barutell C, Rull M, Gálvez R; Pallarés J, Vidal F, Aliaga L, Moreno J, Puerta J, Ortiz P. Efficacy and tolerance of oral dipyrone *versus* oral morphine for cancer pain. European Journal of Cancer. 1994; 30(5):584-7.
39. Sakata RK. Tratamento da dor no doente com câncer. In: Teixeira MJ, Figueró JABF. Dor: epidemiologia, fisiopatologia, avaliação, síndromes dolorosas e tratamento. São Paulo: Grupo Editorial Moreira Jr., 2001. p. 201-207.
40. Pimenta CAM, Teixeira MJ, Neves ATA, Pirrota ACA. Dor e seu controle. São Paulo: FURP, 1998. 20 p.
41. Bombardier C, Reicein A. Comparison of upper gastrointestinal toxicity of rofecoxibe and naproxen in pacients with reumathoid arthritis. New England Journal of Medicine. 2000; 343:1520-28.
42. Bergh MS, Budsberg SC. The Coxib NSAIDs: potencial clinical and pharmacologic importance in veterinary medicine. Journal Veterinary Internal Medicine. 2005; 19:633-43.
43. Skarda RT. Local and regional anesthetic and analgesic techniques: dogs. In: Thurmon JC, William JT, Benson GJ. Lumb & Jones Veterinary Anesthesia. Baltimore: Williams & Wilkins, 1996. cap. 16A. p. 426-447.
44. Papich, MG. Principles of analgesic drug therapy. Seminars in Veterinary Medicine and Surgery Small Animal. 1997; 12(2):80-93.
45. Yaksh TL, Provencher JC, Rathun ML, Kohn FR. Pharmacokinetics and efficacy of epidurally delivered sustained-release encapsulated morphine in dogs. Anesthesiology. 1999; 90(5):1402-12.
46. Hendrix PK, Radde MR, Robinson EP, Felice LJ, Randal DA. Epidual administration of bupivacaine, morphine, or their combination for postoperative analgesia in dogs. Journal American of the Veterinary Medical Association. 1996; 209(3):598-607.
47. Dyson DH. Chemical restraint and analgesia for diagnostic and emergency procedures. Veterinary Clinics of North America: Small Animal Practice. 2000; 30(4):885-98.
48. Perkowski SZ. Anesthesia for the emergency small animal patient. Veterinary Clinics of North America: Small Animal Practice. 2001; 30(3):509-30.
49. Eagle KA Guideline update for perioperative cardiovascular evaluation for non-cardiac surgery. Journal American College Cardiology, 2000; 39:542-53.
50. Gordon AJ Guidelines chaos: conflicting recommendations for perioperative cardiac assessment. American Journal of Cardioogy, 2003; 91:1299-303.

21

Avaliação, Tratamento da Dor Crônica e Cuidados Paliativos em Cães e Gatos com Câncer

Karina Velloso Braga Yazbek

▪ Introdução

O avanço da medicina veterinária em relação à prevenção, ao diagnóstico e ao tratamento das doenças proporcionou o aumento da expectativa de vida dos animais de companhia e, consequentemente, elevou a incidência de doenças relacionadas com idade avançada. Atualmente, o câncer tem sido apontado como a principal causa de morbidade e mortalidade em cães e gatos idosos.[1] Além da evolução da medicina veterinária, ocorreu a mudança do perfil do proprietário que hoje considera o animal de estimação como membro da família, questionando e não autorizando a realização da eutanásia na maioria dos casos. A dor é muito frequente nos pacientes oncológicos, sendo na maioria das vezes subestimada e desvalorizada. Um estudo realizado em cães com câncer mostrou que 83% dos animais apresentavam dor de intensidade moderada de acordo com a opinião do proprietário.[2] A dor causa alterações cardiovasculares, neuroendócrinas, imunológicas, respiratórias e gastroentéricas, dentre outras extremamente deletérias, além de proporcionar sofrimento e redução da qualidade de vida (QV) do animal. No Brasil, o tratamento e a prevenção do câncer em cães e gatos ainda estão longe do ideal. Na maioria das vezes, o diagnóstico é tardio e o animal já apresenta metástases, sendo considerado fora da possibilidade de cura na primeira consulta ao veterinário. Nesses casos, a medicina paliativa, visando apenas ao alívio dos principais sintomas, é o mais indicado para manter a QV do paciente. O alívio da dor é essencial antes, durante e após o tratamento oncológico, principalmente quando a doença encontra-se na fase avançada. Na maioria das vezes faz-se necessária a administração contínua de analgésicos e a realização de cuidados paliativos para manter a QV do animal. A avaliação da QV por meio de questionários deve ser realizada durante todo o tratamento.

Atualmente conceitos relacionados com o manejo da dor oncológica e a realização de cuidados paliativos são fundamentais para a manutenção da QV dos animais idosos na rotina do médico-veterinário de pequenos animais.

▪ Classificação da dor oncológica

A dor pode ser classificada em:

- Aguda ou crônica, de acordo com a disposição temporal
- Leve, moderada ou intensa, de acordo com a sua intensidade
- Nociceptiva, quando for resultante da ativação de nociceptores
- Neuropática, quando houver alteração ou lesão do sistema nervoso central e/ou periférico.[3]

Adequadas classificação e avaliação da dor são fundamentais para a escolha dos fármacos mais adequados para o animal. A avaliação da dor associada ao câncer requer a compreensão da fisiopatologia e das características das síndromes típicas desse.

O câncer pode causar dor em qualquer fase da doença, mas a frequência e a intensidade dessa dor tendem a aumentar nos estágios mais avançados. Os pacientes oncológicos podem ter múltiplas causas de dor, podendo ser provocadas pelo próprio tumor, por síndromes paraneoplásicas, em decorrência do tratamento cirúrgico, quimioterápico ou radioterápico ou até mesmo por causas não relacionadas com a doença.[1]

A dor secundária ao câncer pode ser classificada como somática, visceral ou neuropática na sua origem.[1,3] A dor mista é o tipo mais frequente, pois o tumor, dependendo da sua localização, pode infiltrar vários tecidos ao mesmo tempo.

▪ Dor somática

A dor somática pode ser causada pela invasão do tumor nos ossos, músculos e pele.[1,4] A presença do tumor produz e estimula a produção local de mediadores inflamatórios, causando ativação direta dos nociceptores periféricos.[5] Esse tipo de dor é comumente associado a neoplasias e metástases ósseas, fraturas patológicas, período pós-operatório e síndromes pós-rádio e quimioterapia. A dor somática é descrita como contínua, bem localizada e que piora ao movimento.[1,5] Nem toda metástase óssea é dolorosa e a magnitude da dor pode não ser proporcional à imagem radiográfica.[5,6] Os nociceptores aferentes estão em maior número no periósteo, sendo a medula óssea e a porção cortical do osso menos sensíveis à dor, portanto os principais mecanismos que contribuem para a dor óssea incluem a distensão do periósteo pela expansão tumoral, microfraturas locais e liberação local de substâncias algogênicas pela medula óssea.[5] Na doença metastática, a atividade osteoclástica é a principal responsável por esse tipo de dor.[5] O tratamento de eleição para essa dor é a radioterapia, porém os opioides, anti-inflamatórios não esteroides (AINE) e bifosfonados também são frequentemente utilizados, promovendo adequada analgesia. A dor relacionada com o movimento é de difícil tratamento, sendo ainda um grande desafio para a medicina.[5]

▪ Dor visceral

A dor visceral apresenta características clínicas peculiares. Alguns órgãos menos sensíveis à dor, como pulmão, fígado e parênquima renal, só se tornam dolorosos quando há distensão da cápsula ou comprometimento de estruturas adjacentes.[5] Em vísceras ocas, a dor está relacionada com torção, tração, contração, obstrução, isquemia e irritação da mucosa, sendo em geral mal localizada e associada a náuseas e vômitos.[3,4] Em vísceras sólidas, ela ocorre por estiramento, distensão da cápsula e necrose do tumor.[3,5] Estudos recentes mostraram que existem duas classes de nociceptores nas vísceras. A primeira classe é composta pelos receptores de alto limiar, localizados no coração, pulmões, trato gastrintestinal, ureteres e bexiga e a segunda classe é composta pelos receptores de baixo limiar. Ambos os receptores estão envolvidos com a detecção de estímulos mecânicos, como tração e torção, e de qualquer estímulo nocivo. Estudos experimentais também demonstram a presença de nociceptores aferentes silenciosos viscerais, que na presença de inflamação, isquemia, hipoxia ou qualquer lesão tecidual se tornariam sensibilizados.[5] A dor visceral pode ser tratada com opioides, AINE, fármacos adjuvantes, técnicas de bloqueio de plexos viscerais e infusão de fármacos anestésicos e analgésicos via peridural.

Dor neuropática

A lesão do sistema nervoso central ou periférico, causada por infiltração tumoral, compressão direta pelo tumor ou lesão por quimioterapia e radioterapia, pode induzir o aparecimento de dor neuropática, que se caracteriza por hiperatividade patológica de membranas excitáveis, resultando em descargas de potenciais de ação ectópicos.[3,5] As alterações periféricas incluem descargas ectópicas e espontâneas, alteração na expressão dos canais de sódio, recrutamento de nociceptores colaterais e neurônios aferentes primários e sensibilização de nociceptores. Mecanismos centrais incluem sensibilização central, reorganização do corno dorsal e cortical, alterações na modulação descendente inibitória e expansão do campo receptivo.[3] Esse tipo de dor é descrito por humanos como em queimação, lancinante e em formigamento, e se caracteriza pela presença de déficits sensoriais (alodinia e hiperalgesia), motores e autônomos na área comprometida.[5] Nos animais a automutilação e a lambedura excessiva e compulsiva na região comprometida podem ser formas de manifestação de dor neuropática. A eficácia dos opioides no tratamento da dor neuropática é controversa, já que existe a hipótese de que ocorra redução de receptores opioides em nível espinal.[5] A dor neuropática é de difícil tratamento, pouco responsiva a AINE e opioides, necessitando de outros fármacos como antidepressivos tricíclicos e anticonvulsivantes para o adequado controle. Os corticosteroides também podem ser indicados na dor neuropática causada por compressão tumoral.

Alterações deletérias causadas pela dor oncológica

A dor crônica, principalmente de grau moderado a intenso, pode causar alterações nos sistemas cardiopulmonar, neuroendócrino, gastrintestinal e imunológico e manifestações comportamentais deletérias aos cães e gatos com câncer.

No animal com dor verificam-se aumento de hormônio adrenocorticotrófico (ACTH), cortisol, glucagon, hormônio antidiurético (ADH), catecolaminas, aldosterona, renina e angiotensina II, e redução de insulina e testosterona. Essas alterações resultam em um estado geral de catabolismo e caquexia, com degradação de proteínas musculares e lipólise.[7] Além disso, observa-se retenção de sódio e água e excreção de potássio pela ativação do sistema renina-angiotensina-aldosterona, resultando em retenção hídrica com consequente aumento da pressão arterial e diminuição da perfusão renal. O consumo de oxigênio pelo miocárdio pode aumentar e o aumento do cortisol secundário à dor pode reduzir a eficácia do sistema imunológico. O inadequado tratamento da dor e a manifestação dessas alterações podem reduzir a qualidade do tratamento oncológico e influenciar diretamente o sucesso da terapia e, consequentemente, a sobrevida do paciente.

Além das alterações no organismo, o animal com dor apresenta alterações comportamentais importantes que podem auxiliar no diagnóstico da dor e no monitoramento da qualidade do tratamento antiálgico. Um estudo realizado com 117 cães com câncer demonstrou que as principais alterações comportamentais percebidas e relatadas pelos proprietários foram aumento da carência e redução da alegria, da mobilidade, da disposição para brincadeiras, do apetite, da curiosidade e do interesse.[8] A reação à dor crônica é caracterizada pelo isolamento prolongado e por manifestações comportamentais semelhantes ao da depressão humana, principalmente nos felinos. Além das alterações deletérias que ela pode provocar, deve-se ter em mente que a dor crônica é a causa mais frequente de sofrimento e incapacidade que prejudica a QV.

Avaliação da dor oncológica

A avaliação da dor em cães e gatos evoluiu muito nesta última década, mas ainda é um grande desafio para o médico-veterinário. A dor, por ser uma experiência individual, é muito difícil de ser observada e quantificada. Somente o ser humano tem a habilidade de expressá-la e quantificá-la verbalmente, já em animais o reconhecimento é subjetivo e totalmente baseado nas alterações fisiológicas e comportamentais causadas por ela. As alterações comportamentais podem ser graduais e somente perceptíveis a pessoas familiarizadas com o comportamento normal do animal (cuidador e/ou proprietário). O sucesso da terapia analgésica no paciente com dor crônica depende muito do bom relacionamento e da integração entre o veterinário e o cuidador e/ou proprietário do paciente.

Nos últimos anos, várias escalas foram criadas para a avaliação da dor aguda pós-operatória em cães e gatos, mas em relação à dor crônica e, principalmente, à dor oncológica, a literatura ainda é escassa. As escalas mais usadas para avaliação da dor crônica são a escala visual analógica (EVA), a escala numérica verbal (ENV) e a escala descritiva verbal (EDV).[7,9] Elas devem ser utilizadas por veterinários e por proprietários a fim de monitorar a terapia analgésica durante todo o tratamento.

Escalas para avaliação da dor

Escala visual analógica

A escala visual analógica (EVA) é uma linha com 10 cm de comprimento, que apresenta em uma extremidade o conceito "ausência de dor" (0) e na outra "pior dor imaginável" (10) (ver Capítulo 13, Figura 13.2). O proprietário ou o cuidador marca com uma caneta a localização da dor. Com o auxílio de uma régua, o veterinário avalia o valor marcado pelo avaliador. A dor é considerada controlada se houver valores iguais ou inferiores a 3.

Escala numérica verbal

Utiliza-se também a escala numérica verbal (ENV), na qual o avaliador afere uma nota para dor de 0 (ausência de dor) a 10 (pior dor imaginável). Considera-se a dor controlada com valores iguais ou inferiores a 3. Essa escala é a mais utilizada na rotina do ambulatório de dor.

Escala descritiva verbal

Por meio da escala descritiva verbal (EDV), a dor é classificada em ausente, leve, moderada e intensa. Essa escala pode ser muito útil para os proprietários que apresentarem dificuldade com a ENV.

▪ Avaliação da qualidade de vida

A American Veterinary Medical Association (AVMA) acredita que a dor seja de grande importância clínica, resultando em sofrimento e redução da qualidade de vida (QV) do animal.[10] O conceito de QV é complexo, subjetivo e várias definições na literatura médica e veterinária são encontradas. Para McMillan, esse conceito para animais pode ser definido como a ausência ou a presença mínima de desconfortos físicos (p. ex., náuseas, retenção urinária, prurido, dor, tosse, dispneia) e emocionais (p. ex., medo, ansiedade, solidão, frustrações).[11] Em oncologia, a medida da QV tem sido sugerida para demonstrar diferenças de resposta dos pacientes frente a tipos específicos de câncer, avaliar o alívio dos sintomas e comparar a resposta aos tratamentos. Um estudo em relação à expectativa de proprietários de cães e gatos com câncer em relação ao tratamento mostrou que: 52,5% dos proprietários esperavam a redução do tamanho do tumor; 44,1% desejavam o alívio dos sintomas; e 42%, a manutenção ou melhora da QV e do bem-estar do animal.[12] Este estudo demonstra a preocupação do proprietário quanto à manutenção da QV do animal.

Em 2005, Yazbek e Fantoni validaram a primeira escala de avaliação da QV em cães com dor crônica secundária ao câncer (Quadro 21.1).[13] O questionário é composto de 12 questões com 4 alternativas possíveis de resposta. Cada questão vale de 0 a 3, alcançando um total de 36 pontos. Zero é considerado a pior QV e 36, a melhor. As questões abrangem informações sobre comportamento, interação com o proprietário e avaliação da dor, apetite, cansaço, distúrbios do sono, problemas gástricos e intestinais, defecação e micção. Para validação a escala foi submetida a proprietários veterinários e não veterinários (leigos) de cães saudáveis, com doenças dermatológicas e com câncer e dor. Cães com câncer e dor (moderada) apresentaram escore de QV 20,7; os com doença dermatológica obtiveram escore 30,6; e os saudáveis, 34, sendo a diferença entre os grupos estatisticamente significativa ($p < 0{,}001$). Esse resultado demonstra a baixa QV de cães com dor oncológica moderada em comparação aos outros animais e enfatiza a importância da constante avaliação durante o tratamento.

O Quadro 21.2 demonstra uma sugestão de abordagem escalonada de um cão ou gato com suspeita de dor oncológica.

Quadro 21.1 Escala para avaliação da qualidade de vida (QV) em cães com câncer.

1. Você acha que a doença atrapalha a vida do seu animal? 0. ( ) muitíssimo 1. ( ) muito 2. ( ) um pouco 3. ( ) não	7. O seu animal se cansa facilmente? 0. ( ) sempre 1. ( ) frequentemente 2. ( ) raramente 3. ( ) está normal
2. O seu animal continua fazendo as coisas de que gosta (brincar, passear...)? 0. ( ) nunca mais fez 1. ( ) raramente 2. ( ) frequentemente 3. ( ) normalmente	8. Como está o sono do seu animal? 0. ( ) muito ruim 1. ( ) ruim 2. ( ) bom 3. ( ) normal
3. Como está o temperamento do seu animal? 0. ( ) totalmente alterado 1. ( ) alguns episódios de alteração 2. ( ) mudou pouco 3. ( ) normal	9. O seu animal tem vômitos? 0. ( ) sempre 1. ( ) frequentemente 2. ( ) raramente 3. ( ) não
4. O seu animal manteve os hábitos de higiene (p. ex., lamber-se)? 0. ( ) não 1. ( ) raramente 2. ( ) menos que antes 3. ( ) está normal	10. Como está o intestino do seu animal? 0. ( ) péssimo/funciona com dificuldade 1. ( ) ruim 2. ( ) quase normal 3. ( ) normal
5. Você acha que o seu animal sente dor? 0. ( ) sempre 1. ( ) frequentemente 2. ( ) raramente 3. ( ) nunca	11. O seu animal é capaz de se posicionar sozinho para fazer xixi e cocô? 0. ( ) nunca mais conseguiu 1. ( ) raramente consegue 2. ( ) às vezes consegue 3. ( ) consegue normalmente
6. O seu animal tem apetite? 0. ( ) não 1. ( ) só come forçado/só o que gosta 2. ( ) pouco 3. ( ) normal	12. Quanta atenção o animal está dando para a família? 0. ( ) está indiferente 1. ( ) pouca atenção 2. ( ) aumentou muito (carência) 3. ( ) não mudou/está normal

0 = pior QV; 36 = melhor QV.[13]

▪ Tratamento da dor oncológica

Em 1986, a Organização Mundial da Saúde (OMS) publicou um guia para o tratamento da dor oncológica, conhecido como escada de analgesia.[1,14,15] A terapia é realizada em etapas ou degraus, de acordo com o grau de dor apresentado pelo paciente (Figura 21.1).

Assim, considera-se o primeiro degrau a dor leve; o segundo, a moderada; e o terceiro, a intensa. Fármacos não opioides como os AINE são sugeridos para a dor de leve a moderada. Opioides fracos e potentes são indicados, respectivamente, para a moderada e a intensa, associados ou não aos AINE. Fármacos adjuvantes como os antidepressivos tricíclicos, anticonvulsivantes e a realização de cuidados paliativos podem e devem ser utilizados em qualquer degrau.

Além de seguir a escada de analgesia da OMS, deve-se ter em mente algumas regras básicas durante o tratamento da dor oncológica:

- A medicação analgésica deve ser fornecida no "horário" e não "se necessário"
- Inicie o tratamento da dor assim que essa for diagnosticada; não aguarde o agravamento do quadro para tratar
- Inicie os analgésicos opioides sempre com a menor dose e ajuste de acordo com as necessidades do animal
- Sempre dê preferência para a medicação VO; evite medicações injetáveis no tratamento a longo prazo
- A dose deve ser calculada e reajustada de acordo com o peso do animal. O peso não deve ser estimado. O animal deve ser pesado em todos os retornos e reajustes devem ser realizados de acordo com o novo peso
- Os efeitos colaterais como náuseas e vômitos devem ser tratados
- Faça uma tabela com todos os medicamentos e horários para entregar ao proprietário a fim de evitar erros de administração

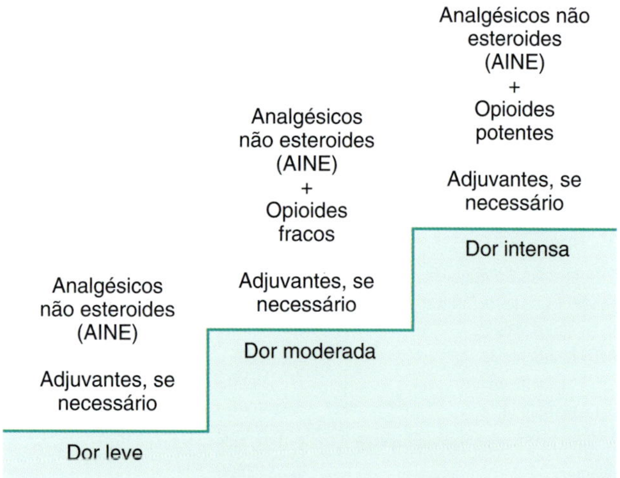

Figura 21.1 Escada de analgesia.

As doses dos principais fármacos citados nos textos estão descritas nos Quadros 21.3 e 21.4.

Anti-inflamatórios não esteroides

Os anti-inflamatórios não esteroides (AINE) são os fármacos mais utilizados em medicina veterinária para o controle da dor. São indicados para o tratamento de dor aguda e crônica, de intensidade leve a moderada, com comprometimento visceral, tegumentar, ósseo, muscular e articular, resultante de afecções inflamatórias, traumáticas e câncer.[7] Quando associados aos opioides, os AINE conferem analgesia satisfatória em pacientes com dor moderada a intensa.[16] Além disso, são capazes de reduzir a quantidade de opioides necessária para o alívio da dor, principalmente nos animais com neoplasia óssea.

O principal mecanismo de ação dos AINE é a inibição da biossíntese das prostaglandinas inflamatórias por meio da inibição das enzimas ciclo-oxigenases 1 e 2 (COX-1 e COX-2).[16] A maioria inibe de modo equipotente a COX-1 e a COX-2, porém alguns apresentam ação predominantemente sobre a COX-2 e outros fármacos mais recentes inibem seletivamente a COX-2 (coxibes) e também a 5-lipo-oxigenase (5-LOX).[7] Além disso, reduzem a liberação de substância P, inibem a migração e a quimiotaxia de leucócitos, inibem a ativação de neutrófilos e interferem centralmente na atividade de opioides, serotonina e óxido nítrico, entre outros mecanismos.[17]

Alterações gastrintestinais como vômito e diarreia são os efeitos adversos mais comuns durante a administração prolongada dos AINE em cães e gatos. Nefrotoxicidade, disfunção hepática e diminuição do tempo de coagulação por alteração

Quadro 21.2 Abordagem escalonada do cão ou gato com suspeita de dor oncológica.

- Passo 1: coleta dos dados/anamnese detalhada
  - Avaliação da neoplasia: tipo, localização, presença e localização de metástases, realização de cirurgias e quimioterapia
  - Doenças relacionadas e antecedentes mórbidos: questione a presença de comorbidades (doenças cardiovasculares, hepáticas, renais e endócrinas, entre outras)
  - Avaliação dos exames complementares (sangue e imagem)
  - Avaliação de medicações em uso: quimioterápicos, analgésicos e AINE, entre outros
  - Avaliação da QV: solicite ao proprietário que responda o questionário (Quadro 21.1)
  - Avaliação da dor – solicite ao proprietário que avalie a dor por meio das escalas ENV ou EDV
  - Avaliação da presença de alterações comportamentais
  - Questione o proprietário sobre as suas expectativas em relação ao tratamento e inicie explicação sobre o objetivo do tratamento da dor e cuidados paliativos
- Passo 2: avaliação clínica
  - Exame físico
  - Avaliação da dor: localização, intensidade (ENV, EDV), tipo (visceral, somática, neuropática, mista)
  - Estado geral do animal
- Passo 3: interpretação das informações
- Passo 4: formulação de estratégia de tratamento
  - Institua terapia analgésica de acordo com a avaliação da dor
  - Institua terapia e manejo paliativo
  - Cuidado com interações medicamentosas (quimioterápicos e AINE, entre outros)
  - Estabeleça metas
- Passo 5: atenção e orientação ao proprietário
  - Explique detalhadamente o tratamento
  - Coloque-se à disposição para contato 24 h (celular)
  - Fale sobre o objetivo do tratamento: aliviar a dor e principais sintomas
  - Explique que a participação dele é fundamental para o sucesso da terapia
  - Conforte e apoie o proprietário
- Passo 6: reavaliação do animal a cada 7 a 10 dias até óbito ou eutanásia

AINE = anti-inflamatórios não esteroides; EDV = escala descritiva verbal; ENV = escala numérica verbal; QV = qualidade de vida.

Quadro 21.3 Sugestão de dose, intervalo e via de administração dos principais fármacos indicados para o tratamento da dor crônica em cães e gatos.

Fármaco	Dose	Intervalo de administração	Via de administração
Cães			
Carprofeno	4,4 mg/kg	A cada 24 h	VO
	2,2 mg/kg	A cada 12 h	VO
Meloxicam	0,2 mg/kg no 1º dia, seguido de 0,1 mg/kg	A cada 24 h	VO
Vedaprofeno	0,5 mg/kg	A cada 24 h	VO
Firocoxibe	5 mg/kg	A cada 24 h	VO
Tepoxalina	10 mg/kg	A cada 24 h	VO
Dipirona	25 a 35 mg/kg	A cada 6 a 8 h	VO, IV, SC, IM
Prednisona	0,5 a 1 mg/kg	A cada 24 h	VO
Tramadol	1 a 7 mg/kg*	A cada 6 a 8 h	VO, SC, IV, IM
Codeína	0,5 a 2 mg/kg**	A cada 6 a 8 h	VO
Morfina	0,05 a 2 mg/kg	A cada 2 a 6 h	SC, IV, IM
Amitriptilina	0,5 a 2 mg/kg***	A cada 24 h	VO
Gabapentina	5 a 10 mg/kg***	A cada 8 h	VO
Gatos			
Meloxicam	0,1 mg/kg	A cada 24 h, por 3 dias/0,03 mg/kg a cada 24 h	VO
Prednisona	1 a 2 mg/kg	A cada 24 h	VO
Dipirona	25 mg/kg	A cada 12 h	VO, IM, SC
Tramadol	2 a 4 mg/kg	A cada 8 a 12 h*	VO, IM, SC
Morfina	0,05 a 0,3 mg/kg	A cada 4 a 6 h***	IV, IM, SC
Amitriptilina	0,5 a 2 mg/kg	A cada 24 h***	VO

* Vias intravenosa (IV), subcutânea (SC) e intramuscular (IM), não ultrapasse 4 mg/kg e faça aplicação lenta IV; via oral (VO), inicie a administração com a menor dose e titule de acordo com a intensidade da dor do animal.

** Doses acima de 2 mg/kg podem provocar vômitos, náuseas e sedação.

*** Inicie a administração com a menor dose e titule de acordo com a intensidade da dor do animal.

Quadro 21.4 Dose, intervalo de administração, via de administração e nome comercial dos principais fármacos indicados para o tratamento da dor crônica em gatos.

Fármaco	Dose	Intervalo de administração	Via de administração	Nome comercial
Carprofeno	4 mg/kg	Dose única	SC	Carproflan®
	1 a 2 mg/kg	A cada 48 h*	VO, SC	Rimadyl®
Meloxicam	0,2 mg/kg	Dose única	VO, SC	Maxican®
	0,1 mg/kg	A cada 24 h por 4 dias		
	0,025 mg/kg	A cada 48 h*		
Vedaprofeno	0,5 mg/kg	A cada 24 h por 3 dias	VO	Quadrisol®
		A cada 48 h*		
Dipirona	25 mg/kg	A cada 12 a 24 h	VO, IV, SC, IM	Genérico, Novalgina®
Prednisona	0,5 a 2 mg/kg	A cada 24 h	VO	Meticorten®, genérico
Tramadol	1 a 4 mg/kg	A cada 8 h por 4 dias, depois a cada 12 a 24 h	VO, SC, IM	Dorless V®, Sensitram®, Tramadon®
Morfina	0,05 a 0,3 mg/kg	A cada 4 a 6 h	SC, IV, IM	Dolomorf®, Dimorf®
Amitriptilina	0,5 a 2 mg/kg	A cada 24 h	VO	Amitryl®, genérico

* Uso crônico: associe protetor gástrico e monitore efeitos adversos; não existem estudos publicados comprovando eficácia e segurança nestas doses, apenas experiência pessoal de alguns autores.
IM = intramuscular; IV = intravenoso; SC = subcutânea; VO = via oral.

da função plaquetária podem ocorrer, mas são menos frequentes. Vale ressaltar que a eficácia e a incidência de efeitos colaterais variam de acordo com a sensibilidade individual.

Os AINE são contraindicados em pacientes nefropatas, hepatopatas, trombocitopênicos, hipertensos arteriais, cardiopatas com insuficiência cardíaca congestiva, desidratados, hipotensos e que estejam sendo medicados com fármacos que possam causar nefrotoxicidade e disfunção plaquetária (Quadro 21.5).[7] Todos os pacientes com câncer que estiverem sendo medicados com AINE devem ser cuidadosamente monitorados em relação a sangramento gastrintestinal e nefrotoxicidade durante a quimioterapia.[7]

Atualmente existem vários AINE disponíveis no mercado nacional, mas apenas os que atuam preferencial ou seletivamente na COX-2 podem ser utilizados com segurança já que causam menos efeitos adversos durante a administração prolongada. Dentre os disponíveis no Brasil e aprovados para uso em cães, podemos citar o carprofeno, o firocoxibe, a tepoxalina, o meloxicam e o vedaprofeno.

Um estudo em cães avaliou, durante 90 dias, os efeitos adversos gastrintestinais da administração de carprofeno, etodolaco, flunixino meglumina, cetoprofeno e meloxicam. Os autores do estudo concluíram que o carprofeno causou menos efeitos adversos gastrintestinais após 90 dias de administração contínua quando comparado aos outros AINE.[18] Na experiência da autora, o carprofeno é extremamente seguro para administração prolongada em cães com câncer, principalmente ósseo, e deve ser considerado a primeira opção como medicação única nos casos de dor leve a moderada e em associação com os opioides (tramadol e codeína) e/ou dipirona para animais com dor moderada a intensa.

Quadro 21.5 Contraindicações dos AINE em cães e gatos.

- Nefropatias, hepatopatias, trombocitopenias, cardiopatias com insuficiência cardíaca congestiva, desidratação, hipotensão, hipertensão
- Vômito, diarreia e úlceras gástricas
- Tratamento com fármacos potencialmente nefrotóxicos e hepatotóxicos – furosemida, inibidores da enzima conversora da angiotensina, cisplatina
- Tratamento com anticoagulantes

Outro estudo realizado por Pollmeier *et al.* comparou a eficácia do carprofeno e do firocoxibe no tratamento da dor de 218 cães com osteoartrite. Cento e oito foram tratados com carprofeno e 110, com firocoxibe. Após 30 dias de administração, 92,5% dos cães tratados com firocoxibe e 92,4% dos tratados com carprofeno obtiveram melhora em relação aos parâmetros basais, mostrando não haver diferença entre os grupos. A dor após a manipulação foi reduzida em 86,8% dos cães tratados com firocoxibe e 85,7% dos tratados com carprofeno após 30 dias.[19] A tepoxalina também tem sido bem tolerada e apresenta baixa incidência de efeitos adversos gastrintestinais em cães quando administrada por períodos prolongados.

Em relação aos felinos, ainda não existe no mercado brasileiro um anti-inflamatório aprovado para uso crônico, o que dificulta muito o tratamento da dor por períodos longos nessa espécie. A elevada incidência de efeitos adversos relacionados com os AINE, as peculiaridades dos felinos em relação à biotransformação de fármacos e a escassez de informações farmacológicas sobre AINE em gatos são os principais motivos da ausência desses produtos no mercado. O meloxicam, na dose de 0,1 mg/kg, a cada 24 h, nos primeiros 3 dias, seguidos de 0,03 mg/kg, a cada 24 h, pode ser uma opção segura para gatos, principalmente nos animais com dor por neoplasia óssea e artrose. O cetoprofeno é um excelente AINE para o tratamento da dor aguda em gatos jovens, mas a administração acima de 5 dias não é indicada por aumentar a incidência de efeitos adversos. Na Europa, o AINE mais moderno para uso em gatos é o robenacoxibe, que pode ser administrado por 6 dias consecutivos.

O último e mais moderno coxibe lançado para cães no mercado mundial foi o mavacoxib, que apresenta uma característica peculiar e única, o tempo de ação prolongado. O medicamento apresenta elevada biodisponibilidade quando administrado com a refeição, atinge o pico plasmático em 24 h e tem meia-vida de 39 dias, por ser excretado lentamente pelo organismo (vias biliares). Essa característica farmacológica possibilita a administração da segunda dose somente 14 dias após a primeira e subsequentes administrações a cada 30 dias, por um período de 6 meses. Esse AINE é indicado para animais com osteoatrose ou cães que necessitem de tratamento contínuo por 1 mês. Na experiência da autora, animais com neoplasia óssea, artrose e afecções em coluna vertebral que cursam com dor crônica moderada a intensa têm apresentado excelentes resultados com o uso do mavacoxib. A associação ao tramadol e aos fármacos adjuvantes utilizados no tratamento da dor crônica também pode ser realizada sem efeitos adversos. A escolha criteriosa do paciente é fundamental já que este não deve ter contraindicação a uso de AINE.

A dipirona exerce potente ação analgésica e, por causar pouquíssimos efeitos renais e gastrintestinais, é uma opção segura e de baixo custo para o tratamento da dor em cães e gatos com câncer. Seu uso isolado é indicado para o tratamento da dor leve a moderada, mas quando associada aos opioides, AINE e fármacos adjuvantes, pode proporcionar excelente sinergismo analgésico. É uma excelente opção para o tratamento da dor visceral nos animais com neoplasia hepática, esplênica, renal e intestinal e em animais com contraindicação ao uso de AINE. A dose pode ser titulada de acordo com as necessidades de cada animal, podendo chegar, na experiência da autora, a 35 mg/kg, por via oral (VO), a cada 6 h em cães. A associação dipirona e tramadol ou dipirona e codeína é muito utilizada no ambulatório de dor crônica, principalmente em cães e gatos idosos que podem apresentar maior risco de efeitos adversos com o uso de AINE a longo prazo.

Opioides

São os agentes mais importantes para o alívio da dor de grau moderado a intenso em cães e gatos com câncer. O fato de causarem mínimos efeitos adversos permite que sejam utilizados com segurança em pacientes idosos, com comorbidades e em associação a AINE e fármacos adjuvantes. Os efeitos desencadeados pelos opioides são mediados pela ligação a receptores específicos no sistema nervoso central e periférico. O efeito analgésico é mediado via inibição da liberação de neurotransmissores (substância P, neuropeptídios) pelas terminações nervosas livres periféricas (local da lesão tecidual) e centrais (substância cinzenta da medula espinal) e da dopamina nos núcleos da base, bem como a ativação das unidades supressoras da dor no tronco encefálico.[20] Aumentam a condutância ao potássio (hiperpolarização neuronal e diminuição da condução do estímulo) e bloqueiam a disponibilidade de cálcio inibindo a liberação de neurotransmissores.[20] Podem ser agonistas, agonistas parciais, agonistas-antagonistas e antagonistas. Para o controle da dor crônica, dá-se preferência aos agonistas puros pelo fato de esses não apresentarem efeito-teto, permitindo titulação individual de dose. Podem ser empregados por várias vias de administração, mas para o tratamento da dor crônica, prefere-se a VO e, quando essa estiver impossibilitada, a SC e a transdérmica. Em relação à SC, recomenda-se a implantação de um cateter para administração dos fármacos a fim de não perfurar o animal constantemente, evitando-se assim mais um desconforto. Em relação à via transdérmica, o adesivo de fentanila é frequentemente empregado no controle da dor aguda, mas estudos referentes à dor crônica são escassos em cães e gatos.

Os efeitos colaterais mais comumente encontrados são relacionados com a função gastrintestinal (constipação intestinal, náuseas e vômito) e neurológica (sonolência e sedação), sendo importante o ajuste individual de dose para obtenção de máximo efeito analgésico com mínimos efeitos adversos e o tratamento e a prevenção dos sintomas. A incidência de constipação intestinal e vômitos é baixa em cães e gatos, diferentemente do ser humano. Em animais mais sensíveis à constipação intestinal, esta pode ocorrer, sendo facilmente controlada com o manejo alimentar. Os vômitos podem ser controlados com metoclopramida e ondansetrona. Vale ressaltar que a administração de ondansetrona pode reduzir a eficácia analgésica do tramadol.

Existem vários opioides disponíveis no mercado nacional, como tramadol, butorfanol, meperidina, morfina, buprenorfina, metadona, codeína, oxicodona, entre outros, muito utilizados no tratamento da dor perioperatória. Considerando que a VO é a via de eleição para o tratamento da dor crônica, restam poucas opções para este fim. Dos fármacos listados anteriormente, o tramadol vem sendo muito utilizado em medicina veterinária devido ao seu efeito analgésico nas dores de magnitude moderada a intensa, à sua segurança e à possibilidade de administração VO, assegurando o controle da dor crônica em casa. É rapidamente absorvido após administração VO e o início da ação ocorre em cerca de 1 h. O tramadol é considerado um agente opioide de ação mista ou atípico porque seu mecanismo de ação não envolve apenas a ligação a receptores opioides, mas também a inibição da recaptação de norepinefrina e de serotonina neuronal. Atualmente, em medicina humana, tem sido abordado como uma opção para o controle da dor neuropática devido ao mecanismo de ação.

O tramadol demonstrou-se eficaz, seguro e com baixa incidência de efeitos adversos no controle da dor em cães com câncer.[8,21] Nesses casos, inicia-se o tratamento com a dose de 2 mg/kg, VO, a cada 8 h, e reajustes devem ser realizados de acordo com a intensidade da dor do animal. Como não apresenta efeito-teto, a dose do tramadol pode ser modificada para a obtenção de analgesia, desde que sob a supervisão do médico veterinário a fim de detectar possíveis efeitos adversos. Assim, são encontradas na literatura recomendações para cães[22,23] de até 5 mg/kg e 7 mg/kg, VO, a cada 5 h.[8] Em felinos, devido à meia-vida de eliminação mais lenta e ao fato de o metabólito M1 (responsável por grande parte da analgesia) formar-se em quantidades superiores às demais espécies, pode ser necessária maior cautela com os aumentos de dose ou de frequência de administração.[24,25] A associação do tramadol a AINE e dipirona é eficaz para o controle da dor crônica e aguda, de intensidade moderada a intensa, em cães e gatos.

A codeína é um opioide agonista eficaz para o controle da dor moderada em cães na dose de 1 a 2 mg/kg, a cada 8 h, e em associação a AINE e dipirona pode ser eficaz no controle da dor intensa em alguns animais. Doses próximas a 2 mg/kg estão relacionadas com náuseas, vômitos e sedação em cães, dificultando portanto a titulação do fármaco de acordo com a intensidade da dor. Além de ser analgésico tem excelente efeito antitussígeno. Em animais com neoplasia pulmonar ou mediastinal, em que a tosse pode ser um grande desconforto, a codeína deve ser considerada como uma boa opção. Nos gatos, pouco se sabe em relação à eficácia e à biotransformação.

A morfina, a metadona e a oxicodona são considerados opioides potentes indicados para o controle da dor intensa. Ainda não existem estudos a longo prazo em relação à eficácia da oxicodona e da metadona em cães e gatos com câncer. A dose de oxicodona sugerida e já utilizada com sucesso pela autora é de 0,3 a 0,5 mg/kg, VO, a cada 12 h para os cães. Um dos principais efeitos adversos em doses elevadas é a sedação e os inconvenientes da oxicodona são o custo e a impossibilidade de mastigação do comprimido, já que é de liberação lenta. A morfina deve ser indicada para cães e gatos com dor intensa, principalmente no período perioperatório (p. ex., amputação, mastectomia), pelas vias intramuscular (IM), subcutânea (SC), intravenosa (IV) ou peridural. Infelizmente, a administração por VO da morfina não é eficaz, pois em cães o fármaco é muito pouco absorvido pelo trato gastrintestinal, não atingindo concentração plasmática ideal.[26] Além disso, a morfina causa êmese e constipação intestinal por essa via. Uma alternativa para cães com dor intensa é o tramadol em doses elevadas, citadas anteriormente, associado ao carprofeno (2,2 mg/kg, a cada 12 h) e à dipirona na dose de 35 mg/kg a cada 6 h.

Fármacos adjuvantes

Os adjuvantes são fármacos originalmente utilizados para outras finalidades que não o tratamento da dor, mas indicados na dor neuropática, para potencializar os efeitos dos opioides e melhorar a qualidade do sono. São representados pelos corticosteroides, antidepressivos, neurolépticos, ansiolíticos, anticonvulsivantes, anfetaminas, moduladores adrenérgicos, anestésicos locais, inibidores da reabsorção óssea, inibidores dos receptores N-metil-D-aspartato (NMDA), entre outros. Dentre os fármacos listados, os antidepressivos tricíclicos, os anticonvulsivantes e os corticosteroides são os mais utilizados no ambulatório de dor crônica em cães e gatos. Eles podem ser associados em qualquer degrau da escada de analgesia da OMS. Indica-se iniciar os adjuvantes com a menor dose possível e reajustar de acordo com as necessidades de cada animal a fim de obter o efeito analgésico esperado com o mínimo de efeitos adversos.

Antidepressivos tricíclicos

Os tricíclicos são os fármacos considerados de primeira linha para o tratamento da dor neuropática.[27] Apresentam como mecanismo de ação:

- Inibição da recaptação pré-sináptica de norepinefrina e serotonina
- Ação pós-sináptica no bloqueio de receptores histamínicos, adrenérgicos e colinérgicos
- Bloqueio de receptores NMDA e canais de sódio.[27]

O efeito analgésico independe do efeito antidepressivo, já que as doses analgésicas são inferiores às antidepressivas. Os antidepressivos tricíclicos têm importante papel na analgesia de pacientes com dor crônica principalmente de origem neoplásica com componente neuropático, sendo a amitriptilina o mais utilizado nesses casos.[4] A amitriptilina pode ser indicada na dose de 0,5 a 2 mg/kg, VO, a cada 24 h (à noite, de preferência) para cães e gatos com dor crônica oncológica. Os principais efeitos adversos são boca seca (animal bebe mais água), sedação nos primeiros 5 dias e aumento do apetite. Deve-se aguardar pelo menos 21 dias para o aumento da dose e a avaliação do benefício analgésico. Esse fármaco pode ser associado a AINE, dipirona e opioides. A dose do tramadol pode ser reduzida em 25% quando associado à amitriptilina. A amitriptilina é contraindicada em animais com arritmias cardíacas, como o bloqueio atrioventricular (BAV), e epilépticos.

Anticonvulsivantes

Os anticonvulsivantes são conhecidamente muito utilizados e eficazes no tratamento de animais epilépticos, mas também têm sido muito usados para o controle da dor neuropática, principalmente a de origem oncológica. Apesar de muitos estranharem essa indicação, as convulsões são desencadeadas por excitabilidade espontânea de neurônios cerebrais de modo semelhante à dor desencadeada por lesões dos nervos. Esses fármacos reduzem a excitabilidade dos neurônios do corno dorsal da medula espinal induzida pela lesão e aumentam os mecanismos inibitórios da dor.[28] Os anticonvulsivantes agem por meio dos seguintes mecanismos celulares:

- Aumento da ação inibitória do neurotransmissor GABA
- Diminuição da excitabilidade mediada pelo glutamato
- Modulação da permeabilidade da membrana a íons sódio, cálcio e potássio, entre outros.[28]

Esses fármacos podem ser utilizados em cães e gatos para o tratamento da dor neuropática, mas ainda faltam estudos de eficácia e segurança nessas espécies. Dentre os anticonvulsivantes mais utilizados no ambulatório de dor em medicina veterinária estão a carbamazepina e a gabapentina.

No ser humano, a carbamazepina é um dos medicamentos mais eficazes no tratamento de neuralgia do trigêmeo, neuropatia diabética dolorosa e síndromes dolorosas neuropáticas centrais.[29] A carbamazepina vem sendo utilizada em cães com dor neuropática na dose inicial de 2 mg/kg, a cada 8 h (dose adaptada de crianças) e reajustada de acordo com a evolução do animal. O principal efeito adverso encontrado nos cães foi a sedação, que pode ser revertida com a redução e o ajuste individual da dose. Animais em tratamento com a carbamazepina devem ser monitorados em relação ao desenvolvimento de anemia aplásica e agranulocitose. Hemograma e função hepática devem ser realizados com frequência durante o tratamento com a carbamazepina.

A gabapentina, para o ser humano, é um dos anticonvulsivantes mais estudados no controle da dor e vem sendo utilizada com sucesso no tratamento de neuralgia do trigêmeo, esclerose múltipla, síndrome complexa de dor regional e dor neuropática em doentes com câncer.[29] Em cães, a gabapentina pode ser iniciada na dose de 5 a 10 mg/kg, a cada 8 h, sem apresentar efeitos adversos importantes. A dose deve ser titulada de acordo com a evolução clínica do animal.

Corticosteroides

Os corticosteroides podem ser utilizados para o alívio da dor em pacientes com compressão de encéfalo, medula espinal, plexo, nervos, vasos e ossos causada pelo tumor, podendo também ocasionar euforia, bem-estar e aumento do apetite. A prednisona pode ser indicada em cães e gatos com neoplasias com compressão de plexos nervosos periféricos, neoplasia intracranianas e em animais com metástase óssea em disco intervertebral e compressão medular na dose de 1 mg/kg, a cada 24 h. É uma excelente opção para administração a longo prazo em gatos pela reduzida incidência de efeitos adversos nessa espécie.

Antagonistas de receptores NMDA

A cetamina tem sido muito utilizada em pacientes humanos com câncer na dose de 0,5 mg/kg, VO, como terapia adjuvante, principalmente naqueles com dor neuropática e já em uso de doses excessivas de opioides. Em animais não existem estudos até o momento.

Cuidados paliativos

Atualmente tem crescido o número de proprietários que solicitam a realização de cuidados paliativos para os seus animais de estimação. A OMS definiu esses cuidados como "O cuidado ativo total dos pacientes cuja doença não responde mais ao tratamento curativo. O objetivo do cuidado paliativo é conseguir a melhor qualidade de vida possível para os pacientes e sua família".[30] Em estudo realizado em 2005, a realização de cuidados paliativos foi viável e eficaz para a manutenção da QV de cães com câncer sem possibilidade de cura.[8] Os objetivos desses cuidados são aliviar a dor (também náuseas e vômitos, tosse e dispneia secundária ao edema pulmonar por metástases ou pela própria neoplasia, escaras, feridas e ulcerações tumorais e constipação intestinal), fazer planejamento alimentar, entre outros. Para amenizar esses sintomas, a medicina paliativa pode contar com intervenções medicamentosas, não medicamentosas e cirúrgicas. Para o controle medicamentoso podem-se utilizar fármacos analgésicos, anti-inflamatórios, adjuvantes, antieméticos, antimicrobianos, antissépticos, antitussígenos e diuréticos, entre outros. A cirurgia paliativa deve ser considerada, assim como a aplicação de métodos para a melhora do estado geral, como higiene, curativos e suportes para locomoção. Vale ressaltar que o tratamento é individualizado e deve ser reavaliado constantemente. O questionário de avaliação da QV deve ser utilizado a cada retorno a fim de monitorar a qualidade e a eficácia do tratamento.

A realização dos cuidados paliativos somente será bem-sucedida se houver uma boa comunicação entre o veterinário e o proprietário do animal a fim de se avaliarem as reais necessidades da família e do paciente. A primeira consulta deve ter como objetivo a avaliação das reais condições do animal, das expectativas e a opinião do proprietário em relação à doença, aos cuidados e à eutanásia. Alguns pontos devem ser enfatizados, como os principais efeitos da doença, o detalhamento dos efeitos adversos dos fármacos que serão prescritos e principalmente o estado psicológico do proprietário. Após todos os esclarecimentos, devem-se realizar exame físico detalhado, avaliação da dor e da QV e, assim, com base em todas as informações obtidas, estabelecer um protocolo para o animal. O objetivo da realização dos cuidados paliativos deve ser dar mais qualidade aos dias de vida do animal e não prolongar o sofrimento. A eutanásia deverá ser considerada somente após a certeza de que não há mais nada a ser efeito pelo animal e com a total aceitação do proprietário. Eutanásia precoce deve ser sempre desconsiderada.

Referências

1. Lester P, Gaynor JS. Management of cancer pain. Vet Clin North Am Small Anim Pract. 2000; 30(4):951-66.
2. Yazbek KVB, Fantoni DT. Principais alterações comportamentais e intensidade da dor relatada por proprietários de cães com câncer. Rev Dor. 2003; 4(4):193.
3. Sakata RK. Dor no câncer. In: Sakata RK, Issy AM. Guias de medicina ambulatorial e hospitalar, UNIFESP - dor. Barueri: Manole; 2004. p. 117-25.
4. Andrade Filho ACC. Dor: diagnóstico e tratamento. São Paulo: Roca; 2001. Câncer e dor; p. 255-8.
5. Regan JM, Peng P. Neurophysiology of cancer pain. Cancer Control. 2000; 7(2):111-9.
6. Portenoy RK, Lesage P. Management of cancer pain. Lancet.1999; 353:1695-700.
7. Gaynor JS. Pain management for the oncology patient. In: Withrow SJ, Macewen EG. Small animal clinical oncology. Philadelphia: W. B. Saunders Company; 2001. p. 219-32.
8. Yazbek KVB. Manutenção da qualidade de vida em cães com câncer: tratamento da dor e cuidados paliativos [tese]. São Paulo: Universidade de São Paulo, Faculdade de Medicina Veterinária e Zootecnia; 2005.
9. Firth AM, Haldane SL. Development of scale to evaluate postoperative pain in dogs. J Am Vet Med Assoc. 1999; 214(5):651-9.
10. McMillan FD. Maximizing quality of life in ill animals. J Am Anim Hosp Assoc. 2003; 39:227-35.
11. McMillan FD. Quality of life in animals. J Am Vet Med Assoc. 2000; 216(12):1904-10.
12. Bronden LB, Rutteman GR, Flagstad A, Teske E. Study of dog and cat owners perceptions of medical treatment for cancer. Vet Rec. 2003; 152:77-80.
13. Yazbek KVB, Fantoni DT. Validity of a health-related, quality-of-life scale for dogs with signs of pain secondary to cancer. J Am Vet Med Assoc. 2005; 226(8):1354-8.
14. Ripamonti C, Dickerson ED. Strategies for the treatment of cancer pain in the new millennium. Drugs. 2001; 61(7):955-77.
15. Zech DFJ, Grond S, Lynch J, Hertel D, Lehmann KA. Validation of World Health Organization Guidelines for cancer pain relief: a 10-year prospective study. Pain. 1995; 63:65-76.
16. Mathews KA. Nosteroidal anti-inflammatory analgesics - indications and contraindications for pain management in dogs and cats. Vet Clin North Am Small Anim Pract. 2000; 30(4):783-804.
17. Sakata RK, Issy AM. Guias de medicina ambulatorial e hospitalar, UNIFESP - dor. Barueri: Manole; 2004. Anti-inflamatórios; p. 141-52.
18. Luna SPL, Basílio AC, Steagall PVM, Machado LP, Moutinho FQ, Takahira RK *et al.* Evaluation of adverse effects of long-term oral administration of carprofen, etodolac, flunixin meglumine, ketoprofen and meloxicam in dogs. Am J Vet Res. 2007; 68(3):258-64.
19. Pollmeier M, Toulemonde C, Fleishman C, Hanson PD. Clinical evaluation of firocoxib and carprofen for the treatment of dogs with osteoarthritis. Vet Rec. 2006 Oct; 21:547-51.
20. Teixeira MJ. Dor: contexto interdisciplinar. Curitiba: Maio; 2003a. Dor no doente com câncer; p. 327-41.
21. Flôr PB. Avaliação da eficácia e segurança do emprego do tramadol para analgesia de cães portadores de dor oncológica [dissertação]. São Paulo: Universidade de São Paulo, Faculdade de Medicina Veterinária e Zootecnia; 2006.
22. Papich MG. Saunders handbook of veterinary drugs. 2nd ed. Saint Louis: Saunders Elsevier; 2007. p. 658-60.
23. Parker R. Tramadol. Comp Cont Ed Pract Vet. 2004; 26:800-2.
24. Papich MG, Bledsoe DL. Tramadol pharmacokinetics in cats after oral administration of an immediate release tablet. J Vet Intern Med. 2007; 21:616.
25. Pypendop BH, Ilkiw JE. Pharmacokinetics of tramadol, and its metabolite O-desmethyltramadol, in cats. J Vet Pharmacol Ther. 2007; 31:52-9.
26. Kukanich B, Lascelles BDX, Papich MG. Pharmacokinetics of morphine and plasma concentrations of morphine-6-glucoronide following morphine administration in dogs. J Vet Pharmacol Ther. 2005; 28:371-6.
27. Gazi MCB, Sakata RM, Issy AM. Antidepressivos. In: Sakata RK, Issy AM. Fármacos para o tratamento da dor. 1ª ed. Barueri: Manole; 2008. p. 81-110.
28. Menezes MS, Sakata RK, Issy AM. Anticonvulsivantes. In: Sakata RK, Issy AM. Fármacos para o tratamento da dor. 1ª ed. Barueri: Manole; 2008. p. 111-38.
29. Teixeira MJ, Okada M, Escapolan HB. Anticonvulsivantes no tratamento da dor. In: Teixeira MJ. Dor: manual para o clínico. 1ª ed. São Paulo: Atheneu; 2006. p. 91-9.
30. Pessini L, Caponero R, Melo AGC. Cuidados paliativos: uma necessidade urgente na área de saúde. O Mundo da Saúde. 2003; 27(1):3-5.

22 Tratamento Farmacológico da Osteoartrose em Cães e Gatos

Bruno Testoni Lins, André Luis Selmi

Introdução

A osteoartrose é uma doença de caráter progressivo que acomete cerca de 20% dos cães e gatos com idade superior a 1 ano.[1] Estima-se que nos EUA aproximadamente 10 milhões de cães sofram anualmente com algum grau de degeneração articular. Infelizmente não existem dados concretos referentes à prevalência dessa doença em nosso país, mas a observação diária da prática clinicocirúrgica, em diversos serviços de referência nacional, demonstra um confronto diário dos médicos-veterinários com grande número de pacientes portadores dessa afecção. Muitas alternativas médicas e cirúrgicas são descritas para o seu tratamento, todas com finalidade de alívio da dor associada e retardo do progresso da degeneração articular.[1] Sendo assim, torna-se de vital importância a perfeita compreensão da fisiopatologia da osteoartrose, com o propósito de instituição de tratamentos adequados para a melhora da qualidade de vida desses animais.

Um cão suporta cerca de 60 e 40% de seu peso corporal, respectivamente, nos membros torácicos e pélvicos. Durante a movimentação, as cargas impostas às superfícies articulares podem atingir valores muito superiores. As articulações sinoviais atuam facilitando o movimento de maneira eficiente e livre de dor. Em um cão saudável, a amplitude de movimento articular é limitada por cápsula articular, ligamentos, contorno das superfícies articulares, tendões e músculos periarticulares. A osteoartrose, também denominada doença articular degenerativa (DAD) ou osteoartrite, é invariavelmente progressiva. Apesar de a artrose primária ou idiopática ser bem descrita na espécie humana, em cães e gatos ocorre com maior incidência de maneira secundária. Fatores como incongruência articular decorrente de doenças hereditárias, como a displasia, ou instabilidade adquirida, como a ruptura do ligamento cruzado cranial, alteram a transmissão das forças intra-articulares e iniciam uma série de eventos degradantes. Processos inflamatórios, infecciosos ou imunomediados também podem contribuir. A DAD é caracterizada como um processo inflamatório de baixa intensidade no qual se observam, inicialmente, efusão articular, dor e redução da amplitude de movimento articular e, em uma fase posterior, ocorrem limitação da biomecânica articular e perda progressiva da função.

Vários aspectos devem ser observados para o manejo eficiente de pacientes portadores de artrose. Na maioria dos casos, é indicada a intervenção cirúrgica, de modo a se controlar a afecção primária. Este capítulo objetiva a descrição das alternativas disponíveis para o tratamento médico da osteoartrose, com objetivo de redução do processo inflamatório intra-articular, alívio da dor e recuperação da função do membro acometido.

Fisiopatologia da doença articular degenerativa

A patogênese da DAD em cães e gatos envolve fatores genéticos e ambientais que podem promover ou acelerar a lesão articular.[2] Em cães geneticamente suscetíveis à DAD, o estresse mecânico anormal pode desencadear a expressão de alterações degenerativas.[2] A doença pode estar associada a defeitos do metabolismo da cartilagem articular, trauma, instabilidade articular ou processos inflamatórios.[3] A cápsula articular é composta por uma camada fibrosa externa espessa e uma fina membrana sinovial interna. Vasos de maior calibre se ramificam na porção fibrosa da cápsula articular e, subsinovialmente, com emissão de ramos para os ligamentos, sendo acompanhados de nervos e linfáticos em sua distribuição. A membrana sinovial é rica em fibras colágenas, especialmente colágeno tipo VI, e contém sinoviócitos tipo A (função fagocitária) e tipo B. O fluido sinovial é um ultrafiltrado do plasma acrescido principalmente de hialuronato, que é sintetizado pelos sinoviócitos tipo B. A troca de fluidos entre o plasma e o líquido sinovial é governada pelas alterações de pressão hidrostática e pressão coloidal, além do efeito inibidor da difusão promovido pelo hialuronato. O hialuronato é uma cadeia de polissacarídios, composta por N-acetilglucosamina e ácido glicurônico. Sua concentração no líquido sinovial normal é de 0,1 a 5 mg/mℓ. Em algumas articulações, estruturas especializadas como os meniscos têm função adicional na estabilidade e transmissão de cargas. Em uma articulação normal, pequeno volume de líquido sinovial, caracterizado por coloração amarelada e alta viscosidade, atua como lubrificante articular e é responsável pela nutrição da superfície articular. Um pequeno número de células mononucleares corresponde a 90% de sua celularidade, enquanto normalmente são evidenciados poucos polimorfonucleares. A cartilagem articular é ricamente hidratada, sendo composta por aproximadamente 70% de água. A matéria seca corresponde a 50% de colágeno (com predomínio de fibras tipo II), 35% de proteoglicanos (sulfato de condroitina, de dermatano e de queratano, entre outros), 10% de glicoproteínas, 3% de minerais, 1% de lipídios e entre 1 e 12% de condrócitos. A cartilagem articular é dividida em três zonas não mineralizadas (zonas I a III, respectivamente, zonas superficial, transicional e radiada) e delimitadas por uma zona de cartilagem calcificada (zona IV). O arranjo celular é complexo e complementado pela estruturação das fibras colágenas. O metabolismo na cartilagem é predominantemente anaeróbico e os nutrientes como glicose, oxigênio e aminoácidos se difundem a partir do líquido sinovial. Os condrócitos sintetizam, organizam e regulam a composição de matriz complexa. O *turnover* de colágeno é acentuadamente lento se comparado aos proteoglicanos e é provável que esteja associado às propriedades estruturais de suas fibras. Os agregados de proteoglicanos são responsáveis pela resistência à compressão da superfície articular e progressivamente aumentam em quantidade a partir das zonas intermediárias e radial. Os constituintes primários dos agregados de proteoglicanos são uma série de glicosaminoglicanos unidos a um núcleo proteico que se conjuga a uma cadeia de ácido hialurônico. Os glicosaminoglicanos são compostos por sulfato de condroitina-6, sulfato de queratano e sulfato de condroitina-4, em menor proporção. Essas estruturas altamente sulfatadas e carboxiladas têm cargas negativas com alto poder de repelência entre si. Os proteoglicanos apresentam *turnover* médio de 300 dias no cão, período inferior aos 1.800 dias relativos ao quadril humano. Após a perda de proteoglicanos da matriz, esse pode ser sintetizado novamente e depositado na rede interfibrilar em caso de lesão leve. Em situações com perda superior a 50% dos proteoglicanos da cartilagem articular, a degeneração irreversível é inevitável. O *turnover* de matriz extracelular sob condições normais e degenerativas é influenciado por citocinas e fatores de crescimento produzidos pelos sinoviócitos e condrócitos.

Lesões limitadas à superfície da cartilagem articular resultam em uma série de respostas secundárias. Em uma laceração traumática perpendicular à superfície articular, ocorrem morte localizada dos condrócitos e subsequente perda da matriz de suporte. Como consequência, o defeito na matriz se perpetua e é caracterizado por ausência de infiltrado vascular e resposta inflamatória. Em casos de lesões profundas no nível do osso subcondral, ocorre a migração de capilares e células-tronco mesenquimais. Como resultado, acontece uma fase inflamatória e de desbridamento, seguida de uma fase proliferativa, com migração de fibroblastos e posterior síntese de fibrocartilagem, sendo, entretanto, esse reparo biomecanicamente inferior à cartilagem hialina. Não ocorre a formação da zona calcificada e, desse modo, há predisposição para perda da integridade mecânica com o estresse contínuo.

Os eventos iniciantes da patogênese da DAD são obscuros e caracterizam-se biomecanicamente pela redução da concentração de proteoglicanos na cartilagem, alteração no tamanho e agregação de proteoglicanos, aumento do conteúdo hídrico, perda da integridade das fibras colágenas e desequilíbrio entre a síntese e a degradação da matriz. À avaliação macroscópica, são observados perda da cartilagem articular (mais frequente nas áreas de carga acentuada), esclerose do osso subcondral, osteófitos e entesófitos, além de variável grau de inflamação sinovial. Histologicamente ocorrem fibrilação e fragmentação da cartilagem, formação de clones de condrócitos, perda de cartilagem e necrose local.

Inicialmente, é observada discreta sinovite, caracterizada pela produção de metabólitos do ácido araquidônico, especialmente PGE e PGII, além de uma série de metaloproteinases. As citocinas e outros fatores promovem o aumento da produção intra-articular de óxido nítrico (NO) e prostaglandinas, responsáveis pela progressão da osteoartrite. Essas enzimas atuam promovendo degeneração da matriz extracelular e despolarização do ácido hialurônico, com consequente redução da viscosidade do líquido sinovial. Além disso, várias citocinas (interleucina-1 [IL-1], fator de necrose tumoral [TNF] etc.) têm papel importante na indução e progressão da DAD, sendo responsáveis pelo aumento do catabolismo celular. Alguns fatores de crescimento, dentre eles o fator transformador do crescimento beta (TGF-β) e o fator de crescimento similar à insulina, podem induzir anabolismo e aumentar a síntese de constituintes da matriz em várias células, incluindo condrócitos e células-tronco mesenquimais. A resposta à lesão articular ocorre com aumento da síntese de colágeno pelos condrócitos e expressão do procolágeno tipo II. Alterações bioquímicas na composição da cartilagem ocorrem concomitantemente na fase inicial da doença. Citocinas pró-inflamatórias, como IL-1 e TNF-α, ativam a cascata de produção de metaloproteinases e há consequente mudança do estado anabólico para o catabólico. Uma vez ativadas, essas enzimas promovem degradação da matriz extracelular de modo irreversível. As metaloproteinases têm um papel crítico tanto no remodelamento fisiológico da cartilagem quanto em seu catabolismo, por meio da degradação enzimática dos proteoglicanos e colágenos da matriz extracelular. Os primeiros mediadores dessa destruição são colagenases, gelatinases, estromelisina e agrecanase. O aumento da concentração de água promove perda da integridade das fibras colágenas e progressiva necrose ou apoptose dos condrócitos. A extensão da apoptose é correlacionada positivamente ao grau de DAD. As alterações histopatológicas características da lesão são fragmentação da cartilagem articular, clonagem de condrócitos, remodelação óssea periarticular e aumento da vascularização. Essas alterações podem ser evidenciadas radiograficamente caso a doença apresente estágio relativamente avançado. A origem exata para a formação de osteófitos e entesófitos é desconhecida, mas pode estar relacionada com o aumento de tensão em pontos de inserção da membrana sinovial, inflamação da membrana sinovial ou alterações degenerativas associadas às alterações da superfície articular.

Diagnóstico

Cães e gatos portadores de DAD geralmente apresentam episódios de claudicação. Essas alterações são mais frequentes após períodos de repouso ou em dias frios. Ao exame físico, é comum notar aumento do volume articular, acompanhado ou não de dor, e principalmente diminuição da amplitude de movimento articular; em alguns casos, crepitação. É importante notar que em algumas situações de acometimento bilateral, a palpação simultânea pode trazer dados importantes, pois permite a comparação da gravidade da lesão. Gatos também são frequentemente acometidos por DAD, entretanto a manifestação clínica pode estar presente em menos de um terço dos animais e nem sempre está associada à claudicação. De fato, alguns animais com dor à manipulação articular não apresentam sinais radiográficos de DAD.

A análise do líquido sinovial, coletado por artrocentese, geralmente revela perda da viscosidade e aumento da celularidade, com predomínio de monócitos. Alterações radiográficas como aumento da massa sinovial, formação de osteófitos e esclerose do osso subcondral são características da DAD. Entretanto, não existe correlação direta da gravidade dos sinais radiográficos da doença à função locomotora.[4] A cintigrafia nuclear tem demonstrado associação positiva a sintomas e pode ser um indicador mais sensível da perda de função associada à dor e à inflamação. Apesar de constituir uma grande ferramenta para localização da articulação afetada, o método não está prontamente disponível em nossa rotina.[3] A avaliação por tomografia computadorizada é uma alternativa extremamente útil para o diagnóstico da afecção primária causadora de DAD, como fragmentação do processo coronoide medial ou osteocondrose.

Tratamento

O tratamento da osteoartrose tem como objetivos principais o alívio da dor e a melhora da função articular e pode ser dividido em terapia conservativa, médica e cirúrgica. Frequentemente é empregada uma terapia multimodal, que pode incluir as três modalidades terapêuticas.[5] O tratamento conservador inclui atividade física controlada, redução de peso e emprego de técnicas fisioterápicas diversas, como ultrassom terapêutico, crioterapia, cinesioterapia, acupuntura, entre outras. Também tem sido demonstrado o papel benéfico da nutrição no manejo da osteoartrose, com aumento da expectativa de vida e redução da velocidade de progressão das doenças em diversas articulações após o emprego de dieta de restrição calórica. Além do efeito de redução de carga nas articulações, a restrição dietética pode favorecer a síntese de proteoglicanos, acentuando a resposta de reparo articular.[3,5-7] A intervenção cirúrgica deve ser indicada com objetivo de redução ou limitação dos danos biomecânicos à articulação acometida ou como um procedimento de salvação para alívio da dor, como na indicação de artrodese ou substituição total da articulação por prótese. Algum grau de alívio da dor tem sido relatado após lavagem e desbridamento articular, em especial com o emprego de artroscopia, provavelmente em virtude da remoção de enzimas degradativas. O emprego de engenharia tecidual e técnicas de transplante representa um campo de intensa pesquisa para o reparo cirúrgico de lesões articulares, com futuro promissor. Concomitantemente à intervenção cirúrgica ou isoladamente, o tratamento médico é preconizado com o objetivo de redução do processo inflamatório intra-articular e alívio dos sintomas.

O emprego de anti-inflamatórios não esteroides (AINE) é o recurso mais comumente empregado no tratamento da osteoartrose.[8,9] As suas propriedades analgésicas e anti-inflamatórias estão relacionadas com a inibição da ciclo-oxigenase (COX) e a consequente redução da produção de metabólitos do ácido araquidônico. Em gatos, existe preocupação a respeito do uso crônico de AINE, especialmente pelo metabolismo mais lento desses compostos na espécie em decorrência da menor capacidade de glucuronidação. Essa preocupação é justificada pela necessidade do uso crônico de substâncias com capacidades analgésica e anti-inflamatória, especialmente pelas poucas informações a respeito da farmacocinética e da toxicidade na espécie felina.

A COX-1 é expressa em vários órgãos, incluindo estômago, intestino e rins. Já a COX-2 é produzida nos rins e outros tecidos, mas é induzida por mediadores associados à inflamação. Sua expressão é induzida primariamente por mediadores, como fatores de crescimento séricos, citocinas e mitógenos, e resulta na síntese de eicosanoides associados à inflamação.[10] Apesar de inúmeros estudos, ainda existem controvérsias a respeito do papel da COX-1 e da COX-2 na homeostasia e na inflamação. Em casos de DAD, a produção de COX-2 contribui para dor e inflamação associadas. Produtos que inibem COX-1 e COX-2 igualmente são considerados não específicos e apresentam baixo índice terapêutico. Anti-inflamatórios que inibem a COX-2 em maior grau do que COX-1 são considerados COX-2 preferenciais, enquanto fármacos que inibem COX-2 sem inibição aparente de COX-1 são denominados COX-2 específicos. Efeitos colaterais desse grupo de fármacos incluem irritação gástrica, lesão hepática e renal, além de aumento do tempo de sangramento.[10]

Os anti-inflamatórios comumente empregados no tratamento da osteoartrose incluem ácido acetilsalicílico, fenilbutazona, carprofeno, cetoprofeno, meloxicam, deracoxibe e firocoxibe, entre outros.

O meloxicam é um AINE com seletividade para a COX-2, sendo indicado no tratamento de dor e inflamação associadas a doenças agudas ou crônicas do sistema musculoesquelético. É um fármaco que apresenta boa absorção oral, sem influência da alimentação e com meia-vida de eliminação de aproximadamente 24 h. Estudos têm demonstrado a melhora clínica de cães com DAD submetidos ao tratamento com meloxicam na dose inicial de 0,2 mg/kg, por via subcutânea (SC), no 1º dia de tratamento, seguido por um período 28 dias de administração na dose de 0,1 mg/kg, por via oral (VO).[11] A toxicidade gastrintestinal é o efeito colateral mais comumente observado com o emprego dessa substância. Além disso, tem sido relatado um efeito negativo na síntese de proteoglicanos por condrócitos *in vitro*, porém a relevância clínica dessa observação ainda não foi estabelecida. Outras possíveis complicações envolvem o risco de insuficiência renal e hepática, além do aumento do tempo de sangramento. A literatura mundial apresenta estudos com avaliações objetivas do uso do meloxicam em cães com DAD que reforçam sua indicação no tratamento terapêutico da doença. Outro estudo comparou a eficácia clínica do meloxicam em cães com DAD, que receberam 0,2 mg/kg, SC, no 1º dia de tratamento, seguido por 0,1 mg/kg, VO, por mais 14 dias, e os autores concluíram que houve melhora significativa no escore clínico geral e no grau de claudicação.[11] Quando comparados seus efeitos aos do carprofeno e a um composto nutracêutico à base de sulfato de condroitina em cães com DAD, observou-se que os animais recebendo carprofeno ou meloxicam apresentaram melhora clínica, mas não aqueles recebendo o nutracêutico.[12] Estudos em gatos têm demonstrado a eficácia analgésica desse composto quando administrado na dose de 0,1 mg/kg, SC. Apesar de o uso contínuo não ser aprovado pelo fabricante, existem citações do seu emprego no pós-operatório e no tratamento de claudicação em gatos, sendo indicado na dose de 0,2 mg/kg, VO, na 1ª administração, seguido por redução para 0,1 mg/kg a cada 24 h, por 3 ou 4 dias, e outra redução para 0,025 a 0,1 mg/kg, VO, caso seja necessário, entre 2 e 3 vezes/semana.[13] Recentemente um estudo prospectivo em gatos com DAD demonstrou a segurança do meloxicam quando administrado na dose de 0,01 a 0,03 mg/kg, VO, 1 vez/dia, em um período de aproximadamente 6 meses.[14]

O carprofeno é considerado um inibidor preferencial de COX-2, com dose preconizada de 2,2 mg/kg, 2 vezes/dia ou 4,4 mg/kg, 1 vez/dia, e uso amplamente divulgado na literatura veterinária. Reações de toxicidade hepática idiossincráticas têm sido relatadas. Meta-análise recente demonstrou que o uso desse fármaco produz resultados significativos na melhora clínica de pacientes com DAD, com poucos efeitos colaterais associados. Estudos têm demonstrado sua utilização em cães com DAD por 84 dias consecutivos, na dose de 4 mg/kg/dia, com mínimos efeitos colaterais e melhora clínica evidente.[15] Em outro estudo, cães com DAD foram medicados com carprofeno na dose de 2,2 mg/kg, VO, por 14 dias e os autores observaram que os animais tratados apresentaram chance 3,3 vezes maior de melhora clínica que aqueles que receberam placebo.[16] O uso do carprofeno em gatos tem sido aprovado em vários países. Estudos demonstraram que a dose de 4 mg/kg, SC, produziu analgesia adequada no período perioperatório.[17] Apesar de inúmeros estudos terem sido conduzidos com o uso desse AINE em gatos, nenhum estudo avaliou o uso contínuo no tratamento da DAD em gatos.

Assim como o carprofeno, o cetoprofeno tem sido estudado em gatos como analgésico e anti-inflamatório, e seu uso também é aprovado em vários países. A dose indicada é de 2 mg/kg, VO, 1 vez/dia, seguida da administração de 1 mg/kg, VO, por mais 2 a 3 dias, sendo seu uso limitado a 5 dias.[18] Tem sido demonstrado que o cetoprofeno na dose de 0,1 mg/kg, VO, a cada 24 h, produziu efeitos similares aos do meloxicam na dose de 0,3 mg/kg, VO, seguido por 0,1 mg/kg por mais 4 dias em gatos com condições ortopédicas agudas e crônicas.[19]

O firocoxibe é um anti-inflamatório pertencente a uma nova classe de fármacos, tendo sido especialmente desenvolvido para uso veterinário. É o primeiro anti-inflamatório de uso veterinário a preencher os requisitos de um inibidor COX-2 seletivo, apresentando seletividade de 350 a 400 vezes para COX-1. A dose preconizada para uso diário é de 5 mg/kg por períodos de administração de até 30 dias.[10] Apesar da relativa segurança, complicações como anorexia, constipação intestinal, diarreia, êmese, letargia e polidipsia têm sido relatadas com o seu uso.[10] Uma grande vantagem desses compostos pode ser a alta palatabilidade da apresentação oral atualmente disponível. Tem sido demonstrado que o uso do firocoxibe em cães portadores de DAD resultou em melhora significativa desses, entretanto a comparação com animais recebendo placebo e submetidos a avaliações objetivas dos resultados é de extrema importância para se definir o real beneficio da substância. Sua eficácia foi comparada recentemente com a do carprofeno (4 mg/kg/dia) em estudo clínico em cães com DAD durante 30 dias e os resultados para melhora clínica foram semelhantes, apesar de a melhora no grau de claudicação ter sido superior no grupo de animais tratados com firocoxibe.[10] Em outro estudo clínico em cães com DAD, a eficácia do firocoxibe foi comparada com a do etodolaco e observou-se superioridade do primeiro em relação a grau de claudicação, dor à manipulação e amplitude de movimento das articulações afetadas.[20] Recentemente, a segurança da administração contínua do firocoxibe foi avaliada por meio de análises laboratoriais e endoscópicas em cães que o receberam por 28 dias; não foram observadas quaisquer alterações clínicas relevantes. Apesar disso, os autores já observaram pacientes com distúrbios gastrintestinais após terem recebido essa medicação.[21]

A tepoxalina é um AINE relativamente novo, com propriedades analgésica, anti-inflamatória e antipirética. Seu mecanismo de ação difere dos de outros fármacos com as mesmas propriedades, pois além de inibir ambas, COX-1 e COX 2, atua também na lipo-oxigenase. Apesar de qualidades analgésicas importantes, poucos são os estudos clínicos que comprovam sua superioridade sobre outros anti-inflamatórios. Atualmente é recomendado para cães na dose de 10 mg/kg, VO, 1 vez/dia, podendo ser administrado por até 28 dias consecutivos.

A amantadina é uma amina simétrica derivada do adamantano. É indicada em pacientes com doença de Parkinson e foi recentemente estudada como coadjuvante terapêutico em cães portadores de DAD, não responsivos à administração de AINE tradicionais. Os cães foram medicados com meloxicam por 5 semanas consecutivas e receberam amantadina (3 a 5 mg/kg, VO), em 1 vez/dia, por mais 3 semanas, enquanto o grupo controle recebeu a mesma dose de meloxicam associado a placebo. Os resultados demonstraram que os animais que receberam amantadina apresentaram maior atividade física em relação aos animais do grupo controle.[22] No entanto, estudos envolvendo possíveis reações adversas, bem como melhor determinação da dose eficaz, devem ser realizados para se comprovar o real beneficio da associação terapêutica.

Apesar de não aprovada pelo órgão de controle americano Food and Drug Administration (FDA) para uso em cães, a dipirona tem sido administrada por vários anos para o tratamento da DAD. O alívio de sintomas associado a baixo custo tem tornado esse fármaco uma alternativa no tratamento da osteoartrose.

Os corticosteroides apresentam potente efeito anti-inflamatório, analgésico e antipirético. Porém, o uso de corticoides tem sido contraindicado na maioria dos casos de DAD, à exceção das artropatias imunomediadas, por promover degeneração e atrofia dos condrócitos, além de alteração na síntese de colágeno e proteoglicanos. A administração intra-articular de esteroides é um ponto controverso e, no mínimo, requer sedação profunda em pacientes veterinários. Tem sido relatado o efeito benéfico da administração intra-articular de sulfato de betametasona em casos de tenossinovite bicipital. Porém os efeitos decorrentes de seu uso, principalmente com a administração prolongada, podem ser deletérios.

Agentes de modificação lenta da doença, comumente chamados de condroprotetores, são compostos que afetam a progressão da osteoartrose. Seu uso objetiva o suporte a síntese de matriz dos condrócitos, síntese do hialuronato pelos sinoviócitos e inibição de enzimas degradativas no espaço intra-articular. Existe especial interesse no potencial efeito desses nutracêuticos, porém cercado de enorme ceticismo. Diferenças entre formulações em relação à origem da matéria-prima e concentração de substâncias, além da metodologia empregada no processo de fabricação, podem contribuir para os resultados diferenciados entre produtos similares. O mecanismo proposto de ação dos nutracêuticos é o balanceamento da disparidade de síntese e degradação articular decorrente da osteoartrose.

A glicosamina é um precursor dos glicosaminoglicanos, presente na matriz extracelular da cartilagem articular. A molécula tem sido descrita como um bloco de construção para a matriz da cartilagem. Também é considerada o principal substrato para a síntese de proteoglicanos, incluindo o ácido hialurônico e o sulfato de condroitina. Estimula a síntese de glicosaminoglicanos, proteoglicanos e colágenos pelos condrócitos e fibroblastos. Entretanto, alguns estudos de cultura tridimensional demonstraram efeito deletério da glicosamina na viabilidade de condrócitos e produção de glicosaminoglicanos. Além disso, a glicosamina pode ter propriedades anti-inflamatórias independentes da COX e pode neutralizar radicais livres. Glicosaminoglicanos sulfatados e glicosamina podem agir sinergicamente para promover a síntese de hialuronato pelas células da membrana sinovial. A cartilagem osteoartrítica apresenta menor poder de síntese da glicosamina em comparação aos condrócitos. Cloridrato ou sulfato de glicosamina são os sais mais frequentemente encontrados como suplemento de glicosamina. A primeira apresentação fornece maior concentração de glicosamina por unidade de peso do sal. Outra apresentação, a N-acetilglucosamina, parece ter menor atividade do que as duas anteriores. A glicosamina é comumente encontrada associada a sulfato de condroitina e ascorbato de manganês. A administração exógena de glicosamina parece estimular a produção de proteoglicanos e colágeno pelos condrócitos. A glicosamina tem boa absorção quando administrada VO ou por via parenteral, tendo distribuição adequada em todos os tecidos corporais. Apesar de não promover alívio imediato dos sintomas da DAD, ela pode trazer benefícios similares aos dos AINE a longo prazo. Não têm sido relatado efeitos colaterais com a administração desses compostos, inclusive a longo prazo. A sua administração pode resultar em menor necessidade de anti-inflamatórios e redução dos efeitos colaterais desses fármacos.

O sulfato de condroitina é um glicosaminoglicano predominante, encontrado na matriz extracelular da cartilagem articular. A suplementação desse composto pode resultar em redução dos níveis de IL-1 e dos mediadores da inflamação, inibição de diversas metaloproteinases e estímulo à síntese de glicosaminoglicanos e colágeno. Moléculas de sulfato de condroitina de alta pureza e baixo peso molecular apresentam boa absorção e grande biodisponibilidade. O sulfato de condroitina apresenta excelente absorção oral no cão. Um estudo duplo-cego, aleatório, controlado, demonstrou que a associação de sulfato de condroitina e glicosamina resultou em melhora clínica satisfatória em cães com DAD, entretanto a avaliação dos resultados foi feita de maneira subjetiva.[23] No entanto, outro estudo comparando os efeitos da associação nutracêutica com a do carprofeno ou do meloxicam em cães com DAD revelou que somente os que receberam AINE apresentaram melhora por meio de avaliação objetiva, sendo que os animais tratados com meloxicam foram os que apresentaram a melhora mais evidente.[24]

Mexilhão-de-lábio verde (*Perna canaliculus*) é um novo composto classificado como agente modificador da osteoartrose. A fórmula é rica em glicosaminoglicanos, ômega-3, aminoácidos, vitaminas e minerais. Tem sido sugerida a ação sinérgica de seus componentes na redução da inflamação, limitação da lesão à cartilagem articular e suporte à regeneração tecidual. Entretanto, o pequeno número de estudos sobre a sua eficácia limita a sua indicação clínica. Apresenta potente ação anti-inflamatória, comprovada por estudos *in vivo* em ratos, e características similares às dos AINE modernos por ter inibição significativa da COX-2 e da 5-lipo-oxigenase, o que explica sua eficácia em estudos clínicos e seu baixo índice de complicações. Apesar de seus efeitos benéficos surgirem lentamente, acredita-se que esses durem por 2 a 3 semanas além do período de tratamento, se administrado por pelo menos 2 meses. Estudos têm demonstrado que a utilização do extrato liofilizado de *Perna canaliculus* por 8 semanas produziu melhora significativa em cães com DAD quando comparado ao placebo, entretanto a resposta foi inferior quando compararam-se os benefícios aos cães que receberam carprofeno na dose de 2 mg/kg, 2 vezes/dia, VO.[25]

Os ésteres polissulfatados de glicosaminoglicanos são compostos que estão ganhando popularidade, principalmente nos EUA e na Europa. São considerados uma mistura de glicosaminoglicanos altamente sulfatados, sendo o sulfato de condroitina o seu maior componente. Seu efeito condroprotetor é derivado da inibição de várias enzimas destrutivas e de prostaglandinas associadas à sinovite. Sua atividade condroestimulante é associada ao aumento da produção de colágeno, proteoglicanos e hialuronato pelos condrócitos e ao aumento de secreção de hialuronato pelos sinoviócitos. Esses compostos também apresentam algum grau de atividade anticoagulante e fibrinolítica. A dose recomendada é de 4,4 mg/kg, por via intramuscular (IM), a cada 3 ou 5 dias, com um máximo de oito aplicações. Efeitos colaterais incluem a inibição, por curto período, da via intrínseca da cascata de coagulação e a agregação plaquetária. Além disso a inibição de neutrófilos e complemento pode predispor os pacientes a infecção. Reações de sensibilização podem ocorrer no homem, mas não foram relatadas em cães ou gatos. Quanto mais precoce for o início do tratamento, maiores serão os benefícios relacionados com a redução da sinovite e a proteção da degradação da cartilagem articular na osteoartrose com o seu uso.

Outros glicosaminoglicanos polissulfatados, como o polissulfato de pentosana, apresentam considerável promessa para o alívio dos sintomas decorrentes da osteoartrite. O polissulfato de pentosana é um éster sulfato polissacarídio semissintético com uso aprovado para cães e gatos na Austrália. Esse composto tem sido amplamente utilizado em medicina humana como agente antitrombótico e lipidêmico e tem ganhado popularidade como um potencial coadjuvante no tratamento da osteoartrose. A apresentação oral pode ser combinada com sal de sódio ou cálcio, sendo que este último pode favorecer a sua absorção. Suas propriedades antitrombóticas e fibrinolíticas podem melhorar o fluxo sanguíneo subcondral e na membrana sinovial após a DAD. Também pode modular a ação de citocinas e preservar o conteúdo proteoglicano, além de promover a síntese de hialuronato pelos fibroblastos sinoviais e aumentar o peso molecular do hialuronato no líquido sinovial. Esse composto pode ser administrado IM (3 mg/kg, semanalmente, por 4 semanas), SC (3 mg/kg, semanalmente, por 4 semanas), VO (10 mg/kg, semanalmente, por 4 semanas) ou por via intra-articular (5 a 10 mg/kg). Têm sido relatados a redução da velocidade de progressão da DAD e potencial benefício da administração do polissulfato de pentosana em pacientes clínicos. Entretanto, alguns estudos recentes não demonstram benefício com a sua utilização em comparação com a administração de placebo. Não foram observadas reações adversas com o seu emprego em nenhuma das avaliações.[6]

O hialuronato é um glicosaminoglicano alto peso molecular, composto por repetidas unidades de dissacarídios de ácido D-glicurônico e N-acetilglucosamina. É produzido pelos condrócitos e sinoviócitos tipo B, presentes na matriz extracelular, além do fluido sinovial. Em contraste aos outros glicosaminoglicanos (sulfato de condroitina, sulfato de queratano, sulfato de dermatano), o hialuronato não é sulfatado e não se liga covalentemente a proteínas agregadoras para formar monômeros proteoglicanos. Ao contrário, liga-se ao domínio G1 da terminação N dos núcleos proteicos dos proteoglicanos em conjunto a uma proteína para formar um grande proteoglicano agregador. Suas cargas negativas e propriedades hidrofílicas fazem com que o proteoglicano contribua para as propriedades hidrodinâmicas da cartilagem, proporcionando resistência compressiva à superfície articular. Suas propriedades viscoelásticas auxiliam na lubrificação durante a movimentação articular lenta e como um atenuador do impacto decorrente de cargas mais aceleradas. Em caso de osteoartrose, o hialuronato intra-articular apresenta baixo peso molecular e reduzida concentração. As alterações patológicas se desenvolvem como resultado da diluição atribuída à efusão articular, fragmentação (despolimerização) secundária às alterações biomecânicas e enzimas degradativas, além de síntese alterada em virtude de mudanças fenotípicas dos sinoviócitos. O hialuronato de sódio pode aumentar a lubrificação articular (viscossuplementação), incrementar a produção de hialuronato, reduzir a produção de prostaglandinas, combater radicais livres, inibir a migração de células inflamatórias, reduzir a permeabilidade da membrana sinovial, proteger e promover a cicatrização da cartilagem articular e reduzir a rigidez articular e a formação de adesões entre tendões e bainhas tendíneas. A molécula recobre a membrana sinovial e age como uma barreira, excluindo bactérias e células inflamatórias do compartimento sinovial. Desse modo, ocorrem redução do estresse mecânico e incremento da lubrificação articular. Atualmente, o hialuronato de sódio é recomendado em casos de moderada sinovite e capsulite e pode ser administrado IV ou por via intra-articular (7 mg/kg/articulação/semana). Os resultados indicam substancial redução dos sintomas e melhora da mobilidade após a administração de hialuronato por via intra-articular. Sua administração pode ser benéfica especialmente nos pacientes em que a administração de anti-inflamatórios seja contraindicada.[1] Entretanto, existem controvérsias quanto ao seu real benefício no tratamento da osteoartrose.[3] O hialuronato pode reduzir a transmissão do estímulo mecânico nocivo às terminações nervosas nos tecidos articulares e pode reduzir os sinais de dor e degeneração induzidos por bradicinina, prostaglandinas e metaloproteinases. Também podem ocorrer prevenção da liberação de moléculas de IL-1, estímulo da síntese de proteoglicanos pelos condrócitos, aumento da proliferação de condrócitos e aumento da síntese de colágeno e de fatores de crescimento e consequente produção de matriz celular.[1] Não existem relatos de efeitos colaterais acentuados, porém reações de irritação no local de aplicação são descritas em humanos. A administração de uma dose de 0,5 mℓ (4 mg) por via intra-articular é sugerida por alguns autores. O custo elevado desse grupo de medicamentos pode ser um fator proibitivo para o tratamento, especialmente em virtude da necessidade de terapia prolongada.

A diacereína e seu derivado reína podem efetivamente reduzir o nível de fragmentação do DNA em condrócitos de pacientes com DAD. Esse efeito é mediado pela redução do nível de expressão da enzima caspase-3, relacionada com a produção de NO.[26] Além desses aspectos, a diacereína pode regular negativamente a produção de IL-1. Seu uso profilático em cobaias resultou em menor grau de rigidez articular quando comparada à glicosamina, apesar de produzir resultados histologicamente similares.[27] Um possível mecanismo de ação é a inibição da perda de hidroxiprolina e proteoglicanos da cartilagem articular, um efeito não observado com AINE.[28] A dose sugerida de 15 a 20 mg/kg, diariamente, pode estar associada a pequena alteração da motilidade intestinal e consequentes episódios de diarreia.

Os derivados não saponificáveis de soja e abacate (ASU) podem reduzir o desenvolvimento da osteoartrose em sua fase inicial. Esses complementos são compostos somente pela fração total não saponificável dos óleos de abacate e soja, em proporções, respectivamente, de um e dois terços. Estudos pré-clínicos, *in-vitro*, demonstraram que os ASU apresentam efeito inibitório sobre a IL-1β, além de estimularem a síntese de colágeno nos condrócitos. Além disso, os ASU podem promover efeito anabólico por estimulação da expressão de TGF-β. Um estudo demonstrou redução das lesões osteoartríticas à cartilagem e ao osso subcondral em um modelo de lesão em cão. Esse efeito parece ser mediado pela inibição da síntese de NO e metaloproteinase-13 (MMP-13), considerados os mediadores-chave das alterações estruturais na osteoartrose. Os efeitos benéficos dos ASU em relação aos sintomas clínicos podem persistir após o término do tratamento. A dose recomendada atualmente é de 5 mg/kg, 1 vez/dia, em caso de artrose do quadril ou joelho em humanos.[29]

Outros compostos podem apresentar algum benefício no tratamento da osteoartrose. O manganês é um cofator na síntese de glicosaminoglicanos, e a sua suplementação pode estimular a síntese da matriz da cartilagem articular. Esse mineral é também fundamental para a síntese do fluido sinovial e pode ter efeito antioxidante. O ascorbato é um agente redutor necessário para a hidroxilação de prolina e lisina, envolvidas no processo de agregação das moléculas de colágeno. Os ácidos graxos poli-insaturados, como o ômega-3, têm ganhado popularidade devido ao seu potencial uso em pacientes com DAD. Esse ácido é dessaturado no organismo para produção de ácido eicosapentaenoico, um análogo do ácido araquidônico. Prostaglandinas, tromboxanos e leucotrienos são produzidos a partir desses dois compostos pela ação da COX e da lipo-oxigenase. Os produtos do ácido araquidônico têm atividade pró-inflamatória, promovendo agregação plaquetária e imunossupressão, quando comparados aos produtos do ácido eicosapentaenoico, que apresentam menor potencial inflamatório, agregador e imunossupressivo. O emprego de ácidos graxos ricos em ômega-3 pode, pelo menos teoricamente, beneficiar cães e gatos portadores de DAD ao causar redução da inflamação e da ocorrência de microtrombos. A relação ideal do ácido ômega-6 comparada à do ômega-3 é controversa, mas as recomendações atuais estão entre 10:1 e 5:1. A doxiciclina, um antibiótico semissintético de amplo espectro, do grupo das tetraciclinas, apresenta algum efeito condroprotetor, independentemente de sua atividade antibacteriana. Esse fármaco tem sido recomendado na dose de 3 a 4 mg/kg, 1 vez/dia, para administração por VO em pacientes com artrose. Possivelmente ocorre redução da atividade de metaloproteinases, principalmente colagenase e gelatinase. Apesar de poucos estudos demonstrarem benefício com a administração da doxiciclina em pequenas concentrações, ainda faltam evidências sobre a eficácia desse fármaco para o tratamento da osteoartrose.[30]

Considerações finais

Agentes que reduzem a expressão de mediadores inflamatórios e estimulam a síntese de condrócitos e matriz da cartilagem articular podem ter um papel importante no manejo da osteoartrose. Os agentes de modificação lenta podem retardar o progresso da DAD, aliviar a dor e melhorar a função das articulações acometidas. O real benefício desse grupo de substâncias parece ser a redução da necessidade de terapia com anti-inflamatórios. Entretanto a eficácia clínica de grande parte desses compostos ainda não é comprovada. O uso de AINE continua como uma alternativa ao controle da dor, porém devem ser observados os seus efeitos colaterais. O tratamento da osteoartrose permanece como grande obstáculo na prática clínica veterinária, a exemplo da medicina humana, sendo frequentemente indicada uma terapia multimodal.

Referências

1. Kuroki K, Cook J, Kreeger J. Mechanisms of action and potential uses of hyaluronan in dogs with osteoarthritis. Vet Med Today. 2002; 221:944-50.
2. Huck J, Biery D, Lawler D, Gregor T, Runge J, Evans R *et al.* A longitudinal study of the influence of lifetime food restriction on development of osteoarthritis in the canine elbow. Vet Surg. 2009; 38:192-8.
3. Runge J, Biery D, Lawler D, Gregor T, Evans R, Kealy R *et al.* The effects of lifetime food restriction on the development of osteoarthritis in the canine shoulder. Vet Surg. 2008; 37:102-7.
4. Aragon C, Hofmeister E, Budsberg S. Systematic review of clinical trials of treatment for osteoarthritis in dogs. J Am Vet Med Assoc. 2007; 230:514-21.
5. Smith G, Paster E, Powers M, Lawler D, Biery D, Shofer F *et al.* Lifelong diet restriction and radiographic evidence of osteoarthritis of the hip joint in dogs. J Am Vet Med Assoc. 2006; 229:690-3.
6. Impellizeri J, Tetrick M, Muir P. Effect of weight reduction on clinical signs of lameness in dogs with hip osteoarthritis. J Am Vet Med Assoc. 2000; 216:1089-91.
7. Gordon W, Conzemius M, Riedesel E, Esancon M, Evans R, Wilke V *et al.* The relationship between limb function and radiographic osteoarthrosis in dogs with stifle osteoarthrosis. Vet Surg. 2003; 32:451-54.
8. Budsberg S, Bergh M, Reynolds L, Streppa H. Evaluation of pentosan polysulfate sodium in the postoperative recovery from cranial cruciate injury in dogs: A randomized placebo-controlled clinical trial. Vet Surg. 2007; 36:234-44.
9. Farrell M, Clements N, Mellor D, Gemmill T, Clarke S, Arnott J *et al.* Retrospective evaluation of the long-term outcome of non-surgical management of 74 dogs with clinical hip dysplasia. Vet Rec. 2007; 160:506-11.

10. Pollmeier M, Toulemonde C, Fleishman C, Hanson P. Clinical evaluation of firocoxib and carprofen for the treatment of dogs with osteoarthritis. Vet Rec. 2006; 159:547-51.
11. Peterson K, Keefe T. Effects of meloxicam on severity of lameness and other clinical signs of osteoarthritis in dogs. J Am Vet Med Assoc. 2004; 225:1056-60.
12. Moreau M, Dupuis J, Bonneau N, Desnoyers M. Clinical evaluation of a nutraceutical, carprofen and meloxicam for the treatment of dogs with osteoarthritis. Vet Rec. 2003; 11:323-29.
13. Slingsby L,Waterman-Pearson A. Comparison between meloxicam and carprofen for postoperative analgesia after feline ovariohysterectomy. J Small Anim Pract. 2002; 43:286-9.
14. Gunew J. Long-term safety, efficacy and palatability of oral meloxicam at 0.01-0.03 mg/kg for treatment of osteoarthritic pain in cats. Feline Med Surg. 2008; 10:235-41.
15. Mansa S, Palmér E, Grfndahl C, Lonaas L, Nyman G. Long-term treatment with carprofeno of 805 dogs with osteoarthritis. Vet Rec. 2007; 31:427-30.
16. Vasseur P, Johson A, Budsberg S, Lincoln J, Toombs J, Whitehair J *et al.* Randomized, controlled trial of the efficacy of carprofen, a nonsteroidal anti-inflammatory drug, in the treatment of osteoarthritis in dogs. J Am Vet Med Assoc. 1995; 206:807-11.
17. Lascelles B, Cripps P, Mirchandani S. Carprofen as an analgesic for postoperative pain in cats: dose titration and assessment of efficacy in comparison to pethidine hydrochloride. J Small Anim Pract. 1995; 36:535-41.
18. Glew A, Aviad A, Keiser D. Use of ketoprofen as an antipyretic in cats. Can Vet J. 1996; 37:222-5.
19. Lascelles B, Henderson A, HackettI J. Evaluation of the clinical efficacy of meloxicam in cats with painful locomotor disorders. J Small Anim Pract. 2001; 42:587-93.
20. Hanson P, Brooks K, Case J, Conzemius M, Gordon W, Schuessler J. Efficacy and safety of firocoxib in the management of canine osteoarthritis under field conditions. C Vet Ther. 2006; 7:127-40.
21. Steagall P, Mantovani F, Ferreira T, Salcedo E, Moutinho F, Luna SJ. Evaluation of the adverse effects of oral firocoxib in healthy dogs. Vet Pharmacol Ther. 2007; 30:218-23.
22. Lascelles B, Gaynor J, Smith E, Roe S, Marcellin-Little D, Davidson G *et al.* Amantadine in a multimodal analgesic regimen for alleviation of refractory osteoarthritis pain in dogs. J Vet Int Med. 2008; 22:53-9.
23. McCarthy G, O'Donovan J, Jones B, McAllister H, Seed M, Mooney C. Randomised double-blind, positive-controlled trial to assess the efficacy of glucosamine/chondroitin sulfate for the treatment of dogs with osteoarthritis. Vet J. 2007; 174:54-61.
24. Moreau M, Dupuis J, Bonneau N, Desnoyers M. Clinical evaluation of a nutraceutical, carprofen and meloxicam for the treatment of dogs with osteoarthritis. Vet Rec. 2003; 15:323-9.
25. Hielm-Bjorkman A, Tulamo R, Salonen H, Raekallio M. Evaluating complementary therapies for canine osteoarthritis. Part I: Green-lipped mussel (*Perna canaliculus*). Evid Based Complement Alternat Med [Internet]. 2009;6(3):365-73. Disponível em: http://www.hindawi.com/journals/ecam/2009/397263/abs/
26. Pelletier JP, Mineau F, Boileau C, Martel-Pelletier J. Diacerein reduces the level of cartilage chondrocyte DNA fragmentation and death in experimental dog osteoarthritic cartilage at the same time that it inhibits caspase-3 and inducible nitric oxide synthase. J Clin Exp Rheumatol. 2003; 21:171-7.
27. Rezende M, Gurgel H, Vilalta Junior P, Kuroba R, Lopes A, Philipi R *et al.* Diacerhein *versus* glucosamine in a rat model of osteoarthritis. Clinics. 2006; 61:461-6.
28. Colville-Nash P. Comparison of the pharmacologic effect of diacerein and a selective COX-2 inhibitor in the mouse induced-granuloma model. Presse Med. 2002; 31:4S16-7.
29. Boileau C, Pelletier J, Caron J, Msika P, Guillou G, Baudouin C *et al.* Protective effects of total fraction of avocado/soybean unsaponifiables on the structural changes in experimental dog osteoarthritis: inhibition of nitric oxide synthase and marix metalloproteinase-13. Arthritis Res Ther. 2008; 11:1-9.
30. Nganvongpanit K, Pothacharoen P, Suwankong N, Ong-Chai S, Kongtawelert Nganvongpanit *et al.* The effect of doxycycline on canine hip osteoarthritis: design of a 6-months clinical trial. J Vet Sci. 2009; 10:239-47.

23 Acupuntura e Dor

Renata Navarro Cassu, Stelio Pacca Loureiro Luna

Introdução

A dor tem sido alvo de diversos estudos que buscam métodos eficientes com o intuito de minimizá-la ou combatê-la de maneira satisfatória por questões éticas e humanitárias.

Tradicionalmente, muitos fármacos são empregados com sucesso na terapia antálgica; no entanto, podem desencadear efeitos adversos, além do fato de que, para muitos pacientes, o tratamento convencional pode ser insuficiente, sobretudo no tratamento da dor crônica. Desse modo, houve um crescimento expressivo na investigação de outras terapias, além das convencionalmente empregadas, visando ao melhor controle da dor, tanto em medicina humana quanto em veterinária.

Dentre as técnicas não farmacológicas, ressalta-se a acupuntura, que pode ser empregada isoladamente ou associada a outras terapias antálgicas e também aos fármacos convencionais.

As principais vantagens da acupuntura para fins analgésicos são:

- Facilidade e praticidade de metodologia
- Custo acessível
- Possibilidade de associação a fármacos tranquilizantes e anestésicos
- Viabilidade para a manutenção da analgesia durante o procedimento cirúrgico para animais de alto risco, que não suportariam os efeitos depressores de técnicas anestésicas convencionais - como pacientes obstétricas submetidas à cesariana ou pacientes muito jovens ou idosos –, com benefícios para o pós-operatório imediato, devido à manutenção da consciência e dos reflexos.[1]

Em vista desses fatores, ela pode ter um papel importante como adjuvante durante a anestesia, bem como na analgesia pré ou pós-operatória.

A acupuntura é uma terapia milenar que integra a medicina tradicional oriental (MTO), com relatos de uso de mais de 2.500 anos. É indicada para o tratamento de diversas doenças, bem como para o alívio da dor.[2]

Tradicionalmente, a acupuntura fundamenta-se na filosofia do equilíbrio energético, de modo que qualquer alteração, bloqueio ou estagnação no fluxo da energia que circula pelo organismo pode favorecer o desenvolvimento de uma doença ou de dor.[3]

Do ponto de vista da MTO, a dor é decorrente da estagnação da circulação de energia (Qi) e/ou de sangue (Xue) ao longo dos meridianos. Desse modo, quando a energia é reconduzida e o corpo reequilibrado, a dor pode ser minimizada ou totalmente abolida.[2,4]

Os meridianos são canais que conduzem a energia pelo corpo. Embora a existência desses nunca tenha sido realmente comprovada, a teoria dos meridianos é amplamente difundida e aceita por muitos profissionais da área.[2] São definidos 14 meridianos principais; 12 são bilaterais e simétricos e os outros dois estão distribuídos na linha média ventral e dorsal. Cada um dos membros apresenta três meridianos ventrais e três dorsais, os quais são ligados uns aos outros e conectados aos órgãos internos. São denominados da seguinte maneira: pulmão (P), intestino grosso (IG), estômago (E), baço pâncreas (BP), coração (C), intestino delgado (ID), bexiga (B), rim (R), pericárdio (PC), triplo aquecedor (TA), vesícula biliar (VB) e fígado (F).[3]

A acupuntura consiste na introdução de agulhas em pontos específicos, distribuídos ao longo dos meridianos, de modo a serem exercidas influências sobre determinados processos fisiológicos. Tais pontos são denominados acupontos, os quais apresentam características físicas, fisiológicas e histológicas que os diferenciam de outros tecidos. Nesses pontos observam-se menor resistência elétrica, maior concentração de mastócitos, vasos linfáticos, capilares, vênulas, arteríolas e terminações nervosas.[5] A introdução de agulhas nesses locais pode causar irritação intensa e aguda, de modo a determinar a ativação de respostas analgésicas endógenas, imunes e comportamentais, o que resulta na efetividade clínica da acupuntura.[2]

Mecanismo de ação da acupuntura

O exato mecanismo de ação exercido pela acupuntura no controle da dor ainda permanece sem completo esclarecimento.[4-6] Contudo, alguns estudos[6,7] concordam com a teoria clássica do "portão de controle", na qual o estímulo proporcionado pelas agulhas é capaz de ativar as fibras nervosas de maior calibre, de modo a alterar a percepção da dor na medula espinal, o que favorece a redução do estímulo doloroso transmitido pelas fibras nervosas delgadas, como as fibras C.[6] Com base nessa teoria, pode-se dizer que a analgesia mediada pela acupuntura é capaz de fechar vários "portões condutores de dor" que estão presentes no sistema nervoso central (SNC), com inibição da resposta do paciente frente ao estímulo nociceptivo.[5,7]

Existem evidências de que a acupuntura atue por estimulação do sistema inibitório da dor na medula espinal, tronco encefálico e outras áreas do SNC, como 3º ventrículo, mesencéfalo e diencéfalo (tálamo, hipotálamo e hipófise).[2,5]

Adicionalmente, a liberação de opioides endógenos, como endorfinas, encefalinas e dinorfinas, também contribui no efeito analgésico mediado por essa técnica.[2,4,5]

Os estímulos originados por meio da acupuntura são conduzidos por nervos sensoriais periféricos para a medula espinal, seguindo para tálamo, hipotálamo e mesencéfalo, por via ascendente, através dos tratos espinotalâmicos. Os sinais ascendentes promovem a liberação de substâncias neuro-humorais e neurotransmissoras.[5]

Além dos peptídios opioides, outros fatores analgésicos neuroquímicos estão envolvidos no mecanismo de ação da acupuntura, como:

- Serotonina
- Norepinefrina
- Dopamina
- Acetilcolina
- Ácido gama-aminobutírico
- Substância P

- Glutamato
- Monofosfato de adenosina cíclico (cAMP)
- Íons cálcio[5]
- Canabinoides endógenos.[8]

Paralelamente, alguns estudos têm demonstrado que a acupuntura favorece a cicatrização da ferida cirúrgica e reduz o edema,[9] possibilitando a inibição da sensibilização periférica, de modo a incrementar o efeito analgésico.

Principais técnicas para analgesia com acupuntura

Além do uso de agulhas, o estímulo em pontos específicos também pode ser desencadeado por meio de calor (moxa), *laser* e estímulo elétrico (eletroacupuntura).[1,3] Tanto o estímulo manual com agulhas como a eletroacupuntura (EA) devem ser utilizados por um período de 20 a 30 min para a obtenção de analgesia.[1] Apesar de o estímulo manual desencadear analgesia, um efeito analgésico mais prolongado e mais intenso tem sido relatado no homem com a EA em relação ao estímulo manual das agulhas.[10]

O *laser* de baixa frequência pode ser empregado diretamente nos pontos de acupuntura para o tratamento da dor e é indicado, sobretudo, para pacientes cuja introdução de agulha possa ser difícil, em função do comportamento do animal. No homem, a aplicação de *laser* em pontos de acupuntura promoveu efeitos analgésicos semelhantes aos da agulha isolada nos pontos, porém, na opinião dos pacientes, o *laser* é significativamente menos doloroso e induz maior relaxamento em relação à introdução da agulha no acuponto.[11]

Eletroacupuntura

A EA é a técnica física mais empregada para indução de analgesia; ela associa o efeito mecânico produzido pela introdução da agulha ao efeito elétrico da passagem de corrente elétrica.[5]

Como os acupontos são localizados em áreas de baixa resistência elétrica, a corrente é facilmente transmitida para as áreas ao redor da inserção das agulhas.[1,5] A pele normal apresenta resistência de corrente direta de aproximadamente 200.000 até 2.000.000 ohms, a qual decresce para aproximadamente 50.000 ohms nos acupontos.[5] Os cães adaptam-se mais facilmente à técnica,[1] enquanto os gatos apresentam reações diversas, com resultados favoráveis ou não.[12]

A analgesia desencadeada pela EA tem sido comprovada em várias espécies,[6,7,12-14] no entanto, há variação individual na resposta do paciente em relação ao efeito analgésico induzido por ela, já que entre 10 e 40% das pessoas e animais respondem de maneira insatisfatória.[13]

A eletroestimulação pode ser realizada por diversas técnicas, relacionadas com a frequência de impulsos, intensidade da corrente e formato da onda.[1,13]

Seleção do tipo de estímulo elétrico

Em animais, a frequência do estímulo elétrico desencadeia a liberação de diferentes peptídios opioides endógenos. A EA com baixa frequência (2 Hz) acelera a liberação central de encefalina e β-endorfina, enquanto a com alta frequência (100 Hz) induz a liberação de dinorfina na medula espinal.[5] O emprego do estímulo elétrico com frequência mista (baixa frequência alternada com alta) promove melhores resultados analgésicos quando comparado ao uso de baixa ou alta frequência isoladas.[1]

O estímulo elétrico pode ser realizado por meio de diferentes tipos de corrente elétrica:

- Direta ou monofásica: deve ser utilizada apenas por curto período de tempo, sendo indicada com finalidades terapêuticas, porém, inadequada para analgesia por causar polarização do local e eletrólise
- Alternada ou bifásica: com maior penetração quando comparada à direta, indicada principalmente para o tratamento de dor e distúrbios musculares, porém também pode ser utilizada para outras finalidades, com a vantagem de evitar eletrólise e lise celular.[1,3]

Os impulsos podem ser liberados com a mesma intensidade (amplitude) ou com amplitudes variadas. A pulsação elétrica com utilização de amplitudes de mesma intensidade pode ser dividida em contínua (regular) ou descontínua (intermitente). No primeiro caso, a corrente é produzida sem interrupção, podendo ser utilizada alta (modo denso – entre 50 e 60 Hz) ou baixa frequência (modo disperso – entre 1 e 3 Hz). A combinação de baixa e alta frequências, denominada modo denso-disperso, parece ser ideal, pois induz menor tolerância ao estímulo, o que o torna indicado para analgesia cirúrgica. A pulsação elétrica descontínua ou intermitente caracteriza-se por uma série de impulsos elétricos, seguida de uma pausa. Este estímulo não é normalmente empregado, pois apresenta acurácia restrita, além de provocar dor e espasmos musculares.[1,4]

A EA produz vasodilatação, devido à liberação de substâncias vasodilatadoras, como histamina, cininas e prostaglandinas, e diminuição de irritabilidade, excitabilidade e condutividade dos nervos e músculos na área onde os eletrodos foram posicionados, devido à passagem da corrente elétrica. A tonificação pode ser adquirida por meio de voltagem e frequência baixas (2 a 15 Hz), enquanto a sedação é obtida com voltagem e frequências elevadas (> 200 Hz). Normalmente, é recomendado o uso de sedação, por meio de estímulo com alta frequência (200 a 1.000 Hz) durante 20 min em casos agudos e tonificação, por meio de estímulo com baixa frequência (2 a 5 Hz), durante 5 a 8 min para casos crônicos.[1,2,4]

Principais pontos indicados para analgesia

Muitas associações de pontos podem ser utilizadas para a indução de analgesia por acupuntura e EA em pequenos animais.[1] Em muitas ocasiões são empregados pontos empíricos que podem mediar a analgesia em diversas áreas do corpo;[2,13] de maneira geral, a escolha dos pontos depende da familiaridade e da preferência do acupunturista, da localização do ponto e das indicações do uso dos pontos de acordo com a MTO.[1] Um dos princípios da MTO fundamenta-se na relação entre o meridiano e o comando que este exerce no organismo. Por exemplo, o pulmão comanda a pele, desse modo, a escolha de pontos no meridiano do pulmão pode favorecer o tratamento da dor decorrente do trauma cirúrgico cutâneo; outro exemplo, o fígado comanda os olhos, então o estímulo de pontos desse meridiano é indicado em casos de procedimentos oftálmicos.[2]

Outro princípio para a seleção indica a escolha de pontos próximos à área afetada, ou seja, “cercar o dragão”, no sentido de que o “dragão” seja o local com dor. Desse modo, seriam selecionados os acupontos proximais e distais à lesão.[2,13] Em casos de dor pós-operatória, podem ser escolhidos meridianos que percorram a região ou se localizem próximo à área cirúrgica, visando estimular as estruturas lesionadas.[2] Nas discopatias vertebrais, normalmente o estímulo é realizado em pontos distais e proximais à lesão, no meridiano da bexiga, cujo trajeto se localiza na região paravertebral.[5]

No caso de membros, podem ser empregados acupontos no membro contralateral, em situações de inflamação e/ou dor intensa no local afetado. Essa técnica é conveniente, sobretudo em situações de traumas teciduais intensos, ou quando o membro ferido está protegido por bandagens. Em casos de tumores malignos, ela também é adequada, visto que as agulhas não devem ser inseridas ao redor da massa tumoral, em função do aumento do aporte sanguíneo desencadeado pela acupuntura.[2,13]

Alguns dos pontos empregados para o tratamento da dor em diferentes áreas corpóreas estão descritos nos Quadros 23.1 e 23.2.

Quadro 23.1 Pontos empregados para dor em membro pélvico.[13]

Área de dor	Pontos usados
Quadril	B54-B40; VB29-VB30; VB34; B11 – bilateral
Fêmur	B54-B40; VB34-VB30; B11 – bilateral
Joelho	VB33-VB34; F8-BP9; Xi Yan
Tíbia ou fíbula	B40-B60; E35-E41; VB34-VB39; BP6-BP9; B11 – bilateral
Tarso	B40-B62; E41-E44; BP3-BP6; B60; R3, B11 – bilateral

Quadro 23.2 Pontos empregados para dor em membro torácico.[13]

Área de dor	Pontos usados
Ombro	TA14-IG15; ID9-ID11; VB20; VB34
Úmero	TA14-TA5; ID9-ID3; B11 – bilateral
Cotovelo	TA14-TA3; ID3-ID8; IG4-IG15; C3; PC3; P5, B11 bilateral
Rádio ou ulna	ID9-ID3; IG4-IG15; PC3-PC6; B11 – bilateral
Carpo	TA14-TA3; ID3-ID8; PC8-PC6; IG4-IG7; B11 bilateral

Acupuntura para o tratamento da dor aguda

A EA é uma boa opção para o controle da dor pós-operatória, com o objetivo de reduzir o requerimento de analgésicos e favorecer a recuperação pós-cirúrgica.[6,7,15] Pode também ser aplicada no período pré-operatório, dentro do conceito de analgesia preventiva, para inibir a sensibilização dos neurônios no corno dorsal da medula espinal antes do início do estímulo nociceptivo.[13]

O emprego da EA nos pontos E36, BP6 e VB34 em cães produziu resultados satisfatórios quando o estímulo foi iniciado antes da incisão cirúrgica e mantido durante a cirurgia de mastectomia[15] e a ovariossalpingo-histerectomia (OSH),[14] com redução no consumo de morfina no período pós-operatório em relação aos grupos controle. Paralelamente, o emprego pré-operatório da EA durante 45 min antes da indução da anestesia determinou a redução do consumo de morfina no período pós-operatório em cadelas submetidas a OSH.[16] Em estudo similar, foram relatados efeitos analgésicos pós-operatórios semelhantes entre o uso da EA em pontos auriculares, em relação ao uso de buprenorfina, em cadelas submetidas a OSH.[17] Nessa mesma espécie, acupuntura e EA foram tão eficazes quanto o meloxicam[18] e a morfina[14] para o controle da dor pós-OSH.

Adicionalmente, na medicina humana, estudos têm confirmado analgesia satisfatória com redução do requerimento analgésico pós-operatório com o emprego da EA.[6,7,19] Em cães submetidos à hemilaminectomia, o requerimento de fentanila reduziu-se nas primeiras 12 h de pós-operatório e o escore de dor foi menor 36 h após a cirurgia nos animais tratados com anti-inflamatórios convencionais associados à EA em relação ao uso exclusivo de anti-inflamatórios, o que mostra que a EA poderia minimizar a intensidade de dor após hemilaminectomia causada por discopatia intervertebral toracolombar.[20]

Alguns resultados divergentes dos estudos que avaliam o efeito analgésico da EA podem estar associados a diversos fatores, como a seleção dos pacientes, a experiência do acupunturista, a seleção dos acupontos, a magnitude do estímulo nociceptivo, bem como a metodologia empregada para a aferição da dor.[2]

A EA também pode ser aplicada no período pós-operatório, preferencialmente na fase de recuperação pós-anestésica, evitando que o animal se estresse com a introdução das agulhas.[2,4]

O tempo de analgesia conferido por uma sessão de acupuntura é variável, dependendo da resposta individual e da magnitude da dor.[2] Alguns estudos sugerem que após uma sessão pré-operatória de EA, o efeito analgésico permaneça durante 2 a 3 h,[7,21] enquanto outros relatam efeito analgésico prolongado, com analgesia satisfatória entre 6 e 12 h.[6,15,16,19]

Acupuntura para o tratamento da dor crônica

Para o tratamento da dor crônica podem ser empregados os mesmos pontos utilizados para a aguda. Porém, nesses casos, normalmente o tratamento é prolongado, de modo que o número de sessões, bem como o intervalo entre elas, será determinado em função dos sintomas do paciente.[13]

Frequentemente, no tratamento da dor crônica, a acupuntura é empregada como adjuvante de fármacos analgésicos convencionais, visando maior conforto ao animal, bem como a possibilidade da redução das doses dos medicamentos empregados.

De maneira geral, as osteoartrites constituem uma das principais causas de dor crônica nos pequenos animais, sobretudo devido às propriedades progressivas e degenerativas da doença. Nesses casos, muitas vezes o uso de medicamentos convencionais não é suficiente para a obtenção de analgesia satisfatória, sendo indicado o uso de terapias adjuvantes, como a acupuntura.

Em cães com dor crônica causada por osteoartrite, o tratamento com acupuntura foi mais efetivo quando as articulações acometidas foram as de quadril, joelho e ombro, em comparação com outras articulações do corpo.[22] Naqueles com osteoartrite no cotovelo, não foi observado efeito analgésico satisfatório após o tratamento semanal com EA realizado em um período de 3 semanas.[23]

Nesse contexto, cabe ressaltar a osteoartrite secundária a displasia coxofemoral, cujo tratamento convencional nem sempre é efetivo para o alívio do desconforto do paciente. Nesses casos, recomenda-se o uso adjuvante da acupuntura ou preferencialmente a EA, com três sessões na primeira semana, duas sessões na segunda e uma sessão a partir da terceira semana de tratamento, que deve ser mantido por várias semanas ou meses, até que seja possível conceder maiores intervalos entre as sessões em função dos sinais de melhora clínica exibidos pelo paciente.[13] Além disso, também pode ser indicado o implante de fio de ouro nos acupuntos, porém existem controvérsias em relação ao sucesso dessa terapia para o alívio da dor. Cães portadores de displasia coxofemoral apresentaram melhora significativa nos sintomas, com maior mobilidade, redução da claudicação e menores sinais de dor em relação ao grupo controle, com avaliações realizadas em 14 dias, 3 e 6 meses após o implante de fio de ouro.[24] Por outro lado, resultados divergentes foram relatados por outros pesquisadores, que não observaram efeito analgésico superior após o implante desse fio em relação aos grupos controle.[25]

Acupuntura para analgesia cirúrgica

Em algumas situações, como em casos de pacientes críticos, para os quais os efeitos depressores dos anestésicos gerais podem representar um risco em potencial, a EA pode ser empregada isoladamente ou associada aos fármacos convencionais, visando reduzir o requerimento desses e, assim, os possíveis efeitos indesejáveis.[6,14-16] Apesar de essa técnica não ser prática com a finalidade de analgesia cirúrgica, pode determinar redução da CAM dos anestésicos inalatórios em até 17%, quando se usa o ponto[26] BP6.

Além disso, tem sido demonstrado que a indução de analgesia cirúrgica por acupuntura favorece a redução do sangramento intraoperatório, fator que constitui mais uma vantagem quando se trata de pacientes extremamente debilitados.[4]

Nesses casos, indica-se a tranquilização com fenotiazínicos e/ou benzodiazepínicos, associados ou não a opioides. Como a EA não causa relaxamento muscular, os benzodiazepínicos são mais indicados. Os eletrodos devem ser adaptados nos corpos das agulhas, com o aparelho desligado. Inicia-se com intensidade de estímulo 0 (zero), aumentando-se lentamente. Deve-se evitar que a corrente elétrica cruze a área cardíaca, particularmente em cardiopatas. Associam-se baixa (F1 – 1 a 50 Hz) e alta (F2 – 100 a 1.000 Hz) frequências e empregam-se ondas de formato quadrado com corrente alternada, para evitar eletrólise e lise celular. É importante que ocorra contração muscular localizada ao se realizar o estímulo elétrico. Após um período de latência de 20 a 30 min, pode-se iniciar a cirurgia, após conferir a analgesia por meio de pinçamento cutâneo. Em regiões de alta inervação, como o pedículo ovariano, há necessidade de complementação com anestesia local. Deve-se evitar ruído no ambiente e, tendo em vista a possibilidade de desconforto pela posição do animal durante a cirurgia, em determinadas ocasiões, há necessidade de complementação anestésica. O sucesso na obtenção de analgesia cirúrgica é variável de acordo com os pontos selecionados e a técnica de eletroestimulação, chegando a alcançar 80 a 90%.[26] Alguns dos pontos mais empregados para analgesia cirúrgica estão expostos no Quadro 23.3.

Quadro 23.3 Pontos empregados para analgesia cirúrgica.[13]

Procedimento	Pontos usados
Laparotomia	Agulhas peri-incisionais E36, BP6, VB34
Cesariana	Similar à laparotomia BP9, VG26, IG4
Esternotomia	Agulhas peri-incisionais E36, BP6, PC6, IG4, VB34, B11

Estudos desenvolvidos em cães têm demonstrado resultados satisfatórios com o emprego da EA para obtenção de analgesia cirúrgica. Em cadelas encaminhadas para cesariana, observou-se que os neonatos cujas mães foram tratadas com EA nos pontos E36, IG4 e Bai Hui apresentaram reflexos neurológicos mais evidentes quando comparados aos neonatos nascidos de cadelas mantidas sob anestesia inalatória com enfluorano durante o procedimento cirúrgico.[27] Em estudo similar, o estímulo dos acupontos E36, VB34 e BP6 foi satisfatório para realização de laparotomia em 90% dos cães estudados.[28] Em outro estudo desenvolvido em cães e gatos submetidos à laparotomia, o estímulo elétrico dos acupontos BP6, B23, B24, VG6 e zona pré-auricular e pós-auricular permitiu analgesia adequada em 50% e 100% dos cães e gatos, respectivamente.[12]

Deve-se ressaltar que o uso intraoperatório da EA intensifica o efeito analgésico mediado por fármacos convencionais, possibilitando a redução das doses desses medicamentos no período pós-operatório e dos efeitos adversos como depressão respiratória, retenção urinária, êmese e obstipação intestinal que podem ser decorrentes do tratamento com os opioides.[6,12] A redução da dose de opioides é de grande valia, sobretudo em casos de traumas teciduais extensos, nos quais a necessidade de analgésicos é elevada.[15]

Além dos acupontos citados para obtenção da analgesia cirúrgica, também pode ser realizada a inserção das agulhas paralelamente à linha da incisão cirúrgica. Estudos no homem[19] e no cão[16] demonstraram efeitos analgésicos mais acentuados com o emprego associado dos acupontos ao estímulo elétrico nos dermátomos peri-incisionais em relação ao uso isolado de cada uma das técnicas de analgesia.

Uma técnica que tem sido recentemente utilizada é a administração de subdoses de fármacos em pontos de acupuntura, denominada farmacopuntura. Nesse caso, observa-se intensificação do efeito do fármaco, com minimização de efeitos colaterais e redução de custos. Por exemplo, a utilização de 0,01 mg/kg de acepromazina, 1/10 da dose convencional, potencializou em 33% a anestesia barbitúrica.[29] Do mesmo modo, a administração pré-operatória de 1/10 da dose de morfina ou carprofeno em acupontos foi tão eficaz quanto a administração subcutânea das doses convencionais desses mesmos fármacos no controle da dor pós-operatória em cadelas submetidas à OSH.[30]

Contraindicações da acupuntura

A EA deve ser evitada em pacientes portadores de cardiopatias, epilepsia, doenças agudas, febre e gestação, pois pode induzir abortamento, sobretudo quando são utilizados alguns acupontos, como E36, IG4 e Bai Hui.[1]

As agulhas de acupuntura não devem ser introduzidas ao redor de massas tumorais, pois podem favorecer o incremento do aporte sanguíneo, resultando no crescimento das células neoplásicas.[3]

Deve-se ressaltar que o uso prolongado dos mesmos pontos de acupuntura pode induzir tolerância. Esse fenômeno é semelhante ao observado com o uso de morfina por períodos prolongados. Acredita-se que a tolerância à EA seja resultante da ação prolongada dos opioides endógenos sobre os respectivos receptores, de modo que a tolerância cruzada à morfina pode ser esperada.[2]

■ Considerações finais

A acupuntura exerce papel importante no tratamento da dor aguda e/ou crônica, pois apresenta efeito antinociceptivo, em nível de transdução, transmissão e modulação, bem como atua na percepção da dor, ao aumentar a liberação de diversos opioides endógenos, neuropeptídios, serotonina e acetilcolina, com participação anatômica de diversas estruturas do SNC. Cabe ao profissional empregá-la isoladamente ou como um dos componentes do tratamento antálgico, de acordo com o caso, já que a dor deve ser abordada de maneira multidimensional e como tal tratada de modo multimodal.

■ Referências

1. Luna SPL. Emprego da acupuntura em anestesia. In: Fantoni DT, Cortopassi SG, editores. Anestesia em cães e gatos. São Paulo: Roca; 2002. p. 337-43.
2. Skarda RT, Glowaski M. Acupuncture. In: Tranquilli WJ, Thurmon JC, Grimm KA, editores. Lumb & Jones' veterinary anesthesia and analgesia. Oxford: Blackwell Publishing; 2007. p. 533-60.
3. Cantwell S. Pain management III: ancillary therapies. In: Seymour C, Duke-Novakovski T, editores. BSAVA Manual of canine and feline anaesthesia and analgesia. Gloucester: BSAVA; 2007. p. 115-9.
4. Klide AM, Gaynor JS. Acupuncture for surgical analgesia and postoperative analgesia. In: Schoen AM. Veterinary acupuncture: ancient art to modern medicine. St Louis: Mosby; 2001. p. 295-302.
5. Janssens LAA, Rogers PAM, Schoen AM. Acupuncture analgesia: a review. Vet Rec. 1988; 122:355-8.
6. Kotani N, Hashimoto H, Yuataka S, Sessler DI, Yoshioka H, Kitayama M *et al.* Preoperative intradermal acupuncture reduces postoperative pain, nausea and vomiting, analgesic requirement, and sympathoadrenal responses. Anesthesiol. 2001; 95:349-56.
7. Christensen PA, Rotne M, Vedelsdal R, Jensen RH, Jacobsen K, Husted C. Electroacupuncture in anaesthesia for hysterectomy. Br J Anaesth. 1993, 71:835-8.
8. Chen L, Zhang J, Li F, Qiu Y, Wang L, Li YH *et al.* Endogenous anandamide and cannabinoid receptor-2 contribute to electroacupuncture analgesia in rats. J Pain. 2009; 10:732-9.
9. Ceccherelli F, Gagliardi G, Visentin R, Sandona F, Casale R, Giron G. The effects of parachlorophenylalanine and naloxone on acupuncture and electroacupuncture modulation of capsaicin-induced neurogenic edema in the rat hind paw. A controlled blind study. Clin Exp Rheumatol. 1999; 17:655-62.
10. Sator-Katzenschlager SM, Szeles JC, Scharbert G, Michalek-Sauberer A, Kober A, Heinze G *et al.* Electrical stimulation of auricular acupuncture points is more effective than conventional manual auricular acupuncture in chronic cervical pain: a pilot study. Anesth Analg. 2003; 97:1469-73.
11. van Amerongen KS, Kuhn A, Mueller M. Patients' sensation during and after laser needle *versus* metal needle treatment. Eur J Obstet Gynecol Reprod Biol. 2009; 142:68-72.
12. Still J. Acupuncture analgesia for laparotomy in dogs and cats: an experimental study. Am J Acupunc. 1987; 15:155-65.
13. Gaynor JS. Acupuncture for management of pain. Vet Clin North Am Small Anim Pract. 2000; 30:875-84.
14. Paes de Barros MS, Restitutti F, Scognamillo-Szabó MVR, Lima AM, Mattos MCC, Luna SPL. Pre-treatment with electroacupuncture, morphine and carprofen for post-operation analgesia in ovariohysterectomy in dogs: a comparative study. In: Proceedings of the Thirty-second Annual International Congress on Veterinary Acupuncture. August 23-26, 2006. Boston-Natick, United States of America; 2006. p. 59-70.
15. Gakiya HH, Cassu RN, Silva DA, Gomes J, Stevanin H. Eletroacupuntura *versus* morfina para o controle da dor pós-operatória em cães. In: IX Encontro Brasileiro de Anestesiologia Veterinária. 2009. Goiânia: Brasil.; 2009. p. 24.
16. Cassu RN, Genari Filho T, Abreu LM, Silva DA, Oba E. Eletroanalgesia preemptiva para o controle da dor pós-operatória em cães. Cien Vet Trop. 2008; 11:532.
17. Still J. Anaesthetic and post-anaesthetic effects of placebo, buprenorphine and auricular electro-acupuncture in bitches ovario-hysterectomized under halothane anaesthesia. J Altern Complement Med. 1997; 16:26-32.
18. Ferrari D, Luna SPL, Lima, AFM, Marucio RL, Paparotto T, Takahira RK *et al.* Effetti analgesici ed emostatici perioperatori dell'agopuntura in cagne sottoposte ad ovarioisterectomia. Obiettivi & Documenti Veterinari. 2006; 27:11-20.
19. Sim CK, Xu PC, Pua HL, Zhang G, Lee TL. Effects of electroacupuncture on intraoperative and postoperative analgesic requirement. Acupunct Med. 2002; 20:56-65.
20. Laim A, Jaggy A, Forterre F, Doherr MG, Aeschbacher G, Glardon O. Effects of adjunct electroacupuncture on severity of postoperative pain in dogs undergoing hemilaminectomy because of acute thoracolumbar intervertebral disk disease. J Am Vet Med Assoc. 2009; 234:1141-6.
21. Christensen PA, Noreng M, Andersen PE, Nielsen JW. Electroacupuncture and postoperative pain. Br J Anaesth. 1989; 62:258-62.
22. Janssens LAA. Observations on acupuncture therapy of chronic osteoarthritis in dogs: a review of sixty-one cases. J Small Anim Pract. 2008; 27:825-37.
23. Kapatkin AS, Tomasic M, Beech J, Meadows C, Boston RC, Mayhew PD *et al.* Effects of electrostimulated acupuncture on ground reaction forces and pain scores in dogs with chronic elbow joint arthritis. J Am Vet Med Assoc. 2006; 228: 350-4.
24. Jaeger GT, Larsen S, Søli N, Moe L. Double-blind, placebo-controlled trial of the pain-relieving effects of the implantation of gold beads into dogs with hip dysplasia. Vet Rec. 2006; 158:722-6.
25. Hielm-Bjorkman A, Raekallio M, Kuusela E, Saarto E, Markkola A, Tulamo RM. Double-blind evaluation of implants of gold wire at acupuncture points in the dog as a treatment for osteoarthritis induced by hip dysplasia. Vet Rec. 2001; 149:452-6.
26. Luna SPL. Emprego da acupuntura em anestesia In: Massone F, editor. Anestesiologia veterinária: farmacologia e técnicas. Rio de Janeiro: Guanabara Koogan; 2008. p. 337-45.
27. Lopes MD, Luna SPL, Alvarenga FL, Leal ACR. Clinical and neurological signs of newborn dogs after caesarean section using inhalation anaesthesia or electroacupuncture. In: Proceedings of the 24th Annual International Congress on Veterinary Acupuncture. 1998. Taipei, Formosa; 1998. 24:132-3.
28. White PF, Li S, Chiu JW. Electroanalgesia: its role in acute and chronic pain management. Anesth Analg. 2001; 92:505-13.
29. Luna SPL, Maiante A, Xavier F, Osório DDP, Endo Y, Karasawa ASM. Effect of acupuncture on the thiopentotal dose for induction of anaesthesia in dogs. Rev Bras Cienc Vet. 2002; 9:289-91.
30. Di Martino I, Luna SPL. Non-conventional treatment options for surgical and postoperative analgesia in dogs. In: Proceedings of the Naples Pain Conference. 2010. Nápolis, Itália.; 2010. p. 76-78.

Parte 4

Genética e Biologia Molecular

Cáris Maroni Nunes

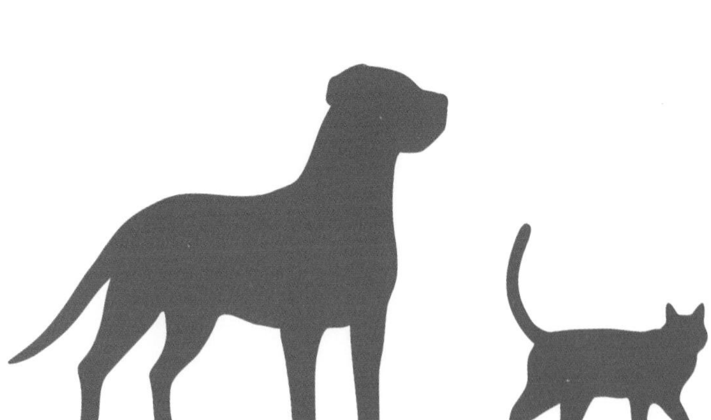

24 Introdução à Biologia Molecular e à Biotecnologia

José Fernando Garcia, Yuri Tani Utsunomiya, Cáris Maroni Nunes

■ Introdução

As técnicas de manipulação de ácidos nucleicos e proteínas abriram portas não só para o entendimento refinado do fluxo de informação celular que coordena o metabolismo em condições fisiológicas, mas também para a compreensão do desenvolvimento de doenças em nível molecular. Isso permitiu a criação de uma série de ferramentas valiosas na prática clínica humana e na veterinária, como testes de diagnóstico de enfermidades parasitárias, infecciosas e de defeitos genéticos, com alta especificidade e sensibilidade. Dessa maneira, esta seção objetiva trazer ao clínico de pequenos animais os fundamentos teóricos das estruturas e das interações entre ácidos nucleicos e proteínas, bem como apresentá-los às principais técnicas e aos testes diagnósticos disponíveis no campo da biologia molecular.

De maneira simplificada, biologia molecular é a abordagem reducionista da vida, com o intuito de conectar estruturas químicas e funções biológicas, mediante técnicas que isolam, quantificam e caracterizam biomoléculas. Seu nascimento é atribuído a iniciativas conjuntas de biólogos, químicos e físicos, e lida predominantemente com as relações entre ácidos nucleicos e proteínas.

■ Natureza das proteínas

A palavra proteína deriva do grego *proteios* e significa "primário" ou, em uma tradução livre, "fundamental". Essa denominação se deve ao fato de que apenas os seres autótrofos são capazes de produzir suas subunidades, os aminoácidos. Os herbívoros as obtêm alimentando-se de plantas; os carnívoros, de outros animais. Dessa maneira, todos os seres vivos constroem suas proteínas dos mesmos 20 aminoácidos, que podem ser visualizados na Figura 24.1. Por esse motivo também cadeias de aminoácidos são denominadas peptídios, palavra que deriva do grego e significa "partículas digestíveis".

As proteínas participam de todos os processos biológicos, por serem bastante versáteis quanto à função desempenhada. Elas participam da constituição estrutural de células e tecidos, da catalisação de reações químicas, da sinalização celular, do transporte de substâncias, da resposta imune etc. Um tópico bastante intrigante dentro da bioquímica é como apenas 20 aminoácidos são capazes de trazer tamanha diversidade de funções. A resposta está na exploração de aspectos estruturais dessas moléculas.

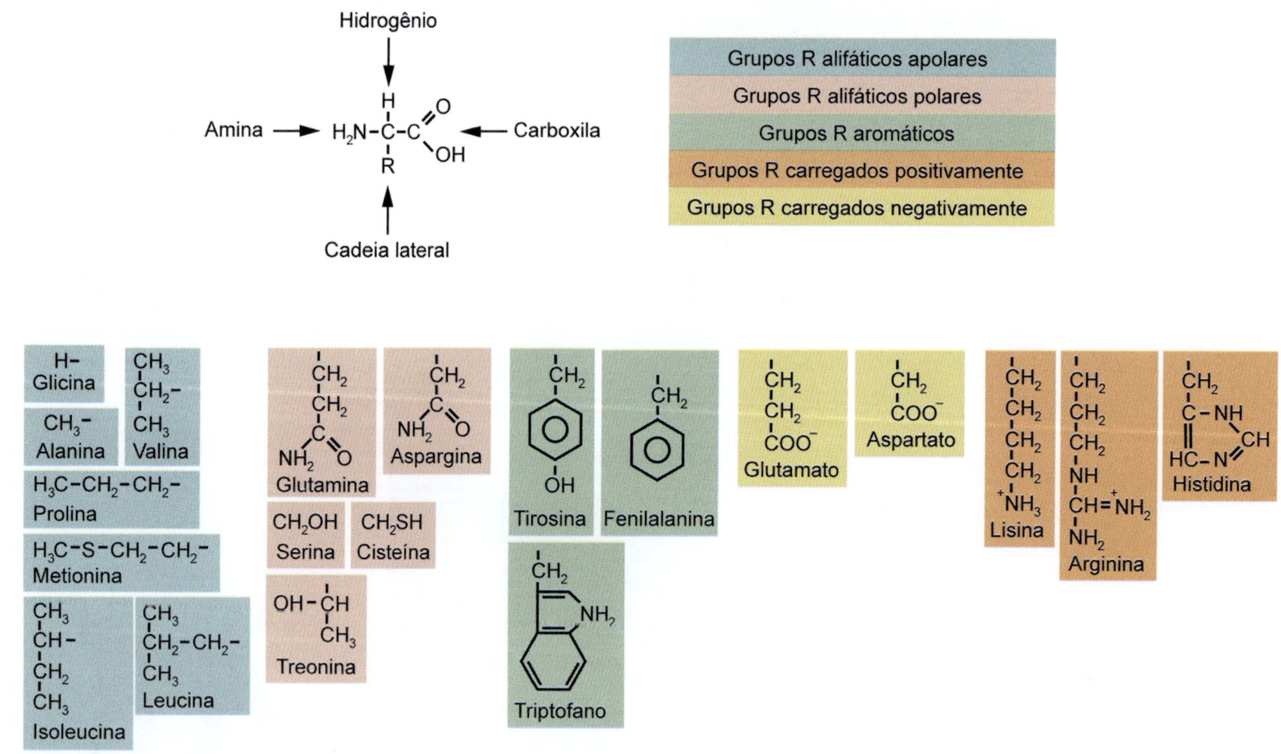

Figura 24.1 Fórmula estrutural genérica dos aminoácidos e suas cadeias laterais. Glicina (Gly; G); Alanina (Ala; A); Prolina (Pro; P); Metionina (Met; M); Valina (Val; V); Leucina (Leu; L); Isoleucina (Ile; I); Glutamina (Gln; Q); Serina (Ser; S); Cisteína (Cys; C); Asparagina (Asn; N); Treonina (Thr; T); Tirosina (Tyr; Y); Fenilalanina (Phe; F); Triptofano (Trp; W); Lisina (Lys; K); Arginina (Arg; R); Histidina (His; H); Glutamato (Glu; E); Aspartato (Asp; D).

Um exemplo simples é o do alfabeto latino, cuja constituição é bastante aproximada ao número de aminoácidos existentes: 23 letras. Isoladamente, elas não exibem diversidade, pois são apenas caracteres finitos. Entretanto, podem-se criar combinações a fim de formar palavras. Cada palavra por si só tem um significado, e o número de combinações é altíssimo. Aumentando a complexidade, as palavras podem ser unidas em um texto, por exemplo, para contar uma história. Com essa metáfora, é fácil entender o porquê de a unidade química ser capaz de compor tamanha diversidade biológica: os aminoácidos são letras, as proteínas são palavras e as diversas vias metabólicas são histórias. Entretanto, se escrevermos utilizando letras aleatoriamente, como "ajosijhoqdwubo", teremos uma palavra sem qualquer significado, estruturada de modo ininteligível, pois seu formato é desconhecido, isto é, não tem função. Assim, a identidade e a função da proteína são ditadas por sua estrutura, que em primeira instância é determinada pela combinação de aminoácidos.

A estrutura das proteínas é classificada basicamente em quatro níveis: primária, secundária, terciária e quaternária. A estrutura primária é a sequência de aminoácidos, que são unidos pelo grupo carboxila de um resíduo com o grupo amino de outro, formando um grupo amida (ligação peptídica). Conforme os aminoácidos vão formando ligações peptídicas, suas cadeias laterais iniciam interações intermoleculares (dipolo-dipolo, dipolo momentâneo-dipolo induzido, pontes de hidrogênio e interações iônicas), provocando dobramentos na cadeia. O resultado desses "enovelamentos" é denominado estrutura secundária. Existem diversos padrões de enovelamento, e uma união de estruturas secundárias específicas é o que chamamos de estrutura terciária. Por sua vez, a estrutura terciária pode se repetir e se unir com outras estruturas terciárias em uma proteína, como subunidade ou domínio, formando a estrutura quaternária, grau máximo de organização de uma proteína (Figura 24.2).

Na formação de uma proteína, todos esses passos são cruciais para o pleno desempenho dela, uma vez que ligeiras modificações em seu formato podem alterar significativamente sua função. Uma proteína cujo formato está alterado é denominada desnaturada, e pode ser consequência de interferências na força das interações intermoleculares das cadeias laterais (p. ex., variações de pH e temperatura) ou até mesmo na própria constituição dos aminoácidos (p. ex., defeitos genéticos).

As sentenças "não corram" e "não, corram" diferem em apenas um caractere: a vírgula. Uma simples modificação nessa sentença pôde alterar drasticamente o significado: correr ou não correr. De modo semelhante, a alteração do formato de uma proteína, mesmo que causada por um único aminoácido, modifica sua função, e pode significar prejuízo em toda uma via metabólica, provocando uma doença.

Natureza dos ácidos nucleicos

As informações para a produção das diversas proteínas estão contidas nos ácidos nucleicos, macromoléculas presentes no núcleo e nas mitocôndrias de células eucariotas. À semelhança do que ocorre nas proteínas, os ácidos nucleicos também são formados por subunidades, neste caso chamadas de nucleotídios. Eles podem ser classificados em dois grupos: ribonucleotídios e desoxirribonucleotídios (Figura 24.3). Quando uma macromolécula é formada por ribonucleotídios, ela recebe o nome de ácido ribonucleico ou RNA (do inglês, *ribonucleic acid*). Por outro lado, se formada por desoxirribonucleotídios, recebe o nome de ácido desoxirribonucleico ou DNA (do inglês, *deoxyribonucleic acid*).

A identidade dos nucleotídios é determinada por suas nucleobases ou bases nitrogenadas, classificadas em dois grupos: as purinas, representadas por adenina (A) e guanina (G); e as pirimidinas, representadas por timina (T), citosina (C) e uracila (U). As bases A, G e C ocorrem em todos os ácidos nucleicos, entretanto a base T ocorre quase exclusivamente no DNA e a base U, no RNA, sendo elas análogas em termos de informação.

Os nucleotídios se unem pela ligação do grupo fosfato do carbono 5′ da ribose de um resíduo com a hidroxila do carbono 3′ da ribose do outro resíduo, formando uma ligação fosfodiéster. Além dessa formação covalente, algumas pontes de hidrogênio podem ocorrer entre as nucleobases. Essas pontes ocorrem apenas entre pares de bases específicos: duas

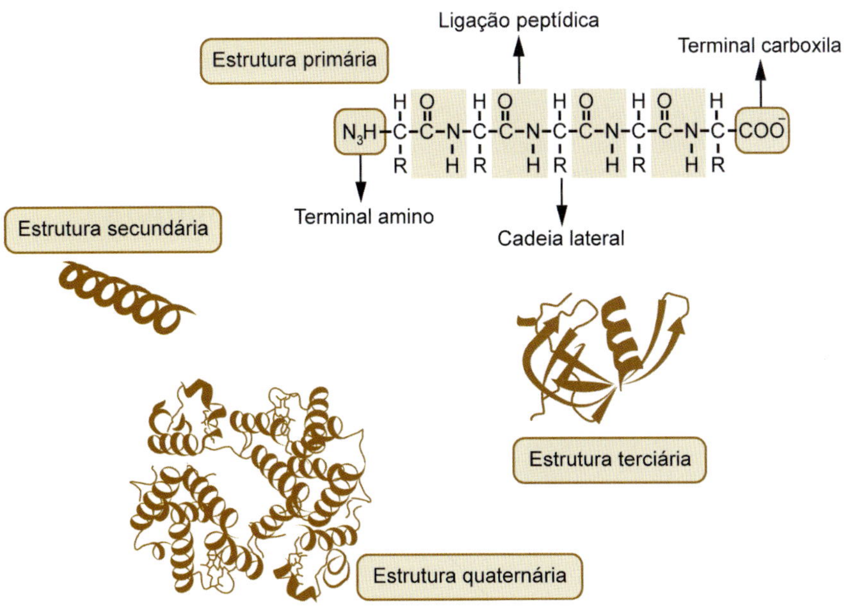

Figura 24.2 Níveis de organização estrutural das proteínas.

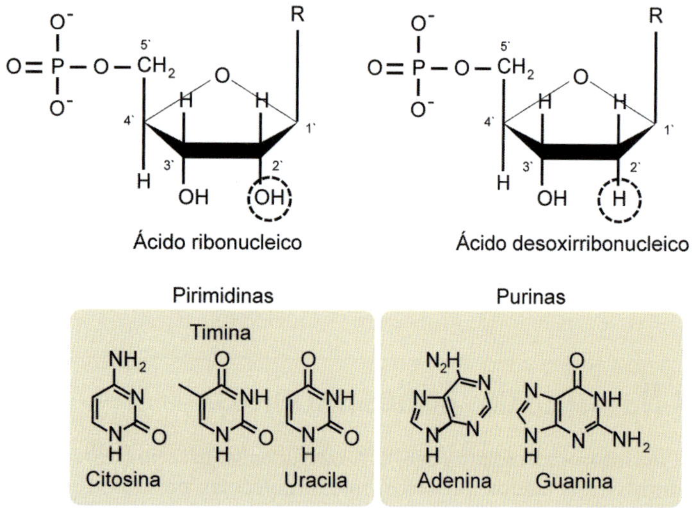

Figura 24.3 Fórmula estrutural dos ácidos nucleicos e suas nucleobases.

pontes de hidrogênio entre A e T ou A e U e três entre C e G. No caso do DNA, duas cadeias ou fitas se unem de maneira complementar, pareando exatamente AT e CG. No RNA, uma única cadeia pode dobrar em si mesma, formando algumas pontes entre bases complementares.

A estrutura do DNA é compreendida como uma dupla-hélice, na qual duas fitas de desoxirribonucleotídios se unem de maneira complementar e antiparalela: uma fita segue na direção 3′→5′ (fita positiva) e outra na direção 5′→3′ (fita negativa). No interior da estrutura helicoidal, as bases nitrogenadas formam pontes de hidrogênio, e as cargas negativas dos grupos fosfatos são voltadas para o exterior da molécula. No caso dos RNA, suas estruturas variam de acordo com o tipo. Existem basicamente três tipos de RNA que nos interessam neste capítulo: o RNA mensageiro (mRNA), o RNA de transporte ou de transferência (tRNA) e o RNA ribossômico (rRNA). O mRNA é uma fita simples de RNA, sem formações de pontes de hidrogênio e, apesar de ser helicoide, é dita linear. O tRNA, no qual as bases formam pontes em regiões específicas, conferindo uma estrutura secundária e terciária à molécula, apresenta ligado ao seu terminal 3′ um aminoácido. Já o rRNA é formado por uma estrutura bastante complexa com inúmeras pontes de hidrogênio.

Como dito anteriormente, existem dois tipos de DNA em uma célula: o DNA nuclear (nDNA) e o DNA mitocondrial (mtDNA). Durante a fase G_0 do ciclo celular, o nDNA está disposto na forma de cromatina, na qual as moléculas de DNA se enrolam em complexos proteicos chamados de histonas, otimizando assim o espaço ocupado no núcleo. Existem duas porções distinguíveis das cromatinas: as eucromatinas, que estão pouco enroladas e correspondem a regiões ricas em genes que estão sendo expressos; e as heterocromatinas, regiões bastante densas sem informação gênica com função constitutiva ou com informações gênicas silenciadas pela célula (mecanismos chamados de epigenéticos). Nos eventos de divisão celular, essas cromatinas são reorganizadas na forma de cromossomos, tendo um par correspondente denominado homólogo. Dá-se o nome de genoma ao conjunto de todos os cromossomos pareados (diploide). No caso do mtDNA, cada mitocôndria carrega consigo várias cópias idênticas de um DNA de formato circular. As informações contidas no genoma nuclear são diferentes das do genoma mitocondrial.

Dogma central da biologia

A relação entre ácidos nucleicos e proteínas foi descrita por Francis Crick, em 1970, e batizada por ele mesmo como "Dogma Central da Biologia", referência não ao fato de ser incontestável, mas sim à pouca fundamentação científica na época, tratando-se apenas de uma forte hipótese.[1] Esta postula que o fluxo de informação celular (Figura 24.4) é unidirecional: ácidos nucleicos têm informação para se produzirem proteínas, porém uma proteína jamais poderá retornar a mesma informação a um ácido nucleico. Essa hipótese foi levada adiante, e todos os avanços na área de biologia molecular foram desenvolvidos com base nela, tornando-a ainda mais forte.

Estrutura de um gene

Com base nos descobrimentos de Mendel, os genes foram tratados por algum tempo como "fatores", entidades determinantes da hereditariedade. Com a conexão da genética com outras disciplinas, como a citologia e a bioquímica, foi possível realizar a associação de que os cromossomos são os detentores dos genes, que mais tarde seriam relacionados com a formação das proteínas pela biologia molecular.

Após a divisão celular, os cromossomos perdem o grau de condensação e retornam à forma de cromatina, que se divide em heterocromatina e eucromatina. No entanto, como é possível o maquinário celular saber, em termos de estrutura (bases nitrogenadas), o que é uma região rica em genes e uma região que tem apenas função constitutiva nos cromossomos? De fato, um gene não é uma entidade ou um fator, mas sim regiões do DNA passíveis de transcrição. Existem basicamente quatro motivos estruturais em um gene: região promotora, éxon, íntron e sítio de *splice*.

Região promotora

É uma porção da sequência de nucleotídios que serve como um sinalizador, indicando que ali existe um gene. Essa região é rica em sequências repetitivas, geralmente duplas de C e G, denominadas ilhas CpG, ou duplas de T e A, conhecidas como TATA *box*.

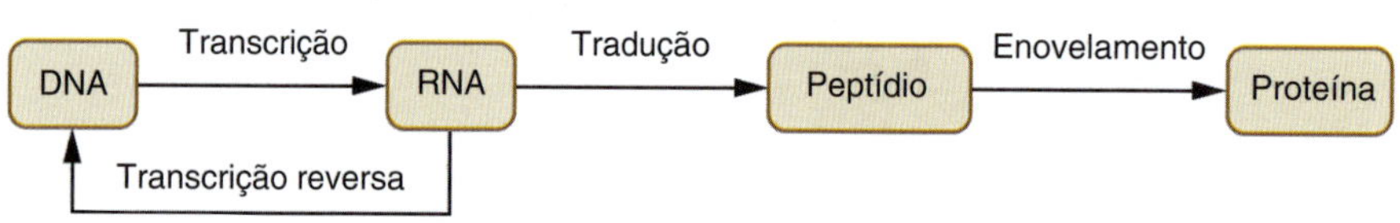

Figura 24.4 Fluxo da informação celular.

▪ Éxon

Corresponde à região do gene que de fato contém a informação para se proceder à síntese proteica. Um gene pode conter apenas um, dois ou até dezenas de éxons. Isso está relacionado com a ocorrência de proteínas que resultam de diversos genes, cada um contribuindo com um domínio da sua estrutura, ou mesmo com casos em que um único gene contém a informação para se produzirem diversas proteínas.

▪ Íntron

Também chamado de região interveniente, o íntron é uma porção desprovida de informação para a produção de proteínas dentro de um gene. Sua ocorrência é restrita aos seres eucariotos, e um íntron sempre se encontra entre dois éxons. Como será visto adiante, o íntron deve ser removido do mRNA antes da síntese proteica, para que os éxons sejam lidos de maneira contínua.

▪ Sítio de splice

A palavra *splice* vem do inglês e significa "ligar". Como os íntrons são removidos na maturação do mRNA, os éxons devem ser unidos. Assim, o sítio de *splice* nada mais é do que uma dupla específica de bases nitrogenadas que determina o ponto de remoção dos íntrons e ligação dos éxons. Essas bases são GT para o terminal 5′ (sítio doador) e AG para o terminal 3′ do íntron (sítio aceptor).

▪ Transcrição

Após a caracterização dos motivos estruturais dos genes, como se processam os eventos que darão origem às proteínas? Esses eventos se dividem em dois grandes processos: a *transcrição* e a *tradução*. No primeiro, o gene na forma de DNA é lido e reescrito na forma de RNA por uma proteína chamada RNA polimerase. No segundo, o RNA transcrito é lido pelos ribossomos e traduzido em uma proteína funcional.

A enzima RNA polimerase é capaz de reconhecer uma região promotora e se ligar a ela. A leitura da sequência de DNA por essa enzima ocorre por meio de interações complexas de sua estrutura com as bases nitrogenadas, responsáveis por desfazer as pontes de hidrogênio entre as fitas complementares e parear com precisão as bases de RNA com seus complementares de DNA. Ao final da leitura, toda a informação contida no DNA é transcrita na forma de mRNA. O mesmo se aplica à leitura de genes de RNA não codificantes, como tRNA e rRNA.

Uma vez formado, o mRNA deve ser maturado para que os ribossomos sejam capazes de traduzir corretamente a informação, em uma série de etapas chamadas de modificações pós-transcrição ou maturação do mRNA. Essas etapas, na realidade, não fazem parte da transcrição, porém sua abordagem aqui é conveniente. O primeiro passo importante é a adição da sequência Cap ao terminal 5′, que ocorre simultaneamente à transcrição. A Cap 5′ é uma sequência de bases G modificadas que se acopla ao início do mRNA, responsável pelo reconhecimento deste pelos ribossomos e pela proteção da sequência contra ataques de exonucleases (enzimas que degradam ácidos nucleicos).

Logo após o final da transcrição, uma sequência repetida de bases A, denominada cauda poli-A, é adicionada ao mRNA em uma etapa chamada de poliadenilação. Essa sequência repetitiva também é importante na proteção contra ataques de exonucleases, além de ajudar na exportação do mRNA do núcleo.

O último passo relevante é a retirada dos íntrons em um processo denominado *splicing*. Essa tarefa é executa pelo *spliceossomo*, um complexo ribonucleoproteico que identifica os sítios de *splice*, remove os íntrons e une os éxons em uma sequência ininterrupta. Esse ponto é crucial para a apropriada síntese proteica, uma vez que os íntrons, além de não codificantes, são ricos em *stop* códons (ver adiante). A estrutura final do mRNA é composta de Cap 5′, região não traduzida (UTR, *untraslated region*) da porção 5′, região codificante, UTR 3′ e cauda poli-A. Uma representação pode ser vista na Figura 24.5.

▪ Tradução

Ao término da maturação, o mRNA está pronto para ser traduzido em proteína. Esse processo ocorre nos ribossomos citoplasmáticos ou acoplados ao retículo endoplasmático

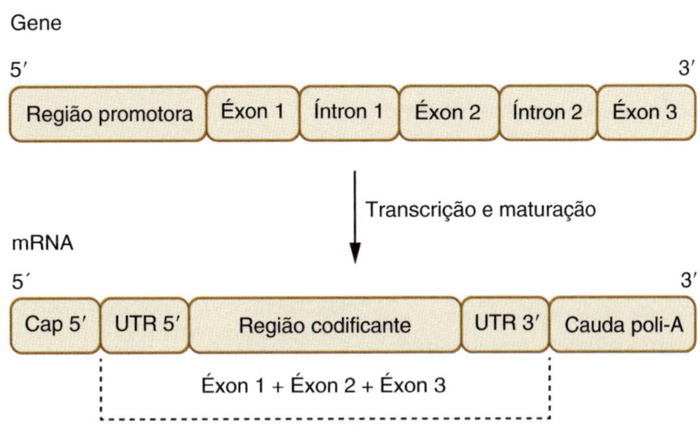

Figura 24.5 Representação esquemática das estruturas de um gene e de seu respectivo RNA mensageiro.

	U	C	A	G	
U	UUU UUC Fenilalanina UUA UUG Leucina	UCU UCC UCA Serina UCG	UAU UAC Tirosina UAA UAG	UGU UGC Cisteína UGA UGG Triptofano	U C A G
C	CUU CUC CUA Leucina CUG	CCU CCC CCA Prolina CCG	CAU CAC Histidina CAA CAG Glutamina	CGU CGC CGA Arginina CGG	U C A G
A	AUU AUC Isoleucina AUA AUG Metionina	ACU ACC ACA Treonina ACG	AAU AAC Asparagina AAA AAG Lisina	AGU AGC Serina AGA AGG Arginina	U C A G
G	GUU GUC GUA Valina GUG	GCU GCC GCA Alanina GCG	GAU GAC Aspartato GAA GAG Glutamato	GGU GGC GGA Glicina GGG	U C A G

Figura 24.6 Códons do RNA. Em destaque: verde = *start* códon; lilás = *stop* códons.

rugoso. Estes são complexos formados por inúmeras subunidades contendo proteínas e rRNA, e formam o maquinário responsável pela montagem dos aminoácidos em proteínas.

Quando a região Cap 5′ encontra o ribossomo, este imediatamente reconhece o mRNA e inicia sua leitura. Esta ocorre de três em três bases, o que é conhecido como códon. O ribossomo progride três bases, testa diferentes anticódons de tRNA, cada um com um aminoácido distinto, e assim sucessivamente. O aminoácido é removido do tRNA e acoplado à proteína pelo ribossomo apenas se o códon do mRNA for exatamente compatível ao anticódon do tRNA. Entretanto, esses testes sucessivos só são iniciados quando o ribossomo identifica o códon específico do aminoácido metionina, o qual é denominado *start* códon. É por esse motivo que o mRNA apresenta a porção UTR 5′. Um sumário dos códons existentes e de seus respectivos aminoácidos pode ser visto na Figura 24.6. Existe um códon especial denominado *stop* códon, situado um pouco antes da cauda poli-A, o qual sinaliza ao ribossomo que a síntese proteica deve ser interrompida. É por essa razão também que a porção final do mRNA não é traduzida (UTR 3′). Assim, a proteína é liberada e o mRNA, descartado.

Replicação do DNA

Além da interação entre ácidos nucleicos e proteínas no metabolismo celular, outro tópico de bastante interesse em biologia molecular é a replicação do DNA. O entendimento de como a informação genética é copiada durante a divisão celular foi de extrema importância no desenvolvimento de algumas biotecnologias, como a reação em cadeia pela polimerase (PCR).

Em uma visão global, a replicação do DNA é uma reação na qual as fitas antiparalelas são separadas e utilizadas como molde para a síntese de duas novas fitas complementares, produzindo duas moléculas de DNA contendo uma fita antiga e uma fita nova. Por manter uma fita do molde original em cada cópia, o processo é dito semiconservativo. Apesar de ser um conceito bastante simples, esse evento acontece nas dependências de um sistema enzimático complexo.

As fitas de DNA são separadas pelo conjunto helicase e topoisomerase, cujas funções são romper as pontes de hidrogênio entre as nucleobases e desfazer a torção do DNA, respectivamente. Essa atividade disponibiliza as fitas para se proceder à cópia e produz uma estrutura chamada de forquilha de replicação.

A cópia é feita por leitura da sequência e subsequente adição de bases complementares, tarefa essa executada pela enzima DNA polimerase. A leitura é sempre feita no sentido 3′→5′ da fita molde, com a síntese ocorrendo no sentido 5′→3′. A fita positiva é aquela na qual a forquilha de replicação progride do seu terminal 3′ para o terminal 5′. Desse modo, a DNA polimerase realiza a síntese nesse molde de maneira contínua.

Entretanto, a fita negativa é desdobrada no sentido 5′→3′ na forquilha, o que impossibilita a leitura contínua pela DNA polimerase. A estratégia adotada nessa situação é: na subunidade α da DNA polimerase, existe um domínio capaz de inserir um *primer*, uma pequena sequência de RNA complementar capaz de se ligar no molde de DNA e servir como um iniciador da leitura, sendo posteriormente substituída por DNA. Assim, a DNA polimerase consegue sintetizar a nova fita de maneira descontínua, formando pequenos fragmentos conhecidos como fragmentos de Okazaki. Por fim, a união desses fragmentos é realizada por outra enzima, a DNA ligase, completando o processo.

Referência

1. Crick F. Central dogma of molecular biology. Nature. 1970;227:561-63.

Leitura sugerida

Nelson DL, Cox MM. Lehninger: principles of biochemistry. 5th ed., New York: WH Freeman. 2008. p. 1970.

Tan SC, Yiap CB. DNA, RNA and protein extraction: the past and the present. J Biomed Biotechnol. 2009;2009:10.

25
Aplicações das Técnicas de Manipulação de Ácidos Nucleicos para Diagnóstico de Enfermidades Infecciosas e Parasitárias em Cães e Gatos

Cáris Maroni Nunes, Yuri Tani Utsunomiya, José Fernando Garcia

Introdução

Testes que amplificam ácidos nucleicos de agentes biológicos representam a ferramenta diagnóstica mais recente e rápida para o veterinário clínico. A reação em cadeia pela polimerase (PCR) é mais utilizada para amplificar pequeníssimas quantidades de ácido desoxirribonucleico (DNA) presentes em amostras biológicas, em poucas horas. Do mesmo modo, o ácido ribonucleico (RNA) também pode ser amplificado, uma vez que é possível convertê-lo em cDNA por meio da transcriptase reversa (RT-PCR).[1]

A aplicação da PCR na clínica de pequenos animais é maior para diagnóstico de agentes infecciosos e parasitários, particularmente para agentes de crescimento lento e difícil, porém também é utilizada em combinação com outras técnicas para a detecção de alterações genéticas como mutações e polimorfismos, avaliação da resistência microbiana a antibióticos, doenças neoplásicas, bem como avaliação da carga viral ou parasitária.[2]

Seleção, coleta e conservação da amostra

O sucesso da aplicação de técnicas de manipulação de ácidos nucleicos para fins diagnósticos depende fundamentalmente da amostra. Ao optar por um teste que utiliza tecnologias de DNA ou RNA, o clínico deve sempre ter em mente as seguintes perguntas: Estou colhendo o material certo? O procedimento de coleta é apropriado? A quantidade de amostra é adequada? O acondicionamento e a remessa do material estão corretos? Essa etapa é a mais importante de todo o processo, pois é da amostra enviada que os ácidos nucleicos serão extraídos e posteriormente manipulados e analisados.

A amostra biológica a ser colhida para o diagnóstico molecular depende da disponibilidade e da facilidade de coleta, além do objetivo do diagnóstico. Como rotina, amostras frescas são mais interessantes. Nessa categoria, o sangue total apresenta maior facilidade de coleta. Amostras de sangue devem ser colhidas em tubos com anticoagulante não heparinizados (preferencialmente citrato de sódio ou ácido etilenodiamino tetra-acético [EDTA]) e devem ser mantidas congeladas (de –20 a –80°C) até o processamento.

Amostras de liquor ou de tecidos de biopsias e necropsias também podem ser utilizadas e devem, preferencialmente, ser mantidas congeladas a –20°C.[1] Alternativamente, as amostras podem ser mantidas em etanol a 95%, em temperatura ambiente.

Sempre que possível, devem-se colher amostras em duplicata a fim de que se possa repetir a extração do DNA, caso seja necessário. De modo geral, utilizam-se de 500 a 700 $\mu\ell$ de sangue total e de 10 a 30 mg de tecidos.

A extração de RNA, em geral, exige maiores cuidados para que não haja degradação do ácido nucleico, mais lábil que o DNA, e demanda que as amostras sejam imediatamente congeladas a –80°C, caso o objetivo da análise necessite, por exemplo, da avaliação da expressão de determinada proteína em tecidos, análise ainda não rotineira para os clínicos veterinários.

Os resultados de detecção de DNA de agentes nas amostras sofrem influência da fase de evolução da doença, condição essa difícil de avaliar para doenças de evolução longa como a leishmaniose visceral ou em pacientes previamente submetidos a tratamento antimicrobiano, por exemplo. Assim, as amostras devem ser preferencialmente colhidas antes do estabelecimento do tratamento, diminuindo a possibilidade de resultados falso-negativos.

Em cães com leishmaniose visceral, por exemplo, a medula óssea apresenta maior quantidade de parasitos, seguida da pele, com ou sem lesão cutânea. O sangue periférico apresenta a menor quantidade de parasitos e sofre influência maior do tempo de evolução da doença. Uma das desvantagens é a dificuldade na coleta de medula óssea.[3,4]

Interpretação dos resultados

A aplicação de técnicas de biologia molecular é cada vez mais frequente para o diagnóstico de enfermidades de cães e gatos. Entretanto, a interpretação do resultado deve levar em consideração que nenhum teste diagnóstico apresenta 100% de confiabilidade, ou seja, apresenta variações de sensibilidade e de especificidade. Essas características dependem de fatores, como a técnica diagnóstica propriamente dita, e da prevalência da doença, particularmente quando se aplica um teste em nível populacional.

Assim, utiliza-se o termo sensibilidade analítica ao se referir ao menor número de cópias de DNA-alvo que se pode detectar por determinada técnica, e especificidade analítica diz respeito à reatividade específica dentro de um espectro de organismos relacionados.[5] Já a sensibilidade (S) epidemiológica do teste diz respeito à capacidade que este tem de identificar corretamente os animais infectados, e a especificidade (E) epidemiológica, à capacidade que o teste tem em identificar corretamente os animais não infectados. Assim sendo, um teste com alta sensibilidade resulta em pequeno número de resultados falso-positivos e um com alta especificidade, em poucos falso-negativos.

O valor preditivo positivo (VPP) de um teste mede a probabilidade de que um resultado positivo seja realmente um infectado ou doente, e o valor preditivo negativo (VPN) mede a probabilidade de que um resultado negativo seja realmente de um animal não infectado ou doente.[6] Um teste pode não ser capaz de diferenciar um animal exposto de um já doente. Nesse caso, seu valor preditivo é baixo.

Conhecer essas características dos testes (S, E,VPP e VPN) e saber que estas variam para cada teste e agente infeccioso ou parasitário ajuda o clínico na interpretação dos resultados e na decisão da melhor conduta para seu paciente. No Quadro 25.1, são apresentadas as variáveis para que se calculem essas características dos testes diagnósticos.

Reação em cadeia pela polimerase | PCR

A PCR foi originalmente descrita por Saiki *et al.* e aperfeiçoada por Mullis *et al.* na década de 1980,[7] sendo um método *in vitro* de amplificação específica de ácidos nucleicos, no qual um segmento particular de DNA pode ser replicado. Essa técnica emprega dois oligonucleotídios iniciadores, e cada um se liga à região complementar da fita oposta do DNA a ser amplificado (Figura 25.1). Estes estão orientados de tal maneira que a síntese de DNA feita pela polimerase é realizada na região entre os dois iniciadores. O requerimento para reação é simples: alíquota das amostras de DNA, oligonucleotídios iniciadores específicos (*primers*), DNA polimerase termoestável de *Thermus aquaticus*, quatro desoxirribonucleotídios e um tampão apropriado. A amplificação ocorre por ciclos repetidos de aquecimento das amostras, iniciando pela desnaturação do DNA a 95°C, seguido do pareamento dos oligonucletídios iniciadores, em geral, a temperaturas que podem variar de 37 a 55°C (anelamento). Em seguida, a 72°C, a DNA polimerase termoestável estende as fitas duplas de DNA dos *primers* anelados, usando DNA de fita simples como molde. O resultado é o acúmulo exponencial do fragmento-alvo, específico, na proporção de aproximadamente 2^n, em que "n" é o número de ciclos a serem realizados. As reações são realizadas em um ciclador automático de temperatura programável (termociclador).

De modo geral, a PCR é mais sensível que técnicas citológicas ou histopatológicas, sendo comparável a cultivo e inoculação em animais de laboratório, com a vantagem de identificar agentes de difícil cultivo *in vitro*, como *Mycoplasma* sp., *Chlamydia* sp., rickéttsia e vírus. A especificidade varia bastante e depende, principalmente, dos oligonucleotídios iniciadores escolhidos que devem resultar na amplificação de fragmento de DNA que codifica apenas para determinada proteína. Assim, a escolha dos oligonucleotídios pode resultar em amplificação de um fragmento gênero-específico (p. ex., *Ehrlichia* spp.) ou espécie-específico (*E. canis*).[1]

Quadro 25.1 Cálculo das características de um teste diagnóstico usando-se uma tabela 2 × 2.

Teste	Infectado	Não infectado	Total
Positivo	a (VP)	b (FP)	a + b (VP + FP)
Negativo	c (FN)	d (VN)	c + d (FN + VN)
Total	a + c (VP + FN)	b + d (FP + VN)	N

FN = falso-negativo; FP = falso-positivo; VN = verdadeiro-negativo; VP = verdadeiro-positivo.

Por ser um teste bastante sensível, a PCR pode revelar resultados falso-positivos decorrentes de contaminação das amostras na coleta e/ou no processamento ou da escolha inadequada dos *primers* e das condições inadequadas da reação. Por outro lado, resultados falso-negativos também podem ocorrer, principalmente pela presença de inibidores na amostra de DNA, bastante comum em amostras de fezes[2] ou pela baixa representatividade do DNA-alvo na amostra a ser testada. Falso-negativos também podem ser observados quando da detecção de vírus RNA, por RT-PCR, em animais em tratamento específico para o agente em questão,[1] ou quando da conservação inadequada da amostra biológica.

Embora bastante sensíveis, técnicas de PCR apresentam, em geral, baixo valor preditivo positivo, ou seja, não necessariamente um resultado positivo significa que o animal está doente, uma vez que o DNA amplificado pode ser decorrente de agente já morto na hora da coleta da amostra. No caso de animais poderem ser portadores da doença, ou seja, albergarem o agente, mas não manifestarem sintomas, um resultado positivo também não significará a ocorrência de doença. Além disso, testes de PCR podem não diferenciar cepas vacinais daquelas de campo para alguns agentes cuja vacinação é feita com vacina viva modificada (VVM), dificultando a interpretação dos resultados, a exemplo das infecções por herpes-vírus felino[1] e pelo vírus da cinomose canina.[8]

Além desses problemas, há que se observar que os resultados podem variar de acordo com as condições laboratoriais, sendo importante existir o mínimo de controle de qualidade entre laboratórios que oferecem diagnóstico baseado em manipulação de ácidos nucleicos, a fim de dar confiabilidade aos clínicos.

Extração e quantificação de ácidos nucleicos

A extração é o procedimento de retirada dos ácidos nucleicos do interior das células. Existem diversos métodos e *kits* comerciais de extração, específicos para cada tipo de tecido ou fluido biológico e de custo variado. Entretanto, todos eles compartilham os seguintes fundamentos:

- Lise celular
- Remoção de membranas e proteínas, principalmente nucleases
- Desnaturação de complexos nucleoproteicos
- Precipitação dos ácidos nucleicos.

A análise da existência de ácidos nucleicos efetivamente extraídos pode ser feita por eletroforese em gel de agarose, revelado por brometo de etídio em luz ultravioleta, ou espectrofotometria. Esse controle de qualidade fornece informações importantes para se avaliar a viabilidade da aplicação de técnicas sobre aquele grupo de amostras.

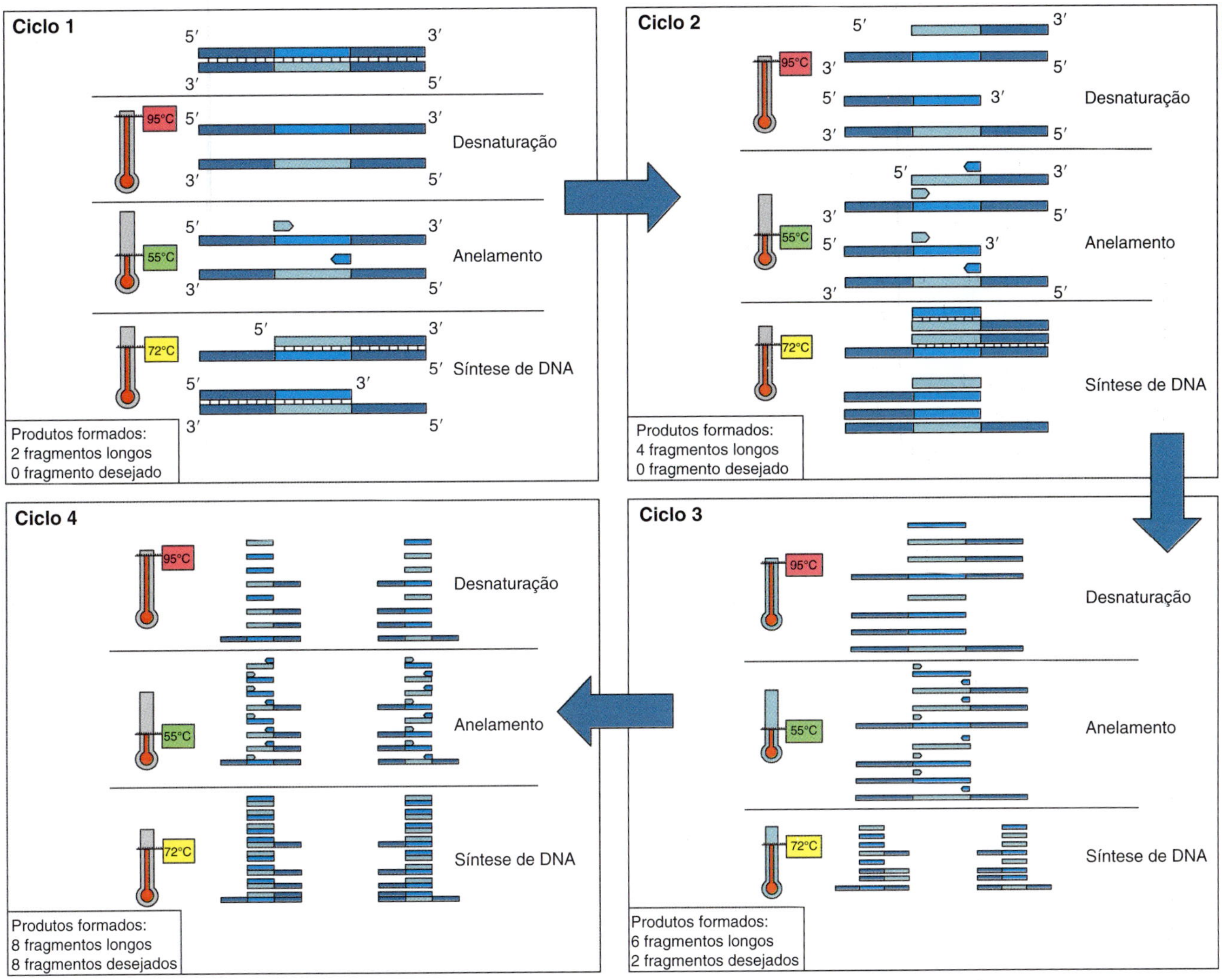

Figura 25.1 Representação esquemática da amplificação de fragmento de DNA por meio da PCR.

A Figura 25.2 apresenta um fluxograma para a decisão do método de extração de ácidos nucleicos de amostra biológica, segundo a localização do agente.

Variações da PCR

Multiplex PCR

Nessa técnica, vários oligonucleotídios iniciadores específicos para diferentes DNA-alvo são incluídos na mesma reação, permitindo a amplificação simultânea de fragmentos de DNA de dois ou mais agentes diferentes na mesma amostra clínica, ou até mesmo a diferenciação entre espécies de um mesmo gênero, a exemplo da *Ehrlichia*.[2]

Polimorfismo do tamanho dos fragmentos de restrição | PCR-RFLP

As enzimas de restrição reconhecem sequências específicas de bases em DNA de dupla-hélice e clivam ambos os filamentos em pontos específicos. Elas são indispensáveis para analisar a estrutura cromossômica, isolar genes e clonar moléculas de DNA. São observadas em uma grande variedade de procariontes e reconhecem sequências específicas de quatro a oito pares de bases, hidrolisando uma ligação fosfodiéster em cada filamento nessa região. Acoplada à PCR, a análise dos tamanhos dos fragmentos amplificados e cortados com enzimas de restrição (PCR-RFLP) à eletroforese permite a identificação de polimorfismos (mutações, deleções) em regiões específicas dos genomas, diferenciando cepas, espécies ou indivíduos.[2]

Transcriptase reversa | RT-PCR

A RT-PCR é uma técnica semiquantitativa que permite não só detectar se há agentes RNA, como avaliar a expressão de determinadas proteínas em tecidos ou células. O mRNA (que traz a informação para a síntese das proteínas) é extraído da amostra biológica e serve como molde, a partir do qual, com o auxílio da enzima transcriptase reversa, fragmento específico de cDNA é sintetizado em condições semelhantes às da PCR convencional. Após a síntese de cDNA, nova fita de DNA é sintetizada em uma segunda reação. A RT-PCR pode ser útil para evidenciar infecção ativa, já que não amplifica DNA de organismos mortos, uma vez que necessita de mRNA na amostra.[2]

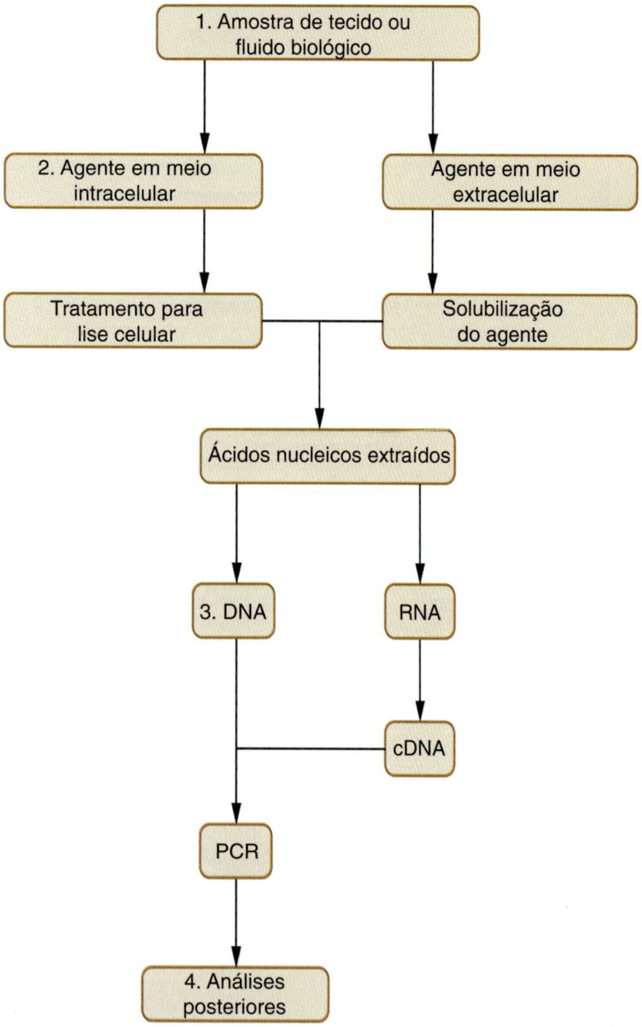

Figura 25.2 Fluxograma dos principais eventos envolvidos na extração, na amplificação e na análise de ácidos nucleicos com base em amostras biológicas.

Nested-PCR

A sensibilidade da PCR convencional pode ser prejudicada pela qualidade e pela quantidade dos ácidos nucleicos presentes na amostra. Assim, a *nested*-PCR pode ser utilizada para diminuir essa interferência e aumentar a chance de identificação dos agentes. Na primeira PCR, os oligonucleotídios utilizados são direcionados para a amplificação de um fragmento maior de DNA, seguido de uma segunda reação, com oligonucleotídios diferentes, mas que usam o fragmento amplificado como molde, resultando em amplificação de fragmento menor e em quantidades maiores, uma vez que o DNA usado como molde está presente em grande quantidade. Como variação, pode-se usar apenas um dos oligonucleotídios diferentes na segunda reação. Nesse caso, o procedimento é denominado *hemi-nested* PCR.[2]

PCR em tempo real | qPCR

A PCR em tempo real (do inglês, *real time PCR*) é utilizada para avaliação quantitativa da existência de ácidos nucleicos de diferentes agentes biológicos, como bactérias, vírus, fungos e parasitas.[4] A quantidade de DNA presente em uma amostra pode ser relacionada com existência ou não de doença para alguns agentes.[1] Assim, a qPCR é capaz de detectar positividade para *Leishmania* spp., mesmo quando houver pequena quantidade de DNA (0,1 fg DNA/$\mu\ell$, o que representa 1/3.000 de um parasito).[4]

Além de possibilitar a quantificação dos agentes na amostra, a grande vantagem da qPCR é permitir a análise dos resultados da reação durante sua execução, dispensando a necessidade de realizar eletroforese posterior à reação para evidenciar os resultados. Por outro lado, o custo e as dificuldades na padronização das condições ainda restringem seu uso na clínica de pequenos animais.[2]

Sequenciamento de DNA

Para algumas doenças, a identificação da espécie requer a amplificação de fragmento de DNA e posterior sequenciamento. O princípio do método de Sanger *et al.*[9] para a realização de sequenciamento baseia-se na síntese de nova fita de DNA pela fita molde simples, usando, entretanto, além dos precursores normais do DNA (dATP, dCTP, dGTP e dTTP), didesoxinucleotídios trifosfatados (ddATP, ddCTP, ddGTP e ddTTP). Ao ser incorporada à fita que está sendo sintetizada, a molécula de ddNTP bloqueia a extensão dela, possibilitando a síntese de fragmentos de tamanhos variados, sempre terminando com a mesma base. Isso permite a geração de fragmentos de DNA de diferentes tamanhos em cada um dos quatro tubos, que, quando submetidos a eletroforese lado a lado, permitem a leitura da sequência original da molécula recombinante. Para a visualização da sequência, os desoxinucleotídios são marcados com um corante fluorescente diferente para cada um deles (amarelo, azul, verde e vermelho), permitindo a leitura automatizada e a determinação da sequência (Figura 25.3).

A obtenção da sequência de determinado fragmento de DNA permite a comparação desta com outras sequências, resultando, por exemplo, na diferenciação de espécies de um mesmo gênero, como na leishmaniose.

Uma das limitações da PCR e suas variações é a necessidade absoluta de se ter alguma informação da sequência de DNA que se deseje amplificar, o que pressupõe que estudos prévios de determinação das sequências de DNA dos agentes já tenham sido publicados e depositados em banco de dados de acesso livre. O banco de dados de sequências de ácidos nucleicos mais corriqueiramente utilizado é o GenBank (http://www.ncbi.nlm.nih.gov/pubmed).

A identificação molecular do agente depende da escolha do marcador genético mais adequado, considerando-se que, para o diagnóstico com base em PCR e variações, a região do gene selecionada deve ser a mais diferente possível entre as espécies e com a menor variação possível dentro de uma mesma espécie. Inversamente, a identificação de cepas ou isolados exige a seleção de região com altas variações intraespecíficas. O cassete do gene ribossômico (rDNA), por exemplo, que apresenta os espaçadores internos transcritos 1 e 2 (*internal transcript spacer* – ITS_1 e ITS_2) e do espaçador intergênico é bastante explorado para identificação de espécies de nematoides e outros parasitos. Por outro lado, o mtDNA é particularmente útil para estudos de genética de populações e taxonomia.[10]

A Figura 25.4 sintetiza as informações comentadas neste capítulo com o intuito de orientar o clínico veterinário na decisão de qual técnica diagnóstica utilizar.

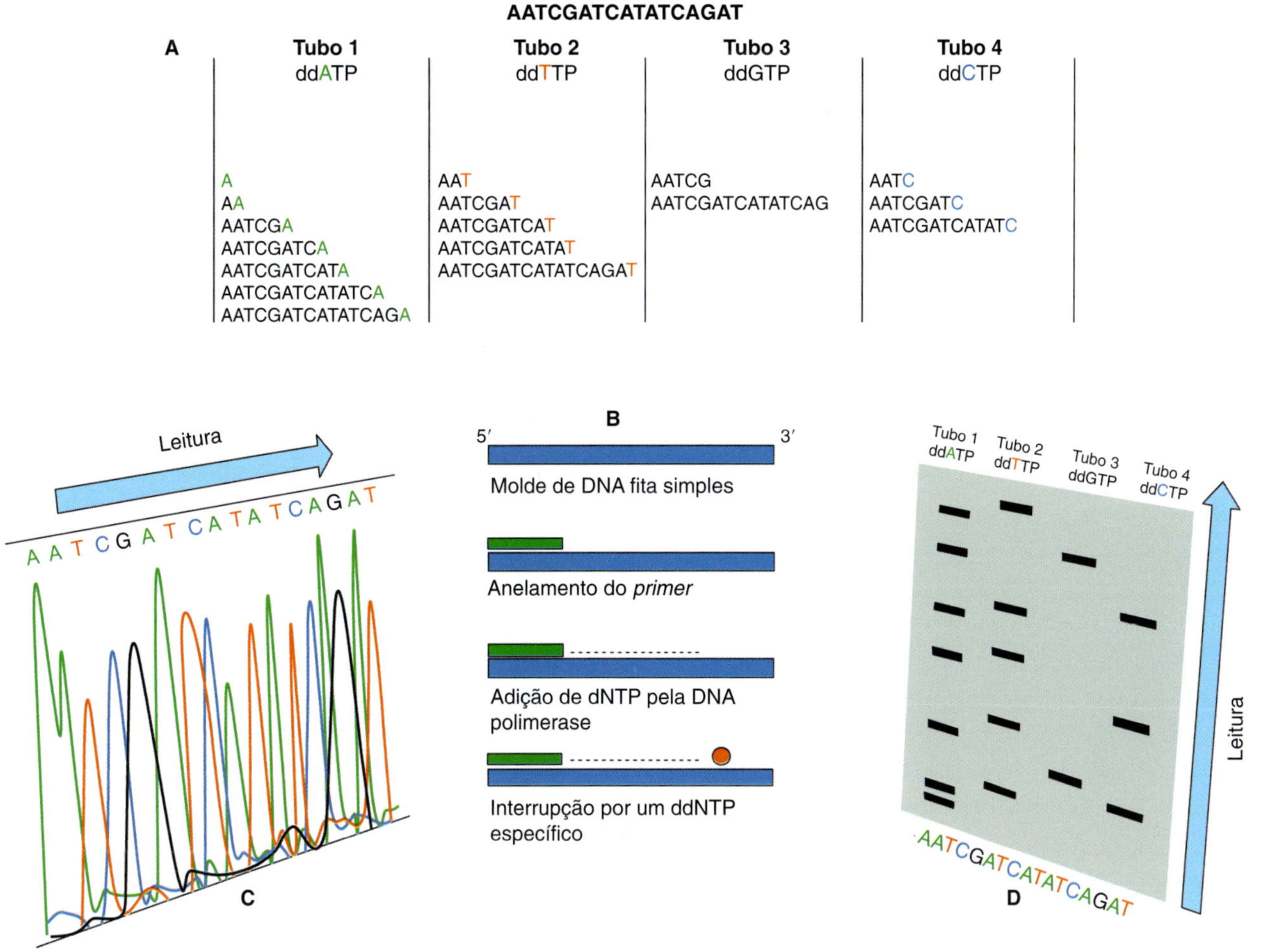

Figura 25.3 Representação das etapas de sequenciamento de fragmento de DNA. **A.** Tubos contendo DNA molde, oligonucleotídio iniciador e didesoxinucleotídios trifosfatados (ddNTP) marcados com corante fluorescente, em quatro reações separadas. **B.** Amplificação da fita de DNA simples e interrupção quando da incorporação de um ddNTP marcado. **C.** Representação gráfica da eletroforese capilar. **D.** Representação da eletroforese em gel das amplificações realizadas em **A**.

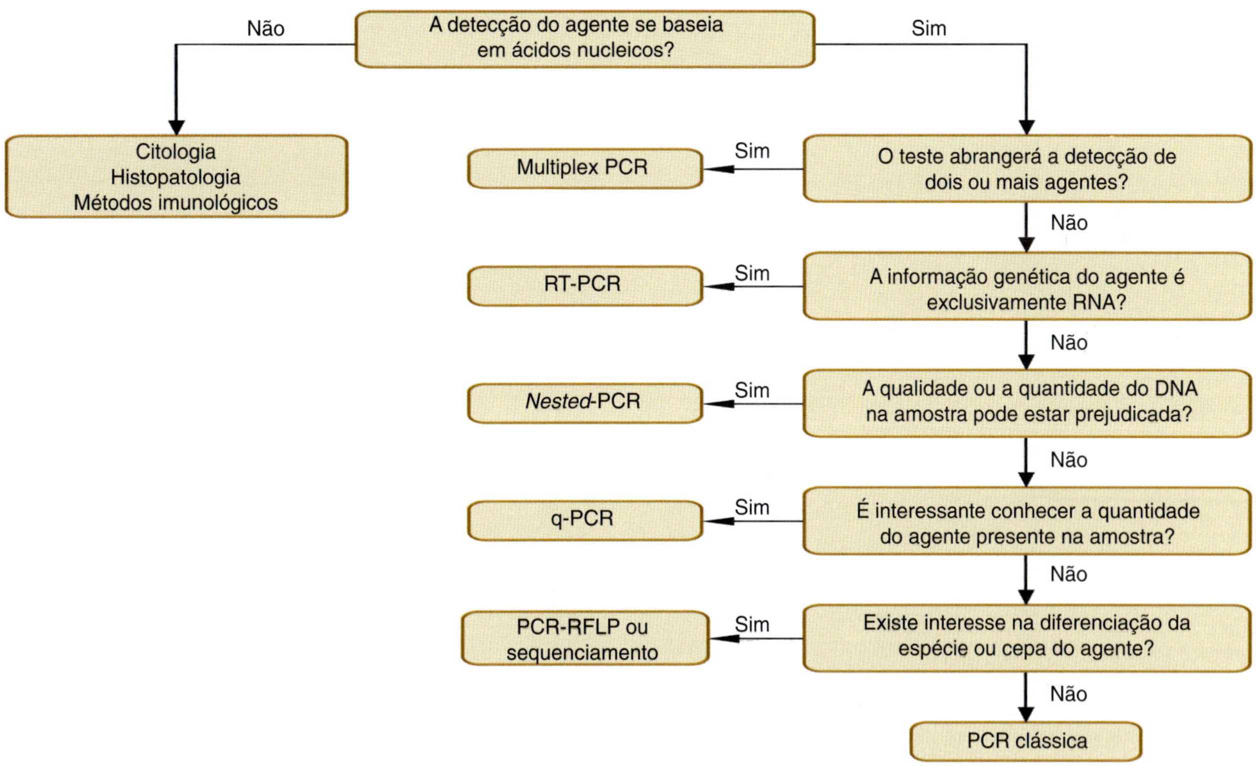

Figura 25.4 Esquematização da aplicação das técnicas de biologia molecular para diagnóstico.

■ Referências

1. Lappin MR. Infectious disease diagnostic assays. Topics in Companion Animal Medicine. 2009;24:199-208.
2. Cuchacovich R. Clinical applications of the polymerase chain reaction. Infect Dis Clin North Am. 2006;20:735-58.
3. Francino O, Sánchez-Robert E, Rodriguez A, Solano-Gallego L, Alberola J, Ferrer L *et al.* Advantages of real-time PCR assay for diagnosis and monitoring of canine leishmaniosis. Vet Parasitol. 2006;137:214-21.
4. Quaresma PF, Murtab SMF, Ferreira EC, Rocha-Lima ACVM, Xaviera AAP, Gontijo CMF. Molecular diagnosis of canine visceral leishmaniasis: identification of *Leishmania* species by PCR-RFLP and quantification of parasite DNA by real-time PCR. Acta Tropica. 2009;111:289-94.
5. Conraths FJ, Schares G. Validation of molecular-diagnostic techniques in the parasitological laboratory. Veterinary Parasitology. 2006;136:91-8.
6. Evermann JF, Sellon RK, Sykes JE. In: Greene CE, editor. Infectious disease of the dog and cat. Laboratory diagnosis of viral and rickettsial infections and epidemiology of infectious disease. 3rd ed. Pennsylvania: WB Saunders; 2006. p. 1-9.
7. Saiki RK, Scharf S, Faloona F, Mullis K, Horn G, Erlich H. Enzymatic amplification of betaglobin genomic sequences and restriction site analysis for diagnosis of sickle cell anemia. Science. 1985;230:1350.
8. Calderon P, Calderon MG, Remorini P, Periolo O, Iglesias M, Mattion N *et al.* Detection by RT-PCR and genetic characterization of canine distemper virus from vaccinated and non-vaccinated dogs in Argentina. Vet Microbiol. 2007;125:341-49.
9. Sanger F, Nicklen S, Coulson R. DNA sequencing with chain-terminating inhibitors. Proc Nati Acad Sci EUA. 1977;74:5463-67.
10. Traversa D, Otranto D. Biotechnological advances in the diagnosis of little-known parasitoses of pets. Parasitol Res. 2009;104:209-16.

26 Doenças Genéticas

José Fernando Garcia, Yuri Tani Utsunomiya, Cáris Maroni Nunes

■ Introdução

Embora a abordagem das doenças em sistemas orgânicos se faça interessante na composição do raciocínio clínico, a organização de um material de consulta deve privilegiar também o rápido acesso à base etiológica das enfermidades e as técnicas disponíveis para sua detecção. Assim, este capítulo objetiva apresentar o estado da arte do grupo de enfermidades cuja etiologia é dita genética, trazendo ao clínico de pequenos animais os fundamentos que compõem o entendimento da etiologia e do diagnóstico dessas doenças, bem como fácil acesso aos exames existentes atualmente para a detecção de algumas enfermidades específicas.

É considerada uma doença ou defeito genético qualquer enfermidade ou anomalia cuja etiologia esteja relacionada com o material genético do indivíduo. Apesar de simples, esse conceito ocasiona algumas dúvidas. Denomina-se material genético toda a informação contida nos ácidos nucleicos, tanto nucleares quanto mitocondriais, das primeiras células do embrião. Assim, existe uma distinção entre doença genética e qualquer outra enfermidade adquirida que afete o material genético de populações de células em um indivíduo (p. ex., mutações em células somáticas provocando neoplasias). Atualmente, existem registradas na base de dados *Online Mendelian Inheritance in Animals* (OMIA) pelo menos 540 defeitos genéticos associados à sua etiologia na espécie canina e 280 na felina. Destes, têm variantes causais descritas pelo menos 130 em cães e 30 em gatos. Desse modo, esse tema não pode ser simplesmente ignorado pelo clínico de pequenos animais.

Resgatando a organização clássica dos tratados de medicina interna, as doenças genéticas podem ser representativas de qualquer sistema, dependendo da natureza da informação genética envolvida. Consequentemente, elas apresentam características bastante distintas entre si e dificilmente podem ser correlacionadas de maneira clinicamente prática. Apesar de se esperar que elas se manifestem no indivíduo jovem, alguns desses distúrbios podem apresentar sinais apenas na idade adulta. No entanto, todos eles compartilham algo em comum, o que permite que sejam organizados e compreendidos neste breve capítulo: as bases de sua transmissão, desenvolvimento e diagnóstico. Para melhor compreensão dos conceitos aqui aplicados, um glossário dos termos-chave pode ser visto no Quadro 26.1.

Quadro 26.1 Glossário de termos frequentes em genética clínica.

- Doença genética: enfermidade cuja etiologia está relacionada com defeito genético
- Defeito genético: anormalidade em um gene ou cromossomo (estrutura ou número)
- Congênito: condição expressa na vida fetal ou logo após o nascimento
- Hereditário: condição que pode ser transmitida dos pais para a prole
- Genoma: conjunto de toda a informação genética de um indivíduo
- Cariótipo: visualização dos cromossomos do núcleo de uma célula
- *Locus* (singular) e *loci* (plural): fragmento ou região específica de um cromossomo
- Gene: *locus* que detém uma informação codificante ou funcional (*i.e.*, passível de transcrição)
- Alelo: informação presente em determinado *locus* em um dos cromossomos homólogos (cada *locus* apresenta 2 alelos, uma vez que cães e gatos são seres diploides)
- Fenótipo: característica expressa em um indivíduo, resultante da interação do genótipo com fatores ambientais
- Genótipo: conteúdo alélico de um *locus* (p. ex., AA, Aa, aa)
- Haplótipo: combinação específica de inúmeros alelos em diferentes *loci*
- Homozigoto: indivíduo cujo genótipo para determinado *locus* é de dois alelos idênticos por estado
- Heterozigoto: indivíduo cujo genótipo para determinado *locus* é de dois alelos diferentes por estado
- Doença monogênica: enfermidade associada a um único *locus* gênico
- Doença poligênica: enfermidade causada pela combinação de vários alelos desfavoráveis em diferentes *loci* gênicos
- Linhagem: Grupo de indivíduos com mesma ascendência

De maneira genérica, qualquer doença genética pode surgir em qualquer raça de cão ou gato. Entretanto, muitas delas são descritas em apenas algumas raças ou mesmo em famílias de animais. Esse fato está relacionado com o surgimento de mutações herdadas que sobreviveram ao processo de seleção. Em um ambiente selvagem, muitas dessas mutações seriam eliminadas naturalmente, pois, na maioria dos casos, elas trazem desvantagens competitivas aos animais que as apresentam, principalmente de sobrevivência e de reprodução. No entanto, os animais domésticos vêm sendo selecionados pelo homem há séculos para características desejáveis, o que proporcionou a prevalência artificial de alelos causadores de enfermidades.

Alguns distúrbios genéticos são bastante marcados, porém dificilmente existem sinais patognomônicos de sua ocorrência. Geralmente eles ocorrem como síndromes, malformações ou erros inatos do metabolismo, uma vez que é frequente estarem associados a genes que codificam proteínas que desempenham funções em diversos tipos celulares, tais como as enzimas.

A elucidação dos mecanismos de várias doenças genéticas em cães e gatos só foi possível graças aos avanços nas áreas de biologia molecular e biotecnologia, os quais se materializaram em acuradas técnicas de diagnóstico. Apesar de ainda não serem extensamente aplicados na rotina, esses exames tornaram-se importantes na medicina de pequenos animais, por permitirem: (1) opções de diagnóstico ao clínico mediante a suspeita de uma doença genética; (2) desenvolvimento de estudos epidemiológicos para se identificar o padrão de herança e a predisposição racial dessas enfermidades e (3) a geração de testes para a certificação de *pedigree* e registro genealógico, de particular interesse dos criadores de cães e gatos.

Naturalmente, para se chegar ao entendimento do que é uma informação genética alterada, primeiramente é preciso estabelecer o que é considerado informação normal. Assim, pesquisas na área de genômica vêm ganhando importância não só na compreensão das bases moleculares de doenças humanas e animais, mas também no entendimento da variabilidade genética e de como diferentes conjuntos alélicos determinam o fenótipo dos animais. Essas iniciativas estão relacionadas, principalmente, com a existência de doenças genéticas humanas similares àquelas observadas em outras espécies animais, o que faz da pesquisa genética em cães e gatos uma valiosa fonte de informação para o entendimento de doenças no homem. Consequentemente, a clínica de pequenos animais beneficia-se dessas pesquisas, e a criação deste pequeno capítulo só foi possível graças ao desenvolvimento técnico-científico nesse campo.

Mecanismos de doença genética

Apesar de muito distintas entre si, as doenças genéticas apresentam etiopatogenias bastante semelhantes. Elas podem ser causadas por divisões inadequadas dos cromossomos homólogos, alterações na estrutura de cromossomos inteiros, alelos defeituosos em um *locus* que afeta simultaneamente diversas características ou uma combinação desfavorável de múltiplos *loci* que determinam um fenótipo. Esta seção se dedica a mostrar, de maneira sucinta, os fundamentos dos principais mecanismos envolvidos nessas enfermidades.

Aberrações numéricas dos cromossomos

Esse grupo de defeitos genéticos fundamenta-se na ocorrência de um número de cromossomos diferente do genoma esperado para um indivíduo de determinada espécie. Essas aberrações podem decorrer de falhas nos eventos de meiose para a formação dos gametas ou mesmo durante a clivagem do zigoto, não representando, assim, defeitos no material genético em si, mas sim problemas na distribuição dos cromossomos homólogos. Os cães naturalmente têm 76 (38 pares) cromossomos autossômicos acrocêntricos e um par de cromossomos sexuais metacêntricos (39 pares totais, 78XX ou 78XY), ao passo que os gatos têm 36 (18 pares) autossômicos e um par de cromossomos sexuais (19 pares totais, 38XX ou 38XY), todos metacêntricos. Qualquer alteração nessas distribuições é considerada uma aberração numérica, as quais são classificadas em euploidias e aneuploidias.

Euploidias

O número de cromossomos é diferente do normal, porém respeita múltiplos do número haploide (n). As duas euploidias mais comuns são a triploidia (3n) e a tetraploidia (4n). Indivíduos 3n geralmente são resultantes de falhas na divisão do oócito ou do espermatozoide, produzindo gametas 2n. Assim, quando há fecundação, um gameta 2n se une a um gameta 1n, produzindo um zigoto 3n. Por outro lado, indivíduos 4n resultam de uma falha de clivagem inicial do zigoto. Essa observação é justificada pelo grupo de cromossomos sexuais presente nesses indivíduos, que se apresenta sempre como XXXX ou XXYY.

As euploidias são incompatíveis com a vida, e os animais portadores desse tipo de aberração numérica raramente vêm a termo. Quando acontece, apresentam múltiplas doenças (principalmente distrofias e graves alterações anatomofisiológicas), resultando em natimortalidade ou produtos com morte neonatal. São enfermidades extremamente raras, o que dificulta bastante sua caracterização e pesquisa, sendo a literatura nesse campo restrita a poucos relatos de casos.

Aneuploidias

O número de cromossomos é diferente do normal, não havendo, no entanto, alteração do número de todos os pares de cromossomos, mas sim de um ou mais pares específicos. O tipo de ocorrência mais comum de aneuploidia é a chamada trissomia, situação na qual um cromossomo que se esperava encontrar em par apresenta-se em trio. Menos comum, a monossomia é caracterizada por haver apenas um representante dos homólogos de um par. Essas aberrações cromossômicas decorrem da chamada não disjunção meiótica, falha na separação dos cromossomos homólogos durante a meiose I e/ou II.

A maior parte das aneuploidias autossômicas relatadas em cães e gatos está relacionada com neoplasias, entretanto sua caracterização como doença genética é discutível, uma vez que, em muitos casos, apenas a população de células neoplásicas apresenta aneuploidia, o que pode ser tanto evidência de enfermidade adquirida quanto de quimerismo (existência de dois genomas diferentes em um mesmo indivíduo). Por outro lado, aneuploidias dos cromossomos sexuais são relatadas com frequência, o que permitiu a caracterização de afecções nessa categoria (abordadas mais à frente).

Um exemplo clássico é a chamada síndrome XXY, ou síndrome de Klinefelter, nos felinos. O sexo gonádico do indivíduo é masculino, entretanto, a existência de um cromossomo X acessório determina alterações como hipogonadismo e infertilidade. Um achado interessante é a pelagem tricolor. O cromossomo X apresenta um *locus* referido na literatura como *locus* laranja, que não tem homologia no cromossomo Y, o qual pode deter um alelo que determina a pelagem marrom ou um alelo que determina a pelagem preta. Em fêmeas normais (38XX), um dos cromossomos X é inativado e forma o corpúsculo de Barr, porém a determinação de qual deles sofrerá esse processo é aleatória nas células somáticas, fazendo com que fêmeas heterozigotas para esse *locus* apresentem regiões de pelagem marrom e outras de pelagem preta, podendo ou não ser acompanhada de branco (coloração determinada por ausência de pigmento, característica autossômica recessiva), padrão conhecido como cálico. Assim, um gato macho normal não deve ser cálico, uma vez que porta apenas um cromossomo X e, consequentemente, apenas um alelo desse *locus*. Assim, animais com síndrome XXY podem apresentar esse padrão de pelagem se forem heterozigotos para o *locus* laranja.

Aberrações estruturais dos cromossomos

Translocações

Esse grupo de aberrações é consequência da quebra dos cromossomos, seguida de reconstituição destes, provocando um rearranjo estrutural anormal. Elas ocorrem durante a interfase, fase na qual os cromossomos estão menos condensados, o que os torna mais vulneráveis a rupturas. Após a quebra, os rearranjos formados podem ser classificados em: (1) equilibrados ou (2) não equilibrados.

- *Rearranjos equilibrados*: nesse tipo de evento, a reparação da ruptura ocorre de tal maneira que todas as informações genéticas são preservadas, porém algumas informações são postas em *loci* diferentes do original, o que pode ou não acarretar alterações fisiológicas
- *Rearranjos não equilibrados*: após a quebra, o cromossomo é religado de maneira inapropriada, com a perda de informação ou até mesmo com a incorporação de *loci* extras, o que pode levar ao desaparecimento de algum *locus* gênico importante.

Outro modo de se classificar as translocações é como sendo ou não robertsonianas. A translocação não robertsioniana ou recíproca é aquela na qual dois cromossomos não homólogos trocam material, podendo apresentar rearranjos equilibrados ou não equilibrados. Aqueles que são portadores de translocações recíprocas equilibradas podem ser saudáveis durante toda a vida, porém apresentam o risco de formar gametas com rearranjos não equilibrados, o que pode causar anormalidades na prole. Já os animais com translocação recíproca não equilibrada apresentam alterações anatomofisiológicas associadas ao *locus* gênico envolvido.

Translocações robertsonianas decorrem da fusão de cromossomos acrocêntricos na região dos centrômeros, levando à perda dos braços curtos e à formação de um novo cromossomo. Em princípio, as consequências desse tipo de rearranjo parecem desastrosas para o indivíduo, mas, em vários casos, não há geração de morbidades ou estas são de pouca repercussão. A razão disso é o fato de que os braços curtos dos cromossomos acrocêntricos raramente portam *loci* gênicos, sendo sua perda apenas uma questão estrutural. Entretanto, por provocar o aparecimento de um cromossomo neoformado e o desaparecimento de outros dois cromossomos normais, o animal portador desse tipo de translocação formará gametas com aberrações numéricas e estruturais, o que incidirá diretamente em sua prole. Esse tipo de aberração tem importância, principalmente, na espécie canina, pois todos os seus cromossomos são acrocêntricos, existindo relatos dessa alteração associada à infertilidade em cadelas.

Indels

Indel é a contração das palavras de deleção e inserção. Essas alterações, apesar de representarem processos distintos, são abordadas em conjunto, pois os efeitos de sua ocorrência são semelhantes.

- *Deleções*: caracterizam-se por perda de uma porção do cromossomo, podendo variar de poucas até centenas de bases. As consequências da perda de informação genética variam de acordo com o tamanho e a natureza da sequência deletada. No entanto, grandes deleções são incompatíveis com a vida, provocando morte fetal ou neonatal. As deleções têm diversas causas, como erros durante o *crossing over*, translocações com rearranjos não equilibrados e erros no processo de replicação
- *Inserções*: são adições de nucleotídios à sequência de DNA, podendo ocorrer em diferentes regiões e proporções. Uma pequena inserção geralmente corresponde a um erro de síntese da DNA polimerase durante a replicação, sendo grandes inserções atribuídas a erros durante o *crossing over*.

Quando indels ocorrem em regiões não gênicas dos cromossomos, sua repercussão pode ser mínima, tendo importância apenas no âmbito da pesquisa. Disfunções bastante expressivas são observadas, porém, quando do envolvimento de um gene. Em regiões promotoras ou regulatórias, um indel pode provocar diminuição de afinidade ou o não reconhecimento do gene pela RNA polimerase, silenciando-o ou reduzindo sua taxa de expressão. Quando situado em um éxon, um indel pode provocar diminuição (deleção) ou aumento (inserção) no número de aminoácidos da proteína final, modificar a fase de leitura dos códons ou criar um *stop* códon prematuro, o que provocará posteriormente a formação de uma proteína com formato – e, consequentemente, função – alterado. Dependendo do tamanho e da posição do indel, sua localização nos íntrons pode não acarretar problemas.

Inversões

Quando há quebra de um cromossomo, seu rearranjo pode ocorrer de tal maneira que o pedaço partido é religado ao cromossomo de origem de modo invertido. Esse tipo de alteração não causa problemas ao indivíduo, uma vez que toda a informação genética é preservada. Entretanto, o rearranjo provoca uma alteração de conformação no cromossomo afetado, gerando uma cromátide anormal. Isso pode levar à formação de gametas com conteúdo genético alterado, o que reduz a taxa de fertilidade do animal.

Polimorfismos do DNA

As diferenças fenotípicas observadas nos indivíduos de uma mesma espécie, situados em um mesmo ambiente, são determinadas em primeira instância pelo que se denomina polimorfismo do DNA. Entende-se por polimorfismo as variantes existentes da sequência de DNA de um mesmo *locus* em determinada espécie, as quais são resultantes de recombinações e/ou mutações bem-sucedidas que sobreviveram à seleção natural e/ou à seleção do homem. Existem diversos tipos de polimorfismo, sendo os próprios indels caracterizados como tal. O tipo mais abundante de variante é o polimorfismo de sítio único ou SNP (do inglês, *single nucleotide polymorphism*). Trata-se da ocorrência de sequências de DNA de um *locus* que diferem entre si pela troca de um único nucleotídio em posições específicas. Estas se distinguem de novas mutações, por estarem presentes em pelo menos 1% da população.

Os SNP podem se situar em qualquer região do cromossomo: em áreas não codificantes, em sítios regulatórios de genes, nos íntrons, nos éxons ou mesmo em sítios de *splice*. Dependendo da localização, o efeito sobre a expressão da informação genética é diferente:

- *SNP em regiões não gênicas*: em princípio, são variações sem importância, pois elas não afetam diretamente a expressão dos genes, o que naturalmente não afetará o fenótipo do indivíduo. No entanto, esse tipo de polimorfismo é extremamente importante no âmbito da pesquisa científica, especialmente em estudos filogenéticos e na busca indireta de associação de *loci* com enfermidades, permitindo a identificação dos genes-alvo e seus alelos defeituosos
- *SNP em sítios regulatórios*: a mudança de uma única base pode ser crucial na determinação se um gene será mais ou menos expresso do que o esperado. SNP presentes em sítios regulatórios podem diminuir ou até mesmo anular a afinidade da RNA polimerase com a sequência a ser transcrita, o que pode dificultar a leitura do gene
- *SNP em íntrons e sítios de* splice: o mesmo descrito nas regiões não codificantes se aplica aos íntrons, uma vez que estes nada mais são do que áreas não codificantes dentro de um gene. Entretanto, como abordado no capítulo anterior, um ponto-chave na estrutura do íntron é o chamado sítio de *splice*. Se uma base é mudada nessa região, o evento de maturação do mRNA pode ser prejudicado, inibindo a retirada do íntron do RNA maduro. Como os íntrons são naturalmente ricos em *stop* códons, a síntese da proteína é interrompida prematuramente nesses casos
- *SNP em éxons*: como descrito no capítulo anterior, os éxons detêm, de fato, a informação genética funcional, a qual se baseia em trincas de bases. A mudança de uma única base pode determinar a troca de um aminoácido por outro na proteína final. Quando isso acontece, diz-se que o SNP é não sinônimo, pois há mudança na sequência de aminoácidos. Quando, por coincidência, o códon que apresenta um SNP é representativo do mesmo aminoácido do códon original, diz-se que esse SNP é sinônimo. A ocorrência de um ou mais SNP em éxons leva à troca de aminoácidos em posições específicas, o que pode levar a alterações estruturais na proteína final.

Herança das doenças genéticas

Tão importante quanto compreender os mecanismos envolvidos na causa e no desenvolvimento das doenças genéticas, o entendimento de como essas enfermidades são transmitidas se faz um ponto-chave na abordagem clínica correta. Nesta seção, oferece-se uma breve explanação a respeito de como as doenças genéticas são herdadas, conceito essencial para o correto aconselhamento do proprietário sobre aspectos reprodutivos.

Doenças monogênicas

São enfermidades causadas por defeitos em apenas um *locus* gênico e que apresentam padrão de herança segundo as leis de Mendel:

- *Autossômicas dominantes*: nesse grupo, o alelo defeituoso pertence a um cromossomo autossômico e precisa estar presente em apenas um homólogo para causar a doença, a despeito de a informação contida no outro cromossomo ser ou não normal. Assim, indivíduos homozigotos e heterozigotos para o alelo defeituoso manifestam a doença
- *Autossômicas recessivas*: nesse tipo de herança, a manifestação da doença só ocorre se o indivíduo apresentar duas cópias do alelo defeituoso, ou seja, homozigoto para esse *locus* gênico autossômico. Nesse caso, o pai e a mãe do animal têm pelo menos uma cópia do alelo, uma vez que cada um contribui com a metade da informação genética do indivíduo. Indivíduos heterozigotos que carregam uma cópia do alelo defeituoso são denominados portadores, apesar de não manifestarem a doença, uma vez que têm potencial de transmitir o alelo para a prole
- *Ligadas ao cromossomo X*: nesse grupo, o alelo defeituoso é de um gene pertencente ao cromossomo X. Assim, tanto os machos quanto as fêmeas são afetados por enfermidades com esse padrão de herança. À semelhança do que ocorre na herança autossômica, as doenças ligadas ao cromossomo X podem ser dominantes ou recessivas. Quando o alelo for dominante, tanto os machos quanto as fêmeas manifestam a doença, porém a literatura humana relata que mulheres heterozigotas para o *locus* afetado geralmente apresentam sintomas mais brandos do que os homens, uma vez que a existência de um alelo normal e a inativação aleatória do alelo dominante na formação do corpúsculo de Barr podem trazer algum grau de compensação. Por outro lado, na herança recessiva espera-se que machos e fêmeas manifestem a doença
- *Ligadas ao cromossomo Y*: enfermidades ligadas ao Y são, naturalmente, exclusivas de indivíduos machos. Diferentemente dos outros padrões de herança citados anteriormente, esse grupo de enfermidades não apresenta dominância ou recessividade, uma vez que apenas uma cópia do cromossomo Y é passada. Assim, a transmissão desse tipo de enfermidade é exclusivamente por linhagem paterna
- *Doenças mitocondriais*: além do genoma nuclear, as células eucariotas têm outra fonte de DNA: as mitocôndrias. Toda a atividade mitocondrial é coordenada por suas próprias enzimas, que provêm de sua própria informação genética. Essas organelas são passadas para a prole pelo oócito, fazendo que esse tipo de herança seja exclusivamente da linhagem materna. Eventos de transmissão paterna são extremamente raros, com poucas documentações em mamíferos. Assim, todos os indivíduos estão sujeitos a doenças mitocondriais, porém as fêmeas são capazes de disseminá-las.

Doenças poligênicas

Não é incomum, na prática clínica, ouvir colegas falando sobre o "gene" que causa determinada doença. Como visto anteriormente, de fato muitas enfermidades de ordem genética são de caráter monogênico, ou seja, seu aparecimento é atribuído à ocorrência de alelos defeituosos em um único *locus*. Entretanto, existem diversas doenças com associação genética que detêm etiologias bastante complexas, determinadas pela combinação alélica de múltiplos *loci*.

Diz-se que uma doença é poligênica quando alguns *loci* exercem grande influência e inúmeros outros apresentam contribuição aditiva pequena a ela, ou seja, muitos genes estão envolvidos em sua etiologia e a quantidade e a intensidade dos sintomas varia de acordo com o genótipo do indivíduo. Como esperado, não é tão simples prever o padrão de herança, encontrar qual é a combinação alélica (haplótipo) a partir da qual um animal manifestará algum grau de enfermidade ou mesmo rastrear os *loci* que contribuem para ela. Entretanto, os avanços na área de genômica têm permitido a identificação desses *loci* e até mesmo de haplótipos relacionados com doenças poligênicas em cães e gatos. São exemplos nesse âmbito:

- Displasia coxofemoral
- Displasia do cotovelo
- Epilepsia idiopática
- Cardiomiopatia dilatada.

Diagnóstico de doenças genéticas descritas em cães e gatos

Como citado no início do capítulo, diversas enfermidades já foram associadas, em maior ou menor grau, a aspectos genéticos em cães e gatos, entretanto a natureza do defeito alélico ou da aberração cromossômica ainda carece de mais detalhes ou permanece desconhecida na maioria dos casos. Assim, ainda não existem testes para sua detecção, devendo o diagnóstico ser presuntivo ou por meio de exames complementares indiretos. Entretanto, algumas dessas enfermidades já foram bem identificadas e a etiologia delas, estabelecidas.

Esta parte se dedica a abordar as técnicas utilizadas no diagnóstico das doenças genéticas de cães e gatos, bem como apresentar um sumário daquelas que já têm teste confirmatório.

- *Doenças monogênicas – detecção de polimorfismos do DNA e indels*: as técnicas disponíveis para a detecção das doenças genéticas nessa categoria baseiam-se no sequenciamento do *locus*-alvo pelo método de Sanger. A análise pode ser feita por meio da comparação do animal-teste com um controle negativo ou, mais frequentemente, da utilização de uma sequência de referência disponível em um banco de dados. Após o alinhamento das sequências por um programa de computador desenvolvido para essa finalidade, o animal-teste é considerado positivo se o alelo observado apresentar alteração descrita na literatura como causadora da doença. Os Quadros 26.2 e 26.3 trazem um sumário das doenças genéticas de cães e gatos (respectivamente) estabelecidas nesse contexto
- *Detecção de aberrações numéricas e estruturais dos cromossomos*: o tipo de análise nesse caso difere um pouco do que já foi descrito, sendo competência do campo da citogenética. O exame largamente difundido é a cariotipagem ou cariograma,

Quadro 26.2 Doenças monogênicas com identificação do alelo defeituoso na espécie canina.

Enfermidade	Raças mais acometidas	*Locus*-alvo para diagnóstico	Informações sobre o *locus*	Defeitos alélicos descritos (animal positivo)	Efeito na transcrição/tradução	Fenótipo	Herança	Referência
Doença de von Willebrand tipo III	Dutch Kooiker, Scottish Terrier	Gene do fator de von Willebrand (F8VWF)	Expressão do fator de von Willebrand (vWF), proteína ligante do fator VIII responsável por mantê-lo inativo em condições normais. Além disso, tem grande importância no mecanismo de agregação plaquetária	Substituição G⟶A na primeira base da sequência do local de *splice* doador do íntron 16	Manutenção de 46 bases intrônicas no transcrito e criação de um *stop* códon na posição 729 da sequência de aminoácidos	Defeito complexo no mecanismo de hemostasia, provocando diátese hemorrágica	Autossômica dominante	Rieger *et al.*[1]
Alfafucosidose	English Springer Spaniel	Gene da alfa-L-1-fucosidase (FUCA1)	Expressão da enzima alfafucosidase, responsável pela retirada de resíduos da hexose fucose de oligossacarídios de glicoproteínas e glicolipídios nos lisossomos	Deleção dos últimos 14 pb do terminal 3′ do exon 1	25 códons provenientes do íntron 1 são incorporados no éxon 2, seguidos de dois *stop* códons prematuros, causando a interrupção da síntese proteica do aminoácido 152	Acúmulo de fucose no tecido nervoso, levando a uma síndrome neurológica	Autossômica recessiva	Skelly *et al.*[2]
Atrofia progressiva da retina (análoga à retinite pigmentosa em humanos)	Mastiff Inglês, Setter Irlandês, Cardigan Welsh Corgi	Gene da rodopsina (RHO)/gene da subunidade alfa da cGMP fosfodiesterase tipo 6 (PDE6A)	Expressão da rodopsina, pigmento visual da retina responsável pelos primeiros eventos bioquímicos da percepção da luz/ expressão da subunidade alfa de cGMP fosfodiesterase tipo 6, enzima responsável pela degradação de cGMP nos bastonetes, o qual é um importante segundo mensageiro na transdução de sinais na retina	Substituição C⟶G no nucleotídio 11 (RHO)/deleção de uma única base do códon 616 (PDE6A)	Troca de um aminoácido Thr/ Arg na posição 4 do domínio extracelular/alteração da fase de leitura durante a tradução	Degeneração focal progressiva na retina, sendo evidente dos 12 aos 18 meses de vida. Animais homozigotos apresentam sintomas mais graves do que heterozigotos	Autossômica dominante	Kijas *et al.*[3]
Nefrite hereditária canina (análoga à síndrome de Alport em humanos)	Não identificado	Gene do colágeno tipo IV, cadeia alfa 5 (COOL4A5)	Expressão da cadeia alfa 5 do colágeno tipo IV, o principal componente das membranas basais	Substituição G⟶T no códon 1027 (GGA) do éxon 35/ deleção de 10 pares de bases no éxon 9	A mudança do códon GGA para TGA gera *stop* códon no resíduo de glicina na posição 1027/ parada prematura da síntese proteica na leitura do éxon 10	Glomerulonefrite hematúrica, alterações no cristalino e déficits de audição	Ligada ao cromossomo X	Zheng *et al.*[4]
Anomalia do olho do Collie (CEA)	Collie	Gene do *non-homologous end-joining factor* 1 (NHEJ1)	Expressão do *non-homologous end-joining factor* 1, protein importante em vias de reparo de fita dupla de DNA	Deleção de 7.779 pb do íntron 4	Não identificado	Hipoplasia da coroide e deslocamento secundário da retina	Autossômica recessiva	Parker *et al.*[5]
Displasia ectodermal canina (CED)	Não identificado	Gene do *forkheadbox transcription factor* 3 (FOX13)	Expressa o *forkhead box transcription factor* 3, importante na regulação da expressão de genes envolvidos no crescimento, na diferenciação e na proliferação celular e no desenvolvimento embrionário	Duplicação em tandem de 7 pb no éxon 1	Não identificado	Ausência de pelos ou rarefação pilosa, dentição com formato alterado ou ausência de alguns dentes	Autossômica codominante	Drögemüller *et al.*[6]
Epidermólise bolhosa juncional	Não identificado	Gene da laminina, cadeia alfa 3 (LAMA 3)	Expressa a cadeia alfa 3 da laminina 5, uma glicoproteína complexa formada por três subunidades (alfa, beta e gama). A laminina 5 participa de adesão celular, transdução de sinais e diferenciação de queratinócitos	Inserção de 6,5 kb de DNA satélite no íntron 35	Interfere na maturação do pré-mRNA, resultando na coexpressão de um transcrito com uma inserção de 227 nucleotídios e mRNA que codifica quantidades escassas de cadeia alfa 3	Formação de bolhas em transições mucocutâneas e pele	Autossômica recessiva	Capt *et al.*[7]

(*continua*)

Quadro 26.2 Doenças monogênicas com identificação do alelo defeituoso na espécie canina. (*Continuação*)

Enfermidade	Raças mais acometidas	*Locus*-alvo para diagnóstico	Informações sobre o *locus*	Defeitos alélicos descritos (animal positivo)	Efeito na transcrição/tradução	Fenótipo	Herança	Referência
Hiperqueratose epidermolítica	Norfolk Terrier	Gene da queratina 10 (KRT10)	Expressa a proteína queratina 10, pertencente à família das citoqueratinas. Estas são componentes importantes do citoesqueleto de células epiteliais	Substituição G⟶T no local de *splice* doador do íntron 5	Formação de até três transcritos diferentes, podendo apresentar *stop* códons prematuros	Quantidade de tonofilamentos diminuída e agregação anormal de filamentos nas camadas espinhosa e granular da epiderme	Autossômica recessiva	Credille *et al.*[8]
Colapso induzido por exercício (EIC)	Labrador Retriever	Gene da dinamina 1 (DNM1)	Expressa a dinamina 1, que pertence à superfamília das proteínas ligadoras de GTP. Participa da endocitose mediada por clatrina e de outros processos de transporte vesicular	Substituição G⟶T no nucleotídio 767	Troca de um aminoácido Arg/leu na posição 256	Fraqueza muscular, incoordenação e colapso induzido por exercício	Autossômica recessiva	Patterson *et al.*[9]
Deficiência do fator VII	Beagle	Gene do fator VII da coagulação (F7)	Expressa o fator VII da cascata da coagulação, sendo uma das proteínas centrais no processo hemostático	Substituição G⟶A no éxon 5	Troca de um aminoácido Gly/Glu na posição 96	Distúrbio hemorrágico semelhante à hemofilia	Autossômica recessiva	Callan *et al.*[10]
Doença de armazenamento do glicogênio tipo I (glicogenose, análoga à doença de von Gierke em humanos)	Maltês	Gene da glicose-6-fosfatase, subunidade catalítica (G6PC)	Expressão da subunidade catalítica da glicose-6-fosfatase, enzima importante na homeostasia de glicose responsável pela hidrólise da D-glicose-6-fosfato em D-glicose e ortofosfato	Substituição G⟶C na posição 450	Troca de um aminoácido Met/Ile na posição 121	Hepatomegalia grave e retardo de crescimento	Autossômica recessiva	Kishnani *et al.*[11]
Hemofilia B	Labrador Retriever, Cairn Terrier, Lhasa Apso	Gene do fator IX da coagulação (F9 ou FIX)	Expressão do fator IX da coagulação, proteína plasmática dependente de vitamina K que participa da via intrínseca mediante a conversão do fator X em sua forma ativa na ocorrência de íons cálcio, fosfolipídios e fator VIIIa	A alteração mais conservada é a substituição G⟶A na posição 1477, porém inúmeras outras já foram identificadas	Troca de um aminoácido Glu/Gly no domínio catalítico da proteína	Distúrbio de coagulação	Ligada ao cromossomo X	Evans *et al.*[12] Para outros defeitos, ver Mauser *et al.*,[13] Brooks *et al.*,[14] Gu *et al.*,[15] e Brooks *et al.*[16]
Doença de Krabbe	West Highland, White Terrier, Cairn Terrier	Gene da galactocerebrosidase (galactocerebromidase – GALC)	Expressão da galactocerebrosidase, enzima responsável pelo catabolismo lisossomal de galactosilceramidas, os maiores componentes lipídicos da bainha de mielina	Substituição A⟶C na posição 473	Troca de um aminoácido tirosina/serina na posição 158	Acúmulo lisossomal de mielina, levando à paresia, que pode progredir para paralisia	Autossômica recessiva	Victoria *et al.*[17]
Lipofuscinose ceroide neuronal	Setter Inglês, Border Collie, Golden Retriever, Australian Cattle Dog, Saluki, Chihuahua, Dachshund e Schnauzer miniatura	Genes da lipofuscinose ceroide neuronal 5 e 8 (CLN5 e 8)	Expressam as proteínas CLN5 e 8, respectivamente, que não apresentam função claramente conhecida	Substituição T⟶C na posição 421 (CLN8)/mutações no éxon 4 (CLN5)	Troca de um aminoácido Leu/Pro na posição 164	Atrofia retinal e encefálica, com acúmulo de pigmentos lipídicos autofluorescentes	Autossômica recessiva	Katz *et al.*,[18] Melville *et al.*[19]

Quadro 26.2 Doenças monogênicas com identificação do alelo defeituoso na espécie canina. (*Continuação*)

Enfermidade	Raças mais acometidas	*Locus*-alvo para diagnóstico	Informações sobre o *locus*	Defeitos alélicos descritos (animal positivo)	Efeito na transcrição/tradução	Fenótipo	Herança	Referência
Distrofia muscular do Golden Retriever (análoga à distrofia muscular de Duchenne em humanos)	Golden Retriever	Gene da distrofina (DMD)	Expressão da distrofina, proteína que não apresenta função claramente estabelecida, podendo estar associada à ancoragem do citoesqueleto à membrana plasmática	Mutação no local de *splice* aceptor do íntron 6	Resulta na não leitura do éxon 7, causando uma terminação prematura da tradução	Distrofia muscular grave	Ligada ao cromossomo X	Fletcher *et al.*[20]
Degeneração progressiva de cones e bastonetes (PRCD – análoga à retinite pigmentosa 17 em humanos)	Cão-d'água Português, Cocker Spaniel Inglês, Cardigan Welsh Corgi, Labrador Retriever, Chesapeake Bay Retriever, Australian Cattle Dog, Nova Scotia Duck Tolling Retriever, Poodle miniatura e Poodle *toy*	Gene da degeneração progressiva de cones e bastonetes (PRCD)	Expresso na retina, porém, ainda sem função claramente definida	Substituição G⟶A no códon 2 (TGC) do éxon 1	Não identificado	Degeneração progressiva da retina	Autossômica recessiva	Zangerl *et al.*[21]
Síndrome do câncer renal	Pastor-alemão	Gene da foliculina (BHD)	Expressão da foliculina, proteína sem função claramente conhecida, podendo estar relacionada com supressão de tumores e controle de divisões celulares e do crescimento pelas vias AMPK e mTOR	Substituição A⟶G no éxon 7	Troca de um aminoácido His/Arg na posição 255	Cistadenocarcinoma renal multifocal e dermatofibrose nodular	Autossômica dominante	Lingaas *et al.*[22]
Neuropatia atáxica sensorial	Golden Retriever	Gene mitocondrial do tRNA para o aminoácido tirosina	Expressa o RNA de transferência responsável pelo transporte de tirosina nas mitocôndrias	Deleção de uma única base na posição 5304	Ineficiência de transporte de tirosina para a síntese de proteínas motocondriais	Manifestações neuromusculares de dismetria, ataxia, reação postural anormal e diminuição dos reflexos espinais	Mitocondrial	Baranowska *et al.*[23]
Deficiência de C3	Brittany Spaniel	Gene do componente 3 do complemento (C3)	Expressão do componente 3 do complemento, que desempenha papel central na ativação do sistema complemento	Deleção de uma única base na posição 2136	Formação de um *stop* códon 11 aminoácidos depois do local de deleção	Suscetibilidade a infecções bacterianas e desenvolvimento de glomerulonefrite membranoproliferativa tipo 1	Autossômica recessiva	Ameratunga *et al.*[24]
Deficiência de fator XI	Kerry Blue Terrier	Gene do fator XI da coagulação (F11 ou FXI)	Expressão do fator XI da coagulação, responsável por ativar a fase intermediária da via intrínseca pela ativação do fator IX	Inserção de uma sequência de 90 pb rica em adenina no éxon 7, denominada *short interspersed nucleotide element* (SINE)	Inclusões de vários resíduos de lisina na síntese do domínio *3rd apple*	Defeito complexo no mecanismo de hemostasia, levando a um distúrbio hemorrágico	Autossômica dominante	Tcherneva *et al.*[25]
Epilepsia mioclônica de Lafora	Não identificada	Gene da laforina (proteína da epilepsia mioclônica progressiva – EPM2A)	Expressão da laforina, proteína sem função claramente conhecida, podendo estar associada ao controle do metabolismo de glicogênio	Os alelos normais apresentam uma sequência de 12 nucleotídios que se repete duas ou três vezes. O alelo defeituoso pode apresentar a mesma sequência repetida de 19 a 26 vezes	Não identificado	Desenvolvimento de epilepsia	Autossômica recessiva	Lohi *et al.*[26]

CGMP = monofosfato de guanosina cíclico; DNA = ácido desoxirribonucleico; mRNA = ácido ribonucleico mensageiro; GTP = trifosfato de guanosina; AMPK = proteinoquinase ativada por monofosfato de adenosina; mTOR = proteína-alvo de rapamicona em mamíferos; pb = pares de bases; kb = quilobase.

Quadro 26.3 Doenças monogênicas com identificação do alelo defeituoso na espécie felina.

Enfermidade	Raças mais acometidas	*Locus*-alvo para diagnóstico	Informações sobre o *locus*	Defeitos alélicos descritos (animal positivo)	Efeito na transcrição/ tradução	Fenótipo	Herança	Referência
Doença de armazenamento de glicogênio (glicogenose) tipo IV	Não identificada	Gene da [1,4-alfa] enzima ramificadora de glicogênico (GBE1)	Expressão da enzima ramificadora de glicogênio, sem importância na ramificação das posições alfa 1 a 6 do glicogênio (responsáveis pelo aumento da solubilidade da molécula e pela redução da pressão osmótica no interior das células)	Rearranjo complexo, constituído de uma deleção de 6,2 kb do íntron 11 ou 12, removendo o éxon 12, seguida de uma inserção de 334 pb no mesmo local	Ausência da informação do éxon 12 no transcrito	Hepatomegalia grave e retardo de crescimento	Autossômica recessiva	Fyfe *et al.*[27]
Hemofilia B	Não identificada	Gene do fator IX da coagulação (F9 ou FIX)	Expressão do fator IX da coagulação, proteína plasmática dependente de vitamina K que participa da via intrínseca pela conversão do fator X em sua forma ativa, havendo íons cálcio, fosfolipídios e fator VIIIa	Substituição C→T do primeiro nucleotídio do éxon 8/ substituição G→A do segundo nucleotídio do éxon 4	Troca de informação do resíduo 338 (Arg) por um *stop* códon prematuro/troca de um aminoácido tirosina por uma cisteína na posição 82 do peptídio	Distúrbio de coagulação	Ligada ao cromossomo X	Goree *et al.*[28]
Mucopolissacaridose tipo VI	Siamesa	Gene da N-acetilgalactosamina-4-sulfatase (arilsulfatase B – ARSB)	Expressão da arilsulfatase B, responsável pela hidrólise dos grupos 4-sulfato das unidades de N-acetil-D-galactosamina-4-sulfato das glicoproteínas sulfato de condroitina e sulfato de dermatan	Substituição C→T no códon 476	Troca de um aminoácido Pro/leu no códon 476	Displasia tanatofórica (dwarfismo), dismorfia facial e displasia epifiseal	Autossômica recessiva	Yogalingam *et al.*[29]
Doença renal policística	Não identificada	Gene da policistina-1 (proteína da doença do rim policístico 1 – PKD1)	Expressão da policistina-1, proteína cuja função ainda não é totalmente esclarecida, podendo ter importância na regulação de canais iônicos e na tubulogênese mediante interações de adesão proteína-proteína e proteína-carboidrato	Substituição C→A no éxon 29	Formação de um *stop* códon prematuro na posição 3284 do peptídio, com não expressão de aproximadamente 25% da porção C-terminal	Desenvolvimento de múltiplos cistos renais	Autossômica dominante	Young *et al.*[30]
Alfamanosidose	Persa	Gene da alfamanosidade lisossomal (membro 1 da classe 2B das alfamanosidases – MAN2B1)	Expressão da alfamanosidade lisossomal, enzima que cliva todas as ligações alfamanosídicas, necessária para o catabolismo de carboidratos liberados durante o *turnover* de glicoproteínas	Deleção de 4 pb no códon 583	Mudança na fase de leitura, levando à formação de um *stop* códon prematuro no resíduo 645 do peptídio	Acúmulo lisossomal de compostos ricos em manose, levando a ataxia, tremor de cabeça, agressão, paralisia e morte	Autossômica recessiva	Berg *et al.*[31]

que consiste na coloração e na visualização dos cromossomos por microscopia óptica. Diversas técnicas foram desenvolvidas para essa finalidade, mas, de maneira genérica, todas seguem os mesmos princípios.

O método clássico utiliza leucócitos isolados de amostras de sangue ou medula óssea, aumentados em número por meio de cultivo celular. Um inibidor de mitose, como a colchicina, é adicionado à cultura com o intuito de promover a paralisação da divisão celular na metáfase. Logo após centrifugar e retirar os leucócitos desse meio, eles são colocados em uma solução hipotônica, o que provoca influxo de líquido que causará afastamento dos cromossomos. Então, uma solução fixadora é adicionada para que os eritrócitos remanescentes sejam lisados e os leucócitos fixados. As células são então espalhadas em uma lâmina e depois coradas, geralmente por uma mistura de tripsina com Giemsa ou Leishman.

Cada método de coloração oferece um tipo de visualização distinto. O que difere uma técnica da outra nesse quesito é o padrão de bandeamento obtido: os cromossomos apresentam regiões com maior ou menor abundância de determinadas bases nitrogenadas, o que permite a formação de contrastes ou "bandas" mediante sua coloração. O método mais utilizado é de bandeamento-G (Giemsa), sendo outros exemplos os bandeamentos R (Reverso de G), C (coloração de centrômeros), Q (quinacrina) e T (coloração de telômeros).

A análise é feita mediante a comparação dos cromossomos em tamanho e padrão de bandeamento, seguindo os padrões estabelecidos em literatura para nomenclatura dos cariótipos. Assim, cromossomos de mesmo tamanho e com bandeamento igual são homólogos, e desse modo eles vão sendo analisados em pares à procura de cromossomos despareados (exceto no caso dos cromossomos sexuais do macho, XY), supranumerários ou com alterações morfológicas. O Quadro 26.4 apresenta as principais aneuploidias de cromossomos sexuais registradas em cães e gatos.

Controle e aconselhamento genético

Uma questão que preocupa tanto os criadores de raças quanto os pesquisadores é como interferir na epidemiologia dessas enfermidades, a fim de diminuir a incidência delas: os criadores, com o particular interesse de controlar doenças no núcleo de reprodução e de comercializar animais certificadamente livres de defeitos genéticos, e os pesquisadores, com o intuito de contribuírem para a saúde animal. Assim, esse tema também deve ser de interesse do clínico de pequenos animais, uma vez que o diagnóstico de uma doença genética sempre precede a consultoria sobre o uso do animal e de outros membros de sua família para fins reprodutivos.

Infelizmente não existe uma conduta padrão para o correto aconselhamento reprodutivo, necessitando, assim, de avaliação caso a caso. Entretanto, pode-se dispor do conhecimento de genética básica e das informações tratadas neste capítulo para adotar o procedimento mais adequado. A chave nesse contexto é estabelecer o diagnóstico corretamente e ter em mãos uma anamnese detalhada. Com isso, o clínico deve buscar, na literatura, qual a base etiológica e o padrão de herança da enfermidade em questão.

Em seguida, é interessante fazer uma investigação buscando rastrear a doença na família do animal. Isso só é possível se sua origem for conhecida, principalmente de criadores com registro genealógico e *pedigree* dos animais, ou se o proprietário tiver outros animais com grau de parentesco. Essa investigação permite observar qual linhagem está transmitindo o defeito genético, se é a materna ou a paterna. Caso seja de interesse do proprietário e a doença tiver teste disponível, recomenda-se genotipar os animais.

Aberrações cromossômicas

Doenças relacionadas com aberrações numéricas dos cromossomos não apresentam, a princípio, hereditariedade expressiva, o que não desfavorece a manutenção dos pais na reprodução. Quanto ao paciente, geralmente este apresenta infertilidade ou disfunções reprodutivas. Entretanto, os pais devem ser investigados, com base em seus cariótipos, para a verificação da ocorrência de translocações, especialmente em cães, pois já foi visto que esse tipo de aberração estrutural pode causar aberrações numéricas na prole.

Enfermidades monogênicas

São mais fáceis de rastrear, pois obedecem à herança mendeliana clássica, sendo possível, em muitos casos, até a erradicação dessas doenças do núcleo de reprodução. Se um paciente

Quadro 26.4 Aneuploidias de cromossomos sexuais descritas em cães e gatos.

Enfermidade	Resultado do cariótipo	Gônada	Derivados do ducto de Müller	Derivados do ducto de Wolff	Genitália externa	Outros fenótipos importantes
Síndrome XXY (análoga à síndrome de Klinefelter)	Cães 79 XXY Gatos 39 XXY	Testículo normal ou hipoplásico	Nenhum	Epidídimo e ducto deferente	Masculina	Felino macho tricolor
Síndrome X0 (análoga à síndrome de Turner)	Cães 77 X0 Gatos 37 X0	Ovário hipoplásico	Útero, oviduto e vagina	Nenhum	Feminina (infantil)	Subdesenvolvimento
Quimera hermafrodita	Cães com populações de células 78 XX/78 XY ou 78 XX/79 XXY Gatos com populações de células 38 XX/38 XX ou 38 XX/38 XXY	Ovotestículo bilateral ou unilateral acompanhado de um ovário ou testículo contralateral/ovário unilateral e testículo unilateral	Variável	Variável	Masculina, feminina ou ambígua	–

tem uma doença autossômica dominante, pelo menos um de seus pais também a apresenta, o qual é o portador do alelo dominante. Caso haja animais da mesma ninhada que não apresentem a doença, isso significa que o portador do alelo dominante é heterozigoto para esse *locus*. Assim, aconselha-se a retirada do paciente e de seu progenitor da reprodução. O outro progenitor e os demais animais da ninhada que não apresentam a doença podem ser mantidos sem problemas.

A tomada de decisão diante das doenças autossômicas recessivas é um pouco mais difícil. Nesse caso, ambos os pais são portadores do alelo indesejável; se não manifestam a doença, significa que são heterozigotos para esse *locus*. A utilização do paciente, de seus pais e mesmo de seus irmãos normais para fins reprodutivos não é totalmente desaconselhável, porém deve ser feita com cautela. O ideal seria excluí-los, eliminando da criação o alelo defeituoso. Entretanto, em muitos casos esses animais são extremamente consanguíneos, ou seja, eles são provenientes de cruzamentos de indivíduos de uma mesma família, o que pode significar a saída de um criador da atividade, o que é impensável. De fato, o aumento da incidência de doenças recessivas está ligado ao da consanguinidade, que diminui a variabilidade genética por aumento da frequência de determinados alelos. Assim, o proprietário deve ser orientado a buscar outras fontes de recursos genéticos, introduzindo animais não aparentados em seu núcleo.

Nas doenças ligadas ao cromossomo X, a primeira consideração a se fazer é se o paciente é macho ou fêmea. No caso dos machos, o defeito vem da mãe, já que o pai contribui apenas com o cromossomo Y. Já as fêmeas recebem um cromossomo X de cada um de seus pais. Se o pai dessa fêmea manifesta a doença, ele é o portador do alelo defeituoso. Do contrário, é provável que a herança seja da linhagem materna. A utilização do progenitor e do paciente na reprodução nesses casos, de um modo ou de outro, é um jogo de cara ou coroa, no qual sempre haverá 50% de possibilidade de se obter um animal portador ou doente. Assim, a decisão deve ficar a critério do proprietário.

Doenças relacionadas com o cromossomo Y são mais fáceis de manejar, uma vez que só a linhagem paterna é capaz de transmiti-las. De maneira semelhante, as enfermidades mitocondriais são passadas apenas pela linhagem materna, porém com o agravante de que tanto os machos quanto as fêmeas as manifestam. Em ambos os casos, o mais racional é afastar os animais afetados da reprodução.

Enfermidades poligênicas

Nesse grupo, o controle é muito mais complexo, principalmente quando há alto grau de consanguinidade entre os animais, e na maioria dos casos a erradicação é uma tarefa impossível.

A primeira recomendação a ser feita é que o proprietário submeta todos os seus animais aparentados a um exame físico direcionado à avaliação do grau de acometimento da doença genética, promovendo a classificação dos indivíduos. A partir disso, é possível ter uma ideia de quais animais carregam os haplótipos mais desfavoráveis para aquela situação. Esses são os indivíduos que devem ser excluídos efetivamente da reprodução. Em seguida, é recomendável que o proprietário adquira outras fontes de recurso genético e as introduza em sua criação, podendo utilizar os animais com manifestações clínicas mais brandas para continuar o núcleo. Essa estratégia deve ser adotada sob vigilância constante e com vistas a longo prazo.

Referências

1. Rieger M, Schwarz HP, Turecek PL, Dorner F, van Mourik JA, Mannhalter C. Identification of mutations in the canine von Willebrand factor gene associated with type III von Willebrand disease. Thromb Haemost. 1998;80(2):332-37.
2. Skelly BJ, Sargan DR, Herrtage ME, Winchester BG. The molecular defect underlying canine fucosidosis. J Med Genet. 1996;33(4):284-88.
3. Kijas JW, Cideciyan AV, Aleman TS, Pianta MJ, Pearce-Kelling SE, Miller BJ *et al.* Naturally occurring rhodopsin mutation in the dog causes retinal dysfunction and degeneration mimicking human dominant retinitis pigmentosa. Proceed Nat Acad Sci. 2002;99(9):6328-33.
4. Zheng K, Thorner PS, Marrano P, Baumal R, McInnes RR. Canine X chromosome-linked hereditary nephritis: a genetic model for human X-linked hereditary nephritis resulting from a single base mutation in the gene encoding the alpha 5 chain of collagen type IV. Proceed Nat Acad Sci EUA. 1994;91(9):3989-93.
5. Parker HG, Kukekova AV, Akey DT, Goldstein O, Kirkness EF, Baysac KC *et al.* Breed relationships facilitate fine-mapping studies: a 7.8-kb deletion cosegregates with Collie eye anomaly across multiple dog breeds. Genome Research. 2007;17(11):1562-71.
6. Drögemüller C, Karlsson EK, Hytönen MK, Perloski M, Dolf G, Sainio K *et al.* A mutation in hairless dogs implicates FOXI3 in ectodermal development. Science. 2008;321(5895):1462.
7. Capt A, Spirito F, Guaguere E, Spadafora A, Ortonne JP, Meneguzzi GJ. Inherited junctional epidermolysis bullosa in the German Pointer: establishment of a large animal model. J Invest Dermatol. 2005;124(3):530-35.
8. Credille KM, Barnhart KF, Minor JS, Dunstan RW. Mild recessive epidermolytic hyperkeratosis associated with a novel keratin 10 donor splice-site mutation in a family of Norfolk terrier dogs. Brit J Dermatol. 2005;153(1):51-8.
9. Patterson EE, Minor KM, Tchernatynskaia AV, Taylor SM, Shelton GD *et al.* A canine DNM1 mutation is highly associated with the syndrome of exercise-induced collapse. Nature Genetics. 2008;40(10):1235-9.
10. Callan MB, Aljamali MN, Griot-Wenkl ME, Pollak ES, Werner P, Giger U *et al.* Molecular characterization of hereditary factor VII deficiency in the Beagle. J Vet Int Med. 2005;19:448-49.
11. Kishnani PS, Bao Y, Wu JY, Brix AE, Lin JL, Chen YT. Isolation and nucleotide sequence of canine glucose-6-phosphatase mRNA – identification of mutation in puppies with glycogen storage disease type Ia. Bioch Mol Med. 1997;61:168-177.
12. Evans JP, Brinkhous KM, Brayer GD, Reisner HM, High KA. Canine hemophilia B resulting from a point mutation with unusual consequences. Proceed Nat Acad Sci EUA. 1989;86(24):10095-9.
13. Mauser AE, Whitlark J, Whitney KM, Lothrop CD Jr. A deletion mutation causes hemophilia B in Lhasa Apso dogs. Blood. 1996;88(9):3451-5.
14. Brooks MB, Gu WK, Ray K. Complete deletion of factor IX gene and inhibition of factor IX activity in a Labrador Retriever with hemophilia B. J Am Vet Med Assoc. 1997;211:1418.
15. Gu WK, Brooks M, Catalfamo J, Ray J, Ray K. Two distinct mutations cause severe hemophilia B in two unrelated canine pedigrees. Thromb Haemost. 1999;82:1270-75.
16. Brooks MB, Gu W, Barnas JL, Ray J, Ray KA. Line 1 insertion in the factor IX gene segregates with mild hemophilia B in dogs. Mammal Gen. 2003;14(11):788-95.
17. Victoria T, Rafi MA, Wenger DA. Cloning of the canine GALC cDNA and identification of the mutation causing globoid cell leukodystrophy in West Highland White and Cairn terriers. Genomics. 1996;33(3):457-62.
18. Katz ML, Khan S, Awano T, Shahid SA, Siakotos AN, Johnson GS. A mutation in the CLN8 gene in English Setter dogs with neuronal ceroid-lipofuscinosis. Biochem Biophys Res Commun. 2005;327(2):541-7.
19. Melville SA, Wilson CL, Chiang CS, Studdert VP, Lingaas F, Wilton AN. A mutation in canine CLN5 causes neuronal ceroid lipofuscinosis in Border collie dogs. Genomics. 2005;86(3):287-94.
20. Fletcher S, Ly T, Duff RM, McC Howell J, Wilton SD. Cryptic splicing involving the splice site mutation in the canine model of Duchenne muscular dystrophy. Neurom Dis. 2001;3:239-43.
21. Zangerl B, Goldstein O, Philip AR, Lindauer SJP, Pearce-Kelling SE, Mullins RF *et al.* Identical mutation in a novel retinal gene causes progressive rod-cone degeneration in dogs and retinitis pigmentosa in humans. Genomics. 2006;88(5):551-63.
22. Lingaas F, Comstock KE, Kirkness EF, Sørensen A, Aarskaug T, Hitte C *et al.* A mutation in the canine BHD gene is associated with hereditary multifocal renal cystadenocarcinoma and nodular dermatofibrosis in the German Shepherd dog. Hum Mol Genet. 2003;12(23):3043-53.
23. Baranowska I, Jäderlund KH, Nennesmo I, Holmqvist E, Heidrich N, Larsson NG *et al.* Sensory ataxic neuropathy in golden retriever dogs is

caused by a deletion in the mitochondrial tRNATyr gene. PLoS Genetics. 2009;5(5):e1000499.
24. Ameratunga R, Winkelstein JA, Brody L, Binns M, Cork LC, Colombani P *et al.* Molecular analysis of the third component of canine complement (C3) and identification of the mutation responsible for hereditary canine C3 deficiency. J Immunol. 1998;160:2824-30.
25. Tcherneva E, Huff AM, Giger U. Coagulation factor XI deficieny in Kerry blue terrier dogs is caused by an exonic sine insertion. J Vet Int Med. 2006;20:767.
26. Lohi H, Young EJ, Fitzmaurice SN, Rusbridge C, Chan EM, Vervoort M *et al.* Expanded repeat in canine epilepsy. Science. 2005;307(5706):81.
27. Fyfe JC, Kurzhals RL, Hawkins MG, Wang P, Yuhki N, Giger U. *et al.* A complex rearrangement in GBE1 causes both perinatal hypoglycemic collapse and late-juvenile-onset neuromuscular degeneration in glycogen storage disease type IV of Norwegian forest cats. Mol Gen Metabol. 2007;90(4):383-92.
28. Goree M, Catalfamo JL, Aber S, Boudreaux MK. Characterization of the mutations causing hemophilia B in 2 domestic cats. J Vet Int Med. 2005;19(2):200-4.
29. Yogalingam G, Litjens T, Bielicki J, Crawley AC, Muller V, Anson DS *et al.* Feline mucopolysaccharidosis type VI. Characterization of recombinant N-acetylgalactosamine 4-sulfatase and identification of a mutation causing the disease. J Biol Chem. 1996;271(44):27259-65.
30. Young AE, Biller DS, Herrgesell EJ, Roberts HR, Lyons LA. Feline polycystic kidney disease is linked to the PKD1 region. Mammalian Genome. 2005;16(1):59-65.
31. Berg T, Tollersrud OK, Walkley SU, Siegel D, Nilssen O. Purification of feline lysosomal alpha-mannosidase, determination of its cDNA sequence and identification of a mutation causing alpha-mannosidosis in Persian cats. Biochem J. 1997;328(Pt 3):863-70.

■ Leitura sugerida

Breen M. Canine cytogenetics – from band to base pair. Cytogen Gen Res. 2008;120(1-2):50-60.

Brookes AJ. The essence of SNPs. Gene. 1999;234:177-86.

Chase K, Jones P, Martin A, Ostrander EA, Lark KG. Genetic mapping of fixed phenotypes: disease frequency as a breed characteristic. J Hered. 2009;100(Suppl 1):S31-S41.

Chase K, Sargan D, Miller K, Ostrander EA, Lark KG. Understanding the genetics of autoimmune disease: two *loci* that regulate late onset Addison's disease in Portuguese Water Dogs. Int J Immunogenet. 2006;33(3):179-84.

Distl O, Vollmar AC, Broschk C, Hamann H, Fox PR. Complex segregation analysis of dilated cardiomyopathy (DCM) in Irish wolfhound. Heredity. 2007;99:460-65.

Dybdahl Thomsen P, Byskov AG, Basse A. Fertility in two cats with X-chromosome mosaicism and unilateral ovarian dysgenesis. J Reprod Fertil. 1987;80:43-47.

Genecards. The human gene compendium. Disponível em: http://www.genecards. org/. Acesso em: 11 ago 2010.

Hiekkalinna T, Talikota S. Genome-wide scan with SNPs. Research seminars on data analysis for bioinformatics seminar 2005. Disponível em: http://www.cs.helsinki.fi/u/skaski/bioinf_semin05/notes_lect07.pdf. Acesso em: 11 ago 2010.

Janutta V, Disti O. Review on canine elbow dysplasia: pathogenesis, diagnosis and genetic aspects. Dtsch Tierarztl Wochenschr. 2008;115(5):172-81.

Jones P, Chase K, Martin A, Davern P, Ostrander EA, Lark KG. Single-nucleotide-polymorphism-based association mapping of dog stereotypes. Gen Soc Am. 2008:12.

Kim S, Misra A. SNP genotyping: technologies and biomedical applications. Annu Rev Biomed Eng. 2007;9:289-320.

Komáromy AM, Alexander JJ, Rowlan JS, Garcia MM, Chiodo VA, Kaya A *et al.* Gene therapy rescues cone function in congenital achromatopsia. Hum Mol Genet. 2010;19(13):2581-93.

Lopes PS. Teoria do melhoramento animal. Belo Horizonte: FEPMVZ; 2005. p. 118.

Lyle SK. Disorders of sexual development in the dog and cat. Theriogenology. 2007;68:338-43.

Mäki K, Janss LLG, Groen AF, Liinamo AE, Ojala M. An indication of major genes affecting hip and elbow dysplasia in four Finnish dog populations. Heredity. 2004;92:402-8.

Meyers-Wallen VN. CVT update: inherited disorders of the reproductive tract in dogs and cats. In: Bonagura JD. Kirk's current veterinary therapy XIII: small animal practice. Philadelphia: WB Saunders; 2000. p. 904-9.

Meyers-Wallen VN. Ethics and genetic selection in purebred dogs. Reproduction in Domestic Animals. 2003;38:73-6.

Oberbauer AM, Belanger JM, Grossman DI, Regan KR, Famula TR. Genome-wide linkage scan for *loci* associated with epilepsy in Belgian shepherd dogs. BMC Genetics. 2010;11(35):8.

Online inheritance in animals – OMIA. OMIA database. Disponível em: http://www.ncbi.nlm.nih.gov/omia. Acesso em: 11 ago 2010.

Speicher MR, Carter NP. The new cytogenetics: blurring the boundaries with molecular biology. Nature Reviews – Genetics. 2005;6:782-92.

Switonski M, Szczerbal I, Skorczyk A, Yang F, Antosik P. Robertisonian translocation (8;14) in an infertile bitch (*Canis familiaris*). J Appl Genet. 2003;44(4): 525-27.

Uniprot. Protein knowledgebase (UniProtKB). Disponível em: http://www.uniprot. org/. Acesso em: 11 ago 2010.

Parte 5

Imunologia e Imunoprofilaxia em Cães e Gatos

Leonardo P. Brandão

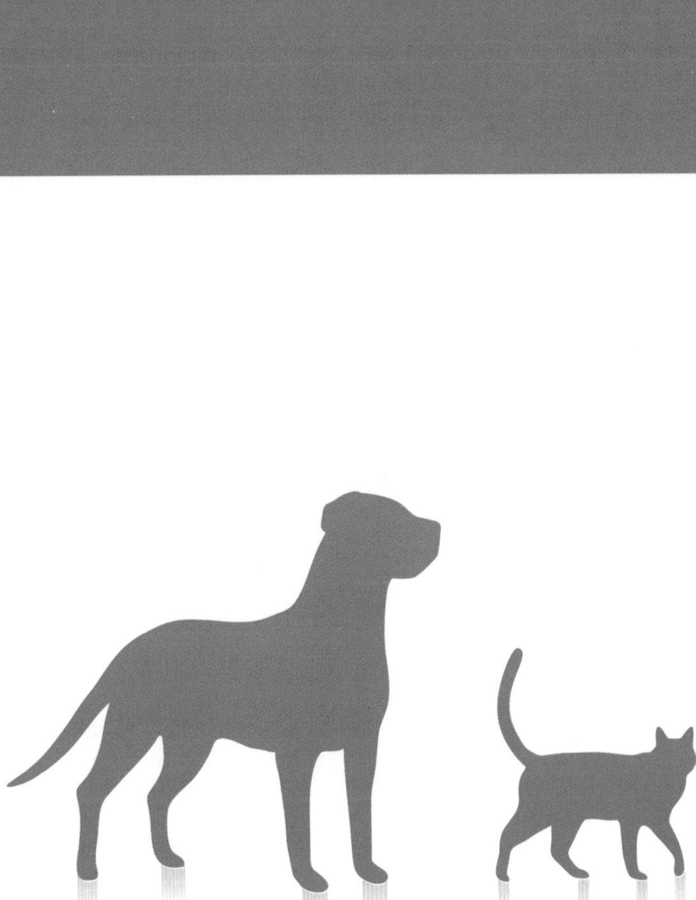

27 Sistema Imunológico

Mônica Cristina Zandoná Meleiro, Cristina Oliveira Massoco de Salles Gomes

■ Introdução

A imunologia aborda os mecanismos utilizados pelos seres vivos para garantir sua homeostase, os quais garantem sua defesa contra agressores de diversas origens.

O entendimento do sistema imunológico dos animais domésticos contribui para melhor abordagem do clínico veterinário, principalmente no que diz respeito às afecções ligadas ao processo inflamatório, como alergias e doenças autoimunes, bem como para maior compreensão dos procedimentos de imunoprofilaxia ou, mesmo, para melhor julgamento sobre informações a respeito de produtos comerciais que afetem diretamente o funcionamento da resposta imune.

Embora o estudo da imunologia veterinária não seja tão recente, pouco se sabe ainda sobre as diferenças estruturais e de funcionamento entre os animais domésticos. Desse modo, a base da aplicação clínica da imunologia é feita de acordo com resultados obtidos de estudos realizados, principalmente, em roedores e seres humanos.

Os clínicos veterinários se deparam com o surgimento de novas vacinas comerciais em períodos de tempo cada vez mais curtos, com tecnologias diferentes, o que implica novos parâmetros de eficácia, novos efeitos colaterais e novas questões em relação à eficácia das vacinas já estabelecidas. A revolução nas áreas da genômica e da biologia molecular promoveu um grande avanço, que determinou o desenvolvimento de vacinas de DNA para animais domésticos, muitas delas já presentes no mercado veterinário internacional.

Este capítulo expõe alguns aspectos dos processos imunológicos básicos, com o intuito de promover melhor percepção da resposta imune.

■ Componentes do sistema imunológico

Os animais, independentemente da complexidade ou da história evolutiva, são capazes de construir e sustentar uma condição de equilíbrio diante dos estímulos provenientes do ambiente em que vivem. Conforme já citado, assim como acontece em outros sistemas corpóreos, deve-se levar em conta que há diferenças no sistema imunológico das diferentes espécies animais, embora não sejam completamente conhecidas.

O sistema imunológico constitui-se em uma rede complexa de células e moléculas, distribuídas e organizadas de maneira estratégica, e que se relaciona com o sistema endócrino, bem como com o sistema nervoso. Seus componentes atuam por meio de mecanismos fisiológicos que limitam eventos que representam riscos à vida, como infecções e lesões teciduais.[1-4]

À semelhança de outras células sanguíneas, as células do sistema imunológico originam-se de precursores indiferenciados denominados células-tronco ou células pluripotentes, com capacidade de autorrenovação e que se localizam na medula óssea. Essas células primordiais, na presença das células do estroma, da matriz celular e sob a ação de diversos fatores de crescimento e citocinas, podem derivar progenitores mieloides e progenitores linfoides.

A partir da linhagem mieloide, há a diferenciação dos mastócitos, dos basófilos, das células dendríticas (DC) mieloides, dos monócitos, dos neutrófilos e dos eosinófilos. Essas células são capazes de reconhecer moléculas microbianas ou mesmo endógenas, que sinalizam situações de perigo, por meio de receptores denominados PRR (*pattern recognition receptors*), caracterizados por especificidade restrita. Esses componentes celulares estão relacionados com a imunidade inata.[1,2]

A linhagem linfoide origina as células *natural killer* (NK), os linfócitos B, os linfócitos T e as DC plasmocitoides. Quanto ao modo de reconhecimento, as DC plasmocitoides utilizam-se de PRR. As células NK usam diferentes combinações de receptores para se ligar às células-alvo, sem, no entanto, expressar qualquer tipo de receptor antígeno-específico. Já os linfócitos B e T apresentam receptores de reconhecimento altamente específicos, capazes de reconhecer moléculas denominadas antígenos, respectivamente, BCR (*B cell receptor*) e TCR (*T cell receptor*). Esses receptores são construídos ao acaso, o que proporciona um repertório tão grande que ao menos alguns deles acabam por se ligar a um antígeno microbiano específico. As DC plasmocitoides e as NK estão vinculadas à imunidade inata, já os linfócitos T e B, à imunidade adaptativa.[1,4]

A classificação dos linfócitos é feita de acordo com seu local de maturação, ou seja, de construção desses receptores específicos. Embora as células precursoras das células T, originadas na medula óssea, já saiam desse local comprometidas com essa linhagem, ainda não expressam receptores de reconhecimento específicos nem moléculas assessoras na sua superfície. Essas células pré-T dirigem-se ao timo, onde passam a ser denominadas timócitos, multiplicam-se com rapidez e sofrem maturação, enquanto migram da área cortical para a região medular do órgão, interagindo com células do estroma tímico. Ao deixarem o timo, os linfócitos T expressam seus TCR e se encontram subdivididos em populações funcionalmente distintas, o que se reflete de maneira fenotípica na expressão de diferentes moléculas de superfície. Os linfócitos T auxiliares ou *helper* (Th) expressam moléculas de superfície denominadas CD4, têm a função de regular a proliferação, a ativação e a diferenciação dos linfócitos e de outros leucócitos por meio de produção de citocinas. Já os linfócitos T citotóxicos ou citolíticos (Tc) expressam moléculas CD8 em sua superfície e promovem a destruição de células infectadas por patógenos intracelulares ou células que se tornaram neoplásicas. Quanto aos linfócitos B, nos mamíferos, originam-se na medula óssea e se diferenciam e passam a expressar seus BCR, em geral, dentro desse mesmo órgão.[1,4-6]

As células do sistema imunológico comunicam-se por meio de peptídios denominados citocinas. Essas proteínas são liberadas no ambiente extracelular e se encaixam em receptores localizados na superfície de outras células ou da própria célula e são ativamente internalizadas. Isso promove a geração de sinais químicos que ativam vias intracelulares. A célula em cuja superfície celular ocorre essa ligação sofre estimulação e passa a se comportar de maneira diferenciada. Uma citocina pode atuar sobre vários tipos celulares, de modo a ativar ou inibir sua diferenciação, induzir sua proliferação ou a interrupção desta, estimular as células a secretarem suas próprias moléculas de sinalização ou induzir a apoptose (morte celular programada). São moléculas de vida curta, que podem agir de modo local e/ou sistêmico e, em altas doses, podem ser tóxicas.[4,6]

Há descrição de várias citocinas, porém o significado biológico dessas moléculas não está completamente esclarecido. A administração de citocina sintética na clínica médica veterinária é restrita por conta dos efeitos colaterais e de alto custo. A mais utilizada é a interferona-α, que é uma citocina produzida em resposta a infecções virais ou à estimulação imunológica, e pode ser administrada em casos de animais imunodeprimidos.[4]

Imunidades inata e adaptativa

Devido à distinção entre a ativação dos linfócitos e das demais células, bem como às características de seus receptores de reconhecimento e seu surgimento na escala filogenética, o sistema imunológico é classificado em inato e adaptativo. A imunidade inata ou natural refere-se àquela mobilizada em fases iniciais e é pré-formada. Sua ativação ocorre diante do reconhecimento de qualquer lesão tecidual, com ou sem presença de patógenos por meio de um número limitado de receptores de reconhecimento padrão, os PRR, o que caracteriza sua especificidade restrita. É considerada inata no sentido de que seus componentes respondem sempre da mesma maneira, não sendo intrinsecamente afetados por um contato prévio. É filogeneticamente mais primitiva.

Já a imunidade adaptativa ou adquirida é um tipo de resposta estimulado pelo reconhecimento específico de antígenos por meio de um grande repertório de receptores rearranjados. Não é capaz de responder prontamente, mas, uma vez ativada, apresenta capacidade de adaptação e de memória diante do antígeno que a estimula. É filogeneticamente mais evoluída; seu surgimento ocorre a partir dos vertebrados.

Em uma concepção mais abrangente, a resposta imune é um evento contínuo que se inicia com a participação das células e moléculas da imunidade inata e da posterior ativação, multiplicação e diferenciação das células da imunidade adaptativa, bem como da atuação de moléculas secretadas por elas. Esses sistemas trabalham em íntima cooperação. O sistema imune inato alerta o adaptativo para os alvos potenciais e molda-os para que este último responda em frente a eles. Diante das infecções, são requeridos vários níveis de interação entre os sistemas imune inato e adaptativo para que haja resposta e controle efetivos.[2,7-9]

Imunidade inata

A manutenção da homeostase de um organismo se dá inicialmente por meio das barreiras anatômicas, que delimitam um ser de seu ambiente. Essas interfaces são revestidas por um epitélio contínuo que interage com o meio externo via contato físico, ingestão ou respiração. Apesar de ser considerada a mais evidente dessas superfícies, a pele constitui apenas uma pequena fração da área corporal exposta ao ambiente. A área das membranas mucosas dos tratos respiratório, digestório e geniturinário é, ao menos, 200 vezes maior que ela.

A pele representa uma forte barreira física suplementada por descamação contínua e ressecamento. Os produtos secretados pelas células que a constituem funcionam como uma barreira química. Algumas substâncias, como o ácido láctico, a lisozima, os ácidos graxos insaturados, entre outras, fornecem um pH ácido, têm efeito citostático sobre vários microrganismos ou, mesmo, promovem sua destruição. A pele também tem microbiota residente, composta principalmente de bactérias e fungos, que funciona como barreira microbiológica. A microbiota protege o organismo na medida em que compete com patógenos pela ocupação de receptores celulares e por nutrientes, impedindo o estabelecimento de tais microrganismos potencialmente causadores de doenças. Além disso, os microrganismos que compõem a microbiota secretam peptídios antimicrobianos, produtos metabólicos derivados de hidrogênio e ácidos graxos voláteis de cadeia curta.

Da mesma maneira, as mucosas, de acordo com as especializações de células locais, também exercem outras funções, além da barreira física. O trato respiratório, por exemplo, difere das outras superfícies corpóreas, por estar em conexão íntima com o interior do organismo e, devido à sua função, ter que permitir o acesso facilitado do ar aos alvéolos. Sua principal defesa constitui-se na turbulência causada pela conformação dos ossos turbinados, aliada à remoção mecânica dos invasores, realizada pela superfície ciliar que conduz o muco produzido pelas células de revestimento até a faringe, na qual são deglutidos.

Já no trato digestório, a saliva apresenta enzimas de ação bactericida e bacteriostática, além de ter um fluxo contínuo, que carreia partículas para o estômago. Como o pH estomacal é extremamente ácido, promove destruição de vários microrganismos. Os peptídeos, que são defensinas entéricas produzidas por células de Paneth, impedem a penetração de bactérias nas criptas dos enterócitos e os protegem de uma possível invasão. Além disso, a camada de muco, o movimento peristáltico e a microbiota autóctone dificultam a instalação de patógenos. A ruptura da integridade dessas barreiras desencadeia a ativação de mecanismos de reparo tecidual que constituem a denominada resposta inflamatória.

Defeitos nessas barreiras podem ser fatores desencadeantes de hipersensibilidades, como ocorre em casos de atopias.[2,4,10-12]

Diante de danos celulares ou teciduais, decorrentes ou não de invasão por agentes infecciosos, há a liberação de substâncias que funcionam como sinais de advertência para o organismo. No caso de uma infecção, estruturas que compartilham características bioquímicas, conhecidas como padrões moleculares associados a diferentes patógenos (PAMP, *pathogen-associated molecular patterns*), ao serem reconhecidos por células que funcionam como sentinelas, como macrófagos, DC, mastócitos, eosinófilos e células epiteliais que revestem os tratos respiratório e intestinal, alertam o organismo sobre a invasão. PAMP são moléculas altamente conservadas e provavelmente essenciais para a sobrevivência dos microrganismos, como carboidratos, lipopolissacarídios (LPS), RNA, DNA ou proteínas extracelulares. São moléculas características dos patógenos, que não são observadas em tecidos animais normais.[4,13]

Uma lesão, no entanto, pode ocorrer na ausência de patógenos, causada por trauma mecânico, por excesso de calor, frio, por ação de produtos químicos, mudanças de pH, radiações ou mesmo por privação de oxigênio ou nutrientes. O dano celular e/ou tecidual é sinalizado por moléculas endógenas denominadas alarminas. Elas são rapidamente liberadas após morte celular não programada, mas podem também ser produzidas e liberadas por células do sistema imune que não estão em processo de morte. A alarmina mais bem caracterizada é a HMGB1 (*high mobility group box 1*), proteína nuclear que se liga a nucleossomos e modifica a arquitetura do cromossomo, além de regular sua transcrição. Embora primariamente nuclear, pode estar presente no citoplasma, bem como na superfície de algumas células. Outros exemplos de alarminas são as defensinas, as catelicidinas, a neurotoxina derivada de eosinófilos, algumas quimiocinas, algumas citocinas, a galectina-1 e as proteínas S100. Juntos, PAMP e alarminas constituem os sinais de lesão conhecidos como DAMP (*damage-associated molecular patterns*).[3,4,13,14]

O reconhecimento dos sinais de lesão é feito por meio dos já referidos PRR das células sentinelas. Os PRR compreendem moléculas de diferentes famílias, como TLR (*toll-like receptors*), NLR (*nucleotide oligomerisation receptors*), CLR (*C-type lectin receptors*), RLR (*RIG-1 like receptors*), MR (*macrophage mannose receptor*) e SR (*scavenger receptors*). De acordo com sua distribuição no ambiente celular, esses receptores podem ser classificados em secretados, transmembrânicos e citosólicos.[4,8]

Os PRR secretados, também denominados PRM (*pattern-recognition molecules*), são similares aos PRR expressos na superfície das células, mas desempenham papel fisiológico diferente. Têm como funções principais a ativação do sistema complemento e a facilitação da fagocitose de microrganismos pelos macrófagos e neutrófilos, fenômeno conhecido como opsonização. O sistema complemento constitui-se em um conjunto de cerca de 30 proteínas com funções inflamatórias, protetoras e imunorreguladoras. Tal é sua importância que existem três vias bioquímicas diferentes que promovem sua ativação, conhecidas como vias clássica, alternativa e das lectinas.[2]

Algumas PRM apresentam efeito bactericida direto, ao se ligarem a alguns microrganismos. São produzidas principalmente por hepatócitos e, em escala menor, por outros tipos celulares, inclusive alguns fagócitos. Sua concentração sérica aumenta durante a resposta inflamatória aguda, por influência de citocinas inflamatórias, como interleucina-6 (IL-6), IL-1 e fator de necrose tumoral alfa (TNF-α). As PRM são algumas vezes referidas como proteínas de fase aguda.

Os TLR são moléculas altamente conservadas no contexto evolutivo, verificados em plantas, insetos e mamíferos. Constituem-se em glicoproteínas de membrana com domínios extracelulares contendo um grande número de motivos repetidos ricos em leucina e um domínio de sinalização citoplasmática homólogo àquele do receptor de IL-1 (IL-1R). Vários tipos de célula expressam TLR, o que inclui células do sistema imunológico, como macrófagos, DC, células B, alguns tipos específicos de células T, bem como células não imunes, como fibroblastos e células epiteliais. A expressão de TLR não é estática. Ela é regulada rapidamente em resposta a patógenos, citocinas e estresse ambiental.

Os TLR expressos nas membranas superficiais das células reconhecem PAMP acessíveis. O TLR2 forma um heterodímero com TLR1 ou TLR6 para discriminar e reconhecer peptideoglicano, lipopeptídios e lipoproteínas de bactérias gram-positivas, lipoproteínas de *Mycobacterium tuberculosis*, lipopeptídios de *Mycoplasma* e zimosan fúngico. TLR4, junto a componentes extracelulares, tais como moléculas de superfície MD-2 e CD14, reconhece LPS de bactérias gram-negativas. TLR5 reconhece flagelina bacteriana. Pode também ocorrer o reconhecimento de ligantes não relacionados estruturalmente por alguns TLR. Por exemplo, TLR4 é também conhecido por reconhecer a proteína de fusão do vírus sincicial respiratório (RSV), fibronectina e proteínas de choque térmico (HSP).

No que se refere aos TLR endossomais, eles detectam principalmente ácidos nucleicos microbianos. O TLR3 reconhece RNA de fita dupla (dsRNA), TLR7 e TLR8 identificam RNA de fita simples (ssRNA) e TLR9 reconhece DNA de fita dupla (dsDNA).

Quanto aos demais PRR transmembrânicos, os CLR desempenham um papel-chave na indução de respostas imunes contra vários patógenos. Por exemplo, um receptor transmembrânico denominado dectina-1 identifica β-glucanos, e outro, conhecido como dectina-2, liga-se a mananas, que são moléculas presentes nas paredes celulares fúngicas e de outros microrganismos. Os MR (*macrophage mannose receptor*) são proteínas transmembrânicas expressas primariamente em macrófagos, que reconhecem carboidratos microbianos e podem endocitar moléculas ricas em manose.[4,8]

Após o reconhecimento de uma lesão, tem início um conjunto de alterações bioquímicas, vasculares e celulares, denominado processo inflamatório.[2]

A via pela qual o processo inflamatório é iniciado depende, em parte, da natureza e da localização da molécula reconhecida como sinal de alerta e, de certo modo, da natureza e das circunstâncias de um indivíduo em particular. Os patógenos podem iniciar a inflamação por meio de diversos mecanismos, que incluem a ativação de sistemas plasmáticos pela interação com produtos de degradação das paredes celulares bacterianas e/ou pela secreção de toxinas que podem ativar a resposta inflamatória diretamente. Os sistemas plasmáticos constituem alguns dos componentes centrais da reação inflamatória. Compreendem três grupos de proteases plasmáticas que interagem entre si e que são denominados sistema complemento, sistema das cininas e cascata da coagulação/sistema fibrinolítico.[8] As células lesionadas podem liberar produtos de sua degradação que iniciam uma ou mais cascatas de proteases plasmáticas e podem aumentar a expressão de citocinas pró-inflamatórias.

No que diz respeito às células sentinelas, principalmente macrófagos, DC e mastócitos, após o reconhecimento dos sinais de lesão, há ativação de vias intracelulares de sinalização, o que faz com que essas células secretem moléculas que desencadeiam a resposta inflamatória aguda. Existem várias vias que transferem os sinais de reconhecimento. No entanto, uma em particular é de extrema importância na transdução de sinais pró-inflamatórios, a via fator nuclear κB (NF-κB, *nuclear factor κB*). A ocupação de um TLR por um PAMP ou uma alarmina faz o receptor se tornar um dímero e mudar sua conformação. Em decorrência disso, ele se liga a diversas moléculas adaptadoras, das quais a MyD88 (*myeloid differentiation primary response gene 88*) é a mais importante. Todos os TLR ligam-se a essa molécula adaptadora, exceto o TLR3 e parte do TLR4, que usam a molécula adaptadora TRIF (*toll/IL-1R domain-containing adaptor inducing interferon β*). A ligação de TLR às moléculas adaptadoras pode resultar na ativação de fatores de transcrição (IRF3, IRF7, AP-1, NF-κB), por meio de uma cascata complexa de eventos moleculares sinalizadores.[7]

Esses fatores de transcrição ativam genes que codificam citocinas inflamatórias, como TNF-α, IL-1β e IL-6.

Várias outras moléculas podem ser liberadas pelas células sentinelas, como as aminas vasoativas (histamina liberada por mastócitos e basófilos e serotonina liberada por plaquetas, mastócitos e células do trato gastrintestinal). Ainda, neuropeptídios como substância P, neurocinina A, VIP (*vasoactive intestinal peptide*), somatostatina e CGRP (*calcitonin gene-related peptide*) podem ser liberados por neurônios.[4]

O conjunto das moléculas recém-secretadas, conhecido como mediadores inflamatórios, promove alterações nos vasos da microcirculação local, como o aumento do fluxo sanguíneo e da permeabilidade vascular, a migração de leucócitos do sangue para os tecidos, o acúmulo desses leucócitos no foco inflamatório e sua ativação, além de manifestações sistêmicas, como a febre. Esses vários passos não são sequenciais. Esses eventos ocorrem todos ao mesmo tempo, em paralelo.[2,4,8]

Um dos pontos mais relevantes do processo inflamatório agudo é o recrutamento de leucócitos, do sangue e, mais tardiamente, dos elementos da medula óssea, para o local de lesão. O influxo de células contribui não só para a eliminação do agente agressor, mas também para a resolução do processo inflamatório por meio de cicatrização e regeneração.

Com base no exposto, só se justifica intervir no processo inflamatório quando o desconforto causado for grande ou quando o processo deixar de ter função protetora, o que acaba por tornar ele próprio a causa da doença. Isso ocorre em doenças autoimunes e alérgicas e em algumas infecções em que o processo inflamatório não se resolve e dá origem a uma inflamação crônica.[2]

▪ Imunidade adaptativa ou adquirida

Embora os componentes do sistema imune inato estejam de prontidão para restabelecer um estado de equilíbrio tão logo haja algum distúrbio, muitas vezes, dependendo da carga microbiana presente e, consequentemente, da expressão de fatores de virulência por uma comunidade de patógenos, a estimulação da imunidade adaptativa é necessária para direcionar a resposta e, até mesmo, para amenizar os efeitos lesivos do processo inflamatório, além de proporcionar memória e desenvolver mecanismos mais eficientes para encontros posteriores com esse mesmo agente.[4]

Apresentação de antígenos

Um ponto importante é que os linfócitos virgens ou *naïve* expressam moléculas de adesão na sua superfície que delimitam sua migração entre o compartimento vascular e o compartimento linfático. Outro é que linfócitos T não respondem diretamente a antígenos presentes na superfície de um patógeno. Em vez disso, eles reconhecem pequenos fragmentos do antígeno que foram processados e que são apresentados na superfície de células infectadas, ou mesmo que se tornaram neoplásicas, ou, ainda, na superfície de células apresentadoras de antígenos (APC) especializadas na captura de moléculas estranhas e que são capazes de mostrá-las na sua superfície.

Assim, com o objetivo de iniciar a imunidade adquirida, uma amostra do material estranho capturado no local de lesão deve ser processada e apresentada de maneira adequada aos linfócitos. As APC migram do foco inflamatório para um órgão linfoide regional e promovem o elo entre a imunidade inata e a adquirida. Dentre os exemplos de APC estão duas células sentinelas, as DC e os macrófagos residentes. Elas expressam TLR de maneira proeminente e, assim, reconhecem os patógenos, capturam-nos, processam-nos em peptídios menores por meio de proteases nos endossomos e ligam-nos de maneira específica a moléculas que carreiam peptídios para a superfície, as denominadas moléculas do complexo de histocompatibilidade principal (MHC, *major histocompatibility complex*) classe II. As APC sintetizam moléculas do MHC classe II constantemente e armazenam-nas no retículo endoplasmático. Essas moléculas são produzidas e associadas a uma proteína denominada cadeia invariável, que tem como função bloquear o sítio de ligação do peptídio antigênico, o que impede sua ligação a peptídios originados do citosol e estabiliza a molécula do MHC classe II. Essa molécula do MHC classe II "inacessível" migra para a superfície celular em uma vesícula exocítica, que, antes de chegar à superfície, se funde com um endossomo contendo peptídios oriundos da digestão de proteínas extracelulares. Caso ela encontre um peptídio com o qual possa se ligar, o complexo se estabiliza e é encaminhado para a superfície celular. Caso contrário, a molécula vazia é instável e as proteases presentes no endossomo a degradam. Essa via de processamento é denominada endocítica. A imunidade adquirida é desencadeada após a ligação desses peptídios antigênicos acoplados às moléculas do MHC classe II com o complexo TCR dos linfócitos Th. Dentre as APC, as DC são conhecidas pela capacidade mais potente em fornecer ativação antígeno-específica, bem como sinais coestimulatórios para os linfócitos virgens.[1,4,7,15]

As proteínas localizadas no citoplasma da célula, tanto as da própria célula quanto as oriundas de patógenos intracelulares ou, mesmo, as produzidas por células neoplásicas, são destruídas por proteólise. Elas são desdobradas, marcadas de maneira covalente com um pequeno peptídio denominado ubiquitina e passam por uma organela proteolítica chamada proteassoma, um complexo enzimático onde são degradadas. A maior parte desses peptídios fragmentados é reciclada em novas proteínas. No entanto, para cerca de uma em um milhão de moléculas, os peptídios são recuperados de clivagens adicionais pela ligação a proteínas transportadoras (TAP, *transporter associated with antigen processing*). São transportados para o retículo endoplasmático e, lá, ligam-se às moléculas do MHC classe I recém-sintetizadas. As moléculas do MHC classe I ligam-se a peptídios de origem citoplasmática de modo específico. Os complexos peptídio-MHC classe I são levados para a superfície celular. Essa via de processamento é chamada de citosólica, e a célula que reconhece esse tipo de apresentação é o linfócito Tc. Embora seja comum que as duas vias de processamento antigênico permaneçam separadas, sob determinadas circunstâncias, antígenos capturados do extracelular podem seguir a via citosólica e ser apresentados via moléculas do MHC classe I.[1,4]

Existe um grupo de antígenos capaz de ativar linfócitos T de modo inespecífico e sem processamento, denominados superantígenos. À medida que um antígeno convencional precisa se ligar às fendas tanto da molécula de MHC quanto do TCR, os superantígenos ligam-se ao domínio Vβ do receptor de TCR, enquanto, simultaneamente, ligam-se à molécula do MHC classe II da APC, o que promove ativação dos linfócitos T, independentemente de sua especificidade. Por conta da alta estimulação, há intensa resposta por parte dos linfócitos T. Essa condição pode ser considerada uma resposta associada a grande secreção de citocinas ou pode ser expressa como tolerância. Muitas vezes ocorrem indução da toxicidade sistêmica e inibição da resposta específica, contribuindo para o estabelecimento do patógeno.[4]

Ativação dos linfócitos

O contato celular é estritamente necessário para a ativação dos linfócitos. Os linfócitos T são células altamente móveis. Migram rapidamente pelos órgãos linfoides secundários, enquanto verificam as superfícies das DC à procura de antígenos. Quando um linfócito T reconhece um antígeno, ele diminui a velocidade de circulação e para. Caso se ligue fortemente às APC, seu citoesqueleto é reorganizado para que o complexo formado pelo peptídio e pela molécula do MHC interaja com um TCR específico e funcione como um primeiro sinal para que a célula T entre em processo de ativação. No entanto, para que a ativação seja efetivada, moléculas assessoras situadas na superfície das APC e na dos linfócitos T precisam interagir. Ocorre a formação de uma estrutura especializada na área de contato denominada sinapse imunológica, que consiste em anéis concêntricos de complexos moleculares. A ligação das moléculas LFA-1, CD2 e ICAM-3, expressas por linfócitos T, e das moléculas ICAM-1 e 2, LFA-3 e DC-SIGN, pelas APC, permite que os linfócitos T mantenham contato com um grande número de moléculas de MHC na superfície das APC, para que ocorra a ligação com o peptídio cognato.[1,2,4,6]

Um segundo sinal, denominado coestimulatório, é necessário para que haja ativação das células T. As DC ativadas aumentam a expressão de moléculas coestimulatórias (CD40, CD80 e CD86), em geral por meio do reconhecimento de um patógeno via PRR. A ligação de moléculas coestimulatórias das APC e dos linfócitos Th, associada à influência das citocinas liberadas por células do sistema imune inato, orientam a diferenciação de células Th virgens. Algumas subpopulações de DC podem iniciar a ativação e a maturação de outras células do sistema adquirido, que incluem células Tc e células B. Desse modo, a imunidade inata é um elemento-chave no desenvolvimento da resposta inflamatória, assim como em deflagrar a resposta imune adquirida contra patógenos.

De acordo com o perfil de citocinas que secretam, algumas subpopulações de células Th são identificadas. O padrão de citocinas, por sua vez, está associado a fatores de transcrição expressos por cada tipo de Th, como Th1, Th2, Th17 e T reguladoras (Treg).[4,7]

Resposta imune celular

Sob a influência de interferona-γ e IL-12, ocorre transcrição do gene T-bet (*T-box transcription factor*), que promove a diferenciação para Th1. A interferona-γ ativa o fator de transcrição transdutor de sinal e ativador de transcrição 1 (STAT-1); a IL-12, o STAT-4. Os linfócitos Th1 promovem resposta melhor aos antígenos apresentados pelas células dentríticas mieloides (DC1) e linfócitos B que utilizam a molécula coestimuladora CD80. A subpopulação de linfócitos Th1 é ativada pelas DC1 por meio da secreção de citocinas IL-12 e 18. As células Th1 secretam predominantemente IL-2 e interferona-γ diretamente na sinapse imunológica e TNF-α em todas as direções e promovem predomínio da resposta imune celular, caracterizada principalmente pela ativação de macrófagos, linfócitos Tc e células NK. Os macrófagos ativados apresentam potencial maior para a fagocitose e para a destruição de patógenos, principalmente bactérias. Eles produzem maior quantidade de espécies reativas de oxigênio e nitrogênio, proteases e peptídios antibacterianos. Promovem também aumento da expressão de moléculas do MHC classe II e moléculas coestimulatórias, o que melhora a apresentação de antígenos e a resposta imune.[2,4]

Os macrófagos ativados secretam grandes quantidades de IL-12 e 23, secretam óxido nítrico, proteases, interferonas, tromboplastinas, prostaglandinas, fibronectinas e ativador de plasminogênio, assim como os componentes C2 e fator B do sistema complemento. Essas células expressam maiores quantidades de moléculas do MHC classe II em sua superfície e, desse modo, processam o antígeno de modo mais eficiente. Suas membranas são mais ativas, realizam mais fagocitose e movem-se mais rapidamente diante de um estímulo quimiotático. Apresentam concentrações mais altas de enzimas lisossômicas e metabólitos do *burst* oxidativo e são fagócitos mais ávidos que células normais. Produzem grandes quantidades de óxido nítrico, portanto podem destruir organismos intracelulares ou células tumorais.

Quando os linfócitos Tc entram em contato com seus alvos, uma sinapse imunológica se forma e as células infectadas ou que se tornaram neoplásicas podem ser destruídas. Esses linfócitos utilizam duas vias de citotoxicidade, que se iniciam por meio da ligação do TCR e dos antígenos apresentados pela célula-alvo. Ocorre liberação de perforinas e granzimas dos grânulos do Tc na região juncional entre as duas células. As granzimas podem entrar na célula-alvo por meio de um receptor que promove endocitose. Nesse caso, a perforina serve para tornar o endossomo permeável e permite que as granzimas adentrem o citoplasma. Alternativamente, as granzimas entram por meio de canais produzidos pelas perforinas na membrana da célula-alvo. A função das granzimas é promover a ativação de caspases e apoptose de modo direto ou por meio de lesão mitocondrial. As granzimas podem acionar também a morte da célula-alvo por uma via independente de caspase. Ainda, após a ativação do TCR, outra via de indução de apoptose é iniciada pela ligação de ligante de Fas, que é transcrito e expresso na superfície do Tc e o Fas da célula-alvo. Essa ligação leva a ativação das caspases e apoptose. Um terceiro mecanismo, que utiliza TNF, também contribui para a citotoxicidade de células-alvo sensíveis ao TNF. Além dessa citocina, o linfócito Tc secreta também interferona-γ, entre outras.[8]

Por meio da indução do processo de apoptose, os linfócitos Tc regulam a sobrevida dos linfócitos e eliminam células imunes efetoras ao final de uma resposta imune. Diferentemente da resposta prolongada por anticorpos, a fase efetora das respostas dos linfócitos T é relativamente curta, observada apenas na presença do antígeno. As atividades citotóxicas prolongadas ou a superprodução de citocinas podem causar dano tecidual. Assim, grande parte delas sofre apoptose 1 a 2 semanas após a infecção. As células que sobrevivem a esse estágio são as células de memória de vida longa. Em geral, apenas 5 a 10% do número total de linfócitos Tc produzidos torna-se célula de memória. A sobrevida pode ser uma função da duração da exposição ao antígeno. As células expostas ao antígeno por períodos prolongados podem morrer, ao passo que as expostas apenas brevemente podem sobreviver. As células T de memória apresentam um imunofenótipo diferenciado, são CD44+ e expressam altos níveis de IL-2Rβ, um receptor que se liga tanto a IL-2 quanto a IL-15. Expressam grandes quantidades de moléculas de adesão e, assim, aderem de maneira mais eficiente às células apresentadoras de antígeno. Produzem IL-4 e interferona-γ. Essas células continuam a se dividir de maneira muito lenta, na ausência de antígenos, divisão essa dependente de IL-15 ligada à célula.

As células NK também são recrutadas e ativadas diante das citocinas do Th1, e, embora apresentem um modo de reconhecimento bem menos específico que os linfócitos Tc, atuam de maneira semelhante, por meio de produção de citocinas e indução de apoptose.

Embora a destruição das células infectadas por meio de apoptose seja um importante mecanismo de defesa, há ocasiões em que essa medida não é necessária. A simples ativação dos macrófagos sob influência das citocinas liberadas pelo Th1 pode ser suficiente. Assim, essas células são eficientemente capazes de destruir os invasores. Os macrófagos ativados são funcionalmente polarizados. Os macrófagos classicamente ativados, ou M1, são células efetoras pró-inflamatórias. Com a destruição dos patógenos, o processo de eliminação passa a um processo de reparação e os macrófagos M1 se convertem em macrófagos M2, que apresentam efeitos anti-inflamatórios e são importantes tanto na indução da tolerância quanto na resolução do processo inflamatório.[4]

Resposta imune humoral

A subpopulação de células Th2 está associada à produção de IL-4 e 13, à fosforilação de STAT-6 e ao fator de transcrição GATA-3. Os linfócitos Th2 respondem melhor aos antígenos apresentados por células dendríticas plasmocitoides (DC2) e macrófagos e, em menor intensidade, aos antígenos apresentados por linfócitos B. As células DC2 secretam IL-4 e promovem a coestimulação por meio de CD86. Os linfócitos Th2, uma vez ativados, secretam IL-4, 5, 10 e 13. Essas citocinas estimulam a proliferação de linfócitos B e a secreção de imunoglobulinas, ou seja, predomínio da resposta imune humoral. A IL-4 induz a troca de classe para IgE, promove aumento de expressão de moléculas do MHC classe II em linfócitos B, estimula a proliferação de mastócitos, inibe a ativação de macrófagos e estimula a ativação de linfócitos T. A IL-5 promove o crescimento e a diferenciação de eosinófilos. Já a IL-10 aumenta a expressão de moléculas do MHC classe II em células B, auxilia na estimulação de mastócitos e inibe tanto a diferenciação de linfócitos Th1 como a secreção de citocinas por macrófagos.[4]

Quando um linfócito B encontra um antígeno de natureza proteica, que pode se ligar a seus receptores e é apropriadamente coestimulado, secreta moléculas de anticorpos nos fluidos teciduais. A ativação completa de um linfócito B exige a coestimulação pelos linfócitos Th. Quando se trata de uma resposta imune primária, o antígeno é processado por uma DC e apresentado a um linfócito Th. Durante a resposta secundária, o próprio linfócito B pode atuar como APC. Assim, um linfócito B pode endocitar, processar antígenos solúveis e apresentar seus fragmentos peptídicos junto a moléculas do MHC classe II a um linfócito Th e, então, receber a coestimulação desse linfócito Th por meio de citocinas, como IL-4, 5, 6 e 13, e interação de pares de receptores, como o CD40 do linfócito B, que se liga ao CD154 do linfócito Th, e o CD28 do Th, ao CD86 do linfócito B. Ainda que a estimulação do BCR e os linfócitos Th auxiliem a desencadear a divisão celular inicial dos linfócitos B, esses sinais não conseguem fazer com que essas células respondam de maneira prolongada e contínua. Isso requer a estimulação de TLR. Uma vez ativados, os linfócitos B entram em processo de mitose, e a maior parte das células-filhas torna-se linfócitos efetores, diferencia-se em plasmócitos e migra para a medula óssea. A outra parte delas se torna células de memória. Sob a influência de citocinas, o linfócito B, apesar de manter a especificidade de seu receptor, pode mudar a classe de anticorpo, processo denominado *switch*. Os plasmócitos são células especializadas na produção de anticorpos. Essas células têm baixa (ou nenhuma) capacidade para entrar em processo de mitose. Apresentam pouca expressão de imunoglobulinas de superfície e não expressam moléculas do MHC classe II. As moléculas de anticorpos produzidas e secretadas pelos plasmócitos podem exercer diferentes funções biológicas, dependendo da sua classe ou isótipo. De modo geral, as moléculas de anticorpos podem bloquear epítopos, funcionar como opsoninas, participar da ativação do sistema complemento, originar um fenômeno denominado ADCC (*antibody-dependent cell-mediated cytotoxicity*), desencadear reações de hipersensibilidade imediata, conferir proteção passiva via placenta ou colostro e leite e, ainda, promover a inibição da ativação de linfócitos B – fenômeno denominado retrocontrole por anticorpo –, importante nos processos de controle da resposta humoral.[2,4]

Durante a resposta imune humoral, ocorre um segundo processo de seleção, no qual os receptores dos linfócitos B são modificados aleatoriamente por mutações somáticas ou conversão gênica. Apenas os linfócitos B que apresentam receptores que podem se ligar a um antígeno, com alta afinidade, sobrevivem para se transformar em células de memória.[4]

Outras subpopulações de Th

Ainda em relação à diferenciação da célula Th, o fator transformador do crescimento beta (TGF-β), somado à influência de citocinas como IL-6, 21 ou 23, ativa a rota de STAT-3 e o fator de transcrição específico de Th17 RORγT que inicia o desenvolvimento da resposta Th17. Essas células, que produzem IL-22 e 26 e citocinas da família IL-17, estão associadas ao desenvolvimento de respostas inflamatórias e autoimunidade.[16]

Já as células T com função imunorreguladora apresentam como característica básica a capacidade de produção de citocinas imunossupressoras, como IL-4 e 10 e TGF-β. São linhagens especializadas em modular respostas imunes diante de diversos antígenos oriundos de agentes infecciosos, neoplasias, aloantígenos, autoantígenos e alergênios.

A diferenciação das células T virgens em determinada linhagem de efetoras até pouco tempo era considerada um fenômeno irreversível. No entanto, essa ideia foi questionada após o surgimento de evidências da plasticidade dessas células em vários estudos *in vitro*. Segundo esses estudos, na dependência de citocinas ambientais, os genes dos fatores de transcrição das Th podem ser reprogramados. Essa plasticidade está incluída no genoma das células T e acontece perante ação de sinais externos, por meio de reações de metilação e desmetilação nos genes para interferona, Foxp3 e IL-4. Esse é um campo de estudo novo e promissor para a área terapêutica.[17]

■ Tolerância imunológica

O sistema imunológico pode ser bastante eficaz no reconhecimento e na destruição de um agressor. Existem, contudo, situações em que esse sistema deixa de responder ante certo antígeno. Esse estado é denominado tolerância imunológica, que pode ser entendida como não reatividade imunológica a determinado antígeno, após prévia exposição a ele.

Em virtude da natureza aleatória do desenvolvimento dos TCR e BCR, a possibilidade de geração de receptores capazes de reconhecer autoantígenos e, eventualmente, causar danos é um risco inerente ao sistema.

Em geral, o sistema imunológico é capaz de distinguir antígenos estranhos ao sistema de autoantígenos, de modo a responder somente diante dos primeiros. Essa tolerância a autoantígenos é conhecida como autotolerância, sendo mantida pela prevenção da maturação e pela ativação de clones de linfócitos autorreativos por meio de quatro mecanismos principais: seleção clonal em órgãos linfoides primários; inativação periférica de clones potencialmente autoimunes; presença de sítios de privilégio imunológico e supressão ativa.[2]

■ Imunização passiva e ativa

O termo utilizado para denominar a indução da imunidade adaptativa é imunização. Esse estado de proteção pode ser alcançado de maneira ativa ou passiva. A imunização ativa pode ocorrer naturalmente, por meio da própria infecção ou da administração artificial de antígenos, como ocorre na vacinação. No caso da imunização ativa, espera-se que o indivíduo construa uma resposta imune adaptativa, com produção de células de memória, o que requer certo tempo para acontecer. Já na imunização passiva, pretende-se conferir imunidade temporária e imediata, por meio de transferência de anticorpos pré-formados oriundos de indivíduos da mesma espécie ou de uma espécie diferente que passaram por um processo de imunização ativa. Na imunização passiva, não há formação de células de memória no receptor. Essa transferência pode ocorrer naturalmente, como a passagem de anticorpos maternos via placenta, colostro ou leite. Ainda, pode ser artificial, como a administração de plasma hiperimune e anticorpos monoclonais produzidos a partir de células de hibridomas ou selecionados de bibliotecas de bacteriófagos.[1,9]

A capacidade de gerar células de memória após o encontro com um antígeno é um marco do sistema imune adaptativo dos vertebrados e fornece a justificativa para a vacinação ser considerada uma das medidas mais efetivas na prevenção de doenças. A indução de imunidade protetora de vida longa é o objetivo do desenvolvimento de vacinas bem-sucedidas e seguras. O sistema imune do indivíduo reconhece antígenos presentes em uma vacina ou mesmo, em algumas tecnologias mais recentes, moléculas antigênicas que foram expressas localmente pela vacina e envia sinais de perigo para o organismo. O sistema imune inato inicia a reação contra os antígenos vacinais e ativa a imunidade adaptativa.[7]

Existem dois tipos principais de vacinas: as vacinas vivas atenuadas ou modificadas, que se replicam dentro do indivíduo, e as não replicantes.

As vacinas vivas podem eficientemente disparar a ativação do sistema imune inato que reconhece os antígenos vacinais ou sinais associados aos patógenos por meio de PPR. Após sua aplicação, os microrganismos vivos disseminam-se rapidamente para os órgãos ou tecidos linfoides através da rede vascular. Essa inoculação mimetiza uma infecção natural, inclusive no que diz respeito à replicação inicial nas mucosas, quando as vacinas são administradas por via oral ou nasal. Em seguida, células dendríticas ou outras APC são ativadas em diferentes sítios, migram rumo aos órgãos linfoides correspondentes, tais como linfonodos ou baço, e iniciam a ativação de linfócitos T e B. Esse fenômeno explica a enorme imunogenicidade que, de modo geral, é observada em vacinas vivas. O sítio e a via de administração não promovem diferenças significativas na disseminação desse tipo de vacina.[7]

Nesse tipo de vacina, o agente deve se replicar *in vivo* para deflagrar a resposta imune. A presença de anticorpos maternos recebidos de maneira passiva, uma pequena parte via placenta e grande parte via colostro, limita essa replicação e o desenvolvimento de imunidade. A duração dessa proteção depende do grau de imunidade materna e da proporção inversa do tamanho da ninhada. Infelizmente, em muitos casos, a quantidade de anticorpos "passivos" capaz de interferir na vacinação é inferior àquela que previne a infecção causada por cepas selvagens de determinado patógeno. Assim, o ideal seria aguardar um decréscimo do título de anticorpos antes da vacinação, mas essa medida deixaria animais jovens vulneráveis a doenças por longos períodos. Outro problema a ser considerado nessa fase é que os títulos de anticorpos específicos para um grande número de patógenos decrescem ao mesmo tempo, o que aumenta a suscetibilidade dos filhotes a muitas doenças nesse período. Para reduzir o risco de infecção, a prática é incorporar múltiplas vacinas em uma única aplicação. Embora seja uma prática comum, há potencial de interferência entre algumas vacinas presentes na associação. Outra recomendação, feita diante do desconhecimento do momento em que o vírus vacinal ultrapassa o bloqueio feito pela imunidade adquirida de maneira passiva, é a aplicação de três doses da vacina, com intervalos de 3 a 4 semanas entre elas.[18-20]

Vacinas não replicantes incluem vacinas de subunidades, tais como proteínas, polissacarídios, glicoconjugados ou microrganismos inativados que ainda contêm moléculas padrão capazes de iniciar uma resposta inata. Na ausência de replicação microbiana, essas vacinas ativam respostas inatas no local de inoculação. Nesses casos, o sítio e a via de administração podem resultar em diferenças nas respostas imunes. Somente as vacinas vivas estimulam células mononucleares do sangue periférico em culturas *in vitro* que ativam o linfócito T citotóxico e aumentam os níveis de expressão de moléculas coestimulatórias (CD80, CD86, CD40) e moléculas do MHC. Assim, a maioria das formulações de vacinas não replicantes inclui um adjuvante para disparar uma ativação suficiente do sistema imune inato.[7]

Ultimamente, com os avanços do conhecimento no campo da imunologia e da biologia molecular, novas vacinas foram lançadas no mercado. O melhor entendimento do sistema imune tem proporcionado a introdução de vacinas conjugadas; o entendimento do processo de reconhecimento de antígenos para a definição de moléculas e epítopos reconhecidos pelos linfócitos Th e Tc e a descoberta da importância dos receptores PRR e dos PAMP levaram à introdução de uma nova geração de adjuvantes. Os métodos moleculares permitem a identificação de genes que codificam antígenos dos patógenos, que podem, então, ser clonados e expressos para produzir vacinas de subunidades. No entanto, há ainda muitos problemas a se resolver, o que inclui como selecionar os antígenos de determinado patógeno de modo a induzir respostas imunes protetoras; como encontrar o equilíbrio entre eficácia e inflamação excessiva com os novos adjuvantes; como superar a dificuldade de respostas subótimas na infância e nos indivíduos com idade avançada; como projetar vacinas que forneçam proteção contra doenças nas quais as células T desempenham o papel principal para limitá-las e como assegurar, para várias vacinas, proteção de longa duração.[7]

A memória apresenta um paradoxo. Ela é geralmente dita de longa vida, havendo muitas evidências que confirmam isso, mas ainda há muitos dados que mostram que, em média, as células T e B de memória se renovam mais rapidamente que células T e B virgens. Nota-se que, embora as taxas de proliferação sejam mais altas em células de memória quando comparadas às células virgens, as taxas de desaparecimento dessas subpopulações são muito similares. Os dados indicam que a memória é altamente dinâmica. Dentro de uma subpopulação que se mostra proliferar rapidamente, os clones dentro dela podem ser mantidos porque outras células do mesmo clone se mantêm em uma subpopulação que se divide de maneira mais lenta.[21]

A geração de imunidade protetora mediada por anticorpos, de longa duração, depende do balanço entre respostas de plasmócitos e células B de memória. As respostas de células B de memória são dependentes da atuação das células Th, o que significa que esse equilíbrio é dependente da liberação de sinais apropriados para o sistema imune inato. Em relação à imunidade protetora de células T, a localização da população de memória e a qualidade das células de memória representam fatores-chave adicionais. O melhor conhecimento dos fatores que controlam decisões importantes no destino de células T e B, assim como o entendimento do tráfego do antígeno vacinal por meio do sistema linfático, de modo a promover visualização de toda a atividade imunológica, pode auxiliar no desenvolvimento mais racional de vacinas capazes de alcançar memória protetora de longa duração direcionada a determinados tecidos.[21,22]

Referências

1. Abbas AK, Lichtman AH, Pillai S. Cellular and molecular immunology. 6th ed. Philadelphia: Saunders Elsevier; 2010.
2. Calich V, Vaz C. Imunologia. 2ª ed. Rio de Janeiro: Revinter; 2009.
3. Harris HE, Raucci A. Alarmin(g) news about danger: workshop on innate danger signals and HMGB1. EMBO Reports. 2006;7:774-8.
4. Tizard IR. Imunologia veterinária – uma introdução. 8ª ed. Rio de Janeiro: Elsevier; 2009.
5. Janeway CA, Walport M, Travers P. Imunobiologia. 7ª ed. Porto Alegre: Artmed; 2010.
6. Mota I, Alvarez JM, Fernandes I. Dicionário de imunologia – inglês, português, espanhol. São Paulo: Atheneu; 1999.
7. Kang SM, Compans RW. Host responses from innate to adaptive immunity after vaccination: molecular and cellular events. Mol Cells. 2009;27:5-14.
8. Paul WE. Fundamental immunology. 5th ed. Philadelphia: Lippincott Williams & Wilkins; 2003.
9. Roitt IM, Delves PJ. Fundamentos da imunologia 10ª ed. Rio de Janeiro: Guanabara Koogan; 2004.
10. Basset C, Holton J, O'Mahony R, Roitt I. Innate immunity and pathogen-host interaction. Vaccine. 2003;21:S2/12-23.
11. Chervet L, Galichet A, Irwin McLean WH, Chen H, Suter MM, Roosje PJ *et al.* Missing C-terminal filaggrin expression, NFkappaB activation and hyperproliferation identify the dog as a putative model to study epidermal dysfunction in atopic dermatitis. Experimental Dermatology. 2010;19:e343-6.
12. Marsella R, Olivry T, Carlotti DN. Current evidence of skin barrier dysfunction in human and canine atopic dermatitis. Veterinary Dermatology. 2011;22:239-48.
13. Bianchi ME. DAMPs, PAMPs and alarmins: all we need to know about danger. J Leukoc Biol. 2007;81:1-5.
14. Pisetsky DS, Erlandsson-Harris H, Anderson U. High-mobility group box protein 1 (HMGB1): an alarmin mediating the pathogenesis of rheumatic disease. Arthritis Research & Therapy. 2009;10:1-10.
15. Lunn DP. Immunological basis of vaccination. AAEP Proceedings. 2000;46:1-9.
16. Mesquita JrD, Cruvinel WM, Câmara NOS, Kállas EG, Andrade LEC. Autoimmune diseases in the TH17 era. Braz J Med Biol Res. 2009;42:476-86.
17. O'Shea JJ, Paul WE. Mechanisms underlying lineage commitment and plasticity of helper CD4+ T cells. Science. 2010;327:1098-102.
18. Babiuk LA. Vaccination: a management tool in veterinary medicine. The Veterinary Journal. 2002;164:188-201.
19. Chappuis G. Neonatal immunity and immunization in early age: lessons from veterinary medicine. Vaccine. 1998;16:1468-72.
20. Hagiwara, MK. Autoteste veterinária – imunologia em cães e gatos. São Paulo: AP Americana de Publicações. 1996;1. Cortesia Pfizer – Divisão Saúde Animal.
21. Beverley PCL. Immune memory: the basis and how to trigger an efficient long-term immune memory. J Comp Path. 2010;142:S91-5.
22. Pal I, Ramsey JD. The role of the lymphatic system in vaccine trafficking and immune response. Advanced Drug Delivery Reviews. 2011;63:909-22.

28 Imunoprofilaxia de Cães

Leonardo P. Brandão, Ingrid Menz

Introdução

A imunoprofilaxia, ou vacinação, pode ser definida como o processo de estimulação de uma resposta imune específica contra um patógeno, de modo preventivo, com o objetivo de proteger o indivíduo contra doenças.[1] A vacinação é o melhor método para controle de doenças infecciosas, sendo considerado seguro, eficaz e com excelente relação custo-benefício.[2]

O processo de imunização pode ser realizado de maneira ativa – utilizando-se vacinas que contenham microrganismos inteiros, seus componentes, subprodutos metabólicos – ou passiva.[1] A imunidade pode ser transferida passivamente com a administração de elementos humorais ou celulares obtidos de um indivíduo previamente imunizado. Na prática clínica, a imunização passiva é realizada pela administração do colostro materno aos filhotes durante as primeiras 24 h de vida.[3-5]

Imunidade materna e imunização passiva

A quantidade de anticorpos que os filhotes receberão durante as primeiras horas de vida, pelo colostro, está diretamente relacionada com a quantidade de anticorpos da mãe e seu *status* imunológico.[3] O colostro é uma secreção da glândula mamária, rica em imunoglobulinas tipo IgG e células, produzida durante o terço final da gestação por influência hormonal (estrógeno e progesterona).[6] Durante o aleitamento, por meio de receptores de membrana presentes no duodeno e no jejuno, ocorre a absorção direta das imunoglobulinas para a circulação sanguínea do neonato.[1,7]

O processo de transferência de anticorpos maternos para os filhotes tem curta duração (em geral, até 24 h após o nascimento), embora ainda possa ocorrer durante todo o período de amamentação, mas sem importância significativa para a imunização dos filhotes.[6] Dois aspectos são de importância fundamental e devem ser discutidos em relação ao processo de imunização passiva dos filhotes: (1) a imunidade materna e (2) a duração dos anticorpos maternos nos filhotes.[7]

Sabe-se que 95 a 97% da transferência de imunidade da mãe para os filhotes ocorre pelo colostro e que o "estado imunológico" da mãe afetará a quantidade de anticorpos que serão transmitidos aos filhotes.[5] Uma vez que esses anticorpos e células obtidos precocemente serão fundamentais para a proteção dos filhotes durante as primeiras semanas de vida, espera-se que essa transmissão da imunidade passiva ocorra sem interferências.[1]

Existe relação direta entre o título de anticorpos da mãe e o de sua progênie.[4] Foi demonstrado que o título de anticorpos contra cinomose de um filhote que mamou o colostro corresponde a 77% do título de anticorpos da mãe.[5] Filhotes que adquiriram maior quantidade de anticorpos pelo colostro têm maior probabilidade de permanecer protegidos por mais tempo. No entanto, uma vez que o título de anticorpos maternos é variável, torna-se evidente que os filhotes se tornarão suscetíveis à infecção em diferentes momentos.

O título absoluto de anticorpos maternos em neonatos depende da quantidade de imunoglobulinas recebida durante a amamentação e do título absoluto dos anticorpos na mãe, sendo ainda inversamente proporcional ao tamanho da ninhada.[5] Os títulos de anticorpos maternos podem aumentar quando se realiza a vacinação das fêmeas imediatamente antes da gestação. Do mesmo modo, demonstrou-se que a vacinação das fêmeas durante a gestação foi capaz de produzir aumento dos títulos de anticorpos, e sua consequente transferência para os filhotes pelo colostro, com benefícios para a proteção da prole; entretanto, recomenda-se cautela no intuito de se evitar o uso de vacinas vivas modificadas (VVM) que podem desencadear lesões nos fetos por replicação do vírus vacinal.[1,6]

Após ter ocorrido a adequada transferência das imunoglobulinas e células T pelo colostro, os filhotes se tornam protegidos contra agentes patogênicos durante certo período de tempo. A velocidade de declínio dos anticorpos maternos não é homogênea em todos os cães. Um estudo clássico demonstrou que essa taxa de declínio é proporcional à de crescimento do cão.[4] Cães de raças grandes, com rápido crescimento, perdem anticorpos maternos mais rapidamente, podendo se tornar suscetíveis à infecção mais precocemente do que cães de raças pequenas. Por essa razão, a suscetibilidade à infecção e a resposta à vacinação podem variar entre cães de diferentes raças e diferentes portes. Com o passar do tempo, a concentração de anticorpos maternos nos filhotes declina, havendo variações em relação à meia-vida dos diferentes anticorpos contra diferentes doenças. Assim, enquanto a meia-vida de anticorpos maternos contra cinomose pode proteger contra a doença por 9 a 12 semanas, os anticorpos contra parvovirose conferem efeito protetor por 10 a 14 semanas, e esse período é crítico, pois também há interferência na imunização do filhote.[1]

Nesse aspecto, os anticorpos obtidos da mãe representam um paradoxo para o processo de imunização, pois, apesar de serem a única fonte de proteção dos filhotes contra agentes infecciosos durante a tenra idade, podem torná-los temporariamente refratários à imunização ativa.[1,6]

Neonatos de cães e gatos são capazes de montar resposta imunológica a numerosos antígenos já ao nascer, mas essa resposta é mais lenta e débil quando comparada à de animais mais velhos.[1]

Os anticorpos maternos interferem na resposta imunológica do filhote, por neutralizarem os antígenos vacinais, o que pode prejudicar, ou até mesmo inibir temporariamente, o desenvolvimento de resposta imune adequada. Essa interferência pode persistir por meses, sendo dependente da quantidade de anticorpos maternos presentes no filhote e da meia-vida deles.[6,8] O contato com anticorpos maternos ainda é considerado a principal causa de interferência na resposta imune dos filhotes. Até que a concentração de anticorpos maternos caia abaixo de níveis interferentes, os filhotes não responderão adequadamente à maioria das vacinas chamadas convencionais (vivas modificadas e inativadas).[9]

Por esse motivo, os filhotes são considerados suscetíveis aos agentes infecciosos até que seu esquema de primovacinação tenha sido finalizado, o que deve ocorrer entre a 14ª e a 16ª semana de vida.[10,11]

Em relação à cinomose canina, na tentativa de suplantar essa interferência, foram utilizadas no passado, de modo mais frequente, vacinas com patógenos antigenicamente relacionados – como as vacinas para cães contendo o vírus do sarampo humano.[1,12] Mais recentemente, vários pesquisadores demonstraram a habilidade de vacinas recombinantes vetoriais (*canarypox virus*) contra a cinomose em superar a interferência de anticorpos maternos em filhotes de cães.[13-15]

Primovacinação e anticorpos maternos

A interferência dos anticorpos maternos com as vacinas varia de acordo com o tipo de vacina utilizada. De modo geral, as VVM sofrem maior interferência dos anticorpos maternos do que as vacinas inativadas.[10] Vários mecanismos são responsáveis por essa interferência, incluindo a rápida neutralização dos agentes vivos atenuados das vacinas pelos anticorpos maternos, a interferência na replicação do agente viral ou, ainda, a pouca quantidade de antígenos vacinais para estimular a resposta pelos linfócitos B.[1,16,17] Para superar essa interferência, as técnicas de produção das vacinas utilizam diferentes estratégias, como vacinas de alta massa antigênica e uso de agentes de maior virulência, ou, ainda, vias alternativas que sofram menor interferência dos anticorpos maternos, como a via intranasal.[10] Nesse quesito, as vacinas recombinantes contra a cinomose canina (vetor *canarypox*) têm demonstrado habilidade de superar a interferência dos anticorpos maternos, sendo capazes de promover imunidade mais precocemente (2 a 4 semanas, em média) quando comparadas com as VVM.[14,18]

Vacinas inativadas sofrem interferência dos anticorpos maternos, chamada de "mascaramento antigênico". Essa interferência é causada pela cobertura dos epítopos antigênicos das vacinas pelos anticorpos maternos presentes na circulação dos filhotes, o que causa prejuízo para o processamento e a apresentação antigênica e consequente desenvolvimento de imunidade. A utilização de vacinas de alto título (carga antigênica) ou, ainda, acrescidas de adjuvantes são meios de tentar contornar essa interferência. Uma vez que a quantidade de anticorpos maternos necessários para desencadear esse "mascaramento antigênico" é alta, não se espera que sejam capazes de interferir na imunização (de vacinas inativadas) após o animal ter atingido a idade de 6 a 9 semanas de vida. Entretanto, deve-se ressaltar que, mesmo na ausência da interferência dos anticorpos maternos, são necessárias 2 doses de vacinas inativadas para se promover imunidade protetora eficiente.[10] Desse modo, recomenda-se que a primeira dose da vacinação contra leptospirose, por exemplo, seja realizada em filhotes de cães com mais de 12 semanas de idade.

Conceito de vacinas essenciais (core), opcionais (non-core) e não recomendadas

Segurança e eficácia são características consideradas essenciais, mas nem sempre observadas na mesma proporção nas diferentes vacinas existentes. Nesse aspecto, como todo produto biológico, seu uso não está isento de eventuais efeitos colaterais indesejáveis. Para mais detalhes, ver o capítulo sobre reações pós-vacinais.

Desde 2003, a American Animal Hospital Association (AAHA) produz um documento que traz recomendações sobre a vacinação de cães nos EUA e no Canadá, o qual passou pela última atualização em 2011.[10] De modo similar, a World Small Animal Veterinary Association (WSAVA) Vaccination Guidelines Group (VGG) publicou sua segunda edição do guia de recomendações para vacinas de cães e gatos. No entanto, sua abrangência é mundial.[11] Esses guias são fruto do trabalho em grupo de cientistas, pesquisadores e clínicos veterinários autônomos, baseados em evidências clínicas, científicas ou profissionais, em materiais publicados ou não. Nesses guias, vários aspectos relacionados com a vacinação dos cães foram revistos. Dentre estes, a primovacinação de filhotes e adultos, o intervalo entre as revacinações, as características imunizantes dos diferentes produtos disponíveis e, por fim, as recomendações para vacinação de animais em condições de abrigo. Serão abordadas aqui as principais recomendações trazidas por ambos os guias, acrescentando adequações consideradas essenciais quando se trata da imunização dos cães no Brasil, levando-se em conta aspectos epidemiológicos dos diferentes agentes infecciosos em nosso país, como também a cobertura vacinal existente.

Outro aspecto amplamente discutido nesses materiais é a questão do excesso de vacinações a que os cães parecem ser submetidos e a revisão sobre a real necessidade de diferentes produtos biológicos, de modo a tentar dirimir o risco potencial de reações adversas pós-vacinais. O uso de vacinas polivalentes que contêm maior número de antígenos é relacionado com maior ocorrência de reações pós-vacinais, principalmente em filhotes,[19] o que determina a necessidade de reavaliação dos protocolos de vacinação existentes, de modo a se considerar o estilo de vida dos animais, bem como a incidência dos agentes infecciosos no ambiente e a necessidade de revacinação anual.[10,11]

Vale ressaltar que os guias de vacinação devem ser considerados recomendações, e não diretrizes mandatórias. O médico-veterinário sempre é encorajado a avaliar a real necessidade de cada vacina para cada indivíduo, de modo a adaptar o protocolo de vacinação para a necessidade de cada animal. Os guias de vacinação podem conter recomendações que diferem de certas indicações da bula das vacinas, especialmente quando se trata do protocolo de primovacinação e das revacinações anuais.

Com base nos guias de recomendação de vacinação.[10,11] as vacinas foram classificadas como essenciais (*core*), opcionais (*non-core*) e não recomendadas:

- *Vacinas essenciais (*core*)*: recomendadas para todos os cães, necessárias para a proteção contra doenças graves ou de potencial zoonótico. As vacinas contra a cinomose (VVM ou recombinante), parvovirose (VVM), adenovírus canino tipo 2 (VVM) e raiva (inativada) são consideradas essenciais aos cães. Vale ressaltar que a vacina antirrábica deve seguir legislações locais, onde seu uso é mandatório (Quadro 28.1)
- *Vacinas opcionais* (*non-core*): vacinas produzidas contra doenças de menor patogenicidade ou de ocorrência rara. Os riscos para essas doenças são determinados por localização geográfica da população ou estilo de vida do animal. A indicação para o uso dessas vacinas está na dependência do médico-veterinário, levando em consideração os riscos de exposição, o estilo de vida e a faixa etária do animal. Dentre elas estão as vacinas contra a leptospirose, a *parainfluenza*, a *Bordetella bronchiseptica* e a leishmaniose visceral canina (Quadro 28.2)

Quadro 28.1 Vacinas essenciais para cães e recomendações para administração.

Vacinas essenciais	Via de administração	Série inicial para filhotes (idade < 16 semanas)	Série inicial para adultos (idade > 16 semanas)	Intervalo dos reforços
Cinomose Recombinante ou VVM	SC	Vacinar filhotes a cada 3 a 4 semanas entre as idades de 6 e 16 semanas (p. ex., 6, 10 e 14 semanas de idade). Para minimizar o risco de interferência dos anticorpos maternos, recomenda-se que a última dose de vacina seja administrada entre a 14ª e a 16ª semana de vida	Uma dose é considerada suficiente para promover proteção em um animal sem anticorpos maternos após o uso de uma vacina VVM	Administrar uma dose 1 ano após completar a série inicial e, então, repetir a cada 3 anos*
Parvovírus (VVM)	SC			
Adenovírus tipo 2 (VVM)	SC			
Raiva Inativada	SC	Administrar uma dose entre 12 e 16 semanas de vida	Administrar uma dose	Administrar uma dose 1 ano após a administração da primeira dose e, então, anualmente**

*Apesar de estudos demonstrarem a duração de imunidade prolongada conferida por essas vacinas e os guias recomendarem o intervalo de revacinação a cada 3 anos para todos os animais,[10,11] considera-se que, no Brasil, devido ao baixo número de animais imunizados (estima-se que apenas 30% dos cães sejam imunizados contra cinomose anualmente [comunicação pessoal obtida via COMAC, em 15 dezembro de 2011, recebida por correio eletrônico]), o médico-veterinário deva levar em consideração fatores como o estilo de vida do animal, o grau de desafio e o estado de saúde dele para optar pelo intervalo de revacinação (anual ou trienal). **Exigências para vacinação antirrábica no Brasil são estabelecidas pelo governo federal. SC = subcutânea; VVM = vacina viva modificada.

- *Vacinas não recomendadas*: vacinas que não necessitam ser incluídas no programa de vacinação de rotina, mas que podem ser utilizadas, a critério do médico-veterinário, em circunstâncias muito especiais. São vacinas produzidas contra doenças de pouco significado clínico ou cuja eficácia não seja reconhecida. Os benefícios advindos de seu uso também são duvidosos. Como exemplo, no Brasil têm-se a vacina contra a coronavirose canina (VVM ou inativada) e a vacina contra giardíase (não mais comercializada).

Imunização de filhotes

Vale ressaltar ainda a tendência preocupante de se associar um número cada vez maior de agentes nas vacinas, nem sempre acompanhada de análise criteriosa por parte do médico-veterinário em relação à real necessidade do paciente. Nesse contexto, causa a impressão de que "mais é melhor", o que é um erro quando se fala em imunização.

Sabe-se que, quanto maior a quantidade de antígenos em uma vacina, maior o risco de que venha a desencadear reações pós-vacinais, como demonstrado em um levantamento realizado com mais de 800 cães vacinados.[22] As reações pós-vacinais foram 4 vezes mais frequentes em cães vacinados com vacinas multivalentes, quando comparados aos cães que receberam vacinas monovalentes. O benefício da vacinação é inegável, mas seu uso deve ser feito de modo consciente.

Daí a recente classificação das vacinas em essenciais (*core*), opcionais (*non-core*) e não recomendadas, com o objetivo de se revisar esse tópico, reavaliando-se os protocolos de vacinação atualmente adotados, com base em análises de riscos, benefícios, incidência e gravidade das diferentes afecções, para dizer o mínimo.[10]

Em relação às vacinas, as multivalentes que contenham uma grande variedade de antígenos vacinais, as vacinas contra leptospirose e as vacinas que contenham adjuvantes apresentam maior risco de desencadear reações. Do mesmo modo, cães de raças *toy* parecem ser mais predispostos ao desenvolvimento de reações transitórias pós-vacinais (febre, dor e prostração). Dentre as raças mais descritas estão os Pinscher miniatura e os Dachshund. Por esse motivo, os guias de vacinação recomendam que a primovacinação, utilizando-se uma vacina inativada, como a vacina contra leptospirose, seja realizada após as 12 semanas de idade para que a interferência dos anticorpos maternos seja suplantada e o animal possa responder de maneira apropriada. Essa recomendação baseia-se ainda no fato de que as vacinas inativadas apresentam maior risco de desencadear quadros de reações pós-vacinais, como febre e prostração, ou ainda reações alérgicas, devido a maior quantidade de antígenos e/ou existência de adjuvantes.[10]

A primoimunização dos filhotes é fortemente influenciada pelo contato com os anticorpos maternos, capazes de interferir na formação da imunidade ativa pelos filhotes.[9] Em geral, um filhote privado do colostro e desprovido de anticorpos maternos deverá responder à vacinação mais precocemente.[7] Recomenda-se, no entanto, que a primovacinação de filhotes privados do colostro, seja com VVM, seja com vacinas inativadas, deva ocorrer a partir de 6 semanas de vida, havendo casos excepcionais em que os filhotes podem ser vacinados a partir de 4 semanas, na dependência da análise do risco feita por um médico-veterinário (como animais em abrigos com surtos de parvovirose ou cinomose).[10,11] Acredita-se que a vacinação de um filhote com idade inferior tenha o risco de resultar em resposta imune débil e não protetora decorrente de resposta incipiente pelo sistema imunológico "imaturo".

Recomenda-se que a vacinação dos filhotes que mamaram o colostro contra os agentes considerados *essenciais* (Quadro 28.1) deva ser iniciada a partir de 6 semanas de idade, com revacinações a cada 3 a 4 semanas (com intervalo mínimo de 15 dias entre as doses), até que os animais atinjam 14 a 16 semanas. No caso da vacina inativada contra a leptospirose, recomenda-se a primeira dose da vacina a partir de 12 semanas, devendo ser realizado um novo reforço vacinal 2 a 4 semanas depois (total de 2 doses). Filhotes com mais de 16 semanas de vida são capazes de montar imunidade protetora após uma única dose de uma VVM (p. ex., parvovirose, cinomose ou adenovirose), por não apresentarem mais anticorpos maternos interferentes.[6,10] Ainda assim, é prática em vários países preconizar 2 doses de vacina em filhotes, mesmo com mais de 16 semanas, sem histórico vacinal conhecido.[10] No caso da vacina contra a leptospirose, mesmo animais com mais de 16 semanas, em esquema primovacinal, devem receber 2 doses com intervalo de 2 a 4 semanas entre elas.[10]

Nos casos em que os filhotes tiverem atraso nas doses de vacinação durante o esquema primovacinal, recomenda-se seguir o protocolo geral recomendado, continuando o

Quadro 28.2 Vacinas opcionais para cães e recomendações para administração.

Vacinas opcionais	Via de administração	Série inicial para filhotes (idade <16 semanas)	Série inicial para adultos (idade > 16 semanas)	Intervalo dos reforços
Leptospirose* (Sorovares *canicola* e *icterohaemorrhagiae*) – vacina inativada	SC	Vacinar filhotes a partir de 12 semanas de idade e uma segunda dose 2 a 4 semanas depois (total de 2 doses)	Duas doses de vacina são recomendadas, com intervalo de 2 a 4 semanas entre elas	Administrar uma dose 1 ano após completar a série inicial e, então, repetir anualmente. Reforços semestrais devem ser considerados na dependência do risco de exposição e prevalência do agente
Leptospirose* (Sorovares *canicola*, *icterohaemorrhagiae*, *pomona* e *grippotyphosa*) – vacina inativada	SC	Vacinar filhotes a partir de 12 semanas de idade e uma segunda dose 2 a 4 semanas depois (total de 2 doses)	Duas doses de vacina são recomendadas, com intervalo de 2 a 4 semanas entre elas	Administrar uma dose 1 ano após completar a série inicial e, então, repetir anualmente. Reforços semestrais devem ser considerados na dependência do risco de exposição e prevalência do agente
Parainfluenza (VVM)	IN (no Brasil, existem 2 vacinas desse tipo: uma associada a *Bordetella bronchiseptica* e outra associada a *Bordetella bronchiseptica* + CAV-2)	Vacinar filhotes a partir de 6 a 8 semanas de idade. Uma única dose da vacina é recomendada no mesmo momento da aplicação das vacinas essenciais. A vacinação precoce em filhotes com idade de 3 a 4 semanas pode ser feita de acordo com o risco de exposição	Uma dose é considerada suficiente para promover proteção	Administrar uma dose 1 ano após a administração da primeira dose e, então, anualmente** ou, mais frequentemente, em filhotes submetidos a risco elevado Quando possível, recomenda-se optar pela utilização da vacina IN (previne não apenas a manifestação clínica da doença, mas também a infecção e a eliminação do agente no meio)
	SC	Vacina disponível apenas associada às vacinas essenciais (cinomose, parvovirose e CAV-2) – recomenda-se fazer o mesmo protocolo de vacinação das vacinas essenciais	Vacina disponível apenas associada às vacinas essenciais (cinomose, parvovirose e CAV-2) – recomenda-se fazer o mesmo protocolo de vacinação das vacinas essenciais	Administrar uma dose 1 ano após a administração da primeira dose e, então, anualmente** ou, mais frequentemente, em filhotes submetidos a risco elevado A vacina parenteral contra a *parainfluenza* previne o surgimento dos sintomas da doença, mas não a infecção e a eliminação do agente O uso da vacina parenteral é recomendado apenas para animais que não toleram a administração da vacina IN
Bordetella bronchiseptica – vacina inativada	SC	Vacinar filhotes a partir de 6 a 8 semanas de idade (a primeira dose pode ser realizada com 4 semanas para filhotes de mães não vacinadas). Aplicar uma segunda dose 2 a 4 semanas depois	Duas doses de vacina são recomendadas, com intervalo de 2 a 4 semanas entre elas	Administrar uma dose 1 ano após completar a série inicial e, então, repetir anualmente. Reforços semestrais devem ser considerados na dependência do risco de exposição e prevalência do agente. Considera-se a formação de imunidade 7 a 10 dias após a segunda dose da vacina
Bordetella bronchiseptica (VVM)	IN (no Brasil, existem 2 vacinas desse tipo: uma associada ao vírus da *parainfluenza* e outra associada à *parainfluenza* + CAV-2)	Vacinar filhotes a partir de 6 a 8 semanas de idade. Uma única dose é considerada imunizante A vacinação precoce em filhotes com idade de 3 a 4 semanas pode ser feita de acordo com o risco de exposição	Uma única dose é recomendada	Anual ou em maior frequência na dependência do risco de exposição Podem-se observar tosse e secreção nasal branda por 3 a 10 dias após a vacinação em uma pequena porcentagem dos animais
LVC Vacina inativada (glicoproteína FML) e vacina recombinante (antígeno A2)	SC	Recomenda-se iniciar a vacinação a partir de 16 semanas de idade	Três doses de vacina são recomendadas, com intervalo de 21 dias entre elas	Anual. Cães devem ser previamente testados e somente animais soronegativos devem ser vacinados Sabe-se atualmente que nenhuma das vacinas licenciadas no Brasil[20,21] desencadeia a produção dos anticorpos detectáveis nos testes utilizados em inquéritos epidemiológicos

CAV-2 = adenovírus canino tipo 2; FML = fucose manose ligante; IN = intranasal; LVC = leishmaniose visceral canina; SC = subcutânea; VVM = vacina viva modificada.

*Recomenda-se que a primeira dose de vacinação contra leptospirose seja administrada em filhotes com mais de 12 semanas de vida. Os guias de vacinação[10,11] recomendam sempre vacinar os cães com os 4 sorovares disponíveis (*canicola*, *icterohaemorrhagiae*, *pomona* e *grippotyphosa*). No entanto, devido à incidência variável dos sorovares *pomona* e *grippotyphosa* no Brasil e ao maior risco de reações pós-vacinais de vacinas contendo bactérias, considera-se adequada a recomendação geral de se utilizar a vacina contendo 2 sorovares (*canicola* e *icterohaemorrhagiae*) para animais sob risco, optando-se pelas vacinas contendo 4 sorovares apenas para animais em áreas sabidamente endêmicas. **Apesar de estudos demonstrarem a duração de imunidade prolongada conferida por essas vacinas e os guias recomendarem o intervalo de revacinação a cada 3 anos para todos os animais,[10,11] considera-se que, no Brasil, devido ao baixo número de animais imunizados (estima-se que apenas 30% dos cães sejam imunizados contra cinomose anualmente [comunicação pessoal obtida via COMAC, em 15 dezembro de 2011, recebida por correio eletrônico]), o médico-veterinário deva levar em consideração fatores como o estilo de vida do animal, o grau de desafio e o estado de saúde dele para optar pelo intervalo de revacinação (anual ou trienal).

esquema vacinal com intervalos de 3 a 4 semanas (2 semanas é o menor intervalo entre as doses recomendado) até que o animal atinja 14 a 16 semanas. Para animais com mais de 16 semanas, recomenda-se uma única dose de uma VVM (p. ex., parvovirose, cinomose ou adenovirose) e pelo menos 2 doses de uma vacina inativada (p. ex., leptospirose).[10]

Estudos demonstraram que as vacinas recombinantes contra a cinomose canina são capazes de imunizar filhotes de cães 2 a 4 semanas mais precocemente do que as VVM convencionais.[14,18] Entretanto, mesmo as vacinas recombinantes podem sofrer interferência em filhotes que receberam elevadas quantidades de anticorpos maternos devido ao mecanismo de "mascaramento antigênico". Assim, apesar de imunizar mais precocemente, nem todos os filhotes serão imunizados ao mesmo tempo, variando de acordo com a quantidade de anticorpos maternos; desse modo, recomenda-se seguir a recomendação geral de considerar o esquema vacinal finalizado entre 14 e 16 semanas de vida.[10]

Em relação às vacinas inativadas, a maioria necessita de 2 doses, com intervalo de 2 a 3 semanas entre elas, para a primoimunização dos cães, independentemente da idade do animal.[1,16] A primeira dose da vacina sensibiliza o sistema imune, e a segunda funciona como reforço, promovendo resposta imune potente e duradoura.[10] Caso o intervalo entre as doses de vacinação exceda 6 semanas, recomenda-se que o filhote seja revacinado com 2 doses de vacina com o intervalo de 2 a 4 semanas entre elas. A vacina antirrábica é exceção, sendo considerada extremamente imunogênica. Uma única dose administrada para um cão a partir de 12 semanas de idade é considerada suficiente para proteger o animal.[10]

O desenvolvimento da imunidade é mais tardio após o uso de uma vacina inativada, ao se comparar com uma VVM. A produção de imunidade após a vacinação com uma VVM deve ocorrer em um intervalo de 4 ± 3 dias em um filhote desprovido de anticorpos maternos.[10] No entanto, a velocidade da resposta variará de acordo com diferentes agentes e tecnologias vacinais empregadas. Em filhotes que não mamaram o colostro, o tempo de desenvolvimento da imunidade após o uso de VVM contra cinomose é de 1 a 2 dias, 3 dias para a vacina contra o vírus da parvovirose canina tipo 2 (CPV-2) e 5 a 7 dias para a vacina contra o adenovírus canino tipo 2.[18,23,24]

Para as vacinas inativadas, como a vacina contra leptospirose, considera-se um período de 3 semanas como o mínimo necessário para a imunização de um filhote em esquema de primovacinação (considerando-se que são necessárias pelo menos 2 doses de vacina, com intervalo mínimo de 15 dias entre elas, e mais 1 semana para a produção da imunidade após a segunda dose da vacina). A formação da imunidade normalmente leva cerca de 7 dias após a segunda dose de uma vacina inativada.[10]

No entanto, o processo de imunização é passível de falhas e a resposta imune, por ser um processo biológico, não é homogênea em 100% dos indivíduos de uma população. Nesse contexto, vacinação não é sinônimo de imunização. Por ser influenciada por um grande número de fatores, a variação das respostas imunes em uma população tende a seguir distribuição normal. Isso significa que a maioria dos indivíduos (90%) responderá à vacinação, sendo capaz de montar resposta imune efetiva e protetora, uma pequena proporção (5%) produzirá imunidade além do esperado ou necessário, porém outra pequena quantidade de indivíduos (5%) não produzirá imunidade satisfatória e continuará suscetível às doenças (Figura 28.1).[6] No caso da VVM contra o vírus da parvovirose canina tipo 2 (CPV-2), estima-se que o

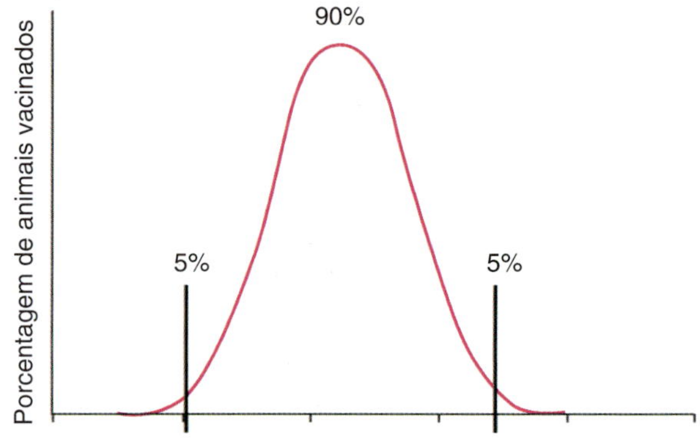

Figura 28.1 Curva de distribuição normal da resposta imune em uma população. Não se espera que uma vacina promova proteção em 100% dos indivíduos vacinados.[6]

número de animais "não respondedores" seja de 1:1.000 e, para a imunização contra a cinomose, que 1:5.000 indivíduos vacinados não respondam adequadamente à vacinação.[10]

Imunização de cães adultos

Cães com idade superior a 14 a 16 semanas são considerados adultos do ponto de vista imunológico, uma vez que o sistema imune deles já está maduro o suficiente para montar resposta imune protetora e efetiva e, ainda, já não apresentam mais anticorpos maternos que poderiam comprometer a resposta imune estimulada pelas vacinas.[1,6,10] Desse modo, considera-se que uma única dose de uma VVM seja considerada suficiente para a primoimunização de cães filhotes com mais de 14 a 16 semanas de vida. Já a primovacinação com uma vacina inativada deve contemplar pelo menos 2 doses, independentemente da idade do animal.

A revacinação anual de adultos com vacinas inativadas deve ser capaz de promover imunidade rápida, em horas a dias, desde que a última dose da vacina tenha sido administrada em um intervalo inferior a 1 ano.[10] Recomenda-se que as vacinas inativadas sejam administradas em intervalos máximos de 1 ano em decorrência da menor duração de imunidade desencadeada por esses produtos. Caso um animal adulto, que tenha recebido adequadamente sua série inicial com 2 doses de uma vacina inativada, falhe no esquema anual de revacinação recomendado – por exemplo, vacina contra a leptospirose –, recomenda-se repetir o esquema inicial com 2 doses, com intervalo de 2 a 4 semanas entre elas, e, então, manter a recomendação anual.[10] De modo contrário, a duração da imunidade (DI) promovida pelas VVM é muito longa. Desse modo, animais adultos deverão ser imunizados adequadamente com uma única dose de VVM, não importa há quanto tempo tenha sido a última vacinação.[25-30]

Atualmente, os guias internacionais de vacinação recomendam que, após a primeira revacinação anual (1 ano após a finalização do esquema de primovacinação do filhote), os cães adultos recebam vacinas em intervalos trienais contra as doenças essenciais (*core*) (parvovírus, cinomose e adenovírus tipo 2).[10,11] Tais recomendações se baseiam em estudos de duração de imunidade conferida por essas vacinas, tendo embasamento científico. No entanto, considera-se que, no Brasil, devido ao baixo número de animais imunizados, o médico-veterinário deva levar em consideração fatores como o estilo de vida do animal, o grau de desafio e o estado de saúde dele para optar pelo intervalo de revacinação (anual ou trienal).

Os mesmos guias também recomendam intervalos trienais para a vacinação contra a raiva, desde que essa indicação esteja alinhada com as exigências dos governos locais. No Brasil, o governo federal recomenda a revacinação *anual* contra a raiva para todos os animais (cães e gatos), devendo essa recomendação ser rigorosamente seguida pelos médicos-veterinários.

Principais doenças infecciosas dos cães

Cinomose

A cinomose é uma doença infecciosa de ocorrência mundial que acomete diversas espécies de animais carnívoros, como leões, jaguatiricas, mangustos, ursos, pandas, furões, gambás, lobos, raposas e cães.[31,32] Nos cães domésticos, a enfermidade já está bem descrita, e o histórico epidemiológico demonstra a importância da vacinação no controle da transmissão do agente e na ocorrência da doença.[32]

O agente etiológico é o vírus da cinomose canina (CDV), que pertence ao gênero *Morbillivirus* da família Paramyxoviridae. O CDV é envolto por um envelope lipoproteico e contém uma única fita de RNA com sentido negativo como material genético.[31,32] De todas as proteínas existentes na partícula viral, 2 glicoproteínas de superfície merecem destaque: a hemaglutinina (HA), responsável pela ligação do vírus aos receptores das células do animal; e a proteína de fusão (F), responsável pela fusão entre a membrana celular e o envelope viral. Além de serem responsáveis pela patogenicidade do CDV, essas glicoproteínas são os principais antígenos responsáveis pela imunização do animal.[33]

O agente é altamente sensível às condições ambientais, sendo facilmente inativado por meio dos métodos de limpeza e desinfecção frequentemente utilizados.[31,34] O CDV é prontamente destruído em temperaturas superiores a 50 a 60°C. Nos tecidos e nas secreções, pode sobreviver por, pelo menos, 1 h a 37°C e por 3 h a 20°C. Em regiões onde prevalecem temperaturas elevadas, o vírus não persiste no ambiente de um canil após a remoção dos animais infectados, mas pode sobreviver por semanas sob temperatura entre 0 e 4°C. É suscetível a clorofórmio, formalina 0,5%, fenol 0,75% e desinfetantes à base de amônia quartenária 0,3%.[31]

A vacinação é reconhecida como o único meio efetivo de prevenção da infecção pelo vírus da cinomose. Em 1923, as tentativas de imunização dos cães com uma vacina produzida por inativação do vírus presente em tecido cerebral com formaldeído demonstraram resultados pífios. Vacinas inativadas contra a cinomose são utilizadas apenas para animais exóticos e carnívoros muito suscetíveis, uma vez que o uso de VVM é considerado um risco para essas espécies.[12] Finalmente, na década de 1950, a imunização contra o vírus da cinomose foi conseguida utilizando-se VVM produzidas com as cepas Onderstepoort e Rockborn do vírus da cinomose, sendo empregadas ainda hoje em todo o mundo.[35,36]

Dentre as vacinas contra a cinomose canina disponíveis no mercado, destacam-se as que contêm o vírus vivo modificado e as recombinantes. Tradicionalmente, as VVM são produzidas por repetidas passagens do agente infeccioso em culturas de tecidos ou hospedeiros animais até que sua virulência seja reduzida, mas sua imunogenicidade mantida, conservando sua habilidade de replicação no hospedeiro, sem, no entanto, causar a doença.[1,36,37] As vacinas comerciais disponíveis utilizam diferentes estirpes do vírus vivo modificado da cinomose – como Rockborn, Ondestepoort ou Snyder Hill –, que, apesar de pequenas diferenças antigênicas existentes, são capazes de imunizar os cães de modo satisfatório contra desafios reais.[30]

Mais recentemente, o advento da biologia molecular trouxe modificações marcantes às vacinas, permitindo a construção de agentes inativados e, ainda, a inativação de microrganismos por meio de mutação direta.[38] O primeiro sucesso da engenharia genética foi uma vacina contra a hepatite B em seres humanos.[39] O termo "vacina vetorial" é frequentemente utilizado para agentes recombinantes vivos, utilizados como vetores, não patogênicos, que levarão incorporados ao seu genoma segmentos de DNA ou RNA de um agente infeccioso de interesse.[38] Esse agente vetor, ou veículo, expressará na célula-alvo do hospedeiro as proteínas-chave do agente infeccioso, levando à imunização ativa contra a doença. Muitos vetores virais e bacterianos estão sendo estudados, mas, dentre os mais favoráveis para esse tipo de vacina estão os poxvírus, o adenovírus e o bacilo Calmette-Guérin (BCG).[40]

A vacina recombinante contra a cinomose canina é uma VVM que utiliza o vírus da bouba de canário (*canarypox virus*) como vetor. Nesse vírus-vetor não patogênico, são inseridos, por recombinação genética em sítios específicos, os fragmentos do genoma do vírus da cinomose canina que codificam as proteínas de superfície HA e F. Uma vez injetado no cão, o *canarypox virus* penetra nas células do hospedeiro; no entanto, sendo espécie-específico, o vírus não se multiplica. Ocorrem a tradução dos genes HA e F e a síntese dessas proteínas pela célula do cão, levando à produção de resposta imune protetora efetiva.[14,15,30,41,42] Outros exemplos de vírus utilizados como vetores, além do *canarypox virus*, são o papilomavírus bovino, o adenovírus e o herpes-vírus.[1]

Outra vantagem potencial das vacinas recombinantes vivas vetoriais é a habilidade de superar a inativação pelos anticorpos maternos presentes nos filhotes durante a primoimunização, o que é considerado uma das principais causas de falha vacinal.[8,10,13-15] Estudos demonstraram a capacidade da vacina recombinante contra a cinomose canina contendo poxvírus como vetor de imunizar filhotes de cães, mesmo em contato com anticorpos maternos, o que significa imunização precoce, procedimento considerado desejável, principalmente para animais em áreas de alto desafio, como canis e abrigos de animais.[10,13,15,18]

Imunidade passiva adquirida via colostro

A transferência de anticorpos maternos contra o vírus da cinomose canina é fundamental para a proteção dos filhotes durante as primeiras semanas de vida. Sabe-se que a meia-vida desses anticorpos nos filhotes é de 8,4 dias e a quantidade de anticorpos que um filhote receberá da mãe está diretamente relacionada com os níveis de anticorpos maternos. No caso dos anticorpos contra o vírus da cinomose, sabe-se que a quantidade de anticorpos transferida aos filhotes pelo colostro corresponde a cerca de 77% dos títulos de anticorpos maternos.[4,5,7,43]

De modo geral, considera-se que filhotes que mamaram colostro de mãe adequadamente vacinada adquirirão anticorpos maternos contra o vírus da cinomose canina, em níveis protetores contra a infecção, por até 9 a 12 semanas de vida.[5,7]

Imunização ativa

A vacina contra o vírus da cinomose canina é considerada *essencial* para todos os cães.[10,11]

As VVM e recombinantes contra a cinomose canina conferem proteção adequada contra a infecção natural. Na ausência de anticorpos maternos, uma dose da vacina é considerada suficiente para promover a formação de anticorpos protetores, sendo a imunidade desenvolvida após a vacina de longa duração. A proteção conferida por VVM e recombinantes é rápida.

Todos os filhotes devem ser vacinados contra a cinomose canina. Recomenda-se a primeira dose a partir de 6 semanas de idade e doses subsequentes com intervalos de 3 a 4 semanas (o intervalo mínimo entre elas deve ser de 15 dias), até que o animal atinja a idade de 14 a 16 semanas.[10,11] Filhotes com mais de 16 semanas de idade podem ser vacinados com uma única dose da vacina, uma vez que não devem apresentar mais anticorpos maternos interferentes.

Estudos demonstraram que as vacinas recombinantes contra a cinomose canina são capazes de imunizar filhotes de cães 2 a 4 semanas mais precocemente do que as VVM convencionais.[14,18] Entretanto, mesmo as vacinas recombinantes podem sofrer interferência em filhotes que receberam elevadas quantidades de anticorpos maternos devido ao mecanismo de "mascaramento antigênico". Assim, apesar de imunizar mais precocemente, nem todos os filhotes serão imunizados ao mesmo tempo, variando de acordo com a quantidade de anticorpos maternos. Deve-se seguir a recomendação geral de se considerar o esquema vacinal finalizado entre 14 e 16 semanas de vida.[10]

Atualmente, os guias de vacinação internacionais recomendam que, após a primeira revacinação anual (1 ano após a finalização do esquema de primovacinação do filhote), os cães adultos sejam revacinados em intervalos trienais.[10,11] Apesar de estudos demonstrarem a duração de imunidade prolongada conferida pelas vacinas contra a cinomose canina, o que justifica o maior intervalo entre as doses de reforço, considera-se que, no Brasil, devido ao baixo número de animais imunizados, o médico-veterinário deva levar em consideração fatores como o estilo de vida do animal, o grau de desafio e o estado de saúde dele para optar pelo intervalo de revacinação (anual ou trienal).

Parvovirose canina

É provavelmente uma das doenças infecciosas mais comuns dos cães domésticos. Causada por vírus altamente contagioso, a doença, geralmente, apresenta curso fatal. A infecção natural pelo vírus pode ocorrer em diversas espécies do gênero *Canidae*, como os cães domésticos, os lobos e os coiotes.[44]

O CPV é um DNA-vírus de fita simples, pequeno e esférico, desprovido de envelope lipoproteico, o que lhe confere grande resistência no meio ambiente.[44] Existem dois tipos de parvovírus: o CPV-1 – relativamente não patogênico, às vezes relacionado com quadros de gastrenterite, pneumonite e/ou miocardite em animais jovens – e o CPV-2 – responsável pela clássica enterite hemorrágica. No organismo, o CPV-2 apresenta afinidade por tecidos com elevada atividade mitótica, onde ocorre sua replicação.[44]

Desde a emergência do CPV-2 em cães, no final da década de 1970, o vírus sofreu modificações genéticas, tendo surgido novas cepas, atualmente disseminadas por todo o mundo (CPV-2a, CPV-2b, CPV-2c).[45–52] No entanto, estudos comprovam que, a despeito das pequenas diferenças entre o CPV-2 original e as suas variantes, existe proteção imunológica cruzada conferida pelas vacinas, independentemente da cepa utilizada em sua produção.[27,44,53]

Por não apresentar envelope lipoproteico, o agente é extremamente estável e resistente sob condições ambientais. O vírus persiste no ambiente e em quaisquer objetos que entrem em contato com o CPV-2, como roupas, vasilhas de água e ração e grades das gaiolas por 5 meses ou mais. A maioria dos métodos químicos de limpeza e desinfecção não é suficiente para inativar o agente, com exceção do hipoclorito de sódio (diluição de 1:30). A exposição ao desinfetante deve ser realizada por, pelo menos, 10 min.[44]

Imunidade passiva adquirida via colostro

A transferência de anticorpos maternos contra o parvovírus é fundamental para a proteção dos filhotes durante as primeiras semanas de vida.[54] Sabe-se que a meia-vida desses anticorpos nos filhotes é de 9,7 dias e a quantidade de anticorpos que um filhote receberá da mãe está diretamente relacionada com os níveis de anticorpos maternos. No caso dos anticorpos contra o parvovírus canino, sabe-se que a quantidade de anticorpos transferida aos filhotes pelo colostro corresponde a cerca de 60% dos títulos de anticorpos maternos.[55]

De modo geral, considera-se que filhotes que mamaram colostro de mãe adequadamente vacinada adquirirão anticorpos maternos contra o parvovírus canino, em níveis protetores contra a infecção, por até 10 a 14 semanas de vida;[56] no entanto, em alguns animais, esses anticorpos poderão interferir no processo de vacinação até a 16ª semana de vida.[1,10,11,44]

Imunização ativa

A VVM contra o parvovírus canino é considerada um produto de elevada eficácia, sendo classificada como *essencial* para todos os cães.[10,11,57]

Todas as vacinas comercializadas atualmente no Brasil contra o CPV-2 são compostas da variante CPV-2 ou CPV-2b, mas, independentemente da variante utilizada, está comprovado que os produtos conferem imunidade cruzada contra os variantes atualmente descritos (CPV2a, b e c).[25,27,58]

Todos os filhotes devem ser vacinados contra a parvovirose canina. Recomenda-se a primeira dose a partir de 6 semanas de idade e doses subsequentes com intervalos de 3 a 4 semanas (o intervalo mínimo entre elas deve ser de 15 dias), até que o animal atinja a idade de 14 a 16 semanas.[10,11] Filhotes com mais de 16 semanas de idade podem ser vacinados com uma única dose da vacina, uma vez que não devem apresentar mais anticorpos maternos interferentes.

Atualmente, os guias de vacinação internacionais recomendam que, após a primeira revacinação anual (1 ano após a finalização do esquema de primovacinação do filhote), os cães adultos sejam revacinados em intervalos trienais.[10,11] Apesar de estudos demonstrarem a duração de imunidade prolongada conferida pelas VVM contra o parvovírus canino, o que justifica o maior intervalo entre as doses de reforço, considera-se que, no Brasil, devido ao baixo número de animais imunizados, o médico-veterinário deva levar em consideração fatores como o estilo de vida do animal, o grau de desafio e o estado de saúde dele para optar pelo intervalo de revacinação (anual ou trienal).

Adenovírus canino

Existem 2 tipos de adenovírus considerados patogênicos para os cães: o adenovírus canino tipo 1 (CAV-1), agente da hepatite infecciosa canina; e o adenovírus canino tipo 2 (CAV-2), causador da adenovirose respiratória dos cães.

A hepatite infecciosa canina é causada pelo adenovírus canino tipo 1, sendo anti e geneticamente distinto do CAV-2.[59] Assim como outros adenovírus, o CAV-1 é resistente em condições ambientais e a desinfetantes à base de clorofórmio, éter e formalina. O vírus sobrevive por dias em temperatura ambiente, sendo inativado após exposição por 5 min a temperaturas de 50 a 60°C.

O CAV-1 acomete cães, coiotes, raposas e outros canídeos. A infecção ocorre após breve viremia de 4 a 8 dias, resultando na rápida disseminação do agente por vários tecidos, sendo eliminado em todas as secreções, incluindo saliva, urina e fezes.[59] As lesões teciduais são ocasionadas pelo efeito citopático do vírus, acometendo os parênquimas hepático e renal e os tecidos oculares. As lesões hepáticas são variáveis na dependência do grau de imunidade do animal, podendo variar desde necrose hepática aguda autolimitante a hepatite crônica e cirrose hepática. Os danos renais causados pelo vírus são menos marcantes, podendo ocasionar nefrite intersticial leve que raramente evolui para doença renal progressiva. Cerca de 20% dos cães acometidos desenvolvem uveíte anterior e edema de córnea cerca de 7 dias após a infecção, podendo apresentar o quadro clássico de edema corneano, conhecido como *blue-eye* ou olho azul.[59] A hepatite infecciosa canina é considerada uma doença grave, de prognóstico reservado para os animais acometidos. Os sintomas associados à infecção são febre, prostração, vômito, diarreia, icterícia e alterações hemorrágicas decorrentes da lesão hepática aguda.[60]

O CAV-2, de modo geral, causa infecção respiratória branda, estando frequentemente associado à traqueobronquite infecciosa canina (tosse dos canis). Em geral, permanece restrito ao epitélio respiratório superior, podendo eventualmente ser observado nos epitélios brônquico e alveolar em infecções mistas associadas a bactérias e vírus, como o vírus da cinomose canina, podendo, nesses casos, corroborar o desenvolvimento de quadros respiratórios mais graves.[61,62]

Imunidade passiva adquirida via colostro

A transferência de anticorpos maternos contra o vírus da hepatite infecciosa é fundamental para a proteção dos filhotes nas primeiras semanas de vida. Sabe-se que a meia-vida desses anticorpos nos filhotes é de 8,6 dias e a quantidade de anticorpos que um filhote receberá da mãe está diretamente relacionada com os níveis de anticorpos maternos. Assim, considera-se que em alguns filhotes esses títulos protetores começarão a declinar a partir de 5 a 7 semanas de vida.[43,59]

De modo geral, considera-se que filhotes que mamaram colostro de mãe adequadamente vacinada adquirirão anticorpos maternos contra o vírus da hepatite infecciosa por até 14 a 16 semanas de vida, podendo interferir no processo de vacinação.

Imunização ativa

As vacinas que contêm o vírus vivo modificado da hepatite infecciosa canina (CAV-1) foram retiradas do mercado há muitos anos pelo risco de desenvolvimento de reações pós-vacinais, como a uveíte anterior (doença do olho azul) e de supressão da resposta linfocitária, quando associado a vacinas contendo vírus vivo modificado da cinomose canina. Desse modo, as vacinas atuais comercializadas contêm o CAV-2, capaz de conferir proteção cruzada também contra a hepatite infecciosa canina.[59-61,63]

A VVM contra o CAV-2 é considerada um produto de elevada eficácia, capaz de proteger contra a hepatite infecciosa canina e a adenovirose respiratória, sendo classificada como *essencial* para todos os cães.[10,11]

Todos os filhotes devem ser vacinados contra a hepatite infecciosa canina. Recomenda-se a primeira dose a partir de 6 semanas de idade e doses subsequentes com intervalos de 3 a 4 semanas (o intervalo mínimo entre elas deve ser de 15 dias), até que o animal atinja a idade de 14 a 16 semanas.[10,11] Filhotes com mais de 16 semanas de idade podem ser vacinados com uma única dose da vacina, uma vez que não devem apresentar mais anticorpos maternos interferentes.

Atualmente, os guias de vacinação internacionais recomendam que, após a primeira revacinação anual (1 ano após a finalização do esquema de primovacinação do filhote), os cães adultos sejam revacinados em intervalos trienais.[10,11] Apesar de estudos demonstrarem a duração de imunidade prolongada conferida pelas VVM contra o vírus da hepatite infecciosa canina, o que justifica o maior intervalo entre as doses de reforço, considera-se que, no Brasil, devido ao baixo número de animais imunizados, o médico-veterinário deva levar em consideração fatores como o estilo de vida do animal, o grau de desafio e o estado de saúde dele para optar pelo intervalo de revacinação (anual ou trienal).

Leptospirose

A leptospirose é uma doença bacteriana grave, de caráter zoonótico e de distribuição mundial, que afeta várias espécies animais, sendo atualmente considerada uma doença reemergente em seres humanos e cães de várias partes do mundo.[64,65] *Leptospira interrogans senso lato* causa infecção por sorovares antigenicamente distintos. *Leptospira* spp. são espiroquetas móveis com formato espiralado que existem na natureza em espécies saprófitas e patogênicas. Algumas espécies, como *Leptospira biflexa*, vivem na água e no solo contaminados e não infectam animais.

Existem mais de 250 sorovares patogênicos de *Leptospira* spp. agrupados de acordo com carboidratos que compõem lipopolissacárides da parede bacteriana.[64] Diferentes sorovares são adaptados para sobreviver em mamíferos selvagens ou domésticos que servem como reservatórios; desse modo, o reconhecimento do sorovar tem importância epidemiológica no estudo da doença. Os diferentes sorovares são agrupados de acordo com semelhanças antigênicas, sendo o reconhecimento dos sorogrupos mais comumente encontrados na população de determinada região de grande importância na escolha da vacina a ser empregada, uma vez que não há proteção cruzada entre os diferentes sorovares, devendo-se proceder à vacinação específica de acordo com a prevalência de cada sorovar envolvido e, também, de acordo com sua patogenicidade.[66]

Os cães são acometidos primariamente por *Leptospira interrogans* e *Leptospira kirschneri*. Os sorovares mais prevalentes em cães há cerca de 30 anos, quando as primeiras vacinas contra a leptospirose foram desenvolvidas, eram *icterohaemorrhagiae* e *canicola*. Desde então, outros sorovares foram lentamente introduzidos, dentre eles *grippotyphosa*, *pomona*, *bratislava* e *autumnalis*, o que fez com que novas vacinas fossem lançadas no mercado.[10,11,67,68]

A infecção ocorre pela penetração da bactéria através de membranas mucosas íntegras e, após rápida multiplicação na circulação sanguínea, a bactéria penetra vários tecidos, incluindo rins, fígado, baço, sistema nervoso central, olhos e trato genital.[68] As lesões ocasionadas pelo agente variam de acordo com a patogenicidade e a suscetibilidade do hospedeiro e os sintomas estão diretamente relacionados com os órgãos afetados. Em geral, cães infectados pelos sorovares *canicola*, *bratislava* e *grippotyphosa* apresentam predominantemente disfunção renal e menor envolvimento hepático, ao passo que os sorovares *icterohaemorrhagiae* e *pomona* produzem danos hepáticos preponderantes.[66]

A leptospirose apresenta elevada prevalência nas regiões de clima tropical com períodos chuvosos e solo neutro ou alcalino, como é o caso do Brasil. A distribuição dos sorovares é diferente em cada região, porém os sorovares *icterohaemorrhagiae* e *canicola* são considerados universais, estando presentes em todo o mundo.

A vacinação de cães contra a leptospirose é algo muito discutido, em função das diferentes prevalências regionais de cada sorovar e, ainda, do maior risco do desenvolvimento de reações adversas pós-vacinais decorrentes de seu uso.[10,22] Nesse contexto, reconhece-se que vacinas inativadas, como é o caso da vacina contra a leptospirose, são mais reativas, por conterem, em geral, título elevado, capaz de induzir imunidade na ausência da replicação do agente vacinal, ou, ainda, por conterem adjuvantes, como é o caso da vacina antirrábica.[10]

No Brasil, os estudos sobre a prevalência geográfica dos sorotipos de *Leptospira* spp. ainda são escassos. Mello e Manhoso[69] realizaram um levantamento de estudos epidemiológicos da leptospirose canina nas diferentes regiões brasileiras e chegaram à conclusão de que existe predominância dos sorovares *canicola*, *copenhageni*, *icterohaemorrhagiae* e *autumnalis* no desenvolvimento da leptospirose canina no Brasil. O Quadro 28.3 apresenta alguns levantamentos epidemiológicos de *Leptospira* canina no Brasil, mostrando que, em cada região, os sorovares presentes são diferentes, o que confirma a dificuldade em classificar como essencial a vacinação de cães contra a leptospirose ou, mesmo, determinar como essencial a imunização de todos os cães contra os sorovares *pomona* e *grypothyphosa*, como é o caso das vacinas contendo 4 sorovares (*canicola*, *icterohaemorrhagiae*, *pomona* e *grypothyphosa*).

Imunidade passiva

A imunidade materna protege os filhotes contra a leptospirose durante as primeiras semanas de vida, mas a interferência com a resposta vacinal é de menor duração, quando comparada a outras doenças, como parvovirose ou cinomose, uma vez que grandes quantidades de anticorpos específicos são necessárias para bloquear vacinas inativadas ("mascaramento antigênico"). Desse modo, um filhote deve ser capaz de responder adequadamente à imunização ativa contra a leptospirose a partir da 6ª à 9ª semana de vida.[10]

Imunização ativa

A vacinação contra a leptospirose é considerada *opcional* devido ao caráter sazonal e de distribuição geográfica variável do agente. Tal recomendação baseia-se ainda no maior risco de reações alérgicas/anafiláticas dessas vacinas, o que faz com que a avaliação do médico-veterinário seja mandatória para se preconizar seu uso (na dependência do risco do paciente).

Recomenda-se a vacinação com 2 doses de vacina, com intervalo de 3 a 4 semanas (mínimo de 2 semanas), tanto para filhotes quanto para cães adultos (mais de 16 semanas). As vacinas atuais conferem proteção serogrupo-específica.

Quadro 28.3 Estudos sobre os principais sorovares de *Leptospira* nas diferentes regiões brasileiras.

Local	Sorovares de *Leptospira*	Animal	Publicação
Avaré-SP	28 de 300 animais (9,3%) foram reagentes para *Leptospira* spp. *Bratislava* (35,7%), *cynopteri* (17,9%), *autumnalis* (14,3%), *copenhageni* (10,7%), *icterohaemorrhagiae* (7,1%), *canicola* (7,1%), *hardjo* (7,1%)	Cães errantes	Gonçalez *et al.*[70]
Santana de Parnaíba-SP	60 de 410 animais (15%) foram reagentes para *Leptospira* spp. *Copenhageni* (24%), *canicola* (20%), *hardjo* (20%), *autumnalis* (12%), *pyrogenes* (12%), *grypothyphosa* (8%), *castellonis* (4%)	Cães da campanha de vacinação antirrábica	Mascolli *et al.*[71]
Botucatu-SP	179 de 1.000 animais (17,9%) foram reagentes para *Leptospira* spp. *Castellonis* (26,68%), *autumnalis* (19,12%), *pyrogenis* (17,65%), *icterohaemorrhagiae* (11,03%), *canicola* (9,56%), *australis* (4,41%), *shermani* (3,68%), *copenhageni* (1,47%), *grippotyphosa* (1,47%), *brasiliensis* (0,73%), *butembo* (0,73%), *panama* (0,73%), *wolffi* (0,73%)	Cães da campanha de vacinação antirrábica	Silva *et al.*[72]
São Paulo-SP	59 de 302 animais (17,9%) foram reagentes para *Leptospira* spp. *Copenhageni* (25,4%), *pomona* (22%), *castellonis* (16,9%)	Animais de zoológico, como primatas, canídeos, felídeos e roedores	Corrêa *et al.*[73]
Monte Negro-RO	90 de 329 animais (17,9%) foram reagentes para *Leptospira* spp. *Autumnalis* (22,2%), *pyrogenes* (12,2%), *canicola* (10%), *shermani* (7,7%), *butembo* (5,6%), *hardjo* (5,6%), *bratislava* (3,3%), *grippotyphosa* (2,3%), *icterohaemorrhagiae* (2,3%), *wolffi*, *pomona*, *hebdomadis*, *copenhageni*, *panama* e *patoc* (6,6%)	Cães de áreas urbana e rural	Aguiar *et al.*[74]
Aracaju-SE	4 de 32 animais (12,5%) foram reagentes para *Leptospira* spp. *Copenhageni* (100%)	Animais de zoológico, como primatas e carnívoros	Pimentel *et al.*[75]
Itapema-SC	62 de 590 animais (10,5%) foram reagentes para *Leptospira* spp. *Pyrogenes* (18%), *canicola* (13,8%), *icterohaemorrhagiae* (12,5%), *copenhageni* (12,5%), *grypothyphosa* (11,1%), *castellonis* (10,4%), *butembo* (10,4%)	Cães errantes	Blazlus *et al.*[76]
Belo Horizonte-MG	448 de 3.417 animais (13,1%) foram reagentes para *Leptospira* spp. *Canicola* (7%), *ballum* (6,1%), *icterohaemorrhagiae* (2,9%)	Cães errantes e domiciliados	Magalhães *et al.*[77]
Uberlândia-MG	76 de 268 animais (28,4%) foram reagentes para *Leptospira* spp. *Autumnalis* (34,2%), *tarassovi* (23,7%), *canicola* (17,1%), *gryppotyphosa* (14,5%), *bratislava* (3,9%), *icterohaemorrhagiae* (2,7%), *australis* (1,3%), *pomona* (1,3%), *wolffi* (1,3%)	Cães da campanha de vacinação antirrábica	Castro *et al.*[78]

A primovacinação de filhotes deve ser realizada com 2 doses de vacina, com intervalo de 3 a 4 semanas (mínimo de 2 semanas), a partir de 12 semanas de idade, com o intuito de minimizar o maior risco de reações alérgicas/anafiláticas das vacinas contendo bacterinas.[10,11]

A DI contra a leptospirose conferida pelas vacinas é de 12 meses.[79,80] No entanto, a revacinação em intervalos mais curtos (a cada 6 meses) para cães em áreas consideradas de alto risco, ou que tenham contato frequente com roedores, pode ser preconizada pelo médico-veterinário na dependência da avaliação.

Apesar da recomendação atual dos guias de vacinação[10,11] de se proceder à vacinação de todos os cães com os 4 sorovares existentes nas vacinas (*canicola, icterohaemorrhagiae, pomona* e *grippotyphosa*), ainda se considera que, no Brasil, apenas a vacinação contra os sorovares *canicola* e *icterohaemorrhagiae* deva ser considerada para todos os animais suscetíveis, optando-se então para os demais sorovares na dependência do grau de desafio de cada indivíduo.

▪ Raiva

O vírus rábico pertence ao gênero *Lyssavirus*, da família Rhabdoviridae. É um RNA vírus envelopado em formato de bala (projétil), facilmente inativado por várias concentrações de formol, fenol, alcoóis e outros desinfetantes comuns, sendo extremamente lábil quando exposto à luz ultravioleta. Acomete várias espécies de animais de sangue quente, mas os mamíferos são os únicos vetores e reservatórios conhecidos do agente. Seu período de incubação é influenciado por idade do animal, grau de inervação do local de inoculação (ferida), distância entre o ponto de inoculação e o sistema nervoso central, variante e quantidade de vírus introduzido. A eliminação do vírus pelo animal infectado ocorre antes mesmo do surgimento das manifestações clínicas e sua transmissão, por meio de mordeduras ou arranhaduras na pele e membranas mucosas em contato com a saliva contaminada. O período de incubação da infecção rábica no cão é longo, em média de 2 meses, mas pode variar de 2 semanas a vários meses ou, mesmo, anos. O óbito dos cães infectados ocorre após curso clínico de 1 a 10 dias.[81]

Imunidade passiva

Os filhotes de cães recebem anticorpos das mães vacinadas via colostro, e os títulos variam na dependência do título de anticorpos maternos e da quantidade de colostro ingerido durante o primeiro dia de vida. Na maioria dos filhotes, os anticorpos maternos não persistem por mais de 12 semanas.

Imunização ativa

A vacinação antirrábica é considerada *essencial* para todos os cães e gatos. Em contraste com outras vacinas inativadas, uma única dose de vacina antirrábica induz imunidade de longa duração. As vacinas indicadas para a imunização antirrábica são inativadas. As vacinas contendo vírus vivo modificado deixaram de ser usadas há muito tempo pelo potencial de desenvolvimento de encefalite pós-vacinal.

Nos animais vacinados, concentrações de anticorpos séricos superiores a 0,5 UI/mℓ são consideradas protetoras contra a raiva.[82] *Os filhotes de cães devem ser vacinados a partir de 12 semanas de idade.* Uma única dose da vacina é considerada imunogênica e protetora; revacinação deve ser realizada com intervalos anuais. Embora as vacinas confiram imunidade prolongada, de 2 a 3 anos, os reforços vacinais devem ser aplicados de acordo com a legislação local. No caso do Brasil, a legislação sanitária referente ao controle da raiva urbana indica a vacinação *anual* dos animais de companhia.

▪ Parainfluenza canina

O vírus da *parainfluenza* é descrito como um dos principais agentes virais relacionados com o quadro da traqueobronquite infecciosa canina (tosse dos canis). De distribuição mundial, o CPV-2 é um RNA-vírus de fita simples pertencente à família Paramyxoviridae. A infecção, normalmente, cursa com um quadro de tosse seca de resolução rápida (dias), não sendo observados sintomas sistêmicos graves nos animais infectados.[83]

Imunidade passiva

Os filhotes de cães recebem imunidade materna pelo colostro, estando protegidos contra a infecção pelo vírus da *parainfluenza* por cerca de 12 a 16 semanas após o nascimento.

Imunização ativa

A vacina contra o vírus da *parainfluenza* é classificada como uma vacina *opcional* para os cães.[10,11] Atualmente, em virtude do grau de imunidade conferido e da velocidade de imunização, recomenda-se que a vacina intranasal seja utilizada preferencialmente, optando-se pela parenteral apenas para animais que não tolerem sua administração.

A vacina parenteral previne o surgimento dos sintomas da doença, mas não a infecção e a eliminação do agente. A vacina intranasal (viva modificada) confere, além da proteção contra os sintomas, prevenção da infecção e eliminação do agente no meio.

Para a vacina parenteral, recomenda-se a primeira dose a partir de 6 semanas de idade e doses subsequentes com intervalos de 3 a 4 semanas (o intervalo mínimo entre elas deve ser de 15 dias), até que o animal atinja a idade de 14 a 16 semanas.[10,11] Filhotes com mais de 16 semanas podem ser vacinados com uma única dose da vacina, uma vez que não devem apresentar mais anticorpos maternos interferentes. Filhotes que recebam a vacina intranasal podem ser vacinados apenas com uma dose de vacina, a partir de 6 a 8 semanas de idade.

A vacinação precoce de filhotes com idade entre 3 e 4 semanas pode ser feita de acordo com o risco de exposição. A revacinação deve ser realizada com intervalos anuais ou semestrais, caso necessário (na dependência do grau de desafio).

▪ Vacinação de cães em abrigos | Medicina do coletivo

Atualmente, os guias de vacinação internacionais[10,11] trazem recomendações sobre a vacinação de animais em abrigos. Considera-se abrigo uma instituição onde são mantidos cães sem lar, aguardando por adoção, resgate ou, mesmo, mantidos provisoriamente até que os donos venham buscá-los. Esses locais são considerados ambientes de elevado risco de transmissão de doenças, uma vez que animais sem histórico de vacinação conhecido, ou mesmo doentes, são admitidos e convivem com animais não vacinados (suscetíveis).

Vacinas essenciais para cães em abrigos

Consideram-se vacinas *essenciais* para animais em abrigos:

- Cinomose (VVM ou recombinante)
- Parvovirose (VVM)
- Adenovírus tipo 2 (VVM)
- *Parainfluenza* (VVM)
- *Bordetella bronchiseptica* (intranasal - VVM)
- Raiva (inativada).

Recomenda-se a vacinação *imediatamente antes ou no momento da admissão no abrigo para todos os cães*, a não ser que exista histórico confiável de um médico-veterinário de que o animal fora vacinado entre 14 e 16 semanas de vida com as vacinas essenciais. Após a vacinação no momento da admissão no abrigo, recomenda-se que os filhotes (idade inferior a 16 semanas) sejam revacinados a cada 2 semanas, até que atinjam 16 semanas. Em locais onde exista alta incidência de parvovirose ou cinomose, os animais podem ser vacinados a partir de 4 semanas de vida.[11]

É recomendável que abrigos que estejam enfrentando surtos de cinomose utilizem a vacina recombinante. Estudos com a vacina recombinante contra a cinomose demonstraram a capacidade de imunização precoce (2 semanas mais cedo) quando comparada com a vacina de vírus vivo modificado.[10,14,15]

Para a vacinação contra a *Bordetella bronchiseptica*, recomenda-se preferencialmente a utilização da vacina intranasal devido à imunização mais rápida conferida por essa via de administração (em 72 h). Recomenda-se uma única dose no momento da admissão dos animais no abrigo (pode ser realizada em animais com 3 a 4 semanas de vida). Para filhotes com menos de 6 semanas, recomenda-se uma segunda dose da vacina, com pelo menos 15 dias de intervalo. Filhotes com mais de 6 semanas podem receber apenas uma dose da vacina intranasal.

A vacinação contra a raiva é recomendada para todos os animais que deixarão o abrigo. No caso de animais que permanecerão sabidamente por muito tempo, ou que serão rapidamente adotados, recomendam-se a vacinação antirrábica e o esquema de vacinação inicial. A idade mais precoce recomendada para se proceder à vacinação antirrábica é 12 semanas de idade. Uma única dose de vacina é considerada suficiente para a imunização.

Reforço vacinal

Recomenda-se reforço anual ou trienal para as vacinas *essenciais* de agentes virais (cinomose, parvovirose, adenovírus tipo 2 e *parainfluenza*). Apesar da recomendação de revacinação com intervalo trienal para essas vacinas,[10,11] com base em estudos de duração de imunidade, considera-se que, no Brasil, devido ao baixo número de animais imunizados, o médico-veterinário deva levar em consideração fatores como o estilo de vida do animal, o grau de desafio e o estado de saúde para optar pelo intervalo de revacinação (anual ou trienal).

A revacinação contra a raiva, de acordo com recomendações governamentais brasileiras, deve ser *anual*. Recomenda-se reforço anual ou semestral contra a *Bordetella bronchiseptica* (recomenda-se, preferencialmente, o uso da vacina intranasal). A vacina parenteral é indicada apenas para animais que não tolerem a aplicação da vacina intranasal.

Vacinas não recomendadas para cães em abrigos

Algumas vacinas não são recomendadas para cães em condições de abrigo. Nesse grupo estão vacinas contra doenças de baixa morbidade, vacinas que necessitem de maior intervalo de tempo para o desenvolvimento da imunidade (o que não é desejado em um ambiente de abrigo) ou que apresentem baixa capacidade imunizante. Como exemplos, há as vacinas contra leptospirose, coronavirose, doença de Lyme (não disponível no Brasil) e vacinas inativadas contra *Bordetella bronchiseptica* e *parainfluenza* canina.[10]

Imunoprofilaxia contra a leishmaniose visceral canina

A vacinação contra a leishmaniose visceral e tegumentar representa uma das mais importantes contribuições para o controle da enfermidade, de acordo com modelo matemático apresentado por Dye,[84] ao contrário da eliminação canina como método único.

Pesquisa-se intensamente o desenvolvimento de vacinas contra a leishmaniose tegumentar (LT) para humanos, por envolver animais silvestres, como marsupiais e roedores, o que dificulta o controle da transmissão.[85] Mas a leishmaniose visceral (LV) é considerada mais grave, por causar mortalidade em cães e humanos quando não tratados, sendo, portanto, primordial o desenvolvimento de vacinas. A participação de uma variedade de hospedeiros, principalmente canídeos, mas também de humanos e outros animais silvestres, não pode ser negligenciada, portanto a LV é considerada importante não só do ponto de vista da saúde pública, como também da veterinária.

Pesquisadores do mundo todo, principalmente da Europa, de Israel, do Irã, dos EUA e também do Brasil, há décadas estudam vacinas e o modo de ação delas a partir de antígenos de leishmânia de diferentes espécies, formatos (amastigotas e promastigotas) e suas subunidades.

A necessidade de desenvolver vacinas profiláticas seguras para o homem e para os cães tornou-se cada vez mais importante perante a possibilidade de resistência aos quimioterápicos utilizados no tratamento, a toxicidade desses produtos, a ocorrência da LV em pessoas imunocomprometidas ou portadoras de HIV e as dificuldades do controle epidemiológico baseado na eutanásia dos cães, considerados, na maioria dos países, parte da família.

As primeiras vacinas contra a LT foram obtidas de extratos de culturas vivas inoculados em pessoas suscetíveis (leishmanização), mas as lesões cutâneas causadas por esses extratos apresentavam difícil cicatrização e os inóculos, bastante heterogêneos, exigiam melhor controle de qualidade e padronização de produção.[96]

A primeira geração de vacinas utilizava antígeno inativado de extrato bruto de leishmânia, autoclavado e adjuvado em BGC. Essa vacina foi testada no Sudão e obteve eficácia de 43,3%.[86]

Testes de fase III, para conhecer a eficácia em humanos, tanto contra a LV quanto contra a LT, foram realizados no Brasil na década de 1940. Os antígenos eram autoclavados, o que destruía proteínas importantes na formação da defesa. A eficácia vacinal era relativamente baixa (54,38%);[85,87] algumas utilizavam BCG como adjuvante de imunidade e outras não continham adjuvantes. Uma vacina de primeira geração está licenciada no Brasil para uso como imunoprofilaxia concomitante ao tratamento com antimoniais em humanos.[88]

A segunda geração de vacinas inclui vacinas vivas geneticamente modificadas; vacinas recombinantes a partir de vírus ou bactérias que carreiam genes do antígeno; subunidades definidas recombinantes ou sintéticas e frações purificadas de parasitos.[85,89,90]

Vacinas de terceira geração são Genes de antígenos protetores clonados em vetores.[85]

De acordo com exigências da Organização Mundial da Saúde (OMS), o desenvolvimento de vacinas contempla quatro fases: inicia com testes de fase I, para pesquisa da imunogenicidade e da segurança da vacina em animais de laboratório suscetíveis. Na fase II, são realizados testes de desafio experimental em animais de laboratório e também em pequeno número da espécie-alvo, para obtenção de dados sobre a proteção e a inocuidade do produto.

Apesar de os testes de desafio experimental serem necessários para o cálculo da dose a ser aplicada, da concentração do antígeno vacinal, da via de inoculação e do esquema de vacinação, esses experimentos não são padronizados, não estando ainda publicados em farmacopeias. Para o desafio experimental (inoculação de antígeno infectante em animais vacinados e controles não vacinados), a inoculação do antígeno pode ser realizada por vias intradérmica, intraperitoneal ou, ainda, subcutânea, segundo a literatura.[87] O antígeno utilizado para o desafio experimental também não é padronizado, podendo ser mais ou menos potente, conforme a origem e o armazenamento. A concentração do inóculo para desafio experimental dos cães também é variável, dependendo dos autores das publicações. A comparação dos artigos científicos sobre diferentes vacinas contra a leishmaniose visceral canina (LVC) não é possível pela falta de padronização dos métodos experimentais de controle. Com todas essas variáveis, torna-se, portanto, imprescindível a realização de testes de fase III, a campo, que exigem o desafio natural da espécie-alvo (cães) em grupos vacinados e controles em áreas de alta endemicidade, para obtenção do cálculo da eficácia vacinal.

O cálculo da eficácia vacinal (EV) é a comparação dos grupos de animais:

$$EV = \frac{\%V}{\%NV} \times 100$$

Em que:

- %NV é a porcentagem de animais doentes/infectados no grupo dos não vacinados (controles)
- %V é a porcentagem de animais doentes/infectados no grupo vacinado.

O termo proteção não é o mesmo que eficácia vacinal. *Proteção* é a porcentagem de animais vacinados que permanecem sadios e não infectados no final do estudo. *Eficácia vacinal* leva em conta tanto a porcentagem dos animais vacinados quanto a dos não vacinados que continuam saudáveis (naturalmente resistentes). Portanto, é importante não confundir os dois termos (proteção e eficácia), pois os resultados são diferentes.

Para exemplificar, consideremos que, em uma região endêmica, 25% dos cães controles, sem vacinação, infectaram-se no período do estudo, ao passo que somente 5% dos vacinados adoeceram. Utilizando a fórmula para o cálculo da eficácia vacinal, o resultado é 20%, mas a proteção é 95% (5% dos vacinados adoeceram).[91]

É importante que, durante o estudo a campo com desafio natural, os animais permaneçam de 1 até 3 anos em área endêmica com alta incidência canina e humana, para garantir o contato dos animais com o flebotomíneo infectado.

Com a aprovação nas três fases de testes exigidas pela OMS e pelos Ministérios da Saúde (MS) e da Agricultura, Pecuária e Abastecimento (MAPA) no Brasil, a vacina pode ser licenciada e comercializada. Na fase IV, a vacina é aplicada em uma grande população de indivíduos (e, dessa vez, por motivos éticas, sem o grupo controle) para avaliação do comportamento da vacina quando aplicada massivamente e para o conhecimento da proteção em área endêmica.[92,93]

Vacinas são desenvolvidas em todo o mundo, com diversos antígenos e adjuvantes de imunidade, mas somente no Brasil foram registradas pelo MAPA duas contra a LVC. A primeira vacina (Leishmune®) foi licenciada em 2003 e a segunda (Leish-Tec®), em 2007, sendo em 9 de julho de 2007 publicada a Instrução Normativa Interministerial nº 31, que normatiza o desenvolvimento e o registro de vacinas contra a LVC, tanto no MS quanto no MAPA.

As vacinas desenvolvidas no Brasil utilizam antígenos diversos, sendo a Leishmune® (Fort Dodge/Pfizer Saúde Animal, Ltda.) produzida com fucose manose ligante (FML), glicoproteína, isolada de promastigotas de *L. donovani*. Inibe a penetração de promastigotas e amastigotas em macrófagos. Utiliza como adjuvante de imunidade a saponina,[87] reconhecida como forte indutora de reação inflamatória, aumentando significativamente a resposta imune celular e promovendo o aumento da síntese de várias citocinas, como interferona-γ e interleucinas (IL)-2, 4 e 10. Em estudos experimentais em camundongos, *hamsters* e cães, houve redução significativa da carga parasitária quando comparados aos grupos controle.[87,89] Foram realizados testes de eficácia em cães a campo[91,94] e de segurança e compatibilidade com outros produtos biológicos. É reconhecido que FML é comum a todas as leishmânias do complexo *donovani* (*L. infantum chagasi* e *L. donovani*) e que, portanto, indicaria proteção contra essas espécies. A vacina é aplicada estritamente por médicos-veterinários desde 2004. A vacina FML foi desenvolvida na Universidade Federal do Rio de Janeiro pela equipe da pesquisadora Dra. Clarisa Palatnik de Sousa, e com estudos publicados desde 1981.

O antígeno A2, uma proteína específica da amastigota, utilizado na vacina Leish-Tec® do Laboratório Hertape Calier, já foi descrito em inúmeros artigos científicos, tendo sido utilizado para o diagnóstico das leishmanioses. No Brasil, foi pesquisado como antígeno vacinal recombinante associado ao adjuvante saponina.[21] A imunização com o antígeno A2, associado à saponina, foi capaz de induzir proteção significativa contra a infecção por *L. donovani*, *L. amazonensis* e *L. infantum* em camundongos e em cães, experimentalmente. Os níveis de proteção observados foram associados à resposta imune Th1, caracterizada por altos níveis de IFN-γ, bem como redução na produção de IL-4 e IL-10 em animais imunizados. Além disso, houve redução significativa da carga parasitária, quando comparados aos grupos controle. A Leish-Tec® foi desenvolvida na Universidade Federal de Minas Gerais, tendo sido aprovada pelo MAPA em 2007, sendo comercializada, desde então, em todo o Brasil.

Tanto a vacina A2 quanto a vacina FML proporcionaram aumento das imunoglobulinas IgG2,[21,94,95] o que demonstra que o animal desenvolveu resposta imune do tipo Th1, significando resistência e consequente proteção à leishmaniose.[96]

A vacina CaniLeish®, do Laboratório Virbac, obteve em janeiro de 2001 um parecer positivo da Agência Europeia de Medicamentos, com a licença para iniciar o seu uso por veterinários na Europa. É a terceira vacina no mundo a obter a licença de comercialização. A vacina utiliza como antígeno uma proteína de excreção e secreção (ESP) de *Leishmania infantum* e, como adjuvante, a saponina. A vacina foi testada com desafio natural a campo na Itália e na Espanha, após realização de testes *in vitro* e *in vivo* nos laboratórios da empresa, incluindo desafio experimental e testes de segurança (em publicação). O parecer positivo da Agência Europeia possibilita comercialização naquele continente e futuro registro no Brasil, depois de atendidas as exigências da Instrução Normativa específica.

Atualmente, estudos demonstraram não haver diferenças entre as espécies *L. infantum* e *L. chagasi*, sendo a denominação *Leishmania* (*Leishmania*) *infantum chagasi* a mais aceita, de acordo com Dantas-Tores e Shaw.[97,98] Portanto, vacinas produzidas com *L. infantum* ou com *L. chagasi* poderiam ser utilizadas tanto no Brasil quanto na Europa, depois de atendidas devidamente as exigências de cada país.

As vacinas licenciadas no Brasil são indicadas para cães a partir de 4 meses de idade, sendo 3 doses com 21 dias de intervalo e vacinações anuais por toda a vida do animal. Os cães a serem vacinados devem ser previamente testados sorologicamente para descartar os possíveis suspeitos de LVC. O fato de não se recomendar a vacinação de animais soropositivos está sustentado na hipótese de esses animais poderem, mesmo vacinados, desenvolver a enfermidade. Com a sorologia positiva pré, e consequentemente, pós-vacinal, podem-se confundir futuros testes sorológicos. Sabe-se atualmente que tanto a vacina Leishmune®[20] quanto a Leish-Tec®[21] não desencadeiam a produção dos anticorpos detectáveis nos testes utilizados em inquéritos epidemiológicos.

Estudos com cães comprovaram a imunogenicidade[92] e a segurança[93] da vacina FML em cidades com alta endemicidade, como Belo Horizonte, MG, e noroeste do estado de São Paulo. A inocuidade da vacinação em larga escala foi acompanhada para conhecer possíveis reações sistêmicas, locais, alérgicas e anafiláticas em cães vacinados com idades entre 4 meses e 13 anos de idade. Alguns cães (14%) apresentam dor no local da aplicação até 48 h após a vacinação[93] devido às características do adjuvante de imunidade, a saponina, utilizada atualmente nas duas vacinas licenciadas no Brasil.

Apesar do registro das vacinas pelo MAPA no Brasil, o Ministério da Saúde deve aprovar seu uso em campanhas públicas, como é realizado com a vacina antirrábica, após conhecer o custo-benefício e o impacto da vacinação em massa de cães de uma região endêmica e a consequente redução da incidência humana. A campanha de vacinação contra a LVC em uma cidade ou região deverá comparar a prevalência anterior e posterior à vacinação para observação do declínio da enfermidade humana em determinado período.

Foi publicado artigo sobre a redução da prevalência humana e canina em Belo Horizonte. Observou-se que, em regiões onde veterinários haviam vacinado um número representativo de animais (63,27%), a prevalência canina caiu em 3,36% e a humana, em 36,5%. Confirmou-se também que os cães vacinados com a vacina FML eram soronegativos nos inquéritos epidemiológicos, com consequente redução da eutanásia.[99]

A resposta imune protetora desencadeada pela vacinação, ou a que ocorre em animais naturalmente resistentes e imunocompetentes, exige a indução de células T e a ativação dos macrófagos eficientes no controle da infecção. As células T, que expressam a molécula CD4+, podem ser divididas em Th1 e Th2 e são distinguíveis pelas citocinas produzidas e pelos consequentes efeitos imunológicos que comandam.

A vacinação contra a LVC desenvolve uma resposta Th1, produzindo, principalmente, IL-2 e IL-12, TNF e interferona-γ (IFN-γ),[113] desencadeando imunidade celular e citotoxicidade. A liberação de IFN-γ resulta em apoptose da amastigota, mediada pelo óxido nítrico (NO_2^-). O acúmulo de NO_2^- está correlacionado a morte intracelular do amastigota de *L. infantum/chagasi*, o que ocorre em cães vacinados, e não em cães infectados suscetíveis.[90,100,101] As células *natural killer* (NK) desempenham papel fundamental na resistência da infecção pelo hospedeiro, pois, ainda na pele, produzem IFN-γ e IL-12, importantes indutores da produção de óxido nítrico pelos macrófagos.

A suscetibilidade de cães à infecção está associada à inabilidade de ativar a resposta imune do tipo Th1. As células Th2 medeiam a imunidade humoral com a produção de IL-4, IL-5, IL-6, IL-10 e IL-13, apresentando comportamento antagonista às células Th1. A resposta imune do tipo Th2, com a produção de citocinas inflamatórias e a proliferação de células B, com a subsequente produção de anticorpos, é deletéria e não protetora.[102] O aumento dos linfócitos B pode resultar em imunocomplexos, responsáveis por vasculites, uveíte, poliartrite e glomerulonefrite.[103] Cães recém-infectados e que não conseguem desenvolver a resposta imune correta, do tipo Th1, terão a replicação de amastigotas no interior dos macrófagos e tornar-se-ão enfermos e sintomáticos.

Na resposta imune celular induzida pela vacinação, observa-se resposta protetora do tipo Th1, observada também com a positividade (82,7%) da intradermorreação (IDR) nos cães vacinados.[92] A IDR também é positiva nos cães naturalmente resistentes, como na raça Ibizan Hound, amplamente estudada por essa característica.[104]

A IDR é realizada com a inoculação por via intradérmica de 0,1 mℓ contendo 200 μℓ de lisado de *Leishmania*, na face interna da coxa. O halo de inflamação, para considerar o cão protegido, deve ser maior ou igual a 0,5 cm, quando comparado à inoculação de solução salina na outra coxa. A leitura da reação inflamatória é realizada em 24 e 48 h.[87,92,94] Trata-se do teste de Montenegro modificado, para uso específico em cães.

Um dos mais importantes objetivos de uma vacina contra a LVC é ter a capacidade de bloquear a transmissão no vetor. Significa que um animal vacinado, picado constantemente por flebotomíneos infectados, seria capaz de bloquear a transmissão de *Leishmania* no inseto. O estudo de Saraiva *et al.* indica que o amastigota de *L. infantum/chagasi* ou de *L. donovani*, presente no intestino do flebotomíneo, quando entra em contato com o sangue de um animal que recebeu a vacina FML, não se desenvolve e não se torna infectante ao próximo cão/homem picado.[105] Nogueira *et al.* demonstraram que o grupo de animais vacinados com a vacina FML em área endêmica, após 1 ano de acompanhamento comparativo ao grupo não vacinado, não apresentou sintomas e os resultados eram negativos na reação em cadeia pela polimerase (PCR) de linfonodo e de sangue e na imuno-histoquímica (IHQ) de pele, ao passo que os não vacinados apresentaram positividade em 25% na IHQ de pele, 56,7% na PCR de linfonodo, 15,7% na PCR de sangue e 25% apresentavam sintomas suspeitos.[106]

A transmissão da LVC a partir de cães vacinados também foi avaliada por de Amorim *et al.*,[107] que testaram, pelo xenodiagnóstico, animais vacinados e expostos durante 3 anos em área endêmica (Belo Horizonte). Flebotomíneos não infectados, criados em colônia, são colocados em contato com a pele da orelha de cães vacinados e de cães infectados para comparação. Os insetos, em jejum, são deixados para se alimentar do sangue da pele da orelha dos cães. Se estes estiverem com *Leishmania* na pele, portanto transmissores, os flebotomíneos se infectam.[107] Nesse estudo, os cães vacinados com a vacina FML apresentaram resultados parasitológicos negativos (IHQ de pele de orelha e xenodiagnóstico), PCR de sangue negativa (ausência de parasitemia), porém PCR (existência de DNA viável ou não) da pele da orelha positiva (63%), o que comprovou o desafio constante dos animais expostos e picados. O grupo infectado apresentou positividade de 55% na PCR de pele de orelha (desafio), 28,6% na PCR de sangue (parasitemia), 42,9% na IHQ de pele e 22% de positividade no xenodiagnóstico, comprovando que os cães não vacinados sofreram desafio, estavam infectados e transmitiram o amastigota ao vetor. O xenodiagnóstico é um teste útil nos estudos de segurança e transmissão de cães vacinados ou tratados, mas não é utilizado como rotina pela dificuldade de obtenção e criação dos flebotomíneos em grande quantidade em laboratório.

Quanto ao diagnóstico sorológico de cães vacinados, observa-se que os testes ELISA ou RIFI, devidamente licenciados pelo MAPA, apresentam resultados sorológicos negativos nos cães vacinados por ambas as vacinas licenciadas no Brasil. Em tese de mestrado,[20] no Instituto de Biologia Animal da Unicamp em 2010, foi confirmada a negatividade de cães vacinados com antígeno FML, ao contrário dos infectados positivos provenientes de área endêmica. Os métodos sorológicos utilizados no estudo foram ELISA e RIFI, ambos com o antígeno *L. major* do Instituto Bio-Manguinhos, e ELISA, com o antígeno recombinante S7 do Laboratório Biogene, proveniente da proteína HSP70 (*heat shock protein* 70 kDa). Esses são os métodos diagnósticos mais utilizados na rotina, tanto para inquéritos epidemiológicos (Bio-Manguinhos) quanto em laboratórios privados (Biogene). Ressalta-se que o antígeno utilizado nos inquéritos epidemiológicos oficiais é proveniente da *L. major*, responsável pela LT, que apresenta reação cruzada com a *L. infantum/chagasi*, ou seja, o cão pode ser positivo na sorologia, mas ter se infectado com a forma tegumentar, fato que não obriga o proprietário a sacrificar o animal.

Vacinas contra a LV são fundamentais para a prevenção, tanto pela dificuldade do tratamento quanto pela crescente "humanização" do cão em nossa sociedade, o que dificulta cada vez mais o controle a partir de inquéritos epidemiológicos baseados na sorologia. A substituição de cães submetidos recentemente a eutanásia também corrobora a dificuldade de diminuir a população canina suscetível.[108] O esforço para controle da leishmaniose em populações caninas é controverso e geralmente provoca insucesso.[109] Submeter cães soropositivos a eutanásia é inaceitável para os proprietários, além de ser ineficaz, pois mesmo cães soronegativos e animais silvestres podem ser transmissores.[110]

Referências

1. Greene CE, Schultz RD. Immunoprofilaxis. In: Greene CE, editor. Infectious diseases of the dog and cat. St Louis: Saunders Elsevier; 2006. p. 1069-119.
2. Povey C, Carman PS. Technical basis of vaccination. In: Pastoret PP, Blancou J, Vannier P, Verschueren C, editors. Veterinary vaccinology. Amsterdan: Elsevier; 1997. p. 519-80.
3. Krakowka S, Long D, Koestner A. Influence of transplancentally acquired antibody on neonatal susceptibility to canine distemper virus in gnotobiotic dogs. J Infect Dis. 1978;137(5):605-8.
4. Baker JA, Robson DS, Gillespie JH, Burgher JA, Doughty MF. A normograph that predicts the age to vaccinate puppies against distemper. Cornell Vet. 1959;49:158-67.
5. Gillespie JH, Baker JA, Burgher J, Robson D GB. The immune response of dogs to distemper virus. Cornell Vet. 1958;48:103-26.
6. Tizard IR. Veterinary immunology: an introduction. 8th ed. St. Louis: Saunders Elsevier; 2009.
7. Chappuis G. Neonatal immunity and immunisation in early age: lessons from veterinary medicine. Vaccine. 1998;16(14-15):1468-72.
8. Povey CR. Distemper vaccination of dogs: factors which could cause vaccine failure. Can Vet J. 1986;27(9):321-3.
9. Morein B, Blomqvist G HK. Immune responsiveness in the neonatal period. J Comp Pathol. 2007 Jul;137:27-31.
10. Welborn LV, Devries JG, Ford R, Franklin RT, Hurley KF, Mcclure KD. Canine vaccine guidelines. J Am Anim Hosp Assoc. 2011;47(5):1-42.
11. Day MJ, Horzinek MC, Schultz RD. Guidelines for the vaccination of dogs and cats. Compiled by the vaccination guidelines group (VGG) of the World Small Animal Veterinary Association (WSAVA). J Small Anim Pract. 2010;51(6):1-32.
12. Appel MJ, Shek WRS, Shesberadaran H, Norrby E. Measles virus and inactivated canine distemper virus induce incomplete immunity to canine distemper. Arch Virol. 1984;82:73-82.
13. Haase CJ, Hageny TL, Larson LJ, Schultz RD. No title. In: Proceedings of the Conference of Research Workers in Animal Diseases. Chicago, Illinois; 2006.
14. Pardo MC, Tanner P, Bauman J, Silver K, Fischer L. Immunization of puppies in the presence of maternally derived antibodies against distemper virus. J Comp Pathol. 2007;137:72-5.
15. Reed TL, von Messling V, Cattaneo R, Larson LJ SR. Proceedings of the conference of research workers in animal diseases. Chicago: Illinois; 2003.
16. Schultz RD. Considerations in designing effective and safe vaccination programs for dogs. Recent Advances in Canine Infectious Diseases [Internet]. 2000 [cited 2011 Dec]. Available from: www.ivis.org
17. Schultz RD, Conklin S. The immune system and vaccines. Compend Contin Educ Pract Vet. 1998;20:5-18.
18. Larson L SR. Effect of vaccination with rCDV vaccine immediately before exposure under shelter-like conditions. Vet Ther. 2006;7(2):113-8.
19. Moore GE, Guptill LF, Ward MP, Glickman NW, Faunt KK, Lewis HB *et al.* Adverse events diagnosed within three days of vaccine administration in dogs. J Am Vet Med Assoc. 2005;227(7):1102-8.
20. Farinello F. Avaliação da resposta imunológica de cães vacinados com a vacina FML (Leishmune®) e cães naturalmente infectados com leishmaniose visceral canina por meio de dois métodos sorológicos: ELISA e RIFI. 2012.
21. Fernandes AP, Costa MMS, Coelho EAF, Michalick MSM, de Freitas E, Melo MN *et al.* Protective immunity against challenge with Leishmania (Leishmania) chagasi in beagle dogs vaccinated with recombinant A2 protein. Vaccine. 2008;26(46):5888-95.
22. Novak W. Predicting the "unpredictable" vaccine reactions. In: Proceedings of the North American Veterinary Conference. Orlando; 2007. p. 13-7.
23. Shroeder JP, Bordt DW, Mitchell FE. Studies of canine distemper immunization of puppies in a canine distemper-contaminated environment. Vet Med Small Anim Clin. 1967;62(8):782-7.
24. Larson LJ, Newbury S, Schultz RD. Canine and feline vaccinations and immunology. In: Miller L, Hurley KF, editors. Infectious disease management in animal shelters. Iowa: Wiley-Blackwell; 2009. p. 61-82.
25. Carmichael LE. Canine viral vaccines at a turning point-a personal perspective. In: Schultz RD, editor. Advances in veterinary medicine 41: veterinary vaccines and diagnostics. San Diego: Academic Press; 1999. p. 289-307.
26. Appel MJ. Forty years of canine vaccination. In: Schultz RD, editor. Advances in veterinary medicine 41: veterinary vaccines and diagnostics. San Diego: Academic Press; 1999. p. 309-24.
27. Schultz R, Thiel B, Mukhtar E, Sharp P, Larson L. Age and long-term protective immunity in dogs and cats. J Comp Pathol. 2010;142(Suppl 1):102-8. Epub 2009 Dec 3.
28. Larson LJ, Sawchuck S, Schultz RD. Duration of vaccinal immunity in a population of clinic dogs. In: 83rd Meeting, Conference Research Workers in Animal Disease. St. Louis, MO; 2002.
29. Larson LJ, Schultz RD. Current canine parvovirus type 2 (CPV-2) vaccines provide excellent immunity to genotypes of CPV-2 (eg CPV-2, 2a, 2b, 2c). In: Conference of Research Workers in Animal Disease. Chicago, IL; 2007.
30. Schultz RD. Duration of immunity for canine and feline vaccines: a review. Vet Microbiol. 2006;117:75-9.
31. Greene CE, Appel MJ. Canine distemper. In: Greene CE, editor. Infectious diseases of the dog and cat. St Louis: Saunders Elsevier; 2006. p. 25-41.

32. Beineke A, Puff C, Seehusen F, Baumgärtner W. Pathogenesis and immunopathology of systemic and nervous canine distemper. Vet Immunol Immunopathol. 2009;127:1-18.
33. Calderon M, Remorini P, Periolo O, Iglesias M, Mattion N, La Torre J. Detection by RT-PCR and genetic characterization of canine distemper virus from vaccinated and non-vaccinated dogs in Argentina. Vet Microbiol. 2007;125(3- 4):341-9.
34. Martella V, Elia G, Buonavoglia C. Canine distemper virus. Vet Clin Small Anim. 2008;38:787-97.
35. Haig DA. Canine distemper immunization with avianised virus. Onderstepoort. J Vet Res. 1956;27:19-53.
36. Rockborn G. An attenuated strain of canine distemper virus in tissue culture. Nature. 1959;184:822.
37. Mackay IR, Rosen FS. Vaccines and vaccinations. N Engl J Med. 2001;345(14):1042-53.
38. Plotkin SA. Vaccines: past, present and future. Nat Med Suppl. 2005;11(4):5-11.
39. Szmuncss W, Stevens CE, Zang EA, Harley EJ, Kellner A. A controlled clinical trial of the efficacy of the hepatitis B vaccine (Heptavax B): a final report. Hepatology. 1981;1:377-85.
40. Plotkin SA. Six revolutions in vaccinology. Pediatr Infect Dis J. 2005;24(1):1-9.
41. Pardo MC, Bauman JE, Mackowiak M. Protection of dogs against canine distemper by vaccination with a canarypox virus recombinant expressing canine distemper virus fusion and hemagglutinin glycoproteins. Am J Vet Res. 1997;58:833-6.
42. Taylor J, Meignier B, Tartaglia J, Languet B, Vanderhoeven J, Franchini G *et al.* Biological and immunogenic properties on a canarypox-rabies recombinant, ALVAC-RG (vCP65) in non-avian species. Vaccine. 1995;13(6):539-49.
43. Winters WD. Time dependent decreases of maternal canine virus antibodies in newborn pups. The Veterinary Record. 1981;108(14):295-9.
44. McCaw DL, Hoskins JD. Canine viral enteritis. In: Greene CE, editor. Infectious diseases of the dog and cat. St Louis: Saunders Elsevier; 2006. p. 63-73.
45. Calderón MG, Romanutti C, D' Antuono A, Keller L, Mattion N, La Torre J. Evolution of canine parvovirus in Argentina between years 2003 and 2010: CPV2c has become the predominant variant affecting the domestic dog population. Virus Res. 2011;157(1):106-10.
46. Hong C, Decaro N, Desario C, Tanner P, Pardo MC, Sanchez S *et al.* Occurrence of canine parvovirus type 2c in the United States. J Vet Diagn Invest. 2007;19(5):535-9.
47. Pereira CA, Leal ES, Durigon EL. Selective regimen shift and demographic growth increase associated with the emergence of high-fitness variants of canine parvovirus. Infect Genet Evol. 2007;7(3):399-409.
48. Pereira CA, Monezi TA, Mehnert DU, D'Angelo M, Durigon EL. Molecular characterization of canine parvovirus in Brazil by polymerase chain reaction assay. Vet Microbiol. 2000;75(2):127-33.
49. Martella V, Cavalli A, Pratelli A, Bozzo G, Camero M, Buonavoglia D *et al.* A canine parvovirus mutant is spreading in Italy. J Clin Microbiol. 2004;42(3):1333-6.
50. Costa AP, Leite JP, Labarthe NV, Garcia RC. Genomic typing of canine parvovirus circulating in the State of Rio de Janeiro, Brazil, from 1995 to 2001 using polymerase chain reaction assay. Vet Res Commun. 2005;29(8):735-43.
51. Gallo Calderón M, Wilda M, Boado L, Keller L, Malirat V, Iglesias M *et al.* Study of canine parvovirus evolution: comparative analysis of full-length VP2 gene sequences from Argentina and international field strains. Virus Genes. 2012;44(1):32-9.
52. Decaro N, Buonavoglia, C. Canine parvovirus-A review of epidemiological and diagnostic aspects, with emphasis on type 2c. Vet Microbiol. 2012;155(1):1-12.
53. Spibey N, Greenwood NM, Sutton D, Chalmers WS, Tarpey I. Canine parvovirus type 2 vaccine protects against virulent challenge with type 2c virus. Vet Microbiol. 2008;128(1-2):48-55.
54. Elia G, Cavalli A, Cirone F, Lorusso E, Camero M, Buonavoglia D *et al.* Antibody levels and protection to canine parvovirus type 2. J Vet Med B Infect Dis Vet Public Health. 2005;52(7-8):320-2.
55. Pollock RVH, Carmichael LE. Maternally derived immunity to canine parvovirus infection: transfer, decline, and interference with vaccination. J Am Vet Med Assoc. 1982;180:37-42.
56. Gooding GE, Robinson WF. Maternal antibody, vaccination and reproductive failure in dogs with parvovirus infection. Aust Vet J. 1982;59(6):170-4.
57. Carmichael LE, Joubert JC, Pollock RV. A modified live canine parvovirus vaccine. II. Immune response. Cornell Vet. 1983;73(1):13-29.
58. Larson LJ, Schultz RD. Do two current canine parvovirus type 2 and 2b vaccines provide protection against the new type 2c variant? Vet Ther. 2008;9(2):94-101.
59. Greene CE. Infectious canine hepatitis and canine acidophil cell hepatitis. In: Greene CE, editor. Infectious diseases of the dog and cat. St. Louis: Saunders Elsevier; 2006. p. 41-7.
60. Davis-Wurzler GM. Current vaccination strategies in puppies and kittens. The veterinary clinics of North America. Small Animal Practice. 2006;36(3):607-40, vii.
61. Benetka V, Weissenböck H, Kudielka I, Pallan C, Rothmüller G, Möstl K. Canine adenovirus type 2 infection in four puppies with neurological signs. The Veterinary Record. 2006;158(3):91-4.
62. Rodriguez-Tovar LE, Ramírez-Romero R, Valdez-Nava Y, Nevárez-Garza AM, Zárate-Ramos JJ, López A. Combined distemper-adenoviral pneumonia in a dog. The Canadian Veterinary Journal. La Revue Vétérinaire Canadienne. 2007;48(6):632-4.
63. Phillips TR, Jensen JL, Rubino MJ, Yang WC, Schultz RD. Effects of vaccines on the canine immune system. Canadian Journal of Veterinary Research. Revue Canadienne de Recherche Vétérinaire. 1989;53(2):154-60.
64. Sykes JE, Hartmann K, Lunn KF, Moore GE, Stoddard RA, Goldstein RE. 2010 ACVIM small animal consensus statement on leptospirosis: diagnosis, epidemiology, treatment, and prevention. J Vet Intern Med. 2011;25:1-13.
65. Goldstein R. Canine leptospirosis. Vet Clin North Am Small Anim Pract. 2010;40(6):1091-101.
66. Greene CE, Sykes JE, Brown CA, Hartmann K. Leptospirosis. In: Greene CE, editor. Infectious diseases of the dog and cat. St Louis: Saunders Elsevier; 2006. p. 402-17.
67. Ortega-Pacheco A, Colina-Flores R, Gutiérrez-Blanco E, Jiménez-Coello M. Frequency and type of renal lesions in dogs naturally infected with leptospira species. Ann N Y Acad Sci. 2008;1149:270-4.
68. Campbell R. Canine leptospirosis. Aust Vet J. 2007;85(5):168.
69. Mello L, Manhoso F. Aspectos epidemiológicos da leptospirose canina no Brasil. UNIMAR Ciências. 2007;16(1-2):27-32.
70. Gonçalez C, Paes A, Langoni H, da Silva R, Greca H, Camossi L *et al.* Anticorpos para *Leptospira* spp, *Toxoplasma gondii* e *Neospora caninum* em cães errantes albergados em canil privado. Arq Bras Med Vet Zootec. 2010;62(4):1011-4.
71. Mascolli R, Pinheiro S, Vasconcellos S, Ferreira F, Morais Z, Pinto C *et al.* Inquérito sorológico para leptospirose em cães do município de Santana de Parnaíba, São Paulo, utilizando a campanha de vacinação antirrábica do ano de 1999. Arq Inst Biol. 2002;69(2):25-32.
72. Silva WB, Simões LB, Lopes ALS, Padovani CR, Langoni H, Modolo JR. Avaliação de fatores de risco de cães sororreagentes à *Leptospira* spp. e sua distribuição espacial, em área territorial urbana. Braz J Vet Res Anim Sci. 2006;43:783-92.
73. Corrêa S, Vasconcellos A, Morais Z, Teixeira A, Dias R, Guimarães M *et al.* Epidemiologia da leptospirose em animais silvestres na Fundação Parque Zoológico de São Paulo. Braz J Vet Res Anim Sci. 2004;41(3):189-93.
74. Aguiar DM, Cavalcante GT, Marvulo MFV, Silva JCR, Pinter A, Vasconcellos AS *et al.* Fatores de risco associados à ocorrência de anticorpos anti-*Leptospira* spp. em cães do município de Monte Negro, Rondônia, Amazônia Ocidental brasileira. Arq Bras Med Vet Zootec. 2007;1:70-6.
75. Pimentel J, Gennari S, Dubey J, Marvulo M, Vasconcellos A, Morais Z *et al.* Inquérito sorológico para toxoplasmose e leptospirose em mamíferos selvagens neotropicais do Zoológico de Aracaju, Sergipe. Pesq Vet Bras. 2009;29(12):1009-14.
76. Blazius RD, Romão PRT, Blazius E, da Silva OS. Ocorrência de cães errantes soropositivos para *Leptospira* spp. na cidade de Itapema, Santa Catarina, Brasil. Cad Saúde Pública. 2005;21(6):1952-6.
77. Magalhães D, Silva J, Moreira E, Wilke V, Nunes A, Haddad J *et al.* Perfil dos cães sororreagentes para aglutininas anti-*Leptospira interrogans* em Belo Horizonte, Minas Gerais, 2001/2002. Arq Bras Med Vet Zootec. 2007;59(5):1326-9.
78. Castro J, Salaberry S, Souza M, Lima-Ribeiro A. Sorovares de *Leptospira* spp. predominantes em exames sorológicos de caninos e humanos no município de Uberlândia, Estado de Minas Gerais. Rev Soc Bras Med Trop. 2011;44(2):217-22.
79. Minke J, Bey R, Tronel J, Latour S, Colombet G, Yvorel J *et al.* Onset and duration of protective immunity against clinical disease and renal carriage in dogs provided by a bi-valent inactivated leptospirosis vaccine. Vet Microbiol. 2009;137(1-2):137-45.
80. Klaasen H, Molkenboer M, Vrijenhoek M, Kaashoek M. Duration of immunity in dogs vaccinated against leptospirosis with a bivalent inactivated vaccine. Vet Microbiol. 2003;95(1-2):121-32.
81. Greene CE, Rupprecht CE. Rabies and other lyssavirus infections. In: Greene CE, editor. Infectious diseases of the dog and cat. St. Louis: Saunders Elsevier; 2006. p. 167-83.
82. Kennedy LJ, Lunt M, Barnes A, McElhinney L, Fooks AR, Baxter DN *et al.* Factors influencing the antibody response of dogs vaccinated against rabies. Vaccine. 2007;25(51):8500-7.

83. Ford R. Canine infectious tracheobronchitis. In: Greene CE, editor. Infectious diseases of the dog and cat. St. Louis: Saunders Elsevier; 2006. p. 54-61.
84. Dye C. The logic of visceral leishmaniasis control. The American Journal of Tropical Medicine and Hygiene. 1996;55(2):125-30.
85. Palatnik-de-Sousa CB. Vaccines for leishmaniasis in the fore coming 25 years. Vaccine. 2008;26(14):1709-24.
86. Khalil EA, El Hassan AM, Zijlstra EE, Mukhtar MM, Ghalib HW, Musa B *et al.* Autoclaved Leishmania major vaccine for prevention of visceral leishmaniasis: a randomised, double-blind, BCG-controlled trial in Sudan. Lancet. 2000;356(9241):1565-9.
87. Palatnik-de-Sousa CB, Barbosa AF, Oliveira SM, Nico D, Bernardo RR, Santos WR *et al.* FML vaccine against canine visceral leishmaniasis: from second-generation to synthetic vaccine. Expert Review of Vaccines. 2008;7(6):833-51.
88. Mayrink W, Botelho ACC, Magalhães PA, Batista SM, Lima ADEO, Gennaro O *et al.* Immunotherapy, immunochemotherapy and chemotherapy for American cutaneous leishmaniasis treatment. Revista Soc Bras Med Trop. 2006;39(1):14-21.
89. Giunchetti RC, Corrêa-Oliveira R, Martins-Filho OA, Teixeira-Carvalho A, Roatt BM, de Oliveira Aguiar-Soares RD *et al.* A killed Leishmania vaccine with sand fly saliva extract and saponin adjuvant displays immunogenicity in dogs. Vaccine. 2008;26(5):623-38.
90. Lemesre JL, Holzmuller P, Gonçalves RB, Bourdoiseau G, Hugnet C, Cavaleyra M *et al.* Long-lasting protection against canine visceral leishmaniasis using the LiESAp-MDP vaccine in endemic areas of France: double-blind randomised efficacy field trial. Vaccine. 2007;25(21):4223-34.
91. Borja-Cabrera GP, Correia Pontes NN, da Silva VO, Paraguai de Souza E, Santos WR, Gomes EM *et al.* Long-lasting protection against canine kala-azar using the FML-QuilA saponin vaccine in an endemic area of Brazil (São Gonçalo do Amarante, RN). Vaccine. 2002;20(27-28):3277-84.
92. Borja-Cabrera GP, Santos FN, Bauer FS, Parra LE, Menz I, Morgado AA *et al.* Immunogenicity assay of the Leishmune vaccine against canine visceral leishmaniasis in Brazil. Vaccine. 2008;26(39):4991-7.
93. Parra LE, Borja-Cabrera GP, Santos FN, Souza LOP, Palatnik-de-Sousa CB, Menz I. Safety trial using the Leishmune vaccine against canine visceral leishmaniasis in Brazil. Vaccine. 2007;25(12):2180-6.
94. da Silva VO, Borja-Cabrera GP, Correia Pontes NN, de Souza EP, Luz KG, Palatnik M *et al.* A phase III trial of efficacy of the FML-vaccine against canine kala-azar in an endemic area of Brazil (São Gonçalo do Amaranto, RN). Vaccine. 2000;19(9-10):1082-92.
95. de Oliveira Mendes C, Paraguai de Souza E, Borja-Cabrera GP, Maria Melo Batista L, Aparecida dos Santos M, Ellner Parra L *et al.* IgG1/IgG2 antibody dichotomy in sera of vaccinated or naturally infected dogs with visceral leishmaniosis. Vaccine. 2003;21(19-20):2589-97.
96. Solano-Gallego L, Riera C, Roura X, Iniesta L, Gallego M, Valladares JE *et al.* Leishmania infantum-specific IgG, IgG1 and IgG2 antibody responses in healthy and ill dogs from endemic areas. Evolution in the course of infection and after treatment. Vet Parasitol. 2001;96(4):265-76.
97. Dantas-Torres F. Leishmania infantum *versus* Leishmania chagasi: do not forget the law of priority. Mem Inst Oswaldo Cruz. 2006;101(1):117-8.
98. Shaw JJ. Further thoughts on the use of the name Leishmania (Leishmania) infantum chagasi for the aetiological agent of American visceral leishmaniasis. Memórias do Instituto Oswaldo Cruz. 2006;101(5):577-9.
99. Palatnik-de-Sousa CB, Silva-Antunes I, Morgado AA, Menz I, Palatnik M, Lavor C. Decrease of the incidence of human and canine visceral leishmaniasis after dog vaccination with Leishmune in Brazilian endemic areas. Vaccine. 2009;27(27):3505-12.
100. Araújo MS, Andrade RA, Sathler-Avelar R, Teixeira-Carvalho A, Andrade MC, Vianna LR *et al.* T-cell-derived cytokines, nitric oxide production by peripheral blood monocytes and seric anti-Leishmania (Leishmania) chagasi IgG subclass patterns following immunization against canine visceral leishmaniasis using Leishvaccine and Leishmune. Vaccine. 2009;27(7):1008-17.
101. Araújo MS, de Andrade RA, Vianna LR, Mayrink W, Reis AB, Sathler-Avelar R *et al.* Despite Leishvaccine and Leishmune trigger distinct immune profiles, their ability to activate phagocytes and CD8+ T-cells support their high-quality immunogenic potential against canine visceral leishmaniasis. Vaccine. 2008;26(18):2211-24.
102. Reis AB, Teixeira-Carvalho A, Giunchetti RC, Guerra LL, Carvalho MG, Mayrink W *et al.* Phenotypic features of circulating leucocytes as immunological markers for clinical status and bone marrow parasite density in dogs naturally infected by Leishmania chagasi. Clinical and Experimental Immunology. 2006;146(2):303-11.
103. Ferrer L, Aisa MJ, Roura X, Portús M. Serological diagnosis and treatment of canine leishmaniasis. The Veterinary Record. 1995;136(20):514-6.
104. Solano-Gallego L, Koutinas A, Miró G, Cardoso L, Pennisi MG, Ferrer L *et al.* Directions for the diagnosis, clinical staging, treatment and prevention of canine leishmaniosis. Vet Parasitol. 2009;165(1-2):1-18.
105. Saraiva EM, de Figueiredo Barbosa A, Santos FN, Borja-Cabrera GP, Nico D, Souza LOP *et al.* The FML-vaccine (Leishmune) against canine visceral leishmaniasis: a transmission blocking vaccine. Vaccine. 2006;24(13):2423-31.
106. Nogueira FS, Moreira MAB, Borja-Cabrera GP, Santos FN, Menz I, Parra LE *et al.* Leishmune vaccine blocks the transmission of canine visceral leishmaniasis: absence of Leishmania parasites in blood, skin and lymph nodes of vaccinated exposed dogs. Vaccine. 2005;23(40):4805-10.
107. de Amorim IFG, Freitas E, Alves CF, Tafuri WL, Melo MN, Michalick MSM *et al.* Humoral immunological profile and parasitological statuses of Leishmune vaccinated and visceral leishmaniasis infected dogs from an endemic area. Veterinary Parasitology. 2010;173(1-2):55-63.
108. Nunes CM, Lima VMF, Paula HB, Perri SHV, Andrade AM, Dias FEF *et al.* Dog culling and replacement in an area endemic for visceral leishmaniasis in Brazil. Veterinary Parasitology. 2008;153(1-2):19-23.
109. Dantas-Torres F, Brandão-Filho SP. Visceral leishmaniasis in Brazil: revisiting paradigms of epidemiology and control. Rev Inst Med Trop Sao Paulo. 2006;48(3):151-6.
110. Baneth G. Leishmaniasis. In: Greene CE, editor. Infectious diseases of the dog and cat. St Louis: Saunders Elsevier; 2006. p. 685-95.

29 Imunização em Felinos

Mitika Kuribayashi Hagiwara, Aline Santana da Hora

Introdução

A vacinação pode proporcionar uma resposta imune aos felinos, análoga à que se segue à infecção natural, e é o método mais eficaz, com à melhor relação custo-benefício para o controle das principais doenças infecciosas.[1,2] A vacinação traz vantagens não somente para os indivíduos vacinados, mas também para a parte não vacinada da população. Essa última é indiretamente protegida, porque as oportunidades de transmissão do agente infeccioso são reduzidas. O conceito de "imunidade populacional" em humanos e "imunidade de rebanho" nos animais de produção também é aplicável aos animais de companhia, principalmente em abrigos ou em locais onde exista alta concentração de animais[3,4] A imunidade coletiva minimiza a probabilidade de surtos epizoóticos de uma doença altamente infecciosa.[4]

A vacinação contra panleucopenia felina, rinotraqueíte infecciosa e calicivirose felina reduziu consideravelmente a morbidade e a mortalidade por essas doenças.[5] Atualmente surtos de panleucopenia ou de calicivirose são vistos esporadicamente em abrigos ou em gatis com inúmeros residentes e alta taxa de rotatividade, pois, nesses casos, a imunidade não atinge o patamar necessário para a manutenção da imunidade coletiva. A prevalência da infecção pelo vírus da leucemia felina (FeLV) foi reduzida drasticamente na Europa e nos EUA nas últimas duas décadas, baseando-se na identificação e no isolamento dos felinos infectados e na proteção dos suscetíveis por meio de imunização ativa.[6]

Para delinear, recomendar e executar um plano efetivo de vacinação para os felinos é importante conhecer as principais doenças infecciosas que acometem a espécie, a duração da proteção conferida ao neonato pelo colostro materno e a qualidade da imunidade resultante da vacinação. É também desejável conhecer a eficácia e a segurança das vacinas disponíveis e o grau de risco ao qual está exposto o felino ou o grupo de felinos, em função do estilo de vida e do ambiente em que vivem.[7] Os filhotes de menos de 16 semanas de idade são, em geral, mais suscetíveis à infecção quando comparados aos adultos e tipicamente desenvolvem doenças mais graves. Assim, eles constituem-se na principal população-alvo para a vacinação.

Imunidade passiva e duração da imunidade derivada da mãe

A imunidade passiva derivada da mãe (IDM) propicia proteção precoce contra as doenças infecciosas, sem a qual os neonatos podem sucumbir quando expostos ao risco da infecção. Nos cães e gatos, a placentação é do tipo endoteliocorial, permitindo apenas a transferência mínima de imunoglobulinas (Ig) da mãe para os fetos durante a gestação.[7] No momento do parto, os gatinhos nascem com mínimas concentrações sanguíneas de IgG e pouquíssima ou nenhuma IgA. A transferência de Ig ocorre por meio do colostro, rico em IgG e IgA. A concentração colostral de IgG é cerca de 4,5 vezes maior que a concentração sérica; a IgA está presente em concentração muito menor. A imunidade transferida aos filhotes estará na dependência da concentração de Ig no colostro, da quantidade de colostro ingerido e do momento após o nascimento em que o neonato ingere o colostro. São esperados diferentes graus de variação na ingestão de Ig entre os membros da mesma ninhada e entre diferentes ninhadas de uma mesma gata.[8]

A absorção de Ig no intestino ocorre nas primeiras 24 h após o nascimento.[7] O pico de concentração sérica no filhote ocorre 24 a 48 h após o nascimento, porém quantidades mínimas de IgG são ainda absorvidas durante o período de aleitamento.[8] As Ig transferidas da mãe têm meia-vida de aproximadamente 4,4 dias e se tornam indetectáveis em alguns gatinhos ao redor de 4 a 5 semanas, com variação de 4 a 14 semanas.[8] A produção endógena de IgG inicia-se aproximadamente com 5 a 6 semanas de idade.

Os anticorpos transferidos da gata constituem-se em um desafio para a vacinação dos filhotes. Os gatinhos que receberam colostro apresentam um período de suscetibilidade à infecção natural entre 4 e 14 semanas, no qual os anticorpos derivados da mãe são reduzidos a níveis não protetores contra as infecções naturais, porém em concentrações suficientes para interferir na vacinação e na resposta dos filhotes a antígenos estranhos (Figura 29.1). É difícil predizer quando essa janela de suscetibilidade ocorre e qual o momento mais oportuno para a vacinação, já que existem diferenças individuais entre os membros da mesma ninhada, complicando o procedimento vacinal nos filhotes felinos.

As diretrizes para a vacinação devem levar em consideração a interferência da IDM, que se constitui na causa mais comum da falha na resposta vacinal na série primária de imunização, sendo o motivo pelo qual há a necessidade de uma série de vacinações em gatinhos com menos de 12 semanas de idade.

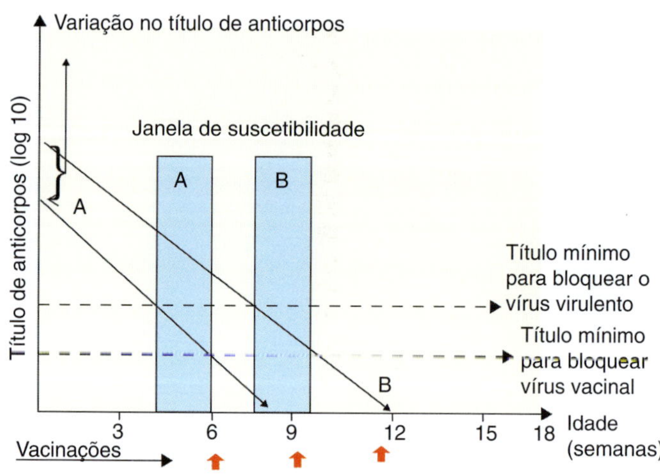

Figura 29.1 Eliminação de anticorpos maternos no neonato e vacinação. Durante um período crítico (janela de suscetibilidade), os anticorpos presentes poderão bloquear uma vacina de vírus atenuado, mas poderão falhar em proteger contra a infecção com o vírus virulento.[2] (Adaptada de Greene e Schultz, 2006.)

Conceito de vacinas essenciais, opcionais e não recomendadas

Segurança e eficácia são características essenciais e inerentes às vacinas. Entretanto, as vacinas não estão isentas de eventuais efeitos indesejáveis e o procedimento vacinal não é absolutamente inócuo. O crescente aumento dos casos de fibrossarcoma nos felinos na década de 1990 e a possível associação à aplicação de vacinas, principalmente aquelas com adjuvantes,[9] levantaram uma série de discussões quanto à segurança das vacinas felinas e à duração e à extensão da proteção propiciada por certas vacinas. Outro aspecto amplamente debatido foi a questão do excesso de vacinações a que estavam sendo submetidos os gatos, o que levava à necessidade de diminuir a sobrecarga vacinal com o objetivo de minimizar o potencial de reações adversas aos produtos vacinais.[4] O uso de vacinas polivalentes contendo outros antígenos além do vírus da panleucopenia, herpes-vírus felino-1 e calicivírus foi desencorajado baseando-se nas evidências de que, quanto maior o número de antígenos em uma vacina, maior a probabilidade de eventos adversos associados.[10,11]

Ao longo dos últimos dez anos, vários relatórios elaborados por grupos de estudos das entidades de classe veterinárias, especificamente designados para análise minuciosa dos diversos aspectos relacionados com a vacinação dos felinos, foram disponibilizados aos profissionais veterinários.[4,5,9,12,13] A partir desses estudos, foram elaboradas as "Diretrizes para a vacinação dos felinos", com base na análise racional das necessidades vacinais para cada animal de estimação e das características das vacinas existentes. As vacinas foram categorizadas em essenciais (*core*), opcionais (*non-core*) e não recomendadas.

- Vacinas essenciais ou recomendadas (*core vaccines*): recomendadas para todos os felinos, necessárias para a proteção contra infecções graves amplamente disseminadas na natureza, as quais, na ausência da imunidade, principalmente nos filhotes, colocam os animais sob risco significativo de doença ou morte. As vacinas contra panleucopenia felina (FPV), rinotraqueíte infecciosa (herpes-vírus felino – FHV) e calicivirose felina (FCV) são consideradas essenciais aos felinos. Nesse grupo também está incluída a vacina antirrábica em determinadas regiões onde é mandatória a vacinação contra a raiva, de acordo com a legislação sanitária local
- Vacinas opcionais (*non-core vaccines*): vacinas produzidas contra doenças mais benignas ou de ocorrência apenas em alguns grupos de felinos, não havendo, desse modo, a necessidade de vacinação de todos os gatos. Os riscos para essas doenças são determinados pela localização geográfica da população ou pelo estilo de vida do animal. A indicação para o uso dessas vacinas está na dependência do veterinário, levando em consideração os riscos de exposição, o estilo de vida e a faixa etária. São as vacinas felinas contra *Chlamydophila felis*, *Bordetella bronchiseptica* e leucemia viral felina (FeLV)
- Vacinas não recomendadas (*not recommended*): vacinas que não necessitam ser incluídas no programa de vacinação de rotina, mas que podem ser usadas em circunstâncias muito especiais. São vacinas produzidas contra doenças de pouco significado clínico ou cuja eficácia não é reconhecida. Os benefícios advindos de seu uso também são duvidosos. São as vacinas contra a imunodeficiência felina e as atualmente em desuso ou não comercializadas (vacina contra a peritonite infecciosa felina e a contra a giardíase).

A categorização desses produtos baseou-se em evidências científicas disponíveis e experiências profissionais dos participantes dos grupos de estudo, mas foi o passo inicial para introduzir o conceito de que uma vigilância sanitária efetiva para os animais de companhia em escala global poderia fornecer uma base mais definitiva para a recomendação do uso das vacinas.

Duração da imunidade pós-vacinal

O grau e a duração da imunidade (DI) pós-vacinal estão na dependência de conteúdo antigênico da vacina, tipo de vacina (organismos vivos atenuados ou inativados), via de administração e da variação individual da resposta imune. A duração da imunidade é importante, já que dela depende a periodicidade das revacinações para manter o animal livre do risco de infecção e doença.[2]

Em geral, a imunidade após a vacinação com vacina viva modificada (VVM) desenvolve-se mais precocemente, apresenta maior eficácia e DI longa, muitas vezes por toda a vida. Já a imunidade adaptativa para as vacinas contendo bactérias, fungos ou parasitas desenvolve-se mais lentamente e a DI é geralmente muito mais curta, comparada com as vacinas de vírus.[14] As vacinas contendo vírus inativado induzem DI mais curta, comparada com as VVM, portanto necessitam da adição de adjuvantes e são necessárias pelo menos duas a três doses na primoimunização.[2] Adicionalmente, as vacinas inativadas estão associadas a maior risco de desenvolvimento de reações pós-vacinais adversas.[10]

A especificação da DI pós-vacinal é um requerimento legal na Europa, devendo constar dos rótulos das vacinas.[15] Em geral, considerou-se a DI mínima[15] para comprovar a eficácia da vacina, devido ao alto custo da manutenção de animais vacinados em condições experimentais de isolamento por anos após a imunização, para serem posteriormente submetidos ao desafio. Já nos EUA, a DI da maioria das vacinas comercializadas[2] não é conhecida, porque a maioria dos testes de desafio foi efetuada 2 a 4 semanas após a última dose da vacina na série primária de imunização. Na ausência de testes de desafio, o desenvolvimento de imunidade humoral e a persistência de títulos de anticorpos por, pelo menos, 1 ano foram considerados indicadores da eficácia e, portanto, da DI.[1] A recomendação para vacinação anual dos animais adultos foi estabelecida no final da década de 1960 e considerada adequada para as circunstâncias existentes naquela ocasião, em que não se conhecia especificamente a DI pós-vacinal. Assumiu-se que a vacinação anual não seria prejudicial e forneceria um meio para um programa periódico de prevenção de doenças.

A DI propiciada por algumas vacinas, no entanto, é maior que 1 ano, excedendo o intervalo de revacinação anual proposto, conforme observado em vários estudos nos quais os títulos de anticorpos permaneciam elevados muitos anos após a vacinação.[9,12] Evidências de que a imunidade pós-vacinal era muito mais prolongada foram dadas pela persistência de anticorpos em muitos gatos imunizados[14] e confirmadas em vários ensaios experimentais laboratoriais ou de desafio. Em um teste de desafio, observou-se que 7 anos e meio após a imunização com a vacina contendo FPV, FHV e FCV e mantidos em isolamento, 99% dos gatos resistiram ao teste de desafio com FPV e 75% ao teste de desafio com FHV ou FCV.[16] Em outro ensaio, a DI mínima de 4 anos para as vacinas essenciais foi também demonstrada por meio da titulação de anticorpos.[17] Mais recentemente, gatinhos soronegativos foram vacinados com 8 e 12 semanas de idade, mantidos isolados e submetidos ao desafio 3 anos depois. Apenas sintomas respiratórios discretos foram observados quando desafiados com FHV, porém o desafio com FCV e FPV não resultou no desenvolvimento de qualquer manifestação clínica.[18] Todas as evidências mostram que o intervalo de 3 anos para a aplicação das vacinas essenciais oferece proteção adequada idêntica à que seria obtida pela revacinação anual.[3,14]

Em relação a vacinas opcionais, a DI é menor, sugerindo a necessidade de revacinações anuais ou, ainda, mais frequentes, se a manutenção da imunidade pós-vacinal for extremamente necessária. Em geral, a DI propiciada por vacinas virais, VVM e vacinas que previnem as doenças sistêmicas é maior que a das vacinas bacterianas, vacinas inativadas e vacinas contra as doenças de mucosas.[1] Diferentes fatores podem interferir na DI, como resposta imune eliciada pelo patógeno e pela vacina, fatores do hospedeiro como a idade e a persistência da IDM e nível de exposição ao patógeno.[19]

As decisões sobre a seleção e o uso das vacinas devem levar em consideração a incidência e a gravidade da doença, a eficácia (incluindo a DI) e a segurança da vacina, além das condições de saúde e estilo de vida de um animal em particular.

Reações vacinais adversas

Os eventos vacinais adversos são definidos como eventos de qualquer natureza associados à administração de um produto vacinal.[3] Reações locais no ponto de inoculação da vacina, toxicidade, reações inespecíficas, reações de hipersensibilidade como urticária, reações alérgicas, choque anafilático ou, mesmo, a ausência de proteção podem ser considerados eventos adversos e, como tal, devem ser registrados e relatados.

Cada produto biológico ou fármaco deve ter na retaguarda um sistema de farmacovigilância e um canal de comunicação aberto com os respectivos produtores para a identificação dos eventos adversos associados ao uso desses produtos. Apesar de todos os cuidados na produção das vacinas atendendo as exigências regulatórias de segurança, eficácia, potência e pureza de um produto vacinal, ainda existe o potencial de ocorrência de eventos adversos.[2] Tais ocorrências são raras, da ordem de 50,6 eventos/10.000 gatos vacinados,[10,20,21] e estão mais frequentemente associadas à idade dos animais (mais jovens), ao uso de múltiplos antígenos e a vacinações mais frequentes.

Dentre as reações adversas, a que tem recebido maior atenção é o sarcoma associado ao sítio de injeção nos felinos (SASIF).[22] Inicialmente, o surgimento do sarcoma foi associado à aplicação das vacinas antirrábicas e da vacina contra a leucemia felina, ambas contendo antígenos mortos e adjuvantes.[10] Houve incidência crescente de fibrossarcoma na região interescapular, correspondendo ao local da injeção vacinal a partir da década de 1990, coincidindo com a obrigatoriedade do uso de vacinas antirrábicas inativadas em substituição às vacinas vivas atenuadas e à crescente conscientização da necessidade da vacinação de felinos contra a leucemia felina. Existem evidências de que, além das vacinas, as repetidas irritações em determinado ponto resultam em processo inflamatório crônico que, na dependência da predisposição e da suscetibilidade do animal, resultam no desenvolvimento de fibrossarcoma.[23] Certos agentes de deposição, como as penicilinas de ação prolongada ou corticoides, também podem estar envolvidos.[24]

Ao longo dos últimos 20 anos, tornou-se evidente que, entre outras causas, o gatilho para o desenvolvimento do SALIF é o adjuvante contido nas vacinas inativadas.[5,25] Os adjuvantes incorporados nas vacinas antirrábicas e da leucemia felina são considerados responsáveis pelo desenvolvimento dos sarcomas pós-vacinais.[11] O processo inflamatório residual no local da aplicação da vacina é muito mais intenso e de longa duração nas vacinas com adjuvantes do que nas vacinas sem adjuvantes.[26] Limitar o número de vacinas aplicadas concomitantemente, selecionar diferentes locais para aplicação das vacinas e aumentar o intervalo entre as vacinas são algumas das possíveis medidas para minimizar o surgimento das reações adversas, principalmente do sarcoma felino associado ao local de aplicação das vacinas.[5,11]

Principais doenças infecciosas dos felinos

Panleucopenia felina

A panleucopenia é causada por um parvovírus (FPV), genética, estrutural e antigenicamente relacionado com o vírus da parvovirose canina tipo 2 (CPV-2). O vírus foi isolado e caracterizado como agente etiológico da panleucopenia felina muito antes do surgimento do CPV-2. As variantes do parvovírus canino CPV-2a, CPV-2b e CPV-2c circulam entre os cães e são capazes de infectar os gatos.[27] O FPV é estável, sobrevivendo no meio ambiente por longo tempo (um ano) em material orgânico. O vírus está amplamente disseminado na natureza e é capaz de infectar todos os membros da família Felidae. Atualmente a doença ocorre, principalmente, entre os filhotes não vacinados, mantidos em abrigos ou colônias de gatos. Os adultos são mais resistentes à infecção. A imunização ativa é eficaz em promover imunidade protetora de longa duração, sendo considerada primordial para a redução da incidência da doença.[28]

Imunidade passiva adquirida via colostro

A meia-vida dos anticorpos derivados da mãe é de cerca de 10 dias. Na maioria dos gatos, a proteção conferida pelos anticorpos maternos persiste até 6 a 8 semanas de idade[29] e, em algumas circunstâncias especiais, pode persistir até 14 semanas de idade.[28] Gatas que vivem em ambientes de alto risco ou aquelas que sobreviveram à panleucopenia apresentam alto título de anticorpos, consequentemente a IDM nos filhotes deve ser mais prolongada. Assim, a última dose da vacina na primoimunização deve ser aplicada com 16 semanas de idade ou mais. Por analogia com o parvovírus canino, há uma janela imunológica ao redor de 8 a 12 semanas de idade, quando o nível de anticorpos é baixo, não protegendo contra a infecção natural, mas alto o suficiente para interferir na vacinação.[29]

Imunização ativa

As vacinas inativadas e as VVM conferem proteção adequada contra a infecção natural. Na ausência de anticorpos maternos, uma dose da vacina atenuada é suficiente para promover a formação de anticorpos protetores, e a imunidade desenvolvida após a vacina é de longa duração, semelhantemente à produzida em cães com a vacina atenuada de parvovírus canino.[30] A proteção conferida por vacinas vivas atenuadas é rápida. Uma semana após a aplicação de VVM em gatinhos *specific pathogen free* (SPF) com 8 a 9 semanas de idade, os felinos vacinados resistiram ao desafio, confirmando o desenvolvimento da imunidade precocemente, 7 dias após a vacinação.[31]

Nos filhotes que receberam colostro, a vacinação deve ser iniciada com 8 a 9 semanas de idade, com a segunda dose ministrada 3 a 4 semanas depois (com, no mínimo, 12 semanas de idade). Em circunstâncias em que a IDM pode ter persistido além de 12 semanas, deve ser considerada a possibilidade de aplicar nova dose da vacina, com 16 a 20 semanas de idade.

Gatos adultos, de estado desconhecido quanto à imunidade ao parvovírus felino, devem receber uma dose única de VVM, seguida de uma dose de reforço 12 meses depois.[27]

Normalmente, recomenda-se como reforço vacinal a revacinação anual, embora se saiba que a imunidade pós-vacinal para a panleucopenia é longa, provavelmente por toda a vida do animal. Gatos que responderam adequadamente à vacinação com FPV apresentam sólida imunidade por 7 anos (provavelmente mais longa), mesmo na ausência de reforço vacinal ou desafio natural. A alternativa racional é a revacinação dos adultos em intervalos trienais. Após o primeiro reforço vacinal, 1 ano após a vacinação primária, as vacinações subsequentes podem ser realizadas em intervalos de 3 anos ou mais, a menos que existam condições especiais.[27]

Filhotes que não receberam colostro podem ser vacinados a partir de 4 semanas de idade, com vacinas inativadas ou atenuadas. Vacinas vivas não devem ser aplicadas em filhotes com menos de 4 semanas de idade, em função do potencial risco de danos cerebelares; não devem também ser utilizadas em gatas prenhes e em gatos imunossuprimidos. Em se tratando de vacinas inativadas, uma dose adicional deve ser ministrada 3 a 4 semanas depois, independentemente da idade do animal.

Embora a maioria dos casos de panleucopenia seja causada pelo FPV, as variantes CPV-2a, CPV-2b e CPV-2c do parvovírus canino são capazes de infectar os felinos. As vacinas atuais de panleucopenia provavelmente conferem proteção contra as variantes caninas.[32]

▪ Rinotraqueíte viral felina

É uma doença do trato respiratório superior, causada por herpes-vírus felino (FHV), em associação, em geral, a FCV e bactérias. O FHV está amplamente disseminado no mundo todo, sendo conhecido até o momento apenas um sorotipo, embora a virulência possa diferir entre as diferentes cepas isoladas.[33] O vírus replica-se nas células epiteliais da conjuntiva e do trato respiratório superior e nos neurônios. A infecção neuronal resulta em infecção crônica latente. Estresse ou tratamento com corticoides pode resultar em reativação do vírus e eliminação nas secreções oronasais e oculares.[34]

A infecção crônica latente é o típico desfecho da infecção aguda por FHV, podendo ocorrer fases de reativação intermitente, principalmente em condições de estresse. A contaminação do ambiente não é a fonte primária de infecção, exceto em gatis e abrigos.[34] Gatos com infecção aguda, que apresentem eliminação viral contínua, e aqueles infectados de modo latente, que experimentem reativação da infeção com a eliminação do vírus nas secreções oronasais e oculares, constituem-se nas principais fontes de infecção.[34]

A infecção pelo FHV é extremamente contagiosa entre os filhotes e frequentemente resulta em doença clínica, envolvendo o trato respiratório superior e a conjuntiva, e, algumas vezes, em doença sistêmica grave e fatal. As manifestações clínicas mais frequentes são febre, espirros, secreção nasal, conjuntivite, queratite, tosse e dispneia. Os gatinhos mantidos com outros gatos apresentam maior probabilidade de se tornarem infectados e a doença clínica pode ser exacerbada pela aglomeração e pelo estresse. A introdução de gatinhos suscetíveis em um abrigo resulta na rápida infecção desses filhotes. Em um experimento, somente 4% dos gatinhos apresentavam eliminação viral quando introduzidos no abrigo; 1 semana depois, 52% estavam infectados.[35]

Imunidade passiva adquirida via colostro

Anticorpos derivados da mãe protegem os filhotes contra a doença nas primeiras semanas de vida, mas, em geral, o nível de proteção é baixo. A meia-vida dos anticorpos transferidos passivamente é de 18,5 dias e a duração da imunidade nos filhotes é em geral de 6 a 8 semanas.

Imunização ativa

A infecção natural por FHV não resulta em imunidade sólida. Em geral, a resposta imune protege contra a doença, mas não contra a infecção, podendo ser observados sintomas discretos após reinfecção, decorridos menos de 6 meses após a infecção inicial. A imunidade celular tem um importante papel na proteção (gatos vacinados, sem níveis de anticorpos detectáveis, não são necessariamente suscetíveis à infecção). A soroconversão correlaciona-se à proteção contra o desafio com FHV virulento.[36] Após exposição ao vírus de campo, os gatos vacinados em geral mostram resposta anamnéstica.

A vacina contra o herpes-vírus felino induz respostas humoral e celular, porém a proteção não é completa. Logo após a vacinação, pode-se esperar redução de 90% dos sintomas quando os felinos são submetidos ao desafio. Menos proteção é esperada em situações de extremo desafio e em casos de imunossupressão. A vacinação protege contra a doença, mas não contra a infecção. Entretanto, gatos vacinados apresentam excreção viral reduzida, quando infectados.[33]

Todas as vacinas comercializadas no Brasil contêm antígenos FCV, FPV e FHV vivos, com exceção de uma apresentação comercial que contém os antígenos virais inativados.

Todos os filhotes devem ser vacinados contra a rinotraqueíte. Recomenda-se a primeira dose com 8 a 9 semanas de idade; a segunda, 3 a 4 semanas depois, ao redor de 12 semanas de idade.[34] Gatos adolescentes ou adultos, de estado vacinal desconhecido, devem receber duas doses, com intervalo de 3 a 4 semanas entre elas. Com relação ao FPV, apenas uma dose é aceitável; porém, com relação ao FHV, é recomendável a aplicação de duas doses na primoimunização ou nos gatos em que o histórico vacinal seja desconhecido.

Os reforços anuais são extremamente importantes para os gatos altamente expostos ao risco ou em ambientes densamente habitados.[34] Nos felinos minimamente expostos ao risco da infecção (gatos mantidos individualmente, sem contato com outros gatos e que não tenham acesso a ambientes externos), pode ser recomendada a vacinação trienal.

Três anos após a vacinação, os gatos vacinados apresentam títulos de anticorpos contra o FPV e FCV ou apresentam resposta anamnéstica após o reforço vacinal. Entretanto, cerca de 30% da população não apresenta anticorpos detectáveis contra FHV e cerca de 20% falham em apresentar resposta anamnéstica após reforço vacinal.[17] Portanto, se o gato não recebeu reforço vacinal contra FHV por mais de 3 anos, recomenda-se a aplicação de duas doses.

Gatos que se recuperaram de um episódio de rinotraqueíte não estão protegidos contra novos episódios da doença. A revacinação também é recomendada para eles. Gatos imunocomprometidos, infectados pelo vírus da imunodeficiência dos felinos (FIV) ou pelo FeLV, porém sem manifestações clínicas da infecção, devem ser protegidos contra a rinotraqueíte. Nos casos em que houver possibilidade de impedir o gato de ter acesso externo, a vacina contra a rinotraqueíte pode ser omitida. No entanto, na impossibilidade de confinar o gato, devem-se ponderar os riscos e os benefícios da revacinação. Gatos com doença crônica estável (p. ex., doença renal crônica, hipertireoidismo) devem continuar a receber o reforço vacinal.

Devido à imunossupressão causada por corticoides, na dependência da dose e da duração do tratamento, a vacinação e o uso concomitante dessa medicação devem ser evitados.

Calicivirose

FCV é um patógeno altamente contagioso com ampla distribuição na população felina. O vírus apresenta genoma RNA de fita simples, de polaridade positiva, o que permite a rápida evolução da FCV em resposta a pressões de seleção.[37] A adaptabilidade e a variabilidade da FCV são manifestadas nos aspectos genômicos, antigênicos e clínicos. Apesar da variabilidade, existe similaridade entre os isolados para permitir sua classificação em um único genogrupo.[38] A variabilidade genética da FCV ocorre entre diferentes grupos de felinos e em um mesmo indivíduo com o decorrer do tempo. Essa evolução ocorre em sítios genômicos importantes para o reconhecimento imunológico, resultando na modificação da antigenicidade do vírus. Isso permite ao vírus a evasão das defesas do hospedeiro, facilitando a persistência da infecção.[37]

Do ponto de vista imunológico, existe considerável variabilidade antigênica entre as cepas isoladas. Apesar das diferenças antigênicas entre as cepas, aparentemente há reatividade cruzada suficiente entre elas para se considerar que todas as cepas pertençam a um único sorotipo, embora antigenicamente diversas entre si. A adaptabilidade e a variabilidade das cepas representam um desafio considerável na seleção da cepa vacinal para a produção de vacinas.

Com relação à clínica, a variabilidade das cepas é associada a uma ampla gama de manifestações clínicas, da típica ulceração oral e sintomas de comprometimento do trato respiratório superior às infecções inaparentes e claudicação. Cepas mutantes mais virulentas foram associadas à doença sistêmica virulenta (DSV).[39,40] A infecção pela FCV está também fortemente associada à estomatite crônica nos felinos.[41]

Não existem hospedeiros alternativos ou reservatórios. O vírus é eliminado predominantemente nas secreções oronasais na fase aguda da doença. Após a recuperação, muitos gatos continuam a eliminar o vírus – a maioria por mais de 30 dias e, alguns, por muitos anos. Uma pequena parcela dos gatos é resistente à infecção, provavelmente devido a fatores relacionados com o hospedeiro e à cepa do vírus. A infecção pelo calicivírus felino é amplamente disseminada nas populações felinas. A prevalência é proporcional ao número de gatos no ambiente doméstico, com prevalência mais alta em grandes grupos mantidos em estreito convívio.

Imunidade passiva adquirida via colostro

Anticorpos derivados da mãe protegem os gatinhos durante as primeiras semanas de vida e podem interferir na vacinação. Em geral, os níveis são mais altos e persistem por mais tempo quando comparados aos anticorpos anti-herpes-vírus. A meia-vida dos anticorpos colostrais verificada foi de 15 dias, com a persistência dos títulos por 10 a 14 semanas.[5] Em outro estudo, 20% dos filhotes não apresentavam anticorpos detectáveis contra uma cepa vacinal amplamente utilizada já com 6 semanas de idade.[41]

Imunização ativa

Títulos de anticorpos neutralizantes pós-vacinais são mais altos do que os de FHV e se correlacionam à proteção contra o desafio com cepa homóloga. Infecção prévia com uma cepa pode reduzir significativamente os sintomas agudos quando da exposição à cepa heteróloga e a excreção oral pode ser diminuída. Em geral, o grau de proteção heteróloga dependerá da cepa viral envolvida.

As vacinas contra a FCV promovem proteção, principalmente pela indução de anticorpos neutralizantes contra o vírus. O principal mecanismo pelo qual os vírus, como FCV, evoluem é pela mutação e pela seleção de mutantes que escapam da imunidade populacional.[37] No caso de FCV, isso cria o potencial para o desenvolvimento de cepas de campo que são resistentes às respostas imunes induzidas pela vacina, e esse potencial é grande onde uma cepa em particular (ou combinação de cepas) foi usada por longo tempo. As cepas mais comuns usadas na vacina são F9 e FC255 e, mais recentemente, G1 e 431.[37] Experimentalmente, foi comprovada a eficácia de uma vacina contendo duas cepas de FCV (linhagem associada à doença respiratória tradicional e cepa CV-DVS) na proteção contra a doença viral sistêmica causada pelo calicivírus.[38]

A vacinação em filhotes deve ser iniciada com a primeira dose em animais com 9 semanas e a segunda, 2 a 4 semanas depois, com 12 semanas de idade. Em situações de alto risco, uma terceira dose deve ser administrada para gatos com 16 semanas. Recomenda-se usar vacinas que contenham a mesma cepa de vírus no curso primário de vacinação. Gatos mais velhos, com histórico vacinal desconhecido, também devem receber duas doses com intervalo de 2 a 4 semanas, usando vacinas que contenham as mesmas cepas virais.

Em situações de baixo risco, os reforços vacinais devem ser aplicados a cada 3 anos; se o intervalo após a última vacinação for maior que 3 anos, o ideal é a aplicação de duas doses vacinais. Em situações de alto risco (p. ex., hotelaria, gatis ou abrigos), recomenda-se a revacinação anual.

A vacinação deve ser considerada em gatos com possível comprometimento da função imunológica, como desnutrição, doenças crônicas, regimes terapêuticos com corticosteroides e/ou citostáticos ou, ainda, submetidos a condições de estresse ambiental, e nos quais não haja possibilidade de assegurar proteção contra a exposição ao risco de infecção. Recomenda-se o uso de vacinas inativadas.

Gatos FIV-positivos são capazes de produzir resposta imune a antígenos administrados, a não ser quando estão na fase terminal. A vacinação é menos efetiva em gatos logo após a infecção pelo FIV e pode aumentar o longo período de eliminação da FCV. A imunoestimulação de linfócitos infectados pelo FIV pode resultar na replicação do vírus. O preço a ser pago para a proteção do felino contra a FCV é a progressão da infecção pelo FIV, como resultado do aumento de produção viral. Os gatos FIV-positivos, sadios, altamente expostos ao risco da infecção, podem ser vacinados contra a calicivirose, porém somente com vacinas inativadas.

Gatos FeLV-positivos devem ser mantidos confinados, não somente para evitar a exposição a FCV, mas também para impedir a transmissão do retrovírus. Gatos assintomáticos devem ser vacinados contra FCV usando preparações mortas. A proteção pode não ser comparável à adquirida nos gatos não infectados pelo FeLV, devendo ser considerada a possibilidade de vacinações mais frequentes, de preferência com vacinas inativadas.

Em locais nos quais a doença seja endêmica, a vacinação mais precoce (4 a 6 semanas de idade) com vacina intranasal ou parenteral pode ser benéfica no controle da infecção respiratória. Deve-se considerar a possibilidade de os felinos vacinados poderem se tornar portadores ou apresentarem discreta doença respiratória.[29]

As vacinas inativadas contêm adjuvantes, apresentando maior risco de reações adversas alérgicas ou desenvolvimento de neoplasias, de modo que se deve reduzir sua utilização nas vacinações subsequentes.[42]

Clamidiose

A *Chlamydophila felis*, anteriormente denominada *Chlamydia psittaci*, é uma bactéria gram-negativa intracelular obrigatória, que causa doença do trato respiratório superior nos felinos, principalmente em filhotes. O alvo principal da infecção é a conjuntiva, porém espirros e secreção nasal podem ser observados em associação à conjuntivite. O microrganismo não sobrevive no meio ambiente e a transmissão requer contato próximo entre os gatos. A secreção ocular é a fonte mais importante de infecção.[20] A maioria dos casos ocorre em felinos com menos de 1 ano de idade, mas, em geral, os animais infectados se recuperam completamente com um curso adequado de tratamento antimicrobiano. A infecção por *C. felis* é mais comum em ambientes com muitos gatos, particularmente em gatis de reprodução[43] ou em abrigos. Embora a conjuntivite causada por *C. felis* tenha sido relatada em um humano com HIV, não existem evidências epidemiológicas de que o microrganismo apresente potencial risco zoonótico.[43]

Imunidade passiva

As gatas infectadas desenvolvem anticorpos e os filhotes são protegidos nos primeiros 2 meses de vida pelos anticorpos maternos. A natureza precisa da resposta imune protetora é incerta, mas a resposta celular tem um papel preponderante na proteção pós-infecção natural ou vacinal.[34]

Imunização ativa

A vacinação contra esse agente tipicamente não previne a infecção, mas previne a instalação de uma doença mais grave. Não existem dados disponíveis para comparar a eficácia das vacinas inativadas e dos produtos contendo microrganismos modificados. Como a vacina não previne a infecção e apresenta potencial de eventos adversos, que podem ser maiores do que a doença propriamente dita, a vacinação rotineira dos felinos mantidos em ambientes domésticos como único animal de estimação ou em pequeno número geralmente não é recomendada.[20] Entretanto, pode ser útil em alguns ambientes nos quais o risco de infecção seja alto, como nos abrigos.

A DI é desconhecida, mas os gatos previamente infectados podem ser reinfectados 1 ano depois. Os reforços anuais são recomendados para os felinos que estejam continuamente expostos ao risco da infecção.

A VVM ou inativada produzida contra a infecção por *C. felis* não é considerada essencial, por causa da baixa prevalência da infecção e da doença relativamente benigna produzida por esse agente. Além disso, a imunidade resultante é baixa e não protege totalmente o gato contra o desenvolvimento da doença.

Leucemia viral felina

O vírus da leucemia felina é um gamarretrovírus da subfamília Oncornavirus. É um vírus exógeno que se replica em diversos tecidos dos felinos, incluindo medula óssea, glândula salivar e epitélio respiratório. Os retrovírus são vírus RNA envelopados, transcritos pela transcriptase reversa em DNA, que em geral integra-se no genoma da célula hospedeira. A infecção celular por um retrovírus geralmente não resulta na morte celular.[44] Existem quatro subtipos do vírus: A, B, C e T; o subtipo A está envolvido em todas as infecções; o subtipo B origina-se da integração do FeLV-A com o vírus endógeno (enFeLV) integrado no genoma felino e que não é transmitido horizontalmente; o subtipo C é o resultado da mutação do gene *env* do FeLV e o subtipo T é definido por seu tropismo por linfócitos T.

O FeLV não sobrevive no meio ambiente, fora do organismo hospedeiro, sendo facilmente inativado por desinfetantes, sabão, calor e ressecção.[44] A transmissão entre os felinos ocorre, principalmente, por contato amigável, via saliva do gato infectado, como também por mordeduras resultantes das brigas entre os gatos errantes.

A maioria dos felinos naturalmente expostos (cerca de 70%) é capaz de eliminar a infecção: 20 a 30% pela produção de anticorpos neutralizantes contra o vírus, eliminando a infecção antes de ocorrer a viremia, e 30 a 40% após viremia transitória. Os demais apresentam viremia persistente de origem medular,[45] podendo desenvolver, meses ou anos depois, qualquer uma das doenças proliferativas, degenerativas ou infecções secundárias associadas ao FeLV. Os felinos que sobrepujam a fase de viremia transitória podem permanecer infectados de modo latente por meses ou anos.[44] Esses gatos apresentam resultados negativos aos testes de leucemia felina (ELISA, IFI, RT-PCR, imunocromatografia ou isolamento viral), mas podem permanecer positivos por toda a vida por meio do teste de PCR, que detecta o provírus integrado ao genoma do hospedeiro.[46]

Para a prevenção da infecção pelo FeLV, são necessários testes diagnósticos confiáveis para a identificação dos portadores virêmicos e de vacinas eficazes para a proteção dos suscetíveis expostos ao risco.[44] No nosso meio, a prevalência da infecção pelo vírus da leucemia felina ainda é relativamente alta (cerca de 6%),[47] quando comparada à de outros países em que a aplicação rotineira dos testes e a vacinação dos suscetíveis na população de risco reduziram a prevalência, atualmente de cerca de 2% da população felina em geral.[6] A prevalência entre os gatos mantidos individualmente é, em geral, menor que 1% e, em ambientes de múltiplos gatos, sem a instituição de medidas específicas de prevenção, pode exceder 20%.

Há resistência natural à infecção em relação à idade; os felinos mais jovens são mais suscetíveis, principalmente os adultos jovens (1 a 3 anos de idade). Os felinos mais velhos são mais resistentes à infeção.[47]

Imunidade colostral

Experimentalmente, gatos suscetíveis podem ser protegidos da infeção pelo FeLV devido ao alto título de anticorpos, sugerindo o possível papel protetor dos anticorpos maternos transferidos via colostro. A meia-vida dos anticorpos anti-FeLV é de 15 dias e a duração da proteção contra a doença é de 6 a 8 semanas.[2]

Imunização ativa

A vacina contra o FeLV é considerada opcional. A vacina provê boa proteção contra infecção potencialmente fatal. Para os animais suscetíveis e expostos ao risco da infecção, os benefícios sobrepujam possíveis efeitos adversos. A vacinação pode ser dispensada se a possibilidade de exposição ao FeLV for excluída. Entretanto, circunstâncias relativas ao proprietário, como mudança de residência ou o estilo de vida do felino, quando adulto, podem sugerir a necessidade de proteção contra a infecção pelo FeLV.[44]

Todos os gatos expostos ao risco da infecção devem ser vacinados. Os filhotes devem receber a primeira dose com 8 a 9 semanas e a segunda dose, com 12 semanas de idade.

A diversidade das vacinas existentes dificulta a real comprovação da imunidade desenvolvida pelos diferentes tipos de vacinas.[48] Apesar disso, considera-se que a DI pós-vacinal após a vacinação primária seja de cerca de 1 ano, sendo, portanto, recomendada a revacinação anual.[44] A suscetibilidade dos gatos adultos de mais de 3 anos é significativamente mais baixa quando comparada à dos adultos jovens.[47] Assim, tendo em mente a possibilidade do desenvolvimento de reações pós-vacinais, sugere-se que o reforço vacinal a cada 2 a 3 anos seja suficiente para os gatos mais velhos de mais de 3 a 4 anos de idade.[44]

Caso o estado infeccioso de um gato, principalmente adulto jovem, em relação ao FeLV não seja conhecido, este deve ser inicialmente submetido ao teste de antigenemia antes da aplicação da vacina, para evitar uma suposta "falha vacinal", isto é, o felino previamente infectado pode desenvolver a doença relacionada com a infecção pelo FeLV após a vacinação. O teste pode ser dispensado quando for pouco provável a infecção pelo FeLV, por exemplo, mães e pais negativos ao teste ou aqueles felinos sem histórico de exposição ao risco da infecção.[6,44]

Atualmente, há várias vacinas licenciadas contra a infecção pelo FeLV nos EUA e na Europa. A maioria contém vírus não infeccioso, antígenos ou subunidade geneticamente produzida, acrescida de adjuvantes. Outra vacina utiliza o *Canarypox virus* como vetor (Purevax® Recombinant Leukemia, Merial), que carreia os genes que codificam a proteína do envelope gp70 e a proteína p27. Essa vacina não incluiu o uso de adjuvantes.[48] No Brasil, existe apenas uma vacina disponível produzida com vírus inativado acrescido de adjuvante (Fel-O-Vax Lv-K®, Fort Dodge).

Por conter adjuvante, a vacina contra o FeLV está potencialmente associada ao desenvolvimento de SALIF. Existem recomendações específicas sobre o local de aplicação dessa vacina e da vacina antirrábica.[45] A recomendação, de acordo com a bula do produto disponível no mercado brasileiro, é a de aplicar a vacina na região do flanco. Contudo, na ocorrência do sarcoma no flanco, o tratamento cirúrgico com margem de segurança ideal pode não ser exequível devido à localização e à natureza infiltrativa do tumor. As diretrizes recentes da World Small Animal Veterinary Association[5] recomendam que as vacinas com adjuvantes sejam administradas, por via subcutânea, na região lateral do abdome e que, a cada nova aplicação, o local de escolha deve ser diferente daquele utilizado na vacinação anterior. Assim, a localização precisa do local de vacinação deve ser registrada na ficha clínica do gato.

Recentemente, por técnicas de PCR em tempo real, demonstrou-se a existência de provírus integrado nas células dos felinos considerados imunes após a exposição ao vírus.[49] As vacinas contra a leucemia viral felina não foram capazes de prevenir a integração do vírus no DNA do hospedeiro, resultando na persistência da infecção após a exposição ao vírus de campo, embora a viremia seja mínima ou mesmo indetectável.[50]

Nenhuma vacina contra FeLV confere 100% de eficácia e nenhuma previne a infecção[46] quando os felinos imunizados são expostos ao risco. Gatos que sobrepujam a viremia e não apresentam antígenos p27 do FeLV circulantes podem apresentar provírus (DNA) no sangue circulante ou mesmo RNA viral no plasma, embora em baixas concentrações, quando comparados aos gatos persistentemente virêmicos. Portanto, a vacina contra o FeLV não induz imunidade esterilizante nem protege completamente contra a infecção, embora o acompanhamento dos gatos vacinados por um longo período de tempo indique que a baixa viremia (RNA ou DNA proviral) não é clinicamente importante, não resultando no desenvolvimento de doença.[46] Entretanto, esse conceito está sendo revisto pelo expressivo número de felinos que apresentam diferentes condições mórbidas, nos quais os testes para a pesquisa de antígenos e viremia são negativos, porém apresentam DNA proviral integrado em células de diversas linhagens sanguíneas.[51-53]

Outras medidas preventivas, como a minimização dos riscos, principalmente a exposição ao vírus de campo, adquirem importância fundamental na prevenção da leucemia felina. Gatis, abrigos de gatos e residências com múltiplos gatos apresentam maior risco de disseminação da infecção, por causa de alta densidade populacional, contato muito próximo entre os residentes ou o uso em comum dos mesmos vasilhames de água e alimento. A proteção conferida pelas vacinas não é total, de modo que se recomenda que os gatos vacinados não sejam colocados no mesmo ambiente que os gatos virêmicos. De maneira similar, a vacinação não deve ser o substituto do teste de leucemia felina e da quarentena ou eliminação/isolamento dos gatos reagentes.

Raiva felina

O vírus da raiva é um membro da família Rhabdoviridae, gênero *Lyssavirus*, e é facilmente inativado por desinfetantes à base de detergentes. A eliminação do vírus pelo animal infectado inicia-se antes mesmo do aparecimento das manifestações clínicas e a transmissão do vírus ocorre por mordedura ou arranhadura da pele e das membranas mucosas. O período de incubação da infecção rábica no gato é longo, em média de 2 meses, mas pode variar de 2 semanas a vários meses ou mesmo anos.[54] O óbito dos felinos infectados ocorre após curso clínico de 1 a 10 dias.

Imunidade passiva

Os gatinhos recebem anticorpos das mães vacinadas via colostro e os títulos estão na dependência do título de anticorpos da mãe e da quantidade de colostro ingerido durante o primeiro dia de vida. Na maioria dos filhotes, os anticorpos maternos não persistem por mais de 12 semanas.

Imunização ativa

Em contraste com outras vacinas inativadas, uma única dose de vacina antirrábica induz imunidade de longa duração. Anticorpos neutralizantes atingem pico máximo 4 a 6 semanas após a vacinação. Em geral, os títulos neutralizantes alcançados excedem muito o título protetor mínimo (0,5 UI/mℓ) com uma única dose do imunógeno. As vacinas indicadas para a imunização antirrábica são inativadas. As vacinas contendo vírus vivo atenuado deixaram de ser usadas há muito tempo pelo potencial de desenvolvimento de encefalite pós-vacinal.

Embora as vacinas inativadas apresentem o risco de inativação incompleta do vírus, essa possibilidade é extremamente remota. Elas são acrescidas de adjuvantes e estão associadas ao desenvolvimento de SALIF[21,24] ou de outras reações adversas. Uma vacina recombinante, sem adjuvantes (Purevax® Feline Rabies, Merial), está disponível, porém ainda não é comercializada no Brasil.

Os filhotes de gatos devem ser vacinados com 12 a 16 semanas de idade para não sofrer a interferência dos anticorpos maternos.

A revacinação deve ser realizada com um intervalo anual. Embora as vacinas confiram imunidade prolongada, de 2 a 3 anos, os reforços vacinais devem ser aplicados de acordo com a legislação local ou nacional.[54] No caso do Brasil, a legislação sanitária referente ao controle da raiva urbana indica a vacinação anual dos animais de companhia.

Cães idosos apresentam alto título de anticorpos antirrábicos antes da vacinação, o que significa que um bom esquema de vacinação dos jovens e adultos pode efetivamente proteger os animais idosos, nos quais for contraindicada a vacinação.[55] Por analogia, o mesmo pode ser aplicado aos felinos.

Peritonite infecciosa felina

A infecção pelo coronavírus mutante (vírus da peritonite infecciosa felina) é capaz de promover viremia persistente e resposta imunológica deletéria ao animal, resultando em uma doença altamente fatal.

Embora ainda não esteja disponível no Brasil, uma vacina para aplicação intranasal já foi produzida e existe comercialmente nos EUA. Essa vacina é composta de um mutante termossensível do vírus, que se replica de maneira restrita nas fossas nasais e é capaz de induzir a produção de anticorpos secretórios locais e resposta sistêmica mediada por células dirigidas contra o coronavírus felino. A vacina intranasal produz proteção local contra a invasão viral, pré-requisito para o desenvolvimento da peritonite infecciosa felina. A eficácia dessa vacina é altamente questionável e a vacina não é recomendada.[5]

Imunodeficiência dos felinos

O FIV é um lentivírus que apresenta muitas características em comum com outros vírus da mesma família, como o HIV. O vírus apresenta distribuição mundial e a prevalência da infecção varia amplamente, entre 4 e 24%, dependendo da região e da amostragem estudada. Diversos subtipos do vírus já foram identificados: A, B, C, D e E. A distribuição dos subtipos ao redor do mundo é bastante variável; gatos naturalmente infectados podem albergar mais de um sorotipo como resultado de múltiplas infeções, o que demonstra a baixa reatividade cruzada (proteção) entre os diferentes subtipos. Adicionalmente, podem ocorrer mutações *intra-hospedeiro* do vírus.[56] O FIV apresenta, no gene *env*, uma região hipervariável, o que resulta em diferenças nos determinantes antigênicos. Isso representa um sério obstáculo ao desenvolvimento de vacinas, capazes de proteger contra os subtipos mais prevalentes.

Existe atualmente, nos EUA, uma vacina comercialmente disponível contendo os subtipos A e D, inativada, associada a um adjuvante. Essa vacina produz uma forte resposta humoral. A eficácia da vacina é de 82%. Entretanto, considerando-se que os isolados no campo apresentam variações genéticas, a eficácia real pode ser menor.[57] O grande inconveniente da vacina é que os anticorpos produzidos em resposta à vacina não são distinguíveis dos produzidos nos felinos naturalmente infectados. O diagnóstico da infecção baseia-se na identificação dos animais reagentes. Com o uso da vacina, torna-se impossível distinguir os felinos vacinados daqueles naturalmente infectados.

No Brasil, o subtipo identificado até o momento é o B. Todas as amostras isoladas no Brasil (Minas Gerais, São Paulo e Rio de Janeiro) pertencem ao subtipo B.[56] É o subtipo menos virulento quando comparado aos demais isolados mundiais. A infecção causada pelo FIV subtipo B caracteriza-se pelo baixo grau de morbidade, podendo os felinos infectados permanecer clinicamente saudáveis por um longo período de tempo. Entretanto, a glomerulonefrite associada à infecção pode resultar em doença renal mais precoce; outras infecções virais, como rinotraqueíte infecciosa ou calicivirose, podem contribuir para o desenvolvimento mais precoce da síndrome de imunodeficiência. A vacina existente nos EUA não se aplica aos felinos brasileiros, considerando-se, principalmente, a baixa reatividade cruzada entre o subtipo vacinal e o subtipo B brasileiro. Até que seja realizado um estudo mais amplo da prevalência da infecção no Brasil, com a possível produção de vacina voltada às necessidades locais, a prevenção da infecção deve se basear na restrição do contato com os felinos infectados. Também na infecção pelo FIV, o maior fator de risco reside nos animais de rua ou mantidos em abrigos ou domicílios em que não haja restrição aos contatos com os felinos de *status* desconhecido quanto à infecção pelo FIV.

Diretrizes gerais para a vacinação dos felinos

Em reuniões internacionais com os especialistas em vacinologia e vacinação de felinos foram realizadas amplas discussões com relação às necessidade dos felinos quanto à imunização ativa e à proteção contra as principais doenças infecciosas. Delas resultou a publicação de relatórios, fornecendo aos veterinários clínicos diretrizes para o uso das vacinas felinas.[4,5,12,13] Apesar de as recomendações desses grupos não estarem totalmente alinhadas,[58] há consenso com relação ao fato de que nem todas as vacinas disponibilizadas comercialmente são necessárias para todos os felinos e que a vacinação é um procedimento médico e, como tal, não deve estar sujeita a protocolos rígidos, mas delineada de modo a atender as necessidades individuais ou de grupos de animais.

Um dos grandes empecilhos para a adoção dessas diretrizes é a ausência ou a dificuldade em encontrar produtos com um único antígeno ou valências reduzidas que permitam maior flexibilidade nas vacinações dos felinos.[15] Para a efetiva implantação de um padrão de procedimento vacinal mais individualizado, inclusive com maior intervalo entre as revacinações, é necessária a adesão dos profissionais[59] e a liberação comercial de novos produtos vacinais com a DI estendida.[60] As recomendações não são consideradas absolutas e necessitam de aprimoramento contínuo.[58]

Infelizmente, o Brasil ainda carece de grupos de estudos como os anteriormente referidos, de modo que as diretrizes em uso são as especificadas nos produtos vacinais. Essencialmente, não deve haver diferença no comportamento biológico dos agentes infecciosos e na resposta dos felinos aos imunógenos vacinais, de modo que os aspectos da vacinação dos felinos amplamente debatidos pelos vacinólogos na América do Norte e na Comunidade Europeia também podem ser aplicáveis em nosso meio. As modalidades de vacinas felinas disponíveis no Brasil são apresentadas nos Quadros 29.1 e 29.2. A seguir, é apresentada uma possível abordagem do processo de imunização com as vacinas comercialmente disponíveis no nosso meio.

Quadro 29.1 Vacinas polivalentes para felinos domésticos, comercializadas no Brasil.

Vacina	Laboratório	Antígeno: Calicivírus felino	Calicivírus sistêmico virulento	*Chlamydophila felis*	Herpes-vírus felino	Vírus da leucemia felina	Vírus da panleucopenia felina	Vírus da raiva	Tipo	Adjuvante	Conservantes
Feline-4®	Material Saúde Animal	X	–	X	X	–	X	–	Vírus vivo atenuado	Nenhum	Gentamicina
Felocell® CVR	Pfizer Saúde Animal	X	–	–	X	–	X	–	Vírus vivo atenuado	Nenhum	Gentamicina
Felocell® CVR-C		X	–	X	X	–	X	–			
Fel-O-Vax® PCT + CaliciVax	Fort Dodge Saúde Animal (atualmente Pfizer Saúde Animal)	X	X	–	X	–	X	–	Vírus inativado	Adjuvante exclusivo* Emanelcryl	Neomicina, polimixina B e timerosal
Fel-O-Vax® IV + CaliciVax		X	X	X	X		X	–			Neomicina, polimixina B, anfotericina e timerosal
Fel-O-Vax LvK® IV + CaliciVax		X	X	X	X	X	X	–			
Nobivac Feline HCPCh®	MSD Saúde Animal	X	–	X	X	–	X	–	Vírus vivo modificado	Nenhum	Gentamicina
Feligen® CRP	Virbac do Brasil	X	–	–	X	–	X	–	Atenuado	Nenhum	Ácido glutâmico, fosfato monopotássico, fosfato dipotássico
Feligen® CRP/R		X	–	–	X	–	X	X	Atenuado e inativado (raiva)	Hidróxido de alumínio	
Ronvac®	Laboratórios Vencofarma do Brasil	X	–	–	X	–	X	–	Vírus inativado	Hidróxido de alumínio	Timerosal e metilparabeno

*A(s) substância(s) componentes(s) das vacinas da Fel-O-Vax® PCT, Fel-O-Vax® IV e Fel-O-Vax LvK® IV não foi(ram) revelada(s) pela indústria farmacêutica.

Quadro 29.2 Vacinas antirrábicas para uso em felinos domésticos, comercializadas no Brasil.

Vacina	Laboratório	Cepa viral	Tipo	Células usadas para cultivo viral	Adjuvantes	Programa de vacinação*	Vias de administração
Canigen® R	Virbac do Brasil	Pasteur VP12	Inativada	BSR	Hidróxido de alumínio	1ª dose: a partir de 3 meses de idade Revacinação: anual	IM ou SC
Defensor®	Pfizer Saúde Animal	Pasteur	Inativada	Não informado	Hidróxido de alumínio	1ª dose: a partir de 3 meses de idade Revacinação: anual	SC
Nobivac® raiva	MSD Saúde Animal	Pasteur RIVM	Inativada	BHK	Fosfato de alumínio	1ª dose: a partir de 4 meses de idade Revacinação: anual	IM ou SC
Rabisin-i®	Merial Saúde Animal	G52	Inativada	NIL-2	Hidróxido de alumínio	1ª dose: a partir de 4 meses ou de 6 meses de idade para filhotes de cadelas vacinadas Revacinação: anual	IM ou SC
Rai-Pet®	Biovet	Pasteur	Inativada	BHK-21	Hidróxido de alumínio	1ª dose: a partir de 3 meses de idade Revacinação: anual	IM ou SC
Rai-Vac® I	Pfizer Saúde Animal (Fort Dodge Saúde Animal)	Não informado	Não informado	Não informado	Não informado	1ª dose: a partir de 4 meses de idade Revacinação: anual	IM ou SC
Raiva canis®	Vencofarma do Brasil	Pasteur	Inativada	BHK 21	Hidróxido de alumínio	1ª dose: a partir de 4 meses de idade; dose de reforço após 1 mês Revacinação: anual	SC

*Recomendações do laboratório fabricante da vacina. IM = intramuscular; SC = subcutânea.

Vacinação de filhotes e adultos em ambientes domésticos

Vacinas contra FPV, FHV e FCV*

Para filhotes com menos de 16 semanas de idade, a primeira dose deve iniciar com 8 a 9 semanas de idade, a segunda, 3 a 4 semanas depois, e a dose final (terceira dose), com 16 semanas de idade. Filhotes com mais de 16 semanas ou adultos jovens devem receber duas doses, com 3 a 4 semanas de intervalo entre elas. Para revacinação, recomenda-se uma dose 1 ano após a série primária de vacinação e, depois, a cada 2 a 3 anos.

Vacina contra a leucemia felina

Devem-se analisar os riscos de exposição de cada gato. Caso a vacina seja indicada, os filhotes devem receber duas doses de vacinas, com 8 a 9 semanas e, depois, com 12 semanas, em conjunto com a vacina contra FPV, FHV e FCV. O reforço vacinal deve ser realizado 1 ano após e posteriormente, a cada 2 a 3 anos. Os felinos de mais de 3 anos são mais resistentes à infecção. A vacina contra a leucemia viral felina contém adjuvante e, assim como ocorre com a vacina antirrábica, pode estar associada ao desenvolvimento do SALIF.

Vacina antirrábica

Uma única dose vacinal, entre 12 e 16 semanas de idade, com reforço anual. Felinos com mais de 16 semanas de idade ou adultos com histórico vacinal desconhecido devem receber dose única, seguida de reforço 1 ano depois. As revacinações anuais devem seguir a legislação vigente, embora a DI seja maior para a maioria das vacinas atualmente comercializadas. Para minimizar os riscos de desenvolvimento de SALIF, há necessidade de imunógenos que resultem em imunidade mais prolongada, permitindo maior espaçamento de tempo entre os reforços vacinais e a adaptação da regulamentação específica sobre a questão, especificamente para os felinos. Alternativamente, a disponibilização comercial de vacinas recombinantes (aquelas que não têm adjuvantes) no mercado brasileiro poderia ser uma medida mais adequada para o país, devido à ocorrência de casos de raiva em animais e humanos em algumas regiões do país.

Vacinação em abrigos ou ambientes de múltiplos gatos

Vacinas contra FPV, FCV e FHV

Em filhotes com menos de 16 semanas de idade, administrar uma dose previamente ou no momento da admissão ao abrigo, com doses subsequentes aplicadas a cada 2 a 4 semanas

*A maior parte das vacinas disponíveis comercialmente contém também *Chlamydophila felis*. Como lembrete, essa não é uma vacina essencial, a duração da imunidade é baixa (de menos de 1 ano), tipicamente os filhotes são mais suscetíveis e a vacina não protege contra a infecção, mas minimiza o desenvolvimento da doença. Tratamento antibacteriano adequado resolve em poucos dias a conjuntivite resultante da infecção por *C. felis*. A inoculação conjuntival inadvertida (vacina viva) pode resultar em sintomas indistinguíveis de infecção natural. A vacina pode estar associada a reações adversas.[5]

(na dependência do risco ambiental) até 16 semanas de idade, se o gato permanecer no ambiente. Filhotes com mais de 16 semanas de idade e adultos sem histórico de vacinação conhecido devem receber uma dose de vacina no momento da admissão. Repetir a dose com 2 a 4 semanas de intervalo.

A vacina contra a clamidiose é considerada opcional. Em muitas situações, porém, está associada às vacinas essenciais, não havendo, portanto, a opção de não incluí-la na vacinação. A revacinação deve ser feita 1 ano após o esquema inicial e, em seguida, a cada 3 anos. Em ambientes de alto risco, as revacinações devem ser anuais.

Vacina antirrábica

Administrar uma dose com 12 a 16 semanas de idade, ou nos felinos com mais de 16 semanas de idade, no momento da admissão. Revacinação anual nos felinos mantidos no abrigo, de acordo com a legislação sanitária.

Vacina contra a leucemia felina

Não há indicação específica se os felinos estiverem abrigados individualmente; porém, se eles estiverem expostos ao risco da infecção (contato com gatos positivos ao teste de antígeno, acesso a ambientes externos ou abrigos abertos), todos os membros do grupo devem ser vacinados. Os felinos ingressantes devem idealmente ser submetidos ao teste de antígeno do FeLV e vacinados antes de serem incorporados ao grupo. Os felinos positivos ao teste de leucemia felina ou aos testes moleculares devem ser mantidos isolados, a despeito da vacinação dos demais gatos.

Implantação do conceito de medicina felina preventiva

O maior intervalo entre as vacinações, principalmente com relação a vacinas essenciais, encontra resistência entre os profissionais veterinários pela possibilidade da ruptura do hábito da visita anual ao veterinário para a atualização das vacinas de seus animais.[59] A vacinação anual foi adotada na década de 1960, por se tratar de uma abordagem administrativamente simples e que assegurava a visita regular ao veterinário dentro de um programa periódico de prevenção de doenças.

O conceito de visita anual para a vacinação pode ser substituído ao longo do tempo pelo de visita anual para o controle e a manutenção da saúde do animal de estimação. Avaliação geral, incluindo exames hematológicos, bioquímicos e de imagem, pode ser realizada ao mesmo tempo que os programas individualizados de vacinação são implantados com a seleção de vacinas de acordo com as necessidades específicas e o estilo de vida do felino. As vacinas de vírus vivo atenuado, cuja DI é maior, poderão ser aplicadas em intervalos de 2 a 3 anos, e a vacina antirrábica, anualmente, obedecendo à regulamentação sanitária vigente. Dependendo da situação, principalmente em ambientes de alta concentração de gatos, é necessária a vacinação anual contra FHV, o que, na ausência de vacinas monovalentes, implica a utilização de vacinas contendo também FCV e FPV. A vacina contra a clamidiose, cuja imunidade pós-vacinal é incerta e de curta duração, pode ser dispensada, mas a maioria das vacinas polivalentes comercializadas inclui também esse antígeno, de modo que o intervalo vacinal passa a ser o mesmo adotado para as vacinas consideradas essenciais.

O aspecto mais importante que deve ser salientado é o de que a vacinação é um procedimento médico e que a decisão de vacinar deve se basear na avaliação do risco-benefício para cada vacina e para cada paciente. Em última instância, o objetivo a ser alcançado é o de vacinar cada gato menos frequentemente, tendo como base o conhecimento da real duração da imunidade ou o título de anticorpos.[61] Ao mesmo tempo, deve-se procurar incluir maior número de gatos nos programas de vacinação e, desse modo, alcançar a imunidade populacional desejada.

Referências

1. Schultz RD, Thiel B, Mukhtar E, Sharp P, Larson LJ. Age and long-term protective immunity in dogs and cats. J Comp Pathol. 2010 Jan;142(1 Suppl):S102-8.
2. Greene CE, Schultz RD. Immunoprofilaxis. In: Green CE, editor. Infectious disease of dogs and cats. 3rd ed. Athens: Saunders; 2006. p. 1069-119.
3. Horzinek MC, Thiry E. Vaccines and vaccination: the principles and the polemics. J Feline Med Surg. 2009 Jul;11(7):530-7.
4. Day MJ, Horzinek MC, Schultz RD. Guidelines for the vaccination of dogs and cats. Compiled by the Vaccination Guidelines Group (VGG) of The World Small Animal Veterinary Association (WSAVA). J Small Anim Pract. 2007 Sep;48(9):528-41.
5. Day MJ, Horzinek MC, Schultz RD. Guidelines for the vaccination of dogs and cats. Compiled by the vaccination guidelines group (VGG) of the World Small Animal Veterinary Association (WSAVA). J Small Anim Pract. 2010 Jun;51(6):1-32.
6. Levy J, Crawford C, Hartmann K, Hofmann-Lehmann R, Little S, Sundahl E *et al.* American Association of Feline Practitioners' feline retrovirus management guidelines. J Feline Med Surg. 2008 Jul;10(3):300-16.
7. Tizard I. The use of vaccines. In: Tizard I, editor. Veterinary immunology: an introduction. 7th ed. Philadelphia: Saunders; 2004. p. 260-71.
8. Evermann JE, Wills TB. Immunologic development and immunization. In: Peterson ME, Kutzler MA, editors. Small animal pediatrics. The first 12 months of life. St Louis: Elsevier; 2011. p. 104-12.
9. Richards J, Rodan I. Feline vaccination guidelines. Vet Clin North Am Small Anim Pract. 2001 May;31(3):455-72.
10. Moore GE, DeSantis-Kerr AC, Guptill LF, Glickman NW, Lewis HB, Glickman LT. Adverse events after vaccine administration in cats: 2,560 cases (2002-2005). J Am Vet Med Assoc. 2007 Jul;231(1):94-100.
11. Moore GE, HogenEsch H. Adverse vaccinal events in dogs and cats. Vet Clin North Am Small Anim Pract. 2010 May; 40(3):393-407.
12. American Association of Feline Practitioners and Academy of Feline Medicine Advisory Panel on Feline Vaccines. 2000 Report of the American Association of Feline Practitioners and Academy of Feline Medicine Advisory Panel on Feline Vaccines. J Feline Med Surg. 2001 Jun;3(2):47-72.
13. Richards JR, Elston TH, Ford RB, Gaskell RM, Hartmann K, Hurley KF *et al.* The 2006 American Association of Feline Practioners Feline Vaccine Advisory Panel Report. J Am Vet Med Assoc. 2006 Nov;229(9):1405-41.
14. Schultz RD. Duration of immunity for canine and feline vaccines: a review. Vet Microbiol. 2006 Oct;117(1):75-9.
15. Gaskell RM, Dawson S, Radford AD. Duration of immunity (DOI)–the regulatory issues. Vet Microbiol. 2006 Oct;117(1):80-5.
16. Scott F, Geissinger C. Long-term immunity in cats vaccinated with an inactivated trivalent vaccine. Am J Vet Res. 1999;60:652-8.
17. Mouzin DE, Lorenzen MJ, Haworth JD, King VL. Duration of serologic response to three viral antigens in cats. J Am Vet Med Assoc. 2004 Jan;224(1):61-6.
18. Gore TC, Lakshmanan N, Williams JR, Jirjis FF, Chester ST, Duncan KL *et al.* Three-year duration of immunity in cats following vaccination against feline rhinotracheitis virus, feline calicivirus, and feline panleukopenia virus. Vet Ther. 2006;7(3):213-22.
19. Roth JA, Spickler AR. Duration of immunity induced by companion animal vaccines. Anim Health Res Rev. 2010 Dec;11(2):165-90.
20. Kass PH, Spangler WL, Hendrick MJ, McGill LD, Esplin DG, Lester S *et al.* Multicenter case-control study of risk factors associated with development of vaccine-associated sarcomas in cats. J Am Vet Med Assoc. 2003 Nov;223(9):1283-92.
21. Gobar GM, Kass PH. World Wide Web-based survey of vaccination practices, postvaccinal reactions, and vaccine site-associated sarcomas in cats. J Am Vet Med Assoc. 2002 May;220(10):1477-82.

22. Jelinek F. Postinflammatory sarcoma in cats. Exp Toxicol Pathol. 2003 Sep;55(2-3):167-72.
23. Kirpensteijn J. Feline injection site-associated sarcoma: is it a reason to critically evaluate our vaccination policies? Vet Microbiol. 2006 Oct;117(1):59-65.
24. Davis-Wurzler GM. Current vaccination strategies in puppies and kittens. Vet Clin North Am Small Anim Pract. 2006 May;36(3):607-40, vii.
25. Day M, Schoon HA, Magnol J, Saik J, Devauchelle P, Truyen U *et al.* A kinetic study of histopathological changes in the subcutis of cats injected with non-adjuvanted and adjuvanted multi-component vaccines. Vaccine. 2007;25:4073-84.
26. Day MJ, Schoon HA, Magnol JP, Saik J, Devauchelle P, Truyen U *et al.* A kinetic study of histopathological changes in the subcutis of cats injected with non-adjuvanted and adjuvanted multi-component vaccines. Vaccine. 2007 May;25(20):4073-84.
27. Truyen U, Addie D, Belak S, Boucraut-Baralon C, Egberink H, Frymus T *et al.* Feline panleukopenia. ABCD guidelines on prevention and management. J Feline Med Surg. 2009 Jul;11(7):538-46.
28. Greene C, Addie D. Feline panleukopenia. In: Greene C, editor. Infectious disease of the dog and cat. Philadelphia: WB Saunders; 2006. p. 78-88.
29. Dawson S, Willoughby K, Gaskell RM, Wood G, Chalmers WS. A field trial to assess the effect of vaccination against feline herpesvirus, feline calicivirus and feline panleucopenia virus in 6-week-old kittens. J Feline Med Surg. 2001 Mar;3(1):17-22.
30. Levy J, Patterson E, Reese M, Tucker S. Impact of vaccination on parvovirus testing in kittens. J Vet Intern Med. 2006;20:711.
31. Jas D, Aeberle C, Lacombe V, Guiot AL, Poulet H. Onset of immunity in kittens after vaccination with a non-adjuvanted vaccine against feline panleucopenia, feline calicivirus and feline herpesvirus. Vet J. 2009 Oct;182(1):86-93.
32. Nakamura K, Ikeda Y, Miyazawa T, Tohya Y, Takahashi E, Mochizuki M. Characterization of cross-reactivity of virus neutralizing antibodies induced by feline panleukopenia virus and canine parvovirus. Res Vet Sci. 2001 Dec;71(3):219-22.
33. Gaskell R, Dawson S, Radford A, Thiry E. Feline herpesvirus. Vet Res. 2007 Mar-Apr;38(2):337-54.
34. Thiry E, Addie D, Belak S, Boucraut-Baralon C, Egberink H, Frymus T *et al.* Feline herpesvirus infection. ABCD guidelines on prevention and management. J Feline Med Surg. 2009 Jul;11(7):547-55.
35. Pedersen NC, Sato R, Foley JE, Poland AM. Common virus infections in cats, before and after being placed in shelters, with emphasis on FECV. J Feline Med Surg. 2004;6:83-8.
36. Lappin MR, Andrews J, Simpson D, Jensen WA. Use of serologic tests to predict resistance to feline herpesvirus 1, feline calcivirus, and feline parvovirus infection in cats. J Am Vet Med Assoc. 2002;220(1):38-42.
37. Radford AD, Dawson S, Coyne KP, Porter CJ, Gaskell RM. The challenge for the next generation of feline calicivirus vaccines. Vet Microbiol. 2006 Oct;117(1):14-8.
38. Huang C, Hess J, Gill M, Hustead D. A dual-strain feline calicivirus vaccine stimulates broader cross-neutralization antibodies than a single-strain vaccine and lessens clinical signs in vaccinated cats when challenged with a homologous feline calicivirus strain associated with virulent systemic disease. J Feline Med Surg. 2010 Feb;12(2):129-37.
39. Pedersen NC, Elliott JB, Glasgow A, Poland A, Keel K. An isolated epizootic of hemorrhagic-like fever in cats caused by a novel and highly virulent strain of feline calicivirus. Veterinary Microbiology. 2000;73:281-300.
40. Hurley KE, Pesavento PA, Pedersen NC, Poland AM, Wilson E, Foley JE. An outbreak of virulent systemic feline calicivirus disease. J Am Vet Med Assoc. 2004;224:241-9.
41. Radford AD, Addie D, Belak S, Boucraut-Baralon C, Egberink H, Frymus T *et al.* Feline calicivirus infection. ABCD guidelines on prevention and management. J Feline Med Surg. 2009 Jul;11(7):556-64.
42. Day MJ. Vaccine safety in the neonatal period. J Comp Pathol. 2007 Jul;137(1Suppl):S51-6.
43. Gruffydd-Jones T, Addie D, Belak S, Boucraut-Baralon C, Egberink H, Frymus T *et al.* Chlamydophila felis infection. ABCD guidelines on prevention and management. J Feline Med Surg. 2009 Jul;11(7):605-9.
44. Lutz H, Addie D, Belak S, Boucraut-Baralon C, Egberink H, Frymus T *et al.* Feline leukaemia. ABCD guidelines on prevention and management. J Feline Med Surg. 2009 Jul;11(7):565-74.
45. Hartmann K. Feline leukemia virus infection. In: Greene CE, editor. Infectious disease of dogs and cats. 3rd ed. St Louis: Saunders Elsevier; 2006. p. 105-31.
46. Hofmann-Lehmann R, Tandon R, Boretti FS, Meli ML, Willi B, Cattori V *et al.* Reassessment of feline leukaemia virus (FeLV) vaccines with novel sensitive molecular assays. Vaccine. 2006 Feb;24(8):1087-94.
47. Hagiwara MK, Junqueira-Jorge J, Stricagnolo C. Infecção pelo vírus da leucemia felina em gatos de diversas cidades do Brasil. Clínica Veterinária. 2007;66(janeiro/fevereiro):44-50.
48. Sparkes AH. Feline leukaemia virus and vaccination. J Feline Med Surg. 2003 Apr;5(2):97-100.
49. Cattori V, Hofmann-Lehmann R. Absolute quantitation of feline leukemia virus proviral DNA and viral RNA loads by TaqMan real-time PCR and RT-PCR. Methods Mol Biol. 2008;429:73-87.
50. Hofmann-Lehmann R, Cattori V, Tandon R, Boretti FS, Meli ML, Riond B *et al.* How molecular methods change our views of FeLV infection and vaccination. Vet Immunol Immunopathol. 2008 May;123(1-2):119-23.
51. Suntz M, Failing K, Hecht W, Schwartz D, Reinacher M. High prevalence of non-productive FeLV infection in necropsied cats and significant association with pathological findings. Vet Immunol Immunopathol. 2010 Jul;136(1-2):71-80.
52. Weiss ATA, Klopfleisch R, Gruber AD. Prevalence of feline leukaemia provirus DNA in feline lymphomas. Journal of Feline Medicine and Surgery. 2010;12:929-35.
53. Stutzer B, Muller F, Majzoub M, Lutz H, Greene CE, Hermanns W *et al.* Role of latent feline leukemia virus infection in nonregenerative cytopenias of cats. J Vet Intern Med. 2010 Jan-Feb;24(1):192-7.
54. Frymus T, Addie D, Belak S, Boucraut-Baralon C, Egberink H, Gruffydd-Jones T *et al.* Feline rabies. ABCD guidelines on prevention and management. J Feline Med Surg. 2009 Jul;11(7):585-93.
55. HogenEsch H, Thompson S, Dunham A, Ceddia M, Hayek M. Effect of age on immune parameters and the immune response of dogs to vaccines: a cross-sectional. Vet Immunol Immunopathol. 2004;97:77-8.
56. Teixeira BM, Reche Jr. A, Hagiwara MK. Vírus da imunodeficiência felina – uma atualização. Clínica Veterinária. 2010; Ano XV(88).
57. Hosie MJ, Beatty JA. Vaccine protection against feline immunodefficiency virus:setting and challenge. Aust Vet J. 2007 Jan-Feb;85(1-2):5-12; quiz 85.
58. Sparkes A. Feline vaccination protocols: is a consensus emerging? Schweiz Arch Tierheilkd. 2010 Mar;152(3):135-40.
59. Poubanne Y. DOI and booster vaccination–dealing with the issue at practice level in France. Vet Microbiol. 2006 Oct;117(1):86-92.
60. Hill RJ. Duration of immunity (DOI) and booster vaccination–dealing with the issue at practice level in the UK. Vet Microbiol. 2006 Oct;117(1):93-7.
61. Burr P. Serological testing–an alternative to boosters? Vet Microbiol. 2006 Oct;117(1):39-42.

30 Categorias de Vacinas

Leonardo P. Brandão

Introdução

Vacinas são produtos biológicos com a finalidade de incitar resposta imune ativa no hospedeiro, de modo a produzir imunidade sólida e duradoura contra infecções futuras. Desde o século 18, quando Edward Jenner e Louis Pasteur iniciaram os primeiros estudos com vacinas vivas atenuadas e vacinas inativadas, novas tecnologias permitiram a manipulação genética e o desenvolvimento de vacinas de subunidade, vacinas recombinantes e vacinas de DNA capazes de imunizar animais e seres humanos de maneira mais segura e eficaz.[1]

O processo de imunização ativa apresenta várias vantagens quando comparado com a imunização passiva (por meio de anticorpos maternos ou soro hiperimune). Dentre elas, a produção de imunidade prolongada e a capacidade de estimular um efeito de memória, com potencialização da resposta imune pela injeção repetida de antígenos vacinais ou quando ocorre exposição ao agente infeccioso.

Uma vacina ideal deve ser segura – mínima indução de efeitos adversos –, barata e estável, permitindo sua utilização em procedimentos de vacinação em massa. Para que o objetivo final da vacinação seja atingido, isto é, a imunização do indivíduo, a vacina deve ser capaz de estimular o sistema imune do hospedeiro contra antígenos específicos, ou antígenos-chave, capazes de desencadear imunidade sólida contra o agente infeccioso. Uma vacina adequada deve ter antígenos passíveis de serem processados e apresentados pelas células apresentadoras de antígenos (APC), de modo a estimular os linfócitos T e B com produção consequente de células de memória.[2]

Dentre as categorias de vacinas empregadas em medicina veterinária, podem-se destacar as vacinas inativadas (mortas), as vacinas atenuadas (vivas modificadas), as vacinas obtidas por recombinação genética e as vacinas de DNA.

De modo geral, deve-se compreender que dois dos pré-requisitos para a produção de uma vacina considerada adequada – eficácia e segurança – são antagônicos em si. Vacinas inativadas apresentam benefício da segurança, sendo incapazes de sofrer reversão da virulência do agente vacinal e causar doença no hospedeiro. No entanto, a produção da imunidade nem sempre é suficiente, sendo necessárias medidas alternativas para incrementar a resposta imune produzida (em geral, pelo uso de adjuvantes). Por outro lado, as vacinas atenuadas são capazes de estimular imunidade de modo mais rápido e potente em decorrência da replicação do agente vacinal no hospedeiro. No entanto, existe o risco da reversão da virulência do agente vacinal, o que impede seu uso para certas doenças, como a raiva.[2]

Nesse aspecto, as mais modernas tecnologias vacinais baseadas em produtos oriundos da recombinação genética e polipeptídios vacinais parecem ser capazes de unificar esse binômio – eficácia e segurança –, trazendo perspectivas animadoras para a imunização de seres humanos e animais.[3]

Vacinas inativadas e vacinas vivas atenuadas

As vacinas tradicionais baseiam-se na utilização do agente vacinal inteiro, seja ele atenuado, seja ele inativado. As vacinas atenuadas produzem imunidade, ao infectar as células do hospedeiro e iniciar um processo replicativo restrito, o que é garantido por meio de técnicas de atenuação do agente vacinal. As células infectadas processam o antígeno endógeno, de modo a estimular uma resposta imune predominantemente do tipo Th1 mediada por células T citotóxicas CD8+. Essa capacidade de replicação dos agentes atenuados das vacinas confere a elas também a habilidade de estimular a produção de interferona, o que permite a indução mais rápida da imunidade quando comparadas às vacinas inativadas. Vale ressaltar que a resposta Th1 é a mais adequada contra patógenos intracelulares, como vírus.[2,3]

Dentre alguns riscos do uso de vacinas atenuadas estão o da reversão da virulência do agente vacinal – caso não tenha sido adequadamente atenuado – e a capacidade de causar danos aos fetos. As vacinas contra o parvovírus canino e felino podem se replicar em tecidos fetais, causando malformação e aborto. Por essa razão, contraindica-se o uso em cadelas e gatas gestantes.[4] Outra desvantagem das vacinas atenuadas é a necessidade da manutenção rigorosa da cadeia de frio para seu armazenamento (em geral, entre 2°C e 6°C), sendo mais sensíveis a mudanças de temperatura durante a estocagem.

As vacinas inativadas, por sua vez, agem como antígenos exógenos e estimulam predominantemente uma resposta imune tipo Th2 mediada por células CD4+. Essa resposta pode ser inapropriada para desencadear proteção contra alguns tipos de patógenos, como vírus em geral, mas é mais segura por eliminar completamente o risco de virulência residual do agente vacinal (reversão da virulência).[2] Por essa razão, a adição de adjuvantes é necessária à grande maioria das vacinas inativadas. Uma exceção a essa regra são as vacinas com leptospiras, que não necessitam do acréscimo de adjuvantes em sua composição.

As vacinas inativadas levam à formação de imunidade menos potente e mais tardia quando comparadas às vacinas atenuadas, necessitando, por essa razão, de maior massa antigênica do agente para incitar a formação da imunidade,[5] além do acréscimo de adjuvantes, em sua grande maioria, o que pode ser considerado uma desvantagem, visto que há maior risco de ocorrência de reações alérgicas e/ou anafiláticas pós-vacinais (Quadro 30.1).[4,6]

O uso de adjuvantes em vacinas tem o objetivo de potencializar a resposta imune. Normalmente, vacinas inativadas desencadeiam uma resposta do tipo Th2 mais potente, em detrimento à resposta Th1 naturalmente estimulada pelas vacinas atenuadas.[2] Os adjuvantes adicionados às vacinas inativadas têm capacidade de estimular a resposta imune por diferentes mecanismos, permitindo o desenvolvimento de imunidade mais sólida e duradoura e, ainda, o estímulo de uma resposta tipo Th1, fundamental para proteção contra

Quadro 30.1 Vantagens e desvantagens das vacinas inativadas e vivas atenuadas.

Vacinas inativadas	Vacinas vivas atenuadas
Vantagens: • Segurança – não há risco de reversão da virulência • Mais resistente a oscilações de temperatura • Sem risco de danos aos fetos • Menor custo de produção *Desvantagens:* • Necessidade do acréscimo de adjuvantes • Maior quantidade de massa antigênica necessária para induzir imunidade • Indução mais lenta da imunidade • Imunidade de menor duração • Mais doses necessárias para indução da imunidade • Estimula predominantemente a resposta imune humoral • Devem ser administradas sempre por via parenteral • Maior risco de reações anafiláticas pós-vacinais	*Vantagens:* • Não é necessário o acréscimo de adjuvantes • Indução da produção de interferona • Menor quantidade de massa antigênica necessária para induzir imunidade • Indução mais rápida de imunidade • Imunidade mais duradoura • Menos doses necessárias para indução da imunidade • Estímulo da resposta imune humoral e celular • Em geral, podem ser administradas por vias naturais (p. ex., via oral) • Menor risco de reações anafiláticas pós-vacinais *Desvantagens:* • Segurança – não há risco de reversão da virulência • Mais resistente a oscilações de temperatura • Sem risco de danos aos fetos • Menor custo de produção

vírus.[7] Desse modo, a maioria das vacinas inativadas é acrescida de adjuvantes, o que confere excelente resposta imune no animal vacinado.[8]

O objetivo final de um adjuvante adicionado à vacina é aumentar a resposta imune no indivíduo vacinado.[9] Desse modo, compreende-se que os adjuvantes têm efeito benéfico, potencializando, de modo geral, a resposta imune no hospedeiro. Os sais de alumínio (hidróxido e fosfato são os mais comuns) são os adjuvantes mais utilizados em vacinas em medicina veterinária[9] e humana.[7] No entanto, seu uso é relacionado com efeitos adversos de gravidade variável, como inflamação local no ponto de aplicação, maior risco do desenvolvimento de reações alérgicas e de sarcomas no ponto de aplicação em gatos suscetíveis.[9]

Segundo Macy,[9] adjuvantes à base de alumínio são frequentemente associados à produção de inflamação no ponto de aplicação e formação de granulomas que podem progredir para sarcomas em gatos. Evidências atuais sugerem que o alumínio não seja carcinogênico em si, mas responsável pela inflamação que age como um promotor na patogênese do tumor no local de aplicação da vacina.

Mecanismos de inativação das vacinas

Os mecanismos de inativação empregados na produção de vacinas devem ser capazes de assegurar a completa inviabilidade de replicação do agente vacinal, garantindo a segurança do indivíduo vacinado. No entanto, o processo de inativação deve preservar os antígenos-chave do agente vacinal, de modo a garantir a formação de imunidade sólida contra os agentes infecciosos. Ou seja, os microrganismos inativados devem se manter antigenicamente similares aos microrganismos vivos, o que permitirá incitar a resposta imune de maneira efetiva. Deste modo, os processos de inativação não devem modificar extensivamente a estrutura antigênica do agente vacinal.[4]

Agentes químicos têm sido empregados com a finalidade de inativação dos agentes vacinais, como o formaldeído, a acetona ou o álcool. Agentes alquilantes, como o óxido de etileno e a propiolactona, também são empregados com essa finalidade e são capazes de inativar microrganismos sem alterar suas proteínas de superfície, o que garante a imunogenicidade do antígeno vacinal.[2]

Mecanismos de atenuação das vacinas

Os mecanismos de atenuação das vacinas são considerados mais onerosos e complexos, pois devem ser capazes de reduzir a virulência do agente, garantindo que não haja risco para o hospedeiro, sem incorrer no comprometimento da formação da imunidade. Nesse aspecto, o binômio eficácia e segurança é o resultado de atenuação precisa que mantenha o agente vacinal incapaz de causar doença no hospedeiro, mas que conserve sua capacidade replicante e imunogênica.

Se um agente vacinal for atenuado em excesso, será incapaz de promover estimulação adequada da resposta imune; mas, se for mal atenuado, poderá desencadear doença no animal (reversão da virulência).[4]

Os processos de atenuação vacinal, de modo geral, baseiam-se na perda de virulência que os patógenos sofrem ao serem forçados a se replicar em células ou tecidos nos quais não são naturalmente adaptados.[4,8] Como exemplo, tem-se a vacina contra o vírus da panleucopenia felina (parvovírus) produzido em cultura laboratorial de células de rim de gato (CRFK – *crandell rees feline kidney*). O vírus da cinomose canina, cuja infecção natural ocorre em tecidos linfoides, sofre atenuação por cultivos subsequentes em culturas de células de rim de cão, o que causa diminuição de sua virulência.[5]

Em alguns casos, certos patógenos vivos atenuados são empregados na vacinação com o objetivo de promover imunização cruzada contra outros microrganismos com os quais compartilham similaridades antigênicas, como é o caso do vírus do sarampo humano, que fora empregado para imunizar cães contra a cinomose, ou o adenovírus canino tipo 2, utilizado para promover imunização cruzada também contra o vírus da hepatite viral canina (adenovírus tipo 1).[2,5]

Novas tecnologias vacinais

Com o advento de novas tecnologias, foi possível o desenvolvimento de produtos biológicos mais modernos, estáveis, eficazes e seguros. As técnicas de biologia molecular permitiram a seleção e a manipulação de genes codificadores de antígenos-chave e sua utilização em vacinas de subunidade, vacinas recombinantes vetoriais ou, ainda, em vacinas de DNA.[5] A utilização de fragmentos genômicos codificadores de proteínas imunogênicas possibilitou a imunização de indivíduos contra porções específicas do patógeno, reduzindo o risco de reações adversas e permitindo superar a interferência dos anticorpos maternos.[1,3,8,10]

As vacinas recombinantes são produtos oriundos de técnicas de engenharia genética na produção de proteínas purificadas empregadas na vacinação (vacinas recombinantes tipo 1), na atenuação de agentes vacinais (vacinas recombinantes tipo 2) ou na inserção de fragmentos de DNA em vetores virais vivos capazes de estimular a imunização do hospedeiro, sem a necessidade de utilização do microrganismo patogênico vivo atenuado (vacinas recombinantes tipo 3). O avanço das técnicas de manipulação genética permitiu, ainda, o desenvolvimento de vacinas de DNA capazes de promover imunização no hospedeiro por meio da inoculação de fragmentos de DNA inseridos em plasmídios.[1,3,10]

Vacinas recombinantes tipo 1

As vacinas recombinantes tipo 1, ou de antígeno purificado, baseiam-se na síntese de proteínas ou antígenos-chave (responsáveis pela imunização contra determinado patógeno) por microrganismos geneticamente modificados (recombinados pela inserção do fragmento de DNA responsável pela codificação da proteína de interesse).[3]

O processo se inicia pelo reconhecimento da proteína ou antígeno-chave de determinado patógeno. A partir de então, o fragmento genômico responsável por sua síntese é identificado, isolado por meio de enzimas de restrição, inserido em um plasmídio, que, por sua vez, é inserido em um microrganismo (p. ex., *E. coli*), o qual, ao se replicar, levará à produção da proteína-chave que será utilizada na imunização do indivíduo.[2,3]

A primeira vacina comercial produzida com a tecnologia recombinante tipo 1 foi uma vacina contra o vírus da leucemia felina (FeLV). Para tanto, utilizou-se o gene responsável pela glicoproteína de envelope viral gp70, responsável pela imunização contra o vírus. Após seu isolamento, o fragmento foi inserido em *E. coli*, que, ao se reproduzir, é capaz de sintetizar grandes quantidades de gp70. A proteína é então purificada e acrescida de adjuvante para o preparo da vacina.[2]

Essa é uma das desvantagens dessa tecnologia de produção vacinal: o fato de que a proteína purificada funciona como um antígeno exógeno (vacina inativada) e necessita do acréscimo de adjuvantes para que seja capaz de induzir imunidade sólida.

A imunogenicidade das vacinas de subunidade pode ser potencializada para a indução de respostas humoral e celular por meio da utilização de agregados que tenham função imunoestimulante como partículas vírus-*like*, células cobertas de antígenos ou antígenos encapsulados em estruturas lipídicas.[8]

Outro exemplo de vacina recombinante tipo 1 empregada em medicina veterinária é a vacina contra a doença de Lyme, causada pelo espiroqueta *Borrelia burgdorferi*. A proteína-chave (lipoproteína externa de superfície OspA) produzida por colônia de *E. coli* é purificada e utilizada com adjuvantes para a imunização de cães. Uma das características dessa vacina é a capacidade de estimular a produção de anticorpos no animal vacinado, que, ao serem ingeridos pelo carrapato, matam a bactéria presente em seu trato digestório, prevenindo a contaminação de suas glândulas salivares e a transmissão da doença a animais suscetíveis.[2]

Vacinas recombinantes tipo 2

As recentes técnicas de engenharia genética possibilitaram a atenuação de um patógeno por meio da deleção de um ou mais genes específicos, reduzindo a virulência e permitindo seu emprego em vacinas. As vacinas produzidas por essa tecnologia são conhecidas como vacinas recombinantes tipo 2 ou por deleção genética.[3]

A atenuação convencional dos agentes vacinais, por meio de passagens seriadas em culturas de células às quais os patógenos não são primariamente adaptados, apresenta certos inconvenientes que devem ser mencionados, como a dificuldade de se determinar exatamente em qual passagem o patógeno estará adequadamente atenuado, sem, no entanto, ter perdido sua imunogenicidade, ou, ainda, que o risco da reversão da virulência deve ser considerado como um fator inerente ao produto.[4] A atenuação por meio de deleção genética é definitiva, conferindo mais segurança ao indivíduo vacinado.

Atualmente, está disponível uma vacina contra a pseudorraiva suína, doença causada por um herpes-vírus, produzida por deleção genética do gene que codifica a enzima timidina quinase (TK), responsável pela replicação do vírus nas células do sistema nervoso dos suínos. Essa vacina é capaz não apenas de conferir imunidade sólida nos animais vacinados, como também bloquear a invasão de células saudáveis pelo vírus, impedindo que os animais tornem-se portadores crônicos do agente.[3]

As vacinas de deleção genética podem servir como "vacinas marcadoras", permitindo diferenciar animais vacinados daqueles expostos ao agente infeccioso presente no meio ambiente.[3] Isso ocorre porque os patógenos que sofreram deleção genética de parte de seu genoma não são capazes de expressar determinadas proteínas que agentes virulentos, não deletados, conseguem. Desse modo, essas proteínas podem ser utilizadas em testes de diagnóstico com o objetivo de diferenciar animais vacinados com vacinas atenuadas por deleção genética daqueles naturalmente infectados ou expostos aos patógenos íntegros presentes no campo.

Vacinas recombinantes tipo 3

Os genes responsáveis pela síntese de antígenos-chave – que desencadeiam imunidade contra patógenos – podem também ser inseridos em uma variedade de organismos que, em vez de apenas produzir proteínas purificadas, são utilizados como vetores vacinais. As vacinas recombinantes tipo 3, também conhecidas como vacinas vetoriais, são produtos que utilizam vetores vivos, não patogênicos, geneticamente modificados como transportadores dos genes responsáveis pela síntese de antígenos-chave dos patógenos.[11] O vetor levará à produção e à expressão das proteínas-chave do agente infeccioso na célula-alvo do hospedeiro, promovendo imunização ativa contra a doença.[2,3,8] Muitos vetores virais e bacterianos têm sido estudados, mas, entre os mais favoráveis para esse tipo de vacina estão os poxvírus, o adenovírus e o bacilo Calmette-Guérin (BCG).[3,9,12,13]

Mais de 20 DNA e RNA vírus, assim como certas bactérias, já foram experimentalmente utilizados como vetores vacinais. Dentre eles, o poxvírus é um dos mais bem-sucedidos para uso de vacinas comerciais em medicina veterinária. Uma das razões é sua incapacidade de se replicar em tecidos de mamíferos, o que confere segurança para esse tipo de vetor.[13] Outro fato é que aproximadamente 10% de seu grande genoma podem ser substituídos por DNA heterógeno, permitindo que esse vetor tenha potencial para o desenvolvimento de vacinas multivalentes.[8]

A vacina recombinante contra a cinomose canina é uma vacina viva atenuada que utiliza o vírus da bouba de canário (*canarypox virus*) como vetor. Nesse vírus-vetor não patogênico são inseridos, por recombinação genética, em sítios específicos, os fragmentos do genoma do vírus da cinomose canina que codificam as proteínas de superfície hemaglutinina (HA) e fusão (F). Uma vez injetado no cão, o *canarypox virus* penetra nas células do hospedeiro; no entanto, sendo espécie-específico, o vírus não se multiplica. Ocorre a tradução dos genes HA e F e a síntese dessas proteínas pela célula do cão, levando à produção de resposta imune protetora efetiva.[14-17]

Outros exemplos de vírus utilizados como vetores, além do *canarypox virus*, são o papilomavírus bovino, o adenovírus e o herpes-vírus.[5,18]

Outra vantagem potencial das vacinas recombinantes vivas vetoriais é sua habilidade de superar a inativação pelos anticorpos maternos presentes nos filhotes durante a primoimunização, o que é considerado uma das principais causas de falha vacinal na tenra idade.[6,13,16-18] Estudos demonstraram a capacidade da vacina recombinante contra a cinomose canina que contém o poxvírus como vetor de imunizar filhotes de cães, mesmo havendo anticorpos maternos, o que significa imunização precoce, procedimento considerado desejável, principalmente, para animais em áreas de alto desafio, como canis e abrigos de animais.[6,16,17]

Outro exemplo de uma vacina recombinante tipo 3 é a vacina contra a raiva que utiliza um vírus de vaccínia como vetor para o gene codificador da glicoproteína de superfície G do vírus rábico, único antígeno capaz de induzir imunidade neutralizante contra o vírus da raiva. O uso do vetor vivo recombinante (vírus da vaccínia) induz a formação de anticorpos contra a glicoproteína G do vírus da raiva e a imunização do indivíduo vacinado. Essa vacina é ainda extremamente estável em temperatura ambiente e pode ser administrada por via oral por meio de iscas, o que se prestou para a imunização de carnívoros silvestres nos EUA e no Canadá.[2,4,13]

Vacinas de DNA

Outra maneira de induzir imunidade é por meio do uso de injeções de segmentos de DNA codificadores de antígenos-chave de agentes infecciosos, conhecidas como vacinas de DNA.[10,18] Nesse caso, o DNA específico é inserido em um plasmídio associado a um promotor para garantir a transcrição adequada do fragmento selecionado.[3] Após a aplicação IM ou intradérmica, ele é incorporado pelas células do hospedeiro e o fragmento de DNA transcrito em um RNA mensageiro, o que levará à síntese da proteína (antígeno-chave) e sua expressão como antígeno endógeno, em moléculas do complexo de histocompatibilidade principal (MHC) classe I, incitando a resposta imune humoral e celular.[4,8]

Esse plasmídio, diferentemente dos vírus-vetores vivos atenuados, não é capaz de se replicar no hospedeiro, mas leva à síntese das proteínas específicas do patógeno e à formação da imunidade.[10] Sabe-se hoje que certos adjuvantes, como complexos lipídicos e o fosfato de alumínio, parecem melhorar a incorporação do plasmídio pela célula do hospedeiro, potencializando a resposta imune.[2,8,18]

Um exemplo a ser destacado dentre as vacinas de DNA é uma vacina terapêutica indicada para tratamento de cães com melanoma, obtida pelo emprego de um plasmídio recombinante que leva o gene codificador da tirosinase humana (uma glicoproteína essencial parra a síntese de melanina), sendo definida como uma vacina de DNA xenogênico. Desse modo, ao ser inoculada por via intramuscular ou subcutânea, as APC do cão – especialmente as células dendríticas – são capazes de apresentar o antígeno da tirosinase e induzir a formação de imunidade que funcionará terapeuticamente, tendo demonstrado aumento do tempo de sobrevivência de cães com melanoma em estágio IV por 1 ano ou mais.[20,21] Essa vacina já está comercialmente disponível nos EUA.

Alguns dos benefícios das vacinas de DNA são a incapacidade de replicação do agente vacinal, o que confere completa segurança contra a reversão da virulência, e sua aparente capacidade de conferir imunidade, mesmo havendo altas concentrações de anticorpos maternos (em filhotes).[2,4]

Dentre as desvantagens descritas, sugere-se o risco de que o DNA da vacina interaja com o genoma do hospedeiro e possibilite a ativação de oncogenes ou leve à inibição de genes supressores de tumores, embora essa hipótese seja considerada remota. Acredita-se ainda na possibilidade de transferência de genes que confiram resistência a certos antibióticos (presentes no plasmídio) a bactérias. No entanto, esse risco pode ser evitado pelo uso de marcadores à vacina.[2]

Produção de antígenos e anticorpos em plantas recombinantes

Atualmente existem certos antígenos bacterianos e virais passíveis de serem produzidos em plantas recombinantes ou transgênicas, como o antígeno de superfície da hepatite B, a enterotoxina de *E. coli* e a glicoproteína G do vírus rábico, todos em produtos destinados a seres humanos, mas ainda sem uso comercial.[8] Dentre os benefícios desse tipo de tecnologia estão o relativo baixo custo de produção e a possibilidade de uma pessoa se imunizar apenas pela ingestão de determinada parte da planta transgênica, o que já fora comprovado em experimentos com camundongos que se alimentaram de tomates transgênicos contendo antígenos vacinais.[2]

Vias de administração de vacinas

Vale ressaltar ainda que, para uma vacina ser capaz de cumprir seu papel imunizante, ela deve ser administrada por via adequada, de modo a não ser inativada por barreiras físicas ou químicas inatas ou, ainda, por anticorpos maternos (filhotes) ou preexistentes (adultos). Desse modo, as vias de administração convencionais – subcutânea e intramuscular – são empregadas há muitos anos de modo eficiente. Por essas vias, o antígeno vacinal é capaz de ser eficientemente apresentado, seja por células apresentadoras específicas (antígenos exógenos – vacinas inativadas), seja por células infectadas (antígeno endógeno – vacinas vivas atenuadas), e desencadear resposta protetora efetiva de longa duração. Entretanto, os anticorpos maternos podem representar uma barreira para certos antígenos vacinais, havendo a necessidade de sua diminuição na circulação antes que os filhotes respondam adequadamente à vacina.[5] Por essa razão, alguns mecanismos foram desenvolvidos com a finalidade de superar a barreira dos anticorpos maternos, como a potencialização das vacinas (aumento do título vacinal),[2] a utilização de vias alternativas (como as vias oral e intranasal)[3] e o uso de vacinas recombinantes vetoriais.[13,16,18]

O uso de vias naturais para imunização traz o benefício de permitir a imunização precoce contra certos agentes infecciosos, por superar a barreira de anticorpos preexistentes, como é o caso da via intranasal que para a administração de agentes respiratórios (*Bordetella bronchiseptica*, *parainfluenza* canina e adenovírus tipo 2).[3]

Outro modo de imunização é por via transcutânea, na qual se utiliza a administração de antígenos associados a adjuvantes através da pele íntegra. Em geral, utilizam-se aparelhos de pressão capazes de injetar a vacina sem o uso de agulhas. O antígeno vacinal é então capturado por células de Langerhans presentes no espaço intradérmico, que, por via linfática, atingirão tecidos linfoides regionais e sofrerão maturação, tornando-se células apresentadoras (uma das mais eficientes), apresentando os antígenos e desencadeando a resposta imune celular e humoral.[7,8,10] Um exemplo dessa tecnologia é empregada em vacinas recombinantes contra a leucemia felina e em uma vacina terapêutica contra o melanoma oral canino, ambas em comercialização nos EUA neste momento.

Uma das vantagens dessa tecnologia é que, em geral, o volume da vacina é reduzido. No caso da vacina recombinante contra a leucemia felina, utilizam-se 0,25 mℓ, 1/4 do volume normalmente utilizado nas vacinas convencionais.

Referências

1. Adu-Bobie J, Capecchi B, Serruto D, Rappuoli R, Pizza M. Two years into reverse vaccinology. Vaccine. 2003;21:605-10.
2. Tizard IR. Veterinary immunology: an introduction. 8th ed. St. Louis: Saunders; 2009.
3. Chalmers WSK. Overview of new vaccines and technologies. Vet Microb. 2006; 117:25-31.
4. Horzinek MC, Thiry E. Vaccines and vaccination: the principles and the polemics. J Fel Med Surg. 2009;11:530-7.
5. Greene CE, Schultz, RD. Immunoprophylaxis. In: Greene CE, editor. Infectious diseases of the dog and cat. St. Louis: Saunders Elsevier; 2006. p. 1067-1119.
6. American Animal Hospital Association. Canine Vaccine Guidelines. 2006. Available from: http://www.aahanet.org
7. Del Giudice G. Vaccination strategies: an overview. Vaccine. 2003;3825:1-6.
8. Mackay IR, Rosen FS. Advances in immunology. N Engl J Med. 2001;345(14): 1042-53.
9. Macy DW. Vaccine adjuvants. Seminars in Veterinary Medicine and Surgery (Small Animal).1997;12:206-11.
10. Liu MA. Gene-based vaccines: recent developments. Curr Opin Mol Ther. 2010;12(1):86.
11. Plotkin SA. Vaccines: past, present and future. Nature Medicine Supplement. 2005;11(4):5-11.
12. Plotkin SA. Six revolutions in vaccinology. The Pediatric Infectious Disease Journal. 2005;24:1-9.
13. Paoletti E. Applications of pox virus vectors to vaccination: an update. Proc Natl Acad Sci EUA. 1996;93:11349-53.
14. Larson LJ, Hageny TL, Haase CJ, Schultz RD. Effect of recombinant canine distemper vaccine on antibody titers in previously vaccinated dogs. Veterinary Therapeutics. 2006;7(2):107-12.
15. Pardo MC, Bauman JE, Mackowiak M. Protection of dogs against canine distemper by vaccination with a canarypox virus recombinant expressing canine distemper virus fusion and hemagglutinin glycoproteins. Am J Vet Res. 1997;58:833-36.
16. Pardo MC, Tanner P, Bauman J, Silvet K, Fischer L. Immunization of puppies in the presence of maternally derived antibodies against canine distemper virus. J Comp Path. 2007;137:72-5.
17. Haase CJ, Hageny TL, Larson LJ, Schultz RD. Proceedings of the 87th Conference of Research Workers in Animal Diseases; 2006 Dec 3-5; Chicago. United States of North America; 2006. Abstract 98.
18. Chandran D, Shahana PV, Rani GS, Sugumar P, Shankar CR, Srinivasan VA. Display of neutralizing epitopes of canine parvovirus and a T-cell epitope of the fusion protein of canine distemper virus on chimeric tymovirus-like particles and its use as a vaccine candidate both against canine parvo and canine distemper. Vaccine. 2010;28:132-9.
19. Taylor J, Meignier B, Tartaglia J, Languet B, Vanderhoeven J, Franchini G *et al.* Biological and immunogenic properties on a canarypox-rabies recombinant, ALVAC-RG (vCP65) in non-avian species. Vaccine. 1995;13(6):539-49.
20. Bergman PJ, McKnight J, Novosad A, Charney S, Farrelly J, Craft D *et al.* Long term survival of dogs with advanced malignant melanoma after DNA vaccination with xenogenic human tyrosinase: a phase I trial. Clinical Cancer Research. 2003;9: 1284-90.
21. Bergman PJ, Palau-Camps MA, McKnight JA, Leibman NF, Craft DM, Leung C *et al.* Development of a xenogeneic DNA vaccine program for canine malignant melanoma at the Animal Medical Center. Vaccine. 2006;24:4582-85.

31
Reações Pós-vacinais

Leonardo P. Brandão

■ Introdução

É de consenso geral que o uso de vacinas é um procedimento essencial na prevenção e no controle de doenças, não apenas nas espécies animais, como também em seres humanos. A evolução no desenvolvimento de produtos biológicos (vacinas) tem permitido uma revolução no controle de uma miríade de doenças, de modo mais eficaz e seguro.[1-4] No entanto, o uso de vacinas não é isento de riscos.

O reconhecimento de reações pós-vacinais, como anemia hemolítica,[5,6] doenças imunomediadas[7] e sarcomas em felinos,[8-10] faz que o procedimento vacinal deva ser avaliado como um procedimento médico e, como tal, envolve riscos e benefícios que devem ser conhecidos e revisados no momento da seleção da vacina a ser utilizada, bem como na determinação do paciente e do momento adequado da vacinação.

Vale ressaltar ainda a preocupante tendência crescente de se associar um número cada vez maior de agentes nas vacinas, nem sempre acompanhada de uma análise criteriosa por parte do médico-veterinário em relação à real necessidade do paciente. Nesse contexto, causa a impressão de que "mais é melhor", o que é um erro quando se fala em imunização.[3]

Sabe-se que, quanto maior a quantidade de antígenos em uma vacina, maior o risco de que venha a desencadear reações pós-vacinais, como demonstrado por Novak[11] em um levantamento realizado com mais de 800 cães vacinados. As reações pós-vacinais foram 4 vezes mais frequentes em cães vacinados com vacinas multivalentes, quando comparados aos que receberam vacinas monovalentes. O benefício da vacinação é inegável, mas seu uso deve ser feito de modo consciente.

Por essa razão, nos EUA, um grupo de especialistas se reuniu com o intuito de avaliar de maneira crítica as vacinas para cães disponíveis no mercado, definindo então quais seriam as de uso imprescindível (definidas como *core*), as opcionais (*non-core*) e as não recomendadas.[12]

Essa preocupação é um indício cabal de que as vacinas e os procedimentos vacinais devem ser avaliados de modo crítico, levando em conta a patogenicidade do agente, o seu potencial zoonótico, a incidência da doença, o estado de saúde do animal a ser vacinado – e se o momento da vacinação é o mais adequado para ele – e, ainda, reconhecer as reações pós-vacinais possíveis e saber como tratá-las.

■ Reações esperadas e reações adversas

Antes de dar início ao estudo das reações pós-vacinais, precisa-se diferenciar reações normais – ou esperadas – de reações adversas. Espera-se que a vacina incite resposta imunológica capaz de desenvolver proteção contra patógenos (imunidade). Uma vez que a resposta vacinal se baseia no reconhecimento, no processamento e na apresentação dos antígenos vacinais, com o objetivo de estimular os diferentes componentes do sistema imunológico a produzir células de defesa (representados, em última instância, pelos linfócitos T) e anticorpos (produzidos pelos linfócitos B), a resposta imune apresenta componente inflamatório representado por linfocinas, citocinas e prostaglandinas envolvidas tanto na resposta imunológica quanto na inflamatória.[1,13]

Desse modo, espera-se que, após a vacinação, possam ocorrer reações locais de caráter inflamatório (edema, formação de nódulo, sensibilidade leve no ponto de aplicação) ou sistêmicas (febre, prostração) transitórias e de baixa intensidade que se resolvem espontaneamente.[11] Em alguns casos, pode-se utilizar tratamento sintomático para abreviar os sintomas e trazer conforto para os animais, o que será tratado mais adiante.

As reações pós-vacinais normais e transitórias podem ser consideradas indesejadas, mas são absolutamente esperadas. Os proprietários devem ser orientados antes de se proceder à vacinação, o que trará menos descontentamento caso o animal venha a desenvolver qualquer reação. Uma explicação sobre as possíveis reações pós-vacinais é recomendada para que o proprietário possa também reconhecer os sintomas e entrar em contato com o médico-veterinário, caso necessário.

Variações na intensidade dos sintomas podem estar relacionadas com o tipo de vacina utilizado, bem como a raça do animal. Com relação às vacinas, as multivalentes com grande variedade de agentes vacinais,[11] a ocorrência do coronavírus canino na vacina,[11] as vacinas contra leptospirose e as que contêm adjuvantes[12] apresentam maior risco de desencadear reações transitórias. Do mesmo modo, cães de raças *toy* parecem ser mais predispostos ao desenvolvimento de reações transitórias pós-vacinais.[12] Dentre as raças mais descritas estão o Pinscher miniatura e o Dachshund.[11]

As reações consideradas adversas podem ser locais (vasculites e alopecia, necrose no ponto de injeção, abscessos e sarcomas pós-vacinais) ou sistêmicas (reações de hipersensibilidade).[9,11]

Na Figura 31.1 estão sumarizadas as reações pós-vacinais.

■ Reações locais esperadas

▪ Dor, edema e formação de nódulos

São consideradas as reações mais comuns. Um tipo de toxicidade imediata é a ardência produzida por alguns agentes inativantes, tais como o formaldeído. Isso pode representar problemas não só ao animal a ser vacinado, como também se o animal reagir violentamente ao vacinador. Mais comumente, pode-se observar o desenvolvimento de inchaços locais no local de aplicação. Esses inchaços podem ser firmes ou de consistência pastosa (edematosos), quentes ao toque, e costumam durar cerca de 2 semanas, surgindo 1 dia após a vacinação.[9]

A formação de um nódulo no local da vacinação, em geral, é decorrente de resposta inflamatória desencadeada pela vacina, sendo considerada normal, e até esperada, em até 3% dos animais. Os nódulos pós-vacinais costumam desaparecer em 15 dias, a não ser que evoluam para a formação de um granuloma (reação de hipersensibilidade tipo 4 ou tardia) no local de aplicação. Considera-se normal a manutenção de um

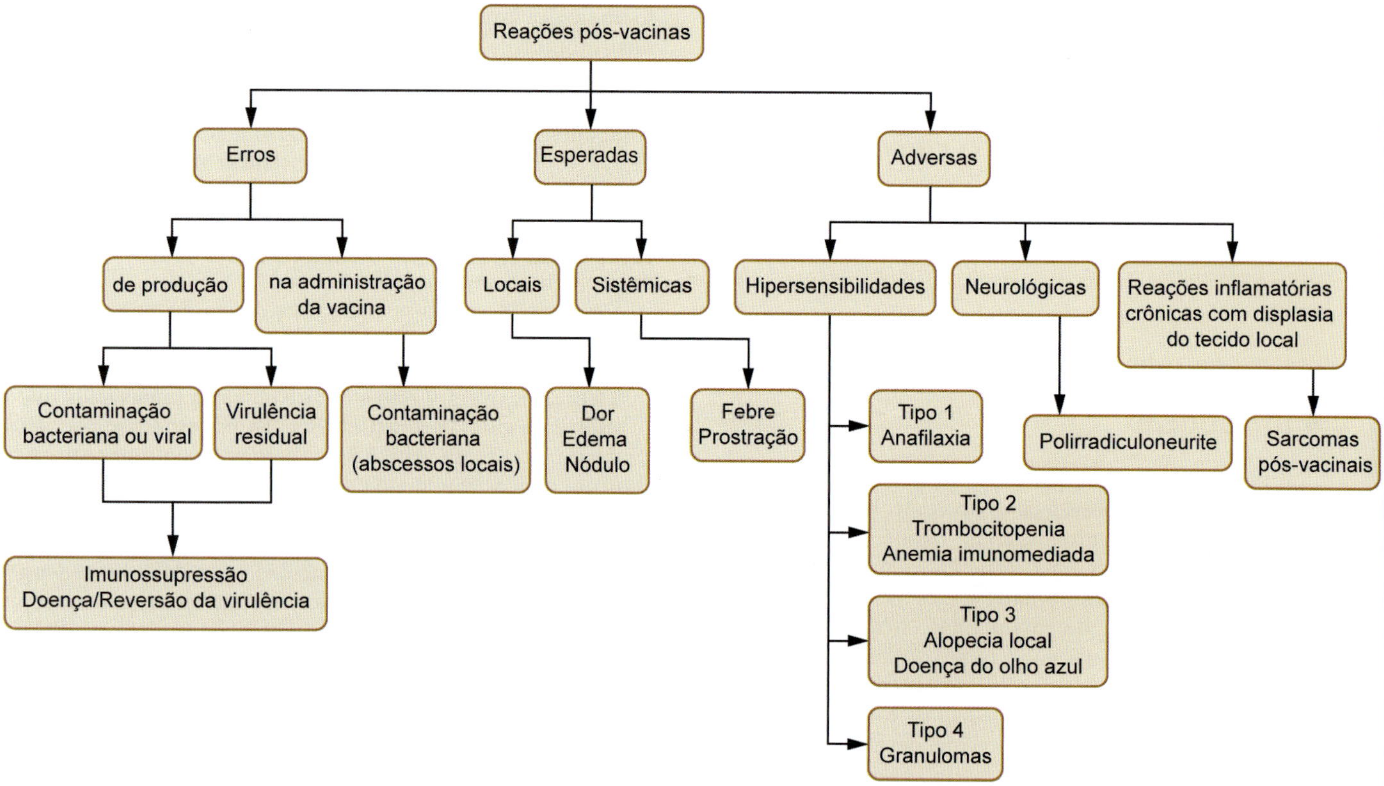

Figura 31.1 Reações pós-vacinais "normais" e adversas mais comuns.

granuloma local por um período de até 3 meses após a administração da vacina. A partir de então, deve-se preconizar a realização de medidas diagnósticas precisas, como a citologia aspirativa ou a biopsia excisional.[14]

A produção de dor imediata no momento da aplicação pode estar relacionada com a distensão do tecido subcutâneo pela administração da vacina, pela proximidade do local de aplicação e de algum nervo periférico, pelas alterações na osmolaridade ou no pH da vacina ou, ainda, pela diferença de temperatura entre a vacina e o corpo do animal.[1]

Reações sistêmicas esperadas

As reações sistêmicas inespecíficas desencadeadas pela aplicação de vacinas são extremamente variáveis, incluindo-se anorexia, letargia, febre, dor no local da aplicação e sonolência, podendo persistir, em geral, por até 48 h, e são consideradas *normais*, podendo ocorrer em 1,2% dos casos segundo um estudo clínico envolvendo 2.288 vacinações em gatos nos EUA.[15]

Dentre as causas dessas reações sistêmicas "normais", podem-se considerar a replicação dos antígenos vacinais vivos atenuados, a exposição a endotoxinas, a reação ao adjuvante ou, simplesmente, a resposta do sistema imune à vacinação, desencadeando a resposta vacinal com o surgimento dos sintomas descritos.[9]

A vacinação incita normalmente uma reação inflamatória transitória e de baixa intensidade, considerada necessária para o desenvolvimento de uma resposta imune efetiva. A maioria dessas reações é branda e autolimitante, mas, eventualmente, o desconforto do animal requer tratamento sintomático à base de analgésicos ou anti-inflamatórios. Recomenda-se o uso de anti-inflamatórios não esteroides (como a dipirona) a cada 12 h durante 2 dias para tratamento desses pacientes, o que não deve interferir na formação da imunidade vacinal.

Reações adversas locais

Serão consideradas aqui as reações pós-vacinais adversas locais, ou seja, aquelas que podem advir da aplicação de vacinas, mas que são consideradas "anormais" ou adversas, quer por sua gravidade, quer por sua intensidade.

Alopecia

O desenvolvimento de alopecia local no ponto de vacinação foi inicialmente reconhecido pela aplicação de vacinas antirrábicas inativadas, e acredita-se que seja resultado de vasculite causada por reação tipo antígeno-anticorpo (reação de hipersensibilidade tipo 3), no entanto, são consideradas raras.[16] Vale ressaltar que não apenas a vacina antirrábica, como também outras, pode desencadear esse quadro. Dentre as raças mais predispostas, estão as pequenas, como Chihuahua, Lulu-da-pomerânia, Bichon Frisé, Maltês, Shih Tzu e Papillon, segundo Wilcock e Yager.[17] A literatura é pobre em relação ao tratamento das alopecias pós-vacinais, mas, na experiência do autor, o uso de pentoxifilina, na dose de 10 mg/kg 2 ou 3 vezes/dia por via oral (VO), durante 10 a 20 dias, tem apresentado boa eficácia. Deve-se atentar para os efeitos colaterais desse medicamento, como êmese.

Abscessos

A formação de abscessos está relacionada com a entrada de agentes contaminantes (fungos, bactérias etc.) no tecido subcutâneo, no momento da aplicação da vacina, ou posteriormente, como nos casos em que os animais se coçam ou mordem o local de aplicação, permitindo a entrada de agentes bacterianos.[16] Não há indícios de que essa contaminação local impeça o desenvolvimento de imunidade, ou seja, na maioria das vezes não é necessária a recomendação de nova vacinação desses animais.

Nesses casos, recomenda-se tratamento local, como a limpeza ou o desbridamento da ferida. O uso de antibióticos tópicos ou sistêmicos pode ser realizado na dependência da gravidade da lesão.

Sarcomas no ponto de aplicação

A partir de 1980, houve aumento na ocorrência de sarcomas de tecidos moles em felinos na América do Norte.[8] Creditou-se, inicialmente, a ocorrência dessas neoplasias à utilização de vacinas em virtude da sua localização, ou seja, nos pontos normalmente utilizados para a sua aplicação (regiões cervicoescapular, dorsolombar e femoral).[8] Esse evento coincidiu, ainda, com a introdução de novos produtos, como as vacinas inativadas acrescidas de adjuvantes contra a raiva e a leucemia felina.[1]

A relação entre o uso de adjuvantes em vacinas e a ocorrência de neoplasias no local da aplicação em gatos (sendo os sarcomas os mais conhecidos) é um tema controverso que vem ganhando espaço em nosso meio. Há muitos anos, estudos epidemiológicos nos EUA têm demonstrado a forte associação entre a administração de vacinas inativadas em gatos e o desenvolvimento de sarcomas de tecidos moles nos pontos em que essas vacinas foram aplicadas.[18-22]

Registros da prevalência dos sarcomas de tecidos moles nos pontos de aplicação das vacinas em gatos variam de 1 caso/10.000 gatos vacinados a 3,6 casos/10.000 gatos vacinados com vacinas inativadas contra o vírus da leucemia felina (FeLV) ou a raiva.[1,22-24]

Deve-se ressaltar que as vacinas não são consideradas as únicas substâncias relacionadas com o surgimento dos sarcomas nos pontos de aplicação por uma simples razão: não é o agente vacinal que está relacionado com a maior ou menor predisposição para a formação de sarcomas, mas o grau de inflamação desencadeado pela vacinação e a suscetibilidade do indivíduo.[25] Virtualmente, tudo que produza inflamação local no ponto de injeção pode, potencialmente, ser responsável pelo desenvolvimento de sarcomas em gatos suscetíveis.[1,26]

De qualquer modo, sabe-se que há relação direta entre o número de vacinas que um gato recebeu durante toda a vida e a ocorrência de sarcomas.[27,28] O risco do desenvolvimento de sarcomas pós-vacinais aumenta de acordo com o número de doses de vacina aplicadas – 50% maior após uma dose, 127% maior após duas doses e 175% maior após 3 ou 4 doses de vacinas administradas simultaneamente.[1]

Os sarcomas associados ao ponto de aplicação das vacinas tendem a ocorrer em animais jovens e são maiores e mais agressivos que os que se desenvolvam em outros locais. As metástases são observadas em 25 a 70% dos casos.[1]

Vale notar que, aparentemente, nem todos os gatos apresentam a mesma predisposição para a formação de neoplasias nos pontos de aplicação das vacinas. Desse modo, acredita-se haver a interação entre a predisposição genética do indivíduo e o uso de produtos capazes de levar à inflamação crônica local. Dentre os fatores relacionados com o desenvolvimento de sarcomas no ponto de aplicação estão a produção de substâncias locais (p. ex., fator nuclear κB) com efeito carcinogênico, o efeito de um oncogene (chamado sis-oncogene) e a existência de falhas no gene p53 (um gene responsável pela supressão de tumores).[29] O gene p53 ocorre em uma variedade de espécies: seres humanos, cães e gatos, entre outras. Todos os dias, danos oxidativos e outras lesões lesionam o DNA celular. O reconhecimento dessas lesões é realizado pelo gene p53, impedindo a divisão dessas células, prevenindo assim a formação de tecidos anaplásicos e potencialmente neoplásicos.[29]

Apesar de a patogenia dos sarcomas no ponto de aplicação ainda ser incerta, acredita-se que o processo de carcinogênese seja decorrente de uma série de fatores que se iniciam com uma inflamação crônica no ponto de aplicação. Os adjuvantes presentes nas vacinas são considerados fatores predisponentes, uma vez que desencadeiam inflamação no ponto de aplicação e incitam um processo crônico. Vale ressaltar que o uso de vacinas sem adjuvantes, a inoculação de substâncias diversas e até suturas permanentes ou implantes de *microchip* podem desencadear o surgimento de sarcomas em gatos suscetíveis.[1]

Com o objetivo de se avaliar o efeito que a recomendação da mudança dos locais de injeção das vacinas em gatos teve sobre a localização dos sarcomas, Shaw *et al.*[30] demonstraram que houve apenas uma mudança dos locais mais frequentes da ocorrência desses tumores. Houve diminuição da incidência de sarcomas nas regiões interescapular (de 53,4% para 39,5%) e torácicas direita e esquerda – locais anteriormente muito utilizados para a aplicação das vacinas. Por outro lado, ocorreu aumento da incidência dos sarcomas no membro torácico direito (de 1,1% para 9,5%), do membro pélvico e região abdominal direita (de 12,5% para 25%) e do membro pélvico e região abdominal esquerda (de 11,4% para 13,8%). Esses dados demonstram que o risco da ocorrência dos sarcomas nos pontos de injeção deve ser reconhecido, e a seleção dos locais de aplicação – não apenas das vacinas – deve ser realizada com critério.

Dentre as vacinas, considera-se que o uso de produtos com adjuvantes representaria maior risco à formação de tumores no local de aplicação em gatos com anormalidades no gene p53.[29] No entanto, ainda não existem testes comerciais para identificar esses indivíduos mais predispostos. Pesquisadores acreditam que a avaliação do *status* do gene p53 poderia ser utilizada como um indicador de recorrência pós-cirúrgica e tempo de sobrevivência em gatos com sarcomas pós-vacinais.[31]

Embora a patogenia definitiva dos sarcomas no ponto de aplicação – seja de vacinas, seja de outras substâncias – ainda seja obscura e a reação inflamatória exacerbada e/ou a formação de uma resposta granulomatosa local sejam relacionadas como fatores predisponentes para sua formação em gatos,[32] alguns pesquisadores[33] e associações de especialistas em Medicina Felina (como a Associação Americana de Especialistas em Felinos [AAFP])[14] são unânimes em afirmar que vacinas com adjuvantes são relacionadas com maior ocorrência de inflamação no ponto de injeção. Embora a relação entre a inflamação e a formação de neoplasias em gatos ainda seja um ponto de discussão, recomenda-se a escolha de produtos sem adjuvantes para a vacinação de gatos, sempre que possível.

Nesse contexto, deve-se salientar o papel dos adjuvantes no desencadeamento de inflamação no ponto de aplicação da vacina e a predisposição individual do animal.

Devido à preocupação de que a nodulação pós-vacinal possa se transformar em neoplasia local, a AAFP[14] sugere a adoção da regra 3-2-1 para a abordagem de formações nodulares que surjam nos gatos após a vacinação.

Regra 3-2-1 para abordagem de formações nodulares pós-vacinais em felinos

A maioria dos nódulos pós-vacinais tem resolução espontânea em poucas semanas. Entretanto, quando se trata de gatos, deve-se sempre tomar cuidado com o aparecimento deles. A regra *3-2-1* permite abordar, de maneira sistemática, os nódulos pós-vacinais em gatos.[14] Segundo essa regra, um nódulo que persista por mais de 3 meses, ou que comece a crescer, deve ser tratado como risco potencial de se transformar em um sarcoma pós-vacinal. Vale lembrar que a vacinação sempre é o melhor procedimento a ser adotado para gatos, pois o risco do desenvolvimento de neoplasias no ponto de aplicação é considerado baixo quando comparado ao risco de esse filhote vir a ser exposto a algum agente infeccioso grave ou até mesmo fatal.

Qualquer nódulo pós-vacinal deve ser submetido a exames investigativos (citologia aspirativa ou biopsia excisional), caso:

- Persista por mais de 3 meses após a vacinação
- Tenha mais de 2 cm de diâmetro
- Continue a crescer mesmo 1 mês após a vacinação.

Adjuvantes

O termo adjuvante foi definido por Ramon[34] como "uma substância que, quando utilizada em combinação com um antígeno, potencializa o nível de imunidade além do que seria desenvolvido pela utilização do antígeno isoladamente". Uma variedade de substâncias, isoladamente ou em combinações com sais de alumínio, tem sido utilizada em vacinas veterinárias.[34]

O objetivo final de um adjuvante adicionado à vacina é aumentar a resposta imune no indivíduo vacinado, o que pode ocorrer por meio de 4 mecanismos básicos:

- Efeito de depósito
- Acúmulo de células imunorreativas
- Modificação da atividade de células responsáveis pela resposta imune
- Modificação da apresentação antigênica.[35]

O efeito de depósito é desencadeado por alguns adjuvantes que não são solúveis e se mantêm no local de injeção por certo período. Os sais de alumínio apresentam essa propriedade.[36] O mecanismo exato pelo qual o efeito de depósito mantém a resposta humoral por períodos maiores de tempo ainda é incerto, mas se acredita que os granulomas frequentemente desenvolvidos em resposta a esse tipo de adjuvantes contenham numerosas células produtoras de anticorpos responsáveis pela potencialização da resposta imune.[35]

O acúmulo de células imunorreativas é decorrente da característica dos adjuvantes de desencadear aumento da celularidade e hiperplasia das regiões paracorticais dos linfonodos responsáveis pela drenagem das áreas de injeção da vacina.[36] Esse acúmulo de linfócitos nos linfonodos é conhecido como "aprisionamento linfocitário" e parece não ser um processo aleatório, mas um acúmulo de linfócitos especificamente recrutados do *pool* circulante em resposta à estimulação antigênica da vacina.[37]

Alguns adjuvantes favorecem a internalização e a apresentação do antígeno por uma célula especializada: as células apresentadoras de antígenos (APC). Essa modificação da apresentação antigênica permite a um antígeno, que antes estimularia apenas a resposta imune humoral, estimular também a resposta celular, potencializando a imunidade de modo mais completo.[38]

Desse modo, compreende-se que os adjuvantes têm efeito benéfico, potencializando, de modo geral, a resposta imune no hospedeiro. Os sais de alumínio (hidróxido e fosfato de alumínio são os mais comuns) são os adjuvantes mais utilizados em vacinas em medicina veterinária e os únicos permitidos para uso em medicina humana. No entanto, seu uso é relacionado com efeitos adversos de gravidade variável.

Segundo Macy,[35] "adjuvantes à base de alumínio são frequentemente associados à produção de inflamação no ponto de aplicação e formação de granulomas que podem progredir para sarcomas em gatos. Evidências atuais sugerem que o alumínio não seja carcinogênico em si, mas responsável pela inflamação que age como um promotor na patogênese do tumor no local de aplicação da vacina".

Estudos epidemiológicos relacionam, ainda, a ação dos adjuvantes à base de metais, como o alumínio, no desenvolvimento dos sarcomas vacinais em decorrência da identificação de resíduos desse adjuvante no núcleo dessas neoplasias.[28] Os gatos que recebem vacina contra a leucemia felina parecem ter 5,5 vezes maior tendência a desenvolver os sarcomas vacinais, tendo havido associação menor com relação à vacinação antirrábica.[1] No entanto, a possibilidade de que a formação de sarcomas nos locais de aplicação estivesse relacionada com a natureza do agente vacinal foi desacreditada há alguns anos, quando se determinou que qualquer resposta inflamatória localizada de caráter crônico apresenta capacidade carcinogênica para os felinos predispostos.

Os adjuvantes podem ser classificados de acordo com sua origem (compostos químicos, componentes microbianos ou proteínas de mamíferos), composição e modo de ação, podendo agir como veículos ou imunomoduladores. Apesar de toda a pesquisa realizada, os mecanismos de ação ainda são incertos, mas, de modo geral, parecem melhorar a apresentação e a estabilidade antigênica ou, ainda, agir como imunomoduladores.[28]

Adjuvantes que influenciem a apresentação antigênica podem atuar em diferentes pontos desse processo complexo que é o desenvolvimento da imunidade. Durante o processo de imunização, os antígenos vacinais precisam desencadear resposta dos tecidos linfoides secundários, em geral os linfonodos. A maioria desses antígenos é carreada aos nódulos linfáticos pelas células dendríticas. Essas APC, assim como os macrófagos e as células B, processam os antígenos e apresentam seus epítopos às células T, por meio das moléculas do complexo de histocompatibilidade principal (MHC). Qualquer adjuvante que consiga estimular a absorção e o processamento dos antígenos por essas células pode incrementar a imunidade.[28]

O hidróxido de alumínio tem propriedades adjuvantes descobertas na segunda década do século 20, segundo Glennyn *et al.*,[39] e até hoje é empregado em associação a vacinas para seres humanos e animais. As vacinas são preparadas por meio da mistura da solução do antígeno com hidróxido ou fosfato de alumínio, sob condições controladas, o que resulta na adsorção do antígeno sobre a superfície do sal insolúvel. O poder adjuvante do alumínio baseia-se no conceito de "antígeno de depósito". As partículas adjuvantes do hidróxido de alumínio promovem a formação de agregados que podem ser mais facilmente fagocitados e, ainda, há formação de um foco inflamatório estéril que atrai as células imunológicas. Ocorre ainda a ativação do sistema complemento (pela via alternativa), causando uma resposta inflamatória que pode estimular a resposta humoral.[28]

Reações adversas sistêmicas

Dentre as reações adversas sistêmicas, a reação de hipersensibilidade tipo 1, ou anafilática, é considerada uma das mais frequentes e graves. Vamos comentar sobre ela e sobre as demais reações de hipersensibilidade adiante.

Reações de hipersensibilidade

Reação de hipersensibilidade tipo 1 ou anafilática

A reação de hipersensibilidade tipo 1 ou anafilática é uma reação bem documentada associada à administração de antígenos contidos nas vacinas, dentre outras substâncias, como a penicilina.[1,40]

As reações de hipersensibilidade tipo 1, ou de hipersensibilidade imediata, são relacionadas com uma resposta ao antígeno que pode ocorrer minutos ou horas após a exposição. São também chamadas de reações anafiláticas: processos mediados por anticorpos tipo imunoglobulina (Ig) E que se ligam aos antígenos presentes na vacina, ocasionando a degranulação de basófilos circulantes e mastócitos teciduais, com consequente liberação de aminas vasoativas, como a histamina; produção de mediadores inflamatórios (prostaglandinas) e citocinas. Os sintomas podem ser graves na dependência da espécie animal envolvida, podendo chegar a colapso cardiocirculatório (choque anafilático) e morte.[1,16]

Os mastócitos são células-sentinela cobertos por uma série de receptores que permitem a eles responder a diferentes estímulos, por exemplo, invasão de microrganismos ou danos teciduais maciços, liberando moléculas inflamatórias que, de modo controlado, permitem que a resposta inflamatória desencadeada seja proporcional à necessidade do organismo. As reações de hipersensibilidade tipo 1 são reações inflamatórias resultantes da ligação de antígenos com imunoglobulinas da classe E (IgE) que se ligam, por sua vez, a receptores específicos nos mastócitos. Isso leva à rápida liberação dos grânulos dos mastócitos, causando uma resposta inflamatória aguda e de grandes proporções.[1]

Pode-se considerar que os animais são expostos diariamente a antígenos presentes no meio ambiente, seja no ar, seja nos alimentos. Normalmente, a maioria dos indivíduos responde a esses antígenos produzindo anticorpos das classes IgG ou IgA, sem nenhuma consequência clínica. No entanto, alguns indivíduos podem formar uma resposta Th2 exagerada, produzindo quantidades excessivas de IgE e desenvolvendo reações de hipersensibilidade tipo 1.[1] Essa produção excessiva de IgE é chamada de atopia, e os indivíduos afetados são reconhecidos como atópicos.

As reações anafiláticas desencadeadas por vacinas são mais frequentes quando tais produtos contêm soro fetal bovino, gelatina ou caseína (compostos presentes na fabricação de certos tipos de vacinas).

Os sintomas associados a esse processo podem persistir por 24 a 48 h, na dependência da gravidade.[11] Em cães, o órgão mais afetado é o fígado, especificamente as veias hepáticas.[1] Cães com choque anafilático podem apresentar sintomas de edema facial, prurido, choque hipotensivo, fraqueza, dispneia, vômito, defecação, micção espontânea e, com a evolução do quadro, desenvolver fraqueza muscular e depressão respiratória, o que pode levar a óbito.[1] Alguns cães demonstram, mais frequentemente, sintomas relacionados com alterações cutâneas (reação urticariforme na face e nas orelhas).[16]

Reações locais ou sistêmicas costumam ocorrer em filhotes de cães 1 a 24 h após a vacinação e podem resultar em sintomas graves, como descrito anteriormente. Esses filhotes não devem ser expostos novamente aos agentes causadores do quadro, caso seja possível a identificação deles.[6,16]

As reações anafiláticas podem ocorrer após o uso de qualquer tipo de vacina, embora sejam mais comumente associadas ao uso de vacinas que contenham adjuvantes ou produtos multivalentes com grandes quantidades de antígenos e proteínas estranhas.[16] Doses adicionais de vacinas aumentam o risco da ocorrência de reações adversas em 27% dos cães com menos de 10 kg e 12% em cães com mais de 12 kg. As raças de maior risco são Dachshund, Pug, Boston Terrier, Pinscher miniatura e Chihuahua.[41]

Os gatos costumam apresentar, mais frequentemente, quadros gastrintestinais (66% dos casos) e respiratórios (22% dos casos). Uma vez que as reações anafiláticas podem persistir por períodos de 24 a 48 h, recomenda-se o monitoramento do paciente durante esse período, havendo a necessidade de tratamento sintomático e o uso de anti-histamínicos, corticosteroides ou epinefrina na dependência da gravidade dos sintomas.[6,16]

Reação de hipersensibilidade tipo 2 ou citotóxica

As reações de hipersensibilidade tipo 2 ou citotóxicas estão relacionadas com a ação de anticorpos produzidos contra células, causando sua destruição, como é o caso da trombocitopenia imunomediada de curta duração observada em cães após a inoculação de vacinas vivas atenuadas contra a cinomose.[42] Nesses casos, intensa trombocitopenia (valores plaquetários inferiores a 50.000 plaquetas/$\mu\ell$), com surgimento 1 a 2 semanas após a vacinação, é a única alteração observada. O tratamento pode exigir o uso de corticosteroides por semanas, até que haja a estabilização dos valores plaquetários.[16]

A vacinação pode, ainda, desencadear a indução de anticorpos antieritrocitários, o que leva à anemia hemolítica imunomediada.[5,16,43]

Suspeita-se do desencadeamento de quadros de anemia hemolítica imunomediada não regenerativa (pela formação de anticorpos contra os precursores eritroides na medula óssea) causados por resposta inapropriada à vacina viva atenuada contra o parvovírus canino.[16]

Não apenas as vacinas, mas certos medicamentos (antibióticos) e agentes infecciosos, dentre outros, são fatores conhecidos como capazes de incitar o desenvolvimento ou a exacerbação de doenças imunomediadas em seres humanos e animais.

Reação de hipersensibilidade tipo 3 ou por imunocomplexo

As reações de hipersensibilidade tipo 3 envolvem a formação de complexos antígeno-anticorpo, desencadeando uma variedade de processos biológicos, dentre eles a ativação da cascata do sistema complemento. Essas reações podem causar reação inflamatória intensa ou, ainda, o desenvolvimento de distúrbios vasculares generalizados, tais como a púrpura.[16]

A gravidade das reações de hipersensibilidade tipo 3 varia de acordo com a quantidade e a localização da deposição dos imunocomplexos. Reconhecem-se 2 tipos principais: a reação local, quando os imunocomplexos se formam dentro dos tecidos; e a reação sistêmica, decorrente da liberação maciça dos imunocomplexos na corrente circulatória, podendo se depositar nos glomérulos, levando à glomerulonefrite. Caso esses imunocomplexos se fixem a células sanguíneas, podem desencadear quadros de anemia, leucopenia e trombocitopenia imunemediadas.[1]

Como fora comentado, a alopecia local no ponto de vacinação, mais referida após a aplicação de vacinas antirrábicas inativadas, é resultante de vasculite causada por reação tipo antígeno-anticorpo (reação de hipersensibilidade tipo 3).[17] Outro exemplo da reação de hipersensibilidade tipo 3 local é a formação de uveíte anterior e edema corneano (doença do olho azul) de cães vacinados contra hepatite infecciosa canina com vacinas produzidas com o adenovírus tipo 1 vivo atenuado.[44]

As vacinas comercializadas atualmente no Brasil para cães não apresentam o adenovírus tipo 1 em suas formulações, tendo sido substituído pelo adenovírus tipo 2 (agente da adenovirose canina), capaz de promover imunização cruzada contra a hepatite infecciosa canina (adenovírus tipo 1).

Reação de hipersensibilidade tipo 4 ou hipersensibilidade tardia

Os quadros de reação de hipersensibilidade tardia, ou tipo 4, são descritos após o uso de produtos biológicos que incitem a formação de um granuloma no local de aplicação. Tal reação é decorrente de resposta inflamatória tardia, mediada por linfócitos T e células *natural killers*, quando há células gigantes, normalmente fagocitando agentes estranhos no local da vacinação.[1] Acredita-se que os adjuvantes, por sua característica de retardar a apresentação antigênica, estejam entre os principais fatores causadores desse quadro. Vale ressaltar que, em gatos, esses granulomas são reconhecidos como fatores de risco para o desenvolvimento de sarcomas no ponto de aplicação em indivíduos predispostos.[14]

No caso dos felinos, a preocupação de que o nódulo formado possa se transformar futuramente em uma neoplasia fez com que a regra conhecida como 3-2-1 fosse recomendada pela AAFP, conforme comentado anteriormente.[14]

Polirradiculoneurite

Conhecida como paralisia do Coonhound em cães e síndrome de Guillain-Barré em seres humanos, a polirradiculoneurite é uma inflamação imunomediada das raízes nervosas, descrita como reação pós-vacinal decorrente do uso de vários tipos de vacinas em cães e gatos.[1,16]

A polirradiculoneurite é a polineuropatia aguda mais comumente diagnosticada em cães. Ela se caracteriza por um distúrbio inflamatório que envolve, primariamente, tanto os axônios como a mielina das raízes nervosas ventrais.[45]

A paralisia do Coonhound deriva do fato de que, em alguns casos, suspeita-se de que a síndrome resulte da exposição à saliva do guaxinim. Observou-se que os Coonhounds utilizados para caça, quando mordidos por um guaxinim, desenvolviam a doença 7 a 10 dias mais tarde. Sugeriu-se que o distúrbio resulte de uma resposta imune contra algum componente da saliva do guaxinim capaz de causar reação cruzada com as proteínas da bainha de mielina dos nervos periféricos dos cães.[45] Assim como no caso de outras doenças imunomediadas, existem indivíduos mais predispostos à sua ocorrência. Embora várias vacinas tenham sido incriminadas no seu desenvolvimento em cães, as vacinas inativadas contra a raiva produzidas em células de cérebro de camundongos lactentes são as mais documentadas.[1]

O sistema nervoso central de camundongos lactentes, normalmente utilizados para a produção de vacinas inativadas contra a raiva com a tecnologia Fuenzalida-Palacios, é isento de mielina, mas se acredita que a contaminação acidental de material oriundo de camundongos mais velhos (e, portanto, com mielina presente no sistema nervoso central) possa ser o fator desencadeador do quadro. Este ocorre normalmente 1 a 2 semanas após a vacinação, sendo caracterizada paralisia transitória do neurônio motor inferior, com prognóstico favorável, desde que não afete a musculatura responsável pela respiração.[16]

Os sintomas de paralisia são descritos como rápidos e progressivos, iniciando-se, em geral, nos membros pélvicos, com progressão ascendente. A sensação dolorosa se mantém intacta e os animais apresentam hipersensibilidade à palpação muscular. Anormalidades dos nervos motores craniais podem ser observadas, e animais com dificuldade de deglutição ou respiração podem evoluir para óbito.[16]

O diagnóstico da polirradiculoneurite pode ser firmado com base no histórico de vacinação recente, atrofia muscular difusa, sensação dolorosa preservada e ocorrência de hiperestesia. O exame eletromiográfico pode determinar se há lesões no neurônio motor inferior, podendo ocorrer alteração na velocidade da condução nervosa, dependendo da localização e do grau de lesão da mielina.

A recuperação costuma ocorrer 1 a 2 semanas após o aparecimento dos sintomas, mas, caso haja lesão axônica, a recuperação pode demorar meses ou ser incompleta.

Apesar de a terapia com corticosteroides ser considerada ineficaz ou apresentar melhora mínima, alguns autores referem que o uso de ciclofosfamida (50 mg/m^2), administrada em dose única logo no início dos sintomas, pode aliviar a gravidade da doença.[16] Em seres humanos, o tratamento da síndrome de Guillain-Barré é realizado por meio de plasmaférese e administração intravenosa de imunoglobulinas.[1]

Doenças imunomediadas

O procedimento vacinal tem sido relacionado com uma série de doenças imunomediadas, principalmente em cães, dentre as quais quadros de anemia hemolítica, trombocitopenia, polineurite e poliartrites.[5,46,47] Os mecanismos envolvidos na gênese desses distúrbios ainda são pouco compreendidos, embora inúmeras possibilidades tenham sido levantadas – por exemplo, distúrbio da imunorregulação desencadeado pela vacinação, ativação imune inespecífica por meio de adjuvantes ou de superantígenos derivados de microrganismos e exposição a proteínas tissulares presentes nas vacinas capazes de ocasionar reação cruzada com proteínas endógenas.[48]

Quadros envolvendo reações de hipersensibilidade tipo 3 (por imunocomplexos) também são relacionados. Talvez o melhor exemplo seja o quadro de vasculite cutânea posterior à vacinação antirrábica, no qual testes de imuno-histoquímica demonstraram deposição de complemento e vírus rábico nos vasos dos locais de aplicação acometidos.[17] A patogenia dos quadros da doença do olho azul, decorrente da deposição de imunocomplexos causando uveíte anterior e edema corneano em cães vacinados com produtos contendo o adenovírus tipo 1 vivo atenuado, é outro exemplo.[44]

▪ Imunossupressão pós-vacinal

A ocorrência de imunossupressão pós-vacinal é uma preocupação frequente da maioria dos clínicos. No entanto, estudos definitivos que comprovem que o uso de vacinas seja capaz de causar supressão efetiva do sistema imunológico não foram conclusivos.[9] Um estudo experimental conduzido por Phillips *et al.*[49] demonstrou a diminuição da contagem de linfócitos e da sua resposta mitogênica em cães vacinados concomitantemente com a cepa Rockborn do vírus vivo atenuado da cinomose canina e com o adenovírus tipo 1 ou 2. No entanto, outros estudos envolvendo a vacinação de filhotes de cães não conseguiram demonstrar linfopenia ou diminuição da blastogênese linfocitária pós-vacinal.[7,50] Desse modo, não se sabe ao certo se a linfopenia e a diminuição da blastogênese linfocitária teriam algum efeito prático de diminuição ou supressão imune nos animais vacinados ou se esses achados refletiriam apenas modificações no *pool* linfocitário.[9]

▪ Falha vacinal

O objetivo final do processo de vacinação é o desenvolvimento da imunidade contra os patógenos e, consequentemente, contra doenças. Nesse aspecto, a não imunização pode ser considerada uma reação adversa pós-vacinal.

Considera-se falha vacinal a incapacidade de determinada vacina promover a sensibilização do organismo de modo adequado, comprometendo o desenvolvimento da resposta imunológica, seja humoral, seja celular, o que resulta em falha no desenvolvimento de imunidade protetora, mantendo o indivíduo suscetível ao agente infeccioso presente no meio ambiente.[1]

Existem muitas razões pelas quais uma vacina pode não conferir imunidade a um animal (Quadro 31.1). Em alguns casos, a vacina pode ser ineficiente. Isso poderia acontecer por ela conter uma cepa ou antígenos inadequados (incapazes de promover proteção imune). O método de produção pode ter destruído os epítopos protetores ou existir simplesmente quantidade insuficiente de antígenos na vacina.[51] Problemas desse tipo são incomuns e podem ser geralmente evitados pelo uso de vacinas provenientes de fabricantes de boa reputação. Em muitos casos, isso se deve à administração insatisfatória. Uma vacina viva pode ter morrido como resultado de mau armazenamento, do uso de antibióticos em conjunto com as vacinas bacterianas vivas, do uso de produtos químicos para esterilizar as seringas ou do uso excessivo do álcool, quando se desinfeta a pele.[16]

Mesmo os animais que receberam uma dose adequada de uma vacina efetiva podem não ser protegidos. Isso pode ocorrer por diferentes razões: (1) o animal pode ser portador assintomático da doença, e a vacina, por não ter indicação terapêutica, não será capaz de protegê-lo de uma infecção já instalada; (2) o animal pode falhar em montar uma resposta imune em decorrência de fatores *intrínsecos* (mau estado nutricional e de saúde, imunossupressão medicamentosa etc.) ou *extrínsecos*, como um ambiente desfavorável que predisponha ao estresse (p. ex., superpopulação, condições higiênico-sanitárias inadequadas etc.).

Deve-se lembrar ainda que, durante o processo de primovacinação, recomenda-se que os animais permaneçam protegidos (longe do contato com animais não vacinados ou com histórico vacinal desconhecido), para que não tenham contato com o agente infeccioso antes de terem desenvolvido imunidade sólida. Até que se finalize o esquema de primovacinação, os animais são considerados suscetíveis e, portanto, podem adoecer.

A resposta imunológica, por ser um processo biológico, nunca é homogênea em todos os indivíduos de uma população. Por ser influenciada por um grande número de fatores, a variação das respostas imunes em uma população de animais tende a seguir distribuição normal. Isso significa que a maioria dos animais (90%) responderá à vacinação, sendo capaz de montar resposta adequada e protetora, uma pequena proporção (5%) produzirá imunidade além do esperado ou necessário, porém outra pequena quantidade de animais (5%) não produzirá imunidade satisfatória e continuará suscetível a doenças (Figura 31.2).[1]

Vale a pena lembrar que a resposta imune produzida variará de acordo com as características do indivíduo, o que significa que a vacina isoladamente não é garantia de proteção. É preciso que as condições individuais sejam adequadas para que a vacina seja capaz de desenvolver seu papel "imunogênico" (estimulante), permitindo assim o desenvolvimento de uma resposta pós-vacinal adequada, como comentado anteriormente. Mesmo que a vacina esteja em condições tecno-

Quadro 31.1 Causas de falha vacinal.

Fatores ligados ao hospedeiro	Fatores ligados às vacinas	Erros humanos
Imunodeficiências, debilidade, desnutrição, deficiência de vitamina E e selênio	Armazenamento inadequado (temperaturas acima ou abaixo da indicada na bula)	Mistura imprópria de vacinas na mesma seringa ou uso de menor quantidade de vacina para animais pequenos
Interferência dos anticorpos maternos	Vacinas não protegem 100% dos indivíduos de uma população (variação biológica)	Exposição do animal ao agente infeccioso durante o período de imunização
Idade: animais muito novos ou muito idosos (má resposta imunológica)	Uso de desinfetantes para esterilização de agulhas ou seringas utilizadas na vacinação	Uso concomitante de medicamentos imunossupressores e antibióticos
Gestação	Cepa (antígeno) inadequada	Uso simultâneo de antissoros no momento da vacinação
Doenças concomitantes, verminoses, incubação da doença no momento da vacinação	Atenuação excessiva	Vacinação muito frequente (< 2 semanas de intervalo entre as aplicações)
Hipertermia, hipotermia	–	Via inadequada de administração da vacina
Estresse, como mudança de ambiente ou transporte do animal	–	Temperatura ambiente alta

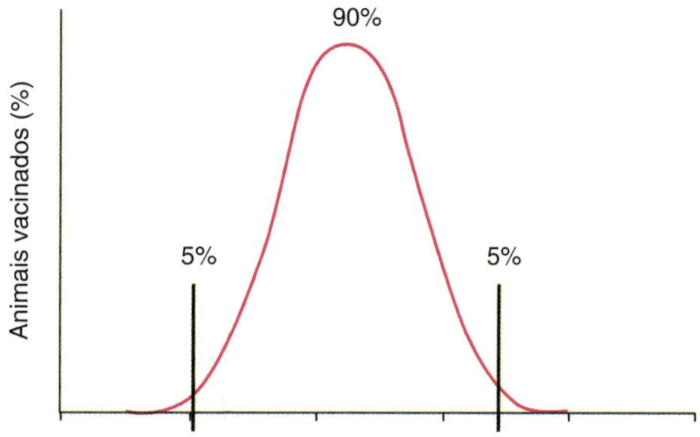

Figura 31.2 Curva de distribuição normal da resposta imune em uma população de indivíduos vacinados.

logicamente adequadas (excelente condição de conservação, matéria-prima de qualidade, massa imunogênica suficiente e de boa capacidade sensibilizante), isso não garante que o animal se beneficiará de uma condição de proteção imunológica produzida pela vacina. Exame físico minucioso do animal por parte do médico-veterinário no momento da vacinação, existência de um período de "quarentena" de cerca de 1 semana entre a aquisição do animal e a sua vacinação e existência de condições higiênico-sanitárias mínimas (limpeza do local de permanência dos filhotes, prevenção do contato dos animais ainda em término da vacinação com outros não vacinados ou de procedência desconhecida etc.) são medidas que podem garantir o sucesso da vacinação.

Tratamento

Reação de hipersensibilidade tipo 1 ou anafilática

Quando quadros anteriores de anafilaxia representam uma ameaça para os animais a serem vacinados, o médico-veterinário pode modificar o esquema de vacinação para reduzir a possibilidade de reincidência do quadro alérgico/anafilático. Recomenda-se, nesses casos, optar por vacinas com menos antígenos ou, ainda, dar preferência a vacinas vivas atenuadas (por serem dotadas de menor massa antigênica e serem normalmente livres de adjuvantes).[16] Outra medida profilática plausível é dar preferência à aplicação de vacinas subcutâneas (SC) ou intranasais (IN) (quando disponível), em detrimento da via intramuscular (IM). Tal procedimento reduz a velocidade de entrada dos antígenos na circulação e pode minimizar o risco ou a gravidade da reação alérgica.[16]

As leptospiras presentes nas vacinas são reconhecidas como um dos principais alergênios responsáveis pelo desencadeamento de quadros alérgicos em filhotes.[11] Por essa razão, recomenda-se que a primovacinação contra a leptospirose ocorra a partir de 16 semanas de vida (são recomendadas pelo menos 2 doses de vacina na primovacinação).[12]

Para animais que desenvolvam quadros alérgicos pós-vacinais brandos (como edema de face, prurido e erupções cutâneas), mas sem comprometimento sistêmico importante (como hipotensão ou cianose), preconiza-se o tratamento com anti-histamínicos (p. ex., difenidramina) ou corticosteroides em doses não imunossupressoras (como a dexametasona, na dose de 0,125 mg/kg, ou a prednisona, na dose de 0,5 a 1 mg/kg) por 24 a 48 h. Esses animais devem ser mantidos sob observação na clínica por pelo menos 4 h e liberados após a resolução do quadro. Os proprietários devem manter esses animais sob observação por pelo menos 24 h. Caso haja qualquer reincidência dos sintomas, devem ser orientados a procurar por atendimento médico imediato.

Animais que tenham desenvolvido previamente quadros alérgicos/anafiláticos graves devem receber cuidados especiais no momento da vacinação:

- Devem ser levados para a vacinação logo no período da manhã, para que possam ficar em observação por um período mínimo de 6 h após a vacinação
- Devem ser pré-medicados com anti-histamínicos (p. ex., difenidramina na dose de 2,2 mg/kg) 15 a 20 min antes da vacinação. Esse mesmo tratamento pode ser realizado VO 12 h antes do procedimento vacinal
- Deve-se estabelecer um acesso venoso (cateter) previamente, caso seja necessário tratamento com fluidoterapia, esteroides e epinefrina, em caso de reação anafilática.[16]

Considerações finais

Como dito anteriormente, a vacinação deve ser considerada um procedimento médico e, como tal, não está isento de riscos. Reações adversas pós-vacinais são descritas em animais e seres humanos. No entanto, sua incidência é rara e o benefício da proteção contra doenças é inegável e justifica a vacinação em massa como meio de proteção do indivíduo contra doenças graves e fatais.

Dentre as reações mais graves estão a anafilaxia (em cães e gatos) e a formação de sarcomas no ponto de aplicação em felinos. O desenvolvimento de vacinas seguras e eficientes deve ser encorajado, bem como o conhecimento dele por parte dos profissionais de saúde, humana e veterinária.

Nesse contexto, deve-se sempre avaliar o procedimento vacinal de maneira criteriosa, selecionando o produto mais adequado, o que favorece um procedimento vacinal mais seguro para cada paciente.

Referências

1. Tizard IR. Veterinary immunology: an introduction. 8th ed. St. Louis: Saunders, 2009.
2. André FE. Vaccinology: past achievements, present roadblocks and future promises. Vaccine. 2003;21:593-95.
3. Patel JR, Heldens JGM. Review of companion animal viral diseases and immunoprofilaxys. Vaccine. 2009;27:491-504.
4. Georgitis JW, Fasano MB. Allergenic components of vaccines and avoidance of vaccination-related adverse events. Curr Allergy Rep. 2001;1(1):11-7.
5. Duval D, Giger U. Vaccine-associated immune-mediated hemolytic anemia in the dog. J Vet Intern Med. 1996;10:290-5.
6. Day MJ. Vaccine side effects: facts and fiction. Vet Micro. 2006;117:51-58.
7. Hogenesch H, Azcona-Oliveira J, Scott-Moncrieff C, Snyder PW, Glickman LT. Vaccine associated autoimmunity in the dog. Adv Vet Med. 1999;41:733-47.
8. Morrison WB, Start RM. Vaccine-associated feline sarcoma task force. J Am Vet Med Assoc. 2001;218:697-702.
9. Kathryn ME. Vaccine-associated adverse events. In: Ford R, editor. Vaccines and vaccinations. The Vet Clinics of North America – Small Animal Practice. Philadelphia: Saunders; 2001. p. 439-53.
10. Day MJ, Schoon HA, Magnol JP, Saik J, Devauchelle P, Truyen U *et al.* A kinetic study of histopathological changes in the subcutis of cats injected

with non-adjuvanted and adjuvanted multicomponent vaccines. Vaccine. 2007;25:4073-84.

11. Novak W. Predicting the "unpredictable" vaccine reactions. Proceedings of The North American Veterinary Conference; 2007 Jan 13-17; Orlando. United States of North America; 2007. p. 573-5.
12. American Animal Hospital Association. Canine Vaccine Guidelines 2006. Available from: http://www.aahanet.org
13. Saalmüller A. New understanding of immunological mechanisms. Vet Microbiology. 2006;117:32-8.
14. AAFP Advisory Panel: The 2006 American Association of Feline Practitioners Feline Vaccine Advisory Panel Report. J Am Vet Med Assoc. 2006;9:1405:41.
15. Starr RM. Reaction rate in cats vaccinated with a new controlled-titer feline panleukopenia-rhinotracheitis-calicivirus-*Chlamydia psitacci* vaccine. Cornell Veterinary. 1993;83:311-23.
16. Greene CE, Schultz RD. Immunoprophylaxis. In: Greene CE, editor. Infectious diseases of the dog and cat. St. Louis: Saunders Elsevier; 2006. p. 1067-1119.
17. Wilcock BP, Yager J. Focal cutaneous vasculitis and alopecia at sites of rabies vaccination in dogs. J Am Vet Med Assoc. 1986;88:1174-7.
18. Dubielzig RR, Hawkins KL, Miller PE. Myofibroblastic sarcoma originating at the site of rabies vaccination in a cat. Journal of Veterinary Diagnostic Investigation. 1993;5:637-8.
19. Hendrick MJ, Goldschmidt MH. Do injection site reactions induce fibrosarcomas in cats? J Am Vet Med Assoc. 1991;199:968.
20. Hendrick MJ, Goldschmidt MH, Shofer FS, Wang YY, Somlyo AP. Postvaccinal sarcomas in the cat: epidemiology and electron probe microanalytical identification of aluminum. Cancer Research. 1992;52:5391-4.
21. Hendrick MJ, Shofer FS, Goldschmidt MH, Haviland JC, Schelling SH, Engler SJ *et al.* Comparison of fibrosarcomas that developed at vaccination sites and at nonvaccination sites in cats: 239 cases (1991-1992). J Am Vet Med Assoc. 1994;205:1425-29.
22. Kass PH, Barnes WG, Spangler WL, Chomel BB, Culbertson MR. Epidemiologic evidence for a causal relation between vaccination and fibrosarcoma tumorigenesis in cats. J Am Vet Med Assoc. 1993;203:396-405.
23. Hendrick MJ, Kass PH, McGill LD, Tizard IR. Postvaccinal sarcomas in cats. J Natl Cancer Inst. 1994;86:5.
24. Coyne MJ, Reeves NCP, Rosen DK. Estimated prevalence of injection sarcomas in cats during 1992. J Am Vet Med Assoc. 1997;210:249-51.
25. Horzinek MC, Thiry E. Vaccines and vaccination: the principles and the polemics. J Feline Medicine and Surgery. 2009;11:530-7.
26. Wolf AM. Feline vaccination in 2008: progressive practices for progressive practices. Proceedings of The North American Veterinary Conference; 2008 Jan 19-23; Orlando. United States of North America; 2008. p. 663-6.
27. Ogilvie GK. Recent advances in the treatment of vaccine-associated sarcomas. The Vet Clinics of North America – Small Animal Practice. 2001;31:525-33.
28. Spickler AR, Roth JA. Adjuvants in veterinary vaccines: models of action and adverse effects. J Vet Int Med. 2003;17:273-81.
29. Macy DW. Injection site sarcomas: what causes them. Proceedings of the Central Veterinary Conference; 2003 August 23-26; Kansas City. Missouri: EUA; 2003. p. 641-43.
30. Shaw SC, Kent MS, Gordon IK, Collins CJ, Greasby TA, Beckett LA *et al.* Temporal changes in characteristics of injection-site sarcomas in cats: 392 cases (1990-2006). J Am Vet Med Assoc. 2009;234(3):376-80.
31. Banerji N, Kanjilal S. Somatic alterations of the p53 tumor suppressor gene in vaccine-associated feline sarcoma. Am J Vet Res. 2006;67:1766-72.
32. Kirpensteijn J. Feline injection site-associated sarcoma: is it a reason to critically evaluate our vaccination policies? Vet Microb. 2006;117:59-65.
33. Macy DW, Couto CG. Prevention and treatment of injection-site sarcomas. J Fel Med and Surgery. 2001;3:169-170.
34. Ramon G. Sur l'augmentation anormale de l'antitoxine chez les chevaux producteurs de sérum antidiphtérique. Bulletin de la Société Central de Médecine Vétérinaire. 1925;101:227.
35. Macy DW. Vaccine adjuvants. Seminars in Veterinary Medicine and Surgery (Small Animal). 1997;12:206-11.
36. Waksman BH. Adjuvants and immune regulation by lymphoid cells. In: Chedid L, Miescher PA, Mueller-Eberhard HJ, editors. Immunoestimulation. Berlin: Springer-Verlag; 1980. p. 5-33.
37. McConnel L, Hopkins J, Lachmann P. Lymphocyte traffic through lymph nodes during cell shutdown. In: Proter R, O'Connor M, Whelan J, editors. Blood Cells and Vessel Walls: Functional Interactions Ciba Foundation Symposium 71 (New Series). Amsterdan: Excerpta Medica; 1980. p. 167-89.
38. Coon J, Hunter RL. Selective induction of delayed hypersensitivity by lipid conjugated protein antigen which is localized in thymus-dependent lymphoid tissue. Journal of Immunology. 1973;110:183-90.
39. Glennyn AT, Pope CG, Waddington H, Wallace U. The antigenic value of toxoid precipitated by potassium alum. J Path and Bacteriology. 1926;29:38-9.
40. Brooks R. Adverse reactions to canine and feline vaccines. Aust Vet J. 1991;68:342-4.
41. Moore GE, Guptill LF, Ward MP, Glickman NW, Faunt KK, Lewis HB *et al.* Adverse events diagnosed within three days of vaccine administration in dogs. J Am Vet Med Assoc. 2005;227(7):1102-8.
42. Povey RC, Carman PS. Risks of vaccination. In: Pastoret PP, editor. Veterinary vaccinology. Nova York: Elsevier; 1997. p. 546-51.
43. Roth JA. Mechanistic bases for adverse vaccine reactions and vaccine failures. Adv Vet Med. 1999;41:681-700.
44. Carmichael LE, Medic LS, Bistner SI, Aguirre GD. Viral-antibody complexes in canine adenovirus type 1 (Cav-1) ocular lesions: leukocyte chemotaxis and enzyme release. Cornell Vet. 1975;65:331-51.
45. Taylor SM. Distúrbios dos nervos periféricos e da junção neuromuscular. In: Nelson RW, Couto CG, editores. Medicina interna de pequenos animais. 2ª ed. Rio de Janeiro: Guanabara Koogan; 2001. p. 819-28.
46. McAnulty JF, Rudd RG. Thrombocytopenia associated with vaccination of a dog with a modified-live paramyxovirus vaccine. J Am Vet Med Assoc. 1985;186:1217-19.
47. Kohn SL, Garner M, Bennet D, Brunnberg L. Polyarthritis following vaccination in four dogs. Vet Comp Orthopaed Traumatol. 2003;16:6-10.
48. Schattner A. Consequence or coincidence? The occurrence, pathogenesis and significance of autoimmune manifestations after viral vaccines. Vaccine. 2005;23:3876-86.
49. Phillips TR, Jensen JL, Rubino MJ, Yang WC, Schultz RD. Effects of vaccines on the canine immune system. Can J Vet Res. 1989;53:154-160.
50. McMillen GL, Briggs DJ, McVey DS, Phillips RM, Jordan FR. Vaccination of racing greyhounds: effects on humoral and cellular immunity. Vet Immunol Immunopathol. 1995;49:101-13.
51. Povey RC. Distemper vaccination of dogs: factors which could cause vaccine failure. Can Vet J. 1986;27:321-23.

Parte 6

Nutrição Clínica de Cães e Gatos

Yves Miceli de Carvalho

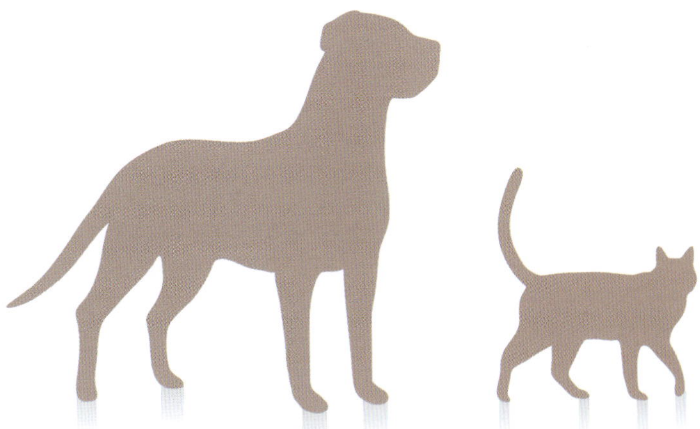

32 Introdução

Yves Miceli de Carvalho

A nutrição desempenha um papel importante, podendo ser determinante na prevenção e no apoio ao tratamento de doenças em cães e gatos.

A nutrição clínica é uma ciência jovem e em plena expansão.

Anualmente, milhares de publicações contribuem para a melhor compreensão dos processos fisiopatológicos e de suas interações com os nutrientes e determinados ingredientes.

Esses conhecimentos permitem desenvolver novas estratégias de tratamento, podendo reforçar as teorias existentes ou colocar em questão dogmas e ideias preconcebidas.

Os médicos-veterinários que trabalham com pesquisas deverão acompanhar essa evolução para proporcionar aos médicos-veterinários clínicos alimentos constantemente atualizados, com base nos conhecimentos científicos mais recentes.

Esta Parte, *Nutrição Clínica de Cães e Gatos*, apresenta inovações e condutas específicas, mas também coloca em questão ideias preconcebidas sobre algumas doenças frequentes na prática clínica diária.

O sucesso do tratamento depende da conduta clínica aplicada, em conjunto com um alimento específico e adequado a determinada doença. As respostas nutricionais são o resultado da estreita colaboração entre pesquisadores, médicos-veterinários clínicos e proprietários de animais.

Sendo a nutrição clínica uma ciência dinâmica, os próximos anos proporcionarão inúmeras descobertas, bem como muitas controvérsias.

Os médicos-veterinários e nutricionistas de animais têm como objetivo desenvolver e adequar as dietas com bases terapêuticas aos avanços científicos, a fim de permitir um tratamento cada vez mais eficaz e pertinente a seus pacientes, levando em consideração as realidades da prática veterinária diária.

Assim, os capítulos desta Parte propõem um processo interativo, baseado na avaliação clínica do animal, ou do paciente em questão, no qual sua saúde, o tipo de alimentação atual e seu método de fornecimento nortearão os passos a seguir, quais sejam a escolha dos nutrientes ideais, bem como o tipo de fornecimento destes.

Deste modo, o problema de saúde atual de um animal doente pode ser resolvido pela nutrição clínica de diversas maneiras, inclusive no ambiente hospitalar, sob cuidados intensivos. Quadros como câncer e doença renal crônica, causas mais comuns de óbito em cães e gatos na atualidade, têm no suporte nutricional uma ferramenta valiosa para contornar os efeitos catabolizantes destes processos mórbidos, bem como amenizar as condições de toxemia, seja pelo processo em si, seja pela terapia empregada.

Muito importante também é a noção cada vez mais atual de que a má nutrição inclui o excesso de nutrientes. Atualmente, doenças carenciais, por deficiências de nutrientes são cada vez mais raras. Na modernidade, problemas como obesidade e distúrbios lipidêmicos estão intimamente ligados à alimentação excessiva. Da mesma maneira, a oferta exagerada de micronutrientes pode levar a alterações do trato urinário e descompensar doenças cardíacas e renais. Todas estas condições clínicas citadas e suas ferramentas no apoio nutricional serão contempladas nesta parte da obra.

33 Abordagem Nutricional de Pacientes com Hiperlipidemia

Viviani De Marco

Hiperlipidemia ou dislipidemia é a ocorrência de níveis elevados de triglicerídios (hipertrigliceridemia) e/ou de colesterol (hipercolesterolemia) no sangue. Como os lipídios são transportados na corrente sanguínea primariamente por lipoproteínas, o termo hiperlipoproteinemia é utilizado algumas vezes como sinônimo, porém seu uso deve ser restringido a situações nas quais as frações das lipoproteínas tiverem sido devidamente determinadas.[1-4]

A hiperlipidemia pós-prandial é normal e transitória e tipicamente desaparece 7 a 12 h após uma refeição, na dependência do teor de gordura do alimento. Já a hiperlipidemia persistente após jejum de 12 h sempre é considerada anormal e pode representar tanto produção acelerada quanto degradação retardada de lipoproteínas.[5,6]

A hiperlipidemia pode ser evidenciada com a ocorrência de lipemia (soro ou plasma turvo e leitoso), que indica, especificamente, hiperquilomicronemia ou hipertrigliceridemia. Outras vezes, porém, o plasma ou soro pode estar normal e a hiperlipidemia só será constatada pelas determinações laboratoriais de colesterol e triglicerídios na amostra sanguínea.[2,4]

Em razão dos potenciais riscos associados à hiperlipidemia, ela deve sempre ser tratada tanto em cães quanto em gatos. A hipertrigliceridemia grave tem sido associada a pancreatite, resistência insulínica,[7] convulsões, paralisia do nervo periférico, mudanças no comportamento, lipemia retinal e xantomas cutâneos, principalmente em gatos.[5-8] Além disso, a lipemia ainda interfere nos resultados de diversos testes laboratoriais de rotina. A hipercolesterolemia grave tem sido associada a arcos lipoides córneos, lipemia retinal e aterosclerose.[2,5]

Antes de se iniciar um tratamento para hiperlipidemia, é fundamental que se determine se ela é primária ou secundária a doenças que causam distúrbios no metabolismo lipídico.[8] Mais frequentemente, a hiperlipidemia canina e felina é secundária a diversas enfermidades endócrinas, como diabetes *mellitus*, hiperadrenocorticismo e hipotireoidismo, além de síndrome nefrótica, obesidade, pancreatite, colestase hepática, dietas ricas em gordura e administração de glicocorticoides e fenobarbital.[9,10]

As hiperlipidemias primárias ou idiopáticas devem ser diagnosticadas apenas após a exclusão de todas essas condições, sendo geralmente hereditárias, com marcante predisposição racial, a exemplo do Schnauzer miniatura.[2,4,6]

Modificações dietéticas, suplementos à base de óleos de peixe ou fármacos hipolipemiantes podem ser empregados no tratamento das hiperlipidemas, na dependência da gravidade e da persistência.[4]

Como a hipertrigliceridemia é a anormalidade mais comumente associada às hiperlipidemias primárias, o objetivo inicial da terapia se baseia na redução dos níveis séricos de triglicerídios, os quais, acima de 400 mg/dℓ, elevam o risco de pancreatite aguda, mediante dietas com baixo teor de gordura.[6,10]

A hipercolesterolemia parece estar mais associada à existência de uma doença subjacente, notadamente as endocrinopatias, e geralmente se resolve com o controle do distúrbio metabólico de base.[5] Raramente, a hipercolesterolemia isolada é identificada na hiperlipidemia primária de Schnauzers miniatura, estando quase sempre acompanhada de hipertrigliceridemia moderada a grave.[6] A hipercolesterolemia nessas condições resulta da redução do *clearance* e do aumento da produção dos quilomícrons ou lipoproteína de densidade muito baixa (VLDL), pois essas moléculas contêm pequenas quantidades de colesterol livre e esterificado.[12]

A abordagem terapêutica inicial da hiperlipidemia primária inclui dieta com restrição de gordura. Idealmente, a concentração de gordura deve ser inferior a 8% ou < 25 g/1.000 kcal em cães e inferior a 10% ou < 30 g/1.000 kcal em gatos. No entanto, é importante também que o teor de proteína seja moderado, superior a 18% ou > 60 g/1.000 kcal em cães e superior a 30% ou > 85 g/1.000 kcal em gatos. Vale lembrar que a porcentagem desses nutrientes deve sempre ser calculada em relação à energia metabolizável da dieta, e não em relação à matéria seca.[9,10]

Há, no mercado, algumas dietas terapêuticas formuladas com restrições rigorosas de gordura (< 8%), sendo essas dietas de grande aplicabilidade aos animais com hiperlipidemia grave ou com histórico recente de pancreatite aguda. No entanto, a longo prazo, cães e gatos hiperlipidêmicos se beneficiarão mais com dietas com restrição moderada de gordura (8 a 12%) e maiores concentrações de proteínas e fibras.[8] Dietas hipoproteicas podem causar aumento da concentração sérica de colesterol e, portanto, devem ser evitadas, a menos que outras doenças concomitantes justifiquem sua prescrição.[13] Já as fibras interferem na absorção de glicose, melhoram a atividade do receptor de insulina[1] e comprometem a reabsorção entérica dos ácidos biliares, fazendo com que o fígado utilize o colesterol para aumentar a síntese dos ácidos biliares, sendo de extrema importância para o controle da hipercolesterolemia.[5]

Ressalta-se, ainda, que, se o animal for obeso, um programa de redução de peso deverá ser instituído em adição à ração pobre em gordura e rica em fibras.[14]

Caso a dieta com baixo teor de gordura e, portanto, menos calórica resulte em perda de peso indesejável em cães e gatos, a suplementação com óleo composto de triglicerídios de cadeia média (TCM), na dose de 0,5 mℓ/kg/dia, pode ser oferecida. O óleo proveniente do TCM é transportado diretamente do intestino ligado à albumina e não requer a formação de quilomícrons para o seu transporte, sendo uma fonte dietética de gordura alternativa. Em gatos, porém, sua administração torna-se difícil devido a sua baixa palatabilidade.[2,11]

A concentração sérica de triglicerídios deve ser reavaliada em animais com hiperlipidemia primária após 4 a 6 semanas de alimentação com restrição de gordura. Caso os valores não tenham sido reduzidos satisfatoriamente, deve-se investigar se os proprietários não estão oferecendo outras fontes de gordura, como petiscos e alimentos caseiros, e também se certificar da inexistência de endocrinopatias de base.[5]

O manejo terapêutico de um animal com hiperlipidemia secundária baseia-se, preferencialmente, na terapia da doença de base.[8] No entanto, todos se beneficiarão de uma dieta pobre em gordura inicialmente. Em casos de hipertrigliceridemia e/ou hipercolesterolemia grave, a intervenção medicamentosa, geralmente, é necessária para evitar complicações clínicas, notadamente pancreatite e convulsões. Dentre os medicamentos hipolipemiantes empregados, destacam-se os derivados do ácido fíbrico, como a genfibrozila (200 mg/dia/cão) e o bezafibrato (5 mg/kg/dia) para tratar a hipertrigliceridemia ou a hiperlipidemia mista e as estatinas utilizadas empiricamente em cães para tratar a hipercolesterolemia isolada.[14,15]

As dietas comerciais com baixo teor de gordura nem sempre são eficientes na resolução da hipertrigliceridemia, já que esses lipídios (VLDL rica em triglicerídios) são sintetizados endogenamente.[4] De modo geral, a hiperquilomicronemia pura (diagnosticada pelo teste de refrigeração, no qual há formação de uma camada cremosa acima de uma camada de soro turva) responde mais rapidamente à restrição dietética de gordura do que a hipertrigliceridemia mista (aumento de quilomícron e triglicerídios), já que os quilomícrons são provenientes da gordura da dieta alimentar.[5,16]

Mesmo quando a hiperlipidemia persistir após 6 semanas de manejo dietético adequado, as dietas terapêuticas pobres em gordura deverão ser mantidas e associadas a outros agentes hipolipemiantes, por exemplo, os ácidos graxos ômega-3 presentes em óleos de peixe.[8,16]

Óleos de peixes, que são uma importante fonte de ácido linolênico e gordura poli-insaturada ômega-3, têm se mostrado eficazes na redução dos níveis séricos de triglicerídios, particularmente em seres humanos, pela diminuição na produção de partículas de VLDL,[3,10] pelo aumento da atividade da lipoproteína lipase, pela diminuição da absorção intestinal de glicose e lipídios, pelo aumento da secreção de colesterol para a bile e pela redução da absorção de colesterol e das concentrações de ácidos graxos livres.[8]

Além disso, os óleos de peixe são substratos pobres para as enzimas sintetizantes de triglicerídios, e seu uso leva à formação de partículas de VLDL pobres em triglicerídios. Alguns autores recomendam a suplementação com óleo de um peixe semelhante ao arenque, na dose de 200 mg/kg/dia, para auxiliar no controle da hipertrigliceridemia em cães,[5,14,16] assim como concentrados de lipídios marinhos ricos em ácidos graxos ômega-3, na dose de 30 mg/kg/dia.[2,13] É necessário certificar-se de que as cápsulas de óleos de peixe compreendam uma combinação de alfa-ácido linolênico e ácidos graxos poli-insaturados de cadeia longa ômega-3, eicosapentaenoico (EPA) e docosaexaenoico (DHA), isso porque muitos produtos denominados "suplementos ômega-3" contêm porcentagem elevada de AG não ômega-3. Outro inconveniente é o odor de peixe que o animal pode adquirir, sendo rejeitado por alguns proprietários.[8]

Como a patogênese da hiperlipidemia primária em cães e gatos não está totalmente esclarecida, tratamentos utilizados na deficiência familial da lipoproteína lipase em seres humanos têm sido investigados em pequenos animais, como o uso de vários antioxidantes orais (alfa-tocoferol, betacaroteno, vitamina C, selênio e metionina), que auxiliam na prevenção de pancreatite, mesmo não apresentando efeitos hipolipemiantes. A justificativa para essa prevenção apoia-se no fato de que distúrbios na homeostase da glutationa, associados ao aumento de radicais livres nas células acinares pancreáticas, podem ser o evento inicial na pancreatite aguda.[17]

Além disso, é prudente associar antioxidantes orais quando os ácidos graxos ômega-3 são administrados cronicamente, visto que aumentam o risco de oxidação das membranas lipídicas.[9] Suplementos que contêm essa associação estão disponíveis comercialmente, particularmente voltados para o consumo humano no auxílio à prevenção de doenças cardiovasculares.

Muitas condições podem causar hiperlipidemia em cães e gatos, e um diagnóstico de hiperlipidemia primária deve ser feito com base na exclusão das causas de hiperlipidemia secundária. Em ambas as situações, os níveis elevados de colesterol e, principalmente, os de triglicerídios devem ser tratados adequadamente, inicialmente com dieta e, se necessário, com o auxílio de ácido graxo ômega-3 e drogas hipolipemiantes, haja vista as potenciais complicações clínicas que podem ocorrer na hiperlipidemia persistente.

Referências

1. Armstrong PJ, Ford RB. Hyperlipidemia. In: Kirk's current veterinary therapy – small animal practice. Philadelphia: Saunders; 1989. p. 1046-50.
2. Whitney MS. Evaluation of hyperlipidemias in dogs and cats. Seminars in Veterinary Medicine and Surgery (Small Animal). 1992;7:292-30.
3. Watson TDG, Barrie J. Lipoprotein metabolism and hyperlipidemia in the dog and cat: a review. Journal of Small Animal Practice. 1993;34:479-87.
4. Bauer JE. Evaluation and dietary considerations in idiophatic hyperlipidemia in dogs. Journal of American Veterinary Medical Association. 1995;206:1684-88.
5. Elliot DA. Distúrbios do metabolismo. In Nelson RW, Couto CG, editores. Medicina interna de pequenos animais. 3ª ed. Rio de Janeiro: Elsevier; 2006. p. 787-92.
6. Xenoulis PG, Suchodolski JS, Levinski MD, Steiner JM. Investigation of hypertriglyceridemia in healthy miniature Schnauzers. Journal of Veterinary Internal Medicine. 2007;21:1224-30.
7. Xenoulis PG, Levinski MD, Suchodolski JS, Steiner JM. Association of hypertriglyceridemia with insulin resistance in healthy miniature Schnauzers. Journal of the American Veterinary Medical Association. 2011;238: 1011-1016.
8. Ford RB. Clinical management of lipemic patients. The Compendium. 1996;18: 1053-65.
9. Schenck P. Diagnostic approach to the hyperlipidemic cat and dietary treatment. In: Pibot P, Biourge V, Elliot D, editors. Encyclopedia of feline clinical nutrition. Royal Canin, France: Aniwa SAS; 2006. p. 235-59.
10. Schenck P. Canine hyperlipidemia: causes and nutritional management. In: Pibot P, Biourge V, Elliot D, editors. Encyclopedia of canine clinical nutrition. Royal Canin, France: Aniwa SAS; 2008. p. 223-46.
11. Jones BR, Manella C. Some aspects of hyperlipidemia in the dog and cat – clinical review. Australian Veterinary Practitioner. 1990;20:136-42.
12. Bauer JE. Lipoprotein-mediated transport of dietary and synthesized lipids and lipid abnormalities of dogs and cats. Journal of American Veterinary Medical Association. 2004;224:668-75.
13. Hansen B, DiBartola SP, Chew DJ, Brownie C, Nagode L. Clinical and metabolic findings in dogs with chronic renal failure fed two diets. American Journal of Veterinary Research. 1992;53:326-34.
14. Duncan J. Investigação de hiperlipidemia. In: Mooney CT, Peterson ME, editors. Manual de endocrinologia canina e felina. São Paulo: Roca; 2009. p. 59-67.
15. De Marco V, Noronha KSM. Avaliação terapêutica da sinvastatina e bezafibrato nas dislipidemias caninas primárias e secundárias. Jornada de Iniciação Científica, Universidade Guarulhos, 2009, abstract.
16. Bauer JE. Hyperlipidemias. In: Ettinger SJ, Feldman EC, editors. Textbook of veterinary internal medicine. Philadelphia: Saunders; 2000. p. 283-92.
17. Heaney AP, Sharer N, Rameh B, Braganza JM, Durrington PN. Prevention of recurrent pancreatitis in familial lipoprotein lipase deficiency with high-dose antioxidant therapy. The Journal of Clinical Endocrinology & Metabolism. 1999; 84:1203-5.

34 Gastroenteropatias em Cães e Gatos

Yves Miceli de Carvalho

Introdução

As dietas que auxiliam os tratamentos das perturbações digestivas consistem em fornecer ao cão ou ao gato uma alimentação com volume limitado e composta de nutrientes facilmente digeríveis. Ao contrário da medicina humana, uma alimentação concentrada em gorduras, enriquecida com nutracêuticos e prescrita por um período de tempo suficiente é muito favorável para cães e gatos.

Em algumas doenças do trato digestório, foi demonstrada a importância de uma dieta com níveis reduzidos em gorduras, em média 5% na matéria seca, e fibras alimentares. Desse modo, a doença intestinal justifica uma dupla abordagem nutricional.

Epidemiologia

As perturbações gastrintestinais constituem um dos três principais motivos da consulta médica veterinária.[1] No caso dos cães, algumas raças, como o Pastor-alemão, o Setter Irlandês e o West Highland White Terrier, apresentam sensibilidade maior.

Nos felinos, a maior prevalência pode ser observada em gatos da raça Siamesa.[2]

Apesar de nem sempre ser determinada uma etiologia, as principais causas clínicas são diarreia crônica, inflamação crônica do intestino, má assimilação, colite, proliferação bacteriana do intestino delgado e insuficiência pancreática exócrina.

Fisiopatologia

A diarreia crônica (em média, duração maior ou igual a 2 semanas) resulta em um distúrbio de secreção e absorção dos fluidos através da mucosa intestinal. Antes de qualquer prescrição, é importante determinar a origem de uma diarreia crônica: do intestino delgado ou do cólon.

A proliferação bacteriana no nível do intestino delgado pode ter origem na redução da motilidade intestinal, na retenção do conteúdo intestinal, na redução da acidez estomacal, na deficiência do suco pancreático ou havendo resíduos alimentares.

A colite, ou inflamação do cólon ou do reto, caracteriza-se por tenesmo, flatulências, vestígios de sangue nas fezes e dor abdominal.

Abordagem nutricional clássica

Classicamente, os alimentos nutricionalmente equilibrados para animais com diarreia apresentam nível reduzido em gorduras. De fato, existe uma teoria inspirada na medicina humana segundo a qual, em caso de doenças digestivas, as bactérias destroem sais biliares e impedem a assimilação das gorduras. Na prática, as perturbações digestivas de inúmeros cães e gatos melhoram após o consumo de alimentos muito digestíveis com níveis em gorduras superiores a 20%.

Abordagem nutricional atual

A nutrição do animal com problemas digestivos tem por finalidade restaurar as funções digestivas, por um lado proporcionando aos animais nutrientes facilmente assimiláveis pelo intestino delgado e, por outro, nutrindo a microbiota do cólon com os nutrientes necessários ao restabelecimento do seu equilíbrio.

Fornecimento de nutrientes rapidamente assimiláveis pelo intestino delgado

Dieta concentrada em energia para reduzir o volume alimentar

Para compensar a perda da atividade enzimática das vilosidades intestinais, apenas um alimento concentrado em nutrientes, de elevada digestibilidade e, como tal, de elevada densidade energética – rico em gorduras – limita o volume da refeição e reduz, de maneira considerável, a sobrecarga do intestino em nutrientes.

Nutrientes digestíveis

Gorduras

Apresentam vantagens em termos de doença intestinal. Retardam o esvaziamento gástrico e prolongam a digestão. Sua digestibilidade pode ser superior a 90%, sendo os nutrientes mais digeríveis.[3]

As medidas da digestibilidade demonstram que a incorporação de até 60% é bem tolerada pelo cão saudável.[4] Entretanto, a atividade das lipases pancreáticas não é ultrapassada. Com efeito, pelo menos 50% das gorduras alimentares são absorvidos na total ausência de enzimas pancreáticas.[5] Em caso de diarreia, os gatos suportam melhor um alimento rico em gorduras do que uma alimentação rica em carboidratos.[6]

A contribuição de gorduras sob a forma de triglicerídios de cadeias curta e média – obtidos do óleo de coco – poupa os sais biliares. Os ácidos graxos de cadeias curta e média são rapidamente digeridos, transportados e metabolizados facilmente; sua incorporação no tecido adiposo é bastante reduzida.

Carboidratos

O arroz, como fonte de amido, melhora a digestibilidade da matéria seca, das proteínas e das gorduras.[7] Caracterizado por um amido de estrutura pouco ramificada (amilopectina) e, como tal, mais digerível e com teor bastante reduzido de fibras alimentares (menor que 2%), o arroz apresenta digestibilidade máxima e diminui a quantidade de fezes. A moagem fina dos cereais torna-os mais acessíveis às enzimas digestivas.

Restauração da microbiota

Redução da quantidade de proteínas indigeríveis no nível do cólon

A escolha de fontes de proteínas e amido determina a tolerância digestiva. Proteínas com elevado valor biológico e muito digeríveis, como o isolado de proteína de soja (digestibilidade maior que 95%), diminuem o fornecimento de proteínas indigeríveis para o cólon e a ocorrência de putrefações indesejáveis, que podem desequilibrar a microbiota.

Fibras

As fibras não fermentáveis apresentam efeito regulador do trânsito intestinal, mas não fornecem um substrato energético para a população bacteriana do intestino grosso. Em contrapartida, as fibras fermentáveis da polpa de beterraba, apenas parcialmente degradadas no intestino delgado, representam um substrato de eleição para as bactérias que se degradam em ácidos graxos voláteis (AGV).

Os AGV apresentam tropismo pela mucosa intestinal.[8] As fibras fermentáveis também contribuem para a regulação da motilidade do trato digestivo.

Fornecimento de nutracêuticos com tropismo digestivo

A prescrição médica sem acompanhamento nutricional pode, na melhor das hipóteses, retardar o desaparecimento dos sintomas ou, no pior dos casos, acentuar sua expressão.

A formulação de base – que contribui com a energia e os nutrientes essenciais – é reforçada pela incorporação de nutrientes que atuam positivamente no intestino delgado ou no equilíbrio da microbiota. Esses nutracêuticos com tropismo digestivo combatem a proliferação microbiana intestinal, nutrem e protegem a mucosa digestiva e contribuem para a regulação da motilidade do trato digestivo.

Uso de argilas

Argila de estrutura tetraédrica, denominada zeólita, que apresenta grande superfície de contato – várias centenas de metros quadrados por grama – adsorve as toxinas bacterianas, os gases (NH_3), os ácidos biliares, assim como o excesso de água presente no lúmen intestinal. A zeólita forma uma película protetora sobre a mucosa intestinal.

Fruto-oligossacarídios

Os fruto-oligossacarídios (FOS) são rapidamente fermentados pela microbiota. Eles estimulam o crescimento da população bacteriana benéfica para o processo digestivo (*Lactobacillus*, bifidobactérias) e inibem a proliferação das bactérias patogênicas (*E. coli*, *Clostridium* etc.).[9,10] Os *Lactobacilli* secretam as vitaminas B_1, B_6, B_2, PP e um peptídio antibacteriano, que atuam contra as enterobactérias. Os FOS favorecem a digestão e a absorção dos nutrientes.

Os Mannan-oligossacarídios (MOS), extraídos das paredes das leveduras, têm dupla ação sobre a saúde digestiva:

- Limitam o desenvolvimento de bactérias potencialmente patogênicas mediante a inibição competitiva dos locais de ligação na mucosa intestinal.[11] As bactérias patogênicas não conseguem, fisicamente, alcançar e aderir aos enterócitos e são eliminadas com as fezes
- Estimulam a imunidade local no nível do aparelho digestório, aumentando os níveis de imunoglobulinas (Ig) A locais. Os MOS aumentam a população de neutrófilos responsáveis pelas defesas não específicas.[12]

Ácidos graxos essenciais da série ômega-3

Os ácidos eicosapentaenoico (EPA) e docosaexaenoico (DHA), existentes em concentrações elevadas no óleo de peixe, estimulam a irrigação da lâmina própria, aumentam a absorção dos nutrientes e a eliminação dos produtos metabólicos para o sistema porta. Reduzem, igualmente, os processos de má absorção e ativam a produção de mediadores anti-inflamatórios por competição com o ácido araquidônico.

Estudos clínicos

Benefícios de um alimento com níveis acima de 20% de gorduras

Um estudo clínico realizado em 12 cães com diagnóstico confirmado (bioquímica, endoscopia, histologia) de perturbações gastrintestinais crônicas (insuficiência pancreática exócrina; doença inflamatória crônica do intestino, proliferação bacteriana intestinal, gastrite aguda ou crônica) ilustra o impacto de um alimento com nível concentrado em gorduras altamente digeríveis sobre a evolução dos sintomas. As observações realizadas nesse ensaio (avaliação das modificações do apetite, frequência dos vômitos e flatulências, evolução do peso, consistência fecal e condição física 15 a 30 dias após o início do tratamento nutricional) ilustram, a curto prazo, os benefícios de uma dieta rica em gorduras sobre o apetite, o ganho de peso e o desaparecimento dos sintomas (diarreia, vômito etc.). A prescrição a longo prazo, combinada com uma terapêutica sintomática, permite manter a boa condição física dos animais sujeitos a recidivas.

Benefícios de um alimento com níveis até 19% de gorduras e proteínas hidrolisadas

Oito cães com doença inflamatória crônica do intestino, diagnosticados com a realização de biopsias, foram alimentados com um alimento rico em gorduras (19%), tendo como única fonte proteica um hidrolisado de isolado de soja. Não foi efetuado qualquer outro tratamento durante o período inicial de 4 semanas. A avaliação dos sintomas clínicos e das lesões intestinais (endoscopia bimensal) destacou melhora nítida da consistência fecal nos oito cães, normalização dos movimentos intestinais em seis dos oito cães e redução da infiltração da mucosa intestinal em dois dos cães.[13]

Estudo multicêntrico

Foi realizado um estudo multicêntrico em 25 animais (14 cães e 11 gatos) com diarreia crônica não parasitária (permanente ou intermitente), alimentados durante 30 dias com um alimento à base de hidrolisado proteico com 19% de gorduras. Os resultados mostraram o benefício dos nutrientes altamente digestíveis sobre a evolução dos sintomas. A consistência fecal melhorou em todos os cães e gatos no final do ensaio.

Casos particulares

Algumas afecções como a pancreatite, a linfangiectasia (dilatação acentuada da rede linfática intestinal) ou a enteropatia exsudativa, que se traduzem por perturbação da absorção das gorduras, requerem, imperativamente, a prescrição de um alimento com o menor teor possível em gorduras, sem enriquecimento com fibras. Na pancreatite, é fundamental evitar a liberação das enzimas pancreáticas, reduzindo estritamente o teor de gorduras. Os ácidos graxos estimulam os receptores da mucosa que libertam a colecistoquinina, poderoso estimulador da secreção pancreática.[14]

Doença hepática

O suporte nutricional da doença hepática baseia-se em quatro fatores:

- Manutenção do balanço nitrogenado, evitando sinais de encefalopatia hepática, com um nível equilibrado de proteínas de origem vegetal de altíssima qualidade e valor biológico
- Redução do teor de cobre e exploração da competição entre o cobre e o zinco pela absorção intestinal
- Utilização de fibras fermentáveis para diminuir a absorção da amônia e de outras toxinas de origem bacteriana no nível do cólon
- Utilização de um complexo de vitaminas antioxidantes e microminerais que auxiliem no metabolismo, minimizando os efeitos de metabólitos e reduzindo a sobrecarga hepática.

Epidemiologia

A incidência da doença hepática é baixa. Podem-se citar dois grandes grupos de afecções:

- Os *shunts* portossistêmicos (congênitos ou adquiridos), nos quais se observam, com frequência, sintomas de encefalose hepática
- As doenças que afetam o parênquima: insuficiência hepática aguda ou crônica e as hepatites de origem viral ou secundária a uma parasitose, nas quais a icterícia é um sintoma frequente.

No caso de raças predispostas, observa-se sensibilidade hepática particular em cães das raças West Highland Terrier, Cocker Spaniel, Labrador Retriever, Dobermann e no Pinscher.[15]

Outra doença é de estocagem de cobre em cães das raças West Highland White Terrier, Bedlington Terrier, Skye Terrier e Dálmata.[16]

Sintomatologia

Os sintomas predominantes são anorexia, vômitos, polidipsia (em média, 75% dos casos); diarreia, perda de peso e icterícia em menor frequência.[15]

Fisiopatologia

O fígado é reconhecido como o "chefe" do metabolismo. Apresenta mais de 1.500 funções. Entre as mais importantes, podem-se citar:

- Manutenção da homeostasia
- Regulação do balanço hormonal
- Síntese de fatores de coagulação
- Distribuição
- Neutralização dos subprodutos endógenos
- Importante papel na função imunológica.

O fígado apresenta excepcional capacidade de regeneração: em torno de 70% do tecido hepático pode apresentar sinais de regeneração algumas semanas após ser lesionado.

Alimentação do paciente com doença hepática

Durante muito tempo, o tratamento nutricional da doença hepática ficou restrito à utilização de alimentos industrializados, formulados para animais com doença renal crônica.

A restrição proteica desses alimentos, na maioria dos casos, é um tanto grave e não apresenta limitações em relação aos níveis de cobre.

Os objetivos da nutrição como meio de terapia em indivíduos portadores de insuficiência hepática são três:

- Prevenir a má nutrição
- Prevenir os danos e estimular a regeneração hepática
- Prevenir as complicações metabólicas, principalmente a encefalose hepática e a ascite.

Uma nova abordagem na terapia nutricional

Prevenção da má nutrição

Proteína e energia

O fornecimento específico de proteína e energia para os pacientes, de acordo com a espécie, é de suma importância (para cães – de 110 a 130 kcal de energia metabolizável/kg^{0,75}; para gatos – de 50 a 60 kcal/kg) para preservar a massa muscular (massa magra) e evitar a perda de peso, assim como para prevenir o catabolismo proteico frequente em pacientes acometidos por insuficiência hepática.[17]

Ao contrário do que se pensa, cães e gatos com insuficiência hepática toleram muito bem níveis mais elevados de gordura no alimento (30 a 50% de calorias).[18]

A restrição lipídica deverá ser considerada somente nos casos de esteatorreia e de esteatose hepática. A intolerância à glicose é comum em pacientes com insuficiência hepática, e alimentos ricos em açúcares que apresentem digestibilidade elevada não podem ser recomendados para gatos. Os açúcares não podem representar mais de 35% do valor calórico do alimento para gatos e 45% para cães. O arroz apresenta excelente digestibilidade para ambas as espécies, sendo uma fonte importante de carboidrato. O fornecimento adequado de proteínas de alto valor biológico (perfil de aminoácidos e digestibilidade) é essencial para garantir equilíbrio proteico positivo e regeneração hepática.[17-19]

Em situações nas quais o fornecimento seja excessivo ou as fontes de proteínas sejam de má qualidade, pode ocorrer agravamento dos sinais de encefalopatia. Considera-se que as necessidades mínimas de pacientes com insuficiência hepática são semelhantes às de indivíduos normais. Para os cães, as proteínas devem representar, no mínimo, 10 a 14% das calorias; para os gatos, 20%. A maioria dos carnívoros domésticos com insuficiência hepática tolera níveis mais elevados. O objetivo para o médico-veterinário clínico será oferecer quantidade maior de proteína.

Os animais com *shunts* hepáticos são os que apresentam tolerância menor. Já os gatos acometidos por esteatose hepática suportam níveis em torno de 35 a 50% de proteínas na dieta. O racionamento dos pacientes deve ser ajustado em função da resposta clínica do paciente. Em um indivíduo no qual a realimentação foi reiniciada, é importante fazê-la progressivamente, chegando à totalidade do alimento (100% da necessidade) em torno de 7 dias após o início, para que o trato digestório se readapte. Para não ultrapassar a capacidade metabólica do fígado nem sua função "tampão" no período pós-prandial (importante na manutenção da glicemia), a quantidade diária deverá ser fracionada em várias e pequenas refeições, tanto mais numerosas quanto mais grave for a perda da função (de 2 a 8/dia).

Em pacientes acometidos de insuficiência hepática, as carências observadas com maior frequência são as de potássio e zinco, assim como de algumas vitaminas (K e do complexo B). A carência de potássio pode ser corrigida com fluidoterapia e/ou suplementos alimentares. A carência em zinco deve-se à anorexia. Em caso de hemorragias, recomendam-se injeções de vitamina K_1 (1,5 mg/kg intramuscular, 3 vezes a cada 12 h). As dietas serão enriquecidas com vitaminas (K e do complexo B). Nos carnívoros domésticos, a vitamina C é sintetizada pelo fígado. Desse modo, recomenda-se suplementação nutricional.[20]

Nutrição preventiva ou de tratamento

Após a assimilação, o cobre é armazenado no fígado e, quando em excesso, é eliminado pela bile. Algumas doenças hereditárias e a obstrução das vias biliares provocam acúmulo patológico de cobre no fígado. O cobre em excesso pode aumentar a produção de radicais livres, e estes podem causar necrose nos hepatócitos. Em indivíduos portadores de insuficiência hepática, recomenda-se a restrição nos níveis de cobre.

Nos enterócitos, o zinco estimula a produção de uma proteína, a metalotioneína, que fixa o zinco e o cobre, impedindo assim sua assimilação. Alimentos ricos em zinco inibem a absorção do cobre e são recomendados para indivíduos portadores de insuficiência hepática.[17,19]

Favorecidos por fenômenos inflamatórios crônicos e excesso de cobre, os radicais livres desempenham um papel importante na patogenia e na progressão de lesões hepáticas. Portanto, suplementos de antioxidantes são indicados em apoio ao tratamento. A combinação de diferentes antioxidantes é importante para a ação mais eficiente e em sinergia.[17,21]

Importância das proteínas

As proteínas são essenciais para a regeneração hepática. O objetivo é oferecer um nível elevado, quando comparado com um alimento de manutenção, desde que o paciente suporte, sem o comprometimento dos sintomas. Os indivíduos que apresentam *shunts* hepáticos e aqueles com doenças hepáticas mais graves são os que apresentam menor tolerância.[17,18]

Apoio dos nutracêuticos

Um exemplo importante é o da L-carnitina, pois ela permite o transporte de ácidos graxos do citoplasma para as mitocôndrias.

Em pacientes acometidos de doença hepática grave e que apresentam redução da biossíntese de carnitina e em casos de lipidose hepática, a suplementação em carnitina apresenta efeito benéfico.[19]

Prevenção das complicações metabólicas

Encefalopatia hepática

Em animais acometidos de *shunts* hepáticos ou com lesões hepáticas graves, o fornecimento excessivo de proteínas pouco digeríveis pode provocar ou agravar os sinais de encefalopatia hepática. O objetivo clínico é oferecer o nível mais elevado de proteínas que o paciente puder suportar. A natureza das proteínas utilizadas é muito importante. As proteínas de origem vegetal e as de origem láctea são mais bem toleradas.[17-20,22]

As proteínas de origens vegetal e láctea são menos ricas em DNA, RNA e outros compostos nitrogenados do que as proteínas de origem animal, as quais poderiam estar indicadas para a patogenia da encefalopatia hepática.

As fibras alimentares em quantidade moderada são favoráveis aos portadores de insuficiência hepática. As fibras fermentáveis são utilizadas pela microbiota; elas estimulam a incorporação do amoníaco nas proteínas bacterianas, que, em seguida, são eliminadas nas fezes. A fermentação dessas fibras é responsável pela redução do pH do cólon, diminuindo a produção e a absorção do amoníaco. As fibras não fermentáveis apresentam efeito favorável, acelerando o trânsito intestinal e absorvendo partes das toxinas.[18,19]

Ascite

Uma das causas da ascite é a diminuição da pressão oncótica associada à hipoalbuminemia. Isso pode ser minimizado prevenindo-se a má nutrição proteica.

Em indivíduos portadores de ascite e de hipertensão portal, indica-se a restrição moderada do sódio alimentar (menor que 0,5 g de Na/1.000 kcal).[17-19]

Considerações finais

Nos casos de gastroenteropatias, a escolha de uma dieta rica (20%) ou pobre (5%) em gorduras depende da origem da perturbação digestiva e da condição física do animal. Os alimentos ricos em gorduras são mais palatáveis e permitem dosagens mais concentradas; são bem tolerados pela maioria dos cães e dos gatos com afecções digestivas.

Os alimentos com teor reduzido em gorduras e em fibras deverão ser reservados para casos de pancreatite ou de linfangiectasia. A oferta de nutracêuticos com tropismo digestivo permite, em todos os casos, maximizar a rápida restauração da função digestiva.

A terapia nutricional é essencial para pacientes acometidos de insuficiência hepática. A anorexia e a má nutrição são frequentes, devendo o médico-veterinário clínico acompanhar a ingestão do alimento. Os objetivos dos tratamentos nutricionais são prevenir a má nutrição, favorecer a regeneração do parênquima hepático e minimizar as complicações metabólicas, mais particularmente a encefalopatia hepática. O nível, a qualidade e as fontes de proteínas, os níveis de cobre e zinco, a concentração energética, os suplementos em antioxidantes e as fibras fermentáveis são os principais elementos na terapia nutricional da doença hepática.

Referências

1. Lund EM. Health status and population characteristics of dogs and cats examined at private veterinary practices in the United States. JAVMA. May 1999;214(9).
2. Purdue Veterinary Medical Database Report (1981-2000) VMDB Publishing Award 1248 Lynn Hall, Purdue University – West Lafayette, IN 47907; 1999.
3. Debraekeller J, Gross KL, Zicker SC. Normal dogs in Small Animal Clinical Nutrition, Mark Morris Institute. Walsworth Publishing Company. 2000:233.
4. Westermarck E, Juntilla JT, Wiberg ME. Role of low dietary fat in the treatment of dogs with exocrine pancreatic insufficiency. Am J Vet Res. May 1995; 56(5):600-5.
5. Strombeck DR. Small and large intestine: normal structure and function. In: Strombeck's Small Animal Gastroenterology. Philadelphia: WB Saunders; 1996: 329-33.
6. Scherding RG. Diseases of the intestines. In: Scherding RG, editor. The cat: diseases and clinical management. New York: Churchill Livingstone; 1989; 955-1006.

7. Belay T, Shields RG *et al.* Evaluation of nutrient digestibility and stool quality of rice (Orya sativa) based canine diets. Veterinary Clinical Nutrition. 1997;4(4):122-29.
8. Howard DH *et al.* Blood flow epithelial cell proliferations of the canine colon are altered by source of dietary fiber. Veterinary Clinical Nutrition. 1999;6(2):8-15.
9. Sparkes AH, Papasouliotis K, Sunvold G, Werret G, Clarke C, Jones M *et al.* Effects of dietary supplementation with fructooligosaccharides on fecal flora of healthy cats. Am J Vet Res. 1998;59:436-40.
10. Sparkes AH, Papasouliotis K, Sunvold G, Werret G, Clarke C, Jones M *et al.* Bacterial flora in the duodenum of healthy cats, and effects of supplementation with fructooligosaccharides. Am J Vet Res. 1998;59:431-35.
11. Harmon D. Incidence of dietary inclusion of Mannanoligosaccharide on diet component digestibility and intestinal bacteria. University of Kentucky, Lexington, EUA, 1999.
12. O'Carra R. Effects of dietary inclusion of a Mannaoligosaccharide preparation on the immune system of rats and dogs. Cell and Molecular Biology Group, Department of Biochemistry, University College Galway, Ireland; 1997.
13. Dossin O, Semin MO, Raymond I, Delverdier M, Biourge V. Soy hydrolysate in the management of Canine IBD: a preliminary study. Proc. 12th ECVIM-CA/ESVIM Congress, Munich. 2002 Sep:167.
14. Marks SL, Fascetti AJ. Nutritional management of diarrheal diseases. In: Bonagura JD, editor. Kirk's Current Veterinary Therapy. Philadelphia: WB Saunders; 1999(xiii):653-8.
15. Rothuizen J. Hépatite chronique et fibrose chez le chien: nouvelles approaches. Waltham Symposium, ESCG; September 1999.
16. Webb CB, Twedt DC, Meyer DJ. Cooper-associated liver disease in Dalmatians: a review of 10 dogs (1998-2001). J Vet Intern Med. Nov-Dec 2002; 16(6):665-8.
17. Strombeck DR, Guiford WG. Small animal gastroenterology. 2nd ed. Davis CA: Stonegate Publishing; 1990:465-518, 529-56, 629-47.
18. Biourge V. Nutrition and liver disease. Seminars in Veterinary Medicine and Surgery (Small Animal). 1997;12:34-44.
19. Center SA. Nutritional support for dogs and cats with hepatobiliary disease. J Nutr. 1998;128:2733S-2746S.
20. Strombeck DR, Rogers QR. Effects of diet and hormones on plasma amino acids patterns in canine liver disease. In: Proceedings of the Waltham Symposium. Hannover, Germany; 1987; 114-20.
21. Wallace KP, Center SA, Hickford FH *et al.* S-adenosyl-L-methionine (SAMe) for the treatment of acetaminophen toxicity in a dog. J Am Anim Hosp Assoc. 2002;38:246-54.
22. Condon RE. Effect of dietary protein on symptoms and survival in dogs with Eck fistula. Am J Surg. 1971;121:107-14.

Leitura sugerida

Hickman MA. Interventional nutrition for gastrintestinal disease. Clin Tech Small Anim Pract. Nov 1998;13(4): 211-16.

Noaker LJ, Washabau RJ, Detrisac CJ, Heldmann E, Hendrick MJ. Cooper associated acute hepatic failure in a dog. J Am Vet Med Assoc. May 1999; 214(10): 1502-6, 1495.

Sunvold G, Fahey Jr. GC *et al.* Dietary fiber for dogs: IV. *In vitro* fermentation of selected fiber sources by dog fecal inoculum and *in vivo* digestion and metabolism of fiber-supplemented diets. J Anim Sci. 1995;73:1099-1109.

Willard MD. Le laboratoire en clinique vétérinaire. Ed. Maloine; 1996:297.

35

Manejo Nutricional do Diabetes Mellitus em Cães e Gatos

Flávia Maria Tavares Manoel

O diabetes *mellitus* é uma enfermidade endócrina complexa de alta incidência em cães e gatos. O manejo nutricional dos pacientes diabéticos é um dos pontos-chave no tratamento da doença, podendo ser responsável pelo melhor controle dos índices glicêmicos e com isso a maior qualidade e quantidade de vida dos pacientes. Como o comportamento nutricional dessas duas espécies é muito diferente, a abordagem nutricional terapêutica da doença torna-se única para cada uma delas.[1]

O objetivo do tratamento do diabetes envolve manutenção de um corpo saudável, com decréscimo de gordura e acréscimo de massa muscular, sensação de saciedade, evitando-se consumo excessivo de alimento, estabilização e auxílio direto no controle da glicemia.[2]

Além da composição química, o tamanho das partículas e o processamento dos alimentos poderão influenciar na velocidade de digestão e absorção dos carboidratos. Partículas menores, determinadas tanto pelo processamento/preparo do alimento como pelo maior tempo de mastigação, facilitam a digestão e a absorção dos carboidratos, interferindo na exposição das moléculas à ação da amilase salivar (exceto nos felinos), responsável pela quebra parcial da parede celular do alimento. Além disso, o modo de cocção também poderá interferir na disposição das moléculas e na velocidade de absorção.[3]

A quantidade de amido na dieta mostrou ser o principal determinante da resposta glicêmica pós-prandial de cães saudáveis.[4] Há indícios muito bons em pessoas diabéticas para uma forte associação entre a exigência de dose de insulina e o conteúdo de carboidratos da refeição, independentemente de índice glicêmico, tipo e fonte de carboidratos ou perfil da composição de macronutrientes; o mesmo pode ser verdade para cães diabéticos.[3]

A resposta glicêmica pós-prandial de carboidratos na dieta poderia ser potencialmente influenciada pelo tipo de carboidrato e pelo modo como foi processada a digestão. A resposta glicêmica pós-prandial é diretamente dependente da absorção de glicose, frutose e galactose, porque exige o metabolismo hepático de conversão para glicose. Assim, o tipo de amido contido nos alimentados com dieta de carboidratos pode influenciar a resposta glicêmica pós-prandial;[4] por exemplo, a mandioca produz uma resposta glicêmica pós-prandial menor que o arroz em cães saudáveis.[5] A dieta do cão diabético deve conter alta concentração de carboidratos complexos, que correspondem àqueles com estrutura química maior, mais complexa, como os polissacarídios (amido, celulose). Por conta do tamanho de sua molécula, são digeridos e absorvidos lentamente, ocasionando aumento pequeno e gradual da glicemia.[6]

O efeito das fibras solúveis na redução da velocidade de absorção da glicose vem sendo atribuído tanto ao retardo do esvaziamento gástrico como em decorrência da adsorção e da interação com os nutrientes, conferindo menor superfície de contato direto com a parede do intestino delgado.[7] A maior resistência à difusão através da mucosa ocorre em virtude da viscosidade conferida ao bolo alimentar de uma dieta rica em fibras. Exemplos de alimentos ricos em fibras solúveis que podem ser utilizados na dieta de cães: aveia, *psyllium*, ervilhas, lentilhas, casca de maracujá, maçã e laranja.[3]

As fibras insolúveis (lignina, celulose) devem ser adicionadas à dieta para diminuir a absorção de glicose pelo intestino e, assim, melhorar o controle glicêmico do animal diabético.[4] Essa dieta só não pode ser oferecida a animais diabéticos magros, pois tem baixa densidade calórica, o que interfere no ganho de peso do animal e, consequentemente, resulta em emagrecimento. Exemplos de alimentos ricos em fibras insolúveis: arroz integral, aveia, farelo de trigo e cereais.[8]

A fibra fermentável é associada à capacidade de transporte intestinal de glicose e ao aumento do glucagon-*like*-peptídio-1 e aumenta a secreção de insulina em cães não diabéticos. O efeito final é a redução significativa da área sob a concentração de glicose no sangue *versus* a curva de tempo durante o teste oral de tolerância à glicose.[3]

A dieta muito rica em fibra pode trazer efeitos indesejados, como rejeição ao alimento, vômito, diarreia, flatulência e fezes volumosas, principalmente em felinos que não toleram dietas ricas em fibras. Além disso, pelo seu baixo teor calórico, pode influenciar no ganho de peso do paciente e, por isso, não deve ser utilizada em cães diabéticos com caquexia. Entretanto a dieta rica em fibra está associada à redução da frutosamina, da hemoglobina glicosilada, do glicerol livre e do colesterol, além de demonstrar importante melhora na capacidade de atividade dos animais.[1]

Dietas ricas em gorduras reduzem a morbidade e a mortalidade cardiovasculares em pessoas diabéticas. Embora a aterosclerose e a doença arterial coronariana geralmente não sejam uma preocupação clínica em cães diabéticos, pode ocorrer aterosclerose em associação ao diabetes canino espontâneo. Talvez a maior relevância clínica seja que o diabetes secundário à doença pancreática parece ser comum em cães e gatos, podendo o estado diabético também ser um fator de risco para pancreatite.[7]

Dietas com baixos teores de gordura minimizam o risco de pancreatite,[9] ajudam a reduzir o aporte calórico total para ocasionar perda ou manutenção de peso e controlam a hiperlipidemia. A hiperlipidemia com elevação de ácidos graxos livres (AGL) na circulação inibe o metabolismo da glicose via ciclo ácido graxo/glicose. O aumento de AGL induz betaoxidação, com aumento de produção de acetil-CoA. Isso resulta em inibição da piruvato desidrogenase e oxidação do piruvato. Ao mesmo tempo, o aumento de citrato e trifosfato de adenosina inibe a fosfofrutoquinase e a glicólise, resultando em acúmulo de glicose-6-fosfato (G-6-P). Esta, por sua vez, leva à inibição da atividade da hexoquinase, com redução da captação e fosforilação da glicose.[3]

O efeito dos ácidos graxos sobre a secreção de insulina é variável. A elevação na secreção de insulina é estimulada por ácidos graxos de cadeia longa e inibida diretamente com o grau de saturação. Os ácidos graxos poli-insaturados (PUFA) são benéficos no tratamento e na prevenção de obesidade e diabetes *mellitus*. Além de inibir a produção de mediadores pró-inflamatórios, que são produzidos na obesidade, aumentam o número de receptores de insulina em vários tecidos e melhoram as ações da insulina.[10,6]

O baixo teor de gordura, fibra e amido na dieta resultou, significativamente, em menor concentração média de colesterol total em comparação a qualquer das outras dietas e em menor média de glicerol e ácidos graxos livres do que a dieta comercial. Não se sabe se todos os benefícios de saúde podem ser atribuídos a essas melhorias no perfil lipídico.[3]

A L-carnitina é uma amina quaternária que desempenha um papel crucial no metabolismo do ácido graxo.[11] A suplementação de L-carnitina suprime a acidose e a cetogênese durante a inanição em cães. Sua adição na dieta pode aumentar a conversão de energia da oxidação de ácidos graxos e proteger os músculos do catabolismo durante a perda de peso.[3]

O tripicolinato de cromo é um mineral do suplemento dietético que mostrou aumentar a taxa de depuração de glicose do sangue em cerca de 10% em cães saudáveis. No entanto, esse potencial benefício só é possível se houver deficiência de cromo, porque o cromo é um nutriente, não um fármaco. Assim, a suplementação só pode resultar em benefícios se o indivíduo é deficiente ou marginalmente deficiente em cromo. O cromo é utilizado para potencializar a capacidade de a insulina armazenar glicose e, teoricamente, ser útil a cães com resistência à insulina ou como adjuvante da terapêutica com insulina exógena. Também é possível que a ingestão inadequada de cromo por cães possa aumentar o risco de desenvolvimento de diabetes.[3]

Atualmente, concorda-se que, para cães, deve ser oferecida uma dieta rica em carboidratos complexos, como fibra alimentar e amido, compondo 55% da energia dietética. A fibra complexa apresenta digestão mais prolongada, permanecendo no trato gastrintestinal por mais tempo e diminuindo a oscilação na hiperglicemia pós-prandial. Estudos demonstraram que fibras altamente fermentáveis melhoram a homeostasia da glicose em cães sadios.[12] A dieta deve ser livre de açúcares simples, que são absorvidos rapidamente, piorando a hiperglicemia preexistente. Devem-se restringir gorduras, fornecendo um teor menor que 20% no valor energético, para reduzir a cetonemia. As proteínas são necessárias em todos os processos metabólicos, portanto não devem ser ingeridas em cotas moderadas (14 a 30% é um valor adequado). Além disso, a restrição calórica só deve acontecer em animais com sobrepeso.[13] Animais abaixo do peso devem ser alimentados com dietas inicialmente energéticas e, à medida que ganharem peso, passa-se a oferecer alimento com restrição de energia[7] (Figuras 35.1 e 35.2).

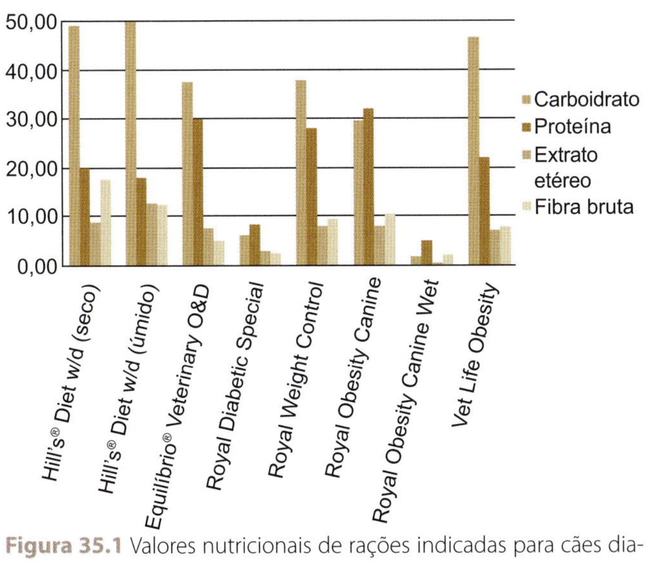

Figura 35.1 Valores nutricionais de rações indicadas para cães diabéticos.

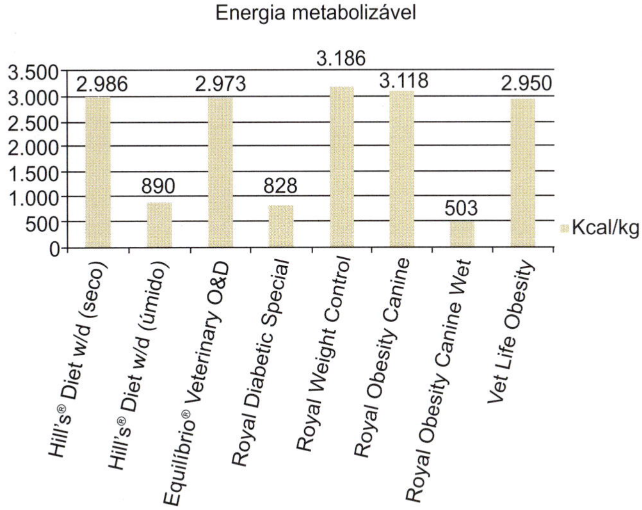

Figura 35.2 Energia metabolizável de rações indicadas para cães diabéticos.

Particularidades no tratamento nutricional de gatos diabéticos

Há dois tipos de diabetes: 1 e 2. O diabetes tipo 2 é o mais comum em humanos e gatos. O diabetes tipo 1 acontece quando as células beta do pâncreas não são capazes de produzir insulina. O diabetes tipo 2 é caracterizado por dois problemas: o primeiro, como no tipo 1, é a habilidade diminuída do pâncreas para secretar insulina; o segundo é determinado por fatores geradores de resistência insulínica; porém, nesses casos, há capacidade de produção pancreática de insulina.[14]

Atualmente, a recomendação dietética para a boa gestão do diabetes baseia-se em dietas que reduzam a obesidade.[15] Para o correto manejo dessa condição, é necessário compreender que o gato é um carnívoro estrito e que suas necessidades nutricionais são diferentes das dos cães. Os gatos em vida selvagem comem presas (ratos e pássaros), que são ricas em proteínas, moderadas em gordura e com baixos teores de carboidrato.[9]

Os gatos apresentam hiperglicemia pós-prandial muito mais prolongada que os cães ou humanos. O pico das concentrações de glicose e insulina ocorre cerca de 6 a 12 h após a ingestão, e apenas regressa a níveis basais 14 a 24 h após a alimentação, dependendo do tipo de dieta.[16] A concentração de glicose sanguínea pós-prandial varia muito, dependendo da quantidade de carboidratos da dieta. Por esse motivo, é recomendada uma dieta comercial baixa em carboidratos e elevada em proteínas, em especial para gatos diabéticos, exceto se contraindicado por outra doença[17] (Figuras 35.3 e 35.4).

Os gatos são programados para utilizar a proteína como fonte de disponibilidade de energia, mesmo quando eles têm baixos níveis dela. Os gatos necessitam de concentrações elevadas de arginina, taurina, metionina, cisteína, tirosina e carnitina para manter as funções corporais.[17] Gatos não são adaptados para lidar com níveis elevados de carboidratos nos alimentos, pois não apresentam amilase salivar e têm baixa atividade das amilases pancreática e intestinal e dissacaridases. No fígado de gatos, a atividade da glucoquinase é mínima, sendo essa a enzima responsável pela fosforilação da glicose para ser armazenada ou oxidada. Os gatos têm capacidade reduzida de regular a atividade da

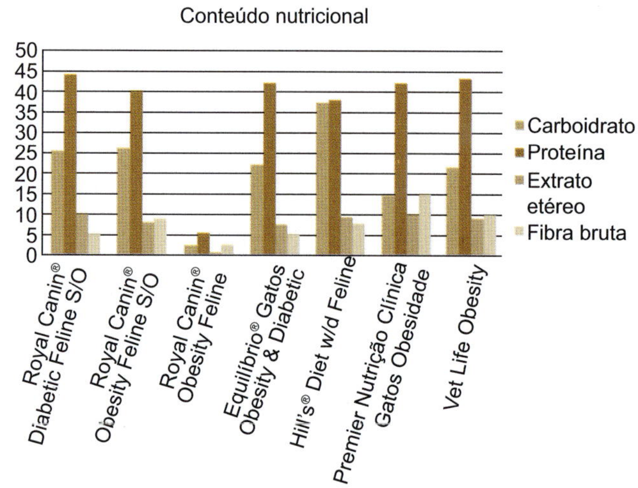

Figura 35.3 Valores nutricionais de rações indicadas para felinos diabéticos.

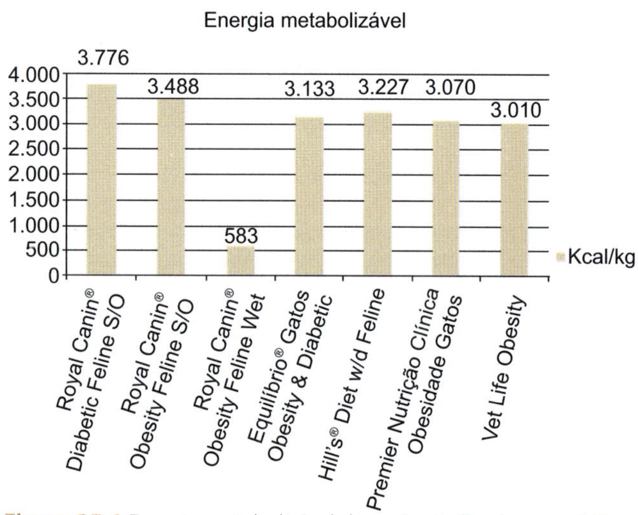

Figura 35.4 Energia metabolizável de rações indicadas para felinos diabéticos.

hexoquinase hepática.[6] A frutose não pode ser administrada para gatos diabéticos, pois estes não a metabolizam. As dietas tradicionais para perda de peso baseiam-se em restrição de energia, o que efetivamente resulta em perda de peso, mas com detrimento da massa muscular corporal. Para um programa de peso bem-sucedido, é necessário manter a massa muscular. Recentemente, as dietas de perda de peso em gatos são ricas em proteínas e pobres em carboidratos, mantendo, desse modo, a perda de peso e a manutenção de massa muscular.[4] O cálculo de energia metabolizável necessária para a perda de peso destes paciente deve ter como base também o *habitat* e o estilo de vida do felino.[17]

O assunto da fibra também é discutido amplamente com respeito à nutrição felina e ao diabetes. Ao contrário do que é visto em cães e humanos, a dieta natural de um gato não é muito alta em fibra, pois não apresenta interesse em alimentar-se dela.[18]

As dietas ricas em proteínas e pobres em carboidratos e fibras são altamente benéficas no controle da glicemia de gatos diabéticos e conseguem diminuir a necessidade da insulina, podendo, em até um terço dos casos, abolir a sua necessidade.[19,6,17] As dietas enlatadas apresentam tais características e podem ser usadas com perfeição no manejo da diabetes e na promoção da perda de peso desejada. Dietas enlatadas são facilmente aceitas pela maioria os gatos e conferem alta saciedade (maior que a dieta seca rica em fibras).[14] Um importante fator de risco na dieta com rações úmidas é que exige um intenso controle de oferta e ingestão feito pelo proprietário e de um acompanhamento muito próximo da perda de peso por meio da avaliação frequente do veterinário.[4]

Resumindo, para se obter o ideal controle dietético de um felino diabético, a dieta deve seguir algumas regras:

- Ser rica em proteínas (mais que 40% de energia metabolizável), para prevenir perda de massa muscular, que pode ocorrer com grave restrição energética
- Ser reduzida em energia, restringindo tanto carboidrato quanto estimulando a mobilização da energia
- Ser monitorada e ajustada de tal modo que o aporte energético resulte em perda de peso efetiva.[4]

Referências

1. Graham PA, Maskell E, Rawlings JM *et al.* Influence of a high fibre diet on glycaemic control and quality of life in dogs with Diabetes Mellitus. J Small Anim Pract. 2002;43(2):67-73.
2. Appleton DJ, Rand JS, Sunvold GD. Insulin sentivity decreases with obesity, and lean cats with low insulin sensitivity are greater risk of glucose intolerance with weight gain. J Feline Med Surg. 2001;3:211-28.
3. Pibot Pascale, Biourge Vincent, Elliott Denise. Encyclopedia of canine clinical nutrition. Royal Canin USA. 2006;192-221.
4. Zoran DL, Rand JS. The role of diet in the prevention and managemente of felne diabetes.Veterinay Clinics North America. Small Animal Practice. 2013;43:233-43.
5. Silveira GB, Paule BP, Socorro EP. Avaliação dietética de amidos pelas respostas glicêmica e insulinêmica em cães. Arq Bras Med Vet Zootec. 2004;56(5):596-601.
6. Lutz TA. Feline diabetes melittus: nutricional strategies. In: Encyclopedia of feline clinical nutricion. France Royal Canin. 2008;181-217.
7. Feldman EC, Nelson RW. Diabetes mellitus. In: Feldman EC, Nelson RW, editors. Canine and feline endocrinology and reproduction. 2nd ed. Philadelphia: WB Saunders, 1996:339-91.
8. Bloom Carly Anne, Rand JS. Diabetes and the kidney in human and veterinary medicine. Vet Clin Small Anim. 2013;43:351-65.
9. Brand Miller JC, Colagiuri S. The carnivore connection: dietary carbohydrate in the evolution of NIDDM. Diabetologia. 1994;37:1280-6.
10. Farrow H, Rand J. The effect of high fat, high carbohydrates diets on postprandial glucose and insulin concentrations in normal cats. Abstract # 133, Proceeding 20th ACVIM Forum, Denver, CO, 2002:794.
11. Opara ES. Oxidative stress, micronutrients, diabetes mellitus and complications. The Journal of the Royal Canin Society for the Promotion of Health. 2002;122:28-34.
12. Nelson RW, Ihle SL, Lewis LD, *et al.* Effect of dietary fiber supplementation on glycemic control in dogs with alloxan-induced diabetes mellitus. J Am Vet Res. 1991;52(12):2060-6.
13. Diez M, Nguyen P, Jeusette I *et al.* Weigth loss in obese dogs: evaluation of high-protein, low carbohydrate diet. J Nutr. 2002;1685S-7S.
14. Rand JS. Pathogenesis of feline diabetes. Veterinay Clinics North America. Small Animal Practice. 2013;43:221-31.
15. Rand JS, Apleton DJ. Feline obesity: causes and consequences. Proceeding 19th ACVIM Forum, Denver, CO, 2001:533-5.
16. Curry DL, Morris JG, Rogers QR *et al.* Dinamics of insulin and glucagon secretion by the isolated perfused cat pancreas. Com Biochem Physiol. 1982;72A:333-8.
17. Rand JS. Understand feline diabetes. Aust Vet Pract. 1997;27:17-26.
18. Nelson RW, Scott-Moncrieff JC, Feldman EC *et al.* Effect of dietary insoluble fiber on control of glycemia in cats with naturally acquired diabetes mellitus. J Am Vet Med Assoc. 2000;216:1082-8.
19. Hoering M, Alexander S. Effect of a high and low protein diet on glucose metabolism and lipids in the cats (Abstr.). The Purina Nutrition Forum, St Louis, MO, 2000.

Leitura sugerida

Bennet N, Greco DS, Peterson ME. Comparation of a low carbohydrate *versus* high fiber diet in cats with diabetes mellitus. Abstract 103, Proceding 19th ACVIM Forum, Denver, CO. 2001:862.

Biourge V, Nelson RW, Feldman EC *et al.* Effect of weight gain and subsequent weight loss on glucose tolerance and insulin response in healthy cats. J Vet Intern Med. 1997;11:86-91.

Rand JS. Understand feline diabetes and management. Proc 20th ACVIM Forum, Dallas, TX, 2002:29-34.

36 Apoio Nutricional das Doenças Cardíacas

Hamilton Lorena da Silva Júnior

Introdução

O tratamento dietético na doença cardíaca não se limita unicamente à redução do teor de sódio. As pesquisas mais recentes demonstram a importância de nutrientes como a L-carnitina, a taurina, os antioxidantes, os ácidos graxos essenciais, assim como o interesse dos flavonóis, compostos que fazem parte da família dos polifenois.[1]

Muitos avanços científicos têm melhorado nosso conhecimento das doenças cardíacas e da insuficiência cardíaca congestiva (ICC) em cães.

Além de novos medicamentos, os avanços recentes melhoraram nossa compreensão das intervenções nutricionais e da farmacologia nutricional. A doença cardiovascular ainda é uma das doenças graves mais comuns em cães. Na maioria deles, as doenças cardíacas não podem ser curadas e o processo da doença é geralmente progressivo, levando a ICC avançada ou arritmias cardíacas letais. A abordagem nutricional permanece como um dos principais pilares da terapia, além de ser uma das linhas de pesquisa mais atrativas.

Epidemiologia

Muitos fatores de risco e associações clínicas foram identificados para doenças cardiovasculares em cães. Predisposições raciais são reconhecidas na maioria das doenças cardiovasculares.

A maioria dos cães de raças pequenas e médias é predisposta a adquirir doença valvar crônica (DVC) e endocardiose, ao passo que cardiomiopatia dilatada (CMD) e doença pericárdica são causas mais comuns de ICC em cães de raças grandes. Certas doenças cardiovasculares são reconhecidas por predisposição ao sexo. Por exemplo, as fêmeas estão predispostas a persistência do canal arterial, ao passo que, nos machos, DVC, doença pericárdica idiopática e endocardite bacteriana são mais comuns. Os cães com doença renal ou adrenal podem desenvolver hipertensão arterial sistêmica, e isso predispor ou contribuir para a existência da doença.

As afecções cardíacas são muito frequentes e afetam mais de um cão em cada dez. A probabilidade de desenvolver uma doença cardíaca aumenta com a idade, mas algumas perturbações podem surgir precocemente, sobretudo nos cães de raças grandes.

Duas afecções representam, por si sós, a grande maioria dos casos observados em cardiologia canina: a endocardiose mitral (insuficiência crônica da valva esquerda) e a CMD.[1]

Na evolução da doença, 84% dos cães com ICC evidenciam anorexia.[2] Essa circunstância deve-se ao mal-estar geral, ao esforço respiratório ou, ainda, aos efeitos secundários dos medicamentos. A anorexia é um fator que contribui para a decisão de eutanásia em 68% dos cães com ICC. Aproximadamente dois terços dos cães cardíacos apresentam morbidades concomitantes, com outros requisitos dietéticos específicos. Por exemplo, alguns cães com ICC apresentam doença renal crônica, por isso têm a necessidade da restrição de fósforo.[1]

Fisiopatologia

Por que razão se deve proporcionar uma alimentação específica a um paciente cardíaco? Quando o coração não funciona de modo normal, os tecidos deixam de ser corretamente irrigados. Os rins reagem a essa diminuição da perfusão com um mecanismo fisiológico de compensação (sistema renina/angiotensina), mediante retenção do sódio e água. O volume de sangue e de água extracelular aumenta, para permitir melhor irrigação celular.

Com o passar do tempo, a retenção excessiva de água pode provocar edemas, hipertensão e acréscimo de esforço para o coração debilitado.

A hipertensão arterial sistêmica prolongada pode causar o aparecimento de problemas secundários, entre eles doenças vasculares e hipertrofia ventricular, ocasionando diminuição da função cardíaca e insuficiência cardíaca, descolamento da retina e danos progressivos aos rins.[3]

A perda total de gordura do organismo e da massa magra, mais especificamente do músculo esquelético, tem sido relacionada com insuficiência cardíaca congestiva crônica, sendo denominada caquexia cardíaca. Os aspectos da patogenia podem ser classificados em:

- Diminuição da ingestão de energia
- Diminuição da absorção de energia
- Aumento da utilização de energia
- Fatores iatrogênicos.

A inapetência e a anorexia são as principais causas da perda de peso dos pacientes com IC e causam ingestão insuficiente de energia e vitaminas. A ligeira distensão abdominal que acompanha a ascite é comum na ICC e pode dificultar que o cão se alimente. A compressão do estômago pelo líquido ascítico e o aumento do fígado pode levar a uma sensação de saciedade. Além disso, as dietas deixam de ser palatáveis devido à restrição de sódio e proteína e, assim, os pacientes podem diminuir a ingestão energética.

Em pacientes com ICC, é bem comprovada e existência de má absorção de vários nutrientes. A congestão da mucosa intestinal pode cooperar para a má absorção. Além disso, o edema do pâncreas pode diminuir as funções das células pancreáticas ou pode ocorrer obstrução nos ácinos, provocando má digestão.

Abordagem dietética

Tratamento da doença cardíaca

Em geral, o manejo dietético de cães com doença cardíaca depende dos sintomas e da fase de insuficiência cardíaca. Portanto, as necessidades nutricionais de um cão com IC secundária ao defeito do septo ventricular ou endocardite bacteriana seriam semelhantes às de um cão com DCV e ICC. Ao selecionar uma dieta de um cão com doença cardíaca, os médicos-veterinários devem levar em consideração uma série de fatores, incluindo os sintomas e os exames laboratoriais. Outra questão importante a considerar é a fase da doença. Diante da ICC aguda, o objetivo inicial deve ser calcular as doses de medicação e obter a estabilização do cão. Uma vez que o cão esteja estabilizado, a mudança gradual para uma nova dieta pode ser feita, sendo importante a reavaliação após 1 semana de uso do alimento específico. Forçar mudanças na dieta quando o animal está doente ou iniciar novos medicamentos pode induzir aversões alimentares. A incapacidade de responder às terapias farmacológicas e nutricionais pode ser sinal de doença avançada ou progressiva, efeitos colaterais do fármaco ou diagnóstico incorreto. Assim, os inibidores da enzima conversora da angiotensina (ECA) são conhecidos por causar aumento de potássio sérico, com alguns animais desenvolvendo hiperpotassemia.[4-6]

Isso pode ser um problema, especialmente para animais alimentados com alimentos industrializados para cardíacos, uma vez que algumas dietas cardíacas contêm aumento das concentrações de potássio para contrabalançar a perda teórica devido aos diuréticos.

Deficiências nutricionais versus farmacologia nutricional

Historicamente, uma variedade de deficiências nutricionais tem sido estudada como causa da doença cardíaca em diferentes espécies. Estas incluem tiamina, magnésio, vitamina E, selênio e taurina. Embora deficiências nutricionais sejam geralmente pouco frequentes (exceto quando os proprietários alimentam os cães com dietas caseiras desequilibradas), elas ainda pode desempenhar um papel em algumas doenças cardíacas de cães. Deficiências nutricionais também podem desenvolver-se secundariamente à doença ou ao seu tratamento. Também há indefinição das linhas entre os benefícios de corrigir uma deficiência nutricional (p. ex., em um gato com a deficiência de taurina induzida por cardiomiopatia dilatada) e os efeitos farmacológicos de um nutriente (p. ex., os efeitos inotrópicos positivos de taurina). As informações mais recentes ressaltam as exigências nutricionais entre as raças e entre as espécies. Assim, parece haver muito mais para fornecer níveis ótimos de nutrientes do que apenas impedir uma deficiência.

Ação dos nutrientes

Proteína e aminoácidos

Proteína

A restrição de proteína pode realmente ser prejudicial em termos de perda de massa magra e desnutrição. Nos cães com ICC, a proteína não deve ser restringida, a menos que o cão tenha doença renal avançada em conjunto. Além disso, alguns médicos-veterinários recomendam a restrição de proteínas nas dietas para cães cardíacos que apresentam doença renal concomitante, porque essas dietas muitas vezes (mas nem sempre) também são moderadas em sódio.

A não ser que, em uma insuficiência renal grave, ocorra azotemia (*i. e.*, creatinina sérica > 3 mg/dℓ), é conveniente administrar proteínas de alta qualidade para atender as necessidades para a manutenção do cão adulto (5,1 g/100 kcal).[7]

Outro equívoco dos impactos da doença cardíaca é a crença de que a proteína dietética deve ser restringida na doença renal precoce. Embora a maioria dos cães tratados com inibidores da ECA não desenvolva azotemia, alguns podem desenvolvê-la.[5] Azotemia ocorre mais frequentemente quando os inibidores da ECA são usados em conjunto com diuréticos, embora, em um pequeno número de cães, ela possa se desenvolver somente com a utilização dos inibidores da ECA. Quando inibidor da ECA e diurético são usados concomitante, podem causar azotemia, que pode ser reduzida com a diminuição da dose de furosemida. A restrição da proteína na dieta não é necessária nessa situação, a menos que a utilização da medicação não corrija o problema e a doença renal progrida.

Taurina

A associação entre a taurina e a CMD felina, descrita no final da década de 1980, levou os pesquisadores a examinar o papel da taurina na CMD canina.[8] Ao contrário dos gatos, pensa-se que os cães são capazes de sintetizar quantidades adequadas de taurina endogenamente, não sendo, assim, considerada necessária na dieta deles. Embora os estudos iniciais mostrassem que a maioria dos cães com CMD não apresentava baixas concentrações de taurina no plasma, algumas raças de cães com cardiomiopatia dilatada (p. ex., Cocker Spaniel e Golden Retriever) tinham baixa concentração de taurina.[9] A associação entre CMD e taurina plasmática baixa foi demonstrada perfeitamente no Cocker Spaniel americano.[9,10]

Em um estudo, 12 dos 19 cães Terras-novas pesquisados apresentaram concentrações de taurina correspondentes com deficiência. No entanto, nenhum desses cães sofria de CMD.[11] Entre os cães com CMD associada à carência de taurina, outras raças podem ser citadas: Golden Retriever, Labrador Retriever, São-bernardo e Setter Inglês.[12,13]

O primeiro questionamento sobre a relação entre CMD canina e deficiência de taurina é se a CMD é causada por deficiência dietética.

A qualidade e a quantidade de proteína na dieta também podem desempenhar um papel na deficiência de taurina. Em um estudo, um grupo de Beagles alimentados com dieta pobre em taurina e muito baixa em proteína durante 48 meses teve diminuição em concentrações de taurina no sangue total e 1 dos 16 cães desenvolveu CMD.[14]

Finalmente, algumas raças de cães podem estar predispostas a deficiência de taurina quando alimentadas com certos tipos de dietas, por causa de exigências mais elevadas ou raças com anormalidades metabólicas.

A segunda questão que permanece é se a suplementação de taurina reverte a CMD em cães que apresentam a deficiência de taurina concomitante.

Em um pequeno estudo, 11 Cocker Spaniels suplementados com taurina e carnitina apresentaram melhora nos parâmetros clínicos e nas medidas ecocardiográficas.[10]

A resposta à terapia pode ser dependente da raça. Em um estudo de um grupo de Cães-d'água Portugueses com CMD, a taurina estava abaixo do intervalo de referência em oito dos oito filhotes pesquisados e foi diagnosticada CMD em oito dos nove.[15] Institui-se suplementação de taurina em seis filhotes, o que aumentou significativamente as concentrações de taurina no plasma e no sangue total, bem como houve melhora na função cardíaca.[15] Em um estudo de Beagles que ingeriram dieta baixa em taurina e muito baixa em proteínas durante 48 meses, um único cão desenvolveu a CMD e os outros tiveram melhora após 3 meses do uso de suplemento de taurina.[14] Alguns dos benefícios da utilização de taurina em cães com cardiomiopatia dilatada devem-se aos efeitos inotrópicos positivos ou em função da regulação do cálcio no miocárdio.

Embora a extensão do benefício da suplementação ainda não esteja clara, a suplementação de taurina é recomendada para manter as concentrações de taurina no plasma e no sangue total. Embora a dose ótima de taurina para suprir uma deficiência ainda não tenha sido determinada, a dose recomendada atualmente é de 500 a 1.000 mg/kg, a cada 8 a 12 h. Taurina pode ser fornecida como um suplemento, embora determinadas dietas possam conter taurina suficiente para elevar as concentrações plasmáticas de taurina.

Gordura

A gordura é uma fonte concentrada de calorias e ácidos graxos essenciais. Além disso, aumenta a palatabilidade da dieta. No entanto, dependendo do tipo de ácidos graxos nela contidos, pode ter efeitos significativos na função imunitária, na produção de mediadores inflamatórios e, até mesmo, na função hemodinâmica.

Ácidos graxos

Os ácidos graxos ômega-6 são abundantes na maioria das dietas para humanos e cães. Em um ácido graxo ômega-6 (p. ex., ácidos linoleico, γ-linolênico e araquidônico), a primeira dupla ligação está na posição do carbono 6 a partir do final de metila. No entanto, os ácidos graxos ômega-3 (ácidos μ-linolênico, eicosapentaenoico [EPA] e docosaexaenoico [DHA]) têm a primeira dupla ligação no carbono 3 a partir do final de metila. Embora isso pareça insignificante, essa modificação confere aos ácidos graxos estrutura e características muito diferentes. Normalmente, as membranas plasmáticas contêm concentrações muito baixas de ácidos graxos ômega-3, mas os níveis podem ser aumentados com a utilização de um alimento enriquecido em ácidos graxos ômega-3.

Os cães com insuficiência cardíaca têm menor concentração plasmática dos ácidos eicosapentaenoicos (EPA, 20:5n-3) e docosaexaenoico (DHA, 22:6n-3), independentemente da doença subjacente.[16,17] Essa alteração no perfil dos ácidos graxos plasmáticos também foi observada em pessoas com outras doenças. Isso sugere que certas doenças levam a alterações metabólicas que aumentam a utilização dos ácidos graxos ômega-3. Portanto, a suplementação pode melhorar a deficiência absoluta ou relativa desses ácidos graxos.

A suplementação de ácidos graxos ômega-3 também reduz eicosanoides mais inflamatórios. Sabe-se que os ácidos graxos ômega-3 reduzem a produção de eicosanoides das séries 2 e 4 pró-inflamatórios (há deslocamento de produção de prostaglandinas E_2 e E_3). Em um estudo, cães com cardiomiopatia dilatada que tomaram óleo de peixe apresentaram maior redução na formação da prostaglandina E_2 do que os que receberam placebo.[16] Isso pode ter benefícios em termos de redução da inflamação. Os ácidos graxos ômega-3 também diminuem a produção de citocinas inflamatórias, o fator de necrose tumoral e a interleucina-1, que são elevados na ICC.[16,18,19]

Suplementação com óleo de peixe reduz a caquexia em alguns cães que apresentam anorexia provocada pela ICC, mas não em todos, e melhora a ingestão de alimentos.[16] Finalmente, os ácidos graxos ômega-3 demonstraram reduzir a arritmia em numerosos estudos com roedores, primatas e cães.[20-22] Muitos cães com DVC e a maioria dos cães com CMD apresentam arritmias. Em alguns cães com doença cardíaca, a morte súbita devido a arritmias é a primeira manifestação da doença em cães totalmente assintomáticos. Portanto, suplementar com ácidos graxos ômega-3 pode ser benéfico, usando-os antes do desenvolvimento da ICC.

Suplementação de ácidos graxos

Há controvérsias sobre o que é mais importante observar em relação aos efeitos benéficos dos ácidos graxos ômega-3: a dose dos ácidos graxos ômega-3 ou a proporção entre os ácidos graxos ômega-6 e ômega-3. Algumas evidências apontam para a dose total de ômega-3, mas também é importante uma relação ômega-6:ômega-3 alta. Embora uma dose ideal ainda não tenha sido determinada, os autores recomendam atualmente doses de 40 mg/kg de EPA e 25 mg/kg de DHA para cães com anorexia e caquexia.

A menos que a dieta seja específica para o tratamento, a suplementação será necessária, uma vez que outras dietas comerciais não terão a quantidade ideal de ácidos graxos ômega-3. Os suplementos à base de óleo de peixe podem conter quantidades de EPA e DHA muito diferentes. Contudo, a apresentação mais comum é em formato de cápsulas de 1 g que contêm 180 mg de EPA e 120 mg de DHA, aproximadamente. Com essa concentração, é necessária uma cápsula de óleo de peixe por 4,5 kg para alcançar as quantidades de EPA e DHA, mais práticas para os cães grandes.

Suplementos de óleo de peixe devem sempre conter vitamina E como um antioxidante, mas outros nutrientes não devem ser incluídos, para evitar toxicidade. O óleo de fígado de bacalhau não deve ser utilizado por causa da possibilidade de intoxicação das vitaminas A e D. Finalmente, embora o óleo de semente de linhaça contenha altos teores de ácido α-linolênico, esse ácido graxo deve ser convertido em EPA e DHA, para que seus efeitos benéficos sejam utilizados pelo organismo. A capacidade de fazer a conversão varia entre as espécies: os cães têm as enzimas para convertê-lo, mas com eficiência limitada. Assim, o óleo de semente de linhaça não é recomendado como um suplemento de ácidos graxos ômega-3.

Minerais e vitaminas

Potássio

O potássio é um eletrólito importante para pacientes cardíacos por uma série de razões. Hipopotassemia potencializa as arritmias, provoca fraqueza muscular e predispõe os animais à intoxicação por digitálicos. Além disso, os antiarrítmicos de classe I, como procainamida e quinidina, são relativamente ineficazes em caso de hipopotassemia. No passado, a hipopotassemia era considerada um problema comum, quando os diuréticos eram a base do tratamento. Muitos dos medicamentos usados em cães com ICC podem predispor o paciente a hipopotassemia, incluindo os diuréticos de alça (p. ex., furosemida) e os tiazídicos (p. ex., hidroclorotiazida). No entanto, com o aumento da utilização de inibidores da ECA, a hipopotassemia já não é algo tão habitual em cães com ICC.

Além dos efeitos dos medicamentos, a dieta inadequada pode predispor um cão à hipopotassemia. Em um estudo, 49% dos cães com doença cardíaca ingeriram menos potássio do que o mínimo preconizado pela Association of American Feed Control Officials (AAFCO) (170 mg/100 kcal). O consumo variou entre 37 e 443 mg/100 kcal.[23] Isso sugere que, com base somente no consumo alimentar, alguns cães podem estar predispostos à hipopotassemia (para além do risco de hipopotassemia discutido anteriormente) e ressalta a importância de monitoramento do potássio sérico em cães com ICC.

Magnésio

O magnésio é um grupo provavelmente essencial em centenas de reações enzimáticas envolvendo o metabolismo dos carboidratos e dos ácidos graxos, a síntese de proteínas e ácidos nucleicos, o sistema da adenilato ciclase e a contratilidade dos músculos cardíaco e liso. Assim, o magnésio desempenha um papel importante na função cardiovascular normal. Também é evidente que alterações na homeostase do magnésio em pessoas e cães podem ter efeitos prejudiciais em uma variedade de enfermidades cardiovasculares, sobretudo a hipertensão, a doença coronariana, a insuficiência cardíaca congestiva e as arritmias cardíacas.[24-28] Além disso, vários fármacos usados para tratar doenças cardíacas, inclusive a digoxina e os diuréticos de alça, estão associados à depleção de magnésio.[29] Portanto, os cães com insuficiência cardíaca que recebem esses medicamentos correm o risco de desenvolver hipomagnesemia, que pode aumentar com o risco das arritmias, diminuir a contratibilidade cardíaca e potencializar os efeitos adversos dos medicamentos em relação à doença cardíaca.

Há relatos conflitantes sobre a prevalência de hipomagnesemia em cães com doenças cardíacas. Segundo esses relatos, a frequência da hipomagnesemia varia consideravelmente, desde "o incomum"[30] 2, até 84;[31] de 50 a 75% dos casos,[32] em cães, são tratados com furosemida.[28]

Uma das dificuldades em diagnosticar a deficiência de magnésio é que apenas 1% do total de magnésio do corpo está no espaço extracelular. Portanto, o magnésio sérico normal não significa necessariamente que as reservas totais do organismo estejam em níveis ideais. Recomenda-se medir regularmente o magnésio sérico, principalmente nos cães com arritmias e nos que recebem grandes doses de diuréticos. Se as concentrações séricas de magnésio estiverem baixas e a dieta do cão for pobre em magnésio, a suplementação de magnésio pode ser benéfica. As concentrações de magnésio variam muito nos alimentos industrializados. As dietas hipossódicas para cães podem conter entre 9 e 50 mg de magnésio/100 kcal (o mínimo, segundo a AAFCO, é de 10 mg/100 kcal). Se o cão permanecer com hipomagnesemia, a suplementação oral de magnésio será necessária (p. ex., na forma de óxido de magnésio).

Vitamina B

Há poucos dados disponíveis sobre a prevalência de vitamina do complexo B em cães com doenças cardíacas. No entanto, o risco de carência de vitaminas do complexo B na ICC vem sendo discutido há muito tempo devido à anorexia e à perda urinária de vitaminas hidrossolúveis por conta do uso de diuréticos. Certamente, a evolução do tratamento clínico e o uso de medicamentos mais eficazes reduziram o problema. Não obstante, em um estudo de 1991, 91% das pessoas com ICC tratada com furosemida, inibidores da enzima conversora da angiotensina (ECA), nitratos e digoxina (quando havia a indicação) apresentaram baixas concentrações de tiamina.[30]

Embora não haja relatos da ação das vitaminas do complexo B em cães com ICC, eles podem ter maior necessidade de vitamina B na dieta. A maioria dos alimentos industrializados específicos para doentes cardíacos contém níveis elevados de vitaminas hidrossolúveis para compensar as perdas urinárias, de maneira que não seja necessária a suplementação.

Outros nutrientes

Antioxidantes

O importantíssimo papel dos antioxidantes na prevenção e no tratamento das doenças cardíacas dos humanos vem sendo estudado há muito tempo. Os radicais livres são subprodutos do metabolismo do oxigênio para que o organismo possa compensar, produzindo antioxidantes endógenos. Um desequilíbrio entre a produção de oxidantes e a proteção dos antioxidantes (o estresse oxidativo) pode aumentar o risco de cardiopatias. Os antioxidantes são produzidos endogenamente, mas também podem ser fornecidos de maneira exógena. Os principais antioxidantes são as enzimas (p. ex., superóxido dismutase, catalase, glutationa peroxidase) e inibidores da oxidação (p. ex., vitaminas C e E, glutationa e betacaroteno).

O estresse oxidativo tem sido implicado no desenvolvimento de uma série de doenças cardíacas. O aumento desse estresse oxidativo tem sido demonstrado em indivíduos com ICC.[31,32] Em cães com insuficiência cardíaca, independentemente da causa subjacente, há aumento dos níveis de biomarcadores de estresse oxidativo e redução de certos antioxidantes, especialmente vitamina E.[33,34] Essas alterações sugerem desequilíbrio entre estresse oxidativo e proteção antioxidante em cães com ICC.

L-carnitina

L-carnitina é uma amina quaternária, cujo papel principal consiste em facilitar o transporte de ácidos graxos de cadeia longa ao interior das mitocôndrias para permitir a produção de energia. Nos humanos, o déficit de carnitina tem sido associado a doenças miocárdicas primárias, por isso é interessante estudar o papel dela na CMD, em cães.

Deficiência de L-carnitina foi relatada em uma família de Boxers, em 1991.[35] Desde então, a L-carnitina vem sendo utilizada em alguns cães com cardiomiopatia dilatada, mas, devido à ausência de estudos prospectivos cegos, seu papel ainda não foi demonstrado. A maior parte dos estudos dedicados à L-carnitina em pacientes humanos que sofrem de CMD não foi bem controlada. No entanto, um estudo randomizado duplo-cego contra placebo demonstrou melhor sobrevivência em 3 anos, em humanos com CMD, que recebiam 2 mg/dia de L-carnitina.[36]

Os progressos em matéria de conhecimento do papel da L-carnitina na CMD têm como dificuldade a necessidade de medir a concentração miocárdica. Na verdade, a concentração plasmática pode estar normal e haver déficit no miocárdio. Resta determinar se o déficit de carnitina observado em alguns cães com CMD é a causa da doença ou simplesmente uma consequência da evolução da IC. Um estudo em cães com insuficiência cardíaca induzida por rápida estimulação mostrou que as concentrações do miocárdio diminuíram em cães normais após o início de ICC.[37] No entanto, mesmo se a deficiência de L-carnitina não for a causa da CMD, a suplementação pode ainda proporcionar benefícios pela melhoria do miocárdio e produção de energia.

Os suplementos de L-carnitina têm poucos efeitos colaterais, mas são caros, o que pode desestimular os proprietários. Os autores recomendam o uso de L-carnitina aos proprietários de cães com cardiomiopatia dilatada, especialmente Boxers e Cocker Spaniels, mas não consideram essencial. Não se conhece a dose ideal de L-carnitina necessária para um cão com baixas concentrações de carnitina miocárdica, mas as doses recomendada são de 50 a 100 mg/kg, por via oral, a cada 8 h.

Considerações finais

A modificação da dieta para os cães cardiopatas deve ser individualizada, pois nem todos os cães com doença cardíaca necessitam da mesma formulação dietética. Os pacientes cardiopatas variam muito nos sintomas e nos parâmetros laboratoriais, e as preferências alimentares e todos esses fatores devem influenciar a escolha da dieta. Por exemplo, pode haver necessidade de restrição de sódio mais grave em um cão com CMD e ICC que em outro que apresente CMD assintomática. Cães com caquexia cardíaca necessitam de dieta mais energética, ao passo que um cão com excesso de peso deve ser alimentado com dieta de restrição calórica. Cães com doença cardíaca podem ser hipopotassêmicos, hiperpotassêmicos ou normopotassêmicos, o que também influenciará a escolha da dieta.

Doenças concomitantes também influenciam a escolha da dieta. Um estudo mostrou que 61% dos cães com cardiopatia sofrem de doenças secundárias.[23] Por exemplo, um cão com DVC e colite precisaria de uma dieta com restrição de sódio, mas também a dieta terá modificações nutricionais para ajudar a tratar a colite (p. ex., redução de gordura e aumento das fibras).

Com base nesses parâmetros do paciente, uma dieta ou dietas podem ser selecionadas individualmente. Atualmente, existe um grande número de alimentos industrializados coadjuvantes ao tratamento, especialmente desenvolvidos para pacientes cardiopatas. As características específicas desses alimentos variam de restrição moderada a grave de sódio e geralmente contêm níveis elevados de vitaminas do complexo B. Algumas dietas cardíacas também podem incluir níveis aumentados de taurina, carnitina, antioxidantes e ácidos graxos ômega-3. Em alguns casos, a utilização da dieta coadjuvante ao tratamento não será necessária, pois alguns alimentos específicos podem ter nutrientes reduzidos ou aumentados que auxiliam na prevenção da doença cardíaca. Os autores também recomendam mostrar ao proprietário que existem diversos alimentos e que, se o cão não se adaptar à primeira escolha, isso não quer dizer que ele não possa aceitar outro. Nessas ocasiões, é útil dispor de diversas alternativas dietéticas, especialmente para os cães com IC grave, nos quais a perda de apetite é comum. Além de encontrar o alimento ideal, o proprietário deve receber orientações a respeito das guloseimas e dos restos de comida. Em alguns casos, o cão consome um alimento ideal, mas recebe altas quantidades de sódio das guloseimas. Em um estudo, mais de 90% dos cães com doença cardíaca receberam mimos (guloseimas), e estes recebiam até 100% da necessidade de sódio (a média é de 25%) nas guloseimas.[23]

Por isso, além de encontrar uma dieta com as propriedades nutricionais e a palatabilidade desejadas, é importante elaborar um plano dietético que atenda às expectativas do proprietário, assim como um plano de administração de medicamentos, pois a maioria das pessoas que administram medicamentos utiliza os alimentos como uma maneira de administrá-los.[23] É necessário discutir essa prática com o proprietário, porque os alimentos mais utilizados para esse fim são muito ricos em sódio (p. ex., queijos, embutidos etc.). Incluir todas as possibilidades de ingestão da dieta no plano dietético é importante para alcançar o êxito nas modificações nutricionais necessárias.

Em muitos casos, um único alimento supre as necessidades nutricionais desejadas. Contudo, a suplementação de determinados nutrientes pode ser desejável se o alimento não tiver a quantidade ideal para o efeito desejado. Uma questão com a administração de suplementos é que eles não substituem medicamentos cardíacos (p. ex., inibidores da ECA e diuréticos). Cães com ICC grave podem receber 10 a 20 comprimidos/dia. Desse modo, pode ser difícil para o proprietário dar suplementos sem se esquecer de um ou mais medicamentos cardíacos. É importante perguntar ao proprietário quais os suplementos dietéticos utilizados, pois dificilmente ele dará essa resposta voluntariamente (*i. e.*, os suplementos alimentares nem sempre são considerados parte da dieta). Isso ajudará a determinar se alguns suplementos que estão sendo oferecidos não são prejudiciais e se estão sendo administrados na quantidade correta. Nas situações em que a administração dos comprimidos passa a ser um problema para o proprietário, o médico-veterinário pode auxiliar o proprietário na escolha de suplementos alimentares que, por serem menos necessários, podem ser retirados do tratamento.

Finalmente, os proprietários devem estar cientes de que os suplementos alimentares não são regulamentados do mesmo modo que os medicamentos. Eles não exigem comprovação de segurança, eficácia ou controle de qualidade antes de serem comercializados. Portanto, é importante ter prudência na hora de escolher o suplemento, para evitar casos de intoxicação e falta de eficácia.

Referências

1. Tratamento dietético precoce da patologia cardíaca. In: Últimas inovações em nutrição clínica. p. 70-65.
2. Freeman LM, Rush JE, Cahalane AK, Markwell PJ. Dietary patterns of dogs with cardiac disease. American Society for Nutritional Science. J Nutr. 2002;132:1632S-3S.
3. Stepien RL, Miller MW. Enfermedad cardiovascular. In: Wills JM, Simpson KW, coordinadores. El libro de Waltham de nutrición clínica del perro y el gato. Zaragoza: Acribia; 1995:409-29.
4. Roudebush P, Allen T, Kuehn N *et al.* The effect of combined therapy with captopril, furosemide, and a sodium restricted diet on serum electrolyte concentrations and renal functions in normal dogs and dogs with congestive heart failure. J Vet Intern Med. 1994;8:337-342.
5. COVE Study Group: Controlled clinical evaluation of enalapril in dogs with heart failure: Results of the cooperative veterinary enalapril study group. J Vet Intern Med. 1995;9:243-52.
6. Rush JE, Freeman LM, Brown DJ *et al.* Use of enalapril in feline hypertrofic cardiomyopathy. J Am Anim Hosp Assoc. 1998;34:38-41.
7. Association of American Feed Control Officials. Official publication. Oxford, Ind, Association of American Feed Control Officials; 2005:144-6.
8. Pion PD, Kittleson MD, Rogers QR *et al.* Myocardial failure in cats associated with low plasma taurine: a reversible cardiomyopathy. Science; 1987;237:764-8.
9. Kramer GA, Kitteleson MD, Fox PR. Plasma taurine concentrations in normal dogs and in dogs with heart disease. J Vet Intern Med. 1995;9:253-8.
10. Kittleson *et al.*, 1997.
11. Backus RC, Cohen G, Pion PD *et al.* Taurine deficiency in Newfoundlands fed commercially available complete and balanced diets. J Am Vet Med Assoc. 2003;223:1130-6.
12. Freeman LM, Rush JE, Brown DJ *et al.* Relationship between circulating and dietary taurine concentrations in dogs with dilated cardiomyopathy. Vet Therapeutics 2001;2:370-8.
13. Fascetti AJ, Reed JR, Rogers QR *et al.* Taurine deficiency in dogs with dilated cardiomyopathy: 12 cases (1997-2001). J Am Vet Med Assoc. 2003; 223:1137-41.
14. Sanderson SL, Gross KL, Ogburn PN *et al.* Effects of dietary fat and L-carnitine on plasma and whole blood taurine concentratitions and cardiac function in healthy dogs fed protein-restricted diets. Am J Vet Res. 2001;62:1616-23.

15. Alroy J, Rush J, Freeman L *et al.* Inherited infantile dilated cardiomyopathy in dogs: genetic, clinical, biochemical, and morphologic findings. J Med Genetics. 2000;95:57-66.
16. Freeman LM, Rush JE, Kehayias JJ *et al.* Nutritional alterations and the effect of fish oil suplementation in dogs with heart failure. J Vet Intern Med. 1998;12:440-8.
17. Rush JE, Freeman LM, Brown DJ *et al.* Clinical echocardiographic, and neurohumoral effects of a sodium-restricted diet in dogs with heart failure. J Vet Intern Med. 2000;14:513-20.
18. Endres S, Ghorbani R, Kelley VE. Effect of dietary supplementation with n-3 polyunsaturated fatty acid on the synthesis of interleukin-1 and tumor necrosis factor by mononuclear cells. N Engl J Med. 1989;320:265-71.
19. Meydani SN, Endres S, Woods MM. Oral (n-3) fatty acid supplementation suppresses cytokine production and lynphocyte proliferation. J Nutr. 1991;121:547-55.
20. Charnock JS. Dietary fats and cardiac arrhythmias in primates. Nutrition. 1994;10:161-9.
21. Kang JX, Leaf A. Antiarrhythmic effects of polyunsaturated fatty acids. Circulation. 1996;94:1774-80.
22. Billman GE, Kang JX, Leaf A. Prevention of sudden cardiac death by dietary pure n-3 polyunsaturated fatty acids. Circulation. 1999;99:2452-7.
23. Freeman LM, Rush JE, Cahalane AK *et al.* Dietary patterns in dogs with cardiac disease. J Am Vet Med Assoc. 2003b;223:1301-5.
24. Resnick L. Intracellular free magnesium in erythrocytes of essential hypertension. Proc Natl Acad Sci. 1984;81:6511-5.
25. Rayssiguer Y. Role of magnesium and potassium in the pathogenesis of arteriosclerosis. Magnesium Bull. 1984;3:226-38.
26. Gottlieb SS, Baruch L, Kukin ML. Prognostic importance of serum magnesium concentration in patients with congestive heart failure. J Am Coll Cardiol. 1990;16:827-31.
27. Iseri LT. Magnesium and dysrhythmias. Magnesium Bull. 1986;8:223-9.
28. Cobb M, Michell A. Plasma electrolyte concentrations in dogs receiving diuretic therapy for cardiac failure. J Small Animal Pract. 1992;33:526-9.
29. Quamme GA, Dirks JH. Magnesium metabolism. In: Narins RG, editor. Clinical disorder of fluid and electrolyte metabolism, 5th ed. New York: McGraw-Hill. 1994; p. 337-97.
30. Seligmann H, Halkin H, Rauchfleish S *et al.* Thiamine deficieny in patients with congestive heart failure receiving long-term furosemide therapy: a pilot study. Am J Med. 1991;92:705-6.
31. Belch JJF, Bridges AB, Scott N *et al.* Oxygen free radicals and congestive heart failure. Br Heart J. 1991;65:245-8.
32. Keith M, Geranmayegan A, Sole MJ *et al.* Increase oxidative stress in patients with congestive heart failure. J Am Coll Cardiol. 1998;31:1352-6.
33. Freeman LM, Brown DJ, Rush JE. Assessment of degree of oxidative stress and antioxidant concentrations in dogs with idiopathic dilated cardiomyopathy. J Am Vet Med Assoc. 1999;215:644-6.
34. Freeman LM, Rush JE, Milbury PE *et al.* Antioxidants status and biomarkers of oxidative stress in dogs with congestive heart failure. J Vet Intern Med. 2005;19:537- 41.
35. Keene BW, Panciera DP, Atkins CE *et al.* Myocardial L-carnitine deficiency in family dogs with dilated cardiomyopathy. J Am Vet Med Assoc. 1991;198:647-50.
36. Rizos I. Three year survival of patients with heart failure caused by dilated cardiomyopathy and L-carnitine administration. Am Heart J. 2000;139:S120-S3.
37. Pierpont MEM, Foker JE, Pierpont GL. Myocardial carnitine metabolism in congestive heart failure induced by incessant tachycardia. Basic Res Cardiol. 1993;88:362-70.

Leitura sugerida

Freeman LM, Rush JE. Cardiovascular diseases: nutritional modulation. In: Pibot P, Biourge V, Elliot D, editors. Encyclopedia of canine clinical nutrition. Aniwa; 2006:336-61.

37 Nutrição Clínica do Paciente Hospitalizado | Nutrição Parenteral e Enteral

Júlio César Cambraia Veado

Introdução

Os processos especiais de alimentação compõem uma parte fascinante da nutrição, que se tornou possível somente a partir de estudos desenvolvidos nas últimas décadas. Hoje, realizam-se sonhos. Pode-se alimentar pacientes enquanto eles estão com diarreia, vômito, com fratura de mandíbula ou, mesmo, após cirurgia de enterotomia. Nenhum deles precisa mais sofrer de inanição.

Quando um animal está doente e necessita de hospitalização, observa-se que, na maioria das vezes, o primeiro sintoma por ele apresentado é o de inapetência. Se o clínico não intervier de alguma maneira no fornecimento de nutriente para esse paciente, ele poderá passar dias sem se alimentar. A inapetência, dependendo da enfermidade, pode ser suficiente para impedir que esse paciente se recupere da doença primária, desenvolvendo um processo de catabolismo, instalando-se caquexia progressiva e, muitas vezes, irreversível, característica da falta de conduta terapêutica de reposição nutricional. Pacientes assim têm, em geral, desfecho trágico indesejável: o óbito.

A clínica de pequenos animais vive hoje um novo momento. Os clínicos estão mais exigentes, necessitam dos avanços da ciência e precisam aplicar os conhecimentos. Por outro lado, os proprietários não têm medido esforços, exigindo, inclusive, o melhor tratamento para seu melhor amigo. Essa associação estimula a aplicação de novas técnicas, a aquisição de novos aparelhos e o emprego de novas terapias.

A nutrição clínica do paciente hospitalizado se encaixa bem nessa realidade. Há alguns anos, falar sobre esse assunto era utópico. Hoje a realidade é outra. Muito se fez em pouco tempo nessa área. Os produtos são seguros, têm custo mais baixo e a aplicação tornou-se simplificada. Para a realização de procedimentos especiais de nutrição do paciente hospitalizado, técnicas simples ou mesmo sofisticadas podem ser aplicadas.

Neste capítulo, esse assunto será discutido de maneira prática, para que o clínico possa aplicar a técnica de nutrição parenteral e enteral em seus pacientes internados.

Conceitos

Nutrição clínica pode ser definida como um processo de fornecimento de compostos, que visa suprir a necessidade de energia, minerais e vitaminas de um organismo que se encontre em condições especiais. Uma dessas condições pode ser a incapacidade de se alimentar voluntariamente, relacionada com um ou mais fatores, como falta de desejo (apetite), impossibilidade de aproveitamento, incapacidade de apreensão, digestão ou absorção do nutriente. Quando um paciente apresenta uma dessas manifestações, o clínico deve intervir, oferecendo uma nutrição especial, utilizando o trato gastrintestinal ou a corrente sanguínea para administrá-la: nutrição enteral ou nutrição parenteral, respectivamente.

O suporte nutricional adequado favorece o estado metabólico na doença, otimiza a resposta a tratamentos clinicocirúrgicos, impede a deterioração da função imune, minimiza a perda de massa corporal magra, favorece a cicatrização e a reparação tecidual, diminuindo, consequentemente, o tempo de permanência em ambiente hospitalar.[1-3]

Esse "alimento" a ser fornecido pelo trato gastrintestinal ou pela via intravenosa (IV) é constituído, essencialmente, de aminoácidos, carboidratos e lipídios, e cada um desses elementos, após ser metabolizado, fornecerá uma quantidade de energia, medida em quilocalorias, importante para a manutenção das funções orgânicas.

Histórico

Ao final do século 19, após os avanços da ciência com o sucesso da infusão de grande volume de líquido IV no homem, iniciaram-se pesquisas que tinham como finalidade avaliar a capacidade de certos líquidos como expansores plasmáticos e, mesmo, suporte nutricional. Pesquisadores como Hodder e Thomas (em 1873 e 1878) tiveram resultados surpreendentes com a infusão IV de leite de vaca no corpo humano. O leite devia ser fresco. Assim, a vaca era levada ao paciente. Apesar de vários esforços dos pesquisadores da época, foi somente em 1970 que as soluções cristalinas de aminoácidos foram definitivamente determinadas. Já soluções de lipídios somente foram aprovadas pela Food and Drug Administration (FDA) em 1981.[4] Assim, observa-se que a nutrição parenteral é técnica recente, e muitas pesquisas ainda estão em andamento.

Do mesmo modo, os avanços da nutrição enteral vieram com pesquisas realizadas no final do século 20.[5]

Escolha da melhor técnica

O tipo de intervenção nutricional a ser aplicado depende da condição clínica específica de cada indivíduo, levando-se em consideração doença primária, evolução do quadro clínico e possíveis complicações. Essencialmente, o médico-veterinário dispõe das nutrições parenteral e enteral. Teoricamente, a escolha entre uma ou outra deve seguir os princípios da viabilidade do trato gastrintestinal. Se o animal não apresenta vômito ou diarreia, a nutrição enteral é a técnica de escolha. Caso contrário, a parenteral é a que deve ser escolhida.[6,7]

Discutem-se muito as questões de atrofia das vilosidades intestinais e, consequentemente, a possibilidade de translocações de bactérias intestinais, provocando processos infecciosos generalizados, quando animais, em quadro de inapetência, passam dias sem se alimentar. Por esse fato, indica-se como conduta mais adequada reutilizar o trato gastrintestinal o mais rápido possível.

Podem-se associar as duas técnicas. Muitas vezes, essa associação é indicada a fim de sobrecarregar menos tanto o trato gastrintestinal quanto o sistema vascular.

Mesmo com toda a informação técnica teórica, cabe ainda ao profissional médico-veterinário, com a aplicação de seus conhecimentos e o bom senso clínico, adequar, a seu paciente, o que melhor lhe convier, em relação à escolha mais apropriada de mantê-lo com suporte nutricional equilibrado.

O clínico deve ainda lembrar-se sempre de que, em medicina veterinária, diferentemente, muitas vezes, da prática em medicina humana, o paciente hospitalizado receberá essa nutrição alternativa por curto espaço de tempo (poucos dias), o que permite ao clínico, inclusive, simplificar as formulações.

Desta feita, tratar-se-ão aqui de formulações parenterais que visam ao fornecimento essencialmente de energia, sob a forma de proteínas, carboidratos e lipídios. Vitaminas e minerais não necessitam ser acrescidos às formulações. Em situações especiais nas quais o paciente requeira especificamente um desses complementos, sugere-se que a vitamina ou o mineral escolhido na conduta terapêutica deva ser acrescido, preferencialmente, ao fluido que ele esteja recebendo. Já nas dietas enterais que são industrializadas prontas para uso, as formulações são completas, compostas de fontes energéticas, vitaminas e minerais.

Quando iniciar a nutrição do paciente hospitalizado

Em pacientes hipermetabólicos, inapetentes ou anoréxicos, o estoque de glicogênio hepático é consumido em menos de 24 h, levando tecidos que consomem obrigatoriamente glicose, como o sistema nervoso central e o periférico, o coração, as células sanguíneas, os fibroblastos e as células da região medular renal, a serem providos de energia resultante da neoglicogênese.[8,9]

Sendo assim, pode-se considerar que todo animal que ingressa em um hospital veterinário e recebe a indicação de internação já é candidato a dieta parenteral ou enteral.

Deve-se considerar, entretanto, que essas dietas especiais devem ser introduzidas lentamente, geralmente cerca de um terço a metade da necessidade total de energia calculada ministrada no primeiro dia. A partir do segundo dia, a quantidade a ser fornecida pode ser o total de quilocalorias calculado para o dia.

Além disso, a nutrição parenteral só pode ser iniciada se o paciente estiver hidratado. Portanto, todo animal deve ser reidratado, se for o caso, para, em seguida, começar a receber, lentamente, o suporte de nutrição parenteral.

Respostas orgânicas ao jejum, à inanição e à doença

Na abordagem sobre as alterações nutricionais do paciente hospitalizado, é muito importante esclarecer alguns conceitos básicos. Jejum refere-se a períodos curtos de não alimentação, de cerca de 24 h, nos quais não existem condições de lesão orgânica subjacentes. O termo inanição refere-se ao organismo em jejum prolongado ou associado a uma lesão, ou seja, um período superior a 72 h, geralmente associado a determinada doença. A inapetência e a anorexia referem-se, respectivamente, à diminuição do apetite e à ausência total de ingestão de alimentos.[10]

A partir dessas considerações, pode-se dizer que variações no consumo alimentar (e mesmo breves períodos de jejum) podem ser bem toleradas pelo organismo devido a um equilíbrio metabólico dinâmico, capaz de ajustar-se a essas situações. Em um indivíduo sadio, a inapetência ou o jejum conduz o organismo à utilização de reservas energéticas, até que ocorra nova ingestão de nutrientes. Os "estoques" de energia prontamente disponíveis para o organismo são o glicogênio hepático e os aminoácidos circulantes para realização de neoglicogênese.

As reservas hepáticas de glicogênio no cão sadio podem mantê-lo por até 72 h. Contudo, em animais doentes, todo o glicogênio hepático poderá estar depletado em menos de 12 h. Nos gatos, há menor estoque de glicogênio hepático, quando comparados com os cães. Em função disso, os felinos são muito mais dependentes da neoglicogênese.

Com o prolongamento do tempo de jejum e o fim da glicogenólise, além da quebra de proteína, inicia-se também a quebra das gorduras para obtenção de energia. Pela lipólise, há o fornecimento de triglicerídios e ácidos graxos, que serão utilizados diretamente ou convertidos em corpos cetônicos pelo fígado, respectivamente. Dessa maneira, triglicerídios e corpos cetônicos são uma fonte alternativa de energia para a maioria dos tecidos, diminuindo o uso da glicose e a quebra das proteínas corporais.[11]

Essa fase, na qual o organismo utiliza, primariamente, a gordura e, em segundo plano, os aminoácidos para neoglicogênese, denomina-se jejum adaptado. As alterações metabólicas que ocorrem no jejum adaptado visam à diminuição da taxa metabólica, com consequente diminuição dos gastos energéticos e "economia" de substratos, para que o organismo possa sobreviver o máximo de tempo possível sem prejuízo de suas funções vitais.

No jejum complicado ou em caso de algum distúrbio, a falta de ingestão de nutrientes soma-se à doença e, consequentemente, a diversos distúrbios endógenos. Desse modo, as alterações metabólicas que ocorrem no organismo em inanição tornam-se completamente diferentes daquelas observadas no jejum simples.

Como consequência da lesão, do trauma ou da doença, ocorre o aumento dos requerimentos energéticos para a manutenção das funções orgânicas. Além disso, durante a evolução do quadro clínico, há necessidade de reparação tecidual, cicatrização, formação de células de defesa e combate a determinado agente agressor. Em função dessas necessidades no jejum em caso de doença, não há poupança ou economia de substratos, e sim aumento da taxa metabólica e dos gastos energéticos na tentativa de recuperação do paciente.

O desgaste físico e o estresse fisiológico ocasionados pela lesão levam o organismo à produção e à liberação de mediadores inflamatórios e alguns hormônios. Essas substâncias, com ações predominantemente catabólicas, é que determinam o aumento da taxa metabólica e das necessidades de energia, caracterizando o hipermetabolismo, comum nos animais doentes.

Os principais hormônios responsáveis pelo hipermetabolismo são as catecolaminas, os corticosteroides e o glucagon. Já os mediadores inflamatórios envolvidos são, principalmente, o fator de necrose tumoral (TNF) e as interleucinas.

No hipermetabolismo, as reservas energéticas orgânicas são rápida e precocemente exauridas. Dependendo da doença, em menos de 12 h os estoques de glicogênio são depletados. Assim, tecidos que consomem obrigatoriamente glicose, como o sistema nervoso central e o periférico, os eritrócitos, os fibroblastos e as células da região medular renal, serão providos de energia resultante da glicogenólise e da gliconeogênese hepática.

Se o paciente não retornar à alimentação voluntariamente ou se as necessidades nutricionais não forem supridas de alguma maneira, com o agravamento do quadro de inanição a taxa metabólica finalmente declinará, na tentativa de diminuir o autocatabolismo. Ocorrerá conservação, principalmente das proteínas remanescentes, para manutenção das funções celulares e imunológicas.

Como visto, em pacientes hipermetabólicos, inapetentes ou anoréxicos, em menos de 24 h o estoque de glicogênio hepático é consumido.[8,11]

Naqueles pacientes que não se alimentam, não retornam rapidamente à alimentação ou que não têm as necessidades nutricionais supridas adequadamente, o hipermetabolismo, associado à doença, leva à desnutrição. Essa condição pode chegar a condições críticas de sobrevivência, nas quais a taxa metabólica finalmente declinará, na tentativa de poupar substratos remanescentes para a manutenção das funções vitais celulares. Nessa fase, porém, a perda de massa magra tecidual pode atingir proporção tamanha, a ponto de haver depleção das musculaturas esquelética, lisa e cardíaca, levando a colapso e falência sistêmicos.[8,11]

A tentativa de realimentação nessas condições, isto é, animais que tiveram perda de peso de cerca de 40% ou mais, por qualquer que seja a via, normalmente não conseguirá reverter o quadro instalado e o óbito comumente sobrevém.[7,11]

A ideia anterior de que o suporte nutricional é desnecessário por até 10 dias de decorrido o início da inapetência é considerado hoje, certamente, desatualizada e injustificada. Iniciar o suporte nutricional pelo menos 3 dias depois de instalada a inanição, mesmo antes de diagnosticar a doença de base, é considerado hoje uma conduta mais apropriada, na maioria dos casos.[12]

Com base no exposto, deve-se levar em consideração que o suporte nutricional em animais hospitalizados é de fundamental importância para a recuperação deles. Assim, quanto mais precoce for o início da terapia nutricional, melhores serão os resultados.

Seleção do paciente

Em medicina humana, são realizadas diversas análises bioquímicas, físicas, imunológicas e morfométricas, bem como medida da energia consumida e balanço nitrogenado.[11,12] Em medicina veterinária, muitos desses exames não podem ser realizados rotineiramente. Por isso, o médico-veterinário precisa confiar nas informações fornecidas pelo responsável do animal, mesmo que, muitas vezes, não sejam suficientemente precisas. Apesar disso, a boa avaliação, por meio do histórico e do exame físico, é possível, podendo-se adotar as seguintes orientações sugeridas:[13-15]

- *Seleção pelo histórico*: são candidatos ao suporte nutricional terapêutico pacientes que apresentarem perda de peso aguda (menos de 5 dias) maior do que 10% do peso corporal em animais adultos ou maior do que 5% em filhotes; diminuição da ingestão alimentar há mais de 5 dias; ingestão alimentar menor do que 85% da necessidade energética de manutenção; fluidoterapia nos últimos 10 dias, sem ingestão de alimentos; e uso de medicamentos, como imunossupressores, antineoplásicos, antibióticos ou outros, que podem levar a inapetência ou anorexia
- *Seleção pelo exame físico*: o exame físico indica, para o suporte nutricional, os animais que apresentarem peso anormal ou escore corporal igual ou menor que 2; caquexia ou emaciação; subdesenvolvimento ou crescimento retardado; atrofia das papilas linguais; observação de úlceras de decúbito – cicatrização retardada de feridas; atrofias musculares, flacidez muscular, deformidades flexurais e fraqueza generalizada, apatia e prostração
- *Seleção por exames laboratoriais*: pode ser efetuada para confirmação de quadros de subnutrição ou desnutrição, sendo anemia, leucopenia, linfopenia e diminuição das proteínas totais achados comuns.

Nutrição parenteral em pequenos animais

A nutrição parenteral, como o próprio nome indica, é a alimentação fornecida pela via parenteral, mais precisamente IV.

Existem, essencialmente, dois tipos de nutrição parenteral: (1) nutrição parenteral parcial ou periférica (NPP) e (2) nutrição parenteral total (NPT).

Diferentes conceitos fazem referência a esses dois tipos de nutrição. O que julgamos mais coerente à medicina veterinária é aquele que diz que a NPT tem todos os constituintes energéticos em sua formulação, seja aminoácidos ou carboidratos, lipídios, vitaminas e minerais, sendo hipercalórica e permitindo nutrição em longo tempo. A NPT exige, por isso, acesso venoso de grande calibre (veias centrais), necessitando de manutenção rigorosa, o que implica realização por pessoal rigorosamente treinado.

A NPP é um método alternativo ao uso da NPT, utilizado há várias décadas, promovendo a redução de muitas complicações da NPT, sendo menos dispendiosa. A NPP é a denominação genérica para esse tipo de terapia, em que nutrientes são aplicados sem se caracterizar o tipo de formulação (em geral, aminoácidos, carboidratos e lipídios), desde que a osmolaridade da mistura se mantenha dentro dos limites de tolerância das veias periféricas (no máximo, 800 a 850 mOsm/ℓ).[16] Visto que os cálculos de necessidades energéticas dos pacientes veterinários fundamentam-se em necessidades basais, os volumes finais apresentam osmolaridades próximas às da tolerância das veias periféricas, o que permite o uso dessa técnica em animais.

As evoluções tecnológicas que permitiram a confecção de produtos de alta qualidade e baixa osmolalidade, como é o caso das soluções de lipídios, vieram facilitar a aplicação de soluções, que até há pouco tempo só podia ser feita em veias centrais. Hoje são preparadas em proporções consagradas na literatura e podem ser aplicadas em veias periféricas. Além disso, seu baixo custo tem popularizado seu emprego.

A nutrição parenteral tem como objetivo fornecer energia ao paciente inapetente, impedindo que esse convalescente entre em catabolismo, favorecendo seu restabelecimento.

Para iniciar a realização dessa técnica, precisam-se calcular as necessidades energéticas do paciente, calcular as proporções dos compostos utilizados e ter o conhecimento de como misturá-los e como aplicá-los.

O primeiro passo é saber qual produto adquirir. Existem poucas empresas que fabricam os compostos utilizados para esse fim. Ainda não existem produtos específicos para cães e gatos, porém a constituição das soluções humanas, empregadas por curto tempo (dias ou mesmo semanas), não provoca carências significativas, com exceção da taurina e do ácido araquidônico para os felinos. Os preços podem variar muito. O ideal é procurar representantes das empresas e consultar o melhor lugar para adquiri-los.

Como dito, a NPP é constituída de uma solução de aminoácidos (em geral, em uma concentração de 10%) misturada a uma fonte de carboidratos, no caso glicose ou dextrose (a 50%), e uma solução de lipídios (em concentração de 10 a 20%) (Figura 37.1). Cada um desses compostos fornece, após metabolização, quantidades diferentes de energia: 1 g de aminoácido fornece 4 kcal; 1 g de glicose, 4 kcal e 1 g de lipídios, cerca de 9 kcal. O conhecimento desses números, bem como da concentração de cada um dos constituintes, é fundamental para poder calcular as necessidades, em volume, da solução final.

O próximo passo é calcular a necessidade energética do paciente que receberá a nutrição parenteral. Para cães e gatos, têm-se as seguintes opções: de posse de uma calculadora científica (existente em qualquer computador), pode-se calcular pela fórmula clássica, aceita internacionalmente:

$$REB = 70 \times P^{0,75}$$

Uma segunda opção é ter, pelo menos, a função de raiz quadrada, calculada pela seguinte fórmula:

$$REB = 70 \times (P \times P \times P\ V^{-}\ V^{-})$$

Em que REB significa requerimento energético basal e 70 é uma constante.

Na segunda fórmula, se multiplicarmos o peso pelo peso e, novamente, multiplicarmos pelo peso e extrairmos a raiz e, em seguida, extrairmos a raiz novamente, obteremos o mesmo valor do peso elevado a 0,75. O peso elevado a 0,75 é o chamado peso metabólico.

O REB é a quantidade mínima de energia necessária para as atividades basais do paciente. Assim, é necessário multiplicar esse valor por índices, que permitirão acrescentar um percentual ao valor obtido na origem, pois, afinal de contas, o paciente, além de estar em um quadro de hipermetabolismo, está gastando um pouco a mais que o consumo basal. Se fornecermos então a energia mínima basal mais a energia necessária para outras funções orgânicas, evitaremos, pelo menos, o catabolismo, totalmente indesejado para o paciente em recuperação de uma doença.

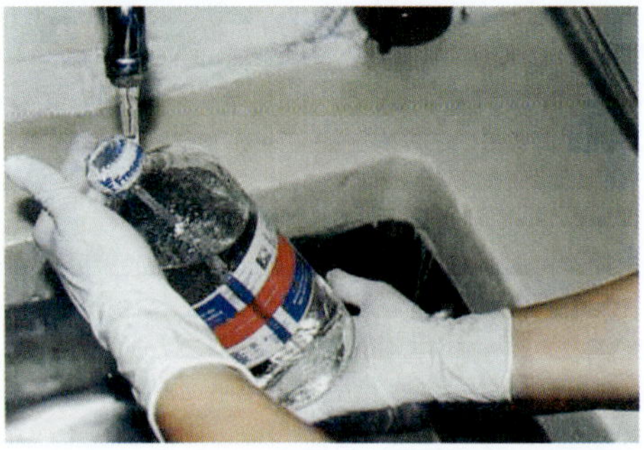

Figura 37.1 Higienização dos frascos feita com soluções degermantes.

Esse percentual, além da necessidade basal, pode ser obtido multiplicando-se o REB por um fator de correção, como apresentado no Quadro 37.1.

Conceitos atuais consideram que a necessidade energética de um paciente hospitalizado está bem próxima da necessidade basal. Em geral, esse valor é igual ao valor basal, ou cerca de até 20% a mais, o que o caracteriza com outra nomenclatura: requerimento energético em repouso (RER).[12]

Calculada a necessidade energética do animal, parte-se para o cálculo das proporções dos compostos que constituirão a solução final.

Uma solução parenteral 3 em 1 clássica (três partes – aminoácidos, glicose e lipídios –, formando uma só solução) para cães deve ser constituída de cerca de 20% da necessidade energética do animal fornecida por aminoácidos (a 10%), 40% por glicose (a 50%) e 40% por lipídios (a 10%). Já para os gatos, deve-se escolher 25% de aminoácidos (a 10%), 20% de glicose (a 50%) e 55% de lipídios (a 10%).

Para calcular qual o volume final de cada um desses compostos, deve-se conhecer qual a quantidade de quilocalorias que cada um fornece por mililitro.

Como visto anteriormente, 1 g de aminoácidos fornece 4 kcal. Se tivermos uma solução de aminoácidos a 10% (como são encontrados comercialmente no mercado), têm-se 10 g de aminoácidos em 100 mℓ, ou seja, 40 kcal em cada 100 mℓ, ou, ainda, 0,4 kcal por mℓ. No caso da glicose a 50%, se 1 g fornece também 4 kcal, 1 mℓ fornece 2 kcal. Já o lipídio, que cada grama fornece 9 kcal, para soluções a 10% tem-se que cada mℓ fornece cerca de 1 kcal.

Segue, para efeito ilustrativo, uma simulação de cálculo para um cão de 10 quilos de peso vivo.[17]

Inicia-se pelo cálculo do RER:

$$REB = 70 \times 10^{0,75} = 70 \times 5,623$$
$$REB = 393 \text{ kcal}$$
$$393 \times 1,2 \text{ (aumento de 20\% referente ao RER)}$$
$$RER = 472 \text{ kcal}$$

Em seguida, o cálculo de cada um dos constituintes. Desse modo, necessitando de 20% da demanda energética do animal em aminoácidos, tem-se:

20% de 472 = 94 kcal (fornecer, então, sob a forma de aminoácidos)

Se cada mℓ de uma solução de aminoácidos a 10% fornece 0,4 kcal, necessita-se de:

0,4 kcal ———— 1 mℓ
94 kcal ———— 235 mℓ

Quadro 37.1 Fatores de correção no requerimento energético em cães e gatos doentes.

Condição	Donoghue[13,14]	Crowe[8]
Coma	1,1 × REB	0,5 a 0,7 × REB
Paralisia	1,1 × REB	0,5 a 0,9 × REB
Cirurgias	1,35 × REB	1 a 1,2 × REB
Fraturas	–	1 a 1,5 × REB
Traumatismos	1,35 a 1,50 × REB	1 a 1,5 × REB
Sepse	1,50 a 1,75 × REB	1,2 a 1,5 × REB
Queimaduras	1,75 a 2 × REB	1,2 a 2 × REB
Trauma craniano	–	1 a 2 × REB

REB = requerimento energético basal.

Assim, devem-se separar 235 mℓ de aminoácidos para compor a solução final.

O mesmo raciocínio deve ser empregado no cálculo da glicose e do lipídio.

Glicose: 40% de 472 = 188 kcal (fornecer sob a forma de glicose a 50%).

Se cada mℓ fornece 2 kcal, necessita-se de:

2 kcal ——— 1 mℓ
188 kcal ——— 94 mℓ

Lipídio: 40% de 472 = 188 kcal (fornecer sob a forma de lipídios)

Se cada mℓ fornece 1 kcal, necessita-se de:

1 kcal ——— 1 mℓ
188 kcal ——— 188 mℓ

A solução final 3 em 1 será composta de:

235 mℓ de solução de aminoácidos a 10%

94 mℓ de solução de glicose a 50%

188 mℓ de solução de lipídios a 10%

O que totaliza uma solução de cerca de 517 mℓ. Arredondamentos não prejudicam o tratamento e facilitam a preparação da mistura.

Cada frasco dos compostos deve ser devidamente higienizado antes de ser manipulado, tendo-se o cuidado de desinfetar as áreas das tampas. A mistura normalmente é feita em ambiente asséptico (Figura 37.2). A retirada do conteúdo de cada frasco deve ser feita, preferencialmente, por meio de equipo de transferência (que, algumas vezes, acompanha as soluções), sendo passado o volume determinado para um frasco vazio, estéril, que receberá os três compostos. Todos os frascos são graduados. Inicialmente retira-se o volume do frasco de aminoácidos. Em seguida, evitando-se qualquer possibilidade de contaminação, acrescenta-se o volume de glicose. Por último e respeitando essa ordem para evitar precipitações, acrescenta-se o lipídio. No momento em que se acrescenta o lipídio, deve-se homogeneizar constantemente o frasco de recepção (Figura 37.3).

A solução final constituída de coloração esbranquiçada deve ser aplicada logo após ser confeccionada. Caso não seja possível, é segura sua conservação em geladeira por 24 h. Deve-se levar a solução à temperatura ambiente antes da aplicação. Cada um dos frascos de aminoácidos, glicose e lipídios, depois de violados, deve ser conservado em geladeira, podendo permanecer em condição de aproveitamento por até 7 dias. Portanto, o volume que sobrar em cada frasco pode ser aproveitado para constituição de outras soluções.

Deve-se, no primeiro dia, dar a metade do volume calculado da necessidade para efeito de adaptação metabólica do paciente. Assim, no nosso exemplo, em vez de retirar 235 mℓ

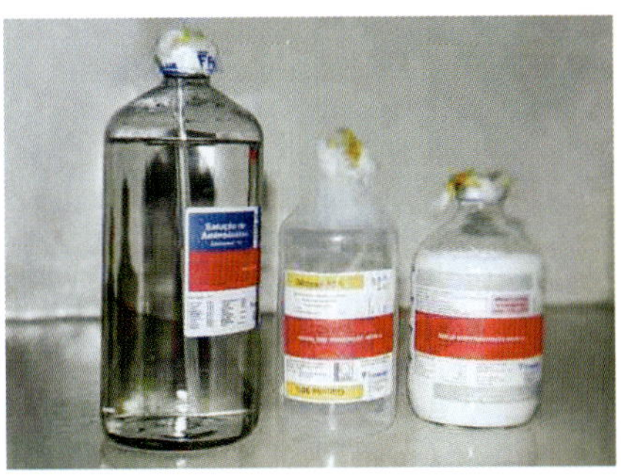

Figura 37.2 Frascos após higienização, mantidos em condições assépticas.

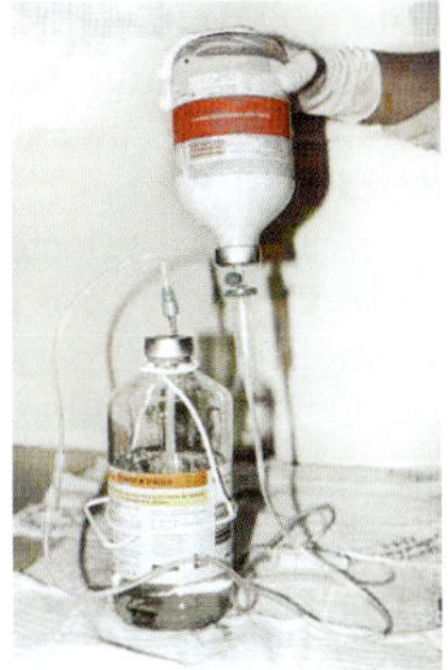

Figura 37.3 Preparação da solução final, transferindo cada parte das soluções matrizes (aminoácidos, glicose e lipídios) para um frasco receptor ou de transferência.

de aminoácidos, retiram-se 117 mℓ, e assim com os demais (glicose e lipídios). A solução final no primeiro dia terá 50% do volume.

O paciente deve estar hidratado para receber a nutrição parenteral. Em geral, aguardam-se as primeiras 24 a 48 h do início da internação, suficientes para repor o volume hídrico perdido pelo paciente. Caso, ao internar o animal, este não esteja desidratado, pode-se iniciar imediatamente a nutrição parenteral.[17]

Vias de aplicação

A utilização da nutrição parenteral em medicina veterinária apresenta características específicas importantes que servem de base para a análise e a escolha da via de aplicação dessas soluções.

Em medicina humana, os pacientes recebem nutrientes por via parenteral por um período maior quando comparado à medicina veterinária. Por esse motivo, é recomendado, em medicina humana, acesso vascular que apresente amplo lúmen e alto fluxo de sangue, como as veias jugular interna, subclávia, cefálica, basílica e femoral, para aplicação de nutrição parenteral total.[16]

Seguindo preceitos humanos, a literatura médica veterinária americana e a europeia preconizam, na maioria das vezes, a aplicação de soluções de nutrição parenteral constituídas de aminoácidos, glicose e lipídios em vasos calibrosos, como a veia jugular, por exemplo, devido, essencialmente, à alta osmolalidade que essa solução apresenta após ser constituída.

De maneira geral, essa medida é a mais indicada. Entretanto, pela dificuldade natural de canular e manter um cateter nesse vaso, muitos profissionais deixam de utilizar esse importante recurso, por considerarem-no, assim, de difícil aplicação.

A prática clínica humana e a veterinária, sustentadas pela pesquisa científica, confirmam que a nutrição parenteral total pode ser aplicada em vasos periféricos, seguindo certos critérios. Desde que sejam respeitados os cuidados com a antissepsia e a assepsia, tanto com o produto a ser aplicado quanto com a venopunção, as maiores restrições e complicações se resumem a situações relacionadas com o número de dias que o paciente receberá esse tipo de nutrição, a relação do volume total a ser infundido e o tempo gasto para aplicação.

Há alguns anos, devido à alta osmolaridade das soluções, a única via de aplicação eram os grandes vasos centrais. Entretanto, com a introdução das soluções lipídicas de baixa osmolaridade, o produto final da mistura 3:1 apresenta menor osmolaridade, permitindo sua administração em veias periféricas, o que facilita o manejo de sua aplicação.[17,18] É condição básica para a aplicação de soluções de osmolaridade mais elevada, em veias periféricas, que a velocidade de infusão seja lenta, sendo a flebite a complicação mais grave da má aplicação de soluções hiperosmóticas.[17,19-21]

A flebite está relacionada com falhas com a técnica de nutrição parenteral, como traumas, ou com fatores individuais do paciente, causando deslocamento de mediadores inflamatórios e ativação da cascata de coagulação, ocorrendo formação de trombos. Sua consequência pode ser leve ou grave.[20]

A introdução de soluções hiperosmóticas no interior do vaso acarreta desequilíbrio e eleva a pressão oncótica intravascular, forçando a entrada de líquido para o seu interior, o que provoca edema, eritema, dor, enfim, reação inflamatória da parede do vaso, conhecida como flebite.[18,19] As flebites são reações vasculares que podem surgir em decorrência de processos infecciosos ou como consequência do desequilíbrio osmótico intravascular.[20] Entretanto, sua patogênese ainda não foi bem estabelecida.[21] Portanto, as flebites podem ter como gênese causas osmolares, mecânicas, sépticas e de outra natureza. Independentemente da causa, entretanto, as flebites levam a trombose, eritema, dor, obstrução no local de inserção do cateter e extravasamento de solução parenteral em tecidos próximos.[22]

Em medicina veterinária, tem-se estimulado a NPP, por ser uma técnica mais simples, apresentar menor morbidade e necessidade de cuidados médicos, menor incidência de complicações, como punção da artéria, sepse, hematomas e trombose, além de custo reduzido. A NPP é uma técnica segura para aplicação em pacientes que necessitam desse suporte por período inferior a 10 dias e sem restrição de volume de aplicação.[19,23,24] (Figura 37.4).

A aplicação da solução preparada do tipo 3 em 1 pode ser feita, então, em veias periféricas (radial, safena lateral ou outras). Não há risco de ocorrência de flebites, desde que a solução seja administrada lentamente: 1 a 2 gotas por quilo por minuto. As soluções 3 em 1 da NPP apresentam osmolalidade superior à osmolalidade plasmática, e por isso há necessidade do equilíbrio, obtido com a administração lenta. Se, por outro lado, a aplicação for rápida, ocorrerá aumento da osmolalidade local, formação de edema e, consequentemente, flebite.

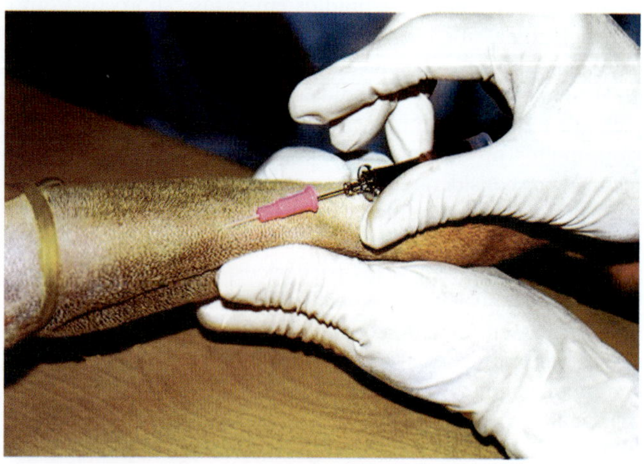

Figura 37.4 Venopunção de vaso periférico (veia cefálica), com cateter do tipo "agulha por dentro", seguindo todos os cuidados de tricotomia ampla e antissepsia.

Nutrição enteral em pequenos animais

Animais enfermos que não conseguem atingir suas necessidades nutricionais por via oral (VO) geralmente necessitam de terapia de nutrição enteral. A nutrição enteral consiste em prover nutrientes para o animal utilizando alguma parte do trato digestivo. Pode ser realizada por VO, persuasão, estimulação do apetite, alimentação forçada ou com tubos. A alimentação via trato gastrintestinal é simples, fácil, rápida, segura e barata, sendo o método mais fisiológico de alimentar o paciente. Esse tipo de alimentação é preconizado para pacientes que, apesar da inapetência, apresentam o trato gastrintestinal capaz de digerir e absorver os alimentos.

Existem vários métodos de alimentação enteral, sendo a primeira escolha a estimulação do apetite. Cães e gatos sob internação, invariavelmente, sofrem com algum grau de estresse e podem deixar de ingerir alimentos, quando hospitalizados. Alguns animais voltam a comer pela simples presença do proprietário, por insistência do clínico, pelo oferecimento de "pratos favoritos" ou por alimentos de alta palatabilidade. O aquecimento moderado da comida e, algumas vezes, a limpeza das narinas ou a colocação de uma porção do alimento na boca do paciente podem servir de estímulos para o início da alimentação. Uma vez que o cão ou o gato tenha ingerido alimentos, geralmente, o apetite prossegue voluntariamente.[1,25-28]

Outro método que deve ser empregado é a alimentação oral forçada. Com o auxílio de uma seringa, deve-se colocar o alimento na boca do animal, o que estimula o reflexo de deglutição. Caso o paciente não apresente resistência, esse método pode ser usado por longo período de tempo, fornecendo energia suficiente para satisfazer suas necessidades. Nos cães, a seringa é posicionada entre os dentes molares, estando a cabeça erguida, mantida acima do corpo. Nos gatos, a seringa é colocada entre os caninos. Alguns pacientes rejeitam a alimentação com seringa, devendo-se ter muito cuidado com a aspiração do alimento. Quando a anorexia persiste ou o animal não ingere quantidades suficientes de alimento para sua manutenção, um programa de suporte nutricional enteral deve ser iniciado. Para os pacientes que necessitem de nutrição enteral por curto período de tempo, a sonda nasogástrica é a mais utilizada, devido ao seu baixo custo e à fácil colocação. Técnicas como a gastrotomia e a jejunostomia são utilizadas, em geral, quando a duração da terapia nutricional for superior a 6 semanas.

Existem diversos métodos de nutrição enteral, descritos no Quadro 37.2, bem como suas principais indicações e contraindicações. A escolha do melhor método baseia-se na enfermidade primária apresentada pelo paciente, no tempo requerido e na disponibilidade de pessoal treinado para realização do procedimento (Figuras 37.5 a 37.8).

Existem diversas opções de dietas que podem ser empregadas na nutrição enteral. Produtos específicos humanos (líquidos enterais), rações comerciais caninas ou felinas, dietas específicas enterais para cães e gatos e até mesmo alimento caseiro são opções. Devem estar adequadamente preparados, isto é, atendendo às necessidades do paciente, e ser oferecidos sob forma líquida para evitar a obstrução das sondas. Se possível, a dieta habitual do paciente deve ser mantida.[15,26,27,30]

As complicações da nutrição enteral podem ser de origem mecânica, gastrintestinal, metabólica ou séptica. Problemas mecânicos referem-se à colocação e à manutenção da sonda no devido local. Alterações gastrintestinais e metabólicas referem-se a esofagite, regurgitação ou intolerância a algum

Quadro 37.2 Métodos de nutrição enteral, indicações e contraindicações.*

Técnica	Indicações	Contraindicações
Intubação nasogástrica ou orogástrica	Indicado para curtos períodos de alimentação (2 a 3 dias)	Animais comatosos, lesões neurológicas, lesões na cavidade oronasal ou outras porções do trato gastrintestinal
Faringostomia	Indicada para períodos prolongados de alimentação. Em geral, animais com doenças, lesões ou cirurgias na cavidade oral ou região	Recebe as mesmas contraindicações anteriores, com exceção de lesões na cavidade oronasal
Gastrotomia	Indicada para períodos longos de alimentação onde a cavidade oronasal, faringe ou esôfago precisam ser ultrapassados	Pacientes com lesões ou cirurgias gastrintestinais, vômito e/ou diarreia crônicos
Jejunostomia	Indicada para períodos prolongados onde as estruturas anteriores devem ser ultrapassados	Recebe as mesmas contraindicações da gastrotomia

*Adaptado de Armstrong PJ (1990).[29]

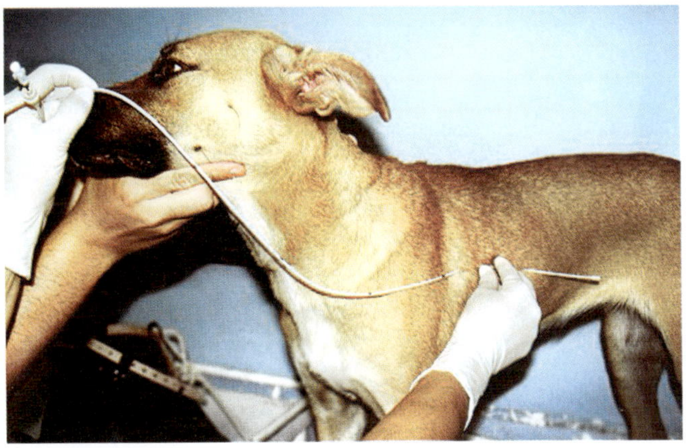

Figura 37.5 Medição para marcar, na sonda nasal, o ponto de parada de introdução. Externamente, ela deve simular o caminho que seguirá dentro do organismo, até onde se deseja que fique sua extremidade (esôfago, estômago ou intestino).

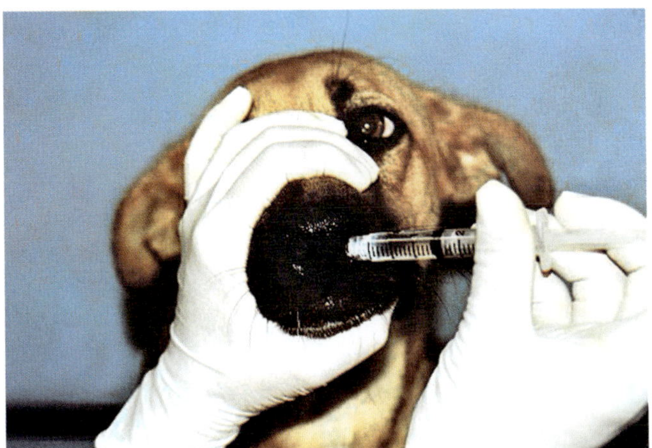

Figura 37.6 Aplicação de um pouco de solução anestésica local para diminuir o incômodo da introdução da sonda.

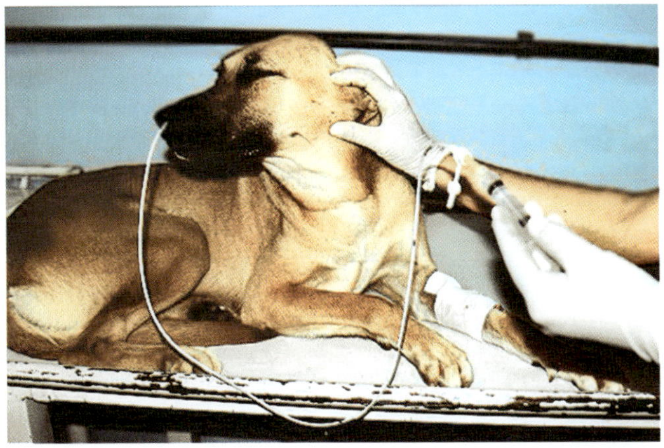

Figura 37.7 Teste para verificar a localização da sonda, com pequena quantidade de solução salina. Se ela estiver na traqueia, o animal tossirá.

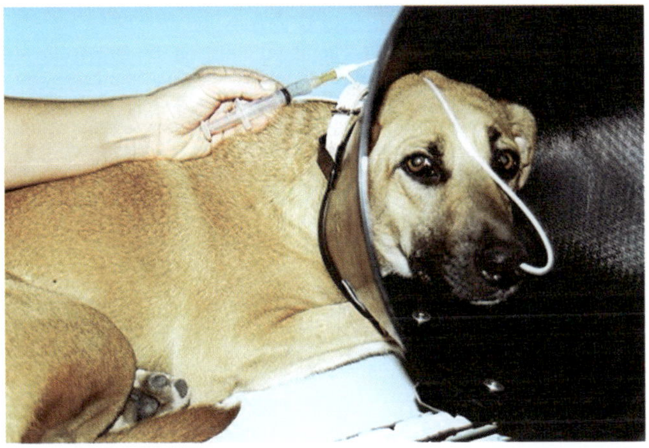

Figura 37.8 Sonda devidamente colocada e fixada na pele. O colar elisabetano evita que o animal retire a sonda com a pata. Observar que é possível aplicar na sonda, além da nutrição enteral, medicamentos e soro oral.

dos componentes da alimentação. Já as complicações sépticas estão relacionadas com a contaminação e a infecção do procedimento cirúrgico, quando este se fizer necessário.

O requerimento energético está relacionado com o peso metabólico e as atividades corporais, devendo ser ajustado individualmente. Perdas energéticas dependem da gravidade da lesão física e são somadas ao requerimento energético basal.

A seleção de dieta e vias de administração consiste, basicamente, em optar-se pelo tipo de alimentação e se esta será fornecida por via enteral ou parenteral. Como regra, sempre que houver a possibilidade de alimentação enteral, esta deverá ser escolhida, pois é a que mais se aproxima da fisiologia digestiva normal.

Há menores riscos de complicações e o custo é inferior. O retorno à alimentação normal, assim como no início, deve ser, preferencialmente, gradual, até que o paciente esteja ingerindo a quantidade total necessária de nutrientes VO, voluntariamente.

Considerações finais

Em nossa experiência, essas técnicas, que fazem parte da rotina de nosso hospital, passaram a representar um protocolo de tratamento diferenciado, que transmite um ato de confiança para o clínico, atualização científica e, sobretudo, respeito aos nossos pacientes.

Referências

1. Abood SK *et al.* Cuidados nutricionais de pacientes hospitalizados. In: Abood D. Manual de cirurgia de pequenos animais. São Paulo: Manole; 1998. p. 79-104.
2. Hand MS, Thatcher CD, Remillard RL, Roudenbush P. Small animal clinical nutrition. Topeka: Mark Morris Institute; 2000. p. 1192.
3. Castro MG, Veado JCC, Caldeira MIF, Telles TC, Menezes JMC, Laguna RS. Nutrição enteral em felinos – relato de casos. In: Congresso Mineiro da Anclivepa, 2, Belo Horizonte. *Anais* – Belo Horizonte: Anclivepa, 2005. (CD-ROM)
4. Grant JP. Nutrição parenteral. Rio de Janeiro: Revinter; 1996. p. 384.
5. Davenport DJ. Suporte nutricional enteral e parenteral. In: Ettinger SJ, Feldman EC. Tratado de medicina interna veterinária. 4ª ed. São Paulo: Manole; 1997, v. 1. p. 347-57.
6. Chan DL. Suporte nutricional em pacientes críticos. Rev Watham Focus. 2007:9-16.
7. Oliveira J, Palhares MS, Veado JCC. Nutrição clínica em animais hospitalizados: da estimulação do apetite à nutrição parenteral. Rev Faculdade de Zootecnia, Veterinária e Agronomia. 2008;15:172-85.
8. Crowe DT. Understanding the nutritional needs of critically ill or injured patients. Veterinary Medicine. 1998;83:1224-49.
9. Lippert AC, Buffington CAT. Parenteral nutrition. In: Di Bartola SP. Fluid therapy in small animal practice. Philadelphia: Saunders; 1992. p. 384-418.
10. Veado JCC, Oliveira J, Bandeira CM. Suporte nutricional para cães e gatos. Lavras: Universidade Federal de Lavras; 2004. p. 46.
11. Bilbrey SA, Buffington TB. Metabolismo e nutrição no paciente cirúrgico. In: Mecanismos da moléstia na cirurgia dos pequenos animais. São Paulo: Manole; 1996. p. 53-64.
12. Chan DL, Freeman LM. Nutrition in critical illness. Vet Clin Small Anim. 2006;36:1225-41.
13. Donoghue S. Nutritional support of hospitalized patients. Veterinary Clinics of North America: Small Animal Practice. 1989;19:475-95.
14. Donoghue S. Nutritional support of hospitalized animals. Journal America Veterinary Medical Association. 1992a;200:612-15.
15. Michel KE. Escolha dos pacientes para suporte nutricional. Rev Waltham Focus. 2007:17-21.
16. Rombeau JL, Rolandelli RH. Nutrição clínica nutrição parenteral. São Paulo: Roca; 2005. p. 576.
17. Veado JCC, Menezes JMC, Magalhães MAB. Nosso clínico. 2003;6:6-12.
18. Bachiller C, Tovar JA, Diez-Pardo JA, Lassaletta L, Nistal N, Monereo J. Effects of parenteral nutrition solutions on the venous walls (an experimental study). An Esp Pediatr. 1978;11(1):5-12.
19. Kuwahara T, Asanami S, Kubo S. Experimental infusion phlebitis: tolerance osmolality of peripheral venous endothelial cells. Nutrition. 1998a;14(6):496-501.
20. Maki DG. Preventing infection in intravenous therapy. Hosp Pract. 1976;11(4): 95-104.
21. Everitt NJ. Effect of prolonged infusion on vein calibre: a prospective study. In: Royal College of Surgeons of England. vol 81; March 1999; London. Anals. London RCSE; p. 109-112.
22. Macfie J. Infusion phlebitis and peripheral parenteral nutrition. Nutrition. 1998;14(2):233-35.
23. Bayer-Berger M, Chioléro R, Freeman J, Hirschi B. Incidence of phlebitis in peripheral parenteral nutrition: Effect of the different nutrient solutions. Clin Nutr. 1989;152:93-8.
24. Everitt NJ, Wong C, McMahon MJ. Peripheral infusion as the route of choice nutrition: a prospective two year study for intravenous. Clinical Nutrition. 1996;15:69-74.
25. Lippert AC. The metabolic response to injury: enteral and parenteral nutrition support. In: Murtaugh R, Kaplan PM, editors. Veterinary emergency and critical care. Saint Louis: Mosby-Year; 1992. p. 593-617.
26. Lewis LD, Morris ML, Hand MS. Small animal clinical nutrition III. Topeka: Mark Morris Institute; 1994.
27. Simpson KW, Elwood CM. Techniques for enteral nutrition support. In: Wills JM, Simpson KW, editors. The Waltham book of clinical nutrition of the dog and cat. Great Britain: Pergamon; 1994. p. 63-74.
28. Valadares RC, Palhares MS, Bicalho ALF, Turchetti JR, Freitas MD, Silva Filho JM *et al.* Aspectos clínicos e hematológicos em cães submetidos à fluidoterapia intravenosa, nutrição enteral e parenteral. Arq Bras Med Vet Zootec. 2006;58:495- 502.
29. Armstrong PJ, Hand MS, Frederick GS. Enteral nutrition by tube. Vet Clinics of North America: Small Animal Practice. 1990;20:237-75.
30. Andrade MGMG, Faria ABF, Andrade MEJ, Pereira RDO, Veado JCC, Malm C. Nutrição enteral em cirurgia gastrintestinal em cão – relato de caso. In: 8ª Conferência Sul-Americana de Medicina Veterinária, 2008; Rio de Janeiro.

38 Manejo Nutricional do Paciente com Câncer

Márcio Antonio Brunetto, Aulus Cavalieri Carciofi

Introdução

A alimentação adequada merece atenção especial em qualquer fase do ciclo vital de cães e gatos, sendo fator essencial à sobrevivência e à longevidade. A terapia nutricional em animais portadores de câncer deve contemplar inúmeras variáveis, relacionadas com tipo de tumor, protocolo quimioterápico, intervenções cirúrgicas, alterações metabólicas induzidas pela neoplasia, características individuais do animal e cooperação dos proprietários. Em medicina veterinária, existem poucos estudos relacionados com este tema. Assim, a presente revisão objetiva descrever as principais alterações no metabolismo de cães e gatos decorrentes do processo neoplásico, bem como discutir e apresentar princípios de suporte nutricional e manejo dietético, aspectos esses fundamentais como terapia adjuvante aos tratamentos quimioterápico e cirúrgico dos pacientes.

Caquexia

A caquexia provocada pelo câncer é a síndrome paraneoplásica mais comum em medicina veterinária. Palavra composta derivada do grego (*kakos* = mal, *hexis* = condição),[1] caracteriza-se por perda tecidual acelerada, anorexia, depauperação da musculatura esquelética, miopatia, perda acelerada de gordura, atrofia de vísceras e náuseas.[2-6] As alterações bioquímicas e hematológicas verificadas incluem:

- Anemia
- Hipoalbuminemia
- Hiperglicemia
- Lactacidemia
- Hiperlipidemia
- Intolerância à glicose.

Um dos componentes importantes na gênese da caquexia cancerosa é a anorexia. Esta pode ser consequente a redução na percepção do sabor e do olfato, satisfação precoce à ingestão alimentar, resposta inadequada a peptídios orexígenos, aumento de triptofano cerebral e produção de citocinas.[7] No momento do diagnóstico, cerca de 15 a 40% dos pacientes humanos com câncer estão anorécticos, podendo esses valores aumentar para 80% em estágios mais avançados da doença.[8,9]

A perda de peso precoce no desenvolvimento do câncer é frequentemente uma das características da doença, sendo proveniente dos catabolismos muscular e gorduroso, que ocorrem geralmente na mesma intensidade.[10,11] Essas mudanças parecem ser dirigidas por citocinas pró-inflamatórias, alterações neuroendócrinas axiais e fatores catabólicos derivados do tumor maligno,[10] que conduzem a alterações no metabolismo de gorduras, carboidratos e proteínas.[11,12]

O comprometimento do estado nutricional é aceito como parte da evolução do doente com câncer e também como uma consequência de seu tratamento. Dados em humanos indicam prevalência de perda de peso e desnutrição variando de 9%, em pacientes com câncer de mama, a 80%, em pacientes com câncer de esôfago.[13] Acredita-se que cerca de 20% dessas pessoas venham a óbito pela desnutrição, e não pela doença em si.[14] Em cães e gatos, a prevalência da perda de peso não está bem definida. Alguns autores estimaram que, em aproximadamente 25% dos cães e 40% dos gatos, esta já tenha ocorrido quando do diagnóstico da doença.[15] Em outro estudo mais recente, apenas 5% dos cães avaliados estavam caquéticos, definidos com escore corporal menor ou igual a 3, na classificação de 9 pontos, apontando a escassez de informações a respeito e indicando a necessidade de mais estudos para se quantificar a verdadeira prevalência da caquexia em cães portadores de câncer.[16] Em gatos, ao contrário dos cães, observou-se perda de massa muscular em 44% dos pacientes avaliados em estudo realizado na Pensilvânia.[17]

A etiologia da desnutrição em pacientes com câncer é multifatorial, sendo esta decorrente de efeitos sistêmicos do tumor, locais do tumor ou adversos do tratamento.[18] Os efeitos sistêmicos, como anorexia e alterações metabólicas, são múltiplos e variados em tipo e gravidade, dependendo da forma de câncer.[18] Os efeitos locais geralmente estão associados a má absorção, constipação intestinal, diarreia e vômitos. Sinais como fadiga, depressão, ansiedade ou dor, consequentes ao tratamento ou à própria doença, também podem interferir na ingestão de alimentos. Durante a terapia quimioterápica da neoplasia, podem ocorrer decréscimo do apetite, satisfação precoce, fadiga, disfagia, inflamação oral, aumento de sensibilidade a odores, mudanças no paladar, diarreia, constipação intestinal, náuseas e vômitos.[19]

Fisiopatologia da caquexia

A exata etiologia da caquexia cancerosa é ainda desconhecida. Atribui-se que o aumento do consumo energético pelo tumor, a liberação de fatores que agem no centro da saciedade que resultam em redução do consumo alimentar e as citocinas produzidas tanto pelo hospedeiro como pela neoplasia levem a anormalidades metabólicas características da síndrome.

A caquexia pode ser classificada em primária ou secundária. A caquexia primária está relacionada com as consequências metabólicas e inflamatórias associadas à presença do tumor. Estas resultam em consumo progressivo e frequentemente irreversível de proteína visceral, musculatura esquelética e tecido adiposo. A caquexia secundária é resultante da diminuição na ingestão e absorção de nutrientes por obstruções tumorais do trato gastrintestinal, anorexia consequente ao efeito do tratamento e ressecções viscerais extensas. Existe associação inversa entre a perda de peso e o tempo de sobrevida. Pacientes humanos com câncer de próstata malnutridos e anoréticos, por exemplo, permaneceram hospitalizados por um período duas vezes maior e apresentaram tempo de sobrevida inferior ao de pacientes bem nutridos.[20]

Sob o ponto de vista clínico, a caquexia associada ao câncer pode ser subdividida em três fases. A primeira é a pré-clínica ou silenciosa. Nesta, os pacientes não apresentam sintomas da doença, porém exibem alterações bioquímicas como hiperlactacidemia, hiperinsulinemia e alteração de aminoácidos e lipídios sanguíneos. A segunda fase é a clínica, na qual os pacientes apresentam-se anorécticos, letárgicos e iniciam-se as primeiras evidências de redução de peso corporal. A terceira fase, ou fase final, é caracterizada por marcada perda de peso e evidências bioquímicas de balanço nitrogenado negativo.[21] A Figura 38.1 ilustra pacientes portadores de caquexia clínica avançada.

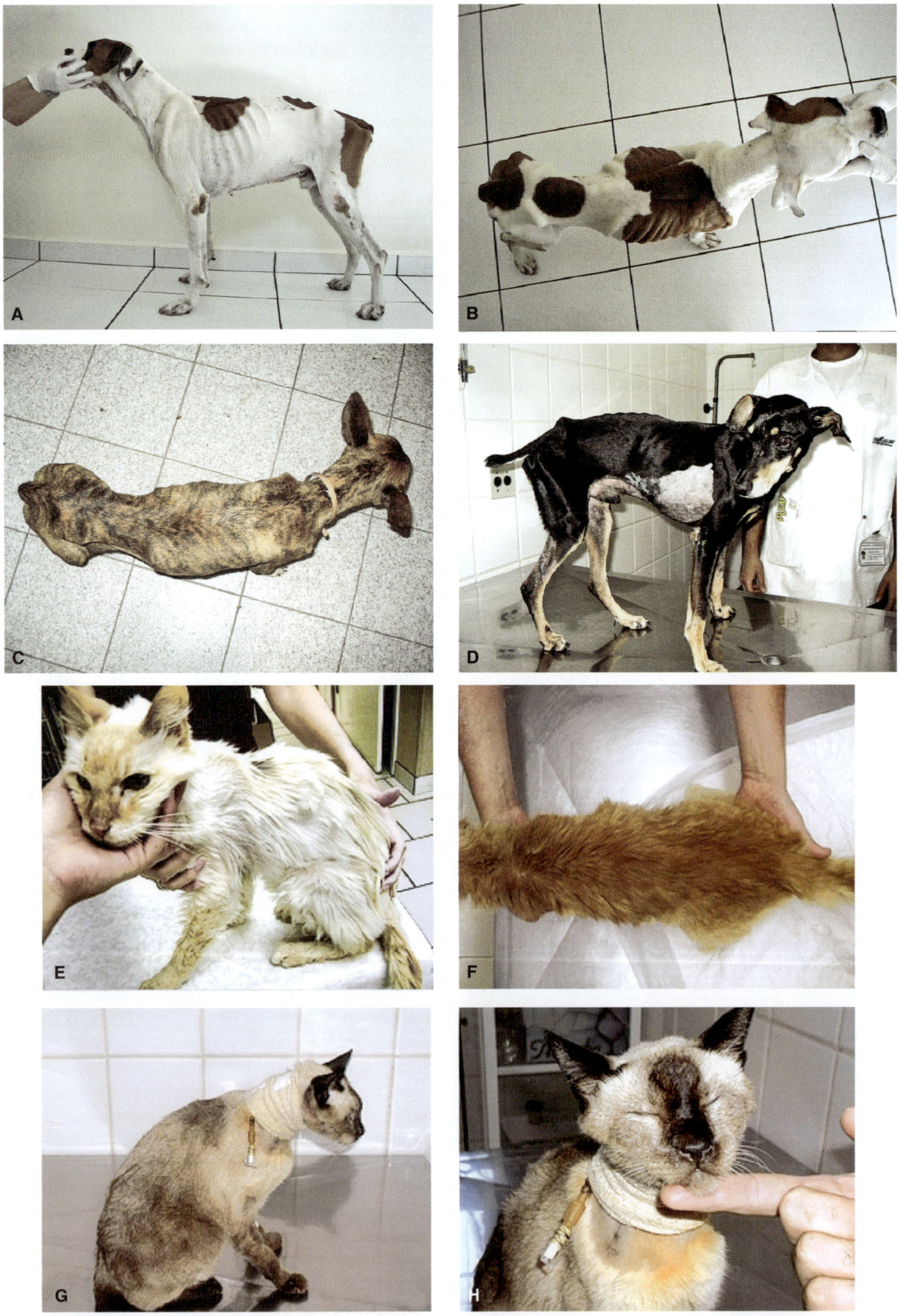

Figura 38.1 Cães (**A** a **D**) e gatos (**E** a **H**) acometidos por caquexia clínica atendidos pelo Serviço de Oncologia do Hospital Veterinário Governador Laudo Natel da FCAV/Unesp.

Principais fatores envolvidos no desenvolvimento da caquexia

Citocinas

Citocinas são glicoproteínas solúveis com pequeno peso molecular. Elas são produzidas pelos macrófagos e linfócitos do hospedeiro, em resposta aos estímulos tumorais, atuando como mensageiros intercelulares. Níveis circulantes mensuráveis de citocinas ocorrem, geralmente, em situações de hiperestímulo da produção e, provavelmente, refletem a perda dos mecanismos de homeostase. Estas têm sido consideradas importantes fatores humorais envolvidos na caquexia do câncer. Diversas citocinas têm sido propostas como mediadoras do processo caquético, destacando-se o fator de necrose tumoral alfa (TNF-α), as interleucinas (IL)-1 e 6 e a interferona-γ (IFN-γ), geralmente encontradas em níveis elevados em pacientes com câncer. Na Figura 38.2, há um resumo dos efeitos do TNF- α e das IL-1 e 6 nos animais.

As citocinas IL-1 e 6 e TNF- α desempenham diversas atividades biológicas que ajudam a coordenar as respostas do organismo contra a infecção. Elas estimulam os hepatócitos a sintetizar as proteínas de fase aguda e o endotélio da medula óssea a liberar neutrófilos. As proteínas de fase aguda atuam como opsoninas, já a eliminação de patógenos opsonizados é aumentada pelo maior recrutamento de neutrófilos da medula óssea. Essas três citocinas também são pirógenos endógenos, elevando a temperatura corporal para debelar infecções. Um importante efeito dessas substâncias é verificado sobre o hipotálamo, no qual alteram a regulação da temperatura corporal, e sobre as células musculares e adiposas, ao modificarem a mobilização de energia para aumentar a temperatura corporal. Em temperaturas elevadas, a replicação bacteriana e a viral são reduzidas, ao passo que o processamento de antígenos é aumentado. O estabelecimento da resposta imune adaptativa também é favorecido por essas citocinas, pelos estímulos à migração de linfócitos B e T para os linfonodos e à maturação dessas células.[22]

As citocinas atuam sinergicamente, o TNF-α induz secreção de IL-1 e ambas estimulam outras citocinas, como a IL-6, cuja ação conjunta resulta em cascata metabólica. Receptores de TNF-α e IL-1 são encontrados na área reguladora da ingestão alimentar do hipotálamo. A infusão de IL-1 em ratos normais reduziu a ingestão alimentar, o número e o tamanho das refeições.[7] A administração crônica dessas citocinas, isoladas ou combinadas, é capaz de reduzir a ingestão de alimentos e reproduzir características da síndrome da anorexia-caquexia do câncer.[1,10]

Fator de necrose tumoral alfa

O TNF-α, também conhecido como caquexina, é um polipeptídio produzido por monócitos e macrófagos, mediante estímulo das células do sistema mononuclear fagocitário. É considerado o mediador primário no desenvolvimento das respostas sistêmicas secundárias a infecção, trauma e inflamação. A exposição persistente ao TNF-α promove lipólise, glicogenólise e mobilização de substratos energéticos periféricos, principalmente aminoácidos e triglicerídios, que são direcionados para o fígado.[23]

Interleucina-1

A IL-1 compreende uma família com dois agonistas (alfa e beta) e dois antagonistas (IL-1 receptor antagonista ou IL-1ra). Macrófagos, monócitos, células endoteliais, fibroblastos, epitélio intestinal e, ainda, eosinófilos, neutrófilos e mastócitos podem sintetizar IL-1. A infusão de IL-1 induz saciedade, sendo esta considerada antagonista do neuropeptídio Y, um peptídio com ação orexígena.[24] Segundo alguns autores, ela parece produzir os mesmos efeitos do TNF-α. No entanto, não age sobre o músculo, sendo seus efeitos em produzir caquexia menos potentes.[25]

Interleucina-6

Essa citocina é produzida pelas mesmas células que produzem a IL-1, após a indução pela própria IL-1 e pelo TNF-α.[23] Apresenta efeitos semelhantes, porém menos potentes que a IL-1. Altos níveis circulantes de IL-6 estão associados à perda de peso em alguns pacientes com linfoma, câncer de pulmão e neoplasias colorretais em humanos e ratos.[26]

Interferona-γ

É uma citocina produzida por células T ativadas e *natural killer* (NK). Ela potencializa o efeito do TNF-α e aumenta a expressão gênica do RNA mensageiro (mRNA), engatilhado

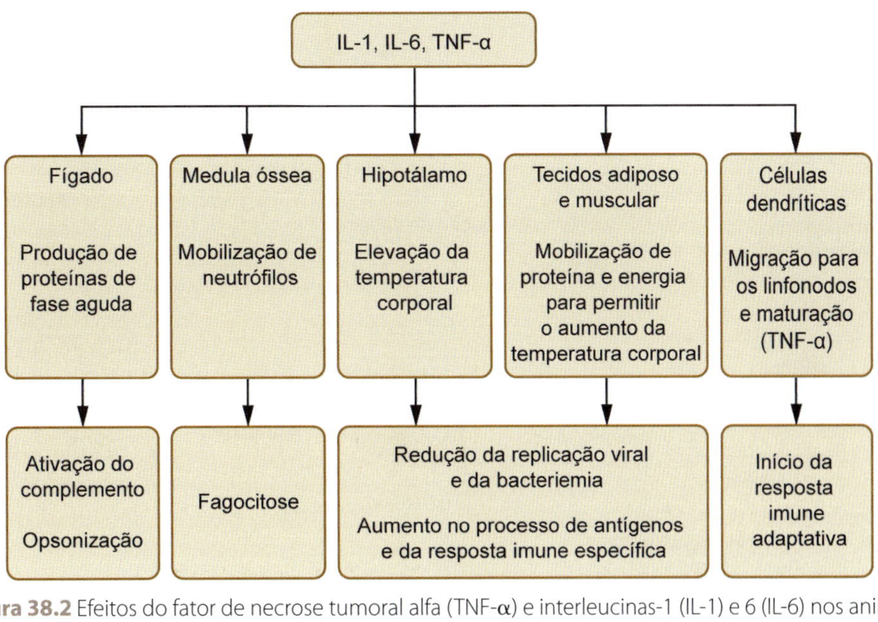

Figura 38.2 Efeitos do fator de necrose tumoral alfa (TNF-α) e interleucinas-1 (IL-1) e 6 (IL-6) nos animais.

pelo TNF-α nos macrófagos expostos à endotoxina. Seus efeitos sobre a redução da ingestão alimentar e a inibição da lipase lipoproteica nos adipócitos são semelhantes aos do TNF-α.

A Figura 38.3 ilustra a ação das citocinas nos diferentes tecidos e o envolvimento no desenvolvimento da caquexia.

Alterações hormonais

O controle da ingestão alimentar sofre regulação cerebral, localizada em hipotálamo, eixo hipotálamo-hipofisário e sistema autônomo (simpático e parassimpático). Essa regulação, ou controle, é feita por mecanismos de ordem comportamental, como ingestão de alimentos, padrões de atividade e de sono, ou fisiológica, como ajuste da temperatura corporal, gasto energético basal e ativação da resposta aguda ao estresse.[27]

Vários neuropeptídios centrais e gastrintestinais, como leptina, neuropeptídio Y, melanocortina, grelina, insulina, galamina, colecistocinina e endorfinas, atuam na regulação da ingestão de alimentos e no gasto energético. Alterações nas concentrações dessas substâncias contribuem para a caquexia.[28,29]

Leptina

A perda de peso é um potente estimulador da ingestão de alimentos em humanos e animais saudáveis. Nessa condição, neuropeptídios orexígenos são produzidos e neuropeptídios anorexígenos são inibidos, o que ocorre por meio da interação hormonal entre glucagon e colecistocinina. A leptina, hormônio secretado pelo tecido adiposo, integra o circuito homeostático de regulação do peso corporal, sendo importante no desencadeamento da resposta adaptativa ao jejum. A perda de peso ocasiona redução na concentração de leptina, redução essa proporcional à diminuição da gordura corporal.[1] Baixas concentrações de leptina no cérebro aumentam a atividade dos sinais orexígenos hipotalâmicos, que estimulam o apetite, levam à redução do gasto energético e diminuem a atividade dos sinais anorexígenos. Por outro lado, elevadas concentrações de leptina cerebral estão relacionadas com a saciedade e o aumento do gasto energético basal.

Em pacientes com câncer, a elevação dos níveis de citocinas pode levar ao aumento das concentrações de leptina ou interferir no *feedback* negativo de sua sinalização hipotalâmica. Com isso, ocorre interferência no mecanismo fisiológico normal de detecção da diminuição alimentar e peso corporal, de modo que, mesmo anoréctico e perdendo peso, o portador de neoplasia permanece com supressão do apetite e aumento da taxa metabólica.[30]

Neuropeptídio Y

Hormônio também associado à caquexia, abundantemente distribuído no cérebro, é considerado o peptídio orexígeno mais potente. É ativado pela diminuição da leptina, fazendo parte de uma rede interconectada de substâncias orexígenas, como galamina, insulina, peptídios, opioides e outras. Entre suas ações, destacam-se o aumento da ingestão de alimentos, a diminuição do gasto energético e o aumento da lipogênese, promovendo balanço energético positivo e aumento da reserva de gordura.[31] Estudos demostraram que os sistemas de controle da alimentação relacionados com o neuropeptídio Y (NPY) são ineficazes em animais anoréticos portadores de tumor. A liberação de NPY no hipotálamo pode estar reduzida em animais com tumores, sendo esse efeito mais intenso à medida que a anorexia progride.[29]

Melanocortina

Constitui-se em uma família de peptídios regulatórios que incluem os hormônios adrenocorticotrófico (ACTH) e melanócito-estimulante (MSH). Esse grupo de peptídios e seus receptores auxiliam na regulação do apetite e da temperatura corporal. Em pacientes com neoplasia, apesar da perda de peso, esse sistema permanece ativo. Normalmente, esperar-se-ia regulação negativa dos sistemas anorexígenos relacionados com a melanocortina, de modo que sua atividade, durante a caquexia neoplásica, aumenta ainda mais a taxa metabólica, a anorexia e a perda de peso.[31]

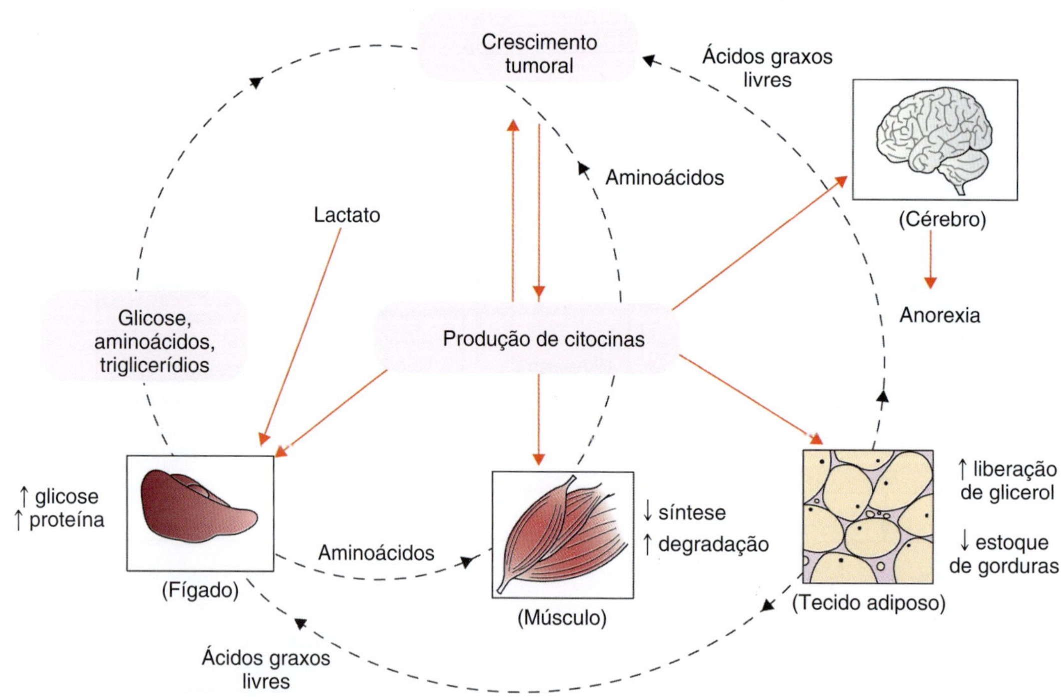

Figura 38.3 Efeito pleiotrópico das citocinas e sua relação com o desenvolvimento da caquexia.

Grelina

A grelina é um hormônio peptídico predominantemente secretado por células epiteliais do fundo gástrico. É um importante regulador do apetite e do peso corporal, atuando por meio de mecanismos centrais que envolvem o NPY e o peptídio agouti-associado (ARGP), ambos potentes estimulantes do apetite no eixo hipotalâmico. Os níveis plasmáticos de grelina podem estar diminuídos em pacientes com anorexia-caquexia. Isso ocorre devido a um bloqueio na resposta adaptativa ao jejum, consequente à diminuição da expressão do mRNA da grelina no estômago, diminuindo assim o apetite. No entanto, ainda existem controvérsias a respeito das concentrações de grelina na circulação e a ação dela em pacientes com neoplasia.[32]

Alterações metabólicas

Metabolismo dos carboidratos

As principais alterações metabólicas dos pacientes com câncer talvez ocorram no metabolismo dos carboidratos. As células neoplásicas malignas são capazes de captar a glicose cerca de 10 a 50 vezes mais em relação às células normais, de modo que a presença do tumor aumenta o consumo de glicose. Experimentalmente, verificou-se que a taxa de captação de glicose pelas células tumorais está fortemente relacionada com o grau de malignidade e o poder de invasão dessas células.[33] Seria esperado, então, que a concentração plasmática de glicose diminuísse nos pacientes com câncer, mas isso não ocorre.

Há aumento da neoglicogênese hepática e o fígado passa a sintetizar continuamente glicose a partir de substratos como os aminoácidos provindos dos músculos e do lactato. Nas células neoplásicas, a glicose é degradada a lactato via glicólise anaeróbica. O lactato, por sua vez, é reconvertido em glicose no fígado, no ciclo de Cori (Figura 38.4). Essa via metabólica resulta no consumo de seis moléculas de trifosfato de adenosina (ATP), de modo que a manutenção desse processo resulta em gasto energético pelo hospedeiro, que precisa consumir energia para converter o lactato em glicose, e em ganho de energia pelo tumor. Esse mecanismo leva a espoliação energética do hospedeiro, contribuindo para a degradação tecidual e a perda de peso e de massa magra nesses pacientes.[3,4,6,34–39] Para ter uma dimensão desse processo, pacientes com neoplasias malignas em estágios avançados e com perda de peso progressiva apresentam atividade do ciclo de Cori aproximadamente 2 a 3 vezes maior do que aquela medida nos pacientes com câncer sem perda de peso ou em indivíduos normais.[40]

Pacientes com neoplasia podem desenvolver, também, intolerância à glicose e resistência à ação da insulina. Resumidamente, a primeira é ocasionada pela diminuição da sensibilidade dos receptores das células beta, já a segunda é causada pela redução da sensibilidade dos tecidos periféricos ao hormônio.[41,42] Os resultados desse processo são aumento da glicemia e da insulinemia, bem como respostas alteradas à infusão de glicose, lactato ou à alimentação.

Cães com linfoma, mesmo antes do aparecimento de sintomas de caquexia, já apresentam alterações no metabolismo dos carboidratos. Evidências indicam que essas alterações também ocorrem em cães com neoplasias malignas não hematopoéticas.[43] Cães acometidos por neoplasias não hematopoéticas apresentaram maior elevação da insulina e do lactato plasmático do que cães saudáveis, em resposta ao teste intravenoso de tolerância à glicose.[44] Resultados semelhantes foram encontrados por outros autores em ratos acometidos por sarcoma.[45] Essa alteração metabólica parece não se reverter com a remissão da neoplasia. Um estudo não observou redução da hiperlactacidemia e hiperinsulinemia em cães com linfoma após extirpação completa dos tumores ou remissão quimioterápica deles com doxorrubicina.[46]

Essas alterações metabólicas impõem que alguns cuidados especiais devam ser tomados no manejo clínico desses pacientes; a infusão de glicose ou lactato, por exemplo, pode ser contraindicada. Outros autores documentaram exacerbação da hiperlactacidemia em cães com linfoma mediante infusão de solução de Ringer com lactato de sódio. As concentrações de lactato desses animais demonstraram-se elevadas antes, durante e após o término da infusão, em comparação a cães saudáveis.[35] Esse aumento no lactato sanguíneo induzido pela administração de Ringer com lactato pode criar uma carga metabólica adicional, implicando maior gasto energético pelo cão (no ciclo de Cori) e possível exacerbação de acidose metabólica, contraindicando a infusão dessa solução nesses pacientes.

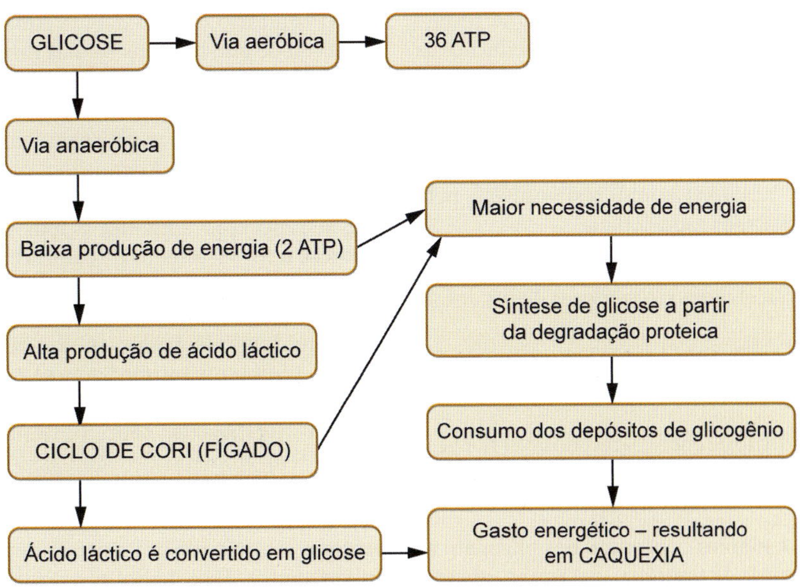

Figura 38.4 Alterações no metabolismo dos carboidratos em pacientes com neoplasia. ATP = trifosfato de adenosina.

Do mesmo modo, deve-se minimizar o fornecimento de carboidratos na alimentação desses animais. Após uma refeição rica em amido, a glicose se eleva por várias horas na corrente sanguínea. Essa glicose, captada pelo tumor, pode resultar em aumento da quantidade total de lactato produzido, tornando necessário que o paciente utilize suas reservas energéticas para converter o lactato em glicose novamente. A importância desse fato pode ser verificada no estudo de Ogilvie *et al.*[46] Esses autores estudaram a influência da dieta na recuperação de 22 cães com linfoma linfoblástico avançado. Os animais foram divididos em dois grupos: um foi alimentado com uma dieta rica em gordura, que apresentava 37% de extrato etéreo e 14% de carboidratos sobre a matéria seca; e o outro recebeu uma dieta com elevado teor de amido, com 9% de extrato etéreo e 58% de carboidratos. A remissão dos tumores foi alcançada com quimioterapia à base de doxorrubicina. Nove dos dez cães (90%) que receberam a dieta rica em gordura alcançaram remissão total e oito dos doze cães (66,6%) que foram alimentados com alimento rico em carboidratos alcançaram a remissão total da neoplasia. As concentrações de glicose média sanguínea, lactato e insulina obtidas durante provas de tolerância ao alimento foram menores nos cães alimentados com a dieta rica em gordura. Esse estudo serviu para demonstrar que a modificação dietética foi capaz de melhorar tanto a resposta inicial à quimioterapia como as alterações relativas ao metabolismo de carboidratos dos pacientes.

Metabolismo das proteínas

As alterações metabólicas induzidas pela neoplasia se refletem de maneira importante sobre o *turnover* das proteínas orgânicas, ou seja, o balanço entre síntese e catabolismo proteicos.[1,40,48] As células neoplásicas utilizam os aminoácidos como fonte de energia, via gliconeogênese, fato que se torna bastante importante a partir do momento em que a degradação exacerbada passa a exceder a síntese de aminoácidos e proteínas. As depleções proteicas manifestam-se como atrofia da musculatura esquelética e de órgãos viscerais, miopatia e hipoalbuminemia. Clinicamente, a redução do estoque proteico e a atrofia da musculatura esquelética reduzem, no animal canceroso, a capacidade de cicatrização de feridas, aumentam a suscetibilidade a infecções e levam à diminuição da capacidade funcional de órgãos.

O catabolismo proteico está aumentado para fornecer ao organismo aminoácidos para a gliconeogênese, o que resulta em depleção de massa muscular esquelética. A redução na síntese proteica também concorre para esse quadro. Entre os fatores endócrino-metabólicos envolvidos nesse quadro estão a resistência insulínica e a menor disponibilidade tecidual de aminoácidos que propiciem síntese proteica.[24,49] Diferentes vias proteolíticas foram relatadas como responsáveis pelo maior catabolismo dos músculos esqueléticos:

- O sistema lisossomal, que envolve, principalmente, a degradação de proteínas extracelulares e receptores de superfície de membranas
- O sistema citosólico cálcio-dependente, que atua em situações de trauma tecidual, necrose e autólise, promovendo proteólise
- A via ubiquitina dependente de energia, responsável por acelerada proteólise em condições de estresse como jejum, sepse, acidose metabólica, diabetes e durante a caquexia do câncer.[50]

Cães com câncer apresentaram concentrações plasmáticas significativamente mais baixas de treonina, glutamina, glicina, valina, cistina e arginina e concentrações mais elevadas de isoleucina e fenilalanina, quando comparados com cães normais.[34] Essas alterações do perfil de aminoácidos plasmáticos não se normalizaram após a extirpação cirúrgica dos tumores, o que sugere que o câncer induz a alterações a longo prazo no metabolismo proteico de cães.[39]

Estudos recentes isolaram uma glicoproteína sulfatada de baixo peso molecular de esplenócitos de ratos com adenocarcinoma, denominada fator indutor de proteólise (PIF), que induz ao catabolismo do músculo esquelético e à caquexia *in vivo*. Essa proteína também foi isolada da urina de pacientes humanos portadores de câncer que apresentavam caquexia, mas não foi encontrada na urina de indivíduos normais ou em pacientes com perda de peso devido a trauma, cirurgia e sepse nem naqueles com neoplasia que apresentavam manutenção do peso corporal.[51]

Metabolismo das gorduras

A perda de massa gorda corporal é a responsável pela maior parte da redução de peso nos pacientes com neoplasia.[1,3,5,21,39,52] Animais e pessoas acometidas por câncer podem apresentar alterações importantes no metabolismo dos lipídios, como redução da lipogênese e aumento da lipólise, que resultam em elevação nas concentrações sanguíneas de ácidos graxos livres, lipoproteínas de muito baixa densidade, triglicerídios, e da atividade da lipoproteína lipase hormônio-dependente, com diminuição nas concentrações da lipoproteína lipase derivada do endotélio.[53] Cães acometidos por linfoma demonstraram alteração nas concentrações de colesterol associadas a lipoproteínas e nas concentrações de triglicerídios associadas às lipoproteínas.[3,6,39] Essas alterações metabólicas podem estar relacionadas com muitos problemas clínicos, como a imunossupressão, podendo resultar em menor sobrevida dos pacientes.[54]

O catabolismo do tecido adiposo na caquexia, entre outros fatores, tem sido atribuído à produção pelo tumor do fator mobilizador de lipídios (LMF). Esse fator sensibiliza o tecido adiposo, estimulando a atividade lipolítica.[48] Estudos com modelos animais sugerem que a produção de LMF pelos tumores indutores de caquexia contribui para a diminuição da gordura corporal e o aumento no gasto energético, não existindo relação, no entanto, com a anorexia. Ratos que receberam LMF apresentaram decréscimo no peso corporal, constituído, na sua maior parte, por diminuição do tecido adiposo, sem ocorrer alteração no consumo de líquidos e alimento.[7]

Ao contrário do que ocorre com carboidratos e proteínas, observou-se que algumas células tumorais apresentam dificuldade para utilizar os lipídios como substrato energético. Esses achados apoiam a hipótese de que os alimentos com aumento relativo nos teores de gordura podem ser benéficos aos pacientes com neoplasia.[10] Além disso, os lipídios apresentam 2,25 vezes mais energia do que proteínas e carboidratos, de modo que sua elevação aumenta o teor energético do alimento e favorece o fornecimento de calorias aos pacientes.

Além da função energética, alguns ácidos graxos apresentam importantes funções metabólicas, como precursores dos eicosanoides.[55] Os ácidos graxos poli-insaturados da família ômega-3 inibiram a tumorigênese e a disseminação do câncer em alguns modelos experimentais, confirmando dados obtidos em investigações sobre prevenção e tratamento do câncer em seres humanos.[56] Estudos *in vivo* demonstraram que o ácido eicosapentaenoico (ômega-3) desempenha ação tumoricida seletiva sem lisar células normais[57] e reduz a degradação proteica sem alterar sua síntese, demonstrando, assim, efeito anticaquético. Esse ácido graxo melhora, também, a acidose láctica induzida por endotoxinas em cobaias.[58]

A administração de ácidos graxos ômega-3 reduziu a produção de citocinas indesejáveis, como o TNF-α e as IL-1α, 1α e 2α.[52] Saker[57] sugere o aumento nos teores de ácidos graxos ômega-3, com redução nos de ômega-6 da dieta, para conferir atividade antitumorigênica a ela. Outros benefícios verificados em pacientes alimentados com dietas ricas em ácidos graxos poli-insaturados ômega-3 foram maior tempo de sobrevida e melhora na qualidade de vida.

Metabolismo energético

Um dos fatores associados à perda de peso no câncer é o aumento do gasto energético pelo paciente.[59] O metabolismo energético pode ser definido como a soma de reações químicas complexas e integradas, por meio das quais os animais obtêm energia do ambiente e, assim, mantêm o funcionamento de todos os processos biológicos.

Animais com neoplasia podem apresentar grande alteração do gasto energético. Esta, no entanto, não é uniforme, podendo-se verificar hipermetabolismo, normometabolimo ou hipometabolismo, a depender do tipo e do estágio do tumor e do tratamento empregado. Estudos por calorimetria indireta encontraram, em pacientes humanos com câncer, taxa metabólica basal (TMB) com variação de 60% a mais de 150% do valor normal.[41] A elevação da TMB é, até certo ponto, compensada pela diminuição do gasto energético muscular voluntário, que representa, em indivíduos normais, aproximadamente 25% do gasto energético diário. Essa diminuição se dá por redução na atividade física, apatia, depressão e fadiga do paciente. Apesar da controvérsia sobre o assunto, acredita-se que exista um estado de hipermetabolismo ou catabolismo persistente nos estágios mais avançados da doença. As explicações para esse quadro estão relacionadas com a soma de vários processos em curso, como a avidez das células neoplásicas malignas em captar glicose e as alterações metabólicas e hormonais consequentes aos fatores produzidos pelo tumor, anteriormente descritos. Com isso, estabelece-se um desequilíbrio persistente entre a ingestão de alimentos e o gasto energético, um processo importante que contribui para a perda de peso dos animais.

Estudos demonstraram que as proteínas mitocondriais denominadas *uncoupling proteins*, ou abreviadamente UCP, estão envolvidas no controle do metabolismo energético e no desenvolvimento de caquexia no câncer. A UCP 1 é expressa no tecido adiposo marrom, que tem como função queimar o excesso de gordura e gerar calor, a UCP 2 é distribuída e expressa na maioria dos tecidos corporais e a UCP 3 é expressa no tecido adiposo marrom e na musculatura esquelética. A síntese das UCP é mediada por sinais orexígenos e anorexígenos. Os sinais orexígenos diminuem e os anorexígenos aumentam a atividade do sistema nervoso simpático, que é responsável por regular o gasto energético, interferindo na regulação térmica promovida pelas UCP. A ativação das UCP no músculo e no tecido adiposo branco, pelas citocinas, parece ser um importante mecanismo molecular responsável pelo aumento da produção de calor nos animais com neoplasia.

Considerações finais sobre caquexia

Como se pôde notar nesta breve revisão, as alterações metabólicas e endócrinas que acompanham os portadores de neoplasias malignas são extensas e complexas. No Quadro 38.1, são apresentadas as principais alterações metabólicas verificadas na síndrome caquexia. O reconhecimento e a compreensão dessas alterações são importantes, à medida que elas mudam profundamente o metabolismo, resultando em um desbalanço material, que determina uma espoliação das reservas nutricionais e da capacidade funcional do organismo.

Quadro 38.1 Principais alterações metabólicas verificadas na síndrome caquexia.

Metabolismo dos carboidratos	
Tolerância à glicose	Diminuída
Sensibilidade à insulina	Diminuída
Turnover da glicose	Aumentado
Glicose plasmática	Aumentada
Insulina plasmática	Aumentada
Gliconeogênese hepática	Aumentada
Lactato plasmático	Aumentado
Atividade do ciclo de Cori	Aumentada
Metabolismo das proteínas	
Turnover proteico	Aumentado
Catabolismo muscular	Aumentado
Síntese de proteínas de fase aguda	Aumentada
Síntese de proteínas musculares	Diminuída
Aminoácidos gliconeogênicos	Diminuídos
Balanço nitrogenado	Negativo
Lipídios	
Lipólise	Aumentada
Atividade lipase lipoproteica	Diminuída
Síntese periférica de lipídios	Diminuída
Triglicerídios plasmáticos	Aumentados
Ácidos graxos livres plasmáticos	Aumentados

Recomendações e suporte nutricionais

A terapia nutricional é um componente de suma importância no tratamento de todo paciente com neoplasia, especialmente no portador de caquexia neoplásica. Nutrientes específicos podem reduzir a toxicidade associada ao uso de quimioterápicos ou da radioterapia, modular a resposta imunológica e fornecer substrato proteico-energético adequado para os pacientes. Os objetivos do suporte nutricional são prevenir ou corrigir deficiências nutricionais, minimizar os efeitos secundários do tratamento antineoplásico, melhorar a qualidade de vida e auxiliar na recuperação da condição corporal do paciente. Outro aspecto importante no processo alimentar é educar e orientar os proprietários sobre as alterações no metabolismo e as necessidades nutricionais especiais desses pacientes.

O estabelecimento do suporte nutricional de cães e gatos com câncer inicia-se com a estimativa de suas necessidades proteico-energéticas, calculadas com base no peso e na condição corporal. Esta deve considerar também os resultados dos exames laboratoriais e as informações colhidas na anamnese, incluindo consumo alimentar, dieta prévia, quantidade fornecida, hábitos alimentares do paciente e outras informações. Esse conjunto de observações deve, então, ser integrado com os conhecimentos disponíveis sobre a neoplasia específica que o paciente apresenta e o protocolo quimioterápico ou cirúrgico que foi ou será implementado.

Uma vez estabelecido o alimento apropriado, o médico-veterinário deve definir sua forma de administração. Pacientes que apresentam consumo voluntário de alimentos têm manejo alimentar simples. Aqueles, no entanto, com hiporexia ou anorexia devem receber alimentação intensiva, via enteral ou parenteral. Para isso, o profissional deve estar habilitado a reconhecer a importância desses procedimentos e a executá-los adequadamente.

O perfil nutricional adequado de um alimento destinado a cães e gatos portadores de neoplasia é, na realidade, algo subjetivo à prática clinicонutricional de alguns profissionais que estudam o tema, com poucos estudos científicos publicados sobre o assunto. Os teores de proteína, energia, gordura e outros nutrientes são, na realidade, variáveis, e na prática um intervalo pode ser considerado adequado. O que é satisfatório para determinado paciente pode não ser para outro, principalmente quando se somam doenças como neoplasia acompanhada de cardiopatia ou nefropatia, alterando, assim, o perfil nutricional necessário para o animal. Roudebush *et al.*[58] e Ogilvie e Marks[42] propuseram algumas recomendações nutricionais, apresentadas nos Quadros 38.2 e 38.3. Além destas, são apresentados os teores nutricionais médios de alimentos industrializados *super premium*, que talvez possam ser empregados.

Proteína. A elevação do teor proteico tem por base aumentar o fornecimento de aminoácidos ao paciente, na tentativa de compensar o aumento da demanda desses compostos. O objetivo é permitir que o animal atenda o acelerado catabolismo proteico e consiga, de algum modo, manter ou até mesmo aumentar sua massa muscular, quando ele se encontra magro ou caquético. Essa elevada demanda é consequente a gliconeogênese hepática, captação e uso de aminoácidos pelo tumor, síntese de proteínas de fase aguda, síntese de compostos imunes, como células e anticorpos, reparação tecidual e outros. Existe uma correlação importante entre aptidão imune e sobrevida de pacientes hospitalizados com sua massa magra. Pacientes em escore de condição corporal ruim, com perda das reservas nutricionais orgânicas, demonstraram maior mortalidade do que aqueles em boa condição nutricional ou mesmo com sobrepeso.[60]

Carboidratos. A marcada intolerância aos carboidratos, que se reflete em hiperglicemia e hiperinsulinemia presentes em muitos pacientes, faz com que o amido passe a ser uma fonte ineficiente de energia. Esse ingrediente tem, para cães e gatos, apenas função energética na dieta. Como carnívoros, estes não têm necessidade metabólica desse composto. Toda a glicose sanguínea de cães e gatos pode ser sintetizada a partir de aminoácidos e glicerol. O consumo de glicose pelo tumor reflete-se, também, em gasto energético pelo hospedeiro e hiperlactacidemia, como abordado no item *Alterações metabólicas, Metabolismo dos carboidratos*, neste mesmo capítulo. Em função dessas alterações metabólicas, torna-se prudente reduzir o fornecimento de carboidratos para animais com neoplasia.

Gordura. É o composto com maior digestibilidade e teor energético da dieta. Desse modo, quanto mais gordura, maior a densidade energética do alimento. Isso é importante em pacientes hiporéticos ou com aumento da taxa metabólica, situações frequentes nos animais com câncer. O fornecimento de alimentos com alta energia faz que, mais facilmente, estes consigam ingerir calorias suficientes para manterem o balanço calórico positivo, necessitando, para isso, consumir menor volume de alimento. Além disso, a gordura é utilizada com menor eficiência pelas células neoplásicas, de modo que existe menos competição entre o hospedeiro e o tumor no uso desse nutriente.

Fibra bruta. O funcionamento intestinal adequado depende de quantidade satisfatória de fibra. No entanto, a partir de certo ponto ela passa a prejudicar o aproveitamento da dieta e a diluir a energia do alimento, o que não é recomendável em

Quadro 38.2 Recomendações nutricionais para cães e gatos com câncer.*

Animais	Proteína bruta (%)	Carboidratos (%)	Gordura (%)	Ácidos graxos ômega-3 (%)**	Arginina (%)	Fibra bruta (%)
Cães	30 a 45	< 25	25 a 40	> 5	> 2,5	> 2,5
Gatos	40 a 50	< 25	25 a 40	> 5	> 2,5	> 2,5

Adaptado de Ogilvie e Marks,[42] e Roudebush *et al.*[58]
*Valores expressos em porcentagem de matéria seca.
**A relação ômega-6:ômega-3 deve estar entre 1:1 e 0,5:1. Os ácidos graxos eicosapentaenoico e docosaexaenoico são mais efetivos que o ácido α-linolênico, devendo ser os principais ácidos graxos suplementados à dieta.

Quadro 38.3 Teores nutricionais de algumas dietas comerciais selecionadas.*

Produtos	Proteína bruta (%)	Carboidratos (%)	Gordura (%)	Ácidos graxos ômega-3 (%)**	Arginina (%)	Fibra bruta (%)
Hill's Prescription Diet Canine n/dia (úmida)	38	19,9	33,2	7,3	2,95	2,7
Hill's Prescription Diet Canine/Feline a/dia (úmida)	45,7	14,7	30,5	2,6	2,1	1,3
Hill's Prescription Diet Feline p/dia (úmida)	47,6	12,2	32	0,41	2,7	0,7
Dietas *super premium* para cães em fase de crescimento, raças pequenas (seca)***	30 a 33	25 a 33	18 a 22	–	–	2,5* a 3,5
Dietas *super premium* para gatos em fase de crescimento (seca)***	34 a 41	18 a 27	18 a 22	–	–	2,5* a 3,5

Adaptado de Ogilvie e Marks,[42] e Roudebush *et al.*[58] *Valores expressos em porcentagem de matéria seca. **A relação ômega-6:ômega-3 deve estar entre 1:1 e 0,5:1. Os ácidos graxos eicosapentaenoico e docosaexaenoico são mais efetivos que o ácido α-linolênico, devendo ser os principais ácidos graxos suplementados à dieta. ***Valores médios de alguns produtos comerciais.

pacientes com neoplasia. Outro aspecto importante em relação à fibra, que leva à recomendação dos Quadros 38.2 e 38.3, é que sua fermentação intestinal leva à produção de ácidos graxos voláteis, especialmente de ácido butírico, importante para o intestino e para o controle de algumas neoplasias, como será visto adiante.

As recomendações de arginina, glutamina e ácidos graxos ômega-3 devem-se a seu papel metabólico e modulador na inflamação, ações que serão discutidas mais adiante.

Dieta caseira para animais portadores de neoplasia

Por vezes, por questões de custo e disponibilidade, o fornecimento de alimentos industrializados se torna difícil. Mesmo com relação à palatabilidade, alguns cães estão acostumados à dieta caseira, sendo mais fácil lhes fornecer esse tipo de alimento. Nessas situações, o médico-veterinário pode utilizar uma formulação caseira. O estabelecimento de uma dieta caseira, no entanto, é mais complexo do que o uso de um alimento industrializado. O proprietário deve estar disposto a cozinhar para seu animal, o que toma tempo e nem sempre é fácil. O custo do alimento, também, pode ser caro, devido à necessidade de se empregar uma proporção de carnes considerável.

Deve-se sempre conversar e instruir adequadamente o proprietário para que este esteja consciente da necessidade de manter o mais próximo possível a receita original prescrita para o animal. Modificações, às vezes consideradas pequenas e sem importância pelo proprietário, podem alterar significativamente a composição nutricional do alimento. No Quadro 38.4, são apresentadas duas receitas caseiras para cães e gatos com neoplasia. As duas fórmulas servem tanto para cães como para gatos. A primeira dieta apresenta como fonte proteica músculo bovino e a segunda, carne de frango.

Modo de preparo

Se possível, cozinhar o arroz, as carnes, o fígado e a cenoura separadamente. A formulação foi feita considerando o ingrediente *cozido*. O cozimento altera a quantidade de água do alimento, podendo levar a alterações na composição nutricional final da dieta, caso a mistura seja feita com os ingredientes crus. Como alternativa, podem-se refogar as carnes, o fígado e os legumes de forma conjunta e misturá-los posteriormente ao arroz, que foi preparado em separado. Sal e óleo podem ser incorporados durante o preparo do alimento; as quantidades indicadas de sal podem ser empregadas como um guia e alteradas de acordo com a necessidade de preparo da dieta. O fígado e a levedura de cerveja entram como fontes naturais de vitaminas e minerais. O fígado pode ser oferecido, alternativamente, em dias intercalados. Por exemplo, em vez de incluir fígado e carne ao mesmo tempo, pode-se empregar apenas fígado 2 vezes/semana e apenas as carnes nos demais dias.

Pesar cada ingrediente na quantidade calculada para a fórmula após o cozimento. Os minerais (fosfato bicálcico, carbonato de cálcio e suplemento vitamínico e mineral) e a levedura de cerveja não devem ser cozidos. Devem ser adicionados após o alimento esfriar. Misturar todos os ingredientes após a pesagem e oferecer ao animal a quantidade total de alimento dividido em, no mínimo, 2 refeições diárias. Após a adição do suplemento vitamínico e mineral e da levedura de cerveja, o alimento poderá ser aquecido somente em banho-maria. Portanto, recomenda-se que esses ingredientes sejam adicionados à dieta no momento em que ela for ser oferecida.

Como calcular e prescrever a dieta

Todo animal, ao ser avaliado clinicamente, deve ser pesado e sua necessidade energética de manutenção (NEM) estimada, em kcal de energia metabolizável por dia. Esta pode ser estimada por meio das fórmulas:

Cães: NEM (kcal por dia) = 95 × (peso corporal, em kg)^{0,75}.

Gatos: NEM (kcal por dia) = 100 × (peso corporal, em kg)^{0,67}.

As fórmulas anteriores estimam a necessidade calórica de um paciente saudável, sem doenças. No entanto, as alterações impostas pela neoplasia maligna, anteriormente exploradas, terminam por aumentar, na maioria dos casos, as necessidades energéticas do paciente. A doença catabólica pode resultar em aumentos de 20 a até 50% das necessidades calóricas diárias.[61] Sendo assim, os valores estabelecidos devem sempre ser tomados como um guia e ajustes na quantidade devem ser realizados quando o paciente indicar a necessidade dessa medida.

Quadro 38.4 Receitas de alimento caseiro para cães e gatos com neoplasia.

	Matéria seca (%)		Fórmula		Matéria original (%)	
Composição	**Cães**	**Gatos**	**Cães**	**Gatos**	**Cães**	**Gatos**
Proteína bruta	41,72	45	Arroz cozido		30	32
Carboidrato	27,81	27,82	Músculo gordo	Carne de frango	42	36
Extrato etéreo	24,4	23,12	Fígado		08	08
Fibra bruta	1,38	1,48	Cenoura		15	15
Matéria mineral	4,67	3,7	Carbonato de cálcio		0,6	0,6
Umidade	53	53,14	Levedura de cerveja		0,8	01
Cálcio	0,81	0,8	Suplemento mineral e vitamínico*		0,6	0,6
Fósforo	0,5	0,5	Sal	Sal *light***	0,1	0,2
Potássio	0,63	0,6	Óleo de soja		03	06
Sódio	0,24	0,22	Energia metabolizável		2,33 kcal/g	2,34 kcal/g
Magnésio	0,05	0,05	–	–	–	–

*Considerando a média de vários produtos comerciais completos e balanceados para cães e gatos. **Sal *light* é a mistura de cloreto de sódio (NaCl) com cloreto de potássio (KCl), entrando como fonte de sódio e potássio.

O hipercatabolismo e os fatores de caquexia em geral resultam em perda de peso, sendo necessário maior fornecimento de calorias nessa situação.

A quantidade de alimento a ser administrada deve ser calculada considerando-se a NEM do paciente e a energia metabolizável (EM) do alimento. Essa última pode ser verificada com o fabricante do alimento industrializado ou, na ausência dessa informação, estimada a partir da composição de rótulo dos alimentos pelas fórmulas:

Cães: EM = [(% proteína bruta × 3,5) + (% extrato etéreo × 8,5) + (% extrativos não nitrogenados × 3,5)] kcal por 100 g de ração.[61]

Gatos: EM = [(% proteína bruta × 5,65) + (% extrato etéreo × 9,4) + (% extrativos não nitrogenados × 4,15)] × 0,99 – 126 kcal por 100 g de ração.[62]

Os extrativos não nitrogenados (ENN) não são informados no rótulo do alimento. Estes podem ser calculados pela fórmula:

ENN = 100 – (% proteína bruta + % umidade + % matéria mineral + % extrato etéreo + % fibra bruta).

De posse das informações a respeito da NEM do paciente e da EM do alimento, a quantidade a ser fornecida é calculada como:

Quantidade de alimentos (g) = (NEM × 100)/EM alimento.

A seguir, apresenta-se um exemplo de cálculo da quantidade de alimentos a ser fornecida. Caso se empregue uma das fórmulas caseiras, a energia metabolizável do alimento já está indicada no Quadro 38.4, devendo ser utilizada para a definição da quantidade de alimentos. Para a prescrição da dieta do animal, pode-se aplicar o esquema a seguir que toma por base o cálculo e a prescrição de dieta para um cão adulto, de 10 kg e apresenta duas fórmulas com elevadas proteína e energia:

EM da dieta = 2,33 kcal/g (dieta à base de carne)

▸ **Etapa I.** Calcular a necessidade energética do animal

$$NEM = 95 \times (\text{peso em kg})^{0,75}$$

$$NEM = 95 \times (10)^{0,75}$$

$$NEM = 534{,}22\ \text{kcal/dia}.$$

Alternativamente, o peso metabólico pode ser calculado como a raiz quarta do peso corporal elevado ao cubo. Para isso, multiplique o peso por ele mesmo três vezes (p. ex., 10 × 10 × 10 = 1.000) e calcule a raiz quadrada do valor obtido duas vezes consecutivas (p. ex., raiz de 1.000 = 31,62; raiz de 31,62 = 5,6).

▸ **Etapa II.** Calcular a quantidade de alimento a ser administrada por dia em gramas.

Quantidade de alimento = NEM/EM dieta

Quantidade de alimento = 534,22 kcal/dia/2,33 kcal/dia

Quantidade de alimento = 229,28 g/dia (230 g aproximadamente).

▸ **Etapa III.** Calcular a quantidade de cada ingrediente da dieta.

Após calcular a quantidade a ser administrada em g/dia da dieta, deve-se calcular a quantidade de cada ingrediente da mistura. Tome-se como exemplo as seguintes proporções: 30% arroz cozido; 42% músculo cozido; 8% fígado; 15% cenoura; 0,6% fosfato bicálcico; 0,8% levedura de cerveja; 0,6% suplemento mineral e vitamínico; 0,1% sal; 3% óleo de soja.

Arroz = 30% do total calculado (230 g)

230 g da dieta ---------- 100% (total)

x g de arroz ------------ 30% (% de arroz)

x = 70 g/dia de arroz.

Deve-se realizar esse cálculo para todos os ingredientes.

▸ **Etapa IV.** Deve-se conversar com o proprietário sobre a importância de se manter as quantidades determinadas dos ingredientes. Alguns alimentos são necessários em quantidade muito pequena, de modo que a quantificação deles depende de uma balança adequada, o que não existe na casa do proprietário. Assim, ajudá-lo a definir como medirá as quantidades ou os volumes, de modo a manter o perfil nutricional da dieta, é importante. Alimentos como o fosfato bicálcico, por exemplo, são extremamente concentrados em nutrientes. No exemplo, uma variação de apenas 1 g para menos significa o não fornecimento de cálcio e fósforo, ao passo que uma variação de 1 g para mais no fornecimento excessivo desses elementos pode causar problemas ao animal. Para gatos, recomenda-se suplementar taurina (40 mg por quilograma de peso corporal por dia). Além disso, durante o preparo dos alimentos, a água do cozimento não deve ser desprezada, pois contém boa parte da taurina das carnes. Uma alternativa prática é mandar preparar em farmácias de manipulação os ingredientes necessários em muito pequena quantidade, como calcário, fosfato bicálcico ou taurina, e recomendar ao proprietário que abra e misture o papelote ou a cápsula ao alimento do animal na hora do fornecimento. Outra opção é o proprietário preparar alimento suficiente para vários dias e congelá-lo, pois isso implica a mistura de quantidades maiores, mais facilmente medidas por uma balança de cozinha.

▸ **Dieta calculada.** Uma vez calculada a alimentação diária do animal, o proprietário deve receber a informação da quantidade, em gramas por dia, de cada alimento que integrará a dieta do paciente. Considerando os valores anteriormente exemplificados, teremos: 70 g/dia arroz cozido; 97 g/dia músculo cozido; 19 g/dia fígado; 35 g/dia cenoura; 1,38 g/dia fosfato bicálcico; 1,84 g/dia levedura de cerveja; 1,38 g/dia suplemento mineral e vitamínico; 0,23 g/dia sal; 7 mℓ/dia óleo de soja.

Fornecimento da dieta e controle do consumo

Para cães, tanto o alimento industrializado como o caseiro devem ser divididos em duas refeições diárias. Para gatos, o alimento deve sempre estar disponível o dia todo, mas a quantidade oferecida deve ser calculada, como anteriormente especificado, de modo a se ter controle do consumo de calorias. Mesmo para cães, deixar o alimento sempre à disposição pode ser uma medida interessante para estimular o consumo e aumentar a ingestão de calorias, especialmente em animais com hiporexia secundária à neoplasia ou à quimioterapia.

No entanto, mecanismos ou protocolos de registro do consumo de alimentos são fundamentais. De nada adianta selecionar ou formular um alimento adequado e fornecê-lo em quantidades corretas se não existir monitoramento da ingestão. Saber exatamente o quanto o animal está comendo é importante para interpretar corretamente as alterações de saúde e da condição corporal que se seguem ao estabelecimento do plano nutricional. Um paciente que perde peso, mas não apresenta consumo satisfatório de calorias, encontra-se em condição completamente adversa de outro que, mesmo ingerindo toda a quantidade de energia ou alimento estabelecido, continua a perder peso. Essa informação, que pode ser bastante importante no prognóstico e na compreensão do caso clínico, só pode ser obtida se o médico-veterinário tiver estabelecido corretamente a necessidade energética e a quantidade de alimentos necessária ao animal e, ao mesmo tempo, monitorado adequadamente o consumo.

Pacientes que apresentam consumo voluntário insatisfatório (inferior a 70% das necessidades energéticas de repouso) por mais de 3 dias ou encontram-se anorécticos devem ser submetidos a terapia nutricional intensiva, conforme ilustrado na Figura 38.5.

Terapia nutricional enteral

Durante muito tempo, o trato gastrintestinal dos pacientes críticos foi considerado um órgão fisiologicamente inativo e de pouco significado fisiopatológico, apresentando, desse modo, importância secundária nos processos de recuperação.[64,65] No entanto, nas últimas décadas esse paradigma modificou-se. Atualmente, destaca-se o papel central do intestino no metabolismo intermediário da glicose e de alguns aminoácidos, especialmente da glutamina, realizado nos enterócitos antes de sua passagem para o fígado.[66] Um segundo aspecto relevante é sua função como barreira protetora, constituída pelos enterócitos e pelo tecido linfoide intestinal, que impedem a passagem de bactérias e toxinas do lúmen intestinal para a corrente circulatória.[66–70]

Animais anorécticos acometidos por alguma afecção são indicativos clínicos muito frequentes para o uso do suporte nutricional enteral.[71] Animais inapetentes, mas que apresentem o trato gastrintestinal funcional, devem ser prioritariamente alimentados via sondas nasoesofágica, esofágica ou gástrica.[72–75]

A terapia nutricional enteral pode ser definida como um conjunto de procedimentos empregados na manutenção ou na recuperação do estado nutricional do paciente, por meio do fornecimento de nutrientes no lúmen do trato gastrintestinal, que podem ser administrados por boca, sondas ou ostomias.[76] Sempre que possível, o uso do suporte nutricional enteral é preferível ao parenteral, por ser mais próximo do fisiológico, seguro e econômico, além de garantir o fornecimento de nutrientes ao lúmen intestinal, mantendo, desse modo, a integridade da mucosa e evitando a translocação bacteriana.[65,77–80] A existência de nutrientes no lúmen intestinal representa um estímulo trófico poderoso para a mucosa desse órgão, a absorção de nutrientes diretamente do lúmen intestinal corresponde a 70% das necessidades energéticas dos colonócitos e 50% das dos enterócitos, sendo o restante suprido pela corrente circulatória.[66] A mucosa intestinal apresenta a maior taxa de multiplicação e renovação celular de todo o organismo, demonstrando-se, com isso, a importância da administração de nutrientes para o intestino, sem o que o órgão apresenta rápida e pronunciada atrofia.

A colocação da sonda pela via nasoesofágica é o método mais indicado para cães e gatos doentes que necessitam de suporte nutricional por um período inferior a 1 semana.[81,82] Os nutrientes são administrados na porção distal do esôfago. As vantagens dessa técnica são baixo custo, facilidade, aceitação pelo paciente e dispensa da anestesia geral. Como sondas nasoesofágicas, podem ser empregadas as siliconadas descartáveis da marca Mark Med® ou sonda Levine da marca Medical's®. Inicialmente, deve-se estimar o comprimento da sonda que será colocada no esôfago, pelo posicionamento dela desde o plano nasal até a extensão do sétimo espaço intercostal. Em seguida, marca-se essa medida com o auxílio de um marcador de esparadrapo, que será aderido no tubo. Deve-se, então, lubrificar a ponta da sonda com lidocaína a 5% e manter a cabeça do paciente em posição normal. Posteriormente, a sonda deve ser colocada na face ventrolateral de uma das narinas externas (direita ou esquerda) e introduzida em direção caudoventral e medial na cavidade nasal escolhida. Ao se introduzir cerca de 3 cm na narina, encontra-se uma barreira anatômica, o septo mediano, no piso da cavidade nasal. Em caso de dificuldade para ultrapassar essa barreira, pode-se empurrar as narinas externas dorsalmente para facilitar a abertura do meato ventral. Deve-se, então, levantar a extremidade proximal da sonda e avançá-la para o interior da orofaringe. Para confirmar que a sonda está dentro do esôfago, podem-se injetar cerca de 5 mℓ de solução fisiológica estéril através do tubo. A ausência do reflexo de tosse ou espirro sugere posição esofágica. Essa etapa também pode ser realizada mediante radiografia torácica, sendo esta mais segura que a primeira, porém mais onerosa. A fixação da sonda pode ser feita com

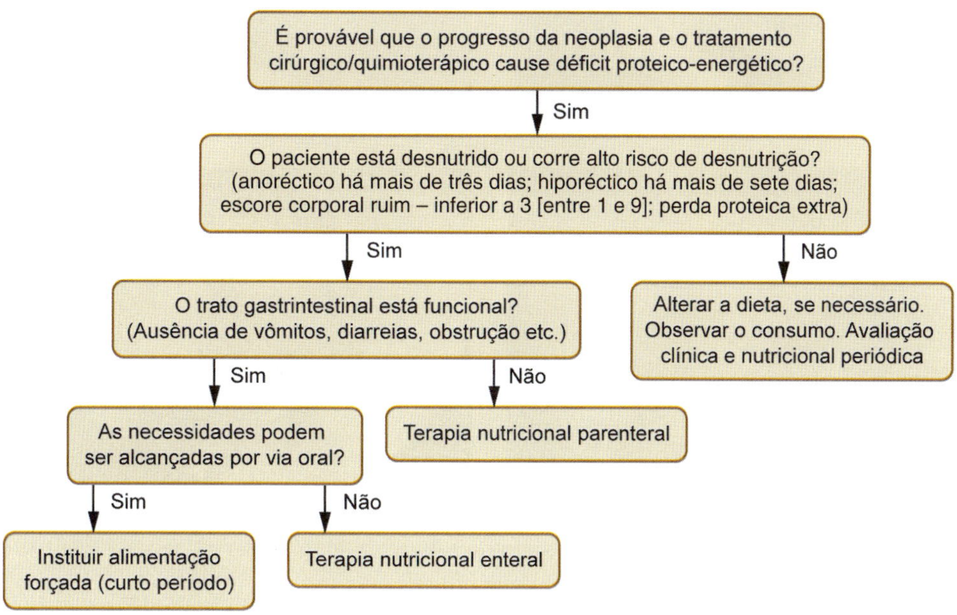

Figura 38.5 Dendrograma para a instituição de terapia nutricional intensiva.

cola de cianoacrilato (Super Bonder®), na linha média nasal dorsal. Deve-se usar um colar elisabetano para proteção do tubo. Uma ilustração do procedimento de colocação da sonda nasoesofágica é apresentada na Figura 38.6 A e a visualização prática, nas Figura 38.6 B a E.

O pequeno diâmetro desse tipo de sonda permite apenas a administração de dietas líquidas sem partículas, o que dificulta o suprimento calórico e proteico de animais debilitados e desnutridos. As complicações associadas a seu emprego incluem:

- Possível obstrução da sonda
- Remoção pelo próprio animal
- Epífora
- Atraso no esvaziamento gástrico
- Aspiração

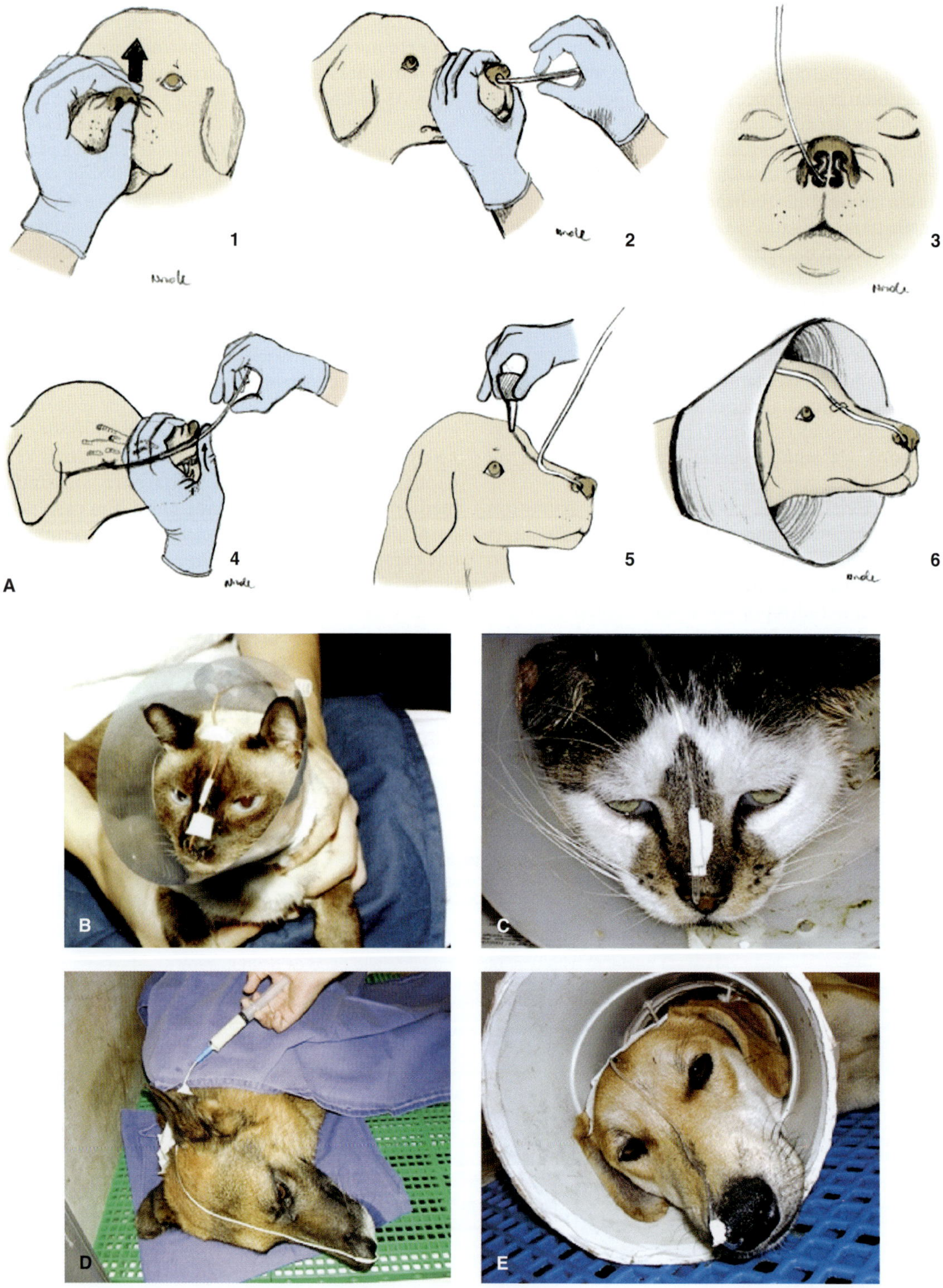

Figura 38.6 A. Ilustração da técnica de colocação da sonda nasoesofágica: (1) elevação dorsal das narinas; (2) introdução da sonda na narina; (3) posição da sonda dentro da narina; (4) elevação das narinas para facilitar a passagem do tubo pelo septo mediano; (5) fixação da sonda e (6) colocação do colar elisabetano. **B** a **E.** Casos clínicos demonstrando o uso de sonda nasoesofágica. *N. do A.: uma descrição mais completa dessa técnica pode ser encontrada em Fossum, TW. Cirurgia de pequenos animais. 3. ed., 2008.

- Vômitos
- Diarreia
- Hipopotassemia
- Moléstias nasais e faríngeas relacionadas com sua permanência prolongada.[81-83]

Como dieta, recomenda-se o uso de alimentos enlatados hipercalóricos desenvolvidos para essa finalidade, diluídos em água. A quantidade de água a ser adicionada depende da viscosidade final do alimento e da facilidade ou dificuldade de infusão pela sonda. Destaca-se que os alimentos úmidos enlatados convencionais, produzidos no Brasil, não apresentam densidade calórica suficiente para serem diluídos em água e infundidos. Esses alimentos apresentam entre 0,85 e 1 kcal por mℓ; se diluídos em água, a densidade calórica final será tão baixa que não será compatível o fornecimento de calorias com a capacidade estomacal do paciente e sua necessidade hídrica. O excesso de alimento no estômago terminará por estimular o vômito e o excesso de água levará à sobrecarga hídrica. Estima-se em 40 mℓ por kg de peso corporal o volume máximo de alimento que deve ser infundido por refeição no estômago de um animal anoréctico há mais de 3 dias. Essa quantidade pode ser elevada até o máximo de 80 mℓ por kg de peso corporal por refeição, após 1 semana de realimentação.

As dificuldades em encontrar produtos úmidos hipercalóricos desenvolvidos para suporte enteral em locais fora dos grandes centros, aliadas ao seu alto custo, fizeram com que o Serviço de Nutrição Clínica do Hospital Veterinário da FCAV/Unesp desenvolvesse algumas fórmulas caseiras. Estas foram estabelecidas para serem de fácil uso e de baixo custo, facilitando o emprego desse tipo de suporte nutricional. Duas fórmulas com elevada proteína e energia podem ser encontradas no Quadro 38.5, bem como um guia de prescrição e cálculo das quantidades.

Destaca-se, no entanto, que sempre se deve dar preferência ao emprego de um alimento úmido comercial completo e balanceado desenvolvido para essa finalidade. Para sua administração, a quantidade a ser fornecida por dia pode ser estabelecida a partir da necessidade calórica do paciente e da quantidade de energia metabolizável do alimento, informada pelo próprio fabricante. Uma vez definida a quantidade de alimento, essa quantidade total pode ser misturada com água no liquidificador, de modo a adquirir uma consistência adequada, e fornecida como especificado também no Quadro 38.5. Para o cálculo da necessidade hídrica, pode-se proceder, também, como especificado no Quadro 38.5.

Pacientes muito debilitados e prostrados não devem receber, de imediato, a quantidade total de energia metabolizável de que necessitam. Para estes, recomenda-se a infusão apenas de sua necessidade energética de repouso. Essa medida é importante para evitar distúrbios metabólicos e digestivos, não sobrecarregando um animal que pode apresentar déficits funcionais decorrentes da infecção ou septicemia. Uma vez que este apresente melhora do quadro clínico, aumenta-se progressivamente a quantidade de calorias fornecidas até o atendimento completo de sua necessidade energética de manutenção. Não se deve, tampouco, infundir mais energia do que a correspondente à necessidade de manutenção do paciente. Mesmo que se evidencie acentuado estado hipermetabólico, com aumento da necessidade calórica, não é seguro hiperalimentar o paciente.[84]

A técnica de colocação da sonda pela via de esofagostomia é de fácil realização (Figura 38.7 A). A permanência do tubo esofágico apresenta pouco desconforto para o animal.[71] A simplicidade do manejo da sonda e da administração do alimento

Quadro 38.5 Protocolo de nutrição enteral para cães e gatos hospitalizados.

Protocolo de Nutrição Enteral para Cães e Gatos (Serviço de Nutrição Clínica – HVGLN/Pacv/Unesp)

1.0 Pacientes críticos e que não suportam grande volume de alimento

1.1 Determinação das necessidades energéticas dos animais:

1.1.1 Pesar o animal: (_____) kg

1.1.2 Calcular a necessidade energética de repouso (NER)

$$\text{NER} = 70 \times (\text{peso corporal})^{0,75}$$

NER = (_____) kcal/dia

2.0 Pacientes em manutenção que podem receber alimento em quantidade normal

2.1 Determinação das necessidades energéticas dos cães:

2.1.1 Pesar o animal: (_____) kg

2.1.2 Calcular a necessidade energética de manutenção (NEM)

$$\text{NEM} = 120 \times \text{peso em kg}^{0,75}$$

NEM = (_____) kcal/dia

2.2 Determinação das necessidades energéticas dos gatos:

2.2.1 Pesar o animal (_____) kg

2.2.2 Calcular a necessidade energética de manutenção

$$\text{NEM} = 60 \times \text{peso em kg}$$

NEM = (_____) kcal/dia

3.0 Calcular a necessidade hídrica (NH) (cães e gatos)

NH = peso vivo × 70 mℓ = (_____) mℓ/dia

- Considerar volume fornecido pelo alimento
  - Suplementação hídrica via sonda = NH – volume de alimento = (____) mℓ/dia

4.0 Dietas caseiras para utilização via sonda nasoesofágica

- Dieta 1 (para uso em sondas com 6 ou 8 french): 1,1 % Nutrilon® ou Mucilon®; 1,1% dextrose; 15,3% extrato solúvel de soja (composição: PB = 41%, EE = 22%, FB = 2,5%, U = 6%); 11,4% creme de leite; 69,5% água; 0,8% suplemento vitamínico-mineral; 0,5% Ornitargin®; 0,3% KCl a 20% (gatos: adicionar 30 mg de taurina por 100 mℓ de alimento); *32,1% proteína bruta; 27,3 extrato etéreo; 0,96 kcal/mℓ*
- Dieta 2 (para uso em sondas com mais de 8 french): 3,9% Nutrilon® ou Mucilon®; 1,6% dextrose; 63,4% ração em lata para gatos; 7,7% creme de leite; 21,9% água; 0,8% suplemento vitamínico-mineral; 0,5% Ornitargin®; 0,3% KCl a 20% (gatos: adicionar 30 mg de taurina por 100 mℓ de alimento); *32,5% proteína bruta, 26,4 extrato etéreo; 0,96 kcal/mℓ energia metabolizável*
- Dieta selecionada: alimento para sonda de 6 e 8 french. EM da dieta = 0,96 kcal/mℓ

Etapa I: calcular a necessidade energética do animal:

$$\text{NEM} = 120 \times (\text{peso em kg})^{0,75}$$

$$\text{NEM} = 120 \times (10)^{0,75}$$

NEM = 674,80 kcal por dia

Etapa II: Calcular a quantidade de alimento a ser administrada por dia em mililitros:

Quantidade de alimento = NEM/EM dieta

Quantidade de alimento = 674,80 kcal por dia/0,96 kcal por mℓ

Quantidade de alimento = 702,91 mℓ por dia (700 mℓ aproximadamente)

Etapa III: Calcular a quantidade de cada ingrediente da dieta: após calcular a quantidade a ser administrada em mℓ por dia da dieta, deve-se calcular a quantidade de cada ingrediente da mistura, como no exemplo a seguir:

- Dieta para sonda de 6 a 8 french (realizar este cálculo para todos os nutrientes):

Nutrilon®: do total calculado (700 mℓ), 1,1% será composto de Nutrilon®

700 mℓ da dieta ------------------------------ 100% (total)

x gramas de Nutrilon® ------------------------ 1,1% (% de Nutrilon® na fórmula)

x = 7,7 gramas de Nutrilon® por dia

Fórmula final: 7,7 g de Nutrilon®; 7,7 g de dextrose; 107 g de extrato solúvel de soja; 80 mℓ de creme de leite; 486 mℓ de água; 5,6 g de suplemento vitamínico-mineral; 3,5 g de Ornitargin®; 2,1 g de KCl a 20%

5.0 Modo de uso

5.1 Essa quantidade deve ser pesada e batida em liquidificador, permanecendo em geladeira até o momento de uso

5.2 Dividir o alimento em 6 refeições ao dia. Administrar o alimento em temperatura ambiente

5.3 Injetar água potável para limpar a sonda de resíduos alimentares após seu uso

5.4 Manter a sonda sempre bem fechada para evitar refluxo e entrada de ar no esôfago

5.5 Monitorar a produção de fezes

Desenvolvido pelo Serviço de Nutrição Clínica do Hospital Veterinário da FCAV/Unesp.
PB = proteína bruta; EE = extrato etéreo; FB = fibra bruta; U = umidade.

permite maior cooperação dos proprietários,[85] minimizando os custos de internação nas clínicas e nos hospitais veterinários. Outra vantagem é o maior diâmetro do tubo, o que viabiliza a administração de maior quantidade de alimento (e mais grosseiro), próximo ao, em geral, consumido por cães e gatos.[86-88] Como sonda esofágica, podem ser empregados, para cães, os tubos de PVC (Embramed®) e Levine (Medical's®); para cães e gatos, a sonda de Foley (Embramac®). Nossa experiência tem demonstrado ser esse último tipo o mais aceito pelos animais, principalmente pelos gatos, com menor ocorrência de vômito. As complicações associadas a essa técnica são infecção do campo operatório, edema de face por pressão exercida pela bandagem, esofagite, aspiração de alimento, obstrução das vias respiratórias superiores, disfagia, vômito, saída da sonda através da cavidade oral e gastrite.[62,90,91]

Nossa experiência clínica tem demonstrado ser essa a técnica de eleição nas situações em que o suporte enteral será feito por um período superior a 1 semana.[91-93] A sonda tem baixo custo, é facilmente encontrada e o procedimento de colocação é simples, podendo ser realizado em qualquer clínica veterinária habilitada à realização de procedimento anestésico e pequenas cirurgias. Uma ilustração da colocação desse tubo pode ser encontrada na Figura 38.7 A e exemplos práticos podem ser visualizados nas Figura 38.7 B a E.*

Devido à importância do suporte nutricional enteral, toda situação na qual se prevê hiporexia ou anorexia deve ser considerada indicativa da colocação de tubo esofágico. Exemplos nesse sentido são cirurgias orais extensas, que necessitam de um longo período pós-cirúrgico no qual o consumo de alimentos é contraindicado, e o estabelecimento de quimioterapia agressiva, que, com frequência, resultam em anorexia, perda de peso e caquexia. Nessas situações, antes do início da quimioterapia, quando o paciente está ainda compensado do ponto de vista clínico ou no próprio plano cirúrgico de um procedimento que resultará em dificuldade ou impossibilidade de deglutição, o clínico já deve pensar em colocar o tubo enteral. Essa medida poderia evitar uma situação comum, quando, após algum tempo de quimioterapia, o paciente passa a apresentar considerável deterioração do estado nutricional e, só então, a terapia nutricional enteral passa a ser cogitada. Nesse momento, dois fatores complicantes podem estar presentes. Primeiro, já houve deterioração da condição nutricional, com implicações ao prognóstico do paciente. Segundo, a debilidade instalada pode dificultar em muito o procedimento anestésico necessário à colocação do tubo.

A técnica de gastrostomia é considerada uma forma efetiva de suporte nutricional em cães e gatos, do mesmo modo que a esofagostomia, podendo ser utilizada por longos períodos (meses a anos).[75] Consiste em uma via segura, por proporcionar uma digestão eficiente. As funções do estômago de mistura, digestão e estocagem permanecem íntegras. Além disso, o diâmetro das sondas utilizadas permite a administração de alimentos mais consistentes e sob a forma polimérica (não digerida). Há, normalmente, boa aceitação por parte do paciente, com facilidade de reinício da alimentação oral ou espontânea, mesmo com a permanência do tubo.[94,95] No entanto, esse método apresenta como desvantagens a necessidade do uso de anestesia geral e aparelho especializado para a colocação dos tubos, as sondas não podem ser removidas em período de tempo inferior a 5 dias e o extravasamento de conteúdo alimentar do estômago para a cavidade abdominal pode resultar em peritonite.[96]

Os pacientes candidatos a essa terapia são aqueles acometidos por neoplasias orofaringeanas, esofágicas e hepáticas e aqueles com anorexia resultante do tratamento quimioterápico. A gastrostomia fica contraindicada, porém, nas situações de vômitos incoercíveis, nos distúrbios gastroentéricos, nos quadros de ascite e em pacientes que necessitam de suporte nutricional por um período inferior a 5 dias.[97] A técnica de colocação do gastrotubo com o uso de aplicadores está ilustrada nas Figura 38.8 A e B e exemplos práticos podem ser visualizados nas Figura 38.8 C e D.

Terapia nutricional parenteral

A terapia nutricional parenteral (TNP) consiste na administração de todas as exigências nutricionais diárias ou parte delas pela via intravenosa.[98] A administração de todas as necessidades nutricionais, incluindo calorias, aminoácidos, lipídios, vitaminas e minerais, é denominada nutrição parenteral total. Nela, todas as necessidades nutricionais conhecidas são infundidas dentro de um período de 24 h, incluindo aqui a totalidade das necessidades energéticas do paciente. A administração de apenas parte das necessidades nutricionais é denominada nutrição parenteral parcial.[74] Esta pode ou não incluir lipídios e microelementos. Normalmente, na nutrição parenteral parcial (NPP) são administrados eletrólitos e vitaminas necessários e apenas parte das necessidades energéticas e de aminoácidos do paciente.[90]

São indicações específicas para o uso da nutrição parenteral:

- Obstrução gastrintestinal
- Hipomotilidade gastroentérica
- Má absorção
- Diarreias profusas
- Vômitos graves
- Período pós-operatório de determinados procedimentos cirúrgicos do trato gastrintestinal
- Pancreatite
- Peritonite
- Hepatite
- Coma
- Inconsciência ou déficits neurológicos graves
- Ocasiões em que a colocação de tubos não é possível
- Outras circunstâncias individuais.

Essa via pode ser empregada, também, como forma de suplementação da via enteral.[95,98]

Os benefícios do uso prolongado da terapia nutricional parenteral em pacientes com câncer são questionáveis até o momento. A grande maioria dos autores recomenda esse tipo de suporte apenas para aqueles animais que apresentam grandes possibilidades de recuperação, como os que foram submetidos a cirurgias gastrintestinais, para os anorécticos, devido à quimioterapia, ou para os tumores de prognóstico favorável ao tratamento.

Antes de se proceder à nutrição parenteral, é importante que o paciente esteja hidratado e com seu equilíbrio acidobásico estabelecido. Pacientes com alterações hidreletrolíticas e acidobásicas devem primeiro ser reidratados e estabilizados, sob pena de desenvolverem distúrbios graves durante o procedimento.[99]

Há cinco soluções básicas empregadas na nutrição parenteral: dextrose, aminoácidos, lipídios, eletrólitos e compostos vitamínico-minerais. Soluções de dextrose variam de 5

*N. do A.: uma descrição mais completa dessa técnica pode ser encontrada no livro Fossum TW. Cirurgia de pequenos animais. 3. ed., 2008.

a 100% em concentração, de aminoácidos, de 3,5 a 15%, e lipídios, de 10 a 30%. Normalmente, na NPP essas soluções são diluídas na necessidade hídrica diária do paciente, sendo assim mais bem toleradas em vasos periféricos. O uso isolado de dextrose como fonte de calorias não proteicas, apesar de barato, tem como inconveniente o fato de pacientes catabólicos serem insulinorresistentes, podendo esse procedimento resultar em hiperglicemia e hiperlactacidemia.[72] Além disso, a glicose não é efetiva em limitar a lipólise e o balanço nitrogenado negativo em cães e gatos. A composição de glicose com lipídios no fornecimento de calorias não proteicas é preferível, pois diminuem-se esses efeitos colaterais e a solução torna-se mais eficiente na manutenção do balanço nitrogenado.[100]

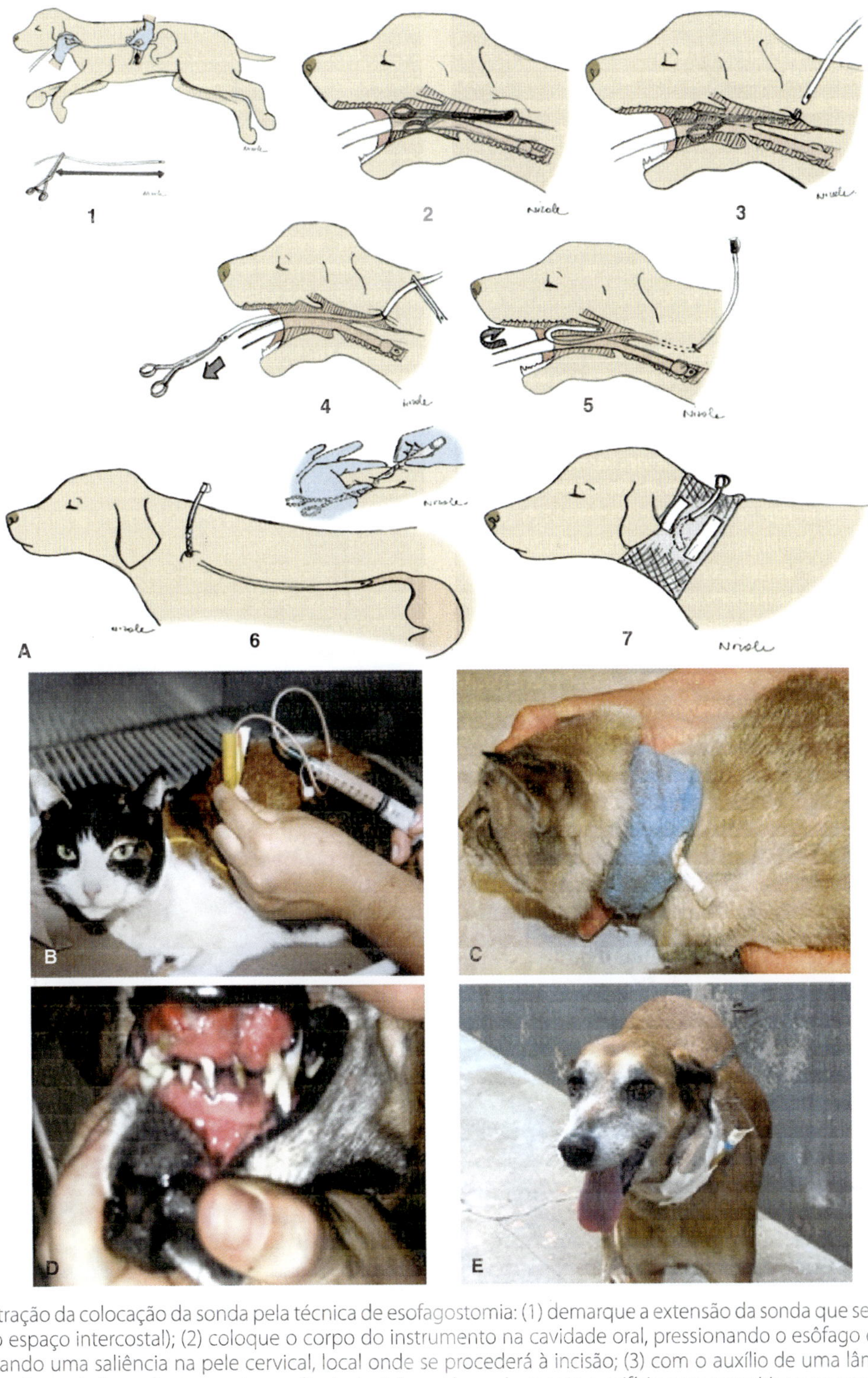

Figura 38.7 A. Ilustração da colocação da sonda pela técnica de esofagostomia: (1) demarque a extensão da sonda que será introduzida dentro do esôfago (sétimo espaço intercostal); (2) coloque o corpo do instrumento na cavidade oral, pressionando o esôfago contra a musculatura mesocervical, formando uma saliência na pele cervical, local onde se procederá à incisão; (3) com o auxílio de uma lâmina de bisturi, incise a pele e os tecidos até exteriorizar o instrumento mediante incisão cutânea. Aumente o orifício para permitir a passagem do tubo, após a fixação deste ao instrumento; (4) retraia o instrumento e puxe o tubo para o interior da cavidade oral; (5) redirecione o tubo com o auxílio de um estilete para o interior do esôfago; (6) fixe o tubo na pele com fio de sutura não absorvível 2-0, utilizando ponto dedo chinês ou bailarina e (7) coloque uma bandagem na região para proteção dos pontos e da ferida. **B** a **E.** Casos clínicos demonstrando o uso de sonda esofágica.

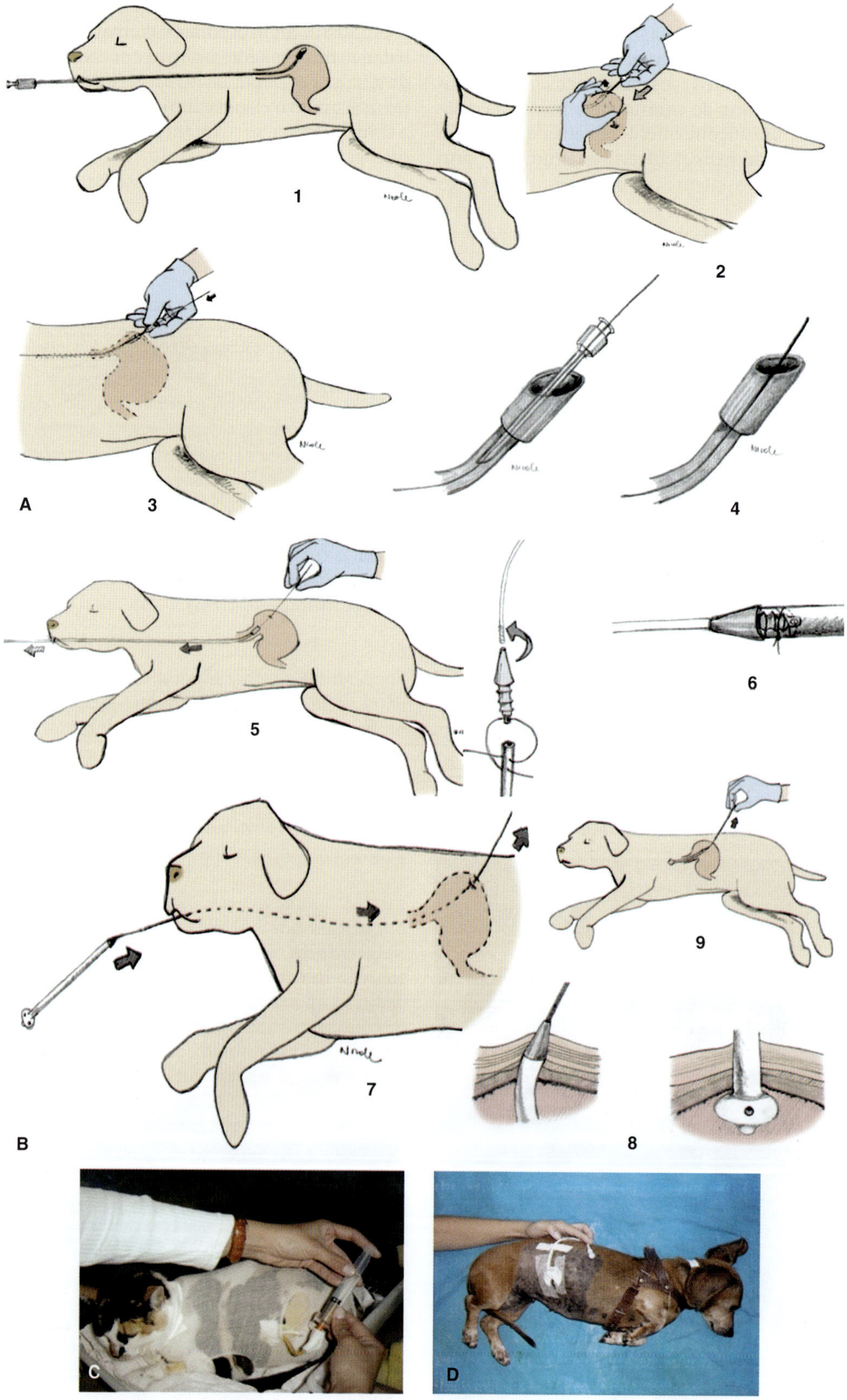

Figura 38.8 A e **B.** Ilustração da técnica de colocação de sonda por gastrostomia com uso de aplicador: (1) vista esquemática demonstrando como o aplicador se posiciona dentro do estômago do animal. Este deve empurrar o estômago contra a parede abdominal e produzir uma saliência para que se possa introduzir o trocarte; (2) com o auxílio do trocarte, perfure a pele e a musculatura até posicionar a extremidade distal do trocarte dentro da extremidade distal do aplicador; (3) introduza o guia pelo trocarte até o interior do aplicador; (4) visualize o guia sendo introduzido pelo trocarte e, em segundo momento, este já está posicionado dentro do aplicador; (5) retire o aplicador, permanecendo apenas o guia dentro do animal; (6) fixe o tubo gástrico na extremidade distal do guia; (7 e 8) após fixado o guia, o tubo será arrastado da cavidade oral para dentro do estômago e (9) localização da extremidade distal do tubo dentro do estômago. **C** e **D.** Casos clínicos demonstrando o uso de sonda gástrica.

As emulsões lipídicas são utilizadas como fonte de energia e ácidos graxos essenciais para pacientes que recebem a TNP. Os ácidos graxos provenientes de emulsões lipídicas podem influenciar as respostas imune e inflamatória de maneiras distintas, de acordo com suas características físico-químicas. Recentemente, uma nova emulsão lipídica rica em ácido graxo ômega-3 tornou-se disponível para uso clínico em pacientes humanos. Efeitos positivos sobre a capacidade fagocítica foram verificados em animais que receberam essa solução.[101] Outras vantagens das soluções lipídicas incluem sua isosmolaridade, alta densidade energética e a possibilidade de uso em vaso periférico. No entanto, estas propiciam crescimento bacteriano, podendo favorecer a sepse, e são instáveis, se misturadas diretamente com a dextrose a 50%.[102]

Os pacientes devem receber uma mistura de aminoácidos essenciais e não essenciais. A maior parte das soluções apresenta todos os aminoácidos essenciais para cães e gatos, exceto a taurina, que pode ser encontrada apenas em algumas soluções especiais para pacientes humanos pediátricos. Algumas formulações, no entanto, não apresentam arginina, aminoácido essencial para cães e gatos, devendo isso ser checado antes da administração. As soluções de aminoácidos e dextrose podem ou não apresentar eletrólitos. Em razão da maior facilidade de preparo, deve-se dar preferência às que já vêm com eletrólitos.[102]

Compostos multivitamínicos e oligoelementos também são incorporados à TNP. As vitaminas, especialmente as hidrossolúveis, são rapidamente perdidas durante a anorexia e o estado catabólico, pois o organismo não apresenta estoque desses nutrientes. Elas participam como cofatores de várias etapas do processo de utilização da energia, de modo que a suplementação de calorias acelera seu consumo e perda. A deficiência de vitaminas do complexo B, em especial de tiamina, é um dos fatores responsáveis pela ocorrência da síndrome da realimentação, um distúrbio metabólico potencialmente fatal que se desenvolve no paciente anoréctico realimentado. Como várias vitaminas do complexo B são destruídas pela luz, é recomendável proteger o recipiente com a solução parenteral com papel-alumínio ou outro material que impeça a incidência direta.[103]

Outros fatores envolvidos na síndrome da realimentação são o fósforo, o magnésio e o potássio. Estes são perdidos durante a destruição tecidual secundária à inanição e podem ter sua concentração plasmática diminuída por captação celular, posteriormente ao fornecimento de calorias. A glicose estimula a secreção de insulina e aumenta a utilização do fósforo, na fosforilação intermediária da glicose. Hipofosfatemia causada por administração muito rápida de calorias na forma de glicose ocorre mais rapidamente em cães que passaram fome do que em animais normais.[61]

As principais complicações da TNP são, em ordem de ocorrência, distúrbios metabólicos, obstruções e distúrbios mecânicos durante a infusão, septicemia e flebite.[98] A hiperglicemia é o distúrbio metabólico mais comum, seguido de hiperlipemia e hiperbilirrubinemia. Em pacientes não hiperglicêmicos antes da instituição da TNP, a hiperglicemia raramente precisa ser corrigida com a administração de insulina. Normalmente a redução da administração de solução de dextrose já é suficiente para solucionar o transtorno. Gatos são mais suscetíveis a hiperglicemia, necessitando de maior atenção. Uma alternativa interessante seria infundir, no primeiro dia, apenas 50% da solução de dextrose necessária e, no segundo, não havendo no animal glicosúria ou hiperglicemia, a totalidade do volume calculado de solução. Hiperlipemia pode ocorrer nos primeiros dias do suporte. Nesses casos, deve-se diminuir a concentração da solução lipídica do soluto infundido.[104]

A hipopotassemia é o principal distúrbio eletrolítico da TNP. A glicose promove captação de potássio pela célula, devendo a concentração desse elemento ser adequadamente monitorada na fluidoterapia do animal e suplementada na solução infundida. O grande volume de fluidos a ser administrado, associado à elevada frequência de distúrbios mecânicos obstrutivos, faz com que seja recomendável o emprego de uma bomba de infusão.[98] Além disso, os distúrbios metabólicos são muito mais suscetíveis de ocorrer em função de uma velocidade muito rápida de infusão do que em função da qualidade do fluido administrado. As complicações mecânicas obstrutivas podem ser prevenidas com o emprego de cateteres intravenosos de boa qualidade, regularmente lavados com soluções anticoagulantes, bem posicionados e fixados no animal. Estes devem ter uso exclusivo para a TNP, evitando-se seu uso para a administração de medicamentos ou coleta de sangue do paciente.[61]

O protocolo de monitoramento dos pacientes que estão recebendo TNP deve incluir:[95]

- Checar sinais vitais a cada 6 ou 12 h (temperatura, pulso, membranas mucosas, frequência respiratória)
- Pesar os animais todos os dias
- Mensurar a glicemia de início a cada 6 ou 12 h e depois a cada 72 h
- Determinar a concentração de eletrólitos a cada 24 h durante os primeiros 2 ou 3 dias
- Determinar a ureia sérica 12 h após o início da nutrição
- Determinar hematócrito, contagem de plaquetas e verificar a turbidez e a coloração do plasma a cada 24 h por 2 a 3 dias, depois semanalmente
- Determinar hemograma completo e perfil bioquímico (enzimas hepáticas e creatinina) 1 ou 2 vezes/semana.

O preparo da solução deve seguir a seguinte ordem: (1) aminoácidos e eletrólitos; (2) dextrose; (3) emulsão lipídica e (4) vitaminas. A mistura deve ser feita da forma mais asséptica possível, pois a solução apresenta-se como um meio de cultura para microrganismos, podendo levar à sepse. Recomenda-se seu preparo em capela de fluxo laminar, mas, em nossa realidade, pode-se utilizar o centro cirúrgico após sua desinfecção ou outro local convenientemente higienizado e desinfetado, tomando-se o cuidado de usar luvas estéreis e avental durante o procedimento. Todo frasco de solução, após aberto, deve ser refrigerado, observando-se as recomendações do fabricante.[105]

Outra opção interessante é adquirir a solução pronta, embalada em bolsas para 24 h de nutrição parenteral, de hospitais ou laboratórios humanos especializados. Nessa opção, o clínico deve prescrever, com precisão, o volume ou a concentração final de cada nutriente (lipídios, dextrose, aminoácidos, vitaminas, eletrólitos e minerais). As vantagens incluem maior facilidade, menor custo potencial, maior garantia de assepsia, precisão da formulação e possibilidade do emprego de vários tipos de solução, formulando uma nutrição mais completa.[105]

No Quadro 38.6, apresenta-se o protocolo de nutrição parenteral parcial desenvolvido para uso no Hospital Veterinário da FCAV/Unesp, o qual já foi extensamente avaliado e empregado, com mais de 200 terapias nutricionais implementadas.* Ele se propõe a fornecer apenas parte da necessidade calórica e de aminoácidos, por uma questão de

*N. do A.: outros protocolos podem ser encontrados em Hand MS, Thatcher CD, Remillard RL, Rodebush P. Small animal clinical nutrition. 4th ed. Topeka: Mark Morris Institute; 2000; e Pibot P, Biourge V, Elliot D. Encyclopedia of canine clinical nutrition; 2006.

Quadro 38.6 Protocolo para nutrição parenteral parcial.

Protocolo para nutrição parental parcial (Serviço de Nutrição Clínica – HVGLN/FCAV/Unesp)

1.0 Calcular a necessidade energética

Cão/gato: "A" kcal/dia = 70 × (peso corporal)^{0,75}

2.0 Calcular a necessidade hídrica

Cão/gato: "B" mℓ/dia = 70 × (peso corporal) (kg)

3.0 Cálculo do volume de dextrose a 50%

Cão/gato: "A"/3 = "C" kcal por dia (30% da necessidade calórica do animal)

"D" mℓ de glicose a 50% por dia = "C"/1,7 (glicose a 50% = 1,7 kcal por mℓ)

4.0 Lipídios a 20%

Cão/gato: "A"/5 = "E" kcal por dia (20% da necessidade calórica do animal)

"F" mℓ de lipídios a 20% por dia = "E"/2 (lipídios a 20% = 2 kcal por mℓ)

5.0 Aminoácido (aa) a 10%

Cão: "A"/2 = "F" kcal (50% da necessidade proteica)

Necessidade proteica em gramas por dia "G" = ("F" × 3)/100

(3 g para cada 100 kcal de energia metabolizável)

Em 100 mℓ, há 10 g de aa: "H" mℓ de aa a 10% = "G" × 10

Gato: "A"/2 = "F" kcal (50% da necessidade proteica)

Necessidade proteica em gramas por dia "G" = ("F" × 4)/100

(4 g para cada 100 kcal de energia metabolizável)

Em 100 mℓ, há 10 g de aa: "H" mℓ de aa a 10% = "G" × 10

6.0 Complexo B (CB)

Cão/gato: "I" mℓ de CB = "A"/100* (1 mℓ de CB para cada 100 kcal de energia metabolizável)

7.0 Ringer simples (RS)

Cão/gato: "J" mℓ de RL por dia = "B" – ("D" + "F" + "H")

8.0 NaCl a 20%**

Cão/gato: ("D" × 0,5) + ("F" × 0,8) + ("H" × 0,9) = "K" mℓ de água; "L" gramas de NaCl = ("K" × 0,9)/100 (Deseja-se adicionar 0,9 g de cloreto de sódio para cada 100 mℓ de solução)

Solução a 20% de NaCl: "M" mℓ solução de NaCl = "L" × 5

9.0 KCl***

Cão/gato: "N" mEq de K provenientes do RS = ("J" × 4)/1.000 (A solução de RL apresenta 4 mEq/"O" mEq de K a serem suplementados = [("B" × 30)/1.000] – "N" (Concentração desejada é de 30 "P" mℓ KCl = "O"/2 (Em 1 mℓ de KCl, têm 2 mEq)

10.0 Arginina

Cão/gato: 1 ampola de Ornitagin® para 10 kg de PV por dia

11.0 Vitamina K

Cão/gato: 0,5 mg/kg SC no primeiro dia e após 1 vez/semana

12.0 Receita diária do animal

"D" mℓ de solução de glicose a 50% + "F" mℓ de solução de lipídios a 20% + "H" mℓ de solução de aminoácidos a 10% + "I" mℓ de complexo B + "J" mℓ de Ringer simples + "M" mℓ de solução de Na

"P" solução de KCl a 2 mEq/mℓ. *Total* = *X* mℓ por dia

13.0 Velocidade de infusão

Cão/gato: 4 a 6 mℓ/kg peso corporal/h

A *nutrição parenteral total* também pode ser determinada com essa mesma sequência de cálculo. Basta, para isso, nas etapas 3, 4 e 5, fornecer a totalidade das necessidades estimadas. Esta, no entanto, deve ser infundida em um vaso central. *Proteger da luz com papel-alumínio. **Correção da solução de glicose e aminoácidos, necessária apenas quando estas não vêm com eletrólitos. Caso sejam empregadas soluções com eletrólitos, desconsiderar essa etapa. ***A suplementação de potássio e outros eletrólitos deve respeitar a demanda hidreletrolítica e o equilíbrio acidobásico.
RL = Ringer lactato; PV = peso vivo.

custo e praticidade. A solução é infundida, também, com a necessidade hídrica do paciente. Essa medida facilita a terapia nutricional, pois reduz a osmolaridade da solução, tornando mais segura sua administração em vaso periférico, e permite a infusão do fluido em maior velocidade, pois está diluído em água, reduzindo o risco de desenvolvimento de distúrbios metabólicos e mecânicos.

Nutracêuticos e câncer

Arginina

A arginina é um aminoácido essencial para cães e gatos, sendo considerada um importante secretagogo de hormônio do crescimento, prolactina e insulina, estimulando, também, a liberação de glucagon, polipeptídio pancreático e catecolaminas. Ela participa do metabolismo do nitrogênio e exerce efeitos benéficos na cicatrização e nos mecanismos de defesa antitumor, interferindo no metabolismo e no crescimento tumorais.[106] É precursora de nitritos, nitratos e óxido nítrico (NO). Esse último é produzido no interior das células pela reação entre arginina e oxigênio, utilizando como catalizador a NO sintetase.[107] No sistema imune, ela é importante para a citotoxidade dos macrófagos ativados e para a inibição da agregação de neutrófilos.[107]

O óxido nítrico está envolvido em vários fenômenos fisiológicos e fisiopatológicos, como regulação da pressão arterial, neurotransmissão, síntese de proteínas hepáticas, transporte de elétrons na mitocôndria, redução do crescimento bacteriano e do tumoral, imunidade mediada por células, síntese de colágeno, metabolismo de nitrogênio e creatina, síntese de poliaminas, transcrição do DNA e transdução do RNA etc., com possíveis efeitos benéficos para o paciente, como melhor cicatrização e retenção de nitrogênio. Segundo Meier *et al.*,[106] ratos alimentados com arginina mostraram redução da tumorigênese e disseminação do câncer. Elevadas concentrações de óxido nítrico gerado pela arginina resultaram em apoptose e inibição do crescimento tumoral em tumores pancreáticos *in vivo* e *in vitro*. Em ratos com tumor sólido recebendo suplementação com 4 a 6% de arginina, a taxa de metástases foi mais baixa e a anemia menos grave do que naqueles sem arginina na alimentação.

No entanto, o óxido nítrico pode apresentar um papel dúbio, por ser potencialmente tóxico em situações como estresse oxidativo, geração de radicais oxigênio-reativos e na deficiência do sistema antioxidante.[108] Os mesmos autores destacam, ainda, que a arginina sozinha não tem efeito benéfico, sendo conseguido quando fornecida juntamente com uma mistura balanceada de aminoácidos, melhorando, assim, o equilíbrio proteico da dieta. Isso foi verificado em um estudo clínico controlado e randomizado, com 32 pacientes humanos com câncer sólido avançado que haviam perdido ao menos 5% do peso corporal. Os pacientes que receberam a mistura de aminoácidos essenciais apresentaram melhor manutenção do peso corporal quando comparados com o grupo que não foi suplementado.[48]

Glutamina

A glutamina é classificada como um aminoácido não essencial para cães e gatos. No entanto, em situações como trauma, septicemia e câncer, as concentrações séricas desse aminoácido podem se reduzir em até 50%, sendo necessária sua reposição, motivo pelo qual vem sendo classificado como um aminoácido condicionalmente essencial. Segundo Abcouwer e Souba,[109] a suplementação com glutamina pode auxiliar a reduzir a depleção muscular, diminuindo o catabolismo proteico associado à caquexia cancerosa.

Esse aminoácido é considerado um dos mais importantes substratos metabólicos para as células do trato gastrintestinal. A elevada atividade da glutaminase, enzima necessária para o metabolismo da glutamina, proporciona ao trato gastrintestinal eficiência em utilizar esse aminoácido como fonte energética. Cerca da metade da glutamina que chega ao intestino é convertida em alanina, que, por sua vez, é captada pelo fígado e utilizada na gliconeogênese. Além dos enterócitos e dos colonócitos, outras células de *turnover* elevado, como células neoplásicas, fibroblastos e outros tecidos como os rins e o fígado, utilizam a glutamina como principal fonte de nitrogênio e carbono. Em condições de hipermetabolismo e hipercatabolismo, como na caquexia, ocorre intensa mobilização de glutamina. Nesse caso, sua ingestão passa a ter papel fundamental na redução da morbidade e da mortalidade dos pacientes.[111]

A preservação e a manutenção da estrutura do trato gastrintestinal são cruciais para a manutenção da saúde. As elevadas taxas de proliferação, diferenciação e renovação celular tornam o intestino o sítio de maior gasto energético do organismo.[112] Estudos em animais e no homem demonstraram que a nutrição parenteral total contendo dipeptídios de glutamina pode evitar a atrofia intestinal relacionada com o trauma, o que não é verificado na nutrição parenteral livre desse aminoácido. Em pacientes com doença inflamatória intestinal e neoplasias, a permeabilidade intestinal pode ser mantida e a estrutura das microvilosidades preservada com a suplementação de glutamina.[113]

Traumas locais, como a ação de agentes quimioterápicos, podem danificar o epitélio da mucosa intestinal e permitir a translocação de bactérias e toxinas para a corrente circulatória, culminando em sepse e, consequentemente, falência múltipla de órgãos. O aumento da tolerância à radioterapia e à quimioterapia foi verificado com a suplementação de glutamina, devido à proteção contra lesão intestinal e toxicidade do tratamento conferidas pelo aminoácido. Evidências também sugerem que seu uso em pacientes com neoplasia seja seguro, sem a ocorrência de aumento da proliferação das células tumorais.[114]

De acordo com Seiça,[111] os efeitos benéficos exercidos pela glutamina podem ser divididos em dois mecanismos principais:

- Restabelecimento do volume de fluidos extracelulares: o estresse está associado à expansão do compartimento extracelular. Embora a causa da redistribuição dos fluidos orgânicos não seja completamente conhecida, o uso de terapia nutricional parenteral total, isenta de glutamina, está associado à expansão do fluido extracelular. Doentes em nutrição parenteral suplementada com esse aminoácido apresentaram redução significativa da água corporal total e menor aumento de água extracelular. Esse efeito ocorre, possivelmente, devido à atenuação de invasão microbiana e infecção dos pacientes. A glutamina reduz o extravasamento de fluidos, prevenindo sua perda pelas células endoteliais[23]
- Estímulo ao transporte intestinal de solutos, principalmente sódio, com melhora do trofismo da mucosa intestinal. Esse fato relaciona-se com o efeito protetor da glutamina sobre a mucosa, possivelmente em decorrência de sua função de fornecimento de azoto para a síntese de purinas e pirimidinas, bases nitrogenadas necessárias à síntese dos ácidos nucleicos nos enterócitos.

Ácidos graxos poli-insaturados

Ácidos graxos (AG) são ácidos carboxílicos. A composição deles varia de 2 átomos de carbono (ácido acético) a 24 átomos de carbono (ácido lignocérico). São classificados, de acordo com a saturação das ligações entre os carbonos, em saturados (todas as ligações entre carbonos são ligações simples), monoinsaturados (uma dupla ligação) e poli-insaturados (mais de uma dupla ligação). A localização da primeira dupla ligação, a partir do final da molécula (grupo metil ou ômega), define a série, ou família, à qual pertence. De importância em medicina veterinária, têm-se os AGP ômega-6 e ômega-3.[55,115]

O mecanismo exato de funcionamento dos ácidos graxos poli-insaturados (AGP) não é totalmente conhecido. Estes desempenham diversas funções nas células, sendo as principais atuarem como fonte de energia, como componentes estruturais da membrana celular e como precursores dos eicosanoides. Na membrana celular, participam como parte integral de sua estrutura lipoproteica. Os AGP são incorporados à estrutura dos fosfolipídios, tendo papel essencial para que a membrana celular mantenha fluidez e permeabilidade adequadas.[116] Os eicosanoides incluem tromboxanos, leucotrienos e prostaglandinas. Exercem papel na secreção e na regulação dos hormônios hipotalâmicos e da pituitária e são compostos-chave nos processos inflamatórios e imunes.[117]

Em estudo com cães com linfoma tratados com doxorrubicina, alguns pesquisadores demonstraram que a suplementação da dieta com AGP ômega-3 resultou em aumento no tempo de sobrevida dos animais.[118] Ao pesquisar o câncer de mama humano, encontrou-se relação direta entre a relação ômega-6:ômega-3 e o aparecimento da neoplasia, levantando hipótese sobre a existência de correlação entre os AGP dietéticos e a doença.[119] Em outro trabalho, com indução experimental de câncer de mama em ratas, observou-se que os animais submetidos a dietas ricas em ômega-6 tiveram maior crescimento primário do tumor e formação de metástases, quando comparados aos alimentados com dieta rica em ômega-3.[120]

Apenas o aumento da densidade energética das dietas nem sempre é capaz de reverter o processo catabólico existente nos pacientes com câncer. Os AGP ômega-3 podem contribuir para a normalização de algumas das alterações metabólicas observadas na síndrome caquexia. Em diversos estudos, a suplementação de ácido eicosapentaenoico inibiu o crescimento tumoral, apresentou efeito protetor sobre o desenvolvimento e a progressão de vários modelos tumorais e atuou como agente contrarregulador das citocinas mediadoras da caquexia, incluindo o TNF-α, as IL-1 e 6 e os fatores indutor de proteólise e mobilizador de lipídios, anteriormente descritos neste capítulo. Destaca-se que os ácidos graxos mais efetivos são o docosaexaenoico (DHA, C22:4 ω3) e o eicosapentaenoico (EPA, C22:3 ω3), derivados do precursor da família ômega-3, o ácido alfalinoleico. Esse último, encontrado, por exemplo, na semente da linhaça, é menos efetivo que a suplementação com DHA e EPA, presentes em quantidades mais apreciáveis no óleo de alguns peixes marinhos.

Os principais benefícios propostos com o uso dos AGP ômega-3 nos pacientes cancerosos estão resumidos na Figura 38.9.

Fibras

O termo fibra refere-se a um grande número de hidratos de carbono complexos, compreendidos por celulose, hemicelulose, pectinas, gomas, mucilagens e outros. Estes são diferentes dos amidos, por serem resistentes à digestão enzimática no intestino delgado, são fermentáveis em maior ou menor grau pela microbiota colônica e caracterizam-se pelos tipos de açúcares presentes em sua estrutura.[121]

As fibras são degradadas pela microbiota intestinal (bactérias, fungos e protozoários), sendo resistentes à ação das enzimas digestivas. Sua fermentação produz energia para os

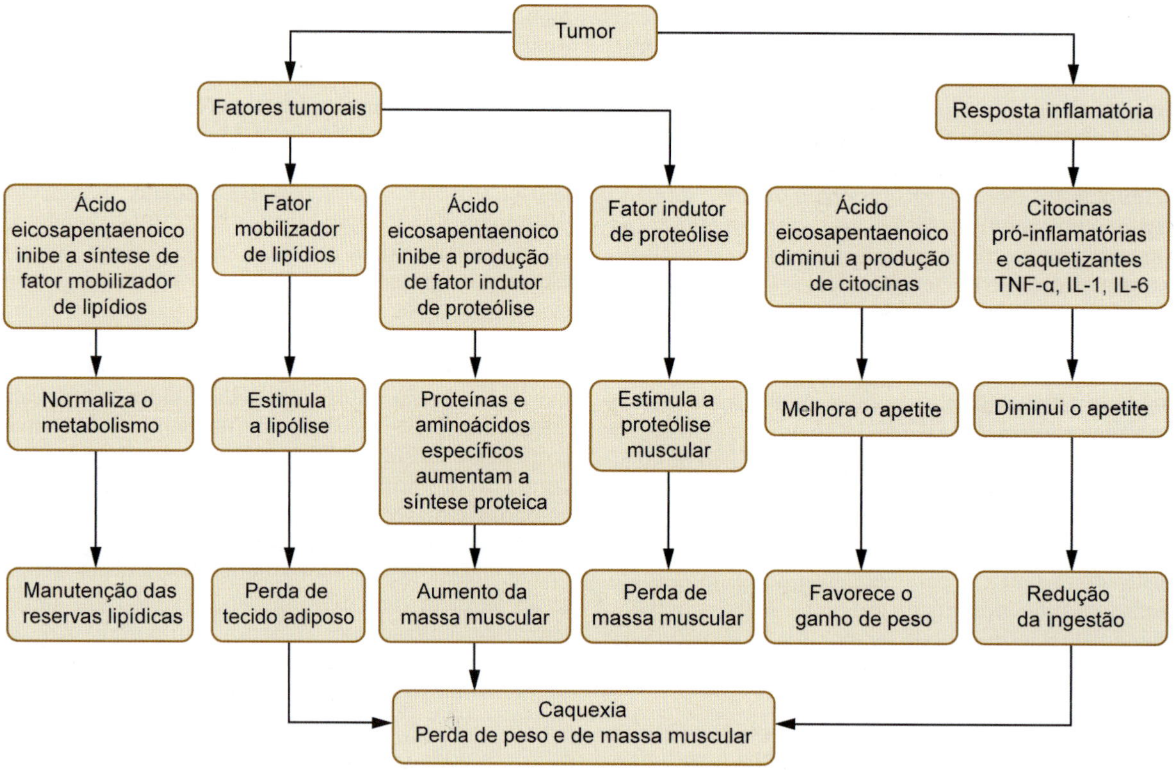

Figura 38.9 Possíveis efeitos do ácido eicosapentaenoico na caquexia cancerosa. IL-1 = interleucina-1; IL-6 = interleucina-6; TNF-α = fator de necrose tumoral alfa.

microrganismos, resultando na produção de ácidos graxos voláteis (AGV) ou ácidos graxos de cadeia curta.[121] Os principais AGV produzidos são acetato, propionato e butirato, que se constituem em importante substrato energético para os colonócitos. Estima-se que 70% das necessidades dessas células venham da oxidação dos AGV.[66] Após absorvidos, os AGV são metabolizados pelo epitélio colônico. Segundo alguns estudos, aproximadamente 90% do butirato e entre 10 e 50% do propionato são utilizados por essas células.[66] Já o acetato é metabolizado pelo fígado, originando glutamina e corpos cetônicos que ganham a circulação sanguínea. A glutamina servirá, posteriormente, de substrato para os enterócitos, como já discutido. A parte restante do propionato é utilizada como substrato na gliconeogênese hepática.

No cólon, os AGV são responsáveis pela redução do pH intraluminal, estimulam a reabsorção de água e sódio e potencializam a reabsorção de cátions divalentes.[122] Admite-se que o butirato seja o AGV com maior efeito trófico sobre a mucosa intestinal, consequente ao maior fornecimento de energia que este propicia, ao aumento do fluxo sanguíneo colônico, ao estímulo à secreção pancreática e de hormônios gastrintestinais e, ainda, à estimulação do sistema nervoso autônomo.[123] Outro aspecto com relação ao butirato é sua ação reguladora da expressão de genes implicados na proliferação e na diferenciação colônicas.[124]

Entre seus efeitos sistêmicos, os AGV estão associados ao metabolismo lipídico e de glicose. O propionato diminui a síntese hepática de colesterol, por inibição da atividade da enzima hidroximetilglutaril coenzima A. O acetato e o propionato regulam o metabolismo da glicose, reduzindo a glicemia e a insulinemia pós-prandiais.[125] Por tudo isso, é importante adequar a qualidade e a quantidade de fibra na dieta do animal com câncer. Se, de um lado, os teores de fibra devem ser baixos, de modo a maximizar a digestibilidade e o valor energético do alimento, de outro uma quantidade adequada de fibra de boa fermentação é importante para se conseguirem os benefícios discutidos anteriormente.

Considerações finais

Pela presente revisão, verifica-se que existe relação direta entre nutrição e evolução clínica de cães e gatos portadores de neoplasia. O consumo de nutrientes influencia positivamente o funcionamento dos sistemas imune e metabólico, a capacidade cicatricial, a resposta aos tratamentos quimioterápico e/ou cirúrgico, a resistência do hospedeiro à quimioterapia, entre outros. Desse modo, inúmeros estudos demonstraram que a instituição de suporte nutricional adequado pode aumentar a longevidade e a qualidade de vida do paciente, colaborando para a redução de efeitos secundários da neoplasia e do tratamento dela, como a caquexia. Com base na experiência prática de rotina, pode-se afirmar que a combinação de suporte nutricional e tratamento quimioterápico tem apresentado os melhores resultados em comparação com o uso isolado dessas práticas. Em função disso, salienta-se a importância da conscientização dos médicos-veterinários para que a terapia nutricional se torne rotina em sua prática profissional. Talvez o mais importante seja a mudança do paradigma atual, conceituado em "*quando o animal melhorar, ele voltará a se alimentar*", buscando interiorizar o conceito de que "*deve-se alimentar o animal, para que este se sinta melhor e se recupere mais rápido*".

Referências

1. Inui A. Cancer-cachexia syndrome: current issues in research and management. CA Cancer J Clin. 2002;52:72-91.
2. Howard J, Senior FD. Caquexia and nutritional issues in animals with cancer. J Vet Med Assoc. 1999;214:632-37.
3. Mauldin EG. Feeding the cancer patient. In: IAMS Nutrition Symposium Proceedings, 1998; Wilmington, OH. Recent advances in canine and feline nutrition. Wilmington, OH: Orange Frazer Press. 1998;2:219-32.
4. Albrecht TJ, Todd W. Cachexia and anorexia in malignancy. Hematology/Oncology Clinics of North America. 1996;10:791-97.
5. Halm AK, Richardson CR. Cancer chemoterapy: cancer biology. Philadelphia: Malvern; 1995. p. 15.
6. Ray P, Thatcher CD, Swecker JSW. Nutritional management of dogs and cats with cancer. Veterinary Medicine. 1992:1185-94.
7. Body JJ. The syndrome of anorexia-cachexia. Current Opinion in Oncology. 1999;11(4):255-60.
8. Tisdale MJ. Cancer anorexia and cachexia. Nutrition. 2001;17:438-42.
9. Nelson KA. The cancer-cachexia syndrome. Seminars in Oncology. 2000;27:64-8.
10. Tisdale JM, Brennan AR, Fearon CK. Reduction of weight loss and tumour size in a cachexia model by a high fat diet. British Journal Cancer. 1987;56:39-43.
11. Grimble RF. Nutritional therapy for cancer cachexia. Gut. 2003;52:1391-2.
12. Cohen J, Lefor AT. Nutrition support and cancer. Nutrition. 2001;17:698-9.
13. Barber MD, Ross JA, Fearon KCH. Cancer cachexia. Journal of Surgical Oncology. 1999;8:133-41.
14. Inui A, Meguid M. Cachexia and obesity: two sides of one coin? Current Opinion in Clinical Nutrition and Metabolic Care. 2003;6:395-9.
15. Daniel HL, Mauldin GE. Body condition scoring in dogs and cats with and without malignant disease. Annual Veterinary Cancer Society Conference, Chicago, 1996, Proceedings... p. 36.
16. Michel KE, Sorenmo K, Shofer FS. Evaluation of body condition and weight loss in dogs presented to a veterinary oncology service. Journal of Veterinary Internal Medicine. 2004;18:692-5.
17. Baez JL, Michel KE, Sorenmo K, Shofer FS. A prospective investigation of the prevalence and prognostic significance of weight loss and changes in body condition in feline cancer patients. Journal of Feline Medicine and Surgery. 2007;9:411-7.
18. Capra S, Ferguson M, Ried K. Cancer: impact of nutrition intervention outcome – nutrition issues for patients. Nutrition. 2001;17:769-72.
19. Grosvenor M, Bulcavage L, Chlebowski R. Symptoms potencially influencing weight loss in a cancer population. Correlations with primary site, nutritional status, and chemotherapy administration. Cancer. 1989;63:330-4.
20. Oterry F. Definition of standardized nutritional assessment and interventional pathways in oncology. Nutrition. 1996;12:15-19.
21. Ogilvie GK. Interventional nutritional for the cancer patient. Clinical Techniques in Small Animal Practice. 1998;13:224-31.
22. Janeway CA, Travers P, Walport M, Capra JD. Imunobiologia: o sistema imunológico na saúde e na doença. 4ª ed. Porto Alegre: Artes Médicas Sul; 2000, p. 288-93.
23. Waitzberg DL. Nutrição enteral e parenteral na prática clínica. 3ª ed. São Paulo: Atheneu; 2000, p. 211-22.
24. McCarthy DO. Rethinking nutritional support for persons with cancer cachexia. Biological Research Nursing. 2003;5:3-17.
25. Carvalho EB, Correia MM, Torres HOG. Câncer. In: Carvalho EB. Manual de suporte nutricional. Rio de Janeiro: Medsi; 1992, p. 221-32.
26. Samuels SE, Knowles AL, Tilignac F *et al.* Protein metabolism in the small intestine during cancer cachexia and chemotherapy in mice. Cancer Research. 2000;60:4968-74.
27. Davis MP, Dreicer R, Walsh D *et al.* Appetite and cancer-associated anorexia: a review. Journal of Clinical Oncology. 2004;22:1510-17.
28. Inui A. Cancer anorexia-cachexia syndrome: are neuropeptides the key? Cancer Research. 1999;59:4493-501.
29. Inadera H, Nagai S, Dong HY, Matsushima K. Molecular analysis of lipid – depleting factor in a colon inoculated cancer cachexia model. International Journal of Cancer. 2002;101:37-45.
30. Wigmore SJ, Plester CE, Ross JA, Fearon KCH. Contribution of anorexia and hypermetabolism to weight loss in anicteric patients with pancreatic cancer. British Journal of Surgery. 1997;84:196-7.
31. Waitzberg DL, Nardi L, Ravacci G *et al.* Síndrome da anorexia e caquexia em câncer: abordagem terapêutica. In: Waitzberg DL. Dieta, nutrição e câncer. São Paulo: Atheneu; 2004. p. 334-52.
32. Maltoni M, Amadori D. Prognosis in advanced cancer. Hematology/Oncology Clinics of North America. 2002;10:715-29.
33. Guppy M, Leedman P, Russel V. Contribution by different fuels and metabolic pathways to the total ATP turnover of proliferating MCF-7 breast cancer cells. Biochemical Journal. 2002;364:309.
34. Ogilvie GK, Vail DM. Nutritional and cancer: recent developments. Veterinary Clinics of North America: Small Animal Practice. 1990;20:969-85.
35. Vail DM, Ogilvie GK, Wheeler SL. Metabolic alterations in patients with cancer cachexia. Compendium Continuing Education Practice Veterinary. 1990;12:381-7.
36. Chlebowski TR, Heber D. Metabolic abnormalities in cancer patients: carbohydrate metabolism. Surgical Clinics of North America. 1986;66:957-67.
37. Crane WS. Perioperative nutritional support for the animal with cancer. Veterinary Clinics of North America: Small Animal Practice. 1995;25:63-76.
38. Ogilvie GK. Metabolic alterations and nutritional therapy. In: Withrow SJ, Macewen EG. Small animal clinical oncology. 3rd ed. Pennsylvania: WB Saunders; 2001. Capítulo 12, p. 169-82.
39. Rubin H. Cancer cachexia: its correlations and causes. Proceedings of the National Academy of Sciences. 2003;100:5384-9.
40. Shils ME, Shike M. Suporte nutricional do paciente com câncer. In: Shils ME, Olson JA, Shike M, Ross AC. Tratado de nutrição moderna na saúde e na doença. 9ª ed. São Paulo: Manole; 2003. p. 1385-416.
41. Matias JEF, Campos ACL. Terapia nutricional no câncer. In: Campos ACL. Nutrição em cirurgia. São Paulo: Atheneu; 2002. p. 281-95.
42. Ogilvie GK, Marks SL. Cáncer. In: Hand MS, Thatcher CD, Remillard RL, Roudebush P. Nutrición clínica en pequeños animales (Small Animal Clinical Nutrition). 4ª ed. Buenos Aires: Hill's Pet Nutrition Inc; 2000. Capítulo 25, p. 1035-55.
43. Ogilvie GK, Walters L, Salman MD *et al.* Alterations in carbohydrate metabolism in dogs with nonhematopoietic malignancies. American Journal Veterinary Research. 1997;58:277-81.
44. Burt EM. Metabolic alterations in a noncachetic animal system. Cancer. 1981;47: 2138-46.
45. Ogilvie GK, Vail DM, Wheeler SL *et al.* Effects of chemotherapy and remission on carbohydrate metabolism in dogs with lymphoma. Cancer. 1992;69:233-8.
46. Ogilvie GK, Walters L, Fettman MJ *et al.* Energy expenditure in dogs with lymphoma fed two specialized diets. Cancer. 1993;71:3146-252.
47. Cabral ELB, Correia MITD. Princípios nutricionais na abordagem do câncer avançado. In: Waitzberg DL. Dieta, nutrição e câncer. São Paulo: Atheneu; 2004, p. 329-33.
48. Costelli P, Baccino FM. Cancer cachexia: from experimental models to patient management. Current Opinion in Clinical Nutrition and Metabolic Care. 2000;3:p. 177-81.
49. Cabal-Manzano R, Bhargava P, Torres-Duarte A *et al.* Proteolysis-inducing factor is expressed in tumours of patients with gastrintestinal cancers and correlates with weight loss. British Journal of Cancer. 2001;15(84):1599.
50. Ogilvie GK, Fettman MJ, Mallinckrodt C *et al.* Effect of fish oil, arginine and doxorubicin chemotherapy on remission and survival time for dogs with lymphoma. Cancer. 2000;88:1916-28.
51. McAndrew FP. Fat metabolism and cancer. Surgical Clinical of North America. 1986;66:1003-23.
52. Kern KA, Norton JA. Cancer caquexia. Journal of Parenteral and Enteral Nutrition. 1988;12:286-98.
53. Carciofi AC, Bazolli RS, Prada F. Ácidos graxos poli-insaturados w6 e w3 na alimentação de cães e gatos. Revista de Educação Continuada do CRMV – SP. 2002;5:268-77.
54. Babcock T. Omega-3 fatty acid supplementations reduces tumor growth and vascular endothelial growth factor expression in a model of progressive non-metastasizing malignancy. Journal of Parenteral & Enteral Nutrition. 2002;26:285-9.
55. Bech SA, Smith KL, Tisdale MJ. Anticachetic and antitumor effect of eicosapentaenoic acid and its effect on protein turnover. Cancer Research. 1992;3:703-27.
56. Pomposelli JJ, Flores EA, Blackburn GL *et al.* Diets enriched with n-3 fatty acids ameliorate lactic acidosis by improving endotoxin-induced tissue hypoperfusion in guinea pigs. Annals of Surgery. 1991;213:166-76.
57. Saker EK. Managing the cancer patient. Pet Food Forum Industry, Chicago, 2004, Proceedings... p. 129a-129g.
58. Roudebush P, Davenport D, Novotny JB. The use of nutraceuticals in cancer therapy. Veterinary Clinics of North America: Small Animal Practice. 2004;34:249-69.
59. Remillard RL. Nutritional support in critical care patients. The Veterinary Clinics Small Animal Practice. 2002;5:1145-64.
60. National Research Council. Nutrient Requirements of Dogs, Washington; 1985. p. 77.
61. Kelly NC. Food types and evaluation. In: Kelly NC, Wills J. Manual of companion animal nutrition & feeding. Iowa: BSAVA; 1996. p. 22-42.

62. Pérez CS. Tratado de nutrición artificial. Madrid: Grupo Aula Médica, S. A.; 1998. p. 57-9.
63. Macintire DK. Bacterial translocation: clinical implications and prevention. In: Bonagura, JD. Kirks current veterinary therapy – small animal practice. 13th ed. Philadelphia: WB Saunders; 2000. p. 201-3.
64. Roediger WE. The starved colon-diminished mucosal nutrition, diminished absorption and colitis. Diseases Colon Rectum. 1990,33: 858-70.
65. Suchner U. Enteral *versus* parenteral nutrition: effects of gastrintestinal function and metabolism. Background. Nutrition. 1998;14:76-81.
66. Marks SL. The principles and practical aplicattion of enteral nutrition. Veterinary Clinics of North America: Small Animal Practice. 1998,28:677-707.
67. Kesek DR, Akerlind L, Karlsson T. Early enteral nutrition in the cardiothoracic intensive care Unit. Clinical Nutrition. 2002:21:303-7.
68. Prittie J, Barton L. Route of nutrient delivery. Clinical Techniques in Small Animal Practice. 2004;19:6-8.
69. Battaglia AM. Nutrition for the critically ill hospitalized patient. In:______. Small Animal Emergency and Critical Care: a Manual for the Veterinary Technician. New York: WB Saunders; 2001. p. 72-93.
70. Armstrong PJ, Lippert AC. Selected aspects of enteral and parenteral nutritional support. Seminars in Veterinary Medicine and Surgery. 1988;3:216-8.
71. Crowe DT. Nutrition in critical patients: administering the support therapies. Veterinary Medicine and Small Animal Clinician. 1989;5:152-80.
72. Crowe DT. Nutritional support for the hospitalized patient: an introduction to tube feeding. The Compendium Continuing Education. 1990;12:1711-20.
73. Simpson KW, Elwood CM. Techniques for enteral nutrition support. In: Wills JM, Simpson KW. The Waltham book of clinical nutrition of dog & cat. Oxford: Pergamon; 1994. p. 63-74.
74. Shenkin A. Micronutrients. In: Rombeau J, Rolandelli R. Clinical nutrition: enteral and tube feeding. Philadelphia: WB Saunders; 1997. p. 96-111.
75. Donoghue S. Nutritional support of hospitalised patients. In: Kalfelz FA. Veterinary Clinics of North America: Small Animal Practice. Philadelphia: WB Saunders; 1989; 19:475-95.
76. Davenport D. Suporte nutricional enteral e parenteral. In: Ettinger SJ, Feldman EC. Tratado de medicina interna veterinária. 4ª ed. Philadelphia: WB Saunders; 1995. p. 347-57.
77. Devey JJ, Crowe DT, Kirby R. Postsurgical nutritional support. Journal of American Veterinary Medical Association. 1995;206:1673-5.
78. Jolliet P, Pichard G, Biolo R *et al.* Enteral nutrition in intensive care patients: a practical approach. Clinical Nutrition. 1999;18:47-56.
79. Abood SK, Buffington CA. Improved nasogastric intubation technique for administration of nutritional support in dogs. Journal American Veterinary Medical Association. 1991;199:577-9.
80. Abood SK, Buffington CA. Enteral feeding of dogs and cats: 51 cases (1989-1991). Journal of the American Veterinary Medical Association. 1992;201:619-22.
81. Donoghue S, Kronfeld DS. Feeding hospitalised dogs and cats In: Wills JM, Simpson KW. The Waltham book of clinical nutrition of dog & cat. New York: Pergamon; 1994. p. 25-37.
82. Chan DL, Freeman LM. Nutrition in critical illness. Veterinary Clinics of North America. 2006;36(6):1225-41.
83. Ireland LM, Hohenhaus AE, Broussard JD. A comparison of owner management and complications in 67 cats with esophagostomy and percutaneous endoscopic gastrostomy feeding tubes. Journal American Animal Hospital Association. 2003;39:241-6.
84. Donoghue S. Nutritional support of hospitalised dogs and cats. Australian Veterinary Journal. 1994;71:332-6.
85. Devitt CM, Seim III HB. Esophageal feeding tubes. In: Bonagura JD. Kirks current veterinary therapy – small animal practice. 13th ed. Philadelphia: WB Saunders; 2000. p. 597-9.
86. Brunetto MA, Gomes MOS, Nogueira SP *et al.* Suporte nutricional enteral no paciente crítico. Clínica Veterinária. 2009;xiv:40-50.
87. Levine PB, Smallwood LJ, Buback JL. Esophagostomy tubes as a method of nutritional management in cats: a retropective study. Journal of the American Animal Hospital Association. 1997;33:405-10.
88. Remillard RL, Armstrong PJ, Davenport DJ. Assisted feeding in hospitalization patients: enteral and parenteral nutrition. In: Hand MS, Thatcher CD, Remillard RL, Rodebush P. Small animal clinical nutrition. 4th ed. Topeka: Mark Morris Institute; 2000. p. 351-400.
89. Brunetto MA, Carciofi AC, Abi Rached P *et al.* Uso de sonda esofágica como método de suporte nutricional em cães e gatos hospitalizados. In: XVII Congresso Brasileiro da ANCLIVEPA, 2005, Salvador, p. 233-4(a).
90. Brunetto MA, Carciofi AC, Daleck CR *et al.* Suporte nutricional enteral com o uso de sonda esofágica em cães submetidos à hemimandibulectomia. Relato de seis casos. Revista Universidade Rural. 2005(b);25: 264-5.
91. Brunetto MA. Avaliação de suporte nutricional sobre a alta hospitalar em cães e gatos. 2006. P. 86. Dissertação (Mestrado em Medicina Veterinária). Faculdade de Ciências Agrárias e Veterinárias, Universidade Estadual Paulista, Jaboticabal, 2006.
92. Seaman R, Legendre A. Owner experiences with home use of a gastrostomy tube in their dog or cat. Journal of the American Veterinary Medical Association. 1998;212:1576-731.
93. Seim III HB, Bartges JW. Enteral and parenteral nutrition. In: TAMS, T. T. Handbook of Small Animal Gastroenterology. Missouri: Saunders; 2003, Cap. 12. p. 416-62.
94. Han E. Esophageal and gastric feeding tubes in ICU patients. Clinical Techniques in Small Animal Practice. 2004;19:22-31.
95. Chan DL. Nutritional requirements of the critically ill patients. Clinical Techniques in Small Animal Practice. 2004;19:1-5.
96. Chan DL, Freeman LM, Labato MA *et al.* Retrospective evaluation of partial parenteral nutrition in dogs and cats. Journal Veterinary Internal Medicine. 2002;16:440-5.
97. Zsombor-Murray E, Freeman LM. Peripheral parenteral nutrition. Compendium on Continuing Education for the Practicing Veterinarian. 1999;21:512-23.
98. Hill RC. Critical care nutrition. In: Wills JM, Simpson KW. The Waltham book of clinical nutrition of dog & cat. Oxford: Pergamon; 1994. p. 39-61.
99. Waitzberg DL, Torrinhas RS, Jacintho TM. New parenteral lipid emulsions for clinical use. Journal of Parenteral and Enteral Nutrition. 2006;30:351-67.
100. Chandler ML, Guilford WG, Payne-James J. Use of peripheral parenteral nutritional support in dogs and cats. Journal of American Veterinary Medical Association. 2000;216:669-73.
101. Crook MA, Hally V, Panteli JV. The importance of the refeeding syndrome. Nutrition. 2001;17:632-7.
102. Torrance AG. Intensive care – nutritional support. In: Kelly NC, Wills J. Manual of companion animal nutrition & feeding. Iowa: BSAVA; 1996. p. 171-80.
103. Carciofi AC, Brunetto MA. Nutrição parenteral. In: Anais do I Simpósio de Nutrição Clínica de Cães e Gatos. São Paulo; 2005. p. 56-61.
104. Atkinson F, Sieffert E, Bihari DA. Prospective, randomized, double-blind, controlled clinical trial of enteral imunonutrition in the critically ill. Critical Care Medicine. 1998;26:1164-72.
105. Novaes MRCG, Lima LAM. Suplementação nutricional com L-arginina: uma terapêutica coadjuvante em portadores de câncer. Journal of Metabolism and Nutrition. 1998;5:40-4.
106. Meier R, Steuerwald M, Waitzberg DL. Imunonutrição em câncer. In: Waitzberg DL. Dieta, nutrição e câncer. São Paulo: Atheneu; 2004. p. 630-7.
107. Dusse LMS, Vieira LM, Carvalho MG. Revisão sobre óxido nítrico. Jornal Brasileiro de Patologia e Medicina Laboratorial. 2003;39:343-50.
108. Novak F, Heyland D, Avenell A *et al.* Glutamine suplementation in serious illiness: a systematic review of the evidence. Critical Care Medicine. 2002;30:2022-9.
109. Abcouwer SF, Souba WW. Glutamina e arginina. In: Shils ME, Olson JA, Shike M, Ross AC. Tratado de nutrição moderna na saúde e na doença. 9ª ed. São Paulo: Manole; 2003. p. 597-608.
110. Rombeau JL, Rolandelli RH. Clinical nutrition – parenteral nutrition. 3rd ed. Philadelpia: Saunders; 2001. p. 623.
111. Seiça TCS. Nutrientes imunomoduladores: uma perspectiva. Revista da Saúde Amato Lusitano. 1996;1:17-23.
112. Frenhani PB. Terapia nutricional em estados hipermetabólicos. Revista Nutrição em Pauta. 2003;11:40-6.
113. Ackerman L. Dermatologic uses of fatty acids in dogs and cats. Veterinary Medicine. 1995;90:1149-55.
114. Clandinin MT, Claerhout DL, Lien EL. Docosahexaenoic acid increases thyroid-stimulating hormone concentration in male and adrenal corticotrophic hormone concentration in female weanling rats. Journal of Nutrition. 1998;128:1257-61.
115. Simonsen NR, Vant VP, Strain JJ *et al.* Adipose tissue omega-3 and omega-6 fatty acid content and breast cancer in the EURAMIC study. American Journal of Epidemiology. 1998;147:342-52.
116. Cave WT. Omega-3 polyunsaturated fatty acids in rodent models of breast cancer. Breast Cancer Research and Treatment. 1997;46:239-46.
117. Gross KL, Wedekind KL, Cowell CS *et al.* Nutrients. In: Hand MS, Thatcher CD, Remillard RL, Rodebush P. Small Animal Clinical Nutrition. 4th ed. Topeka: Mark Morris Institute; 2000. p. 21-107.

118. Lupton JR, Kurtz PP. Relationship of colonic luminal short-chain fatty acids and pH to *in vivo* cell proliferation in rat model. Journal of Nutrition. 1993,123:1522-30.
119. Hallman JE, Moxley RA, Reinhart GA, Wallace EA, Clemens ET. Cellulose, beet pulp and pectina/gum arabic effects on canine colonic microstructure and histopatology. Veterinary Clinical Nutrition. 1995;2:137-42.
120. Inan MS, Rasuolpour RJ, Yin L, Hubbard A *et al.* The luminal short-chain fatty acid butyrate modulates NF-κB activity in human colonic epithelial cell line. Gastroenterology. 2000;118:724-34.
121. Anderson JW, Gustafson NJ, Bryant CA. Dietary fiber and diabetes: a comprehensive review and practical aplication. Journal of American Dietetics Association. 1997;87:1189-97.
122. Lupton JR, Kurtz PP. Relationship of colonic luminal short-chain fatty acids and pH to *in vivo* cell proliferation in rat model. Journal of Nutrition. 1993;123:1522-30.
123. Hallman JE, Moxley RA, Reinhart GA *et al.* Cellulose, beet pulp and pectina/gum arabic effects on canine colonic microstructure and histopatology. Veterinary Clinical Nutrition. 1995;2:137-42.
124. Inan MS, Rasuolpour RJ, Yin L *et al.* The luminal short-chain fatty acid butyrate modulates NF-κB activity in human colonic epithelial cell line. Gastroenterology. 2000;118:724-34.
125. Anderson JW, Gustafson NJ, Bryant CA. Dietary fiber and diabetes: a comprehensive review and practical aplication. Journal of American Dietetics Association. 1997;87:1189-97.

Leitura sugerida

Brunetto MA, Gomes MOS, André MR *et al.* Effects of nutritional support on hospital outcome in dogs and cats. Journal of Veterinary Emergency and Critical Care. 2010;20:224-31.
Mester M. Citocinas. In: Waitzberg DL. Nutrição oral, enteral e parenteral na prática clínica. 3ª ed. São Paulo: Atheneu; 2000. p. 211-22.
Tisdale MJ. Biochemical mechanisms of cellular catabolism. Current Opinion in Clinical Nutrition and Metabolic Care. 2002;5:401-5.

39 Obesidade em Cães e Gatos | Elaboração do Plano Diagnóstico e Terapêutico

Ricardo Souza Vasconcellos, Naida Cristina Borges, Aulus Cavalieri Carciofi

Introdução

A obesidade é o acúmulo excessivo de gordura corporal, de maneira que pode comprometer as funções orgânicas normais dos indivíduos, predispondo ao aparecimento de doenças decorrentes do excesso de peso e adiposidade.[1] Diferentemente de humanos, em que os critérios para classificação de uma pessoa como em sobrepeso ou obesa já estão bem definidos, baseando-se na associação entre condição corporal e risco associado ao desenvolvimento de doenças, para cães e gatos não foram, até o presente momento, definidos critérios específicos para classificar animais em sobrepeso ou obesos. Alguns estudos apontam prevalência de cães com excesso de peso ou obesos entre 22 e 40%.[2] Em gatos, esses números também são similares.[3]

Embora algumas doenças hormonais (p. ex., hiperadrenocorticismo e hipotireoidismo, em cães), uso crônico de medicamentos (p. ex., corticosteroides e anticonvulsivantes) e defeitos genéticos (em humanos) atuem como causas da obesidade, a principal razão para o desenvolvimento do excesso do peso é a regulação inadequada entre a ingestão energética voluntária pelo animal e o gasto energético pelo organismo, produzindo uma situação de balanço energético positivo. No caso de cães e gatos domiciliados, o controle da oferta diária de alimentos é feito pelos respectivos proprietários, o que poderia ajudar no controle do peso. No entanto, ao contrário disso, os proprietários, especialmente de cães, avaliam erroneamente a condição corporal de seus animais, subestimando-a quando os animais estão com sobrepeso.[4] Essa dificuldade em reconhecer o excesso de peso dos animais limita, na prática, as ações corretivas e preventivas no manejo da obesidade.

Em um extenso estudo sobre prevalência de sobrepeso em cães e riscos associados em hospitais privados nos EUA,[2] de um total de 21.764 animais incluídos, verificou-se que alguns fatores apresentam risco aumentado, visto pela *odds ratio* (OR) maior que 1 (OR > 1) nos animais acima do peso, como envelhecimento (OR = 1,1), castração (OR = 1,5), consumo de alimentos mais palatáveis (OR = 1,5) e algumas raças como Cocker Spaniel (OR = 1,9), Dachshund (OR = 1,6), Dálmata (OR = 1,6), Labrador Retriever (OR = 1,6), Rottweiler (OR = 1,6), Golden Retriever (OR = 1,5) e Shetland Sheepdog (OR = 1,4). Estudo semelhante foi conduzido com 8.159 gatos, anteriormente, pelos mesmos autores,[3] no qual se verificou risco aumentado em animais castrados (OR = 1,4) e machos (OR = 1,4). Diferentemente dos cães, o envelhecimento em gatos não é acompanhado do aumento na prevalência de animais com sobrepeso, mas da tendência ao emagrecimento, que ocorre em gatos a partir dos 12 anos de idade.

Entre os elementos dietéticos implicados como responsáveis pelo excesso no consumo de energia, a densidade calórica dos alimentos recebe especial atenção, isto porque o nutriente que mais eleva o teor energético e a palatabilidade das rações é a gordura, que, por sua vez, é mais bem digerida, utilizada e estocada que os carboidratos e as proteínas. Apesar disso, a composição nutricional da dieta é menos importante que o consumo energético total diário pelo animal, que, quando em excesso, independentemente do tipo de alimento, induz ao ganho de peso. A falta de controle da ingestão calórica diária tem grande importância no ganho de peso em cães, de maneira que animais obesos alimentam-se de ração associada a alimento caseiro e/ou petiscos. Apesar de a oferta de petiscos ser uma prática mais comum por proprietários de cães, essa oferta descontrolada de alimentos também foi observada em gatos.[1]

A elevação do peso corporal predispõe os animais ao desenvolvimento de alterações de origem mecânica, como dificuldade respiratória, letargia, rupturas de ligamento, calos de apoio e distúrbios articulares ou de origem metabólica, como dislipidemias, diabetes melito, subfertilidade, neoplasias, dermatopatias, lipidose hepática e doenças do trato urinário, reduzindo a expectativa e a qualidade de vida de animais obesos.[5]

Com relação aos animais com condição corporal ideal, em gatos obesos observou-se aumento da prevalência de algumas doenças, como:

- Doenças da cavidade oral (+1,5 vez)
- Doenças do trato urinário inferior (+1,5 vez)
- Lipidose hepática (+2,2 vezes)
- Distúrbios gastrintestinais (+1,5 vez)
- Diabetes *mellitus* (+3,4 vezes)
- Dermatopatias (+1,4 vez).

Em cães, de maneira similar, os obesos apresentaram maior prevalência de algumas afecções em relação àqueles em condição corporal ideal, como:

- Artrites/osteoartrites (+1,8 vez)
- Diabetes *mellitus* (+2,4 vezes)
- Hiperadrenocorticismo (+3 vezes)
- Hipotiroidismo (+4,1 vezes)
- Claudicação (+1,5 vez)
- Doença do trato urinário inferior (+1,2 vez)
- Distúrbios musculoesqueléticos (+1,4 vez)
- Neoplasias (+2 vezes)
- Doenças da cavidade oral (+1,4 vez)
- Pancreatite (+2 vezes)
- Ruptura de ligamento cruzado cranial (+3,2 vezes)
- Colapso de traqueia (+4 vezes).[2,3]

Acúmulo de gordura corporal e alterações metabólicas

O acúmulo de gordura corporal representa um risco à saúde do paciente obeso, pois o adipócito é considerado uma verdadeira fábrica metabólica, produtor de muitas adipocitocinas responsáveis por diversas ações na homeostasia corporal e em processos patológicos. Entre essas substâncias, destacam-se leptina, adiponectina, resistina, angiotensinogênio, inibidor ativador do plasminogênio 1 (PAI-1), lipase hormônio-sensível (LHS), fator de necrose tumoral alfa (TNF-α), interleucina-6 (IL-6), adipsina, visfatina, *uncoupling proteins* 1 (UCP 1), entre outras. Embora todas essas substâncias tenham sido descobertas, pouco se conhece sobre os papéis fisiológicos delas, isolada ou conjuntamente, assim como suas implicações com a obesidade em animais de companhia. Outros peptídios e hormônios estudados quanto a sua implicação na regulação do peso corporal são a lipoproteína lipase (LPL), os glicocorticoides, a insulina, o neuropeptídio Y (NPY), a grelina, a colecistocinina (CCK) e os esteroides sexuais.

Apesar dos eficientes mecanismos de regulação neuroendócrina da ingestão de alimentos, alguns fatores internos e externos podem interferir negativamente, fazendo com que a existência de mecanismos regulatórios não implique a permanência de estoques de gordura orgânica imutáveis. Intervenções que alterem os níveis séricos de um ou mais peptídios reguladores da homeostase energética podem predispor ao ganho de peso. Aproximadamente 50 hormônios e peptídios conhecidos atualmente atuam no controle neuroendócrino da ingestão de alimentos. O comportamento ingestivo depende dos nutrientes que são ou deixam de ser absorvidos e está relacionado com eles, determinando, assim, estímulos neuroendócrinos para fome, apetite, satisfação ou saciedade. A regulação adequada da ingestão de alimentos e controle do peso corporal depende da ação conjunta e harmônica de todo o sistema neuroendócrino. No entanto, fatores externos ou até mesmo internos podem quebrar essa harmonia, havendo o desenvolvimento do ganho de peso. Entre os fatores externos, composição do alimento, palatabilidade, competição alimentar (cães), estilo de vida e atitude do proprietário são os principais responsáveis pelo ganho de peso.[6] Entre os fatores internos, particularidades raciais, idade, sexo, castração e endocrinopatias podem estar envolvidos, conforme citado anteriormente neste capítulo.

O organismo dos animais apresenta respostas metabólicas adaptativas ao ganho de peso. Quando essas respostas são incapazes de manter a homeostasia, surgem os efeitos deletérios da obesidade, que atualmente são parcialmente conhecidos para cães e gatos. A resistência insulínica é a principal preocupação com pacientes obesos, pois a resistência do organismo à ação da insulina leva à redução na expectativa de vida dos animais e ao desenvolvimento de muitos processos patológicos.[5] A gênese da resistência insulínica é um processo bastante complexo, com muitas situações ocorrendo simultaneamente. No entanto, o que se sabe é que a redução do peso corporal reverte ou melhora os sintomas na maior parte dos casos.

O aumento da gordura subcutânea e da visceral em cães é acompanhado do aumento na secreção pancreática de insulina e sua inabilidade em suprimir a produção endógena de glicose pelas vias neoglicogênicas, o que leva à exacerbação da resposta glicêmica dos animais e, em casos mais graves, ao desenvolvimento do diabetes *mellitus*. Essas alterações no metabolismo da glicose aparecem precocemente com o aumento do peso corporal, sendo o tecido hepático em cães aparentemente o primeiro a sofrer os danos.[7]

A passagem da glicose da corrente sanguínea para o meio intracelular é possível graças à existência de proteínas transportadoras de glicose (GLUT). Em gatos, verificou-se que o ganho de peso reduz a expressão da GLUT-4, uma dessas proteínas, e como consequência os animais desenvolvem prejuízo nas respostas glicêmicas e insulínicas. Os mecanismos pelos quais os animais obesos desenvolvem diabetes *mellitus* ainda não estão completamente elucidados. No entanto, além da redução na sensibilidade dos receptores à ação da insulina e na expressão das GLUT, o aumento nas concentrações plasmáticas de ácidos graxos livres e TNF-α em animais obesos parece atuar na patogênese do diabetes em animais obesos.[8]

Níveis elevados de TNF-α são constatados em indivíduos obesos, e essa elevação na expressão reduz a atividade e a expressão da LPL. Por outro lado, há aumento da atividade da LHS no adipócito, o que contribui com a lipólise e a consequente elevação dos ácidos graxos livres plasmáticos. A predisposição de gatos obesos a lipidose hepática pode estar relacionada com esse fator, entre outros. Gatos obesos apresentam concentrações significativamente mais elevadas de TNF-α que os magros, não descartando essa hipótese.[9]

Animais obesos também apresentam aumento nas concentrações de fator de crescimento insulino-símile-1 (IGF-1), cuja produção e secreção são estimuladas pelo aumento na sensibilidade periférica à ação do hormônio de crescimento (GH), que é secretado em reação ao aumento da oferta de energia ao organismo. A insulina é responsável pela inibição da produção/secreção do IGF-1. Em animais resistentes à ação da insulina, há aumento das concentrações de IGF-1, conforme verificado em cães.[8] No entanto, ainda não está claro se essa alteração contribui ou é uma consequência da resistência insulínica.

Um outro peptídio, a leptina, que é produzida pelos adipócitos, entre outros tecidos do organismo, apresenta como principais funções o estímulo de saciedade e a termogênese orgânica. Appleton *et al.*[10] observaram correlação positiva entre as concentrações séricas de leptina e massa gorda corporal, sugerindo que, a exemplo da insulina, há redução na permeabilidade da barreira hematencefálica à passagem da leptina ou mesmo uma atividade reduzida desse peptídio em gatos obesos. A elevação na insulinemia e na glicemia são estímulos para a secreção de leptina. No entanto, quando comparados a seres humanos e ratos, o jejum em gatos não foi acompanhado de acentuada redução nas concentrações de leptina sérica, o que pode estar ligado à natureza gliconeogênica dessa espécie. Demonstrou-se, *in vitro*, que altas concentrações de leptina reduzem a sensibilidade dos receptores à ação da insulina, contribuindo com o desenvolvimento do diabetes *mellitus* tipo 2 em gatos obesos, caso essa alteração ocorra também *in vivo*.[11]

Todas essas alterações metabólicas observadas em cães e gatos obesos são revertidas com a perda de peso, o que reforça a ideia de que a obesidade é um estado patológico crônico, e não simplesmente estético.

Diagnóstico e avaliação do paciente obeso

Apesar da aparente simplicidade em se reconhecer o excesso de peso dos animais, essa tarefa ainda é um pouco subjetiva, pela escassez de recursos disponíveis para o clínico.

Em medicina, o cálculo do peso ótimo e da composição corporal por meio de medidas antropométricas e de bioimpedância é relativamente rotineiro na avaliação do paciente obeso, devido ao grande número de estudos realizados até o momento, que possibilitaram a criação de tabelas de referência para o uso pelos nutricionistas na prática clínica. Essas tabelas não estão disponíveis para cães e gatos, devido à grande diversidade morfométrica entre as raças, especialmente de cães, somada à escassez de dados.

O diagnóstico correto do grau de sobrepeso é importante para poder estabelecer as metas do tratamento, porém os métodos propostos para isso, até o momento, ainda não fornecem resultados muito exatos.[12] Entre os métodos auxiliares disponíveis para a avaliação dos pacientes, pode-se citar determinação do peso corporal relativo e da condição e da composição corporais.

Existem muitos métodos disponíveis para avaliar a composição corporal dos pacientes, embora muitos não tenham validação para cães e gatos. Segundo Baumgartner,[13] os métodos para avaliação da composição corporal podem ser distribuídos hierarquicamente em quatro níveis, considerando o grau de invasividade e de exatidão. O nível mais alto (nível 1), com o máximo de invasividade e exatidão, é a análise físico-química dos tecidos corporais obtida a partir de biopsias ou da análise química de carcaça. Existem poucos trabalhos que aplicam essa metodologia, porém os conhecimentos fundamentais sobre peso relativo, proporções, densidades e elementos que constituem o corpo provêm desses estudos.

No segundo nível (nível 2) estão as técnicas de quantificação *in vivo* das estruturas químicas ou anatômicas, incluindo a ativação por nêutrons (AN), a ressonância magnética (RM), a tomografia computadorizada (TC) e a absorciometria de raios X de dupla energia (DEXA). Os resultados fornecidos são considerados exatos e precisos, porém requerem equipamentos nem sempre acessíveis nos hospitais veterinários.[13] Todos esses métodos são passíveis de uso para cães e gatos, porém a necessidade de anestesia do paciente para o exame inviabiliza tais técnicas na rotina. Na Figura 39.1, pode-se verificar um gato anestesiado e o resultado da composição corporal desse mesmo animal pelo exame de DEXA.

No terceiro nível (nível 3) estão os métodos de avaliação corporal (diluição de isótopos e hidrodensitometria), que estimam dois ou mais componentes orgânicos, por exemplo, densidade corporal, água corporal total e água extracelular, e o cálculo da composição corporal é feito por extrapolações matemáticas. Esses métodos utilizam modelos derivados dos resultados fornecidos pelo nível anterior e são menos exatos, porém mais aplicáveis na rotina clínica, pela não necessidade de anestesia do paciente e pela simples execução. A hidrodensitometria, pela necessidade de imersão total do animal na água, não é empregada em medicina veterinária. No entanto, a técnica de diluição de isótopos é de simples execução e apresenta bons resultados na prática.

Na base da pirâmide, representando o quarto nível (nível 4), estão os métodos que avaliam as propriedades somáticas ou físicas do corpo. Biometria, bioimpedância e ultrassonografia são alguns dos métodos aplicados, e os resultados primários são utilizados para predizer massa gorda (MG), massa magra (MM) e água corporal, por meio de modelos estatísticos de predição sustentados por dados obtidos e validados pelas técnicas descritas nos níveis anteriores.[13]

O método mais simples existente é a pesagem dos animais e a comparação com o peso padrão da raça. No entanto, a existência de muitos animais mestiços ou fora das medidas padrão para a raça dificulta a avaliação e a definição do grau de sobrepeso. O peso corporal isoladamente não fornece informação ao clínico para o diagnóstico da obesidade, exceto nos casos em que o proprietário tem registros do peso do animal quando adulto jovem, entre 1 e 1,5 ano de idade. Por esse motivo, para utilizar o peso corporal relativo como método de avaliação do sobrepeso, é importante avaliar conjuntamente as medidas biométricas do animal, para verificar se ele está dentro dos padrões da raça.

O escore de condição corporal (ECC) é um método subjetivo e semiquantitativo de avaliar gordura corporal e músculo, que se baseia na observação visual e na palpação do animal, independentemente do peso corporal e do porte do animal. A espessura da camada de gordura sobre o gradil costal e os ossos pélvicos constitui um bom indicador de obesidade.

O método emprega escalas de 1 a 5, 1 a 9 e 1 a 17.[14-16] Os valores intermediários representam o ótimo da condição corporal; os inferiores, a condição de emaciação; os extremos superiores, o excesso de gordura corporal.

A confiabilidade desse exame foi confirmada por Mawbay *et al.*,[17] ao compararem quatro diferentes métodos de avaliação corporal, DEXA, diluição do isótopo deutério, ECC e biometria, em 23 cães hígidos. O resultado demonstrou haver boa correlação entre o percentual de gordura corporal obtido por meio DEXA e a classificação do ECC ($r^2 = 0{,}92$), podendo este ser empregado na prática clínica como ferramenta auxiliar na avaliação do sobrepeso do paciente.

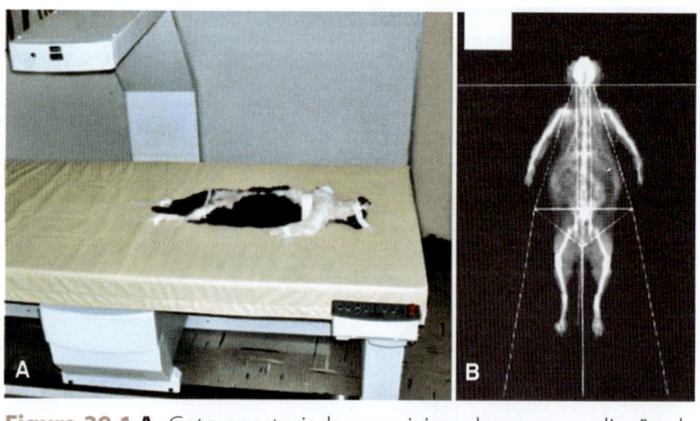

Figura 39.1 A. Gato anestesiado e posicionado para a avaliação da composição corporal pela técnica de absorciometria de raios X de dupla energia (DEXA). **B.** Imagem projetada desse mesmo animal pelo *software* para a determinação de gordura corporal, massa magra, massa óssea e densidade mineral óssea.

Elaboração de um plano terapêutico

Abordagem ao paciente e ao proprietário

A elaboração de um plano terapêutico para o tratamento da obesidade inclui alguns passos importantes:

- Obter o consentimento e o comprometimento do proprietário para o tratamento do cão ou do gato
- Fazer uma anamnese completa para definir possíveis causas do ganho de peso do animal e possíveis dificuldades encontradas pelos proprietários durante o programa de redução do peso do animal
- Realizar avaliação clínica e laboratorial correta, buscando distúrbios concomitantes ou decorrentes da obesidade que devem ser considerados no plano terapêutico

- Propor o tratamento, incluindo tipo de alimento, quantidade, tipo/quantidade de petiscos, manejo alimentar, atividade física, reavaliações e metas de peso em curto e longo prazos.

Na Figura 39.2 há um organograma sobre os critérios e a abordagem terapêutica para a obesidade em animais de estimação.[18]

Diálogo inicial com o proprietário

A abordagem adequada do proprietário é o principal passo para o sucesso da perda de peso. Portanto, a obesidade não deve ser considerada apenas como uma questão estética, mas sim como um assunto médico. Além de discutir os problemas de saúde que o animal apresenta ou pode apresentar em decorrência da obesidade, o médico-veterinário deve utilizar ferramentas de motivação para os proprietários manterem seus animais nos programas de perda de peso. Muitos médicos-veterinários sentem-se desmotivados para implementar um manejo de peso adequado, pois consideram que essa tarefa consome muito tempo e paciência ou até mesmo já estão frustrados por tentativas anteriores fracassadas.

Uma primeira avaliação importante é procurar saber o motivo da consulta, se o proprietário está na clínica devido à obesidade de seu animal ou por causa de outro problema de saúde. A segunda opção é mais comum, uma vez que os

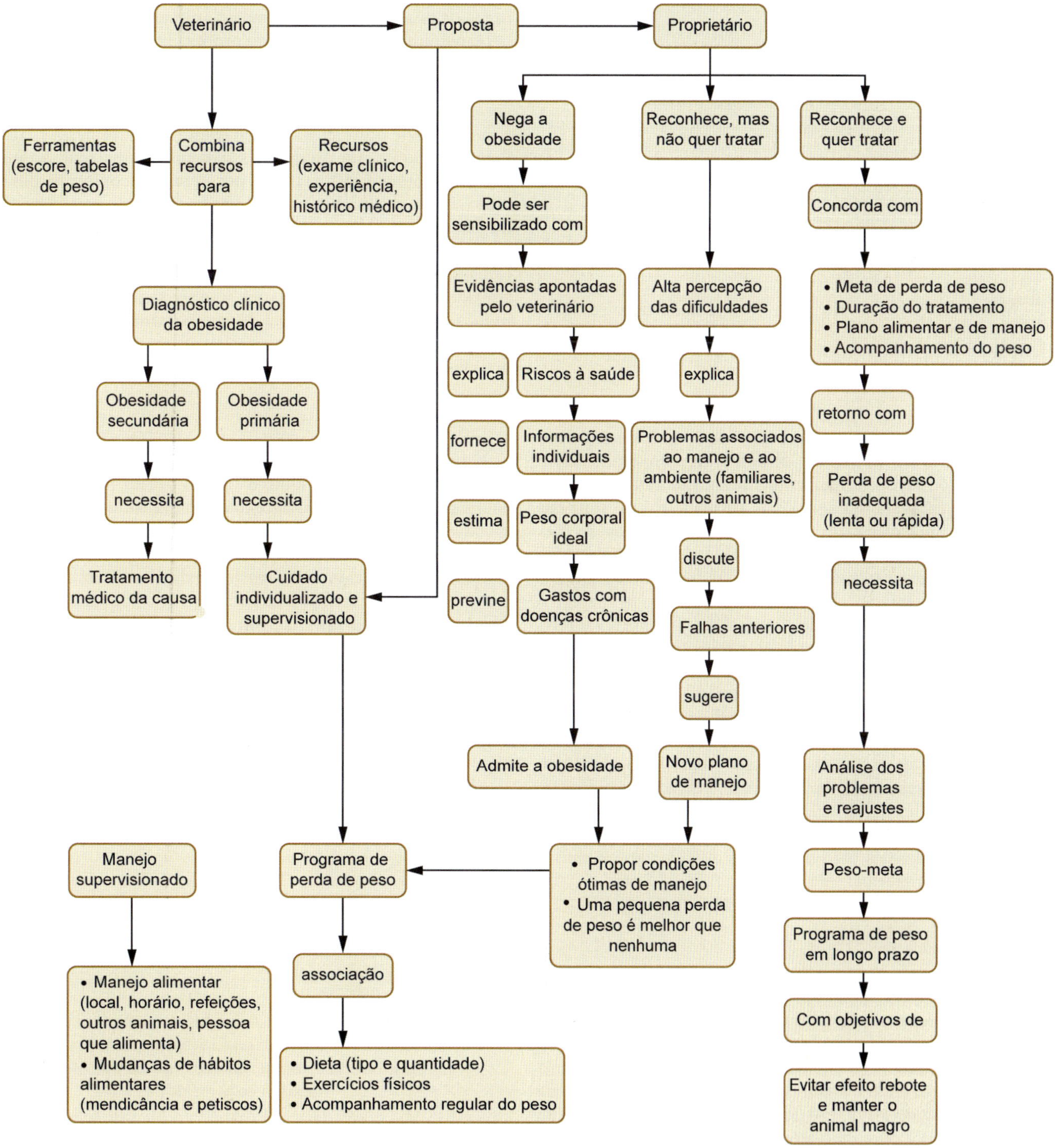

Figura 39.2 Interação médico-veterinário/proprietário diante de um animal obeso.[18]

proprietários não consideram a obesidade um problema de saúde. Nesses casos, o médico-veterinário deverá investigar se o problema apresentado pelo cão ou pelo gato é decorrente da obesidade e, então, discutir isso com o proprietário.

Alguns pontos importantes para se discutir com o proprietário no sentido de informá-lo sobre a obesidade estão listados a seguir:

- Mostrar folhetos ilustrativos sobre a condição corporal do animal
- Explicar os riscos à saúde decorrentes do ganho de peso que irão interferir na longevidade e na qualidade de vida
- Demonstrar que a perda de peso é algo gradativo, lento e que não implica sofrimento, mas sim benefícios à saúde
- Discutir quais os petiscos ofertados e mostrar, em tabelas de composição de alimentos, qual a contribuição calórica deles na alimentação diária do animal. Essas informações podem ser obtidas, no momento da consulta, de *sites*, por exemplo: http://www.nal.usda.gov/fnic/foodcomp/search/index.html
- Verificar os fatores de risco (castração, raça, sexo, idade) e considerá-los para a implementação da restrição energética
- Verificar as possibilidades da prática de exercícios físicos
- Verificar a pessoa que alimenta o animal e procurar conversar com ela, sempre que possível
- Explicar a importância de retornos, no mínimo mensais, para a conferência do peso corporal e ajustes nas quantidades de alimento
- Mostrar ao proprietário qual o peso ideal do cão ou do gato e as perspectivas de tempo para atingi-lo
- Oferecer informativos didáticos sobre a obesidade e a importância do tratamento, para que o proprietário leve-os para casa e distribua-os a seus familiares.

Uma vez obtido o comprometimento do proprietário para o estabelecimento do regime de perda de peso, é necessário identificar possíveis dificuldades durante o tratamento que comprometerão a perda de peso. A atividade física é uma das principais. Em um estudo envolvendo proprietários de cães obesos, avaliaram-se as possíveis dificuldades a serem encontradas durante o regime. Assim, verificou-se que 33,3% dos proprietários relataram que teriam dificuldade em manter o regime caso percebessem que o animal sentia fome, 29% relataram a dificuldade em praticar exercícios físicos e 22% referiram a dificuldade de não oferecer petiscos ao animal. Nesse mesmo estudo, os proprietários foram novamente entrevistados durante o regime, e o percentual de proprietários que não conseguiram praticar caminhadas com seus animais subiu para 64%, ou seja, o sedentarismo do proprietário dificulta a prática de exercícios pelo animal. As dificuldades psicológicas são as maiores limitações em programas de perda de peso. Por esse motivo, o médico-veterinário deve dar especial atenção aos retornos mensais para detectar as dificuldades encontradas pelos proprietários.

Definição de metas

O estabelecimento do regime inicia-se pela pesagem e pela definição do peso ideal do cão ou do gato. Considera-se o animal com sobrepeso, com base no ECC, entre 10 e 20% acima do peso ideal e os animais obesos, acima de 20% do peso ideal. Assim, considerando a subjetividade do ECC para avaliar a composição corporal e a grande variação, quando usado para estimar o grau de sobrepeso do animal,[12] independentemente do quanto o cão ou o gato esteja obeso, considera-se a perda inicial de peso de 20% e, para animais com sobrepeso, de 15%. Somente para exemplificar, para um cão obeso com 10 kg, estima-se o peso ideal de 8 kg ou, para esse mesmo cão, caso ele esteja somente em sobrepeso, considera-se o peso ideal de 8,5 kg. Uma vez atingido o peso ideal, reavalia-se o animal pelo ECC e, então, é definida a necessidade de continuar ou não fazendo o regime. Para facilitar o entendimento, a partir deste momento o animal obeso de 10 kg será considerado em todos os exemplos.

Após a definição do peso ideal, mostram-se ao proprietário as metas para a perda de peso, que devem ser atingidas cuidadosamente, evitando-se perdas muito rápidas ou muito lentas, que comprometerão a saúde do animal e a motivação do proprietário, respectivamente. Na Figura 39.3, há um modelo de gráfico a ser apresentado ao proprietário, mostrando a taxa de perda de peso e as metas de peso do animal.

A perda de 1 a 2% do peso corporal por semana é considerada satisfatória, mas, em animais de proprietários, a perda entre 0,5 e 1% do peso corporal por semana é adequada, uma vez que os relatos literários sobre perda de peso envolvendo cães e gatos de proprietários estão compreendidos nessa faixa. Para o nosso cão do exemplo, isso significa uma redução de aproximadamente 50 a 100 g por semana, conforme ilustrado. Pode-se perceber que, se o animal perder apenas 0,5% do peso semanalmente, o regime terá duração aproximada de 40 semanas. Se essa perda for por volta de 2% por semana, o regime terá duração de 10 semanas. Este último, porém, é considerado excessivo por alguns autores, sendo mais segura a redução de peso máxima de 1,5% por semana, visando evitar a perda de massa magra corporal e favorecer a manutenção do peso após o término do regime.[19]

Escolha do alimento

O princípio básico para o regime de obesidade é a restrição energética, pois, desse modo, o cão ou o gato ingere menos energia do que o necessário e, então, o organismo é obrigado a mobilizar seus estoques de gordura para fornecer o restante da energia necessária à manutenção da homeostasia. No entanto, restringir energia não significa simplesmente diminuir o alimento, pois essa é uma prática comum e que pode trazer muitos riscos à saúde do animal, como perda de massa muscular, prejuízos aos sistemas de defesa do organismo, desnutrição subclínica, predisposição ao novo ganho de peso após o término do regime (efeito rebote) e lipidose hepática no caso dos

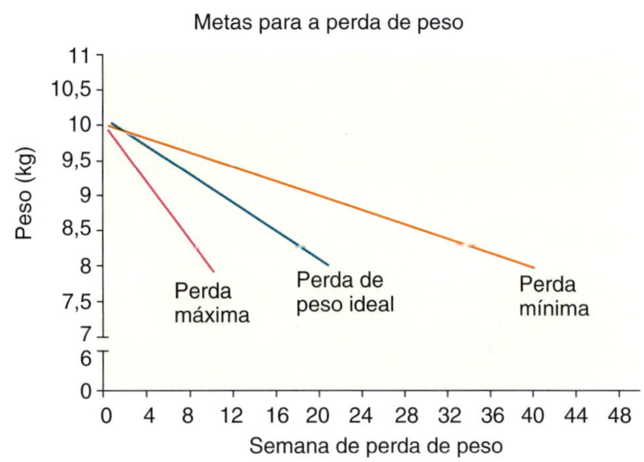

Figura 39.3 A redução de 20% do peso corporal deve ocorrer entre 10 (perda máxima) e 40 semanas (perda mínima), sendo o emagrecimento entre 0,5 e 2% considerado satisfatório (perda de peso ideal).

gatos. A restrição energética deve ser feita com alimentos que tenham perfil adequado de nutrientes, pois, ao mesmo tempo que se diminui a oferta de energia, não se deve restringir concomitantemente vitaminas, minerais e aminoácidos na dieta dos animais. Ou seja, os alimentos devem apresentar um perfil adequado de nutrientes para o tratamento da obesidade. Na prática, isso significa utilizar produtos comerciais ou até mesmo formular dietas caseiras de baixa energia, específicas para pacientes obesos ou com sobrepeso. A prática mais comum para se obterem alimentos de baixa energia é a redução nos teores de gordura, com aumento concomitante nas concentrações de fibra. Obter alimento de baixa energia é extremamente importante para estimular o proprietário a manter seu animal no regime, pois, à medida que se reduz a densidade energética de um alimento, pode-se aumentar a quantidade oferecida ao animal. É desejável que um alimento seco para perda de peso em cães tenha menos que 300 kcal/100 g; para gatos, menos que 350 kcal/100 g. Com relação aos nutrientes, a seguir serão comentados os níveis recomendados e as funções de cada nutriente em dietas para perda de peso.

Aminoácidos e proteínas

O teor de aminoácidos essenciais em dietas para redução de peso deve ser aumentado, considerando a redução no volume ingerido. Como os cálculos são todos baseados na energia metabolizável a ser ingerida durante o regime, é importante considerar a concentração proteica na dieta em gramas/quilocalorias de alimento. Recomenda-se, na prática, o fornecimento de alimentos que contenham quantidade de proteína bruta superior a 80 g/1.000 kcal para cães e 100 g/1.000 kcal para gatos. Isso significa fornecer alimentos com mais de 28% de proteína bruta (PB) para cães e 35% para gatos, para alimentos secos. Dietas ricas em proteína favorecem a perda de gordura corporal sem a concomitante perda de massa magra, e diversos estudos em cães e gatos demonstraram esse efeito.[20,21] Outro efeito importante de dietas com elevado teor proteico, verificado em felinos até o momento, foi seu efeito a longo prazo, uma vez que, com a oferta de alimentos com PB mais elevada durante a perda de peso (117 g/1.000 kcal), os gatos apresentaram maior necessidade energética durante a fase de manutenção do peso, após o término do regime.[20] Isso significa, para os proprietários, maior facilidade em manter o peso do animal durante essa fase e evitar o efeito rebote, pois os animais podem ingerir quantidade maior de alimento sem ganhar peso. Outros efeitos atribuídos às proteínas, mas que ainda carecem de comprovação em cães e gatos, são suas propriedades estimulantes de saciedade e benefícios na palatabilidade.[22] Simplesmente elevar a concentração de proteína nos alimentos não é sinônimo de sucesso em dietas específicas para perda de peso. Deve-se atentar para a qualidade das fontes proteicas empregadas, vistas principalmente por sua biodisponibilidade e concentração de aminoácidos essenciais.

Fibra alimentar

Considerando que o aproveitamento da fibra e a contribuição energética desses elementos para os animais são muito baixos, a principal função da fibra em dietas para emagrecimento é a diluição energética da ração, ou seja, sua inclusão favorece a ingestão de maior volume pelo animal, sem, concomitantemente, elevar a ingestão energética. Outras funções importantes são suas propriedades estimulantes de saciedade e satisfação e reguladoras do trânsito intestinal. No entanto, alguns efeitos indesejáveis também podem ocorrer com seu uso, como diarreia e flatulência, diminuição na digestibilidade dos nutrientes do alimento e redução na palatabilidade da ração. Por esse motivo, é importante conhecer as propriedades da fonte de fibra empregada nas dietas para redução de peso, visando otimizar seus efeitos benéficos e evitar os efeitos indesejáveis. Devido às suas propriedades físicas e à higroscopicidade, as fibras solúveis retardam o trânsito gastrintestinal de nutrientes e a taxa de esvaziamento gástrico, favorecendo maior estímulo de saciedade aos animais. Outra ação desse tipo de fibra é a redução na taxa de digestão/absorção de nutrientes, favorecendo, especialmente, o controle glicêmico pós-prandial dos animais. Deve-se tomar cuidado com inclusões muito elevadas de fibras solúveis em alimentos, pois um dos principais efeitos indesejáveis pode ser a diarreia, além de redução na digestibilidade dos nutrientes. Por outro lado, as fibras insolúveis podem ser incluídas em maiores concentrações nos alimentos hipocalóricos, sem prejuízos à qualidade fecal. Esse tipo de fibra apresenta como principais funções a diluição energética do alimento proporcional a sua taxa de inclusão, uma vez que a microbiota intestinal do cão e do gato apresenta baixa capacidade de utilização dessas fibras. Por esse motivo, as fibras insolúveis são os principais nutrientes que auxiliam na redução da densidade energética da ração. Podem ocorrer alguns efeitos indesejáveis com seu uso, sendo os principais a redução da palatabilidade do alimento e o ressecamento das fezes. O papel da fibra na estimulação da saciedade em cães e gatos ainda é controverso, pois estudos que verificaram a redução na ingestão energética com o uso de dietas ricas em fibra avaliaram esse efeito em animais que consomem a quantidade de alimento para a manutenção do peso.[23] Por outro lado, poucos estudos verificaram seus efeitos estimulantes da saciedade em animais sob restrição energética, o que torna seus efeitos inconclusivos.

Independentemente disso, German *et al.*,[12] utilizando cães de proprietários, verificaram que a associação elevada de PB (30%), acompanhada de alta fibra dietética total (28%) em dietas para perda de peso, induziu maior taxa de perda de peso e perda de gordura corporal em cães, o que justifica seu uso nos alimentos.

Gordura e ácidos graxos essenciais

O aporte energético para o animal proveniente da gordura é aproximadamente 2,5 vezes maior que o fornecido pelas proteínas e pelos carboidratos. Desse modo, para reduzir a energia metabolizável de dietas para perda de peso, é imprescindível diminuir a concentração de gordura no alimento. No entanto, essa redução deve ser acompanhada do fornecimento de fontes de gordura ricas em ácidos graxos essenciais, como óleos vegetais, de peixe e de aves. O sebo bovino é contraindicado nesses alimentos, devido a sua pobre composição em ácido linoleico, o principal ácido graxo essencial para cães e gatos. Para se obter alimento de baixa energia, é necessário que as gorduras não contribuam com mais de 30% da energia metabolizável, o que equivale, na prática, a concentrações de extrato etéreo nos alimentos secos inferiores a 10%.

Amido

Ao contrário das fibras, o amido é um carboidrato que apresenta alta digestibilidade em alimentos processados. No entanto, levando em consideração que a resistência insulínica é uma alteração comum em animais obesos, não é desejável que as dietas para pacientes obesos contenham altas concentrações de amido, uma vez que a glicose sanguínea é diretamente proporcional à taxa de absorção da glicose proveniente da fonte de amido do alimento. Além disso, além da baixa quantidade, é importante que as fontes de amido empregadas nos alimentos apresentem um processo de digestão/absorção mais lento, evitando grandes oscilações da glicemia pós-prandial. À semelhança do índice glicêmico usado para os alimentos em nutrição humana, torna-se importante conhecer o comportamento glicêmico dos animais ante a ingestão das fontes de amido. Para cães, o sorgo e a lentilha apresentam taxa de digestão/absorção mais lenta,[24] sendo fontes indicadas para alimentos hipocalóricos. O arroz apresenta resposta glicêmica acentuada, e seu uso não é muito comum em alimentos para a perda de peso.

Minerais e vitaminas

Considerando que a ingestão de alimento durante o regime de perda de peso é inferior à ingestão para a manutenção (aproximadamente 40 a 60% mais baixa), as concentrações de todos os minerais e as vitaminas devem ser proporcionalmente elevadas para atender as exigências nutricionais.

Nutrientes funcionais

Neste capítulo, não serão detalhados os papéis dos nutrientes funcionais em alimentos para perda de peso, devido à necessidade de mais estudos comprobatórios da eficácia deles. Esses nutrientes, porém, são adjuvantes no tratamento de distúrbios decorrentes do excesso de peso e também parecem contribuir com a perda de peso mais rápida e segura. São eles:

- L-carnitina (aumenta a oxidação hepática dos ácidos graxos mobilizados)
- Cromo (melhora a ação da insulina nos receptores e ajuda no controle da glicemia)
- Ácido linoleico conjugado (reduz a diferenciação de pré-adipócitos em adipócitos maduros e reduz o acúmulo de gordura)
- Antioxidantes naturais (contribuem na prevenção de doenças crônicas degenerativas)
- Sulfato de glicosamina e de condroitina (auxiliam na prevenção e no tratamento de artrites degenerativas)
- Óleo de peixe (melhora a qualidade da pele e dos pelos e modula a resposta imunológica)
- Triglicerídios de cadeia média (aumentam o gasto energético e auxiliam na redução da gordura corporal).

No Quadro 39.1, estão algumas das dietas comerciais secas e úmidas de baixa energia recomendadas para o tratamento de animais obesos, mais comumente encontradas no mercado nacional. As vantagens do uso desse tipo de alimento são a praticidade do fornecimento, a adequação nutricional para o manejo alimentar correto e os benefícios comprovados com relação à composição corporal, ao controle glicêmico, ao controle do peso e à prevenção de doenças degenerativas comuns em animais obesos.

Os alimentos úmidos (> 70% de água), em decorrência do maior volume ingerido para atender a necessidade energética dos animais, parecem estimular mais eficientemente os mecanismos de satisfação dos animais, embora mais estudos sejam necessários, uma vez que, para humanos, o teor de água dos alimentos é capaz de limitar a ingestão de alimentos (estímulo de satisfação) durante a refeição, mas sem efeito a longo prazo. O maior teor proteico em alimentos úmidos pode ter algum efeito na saciedade dos animais, embora os efeitos de saciedade relacionados com a ingestão de proteína ainda não sejam muito claros.

Muitos proprietários não fornecem alimentos comerciais a seus animais e solicitam que o tratamento da obesidade seja realizado com dieta caseira. Esse tipo de alimento também pode ser uma alternativa, mas existem alguns inconvenientes com o uso deles, como a dificuldade de preparo e o potencial de contaminação do alimento. No entanto, para os animais que consomem alimento caseiro e o proprietário que não se disponibiliza em fazer a transição para alimentos comerciais, essa parece ser a única solução.

Quadro 39.1 Alimentos comerciais de baixa energia disponíveis no mercado e recomendados para tratamento da obesidade.

Nome comercial	Tipo de alimento	Empresa	Energia metabolizável (kcal/100 g)[1]
Cães			
Guabi® Natural Cães Light	Seco	Guabi	344
Guabi® Natural Cães Obesos	Seco	Guabi	297
Obesity®	Seco	Royal Canin	299
Pro Plan® Adult Reduced Calorie	Seco	Purina	270
r/d® Canine	Seco	Hill's	297
Vet Life® Obesity	Seco	Farmina	295
w/d® Canine	Seco	Hill's	298
Weight Control Diabetic®	Seco	Royal Canin	323
Obesity Management®	Úmido	Royal Canin	48
r/d® Canine	Úmido	Hill's	73
w/d® Canine	Úmido	Hill's	89
Gatos			
Pro Plan® Reduced Calorie Protection	Seco	Purina	330
Obesity Management®	Seco	Royal Canin	529
Obesity®	Seco	Royal Canin	314
m/d® Feline	Seco	Hill's	396
r/d® Feline	Seco	Hill's	301
w/d® Feline	Seco	Hill's	322
Guabi® Natural Gatos Light	Seco	Guabi	353
m/d® Feline	Úmido	Hill's	100
r/d® Feline	Úmido	Hill's	73

Os valores de energia metabolizável apresentados, quando disponíveis, foram extraídos diretamente dos dados fornecidos pela empresa fabricante ou calculados segundo as equações propostas pelo NRC.[25]

Outra opção na escolha de um alimento para perda de peso é a utilização de alimentos comerciais *light*, em vez de alimentos específicos. Essa opção é válida quando o proprietário não se disponibiliza em fornecer os alimentos específicos devido ao custo. No entanto, deve-se estar ciente de que esses alimentos apresentam teores de proteína e fibra inferiores e maior concentração de amido, o que, na prática, resulta em perda de peso mais lenta, maior sensação de fome e maior perda de massa magra corporal durante o regime. Deve-se ressaltar que o manejo alimentar de animais obesos com esse tipo de alimento deve ser cauteloso e a perda de peso deve ser controlada para ser lenta, evitando restrição energética muito intensa ao animal.

Cálculo da restrição energética

Conforme explicado anteriormente, a perda de peso ocorrerá quando produzido um balanço energético negativo, ou seja, quando se oferece ao animal quantidade de energia inferior a sua necessidade energética diária. A taxa de perda de peso é diretamente proporcional à restrição energética imposta ao cão ou ao gato. No entanto, não se deve restringir acentuadamente a oferta de alimento por alguns motivos: o animal sentirá muita fome e o proprietário desistirá do regime, ocorrerá perda muito intensa de massa magra corporal e o animal se tornará predisposto a novo ganho de peso após o regime. Conforme dito anteriormente, verificou-se, em cães, que a perda de peso superior a 1,5% não é recomendada, pois, após o término do regime, será maior a dificuldade em manter o peso dos animais.[19] Para manter uma taxa de perda de peso próxima de 1% por semana, calcula-se a ingestão energética pelo animal por volta de 60% das necessidades energéticas de manutenção, mas cada indivíduo responde de uma maneira, devendo-se corrigir a quantidade de alimento após cada retorno.

A perda de peso de cães domiciliados, em geral, é mais lenta do que a em animais de canil.[4] Parece que a necessidade energética de animais que vivem em canil é superior à de cães domiciliados, sendo isso relacionado com a maior atividade física de animais de canil ou mesmo com a oferta de outros tipos de alimentos aos animais de proprietários.[26] Apesar da maior dificuldade em se instituir a redução do peso em cães de proprietários, do ponto de vista de composição corporal, a perda de peso mais lenta favorece a manutenção da massa magra corporal. Em alguns estudos com cães domiciliados, a perda de peso foi próxima de 0,70% semanalmente.[4,12] Em gatos, a ingestão energética de aproximadamente 55 a 65% da necessidade energética de manutenção propiciou uma taxa de perda de peso de 0,9 a 1,1% semanalmente.[20,21] Já em gatos de proprietários, German *et al.*[27] encontraram taxas de perda de peso semanais próximas de 0,7 a 0,8%, semelhantes às observadas em cães. Essa taxa de perda de peso obtida em animais de proprietários, associada à ingestão de dietas com elevados teores proteicos, favorece a manutenção da massa magra corporal, uma vez que a perda de massa magra corporal durante regime apresenta relação não só com a baixa ingestão de proteína, mas também com a taxa de perda de peso acelerada.[27] No Quadro 39.2 estão os resultados de alguns estudos em cães e gatos, comparando dietas com diferentes teores proteicos com as respectivas taxas de perda de peso e percentual de perda proveniente das massas magra e gorda, respectivamente. Pode-se verificar que a taxa de perda de peso mais baixa, associada a dietas com maiores teores proteicos, é mais benéfica para a composição corporal do animal.

A restrição energética para se atingir a perda de peso adequada também difere entre machos e fêmeas, uma vez que a necessidade energética das fêmeas parece ser menor que a dos machos. Nesses casos, é necessária uma restrição energética

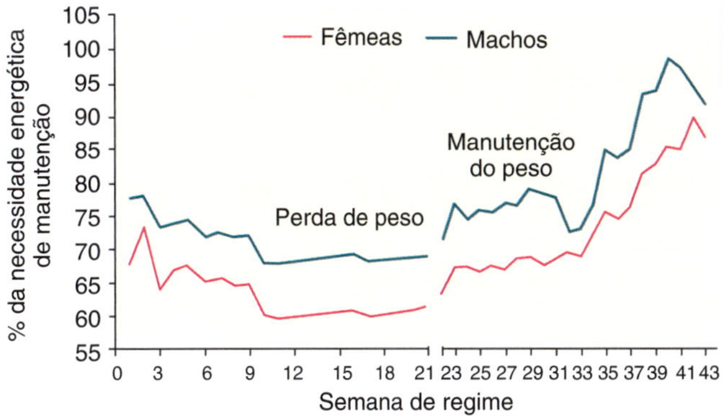

Figura 39.4 Ingestão energética (percentual da necessidade energética de manutenção) em gatos fêmeas e machos durante a perda de peso e a manutenção do peso após o regime.

maior em fêmeas para se atingir a mesma taxa de perda de peso que a de machos, conforme se pode verificar na Figura 39.4, em estudo com gatos obesos.[20]

Conforme discutido anteriormente, o estabelecimento da restrição energética para a perda de peso é feito por meio da redução de 40% na ingestão energética do cão ou do gato para a manutenção do peso. As seguintes equações são utilizadas para calcular as necessidades energéticas, baseando-se nas necessidades energéticas de manutenção recomendadas pelo NRC:[25]

$$\text{Cães: } 84 \times \text{peso}^{0,75} \text{ kcal/dia}$$

$$\text{Gatos: } 84 \times \text{peso}^{0,40} \text{ kcal/dia.}$$

Em que os pesos elevados às potências 0,75 e 0,40 equivalem aos pesos metabólicos para cães e gatos, respectivamente. Para cães e gatos em manutenção do peso, a ingestão de energia metabolizável recomendada diariamente é por volta de 130 kcal e o valor 84 recomendado para a restrição energética para ambas as espécies é calculado para o fornecimento aproximado de 60% dessa necessidade energética. É importante lembrar que o peso considerado para a equação é o peso estimado como ideal para o animal. Seguindo o exemplo do cão de 10 kg citado anteriormente, considerando seu peso ideal de 8,5 kg, teremos uma necessidade energética para perda de peso de 418,16 kcal/dia. Para exemplificar o cálculo para o regime de emagrecimento de um cão obeso, tomemos o seguinte exemplo:

- Paciente: cão, ECC = 9/9; peso = 40 kg; peso estimado ideal = 32 kg
- 1º passo: escolher o alimento

Quadro 39.2 Importância da utilização de alimentos com elevados teores proteicos sobre a manutenção da massa magra em cães e gatos.

Autores	Espécie	Teor proteico (%)	Perda de peso semanal (%)	Perda de massa magra (%)	Perda de gordura corporal
Vasconcellos *et al.*[20]	Gatos	30	0,9	23	77
		42	0,9	9	91
Laflamme e Hannah[21]	Gatos	30	1,1	40	60
		40	1	9	91
Nguyen *et al.*[28]	Gatos	34	1,6	11	89
		45	1,6	7	93
Diez *et al.*[29]	Cães	24	2,4	30	70
		47	2	15	85

Percentual de massas gorda e magra reduzidas com relação à redução de peso total.

- 2º passo: calcular ou verificar, nas informações do fabricante, a energia do alimento (p. ex., 2,90 kcal/g)
- 3º passo: definir a necessidade energética para o regime do cão
  $84 \times 32^{0,75}$ kcal/dia
  1.130 kcal/dia
- 4º passo: calcular a quantidade diária de alimento
  1.130/2,9 g/dia
  390 g/dia
- 5º passo: definir o número de refeições
  3 vezes/dia
- 6º passo: definir a quantidade por refeição
  390/3 g/refeição
  130 g/refeição.

Para os gatos, segue-se a mesma linha de cálculos, porém considerando o fator 0,40 no cálculo do peso metabólico.

Esses cálculos são apenas estimativas para iniciar o regime, mas é importante lembrar aos proprietários que nível de atividade física, idade, castração, sexo, metabolismo basal, estado fisiológico, entre outros fatores, podem aumentar ou diminuir a necessidade energética do animal em questão. Por esse motivo, são importantes os retornos durante o regime, para que seja corrigida a quantidade de alimento.

A maior parte dos proprietários de cães e gatos obesos não fornece somente ração a seus animais, mas também outros tipos de alimentos, que contribuem com a energia ingerida ao longo do dia.[30] Assim, é importante, durante a realização dos cálculos de necessidade energética para perda de peso e quantidade de alimento a ser oferecida diariamente, considerar a ingestão desses outros alimentos nos cálculos. Antes de iniciar o regime, o proprietário e o médico-veterinário devem discutir quais os alimentos, além da ração, serão tolerados. Apesar de a oferta de petiscos não ser ideal, muitos proprietários consideram isso importante na relação com o animal, portanto essa oferta pode ser negociada de maneira que não comprometa o regime. Na prática, isso significa escolher os petiscos que apresentem densidade energética mais baixa e definir exatamente a quantidade diária a ser oferecida. Essa contribuição energética deve ser descontada da quantidade de alimento calculada e, portanto, a menor possível para não comprometer a ingestão de nutrientes essenciais. Quando os petiscos oferecidos são outros alimentos comerciais (biscoitos e outros petiscos), o cálculo da energia de cada um é feito com base nas informações de rótulo fornecidas pela empresa fabricante. Por outro lado, quando este é um alimento caseiro *in natura*, essas informações podem ser obtidas em tabelas como a do USDA, citada anteriormente neste capítulo (http://www.nal.usda.gov/fnic/foodcomp/search/index.html).

Com relação à quantidade fornecida, esta deverá ser dividida em pelo menos duas refeições diárias, com o foco de reduzir a sensação de fome dos animais. No entanto, quando possível, o proprietário deve ser estimulado a dividir em mais refeições. Para evitar erros dos proprietários na quantidade de alimento a ser oferecida para o cão ou o gato, recomenda-se que o médico-veterinário forneça uma caneca-medida com a quantidade recomendada por refeição ou uma medida diária, que é feita antes da primeira refeição da manhã, e então o proprietário irá subdividi-la de acordo com o número de refeições diárias do animal. Esta última é preferível, pois naqueles casos em que o proprietário tende a superestimar o volume oferecido esse erro ocorrerá uma única vez no dia.[12] Outra opção, mais correta, porém de difícil execução, é recomendar que o proprietário, quando tiver balança em casa, pese diariamente o alimento, ou até mesmo que o alimento já seja fornecido pesado e distribuído em alíquotas ao proprietário para o mês todo.

Atividade física

A obesidade em cães, mas não em gatos, acompanha o sobrepeso de seus proprietários.[31] Sabendo-se da relação da obesidade com o sedentarismo, o médico-veterinário deve encorajar o proprietário a praticar algum tipo de atividade física com seu animal, o que contribuirá para as mudanças de hábitos de vida, ajudará na manutenção da massa magra durante o regime e também com o aumento do gasto energético pelo animal, o que, na prática, poderá ser convertido em maior oferta de alimento sem prejuízos à taxa de perda de peso. Isso porque a atividade física contribui com, aproximadamente, 10 a 30% do gasto energético diário do animal, ou seja, quanto mais ativo for o cão ou o gato, maior será sua contribuição para o gasto energético.[32] Poucos estudos avaliaram a perda de peso em animais; porém, em humanos, os exercícios de força são mais efetivos na manutenção da massa magra durante a perda de peso.[33] Esse tipo de atividade física, porém, é pouco comum para animais, sendo as caminhadas mais recomendadas aos proprietários. A atividade física foi apontada como a maior dificuldade dos proprietários em cumprir o protocolo ideal para perda de peso.[4] Apesar dessas dificuldades, a prática de atividade física deve sempre ser encorajada, de acordo com as limitações físicas, clínicas e de manejo dos pacientes, visando modificar o estilo de vida do proprietário e do animal para evitar novo ganho de peso após o regime.

Importância dos retornos

Os retornos periódicos durante o regime para perda de peso são de similar importância à avaliação inicial do paciente e cálculos da quantidade de alimentos. Isso porque, na prática, mesmo em situações experimentais nas quais os proprietários são contatados frequentemente e estimulados a manterem seus animais no regime, aproximadamente 60% dos pacientes atingem o peso-meta e chegam ao término do regime.[5,12] Yaissle *et al.*[34] verificaram que retornos mensais para avaliação da perda de peso e discussão dos resultados foram suficientes para manter o estímulo do proprietário durante o regime de cães. Conforme verificado por German *et al.*,[27] todos os gatos que começaram um regime para perda de peso tiveram de sofrer reajustes na quantidade de alimento oferecida para que a perda de peso fosse satisfatória. Como consequência, os retornos são o fator determinante para se atingir a adequada perda de peso. Além disso, conforme dito anteriormente, cães e gatos de proprietários perdem peso de maneira mais lenta, o que parcialmente deve-se à oferta de outros tipos de alimentos a esses animais domiciliados,[27] e que devem ser discutidos durante os retornos mensais com os proprietários e familiares.

Durante os retornos, deve-se pesar o animal e realizar um exame clínico geral, com a avaliação do ECC. Além disso, a apresentação de um gráfico ilustrando a perda de peso ao proprietário, conforme exemplificado na Figura 39.3 deste capítulo, possibilita que sejam discutidos problemas de manejo (oferta de petiscos, inatividade física, acesso ao alimento de outros animais etc.) ou que sejam corrigidas as quantidades de alimento, caso a perda de peso esteja fora da recomendada.

Prevenção ao ganho de peso

A obesidade tem sido cada vez mais frequente em medicina veterinária, como resultado dos poucos proprietários que levam seus animais às clínicas para a realização de consultas preventivas e, também, pela necessidade da indústria de alimentos e médicos-veterinários informarem os proprietários, principalmente ensinando-os a avaliar corretamente a condição corporal dos animais pelo ECC e a corrigir a quantidade de alimento diante das variações de peso.

Os retornos após o término do regime para perda de peso devem ser mantidos até que ocorra a estabilização da quantidade de alimento para manter o peso, após o término do regime. Isso é importante, pois, conforme verificado por Vasconcellos *et al.*,[20] em gatos, e German *et al.*,[27] em cães, após o término do regime há diminuição da necessidade energética dos animais, o que predispõe os animais a novo ganho de peso, caso este não seja monitorado constantemente. Na Figura 39.4, pode-se ver a ingestão energética em gatos durante a fase de manutenção do peso (semanas 22 a 43) e verificar que, durante aproximadamente as 10 primeiras semanas da fase de manutenção do peso, a necessidade energética dos gatos mantém-se aproximadamente 30% abaixo da necessidade estimada de manutenção. Então, a partir desse ponto, pode-se verificar aumento gradual do consumo de alimento nas semanas subsequentes. Esse fato pode se dever à normalização dos processos anabólicos, à medida que o animal estabiliza o peso e a oferta de alimento é suficiente para preservar as reservas corporais, mas ainda não foi completamente estudado em cães e gatos.

Os retornos mensais deverão ser mantidos durante a fase de manutenção do peso. Conforme verificado por Yaissle *et al.*,[34] estes são suficientes para o sucesso do manejo nessa fase.

Com relação ao tipo de alimento, tendo em vista que os animais que já foram obesos apresentam essa predisposição, recomenda-se que, mesmo após o regime, mantenha-se a oferta de alimentos com densidade energética reduzida, especialmente os mais ricos em fibras, pois parecem contribuir para o menor consumo energético dos animais.

Referências

1. Robertson ID. The influence of diets and other factors on owner-perceived obesity in privately owned cats from Metropolitan Perth, Western Australia. Preventive Veterinary Medicine. 1999;40:75-85.
2. Lund EM, Armstrong PJ, Kirk CA, Klausner JS. Prevalence and risk factors for obesity in adult dogs from private us veterinary practices. Intern J Appl Res Vet Med. 2006;4(2):177-86.
3. Lund EM, Armstrong PJ, Kirk CA, Klausner JS. Prevalence and risk factors for obesity in adult cats from private US veterinary practices. Intern J Appl Res Vet Med. 2005;3(2):88-96.
4. Carciofi AC, Gonçalves KNV, Vasconcellos RS, Bazolli RS, Brunetto MA *et al.* A weight loss protocol and owners participation in the treatment of canine obesity. Ciência Rural. 2005;35(6):1331-8.
5. Kealy RD, Lawler DF, Ballam JM, Mantz SL, Biery DN, Greeley EH *et al.* Effects of diet restriction on life span and age-related changes in dogs. Journal of American Veterinary Medical Association. 2002;220:1315-20.
6. Kienzle E, Bergler R. Human-animal relationship of owners of normal and overweight cats. Journal of Nutrition. 1998;136:1947S-50S.
7. Kim SP, Ellmerer M, Van Citters GW, Bergman RN. Primacy of hepatic insulin resistance in the development of the metabolic syndrome induced by an isocaloric moderate-fat diet in the dog. Diabetes. 2003;52:2453-60.
8. Gayet C, Bailhache E, Dumon H, Martin L, Siliart B, Nguyen P. Insulin resistance and changes in plasma concentration of TNFα, IGF1, and NEFA in dogs during weight gain and obesity. Journal of Animal Physiology and Animal Nutrition. 2004;88(3-4):157-65.
9. Miller C, Bartges J, Cornelius L, Norton N, Barton M. Tumor necrosis factorα levels in adipose tissue of lean and obese cats. The Journal of Nutrition. 1998;128:2751S-2S.
10. Appleton, 2001.
11. Appleton DJ, Rand JS, Sunvold GD. Plasma leptin concentrations are independently associated with insulin sensitivity in lean and overweight cats. Journal of Feline Medicine and Surgery. 2002;4:83-93.
12. German AJ, Holden SL, Bissot T, Morris PJ, Biourge V. Use of starting condition score to estimate changes in body weight and composition during weight loss in obese dogs. Research in Veterinary Science. 2009;87:249-54.
13. Baumgartner RN. Body composition in elderly persons: a critical review of needs and methods. Progress in Food and Nutrition Science, Oxford. 1993;17(3):223-60.
14. Kronfeld DS, Donoghue S, Glickman LT. Body condition and energy intakes of dogs in a referral teaching hospital. Journal of Nutrition, Philadelphia. 1991;121(11): S157-S8.
15. Laflamme D. Development and validation of a body condition score system for dogs. Canine Practice, Santa Barbara. 1997;22(4):10-15.
16. Scarlett JM, Donoghue S. Associations between body condition and disease in cats. Journal of American Veterinary Medical Association, Chicago. 1998;212(11):1725-31.
17. Mawbay DI, Bartges JW, Laflamme DP, Cottrell T. Comparison of various methods for estimating body fat in dogs. Journal of the American Animal Hospital Association. 2004;40:109-14.
18. Diez, 2009.
19. Laflamme *et al.*, 1994.
20. Vasconcellos RS, Borges NC, Gonçalves KNV, Canola JC, Paula FJA, Malheiros EB *et al.* Protein intake during weight loss influences the energy required for weight loss and maintenance in cats. The Journal of Nutrition. 2009;139:855-60.
21. Laflamme D, Hannah SS. Increased dietary protein promotes fat loss and reduces loss of lean body mass during weight loss in cats. The International Journal of Applied Research in Veterinary Medicine, Apopka. 2005;3(2):62-8.
22. Diez e Nguyen, 2006.
23. Prola L, Dobenecker B, Kienzle E. Interaction between dietary cellulose content and food intake in cats. The Journal of Nutrition. 2006;136:1988S-90S.
24. De-Oliveira LD, Carciofi AC, Oliveira MCC, Vasconcellos RS, Bazolli RS, Pereira GT *et al.* Effects of six carbohydrate sources on diet digestibility and postprandial glucose and insulin responses in cats. Journal of Animal Science. 2008;86:2237-46.
25. NRC – Nutrient Requirements of Dogs and Cats. National Research Council. The National Academy Press: Washington, D. C; 2006. p. 398.
26. Center S. Obesity prevention. PetFood Industry, Illinois. 2003;45(1):12-7.
27. German AJ, Holden S, Bissot T, Morris PJ, Biourge V. Changes in body composition during weight loss in obese client-owned cats: loss of lean tissue mass correlates with overall percentage of weight lost. Journal of Feline Medicine and Surgery. 2008;10:452-59.
28. Nguyen P *et al.* Weight loss does not influence energy expenditure or leucine metabolism in obese cats. Journal of Nutrition. 2002;132:1649S-51S.
29. Diez *et al.*, 2002.
30. Markwell e Butterwick, 1994.
31. Nijland ML, Stam F, Seidell JC. Overweight in dogs, but not in cats, is related to overweight in their owners. Public Health Nutrition. 2009;13:102-6.
32. Riond JL, Stiefel M, Wenk C, Wanner M. Nutrition studies on protein and energy in domestic cats. Journal of Animal Physiology and Animal Nutrition. 2003;187:221-8.
33. Geliebter A, Maher MM, Gerace L, Gutin B, Heymsfield SB, Hashim SA. Effects of strength or aerobic training on body composition, resting metabolic rate, and peak oxygen consumption in obese dieting subjects. American Journal of Clinical Nutrition. 1997;66(3):557-63.
34. Yaissle JE, Holloway C, Buffington CAT. Evaluation of owner education as a component of obesity treatment programs for dogs. Journal of American Veterinary Medical Association. 2004;224:1932-5.

Leitura sugerida

Brennan CL, Hoenig M, Fergunson DC. GLUT4 but not GLUT1 expression decreases early in the development of feline obesity. Domestic Animal Endocrinology. 2004;26(4):291-301.

Laflamme DP, Kuhlman G. The effect of weight loss regimen on subsequent weight maintenance in dogs. Nutrition Research. 1995;15(7):1019-28.

40 Nutrição e Dermatologia

René Rodrigues Junior

A pele e o pelo

Estrutura e função

A pele é o maior órgão do corpo, podendo representar 24% do peso vivo de um filhote e aproximadamente 12% quando ele atingir a idade adulta.[1] Ela tem como principal função formar uma barreira entre o corpo e o meio ambiente, barreira esta que serve para evitar agressões de agentes químicos, lesões físicas e microbiológicas.

Os componentes da pele também apresentam componentes sensoriais em suas estruturas, capazes de percepção de calor e frio, o que possibilita à pele promover a termorregulação junto com os pelos, o que está diretamente relacionado com seu comprimento, espessura e densidade. Outra função destinada à pele é a sensorial, indicando dor, prurido, toque e pressão.

A pele cumpre também um papel de estocagem, mantendo em suas estruturas eletrólitos, água, gorduras, carboidratos, proteínas, minerais e vitaminas.[1] A vitamina D, em particular, tem sua formação também na pele, mediante estímulos oferecidos pela radiação solar, que é transportada pela circulação para o organismo e ativada após duas modificações: uma no fígado e outra no rim.

Esse órgão tem ação sinérgica com outros sistemas orgânicos internos, transparecendo processos patológicos primários em outras partes ou também ocorridos em outros tecidos do organismo, sendo essa mais uma função da pele, a de indicadora.

Com isso, a pele tem a capacidade de refletir alterações que possam estar ocorrendo no interior do organismo e também ser responsável pela pigmentação da própria pele e dos pelos pela formação de melanina, vascularização e queratinização. Essas estruturas queratinizadas também cumprem o papel de produção de anexos, como é o caso de pelos e unhas.

A pele e o pelo podem sofrer variações em quantidade e qualidade entre espécies, raças e mesmo entre os indivíduos. Essa variação também é vista em diferentes áreas do corpo e conforme a idade e o sexo.

A pelagem sofre modificações conforme ocorre o crescimento do animal. Devido à ação cíclica dos folículos pilosos, assim como à mudança periódica dos pelos, há melhor adaptação dessa pelagem, adaptando-se a alterações sazonais de temperatura ou circunstâncias ambientais.

Nesse ciclo de crescimento do pelo, existem várias etapas, como o período de crescimento chamado de anagênico, o telogênico, que corresponde a um período de repouso no qual o pelo fica retido no folículo e é depois perdido, e entre esses dois períodos ocorre uma transição chamada de período catagênico. Alguns fatores estimulam e interferem nesse ciclo do pelo, como fotoperíodo, temperatura, estado de saúde do animal e ações hormonal e genética, por exemplo.

O crescimento da pelagem ocorre até atingir um tamanho determinado pela genética e ocorre também variação desse comprimento, conforme a localização do pelo no corpo.

A porção mais externa da pele é chamada de epiderme. Nela são encontradas cinco diferentes camadas celulares. A camada basal é uma fileira única de células em constante reprodução. Nela são encontrados os melanócitos, células encarregadas da produção de pigmentos da melanina, principais responsáveis pela coloração da pele e do pelo. Têm-se, ainda, as camadas espinhosa, granular, clara e córnea.

Nutrientes importantes para a pele e o pelo

Os problemas que acometem a pele e a pelagem, entre outras inúmeras origens, podem ocorrer devido à carência, ao excesso ou ao desequilíbrio nutricional, abrangendo as proteínas, os ácidos graxos, algumas vitaminas e alguns minerais. Não é comum ver desequilíbrios desse tipo acontecerem em animais que consomem alimentos de boa qualidade. No entanto, alimentos mal formulados ou armazenados e também alimentação caseira desequilibrada, assim como desnutrição, podem oferecer riscos em causar distúrbios dermatológicos.[2]

Proteína

A proteína é uma molécula formada por uma cadeia de aminoácidos unidos por ligações químicas. São cerca de 22 aminoácidos, dos quais alguns são essencialmente necessários na alimentação (os aminoácidos essenciais), e outros podem ser sintetizados no organismo.[3]

A proteína na alimentação pode ter duas fontes: proteína de origem animal (carnes, peixes, ovos) e proteína de origem vegetal (soja). Após a ingestão, a proteína passa por degradação no tubo digestório, liberando os aminoácidos, que são absorvidos e utilizados pelo organismo.[3]

A fonte de proteína utilizada na alimentação (animal ou vegetal) não tem importância. O importante é que essa fonte tenha alto valor biológico, ou seja, alta capacidade de conter grande diversidade de aminoácidos, principalmente os essenciais, acompanhados de uma fonte proteica de alta digestibilidade.

O pelo é constituído de aproximadamente 90% de proteína e cerca de 30% da proteína ingerida na alimentação são destinados ao crescimento normal do pelo e à renovação da pele.[4]

Casos de carência proteica ou desequilíbrio no fornecimento de aminoácidos resultam em queratinização anormal da pele e do pelo, diminuindo sua capacidade protetora, causando despigmentação da pelagem e alterações na produção de lipídios, áreas de alopecia, pelos quebradiços, sem brilho e ressecados.[5]

Ácidos graxos

São os principais constituintes das gorduras e caracterizam-se pelo número de átomos de carbono que eles apresentam. Podem ser classificados como ácidos graxos saturados, quando não apresentarem ligações duplas entre os carbonos, e ácidos graxos insaturados, quando tiverem entre dois carbonos uma ligação dupla, podendo ter de 1 até 6 ligações duplas.[3]

Os ácidos graxos saturados têm como única função o fornecimento de energia; já os ácidos graxos insaturados cumprem papel estrutural nas membranas e também nas lipoproteínas do sangue. Entre os ácidos graxos insaturados, os das séries químicas ômega-3 e ômega-6 desempenham funções essenciais, não podendo ser sintetizados no organismo. Portanto, é obrigatória a presença deles na alimentação. Eles são os ácidos graxos essenciais (AGE).[3]

O ácido α-linolênico, que é o precursor dos ácidos graxos ômega-3, tem como fonte as verduras e as frutas e também está presente nos óleos de plantas oleaginosas, como, por exemplo, a soja. Os óleos de peixes de águas frias são muito ricos em ácidos graxos de cadeia longa que derivam do ômega-3, ácido eicosapentaenoico (EPA) e ácido docosaexaenoico (DHA). Tanto o EPA quanto o DHA exercem papel muito importante para a pele, já que participam da fluidez das membranas celulares.[6]

O ácido linoleico é o precursor do ácido graxo ômega-6 e encontra-se em grande quantidade nos óleos vegetais, como no de soja e no de borragem.[6] Os gatos, em particular, têm deficiência de uma enzima ativa chamada de dessaturase Δ6, a qual é necessária para transformar o ácido linoleico em ácido araquidônico. Sendo assim, tanto o ácido linoleico quanto o ácido araquidônico são nutrientes essenciais para os gatos.[1]

Os AGE desempenham importantes funções estruturais e funcionais na pele, como flexibilidade e permeabilidade (principalmente o ômega-6), por eles se incorporarem nas estruturas da membrana celular, produzirem eicosanoides, como os leucotrienos e as prostaglandinas, e também participarem do metabolismo, assim como do transporte de colesterol. O ácido graxo ômega-6, associado ao zinco e ao ácido gamalinolênico (GLA), promove o brilho na pelagem.[4]

O ômega-3 tem função precursora anti-inflamatória, pois ele inibe a síntese de alguns mediadores químicos da inflamação.[3]

A deficiência em ácidos graxos é rara de acontecer, porém pode ocorrer em casos de má assimilação por alimento de baixa qualidade, má conservação do alimento, como em locais quentes, e podem ocorrer alterações oxidativas e perda dos ácidos graxos.[1,6]

Quando o aporte de AGE não estiver em quantidade suficiente, poderá ter como resultado pelagem seca e opaca e também lesões cutâneas devido à alteração lipídica da pele e, como consequência, alteração da microbiota bacteriana normal, predispondo a infecções secundárias.

Vitaminas

As vitaminas são consideradas moléculas orgânicas, sendo a necessidade delas bem pequena no organismo para desempenharem ação de enzimas, precursores enzimáticos ou coenzimas nos processos metabólicos.[2] Elas não são sintetizadas no organismo, com poucas exceções; portanto devem ser adicionadas na alimentação.

Existem dois grupos nos quais as vitaminas são classificadas: vitaminas hidrossolúveis e vitaminas lipossolúveis. Incluem-se no grupo das vitaminas hidrossolúveis as vitaminas do complexo B, que compreendem B_1 (tiamina), B_2 (riboflavina), B_5 (ácido pantotênico), B_6 (piridoxina), B_8 (biotina), B_9 (ácido fólico), B_{12} (cianocobalamina), PP (niacina) e colina. Também como vitamina hidrossolúvel tem-se a vitamina C ou ácido ascórbico.

Já o grupo das vitaminas lipossolúveis é composto de vitamina A ou retinol, vitamina E ou tocoferol, vitamina D ou colecalciferol e vitamina K ou menadiona.

As vitaminas hidrossolúveis utilizam a água para serem absorvidas e aproveitadas e podem ser excretadas pela urina, motivo esse por que o risco de intoxicação é praticamente nulo, o que não ocorre com a carência desse tipo de vitamina, por estar constantemente sendo eliminada por fluidos corporais.

Já as vitaminas do grupo lipossolúvel utilizam a gordura para serem absorvidas e aproveitadas e têm a capacidade de armazenagem. Em casos de excesso, no fígado, podem levar a um quadro de intoxicação, com exceção da vitamina E.

Para a pele e a pelagem, as vitaminas de maior relevância são A, E e as do complexo B, em particular a riboflavina, a biotina e a niacina.

A vitamina A age diretamente na manutenção da integridade da pele e das células epiteliais. Em casos tanto de deficiência quanto de excesso, provoca alterações cutâneas, como diminuição da qualidade da pelagem, hiperqueratinização da epiderme e dos folículos e descamação, podendo levar a infecções bacterianas secundárias.[2]

Assim como ocorre com a vitamina A, a carência da vitamina E também pode provocar seborreia seca e infecções secundárias por supressão do sistema imune, porém são casos muito mais difíceis de serem observados.

A deficiência de riboflavina leva ao surgimento de dermatite seca, bem como de seborreia. As áreas de maior aparição desse quadro são ao redor dos olhos e no abdome. Nos gatos, também é observada alopecia na cabeça em casos de deficiência de riboflavina.[6,7]

A biotina participa do catabolismo da glicose, de determinados aminoácidos e dos ácidos graxos.[3] A deficiência dela pode estar relacionada com tratamentos prolongados com antibióticos por via oral (VO). Os sinais de deficiência de biotina são alopecia da face e ao redor dos olhos, sendo assim necessário um diferencial de algumas dermopatias, como demodicose, dermatofitose, entre outras doenças, devido à semelhança nos sintomas. Na carência de biotina, pode-se, também, ter pelos opacos e quebradiços.[6]

Dermatites pruriginosas no abdome e nos membros posteriores são sintomas de deficiência em niacina, podendo ocorrer em casos de alimentação pobre em nutrientes de origem animal e rica em milho, já que este apresenta baixos teores de triptofano, substância convertida em niacina nos animais, menos nos gatos, que têm de ter quantidade suficiente dela na alimentação.[1,6,7]

Minerais

Os minerais são elementos inorgânicos e divididos em dois grupos: os macroelementos, que são encontrados em maior quantidade no organismo e que correspondem à maior parte do conteúdo mineral do corpo, como o cálcio, o fósforo, o sódio, entre outros; e os oligoelementos, presentes em quantidade bem baixa no organismo, como o ferro, o zinco e o cobre, por exemplo.[3,4]

O zinco é o principal mineral de importância dermatológica. Ele é coenzima de inúmeras reações metabólicas, sendo um elemento essencial para a integridade da pele e do pelo.

A carência no organismo de zinco deve-se, principalmente, à associação de um alimento rico em fitatos ou cálcio, pois tanto os fitatos quanto o cálcio têm ação quelante do zinco, tornando-o indisponível. Para isso não ocorrer, é importante que o zinco seja incorporado no alimento na forma orgânica, ou seja, utilizar o zinco quelado com aminoácidos com a finalidade de melhorar as condições de absorção.[4]

Alguns distúrbios genéticos em cães também são responsáveis pela deficiência de zinco. Nesses casos, ocorre diminuição da absorção e do metabolismo desse mineral.[2]

Sinais dermatológicos de deficiência de zinco iniciam-se nos coxins plantares, podendo, posteriormente, se estender por todo o corpo. Nessas áreas, observam-se perdas de pelo, enrijecimento, processo inflamatório e crostas.[2] Não é simples fechar um diagnóstico de carência de zinco. Há a necessidade de fazer um diagnóstico clínico, sempre acompanhado de um exame histopatológico.

Em filhotes de gatos, a deficiência nutricional de zinco mostrou adelgaçamento da pelagem, crescimento mais lento do pelo, pele escamosa e ulceração das margens bucais.[1]

Hipersensibilidade alimentar

Causa

Tanto cães como gatos podem apresentar reações a substâncias que foram ingeridas na alimentação, as quais são chamadas de hipersensibilidade alimentar ou alergia alimentar.

A alergia é uma reação do organismo provocada por um ingrediente antigênico, que normalmente se trata de uma glicoproteína hidrossolúvel com peso molecular entre 10.000 e 60.000 dáltons (dálton corresponde ao peso de um átomo de hidrogênio). Caracteriza-se com a produção de anticorpos, respondendo assim a substâncias que de, maneira geral, são normalmente aceitas.[4,8]

Sendo assim, hoje qualquer fonte proteica de um alimento pode conter potenciais ingredientes alergênicos.

é possível, portanto, diferenciar alergia de um quadro de intolerância alimentar. Nesse caso, não há evidências de resposta imunológica pelo organismo, pelo fato de ser causada por falta de enzima intestinal, impossibilitando a digestão dos ingredientes presentes na alimentação.

Sinais e sintomas

A hipersensibilidade alimentar pode iniciar-se sem uma causa em particular, não havendo nenhum tipo de relação com a idade do animal acometido, com o sexo e com a época do ano, portanto não de trata de uma causa sazonal.[1]

Os sinais e sintomas de hipersensibilidade alimentar são muito diversificados, o que dificulta o diagnóstico. Esses sintomas podem ser digestivos, cutâneos ou ambos, acontecendo ao mesmo tempo, o que é muito raro, totalizando aproximadamente 13% dos casos.[8]

Em casos de resposta digestiva, que é mais comum nos gatos do que nos cães, caracteriza-se por ocorrência de vômito e diarreia.

Quando há sintomatologia cutânea devido à hipersensibilidade alimentar, o animal apresenta prurido crônico, que pode estar localizado em determinadas áreas do corpo ou mesmo ser generalizado, com resposta insatisfatória à utilização de corticoides, e também pode apresentar lesões traumáticas, podendo sofrer infecção bacteriana secundária, processo inflamatório da pele e perda de pelos.[8]

Diagnóstico

Chegar a um diagnóstico de hipersensibilidade alimentar não é tarefa muito fácil, pois sua imunopatologia ainda não está muito bem definida, não há testes confiáveis nem por meio de dosagem sanguínea de anticorpos nem por testes feitos por reação intradérmica e as biopsias cutâneas não são específicas.[8]

O diagnóstico da hipersensibilidade alimentar baseia-se, primeiramente, na eliminação de outras dermopatias alérgicas que apresentam sintomas semelhantes, como nos casos de dermatites infecciosas ou parasitárias, e na utilização de uma dieta de eliminação.

A dieta de eliminação baseia-se em oferecer ao cão, ou ao gato, um alimento que tenha fontes proteicas com as quais ele nunca tenha tido contato anteriormente. São três as possibilidades de se obter uma dieta de eliminação: o alimento caseiro, o alimento com fonte proteica selecionada, como o carneiro, e o alimento à base de proteínas hidrolisadas.

Embora a alimentação caseira pareça ser a melhor opção, existem fatores que podem complicar o emprego. Dificuldades como falta de tempo para o preparo, disponibilidade de encontrar os ingredientes corretos, alto custo gerado, risco eminente de contaminação cruzada e desequilíbrio nutricional desse tipo de alimentação, o que é o maior problema, limitam muito a segurança da utilização da alimentação caseira.[4,6,8]

Nesse caso, torna-se fundamental a orientação do proprietário em não utilizar, de maneira alguma, outro tipo de alimento, a não ser o que estiver no programa de eliminação.

Uma dieta de eliminação deve ser utilizada por um período que pode variar entre 6 e 12 semanas. Após esse período, deve-se fazer a prova, oferecendo ao animal o alimento utilizado anteriormente. O retorno para a dieta resulta no aparecimento dos sintomas que haviam aparecido anteriormente, o que pode ocorrer em algumas horas a 2 semanas, demonstrando assim que não se tratava de uma coincidência.[4]

Tratamento clínico

O tratamento da hipersensibilidade alimentar consiste em utilizar glicocorticoides sistêmicos, anti-histamínicos e antibióticos, nos casos de infecções bacterianas secundárias causadas pelas lesões traumáticas, sendo imprescindível a prescrição de uma dieta hipoalergênica.

Os alimentos que utilizam em sua maior parte fontes proteicas selecionadas não devem ser considerados viáveis para uma dieta de eliminação, por conterem fontes proteicas variadas. O mesmo não ocorre para aqueles alimentos em que são incorporadas exclusivamente fontes proteicas selecionadas. Nesse caso, há maior chance de obter sucesso no tratamento.

Os alimentos formulados com fontes de proteína hidrolisadas apresentam menor risco de resposta alérgica do que os que utilizam fontes de proteína não hidrolisada.

O processo de hidrólise é feito mediante ação enzimática, com o objetivo de diminuir o peso molecular das proteínas. Com a hidrólise, as proteínas são fracionadas em peptídios, que são cadeias mais curtas de aminoácidos. Portanto, eles têm peso molecular mais baixo. Com o peso molecular menor, essa fonte proteica hidrolisada diminui também o poder alergênico do alimento.[6,8]

A liberação de histamina no organismo causada pela degradação dos mastócitos necessita da fixação de duas sequências de aminoácidos que pertençam à mesma proteína em duas imunoglobulinas situadas nos mastócitos. Com a quebra da proteína causada pela hidrólise, a probabilidade de essa reação ocorrer passa a ser muito menor.[8]

O processo de hidrólise também aumenta a capacidade digestiva da proteína, fazendo com que ela permaneça por um tempo menor no intestino, oferecendo menos tempo para o desenvolvimento de possível reação alérgica ou mesmo um quadro de intolerância.[8]

Uma das proteínas usadas para fazer o processo de hidrólise é a proteína de soja. A soja tem excelente qualidade; porém, muitas vezes, ela não é utilizada em alimentação animal por conta dos fatores antinutricionais, pois apresenta duas substâncias que interferem na digestibilidade e na absorção de seus nutrientes (a lectina e a antitripsina) e teor mais alto de carboidratos (em torno de 8 a 15%), o que pode causar aumento da fermentação no intestino, levando a flatulência e risco de diarreia.[9]

Por esse motivo, a soja deve passar por uma adaptação antes de ser utilizada na alimentação. Para eliminar esses fatores indesejáveis, ela passa por isolamento. Após o cozimento do grão da soja, ele é desengordurado, resultando em uma fonte rica em proteína (aproximadamente 85%), e perde a ação da lectina e da antitripsina. Com essa adaptação, a soja passa a ter excelente valor biológico, e depois da hidrólise a digestibilidade do hidrolisado isolado de soja é superior a 96%, o que a compara a digestibilidade próxima à do ovo em pó e à da caseína. Para uma fonte proteica mais completa, há necessidade da suplementação de metionina.[9]

Barreira cutânea

Definição

É comum encontrar nas dermatopatias alteração na barreira cutânea, principalmente no que diz respeito à formação de cemento lipídico intercelular, constituído, principalmente, de uma substância chamada de ceramida.

Com a perda da capacidade de produção de ceramidas, a pele se torna permeável, aumentando a perda de líquidos para o meio ambiente e também proporcionando maior risco de penetração, através da pele, de agentes potencialmente contaminantes.

Portanto, um cão, ou gato, que esteja com diminuição da capacidade de manter a barreira cutânea intacta terá risco maior de desenvolver problemas imunológicos.

Nutrientes

A alimentação adequada, com nutrientes específicos, tem a capacidade de melhorar a produção de ceramidas pelo organismo e, assim, a proteção da pele, revigorando a barreira cutânea, melhorando a qualidade da pele e da pelagem, com menor perda hídrica através da pele.

Em uma pesquisa realizada, estudaram-se vários nutrientes – aproximadamente 27 – que possivelmente poderiam intervir na capacidade de melhoria da barreira cutânea. Desses 27 nutrientes, foi selecionado um complexo de nutrientes de maior significado na recomposição da formação de ceramidas: as vitaminas niacina, ácido pantotênico, inositol, colina, biotina e piridoxina e os aminoácidos histidina e prolina. O produto final foi patenteado, e o complexo recebeu o nome comercial Skin Barrier™.[4,8]

Em casos de dermatite atópica, é comum estar associada à diminuição da capacidade de manutenção da barreira cutânea íntegra. Em estudos *in vivo* por 9 semanas utilizando cães atópicos com alimento suplementado com os nutrientes citados, observou-se diminuição de perda de água significativa. Portanto, pode-se evidenciar também um efeito positivo no risco de penetração de agentes alergênicos, assim como possíveis reduções bacteriana e fúngica que podem desencadear o processo de dermatite atópica.[6]

Em casos de dermatite atópica, hipersensibilidade digestiva ou mesmo em outras dermatopatias de maneira geral, nas quais ocorra essa perda de função da barreira cutânea, torna-se importante a inclusão na alimentação desse complexo de nutrientes, para assim melhorar a capacidade de regeneração da pele e ao mesmo tempo evitar a piora do quadro dermatológico.

Nutrientes e pigmentação da pele e da pelagem

Origem da pigmentação

A cor de um cão e de um gato é influenciada por uma variedade muito grande de fatores. A genética é o fator determinante da coloração do animal (se ele será marrom, preto, branco, bicolor, tricolor, com listas ou com manchas), porém outros motivos podem levar a alterações dessas cores, determinadas pela genética, como o ambiente, sofrendo ação de raios ultravioleta, umidade e temperatura. Outro fator que também tem a capacidade de modificar o aspecto da coloração é a alimentação.

As células encarregadas da produção de melanina, pigmento responsável pela coloração da pele e dos pelos, são chamadas de melanócitos. Os melanócitos são encontrados na epiderme, no folículo piloso, nas glândulas sebáceas e sudoríparas dos animais.[1]

A melanina produzida nos melanócitos é armazenada em estruturas chamadas de melanossomas, que são pequenas bolsas que, a partir do crescimento do pelo, passam para as células da pelagem.[4]

Existe uma diversidade muito grande de pigmentos formados pelas melaninas. Entre eles, os principais são a eumelanina, responsável pela pigmentação variável entre o preto e o castanho, e as feomelaninas, caracterizadas pela coloração do vermelho ao amarelo. Outras melaninas, que são as misturas de eumelanina e feomelanina, são responsáveis por pigmentos intermediários entre as duas.[1]

Nutrientes responsáveis pela pigmentação

Para a adequada produção de melanina, os melanócitos precisam de nutrientes específicos que participam do ciclo da melanina. Mesmo com a diversidade de melaninas existentes, elas se formam por um processo metabólico comum que tem a dopaquinolona como formadora intermediária.

A tirosina é um aminoácido não essencial, já que ele pode ser sintetizado a partir de um aminoácido essencial, a fenilalanina.[3] A tirosina é convertida em dopa e, após uma ação oxidativa causada pela tirosinase, que necessita de teores de cobre adequados para cumprir esse papel, se transforma em dopaquinona.[4,10] A ausência da tirosinase é a causa do albinismo, já que, sem essa enzima, não há possibilidade de o ciclo da melanina prosseguir.

A dopaquinona também sofre ação oxidativa e passa a se transformar em eumelanina e feomelanina. Para a transformação em feomelanina, há necessidade da presença da cistina. O controle dessas ações oxidativas é realizado pela carga genética que o indivíduo traz.[10]

A alimentação tem capacidade de interferir no ciclo da melanina, otimizando a produção dos pigmentos. Uma alimentação que apresente maiores teores de fenilalanina, tirosina, cistina e cobre estimulará os melanócitos na produção de melanina, uma vez que esses nutrientes têm de estar presentes para o ciclo da melanina se completar.

Em casos de deficiência no teor de tirosina, o resultado é um pelo avermelhado em animais pretos ou escuros. Essa observação foi vista primeiramente em gatos, o mesmo sendo observado em trabalhos utilizando cães Terra-nova e Labrador Retriever pretos com alimento pobre em tirosina. Outro fato é que um suplemento alimentar de tirosina resulta em aumento na intensidade da coloração da pelagem desses animais.[6]

A deficiência de cobre na alimentação também poderá acarretar alteração na pigmentação da pelagem. Nesse caso, o pelo clareará, uma vez que, para a tirosinase cumprir sua função de transformar a tirosina em dopaquinona, ela necessita de dois íons cobre.[6] Para a maior segurança de que o teor de cobre esteja sendo absorvido em quantidade necessária, sem sofrer ação competidora com o zinco, cálcio ou ferro, é importante que ele seja incorporado na alimentação na forma quelatada.

Considerações finais

A nutrição desempenha um papel de extrema importância na saúde de cães e gatos, e essa importância de estende para a área dermatológica. Para obter melhor resultado do tratamento terapêutico empregado nesses pacientes, a correção alimentar também se faz necessária.

Como visto, a alimentação cumpre papel fundamental para definir o diagnóstico, para melhor condição de renovação cutânea e evitar que o problema dermatológico se agrave.

Com isso, o estudo e a prescrição de uma dieta adequada trarão benefícios importantíssimos para o sucesso durante o tratamento do paciente, o que claramente reflete benefícios não só para ele, mas também para o proprietário e para o médico-veterinário que o assiste.

Referências

1. Scott D, Miller W, Griffin C. Dermatologia de pequenos animais. 5ª ed. Rio de Janeiro: Interlivros; 1996.
2. Case L, Carey D, Hirakawa D. Nutrição canina e felina. Madrid: Horcourt Brace; 1998.
3. Grandjean D. Nutrientes cães e gatos. Aniwa AS; 2003.
4. Veterinary Focus. 2008;18(1).
5. Agar S. Small animal nutrition. MPG Books; 2001.
6. Prélaud P, Harvey R. Encyclopedia of canine clinical nutrition. Aniwa SAS; 2006. p. 58-91.
7. Mueller R, Dethioux F. Encyclopedia of feline clinical nutrition. Aniwa SAS; 2008. p. 51-75.
8. Biourge V. Últimas inovações em nutrição clínica. Royal Canin; 2001. p. 29-35.
9. Informativo veterinário, Ação Hipoalergênica da Proteína de Soja Hidrolisada.
10. Syndrome Du Poil Rouge Approche nutritionnelle, Royal Canin.

41 Apoio Nutricional ao Tratamento das Urolitíases em Cães

Yves Miceli de Carvalho

Introdução

A urolitíase é definida pela formação de sedimentos, consistindo em um ou mais cristaloides pouco solúveis no trato urinário. Os sedimentos microscópios são conhecidos como cristais e os precipitados macroscópicos são chamados de urólitos. A urolitíase é um problema comum em cães. Os urólitos podem se formar em qualquer lugar do trato urinário, embora, nos cães, a maior parte se forme na bexiga. Em cães com alterações do trato urinário inferior, as urolitíases são responsáveis por aproximadamente 18% das consultas clínicas.

Os quatro minerais mais comuns encontrados nos urólitos caninos são o fosfato de amônio e o magnésio (estruvita), o oxalato de cálcio, o urato de amônio e a cistina.[1,2] Os tipos de urólitos menos comuns são o de fosfato de cálcio, de sílica e por medicamentos e seus metabólicos.

O oxalato de cálcio e a estruvita são os minerais predominantes nas nefrolitíases caninas.[3] A prevalência de urolitíases e a composição dos urólitos podem ser influenciadas por uma variedade de fatores, incluindo raça, sexo, idade, dieta, anomalias anatômicas, infecções do trato urinário (ITU), pH da urina e medicamentos.[4]

A identificação desses fatores de risco é essencial para o controle e a prevenção eficazes da urolitíase. As urolitíases apresentam alta taxa de recorrência. Esse fato levou à crescente utilização de alimentos de controle tanto para a dissolução quanto para a prevenção da urolitíase, embora alguns tipos de minerais sejam mais suscetíveis à dissolução do que outros.

Diagnóstico

Histórico e manifestações clínicas

As manifestações clínicas das urolitíases ocorrem, principalmente, devido à irritação da mucosa do trato urinário inferior, o que resulta em manifestações de cistite e/ou uretrite. As manifestações mais comuns são hematúria, disúria e polaquiuria. Ocasionalmente, as urolitíases podem levar à obstrução da uretra, que é uma emergência médica e cirúrgica. Os cálculos renais, além disso, podem causar pielonefrite, obstrução do fluxo, redução da massa renal, azotemia e insuficiência renal. Por outro lado, alguns pacientes apresentam-se clinicamente assintomáticos.

Diagnóstico diferencial

Outras causas comuns de hematúria, disúria e micção frequente, com ou sem a obstrução da uretra, são a ITU, os pólipos e as neoplasias vesicais. Estas podem ser distinguidas mediante cultura de urina e exames de imagem.

Exames laboratoriais e de imagem

O exame de urina, a urocultura quantitativa e os exames por imagem (como as radiografias simples e de duplo contraste e/ou ultrassonografias) são exames necessários para a confirmação da urolitíase e para a busca dos fatores de predisposição. A avaliação dos compostos bioquímicos séricos é útil para o reconhecimento de anomalias subjacentes e para a avaliação da função renal em cães com nefrolitíase. Além disso, a análise dos componentes químicos da urina pode revelar quantidade excessiva de um ou mais minerais contidos nos urólitos.

Exame de urina

O exame de urina normalmente pode revelar inflamação e também proteinúria, hematúria e piúria. O pH da urina varia dependendo do tipo de cristais, da existência ou não de infecções e da alimentação. Em geral, os urólitos de estruvita estão associados à urina mais alcalina, particularmente quando há infecção por bactérias produtoras de urease. A formação de urato e cistina tende a estar associada a um pH que pode variar de ácido a neutro.[2]

Por outro lado, o pH da urina é um fator menos importante para a formação de oxalato de cálcio. A cristalúria pode surgir sem que haja litíase urinária e a urolitíase pode ocorrer sem que haja cristalúria. Além disso, os achados dos cristais não são necessariamente representantes do tipo urólito, já que eles podem ser influenciados por uma infecção bacteriana produtora de urease que pode produzir cristais de estruvita. No entanto, os cristais de urato de amônio podem indicar um *shunt* portossistêmico e os cristais de cistina são patognomônicos da cistinúria. A ocorrência de cristais depende do pH, da temperatura e da concentração da urina. As amostras de urina devem ser examinadas dentro de 30 min após terem sido coletadas e não devem ser refrigeradas.

Urocultura

A urocultura bacteriana e os exames de sensibilidade devem ser realizados em todos os cães a fim de avaliar se a ITU é primária ou secundária, uma vez que as bactérias na urina podem não ser as mesmas abrigadas nos urólitos.[2] Se a cistotomia tiver de ser realizada para a remoção dos cálculos, recomenda-se o envio de um fragmento da mucosa da bexiga para cultura e exames de sensibilidade, uma vez que este é mais sensível do que a cultura de urina.[5]

Exames de imagens

A radiografia e/ou a ultrassonografia são indicadas para a verificação da ocorrência de urólitos, bem como sua localização, número, tamanho, formato e radiodensidade. Os urólitos têm de ser maiores do que 3 mm para serem detectados pela radiografia ou ultrassonografia abdominal. Os urólitos de urato são os mais radiolúcidos e, normalmente, requerem uma cistografia de duplo contraste para sua visualização. Os estudos de contraste retrógrado e a urografia excretora são necessários em alguns casos para avaliar os cálculos uretrais, quando houver a suspeita de cálculos renais. A cistoscopia requer equipamento especializado e anestesia geral, mas pode ser muito útil para confirmar a urolitíase e remover pequenos urólitos da bexiga ou da uretra.

Análise de outros tipos de urólitos

Composição

Os urólitos podem ser coletados por micção espontânea, por uro-hidropropulsão, pela aspiração por cateter uretral, pela cistoscopia ou pela remoção cirúrgica. A composição do urólito deve ser determinada por análises físicas quantitativas, que são muito mais precisas do que as técnicas de química qualitativa. Os urólitos podem conter mais do que um tipo de mineral e a análise da composição de cada camada de mineral pode ser necessária para os urólitos compostos. Portanto, é importante não quebrar os urólitos antes da análise. A causa inicial dos urólitos pode ser determinada pela composição mineral do núcleo, que, por sua vez, pode ser diferente da composição das camadas circundantes.

Identificação do tipo de urólito

A dissolução eficaz dos urólitos depende do conhecimento de sua composição mineral. O ideal seria se os urólitos fossem recolhidos e analisados e, assim, uma série de fatores poderia ajudar no tratamento específico de acordo com sua composição.

Tipos específicos de urólitos

Estruvita

Estruvita ou hexaidrato de fosfato de amônio e magnésio, representado pela fórmula $[(MgNH_4PO_4)6H_2O]$, é um dos minerais mais encontrados em urólitos caninos. A supersaturação da urina com íons fosfato de amônio e magnésio é um requisito, mas vários outros fatores – incluindo ITU, urina alcalina, alimentação e predisposição genética – podem influenciar sua formação. Nos cães, a maioria dos urólitos de estruvita está associada a uma infecção urinária bacteriana com bactérias produtoras de urease, como *Staphylococcus* spp. (na maioria das vezes, *S. intermedius*) ou, menos comumente, *Proteus* spp. A urease é uma enzima que hidrolisa a ureia, levando ao aumento de amônio, de fosfato e de carbonato, que resulta na alcalinização da urina. Muitos urólitos de estruvita também contêm uma pequena quantidade de outros minerais, como o fosfato de cálcio e, menos comumente, o urato de amônio. O urólito de estruvita estéril é raro em cães; sua etiopatogenia pode incluir fatores alimentares, metabólicos ou familial, mas não envolve a urease bacteriana.[2]

Oxalato de cálcio

O principal fator de risco é a supersaturação da urina com oxalato de cálcio, sendo o cálcio relativamente mais importante.[6] Um fator importante é a hiperabsorção intestinal de cálcio, reconhecida como causa de cálculos urinários de oxalato de cálcio tanto em humanos quanto em cães suscetíveis a urolitíase de oxalato de cálcio.[6,7] Indiretamente, isso provoca a hiperoxalúria, uma vez que aumenta a disponibilidade de oxalato para a absorção. A relação entre a absorção intestinal de cálcio e o ácido oxálico é clinicamente importante, pois a redução da concentração de cálcio aumenta a absorção de oxalato e, assim, o risco de formação de cálculos se mantém ou é aumentado. As dietas podem ter um papel significativo no desenvolvimento desses urólitos.[8,9]

Urato

O ácido úrico é um dos vários produtos da biodegradação do metabolismo do nucleotídio da purina. Em cães, exceto nos da raça Dálmata, quase todos os uratos formados a partir da degradação dos nucleotídios de purina são resultantes da transformação metabólica da uricase hepática em alantoína, que é muito solúvel e excretada pelos rins. Em cães da raça Dálmata, apenas 30 a 40% do ácido úrico são convertidos em alantoína, resultando no aumento dos níveis séricos e da excreção urinária de urato. Os urólitos consequentes são mais comumente formados de urato de amônio. O mecanismo deficiente de ácido úrico em cães da raça Dálmata provavelmente envolve as alterações tanto das vias hepáticas quanto das renais, mas o mecanismo exato não foi completamente compreendido. A reduzida excreção urinária dos inibidores da cristalização pode contribuir para a formação de cálculos nos Dálmatas. Provavelmente, a urolitíase em Dálmatas é uma herança autossômica recessiva, embora isso não explique o aumento do risco de formação de cálculos em cães machos. Qualquer disfunção hepática grave pode predispor os cães a urolitíase de urato, mas existe uma predisposição específica em cães com *shunts* portossistêmicos congênitos ou adquiridos.[10,11] Tais cães frequentemente desenvolvem cristalúria intermitente, cálculos de urato ou ambos. Nesses cães, a disfunção hepática pode estar associada à conversão hepática reduzida de ácido úrico em alantoína e de amônia em ureia, resultando na hiperuricemia e na hiperamonemia, mas o mecanismo preciso ainda é incerto.

Sabe-se relativamente pouco sobre a litíase urinária de urato em cães da raça Dálmata que não apresentam *shunts* portossistêmicos, apesar de uma tendência familial ter sido sugerida para os Bulldogues Ingleses.[10,11] Os fatores dietéticos de risco para litíase urinária de urato incluem as dietas ricas em purina (p. ex., dietas ricas em vísceras) e o baixo consumo de água. A acidez da urina promove a litogênese do urato, pois as purinas são menos solúveis em pH ácido. O consumo de dietas que promovam a acidúria, como as ricas em proteínas, também é um fator de risco para cães predispostos.

Cistina

Esse urólito surge em cães com cistinúria, um erro inato do metabolismo caracterizado pela reabsorção tubular proximal defeituosa de cistina e outros aminoácidos. Cães cistinúricos reabsorvem proporção muito menor da cistina que é filtrada pelos glomérulos, e alguns podem até secretar cistina. A cistinúria é geralmente a única alteração detectável da perda de aminoácidos, a menos que a ingestão de proteína seja seriamente restringida.

A urolitíase por cistina se desenvolve porque a cistina está disponível, de maneira moderada, no pH da urina de 5,5 a 7,0. Nem todos os cães cistinúricos formam urólitos e os cálculos, muitas vezes, não são reconhecidos até o crescimento. Eles surgem, principalmente, em cães machos, mas existem outros fatores ainda indeterminados em sua patogênese. A cistinúria canina é geneticamente heterogênea e tem sido reconhecida em mais de 60 raças de cães, apresentando padrões variáveis de aminoacidúria.[12]

Outros urólitos

Os urólitos de cálcio são comumente chamados de urólitos de apatita, sendo a hidroxiapatita e a apatita de carbonato seus tipos mais comuns. Eles ocorrem, geralmente, como um componente menos importante dos cálculos de estruvita e de oxalato de cálcio. Os urólitos de puro fosfato de cálcio são raramente encontrados, estando geralmente associados a distúrbios metabólicos (hiperparatireoidismo primário, outros distúrbios de hipercalcemia, acidose tubular renal, hipercalciúria idiopática) e/ou excesso de cálcio e fósforo dietéticos.[13] Os cristais de fosfato de cálcio podem predispor a cristalização de oxalato de cálcio pela permissão da cristalização heterogênea em uma supersaturação urinária menor do que a necessária para a cristalização homogênea. Os riscos associados à formação de fosfato de cálcio, portanto, devem ser levados em conta durante o tratamento de outros tipos de urólitos.

A urolitíase de sílica é uma doença recentemente descoberta.[14] Sua patogênese pode envolver o consumo de um tipo absorvível de sílica encontrada em vários alimentos, que resulta na hiperexcreção de sílica urinária. O surgimento recente desses urólitos pode ter alguma relação com o aumento da utilização de ingredientes derivados de plantas, como as fibras e os farelos, em alimentos industrializados para cães.[2] Os urólitos compostos consistem em um núcleo de um tipo de mineral e uma camada externa de outro tipo de mineral. Eles se formam porque os fatores que favorecem a formação da precipitação de um tipo de urólito impedem os fatores de precipitação do outro tipo de mineral. Alguns tipos de minerais podem também atuar como um núcleo para a deposição de outro tipo de mineral; por exemplo, todos os urólitos predispõem à ITU, o que pode resultar na precipitação secundária de cristais de estruvita.

Epidemiologia

Causas

A urolitíase é o resultado de doenças hereditárias, congênitas ou adquiridas que resulta no aumento da excreção urinária de certos minerais e/ou da predisposição para a formação de urólitos.[2] A composição da urina pode ser alterada por distúrbios metabólicos. Um mecanismo hereditário foi comprovado em cães das raças Dálmata (urato) e Terra-nova (cistina), e a predileção em várias outras raças sugere uma possível base genética.[12] As causas congênitas podem, direta (p. ex., cistinúria congênita) ou indiretamente (p. ex., malformações urogenitais), predispor um indivíduo à formação de urólitos. Os distúrbios adquiridos incluem ITU por bactérias produtoras de urease, bem como os distúrbios metabólicos que resultam em aumento da excreção de minerais (p. ex., hipercalcemia). Em alguns casos, a administração de medicamentos pode ser uma causa agravante.

Predisposição e fatores de risco

Raça, sexo e idade

A urolitíase tende a afetar os cães de raças de pequeno porte com mais frequência do que os cães de raças maiores.[7] A predisposição das raças menores pode estar relacionada com o pequeno volume de urina, a baixa frequência de micções e o consequente aumento das concentrações de minerais.[4] A predisposição racial para os tipos de minerais específicos pode sugerir uma base genética e, muitas vezes, está significativamente correlacionada ao sexo.[6] O modo de herança genética foi determinado para a cistinúria em cães da raça Terra-nova, demonstrando-se que a doença é transmitida por um simples padrão autossômico recessivo.[12] A maioria dos tipos de litíases urinárias é mais comum em cães machos, ao passo que a urolitíase de estruvita tem maior incidência nas fêmeas, provavelmente relacionada com a maior suscetibilidade delas ao desenvolvimento de ITU bacterianas. A urolitíase geralmente ocorre em cães adultos, embora a faixa etária seja ampla. Os cálculos que contêm cálcio (fosfato e oxalato) tendem a ser encontrados em cães mais idosos.

Alimentação e consumo de água

A alimentação pode influenciar a composição da urina. Assim, os fatores dietéticos podem desempenhar um papel significativo no aumento do risco de urolitíase, embora possam diferir para certos tipos de minerais.

Infecções do trato urinário

As ITU predispõem o indivíduo à urolitíase de estruvita, principalmente quando associadas a bactérias produtoras de urease. As infecções urinárias são mais frequentes em fêmeas do que em machos, o que pode justificar a frequência maior dos urólitos de estruvita em fêmeas, especialmente nas castradas.

Ambiente

As diferenças no padrão de formação dos urólitos são observadas entre os diferentes países. Fatores que predisponham o indivíduo à desidratação (p. ex., em clima quente, o acesso limitado à água potável) ou à retenção da urina na bexiga (estilo de vida no domicílio, indivíduo confinado) podem aumentar a probabilidade da formação de urólitos.[15]

Administração de medicamentos

Os medicamentos podem acentuar a formação de urólitos mediante alteração do pH da urina, reabsorção ou secreção tubular e precipitação dos medicamentos e seus metabólitos. A prevalência da litíase urinária induzida por medicamentos é desconhecida, embora os medicamentos e seus metabólitos estejam mais propensos a se precipitar na urina se os urólitos já estiverem presentes. As primeiras gerações de sulfonamidas tem sido mais frequentemente apontada, embora as precipitações e a urolitíase também possam ocorrer com o uso de medicamentos de gerações mais novas, quando administrados por tempo prolongado e em concentrações elevadas.

Influências metabólicas

A hipercalcemia prolongada e a calciúria subsequente podem aumentar o risco de cálculos contendo cálcio. O hiperadrenocorticismo tem sido associado aos cálculos de oxalato de cálcio, uma vez que os glicocorticosteroides aumentam a mobilização de cálcio dos ossos e reduzem a reabsorção tubular, provocando a calciúria.[16] A acidose metabólica crônica também pode contribuir para a urolitíase de oxalato de cálcio, que é atribuída ao armazenamento dos íons hidrogênio em excesso pelo fósforo e carbonato dos ossos, com a liberação concomitante do cálcio. A cistinúria é um erro hereditário do metabolismo que predispõe o indivíduo à formação de urólitos de cistina, embora nem todos os cães com cistinúria ou cristalúria de cistina formem urólitos.

Fisiopatologia

Formação de urólitos

Supersaturação relativa

A determinação da supersaturação relativa (SSR) da urina com minerais específicos tem sido usada para a identificação de cães em risco para a formação de urólitos. O método da SSR é considerado um indicador do potencial de cristalização da urina mais preciso que a proporção da atividade do produto (PAT), usada anteriormente. A principal limitação da técnica de PAT é a suposição de que um estado estacionário com relação à fase sólida será alcançado até o final do período de 48 h de incubação, ao passo que a urina pode levar até 9 dias para atingir o equilíbrio, especialmente quando está supersaturada.[17]

Em uma solução simples, o valor SSR menor que um corresponde à zona subsaturada, já o superior a um indica uma zona saturada. No entanto, como a urina é uma solução complexa, mesmo que ela esteja saturada, o fluxo significativo de urina, os inibidores de cristalização ou de agregação e as forças iônicas podem impedir a formação de pedras. Essa é a zona metaestável. Se a urina ficar ainda mais concentrada, os cristais se formarão espontaneamente, o que é chamado de supersaturação. A SSR na qual a urina se tornará supersaturada depende do mineral em questão: em torno de 2,5 para a estruvita e de 10 a 14 para o oxalato de cálcio na urina humana.

Nucleação

O primeiro passo no processo de desenvolvimento dos urólitos é a formação de um núcleo de cristal. Essa fase, chamada de nucleação, depende da supersaturação da urina com substâncias calculogênicas, de maneira que a precipitação e a cristalização de sais possam ocorrer. O grau de supersaturação da urina pode ser influenciado por fatores como a magnitude da excreção renal de cristaloides, o pH da urina favorável para a cristalização, a retenção urinária e a diminuição da concentração de inibidores da cristalização na urina.[17]

Há muitos registros de inibidores urinários da formação de oxalato de cálcio, incluindo o magnésio, o citrato e os inibidores macromoleculares, como a nefrocalcina e os glicosaminoglicanos.[17] O papel dos inibidores da formação de oxalato de cálcio canino ainda não foi totalmente explorado. A composição iônica urinária pode afetar a nucleação e a precipitação quando há interação entre os elementos na urina. Por exemplo, o magnésio se liga ao oxalato e o citrato pode se vincular ao cálcio; o magnésio e o citrato, portanto, são considerados inibidores da urolitíase do oxalato de cálcio.

Crescimento dos cristais

Uma vez que a nucleação tenha ocorrido, o crescimento dos cristais pode ocorrer em menores graus de supersaturação. Portanto, a continuação do crescimento do núcleo do cristal depende da duração de sua passagem através do trato urinário, do grau e da duração da supersaturação urinária para cristaloides semelhantes ou outros e das propriedades do cristal. Os mecanismos que levam ao crescimento dos cristais ainda são incertos e podem incluir o crescimento em torno de um núcleo ou matriz, que poderia ser facilitado pela falta de inibidores da agregação de cristais.[2]

Destino dos urólitos

Os urólitos podem passar por vários segmentos do trato urinário e/ou ser expelidos, submetidos à dissolução espontânea, ficar inativos ou continuar a crescer. Nem todos os urólitos evoluem para manifestação clínica.

Controle nutricional

Estímulo da diurese

A maneira mais fácil de fazer com que a urina fique subsaturada é promover a diurese. O aumento do fluxo urinário reduz a concentração de substâncias litogênicas, compensando a desvantagem de diluir os inibidores da cristalização. Os elevados volumes de urina também aumentam a frequência da micção, o que colabora na remoção de quaisquer cristais livres que se formam no trato urinário.[18]

Para estimular a diurese, o consumo de líquidos deve ser incentivado. Isso pode ser feito com alimentos enlatados que contenham de 70 a 80% de água, pela adição de água ao alimento ou pelo ligeiro aumento do teor de cloreto de sódio nas dietas secas. O aumento do teor de cloreto de sódio no alimento demonstrou elevar o consumo de água, a produção de urina e diminuir a supersaturação da urina de cães e gatos.[19]

No entanto, existem algumas controvérsias com relação ao uso do cloreto de sódio para estimular a sede e a diurese, porque aquele poderia afetar a excreção urinária de cálcio e a pressão arterial.[20] Em humanos, a alta ingestão de sal tem sido associada ao aumento da excreção urinária de cálcio, e observações semelhantes foram feitas inicialmente com cães. Isso levou à hipótese de que as dietas ricas em sal poderiam promover a urolitíase de oxalato de cálcio e que aquelas para o controle das doenças do trato urinário inferior (DTUI) devem, portanto, apresentar teor restringido de sal.[20] No entanto, estudos posteriores não conseguiram observar o efeito do sal sobre a excreção urinária de cálcio em cães. Os estudos epidemiológicos em cães demonstraram que o aumento de sódio dietético reduziu o risco de cálculos urinários de oxalato de cálcio, porque o efeito de diluição e o aumento de sódio na dieta compensam a tendência para a hipercalciúria.[8,9] Vários estudos também mostraram que o aumento da ingestão moderada de sal não altera a pressão arterial em cães sadios e cães com doenças renais induzidas.[21-23]

pH da urina

A alteração do pH da urina por meio da manipulação dietética ou de meios terapêuticos pode ser muito eficaz para o controle de alguns, mas não de todos os urólitos. A acidificação da urina aumenta significativamente a solubilidade de estruvita, sendo essencial para a dissolução desses urólitos. Por outro lado, a alcalinização da urina é importante para aumentar a solubilidade do urólitos de urato e de cistina. A maioria dos outros tipos de urólitos é mais difícil de ser dissolvida com as mudanças do pH. É aconselhável identificar um pH da urina que impeça novas precipitações e a potencial excreção de outros minerais que possam se precipitar ou agir como inibidores.

Controle geral da urolitíase

Os protocolos de dissolução se destinam a dissolver os urólitos ou evitar o crescimento deles pela redução da supersaturação da urina com substâncias calculogênicas.

Necessidade do alívio da obstrução do trato urinário

Isso geralmente exigirá a remoção cirúrgica, uma vez que o paciente tenha sido estabilizado. Os cálculos uretrais em cães machos podem ser deslocados para a bexiga antes da cirurgia ou da dissolução terapêutica.

Dissolução medicamentosa

A modificação da alimentação pode reduzir a absorção intestinal e a excreção urinária de cristaloides, além de modular o pH da urina. O equilíbrio entre os diferentes nutrientes depende da formulação da dieta. A principal intenção das fórmulas das dietas é que elas possam alterar o pH urinário, estimular a diurese e reduzir a excreção urinária de minerais, auxiliando, assim, o tratamento de doenças de cálculos urinários.

Os métodos variam de acordo com o tipo de cálculo. Os urólitos de oxalato de cálcio, fosfato de cálcio e sílica não podem ser dissolvidos clinicamente a uma taxa fisiologicamente útil e, portanto, precisam ser removidos cirurgicamente antes da implantação dos protocolos que evitam as recidivas. O tratamento médico complementar é indicado quando há ITU, quando o tipo de urólito não responde favoravelmente às mudanças na alimentação ou quando há maior crescimento de urólitos. Certos medicamentos agem especificamente, interrompendo as vias metabólicas da excreção cristaloide, por exemplo, o alopurinol na urolitíase de purina de cães Dálmatas.

Os acidificantes ou alcalinizantes podem ajudar a alterar o pH da urina. Durante a dissolução, os urólitos se tornam menores e podem passar para a uretra (no cão macho) ou os ureteres, causando obstrução urinária e/ou hidronefrose. Os proprietários devem ser informados sobre essa possibilidade, sendo necessária a reavaliação radiográfica regular durante a dissolução terapêutica de nefrólitos para detectar cálculos ureterais antes que eles provoquem a hidronefrose.[7] O processo de dissolução pode durar de 1 a 6 meses.

Remoção mecânica

A cirurgia é indicada para os tipos de cálculos que não podem ser dissolvidos por meio terapêutico, para os que são grandes demais para serem expelidos pela uretra ou quando eles estiverem causando a obstrução urinária. A cirurgia também é necessária para cães com defeitos anatômicos do trato urinário que predisponham à ITU. Nesses casos, a remoção do cálculo pode ser combinada com a correção do defeito. A cirurgia, por si só, está associada a alta taxa de recidiva, uma vez que ela não corrige os fatores subjacentes que causam a urolitíase e também por causa da dificuldade de remoção dos cálculos menores ou dos fragmentos, que posteriormente podem funcionar como núcleos para a formação de futuros cálculos.[7]

Após a cirurgia, há necessidade da realização de exames por imagem para a garantia de que todos os cálculos tenham sido removidos. Pequenos urólitos presentes na bexiga e/ou na uretra, às vezes, podem ser removidos por uro-hidropropulsão ou cistoscopia.

Eliminação dos fatores de risco mistos

As dietas acidificantes são úteis na prevenção da urolitíase de estruvita, mas devem ser evitadas em cães que apresentem a urolitíase de urato. O tratamento das ITU é essencial para a redução do risco da formação de urólitos de estruvita. Também é importante o tratamento de doenças adjacentes que possam potencializar a urolitíase (como o hiperparatireoidismo e o hiperadrenocorticismo).

Prevenção das recidivas

Para prevenir as recidivas de urólitos, são necessárias a correção das causas adjacentes, a redução dos fatores de risco, a elevação da diurese e a diminuição da supersaturação da urina.

Os urólitos de estruvita são, em geral, sensíveis à dissolução terapêutica com o uso de uma dieta calculolítica associada a antibioticoterapias.[24]

Controle nutricional

Urolitíase de estruvita

Dissolução terapêutica

Os urólitos de estruvita induzidos por infecções necessitam de uma combinação de tratamento antimicrobiano adequado e alimentação calculolítica. Os urólitos de estruvita estéreis não requerem o uso de antibióticos e podem ser dissolvidos com o tratamento feito apenas com dieta calculolítica ou com o uso de acidificantes da urina.

Eliminação das infecções do trato urinário

O tratamento com antibióticos deve se basear na cultura e na determinação da sensibilidade do antimicrobiano na urina obtida por cistocentese e deve continuar até que não se possa mais detectar a existência de urólitos nos exames radiográficos, uma vez que as bactérias viáveis podem permanecer dentro dos urólitos.[25] A urina deve ser estéril para as repetidas culturas. Caso as ITU persistam, os antibióticos devem ser alterados para outros mais específicos.

Dieta | Apoio na dissolução de urólitos

As dietas visam à redução das concentrações urinárias de ureia, fósforo e magnésio.[7] As dietas calculolíticas presentes no mercado contêm quantidades moderadas de proteína (15 a 20% em uma dieta de 4.000 kcal/kg), são altamente digeríveis, apresentam baixo conteúdo de fibras (para reduzir a perda de água pelas fezes) e contêm níveis elevados de NaCl. A restrição do conteúdo de proteína reduz a quantidade de substrato (ureia) disponível na urina para as bactérias produtoras de urease. A eficiência do tratamento alimentar foi demonstrada em estudos clínicos.[24]

Os animais devem receber as dietas calculolíticas por, pelo menos, 1 mês depois da remoção ou dissolução dos urólitos de estruvita, pois ainda podem estar presentes urólitos pequenos demais para serem detectados nos exames radiográficos. Depois desse período, os cães podem então voltar a receber alimentação normal. O tratamento de dissolução deve ser monitorado mensalmente por meio de radiografias abdominais ou exames de ultrassonografia e exames de urina regulares (o pH da urina matinal deve ser de 6,5, sem evidências de ITU). O tempo médio para a dissolução de urólitos de estruvita induzidos por infecções é de aproximadamente 3 meses, embora as manifestações clínicas geralmente desapareçam nas primeiras 2 semanas, provavelmente em virtude do controle da ITU. Os cálculos de estruvita estéreis tendem a se dissolver mais rapidamente, normalmente dentro de 5 a 6 semanas.

Tratamento com medicamentos

O tratamento medicamentoso não será abordado em específico neste capítulo, mas é importante ressaltar que os agentes acidificantes da urina, como o cloreto de amônio, não são necessários quando o animal estiver recebendo dieta calculolítica ou medicamentos antimicrobianos. A persistência do pH alcalino da urina indica que a ITU permanece e o pH não abaixará até que a infecção seja controlada.[7]

O fator mais importante para a prevenção de urólitos de estruvita induzidos por infecções é a cura da ITU subjacente e a prevenção da recidiva. O tratamento com dietas de prevenção é especialmente importante para os raros casos de cães com cálculos de estruvita estéreis que não apresentam infecção concomitante. Apenas as dietas desenvolvidas para o uso prolongado devem ser oferecidas aos animais por um longo período.

▪ Urolitíase de oxalato de cálcio

Os urólitos de oxalato de cálcio não respondem à dissolução terapêutica. Os cálculos sintomáticos requerem a remoção mecânica, seguida da implantação de protocolos médicos para a prevenção da recorrência deles. Os cães com predisposição à urolitíase de oxalato de cálcio também podem se beneficiar do tratamento com dietas preventivas.

Prevenção de recidivas

Esses urólitos apresentam alta taxa de recidivas, sendo de até 50% em 2 anos após a remoção inicial. Os protocolos de condutas médicas são essenciais para a redução da ocorrência de urólitos após sua remoção. Além disso, a modificação da alimentação pode reduzir o risco da recidiva em indivíduos acometidos.[26]

Eliminação dos fatores de risco

Se o cão for hipercalcêmico ou apresentar outras doenças (como o hiperadrenocorticismo), as causas adjacentes precisam ser corrigidas. De modo geral, nenhuma outra medida de prevenção será necessária. Se o cão for normocalcêmico, os fatores de risco para a urolitíase precisam ser identificados e controlados. Devem-se evitar as dietas acidificantes que não tenham sido formuladas para o aumento da diurese e os medicamentos que promovam a excessiva excreção do cálcio urinário (p. ex., acidificantes da urina, furosemida, glicocorticosteroides). O animal também não deve receber nenhum petisco ou suplemento alimentar que contenha cálcio, vitamina D ou quantidades excessivas de vitamina C, uma vez que esses nutrientes promovem a excreção de cálcio e/ou oxalato.

As dietas que previnem o oxalato de cálcio devem estimular o consumo de água e não devem apresentar conteúdos restritos de proteína, cálcio ou fósforo. Um estudo clínico recente demonstrou que a modificação da alimentação pode reduzir os fatores de risco associados à formação do oxalato de cálcio, reduzindo, assim, o risco de recidivas em indivíduos suscetíveis.[26]

Modificação da alimentação

Diurese

O aumento do consumo de água, tanto por meio de alimentação úmida quanto da adição de água e/ou cloreto de sódio ao alimento, permanece como o principal fator para o controle e a prevenção da urolitíase de oxalato de cálcio.[9]

Sódio

Os alimentos secos têm sido relacionados com o grande risco de formação de cálculos, especialmente quando o conteúdo de cloreto de sódio da dieta é baixo.[8] Isso pode ocorrer pelo fato de que tais dietas não estimulam a diurese adequada, especialmente em cães de raças de pequeno porte que demonstram eliminar menor quantidade de urina e em menor frequência do que os cães de porte grande. Pesquisas demonstram que os valores da SSR da urina para o oxalato de cálcio e, portanto, o risco para a formação do oxalato de cálcio podem ser diminuídos de modo significativo com o aumento do conteúdo de sódio, de 0,06 g/100 kcal para 0,30 g/100 kcal.

Cálcio e fósforo

As recomendações para os níveis de cálcio e fósforo nas dietas de prevenção do oxalato de cálcio estão mudando. No passado, aconselhava-se que o cálcio e o fósforo fossem restringidos, mas estudos recentes demonstram que essa restrição, na verdade, pode promover a formação de cálculos de oxalato de cálcio.[8,9] A restrição do cálcio sem a concomitante redução do oxalato provoca o aumento da absorção intestinal e da excreção urinária do oxalato, aumentando, assim, o risco de urolitíase.[7] A restrição do fósforo também aumenta a absorção do cálcio. Consequentemente, os alimentos de prevenção do oxalato de cálcio não devem ter níveis restritos de cálcio ou fósforo.

Proteína

No passado, recomendava-se que o conteúdo proteico fosse baixo, uma vez que a proteína poderia aumentar a excreção de cálcio e reduzir a excreção de citrato (o citrato se liga ao cálcio para formar um sal solúvel).[7] No entanto, estudos indicam que níveis mais elevados de proteína reduzem o risco da urolitíase.[8,9] O mecanismo ainda é desconhecido, mas pode ocorrer devido a outros fatores, uma vez que as dietas ricas em proteína estimulam a diurese e também contêm mais fósforo e potássio.

pH da urina

Os cristais de oxalato de cálcio, de modo geral, não são sensíveis ao pH da urina, embora o pH afete os minerais que se precipitam com o oxalato de cálcio. A alta acidificação que induz a acidose metabólica pode aumentar a concentração de cálcio urinário a uma extensão que possa promover a formação de pedras de oxalato de cálcio.[8,9] A alta alcalinização também deve ser evitada, uma vez que ela promove a urolitíase do fosfato de cálcio. As dietas que promovem acidificação moderada (pH entre 5,5 e 6,5) e aumentam a diurese podem reduzir o risco da formação de cristais de estruvita e de oxalato de cálcio, sendo muito úteis em raças predispostas à formação dos dois tipos de pedras.[6]

Tratamento com medicamentos

Do mesmo modo que os urólitos de estruvita, o tratamento medicamentoso não será abordado em específico neste capítulo, mas o tratamento complementar com medicamentos é usado quando houver persistência da cristalúria do oxalato de cálcio ou recidiva da urolitíase.

O citrato de potássio é usado em seres humanos para evitar a recorrência da urolitíase de oxalato de cálcio, por causa de suas propriedades de alcalinização e formação de sais solúveis com o cálcio. O citrato de potássio oral aumenta o pH da urina, provocando a diminuição da reabsorção tubular do citrato e, assim, aumentando a excreção de citrato urinário. Entretanto, a administração oral de até 150 mg/kg/dia não causa o aumento consistente das concentrações de citrato na urina de cães saudáveis, embora ela mantenha o pH da urina alto ao longo do dia.

A hidroclorotiazida (2 a 4 mg/kg VO 2 vezes/dia) reduz a excreção de cálcio na urina, possivelmente mediante a promoção de leve contração do volume, resultado do aumento da reabsorção tubular proximal de solutos diversos, incluindo o cálcio e o sódio.[7] Seus efeitos hipocalciúricos podem ser utilizados na redução da reincidência da formação de urólitos de oxalato de cálcio, especialmente quando combinados com uma dieta de prevenção de urólitos.[7] No entanto, mais estudos clínicos são necessários para confirmar a segurança e a eficácia de sua administração prolongada; esse medicamento tem o potencial de causar hipocalcemia, hipercalcemia e desidratação.

Monitoramento

A eficácia da terapia deve ser inicialmente monitorada mediante exame de urina (pH, densidade relativa), a cada 2 a 4 semanas. Os eletrólitos séricos também devem ser checados quando o animal for submetido ao tratamento com a hidroclorotiazida. A realização de exames por imagens a cada 6 a 12 meses pode ajudar a detectar qualquer novo urólito, quanto ele ainda for pequeno o suficiente para ser removido de modo não invasivo.[7]

Urolitíase de urato

Dissolução terapêutica em cães que não apresentam shunts portossistêmicos

O objetivo principal da dieta de dissolução dos urólitos de urato em cães Dálmatas é elevar o pH da urina, a fim de diminuir as concentrações de ácido úrico, amônia e/ou íons hidrogênio na urina.

Dieta calculolítica

A estratégia alimentar visa reduzir o teor de purina da alimentação. Isso pode ser alcançado com a restrição proteica em geral (18% a 10%). No entanto, com a seleção de ingredientes adequados, é possível desenvolver uma dieta com baixo conteúdo de purina, sem impor restrição proteica grave. Peixe ou órgãos glandulares, que são ricos em purinas, devem ser evitados. Exemplos de algumas fontes alternativas de proteínas que apresentam quantidades relativamente baixas dos precursores da purina incluem proteínas vegetais, ovos e produtos lácteos.[27]

Nenhum outro suplemento alimentar deve ser oferecido ao animal. As dietas antiácido úrico de baixa proteína geralmente contêm proteínas suficientes para satisfazer as necessidades nutricionais das fases de crescimento e a lactação. As dietas experimentais foram desenvolvidas de modo que possam satisfazer as necessidades.[28] Tal como acontece com todos os tipos de urólitos, a alimentação por meio de uma dieta úmida, a adição de água suplementar ao alimento ou o aumento do teor de sódio podem contribuir para a elevação do volume urinário. Além disso, as dietas de baixa proteína prejudicam a capacidade de concentração da urina por meio da diminuição do gradiente da concentração medular, devido à menor concentração de ureia na medula renal.

Alcalinização da urina

A urina alcalina contém baixas concentrações de amônia e íons amônio. Assim, diminui o risco de cálculos urinários de urato de amônio. As dietas de baixo conteúdo proteico têm efeito alcalinizante, mas, talvez, seja necessária a administração de outros agentes alcalinizantes da urina.[7] O bicarbonato de sódio (25 a 50 mg/kg, a cada 12 h) e o citrato de potássio (50 a 150 mg/kg, a cada 12 h) são os mais utilizados. A dose deve ser individualizada para manter um pH urinário de aproximadamente 7,0. O pH urinário maior que 7,5 deve ser evitado, pois este promove a formação de depósitos secundários de fosfato de cálcio, o que dificultará a dissolução dos cálculos.

Uso do alopurinol como inibidor da xantina oxidase

A excreção urinária de urato é reduzida mais efetivamente com o uso do alopurinol, que é um inibidor da xantina oxidase e a enzima responsável por catalisar a conversão de xantina e hipoxantina em ácido úrico. Como resultado do tratamento com o alopurinol, as concentrações de xantina e de hipoxantina na urina aumentam, mas o ácido úrico diminui.

O alopurinol deve ser administrado em conjunto com uma dieta de baixo conteúdo de purina, a fim de minimizar o risco de formação de cálculos de xantina.[29] A dose recomendada para a dissolução dos urólitos de urato é de 15 mg/kg, a cada 12 h.[7] A dose deve ser reduzida em pacientes com disfunção renal, uma vez que o alopurinol é excretado pelos rins. Uma variedade de efeitos colaterais, incluindo erupções cutâneas, distúrbios gastrintestinais e anemia hemolítica, tem sido descrita em humanos, mas é rara em cães. O efeito adverso mais comum do tratamento com alopurinol em cães é o desenvolvimento de urólitos de xantina, tanto na forma pura quanto com a existência de uma concha exterior em torno de cálculos de urato preexistentes. A interrupção do tratamento com o alopurinol e a instituição de uma dieta com baixo conteúdo de purina, às vezes, podem dissolver urólitos de xantina.[29]

Monitoramento

Durante a dissolução, o tamanho dos urólitos deve ser periodicamente monitorado por meio de estudos radiográficos e/ou radiografia de contraste ou ultrassonografia. A urografia excretora ou a ultrassonografia é utilizada para monitorar a dissolução de cálculos de urato renal. O tempo necessário para a dissolução varia muito (entre 4 e 40 semanas), embora, em um estudo, o tempo médio tenha sido de 14 semanas. Após a remoção ou a dissolução dos urólitos, devem-se realizar exames de urina e de ultrassonografia (ou cistografias de duplo contraste) de 1 a 2 meses durante 6 meses. Mesmo que os urólitos não reincidam, as dietas alcalinas de baixo conteúdo de purina devem continuar sendo oferecidas ao animal. Exames de acompanhamento podem ser estendidos para 2 a 4 meses, e os intervalos entre os exames pode ser aumentados gradualmente.

Dissolução medicamentosa em cães com shunts portossistêmicos

Pouco se sabe sobre o comportamento biológico de cálculos de urato após a correção cirúrgica dos *shunts* portossistêmicos. Quando o urólito não puder ser removido no momento da ligação do *shunt*, a dissolução terapêutica pós-operatória deverá ser considerada. No entanto, mais estudos são necessários para comparar o valor relativo da dieta calculolítica, da alcalinização e/ou do alopurinol na dissolução de urólitos de urato de amônio em cães com *shunts* portossistêmicos.

▪ Prevenção

Cães da raça Dálmata

O tratamento preventivo após a remoção ou a dissolução dos urólitos é importante para os cães da raça Dálmata por causa da alta predisposição deles à recorrência do urólito de urato. Como primeira escolha, têm-se as dietas de baixo conteúdo de purina, que promovem a formação de urina diluída e alcalina. Se o pH da urina não for sempre alcalino e/ou a cristalúria persistir, agentes alcalinizantes talvez tenham de ser adicionados. O tratamento preventivo com alopurinol não é recomendado, devido ao risco de formação de urólitos de xantina, mas pode ser adicionado ao protocolo, caso as dificuldades persistam. O uso prolongado do alopurinol também não é recomendado. Além disso, não é necessário alimentar os cães da raça Dálmata que não tiveram urolitíase de urato com dietas de baixo conteúdo de purinas. As dietas ricas em proteínas acidificantes que aumentam a excreção de íons amônio devem ser evitadas, uma vez que os íons amônio podem se ligar aos íons urato para formar os cristais de urato de amônio.

Cães de outras raças

A recidiva da litíase urinária de urato tem sido descrita em Bulldogues Ingleses, e medidas preventivas, como as discutidas para os cães da raça Dálmata, devem ser implantadas. Os cães alimentados por muito tempo com dietas de conteúdo proteico restrito (10%) podem desenvolver deficiência de taurina, que pode levar a cardiomiopatia dilatada. Por causa disso, as dietas de conteúdo proteico restrito, disponíveis no mercado, são agora suplementadas com taurina.

▪ Urólitos de cistina

Dissolução medicamentosa

O objetivo do tratamento é reduzir a concentração de cistina na urina e aumentar sua solubilidade. Isso geralmente requer a modificação da dieta em combinação com o uso de um medicamento que contenha tiol.

Dieta calculolítica

A redução da proteína na dieta pode diminuir a excreção de cistina, provavelmente porque essas dietas contêm menos precursores da cistina. No entanto, o grau ideal da restrição de proteínas é motivo de muita controvérsia, uma vez que os cães cistinúricos também excretam carnitina e, portanto, têm o potencial para desenvolver deficiência de carnitina e, consequentemente, a cardiomiopatia dilatada, quando alimentados com dietas com nível proteico reduzido. Recomenda-se, portanto, dar aos cães cistinúricos, que consomem esse tipo de dieta, suplementos de carnitina e taurina.

Alcalinização da urina

A solubilidade da cistina depende do pH, sendo nitidamente maior com o pH da urina entre 7,5 e 7,8. A alcalinização da urina pode ser realizada por meio do uso de uma dieta industrializada que tenha conteúdo proteico baixo a moderado. Se o pH da urina não ficar suficientemente alcalino, pode-se administrar o citrato de potássio a fim de mantê-lo em torno de 7,5. No entanto, isso deve ser feito com cautela, uma vez que a alcalinização pode ser um fator de risco para a litíase urinária de fosfato de cálcio.

Medicamentos que contenham tiol

Esses medicamentos reagem com a cistina mediante uma reação de troca tiol-dissulfeto, resultando na formação de um complexo que é mais solúvel na urina do que a cistina. A N-(2-mercaptopropionil)-glicina (2-MPG) é, normalmente, mais utilizada, na dose de 20 mg/kg, VO, 2 vezes/dia. Esse medicamento se provou eficiente na dissolução de urólitos de cistina, especialmente quando usado em conjunto com uma dieta calculolítica.[7]

O tempo para a dissolução varia de 1 a 3 meses. Os efeitos colaterais são relativamente raros; agressão, miopatia, anemia e/ou trombocitopenia foram relatados, mas esses sintomas desapareceram quando da interrupção do tratamento.[30] A D-penicilamina, um medicamento que contém tiol e que foi utilizado com eficácia no passado, não é mais usada devido a um número inaceitável de efeitos colaterais, incluindo frequentes reações de hipersensibilidade.

Monitoramento

A dissolução dos urólitos deve ser monitorada em intervalos de 30 dias com exames de urina (pH, densidade, sedimento) e radiografias em série para avaliar a localização, o número, o tamanho, a densidade e o formato dos cálculos. A dieta calculolítica, a 2-MPG e o tratamento de alcalinização devem continuar durante, pelo menos, 1 mês depois do desaparecimento radiográfico dos urólitos.

Prevenção

O tratamento preventivo é importante, porque a cistinúria é um defeito metabólico hereditário e porque os urólitos de cistina reincidem na maioria dos cães propensos à formação de cálculos dentro de 12 meses após a remoção cirúrgica. A probabilidade de recorrência é maior quando o cão excreta grande quantidade de cistina. As dietas de conteúdo proteico baixo a moderado que promovem a formação de urina alcalina podem ser eficazes na prevenção da recidiva dos urólitos de cistina em cães com cistinúria de grau baixo a moderado. Se necessário, o tratamento nutricional pode ser combinado ao tratamento de alcalinização para aumentar o pH urinário e evitar a urolitíase de cistina.[30] A gravidade da cistinúria pode diminuir com o avanço da idade em alguns cães; consequentemente, a dose de 2-MPG pode ser diminuída ou mesmo interrompida.[30]

▪ Urolitíase de fosfato de cálcio

Dissolução medicamentosa

Doenças metabólicas subjacentes

Os urólitos de cálcio podem raramente se dissolver espontaneamente após a realização de paratireoidectomia para o tratamento do hiperparatireoidismo primário. Se os cálculos forem clinicamente não detectáveis, pode-se esperar que isso ocorra antes da remoção cirúrgica ou não. A dissolução terapêutica não é eficaz na acidose tubular renal distal.

Urólitos idiopáticos

Se nenhum distúrbio específico for diagnosticado, os urólitos de fosfato de cálcio devem ser removidos cirurgicamente e, então, controlados do mesmo modo que a urolitíase de oxalato de cálcio.[7]

Prevenção

O reconhecimento e o gerenciamento das condições gerais são os primeiros e os mais importantes passos na prevenção da urolitíase de fosfato de cálcio. O paciente deve ser avaliado para a verificação de evidências de hiperparatireoidismo primário, hipercalcemia, concentrações excessivas de cálcio e/ou fosfato na urina e do pH da urina inadequadamente alcalino. Pode haver também históricos de tratamento nutricional anterior e a administração de agentes alcalinizantes para a prevenção de outro tipo de urólito. Se nenhum distúrbio específico for diagnosticado, os urólitos de fosfato de cálcio são geralmente controlados de modo semelhante às estratégias usadas para cálculos urinários de oxalato de cálcio.[7] Contudo, é necessário ter cuidado para evitar a alcalinização excessiva da urina, que pode ocorrer em virtude do uso de algumas dietas para a prevenção de urólitos de oxalato de cálcio.

▪ Urolitíase de sílica

Prevenção

Uma vez que as causas do início e da precipitação da urolitíase de sílica não são bem conhecidas, podem-se apenas fazer recomendações não específicas. Os urólitos de sílica podem aparecer em cães com hábito de ingerir terra ou naqueles alimentados com dietas ricas em grãos de cereais que contenham silicatos. As recomendações empíricas são mudar a alimentação para uma com proteína de alta qualidade e, se possível, quantidades reduzidas de ingredientes vegetais não nutritivos. Tal como para todos os urólitos, o aumento da ingestão de água deve ser promovido a fim de diminuir a consequente concentração de material calculogênico na urina.

Urólitos compostos

A dissolução dos urólitos compostos deveria, teoricamente, visar à implantação subsequente de protocolos para a dissolução das várias camadas do urólito, começando com a camada exterior. Na prática, a maioria dos urólitos compostos é removida cirurgicamente ou por outros meios não cirúrgicos. A estratégia de pós-remoção geralmente visa impedir a reconstrução do mineral que compõe o núcleo do urólito removido, uma vez que as camadas externas provavelmente foram depositadas secundariamente devido à nucleação heterogênea.

▪ Considerações finais

A modificação da alimentação é uma parte importante da conduta de tratamento dos cálculos urinários de estruvita. A dieta influencia a saturação da urina com estruvita à medida que altera o pH da urina, seu volume e a concentração de solutos. O pH urinário é o fator mais importante no controle da saturação da estruvita. Portanto, a redução do pH da urina com a manipulação dietética provavelmente é o meio mais confiável de se fazer com que a urina seja subsaturada com estruvita.

A restrição da ingestão de cristaloides também pode ser benéfica, embora as mudanças na concentração urinária de magnésio ou fosfato, individualmente, causem menos impactos sobre a saturação de estruvita do que a alteração do pH da urina. O objetivo do tratamento nutricional para a urolitíase de oxalato de cálcio é a formação de urina que tenha baixa saturação com oxalato de cálcio. Idealmente, a urina deve ser subsaturada, uma vez que a formação de novos cristais não pode ocorrer sob essa circunstância; no entanto, em alguns pacientes, tal condição é mais difícil de ser alcançada.

Na parte inferior da zona metaestável de supersaturação, a formação de cristais homogêneos não ocorrerá nem provavelmente a de heterogêneos. Portanto, esta representa uma meta razoável que deve reduzir o risco de recidivas nos pacientes. O aumento do volume da urina para determinada carga de soluto também reduzirá a saturação, uma vez que diminuirá a concentração de cristaloides. Além disso, o crescente volume de urina pode influenciar o tempo de trânsito do cristal através do trato urinário, reduzindo, assim, seu potencial de crescimento.

▪ Papel da nutrição no tratamento e na prevenção das urolitíases caninas

▪ Estímulo do consumo de água e da diurese

Para todos os tipos de cálculos, o incentivo do consumo de água para favorecer a diluição da urina é parte essencial na prevenção da formação dos cálculos. A diluição da urina limita a concentração urinária dos precursores de cristais. Há três maneiras simples para incentivar o consumo de água: escolher um alimento úmido, hidratar o alimento seco antes de servi-lo e aumentar ligeiramente o conteúdo de sódio do alimento. O teor de sódio de 3,2 g/1.000 kcal não causa qualquer efeito sobre a pressão arterial do cão saudável ou daquele com uma doença renal de grau moderado.

▪ pH da urina

A acidificação da urina é o melhor método para diminuir a saturação urinária de estruvita e, portanto, evitar esse tipo de cálculo urinário. Os cálculos de estruvita são altamente solúveis em pH ácido. Sendo assim, a acidificação realmente ajudará a dissolver esses cálculos. Os cálculos de oxalato de cálcio não são sensíveis ao pH urinário. A alcalinização urinária limita, indiretamente, a ocorrência de precursores na urina e, ao mesmo tempo, aumenta o risco de formação da estruvita. O ideal seria combinar o aumento da diurese ao pH moderado (6 a 6,5) para, simultaneamente, prevenir tanto o aparecimento dos cálculos de estruvita quanto os de oxalato. Por outro lado, para a urolitíase, tanto da cistina quanto do urato, é necessária a obtenção de um pH mais alcalino (em torno de 7) para aumentar a solubilidade desses cálculos. No entanto, a alcalinização da urina aumenta o risco da urolitíase de fosfato de cálcio.

▪ Proteínas

A restrição de proteínas é recomendada para o controle da urolitíase de urato e de cistina. Especialmente os cães predispostos à formação de cálculos de urato (Dálmatas, Bulldogues

Ingleses) precisam de uma dieta que tenha baixo teor de purina, sem necessariamente reduzir o total de proteínas ingeridas. Essas duas metas serão atingidas quando uma fonte de proteína com baixo teor de purina for selecionada. Se a restrição proteica for usada para auxiliar no controle dos cálculos de cistina, a dieta precisará ser suplementada com taurina e L-carnitina para ajudar a prevenir o risco do desenvolvimento da cardiomiopatia dilatada.

Sódio

Depois do cálcio e do potássio, o sódio é o íon mais abundante no organismo. Ele representa aproximadamente 0,13% do peso corporal de um mamífero. O sódio extracelular é encontrado no esqueleto (43% do sódio total), no líquido intersticial (29%) e no plasma (12%). O restante do sódio corporal se localiza dentro das células. O sódio desempenha várias funções essenciais para o funcionamento da célula:

- Mantém o equilíbrio da pressão osmótica entre os ambientes intra e extracelular, regulando assim o volume dos líquidos extracelulares, um importante papel na sensação da fome e na micção
- Está envolvido no equilíbrio acidobásico
- Participa na transmissão nervosa.

A absorção digestiva do sódio é muito importante. A manutenção do nível constante de sódio no organismo se baseia na regulagem das excreções renal e intestinal.

Os cães não suam, portanto, não correm o risco de perda excessiva de sódio.

Influência na pressão arterial

Em cães, o aumento do teor de sódio nos alimentos desempenha claramente o papel de estimular a diurese e reduzir a saturação de oxalato de cálcio. A relação entre o teor de sal na alimentação humana e a hipertensão arterial é um assunto de intenso debate, daí a lógica do questionamento da influência do sal (NaCl) na pressão arterial canina.

O National Research Council Committee on Animal Nutrition (NRC) foi encarregado de estabelecer as necessidades nutricionais de cães e gatos por meio da U.S. Academy of Sciences. Suas últimas recomendações indicam que não há risco algum de efeitos adversos à saúde de cães quando o teor de sódio da dieta for de 3,75 g/1.000 kcal em um alimento seco que forneça 4.000 kcal/kg. Isso equivale a um teor de sódio de 1,5%.

Referências

1. Houston DM, Moore AEP, Favrin MG *et al.* Canine urolithiasis: a look at over 16,000 urolith submissions to the Canadian Veterinary Urolith Centre from February 1998 to April 2003. Can Vet J. 2004;45:225-30.
2. Osborne CA, Lulich JP, Bartges JW *et al.* Canine and feline urolithiasis: relationship of etiopathogenesis to treatment and prevention. In: Osborne CA, Finco DR, editors. Canine and feline nephrology and urology. Philadelphia: Lea & Febiger; 1995. p. 798-888.
3. Ross SJ, Osborne CA, Lulich JP *et al.* Canine and feline nephrolithiasis. Epidemiology, detection, and management. Vet Clin North Am Small Anim Pract. 1999;29:231-50.
4. Ling GV. Urolithiasis in dogs II: breed prevalence and interrelation of breed, sex, age and mineral composition. Am J Vet Res. 1998;59:630-42.
5. Hamaide AJ, Martinez SA, Hauptman J *et al.* Prospective comparison of four sampling methods (cystocentesis, bladder mucosal *swab*, bladder mucosal biopsy, and urolith culture) to identify urinary tract infection in dogs with urolithiasis. J Am Anim Hosp Assoc. 1998;34:423-30.
6. Stevenson AE. The incidence of urolithiasis in cats and dogs and the influence of diet in formation and prevention of recurrence. Thesis, Institute of Urology and Nephrology, University College. London, 2002.
7. Lulich JP, Osborne CA, Bartges JW *et al.* Canine lower urinary tract disorders. In: Ettinger SJ, Feldman EC, editors. Textbook of veterinary internal medicine diseases of the dog and cat. 5th ed. Philadelphia: WB Saunders; 2000. p. 1747-81.
8. Lekcharoensuk C, Osborne CA, Lulich JP *et al.* Associations between dry dietary factors and canine calcium oxalate uriliths. Am J Vet Res. 2002a;63:330-7.
9. Lekcharoensuk C, Osborne CA, Lulich JP *et al.* Associations between dietary factors in canned food and formation of calcium oxalate uroliths in dogs. Am J Vet Res. 2002b;63:163-9.
10. Kruger JM, Osborne CA. Etiopathogenesis of uric acid and ammonium urate in non-Dalmatian dogs. Vet Clin North Am. 1986;16:87-126.
11. Bartges JW, Osborne CA, Felice LJ *et al.* Prevalence of cystine and urate uroliths in English bulldogs and urate uroliths in Dalmatian dogs. J Am Vet Med Assoc. 1994;204:1914-8.
12. Henthorn PS, Liu J, Gidalevich T *et al.* Canine cystinuria: polymorphism in canine SLC3AL gene and identification of a nonsense mutation in cystinuric Newfoundland dogs. Hum Genet. 2000;107:295-303.
13. Kruger JM, Osborne CA, Lulich JP. Calcium phosphate urolithiasis: etiopathogenesis, diagnosis and management. Vet Clin N Am. 1999;29:141-59.
14. Aldrich J, Ling GV, Ruby AL *et al.* Silica-containing urinary calculi in dogs (1981-1993). J Vet Intern Med. 1997;11:288-95.
15. Franti CE, Ling GV, Ruby AL *et al.* Urolithiasis in dogs V: regional comparisons of breed, age, sex, anatomic location, and mineral type of calculus. Am J Vet Res. 1999;60:29-42.
16. Hess RS, Kass PH, Ward CR. Association between hyperadrenocorticism and development of calcium-containing uroliths in dogs with urolithiasis. J Am Vet Med Assoc. 1998;212:1889-91.
17. Robertson WG, Jones JS, Heaton MA *et al.* Predicting the crystallization potential of urine from cats and dogs with respect to calcium oxalate and magnesium ammonium phosphate (struvite). J Nutr. 2002;132:1637S-41S.
18. Borghi L, Meschi T, Amato F *et al.* Urine volume: stone risk factor and preventive measure. Nephron. 1999;81(Suppl):31-7.
19. Lulich JP, Osborne CA, Sanderson SL. Effects of dietary supplementation with sodium chloride on urinary relative supersaturation with calcium oxalate in healthy dogs. Am J Vet Res. 2005;66:319-24.
20. Osborne CA, Bartges JW, Lulich JP *et al.* Canine urolithiasis. In: Hand MS, Thatcher CD, Remillard RL, editors. Small animal clinical nutrition. Missouri: Walsworth Publishing; 2000. p. 605-88.
21. Biourge V, Iben C, Wagner E *et al.* Does increasing dietary NaCl affect blood pressure in adult healthy dogs. Proceeding of the 12th Congress of the European College of Veterinary Internal Medicine, Munich; 2002. p. 153.
22. Greco DS, Lees GE, Dzendel GS *et al.* Effect of dietary sodium intake on glomerular filtration rate in partially nephrectomized dogs. Am J Vet Res. 1994;55:152-65.
23. Kirk CA. Dietary Salt and FLUTD: risk or benefit? Proceedings of the 20th American College of Veterinary Internal Medicine Forum. Dallas, Texas; 2002. p. 553-5.
24. Rinkardt NE, Houston DM. Dissolution of infection-induced struvite bladder stones using a noncalculolytic diet and antibiotic therapy. Can Vet J. 2004;45:838-40.
25. Seaman R, Bartges JW. Struvite urolithiasis. Comp Cont Edu. 2001;23:407-26.
26. Stevenson AE, Blackburn JM, Markwell PJ *et al.* Nutrient intake and urine composition in calcium oxalate stone-forming dogs: comparison with healthy dogs and impact of dietary modification. Vet Ther. 2004;5(3):218-31.
27. Ling GV, Sorenson JL. CVT update: management and prevention of urate urolithiasis. In: Bonagura JW, editors. Kirk's current veterinary therapy XII. Philadelphia: WB Saunders, 1995. p. 985-9.
28. Bijster S, Nickel RF, Beynen AC. Comparation of the efficacy of two antiuric acid diets in Dalmatian dogs. Acta Vet Hung. 2001;49:295-300.
29. Ling GV, Ruby AL, Harrold DR *et al.* Xanthine-containing urinary calculi in dogs given allopurinol. J Am Vet Med Assoc. 1991;198:1935-40.
30. Hoppe A, Denneberg T. Cystinuria in the dog: clinical studies during 14 years of medical treatment. J Vet Intern Med. 2001;15(4):361-7.

42 Apoio Nutricional ao Tratamento das Urolitíases em Gatos

Yves Miceli de Carvalho

Introdução

O termo doenças do trato urinário inferior felino (DTUIF) refere-se a um grupo de doenças, caracterizadas por sintomas semelhantes, que incluem hematúria (macro e microscópica), disúria, estrangúria, polaquiuria, micção inadequada (periúria ou sintomas irritativos urinários fora da liteira) e obstrução uretral completa ou parcial.[1]

Epidemiologia

Os termos taxas de incidência, prevalência e morbidade proporcional são todos usados para descrever a frequência da doença.

Etiologia

A cistite idiopática é, sem dúvida, a causa mais comum de DTUIF relatada em machos e fêmeas da espécie felina.[1-3]

A urolitíase é a segunda maior causa de DTUIF. Os urólitos podem se formar em qualquer lugar do trato urinário, mas, na maioria dos gatos, eles se formam na bexiga.[4] A maioria dos urólitos encontrados na bexiga é composta de fosfato, amoníaco e magnésio (estruvita) ou oxalato de cálcio, diferentemente dos nefrólitos, que normalmente são compostos de oxalato de cálcio.

A prevalência de urólitos de oxalato de cálcio e estruvita, em gatos, mudou ao longo dos últimos 20 anos. A análise quantitativa de urólitos de estruvita feita por dois laboratórios nos EUA demonstrou um número exagerado de urólitos de oxalato de cálcio antes do final da década de 1980.[4] Entre os anos de 1984 e 1995, a proporção de urólitos de oxalato de cálcio enviada ao Minnesota Urolith Center aumentou de 2% para 40%. Em diversos países, a história se repete (Canadá, China, Itália e Grã-Bretanha). Os urólitos de estruvita foram os mais comuns durante o período estudado (1998 a 2000), ficando os de oxalato de cálcio em segundo lugar. Na Holanda, os urólitos de oxalato de cálcio foram o tipo mais comum durante o mesmo período do estudo e, em segundo, os urólitos de estruvita.[5] Os urólitos relatados com menor frequência incluem urato de amônia, cistina, sílica, xantina, fosfato de cálcio, pirofosfato e urólitos de sangue solidificado e seco.

Em gatos machos com DTUIF obstrutiva, a obstrução uretral é a causa número um, seguida da cistite idiopática. As causas menos comuns de DTUIF, tanto em machos quanto em fêmeas, são as provocadas por defeitos anatômicos, neoplasias, infecções do trato urinário e distúrbios neurológicos.[1] Em gatos acima dos 10 anos, a cistite idiopática é rara e a infecção do trato urinário é a principal causa de DTUIF, acompanhada de urolitíase. A cistite bacteriana é normalmente identificada em gatos com menos de 1 ano de idade, em gatos mais velhos e em gatos com fatores de predisposição (uretrostomia perineal, diabetes *mellitus*, doença renal crônica e outros).

Fisiopatologia

Cistite idiopática felina

Acredita-se que a cistite idiopática (ou intersticial) felina (CIF) seja um distúrbio psiconeuroendócrino inflamatório e não infeccioso com anomalias na bexiga, no sistema nervoso central e no eixo hipotalâmico-pituitário-adrenal. Supõe-se que os níveis reduzidos de glicosaminoglicanos (GAG) diminuam o efeito de proteção do uroepitélio, permitindo que os constituintes da urina, como os íons cálcio e potássio, penetrem o epitélio e causem a inflamação.[6,7] Os íons podem estimular os neurônios sensoriais na submucosa, que, via medula espinal e cérebro, são percebidos como dor. Alguns fatores de estresse presentes no ambiente de um gato sensível poderiam precipitar os sintomas mediante a ativação do sistema nervoso simpático eferente, que estimula o gânglio da raiz dorsal. Este provoca a liberação periférica de neuropeptídios e mediadores responsáveis pela inflamação e pela dor.[6,7] Os gatos podem nascer com predisposição para CIF, e os sintomas clínicos da DTUIF se manifestam se esses animais forem submetidos a um ambiente "provocativo e estressante". A CIF é uma doença crônica que aumenta e diminui, sendo caracterizada por períodos de remissão intercalados com recidivas precipitadas pelo estresse. Alguns gatos acometidos pela doença apresentaram glândulas adrenais de tamanho menor.[7]

Tampões uretrais ou plugs uretrais

Os tampões uretrais são precipitações desorganizadas e normalmente compostas de tecido necrosado, sangue ou células inflamatórias, misturadas a grandes quantidades de matrizes. O material cristalino pode ou não estar presente. A estruvita é a composição mineral predominantemente encontrada em tampões uretrais que contenham um componente mineral. Existem diferenças físicas e provavelmente etiológicas entre os urólitos e os tampões uretrais. No entanto, a real causa da formação dos tampões de matriz-cristalina ainda não foi claramente determinada. Sugere-se que a mucoproteína Tamm-Horsfall seja o composto predominante da matriz, que se acredita ser um mecanismo de defesa do hospedeiro local.[1,8-10] Os tampões uretrais são mais comuns em gatos machos e causam a obstrução parcial ou completa do trato urinário. A CIF pode predispor alguns gatos à formação de tampões uretrais.

Urólitos

São definidos pela formação de sedimentos, constituídos por um ou mais cristaloides de difícil solubilidade no trato urinário. Os sedimentos microscópicos são denominados cristais, e os precipitados macroscópicos são chamados de urólitos ou cálculos.

Os cristais urinários se formam quando a urina fica supersaturada com um mineral ou composto mineral específico. A precipitação é o resultado do aumento da supersaturação. A fase inicial, ou nucleação, da formação dos urólitos envolve a formação de um núcleo de cristal. Essa fase depende da supersaturação da urina com cristaloides calculogênicos, sendo influenciada pela extensão da excreção renal dos cristaloides, pelo pH e pela temperatura da urina, pela existência ou não de vários fatores de inibição e por haver promotores da cristalização (como células mortas, restos celulares, proteínas, bactérias e outros cristais). O crescimento do cristal depende da capacidade de o núcleo se manter dentro do trato urinário, da duração da supersaturação da urina e da estrutura física do cristal. A taxa de crescimento de um urólito depende de inúmeros fatores, incluindo a sua composição mineral e os fatores de risco, como as infecções.[3]

Diagnóstico

Histórico, sinais e sintomas

Independentemente da causa, os gatos com DTUIF apresentam hematúria (macro ou microscópica), disúria, estrangúria, polaquiúria, micção inadequada (periúria ou urinam fora da liteira) ou obstrução uretral completa ou parcial.[1]

Os gatos machos podem ser vistos lambendo a extremidade do pênis. De modo geral, pode-se notar que os gatos passam mais tempo do que o normal em suas liteiras tentando urinar ou, então, urinam com mais frequência, mas em pequenas quantidades. A inquietação ou a limpeza excessiva do abdome caudal são comportamentos que podem indicar desconforto.

A obstrução do trato urinário pode ocorrer de repente ou ao longo de várias semanas. A obstrução completa caracteriza-se por depressão, anorexia, letargia, desidratação, hipotermia e vômito. Em casos muito graves, a bexiga pode se romper, causando alívio passageiro dos sintomas, que é rapidamente seguido do desenvolvimento da peritonite, podendo levar à morte.

Exames físicos

Exame físico completo deve ser realizado em qualquer gato que apresente DTUIF. Deve-se prestar atenção especial ao estado de hidratação, à bexiga e ao orifício uretral externo. A bexiga deve ser palpada para avaliação de tamanho (grau de distensão), formato, contorno, espessura da parede, massa intramural ou intraluminal (tumores, urólitos, coágulos) ou irritações dentro do lúmen da bexiga.

A maioria dos urólitos não pode ser detectada com palpação abdominal. Esta geralmente causa expressão de dor, como choro, resistência à palpação abdominal mais profunda, esforço para urinar ou micção de algumas gotas de urina tingidas de sangue. Devem-se examinar o pênis, o prepúcio ou a área vulvar, a fim de verificar a existência de alguma anomalia uretral e evidências de sangue, muco ou cristais minerais.

Em gatos com DTUIF obstrutiva, a bexiga fica distendida, túrgida e dolorida. Em gatos obstruídos, a ponta do pênis pode ficar descolorida por causa da inflamação, de um trauma causado pelas lambidas excessivas ou em virtude de um tampão uretral. A obstrução uretral é uma emergência médica que requer intervenção imediata. Os estados de hidratação, o eletrolítico (especialmente hiperpotassemia) e o acidobásico devem ser avaliados e as manobras terapêuticas adequadas, rapidamente iniciadas.

Avaliação laboratorial

Em gatos não obstruídos, a avaliação inicial deve incluir urinálise, como o exame de sedimentos, a cultura da urina e a imagem abdominal. Também deve ser realizada contagem sanguínea completa; entretanto, esta é quase sempre normal. Deve-se obter o perfil bioquímico dos gatos doentes ou dos que apresentam obstrução uretral. Em gatos com urolitíase de urato e que apresentam *shunts* portossistêmicos ou insuficiência hepática, o nitrogênio no soro deve estar baixo; alguns gatos com urolitíase de oxalato de cálcio apresentam hipercalcemia.

A urina para a análise deve ser coletada pelo proprietário do animal com uma liteira especial ou na clínica, por meio da obtenção de uma amostra do esvaziamento natural da bexiga, da cateterização ou da cistocentese. A coleta manual deve ser evitada, uma vez que esta pode causar hemorragia ou trauma iatrogênico. Além disso, nas raras ocasiões em que houver infecção, é possível que haja ascensão retrógrada da bexiga para o rim e o desenvolvimento de pielonefrite.

O método de coleta influenciará os resultados do diagnóstico e a interpretação. O método preferido é a cistocentese, pois ele previne a contaminação da amostra de urina pela uretra ou pelo trato genital. Além disso, ele é pouco invasivo, bem tolerado e seguro, desde que a técnica adequada seja utilizada para evitar o trauma iatrogênico ou uma infecção do trato urinário. As principais contraindicações à cistocentese são volume insuficiente na bexiga urinária, resistência do paciente à palpação abdominal e a coagulopatia ou distúrbios de sangramento. A cistocentese não deverá ser realizada caso a bexiga não possa ser palpada.

A cateterização urinária pode ser realizada por:

- *Indicações de diagnóstico*: coleta da urina para análise, identificação de obstáculos uretrais (p. ex., urólitos, tumores) e instilação do meio de contraste para estudos radiográficos
- *Indicações terapêuticas*: alívio da obstrução uretral e facilitação da cirurgia de bexiga, uretra ou estruturas ao redor.

O horário em que a urina for coletada deve ser registrado. Além disso, o proprietário deve ser questionado com relação à última refeição do animal e ao nível de estresse dele ao ir para o hospital. O pH da primeira urina pela manhã, antes de o animal se alimentar, é, em geral, o mais ácido. O pH pode ficar mais alto se a urina for coletada no período pós-prandial (período compreendido entre 2 e 6 h depois da refeição). Uma vez que o pH da urina ficar acima de 6,5, os cristais de estruvita poderão se formar. Se o gato se estressar no caminho até a clínica, poderá ocorrer a hiperventilação pulmonar, o que também pode fazer com que o pH da urina fique acima de 6,5, resultando no aparecimento de cristais de estruvita.[11]

A amostra da urina deve ser coletada em um recipiente esterilizado. Se cultura for realizada, uma porção da urina deverá ser refrigerada imediatamente dentro de um recipiente hermético e esterilizado. Para a análise de sedimentos, a urina não deve ser refrigerada, mas conservada em temperatura ambiente e protegida da luz. As análises devem ser realizadas em amostras de urina fresca (dentro de 15 a 60 min após a coleta); caso contrário, os cristais de estruvita e oxalato de cálcio poderão se formar.[12]

Todas as propriedades físicas e químicas da urina e o exame dos sedimentos devem ser determinados. As anomalias consistentes com DTUIF e que podem ser notadas na urinálise e no exame dos sedimentos incluem a hematúria, a proteinúria, a piúria e a cristalúria (estruvita, fosfatos amorfos, urato, oxalato de cálcio, cistina e xantina).

A identificação de cristais na urina depende do pH, da temperatura e da gravidade específica. Entretanto, é importante notar que a existência de cristais de estruvita ou oxalato de cálcio na urina não significa necessariamente um problema. Alguns cristais em urina altamente concentrada geralmente são menos significativos do que alguns cristais em urina diluída.[13]

A análise deve ser feita com amostras de urina fresca, uma vez que os cristais podem se formar na urina se ela esfriar antes da análise (cristalização *in vitro*). A existência de cristais observada em amostras armazenadas deve ser validada com a reavaliação da urina fresca.[12]

A cultura bacteriana quantitativa da urina é indicada para diagnosticar, de maneira conclusiva, infecção do trato urinário.

A urina deve ser obtida por cistocentese, a fim de evitar a contaminação bacteriana iatrogênica, e ser submetida a cultura dentro de 30 min após a coleta. Caso isso não seja possível, a urina deverá ser refrigerada. Uma vez obtida a identificação positiva, um teste de sensibilidade antimicrobiana deve ser realizado para conduzir uma terapia antimicrobiana adequada.

Diagnóstico por imagem

As técnicas de diagnóstico por imagem incluem os estudos radiográficos, a ultrassonografia, a radiografia por contraste (urografia excretora, cistografia, uretrografia), a tomografia computadorizada e a ressonância.

Estudos radiológicos são utilizados para rastrear as mudanças no tamanho, no formato, na posição ou na radiointensidade do trato urinário. É importante radiografar todo o trato urinário, incluindo a uretra perineal, para garantir que nenhuma anomalia tenha sido negligenciada. Em alguns casos, um enema aquoso poderá ser necessário para assegurar a visualização adequada do sistema urinário. Em gatos com CIF, a bexiga pode parecer grossa e não distensível no exame radiológico.

A *ultrassonografia* permite avaliar as anomalias não observadas nos estudos radiológicos, determina a extensão da área afetada e fornece informações referentes à composição do tecido, por exemplo, sólido *versus* lesões císticas.

Cistografia de contraste positivo é utilizada para determinar localização da bexiga, ruptura, divertículos e fístulas. Já a *cistografia de contraste duplo* é utilizada para avaliar a superfície da mucosa da bexiga e o conteúdo luminal. Um estudo de contraste duplo de boa qualidade requer apenas um pequeno volume de meio de contraste positivo (1 a 2 mℓ). É importante palpar a bexiga, à medida que ela for sendo preenchida com o contraste, a fim de monitorar o grau de distensão e evitar o excesso de preenchimento. O meio de contraste negativo deve distender bem a bexiga, enquanto um pequeno volume de contraste positivo deve ficar na superfície do lúmen da bexiga. Os urólitos radioluscentes são identificados como defeitos do preenchimento irregular do contraste positivo. Os coágulos sanguíneos são identificados tanto como defeitos de preenchimento irregular na margem do contraste positivo quanto como aderências na superfície da mucosa. O reconhecimento de pequenas alterações do contorno da superfície da mucosa é um ponto importante no diagnóstico tanto da cistite quanto de tumores, mas também pode ser o resultado do preenchimento incompleto da bexiga. Para o exame da uretra, é usada a uretrografia.

Uroendoscopia

Atualmente é possível realizar a endoscopia da uretra e da bexiga usando um endoscópio de fibra óptica flexível, em gatos, e um cistoscópio rígido de uso pediátrico humano, em gatas. A superfície da mucosa da bexiga de gatos com CIF apresenta evidências características de hemorragia petequial da submucosa (glomerulações) durante a cistoscopia, seguida da distensão da bexiga para 80 cm de água.[14]

Cirurgia

Quando houver a necessidade da realização de cirurgia para investigação, biopsia ou remoção de urólito, a bexiga deve ser completamente aberta. Uma vez que grande parte dos urólitos felinos é de tamanho pequeno, a remoção cirúrgica completa de todos os urólitos pode ser difícil e uma radiografia pós-cirúrgica deve sempre ser realizada, a fim de garantir que todos os urólitos tenham sido removidos.[15] A incapacidade de remover todos os urólitos em uma cistotomia é comum e parece ser ainda mais comum com os urólitos de oxalato de cálcio. Lulich *et al.*[15] relataram que a remoção incompleta dos urólitos de cálcio em gatos era de 20%.

Exames histopatológicos

As biopsias da mucosa da bexiga de gatos com CIF podem demonstrar epitélio relativamente normal e muscular com edemas na submucosa e vasodilatação; a infiltração de células inflamatórias é de leve a moderada. Alguns gatos apresentam números elevados de mastócitos; outros apresentam erosões, ulcerações ou fibrose da parede da bexiga.

Análise da composição do urólito

Os urólitos podem ser coletados com micção espontânea (usar uma rede de limpeza de aquários para apanhar o urólito), uro-hidropropulsão, aspiração para dentro de um cateter uretral, via cistoscopia, ou remoção cirúrgica.[3,16] Os urólitos têm de ser enviados dentro de um recipiente limpo e seco, sem conservantes ou outros líquidos. Em muitos casos, não é possível identificar os urólitos por meio de um simples exame de suas características visuais. Todos os urólitos recolhidos devem ser analisados quantitativamente por laboratórios especializados, para que seja determinada a composição mineral de todas as quatro camadas que possam estar presentes.

Existem quatro técnicas disponíveis para a análise quantitativa, incluindo a microscopia de luz polarizada, a difração por raios X, a espectroscopia infravermelha e a microscopia de varredura eletrônica. A correta identificação do tipo ou dos tipos de minerais presentes em um urólito é essencial para a aplicação do tratamento e das ações preventivas mais adequadas.

Identificação do tipo de urólito

O tratamento e a prevenção eficazes dos urólitos dependem do conhecimento da composição mineral deles. O ideal é que o urólito seja recolhido e analisado quantitativamente.

Entretanto, existem inúmeros fatores que podem ajudar na identificação da composição de um urólito, incluindo informações como idade, sexo e raça, histórico de distúrbios adjacentes, radiodensidade dos urólitos e parâmetros da urina (pH, densidade relativa, cristalúria). É importante lembrar que os cristais podem ou não estar presentes na amostra de urina, e que essa amostra pode ainda conter cristais que se diferenciam da composição dos urólitos adjacentes.

Doenças específicas

Cistite idiopática felina

O diagnóstico de CIF requer a avaliação dos sintomas urinários irritativos crônicos (disúria, hematúria, polaquiuria, micção inadequada), urina estéril, estudos de imagem negativa e observação cistoscópica de hemorragia petequial da submucosa (glomerulações). Além disso, pode haver aumento da permeabilidade da bexiga urinária, diminuição das concentrações de GAG na urina, aumento da vascularidade da mucosa, erosões, ulcerações, edemas, fibrose e inflamação neurogênica.[6,7,11]

Epidemiologia

Os gatos com CIF geralmente são jovens com idade média menor que 10 anos e saudáveis. Machos e fêmeas podem ser afetados, e muitos gatos predispostos se alimentam exclusivamente de alimento seco. Um número significativo tem alta densidade relativa da urina.

Controle

Um dos pilares do tratamento é a identificação e o alívio dos fatores de estresse presentes no ambiente do animal. Potenciais fontes de estresse incluem aspectos como outros gatos, mudanças climáticas, falta de atividade, posicionamento e tipo da liteira, alimentação, ritmo de trabalho do proprietário e adição ou remoção de pessoas ou animais.

O estresse pode ser controlado com o fornecimento de locais onde o gato possa se esconder e de equipamentos, como postes para escalada e brinquedos que o animal possa perseguir e pegar, permitindo, assim, que ele expresse seu comportamento predatório.

A alimentação também desempenha um papel muito importante na fisiopatologia e no tratamento da cistite intersticial. A mudança abrupta ou as frequentes mudanças na alimentação têm sido associadas às recidivas dos sintomas clínicos. Por isso, é importante limitar a frequência nas mudanças de alimentos dos gatos mais sensíveis.

Acredita-se também que a diluição da urina possa ajudar os gatos com CIF, pois ela diminui a concentração de substâncias na urina que podem irritar a mucosa da bexiga. Um estudo demonstrou que grande parte dos gatos com CIF recebia exclusivamente alimento seco (59%) quando comparados com os da população geral (19%). Em um estudo prospectivo, não aleatório, com duração de 1 ano e realizado com 46 gatos, um grupo foi alimentado com uma dieta úmida terapêutica, especialmente desenvolvida para promover a saúde do trato urinário inferior, e o outro recebeu uma dieta seca. No final de 1 ano de estudos, a recidiva dos sintomas clínicos nos gatos que comeram a dieta úmida foi significativamente menor (11% de 18 gatos) do que a dos gatos que receberam a dieta seca (39% de 28 gatos). Além disso, nos gatos que receberam a dieta seca, a densidade relativa da urina foi significativamente menor do que a dos que receberam o alimento úmido. A densidade relativa média da urina variou entre 1,032 e 1,041 nos gatos que receberam o alimento úmido. Já nos gatos que receberam o alimento seco, esta variou entre 1,051 e 1,052. As dietas altamente acidificantes não são recomendadas, uma vez que a urina muito ácida pode intensificar a transmissão de sinais neurológicos pela fibra nervosa sensorial na bexiga, aumentando assim a percepção da dor.

Em alguns casos, outros tratamentos também podem ser indicados. Os gatos naturalmente liberam feromônios enquanto esfregam sua face, quando se sentem contentes em seu ambiente. Um análogo sintético de um feromônio facial felino pode ajudar a combater os comportamentos relacionados com ansiedade em alguns gatos.[17,18] Embora um grande número de tratamentos alternativos tenha sido defendido ao longo dos anos, nenhum, com exceção da dieta, provou-se clinicamente capaz de operar diferenças significativas. É provável que as outras opções de tratamento envolvam a diminuição do sistema noradrenérgico central e a normalização da capacidade de resposta do sistema de reação ao estresse em gatos sensíveis.

Muitos medicamentos têm sido sugeridos, incluindo a amitriptilina e o polissulfato de pentosana (GAG ou agentes de reabastecimento de GAG).[17-19] Os sintomas clínicos se resolvem espontaneamente em 85% dos animais com CIF dentro de 2 a 3 dias, independentemente do tratamento. Entretanto, cerca de 40 a 50% desses gatos terão uma recaída dentro de 12 meses e alguns, várias.

Tampão uretral ou plug uretral

O alívio da obstrução do trato urinário e o restabelecimento do fluxo da urina são mandatórios em gatos com obstrução uretral. Além disso, é necessária a correção dos desequilíbrios de hidratação, eletrolíticos e acidobásicos associados à obstrução e à azotemia pós-renal. Existe um grande número de excelentes referências com relação ao controle de emergência da obstrução uretral.[3,7]

Urólitos

Fatores de risco universais | Supersaturação relativa

Há mais de 40 anos, os pesquisadores começaram a investigar os tipos de avaliação dos parâmetros da urina e de previsão dos riscos para o desenvolvimento da urolitíase. Isso levou a uma metodologia de pesquisa chamada de supersaturação relativa (SSR), técnica introduzida primeiramente em medicina humana, na década de 1960, pelo Dr. W.G. Robertson. A medida da SSR prevê o potencial de cristalização da urina. Essa técnica se tornou o padrão-ouro para a avaliação da urina em seres humanos.

A capacidade de prever o potencial de cristalização da urina é uma ferramenta útil para médicos e pesquisadores que desejam desenvolver intervenções terapêuticas para pacientes com urolitíase. No final da década de 1990, Dr. Robertson começou um trabalho colaborativo com cientistas do Waltham Centre for Pet Nutrition (WCPN) – Centro Waltham para Nutrição de Animais de Estimação –, a fim de validar a proporção relativa de supersaturação na urina de cães e gatos. Desde então, inúmeras publicações têm aparecido na literatura veterinária sobre essa técnica e sua interpretação.[20]

A fim de estudar os parâmetros da urina usando a metodologia SSR, é necessário obter coletas de urina completa ao longo de um período de 2 a 5 dias. A urina é analisada para a concentração de 10 solúveis (cálcio, magnésio, sódio, potássio, amônio, fosfato, citrato, sulfato, oxalato e ácido úrico) e o pH da urina.[20]

O número de complexos interativos que poderiam ocorrer entre esses íons, com os coeficientes de atividade dos sais, é calculado e o produto da atividade é, assim, determinado. O produto da atividade é um indicador da probabilidade da formação de urólitos. O produto de atividade é dividido pelo produto da solubilidade termodinâmica do cristal, resultando na proporção SSR (o produto da solubilidade termodinâmica é o produto da atividade na qual um urólito permanecerá estático, sem crescer ou se dissolver).

O método SSR é único para cada tipo de cristal. Pode-se usar a SSR para definir três diferentes zonas da saturação da urina: subsaturada, metaestável e supersaturada. Cada uma dessas zonas apresenta diferentes implicações para o risco da formação de urólitos. Quanto maior for a SSR, maior o risco de se formarem cristais. Quanto menores forem os valores da SSR, menor é a probabilidade de haver riscos de se formarem cristais.[20]

O valor da SSR menor do que um indica que a urina está subsaturada e que cristais não se formarão. Em um meio tão complexo como a urina, é possível obter valores de SSR acima de um sem que haja a precipitação espontânea de cristais. Isso se deve aos campos elétricos (forma iônica) induzidos por inúmeros íons e inibidores de cristalização presentes na solução. Ambos não permitem a interação das frações livres de minerais (p. ex., cálcio e oxalato) para a formação de cristais. Esse nível de saturação é classificado como metaestável. Nesse nível de saturação, os cristais de oxalato de cálcio não se formarão espontaneamente, mas podem ocorrer havendo um núcleo. Na zona da saturação metaestável, cristais e urólitos não se dissolverão.

Em níveis mais altos de minerais na urina, os cristais se formam espontaneamente dentro de minutos ou horas. Essa é a zona de supersaturação instável. O limite entre a zona metaestável e a de supersaturação instável é chamado de produto da formação. Os estudos de precipitação cinética na urina têm demonstrado que a SSR para o produto da formação para a estruvita é de 2,5 e para o oxalato de cálcio, 12.

Controle universal

Estímulo da diurese

A maneira mais fácil de reduzir a supersaturação – e, de fato, um dos tratamentos mais simples e mais eficazes para todas as causas de DTUIF – é o aumento do volume da urina e a promoção da diurese. Existem muitas evidências, em gatos, de que o baixo volume da urina, bem como a concentração desta, é fator de risco para a formação de urólito. Volumes maiores realmente reduzem o risco de formação de urólitos devido ao aumento da frequência de micção, que ajuda a remover do trato urinário os cristais livres, o material proteico e os fragmentos celulares. Além disso, sabe-se que a diluição da urina e o aumento do fluxo urinário ajudam gatos com urolitíase e tampões uretrais, pois reduzem a concentração de substâncias litogênicas e o tempo necessário para que os solutos urinários formem cristais ou pedras.

Para estimular a diurese, deve-se encorajar o animal a beber água. Os gatos alimentados com dietas mais secas tendem a consumir menos água, urinar com menos frequência e produzir pouca urina, mas mais concentrada. O aumento do consumo de água pode ser alcançado mediante alimentação com dietas que contenham de 70 a 80% de umidade (dietas enlatadas ou em sachê), pelo aumento da frequência da alimentação (aumento do número de refeições/dia), pelo aumento do teor de cloreto de sódio ou, ainda, pela adição de água à dieta. A ingestão de água do gato é significativamente influenciada por seu número de refeições diárias. Kirschvink *et al.*[21] relataram que o consumo de água aumentou de 72 mℓ/gato/dia para 95 mℓ/gato/dia com o aumento de uma para três refeições diárias.

A digestibilidade da dieta também influencia a quantidade absoluta de água disponível para a diluição da urina. As dietas menos digeríveis têm sido associadas à perda elevada de água pelas fezes, que, por sua vez, diminui a quantidade de água absorvida e excretada pela urina. O risco de urolitíase aumenta quanto mais concentrada estiver a urina. Por isso, os gatos com distúrbios do trato urinário inferior devem ser alimentados com dietas altamente digeríveis, a fim de reduzir a perda de água pelas fezes.

O aumento do teor do sódio alimentar tem sido usado para elevar o consumo de água e provocar a subsequente diluição da urina em gatos. A eficácia de sódio alimentar no aumento do volume da urina foi claramente demonstrada em um estudo realizado. Gatos saudáveis, alimentados com 1,1 g NaCl/1.000 kcal, apresentaram volume de urina médio de 11 ± 5 mℓ/kg/dia. O volume da urina aumentou significativamente para 20 ± 7 mℓ/kg/dia quando o consumo de sódio alimentar foi elevado para 2,5 g NaCl/100 kcal.

Efeitos do sódio alimentar sobre a excreção do cálcio urinário

Historicamente existe controvérsia com relação ao uso do sódio alimentar na estimulação da sede e da diurese, uma vez que ele poderia potencialmente afetar a excreção do cálcio urinário e a pressão arterial, além de causar doenças renais.[3]

Entretanto, estudos mais recentes com gatos refutam essa teoria e apoiam o uso de aumentos moderados no sódio para ajudar na conservação da saúde do trato urinário. Em estudos realizados por Devois *et al.*,[22] demonstrou-se que a ingestão de 1,04% de sódio (difluorometoxi)-2-mercapto-1H-benzimidazol (DMB) estava associada ao aumento, em 24 h, da excreção do cálcio e da urina. No entanto, como a excreção urinária aumentou em 100%, o consumo do sódio resultou na excreção semelhante à do cálcio e em concentrações urinárias mais baixas de oxalato comparado com o consumo de sódio de 0,30 a 0,39% de DMB. Em virtude do efeito significativo do sódio sobre o volume da urina, o aumento do NaCl alimentar não eleva a SSR do oxalato de cálcio urinário e, assim, não aumenta o risco para a formação de urólitos de oxalato de cálcio.

Os resultados desse estudo são apoiados por estudos epidemiológicos que relatam que as dietas com teor de sal de 1,43 a 3,70 g/1.000 kcal apresentam menor risco para a formação de urólitos de oxalato de cálcio quando comparadas com as que contêm 0,48 a 0,77 g/1.000 kcal. Hawthorne e Markwell[23] avaliaram o efeito do teor do sódio alimentar em 23 dietas extrusadas disponíveis no mercado, a fim de verificar o consumo de água e a composição da urina de 55 gatos adultos saudáveis. Os gatos alimentados com dietas que continham níveis mais altos de sódio alimentar consumiram muito mais água e produziram um volume significativamente mais alto de urina com densidade relativa e valores de SSR para o oxalato de cálcio significativamente mais baixos do que os gatos alimentados com dietas menos ricas em sódio. A concentração do cálcio urinário não se diferenciou de modo significativo entre os gatos alimentados com duas dietas. Os resultados desse estudo demonstraram que as concentrações de sódio alimentar de até 4 g/1.000 kcal não aumentaram as concentrações de cálcio na urina de gatos, mas realmente elevaram a ingestão de água e o volume da urina em relação às concentrações de sódio menores do que 1,75 g/1.000 kcal.

Zu *et al.*[24] avaliaram o efeito do teor do sódio alimentar com relação à ingestão de água, ao volume da urina, à densidade relativa da urina, à excreção mineral, à supersaturação relativa e às proporções do produto de atividade do oxalato de cálcio e da estruvita em 9 gatos saudáveis. O aumento do teor de cálcio de 0,4 para 1,2% de DMB foi associado a maior volume de urina, significativamente. O aumento do sódio alimentar não elevou a excreção do cálcio nesses gatos saudáveis.

Efeitos do sódio alimentar sobre os valores de supersaturação relativa

O cálculo de SSR da urina de gatos alimentados com uma dieta específica pode ser usado para o estudo do efeito dessa dieta sobre o potencial de cristalização da urina.[20] Estudos têm confirmado que o aumento da ingestão de sódio alimentar reduz significativamente a SSR da estruvita e do oxalato de cálcio em gatos saudáveis.

Um estudo avaliou 11 dietas extrusadas com teores de sódio variando entre 0,44% e 1,56% de DMB para verificar os parâmetros urinários em gatos saudáveis. Observou-se correlação linear significativa entre o sódio alimentar e a SSR para o oxalato de cálcio, demonstrando que o aumento do teor de sódio alimentar reduz, de modo expressivo, o valor de SSR para o oxalato de cálcio em gatos pelo aumento do volume da urina e de sua consequente diluição. A maior ingestão de umidade também tem demonstrado reduzir os valores de SSR para o oxalato de cálcio em gatos que já haviam formado urólitos.[25]

Efeitos do sódio alimentar sobre a pressão arterial e as funções renais

Assim como acontece com seres humanos, os riscos do consumo elevado e a longo prazo de NaCl alimentar (de 1,75 para 3,25 g/1.000 kcal) para a saúde dos gatos são motivos de controvérsias. Os níveis de NaCl alimentar que estimularão a diurese não parecem afetar a pressão arterial de gatos saudáveis, de gatos com doenças renais anteriores, bem como de modelos felinos com insuficiência renal.[26] Além disso, um estudo epidemiológico concluiu que a alimentação de gatos com níveis mais altos de sódio, entre outros nutrientes, reduziu a possibilidade de apresentarem insuficiência renal crônica.

A alimentação de gatos jovens e saudáveis com dietas ricas em sódio (1,02% de Na *versus* 0,46% de DMB) durante apenas 14 dias foi associada a aumento significativo da ingestão de água e à diminuição da densidade relativa da urina, sem o aumento da pressão arterial sistólica. As aferições da pressão arterial continuaram dentro da variação de referência para todos os 10 gatos ao longo de todo o estudo.

Os resultados desse estudo sugerem que a alimentação com uma dieta de teor moderado de sal aumenta o consumo de água e provoca a diurese, sem aumentar a pressão arterial sistólica em gatos jovens e saudáveis.

Pesquisadores avaliaram o efeito da concentração de sódio alimentar sobre as funções renais de gatos adultos. Não houve diferenças na creatinina plasmática, no nitrogênio ureico sanguíneo (BUN) ou na taxa de filtração glomerular (TFG),* quando os gatos foram alimentados com dietas cujo teor de sódio era de 0,22% *versus* 1,3%. Esses dados sugerem que os extremos de sal alimentar não exercem efeito a curto prazo sobre as funções renais em gatos saudáveis.

Buranakarl *et al.*[26] avaliaram o efeito da ingestão de sal sobre a pressão arterial de gatos com azotemia induzida semelhante nos graus II e III dos estágios da International Renal Interest Society (IRIS) em gatos. O consumo de sal não exerce efeitos sobre a pressão arterial. Além disso, o nível mais baixo de consumo de sal está associado aos valores mais baixos para a TFG, à hipopotassemia inadequada e à ativação do sistema renina/angiotensina/aldosterona. Os resultados desse estudo sugeriram que, assim como os gatos saudáveis, aqueles com doenças renais induzidas não são sensíveis ao sal.

Ajuste do pH da urina

O ajuste do pH da urina via alimentação ou medicamentos pode ser muito eficiente no controle de alguns urólitos, mas não de todos. A acidificação da urina aumenta, de maneira expressiva, a solubilidade da estruvita, sendo essencial para a dissolução medicamentosa desses urólitos. Por outro lado, a alcalinização da urina é importante para o aumento da solubilidade de urólitos metabólicos, incluindo alguns urólitos de urato e de cistina. No entanto, a alcalinização acima de 7,5 não é recomendada, uma vez que pode contribuir para a urolitíase do fosfato de cálcio. Os urólitos de oxalato de cálcio aparecem em qualquer pH e, até esta data, a dissolução medicamentosa é impossível. O efeito do pH da urina sobre o risco de se formarem cristais, e como um método de tratamento ou prevenção, será debatido mais a seguir, à medida que ele se relacionar com urólitos individuais.

Estruvita | Fatores de risco

Diferentemente dos cães, a maioria dos urólitos de estruvita (hexaidrato de fosfato de magnésio e amônio) [$(MgNH_4PO_4)6H_2O$] em gatos é estéril. Os urólitos de estruvita se formam quando a urina se torna supersaturada com magnésio, amônio e fósforo e quando o pH da urina é maior do que 6,5. Os cristais de estruvita são mais solúveis quando o pH da urina é menor do que 6,5 e a cristalização provavelmente não ocorre quando o pH é menor do que 6,3. No entanto, o pH é menos crítico quando o alimento promove a diurese e a diluição da urina, como é o caso dos alimentos úmidos. Um estudo de caso-controle relatou que as dietas com altos teores de magnésio, fósforo, cálcio, cloreto e fibra, nível moderado de proteína e baixo em gordura foram associadas ao elevado risco de urolitíase de estruvita.

Magnésio

As dietas secas com níveis de magnésio de 0,15 a 1% foram associadas à formação de urólitos de estruvita. Entretanto, o efeito do magnésio depende da forma do magnésio e do pH da urina. Um estudo relatou que gatos alimentados com 0,5% de magnésio na forma de cloreto de magnésio ($MgCl_2$) não formaram urólitos de estruvita, ao passo que aqueles alimentados com 0,5% de magnésio na forma de óxido de magnésio (MgO) formaram-nos. A diferença na suscetibilidade para a formação de estruvita se deve ao fato de que o MgO promove a formação de urina alcalina, já o $MgCl_2$, urina ácida.

Fósforo

Os gatos alimentados com dietas ricas em fósforo (3,17 a 4,70 g/1.000 kcal) se mostraram quase quatro vezes mais propensos ao desenvolvimento de urólitos de estruvita do que aqueles alimentados com dietas cujo teor de fósforo era de

*N. do A.: A TFG foi avaliada por meio de uma análise farmacocinética de 10 h da depuração plasmática de creatinina exógena.

0,85 a 1,76 g/1.000 kcal. O alto consumo do fósforo alimentar acentua a excreção de fósforo urinário e, consequentemente, promove a supersaturação da urina com magnésio, amônio e fosfato.

Controle

Eliminação da infecção do trato urinário

Embora não sejam comuns, os urólitos de estruvita induzidos por infecção necessitam de uma combinação de tratamento alimentar de dissolução e tratamento antimicrobiano adequado. O tratamento antimicrobiano deve se basear na cultura e na determinação da sensibilidade da urina obtida mediante cistocentese. O tratamento com antibiótico deve durar 1 mês e ser seguido por estudos radiológicos dos urólitos, uma vez que os urólitos podem ser pequenos ou luzentes demais para serem vistos em radiografias pós-dissolução e bactérias viáveis podem permanecer neles.

Dietas calculolíticas para a dissolução de urólitos de estruvita

Os urólitos de estruvita puros podem ser dissolvidos pela administração de dieta que promova o aumento do volume da urina e pH menor do que 6,3.[27] A dieta deve ter nível de magnésio controlado e gerar valores de SSR < 1 (zona subsaturada). A dieta ainda deve conter quantidades adequadas de sódio para promover o consumo de água e a formação de urina diluída. Os urólitos de estruvita estéril não necessitam de tratamento antibiótico complementar.

A eficácia da dieta úmida (acima de 75% de umidade), com teor restrito de magnésio, suplementada com sal e acidificante de urina, elaborada para dissolver a urolitíase de estruvita, foi demonstrada em 1990. Mais recentemente, foi relatada por Houston *et al.*[27] a eficácia de uma outra dieta úmida e de uma seca (umidade máxima 10%) com teor moderado de magnésio, especificamente desenvolvidas para promover a formação de urina ácida, com valor de SSR < 1 para a dissolução da urolitíase de estruvita felina. Nesse estudo, realizado com 30 gatos, o tempo médio necessário para a dissolução de urólitos de estruvita foi de 26 dias para a dieta enlatada e de 34 dias para a dieta seca.

Recomenda-se que a terapia de dissolução continue por 1 mês depois das análises radiográficas da dissolução da estruvita. Se o urólito não se dissolver, pode ser que tenha havido identificação incorreta do tipo de mineral ou um complexo de minerais pode estar envolvido.

Prevenção da recidiva

A taxa de recorrência para os urólitos de estruvita é relatada como de 2,7%, com tempo médio de recorrência de 20 meses. Por isso, recomenda-se, depois da dissolução ou da remoção mecânica dos urólitos de estruvita, uma dieta desenvolvida para a prevenção da recorrência. Essa dieta deve ter um valor de SSR que varie entre subsaturado a metaestável e pH da urina menor do que 6,5. Além disso, ela também deve ser altamente úmida (enlatados ou sachê) ou desenvolvida para promover a diurese (enriquecida com cloreto de sódio).

Terapia com medicamentos

Agentes de acidificação da urina, como o cloreto de amônio ou DL-metionina, não são necessários caso o animal receba dieta acidificante adequada.

Monitoramento

A eficácia do tratamento deve ser monitorada mediante urinálise (pH, densidade relativa da urina, exame de sedimentos) a cada 2 semanas, 4 semanas e, então, a cada 3 a 6 meses. Nem todos os gatos com urólitos expelem cristais, por isso uma radiografia abdominal deve ser realizada a cada 3 e 6 meses, para monitorar a recidiva de urólitos.

Oxalato de cálcio

Fatores de risco

A idade média para o diagnóstico da urolitíase de oxalato de cálcio em gatos é de 7,8 anos, com variação de 2 a 18 anos. O risco para a formação de urólitos de oxalato de cálcio aumenta com a idade. Um estudo relatou que o pico de distribuição bimodal da idade fica entre 5 e 12 anos. A idade de maior risco para o desenvolvimento de urólitos de oxalato de cálcio parece ser de 7 a 10 anos. Um estudo relatou que gatos idosos (idade média de 10,6 ± 1,3 anos) produziam urina com valores de SSR significativamente mais baixos para estruvita (0,72 ± 0,58 *versus* 4,98 ± 4,03) e significativamente mais altos para o oxalato de cálcio (3,45 ± 1,62 *versus* 0,91 ± 0,87) quando comparados a um grupo de gatos mais jovens (4,1 ± 1 anos). A urina dos gatos mais idosos também apresentava pH muito mais baixo quando comparado com a dos gatos mais jovens (6,1 ± 0,2 *versus* 6,4 ± 0,2, respectivamente). A diminuição do pH da urina dos gatos mais idosos pode explicar, em parte, o aumento do risco para a formação de urólitos de oxalato de cálcio com a idade.

As diferenças genéticas e as relacionadas com o sexo, o sedentarismo, a obesidade e o ambiente têm sido associadas ao aumento do risco para o desenvolvimento de urólitos de oxalato de cálcio. Os machos (55%) são normalmente mais afetados e apresentam 1,5 vez mais possibilidades de desenvolver urólitos de oxalato de cálcio do que as fêmeas. As raças Birmanesa, Himalaia e Persa são mais propensas ao desenvolvimento da urolitíase de oxalato de cálcio, sugerindo que fatores genéticos possam contribuir para a formação de urólitos de oxalato de cálcio. O estilo de vida mais confinado desses indivíduos também tem sido relatado como um fator de risco para a urolitíase do oxalato de cálcio.[2]

A explicação para o aumento do risco de urólitos de oxalato de cálcio em gatos, de 1984 a 2002, não é clara, embora a difusão do uso de dietas acidificantes da urina, com teor de magnésio restrito, desenvolvidas para controlar os urólitos de estruvita tenha sido implicada.[10] Entretanto, muitos gatos são alimentados com dietas acidificantes, mas alguns, ainda assim, parecem desenvolver hipercalcemia, acidose metabólica e urolitíase de oxalato de cálcio. Por isso, outros fatores, como a hiperabsorção gastrintestinal ou o aumento da excreção renal de cálcio e/ou oxalato, podem ser significativos em gatos suscetíveis.

Acidose

Lekcharoensuk *et al.*[28] relataram que gatos alimentados com dietas formuladas para a produção de um pH da urina entre 5,99 e 6,15 tinham três vezes mais possibilidade de desenvolver urólitos de oxalato de cálcio. A acidúria persistente poderia estar associada à acidose metabólica leve, que promove a mobilização óssea do carbonato e do fósforo pela transferência de íons hidrogênio. A mobilização simultânea de cálcio, com a inibição da reabsorção tubular renal do cálcio, provoca o aumento da excreção urinária de cálcio. A elevada excreção urinária de cálcio tem sido registrada em gatos clinicamente normais, alimentados com dietas suplementadas com acidificantes da urina.

Em 5 gatos com hipercalcemia e urólitos de oxalato de cálcio, a interrupção da alimentação com dietas acidificantes ou da suplementação com acidificantes da urina foi associada à normalização da concentração sérica de cálcio.

Em um estudo com gatos, a adição de um acidificante a um alimento úmido industrializado foi associada a pequeno mas significativo aumento dos valores de SSR para o oxalato de cálcio. Entretanto, esses valores mais altos de SSR ainda estavam bem abaixo do valor do produto de formação, que é 12. Além disso, esse estudo demonstrou que é possível formular uma dieta bastante acidificante (pH médio da urina = 5,8) que reduzirá tanto a cristalização de estruvita quanto do oxalato de cálcio. Quando comparados os valores de SSR para o oxalato de cálcio ao pH urinário associado a várias dietas comerciais e experimentais, este último não pareceu ser um bom indicador de SSR para o oxalato de cálcio.

Cálcio

A hipercalciúria foi uma anomalia consistente em 10 gatos que apresentavam urólitos de oxalato de cálcio. O aumento da absorção intestinal de cálcio pareceu ocorrer em virtude do excesso de cálcio alimentar e da vitamina D ou da hipofosfatemia. O aumento da excreção renal de cálcio pode ter ocorrido com a diminuição da reabsorção tubular renal (furosemida e corticosteroides) ou com o aumento da mobilização do cálcio armazenado no corpo (acidose, hiperparatireoidismo, hipertireoidismo, excesso de vitamina D).[3]

Proteína

As dietas ricas em proteína animal são associadas à acidose, ao aumento da excreção urinária de cálcio e de oxalato e à diminuição da excreção urinária de ácido cítrico em seres humanos. O consumo de proteína animal, tanto por gatos saudáveis quanto por gatos com urolitíase de oxalato de cálcio, está associado ao aumento da ingestão de água, do volume da urina e da excreção urinária de fósforo; já a excreção de cálcio não é aumentada.[25,28] As dietas altamente proteicas (105 a 138 g/1.000 kcal) apresentaram menos do que a metade de possibilidade de serem associadas à formação de urólitos de oxalato de cálcio do que as dietas com baixo teor proteico (52 a 80 g/1.000 kcal).[28] Um estudo de caso-controle relatou que gatos alimentados com dietas pouco úmidas e de baixo teor proteico tinham mais riscos para o desenvolvimento da urolitíase de oxalato de cálcio. O tipo da proteína também pareceu demonstrar influência sobre a excreção urinária de oxalato em gatos.

Consumo de água

A depleção do volume intravascular e a concentração do volume da urina aumentam o risco para a supersaturação da urina com cálcio e oxalato. Gatos alimentados com dietas mais úmidas ficam quase 33% mais propensos ao desenvolvimento de urólitos de oxalato de cálcio do que quando comparados aos gatos alimentados com dietas com teores de umidade inferiores.

Oxalato

O excesso de consumo de oxalato alimentar (p. ex., brócolis, espinafre, nozes, morango, ruibarbo) aumentará a depuração ou o *clearance* renal de oxalato e o risco para a urolitíase em seres humanos, por isso tais alimentos devem ser evitados na alimentação de animais de estimação.

Vitamina C

Em seres humanos, embora ainda haja controvérsias, os urólitos de oxalato de cálcio têm sido relacionados com o consumo exagerado de vitamina C e com os baixos níveis de vitamina B_6. A vitamina C é transformada em ácido oxálico e excretada na urina. Os efeitos dos suplementos de vitamina C sobre as concentrações de oxalato na urina têm sido estudados em 48 gatos domésticos da raça Pelo Curto Americano. Os animais receberam, como controle, um alimento seco, nutricionalmente balanceado e completo por 2 semanas antes de serem alimentados, durante 4 semanas, com uma das quatro dietas contendo 40 mg/kg, 78 mg/kg, 106 mg/kg ou 193 mg/kg de vitamina C, respectivamente. O suplemento de vitamina C de até 193 mg/kg não afetou a concentração de oxalato na urina de gatos saudáveis.

Vitamina B_6

A vitamina B_6 aumenta a transaminação do glioxilato, um importante precursor do ácido oxálico, em glicina. Assim, a deficiência de piridoxina aumenta a produção endógena (e a subsequente excreção) de oxalato. A deficiência de vitamina B_6 experimentalmente induzida resulta no aumento das concentrações de oxalato na urina e provoca a nefrocalcinose por oxalato em filhotes. Entretanto, uma forma natural de ocorrência dessa síndrome ainda não foi relatada. A suplementação com vitamina B_6 não diminui a excreção do ácido oxálico na urina, quando comparada a uma dieta contendo níveis adequados de vitamina B_6. Consequentemente, não é provável que os suplementos de vitamina B_6 sejam capazes de reduzir a excreção de ácido oxálico na urina de gatos com urólitos de oxalato de cálcio que consumam dietas com quantidades adequadas de vitamina B_6.

Citrato

A deficiência de citrato urinário é apontada como causa para o aumento do risco de oxalato de cálcio em seres humanos, uma vez que ela aumenta a disponibilidade dos íons cálcio de se ligarem ao oxalato. A deficiência de citrato pode ser um defeito hereditário ou secundário à acidose, que promove a utilização tubular renal do citrato. Se o consumo de precursores de ácido alimentar estiver associado à hipocitratúria em gatos, o risco de urólitos de oxalato de cálcio poderá aumentar, uma vez que o citrato é um inibidor da formação de urólitos de oxalato de cálcio.

Magnésio

O magnésio é relatado como um inibidor da urolitíase de oxalato de cálcio em outras espécies. Em gatos, dietas com baixo teor de magnésio (0,09 a 0,18 g/1.000 kcal) estão associadas ao aumento do risco da formação de urólitos de oxalato de cálcio, comparadas a dietas com teor moderado de magnésio (0,19 a 0,35 g/1.000 kcal). Reciprocamente, dietas com teor de magnésio maior que 0,36 g/1.000 kcal estão associadas ao aumento do risco de urolitíase de oxalato de cálcio.[28] O magnésio contribui para o aumento da perda de cálcio na urina, pelo aumento da concentração de cálcio no sangue e pela supressão da secreção de paratormônio.

Fosfato

A hipofosfatemia pode aumentar o risco da urolitíase de oxalato de cálcio em gatos. O risco da formação de urólitos de oxalato de cálcio foi cinco vezes maior em gatos alimentados com uma dieta contendo 0,85 a 1,76 g/1.000 kcal de fósforo do que em animais que receberam um alimento contendo 1,77 a 3,16 g/1.000 kcal de fósforo. A hipofosfatemia provocará a ativação da vitamina D_3 em calcitriol mediante a 1-alfa-hidroxilase no rim e causará o aumento da absorção intestinal e da excreção renal do cálcio. Além disso, o fosfato urinário é apontado como um inibidor da formação de urólitos de oxalato de cálcio. Por outro lado, dietas ricas em fósforo (> 3,17 g/1.000 kcal) foram relacionadas com o aumento do risco da formação de urólitos de oxalato de cálcio quando comparadas às dietas que continham níveis moderados (1,77 a 3,16 g/1.000 kcal).[28]

Sódio

Os suplementos de cloreto de sódio são apontados como causa do aumento da excreção de cálcio urinário em seres humanos. Observações semelhantes foram feitas em gatos. A ligação entre o sódio (Na) alimentar e a excreção de cálcio (Ca) urinário levou à hipótese de que as dietas ricas em sal poderiam promover a formação de oxalato de cálcio em gatos e, consequentemente, à recomendação de que as dietas desenvolvidas para o controle da DTUIF deveriam ter níveis baixos de sódio. Entretanto, embora o aumento do consumo de sódio eleve a excreção de cálcio, a concentração de cálcio não aumenta, por causa do aumento concomitante do volume da urina e da significativa redução do valor de SSR para o oxalato de cálcio (ver anteriormente, em *Efeitos do sódio alimentar sobre a excreção do cálcio urinário*). Além disso, um recente estudo epidemiológico descobriu que o aumento do sódio alimentar diminui o risco de urólitos de oxalato de cálcio em gatos.[28]

Potássio

As dietas com baixo teor de potássio demonstraram contribuir para o risco de urólitos de oxalato de cálcio.[28] As dietas ricas em potássio podem proteger o animal contra a formação de urólitos de oxalato de cálcio mediante a alteração da excreção de cálcio urinário. Isso tem se mostrado verdadeiro para seres humanos.

Controle e prevenção da recidiva

Os urólitos de oxalato de cálcio não respondem à dissolução medicamentosa. Consequentemente, os cistourólitos devem ser removidos mecanicamente por uro-hidropropulsão ou cirurgia. Uma vez removidos, medidas preventivas são indicadas, já que o risco de recorrência é alto. As taxas de recorrência são registradas como 10,9%, com tempo médio de 20 meses. A taxa de recorrência é 1,8 vez maior em machos. Por esse motivo, os protocolos médicos são essenciais para a redução da recorrência de urólitos após a remoção.

Eliminação dos fatores de risco

Se o gato for hipercalcêmico, indica-se um trabalho médico completo para a identificação e o tratamento da causa adjacente. Em muitos casos, a causa adjacente da hipercalcemia não pode ser determinada. Se o gato for normocalcêmico, os fatores de risco para a urolitíase deveriam ser identificados e controlados. Na maioria, os alimentos secos e acidificantes não são formulados para o aumento da produção de urina e os medicamentos que promovem excreção excessiva de cálcio urinário (acidificantes urinários, furosemida etc.) deveriam ser evitados. Os animais também não devem receber nenhum petisco ou suplemento alimentar que contenha cálcio, vitamina D ou excesso de vitamina C, o que pode promover o aumento da excreção de cálcio e/ou oxalato.

Modificação da dieta

Na cristalização do oxalato de cálcio, o primeiro passo para a formação desse tipo de urólito não ocorre, a menos que a urina esteja supersaturada com esses cristaloides. Sendo assim, as dietas que promovem a produção de urina com saturação metaestável ou subsaturada com oxalato de cálcio deveriam ajudar a prevenir a recidiva desses urólitos. A dieta deveria produzir um valor de SSR significativamente menor do que 12 (o ideal é menor do que 5). O aumento do consumo de água permanece um fator importantíssimo para o controle e a prevenção da urolitíase de oxalato de cálcio.

Cálcio e oxalato

Estudos têm demonstrado claramente que as concentrações de cálcio e oxalato alimentar influenciam os valores de SSR do cálcio urinário. O consumo em excesso de cálcio e de oxalato alimentar deve ser evitado, porém as dietas de prevenção do oxalato de cálcio não devem restringir o teor de cálcio ou oxalato. A redução do consumo de qualquer um dos dois poderia aumentar a disponibilidade de outro componente para a absorção intestinal. Em um estudo com 10 gatos, a redução do cálcio alimentar não foi relacionada com o aumento da concentração de ácido oxálico urinário, mas, em outros estudos, observou-se a diminuição do risco de urolitíase de oxalato de cálcio em gatos alimentados com dietas que continham quantidades moderadas de cálcio alimentar.[25,28]

Fósforo, magnésio, potássio

O fósforo alimentar não deve ser restringido nem suplementado. A restrição grave de fosfato pode aumentar a excreção de cálcio urinário, o que contribui para a formação de urólitos. As dietas renais de baixo teor proteico não são recomendadas, pois são dietas com menor teor de fósforo. Uma vez que tanto a restrição quanto a suplementação de magnésio têm sido associadas ao aumento do risco de urolitíase de oxalato de cálcio em gatos, as dietas não devem nem restringir seriamente nem adicionar magnésio.[28]

pH urinário

Trabalhos recentes, em alguns centros de pesquisas, sugerem que o pH da urina não é um bom indicador da saturação por oxalato de cálcio em gatos saudáveis. Ainda que a acidose metabólica aumente a concentração de cálcio urinário, é impossível formular uma dieta que induza um pH entre 5,8 e 6,2 e um valor de SSR para oxalato de cálcio bem abaixo de 5, de modo a prevenir tanto a formação de cristais de estruvita quanto de oxalato de cálcio.[28]

Medicamentos e monitoramento

Os tratamentos médicos complementares à base de citrato, diuréticos tiazídicos e vitamina B_6 são recomendados em casos de cristalúria de oxalato de cálcio persistente ou urolitíase recorrente.

O citrato de potássio tem sido usado em humanos para evitar a recorrência da urolitíase de oxalato de cálcio, em virtude de sua capacidade de formar sais solúveis com o cálcio. O citrato de potássio oral aumenta o pH da urina e pode ser usado nos casos em que o pH da urina é mais ácido do que o desejado, um estado que pode contribuir para a hipocitratúria. O diurético hidroclorotiazida é usado para o tratamento de pessoas com urolitíase de oxalato de cálcio. Esse diurético tem demonstrado capacidade de reduzir a SSR de oxalato de cálcio em gatos adultos saudáveis. Entretanto, a administração de tal diurético foi relacionada com o aumento da excreção de potássio, sódio, magnésio, fósforo e cloreto, o que pode resultar na depleção de todo o organismo, se usado por muito tempo.

Controle dos urólitos renais e uretrais

Existem controvérsias com relação ao modo mais eficiente de controlar os urólitos renais e uretrais. Kyles *et al.*[29] relataram que 92% dos gatos com uretrolitíase estavam azotêmicos no momento da apresentação, 67% tinham urólitos múltiplos e 63% estavam afetados bilateralmente. A alta probabilidade do envolvimento bilateral e da concorrência da insuficiência renal e a probabilidade da recorrência limitavam a nefrectomia como opção cirúrgica. A nefrectomia provoca a inevitável destruição dos néfrons. Portanto, essa cirurgia não é recomendada, a menos que seja claramente estabelecido que os urólitos renais estejam causando doenças clinicamente significativas. A uretrotomia pode ser indicada para os gatos com hidronefrose progressiva e com uretrólito identificável. As complicações pós-operatórias incluem as estenoses uroabdominal e uretal. Alternativamente, os urólitos de obstrução parcial podem ser controlados de maneira conservadora. O uretrólito passará para a bexiga em 30% dos gatos tratados de maneira conservadora.[29] Embora seja comumente usada em humanos, a litotripsia não foi estabelecida como um procedimento de rotina em gatos.

Fosfato de cálcio

O reconhecimento e o controle das condições contribuintes são o primeiro passo, e o mais importante, para a prevenção da urolitíase do fosfato de cálcio. O gato deve se submeter a uma avaliação para a detecção de evidências de hiperparatireoidismo primário, hipercalcemia, concentrações excessivas de cálcio e/ou fosfato na urina e de pH urinário inadequadamente alcalino (> 7,5). Também pode haver prévio tratamento alimentar e a administração de agentes alcalinos para evitar outro tipo de urólito. Se não for diagnosticado um distúrbio adjacente, os urólitos de fosfato de cálcio, de modo geral, podem ser controlados com estratégias semelhantes às usadas para a urolitíase de oxalato de cálcio. No entanto, deve-se tomar muito cuidado para evitar a alcalinização excessiva da urina, que pode ocorrer com o uso de algumas dietas para a prevenção de urólitos de oxalato de cálcio.

Urato

Fatores de risco

Os urólitos de urato são o terceiro tipo mais comum de urólitos relatados em gatos. Eles são compostos de ácido úrico e sal amônio monobásico do ácido úrico (urato de ácido amônio). Comparados aos urólitos de estruvita e ao oxalato de cálcio, sua prevalência é menor do que 6%, e não se alterou significativamente nas últimas duas décadas.[3,27,30] No Canadá, 10 em 321 submissões de urato de amônio (3,1%) foram de gatos Siameses e 9 em 321 foram de Maus Egípcios (2,8%).[30] Os urólitos de urato podem aparecer em gatos com *shunts* portossistêmicos ou qualquer outro tipo de disfunção hepática grave. Eles podem estar ligados à baixa conversão de amônia em ureia, resultando na hiperamonemia. Os urólitos de urato em gatos com *shunts* portossistêmicos geralmente contêm estruvita. Os urólitos de urato também podem aparecer:

- Em gatos com infecções do trato urinário que provoquem o aumento das concentrações de amônia urinária
- Em gatos com acidose metabólica e urina altamente ácida
- Em gatos alimentados com alimentos ricos em purinas, como fígado e carne de outros órgãos.

Tratamento

Os urólitos de urato podem ser amenizados por meio de dissolução alimentar, entretanto não há testes clínicos publicados sobre a eficiência de dietas para a dissolução medicamentosa dos urólitos de urato felinos. A estratégia alimentar visa à diminuição do teor de purina da dieta. Assim como o que ocorre com todos os tipos de urólito, a promoção do consumo de água e da diluição da urina com alimentos úmidos industrializados (enlatados, sachês) ou da adição de um suplemento de água ou sódio ao alimento pode ajudar a diminuir a saturação urinária.

Alcalinização da urina

A urina alcalina contém níveis baixos de amônia e íons amônio, assim a alcalinização da urina diminuirá o risco de urolitíase de urato de amônio. As dietas de base vegetal e com pouca proteína têm efeito de alcalinização, porém pode ser necessária a adição de citrato. A dose deve ser individualizada para manter o pH da urina entre 6,8 e 7,2. A alcalinização da urina acima de 7,5 deve ser evitada, uma vez que ela pode promover a formação secundária de cristais de fosfato de cálcio. Se o gato for alimentado com uma dieta de base vegetal, cuidados devem ser tomados para garantir que esta seja adequadamente balanceada, a fim de satisfazer as necessidades específicas do gato.

Inibidores da oxidase da xantina

O alopurinol, um inibidor da oxidase da xantina, é a enzima responsável pela catalisação da conversão de xantina e hipoxantina em ácido úrico e tem sido usado em outras espécies para ajudar a reduzir a excreção de urato urinário. Embora a dosagem de 9 mg/kg/dia VO tenha sido sugerida para gatos, a eficácia e a potencial toxidade do alopurinol em gatos ainda são desconhecidas e, consequentemente, seu uso em gatos não é recomendado.

Monitoramento

Durante a dissolução, o tamanho dos urólitos deve ser monitorado por meio de estudos radiográficos e/ou radiografias de contraste duplo ou ultrassonografias, de 4 a 6 semanas. Após a dissolução completa, o exame de ultrassonografia (ou cistografia de contraste duplo) é recomendado a, pelo menos, cada 2 meses durante 1 ano, uma vez que o risco de recorrência é alto. A eficácia da terapia preventiva também deve ser monitorada por meio da urinálise (pH, densidade específica, exame de sedimentos), a cada 3 a 6 meses.

Cistina

Fatores de risco

Os urólitos de cistina aparecem em gatos com cistinúria, um problema metabólico de nascença caracterizado pela má reabsorção tubular proximal da cistina e outros aminoácidos (ornitina, lisina arginina).[10] Até então, não foram relatadas predisposições obviamente relacionadas com o sexo ou a raça do animal, mas os gatos Siameses podem correr maiores riscos.[3,4] Na maioria dos casos, os gatos acometidos têm idade média a avançada.[1]

Controle

Os protocolos médicos que consistentemente promovem a dissolução dos urólitos de cistina em gatos ainda não foram desenvolvidos.[3] Os urólitos pequenos podem ser removidos por uro-hidropropulsão.[16] A cistotomia é necessária para a remoção de urólitos grandes. Caso a dissolução medicamentosa seja tentada, o objetivo do tratamento será reduzir a concentração de cistina na urina e aumentar sua solubilidade. Isso geralmente requer a alteração da dieta por uma com teor proteico (metionina-cistina) reduzido, em conjunto com um medicamento que contenha tiol.

Medicamentos que contenham tiol

Esses medicamentos reagem com a cistina por meio de uma reação de troca tiol-dissulfeto, resultando na formação de um complexo mais solúvel na urina do que a cistina. O N-(2-mercaptopropionil)-glicina (2-MPG) é recomendado na dosagem de 12 a 20 mg/kg, a cada 12 h.[3]

Alcalinização da urina

A solubilidade da cistina depende do pH, sendo esta muito mais solúvel em urina alcalina. A alcalinização da urina pode ser conseguida por meio de uma dieta que contenha citrato de potássio ou de suplementação deste.

Controle

Durante a dissolução, o tamanho dos urólitos deve ser monitorado por meio de estudos radiográficos e/ou radiografias de contraste duplo ou ultrassonografias por um período de 4 a 6 semanas. Após a dissolução completa, o exame de ultrassonografia (ou cistografia de contraste duplo) é recomendado a, pelo menos, cada 2 meses durante 1 ano, uma vez que o risco de recorrência é alto. A eficácia da terapia preventiva também deve ser monitorada mediante urinálise (pH, densidade específica, exame de sedimentos), a cada 2 a 3 meses.

Xantina

Os urólitos de xantina são raros e podem aparecer devido a um problema de metabolismo da purina ou em consequência da administração do alopurinol. Na maioria dos casos, não são observados fatores de riscos. Aparentemente, não existe predisposição relacionada com raça, idade ou sexo. A estratégia alimentar visa à diminuição do teor de purina da dieta. Assim como o que ocorre com todos os tipos de urólitos, o estímulo ao consumo de água e a diluição da urina com um alimento úmido industrializado ou a suplementação de água ou sódio ao alimento podem ajudar a diminuir a saturação urinária. O tratamento com o alopurinol deve ser interrompido no controle da urolitíase do urato, uma vez que pode funcionar como fator contribuinte para a formação de urólitos de xantina.

Sílica

Os urólitos de sílica são raros. Com base em números limitados, não existe predisposição de raças. No Canadá, os machos ultrapassaram as fêmeas em número de casos.[30] A patogênese em cães pode envolver o consumo de uma forma absorvível de sílica presente em vários alimentos, resultando na hiperexcreção da sílica urinária. Pode haver uma relação entre o grande uso de ingredientes derivados de plantas, como fibras e farelos, nos alimentos para animais de estimação. Os urólitos de sílica podem ser encontrados incidentalmente em gatos. A remoção cirúrgica é indicada caso se acredite que os sintomas da DTUIF sejam causados pelos urólitos.

Uma vez que as causas de inicialização e precipitação da urolitíase da sílica são desconhecidas, é possível apenas fazer recomendações alimentares não específicas. As recomendações empíricas são para a alteração da dieta para uma com proteínas de alta qualidade e, se possível, com quantidades reduzidas de ingredientes de origem vegetal. O consumo de água e a diluição da urina devem ser promovidos.

Urólitos mistos

Urólitos de potássio, magnésio e pirofosfato foram relatados em 4 gatos da raça Persa. No Canadá, foi analisado um total de 15 urólitos de potássio, magnésio e pirofosfato no Canadian Veterinary Urolith Center. Dois terços deles foram identificados em gatos machos. A maioria apareceu em gatos domésticos (66,7%). Havia um macho e uma fêmea da raça Himalaia, um macho e uma fêmea Persas e um macho da raça Maine Coon.

Havia 9 urólitos com núcleos de oxalato de cálcio (8) ou estruvita (1) circundados por urólitos ou conchas de pirofosfato. Embora a etiologia ainda não seja conhecida, supõe-se que ela esteja ligada a alguma disfunção enzimática temporária ou permanente, causando a supersaturação da urina com pirofosfato, o que leva à cristalização do urólito. Os urólitos de sangue solidificado têm sido relatados em gatos na América do Norte. No entanto, sua etiologia continua desconhecida. Esses urólitos geralmente não contêm nenhum material mineral e um grande número deles é radiotransparente.

Uma vez que as causas de inicialização e precipitação, tanto dos urólitos de potássio, magnésio e pirofosfato quanto dos urólitos de sangue solidificado, são desconhecidas, é possível apenas fazer recomendações alimentares não específicas. As recomendações empíricas são as de alterar a dieta para uma que seja altamente digerível, com proteínas de alta qualidade e baixo teor de fibras. O consumo de água e a diluição da urina devem ser promovidos.

Urólitos compostos

Os urólitos compostos consistem em um núcleo de um tipo de mineral e um urólito ou camada externa de outro tipo de mineral. Eles se formam, pois fatores promotores da precipitação de um tipo de urólito desorganizam os fatores de precipitação de outro tipo de mineral. Alguns tipos de minerais também podem funcionar como núcleos para a deposição de outro tipo de mineral; por exemplo, todos os tipos de urólitos predispõem a infecções do trato urinário, o que pode resultar na precipitação secundária de estruvita.[3] A possibilidade de urólitos compostos destaca a necessidade do envio de urólitos para análises quantitativas, a fim de que as estratégias médicas e alimentares adequadas possam ser implantadas.

A estratégia alimentar visa controlar os fatores que levam à formação dos núcleos. Assim como o que ocorre com todos os tipos de urólitos, o consumo de água e a diluição da urina com alimentos úmidos industrializados ou a suplementação de água ou sódio ao alimento podem ajudar a diminuir a saturação urinária.

Considerações finais

O estímulo do consumo de água para o aumento do volume de urina e da diurese é essencial para o tratamento de todos os gatos com sintomas de distúrbios do trato urinário inferior. Para a CIF, a diluição da urina diminui as substâncias nocivas e causadoras de irritações na bexiga. Para os tampões uretrais ou *plugs*, a diluição da urina e o aumento do volume desta também ajudarão a diminuir a concentração de material proteico e fragmentos do trato urinário.

Para a urolitíase, a diluição da urina aumenta o volume desta para uma dada carga de solutos, reduz a saturação e diminui as concentrações de cristaloides. Além disso, o aumento do volume da urina pode influenciar o tempo de trânsito dos cristais ao longo do trato urinário e, assim, reduzir o potencial para o crescimento do cristal.

A modificação da dieta é uma parte importante do tratamento para gatos com urolitíase, independentemente das causas. As recomendações alimentares específicas para cada tipo de urólito dependem de sua composição mineral. Para os gatos com urolitíase de estruvita, são necessários o controle de magnésio e a redução do pH da urina pela manipulação alimentar, a fim de obter urina subsaturada com estruvita. Para gatos com urolitíase de oxalato de cálcio, deve-se dar atenção à quantidade de precursores de cálcio e oxalato na dieta, e o objetivo é atingir valores de SSR que sejam metaestáveis. A manipulação do pH urinário não é eficiente para o controle dos urólitos de oxalato de cálcio. Para os urólitos metabólicos (cistina, xantina, urato), recomendam-se quantidades reduzidas de proteína e o pH da urina deve ser ajustado para permanecer entre neutro a alcalino.

Referências

1. Kruger JM, Osborne CA, Goyal SM *et al.* Clinical evaluation of cats with lower urinary tract disease. J Am Vet Med Assoc. 1991;199:211-6.
2. Gerber B, Boretti FS, Kley S *et al.* Evaluation of clinical signs and causes of lower urinary tract disease in European cats. J Small Anim Pract. 2005;46:571-7.
3. Osborne CA, Kruger JM, Lulich JP *et al.* Feline lower urinary tract diseases. In: Ettinger SJ, Feldman EC, editors. Textbook of veterinary internal medicine. 5th ed. Philadelphia: WB Saunders; 2000. p. 1710-47.
4. Cannon AB, Westropp J, Ruby AL *et al.* Evaluation of trends in urolith composition in cats: 5.230 cases (1985-2004). J Am Vet Med Assoc. 2007;231:570-6.
5. Stevenson AE. The incidence of urolithiasis in cats and dogs and the influence of diet in the formation and prevention of recurrence. PhD thesis, Institute of Urology and Nephrology, University College London, 2001.
6. Buffington CA, Pacak K. Increased plasma norepinephrine concentration in cats with interstitial cystitis. J Urol. 2001;165:2051-4.
7. Westropp JL, Welk KA, Buffington CA. Small adrenal glands in cats with feline interstitial cystitis. J Urol. 2003;170:2494-7.
8. Forrester SD. Evidence-based nutritional management of feline lower urinary tract disease. Proceedings of the 24th American College of Veterinary Internal Medicine Forum. Louisville, Kentucky; 2006. p. 510-2.
9. Osborne CA, Kruger JM, Lulich JP *et al.* Feline matrix-crystalline urethral plugs: a unifying hypothesis of causes. J Small Anim Pract. 1992b;33:172-77.
10. Osborne CA, Polzin D, Kruger JM *et al.* Relationship of nutritional factors to the cause, dissolution and prevention of feline uroliths and urethral plugs. Vet Clin North Am Small Anim Pract. 1996c;10:561-81.
11. Buffington CA, Chew DJ. Intermittent alkaline urine in a cat fed an acidifying diet. J Am Vet Med Assoc. 1996a;209:103-4.
12. Albasan H, Lulich JP, Osborne CA *et al.* Effects of storage time and temperature on pH, specific gravity, and crystal formation in urine samples from dogs and cats. J Am Vet Med Assoc. 2003;222:176-9.
13. Laboto MA. Managing urolithiasis in cats. Vet Med. 2001;96:708-18.
14. McCarthy TC. Cystoscopy and biopsy of the feline lower urinary tract. Vet Clin North Am. 1996;26:463-82.
15. Lulich JP, Osborne CA, Polzin DJ *et al.* Incomplete removal of canine and feline urocystoliths by cystotomy. Proceedings of the 11th American College of Veterinary Internal Medicine Forum, Washington, DC; 1993a. p. 397.
16. Lulich JP, Osborne CA, Carlson M *et al.* Nonsurgical removal of urocystoliths in dogs and cats by voiding urohydropropulsion. J Am Vet Med Assoc. 1993b;203:660-3.
17. Chew DJ, Buffington CA, Kendall MS. Amitriptyline treatment for severe recurrent idiopathic cystitis in cats. J Am Vet Med Assoc. 1998;213:1282-6.
18. Gunn-Moore DA, Shenoy CM. Oral glucosamine and the management of feline idiopathic cystitis. J Feline Med Surg. 2004;6:219-25.
19. Mealey KL, Peck KE, Bennett BS *et al.* Systemic absorption of amitriptyline and buspirone after oral and transdermal administration to healthy cats. J Vet Inten Med. 2004;18:43-6.
20. Robertson WG, Jones JS, Heaton MA *et al.* Predicting the crystallization potential of urine from cats and dogs with respect to calcium oxalate and magnesium ammonium phosphate (struvite). J Nutr. 2002;132:1637S-41S.
21. Kirschvink N, Lhoest E, Leemans J *et al.* Effects of feeding frequency on water intake in cats. J Vet Intern Med. 2005;19:476.
22. Devois C, Biourge V, Morice G *et al.* Influence of various amounts of dietary NaCl on urinary Na, Ca, and oxalate concentration and excretions in adult cats. Proceed 10th Congress Eur Soc Vet Int Med. Neuchâtel, Switzerlands; 2000. p. 85.
23. Hawthorne AJ, Markwell PJ. Dietary sodium promotes increased water intake and urine volume in cats. J Nutr. 2004;134:2128S-9S.
24. Zu H, Laflamme DP, Bartges JW *et al.* Effect of dietary sodium on urine characteristics in healthy adult cats. J Vet Intern Med. 2006;20:103.
25. Lulich JP, Osborne CA, Lekcharoensuk C *et al.* Effects of diet on urine composition of cats with calcium oxalate urolithiasis. J Am Anim Hosp Assoc. 2004; 40:185-91.
26. Buranakarl C, Mathur S, Brown SA. Effects of dietary sodium chloride intake on renal function and blood pressure in cats with normal and reduced renal function. Am J Vet Res. 2004;65:620-7.
27. Houston DM, Rinkardt NE, Hilton J. Evaluation of the efficacy of a commercial diet in the dissolution of feline struvite bladder uroliths. Vet Therap. 2004;5:187-201.
28. Lekcharoensuk C, Osborne CA, Lulich JP *et al.* Association between dietary factors and calcium oxalate and magnesium ammonium phosphate urolithiasis in cats. J Am Vet Med Assoc. 2001b;219:1228-37.
29. Kyles AE, Hardie EM, Wooden BG *et al.* Management and outcome of cats with ureteral calculi: 153 cases (1984-2002). J Am Vet Med Assoc. 2005;226:937-44.
30. Houston DM, Moore AE, Favrin MG *et al.* Data on file, Canadian Veterinary Urolith Centre, University of Guelph, Lab Services, Guelph, Ontario, Canada; 2006.

43 Abordagem Nutricional na Doença Renal Crônica

Júlio César Cambraia Veado, Yves Miceli de Carvalho

Introdução

A abordagem nutricional da doença renal crônica (DRC) objetiva alterar a concentração de nutrientes, que são passíveis de modular a velocidade de progressão da lesão renal, comprometendo o funcionamento dos néfrons. Além disso, a nutrição balanceada para o portador de DRC permite uma vida mais estável, evitando os desconfortos provocados pelos excessos de catabólitos e minerais no organismo.

Em medicina humana, técnicas dialíticas mantêm a qualidade de vida do homem portador de nefropatia crônica. Mesmo que esses recursos estejam à disposição em medicina veterinária, infelizmente ainda são poucos os animais que podem ser beneficiados por essas técnicas. Desse modo, as alterações dietéticas têm lugar de destaque dentro do tratamento clínico e da manutenção do paciente portador de DRC, podendo, inclusive, aumentar o tempo de sobrevida de animais acometidos de maneira significativa.[1]

Neste capítulo, serão discutidos os efeitos de cada elemento da dieta, o que permitirá ao clínico melhor compreensão de como é possível maximizar a qualidade da manutenção do paciente renal crônico, bem como aplicar os novos conceitos de renoproteção, que visam retardar a progressão da doença renal.

Doença renal crônica e principais características das dietas renais

A doença renal crônica consiste em lesão renal e perda progressiva e irreversível da função dos rins (glomerular, tubular e endócrina). Em sua fase mais avançada (chamada de fase terminal de insuficiência renal crônica – IRC), os rins não conseguem mais manter a normalidade do meio interno do paciente.

Na verdade, o conceito de DRC se confunde com o de IRC, que pode ser definida como uma síndrome metabólica decorrente da perda progressiva, irreversível e geralmente lenta das funções renais (glomerular, tubular e endócrina). A IRC, portanto, é um estado, uma condição, e não uma doença propriamente dita.

As dietas para nefropatas têm por objetivos minimizar a formação de catabólitos proteicos; prevenir e reduzir sinais e consequências das uremias; deter ou retardar a progressão da doença; prevenir o acúmulo de fósforo e sódio e fornecer os requerimentos calóricos por meio de fontes de gordura e carboidratos.

Assim, as dietas específicas para animais com comprometimento das funções renais são constituídas de, pelo menos, proteínas de alto valor biológico e baixos teores de sódio e fósforo. Algumas delas ainda são acrescidas de compostos que contribuem sobremaneira na manutenção do nefropata, como ácidos graxos essenciais (ômegas-3 e 6), vitaminas lipossolúveis, fibras que nutrem bactérias que consomem nitrogênio, alcalinizantes, entre outros.

Proteína

Objeto de muitos debates na literatura científica, a proteína e a possível relação dela com o desenvolvimento da doença renal em animais e seres humanos saudáveis vêm sendo cada vez mais estudadas, de modo a buscar respostas mais precisas sobre o assunto. Na revisão realizada por Martin *et al.*,[2] verificou-se que, embora alta ingestão de proteínas continue a ser uma preocupação para a saúde em seres humanos com DRC preexistente, a literatura falha em apontar pesquisas que demonstrem relação significativa entre a ingestão de proteína e o surgimento da doença renal em indivíduos saudáveis. Além disso, evidências sugerem que as alterações da função renal induzidas pela ingestão proteica são, provavelmente, um mecanismo adaptativo normal, dentro dos limites funcionais de um rim saudável. Do mesmo modo, em cães e gatos as pesquisas existentes até o presente momento não são suficientes para justificar indicações da restrição da ingestão de proteínas na dieta de animais saudáveis adultos ou idosos, com a finalidade de preservar a função renal, consistindo em indicação com pouco respaldo científico, embora estudos a longo prazo sejam ainda importantes para se obter maior esclarecimento do assunto.[2-8]

Quando se fala sobre animais que apresentam DRC, estudos indicam que a restrição de proteína também não é de valia terapêutica em animais não azotêmicos, com DRC inicial. A restrição proteica deve ser considerada em dietas para animais com DRC que apresentem azotemia e/ou proteinúria, ou seja, animais nos estágios mais avançados da doença. Uma vez que a DRC atinja a fase urêmica (fim do estágio 3/início do estágio 4 na classificação da International Renal Interest Society [IRIS]), é recomendado reduzir a ingestão de proteína, de modo a garantir que o bem-estar do animal não seja afetado de modo adverso pela uremia.[9,10]

A eficácia da redução da ingestão de proteína como um tratamento para a proteinúria, contudo, é muito controversa para gatos. Em estudos experimentais com ratos, essa estratégia demonstrou ajudar a retardar a progressão das lesões renais, de modo que a restrição proteica foi também recomendada para as outras espécies. Entretanto, estudos com gatos falharam em demonstrar essa relação. Inclusive, estudos demonstraram que, nos casos nos quais a ingestão de proteína foi mais limitada, os gatos apresentaram sinais de má nutrição proteica e diminuição na albuminemia no final do estudo. Um estudo subsequente falhou ao tentar evidenciar qualquer efeito benéfico na restrição de proteína quando a azotemia foi limitada (estágios 1 e 2 da DRC, de acordo com a classificação IRIS).[11-14]

Embora muito ainda se discuta acerca de quais os teores mais indicados de proteína na dieta dos nefropatas, é prudente respeitar o trabalho de Brenner *et al.*,[11] que, em última análise, recomendam menor ingestão de proteína aos pacientes que apresentam sinais de alterações renais. A proteína na dieta tem sua importância associada, principalmente, por ser fonte de nitrogênio e de aminoácidos essenciais. Sendo assim, pode ser fornecida em quantidade mínima necessária, por meio de uma fonte nobre, a chamada "proteína de alto valor biológico". Quanto mais estreita a relação entre o perfil de aminoácidos do alimento e a necessidade do animal, bem como sua alta digestibilidade e consequente aproveitamento, maior o seu valor biológico, o que é hoje considerado conceito de proteína ideal.

Fósforo

Quando a taxa de filtração glomerular (TFG) diminui e o consumo de fósforo se mantém igual, ocorre discrepância entre a quantidade de fosfato excretada diariamente na urina e a quantidade consumida, havendo acúmulo de fosfato no organismo, o que promove o hiperparatireoidismo e a progressão das lesões renais. Inclusive em seres humanos com ingestão alimentar semelhante, foi demonstrado que, quanto maior o nível de paratormônio e o tempo em diálise, menor é a gordura corporal nos pacientes com hiperparatireoidismo secundário grave, o que mostra que altas concentrações de paratormônio contribuem para alterações no estado nutricional nesses pacientes.[15]

Trabalhos desenvolvidos por Finco *et al.*[8] demonstraram que o excesso de fósforo leva a menor tempo de sobrevida de animais portadores de IRC. Inicialmente, o objetivo é reduzir o consumo de fósforo, o que pode ser feito pela ingestão de alimentos pobres em fósforo, de modo a controlar a secreção de paratormônio. Estudos indicam que o uso de dietas veterinárias renais tem sido efetivo no controle dos fosfatos plasmáticos em boa parte dos casos, principalmente em gatos. Nessa espécie, inclusive, constatou-se que o uso exclusivo de dietas com restrição de fósforo reduziu a concentração plasmática de paratormônio, podendo até ser obtida a normalização dos valores desse hormônio. Nos estágios mais avançados da doença renal (estágios III e IV do estadiamento IRIS), contudo, pode ser necessário introduzir agentes quelantes do fósforo, de modo a reduzir a biodisponibilidade do fósforo alimentar, com resultados bastante satisfatórios com relação ao tempo de sobrevida dos animais acometidos. Com base nesse trabalho e em outros que comprovam que o fósforo deve ser fornecido em menor quantidade aos pacientes nefropatas, a indústria de alimentos para cães e gatos tem confeccionado os produtos para animais nefropatas, com teor considerado mínimo de fósforo.[1,8,16,17]

Sódio

A hipertensão arterial é um achado comum em cães e gatos com DRC. Além disso, a hipertensão tem sido implicada como um fator que contribui para a progressão da insuficiência renal. Cães e gatos com ocorrência da DRC e pressão arterial sistólica maior que 180 mmHg são mais propensos a desenvolver crise urêmica, apresentar lesões de órgãos-alvo e morrer, quando comparados a animais com pressão arterial sistólica normal.[18-20]

A maioria das dietas destinadas a cães e gatos com DRC contém menos sódio do que os alimentos de manutenção para animais adultos. Do mesmo modo, alimentos para animais idosos tendem a conter menores concentrações desse nutriente. Essa indicação baseia-se na hipótese de que, com um parênquima renal com função reduzida, tem-se mais dificuldade em manter a homeostasia do sódio e a consequente retenção desse nutriente pode aumentar a pressão arterial sistêmica e a pressão intraglomerular, o que poderia induzir ou exacerbar as lesões renais crônicas e aumentar o risco de progressão da DRC, como verificado em humanos. Entretanto, estudos em cães e gatos, embora limitados em número e consistência, até agora não conseguiram evidenciar claramente a relação entre o aumento da ingestão de sódio e o aumento da pressão arterial sistêmica, seja em animais saudáveis adultos, seja em animais idosos ou com DRC naturalmente adquirida. Assim, algumas observações têm colocado dúvidas quanto ao valor da restrição sistemática do sódio dietético nos animais de estimação que apresentam DRC espontânea. Em modelos experimentais de hipertensão, a redução no consumo de sódio conduz ao aumento da excreção urinária de potássio e a ligeira hipopotassemia, com ativação mais pronunciada do sistema renina/angiotensina/aldosterona (SRAA); a ativação do SRAA pode provocar efeitos nocivos na função renal e exacerbar a fibrose renal em alguns modelos de doença renal felina.[21-26]

Portanto, até o presente momento, as necessidades de sódio de cães e gatos com DRC ainda não estão claramente definidas, de maneira que as recomendações atuais indicam o uso de dietas com teores normais a ligeiramente restritos de sódio. Devem ser realizados mais estudos para determinar se a redução do sódio ingerido ajuda a minimizar o aumento crônico na pressão sanguínea arterial sistêmica, detectada na maioria dos animais com DRC, e se a restrição de sódio dietético tem efeito benéfico nos animais que recebem medicação anti-hipertensiva quanto ao grau de controle da pressão arterial conseguido.[27,28]

Energia

O combate à má nutrição em pacientes com DRC é de extrema relevância em seu manejo, principalmente nos estágios mais avançados da DRC, em que o elevado acúmulo de resíduos nitrogenados tem ação irritante às mucosas. Animais sofrem de náuseas e vômito e tendem a perder o apetite. A energia é fundamental para a manutenção do organismo, podendo o consumo feito em quantidades insuficientes acarretar catabolismo, com consequente perda de peso, anemia e hipoalbuminemia, o que tende a agravar os sinais de uremia, reduzindo a expectativa de vida do animal.[10]

A ingestão energética do animal deverá ser adaptada às necessidades dele. Por isso, o peso e a condição corporal devem ser avaliados com regularidade. Cães e gatos necessitam de cerca de 140 kcal/kg peso corporal^{0,75}/dia para a própria manutenção.[10]

Os lipídios fornecem cerca de duas vezes mais energia que os carboidratos por grama consumido. Eles aumentam a densidade energética do alimento, possibilitando a diminuição do volume a ser administrado e, assim, a redução dos riscos de náuseas e vômito. Além disso, com os carboidratos, devem fornecer toda a energia necessária ao paciente, evitando assim que as proteínas sejam fornecidas como fontes de energia, o que reduz a formação de ureia, altamente desejado para o paciente nefropata.

Ácidos graxos poli-insaturados ômega-3

Os ácidos graxos de cadeia longa ômega-3 [ácidos eicosapentaenoico (EPA) e docosaexaenoico (DHA)] estão contidos em maiores concentrações nos óleos de peixes marinhos de água fria. Esses ácidos graxos competem com o ácido araquidônico e alteram a produção de eicosanoides, tromboxanas e leucotrienos. A eficácia de ácidos graxos ômega-3 de cadeia curta, como os encontrados no óleo de linhaça, ainda não é conhecida. Os lipídios dietéticos impactam uma variedade de parâmetros importantes, incluindo a concentração de colesterol plasmático e a estrutura da membrana celular. No ser humano e em cães, a hipercolesterolemia e a hipertrigliceridemia são importantes fatores de risco para doença renal. Isso não parece ser o caso de gatos, pelo menos parcialmente, porque eles apresentam apenas uma pequena quantidade de lipoproteína de baixa densidade (LDL), que tem sido implicada, em sua forma oxidada, na progressão da doença renal humana. No entanto, existe um potencial em cães, e possivelmente em gatos, de alterações na estrutura da membrana celular mediante manipulações de lipídios na dieta, alterando especificamente os tipos de ácidos graxos poli-insaturados (PUFA) presentes na dieta.

A manipulação dietética mais bem estudada em cães é a alteração da relação de PUFA ômega-6 (óleos vegetais) para ômega-3 PUFA (óleos de peixe). Os PUFA ômega-6 e 3 são incorporados em fosfolipídios da membrana celular e servem como precursores de eicosanoides de grande importância na vasculatura renal, como prostaglandina E_2 e tromboxana A_2. A hipótese da modificação da relação ômega-6/ômega-3 alimentar foi aventada como um método nutricional para alterar a hemodinâmica renal em um esforço para fornecer renoproteção, limitando a hiperfiltração decorrente da má adaptação. Estudos realizados em cães com nefrectomias parciais avaliaram a suplementação de ácidos graxos ômega-3 (óleo de peixe), relataram redução da inflamação e da pressão arterial sistêmica, alteração das concentrações de lipídios plasmáticos e a preservação da função renal. Em contrapartida, uma dieta rica em PUFA ômega-6 aumentou a pressão capilar glomerular, a proteinúria e causou ritmo acelerado de declínio da TFG em modelos semelhantes de redução cirúrgica do tecido renal.[9]

O fornecimento de PUFA ômega-3 de cadeia longa (EPA e DHA) é, provavelmente, ainda mais importante em gatos que em cães, pois a enzima delta-6-dessaturase é deficiente na espécie felina. Entretanto, mais estudos são necessários para determinar se a suplementação de PUFA ômega-3 de cadeia longa é eficaz no manejo da proteinúria em gatos e para determinar seu efeito na progressão da DRC nessa espécie.

Potássio

A associação existente entre a DRC e a hipopotassemia é relativamente limitada aos gatos, ao passo que, em cães ou no homem, a perda de néfrons funcionais acarreta risco maior para a hiperpotassemia. Em 20 a 30% dos gatos com DRC, a adaptação funcional dos néfrons residuais conduz a perdas excessivas de potássio na urina, resultando em hipopotassemia. A correção dessas anomalias eletrolíticas é clinicamente benéfica. A hipopotassemia grave e a miopatia associada podem ser evitadas se os animais não forem alimentados com dietas acidificantes, garantindo que a dieta esteja repleta de potássio e magnésio. Para a grande maioria dos cães e gatos com DRC, pode ser administrada a dieta formulada para a doença renal e a utilização de suplementos de potássio não será necessária, uma vez que o problema inicial da hipopotassemia tenha sido resolvido e o animal apresente novamente apetite.[10]

Equilíbrio acidobásico

Estudos demonstraram, em gatos, que os sintomas de acidose metabólica geralmente são visíveis nos estágios mais avançados da DRC, quando os mecanismos compensatórios já não são mais eficientes em controlar a acidemia. Em estágios mais iniciais, a acidúria pode ser verificada e tende a ser mais grave quanto mais avançado for o estágio da DRC. A abordagem da acidose metabólica centra-se na administração de um agente alcalinizante por via oral (VO). A resposta do animal ao tratamento pode ser monitorada por meio de determinações sucessivas da concentração plasmática de bicarbonato, a qual deve idealmente permanecer entre os intervalos de referência fisiológicos. A escolha de um agente alcalinizante depende de diversos parâmetros:

- Palatabilidade
- Possível hipertensão (na qual os suplementos de sódio são contraindicados)
- Hipopotassemia (na qual são recomendados os sais de potássio)
- Hiperfosfatemia (nesse caso, os sais de cálcio podem ser prescritos devido à capacidade de captar o fósforo no alimento e nas secreções intestinais).

A acidose metabólica aumenta o risco de hipopotassemia, estando, desse modo, indicado um tratamento que utilize o gliconato de potássio ou o citrato de potássio.[10]

Fibras

As fibras fermentáveis surgiram recentemente no tratamento dietético da DRC. Representam uma fonte de carboidrato para as bactérias gastrintestinais, as quais utilizam a ureia como fonte de nitrogênio para o crescimento. Dado que a excreção de nitrogênio nas fezes aumenta de acordo com a massa bacteriana, foi sugerido que o aumento da massa bacteriana pode ajudar a reduzir a uremia. No entanto, as toxinas urêmicas clássicas, ao contrário da ureia-nitrogênio, são moléculas de tamanho médio e, assim, demasiado grandes para transpor com facilidade a barreira membranosa. Por isso, é pouco provável que essas toxinas sejam utilizadas pelas bactérias para satisfazer as suas necessidades de nitrogênio. Entretanto, as fibras fermentáveis minimizam as alterações de motilidade duodenojejunal e o decréscimo do tempo de trânsito gastrintestinal do cólon em cães com DRC, o que tende a melhorar a saúde do trato digestório e sua motilidade.[9,10]

Outros

Vitaminas E e C, taurina, luteína, licopeno, betacaroteno, flavonoides, entre outros, têm ação *antioxidante*, pois sua utilização visa minimizar o estresse oxidativo, que contribui para a progressão das lesões da DRC.[10]

Por estimular a produção de óxido nítrico – que por sua vez está relacionado com a produção do fator de relaxamento endotelial, o qual promove vasodilatação –, a *arginina* tende a auxiliar a reperfusão sanguínea capilar e reduzir a pressão glomerular.[10]

Considerações finais

Pode ser necessário tentar vários diferentes alimentos antes de selecionar aquele que o animal prefere. Por vezes, é útil aquecer o alimento (no caso dos alimentos úmidos) e administrá-lo ao animal em pequenas quantidades, a intervalos muito regulares. O apetite dos animais também pode ser estimulado pela adição de substâncias aromatizantes à dieta-base. Dados obtidos em estudo brasileiro indicaram que 83% dos cães com DRC apresentavam disorexia/anorexia e 70%, êmese, ressaltando que, nos animais nos quais nenhum meio voluntário ou forçado de alimentação oral for suficiente para administrar a quantidade de alimento preconizada, o médico-veterinário deverá lançar mão do uso de sondas e tubos para a alimentação enteral ou, ainda, a nutrição parenteral, visando atender a demanda energética do paciente e, consequentemente, aumentando a qualidade e o tempo de vida dos animais acometidos.

Referências

1. Elliott J. Retrospective analysis of dietary management of hyperphosphatemia in cats with CKD. Vet Focus. 2008;18:45-7.
2. Martin WF, Armstrong LE, Rodriguez NR. Dietary protein intake and renal function. Nutr Metab. 2005;2:25.
3. Lacroix M, Gaudichon C, Martin A, Morens C, Mathe V, Tome D *et al.* A long-term high-protein diet markedly reduces adipose tissue without major side effects in Wistar male rats. Am J Physiol Regul Integr Comp Physiol. 2004;287:R934-42.
4. Collins DMCTRJBKPRTMCPEK. Chronic high protein feeding does not produce glomerulosclerosis or renal insufficiency in the normal rat. J Am Soc Nephrol. 1990;1:624.
5. Robertson JL, Goldschmidt M, Kronfeld DS, Tomaszewski JE, Hill GS, Bovee KC. Long-term renal responses to high dietary protein in dogs with 75% nephrectomy. Kidney Int. 1986;29:511-9.
6. McCarthy RA, Steffens WL, Brown CA, Brown SA, Ard M, Finco DR. Effects of dietary protein on glomerular mesangial area and basement membrane thickness in aged uninephrectomized dogs. Can J Vet Res. 2001;65:125-30.
7. Bovee KC. Influence of dietary protein on renal function in dogs. J Nutr. 1991;121:S128-S39.
8. Finco DR, Brown SA, Crowell WA, Navar LG. Effects of dietary phosphorus and protein in dogs with chronic renal failure. Am J Vet Res. 1992;53:2264-71.
9. Brown SA, Finco DR, Bartges JW, Brown CA, Barsanti JA. Interventional nutrition for renal disease. Clin Tech Small Anim Pract. 1998b;13:217-23.
10. Elliott J, Elliott DA. Nutritional management of feline chronic kidney disease. Vet Focus. 2008;18:39-44.
11. Brenner BM, Meyer TW, Hostetter TH. Dietary protein intake and the progressive nature of kidney disease: the role of hemodynamically mediated glomerular injury in the pathogenesis of progressive glomerular sclerosis in aging, renal ablation and intrinsic renal disease. N Engl J Med. 1982;307:652-9.
12. Nath KA, Kren SM, Hostetter TH. Dietary protein restriction in established renal injury in the rat selective role of glomerular capillary pressure in progressive glomerular dysfunction. J Clin Invest. 1986;78:1199-205.
13. Adams LG, Polzin DJ, Osborne CA, O'Brien TD. Effects of dietary protein and calorie restriction in clinically normal cats and in cats with surgically induced chronic renal failure. Am J Vet Res. 1993;54:1653-62.
14. Finco DR, Brown SA, Brown CA, Crowell WA, Sunvold G, Cooper TL. Protein and calorie effects on progression of induced chronic renal failure in cats. Am J Vet Res. 1998;59:575-82.
15. Peters BSE, Jorgetti V, Martini LA. Influência do hiperparatireoidismo secundário grave no estado nutricional de pacientes com insuficiência renal crônica. Rev Nutr. 2006;19:111-8.
16. Barber PJ, Rawlings JM, Markwell PJ, Elliott J. Effect of dietary phosphate restriction on renal 4 secondary hyperparathyroidism in the cat. J Small Anim Pract. 1999;40:62-70.
17. Elliott J, Rawlings JM, Markwell PJ, Barber PJ. Survival of cats with naturally occurring chronic renal failure: effect of dietary management. J Small Anim Pract. 2000;41:235-42.
18. Jacob F, Polzin DJ, Osborne CA, Allen TA, Kirk CA, Neaton JD *et al.* Clinical evaluation of dietary modification for treatment of spontaneous chronic renal failure in dogs. J Am Vet Med Assoc. 2002; 220:1163-70.
19. Jacob F, Polzin DJ, Osborne CA, Neaton JD, Lekcharoensuk C, Allen TA *et al.* Association between initial systolic blood pressure and risk of developing a uremic crisis or of dying in dogs with chronic renal failure. J Am Vet Med Assoc. 2003;222:322-9.
20. Syme HM, Barber PJ, Markwell PJ, Elliott J. Prevalence of systolic hypertension in cats with chronic renal failure at initial evaluation. J Am Vet Med Assoc. 2002;220:1799-804.
21. Weir MR, Fink JC. Salt intake and progression of chronic kidney disease: an overlooked modifiable exposure? A commentary. Am J Kidney Dis. 2005;45:176-88.
22. Buranakarl C, Mathur S, Brown SA. Effects of dietary sodium chloride intake on renal function and blood pressure in cats with normal and reduced renal function. Am J Vet Res. 2004;65:620-7.
23. Luckschander N, Iben C, Hosgood G, Gabler C, Biourge V. Dietary NaCl does not affect blood pressure in healthy cats. J Vet Intern Med. 2004;18:463-7.
24. Xu H, Laflamme DLP, Long GL. Effects of dietary sodium chloride on health parametcs in maturc cats. J Fel Med Surg. 2009;11:435-41.
25. Greco DS, Lees GE, Dzendrel GS, Carter AB. Effects of dietary sodium intake on blood pressure measurements (and glomerular filtration rate) in partially nephrectomized dogs. Am J Vet Res. 1994;55:152-65.
26. Brown SA. Salt, hypertension and chronic kidney disease. Vet Focus. 2007;17:45-6.
27. Mathur S, Brown CA, Dietrich UM, Munday JS, Newell MA, Sheldon SE *et al.* Evaluation of a technique of inducing hypertensive renal insufficiency in cats. Am J Vet Res. 2004;65:1006-13.
28. Elliott DA, Lefebvre H. Chronic renal disease: the importance of nutrition. In: Pibot P, Biourge V, Elliott D, editors. Encyclopedia of canine clinical nutrition. Paris: Diffomédia; 2006. p. 267-82.

Leitura sugerida

Harte JG, Markwell PJ, Moraillon RM, Gettinby GG, Smith BHE, Wills JM. Dietary management of naturally occurring chronic renal failure in cats. J Nutr. 1994;124:2660S-2S.

Ross SJ, Osborne CA, Kirk CA, Lowry SR, Koehler LA, Polzin DJ. Clinical evaluation of dietary modification for treatment of spontaneous chronic kidney disease in cats. J Am Vet Med Assoc. 2006a;229:949-57.

Parte 7

Cuidados com Neonatos e Filhotes

Maria Lucia Gomes Lourenço

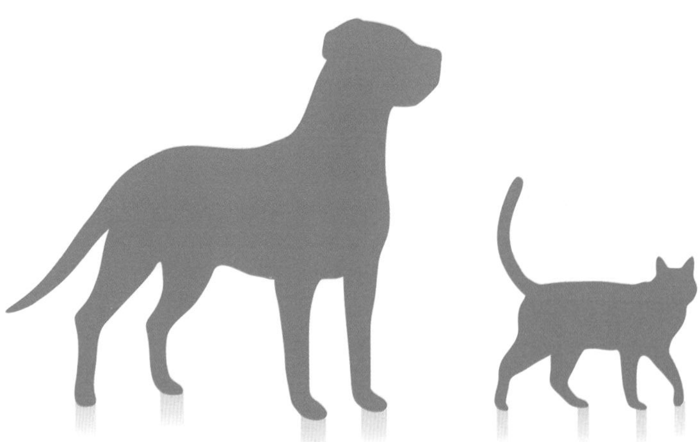

44 Introdução à Neonatologia

Maria Lucia Gomes Lourenço, Helena Ferreira

Conceito sobre neonatologia

A determinação do período neonatal é cercada de controvérsias, podendo ser o intervalo desde o nascimento até a queda do cordão umbilical ou até o momento em que o filhote abre os olhos. Alguns autores ainda acreditam que o filhote seja neonato até o momento em que adquire competência imunológica adequada. No entanto, a tendência atual é considerar o período neonatal como aquele em que o filhote ainda depende da mãe para sobreviver, sendo, em média, de 30 dias. Além disso, dentro deste período, os sistemas orgânicos estão em processo de amadurecimento anatômico-fisiológico, o que, gradativamente, torna o filhote apto a sobreviver sem os cuidados maternos. O desenvolvimento do filhote ocorre nos primeiros 15 dias de vida, seguido por um período de transição (15 a 30 dias), de socialização (4 a 12 semanas) e juvenil (12 dias) até a puberdade.[1,2]

A neonatologia é um ramo da esquiminiatria veterinária (do grego *skimnos* = animal jovem; *iatros* = médico) que se dedica aos cuidados com o neonato, aos aspectos fisiológicos e às afecções neonatais propriamente ditas. Para o clínico de pequenos animais, as doenças neonatais representam um grande desafio, pelas consideráveis perdas neonatais (em torno de 20 a 30%), pela imaturidade fisiológica e imunológica (que torna o neonato particularmente sensível ao ambiente, aos agentes infecciosos e parasitários) e pela sintomatologia clínica comum às diversas afecções.[2]

A investigação diagnóstica no paciente neonato envolve aspectos complexos (exame minucioso do filhote juntamente com a mãe e a ninhada), de difícil manejo (dificuldade de manipulação, auscultação) e limitações impostas pelos meios diagnósticos de exploração, como análises laboratoriais, ultrassonografias, exames radiográficos, eletrocardiográficos, entre outros.[2]

Uma anamnese detalhada que envolva aspectos referentes a gestação (anteriores e atual), desenvolvimento do parto, lactação, vacinação e vermifugação, assim como as afecções maternas pregressas, auxiliam no diagnóstico das principais afecções neonatais.

Cuidados com o neonato

A escolha dos pais

Os cuidados com o neonato iniciam-se antes mesmo do nascimento, com a escolha adequada dos progenitores. O nascimento de um neonato saudável depende de aspectos relevantes que devem ser avaliados previamente à gestação, como as condições de saúde física e psíquica dos progenitores, idade da fêmea, histórico reprodutivo, cruzamentos criteriosos, nutrição adequada para a gestante, plano completo de vacinação, controle de parasitoses internas e externas, exercícios físicos moderados, ambiente adequado e exames complementares de triagem (hemograma, urinálise, perfil bioquímico, coproparasitológico) e sorológicos (herpes-virose, brucelose, cinomose). A análise criteriosa para identificação de afecções com caráter genético (displasia coxofemoral, entre outras) e/ou congênito (malformações), bem como alterações de comportamento e índole, deve ser realizada no momento da escolha dos possíveis progenitores.[3]

Maior sobrevivência neonatal é observada quando a gestação ocorre entre 2 e 4 anos nas cadelas e em ninhadas com dois a cinco filhotes. Nas gatas, a sobrevivência torna-se maior a partir da quinta gestação. Fatores como obesidade, nascimento de apenas um filhote ou mais de cinco e a idade avançada da fêmea aumentam a mortalidade.[1,4] Portanto, para um procedimento reprodutivo bem-sucedido e nascimento de neonatos saudáveis, deve-se levar em consideração o escore corporal adequado da fêmea (em torno de cinco, em uma escala de 0 a 10), a vacinação, a vermifugação e a escolha de um macho padreador de qualidade, em bom estado de saúde e fértil, visando otimizar a reprodução.

A fêmea gestante

Aspectos fisiológicos da gestante

O período gestacional caracteriza-se pelo momento em que ocorrem diversas modificações fisiológicas significativas no organismo da fêmea. As influências hormonais da progesterona e da prolactina alteram o metabolismo geral, fazendo com que a fêmea gestante apresente uma série de características fisiológicas.

As alterações respiratórias caracterizam-se pelo aumento do volume por minuto (70%), da frequência respiratória (15%) e do volume corrente (40%), levando a um aumento em cerca de 70% da ventilação pulmonar incrementada por dor, ansiedade e desconforto durante o trabalho de parto. A redução da capacidade residual respiratória (20%) ocorre pelo deslocamento do diafragma e dos pulmões pelo crescimento fetal no decorrer da gestação. A ação da progesterona no sistema respiratório também promove redução da resistência pulmonar, pelo relaxamento da musculatura brônquica. A fêmea gestante, quando submetida à anestesia inalatória, portanto, entra em plano anestésico mais rápido. Os valores hemogasimétricos durante esta fase diferem dos valores de referência, sendo que, na gestante, os níveis da pressão parcial de oxigênio são maiores, os de dióxido de carbono são menores e o pH tende para alcalino.[5]

Em relação ao sistema cardiovascular, durante a gestação, há aumento do volume sanguíneo e plasmático em cerca de 30 a 40%, assim como da frequência cardíaca, pela liberação das catecolaminas em resposta à dor. Aumento do débito cardíaco em 30 a 50% e redução da reserva cardíaca refletem menor possibilidade de compensação das modificações impostas durante a gestação. A compressão da veia cava caudal e da artéria aorta pelo útero reduz o retorno venoso, o débito cardíaco e a pressão durante o parto. Este fato deve ser levado em consideração no posicionamento da fêmea gestante (decúbito dorsal) durante o procedimento de cesariana.[5]

As alterações gastrintestinais durante esta fase também são observadas com o progredir da gestação, como diminuição do tempo de esvaziamento gástrico, aumento das secreções ácidas, diminuição do tônus do esfíncter esofágico e aumento da pressão intragástrica com deslocamento cranial do estômago pelo aumento do útero. A gestante apresenta redução do apetite no período prodrômico do parto e maior predisposição a regurgitação e aspiração do conteúdo regurgitado.[5,6]

O hemograma também exibe particularidades, como anemia fisiológica pela redução do hematócrito, hemoglobina e proteína em decorrência do aumento do volume plasmático. Um estado de hipercoagulabilidade pelo aumento no número de plaquetas, dos fatores de coagulação e do fibrinogênio plasmático pode predispor a gestante a risco maior de desenvolvimento de tromboembolismo.[5]

O conhecimento das alterações fisiológicas que ocorrem durante o período gestacional é importante, uma vez que qualquer afecção materna pode comprometer a saúde dos fetos e/ou dos neonatos (Quadro 44.1).

Aspectos nutricionais da gestante

A alimentação da fêmea gestante deve ser de boa qualidade, pois seu apetite aumenta consideravelmente. Durante a gestação, há aumento da massa corporal em 15 a 25%, do metabolismo energético em 30 a 40% e do aproveitamento materno de alimento em 10 a 30%. Na cadela, os requerimentos energéticos permanecem semelhantes aos níveis de manutenção até por volta do segundo terço da gestação. No último terço, há um acréscimo considerável de 30 a 60% acima das necessidades de manutenção. As necessidades calóricas e o ganho de peso corporal nas gatas gestantes aumentam de modo linear a partir da concepção até o parto. O acréscimo energético da gata encontra-se 25 a 50% acima dos valores de manutenção. As necessidades proteicas também se elevam 40 a 70% durante a gestação, sendo a ingestão mínima na cadela de 6,3 g por 100 kcal.[1,7]

Quadro 44.1 Alterações fisiológicas na fêmea gestante.

Respiratórias
- Aumento de volume por minuto (70%)
- Aumento da frequência respiratória (15%)
- Aumento do volume corrente (40%)
- Aumento da ventilação pulmonar (70%)
- Aumento do consumo de O_2 (20%)
- Diminuição da capacidade residual

Cardiovasculares
- Aumento dos volumes sanguíneo e plasmático (30 a 40%)
- Aumento da frequência cardíaca
- Aumento do débito cardíaco (30 a 50%)
- Vasodilatação
- Diminuição da resistência vascular periférica

Digestórias
- Aumento da secreção de gastrina
- Diminuição do pH da secreção gástrica
- Diminuição da motilidade gástrica
- Aumento da pressão intragástrica
- Diminuição do tônus do esfíncter esofágico

Hematopoéticas
- Diminuição do número de hemácias, hematócrito, hemoglobina e proteína plasmática
- Aumento do número de plaquetas, fatores de coagulação e fibrinogênio

Nutricionais
- Aumento da massa corporal (15 a 25%)
- Aumento do metabolismo energético (30 a 40%)
- Aumento do aproveitamento de alimentos (10 a 30%)
- Redução de apetite próximo ao parto

Antes do nascimento, os requerimentos nutricionais específicos influenciam a sobrevivência e a saúde neonatal. Durante a gestação e a lactação, as necessidades nutricionais de lipídios e ácidos graxos essenciais, como ácido linoleico e alfalinoleico, são elevadas. A deficiência de ácidos graxos essenciais pode induzir partos prematuros, desenvolvimento placentário insuficiente e diminuição do tamanho da ninhada. Filhotes nascidos de fêmeas alimentadas durante a gestação com dietas ricas em ácido decosaexaenoico (DHA) apresentam melhor capacidade de aprendizado, memória e visão.[1,7]

As necessidades da cadela em relação ao cálcio e ao fósforo aumentam discretamente durante a gestação, devido à escassa mineralização dos fetos.[7]

A suplementação com cálcio no final da gestação, principalmente em raças de pequeno porte, predispõe a hipocalcemia. A administração abusiva de cálcio promove inibição da secreção de paratormônio ou hormônio paratireóideo (PTH), favorecendo a ocorrência de eclâmpsia em vez de preveni-la. Essa inibição impossibilita a mobilização rápida de cálcio nos momentos em que este é mais necessário, como durante o parto e no pico de lactação. Portanto, a suplementação com cálcio durante a gestação traz alguns inconvenientes, como fetos grandes e hipocalcemia pós-parto (alteração do controle endócrino).[1,8]

O fornecimento de dieta equilibrada e de boa qualidade durante a gestação minimiza a necessidade de suplementações minerais, proteicas ou mesmo energéticas. O aumento da ingestão calórica na cadela ocorre somente no último terço da gestação, sendo o acréscimo precoce de nutrientes ou da quantidade de alimento fornecido ao início da gestação algo indesejável e não isento de complicações. Excesso de proteína dietética é incriminado na síndrome do filhote nadador e dietas excessivamente ricas podem induzir obesidade fetal e materna, acarretando problemas durante o parto. Por outro lado, a desnutrição materna durante esta fase influencia o desenvolvimento e o crescimento fetal, a deflagração do trabalho de parto e a lactação, além do nascimento de filhotes fracos, abaixo do peso corporal e hipoglicêmicos.[7,8]

De maneira geral, os aspectos alimentares práticos durante a gestação resumem-se em: fornecimento de dieta comercial apropriada para reprodução e lactação, contendo 29 a 32% de proteínas de origem animal, 18% de lipídios, 20 a 30% de carboidratos, vitaminas, minerais e ácidos graxos; aumento da ingestão de alimentos a partir da quinta ou sexta semanas de gestação na cadela e das necessidades hídricas (requerimento hídrico em mℓ/dia equivalentes aos energéticos em kcal); acompanhamento do ganho de peso corporal (15 a 25% ao final da gestação em cadelas).[8]

Administração de fármacos durante a gestação

As alterações maternas fisiológicas contribuem muito para os efeitos nocivos dos medicamentos no período gestacional. Deve-se considerar que o sistema materno apresenta diversas características farmacocinéticas alteradas durante a gestação e que o tipo de placenta (endoteliocorial), diferente nas diversas espécies, determina o grau de exposição do feto às substâncias.[9-11]

Durante a gestação, a repleção gástrica e o transporte intestinal são mais lentos, o que propicia maior absorção de fármacos pela via enteral. A distribuição dos fármacos está acrescida, pois a fêmea gestante apresenta incremento hídrico paralelo à redução na concentração das proteínas plasmáticas, transportadoras de fármacos.[9]

Elevação da frequência e do débito cardíacos, juntamente com maior volume plasmático, aumenta o fluxo sanguíneo ovariano e uterino, expondo os fetos a altas concentrações de qualquer fármaco disperso no espaço vascular. Observa-se também que há aumento do consumo de oxigênio e da frequência respiratória, propiciando maior absorção pela via inalatória.[10]

A redução da biotransformação hepática dos fármacos, tanto na fase I quanto na fase II, assim como o aumento dos depósitos de gordura que representam um reservatório para esses agentes, favorece a liberação no final da gestação, atingindo tanto a mãe quanto o feto.[9]

A gestação afeta de modo mais intenso a excreção renal, via mais importante para a eliminação de grande parte dos fármacos do organismo. Com o aumento do fluxo sanguíneo renal e a taxa de filtração glomerular, o processo de eliminação dos medicamentos ocorre mais rapidamente nas gestantes. Os riscos teratogênicos de alguns fármacos, sobretudo nos primeiros 20 dias, fase em que a gestação pode passar despercebida, dependem do produto utilizado e também da dose e do tempo de administração.[2] Os períodos críticos durante a gestação para a administração de fármacos são os primeiros 20 dias (embrioletalidade), de 20 a 35 dias (teratogênese) e acima de 35 dias (toxicidade fetal)[10] (Figura 44.1).

Grande parte dos fármacos é classificada em cinco categorias, de acordo com a segurança de sua utilização durante a gestação:

- A: provavelmente seguro, embora os estudos específicos não possam comprovar a segurança de todos os fármacos em cães e gatos. Não existem relatos sobre efeitos indesejáveis em animais de laboratórios ou em mulheres
- B: seguro se utilizado com cautela. Estudos em animais de laboratório referem algum risco, mas problemas específicos não foram identificados em cães e gatos. Esses fármacos somente são seguros se utilizados por breve período
- C: representam risco em potencial. Estudos em animais de laboratório demonstram que estes fármacos são nocivos e causam efeitos indesejáveis em mulheres e em cães e gatos. Estes fármacos devem ser utilizados somente em última instância ou quando os benefícios justificarem os riscos
- D: contraindicados, pois causam malformações congênitas e embriotoxicidade. Estes fármacos são tóxicos ao feto ou à gestante. Na maioria dos casos, um fármaco mais apropriado deve ser utilizado em vez destes
- X: evidência comprovada de risco fetal. Contraindicado durante a gestação.[12]

Por conseguinte, a escolha do medicamento durante a fase gestacional deve basear-se na categoria em que o mesmo se encontra em relação a sua segurança. A escolha de fármacos da categoria A é a mais indicada, tendo-se em mente o risco *versus* benefício em todas as ocasiões.[11]

Dentre os fármacos que podem ser utilizados no período gestacional com segurança incluem-se os antibióticos, como as penicilinas e seus derivados, e as cefalosporinas. Antibióticos como as tetraciclinas, os aminoglicosídios, as sulfonamidas, as quinolonas e os agentes fungicidas são totalmente contraindicados durante a gestação.[9-11]

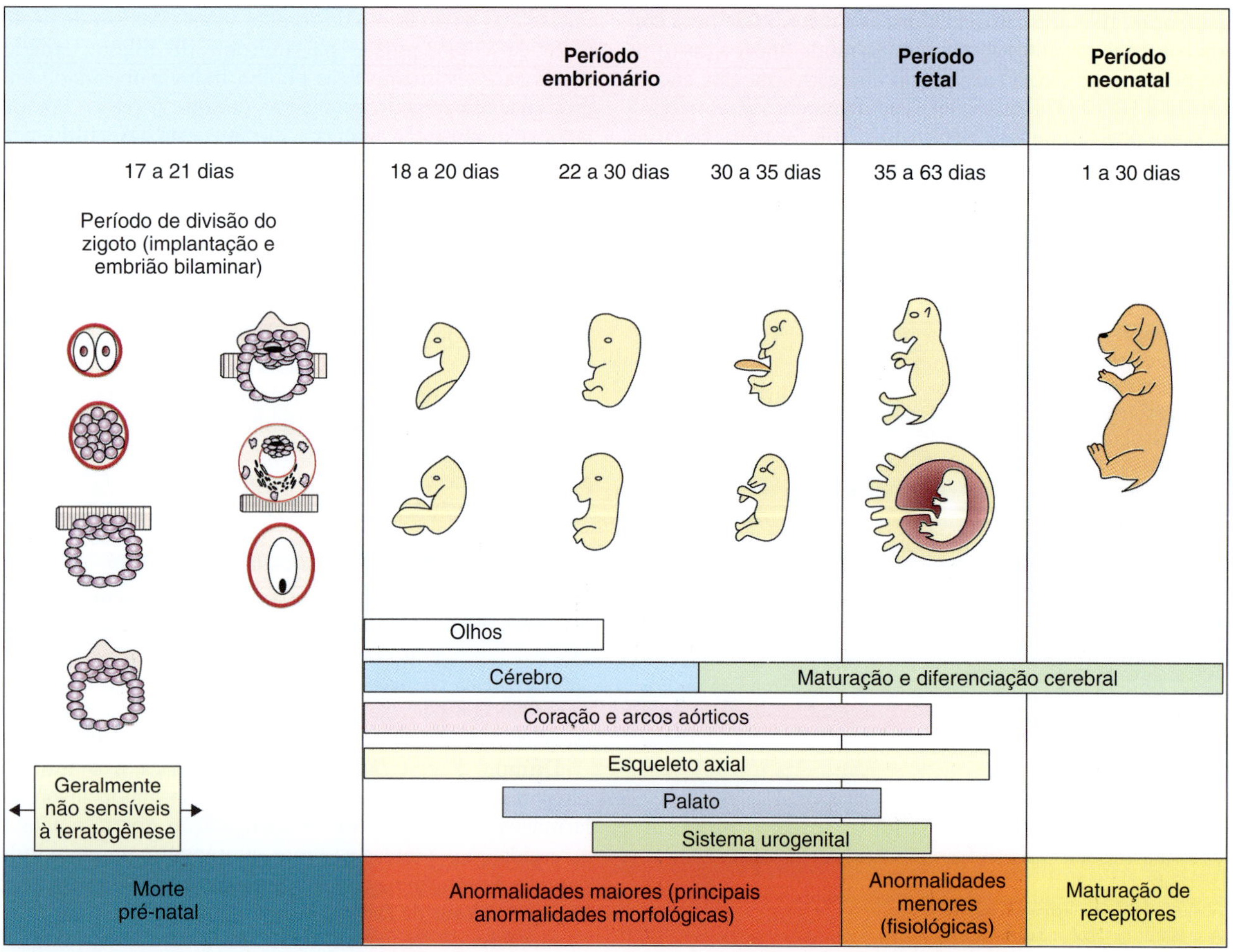

Figura 44.1 Período de desenvolvimento dos diferentes órgãos e sistemas do cão e as anormalidades provocadas pela utilização de fármacos durante a gestação. (Ilustração: Ana Augusta Pagnano Derussi.)

A utilização de analgésicos durante a gestação é, muitas vezes, requerida e deve ser realizada com cautela. Não existem estudos comprovando segurança, eficácia ou efeitos adversos dos anti-inflamatórios não esteroidais mais recentes na gestação em medicina veterinária (meloxicam, carprofeno, deracoxibe, ácido tolfenâmico, cetoprofeno).[10] Os anti-inflamatórios (esteroides e não esteroides) são, portanto, contraindicados na gestação.[9] Com base em estudos realizados em humanos, a administração de analgésicos opioides por curtos períodos não ocasiona problemas, entretanto, seu uso a longo prazo pode resultar em efeitos adversos para o feto. A vacinação (3 meses antes do proestro), a vermifugação (1 mês antes do proestro) e a eliminação de ectoparasitas devem ser realizadas antes do processo reprodutivo. A escolha do fármaco durante a gestação deve ser realizada mediante o conhecimento da fisiologia gestacional, da fase gestacional e levando-se em consideração os riscos e benefícios de tal opção (Quadro 44.2).[10,11]

Exposição às doenças durante a gestação

Durante a terceira e a quarta semanas de gestação, a fêmea deve ficar restrita ao ambiente caseiro em que está acostumada, para minimizar a exposição a agentes patogênicos (incluindo animais ou humanos que possam agir como fômites). O aborto tardio e a morte neonatal precoce estão associados a numerosas causas virais, bacterianas e infecciosas.[1,12]

A exposição de fêmea canina ao herpes-vírus durante a gestação pode resultar em aborto tardio ou morte neonatal nas primeiras 3 semanas de vida. A exposição ao *minute-virus* canino (parvovírus tipo I) entre 20 e 35 dias de gestação leva a infecção fetal e morte neonatal 1 a 3 semanas após o parto. A infecção pelo vírus da cinomose induz infecção congênita e alterações neurológicas no filhote.[1,12]

Infecções por *Campylobacter* spp. causam aborto, natimortos e nascimento de neonatos fracos e debilitados. A septicemia neonatal, muitas vezes, ocorre em virtude das infecções bacterianas causadas por bactérias que fazem parte da microbiota vaginal normal, como *Escherichia coli*, *Estreptococcus* beta-hemolítico, *Mycoplasma* e *Ureaplasma*. As vaginites não devem, portanto, ser menosprezadas em uma fêmea gestante. As infecções por protozoários, como *Toxoplasma gondii*, *Neospora caninum*, *Babesia canis* e por riquétsias (*Ehrlichia* spp., *Anaplasma phagocytophila* e *A. platys*), podem resultar em morte fetal e/ou neonatal[1,2] (Quadro 44.3).

Exames pré-natais

O método tradicional para o diagnóstico de gestação em cadelas é a palpação do abdome, realizada em qualquer exame físico rotineiro em cães (Figura 44.2). Esse procedimento permite que um examinador experiente avalie modificações morfológicas das estruturas presentes no abdome. As vesículas embrionárias podem ser palpadas após 20 dias, como estruturas esféricas de cerca de 1 cm de diâmetro, normalmente espaçadas de maneira uniforme dentro do útero (Figura 44.3). Após o 34º dia de ocorrência da ovulação, as vesículas não serão mais identificáveis como estruturas esféricas individualizáveis (Figura 44.4). No segundo terço da gestação, a palpação abdominal apresenta uma taxa de precisão de 87 a 88% para diagnóstico positivo e de 73% para diagnóstico negativo.[8,12] Além da palpação abdominal, os exames de glândulas mamárias e mamilos também devem ser realizados.

A auscultação dos batimentos cardíacos fetais por estetoscópio ou Doppler fetal (Figura 44.5) pode ser feita durante os 15 dias finais da gestação e propicia a contagem do número de fetos e a sobrevivência dos mesmos. A frequência cardíaca fetal durante o parto varia de 170 a 230 bpm, sendo que fetos normais apresentam-se ativos próximos ao parto. A diminuição da movimentação fetal e da frequência cardíaca (150 a 160 bpm) pode ser indício de angústia fetal e hipoxia. Frequência cardíaca fetal inferior a 130 bpm e nascimento dentro de 1 a 2 h representam menor sobrevivência neonatal.[8,12]

Quadro 44.2 Utilização de fármacos durante a gestação e seus efeitos sobre o embrião, o feto e o neonato.

Fármacos	Classe A*	Classe B**	Classe C***	Classe D†
Antibióticos	Ampicilina; amoxicilina/clavulanato; cefalosporinas; clindamicina; eritromicina; neomicina	Sulfonamidas e trimetoprima	Amicacina, gentamicina, tobramicina; cloranfenicol; metronidazol	Ciprofloxacino, enrofloxacino; doxiciclina, oxitetraciclina
Anti-inflamatórios	–	–	Paracetamol; ácido acetilsalicílico; flunixina meglumina; fenilbutazona; ibuprofeno, cetoprofeno, carprofeno	–
Ação cardiovascular	Digitálico	Furosemida; teofilina; dopamina; heparina; lidocaína	Atropina; captopril, enalapril; propranolol	Varfarina
Analgésicos	–	Butorfanol; fentanila	–	–
Antifúngicos	Miconazol tópico	Cetoconazol (natimortalidade)	Anfotericina B	Griseofulvina
Antiparasitários	Febendazol, mebendazol; ivermectina; praziquantel	–	Amitraz; levamisol	–
Quimioterápicos	–	–	Doxorrubicina; clorambucila; ciclofosfamida; vincristina	–
Ação gastrintestinal	Sucralfato	Cimetidina, ranitidina; metoclopramida; difenidramina; dimedrinato; laxantes (por pouco tempo)	Escopolamina; omeprazol	–
Anticonvulsivantes	–	Fenobarbital	Diazepam	–

*Provavelmente seguro. Embora estudos específicos não possam comprovar a segurança de todos os fármacos em cães e gatos, não existem relatos de efeitos indesejáveis em animais de laboratório ou na mulher.
**Seguro se utilizado com cautela. Estudos em animais de laboratório referem algum risco, mas problemas específicos não foram identificados em cães e gatos. São seguros se utilizados somente por um breve período.
***Representam risco em potencial. Estudos em animais de laboratório demonstram que estes fármacos são nocivos; foram descritos efeitos indesejáveis em mulheres, cães e gatos. Devem ser utilizados somente em última instância ou quando os benefícios justificarem os riscos.
†Contraindicados. Causam malformações congênitas e embriotoxicidade. São tóxicos ao feto ou à gestante. Na maioria dos casos, um fármaco mais apropriado deve ser utilizado em vez destes.

Quadro 44.3 Infecções maternas que levam a abortamento, natimortos ou mortalidade neonatal em cães e gatos.

Infecções	Cães	Gatos
Virais	Herpes-vírus canino[b,c,d,g] Vírus sincicial canino Cinomose[g] Parvovírus tipo 1[c,g]	Herpes-vírus felino[g] Vírus da leucemia felina[c,d] Vírus da panleucopenia felina[g] Vírus da peritonite infecciosa felina[b,c,g] vírus da imunodeficiência felina[g]
Bacterianas	*Brucella canis*[a,b,c] *Campylobacter* spp. *Escherichia coli* *Mycoplasma*[f,g] *Salmonella*[g] *Streptococcus* beta-hemolítico[g]	*Escherichia coli* *Mycoplasma haemofelis* *Salmonella* *Streptococcus* beta-hemolítico
Protozoárias	*Toxoplasmose gondii* *Neospora caninum*[c,d,e,g] *Babesia canis*	*Toxoplasma gondii*
Riquetsiais	*Ehrlichia* spp. *Anaplasma phagocytophila* *Anaplasma platys*	–

[a]Morte embrionária; [b]morte fetal tardia; [c]reabsorção; [d]mumificação; [e]morte fetal precoce; [f]metrite; [g]neonatos fracos.

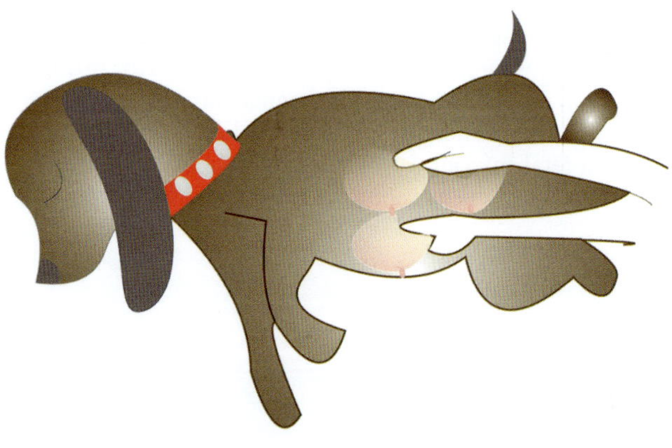

Figura 44.2 Realização de palpação abdominal para o diagnóstico de gestação em cadelas. (Ilustração: Ana Augusta Pagnano Derussi.)

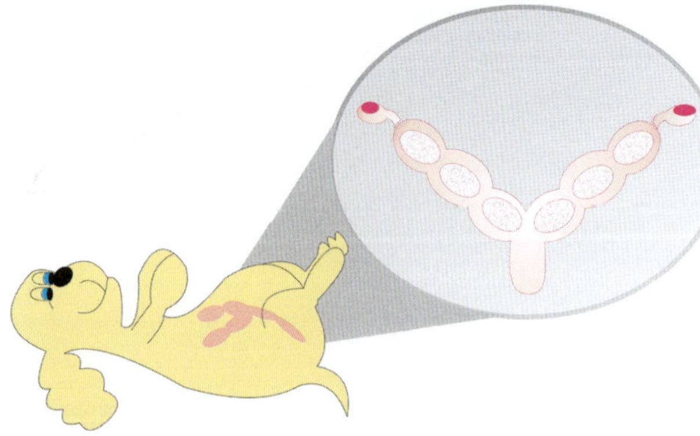

Figura 44.3 Representação esquemática do abdome de cadela com a visualização do útero e das vesículas fetais com 30 dias de gestação. (Ilustração: Ana Augusta Pagnano Derussi.)

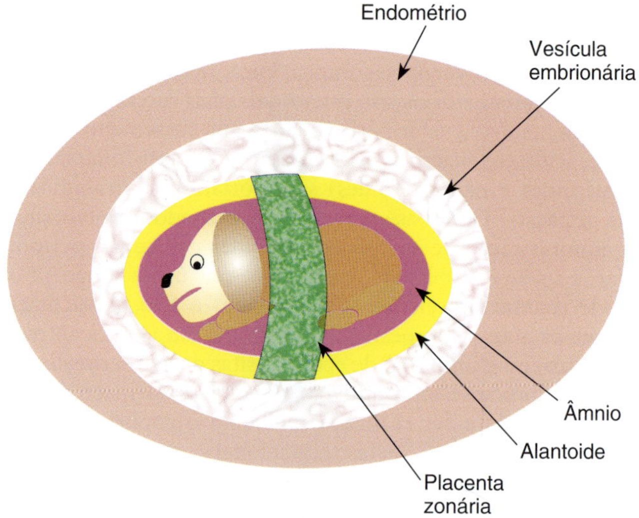

Figura 44.4 Representação esquemática dos envoltórios fetais. (Ilustração: Ana Augusta Pagnano Derussi.)

O exame ultrassonográfico (Quadro 44.4 e Figura 44.6) é o método de escolha para a detecção da prenhez, útil para avaliar desenvolvimento, taxa de crescimento e viabilidade fetais. Os parâmetros mais importantes medidos são diâmetros biparietal e torácico, a relação entre ambos e o comprimento cefalococcígeo.[12] O diagnóstico definitivo de gestação é empreendido pela visualização da vesícula gestacional, que se caracteriza por uma bolsa anecoica esférica, por volta dos 19 dias de gestação. A vesícula tem, em média, quando inicialmente detectada, 2 mm de diâmetro e cresce cerca de 1 mm por dia do 17º ao 30º dia.[8,12,15] A visualização ultrassonográfica da atividade cardíaca (por volta de 24 a 25 dias) e a movimentação dos embriões e fetos (aos 28 dias) são indicativas da viabilidade fetal. A determinação precisa da idade gestacional por ultrassonografia transabdominal em cadelas é importante quando se deseja planejar uma cesariana eletiva, tendo a segurança de que a formação fetal estará realmente concluída.[8,16] O ultrassom também apresenta potencial valor para o diagnóstico de morte embrionária e fetal, possibilitando a visualização dos batimentos cardíacos, bem como os movimentos fetais determinantes da viabilidade fetal. A ausência de um destes sinais e a visualização da anatomia fetal mal definida e distorcida, assim como a observação de vesículas gestacionais de formato irregular, ou mesmo de reabsorção embrionária, podem ser consideradas sinais de morte embrionária e fetal.[16]

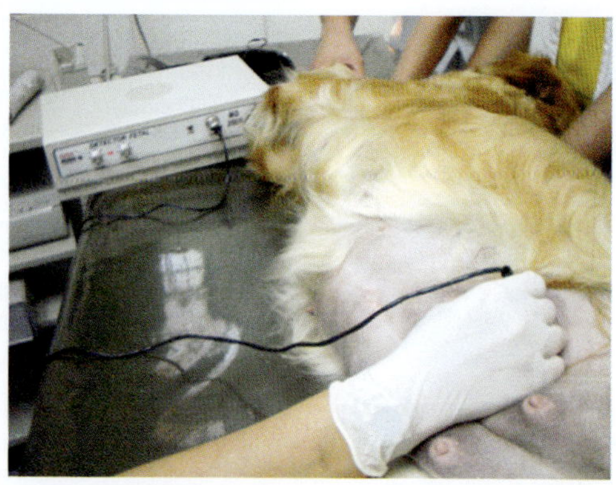

Figura 44.5 Avaliação dos batimentos cardíacos fetais por Doppler fetal.

Quadro 44.4 Desenvolvimento fetal e evolução cronológica da visualização de estruturas fetais pelos exames ultrassonográfico e radiográfico.[3,13,14]

Dias de gestação	Características do desenvolvimento	Estrutura visível no exame ultrassonográfico	Estrutura visível no exame radiográfico
19 a 20	Embriões medem 0,6 a 0,7 cm; apresentam dois pares de arcos branquiais	Vesículas embrionárias > 1 mm; embriões visíveis, maior ecogenicidade no polo embrionário	–
21 a 23	Embriões medem cerca de 1 cm; surgem esboços dos membros	Batimentos cardíacos	–
24 a 30	Embriões crescem até 1,2 a 2,5 cm; diferenciação das cristas mamárias. No final deste período, os órgãos abdominais ingressam para o interior da cavidade abdominal e inicia-se o desenvolvimento dos pavilhões auriculares	Definição da cabeça e do corpo do embrião; placenta e cordão umbilical, bolsa alantoideana. Aparecimento do tubo anecoico precursor da aorta, início da mineralização do esqueleto (primeiro a mandíbula, depois a coluna torácica e finalmente toda a coluna, que aparece hiperecoica)	–
31 a 35	Há evidências de pelos táteis ao redor da boca e o término do fechamento do palato; os órgãos sexuais externos encontram-se diferenciados	Vasos de maior calibre aparecem como estruturas anecoicas cilíndricas; movimentos fetais	Visualização dos cornos uterinos com formato esférico
36 a 40	Fetos medem 6,5 cm de comprimento; as pálpebras encontram-se formadas	Mineralização das costelas com aparecimento de sombra acústica; diferenciação do fígado e pulmões, sendo o pulmão mais ecogênico do que o fígado. Visualização de estômago, bexiga e dos hemisférios cerebrais. Diferenciação das quatro câmaras cardíacas anecoicas	Visualização dos cornos uterinos com formato ovalado
41 a 45	Fetos medem 8,5 a 9,5 cm; ocorre a pigmentação e o desenvolvimento dos folículos pilosos no corpo	Distinção das cavidades torácica e abdominal	Primeiras evidências de mineralização de crânio
46 a 53	Fetos medem 12 a 14 cm; crescimento do pelo em todo o corpo, exceto nas extremidades e orelhas	Visualização de todo o esqueleto; distinção de estômago e duodeno	Escápula, úmero e fêmur
54 a 58	Desenvolvimento completo dos fetos. Nascimento	Visualização do timo e dos movimentos intestinais	Rádio, ulna, pelve e costelas

A radiografia abdominal pode ser utilizada para confirmação da gestação após a calcificação óssea esquelética, frequentemente aos 45 dias. Antes deste momento, os cornos uterinos podem ser confundidos com alças intestinais distendidas com conteúdo e gases. O número de fetos pode ser determinado radiograficamente, por meio da contagem dos crânios fetais. Avaliações radiográficas tardias determinarão, além do diagnóstico da gestação, o estágio de desenvolvimento fetal e a necessidade de execução de cesariana. Após 42 dias de gestação, os crânios fetais e as colunas dorsais são visíveis na radiografia. Com o avanço da gestação, visualizam-se os ossos dos membros torácicos, seguidos pelos ossos dos membros pélvicos, a pélvis e as costelas. Os dentes fetais ficam visíveis entre o 56º e o 61º dia após a ocorrência das ovulações[15,17] (Figura 44.7).

Os exames laboratoriais de triagem podem ser realizados para a detecção de afecções maternas, contudo, é necessário que o clínico esteja familiarizado com as alterações fisiológicas que ocorrem durante a gestação e se refletem nos resultados. Cadelas gestantes apresentam diminuição da concentração de creatinina sérica e de imunoglobulinas G (IgG) aos 21 dias após o acasalamento. Anemia normocítica normocrômica, com hematócrito de 29 a 35%, se inicia no 25º ao 30º dia da gestação e pode ser encontrada. Interpretação cuidadosa dos resultados obtidos nesta fase é importante, a fim de se evitarem resultados equivocados[5] (Figura 44.8).

A ausência de exames pré-natais representa um dos fatores de risco para a asfixia em neonatos humanos;[18] pode-se, portanto, predizer a importância de tal avaliação também na neonatologia veterinária (Figura 44.9).

Proximidades do parto

Quando o parto se aproxima, orientações básicas devem ser fornecidas aos proprietários para que este momento seja o mais confortável possível para a fêmea gestante (Quadro 44.5).

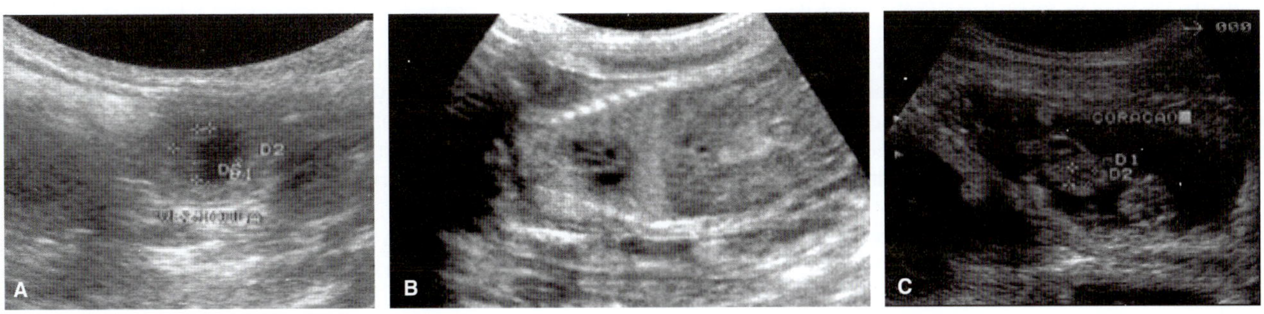

Figura 44.6 Imagem ultrassonográfica de gestação. **A.** Com 25 dias após cobertura. **B.** Com 32 dias após a cobertura (pulmão hipercoico em relação ao fígado). **C.** Com 36 dias após a cobertura (diferenciação do crânio, do corpo e dos membros pélvicos).

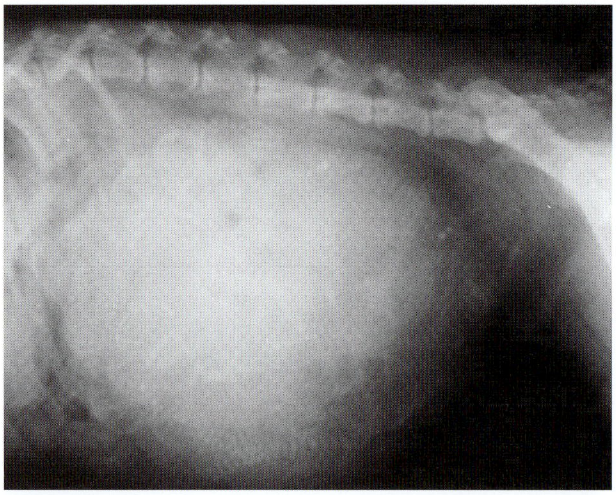

Figura 44.7 Imagem radiográfica de gestação com 60 dias após a cobertura (mineralização óssea e feto insinuado no canal do parto).

De modo a se ter uma ideia precisa da data do parto, é essencial o conhecimento da data do estro, do cruzamento ou da inseminação artificial. A gestação nas cadelas e gatas tem a duração aproximada de 63 dias, contudo, a sua aparente longa duração, entre 56 e 70 dias, varia de acordo com o intervalo entre o cruzamento e o parto[15] (Figura 44.10).

Na proximidade do parto, a fêmea deve ser isolada de outros animais. A administração de um laxante suave, 1 a 4 dias antes, para o esvaziamento da porção final do intestino é interessante, pois o reto repleto exerce pressão sob o canal vaginal.

Para a higiene da cadela não é aconselhável o banho antes do parto. Duchas vaginais com substâncias ácidas, utilizando-se hipoclorito de sódio ou vinagre na proporção de 1:100 (1 mℓ para cada 100 mℓ de solução fisiológica aquecida a 30°C) diminuem a possibilidade de infecção por herpes-vírus, sendo a única profilaxia, pois não há vacina contra essa afecção no Brasil. A higienização pode ser realizada 2 a 3 dias antes do parto em dias consecutivos. Além da higienização da genitália externa e dos mamilos, devem-se retirar os pelos ao redor dos mamilos e, no caso de lesões nas glândulas mamárias, isolá-las com curativos.

O local do parto e onde serão mantidos os neonatos deve ser um local em que a fêmea já esteja acostumada (21 dias antes), sendo seguro para as crias, para que não haja canibalismo, fuga ou pisoteamento. A maternidade ou caixa de parição deve ficar em um lugar seco, arejado, livre de insetos e a uma altura do chão que possibilite a entrada e a saída da fêmea com facilidade. Para cadelas, pode ser feita de madeira, com furos no assoalho para eliminação de urina e secreções vaginais, ou mesmo uma caixa plástica que permita a higienização frequente. No caso de gatas, pode-se utilizar uma caixa ou uma cesta. A maternidade deve ser ampla o suficiente para a parturiente aconchegar seus neonatos, mas não tão grande que os mesmos mantenham-se muito longe e entrem em hipotermia. Para forrá-la, utilizam-se panos que devem ser higienizados diariamente ou papel absorvível específico (Figura 44.11). É importante que o piso não seja muito liso, favorecendo o desenvolvimento da síndrome do filhote nadador. A higienização do ambiente em que o neonato vive não deve ser feita com substâncias de odor forte.

O reconhecimento precoce dos sinais do parto e as orientações ao proprietário sobre o desenvolvimento normal deste momento crítico para a gestante são importantes.

Alterações comportamentais ocorrem próximo ao parto, fazendo com que a fêmea torne-se mais quieta, agressiva, carente ou dengosa, dependendo do caso. Nos 2 a 3 dias que antecedem o parto, as cadelas normalmente ficam irrequietas, procuram esconder-se, alimentam-se pouco e fazem ninho.[9,19] Nas proximidades do parto, deve-se notar o aparecimento de leite nas mamas, a distensão da vulva e dos ligamentos pélvicos, a liberação de tampão mucoso cervical e a queda da temperatura retal (resultante da queda dos níveis séricos de progesterona) nas 12 a 24 h que antecedem o início do parto.[8,12]

Parto

Mecanismos hormonais deflagradores do parto

A maturação fetal provoca alterações que dão início ao processo do parto. O córtex da adrenal fetal, juntamente com o hipotálamo e a hipófise, desempenha importante papel de suporte. A maturação do córtex adrenal fetal é de importância crítica no início do parto, tornando-se progressivamente sensível ao hormônio adrenocorticotrófico fetal (ACTH). O cortisol fetal induz enzimas placentárias (17-hidroxilase e C17-20 liase) que direcionam a síntese de esteroides, passando da progesterona para o estrógeno. O resultado final da secreção aumentada de estrógeno é a secreção de prostaglandinas como $PGF_{2\alpha}$, fundamental para o início do parto.[17] Seu efeito crítico no miométrio é a liberação intracelular de íons cálcio, que se ligam à actina e à miosina, iniciando o processo contrátil. Juntamente com a prostaglandina E, apresenta efeitos importantes na cérvice, fazendo com que haja relaxamento e dilatação e permitindo a passagem do feto.[12,17]

A síntese e a liberação de $PGF_{2\alpha}$ iniciam a regressão do corpo lúteo em 24 a 36 h e a diminuição dos níveis de progesterona de 12 a 24 h antes do parto, respectivamente. A ocitocina também é um hormônio importante na deflagração do parto. O estrógeno induz a formação de receptores de ocitocina no miométrio.[20] Mediante compressão do nervo pudendo, realizada pelas bolsas fetais e/ou pelo feto no canal vaginal, estabelece-se um estímulo na medula espinal para o hipotálamo e para a hipófise, que resulta na liberação de ocitocina e posterior ocorrência dos esforços expulsivos, por meio das contrações abdominais (reflexo de Ferguson).[8]

A produção significativa do hormônio relaxina, produzido pela placenta, começa durante a primeira etapa da gestação e se mantém até o parto, sendo responsável pela separação da sínfise púbica, por meio do relaxamento do ligamento interpúbico. A relaxina faz com que os ligamentos e músculos associados ao redor do canal pélvico relaxem, permitindo que o feto expanda o canal em seu potencial máximo[8,12,17] (Figura 44.12 e Quadro 44.6).

Assistência ao parto

O parto é um momento crítico para a parturiente, em que deve suportar a dor, remover os filhotes dos envoltórios fetais, romper o cordão umbilical, limpar e massagear os neonatos, estimular a amamentação, fornecer calor e cuidar de todos os neonatos. O parto ocorre em ambiente caseiro onde a fêmea esteja acostumada ou mesmo no ambiente hospitalar.

A assistência ao parto deve ser realizada para se assegurar o nascimento e o bem-estar de todos os neonatos. Pode ser realizada pelo médico-veterinário, pelo proprietário ou por ambos. Apontamentos sobre o desenvolvimento do parto, com o horário de rompimento da membrana corioalantoideana e do nascimento de cada neonato e a descrição de apresentação, posição e atitude fetais, auxiliam futuramente no diagnóstico

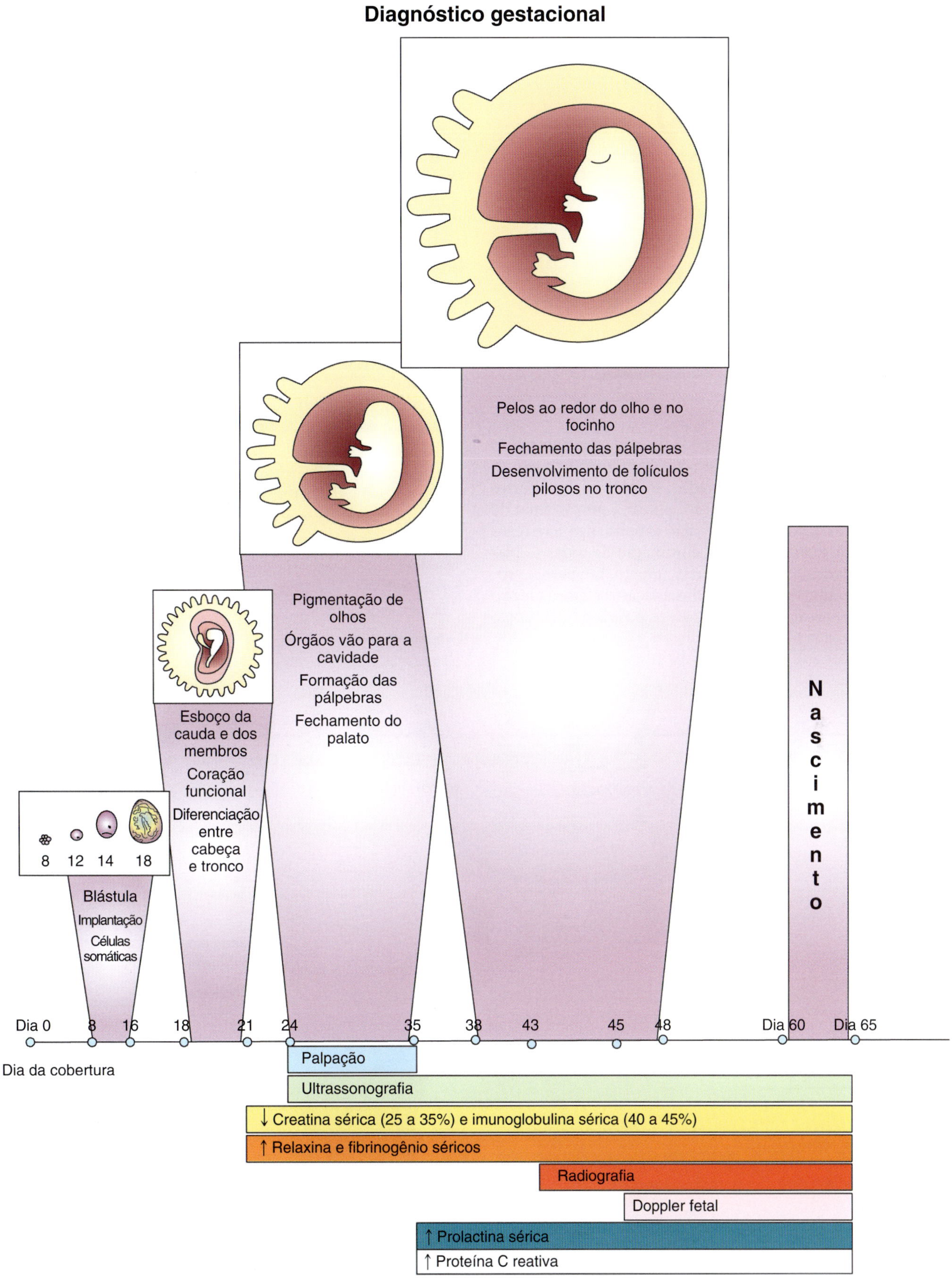

Figura 44.8 Fases do desenvolvimento e diagnóstico gestacional. (Ilustração: Ana Augusta Pagnano Derussi.)

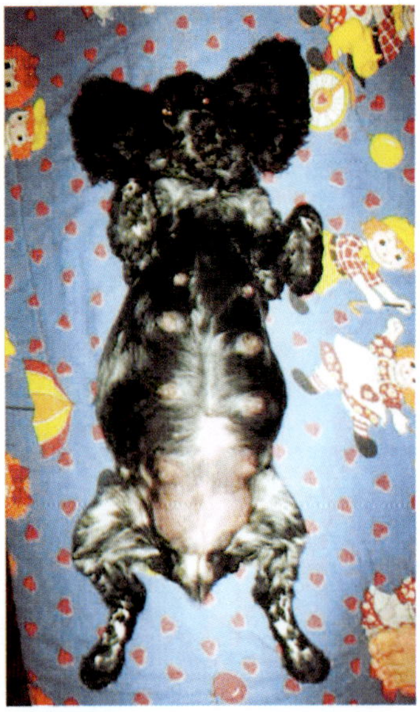

Figura 44.9 Cadela com 50 dias de gestação.

de doenças neonatais relacionadas com o parto. Durante o parto, deve-se auxiliar segurando o neonato quando a expulsão ocorrer com a fêmea em estação; romper os envoltórios fetais, secar e estimular a respiração; pinçar a porção final do cordão umbilical ligado à placenta não expulsa, ligá-lo e realizar a desinfecção; certificar-se da eliminação de todas as placentas e pesar todos os filhotes ao nascimento. Em partos prolongados, pode-se estimular a movimentação da fêmea entre o nascimento dos neonatos e ajudá-la a se posicionar, evitando o esmagamento dos filhotes.[2]

Quadro 44.5 Aspectos importantes a serem considerados em uma gestação (*check-list*).

Aspectos nutricionais
- Fornecer ração de qualidade
- Cadelas (terço final da gestação); gatas (*ad libitum*)
- Fracionar alimentações (3 a 4 vezes)
- Não utilizar suplementação vitamínica ou mineral
- Evitar excesso de peso

Aspectos gerais
- Exercícios físicos leves e regulares
- Caixa de parição ou maternidade (15 a 20 dias antes do parto)
- Evitar exposição a ambientes contaminados

Exames pré-natais
- Palpação:
  - Útero aumentado (cadela = a partir do 7º dia; gata = a partir do 4º dia)
  - Saco gestacional (cadela = 20º dia; gata = 11º dia)
  - Detecção (20º ao 30º dia)
- Auscultação:
  - A partir do 2º mês (FC fetal > 240 bpm)
- Ultrassonografia (25º ao 30º dia; 59º dia de gestação):
  - Saco gestacional (20º dia)
  - Atividade cardíaca (51º de gestação)
  - Peristaltismo intestinal (61º dia de gestação)
  - Diâmetro biparietal (predizer a data do parto e prevenir distocias)
- Exame radiográfico

Fármacos
- Evitar, se possível
- Fármacos de classe A ou B

FC = frequência cardáiaca.

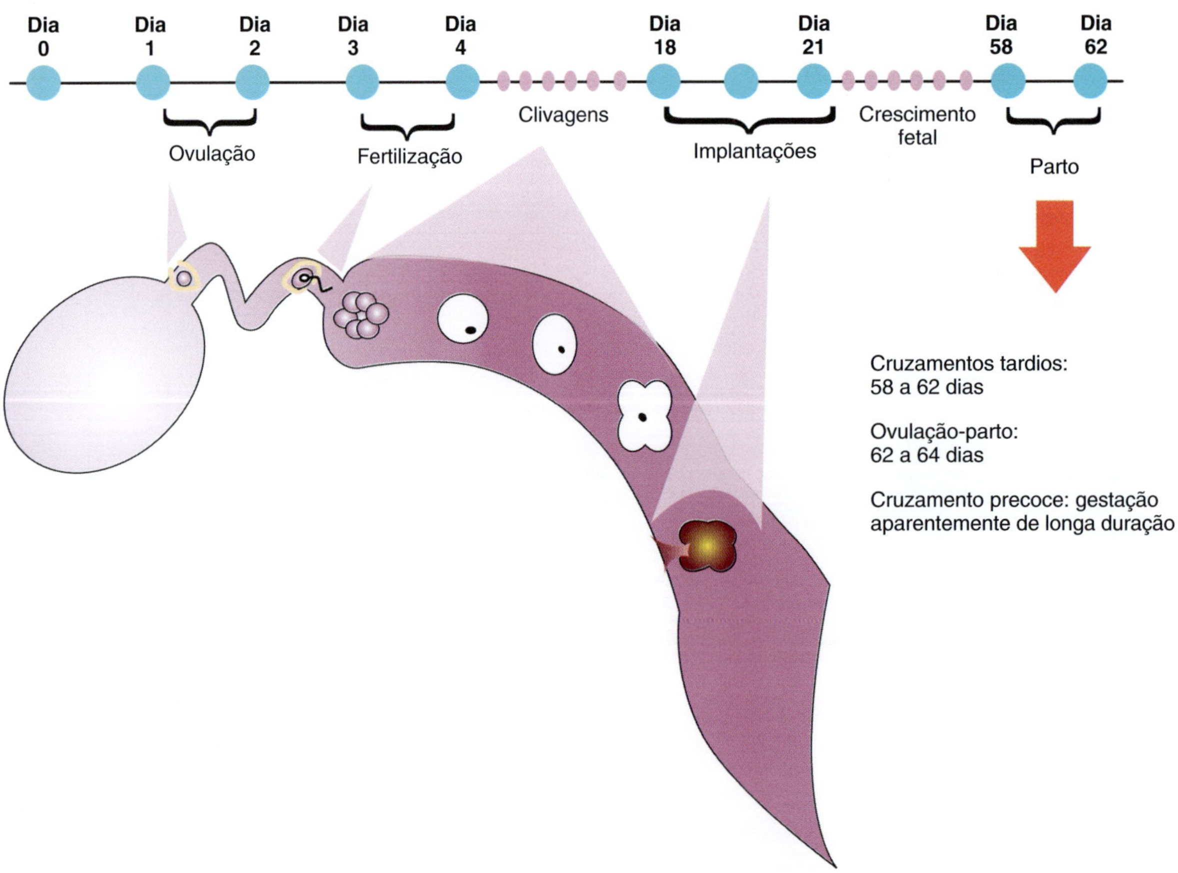

Figura 44.10 Duração da gestação na cadela. (Ilustração: Ana Augusta Pagnano Derussi.)

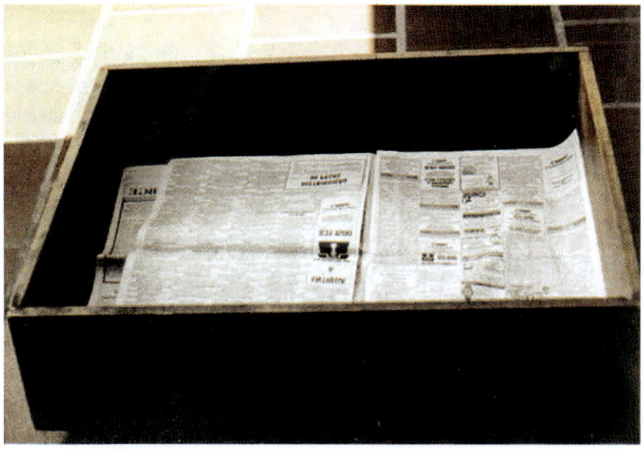

Figura 44.11 Caixa de parição ou maternidade.

Estágios do parto

O primeiro estágio, também chamado de preparatório, ocorre entre 6 e 12 h, perdurando por até 36 h, e constitui-se em relaxamento vaginal, dilatação da cérvice, início da atividade uterina e sinais de desconforto. As fêmeas ficam agitada, em taquipneia, com tremores, podendo apresentar vômitos e mímica de defecação. Frequentemente, elas cavam o chão, picam jornal e mostram-se ansiosas. As gatas apresentam vocalização intensa, ficam agitadas, andando em círculos e lambem com frequência a região vulvar.[8]

Quando se estabelece o segundo estágio, caracterizado pela expulsão fetal, que dura em média 3 a 12 h, o primeiro feto se encaixa no canal pélvico e desencadeiam-se contrações uterinas expulsivas intensas acompanhadas de contrações abdominais.[9] Após a ruptura da membrana corioalantoideana, há a saída de um líquido transparente e a expulsão do feto em, no máximo, 2 h. O intervalo entre o nascimento em um parto normal dura, em média, 5 a 120 min. Em ninhadas grandes, ocorrem ausência de contrações e pausas nos nascimentos de aproximadamente 2 h.[8] Os fetos são expulsos alternadamente entre os cornos uterinos. Cerca de 60% dos fetos exibem apresentação anterior e 40% apresentação posterior ao nascimento (Figura 44.13). A expulsão fetal pode ocorrer com a fêmea deitada ou em estação, sendo importante a assistência ao filhote, a fim de evitar traumas. A fêmea realiza lambedura frequente da vulva, até a que ocorra o nascimento do filhote. Após o nascimento, há ruptura da membrana amniótica, lambedura do neonato para a limpeza e a estimulação respiratória e rompimento do cordão umbilical.

O terceiro estágio consiste na expulsão da placenta 15 min após o nascimento de cada feto ou após o nascimento de dois a três filhotes, alternando-se com o segundo estágio. As fêmeas normalmente ingerem as placentas, contudo, a ingestão de duas ou mais pode induzir diarreias e/ou vômitos.[8] O início da involução uterina se inicia no terceiro estágio e a expulsão dos lóquios ocorre durante três ou mais semanas após o parto, sendo, contudo, mais intensa na primeira semana.

A duração do parto é muito variável, dependendo da raça e do tamanho da ninhada, mas, de maneira geral, dura cerca de 4 a 8 h.[8]

A gestante deve ser examinada nos casos em que houver ruptura da membrana corioalantoideana, eliminação de secreção vulvar do pigmento uteroverdina e contrações irregulares e fracas, há mais de 2 h, sem nenhum nascimento ou nas contrações fortes por 30 min sem expulsão fetal.

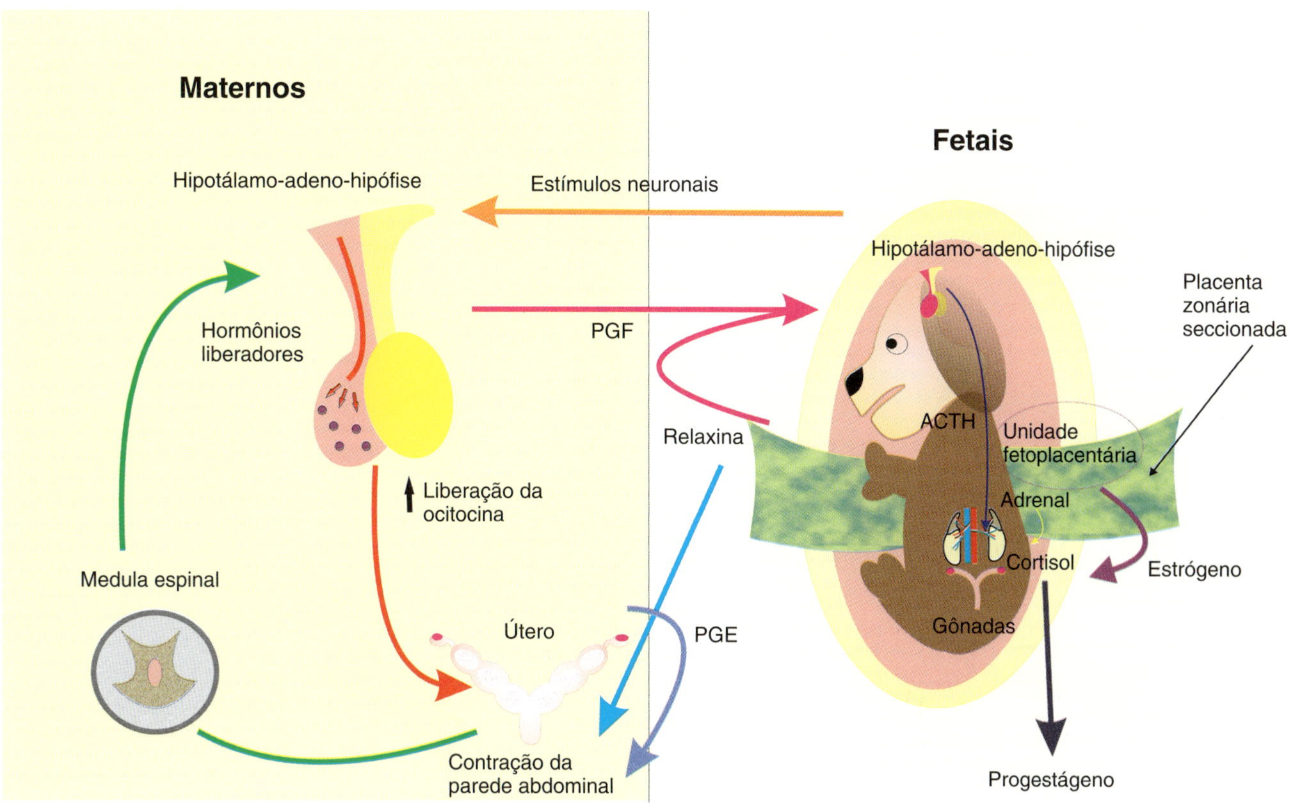

Figura 44.12 Mecanismos hormonais na deflagração do parto. *ACTH* = hormônio adrenocorticotrófico; *PGE* = prostaglandina E; *PGF* = prostaglandina F. (Ilustração: Ana Augusta Pagnano Derussi.)

Quadro 44.6 Mecanismos hormonais na deflagração do parto.

Hormônio	Ação
Progesterona	Manutenção da gestação, inibição de novas ovulações
Estrógenos	Sensibilizam o miométrio à ação da ocitocina e produzem abertura do colo do útero
Relaxina	Relaxamento da pelve e do canal do parto
Corticoides maternos	Estimulam a maturação fetal e facilitam os mecanismos do parto
Corticoides fetais	Estimulam a maturação fetal e facilitam os mecanismos do parto
Prostaglandinas	Produzem as lises dos corpos lúteos ovarianos estimulando os mecanismos do parto
Ocitocina	Produz as contrações uterinas

Complicações do parto | Distocias

As distocias são definidas como o parto que não se realiza somente com as forças maternas, necessitando de intervenção manual, médica e/ou instrumental do obstetra.[3] Existem inúmeras situações que levam à distocia, como más condições ambientais (local inadequado de parição), alterações do canal de parto (imaturidade da pelve, fraturas, conformação, características raciais, enfermidades ósseas), alterações uterinas (torção, ruptura, prolapso, fibrose de colo de útero, tumores) e alterações fetais (apresentação e/ou tamanho fetal) (Figura 44.14).[13,21] O reconhecimento da distocia e as diferentes ações reprodutivas frente a ela devem ser rápidos, para aumentar a sobrevivência dos neonatos. Um histórico clínico detalhado é importante na escolha do procedimento a ser adotado, e informações sobre a idade da fêmea, o desenvolvimento de gestações anteriores e da atual, a data do acasalamento, os

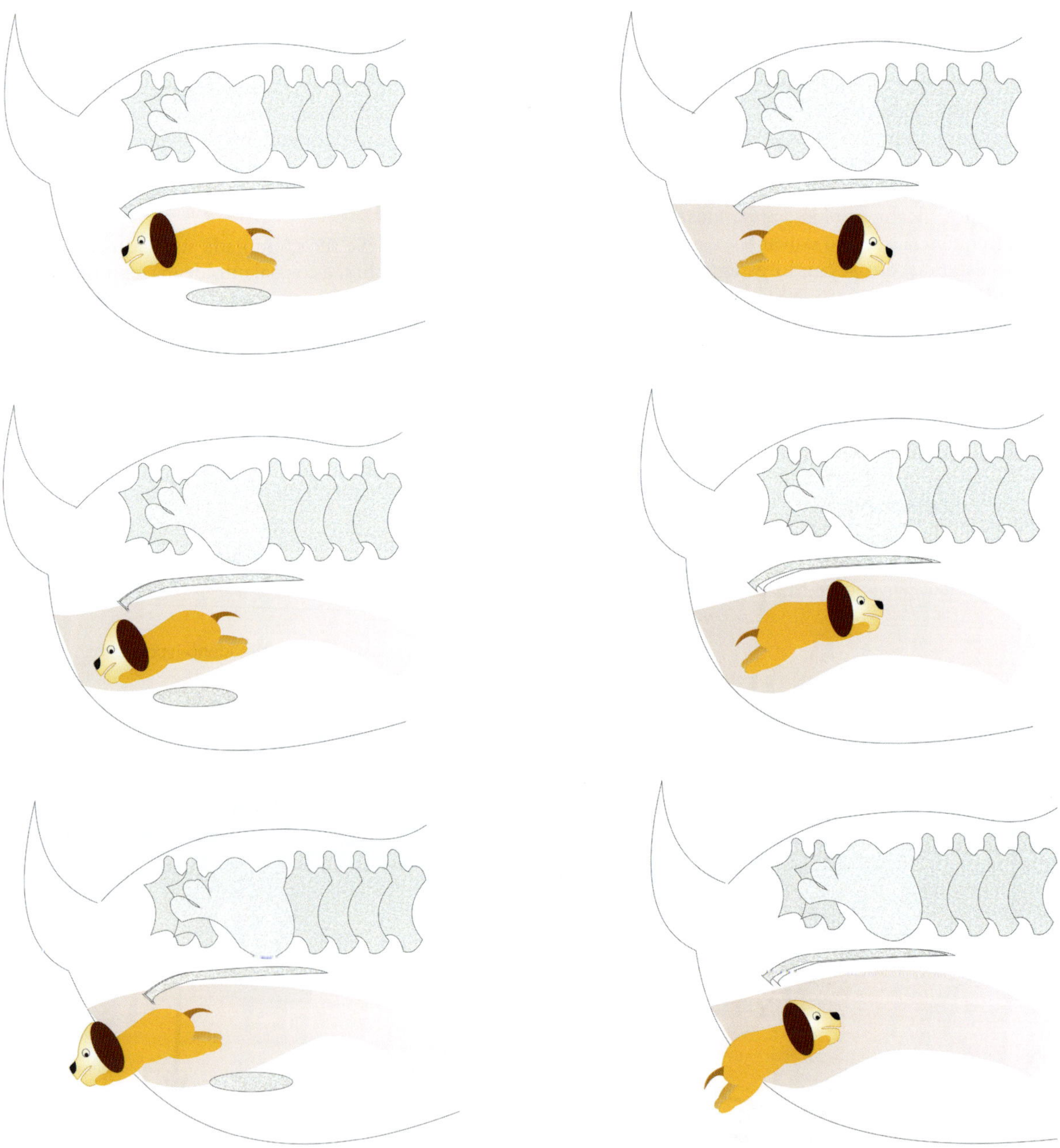

Figura 44.13 Posicionamento fetal e nascimento normal de um neonato canino em apresentação anterior e posterior. (Ilustração: Ana Augusta Pagnano Derussi.)

sinais de parto presentes até o momento, a ocorrência de contrações abdominais, o intervalo entre nascimentos, horário do início das contrações e a ruptura das membranas devem ser obtidas. No exame físico, devem-se avaliar os parâmetros vitais, a hidratação e a temperatura, observar as contrações uterinas, realizar a inspeção da vulva e do períneo e o toque vaginal para exame do canal do parto (Figura 44.15). Exames como ultrassonografia, radiografia, hemograma e concentração sérica de cálcio e glicose são úteis e auxiliam na escolha do procedimento a ser adotado de acordo com o tipo de distocia.

Os critérios adotados para o diagnóstico da distocia são (Quadro 44.7):

- Duração prolongada da gestação:
  - Acima de 65 dias a partir da data da ovulação
  - Acima de 60 dias a partir da data do diestro (diagnosticado por citologia)
  - Acima de 70 dias da data prevista para o parto
- Secreção vulvar abundante, esverdeada ou verde-enegrecida e/ou hemorrágica
- Contrações uterinas intensas e frequentes por mais de 30 min sem que ocorra expulsão fetal
- Contrações uterinas fracas intermitentes por mais de 2 h sem expulsão fetal
- Expulsão parcial do filhote.[13,21]

A ausência da anamnese completa e do exame físico realizado de maneira sistemática pode levar a erros no diagnóstico e nas medidas ou condutas adotadas durante um parto distócico. O encaminhamento de uma fêmea a um procedimento anestésico-cirúrgico desnecessário pode comprometer a viabilidade neonatal e colaborar para a mortalidade. Por outro lado, a escolha de medidas terapêuticas na resolução das distocias deve ser feita com muito critério após o exame físico minucioso da gestante e levando-se sempre em consideração a avaliação da frequência cardíaca do feto, evitando-se o

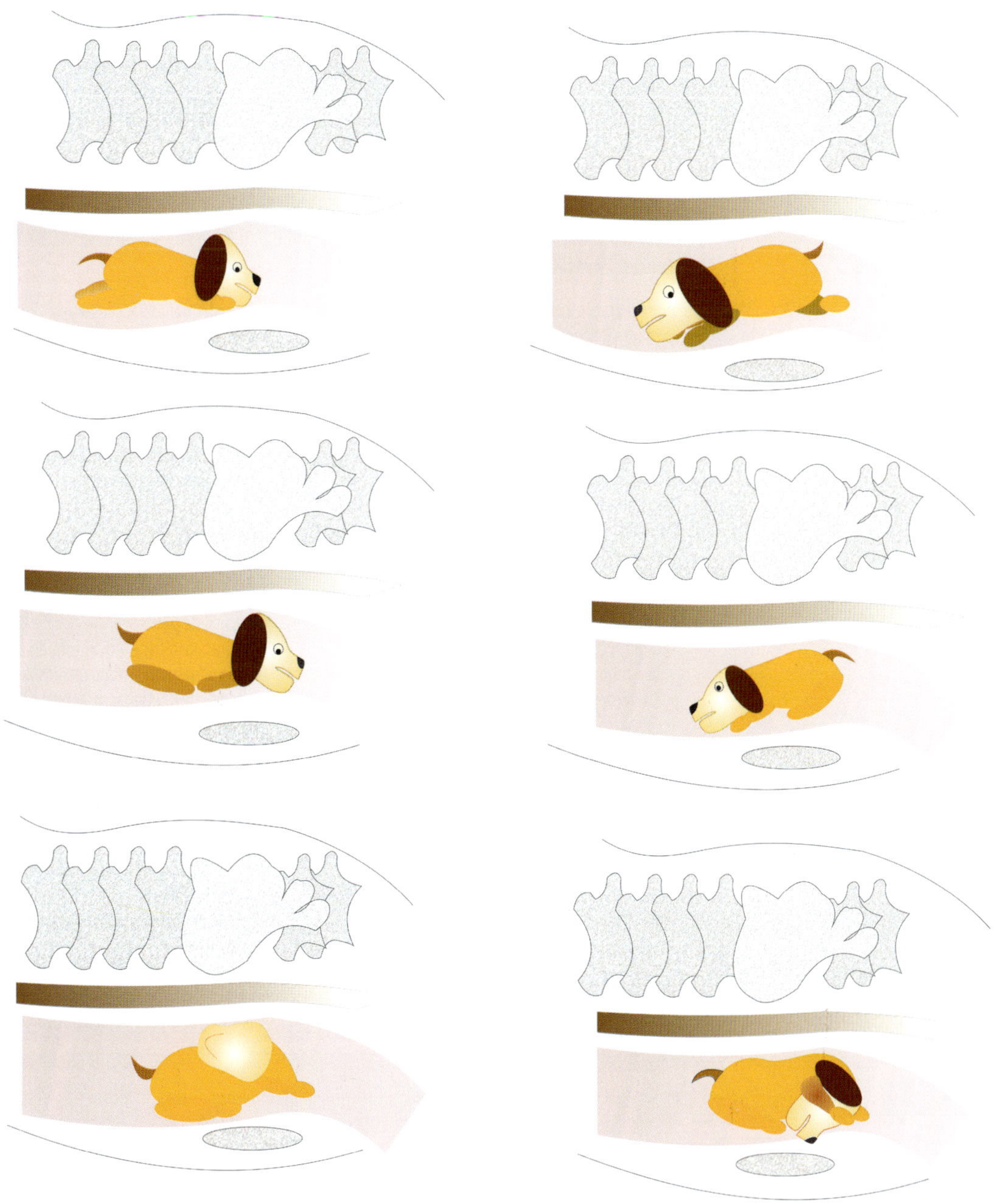

Figura 44.14 Alterações possíveis na apresentação fetal ao nascimento. (Ilustração: Ana Augusta Pagnano Derussi.)

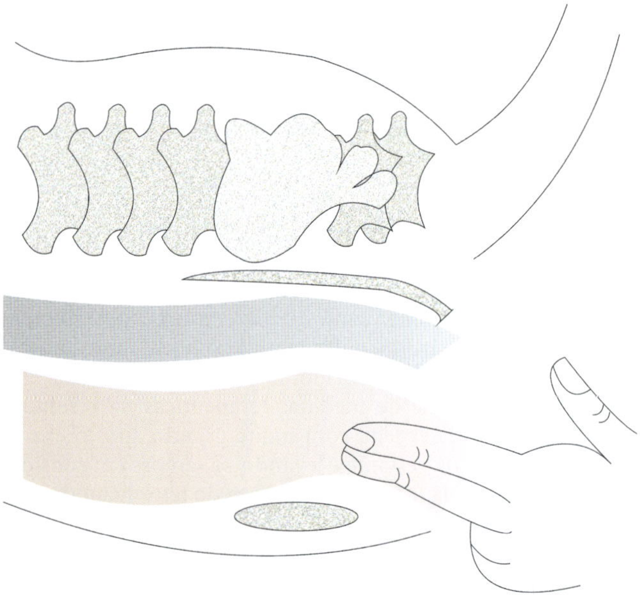

Figura 44.15 Toque vaginal para exame do canal do parto. (Ilustração: Ana Augusta Pagnano Derussi.)

sofrimento fetal (Figura 44.16). A dosagem sérica de cálcio e a glicemia devem ser realizadas previamente à indução medicamentosa do parto.[13]

A utilização indiscriminada da ocitocina pode induzir torções, rompimentos uterinos e a hipoxia fetal. Nas distocias obstrutivas, pela existência de fetos demasiadamente grandes (ninhada pequena, raças braquicefálicas com diâmetro biparietal grande) ou incorretamente posicionados, em que a fêmea é incapaz de expulsar o feto, seu uso é completamente contraindicado.[17]

Ao nascimento, o feto deve estar completamente esticado, com os membros apontados para trás ou para frente (Figura 44.17). A flexão da cabeça ou dos membros pode dificultar a expulsão e a apresentação pode ser incorrcta. Em 60% dos casos, os filhotes têm apresentação anterior e em 40% apresentação posterior, como já descrito. O posicionamento incorreto dá-se com a apresentação dos membros pélvicos dobrados sob o abdome em apresentação posterior. Nestes casos, uma rápida intervenção, com a realização de manobras obstétricas ou cirúrgicas, deve ser realizada, para evitar a morte neonatal ou o nascimento de neonatos fracos e de difícil reanimação.

As manobras obstétricas podem evitar a realização de um procedimento cirúrgico, mas devem ser realizadas mediante exame físico prévio do canal do parto, com a utilização de

Quadro 44.7 Critérios para o diagnóstico, causas possíveis e condutas a serem adotadas nas distocias.

Critérios para diagnóstico de distocia	Causas prováveis	Condutas
Duração prolongada da gestação: • Acima de 65 dias, a partir da data de ovulação • Acima de 60 dias, a partir da data do diestro (diagnosticado por citologia) • Acima de 70 dias da data prevista para o parto	Administração exógena de progestágenos Gestação de apenas um feto Inércia uterina primária	Encaminhamento para cesariana
Secreção vulvar: • Clara • Esverdeada ou verde-enegrecida • Hemorrágica	Pequena quantidade (normal) Deslocamento placentário Nascimento traumático Torção ou ruptura uterina Alteração de coagulação sanguínea	Inspeção, palpação, auscultação, hemograma, exame ultrassonográfico e/ou radiográfico Cesariana
Contrações uterinas intensas e frequentes por mais de 30 min sem expulsão fetal	Feto no canal de parto (obstrução): • Presença de feto no canal do parto • Estática fetal • Tamanho do feto • Alterações obstrutivas do canal	Palpação por toque vaginal e viabilidade da passagem pelo canal de parto Manobras obstétricas (luvas estéreis e lubrificação): • Retropulsão (empurrar o feto insinuado) • Extensão (estender os membros flexionados) • Tração (tração pelas porções insinuadas) • Rotação (girar sob o eixo longitudinal)
		Palpação por toque vaginal e inviabilidade da passagem pelo canal de parto (alteração obstrutiva) Cesariana
Contrações uterinas fracas intermitentes por mais de 2 h sem expulsão fetal	Inércia uterina primária ou secundária Primíparas Hipocalcemia	Palpação por toque vaginal e viabilidade da passagem pelo canal de parto Estimular a movimentação da gestante (subir e descer escadas, correr) Toque vaginal e leve compressão abdominal Indução medicamentosa (somente após o nascimento de um filhote ou descartar a possibilidade de distocia obstrutiva) • Cálcio • Glicose • Ocitocina
Expulsão parcial do filhote	Fetos gigantes ou malformados Alterações na estática fetal Falta de lubrificação	Episiotomia ou cesariana Tentar correção por manobra obstétrica Lubrificação

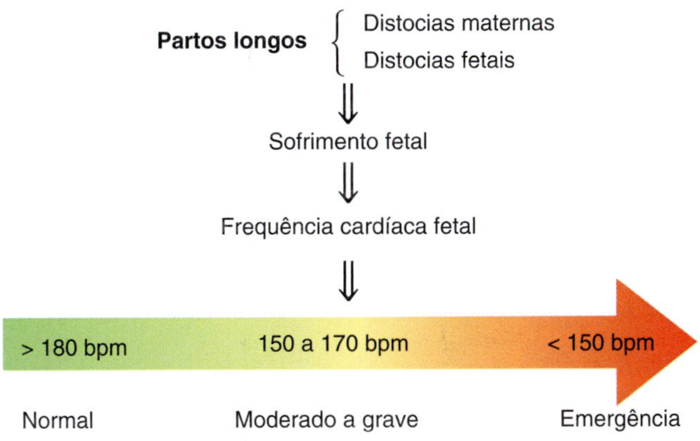

Figura 44.16 Avaliação da frequência cardíaca fetal na distocia. (Ilustração: Ana Augusta Pagnano Derussi.)

luvas estéreis, lubrificantes e manipulação suave e cuidadosa. É importante ter em mente que a manipulação obstétrica mal realizada pode ser responsável pela morte do neonato preso no canal do parto, podendo afetar os filhotes que permanecem no útero. Não se devem utilizar instrumentos obstétricos, exceto se o neonato estiver morto, devido ao risco elevado de esmagamentos ou avulsão de membros. Movimentos como retropulsão (empurrar o feto insinuado), extensão (estender os membros flexionados), tração (tração pelas porções insinuadas) e rotação (girar o feto sob o eixo longitudinal) podem ser feitos delicadamente, na tentativa de correção das alterações de estática fetal (Figura 44.18). Deve-se evitar realizá-los durante uma contração uterina, para que não ocorra o aprisionamento do filhote no canal do parto.

Em muitos partos distócicos, a episiotomia (incisão cirúrgica do períneo em direção ao ânus) torna possível a retirada do filhote que obstrui o canal pélvico, sem que haja a necessidade de uma cesariana. Este procedimento deve ser realizado apenas em caso de problema obstétrico e não como medida preventiva.[21]

Particularidades anestésicas e cirúrgicas nas cesarianas

As cesarianas são realizadas sob duas condições: (1) eletiva, quando há estimativa da data do parto e início do mesmo, ou (2) emergencial (60 a 80% dos casos de distocia) nos partos longos por distocias maternas ou fetais, nos casos de endotoxemia, septicemia, morte fetal e nas rupturas ou torções uterinas. Independentemente da situação que a tenha requerido,

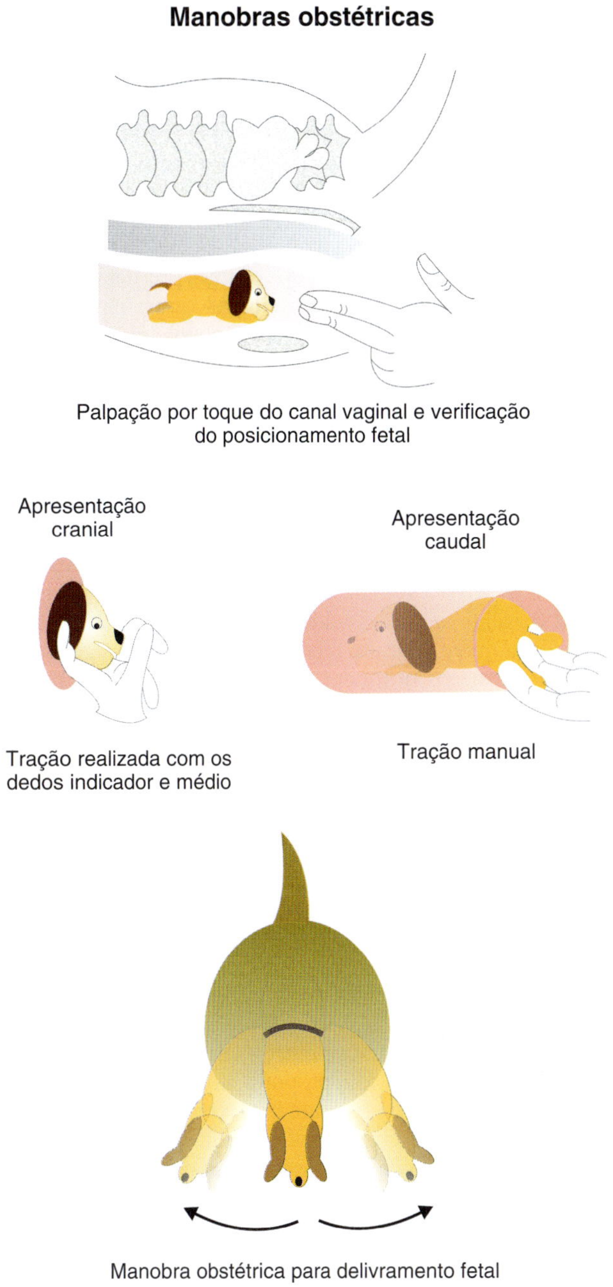
Manobras obstétricas
Palpação por toque do canal vaginal e verificação do posicionamento fetal
Apresentação cranial
Apresentação caudal
Tração realizada com os dedos indicador e médio
Tração manual
Manobra obstétrica para delivramento fetal

Figura 44.18 Manobras obstétricas para correção do posicionamento fetal ao nascimento. (Ilustração: Ana Augusta Pagnano Derussi.)

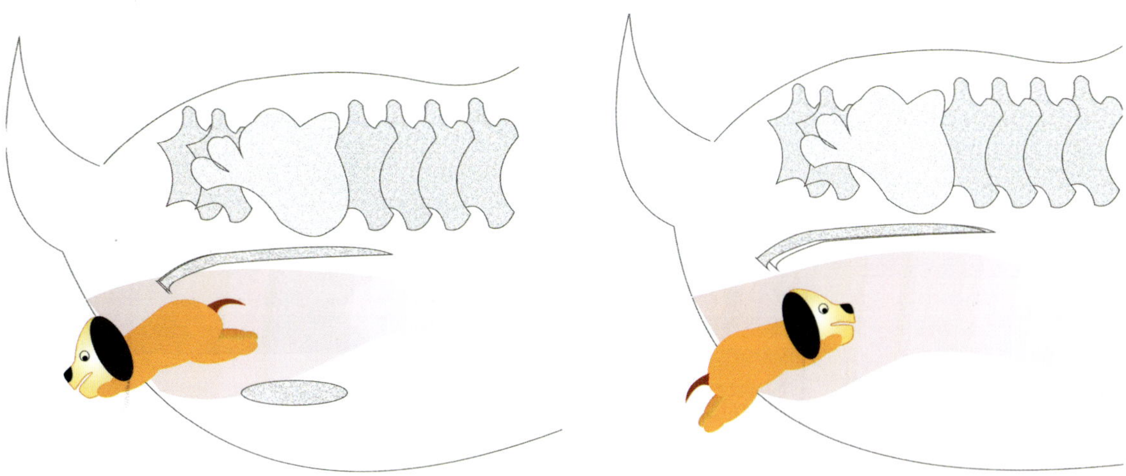

Figura 44.17 Esquema representativo do percurso fetal durante o nascimento. (Ilustração: Ana Augusta Pagnano Derussi.)

questões importantes devem ser analisadas, como a escolha do melhor momento para se realizar o procedimento, o preparo da paciente, o protocolo anestésico mais adequado e como proceder na reanimação neonatal para melhor vigor, viabilidade neonatal e bem-estar materno.[6,21] As cesarianas eletivas são indicadas em alterações do canal do parto, como as neoplasias vulvares ou vaginais, em fraturas pélvicas, histerocele, feto único ou ninhada numerosa, idade avançada da fêmea, histórico prévio de distocia ou em raças braquicefálicas. Estes casos salientam a importância dos exames pré-natais anteriormente mencionados neste capítulo. As cesarianas emergenciais com quadros de desidratação, hipovolemia, hipotermia, exaustão, toxemia e choque representam um risco iminente tanto para a parturiente quanto para os fetos, requerendo preparo e estabilização prévia.[14,19]

O protocolo anestésico deve ser escolhido mediante o conhecimento das propriedades físico-químicas dos fármacos, das particularidades fisiológicas e anestésicas da gestação e da familiaridade com a técnica. A segurança e o conforto maternos e a mínima depressão fetal são fatores primordiais.[14,19] O primeiro aspecto a ser considerado na anestesia da gestante é que se o agente anestésico ultrapassa a membrana hematencefálica ele também o faz em relação à placenta. Isto significa que todos os fármacos utilizados como sedativos, tranquilizantes, analgésicos de ação central e anestésicos atravessam a barreira placentária, afetando o neonato.[10,11] Algumas condutas minimizam os efeitos deletérios sobre os neonatos: utilização de anestésicos locais com menor absorção sistêmica; utilização da menor dose possível (1/8 a 1/4 da dose calculada); anestésico de curta duração e de rápida metabolização materna (exemplo: propofol), cujo efeito seja reversível por antagonistas (exemplo: opioides); diminuição do tempo de exposição materna a anestésicos inalatórios e empregando-se estratégias para diminuição da dose. Fármacos como o propofol e o isofluorano são associados a menor mortalidade neonatal, enquanto o halotano e a xilazina exibem efeitos negativos sobre a sobrevivência neonatal.[14] Um estudo comparativo entre a anestesia epidural, injetável (indução anestésica com propofol, tiopental ou midazolam/quetamina) e inalatória (isofluorano), em cadelas demonstrou que a melhor opção em termos de menor depressão cardiorrespiratória e neurológica nos neonatos após o nascimento foi a anestesia epidural, seguida de propofol, tiopental e, por último, midazolam/quetamina (Quadros 44.8 e 44.9).[19]

Quadro 44.8 Influência de quatro protocolos anestésicos nos parâmetros cardiorrespiratórios de neonatos caninos nascidos por cesariana.[22]

	Tiopental/ isofluorano*	Midazolam/ quetamina/ isofluorano**	Propofol/ isofluorano***	Epidural†
Partos (h)	7 (2)	8 (1)	9 (3)	8 (2)
Número de filhotes	23	21	24	20
Frequência cardíaca (bpm)	123	122	123	132
Frequência respiratória (mpm)	21	16	16	27
Mortalidade neonatal	0	2	1	0

*MPA (medicação pré-anestésica): clorpromazina (0,5 mg/kg); indução anestésica: tiopental (8 mg/kg – intravenosa); manutenção: isofluorano em 100 mℓ/kg de oxigênio.
**MPA: clorpromazina (0,5 mg/kg); indução anestésica: midazolam (0,5 mg/kg), quetamina (2 mg/kg); manutenção: isofluorano em 100 mℓ/kg de oxigênio.
***MPA: clorpromazina (0,5 mg/kg); indução anestésica: propofol (5 mg/kg); manutenção: isofluorano em 100 mℓ/kg de oxigênio.
†MPA: clorpromazina (0,5 mg/kg), lidocaína 2% com epinefrina (2,5 mg/kg).

Quadro 44.9 Influência, em porcentagem, de quatro protocolos anestésicos nos reflexos neurológicos de neonatos caninos nascidos por cesariana.[22]

	Reflexos avaliados				
Protocolo anestésico	Dor	Sucção	Anogenital	Magno	Flexor
Tiopental/isofluorano	78	30	57	26	44
Midazolam/ quetamina/isofluorano	57	43	38	33	19
Propofol/isofluorano	96	88	88	58	46
Epidural lidocaína	100	100	100	95	90

*MPA (medicação pré-anestésica): clorpromazina (0,5 mg/kg); indução anestésica: tiopental (8 mg/kg – intravenosa); manutenção: isofluorano em 100 mℓ/kg de oxigênio.
**MPA: clorpromazina (0,5 mg/kg); indução anestésica: midazolam (0,5 mg/kg), quetamina (2 mg/kg); manutenção: isofluorano em 100 mℓ/kg de oxigênio.
***MPA: clorpromazina (0,5 mg/kg); indução anestésica: propofol (5 mg/kg); manutenção: isofluorano em 100 mℓ/kg de oxigênio.
†MPA: clorpromazina (0,5 mg/kg), lidocaína 2% com epinefrina (2,5 mg/kg).

Independentemente da técnica cirúrgica empregada (histerotomia e histerorrafia; histerectomia; ovário-histerectomia em bloco) ou do acesso (linha média ventral ou flanco), deve-se submeter a parturiente e os fetos ao menor tempo cirúrgico possível e, por conseguinte, menor depressão fetal e neonatal. Os cuidados, como manutenção de acesso venoso, diminuição do estresse materno, aquecimento e fornecimento de oxigênio, inclinação da mesa cirúrgica, evitando-se compressão da veia cava caudal, ampla tricotomia e higienização do abdome (Figura 44.19), juntamente com uma equipe de recepção neonatal devidamente treinada, minimizam as perdas neonatais. Após o acesso e a exteriorização do útero (Figura 44.20), o delivramento dos neonatos deve ser o mais rápido possível (20 ou 30 min após o início da anestesia inalatória ou epidural, respectivamente). Deve-se promover a liberação das vias respiratórias superiores do neonato, antes mesmo do pinçamento do cordão umbilical, para evitar a asfixia neonatal.[13,14]

Transição fetal-neonatal

O nascimento ou período de transição fetal-neonatal, que engloba as primeiras 24 h, é um período delicado e de alto índice de mortalidade. Imediatamente após o nascimento, o neonato precisa assumir as funções vitais realizadas pela placenta. Ao se analisarem as profundas modificações pelas quais

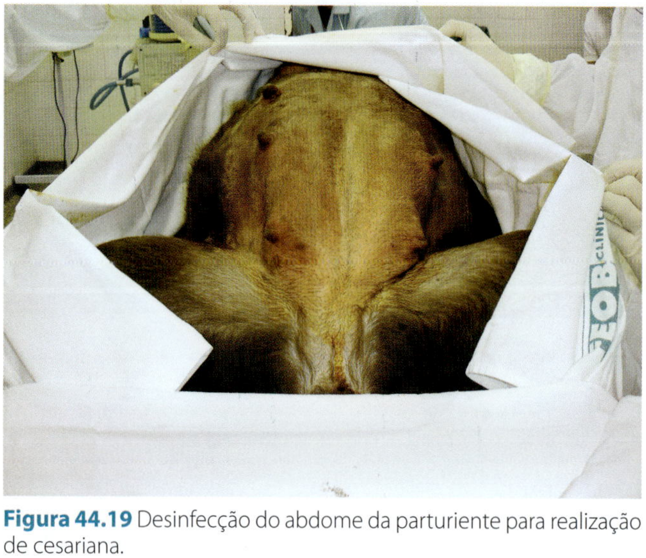

Figura 44.19 Desinfecção do abdome da parturiente para realização de cesariana.

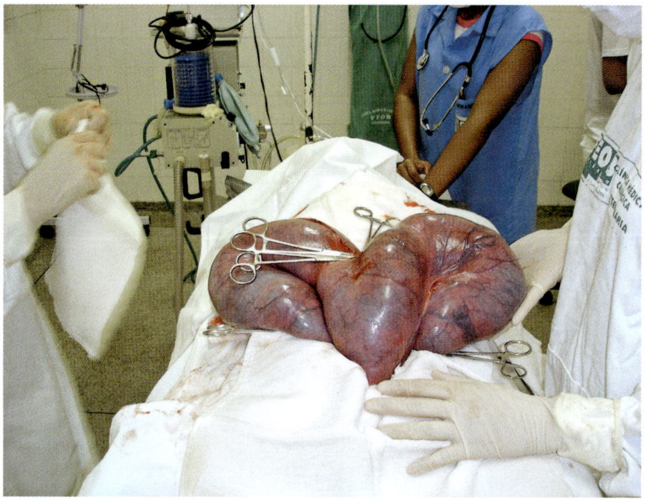

Figura 44.20 Exposição dos cornos uterinos durante a realização de cesariana.

o feto passa ao nascimento, não se pode deixar de caracterizar um tipo de indivíduo, que não é mais um feto nem ainda se assemelha a um filhote com 30 dias de idade. Ele é um indivíduo extraútero, com características anatômicas e fisiológicas de um ser intraútero. Na terminologia inglesa, ele é denominado de *newly born*, ou o filhote nos primeiros minutos ou horas de vida.[18]

A transição da vida fetal para a neonatal é caracterizada por uma série de eventos fisiológicos únicos, como a substituição do conteúdo alveolar líquido por ar, o aumento dramático do fluxo sanguíneo pulmonar e alterações de desvios intra e extracardíacos da circulação sanguínea (forame oval e ducto arterioso) (Figura 44.21). Todas as alterações anatômicas que

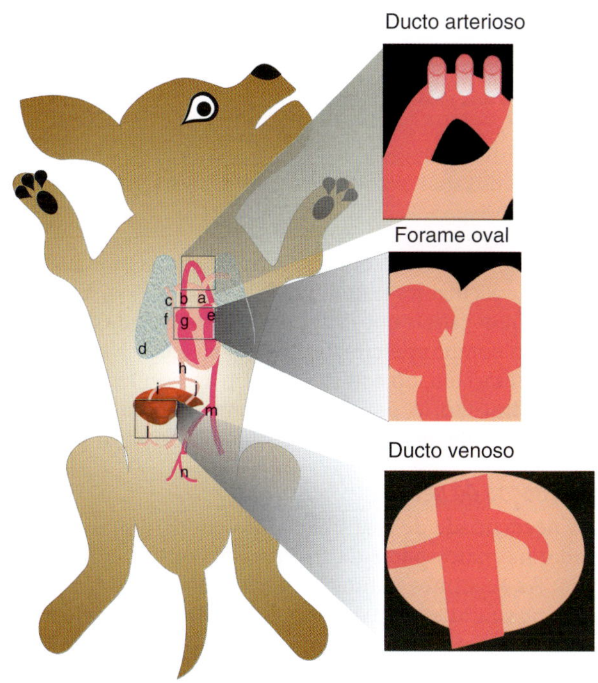

Figura 44.21 Desvios intra e extracardíacos da circulação sanguínea no feto canino. a = tronco pulmonar; b = arco aórtico; c = veia cava superior; d = pulmão; e = átrio esquerdo; f = veias pulmonares; g = átrio direito; h = veia cava inferior; i = veia hepática direita; j = veia hepática esquerda; l = veia porta; m = aorta descendente; n = artéria ilíaca externa. (Ilustração: Ana Augusta Pagnano Derussi.)

ocorrem ao nascimento favorecem a adequação do neonato ao novo ambiente. Os eventos fisiológicos nos padrões respiratórios e cardiovasculares delimitam a transição da vida fetal para neonatal.[23]

Na vida intrauterina, todo oxigênio utilizado pelo feto é de origem materna, difundindo-se da placenta para o sangue fetal. Quando o sangue oxigenado retorna da placenta pela veia umbilical, cerca de 50% passam através dos sinusoides hepáticos, enquanto o restante é desviado do fígado e segue pelo ducto venoso para a veia cava caudal. Após um curto percurso pela veia cava, 90 a 95% do sangue passam para o átrio direito e seguindo pelo orifício oval são desviados para o átrio esquerdo. Cerca de 5 a 10% do fluxo sanguíneo que chega ao átrio direito são levados ao pulmão pelas artérias pulmonares e retornam sem ser oxigenados ao átrio esquerdo. Uma parte deste sangue, entretanto, é desviada para a aorta antes de alcançar os pulmões pelo ducto arterioso que liga a artéria pulmonar esquerda à aorta. Em torno de 40 a 50% do fluxo da aorta descendente passam pelas artérias umbilicais e retornam à placenta para reoxigenação, sendo o restante destinado à perfusão das vísceras abdominais e metade caudal do corpo.[23]

O sangue que circula no feto é, em seu maior volume, uma mistura de sangue oxigenado e não oxigenado. Este sangue lhe é suficiente, pois suas necessidades metabólicas são reduzidas.[23,24]

Como não há respiração pulmonar no feto, os pulmões não estão expandidos e são preenchidos por um líquido proveniente do plasma com baixo teor de oxigênio. Durante a vida fetal, a abertura do ducto arterioso é controlada justamente pela menor concentração de oxigênio e pela produção endógena de prostaglandinas, que atuam sobre as células musculares do ducto, mantendo-as relaxadas.[23,24]

Após o nascimento, com o rompimento do cordão umbilical, o feto não mais está ligado à placenta, passando a depender apenas de seus pulmões como fonte de oxigênio. O aumento da pressão parcial de dióxido de carbono dentro dos vasos umbilicais e o esfriamento do corpo desencadeiam o reflexo inspiratório. Ocorre elevação da resistência vascular sistêmica e da pressão arterial e decréscimo da resistência vascular pulmonar, seguida do aumento do fluxo sanguíneo pulmonar. Assim, em questão de segundos, os pulmões devem ser preenchidos por oxigênio, bem como os vasos sanguíneos pulmonares devem dilatar-se para perfundir os alvéolos e absorver o oxigênio, distribuindo-o para todo o organismo do neonato.[23,25]

O líquido contido no alvéolo pulmonar é absorvido pelo interstício pulmonar e substituído gradualmente por oxigênio. A expansão sofrida pelos pulmões leva à liberação de prostaciclina e óxido nítrico, que aumentam a vasodilatação e o fluxo sanguíneo pulmonar. O preenchimento alveolar com oxigênio acarreta a gradativa reabsorção do líquido pulmonar pelos vasos linfáticos. Nem todos os alvéolos são inflados durante a primeira inspiração. Com as subsequentes inalações, todo o pulmão é inflado e a substância surfactante distribuída por toda superfície alveolar.[18,23] A forte expansão pulmonar ao nascimento é um importante estímulo para liberação desta substância armazenada, que facilitará o preenchimento alveolar e prevenirá a atelectasia. Acredita-se que a produção de substância surfactante (fosfatidilcolina) ocorra nos fetos caninos por volta de 57 a 60 dias de gestação e a maturação pulmonar ainda perdure durante o período neonatal, com o aparecimento da fase alveolar do desenvolvimento do sistema respiratório[26] (Figura 44.22).

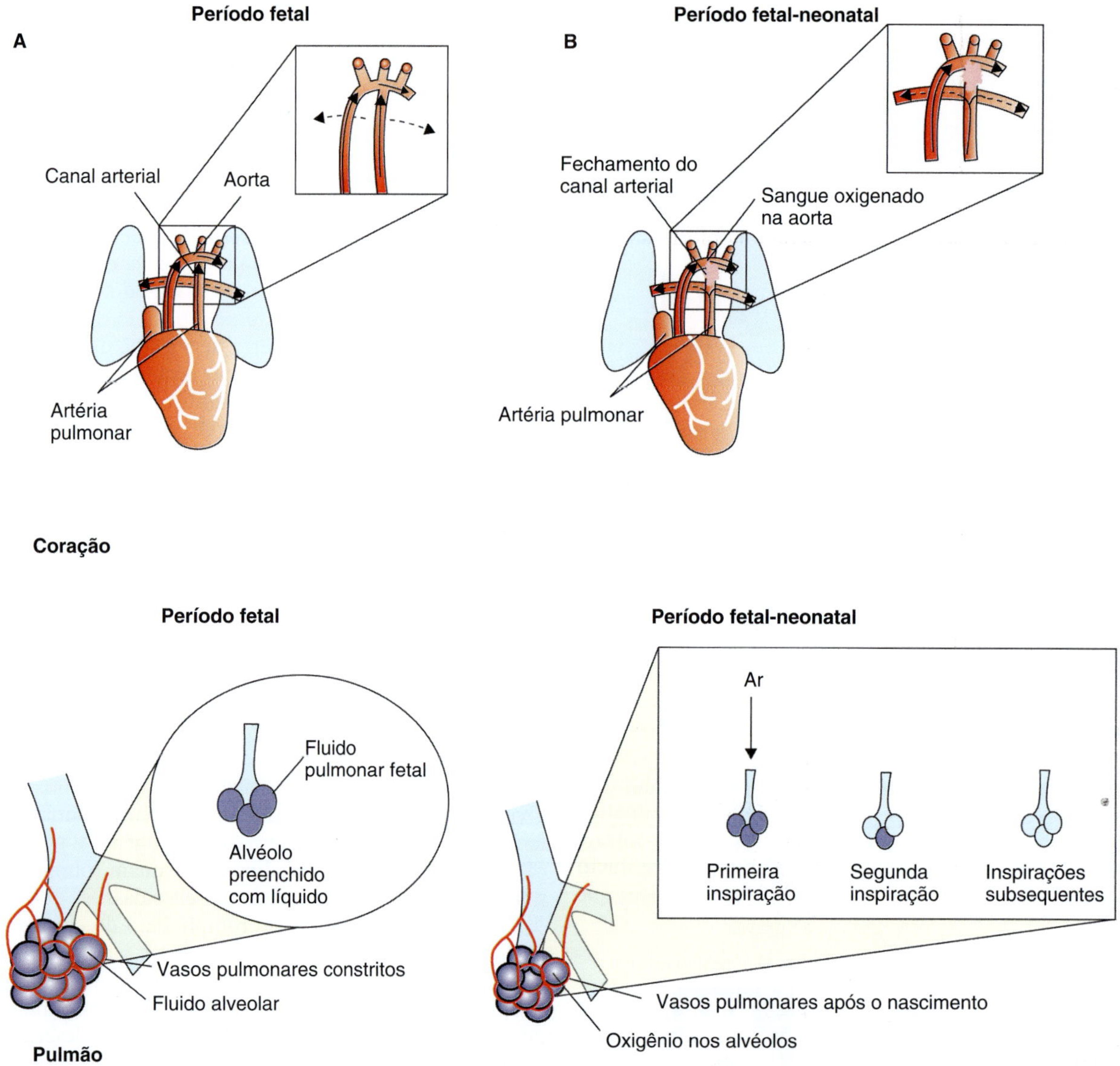

Figura 44.22 A. Período fetal: pulmão com *shunt* sanguíneo direita-esquerda pelo canal arterioso; alvéolos preenchidos de fluido e vasos pulmonares constritos. **B.** Período fetal-neonatal: fechamento do *shunt* pelo canal arterioso após o nascimento; dilatação dos vasos pulmonares e direcionamento de sangue para os pulmões. (Ilustração: Ana Augusta Pagnano Derussi.)

Com a dilatação pulmonar e o concomitante aumento dos níveis de oxigênio sanguíneo, o ducto arterioso perde sua função fetal e começa seu fechamento, inicialmente fisiológico e, posteriormente, anatômico. O fechamento parece ser mediado por bradicinina e prostaglandinas liberadas pelos pulmões durante sua insuflação inicial. Quando a pressão de O_2 que passa pelo ducto atinge 50 mmHg, há contração, entretanto uma pequena ligação sanguínea entre a aorta e a artéria pulmonar persiste por alguns dias. O ducto deixa de ser funcional nas primeiras 24 h após o parto, mas em neonatos prematuros e naqueles com hipoxia persistente pode permanecer aberto por um tempo prolongado.[24]

Do mesmo modo, o aumento do fluxo sanguíneo pulmonar leva a elevação da pressão no interior do átrio esquerdo, propiciando o fechamento do forame oval ao pressionar a valva deste orifício contra o septo.[24]

Terminada a transição da vida fetal para a extrauterina, o neonato está respirando e utilizando seus pulmões para captação de oxigênio. O choro inicial e as respirações profundas colaboram para a remoção do líquido amniótico restante em suas vias respiratórias. A adequada oxigenação e a distensão gasosa pulmonar são agora o principal estímulo para o relaxamento da vasculatura pulmonar.[18,24]

Quaisquer causas que diminuam a intensidade da primeira inspiração comprometem a expansão alveolar. Neonatos nascidos de cesariana, no entanto, podem apresentar estresse respiratório transitório, por não reabsorverem o fluido pulmonar tão rapidamente quanto aqueles oriundos de parto normal.[23]

Reanimação do neonato

A necessidade de reanimação do neonato pode ser antecipada, na maior parte das vezes, por uma anamnese detalhada. As seguintes entidades perinatais chamam a atenção para a possibilidade de um procedimento reanimatório logo após o nascimento: problemas pré-natais (idade materna, assistência pré-natal ausente, doenças pré-natais, utilização de fármacos na gestação, óbito fetal ou neonatal prévio, malformações, diminuição dos movimentos fetais); problemas durante o parto (apresentação anômala, trabalho de parto prematuro ou prolongado, período de expulsão prolongado, bradicardia fetal, descolamento prematuro da placenta), ou seja, as distocias.[18]

As causas de distocia, já citadas anteriormente, resumem-se nas anormalidades uterinas (inércia primária ou secundária, torções uterinas), alterações no canal do parto (fraturas ou estreitamento do canal) e anormalidades fetais (fetos grandes, anomalias congênitas, apresentação anômala). O reconhecimento das distocias deve, portanto, ser rápido, assim como o tratamento para salvar a vida do filhote. Um diagnóstico incorreto pode resultar em cesariana não necessária e, por outro lado, a falha no seu reconhecimento, na morte da gestante e dos neonatos.

As condições obstétricas, portanto, influenciam os padrões de vitalidade e bioquímica neonatais. As distocias corrigidas por manobras obstétricas ou por cesariana, bem como a indução de contrações uterinas pela utilização da ocitocina indiscriminadamente, levam a alterações metabólicas em neonatos e provavelmente diminuem sua viabilidade.[27]

A mortalidade de neonatos nascidos de cesariana é descrita por 8% ao nascimento e 13% após 2 h, enquanto no parto eutócico, 2,2% ao nascimento e 8% após 24 h. A depressão fetal que se estabelece em seguida à distocia ou à cesariana apresenta duas causas primárias, a primeira e mais importante, a hipoxia, e a segunda, a depressão provocada pelos agentes anestésicos administrados à gestante. Ambas podem ser minimizadas pela escolha de um protocolo anestésico mais adequado, contudo, mesmo sob condições ótimas de parto, o neonato pode nascer em depressão cardiorrespiratória.[20]

Na depressão neonatal ao nascimento, não há saída do líquido pulmonar dos alvéolos, impedindo a entrada de ar e a expansão pulmonar. Como resultado, os pulmões não se expandem e o oxigênio não fica disponível para penetrar no sangue que circula por eles. Pode ocorrer perda excessiva de sangue, contratilidade cardíaca inadequada ou bradicardia por hipoxia. Consequentemente a isso, não há o esperado aumento da pressão arterial sistêmica, ocorrendo hipotensão. A falta de oxigenação ou a falha na distensão gasosa pulmonar resulta em manutenção da vasoconstrição arteriolar pulmonar, impedindo que o oxigênio atinja os diversos tecidos orgânicos, acarretando assim hipertensão pulmonar persistente. Com a vasoconstrição pulmonar, simultaneamente, as arteríolas dos diversos sistemas orgânicos, como intestino, rins, músculos e pele, contraem-se na tentativa de preservar a irrigação sanguínea dos órgãos, como coração e cérebro. Se a privação sanguínea persistir, a função e o débito cardíacos inicialmente preservados deterioram-se com o comprometimento do fluxo sanguíneo para todos os órgãos, levando à falência em suas funções. Sintomas, como cianose, bradicardia, hipotensão arterial, apneia e hipotonia muscular são então evidentes. Cada sinal clínico apresenta um substrato fisiopatológico, indicando a necessidade de intervenção, variável em sua precocidade e/ou intensidade.[18]

Asfixia ou sofrimento fetal agudo pode ser definido como alteração e/ou redução do intercâmbio metabólico e nutricional materno-fetal em nível placentário. Seu principal efeito é a alteração da homeostase fetal, conduzindo a hipoxia, acidose e hipercapnia. A hipoxia e a acidose levam a vasoconstrição pulmonar fetal, comprometendo o fluxo sanguíneo pulmonar, já reduzido no período fetal. A hipoxia não conduz a consequências imediatas no feto, contudo, ao nascimento é capaz de levar a hipertensão pulmonar e desvio persistente da circulação sistêmica da direita para esquerda. A principal característica da asfixia neonatal é a ausência ou a diminuição da ventilação pulmonar. Quando não se estabelece ventilação pulmonar adequada no neonato, o nível de oxigênio intra-alveolar é insuficiente, diminuindo assim a saturação de oxigênio do sangue arterial. Nos quadros mais graves de asfixia, a depressão do centro respiratório é mais intensa e as possibilidades de se estabelecerem ventilação e perfusão pulmonares espontaneamente são remotas. Com a hipoxia, as células musculares cardíacas utilizam escassos estoques de glicogênio como fonte energética. O consumo desta reserva leva a diminuição da função miocárdica e do fluxo sanguíneo para os órgãos vitais.

Uma série de fatores predispõe os neonatos ao colapso cardiorrespiratório: predomínio fisiológico do sistema nervoso parassimpático ao nascimento, com menor capacidade de reação e compensação; menor capacidade de manutenção do volume sanguíneo sistólico, devido a menor contratilidade miocárdica (aumento da frequência cardíaca compensatória); e imaturidade do controle neural vasculogênico.[20]

A substância surfactante pulmonar é constituída por uma monocamada líquida lipídica proteica, composta por 90 a 95% de lipídios, 5 a 10% de proteína e uma pequena porcentagem de carboidratos. Dentre os lipídios que a compõem, estima-se que a fração de ácidos graxos seja 75% de fosfatidilcolina, 10% de fosfatidilglicerol, 7% de fosfatidiletanolamina e porções menores de esfingomielina, fosfatidilinusitol e fosfatidilserina.[28] Dois peptídios distintos, SPL (pVal) e SPL (Phe), foram identificados de surfactantes de mamíferos, responsáveis pelo aumento da taxa de expansão e tensão superficial durante a compressão dinâmica, reduzindo as propriedades dos fosfolipídios. Sua produção realizada pelas células pulmonares do tipo II (pneumócitos) aumenta no final da gestação sob estímulo do cortisol fetal e sua composição varia de acordo com a idade materna. A substância reveste os alvéolos pulmonares, diminuindo a força contrátil da interface hidroaérea e reduzindo a tendência dos alvéolos ao colabamento, sobretudo no final da expiração. Grande parte da substância surfactante secretada no espaço alveolar é reutilizada pelos pneumócitos tipo II.[23,27]

A integridade do revestimento epitelial alveolar está intimamente relacionada com a função do sistema surfactante. Quando a substância surfactante é adequadamente produzida durante o período pré-natal e, consequentemente, o líquido amniótico totalmente absorvido, os alvéolos permanecem repletos de ar.

O controle neural do sistema respiratório fetal está presente antes mesmo do nascimento. O feto inspira e elimina líquido amniótico de modo rítmico, apresentando *in utero* padrão respiratório rápido e irregular (um a dois movimentos por segundo) e respiração lenta em bloco (um a três movimentos por minuto). Ao nascimento, os movimentos respiratórios em bloco são continuamente substituídos pelo ofego e por padrões respiratórios normais. O padrão respiratório em bloco do neonato propicia então a expansão pulmonar mediante a resistência promovida pelo líquido fetal aspirado e pela complacência da parede torácica. À medida que a pressão parcial de oxigênio plasmático aumenta e simultaneamente diminui a pressão parcial de dióxido de carbono, estabelecem-se padrões respiratórios rítmicos normais. Um elemento importante na respiração do neonato é a existência de líquido amniótico no sistema respiratório, juntamente com a produção de substância surfactante pulmonar. O ar inalado após o nascimento desloca o líquido alveolar para o interstício pulmonar, sendo este reabsorvido pelos capilares alveolares pelo efeito osmótico das proteínas plasmáticas.

A incapacidade para respirar logo após o descolamento placentário, as fortes contrações provocadas pelo trabalho de parto e o trauma durante a extração forçada dos fetos retidos produzem, durante a distocia, um incremento do desequilíbrio acidobásico nos fetos e neonatos. Quando o suprimento de oxigênio para os fetos é reduzido, observa-se acidose respiratória fetal, com aumento da pressão parcial de dióxido de carbono (Pco_2) e diminuição do pH sanguíneo. Quando a hipoxia ocorre por um período prolongado, a acidose muda de respiratória para metabólica, havendo desvio do metabolismo aeróbico para o anaeróbico, com a produção de ácido láctico, redução mais acentuada do pH sanguíneo e aumento no déficit de base. A hipoxia prolongada, juntamente com a hipotermia, representa uma importante causa de morte fetal e de nascimento de neonatos fracos, pouco viáveis ou natimortos.[23]

Os neonatos respondem à hipoxia de maneira diferente quando comparados aos adultos, diminuindo a frequência cardíaca, respiratória e os movimentos corporais, presumivelmente como uma resposta protetora aos baixos índices da pressão parcial de oxigênio (Po_2). Esta resposta compensatória permite ao neonato que sobreviva a um estado de hipoxia por mais tempo em relação ao adulto.[20,23]

As distocias são em grande parte responsáveis pelo desequilíbrio acidobásico que se estabelece ao nascimento. A hemogasimetria é o método ideal para análise desses desequilíbrios em fetos de cães a termo. Ela pode ser realizada por meio de punção obtida por cordocentese ou da veia jugular. Os valores obtidos por punção venosa jugular de neonatos no primeiro minuto de vida após parto eutócico foram: pH = 7,11; Pco_2 = 53,29 mmHg; Po_2 = 20,76 mmHg (Quadro 44.10).[30] Enquanto os valores obtidos por cordocentese durante cesariana eletiva sem indícios de sofrimento fetal foram: pH = 7,17; Pco_2 = 59,59 mmHg; Po_2 = 17,91 mmHg.[23] Estes valores refletem uma vertente: cautela para se caracterizar como acidemia o estado acidobásico dos fetos e neonatos, uma vez que os valores encontrados podem apenas refletir o padrão fisiológico da fase de transição fetal neonatal da espécie canina.[23]

Em medicina veterinária, os métodos de reanimação neonatal utilizados são diferentes dos preconizados para reanimação de crianças. A comparação com os humanos sugere que as manobras empregadas devam ser mais agressivas no que diz respeito à prevenção da hipotermia e da hipoxia e a reconsideração na utilização de certos fármacos.[31]

A utilização de escores de viabilidade neonatal (escore de Apgar) constitui-se em um método simples de avaliação sistemática ao nascimento que avalia a eficácia das medidas de reanimação em 1 min, 5 min e 60 min após o nascimento. O escore baseia-se em frequência cardíaca e respiratória, esforço respiratório e vocalização, tônus muscular, irritabilidade reflexa e coloração das mucosas, atribuindo-lhes notas de 0 a 2, sendo a somatória das notas, a pontuação do escore de 0 a 10 (Quadro 44.11 e Figura 44.23). Na espécie equina, valores do escore ao nascimento entre 9 e 10 são considerados ideais, valores entre 6 e 8 indicam asfixia e valores inferiores a 3, baixa viabilidade neonatal.[18,30]

Quadro 44.11 Pontuação do escore de Apgar.

	Pontuação		
Parâmetro analisado	**0**	**1**	**2**
Frequência cardíaca	Ausente	Presente, porém baixa (< 200 bpm)	Presente e adequada (200 a 250 bpm)
Esforço respiratório	Ausente	Irregular (< 15 mpm)	Regular (15 a 40 bpm)
Tônus muscular	Flacidez	Alguma flexão	Flexão
Irritabilidade reflexa	Ausente	Algum movimento	Hiperatividade
Coloração das mucosas	Cianose	Palidez	Rósea

É importante frisar que o escore de Apgar não deve ser utilizado para determinar o início da reanimação, nem mesmo para a tomada de decisões em relação à escolha dos procedimentos, mas para se avaliar a resposta do neonato às manobras realizadas.[18]

O neonato vigoroso ao nascimento, independentemente do tipo de parto, deve apresentar esforço respiratório espontâneo e adequado, bom tônus muscular, frequência cardíaca superior a 180 bpm e mucosas de coloração avermelhada.[1-3]

Após o nascimento no parto eutócico, o neonato encontra-se dentro do saco amniótico e ligado ao cordão umbilical. A fêmea normalmente retira-o, rompe o cordão e o estimula mediante rigorosas lambidas. A lambedura realizada é capaz de estimular tanto as funções cardiorrespiratórias como excretórias (eliminação do mecônio), além da simples higienização do neonato. Caso a fêmea seja inexperiente ou não realize os procedimentos descritos dentro de 1 a 3 min, deve-se intervir removendo o neonato dos envoltórios fetais, realizando a limpeza das secreções oronasais e massageando-o com suave fricção da região torácica e abdominal. Após o clampeamento do cordão umbilical, realiza-se a avaliação clínica e a pontuação do escore de Apgar. Pontuação superior a sete indica boa viabilidade neonatal e taxa de sobrevivência superior a 70%.

Ao nascimento, questões importantes devem ser avaliadas:

- A gestação foi a termo?
- O neonato apresenta-se respirando ou chorando?
- Apresenta bom tônus muscular?
- Apresenta coloração das mucosas avermelhada?

A resposta negativa a qualquer dos questionamentos realizados indica a necessidade da reanimação.[18] Os neonatos oriundos de partos distócicos apresentam hipoxia prolongada,

Quadro 44.10 Parâmetros analisados em cães neonatos nascidos de parto eutócico e cesariana eletiva em 1 min, 5 min e 60 min do nascimento.[29]

	Parto eutócico			Parto por cesariana eletiva		
	1 min	**5 min**	**60 min**	**1 min**	**5 min**	**60 min**
Escore de Apgar	7	9	9	5	7	8
Frequência cardíaca (bpm)	164	198	198	164	181	189
Frequência respiratória (mpm)	36	40	43	29	35	31
pH	7,11	–	7,27	7,18	–	7,27
Pco_2 (mmHg)	53,29	–	40,53	59,85	–	47,88
Po_2 (mmHg)	20,76	–	16,95	21,57	–	12,53

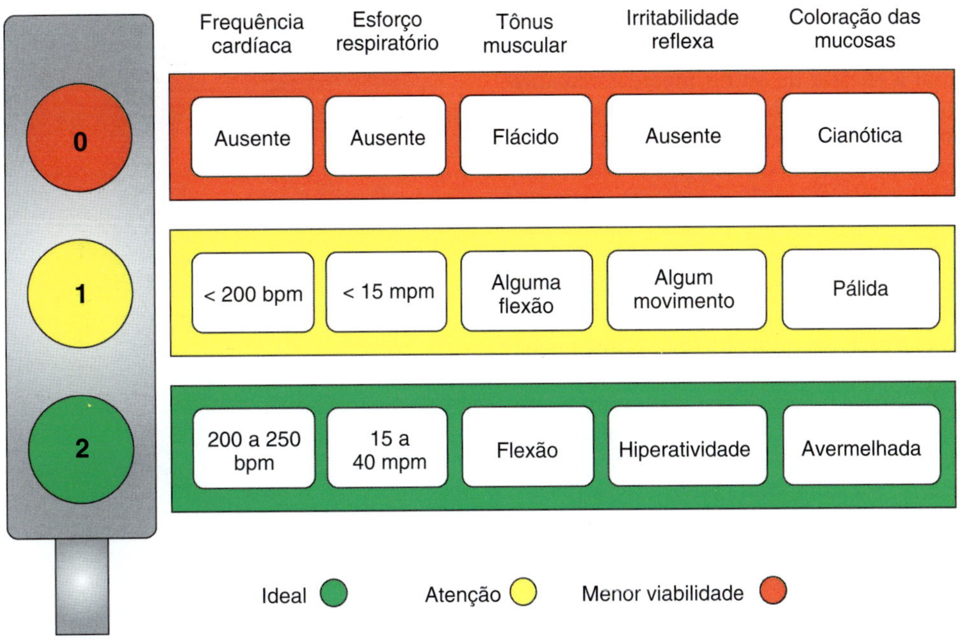

Figura 44.23 Escore de viabilidade neonatal (escore de Apgar). (Ilustração: Ana Augusta Pagnano Derussi.)

devido à compressão dos vasos umbilicais e uterinos ou por descolamento precoce da placenta. A aspiração de grande quantidade de líquido amniótico com ou sem mecônio leva ao desequilíbrio acidobásico com acidose mista (respiratória e metabólica), hipercapnia, hipoxia e menor vitalidade neonatal (menor escore de Apgar). A sobrevivência do neonato nesses momentos fundamenta-se na recepção por uma equipe treinada e com conhecimento da fisiologia neonatal, além do material necessário para procedimento reanimatório (Figura 44.24 e Quadro 44.12).

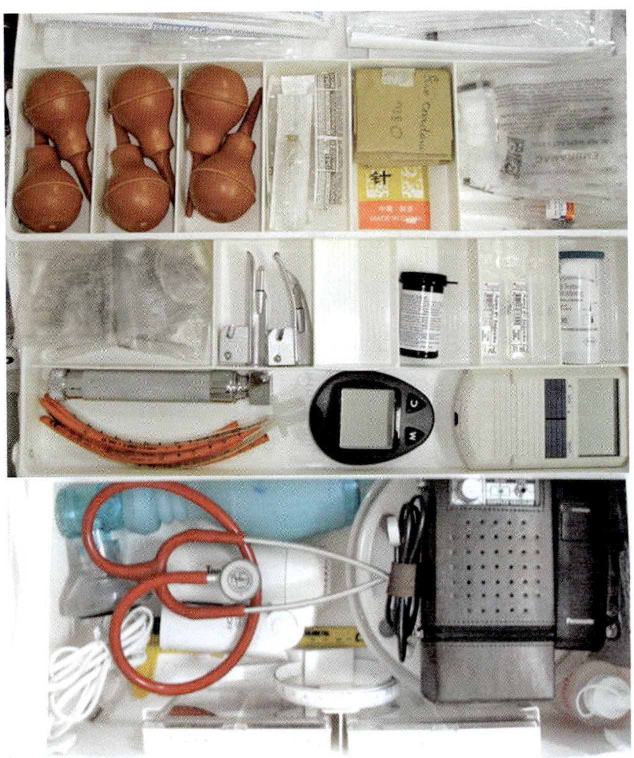

Figura 44.24 Material de apoio ao neonato contendo os itens necessários para a reanimação.

Quadro 44.12 Material necessário para reanimação do neonato.

Vias respiratórias
- Pera ou bulbo de sucção (nº 1)
- Laringoscópio (cabo infantil)
- Lâminas nº 0 (reta e curva)
- Fonte de oxigênio e fluxômetro
- Máscaras de oxigênio
- Tubos endotraqueais (nºs 1 e 2)
- Cateteres (12 e 16 G)
- Ambu neonatal

Circulação
- Cateteres (25 G) e agulhas (22 G)
- Cateter intraósseo
- Solução isotônica
- Glicose 5, 10 e 50%
- Bomba de infusão intravenosa (seringa)
- Controlador de fluxo intravenoso (*dosi-flow*)
- Esparadrapo

Fármacos
- Epinefrina (simpaticomimético)
- Aminofilina (broncodilatador)
- Penicilinas e cefalosporinas (antibióticos)
- Bicarbonato de sódio
- Dopamina (simpaticomimético)
- Doxapram (estimulante respiratório)
- Naloxona (antagonista opioide)
- Solução de clorexidina (antisséptico)

Outros
- Monitor Doppler de pressão
- Estetoscópio neonatal
- Incubadora (32,2°C; 50 a 60% umidade)
- Bolsas ou garrafas de água quente
- Secador de cabelos
- Compressas ou toalhas aquecidas
- *Clamps* umbilicais

O primeiro passo na reanimação cardiorrespiratória do neonato é a prevenção da hipotermia, que aumenta a demanda metabólica e diminui a eficácia de outras medidas reanimatórias, conduzindo a bradicardia, hipoxia tecidual e acidose metabólica. Pacientes debilitados e deprimidos ao nascimento apresentam-se rapidamente hipotérmicos, devido a intensa perda de temperatura por evaporação e radiação. Neonatos não conseguem manter-se aquecidos pela imaturidade do seu sistema termorregulador. Termogênese por tremores e reflexos vasoconstritivos não estão presentes ao nascimento. A manutenção da temperatura adequada da gestante durante o procedimento anestésico e cirúrgico minimiza a hipotermia neonatal. Para diminuir a perda de calor nos neonatos, é importante pré-aquecer a sala de parto e na qual serão realizados os procedimentos de reanimação. Pode-se utilizar um colchão térmico posicionado abaixo dos campos de recepção do paciente e/ou uma fonte de calor radiante, como incubadoras (28,4°C a 32,2°C - 50 a 60% de umidade) (Figura 44.25), aquecedores de ambientes, bolsas, garrafas plásticas com água quente ou mesmo secadores de cabelos (Figura 44.26). A recepção deve ser feita utilizando-se compressas aquecidas e macias, além da fonte de calor radiante. O neonato deve ser gentilmente seco e massageado, atentando-se para o fato de que o processo de secagem também é considerado um estímulo tátil para o início da respiração (Figura 44.27).[22,33]

A desobstrução das vias respiratórias é realizada imediatamente após a remoção dos envoltórios fetais. Os neonatos vigorosos ao nascimento e que choram eliminam espontaneamente as secreções (líquido amniótico), contudo os que requerem assistência devem ter suas vias respiratórias limpas e desobstruídas pela sucção das secreções das narinas e da orofaringe. O posicionamento adequado para a realização da sucção é a leve extensão do pescoço, evitando a hiperextensão ou a flexão exagerada. Na sequência, a boca e as narinas devem ser aspiradas delicadamente com uma sonda uretral e seringa ou mesmo com pera ou bulbo de borracha (tamanho 1) (Figura 44.28). A introdução da sonda de aspiração na faringe posterior de maneira brusca deve ser evitada, pois este procedimento pode induzir resposta vagal e espasmo laríngeo, conduzindo a apneia e bradicardia. A sucção deve ser rápida, não durando mais que 10 s, com fornecimento de oxigênio a 100% entre as sucções e monitoramento da frequência cardíaca[20,33,34] (Figura 44.29).

É importante salientar que durante a desobstrução das vias respiratórias do neonato não se deve realizar movimentos bruscos ou mesmo chacoalhar o filhote para remoção do fluido pulmonar. Este procedimento pode provocar traumas desnecessários com riscos de concussão e hemorragia cerebral, conduzindo posteriormente a convulsões, déficits de aprendi-

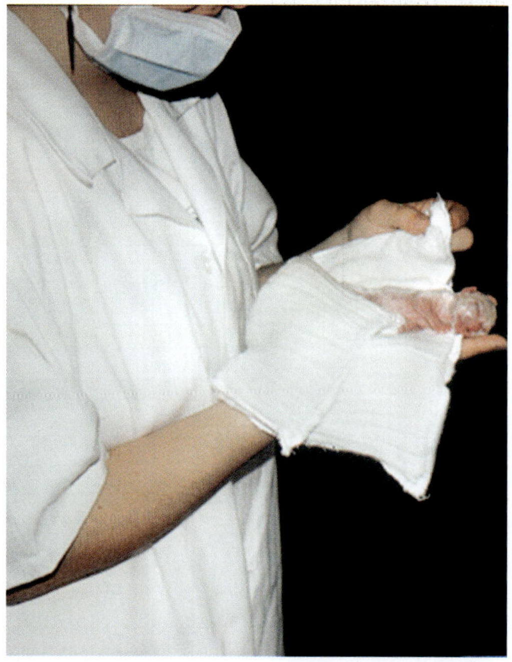

Figura 44.27 Secagem do neonato e estimulação tátil.

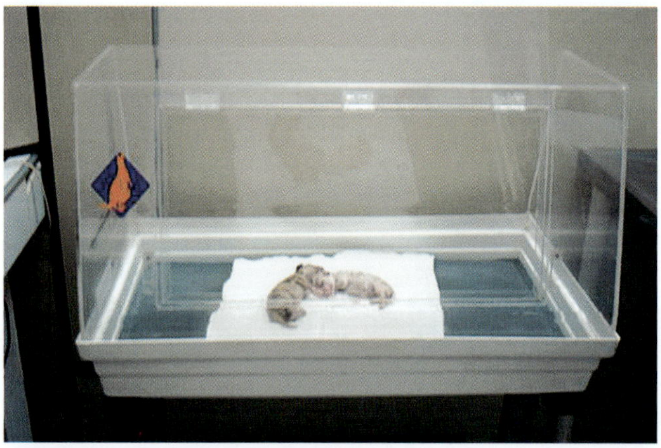

Figura 44.25 Incubadora neonatal.

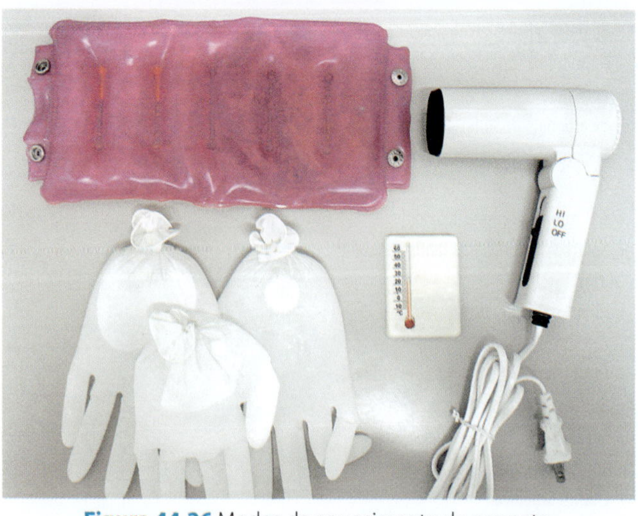

Figura 44.26 Modos de aquecimento do neonato.

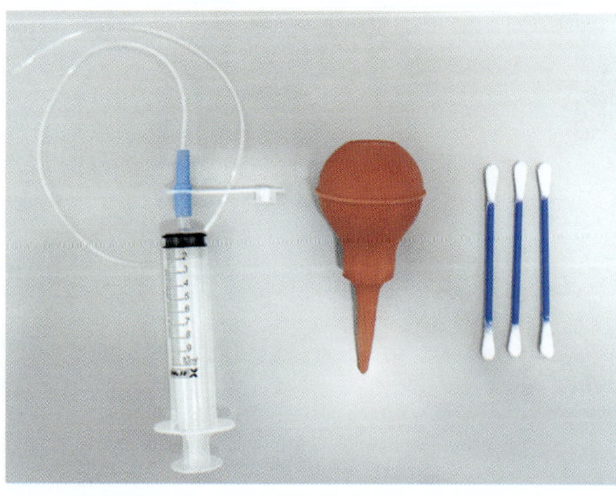

Figura 44.28 Material necessário para realização de aspiração neonatal (sonda uretral e seringa; pera ou bulbo de borracha tamanho 1).

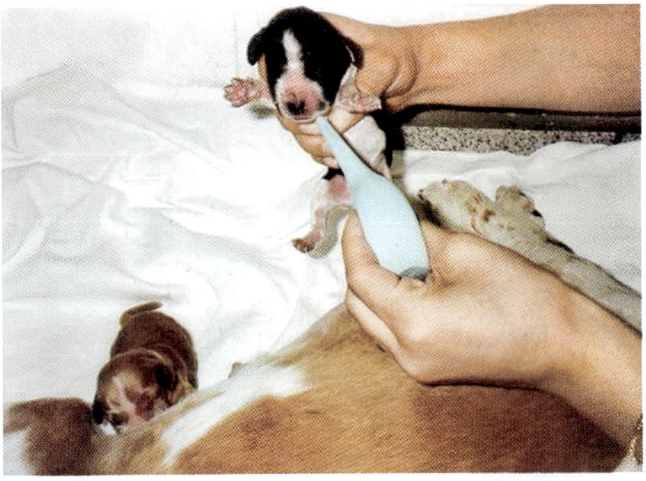

Figura 44.29 Realização da desobstrução das vias respiratórias do neonato por aspiração.

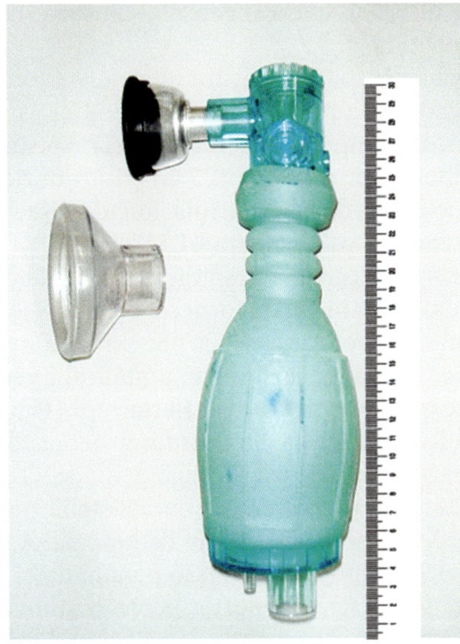

Figura 44.30 Máscara e ambu neonatal utilizados na reanimação neonatal.

zado e distúrbios comportamentais. Durante esta manobra, há também a eliminação do conteúdo gástrico do neonato, que propicia proteção local ao trato gastrintestinal ou aspiração, sendo sua realização desaconselhável.[35]

O desconforto respiratório ao nascimento é consequência de hipertensão pulmonar, diminuição dos níveis de surfactante (prematuridade), aspiração de mecônio ou pelo excesso de líquido aspirado. Alguns defeitos congênitos podem causar hipertensão pulmonar persistente e desconforto respiratório, normalmente refratário ao tratamento. O tratamento emergencial do neonato com desconforto respiratório e incapacidade em respirar inclui a reversão do efeito depressor de qualquer fármaco utilizado durante a anestesia nos partos por cesariana (naloxona, antagonista opioide).

Após a desobstrução das vias respiratórias, o próximo e mais importante passo na reanimação neonatal consiste em expansão e ventilação pulmonar, maximizando a liberação de prostaciclina, óxido nítrico e substância surfactante. O suporte ventilatório ao neonato normalmente é realizado com altas concentrações de oxigênio. A terapia com oxigênio deve ser utilizada por um tempo limitado, minimizando os efeitos deletérios de tal terapia, como a síndrome do desconforto respiratório agudo ou a fibroplasia retrolental. Em situações nas quais o aporte respiratório com oxigênio seja requerido por tempo prolongado, a quantidade de oxigênio inspirado não deve exceder 40 a 60%.[20,33,34]

No neonato com frequência cardíaca normal, mas em apneia, a estimulação tátil e a administração de oxigênio por máscara geralmente são eficazes para iniciar a respiração dentro de 1 min. Caso a respiração espontânea não se estabeleça e ocorra diminuição da frequência cardíaca, a expansão pulmonar com pressão positiva deve ser aplicada por máscara ou intubação endotraqueal. A ventilação com máscara, adequadamente ajustada à face do neonato, e ambu neonatal (40 cm de pressão de coluna de água) (Figura 44.30) é cuidadosamente realizada com 20 a 30 cm de pressão de coluna de água, por aproximadamente 3 s, até a completa expansão do tórax. Embora a expansão pulmonar seja essencial para a sobrevivência do neonato, a pressão exercida durante a ventilação deve ser adequada, evitando-se danos pulmonares. A extensão da cabeça do neonato limita a quantidade de ar introduzida no estômago. Se a expansão torácica adequada e espontânea não for obtida em duas tentativas, o neonato deve ser então intubado e ventilado até que comece respirar espontaneamente.[20]

A intubação endotraqueal permite maior controle respiratório e previne a distensão gástrica. Requer habilidade considerável quando realizada em neonatos, devido a uma ampla base lingual, pequena via respiratória, fragilidade tecidual e a possibilidade de suscitar laringoespasmos. A visualização da laringe para intubação pode ser feita com laringoscópio com cabo pediátrico e lâmina reta e curva tamanho nº 0 (Figura 44.31). A traqueia neonatal é delicada e pequena para acomodação de tubos endotraqueais de 2 mm sem *cuff* ou maiores. A utilização de cateteres intravenosos de tamanho 12, 14 e 16 G substitui os tubos endotraqueais tradicionais, contudo, pela ausência de *cuff* não se ajustam perfeitamente à traqueia na ventilação forçada, permitindo o escape de ar ao redor do tubo.[25,27,30]

Após a intubação, deve-se expandir o pulmão com uma pressão de insuflação de aproximadamente 20 cm de coluna de água e frequência de 30 movimentos respiratórios por minuto (um segundo cada), pausadamente, para se avaliar a capacidade de respiração espontânea neonatal. Acréscimos na pressão de insuflação (30 a 60 cm de coluna de água) podem

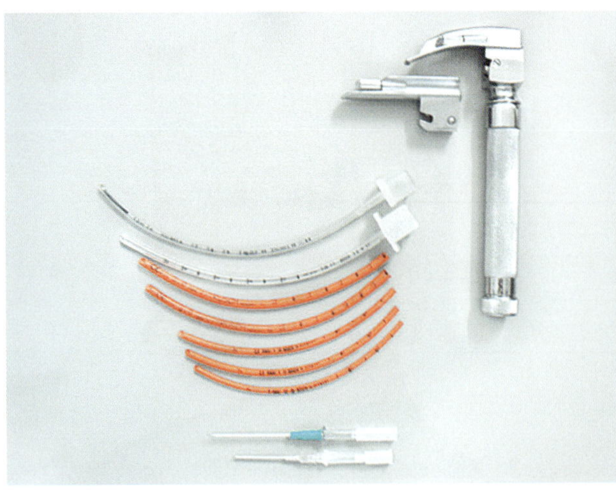

Figura 44.31 Laringoscópio, cânulas endotraqueais e cateteres para intubação do neonato.

ser úteis nos casos em que a expansão pulmonar não for adequadamente obtida.[20]

A utilização do ponto de acupuntura *Jen Chung* (VG 26) na estimulação respiratória é indicada, embora não existam estudos clínicos comprovando sua eficácia, apenas um caso descrito na literatura. A agulha (25 G) é introduzida no filtro nasal próximo à base da narina e rotacionada no sentido horário quando se toca o osso (Figura 44.32).

Uma vez estabelecida a respiração espontânea, deve-se remover o tubo endotraqueal e fornecer oxigênio com máscara ou sob o formato de tenda caso haja necessidade, mantendo-se a estimulação tátil da região lombar, umbilical e genital continuamente até que o neonato esteja alerta[20,33,34] (Figura 44.33).

A diminuição da frequência cardíaca neonatal deve-se à hipoxia de miocárdio, não sendo vagomediada. O tratamento mais indicado para a bradicardia ou assistolia neonatal que se estabelece é, portanto, a correção da hipoxia. As manobras para o estabelecimento da ventilação e manutenção da respiração espontânea, descritas anteriormente, costumam ser suficientes para restaurar a saturação de oxigênio do miocárdio e elevar a frequência cardíaca. Após o estabelecimento da ventilação nos neonatos com bradicardia persistente, a estimulação cardíaca por compressões torácicas laterais deve ser realizada com o dedo médio e o polegar, em uma frequência de 1 a 2 batimentos por segundo. Nos neonatos de raças com tórax amplo e largo (Pug, Buldogue), a compressão esternal é mais efetiva.[33] O monitoramento da frequência é feito utilizando-se do Doppler vascular (Figura 44.34).

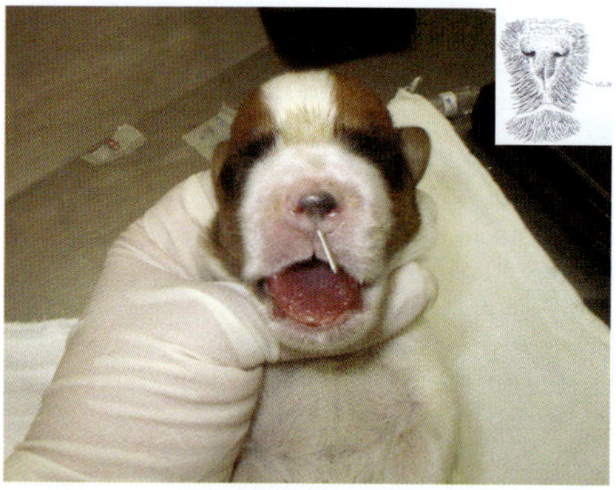

Figura 44.32 Ponto de acupuntura VG 26 utilizado na reanimação cardiorrespiratória do neonato.

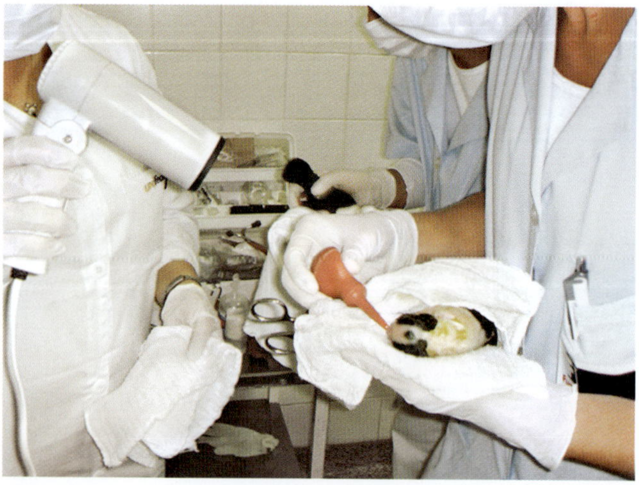

Figura 44.33 Aspiração das vias respiratórias e aquecimento simultâneo do neonato.

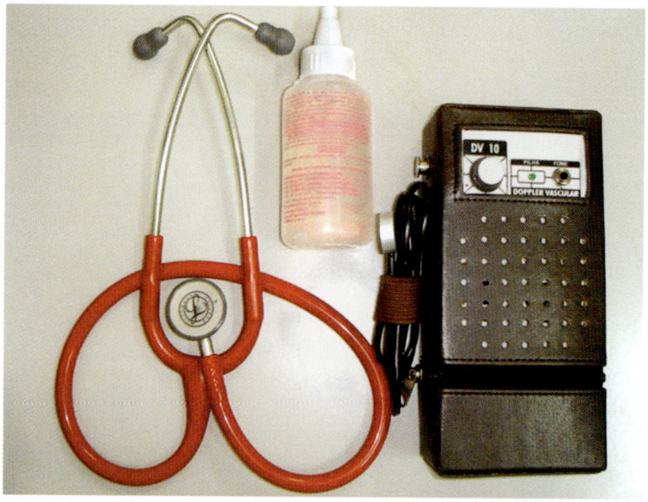

Figura 44.34 Doppler vascular e estetoscópio neonatal.

O acesso intravenoso para a aplicação de fármacos durante o procedimento reanimatório é o mais indicado. As artérias umbilicais têm parede mais espessada e são de difícil acesso pela vasoconstrição. A veia umbilical tem paredes tênues e é facilmente acessada pelo cordão umbilical com agulha de 24 G. Durante a cesariana, o clampeamento e a secção do cordão umbilical devem ser mais amplos, para permitir o acesso à veia umbilical. Sua cateterização deve ser realizada delicadamente, tomando-se o cuidado de não introduzir o cateter mais que 2 cm, para não haver risco de canulação da veia hepática. A ausência da aspiração de sangue após a cateterização venosa sugere a introdução excessiva do cateter. Os fármacos devem ser diluídos em volume suficiente, para que atinjam a circulação sistêmica quando administrados por essa via. Após a utilização, deve-se retirar o cateter da via umbilical, minimizando o risco de infecção ou trombose da veia porta.[22,34]

A via intraóssea é bem aceitável, pois os neonatos apresentam maior quantidade de medula vermelha quando comparados aos adultos, o que torna esta via ideal nessa faixa etária. A administração de fármacos e fluidos por essa via resulta em concentrações sanguíneas similares à via intravenosa. Assim, é particularmente útil quando os vasos periféricos são muito pequenos ou estão colapsados (colapso circulatório e/ou parada cardíaca). Os vasos intraósseos são revestidos por matriz óssea rígida que permite seu acesso mesmo quando todos os outros vasos apresentam-se colapsados. A via intraóssea também pode ser utilizada para administração de fármacos durante a reanimação e para reposição de volume com fluidos do tipo cristaloide, coloides, sangue total ou componente sanguíneos.[36]

Os pontos de acesso variam de acordo com a idade, o tamanho e a espécie, mas, de maneira geral, incluem qualquer local utilizado para a aspiração de medula óssea. A porção proximal do fêmur na fossa trocantérica é frequentemente utilizada. Independentemente do local a ser escolhido, é importante que não haja fraturas ósseas e que a pele esteja íntegra. Os pelos devem ser removidos e a pele preparada de maneira asséptica. A anestesia local por meio de botão anestésico com lidocaína 1% é aplicada no tecido subcutâneo até planos mais profundos próximos ao periósteo da fossa trocantérica no ponto de introdução do cateter. A introdução da agulha com agentes anestésicos, bem como do cateter, deve ser cuidadosa, para evitar danos ao nervo ciático localizado caudalmente ao fêmur. O eixo longo do fêmur é seguro e o dedo polegar posicionado sobre o trocanter maior. O cateter é então inserido com movimentos rotatórios, medial ao trocanter e delicadamente movido para baixo dentro da fossa, paralelamente ao dedo posicionado (Figuras 44.35 e 44.36).[1,36] A resistência exercida pelo osso é mínima e quando a cavidade intraóssea é alcançada, diminui. Uma vez inserido o cateter, deve-se certificar do posicionamento correto, movimentando-se o fêmur e infundindo-se solução salina heparinizada. O cateter intraósseo é ligado a uma torneira de três vias e um circuito e, então, fixado por bandagens.[36]

O tempo de permanência do cateter pode ser de até 72 h. A taxa de infusão recomendada para pacientes em choque é de 4,5 a 6 mℓ/100 g de peso corporal/h, contudo em neonatos, pela possibilidade de sobrecarga de volume, exige-se monitoramento cuidadoso para evitar a hiper-hidratação.[36]

As complicações previstas na utilização da via intraóssea incluem dor durante a infusão rápida ou de fluidos frios; infecção (osteomielite e/ou abscessos subcutâneos); extravasamento de fluido para o espaço subcutâneo; danos ao nervo ciático; fratura óssea e lesões na epífise, alterando o crescimento ósseo; embolismo pulmonar e hemorragias locais.[2,36]

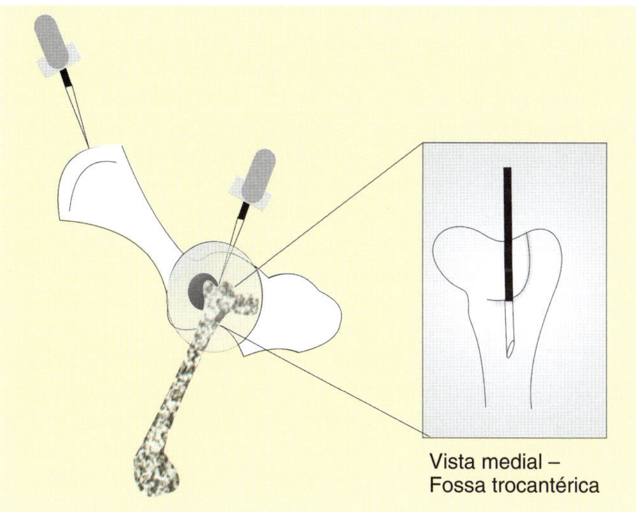

Figura 44.35 Localização da via intraóssea no neonato. (Ilustração: Ana Augusta Pagnano Derussi.)

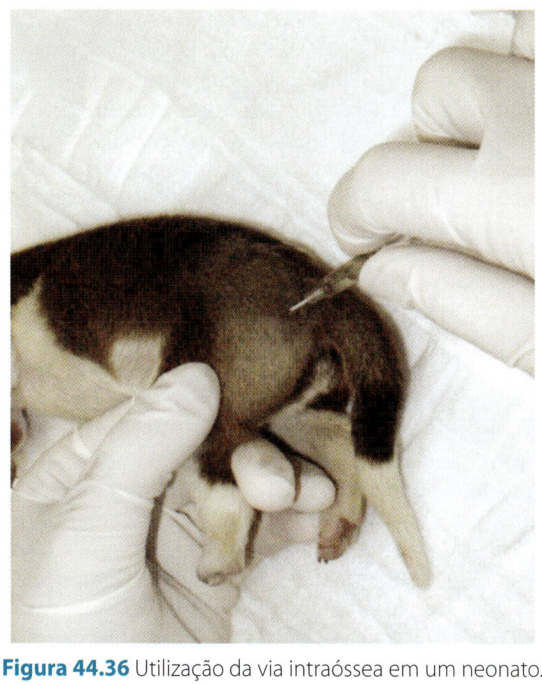

Figura 44.36 Utilização da via intraóssea em um neonato.

Outras vias de administração de fármacos em neonatos incluem a sublingual e a endotraqueal. Fármacos lipossolúveis, como epinefrina, lidocaína e naloxona podem ser administrados pela via endotraqueal após a diluição para aumentar a superfície de contato e melhorar a absorção. Contudo, esta via é inapropriada em algumas situações, devido ao pequeno diâmetro, demora no início da ação, absorção inadequada ou irritação do tecido traqueal.[33]

É importante considerar que a administração de medicamentos, independentemente da via utilizada, não atingirá concentrações sanguíneas adequadas na ausência de circulação. As compressões ou massagens torácicas devem ser realizadas ou continuadas, para assegurar que o fármaco atinja o órgão-alvo e exerça a ação desejada.[33]

Quando a ventilação respiratória e a massagem cardíaca não são suficientes para elevar a frequência cardíaca, a utilização de fármacos inotrópicos faz-se necessária. Os fármacos mais comumente utilizados durante a reanimação cardiorrespiratória do neonato em pequenos animais incluem agonistas adrenérgicos, como epinefrina e vasopressina para manutenção da perfusão sanguínea, doxapram, aminofilina, naloxona, bicarbonato de sódio, atropina e fluidos com glicose (Figura 44.37).[20,33]

A epinefrina tem atividade em receptores adrenérgicos do tipo α_1, α_2, β_1, e β_2, sendo predominante em receptores beta. Resulta em aumento do débito cardíaco, diminuição da resistência vascular periférica, em baixas doses, e efeito inotrópico com a elevação da dose. A dose preconizada para neonatos é de 0,01 a 0,03 mℓ/100 g de peso corporal por via sublingual (SL), intravenosa (IV) ou intraóssea (IO) (0,1 mg/mℓ). A administração pela via endotraqueal de epinefrina é descrita, contudo, a intensa vasoconstrição local resulta em absorção inadequada. Sua utilização é associada à hiperglicemia e ao aumento dramático na concentração de lactato. O principal efeito adverso é o aparecimento de arritmias ocasionais em decorrência de dano hipóxico isquêmico preexistente do miocárdio ou sepse. Salienta-se, portanto, a importância de massagem cardíaca e suporte ventilatório prévios (30 s antes) para minimizar a hipoxia de miocárdio. Sua utilização em doses elevadas em neonatos induz a hipertensão, além do risco de hemorragias cerebrais.

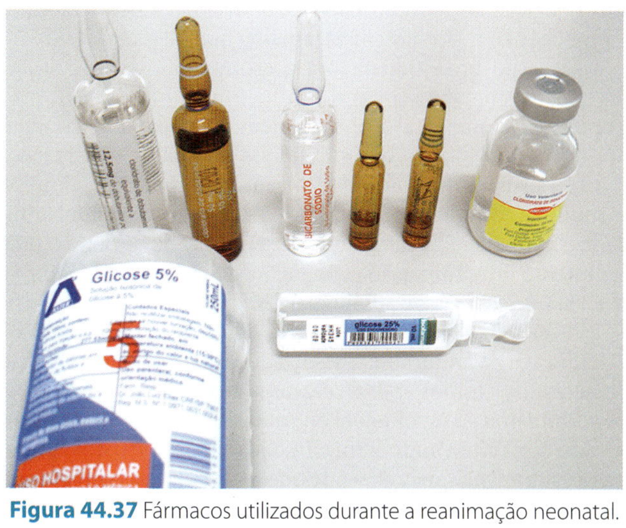

Figura 44.37 Fármacos utilizados durante a reanimação neonatal.

A vasopressina é um hormônio vasoativo com importância ímpar no controle do tônus vascular e efeito na musculatura cardíaca. Em doses fisiológicas, restaura o tônus vascular no choque vasculogênico refratário mediante fechamento dos canais de potássio dependentes de trifosfato de adenosina (ATP), inibição da enzima óxido nítrico sintetase e potencialização de vasoconstritores endógenos e exógenos. Adicionalmente, pode levar à vasodilatação seletiva e ao aumento de débito cardíaco, resultando em melhora da perfusão sanguínea. Estudos recentes sugerem a diminuição nos níveis séricos de vasopressina em pacientes em choque séptico. A utilização de vasopressina nesses casos fundamenta-se apenas na reposição de tal hormônio em detrimento da terapia farmacológica.[22,34]

A vasopressina é utilizada no tratamento de crianças com choque vasculogênico após cirurgia cardíaca, na insuficiência cardíaca congestiva neonatal e como terapia de resgate após parada cardíaca prolongada. Embora haja indicações para o uso durante a reanimação cardiopulmonar neonatal, sua utilização ainda não é preconizada em pequenos animais uma vez que todas as ramificações metabólicas deste tipo de intervenção ainda não estão claras. A dose de vasopressina para reanimação cardiorrespiratória cerebral é de 0,4 a 0,8 U/kg IV.[34]

Os estimulantes respiratórios agem sobre o centro respiratório no sistema nervoso central localizado no bulbo, sendo chamados também de analépticos respiratórios. Aumentam a ventilação pulmonar, atuando sobre a profundidade e a frequência respiratórias. São fármacos excitatórios do sistema nervoso central e, em doses elevadas, podem provocar convulsões. O doxapram é um dos estimulantes dos centros respiratórios que permanece em uso clínico. Sua utilização em medicina veterinária é controversa. Seu emprego não é descrito na reanimação neonatal de crianças e seu mecanismo de ação ainda não foi completamente elucidado, sendo definido como estimulante de ação central, cuja eficácia diminui em hipoxia cerebral intensa. Portanto, seus benefícios não são observados em recém-nascidos extremamente apneicos e hipóxicos. O doxapram aumenta a ventilação pulmonar e a frequência respiratória em neonatos com baixa frequência respiratória, respiração agônica e padrão respiratório inapropriado após a terapia com oxigênio. A duração da ação deste fármaco é relativamente curta (minutos), e a dose utilizada, de 0,1 a 0,2 mℓ/neonato por via intravenosa ou sublingual (20 mg/mℓ).[20,33,34]

A aminofilina, um dos sais mais solúveis da teofilina, ativa o sistema nervoso central, o músculo cardíaco e os rins, atuando na ação de monofosfato de adenosina cíclico fosfodiesterase (cAMP fosfodiesterase), enzima que degrada o cAMP.[37] Por sua ação broncodilatadora e estimulante da circulação, juntamente com o doxapram, a aminofilina é utilizada durante a reanimação neonatal e no tratamento da apneia de crianças pré-termo, devido à ação estimulante de ambos os fármacos sobre o sistema respiratório. A aminofilina promove diurese, vasodilatação pulmonar e sistêmica e aumento da contratilidade e frequência cardíacas e pode ser utilizada durante o procedimento de reanimação neonatal na dose de 0,2 mℓ/neonato por via intravenosa ou sublingual (24 mg/mℓ).[25,28]

Um estudo recente avaliando a eficácia do cloridrato de doxapram e da aminofilina, associados ou não, na reanimação de neonatos caninos após a cesariana eletiva, bem como a via de administração (sublingual ou subcutânea) desses fármacos, demonstrou que a aminofilina foi mais eficaz que o doxapram, e a via sublingual mais eficiente que a subcutânea na reanimação dos neonatos.[28]

A naloxona, um antagonista de todos os receptores opiáceos, é indicada para reversão dos efeitos adversos (bradicardia e depressão respiratória) provocados pelos opioides utilizados nas cesarianas. Não existe indicação clínica para sua utilização na ausência do emprego de opioides durante o parto, pois a administração de naloxona diminui a função dos opioides endógenos fetais, necessários à regulação da circulação fetal durante a hipoxia. A dose preconizada aos neonatos logo após o nascimento é 0,02 mℓ/100 g de peso corporal por via intravenosa (0,4 mg/mℓ).[33]

A acidose provocada pela diminuição da perfusão (acidose metabólica ou láctica) e pela diminuição da ventilação (acidose respiratória) ocorre em quase todos os cães neonatos oriundos de parto normal e também de partos distócicos e/ou por cesariana. Há, portanto, que se ter cautela para caracterizar como acidemia o estado acidobásico dos fetos e recém-nascidos, uma vez que os valores hemogasimétricos obtidos em tais momentos podem simplesmente refletir o padrão fisiológico para esta fase de transição fetal-neonatal.[23] Acidose pronunciada diminui a contratilidade cardíaca, e este estado é crítico em neonatos que apresentam menor porcentagem de fibras simpáticas miocárdicas, quando comparados aos adultos. O tratamento da acidose neonatal grave, portanto, deve ser direcionado ao problema primário que a desencadeou, como o déficit de perfusão e a ventilação. A utilização de soluções-tampão, como bicarbonato de sódio, é controversa, pois leva a aumento dos níveis de sódio, causando hiperosmolaridade plasmática com acidose intracelular paradoxal do sistema nervoso central e elevação dos níveis de dióxido de carbono.[38] Não existem evidências demonstrando o efeito benéfico do bicarbonato na reanimação neonatal, contudo a terapia acidobásica ainda é considerada importante no tratamento da acidose neonatal grave ou nos casos de parada cardíaca prolongada com suporte ventilatório prévio. A utilização de bicarbonato de sódio é empregada em neonatos extremamente deprimidos em acidose que não respondem a outras manobras reanimatórias. Se os esforços reanimatórios não surtirem efeito e retorno da respiração espontânea e da circulação adequada após 15 min, a administração de bicarbonato na dose de 0,05 a 0,1 mℓ/100 g de peso corporal intravenoso diluído com solução fisiológica (1:2) deve ser tentada. A ventilação contínua durante e após a administração intravenosa lenta deve ser feita, uma vez que o bicarbonato é metabolizado para dióxido de carbono e deve ser eliminado pelos pulmões.[20,33,34]

A utilização de atropina durante a reanimação neonatal não é preconizada, uma vez que não exerce influência na frequência cardíaca em neonatos caninos e felinos com menos de 14 e 11 dias de idade, respectivamente. O mecanismo deflagrador da bradicardia ao nascimento é a depressão das células do miocárdio pela hipoxia, portanto, o uso de atropina não promove elevação da frequência cardíaca em detrimento da elevação da demanda de oxigênio do miocárdio.[33]

Durante a reanimação do neonato, a glicemia deve ser constantemente monitorada, uma vez que a glicose é o principal substrato energético para os neurônios e as células do miocárdio. Neonatos com baixo peso corporal ao nascimento ou expostos a hipoxia perinatal, sepse ou quadros toxêmicos durante a gestação são predispostos à hipoglicemia. Todo neonato submetido à lesão hipóxico-isquêmica durante o parto se beneficia com a suplementação de glicose. Contudo, o principal desafio é a manutenção dos níveis glicêmicos mediante a suplementação, sem a indução do estado hiperglicêmico.[20] Embora, em muitos casos, a administração de glicose seja feita rotineiramente ao nascimento, esta prática é contraindicada, uma vez que a suplementação deve sempre ser realizada após a avaliação da glicemia. A administração de glicose em *bolus* deve ser sempre seguida de infusão contínua, para evitar o risco de hipoglicemia de rebote. A dose recomendada é de 0,2 a 0,4 mℓ/100 g de peso corporal por via intravenosa lenta (glicose 10%), seguida por infusão contínua de solução isotônica acrescida de glicose a 1,25 a 5% para reposição de volume necessário durante a reanimação[33]. A suplementação com solução de glicose a 10% por via oral na dose de 0,2 a 0,4 mℓ/100 g de peso corporal pode ser fornecida a neonatos alertas e normotérmicos nascidos de partos por cesariana, até a completa recuperação da parturiente.[22]

A fluidoterapia é, muitas vezes, requerida durante a reanimação, contudo exige cautela durante a administração intravenosa ou intraóssea de grandes volumes. A menor capacidade de concentração urinária, somada à diminuição da taxa de filtração glomerular provocada pela hipotermia, predispõe o neonato à hiper-hidratação. A velocidade do fluido de manutenção para o neonato é de 6 a 18 mℓ/100 g de peso corporal/dia.[20]

Após a reanimação cardiorrespiratória, deve-se avaliar o índice de viabilidade neonatal, segundo o escore de Apgar, e manter o neonato sob monitoramento contínuo nas primeiras 24 a 48 h subsequentes. A internação do paciente durante este período assegura sua sobrevivência. A prevenção da hipotermia é a primeira consideração no pós-natal imediato, sendo que a manutenção do neonato aquecido é extremamente importante, pois ele sofre rápido resfriamento e é incapaz de regular sua temperatura corporal. A hipotermia diminui a resposta às manobras de reanimação e conduz a bradicardia, hipoxia tecidual e acidose metabólica. O neonato deve ser mantido em incubadoras com temperatura e umidade controladas (32°C – 50 a 60%). Deve-se ainda assegurar a ingestão adequada do colostro (Figuras 44.38 e 44.39), realizar desinfecção do cordão umbilical (Figura 44.40), pesar e proceder ao exame físico neonatal completo.

O protocolo de conduta na assistência neonatal imediata (Figura 44.41) varia de acordo com o tipo de parto, mas sem dúvida a avaliação da viabilidade neonatal pelo escore de Apgar, o exame físico com ênfase à auscultação cardiotorácica juntamente com exames complementares, como hemogasometria venosa e radiografia torácica, são primordiais na avaliação da eficácia das medidas durante a reanimação.

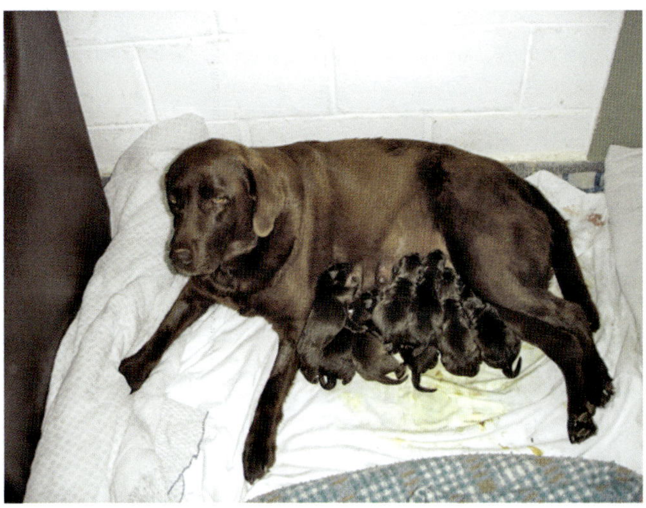

Figura 44.38 Neonatos e sua mãe logo após o parto.

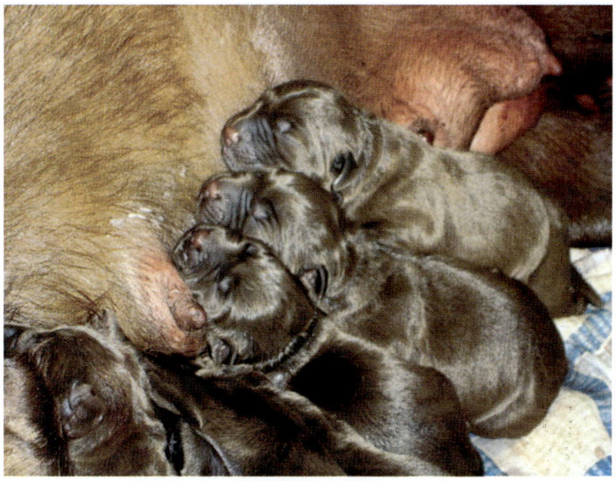

Figura 44.39 Neonatos mamando.

Características fisiológicas do neonato

Os neonatos diferem dos adultos por sua imaturidade orgânica e por suas particularidades fisiológicas. O conhecimento dessas particularidades que envolvem o período e o desenvolvimento neonatal é fundamental, uma vez que muitos distúrbios orgânicos têm origem durante este período. A compreensão dos eventos fisiológicos, bioquímicos, hematológicos e hemogasométricos envolvidos no nascimento é fundamental para o clínico neonatologista (Quadros 44.13 e 44.14).

Sistema cardiovascular

O neonato tem sistema circulatório caracterizado por menor pressão sanguínea, volume movimentado e resistência vascular periférica. Para compensar estes aspectos, apresenta débito e frequência cardíaca elevados, volume plasmático e pressão venosa central maiores, quando comparado ao adulto. Portanto, a circulação de baixa resistência arteriolar e alto fluxo, promotora de alta perfusão tecidual, é capaz de suprir as necessidades metabólicas.[31] Durante o período neonatal, a pressão sistólica do cão se eleva (61 ± 5 mmHg ao nascimento para 139 ± 4 mmHg com 4 semanas de idade), em contrapartida há diminuição da frequência cardíaca (204 ± 3 a 123 ± 6 bpm). A influência do sistema nervoso autônomo sobre a

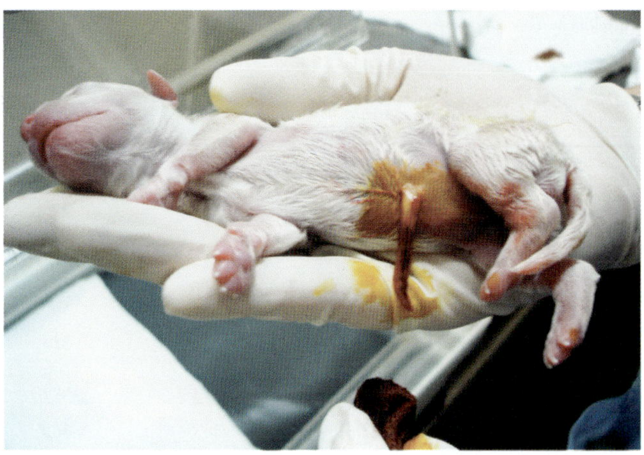

Figura 44.40 Desinfecção do cordão umbilical de um neonato.

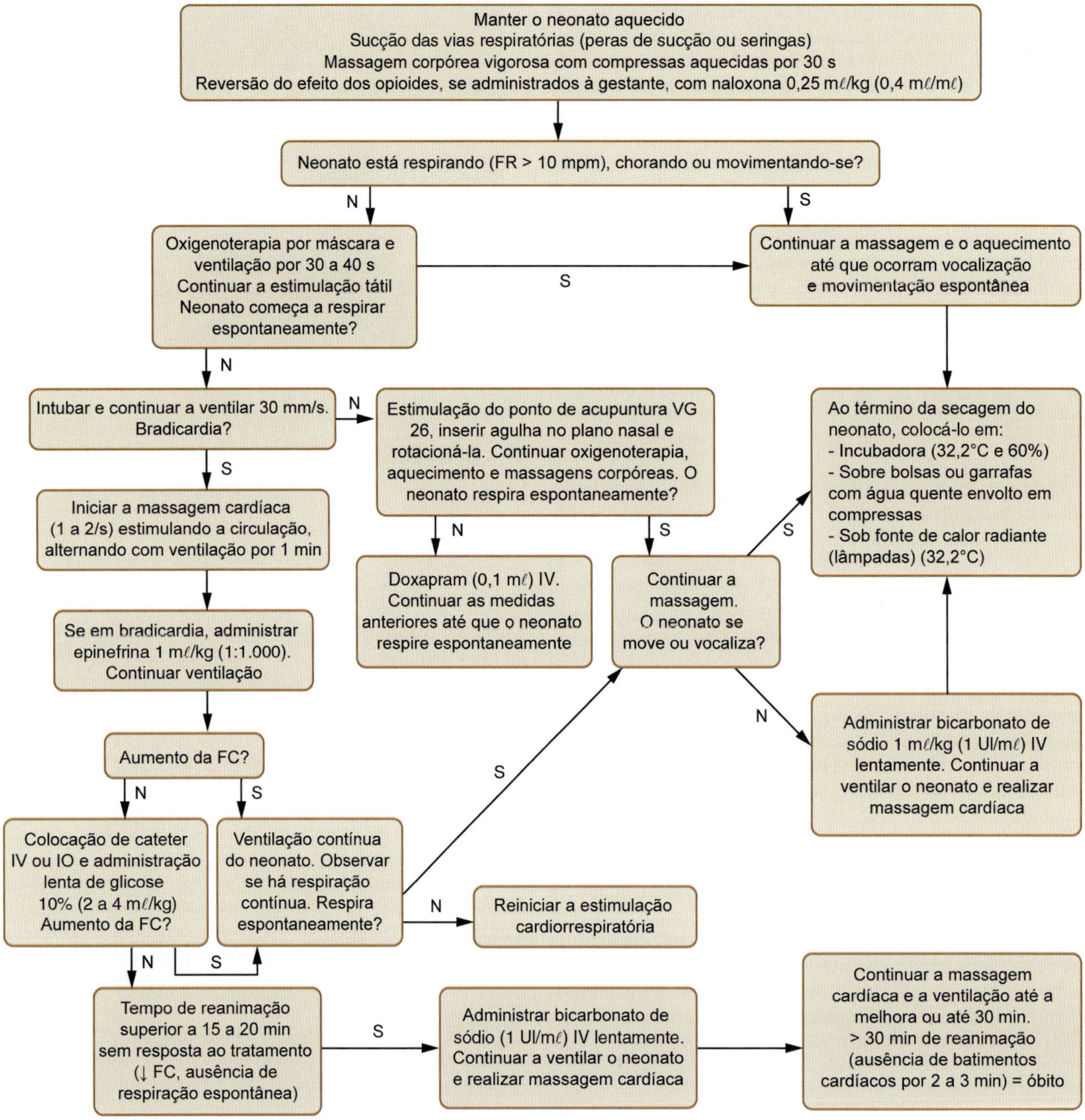

Figura 44.41 Fluxograma da reanimação cardiorrespiratória do neonato. *S* = sem; *N* = não; *FR* = frequência respiratória; *FC* = frequência cardíaca; *IV* = intravenosa; *IO* = intraóssea. (Ilustração: Ana Augusta Pagnano Derussi.)

Quadro 44.13 Características fisiológicas gerais do neonato.

	1	2	5	7	14	21	28
Frequência cardíaca (bpm)	160	224	220	220	212	192	196
Frequência respiratória (mpm)	10 18	18 36	16 32	16 32	16 32	16 32	16 32
Temperatura (°C)	33,3 36,1	35,5 36,7	35,6 36,7	35,6 36,7	36,1 36,7	36,7 37,2	37,2 38,3

Quadro 44.14 Desenvolvimento do recém-nascido.

Desenvolvimento do recém-nascido	Idade em dias	
	Gato	Cão
Queda do cordão umbilical	2 a 3	2 a 3
Resposta à luz	3 a 5	4 a 5
Abertura das pálpebras	8 a 12	12 a 15
Abertura do canal auditivo	12 a 15	12 a 17
Termorregulação (igual à do adulto)	45	28 a 30
Sono ativo	Nascimento a 25	Nascimento a 30
Sucção láctea	Nascimento	Nascimento
Controle voluntário de micção/defecação	15 a 25	15 a 25
Desenvolvimento completo do pavilhão auricular	31	–
Movimento do pavilhão auricular a estímulos: tátil, visual, olfatório, auditivo	Nascimento	Nascimento
Resposta auditiva definitiva (orientação pelo som)	7 a 14	18 a 25
Localização espacial	10 a 26	18 a 25
Focalização visual	12	15
Manter-se em pé	12 a 16	15 a 18
Caminhar bem, postura adulta (alimenta-se sozinho)	25 a 30	30 a 35
Função renal completa	50 a 60	55 a 60

frequência cardíaca não é totalmente exercida ao nascimento, sendo o sistema simpático ainda imaturo quando comparado ao parassimpático.[39]

A resposta neural autonômica cronotrópica em neonatos é menor do que nos adultos e antes de 14 dias de idade nos cães e 11 dias nos gatos. Não há elevação da frequência cardíaca em resposta à administração de atropina, o que sugere inexistência de tônus vagal em tão tenra idade. A atividade dos barorreceptores localizados no seio carotídeo e na crossa da aorta é percebida somente após o quarto dia de vida. Antes deste momento, um período de anoxia resulta em bradicardia (45 bpm) e acentuada hipotensão (23 mmHg), diferentemente do que se observa em animais adultos. O neonato responde ao aumento dos requerimentos de oxigênio aumentando sua extração e redistribuindo o fluxo sanguíneo para órgãos como coração, cérebro, diafragma e adrenais. Este aspecto representa um reflexo protetor do neonato à hipoxia.

Após o nascimento, o movimento do ventrículo direito decresce em relação ao ventrículo esquerdo, consequentemente a proporção entre a massa ventricular direita e esquerda se altera, no neonato, de 1:1 para 1:2 a 1:3 no adulto. A geometria ventricular também muda de acordo com a idade, afetando a aparência de exames, como o eletrocardiograma, o ecocardiograma e a radiografia torácica.[8,22,39]

Sistema respiratório

O controle neural da função respiratória está presente antes mesmo do nascimento; contudo, sua maturação ocorre somente no período pós-natal. O neonato é suscetível à hipoxia, pela alta taxa metabólica (2 a 3 vezes a do adulto) e pela imaturidade dos quimiorreceptores do seio carotídeo. No período fetal, a hipoxia causa redução nos movimentos respiratórios e falta de estímulo respiratório. No pós-parto imediato, os neonatos respondem de modo semelhante ao período fetal, com resposta deprimida ao aumento da Pco_2 e diminuição da Po_2. Os níveis de hemoglobina neonatal são mais altos, e a afinidade pelo oxigênio permanece maior que a dos adultos, o que talvez explique por que eles exibem diminuição da frequência respiratória em relação à hipoxia. Além disso, o neonato apresenta vias respiratórias com pequeno diâmetro (aumento da resistência e do trabalho respiratório), menor capacidade de reserva funcional e menor resistência à fadiga muscular, fatores que inviabilizam o aumento da ventilação por minuto. A resposta ventilatória à hipoxia neonatal é bifásica, com elevação inicial da frequência respiratória seguida por progressivo declínio. A estimulação tátil e térmica da região genital ou umbilical induz o reflexo respiratório nos primeiros 3 dias após o nascimento.[8,23,39]

As frequências respiratórias iniciais do neonato são mais altas que os níveis adultos e o volume e a ventilação por minuto, mais baixos. A frequência respiratória em neonatos no primeiro dia de vida varia entre 10 e 18 mpm, e 16 e 32 na primeira semana de idade. Qualquer afecção respiratória que diminua a duração da inspiração exerce impacto negativo nas trocas gasosas do neonato.[8,23,39]

Sistema hematopoético

Ao nascimento, o hemograma do neonato exibe macrocitose, devido ao maior volume globular das hemácias fetais. Até a quarta semana de idade, o volume corpuscular diminui pela substituição das hemácias fetais pelas neonatais. O hematócrito apresenta-se elevado ao nascimento, conferindo coloração avermelhada às mucosas.[1,2] Ao redor do terceiro dia de vida, inicia-se a queda no número de hemácias, atingindo o menor valor na terceira a quarta semana. Este fato, denominado anemia fisiológica do recém-nascido, perdura até aproximadamente 2 meses de idade (Figura 44.42).[1] Durante este período, observam-se também no hemograma do neonato policromasia e contagem elevada de reticulócitos. O perfil hematológico do filhote assemelha-se ao do adulto somente aos 6 meses de idade.

O leucograma no período neonatal assemelha-se ao do adulto, embora a contagem total de células apresente elevação com o progredir da idade. De maneira geral, a contagem total de leucócitos apresenta-se menor por volta do sétimo ao 14º dia de idade, juntamente com a ocorrência de linfocitose.[32,40]

As concentrações de fatores de coagulação e antitrombina são menores ao nascimento, contudo se elevam, atingindo os valores de referência para adultos no final da primeira semana de idade. O tempo de protrombina é cerca de 1,3 vez o valor observado nos adultos e tende à normalização ao redor do sétimo dia. O tempo de tromboplastina parcial ativada também se encontra elevado (1,8 vez), mas diminui cerca de 1,6 vez após 1 semana de vida.[34,35,41]

Sistema urinário

A função renal difere drasticamente entre neonatos e adultos (Quadro 44.15). O rim neonatal é morfologicamente e funcionalmente imaturo, e a nefrogênese é incompleta até a terceira semana de idade. A maturação dos néfrons, juntamente com o aumento do fluxo sanguíneo renal, ocorre de maneira centrífuga, das camadas mais internas do córtex renal para a porção externa, o que o predispõe a maior toxicidade por fármacos. O neonato apresenta, portanto, aspectos característicos de sua imaturidade renal, como menor fluxo sanguíneo renal, taxa de filtração glomerular e de fração filtrada, menor reabsorção de

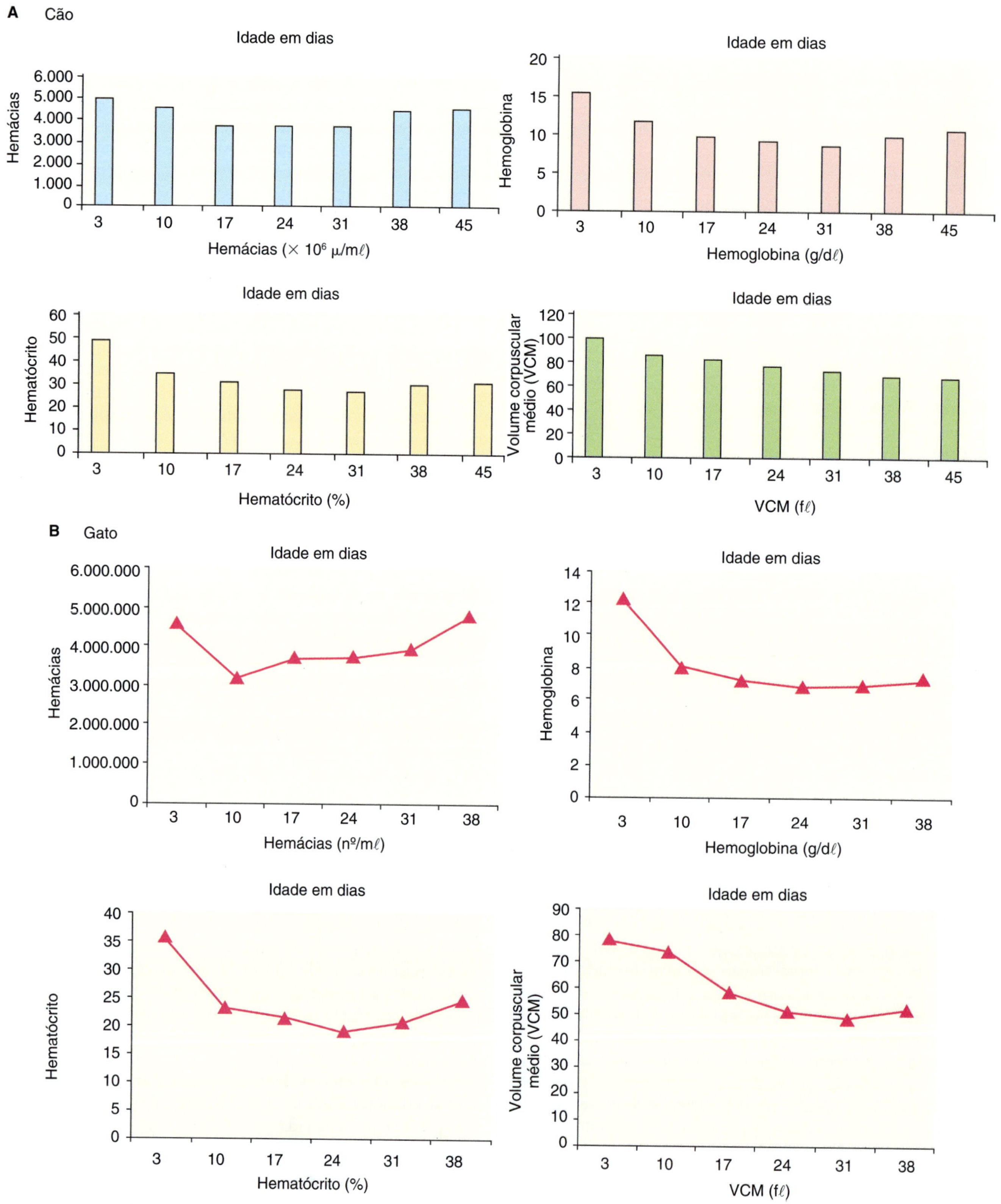

Figura 44.42 Perfil hematológico no cão (**A**) e no gato (**B**) neonato. (Ilustração: Ana Augusta Pagnano Derussi.)

aminoácidos, fosfatos e glicose, elevada natriurese nos túbulos contornados proximais e menor habilidade de concentração urinária. Os níveis séricos de creatinina e ureia são menores em relação aos dos adultos, e os de fósforo são maiores, devido ao intenso desenvolvimento ósseo (Quadro 44.15).[39]

Ao nascimento, a pressão arterial é mais baixa (50 a 60 mmHg). Durante a maturação renal, o aumento da pressão sanguínea e a diminuição da resistência vascular periférica resultam em aumento da taxa de filtração glomerular e do fluxo sanguíneo renal. No cão adulto, o sistema renina-angiotensina é um importante mediador renal autorregulatório. Contudo, no neonato, o fluxo sanguíneo renal está diretamente correlacionado à pressão arterial e não parece ser alterado pela inibição da angiotensina até aproximadamente 6 semanas de idade. Embora a habilidade do neonato canino euvolêmico em excretar sódio seja a mesma

Quadro 44.15 Desenvolvimento da função renal no neonato.

Função renal	Desenvolvimento
Densidade urinária	1,006 a 1,017
Filtração glomerular	21 a 25% ao nascimento 50 a 90% na oitava semana
Secreção tubular	12 a 15% ao nascimento 100% na oitava semana

de um cão adulto, a fração de excreção é menor em filhotes até 3 semanas de idade quando comparada à do adulto (5% *versus* 30% no adulto).[39,41]

Estruturalmente, diferente do adulto, o tufo capilar glomerular cortical do neonato apresenta vasos sanguíneos grandes e irregulares, com maior densidade na região subcapsular. A rede capilar cortical peritubular é imatura, com membrana basal incompleta e poucas fenestrações. Em relação aos túbulos proximais, há distribuição centrífuga da maturação dos néfrons, sendo os mais maduros e antigos encontrados próximo à zona justaglomerular, considerando-se que os néfrons sejam continuamente formados, pelo menos, nas primeiras 2 semanas de vida na região subcapsular. O número de néfrons justaglomerulares corticais praticamente quadruplica durante as primeiras 4 semanas de idade, com aumento mais pronunciado nos primeiros 8 dias de vida. O túbulo proximal do neonato não apresenta organização morfológica e segmentação semelhante à do adulto, sendo mais curto e composto por epitélio cuboidal liso sem processos laterais (interdigitação) e organelas intracelulares.[39]

Em vista da grande imaturidade renal que perdura após o nascimento, a urinálise do neonato exibe particularidades importantes. A diminuição da densidade urinária é um achado frequente e normal, bem como proteínas, glicose e aminoácidos. Por volta de 3 semanas, a glicose e a proteína urinária diminuem e a densidade urinária atingem valores semelhantes aos encontrados nos adultos em 6 a 8 semanas. Devido à incapacidade de concentração urinária (produção de urina diluída) pelo fluxo sanguíneo renal altamente dependente da pressão sanguínea e pela excreção alterada de sódio pelo túbulo proximal, a administração de fluidos ao neonato deve ser realizada com cautela, assegurando a manutenção do volume adequado e prevenindo a hiper-hidratação.[39,41,42] As necessidades hídricas diárias de manutenção de um neonato são de 6 a 18 mℓ/100 g de peso corporal.

Sistema hepatobiliar

O sistema hepático do neonato é imaturo e muitas funções metabólicas do fígado não são completamente desenvolvidas ao nascimento, apesar da diferenciação embriogênica precoce. O fluxo biliar é reduzido quando comparado ao adulto e até os 3 dias de idade a estimulação de sua secreção pelos hormônios como secretina e glucagon não ocorre. Os efeitos coleréticos de tais hormônios aos 28 dias de idade são cerca de 30 a 45% em relação ao adulto. Além da diferença na cinética de secreção biliar, a composição da bile também é diferente, contendo maior quantidade de cloreto e bicarbonato e menor teor de sódio. Os níveis de eletrólitos e a concentração de ácidos presentes na bile se alteram durante o período neonatal, assemelhando-se ao adulto somente após 8 semanas. Apesar da relativa colestase no neonato, a concentração sérica de ácidos biliares pode ser utilizada como marcador de alterações hepatocirculatórias em filhotes com 4 semanas de idade.

As enzimas microssomais hepáticas, envolvidas em muitas funções metabólicas, como a biotransformação dos fármacos, não estão plenamente funcionais até por volta dos 4 a 5 meses após o parto, apesar do desenvolvimento da função hepática próxima do normal ao redor da oitava semana de vida. Na espécie canina, a atividade sérica da gamaglutamil transferase (GGT) e também da fosfatase alcalina (FA), em filhotes de 1 a 10 dias de idade, é cerca de 20 a 25 vezes maior do que nos animais adultos.[39] Esta elevação tão acentuada é provavelmente de origem placentária, colostral e/ou intestinal, diminuindo por volta de 10 a 14 dias após o parto. O colostro é rico em GGT e FA e há a possibilidade de que essas enzimas sejam absorvidas pelo trato intestinal durante os primeiros dias de vida. Alternativamente, a ingestão do colostro pode estimular o crescimento intestinal e a produção enzimática. Os níveis séricos de GGT e FA no neonato funcionam como um indicador da ingestão adequada do colostro, não indicando danos hepáticos nos primeiros 15 dias de vida em cães. Nos gatos, esta enzima exibe um comportamento diferente, não se elevando após a ingestão do colostro (Figura 44.43).[32,40]

Durante o período neonatal, o sistema microssomal hepático P_{450} não é bem desenvolvido, e os fármacos que requerem reações da fase I são biotransformados mais lentamente. A mensuração da atividade do citocromo P_{450} em cães neonatos demonstrou aumento de 6 vezes na sua atividade nas primeiras 4 semanas de vida. Ao nascimento, a oxidação é o processo metabólico mais desenvolvido. As demais reações de biotransformação aumentam sua atividade rapidamente com o progredir da idade. As reações da fase II são pouco desenvolvidas ao nascimento, apresentando cerca de 1/3 a 1/4 da atividade dos adultos.[20]

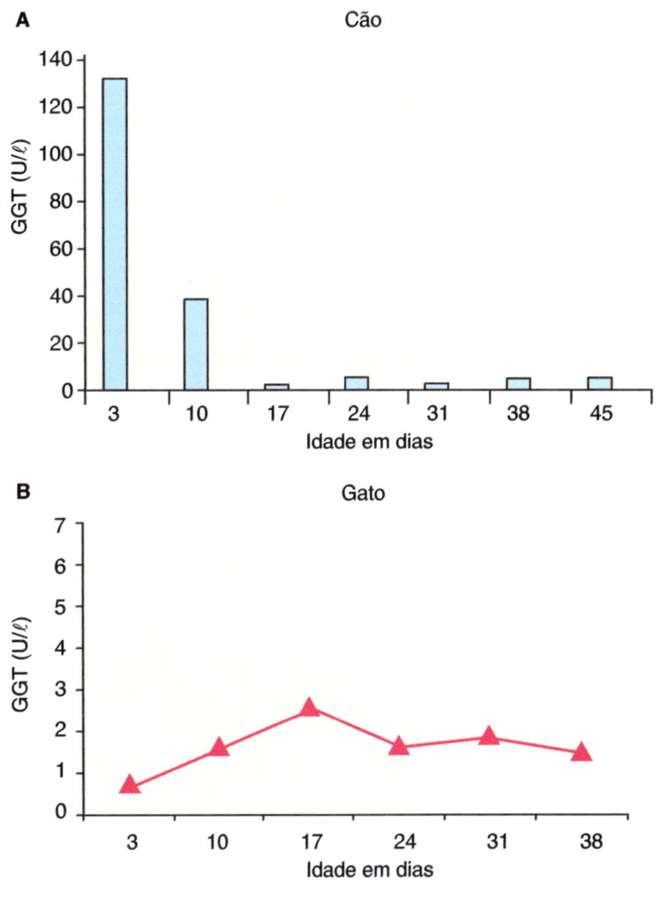

Figura 44.43 Concentração da enzima gamaglutamil transferase (GGT) no cão (**A**) e no gato (**B**). (Ilustração: Ana Augusta Pagnano Derussi.)

A plenitude do desenvolvimento hepático é obtida somente ao redor do 4,6 meses de idade. A imaturidade hepática no neonato não se resume apenas ao processo de desintoxicação dos fármacos, reflete-se também nos níveis glicêmicos. Os neonatos têm reservas limitadas de glicogênio e gliconeogênese hepática insuficiente como resposta aos estados de hipoglicemia.[1,2]

Em relação aos níveis proteicos, aos 3 dias de vida, os valores aproximam-se aos do adulto. Nesse momento, as proteínas estão elevadas devido à ingestão de colostro, contudo há declínio dos anticorpos maternos circulantes e diminuição da concentração sérica de proteína pela imaturidade hepática. As proteínas só atingem os valores de referência descritos para o adulto por volta de 6 meses a 1 ano de idade.[40]

Sistema gastrintestinal

Ao nascimento, o sistema gastrintestinal do neonato sofre a mudança funcional mais drástica em relação a qualquer outro órgão, com exceção dos pulmões, assumindo as funções digestivas previamente realizadas pela placenta, incluindo o metabolismo de quantidades suficientes de água, proteínas, carboidratos, gorduras, vitaminas e minerais para crescimento e desenvolvimento adequados. Durante as primeiras 24 h, o intestino delgado dos neonatos praticamente duplica o seu peso e a capacidade gástrica média atinge cerca de 5 mℓ/100 g. Durante este período, portanto, as alimentações são mais frequentes e o tempo de esvaziamento gástrico é mais lento do que no adulto. O trato gastrintestinal é bem desenvolvido ao nascimento, compondo-se de um ambiente estéril. Nos primeiros 2 a 3 dias de vida, inicia-se a colonização intestinal pela microbiota bacteriana de origem materna, que perdura até a quarta ou quinta semana.[41]

O sistema gastrintestinal normal do recém-nascido é totalmente capaz de realizar a digestão e a absorção de seu substrato primário, o leite materno. Muitas enzimas da borda em escova intestinal encontradas no adulto já estão presentes, facilitando as etapas finais da digestão e, deste modo, a absorção. A atividade destas enzimas aumenta de maneira considerável previamente ao parto. Algumas, como as alfaglicosidases e a lipase pancreática, não são secretadas em sua plenitude durante esta fase. Sucedâneos lácteos contendo sacarose ou maltose podem não ser totalmente digeridos.

As mudanças presentes no sistema gastrintestinal ocorrem concomitantemente às mudanças na composição e no volume do leite materno. O colostro, rico em proteínas, imunoglobulinas, hormônios e outros fatores, promove a hipertrofia e a hiperplasia das células intestinais do neonato. Cães privados de colostro apresentam menor desenvolvimento intestinal nas primeiras 24 h de vida.

Nos neonatos caninos, a atividade elétrica intestinal inicia-se aos 40 dias, o que sugere que antes deste período a motilidade seja dependente do gradiente de pressão. A temperatura corporal também influencia o peristaltismo. A temperatura retal inferior a 34,4°C promove inibição da motilidade intestinal, diminuindo o apetite e predispondo os filhotes alimentados por sonda gástrica a aspiração do conteúdo gastrintestinal e posterior desenvolvimento de pneumonia. Um aspecto vital durante as três primeiras semanas de vida é o estímulo do reflexo de micção e defecação na região anogenital após a alimentação. Este reflexo é realizado pela lambedura materna desta região ou pela massagem com algodão seco ou úmido.

A erupção dentária no neonato ocorre entre a segunda e a terceira semana de idade e todos os dentes decíduos estão presentes às 12 semanas de idade.[1,2,4]

Sistema imunológico

A mortalidade neonatal durante as primeiras 3 semanas de vida varia em torno de 7 a 34%, sendo a septicemia uma das principais causas. Embora a cadela e a gata tenham placenta do tipo endoteliocorial (Figura 44.44), existem diferenças no nível de transferência transplacentária de anticorpos. No gato,

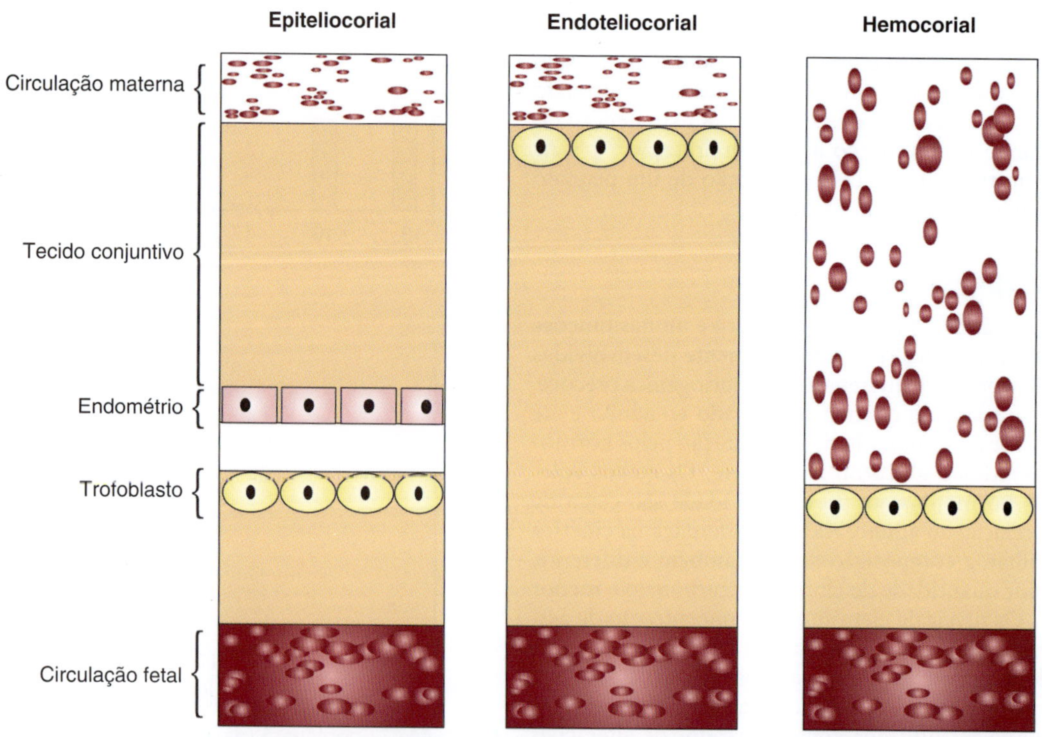

Figura 44.44 Placenta da cadela e da gata do tipo endoteliocorial. (Ilustração: Ana Augusta Pagnano Derussi.)

25% dos anticorpos séricos do filhote são derivados da passagem transplacentária, enquanto no cão somente 5 a 10% do nível de anticorpos procedem desta via. Após o nascimento, a ingestão do colostro assegura a transferência da imunidade passiva e colabora para a elevação dos níveis séricos proteicos no neonato. O colostro é formado pelo acúmulo de secreções na glândula mamária no terço final da gestação e por imunoglobulinas, sendo produzido sob a influência de estrógeno e progesterona. Sua constituição, portanto, é rica em imunoglobulinas (Ig) do tipo IgG, IgA e IgM, sendo, nas diversas espécies domésticas, a IgG a mais proeminente.

Nos neonatos, níveis menores de atividade proteolítica no sistema digestório e de inibidores da tripsina presentes no colostro colaboram para a absorção das proteínas colostrais de maneira intacta. O período de absorção proteica pela mucosa intestinal varia entre as espécies, mas, de modo geral, a permeabilidade é mais alta imediatamente após o nascimento, sofrendo lento declínio após 6 h devido à substituição dos enterócitos sem habilidade de pinocitose e ao estabelecimento da microbiota intestinal. Portanto, a ingestão do colostro deve ser assegurada nas primeiras 12 a 24 h de vida (Quadro 44.16).

No cão, a maior concentração de imunoglobulinas no colostro é do tipo IgG, seguida por IgA e IgM. A concentração total de imunoglobulina no soro da cadela diminui drasticamente de 15 mg/mℓ no momento do parto para 3 mg/mℓ 2 dias após, com a transformação do colostro em leite. Após a ingestão de colostro, a concentração sérica de IgG em neonatos caninos sofre elevação de 35 a 3.366 mg/dℓ, de IgM, 8 a 71 mg/dℓ e de IgA, 0 a 575 mg/dℓ.

Nos neonatos felinos, após a ingestão do colostro, os valores de IgG, IgA e IgM também se elevam rapidamente, e os valores atribuídos a IgG, 1 a 2 dias após a ingestão, ultrapassam os valores de adultos. A partir do terceiro dia de vida, há o início do declínio das imunoglobulinas IgG, IgA e IgM, atingindo o ponto mais baixo de concentração por volta de 20 a 25 dias, 14 a 20 dias e 8 a 10 dias, respectivamente.

A estimulação antigênica de neonatos caninos no primeiro dia de vida demonstrou a produção de anticorpos específicos após 2 semanas e, mediante um segundo desafio, em 40 dias, contudo o desenvolvimento da resposta celular (mitogênese, diferenciação e fagocitose) não foi completo. A ingestão de colostro é, portanto, a melhor maneira de compensar a imaturidade do sistema imunológico do neonato.[39]

A idade também influencia a distribuição das subpopulações de linfócitos T (LT) CD4+ e CD8+. Diferenças semanais nas populações linfocitárias mostram a dinâmica destas células no período neonatal, havendo diminuição dos LT CD4+ e aumento de CD8+, promovendo a queda da relação CD4+:CD8+. Este fato está relacionado com o amadurecimento do animal, a involução do timo e o declínio da resposta imunológica, resultando na depressão da atividade dos LT CD4+, importante por desempenhar um papel central em promover e regular a resposta imune.

Metabolismo

O peso dos neonatos caninos ao nascimento varia entre 75 e 700 g, de acordo com a raça. Raças de pequeno porte pesam em torno de 100 a 300 g; raças de médio porte, entre 200 e 300 g; raças de grande porte, 400 a 500 g; e raças de gigante porte em torno de 700 g. Já nos gatos, o peso médio ao nascimento é cerca de 100 a 110 g. Neonatos nascidos abaixo do peso previsto para a espécie e raça apresentam maior mortalidade. Um rápido crescimento é observado nas primeiras 12 semanas de vida, o ganho de peso diário deve ser 2 a 4 g do peso adulto previsto, de maneira que, após 15 dias, o neonato pese o dobro do seu peso ao nascimento (Figuras 44.45 e 44.46).[2,39,42]

O controle termorregulatório não está presente ao nascimento, sendo o calor crítico para a sobrevivência neonatal. Ao contrário do adulto, o neonato é um animal poiquilotérmico, e sua temperatura corporal está diretamente relacionada com a temperatura ambiente. Assim, ele é incapaz de controlar sua temperatura nas primeiras 4 semanas de vida.

A amamentação propicia não somente nutrição como também representa fonte de calor. Quando o neonato mama, seu metabolismo aumenta, mantendo a temperatura corporal. A perda de calor neonatal ocorre com frequência, devido a alguns fatores, como maior área de superfície em relação à massa corporal, estoques reduzidos de tecido adiposo e pouca habilidade em realizar termogênese por tremores até aproximadamente 6 a 8 dias de idade.[1,2,4,9]

Neonatos não têm o controle hipotalâmico necessário para a manutenção da temperatura corporal. A temperatura retal cai rapidamente nos primeiros 30 min após o nascimento e os neonatos perdem calor rapidamente nas primeiras 4 semanas de vida. A termogênese sem tremores ou a produção de calor por outras fontes, que não sejam tremores, colabora com apenas 40% do total de calor produzido. Ela ocorre pela liberação direta de catecolaminas e pela quebra de gordura marrom distribuída sobre o pescoço, as costas, as vísceras e os grandes vasos. Este mecanismo necessita de um grande requerimento energético, que pode ser deficiente no neonato.

A temperatura corporal normal neonatal é, portanto, mais baixa que a do adulto, oscilando, na primeira semana, entre 35°C e 37°C, na segunda semana, entre 36,1 e 37,8°C, e somente na quarta semana assemelha-se à do adulto. A temperatura ambiente para a realização das funções metabólicas

Quadro 44.16 Tipos de placentas nas diferentes espécies e porcentagem de transferência de anticorpos por via transplacentária e pelo colostro no cão.

Espécie	Tipo de placenta	Camadas de tecido	Transferência placentária	Transferência por colostro
Porca	Epiteliocorial (difusa)	5	0	++++
Égua				
Ruminante	Sindesmocorial cotiledonária	5	0	++++
Cadela	Endoteliocorial (zonária)	4	+	+++
Gata				
Mulher	Hemocorial (discoide)	3	++	++
Macaca				
Roedores	Hemoendoteliocorial (labiríntica)	1	+++	+

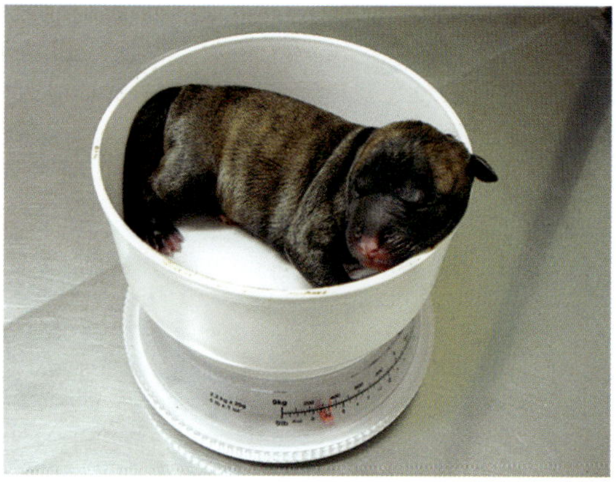

Figura 44.45 Pesagem do neonato.

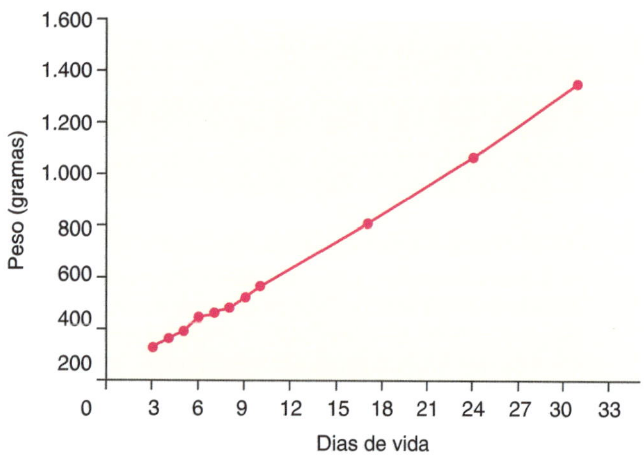

Figura 44.46 Curva de ganho de peso de um neonato canino. (Ilustração: Ana Augusta Pagnano Derussi.)

mínimas, na qual a temperatura corporal é mantida, é determinada como zona de neutralidade térmica (30 a 32°C). Essa faixa térmica ambiental minimiza as demandas de oxigênio e conserva a energia necessária.[20]

A hipotermia está associada a depressão respiratória, bradicardia, paralisia gastrintestinal e coma. Um neonato saudável sobrevive à hipotermia por períodos superiores a 12 h, uma vez adequadamente aquecido e mantido próximo ao calor radiante da mãe e da ninhada (Figura 44.47).

Os neonatos são mais suscetíveis ao desenvolvimento de episódios hipoglicêmicos do que os adultos. Fígado pequeno, menor massa muscular e grande massa encefálica em relação ao tamanho corporal são fatores que os predispõem.[4]

Os estoques de glicogênio hepático no neonato são mínimos e declinam rapidamente durante o jejum. Um estudo demonstrou que as concentrações de glicogênio hepático nos cães decaem rapidamente por volta de 31% da concentração presente ao nascimento após 24 h. A gliconeogênese, contudo, ocorre no fígado do neonato após 9 h sem alimentação. Os níveis de glicose sanguínea em cães neonatos saudáveis são mantidos (inicialmente glicogenólise e posteriormente gliconeogênese) por 24 h em jejum após o nascimento.[41]

As concentrações intra-hepáticas reduzidas de trifosfato de adenosina (ATP) sugerem também que a produção e/ou a utilização de energia sofrem alteração somente após 3 h de jejum nos cães recém-nascidos.[41] A glicemia pode ser mantida por um período de 24 h de jejum em um neonato saudável. Contudo, os neonatos, em situações de estresse, devido à rápida depleção dos estoques de glicogênio e à imaturidade funcional hepática, tornam-se hipoglicêmicos.[4]

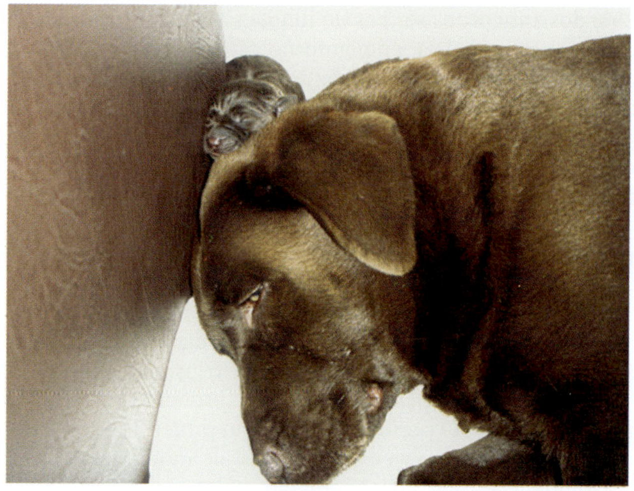

Figura 44.47 Neonato junto com sua mãe.

Os gatos, assim como os cães recém-nascidos, não apresentam mecanismos de retroalimentação perfeitamente desenvolvidos entre a gliconeogênese e a concentração de glicose sanguínea. Os ajustes glicêmicos são, portanto, delicados. Eles são relativamente insensíveis à insulina e têm resposta inadequada aos hormônios hiperglicemiantes (epinefrina, glucagon, hormônio do crescimento e cortisol).[41] A epinefrina, um dos hormônios contrarreguladores essenciais na manutenção da glicemia, não é liberada em resposta à hipoglicemia nos neonatos caninos.[34]

Ao nascimento, os neonatos felinos têm concentração de glicose sanguínea próxima aos valores maternos, contudo apresentam diminuição de 45 mg/dℓ entre as primeiras 4 a 6 h de vida e estabilização dos níveis em 70 mg/dℓ nas próximas 72 h. A hipoglicemia sintomática nos gatos recém-nascidos é definida com níveis séricos abaixo de 50 mg/dℓ, representando risco de morte iminente.

Sistema nervoso

A imaturidade do neonato reflete o grau de desenvolvimento do sistema nervoso central (SNC) e do sistema nervoso periférico (SNP), representando um sério problema para a clínica veterinária na determinação da integridade do sistema nervoso (SN) destes filhotes. O tempo de maturação de ambos os sistemas é de aproximadamente 3 semanas. Embora não totalmente desenvolvido, o sistema nervoso do neonato pode realizar funções complexas necessárias para regular a adaptação neonatal.

A função neurológica do neonato é controlada principalmente pelo tronco encefálico e pela medula espinal, sendo as funções cardíaca e respiratória coordenadas pelo tronco encefálico. Todos os nervos cranianos estão presentes ao nascimento, contudo o processo de mielinização ainda é imaturo, fato este que interfere com transmissão suave do impulso nervoso. O neonato apresenta córtex cerebral funcionante, embora o grau de desenvolvimento do mesmo permaneça desconhecido. No desenvolvimento do trato nervoso, as vias nervosas sensorial, cerebelar e extrapiramidal são as primeiras a se desenvolver. Os reflexos neonatais classificados como alimentares, protetores e posturais incluem reflexos primitivos como a sucção e o reflexo de termotropismo (procura por calor), cruciais para a sobrevivência.[1,2,4,39]

Estado mental

Durante as duas primeiras semanas de vida, as principais atividades do neonato consistem em dormir e se alimentar. Os filhotes não dormem sozinhos até aproximadamente 5 ou 6 semanas de idade; normalmente, amontoam-se junto com seus irmãos próximo à mãe (Figura 44.48). Os gatos apresentam sono ativo, com atividade motora pronunciada durante a primeira semana de vida e rapidamente passam do estado de alerta ou vigília para o sono REM (rápido movimento dos olhos). Durante os períodos de sono, os neonatos são facilmente acordados quando manipulados. Por volta de 2 semanas de idade, os animais tornam-se mais ativos e começam a brincar.[38]

Postura e locomoção

A função vestibular está presente ao nascimento, sendo importante para o posicionamento do neonato durante a amamentação, contudo, os movimentos musculares são incoordenados, demonstrando imaturidade cerebelar. O neonato movimenta-se arrastando seu tórax e abdome por meio de movimentos natatórios com os membros (Figura 44.49). A habilidade para elevar a cabeça está presente ao nascimento, sendo inicialmente utilizada para que o neonato se posicione adequadamente (reflexo do endireitamento). Do nascimento até 4 a 5 dias de idade, o neonato mantém postura corporal flexora quando suspenso pela região mastoide. Esta postura é substituída por dominância extensora que permanece até a terceira ou quarta semana. A dominância extensora no gato é variável (Figura 44.50).[38,39]

Com 5 a 6 dias, o filhote é capaz de suportar seu peso nos membros torácicos e esboçar pequenos passos. A sustentação do corpo com os membros pélvicos ocorre mais tardiamente, ao redor de 14 a 16 dias. Entre 18 e 21 dias de idade, o filhote caminha de maneira incoordenada, sendo que habilidade e coordenação na marcha semelhantes às do adulto desenvolvem-se apenas entre 6 e 8 semanas.[38,39,42]

A idade do aparecimento do reflexo de posicionamento tátil em neonatos varia de acordo com os pesquisadores. Alguns acreditam que o posicionamento esteja presente nos membros torácicos entre 2 e 4 dias e nos membros pélvicos entre 5 e 9 dias de idade. Outros afirmam que o reflexo não está presente até a segunda ou terceira semana, sendo observado primeiramente nos membros torácicos seguidos pelos membros pélvicos. Em consenso geral, o posicionamento tátil apresenta resposta mais consistente na quinta semana de idade.[38]

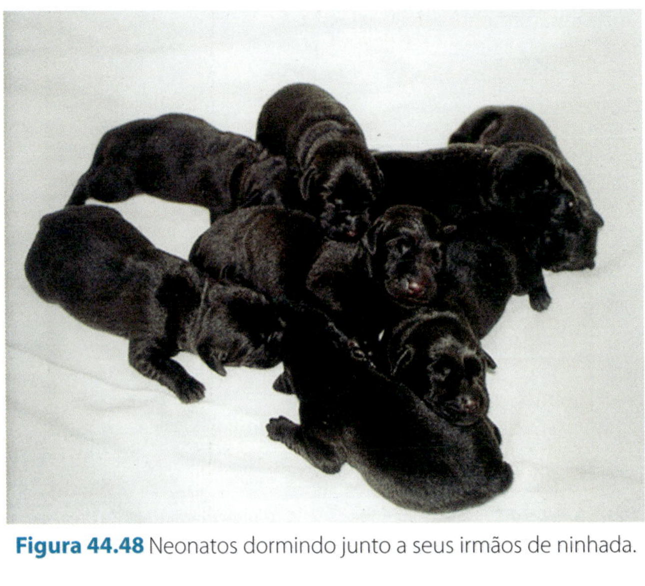

Figura 44.48 Neonatos dormindo junto a seus irmãos de ninhada.

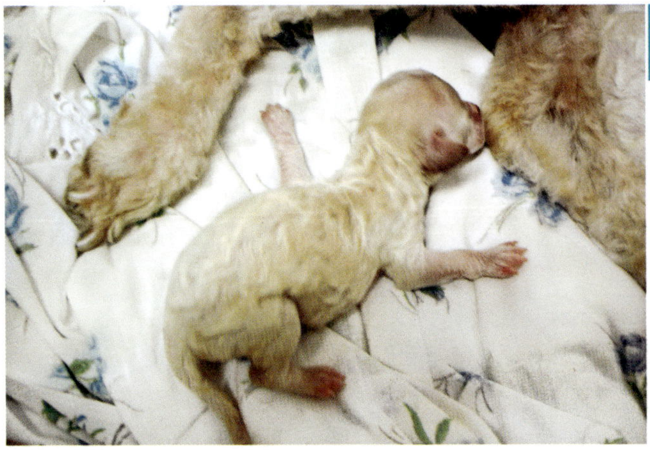

Figura 44.49 O neonato movimenta-se arrastando seu tórax e abdome por meio de movimentos natatórios com os membros.

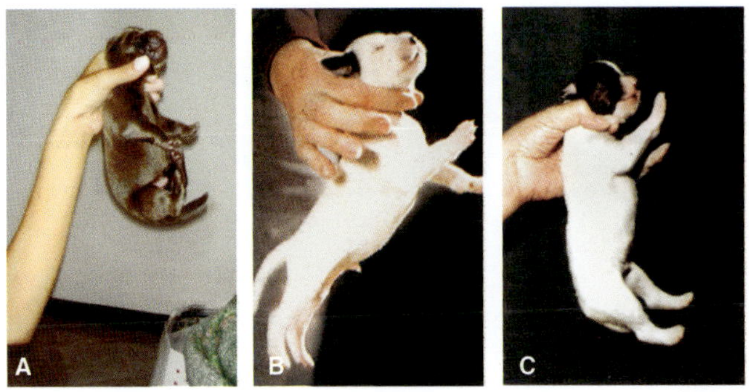

Figura 44.50 Dominância flexora (**A**), extensora (**B**) e normotonia (**C**) do neonato.

A reação postural de saltitamento é dificilmente interpretada antes de 6 a 8 semanas, sendo observada inicialmente nos membros torácicos e depois nos pélvicos.

O reflexo de propulsão extensora é observado ao redor de 12 a 14 dias nos cães e com 14 a 16 dias no gato.[38]

O reflexo extensor (reflexo magno) (Figura 44.51) do pescoço, que avalia os receptores de tensão localizados na região cervical, está presente no primeiro dia de vida, sendo mais evidente após 5 a 6 dias e mais vigoroso nos membros torácicos quando comparado aos pélvicos. A extensão do pescoço resulta em extensão dos membros torácicos e flexão dos pélvicos. A flexão do pescoço resulta, por sua vez, em extensão dos membros pélvicos. Pode ser observado também em cães, rotacionando-se o pescoço lateralmente, o que induz a extensão dos membros torácicos e pélvicos ipsilaterais e a flexão dos membros contralaterais. Este reflexo não é frequentemente observado em gatos, e quando presente após a terceira semana de idade pode indicar uma lesão e ausência de inibição contralateral por neurônios motores superiores.[38,42]

O reflexo de Landau (postura de foca) é obtido suportando-se o neonato ventralmente ao esterno; haverá opistótono e extensão dos membros pélvicos e da cauda. Este reflexo está presente até a terceira semana de idade.[38]

Nervos cranianos

Os reflexos protetores dos olhos desenvolvem-se antes mesmo da abertura das pálpebras. O reflexo de piscar (óptico – II; oculomotor – III) após a incidência de um foco de luz é

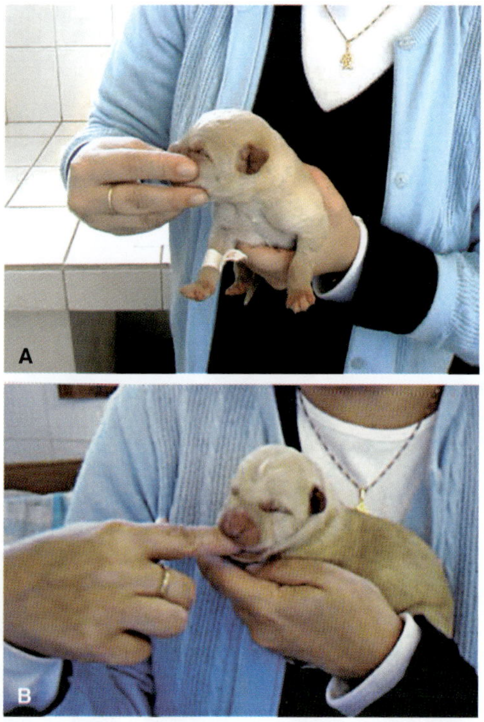

Figura 44.51 A. Reflexo magno no neonato. **B.** Reflexo de sucção.

observado dentro de 24 a 48 h após o nascimento, previamente ao desenvolvimento da retina (atividade eletrorretinográfica ausente).

O reflexo pupilar à luz (óptico – II; oculomotor – III) (Figura 44.52) está presente somente após a abertura das pálpebras entre 10 e 16 dias no cão e 5 a 14 dias no gato (Figura 44.53). A resposta pupilar geralmente é lenta, provavelmente pela imaturidade da retina. A atividade elétrica da retina e o padrão eletrorretinográfico (ERG), bem como o reflexo pupilar à luz, apresentam-se iguais aos do adulto aos 28 dias de idade.[39]

O reflexo à ameaça está presente com a abertura das pálpebras, contudo em menor grau em relação ao adulto.[38]

Nos cães, o reflexo vibrissopalpebral (trigêmeo – V; facial – VII) encontra-se presente no primeiro e no segundo dias de idade. O reflexo palpebral (trigêmeo – V; facial – VII) desenvolve-se dentro de 2 a 4 dias no cão e em 1 a 3 dias no gato.[38,39,42]

O reflexo corneal (trigêmeo – V; facial – VII) em cães está presente logo na abertura das pálpebras e continua seu desenvolvimento até aproximadamente 5 semanas de idade. Os gatos exibem estrabismo divergente até 8 semanas de idade.[38,39,42]

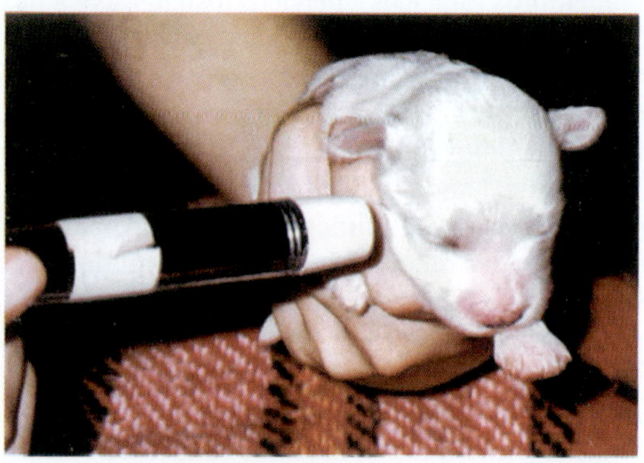

Figura 44.52 Reflexo pupilar à luz.

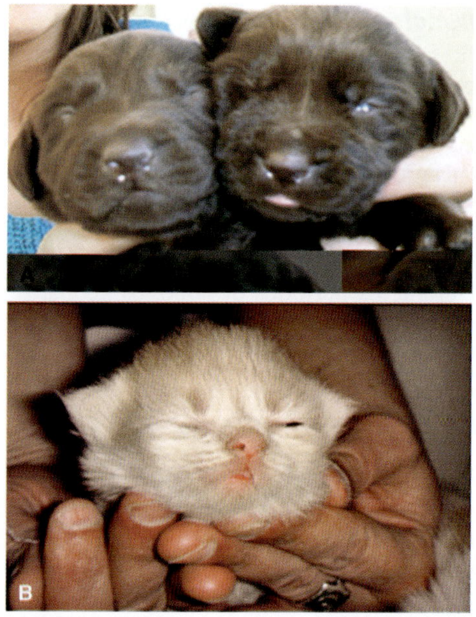

Figura 44.53 Cães (**A**) e gato (**B**) neonatos com as pálpebras recém-abertas.

As estruturas das orelhas média e interna são bem diferenciadas ao nascimento. Os condutos auditivos abrem-se entre 12 e 14 dias de idade nos cães e entre 6 e 14 dias no gato (Figura 44.54). Durante este período, os neonatos respondem discretamente a barulhos súbitos (vestibulococlear – VIII). O potencial evocado auditivo é inicialmente obtido também a partir deste período, apresentando resposta normal no cão em 3 a 4 semanas e no gato em 4 a 5 semanas.[38,39,42]

O olfato (olfatório – I) está presente ao nascimento, embora não esteja bem desenvolvido. O reflexo da deglutição (glossofaríngeo – IX; vago –X) está presente logo após o parto, propiciando, desta maneira, a amamentação. O reflexo da sucção (frigênio – V; facial – VII; hipoglosso – XII) é bem desenvolvido dentro de 1 a 2 dias, desaparecendo ao redor dos 20 dias no gato (Figura 44.55). O nevo hipoglosso, relacionado com o reflexo da sucção, é avaliado examinando-se a língua e sua simetria e também está presente ao nascimento.[38,39,42]

O reflexo da procura pode ser avaliado colocando-se a mão em formato de anel próximo ao focinho do neonato, que rapidamente o encaixa na tentativa de mamar. Este reflexo é fortemente presente durante as primeiras 2 semanas e desaparece aproximadamente aos 25 dias.

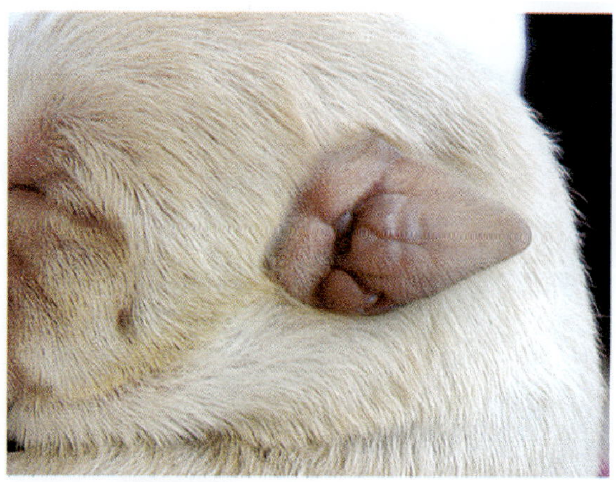

Figura 44.54 Os condutos auditivos do neonato encontram-se fechados ao nascimento.

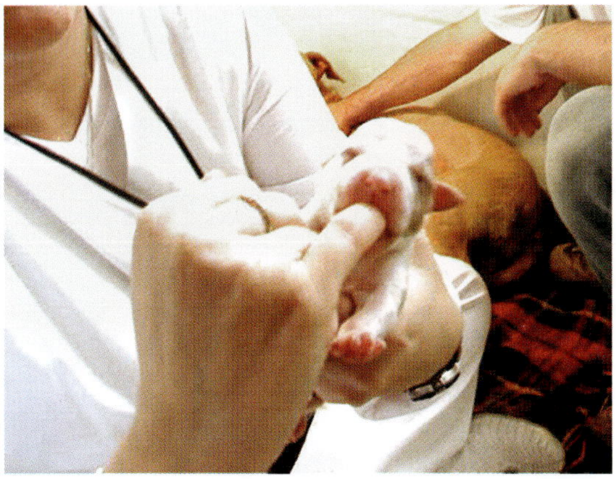

Figura 44.55 Reflexo da sucção em um neonato.

Um reflexo é uma resposta muscular involuntária a um estímulo sensorial. Sabe-se que certas sensações produzem respostas musculares específicas. A existência e a força de um reflexo são indicação importante de desenvolvimento e função neurológicos. Muitos reflexos do neonato desaparecem com o amadurecimento, embora alguns permaneçam durante toda a vida adulta.[38,39,42]

Reflexos medulares e miotáticos

Os reflexos miotáticos, como patelar, tricipital, gastrocnêmico, flexor e do panículo, estão presentes logo após o nascimento, contudo, são difíceis de avaliar devido à hipertonicidade característica do período de dominância extensora neonatal. O reflexo extensor cruzado também é visualizado nesse período, persistindo até 17 dias no gato e até 3 semanas no cão. Sua permanência além deste período é um forte indicativo de lesão medular em neurônio motor superior contralateral e sua ausência é correlacionada a deficiente mielinização deste período.[38,42]

O reflexo anogenital (Figura 44.56) é obtido estimulando-se o ânus ou a genitália externa de um neonato, desencadeando assim a defecação e a micção, respectivamente. Este reflexo é observado até a terceira ou quarta semana de idade, havendo, após esta idade, controle cortical sobre essas funções.

Exame físico do neonato

O tempo é a essência quando se tem nas mãos um neonato doente. A avaliação sistemática consiste em história clínica, exame físico da ninhada e da mãe e exames complementares específicos que auxiliam na restrição da lista de diagnósticos prováveis, a fim de que se possa iniciar o tratamento o mais brevemente possível (Quadro 44.17).

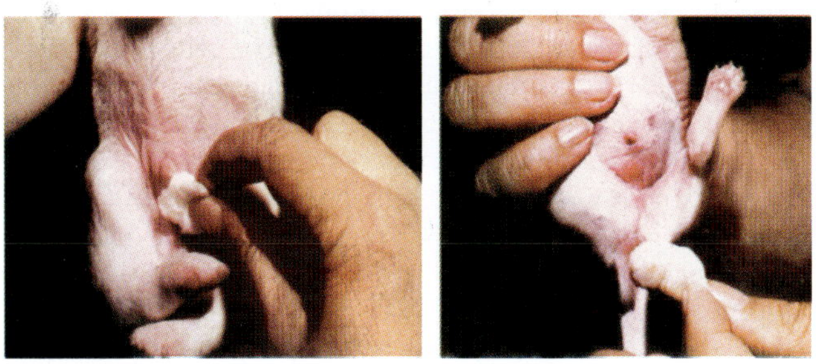

Figura 44.56 Reflexo anogenital em um neonato.

História clínica

As histórias pregressas materna, pré-natal e intraparto são informações importantes para a avaliação adequada do neonato, de modo que o clínico possa antecipar mais precisamente problemas perinatais potenciais e tomar condutas mais adequadas, obtendo resultados mais satisfatórios.

Os antecedentes familiares, como doenças geneticamente transmissíveis, infectocontagiosas e consanguinidade, devem ser investigados, bem como as condições de saúde da mãe (exposição a outros animais no último terço da gestação, viagens ou exposições prévias) e habilidades maternas.

Os antecedentes obstétricos, como número de gestações e abortos, número de filhotes nascidos vivos abaixo do peso adequado para raça, natimortos e tipo de parto não devem ser menosprezados, pois muitas afecções neonatais se repetem por gestações seguidas. Informações concernentes à gestação atual, como a data do último estro, duração da gestação, realização de exames pré-natais, apetite, controle parasitário, dieta, vacinação e utilização de fármacos durante a gestação devem ser obtidos.

Informações sobre as ocorrências durante o parto, como duração, ordem de nascimento dos filhotes, tempo de ruptura das membranas fetais, tipo de parto (eutócico, distócico, realização de manobras obstétricas, uso de agentes ecbólicos, cesariana) e apresentação do filhote, auxiliam o clínico na formulação de um plano diagnóstico, pois grande parte das afecções neonatais é oriunda do parto ou do pós-parto imediato.

As questões pertinentes sobre o neonato e a ninhada também são relevantes, como localização e temperatura do local da caixa de parição (maternidade) (Figura 44.57), exposição a outros animais, atividade da ninhada, peso do filhote ao nascimento, necessidade de reanimação e ingestão do colostro.

Um modelo de anamnese já impresso (Figura 44.58), do qual constem todas as informações necessárias obtidas por intermédio do criador ou proprietário, deve ser preenchido enquanto se providencia o pronto-atendimento do neonato. Dentre as causas de morte neonatal, encontram-se as relacionadas com gestação, parto e mãe, o que, por si só, justifica a importância de um histórico detalhado.[1]

Exame físico

O neonato pode apresentar inúmeros defeitos congênitos, genéticos ou provocados por causas iatrogênicas. É importante identificar a causa das doenças para corrigi-las nos próximos partos ou para eliminar, como reprodutores, os machos ou as fêmeas portadores de tais defeitos. Algumas destas alterações têm resolução médica ou cirúrgica, enquanto outras são incompatíveis com a vida do recém-nascido.[2]

O equipamento necessário para o exame neonatal inclui balança em escala de gramas, estetoscópio neonatal, termômetro digital, medidor de glicemia e fitas reagentes e tubos capilares. A utilização de feromônios sintéticos na sala de exame físico é útil para acalmar a mãe e os outros filhotes da ninhada. Uma superfície aquecida ou a manutenção do neonato envolto em toalhas ou cobertores diminui o risco de hipotermia.[42]

O exame do neonato inicia-se pela inspeção prévia deste juntamente com a ninhada e sua mãe. A manipulação do neonato pode trazer certo incômodo e estresse para a mãe. Após a inspeção prévia do conjunto (neonato, ninhada e mãe), deve-se então colocar o neonato em sala separada em uma superfície

Quadro 44.17 Exame físico do neonato.

Observação geral
Avaliar estado de consciência, postura, atividade espontânea, reatividade, tônus muscular, estado de hidratação, coloração das mucosas

Sinais vitais
- Frequência respiratória: 10 a 18 mpm – 1º dia; 16 a 32 mpm – 30 dias
- Frequência cardíaca: 200 a 240 bpm
- Temperatura: 33°C a 36°C – 1º dia; 36,1°C a 36,7 – 15 dias; 37°C a 38°C – 30 dias

Proporções corpóreas
Cabeça grande, abdome dilatado, membros curtos: anasarca; acondroplasia; gastroquise; hérnias

Peso ao nascimento
- Raças pequenas: 100 a 200 g
- Raças médias: 200 a 300 g
- Raças grandes: 300 a 400 g
- Raças gigantes: 700 g

Ganho diário de peso
2 a 4 g/kg de peso corpóreo quando adulto ou 5 a 10% do peso ao nascimento

Cabeça e face
- Formato, tamanho, simetria, fontanelas, suturas ósseas: fontanelas abertas; craniosquise
- Lábios, palato, tamanho e posição da língua: lábio leporino; fenda palatina
- Simetria e tamanho dos olhos, pálpebras, globo ocular: ausência de pálpebras; coloboma palpebral; microftalmia
- Orelhas (existência, formato, tamanho, inserção): anotia

Tórax
Assimetrias, tipo e padrão respiratório, auscultação cardiorrespiratória: síndrome do filhote nadador; *pectus excavatum*; anomalias cardíacas congênitas

Abdome
Pouco abaulado: distensão abdominal excessiva (existência de líquido, visceromegalia, obstrução ou perfuração intestinal); abdome escavado (hérnia diafragmática); gastroquise

Cordão umbilical
Queda do cordão umbilical (2 a 3 dias): onfalocele

Coluna vertebral
Formato e tamanho: espinha bífida; mielomeningocele; anquilose das vértebras coccígeas

Membros
Inserção, posição, angulação, número de membros: amelia (ausência de membro); pigomielia (número maior de membros); meromielia (ausência da extremidade de um membro); micromielia (menor extremidade de um membro); polidactilia (número maior de dedos); sidactilia (ausência de dedos)

Cauda
Tamanho, inserção, posição, ausência, rigidez: anquilose das vértebras coccígeas, cauda enrolada ou dobrada

Períneo
Períneo, ânus, genitália externa: atresia anal; atresia vaginal; fístula retovaginal; pseudo-hermafroditismo; persistência de frênulo peniano; hipospadia

Exame neurológico
- Reflexos:
  - Dominância flexora: presente até 4 a 5 dias de idade
  - Dominância extensora: presente até 21 dias
  - Extensor cruzado: presente até 21 dias
  - Anogenital: presente até 21 a 30 dias
  - Magno: presente até 21 dias
  - Landau: presente até 21 dias
  - Procura: presente até 30 dias
  - Sucção: presente até 45 dias
- Nervos cranianos:
  - Reflexo pupilar à luz: início em cães de 10 a 16 dias de idade; início em gatos de 5 a 14 dias de idade
  - Reflexo palpebral à luz: início em cães de 1 a 2 dias de idade; início em gatos de 1 a 2 dias de idade
  - Reflexo palpebral: início em cães de 2 a 4 dias de idade; início em gatos de 1 a 3 dias de idade
  - Resposta à ameaça: início em cães de 10 dias a 4 semanas; início em gatos de 1 a 4 semanas
  - Reflexo corneal: início em cães de 10 a 16 dias; início em gatos de 5 a 14 dias
  - Reflexo vibrissopalpebral: início em 1 a 2 dias
- Reações posturais:
  - Carrinho de mão: início em 4 a 5 dias de idade
  - Hemiestação: 3ª a 4ª semana de idade
  - Hemilocomoção: 3ª a 4ª semana de idade
  - Saltitamento: 2 a 4 dias os membros torácico; 6 a 8 dias os membros pélvicos
  - Aprumo vestibular: ao nascimento
  - Colocação tátil: 2 dias os membros torácicos; 4 dias os membros pélvicos
  - Colocação visual: 4ª semana
  - Propulsão extensora: 12 a 14 dias

aquecida para a realização do completo exame físico. O risco de exposição a doenças infectocontagiosas quando os filhotes são trazidos à clínica deve ser exposto ao proprietário ou criador, sendo que a escolha de um ambiente menos contaminado minimiza este risco.[42] A inspeção do neonato deve ser, sobretudo, desde o princípio e em todo momento, delicada e progressiva (Figura 44.59).[1]

Imediatamente após o nascimento, o clínico deve revisar cada um dos filhotes da ninhada, para a detecção precoce de enfermidades ou alterações que possam afetar a vida futura dos filhotes. Primeiro, deve-se observar o neonato em seu conjunto, o qual tem proporções corporais diferentes das de um adulto. A sua cabeça é grande e seus membros curtos em relação ao seu corpo, e seu abdome é dilatado. Após a observação geral, realiza-se ampla revisão de cada uma das partes do filhote, começando por cabeça, boca, palato, tórax, abdome, extremidades, cauda e sua inserção, ânus, órgãos dos sentidos e genitália externa.[2]

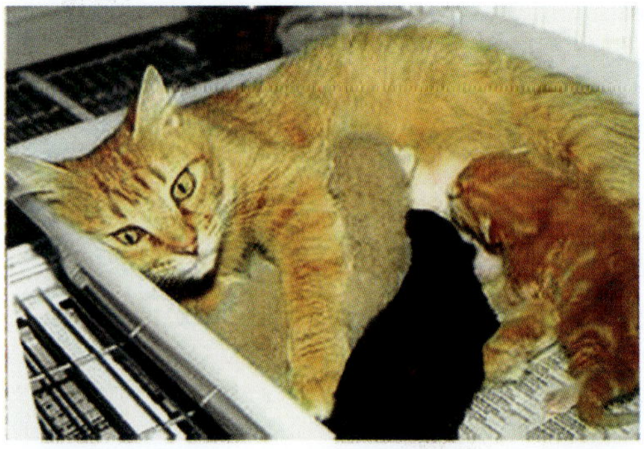

Figura 44.57 Neonatos junto da mãe na caixa maternidade.

Peso corporal

O primeiro passo na avaliação clínica do neonato é a avaliação do peso corporal. O controle do ganho de peso é a melhor maneira de se avaliar o correto desenvolvimento e de se detectarem precocemente problemas. O neonato perde cerca de 10% do seu peso ao nascimento nas primeiras 24 h de vida, contudo o recupera nos dias subsequentes. O cão neonato deve então pesar o dobro de seu peso ao nascimento nos primeiros 15 dias de vida, e o incremento diário de peso deve ser em torno de 2 a 4 g por quilo de peso antecipado quando adulto. Os gatos devem ganhar cerca de 7 a 10 g de peso diariamente. A pesagem deve ser realizada a cada 12 h durante as primeiras 24 h após o nascimento e então 1 vez/dia até completarem 14 dias de idade. O simples acompanhamento do ganho de peso resulta em taxa maior de sobrevivência neo-

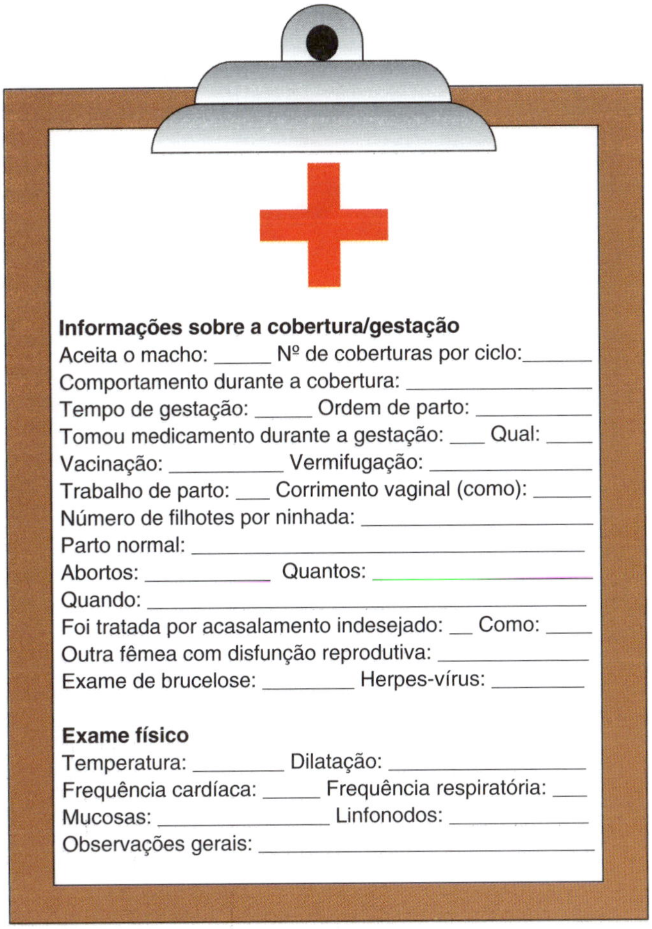

Informações sobre a cobertura/gestação

Aceita o macho: _____ Nº de coberturas por ciclo: _______
Comportamento durante a cobertura: _______________
Tempo de gestação: _____ Ordem de parto: _________
Tomou medicamento durante a gestação: ___ Qual: _____
Vacinação: _________ Vermifugação: ___________
Trabalho de parto: ___ Corrimento vaginal (como): _____
Número de filhotes por ninhada: _______________
Parto normal: ______________________
Abortos: __________ Quantos: _____________
Quando: ___________________________
Foi tratada por acasalamento indesejado: ___ Como: _____
Outra fêmea com disfunção reprodutiva: ___________
Exame de brucelose: ________ Herpes-vírus: ________

Exame físico

Temperatura: ________ Dilatação: ______________
Frequência cardíaca: _____ Frequência respiratória: ___
Mucosas: ______________ Linfonodos: ___________
Observações gerais: ______________________

Figura 44.58 Modelo de anamnese empregada no exame físico do neonato. (Ilustração: Ana Augusta Pagnano Derussi.)

natal em comparação com a espera pelo aparecimento de sintomas, portanto estas medidas não devem ser menosprezadas pelo clínico.[42]

Temperatura

A prevenção da hipotermia é fundamental, devido à termorregulação imatura ao nascimento. A hipotermia deprime a capacidade de sucção e a função gastrintestinal, além de incentivar o abandono por parte da mãe, agravando ainda mais o quadro. Imediatamente após o parto, a temperatura retal apresenta-se em torno de 35,6°C, durante a primeira semana varia entre 35 e 36,7°C, e na segunda e terceira semanas entre 36,1°C e 37,7°C. A temperatura ambiente adequada situa-se entre 30 e 32°C nas primeiras 24 h, 28°C a 30°C na primeira semana, 26°C a 27°C na segunda e terceira semanas e 24°C a 25°C posteriormente. Temperaturas elevadas devem ser evitadas, assim como mudanças bruscas. A umidade ambiente de 55 a 60% é a mais adequada no período neonatal, evitando-se desidratação excessiva do neonato (Figura 44.60).[1]

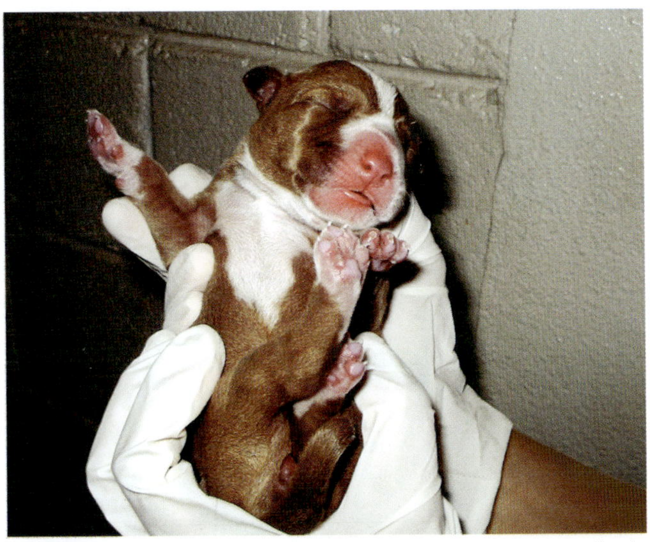

Figura 44.59 Aspecto do neonato saudável, coloração avermelhada das mucosas e regiões glabras.

Parâmetros vitais

A frequência cardíaca durante a primeira e segunda semanas de vida varia em torno de 210 a 220 bpm, juntamente com a frequência respiratória de 10 a 35 movimentos por minuto. O ritmo respiratório é observado a distância, deixando-se o neonato sobre a mesa de exame físico, pois a manipulação realizada durante o exame pode alterar este parâmetro. As frequências gradualmente diminuem, apresentando-se próxima à do adulto entre a sétima e a oitava semana. Neonatos anêmicos ou gravemente enfermos, muitas vezes, apresentam sopro cardíaco funcional com graduação de I a III/VI auscultado em hemitórax esquerdo. Sopros inocentes não associados a qualquer cardiopatia, decorrentes de aumento na força de ejeção ventricular (excitação e/ou exercício), são muitas vezes percebidos, contudo, se não acompanhados de frêmito, alterações de pulso ou cardiomegalia, estes tipos de sopro geralmente desaparecem aos 4 a 5 meses de idade (Figura 44.61).[35,38,41]

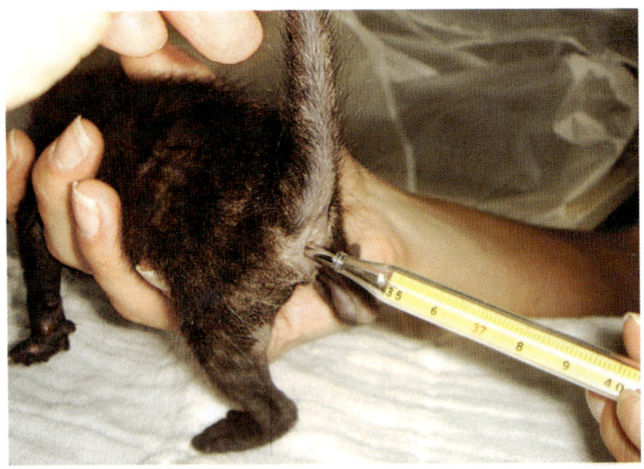

Figura 44.60 Avaliação da temperatura do neonato.

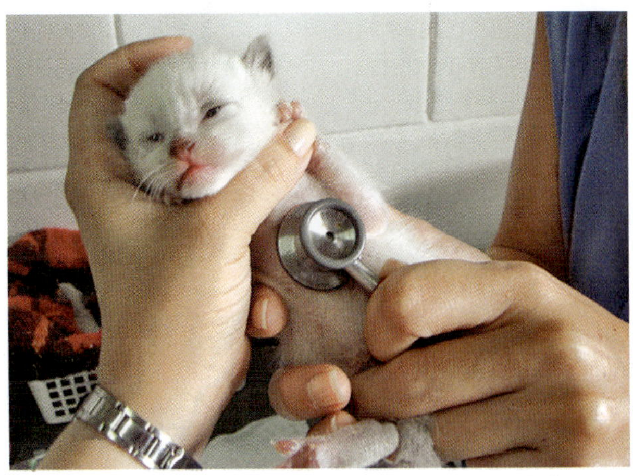

Figura 44.61 Auscultação do neonato.

A avaliação do pulso pode ser difícil pelo pequeno tamanho do neonato.[42]

O grau de hidratação no neonato é avaliado pela umidade das mucosas, uma vez que turgor ou elasticidade da pele não é um marcador fidedigno nesse período. A coloração das mucosas do neonato apresenta-se avermelhada nos primeiros 4 a 7 dias de idade. O tempo de repreenchimento capilar é mais facilmente avaliado na mucosa oral labial, sendo, sob condições normais, inferior a 2 s.

Avaliação geral

O exame físico geral do neonato inclui a avaliação dos reflexos do endireitamento, da procura e da sucção. As respostas neurológicas aos reflexos neonatais devem ser exploradas e avaliadas antes de se manipular excessivamente o neonato, em especial previamente às 3 semanas de idade (Figura 44.62).[42]

O exame geral da pele inclui as características de elasticidade, quantidade e qualidade do pelo, existência de lesões, descamação e ectoparasitas. A palpação do tecido adiposo subcutâneo na região torácica permite avaliação do estado nutricional do animal.

À palpação, o neonato apresenta o corpo firme, indicando certa tonicidade muscular, embora os gatos apresentem menor tonicidade quando comparados aos cães. Flacidez ou rigidez muscular e dos membros podem representar desconforto.

O exame da cabeça inicia-se com a avaliação das estruturas cranianas (especialmente se há ou não fontanelas abertas), seguido pelo exame dos olhos quando abertos (terceira pálpebra, esclera, córnea, íris, cristalino, retina e fundoscopia) e das pálpebras. Os ouvidos também são examinados, assim que ocorra sua abertura aos 15 dias de idade. O exame da boca inclui a língua e região da orofaringe, assim como a região do palato para detecção de fendas palatinas (Figura 44.63). Por último, analisa-se a abertura das cavidades nasais e suas características pigmentares.

O exame dos membros envolve a verificação do número de dedos, unhas e possíveis anomalias, como alterações de aprumos, angulações, estruturas ósseas, articulações e reflexos. Hiperemia em extremidades dos dígitos, cauda ou orelhas é um forte indício de vasculite causada por quadros septicêmicos.[1,4,35]

Assimetrias em tórax ocorrem por malformações de coração, pulmões, coluna ou arcabouço costal. Da mesma maneira, no exame do abdome, o formato (detecção de hérnias umbilicais ou inguinais) e a avaliação cuidadosa da região umbilical revelam inchaços, alteração da cor e secreção, indicando onfaloflebite (Figura 44.64).[35,38,41]

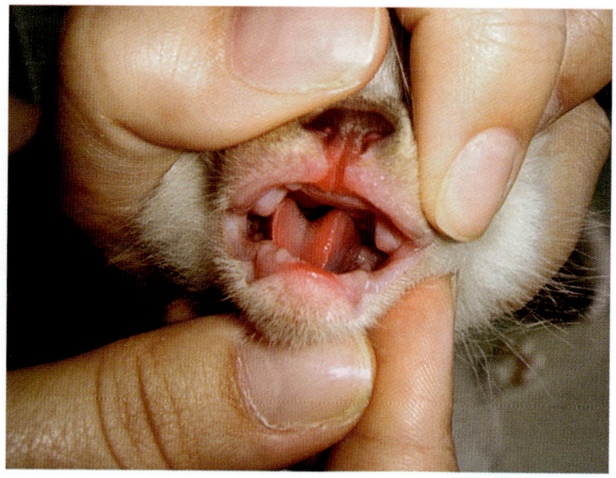

Figura 44.63 Inspeção da cavidade oral do neonato.

O exame físico da região perineal deve incluir a inspeção de ânus e períneo, na tentativa de se identificarem alterações, como atresias ou fístulas, e genitália externa e sua constituição anatômica.

Exame materno

Assim como o neonato, o exame materno pode revelar afecções que interfiram na saúde neonatal. Especial atenção deve ser dada à hidratação, às glândulas mamárias, incluindo a produção láctea e sua qualidade, e à possibilidade de secreção vulvar. Uma pequena quantidade de secreção sanguinolenta é observada até aproximadamente 6 semanas após o parto, contudo, neutrófilos degenerados e bactérias fagocitadas em abundância na citologia vaginal são indicativos de metrite. O exame ultrassonográfico para avaliação uterina e a realização de cultura bacteriana da secreção uterina podem revelar metrite subclínica, que propicia uma fonte contínua de infecção para o neonato.[42]

As mastites são diagnosticadas por meio do exame das mamas e avaliação citológica do leite, evitando-se a ingestão de leite impróprio pelo neonato, pois, assim como as metrites, também ocorrem de modo subclínico.

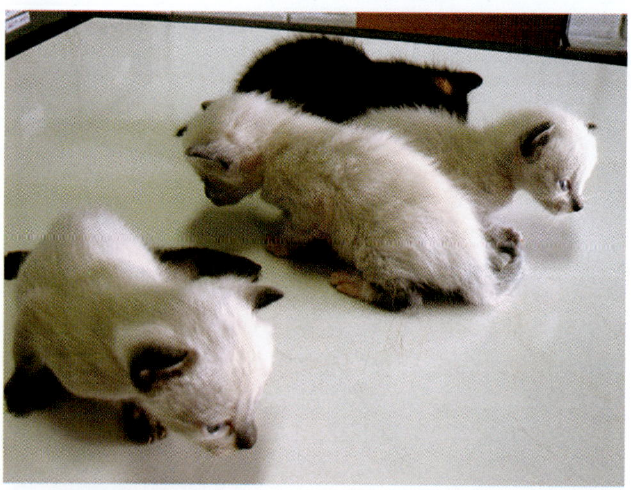

Figura 44.62 Inspeção a distância de um neonato juntamente com seus irmãos de ninhada.

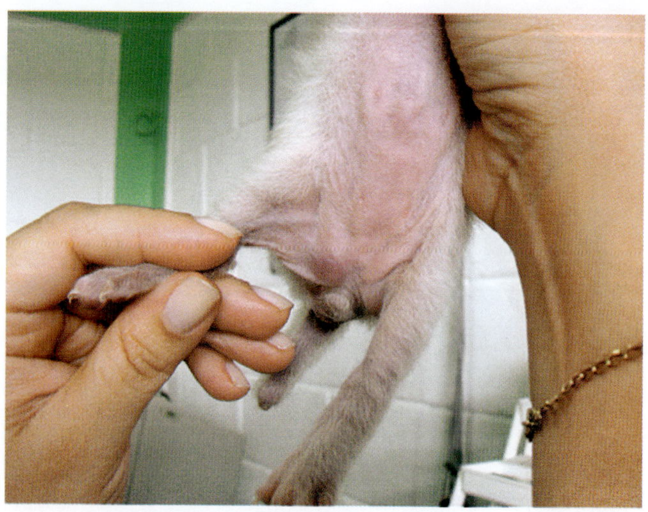

Figura 44.64 Inspeção do abdome e da região perineal do neonato.

Exames complementares

Os exames complementares exibem peculiaridades no paciente neonato, particularmente pelo pequeno tamanho do paciente, pela dificuldade na contenção e coleta dos exames e pela necessidade de correta interpretação dos resultados específicos para tal faixa etária.[2]

Os padrões de referência para uma série de exames complementares não estão ainda disponíveis, portanto a neonatologia canina e felina fornece um vasto campo para que novas pesquisas sejam desenvolvidas. É provável que novas pesquisas nesta área tragam grande contribuição à medicina veterinária e às outras áreas que utilizem estes animais como modelos experimentais.

Quanto à análise dos resultados obtidos nos exames complementares do neonato, o clínico deve ter pleno conhecimento da fisiologia neonatal para correta interpretação (Quadros 44.18 a 44.20).

Análises laboratoriais

As coletas sanguíneas são obtidas da veia jugular com agulhas de 22 a 25 G e seringas de 1 a 3 mℓ. O volume sanguíneo do neonato é cerca de 6,8 mℓ/100 g de peso e não se deve colher mais que 10% do volume sanguíneo em menos de 24 h. A avaliação laboratorial neonatal mínima inclui glicemia, hematócrito, concentração sérica de proteína total e contagem de leucócitos[43] (Figura 44.65).

A coleta de amostras para urinálise é facilmente obtida pela estimulação do reflexo da micção, sendo a densidade urinária normal de 1,006 a 1,017 antes da oitava semana de idade. Amostras fecais também são obtidas, estimulando-se o reflexo da defecação ou com um *swab* retal.[42]

As análises laboratoriais gasométricas também contribuem para o diagnóstico das disfunções neonatais, pois auxiliam no diagnóstico diferencial de afecções respiratórias com origens distintas. Em medicina, a análise gasométrica tem se tornado uma ferramenta importante na avaliação de neonatos. Nos cães, existem poucos estudos sobre os valores gasométricos, embora seja claro que com a progressão do parto há o desenvolvimento de acidose mista e aumento significativo da P_{CO_2} fetal. A coleta para a hemogasometria em neonatos pode ser realizada por punção da veia jugular ou cordocentese com o uso de agulhas e seringas estéreis previamente heparinizadas. A partir das amostras sanguíneas, pode-se determinar, por meio de analisadores clínicos portáteis, imediatamente pH, P_{CO_2}, P_{O_2}, HCO_3, bases em excesso, saturação de oxigênio (SO_2), hemoglobina e hematócrito[44] (Quadro 44.21).

Quadro 44.19 Parâmetros hematológicos do gato neonato.

Parâmetros	Idade em semanas		
	0 a 2ª	2ª a 4ª	4ª a 6ª
Hemácias (× 10⁶/xℓ)	5,29 ± 0,24	4,67 ± 0,10	5,89 ± 0,23
Hemoglobina (g/dℓ)	12,1 ± 0,6	8,7 ± 0,2	8,6 ± 0,3
Hematócrito (%)	35,3 ± 1,7	26,5 ± 0,8	27,1 ± 0,8
VCM (fℓ)	67,4 ± 1,9	53,9 ± 1,2	45,6 ± 1,3
CHCM (%)	34,5 ± 0,8	33,0 ± 0,5	31,9 ± 0,6
Leucócitos (× 10³/mℓ)	9,67 ± 0,57	15,31 ± 1,21	17,45 ± 1,37
Bastonetes	0,06 ± 0,02	0,11 ± 0,04	0,20 ± 0,06
Neutrófilos	5,96 ± 0,68	6,92 ± 0,77	9,57 ± 1,65
Linfócitos	3,73 ± 0,52	6,56 ± 0,59	6,41 ± 0,77
Monócitos	0,01 ± 0,01	0,02 ± 0,02	0
Eosinófilos	0,96 ± 0,43	1,41 ± 0,16	1,47 ± 0,25
Basófilos	0,02 ± 0,01	0	0

VCM = volume corpuscular médio; CHCM = concentração de hemoglobina corpuscular média.

Exame radiográfico

A realização de radiografia neonatal apresenta certa complexidade pela dificuldade de contenção e pelas características físicas dos animais jovens. A pequena mineralização óssea e a menor espessura dos tecidos moles interferem na qualidade de penetração dos raios. A diminuição da quilovoltagem (kV) pela metade da empregada em animais adultos é descrita. Radiografias torácicas para avaliação pulmonar podem ser realizadas, utilizando-se aparelho radiográfico odontológico portátil e filme radiográfico extraoral oclusal. O intervalo de radiação empregado para neonatos é de 65 a 72 kV por 0,4, mas a uma distância de 5 cm entre o foco emissor e o filme radiográfico. Nas imagens obtidas, observam-se o grau de opaci-

Quadro 44.18 Parâmetros hematológicos do cão neonato.

Parâmetros	Idade em semanas				
	Nascimento	1ª	2ª	3ª	4ª
Hemácias (× 10⁶/μℓ)	4,7 a 5,6 (5,1)	3,6 a 5,9 (4,6)	3,4 a 4,4 (3,9)	3,5 a 4,3 (3,8)	3,6 a 4,9 (4,1)
Hemoglobina (g/dℓ)	14,0 a 17,0 (15,2)	10,4 a 17,5 (12,9)	9,0 a 11,0 (10,0)	8,6 a 11,6 (9,7)	8,5 a 10,3 (9,5)
Hematócrito (%)	45,0 a 52,5 (47,5)	33,0 a 52,0 (40,5)	29,0 a 34,0 (31,8)	27,0 a 37,0 (31,7)	27,0 a 33,5 (29,9)
VCM (fℓ)	93,0	89,0	81,5	83,0	73,0
CHCM (%)	32,0	32,0	31,5	31,0	32,0
Reticulócitos (%)	4,5 a 9,2 (6,5)	3,8 a 15,2 (6,9)	4,0 a 8,4 (6,7)	5,0 a 9,0 (6,9)	4,6 a 6,6 (5,8)
Leucócitos (× 10³/μℓ)	6,8 a 18,4 (12,0)	9,0 a 23,0 (14,1)	8,1 a 15,1 (11,7)	6,7 a 15,1 (11,2)	8,5 a 16,4 (12,9)
Neutrófilos	4,4 a 15,8 (8,6)	3,8 a 15,2 (7,4)	3,2 a 10,4 (5,2)	1,4 a 9,4 (5,1)	3,7 a 12,8 (7,2)
Linfócitos	0,5 a 4,2 (1,9)	1,3 a 9,4 (4,3)	1,5 a 7,4 (3,8)	2,1 a 10,1 (5,0)	1,0 a 8,4 (4,5)
Monócitos	0,2 a 2,2 (0,9)	0,3 a 2,5 (1,1)	0,2 a 1,4 (0,7)	0,1 a 1,4 (0,7)	0,3 a 1,5 (0,8)
Eosinófilos	0 a 1,3 (0,4)	0,2 a 2,8 (0,8)	0,08 a 1,8 (0,6)	0,07 a 0,9 (0,3)	0 a 0,7 (0,25)
Basófilos	0	0 a 0,2 (0,01)	0	0	0 a 0,15

VCM = volume corpuscular médio; CHCM = concentração de hemoglobina corpuscular média.

Quadro 44.20 Parâmetros bioquímicos do cão e do gato neonato.

		Cães			Gatos		
Teste bioquímico	**1 a 3 dias**	**2 semanas**	**4 semanas**	**Adulto**	**2 semanas**	**4 semanas**	**Adulto**
Ácidos biliares (μM/ℓ)	< 15	< 15	< 15	0 a 15	ND	< 10	0 a 10
Bilirrubina total (mg/dℓ)	0,5 (0,2 a 1,0)	0,3 (0,1 a 0,5)	0 (0 a 0,1)	0 a 0,4	0,3 (0,1 a 1,0)	0,2 (0,1 a 0,2)	0 a 0,2
ALT (IU/ℓ)	69 (17 a 337)	15 (10 a 21)	21 (20 a 22)	12 a 94	18 (11 a 24)	16 (14 a 26)	28 a 91
AST (IU/ℓ)	108 (45 a 194)	20 (10 a 40)	18 (14 a 23)	13 a 56	18 (8 a 48)	17 (12 a 24)	9 a 42
FA (IU/ℓ)	3.845 (618 a 8.760)	236 (176 a 541)	144 (135 a 201)	4 a 107	123 (68 a 269)	111 (90 a 135)	10 a 77
GGT (IU/ℓ)	1.111 (163 a 3.558)	24 (4 a 77)	3 (2 a 7)	0 a 7	1 (0 a 3)	2 (0 a 3)	(0 a 4)
Ureia	30 (23 a 37)	23 (15 a 23)	15 (10 a 21)	7 a 27	39 (22 a 54)	23 (17 a 30)	15 a 34
Creatinina	0,5 (0,4 a 0,6)	0,4 (0,3 a 0,5)	0,4 (0,3 a 0,5)	0,4 a 1,8	0,4 (0,2 a 0,6)	0,4 (0,3 a 0,5)	0,8 a 2,3
Proteína total (g/dℓ)	4,1 (3,4 a 5,2)	3,9 (3,6 a 4,4)	4,1 (3,9 a 4,2)	5,4 a 7,4	4,4 (4,0 a 5,2)	4,8 (4,6 a 5,2)	5,8 a 8,0
Albumina (g/dℓ)	2,1 (1,5 a 2,8)	1,8 (1,7 a 2,0)	1,8 (1,0 a 2,0)	2,1 a 2,3	2,1 (2,0 a 2,4)	2,3 (2,2 a 2,4)	2,3 a 3,0
Colesterol mg/dℓ)	136 (112 a 204)	282 (223 a 344)	328 (266 a 352)	103 a 299	229 (164 a 443)	361 (222 a 434)	150 a 270
Glicose (mg/dℓ)	88 (52 a 127)	129 (111 a 146)	109 (86 a 115)	65 a 110	117 (76 a 129)	110 (99 a 112)	63 a 144

ALT = alanina aminotransferase; AST = aspartato aminotransferase; FA = fosfatase alcalina; GGT = gamaglutamil transferase.

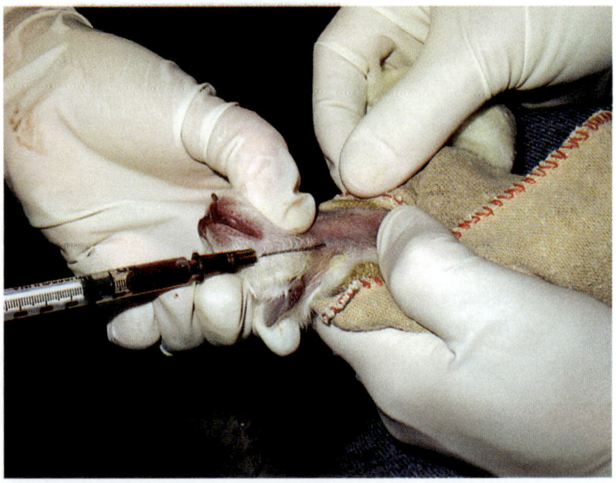

Figura 44.65 Punção da veia jugular para coleta de sangue em neonato.

dade do parênquima pulmonar nos diferentes lobos, o grau de definição de silhueta cardíaca e timo, bem como a visualização de traqueia e ramificação brônquica[44] (Figura 44.66).

Exame ultrassonográfico

A utilização de exame ultrassonográfico no paciente pediátrico possibilita a obtenção de informações relevantes de modo não invasivo, sem efeitos adversos biologicamente confirmados. Adicionalmente, o fato de este exame ser acessível a grande parte dos clínicos e não exigir sedação para sua realização o torna prático e rápido.[1,39]

O exame ultrassonográfico abdominal pediátrico é, muitas vezes, solicitado para a identificação de anomalias congênitas, identificação de corpos estranhos, infestações parasitárias e doenças infecciosas. O exame ultrassonográfico da cavidade abdominal dos pacientes neonato e pediátrico é realizado com a utilização de transdutores de 6 a 8 MHz e os artefatos mais frequentemente encontrados são: sombras acústicas pela maior quantidade de alimento e de gases no sistema digestório, o que dificulta a visualização de órgãos como o fígado e outras vísceras; bexiga urinária pouco repleta e maior ocorrência de líquido abdominal.[1,4] A menor quantidade de gordura abdominal, ao contrário do que se observa ao exame radiográfico, propicia melhor qualidade da imagem.[39]

O paciente deve ser posicionado sobre uma calha em decúbito dorsal e mantido sob contenção manual pelos membros torácicos e pélvicos. Um cuidado adicional em relação aos pacientes neonatos é a manutenção da temperatura corporal do filhote por meio de bolsas de água quente e com o aquecimento do gel para ultrassom. Longos períodos de jejum também não são possíveis no paciente neonato.[39]

Exame ecodopplercardiográfico

As informações obtidas por meio do exame ecodopplercardiográfico nos neonatos denotam a importância desse exame como complemento da avaliação clínica global. Em

Quadro 44.21 Parâmetros hemogasométricos no cão neonato de acordo com o tipo de parto.

	Eutocia		Distocia		Ocitocina	
Parâmetros hemogasométricos	**Ao nascimento**	**60 min**	**Ao nascimento**	**60 min**	**Ao nascimento**	**60 min**
pH	7,109 ± 0,12	7,271 ± 0,08	7,036 ± 0,19	7,240 ± 0,09	7,039 ± 0,15	7,275 ± 0,05
Pco_2	52,93 ± 10,70	39,61 ± 5,86	52,96 ± 16,21	38,37 ± 6,53	51,55 ± 14,11	35,33 ± 5,66
HCO_3	17,20 ± 3,13	19,39 ± 3,50	15,66 ± 4,56	17,96 ± 4,54	14,25 ± 4,23	17,25 ± 3,15
TCO_2	18,93 ± 3,05	20,85 ± 3,47	17,38 ± 4,61	19,31 ± 4,87	15,73 ± 4,43	18,64 ± 3,32
Po_2	21,96 ± 8,36	16,78 ± 4,75	24,23 ± 8,48	14,77 ± 4,75	27,64 ± 9,36	17,55 ± 2,94
SO_2	24,41 ± 10,60	28,33 ± 10,62	31,46 ± 15,20	21,69 ± 8,38	34,18 ± 16,31	30,64 ± 10,69

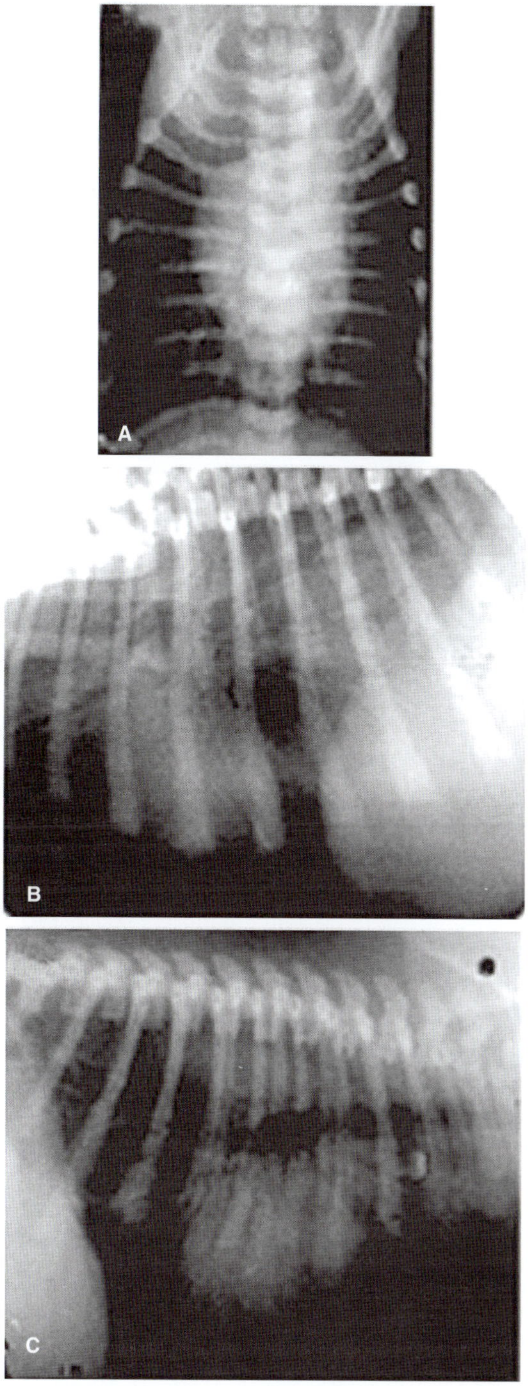

Figura 44.66 Imagens radiográficas do tórax do neonato. **A.** Projeção ventrodorsal (discreta visualização de bronquíolos principais caudais, coração e timo). **B** e **C.** Projeções laterolaterais esquerda e direita (visualização de traqueia, brônquios e bronquíolos principais caudais e coração).[32]

função do tamanho, da idade dos pacientes neonatos e ainda das dificuldades de contenção, algumas adaptações devem ser consideradas para a realização deste exame. O neonato deve ser devidamente posicionado em decúbito lateral direito sobre uma superfície aquecida, bem como o gel para ultrassom também previamente aquecido, a fim de proporcionar ambiente mais confortável. O transdutor é posicionado sobre a parede torácica esquerda e, em função das suas dimensões, as imagens são obtidas através de vários espaços intercostais simultaneamente.[43]

Por meio do Doppler pulsado, são mensurados os picos de velocidade dos fluxos sanguíneos através das valvas mitral, tricúspide, aórtica e pulmonar. Observa-se correlação positiva de todas as mensurações com o peso corporal e a idade do neonato. A imagem Doppler de fluxo colorido é de grande valor para a observação e a identificação dos fluxos, bem como para auxiliar o posicionamento do cursor para mensurar o pico de velocidade do fluxo. A direção dos fluxos é identificada a partir de sua codificação em vermelho ou azul, sendo determinante para a compreensão da hemodinâmica do pequeno coração do neonato.[43]

Com a ecodopplercardiografia, podem-se diagnosticar as diversas cardiopatias congênitas que acometem os filhotes de cães, contribuindo para o estabelecimento das reais causas de morte durante o período neonatal.[39,43]

Exame eletrocardiográfico

O eletrocardiograma é um método diagnóstico que tem se mostrado cada vez mais proveitoso e considerado indispensável para o clínico veterinário. Valendo-se de tal exame, é possível diagnosticar arritmias cardíacas e/ou distúrbios de condução elétrica frequentemente encontrados nas enfermidades cardíacas, sendo um método prático e sua utilização viável no período neonatal.

Para a realização deste exame, o neonato deve ser posicionado em decúbito lateral direito sob superfície macia e aquecida e os eletrodos devidamente posicionados acima das articulações do cotovelo e do joelho. É aconselhável que se aguarde algum tempo para permitir a acomodação do neonato e realizar, assim, o exame eletrocardiográfico com tranquilidade sem muitas interferências na linha de base.

Traçado eletrocardiográfico normal não exclui a existência de doença cardíaca congênita, contudo, o clínico deve estar familiarizado com as características fisiológicas e as alterações que estas conferem ao traçado.[45]

Durante os primeiros 30 dias de vida, observa-se variação nas amplitudes das ondas eletrocardiográficas Q, R e S, mudança da orientação do eixo elétrico e na relação R/S nos cães e nos gatos. Tais alterações demonstram que durante o primeiro mês de vida dos neonatos há mudança da predominância do ventrículo direito sobre o esquerdo.[37] O ritmo cardíaco não é influenciado pela idade e a frequência cardíaca varia entre 200 e 260 bpm durante o período neonatal (Figuras 44.67 e 44.68).

Exame eletroencefalográfico

O desenvolvimento eletrocortical de cães neonatos ocorre gradualmente e as primeiras mudanças significativas ocorrem com 14 dias de vida. Na primeira semana de vida, os gatos apresentam intensa atividade motora durante o sono, evoluindo rapidamente do estado de vigília para o sono ativo (REM, movimento rápido dos olhos). Nos períodos de sono, os neonatos são facilmente acordados. Com a predominância do sono REM no período neonatal, o eletroencefalograma de neonatos apresenta-se semelhante no estado de vigília e de sono.[39,46] Na segunda semana de idade, ocorrem o início da caracterização do sono REM por intermédio dos grafoelementos (registro gráfico das ondas cerebrais) e o aumento de ondas lentas. Após 28 dias, há aumento progressivo da amplitude das ondas lentas e aparecimento do último tipo de sono (NREM, movimento não rápido dos olhos) e aumento crescente dos trechos em vigília. Aos 45 dias de vida, as ondas lentas do sono NREM de alta voltagem, a apresentação de grande quantidade

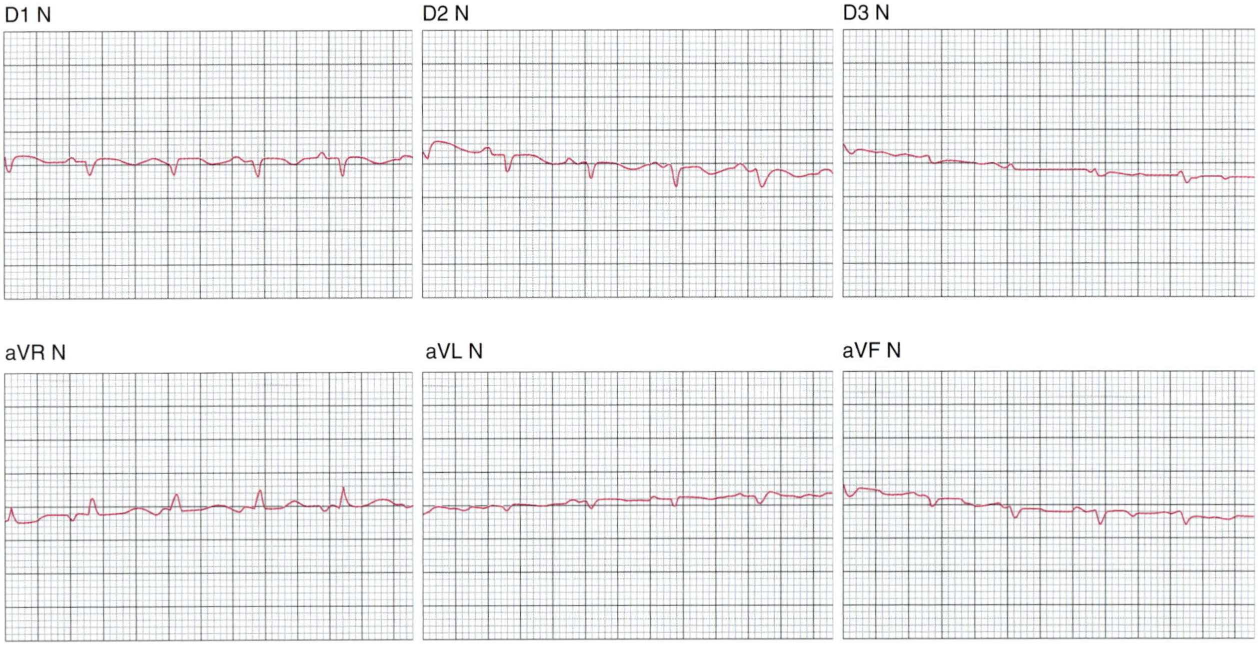

Figura 44.67 Traçado eletrocardiográfico do gato neonato demonstrando alteração da configuração de acordo com a evolução da idade. (Ilustração: Ana Augusta Pagnano Derussi.)

de microdespertares e traçados exibindo instabilidade da manutenção do sono e maior tempo em vigília caracterizaram maturidade maior que de outros períodos, assemelhando-se ao adulto.[46]

Exame necroscópico

A necropsia do neonato e do filhote permite determinar com maior exatidão a causa da morte e, por sua vez, direcionar as medidas necessárias para o tratamento e a profilaxia no resto da ninhada. Deve-se encorajar o proprietário a autorizar sua realização. Todo neonato que vier a óbito sem que o diagnóstico tenha sido concluído deve ser necropsiado, visando ao bem-estar dos outros filhotes da ninhada ou mesmo de ninhadas subsequentes.[2]

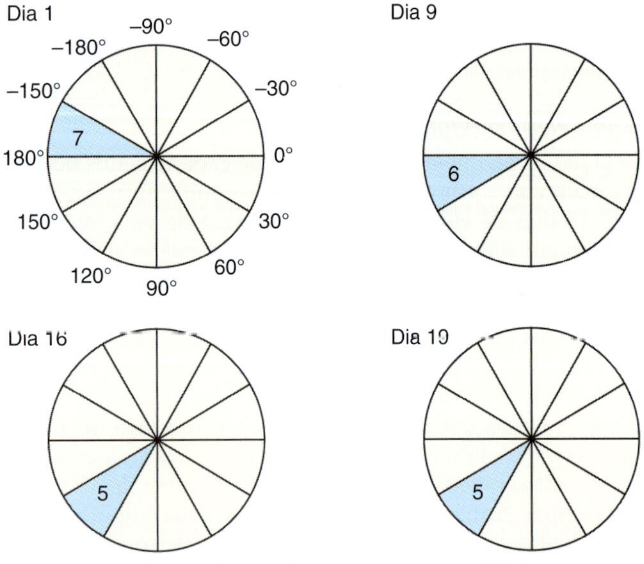

Figura 44.68 Desvio do eixo elétrico do complexo QRS de gatos neonatos, segundo a idade em dias. (Ilustração: Ana Augusta Pagnano Derussi.)

Referências

1. Prats A, Dumon C, Garcia F, Martí S, Coll V. Neonatologia y pediatria. 1. ed. Buenos Aires: Inter-Médica; 2004.
2. Sorribas CE. Atlas de neonatología y pediatría en caninos. 1. ed. Buenos Aires: Inter-Médica; 2007.
3. Sorribas CE. Atlas de neonatologia e pediatria em cães. São Paulo: Med Vet Livros, 2011.
4. Hoskins JD. Veterinary pediatrics dogs and cats from birth to six months, 3. ed. Philadelphia: WB Saunders; 2001. Puppy and kitten losses.
5. Moon PF, Erb HN, Ludders JW, Gleed RD, Pascoe PJ. Perioperative risk factors in puppies delivered by caesarean section in the United States and Canada. J Am An Hosp Ass 2000;36:359-68.
6. Mathews KA Analgesia for the pregnant, lactating and neonatal to pediatric cat and dog. J Vet Emer Critic Care 2005;15(4):273-84.
7. Greco DS. Nutritional supplements for pregnant and lactating bitches. Theriogenology. 2008;70:393-96.
8. Landim-Alvarenga FC, Prestes NC, Santos TCM. Manejo do neonato. In: Prestes NC, Landim-Alvarenga FC. Obstetrícia veterinária. Rio de Janeiro: Guanabara Koogan; 2006. p. 158-77.
9. Baggot, JD. The physiological basis of veterinary clinical pharmacology. Iowa: Blackwell Science; 2001. The bioavailability and disposition of antimicrobial agents in neonatal animals. p. 252-66.
10. Crespilho AM, Martins MIM, Souza FF, Lopes MD, Papa FO. Abordagem terapêutica do paciente neonato canino e felino: 1. Particularidades farmacocinéticas. Rev Bras Reprod Anim. 2006;30(1/2):3-10.
11. Crespilho AM, Martins MIM, Souza FF, Lopes MD, Papa FO. Abordagem terapêutica do paciente neonato canino e felino: 2. Aspectos relacionados à terapia intensiva, antiparasitários e antibióticos. Rev Bras Reprod Anim. 2006;31(4):425-32.
12. Johnson CA. Pregnancy management in the bitch. Theriogenology. 2008;70.1412-7.
13. Rego JD. Reanimação neonatal. 1. ed. São Paulo: Atheneu; 2004.
14. Pretezer SD. Medical management of canine and feline dystocia. Theriogenology. 2008;70:332-6.
15. Freitas JG, Silva AR. Diagnóstico da gestação em cadelas. Rev Bras Reprod Anim. 2008;32(1):58-66.
16. Lopate C. Estimation of gestational age and assessment of canine fetal maturation using radiology and ultrasonography: A review. Theriogenology. 2008;70:397-402.
17. Mamprim MJ, Castro VM. Estudo comparativo de métodos ultrassonográficos de avaliação da idade gestacional em cadelas [dissertação]. Botucatu: Faculdade de Medicina Veterinária e Zootecnia da Universidade Estadual Paulista; 2006.

18. Trass AM. Surgical management of canine and feline dystocia. Theriogenology. 2008;70:337-42.
19. Luna SPL, Cassu RN, Castro GB, Teixeira Neto FJ, Silva Junior JR. Effects of four anaesthetic protocols on the neurological and cardiorespiratory variables of puppies born by caesarean section. Vet Rec. 2004;27:387-9.
20. Pascoe PJ, Moon PF. Periparturiente and neonatal anesthesia. Vet Clin North Am Small Animal Pract. 2001;31(2):315-37.
21. Sipriani TM, Grandi F, Silda LCG, Maiorka PC, Vannucchi CL. Pulmonary maturation in canine foetuses from early pregnancy to parturition. Reprod Dom Anim. 2009;44(2):137-40.
22. Crissiuma AL, Labarthe NV, Soares AMB, Juppa Jr CJ, Mannarino R, Gershony LC. Aspectos cardiorrespiratórios e ácidos-básicos do período de transição fetal-neonatal em cães. Clin Vet. 2005;57:p. 36-44.
23. Mattos SS. Fisiologia da circulação fetal e diagnóstico das alterações funcionais do coração do feto. Arq Bras Cardiol. 1997;69(3):205-7.
24. Lúcio CF. Influência das condições obstétricas ao nascimento sobre padrões de vitalidade e bioquímica neonatal na espécie canina [dissertação]. São Paulo: Faculdade de Medicina Veterinária e Zootecnia da Universidade de São Paulo, 2008.
25. Moon PF, Massat BJ, Pascoe PJ. Neonatal critical care. Vet Clin North Am. 2001;31:343-65.
26. Silva LCG, Lucio CF, Veiga GAL, Rodrigues JA, Vannucchi CI. Acid-base changes in canine neonates following normal birth or dystocia. Reprod Dom Anim. 2009;44:208-210.
27. Trass AM. Resuscitation of canine and feline neonates. Theriogenology. 2008;70:343-8.
28. Lawer DF. Neonatal and pediatric care of the puppy and kitten. Theriogenology. 2008;70:384-92.
29. Camargo P. Estudo clínico da via intramedular como alternativa para infusão de fluídos em cães jovens [dissertação]. Botucatu: Faculdade de Medicina Veterinária e Zootecnia, Universidade Estadual Paulista, 1994.
30. McMichael M. Pediatric emergencies. Vet Clin North Am 2005;35:421-34.
31. Grundy SA, Davidson AP. Intracranial trauma in a dog due to being swung at birth. Top Comp An Med. 2009;24(2):100-3.
32. Paradis MR. Equine Neonatal medicine. Philadelphia: Saunders; 2006.
33. Andrade SF. Manual de terapêutica veterinária. 3. ed. São Paulo: Roca; 2008.
34. Santos JC, Pompermayer LG, Mata LBSC, Alonso DC, Borboleta RL. Efeitos da aminofilina e do doxapram em recém-nascidos advindos de cesariana eletiva em cadelas anestesiadas com Midazolam, propofol e isofluorano. Ceres. 2007;54(13):33-9.
35. Hosgood G, Hoskins JD. Small animal paediatric medicine and surgery. Oxford: Butterworth-Heinemann; 1998.
36. Davidson AP. Pediatrics. Vet Clin North Am. 2006;36:443-66.
37. Lourenço MLG. Efeito da idade e da suplementação com luteína no hemograma, nas enzimas hepáticas, na glicemia e no proteinograma de neonatos felinos [tese]. Botucatu: Faculdade de Medicina Veterinária e Zootecnia, Universidade Estadual Paulista, 2004.
38. Martins RR. Hemograma, proteinograma e enzima gamaglutamiltransferase em cães neonatos, do 3º ao 45º dia de vida, sob a ação da idade e da suplementação com luteína [dissertação]. Botucatu: Faculdade de Medicina Veterinária e Zootecnia, Universidade Estadual Paulista, 2005.
39. Poffenbarger EM, Ralston SL, Chandler ML, Olson PN. Canine neonatology. Part I Physiologics differences between puppies and adults. Comp Cont Edu. 1990;12(11):1601-9.
40. Freshman JL. Symposium on fading puppy and kitten syndrome. Vet Med. 2005;11:708-808.
41. Feitosa M. Semiologia do sistema nervoso em pequenos animais. In: Feitosa FL. Semiologia: a arte do diagnóstico. 2. ed. São Paulo: Roca. 2008. p. 454-9.
42. Silva LCG, Lucio CF, Veiga GAL, Rodrigues JA, Vannucchi CI. Neonatal clinical evaluation, blood gas and radiographic assessment after normal birth, vaginal dystocia or caesarean section in dogs. Reprod Dom Anim. 2009;44:160-3.
43. Alves RO, Araújo RB, Silva EF, Viana FAB, Pena JLB. Ecocardiografia doppler em cães neonatos. Arq Bras Med Vet Zootec. 2001;53(4):1-8.
44. Faria EG, Nogueira SSS, Sousa MG. Avaliação da variabilidade da frequência cardíaca não espectral em cães e gatos neonatos. Medvep – Vet Cient Med Vet. 2009;7(22):354-6.
45. Lourenço MLG, Ferreira H. Electrocardiography evaluation in cats from birth to 30 days of age. Can Vet J. 2003;44:914-7.
46. Paula LF. Desenvolvimento pós-natal do EEG em cães normais: avaliação visual qualitativa e quantitativa até os 45 dias de vida [tese]. Botucatu: Faculdade de Medicina Veterinária e Zootecnia, Universidade Estadual Paulista, 2004.

45 Doenças do Neonato

Maria Lucia Gomes Lourenço, Helena Ferreira

Introdução

As perdas neonatais variam em torno de 30 a 40%, sendo as causas de mortalidade neonatal veiculadas a: parto (risco obstétrico) e pós-parto imediato (hipoxia), malformações congênitas, imaturidade fisiológica (síndrome do definhamento e tríade crítica do neonato) e mãe (nutrição inadequada; lactação; onfalites/onfaloflebites; piodermite, conjuntivite neonatais; síndrome do leite tóxico e septicemias; traumas; canibalismo e esmagamento) (Figuras 45.1 a 45.3).

Os sinais indicativos de doenças neonatais incluem choro persistente por mais de 20 min, estando o neonato alimentado e aquecido (um indício de dor ou desconforto) e com mucosas pálidas ou cianóticas e secas, ausência de borborigmos à auscultação e diarreia.

Abordagem dos principais defeitos congênitos e alterações hereditárias no neonato

As alterações ou defeitos congênitos (*congenesis* = com o nascimento) são definidos como anormalidades estruturais ou funcionais, presentes ao nascimento e identificadas nas principais raças de cães e gatos.[1] Qualquer alteração que ocorra no período pré-natal desde a formação do blastocisto, passando pelo período embrionário e fetal, é capaz de ocasionar um defeito congênito. A formação dos defeitos congênitos é atribuída a eventos pré-natais, não necessariamente hereditários ou genéticos. Portanto, o termo congênito não significa hereditário, ainda que um defeito ou alteração possa ser congênito e hereditário.

A incidência dos defeitos congênitos graves que interferem com a viabilidade neonatal em animais de raça pura corresponde a 1 a 2%,[1,2] contudo existem poucos estudos disponíveis que confirmem a real incidência.

Dentre as etiologias das alterações congênitas, compreendem-se as de origem genética ou hereditárias, as de origem iatrogênica (tratamentos médicos administrados à mãe durante a gestação), nutricionais por desequilíbrios alimentares (excesso de vitaminas ou proteínas) e virais (herpes-vírus ou parvovírus tipo I).[2]

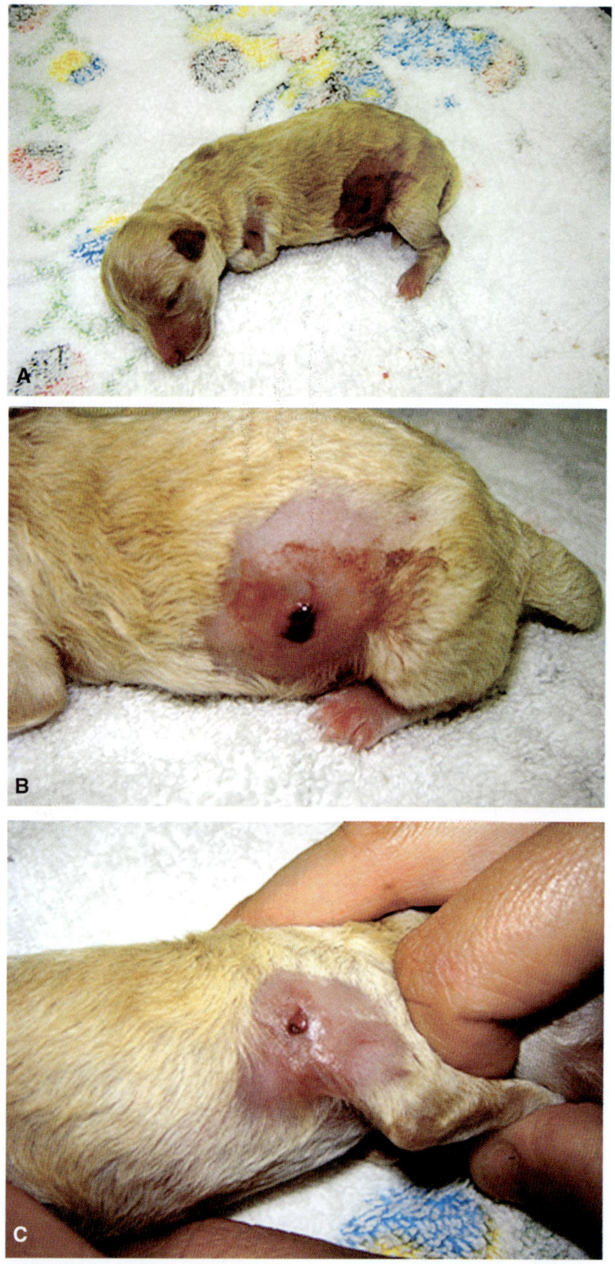

Figura 45.1 A, B e C. Trauma por mordedura provocado pela mãe em neonato.

Etiologia dos defeitos congênitos

Origem genética ou hereditária

Os defeitos ou alterações hereditários (genéticos), por sua vez, caracterizam-se pelo aparecimento frequente e repetido de malformações nas ninhadas de um canil ou gatil.[2] A frequência particular para determinadas alterações varia de acordo com a raça acometida. Listas sobre as principais alterações genéticas ou hereditárias específicas de cada raça encontram-se disponíveis nos clubes de raça ou em livros especializados.[3] Muitos defeitos hereditários são selecionados e propagados ao longo dos anos, pois representam apelo estético adequado aos padrões humanos, por exemplo, ausência de pelos em gatos da raça Sphynx; orelhas dobradas em cães da raça Scotish.[4]

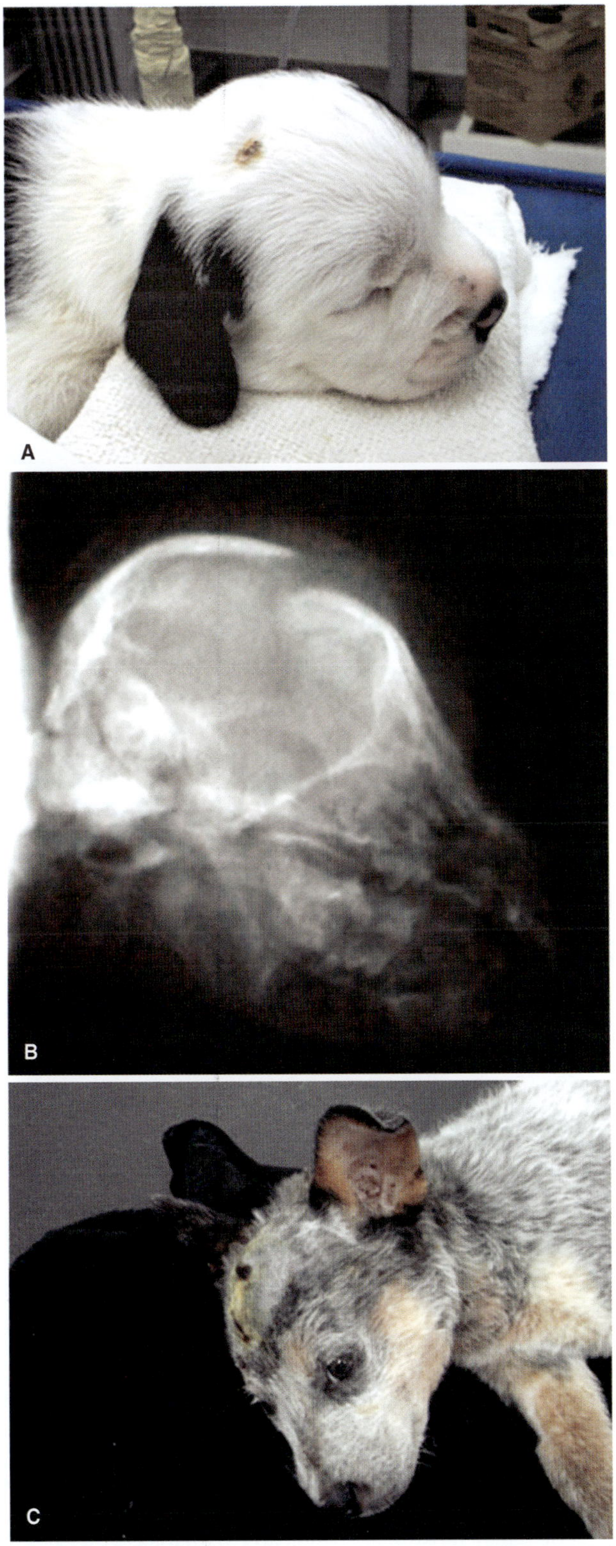

Figura 45.2 A, B e C. Trauma cranioencefálico provocado por mordedura pela mãe em dois neonatos.

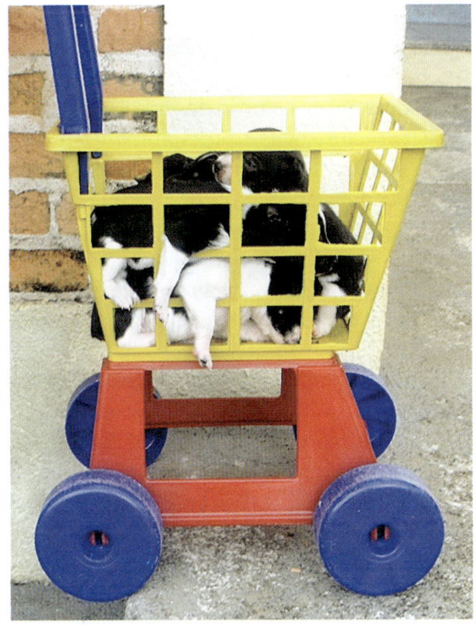

Figura 45.3 As possibilidades de traumas neonatais são inúmeras.

O aumento súbito do aparecimento de defeitos nas ninhadas de um canil ou gatil justifica uma investigação genética, a suspensão da consanguinidade, a mudança de reprodutores ou mesmo a eliminação da cria. A análise genética deve incluir a avaliação do histórico familiar e do *pedigree*.[2]

As alterações genéticas são causadas por um par de genes mutantes, por um único gene mutante ou por herança poligênica.[1] A expressão fenotípica de um defeito genético pode ainda ser alterada por influências ambientais ou também por outros genes. As características hereditárias são divididas em genes dominantes e recessivos. Isso significa que se um animal receber um gene dominante ou recessivo para determinada característica, o gene dominante será visível e o recessivo, suprimido. Isso faz do animal um transportador de características capazes de serem transmitidas. O tipo de herança autossômica (não ligada ao sexo) recessiva é o padrão mais frequentemente encontrado, de difícil controle, pois o defeito só se manifesta no estado homozigoto após o cruzamento de animais heterozigotos, aparentemente normais. Um distúrbio autossômico recessivo pode pular gerações.[1,3] Contrariamente, na herança dominante a característica hereditária se expressa em estado heterozigoto e os animais acometidos produzem descendentes normais e acometidos.[3] Uma característica dominante autossômica é transmitida de uma geração para outra sem saltos. Cada descendente afetado tem, pelo menos, um pai afetado.[1]

Existem defeitos ligados ao sexo localizados no cromossomo X. Quando um defeito é recessivo e ligado ao sexo, então os machos têm chance maior que as fêmeas de apresentar o defeito. As fêmeas devem ter o gene recessivo nos dois cromossomos X para desenvolver o defeito, enquanto os machos só precisam ter o gene recessivo no seu único cromossomo X. Os machos afetados cruzados com fêmeas normais transmitem o gene para suas filhas, que serão todas afetadas, mas não para seus filhos. Fêmeas afetadas passam então a afecção para aproximadamente metade de seus filhos e metade de suas filhas.[3]

Alguns defeitos genéticos são visíveis, contudo mutações genéticas podem induzir defeitos mais sutis (persistência de ducto venoso, megaesôfago, hipoplasia de traqueia, defeitos metabólicos, imunodeficiências) ou alterações bioquímicas, dificultando o diagnóstico. Defeitos incompatíveis com a vida resultam em morte neonatal precoce nos primeiros dias de vida (síndrome do definhamento do neonato); outros surgem tardiamente em meses ou até mesmo em anos.[5]

Existem ainda os defeitos cuja origem é desconhecida, contudo se determinado defeito ocorre em mais de uma cria oriunda dos mesmos progenitores ou a frequência com que se repetem aumenta com a endogamia (acasalamento entre indivíduos aparentados), deve-se suspeitar de uma base genética ou hereditária e o animal deve ser removido do programa reprodutivo.[2,3]

Quando se determina se uma doença é ou não hereditária, determinadas características típicas aumentam a suspeita de predisposição genética. O primeiro fato que sugere que uma doença possa ser herdada é sua ocorrência com frequência mais alta em um grupo de animais aparentados do que na população geral. Um defeito hereditário costuma envolver o mesmo local anatômico em um grupo de animais aparentados, o aumento da frequência da doença com a endogamia e o início precoce.[1-3]

O diagnóstico de uma doença hereditária baseia-se em histórico, sintomas, histórico de doença em indivíduos aparentados, cruzamentos-teste e testes específicos.[1] Alguns laboratórios realizam testes usando ensaios enzimáticos e imunológicos, capazes de definir se um indivíduo é homozigoto ou heterozigoto. Em algumas doenças hereditárias, os defeitos moleculares que as causam foram identificados e os testes de DNA específicos estão disponíveis. A identificação genética apresenta-se bastante promissora na eliminação das doenças genéticas em cães e gatos, contudo suas limitações, tais como disponibilidade limitada dos testes e a utilização em grande parte para distúrbios gênicos únicos, demonstram a necessidade de programas de triagem para eliminação dos distúrbios herdados[3] (Quadro 45.1).

Quadro 45.1 Defeitos genéticos identificados por testes disponíveis comercialmente.

Doença	Raça
Displasia folicular do pelo negro	Large Munsterlander
Identificação de raças	Diversas
Coloração da pelagem	Diversas
Hipotireoidismo congênito	Fox Terrier *toy*
Cegueira noturna congênita estacionária	Briard, Tibetano
Neutropenia cíclica	Collie
Cistinúria	Terra-nova
Parentesco	Diversas
Leucodistrofia das células globoides	West Highland White Terrier
Gangliosidose	Cão D'água Português
Hemofilia B	Lhasa Apso, Bull Terrier
Deficiência de adesão leucocitária	Setter Irlandês
Sensibilidade a fármacos (MDR1) Acepromazina, butorfanol, ciclosporina, digoxina, doxorrubicina, ivermectina, moxidectina, loperamida, vimblastina, vincristina	Pastor-australiano Border Collie Collie Pastor-inglês Pastor-alemão Whipper pelo longo Pastor-de-Sheetland Silken Winhound Old English Sheepdog
Distrofia muscular	Golden Retriever
Miotonia congênita	Schnauzer miniatura
Narcolepsia	Dobermann Pinscher, Labrador Retriever
Deficiência de fosfofrutoquinase	Cocker Spaniel Inglês, Cocker Spaniel Americano, Springer Spaniel
Deficiência de piruvatoquinase	Basenji, West Highland White Terrier
Deficiência de piruvato fosfatase desidrogenase 1	Clumber Spaniel
Atrofia progressiva da retina	Setter Irlandês, Welsh Corgi
Deficiência de fator VII da cogulação	Beagle
Catarata hereditária	Boston Terrier, Buldogue Francês, Staffordshire Bull Terrier
Nefrite hereditária/glomerulopatia hereditária	Samoieda, Cocker Spaniel Inglês, Bull Terrier
Lipofuscinose neuronal ceroide	Buldogue Americano, Setter Irlandês
Encefalopatia neonatal	Poodle Standard
Doença de von Willebrand I, II, III	Bernese, Dobermann Pinscher, Poodle

Sites disponíveis: http://www.healthgene.com; http://www.optigen.com; http://www.vetgen.com; http://research.vet.upenn.edu/PennGenHome/tabid/91/Default.aspx (doenças metabólicas de armazenamento); http://www.vetmed.wsu.edu/depts-VCPL/; http://www.vgl.ucdavis.edu/; http://mmg.msu.edu/faculty/fyfe.htm.

Origem farmacológica ou iatrogênica

Na prática clínica, não existe uma fase que represente maior risco no tratamento do que a fase perinatal, que se inicia na concepção e termina na lactação. Esta fase particular do desenvolvimento de um novo ser vivo está amplamente sujeita a formação anormal ou defeituosa de tecidos, bem como de anormalidades bioquímicas, por uma série de razões, como alterações fisiológicas particulares durante a gestação, capazes de alterar a disposição e/ou os efeitos dos fármacos; testes farmacológicos de segurança não realizados em animais de companhia; efeitos indesejáveis de alguns fármacos não reversíveis no embrião ou no feto.[5]

As mudanças decorrentes do desenvolvimento orgânico podem ser de natureza funcional ou bioquímica e estrutural ou morfológica. As lesões produzidas pela administração de um fármaco durante a gestação são consideradas reversíveis ou irreversíveis. As reversíveis são aquelas que não causam ao animal nenhuma consequência tardia, tanto estrutural como funcionalmente, manifestando-se, em geral, por diminuição no peso corporal ao nascimento. São também determinadas embriotóxicas, pois produzem embrioletalidade, resultando em abortos espontâneos, natimortos ou reabsorção embrionária. As lesões irreversíveis, compatíveis ou não com a vida, são chamadas teratogênicas ou tóxicas, na dependência do período de exposição do animal.[6]

Para um medicamento ser considerado teratogênico, ele deve ser capaz de aumentar a frequência de uma anormalidade funcional ou estrutural na prole de determinada espécie animal quando administrado aos pais antes da concepção ou à mãe durante um período crítico da gestação. As alterações toxicológicas podem produzir degenerações, causando retardo no crescimento ou atraso no desenvolvimento de órgãos específicos e afetando qualquer sistema, produzindo alterações anatômicas, patológicas ou bioquímicas em organismos formados, mesmo que ainda não completamente. Um medicamento pode agir por meio de mutação, alterações cromossômicas em ácidos nucleicos (DNA e RNA), nas características da própria membrana celular, em fontes de energia, perda de balanço osmolar e inibição enzimática.[6,7]

O desenvolvimento dos animais pode ser prejudicado por agentes patológicos, químicos e ambientais. Dentre os fatores patológicos, podem-se citar os hereditários, causados por herança genética ou combinações cromossômicas e as doenças maternas ou fetais que produzem teratogênese ou morte fetal. Os fatores químicos importantes incluem medicamentos, poluentes, praguicidas e fatores ambientais. Uma única exposição intrauterina a determinado fármaco pode afetar as estruturas fetais que se encontram em rápido desenvolvimento, por ocasião da exposição. Contudo, esta exposição deve ocorrer em uma época crítica do desenvolvimento.[7,8]

Os mecanismos pelos quais diferentes fármacos produzem efeitos teratogênicos ainda não estão elucidados e provavelmente são multifatoriais. Os fármacos podem exercer efeito direto sobre os tecidos maternos, com efeitos secundários ou indiretos nos tecidos do feto. Os fármacos também podem interferir na passagem de oxigênio ou de nutrientes pela placenta, exercendo efeitos sobre os tecidos do feto com metabolismo mais rápido. Por fim, os fármacos podem exercer importantes ações diretas sobre os processos de diferenciação nos tecidos embrionário e fetal.[6,7]

A exposição contínua a determinado teratógeno pode produzir efeitos cumulativos ou afetar diversos órgãos que se encontram em diferentes estágios de desenvolvimento.

Para ser considerado um teratógeno, um fármaco ou processo deve provocar um conjunto característico de malformações, indicando seletividade para determinado órgão-alvo, exercer seus efeitos em determinado estágio do desenvolvimento fetal ou durante um período limitado da organogênese dos órgãos-alvo ou exibir incidência dose-dependente. Devido ao alto nível de ansiedade dos proprietários e pelo fato de metade das gestações não ser planejada, um aconselhamento sobre a exposição de feto a fármacos e substâncias químicas é indicado. Deve-se salientar que o risco teratogênico basal durante a gestação na ausência de qualquer exposição é baixo.[7]

As toxinas, os teratógenos e os agentes químicos podem originar (dependendo de dose, momento da administração e duração do tratamento) morte fetal, abortos ou diversos defeitos congênitos. Os embriões são mais suscetíveis à ação teratogênica de alguns fármacos no primeiro terço da gestação (20 dias). Durante este período, que precede a implantação do embrião na mucosa uterina, a utilização de fármacos pode ocasionar embrioletalidade.[7,8] Os efeitos secundários dos fármacos administrados durante a gestação são extrapolados de estudos em outras espécies. Os fármacos teratogênicos utilizados durante os primeiros 26 dias após a implantação produzem anomalias cefálicas, oculares, óticas e/ou cardíacas. Os fármacos administrados após o período inicial causam defeitos em palato, cerebelo e/ou sistema geniturinário. Os defeitos dos sistemas nervoso central, cardiovascular e respiratório, de acordo com a gravidade, são, muitas vezes, incompatíveis com a vida (ver Capítulo 44, Figura 44.1 e Quadro 45.2).[6,7]

Quadro 45.2 Fármacos teratogênicos.

Classe	Fármaco
Antibióticos	Amicacina; cetoconazol; ciprofloxacino; cloranfenicol; di-hidroestreptomicina; doxiciclina; enrofloxacino; gentamicina; griseofulvina; metronidazol; oxitetraciclina; tetraciclina
Anti-inflamatórios	Dimetilsulfóxido; glicocorticoides; flunixino meglumina; cetoprofeno; carprofeno
Antifúngicos	Anfotericina B; cetoconazol; griseofulvina
Antiparasitários	Amitraz; levamisol
Quimioterápicos	Doxorrubicina; vincristina
Hormônios	Dietilbestrol; cipionato de estradiol; testosterona; nandrolona; progesterona
Sedativos	Diazepam; midazolam; barbitúricos; halotano
Suplementos alimentares	Vitamina A; vitamina D; proteínas
Outros	Captopril; mitotano; nitroprussiato; propranolol; diuréticos tiazídicos

A administração de qualquer tipo de fármaco à gestante representa sempre algum risco. A gestante pode apresentar efeitos indesejáveis a um fármaco que em situações normais não causaria qualquer problema. Alguns fármacos resultam em início rápido de aborto, outros, contudo, causam defeitos congênitos óbvios no feto ou problemas que serão detectados meses após o nascimento.[8]

A função ovariana está sob controle endócrino do hipotálamo e da hipófise, portanto fármacos que interferem com estes centros podem alterar indiretamente a função ovariana e, consequentemente, a gestação. Os ovários recebem quantidades consideráveis de sangue, cerca de 20.000 mℓ/min/kg durante a gestação, sendo expostos a altas concentrações de qualquer fármaco presente no espaço vascular.[7,8]

A maioria dos fármacos administrados a gestantes tem a capacidade de atravessar a placenta e expor o embrião e o feto em desenvolvimento a seus efeitos farmacológicos e teratogênicos. Os fatores críticos que afetam a transferência placentária dos fármacos e seus efeitos sobre o feto incluem:

- Propriedades físico-químicas do fármaco
- Velocidade com que o fármaco atravessa a placenta e a quantidade que alcança o feto
- Duração da exposição ao fármaco
- Características de distribuição do fármaco em diferentes tecidos do feto
- Estágio de desenvolvimento placentário e fetal por ocasião da exposição ao fármaco
- Efeitos de fármacos utilizados em combinação.[7,8]

As adaptações fisiológicas maternas contribuem para os efeitos nocivos de medicamentos no período perinatal. As diversas características farmacocinéticas durante a gestação podem determinar o grau de exposição do concepto às substâncias.[6]

Na gestação, as adaptações fisiológicas do aparelho gastrintestinal possibilitam melhor absorção dos fármacos administrados pela via gástrica. A absorção pela via respiratória, devido ao incremento na ventilação por minuto, também é maior.[5,6]

A distribuição dos fármacos está aumentada, pois o animal apresenta incremento do volume plasmático do organismo paralelo à redução nas proteínas plasmáticas transportadoras de medicamentos. O aumento de depósitos de gordura durante a gestação representa um reservatório para os fármacos, os quais podem ser liberados no final da gestação, atingindo tanto a mãe como o feto. A gestação afeta também muitos aspectos da biotransformação de medicamentos, tanto na fase I quanto na fase II, reduzindo, em geral, estes processos.[6,8]

A excreção renal, via mais importante na eliminação de fármacos do organismo, está aumentada durante a gestação, devido ao incremento do fluxo sanguíneo renal e, consequentemente, da taxa de filtração glomerular, facilitando o processo de eliminação dos fármacos.[7,8]

Origem alimentar

Os componentes nutricionais são incriminados no desenvolvimento de algumas alterações congênitas.

A vitamina A inclui vários compostos afins, denominados retinol, retinal e ácido retinoico. No organismo, cumpre funções que afetam a visão, o crescimento ósseo, a reprodução e a manutenção do tecido epitelial.[9] Os retinoides (retinol e vitamina A) são agentes teratogênicos e seus efeitos são atribuídos à conversão em ácido transretinoico e metabólitos. Os riscos associados ao emprego desta vitamina variam de acordo com a espécie. Doses terapêuticas de isotretinoides são teratogênicas para humanos, contudo apresentam poucos efeitos em camundongos.[6]

Os requerimentos de vitamina A nas cadelas gestantes são de 1.000 UI/kg;[2] em gatas, os níveis dietéticos durante a gestação não foram estabelecidos. As rações comerciais contêm em seus componentes grandes quantidades de fígado e, portanto, são ricas em vitamina. A concentração máxima permitida desta vitamina nas rações comerciais para gatos gira em torno de 225.000 UI/kg de ração, contudo esta concentração é cerca de 100 vezes maior do que as necessidades diárias para gatos em crescimento.[10]

Um estudo avaliou os efeitos teratogênicos da ingestão a longo prazo de dietas contendo alto teor de vitamina A em gatas gestantes. A hipervitaminose causou o surgimento de malformações, como craniosquise, encurtamento da mandíbula, estenose de cólon e agenesia da medula espinal e do intestino delgado.[10] Segundo Prats *et al.*,[2] conteúdos de vitamina A superiores a 12.500 UI/kg na ração, entre os dias 17 e 22 da gestação, ocasionam mumificações fetais, fenda palatina e deformidades da cauda.

A vitamina D consiste em um grupo de compostos esteroides que regulam o metabolismo do cálcio e do fósforo no organismo. Afeta os processos ósseos normais de crescimento e calcificação, atuando junto com o paratormônio para mobilizar o cálcio ósseo e ocasionar aumento da reabsorção renal de fosfatos.[9] A vitamina D causa dano no desenvolvimento da musculatura esquelética, principalmente em ossos longos e extremidades, pela deposição excessiva de cálcio.[7] Seu excesso também provoca ossificação precoce das fontanelas, hipoplasia do esmalte dentário e estenose valvar cardíaca.[2]

O excesso de proteínas na dieta materna durante a gestação é também incriminado no aparecimento de defeitos congênitos. Uma alteração metabólica oriunda, muitas vezes, da dieta da mãe, rica em proteína, também foi proposta como etiologia da síndrome do filhote nadador. Tais dietas, de alta densidade, ricas em proteína, energia, cálcio e fósforo, causam problemas ósseos e articulares para cães neonatos. A ingestão excessiva desses alimentos acelera o crescimento, induzindo alterações anatômicas.[2,11,12]

Origem viral

Alguns vírus foram ocasionalmente associados aos defeitos congênitos, como o vírus da panleucopenia felina (parvovírus), o parvovírus canino tipo I e herpes-vírus canino.

A infecção *in utero* pelo vírus da panleucopenia felina provoca morte e reabsorção fetal, aborto, natimortalidade ou mumificação fetal. Este tipo de vírus infecta células em intensa atividade mitótica, como as do cerebelo e da retina, causando destruição celular aguda. Os neonatos que sobrevivem à infecção pré-natal podem desenvolver hipoplasia cerebelar com ataxia e displasia de retina.[2]

A infecção transplacentária pelo parvovírus canino tipo I, também conhecido como *minute-virus*, ocorre quando a mãe se infecta entre o 20º e o 35º dia de gestação, provocando reabsorção fetal ou aborto. Fêmeas expostas à infecção no terço médio da gestação (30 a 35 dias) dão origem a filhotes com anasarca e miocardite.[13]

Defeitos congênitos

Introdução

Os defeitos congênitos encontrados nos neonatos correspondem a alterações nas proporções corporais, cabeça e face, abdome, tórax e coluna vertebral, membros e cauda, órgãos genitais e ânus. Dentre eles, destacam-se:

- Alterações nas proporções corporais
  - Acondroplasia: alteração no desenvolvimento da cartilagem de crescimento dos animais jovens. Os animais afetados têm corpo normal e membros muito curtos
  - Anasarca: acúmulo de líquido no tecido subcutâneo e nas cavidades do organismo (Figura 45.4)[11]
- Alterações na cabeça e na face
  - Anencefalia: ausência de desenvolvimento cerebral somada à falta de desenvolvimento dos ossos que constituem a calota craniana e os hemisférios cerebrais, estando bem desenvolvidos somente o núcleo basal e o cerebelo. A deficiência de ácido fólico na dieta é uma das causas do desenvolvimento da anencefalia. Os animais afetados nascem mortos ou vêm a óbito poucas horas após o nascimento[14] (Figura 45.5)
  - Arrinencefalia: ausência ou falta de desenvolvimento dos bulbos olfatórios que se apresenta com ausência ou alterações no desenvolvimento dos órgãos olfatórios externos. A arrinencefalia geralmente é acompanhada por defeitos nos olhos, no nariz e no palato (Figura 45.6 A)

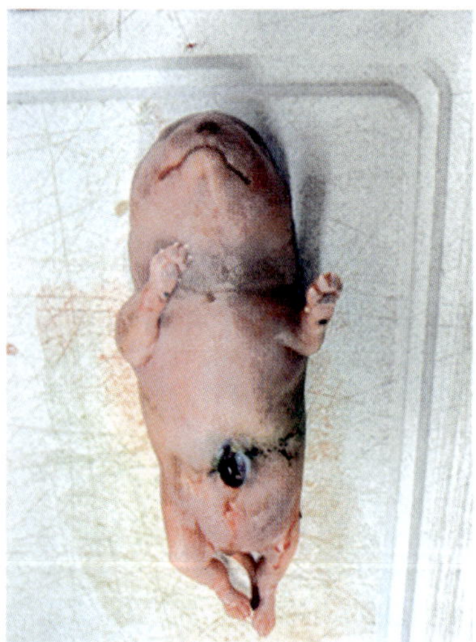

Figura 45.4 Alterações congênitas relacionadas com as proporções corporais do neonato: acondroplasia.

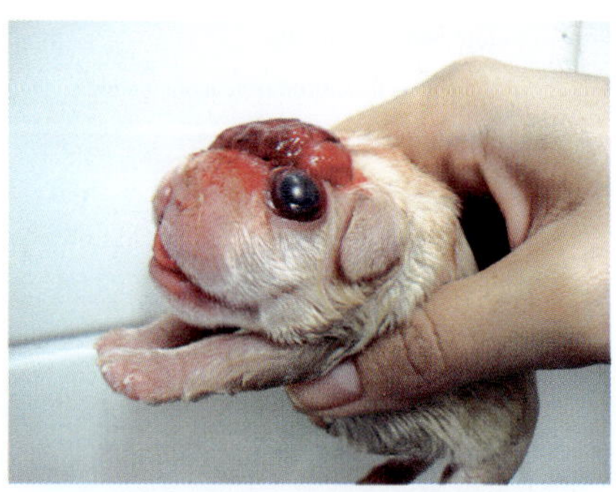

Figura 45.5 Anencefalia em neonato.

- Exencefalia: alteração na formação do crânio que permite a exteriorização parcial ou total do cérebro. A exencefalia é uma patologia incompatível com a vida[11]
- Craniosquise: manchas amolecidas no crânio (fissuras cranianas). Aparentemente os defeitos são anormalidades do desenvolvimento da parte superior do crânio ou fontanelas persistentes[11]
- Hidrocefalia: acúmulo excessivo de líquido cerebrospinal dentro do crânio. Ocorrem formas congênitas, em razão de defeitos estruturais que obstruem o fluxo de saída do líquido no aqueduto mesencefálico ou impedem a absorção do líquido (Figura 45.6 B)
- Lábio leporino e fenda palatina: provocam comunicação entre as cavidades oral e nasal localizadas no palato primário (lábio leporino) ou afetam o palato secundário (palatos duro e mole)[12] (Figura 45.6 C e D)

• Alterações no tórax e na coluna vertebral
  - Toracosquise: fenda em tórax, por defeito no fechamento ventral do embrião e da formação dos elementos do arcabouço costal. A toracosquise geralmente vem associada a locomielia ipsolateral distal (redução no membro), hérnia diafragmática anterolateral e sindactilia
  - Espinha bífida: fusão defeituosa dos arcos veretebrais[12]
  - Meningocele, mielocele e siringomielia: defeitos que envolvem a medula espinal, a coluna vertebral e a pele após o fechamento imperfeito do tubo neural, as meninges (meningocele), a medula espinal ou as raízes e os espaços císticos dentro do parênquima espinal (siringomielia)[12] (Figura 48.7)
  - *Pectus excavatum*: intrusão do esterno no tórax. As terminações ventrais das costelas voltam-se em sentido medial, unindo dorsalmente as estérnebras deslocadas[12] (Figura 45.8)
• Alterações no abdome
  - Gastrósquise: defeito na parede abdominal no qual uma falha em seu fechamento durante o período fetal produz a saída de todos os órgãos abdominais e, algumas vezes, também os torácicos[11] (Figura 45.9)
  - Onfalocele: persistência da herniação do conteúdo abdominal na região proximal do cordão umbilical
• Alterações nos membros
  - Amelia: ausência completa de um ou mais membros
  - Polimelia: número maior de membros
  - Meromelia: ausência parcial de uma extremidade do membro
  - Micromelia: extremidade do membro menor do que o normal
  - Polidactilia: dígitos supranumerários
  - Sindactilia: ausência de um ou vários membros
  - Deformidades dos membros: alterações nos eixos dos membros, muitas vezes, causadas por mau posicionamento dentro do útero (Figura 45.10)
  - Anquilose das vértebras coccígeas
• Alterações na região perineal e no ânus:
  - Hipospadia: anormalidade na localização do orifício urinário, sendo ventral e proximal à localização normal na glande peniana. O orifício pode se localizar na glande peniana, na bainha do pênis, na junção do pênis com o escroto, no escroto ou no períneo. Pode acompanhar criptorquidismo ou anormalidades escrotais[12]
  - Defeitos anorretais (atresia anal, aplasia segmentar, fístula retovaginal, fístula retovestibular, fenda anogenital e fístula uretrorretal, ânus imperfurado)[11,12] (Figura 45.11).

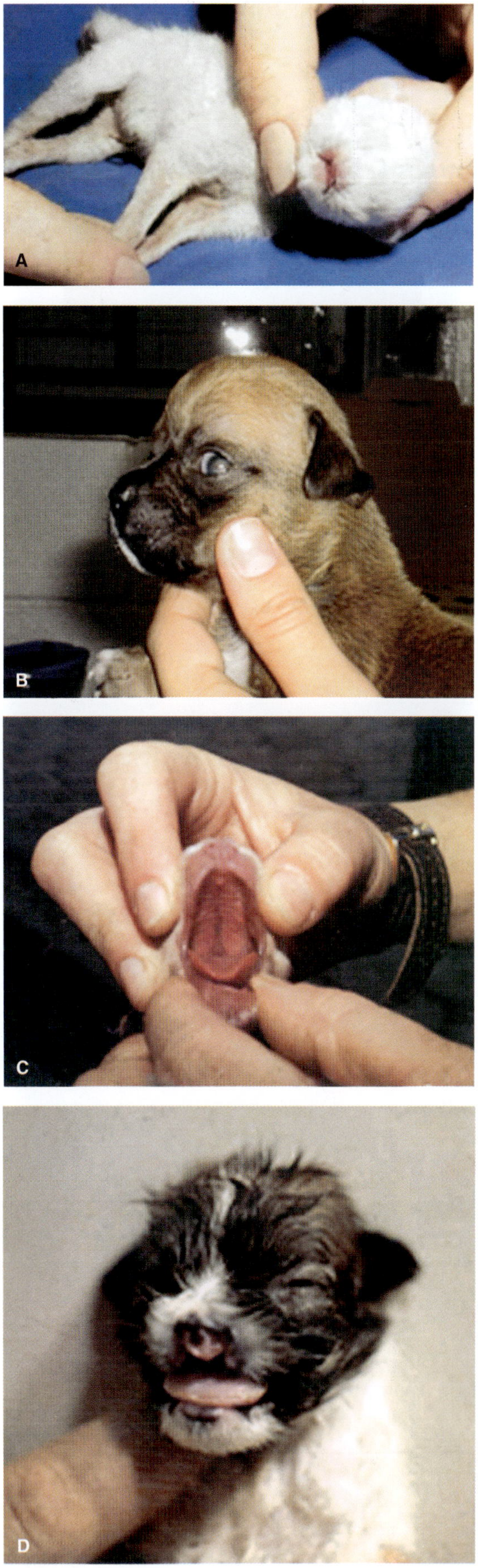

Figura 45.6 Alterações congênitas relacionadas com a cabeça e a face do neonato. **A.** Arrinencefalia. **B.** Hidrocefalia. **C.** Fenda palatina. **D.** Lábio leporino.

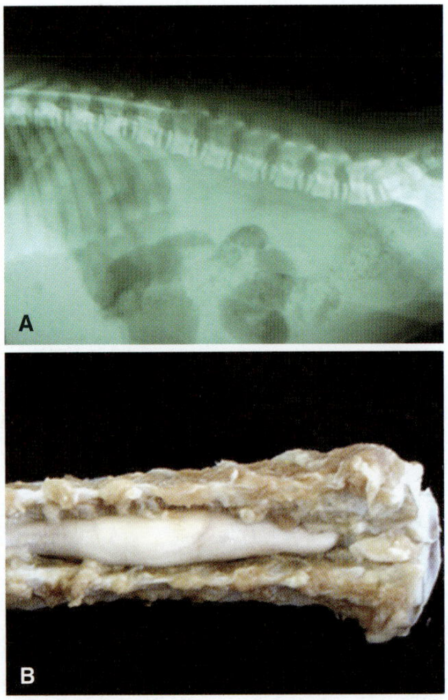

Figura 45.7 Alterações congênitas relacionadas com o tórax e a coluna do neonato: siringomielia (**A** e **B**).

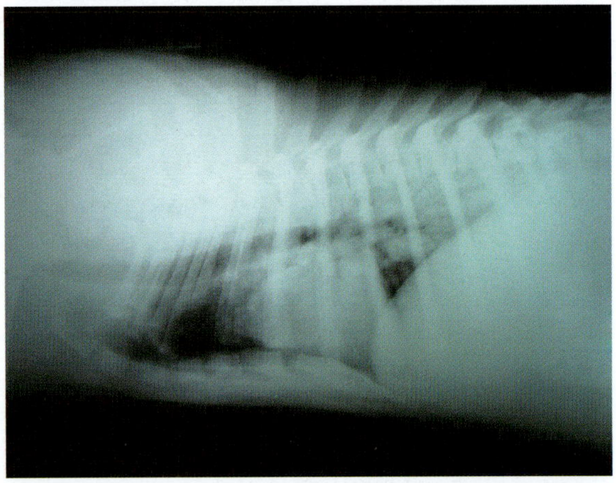

Figura 45.8 Radiografia torácica em um filhote com *pectus excavatum*.

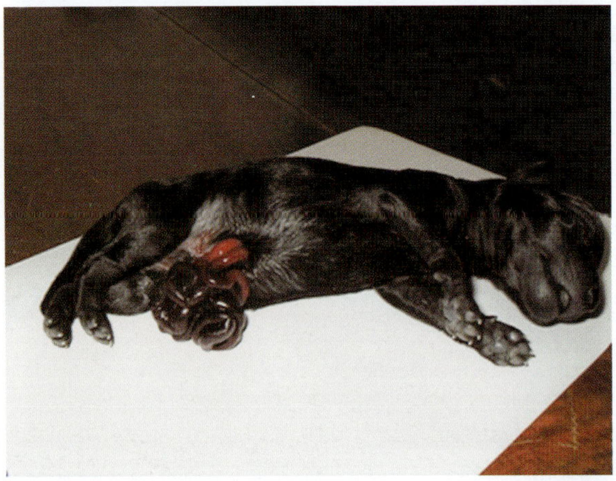

Figura 45.9 Alterações congênitas relacionadas com o abdome do neonato: gastrósquise.

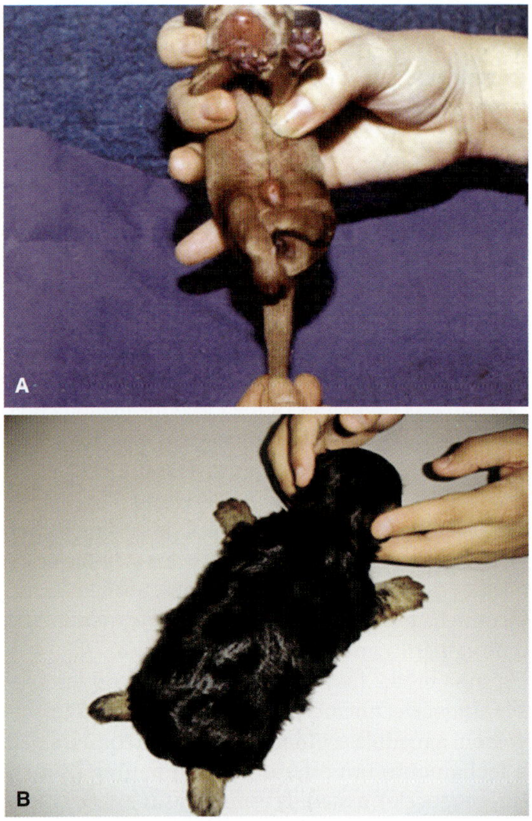

Figura 45.10 Alterações congênitas relacionadas com os membros: deformidades (**A**); síndrome do filhote nadador (**B**).

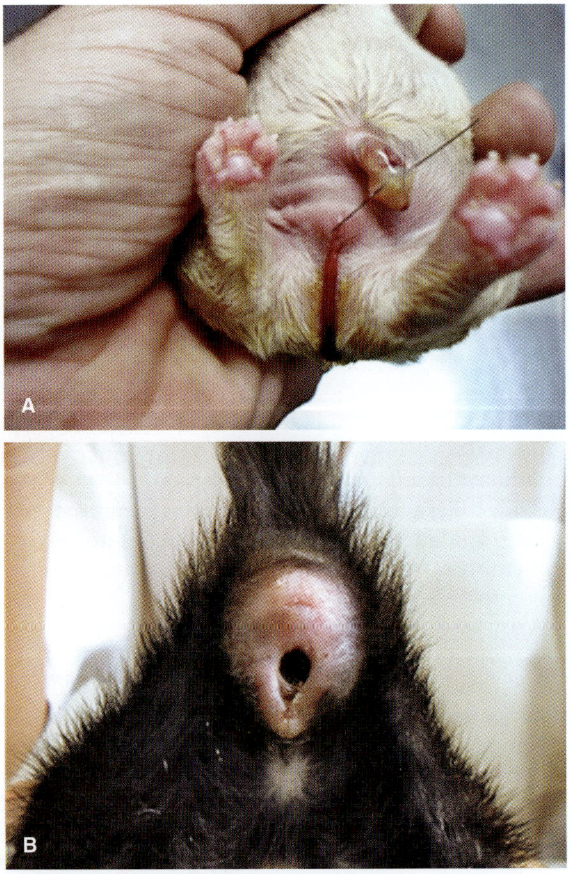

Figura 45.11 Alterações congênitas relacionadas com o períneo e o ânus do neonato: hipospadia (**A**); atrasia anal e fístula retovaginal (**B**).

Anasarca congênita

Anatomia e fisiologia

O espaço subcutâneo é delimitado superficialmente pelas camadas profundas da derme e internamente pelas camadas fasciais sobrejacentes aos músculos, tendões e/ou periósteo. As estruturas presentes no espaço subcutâneo incluem gordura, sangue, vasos sanguíneos e linfáticos, nervos e feixes de fibras que aderem a derme às fáscias musculares.[13] Todas estas estruturas exercem funções vitais, como termogênese, isolamento e proteção de traumas.[13] No neonato, a função termogênica é pouco desenvolvida ao nascimento, pois ele não tem capacidade piloeretora, seu reflexo de tremor apresenta-se ausente até o 6º dia de idade e sua camada de gordura sob a pele é tênue. Embora o espaço subcutâneo seja passível de expansão, devido ao tecido conjuntivo frouxo e à elasticidade da pele sobrejacente, sua elasticidade é limitada no período neonatal, pois as fibras colágenas são finas, onduladas, sem ramificações, frouxamente arranjadas, distribuídas de maneira irregular e em pouca quantidade, bem como as fibras elásticas.

O acúmulo de líquido no espaço subcutâneo generalizado ocorre a partir de pequenos vasos dérmicos profundos que extravasam líquido associado a condições inflamatórias, traumáticas, obstrutivas, degenerativas ou oncóticas.[12]

Definição e sinonímia

A anasarca, também conhecida como síndrome da morsa, edema congênito ou síndrome do cão d'água, é caracterizada por edema generalizado em filhotes nascidos mortos ou moribundos, normalmente provocando distocia fetal.[14]

Incidência

A anasarca é uma enfermidade de transmissão hereditária, autossômica dominante, com predisposição racial em cães da raça Buldogue,[13] Buldogue Inglês[15-17] e Buldogue Francês.[12] Também há relatos de ocorrência nas raças Bichon Frisé, Schnauzer, Chow-chow,[16] Pequinês, Golden Retriever, Pug, Shih Tzu, Rottweiler, Malamute-do-alaska, Fox Terrier e Labrador,[17] e também na espécie felina.[12]

Etiologia e fisiopatologia

Os fatores envolvidos na ocorrência da anasarca não são bem esclarecidos, mas certamente incluem edema linfático congênito (gene autossômico dominante), alterações nutricionais ou hormonais, malformação cardíaca fetal e infecção durante a gestação por parvovírus canino tipo I, também conhecido como *minute-vírus*.[2]

O edema congênito generalizado é, muitas vezes, letal, devido a líquido em quantidade variável na cavidade torácica e abdominal.

Manifestações clínicas

As manifestações clínicas da anasarca caracterizam-se por ascite, derrame pleural e/ou pericárdico e edema de partes moles, sendo o peso dos filhotes com anasarca 1,5 a 5 vezes superior ao de um neonato saudável. Além do edema, o filhote exibe sinais de insuficiências cardíaca e hepática, evoluindo para o óbito rapidamente.[2,12]

Diagnóstico

Por meio da anamnese, pode-se confirmar ou descartar algumas hipóteses. Ao longo da gestação, o diagnóstico pode ser feito durante o acompanhamento pré-natal pelo exame ultrassonográfico, em que se detecta bradicardia fetal (164 bpm), tamanho diferenciado do feto com anasarca em relação aos demais fetos e líquido livre em cavidades abdominal e torácica (Figura 45.12).

Ao exame necroscópico, observam-se necrose e calcificação hepática,[2] e, quando presentes, anomalias cardíacas, como estenose de artéria pulmonar, anormalidade na formação no seio de Valsava e inversão do segmento proximal da artéria coronária esquerda em cães da raça Buldogue Inglês.[15] O edema linfático congênito é demonstrado por análise histológica e infecção por parvovírus tipo I por exame de reação em cadeia pela polimerase (PCR) realizado nos tecidos fetais.[2]

Tratamento

O tratamento do neonato com anasarca deve ser realizado precocemente, aumentando as chances de sobrevivência. Ao nascimento, deve-se desobstruir as vias respiratórias do neonato e pesá-lo, comparando seu peso com o dos demais filhotes da ninhada. O neonato deve ser mantido aquecido à temperatura ambiente de 32°C e tratado com furosemida

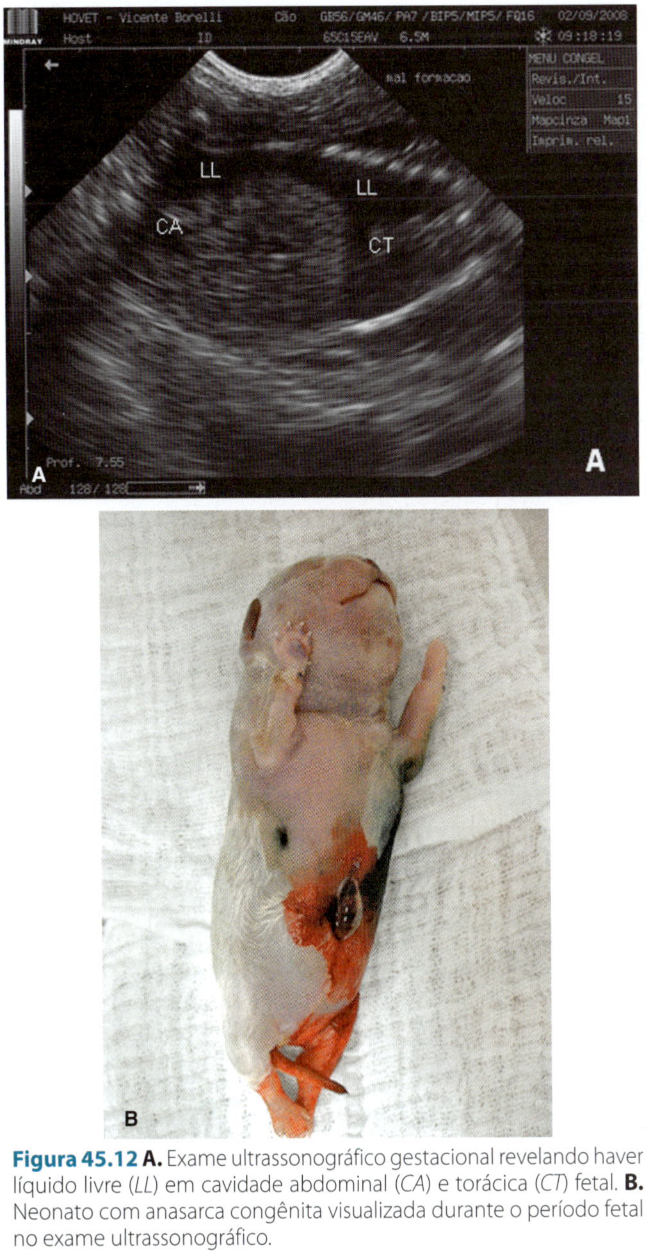

Figura 45.12 A. Exame ultrassonográfico gestacional revelando haver líquido livre (*LL*) em cavidade abdominal (*CA*) e torácica (*CT*) fetal. **B.** Neonato com anasarca congênita visualizada durante o período fetal no exame ultrassonográfico.

(0,2 mg/100 g de peso) intramuscular a cada 3 h. O filhote é manipulado a cada 30 ou 60 min e pesado a cada 3 h. Para cada 30 g de perda de peso, administra-se 1 mEq de cloreto de potássio em gotas pela via oral, evitando-se a depleção de potássio pela ação do diurético.[5,11,14] O tratamento deve continuar até que o filhote acometido atinja o peso aproximado dos outros filhotes da ninhada. O prognóstico da anasarca é reservado a ruim, e a profilaxia de tal afecção é a melhor opção terapêutica. Os cruzamentos entre os progenitores que produzem filhotes com anasarca devem ser evitados, e as gestantes com edema durante a gestação, tratadas com diuréticos.[11,14]

Hidrocefalia congênita

Anatomia e fisiologia

O líquido cefalorraquidiano (LCR) é produzido pelo plexo coroide do terceiro e quarto ventrículos, ventrículo lateral e pelo espaço subaracnoide. O fluxo de LCR direciona-se do sistema ventricular para o espaço subaracnoide pela abertura lateral do quarto ventrículo. A produção de LCR corresponde a 0,047 mℓ/min no cão e 0,017 mℓ/min no gato,[18] não sendo influenciada pela pressão intraventricular. Contudo, torna-se mais lenta nos casos de atrofia de plexo coroide. A absorção do liquor é feita pelas vilosidades aracnoides do seio venoso, pelas veias cerebrais e vasos linfáticos próximos aos nervos cranianos.[14]

Definição

A hidrocefalia é definida como o acúmulo excessivo de LCR no sistema ventricular cerebral e nos espaços subaracnoides. Pode ser simétrica ou assimétrica, envolver todo o sistema ventricular ou somente os elementos próximos ao local de obstrução. Ela ainda pode ocorrer dentro ou fora dos ventrículos, caracterizando hidrocefalia interna ou externa, respectivamente.[12] Na maioria dos casos, a hidrocefalia congênita é interna.[14]

Incidência

A hidrocefalia apresenta-se como defeito congênito nas raças de cães pequenas, *toy* e braquicefálicas como Buldogue Inglês, Chihuahua, Maltês, Sptiz Alemão, Poodle, Pug, Pequinês, Yorkshire Terrier,[14] Pinscher, Lhasa Apso, Boston e Cairn Terriers.[12] Em gatos Siameses, é descrita como um defeito hereditário autossômico recessivo, ocorrendo também nos casos de infecção perinatal pelo vírus da peritonite infecciosa felina.[12]

Etiologia e fisiopatologia

A hidrocefalia congênita é uma morbidade produzida por defeitos estruturais que obstruem ou impedem a drenagem do LCR.[17] A malformação que mais comumente resulta em hidrocefalia é a estenose do aqueduto mesencefálico, que, muitas vezes, ocasiona fusão do colículo rostral. O acúmulo de LCR é rostral à obstrução, provocando atrofia cerebral cortical progressiva. O sistema ventricular então se dilata para acomodar o excesso de líquido, o que resulta em compressão das células ependimais e formação de divertículos periventriculares.[12]

Muitos casos de hidrocefalia congênita evoluem após o nascimento.

Manifestações clínicas

As manifestações clínicas da hidrocefalia são muito variáveis. Muitas vezes, os pacientes são assintomáticos,[12] sendo o defeito diagnosticado apenas pela ventriculomegalia como um achado incidental durante a realização de um exame radiográfico, ultrassonográfico ou mesmo durante uma tomografia craniana.[18] Contudo, alguns pacientes exibem sinais pronunciados de disfunção neurológica progressiva, pelo acúmulo de LCR e compressão das estruturas adjacentes. Dentre os sintomas destacam-se mudanças de comportamento, dificuldade de aprendizado, andar compulsivo, cegueira, retardo notável do crescimento e convulsões. Ao exame físico, o filhote exibe deformidade em crânio, suturas cranianas e fontanelas abertas e estrabismo ventrolateral.

Os sintomas de hidrocefalia ocorrem pela perda de neurônios corticais e da função neuronal, alteração na pressão intracraniana ou pelo edema periventricular secundário ao fluxo inadequado de liquor. Os sinais variam de acordo com a localização anatômica da área mais afetada. O estrabismo ventrolateral está presente pela deformidade dos ossos do crânio ou das órbitas ou pelo aumento da pressão intracraniana. As fontanelas abertas, o abaulamento da calota craniana e o aumento da vascularização cerebral tornam o filhote mais sensível a traumas e propenso a hemorragias que levam à deterioração do quadro clínico.[19] Não se deve considerar apenas as fontanelas abertas para o diagnóstico, pois em algumas raças isso representa uma variação normal[12] (Figura 45.13).

Diagnóstico

O diagnóstico da hidrocefalia congênita é sugerido pelos sintomas. A realização de exame ultrassonográfico, havendo fontanelas abertas, confirma ventriculomegalia. A tomografia computadorizada[20] e a ressonância magnética também auxiliam no diagnóstico. A ressonância magnética é superior para a avaliação de detalhes do sistema ventricular e do tronco encefálico, para exclusão de outras causas e para detec-

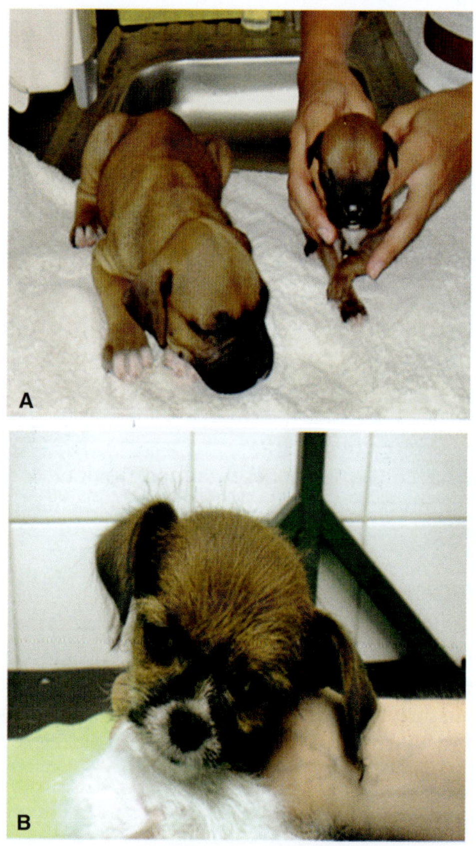

Figura 45.13 A. Filhote da raça Boxer com hidrocefalia congênita (à direita) e seu irmão de ninhada saudável (à esquerda). **B.** Filhote de Lhasa Apso com 3 meses de idade e hidrocefalia.

ção de hemorragias.[18] A cintigrafia nuclear foi descrita por Hoskins[12] para a avaliação do sistema ventricular e o acompanhamento de desvios cirúrgicos realizados para a drenagem do LCR. Padrão eletroencefalográfico com ondas de alta amplitude e baixa frequência é característico de hidrocefalia.[20]

A avaliação em cães com hidrocefalia congênita utilizando eletroencefalografia, radiografia de crânio e tomografia computadorizada revelou eficácia desses métodos complementares para o diagnóstico deste defeito. A extensão da lesão, contudo, só pode ser confirmada por tomografia computadorizada[20] (Figuras 45.14 e 45.15).

Tratamento

O tratamento da hidrocefalia congênita é normalmente realizado com terapia medicamentosa mediante utilização de glicocorticoides (0,5 mg/kg) por via oral (VO) a cada 12 h. Os glicocorticoides diminuem a produção de LCR, inibindo a atividade da enzima ATPase sódio-potássio, além de promoverem a diminuição do edema periventricular. [15-17] Outro fármaco indicado no tratamento é o omeprazol, que também promove a diminuição da síntese de LCR, embora sua ação não se deva à inibição enzimática.[18] A acetazolamida, um agente inibidor da anidrase carbônica, pode ser utilizada na dose de 10 mg/kg, administrada por via oral a cada 6 a 8 h, tomando-se o cuidado em avaliar a concentração sérica de potássio, pois este fármaco pode induzir a hipopotassemia.[14,18]

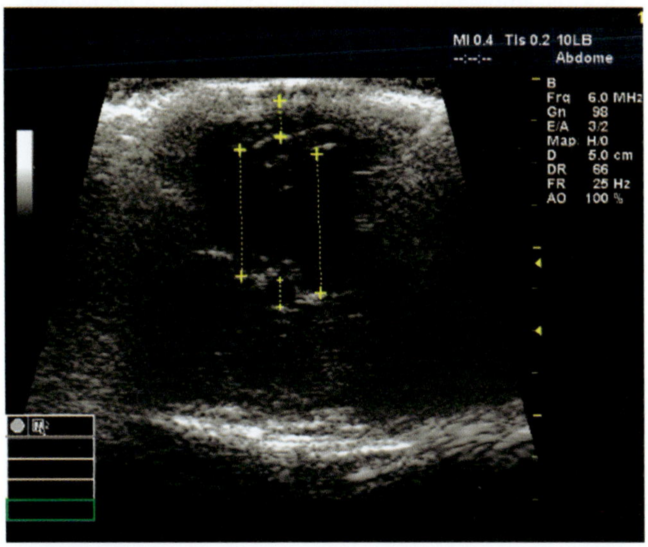

Figura 45.14 Exame ultrassonográfico de filhote com hidrocefalia congênita demonstrando dilatação dos ventrículos cerebrais laterais.

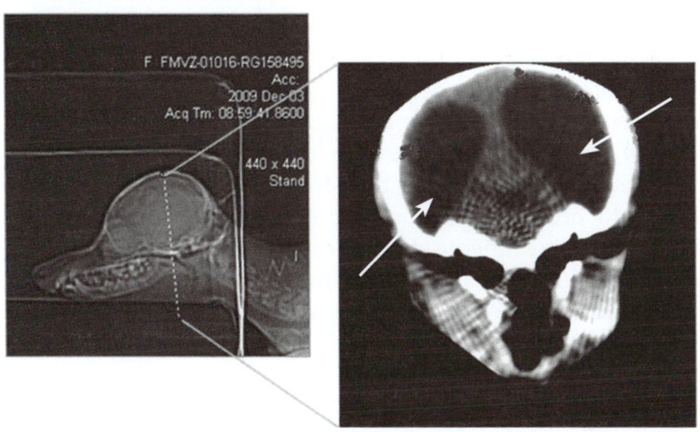

Figura 45.15 Tomografia computadorizada de filhote com hidrocefalia congênita. As *setas* indicam dilatação de ventrículos laterais.

O tratamento cirúrgico da hidrocefalia é indicado para pacientes que não respondam adequadamente à terapia farmacológica. A técnica mais empregada em medicina veterinária e neurocirurgia pediátrica em humanos é a implantação de um cateter e o desvio ventriculoperitoneal do LCR. Nesta técnica, um cateter fenestrado é inserido dentro do sistema ventricular (ventrículo direito e lateral) e conectado a uma válvula controladora do gradiente de pressão hidrostática e a um cateter distal. O cateter distal é guiado pelo tecido subcutâneo até a cavidade peritoneal ou ao átrio direito pela veia jugular.[21] As possíveis complicações desta técnica incluem infecção, obstrução e falha na drenagem.[18] De acordo com Lavely,[18] somente 48% dos desvios ventriculoperitoneais têm sucesso após 1 ano da implantação. Um relato recente, contudo, descreve a implantação de um novo sistema de drenagem que dificulta a obstrução e a inviabilidade da técnica a longo prazo.[21]

Fenda palatina/lábio leporino

Anatomia e fisiologia

O palato é dividido em primário e secundário, representando uma estrutura anatômica importante, pois separa a cavidade oral e a orofaringe da nasofaringe e a cavidade nasal. O desenvolvimento do palato primário leva à formação dos lábios, crista alveolar incisiva e pré-maxila cranial ao forame incisivo, e do secundário origina os palatos duro e mole.[12] A vascularização do palato duro é feita pela artéria palatina maior, enquanto a do palato mole, pela artéria palatina menor, sendo que ambas são ramos da artéria maxilar.[22]

A embriogênese do palato acontece concomitantemente à da face e a partir de estruturas em comum. A formação dos palatos primário e secundário ocorre em momentos diferentes e seu fechamento acontece entre o 25º e o 28º dia de gestação.[22]

Definição

Trata-se de comunicações entre as cavidades oral e nasal, localizadas no palato primário (lábio leporino) ou no palato secundário (palatos duro e mole).[2] Os defeitos de palato primário incluem: lábio fendido (queilosquise), processo alveolar fendido (alveolosquise) ou ambos (alveoloqueilosquise). Já os defeitos do secundário apresentam tamanho variado e podem atingir tanto o palato mole (estafilosquise) quanto o duro (uranosquise).[22]

Incidência

As raças braquicefálicas caninas e a raça Siamesa em gatos apresentam maior tendência ao desenvolvimento destes defeitos, embora também tenham sido descritos em outras raças, como Beagle, Pastor-de-berna, Boston Terrier, Bullmastif, Poodle, Pequinês, Buldogue Inglês, Shih Tzu, Golden Retriever, Pastor-alemão, Schnauzer miniatura.[2,15-17]

Nessas raças, as afecções do palato têm origem genética.[16]

Etiologia e fisiopatologia

As causas prováveis dos defeitos do palato incluem os fatores genéticos hereditários, nutricionais, terapia com certos fármacos durante o período gestacional, fatores hormonais e estresse emocional.

Dentre os fatores genéticos, os defeitos de palato são transmitidos por um gene multifatorial recessivo, poligênico e dominante com penetração parcial, especialmente em algumas raças, como o Buldogue Inglês.[1] A herança poligênica ocorre quando um caráter é controlado por determinado número de genes, sendo cada um responsável por um defeito genético relativamente pequeno, contudo alguns fatores ambientais influenciam este caráter em maior ou menor grau.[1]

Na raça Cão-dos-pirineus, a análise genética demonstrou herança recessiva autonômica monogênica, diferindo do descrito na literatura. Segundo Kemp *et al.*,[24] em 37 ninhadas, com um total de 163 filhotes, 47 foram acometidos, sendo a proporção macho e fêmea de 1:0,96. O mecanismo molecular responsável pelo fechamento do palato é relacionado com genes como *BMP*, *FGF*, *Shh* e *Wint*. Na fenda palatina, os genes possivelmente envolvidos incluem *Fst*, *Inhba*, *Lhx8*, *Msx1*, *Snail1*, *TGFb3*, *Wnt7b*. Em ratos, o uso de folistatina exibiu função regulatória, antagonizando a ação do gene *TGFb3 in vitro*. Isto pode explicar por que a suplementação de ácido fólico utilizada em cadelas prenhes da raça Boston Terrier reduziu em 76% a incidência de fendas palatinas nos filhotes.[23]

O excesso de vitamina A pode ocasionar malformações congênitas, como a fenda palatina/lábio leporino. Em humanos, o emprego de isotretinoides (derivados da vitamina A) está associado a ocorrência de aborto espontâneo, 4 a 5% de mortalidade perinatal, morte prematura e cerca de 25% de malformações congênitas.[6] O ácido retinoico também parece tomar parte na formação do tubo neural embrionário, na organização do eixo cefalocaudal, uma vez que pode fazer com que segmentos cefálicos sejam reespecificados para caudais, pela regulação da expressão de genes.

A vitamina D também causa dano no desenvolvimento da musculatura esquelética, em ossos longos e ossos da face.[6,16,17] As suplementações com vitaminas durante a gestação são, portanto, contraindicadas, por levarem ao desenvolvimento de malformações importantes, pois agem alterando os processos genéticos moleculares de desenvolvimento.

Durante a gestação, a administração de fármacos como glicocorticoides, hidroxiureia, griseofulvina e antagonistas estrogênicos leva ao surgimento de fenda palatina/lábio leporino e deve ser evitada em qualquer momento do período gestacional.[16,17]

Manifestações clínicas

As manifestações clínicas da fenda palatina incluem:

- Saída de leite pela narina durante a sucção ou amamentação
- Dificuldade para se alimentar, devido à impossibilidade de criar o vácuo para sucção entre o palato e a língua
- Espirros e tosse
- Rinite
- Sinais de afogamento
- Crescimento inadequado em relação aos outros filhotes da ninhada.

A principal complicação deste defeito congênito é o desenvolvimento de pneumonia por aspiração.[16,17]

As fendas do palato mole caudal são mais bem toleradas em filhotes, diferentemente das fendas de palato duro ou completas do próprio palato mole[22] (Figura 45.16).

Diagnóstico

O diagnóstico da fenda palatina inclui a inspeção direta da cavidade nasal e oral, bem como a avaliação clínica completa. Exames radiográficos da região torácica auxiliam no diagnóstico de pneumonia por aspiração, sugestivo em filhotes, da existência de defeitos do palato. O exame clínico cuidadoso do neonato após o nascimento possibilita a identificação precoce de tais defeitos e a intervenção rápida, evitando-se a perda do filhote.

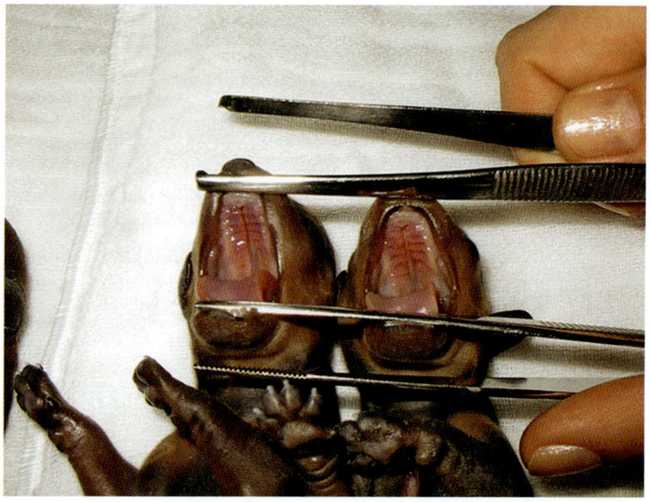

Figura 45.16 Neonatos com fenda palatina de origem iatrogênica. Administração de glicocorticoide durante a gestação.

Tratamento

O tratamento de tal defeito constitui-se de reparação cirúrgica por motivos estéticos nos casos de lábio leporino (palato primário), ou pelo risco de aspiração de conteúdo alimentar e desenvolvimento de pneumonia na fenda palatina (palato secundário).[22] Normalmente, a escolha da técnica cirúrgica a ser empregada depende da localização e do tamanho do defeito, sendo a correção realizada entre 2 e 4 meses de idade.[16,22,23]

A reparação da fenda palatina é realizada criando-se um *flap* ou retalho da mucosa gengival/bucal e/ou mucoperiosteal que cobrirá o defeito (Figura 45.17).

O procedimento cirúrgico para correção é realizado incisando-se a fenda em toda sua extensão a aproximadamente 2 cm da região de união da mucosa oral com a nasal. Incisões de alívio para diminuir a tensão da sutura da fenda são realizadas paralelamente à arcada dentária com comprimento semelhante ao da própria fenda. Mediante as incisões, separa-se a mucosa oral do osso palatino, tomando-se o cuidado para não atingir as artérias palatinas, e desloca-se a mucosa medialmente para o fechamento da fenda, suturando-a. A mucosa nasal é dissecada e suturada. Tanto a mucosa nasal quanto a oral são suturadas com pontos simples separados e fios sintéticos reabsorvíveis.

Os cuidados pós-operatórios consistem no fornecimento de alimento pastoso por 3 a 4 semanas ou alimentação por gastrotomia ou esofagostomia por 7 a 14 dias. A deiscência de pontos é a principal complicação e pode ocorrer entre 3 e 5 dias.[16,17]

A implantação de próteses palatinas feitas de resina acrílica[22] representa outra opção para a correção. A literatura técnica especializada em procedimentos cirúrgicos é indicada para maiores detalhes sobre a correção cirúrgica.

Muitas vezes, o diagnóstico dos defeitos do palato não é realizado precocemente durante o período neonatal, sendo feito pelo aparecimento de sintomas da pneumonia por aspiração mais tardiamente. Nestes casos, a instituição de terapia antibiótica mediante a cultura e antibiograma deve ser feita até a melhora clínica e o encaminhamento ao procedimento cirúrgico.[22]

Quando o defeito é identificado logo ao nascimento, deve-se criar artificialmente o neonato até 60 dias, para que se possa realizar a reparação.

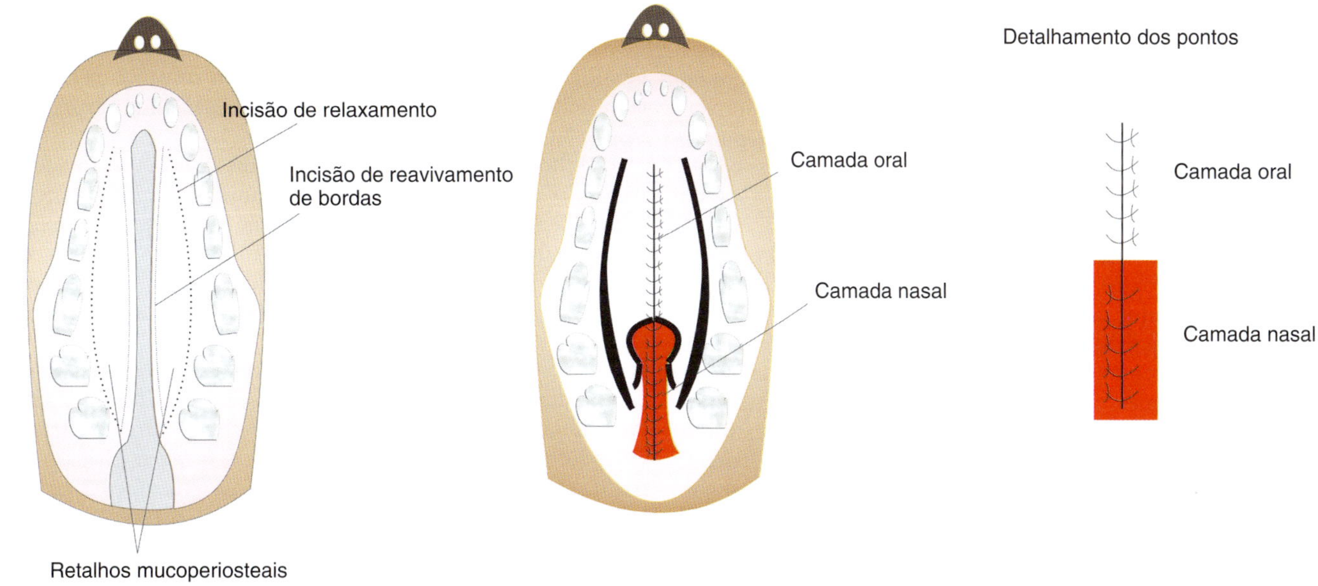

Figura 45.17 Esquema representativo do procedimento cirúrgico utilizado para correção de fenda palatina.

A criação artificial do neonato com fenda palatina envolve aspectos relevantes a serem considerados, como fornecimento da imunidade passiva, manutenção da hidratação, nutrição, ambiente propício para aquecimento do neonato e estimulação dos reflexos da micção e defecação, ausentes até aproximadamente o 20º dia no filhote.

A ingestão do colostro é essencial para a obtenção dos anticorpos maternos, pois a placenta permite somente a aquisição de 20% da imunidade passiva. O colostro materno pode ser ordenhado e fornecido ao neonato pela sonda orogástrica. A imunidade passiva também pode ser obtida pela administração de soro sanguíneo de um animal adulto ou da própria mãe. O soro pode ser colhido e estocado congelado em frações de 5 mℓ, embora o uso imediato seja preferido. A administração é feita por sonda orogástrica na dose de 2 mℓ/100 g de peso, repetido 12 h após, por via subcutânea, intravenosa ou intraóssea em dose única (2 mℓ/100 g).

Quando se cria artificialmente um filhote, deve-se lembrar de que a água compõe uma porcentagem importante do corpo do filhote (82%) e a imaturidade fisiológica o predispõe à desidratação. As necessidades hídricas de manutenção diária de um neonato equivalem a 6 a 20 mℓ/100 g de peso por dia.

A nutrição do neonato é feita levando-se em consideração tanto a quantidade quanto a qualidade do suplemento lácteo, além de estar de acordo com os requerimentos do crescimento em cada uma das fases. Fatores nutricionais, como teor energético, proteico, lipídico e vitamínico-mineral são importantes. Comparativamente, o leite de cadelas e gatas é mais rico em gordura e pobre em lactose e tem o dobro da concentração proteica daquele presente no leite da vaca. Em relação à evolução durante a lactação, há aumento da concentração de gordura, manutenção da concentração proteica na cadela e aumento na gata, diminuição nos níveis de açúcar e maior aumento dos teores energético e de cálcio na gata. O requerimento energético do neonato é de 22 a 26 kcal/100 g de peso vivo, sendo que a maioria dos produtos lácteos de qualidade fornece entre 1 e 1,2 kcal/mℓ. Tomando-se por base esses requerimentos energéticos, portanto, a quantidade diária de sucedâneo lácteo a ser administrada a um neonato na primeira semana de vida é 13 mℓ/100 g; na segunda semana, 17 mℓ/100 g; na terceira semana, 20 mℓ/100 g; e na quarta semana, 22 mℓ/100 g. A quantidade diária total deve ser dividida pelo número de refeições administradas, levando-se em consideração a pequena capacidade do estômago do neonato (5 mℓ/100 g de peso). Após a administração da dieta, não se pode esquecer a estimulação anogenital para que ocorra a defecação e a micção.

Além da nutrido, o neonato com defeito de palato deve ser mantido em ambiente aquecido (27°C a 32°C) e pesado diariamente para acompanhamento do ganho de peso e desenvolvimento corporal.

O prognóstico depende da evolução mediante tratamento cirúrgico. A detecção precoce do defeito antes do estabelecimento da pneumonia por aspiração e a criação do neonato até que ele atinja a idade adequada para o tratamento são os principais desafios desse defeito congênito hereditário.

Síndrome do filhote nadador

Definição

A síndrome do filhote nadador é uma alteração de desenvolvimento refletida em paresia do membro torácico (26%), paresia do membro pélvico (8%) ou tetraparesia (50%), também descrita como "posição de paraquedista" ou "síndrome do filhote tartaruga", descrita nas espécies canina e felina.

Essa anormalidade afeta principalmente filhotes caninos e, com menor frequência, felinos, que são incapazes de permanecer eretos e se locomover no estágio de desenvolvimento esperado. Entre a segunda e a terceira semana de idade (do 8º ao 10º dia, já se apoiam nos membros torácicos, e do 12º a 15º dia, sobre os membros pélvicos).[2,17,19,25]

O animal realiza movimentos de pedalagem para tentar movimentar-se – portanto, "filhotes nadadores".

Incidência

A principal característica racial que predispõe à síndrome é a condrodistrofia de algumas raças que apresentam tórax largo e extremidades curtas,[2] como Pequinês, Cavalier King

Charles, Basset Hound e Buldogue Francês e Inglês.[2] Raças de pequeno porte também são predispostas (Teckel, Yorkshire Terrier, West Highland Terrier e Cocker Inglês),[19] contudo, a síndrome também foi descrita em raças que não apresentam características que favorecem a predisposição, como: Bouvier de Flandres, Pastor-alemão e Labrador Retriever.[19] Segundo Sorribas,[11] a raça mais acometida é o Buldogue Inglês, sendo descrita também em Boston Terriers, Boxers e Golden Retrievers.

Embora esta síndrome também possa acometer gatos, são poucos os casos encontrados na literatura. A síndrome do filhote nadador na espécie felina foi descrita em um gato neonato sem raça definida, com aproximadamente 1 mês de idade, apresentando os membros pélvicos estendidos e deslocados lateralmente, o que causava dificuldade de locomoção.[26] Segundo esse relato, não havia mais informações sobre os demais filhotes da ninhada. Outro caso descrito ocorreu em um gato da raça Devon Rex com 3 semanas de vida, que apresentava dificuldade para manter-se em estação e caminhar, bem como movimentos natatórios com os membros pélvicos. Nenhum outro filhote da mesma ninhada foi acometido, contudo um gato da ninhada anterior nasceu com deformidades em membros torácicos e pélvicos, vindo a óbito em poucos dias.[27]

Etiologia e fisiopatologia

Embora a etiologia seja incerta, ela pode ser considerada de origem multifatorial e suas hipóteses são baseadas em anamnese, observação dos filhotes afetados e sucesso terapêutico em alguns casos.[2]

Segundo Hoskins,[12] a síndrome do filhote nadador assemelha-se à hipoplasia miofibrilar que acomete suínos e, embora a etiologia dessa miopatia seja desconhecida, infecções virais ou fúngicas durante a gestação provocam distrofia muscular no feto em desenvolvimento.

Por tratar-se de uma anormalidade congênita, suspeita-se de origem genética, que deve ser considerada principalmente quando a cadela ou gata produz mais de uma ninhada com casos da síndrome.[2,15,23]

A acomodação dos filhotes em um piso demasiadamente liso (fator ambiental) faz com que haja atraso na mielinização, devido à falta de estímulo dos membros e, somado ao excesso de peso, pode causar o aplanamento dos membros, deixando-os incapazes de andar.[2,19]

Uma alteração metabólica da dieta da mãe, principalmente em se tratando de excesso de proteína, também pode causar essa anomalia,[2,19] pois as dietas de alta densidade, ricas em proteína, energia, cálcio e fósforo, causam problemas ósseos e articulares em cães em crescimento. A ingestão excessiva desses alimentos acelera o crescimento, induzindo alterações anatômicas.

O desenvolvimento neuromuscular atrasado, o ganho de peso excedente ao desenvolvimento esquelético, a disfunção do neurônio motor e a obesidade são fatores que colaboram para o desenvolvimento da síndrome.[2,17,18,28,29]

Cogita-se também, principalmente tratando-se dos gatos, que uma das causas seja a deficiência de taurina, por defeito na síntese, alta eliminação pela urina ou aumento das necessidades teciduais.

Poliartrodisplasia ou instabilidade das articulações proximais dos membros, diferentes miopatias e mesmo a osteopretose do Daschund são defeitos congênitos que exibem sintomas semelhantes aos da síndrome e devem ser descartados.[23]

Manifestações clínicas

Apesar de ser considerada uma anormalidade congênita, geralmente os sintomas tornam-se visíveis na segunda ou terceira semana de vida, ou seja, durante o período de aprendizagem da marcha.[2]

O filhote apresenta movimentos de rastejar ou de "foca nadando" sobre o esterno, e as extremidades apresentam-se como "asas de águia". Há compressão dorsoventral e alargamento lateral do tórax quando são afetados somente os membros torácicos. A luxação medial patelar é observada nos casos em que os membros pélvicos são acometidos[23] (Figura 45.18).

Por volta do 21º dia de idade, o animal apresenta atraso na capacidade de marcha e deslocamento, realizando movimentos rastejantes sobre o esterno. Apresenta-se letárgico e fraco. Os membros torácicos ficam estendidos, o que o torna incapaz de sustentar o tronco para ficar em pé e locomover-se. Os membros pélvicos ficam retraídos abaixo do corpo e, às vezes, podem estar desviados, apresentando luxação e rotação da patela. Tem-se a impressão de que o filhote "nada" e, muitas vezes, concomitantemente a esses movimentos, há regurgitação do leite, o que pode causar pneumonia por aspiração. Paralelamente, é possível observar o aplanamento dorsoventral do tórax. O abdome se apresenta úmido e irritado pela urina, podendo apresentar úlceras e dermatites, que também podem ser causadas pelo decúbito.[2,15,27]

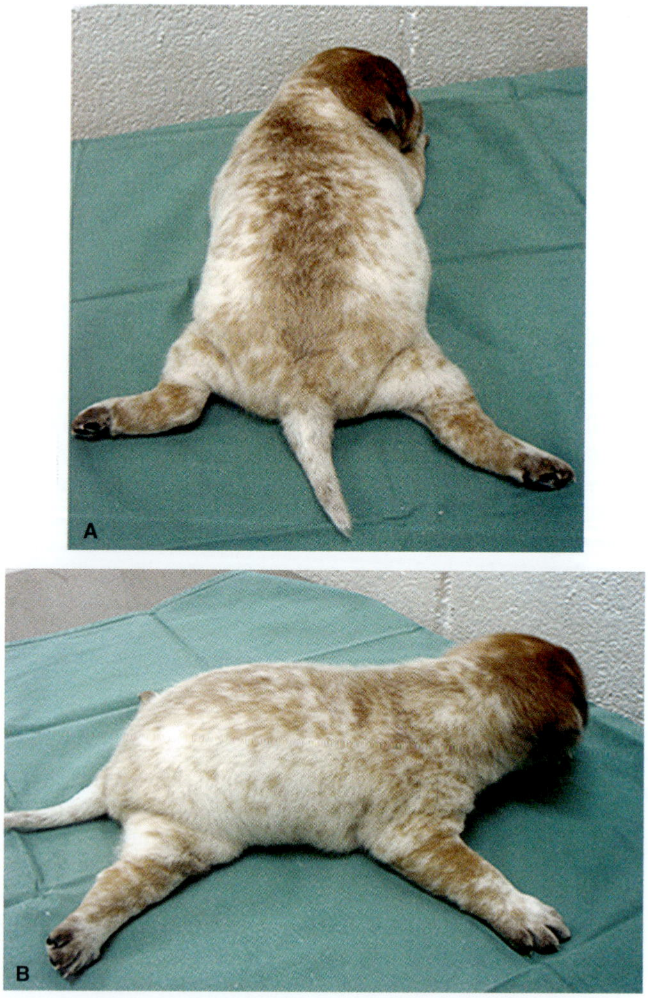

Figura 45.18 A e **B.** Síndrome do filhote nadador.

Os filhotes são incapazes de permanecer eretos no estágio de desenvolvimento esperado (cerca de 10 dias de idade). Os membros se projetam para o lado de fora do corpo e se movimentam por ações laterais de pedalagem. Os animais afetados apresentam hiperflacidez e hiperextensão das articulações, com deformações articulares em consequência da angulação alterada dos membros. A compressão torácica, abdominal e ou pélvica e os sinais resultantes variam de acordo com a gravidade da síndrome.

▪ Diagnóstico

O diagnóstico dessa anormalidade é baseado na anamnese e no exame físico, preferencialmente associados ao exame radiográfico.[19]

O exame radiográfico deve ser feito em projeções mediolateral e ventrodorsal, com os membros afetados distendidos.[26] Nas radiografias, é possível encontrar alterações, como escápula horizontal, compressão dorsoventral torácica, luxação de patela e deslocamento de coração e pulmões.[25]

▪ Tratamento

O tratamento deve ser realizado precocemente, se necessário, mudando radicalmente a dieta da mãe, acomodando os filhotes sobre uma coberta ou superfície rugosa, estimulando os coxins várias vezes ao dia, utilizando uma escova com cerdas duras (escova de dente) para estimular a inervação. Segundo Prats *et al.*,[2] a adoção de exercícios diários sobre terra ou grama, na maioria das vezes, pode ser útil.

Tem-se adotado como uma das alternativas de tratamento a imobilização total dos membros acometidos com o auxílio de bandagens feitas com esparadrapo. Primeiramente, levando-se os membros flexionados ao abdome para que o filhote adquira capacidade de sustentação do tronco e locomoção, depois posicionando-se os membros paralelamente, utilizando bandagens de esparadrapo em formato de algema para alcançar a posição anatômica normal.[19,26,29,30] A imobilização deve ser instaurada o mais cedo possível, de preferência no filhote com 3 a 4 semanas de idade, pois os ossos e articulações são mais flexíveis e fáceis de corrigir.[29] A colocação das bandagens corretivas requer cuidado para que não ocorram inchaços, edemas ou mesmo isquemia dos membros.[27] As bandagens corretivas auxiliam a recuperação dos aprumos do filhote, evitando o desvio lateral dos membros, permitindo que estes suportem o peso do tronco[16] (Figuras 45.19 e 45.20).

O racionamento alimentar do filhote visa à diminuição do ganho de peso. Os filhotes devem ser posicionados em decúbito lateral enquanto dormem, na tentativa de evitar o achatamento torácico.

Um programa de reabilitação funcional de fisioterapia pode ser instaurado, realizando-se três sessões ao dia, durante 10 min cada. Podem ser feitas a flexão e a extensão do tarso e das articulações do joelho e coxofemoral, massageando-se os músculos (tibial cranial, quadríceps e bíceps femoral) e aplicando-se uma leve pressão com o polegar e o dedo indicador.[19] A fisioterapia é benéfica para aumentar o tônus e a força muscular, estimulando a circulação venosa e linfática e promovendo melhor aporte sanguíneo para a musculatura. A aplicação de compressas de água quente durante a realização da fisioterapia estimula também a circulação e o metabolismo muscular.[19]

A hidroterapia por meio da natação estimula a atividade muscular, incentivando a movimentação de todos os membros, e pode ser utilizada em filhotes, contudo deve ser

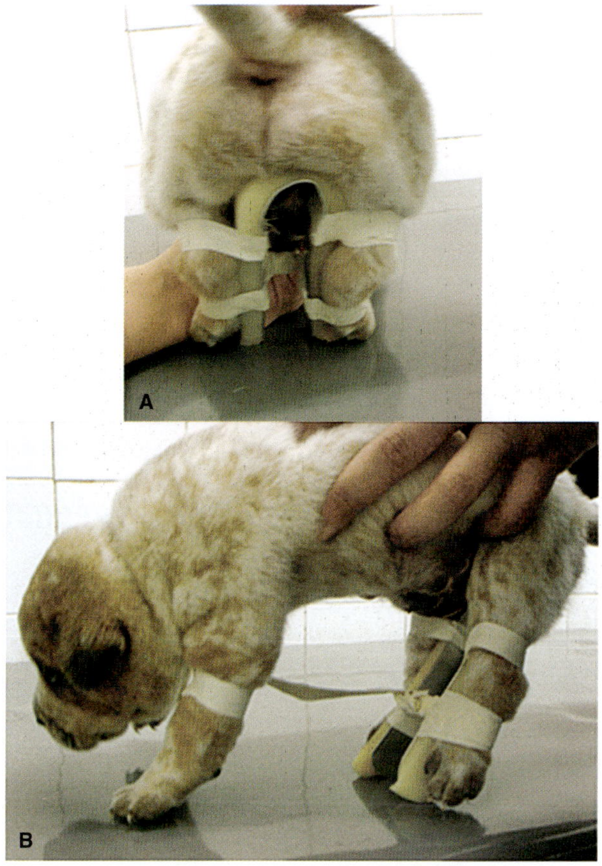

Figura 45.19 A e **B.** Bandagens corretivas no filhote com síndrome do filhote nadador.

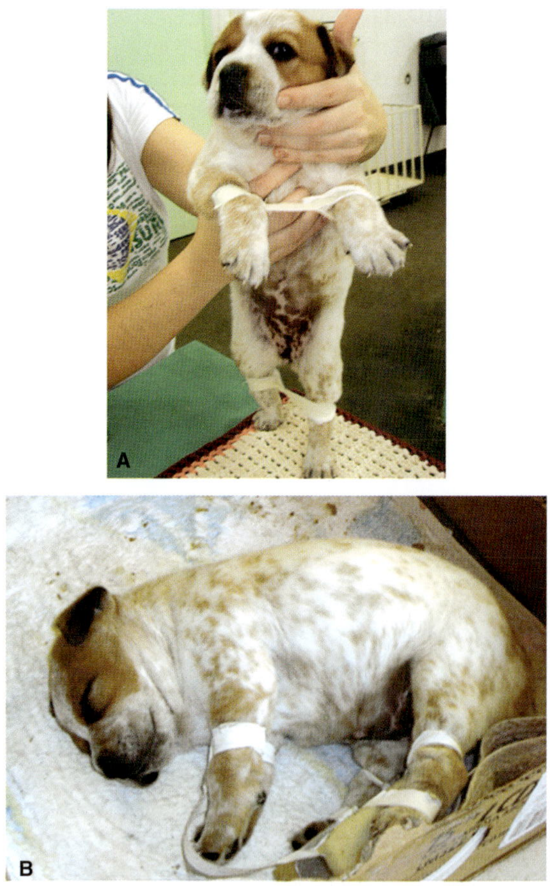

Figura 45.20 A. Bandagens corretivas em formato de algemas. **B.** Filhote dormindo com bandagens corretivas.

desconsiderada nos gatos, que não a toleram, e em neonatos que ainda não são capazes de se sustentar na água.[19]

Cita-se também, porém sem comprovação científica, a administração de vitamina E, selênio e decanoato de nandrolona, na tentativa de estimular a mielinização e o desenvolvimento muscular.

A profilaxia por meio da seleção de reprodutores, uma vez que se cogita a possibilidade de transmissão hereditária;[16] nutrição adequada materna durante a gestação e no filhote, controlando-se o ganho de peso diariamente para prevenir superalimentação e obesidade;[16] e a manutenção do filhote em um ambiente adequado (não escorregadio) à sua locomoção desde o nascimento são aspectos relevantes no manejo da síndrome do filhote nadador.

Síndrome do definhamento do neonato

Anatomia e fisiologia

O período neonatal é variavelmente descrito como os primeiros 30 dias de vida ou, de acordo com o desenvolvimento do filhote, os primeiros 15 dias (neonatal) e até completarem 30 dias (transição). De maneira geral, durantes os primeiros 30 dias, o neonato apresenta imaturidade em diversos sistemas orgânicos, como já mencionado no Capítulo 44 sobre a introdução à neonatologia. A transição fetal-neonatal é complexa e depende de uma série de fatores envolvidos principalmente em relação ao parto e ao pós-parto imediato.

A imaturidade do neonato o torna extremamente suscetível a uma série de afecções clínicas, que nem sempre são prontamente diagnosticadas. Os sintomas exibidos pelo neonato são muito restritos e não variam de acordo com a afecção presente. Independentemente da causa, a imaturidade impera e a evolução clínica será sempre a mesma: hipotermia, hipoglicemia, desidratação (tríade crítica neonatal) e, por fim, óbito.

O neonato saudável dorme 90% e mama 10% do tempo em que permanece com sua mãe e seus irmãos de ninhada. Na primeira semana de vida, são muito sensíveis às mudanças de temperatura e ao toque, têm sono ativo, dormem enrolados e amontoados, acordando quando manipulados. Necessitam de estimulação para defecar e urinar, procuram sempre uma fonte de calor e aconchego e se arrastam com os membros torácicos até atingirem as mamas. Alguns reflexos estão presentes ao nascimento e possibilitam a amamentação:

- Termotropismo
- Endireitamento
- Procura
- Sucção.

A imaturidade dos diversos sistemas é vencida semanalmente, embora, em alguns sistemas, o neonato leve meses para assemelhar-se ao adulto. Na segunda semana, o neonato apresenta a abertura das pálpebras e do canal auricular, maior tônus muscular nos membros e começa a interagir com o meio ambiente.

Na terceira e na quarta semana de vida, período definido como transição por Prats *et al.*,[2] o neonato desenvolve sua estrutura corporal e já consegue caminhar lentamente, surgem os dentes decíduos, o olfato apresenta-se mais desenvolvido, começa a brincar com seus irmãos e inicia sua independência materna. Nesta fase, os controles termorregulatório, da defecação e da micção estão quase completos e inicia-se o desmame. O comportamento exploratório começa a desenvolver-se, o filhote cansa-se facilmente e deita-se com frequência. A partir desse momento, ele deixa de ser neonato e inicia-se o período de socialização.

O conhecimento do desenvolvimento neonatal e pediátrico é importante, pois se sabe o que esperar em determinado momento. Neonatos que choram por mais de 20 min sem causa aparente, ou seja, alimentados e aquecidos; que apresentam mucosas pálidas e/ou cianóticas (a mucosa do neonato deve ser avermelhada); sem tônus muscular ou flácido (ausência de dominância flexora ou extensora, de acordo com a idade); reflexo da sucção fraco ou ausente; não apresentam reflexo do endireitamento (uma vez colocados em decúbito dorsal, rapidamente retornam ao esternal); ausência de sons intestinais à auscultação abdominal ou apresentam diarreia estão provavelmente doentes.

Definição

Modernamente, síndrome (do grego *syndromos* = que correm juntos) é o conjunto de sintomas clínicos de múltiplas causas e que afetam diversos sistemas. Quando adequadamente reconhecidos e considerados em conjunto, caracterizam, por vezes, determinada enfermidade ou lesão.[31] Contudo, em algumas situações a síndrome não revela a entidade mórbida, mas é de fundamental importância na identificação da doença, pois reduz o número de possibilidades diagnósticas e orienta as investigações futuras.[31] A síndrome do definhamento do neonato pode ser definida como o aparecimento da mortalidade sem causa aparente em ninhadas de 3 a 10 dias de idade, nas quais os filhotes nascem sem dificuldade, malformações clinicamente detectáveis, com peso adequado para a raça e curva de crescimento normal, sendo a síndrome mais uma descrição clínica do que um diagnóstico propriamente dito.[2] Tomando-se genericamente, o definhamento ocorre em neonatos que nasceram "fracos" e apresentam dificuldades para se desenvolver ou naqueles que nasceram vigorosos e definharam com o tempo, vindo a óbito na primeira ou segunda semana de vida.[4]

Incidência

Acomete neonatos do nascimento a 2 semanas de idade e, sob uma perspectiva estatística, muitos casos de natimortalidade (40 a 50%) apresentam-se como síndrome do definhamento do neonato ou simplesmente ficam sem explicação após a eliminação de hipóteses diagnósticas.[2] De acordo com Hoskins,[12] a determinação da idade de acometimento é arbitrária, sendo mais útil considerar que a síndrome ocorra do nascimento a 12 semanas de idade.

A mortalidade neonatal em cães varia de 12 a 36% tanto em criatórios comerciais quanto particulares e em gatos de gatis comerciais em torno de 15 a 27%.[31]

Etiologia e fisiopatologia

A etiologia da síndrome do definhamento é considerada um verdadeiro paradigma etiopatológico. Alguns autores a consideram uma entidade patológica de origem multifatorial,[31] outros como uma entidade única causada por hipoplasia tímica ou insuficiência de substância surfactante alveolar.[2]

Dentre as diversas causas de morte neonatal (multifatorial),[31] existem as não infecciosas e as infecciosas. As causas não infecciosas incluem as ligadas ao parto (risco obstétrico e não ingestão do colostro), às malformações congênitas, às de origem materna (negligência, má nutrição, desnutrição materna), à imaturidade neonatal (tríade crítica – hipotermia, desidratação e hipoglicemia), aos traumas neonatais, às más condições ambientais, ao peso insuficiente ao nascimento e à isoeritrólise neonatal em gatos.[2,31,32]

As doenças infecciosas que resultam em mortalidade neonatal incluem infecções virais (herpes-vírus, parvoviroses canina e felina, calicivírus, vírus da leucemia felina, morbilivírus, coronavírus, adenovírus canino 1 e vírus da cinomose canina), infecções bacterianas (*Bacterioides* spp., *Bordetella* spp., *Brucella* spp., *Campylobacter* spp., *Clostridium* spp., *Salmonella* spp., *Staphylococcus* spp. e *Streptococcus* spp. hemolítico e não hemolítico) e infestações parasitárias (*Ancylostoma* spp., *Coccidium* spp., *Cryptosporidium* spp., *Giardia* spp. e *Toxocara* spp.).[16,31,32]

Como entidade única, descrita por Prats *et al.*[2] e Minovich,[4] o definhamento poderia ser causado por hipoplasia tímica congênita, genética, de origem tóxica ou infecciosa, com alterações nos linfócitos T. De fato, neonatos timectomizados experimentalmente exibiram definhamento responsivo à terapia de reposição hormonal com a fração 5 do hormônio tímico.

Atualmente, outra causa hipotética do definhamento é a insuficiência da substância surfactante alveolar, em analogia com a morte súbita do recém-nascido em humanos. A redução dos fosfolipídios lecitina e esfingomielina alveolar pulmonar, indispensáveis para o estabelecimento e a manutenção da respiração, predispõe a anoxia ou hipoxia, que causam incapacidade de mamar e, consequentemente, fraqueza (definhamento) e óbito.[2]

A fisiopatologia das perdas neonatais é complexa e deve-se, em grande parte, à imaturidade orgânica neonatal, como referido anteriormente. Os neonatos não são capazes de manter a termorregulação, a homeostase hídrica nem a euglicemia, portanto, independentemente do quadro etiológico em questão, evoluem invariavelmente para a tríade crítica caracterizada por hipotermia, desidratação e hipoglicemia (Figura 45.21).

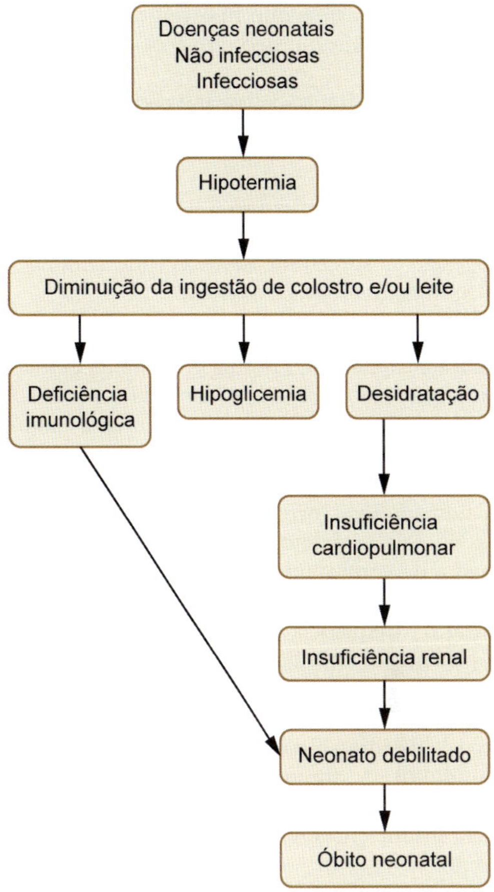

Figura 45.21 Fluxograma da tríade crítica do neonato.

O neonato tem capacidade termorreguladora limitada, sendo sua temperatura corporal mantida pelo ambiente, pelo contato com a mãe e com seus irmãos de ninhada. Portanto, deve ser mantido na chamada zona de neutralidade térmica ou zona de conforto térmico, descrita como a temperatura ambiente em que o neonato requer a menor quantidade de energia para manter sua temperatura central estável, menor consumo de oxigênio e produção de dióxido de carbono.[33] Temperaturas ambientais acima ou abaixo da zona de conforto térmico aumentam o consumo de oxigênio e taxa metabólica. Algumas características já descritas no Capítulo 44, *Introdução à Neonatologia*, colocam o neonato em desvantagem fisiológica para termorregulação, aumentando o risco de hipotermia. Dentre estas se destacam grande superfície corporal em relação à massa; deposição limitada de gordura subcutânea para promover isolamento; instabilidade vasomotora e capacidade metabólica limitada.[2,15,16]

O resfriamento do neonato ocorre em função da perda de calor por evaporação, quando os fluidos corporais e pulmonares se tornam vapor no ar quente. Quanto mais seco for o ambiente, maior a perda por evaporação (um exemplo deste tipo de perda ocorre logo após o parto), condução (contato com uma superfície fria, como balanças ou bancadas), radiação (superfície sólida mais fria sem contato direto com o neonato) e convecção (perda de calor da superfície corporal para o ar circunjacente mais frio).[33]

As defesas contra a hipotermia neonatal são restritas. A estimulação nervosa periférica, que ativa o controle vasomotor e os processos metabólicos para regular o controle térmico, ainda não está bem desenvolvida ao nascimento; o isolamento térmico fornecido pela gordura subcutânea, que impede a perda rápida de calor, não é eficaz devido aos escassos depósitos subcutâneos; a atividade muscular ou os tremores não estão presentes ao nascimento até o 6º dia de vida; a termogênese não espasmogênica, definida como a produção de calor pela lipólise da gordura marrom (localizada na região entre as escápulas e próximo aos grandes vasos), não é eficaz.[32,34] Este tipo de termogênese é ativado por estimulação simpática e liberação de norepinefrina, contudo o sistema nervoso simpático neonatal ainda é imaturo.

Com a queda da temperatura corporal (inferior a 35°C), o neonato perde o reflexo da sucção e logo é rejeitado pela mãe, diminuindo a ingestão de colostro ou de leite nas primeiras 24 h seguidas ao parto. A diminuição da ingestão láctea priva o filhote de sua fonte de hidratação e nutrição, além de predispô-lo à deficiência imunológica, tornando-o suscetível a diversas infecções.

Com a hipotermia e a perda do reflexo da sucção, o neonato, que tem 82% do peso corporal correspondentes a líquido extracelular, torna-se particularmente sensível à desidratação. Fatores intrínsecos, como a alta relação entre superfície cutânea e peso corporal, mecanismo de concentração urinária imaturo e maior perda de líquido por evaporação cutânea, também favorecem a desidratação. A pele representa cerca de 18% do peso corporal do neonato e apresenta tênue camada de queratina até 20 a 30 dias de idade, fato que não impede a desidratação, principalmente quando o neonato é mantido em ambientes secos.[2,16,17]

As causas de desidratação neonatal correspondem a:

- Falha na sucção (defeitos congênitos, debilidade, hipotermia, hipoglicemia, hipoxia)
- Ambiente inadequado (temperatura ambiente elevada e baixa umidade relativa)
- Má digestão, absorção ou diarreias (infecções bacterianas e/ou virais, suplementos lácteos frios)
- Alterações metabólicas (defeitos congênitos e hipotermia).[17]

A desidratação neonatal resulta em choque hipovolêmico, provocando perfusão tecidual inadequada e hipoxia.[32] A ativação dos mecanismos compensatórios durante choque hipovolêmico não ocorre com a mesma magnitude dos adultos. Os elementos contráteis, equivalentes a 60% da musculatura cardíaca nos adultos, correspondem a somente a 30% nos neonatos, ou seja, o débito cardíaco não pode ser mantido por aumento da contratilidade, sendo dependente exclusivamente da frequência cardíaca elevada nos neonatos. O controle neural da frequência cardíaca, por sua vez, também é imaturo, pela menor densidade das fibras nervosas simpáticas. Consequentemente, a taquicardia em resposta à hipovolemia não é observada. A resposta neonatal ao choque hipovolêmico induzido pela desidratação é, portanto, bem distinta da observada em adultos. A diminuição do débito cardíaco resulta então em diminuição da pressão arterial e da taxa de filtração glomerular, insuficiência renal e óbito neonatal, se não revertida a tempo.[32]

Os neonatos têm reservas limitadas de glicogênio e gliconeogênese hepática insuficiente como resposta aos estados de hipoglicemia.[35] A glicemia é mantida por um mecanismo complexo que envolve hormônios, enzimas hepáticas e a disponibilidade de substratos para a síntese de glicose. Quando os níveis de glicose decaem após a fase de absorção da digestão, a produção de glucagon pelas células pancreáticas assegura a mobilização da glicose hepática dos estoques de glicogênio (glicogenólise) (Figura 45.22). Caso o estímulo para a produção hepática perdure, outro processo agora se inicia, a chamada gliconeogênese. Nos estados iniciais de jejum, os níveis glicêmicos são mantidos em 75% pela glicogenólise e 25% pela gliconeogênese.[17]

O controle glicêmico é mantido também graças à ação dos hormônios contrarregulatórios, como a epinefrina, o adrenocorticotrófico e o do crescimento.

A hipoglicemia transitória dos recém-nascidos é provavelmente a causa mais comum de hipoglicemia durante o período de amamentação e está frequentemente associada a estoques inadequados de glicogênio ou de substratos proteicos ou por uma função enzimática hepática ainda imatura. Os fatores predisponentes incluem ninhadas prematuras, nascimento de filhotes muito pequenos, fraqueza ou debilidade da fêmea gestante ou diabetes.[17] Os neonatos são mais suscetíveis ao desenvolvimento de episódios hipoglicêmicos do que os adultos. O fígado pequeno, a menor massa muscular e a grande massa encefálica em relação ao tamanho corporal são fatores que os predispõem.[17]

Os estoques de glicogênio hepático no neonato são mínimos e declinam rapidamente durante o jejum. Um estudo demonstrou que as concentrações de glicogênio hepático nos cães decaem rapidamente por volta de 31% da concentração presente ao nascimento após 24 h. A gliconeogênese, contudo, ocorre no fígado do neonato após 9 h sem alimentação. Os

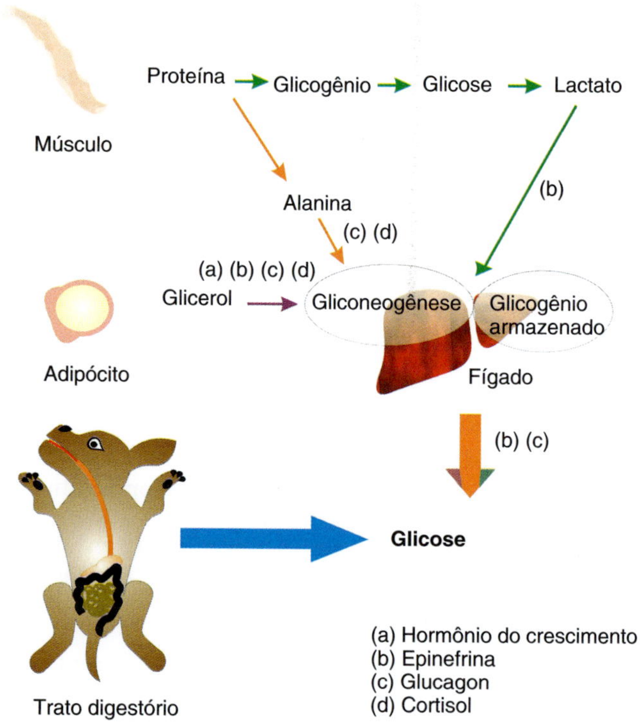

Figura 45.22 Esquema representativo do controle glicêmico.

níveis de glicose sanguínea em cães neonatos saudáveis são mantidos (inicialmente glicogenólise e posteriormente gliconeogênese) por 24 h em jejum após o nascimento.[28]

As concentrações intra-hepáticas reduzidas de trifosfato de adenosina (ATP) sugerem também que a produção e/ou a utilização de energia sofram alteração somente após 3 h de jejum nos cães recém-nascidos.[28] A glicemia pode ser mantida por um período de 24 h de jejum, em um neonato saudável; contudo, os neonatos em situações de estresse, devido à depleção dos estoques de glicogênio e à imaturidade funcional hepática, tornam-se rapidamente hipoglicêmicos.[17]

Os gatos, assim como os cães recém-nascidos, não têm os mecanismos de retroalimentação perfeitamente desenvolvidos entre a gliconeogênese e a concentração de glicose sanguínea. Os ajustes glicêmicos são, portanto, delicados. Os gatos são relativamente insensíveis à insulina e apresentam resposta inadequada aos hormônios hiperglicemiantes (epinefrina, glucagon, hormônio do crescimento e cortisol).[28] A epinefrina, um dos hormônios contrarregulatórios essenciais na manutenção da glicemia, não é liberada em resposta à hipoglicemia nos neonatos felinos.[36]

Ao nascimento, os neonatos felinos têm concentração de glicose sanguínea próxima aos valores maternos, contudo apresentam diminuição de 45 mg/dℓ entre as primeiras 4 a 6 h de vida e estabilização dos níveis em 70 mg/dℓ nas próximas 72 h. A hipoglicemia sintomática nos gatos recém-nascidos é definida com níveis séricos abaixo de 50 mg/dℓ, representando risco de óbito iminente.[4]

Filhotes de raças *toy* podem ser suscetíveis ao desenvolvimento de hipoglicemia mais intensa do que filhotes de raças grandes, possivelmente pelas reservas limitadas de glicogênio, mecanismos ainda imaturos de gliconeogênese e glicogenólise e alta demanda metabólica.[17,36]

Além da falta de ingestão láctea e da imaturidade hepática, distúrbios como endotoxemia e sepse colaboram para um intenso declínio na glicemia. A hipotermia, a hipoglicemia e a desidratação, tríade crítica do recém-nascido ou neonato associada à imaturidade imunológica, correspondem às causas mais comuns de vulnerabilidade neonatal.

Manifestações clínicas

Os sintomas do neonato doente constituem-se de choro constante por mais de 20 min, diminuição do tônus muscular, incapacidade de mamar ou de permanecer com a mãe ou com a ninhada, mucosas pálidas, acinzentadas ou cianóticas, diarreia, sons intestinais diminuídos a ausentes, perda de peso ou deficiência em ganhar peso. É muito importante diferenciar entre o atraso no crescimento e o desenvolvimento insuficiente do filhote. No primeiro caso, o crescimento é proporcionalmente mais lento quando comparado a outros filhotes da ninhada; já no segundo, o desenvolvimento corporal e mental do neonato é insuficiente, apresenta-se letárgico, abaixo do peso e com prognóstico reservado.

Os neonatos doentes e hipotérmicos apresentam-se frios ao toque, com elevação da frequência respiratória (respiração irregular e superficial), com vocalização aguda na expiração e diminuição da frequência cardíaca, íleo paralítico, depressão, coma e morte. Os filhotes também exibem flacidez muscular e reflexos lentos ou mesmo ausentes. Quando a temperatura do neonato apresenta-se inferior a 35°C, a mãe o separa do resto da ninhada, agravando ainda mais os sintomas.[36]

O neonato desidratado deixa de mamar, chora, perde sua vitalidade e, embora apresente perda de elasticidade cutânea ao esticar a pele e liberá-la, este não é o indicador mais fidedigno da desidratação em neonatos. O principal sinal é a perda de peso, sendo imprescindível o controle da curva de peso em um neonato. Outros sinais de desidratação incluem mucosas secas e sem brilho e urina de coloração amarelada, indicando discreta concentração urinária.

Os sintomas da hipoglicemia se sobrepõem aos da desidratação e da hipotermia, sendo extremamente comuns nos neonatos doentes. O animal com hipoglicemia apresenta depressão, hipotermia, desidratação, enfraquecimento, impossibilidade de mamar, choros contínuos até o esgotamento e, consequentemente, bradicardia, respiração irregular e alterações neurológicas, que vão de discretas até convulsões que precedem o coma e a morte. Por meio dos sinais neurológicos, pode-se diferenciar a hipoglicemia da desidratação.[2]

Diagnóstico

A conduta clínica para identificar as possíveis causas do definhamento neonatal baseia-se em avaliação clínica completa, incluindo história, exame físico, exames laboratoriais, testes imunológicos, eletrocardiograma, ultrassonografia e exame radiográfico.[17]

O exame físico completo do neonato deve ser realizado em superfície aquecida, a fim de evitar ou não piorar a hipotermia, e deve envolver avaliação do peso corporal (adequado para a faixa etária/índice de crescimento insuficiente); temperatura corporal (35°C a 36,7°C); frequências cardíaca e respiratória (FC = 220 bpm; FR = 10 a 35 mpm); auscultação cardíaca para detecção de sopros (fisiológico, inocente ou patológico); reflexos do neonato (endireitamento, da procura e da sucção); inspeção da região umbilical (detecção de aumento de volume ou exsudação); inspeção e palpação para detecção de defeitos congênitos (fenda palatina, fontanelas abertas, atresia anal, fístula retovaginal); estado de hidratação (umidade das mucosas, coloração da urina, peso), e análise do desenvolvimento neonatal adequado para o período (abertura das pálpebras e condutos auditivos, dominância flexora e extensora, manter-se em estação e caminhar, aparecimento dos dentes decíduos).[32]

Os exames laboratoriais no neonato exibem particularidades importantes inerentes à faixa etária que devem ser conhecidas para a correta interpretação do resultado. As coletas sanguíneas representam, muitas vezes, verdadeiros desafios pelo pequeno tamanho do paciente. As coletas sanguíneas podem ser obtidas pela veia jugular, mas não devem ultrapassar 10% do volume sanguíneo em 24 h (volume sanguíneo do neonato = 6,8 mℓ/100 g de peso). A avaliação laboratorial mínima envolve hematócrito, proteína total, ureia, glicose, análise de esfregaço sanguíneo e contagem de leucócitos. Após a punção da veia jugular, deve-se evitar a formação de hematomas no local e maior perda sanguínea.[32] O hemograma normalmente exibe anemia normocítica normocrômica branda que tende a ser mais grave nos infestações parasitárias. A contagem leucocitária varia em neonatos com infecção, podendo-se observar trombocitopenia e leucocitose moderada a intensa. Neonatos em sepse ou com infecções virais exibem leucopenia. A hipoglicemia é um achado consistente, contudo não específico em neonatos. Outras alterações na bioquímica sanguínea dependem do órgão especificamente envolvido.[37]

A coleta de urina e de fezes é facilmente obtida pela estimulação do reflexo da micção e defecação. A densidade específica da urina dos neonatos é baixa (1,006 a 1,017), sendo a concentração de 1,015 indício de desidratação. O processamento de amostras fecais por centrifugação, juntamente com o exame direto com solução salina, auxiliam no diagnóstico de infecções por *Campylobacter* spp. e *Salmonella* spp., giardíase, coccidiose ou outros parasitos intestinais.[37]

Na suspeita de infecções virais, testes imunológicos como sorologia e PCR são úteis, contudo a coleta para estes testes deve ser realizada no princípio da infecção, quando a eliminação viral ainda está presente. Infecções bacterianas exigem cultura e antibiograma para o diagnóstico correto, mas, nos quadros de septicemia, a coleta de uma quantidade mínima de sangue necessária (5 mℓ) é, muitas vezes, inviável.[37]

Os exames radiográficos, ultrassonográficos e por tomografia são de grande auxílio na identificação de afecções como hidrocefalia, desvio portossistêmico, anomalias cardíacas congênitas, entre outras.

O exame diagnóstico mais útil em situações em que vários neonatos de uma mesma ninhada são acometidos é a realização da necropsia. O exame *post mortem* deve ser realizado por profissional especializado e tão rápido quanto possível logo após a morte do neonato, para evitar as alterações provocadas pela autólise. O neonato não deve ser congelado, o que provoca rompimento tecidual, prejudicando o exame microscópico. O material das lesões significativas deve ser colhido de maneira asséptica e congelado para posterior análise microbiológica (viral, bacteriana, fúngica) ou toxicológica. Se as alterações histopatológicas exibem evidências de infecção ou lesões tóxicas, as amostras congeladas são encaminhadas a laboratórios especializados para isolamento, cultura ou análise toxicológica.[15,17,37]

Algumas alterações macroscópicas observadas durante a necropsia auxiliam no diagnóstico, por exemplo, estômago vazio ou preenchido com ar juntamente com vesícula biliar repleta são indícios de que o neonato não foi alimentado. Por outro lado, a repleção estomacal pode indicar morte súbita (traumas ou afecções hiperagudas) ou disfunção gastrintestinal; petéquias em timo e hemorragias em diversos órgãos sugerem septicemia; bexiga repleta pode indicar falta de cuidado materno ou disfunção renal; pulmões colapsados exibem coloração vermelho-escura e não flutuam quando imersos em água, indicando natimortalidade.[37]

Tratamento

O tratamento adequado do neonato doente melhora as chances de sobrevivência e, embora exija tempo, dedicação, cuidados intensivos e monitoramento constante, pode ser extremamente compensador. A causa exata da síndrome do definhamento do neonato nem sempre é evidente, contudo o tratamento de suporte e sintomático deve ser iniciado o mais rápido possível enquanto se prossegue com a investigação diagnóstica.

Um neonato doente, independentemente da causa, representa uma urgência e, devido à imaturidade fisiológica, deve-se manter a temperatura corporal com reaquecimento progressivo e controle a cada hora; instaurar fluidoterapia adaptada às necessidades do paciente; avaliar a eficácia do tratamento e controlar o risco de hiper-hidratação até que o filhote volte a mamar normalmente; controlar o ambiente em que o neonato se encontra.

O tratamento do neonato em síndrome pode ser definido, portanto, como padrão, uma vez que independe da causa. Sua realização é feita em etapas que exigem monitoramento constante e, desse modo, internação do paciente (Quadro 45.3).

O aquecimento do neonato deve ser gradual, durando cerca de 1 a 3 h, pois o aquecimento rápido resulta em vasodilatação periférica, colapso circulatório e morte. Os métodos empregados para o aquecimento incluem incubadoras (Figura 45.23) (fornece aquecimento interno), bolsas ou garrafas com água quente. Embora o uso de colchões elétricos seja indicado, o aquecimento promovido por estes não é uniforme, ocasionando queimaduras no neonato. Lâmpadas incandescentes ou infravermelhas são interessantes, contudo devem ser colocadas a uma distância mínima de 30 a 40 cm e sob supervisão para evitar acidentes. Durante o aquecimento, deve-se mudar o decúbito do neonato e registrar sua temperatura retal de hora em hora (Figuras 45.24 e 45.25).

O neonato apresenta termotropismo positivo, contudo, quando em tríade crítica, seus movimentos encontram-se diminuídos ou ausentes, o que aumenta o risco de queimaduras. Após o aquecimento, o neonato deve ser mantido à temperatura ambiente entre 29,4°C e 35°C, sob umidade relativa do ar de 55 a 65%, para manter-se na zona de neutralidade térmica, impedindo que a hipotermia recidive e evitando a elevação acima da temperatura adequada para a faixa etária.[32]

O reaquecimento interno pode ser conseguido pela administração de fluidos aquecidos pelas vias intravenosa, intraóssea ou como enemas. A alimentação deve ser adiada até a temperatura normalizar-se e os sons dos borborigmos estarem presentes, pois a digestão não ocorre com o neonato em hipotermia.[36]

O propósito da fluidoterapia é o restabelecimento do equilíbrio hídrico adequado adaptado ao grau de desidratação do neonato, lembrando-se que as necessidades de fluidos dos neonatos excedem as dos adultos, contudo não toleram grandes volumes hídricos.

A avaliação do neonato em tríade determina, portanto, o tipo de fluido a ser escolhido, a via e a velocidade de administração, bem como a posologia. A estimativa do déficit de desidratação em um neonato é realmente difícil. A elasticidade cutânea, muitas vezes, não é um marcador fidedigno, devido ao alto teor de líquido presente no meio extracelular

Quadro 45.3 Tratamento padrão do neonato doente.

Avaliação geral do neonato
- Viabilidade neonatal (reflexo de sucção, do endireitamento e da procura)
- Peso (em gramas) e avaliação da desidratação (mucosa, peso, coloração da urina)
- Escolha da via de administração de fluidos de acordo com a gravidade (subcutânea [SC], intravenosa [IV], intraóssea [IO])
- Coleta de sangue para hematócrito, proteínas totais, esfregaço sanguíneo e glicemia

Aquecimento do neonato
- Bolsas de água quente, incubadoras, circuladores de ar quente, cobertores elétricos de água circulante
- Não colocar o neonato diretamente sobre a superfície aquecida
- Aquecimento lento progressivo de 30 min a 1 h
- Mudança de decúbito a cada hora
- Temperatura retal a cada hora

Fluidoterapia
- Pesar o neonato
- Solução cristaloide NaCl 0,9%; NaCl 0,45%; glicose 5%; lactato de Ringer ou simples aquecida (37°C)
- Suplementação do fluido administrado com potássio, se concentração sérica ≤ 2,5 mmol/ℓ
- Administração lenta de fluidos (SC, IV, IO):
  - Cães (4 mℓ/100 g); gatos (2 a 3 mℓ/100 g) administrado em *bolus* a cada 30 min até a estabilização OU
  - Cães (4 mℓ/100 g); gatos (2 a 3 mℓ/100 g) + infusão contínua da manutenção diária (6 a 18 mℓ/100 g/24 h)
- Em casos de anemia ou hipoproteinemia, administrar sangue total, plasma ou coloides na dose de 2 mℓ/100 g em 4 h

Reposição de glicose
- Administração de glicose 25% em *bolus* (1 mℓ/100 g), se glicemia < 30 a 40 mg/dℓ e/ou ocorrência de sintomas (convulsões ou depressão profunda)
- Administração de glicose 2,5 a 5% (IV, IO) para manutenção
- Manutenção da glicemia entre 80 e 200 mg/dℓ

Antibióticos
- Coleta de amostras (sangue total, urina, exsudatos, fezes), antes da terapia antimicrobiana
  - Hemocultura: coletar 1 mℓ de sangue total assepticamente e inocular diretamente em meio enriquecido (5 a 10 mℓ), observar o crescimento entre 6 e 18 h
  - Urocultura: coletar urina por cistocentese e realizar cultura
  - Exsudatos e fezes: coletar e realizar cultura
- Tratamento empírico com antimicrobianos imediatamente após a coleta de material para cultura
  - Cefoxitina (10 a 12 mg/kg IV, 6 a 8 h)
  - Ceftriaxona (25 a 50 mg/kg IV, IO, 12 h)
- Ajuste da dose e intervalo do agente antimicrobiano empregado
- Administração de antimicrobiano (IV, IO)

Oxigênio e suporte nutricional
- Administrar oxigênio por máscara, cateter intranasal ou incubadora para evitar hipoxia tissular
- Encorajar o neonato a alimentar-se quando estiver normotérmico e adequadamente hidratado

Monitoramento da eficácia do tratamento padrão
- Avaliar a evolução do quadro clínico, observando o comportamento geral do neonato e reflexos de viabilidade
- Avaliar o *status* cardiorrespiratório (monitorar os riscos de hiper-hidratação e edema pulmonar)
- Pesar o neonato (3 a 4 vezes/dia), observar a umidade das mucosas, o tempo de preenchimento capilar, o débito e a coloração da urina e avaliar a hidratação adequada

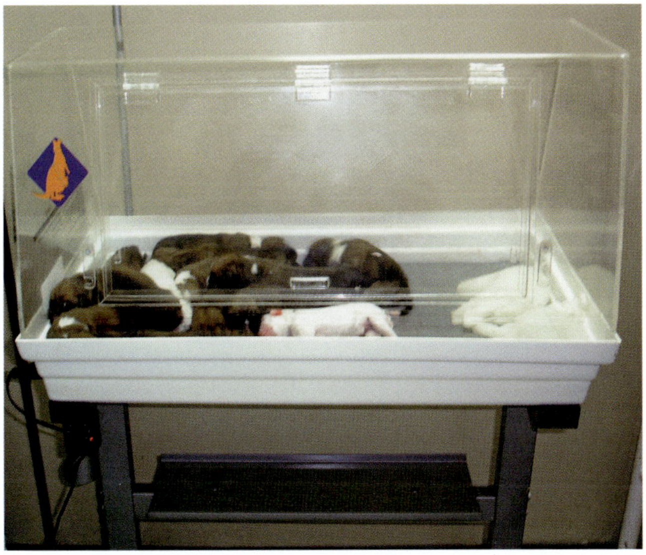

Figura 45.23 Neonatos aquecidos em incubadora.

e não deve ser utilizada sozinha. Outros sintomas, como umidade das mucosas, coloração da urina e, sobretudo, a perda de peso corporal, além dos dados laboratoriais, como hematócrito e proteínas totais, também auxiliam na determinação (Figura 45.26).

O déficit de hidratação em neonatos é estimado em leve ou 5% (perda discreta da elasticidade cutânea e mucosas ressecadas), moderado ou 6% (perda acentuada da elasticidade cutânea, mucosas avermelhadas e ressecadas, urina de coloração mais intensa ou densidade urinária de 1,015) e intenso ou 8% (déficit grave, oligúria e depressão).

Os fluidos podem ser administrados pelas vias intravenosa, intraóssea, subcutânea e intraperitoneal (Figura 45.27). A via intravenosa é de difícil acesso no neonato, devido ao pequeno comprimento dos membros e ao tamanho das veias, contudo pode ser empregada. Os cuidados gerais, como realização de tricotomia e antissepsia, são os mesmos empregados em adultos, tomando-se apenas o cuidado em relação à hipotermia quando se prossegue a desinfecção (Figura 45.28). A via intraóssea é uma alternativa lógica diante da ausência de uma via venosa para a administração de líquidos. Os locais e cuidados para a utilização desta via já foram descritos no capítulo anterior sobre introdução à

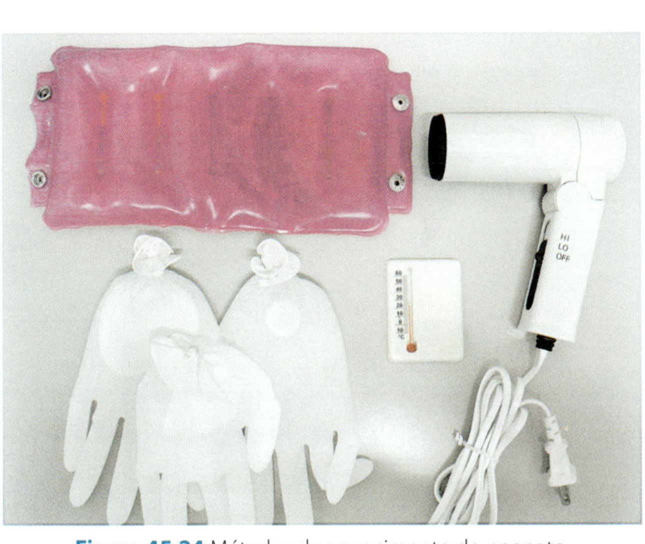

Figura 45.24 Métodos de aquecimento do neonato.

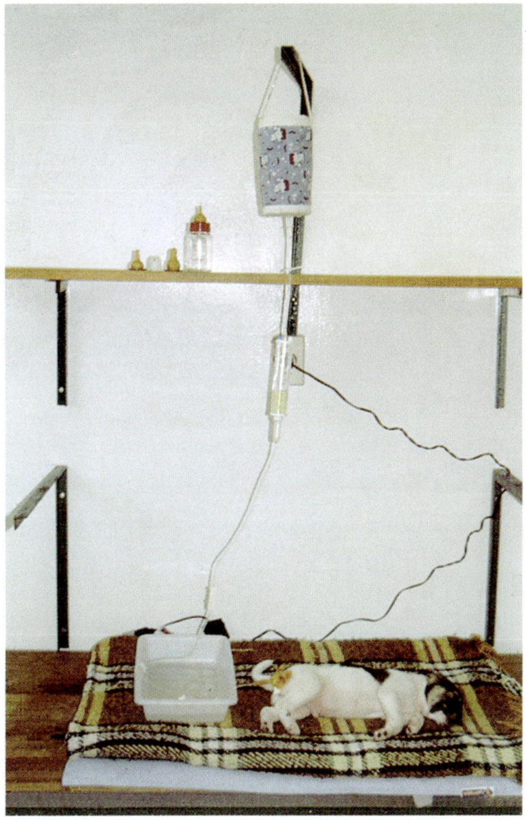

Figura 45.25 Neonato aquecido por colchão térmico e fluidoterapia por via intraóssea.

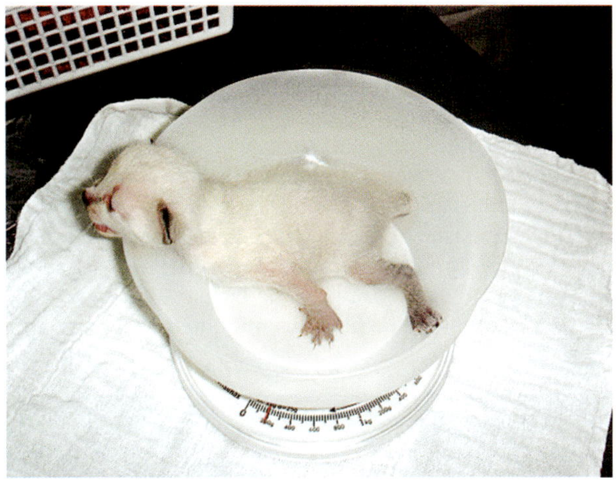

Figura 45.26 Pesagem do neonato.

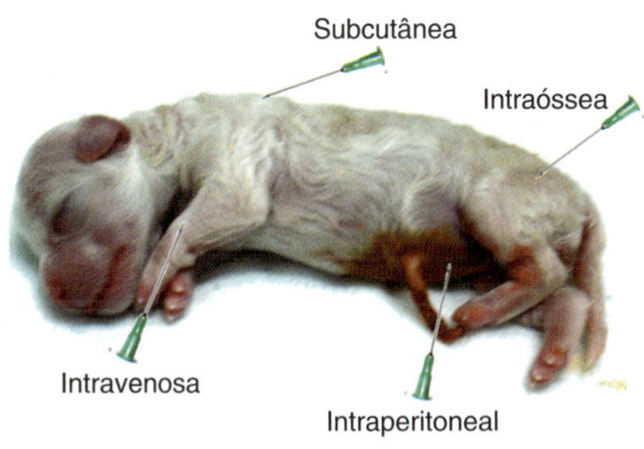

Figura 45.27 Vias de aplicação do medicamento no neonato.

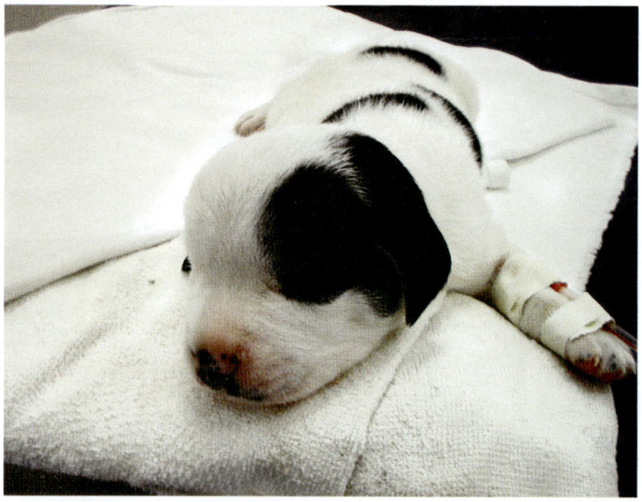

Figura 45.28 Via intravenosa para administração de medicamentos em neonato.

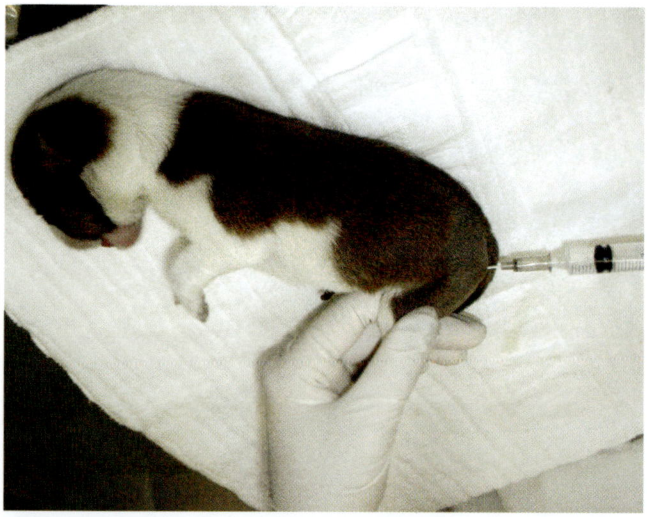

Figura 45.30 Via intraóssea para administração de medicamentos em neonato.

neonatologia (Figuras 45.29 e 45.30). A via subcutânea é a mais adequada para a manutenção de neonatos estáveis, pois a absorção é lenta, contudo deve-se considerar a temperatura do neonato, do ambiente e do fluido a ser administrado. Esta via não deve ser empregada nos casos de choque hipovolêmico nem para a administração de glicose em concentração superior a 5%. A via intraperitoneal é descrita por alguns autores, mas apresenta desvantagens, como risco de perfuração de órgãos abdominais, peritonite, indução de hipotermia e absorção diminuída (24 a 48 h) nos casos de hipotensão e/ou hipovolemia. A via oral para administração de medicamento deve ser utilizada apenas quando o neonato apresentar-se normotérmico e hidratado (Figura 45.31).[2,17,36]

A administração de fluidos em neonatos deve ser precisamente calculada por meio do peso corporal e controlada utilizando-se equipo de microgotas (60 gotas/min), reguladores de fluxo ou bomba de infusão de seringa (Figura 45.32).

A fluidoterapia neonatal pode ser feita utilizando-se soluções cristaloides isotônicas sempre aquecidas (37°C) de cloreto de sódio 0,45%, lactato de Ringer, ringer simples, adicionados de glicose 2,5%, 5%, 10% e 25% nos casos de hipoglicemia. A utilização da solução cristaloide de lactato de Ringer é indicada para hipovolemia e hipoglicemia intensas. Nestes casos, a privação de energia cerebral é suprida pela conversão de lactato em substrato energético. Antes da administração, os fluidos devem ser aquecidos à temperatura corporal do neonato (35°C a 37°C). A velocidade da infusão intravenosa ou intraóssea de fluido é de 4 mℓ/100 g de peso em cães e 2 a 3 mℓ/100 g em gatos, administrado em *bolus* (por 5 a 10 min) em intervalos de 30 min até a estabilização do paciente ou uma dose seguida de infusão contínua de manutenção diária (6 a 18 mℓ/100 g/24 h).[2,17,36]

Em neonatos hipoglicêmicos (30 a 40 mg/dℓ), deve-se proceder à administração de glicose a 25% em *bolus* na dose de 1 mℓ/100 g de peso corporal intravenosa ou intraóssea, seguida de infusão contínua da manutenção diária com fluidos isotônicos suplementados com glicose 2,5% ou 5% intravenosa ou subcutânea. Deve-se evitar a administração subcutânea de soluções contendo glicose hipertônica.[28,32] A glicemia deve ser constantemente monitorada (2 a 4 vezes/dia), evitando-se hiperglicemia (neonatos são relativamente insensíveis à insulina) e diurese osmótica, que provoca desidratação.

Durante o tratamento padrão para a tríade crítica, deve-se avaliar a temperatura corporal e os reflexos do neonato. O retorno do reflexo da sucção, do endireitamento e da procura indica bom prognóstico. Se a hidratação e a temperatura corporal estiverem normais, a glicose pode ser administrada por via oral, 1 a 2 mℓ de glicose 5% ou 10%. Durante a realização do tratamento, a investigação diagnóstica para identificar e tratar a etiologia subjacente deve ser contínua.

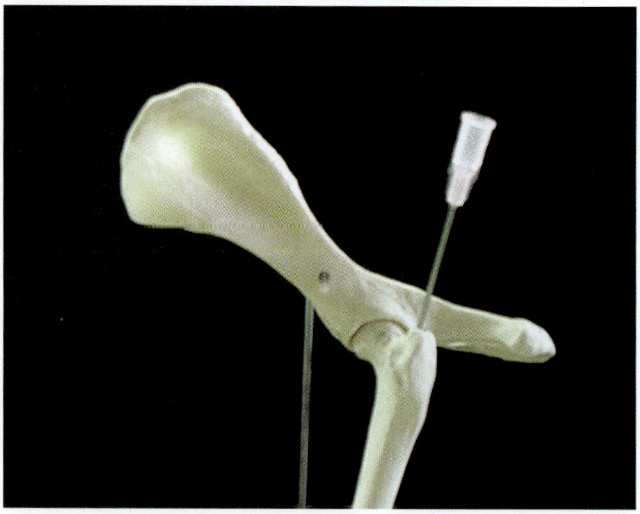

Figura 45.29 Via intraóssea na fossa trocantérica.

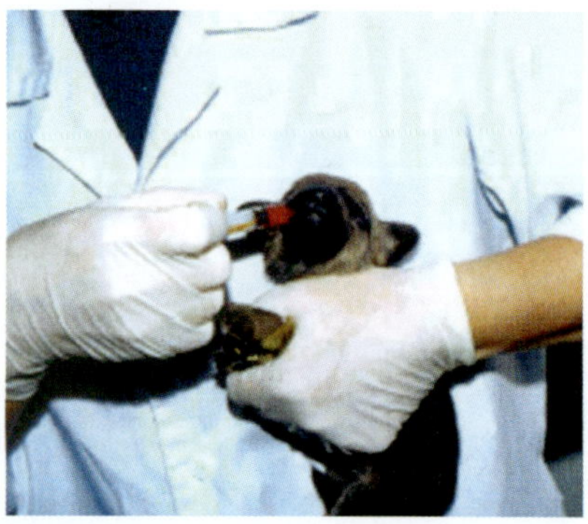

Figura 45.31 Via oral para administração de medicamentos em neonato.

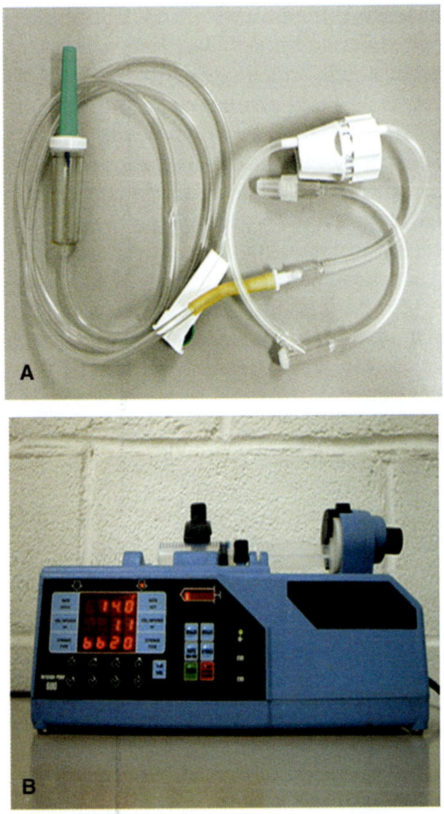

Figura 45.32 A. Bomba de infusão para seringa. **B.** Equipo microgotas e regulador de fluxo para administração de fluidos em neonatos.

A administração de vitamina K_1 (0,01 a 0,1 mg por via subcutânea ou intramuscular) deve ser feita a qualquer neonato doente com menos de 48 h de vida ou que exiba sinais de hemorragia. Ao nascimento, os neonatos apresentam níveis diminuídos de trombina, sendo mais propensos ao desenvolvimento de quadros hemorrágicos quando comparados aos adultos.[17,32,36]

Após o retorno à homeostasia hídrica e térmica, o tratamento deverá ser mantido até que o filhote seja capaz de alimentar-se sozinho. Quando o reflexo da sucção estiver presente e os borborigmos intestinais percebidos à auscultação, deve-se providenciar o suporte nutricional ao neonato (Quadro 45.4), fornecendo sucedâneos lácteos por meio de mamadeira (Figura 45.33) ou sonda orogástrica. A colocação da sonda orogástrica é realizada mensurando-se o tamanho da sonda a ser introduzida (da ponta do focinho até a última costela do neonato) e então cuidadosamente inserida. Normalmente, o neonato deglute a sonda, contudo a colocação inadequada na traqueia deve ser evitada, uma vez que até 10 dias de idade o neonato não apresenta reflexo de engasgo (Figuras 45.34 e 45.35).

Infecções bacterianas no neonato

Anatomia e fisiologia

A placenta do tipo endoteliocorial da cadela e da gata não permite a passagem significativa de imunoglobulinas. Os anticorpos passivos específicos são transmitidos ao filhote essencialmente pelo colostro, quando os níveis séricos maternos são adequados, uma vez que a via transplacentária não fornece mais que 5 a 10% da transmissão de anticorpos passivos.[2]

Quadro 45.4 Suporte nutricional do neonato.

Criação artificial do neonato | Causas e duração de orfandade

- Relacionadas com os neonatos:
  - Ninhada numerosa (parcial/temporária)
  - Neonatos com defeitos congênitos (total/definitiva)
  - Neonatos debilitados que não ganham peso (parcial/temporária)
  - Neonatos abandonados (total/definitiva)
- Relacionadas com a mãe:
  - Rejeição (total/temporária/definitiva)
  - Óbito durante o parto (total/definitiva)
  - Ninhada numerosa (parcial/temporária)
  - Comportamento materno inadequado (parcial/temporária/definitiva)
  - Canibalismo (total/definitiva)
  - Agalactia (parcial/temporária/definitiva)
  - Mastite, metrite, síndrome do leite tóxico (parcial/temporária/definitiva)
- Eclâmpsia (temporária/definitiva)

Composição do leite materno

- Proteínas:
  - Colostro de cadela (4,3%)
  - Leite de cadela (7,5%)
  - Leite de gata (9,5%)
  - Leite de vaca (3%)
- Lactose:
  - Colostro de cadela (4,4%)
  - Leite de cadela (3,8%)
  - Leite de gata (4%)
  - Leite de vaca (4,7%)
- Gordura:
  - Colostro de cadela (2,4%)
  - Leite de cadela (9,4%)
  - Leite de gata (6,8%)
  - Leite de vaca (3,5%)
- Energia:
  - Colostro de cadela (64 kcal/100 mℓ)
  - Leite de cadela (146 kcal/100 mℓ)
  - Leite de gata (142 kcal/100 mℓ)
- Leite de vaca (68 kcal/100 mℓ)

Sucedâneo lácteo

- Dieta caseira:
  - Receita para cães:
    - 800 mℓ de leite integral
    - 200 mℓ de creme de leite
    - 1 gema de ovo
    - 2.000 UI de vitamina A
    - 500 UI de vitamina D
    - 1 a 2 gotas de limão
  - Receita para gatos:
    - 90 mℓ de leite integral
    - 120 mℓ de iogurte integral
    - 3 a 4 gemas de ovo
    - 90 mℓ de água
- Produto comercial específico
- Dieta comercial adaptada (Hill's®/dia)

Manejo nutricional | Necessidades calóricas do neonato – 22 a 26 kcal/100 g/dia

- Dose:
  - Semana 1 (13 mℓ/100 g de peso/dia)
  - Semana 2 (17 mℓ/100 g de peso/dia)
  - Semana 3 (20 mℓ/100 g de peso/dia)
  - Semana 4 (22 mℓ/100 g de peso/dia)
  - Frequência (a cada 6 a 8 vezes/dia)
  - Formas de administração (mamadeira ou sonda orogástrica)
  - Cuidados gerais:
    - Capacidade estomacal do neonato (5 a 6 mℓ/100 g de peso)
    - Não administrar o sucedâneo lácteo a neonatos hipotérmicos
    - Posicionamento correto para administração
    - Monitoramento do ganho de peso (2 a 4 g/kg peso antecipado quando adulto)
    - Estimulação anogenital (realizada a cada administração)
    - Necessidades hídricas (6 a 18 mℓ/100 g de peso/dia)
    - Providenciar socialização do filhote a partir da 3ª semana de vida
    - Monitorar possíveis complicações (diarreia, pneumonia por aspiração, timpanismo, catarata nutricional, desnutrição)

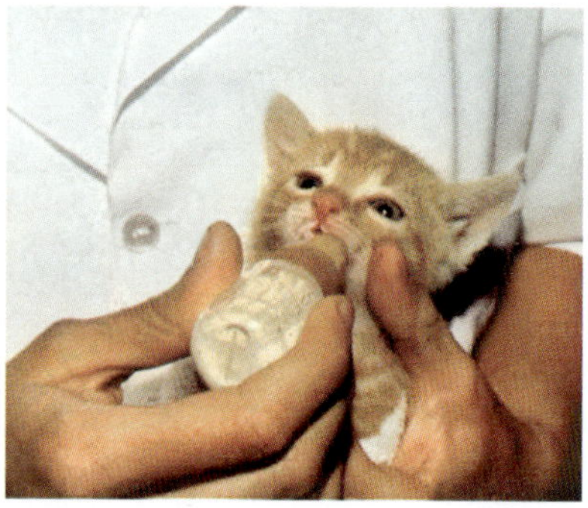

Figura 45.33 Administração de leite a neonato com mamadeira.

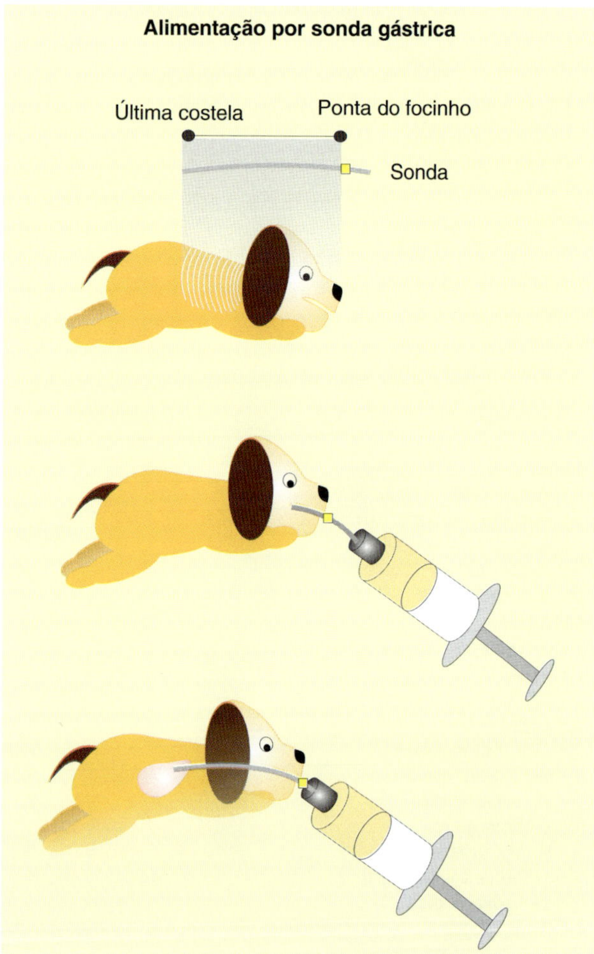

Figura 45.34 Passo a passo para colocação da sonda orogástrica em neonato.

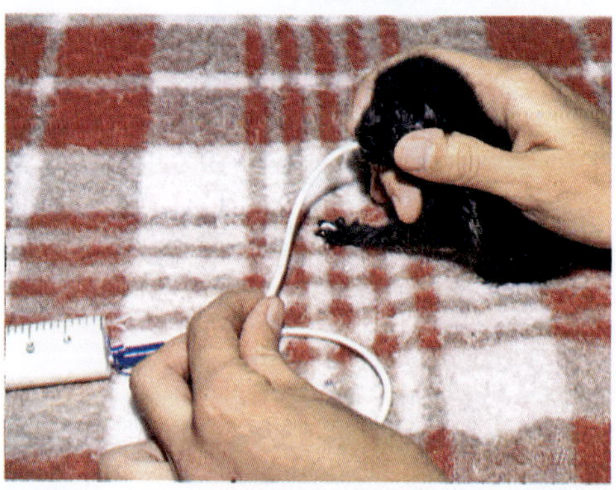

Figura 45.35 Administração de leite a neonato com sonda orogástrica.

No colostro, o título de anticorpos neutralizantes transmitido é, no máximo, dois dias (48 h) após o parto. A permeabilidade intestinal é máxima no neonato para as gamaglobulinas colostrais entre as 2 e 24 primeiras horas de vida.

A taxa sérica de anticorpos neonatais alcança os valores máximos entre 8 e 24 h de vida, apresentando variação individual de acordo com o nível de anticorpos maternos, o número de neonatos da ninhada, a precocidade da primeira mamada e a permeabilidade intestinal. A maturidade imunológica do filhote só é alcançada por volta de 90 a 120 dias de idade.[2,4,5]

As infecções bacterianas neonatais estão, portanto, relacionadas com a imaturidade imunológica, as características fisioanatômicas da placenta e a quantidade de anticorpos ingeridos e absorvidos pelo colostro.[5]

▪ Definição

As infecções bacterianas podem ser localizadas, como onfaloflebite (Figura 48.36), conjuntivite neonatal (*ophthalmia neonatorum*), piodermite ou dermatite neonatal, abscessos (Figuras 45.37 e 45.38), ou generalizadas, como a síndrome do leite tóxico e a septicemia neonatal (Figura 45.39).[2,3]

A onfaloflebite e/ou onfalite é definida como inflamação frequentemente provocada por infecção da região umbilical envolvendo os vasos umbilicais. O cordão umbilical é constituído pela membrana amniótica, veias e artérias umbilicais e úraco. A membrana amniótica do cordão umbilical enrola-se durante o nascimento e, gradualmente, a veia umbilical e o úraco fecham-se, mas permanecem temporariamente do lado externo do umbigo. As artérias umbilicais retraem-se até a região superior da bexiga. O corte do cordão umbilical é realizado pelo cirurgião, no caso de parto distócico, e pela cadela ou gata, no caso de parto normal. Após 24 h do nascimento, torna-se seco e prepara-se para se desprender e, entre 36 e 48 h do nascimento, ocorre queda ou desprendimento do mesmo. A falta de antissepsia da cicatriz umbilical, juntamente com a ausência de higiene são fatores predisponentes para o desenvolvimento das onfalites e/ou onfaloflebites.[38]

A conjuntivite neonatal, também conhecida como *ophthalmia neonatorum*, compreende a infecção da conjuntiva ou da córnea antes ou imediatamente após a abertura das pálpebras no neonato. Acredita-se que a fonte de infecção seja a passagem pelo canal do parto ao nascimento ou ambientes mal higienizados (caixa-maternidade).

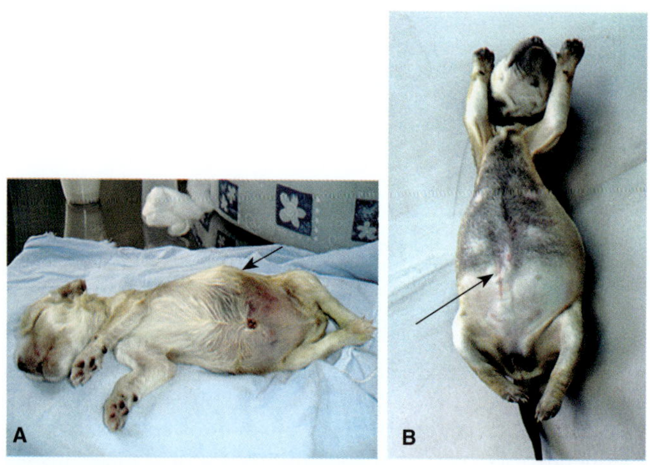

Figura 45.36 A e **B.** Onfaloflebite. As *setas* apontam a dilatação abdominal e a alteração na coloração da região umbilical dos neonatos.

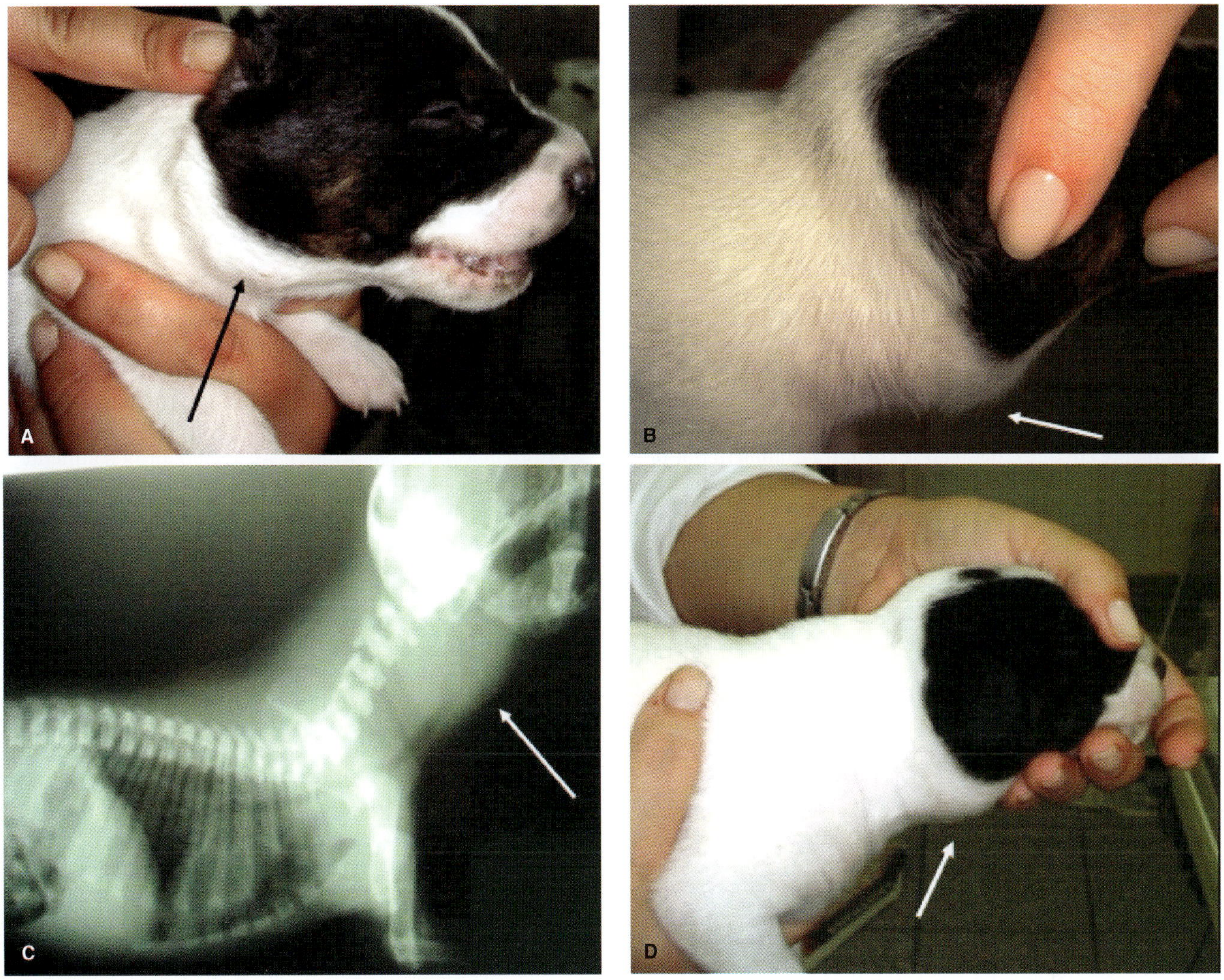

Figura 45.37 A a **D.** Abscesso na região cervical de neonato. Notar o aumento de volume na região cervical no exame radiográfico (**C**).

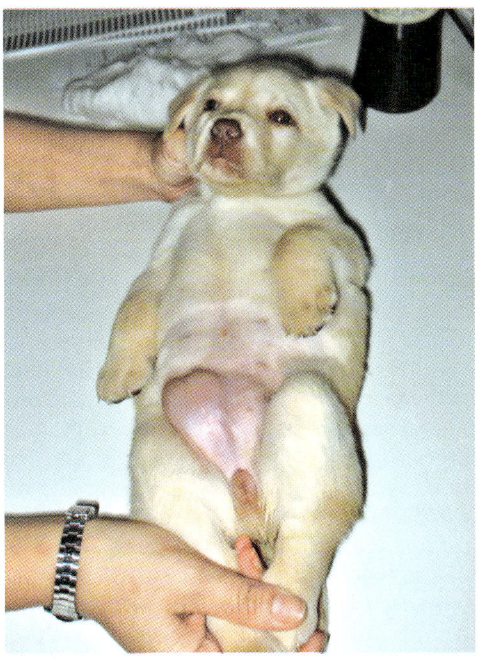

Figura 45.38 Abscesso na região inguinal em filhote.

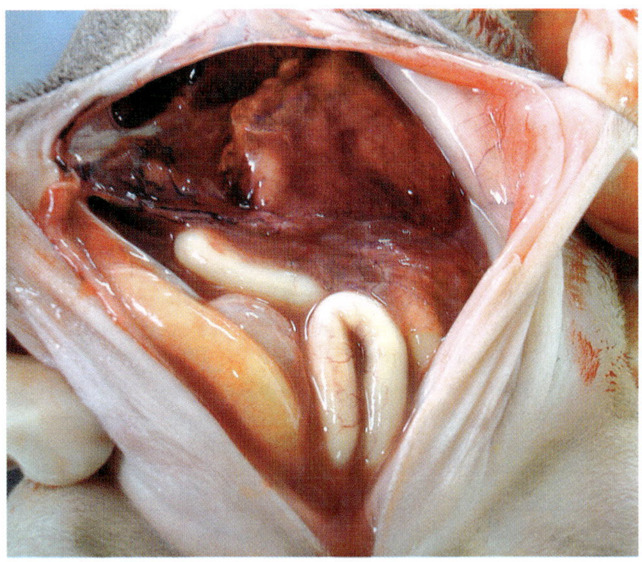

Figura 45.39 Peritonite e septicemia neonatal. À necropsia, observa-se hemorragia peritoneal e abscesso hepático.

As piodermites ou dermatites neonatais caracterizam-se por infecção cutânea superficial generalizada ou localizada, adquirida pelo contato entre a pele do filhote e elementos contaminados: boca da mãe, canal do parto, maternidade com cuidados escassos de higiene, mãos mal higienizadas no manuseio da ninhada, doenças de pele da mãe, entre outras.[16,17]

A síndrome do leite tóxico é o conjunto de sintomas clínicos provocado pela incompatibilidade ao leite materno da cadela ou da gata ou toxinas presentes nele. Frequentemente, as bactérias ou toxinas são oriundas de afecções maternas, como mastites, metrites ou subinvolução uterina.

A septicemia neonatal representa a resposta sistêmica à infecção generalizada aguda produzida por um ou mais agentes bacterianos, favorecida pela falta de ingestão do colostro pelo neonato, por infecções maternas como metrite, mastite e onfaloflebite, entre outras, pelo alto índice de contaminação do ambiente em que o neonato se encontra e também por procedimentos cirúrgicos no neonato realizados sem antissepsia prévia adequada.

Incidência

A verdadeira incidência das infecções bacterianas em filhotes é desconhecida. Segundo Prats *et al.*,[2] a infecção superaguda (septicemia) caracteriza-se por mortalidade repentina dos filhotes entre 5 e 6 dias até 4 semanas de idade. Neonatos órfãos que não tenham ingerido o colostro não dispõem de anticorpos e, portanto, são especialmente sensíveis às infecções.[2]

Quando as infecções bacterianas superam a habilidade do sistema imunológico em manter a proteção adequada, há o desenvolvimento da afecção clínica. A invasão bacteriana que ocorre regularmente logo após o nascimento raramente acarreta infecção. Contudo, quando bacteriemia intensa se estabelece em filhotes de 4 a 16 semanas de idade, segundo Hoskins,[12] a gravidade da infecção influencia a sobrevivência. Os fatores que predispõem os filhotes ao desenvolvimento de infecções bacterianas oriundas da própria microbiota incluem nutrição inadequada, imaturidade do sistema termorregulador, infecções virais e parasitárias e defeitos hereditários do sistema imunológico.[17]

Etiologia e fisiopatologia

Os principais agentes bacterianos envolvidos nas infecções neonatais são *Staphylococcus aureus*, *Streptococcus* beta-hemolítico, *Mycoplasma*, *Ureaplasma*, *Corynebacterium* e *Escherichia coli*.[4,16,17]

As bactérias do gênero *Staphylococcus* são anaeróbias facultativas, cocos gram-positivos que se agrupam de maneira semelhante a cachos de uva. Estão presentes na pele e nas mucosas do trato respiratório superior e urogenital inferior como comensais, mas também podem ser oportunistas, causando infecções piogênicas.[39]

Após o nascimento, os neonatos adquirem o *Staphylococcus* da microbiota materna nas primeiras semanas de vida. A colonização bacteriana neonatal por este agente inicia-se pela cavidade oral, seguida da pele da região abdominal e pelas mucosas nasal e anal.[40]

Os *Staphylococci* são caracterizados por serem coagulase-positivos (capacidade de coagular o plasma), apresentarem cápsula polissacarídea, ácido teicoico e proteína A, fatores estes que interferem na opsonização e consequente fagocitose desta bactéria.[41]

Todas as espécies de *Staphylococcus* são potencialmente patogênicas, contudo a espécie mais envolvida nas infecções neonatais parece ser o *Staphylococcus aureus*, capaz de induzir abortos, nascimento de filhotes fracos ou mortos, enterites, infecções dérmicas e septicemias.[2]

Os *Streptococci* são cocos gram-positivos que se agrupam em um só plano em cadeia de tamanhos variáveis. São encontrados normalmente nas mucosas do trato respiratório superior e no trato urogenital inferior como agentes comensais, mas também podem se tornar patogênicos.[39,41,42] O *Streptococcus* beta-hemolítico é mais patogênico do que os produtores de alfa-hemólise e seus fatores de virulência são as enzimas e exotoxinas que apresenta.[42] As infecções provocadas pelo *Streptococcus* beta-hemolítico podem levar o animal a apresentar vômito, colite, onfaloflebite, pneumonias, septicemias, enterite, choque e até morte.[16]

O *Streptococcus agalactiae* é associado principalmente a septicemia neonatal e metrite pós-parto em humanos e mastite em vacas. As infecções associadas a *Streptococcus* do sorogrupo G levam a onfaloflebite e septicemia neonatal em gatos. A fonte de infecção é o epitélio vaginal da gata. A bactéria alcança a circulação por meio da veia umbilical, atingindo a cavidade peritoneal, ou pelo ducto venoso e pela circulação portal hepática, resultando em bacteriemia. Vários neonatos de uma mesma ninhada podem ser acometidos, contudo apresenta-se mais frequente na primeira ninhada de gatas jovens (< 2 anos). A prevalência deste tipo de infecção é menor em gatas com idade superior a 2 anos. A mortalidade é elevada em gatis recém-infectados. Aproximadamente 50% das fêmeas com menos de 2 anos domiciliadas e 70 a 100% de criatórios são portadoras de *Streptococcus* sorogrupo G vaginal.[40]

Os *Mycoplasma* e *Ureaplasma* são os menores e mais simples microrganismos vivos. Não apresentam parede celular rígida e, por isso, podem ser encontrados em formato mais esférico ou mais filamentoso. São bactérias ubíquas e, nos animais, se localizam na superfície das mucosas do trato respiratório e genital.[39-42] São sensíveis a agentes externos, porém resistentes a certos antibióticos, como as penicilinas. Precisam ser cultivados em meios enriquecidos e com acetato de tálio e penicilina, para evitar o crescimento bacteriano. Normalmente, a colônia de micoplasma tem aspecto de ovo frito e os ureaplasmas formam colônias minúsculas.[39,41,42]

A adesão às células do hospedeiro é um indicador de sua patogenicidade, podendo aderir a macrófagos e neutrófilos, prejudicando a função fagocitária. Alguns antígenos micoplasmáticos reagem cruzadamente com antígenos dos tecidos do hospedeiro, levando ao estabelecimento persistente do micoplasma nas infecções, evitando o reconhecimento do sistema imunológico do hospedeiro. Além disso, também pode induzir desenvolvimento de doenças autoimunes, devido à resposta imunológica que promove no hospedeiro, provocando reações cruzadas com os antígenos das células do hospedeiro.[42] O micoplasma e o ureaplasma podem provocar abortos, sendo que as fêmeas infectadas podem parir filhotes mortos e filhotes pouco viáveis.[16]

As bactérias do gênero *Corynebacterium* são gram-positivas, imóveis, anaeróbias facultativas, têm formato de bacilo fino e nos esfregaços aparecem isoladas ou em grupos, em formato semelhante ao dos ideogramas chineses.[39,41,42] Em sua maioria, são encontradas nas mucosas, agindo de modo comensal, contudo podem ser patogênicos oportunistas, causando lesões supurativas.[42] Estas bactérias são caracterizadas como catalase-positivas, oxidase-negativas, não formadoras de esporos e requerem meios de cultura enriquecidos para seu crescimento.[42]

O agente de maior importância dentro da medicina veterinária é o *C. pyogenes*, responsável pelas mastites piogênicas, endometrites crônicas e infecções umbilicais. *Corynebacterium* pode provocar septicemias, pneumonias, diarreias e morte neonatal dentro de 72 h.[16]

A *Escherichia coli* é uma bactéria gram-negativa, não esporulada, em formato de bacilos e, na maioria dos casos, móvel, devido a flagelos. As doenças causadas pela *E. coli* podem evoluir para forma septicêmica.[42] A *E. coli* é muito difundida, principalmente por fazer parte da microbiota intestinal normal. Existem vários tipos patogênicos de *E. coli*, sendo os mais importantes *E. coli* enterotoxigênica, *E. coli* enteropatogênica, *E. coli* enteroinvasora e *E. coli* êntero-hemorrágica.[38,40]

Alguns tipos enteropatogênicos de *E. coli* proliferam intensamente no intestino, porém não se sabe ao certo o motivo dessa proliferação. A proliferação causa extravasamento de líquido para o lúmen intestinal, provocando diarreia e desidratação.[41] Outras consequências observadas da infecção são septicemias, pneumonias, exsudato hemorrágico em cavidade torácica e abdominal, além de morte dos neonatos nas primeiras 72 h de vida.[16]

Outros organismos também são incriminados nas infecções neonatais, como *Klebsiella*, *Pseudomonas*, *Pasteurella*, enterobactérias, *Bacterioides*, *Fusobacterium*, *Brucella* e *Samonella*.

As principais vias de infecção no neonato estão relacionadas com a mãe; ela é capaz de transmitir germes que podem provocar doenças localizadas ou sistêmicas no filhote. A transmissão é efetuada pelo próprio contato materno com os filhotes, pelo leite e também pelas lambidas. Por esse motivo é que a saúde materna deve ser assegurada antes, durante a gestação e após o parto.[2]

A onfaloflebite normalmente é provocada por agentes como o *Streptococcus* e aparece nos primeiros 5 dias de vida, evoluindo para quadros de septicemia. Outros microrganismos envolvidos na onfaloflebite também são encontrados, como *Corynebacterium pyogenes*, *Pasteurella* e *Escherichia coli*. Alguns fatores podem predispor a este quadro, como o nascimento de neonatos fracos e a falta de higiene no local do parto.[41]

Tanto na conjuntivite quanto na piodermite neonatal, as infecções maternas de mamas, útero, pele, canal do parto, boca ou gengiva, além do ambiente contaminado, são as principais vias de infecção para o neonato.

A síndrome do leite tóxico está relacionada com uma doença primária da mãe (mastites ou metrites), alterando a qualidade do leite ingerido pelo neonato. A mastite aguda ou crônica é a afecção mais frequente no pós-parto de cadelas e representa uma das vias de infecção neonatal. A mama pode ser infectada pela invasão externa por bactérias, devido à falta de higiene ambiental, ou pela via hematógena, capaz de transportar microrganismos presentes em outras infecções do organismo para a mama, ou ainda por feridas provocadas pelos neonatos ao mamarem.[2,38] A mastite também pode ser provocada por pseudogestação, pela morte completa de uma ninhada, pelo desmame precoce, por excessiva produção láctea ou desequilíbrio hormonal.[17] Os microrganismos comumente encontrados nas mastites são *Streptococcus* sp., *Staphylococcus* sp. e *Escherichia coli*.[38]

A metrite, um processo inflamatório agudo do endométrio e miométrio, representa outra via comum de infecção neonatal no pós-parto imediato.[38] Normalmente ocorre em consequência de partos distócicos, pela retenção da placenta, pela falta de higiene durante o parto ou quando as manobras obstétricas são realizadas de maneira errônea.[17] Os microrganismos encontrados com maior frequência na metrite são semelhantes aos da mastite, como coliformes, *Streptococcus* sp. e *Staphylococcus* sp. que normalmente alcançam o útero pela via ascendente.

As vaginites também podem causar infecções neonatais e ocorrem pela ascendência de microrganismos pela vulva ou por via descendente, oriundas de infecções uterinas, embora, menos frequentes.

Na septicemia ou sepse neonatal caracterizada pela resposta sistêmica à infecção bacteriana, a infecção ocorre geralmente pela via umbilical, embora o trato gastrintestinal, a cavidade peritoneal, o trato respiratório, as feridas cutâneas e o trato urinário também representem vias de infecção (Quadro 45.5).

Manifestações clínicas

As manifestações clínicas das infecções bacterianas não permitem a identificação específica do agente envolvido. A apresentação nos neonatos é inespecífica e nem sempre imediatamente associada às infecções.[17] A evolução para o óbito é, muitas vezes, rápida e sem a exibição de sintomas evidentes. Os sinais mais observados, além da tríade crítica do neonato, são: síndrome do definhamento com choro constante, inquietação, fraqueza, diarreia, alteração do padrão respiratório, hematúria, falha no ganho de peso, cianose e, nos estágios mais avançados, perda da extremidade dos membros ou da cauda, secundária à necrose gangrenosa observada nos casos de infecção por *Staphylococcus epidermidis*.[2,4,5]

As onfalites/onfaloflebites geralmente ocorrem nos primeiros 4 dias de vida e exibem sinais como distensão abdominal, umbigo avermelhado e violáceo, edemaciado com secreção purulenta, anorexia e letargia. A evolução pode ocasionar abscesso, ascite (líquido na cavidade abdominal), peritonite e septicemia neonatal.[2,16,17]

A conjuntivite neonatal (*ophthalmia neonatorum*) é caracterizada por tumefação e corrimento purulento nas pálpebras inferiores antes mesmo da abertura, manifestando-se até por volta de 2 semanas de idade (10 a 16 dias). Muitas vezes, em gatos, a conjuntivite é um forte indício de viroses características das vias respiratórias superiores como a herpes-virose.[25]

Quadro 45.5 Infecções bacterianas no neonato.

Fatores de risco para infecções neonatais
Não ingestão de colostro; imunidade materna; imunodeficiência neonatal; idade no momento da exposição; *status* nutricional; infecções múltiplas; número de animais; temperatura e umidade ambiente; estresse
Vias de infecção no neonato
Infecção nas mamas; cutânea; no canal do parto; oral; intrauterina e ambiente infectado
Staphylococcus aureus
Abortos; aumento na porcentagem de inércia uterina; nascimento de neonatos fracos; nascimento de filhotes mortos; enterite; infecções dérmicas; septicemia
***Escherichia coli* e *Corynebacterium* sp.**
Septicemia; pneumonia; morte neonatal em 72 h; diarreia; efusões pleural e abdominal
Agentes bacterianos
Staphylococcus aureus; *Streptococcus* beta-hemolítico; *Escherichia coli*; *Corynebacterium* sp; micoplasma; ureaplasma
Doenças neonatais de origem bacteriana
Abscessos; bacteriemia/septicemia; pneumonia; meningite; onfaloflebite; pneumonia; septicemia; enterite; choque; morte; filhotes fracos; filhotes mortos
Mycoplasma e Ureaplasma
Aborto, diminuição do número de filhotes por ninhada; nascimento de filhotes mortos; nascimento de filhotes pouco viáveis que não sobrevivem mais que 3 a 4 dias

As pálpebras ainda apresentam-se fechadas (anquilobléfaro fisiológico) e observa-se tumefação pelo acúmulo de debris e secreção purulenta dentro do saco conjuntival entre a córnea e as pálpebras. A conjuntivite purulenta em geral é bilateral e os globos oculares ficam sujeitos à pressão exercida por exsudato e pus.[16,17,43] Pode-se notar a drenagem de secreção mucopurulenta pelo canto medial do olho. A conjuntivite não tratada evolui para simbléfaro (aderência da conjuntiva à córnea), ulceração e perfuração de córnea com prolapso de íris e perda ocular.[43]

A piodermite neonatal afeta os neonatos entre 5 e 10 dias de vida, apresentando-se clinicamente de modo superficial generalizado (impetigo) ou localizado na região da cabeça, do pescoço, do abdome ventral ou da prega inguinal. As lesões cutâneas evoluem para crostas que rapidamente se multiplicam sobre toda a superfície corporal do filhote. Inicialmente secas e, logo depois, supurativas, aumentam, progridem e causam sofrimento. O neonato apresenta edema de face e linfadenopatia dos linfonodos submandibulares (anasarcoide).[2,16,17]

A síndrome do leite tóxico ocorre em filhotes com 3 a 15 dias de idade e os sintomas incluem choro, sinais de desconforto abdominal, tenesmo, diarreia, filhotes debilitados, ânus edemaciado e com coloração avermelhada a violácea, timpanismo e distensão abdominal. Como esta afecção está frequentemente associada à mastite, o exame físico materno cuidadoso pode revelar sinais de mastite aguda, como mamas firmes e intumescidas, quentes e doloridas ao toque, aparentando estarem cheias de leite, mas secretando pequenas quantidades. As fêmeas apresentam-se anorécticas, prostradas e com hipertermia, enquanto os filhotes recusam-se a mamar, apresentando vômito, diarreia e desidratação, chegando até mesmo ao choque séptico com evolução para o óbito.[16] As mastites crônicas não exibem tantos sinais visíveis, contudo a falha constante no ganho de peso dos neonatos pode ser um sinal sugestivo.

A síndrome do leite tóxico é, muitas vezes, precedida por parto laborioso e com sequelas, como as metrites. Nesses casos, as fêmeas apresentam secreção vaginal serossanguinolenta ou purulenta de coloração variável e odor fétido, diferente da secreção normal que se encontra no pós-parto imediato, normalmente hemorrágica e inodora. As fêmeas podem apresentar desinteresse pelos filhotes, depressão, hipo ou hipertermia, taquicardia, respiração irregular, intensa desidratação, septicemia, endotoxemia e choque.[16] Já nas vaginites, os sintomas são fluxo vulvar aumentado e mucopurulento e, dependendo do microrganismo, apresentando odor nauseabundo.

Potencialmente, toda infecção bacteriana neonatal pode tornar-se uma septicemia. Os fatores predisponentes, como não ingestão do colostro, infecções maternas e más condições ambientais, favorecem a evolução rápida para o quadro septicêmico, sendo os sintomas muito semelhantes aos já descritos, como choro persistente, distensão abdominal, taquipneia, fraqueza, coma e morte.[43]

Diagnóstico

O diagnóstico clínico das infecções bacterianas é frequentemente realizado com base no histórico e nos achados do exame físico. Os exames complementares, como hemograma, perfil bioquímico e urinálise, são apropriados.[17] O hemograma é caracterizado por anemia normocítica normocrômica, trombocitopenia e neutrofilia moderada com discreto desvio à esquerda. O perfil bioquímico exibe hipoglicemia e alterações específicas dos órgãos envolvidos (fígado, rim). A hipoglicemia desenvolve-se devido a alterações na glicogenólise e gliconeogênese, diminuição da perfusão hepática pelo desvio da circulação sistêmica para órgãos como cérebro e coração e aumento do consumo de glicose (bactérias e leucócitos).[5]

O diagnóstico da síndrome do leite tóxico deve ser fundamentado no hemograma do neonato, da mãe e no exame citológico do leite nos casos das mastites, que frequentemente revela número elevado de polimorfonucleares, degeneração celular e bactérias fagocitadas. Os exames radiográfico e ultrassonográfico permitem a visualização do útero aumentado com fetos mortos, acúmulo de líquidos e mesmo ruptura, confirmando a existência de metrites.[2,4,7]

O reconhecimento do agente etiológico e, se possível, sua sensibilidade a certos antibióticos é fundamental para a eficácia do tratamento das infecções bacterianas, portanto a cultura e o antibiograma são de grande importância na prática clinica.

A seleção, a coleta e o transporte do material são de extrema importância para que o resultado seja mais preciso e válido. As amostras devem ser colhidas preferencialmente antes do início de qualquer tratamento para evitar interferências.[43] A coleta pode ser feita pelo clínico e enviada em meio de transporte correto que mantenha viáveis os microrganismos, impeça o ressecamento da amostra e evite contaminação. Para cultura do sangue, deve-se colher cerca de 1 mℓ de maneira asséptica e inoculá-lo diretamente em 5 a 10 mℓ de meio enriquecido. O crescimento bacteriano geralmente ocorre em 6 a 18 h.

As secreções geralmente devem ser coletadas com *swab* estéril e enviadas ao laboratório em meio de transporte, como o meio Stuart. A urina deve ser colhida por cistocentese e enviada ao laboratório na própria seringa, porém com a agulha trocada ou em coletor estéril.[44]

O exame bacteriológico do sangue obtido do coração nas 4 h seguintes após a morte do neonato, ou do cérebro, decorridas mais de 4 h, permite o isolamento de diversos microrganismos.[2]

A septicemia neonatal é facilmente reconhecida durante a realização da necropsia pela hemorragia generalizada observada em cavidade abdominal e torácica.[5]

Tratamento

As infecções neonatais por etiologia bacteriana são frequentes nas criações e induzem grandes perdas de filhotes.[16] No caso das infecções neonatais, além do tratamento com antibióticos, é necessário alteração no manejo do parto, do periparto e nas condições higiênicas maternas e do local do parto.[16] Neonatos com infecções frequentemente entram em tríade crítica e desenvolvem a síndrome do definhamento do filhote, exigindo rápida instituição de tratamento padrão e antibioticoterapia (Quadro 45.6).

Os recentes avanços no tratamento das infecções bacterianas permitiram o desenvolvimento de novos agentes antimicrobianos, com amplo espectro de ação e menores efeitos adversos.[17] Contudo, estudos específicos sobre a farmacocinética de tais antibióticos em neonatos não estão disponíveis, tornando a utilização empírica.[17] A distribuição dos fármacos em filhotes com menos de 5 semanas de idade difere da dos adultos pelas características fisiológicas (menor quantidade de gordura e maior quantidade de líquido corporal, menor concentração de albumina plasmática, alterações na barreira hematencefálica).[5,17] Devido às particularidades neonatais, a redução de 30 a 50% da dose preconizada para adultos ou alteração na frequência de administração torna-se necessária.[5,17] Os antibióticos devem ser administrados preferencialmente

Quadro 45.6 Antibióticos indicados nas infecções bacterianas neonatais.

Antibiótico	Dose	Intervalo	Via
Amoxicilina/clavulanato	15 mg/kg	12 h	Oral
Ampicilina/sulbactana	20 mg/kg	6 a 8 h	IV, IO
Ampicilina sódica	10 a 20 mg/kg	12 h	IV, IM, SC
Amoxicilina	20 a 25 mg/kg	12 h	Oral
Azitromicina	5 a 10 mg/kg	24 h	Oral
Cefazolina	10 a 30 mg/kg	6 a 8 h	IV, IM
Cefalexina	10 a 30 mg/kg	8 a 12 h	Oral
Cefalotina	10 a 30 mg/kg	8 a 12 h	IV, IM, SC
Cefotaxima	25 a 50 mg/kg	6 a 8 h	IV, IM, IO, SC
Ceftriaxona	25 a 50 mg/kg	12 h	IV, IM, IO, SC
Ceftazidima	25 a 50 mg/kg	8 a 12 h	IV, IM, IO, SC
Cefoxitina	10 a 20 mg/kg	6 a 8 h	IV, IM
Penicilina	24.000 UI/kg	12 h	SC
Tilosina	5 a 10 mg/kg	12 h	Oral

As doses descritas são direcionadas a animais adultos e devem ser reduzidas em 30 a 50% para utilização em neonatos, ou ter o intervalo de administração prolongado.
IM = intramuscular; IO = intraóssea; IV = intravenosa; SC = subcutânea.

por via intravenosa ou intraóssea, uma vez que as vias oral, subcutânea e intramuscular não permitem absorção adequada. A administração de antibióticos à fêmea em lactação visando ao tratamento do neonato não é eficaz, já que apenas 1 a 2% da dose é excretada pelo leite.[2,5,17]

As penicilinas e as cefalosporinas são antibióticos de amplo espectro que agem em bactérias gram-positivas e negativas não produtoras de betalactamases. O uso destes antibióticos em neonatos é aconselhável, porém algumas modificações devem ser feitas, como aumento da dose inicial, a fim de obter concentração eficaz para tratar septicemias, já que o volume de distribuição do neonato é maior, assim como o prolongamento dos intervalos entre as doses.[5-7,17] As penicilinas podem ser administradas por via intramuscular, intravenosa ou oral, contudo sua administração oral em neonatos não é aconselhável, pois interfere no desenvolvimento da microbiota intestinal.[5,17,17]

As cefalosporinas são divididas em gerações, segundo o espectro de ação e a via de administração. Sua distribuição é considerada ampla em todos os tecidos, sendo que as de primeira e segunda geração atingem boas concentrações principalmente em pele e no tecido subcutâneo, não atravessando a barreira hematencefálica.[44-46]

As cefalosporinas de terceira geração agem em cepas resistentes, como as da família das Enterobacteriaceae, e na maioria das bactérias anaeróbias. Seu espectro de ação atinge inclusive *Pseudomonas* resistentes às cefalosporinas de primeira e segunda gerações, além de atingirem concentrações terapêuticas no líquido cefalorraquidiano, sendo consideradas um fármaco de primeira escolha para o tratamento de neonatos em septicemia.[44,45,47]

Nas onfalites/onfaloflebites, deve-se instituir o tratamento padrão para neonatos muito debilitados, antibióticos sistêmicos e terapia tópica com solução de iodopovidona e drenagem de abscesso quando necessário. A prevenção desta afecção envolve o saneamento adequado e a desinfecção umbilical ao nascimento.[2,16]

O tratamento da conjuntivite neonatal envolve compressas locais com solução fisiológica morna, seguida de abertura delicada das pálpebras, remoção do conteúdo purulento e utilização de pomadas oftálmicas contendo antibióticos e limpeza da região periocular. Nos gatos, o tratamento específico para as viroses do complexo respiratório é indicado.[2,16]

As piodermites neonatais devem ser tratadas com a utilização de soluções tópicas bactericidas e antibióticos sistêmicos (amoxicilina-clavulanato; cefalexina).[2,29,47]

A síndrome do leite tóxico requer o afastamento dos filhotes da mãe, tratamento da tríade crítica e antibióticos sistêmicos. A mãe também deve ser tratada com antibióticos. Os neonatos poderão ser aproximados novamente da mãe se a infecção for eliminada, caso contrário, recomenda-se o desmame definitivo e a administração de sucedâneos lácteos ou alimentos para filhotes de acordo com a idade.[16,29]

Dentro do possível, deve-se assegurar a ingestão adequada do colostro pelos neonatos e controlar as possíveis afecções maternas ao final da gestação ou no pós-parto imediato.[2] A atenção voltada à desinfecção e ao saneamento no ambiente neonatal é imprescindível para o bem-estar e a profilaxia das infecções bacterianas.

Referências

1. Blunden TS. Neonato: defectos congénitos y mortalidad neonatal. In: Simpson GM, England GCM, Harvey MJ. Manual de reproduccíon y neonatología en pequeños animals. Madrid: Harcourt; 2000. p. 193-208.
2. Prats A, Dumon C, Garcia F, Martí S, Coll V. Neonatologia y pediatria. 1. ed. Buenos Aires: Inter-Médica; 2004.
3. Gough A, Thomas A. Predisposições a doenças de acordo com as diferentes raças de cães e gatos. 1. ed. São Paulo: Roca; 2006.
4. Minovich FG. Neonatologia felina. In: Gobello C. Temas de reproduccion de caninos y felinos por autores latinoamericanos. 2. ed. Buenos Aires: Gráfica Latina; 2004. p. 129-49.
5. Koren G. Aspectos especiais da farmacologia perinatal e pediátrica. In: Katzung BG, editor. Farmacologia básica e clínica. Rio de Janeiro: Guanabara Koogan; 2008. p. 889-98.
6. Bernardi MM. Exposição aos medicamentos durante o período perinatal. In: Spinosa HS. Farmacologia aplicada à medicina veterinária. 3. ed. Rio de Janeiro: Guanabara Koogan; 2002. p. 691-9.
7. Guido MC. Utilização de medicamentos durante o período perinatal. Neonatologia em cães e gatos. [Internet]. 2005 [citado 2009 dez 27]. Disponível em: http://www.mcguido.vet.br/neonatologia_caes_e_gatos.htm.
8. Johnston SD, Kustritz MVR, Olson PNS. Canine and feline theriogenology. Philadelphia: Saunders; 2001. p. 79-86.
9. Papich MG, Davis LE. Drug therapy during pregnancy and in the neonate. Vet Clin North Am Small An Pract. 1986;16(3):525-38.
10. Freytag TL, Liu SM, Rogers QR, Morris JG. Teratogenic effects of chronic ingestion of high levels of vitamin A in cats. J Anim Physiol Anim Nutr. 2003;87:42-51.
11. Sorribas CE. Atlas de neonatología y pediatria en caninos. 1. ed. Buenos Aires: Inter-médica; 2007.
12. Hoskins JD. Veterinary pediatrics dogs and cats from birth to six months. 3. ed. Philadelphia: WB Saunders; 2001.
13. Roberts SJ. Obstetrícia veterinária y patologia de la reproduccion (teriogenologia). Buenos Aires: Editorial Hemisferio Sur S.A; 1984.
14. Sorribas CE. Atlas de neonatologia e pediatria em cães. São Paulo: Med Vet Livros, 2011.
15. Buchanan JW. Pathogenesis of single right coronary artery and pulmonic stenosis in English Bulldogs. J Vet Intern Med. 2001;15(2):101-4.
16. Allen W, England GCW, White KB. Hydrops fetalis diagnosed by real-time ultrasonography in a bichon fries bitch: case report. J Small An Pract. 1989;30:465-7.
17. Hopper BJ, Richardson JL, Lester NV. Spontaneous antenatal resolution of canine hydrops fetalis diagnosed by ultrasound. J Small An Pract. 2004;45:2-8.
18. Lavely JA. Pediatric neurology of the dog and cat. Vet Clin North Am. 2006;36:475-501.
19. Harkness JE, McCormik LF. Swimming-puppy syndrome in a litter of German Shepherd pups. Vet Med Small An Clin. 1981;76(6):817-21.
20. Brüssau C, Meyer-Lindenberg A, Wohlsein P, Nolte I. Congenital hydrocephalus internus of the dog: clinical, computed tomographic and

pathomorphological features of six cases. Dtsch Tierarztl Wochenschr. 2009;116(2):53-9.

21. Filgueiras RR, Martins CS, Almeida RM, Silva RM, Rocha MST, Firmino FP, Maguilnik S, Medeiros LQ. Long-term evaluation of a new ventriculoperitoneal *shunt* valve system in a dog. J Vet Emerg Crit Care. 2009;19(6):623-8.
22. Hette K, Rahal SC. Defeitos congênitos do palato em cães. Revisão da literatura e relato de três casos. Clin Vet. 2004;50:30-40.
23. Hosgood G, Hoskins JD. Abdominal cavity and gastrointestinal disorders. In: Hosgood G, Hoskins JD. editors. Small animal paediatric medicine and surgery. Oxford: Butterworth-Heinemann; 1998. p. 76-81.
24. Kemp C, Thiele H, Dankof A, Schmidt G, Lauster C, Fernahl G, Lauster R. Cleft lip and/or palate with monogenic autosomal recessive transmission in Pyrenees shepherd dogs. Cleft Palate Craniofac J. 2009;46(1):81-8.
25. Galles DP, Ernandes MC, Smynniuk JCS, Sereno D, Fernandes TP, Kolber M. Estudo comparativo entre *pectus excavatum* e síndrome do cão nadador – relato de casos. In: Anais do Congresso Brasileiro de Reprodução Animal; 2009 Out 26-28; Belo Horizonte. Minas Gerais: Brasil; 2009. p. 18.
26. Burguer CP, Silva RB, Canola JC, Padilha Filho JG, Oliveira GGS. Síndrome do filhote nadador em gato: relato de caso. Acta Sci Vet. 2007;35(4):1393-4.
27. Verhoeven G, Rooster H, Risselada M, Wiemer P, Scheire L, Van Bree H. Swimmer syndrome in a devon rex kitten and an english bulldog puppy. J Small An Pract. 2006;47:615-9.
28. Poffenbarger EM, Ralston SL, Chandler ML, Olson PN. Canine neonatology. Part II: Disorder of the Neonate. Comp Cont Edu. 1990;13:25-37.
29. Johnston SD, Kustritz MVR, Olson PNS. Canine and feline theriogenology. Philadelphia: Saunders; 2001. p. 158-9.
30. Mistieri MLA, Isola JGMP, Nadruz RF, Cossi LB, Saito LM. Swimming syndrome. Case report in cats. Rev Univ Rural Ser Ci Vida. 2005;25:(supl.):162-4.
31. Sturgess CP, Waters L, Gruffydd-Jones TJ. *et al.* Investigation of the association between whole blood and tissue taurine levels and the development of thoracic deformities in neonatal Burmese kittens. Vet Rec. 1997;141:566-70.
32. Freshman JL. Symposium on fading puppy and kitten syndrome. Vet Med. 2005;11:p. 708-808.
33. Rego JD. Reanimação neonatal. 1. ed. São Paulo: Atheneu; 2004.
34. Feitosa PP, Nóbrega RM, Sousa SAV, Baldotto SB, Accioly MP, Carvalho CG. Neonatologia em cães: uma revisão. Nosso Clin. 2008;61:44-55.
35. Sturgess K. Enfermedades infecciosas de cachorros jóvenes y gatitos. In: Simpson GM, England GCW, Harvey MJ. (Eds). Manual de reproducción y neonatología en pequeños animales. Madrid: Harcourt; 2000. p. 215-24.
36. McMichael M, Dhupa N. Pediatric critical care medicine: physiologic considerations. Compend Contin Educ Pract Vet. 2000;22(3):49.
37. Bücheler J. Fading kitten syndrome and neonatal isoerythrolysis. Vet Clin North Am. 1999;29(4):853-69.
38. Wank MM. Parto y puerperio patologicos. In: Wank MM, Gobello C. Reproduccion em caninos y felinos domésticos. Buenos Aires: Inter-médica; 2006. p. 62-73.
39. Trabulsi LR, Alterthum F. editores. Microbiologia. São Paulo: Atheneu; 2004.
40. Greene CE, Prescott JF. Streptococcal and other gram-positive infections. In: Greene, CE. editor. Infectious disease of the dog and cat. Philadelphia: Saunders; 1998.
41. Beer J. Doenças infecciosas em animais domésticos. São Paulo: Roca; 2004.
42. Quinn PJ, Markey BK, Carter NE, Donnelly WJ, Leonard EC. Microbiologia veterinária e doenças infecciosas. Porto Alegre: Artmed; 2005.
43. Tilley LP, Smith Jr FWK, editors. Blackwell's five-minute veterinary consult. Oxford: Blackwell; 2007.
44. Kraft H, Shillinger D. Analisis bacteriológicos. In: Kraft H, Shillinger D. Métodos de laboratório clínico en medicina veterinaria de mamíferos domésticos. Zaragoza: Acribia; 1998. p. 147-59.
45. Baggot, JD. The bioavailability and disposition of antimicrobial agents in neonatal animals. In: The physiological basis of veterinary clinical pharmacology. Iowa: Blackwell Science; 2001. Chap. 7, p. 252-66.
46. Papich M. Effects of drugs on pregnancy. In: Bonagura JD. editors. Kirk's current veterinary therapy X small animal practice. Philadelphia: Saunders; 1989. p. 1291-9.
47. Crespilho AM, Martins MIM, Souza FF, Lopes MD, Papa FO. Abordagem terapêutica do paciente neonato canino e felino: 2. Aspectos relacionados à terapia intensiva, antiparasitários e antibióticos. Rev Bras Reprod Anim. 2006;31(4):425-32.

46 Principais Enfermidades Infecciosas em Neonatos

Jane Megid, Camila Michele Appolinario

Cinomose

Enfermidade infecciosa altamente contagiosa aguda, subaguda ou crônica, com alta taxa de mortalidade em cães e outros carnívoros do mundo. Em animais suscetíveis, observa-se uma doença multissistêmica com imunossupressão grave e acometimento neuronal. Dependendo da espécie do hospedeiro e da imunocompetência do animal afetado, as taxas de mortalidade em surtos podem ser superiores a 80%. Recentemente, a cinomose foi responsável por surtos da enfermidade em mamíferos marinhos e felídeos silvestres e tem se observado aumento no número de casos da doença, apesar da vacinação amplamente utilizada.[1,2]

Etiologia

O vírus da cinomose pertence à família Paramyxoviridae, subfamília Paramyxovirinae, gênero *Morbillivirus*, que infecta um amplo espectro de hospedeiros entre os carnívoros. Este gênero inclui o vírus do sarampo, o da peste bovina e o da peste dos pequenos ruminantes. São novos membros do gênero, o vírus da cinomose das focas e o morbilivírus dos cetáceos e golfinhos, responsáveis por epizootias graves em pinípedes, em 1988, no noroeste europeu, e entre cetáceos, em 1990 e 1991, no Mediterrâneo.[3]

Propriedades gerais

Trata-se de RNA vírus de fita simples, negativo, não segmentado, envolto por nucleocapsídio helicoidal. Os vírions são pleomórficos, com diâmetro de 150 a 300 nm, geralmente se apresentando esféricos ou filamentosos com rugosidades. É um vírus envelopado e em seu envelope estão presentes peplômeros de glicoproteína que circundam o nucleocapsídio com formato de espinha de peixe com diâmetro de 18 nm quando vista ao microscópio eletrônico.[4,5]

Resistência viral

O vírus é inativado rapidamente por solventes de lipídios, como clorofórmio e éter, formalina 0,05% 4 h a 37°C, fenol 0,75% 10 min a 4°C, solução de hipoclorito, betapropiolactona e temperaturas elevadas e radiações. O vírus se mantém em pH variável entre 4,5 e 9,0. Em temperatura ambiente, persiste por 3 h; em temperaturas quentes, não persiste em canis após a retirada dos animais infectados. Temperaturas frias mantêm o vírus nos canis por mais tempo, mesmo após a retirada dos animais. Em temperatura entre 0°C e 4°C, sobrevive no meio ambiente por semanas.[1]

Propriedades antigênicas

Existe somente um sorotipo do vírus da cinomose, embora existam diversos biotipos que variam muito em patogenicidade e tropismo tecidual para sistema nervoso central. Amostras virulentas replicam facilmente em macrófagos e linfócitos caninos *in vitro*, porém necessitam de adaptação (passagens cegas em cultivo celular) para se replicar em células epiteliais (Vero) ou fibroblastos, contrariamente às amostras vacinais que se replicam eficientemente em macrófagos, linfócitos, células epiteliais e fibroblastos *in vitro*. A virulência e o neurotropismo das amostras do vírus da cinomose afetam a gravidade, a duração e o tipo da doença clínica. Certas amostras virais como Snyder Hill, A75/17 e R252 são altamente neurotrópicas e virulentas. A Snyder Hill está associada ao desenvolvimento de polioencefalomalacia, enquanto A75/17 e R252 estão relacionadas com a desmielinização, causando lesões em substâncias cinzenta e branca. Geralmente, as lesões desmielinizantes prevalecem, enquanto as lesões de substância cinzenta não persistem. Estas amostras variam na capacidade de causar lesão, justificando, muitas vezes, a sintomatologia clínica observada. Os locais preferenciais são a substância branca do cerebelo, a substância branca periventricular, especialmente em torno do quarto ventrículo, os trajetos ópticos e a medula espinal.[1,6]

Epidemiologia

Espécies suscetíveis

A cinomose é enzoótica no mundo e apresenta um amplo espectro de hospedeiros. A maioria dos carnívoros terrestres é suscetível à infecção natural. Todos os animais das famílias Canidae (cão, dingo, raposa, coiote, chacal, lobo), Mustelidae (doninha, furão, marta, zorrilho, texugo, lontra), Procyonidae (panda-vermelho, quati, guaxinim, cangambá), Ailuridae (panda-gigante), Ursidae (urso), Hyaenidae (hienas), Viverridae (mangustos) e atualmente Felidae são suscetíveis.[1,7]

Entre os felídeos, os gatos domésticos são suscetíveis à infecção experimental, porém não foram observados doença natural, sintomas ou eliminação viral por estes animais. A partir de 1988, foi observada uma expansão de hospedeiros anteriormente considerados suscetíveis à infecção natural. Infecções foram relatadas em primatas japoneses (*Macaca fuscata*), javalis (*Tayassu tajacu*) e focas da Califórnia (*Phoca sibirica*).[3]

O vírus da cinomose se estabeleceu no ambiente marinho e causou a morte de milhares de focas na Rússia entre os anos de 1987 e 1988. Posteriormente, foi isolado, em 1993, de focas de cativeiro no Canadá. Um inquérito sorológico realizado nas focas da Antártica demonstrou percentual elevado de anticorpos contra cinomose, sugerindo que os cães puxadores de trenós seriam as fontes de infecção, a partir dos quais os vírus se estabeleceram na população de focas.[6]

Em 1992, foi observado um grande surto de cinomose em leões, leopardos e tigres na Califórnia e, em 1994, em leões no Parque Nacional de Serengeti na Tanzânia, onde foram observadas também várias mortes de hienas, não consideradas hospedeiros naturais dos vírus.[8]

Recentemente, no mar Cáspio, em 1997, milhares de focas morreram, tendo sido isolada do surto uma amostra viral diferente da responsável pelos surtos anteriores de 1987 e também de outras partes do mundo.[5]

Além da expansão de espécies suscetíveis à cinomose, é observado, desde 1980, um aumento no número de casos em populações de cães com altos percentuais de cobertura vacinal com grandes epizootias na França, na Alemanha e na Escandinávia durante 1991 a 1995.[2]

Suínos podem se infectar subclinicamente e javalis apresentaram encefalite após infecção natural, quadro também observado em macacos.[1]

Suscetibilidade etária

A cinomose canina afeta cães de todas as idades, embora cães mais jovens sejam mais suscetíveis, principalmente quando ocorre queda de anticorpos colostrais. Animais que não receberam imunização periódica não mantêm proteção, podendo se infectar após períodos de estresse, imunossupressão ou contato com animais doentes. A ocorrência da cinomose em cães de cidade é maior nos animais com 3 a 6 meses de idade, correlacionada à perda de anticorpos colostrais. Contrariamente, nos cães isolados, a doença é grave e disseminada, afetando todas as idades.[1,2,7]

Suscetibilidade racial

Observa-se maior suscetibilidade racial para animais das raças Husky Siberiano, Weimaraner e Samoieda. Cães braquicefálicos apresentam menores mortalidade e sequelas comparados com cães dolicocefálicos.[1,7]

Vias de eliminação

A eliminação viral ocorre por todas as excreções e secreções corporais dos animais infectados, independentemente de sintomas, na fase aguda da enfermidade. O vírus pode ser excretado por até 60 a 90 dias, embora períodos de eliminação mais curtos sejam mais comuns. Desse modo, o contato com animais recentemente infectados, subclínicos ou doentes mantém os vírus na população e o nascimento de animais suscetíveis mantém a população-alvo.[1-3]

Prevalência da enfermidade

O percentual de infecção observado é maior que o percentual de animais doentes, devendo-se provavelmente à imunidade adquirida naturalmente ou por vacinação dos animais. As estimativas indicam que 25 a 75% da população se infecta subclinicamente, mas elimina o vírus sem apresentar sintomas da doença. A doença é observada principalmente nos meses frios e após exposição a grande número de animais (feiras, campanhas de vacinação etc.).[1,9]

Fontes de infecção e vias de transmissão

São fontes de infecção animais doentes com sintomas ou em fase subclínica da enfermidade, incluindo os animais silvestres. A eliminação viral se inicia 7 dias após a infecção e persiste enquanto não houver neutralização viral por parte do animal infectado. Cães que se recuperam adquirem imunidade vitalícia e não atuam mais como fontes de infecção, não eliminando o vírus para o meio ambiente.

A principal via de transmissão é a direta, por meio de aerossóis contendo o agente. Transmissão transplacentária foi relatada, porém de menor importância na epidemiologia. Sendo os aerossóis o principal meio de transmissão, os locais densamente populosos representam maior risco para a disseminação viral.[1,3,7]

▪ Patogenia

O vírus penetra por meio de aerossóis, aderindo às células do epitélio do trato respiratório superior por meio dos receptores específicos. Em torno de 24 h após a infecção, o vírus infecta os macrófagos teciduais e é disseminado por estas células por via linfática a tonsilas e linfonodos bronquiais. Observa-se aumento do número de vírus, 2 a 4 dias após, nas tonsilas e linfonodos retrofaríngeos e bronquiais, porém, neste período, pequena quantidade de células mononucleares infectadas é observada em outros órgãos. Em seguida, 4 a 6 dias após, observa-se multiplicação viral intensa em folículos linfoides de baço, lâmina própria do estômago e intestino delgado, linfonodos mesentéricos e células de Kupffer no fígado, caracterizando a disseminação viral linfoide. Este período corresponde ao primeiro aumento de temperatura observado, à presença de interferona no soro e leucopenia caracterizada por linfopenia primária decorrente de lesão viral aos linfócitos T e B.[1,3,7]

Após disseminação viral linfoide, observa-se, 8 a 9 dias após a infecção, disseminação hematógena aos tecidos epiteliais e sistema nervoso central, por meio de linfócitos e macrófagos infectados, podendo também estar envolvidas as plaquetas. Neste período, entre 7 e 14 dias, dependendo da amostra viral, os cães iniciam resposta imunológica humoral e celular (citotoxicidade) e se recuperam rapidamente ou não têm capacidade de resposta imunológica, podendo morrer pela forma aguda ou subaguda da doença e se tornar persistentemente infectados.[1]

Em torno do 14º dia após a infecção, animais com títulos adequados de anticorpos e citotoxicidade mediada por células eliminam o vírus da maioria dos tecidos e não apresentam sintomas da doença. A imunidade humoral é eficiente em neutralizar o vírus extracelular e inibir a disseminação intercelular.[1,3,7]

Cães com imunidade celular intermediária e produção de anticorpos retardada, neste período, apresentam disseminação viral por tecidos epiteliais e apresentam sintomas que podem desaparecer com o aumento do título de anticorpos. O vírus é eliminado da maioria dos tecidos com o aumento dos anticorpos, porém pode persistir por longos períodos em tecidos uveais, neuronais e tegumentares como patas. Estes animais geralmente apresentam encefalite subaguda e se tornam persistentemente infectados por 2 a 3 meses. A recuperação da infecção está associada a imunidade duradoura e ausência de eliminação viral para o meio ambiente. O animal apresenta interferona no liquor enquanto houver persistência viral. No soro, a interferona não é mais observada 2 semanas após a infecção. A proteção desenvolvida pelo animal não é garantida, podendo desenvolver novamente a enfermidade em casos de amostra muito virulenta, títulos virais elevados e imunossupressão por diferentes causas.

Cães com resposta imunológica inadequada em torno dos 9 a 14 dias após a infecção apresentam disseminação viral em vários tecidos, incluindo pele, glândulas endócrinas, exócrinas e epitélios dos tratos gastrintestinal, respiratório, geniturinário e sistema nervoso central. Apresentam sintomas graves e o vírus geralmente persiste nos tecidos até a morte. O vírus pode ser transmitido por via transplacentária, levando a abortos, natimortos ou nascimento de animais que desenvolvem sinais nervosos no primeiro mês de vida.[1,3,7]

No sistema nervoso central, o vírus aparece inicialmente 8 a 9 dias após a infecção, em linfócitos perivasculares. Em seguida, aparece em macrófagos meningeais e células ependimais, sendo detectado também nas células da glia e nos neurônios.[1,3,7]

A gravidade da doença é inversamente correlacionada ao título de anticorpos séricos. Anticorpos direcionados contra antígenos do envelope viral, especialmente a glicoproteína H, são fundamentais para impedir a infecção viral no sistema nervoso central.[1-3,9]

Infecção no sistema nervoso central

A disseminação do vírus no sistema nervoso central depende da capacidade de resposta imunológica desenvolvida pelo hospedeiro na fase sistêmica da enfermidade.

O vírus provavelmente entra no sistema nervoso central na fase virêmica, independentemente da ocorrência ou não de sinais neurológicos. A penetração viral ocorre por meio de vírus livre ou por meio de plaquetas e linfócitos, infectando as células endoteliais nas meninges, nas células epiteliais do plexo coroide do 4º ventrículo e nas células ependimais que revestem o sistema ventricular. O antígeno viral é detectado inicialmente nos capilares do sistema nervoso central, no endotélio venular e nos astrócitos perivasculares.

A infecção do plexo coroide resulta em grande quantidade de vírus produzido, de maneira constante, enquanto persistir a infecção. Destes locais, o vírus livre ou por meio das células infectadas penetra no liquor, de onde se disseminam as estruturas periventriculares e subpiais correlacionadas ao aparecimento de lesões iniciais nas áreas subependimais, como córtex cerebral, tratos e nervos ópticos, pedúnculo cerebral e medula espinal.

Os tipos de lesão e evolução dependem da imunocompetência do hospedeiro no momento da exposição, propriedades neurotrópicas e imunossupressoras do vírus. Pode se desenvolver encefalite aguda ou crônica, também podendo a aguda evoluir para crônica nos animais que sobrevivem. As lesões iniciais desmielinizantes se desenvolvem em torno de 3 semanas após a infecção e evoluem durante um período de imunossupressão intensa causada pelo vírus. Dependendo do grau e da velocidade da recuperação imunológica, os animais podem evoluir desfavoravelmente ou para recuperação muito rapidamente, após desenvolverem doença clínica branda ou mesmo subclínica. Um grupo intermediário de animais se recupera lentamente ou parcialmente e tende a desenvolver doença crônica ou mesmo recidivante com progressão das lesões desmielinizantes como resultado de reações imunopatológicas.[1]

Encefalite aguda

Ocorre inicialmente no curso da doença em animais jovens ou imunossuprimidos caracterizados por lesão direta. O vírus causa lesões multifocais nas substâncias branca e cinzenta. As lesões de substância cinzenta resultam de infecção neuronal e necrose e podem levar a polioencefalomalacia predominante. As lesões de substância branca são caracterizadas por lesões de mielina associadas à replicação viral nas células da glia. As lesões inflamatórias são mínimas justificadas por imunodeficiência resultante de imaturidade fisiológica do sistema imunológico ou de imunossupressão induzida pelo vírus.

A desmielinização, de caráter não inflamatório, está principalmente associada à infecção de astrócitos e células da glia, porém trabalhos recentes indicam a atuação também dos oligodendrócitos. A infecção nestas células provoca disfunção metabólica e degeneração morfológica dos oligodendrócitos, interferindo com funções especializadas para manter as membranas de mielina.[1-3,7,10,11]

Encefalite crônica

Coincidindo com a recuperação da resposta imunológica que ocorre 6 a 7 semanas após a infecção, aglomeração perivascular de linfócitos, monócitos e células plasmáticas são observados nas lesões cerebrais iniciais induzidas pelo vírus. A inflamação nas lesões desmielinizantes agrava a lesão tecidual, observando-se necrose no tecido afetado. Desse modo, a fase crônica da doença se caracteriza por complicações imunopatológicas.

A forma crônica da cinomose também está associada a elevados títulos de anticorpos antimielina produzidos, provavelmente, de maneira secundária ao processo inflamatório. A quantidade de anticorpos anticinomose intratecal está diretamente relacionada com a gravidade da lesão. Os títulos de anticorpos em liquor geralmente são superiores aos séricos. A ocorrência de anticorpos anticinomose no liquor coincide com a neutralização e a eliminação do vírus e de células infectadas nas lesões inflamatórias.[1-3,7,10,11]

Persistência viral

Nos animais que sobrevivem, o vírus é eliminado das lesões inflamatórias, mas persiste no tecido cerebral em locais não afetados. As áreas não afetadas do tecido cerebral não apresentam processo inflamatório e reconhecimento imunológico, o que sugere que o vírus infecte sem causar lise celular. A persistência do vírus parece estar relacionada com disseminação viral sem lise celular, ausência de restos celulares e partículas virais no meio extracelular e reduzida expressão de proteínas virais na superfície das células inflamatórias como mecanismo de evasão da resposta imunológica.[1-3,7,12]

Doença do coxim plantar

A pele representa um alvo adicional ao vírus da cinomose, sendo observados impetigo e hiperqueratose nasodigital que caracteriza a forma da doença do coxim plantar. A hiperqueratose digital é geralmente acompanhada ou seguida rapidamente pelo aparecimento de sinais neurológicos. Contrariamente às alterações observadas em linfócitos e oligodendrócitos, animais com infecção na epiderme apresentam espessamento do focinho e coxim plantar.[1,13]

▪ Sinais e sintomas

Os sintomas variam com a amostra viral, a idade e a imunocompetência do hospedeiro. A doença varia de subclínica com ausência de sintomas evidentes até enfermidade com 50% de mortalidade, sendo o percentual de mortalidade maior para animais jovens comparativamente aos mais velhos.[1-3,7]

O período de incubação pode variar de 1 a 4 semanas ou mais, dependendo da presença de sintomas sistêmicos ou não. Em períodos de incubação muito longos, somente sinais nervosos são observados sem relato de sinais sistêmicos prévios.[1-3,7]

Na forma clássica da doença, o primeiro pico febril, que ocorre 3 dias após a infecção, normalmente não é observado. O segundo pico febril geralmente está correlacionado à presença de secreção nasal serosa, conjuntivite e anorexia juntamente com leucopenia com linfopenia nesta fase inicial. Sinais gastroentéricos e respiratórios aparecem em seguida, consequentes à disseminação epitelial do vírus, normalmente agravados por infecções bacterianas secundárias. Nesta fase, são observados pústulas abdominais, vômito, diarreia pastosa ou líquida, às vezes com presença de sangue, secreção nasal e ocular purulenta, broncopneumonia catarro-purulenta, desidratação e emaciação. Os animais podem morrer nesta fase sistêmica quando não tratados. Alguns animais já desenvolvem os sintomas nervosos juntamente com os sistêmicos, enquanto outros apresentam os sinais nervosos 1 a 3 semanas ou meses após os sistêmicos.

A forma sistêmica generalizada é a mais comum e pode ocorrer em cães de qualquer idade com resposta imunológica deficiente, mas frequentemente afeta filhotes não vacinados com 12 a 16 semanas de idade que receberam concentração inadequada de anticorpos colostrais ou apresentam queda dos títulos de anticorpos colostrais adquiridos passivamente.[1-3,7]

Os sinais nervosos podem se desenvolver juntamente com os sistêmicos ou aparecer em 1 a 3 semanas ou meses depois. Esses sinais variam de acordo com a amostra viral e a idade do animal no momento da infecção. O quadro clínico neurológico geralmente demonstra lesões focais, multifocais ou difusas distribuídas pelo sistema nervoso central, geralmente existindo uma associação entre sintomas e localização da lesão neuronal.[1-3,7,9,14]

De maneira geral, considera-se que os sinais de hiperestesia e a rigidez cervical representam inflamação de meninge consequente a lesões das substâncias branca e cinzenta. Alterações cerebrais são visualizadas por convulsões e sinais vestibulares e cerebelares, bem como apatia, marcha cambaleante, paresia e paralisia de membros posteriores por lesão dos cornos ventrais da medula espinal. Lesões cerebelares são representadas por tremores da cabeça e do corpo e movimentos incoordenados. Animais com inclinação lateral da cabeça, ataxia e nistagmo apresentam lesões vestibulares. Determinados animais apresentam agressividade similar à raiva por meningoencefalite. Sialorreia é consequente a mioclonia de músculos mastigatórios resultante de polioencefalomalacia de lobos temporais. É bastante comum o choro noturno incomodando proprietários e vizinhos. Pode ser observada, também, hiper-reflexia auditiva, dolorosa, tendinosa e muscular.[1-3,7,9,14]

Três formas clínicas neurológicas são consideradas e geralmente são progressivas:

- Encefalite aguda: ocorre em cães muito jovens ou adultos com comprometimento de resposta imunológica. Caracteriza-se por aparecimento rápido de sintomas sistêmicos com desenvolvimento de conjuntivite, secreção nasal, tosse, vômito e diarreia. Hiperqueratose de coxim plantar pode ser observada. Os sinais neurológicos se desenvolvem durante ou após a fase sistêmica. Convulsões são comuns, principalmente as do tipo "goma de mascar", uma contração rítmica dos músculos mastigatórios. Comportamento anormal, andar em círculos e dificuldade visual podem ocorrer. Este tipo de quadro clínico foi também observado em filhotes com cinomose pós-vacinal[1-3,7]
- Encefalite crônica: ocorre em cães adultos e se caracteriza por encefalomielite crônica e multifocal com predileção por substância branca do tronco cerebral e medula espinal. Muitos destes animais apresentam histórico vacinal adequado. Geralmente não são observados sintomas sistêmicos ou passageiros. Os animais apresentam déficits de locomoção progressivos ou sinais de disfunção vestibular[1]
- Encefalite do cão velho: é uma síndrome específica com lesões e afecção específica. Acomete animais com mais de 6 anos de idade. Os animais apresentam sinais de demência, ataxia, déficits visuais, andam em círculos, não reconhecem o dono e apoiam a cabeça em objetos. Paralisia e convulsão não são comuns e normalmente não são observados sinais sistêmicos.[1]

Infecção transplacentária

Pode ocorrer quando a doença cursa de maneira subclínica ou branda nas fêmeas gestantes, permitindo o desenvolvimento gestacional e o parto. Os filhotes nascem e desenvolvem sinais nervosos nas primeiras 4 a 6 semanas de vida. Dependendo da fase de gestação, podem ocorrer abortos, natimortos ou nascimento de filhotes fracos. Filhotes infectados intrauterinamente e que sobrevivem à infecção podem apresentar imunodeficiências permanentes.[1-3,7,9,14]

Infecção neonatal

A infecção viral em filhotes antes da erupção da dentição permanente tem lesão viral direta grave no esmalte, dentina ou raiz dentária. Os animais apresentam dentes com aparência irregular no esmalte ou dentina. Pode ser observada também erupção parcial dos dentes e oligodentia. A hipoplasia do esmalte dentário é um encontro ocasional em animais velhos sem sinais ou alterações nervosas e é bastante significativa para infecção prévia por cinomose.[1-3,7,9,14]

Lesões oculares

Cegueira por inflamação e/ou desmielinização do nervo óptico pode ser observada, assim como lesões de retina, observadas em exames de fundo de olho evidenciadas por áreas de densidade acinzentada a rosa bem delimitadas e irregulares, caracterizando degeneração e necrose da retina. Descolamento de retina também pode ser observado.

Infecções concomitantes

A cimomose é uma enfermidade imunossupressora que predispõe os animais a infecções concomitantes por *Salmonella*, *Toxoplasma gondii*, *Neospora caninum*, *Ehrlichia canis* e *E. platys*, entre outras.[1-3,7]

Lesões ósseas

Cães em crescimento naturalmente e experimentalmente infectados apresentam osteoesclerose metafisária de ossos longos.[1,9]

Degeneração miocárdica

A degeneração miocárdica é observada em infecção experimental em filhotes gnotobióticos com menos de 7 dias de idade. A importância natural disto é bastante questionada.[1-3]

▪ Diagnóstico

O diagnóstico deve se basear nos dados de anamnese, sintomas e confirmação laboratorial sempre que possível.

São importantes na anamnese os dados relativos ao estado vacinal materno e do próprio animal quando filhote. Para animais adultos, é importante a informação de revacinações periódicas ou contato com outros animais, porém é importante ressaltar que a vacinação não exclui a possibilidade da doença.[9]

Participação em feiras, campanhas de vacinações, locais que favoreçam aglomeração e disseminação da enfermidade são aspectos importantes a serem questionados quando da anamnese.[9]

Os sintomas da forma branda da doença são pouco característicos, sendo evidenciados somente febre, leve conjuntivite e inapetência. Chamam a atenção, associados aos dados de anamnese, os animais que apresentam doença sistêmica mais grave, bem como os animais com sinais nervosos que podem se desenvolver durante a evolução da fase sistêmica ou aparecerem meses ou anos depois. O diagnóstico clínico da cinomose geralmente ocorre quando o vírus já afetou a maioria dos órgãos-alvo e o animal apresenta quadro clínico característico. Deve-se sempre lançar mão do laboratório para um diagnóstico conclusivo.

Os dados de laboratório clínico podem demonstrar linfopenia absoluta decorrente de depleção linfoide variável, de acordo com a amostra viral. A linfopenia persiste em animais jovens com doença sistêmica rapidamente progressiva ou sinais neurológicos. Na fase aguda, podem ser observadas trombocitopenia e monocitose. Corpúsculos de inclusão de Lentz podem ser visualizados em baixo número em linfócitos circulantes e com menos frequência em monócitos e eritrócitos em esfregaços sanguíneos corados por Giemsa ou Wright. Nesta fase, esfregaços de conjuntiva ocular, genital e sangue submetidos à reação de imunofluorescência direta permitem um diagnóstico mais precoce e específico, decorrente da maior sensibilidade e especificidade da técnica comparativamente às colorações usuais. A imunofluorescência direta demonstra a presença do antígeno a partir de sua disseminação epitelial e persiste por 3 a 4 semanas após o início dos sintomas.[1,15]

Em animais com sintomas neurológicos, o liquor apresenta fluxo mais rápido por aumento da pressão intracraniana consequente ao processo inflamatório.[1]

O aumento da concentração de proteínas e a contagem celular com predomínio de linfócitos caracterizam a forma inflamatória da cinomose. O aumento da concentração de proteína é reconhecido como consequente à presença de IgG específica anticinomose e a detecção desta em testes sorológicos caracteriza o diagnóstico definitivo da enfermidade, contrariamente à presença de anticorpos séricos, que podem representar imunidade natural ou vacinação prévia do animal. Em cães com desmielinização não inflamatória, não se observam alterações no liquor.[1,2]

Pesquisa dos corpúsculos de inclusão

A pesquisa dos corpúsculos de inclusão pode ser realizada em esfregaços de conjuntiva ocular, genital, tonsilas, camada de glóbulos brancos, esfregaço sanguíneo, células do liquor, de medula óssea e sedimento de urina, assim como em órgãos dos animais *post mortem* (linfonodos, pulmão, bexiga, vesícula biliar, cérebro e medula espinal) corados por diferentes técnicas como Sellers, Schorr, imunofluorescência direta e imuno-histoquímica. As técnicas imunológicas, como imunofluorescência direta e imuno-histoquímica, são mais sensíveis que a pesquisa de corpúsculos por técnicas citológicas e histológicas convencionais, resultando positiva em maior percentual e por períodos superiores. O antígeno é detectado em esfregaços sanguíneos em torno de 2 a 5 dias após a infecção, desaparecendo com o aumento do título de anticorpos que ocorre 8 a 9 dias após a infecção. Resultados positivos são observados somente em cães sem resposta imunológica. A presença do antígeno em epitélios é detectada somente nas primeiras 3 semanas após a infecção concomitante com a doença sistêmica, desaparecendo destes tecidos 1 a 2 semanas após os sintomas (21 a 28 dias após a infecção), correlacionado ao título de anticorpos soroneutralizantes. Em fase aguda da enfermidade, a possibilidade de detecção do antígeno viral é maior que na fase crônica, em que os falso-negativos ocorrem por neutralização do vírus por anticorpos. Desse modo, resultados negativos não eliminam a possibilidade da enfermidade, sendo, no entanto, os positivos conclusivos.[1,15]

A pesquisa de corpúsculos de inclusão pode ser realizada também em materiais de biopsia ou necropsia, como baço, tonsilas, linfonodos, estômago, pulmão, duodeno, bexiga e cérebro.[15]

Isolamento viral

Não se constitui em técnica rotineira, em função da labilidade viral.

Sorologia

Pode ser realizada por soroneutralização em células, imunofluorescência indireta ou ELISA. Deve-se avaliar cuidadosamente os resultados, uma vez que a IgM persiste em cães com cinomose por 5 semanas a 3 meses, enquanto nos animais vacinados persiste somente por 3 semanas. A detecção de IgM em altos títulos no soro do animal é indicativa de infecção ou vacinação recente, enquanto altos títulos de IgG séricos podem representar infecção passada, presente ou vacinação. A soroconversão (aumento de 4 vezes o título de anticorpos) associada aos sintomas dos animais caracteriza a doença em sua evolução. A medida de anticorpos, no entanto, não é suficiente para o diagnóstico, uma vez que cães infectados em fase aguda podem morrer sem desenvolver anticorpos e cães com a fase subaguda ou crônica podem apresentar títulos de anticorpos baixos, semelhantes aos vacinados.

A detecção de IgG no liquor dos animais é definitiva e caracteriza processo crônico da enfermidade. São encontrados *kits* comerciais de ELISA que permitem a detecção de IgG em soro e liquor dos animais.[1,2]

Achados anatomopatológicos

Não existem alterações características da cinomose. Pode ser observada broncopneumonia em ambas as fases de hepatização, enterite catarral, esplenomegalia, hepatomegalia e congestão de meninges.[1]

▪ Tratamento

Na fase sistêmica da enfermidade, deve ser realizado o tratamento de suporte do animal, por meio de manutenção do estado geral e equilíbrio hidreletrolítico, utilização de antibióticos de amplo espectro, visando combater as infecções bacterianas secundárias. Complexos vitamínicos são indicados como estimulantes de apetite, antioxidantes e auxiliares na regeneração nervosa, especialmente B_1. Sedativos e anticonvulsivantes devem ser indicados para animais com sintomatologia nervosa, dependendo dos sintomas apresentados. O uso de anticonvulsivantes no pico da doença sistêmica, antes do aparecimento de sinais neurológicos, foi sugerido. Provavelmente eles suprimem focos irritantes que causam convulsões, impedindo o seu estabelecimento.[1]

Glicocorticoides são indicados como anti-inflamatórios, reduzindo o edema cerebral, e também em casos de cegueira e dilatação pupilar.

Não existe tratamento totalmente eficaz para cinomose. O tratamento ameniza os sintomas, porém não leva a cura. Eventualmente cães com mioclonia e neurite óptica apresentam melhora com o tempo.

A utilização de soros hiperimunes específicos anticinomose, na dose de 4 mℓ/kg, em uma única aplicação e de uma única vez pode ser eficiente na fase virêmica, uma vez que neutraliza os vírus circulantes. No entanto, não penetra em barreira hematencefálica, sendo ineficaz em animais com sinais neurológicos. Mesmo se considerarmos que o animal com encefalite apresenta maior permeabilidade da barreira hematencefálica, ainda assim deve-se lembrar de que o vírus replica intracelularmente, não sendo atingido pelos anticorpos circulantes. A eficácia do tratamento específico será possível somente se aplicado em um animal em fase sistêmica da enfermidade antes da penetração viral no sistema nervoso central, sendo, portanto, impossível predizer se houve ou não penetração viral no sistema nervoso central nestes animais. Quando realizado o tratamento, deve-se sempre informar o proprietário da possibilidade de este animal vir a desenvolver a fase nervosa mesmo submetido à terapia específica.[1,7]

Em animais não vacinados que entraram em contato com animais enfermos dentro de um período de 4 a 5 dias, recomenda-se a aplicação da vacina contra cinomose por via intravenosa, responsável por indução de anticorpos rapidamente.[1]

Em animais, mesmo vacinados, que apresentarem histórico de contato com animais enfermos, deve-se realizar uma dose de vacina por via subcutânea para reforço vacinal.

A avaliação da eutanásia deve ser considerada para animais com sintomatologia nervosa progressiva que incapacite o animal para a vida.[1,2,7]

Profilaxia

Profilaxia específica

Baseia-se na indução de resposta imunológica específica por meio de vacinação.

Interferência de anticorpos maternos

Os filhotes adquirem anticorpos maternos pelo colostro, podendo atingir de 3 a 20% do título de anticorpos maternos, absorvidos principalmente no primeiro dia de vida. Os anticorpos maternos são responsáveis por interferência vacinal por um período de até 12 semanas de idade. Desse modo, a imunização dos animais confere percentual de proteção crescente diretamente correlacionada à idade dos filhotes no momento da vacinação, variando de 50%, 75%, 95% e 99% de proteção quando vacinados, respectivamente com 6, 9, 12 e 13 semanas de idade. Filhotes com anticorpos colostrais detectáveis não soroconvertem após a vacinação. Títulos de anticorpos maiores que 20 e menores que 180 neutralizam a vacina e não protegem o animal da infecção, sendo este o período critico. O ideal seria realizar a sorologia para avaliar o título de anticorpos previamente à vacinação, porém se torna inviável na prática. É importante ressaltar que em uma mesma ninhada os títulos de anticorpos entre os animais variam em função da ingestão de colostro.[1,16]

Adicionalmente, falhas vacinais podem ser decorrentes de outros fatores do hospedeiro, como imunodeficiências, vacinação durante a fase de incubação da enfermidade, e de fatores da própria vacina, como tipo e condições de armazenamento da vacina, possíveis mutações da amostra de campo e erros humanos.

Protocolo vacinal

Os animais devem ser vacinados a partir de 6 a 8 semanas de idade, seguido de duas doses de reforço com 3 a 4 semanas de intervalo. Embora a imunidade induzida possa persistir por até 3 anos, indica-se a revacinação anual ou a cada 2 anos, dependendo do risco de exposição ao agente.

Filhotes que não mamaram o colostro podem ser vacinados com vacinas recombinantes. A vacinação com vacina atenuada só pode ser realizada a partir de 4 semanas de idade, pelo risco de encefalite vacinal. A vacina recombinante pode também ser utilizada em animais silvestres.[1,3,7,17,18]

Profilaxia inespecífica

Consiste em medidas básicas, como isolamento dos animais doentes, aspecto mais importante no controle da doença e desinfecção ambiental. O vírus é pouco resistente, sendo destruído por desinfetantes comuns.[1,7]

Complicações pós-vacinais

A vacina atenuada pode causar encefalite vacinal em silvestres e em filhotes. O quadro foi observado em filhotes de menos de 3 semanas de idade infectados simultaneamente com parvovirose. São observados sinais neurológicos típicos que se iniciam 7 a 14 dias após a vacinação, como convulsões em goma de mascar ou generalizadas, paresia, tetraparesia, ataxia sensorial ou vestibular. As convulsões são progressivas e difíceis de controlar com anticonvulsivantes.

A amostra vacinal pode ser diferenciada da amostra de campo por estudos de filogenia viral.[19]

Hepatite infecciosa canina

A hepatite infecciosa canina é uma enfermidade viral de cães e outras espécies das famílias Canidae e Ursidae,[20] causada por um adenovírus canino 1 (CAV-1). A maior incidência ocorre em cães menores de 1 ano de idade, podendo acometer cães de idade superior, quando estes não são vacinados ou quando não têm imunidade natural, independentemente de sexo ou raça. O CAV-1 está amplamente distribuído entre as populações de canídeos domésticos e selvagens ao redor do mundo, fato confirmado por meio de estudos de prevalência sorológica.

Esta doença foi descrita em 1947 por Rubarth, que deu o nome da enfermidade como hepatite contagiosa dos cães, caracterizando-a como uma enfermidade aguda, de alta letalidade e que causa lesões hepáticas, no tecido linfoide e no endotélio vascular.[21]

Etiologia

O adenovirus canino 1 é um vírus DNA de fita dupla, com aproximadamente 70 a 90 nm de diâmetro, não envelopado, pertencente à família Adenoviridae.[22] Como todos os vírus não envelopados, apresenta alta resistência ambiental e também à maioria dos desinfetantes, como clorofórmio, éter, ácido e formalina. No entanto, é inativado com calor (5 min entre 56°C a 60°C). Consegue resistir durante vários meses em fômites contaminados à temperatura ambiente, bem como abaixo de 4°C.[23] Este vírus pode ser cultivado em células de cães, suínos e furões.[24]

O CAV-1 apresenta tropismo por células do endotélio vascular, mesotélio e parênquima hepático, e a lesão destas células explica os danos ao organismo, como edema, hemorragias e necrose hepática.[25] A replicação é intranuclear na célula-alvo do hospedeiro e em cortes histológicos. O produto desta replicação pode ser observado por meio de inclusões basofílicas intranucleares.[26]

Epidemiologia

O CAV-1 é um vírus de distribuição mundial que naturalmente infecta animais das famílias Canidae e Ursidae. Acomete principalmente animais menores de 1 ano de idade, podendo infectar animais mais velhos, que não tenham imunidade natural ou que estejam imunossuprimidos, embora o acometimento dos animais de mais idade seja raro. Ocorrência maior nos filhotes, principalmente devido a imunidade colostral inadequada.

A principal via de eliminação viral é por meio de secreções, como saliva, fezes e urina, podendo ser eliminada durante vários meses. A principal porta de entrada no hospedeiro é a conjuntiva oral/nasal, e o início dos sintomas se dá em média de 4 a 8 dias pós-infecção.

A transmissão pode ser por contato direto ou por fômites.[23]

▪ Patogenia

Após a entrada do vírus pelas cavidades nasal e/ou oral, o CAV-1 sofre uma primeira replicação nas tonsilas e depois atinge linfonodos regionais, vasos linfáticos, ducto torácico e finalmente ingressa na corrente sanguínea. Por meio desta, dissemina-se para diversos órgãos, como fígado, rins, pulmão, linfonodos, olhos e encéfalo, podendo ser eliminado por diversas secreções, como saliva, fezes e urina. A viremia ocorre durante 4 a 8 dias pós-infecção, no entanto, a eliminação viral pela urina pode ocorrer por até 9 meses após a infecção.[27]

A gravidade das lesões está diretamente relacionada com os níveis de anticorpos neutralizantes presentes no hospedeiro. Animais com títulos de anticorpos neutralizantes maiores que 1:500 geralmente apresentam enfermidade subclínica, em que o *clearance* viral ocorre por volta de 7 dias após a infecção, limitando os danos hepáticos e renais. Animais com títulos de anticorpos neutralizantes parciais, entre 1:16 e 1:500, desenvolvem hepatite ativa seguida de fibrose hepática. Os casos de necrose hepática disseminada geralmente são fatais e ocorrem em animais com títulos menores que 1:4.[23]

A presença viral no tecido renal pode levar a um quadro de lesão glomerular e o aumento dos títulos de anticorpos circulantes, ao redor do 7º dia pós-infecção, leva ao depósito de imunocomplexos nos rins, causando proteinúria. Após 14 dias de infecção, o CAV-1 não é mais detectado nos glomérulos, mas persiste no epitélio dos túbulos renais, o que explica o longo período de eliminação viral pela urina.

Complicações da presença viral no tecido ocular podem ocorrer em 20% dos animais naturalmente infectados e em 1% dos animais vacinados com vírus vivo modificado, quando utilizada na vacina esta amostra viral. Este quadro se caracteriza por edema corneal e uveíte que geralmente coincidem com o aumento de anticorpos circulantes que se depositam na câmara anterior do olho e levam a um processo inflamatório intenso do endotélio corneal, conhecido como "olho azul".[28] Outras complicações incluem a obstrução do ângulo de drenagem levando ao glaucoma ou à hidroftalmia. As lesões oculares são, quando não complicadas, autolimitantes e a recuperação ocorre, geralmente, 21 dias após a infecção.

Alterações encefálicas podem ocorrer quando os vasos sanguíneos desta região são afetados, levando a quadros de hemorragias e necrose vascular, o que pode culminar com a morte precedida de sinais neurológicos, na maioria das vezes relatados em animais com poucos meses de vida.[28]

O tropismo viral por células endoteliais pode induzir ao quadro de coagulação intravascular disseminada, que ocorre durante a fase virêmica inicial, ocasionado por dano extenso às células endoteliais que leva à ativação descontrolada dos fatores de coagulação associada à inabilidade do fígado lesionado de remover estes fatores ativados da circulação. Soma-se a isso a diminuição da capacidade hepática de produzir novos fatores de coagulação frente ao elevado consumo dos mesmos.[27]

Embora a morte nos casos de hepatite infecciosa canina seja geralmente associada aos danos hepáticos, algumas vezes a morte ocorre de maneira súbita, não havendo tempo suficiente para que ocorram lesões hepáticas sérias. Nestes casos, acredita-se que quadros hiperagudos ocorram devido a lesões em órgãos essenciais, como cérebro, pulmão ou até pelo desenvolvimento de coagulação intravascular disseminada.

▪ Sinais e sintomas

Os sintomas podem ser variados e incluem vômito, diarreia com ou sem sangue, dor abdominal, hipertermia, taquicardia, taquipneia, aumento das tonsilas associado a laringite e faringite, tosse e aumento dos ruídos respiratórios ocasionados por quadros de pneumonia. Aumento dos linfonodos cervicais associados a edema subcutâneo de cabeça, pescoço e tronco, distensão abdominal (ocasionada pelo acúmulo de líquido serossanguinolento ou sangue proveniente de hemorragias na cavidade abdominal) e hepatomegalia.[29]

Os quadros de coagulação intravascular disseminada podem estar associados à ocorrência disseminada de petéquias e equimoses, epistaxe e sangramento contínuo em locais de venopunção.

A icterícia não é um achado comum nos casos de hepatite infecciosa canina, mas pode ser observada em cães que sobreviveram à fase aguda da enfermidade.[30]

Alterações do sistema nervoso central incluem depressão, desorientação, convulsões, podendo ocorrer em qualquer fase da infecção.[29]

Os sintomas nos casos de hepatite infecciosa canina não complicada duram em média de 5 a 7 dias, mas podem durar por períodos maiores em animais com quadros de hepatite crônica ou em animais que apresentam infecções concomitantes, seja por agentes virais ou bacterianos.

As alterações oculares geralmente coincidem com o início da recuperação clínica e também podem ocorrer em animais com infecção inaparente. Estas alterações podem incluir uveíte e edema de córnea, acompanhadas de blefarospasmo, fotofobia, descarga ocular serosa e opacidade corneana. Quadro de dor ocular ocorre nos estágios iniciais da infecção e geralmente desaparece quando a córnea encontra-se completamente opaca, mas pode retornar quando ocorrem complicações como glaucoma, úlceras de córnea ou perfuração.[29]

Relatos de morte súbita ou de óbito após poucas horas do início dos sintomas podem ocorrer devido a grave viremia e levam os proprietários a acreditarem em envenenamento. Cabe ao clínico o esclarecimento da morte, por meio de exames diagnósticos.[31]

▪ Diagnóstico

O diagnóstico em vida consiste na associação dos achados clínicos e laboratoriais, e no *post mortem*, nos achados necroscópicos e histopatológicos.

Achados hematológicos, como leucopenia, linfopenia e neutropenia, são encontrados nas fases iniciais de infecção. Na convalescença, em casos de hepatite infecciosa canina não complicada, os animais apresentam linfocitose e neutrofilia. Observa-se o aumento das enzimas hepáticas (alanina aminotransferase [ALT], gamaglutamil transferase [GGT] e fosfatase alcalina [FA]) e este aumento está diretamente relacionado com o tempo de coleta da amostra após a infecção e com a magnitude da necrose hepática. Na maioria das vezes, há aumento contínuo destas enzimas até o 14º dia pós-infecção, havendo declínio após este período, sendo que em cães que estejam desenvolvendo um quadro de hepatite crônica ativa, este aumento pode ser persistente.

Anormalidades como trombocitopenia, função plaquetária anormal, tempo de protrombina prolongado, depressão da atividade do fator VIII da coagulação e aumento dos produtos de degradação da fibrina podem ocorrer, principalmente nos quadros de coagulação intravascular disseminada.[32]

A confirmação *antemortem* da enfermidade pode ser obtida por testes sorológicos, isolamento viral e reação em cadeia pela polimerase (PCR) de sangue, secreções de orofaringe, urina e fezes durante o período febril, sendo que a urina pode ser utilizada por muito mais tempo, e imunofluorescência direta de biopsia hepática.[29,33]

No *post mortem*, os principais achados necroscópicos incluem petéquias e equimoses, líquido serossanguinolento em cavidades, fígado aumentado de volume e com aspecto moteado, vesícula biliar com parede edemaciada, tonsilas aumentadas e avermelhadas, aumento de linfonodos que podem estar hemorrágicos. Em alguns casos, há grande quantidade de fibrina, que pode provocar aderência das vísceras à parede abdominal.[34]

As alterações histológicas incluem múltiplos focos de necrose hepática, inclusões intranucleares nos hepatócitos e nas células do endotélio vascular de diversos órgãos, como rins, olhos, baço e cérebro.[35]

Os órgãos coletados durante a necropsia, preferencialmente fígado e rins, podem ser utilizados para a realização do diagnóstico por meio de técnicas de PCR, imunofluorescência e imuno-histoquímica.

Tratamento

O tratamento nos casos de hepatite infecciosa canina é basicamente sintomático e de suporte e deve incluir fluidoterapia com soluções isotônicas como lactato de Ringer para corrigir perdas nos quadros de êmese e diarreia. Avaliação constante da temperatura corporal, bem como dos níveis glicêmicos, que nos casos de hipoglicemia podem ser corrigidos com *bolus* intravenoso de glicose 50% (0,5 mℓ/kg) administrado por um período de 5 min.

A intervenção nos quadros de coagulação intravascular disseminada deve ser realizada na dependência da gravidade do quadro e deve incluir medidas como a reposição dos fatores de coagulação e/ou plaquetas pela infusão de plasma fresco ou até mesmo a transfusão de sangue total em associação a anticoagulantes nos casos graves de perda sanguínea.

Os quadros de encefalopatia hepática podem ser parcialmente evitados, por meio de monitoramento da glicose sanguínea, assim como a adoção de medidas que diminuam a síntese de amônia pelas bactérias presentes no cólon, como a utilização de enema ou a administração de lactulose por via oral em animais que não estejam apresentando vômito. A diminuição da absorção da amônia pelos túbulos renais pode ser alcançada por administração oral ou parenteral de potássio e da correção dos estados de alcalose metabólica. A acidificação da urina por meio da utilização de ácido ascórbico ou de outros acidificantes não tóxicos também pode contribuir para a menor absorção de amônia pelos rins.[29]

Profilaxia

Na hepatite infecciosa canina, as medidas profiláticas devem ser iniciadas durante a gestação, uma vez que a duração da imunidade passiva transmitida para o filhote está diretamente relacionada com a concentração de anticorpos da mãe. Portanto, ela deve estar imunizada adequadamente antes do início da gestação. A meia-vida dos anticorpos maternos específicos para CAV é de aproximadamente 8,6 dias. A imunização ativa do filhote somente tem sucesso quando os títulos de anticorpos colostrais são menores do que 1:100, o que geralmente ocorre com 5 a 7 semanas de vida, tornando-se irrisórios entre 14 e 16 semanas. Considerando-se as informações citadas, o protocolo vacinal a ser utilizado no filhote deve ser iniciado entre 8 e 12 semanas de vida, na dependência do histórico vacinal da mãe e no próprio histórico do filhote, como origem conhecida ou desconhecida, mamada do colostro, tamanho da ninhada etc. O esquema vacinal, após ter seu início determinado, deve ser composto por 2 doses de vacina com intervalo de 3 a 4 semanas entre as doses, com revacinação anual.[36]

As vacinas disponíveis no mercado brasileiro para hepatite infecciosa canina utilizam, na maioria das vezes, um antígeno vivo modificado de CAV tipo 2, uma vez que existe uma resposta cruzada entre os dois tipos virais (CAV-1 e CAV-2) e o CAV-2 atenuado não causa efeitos colaterais quando administrado por via intramuscular ou subcutânea, quando comparado ao CAV-1 administrado por mesma via, que pode levar a quadros de uveíte, além de eliminação do vírus vacinal pela urina.

Infecção por herpes-vírus canino

Enfermidade infectocontagiosa causada por herpes-vírus canino 1 (CHV-1), classificado como um alfa-herpes-vírus que acomete somente os cães.

Esse vírus de distribuição mundial infecta cães independentemente de sexo, raça e idade. Em cães adultos, as infecções geralmente são subclínicas, mas em neonatos pode provocar doença sistêmica com alta letalidade e, em fêmeas, pode provocar quadros reprodutivos, como infertilidade, aborto e nascimento de prematuros.[37]

Infecções por CHV-1 têm alta prevalência, conforme trabalhos realizados na Noruega e no Reino Unido, que demonstraram positividade sorológica em 40% e 76 a 88%, respectivamente, dos animais testados.[38,39] Em estudos posteriores, a alta prevalência foi confirmada pela técnica da PCR para CHV-1, sendo 9 animais positivos testados dentre um total de 12 animais que vieram a óbito por motivos distintos.[40]

Etiologia

O CHV-1 é um DNA vírus pertence à subfamília Alphaherpesvirinae. É um vírus envelopado, com baixa resistência ambiental, prontamente inativado pelos desinfetantes de uso comum, pelos solventes lipídicos, como clorofórmio e etanol, além de temperaturas acima de 40°C, também é sensível a pH abaixo de 5,0 ou acima de 8,0. Como outros herpes-vírus, o CHV é inativado a –20°C na ausência de substâncias estabilizadoras; havendo estas substâncias, permanece viável até –70°C.[41] A temperatura ótima de replicação viral é em torno de 37°C.

O CHV, como já mencionado, infecta somente canídeos domésticos ou selvagens e seu isolamento é realizado somente em cultura de células de rim ou testículo de origem canina, com rápido efeito citopático, como a destruição celular que provoca falhas na camada de célula, assim como a formação de inclusões nucleares e, em casos isolados, a formação de sincício.[42]

Epidemiologia

O CHV infecta os canídeos domésticos e selvagens e tem ampla distribuição mundial, com alta soroprevalência.

Em cães adultos, a infecção costuma ser subclínica; em neonatos, pode provocar doença sistêmica com alta letalidade e, em fêmeas, pode causar quadros reprodutivos, como infertilidade, aborto e nascimento de prematuros.[37] Os neonatos abaixo de 1 semana de vida são os mais suscetíveis às infecções clínicas.

A transmissão pode ser vertical ou horizontal. A transmissão vertical ocorre pela migração viral na placenta e a transmissão horizontal ocorre principalmente pelo contato com as secreções oronasais dos cães portadores, sejam sintomáticos ou assintomáticos. A eliminação viral em cães portadores ocorre principalmente quando o animal é submetido a estresse ou a tratamentos que causem imunossupressão, como os corticosteroides.

Patogenia

O cão pode se infectar desde a vida intrauterina até a idade adulta, sendo que em cada fase da vida existe uma via de transmissão mais importante. No caso dos recém-nascidos, estes podem se infectar pela via transplacentária, durante o nascimento pelo canal do parto, pelas secreções oronasais da mãe infectada ou raramente pelos fômites. Os cães abaixo de 1 semana de vida são mais suscetíveis a infecções fatais, mas, acima de 2 semanas de vida, são mais resistentes e, quando ocorrem os sintomas, vão de brandos a inaparentes. Acredita-se que esta suscetibilidade relacionada com a idade esteja diretamente ligada à capacidade de termorregulação. Como já comentado, a temperatura ótima de replicação viral está em torno de 37°C e, nos cães adultos, a temperatura retal varia de 38,4°C a 39,5°C, mas a capacidade da termorregulação dos filhotes só se desenvolve entre 2 e 3 semanas de vida. Antes disso, a temperatura corporal é em média de 1°C a 1,5°C abaixo da de um animal adulto, o que explica a maior ocorrência de infecções graves em animais desta faixa etária.

Nos cães adultos, a replicação viral fica restrita à nasofaringe, ao trato genital, às tonsilas, aos linfonodos retrofaríngeo e brônquico e raramente ocorre nos pulmões.

Após a entrada do CHV pelo epitélio oronasal, local em que realiza uma primeira replicação em torno de 24 h após a infecção, o vírus alcança a corrente sanguínea entre 3 e 4 dias após esta primeira replicação por meio dos macrófagos, infectando as células fagocíticas mononucleares dos linfonodos e baço, iniciando um processo de hiperplasia e necrose do tecido linfoide.

Necrose hemorrágica multifocal e progressiva pode ocorrer em diversos órgãos, sendo que altas concentrações virais já foram detectadas em adrenais, pulmões, rins, baço e fígado. O quadro necrótico-hemorrágico pode provocar trombocitopenia grave associada à vasculite e até mesmo coagulação intravascular disseminada.

Um quadro de ganglioneurite do nervo trigêmeo com possível evolução para o quadro de meningoencefalite pode ocorrer em filhotes infectados pela via oronasal, embora, na maioria das vezes, o filhote morra de outras complicações clínicas precedentes ao quadro neurológico.

Embora a infecção dos recém-nascidos geralmente ocorra durante ou logo após o nascimento, quando esta ocorre por via transplacentária, os achados irão depender da fase em que a infecção ocorreu. Há relatos de infertilidade, ocorrência de abortos de fetos mumificados ou parcialmente mumificados e nascimento de neonatos fracos sem a observação de qualquer manifestação clínica nas mães. Em alguns casos, os neonatos podem sobreviver à infecção intrauterina e nascer sem quaisquer sintomas, embora sejam portadores inaparentes do vírus, mas, na maioria dos casos, os neonatos desenvolvem uma enfermidade sistêmica por volta de 9 dias após o nascimento.[43]

Em animais adultos, as infecções ficam restritas aos tratos genital e respiratório. Nas infecções do trato genital, o CHV é isolado de lesões papulovesiculares, mas, na maioria dos casos, elas são assintomáticas ou se limitam a hiperemia vaginal associada à hiperplasia dos folículos linfoides. A presença viral no tecido genital constitui uma via de transmissão para cães adultos, mas é muito mais importante como via de transmissão para o filhote durante seu nascimento.

No trato respiratório, estudos demonstram CHV nos pulmões, mas não podemos afirmar que a existência do vírus seja capaz de causar enfermidade pulmonar primária. Sabe-se que o CHV pode ser isolado durante infecções intercorrentes por outros agentes, como o vírus da cinomose, ou durante períodos de imunossupressão nas secreções nasais, o que facilitaria a transmissão viral.

Como todos os outros herpes-vírus, o CHV tem como principal característica a latência em gânglios nervosos, seja trigêmeo ou lombossacro, e em qualquer situação de estresse que leve a quadros de imunossupressão, pode ocorrer a reativação viral com a excreção pelas secreções oronasal e/ou genital, o que propicia a transmissão entre os animais, principalmente em locais com alta densidade populacional, como canis e abrigos.[44]

Sinais e sintomas

A ocorrência dos sintomas está relacionada com a idade dos animais, bem como seu *status* imunológico. Filhotes nascidos de mães com sorologia positiva para CHV têm probabilidade de desenvolver uma doença grave, quando comparados aos filhotes de mães soronegativas.

Como visto anteriormente, a infecção transplacentária em período avançado de gestação pode levar a quadros de aborto com fetos total ou parcialmente mumificados e nascimento de prematuros fracos. A morte de neonatos antes de 1 semana de vida não é muito comum, mas quando ocorre é forte indicativo de infecção intrauterina.

As infecções pós-natais estão associadas a quadros de doença aguda, geralmente fatais, e ocorrem, na maioria das vezes, em filhotes de 1 a 3 semanas de vida. Os neonatos acometidos apresentam depressão e apatia, perda de peso, fezes pastosas de cor amarelo-esverdeada e param de mamar. Apresentam choro persistente, hipotermia e dor à palpação abdominal. Podem apresentar rinite associada a descarga nasal serosa ou mucopurulenta, mas também pode ocorrer descarga nasal hemorrágica. Ocorrem petéquias em membranas mucosas e pápulas/vesículas em região ventral do abdome e região inguinal. As vesículas também podem ocorrer na vulva das fêmeas e no prepúcio dos machos, bem como na cavidade bucal.

Os quadros neurológicos incluem perda da consciência, opistótono e convulsões; estas manifestações clínicas geralmente precedem a morte, que ocorre entre 24 e 48 h após o início dos sintomas.

Alguns filhotes desenvolvem um quadro clínico mais brando com subsequente recuperação, mas os que sobrevivem a uma infecção sistêmica grave geralmente apresentam sequelas neurológicas, como ataxia, cegueira e déficit vestibulocerebelar.

Filhotes de 3 a 5 semanas desenvolvem quadro clínico mais brando ou inaparente, o que pode incluir uma infecção do trato respiratório superior. Infecções sistêmicas graves são raras, mas sinais como vômito, anorexia, depressão, descarga ocular serosa, hepatomegalia e morte súbita podem ocorrer em animais com mais de 5 semanas de vida.[45,46]

Em infecções primárias do trato genital de animais adultos, os sintomas caracterizam-se como lesões dos folículos linfoides com graus variados de hiperemia vaginal e, ocasionalmente, a ocorrência de petéquias e equimoses. As lesões vesiculares geralmente são relatadas nas fêmeas durante o período de proestro com regressão no período de anestro. Não há relato de ocorrência de secreção ou desconforto em fêmeas prenhes, mesmo naquelas que abortaram ou pariram animais prematuros. Os machos podem apresentar os mesmos sinais das fêmeas na região prepucial, podendo vir acompanhados de secreção.[42]

Diagnóstico

O diagnóstico de infecção por CHV em neonatos está baseado em achados clínicos, histórico do animal e exames laboratoriais.

Embora os achados hematológicos e bioquímicos não sejam específicos, animais com infecção por herpes-vírus apresentam acentuada trombocitopenia e elevada dosagem da enzima ALT no soro.

O isolamento viral pode ser obtido por cultivo de material parenquimatoso de diversos órgãos, no caso de óbito dos animais, mas principalmente de fígado, baço, rins, pulmões e linfonodos. Em animais convalescentes ou mais velhos, o isolamento é restrito de materiais provenientes da mucosa do trato respiratório e da genitália externa. O isolamento só é obtido após 2 a 3 semanas pós-infecção ou nos casos de recrudescência viral, em animais sob situações ou terapias que provoquem imunossupressão.

O CHV é cultivado em células de origem canina, preferencialmente células renais, e leva a alterações morfológicas, bem como à formação de inclusões intranucleares.

A técnica de imunofluorescência direta pode ser empregada na detecção do CHV tanto de *imprinting* de tecidos como no cultivo celular. A técnica de PCR pode ser utilizada tanto para o diagnóstico viral na fase de recrudescência como para diagnosticar as infecções por herpes-vírus em cães assintomáticos.

Os testes sorológicos para CHV são baseados na existência de anticorpos soroneutralizantes. Os anticorpos soroneutralizantes aumentam após a infecção viral e permanecem elevados por 1 a 2 meses. Baixos títulos podem ser detectados até 2 anos após a infecção, mas a positividade somente indica a exposição ao vírus, e não necessariamente uma infecção ativa, embora se presuma que o animal em questão seja um portador latente.

Achados de necropsia

Os achados de necropsia de neonatos que vieram a óbito decorrente de infecção por HCV incluem hemorragia difusa e multifocal, especialmente em rins, fígado e pulmões. A superfície de corte dos rins apresenta estriações hemorrágicas a partir da pelve renal. Há líquido seroso ou hemorrágico nas cavidades pleural e abdominal, bem como ocorre edema pulmonar e pronunciada hiperemia acompanhada de áreas de hemorragia e aumento de linfonodos bronquiais. Esplenomegalia e aumento generalizado dos linfonodos são considerados achados significativos. Petéquias podem ser encontradas na superfície serosa do trato intestinal.

No útero de fêmeas prenhes, lesões necróticas multifocais podem ser encontradas na placenta.

Em animais que se recuperaram da infecção, mas apresentaram sequelas neurológicas, a displasia cerebelar é um achado frequente.[42]

Tratamento

O tratamento nos casos de CHV, como em outras enfermidades virais, é limitado e pouco eficaz, devido à progressão rápida e letal desta infecção, mas algumas tentativas podem ser realizadas, com o intuito de minimizar a mortalidade da ninhada, como, por exemplo, a administração de uma única dose de 1 a 2 mℓ de soro hiperimune, por via intraperitoneal obtido de *pool* de soro proveniente de várias fêmeas que pariram animais que morreram de infecção por CHV. Este tratamento empírico parece diminuir a perda de filhotes, embora esteja na dependência direta do nível de anticorpos das fêmeas. Outra medida seria manter a temperatura ambiental entre 36,6°C e 37,7°C, com umidade entre 45 e 55%, para que os neonatos não doentes da ninhada possam manter sua temperatura corporal mais elevada e diminuir a taxa replicação viral.

O uso de fármacos antivirais no tratamento de animais afetados pode ser tentado, embora poucos estudos na área sejam realizados. Uma opção é a administração de aciclovir por via oral (10 mg para filhotes de 1 kg a 1,5 kg a cada 6 h) até a idade de 3,5 semanas de vida. No entanto, este tratamento deve ser considerado com o proprietário, devido aos efeitos colaterais, que podem incluir lesões neurológicas e lesões no miocárdio.[42]

Profilaxia

Não há vacina comercial no Brasil para CHV, mas algumas medidas podem ser tomadas para minimizar o risco de infecção de neonatos e fêmeas prenhes.

Entre essas medidas, estão:

- Isolamento de fêmeas prenhes que convivam com outros cães, preferencialmente 3 semanas antes do parto
- Isolamento da ninhada dos cães adultos, que podem servir como fonte de infecção durante as primeiras semanas de vida dos filhotes
- Manutenção da temperatura do ambiente elevada, sempre tomando cuidado com o grau de desidratação que esta medida pode ocasionar.

Parvovirose canina

Enfermidade infectocontagiosa, aguda, de etiologia viral caracterizada por vômitos e diarreia sanguinolenta com letalidade variável entre 20 e 30%.

Histórico

Foi caracterizada como nova enfermidade em 1978, nos EUA, e a partir daí foi reconhecida em todo o Mundo.[47] No Brasil, foi descrita pela primeira vez em 1980, em Campinas, sendo identificada, a partir de então, em todo o Brasil. Considera-se que o parvovírus canino (CPV-2) surgiu de uma mutação do vírus da panleucopenia felina, sendo antigenicamente similar a ele e ao vírus da enterite do vison.[48] Em 1980, o vírus da parvovirose canina sofreu a primeira mutação, sendo denominado CPV-2a, e, em 1984, uma nova mutação para CPV-2b. Estes, além de diferença antigênica, apresentavam também variação na suscetibilidade de espécie, acometendo os gatos naturalmente e experimentalmente e apresentando também período de incubação de 3 a 4 dias, comparativamente ao CPV-2, que era de 5 a 8 dias.

Nos últimos anos, uma nova cepa viral surgiu, o CPV-2c. Esta cepa foi inicialmente relatada na Europa e logo em seguida nos EUA.[47,49] No Brasil, o CPV-2c foi relatado pela primeira vez em 2009, em cães atendidos no Hospital Veterinário de Porto Alegre.[50] Esta amostra é altamente virulenta, com alta morbidade e morte rápida.[49]

Características virais

O parvovírus é um dos menores vírus. É um DNA vírus, de fita simples, mede em torno de 18 a 26 nm de diâmetro, tem simetria icosaédrica, não envelopado, e tem como característica afinidade por células em alto grau de multiplicação, pois é dependente da DNA polimerase celular para sua replicação.

O vírus hemaglutinina aglutina hemácias de suínos, cobaias e macacos *rhesus*, sendo esta capacidade rotineiramente utilizada para fins de diagnóstico. Por outro lado, induz anticorpos inibidores da hemaglutinação e soroneutralizantes, caracterizando a resposta imunológica humoral. Pode ser isolado em células pulmonares, intestinais e linfoides de cães, provocando efeito citopático caracterizado por arredondamento celular e ocorrência de inclusões intranucleares grandes.[49,51,52]

Resistência viral

Uma das características de grande importância do parvovírus é a resistência do vírus ao meio ambiente. Apresenta estabilidade ambiental, persistindo em condições frias por meses; a 37°C, persiste por 2 semanas em meio ambiente. Resiste a solventes de gorduras, desinfetantes à base de amônio quaternário e iodetos. É destruído por radiações ionizantes, aquecimento a 80°C por 15 min, formalina e hipoclorito de sódio a 5%.[51,52]

Epidemiologia

Cães doentes são fontes de infecção importantes, eliminando títulos virais elevados nas fezes. Em torno de 4 a 7 dias pós-infecção, a excreção viral atinge 10^{53} partículas virais infecciosas por grama de fezes. Em função de sua resistência ambiental, podem ser carreadas por longas distâncias por cães, insetos e, principalmente, pelo ser humano. Cães que sobrevivem normalmente desenvolvem resposta imunológica elevada, responsável por eliminar a excreção viral até o 14º dia pós-infecção.[51,52,54]

Espécies suscetíveis

São suscetíveis os cães domésticos, coiotes, raposas, lobos, gatos, chitas e leopardos. O CPV original (CPV-2) acomete somente canídeos, enquanto os que surgiram a partir de então (CPV-2a, 2b e 2c) passaram a infectar também felídeos.[54,55]

A gravidade de sintomatologia clínica varia de acordo com a virulência da amostra viral, imunidade, raça, título viral e via de exposição. Determinadas raças, como Rottweiler, Dobermann, Labrador, Pastor-alemão, apresentam enfermidade mais grave de modo geral.

A faixa etária mais acometida é de 4 a 12 semanas de idade, período correlacionado à queda do título de anticorpos maternos. A enfermidade é observada principalmente em animais de até 6 meses de idade, podendo, no entanto, acometer animais de até 1 ano de idade.[49,54]

Fatores agravantes

Verminoses, viroses intestinais, *Clostridium perfringens*, *Campylobacter* spp. e *Salmonella* spp. agravam o quadro clínico.[54,55]

Patogenia

A patogenia depende da idade do animal, uma vez que é diretamente relacionada com os receptores celulares e dependente de DNA polimerase celular. Inicialmente se observa disseminação linfática sem sintomas acompanhada por aumento de temperatura e linfopenia em todos os cães. A partir daí, o intestino ou o miocárdio podem ser afetados.

Na fase intrauterina e em neonatos, a divisão rápida das células do miocárdio ocorre durante as primeiras 2 semanas até a 8ª semana de vida, enquanto o *turnover* do epitélio intestinal é lento nesta fase. A situação se inverte nas semanas seguintes. O crescimento cardíaco continua com hipertrofia dos miócitos e não multiplicação celular, embora a síntese nuclear ocorra até, no mínimo, 8 semanas de vida. Ao mesmo tempo, o epitélio das criptas intestinais inicia replicação ativa. Desse modo, a infecção de filhotes neonatais suscetíveis resulta em miocardite, enquanto em filhotes mais velhos observa-se enterite.

O vírus penetra por via oral e se replica em tecido linfoide da orofaringe, linfonodos mesentéricos e timo nos primeiros 2 dias após a penetração. A partir daí, se estabelece a viremia (3 a 4 dias pós-infecção), correspondendo ao aumento de temperatura e à linfopenia evidente neste período. Entre o 5º e o 6º dia, observa-se o parvovírus no epitélio do trato gastrintestinal, na língua, nas mucosas oral e esofágica, no intestino delgado e no tecido linfoide, como timo, linfonodos e medula óssea, podendo ser encontrado também em pulmão, baço, fígado, rim e miocárdio. O íleo, o jejuno e, em menor grau, o duodeno geralmente são afetados, enquanto o estômago e o cólon são pouco afetados.

O parvovírus infecta o epitélio germinativo das criptas intestinais, causando destruição e colapso do epitélio. O *turnover* normal é alterado e o vilo se torna encurtado, com consequente diminuição da capacidade de absorção.

Adicionalmente, o vírus infecta e destrói os precursores ativamente mitóticos dos leucócitos circulantes e células linfoides. Nas infecções graves, neutropenia e linfopenia são observadas.

A excreção viral nas fezes se inicia entre o 3º e o 4º dia após a infecção, coincidindo geralmente com o aparecimento dos sintomas. O vírus é eliminado extensivamente por um período de 7 a 10 dias.

Pouco se sabe sobre a patogenia da miocardite, pouco comum atualmente por proteção materna. Experimentalmente, a doença foi induzida por infecção intrauterina 5 dias antes do nascimento. Degeneração e perda de miócitos cardíacos sem que haja células inflamatórias no início da lesão progride para infiltração linfocitária, fibrose multifocal e necrose de miócitos.[53,55]

▪ Sinais e sintomas

A infecção pelo CPV geralmente está associada a sintomas de gastrenterite e miocardite. No entanto, a pele e o sistema nervoso central podem também ser afetados. A enfermidade pode cursar de maneira subclínica a fatal, dependendo da idade, do animal, do nível de estresse, da raça e do estado imunológico. Os sintomas mais graves são observados em animais com menos de 12 semanas de idade, período correlacionado a queda dos títulos de anticorpos maternos e alta atividade de divisão celular.

A enterite é evidenciada por progressão rápida. Os sintomas são anorexia; apatia; letargia; vômitos frequentes; diarreia, inicialmente com sangue a francamente sanguinolenta com odor fétido; desidratação e leucopenia grave.

A morte pode ocorrer 2 dias após o início dos sintomas decorrente de coagulação intravascular disseminada, endotoxemia ou septicemia por gram-negativos. Chances reduzidas de sobrevivência estão associadas a animais muito jovens, neutropenia e, especialmente, animais da raça Rottweiler.

A miocardite é um quadro clínico pouco frequente atualmente. Pode levar a morte súbita ou sintomatologia de insuficiência cardíaca congestiva. Todos os animais da ninhada são afetados. Filhotes com miocardite geralmente morrem de maneira súbita ou após sintomas de dispneia, choro e vômitos. Sinais cardíacos podem ser precedidos pela forma entérica da doença, mas ela também pode ocorrer sem outros sinais associados. Pode-se também observar diarreia e recuperação aparente, seguida por morte semanas a meses após, em consequência de insuficiência cardíaca congestiva ou morte súbita por falência cardíaca em filhotes de 6 semanas a 6 meses de idade aparentemente normais.[53,54,56]

▪ Outras formas da enfermidade

Forma neurológica

Sinais neurológicos podem ser causados primariamente pelo parvovírus, porém é mais comumente resultante de hemorragia no sistema nervoso central consequente a coagulação intravascular disseminada ou por hipoglicemia durante o processo de septicemia ou desequilíbrio hidreletrolítico.[54]

Forma cutânea

Eritema multiforme foi relatado em cão com parvovirose. O animal apresentava ulcerações na pata, na boca e na mucosa vaginal. Foram observadas também vesículas em cavidade oral e placas eritematosas no abdome e na pele perivulvar.[53,54,57]

Lesões de necropsia

As principais lesões são localizadas no duodeno e no jejuno. A gravidade das lesões depende do desenvolvimento da enfermidade. Observa-se parede intestinal espessa com perda de mucosa intestinal e há material escuro, sanguinolento, aquoso no estômago e lúmen do intestino. Em casos leves, as lesões são indistinguíveis das enterites inespecíficas. A pneumonia secundária decorrente de gram-negativos pode ser observada. A miocardite pode ser evidenciada por áreas pálidas no miocárdio.[49,54]

▪ Diagnóstico

A suspeita clínica se baseia no histórico dos animais, especialmente entre 6 meses e 1 ano de idade, apresentando diarreia sanguinolenta de aparecimento súbito e vômitos. Deve ser realizado diagnóstico diferencial para outros enteropatógenos e coronavírus.

No hemograma, observa-se leucopenia, cuja intensidade varia de acordo com a gravidade da enfermidade. A detecção do antígeno viral pode ser realizada por hemaglutinação, ELISA, imunofluorescência direta, microscopia eletrônica e PCR em fezes. Pode-se realizar a pesquisa de anticorpos séricos por inibição de hemaglutinação e soroneutralização. Atualmente existem *kits* diagnósticos comerciais que se baseiam na detecção do antígeno em membrana de nitrocelulose com partículas de látex, possibilitando diagnóstico rápido e prático.[49,52,54,56]

▪ Tratamento

O tratamento tem como base a hidratação e a manutenção do equilíbrio hidreletrolítico, por meio da administração de lactato de Ringer, glicose e suplementação de potássio. Pode ser necessária transfusão sanguínea, bem como a utilização de antibióticos de amplo espectro, como ampicilina (10 mg/kg), cloranfenicol (25 a 50 mg/kg) e antieméticos, como metoclopramida (0,2 a 0,4 mg/kg). Corticosteroides para tratamento de choque endotóxico podem ser necessários. Deve ser realizada restrição à alimentação e são contraindicados os medicamentos antidiarreicos.

Com tratamento adequado, a maioria dos animais (75%) responde à terapia e se recupera.[49,54]

▪ Prognóstico

Quanto mais grave a leucopenia, pior é o prognóstico do animal. Animais que sobrevivem 3 a 4 dias normalmente se recuperam em 1 semana.[54]

▪ Imunidade

Animais que se recuperam são protegidos, provavelmente, por toda a vida. Em filhotes, os anticorpos maternos são responsáveis pela proteção nas primeiras semanas de vida, porém também são responsáveis por interferência na vacinação. Sabe-se que títulos de anticorpos inibidores da hemaglutinação superiores a 80 indicam proteção, enquanto com títulos de anticorpos abaixo de 20, os animais não se encontram protegidos. Títulos entre 20 e 80, no entanto, não protegem e são responsáveis por interferir com a vacinação, impedindo a resposta imunológica adequada. Visando minimizar esta interferência, utilizam-se vacinas constituídas por alto título viral ou vacinas aplicadas por via intranasal.[58]

▪ Profilaxia

O parvovírus é altamente contagioso e responsável por rápida disseminação em canis. Animais afetados devem ser isolados e as instalações e os locais desinfetados de maneira adequada para evitar a contaminação.

Existem várias vacinas comerciais eficientes para a imunoprofilaxia da parvovirose. A janela de suscetibilidade para a parvovirose em cães com anticorpos maternos adequados se inicia 2 a 3 semanas antes do desaparecimento dos anticorpos maternos até 8 a 12 semanas de idade. Havendo anticorpos maternos, a eficácia da vacinação varia de 25% em animais com 6 semanas de idade a 95% em animais com 18 semanas de idade. Desse modo, uma série de vacinas é recomendada.

O protocolo vacinal deve ser avaliado caso a caso, de acordo com idade, ambiente e vacinação materna. De maneira geral, são aplicadas três doses, em 6 a 8 semanas, 9 a 11 semanas e 12 a 16 semanas de idade. Deve ser aplicado um *booster* 1 ano após e a cada 1 a 3 anos.[49,54,59]

Apesar da evolução do parvovírus e do surgimento de novas cepas, considera-se que as vacinas protegem contra as novas variantes, sendo as falhas vacinais observadas principalmente em animais nas primeiras semanas de vida, sendo correlacionadas à queda dos anticorpos maternos.[59]

Panleucopenia felina

Enfermidade infectocontagiosa e aguda que se caracteriza por febre, vômitos e diarreia. É uma das enfermidades infecciosas mais amplamente conhecidas em felinos e viáveis de controle por vacinação.[60,61]

Etiologia

Causada pelo parvovírus felino, DNA vírus que mede entre 18 e 22 nm de diâmetro, simetria icosaédrica, não envelopado, extremamente resistente à inativação química e ambiental, podendo persistir no ambiente por meses. O parvovírus felino foi descrito há mais de 100 anos, porém sua origem continua desconhecida. O vírus se manteve estável, com pouca variação no genoma durante todo o período. O parvovírus necessita da célula do hospedeiro para replicação. Desse modo, apresenta tropismo por células em rápida divisão, como os enterócitos.[62-65]

Resistência viral

O parvovírus felino é bastante resistente às condições ambientais, permanecendo viável por até 1 ano em temperatura ambiente. É inativado por hipoclorito de sódio a 6% e glutaraldeído a 1% quando exposto por 10 min em temperatura ambiente. Novos animais somente devem ser introduzidos em ambientes contaminados após serem vacinados.[61,65]

Prevalência

Embora bastante estável no meio ambiente, resultados de inquéritos sorológicos demonstram que a exposição ao parvovírus felino é menor do que se esperava. Animais nunca expostos, quando introduzidos em locais contaminados, apresentam risco elevado de desenvolver a doença.[60,65]

Epidemiologia

Espécies suscetíveis

O parvovírus felino infecta gatos domésticos e ampla variedade de felídeos silvestres, assim como carnívoros silvestres. Em cães domésticos, o parvovírus felino não se replica e não é associado à doença clínica nesta espécie.[66] Os gatos também são suscetíveis às várias cepas do CPV circulantes (CPV-2a, CPV-2b e CPV-2c), podendo apresentar doença quando infectados.[63]

Todas as faixas etárias são afetadas, porém os animais jovens são mais suscetíveis. A mortalidade em gatinhos pode atingir 90%.

O parvovírus felino se replica nos linfonodos, no timo, no baço e no intestino e grande quantidade de vírus é eliminada pelas fezes.[66] Ele se dissemina por contato direto com secreções de gatos infectados, incluindo fezes, urina e sangue, podendo também ser transmitido por via transplacentária. Em função da sua resistência ambiental, a transmissão por contato indireto é um dos modos mais importantes de disseminação. Fômites, como roupas, sapatos, bebedouros e comedouros também desempenham importante função na disseminação viral. Adicionalmente, demonstrou-se que moscas e outros insetos podem ser vetores do parvovírus felino.[60,62,65]

O período de incubação varia de 3 a 14 dias, se situando geralmente entre 5 e 7 dias, porém períodos de incubação mais prolongados podem ser observados em gatis. A evolução é bastante rápida até a morte. Os gatos podem eliminar o vírus, caracterizando-se como fontes de infecção 2 a 3 dias antes do início dos sintomas. A eliminação viral persiste por 2 a 6 semanas após a recuperação, se comportando, portanto, estes animais como portadores convalescentes por este período.[60]

Patogenia

Tanto em filhotes como em adultos, o parvovírus felino inicialmente infecta a orofaringe, o que é seguido por rápida viremia. O principal local de replicação viral são células da profundidade das criptas intestinais, devido à alta atividade mitótica, resultando em enterite grave e diarreia agravada por coinfecções com outros agentes, como coronavírus felino e *Clostridium* sp. Observa-se linfopenia, que pode ser decorrente de linfocitólise ou indiretamente consequente a migração linfocitária aos tecidos. A medula óssea também é afetada, em função da replicação viral em células progenitoras e efeito grave nas populações de células mieloides.

A infecção em tecido linfoide resulta em pancitopenia com contagem celular menor que 4.000 células/UI e imunossupressão funcional. Pode também ser observada trombocitopenia. Leucocitose compensatória pode ser observada nas fases finais de evolução da enfermidade, assim como anemia não regenerativa nos animais que se recuperam. Eventualmente se observa também icterícia acompanhada por aumento de bilirrubina.[62,63,65]

A infecção intrauterina leva a efeitos teratogênicos, cujo resultado é variável de acordo com o estágio da infecção e gestação. Podem ser observadas infecção fetal disseminada e reabsorção com infertilidade, abortos ou nascimento de fetos mumificados.

O sistema nervoso central, o nervo óptico e a retina podem ser afetados por amostras de campo e vacinais durante a fase pré-natal ou neonatal, sendo as lesões de sistema nervoso central, especialmente as do cerebelo, as mais comumente observadas. A predileção pelo cerebelo se justifica pelo fato de que o desenvolvimento cerebelar nos gatos é evidenciado especialmente na fase final de gestação e no início de vida. O parvovírus felino interfere no desenvolvimento cerebelar cortical, resultando em camadas reduzidas e distorcidas, sendo este tecido suscetível a infecções até o

9º dia de idade. Outras lesões de medula espinal e cérebro, como hidrocefalia, hidranencefalia e displasia de retina podem ocorrer.[62,63,65,67]

A infecção se comporta de maneira diferente entre os vários animais da ninhada. Alguns animais da ninhada podem não ser aparentemente afetados, porém podem atuar como portadores inaparentes, albergando o vírus subclinicamente por 8 a 9 semanas em alguns casos.[65]

Sinais e sintomas

Os sintomas são caracterizados por vômitos, febre (40°C a 41°C), anorexia, letargia, desidratação e diarreia, sendo esta menos comum que o vômito. À palpação abdominal, observam-se alças intestinais espessadas, linfadenomegalia mesentérica e desconforto do animal. Ulcerações orais, diarreia sanguinolenta e icterícia podem ser observadas em complicações. Animais com forma grave da enfermidade podem evoluir para coagulação intravascular disseminada, podendo-se observar petéquias e equimoses. Desidratação intensa, anorexia, vômito e diarreia evoluem para fraqueza progressiva, depressão e estado semicomatoso. Os gatos se tornam hipotérmicos durante as fases terminais da doença. A evolução fatal é decorrente de desidratação acompanhada de endotoxemia e/ou bacteriemia e coagulação intravascular disseminada. Linfopenia e neutropenia são observadas consequentemente a depleção linfoide e atrofia tímica, assim como depleção em medula óssea.

Podem ser observadas infecções subclínicas ou brandas, especialmente em animais adultos. Referências sugerem que aproximadamente 75% das infecções sejam subclínicas. A enfermidade tende a ser mais grave com coinfecções.[62,63,65]

Fêmeas infectadas ou vacinadas durante a gestação podem apresentar infertilidade, abortos ou fetos mumificados em ausência de outros sinais sistêmicos da enfermidade. Alterações cerebelares, como ataxia cerebelar, tremor de intenção, incoordenação em gatinhos afetados podem ser observadas, sendo estas decorrentes de infecção intrauterina ou perinatal. Os animais apresentam hipermetria e tremores de cabeça quando se encontram em movimento, porém os sinais são ausentes quando os animais estão em repouso. Outros sinais neurológicos que podem ser observados são convulsões, alterações de comportamento e déficits posturais. Animais com disfunções cerebelares brandas se recuperam gradativamente, mantendo sequelas mínimas com o tempo.

Lesões de retina, caracterizadas por áreas de degeneração, são visíveis em fundo de olho como discretos focos acinzentados com margens escurecidas.[65]

Alterações macroscópicas e histológicas

A infecção em gatinhos e adultos se caracteriza macroscopicamente por enterite segmentar similar à infecção por CPV. O trato intestinal se apresenta dilatado com alças firmes e hiperêmicas, podendo ser observadas petéquias e equimoses em serosas. As fezes apresentam odor fétido e sangue. No sistema nervoso central, observam-se hipoplasia cerebelar, hidrocefalia, hidranencefalia e displasia de retina.[62]

As lesões histológicas se caracterizam por necrose multifocal das criptas do intestino delgado e perda da arquitetura das criptas com atrofia de vilosidades. A infecção bacteriana secundária é um achado bastante comum. No cérebro, observam-se dilatação de ventrículos e malacia subcortical da substância branca. A degeneração cerebelar é caracterizada por desorientação e redução das camadas granulares e das células de Purkinje.[65]

Diagnóstico

Baseia-se inicialmente em sintomas e dados epidemiológicos de exposição. Animais não vacinados com histórico recente de exposição ou animais com vacinação incompleta, bem como filhotes muito jovens de mães vacinadas que podem apresentar falha vacinal decorrente de anticorpos maternos são mais comumente afetados.

Podem ser utilizados *kits* diagnósticos comerciais para parvovirose que se baseiam na detecção do parvovírus por ELISA. Testes comerciais indicados para CPV apresentam reação cruzada com o parvovírus felino, porém podem ser observados falso-negativos eventualmente, devendo ser avaliados cuidadosamente, de acordo com os sintomas. De modo similar, resultados falso-positivos decorrentes de vacinação com vacina atenuada por até 2 semanas antes podem ser observados.

A detecção do antígeno nas fezes pode ser realizada também por testes de hemaglutinação com hemácias de suínos.[63,65]

A sorologia por meio de ELISA ou inibição de hemaglutinação ou imunofluorescência indireta pode ser realizada, porém é de pouco valor, uma vez que não diferencia infecção da vacinação, assim como anticorpos por contato.[63]

A leucopenia é um achado importante associado a sintomas.[60,65] Em infecções graves, o número de glóbulos brancos pode variar de 50 a 3.000 células/μL, enquanto em infecções mais brandas varia de 3.000 a 7.000 células/μL.

Em necropsia, enterite segmentar é bastante sugestiva de panleucopenia, embora sua ausência não exclua a possibilidade.

O diagnóstico definitivo pode ser realizado por histopatologia, imuno-histoquímica e PCR e PCR em tempo real.[60,62,65]

Profilaxia

A vacinação é o principal método para o controle e a profilaxia da panleucopenia. A vacinação é altamente efetiva, produzindo resposta imunológica e proteção bastante rápida. Vacinas atenuadas são mais eficientes que as inativadas. Todos os gatos com 6 semanas de idade ou maiores devem ser vacinados previamente ou imediatamente ao entrarem em ambientes de risco. Em situações de surto, a vacinação pode ser previamente instituída em gatinhos a partir de 4 semanas de idade e retirados do local de risco.

Anticorpos maternos podem interferir com a vacinação até a 16ª semana de vida, porém os animais normalmente mantêm títulos protetores até a 6ª à 8ª semana de vida. Protocolos vacinais, com vacinação com 16 a 20 semanas de idade, são recomendáveis.[63]

O protocolo vacinal proposto consiste em 3 doses de vacina atenuada, por via subcutânea, iniciando-se a partir de 4 a 6 semanas de idade com intervalos de 21 dias entre as doses.[60] Deve-se levar em consideração que fêmeas pertencentes a ambiente de risco ou que tiveram panleucopenia apresentam títulos de anticorpos elevados, sendo, portanto, indicada uma última dose de vacina com 16 semanas ou mais de idade.[63,68] *Booster* vacinal 1 ano após e a cada 1 a 3 anos é recomendado, dependendo do risco. A vacinação a cada 3 anos é considerada efetiva, de modo geral, para a população felina.[60,62,63,65,68,69]

Em casos de surto, os animais com maior risco de adquirir a enfermidade são:

- Gatinhos com menos de 4 meses de idade, mesmo vacinados, pelo risco de interferência de anticorpos maternos
- Gatos vacinados há menos de 1 semana da exposição

- Gatos vacinados com vacinas inativadas
- Gatos não vacinados em áreas de aglomeração.

A sorologia pode ser um indicador para a avaliação da proteção dos animais. Gatos com títulos de IgG maiores ou iguais a 80 são considerados protegidos da infecção.[60]

A aplicação de soro obtido de gatos imunes na dose de 2 mℓ/gatinho, por via subcutânea ou intraperitoneal, logo após a exposição, pode auxiliar na proteção dos animais. Nestes casos, a vacinação deve ser prorrogada por 2 a 4 semanas.[60,65]

▪ Tratamento

Deve ser realizado tratamento de suporte, visando à manutenção do equilíbrio hidreletrolítico e prevenindo infecções bacterianas secundárias. A restrição a água e alimentos deve ser mantida até o controle do vômito, devendo ser reintroduzida gradativamente. Se o vômito persistir, devem ser aplicados antieméticos. Suplementos vitamínicos, especialmente complexo B, devem ser administrados para prevenir deficiência de tiamina, embora de ocorrência pouco frequente.

Antibióticos de amplo espectro, por via parenteral e que atuem em gram-negativos são indicados, como amoxicilina/acido clavulânico, aminoglicosídios, fluorquinolonas ou cefalosporinas, devendo-se sempre levar em consideração os efeitos adversos dos medicamentos.

Gatos com hipoproteinemia devem receber plasma ou transfusão de sangue. Em gatos anoréxicos, com vômitos e diarreia grave, nutrição parenteral é indicada. Interferona ômega recombinante felina é eficaz no tratamento da parvovirose canina e inibe o vírus da panleucopenia *in vitro*, porém não existem dados de sua eficiência no tratamento da panleucopenia.[63]

▪ Complexo respiratório felino

O complexo respiratório felino, também conhecido como "gripe felina", tem etiologia múltipla, sendo agentes virais e bacterianos os mais relacionados com esta enfermidade que acomete, principalmente, animais jovens, embora gatos de qualquer idade que vivam em locais com alta densidade populacional, como abrigos e gatis, possam apresentar sinais respiratórios.

Em mais de 80% dos casos de doença respiratória do trato superior dos felinos, dois agentes virais são os mais identificados, isoladamente ou associados, são eles: herpes-vírus felino 1 (FHV-1) e calicivírus felino (FCV). O herpes-vírus parece causar infecções mais graves, enquanto o calicivírus parece ser relativamente mais comum. Dentre os agentes bacterianos, os de maior importância são *Bordetella bronchiseptica*, bactéria considerada um patógeno primário do trato respiratório dos felinos, e *Chlamydophila felis*, que, embora esteja relacionada com a doença respiratória, é predominantemente um agente que causa enfermidade conjuntival. Outros agentes bacterianos podem estar envolvidos no complexo respiratório, como *Mycoplasma* spp., além de reovírus felino e *cowpox* vírus.[70]

▪ Epidemiologia

O FHV-1 acomete felinos domésticos e selvagens, de ocorrência mundial, sendo responsável por metade das doenças respiratórias nos gatos.

O vírus é eliminado pelos animais portadores inaparentes ou doentes, por meio das secreções nasal e oral. A principal porta de entrada são as conjuntivas ocular, nasal e oral, sendo que o quadro clínico manifesta-se após o período de incubação, que varia de 2 a 6 dias. Os animais suscetíveis são especialmente os mais jovens, mas animais de todas as idades podem apresentar quadro clínico da enfermidade, principalmente quando acometidos de enfermidades imunossupressoras, como o vírus da imunodeficiência felina.[71]

Herpes-vírus felino 1

O FHV-1, também conhecido como vírus da rinotraqueíte infecciosa felina, é um DNA vírus de fita dupla, envelopado, pertencente aos alfa-herpes-vírus. É pouco resistente no ambiente (sobrevive ao redor de 18 h ou menos em ambientes secos), sendo facilmente destruído pelos desinfetantes comuns. Infecta os gatos domésticos, além de outros felídeos, como leões, pumas e guepardos.[71,72]

Os FHV-1 isolados são biologicamente semelhantes e pertencem a um único sorotipo, embora pequenas variações de patogenicidade possam ocorrer entre as amostras.

Estudos nos EUA demonstram que 75% dos gatos adultos são sorologicamente positivos e que o herpes-vírus é responsável por metade dos casos de doença respiratória nos gatos.[70] Como todos os outros alfa-herpes-vírus, o FHV-1 apresenta tropismo pelas células epiteliais e pelo tecido nervoso, local onde fica latente, na maioria das vezes, no gânglio do nervo trigêmeo.

O animal infecta-se naturalmente pelas vias nasal, oral e conjuntival e a replicação viral ocorre predominantemente na mucosa nasal, na mucosa que reveste os ossos turbinados, na nasofaringe e nas tonsilas. A excreção viral pode ser detectada 24 h após a infecção e persiste por até 3 semanas. Quadros de viremia são raros, mas podem ocorrem em animais debilitados ou em neonatos, levando a um quadro de doença sistêmica. A infecção por FHV-1 leva a quadros de necrose epitelial, ocorrendo infiltrado neutrofílico e exsudato fibrinoso. As lesões virais podem levar a um quadro de osteólise dos ossos turbinados que se caracteriza como um dano permanente. As infecções bacterianas secundárias podem aumentar as lesões causadas pelo herpes-vírus, provocando quadros de pneumonia e sinusite. Em casos não complicados, as lesões regridem dentro de um período de 2 a 3 semanas.[73]

Em animais suscetíveis, o FHV-1 produz quadros respiratórios graves que se manifestam geralmente após o período de incubação que varia entre 2 e 6 dias, podendo ser mais longo na dependência da carga viral infectante. Os sintomas incluem depressão, espirros frequentes, inapetência, febre, descargas nasais e oculares que inicialmente são serosas, mas tornam-se gradualmente mucopurulentas, formando crostas nas narinas e nos olhos. Outras manifestações clínicas incluem queratite intersticial e ulcerativa, sequestro córneo e possível correlação aos quadros de uveíte.[74] Embora o aborto seja uma ocorrência comum em infecções por outros alfa-herpes-vírus, no caso de FHV-1, acredita-se que o aborto seja consequência do quadro debilitante da enfermidade muito mais do que pela infecção viral em si. Há relatos de surtos de FHV-1 entre fêmeas prenhes sem relato de aborto, mesmo nos animais gravemente acometidos.[75]

A mortalidade em animais muito jovens ou em gatos imunologicamente comprometidos pode ser alta, mas geralmente é baixa. A resolução dos sintomas ocorre, na maioria das vezes, dentro de 10 a 20 dias, no entanto, gatos que tiveram danos graves nos ossos turbinados podem desenvolver quadros crônicos de rinite bacteriana, osteomielite, sinusite e conjuntivite. Raças de nariz curto, como Persa e Himalaia, têm maior tendência a desenvolver tais complicações.[73]

Calicivírus felino

Assim como o FHV-1, o calicivírus é um vírus de distribuição mundial que pode infectar gatos domésticos e outros felídeos selvagens. O vírus é excretado pelas secreções nasal e oral e as principais portas de entrada são as conjuntivas. Mas diferentemente dos animais portadores de FHV-1, os gatos infectados com FCV eliminam o vírus continuamente por um longo período, sendo que apenas uma pequena porcentagem dos animais irá portar o vírus durante toda vida.

O FCV pode acometer animais de todas as idades, mas os filhotes são os mais suscetíveis e, geralmente, apresentam as formas clínicas mais graves.[70,76]

O FCV é um RNA vírus de fita única não envelopado que pertence ao gênero *Vesivirus*. Pode infectar gatos domésticos e outros felídeos. É mais resistente no ambiente que o FHV-1, sobrevivendo durante semanas ou mais, quando as condições são favoráveis. Não é sensível aos desinfetantes comuns, mas uma boa maneira de higienizar o ambiente, tanto para o FCV quanto para o FHV-1, é o uso de água sanitária diluída na proporção 1:32, em água acrescida de detergente.

Diferentemente dos animais portadores de FHV-1, os animais infectados por FCV eliminam o vírus continuamente e servirão como fonte de infecção aos outros animais durante um período razoavelmente longo, em torno de 30 a 75 dias, sendo que a minoria destes animais será portador viral durante toda a sua vida. O vírus persiste nas tonsilas e na orofaringe e pode ser excretado em maior ou menor quantidade, sendo que infecções concomitantes com o vírus da imunodeficiência felina irão potencializar a excreção viral. As vacinas comercialmente disponíveis são capazes de proteger o animal da infecção clínica, mas não são capazes de evitar que o animal se infecte e se torne um portador inaparente.

Diversas variantes do FCV já foram identificadas, com diferenças na patogenicidade e na antigenicidade, embora sejam classificadas em um único sorotipo. A maioria das variantes virais induz certo grau de proteção cruzada, mas os gatos podem infectar-se com diferentes variantes e apresentar variados graus de sintomatologia clínica. Este fato explica os diferentes níveis de proteção obtidos com as diferentes vacinas presentes no mercado.

Semelhantemente ao FHV-1, os animais infectam-se com FCV pelas membranas nasal, oral e/ou conjuntival. A replicação viral ocorre predominantemente na mucosa oral e nos pulmões, mas existem algumas diferenças entre as linhagens virais, sendo que algumas têm predileção pelo tecido pulmonar, enquanto outras podem ser encontradas nas membranas sinoviais, infectando macrófagos. Partículas virais já foram detectadas em outras vísceras, bem como nas fezes e, ocasionalmente, na urina.

As úlceras orais são os achados mais significativos de infecções por calicivírus. Estas úlceras começam como vesículas que posteriormente se rompem, provocando necrose do epitélio e ocorrência de infiltrado neutrofílico. A resolução das úlceras se dá dentro de 2 a 3 semanas.

Quadros de pneumonia intersticial podem ocorrer primariamente por FCV, mas este tipo de lesão é muito mais comum em experimentos do que em infecções naturais pela via oronasal. As lesões articulares causadas pelo FCV incluem sinovite aguda com adelgaçamento da membrana sinovial e com aumento do líquido sinovial no interior da articulação.

As diferentes linhagens de FCV podem ocasionar quadros clínicos distintos, mas a maioria delas produz um quadro caracterizado por febre, ulceração oral e conjuntivite, além de sinais respiratórios brandos. Há relatos de surtos com quadro sistêmico grave e com alta mortalidade, que incluem edema, pneumonia, icterícia e hemorragia, geralmente associadas a linhagens de alta virulência.[76,77]

Em um quadro típico de infecção por FCV, os sintomas incluem apatia, anorexia, febre e, posteriormente, a formação de úlceras na cavidade oral, sendo que este último pode ser o único sinal clínico presente. As ulcerações geralmente são observadas na língua, mas também podem ocorrer na boca, nos lábios e no nariz; também pode haver um quadro de hipersalivação. Espirros, conjuntivite e descargas oculares e nasais podem ocorrer, mas são muito menos proeminentes quando comparados às infecções por FHV-1.[74]

Bordetella bronchiseptica e Chlamidophila felis

A *B. bronchiseptica* é um cocobacilo aeróbio, gram-negativo, e que é comumente isolado como um patógeno do trato respiratório de diversas espécies animais, incluindo o ser humano, no qual é considerado um agente oportunista. No passado, acreditava-se que a *B. bronchiseptica* desempenhasse um papel secundário na doença respiratória de felinos, mas atualmente sabe-se que é um patógeno primário, pois pode causar doença em animais livres destas bactérias quando estes são desafiados.

Os sintomas associados a infecções por *B. bronchiseptica* incluem febre, espirros, descargas oculares e tosse, aumento dos linfonodos submandibulares, podendo incluir, em casos mais graves, dispneia grave, cianose e morte associada a quadros de broncopneumonia. Nas infecções mais brandas, que ocorrem na maioria das vezes, a resolução do quadro ocorre em aproximadamente 10 dias.[78]

A *Chlamidophila felis* (antigamente nomeada como *Chlamydia psittaci*) é um patógeno conjuntival primário em gatos e sua transmissão é comum em locais de alta densidade populacional. No Reino Unido, este agente é responsável por 30% dos casos agudos de conjuntivite, além dos casos crônicos desta mesma enfermidade. Pode causar conjuntivite em gatos jovens, além dos quadros de oftalmia neonatal.

O período de incubação é curto e o quadro clínico inclui descarga nasal e espirros, não tão proeminentes como nas infecções por FHV-1 e FCV, descargas oculares acompanhadas de hiperemia conjuntival e blefaroespasmo. Inicialmente, as alterações podem ser observadas em apenas um olho, mas, na maioria das vezes, ambos os olhos são acometidos.[70]

Diagnóstico

O diagnóstico do complexo respiratório felino pode ser basicamente realizado mediante observações clínicas. Animais que predominantemente apresentam úlceras na cavidade oral indicam infecção por FCV; já em animais com pronunciado quadro de espirros, com sinais respiratórios e conjuntivais mais graves, suspeita-se de FHV-1. Em casos em que o quadro de conjuntivite é intenso e persistente, a infecção por *Chlamydophila* é a principal suspeita diagnóstica.

O isolamento de FHV-1 e FCV pode ser obtido pelo cultivo celular de material proveniente de *swab* conjuntival ou de nasofaringe, além da realização de técnicas de ELISA e de PCR. Para o diagnóstico de *B. bronchiseptica*, os *swabs* nasal ou de orofaringe devem ser acondicionados em meio de transporte até sua chegada ao laboratório.

O isolamento de algum agente, no caso de enfermidade respiratória, leva-nos a assumir, na maioria das vezes, que o agente isolado seja o responsável pelo quadro clínico, mas no caso de *B. bronchiseptica* e FCV, o isolamento deve ser encarado com cautela, uma vez que estes dois agentes também podem ser isolados do trato respiratório de animais saudáveis.[73]

As técnicas sorológicas não são de importância diagnóstica nos casos de FCV e FHV-1, devido à alta porcentagem de gatos vacinados e que, portanto, apresentam anticorpos contra estes agentes provenientes da vacinação.

Tratamento

Não há estudos com fármacos antivirais amplamente utilizados e que tenham efeito benéfico comprovado nos casos de infecções por FCV e FHV-1. Nas enfermidades respiratórias em geral, os antibióticos devem ser empregados no controle de infecções bacterianas secundárias; estes podem incluir tetraciclina, doxiciclina, enrofloxacino, orbifloxacina, eritromicina, azitromicina e sulfatrimetoprima. As formulações em que estes antibióticos são administrados são de grande importância, uma vez que os animais enfermos podem apresentar úlceras na cavidade oral, o que dificulta a administração de tabletes e/ou comprimidos, sendo os xaropes pediátricos uma opção de formulação ou, ainda, as formulações injetáveis.

Cuidados de enfermagem são essenciais na recuperação dos animais; podem, na maioria das vezes, ser executados pelo proprietário do animal, mas em casos graves, como desidratação significativa e anorexia, recomenda-se que estes animais sejam hospitalizados para receber fluidoterapia e alimentação por sonda nasogástrica ou até mesmo pela colocação de sonda esofágica. Nos casos mais leves, deve-se incentivar o proprietário a oferecer ao animal alimentos apetitosos e de fácil ingestão, como rações comerciais pastosas. Algumas outras medidas podem ser tomadas, como limpeza constante dos olhos e narinas com solução fisiológica, além da instilação de descongestionantes nasais à base de fenilefrina, 1 vez/dia, associada ao uso de mucolíticos, como a bromexina e a nebulização do ambiente com salina, o que tende a melhorar o fluxo das vias respiratórias.[79]

Profilaxia

Há muitos anos, as vacinas para gatos têm em sua composição o FHV-1 e o FCV. No Brasil, a maioria das marcas disponíveis no mercado utiliza vacina inativada, e como toda vacina desta categoria, o esquema vacinal deve ser baseado em uma dose seguida de reforço após 21 a 30 dias, com revacinação anual. Os filhotes sofrem interferência dos anticorpos colostrais por até 12 semanas após o nascimento, portanto a vacinação de animais de origem conhecida deve ser iniciada a partir de 12 semanas de vida.[80] Há alguns anos, algumas empresas acrescentaram *Chlamydophila felis* em suas formulações. Não há vacinas disponíveis no mercado brasileiro para *B. bronchiseptica*.

Animais que participam de eventos devem receber reforço vacinal 2 semanas antes da saída e a adoção de um período de quarentena de aproximadamente 3 semanas constitui-se em boa medida de controle tanto para estes animais que regressam para o grupo como no caso da aquisição de novos animais. No caso de animais com histórico vacinal desconhecido, o esquema vacinal completo deve ser realizado, mesmo em caso de animal adulto.

Em criações nas quais haja íntimo contato entre cães e gatos, o risco de transmissão interespécies de *B. bronchiseptica* não deve ser desconsiderado.

Animais doentes devem ser isolados dos demais, com a distância mínima de 1 m, sendo que estes animais devem ser manipulados depois dos demais, e seus pertences, como tigelas de comida, cama e caixa de areia, devem ser de uso exclusivo deste animal, devendo ser higienizados regularmente.

As caixas de transporte também devem ser higienizadas quando utilizadas e preferencialmente devem ficar vazias por um período de 2 dias.

A redução da concentração viral no ambiente pode ser alcançada por manejo adequado do ambiente que deve incluir boas ventilação e higienização, baixa umidade relativa do ar e condições amenas de temperatura, além de evitar densidade populacional muito alta.[73,74]

Referências

1. Greene GE. Infectious diseases of the dog and cat. 3. ed. Philadelphia: W.B. Saunders Company; 2006. 1386p.
2. Martella V, Elia G. Canine distemper virus. Vet Clin Small Anim. 2008;38:787-97.
3. Beineke A, Puff C, Seehusen F, Baumgärtner W. Pathogenesis and immunopathology of systemic and nervous canine distemper. Vet Immunol and Immunopathol. 2009;127:1-18.
4. Fenner F. Veterinary virology. 2. ed. 1987. 660p.
5. Barrett, T. Morbillivirus infections, with special emphasis on morbilliviruses of carnivores. Vet Microb. 1999;69:3-13.
6. Harder TC, Osterhaus DME. Canine distemper virus – a morbillivirus in search of new hosts? Trends in Microbial. 1997;5:120-4.
7. Appel MJG, Summers BA. Canine distemper: current status. In: Carmichael L. (ed.) Recent advances in canine infectious diseases. Ithaca, NY: International Veterinary Information Service; 1999.
8. Carpenter MA, Appel MJG, Roelke-Parker ME, Munson L. *et al.* Genetic characterization of canine distemper virus in Serengeti carnivores. Vet Immunol Immunopathol. 1998;65:259-66.
9. Headley SA, Graça DL. Canine distemper: epidemiological findings of 250 cases. Braz J Vet Res Anim Sci. 2000;37:12-7.
10. Vandevelde M, Zurbriggen A. The neurobiology of canine distemper virus infection. Vet Microb. 1995;44:271-80.
11. Vandevelde M, Zurbriggen A. Demyelination in canine distemper virus infection: a review. Acta Neuropathol. 2005;109:56-68.
12. Stettler M, Beck K, Wagner A, Vandevelde M, Zurbriggen A. Determinants of persistence in canine distemper viruses. Vet Microb. 1997;57:83-93.
13. Engelhardt P, Wyder M, Zurbriggen A, Grone A. Canine distemper virus associated proliferation of canine footpad keratinocytes *in vitro*. Vet Microb. 2005;107:1-12.
14. Koutinas AF, Polizopoulou Z, Baumgartener W, Lekkas S, Kontos V. Relation of clinical signs to pathological changes in 19 cases of canine distemper encephalomyelitis. J Comp Path. 2002;126:47-56.
15. Wright NG, Cornwell HJC, Thompson H, Lauder IM. Canine distemper: current concepts in laboratory and clinical diagnosis. Vet Rec. 1974;94:86-92.
16. Griot C, Moser C, Cherpillod P, Bruckner L, Wittek R, Zurbriggen A. Zurbriggen R. Early DNA vaccination of puppies against canine distemper in the presence of maternally derived immunity. Vaccine. 2004;22:650-4.
17. Biazzono L, Hagiwara MK, Correa AR. Avaliação da resposta imune humoral em cães jovens imunizados contra a cinomose com vacina de vírus atenuado. Braz J Vet Res Anim Sci. 2001;38:1-12.
18. Maia OB, Gouveia AMG, Souza AM, Barbosa EF. Avaliação pós-vacinal de lobos guarás *Chrysocyon brachyurus* (Illiger, 1811) contra os vírus da cinomose e parvovirose caninas. Arq Bras Med Vet Zootec. 1999;51:1-10.
19. Lan NT, Yamaguchi R, Inomata A, Furuya Y, Uchida K, Sugano S, Tateyama S. Comparative analyses of canine distemper viral isolates from clinical cases of canine distemper in vaccinated dogs. Vet Microb. 2006;115:32-42.
20. Innes JRM, Saunders LZ. Comparative neuropathology. Academic Press: New York; 1962.
21. Parry HB. Viral hepatitis of dogs (Rubarth's disease). Clinical and pathological observations on a spontaneous epidemic. Vet Rec. 1950;62:559-65.
22. Pay TWF. Infectious canine hepatitis. Vet Rec. 1950;62:551-8.

23. Inkelmann MA, Rozza D, Fighera R, Kommers GD, Graça DL, Irigoyen LF *et al.* Hepatite infecciosa canina: 62 casos. Pesq Vet Bras. 2007;27:325-32.
24. Koptopoulos G, Cornwell HJC. Canine adenovirus: a review. The Veterinary Bulletin 1981;51:135-41.
25. Stalker MJ, Hayes MA. The liver and biliary system. In: Jubb KFV. Pathology of domestic animals. San Diego: Academic Press; 2007.348-51.
26. Quinn PJ Microbiologia veterinária e doenças infecciosas. Porto Alegre: Artmed; 2005. p. 323-6.
27. Cullen JM. Liver, biliary system and exocrine pancreas. In: McGavin MD, Zachary JF. edithors. Pathologic basis of veterinary disease. St Louis: Mosby Elsevier; 2007. p. 393-461.
28. Decaro N. Infectious canine hepatitis: an "old" disease reemerging in Italy. Res Vet Sci. 2007;83:269-73.
29. Greene CE. Infectious canine hepatitis and canine acidophil cell hepatitis. In: Greene CE, editor. Infectious diseases of dog and cat. Elsevier: Saunders; 2006. p. 41-7.
30. Swango LJ. Moléstias virais caninas. In: Ettinger SJ, Feldman EC, editores. Tratado de medicina interna veterinária. São Paulo: Manole; 1997. p. 573-88.
31. Jones TC. Moléstias causadas por agentes virais. In: Jones TC, editor. Patologia veterinária. São Paulo: Manole; 2000. p. 249-53.
32. Wigton J. Infectious canine hepatitis: animal model for viral-induced disseminated intravascular coagulation. Blood. 1976;47:287-96.
33. Chouinard L. Use of polymerase chain reaction and immunohistochemistry for detection of canine adenovirus type 1 in formalin-fixed, paraffin-embedded liver of dogs with chronic hepatitis or cirrhosis. J Vet Diag Invest. 1998;10:320-5.
34. Cornwell HJC, Wright NO. The pathology of experimental infectious canine hepatitis in neonatal puppies. Res Vet Sci. 1969;10:156-60.
35. Ward FP, Fairchild DG, Vuicich JV. Inclusions body hepatitis in a prairie falcon. Journal of Wildlife Diseases. 1971;7:120-4.
36. Greene CE, Schultz RD. Immunoprophylaxis. In: Greene CE, editor. Infectious diseases of dog and cat. Elsevier: Saunders; 2006. p. 1069-119.
37. Gaskell R, Willoughby K. Herpesvirus of carnivores. Vet Microbiol. 1999;69:73-88.
38. Rijsewijk FAM, Daus FJ, van der Heijden RW, Van Oirschot JT. The prevalence of canine herpesvirus 1 antibodies in Netherlands in 1997 was about 40%. In: Virology of Carnivores 1st International Meeting. European Society for Veterinary Virology; 1998 May 13-15, Utrecht, The Netherlands.
39. Reading MJ, Field HJ. A serological study of canine herpes vírus-1 infection in the English dog population. Arch Virol. 1998;143:1477-88.
40. Burr M, Campbell MEM, Nicolson L, Onions DE. Detection of canine herpesvirus 1 in a wide range of tissues using the polymerase chain reaction. Vet Microbiol. 1996;53:227-37.
41. Carter GR. Major infectious diseases of dogs and cats (listed alphabetically)-part 1 (a through d). IVIS, 2003 [cited 2004 Sep 22]. Available from: http://www.ivis.org.
42. Greene CE, Carmichael LE. Canine herpesvirus infection. In: Greene CE, editor. Infectious diseases of dog and cat. Elsevier: Saunders; 2006. p. 47-53.
43. Schulze C, Baumgartner W. Nested polymerase chain reaction and in situ hybridization for diagnosis of canine herpesvirus infection in pupies. Vet Pathol. 1998;35:209-17.
44. Davol PA. Reproductive complications affecting fertility and pregnancy in the bitch. Canine reproduction [cited 2009, Dec 20]. Available from: http://www.labbies.com/reproduction2.htm.
45. Davidson AP. Approaches to reducing neonatal mortality in dogs. Recent advances in small animal reproduction (on line) 2003 [cited 2009 Sep 19]. Available from: http://www.ivis.org.
46. Hoskins JD. Perdas de cãezinhos e gatinhos. In: Hoskins JD, editor. Pediatria veterinária, cães e gatos do nascimento aos seis meses. Philadelphia: Saunders; 1990. p. 49-53.
47. Parrish CR, Kawaoka Y. The origins of new pandemic viruses: The acquisition of New host ranges by canine parvovirus and Influenza A virus. Ann Rev Microbiol. 2005;59:553-86.
48. Mitika. Pfizer. Management and control of canine viral enteritis: new approaches, Pfizer Symposium; 1998. 52p.
49. Lamm CG, Rezabeck MPH. Parvovirus infection in domestic companion animals. Vet Clin Small Animal. 2008;38:837-58.
50. Streck AF, Souza CK, Gonçalves KR, Zang L, Pinto LD, Canal CW. First detection of canine parvivirus type 2C in Brazil. Brazilian Journal of Microbiology. 2009,40:465-9.
51. Fenner F. Veterinary virology. 2. ed. San Diego: Academic Press; 1993. 660p.
52. Flores EF. Virologia veterinária. Santa Maria: UFSM; 2007.
53. Patel JR, Heldens JGM. Review of companion animal viral diseases and immunoprophylaxis. Vaccine. 2009;27:491-504.
54. Greene GE. Infectious diseases of the dog and cat. 32. ed. Philadelphia: W.B. Saunders Company; 2006. 1387p.
55. Truyen U. Evolution of canine parvovirus. A need for new vaccines? Vet Microbiol. 2006;117:9-13.
56. Truyen U. Canine parvovirus. In: Carmichael L. Recent advances in canine infectious diseases., Ithaca NY: International Veterinary Information Service; 2000.
57. Favrot C, Olivry T, Dunston SM, Degorce-Rubiales F, Guy JS. Parvovirus infection of keratinocytes as a cause of canine erythema multiform. Vet Pathol. November 2000;37:647-9.
58. Decaro N, Campolo M, Desario C, Elia G, Martella V *et al.* Maternally-derived antibodies in pups and protection from canine parvovirus infection. Biologicals. 2005; 33:261-7.
59. Schultz RD. Duration of immunity for canine and feline vaccines: A review. Vet Microbiol, 2006.117:75-9.
60. Newbury S. Feline panleukopenia. NAVC Proceedings 2007, North American Veterinary Conference (Eds). Publisher: NAVC (www.tnavc.org). Internet Publisher: International Veterinary Information Service, Ithaca, NY (www.ivis.org), Last updated: 13 Jan 2007.
61. Flores EF. Virologia veterinária. Santa Maria: UFSM; 2007.
62. Lamm CG, Rezabeck MPH. Parvovirus infection in domestic companion animals. Vet Clin Small Animal. 2008;38:837-58.
63. Truyen U, Addie D, Bélak S, Boucraut-Baralon C, Egberink H, Frymus T *et al.* Feline Panleukopenia. ABCD Guidelines on prevention and management. J Feline Med Surg. 2009;11:538-46.
64. Parrish CR, Kawaoka Y. The origins of new pandemic viruses: the acquisition of new host ranges by canine parvovirus and influenza A virus. Ann Rev Microbiol. 2005;59:553-86.
65. Greene GE. Infectious diseases of the dog and cat. 3. ed. Philadelphia: W.B. Saunders Company, 2006. 1386p.
66. Patel JR, Heldens JGM. Review of companion animal viral diseases and immunoprophylaxis. Vaccine. 2009;27:491-504.
67. Résibois A, Coppens A, Poncelet L. Naturally occurring parvovirus associated feline hypogranular cerebellar hypoplasia – A comparison to experimentally induced lesions using immunohistology. Vet Pathol. 2007;44:831-41.
68. Truyen U. Evolution of canine parvovirus. A need for new vaccines? Vet Microbiol. 2006;117:9-13.
69. Schultz RD. Duration of immunity for canine and feline vaccines: A review. Vet Microbiol. 2006;117:75-79.
70. Bjerkaas E. Diagnosis and management of conjuntival disease in cat. Proceeding of the Southern European Veterinary Conference; 2008 Oct 17-19; Barcelona. Spain; 2008.
71. Spencer JA, Morkel P. Serological survey of sera from lions in Etosha national park. South African J Wildlife Res. 1993; 23:60-1.
72. Hoffman-Lehmann R, Fehr D, Grob M, Elgizzoli M, Packer C, Martinson JS *et al.* Prevalence of antibodies to feline parvovirus, calicivirus, herpesvirus, coronavirus and immunodeficiency virus and of feline leukaemia virus antigen and the interrelationship of these viral infections in free-ranging lions in East Africa. Clin Diag Lab Immunol. 1996;3(5):554-62.
73. Gaskell RM, Dawson S, Radford A. Feline respiratory disease. In: Greene CE, editor. Infectious diseases of dog and cat. Elsevier: Saunders; 2006. p. 145-54.
74. Carter GR. Major infectious diseases of dogs and cats (listed alphabetically)-part 2 (e through l). IVIS, 2003 [cited 2010 Feb 18]. Available from: http://www.ivis.org.
75. Hoover EA, Griesemer RA. Experimental feline herpesvirus infection in the pregnant cat. Am J Pathol. 1971;65:173-88.
76. Hurley KF, Pesavento PA, Pedersen NC. An outbreak of virulent systemic feline calicivirus disease. J Am Vet Med Assoc. 2004:224:241-9.
77. Pedersen NC, Elliott JB, Glasgow A. An isolated epizootic of hemorrhagic-like fever in cats caused by a novel and highly virulent strain of feline calicivirus. Vet Microbiol. 2000;73:281-300.
78. Binns SH, Dawson S, Speakman AJ. Prevalence and risk factors for feline *Bordetella bronchiseptica* infection. Vet Rec. 1999;144:575-80.
79. Taboada J, Turnwald GH. O sistema respiratório. In: Hoskins JD, editor. Pediatria veterinária, cães e gatos do nascimento aos seis meses. Philadelphia: Saunders; 1990. p. 66-86.
80. Ford RB. Feline vaccination protocols – 27 WSAVA. IVIS, 2002 [cited 2010 Feb 18]. Available from: http://www.ivis.org.

47 Terapêutica no Filhote

Rita de Cássia Collicchio Zuanaze

Introdução

Uma das preocupações constantes dos veterinários, quando se veem diante de um filhote de cão ou gato, é com relação à escolha correta dos medicamentos a serem utilizados nesta fase, além do manejo adequado destes animais em situações de enfermidades. O período entre o nascimento até os 6 meses de idade nestas espécies representa uma fase importante de adaptação e maturação dos sistemas orgânicos, em que o profissional deve estar atento para não ocasionar iatrogenias, como intoxicações medicamentosas e reações adversas,[1] especialmente na fase neonatal (até 2 semanas de idade) ou na fase considerada pediátrica (até 12 semanas de idade). No entanto, em veterinária, os estudos relacionados com o uso racional e específico de fármacos em filhotes, especialmente de cães e gatos, ainda são escassos, havendo extrapolação de estudos realizados para a pediatria em medicina.[1,2]

O estudo da terapêutica em filhotes de cães e gatos consiste na determinação de grupos farmacológicos que podem ser utilizados, doses adequadas e vias de administração possíveis e mais indicadas para o tratamento das enfermidades mais comuns que ocorrem neste período. Após o nascimento, os neonatos tornam-se suscetíveis a infecções, por entrarem em contato com o meio ambiente já desde a passagem pelo canal do parto, evoluindo comumente para as septicemias.[3] Além disso, alguns distúrbios metabólicos, como hipotermia, desidratação e hipoglicemia, que representam a "tríade do neonato", também são comuns em cães e gatos nesta fase, tornando-se necessárias as intervenções medicamentosas.[4]

Os cuidados terapêuticos com o paciente pediátrico dependem dos conhecimentos da farmacocinética ou dinâmica de absorção, biotransformação e excreção dos medicamentos utilizados nesta faixa etária. Além dos mecanismos de ação destes em sua farmacodinâmica, bem como as particularidades entre as espécies, para a escolha correta do tratamento mediante os riscos e benefícios da sua utilização.[5]

Princípios gerais de farmacocinética e farmacodinâmica em filhotes

A farmacocinética é o estudo dos processos de absorção, distribuição, biotransformação e excreção das substâncias químicas ou fármacos no organismo.[6] A farmacodinâmica, por sua vez, consiste no estudo dos mecanismos de atuação destas substâncias sobre as funções bioquímicas ou fisiológicas do organismo, culminando em seu efeito farmacológico. Porém, nos filhotes de cães e gatos, existem alguns fatores que podem influenciar em toda esta dinâmica farmacológica, tornando-se necessário o conhecimento das particularidades hemodinâmicas, bioquímicas e da imaturidade fisiológica e imunológica nestes pacientes, principalmente até as primeiras 16 semanas de vida, quando eles adquirem maturidade fisiológica e imunológica relativa para reagir às enfermidades.[7,8]

Analisando os sistemas orgânicos em filhotes de cães e gatos e a importância do seu desenvolvimento para a farmacocinética e a farmacodinâmica nos processos terapêuticos, deve-se ter o conhecimento das seguintes características:[1,5-9]

- Sistema cardiovascular: os filhotes apresentam menor débito cardíaco quando comparados aos adultos, portanto necessitam de frequência cardíaca mais elevada para manter o equilíbrio hemodinâmico. Além disso, sua demanda de oxigênio para o metabolismo corporal é considerada duas a três vezes maior quando comparada à dos adultos
- Sistema respiratório: os filhotes são mais suscetíveis a situações de hipoxia que o animal adulto, por terem maior resistência respiratória e menor reserva de oxigênio, devendo, portanto, aumentar sua frequência respiratória para manutenção do equilíbrio acidobásico
- Barreira hematencefálica: os filhotes apresentam maior permeabilidade hematencefálica quando comparados aos adultos, o que influencia especialmente a dinâmica de absorção e a biodisponibilidade de fármacos ou substâncias com ação no sistema nervoso central. A barreira hematencefálica no animal adulto tem a função de impedir que substâncias polares ou hidrossolúveis e de peso molecular elevado penetrem no sistema nervoso central
- Termorregulação: os filhotes apresentam menor quantidade de gordura subcutânea e pouca habilidade em contrair a musculatura periférica, o que dificulta o controle e a regulação da temperatura corporal, especialmente em situações de hipotermia. Esta imaturidade termorreguladora ocorre na fase neonatal, e são comuns situações de hipotermia associadas a quadros de hipoglicemia e desidratação, na denominada "tríade neonatal"
- Biotransformação hepática: a imaturidade deste órgão afeta diretamente a biotransformação e a excreção dos fármacos, respectivamente. A biotransformação hepática, além de favorecer a eliminação de substâncias, tornando-as mais hidrossolúveis e com a formação de metabólitos no organismo, também pode inativar a ação farmacológica de muitas destas substâncias ou fármacos. O fígado dos filhotes de cães e gatos não tem reservas de glicogênio hepático. Isto compromete a biotransformação da maioria dos fármacos utilizados nestes animais, principalmente durante as reações de oxidação na fase I e na formação de glicuronídios na fase II do metabolismo. Além disso, a síntese de proteínas plasmáticas, especialmente a albumina, também é deficiente em filhotes, aumentando a biodisponibilidade destes fármacos e sua ação farmacológica em relação a um animal adulto com concentrações maiores de proteínas. Os filhotes de gatos também têm outra particularidade na biotransformação hepática das substâncias, especialmente durante as reações de conjugação com o ácido glicurônico na fase II e que são catalisadas pelas enzimas glicuroniltransferases. Os gatos filhotes, ou adultos, apresentam deficiência relativa nesta conjugação, devido às baixas concentrações de algumas enzimas deste grupo. Isto aumenta a meia-vida plasmática dos fármacos que dependem da

formação de glicuronídios para sua biotransformação, como salicilatos, anticonvulsivantes, barbitúricos e alguns antimicrobianos, como sulfonamidas, tetraciclinas e metronidazol. Os filhotes de cães também podem apresentar deficiência na conjugação com o ácido glicurônico pela imaturidade do sistema hepático em fase inicial, devendo-se atentar também para o uso destes medicamentos. Desse modo, o uso indevido de medicamentos que necessitam da biotransformação hepática em filhotes de cães e gatos pode causar respostas farmacológicas exageradas ou intoxicações medicamentosas

- Excreção renal: a imaturidade do sistema renal em filhotes de cães e gatos tem como consequência menor taxa de filtração glomerular, diminuindo a eliminação renal dos medicamentos e de outras substâncias do organismo. Nos pacientes pediátricos, a filtração glomerular diminuída proporciona aumento na meia-vida plasmática de fármacos excretados pela urina, que devem estar na forma hidrossolúvel. Fármacos que podem ter a excreção renal diminuída em filhotes de cães e gatos são especialmente alguns antimicrobianos, como aminoglicosídios, tetraciclinas e sulfonamidas.

Absorção e biodisponibilidade dos fármacos em filhotes

Dentre os conceitos de farmacologia geral, a absorção dos fármacos depende inicialmente das suas características moleculares, como tamanho e peso molecular, via de administração utilizada, pH do meio, constante de ionização da substância (pK), o que caracteriza a sua capacidade em atravessar as diversas membranas biológicas na sua forma não ionizada até atingir o endotélio vascular, e membranas plasmáticas para a chegada à circulação sanguínea.[6] Estes fatores influenciam principalmente a polaridade das substâncias, tornando-as mais lipossolúveis ou hidrossolúveis, ocasionando absorção mais eficaz, dependendo do meio em que forem administradas. A disponibilidade dos fármacos irá depender, portanto, da quantidade de substância que foi absorvida e que atingiu a circulação sistêmica.[6,9]

As principais diferenças existentes entre os filhotes de cães e gatos, quando comparados aos animais adultos com relação à distribuição dos fármacos, são relacionadas com a quantidade de líquido corporal no meio extravascular. Em filhotes, cerca de 80% do peso corporal são representados pelo volume de líquido extravascular, enquanto, em animais adultos, esta quantidade cai para 50% do peso corporal. Esta diferença hemodinâmica irá afetar especialmente os fármacos hidrossolúveis, ocorrendo menor concentração plasmática destas substâncias. Na fase adulta, a quantidade de líquido extracelular diminui gradativamente quando comparada ao meio intracelular, aumentando a biodisponibilidade dos fármacos e a sua meia-vida plasmática.[1]

Estes fatores alteram a biodisponibilidade dos fármacos em filhotes, protegendo-os relativamente da toxicidade de alguns fármacos mais hidrossolúveis, mas também podem contribuir para uma resposta terapêutica ineficiente, pela diminuição da sua biodisponibilidade. No entanto, outro fator importante nos filhotes é a menor quantidade de gordura corporal, diminuindo a deposição de fármacos lipossolúveis no tecido adiposo. Estes fármacos podem permanecer em altas concentrações séricas por mais tempo, e quando não ligados a proteínas carreadoras, podem apresentar potencialização dos seus efeitos farmacológicos ou ocasionar toxicidade em filhotes. Desse modo, ajustes mínimos nas dosagens de alguns medicamentos podem ser indicados, porém aumentando também os intervalos de administração para a obtenção do efeito farmacológico desejado em filhotes.

Outra consideração farmacológica importante é que os fármacos tornam-se disponíveis no organismo, ligados ou não a proteínas plasmáticas. As moléculas livres é que são farmacologicamente ativas para atuar em seu local de ação, e as moléculas que permanecem ligadas de modo reversível às proteínas carreadoras, especialmente na albumina plasmática e em alfaglicoproteínas, não estão disponíveis para seu efeito farmacológico no organismo, mantendo-se em equilíbrio dinâmico.[6,10]

A concentração de proteína plasmática total no filhote é um fator importante para a avaliação da quantidade de fármaco disponível no organismo, bem como a quantidade de albumina plasmática. Diminuições nos níveis de proteínas plasmáticas, como em casos de hipoproteinemia, acarretam aumento na toxicidade de medicamentos que têm alta afinidade por estas proteínas. No caso de filhotes de cães e gatos, as concentrações de albumina plasmática e alfaglicoproteínas são inferiores quando comparadas às dos animais adultos, o que acarreta maior quantidade de fármaco livre disponível no organismo. O valor sérico de proteínas totais em filhotes é de 4,0 g/dℓ, enquanto no animal adulto este valor pode variar entre 5,7 e 7,4 g/dℓ.[5,11] Este conhecimento é fundamental para os reajustes corretos nas doses dos principais medicamentos utilizados em filhotes de cães e gatos. Além disso, a imaturidade do sistema hepático nesta fase determina menor síntese de proteínas carreadoras nestes animais, bem como deficiência na biotransformação hepática, especialmente de fármacos que dependem da formação de glicuronídios para tornarem-se hidrossolúveis e serem eliminados do organismo.[5-7] Por outro lado, a menor ligação dos fármacos com as proteínas carreadoras pode favorecer a excreção renal de substâncias hidrossolúveis ou biotransformadas, já que o medicamento, quando ligado à albumina, torna-se uma molécula grande, dificultando sua passagem pelos poros das membranas do glomérulo renal.[6] Uma adaptação terapêutica recomendada em filhotes, considerando a maior concentração de fármaco livre circulante, é o aumento do intervalo entre as administrações dos medicamentos que tenham grande ligação com as proteínas plasmáticas.[1,2]

As diferenças de fluxo sanguíneo existentes nos tecidos ou órgãos-alvo também podem influenciar a biodisponibilidade dos fármacos no seu sítio de ação.[5,7] Em filhotes, o fluxo sanguíneo dos vasos para os órgãos, como cérebro e coração, é maior e mais rápido quando comparado ao dos demais tecidos. Desse modo, os filhotes de cães e gatos são mais suscetíveis aos efeitos cardiovasculares e neurológicos de fármacos que atuam nestes órgãos. Além disso, a imaturidade da barreira hematencefálica na fase neonatal favorece também a entrada de fármacos que não estariam disponíveis no sistema nervoso central.[1]

Vias de administração mais utilizadas em filhotes e sua influência na absorção dos medicamentos

A exposição dos filhotes aos medicamentos inicia-se no período gestacional ou durante o parto, se a mãe for medicada com fármacos que atravessem com facilidade a barreira transplacentária. Após o nascimento, o neonato pode ser exposto a medicamentos por meio da ingestão do leite materno na fase de amamentação e pela administração direta das substâncias, principalmente pelas vias digestiva e parenteral.[1,2,4,5]

A escolha da via de administração em pacientes pediátricos depende de vários fatores, como a necessidade de efeito sistêmico ou localizado, período necessário para atingir os picos plasmáticos e biodisponibilidade dos fármacos no organismo, características físico-químicas dos medicamentos, considerando qual a melhor via para a sua absorção.[4-6,9]

Serão discutidas, a seguir, as principais vias de administração dos medicamentos em filhotes de cães e gatos e suas principais influências na farmacocinética dos principais fármacos utilizados (Quadro 47.1).

Vias digestivas | Oral e retal

A via oral pode ser utilizada em filhotes enfermos, desde que não estejam apresentando vômito ou em tríade neonatal, com hipoglicemia, hipotermia e desidratação (Quadro 47.1). Esta via pode ser escolhida principalmente por ser de fácil utilização para fármacos com boa absorção intestinal.[1,4,5] Gatos geralmente são mais resistentes à administração oral de medicamentos, especialmente nas formulações líquidas, podendo-se utilizar uma sonda orogástrica ou nasogástrica nestes animais, se esta for a via de escolha para o tratamento.[4,9]

A maioria dos fármacos administrados por via oral será absorvida no intestino delgado, que tem área de absorção equivalente à do animal adulto.[1,7] Considerando todas as vias de administração de medicamentos, o fluxo sanguíneo no local de administração do fármaco pode influenciar sua dinâmica de absorção.[6,9] No paciente pediátrico, a quantidade de absorção intestinal pode ser menor por algumas características fisiológicas que ocorrem neste período, como esvaziamento gástrico mais lento e motilidade intestinal aumentada devido ao peristaltismo irregular, resultando em picos plasmáticos menores do fármaco quando administrado pela via oral. Por outro lado, a absorção de medicamentos pela via oral pode ser maior em neonatos antes do período da ingestão do colostro (até 48 a 72 h após o nascimento). Neste período, a permeabilidade intestinal está aumentada para a absorção das imunoglobulinas, moléculas grandes e de alto peso molecular, e, assim, pode favorecer a absorção dos fármacos pouco absorvíveis pela mucosa intestinal, como aminoglicosídios e alguns antimicrobianos betalactâmicos.[1,12,13]

Outro fator importante na administração oral de medicamentos em filhotes é a questão do pH gástrico, que é mais elevado neste período do desenvolvimento, resultando em menor absorção de fármacos que necessitem de meio ácido para se tornar mais lipossolúvel ou manter-se na forma ionizada, como os antimicrobianos betalactâmicos. Por outro lado, o aumento do pH gástrico nos filhotes aumenta a absorção de bases fracas, como os aminoglicosídios, que geralmente não são absorvidos pelo trato gastrintestinal em animais adultos.[13-15] A dieta láctea em neonatos também pode influenciar a absorção oral de medicamentos hidrossolúveis em meio ácido e também pelo fato de haver leite no estômago, o que diminui o esvaziamento gástrico e o tempo de permanência do medicamento na mucosa intestinal para ser absorvido.

A imaturidade do trato biliar também é outra característica fisiológica importante na absorção de fármacos lipossolúveis no trato intestinal dos filhotes, como a griseofulvina, os aminoglicosídios e as vitaminas lipossolúveis.[1,6,11]

Além disso, a colonização bacteriana intestinal no filhote também pode influenciar a absorção de medicamentos, principalmente os antimicrobianos. Desequilíbrios nas bactérias intestinais podem alterar a absorção destes medicamentos tanto em filhotes quanto nos animais adultos.[3,10]

A via retal também pode ser utilizada para a administração de medicamentos em animais de todas as idades, quando se deseja impedir o efeito de primeira passagem da biotransformação hepática, proporcionando a absorção direta do fármaco para a circulação sanguínea. A absorção retal dos medicamentos é facilitada pela vascularização local, no entanto, alguns fármacos não isotônicos podem ser absorvidos de maneira irregular e causar irritação da mucosa.[1,3] Existem formulações em pediatria humana representadas pelos supositórios e específicas para a administração retal de medicamentos. Em veterinária, as formulações orais ou injetáveis isotônicas podem ser utilizadas por esta via em filhotes de cães e gatos e são indicadas quando as vias oral ou parenterais estiverem contraindicadas.[1,2]

Vias parenterais

As vias de administração parenteral incluem as administrações de formulações injetáveis dos medicamentos, como as vias subcutânea, intramuscular, intravenosa e outras vias específicas, como intraóssea, intraperitoneal, intracardíaca, epidural, intratecal, entre outras.[6,9]

A via subcutânea é bastante utilizada no paciente pediátrico, pois os cães e gatos nesta fase apresentam baixa porcentagem de gordura corporal e altos níveis de água no meio extracelular e corporal total. Estes fatores aumentam a absorção

Quadro 47.1 Principais vias de administração de medicamentos em filhotes e suas indicações e contraindicações.

Vias de administração	Indicações e considerações gerais do uso	Contraindicações e restrições
Oral	Fácil administração, não invasiva, gatos podem ser mais resistentes Pode-se utilizar sonda orogástrica ou nasogástrica Medicamentos absorvidos na mucosa intestinal	Animais com vômito Tríade neonatal Medicamentos com maior absorção em meio ácido ou no estômago
Retal	Rápida absorção Evita a biotransformação hepática no metabolismo de 1ª passagem Podem ser utilizadas formulações orais ou injetáveis isotônicas	Fármacos não isotônicos Pode ocorrer irritação da mucosa retal Animais com diarreia
Subcutânea	Bastante utilizada em filhotes Fácil aplicação e maior absorção que em adultos Fármacos e fluidos isotônicos	Animais com desidratação moderada a grave Tríade neonatal Grandes volumes
Intravenosa	Tríade neonatal Animal em choque hipovolêmico	Pode ser difícil o acesso venoso em neonatos e filhotes de pequeno porte
Intraóssea	Bastante utilizada em filhotes Principal alternativa para a via intravenosa Rápida absorção Transfusões e fluidoterapia	Antissepsia inadequada pode ocasionar contaminação local (abscessos subcutâneos e osteomielite)

subcutânea das formulações injetáveis, quando comparados aos animais adultos, devendo ser utilizadas somente soluções isotônicas.[1,6,13] No entanto, em casos de desidratação e hipotermia, como na tríade neonatal, a administração de soluções pela via subcutânea fica prejudicada pela diminuição da vascularização local, sendo indicadas outras vias parenterais de absorção imediata (Quadro 47.1).

A via intramuscular em filhotes de cães e gatos é pouco utilizada, principalmente pela existência de pouca massa muscular e vascularização local pouco desenvolvida nestes animais.[12] Estes fatores do desenvolvimento muscular prejudicam a absorção de medicamentos por esta via em filhotes, principalmente quando se pretende alcançar altas concentrações plasmáticas dos fármacos utilizados.

No paciente neonato ou filhote com hipovolemia, deve-se utilizar a via intravenosa (Quadro 47.1), no entanto, o acesso intravenoso pode ser difícil, pela vasoconstrição periférica em animais muito pequenos nesta fase. Nestes casos, podem ser utilizadas veias de calibres maiores, como a jugular, ou optar por vias alternativas, como a intraóssea ou a intraperitoneal.

A via intraóssea (Quadro 47.1) é uma alternativa eficiente para a rápida absorção de soluções isotônicas e também uma opção para a realização de transfusões sanguíneas em filhotes em choque hipovolêmico, assim como a via intraperitoneal, podendo absorver, em uma transfusão sanguínea, até 70% das hemácias após 42 a 72 h da administração. Em filhotes, a fossa trocantérica do fêmur e a tuberosidade do úmero são os locais de escolha para o acesso intraósseo, que permite fluxo de infusão suficiente para situações emergenciais, como no choque hipovolêmico.[1,7] Deve-se utilizar cateter pediátrico ou agulha intradérmica e realizar antissepsia prévia do local para evitar contaminação secundária que possa levar a quadros de abscesso subcutâneo ou osteomielite. As indicações das vias parenterais serão melhor detalhadas posteriormente neste capítulo na descrição de fluidoterapia.

Principais grupos farmacológicos utilizados em filhotes

As particularidades na farmacocinética e na farmacodinâmica em filhotes influenciam diretamente a escolha de grupos farmacológicos mais seguros, assim como a utilização da dose adequada para o tratamento eficaz das principais afecções que acometem cães e gatos nesta fase inicial de desenvolvimento.[1,6,10]

É importante lembrar que as imaturidades fisiológicas em filhotes, como as diferenças em quantidade e distribuição da água corporal, a baixa quantidade de albumina plasmática, as deficiências na biotransformação hepática e na excreção renal, além da maior permeabilidade na barreira hematencefálica descritas anteriormente, devem ser consideradas para a escolha de qualquer fármaco que será utilizado nestes animais.[5,10]

Da mesma maneira, o cuidado com a escolha dos grupos farmacológicos em filhotes deve ser semelhante ao de fêmeas prenhes ou em lactação, evitando o uso de fármacos que possam exercer efeitos na embriogênese, teratogenicidade e morte no período fetal ou que possam comprometer a saúde dos filhotes lactentes.[13]

Neste capítulo, serão abordados os principais grupos farmacológicos e procedimentos utilizados para o tratamento ou a prevenção das principais enfermidades em filhotes, ressaltando principalmente os aspectos da terapia intensiva no período neonatal e o uso de antimicrobianos e antiparasitários em filhotes.

Antimicrobianos

O uso de antimicrobianos em filhotes de cães e gatos refere-se principalmente a antibióticos específicos para o controle de infecções bacterianas primárias ou secundárias a doenças infecciosas comuns nesta fase e aos casos de septicemia neonatal.[1,6,14]

As infecções bacterianas que evoluem para a sepse no período neonatal estão entre as principais causas de mortalidade em pacientes pediátricos, juntamente com outras causas, como parasitismo, desnutrição, defeitos congênitos e outras doenças infecciosas.[14] Alguns fatores importantes podem contribuir para maior contaminação do neonato, como as infecções maternas no período de prenhez ou durante o parto e, posteriormente, a exposição ao meio ambiente contaminado. Os principais agentes causadores de septicemia neonatal são *Staphylococcus aureus*, *Streptococcus* beta-hemolítico e bactérias gram-negativas, especialmente *Escherichia coli*. As infecções neonatais podem se manifestar inicialmente com quadros de diarreia e pneumonia, evoluindo para artrite séptica, peritonite, septicemia e morte dos filhotes. O conhecimento destes fatores e dos principais agentes envolvidos nas infecções bacterianas em neonatos é de fundamental importância para a escolha adequada do antimicrobiano.[14]

Assim como nos animais adultos, a escolha de um antimicrobiano depende inicialmente do espectro de ação do fármaco, local de infecção e agente infeccioso envolvido, além do potencial de toxicidade conhecida do medicamento.[1] A partir destes critérios, deve-se levar em consideração a utilização de fármacos que sejam seguros para o período neonatal e nas doses eficazes, conforme já discutido. No entanto, existem muitas controvérsias e poucos estudos conclusivos em neonatologia veterinária, sobre a seguridade de todos os antimicrobianos descritos na literatura atual.[2,12]

Do mesmo modo, a associação de grupos de antimicrobianos pode se fazer necessária, principalmente nos casos de septicemias graves ou na tentativa de minimizar quadros sabidamente reconhecidos com agentes resistentes a um único antimicrobiano.[2]

Os principais antimicrobianos com doses, indicações e restrições quanto ao uso em filhotes de cães e gatos estão descritos no Quadro 47.2.

Penicilinas e cefalosporinas

Os antimicrobianos do grupo dos betalactâmicos são considerados os antibióticos mais seguros para serem utilizados em filhotes de cães e gatos, especialmente no período neonatal.[1,2,6] Os agentes betalactâmicos são representados basicamente pelas penicilinas e seus derivados e as cefalosporinas, que têm amplo espectro de ação bactericida contra cocos e bacilos gram-positivos e gram-negativos.[6,7,16] As penicilinas são utilizadas preferencialmente pela via parenteral para favorecer sua absorção e biodisponibilidade na circulação. A amoxicilina pode ter o uso oral indicado, pois é bem absorvida por esta via, por ser estável em pH ácido, sendo também indicada para o controle de infecções gastrintestinais. A associação da amoxicilina ao ácido clavulânico potencializa seu efeito farmacológico, aumentando o espectro de ação contra bactérias produtoras de betalactamases.[6,16] Esta associação é segura para filhotes de cães e gatos e é comumente utilizada para tratar infecções bacterianas no

Quadro 47.2 Principais antimicrobianos utilizados em filhotes, doses e vias de administração recomendadas, indicações, observações gerais e restrições.[1,2,7,10,12,16]

Antimicrobianos	Doses e vias de administração	Indicações	Observações gerais e restrições
Penicilinas e derivados			
Penicilina procaína	10.000 a 30.000 UI/kg, 2 vezes/dia (IM, SC)	Infecções intestinais, urinárias e respiratórias, septicemia	Baixa toxicidade em filhotes O uso oral pode alterar as bactérias intestinais, preferir uso parenteral (penicilinas e ampicilina) Recomenda-se aumentar os intervalos entre doses em filhotes menores de 12 semanas de idade
Ampicilina	10 a 20 mg/kg, 3 a 4 vezes/dia (IV, IO, SC, IM)		
Amoxicilina	20 a 25 mg/kg, 2 vezes/dia (VO)		
Amoxicilina/Ácido clavulânico	10 a 20 mg/kg, 2 vezes/dia (VO)		
Cefalosporinas			
Cefalexina	10 a 30 mg/kg, 2 vezes/dia (VO SC IV, IO)	Infecções dermatológicas e respiratórias, infecções intestinais e septicemias (a partir da 3ª geração)	Baixa toxicidade em filhotes, mínimo ajuste com aumento dos intervalos entre as doses em filhotes menores de 12 semanas de idade Uso oral ou parenteral é indicado
Cefalotina	20 a 40 mg/kg, 3 vezes/dia (em geral, IV)		
Cefazolina	22 mg/kg, 3 vezes/dia (IV, IO, IM)		
Ceftiofur	2,2 a 4,4 mg/kg, 2 vezes/dia (SC)		
Aminoglicosídios			
Gentamicina	2,0 mg/kg, 3 vezes/dia (SC, IM)	Septicemias e infecções intestinais	Nefrotoxicidade e ototoxicidade Quando possível, evitar uso em filhotes Se necessário o uso, manter a hidratação e função renal em monitoramento constante e diminuir dosagem e intervalos entre as aplicações
Amicacina	10 mg/kg, 3 vezes/dia (SC, IM)		
Quinolonas			
Enrofloxacino	5 mg/kg, 2 vezes/dia (IV, IO, SC, IM)	Septicemias, infecções intestinais e urinárias	Pode causar degeneração articular em filhotes Evitar o uso quando possível, em filhotes de até 20 semanas de idade e o uso prolongado até 32 semanas de idade
Metronidazol	7 a 10 mg/kg, 2 vezes/dia (IV) OU 30 mg/kg, 1 vez/dia ou 20 mg/kg, 2 vezes/dia até 5 dias e manutenção com 10 mg/kg, 2 vezes/dia (VO)	Infecções anaeróbias, septicemia e protozoários	Uso restrito em filhotes de até 20 semanas de idade
Sulfadimetoxina e trimetoprima	15 mg/kg, 2 vezes/dia (VO) 30 mg/kg, 1 vez/dia (VO)	Infecções intestinais e respiratórias não complicadas	Evitar o uso em filhotes, quando possível Metabolização e excreção prejudicadas em neonatos Pode induzir anemia e leucopenia Quando necessário o uso, reduzir a dosagem e aumentar intervalos entre doses em filhotes de até 20 semanas de idade
Macrolídeos			
Azitromicina	5 a 10 mg/kg, 1 vez/dia (cão) 5 a 15 mg/kg, 1 a 2 vezes/dia (gato) (VO), máximo 5 a 7 dias	Infecções respiratórias em gatos (azitromicina) e dermatológicas (pode haver resistência bacteriana)	Pode ocasionar vômitos e anorexia Uso prolongado pode alterar as bactérias intestinais Efeito bacteriostático
Eritromicina	10 a 15 mg/kg, 3 vezes/dia (VO)		
Lincosaminas			
Clindamicina	5 a 10 mg/kg, 2 vezes/dia (VO)	Infecções por anaeróbios	Efeito bacteriostático
Cloranfenicol	50 mg/kg (cão) 25 a 50 mg/kg (gato), 3 vezes/dia (IV, SC, IM)	Infecções intestinais, respiratórias, infecções por bactérias gram-negativas	Evitar o uso em filhotes com menos de 20 semanas de idade Metabolização e excreção prejudicadas em neonatos Atravessa a barreira hematencefálica Ação bacteriostática Pode causar mielossupressão dose-dependente
Tetraciclinas			
Oxitetraciclina	20 mg/kg, 3 vezes/dia (IM, SC, VO)	Uso restrito nos casos de doenças causadas por hematozoários (doxiciclina)	Evitar o uso em filhotes com menos de 20 semanas de idade Metabolização e excreção prejudicadas em neonatos Pode alterar as bactérias intestinais Exerce efeito quelante do cálcio nos ossos e dentes, podem ocorrer reações de farmacodermia, artropatias e CCS
Doxiciclina	5 mg/kg, 2 vezes/dia (VO)		

IM = intramuscular; IO = intraóssea; IV = intravenosa; SC = subcutânea; VO = via oral; CCS = ceratoconjuntivite seca.

trato respiratório, especialmente as pneumonias complicadas e associadas a quadros virais, como no complexo respiratório em gatos e na cinomose em cães.[1,7]

Nas cefalosporinas de 1ª e 2ª gerações, como cefalexina e cefaclor, respectivamente, o espectro de ação é predominantemente sobre bactérias gram-positivas. Já as cefalosporinas de 3ª geração, como o ceftiofur e a ceftriaxona, são importantes para o tratamento da septicemia neonatal, por atuarem mais especificamente sobre bactérias gram-negativas, tendo importante espectro de ação sobre enterobactérias, incluindo grupos produtores de betalactamases.[2,6,16]

Mesmo apresentando baixa toxicidade em pacientes pediátricos, existem relatos de distúrbios hemorrágicos em filhotes tratados com altas doses de antimicrobianos betalactâmicos.[1,2,17] As penicilinas e cefalosporinas pouco influenciam a microbiota saprófita gastrintestinal, quando comparadas ao uso da ampicilina e amoxicilina, um fator importante a ser considerado na terapêutica antimicrobiana de animais adultos e filhotes, principalmente em tratamentos com altas doses ou por períodos prolongados.[2,17] Uma das limitações do uso das penicilinas naturais ou sintéticas, especialmente a amoxicilina em animais adultos, é a ocorrência de reações de hipersensibilidade. No entanto, em filhotes, sabe-se que a imaturidade imunológica no período neonatal exerce efeito protetor sobre este tipo de reação aos antibióticos, sendo mais relatada em humanos adultos e crianças.[6,17]

As doses das penicilinas geralmente utilizadas em filhotes devem ser diminuídas e os intervalos entre as administrações prolongados, devido ao aumento da meia-vida plasmática neste período, além da sua excreção renal diminuída. Já no caso das cefalosporinas, não é necessário o ajuste de doses ou intervalos (Quadro 47.2).

Aminoglicosídios

Os aminoglicosídios são considerados os fármacos de escolha para o tratamento da septicemia neonatal, podendo ser associados às cefalosporinas de 3ª geração e ao metronidazol ou ampicilina nos casos resistentes e havendo bactérias anaeróbias.[2,17] As enterobactérias são as principais bactérias envolvidas nos casos de septicemia em neonatos, justificando-se a escolha dos aminoglicosídios.[17]

Estes antimicrobianos têm baixa absorção quando utilizados pela via oral, sendo, portanto, indicadas as vias parenterais. São fármacos que se ligam pouco a proteínas plasmáticas, não dependem da biotransformação hepática para aumentar a sua biodisponibilidade e sua toxicidade está diretamente relacionada com o potencial ototóxico e nefrotóxico deste grupo de antibióticos.[6,12] Gentamicina e amicacina têm maior toxicidade renal quando comparadas a estreptomicina e di-hidroestreptomicina, que têm maior ototoxicidade que pode ser manifestada por alterações vestibulares, mais comuns em gatos, e distúrbios da audição, mais relatados em cães.[12] A nefrotoxicidade está relacionada com lesão glomerular, ocasionando proteinúria e retenção de compostos nitrogenados não proteicos. O uso da gentamicina em doses terapêuticas pode causar a perda tubular de sódio, cálcio e magnésio, eletrólitos importantes para a manutenção do equilíbrio hidreletrolítico no paciente pediátrico.[18]

Sendo assim, os aminoglicosídios devem ser utilizados de maneira criteriosa em filhotes, assim como nos cães e gatos adultos, sendo contraindicados em pacientes desidratados ou com déficits na taxa de filtração glomerular ou comprometimento da função renal (Quadro 47.2).

Quinolonas

As quinolonas são um grupo de quimioterápicos antimicrobianos com grande aplicação em medicina veterinária. No entanto, esse grupo já está em sua 4ª geração de fluorquinolonas, com o objetivo de aumentar a sua eficácia e seu espectro de ação e diminuir a ocorrência de resistência bacteriana, devido ao uso indiscriminado destes antimicrobianos.[6]

As quinolonas têm amplo espectro de ação contra bactérias gram-positivas e gram-negativas, especialmente *Staphylococcus* sp., enterobactérias, além de agirem contra *Pseudomonas* sp., *Mycoplasma* e *Chlamydia*. No entanto, atualmente somente as fluorquinolonas de última geração têm ação efetiva contra *Streptococcus* spp., mas não atuam contra microrganismos anaeróbios.[6,9]

Este grupo de antimicrobianos atinge concentrações terapêuticas em vários tecidos e sistemas orgânicos, como pele e anexos, sistema urinário, ossos, sistema gastrintestinal, e, em veterinária, o enrofloxacino, o norfloxacino e o ciprofloxacino, que são quinolonas de 2ª geração, são os agentes mais utilizados em cães e gatos.[6]

O uso das quinolonas em filhotes de cães deve ser feito com restrições, principalmente pelos seus efeitos tóxicos na cartilagem articular na fase de crescimento ósseo, que pode ocorrer até 32 semanas de idade em raças de grande porte.[6,12,16] Além disso, existem alguns relatos de efeitos teratogênicos contraindicando o uso de quinolonas em fêmeas prenhes, além da ocorrência de cristalúria em animais adultos e filhotes. Em gatos, foram relatados também casos de degeneração de retina, com o uso prolongado das quinolonas em animais adultos.[6,9]

O uso das quinolonas em filhotes de cães pode ser indicado para o tratamento das septicemias, principalmente em associação a aminoglicosídios e metronidazol e também nos tratamentos de infecções gastrintestinais por períodos curtos de tratamento. Deve-se restringir o uso em gatos neonatos e cães com rápido desenvolvimento articular.

A absorção oral deste grupo de antimicrobianos em filhotes é prejudicada, diminuindo a biodisponibilidade dos fármacos. Neste caso, seria necessário o ajuste das dosagens dos medicamentos para a administração oral em filhotes com até 6 a 8 semanas de idade. Devem-se considerar a mesma dose e os mesmos intervalos utilizados para animais adultos, quando administrados por via parenteral.[19]

Cloranfenicol

Dentre os fármacos antimicrobianos de ação bacteriostática, existem algumas indicações e maior número de restrições do seu uso em pacientes pediátricos. Dentre eles, o cloranfenicol é um antibiótico bacteriostático de amplo espectro sobre microrganismos gram-positivos e negativos, incluindo anaeróbios, clamídias, riquétsias e micoplasmas.[9]

O cloranfenicol tem seu uso restrito em filhotes até 20 semanas de idade, devido à mielossupressão que pode ocorrer com evolução para aplasia medular em tratamentos prolongados. No entanto, parece não afetar o desenvolvimento do sistema imunológico nestes animais[1,7] (Quadro 47.2).

Os neonatos, em especial os gatos, são mais suscetíveis à anemia hemolítica, devido a maior predisposição das hemácias em sofrer oxidação, com a formação de corpúsculo de Heinz e consequente metemoglobinemia. Além disso, outra característica importante do uso do cloranfenicol em filhotes é a maior disponibilidade deste fármaco em atravessar a barreira hematencefálica, que tem maior permeabilidade na fase neonatal, devendo-se adequar doses e intervalos entre as aplicações. Seu uso fica restrito a infecções no sistema nervoso central, intestinais e respiratórias sensíveis ao cloranfenicol.

Sulfa e trimetoprima

As sulfas também apresentam amplo espectro de ação sobre bactérias gram-positivas e negativas e, quando utilizadas em doses terapêuticas, têm efeito bacteriostático. Têm ação também contra *Chlamydia* sp. e coccídios, como *Toxoplasma* sp. e *Isospora* sp.[9]

O uso em filhotes restringe-se basicamente a infecções intestinais por coccídeos, já que muitos dos microrganismos, principalmente nas infecções urinárias e de pele, desenvolveram resistência a este antimicrobiano isolado.[1,2,7]

Quando associada à trimetoprima, ocorre sinergismo entre os fármacos, diminuindo a resistência bacteriana e ampliando o seu espectro de ação, especialmente sobre as enterobactérias. Esta associação transforma o efeito, que isoladamente é bacteriostático, em efeito bactericida da sulfa potencializada. Esta é altamente lipossolúvel e liga-se de maneira variável às proteínas plasmáticas, atingindo quase todos os tecidos corporais.[6,9]

De maneira geral, as sulfas associadas à trimetoprima devem ser utilizadas com restrições em filhotes menores de 20 semanas de idade; no entanto, deve-se aumentar o intervalo entre as doses, por haver maior meia-vida plasmática, em virtude da imaturidade na biotransformação hepática e excreção renal com riscos de cristalúria[2,7] (Quadro 47.2). Em animais adultos, foram descritos casos de ceratoconjuntivite seca em cães e insuficiência renal em gatos, com o uso prolongado desta associação, além de distúrbios hematológicos, com a ocorrência de trombocitopenia e leucopenia em ambas as espécies.[2,7,9]

Tetraciclinas

As tetraciclinas geralmente também têm seu uso restrito em filhotes de cães e gatos, pelo seu potencial em quelar o cálcio nos ossos e dentes, podendo inibir o crescimento ou causar deformidades ósseas, bem como hipoplasia do esmalte dentário nestes animais.[1,7,9,17] Outros efeitos tóxicos estão relacionados com o potencial de toxicidade renal e hepático deste grupo farmacológico, que em filhotes pode ser potencializado, devido à imaturidade fisiológica nestes órgãos.[2,7]

As tetraciclinas incluem em seu grupo a doxiciclina, que é o fármaco de escolha para o tratamento de infecções por riquétsias, clamídias e micoplasma em cães e gatos, em especial nos casos de erliquiose e hemobartonelose. A doxiciclina é excretada primariamente pelas fezes e não é influenciada pela menor taxa de filtração renal em filhotes. Também tem menor efeito quelante sobre o cálcio ósseo e dentário quando comparada aos demais fármacos do mesmo grupo, como tetraciclina e oxitetraciclina. Portanto, a doxiciclina pode ser utilizada em filhotes de cães e gatos com maior segurança sem a necessidade de adequar doses e intervalos de aplicações.[1,2,7]

Macrolídeos

Os macrolídeos são antibióticos bacteriostáticos com espectro de ação sobre bacilos e cocos gram-positivos, alguns bacilos gram-negativos, clamídias, micoplasmas e riquétsias, porém muitos destes microrganismos vêm desenvolvendo resistência aos macrolídeos em geral. Em veterinária, os compostos mais utilizados neste grupo são a eritromicina, a claritromicina e a azitromicina.[6,9]

Os macrolídios têm seu uso restrito em filhotes de cães e gatos, por alterarem a microbiota bacteriana intestinal, especialmente com o uso da eritromicina. A azitromicina é utilizada com frequência em quadros de infecções pulmonares em crianças, porém pouco se conhece sobre seu uso em pediatria veterinária.[2,12] Em gatos, a azitromicina é utilizada no tratamento de infecções associadas ao complexo respiratório felino, que é causado pela associação de agentes infecciosos, como o herpes-vírus tipo I, *Chlamydia psitacci* e *Mycoplasma* spp., e contaminações bacterianas secundárias, que acometem gravemente os gatos na fase neonatal. No entanto, alguns estudos referem que o tratamento das clamidioses em gatos com o uso da azitromicina deve ser de, no mínimo, 10 dias, podendo se prolongar por até 4 a 6 semanas, o que restringiria o uso deste fármaco em filhotes.[15]

Além disso, a azitromicina em cães é altamente absorvida pela via oral e sua biodisponibilidade pode atingir até 97% nos tecidos envolvidos. Já em gatos, sua disponibilidade diminui para cerca de 57% e a ligação com as proteínas plasmáticas é variável. Assim, a administração em cães pode ocorrer em intervalos maiores de 24 h em comparação com o recomendado para gatos entre 12 e 24 h[15] (Quadro 47.2).

Antifúngicos

As doenças fúngicas são comuns em filhotes de cães e gatos e são caracterizadas especialmente pelas dermatofitoses, dermatites por *Malassezia* ou otomicoses e, menos frequentemente, as candidíases por *Candida albicans*. Estas doenças são, muitas vezes, secundárias a quadros de imunossupressão em filhotes com outras doenças primárias ou que receberam tratamento com antimicrobianos e pela contaminação de ambiente favorável quente e úmido ou na existência de contactantes com fungos patogênicos, como *Microsporum canis*, *M. gypseum* ou *Trichophyton mentagrophytes*, causadores das dermatofitoses.[16]

O uso sistêmico de antifúngicos derivados dos imidazóis e triazóis, como cetoconazol, fluconazol e itraconazol, em filhotes é considerado seguro a partir de 8 semanas de vida. O cetoconazol foi o primeiro fármaco do grupo dos imidazóis a ser utilizado como antifúngico sistêmico e, mais recentemente, foram sintetizados o itraconazol e o fluconazol, que são triazóis que demonstram maior eficácia em doses menores e apresentam menor toxicidade hepática ou de outros efeitos colaterais quando comparados ao cetoconazol e aos demais antifúngicos.[9,16,20]

O tratamento das dermatofitoses ou dermatites por *Malassezia* pode ser realizado em filhotes com idade inferior a 8 semanas, com o uso tópico de alguns antifúngicos, como o clorexidina 2% ou o cetoconazol 2% na forma de xampus para os casos generalizados, ou com o uso de miconazol 2%, enilconazol 0,2% ou clotrimazol 1%, que são antifúngicos do grupo dos imidazóis utilizados para tratar lesões localizadas, na forma de cremes ou loções. Em filhotes de gatos, o uso tópico de alguns imidazóis, como o miconazol e o enilconazol, pode causar irritações na pele, devendo-se, portanto, evitar seu uso nesta espécie.[9,20]

O tratamento de filhotes com antifúngicos sistêmicos pode ser realizado até 4 a 8 semanas de duração ou até a melhora completa do quadro dermatológico, não ultrapassando 10 semanas de tratamento.[9]

Os filhotes tratados com antifúngicos sistêmicos devem ser monitorados com hemograma e perfil hepático, principalmente nos casos de tratamento sistêmico com griseofulvina.[9,16,20] A griseofulvina é um antibiótico com ação antifúngica que deve ser utilizado com restrições em filhotes. O seu uso prolongado ou em altas doses pode levar a supressão irreversível da medula óssea, especialmente em indivíduos previamente imunossuprimidos, como os gatos com retroviroses e os animais anêmicos e de raças orientais, que parecem ser mais sensíveis aos efeitos mielossupressores da griseofulvina.[6] Além disso, este fármaco tem efeitos teratogênicos, sendo totalmente contraindicado em fêmeas prenhes.[20,21]

A utilização de antifúngicos sistêmicos mais seguros, como o itraconazol ou o fluconazol, pode favorecer tratamentos mais prolongados em filhotes até que se obtenham duas ou três culturas fúngicas negativas em intervalos de 2 semanas cada.[20] As dermatofitoses localizadas podem ser autolimitantes em filhotes, desde que haja controle adequado da contaminação ambiental.

As doses e os antifúngicos recomendados para uso em filhotes de cães e gatos estão apresentados no Quadro 47.3.

Quadro 47.3 Antifúngicos tópicos e sistêmicos e seu uso em filhotes.[16,20,21]

Antifúngicos	Doses ou concentrações	Considerações do uso e restrições
Uso tópico		
Cetoconazol (creme/xampu) Clorexidina (xampu) Miconazol (creme) Enilconazol (creme) Clotrimazol (creme)	2% 0,2% 1%	Banhos a cada 5 a 7 dias ou cremes, 2 vezes/dia Cremes podem causar irritações na pele em gatos
Uso sistêmico (oral)		
Cetoconazol	20 a 30 mg/kg, 1 vez/dia	Tratamento durante 3 a 4 semanas
Itraconazol	5 a 10 mg/kg, 1 vez/dia	Tratamento durante 4 a 8 semanas
Griseofulvina	5 a 10 mg/kg, 2 vezes/dia (cães)	Algumas formulações contêm propilenoglicol Contraindicada para gatos

Antiparasitários e acaricidas

Os filhotes de cães e gatos são frequentemente acometidos por parasitoses intestinais causadas especialmente por helmintos e protozoários e que podem evoluir para quadros de diarreia aguda, sendo também uma das causas de morte neonatal nestas espécies. A imaturidade imunológica no paciente pediátrico também contribui para o desenvolvimento dos quadros graves de verminoses gastrintestinais, associados a alta contaminação ambiental e condições inadequadas de higiene e profilaxia materna e nos filhotes.[22]

Os parasitos intestinais que mais acometem os filhotes de cães e gatos incluem os gêneros *Toxocara* spp., *Toxascaris* spp. e *Ancylostoma* spp., além de protozoários como a *Giardia* spp. e os coccídeos, em especial *Cytoisospora* spp. e *Toxoplasma* spp. As coccidioses e a giardíase com manifestações clínicas de diarreia aguda são bastante comuns em populações de cães e gatos, em que há alta contaminação ambiental e animais jovens ou imunossuprimidos.[22]

Os anti-helmínticos utilizados frequentemente em programas de profilaxia das verminoses em filhotes não atuam especificamente sobre os protozoários, devendo-se, portanto, utilizar medicamentos com ação específica sobre estes parasitos, como é o caso do metronidazol para o tratamento das giardíases e as sulfas potencializadas nas coccidioses, conforme descrito anteriormente.[23]

O fembendazol e o febantel são antiparasitários do grupo dos benzimidazóis que agem sobre os helmintos em geral e também parecem ser opções para o tratamento da giardíase em filhotes de cães e gatos, sendo alternativas para os casos resistentes ao metronidazol, especialmente em cães.[24]

O início da profilaxia das verminoses em neonatos deve ser empregado previamente na fêmea durante o terço final da prenhez ou no período de lactação, visando minimizar a transmissão de endoparasitas pela via transplacentária, como o *Toxocara canis* ou através do leite, em que pode haver a transmissão de *Ancylostoma* spp.[22,23] Além disso, todo e qualquer endoparasita pode ser transmitido pelas fezes da mãe, se não houver condições de higiene no ambiente e um programa de prevenção ou tratamento materno adequados.

O uso de antiparasitários na profilaxia ou tratamento das verminoses em filhotes caninos deve ser iniciado a partir da 2ª ou 3ª semana de vida, dependendo da prevenção materna durante a prenhez. Deve ser realizado em intervalos de 15 dias até a 12ª semana de idade. Este tratamento pode se prolongar em intervalos mensais até 24 semanas de idade, caso o ambiente em que o animal vive seja altamente contaminado ou se não houver meios de descontaminação adequada. Como não ocorre a infecção transplacentária de endoparasitas em neonatos de gatos, a vermifugação destes animais pode começar na 3ª semana de vida com repetições a cada 15 dias até a 9ª semana de idade.[24-26]

A terapia antiparasitária em neonatos inclui medicamentos de amplo espectro anti-helmíntico e com baixa toxicidade. Fármacos do grupo das pirimidinas, como o pamoato de pirantel, e dos benzimidazóis, que incluem fembendazol e febantel, podem ser utilizados com segurança em filhotes de cães e gatos e têm ação contra nematódeos e cestódeos.[16] As formulações comerciais frequentemente se apresentam com a associação destes fármacos para aumentar o espectro de ação sobre os parasitos intestinais.[6,9]

As doses e indicações dos antiparasitários utilizados em filhotes de cães e gatos estão apresentadas no Quadro 47.4.

As infestações por ectoparasitas, como pulgas e carrapatos, também são comuns aos filhotes de cães e gatos, dependendo da infestação materna e do ambiente. As ectoparasito-

Quadro 47.4 Antiparasitários e acaricidas de uso oral, doses, espectro de ação e considerações sobre o uso em filhotes.[16,20,27]

Antiparasitários e acaricidas	Dose oral	Espectro de ação ou efeito farmacológico	Uso em filhotes
Fembendazol	50 mg/kg, 1 a 3 dias	Anti-helmíntico (nematódeos)	Não há restrições
Pamoato de pirantel	5 mg/kg, dose única e intervalos de 15 dias	Anti-helmíntico (nematódeos)	A partir de 2 semanas de idade
Pamoato de pirantel e praziquantel	5 mg/kg 20 mg/kg, dose única e intervalos de 15 dias	Anti-helmíntico (nematódeos e cestódeos)	A partir de 4 semanas de idade
Pamoato de pirantel, praziquantel e febantel	5 mg/kg 5 mg/kg 25 mg/kg, dose única e intervalos de 15 dias	Anti-helmíntico (nematódeos e cestódeos)	A partir de 4 semanas de idade
Ivermectina	300 a 600 μg/kg, 1 vez/dia (iniciar com 50 μg/kg, 1 vez/dia e aumentar gradativamente)	Microfilaricida, acaricida	A partir de 6 semanas de idade Contraindicada em raças sensíveis Aprovado somente o uso oral em cães
Milbemicina oxima	2,0 mg/kg	Microfilaricida, acaricida	A partir de 4 semanas de idade
Lufenuron	10 mg/kg	Acaricida	A partir de 4 semanas de idade
Moxidectina	0,2 mg/kg ou 400 μg/kg, 1 vez/dia	Acaricida	A partir de 24 semanas de idade Também uso parenteral

ses promovem a debilidade dos filhotes, além da transmissão de outras doenças, em especial as hemoparasitoses e algumas helmintoses.[20,21,23] Os ectoparasiticidas de ação sistêmica e, alguns deles, com ação também endoparasiticida podem ser utilizados com segurança em filhotes de cães e gatos a partir da 12ª semana de vida, como fipronil, imidacloprid, lufenuron e o nitempiram.[16] Para filhotes com idade inferior a 12 semanas, indicam-se banhos comuns e retirada manual dos ectoparasitas, além do tratamento medicamentoso com o fipronil na formulação *spray* (0,25%), que pode ser usado com segurança em cães e gatos a partir de 5 a 7 dias de vida.[27]

O veículo alcoólico de algumas formulações pode causar sensação de ardor ou irritação na pele. Se houver lesões dermatológicas prévias e a ingestão do produto, principalmente por lambedura após a aplicação tópica do fipronil, pode causar efeitos de toxicidade neurológica, dependendo da quantidade ingerida.[27,28] A formulação *top spot* ou *spot on* não é recomendada para filhotes, por apresentar concentrações mais elevadas por peso corporal (9,7%), podendo causar irritação na pele e reações de hipersensibilidade local ou até mesmo sistêmica.[27] O fipronil é recomendado para o controle de pulgas e carrapatos em cães e gatos, mas existem estudos que sugerem sua aplicação na formulação em *spray* (0,25%) para o tratamento coadjuvante em neonatos com sarna sarcóptica e que não podem ser tratados com os acaricidas para uso em idade inferior a 6 semanas de vida.[28]

As formulações tópicas de imidacloprid a 9,1% também são bastante seguras para o controle de pulgas em filhotes de cães e gatos a partir da 12ª semana de vida e com as mesmas restrições ao uso do fipronil nestes animais.[27]

O lufenuron é outra opção segura para o controle de pulgas em filhotes a partir de 4 a 6 semanas de vida, com seu uso por via oral nas doses de 10 mg/kg para cães e gatos.[29]

Com relação ao uso das avermectinas no controle das sarnas em filhotes, não há aprovação para uso parenteral em cães, especialmente a ivermectina, sendo totalmente contraindicado o seu uso em filhotes com menos de 6 semanas de idade, devido à imaturidade na barreira hematencefálica. A maior permeabilidade hematencefálica nestes animais possibilita maior penetração do fármaco no sistema nervoso central, causando toxicidade neurológica.[27]

As doses recomendadas de ivermectina oral para filhotes de cães e gatos a partir de 6 semanas de idade são de 300 a 600 μg/kg/dia.[16] A ivermectina é aprovada em cães adultos para o controle da dirofilariose e vem se mostrando segura para o tratamento de sarnas em gatos adultos e filhotes pela via subcutânea com intervalos de 14 dias entre as aplicações. Um protocolo recomendado para o uso da ivermectina em filhotes com sarna demodécica sugere o aumento gradativo da dose oral, para que haja tempo de identificar toxicidade com o uso deste fármaco, que tem efeito cumulativo no organismo. A dose deve iniciar-se com 50 μg/kg/dia, aumentando gradativamente até 300 μg/kg/dia, que é a dose mínima terapêutica recomendada para cães e gatos, podendo atingir até 600 μg/kg/dia, até que a cura ou o controle da sarna seja confirmado com exames parasitológicos negativos.[20]

Em cães de raças sensíveis à ivermectina, como Collie, Old English Sheepdog, Shetland Sheepdog, Pastor-australiano e mestiços dessas raças, seu uso é totalmente contraindicado em qualquer idade.[27]

Avermectinas que apresentam menor toxicidade e são menos permeáveis à barreira hematencefálica em filhotes, como a moxidectina e a selamectina, podem ser utilizadas por via oral, parenteral ou tópica com maior segurança em cães e gatos a partir de 6 semanas de idade, para o tratamento sistêmico principalmente das sarnas demodécica e sarcóptica, além do controle de ectoparasitas nestas espécies.[1,2,20]

A moxidectina pode ser utilizada com segurança por via oral e parenteral em filhotes a partir de 24 semanas de idade na dose 400 μg/kg, 1 vez/dia,[20] podendo ser utilizadas em cães de raças sensíveis à ivermectina.

O uso tópico da selamectina na dose de 6 a 12 mg/kg com uma reaplicação após 30 dias pode ser empregado para o tratamento das otoacaríases em filhotes de cães e gatos.[30]

O uso tópico de amitraz é recomendado para o tratamento de demodicose em cães adultos não diabéticos. Em filhotes a partir de 16 semanas de idade, seu uso é restrito a quadros generalizados, sendo considerado seguro na forma de banhos com intervalos de 14 dias e em concentrações de 0,025%, associados ou não à terapia sistêmica com avermectinas. Para maior eficácia e segurança no tratamento da sarna demodécica em filhotes de cães nesta faixa etária, pode-se associar os banhos com amitraz ao tratamento oral com moxidectina (400 μg/kg/dia) ou milbemicina oxima (0,5 m/kg a 2 mg/kg/dia). O uso do amitraz não é recomendado em gatos filhotes ou adultos.[16,20]

Anti-inflamatórios

Os filhotes de cães e gatos podem ser acometidos por doenças que causam inflamações, principalmente relacionadas com a pele, que são, na sua maioria, de caráter hereditário em raças predispostas e que requerem tratamentos com anti-inflamatórios esteroidais.

Celulite juvenil, dermatomiosite do Collie e Sheepdogs, dermatoses imunomediadas, como hipersensibilidade alimentar e atopia, urticária e angioedema, necrólise epidérmica tóxica, paniculite idiopática, poliartrite juvenil e granuloma colagenolítico felino são alguns dos exemplos de doenças inflamatórias e/ou imunomediadas em filhotes, que devem ser tratadas ou controladas com o uso de corticosteroides.[20,25] Em muitos destes casos, o tratamento também deve ser associado à terapia antimicrobiana sistêmica, quando houver contaminação bacteriana secundária.

É importante o correto diagnóstico das doenças imunomediadas que possam acometer filhotes de cães e gatos, para que não haja o uso indiscriminado de corticosteroides nestes animais e a suspeita clínica irá depender, além da predisposição racial nas doenças hereditárias, também da idade mais acometida. Quadros dermatológicos de hipersensibilidade alimentar podem iniciar em filhotes menores de 12 semanas de idade, porém os quadros de atopia raramente se manifestam em filhotes com menos de 24 semanas. No entanto, os quadros clínicos dermatológicos destas doenças alérgicas irão se manifestar mais frequentemente em animais a partir de 2 anos de idade.[16]

A celulite juvenil pode se manifestar inicialmente em cães a partir de 3 semanas de idade, sendo mais comum a partir de 16 semanas. A dermatomiosite canina pode iniciar-se com quadro muscular leve, a partir de 7 semanas de idade, e a progressão das lesões cutâneas ocorrerá mais tardiamente, a partir de 48 semanas de idade.[31]

Conhecendo-se o período de maior incidência destas doenças inflamatórias e imunomediadas, a utilização dos corticosteroides em filhotes deve ser realizada de maneira criteriosa. A prednisona é o corticosteroide de escolha para o tratamento em filhotes, utilizando-se as doses imunossupressoras de 1 a 2 mg/kg/dia[16,20] (Quadro 47.5).

Quadro 47.5 Uso de anti-inflamatórios em filhotes de cães e gatos.

Fármacos	Doses	Uso em filhotes
Corticosteroides		
Prednisona	1 a 2 mg/kg, 1 vez/dia	Uso restrito a partir de 12 semanas de idade Tratamento das dermatoses inflamatórias e doenças imunomediadas
Anti-inflamatórios não esteroides (AINE)		
Meloxicam Nimesulida Benzidamida	0,1 a 0,2 mg/kg, 1 vez/dia 0,7 a 7 mg/kg, 1 ou 2 vezes/dia 0,3 a 3 mg/kg, 1 ou 2 vezes/dia	Baixa toxicidade em filhotes quando comparados aos demais AINE Efeitos analgésico, antipirético e anti-inflamatório

Os anti-inflamatórios não esteroidais têm seu uso restrito em filhotes menores de 12 semanas de idade, principalmente pelos seus efeitos inibidores da ciclo-oxigenase 1 (COX-1) na cascata inflamatória, com consequentes efeitos colaterais gastrintestinais e renais. O paciente pediátrico apresenta menor capacidade de metabolização hepática destes fármacos e menor taxa de filtração renal. Além disso, a concentração diminuída de proteínas plasmáticas permite maior disponibilidade do medicamento no organismo, assim como a meia-vida plasmática longa, aumentando sua toxicidade.[32] Alguns anti-inflamatórios não esteroides não seletivos para ciclo-oxigenase 2 (COX-2), como o ibuprofeno e o ácido acetilsalicílico, também diminuem a síntese de glicosaminoglicanos, provocando degeneração articular e podendo influenciar o crescimento ósseo em filhotes.[1,2,33]

A utilização de fármacos anti-inflamatórios não esteroides em filhotes restringe-se a situações de inflamações em geral, pelos efeitos anti-inflamatório, antipirético e analgésico. Os anti-inflamatórios seletivos para COX-2, especialmente o meloxicam, podem ser utilizados com segurança em filhotes de cães e gatos, por um período de até 3 a 5 dias na dose de 0,1 a 0,2 mg/kg a cada 24 h. Nimesulida e benzidamida são muito utilizados em pediatria humana e aparentemente produzem menos efeitos colaterais gástricos e renais, pois têm baixa razão COX-2/COX-1, assim como o meloxicam, o que lhes confere maior margem de segurança para o uso em filhotes de cães e gatos (Quadro 47.5).[6,9,33]

Referências

1. Booth DM, Bucheler J. Drug and blood component therapy and neonatal isoerythrolisis. In: Hoskins JD, editor. Veterinary pediatrics: dogs and cats from birth to six months. Philadelphia: Saunders; 2001. p. 35-56.
2. Crespilho AM, Martins MIM, Souza FF, Lopes MD, Papa FO. Abordagem terapêutica do neonato canino e felino: 2. Aspectos relacionados a terapia intensiva, antiparasitários e antibióticos. Rev Bras Reprod Anim. 2007;31(4):425-32.
3. McCracken VJ, Lorenz RG. The gastrointestinal ecosystem: a precarious alliance among epithelium, immunity and microbiota. Cel Microbiol. 2001;3:1-11.
4. Lee JA. Critical care of the neonate. In: Proceedings of Annual Conference of the Society for Theriogenology; 2004; Lexington, KY; 2004. p. 326-32.
5. Prats A, Neonatologia e pediatria canina e felina. Madri: Interbook; 2005.
6. Spinosa HS, Górniak SL, Bernardi MM, editores. Farmacologia aplicada à medicina veterinária. Rio de Janeiro: Guanabara Koogan; 2006.
7. Crespilho AM, Martins MIM, Souza FF, Lopes MD, Papa FO. Abordagem terapêutica do neonato canino e felino: 1. Particularidades farmacocinéticas. Rev Bras Reprod Anim. 2006;30(1-2):3-10.
8. Grubb TL. Anesthesia for the pediatric and geriatric patient. In: Slatter D. editor. Textbook of small animal surgery. Philadelphia: Saunders; 2003. p. 2593-7.
9. Andrade SF, Manual de terapêutica veterinária. São Paulo: Roca; 2008.
10. Poffenbarger EM, Ralston SL, Chandler ML *et al.* Canine neonatology. Part I. Phisiological differences between puppies and adults. Compend Contin Educ Pract Vet. 1990;12:601-9.
11. Matheus KA. Analgesia for the pregnant, lactating and neonatal to pediatric cat and dog. J Vet Emerg Crit Care. 2005;15:273-84.
12. Plumb DC. Drugs in neonates: principles and guesses. In: Proceedings of Annual Conference of the Society for Theriogenology; 2004; Lexington, KY; 2004. p. 307-14.
13. Langston C. Pharmacotherapy of neonates and pregnant animals. In Proceedings of 19th ACVIM Forum; 2001; Denver, CO. Available from: www.aavpt.org.
14. Vela AI, Falsen E, Simarro I, Rollan E, Collins MD, Dominguez L, Fernandez-Garayzabal JF. Neonatal mortality in puppies due to bacteremia by *Streptococcus dysgalactiae subsp. dysgalactiae.* Journal of Clinical Microbiology. 2006;44(2):666-8.
15. Owen WMA, Sturgess CP, Harbour DA, Egan K, Gruffydd TJ. Efficacy of azithromycin for the treatment of feline chlamydophilosis. Journal of Feline Medicine & Surgery. 2003;5(6):305-11.
16. Hoskins JD. Editor. Veterinary pediatrics: dogs and cats from birth to six months. Philadelphia: Saunders; 2001.
17. Jones RL. Special considerations for appropriate antimicrobial therapy in neonates. Vet Clin North Am: Small Anim Pract. 1987;17:577-602.
18. Giapros VI, Cholevas VI, Andronikou SK. Acute effects of gentamicin on urinary electrolyte excretion in neonates. Pediatr Nephrol. 2004;19:322-5.
19. Seguin MA, Papich MG, Sigle KJ, Gibson NM, Levy JK. Pharmacokinetics of enrofloxacin in neonatal kittens. Am J Vet Res. 2004;65(3):350-6.
20. Nagle T. Topics in pediatric dermatology. Vet Clin Small Anim. 2006; 36:557-72.
21. Scott DW. Miller Jr WH, Griffin CE. Fungal skin diseases. In: Muller and Kirk's small animal dermatology. Philadelphia: Saunders; 2001. p. 336-422.
22. Sturgess K. Enfermedades Infecciosas de cachorros jóvenes y gatitos. In: England GCW, Simpson GM, Harvey MJ, editores. Manual de reproducción y neonatologia en pequeños animals. Barcelona: Romanyá/Valls; 2000. p. 215-24.
23. Irwin PJ. Companion animal parasitology: a clinical perspective 2002; 32:581-93.
24. Scorza AV, Radecki SV, Lappin MR. Efficacy of febantel/pyrantel/praziquantel for the treatment of *Giardia* infection in cats. J Vet Int Med. 2004;18(3): 388p.
25. Stoye M. Biology, pathogenicity, diagnosis and control of Ancylostoma-caninum, Dtsch Tierarztl Wochenschr. 1992;99(8):315-21.
26. Reinemeyer CR, Faulkner CT, Assadi-Rad AM, Burr JH, Patton S. Comparison of the efficacies of three heartworm preventatives against experimentally induced infections with *Ancylostoma caninum* and *Toxocara canis* in pupies. J Am Vet Med Assoc. 1995;206(11):1710-5.
27. Rovda LR, Hooser SB. Toxicology of newer pesticides for use in dogs and cats. Vet Clin Small Anim. 2002;32:455-67.
28. Curtis CF. Use of 0,25 por cent fipronil spray to treat sarcoptic manage in a litter of five-week-old puppies. Veterinary Records. 1996;139:43-4.
29. Stansfield D. A review of the safety and efficacy of lufenuron in dogs and cats. Canine Pract. 1997;22:34-8.
30. Shanks DJ. *et al.* The efficacy of selamectin in the treatment of naturally acquired aural infestations of *Otodectes cynotis* in dogs and cats. Veterinary Parasitology. 2000;91:283-90.
31. Calvert CA, Cornelius LM. The most common indications for using corticosteroid hormones in veterinary practice. Vet Med. 1990;84:826-45.
32. Grundy SA. Clinically relevant physiology of the neonate. Vet Clin Small Anim. 2006;36:443-59.
33. Warner TD, Mitchell JA. Cyclooxygenases: new forms, new inhibitors, and lessons from the clinic. The FASEB Journal. 2004;18:790-804.

48 Nutrição Neonatal e Pediátrica

Flávia Quaresma Moutinho

Introdução

O desenvolvimento animal é um processo que se inicia na concepção,[1] assim os cuidados nutricionais com o novo ser em desenvolvimento devem ser tomados desde a escolha da fêmea reprodutora, canina ou felina.[1,2] O estado nutricional da fêmea influencia diretamente a viabilidade dos fetos.[3] A subnutrição pode gerar filhotes de baixo peso e aumentar a mortalidade pré e neonatal; já o excesso de peso materno pode levar ao desenvolvimento de fetos muito grandes, dificultando e, muitas vezes, inviabilizando o parto natural.[2] Manter o equilíbrio nutricional materno é o ponto de partida para o sucesso na nutrição neonatal e pediátrica.

Cuidados nutricionais durante a gestação

Não há um produto comercial específico para a nutrição de cadelas e gatas gestantes e em lactação.[1] Neste período, as fêmeas devem receber um alimento de alta qualidade, fácil digestão[2] e adequado tanto à gestação quanto à lactação.[1,2] Os produtos comerciais destinados aos animais em crescimento são os alimentos utilizados para suprir as necessidades destas fêmeas.[1] A introdução deste novo alimento deve ser feita o mais precocemente possível, preferencialmente aos primeiros sinais do cio, para que a fêmea possa se adaptar completamente à nova dieta.[2]

Cadelas

Durante as cinco primeiras semanas de gestação das cadelas, o crescimento fetal é lento[1,2] e a mineralização óssea ainda não ocorreu.[1] Assim, neste período não há aumento significativo das necessidades nutricionais da cadela e, consequentemente, não há aumento notável na ingestão alimentar e no ganho de peso. Em contrapartida, a partir da sexta semana de gestação, os fetos passam a se desenvolver muito rapidamente,[1,2] aumentando consideravelmente os requerimentos energéticos, proteicos e minerais da cadela,[1] promovendo a maior proporção de aumento de peso da gestação.[1]

Nutricionalmente, esta é a fase mais crítica da gestação, pois o aumento fetal comprime o trato gastrintestinal, reduzindo o espaço físico estomacal da cadela, o que contribui ainda mais para a diminuição do apetite da mesma.[2] Estes fatos são antagônicos às necessidades da fêmea, cujo requerimento energético passa a ser 1,4 vez maior que o seu requerimento energético de manutenção.[1] Neste período, a fêmea deve receber uma ração altamente palatável, com elevada densidade energética, oferecida em pequenas porções, várias vezes ao dia[1,2] para suprir suas demandas nutricionais. A cadela alimentada adequadamente deve apresentar peso corporal pós-parto 5 a 10% superior ao que apresentava antes do acasalamento.[2]

Gatas

Adversamente ao observado nas cadelas, o aumento de peso das gatas gestantes é observado já no início da gestação, o consumo alimentar aumenta gradualmente semana a semana[1,2] e até o final da gestação ela terá aumentado o seu peso em 70%. Nas três primeiras semanas de gestação, a gata vai acumular a gordura que será utilizada no final da gestação e durante a lactação.[1,2]

Assim como nas cadelas, as gatas devem ser alimentadas com rações de alta densidade energética,[1] e como os felinos já têm o hábito de se alimentarem com pequenas porções várias vezes ao dia,[4] o sistema de alimentação de livre escolha (*ad libitum*) é o mais indicado para as gatas, que devem receber entre 25 e 50% adicionais das suas necessidades de manutenção. Neste período, é necessário prevenir o excesso de peso.

Cuidados nutricionais durante a lactação

As necessidades nutricionais básicas para cadelas e gatas durante a lactação são as mesmas. A alimentação deve ser de boa qualidade, conter alta densidade energética e ser oferecida *ad libitum*. O acesso à água fresca deve ser irrestrito,[1] o que garantirá a produção adequada de leite e evitará a perda de peso materna.[2] De modo geral, a gata e a cadela devem consumir, na lactação, três vezes mais que seu requerimento energético de manutenção.

Cadelas

Para esta espécie, o período de lactação deve ser avaliado com maior cuidado, pois além da grande demanda energética necessária à produção deste leite extremamente rico em cálcio,[1,2,5] energia (1.200 a 1.500 cal/kg de leite)[1] e proteína, as variações do tamanho da ninhada e do potencial de crescimento de cada raça podem aumentar esta demanda nutricional.[1]

A espécie canina é sem dúvida a única em que a variação de tamanho e do formato do corpo é notória. Dependendo da raça, o peso corporal pode variar de 1 kg, como é o caso dos Chihuahua, a mais de 80 kg, no caso dos São-bernardos.[6,7] Nos cães de pequeno porte, é durante a amamentação que ocorre o período de crescimento mais intenso dos filhotes.[1,7]

Gatas

A espécie felina não apresenta essa variação gritante no tamanho dos animais de diferentes raças. Além disso, as gatas estão mais preparadas para a amamentação. Após o parto, elas estão pesando 20% a mais do que pesavam antes do início da gestação. Os alimentos ingeridos pela gata vão influenciar diretamente a qualidade do leite produzido.[1]

Cuidados nutricionais com os neonatos

A composição do leite produzido pelas cadelas e gatas sofre modificações ao longo do período de lactação.[2,8] O primeiro tipo de leite produzido imediatamente após o parto é o colostro. O colostro é um tipo especial de leite que fornece ao neonato nutrientes, imunoglobulinas e outros fatores imunes, além de hidratar o recém-nascido, sendo essencial na manutenção do volume plasmático nas primeiras horas que precedem o parto.

A ingestão do colostro deve ocorrer nas primeiras 24 h de vida, pois neste momento a mucosa intestinal dos filhotes está permeável a estas proteínas grandes e intactas. Entre 24 e 72 h após o nascimento, o colostro é transformado em leite.[2]

Para um desenvolvimento adequado, os filhotes devem ser amamentados 4 a 6 vezes/dia durante as seis primeiras semanas de vida. Para avaliar a eficiência nutricional neste período, podemos aplicar um método indireto muito simples de pesagem destes animais. Nas duas primeiras semanas, os animais devem ser pesados diariamente e, após a terceira semana, eles podem ser analisados a cada 3 ou 4 dias.[2]

Durante as quatro primeiras semanas de vida, apenas o leite materno é suficiente para promover o crescimento normal. Após este período, que coincide com o surgimento da dentição decídua, recomenda-se a suplementação com outros nutrientes, pois a manutenção apenas com o leite materno resultará em queda na taxa de crescimento.[9]

Desmame

O processo de desmame deve ser iniciado a partir da quarta semana de idade, pois neste período o leite materno torna-se insuficiente para atender a todas as exigências nutricionais dos filhotes.[1,2,9] Este é um período delicado, especialmente para os cães, pois estes animais começam a adquirir capacidade digestória à medida que diminuem a sua tolerância à lactose. Nesse momento, alguns distúrbios gastrintestinais podem ocorrer, especialmente por erros no manejo dietético.[1]

Na desmama dos cães, deve ser feita uma papa com o alimento da mãe, adicionando-se um pouco de água morna. O leite de vaca, que tem mais lactose que o leite das cadelas, deve ser evitado,[1,2] pois ele é considerado a principal causa de diarreia nesse período. Os gatos têm um paladar mais seletivo e frequentemente tendem a rejeitar esta papa com água.[4] Como o leite das gatas, assim como o das vacas, tem teor mais elevado de lactose, nesta espécie, a papa de desmame pode ser feita com um pouco de leite bovino adicionado ao alimento da mãe.[1,2] No caso dos felinos, a preferência alimentar materna influenciará a preferência dos filhotes pelo menos até o primeiro ano de vida.[4]

A quantidade de água, no caso dos cães, e leite, no caso dos gatos, deve ser reduzida gradativamente até que o animal receba o alimento totalmente seco ao final das 8 semanas de idade, quando o desmame estará completo.[1,2]

Cuidados nutricionais com os órfãos

Sucintamente, órfão é qualquer animal que não tem acesso ao leite materno, seja pela morte da mãe ou porque a mãe não produz ou produz pouco leite, ou ainda quando o número da ninhada é muito elevado, e até mesmo em casos de mastite quando há leite, mas ele não pode ser consumido por estar contaminado.[1,2]

O melhor alimento para o órfão é o leite de mãe adotiva da mesma espécie; quando não houver esta possibilidade, deve-se administrar um substituto do leite. O leite da cadela e das gatas tem mais gorduras, proteínas e minerais[1,2,8,9] que o leite de vaca que, devido a sua alta concentração de lactose, pode causar diarreia em cães. Assim, o leite dessa espécie não serve como substituto para o leite de cadelas e gatas.[2]

Os substitutos comerciais do leite canino e felino são os produtos indicados para atender às exigências nutricionais dos órfãos. Estes produtos são feitos à base de leite de vaca, só que este é modificado e acrescido com vários nutrientes para se tornar o mais semelhante possível ao leite destes animais e não causar intolerância.[1,2]

Os substitutos caseiros do leite não devem ser administrados, pois não garantem a quantidade adequada dos nutrientes essenciais e de energia para estes filhotes, especialmente pela capacidade gástrica reduzida destes animais, pois, em média, os cães conseguem ingerir 10 a 20 mℓ por mamada e os gatos, 5 a 10 mℓ. Os substitutos comerciais são concentrados e balanceados, conseguindo assim suprir as demandas energéticas destes animais.

Cuidados nutricionais com os cães em crescimento

A fase de desenvolvimento mais complexa para filhotes de cães[7] e gatos[2] de todas as raças é o período compreendido entre a desmama até o filhote atingir 50% da sua estimativa de peso adulto,[7] que corresponde ao período de crescimento acelerado.[1,2] Suprir as necessidades nutricionais dos animais nesta fase exige muito cuidado, pois gatos, cães de pequeno, médio e grande porte apresentam curvas de crescimento diferentes. Tanto na taxa quanto na duração do crescimento,[7] seus requerimentos nutricionais e energéticos também são distintos em cada fase do seu desenvolvimento.[6,7]

Filhotes de cães de pequeno porte[7] e gatos[1] apresentam um período de crescimento rápido, em torno de 11 semanas, atingindo a idade adulta ao final de 42 semanas. Assim, para animais deste porte[7] e para os felinos[1] um único produto destinado ao crescimento pode ser administrado do desmame até a fase adulta.[1,6,7]

Cães de grande porte devem ser alimentados com, pelo menos, dois tipos de produto, o primeiro alimento deve ser destinado ao período de crescimento acelerado (18 a 23 semanas), em que o crescimento ósseo é mais evidente e as necessidades proteicas são maiores. Nesta fase, a relação cálcio:fósforo do alimento deve ser observada com atenção e situar-se na faixa de 1,2 a 1,5 parte de cálcio para cada parte de fósforo.[7]

Um segundo tipo de alimento deve ser oferecido a partir do final da fase de crescimento rápido até que os animais atinjam a idade adulta (52 a 65 semanas), quando o desenvolvimento da massa muscular é mais intenso. Nesta fase, a qualidade proteica é fundamental para o fornecimento dos aminoácidos necessários à formação muscular.[7]

Essas recomendações, embora baseadas cientificamente, não são exigidas pelos órgãos de referência em nutrição animal. Elas são estratégias nutricionais muito utilizadas para otimizar a alimentação de cães e gatos;[6] um exemplo deste tipo de estratégia é a utilização de alimentos funcionais.

Segundo Borges *et al.*,[10] o alimento funcional é todo alimento ou ingrediente que, além das funções nutricionais básicas, quando consumido como parte da dieta usual, produz efeitos metabólicos e/ou fisiológicos e/ou efeitos benéficos à saúde, devendo ser seguro para consumo sem supervisão profissional. Os antioxidantes e os pré-bióticos são dois tipos de alimentos funcionais muito úteis durante o crescimento dos filhotes.

Os antioxidantes, como a vitamina E, estimulam as defesas imunológicas. Já os pré-bióticos, como o frutoligossacarídio e o mananoligossacarídio, favorecem o crescimento intestinal de bactérias benéficas e limitam o crescimento das bactérias patogênicas, respectivamente.[1,10]

Atualmente, suprir os requerimentos nutricionais de cães e gatos tornou-se uma tarefa mais fácil frente à existência de diversos produtos de alta qualidade, desenvolvidos de acordo com as recomendações dos órgãos de referência para o desenvolvimento de alimentos para animais de estimação. Cabe a nós, veterinários, adequarmos estes alimentos disponíveis aos distintos requerimentos nutricionais exigidos ao longo do ciclo de desenvolvimento de cães e gatos.

Referências

1. Furniss G. The influence of nutrition n puppy and kitten growth and development. Irish Vet J. 2008;61:191-3.
2. Case LP, Carey DP, Hirakawa DA. Nutrição canina e felina. Manual para profissionais. 1. ed. Madrid: Harcout Brace; 1998.
3. Rodgers ASW, Waldron MK, Bigley KE, Lees GE, Bauer JE. Dietary fatty acids alter plasma lipids and lipoprotein distributions in dogs during gestation, lactation, and perinatal period. J Nutr. 2005; 35:2230-5.
4. Bradshaw JWS. The evolutionary basis for the feeding behavior of domestic dogs (*Canis familiaris*) and cats (*Felis catus*). J Nutr. 2006; 136:1927S-31S.
5. Bauer JE, Heineann KM, Bigley KE, Lees GE, Waldron MK. Maternal diet α-linolenic acid during gestation and lactation does not increase docosahexaenoic acid in canine milk. J Nu Nutr. 2004;134:2035S-8S.
6. Hawthorne AJ, Booles D, Nugent PA, Gettinby G, Wilkinson J. Body-weight changes during growth in puppies of different breeds. J Nu Nutr. 2004; 134:2027S-30S.
7. Colnago GL. Perfil nutricional de alimentos para filhotes de case de raças pequenas, grandes e gigantes: o que muda? In: Carciofi AC. Colégio Brasileiro de Nutrição Animal Editoração. VII Simpósio Sobre Animais de Estimação; 2008, maio, 15-16; Campinas. São Paulo; p. 19-30.
8. Dobenecker B, Zottmann B, Kienzle E, Zentek J. Investigations on milk composition and milk yield in queens. J Nu Nutr. 1998; 128:2618S-9S.
9. Oftedal OT. Lactation in dog: milk composition and intake by puppies. J. Nu Nutr. 1998;128:2618S-9S.
10. Borges FMO, Salgarello RM, Gurian TM. Recentes abanicos na nutrição de cães e gatos In: Carciofi AC, Colégio Brasileiro de Nutrição Animal Editoração. VII Simpósio Sobre Animais de Estimação; 2003, 31 julho a 01 agosto; Campinas. São Paulo; p. 19-30.

49 Imunoprofilaxia no Filhote

Raquel de Queiroz Fagundes

Desenvolvimento do sistema imunológico

O desenvolvimento do sistema imunológico nos fetos mamíferos segue um padrão consistente. O timo é o primeiro órgão linfoide a se desenvolver, seguido pelos órgãos linfoides secundários. Embora as células B apareçam logo após o desenvolvimento do baço e dos linfonodos, os anticorpos são encontrados geralmente apenas no final da vida fetal, se forem encontrados. A capacidade do feto de responder a antígenos se desenvolve muito rapidamente após os órgãos linfoides aparecerem, mas nem todos os antígenos são igualmente capazes de estimular o tecido linfoide fetal. O sistema imunológico se desenvolve em uma série de etapas, sendo que cada etapa permite ao feto responder a mais antígenos. Essas etapas são conduzidas de acordo com o aumento gradual do uso da conversão gênica ou mutações somáticas para aumentar a diversidade de anticorpos. A capacidade de montar respostas imunológicas mediadas por células se desenvolve simultaneamente com a produção de anticorpos.[1-5]

Estratégias para o desenvolvimento de vacinas

A importância da imunização profilática contra doenças infecciosas é mais bem ilustrada, pelo fato de que programas de vacinação no mundo levaram à erradicação completa ou quase completa de muitas dessas doenças nos países desenvolvidos.

As vacinas induzem proteção contra infecções, estimulando o desenvolvimento de células efetoras e células de memória de vida longa. A maioria das vacinas em uso rotineiro hoje em dia atua induzindo a imunidade humoral, e estão em andamento tentativas de estimular, pela vacinação, as respostas imunológicas mediadas por células.[1-5]

Imunoprofilaxia no filhote

A vacinação é o método mais eficaz para o controle das doenças infecciosas em humanos e animais, oferecendo a melhor relação custo-benefício. A tecnologia relacionada com as vacinas segue um rápido avanço, especialmente por meio do uso de técnicas moleculares modernas e pela nossa maior compreensão dos mecanismos imunológicos e das vias de otimização das respostas imunológicas, atingindo-se proteção máxima.

Os fungos, os protozoários e os metazoários constituem-se em grandes desafios, pois contêm determinantes antigênicos mais complexos e a resposta imunológica, produzida por vacinas confeccionadas com o microrganismo ou parte de seus componentes, nem sempre é capaz de prevenir contra a infecção específica.[6,7]

Embora os princípios da vacinação sejam conhecidos há vários anos, as vacinas e os procedimentos de vacinação continuam a evoluir, conforme buscamos melhorar sua eficácia e segurança. Inicialmente, diversas vacinas apresentavam eficácia limitada e induziam efeitos adversos graves, embora esses efeitos fossem considerados aceitáveis quando comparados com os riscos de se contrair a doença. Os protocolos de vacinação desenvolvidos naquela época refletiam a curta duração da imunidade induzida por essas vacinas. Os avanços atuais no desenho e na produção das vacinas resultaram em grandes melhoras tanto na segurança quanto na eficácia desses produtos. Essas melhoras levaram à reavaliação dos riscos e benefícios relativos da vacinação e resultaram em alterações nos protocolos de vacinação. A vacinação nem sempre é um procedimento inócuo, podendo ocasionar adoecimento ou morte. Por essa razão, o uso de qualquer vacina deve ser acompanhado de uma análise da relação custo-benefício, conduzida pelo veterinário em conjunto com o proprietário do animal, da necessidade de administração de uma vacina. Os protocolos de vacinação devem ser personalizados para cada animal, direcionando a atenção necessária à seriedade e ao potencial zoonótico do agente, ao risco de exposição do animal e às exigências legais relacionadas com a vacinação.

Os dois principais fatores que determinam o uso de uma vacina são: (1) segurança; (2) eficácia. Devemos sempre nos assegurar de que os riscos da vacinação não excedam aqueles associados à chance de se contrair a doença em si. Portanto, pode ser inadequado utilizar uma vacina contra uma doença que seja rara, facilmente tratada de outras maneiras ou que apresente pouca significância clínica. Além disso, devido ao fato de que a detecção de anticorpos constitui um procedimento diagnóstico comum, o uso desnecessário de vacinas pode dificultar o diagnóstico baseado na sorologia e, talvez, impossibilite a erradicação de uma doença. Por isso, a decisão de utilizar vacinas para o controle de qualquer doença deve ser baseada não somente no grau do risco associada à doença, mas também na disponibilidade de procedimentos superiores de controle ou tratamento.

A segunda principal consideração é a eficácia da vacina. As vacinas nem sempre são eficazes, portanto, em algumas doenças, pois mesmo as melhores vacinas podem induzir imunidade protetora fraca ou ausente. Em outras doenças, a resposta imunológica é transitória e relativamente ineficaz e, portanto, é difícil obter sucesso com a vacinação.

Devido a essas considerações, alguns pesquisadores recomendaram que as vacinas veterinárias fossem divididas em categorias, com base em sua importância. A primeira categoria consiste em vacinas essenciais (ou centrais) – aquelas vacinas necessárias por protegerem contra doenças comuns e perigosas, de tal modo que, se não forem utilizadas, os animais apresentarão risco significativo de contraírem doença ou morrerem. A segunda categoria consiste em vacinas opcionais (ou não centrais). Estas são direcionadas contra as doenças para as quais os riscos associados à ausência de vacinação possam ser baixos. Em diversos casos, os riscos oferecidos por essas doenças são determinados pela localidade ou pelo estilo de vida dos animais. O uso dessas vacinas opcionais deve ser determinado por um veterinário, com base no risco de exposição. Uma terceira categoria consiste nas vacinas que podem não ter aplicação na vacinação de rotina, mas poderão ser utilizadas sob circunstâncias bastante especiais. Trata-se de vacinas destinadas a doenças de pouca significância clínica ou cujos riscos não superam, significativamente, seus benefícios. Obviamente, toda aplicação de vacina deve ser conduzida com base no consentimento livre e esclarecido. O proprietário do animal deve estar ciente dos riscos e benefícios envolvidos antes de consentir a vacinação.[8,9]

Tipos de imunização

Há dois métodos pelos quais qualquer animal pode se tornar imune a uma doença infecciosa: as imunizações passiva e ativa. A imunização passiva produz imunidade temporária pela transferência de anticorpos de um animal resistente a outro suscetível. Estes anticorpos, transferidos de modo passivo, propiciam proteção imediata. No entanto, devido a um catabolismo gradual, essa proteção diminui em intensidade, e o receptor, eventualmente, torna-se, mais uma vez, suscetível.

A imunização ativa, em contraste, envolve a administração de antígenos a um animal, de tal maneira que este responda pelo estabelecimento de uma resposta imunológica. Uma nova imunização ou a exposição à infecção do mesmo animal resultará em resposta imunológica secundária e melhora acentuada da imunidade. A desvantagem da imunização ativa é que, como ocorre com todas as respostas imunológicas adquiridas, a proteção não é conferida imediatamente. Entretanto, uma vez estabelecida, a imunidade apresenta longa durabilidade, sendo capaz de uma nova estimulação.[10,11]

Imunização passiva

A transferência passiva de anticorpos resulta na proteção imediata, porém de curta duração. Os anticorpos transferidos são rapidamente catabolizados, tornando os animais receptores novamente suscetíveis.

A imunização passiva natural é representada pela transferência de anticorpos da mãe para o filhote, via placenta e colostro. A transferência passiva de imunoglobulinas em mínimas quantidades pela placenta e também de pequena quantidade de material celular pelo colostro é essencial para propiciar adequada proteção contra as infecções graves e fatais, como cinomose, em caninos, ou panleucopenia, em felinos.

A transferência de anticorpos também pode ser obtida artificialmente pelo uso de soros hiperimunes. Existem algumas condições em que a imunoprofilaxia passiva (ou a imunoterapia) é indicada:

- Neonatos privados de colostro e expostos ao risco da infecção
- Pacientes caninos e felinos imunodeprimidos, por quimioterapias, por exemplo, expostos ao risco da infecção durante o curso da hospitalização
- Soro hiperimune também pode ser de valor profilático ou terapêutico no tratamento de ninhadas de cães acometidos pela infecção neonatal por herpes-vírus. O soro deve ser preparado a partir de cadelas sadias que tenham tido anteriormente ninhadas com a infecção
- Como medida terapêutica, o soro hiperimune específico pode ser indicado no tratamento de parvovirose canina (fase inicial) ou tétano (soro antitetânico, heterólogo).

É bastante controversa e, na maioria das vezes, não há indicação para o uso profilático ou terapêutico do soro contra a cinomose.

A eficiência da imunização passiva depende de muitos fatores, incluindo o título de anticorpos para o agente envolvido, o volume administrado, a relativa importância dos anticorpos humorais no controle da infecção e o momento de administração em relação à exposição ao agente. O declínio dos anticorpos transferidos passivamente é semelhante ao das imunoglobulinas absorvidas pelo colostro no período imediatamente posterior ao parto.[12]

Imunização ativa

A imunização ativa apresenta diversas vantagens em relação à imunização passiva, as quais incluem um período prolongado de proteção e a memória e o reforço desta resposta protetora, por meio de injeções repetidas do antígeno ou pela exposição à infecção. Portanto, a vacina ideal para a imunização ativa deve propiciar imunidade intensa e prolongada. Esta imunidade deve ser conferida tanto ao animal imunizado quanto aos seus fetos, se houver. Para que esta imunidade intensa seja conferida, a vacina não pode apresentar efeitos colaterais adversos. A vacina ideal deve ser barata, estável e adaptável à vacinação em massa. Preferencialmente, esta vacina deve estimular resposta imunológica distinguível daquela resultante da infecção natural, de maneira que a imunização e a erradicação possam proceder simultaneamente.

Além das exigências descritas anteriormente, as vacinas eficazes devem apresentar outras propriedades essenciais. Primeiramente, o antígeno deve ser administrado de maneira eficiente, para que as células apresentadoras de antígenos possam processá-lo, liberando as citocinas adequadas. Em segundo lugar, tanto as células T quanto as células B devem ser estimuladas, para que produzam grandes números de células de memória. Em terceiro, a vacina deve produzir diversos epítopos para células T auxiliares e efetoras, para que as variações individuais nas propriedades dos epítopos e nos polimorfismos do complexo de histocompatibilidade principal classe II sejam minimizadas. Finalmente, o antígeno deve ser capaz de estimular as células de memória, de tal modo que a proteção seja a mais duradoura possível.[7]

Tipos de vacinas

As vacinas clássicas são derivadas de organismos inteiros e são de dois tipos: vivo atenuado (caráter infeccioso) e caráter não infeccioso, composto de microrganismo inativo ou sua fração. Existem vantagens e desvantagens referentes a ambos os tipos de vacina. Para aumentar a potência da vacina e remover as proteínas não essenciais, potencialmente alergênicas, novas vacinas foram e são desenvolvidas. Deleção genética, recombinação ou uso de ácidos nucleicos puros são algumas das modificações encontradas nas vacinas da nova geração, assim como o uso de frações de subunidades de agentes purificados ou peptídios semissintéticos produzidos por recombinação genética ou, ainda, antidiótipos.

Vacinas produzidas com o agente infeccioso vivo

Vacinas de organismos vivos

Os agentes infecciosos devem ser modificados (atenuados) para se replicar no hospedeiro sem produzir a doença. As vacinas atenuadas estimulam a imunidade mediada por células e imunidade humoral de longa duração. Por prever a replicação no organismo, a massa antigênica inicial é menor, o que não repercute negativamente no desenvolvimento das imunidades humoral e celular. Entretanto, qualquer fator que neutralize ou inative a vacina a torna ineficaz. A atenuação dos agentes infecciosos é obtida pela adaptação em hospedeiros diversos dos habituais, submetendo-os a prolongado armazenamento ou por passagem seriada em cultura de tecidos. As vacinas vivas são geralmente liofilizadas, o que aumenta a estabilidade e o período de armazenamento. Elas devem ser armazenadas a 4°C. As vacinas comerciais contêm, em geral, excesso de antígeno, por ser esperado certo grau de deterioração. As vacinas contra as infecções virais, em geral, contêm o organismo atenuado (vírus vivo modificado). Exemplos: vacinas de cinomose, parvovírus canino, adenovírus canino tipo II, herpes-vírus felino, calicivírus felino, *parainfluenza* canina. A vacina contra a traqueobronquite infecciosa dos cães contém cepa de *Bordetella bronchiseptica* menos patogênica.

Vacinas recombinantes vetorizadas

Essas vacinas utilizam agentes infecciosos não patogênicos como vetores. O código genético do agente infeccioso patogênico é inserido no vetor, para produzir as proteínas imunogênicas essenciais ao desenvolvimento da imunidade no hospedeiro. Os vetores podem ser geneticamente alterados para eliciar a atividade de linfócitos T-*killers* e T-citotóxicos. Um problema em potencial com as vacinas vetorizadas recombinantes é a possibilidade de haver a produção no hospedeiro de anticorpos contra o vetor. Entre os vetores estudados, os poxvírus apresentam as características desejáveis para um vetor de expressão, em virtude do genoma grande e da ampla variedade de hospedeiro. Exemplo de vacina vetorizada: vacina contra cinomose, cujo vetor é o canarypoxvírus. Os poxvírus são também utilizados como vetores em vacinas comerciais para a leucemia felina e vacina antirrábica oral para a proteção da fauna silvestre (Recombitek®, Merial).

Vacina recombinante, geneticamente modificada

Remoção dos códigos genéticos que codificam para o fator de virulência, mantendo-se, porém, a capacidade de replicação. Uma vacina contendo herpes-vírus modificado dessa maneira está sendo desenvolvida experimentalmente.

Vacinas de ácidos nucleicos

Quando inoculados sob a forma pura ou clonados (plasmídios contendo moléculas com o código genético completo), os ácidos nucleicos podem estimular a produção de proteínas imunogênicas pelo próprio hospedeiro, sem serem permanentemente incorporados no genoma da célula hospedeira. Produziu-se, experimentalmente, uma vacina contendo ácido ribonucleico (RNA, *rubonucleic acid*) do vírus da cinomose, que promove a expressão de proteínas do nucleocapsídio, fusão e hemaglutininas. A vantagem dessa vacina é a de sobrepujar o bloqueio dos anticorpos maternos, 2 semanas após o nascimento, preparando o sistema imunológico para a vacinação subsequente como uma vacina convencional (viva modificada) com 9 semanas de idade. As duas últimas modalidades de vacinas são experimentais, não estando disponíveis comercialmente.

Vacinas não infecciosas

Vacinas com agentes não infecciosos | Inativos ou mortos

Os agentes infecciosos são cultivados e inativados de diversas maneiras, sem destruir a imunogenicidade. Por não ocorrer replicação do microrganismo no hospedeiro, a massa antigênica contida na vacina é de fundamental importância. Muitas vacinas inativadas contêm adjuvantes, associadas ao antígeno, para melhorar a resposta imunológica. Em decorrência do maior conteúdo proteico (maior massa antigênica) e da existência de adjuvantes, as vacinas inativadas apresentam maior tendência ao desenvolvimento de reações inflamatórias locais e alérgicas sistêmicas. São consideradas seguras (não há possibilidade de causar doença), porém não mimetizam a infecção natural; portanto, a imunidade da mucosa ou imunidade mediada por células produzida pode ser insuficiente para a adequada proteção contra as infecções naturais. Após a vacinação com vacinas inativadas, muitos animais parcialmente protegidos provavelmente se infectam quando expostos aos agentes virulentos, no entanto, a infecção é, na maioria das vezes, leve e assintomática e reforça a imunidade do hospedeiro contra o desenvolvimento da doença. Exemplos: vacinas contra coronavirose, leptospirose (todas), antirrábica, vírus da leucemia felina, *Bordetella bronchiseptica* (parenteral), *parainfluenza* inativada, vacina de *Giardia canis*.

Vacinas de subunidades

Elaboradas com componentes imunogênicos dos agentes infecciosos, purificados e livres de outras frações proteicas indesejadas, o que diminui a alergenicidade e, consequentemente, minimiza as reações colaterais. Os componentes são reconhecidos como "estranhos" pelo sistema imunológico, eliciando a resposta imunológica do hospedeiro. Exemplos desse tipo de vacina são: vacina contra leucemia felina, composta de sobrenadante da cultura celular do vírus (Leukocell®); vacina contra leptospirose, composta de proteína da membrana da leptospira purificada (Duramune Max®); fração proteica de *Bordetella bronchiseptica* (Bronchiguard®); fração fucose manose ligante de *Leishmania donovani* na vacina contra leishmaniose (Leishmune®).

Vacinas de proteínas recombinantes

O antígeno é introduzido em bactérias, leveduras ou linhagens celulares contínuas e, após a replicação desses elementos, a proteína é extraída e purificada. Uma das vacinas comerciais contra a leucemia felina baseia-se nessa tecnologia (Leucogen® – Virbac, França), não disponibilizada atualmente no Brasil. A imunidade desenvolvida por essas vacinas equipara-se à das vacinas inativadas contendo o organismo inteiro. Entretanto, alguns dos peptídios antigenicamente ativos são de baixa potência, necessitando da incorporação de adjuvante à vacina.[12]

Adjuvantes

Para maximizar a eficácia das vacinas, especialmente daquelas que contêm organismos inativos com baixa antigenicidade ou antígenos altamente purificados, é prática comum a inclusão de substâncias denominadas adjuvantes ao antígeno. Os adjuvantes podem aumentar bastante a resposta do organismo às vacinas. Assim, podem permitir reduções na quantidade de antígeno injetado ou no número de doses administradas e são essenciais ao estabelecimento de memória prolongada contra os antígenos solúveis. Os mecanismos de ação dos adjuvantes são pouco compreendidos; este problema atrasou o desenvolvimento racional dessas substâncias, tornando sua seleção um tanto empírica. Em geral, no entanto, os adjuvantes atuam por meio de três mecanismos. Os adjuvantes de depósito simplesmente protegem os antígenos da degradação rápida, consequentemente prolongando as respostas imunológicas. O segundo grupo consiste em partículas que distribuem os antígenos, de maneira eficaz, às células apresentadoras dessas substâncias e, portanto, aumentam sua apresentação. O terceiro grupo – os adjuvantes imunoestimulantes – consiste em moléculas que aumentam a produção de citocinas e estimulam as respostas Th1 ou Th2 seletivamente, propiciando o coestímulo adequado.

Adjuvantes de depósito

Alguns adjuvantes simplesmente atrasam a eliminação dos antígenos e, assim, permitem que a resposta imunológica seja prolongada. O sistema imunológico, sendo orientado pelos antígenos, responde a essas substâncias e encerra sua atividade quando elas são eliminadas. A taxa de eliminação antigênica pode ser reduzida pela inclusão de um adjuvante insolúvel, de degradação lenta. Exemplos de adjuvantes formadores de depósito incluem os sais de alumínio, como hidróxido de alumínio, fosfato de alumínio e sulfato duplo de alumínio e potássio (alume), assim como o fosfato de cálcio. Quando o antígeno é misturado a um desses sais e injetado em um animal, forma-se um granuloma rico em macrófagos nos tecidos. O antígeno é liberado lentamente deste granuloma para o organismo e, consequentemente, propicia estímulo antigênico prolongado. Os antígenos que normalmente persistem por apenas alguns dias podem ser retidos no organismo por várias semanas com esta técnica. Estes adjuvantes de depósito influenciam somente a resposta imunológica primária, exercendo pouco efeito sobre as respostas imunológicas secundárias. Os adjuvantes à base de alumínio também apresentam a desvantagem de que, enquanto promovem as respostas dos anticorpos, exercem pouco efeito estimulante sobre as respostas mediadas por células.

Um método alternativo de se formar um depósito é a incorporação do antígeno em uma emulsão de água em óleo (denominada adjuvante incompleto de Freund). O óleo mineral leve estimula resposta inflamatória local crônica e, como resultado, forma-se um granuloma ou abscesso ao redor do local do inóculo. O antígeno é lentamente eliminado pela fase aquosa da emulsão. Esses adjuvantes de depósito podem causar irritação e destruição teciduais significativas. Os óleos minerais são especialmente irritantes. Os óleos não minerais, embora menos irritantes, também são menos eficazes. A lesão tecidual induzida pelos adjuvantes também pode promover respostas imunológicas, pois as alarminas produzidas pela inflamação e pela necrose tecidual estimulam as células dendríticas e os macrófagos. Entretanto, não é aceitável, para as vacinas modernas, que os adjuvantes apresentem atividade significativamente irritante, e esforços árduos são direcionados à redução dessa irritação, de maneira que a eficácia dos adjuvantes seja mantida.

Adjuvantes particulados

O sistema imunológico, normalmente, pode capturar e processar partículas, como bactérias e outros microrganismos, de maneira mais eficaz do que os antígenos solúveis. Portanto, foram realizadas diversas tentativas para que os antígenos fossem incorporados em partículas que pudessem ser imediatamente fagocitadas. Esses adjuvantes incluem emulsões, partículas, complexos imunoestimulantes (ISCOM, *immune-stimulating complexes*) e lipossomos, sendo que todos são projetados para distribuir, de maneira eficaz, os antígenos às células apresentadoras dessas substâncias. Comumente, estes adjuvantes apresentam tamanhos similares aos das bactérias e sua endocitose pelas células apresentadoras de antígenos é facilitada. As micropartículas biodegradáveis que incorporam os antígenos são, em geral, projetadas para facilitar a fagocitose. Os lipossomos são micropartículas sintéticas à base de lipídios, que contêm antígenos encapsulados, facilmente capturados e processados, ao passo que também são protegidos da degradação rápida. Os ISCOM, descritos adiante, são micropartículas complexas à base de lipídios. Todos esses adjuvantes particulados podem se tornar mais potentes, pela incorporação de imunoestimulantes microbianos, os quais ainda não são amplamente empregados nas vacinas veterinárias.

Adjuvantes imunoestimulantes

Os adjuvantes imunoestimulantes exercem seus efeitos por promoverem a produção de citocinas. Muitos destes são produtos microbianos complexos que, com frequência, representam padrões moleculares associados a patógenos. Consequentemente, ativam as células dendríticas e os macrófagos por meio dos *toll-like receptors* (TLR) e estimulam a secreção de citocinas importantes, como IL-1 e IL-2. Essas citocinas, por sua vez, promovem as respostas das células T auxiliares, direcionando e focando as respostas imunológicas adquiridas. Dependendo do produto microbiano específico, podem aumentar as respostas Th1 ou Th2.

Os imunoestimulantes microbianos comumente empregados incluem os lipopolissacarídios (ou seus derivados). Esses aumentam a formação de anticorpos, se administrados mais ou menos ao mesmo tempo do antígeno. Não exercem nenhum efeito nas respostas mediadas por células, mas podem romper a tolerância, apresentando atividade imunoestimulante geral, que é refletida como resistência inespecífica às infecções bacterianas.

Outro grupo de adjuvantes imunoestimulantes é constituído pelas saponinas (glicosídios triterpênicos), derivadas da casca da árvore panamá-quilaia (*Quillaja saponaria*). As saponinas exercem atividades tóxicas e adjuvantes, ainda que o fracionamento possa separar as porções relativamente atóxicas e com atividade adjuvante potencial. Os adjuvantes à base de saponinas podem estimular, de modo seletivo, a atividade Th1, por direcionarem os antígenos às vias de processamento. Uma saponina purificada é utilizada como adjuvante em uma vacina recombinante.[13]

Administração de vacinas

Vias de aplicação das vacinas

A via subcutânea é a via de aplicação por excelência das vacinas vivas ou inativas. A aplicação parenteral dos imunógenos, principalmente as vacinas vivas atenuadas, resulta no desenvolvimento de imunidade celular e humoral, capaz de proteger os receptores contra os agentes infecciosos naturais. Em determinadas circunstâncias, é altamente desejável o desenvolvimento de imunidade local (mucosas) para a proteção contra os agentes infecciosos que se localizam nas mucosas, por exemplo, respiratórias. Nessas condições, a via de aplicação vacinal deve ser, idealmente, a mesma via da infecção natural. A via intranasal é utilizada para a proteção mais imediata dos cães contra a "traqueobronquite infecciosa dos cães" ou dos felinos contra a "doença respiratória dos felinos". As imunoglobulinas do tipo A (IgA) produzidas pelo tecido linfoide são eficazes na proteção local contra a infecção da mucosa ou a penetração de agentes infecciosos. Recentemente, desenvolveu-se uma técnica de vacinação intradérmica para aplicação da vacina contra a leucemia felina. A solução vacinal é inoculada intradermicamente, por meio um equipamento que gera aerossóis sob alta pressão, sem a necessidade de agulha e não provocando dor ou lesão no local da aplicação. Apresenta a vantagem de dispensar adjuvantes nas vacinas inativadas e menor volume vacinal para se obter o mesmo grau de imunidade.

A vacina dérmica, que envolve a administração de vacinas sob a forma de *sprays* ou emplastros e o uso de microcápsulas para a administração oral de antígenos, é outra via e modo de imunização em estudo".[12]

Cronograma de vacinação

Ainda que não seja possível estabelecer cronogramas exatos para cada uma das vacinas veterinárias disponíveis, determinados princípios são comuns a todos os métodos de imunização ativa. Assim, a maior parte das vacinas exige uma série inicial, na qual a imunidade protetora é iniciada, seguida pela revacinação (doses de reforço), periodicamente, para garantir que essa proteção permaneça no nível adequado.

Série inicial

Já que os anticorpos maternos protegem os animais neonatos de maneira passiva, normalmente não é possível vacinar, com sucesso, animais em estágios de vida muito precoces. Se a estimulação da imunidade for considerada necessária nesse estágio, a progenitora poderá ser vacinada durante os estágios finais de gestação, e as vacinas inativadas devem ser aplicadas de tal modo que os níveis máximos de anticorpos sejam atingidos no momento da formação do colostro. Após o nascimento do animal, a imunização ativa somente será eficaz após o esvanecimento da imunidade passiva. É impossível prever o momento exato da perda da imunidade materna, portanto, a série inicial da vacinação, em geral, exigirá a administração de, pelo menos, duas e, possivelmente, mais doses.

Revacinação e duração da imunidade

O fenômeno da memória imunológica não é bem compreendido; todavia, é a persistência das células de memória, linfócitos B, plasmócitos e linfócitos T após a vacinação que determina a proteção prolongada de um animal. Plasmócitos de vida longa estão associados à persistência na produção de anticorpos, de maneira que um animal vacinado pode apresentar anticorpos em sua corrente sanguínea por vários anos após a exposição a uma vacina. Acredita-se que a sobrevivência desses plasmócitos de vida longa seja estimulada pela ativação por moléculas microbianas inespecíficas, que atuam por meio de TLR.

Os cronogramas de vacinação dependem da duração da proteção efetiva. Esta, por sua vez, depende do teor de antígenos específicos, do tipo dos organismos contidos na vacina (vivos ou inativados) e da via de administração. No passado, vacinas relativamente fracas podem ter exigido a administração frequente, talvez a cada 6 meses, para que um nível aceitável de imunidade fosse mantido. As vacinas mais recentes e modernas, em geral, levam a uma proteção duradoura, especialmente nos animais de companhia. Algumas podem exigir a revacinação apenas a cada 2 ou 3 anos, enquanto para outras a imunidade pode persistir por toda a vida do animal. Até mesmo as vacinas virais inativadas podem proteger indivíduos contra doenças por vários anos. Infelizmente, até recentemente a duração mínima da imunidade tinha raramente sido quantificada, fazendo com que não existam números confiáveis para muitas vacinas. Assim, embora os anticorpos séricos possam ser monitorados nos animais vacinados, não foram estabelecidas avaliações padrão e não há consenso sobre a interpretação desses títulos de anticorpos. Mesmo os animais que não apresentam anticorpos detectáveis podem apresentar resistência significativa a doenças. Também não há muita informação disponível sobre a imunidade a longo prazo nas superfícies mucosas. Em geral, a imunidade contra a panleucopenia felina, a cinomose canina, a parvovirose canina e a adenovirose canina é considerada relativamente duradoura (mais de 5 anos). Por outro lado, acredita-se que a imunidade à rinotraqueíte felina, ao calicivírus felino e à clamidiofilia seja relativamente breve. Um problema que reside nessas afirmações é a variabilidade entre os indivíduos e entre os diferentes tipos de vacina. Portanto, as vacinas recombinantes contra a cinomose canina podem induzir imunidade muito mais breve do que as vacinas vivas modificadas convencionais. Pode haver grande diferença entre a maior e a menor duração de memória imunológica dentro de um grupo de animais. Os estudos sobre a duração da imunidade são confusos, devido ao fato de que, em vários casos, os animais idosos já demonstram maior resistência inata. Diferentes vacinas de mesma categoria podem diferir significativamente na composição, e embora todas as vacinas possam induzir a imunidade a curto prazo, não se pode assumir que todas confiram imunidade prolongada. Os fabricantes utilizam diferentes lotes precursores e diferentes métodos de preparação dos antígenos. O nível de imunidade exigido pela maior parte dessas doenças é desconhecido. De modo semelhante, há uma diferença significativa entre o nível mínimo de imunidade exigido para a proteção da maioria dos animais e o nível de imunidade exigido para garantir a proteção de todos os animais.

A revacinação anual é prática comum para a maioria das vacinas veterinárias, já que essa conduta é administrativamente simples e apresenta a vantagem de garantir que os animais sejam observados regularmente por um veterinário. Informações recentes, entretanto, indicam que algumas vacinas veterinárias, como aquelas contra a cinomose canina ou o herpes-vírus felino, podem induzir imunidade protetora que pode persistir por vários anos, tornando desnecessária a revacinação anual com essas vacinas. Infelizmente, as informações disponíveis sobre várias vacinas são insuficientes para que os intervalos mínimos de vacinação sejam determinados. Um veterinário deverá sempre avaliar os riscos e benefícios relativos ao determinar o uso de qualquer vacina e sua frequência de administração. Portanto, o uso de ensaios de anticorpos séricos, como os ensaios imunoenzimáticos, se disponíveis, pode ser uma boa prática na orientação dos intervalos de revacinação. Os títulos de anticorpos persistentes podem indicar proteção, mas esse resultado não é garantido, especialmente se os mecanismos imunológicos mediados por células forem importantes para a proteção. De modo similar, os animais com níveis séricos de anticorpos baixos ou indetectáveis ainda podem estar protegidos, devido à persistência de linfócitos B e T de memória, capazes de responder rapidamente a uma reinfecção.

A despeito da discussão prévia, os proprietários dos animais devem ser conscientizados de que a proteção contra uma doença infecciosa poderá ser mantida de maneira confiável, somente quando as vacinas forem utilizadas de acordo com o protocolo aprovado pelas autoridades que licenciam as vacinas. A duração da imunidade declarada pelo fabricante de uma vacina é o período mínimo de imunidade confirmado pelos dados disponíveis no momento da aprovação da licença do produto. Esse fato sempre deve ser levado em consideração na discussão dos protocolos de revacinação com um proprietário.[14-17]

■ Falhas na vacinação

Há vários fatores que podem provocar falhas no estabelecimento de imunidade protetora pela vacina a um animal.

▪ Administração incorreta

Em diversos casos, o insucesso da vacina é causado por administração insatisfatória. Por exemplo, uma vacina viva pode ser inativada como resultado de armazenamento inadequado, pelo uso de antibióticos em conjunto com as vacinas bacterianas vivas, pelo uso de agentes químicos na esterilização da seringa ou pelo uso excessivo de álcool na antissepsia. Algumas vezes, a administração de vacinas a um animal por vias não convencionais poderá levar à ausência de proteção.

▪ Ausência de resposta

Ocasionalmente, uma vacina poderá ser ineficaz de fato. O método de produção pode ter destruído os epítopos protetores ou, simplesmente, pode haver quantidade insuficiente de antígeno na vacina. Problemas desse tipo são incomuns e, geralmente, podem ser evitados pelo uso de vacinas de fabricantes renomados.

Mais comumente, um animal pode simplesmente deixar de montar uma resposta imunológica. Essa resposta, por ser um processo biológico, nunca confere proteção absoluta e nunca é igual para todos os membros de uma população vacinada. Posto que a resposta imunológica é influenciada por um grande número de fatores genéticos e ambientais, sua variação em uma população extensa e aleatória de animais tende a seguir uma distribuição normal. Isso significa que a maior parte dos animais responde aos antígenos, produzindo uma resposta imunológica média, enquanto poucos produzirão resposta excelente e uma pequena proporção produzirá resposta imunológica insatisfatória. Esse grupo de maus respondedores pode não ser protegido contra a infecção, apesar de ter recebido uma vacina eficaz. Portanto, é basicamente impossível proteger 100% de uma população aleatória de animais pela vacinação. O tamanho dessa porção não reativa da população variará entre as vacinas, e sua significância dependerá da natureza da doença. Ao contrário, para as doenças que apresentam disseminação ineficaz, como a raiva, a proteção de 70% pode ser suficiente para bloquear a transmissão da doença em uma população de maneira eficaz, podendo ser perfeitamente satisfatória do ponto de vista da saúde pública.

Outro tipo de falha da vacina ocorre quando a resposta imunológica normal está suprimida. Por exemplo, animais com elevadas cargas parasitárias ou desnutridos podem estar imunossuprimidos e não devem ser vacinados. Algumas infecções virais induzem imunossupressão profunda. Os animais que apresentarem uma doença importante ou febre alta normalmente não deverão ser vacinados, a menos que por uma razão irrefutável. O estresse pode reduzir a resposta imunológica normal, provavelmente devido ao aumento da produção de esteroides. Os exemplos de estresse incluem gestação, fadiga, desnutrição e extremos de frio e calor.

■ Administração e resposta corretas

A ausência de proteção pode atingir até mesmo os animais tratados com a dose adequada de uma vacina eficaz. Se o animal vacinado já estiver incubando a doença antes da inoculação, a vacina pode ser administrada tardiamente para afetar a evolução da doença. Alternativamente, a vacina pode conter a cepa incorreta do organismo ou os antígenos incorretos (não protetores).[18]

■ Reações adversas da imunização

A vacinação ainda é o único método seguro, confiável e eficaz de proteger os animais contra as principais doenças infecciosas. Geralmente, a toxidade relacionada com as vacinas é rara, leve e transitória, e os efeitos colaterais hipotéticos não devem dominar nossas percepções. Todavia, o uso das vacinas pode apresentar algum risco. A virulência residual e a toxidade, as respostas alérgicas, o desenvolvimento da doença em hospedeiros imunodeficientes, as complicações neurológicas e os efeitos prejudiciais ao feto constituem os riscos mais significativos associados ao uso das vacinas. Os veterinários devem utilizar somente as vacinas licenciadas e as recomendações do fabricante devem ser seguidas cuidadosamente. Antes de utilizar uma vacina, o veterinário deve considerar a probabilidade de ocorrência de um evento adverso, assim como as possíveis consequências ou a gravidade desse evento. Esses fatores devem ser ponderados com relação aos benefícios para o animal. Assim, uma complicação comum, porém leve, deve ser considerada de maneira diferente, comparada com uma complicação rara e grave.[17,20-23]

▪ Complicações de caráter imunológico

A anafilaxia (reação de hipersensibilidade tipo I) pode ocorrer após o uso de qualquer vacina, embora seja comumente associada ao uso de adjuvante ou produtos multivalentes contendo grande quantidade de proteína estranha, como vacina antirrábica inativada, vacina contra a coronavirose canina, vacina contra o vírus da leucemia felina (FeLV) e contra a *Leptospira* sp. Proteínas estranhas, como soro fetal bovino utilizado na cultura celular, também contribuem para esse problema. Os sintomas observados no cão são: edema facial, prurido, choque hipotensivo, dispneia, diarreia e astenia. Em gatos, pode-se observar vômito. Podem-se observar dispneia e cianose nos casos mais graves. A morte pode sobrevir em algumas horas.

As reações ocorrem 1 a 24 h após a aplicação da segunda ou da terceira dose, no protocolo inicial de vacinação. Os filhotes que sobrevivem não devem ser revacinados com componentes alergênicos, como os antígenos inativados de leptospira ou coronavírus. Se houver necessidade de revacinação contra a leptospirose, a bacterina só deve ser utilizada após 16 semanas de idade, monitorando-se cuidadosamente o animal.

Se a anafilaxia constituir-se em problema em alguns animais, deve-se:

- Modificar o esquema de vacinação, reduzindo o número de antígenos aplicados simultaneamente
- Utilizar, de preferência, vacinas vivas modificadas no lugar de produtos inativados associados a adjuvantes
- Utilizar via subcutânea ou intranasal (quando possível), em vez das inoculações por via intramuscular.

Anemia hemolítica autoimune e anemia não regenerativa autoimune têm sido citadas como consequência da vacinação de cães com a vacina de cinomose e/ou parvovirose. Esse fenômeno também é citado em cães após infecção natural e pode ser explicado pela afinidade do vírus pelas hemácias (propriedade hemaglutinantes do vírus) e pela alta massa antigênica das vacinas. Esses animais apresentam também discreta trombocitopenia, tendência a hemólise intravascular e microaglutinação espontânea.

Alguns animais apresentam trombocitopenia transitória, sem apresentarem tendência à hemorragia, e outros podem apresentar trombocitopenia imunomediada grave, 1 a 2 semanas após a vacinação. Nestes, geralmente há a necessidade de se instituir terapêutica imunossupressora por várias semanas.

A formação e a deposição de imunocomplexos é a causa da uveíte anterior que ocorre em alguns dos cães vacinados com a vacina viva contra hepatite infecciosa canina (CAV-1). O processo resolve-se espontaneamente, se não houver complicação posterior, como desenvolvimento de glaucoma.[12,13,24,25]

Reações locais

As reações locais após vacinação incluem dor, eritema, edema, irritação e formação de abscesso. Ocorrem, em geral, 30 min a 7 dias após a aplicação. A dor pode ser causada por muitos componentes na vacina, como preservativos, pH alto ou baixo e alta osmolaridade. O edema pode ser causado principalmente pelos produtos que contêm adjuvantes, como a vacina contra leptospirose, coronavirose, antirrábica, doença respiratória felina ou anti-FeLV. A reação local que persistir por 2 a 3 meses deve ser mais bem avaliada pela aspiração de seu conteúdo ou por biopsia.

Reação focal granulomatosa

Os adjuvantes incorporados nas vacinas inativadas potencializam a resposta imunológica por criar um efeito de depósito, que sequestra o antígeno e estimula uma reação inflamatória sustentada. Como resultado, formam-se nódulos subcutâneos ou intradérmicos firmes nos locais de aplicação da vacina. Há relatos dessas reações após a aplicação de vacina antirrábica inativada. Em geral, resultam em mácula hiperpigmentada na pele das raças como Poodle e Bichon Frisé. O uso de vacina recombinante em vetor, sem o uso de adjuvantes, previne essa complicação.

Sarcoma pós-vacinal

As reações inflamatórias pós-vacinais persistentes podem ser precursoras do desenvolvimento de sarcoma no local de vacinação. O sarcoma pós-vacinal é encontrado com menor frequência em cães, mas com frequência cada vez maior em gatos após o uso de vacinas não infecciosas associadas a adjuvantes. As vacinas antirrábicas e as vacinas anti-FeLV são as mais comumente incriminadas em gatos, embora também possam ocorrer em função das outras vacinas combinadas. O componente que se acredita ser o responsável pela reação é o adjuvante. As reações inflamatórias ocasionadas pelo adjuvante depositado podem predispor o gato a apresentar reação contra o tecido conjuntivo com a proliferação de fibroblastos e miofibroblastos e, eventualmente, desenvolvimento de neoplasias, em geral, 3 meses a 3 anos após a vacinação. Outras formas de sarcomas também podem se desenvolver no local.[12,13,17,25]

Reações sistêmicas

Reações sistêmicas caracterizadas por febre e mal-estar também podem ocorrer em consequência da infecção autolimitante do tecido linfoide local, sem a disseminação sistêmica. Em geral, a reação é de curta duração, de 1 a 2 dias após a vacinação. Geralmente, não há necessidade de qualquer tipo de tratamento, sendo autolimitante. O uso inadvertido de inoculação parenteral da vacina de *Bordetella bronchiseptica* e *parainfluenza*, indicada para aplicação intranasal, ou instilação intranasal da vacina parenteral contra a doença respiratória dos felinos, pode resultar em doença sistêmica e comprometimento respiratório mais grave.

Complicações neurológicas

No passado constituíram-se na reação pós-vacinal mais comumente descrita em cães e gatos. Após a ocorrência de encefalomielite rábica pós-vacinal, a maioria das vacinas antirrábicas licenciadas para cães e gatos é de natureza inativada. Relatam-se também, embora muito raramente, casos de encefalomielite após a vacinação contra a cinomose, especialmente em animais muito jovens ou imunodeprimidos.

Imunodepressão

As vacinas polivalentes causam linfopenia e suprimem a resposta dos linfócitos a mitógenos quando se realizam testes *in vitro* na primeira semana após a vacinação. Componentes individuais não causam esse problema. Em cães, os antígenos envolvidos parecem ser o da cinomose, do adenovírus-1 e do parvovírus. Trata-se de disfunção observada laboratorialmente, sem significado prático.[12,25]

Referências

1. Casanova JL, Abel L. The human model: a genetic dissection of immunity to infection in natural conditions. Nature Reviews Immunology. 2004;4: 55-66.
2. Kawai T, Akira S. Innate immune recognition of viral infection. Nature Immunology. 2006;7:131-7.
3. Tortorella D, Gewurz BE, Furman MH, Schust DJ, Ploegh HL. Viral subversion of the immune system. Annual Review of Immunology. 2000;18: p. 861-926. response to viruses. Nature Reviews Immunology. 2003;3:931-9.

4. Van Lier RAW, Berge JJM, Gamadia LE. Human CD8+ T cell differentiation in response to viruses. Nat Rev Immunol. 2003;3:931-9.
5. Zinkernagel RM. On natural and artificial vaccinations. Annual Review of Immunology. 2003;21:515-46.
6. Babiuk LA. Vaccination: a management tool in veterinary medicine. Vet J. 2002;164:188-201.
7. Jiang W, Baker HJ, Swango LJ. *et al.* Nucleic acid immunization protects dogs against challenge with virulent parvovirus. Vaccine. 1998;16:601-7.
8. Ada G. Vaccines and vaccination. N Engl J Med. 2001;234:1042-53.
9. O'Hagan DT, MacKitchan ML, Singh M. Recent developments in adjuvants for vaccines against infectious diseases. Biomol Eng. 2001;18:69-85.
10. Nalin DR. Evidence-based vaccinology. Vaccine. 2002;20:1624-30.
11. Yamanouchi K, Barret T, Kai C. New approaches to the development of virus vaccines for veterinary use. Rev Sci Teach. 1998;17:641-53.
12. Hagiawara. Mitika K. Imunização e vacinas. Manual de terapêutica veterinária. 3. ed. São Paulo: Roca; 2008.
13. Greene CE, Schultz RD: Immunoprophylaxis. In: Greene CE. (ed.). Infectious diseases of the dog and cat. 3. ed. St. Louis: Saunders Elsevier; 2006. p. 1069-119.
14. Strasser A, May B, Teltscher A *et al.* Immune modulation following immunization with polyvalent vaccines in dogs. Vet Immunol Immunopathol. 2003;94:113-21.
15. Coyne MJ, Burr JHH, Yule TD *et al.* Duration of immunity in dogs after vaccination or naturally acquired infection. Vet Rec. 2001;149: 509-15.
16. AAFP Advisory Panel. The 2006 American Association of Feline Practitioners Feline Vaccine Advisory Panel Report. JAVMA. 2006;9(1):1405-41.
17. Tizard IR. Veterinary Immunology: an introduction. St Louis: Saunders Elsevier; 2009. The uses of vaccines. p. 270-85.
18. Smith H. Reactions to strangles vaccination. Aust Vet J. 1994;71:257-8.
19. Singh M, O'Hagan D. Advances in vaccine adjuvants. Nat Biotechnol. 1999;17:1975-81.
20. Gray A, Knivett S. Suspected adverse reactions, 1999. Vet Rec. 2000;147: 283-4.
21. Hendrick MJ, Kass PH, MacGill LD, Tizard IR. Post vaccinal sarcomas in cats. J Natl Cancer Inst. 1994;86:341-3.
22. Meyer EK. Vaccine-associated adverse events. Vet Clin North Am. 2001;31: 493-515.
23. McEntee MC, Page RL. Feline vaccine-associated sarcomas. J Vet Intern Med. 2001;15:176-82.
24. Hagiwara, Mitika K. Imunização de cães e gatos: quanto mais, melhor? Cães e Gatos. 2006;105.
25. Are we vaccinating too much? Current Concepts. JAVMA. 1995;207(4): 421-5.

Parte 8

Oncologia Veterinária

Maria Lucia Zaidan Dagli

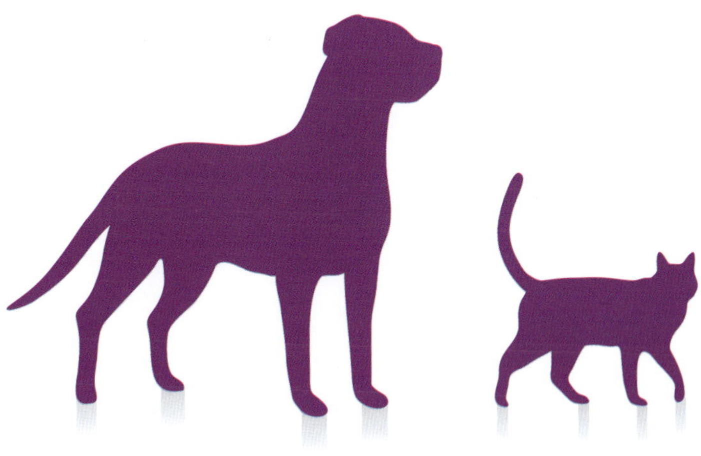

50 Introdução à Oncologia Veterinária

Maria Lucia Zaidan Dagli

A oncologia (do grego *oncos* = volume; *logos* = estudo) é a especialidade médica que estuda as neoplasias. Oncologia veterinária é um ramo da especialidade que procura estudar as neoplasias dos animais. Trata-se de uma especialidade multidisciplinar que visa conhecer e saber diagnosticar os mais diversos tipos de neoplasias, prever seu comportamento e buscar as modalidades de tratamento mais adequadas para cada caso, preservando a qualidade de vida do paciente.

Em medicina veterinária, sabe-se que por muito tempo foi adotada uma postura contemplativa, na qual o câncer era diagnosticado em um animal doméstico e, na maior parte das vezes, a eutanásia era indicada. Felizmente este tipo de atitude já faz parte do passado, não somente no Brasil, como também em todo o mundo. Cada vez mais médicos-veterinários buscam a oncologia como especialidade, face à crescente demanda por tratamentos mais efetivos por parte de proprietários cada vez mais esclarecidos e exigentes.

Vencidos os desafios das doenças infecciosas por meio de vacinas e antibióticos, e das parasitárias por meio de antiparasitários, e por causa dos cuidados diários mais aprimorados dos animais mantidos como *de estimação*, o aumento da longevidade dos animais domésticos é uma consequência. Vislumbra-se, daqui para frente, um paralelismo com o ser humano, procurando-se praticar uma medicina do envelhecimento, a qual se preocupa, particularmente, com o câncer.

Felizmente, hoje em dia, procura-se saber diagnosticar cada vez melhor e mais precocemente os tipos de neoplasias existentes, com métodos diagnósticos cada vez mais sofisticados de imagem, citologia e histopatologia, usando ferramentas moleculares mais avançadas. Novos métodos de terapia vêm sendo desenvolvidos, somando-se aos tradicionais já existentes de cirurgia e quimioterapia com antineoplásicos. Dentre esses, destacam-se a terapia fotodinâmica, a eletroterapia e a eletroquimioterapia, a radioterapia e a braquiterapia, e os métodos mais atuais de terapias dirigidas a alvos, as vacinas antineoplásicas e imunoterapias ou também a terapia metronômica. Tais métodos podem ser aplicados em um julgamento caso a caso, no qual o oncologista-veterinário procurará estabelecer o melhor tipo de tratamento para aquele animal face às diferentes situações clínicas.

Atualmente, não existem mais dúvidas de que o câncer é uma doença genética e epigenética, em grande frequência, desencadeada por agentes físicos, biológicos e químicos; dentre esses, destacam-se os fatores ambientais. Pode-se incluir entre os fatores ambientais uma extraordinária variedade de agentes mutagênicos, possivelmente carcinógenos, que estão presentes nos alimentos, no ar, na água e no solo. Conhecer e evitar esses agentes, como, por exemplo, o tabagismo, a poluição do ar causada por emissões veiculares nas grandes cidades e a aplicação descontrolada de pesticidas e praguicidas na agricultura, deve fazer parte da rotina daqueles que se preocupam com a incidência de câncer em uma população. Esses aspectos também fazem parte da oncologia veterinária, e vêm sendo abordados em uma importante disciplina, há muito existente e praticada em medicina humana, denominada epidemiologia do câncer.

Diante dessas afirmações, muitos autores atestam que a melhor maneira de controlar o câncer em uma população é aprendendo a preveni-lo.

Alternativas referentes à prevenção do câncer vêm sendo estudadas, e tem sido surpreendente descobrir que, embora a carcinogênese possa ser induzida pela dieta, componentes dos alimentos podem apresentar efeitos inibitórios sobre a gênese e o crescimento tumorais. Muitos desses componentes protegem contra os radicais livres de oxigênio e a peroxidação de lipídios, importantes fatores causadores de lesão do DNA. Atualmente já se sabe, também, que muitos alimentos que previnem o câncer agem na metilação do DNA, fenômeno epigenético capaz de controlar a expressão gênica.

Mesmo com um desenvolvimento extraordinário nos últimos anos, ainda há muito por fazer em oncologia veterinária. Esperamos que esta seção, que aborda os diversos aspectos aqui mencionados, possa de alguma maneira auxiliar no combate a essas doenças e evitar que levem à morte nossos animais.

51 Patologia Geral das Neoplasias

Bruno Cogliati

Introdução

A melhoria dos métodos diagnósticos e clínicos em medicina veterinária nos últimos 10 a 20 anos vem promovendo aumento na taxa de sobrevida dos animais de estimação, os quais começam a apresentar doenças diretamente relacionadas com o envelhecimento.[1] Entre elas, o câncer apresenta-se como uma doença de grande impacto em medicina veterinária, sendo o principal responsável pela morte de cães e gatos idosos.[2] Sendo assim, a identificação precoce e o diagnóstico correto das neoplasias são extremamente importantes para a instauração dos procedimentos clínicos e/ou cirúrgicos mais apropriados.[3] Com base na constante necessidade de atualização dos profissionais, este capítulo pretende apresentar as bases patológicas básicas das alterações de crescimento e diferenciação celular, assim como as nomenclaturas e definições das neoplasias em cães e gatos.

Alterações do crescimento e diferenciação celular

As principais alterações do crescimento e diferenciação celular estão relacionadas no Quadro 51.1 e representadas de maneira esquemática na Figura 51.1, em que são descritas suas características celulares. Nessa tabela, também estão relacionadas as principais alterações fisiológicas e patológicas de cada processo.

Alterações do volume celular

A *hipertrofia* ocorre quando há aumento do volume celular decorrente de um ou vários estímulos exacerbados, que requerem maior demanda de determinadas substâncias. Há aumento na síntese dos componentes estruturais (organelas) e na função celular, ocasionando aumento do volume das células (Figura 51.1) e, consequentemente, do tamanho do órgão.[4] Não há alteração na morfologia normal do tecido e o processo tende a ocorrer em células com pequena taxa de replicação (células estáveis ou permanentes).[5] Para que a hipertrofia ocorra, é necessário o preenchimento de algumas exigências, como o suprimento adequado de oxigênio e nutrientes, a manutenção da integridade celular e a preservação da inervação, quando necessário para o estímulo tecidual.[4] A hipertrofia de determinado tecido pode ser fisiológica ou patológica, como descrito no Quadro 51.1. A hipertrofia compensatória, um exemplo da fisiológica, normalmente ocorre em resposta à perda de parte de algum órgão ou de um dos pares, como os rins; ou ainda em obstruções de órgão ocos. De maneira geral, a hipertrofia é comum, protetora, limitada, reversível e raramente pode ocasionar alguma lesão nos tecidos adjacentes. No entanto, nem sempre é útil, como no caso da hipertrofia do miocárdio, que pode ocasionar diversas alterações patológicas.[5]

Ao contrário, a *hipotrofia* ou *atrofia* é caracterizada pela redução do volume celular (Figura 51.1) decorrente da diminuição no número de componentes estruturais das células, com consequente redução de sua síntese e função; porém, isso não significa que as células estejam mortas.[6] Assim como a hipertrofia, a atrofia pode ser fisiológica ou patológica (Quadro 51.1). Suas consequências dependem de quais órgãos são afetados, as quais estão diretamente relacionadas com suas funções e importância na fisiologia local e sistêmica.[4]

Alterações da proliferação celular

Muitas vezes a hipertrofia tecidual vem acompanhada pela *hiperplasia*, caracterizada pelo aumento na taxa de replicação ou divisão celular, com diferenciação normal das células. A hiperplasia geralmente ocorre em tecidos formados por células lábeis ou estáveis, e com baixa frequência em células permanentes. Assim como a hipertrofia, os órgãos hiperplásicos apresentam aumento de peso e volume, sem alteração

Quadro 51.1 Principais alterações no crescimento e diferenciação celular | Aspectos celulares, processos fisiológicos e patológicos associados.[4-6]

	Volume celular	Divisão celular	Diferenciação celular	Alterações fisiológicas	Alterações patológicas
Hipertrofia	Aumenta	NA	NA	Útero gravídico Hipertrofia muscular	Hipertrofia do miocárdio
Hipotrofia	Diminui	NA	NA	Senilidade	Desuso Desnervação Desnutrição
Hiperplasia	NA	Aumenta	NA	Hormonal Compensatória	Prostática Calos cutâneos Nodular
Hipoplasia	NA	Diminui	NA	Involução do timo/gônadas	Anemia aplásica (medula óssea)
Metaplasia	NA	NA	Altera-se	–	Metaplasia escamosa/óssea (vários órgãos)
Displasia	NA	Aumenta	Altera-se	–	Displasia epitelial

NA = não altera.

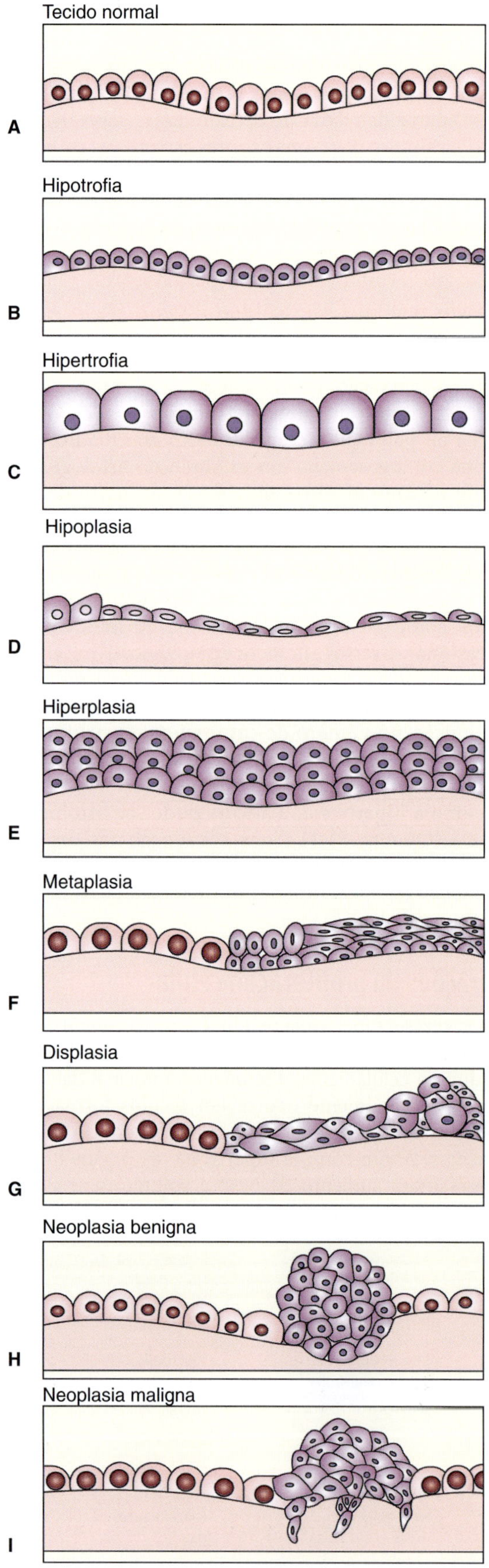

Figura 51.1 Representação esquemática demonstrando as principais alterações do crescimento e diferenciação celular. **A.** Tecido normal. **B.** Hipotrofia ou atrofia. **C.** Hipertrofia. **D.** Hipoplasia. **E.** Hiperplasia. **F.** Metaplasia. **G.** Displasia. **H.** Neoplasia benigna. **I.** Neoplasia maligna. (Ilustração: Ana Cristina do Carmo Silva.)

morfológica, porém com maior quantidade de células (Figura 51.1).[4,5] A hiperplasia é um processo reversível e que mantém os mecanismos de controle da divisão celular (característica muito importante para diferenciar das lesões neoplásicas).[4] As principais alterações hiperplásicas fisiológicas e patológicas estão descritas no Quadro 51.1. Dentre as alterações patológicas, podemos destacar:

- Hiperplasia prostática benigna[7]
- Nódulos hiperplásicos no fígado, baço e pâncreas
- Formação de calos cutâneos de em cães.[8,9]

Por outro lado, a *hipoplasia* pode ocorrer em alguns órgãos, sendo esta caracterizada pela diminuição das taxas de replicação celular (Figura 51.1). A involução do timo na puberdade e das gônadas no climatério são exemplos de hipoplasias fisiológicas (Quadro 51.1).[4] Dentre as alterações patológicas, pode-se citar a das células hematopoéticas, chamada de anemia pancitopênica ou aplásica em cães e gatos. Esse tipo de anemia é classificado como não regenerativo, com baixa ou inexistente reticulose, trombocitopenia e leucopenia.[10]

Alterações na diferenciação celular

A *metaplasia* é caracterizada pela perda da diferenciação celular, na qual ocorre a substituição de um tipo de tecido adulto por outro tecido de mesma origem embrionária. Ou seja, pode ocorrer a substituição de um epitélio por outro tipo epitelial (Figura 51.1). A metaplasia é um processo adaptativo em resposta a vários estímulos agressivos, geralmente ocasionada por irritações persistentes, originando um tecido mais resistente às agressões.[4] Esse processo desenvolve-se pela reprogramação genética das células-tronco indiferenciadas, além da participação de fatores de crescimento e outros reguladores do crescimento e diferenciação celular.[9] A metaplasia pode ser reversível,[1] porém é considerada uma lesão pré-neoplásica por alguns autores.[5,6] Em cães, ela pode estar associada à atrofia medicamentosa da próstata, com substituição do epitélio glandular colunar pelo escamoso.[1,9]

No entanto, a metaplasia não apresenta alteração na taxa de proliferação celular como ocorre na *displasia*. A displasia pode ser descrita como uma alteração do crescimento, com redução ou perda da diferenciação celular, eventos que podem ser mais frequentemente observados nos tecidos epiteliais de revestimento (Figura 51.1). Essa lesão pode ser considerada como pré-neoplásica, mas não progride necessariamente para uma neoplasia.[1,4,6] A displasia epitelial apresenta perda da orientação celular, com alterações no tamanho e formato celular e nuclear, além de alterações de coloração.[6]

Lesões pré-neoplásicas

Como apresentado nos tópicos anteriores, algumas alterações no crescimento e na diferenciação celular podem ser consideradas lesões pré-neoplásicas, porém isso não significa que a evolução para neoplasia necessariamente irá acontecer. Na verdade, a utilização desse termo deve ser muito criteriosa e com base em dados epidemiológicos. Muitas vezes é aconselhável a utilização do termo *lesões potencialmente cancerosas*, uma vez que também não se sabe exatamente quando e se essas realmente se tornarão uma neoplasia.[4] No entanto, quando houver certeza do desenvolvimento maligno, elas podem ser denominadas *carcinoma in situ*. Essa lesão permanece restrita à camada epitelial, limitada pela membrana basal e sem invasão do estoma adjacente.[4] As lesões pré-neoplásicas geralmente são caracterizadas pela ocorrência de células hiperplásicas, acompanhadas de alterações na diferenciação celular (displasias).[9] Nos cães machos, destaca-se a displasia que ocorre no epitélio glandular prostático, conhecida como *neoplasia intraepitelial prostática*, a qual se encontra frequentemente associada ao desenvolvimento de lesões neoplásicas nestes animais.[11]

Nomenclatura das neoplasias

O termo neoplasia significa literalmente um novo crescimento (*neo* = novo; *plasia* = crescimento), composto por células normais que sofreram alterações genéticas e tornaram-se não responsivas aos mecanismos de controle do crescimento celular, adquirindo um comportamento proliferativo.[5] A palavra tumor é um termo geral, empregado para todos os tipos de tumefação, seja inflamatória ou neoplásica. No entanto, na prática este termo é utilizado quase exclusivamente para denominar neoplasias.[4] De maneira geral, o estudo dos tumores ou neoplasias é designado como oncologia ou cancerologia, e qualquer tumor maligno recebe o nome de câncer.[4,6] Durante a história da oncologia, muitos estudiosos tentaram conceituar a neoplasia. No entanto, os constantes avanços nos conhecimentos de biologia molecular e genética levaram a uma releitura da conceituação das neoplasias. Neste contexto e sob a influência de novas descobertas, Evans[13] postulou que "os cânceres são consequências de alterações genéticas e epigenéticas, envolvendo uma variedade de genes que são fundamentais para os processos de crescimento e diferenciação celulares, e remoção celular programada".

Os tumores são caracterizados como predadores por competirem com as outras células e pela capacidade de se desenvolverem em organismos debilitados. As neoplasias são constituídas de parênquima, que corresponde às células neoplásicas, e de estroma, que constituem os vasos e o tecido conjuntivo, conferindo o microambiente necessário para o suporte nutricional e estrutural do tumor.[1,4,6] A nomenclatura dos tumores pode seguir os seguintes aspectos: (1) comportamento clínico (benigno ou maligno); (2) critérios histomorfométricos; (3) critérios histogenéticos (origem do tumor). O critério mais utilizado e adotado neste livro é baseado na origem histogenética de cada tumor, ou seja, sua nomenclatura depende da célula-mãe de origem. Na Figura 51.2 estão representadas algumas neoplasias em cães.

Tumores mesenquimais

Tumores mesenquimais são originários de células derivadas do folheto embrionário da *mesoderme*, que origina os tecidos musculares (liso e esquelético), conjuntivos (conjuntivo propriamente dito, adiposo, ósseo e cartilaginoso), endoteliais e relacionados (vasos sanguíneos e linfáticos, meninges, ovários, sinóvia e mesotélio) e hematopoético e linfoide (Figura 51.2).[5,14] Nos tumores caracterizados como benignos, a denominação do tipo celular recebe o sufixo *-oma*. Os malignos são denominados *sarcomas*. Por exemplo, o tumor benigno derivado de células adipócitas recebe a denominação de lip*oma*, enquanto o maligno é denominado como lipo*ssarcoma*.[5] Em alguns casos, o tumor maligno pode ser denominado com o sufixo *-oma*, como por exemplo: melanoma, mastocitoma e linfoma, que são considerados exceções à regra.[1] A nomenclatura de neoplasias derivadas dos eritrócitos ou granulócitos recebe a denominação de leucemia, e as do sistema linfoide recebe a denominação de linfoma.[1,5] Outros exemplos de nomenclatura das principais neoplasias em cães e gatos estão relacionados no Quadro 51.2.

Tumores epiteliais

Tumores epiteliais podem ser originados das três camadas germinativas: (1) ectoderme, (2) mesoderme e (3) endoderme (Figura 51.2). A nomenclatura desses tumores recebe diversos prefixos e adjetivos levando em consideração o padrão de cres-

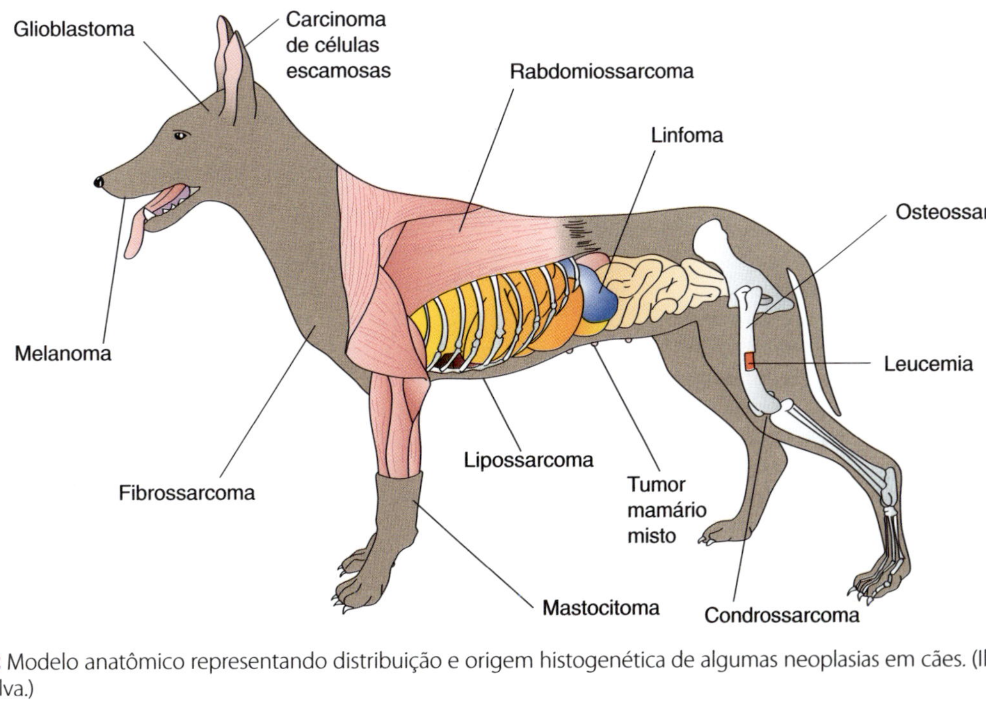

Figura 51.2 Modelo anatômico representando distribuição e origem histogenética de algumas neoplasias em cães. (Ilustração: Ana Cristina do Carmo Silva.)

Quadro 51.2 Nomenclatura das principais neoplasias benignas e malignas que acometem cães e gatos.[1,6,9]

Órgão/tecido	Célula-mãe	Benigno	Maligno
Origem mesenquimal			
Tecido fibroso	Fibroblastos	Fibroma	Fibrossarcoma
Gordura	Adipócitos	Lipoma	Lipossarcoma
Cartilagem	Condrócitos	Condroma	Condrossarcoma
Osso	Osteoblastos	Osteoma	Osteossarcoma
Vaso sanguíneo	Endotélio vascular	Hemangioma	Hemangiossarcoma
Vaso linfático	Endotélio linfático	Linfangioma	Linfangiossarcoma
Sinóvia	Células da sinóvia	Sinovioma	Sarcoma sinovial
Mesotélio	Células mesoteliais	–	Mesotelioma
Músculo liso	Células musculares lisas	Liomioma	Liomiossarcoma
Músculo esquelético	Células musculares esqueléticas	Rabdomioma	Rabdomiossarcoma
Meninges	Células do tecido conjuntivo meningeal	Meningioma	Meningioma maligno
Tecido linfoide	Linfócitos	–	Linfoma
Tecido hematopoético	Células plasmáticas	Plasmocitoma cutâneo	Mieloma múltiplo
	Granulócitos	–	Leucemia mieloide
	Células vermelhas	–	Leucemia eritroide
	Macrófagos	Histiocitoma	Histiocitose maligna
Origem epitelial			
Pele	Epitélio escamoso	Papiloma	Carcinoma de células escamosas
	Melanócitos	Melanocitoma	Melanoma maligno
	Células dos anexos	Adenoma	Adenocarcinoma; carcinoma
	Mastócitos	–	Mastocitoma
Glândulas (pâncreas, salivar, adrenais etc.)	Epitélio glandular	Adenoma; cistadenoma	Adenocarcinoma
Fígado; rim	Epitélio não glandular	Adenoma	Carcinoma
Testículo	Células de Sertoli	Tumor de células de Sertoli	–
	Célula germinativa	–	Seminoma
Ovário	Células estromais	Tumor de células da granulosa; luteoma; tecoma	–
Glândulas e ductos (próstata; tireoide; ducto biliar)	Epitélio de revestimento	Adenoma	Adenocarcinoma; carcinoma
Útero	Epitélio colunar	Pólipo uterino	Carcinoma ou adenocarcinoma endometrial
Pulmão	Epitélio colunar de brônquios/bronquíolos	Adenoma	Adenocarcinoma; carcinoma
Trato urinário	Epitélio de transição	Papiloma	Carcinoma de células de transição
Tratos respiratório superior e alimentar inferior	Epitélio colunar	Adenoma	Adenocarcinoma; carcinoma
Trato alimentar superior	Epitélio escamoso	Papiloma	Carcinoma
Origem no tecido nervoso			
Sistema nervoso central	Astrócitos	–	Astrocitoma; glioblastoma
	Oligodentrócitos	–	Oligodendroglioma
	Micróglia	–	Microgliomatose
	Neurônios	–	Tumor primitivo neuroectodermal
Sistema nervoso periférico	Células de Schwann	Schwannoma	Schwannoma maligno
	Neurônios	Ganglioneuroma	Neuroblastoma
Tumores mistos			
Glândula mamária	Epitélio e mioepitélio mamário	Tumor mamário misto benigno	Tumor mamário misto maligno
Testículo; ovário	Células germinativas	Teratoma	Teratocarcinoma

cimento e a arquitetura do arcabouço tecidual.[5,6] Sendo assim, as neoplasias epiteliais benignas com projeções digitiformes são denominadas *papilomas*. A formação de massas císticas recebe a denominação de *cistadenomas*, como observado nos ovários. Nas mucosas, comumente são observadas projeções de formação benigna ou maligna, denominadas de *pólipos*.[6] Por fim, a formação de tumores benignos com padrão glandular recebe a denominação de *adenomas*. Em relação aos tumores malignos originados a partir de células epiteliais, os mesmos recebem a denominação de *carcinomas*. Quando esses tumores apresentam um padrão de crescimento glandular, são chamados de *adenocarcinomas*, os quais podem ser papilares, tubulares ou císticos.[1,5] A identificação de uma neoplasia epitelial que produz células escamosas reconhecíveis recebe a denominação *escamosa*.[6] A nomenclatura completa dos tumores epiteliais e das células de origem está relacionada no Quadro 51.2.

Tumores mistos, indiferenciados e outras classificações

Tumores mistos contêm múltiplas células derivadas de uma ou mais camadas germinativas, como, por exemplo, os teratomas, os teratocarcinomas e os tumores de glândula mamária.[5] Os teratomas e teratocarcinomas são tumores originados a partir da proliferação de células germinativas totipotentes, formando estruturas bizarras de diferentes tipos de tecido embrionário e adulto, normalmente localizados em testículo ou ovários.[5,6] Outro exemplo de tumor misto é o de glândula mamária, muito comum em cadelas, composto por componentes neoplásicos de origem epitelial e mesenquimal.[5,15]

Os tumores que não apresentam característica de alguma célula ou tecido específico são denominados *indiferenciados*.[5] Nesse caso, muitas vezes é necessária a pesquisa de marcadores imuno-histoquímicos específicos para a determinação da provável histogênese tumoral.[16]

A nomenclatura de tumores que reproduzem estruturas com características embrionárias é realizada pelo uso do sufixo *-blastoma*, como por exemplo: nefroblastoma, neuroblastoma etc.[4] Tumores originados no sistema nervoso central têm classificação diferenciada, como pode ser observado no Quadro 51.2.

Características histológicas e celulares

A diferenciação entre tumores benignos e malignos é realizada pela análise de algumas características celulares básicas, tais como diferenciação celular, padrão e velocidade de crescimento tumoral, invasão local e metástase. As células neoplásicas apresentam diversas características que podem estar relacionadas com o prognóstico de cada câncer, e o seu desenvolvimento ocorre em um microambiente especialmente adaptado para o desenvolvimento tumoral. Todas essas características serão descritas neste capítulo, apresentadas no Quadro 51.3 e representadas de maneira esquemática na Figura 51.3.

Diferenciação entre neoplasias benignas e malignas

Grau de diferenciação celular

O grau de diferenciação define o quanto as células tumorais são semelhantes morfológica e funcionalmente às células de origem, ou seja, as células-mãe.[6] Algumas vezes torna-se impossível a diferenciação entre hiperplasias e neoplasias benignas, pois ambos os casos apresentam proliferação celular aumentada e células bem diferenciadas. No entanto, outras características podem ajudar na diferenciação entre esses dois processos, como padrão de crescimento e expansão celular (Quadro 51.3).[1] Por outro lado, a diferenciação entre lesões benignas e malignas apresenta maior facilidade do ponto de vista celular (Figura 51.3). Tumores benignos, geralmente, apresentam células com alto grau de diferenciação e, portanto, com alto grau de semelhança com as células que o originaram. Em contrapartida, os tumores malignos apresentam grau

Quadro 51.3 Algumas características para a distinção entre hiperplasia, neoplasias benignas e malignas | Diferenças histológicas, celulares e biológicas.[1,5,6,9]

Características	Hiperplasia	Neoplasia benigna	Neoplasia maligna
Diferenciação celular	Sem alterações	Geralmente bem diferenciada	Pouco, moderadamente ou mal diferenciada
Arcabouço tecidual	Sem alterações	Similar, porém desorganizado	Geralmente desorganizado, com estruturas atípicas
Pleomorfismo celular e nuclear	Ausente ou presente	Pouco	Pode ser moderado a intenso
Relação núcleo/citoplasma	Sem alterações	Geralmente sem alterações	Geralmente alterada
Padrão de crescimento	Semelhante ao tecido normal	Expansivo e/ou compressivo	Expansivo, compressivo, infiltrativo ou invasivo
Velocidade de crescimento	Variável	Geralmente lento	Geralmente rápido
Delimitação tecidual	Ausente	Pode apresentar pseudocápsula	Geralmente ausente
Figuras de mitoses	Típicas	Raras e típicas	Geralmente numerosas, sendo típicas ou atípicas
Nucléolo	Sem alterações	Geralmente sem alterações	Podem apresentar-se maiores e mais numerosos
Necrose	Geralmente ausente	Geralmente ausentes	Podem estar ausentes ou presentes
Hemorragia	Geralmente ausente	Geralmente ausente	Pode estar ausente ou presente
Invasão local	Ausente	Ausente	Pode estar presente
Metástases	Ausente	Ausente	Pode estar presente

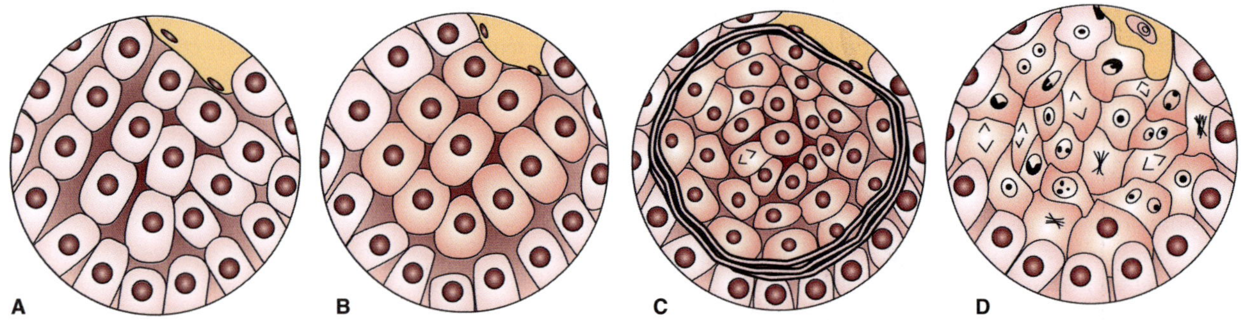

Figura 51.3 Representação esquemática das modificações celulares ocorridas no tecido normal após hiperplasia (**B**) ou transformação neoplásica benigna (**C**) e maligna (**D**). (Ilustração: Ana Cristina do Carmo Silva.)

variado de diferenciação.[4,6] Nestes tumores, as células geralmente são anaplásicas (atipia celular), ou seja, são células indiferenciadas com grande variedade em sua morfologia (pleomorfimos celular e nuclear), podendo haver células gigantes e outros tipos celulares bizarros (Figura 51.3).[4,5] No entanto, existem tumores que não se encaixam nessa classificação e são considerados exceções, por exemplo, histiocitoma e plasmocitoma caninos.[1] Esses tumores apresentam característica histológica maligna, mas comportamento clínico de neoplasias benignas.[17] Além disso, o grau de anaplasia ainda pode variar muito dentre os diferentes tipos tumorais malignos.[4,5]

Na prática, células tumorais bem diferenciadas mantêm muitas características da original, com eventuais alterações na produção de algumas substâncias. Por exemplo, tumores originários de glândulas podem apresentar exacerbação na produção de determinada substância normalmente secretada pela célula-mãe. Devido à pouca diferenciação celular nos tumores malignos, muitas vezes as células podem secretar substâncias completamente diferentes do esperado ou simplesmente nada.[6] Assim, a perda da diferenciação está diretamente relacionada com a perda da funcionalidade celular e, consequentemente, com o desenvolvimento de um comportamento agressivo das neoplasias malignas (Quadro 51.3).[4,5] De qualquer maneira, a classificação final das neoplasias deve sempre levar em consideração seus aspectos clínicos, relacionando também com biologia e comportamento tumorais.[1]

Padrão de crescimento tumoral

A velocidade de crescimento tumoral está intimamente relacionada com o grau de anaplasia: quanto mais anaplásica uma célula, mais rápido será o seu crescimento. Geralmente, os tumores benignos crescem mais lentamente do que os malignos devido seu menor índice de proliferação celular e anaplasia (Quadro 51.3).[6] As neoplasias benignas crescem expansivamente, de maneira desorganizada, formando massas coesas e esféricas, as quais geralmente não se infiltram no tecido adjacente.[1,4] Esse crescimento expansivo exerce pressão nas estruturas adjacentes, o que pode promover a hipotrofia dessas estruturas. Assim, frequentemente ocorre a formação de uma pseudocápsula fibrosa devido ao esmagamento das células adjacentes (Figura 51.3).[4,6] Essa importante característica mantém o tumor delimitado, o que facilita sua remoção cirúrgica. Existem tumores benignos que não apresentam formação da pseudocápsula, como os hemangiomas.[5,6] A lentidão do crescimento dos tumores benignos permite a formação de vasos sanguíneos, o que, consequentemente, possibilita a nutrição e oxigenação da massa tumoral, evitando a ocorrência de áreas de necrose no interior do tumor.[4] Para diferenciação entre hiperplasia e neoplasia benigna, deve-se considerar que as hiperplasias não apresentam a formação da pseudocápsula e, na maioria das vezes, não há perda ou distorção da arquitetura tecidual (Quadro 51.3).[1]

Por outro lado, os tumores malignos apresentam crescimento altamente invasivo e desorganizado, com destruição do tecido adjacente e ramificações ao seu redor (Figura 51.3).[1,4] Normalmente, não há formação de pseudocápsula, com exceção de alguns tumores de crescimento lento. A remoção cirúrgica requer a retirada de extensas margens de segurança ao redor do tumor, com a finalidade de remover o tecido infiltrado.[6] Devido ao rápido crescimento dos tumores malignos, muitos apresentam degeneração, necrose, ulcerações e hemorragias em função do desequilíbrio entre a capacidade de crescimento do estroma e vasos sanguíneos e a sua alta velocidade proliferativa. Geralmente as áreas de necrose estão localizadas na região central das neoplasias malignas (Quadro 51.3).[4,6]

Invasão local e metástase

O poder de invasão tecidual é a característica mais importante na diferenciação entre tumores benignos e malignos, sendo inquestionável, pois neoplasias benignas *não* apresentam invasão celular e metástase (Quadro 51.3).[4,6] A capacidade invasiva auxilia na metástase por possibilitar que as células tumorais atinjam e penetrem os vasos (sanguíneos e linfáticos) e, assim, migrem para outras regiões do organismo.[4] Quanto maior a velocidade de crescimento, o potencial invasivo e o tumor primário, maior será a possibilidade de já ter ocorrido a formação de metástases.[6] A metástase dificulta muito a eliminação do câncer, prolongando o tratamento com quimioterápicos na tentativa de matar as células tumorais espalhadas em diferentes regiões ou que ainda estejam em trânsito.[4,6]

▪ Características das células neoplásicas malignas

Características morfológicas

O câncer é uma alteração genética ocasionada por diferentes eventos que promovem a desregulação de diversos genes envolvidos no controle de mecanismos básicos, como proliferação, metabolismo, adesão e morte celular.[9] A intensidade das características de malignidade das células neoplásicas pode variar bastante entre os diferentes tipos tumorais. De maneira geral, as neoplasias malignas apresentam elevado grau de *pleomorfismo* celular e nuclear, formando células atípicas devido à perda da diferenciação celular (Figura 51.3).[6] Quando essas atipias são intensas, as células perdem seus aspectos morfológicos específicos, inclusive dificultando a classificação histogenética dos tumores, sendo essas então classificadas como células *anaplásicas*.[4] As células malignas apresentam aumento da *relação núcleo/citoplasma*, ou seja, ocorre aumento considerável do núcleo devido a sua maior atividade proliferativa e metabólica. Além disso, o núcleo celular pode apresentar variações em seu número (células bi ou multinucleadas), tamanho, formato, distribuição da cromatina (irregular e mais compacta), além de número e tamanho dos nucléolos (Figura 51.3).[4-6] O aumento na taxa de replicação celular ocorre devido ao descontrole da atividade mitótica, fazendo com que as células malignas apresentem grande quantidade de *figuras de mitose*, tanto normais quanto bizarras (Quadro 51.3 e Figura 54.3).[9] As principais alterações nucleares estão relacionadas com frequente divisão celular, anormalidades cromossômicas e alta atividade metabólica dessas células.[5]

Adesão e comunicação celular

Outro ponto importante nas células malignas é a alteração nas moléculas de adesão da superfície celular, o que confere maior capacidade de invasão tecidual e implantação em novas superfícies devido à menor adesividade das células.[9] As principais alterações são:

- Existência anormal de glicoproteínas na membrana plasmática, promovendo alterações na difusão de sinais intracelulares
- Liberação de enzimas que degradam as estruturas de adesão intercelular
- Aumento da eletronegatividade das células, incrementando a repulsão entre elas.[4]

Modificações no citoesqueleto da célula neoplásica maligna também colaboram para o aumento de sua motilidade pela impossibilidade dos microfilamentos em manter a conectividade intercelular.[9] Alterações nas junções comunicantes do tipo *gap* também são frequentes nas neoplasias malignas, as quais se apresentam diminuídas em adenocarcinomas mamários[18] e osteossarcomas em cães.[19] A redução das junções do tipo *gap* impede que diversos mensageiros celulares sejam transmitidos entre as células, como sinais para controle da proliferação e morte celular.[20]

Função celular e metabolismo

As células neoplásicas apresentam diminuição ou perda de sua funcionalidade original devido à perda da diferenciação celular (Quadro 51.3).[5] Esse processo pode ser altamente variado nos diferentes tumores, sendo que pode haver diminuição ou aumento na excreção de substâncias endócrinas ou parácrinas.[9] Quando esse processo está presente, principalmente relacionado com produção exacerbada de hormônios, ocorrem as chamadas *síndromes paraneoplásicas*.[4] As células podem apresentar alterações bioquímicas em diversas vias, dependendo das alterações na expressão gênica ocorrida durante o processo de carcinogênese. Na maioria das vezes, essas alterações conferem vantagens competitivas para as células neoplásicas, como maior velocidade de captação de aminoácidos e maior eficiência na realização da glicólise. Sendo assim, as células alteradas suportam melhor as condições de hipoxia existentes no tecido canceroso e obtêm mais energia para continuar seu processo intenso de proliferação celular e invasão tecidual.[4]

Estroma tumoral

Angiogênese

O crescimento tumoral é totalmente dependente do crescimento de vasos neoformados (angiogênese), que são responsáveis pelo suporte de nutrientes e oxigênio para as células neoplásicas.[5,9] A angiogênese é ativada nas fases iniciais do desenvolvimento da neoplasia, sendo a proliferação das células endoteliais dependente de fatores de crescimento e citocinas liberados pelas células neoplásicas.[9] Neoplasias malignas, com rápido padrão de crescimento, podem apresentar área de necrose isquêmica devido ao maior índice de proliferação tumoral em relação à angiogênese. Nesses focos de necrose, com frequência encontram-se associadas hemorragias e, mais tardiamente, calcificações (Quadro 51.3).[6,9]

Matriz extracelular tumoral

O estroma é composto por moléculas da matriz extracelular (MEC) e consiste em proteínas e glicoproteínas imersas em uma complexa matriz de proteoglicanos.[5,14] Alguns tumores apresentam proliferação exacerbada de fibroblastos, com intensa produção e deposição de colágeno no estroma tumoral, chamada de *fibroplasia*. Essa característica ocorre em fibromas e fibrossarcomas, mas também pode estar presente em tumores que promovam a liberação de fatores que estimulem a fibroplasia, sendo assim chamados de tumores *esquirrosos*.[6,9] No estroma tumoral estão associados os vasos sanguíneos para nutrição das células neoplásicas, além de fibroblastos e células inflamatórias. Todos esses componentes interagem entre si, ocasionando diferentes respostas no tumor e nos tecidos adjacentes pelo controle da taxa de crescimento, estado de diferenciação e comportamento tumoral.[5]

Metástases

Disseminação das metástases

A disseminação dos tumores está intimamente ligada a sua capacidade de invadir outros tecidos e atingir vasos linfáticos e sanguíneos, e ocorre *apenas* em neoplasias malignas.[4,6] Para que a disseminação tumoral possa acontecer, as células devem acumular uma série de alterações genéticas que as possibilitem ultrapassar obstáculos até atingirem as vias de disseminação. Essas alterações genéticas incluem alterações na expressão de oncogenes, genes supressores de tumores e de moléculas responsáveis pela adesão célula-célula e célula-matriz no tumor e nos tecidos adjacentes, assim como entre as células metastáticas e o local de implantação.[4,5] Os tumores malignos apresentam grande heterogeneidade celular, permitindo que diferentes clones de células tumorais se comportem de maneiras distintas.[6] Assim, apenas algumas células adquirem a capacidade de produzir metástases, conseguindo locomoção, adesão à membrana basal e controle da liberação de enzimas proteolíticas, além de criarem mecanismos para não serem identificadas pelas células de defesa do organismo.[4-6]

Inicialmente, o tumor maligno sofre expansão clonal, crescimento e diversificação, formando subclones celulares com poder metastático.[5] Essas células se desprendem do tumor primário e iniciam sua jornada rumo às principais vias de disseminação: vasos sanguíneos ou linfáticos (Figura 51.4).[6] O destacamento das células da massa tumoral ocorre, principalmente, pela perda da adesividade intercelular mediada por desmossomos, bem como pela redução ou eliminação da funcionalidade de proteínas de adesão, como as caderinas e cateninas, que podem ser observadas em tumores epiteliais.[4,5] Uma vez destacadas do tumor primário, as células precisam ultrapassar os componentes da matriz extracelular que, em tumores epiteliais, são representados pela membrana basal e pelo tecido conjuntivo.[5] Primeiramente, as células neoplásicas apresentam alterações em seu citoesqueleto e emitem pseudópodes (Figura 51.4), que aderem à MEC via proteínas de adesão chamadas integrinas, formando uma área de adesão focal.[4,9] A célula se desprende no outro polo e se contrai em direção ao ponto de adesão, repetindo esse processo diversas vezes. A locomoção é orientada por fatores quimiotáticos produzidos pelas próprias células tumorais ou pelo tecido adjacente, sendo facilitada pela destruição enzimática da MEC por enzimas proteolíticas: as metaloproteinases da matriz (MMP; principalmente as MMP-2 e 9).[4] Na matriz, as células se ligam aos seus componentes (laminina, fibronectina, colágeno e vitronectina) e liberam ou induzem outras células a produzirem metaloproteinases para a degradação da membrana basal e do tecido conjuntivo, abrindo vias de migração.[4,5,6] Após migrarem, as células tumorais penetram nos vasos sanguíneos, onde são reconhecidas e atacadas por células de defesa (linfócitos e células citotóxicas naturais).[6] No entanto, algumas células metastáticas apresentam extraordinária capacidade de formar êmbolos de células tumorais, que são mais resistentes aos ataques do sistema imunológico do organismo. Ou ainda, esses êmbolos de células tumorais podem ser recobertos por plaquetas e, assim, não serem reconhecidos como células estranhas ao organismo (Figura 51.4). Uma vez vencida a barreira imunológica, as células neoplásicas aderem à membrana basal dos vasos distantes do tumor primário, extravasam através da sua parede e iniciam a formação de novos tumores, inclusive com indução de angiogênese para nutrição da metástase (Figura 51.4).[4-6,9] Os tumores metastáticos podem apresentar tropismo seletivo para um órgão específico com base nos receptores presentes na superfície das células neoplásicas.[9] Ou seja, determinados tipos tumorais têm predileção, ou melhor, maior probabilidade de realizar metástase em determinado órgão devido a maior afinidade, e não apenas pela localização topográfica.[4]

Vias de disseminação

A disseminação das células neoplásicas pode ocorrer por diferentes vias, como pela implantação direta em cavidades ou superfícies; pelo transplante de células tumorais; por via linfática ou por via sanguínea.

Implantação direta

A implantação direta de células neoplásicas em cavidades ou superfícies de outros órgãos é uma característica de neoplasias malignas que surgem, por exemplo, nos ovários. Nesse caso, pode ocorrer a "queda" das células na cavidade peritoneal, permitindo que essas cresçam na superfície ou, inclusive, penetrem nos órgãos.[6] Quando as metástases são difusas no peritônio, recebem o nome de *carcinomatose peritoneal*.[4] No entanto, esse tipo de tumor é pouco frequente em cães e gatos.[6] Esse evento pode ocorrer nas cavidades peritoneal, pleural, pericárdica e subaracnoide, assim como nas articulações, porém apresenta rara ocorrência.[6]

Transplante de células tumorais

Este mecanismo de disseminação tumoral é frequentemente observado no tumor venéreo transmissível (TVT) em cães, no qual a disseminação ocorre pelo contato entre os animais no momento do acasalamento ou no ato de lamber ou coçar as áreas atingidas.[21] As células tumorais desprendem-se do local de origem e implantam-se na nova superfície.[6] Também pode ocorrer o transplante dessas células por instrumentos cirúrgicos e luvas contaminadas no trajeto de feridas cirúrgicas ou no de biopsias por agulha. Esse evento é pouco frequente e não inviabiliza as práticas clinicocirúrgicas ou diagnósticas.[4,9]

Disseminação por via linfática

A utilização da via linfática como veículo de disseminação é frequentemente observada em carcinomas.[4,6] A disseminação geralmente respeita a drenagem normal dos fluidos

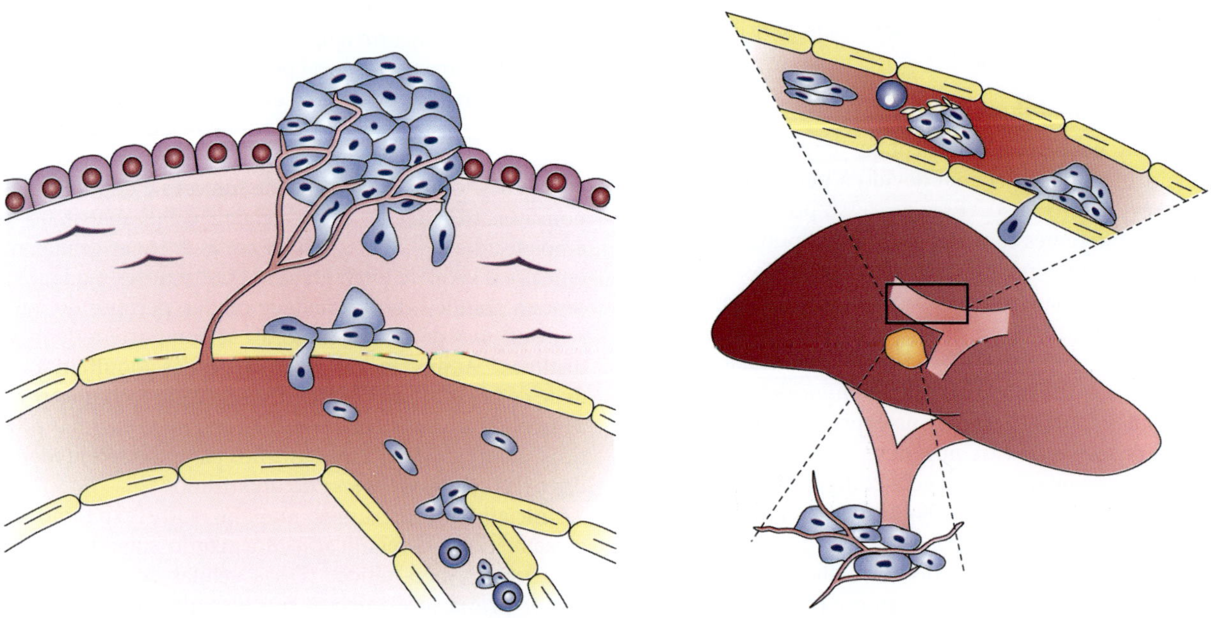

Figura 51.4 Representação esquemática da migração de células neoplásicas pelo tecido conjuntivo, invasão vascular, formação de êmbolos tumorais, agregação de plaquetas e formação de metástase no fígado. (Ilustração: Ana Cristina do Carmo Silva.)

linfáticos para os linfonodos mais próximos (linfonodo sentinela).[4] Assim, carcinomas de mama podem disseminar para os linfonodos axilares, podendo desenvolver uma reposta imunológica específica ao tumor, com aumento de volume.[6] No entanto, é importante lembrar que nem toda linfadenomegalia significa metástase, pois pode haver hiperplasia reacional devido a produtos tumorais antigênicos. Assim como linfonodos normais podem apresentam micrometástases, perceptíveis apenas em exame histopatológico.[4]

Disseminação por via sanguínea

Esta é a via mais frequentemente observada como rota para a disseminação de *sarcomas*. Na maioria das vezes, as células tumorais migram pelo tecido conjuntivo até atingirem as veias, que são mais fáceis de penetrar em relação às artérias. Nem todas as células neoplásicas circulantes originam metástases, pois são necessárias diversas outras características celulares para que consigam despistar o sistema imunológico e infiltrar-se em outro local. Na ausência dessas, as células são simplesmente destruídas. Na disseminação tumoral venosa, frequentemente as células atingem o fígado e os pulmões pela grande quantidade de sangue que flui para esses órgãos.[4-6]

Gradação e estadiamento tumoral em medicina veterinária

Critérios de gradação tumoral

A gradação tumoral é baseada no grau de diferencial das células neoplásicas (pleomorfimos celular e nuclear), além de outras características, como índice de mitoses (avaliado em 10 campos histológicos, com objetiva de 40×), grau de necrose, poder de invasividade, reação estromal, tamanho e número de núcleos, celularidade global e resposta inflamatória.[1,9] Em alguns casos, esse sistema de classificação apresenta valor prognóstico e correlação à resposta tumoral perante terapias antineoplásicas.[5,9] No entanto, essas correlações devem ser feitas de maneira cautelosa, pois muitas vezes a gradação histológica é subjetiva e pode apresentar variação entre os patologistas.[22] Além disso, as neoplasias malignas geralmente são heterogêneas e apresentam grande variação de uma área para outra, o que pode representar um diagnóstico pouco apurado, tendo em vista a amostragem tecidual.[1] Apesar disso, a gradação tumoral pode ser utilizada para complementar a conduta do clínico veterinário, sempre levando em consideração outros aspectos relacionados com a biologia tumoral. Deve-se salientar que algumas neoplasias malignas não têm uma gradação estabelecida na literatura, sendo assim, recebem a denominação de acordo com seu padrão global de diferenciação: bem diferenciadas (baixo grau de malignidade), moderadamente diferenciadas ou pouco diferenciadas (alto grau de malignidade).[1]

Estadiamento tumoral

O estadiamento tumoral é determinado por dados clinicocirúrgicos e histopatológicos, como tamanho da neoplasia primária, ocorrência de células tumorais nos linfonodos regionais e metástases. O principal sistema de estadiamento tumoral utilizado atualmente em medicina veterinária é o *sistema TNM* (*T*: tumor primário; *N*: linfonodo; *M*: metástase). Esse sistema apresenta elevada correlação ao comportamento biológico do tumor e pode ser utilizado como fator prognóstico das neoplasias.[9] De maneira geral, o estadiamento pode auxiliar no desenvolvimento do plano terapêutico do paciente oncológico, pois está diretamente relacionado com o crescimento tumoral e sua difusão tecidual.[5]

Referências

1. Ehrhart EJ, Powers BE. The pathology of neoplasia. In: Withrow SJ, Vail DM, editors. Small animal clinical oncology. Philadelphia: W.B. Saunders; 2007. p. 54-67.
2. Meuten DJ. Tumors in domestic animals. 4th ed. Iowa: Iowa State Press; 2002.
3. Rodaski S, Nardi AB. Quimioterapia antineoplásica em cães e gatos. 3ª ed. São Paulo: MedVet; 2008.
4. Brasileiro Filho G, Pereira FEL, Guimarães RC. Distúrbios do crescimento e da diferenciação celular. In: Brasileiro Filho G, editor. Bogliolo: patologia geral. Rio de Janeiro: Guanabara Koogan; 2004. p. 173-200.
5. McGavin MD, Zachary JF. Pathologic basis of veterinary disease. 4th ed. Mosby: Elsevier; 2007.
6. Abbas AK, Fausto N, Kumar V. Robbins & Cotran – Patologia: bases patológicas das doenças. 7ª ed. Philadelphia: W.B. Saunders; 2005.
7. Gallardo F, Mogas T, Baro T, Rabanal R, Morote J, Abal M *et al.* Expression of androgen, oestrogen α and β, and progesterone receptors in the canine prostate: differences between normal, inflamed, hyperplastic and neoplastic glands. J Comp Pathol. 2007; 136:1-8.
8. Charles JA, Cullen JM, Van Den Ingh TSGAM, Winkle TV, Desmet VJ. Morphological classification of neoplastic disorders of the canine and feline liver. In: Standards for clinical and histological diagnosis for canine and feline liver diseases. WSAVA Liver Standardization Group. Philadelphia: WB Saunders; 2006.
9. Cheville NF. Introduction to veterinary pathology. 3rd ed. Ames: Blackwell; 2006.
10. Harvey JW. Atlas of veterinary hematology: blood and bone marrow of domestic animals. Florida: W.B. Saunders; 2001.
11. Matsuzaki P, Cogliati B, Sanches DS, Chaible LM, Kimura KC, Silva TC, et al. Immunohistochemical characterization of canine prostatic intraepithelial neoplasia. J Comp Pathol. 2010 Jan; 142(1):84-8. doi: 10.1016/j.jcpa.2009.06.005. Epub 2009 Jul 29.
12. Schuppan D, Afdhal NH. Liver cirrhosis. Lancet. 2008; 371:838-51.
13. Evans HJ. Molecular genetics aspects of human cancers: the 1993 Franck Rose Lecture. Br J Cancer. 1993; 68:1051-60.
14. Junqueira LC, Carneiro J. Histologia básica. 10ª ed. Rio de Janeiro: Guanabara Koogan; 2004.
15. Sorenmo K. Canine mammary gland tumors. Vet Clin North Am Small Anim Pract. 2003; 33:573-96.
16. Ramos-Vara JA, Beissenherz ME, Miller MA, Johnson GC, Pace LW, Fard A *et al.* Retrospective study of 338 canine oral melanomas with clinical, histologic, and immunohistochemical review of 129 cases. Vet Pathol. 2000; 37:597-608.
17. Ciekot PA, Powers BE, Withrow SJ, Straw RC, Ogilvie GK, LaRue SM. Histologically low-grade, yet biologically high-grade, fibrosarcomas of the mandible and maxilla in dogs: 25 cases (1982-1991). J Am Vet Med Assoc. 1994; 204:610-5.
18. Torres LN, Matera JM, Vasconcellos CH, Avanzo JL, Hernandez-Blazquez FJ, Dagli ML. Expression of connexins 26 and 43 in canine hyperplastic and neoplastic mammary glands. Vet Pathol. 2005; 42:633-41.
19. Sanches D, Pires C, Fukumasu H, Cogliati B, Matsuzaki P, Chaible L *et al.* Expression of connexins in normal and neoplastic canine bone tissue. Vet Pathol. 2009 Sep; 46(5):846-59. doi: 10.1354/vp.08-VP-0263-S-FL. Epub 2009 May 9.
20. Dagli MLZ, Hernandez-Blazquez FJ. Roles of gap junctions and connexins in non-neoplastic pathological processes in which cell proliferation is involved. J Membrane Biol. 2007; 218:79-91.
21. Vermooten MI. Canine transmissible venereal tumor (TVT): a review. J S Afr Vet Assoc. 1987; 58:147-50.
22. Northrup NC, Harmon BG, Gieger TL, Brown CA, Carmichael KP, Garcia A, et al. Variation among pathologists in histologic grading of canine cutaneous mast cell tumors. J Vet Diagn Invest. 2005; 17:245-8.

52

Patologia Molecular das Neoplasias

Heidge Fukumasu, Arina Lázaro Rochetti, Tatiana Ranieri, Yonara de Gouveia Cordeiro

Introdução

O número de animais de companhia com câncer tem aumentado significativamente nos últimos anos devido principalmente à maior expectativa de vida desses, fato intimamente ligado aos melhores controle e tratamento de doenças infecciosas, campanhas de vacinação, dietas mais adequadas e melhores cuidados veterinários clinicocirúrgicos. Dessa maneira, é esperado que recursos sejam cada vez mais despendidos com a finalidade de se compreender melhor como ocorre o processo da formação de tumores (carcinogênese) nesses animais, visando à prevenção e ao tratamento dos cânceres.

Diversas semelhanças entre humanos e animais de companhia são notadas quando se tem o câncer como foco, por exemplo: cães e gatos também apresentam tumores espontâneos; os cânceres, nessas espécies, se desenvolvem em um contexto parecido ao dos humanos no que se refere tanto ao sistema imune como ao microambiente tumoral; os animais *pet*, na maioria das vezes, dividem os ambientes conosco; e diversos tipos histológicos observados em humanos são encontrados de modo semelhante em cães e gatos. Sendo assim, é compreensível que tanto cães como gatos possam usufruir do imenso conhecimento gerado pela pesquisa tanto básica como avançada de neoplasias de humanos, seja para a utilização de meios diagnósticos mais eficazes, utilização de substâncias para prevenção do câncer (quimioprevenção) e fármacos para terapia do câncer.

A oncologia, ciência que estuda os cânceres, é considerada uma área multidisciplinar, já que engloba conhecimentos provindos tanto de ciências consideradas básicas (p. ex., histologia, fisiologia e genética) como de ciências aplicadas (p. ex., patologia, clínica e cirurgia, entre outras). Porém deve-se ter em mente que hoje em dia a oncologia é desenvolvida fundamentalmente com o auxílio essencial de outra ciência: a biologia molecular. Uma das melhores definições dessa ciência, se não a melhor, foi cunhada por Willian T. Astbury, considerado seu pai: "Biologia molecular é ciência que visa compreender, do ponto de vista molecular, as complexas manifestações da biologia clássica, não sendo apenas um refinamento da morfologia tridimensional e ultraestrutural, mas uma interconexão entre esta, a gênese da informação, suas funções e efeitos".[1] Levando-se em conta a última parte da definição de Astbury, claramente se nota que a biologia molecular tem estreita relação com outras duas ciências que também são consideradas alicerces para a oncologia: a genética e a bioquímica.

Ainda esmerando-se nas palavras de Astbury, convém chamar a atenção para o sentido da palavra "refinamento" utilizada por ele, nos idos dos anos de 1960, que acaba também direcionando o foco principal do tema que será discutido neste capítulo: a patologia molecular das neoplasias, uma área emergente da patologia que é focada no estudo e diagnóstico das neoplasias a partir do exame, do ponto de vista submicroscópico, das moléculas presentes nos órgãos, tecidos ou fluidos biológicos. Essa disciplina pode envolver desde estudo e desenvolvimento de melhores ferramentas genéticas e moleculares para o diagnóstico e classificação dos tumores, como atuar sobre o delineamento e a validação de melhores biomarcadores preditivos para resposta ao tratamento e à progressão da doença, a suscetibilidade ao câncer decorrida da constituição genética dos indivíduos de diferentes raças e também a influência dos fatores ambientais e de estilo de vida implicados no desenvolvimento dos cânceres.

Portanto, este capítulo tratará, em especial, de temas referentes à patologia molecular das neoplasias, tendo sido organizados assuntos recentes relativos à biologia molecular da célula cancerosa e da carcinogênese, fornecendo subsídios para compreender a patologia molecular dos tumores de cães e gatos, focando-se principalmente nos avanços em métodos diagnósticos e de predição de resposta tumoral e progressão da doença.

Biologia molecular da célula cancerosa

Dogma central da biologia molecular | Função das macromoléculas

Para melhor compreensão deste capítulo é necessário inicialmente comentar alguns conceitos básicos da biologia molecular, baseando-se principalmente na gênese da informação, e quais são as macromoléculas biológicas e suas principais funções (Quadro 52.1). Nesse momento, é interessante discorrer um pouco sobre a gênese da informação, do ponto de vista da biologia molecular, que é bem detalhada admitindo-se "parcialmente" o *dogma central da biologia molecular* de Francis Crick,[2] que discorre sobre a transferência detalhada de resíduo a resíduo da informação sequencial, ou seja, como se dá a passagem da informação contida no DNA para as proteínas (Figura 52.1). Essa admissão "parcial" ocorre porque Francis Crick, um dos descobridores da estrutura do DNA, juntamente com James D. Watson, em 1953,[3] e ganhadores do prêmio Nobel de Medicina de 1962, relacionaram ao dogma central que a transferência de informação ocorreria apenas do DNA para proteínas por meio de RNA (pelos processos de transcrição e tradução), que possivelmente ocorresse a transferência da informação de RNA para o DNA (transcrição reversa), mas que, de modo algum, a transferência da informação não poderia ocorrer entre proteínas ou de uma proteína ao DNA. Hoje, existem diversos fatos biológicos que contestam essas últimas afirmações de Crick, pois ao considerar a patogênese das doenças *priônicas*, como a encefalopatia espongiforme bovina (comumente conhecida como doença da vaca louca) ou o *scrapie* em ovelhas, existe a passagem de informação (nesse caso, por alteração da estrutura proteica) da proteína priônica alterada para outra proteína priônica não afetada, ou seja, sem necessidade de alterações nas moléculas de DNA); da mesma maneira que hoje o conceito de

Quadro 52.1 Macromoléculas biológica em mamíferos.

Macromolécula	Constituição	Tipos	Funções
DNA	Açúcar: desoxirribose Fosfato Bases nitrogenadas: adenina (A), timina (T), citosina (C), guanina (G)	DNA nuclear DNA mitocondrial	Hereditariedade (genoma) Guarda a informação genética
RNA	Açúcar: ribose Fosfato Bases nitrogenadas: adenina (A), uracila (U), citosina (C), guanina (G)	RNA codificadores RNA não codificadores	Expressão gênica (*m*RNA, *t*RNA, *r*RNA) Confecção de ribossomos (*sno*RNA) Maturação dos *m*RNA (*sn*RNA) Regulação da expressão gênica (*mi*RNA, *si*RNA)
Proteína	Aminoácidos (20 tipos diferentes em eucariontes)	Globulares Fibrosas	Estruturais (p. ex., colágenos) Catalíticas (p. ex., enzimas) Informacionais (p. ex., hormônios)

epigenética (a ciência que estuda a passagem de informação independente da sequência de DNA) infere que a participação de algumas proteínas específicas (algumas histonas específicas, por exemplo, assim como a metilação de ilhas CpG) levam à produção de informação independentemente da sequência do DNA (Figura 55.1). Assim sendo, é importante guardar que o conceito do dogma central da biologia molecular na realidade não é um dogma (pois contém erros conceituais), mas que se somado ao conhecimento atual da epigenética, é muito útil para a compreensão dos efeitos biológicos do ponto de vista molecular relacionados com o câncer.

Considerações atuais sobre o câncer | Pontos-chave do câncer

Uma definição simples de câncer seria um conjunto de doenças nas quais um grupo de células apresenta crescimento descontrolado, invasão tecidual e, algumas vezes, metástases. Carcinogênese é o processo com múltiplas fases pelo qual ocorre acúmulo de alterações em determinadas células, que culmina com a formação da neoplasia, podendo essa ser benigna (não apresenta invasão tecidual e metástases) ou maligna (câncer). Essas alterações podem ser tanto genéticas, caracterizadas pela geração de mutações em genes específicos (como proto-oncogenes, genes supressores de tumor, entre outros), ou epigenéticas, que mesmo não gerando mutações nos genes presentes no DNA, alteram sua expressão,

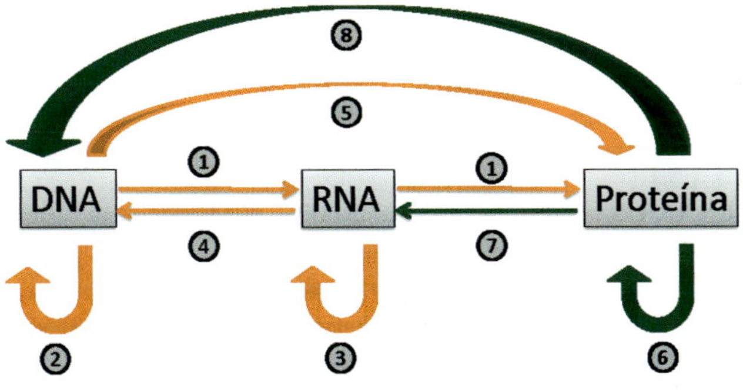

Figura 52.1 Atual representação do dogma central da biologia molecular. A transferência da informação genética ocorre de diferentes maneiras e em diversos sentidos. 1 = expressão gênica (transcrição e tradução); 2 = replicação de DNA; 3 = replicação de RNA; 4 = transcrição reversa; 5 = tradução direta a partir do DNA; 6 = replicação de proteína; 7 = efeitos de proteína sobre a expressão do RNA; 8 = efeitos de proteína sobre a expressão do DNA.

consequentemente aumentando ou diminuindo a quantidade de determinada proteína codificada pelo gene em questão. Douglas Hanahan e Robert Weinberg, no já clássico artigo The *hallmarks of cancer*, publicado há pouco mais de 10 anos,[4] previam que a pesquisa futura sobre o câncer iria recair sobre uma ciência lógica, na qual mesmo com a diversa complexidade dos dados apresentados, tanto clínicos como em laboratório, as pesquisas sobre a doença iriam se tornar compreensíveis em poucos princípios centrais. Esses princípios, aos quais eles deram o nome de *hallmarks* (em português, algo como "pontos-chave"), seriam as alterações essenciais responsáveis pela transformação maligna e pelo menos a maioria, se não todos os cânceres, seriam gerados a partir de nuances desses pontos-chave, descritas a seguir:

- Autossuficiência em fatores de proliferação celular
- Insensibilidade a fatores que regulam a proliferação celular
- Evasão à morte celular programada (p. ex., apoptose)
- Potencial replicativo ilimitado
- Neoangiogênese
- Invasão tecidual e metastatização.

Dentro desses *hallmarks* se localizariam todas as alterações genéticas ou epigenéticas já descritas em células tumorais, como a superexpressão do K-Ras, resultando em autossuficiência em sinais de crescimento, ou a perda de função do gene tp53, levando à evasão de apoptose, por exemplo. Cabe ressaltar que para a maioria dos tumores não existe uma sequência exata de ocorrência dessas alterações, porém não se pode descartar que possa existir certa predisposição em cada microambiente tecidual a determinada alteração em determinado momento da carcinogênese. É de se pensar que a aquisição do potencial de invasão e metastatização seria uma das últimas alterações adquiridas pelas células cancerosas, porém existem tumores que rapidamente adquirem o fenótipo maligno, podendo gerar micrometástases mesmo em um curto espaço de tempo.[5,6]

Além desses seis pontos-chave, existe uma sétima característica adquirida pelos tumores denominada *instabilidade genômica*,[4] que teria a função de facilitar a ocorrência de novas mutações nas células inicialmente alteradas, já que o acontecimento de determinada mutação em certo nucleotídio de determinado gene que confira um ganho ou perda de função é considerado um fato raríssimo de se acontecer. Isto se dá principalmente pela existência de diversos mecanismos de monitoramento e reparo do DNA que a célula apresenta, com a finalidade de manter seu genoma íntegro.

Um ponto importante sobre a etiologia dos cânceres discorre sobre qual seria a célula-alvo da carcinogênese, fato esse que implica diretamente ser a carcinogênese um processo de desdiferenciação ou de não diferenciação celular. No primeiro caso, a célula-alvo da carcinogênese seria alguma célula somática já diferenciada, ou seja, apresenta fenótipo específico como um hepatócito ou leucócito, que com a aquisição das mutações se desdiferenciaria, ou seja, perderia seu fenótipo adquirido após a diferenciação e passaria a se comportar como uma célula progenitora, apresentando os *hallmarks* como insensibilidade a fatores de crescimento e potencial replicativo ilimitado. Já na segunda hipótese sobre a origem da célula-alvo da carcinogênese, considera-se que essa célula possa ser uma célula-tronco adulta presente nos órgãos. Já foram descritas células-tronco adultas em diversos tipos teciduais em humanos, sendo que o princípio dessa teoria é que essas células já apresentam *per se* algumas características que levariam a uma vantagem ao desenvolvimento tumoral, como o potencial de replicação ilimitado e a possibilidade de invasão tecidual e de geração de novos vasos (neoangiogênese), fatos verificados durante o desenvolvimento normal.[7] Atualmente, diversas evidências sugerem que as duas teorias sobre a origem da célula-alvo do processo carcinogênico possam coexistir.[7]

Do ponto de vista celular, hoje é bem disseminado o conceito de que os tumores não são apenas massas de células que se desenvolveram como clones, ou seja, que são todas as células do tumor muito parecidas tanto genética quanto fenotipicamente, mas sim que um tumor apresenta células tumorais heterogêneas, com algumas populações distintas, além de células endoteliais que formam os vasos sanguíneos, os fibroblastos, que mantêm a estrutura da matriz extracelular e outras moléculas para suporte tecidual etc., cada qual com sua função para o desenvolvimento tumoral. Dentre essas populações distintas de células presentes em um tumor, chamam atenção células-tronco cancerosas, uma população caracterizada recentemente em diversos tipos de tumores sólidos e hematológicos[8] que teria a função de servir como uma população de "reserva" com baixo índice proliferativo, potencial de replicação ilimitado e, principalmente, a resistência a múltiplos fármacos. Devido as suas características, essas células seriam as responsáveis pelas recidivas tumorais após tratamentos quimioterápicos, por exemplo. Desse modo, essa população tumoral tem se tornado alvo de intensas pesquisas em fármacos que consigam atacar diretamente elas e não apenas as "outras" células tumorais presentes em uma neoplasia. Assim, considera-se que o descobrimento destas células-tronco cancerosas mudou a maneira como se deve olhar tanto para a carcinogênese quanto para a quimioterapia do câncer,[8] resultando diversas áreas para pesquisa científica.

Na próxima parte deste capítulo serão comentados mais especificamente diversos tipos de alterações, tanto genéticas quanto epigenéticas, em neoplasias oriundas de animais, em especial cães e gatos, com foco em diagnóstico e prognóstico. Será possível, então, reparar que várias, se não todas as alterações comentadas, recaem sobre os já comentados seis *hallmarks* de Hanahan e Weinberg.[4]

Patologia molecular das neoplasias

Comentários sobre patologia das neoplasias

A patologia das neoplasias é uma área específica da patologia que foca primariamente na utilização da avaliação histológica dos tumores, com ênfase no diagnóstico acurado e, quando possível, determina o prognóstico. Além da *histopatologia*, é comum a utilização de colorações específicas para auxiliar no diagnóstico, assim como o uso cada vez mais frequente da detecção específica de determinada proteína, mutada ou não, pela reação de imuno-histoquímica (IHQ). Diversos livros e artigos científicos podem ser encontrados com certa facilidade e consultados sobre os conjuntos de resultados necessários para o diagnóstico das neoplasias em animais, já que esse não é o foco deste capítulo. Aqui serão apresentadas informações provindas do estudo mais aprofundado da gênese tumoral, partindo-se do ponto de vista molecular.

Primeiramente, é importante informar que em tumores que apresentam diagnóstico semelhante morfologicamente e por IHQ, na maioria das vezes, se não todas, as alterações tanto genéticas quanto epigenéticas que recaem nos pontos-chave do câncer[4] são diferentes, o que condiz com a realidade da grande variabilidade de resposta quando se comparam tumores com mesmo tipo histológico. A partir desses comentários fica clara a necessidade de novas ferramentas para o médico-veterinário poder prover uma resposta mais efetiva ao proprietário sobre qual a melhor terapia para determinado animal com tumor ou mesmo a real probabilidade de esse animal vir a óbito. Daí a proximidade da patologia das neoplasias com a biologia molecular, com intuito de cada vez mais poder ter respostas acuradas com vistas ao diagnóstico, prognóstico e, por que não, a prevenção do câncer.

Tumores hereditários em animais

Existem alguns tipos tumorais que são conhecidamente hereditários, ou seja, apresentam mutações específicas que desencadeiam o processo carcinogênico em determinados tecidos, levando à formação de tumores específicos. Em humanos, há casos bem determinados, como mutações no gene APC para tumores de cólon e no gene BRCA para os de mama. Já em animais, as causas genéticas de tumores hereditários são bem mais escassas, com poucos exemplos já esclarecidos. Estudos demonstraram que a síndrome caracterizada por cistadenocarcinoma renal multifocal hereditária associada à dermatofibrose nodular em cães é autossômica dominante, sendo associada a uma mutação específica no éxon 7 do gene BHD (*genebank*: NC_006587) que codifica a proteína foliculina (FLCN).[9,10] Até hoje, não se sabe exatamente a função dessa proteína, mas indícios a partir de estudos funcionais identificaram outra proteína, que interage com a FLCN, chamada de FNIP1, sugerindo então que a FLCN interaja com a região 5′ da *AMP-activated protein kinase* (AMPK), uma proteína-chave que regula negativamente a atividade de mTOR (*mechanistic target of rapamycin*). O gene que codifica mTOR é reconhecidamente um proto-oncogene para tumores de mama, endométrio, tireoide, próstata, melanoma e glioblastoma. Porém até o momento, em cães, existem apenas dois trabalhos publicados demonstrando a ocorrência de mTOR em osteossarcoma e melanoma, sugerindo-o como possível alvo terapêutico.[11,12] Outros exemplos bem descritos como esse são escassos em animais, mas a maior suscetibilidade de algumas raças de cães a tipos tumorais específicos – como Boxers e mastocitomas, raças de cães gigantes e osteossarcomas e neoplasias do sistema nervoso central em cães braquicefálicos – sugerem a existência de mutações ou polimorfismos de nucleotídio único (SNP, *single nucleotide polymorphisms*) que predispõem determinadas raças ou espécies a apresentarem certos tipos de neoplasias.

Patologia molecular aplicada a tumores em animais

Alguns exemplos aplicados de patologia molecular das neoplasias serão discutidos a seguir para demonstrar a aplicabilidade dos conceitos comentados anteriormente em alguns tumores em cães e gatos. Não é o intuito desta parte comentar de maneira extensiva sobre os diversos tipos tumorais observados em cães e gatos, mas sim demonstrar a importância das principais vias moleculares relacionadas com os já comentados pontos-chave do câncer.

Tumores de mama

Os tumores da glândula mamária são os mais frequentes nas cadelas e os terceiros mais frequentes nas gatas, após os de pele e os linfomas. Sua alta incidência traz muita atenção para o estudo comparativo com humanos, notando-se que, ao se ajustar para a mesma distribuição populacional e por idade, a taxa dessa incidência em cadelas é cerca de três vezes maior que em mulheres.[13]

Recentemente demonstrou-se que um painel de IHQ com cinco marcadores (receptor de estrógeno [ER], receptor de fator de crescimento epidermal humano 2 [HER2, *human epidermal growth factor receptor 2*], citoqueratina 5, p63 e p-caderina), utilizado em tumores de mama de mulheres, pôde também ser empregado em tumores de cadelas, discriminando tumores com bom e mau prognóstico,[14] o que sugere que a patogênese dos tumores de mama entre as duas espécies seja parecida. Outro estudo recente, utilizando a tecnologia de microarranjos de cDNA (*cDNA microarrays*) para revelar as alterações na expressão gênica de cerca de 10.000 mil genes ortólogos entre humanos e caninos, revelou perturbações em algumas vias metabólicas em comum entre os tumores de mama das duas espécies, como as vias de PTEN, kRAS, WNT/betacatenina, Pi3K/AKT e MAPK. Além disso, os autores demonstraram que os diferentes perfis gênicos de transcrição observados em tumores de humanos também são observados nos de cadelas, sugerindo similaridade entre as espécies do ponto de vista das alterações dos circuitos de sinalização celular.[15] Portanto, tanto os dados de humanos como os de cães poderiam ser usados na outra espécie para avaliar novos alvos terapêuticos, além do desenvolvimento de novos biomarcadores de prognóstico e diagnóstico para serem usados em estudos clínicos. Por exemplo, em tumores de cadelas, uma significativa diminuição da expressão da E-caderina e da betacatenina é relacionada com menor sobrevida e menor tempo livre de doença.[16] Por outro lado, maior expressão de ciclo-oxigenase 2 (COX-2) é relacionada com menor tempo de sobrevida,[17] sendo essas proteínas possíveis marcadores de prognóstico para os pacientes caninos. Outro exemplo interessante é a relação inversa entre a positividade para Ki67, um marcador de proliferação celular, e o prognóstico de pacientes caninos com tumor de mama.[18,19] Além da determinação por IHQ da existência e localização de determinada proteína, outros métodos podem avaliar a ocorrência de determinada mutação específica em genes relacionados com patogênese de tumores de mama, como BRCA, p53, RAS, entre outros. Por exemplo, algumas mutações no gene p53 já foram descritas em tumores de mama de cadelas e podem estar envolvidas no desenvolvimento desses, além de possivelmente contribuir para definir o prognóstico destes pacientes.[20]

Mastocitomas

Os mastocitomas são tumores frequentes em cães, sendo os Boxers, Pugs, Boston Terriers, Bull Terriers, Weimaraners e Labradores mais suscetíveis ao desenvolvimento deles. Por outro lado, são tumores bem menos frequentes em gatos, sendo os Siameses mais suscetíveis que as outras raças. Nos cães, o desenvolvimento desses tumores acontece na maioria das vezes na derme, apresentando-se geralmente como massa única ou, às vezes, de forma multicêntrica. Já nos gatos, a forma multicêntrica é muito mais comum que nos cães. Apesar da maior frequência na pele, os mastocitomas também podem ser encontrados em outros órgãos, como fígado, por exemplo. Em ambas as espécies, não há predisposição sexual sobre o desenvolvimento desses tumores.

Como na maioria dos cânceres, a etiologia dos mastocitomas é multifatorial, de causas ainda desconhecidas. Do ponto de vista molecular, demonstrou-se que o receptor para o fator de crescimento de células-tronco (*stem cell factor* ou fator de crescimento de mastócitos), conhecido como KIT (rKIT), tem grande importância para o desenvolvimento e o prognóstico dos mastocitomas em cães, tendo sua expressão alterada em cerca de 60% desses tumores. Alguns trabalhos científicos já demonstraram que o rKIT é superexpresso em mastocitomas de grau mais indiferenciado com localização aberrante nos tumores,[21] fatos relacionados com a ocorrência de mutações no gene do rKIT (*c-kit*). Algumas dessas mutações levam o rKIT a estar constitutivamente ativado, mesmo na ausência do ligante, levando à ativação das vias responsivas ao receptor KIT, o que resulta em proliferação tumoral. Interessantemente, algumas mutações no gene c-kit, assim como a localização aberrante do receptor, foram associadas a maior expressão de Ki67 e de regiões argirofílicas organizadoras nucleolares (AgNOR, *argyrophilic nucleolar organizer regions*), marcadores indiretos de proliferação celular. Corroborando a importância do rKIT na patogênese de pelo menos parte dos mastocitomas, testes *in vitro* com inibidores da ação tirosinoquinase do rKIT em linhagens celulares desses tumores demonstraram inibição da proliferação celular associada a alterações no ciclo celular e indução de apoptose.[22]

Do ponto de vista preditivo, uma aplicação interessante de técnicas de biologia molecular seria realizar a análise de mutações no gene c-kit nos tumores. Essa aplicação é extremamente interessante, já que diversos inibidores da atividade tirosinoquinase de vários receptores de membrana têm sido recentemente considerados como alvos terapêuticos de grande potencial, partindo-se do pressuposto de que a desregulação de quinases proteicas já foi demonstrada em diferentes tipos de cânceres. Portanto, os inibidores de tirosinoquinase específicos ao rKIT apenas terão efeito se houverem ocorrido mutações que ativem o receptor. Essas substâncias não terão efeito se o receptor não estiver superexpresso ou mesmo se estiver sendo superexpresso, mas se a determinada mutação no c-kit impedir a ligação do agonista inverso ou antagonista da ação tirosinoquinase do receptor, não ocorrendo a desativação das vias responsivas ao rKIT. Se fossem analisadas as possíveis mutações no gene c-kit desses tumores, poderia ser predito se determinado mastocitoma seria ou não responsivo à terapia com esses inibidores, economizando gastos com quimioterápicos, além de prover maior rapidez em aplicar outros tipos de tratamento, por exemplo.

Melanomas

Os melanomas são os tumores malignos dos melanócitos presentes na epiderme, derme ou anexos e são comuns em cães, mas pouco comuns em gatos. Existe certa predisposição racial, por exemplo, raças como Scottish Terrier, Schnauzers e Setter Irlandês são mais suscetíveis, porém não há predisposição sexual. A grande maioria dos melanomas em cães ocorre na cavidade oral e na junção mucocutânea dos lábios, porém existem outros locais de ocorrência desse tumor, como a pele de cabeça e escroto, além do epitélio da junção dos dígitos com a unha. Os melanomas são considerados dos mais agressivos tipos tumorais existentes, tanto em humanos como em animais, e pouco sucesso tem sido observado no seu tratamento. Sendo assim, compreender melhor as alterações moleculares que levam ao seu desenvolvimento e como podem funcionar como os possíveis alvos terapêuticos é de extrema importância. Desse modo, alguns trabalhos recentes têm demonstrado que existem vias específicas que estão alteradas tanto em melanomas humanos como nos em cães. Dentre as vias com futura aplicação clínica, demonstrou-se que a via RAS/RAF/MAPK estava alterada em melanomas, sendo que existem mutações específicas no éxon 15 do gene RAF nos cutâneos que não são encontradas naqueles localizados na cavidade oral.[23] Essas diferenças podem estar intimamente ligadas à etiologia dos diferentes tipos de melanoma, evidenciando que as alterações que compõem a transformação maligna entre esses são diferentes. Outra via interessante que já foi mostrada alterada em alguns melanomas é a via de mTOR (comentada brevemente na parte de tumores hereditários). A proteína mTOR é uma proteinoquinase que controla vias de transdução de sinais intracelulares de diversos fatores de crescimento ao controlar a síntese proteica, de ribossomos e de mRNA com efeito regulatório sobre a progressão do ciclo celular, proliferação celular e, consequentemente, crescimento tumoral. Recentemente, demonstrou-se que a via de mTOR está hiperativada em linhagens de células oriundas de melanoma canino, com níveis aumentados de AKT.[12] Quando essas células foram tratadas com rapamicina, foi observada diminuição da fosforilação de mTOR, o que condiz com redução de sua ativação. Consequentemente, foi observada diminuição do crescimento tumoral dessas células, o que indica que inibidores de mTOR, como a própria rapamicina ou seus análogos, podem ter ação antitumoral em melanomas de cães.

Linfomas

Existem diversos tipos histológicos de linfomas em cães e gatos, fazendo com que esses tumores sejam os mais frequentes em gatos e os terceiros mais frequentes em cães. A idade média em que os cães apresentam os linfomas é cerca de 8 anos, porém em gatos existem dois picos claros de apresentação desses, sendo um em animais com menos de 2 anos e o outro em animais mais velhos (6 a 12 anos). Há predisposição genética em cães, por exemplo, Boxers, Basset Hound, São-bernardo, Mastiff, Scottish Terrier e Buldogue são mais suscetíveis ao desenvolvimento de linfomas. Em gatos, raças definidas como os Siameses são mais predispostas a desenvolvê-los. Em cães, a etiologia dos linfomas não é bem definida, mas há possivelmente relação com a exposição à radiação eletromagnética e ao herbicida (ácido diclorofenoxiacético). Já em gatos, sua principal causa é a infecção pelo vírus da leucemia felina (FeLV) devido à geração de mutagênese insercional do vírus no genoma do gato, nos quais os pró-vírus podem se inserir em regiões regulatórias, ativando um proto-oncogene ou desativando um gene supressor de tumor. Os locais mais comuns de integração do FeLV em linfomas felinos são próximos aos genes[24] c-myc, flvi-1, flvi-2, fit-1, pim-1 e flit-1. Dentre esses genes, sabe-se que o c-myc é um proto-oncogene que tem papel central na regulação da proliferação, diferenciação e apoptose. Para regular essas funções, o *c-myc* atua como um fator de transcrição específico que funciona ativando ou reprimindo a expressão de diversos genes importantes, como: a transcrição de ciclina D2 e CDK4, conjuntamente com a repressão de p21, p15 e GADD45, o que ativa o ciclo celular; a repressão de CEBP, bloqueando a diferenciação celular; e a repressão de N-caderina e integrinas, que permite maior invasão tumoral; há ainda diversas outras vias reguladas por MYC, mas pouco se sabe ainda como esse fator de transcrição atua nesses casos.[25] Tendo em vista que myc tem função importante em algumas vias relacionadas com o processo carcinogênico não apenas de linfomas, mas de numerosos tipos tumorais diferentes em humanos e provavelmente em animais domésticos também, a busca por alvos terapêuticos que controlem a superexpressão de Myc tem recaído sobre a possível utilização de oligonucleotídios antissenso ou RNA pequenos de interferência, com a função de controlar a expressão gênica de MYC, degradando os mRNA desse antes de serem traduzidos em proteína nos ribossomos.

Principais testes moleculares

Todas as técnicas de biologia molecular que compõem um método diagnóstico têm por princípio analisar alguma macromolécula biológica, seja o DNA, os diferentes tipos de RNA ou as proteínas e possíveis alterações nessas. Sendo assim, no Quadro 52.2 são mostradas as técnicas que poderiam já ser utilizadas rotineiramente em laboratórios diagnósticos com ênfase em patologia molecular das neoplasias. Adiante, serão discutidos brevemente os fundamentos das principais técnicas usadas em diagnóstico, seguidos de como as amostras devem ser coletadas e armazenadas para a posterior realização adequada das técnicas.

Reação de imuno-histoquímica

Primeiramente, deve-se considerar a reação de imuno-histoquímica (IHQ), pois essa é definitivamente a de maior aplicação nos dias de hoje, tanto em humanos como em animais. O princípio dessa reação é detectar em uma amostra de tecido a existência e a localização de determinada proteína nas células ou no espaço intercelular. Além disso, dependendo do anticorpo utilizado, pode-se diagnosticar a ocorrência de determinada mutação em uma proteína-chave ao processo de carcinogênese. O princípio da técnica é simples, partindo da utilização de cortes histológicos oriundos do mesmo bloco de parafina utilizada para confecção das lâminas coradas com hematoxilina e eosina (H&E) para análise histopatológica. Para isso, geralmente se utilizam cortes histológicos de 3 μm, que são secos a 37°C (e não a 68°C, como no caso da coloração por H&E), sendo desparafinados e hidratados em banhos sequenciais de álcool etílico. Posteriormente essas lâminas sofrem desmascaramento antigênico para reverter ligações cruzadas oriundas da fixação com formol, seguido de bloqueio da ação da peroxidase (para evitar problema na hora da revelação com diaminobenzidina) e bloqueio com soroalbumina bovina, leite desnatado ou soro da mesma espécie em que foi feito o anticorpo. Aplica-se o anticorpo diluído geralmente mantendo-se em geladeira e esperando-se até o outro dia para finalizar a reação. No dia seguinte, o anticorpo é lavado da lâmina para se retirar o que não se ligou nas proteínas espe-

Quadro 52.2 Possíveis técnicas usadas em patologia molecular das neoplasias.

Macromolécula	Técnica	Utilizações	Custo/tempo
DNA	PCR	Detecção de mutações específicas	+/+
	PCR em tempo real	Detecção de mutações específicas Detecção de SNP Detecção de carga viral Comprimento de telômeros	++/+
	FISH ou CISH	Detecção de mutações Detecção de alterações cromossômicas	++/++
	Sequenciamento de DNA	Descoberta de novas mutações em genes específicos	+++/+++
RNA	FISH ou CISH	Expressão de mRNA qualitativamente	++/++
	RT-PCR	Expressão de mRNA semiquantitativamente	++/++
	PCR em tempo real	Expressão de mRNA semiquantitativa ou quantitativamente	+++/+
	Microarrays	Expressão de mRNA global diferencial Avaliação de alta quantidade de mutações ao mesmo tempo	+++/+++
Proteínas	Imuno-histoquímica	Presença de proteína Localização de proteína Quantificação relativa	+/++
	ELISA	Quantificação relativa de proteína em amostras líquidas (soro, urina) Níveis de biomarcadores em soro/plasma	+/+
	Western blot	Quantificação semiquantitativa de proteína em amostras líquidas ou tecidos Níveis de biomarcadores em soro/plasma	++/++

CISH = hibridização *in situ* cromogênica; ELISA = ensaio imunoabsorvente ligado à enzima; FISH = hibridização *in situ* fluorescente; PCR = reação em cadeia pela polimerase; RT-PCR = PCR com transcriptase resersa.

cíficas e um sistema de revelação é usado; este contém um anticorpo secundário que deve reconhecer apenas o anticorpo primário. Ao anticorpo secundário se liga um complexo com uma enzima (geralmente a peroxidase) que realiza uma reação com determinado substrato, convertendo-o de maneira que se torna possível verificar se há determinada proteína nas células. Diversas alterações podem ser feitas neste protocolo inicial com a finalidade de produzir melhores resultados de acordo com a proteína e com o tecido-alvo. As aplicações são as mais diversas, partindo-se do pressuposto de detectar determinada proteína normal ou alterada em algum tecido específico.

Reação em cadeia pela polimerase

A reação em cadeia pela polimerase (PCR) tem por princípio básico clonar determinada sequência de nucleotídios específica a partir de amostras de DNA oriundas de tecidos ou presentes em outras amostras biológicas, podendo-se teoricamente, a partir de apenas uma molécula de DNA, obter mais de 1 bilhão de cópias de determinado pedaço específico de DNA em menos de 2 h. Por essa característica, a criação da PCR[26] revolucionou a biologia molecular e levou seu criador, Kary B. Mullis, a ganhar o prêmio Nobel de Química em 1993 pela sua descoberta. Desde então, o número de aplicações da PCR em biologia molecular tem aumentado de modo considerável, principalmente pelas modificações que outros cientistas adaptam à técnica.

Fundamentalmente, o método da PCR é baseado na repetição de ciclos de temperatura, consistindo em etapas de aquecimento e resfriamento para que o DNA seja desnaturado (cerca de 95°C), os *primers* (pequenos oligonucleotídios que se pareiam com a sequência desejada) se anelarem ao DNA da amostra (50 a 70°C) e que a enzima DNA polimerase reconheça os *primers* e faça a extensão da fita complementar de DNA (cerca de 72°C). A partir do momento que são feitas novas cópias do fragmento de DNA, essas servem como molde para o próximo ciclo, acarretando uma reação em cadeia (que dá o nome à técnica) da enzima, fazendo com que o DNA seja exponencialmente copiado. Em geral, esses ciclos são repetidos por cerca de 30 vezes, o que leva à criação das tantas cópias de DNA descritas anteriormente. São exemplos de variações da PCR: *RT-PCR* (PCR com transcriptase reversa), principalmente para avaliar a expressão de determinado mRNA; *real time PCR* (PCR em tempo real) para avaliar em tempo real a produção de determinado nucleotídio utilizado para expressão mais acurada de mRNA, genotipagem de SNP ou mutações conhecidas, quantificar existência de vírus em amostras etc.; e *PCR-multiplex* para detecção de diferentes sequências de ácidos nucleicos na mesma amostra, utilizando-se da existência de diferentes pares de *primers* específicos para cada uma das sequências, muito empregada em testes diagnósticos de diferentes agentes patogênicos.

Hibridização in situ

As técnicas baseadas em hibridização *in situ* consistem em localizar nas células presentes em cortes histológicos a ocorrência de determinado ácido nucleico, geralmente DNA, mas que pode ser também RNA. Para isso, são feitas sondas específicas complementares ao fragmento em questão, podendo ter tamanho que varia de 50 a 1.000 nucleotídios; em geral, quanto maior, mais específica. Essas sondas são geralmente marcadas com uma enzima como a peroxidase para revelação cromogênica (hibridização *in situ* cromogênica [CISH, *chromogen in situ hybridization*]) ou com fluoróforos para detecção fluorescente (hibridização *in situ* fluorescente [FISH, *fluorescent in situ hybridization*]). A técnica consiste em preparar um corte histológico similar ao preparo para uma IHQ, aquecê-lo a 98°C para que as fitas complementares de DNA se desnaturem e manter a solução com a sonda por determinado tempo para que as sondas se anelem às fitas do DNA das células presentes no corte histológico. Posteriormente, as sondas são reveladas com diaminobenzidina ou, se a sonda for fluorescente, será visualizada em microscópio de epifluorescência. Essa técnica é utilizada principalmente para detecção de deleções ou amplificações gênicas, ou ainda translocações cromossômicas, como o famoso cromossomo Philadelphia, presente em cerca de 95% dos casos de leucemia mielogênica crônica. Esse cromossomo formado é oriundo da translocação entre parte do cromossomo 9 com parte do 22, sendo que do ponto de vista da biologia molecular, ocorre a justaposição de parte do gene BCR presente no cromossomo 22 com o gene ABL1 presente no 9. Essa justaposição leva à expressão de uma proteína tirosinoquinase quimérica (BCR-ABL), com ação constitutivamente ativa, ou seja, não necessita a ativação por fatores mensageiros, causando a transcrição de proteínas-chave no ciclo celular, aumentando a proliferação celular.

Como coletar as amostras

O médico-veterinário deve ter muita atenção com a coleta, manutenção e envio das amostras, seja para um simples exame histopatológico, seja para a detecção de mutações específicas por PCR. A seguir serão comentadas informações referentes aos principais meios diagnósticos que já podem ser aplicados em patologia molecular veterinária das neoplasias, tanto para a detecção de alguma proteína específica por IHQ como para detecção de alguma mutação em genes relacionados com a progressão tumoral. Logo, o foco principal nesse momento é na coleta, manutenção e envio das amostras fixadas em formol para realização desde o exame histopatológico, a reação da IHQ e até a hibridização *in situ*. Também serão descritos os meios mais simples para coleta e conservação das amostras para a realização de PCR para detecção de mutações específicas. A coleta de amostras para extração de RNA não será comentada, tendo em vista sua maior complexidade e também seu uso limitado nos dias de hoje no que tange à patologia molecular para diagnóstico de neoplasias, com vistas ao diagnóstico.

Ao coletar amostra de tumores ou órgãos para envio ao patologista, os *médicos-veterinários* e técnicos de histologia devem atentar para alguns fatores importantes que terão grande influência sobre o estado do material analisado, até impossibilitando a realização da IHQ ou hibridização *in situ*. Seguem alguns procedimentos que definitivamente farão diferença no resultado de uma análise IHQ ou mesmo de hibridização *in situ*:

- Logo após a excisão cirúrgica, identificar as margens de segurança com tinta nanquim
- Cortar os fragmentos do tumor em pedaços não maiores que 1 cm^3, sendo ideal para melhor conservação da amostra que pedaços menores sejam coletados para facilitar a penetração do fixador
- Usar formol de boa procedência e na proporção correta (4% solução final)
- Usar pelo menos 10 partes de formol para 1 parte de tecido
- Deixar o tecido no fixador por até 24 h
- Mandar o material para processamento durante as 24 h em que o tecido deve ficar no fixador
- Durante o processamento, evitar temperaturas acima de 60°C
- Cortes histológicos de preferência com 3 μm de espessura
- Evitar secar o corte acima de 37°C para utilização em IHQ
- Para realização de IHQ, utilizar cortes histológicos que tenham sido cortados recentemente.

Quando o interesse for realizar análise de DNA da amostra, seja por PCR ou outra técnica que necessite da extração de DNA total da amostra, o material deve ser conservado preferencialmente congelado (–20°C – temperatura de *freezer* convencional), mas também pode ser mantido refrigerado por 1 ou 2 dias ou mesmo impregnado em papel específico para extração posterior de DNA, como no caso da coleta de sangue para verificação de sexo em psitacídeos por PCR. Seja qual for aplicação posterior dada à amostra, ela deve ser coletada da maneira mais asséptica possível, evitando contaminação exacerbada, que acarretaria degradação tecidual mais rápida. A seguir, um protocolo simples para coleta das amostras:

- Logo após a excisão cirúrgica, retirar fragmento não maior que 200 mg do tumor (5 × 5 × 5 mm aproxidamamente)
- Identificar um microtubo (1,5 ou 2 mℓ) com o número do animal, data e nome do veterinário (preferencialmente a lápis ou canetas resistentes ao álcool)
- Alternativamente ao uso do microtubo, um pequeno pedaço quadrado de papel-alumínio (5 × 5 cm) pode ser utilizado, desde que seja identificado com uma etiqueta dos dois lados do papel (isso porque a etiqueta do lado externo pode cair)
- Colocar o fragmento do tecido e congelar no *freezer*
- Solicitar o recolhimento da amostra ou mandar o mais rápido possível para análise laboratorial, de preferência imerso em gelo seco, mas gelo comum também pode ser usado.

Considerações finais

Não há como negar que o futuro da patologia das neoplasias, como da grande maioria das ciências biomédicas, será baseado na biologia molecular. Isso se deve à progressão natural da ciência, em que o foco sempre será em descobrir cada vez mais a fundo o porquê das coisas. Cabe não só aos cientistas, mas também aos praticantes da medicina veterinária, determinar os caminhos pelos quais devem ser despendidos os esforços não apenas de dinheiro mais também de pensamentos relacionados com a grande área que é a patologia molecular das neoplasias. É imperativo haver maior diálogo entre os praticantes das ciências ditas "básicas" e os das "aplicadas", para que sejam descobertos atalhos para chegarmos juntos mais rapidamente à descoberta de ferramentas e conceitos importantes, seja para um melhor diagnóstico, tratamento, predição de resposta ou até mesmo a prevenção do câncer.

No entanto, não há como negar que a realidade brasileira atual é por vezes desanimadora, tendo em vista que mesmo nos dias de hoje ainda é difícil convencer um proprietário da necessidade de pagar por um exame histopatológico, por exemplo. Cabe ressaltar também que mesmo que um dia vivamos em um mundo onde a biologia molecular predomine na realização de diagnósticos, o médico-veterinário patologista e a sua principal habilidade, os exames histopatológico e morfológico, serão sempre o ponto inicial do diagnóstico preciso das neoplasias.

Mesmo que timidamente, a realização de IHQ como ferramenta auxiliar no diagnóstico de neoplasias tem aumentado com intuito principal de determinar qual é a origem e o tipo tumoral. Como pôde ser notado anteriormente, ainda são poucos os trabalhos em patologia molecular das neoplasias veterinárias que apresentam resultados interessantes quanto ao prognóstico, sendo muito mais escassos quando se pensa em predição de resposta a um quimioterápico; portanto é compreensível que a utilização da patologia molecular ainda seja restrita na medicina veterinária. Essa visão apenas será mudada quando trabalhos científicos publicados em revistas respeitadas demonstrarem que determinada existência ou ausência de uma proteína ou mutação em um gene está correlacionada a determinado prognóstico e à predição de resposta a um quimioterápico ou uma associação desses. De qualquer maneira, é importante que o estudante de medicina veterinária e os *médicos-veterinários* estejam cientes dos conceitos básicos em patologia molecular das neoplasias, já que a biologia molecular, como ciência e técnica, veio para ficar.

■ Referências

1. Astbury WT. Molecular biology or ultrastructural biology? Nature. 1961 Jun 17; 190:1124.
2. Crick F. Central dogma of molecular biology. Nature. 1970 Aug 8; 227(5258):561-3.
3. Watson JD, Crick FH. Molecular structure of nucleic acids; a structure for deoxyribose nucleic acid. Nature. 1953 Apr 25; 171(4356):737-8.
4. Hanahan D, Weinberg RA. The hallmarks of cancer. Cell. 2000 Jan 7; 100(1):57-70.
5. Pantel K, Alix-Panabieres C, Riethdorf S. Cancer micrometastases. Nat Rev Clin Oncol. 2009 Jun; 6(6):339-51.
6. Nguyen DX, Bos PD, Massague J. Metastasis: from dissemination to organ-specific colonization. Nat Rev Cancer. 2009 Apr; 9(4):274-84.
7. Trosko JE. Gap junctional intercellular communication as a biological "Rosetta stone" in understanding, in a systems biological manner, stem cell behavior, mechanisms of epigenetic toxicology, chemoprevention and chemotherapy. J Membr Biol. 2007 Aug; 218(1-3):93-100.
8. Dean M, Fojo T, Bates S. Tumour stem cells and drug resistance. Nat Rev Cancer. 2005 Apr; 5(4):275-84.
9. Bonsdorff TB, Jansen JH, Lingaas F. Second hits in the FLCN gene in a hereditary renal cancer syndrome in dogs. Mamm Genome. 2008 Feb; 19(2):121-6.
10. Lingaas F, Comstock KE, Kirkness EF, Sorensen A, Aarskaug T, Hitte C *et al.* A mutation in the canine BHD gene is associated with hereditary multifocal renal cystadenocarcinoma and nodular dermatofibrosis in the German Shepherd dog. Hum Mol Genet. 2003 Dec 1; 12(23):3043-53.
11. Gordon IK, Ye F, Kent MS. Evaluation of the mammalian target of rapamycin pathway and the effect of rapamycin on target expression and cellular proliferation in osteosarcoma cells from dogs. Am J Vet Res. 2008 Aug; 69(8):1079-84.
12. Kent MS, Collins CJ, Ye F. Activation of the AKT and mammalian target of rapamycin pathways and the inhibitory effects of rapamycin on those pathways in canine malignant melanoma cell lines. Am J Vet Res. 2009 Feb; 70(2):263-9.
13. Misdorp W. Tumors of the mammary gland. In: Meuten DJ, editor. Tumors in domestic animals. Iowa: Iowa State Press; 2002.
14. Gama A, Alves A, Schmitt F. Identification of molecular phenotypes in canine mammary carcinomas with clinical implications: application of the human classification. Virchows Arch. 2008 Aug; 453(2):123-32.
15. Uva P, Aurisicchio L, Watters J, Loboda A, Kulkarni A, Castle J *et al.* Comparative expression pathway analysis of human and canine mammary tumors. BMC Genomics. 2009; 10:135.
16. Gama A, Paredes J, Gartner F, Alves A, Schmitt F. Expression of E-cadherin, P-cadherin and betacatenin in canine malignant mammary tumours in relation to clinicopathological parameters, proliferation and survival. Vet J. 2008 Jul; 177(1):45-53.
17. Lavalle G, Bertagnolli A, Tavares W, Silva M, Cassali G. COX-2 expression in canine mammary carcinomas: correlation with angiogenesis (or microvessel density) and overall survival. Vet Pathol. 2009 Nov; 46(6):1275-80. doi: 10.1354/vp. 08-VP-0226-C-FL. Epub 2009 Jul 15.
18. Zaidan Dagli ML. The search for suitable prognostic markers for canine mammary tumors: a promising outlook. Vet J. 2008 Jul; 177(1):3-5.
19. Zuccari DA, Santana AE, Cury PM, Cordeiro JA. Immunocytochemical study of Ki-67 as a prognostic marker in canine mammary neoplasia. Vet Clin Pathol. 2004; 33(1):23-8.
20. Lee CH, Kweon OK. Mutations of p53 tumor suppressor gene in spontaneous canine mammary tumors. J Vet Sci. 2002 Dec; 3(4):321-5.
21. Welle MM, Bley CR, Howard J, Rufenacht S. Canine mast cell tumours: a review of the pathogenesis, clinical features, pathology and treatment. Vet Dermatol. 2008 Dec; 19(6):321-39.
22. London C. Quinase inhibitors in cancer therapy. Vet Comp Oncol. 2004 Dec; 2(4):177-93.
23. Shelly S, Chien MB, Yip B, Kent MS, Theon AP, McCallan JL *et al.* Exon 15 BRAF mutations are uncommon in canine oral malignant melanomas. Mamm Genome. 2005 Mar; 16(3):211-7.
24. Fujino Y, Ohno K, Tsujimoto H. Molecular pathogenesis of feline leukemia virus-induced malignancies: insertional mutagenesis. Vet Immunol Immunopathol. 2008 May 15; 123(1-2):138-43.
25. Meyer N, Penn LZ. Reflecting on 25 years with MYC. Nat Rev Cancer. 2008 Dec; 8(12):976-90.
26. Mullis K, Faloona F, Scharf S, Saiki R, Horn G, Erlich H. Specific enzymatic amplification of DNA *in vitro*: the polymerase chain reaction. Cold Spring Harb Symp Quant Biol. 1986; 51 Pt 1:263-73.

53 Epidemiologia dos Tumores

Kátia Cristina Kimura, Tarso Felipe Teixeira

Introdução

A relação entre o cão e o homem tornou-se tão próxima que não se pode mais ignorar o papel de companhia existente nesse vínculo.[1] Nos últimos 20 anos, o desenvolvimento da medicina veterinária tem permitido melhoria significativa da qualidade de vida dos animais de estimação. Houve melhoria no manejo nutricional[2,3] (p. ex., alimentos fabricados de acordo com a necessidade de cada animal), da vacinação,[4] da vermifugação,[5] tratamento periodontal,[6] precisão de diagnósticos,[7] além de outros tratamentos que envolvem a quimioterapia[8] e radioterapia,[9] dentre outros. Com o aumento da sobrevida dos animais, há maior incidência de neoplasias,[10] principalmente quando eles se tornam idosos,[11] pois na maioria das vezes, eles têm maior exposição a variados fatores causais.

Em medicina veterinária, a epidemiologia dos tumores começou a ganhar importância entre as décadas de 1960 e 1970, com os primeiros registros de dados de câncer em cães e gatos.[12-21] A partir desses estudos foi possível obter um traçado real da mortalidade e morbidade dos animais acometidos pela doença.

O estudo da epidemiologia das neoplasias em animais pode aprimorar e contribuir para o conhecimento dessas doenças, possibilitando inclusive a implementação de medidas de controle. Não somente este fato, mas os animais de companhia representam sentinelas para fatores ambientais, aos quais o homem e os demais animais estariam expostos, possibilitando o estudo indireto desses fatores em relação ao ser humano.[22-24]

Etiologia do câncer

O câncer é uma doença multifatorial e pode ser associada a fatores de risco, tais como hereditariedade,[25-27] alterações genéticas[27-31] e fatores ambientais, dentre os quais se incluem agentes virais,[32] agentes químicos,[33] radiação,[34] poluentes[35-39] e fatores nutricionais.[40-42]

Hereditariedade

Algumas raças de cães têm o risco relativo maior de desenvolver câncer,[27,43] e o motivo pelo qual isto ocorre ainda não está bem definido. Dentre as raças mais conhecidas, o Boxer parece ser mais predisposto ao desenvolvimento do mastocitoma, provavelmente devido a três sítios autossômicos frágeis folato-sensíveis.[44] É importante lembrar que existe correlação significativa entre raça e cariótipos tumorais, e esta relação se dá de maneira independente, seja do sexo, da idade ou da classificação histológica, pois é determinada por fatores genéticos individuais, tais como a instabilidade genômica.[45] Ainda com relação as raças caninas, Golden Retrievers e Rottweilers apresentam maior associação a osteossarcoma apendicular espontâneo.[45] Golden Retrievers também são mais afetados por hemangiossarcoma, devido à maior expressão de receptor de fator de crescimento endotelial vascular tipo 1.[26] Em um estudo, as raças Pastor-belga Tervueren, Boiadeiro das Flandres, Pastor-belga Groenendael, Collie, Poodle e Elkhound Norueguês tiveram um risco significativamente maior de desenvolver carcinoma gástrico.[43] De acordo com outro estudo, cerca de 36% dos cães Springer Spaniels da Suécia foram afetados por câncer de mama.[46] A raça Labrador foi associada ao colangiocarcinoma[47] e o Poodle apresenta alta chance de desenvolver carcinoma epidermoide em dígito, devido à interação entre o ligante KIT e o *locus* MC1R.[48]

Fatores genéticos

O conhecimento das alterações genéticas contribuiu de maneira significativa à maneira de se prevenir, tratar e definir o prognóstico do câncer. Quando há lesão no genoma de uma célula normal, o complexo de defesa é acionado e o ciclo celular é interrompido, para que a célula tente reparar o erro, por meio da ativação de postos de controle do ciclo celular, do reparo do DNA, da transcrição de genes e da indução de apoptose, caso esse reparo falhe.[49] Quando existe falha, a célula pode também caminhar para a transformação maligna.[50] Os mecanismos da transformação maligna de uma célula normal envolvem uma série de eventos genéticos e moleculares (proto-oncogenes,[48] genes supressores[51] e controladores da apoptose,[52] alterações epigenéticas),[53-56] que fazem com que a célula perca a resposta aos mecanismos regulatórios, tornando sua proliferação independente.[31] Pode, então, haver acúmulo de 5 a 6 mutações (qualquer evento molecular somaticamente hereditário) no genoma, que propicie o desenvolvimento de câncer, com suas características (metástase, angiogênese e imortalidade, elevadas taxas de mutação e instabilidade do genoma).[31,54,57] Fatores extragenéticos somáticos hereditários, como modificações pós-traducionais de proteínas, têm grande influência nas características do câncer, na relação entre a seleção para resistência ao tratamento e na instabilidade genômica.[54] A instabilidade genômica resulta em recrutamento da via de tolerância aos danos do DNA, com intuito de aumentar a sobrevivência celular, e envolve a síntese de DNA translesão polimerase no sítio de bloqueio de replicação de forquilha ou de cadeia simples de DNA deixados após o término da replicação.[58]

O estudo da patogênese da mastocitomas, por exemplo, recebeu um novo impulso com a descoberta de mutações, deleções e duplicações nos éxons 11 e 12 do oncogene C-kit.[59]

A translocação cromossômica pode se relacionar em 90% dos casos com os fatores ambientais, os quais podem contribuir para a ativação de oncogenes (N-ras) ou para a inativação de genes de supressão tumoral (p53) e originar o linfoma em cães.[60]

Dentre os tumores malignos comuns de cães, o mastocitoma apresenta aumento significativo de c-KIT mRNA.[61] E a mutação do c-kit supostamente contribui para o crescimento anormal e para a resistência à terapia.[62]

Já no adenocarcinoma mamário canino, a análise funcional dos genes associados à metástase identificou aumento de 93 genes associados do ciclo celular, sendo 13 genes de *checkpoint* do ciclo celular, 27 genes de reparação do dano do DNA e 49 genes associados ao metabolismo de proteínas, além de genes antiapoptóticos e pró-apoptóticos.[63] Esse câncer também pode estar associado ao aumento da expressão do fator de crescimento *insulin-like I*, o qual tem correlação positiva à expressão de p53 e BAX.[64] A expressão de receptor de fator estimulador da colônia de macrófagos e de CD14 pode ser associada à habilidade de metástase do adenocarcinoma mamário.[65] Propriedades metastáticas das células cancerígenas mamárias parecem estar associadas à elevada expressão de glicoproteína P, semaforina 3B e molécula de interação estromal-1.[66] Dentre os felinos com adenocarcinoma mamário, o receptor do fator de crescimento epidérmico humano pode ter a expressão aumentada em até 33%.[67]

▪ Agentes infecciosos

Os agentes virais podem exercer um papel ativo na oncogênese. O retrovírus da leucemia felina pode causar linfoma nos felinos,[68] envolvendo principalmente os genes c-myc, bmi-1, pim-1 e fit-1.[69] O vírus da imunodeficiência dos felinos (FIV) tem sido relatado em associação ao desenvolvimento do linfoma B.[70] Papilomavírus no felino altera a regulação celular por degradar a atividade do gene do retinoblastoma, podendo causar o carcinoma epidermoide ou o carcinoma *in situ*.[71]

▪ Substâncias químicas

A utilização de pesticidas, aplicados profissionalmente, foi associada a um risco de 70% de desenvolvimento de linfoma canino multicêntrico.[33] O risco de desenvolvimento de carcinoma de células de transição canino pode aumentar com o uso de inseticida tópico.[72] Piretroide pode estar associado a tumor mamário canino.[73]

O tabagismo passivo pode aumentar o risco de desenvolvimento de câncer pulmonar canino[74] e de câncer nasal canino.[36] Em felinos, pode aumentar o risco de linfoma maligno[75] e aumentar a expressão da proteína p53 no carcinoma epidermoide oral.[76] A poluição dentro da própria casa com ações tais como a queima de carvão ou querosene foi fortemente associada ao risco de desenvolver neoplasias sinonasais devido à combustão carcinogênica dessas substâncias.[77]

Cães que se estabelecem próximo a incineradores de lixo têm um maior risco de desenvolver linfoma.[78] Para estes animais, viver próximo a incinerador de lixo, resíduos radioativos e locais públicos é indicador de risco para o linfoma não Hodgkin.[34]

▪ Fatores nutricionais

Ao que concerne à medicina veterinária, o uso de dieta rica em gordura e obesidade não estabelecem relação com o aumento do risco de desenvolvimento de câncer de mama em cadelas. O risco de câncer de mama foi significativamente reduzido em cadelas esterilizadas com 2,5 anos ou menos.[40,41] Já um estudo demonstrou associação entre dieta rica em carne vermelha e obesidade entre cães com 1 ano de idade e o risco de desenvolver câncer mamário, período em que os efeitos hormonais são mais prejudiciais ao tecido mamário.[42]

A obesidade somada ao uso de pesticidas foram considerados fatores de risco para o desenvolvimento de carcinomas de células transicionais em cães da raça Scottish Terrier.[72]

▪ Casuística das neoplasias no Brasil

No Brasil, os estudos epidemiológicos nos cães e gatos são escassos e não representam a população do país, pois não existe um sistema único de coleta da casuística das neoplasias. Os dados epidemiológicos apresentados representam a situação de cada instituição.

O aumento da prevalência das neoplasias é decorrente de vários fatores, inclusive a idade: geralmente os idosos são os mais acometidos por essa doença, cerca de 45%,[79,80] apresentam idade média entre[81] 6 a 10 anos, nos cães e gatos.[82]

Ao que concerne à distribuição racial de cães diagnosticados com algum tipo de neoplasia, foram obtidos os seguintes resultados, de fontes diferentes: cães sem raça definida (SRD) (29%), seguidos de Pastor-alemão (11,96%) e Boxer (11,67%) e Poodle (10,63%);[81] SRD (13%), Pastor-alemão (10%), Poodle (8%) e Boxer (7%);[82] SRD (31,23%), seguidos de Pasto-alemão (12,61%), Rottweiler (11,41%) e Boxer (10,81%).[80] Entre as neoplasias melanocíticas, as raças mais acometidas foram SRD (38,46%), seguidos por Rotweiller (12,59%), Poodle (8,39%), Cocker Spaniel (7,69%) e Boxer (6,99%).[83] Os artigos que mostraram as raças felinas mais acometidas por neoplasia também tiveram resultados semelhantes: SRD (40%), Siâmes (29%) e Persa (5%);[82] SRD (54,1%), seguida de Siamês (25,6%) e Persa (7,73%).[84] Dentre as neoplasias melanocíticas, os cães foram predominantes (96,4%) em relação aos felinos (3,6%), sendo o melanoma o de maior acometimento em 76,9% e 85,7%, respectivamente.[83]

Em um levantamento neoplásico com os felinos, as fêmeas (56%) predominaram sobre os machos (33%).[82] Na maioria dos casos, não houve diferença de gênero nos cães,[79,81-83] com exceção da prevalência dos tumores mamários tanto nos cães como nos gatos, nos quais havia predominância de fêmeas acometidas por essa doença, o que influenciou a casuística dos gêneros.[84,85] Diante dos casos neoplásicos em felinos, o carcinoma epidermoide predominou em 17%; o adenocarcinoma mamário, em 12%; o fibrossarcoma, em 12%; e o linfoma, em 11%.[82] Já nos cães, o adenocarcinoma mamário predominou em 13%; o mastocitoma, em 7%; e o carcinoma epidermoide, em 5%.[82] Em um outro estudo, as neoplasias de maior acometimento em cães foram as neoplasias mamárias (45,64%), seguidas do mastocitoma (11,7%) e tumores venéreos transmissíveis (3,3%);[80] e em outra casuística, foram mastocitoma (20,9%), seguido de carcinoma epidermoide (7%), adenoma perianal (5,8%) e lipoma (5,5%).[79] As neoplasias epiteliais predominavam 43,7 e 45%,[82,82] em relação às neoplasias mesenquimais ou de células redondas. Alguns trabalhos discordam quanto à incidência de tumores malignos em relação aos benignos, por exemplo, alguns estudos apontam que em 68,4% das neoplasias são diagnosticadas como malignas e 45,6%, como benignas;[80] já outros estudos referem o contrário, sendo 52,8% do tumores com comportamento benigno e 47,2%, malignos.[79]

▪ Considerações finais

No aspecto epidemiológico das neoplasias em animais no Brasil, há grande dificuldade para se configurar um perfil estatístico, por não existir um serviço nacional de coleta e armazenamento de dados dessas doenças.

A oncologia se tornou uma especialidade relevante em medicina veterinária. Com o aumento da expectativa de vida dos animais, aumenta o número de casos de neoplasia. A epidemiologia das neoplasias tornou-se uma ferramenta de investigação dos diversos fatores de risco para o aumento da incidência dessa doença, contribuindo para a melhoria da prevenção e a criação de estratégias terapêuticas. A estatística dos dados individuais dos animais reflete muitas vezes o modo de vida do proprietário, podendo a epidemiologia das neoplasias animais ser considerada para a análise dos riscos humanos. A literatura brasileira em relação a esse assunto ainda é escassa. As raças encontradas e as neoplasias neste estudo são semelhantes e variam em sua ordem de frequência e de acordo com a região estudada.

Referências

1. Breen M, Modiano JF. Evolutionarily conserved cytogenetic changes in hematological malignancies of dogs and humans – man and his best friend share more than companionship. Chromosome Res. 2008;16:145-54. doi:10.1007/s10577-007-1212-4.
2. Dove RS. Nutritional therapy in the treatment of heart disease in dogs. Altern Med Rev J Clin Ther. 2001;(6 Suppl):S38-45.
3. Kerr KR, Beloshapka AN, Swanson KS. 2011 and 2012 Early Careers Achievement Awards: use of genomic biology to study companion animal intestinal microbiota. J Anim Sci. 2013;91:2504-11. doi:10.2527/jas.2012-6225.
4. Chalmers WS, Truyen U, Greenwood NM, Baxendale W. Efficacy of feline panleucopenia vaccine to prevent infection with an isolate of CPV2b obtained from a cat. Vet Microbiol. 1999;69:41-5.
5. Nodtvedt A *et al.* A case-control study of risk factors for canine atopic dermatitis among boxer, bullterrier and West Highland white terrier dogs in Sweden. Vet Dermatol. 2007;18:309-15. doi:10.1111/j.1365-3164.2007.00617.x.
6. Roudebush P, Logan E, Hale FA. Evidence-based veterinary dentistry: a systematic review of homecare for prevention of periodontal disease in dogs and cats. J Vet Dent. 2005; 22:6-15.
7. Rossi G *et al.* Evaluation of factors that affect analytic variability of urine protein-to-creatinine ratio determination in dogs. Am J Vet Res. 2012;73:779-88. doi:10.2460/ajvr.73.6.779.
8. Bowles DB, Robson MC, Galloway PE, Walker L. Owner's perception of carboplatin in conjunction with other palliative treatments for cancer therapy. J Small Anim Pract. 2010;51:104-12. doi:10.1111/j.1748-5827.2009.00891.x.
9. Mason SL, Maddox TW, Lillis SM, Blackwood L. Late presentation of canine nasal tumours in a UK referral hospital and treatment outcomes. J Small Anim Pract. 2013. doi:10.1111/jsap. 12083.
10. Blackwood L. Cats with cancer: where to start. J Feline Med Surg. 2013;15:366-77. doi:10.1177/1098612X13483235.
11. Vascellari M, Baioni E, Ru G, Carminato A, Mutinelli F. Animal tumour registry of two provinces in northern Italy: incidence of spontaneous tumours in dogs and cats. BMC Vet Res. 2009;5:39. doi:10.1186/1746-6148-5-39.
12. Wagstaff DJ, Goyings LS, Langham RF. Canine cancer distribution as related to data source. Am J Vet Res. 1967;28:1479-82.
13. Schneider R, Dorn CR, Klauber MR. Cancer in households. A human-canine retrospective study. J Natl Cancer Inst. 1968;41:1285-92.
14. Schneider R, Dorn CR, Taylor DO. Factors influencing canine mammary cancer development and postsurgical survival. J Natl Cancer Inst. 1969;43:1249-61.
15. Schneider R. Comparison of age, sex, and incidence rates in human and canine breast cancer. Cancer. 1970;26:419-26.
16. Gardner MB. Current information on feline and canine cancers and relationship or lack of relationship to human cancer. J Natl Cancer Inst. 1971;46:281-90.
17. Hayes Junior HM. Canine bladder cancer: epidemiologic features. Am J Epidemiol. 1976;104:673-7.
18. Hayes Junior HM, Pendergrass TW. Canine testicular tumors: epidemiologic features of 410 dogs. International Journal of Cancer. 1976;18:482-7.
19. Owen LN, Briggs MH. Contraceptive steroid toxicology in the Beagle dog and its relevance to human carcinogenicity. Curr Med Res Opin. 1976;4:309-29. doi:10.1185/03007997609109324.
20. Hayes Junior HM, Fraumeni Junior JF. Epidemiological features of canine renal neoplasms. Cancer Res. 1977;37:2553-6.
21. MacVean DW, Monlux AW, Anderson Junior PS, Silberg SL, Roszel JF. Frequency of canine and feline tumors in a defined population. Vet Pathol. 1978;15:700-15.
22. Pawlak A, Obminska-Mrukowicz B, Rapak A. The dog as a model for comparative studies of lymphoma and leukemia in humans. Postepy Higieny i Medycyny Doswiadczalnej. 2013;67:471-80. doi:10.5604/17322693.1050411.
23. Owen LN. A comparative study of canine and human breast cancer. Invest Cell Pathol. 1979;2:257-75.
24. Fournel-Fleury C. *et al.* Cytohistological and immunological classification of canine malignant lymphomas: comparison with human non-Hodgkin's lymphomas. J Comp Pathol. 1997;117:35-59.
25. Szabo CI *et al.* Human, canine and murine BRCA1 genes: sequence comparison among species. Human Mol Genet. 1996;5:1289-98.
26. Tamburini BA *et al.* Gene expression profiles of sporadic canine hemangiosarcoma are uniquely associated with breed. PLoS One 4, e5549, doi:10.1371/journal.pone.0005549 (2009).
27. Dobson JM. Breed-predispositions to cancer in pedigree dogs. ISRN Vet Sci. 2013. 941275, doi:10.1155/2013/941275.
28. Borge KS *et al.* The ESR1 gene is associated with risk for canine mammary tumours. BMC Vet Res. 2013;9:69. doi:10.1186/1746-6148-9-69.
29. Ittmann M *et al.* Animal models of human prostate cancer: the consensus report of the New York meeting of the Mouse Models of Human Cancers Consortium Prostate Pathology Committee. Cancer Res. 2013;73:2718-36. doi:10.1158/0008-5472.CAN-12-4213.
30. Slaska B *et al.* Mitochondrial D-loop mutations and polymorphisms are connected with canine malignant cancers. Mitochondrial DNA. 2013. doi :10.3109/19401736.2013.792054.
31. Lutful Kabir FM *et al.* Novel frameshift mutation in the p16/INK4A tumor suppressor gene in canine breast cancer alters expression from the p16/INK4A/p14ARF *locus.* J Cell Biochem. 2013;114:56-66. doi:10.1002/jcb.24300.
32. Munday JS, Dunowska M, Hills SF, Laurie RE. Genomic characterization of *Felis catus* papillomavirus-3: A novel papillomavirus detected in a feline Bowenoid *in situ* carcinoma. Vet Microbiol. 2013;165:319-25. doi:10.1016/j.vetmic.2013.04.006.
33. Takashima-Uebelhoer BB *et al.* Household chemical exposures and the risk of canine malignant lymphoma, a model for human non-Hodgkin's lymphoma. Environ Res. 2012;112:171-6. doi:10.1016/j.envres.2011.12.003.
34. Pastor M *et al.* Genetic and environmental risk indicators in canine non-Hodgkin's lymphomas: breed associations and geographic distribution of 608 cases diagnosed throughout France over 1 year. J Vet Intern Med Am Coll Vet Intern Med. 2009;23:301-10. doi:10.1111/j.1939-1676.2008.0255.x.
35. Bukowski JA, Wartenberg D, Goldschmidt M. Environmental causes for sinonasal cancers in pet dogs, and their usefulness as sentinels of indoor cancer risk. J Toxicol Environ Health A. 1998:54:579-91.
36. Reif JS, Bruns C, Lower KS. Cancer of the nasal cavity and paranasal sinuses and exposure to environmental tobacco smoke in pet dogs. Am J Epidemiol. 1998;147:488-92.
37. Bertone-Johnson ER, Procter-Gray E, Gollenberg AL, Ryan MB, Barber LG. Environmental tobacco smoke and canine urinary cotinine level. Environ Res. 2008;106:361-4. doi:10.1016/j.envres.2007.09.007.
38. Ehmann R *et al.* Canine scent detection in the diagnosis of lung cancer: revisiting a puzzling phenomenon. Europ Resp J. 2012;39:669-76. doi:10.1183/09031936.00051711.
39. Sabattini S *et al.* EGFR overexpression in canine primary lung cancer: pathogenetic implications and impact on survival. Vet Comp Oncol. 2012. doi:10.1111/vco.12002.
40. Shofer FS, Sonnenschein EG, Goldschmidt MH, Laster LL, Glickman LT. Histopathologic and dietary prognostic factors for canine mammary carcinoma. Breast Cancer Res Treat. 1989;13:49-60.
41. Sonnenschein EG, Glickman LT, Goldschmidt MH, McKee LJ. Body conformation, diet, and risk of breast cancer in pet dogs: a case-control study. Am J Epidemiol. 1991;133:694-703.
42. Perez Alenza D, Rutteman GR, Pena L, Beynen AC, Cuesta P. Relation between habitual diet and canine mammary tumors in a case-control study. J Vet Intern Med Am Coll Vet Intern Med. 1998;12:132-9.
43. Seim-Wikse T *et al.* Breed predisposition to canine gastric carcinoma--a study based on the Norwegian canine cancer register. Acta Vet Scand. 2013;55:25. doi:10.1186/1751-0147-55-25.
44. Stone DM, Jacky PB, Prieur DJ. Chromosomal fragile site expression in dogs: II. Expression in boxer dogs with mast cell tumors. Am J Med Genet. 1991;40:223-9. doi:10.1002/ajmg.1320400220.
45. Thomas R *et al.* Influence of genetic background on tumor karyotypes: evidence for breed-associated cytogenetic aberrations in canine appendicular osteosarcoma. Chromosome Res. 2009;17:365-77. doi:10.1007/s10577-009-9028-z.

46. Rivera P *et al.* Mammary tumor development in dogs is associated with BRCA1 and BRCA2. Cancer Res. 2009;69:8770-4. doi:10.1158/0008-5472.CAN-09-1725.
47. Hayes Junior HM, Morin MM, Rubenstein DA. Canine biliary carcinoma: epidemiological comparisons with man. J Comp Pathol. 1983;93:99-107.
48. Karyadi DM *et al.* A copy number variant at the KITLG *locus* likely confers risk for canine squamous cell carcinoma of the digit. PLoS genetics 9. e1003409. 2013. doi:10.1371/journal.pgen.1003409.
49. Pinder JB, Attwood KM, Dellaire G. Reading, writing, and repair: the role of ubiquitin and the ubiquitin-like proteins in DNA damage signaling and repair. Front Genet. 2013;4:45. doi:10.3389/fgene.2013.00045.
50. Pena-Diaz J *et al.* Transcription profiling during the cell cycle shows that a subset of Polycomb-targeted genes is upregulated during DNA replication. Nucleic Acids Research. 2013;41:2846-56. doi:10.1093/nar/gks1336.
51. York D *et al.* TP53 mutations in canine brain tumors. Vet Pathol. 2012;49:796-801. doi:10.1177/0300985811424734.
52. Dore M. Cyclooxygenase-2 expression in animal cancers. Vet Pathol. 2011;48:254-65. doi:10.1177/0300985810379434.
53. Cohen LA, Powers B, Amin S, Desai D. Treatment of canine haemangiosarcoma with suberoylanilide hydroxamic acid, a histone deacetylase inhibitor. Vet Comp Oncol. 2004;2:243-8. doi:10.1111/j.1476-5810.2004.00057.x.
54. Blagosklonny MV. Molecular theory of cancer. Cancer Biol Ther. 2005;4:621-7.
55. Siddle HV, Kaufman J. A tale of two tumours: comparison of the immune escape strategies of contagious cancers. Molec Immunol. 2013;55:190-3. doi:10.1016/j.molimm.2012.10.017.
56. Bryan JN *et al.* Hypermethylation of the DLC1 CpG island does not alter gene expression in canine lymphoma. BMC Genetics. 2009;10:73. doi:10.1186/1471-2156-10-73.
57. Larsen CJ. Models of oncogenesis: an endless world? Bulletin du Cancer. 2013;100:555-60. doi:10.1684/bdc.2013.1759.
58. Sharma S, Helchowski CM, Canman CE. The roles of DNA polymerase zeta and the Y family DNA polymerases in promoting or preventing genome instability. Mutat Res. 2013;743-4:97-110. doi:10.1016/j.mrfmmm.2012.11.002.
59. Misdorp W. Mast cells and canine mast cell tumours. A review. Vet. Quart. 2004;26:156-69. doi:10.1080/01652176.2004.9695178.
60. Thomas R, Smith KC, Ostrander EA, Galibert F, Breen M. Chromosome aberrations in canine multicentric lymphomas detected with comparative genomic hybridisation and a panel of single *locus* probes. Brit J Cancer. 2003;89:1530-7. doi:10.1038/sj.bjc.6601275.
61. Giantin M *et al.* c-KIT messenger RNA and protein expression and mutations in canine cutaneous mast cell tumors: correlations with post-surgical prognosis. J Vet Diagn Invest. 2012;24:116-26. doi:10.1177/1040638711425945.
62. Hadzijusufovic E *et al.* NI-1: a novel canine mastocytoma model for studying drug resistance and IgER-dependent mast cell activation. Allergy. 2012;67:858-68. doi:10.1111/j.1398-9995.2012.02833.x.
63. Klopfleisch R, Lenze D, Hummel M, Gruber AD. Metastatic canine mammary carcinomas can be identified by a gene expression profile that partly overlaps with human breast cancer profiles. BMC Cancer. 2010;10:618. doi:10.1186/1471-2407-10-618.
64. Dolka I, Motyl T, Malicka R, Sapierzynski E, Fabisiak M. Relationship between receptors for insulin-like growth factor- I, steroid hormones and apoptosis-associated proteins in canine mammary tumors. Polish J Vet Sci. 2011;14:245-51.
65. Krol M *et al.* Density of tumor-associated macrophages (TAMs) and expression of their growth factor receptor MCSF-R and CD14 in canine mammary adenocarcinomas of various grade of malignancy and metastasis. Polish J Vet Sci. 2011;14:3-10.
66. Krol M *et al.* Transcriptomic "portraits" of canine mammary cancer cell lines with various phenotypes. J Appl Genet. 2010;51:169-83. doi:10.1007/BF03195725.
67. Soares M *et al.* Feline HER2 protein expression levels and gene status in feline mammary carcinoma: optimization of immunohistochemistry (IHC) and *in situ* hybridization (ISH) techniques. Microscopy and microanalysis. 2013;1-7. doi:10.1017/S1431927613001529.
68. Willett BJ, Hosie MJ. Feline leukaemia virus: half a century since its discovery. Vet J. 2013;195:16-23. doi:10.1016/j.tvjl.2012.07.004.
69. Bolin LL, Levy LS. Viral determinants of FeLV infection and pathogenesis: lessons learned from analysis of a natural cohort. Viruses. 2011;3:1681-98. doi:10.3390/v3091681.
70. Magden E, Quackenbush SL, VandeWoude S. FIV associated neoplasms – a mini-review. Vet Immunol Immunopathol. 2011;143:227-34. doi:10.1016/j.vetimm.2011.06.016.
71. Munday JS, Aberdein D. Loss of retinoblastoma protein, but not p53, is associated with the presence of papillomaviral DNA in feline viral plaques, Bowenoid *in situ* carcinomas, and squamous cell carcinomas. Vet Pathol. 2012;49:538-45. doi:10.1177/0300985811419534.
72. Glickman LT, Schofer FS, McKee LJ, Reif JS, Goldschmidt MH. Epidemiologic study of insecticide exposures, obesity, and risk of bladder cancer in household dogs. J Toxicol Environ Health. 1989;28:407-14. doi:10.1080/15287398909531360.
73. Andrade FH, Figueiroa FC, Bersano PR, Bissacot DZ, Rocha NS. Malignant mammary tumor in female dogs: environmental contaminants. Diagn Pathol. 2010;5:45. doi:10.1186/1746-1596-5-45.
74. Reif JS, Dunn K, Ogilvie GK, Harris CK. Passive smoking and canine lung cancer risk. Am J Epidemiol. 1992;135:234-9.
75. Bertone ER, Snyder LA, Moore AS. Environmental tobacco smoke and risk of malignant lymphoma in pet cats. Am J Epidemiol. 2002;156: 268-73.
76. Snyder LA *et al.* p53 expression and environmental tobacco smoke exposure in feline oral squamous cell carcinoma. Vet Pathol. 2004;41:209-14. doi:10.1354/vp. 41-3-209.
77. Bukowski J, Wartenberg D, Goldschmidt M. Environmental causes for sinonasal cancers in pet dogs, and their usefulness as sentinels of indoor cancer risk. J Toxicol Environ Health A. 1998;54:579-91.
78. Marconato L *et al.* Association between waste management and cancer in companion animals. J Vet Internal Med Am Coll Vet Internal Med. 2009;23:564-9. doi:10.1111/j.1939-1676.2009.0278.x.
79. Souza TM, Fighera RA, Irigoyen LF, Barros CSL. Estudo retrospectivo de 761 tumores cutâneos em cães. Ciência Rural. 2006;36:555-60.
80. De Nardi AB, Rodaski S, Sousa RS, Costa TA, Macedo TR, Rodigheri SM *et al.* Prevalência de neoplasias e modalidades de tratamentos em cães atendidos no Hospital Veterinário da Universidade Federal do Paraná. Arch Vet Sci. 2002;7:15-26.
81. Rosseto VJV, Moreno K, Grotti CB, Reis ACFR, Bracarense APFRL. Frequência de neoplasmas em cães diagnosticados por exame citológico: estudo retrospectivo em um hospital-escola. Semina Cienc Agrárias. 2009;30:189-200.
82. Kimura KC, Garate AP, Dagli MLZ. Retrospective study of neoplasms in domestic animals: a survey between 1993 and 2002 of the Service of Animal Pathology, Department of Pathology, School of Veterinary Medicine and Animal Science, University of Sao Paulo, Southeast Brazil. Braz J Vet Pahol. 2012;5:60-9.
83. Zhou Y, Zhang J, Tian L, Zhai C. Comparison of the Ziemer FEMTO LDV femto second *laser* and Moria M2 mechanical microkeratome. J Refrac Surg. 2012;28:189-94. doi:10.3928/1081597X-20120208-01.
84. Togni M, Masuda EK, Kommers GD, Fighera RA, Irigoyen LF. Estudo retrospectivo de 207 casos de tumores mamários em gatas. Pesq Vet Bras. 2013;33:353-8.
85. Filho JCO, Kommers GD, Masuda EK, Marques BMFPP, Fighera RA, Irigoyern LF *et al.* Estudo retrospectivo de 1.647 tumores mamários em cães. Pesq Vet Bras. 2010;30.

54 Avaliação Clínica do Paciente Oncológico

Lucas Campos de Sá Rodrigues, Sílvia Regina Ricci Lucas

Introdução

A oncologia é uma área em crescente desenvolvimento na clínica de pequenos animais. Esse desenvolvimento é decorrente do aumento do número de animais acometidos por neoplasias, do aumento do interesse dos proprietários em tratá-los e da evolução da pesquisa oncológica veterinária em seus vários aspectos, inclusive buscando formas de terapias mais eficazes, que diminuem o estigma da doença e os efeitos adversos inerentes ao tratamento. Além disso, as pesquisas evoluem associadas à constatação, nos últimos anos, de que o câncer vem sendo considerado a doença de maior morbidade e mortalidade dentre os animais idosos de companhia.[1,2]

Atualmente, os diversos tipos de tratamento do câncer são, na maioria das vezes, invasivos ou ocasionam muitos efeitos colaterais, o que leva alguns proprietários a desistirem do tratamento em decorrência da perda da qualidade de vida do animal. Por conta disso, em grande parte dos casos, o tratamento oncológico em medicina veterinária não visa à cura, mas sim à promoção do maior tempo de sobrevivência possível, preservando a qualidade de vida do paciente. O veterinário deve esclarecer ao proprietário a expectativa em relação aos resultados esperados com o tratamento, pois os proprietários, cientes das possibilidades e de sua responsabilidade, são um componente importante durante todo o processo.

A avaliação clínica do paciente oncológico e o correto manejo das intercorrências causadas pelas neoplasias ou pelo tratamento instituído são fundamentais para a garantia da qualidade de vida. A avaliação, com enfoque oncológico, deve ser iniciada logo no primeiro contato com o animal quando se suspeita de neoplasia e depois, realizada periodicamente até o final do tratamento.

O animal pode apresentar várias alterações clínicas decorrentes da presença ou ação direta da formação neoplásica. Em função do crescimento de neoformações, pode haver compressão de órgãos e tecidos adjacentes, o que pode causar desconforto, dor e, algumas vezes, perda de função de órgãos ou estruturas relacionadas. O comprometimento de órgãos adjacentes à neoplasia muitas vezes é responsável pelos sintomas que levam o proprietário a buscar o atendimento. Um exemplo é o que ocorre nas neoplasias prostáticas. Nesses casos, a compressão da uretra causa disúria, polaquiuria e até mesmo hematúria, sem que o animal tenha comprometimento da bexiga urinária. É evidente que o crescimento de neoformações também pode alterar a função do órgão primariamente envolvido, sobretudo nas neoplasias malignas, nas quais ocorrem infiltração e destruição tecidual.

Além disso, as células neoplásicas podem produzir moléculas e substâncias capazes de causar alterações endócrinas, metabólicas ou hematológicas. Os sintomas causados pela produção dessas moléculas são conhecidos como síndromes paraneoplásicas e representam um grupo de alterações clínicas associadas à ação dita indireta dos tumores.[3]

Os animais com câncer também podem apresentar, no momento do diagnóstico, outros sintomas não decorrentes diretamente ou indiretamente da neoplasia, mas relacionados com condições mórbidas preexistentes. A coexistência de disfunções ou doenças no paciente com câncer é chamada de comorbidade. O diagnóstico das comorbidades é de extrema importância e deve ser realizado antes de se instituir o tratamento oncológico. Se o paciente apresentar outras alterações além do câncer, como cardiopatia, nefropatia ou hepatopatia, a escolha criteriosa da conduta terapêutica a ser instituída deve considerar essas alterações, evitando maior comprometimento do organismo.

O diagnóstico precoce é considerado uma das principais ferramentas para o sucesso do tratamento do paciente oncológico. A detecção das neoplasias em sua fase inicial, ou seja, antes que ocorra a disseminação, torna as terapias mais efetivas e eficazes. A taxa de sobrevivência para pacientes diagnosticados e tratados de modo precoce é muito maior em relação àqueles diagnosticados tardiamente. Nos animais idosos, muitas vezes, a detecção precoce de uma doença neoplásica é dificultada pela presença de comorbidades crônicas, que mascaram os primeiros sintomas das neoplasias. Sintomas que bem mais facilmente levariam à suspeita de neoplasias nos jovens são atribuídos ao envelhecimento nos animais idosos.

Em seres humanos, avaliações clínicas de rotina e exames preventivos são frequentes e manifestações precoces, tais como nódulos em mama, aumento de volume da próstata e sangue oculto nas fezes, são pesquisados. Em medicina veterinária, os proprietários devem ser orientados sobre a possibilidade de seus animais desenvolverem neoplasias, principalmente quando atingem a meia-idade. Durante as consultas de rotina, os veterinários devem ficar atentos aos locais onde as neoplasias ocorrem com maior frequência: (1) pele; (2) glândula mamária; (3) linfonodos e (4) cavidade oral.[1,2] A American Veterinary Medical Association elaborou uma lista com os dez principais sintomas de câncer nos animais; os sintomas descritos, análogos à lista *Seven warning signs of cancer* desenvolvida para humanos pela American Cancer Society, devem ser pesquisados durante a consulta (Quadro 54.1).

Muitas vezes, a conclusão do diagnóstico depende das condições clínicas do paciente, pois alguns exames são invasivos e necessitam de sedação, anestesia geral ou até mesmo de intervenção cirúrgica para serem realizados. Para o diagnóstico, informações sobre anamnese, exame físico, exames de imagem e avaliação cito-histológica das células neoplásicas devem ser criteriosamente interpretadas. Os exames de imagem visam localizar e mensurar estruturas neoformadas, permitindo a identificação do número de formações, regiões e órgãos acometidos, além de possível infiltração de tecidos adjacentes. Radiografias, ultrassonografia abdominal e ecocardiograma podem ser facilmente realizados em qualquer animal, porém, outros

Quadro 54.1 Dez principais sintomas de câncer em pequenos animais.[4]

- Aumento de volume persistente ou com crescimento contínuo
- Feridas que não cicatrizam
- Perda de peso
- Perda de apetite
- Sangramento ou secreções em qualquer parte do corpo
- Odor desagradável
- Dificuldade de ingestão de alimentos ou deglutição
- Intolerância ao exercício
- Claudicação persistente
- Dificuldade de respirar, urinar ou defecar

exames, como tomografia computadorizada, dependem de anestesia geral e requerem condições clínicas adequadas para serem executados.

Além de exatas localização e extensão das neoformações, é necessário conhecer a origem das células neoplásicas. Somente identificando o tipo celular envolvido pode-se saber sobre o comportamento biológico do tumor, o que permite traçar o plano terapêutico adequado. Para tanto, é necessário proceder à coleta do material para os exames citológico e/ou histopatológico. O exame histológico oferece informações sobre o tipo celular primariamente envolvido, a malignidade e a arquitetura tecidual. Apesar disso, nas neoplasias pouco diferenciadas ou indiferenciadas, a detecção de proteínas específicas poderá ser necessária para a conclusão do diagnóstico. Por meio de anticorpos específicos nas técnicas de imunocitoquímica e imuno-histoquímica, identificam-se proteínas celulares que caracterizaram cada tipo neoplásico. Existem painéis de anticorpos específicos disponíveis comercialmente. Um exemplo prático do emprego dessas técnicas está na diferenciação de linfoma de células B e de células T, marcados, respectivamente, por anticorpos anti CD79 e CD3, que apresentam respostas diferentes ao tratamento, sendo o linfoma de células T de pior prognóstico nos cães.[5] Também nas neoplasias mamárias a avaliação da expressão de receptores de estrógeno e progesterona por imuno-histoquímica tem importante valor prognóstico.[6]

Embora o exame histopatológico, acompanhado ou não de imuno-histoquímica, seja uma ferramenta essencial para a conclusão do diagnóstico, deve-se considerar que nem sempre o animal apresenta condição clínica para que uma amostra de tecido seja coletada. Além disso, deve-se levar em conta a localização da formação e o acesso a ela. Como exemplo, a coleta de fragmento por biopsia incisional pode ser realizada apenas com infiltração de anestésico local no caso de neoformações cutâneas e subcutâneas. Biopsias não invasivas, guiadas por ultrassonografia, podem ser realizadas para coleta de material nas cavidades torácica e abdominal e, embora nesses casos a sedação seja necessária para a contenção do animal, o procedimento em geral é rápido e seguro. A citologia aspirativa é um método mais simples e que permite rápida avaliação e coleta menos invasiva quando comparada às biopsias. As amostras podem ser retiradas das cavidades torácica e abdominal ou de formações subcutâneas e cutâneas sem a utilização de sedação ou anestesia. Para as coletas de amostras de material em cavidades, o acompanhamento ultrassonográfico ou ecocardiográfico é necessário. Embora o uso de citologia, isoladamente, não seja o ideal, para muitas neoplasias o resultado pode ser conclusivo, e na rotina clínica por vezes o tratamento é instituído mesmo sem a realização do exame histopatológico.

■ Exame clínico

Avaliação clínica completa e metódica deve ser realizada. O objetivo é detectar alterações clínicas que possam levar a mudanças na estratégia terapêutica ortodoxa e fornecer informações adicionais para fins prognósticos. Além disso, com base nessa avaliação podem-se elaborar estratégias para melhorar a qualidade de vida do animal. Anamnese, exame físico, exames hematológicos, bioquímicos e de imagem compõem essa avaliação e informações detalhadas sobre a função dos diferentes sistemas devem ser obtidas. Os proprietários devem ser inquiridos sobre a ingestão de alimentos e água, características das fezes (presença de sangue, muco) e urina (coloração, aspecto, odor), relatos de êmese, tosse, secreção nasal, incoordenação motora, convulsões, cianose de língua, ocorrência de síncopes etc. Os antecedentes do animal também devem ser levantados e informações como sua origem, doenças preexistentes e histórico de câncer dentro de sua linhagem, além da utilização recente de medicamentos, são importantes para essa avaliação.

■ Exame físico

O exame físico deve ser minucioso, independentemente da localização e do tamanho da neoplasia. Na inspeção direta, a avaliação do estado geral permite que se observe a condição nutricional e, quando associada às informações fornecidas pelo proprietário e pelo comportamento do animal, essas permitirão classificá-lo de acordo com a escala de Karnofsky modificada. Pela inspeção é possível identificar rapidamente neoformações cutâneas, mamárias, em membros, articulações etc. Quanto às funções vitais, a temperatura merece atenção, uma vez que o seu aumento nos animais com câncer pode estar relacionado com diferentes causas, entre elas as substâncias liberadas pelas células neoplásicas. Após a aferição das frequências respiratória e cardíaca, seguem-se a avaliação do estado de hidratação e o exame das mucosas oculares, orais e genitais. As mucosas podem apresentar alterações decorrentes de neoplasias, a exemplo de lesões vesicobolhosas (relacionadas com o linfoma cutâneo), vegetantes (em caso de tumor venéreo transmissível), alterações de coloração (como nas neoplasias hepáticas) ou, ainda, podem sugerir anemia ou diminuição da oxigenação tecidual.

Verifica-se também o estado de hidratação do paciente, pois em muitas situações os animais estarão desidratados por consequência direta ou indireta da neoplasia, necessitando de rápida correção hídrica e eletrolítica. A desidratação pode ocorrer quando há perda de água e eletrólitos após episódios intensos ou incoercíveis de vômito ou diarreia ou ainda por diminuição da ingestão de água e alimento. Linfonodos mandibulares, cervicais superficiais e poplíteos, além de outros que podem se tornar palpáveis como axilares e inguinais, devem ser avaliados quanto a temperatura, sensibilidade, mobilidade e consistência.[7] Linfonodos próximos às formações neoplásicas devem receber atenção especial, pois as neoplasias malignas podem infiltrá-los, modificando seu tamanho, consistência e mobilidade. Alterações desse tipo sugerem – mas não confirmam – a disseminação neoplásica. Exames específicos, tais como citologia aspirativa e exame histopatológico, são essenciais para a confirmação do comprometimento do linfonodo.

A auscultação dos campos pulmonares pode apresentar-se alterada na presença de efusões pleurais decorrentes de linfoma ou carcinomas. A percussão pode auxiliar a detecção de efusões e formações torácicas e de organomegalia abdominal.

A palpação abdominal permite obter informações acerca de aumento de baço e fígado, além de outros órgãos e estruturas neoformadas, que deverão ser confirmadas e mais bem detalhadas pelos exames de imagem. Na palpação também se podem identificar sensibilidade e dor abdominal.

Caso o animal apresente alterações neurológicas, o exame neurológico deve ser realizado a fim de se localizar o mais precisamente possível o local da lesão.

Concluído o exame físico geral e no caso de ter sido identificada a formação neoplásica, é necessário que se inicie o exame específico da lesão mensurável. Como exemplo, no caso de neoplasias cutâneas, verificam-se dimensão, aderência a planos profundos, ulceração etc.

Na sequência, procede-se à coleta de material para exames laboratoriais e realizam-se os exames de imagem.

Exames hematológicos

Eritrograma, leucograma e contagem de plaquetas devem ser solicitados. Uma das alterações mais comuns nos animais com neoplasias, principalmente as hematopoéticas, é a anemia,[3,8] que pode ter diferentes causas e interferir no tratamento, por isso, sua identificação e controle são muito importantes. Uma das causas da anemia pode ser o sequestro de ferro no citoplasma dos macrófagos, o que caracteriza a anemia da doença inflamatória crônica.[9] Entretanto existem outras causas, tais como aquelas relacionadas com a própria neoplasia (anemia hemolítica imunomediada no linfoma), perda de sangue (neoplasias gastrintestinais, lesões ulceradas e mastocitomas), anemia hemolítica microangiopática (hemangiossarcoma) ou diminuição da hematopoese (mieloftise). Durante o tratamento quimioterápico antineoplásico, ela também pode ser provocada pela ação direta dos quimioterápicos na medula óssea, diminuindo a hematopoese. Os animais com linfoma e que apresentam anemia no momento do diagnóstico têm pior prognóstico em relação àqueles que não a apresentam.[10,11] Além da anemia, outras alterações hematológicas podem ser secundárias à produção de moléculas e substâncias pelas células neoplásicas, tais como eritrocitose, leucocitose, neutrofilia, eosinofilia e trombocitopenia.[3,12,13]

Exames bioquímicos

A avaliação bioquímica deve ser realizada com a finalidade de se detectarem doenças paraneoplásicas e/ou comorbidades. Algumas alterações paraneoplásicas como hipercalcemia, hipoglicemia e hipergamaglobulinemia podem ser diagnosticadas com facilidade e serão importantes para se estabelecer o prognóstico; posteriormente, podem ser utilizadas como controle da resposta ao tratamento antineoplásico.[14-17] Além disso, a avaliação das alterações renais, hepáticas e eletrolíticas, secundárias ou não à neoplasia, é fator determinante na escolha do protocolo de tratamento mais adequado para determinado paciente.

Exames de imagem

O objetivo principal desses exames é identificar, localizar e mensurar as neoplasias primárias e metástases presentes no animal. Radiografia e ultrassonografia são as técnicas mais comumente empregadas, mas a tomografia computadorizada e a ressonância magnética são as técnicas precisas. Os exames de imagem também ajudam a determinar alterações clínicas que não estejam relacionadas com as neoplasias, mas que possam ser importantes na escolha do tratamento, a exemplo da ecocardiografia, no diagnóstico de cardiomiopatia, que contraindicaria o tratamento com o agente antineoplásico doxorrubicina.[18]

Os exames de imagem são indispensáveis para a rotina oncológica, pois além de serem ferramentas fundamentais no diagnóstico e estadiamento dos tumores em cães e gatos, permitem acompanhar a resposta terapêutica e a evolução da neoplasia.

A radiografia ainda é um exame muito utilizado para avaliação do animal quanto à presença de metástases, nódulos pulmonares primários, linfonodomegalia torácica, efusões ou infiltração neoplásica no parênquima pulmonar. Para aumentar a sensibilidade do exame radiográfico no diagnóstico de metástases, recomendam-se três posições: (1) laterolateral direita; (2) laterolateral esquerda e (3) ventrodorsal.[19] Embora a radiografia seja considerada uma técnica sensível no diagnóstico das lesões metastáticas, um estudo comparando a eficácia dela com a tomografia computadorizada no diagnóstico precoce de metástase pulmonar em cães com osteossarcoma demonstrou que a tomografia apresentou maior sensibilidade.[20] Outro estudo comparando a sensibilidade das duas técnicas diagnósticas foi realizado no diagnóstico precoce de metástase pulmonar de neoplasia mamária em cadelas, e do mesmo modo, a tomografia computadorizada apresentou maior sensibilidade diagnóstica quando comparada à radiografia.[19]

A tomografia computadorizada, assim como a ressonância magnética, tem trazido muitos benefícios ao diagnóstico, estadiamento e planejamento cirúrgico em muitas neoplasias, principalmente quando essas estão localizadas em região pélvica, nasal e no sistema nervoso central.[21-23] A avaliação dessas imagens é de extrema importância para avaliar a viabilidade e o planejamento cirúrgico, garantindo margens cirúrgicas adequadas e aumentando a chance de controle da neoplasia.

Estadiamento clínico

O estadiamento clínico permite estabelecer a extensão anatômica da neoplasia e o comprometimento do organismo pela invasão neoplásica. Por meio de uma escala numérica, determina-se o grau de acometimento do paciente, o que permite melhores condições para se estabelecer plano terapêutico adequado e o prognóstico; porém, o estadiamento clínico por si só não é suficiente para a determinação do prognóstico. Outros fatores são igualmente relevantes e devem ser considerados, tais como o tipo e a classificação histológica da neoplasia, complicações decorrentes da doença e comorbidades.

Em medicina veterinária, o sistema utilizado para tumores sólidos é o proposto pela Organização Mundial da Saúde, adaptado por Owen,[24] chamado de Classificação TNM dos tumores em animais domésticos.

A classificação TNM foi modificada para algumas neoplasias visando a melhor adequação e aproximação do grau de comprometimento clínico com a evolução e o prognóstico, a exemplo da neoplasia de mama em cadelas e gatas.[25]

Esse sistema leva em consideração o comportamento biológico das neoplasias. As malignas caracterizam-se por apresentarem crescimento rápido e capacidade de infiltração local e de disseminação (metástases) por via linfática e/ou hematógena. O sistema TNM considera essas três características:

- Tamanho do tumor (T)
- Infiltração em linfonodos regionais (N)
- Metástase a distância (M).

Essa classificação é específica para determinados tipos de neoplasias e empregada para neoplasias cutâneas (Quadro 54.2), mastocitomas (Quadro 54.3), sarcomas de tecidos moles (Quadro 54.4), neoplasias mamárias em cadelas (Quadro 54.5), neoplasias mamárias em gatas (Quadro 54.6) e para as neoplasias em bexiga urinária (Quadro 54.7).

▪ Tumor primário (T)

Algumas características da formação primária podem sugerir maior grau de malignidade, tais como dimensões, aderência a planos profundos e ulceração. Embora a avaliação macroscópica não seja suficiente para indicar o melhor tratamento a ser instituído ou até mesmo o prognóstico, as dimensões podem indicar comportamento de maior ou menor agressividade. Formações cutâneas ou de tecido subcutâneo podem ser facilmente mensuradas com o auxílio de um paquímetro. Já as cavitárias requerem exames de imagem. As formações maiores, em geral, têm prognóstico pior quando comparadas às menores, considerando a atividade biológica do tumor.[1]

▪ Linfonodo (N)

A disseminação para linfonodos regionais é um evento comum, principalmente nos casos de carcinomas, melanomas e mastocitomas, mas é ocasional para os sarcomas de tecidos moles.[26] A avaliação de tamanho, formato, textura e mobilidade dos linfonodos regionais faz parte do exame físico do paciente. Linfonodos aumentados, com consistência firme e aderidos a planos profundos devem ser considerados suspeitos e avaliação citológica ou histopatológica deve ser realizada. A alteração do tamanho e da consistência dos linfonodos não indica necessariamente infiltração neoplásica. Essas alterações podem ocorrer devido a uma hiperplasia reacional secundária ao processo inflamatório ou infeccioso.[27] A citologia aspirativa

Quadro 54.2 Sistema de estadiamento clínico (TNM) das neoplasias cutâneas de origem epidérmica ou dérmica do cão e do gato.*

T	Tumor primário
T_{is}	Carcinoma *in situ* (carcinoma pré-invasivo)
T_0	Sem evidência da neoplasia
T_1	< 2 cm de diâmetro, superficial, exofítica
T_2	2 a 5 cm de diâmetro ou com mínima invasão tecidual
T_3	> 5 cm de diâmetro ou com invasão tecidual
T_4	Tumor invadindo outras estruturas como fáscia muscular, osso, cartilagem
N	Linfonodo regional
N_0	Sem envolvimento de linfonodo regional
N_1	Linfonodo ipsilateral móvel
	N_{1a}: sem células neoplásicas
	N_{1b}: com células neoplásicas
N_2	Linfonodo ipsilateral ou contralateral móvel
	N_{2a}: sem células neoplásicas
	N_{2b}: com células neoplásicas
N_3	Linfonodos aderidos
M	Metástase a distância
M_0	Sem evidência de metástase a distância
M_1	Metástase a distância detectada

*Exceto mastocitomas e linfomas.

Quadro 54.3 Sistema de estadiamento clínico para mastocitomas (OMS).

Estágio	Descrição
0	Tumor incompletamente excisado da derme, sem comprometimento de linfonodos regionais
	0a: sem sintomas
	0b: com sintomas
I	Tumor confinado à derme, sem comprometimento de linfonodos regionais
	Ia: sem sintomas
	Ib: com sintomas
II	Tumor restrito à derme, com comprometimento de linfonodos regionais
	IIa: sem sintomas
	IIb: com sintomas
III	Múltiplos nódulos na derme com grande infiltração local, sem comprometimento de linfonodos regionais
	IIIa: sem sintomas
	IIIb: com sintomas
IV	Qualquer tumor com metástase a distância, incluindo sangue e envolvimento de medula óssea

Quadro 54.4 Sistema de estadiamento clínico modificado para sarcomas de tecidos moles em cães.

Estádio	Tumor (T)	Linfonodo (N)	Metátase
I	Qualquer T	N_0	M_0
II	T_{1a}-T_{1b}, T_{2a}	N_0	M_0
III	T_{2b}	N_0	M_0
IV	Qualquer T	N_1	Qualquer M
V	Qualquer T	Qualquer N	M_1

T = tumor primário; T_1 = < 5 cm de diâmetro (eixo maior); T_{1a} = tumor superficial; T_{1b} = tumor profundo; T_2 = > 5 cm de diâmetro (eixo maior); T_{2a} = tumor superficial; T_{2b} = tumor profundo; N = linfonodo regional; N_0 = sem envolvimento de linfonodos regionais; N_1 = com envolvimento de linfonodos regionais; M = metástase a distância; M_0 = sem evidência de metástase a distância; M_1 = metástase a distância detectada.

Quadro 54.5 Sistema de estadiamento clínico para as neoplasias mamárias em cadelas.

Estádio	Tumor (T)	Linfonodo (N)	M
I	T_1	N_0	M_0
II	T_2	N_0	M_0
III	T_3	N_0	M_0
IV	Qualquer T	N_1	M_0
V	Qualquer T	Qualquer N	M_1

T = tumor primário; T_1 = < 3 cm de diâmetro (eixo maior); T_2 = 3 a 5 cm de diâmetro (eixo maior); T_3 = > 5 cm de diâmetro (eixo maior); N = linfonodos regionais; N_0 = ausência de células metastáticas; N_1 = presença de células metastáticas; M = metástase a distância; M_0 = sem metástase a distância detectável; M_1 = com metástase a distância detectável.

Quadro 54.6 Sistema de estadiamento clínico para as neoplasias mamárias em gatas.

Estágio	T	N	M
I	T_1	N_0	M_0
II	T_2	N_0	M_0
III	T_1, T_2	N_1	M_0
	T_3	N_0, N_1	M_0
IV	Qualquer T	N_1	M_0

T = tumor primário; T_1 = < 2 cm de diâmetro (eixo maior); T_2 = 2 a 3 cm de diâmetro (eixo maior); T_3 = > 3 cm de diâmetro (eixo maior); N = linfonodos regionais; N_0 = ausência de células metastáticas; N_1 = presença de células metastáticas; M = metástase a distância; M_0 = sem metástase a distância detectável; M_1 = com metástase a distância detectável.

Quadro 54.7 Sistema de estadiamento clínico (TNM) das neoplasias de bexiga urinária de cães.

T	Tumor primário
T_{is}	Carcinoma *in situ*
T_0	Sem evidência da neoplasia
T_1	Tumor superficial papilar
T_2	Tumor invadindo a parede da bexiga urinária
T_3	Tumor infiltrando órgãos adjacentes
N	Linfonodo regional
N_0	Sem envolvimento de linfonodos regionais
N_1	Linfonodos regionais envolvidos
N_2	Linfonodos regionais e abdominais envolvidos
M	Metástase a distância
M_0	Sem evidência de metástase a distância
M_1	Metástase a distância detectada

como modo de diagnosticar infiltração de células neoplásicas é considerada eficiente, principalmente em cães com mastocitoma, e com esse resultado é possível fazer o estadiamento clínico dos pacientes.[28]

O sistema de estadiamento clínico feito pela Organização Mundial da Saúde para o linfoma nos animais domésticos é mostrado no Quadro 54.8.

Metástases (M)

Células neoplásicas malignas podem se desprender mais facilmente da neoplasia primária, atingir vasos sanguíneos ou linfáticos e se instalar em outros órgãos. Sarcomas de tecidos moles, melanomas, osteossarcomas e carcinomas são neoplasias que atingem a circulação sanguínea, instalando-se em locais distantes.[1] Embora os pulmões sejam os órgãos mais acometidos por metástases, a disseminação e a implantação de células neoplásicas podem ocorrer em outros órgãos, tais como fígado, pele, ossos, cérebro, baço, rins e coração.[30-32] Os métodos de diagnóstico das metástases incluem radiografias, ultrassonografia, tomografia computadorizada e ressonância magnética. Técnicas diagnósticas mais sensíveis, como o *PET scan*, utilizado em medicina humana, são capazes de detectar formações com dimensões menores, mas ainda não são rotina em medicina veterinária.[33]

Quadro 54.8 Sistema de estadiamento clínico pela Organização Mundial da Saúde para o linfoma nos animais domésticos.

Estágio*	Extensão pelo tumor
I	Apenas um linfonodo envolvido ou apenas um órgão linfoide acometido
II	Envolvimento de vários linfonodos de uma área
III	Aumento generalizado de linfonodos
IV	Envolvimento de fígado e/ou baço
V	Manifestação sanguínea, envolvimento de medula óssea ou outros órgãos hematopoéticos

*Os estágios ainda são subdivididos em: (a) sem sintomas clínicos e (b) com sintomas clínicos.

Avaliação do desempenho dos pacientes

Além do estadiamento clínico, outros critérios podem ser utilizados para verificar o grau de comprometimento do paciente, como a avaliação do desempenho do animal. O *status* do desempenho é utilizado para determinar como a doença está progredindo no paciente e como interfere nas habilidades e na execução das atividades de rotina. Essa avaliação permite acompanhar a resposta ao tratamento, a evolução da doença e estabelecer procedimentos visando melhorar a qualidade de vida. Além disso, a avaliação do desempenho também deve ser levada em consideração quando se estabelece o prognóstico do paciente. Em seres humanos, essa avaliação pode ser realizada pela escala de Karnofsky ou pela escala ECOG (Eastern Cooperative Oncology Group), publicada por Oken *et al.*[34] Em 1987, Misdorp[29] adaptou e publicou a escala de Karnofsky para os animais (Quadro 54.9).

Avaliação da qualidade de vida do paciente

A preservação da qualidade de vida dos pacientes é um dos principais objetivos do tratamento oncológico em cães e gatos. A maioria dos proprietários não aceita que seu animal sobreviva por mais tempo ao custo de sofrimento ou dor. É necessário esclarecer aos proprietários que, em alguns casos, o tratamento será meramente paliativo ou até mesmo promoverá o controle da doença, mas por um curto período. Quando eles estão conscientes disso, são importantes colaboradores no tratamento. Sendo assim, a

Quadro 54.9 Escala de desempenho de Karnofsky modificada por Misdorp.[29]

Grau	Condição
0	Plena atividade, vida normal sem fadiga após exercício e boa condição corporal
I	Apto para os exercícios, porém com fadiga e dispneia após muita atividade
II	Fadiga ou dispneia após exercícios moderados
III	Incapaz de praticar suas atividades rotineiras sozinho
IV	Moribundo

avaliação da qualidade de vida do animal no momento do diagnóstico, bem como durante a evolução do tratamento, é fundamental.

Não é possível avaliar a qualidade de vida apenas com o exame físico. Para a correta avaliação, torna-se necessária uma longa e detalhada conversa com o proprietário, sobre a rotina diária e o comportamento do animal, o que fornecerá informações determinantes sobre a qualidade de vida. Outro modo de obtenção dessas informações se dá por meio de questionários respondidos periodicamente pelos proprietários, que apontarão mudanças no comportamento do animal, possibilitando avaliar se o tratamento realmente traz benefícios ao paciente.

A avaliação da qualidade de vida proposta por Villalobos[35] leva em consideração sete critérios de comportamento. A essa escala, a autora nomeou HHHHHMM, que significa a abreviação das palavras em inglês:

- Dor (*hurt*)
- Apetite (*hunger*)
- Hidratação (*hydration*)
- Higiene (*hygiene*)
- Felicidade (*happiness*)
- Mobilidade (*mobility*)
- Mais dias bons do que ruins (*more good days than bad days*).

A cada um desses critérios, os proprietários devem atribuir pontuação de 0 a 10 com base em suas observações. Pontuação menor ou igual a 5 na maior parte desses critérios aponta baixa qualidade de vida e indica que o animal precisa de cuidados especiais ou modificações no tratamento para melhorar sua condição.[35]

Outra escala para avaliação da qualidade da vida de cães com câncer e com dor foi proposta em 2005 por Yazbek e Fantoni.[36] Por meio de um formulário, o proprietário é questionado sobre 12 quesitos com base na alteração de comportamento, humor, apetite, atividade, dor, cansaço, vômitos e disposição, com 4 graus de intensidade para cada quesito.

Avaliação da dor

A dor é um dos principais critérios relacionados com qualidade de vida do paciente e sua avaliação faz parte de todos os questionários usados para esse fim. Ela não está presente em todas as neoplasias, mas, quando existe, sua intensidade varia mesmo entre animais que apresentam o mesmo tipo e estágio tumoral. Estima-se que 30% dos animais com neoplasias apresentem dor.[37] Embora em alguns casos a avaliação da sensibilidade dolorosa seja de difícil determinação, a administração de analgésico aos animais pode mudar seu comportamento de modo a tornarem-se mais ativos, dispostos e com mais apetite, mostrando ao proprietário e ao clínico que sentiam algum tipo de desconforto. Algumas neoplasias, seja por suas características ou ainda por sua localização, podem ser responsáveis por causar maior sensibilidade dolorosa, como é o caso nas neoplasias ósseas ou articulares, de cabeça e pescoço, do sistema urinário e as neoplasias cutâneas ulceradas.[37,38]

A dor pode ser causada diretamente pela neoplasia em receptores nociceptivos presentes nos tecidos moles, ossos, nervos, vísceras e nas metástases ósseas, ou, ainda, ser desencadeada pelos procedimentos instituídos para o diagnóstico e tratamento, tais como cirurgia, quimioterapia e radioterapia. Os pacientes que apresentam comorbidades podem ter outras origens para a dor como degeneração articular, doenças hepáticas, renais ou outras alterações.[39]

Antes de se estabelecer o controle da dor é importante determinar sua origem e classificação (aguda e crônica). A aguda é desencadeada pela ativação de nociceptores locais, e é secundária ao dano tecidual. É caracterizada por vocalização, inapetência, alteração do ciclo do sono e hiperatividade simpática (taquipneia, taquicardia). Na dor crônica os sintomas descritos para a aguda nem sempre estão presentes, devido à adaptação do sistema nervoso. A crônica pode piorar conforme o crescimento da neoplasia e melhorar com a redução desta. A invasão de tecidos adjacentes pela neoplasia causa dor aguda.[39] O controle da dor dos animais por meio do tratamento da causa primária ou com o uso de medicações é fundamental para promover boa qualidade de vida ao paciente.

Referências

1. Withrow SJ, Vail DM. Withrow and MacEwen's small animal clinical oncology. 4th ed. Missouri: Saunders Elsevier; 2007.
2. Merlo DF, Ross L, Pellegrino C, Ceppi M, Cardellino U, Capurro C *et al.* Cancer incidence in pet dogs: finding of the animal tumor registry of Genoa, Italy. J Vet Inter Med. 2008; 2:976-84.
3. Bergman PJ. Paraneoplasic syndromes. In: Withrow SJ, Vail DM. Withrow & MacEwen's small animal clinical oncology. 4th ed. Missouri: Saunders Elsevier; 2007. p. 77-94.
4. AVMA – American Veterinary Medical Association. Cancer in animals. Disponível em: https://ebusiness.avma.org/ebusiness50/files/productdownloads/cancer_brochure.pdf. Acesso em: 21 jun. 2013.
5. Ruslander DA, Gebhard DH, Tompkins MB, Grindem CB, Page RL. Immunophenotypic characterization of canine lymphoproliferative disorders. In Vivo. 1997; 11(2):169-72.
6. Ferreira E, Bertagnolli AC, Cavalcanti MF, Schmitt FC, Cassali GD. The relationship between tumor size and expression of prognostic markers in benign and malignant canine mammary tumours. Vet Comp Oncol. 2009; 7(4):230-5.
7. Feitosa FLF. Exame físico geral ou de rotina. In: Feitosa FLF. Semiologia veterinária: a arte do diagnóstico. 1ª ed. São Paulo: Roca; 2004. p. 77-102.
8. Madewell BR, Feldman BF. Characterization of anemias associated with neoplasia in small animals. J Am Vet Med Assoc. 1980; 176:419-25.
9. Celi J, Samii K, Perrier A, Reny JL. Iron-deficient anemia, anemia of chronic disease or mixed anemia: how to determine the diagnosis? Rev Med Suisse. 2011 Oct; 7(313):2018, 2020-3.
10. Abbo AH, Lucroy MD. Assessment of anemia as an independent predictor of response to chemotherapy and survival in dogs with lymphoma: 96 cases (1993-2006). J Am Vet Med Assoc. 2007 Dec; 231(12):1836-42.
11. Miller AG, Morley PS, Rao S, Averry AC, Lana SE, Olver CS. Anemia is associated with decreased survival time in dogs with lymphoma. J Vet Intern Med. 2009; 23:116-22.
12. Fews D, Scase TJ, Battersby LA. Leiomyosarcoma of the pericardium, with epicardial metastases and peripheral eosinophilia in a dog. J Comp Pathol. 2008 May; 138(4):224-8.
13. Tomiyasu H, Fujino Y, Ugai J, Goto-Koshino Y, Ide T, Takahashi M *et al.* Eosinophilia and eosinophilic infiltration into splenic B-cell high-grade lymphoma in a dog. J Vet Med Sci. 2010; 72(10):1367-70.
14. Ramaiah SK, Sequin MA, Carwile HF. Bioclonal gammopathies associated with immunoglobulin A in a dog with multiple myeloma. Vet Clin Pathol. 2002; 31(2):83-9.
15. Zini E, Glaus TM, Minuto F, Arvigo M, Hauser B, Reusch CE. Paraneoplastic hypoglycemia due to an insulin-like growth factor type-ii secreting hepatocellular carcinoma in a dog. J Vet Intern Med. 2007; 21(1):83-9.
16. Messinger JS, Windham WR, Ward CR, Ionized hypercalcemia in dogs: a retrospective study of 109 cases (1998-2003). J Vet Intern Med. 2009; 23(3):514-9.
17. Rephum RB, Kent MS, Borrofka SA, Frazier S, Skorupski K, Rodriguez CO. CHOP chemotherapy for the treatment of canine multicentric T-cell lymphoma. Vet Comp Oncol. 2011; (1):38-44.
18. Yokoyama N, Takeshita S, Kozuma K, Nishimura H, Chikuda I, Terakuma M *et al.* Early detection of doxorubicin-induced myocardial damage by ultrasound tissue characterization with integrated backscatter. Circ J. 2003; 67(11):929-33.

19. Otoni CC, Rahal SC, Vulcano LC, Riveiro SM, Hette K, Giordano T *et al.* Survey radiography and computerized tomography imaging of the thorax in female dogs with mammary tumors. Acta Vet Scand. 2010 Mar; 9:52:20.
20. Eberle N, Fork M, Von Babo V, Nolte I, Simon D. Comparison of examination of thoracic radiographs and thoracic computed tomography in dogs with appendicular osteosarcoma. Vet Comp Oncol. 2011; 9(2):131-40.
21. Drees R, Forrest LJ, Chappell R. Comparison of computed tomography and magnetic resonance imaging for the evaluation of canine intranasal neoplasia. J Small Anim Pract. 2009; 50(7):334-40.
22. Gonçalves R, Johnston P, Wessmann A, Penderis J. Imaging diagnosis-canine meningioangiomatosis. Vet Radiol Ultrasound. 2010; 51(2):148-51.
23. Spector DI, Fischetti AJ, Kovak-Maclaran JR. Computed tomographic characteristics of intrapelvic masses in dogs. Vet Radiol Ultrasound. 2011; 52(1):71-4.
24. Owen LN. TNM classification of tumors in domestic animals. 1st ed. Geneva: World Health Organization. 1980. p. 46-47.
25. Rutteman GR, Withrow SJ, Macewen EG. Tumors of the mammary gland. In: Withrow SJ, Vail DM. Withrow & MacEwen's small animal clinical oncology. 4th ed. Missouri: Saunders Elsevier; 2007. p. 699-733.
26. Morris J, Dobson J. Small animal oncology. 1st ed. Oxford: Blackwell Sciences, 2001.
27. De Swarte M, Alexander K, Rannous B, Dániou MA, Blind L, Beauchamp G. Comparison of sonographic features of benign and neoplastic deep lymph nodes in dogs. Vet Radiol Ultrasound. 2011; 52 (4):451-6.
28. Krick EL, Billings AP, Shofer FR, Watanabe S, Sorenmo KU. Cytological lymph node evaluation in dogs with mast cell tumors: association with grade and survival. Vet Comp Oncol. 2009; 7(2):130-8.
29. Misdorp W. The impact of pathology on the study and treatment of cancer. In: Theilen GH, Madewell BR. Veterinary Cancer Medicine. 2nd ed. Philadelphia: Lea & Febiger; 1987. p. 53-70.
30. Argyle DJ, Khanna C. Tumor biology and metastasis. In: Withrow SJ, Vail DM. Withrow & MacEwen's small animal clinical oncology. 4th ed. Missouri: Saunders Elsevier; 2007. p. 699-733.
31. Clemente M, Pérez-Alenza MD, Peña L. Metastasis of canine inflammatory *versus* non-inflammatory mammary tumours. J Comp Pathol. 2012; 143(203):157-63.
32. Morello E, Martano M, Buracco P. Biology, diagnosis and treatment of canine appendicular osteosarcoma: similarities and differences with human osteosarcoma. Vet J. 2011; 189(3):268-77.
33. Hansen AE, Mcevoy F, Engelholm AS, Law I, Kristensem AT. FDG PET/CT imaging in canine cancer patients. Vet Radiol Ultrasound. 2011; 52(2):201-6.
34. Oken MM, Creech RH, Tormey DC, Horton J, Davis TE, Mcfadden ET *et al.* Toxicity and response criteria of the Eastern Cooperative Oncology Group. Am J Clin Oncol. 1982; 5(6):649-55.
35. Villalobos AE. Pawspice: an end-of-life care program for terminal patients – suporte care for the cancer patients. In: Withrow SJ, Vail DM. Withrow & MacEwen's small animal clinical oncology. 4th ed. Missouri: Saunders Elsevier; 2007. p. 327-33.
36. Yazbek KV, Fantoni DT. Validity of a health-related quality-of-life scale for dogs with signs of pain secondary to cancer. J Am Vet Med Assoc. 2005; 226(8):1354-8.
37. Lascelles BDX. Management of chronic cancer pain. In: Withrow SJ, Vail DM. Withrow & MacEwen's small animal clinical oncology. 4th ed. Missouri: Saunders Elsevier; 2007. p. 291-306.
38. Lorimier LP, Fan TM. Assessment and management of pain I the cancer patient. In: Henry CJ, Higginbotham ML. Cancer management in small animal practice. 1st ed. Missouri: Saunders Elsevier; 2010. p. 176-85.
39. Lester P, Gaymor JS. Management of cancer pain. Vet Clin North Am Small Anim Pract. 2000; 30(4):951-66.

55 Síndromes Paraneoplásicas

Sílvia Regina Ricci Lucas, Lucas Campos de Sá Rodrigues

Introdução

Síndromes paraneoplásicas compreendem um grupo diverso de manifestações clínicas presentes em pacientes oncológicos que não estão associadas à invasão direta das neoplasias ou metástases. Representam alterações produzidas de modo indireto pelas células tumorais, em consequência da produção de substâncias biologicamente ativas, que não são produzidas quando a célula encontra-se em condições normais ou pelo menos não na mesma quantidade. Essas substâncias podem ser hormônios ou seus precursores, fatores de crescimento e interleucinas (IL). Além da produção de substâncias específicas, as síndromes paraneoplásicas podem manifestar-se com a participação do sistema imunológico induzindo reações imunomediadas, formando complexos imunes e causando imunossupressão. As células neoplásicas podem ainda produzir receptores hormonais, tornando-se capazes de competir com células que normalmente expressam receptores para determinado tipo de hormônio ou, ainda, induzir a produção, por células normais, de substâncias que em geral não são produzidas, tais como o fator de necrose tumoral (TNF).

Não se conhece a real ocorrência dessas síndromes e sintomas em cães e gatos, mas acredita-se em alta frequência, de maneira similar à que se observa em humanos. Na opinião dos autores ainda existem problemas para reconhecer sintomas/alterações laboratoriais e associá-los a um processo paraneoplásico, o que leva a baixo número de relatos.

Quando presentes, as síndromes paraneoplásicas podem reduzir de modo substancial a qualidade de vida e o tempo de sobrevivência dos pacientes e por isso devem ser rapidamente identificadas e tratadas. Muitas vezes representam a primeira manifestação da doença neoplásica, levando o clínico à suspeição e ao diagnóstico da neoplasia. Uma vez que a síndrome/sintomas e a neoplasia tenham sido diagnosticadas, o controle das alterações reflete a resposta e a eficácia do tratamento instituído, assim como a recorrência pode indicar a perda da resposta efetiva e recidiva da neoplasia.

Alterações hematológicas

Anemia

Anemia é definida como a redução das hemácias (eritrócitos), hematócrito e hemoglobina no sangue periférico[1] e é a principal alteração paraneoplásica identificada em cães e gatos. A ocorrência varia dependendo da neoplasia, sendo identificada com maior frequência em cães com neoplasias hematopoéticas, como linfomas e leucemias.[2,3] Em um estudo com 84 cães com linfoma e 91 com osteossarcoma, 32,1% daqueles com linfoma e 13,2% dos com osteossarcomas apresentavam anemia no momento do diagnóstico.[3] As neoplasias podem levar à anemia por diferentes mecanismos, sendo o principal deles o relacionado com a doença inflamatória, também denominada anemia da doença crônica.[4]

A anemia da doença inflamatória é normocítica, normocrômica e não apresenta características de regeneração; como os animais apresentam redução moderada na contagem de hemácias e evolução relativamente longa, que permite adaptação do organismo, na maioria das vezes eles são assintomáticos. Nesse tipo de processo, associado a quadros inflamatórios e a várias outras doenças incluindo as neoplásicas, ocorre sequestro de ferro pelas células do sistema mononuclear fagocitário, diminuindo sua disponibilidade para a eritropoese. Além disso, há supressão da diferenciação dos precursores eritroides, redução da produção de eritropoetina e redução da vida média dos eritrócitos. O sequestro de ferro é mediado principalmente pela hepcidina produzida pelo fígado sob estímulo da IL-6 e que induz internalização e degradação lipossomal da ferroportina, uma proteína de membrana cuja função é exportar o ferro dos macrófagos, hepatócitos e enterócitos para o sangue periférico e que também diminui a absorção de ferro pelos enterócitos.[4,5]

Cães com hematócrito inferior a 20% e gatos com hematócrito menor que 17% geralmente apresentam outra causa de anemia, que não somente aquela associada à doença inflamatória.[6] Animais com câncer também podem apresentar anemia não regenerativa por infiltração de células neoplásicas na medula óssea, o que também leva à redução da eritropoese. Nas leucemias, linfomas, mieloma múltiplo, mastocitose sistêmica, histiocitoma maligno e metástases, pode-se encontrar infiltração de células malignas na medula óssea e, consequentemente, anemia.[7] O tratamento antineoplásico com fármacos citotóxicos também pode causá-la, sendo essa geralmente moderada e não regenerativa. A tendência é que o grau de anemia se agrave com a evolução do tratamento.

Anemias regenerativas também podem ocorrer em animais com câncer devido a perda sanguínea ou hemólise. Se não houver a associação de outros processos como causa da anemia, o animal apresenta aumento da contagem de reticulócitos 48 a 72 h após o início da hemorragia. O sangramento pode ser gastrintestinal, abdominal e pode ser considerado uma emergência, dependendo da sua intensidade. A anemia regenerativa decorrente de hemólise pode ter causa extravascular ou intravascular. Quando as hemácias são destruídas pelo sistema mononuclear fagocitário no baço, fígado ou medula óssea, a hemólise é extravascular, e quando a destruição ocorre pela ativação do sistema complemento-anticorpo, fármacos, toxinas ou agentes infecciosos, ela é intravascular. As neoplasias são causas importantes de anemia hemolítica imunomediada, sendo as hematopoéticas, tais como linfoma e leucemia, as mais frequentemente associadas à hemólise.[8] Nos linfomas e leucemias linfocíticas há produção de autoanticorpos, causada principalmente pelo desequilíbrio do sistema imune e não somente a produção direta de anticorpos pelas células neoplásicas.[9-11] Além dos autoanticorpos, para haver rompimento da membrana eritrocitária faz-se necessária a ligação com as proteínas do sistema complemento.[8,12]

A hemólise também pode ocorrer sem envolvimento do sistema imune, em função de estresse oxidativo e eritrofagocitose por células neoplásicas. Animais com hemangiossarcoma podem ainda apresentar anemia hemolítica microangiopática, resultando na fragmentação de hemácias com a formação dos esquizócitos. A fibrina presente no leito intravascular, decorrente do processo de coagulação intravascular disseminada (CID) observado nessa neoplasia, é responsável pela fragmentação das hemácias.[13]

Animais anêmicos apresentam mucosas pálidas ou ictéricas, letargia, intolerância ao exercício, sopro cardíaco (em alguns casos) e redução das atividades de modo geral, o que algumas vezes pode ser atribuído pelo proprietário à condição de envelhecimento desses. A intensidade dos sintomas varia em função da gravidade da anemia e do tempo de evolução.

O tratamento da anemia deve ser instituído após sua caracterização, incluindo a identificação da capacidade de regeneração e, se possível, da causa. Animais com sangramento ativo devem ser avaliados quanto à excisão da neoplasia, ao início da quimioterapia antineoplásica e, dependendo do caso, à necessidade de transfusão. O tratamento da neoplasia pode estabilizar o quadro de anemia, entretanto, deve-se ressaltar que, em alguns casos, o uso de antineoplásicos pode ter um efeito somatório e levar à piora progressiva da anemia. Para alguns animais, a anemia pode ser um fator que contraindica o início da quimioterapia antineoplásica e/ou procedimento cirúrgico. Nesses casos, nova avaliação deve ser realizada após a transfusão. É importante ressaltar que, nos casos de neoplasias hematopoéticas, nas quais mais frequentemente se observa anemia no momento do diagnóstico, a maioria dos animais permanece anêmica durante todo o tratamento, sendo esse um fator que piora o prognóstico.

O uso de eritropoetina recombinante permanece controverso. Sua indicação seria restrita aos casos de anemia associada ao uso dos antineoplásicos e, embora possa ter um efeito benéfico, tem sido associada a fenômenos tromboembólicos e progressão tumoral, além da já reconhecida possibilidade de desenvolvimento de anticorpos antieritropoetina.[14]

▪ Trombocitopenia

Pode ser decorrente da diminuição da produção, do aumento do consumo, da destruição ou ainda do sequestro das plaquetas. É considerada uma das alterações paraneoplásicas mais comuns, chegando a manifestar-se em 30% dos animais com tumores sólidos e em 50% daqueles com neoplasias hematopoéticas.[2,15] As neoplasias que causam a trombocitopenia de modo mais frequente são as que atingem o baço e aquelas que invadem a medula óssea, dentre elas os linfomas, principalmente os linfomas T,[16] e também os mastocitomas em gatos.[17]

A destruição imunomediada é associada a neoplasias hematopoéticas (linfomas e leucemias linfocíticas) e, mais raramente, a tumores sólidos.[18] Animais com neoplasias que apresentam hemorragias discretas só apresentam trombocitopenia quando a medula estiver exaurida.[17] O tempo médio de vida das plaquetas decai à medida que a neoplasia evolui e também nos estágios mais avançados, chegando a 3,2 dias em animais com neoplasias metastáticas.[19] A trombocitopenia também pode ocorrer em função do tratamento antineoplásico, principalmente quando se utilizam as nitrosureias carmustina e lomustina.[20-22]

Como sintomas, cães e gatos podem apresentar petéquias associadas ou não a hematúria e sangramento em mucosas. A causa da trombocitopenia deve ser identificada com rapidez e, quando relacionada diretamente com a neoplasia, o tratamento medicamentoso ou cirúrgico deve ser avaliado. É importante ressaltar que estabelecer a causa de trombocitopenia em pacientes oncológicos pode ser um desafio, principalmente porque em nossa rotina não se costuma fazer a pesquisa de anticorpos antiplaquetários.

Se a indicação do tratamento for cirúrgica, a trombocitopenia pode elevar o risco cirúrgico e o animal deve ser estabilizado antes do procedimento. Transfusões realizadas com sangue fresco ou plasma rico em plaquetas durante a cirurgia ou no pós-operatório podem ser determinantes para o sucesso do tratamento e, por isso, devem ser programadas antecipadamente. Animais com trombocitopenia tratados com protocolos que incluem o uso de vincristina podem apresentar contagem normal de plaquetas durante o tratamento devido ao aumento da fragmentação de megacariócitos promovida pelo fármaco.[23]

▪ Leucocitose neutrofílica

A neutrofilia é definida como o aumento absoluto do número de neutrófilos circulantes e é a principal causa de leucocitose em cães e gatos. Pode estar representada somente pela existência de células maduras na circulação ou ser acompanhada pelo aumento de células jovens (bastonetes e metamielócitos), sendo então classificada como neutrofilia com desvio à esquerda. Embora a principal causa de neutrofilia nos animais esteja relacionada com infecções, em algumas situações ela pode estar associada a processos inflamatórios ou neoplásicos e caracterizar um leucograma de estresse. Cães com linfoma, carcinoma renal, neoplasia pulmonar primária, pólipo renal e fibrossarcoma metastático e também gatos podem apresentar leucocitose por neutrofilia.[24-31] A neutrofilia pode ser decorrente do estímulo da medula óssea pela existência de massas necróticas, ulceradas, infeccionadas, metástases ou pela resposta a fatores estimuladores de colônias granulocíticas (G-CSF) produzidos ou induzidos por células neoplásicas.[30]

Dentre os fatores estimuladores de colônias granulocíticas, destacam-se as citocinas IL-1 e IL-6, o TNF-α e β e, principalmente, G-CSF e fator estimulador de colônias granulocítico-monocíticas (GM-CSF), produzidos pelas células neoplásicas.[32] O aumento de G-CSF e GM-CSF foi demonstrado em um cão com carcinoma pulmonar papilar, em um gato com adenocarcinoma tubular cutâneo[27] e em outros cães e gatos com neoplasias epiteliais.[30,33,34] As causas infecciosas devem ser pesquisadas e, uma vez que tenham sido excluídas, o tratamento da neoplasia primaria pode reverter a leucocitose.

▪ Coagulação intravascular disseminada

A coagulação intravascular disseminada (CID) é uma síndrome complexa, caracterizada pela excessiva formação de trombos em múltiplos órgãos, causando sangramento pela inativação ou por consumo de plaquetas e fatores de coagulação.

Embora a frequência de CID em cães com neoplasias esteja em torno de 10%,[35] mais de 83% dos cães com neoplasias malignas em estágio avançado apresentam algum tipo de distúrbio de coagulação,[36] entretanto nem sempre essas alterações são clinicamente relevantes. Dentre as neoplasias sólidas de cães e gatos, a ocorrência de CID pode chegar a 12,2% dos casos, e o hemangiossarcoma é responsável pela maior parte dessa ocorrência.[35] Outras neoplasias em que a CID também pode ser identificada incluem carcinoma mamário inflamatório, carcinoma de tireoide, neoplasia pulmonar primária e carcinomas abdominais.[35,37]

Os animais com CID podem apresentar petéquias, sangramento em mucosas, sangramento cavitário e devem receber tratamento emergencial. O diagnóstico é complexo e envolve contagem de plaquetas, avaliação morfológica das hemácias, tempo de protrombina, tempo de tromboplastina parcial ativada, fibrinogênio e produtos de degradação do fibrinogênio. Alterações nesses parâmetros associadas ao quadro clínico orientam o diagnóstico de CID aguda, enquanto na CID crônica os animais geralmente não apresentam sintomas e os parâmetros laboratoriais citados estão um pouco alterados. O prognóstico é ruim.

Hipergamaglobulinemia

A determinação pode ser feita por várias técnicas, sendo a mais comum a determinação de proteínas séricas totais, seguida pela eletroforese em tiras de acetato de celulose (eletroforetograma). A gamopatia monoclonal representa a produção excessiva de imunoglobulinas (Ig) (essas proteínas são chamadas paraproteínas ou componente M), por linhagens de plasmócitos ou linfócitos que se caracteriza, na eletroforese, por um pico gama de base estreita; entretanto deve-se ressaltar que, em certos casos, gamaglobulinas podem migrar na região de betaglobulinas, alargando a base.

A hipergamaglobulinemia pode ocasionar hiperviscosidade sanguínea pela produção de moléculas de Ig completas, parciais ou cadeias leves e pesadas. A hiperviscosidade é resultante das interações entre moléculas de cadeias longas com alta viscosidade intrínseca tais como IgM, ou de altas concentrações de IgG ou IgA, que tendem a formar agregados multimoleculares.[1]

Em aproximadamente 70% dos casos de mieloma múltiplo, as Ig monoclonais secretadas em grandes quantidades são IgG ou IgA.[38] As cadeias leves, com peso molecular variando entre 20.000 e 25.000 dáltons e que são prontamente excretadas na urina, são chamadas de proteínas de Bence-Jones. A excreção dessas proteínas ocorre em aproximadamente 30 a 40% dos cães com gamopatia monoclonal,[39,40] sendo que a excreção dessas cadeias pode ocorrer mesmo com níveis séricos normais de proteínas.[41]

Os animais com hipergamaglobulinemia e hiperviscosidade podem apresentar ataxia, depressão, alteração cardíaca, convulsão e coma. Além disso, apresentam diminuição da oxigenação tecidual, sangramento pela diminuição da agregação plaquetária e alterações oculares por hemorragia na retina.[1]

Geralmente, o tratamento para as neoplasias que levam à hipergamaglobulinemia é a quimioterapia antineoplásica. Animais com sintomas de hiperviscosidade podem ter necessidade de tratamento imediato direcionado para a redução dos níveis de proteína no sangue. A plasmaférese seria indicada por reduzir rapidamente os níveis proteicos. Não havendo possibilidade, a fluidoterapia seria indicada. Antibióticos muitas vezes podem ser necessários em casos de mieloma múltiplo, pois as células secretam substâncias imunossupressoras que prejudicam a função de macrófagos e linfócitos.

Alterações endócrinas

Hipercalcemia

A hipercalcemia humoral maligna é associada à produção de peptídio análogo ao paratormônio (PTHrp), porém outros mediadores podem estar envolvidos neste processo, tais como o calcitriol, a IL-β1, a IL-6, as prostaglandinas, o fator transformador do crescimento beta (TGF-β) e o TNF-α.[42]

Além do PTHrp, a hipercalcemia também pode ocorrer quando há destruição óssea focal (hipercalcemia osteolítica local), principalmente nos animais com mieloma múltiplo. As células neoplásicas infiltradas são capazes de secretar citocinas e outros fatores de crescimento que aumentam a reabsorção óssea por estimulação direta dos osteoclastos.[42] O calcitriol (1,25-di-hidrixicolecalciferol), que em humanos desempenha papel importante nessa síndrome paraneoplásica,[43] não tem a mesma participação nos cães com hipercalcemia.[44]

A avaliação do cálcio iônico (Ca^{2+}) ajuda a diferenciar o hiperparatireoidismo primário do secundário, pois os cães com doença renal crônica geralmente apresentam níveis séricos normais ou baixos de Ca^{2+}.[45] Existem três formas ou frações de cálcio analisadas: o Ca^{2+} ou cálcio livre (iCa), o cálcio ligado à proteína e o cálcio quelado (cCa), fração na qual o cálcio pode estar ligado a fosfato, bicarbonato, sulfato, citrato e lactato.[46] Em cães saudáveis, o Ca^{2+} corresponde a cerca de 56% do cálcio total; o cálcio ligado à proteína, a cerca de 34%; e 10% correspondem ao cCa. Nos felinos, a proporção é de 52%, 40 e 8%, respectivamente. O Ca^{2+} ou cálcio livre é a fração do cálcio sérico que é biologicamente ativa e, de preferência, a que deve ser mensurada no paciente.[47]

A concentração de PTH em pacientes com hipercalcemia é baixa ou indetectável devido ao *feedback* negativo consequente aos elevados níveis de cálcio.[48] Os pacientes com hipercalcemia apresentam sintomas inespecíficos, tais como poliúria, polidipsia, fraqueza e sintomas de infecção ou litíase urinária;[49] anorexia, náuseas, vômitos, constipação intestinal e desorientação podem se manifestar na dependência dos sistemas envolvidos.[50] A anorexia pode ser causada pela ação direta do cálcio no sistema nervoso central ou ainda pela diminuição da excitabilidade das células musculares lisas do trato gastrintestinal.[49]

Em cães, algumas neoplasias são associadas à hipercalcemia, tais como linfomas de células T e mediastinal, adenocarcinoma de células apócrinas, carcinoma anaplásico, histiocitose maligna e carcinoma de células escamosas.[50] Embora a hipercalcemia esteja, em grande parte das vezes, associada a neoplasias malignas, ela já foi identificada em processos benignos como angiomixoma renal[48] e neoplasia mamária.[51] Nos gatos, embora a hipercalcemia paraneoplásica seja menos prevalente, já foi relatada em linfomas e carcinomas de células escamosas, com evidências radiográficas de lise óssea.[52]

Em cães, na impossibilidade de se analisar o Ca^{2+}, a correção do cálcio total pode ser feita com base nas concentrações de albumina: *cálcio corrigido (mg/dℓ)* = 3,5 − albumina (g/dℓ) + cálcio mensurado (mg/dℓ). De modo geral, cães e gatos sintomáticos apresentam cálcio sérico total maior que 18 mg/dℓ.[53] A hipercalcemia persistente pode levar a quadros de insuficiência renal, gastrite e redução da qualidade de vida dos pacientes.[54] Os animais com hipercalcemia podem apresentar também azotemia com hipofosfatemia ou normofosfatemia, e os diagnósticos diferenciais de causas de hipercalcemia devem ser analisados.

Quando a hipercalcemia for considerada uma emergência (> 18 mg/dℓ), os animais necessitarão de tratamento sintomático até que se diagnostique a causa de base. O objetivo é aumentar a excreção urinária de cálcio e evitar a reabsorção óssea. Para tanto, os animais podem receber fluidoterapia com solução fisiológica 0,9% para aumentar a taxa de filtração glomerular e a excreção de cálcio, caso não apresentem insuficiência cardíaca congestiva ou hipertensa.[50] O volume e a velocidade da fluidoterapia devem ser ajustados para a correção da desidratação em um período de 18 a 24 h.[55]

Um diurético de alça (furosemida) pode ser associado para promover a calciurese quando o paciente estiver hidratado (1 a 4 mg/kg, por via subcutânea [SC] ou intravenosa [IV], a cada 12 h).[50] Os corticoides podem ser utilizados por inibirem a prostaglandina E, a IL e diminuírem a absorção intestinal de cálcio, mas se o diagnóstico ainda não estiver concluído, podem alterar o quadro e retardar a confirmação.

Em casos não responsivos ao tratamento sintomático e da causa de base, os bifosfonatos e a calcitonina podem ser utilizados.[56] Os bifosfonatos, com ação inibidora da reabsorção óssea sem afetar a reabsorção tubular de cálcio, tornaram-se padrão para uso na hipercalcemia em humanos, sendo que o pamidronato e o ácido zoledrônico podem também ser utilizados em cães.[57,58] Com relação ao pamidronato, cuidados devem ser tomados quanto à sua nefrotoxicidade,[57] já que a maioria dos cães que necessita de tratamento apresenta idade avançada, por isso, as recomendações da diluição dele para a aplicação devem ser rigorosamente seguidas. Como o efeito dos bifosfonatos persiste por 1 até 4 semanas, esses devem ser reaplicados caso o tratamento específico da neoplasia não tenha sido realizado ou mesmo que a neoplasia não seja passível de tratamento.

Hipoglicemia

A principal neoplasia relacionada com a hipoglicemia é o insulinoma, com produção excessiva de insulina pelas células β neoplásicas. Porém outras neoplasias em tecidos extrapancreáticos também podem causar hipoglicemia, como o melanoma oral, linfoma, mieloma múltiplo, plasmocitoma, hepatoma, carcinoma hepatocelular, hemangiossarcoma, liomiossarcoma, adenocarcinoma renal e carcinoma mamário.[59-62]

Um dos mecanismos pelos quais as células neoplásicas não pancreáticas levam à hipoglicemia está associado à produção de fator de crescimento insulino-símile-2 (IGF-2), que aumenta a utilização de glicose pelo organismo,[62] mas outros mecanismos também podem estar associados como o aumento do consumo de glicose pelas células neoplásicas, aumento dos receptores de insulina e inibição da glicogenólise.[63]

Algumas alterações não neoplásicas como inanição, sepse e disfunção hepática devem ser consideradas no diagnóstico diferencial da hipoglicemia. Animais com hipoglicemia manifestam sintomas quando a glicose sérica está em níveis inferiores a 45 a 50 mg/dℓ, apresentando fraqueza, desorientação, convulsão e coma,[64] porém existem relatos que sugerem tolerância a concentrações séricas de glicose tão baixas quanto 20 mg/dℓ.[55]

Animais hipoglicêmicos devem ser tratados imediatamente com pequenas quantidades de alimentos em várias refeições ou, se estiverem debilitados e em crise, devem receber soluções com concentração maior que 10% de dextrose, em infusão venosa lenta (1 mℓ/kg de dextrose a 25%, por 10 min) em vaso calibroso.[65] Pacientes que estão adaptados a baixos níveis de glicemia não devem receber infusões que elevem seus níveis à normalidade rapidamente, pela possibilidade de aumento da liberação de insulina (efeito rebote).[65] Caso os níveis de glicemia não se reduzam, recomenda-se a utilização de dexametasona (0,5 mg/kg IV por 6 h, repetida a cada 12 a 24 h). Após a estabilização do animal, o diagnóstico deve ser concluído e a causa primária, tratada. A prednisona pode ser associada nos animais com hipoglicemia crônica para aumentar a gliconeogênese e diminuir a utilização periférica de glicose na dose de 0,5 mg/kg/dia e, em casos refratários, até 4 a 6 mg/kg/dia.[65]

Alterações neurológicas

Miastenia gravis

A miastenia *gravis* é um processo imunomediado no qual há produção de anticorpos contra os receptores nicotínicos de acetilcolina do músculo esquelético, comprometendo a transmissão neuromuscular, sendo que os animais acometidos apresentam fraqueza muscular como sintoma.[66] Sua causa mais comum é o timoma, mas osteossarcoma, linfoma cutâneo e carcinoma de ducto bilar também foram relatados.[67-71]

Os sintomas da miastenia são variados e dependem do grupo muscular afetado. Três formas clínicas da doença foram descritas: miastenia *gravis* focal, fraqueza em faringe, laringe, esôfago e músculos faciais, porém sem comprometimento de músculos apendiculares; miastenia *gravis* generalizada, com comprometimento apendicular e megaesôfago; e a forma aguda e fulminante, caracterizada por paralisia rápida e grave.[72-74] A maior parte dos cães apresenta a forma clássica da doença caracterizada por fraqueza apendicular, que é intensificada durante o exercício, e megaesôfago, que pode causar regurgitação e pneumonia aspirativa.[70]

O tratamento da neoplasia primária pode resolver rapidamente os sintomas; além disso, pode se associar prednisona ou ciclosporina,[75] para acelerar a resposta. Agentes anticolinesterásicos também podem ser administrados (brometo de piridostigmina: 1 a 3 mg/kg, a cada 8 ou 12 h; ou neostigmina: 0,04 mg/kg/IM, a cada 6 h).[53] O prognóstico é reservado e está relacionado com a possibilidade de excisão ou remissão da neoplasia primária. Os animais podem apresentar complicações como pneumonia aspirativa decorrente do megaesôfago ou ainda alterações respiratórias por diminuição da atividade de músculos intercostais e diafragmáticos.[66]

Neuropatia periférica

Animais e pessoas com câncer podem desenvolver lesões em nervos periféricos secundárias a doenças neoplásicas, porém essas lesões são raras em cães e gatos. A análise das fibras nervosas pode revelar desmielinização e degeneração axônica.[76] Mastocitomas, carcinoma pancreático, linfoma, adenocarcinoma de tireoide, melanoma, neoplasia mamária, liomiossarcoma, sarcoma indiferenciado, hemangiossarcoma e mieloma múltiplo são neoplasias que podem levar à neuropatia periférica.[77-79]

Os sintomas variam em função do nervo acometido e da gravidade das lesões. Os animais podem apresentar desde fraqueza muscular focal até generalizada. Embora não exista um tratamento específico para neuropatia periférica, o prognóstico é considerado bom se a neoplasia for passível de excisão.[53]

Alterações cutâneas

Poucas síndromes paraneoplásicas cutâneas são descritas em cães e gatos e isso pode ser resultado da baixa ocorrência ou da ausência de suspeição. Para se reconhecer uma dermatopatia como paraneoplásica, o aparecimento da alteração deve ser concomitante ao da neoplasia e seguir um curso paralelo.[80] Entretanto, na prática, não é tão simples estabelecer o curso concomitante das alterações e, como em algumas situações o tumor pode ser microscópico, as manifestações sistêmicas e cutâneas parecem dissociadas na maioria das vezes. A seguir, discorreremos sobre as mais frequentes.

▪ Alopecia

Como alteração paraneoplásica, a alopecia manifesta-se de maneira simétrica, progredindo da região ventral e dos membros para a cabeça.[81] O mecanismo que a causa ainda é desconhecido. Em gatos, a alopecia paraneoplásica é associada a carcinomas pancreáticos e hepáticos.[81] A pele é fina, inelástica e facilmente epilável.[82]

O exame histopatológico da pele alopécica do gato demonstra marcante telogenização dos folículos pilosos, miniaturização e atrofia. Outros achados incluem acantose epidérmica, hiperplasia e paraqueratose com leve infiltrado inflamatório mononuclear na derme.[82]

O diagnóstico diferencial inclui hiperadrenocorticismo, hipertireoidismo, dermatofitose, alopecia simétrica felina, alopecia areata e defluxo telógeno.[83] As lesões não melhoram com o uso de corticoides. Se a neoplasia primária não puder ser removida, não há tratamento efetivo. A maioria dos animais é submetida à eutanásia, mas, eventualmente, a alopecia pode se resolver em casos de carcinomas passíveis de excisão.[83]

Nos cães, em algumas situações, formações neoplásicas podem produzir alterações hormonais e, por consequência, alopecia. Nesse caso, a remoção cirúrgica da neoplasia resulta na normalização dos níveis hormonais e na resolução da alopecia.[84]

É importante ressaltar que o tratamento antineoplásico interfere na fase anágena do crescimento do pelo e, assim, pode causar áreas de rarefação pilosa e alopecia em cães de raças que apresentam crescimento contínuo do pelame. Essa alteração não se relaciona com a alopecia paraneoplásica e resolve-se naturalmente ao final do tratamento.

▪ Dermatofibrose nodular

É caracterizada por nódulos cutâneos com crescimento lento, localizados preferencialmente em membros, cabeça e tronco. Os nódulos variam em tamanho e formato, em geral não são pruriginosos ou sensíveis à palpação, embora muitas vezes possam estar associados a ulceração, hiperpigmentação e alopecia.[85-87] Histologicamente os nódulos são identificados na derme, na parte subcutânea e na musculatura, e são compostos por colágeno muito bem diferenciado e denso com fibrose focal dérmica, fibrose reativa e fibroma.[85-88] Descrita inicialmente em Pastores-alemães em 1983,[89] a grande maioria dos casos tem sido relatada nessa raça, associada a cistos renais, cistadenomas ou cistadenocarcinomas,[85,86,88] mas há relatos em Golden Retriever, Boxer, Australian Cattle Dog e cães sem raça definida (SRD).[87,88,90] Embora a patogenia da doença ainda não esteja totalmente identificada, ela está associada a uma mutação no éxon 7 do *locus* Birt-Hogg-Dube (BHD) no cromossomo 5 dos cães.[91,92]

Não existe tratamento específico para a dermatofibrose nodular,[81,93] entretanto a excisão ou a crioterapia, embora paliativas, podem evitar infecções nos nódulos ulcerados, bem como naqueles cuja localização prejudique os movimentos do animal.[81]

Considerando o caráter hereditário e o curso da enfermidade, que pode evoluir por até 2 anos e meio, dependendo da causa de base,[93] os animais devem ser afastados da reprodução.

▪ Feminização associada à neoplasia testicular

Em geral, os cães com neoplasias testiculares são assintomáticos ou apresentam edema e/ou atrofia do testículo contralateral,[94] entretanto, a feminização ocorre em até 57% daqueles com sertolinomas,[95] em decorrência de desequilíbrio hormonal secundário a uma neoplasia funcional. Esses animais podem apresentar lesões cutâneas, feminização ou ambos.

A feminização caracteriza-se por ginecomastia, atração de outros machos, prepúcio pendular, atrofia do pênis, metaplasia escamosa da próstata e mielossupressão, além das lesões cutâneas.[94,96] A alopecia desenvolve-se lentamente, de maneira bilateral e simétrica nas regiões cervical, lombar, períneo e genital; ocorre também mudança de coloração da pelagem, melanose macular e a dermatose prepucial linear.[96]

Os achados histopatológicos incluem hiperqueratose ortoqueratótica, queratose folicular, atrofia e dilatação folicular, telogenização dos folículos pilosos e atrofia das glândulas sebáceas.[96] Como a incidência de feminização é alta em criptorquídicos, a avaliação ultrassonográfica desses animais é essencial, assim como a hematológica, uma vez que parte desses animais pode apresentar aplasia de medula óssea associada aos altos níveis estrogênicos, o que piora o prognóstico.

Nos casos não complicados e passíveis de excisão cirúrgica, a repilação ocorre em alguns meses.

■ Outras síndromes paraneoplásicas

▪ Caquexia

A caquexia é um termo derivado do grego *kakos*, que significa mal, e *hexis*, que significa condição; ele descreve a perda progressiva de tecido adiposo e massa magra corpórea.[97,98] É caracterizada pela perda de peso progressiva, independentemente da ingestão de alimentos, e associada a doenças crônicas como insuficiência cardíaca congestiva, doença renal crônica e câncer.[99] É desencadeada por modificações metabólicas e, segundo Tisdale,[100] está relacionada com a localização da neoplasia, sendo mais frequente nos casos de cânceres pulmonares e gastrintestinais.

Em cães e gatos, a frequência da caquexia nos casos de câncer não é bem estabelecida.[101] Enquanto em seres humanos ela acomete 40 a 90% dos pacientes internados,[63,97,102] o estudo de Michel *et al.*[101] com 100 animais demonstrou apenas 4% de caquexia em cães com câncer, considerando escore corporal menor que 3/9. Na opinião dos autores, a caquexia não é tão frequente e está relacionada com o tipo de neoplasia e o tempo de evolução, sendo, por exemplo, rara nos casos de neoplasias hematopoéticas.

É uma síndrome multifatorial consequente a reflexos de algumas doenças crônicas em vias de sinalização neuro-hormonais centrais e periféricas, que regulam o apetite e o gasto energético.[98] O TNF-α, as interleucinas (IL-1, IL-6) e a interferona (IFN-γ), citocinas pró-inflamatórias produzidas pela neoplasia, exercem papel importante na patogenia da caquexia do câncer ao diminuírem a ingestão de alimentos e aumentarem o gasto energético.[103] O aumento das IL no hipotálamo resulta na ativação do pró-hormônio pró-opiomelanocortina (POMC), por meio do triptofano,[104] dando origem a peptídios bioativos como o hormônio adrenocorticotrófico (ACTH), melanocortinas (MSH) e β-endorfina, que reduzem a ingestão alimentar e induzem anorexia nos pacientes.[100] As células neoplásicas também produzem várias substâncias que alteram o metabolismo dos carboidratos, lipídios e proteínas. Além disso, pacientes oncológicos podem ainda apresentar quadros de náuseas, vômitos e diarreia por consequência direta da neoplasia ou do tratamento instituído, o que agrava o quadro.

Com relação às alterações metabólicas, algumas neoplasias, dentre elas linfomas, adenocarcinoma mamário e osteossarcoma,[105-107] causam alteração significativa no metabolismo dos carboidratos, com a utilização da glicose como fonte energética pelas células neoplásicas, produzindo lactato ao final dessa reação.[105] Desse modo, os hepatócitos precisam transformar o lactato novamente em glicose, gerando maior gasto energético para o organismo e disponibilizando maior quantidade de glicose para ser utilizada pelas células neoplásicas.[108]

Além dos carboidratos, os animais podem apresentar alterações no metabolismo de lipídios e proteínas. Pacientes com linfoma podem apresentar diminuição da síntese proteica e aumento da lipólise levando ao consumo das reservas orgânicas. O aumento da lipólise e a diminuição da síntese lipídica são estimulados pelo TNF-α e pelo fator mobilizador de lipídios (LMF), produzido pelas células neoplásicas.[108,109] Em indivíduos normais, a administração de glicose suprime o metabolismo lipídico, mas há um impedimento nessa via nos pacientes com câncer, que continuam oxidando ácidos graxos.[100] Além disso, o TNF-α e o fator indutor de proteólise (PIF) secretados pelas células neoplásicas são responsáveis pela ativação da via proteolítica ubiquitina-proteassoma, por ativação do fator nuclear kappa β (NF-κB), resultando na degradação de proteína miofobrilar do músculo esquelético, com consequente intensificação da caquexia.[109] PIF, juntamente com angiotensina II inibe a síntese proteica.

Pacientes com caquexia apresentam comprometimento da qualidade de vida, pior resposta ao tratamento e redução da sobrevida, principalmente quando a perda de peso ultrapassa 6% do peso inicial,[97,110] logo, o processo precisaria ser revertido.

Possibilidades de tratamento estariam relacionadas com o bloqueio específico de algumas substâncias por meio de anticorpos monoclonais. Por exemplo, quando a IL-1 é inibida em animais com câncer, os animais apresentam aumento de apetite e ganho de peso.[111] Entretanto, acredita-se que esse bloqueio não poderia estar relacionado com uma única substância, já que um conjunto delas atua no processo. A inibição de substâncias anorexígenas como a melanocortina pelo antagonismo de seus receptores no hipotálamo seria outra possibilidade.[100] O uso de ácido eicosapentanoico (EPA) parece prevenir a perda de massa magra em algumas situações. De modo geral, para a caquexia em pessoas, acredita-se que a combinação de vários agentes venha a ser mais efetiva que a monoterapia. É possível que os mesmos conceitos venham a ser aplicados em animais.

Osteopatia hipertrófica

É caracterizada por proliferação periostal em porções distais de ossos longos e é relatada em seres humanos e em cães acompanhando ampla variedade de enfermidades torácicas e abdominais. Particularmente nos cães, foi descrita em casos de carcinoma prostático, rabdomiossarcoma em bexiga urinária, sertolinoma, neoplasia esofágica, carcinoma renal, de células de transição da bexiga, nefroblastoma, mas, principalmente, em neoplasias pulmonares primárias metastáticas.[112-116]

Embora o mecanismo que justifique a proliferação do periósteo não esteja completamente definido, existem algumas teorias a respeito. A teoria neurogênica baseia-se no fato de ocorrer aumento do fluxo sanguíneo periostal com proliferação tecidual e do próprio periósteo, que seria decorrente de um estímulo neurológico aferente. Essa teoria é fundamentada na resposta ao tratamento com vagotomia em pacientes com osteopatia hipertrófica,[117] mas ela não explica a ocorrência da osteopatia em processos que acarretem hipoxia, como as cardiopatias.[118] Outra teoria associa a cianose ao estímulo para a liberação de macrotrombócitos. Os macrotrombócitos atingiriam os pequenos vasos das extremidades dos membros e a fragmentação levaria à liberação de fatores de crescimento para a circulação, incluindo o fator de crescimento do endotélio vascular (VEGF),[119] que poderia promover a diferenciação de osteoblastos e angiogênese.[120] Além disso, o excesso na produção de hormônios liberadores de hormônio do crescimento (GHRH), além do VEGF, também pode estar envolvido na doença.[121,122]

Os animais apresentam quadro de claudicação, relutância ao exercício e dor intensa. Na palpação, além do aumento de volume pode haver aumento de temperatura local. O diagnóstico da osteopatia hipertrófica é realizado por meio de exame radiográfico dos membros, nos quais se observa a reação periostal. A localização da neoplasia primária pode ser feita por meio de exame radiográfico de tórax e ultrassonografia abdominal. Se a excisão da neoplasia primária não puder ser realizada, recomenda-se a utilização de dose anti-inflamatória de corticoides e analgésicos para controle de dor. Alguns animais podem se beneficiar da realização de metastatectomia pulmonar, que acaba por diminuir os sintomas.[123] Embora a vagotomia tenha sido descrita como uma técnica eficiente no controle da osteopatia hipertrófica, ela não tem sido recomendada pelos riscos de complicação.

Febre

Embora a febre seja causada na maioria das vezes por um processo inflamatório ou infeccioso, as doenças neoplásicas também podem desencadear o processo febril. Animais que apresentam febre de origem desconhecida devem ser rigorosamente investigados para uma conclusão da real etiologia do processo, pois em muitos pacientes oncológicos ela é causada por infecção concomitante à doença neoplásica e não está relacionada diretamente com a ação das células neoplásicas.[124] Mais de 75 diferentes causas de febre foram identificadas em pacientes oncológicos e a infecção bacteriana foi a causa mais frequente.[124]

A frequência da febre como síndrome paraneoplásica em cães e gatos não é conhecida, porém, dentre os pacientes oncológicos humanos que apresentam febre no decurso da doença, em apenas 17,5% é causada pela neoplasia em si, sendo mais frequente nos pacientes com metástases[124] e em casos de linfoma, leucemia aguda e carcinomas renal, pulmonar e de nasofaringe.[125-127]

A febre pode ser classificada em aguda, subaguda ou crônica com base em seu tempo de duração, sendo o tempo máximo entre 7 e 15 dias para a aguda e a subaguda e mais de 15 dias para a crônica.[128] A febre causada pela doença neoplásica é, em geral, crônica e ainda pode ser recorrente, principalmente quando houver necrose do tecido tumoral que estimule a liberação constante de citocinas pirogênicas.[129]

O processo febril é regulado pelo balanço de substâncias pirogênicas e antipiréticas, que podem ser endógenas ou exógenas. No câncer, o processo relaciona-se principalmente com os pirógenos de origem endógena, que são as citocinas IL-1, IL-6, TNF-α, TNF-β e interferona.[130] Nos casos em que existem focos de necrose, a liberação de TNF e outros agentes pirógenos a partir do próprio tecido necrótico também podem desencadear a febre. Nas metástases cerebrais, o dano direto ao cérebro resulta na ativação da fosfolipase A2, causando também febre.[131]

Pacientes oncológicos que apresentam febre, independentemente da fase da doença, precisam de cuidados imediatos. O primeiro passo é avaliar a contagem de neutrófilos circulantes, pois animais com febre e neutropenia necessitam de intervenção emergencial. Animais em tratamento antineoplásico devem ser submetidos à avaliação frequente do número de neutrófilos e ter a temperatura controlada, evitando riscos de infecção bacteriana em momentos de imunossupressão. Nos animais com contagem normal ou elevada de neutrófilos, o objetivo imediato é descartar a existência de processos inflamatórios ou infecciosos. Uma vez descartados os processos infecciosos, o uso de anti-inflamatórios e antipiréticos controla a febre até que a neoplasia seja controlada, promovendo rápido conforto aos pacientes.

■ Referências

1. Jain NC. Essentials of veterinary hematology. 1st ed. Philadelphia: Lea and Febiger; 1993.
2. Adam F, Villiers E, Watson S, Coyne K, Blackwood L. Clinical pathological and epidemiological assessment of morphologically and immunologically confirmed canine leukaemia. Vet Comp Oncol. 2009; 7(3):181-95.
3. Miller AG, Morley PS, Rao S, Avery AC, Lana SE, Olver CS. Anemia is associated with decreased survival time in dogs with lymphoma. J Vet Intern Med. 2009; 23:116-22.
4. Weiss G, Goodnough LT. Anemia of chronic disease. N Engl J Med. 2005; 352:1011-23.
5. McCown JL, Specht AJ. Iron homeostasis and disorders in dogs and cats: a review. J Am Anim Hosp Assoc. 2011; 47:151-60.
6. Couto CG. Anemia. In: Nelson RW, Couto CG. Small animal internal medicine. 4th ed. St Louis: Mosby Elsevier; 2009. p. 1209-24.
7. Marconato L, Bettini G, Giacoboni C, Romanelli G, Cesari A, Zatelli A *et al.* Clinicopathological features and outcome for dogs with mast cell tumors and bone marrow involvement. J Vet Intern Med. 2008; 22:1001-7.
8. McCullough S. Immune-mediated hemolytic anemia: understanding the nemesis. Vet Clin North Am Small Anim Pract. 2003; 33(6):1295-315.
9. Hodgson K, Ferrer G, Pereira A, Moreno C, Montserrat E. Autoimmune cytopenia in chronic lymphocytic leukemia: diagnosis and treatment. Br J Haematol. 2011; 154: 14-22.
10. Mauro FR, Foa R, Cerretti R, Giannarelli D, Coluzzi S, Mandelli F *et al.* Autoimmune hemolytic anemia in chronic lymphocytic leukemia: clinical, therapeutic, and prognostic features. Blood. 2000; 95:2786-92.
11. Dimou M, Angelopoulou MK, Pangalis GA, Georgiou G, Kalpadakis C, Pappi V *et al.* Autoimmune hemolytic anemia and autoimmune thrombocytopenia at diagnosis and during follow-up of Hodgkin lymphoma. Leuk Lymphoma. 2012 Aug; 53(8):1481-7. doi: 10.3109/10428194.2012.660628. Epub 2012 Apr 2.
12. Balch A, Mackin A. Canine immune-mediated hemolytic anemia: pathophysiology, clinical signs, and diagnosis. Compend Contin Educ Vet. 2007; 29(4):217-25.
13. Madewell BR, Feldman BF. Characterization of anaemias associated with neoplasia in small animals. J Am Vet Med Assoc. 1980; 176:419-25.
14. Rizzo JD, Brouwers M, Hurley P, Seidenfeld J, Somerfield MR, Temis S. American Society of Clinical Oncology/American Society of Hematology Clinical Practice Guideline Update on the use of epoetin and darbepoetin in adult patients with cancer. J Clin Oncol. 2010; 33:4996-5010.
15. Grindem CB, Breitschwerdt EB, Corbett WT, Page RL, Jans HE. Thrombocytopenia associated with neoplasia in dogs. J Vet Intern Med. 1994; 8:400-5.
16. Tasca S, Carli E, Caldin M, Menegazzo L, Furlanello T, Gallego LS. Hematologic abnormalities and flow cytometric immunophenotyping results in dogs with hematopoietic neoplasia: 210 cases (2002-2006). Vet Clin Pathol. 2009; 38(1):2-12.
17. Chisholm-Chait A. Mechanisms of thrombocytopenia in dogs with cancer. Compend Contin Educ Pract Vet. 2000; 22:1006-18.
18. Helfand SC, Couto CG, Madewell BR. Immune-mediated thrombocytopenia associated with solid tumors in dogs. J Am Anim Hosp Assoc. 1985; 21:787-94.
19. O'Donnell MR, Slichter SJ, Weiden PL, Storb R. Platelet and fibrinogen kinetics in canine tumors. Cancer Res. 1981; 41:1379-83.
20. Miyashiro SI, Hagiwara MK, Brandão LP. Bone marrow toxicity induced by carmustine (BCNU) in dogs. In: Proceedings of the 26th World Small Animal Veterinary Association World Congress. 2001. Vancouver, Canada.; 2001.
21. Intile JL, Rassnick KM, Bailey DB, Al-Sarraf, Chretin JD, Balkman CE *et al.* Evaluation of dexamethasone as a chemoprotectant for CCNU-induced bone marrow suppression in dogs. Vet Comp Oncol. 2009; 7:69-77.
22. Abrams-Ogg AC. The use of lithium carbonate to prevent lomustine-induced myelosuppression in dogs: a pilot study. Can J Vet Res. 2011; 75(1):73-6.
23. Rosenthal RC. Clinical applications of vinka alkaloids. J Am Vet Med Assoc. 1982; 179:1084-6.
24. Chinn DR, Myers RK, Matthews JA. Neutrophilic leukocytosis associated with metastatic fibrosarcoma in a dog. J Am Vet Med Assoc. 1985; 186:806-9.
25. Lappin MR, Latimer KS. Hematuria and extreme neutrophilic leukocytosis in a dog with renal tubular carcinoma. J Am Vet Med Assoc. 1988; 192:1289-92.
26. Thompson JP, Christopher MM, Ellison GW, Homer BL, Buchanan BA. Paraneoplastic leukocytosis associated with a rectal adenomatous polyp in a dog. J Am Vet Med Assoc. 1992; 201:737-8.
27. Sharkey LC, Rosol TJ, Grone A, Ward H, Steinmeyer C. Production of granulocyte colony-stimulating factor and granulocyte-macrophage colony-stimulating factor by carcinomas in dogs and a cat with paraneoplastic leukocytosis. J Vet Intern Med. 1996; 10:405-8.
28. Knottenbelt CM, Simpson JW, Chandler ML. Neutrophilic leukocytosis in a dog with a rectal tumor. J Small Anim Pract. 2000; 41:457-60.
29. Peeters D, Clercx C, Thiry A, Hamaide A, Snaps F, Henroteaux M *et al.* Resolution of paraneoplastic leukocytosis and hypertrophic osteopathy after resection of a renal transitional cell carcinoma producing granulocyte-macrophage colony-stimulating factor in a young bull terrier. J Vet Intern Med. 2001; 15:407-11.
30. Dole RS, MacPhail CM, Lappin MR. Paraneoplastic leukocytosis with mature neutrophilia in a cat with pulmonary squamous cell carcinoma. J Feline Med Surg 2004; 6:391-5.
31. Petterino C, Luzio E, Baracchini L, Ferrari A, Ratto A. Paraneoplastic leukocytosis in a dog with a renal carcinoma. Vet Clin Pathol. 2011; 40(1):89-94.
32. Stockham SL, Scott MA. Leukocytes. In: Fundamentals of clinical pathology. 2nd ed. Ames: Blackwell; 2008. p. 53-106.
33. Padrid P, Ewart S. Production of granulocyte colony stimulating factor and granulocyte macrophage colony stimulating factor by carcinomas in a dog and a cat with paraneoplastic leukocytosis. J Vet Intern Med. 1997; 11(2):95.
34. Behling-Kelly E. Paraneoplastic production of GM-CSF. Vet Clin Pathol. 2011; 40(2):137.
35. Maruyama H, Miura T, Sakai M, Koie H, Yamaya Y, Shibuya H *et al.* The incidence of disseminated intravascular coagulation in dogs with malignant tumor. J Vet Med Sci. 2004; 66:573-5.
36. Madewell BR, Feldman BF, O'Neill S. Coagulation abnormalities in dogs with neoplastic disease. Thromb Haemost. 1980; 44:35-8.
37. Stockhaus C, Kohn B, Rudolph R, Brunnberg L, Giger U. Correlation of haemostatic abnormalities with tumour stage and characteristics in dogs with mammary carcinoma. J Small Anim Pract. 1999; 40:326-31.
38. Giraudel J, Pagés JP, Guelfi JF. Monoclonal gammopathies in the dog: A retrospective study of 18 cases (1986-1999) and literature review. J Am Anim Hosp Assoc. 2002: 38;135-47.
39. Matus RE, Leifer CE. Immunoglobulin-producing tumors. Vet Clin North Am Small Anim Pract. 1985; 15:741-53.
40. Matus RE, Leifer CE, MacEwen EG *et al.* Prognostic factors for multiple myeloma in the dog. J Am Vet Med Assoc. 1986; 188:1288-92.
41. Keren, D.L. Heavy/light chain analysis of monoclonal gammopathies. Clin Chem. 2009; 55(9):1606-8.
42. Roodman, GD. Biology of osteoclast activation in cancer. J Clin Oncol. 2001; 19:3562-71.
43. Seymour JF, Gagel RF. Calcitriol: the major humoral mediator of hypercalcemia in Hodgkin's disease and non-Hodgkin's lymphomas. Blood. 1993; 82(5):1383-94.
44. Gerber B, Hauser B, Reusch CE. Serum levels of 25-hydroxycholecalciferol and 1,25 dihydroxycholecalciferol in dogs with hypercalcaemia. Vet Res Commun. 2004; 28(8):669-80.

45. Sakals SA, Gillick MS, Kerr ME, Boston SE. Diagnosing the etiology of hypercalcemia in a dog: a case of primary hyperparathyroidism. Vet Pathol. 2010; 47(3):579-81.
46. Schenck PA, Chew DJ. Calcium: total or ionized? Vet Clin North Am Small Anim Pract. 2008; 38(3):497-502.
47. Schenck PA, Chew DJ. Prediction of serum ionized calcium concentration by use of serum total calcium concentration in dogs. Am J Vet Res. 2005; 66:1330-6.
48. Gajanayake I, Priestnall SL, Benigni L, English K, Summers BA, Garden OA. Paraneoplastic hypercalcemia in a dog with benign renal angiomyxoma. J Vet Diagn Invest. 2010; 22(5):775-80.
49. Schenck PA, Chew DJ, Nagode LA, Rosol TJ. Disorders of calcium: hypercalcemia and hypocalcemia. In: DiBartola SP. Fluid, electrolyte, and acid-base disorders in small animal practice. 3rd ed. St Louis: Saunder Elsevier; 2006. p. 122-94.
50. Galvão JFB, Chew D, Schenk P. Hypercalcemia: diagnosis and treatment options in the dog and cat. Vet Focus. 2011; 21:27-34.
51. Konno A, Sukegawa A, Kusano M, Kariya K, Ishida T, Okada H. Immunohistochemistry for parathyroid hormone-related protein (PTHrP) in benign and malignant mammary mixed tumors of dogs with and without hypercalcemia. Jpn J Vet Res. 2000; 47:155-62.
52. Savary KC, Price GS, Vaden SI. Hypercalcemia in cats: a retrospective study of 71 cases (1991-1997). J Vet Inter Med. 2000; 14:184-9.
53. Chun R. In: Henry CJ, Higginbotham ML. Cancer management in small animal practice. 1st ed. Maryland Heights: Saunders Elsevier; 2010. p. 94-100.
54. Kruger JM, Osbourne CA, Nachreiner RF, Refsal KR. Hypercalcaemia and renal failure: etiology, pathophysiology, diagnosis and treatment. Vet Clin North Am Small Anim Pract. 1996; 26(6):1417-45.
55. Finora K. Common paraneoplastic syndromes. Clin Tech Small Anim Pract. 2003; 18(2):123-6.
56. Kadar E, Rush JE, Wetmore L, Chand DL. Electrolyte disturbances and cardiac arrhythmias in a dog following pamidronate, calcitonin, and furosemide administration for hypercalcemia of malignancy. J Am Anim Hosp Assoc. 2004; 40(1):75-81.
57. Fan TM, Lorimier LP, Charney SC, Hintermeister JG. Evaluation of intravenous pamidronate administration in 33 cancer-bearing dogs with primary or secondary bone involvement. J Vet Inter Med. 2005; 19(1):74-80.
58. Lorimier LP, Fan TM. Bone metabolic effects of single-dose of zoledronate in healthy dogs. J Vet Inter Med. 2005; 19(6):924-7.
59. Boari A, Venturoli M, Minuto F. Non-islet cell tumor hypoglycemia in a dog associated with high levels of insulin-like growth factor II. In: Proceedings of the 27th World Small Animal Veterinary Association Congress. 1992. Roma, Italia.; 1992. p. 678-9.
60. Beaudry D, Knapp DW, Montgomery T, Sandusky GS, Morrisson WB, Nelson RW. Smooth muscle tumors associated with hypoglycemia in four dogs: clinical presentation, treatment, and tumor immunohistochemical staining. J Vet Intern Med. 1995; 9:415-8.
61. Battaglia L, Petterino C, Zappulli V, Castagnaro M. Hypoglycemia as a paraneoplastic syndrome associated with renal adenocarcinoma in a dog. Vet Res Commun. 2005; 29(8):671-5.
62. Rossi G, Errico G, Perez P, Rossi G, Paltrinieri S. Paraneoplastic hypoglycemia in a diabetic dog with an insulin growth factor-2-producing mammary carcinoma. Vet Clin Pathol. 2010; 39(4):480-4.
63. John WJ, Patchell RA, Foon KA. Paraneoplastic syndromes. In: DeVita VT, Hellman S, Rosenberg SA. Cancer: principles & practice of oncology. 1st ed. Philadelphia: Lippincott-Raven; 1997. p. 397-422.
64. Dyer KR. Hypoglycemia: a common metabolic manifestation of cancer. Vet Med. 1992; 87:47.
65. Goutal CM, Brugmann BL, Ryan KA. Insulinoma in dogs: a review. J Am Anim Hosp Assoc. 2012; 48:151-63.
66. Richardson D. Acquired myasthenia gravis in a poodle. Can Vet J. 2011; 52:169-72.
67. Klebanow ER. Thymoma and acquired myasthenia gravis in the dog: a case report and review of 13 additional cases. J Am Anim Hosp Assoc. 1992; 28:63-9.
68. Lainesse MFC, Taylor SM, Myers SL, Haines D, Fowler JD. Focal myasthenia gravis as a paraneoplastic syndrome of canine thymoma: improvement following thymectomy. J Am Anim Hosp Assoc. 1996; 32(2):111-7.
69. Moore AS, Madewell BR, Cardinet GH, Shelton GD. Osteogenic sarcoma and myasthenia gravis in a dog. J Am Anim Hosp Assoc. 1990; 197(2):226-7.
70. Moffet AC. Metastatic thymoma and acquired generalized myasthenia gravis in a beagle. Can Vet J. 2007; 48:91-3.
71. Ridyard AE, Rhind SM, French AT, Munro EA, Hill PB. Myasthenia gravis associated with cutaneous lymphoma in a dog. J Small Anim Pract. 2000; 41(8):348-51.
72. Shelton GD, Willard MD, Cardinet GH, Lindstrom J. Acquired myasthenia gravis: selective involvement of esophageal, pharyngeal and facial muscles. J Vet Intern Med. 1990; 4:281-4.
73. Dewey CW, Bailey CS, Shelton GD, Kass PH, Cardinet GH. Clinical forms of acquired myasthenia gravis in dogs: 25 cases (1988-1995). J Vet Intern Med. 1997; 11:50-7.
74. Taylor SM. Selected disorders of the neuromuscular junction. Vet Clin North Am Small Anim Pract. 2000; 30:59-75.
75. Bexfield NH, Watson PJ, Herrtage ME. Management of myasthenia gravis using cyclosporine in 2 dogs. J Vet Intern Med. 2006; 20(6):1487-90.
76. Braund KG. Remote effects of cancer on the nervous system. Semin Vet Med Surg. 1990; 5:262-70.
77. Cavana P, Sammartano F, Capucchio MT, Catalano D, Valazza A, Farca AM. Peripheral neuropathy in a cat with renal lymphoma. J Feline Med Surg. 2009; 11(10):869-72.
78. Mariani CL, Shelton SB, Alsup JC Paraneoplastic polyneuropathy and subsequent recovery following tumor removal in a dog. J Am Anim Hosp Assoc. 1999; 35:302-5.
79. Presthus J, Teige Jr J. Peripheral neuropathy associated with lymphosarcoma in a dog. J Small Anim Pract. 1986; 27:463-9.
80. Weiss P, O´Rourke ME. Cutaneous paraneoplastic syndromes. Clin J Oncol Nurs. 2000; 4:257-62.
81. Turek MM. Cutaneous paraneoplastic syndromes in dogs and cats: a review of the literature. Vet Dermatol. 2003; 14:279-96.
82. Pascal-Tenorio A, Olivry T, Gross TL, Atlee A, Ihrke PJ. Paraneoplastic alopecia associated with internal malignancies in the cat. Vet Dermatol. 1997; 8(1):47-52.
83. Tasker S, Griffon DJ, Nuttall TJ, Hill PB. Resolutions of paraenoplastic alopecia following surgical removal of a pancreatic carcinoma in a cat. J Small Anim Pract. 1999; 40(1):16-9.
84. Brazzell JL, Borjesson DL. Intra-abdominal mass aspirate from an alopecic dog. Vet Clin Pathol. 2006; 35(2):259-62.
85. Atlee BA, DeBoer DJ, Ihrke PJ, Stannard AA, Willemse T. Nodular dermatofibrosis in German Shepherd Dogs as a marker for renal cystadenocarcinoma. J Am Anim Hosp Assoc. 1991; 27:481-7.
86. Gilbert PA, Griffin CE, Walder EJ. Nodular dermatofibrosis and renal cystadenoma in a German Shepherd Dog. J Am Anim Hosp Assoc. 1990; 26:253-6.
87. Marks SL, Farman CA, Peaston A. Nodular dermatofibrosis and renal cystadenomas in a Golden Retriever. Vet Dermatol. 1993; 4:133-7.
88. Gardiner DW, Spraker TR. Generalized nodular dermatofibrosis in the absence of renal neoplasia in an Australian Cattle Dog. Vet Pathol. 2008; 45(6):901-4.
89. Suter M, Lott-Slolz G, Wild P. Generalized nodular dermatofibrosis in six Alsatians. Vet Pathol. 1983; 20(5):632-4.
90. White SD, Rosychuk RAW, Schultheiss P, Scott KV. Nodular dermatofibrosis and cystic renal disease in three mixed breed dogs and a Boxer dog. Vet Dermatol. 1998; 9:119-126.
91. Jónasdóttir TJ, Mellersh CS, Moe L, Heggeb R, Gamlem H, Ostrander EA *et al.* Genetic mapping of a naturally occruing hereditary renal cancer syndrome in dogs. Proc Natl Acad Sci. 2000; 97(8):4132-7.
92. Lingaas F, Comstock KE, Kirkness EF, Sorensen A, Aarskaug T, Hitte C *et al.* A mutation in the canine BHD gene is associated with hereditary multifocal renal cystadenocarcinoma and nodular dermatofibrosis in the German shepherd dog. Hum Mol Genet. 2003; 12(23):3043-53.
93. Moe L, Lium B. Hereditary multifocal renal cystoadenocarcinomas and nodular dermatofibrosis in German Shepherd dogs. J Small Anim Pract. 1997; 38(11):498-505.
94. Fan TM, Lorimier LP. Tumors of the reproductive system. In: Withrow SJ, Vail DM. Small animal clinical oncology. 4th ed. St Louis: Saunders Elsevier; 2007. p. 637-58.
95. Weaver AD. Survey with follow-up of 67 dogs with testicular Sertoli cells tumours. Vet Rec. 1983; 113:105-7.
96. Scott DW, Miller WH, Griffin CE. Muller and Kirk's small animal dermatology. 8th ed. Philadelphia: W.B. Saunders: 2001. p. 253-666.
97. O'Gorman P, McMillan DC, McArdle CS. Impact of weight loss, appetite, and the inflammatory response on quality of life in gastrointestinal cancer patients. Nutr Cancer. 1998; 32(2):86-90.
98. Engineer DR, Garcia JM. Leptin in anorexia and cachexia syndrome. Int J Pept. 2012; 2012(8):1-13.
99. Freeman LM. Cachexia and sarcopenia: emerging syndromes of importance in dogs and cats. J Vet Intern Med. 2012; 26(1):3-17.
100. Tisdale MJ. Cancer cachexia. Curr Opin Gastrenterol. 2010; 26(2):146-51.
101. Michel KE, Sorenmo K, Shofer FS. Evaluation of body condition and weight loss in dogs presented to a veterinary oncology service. J Vet Intern Med. 2004; 18(5):692-5.

102. Saini A, Al-Shanti N, Stewart CE. Waste management – cytokines, growth factors and cachexia. Cytokine Growth Factor Rev. 2006; 17(6):475-86.
103. Plata-Salaman CR. Brain cytokine production and action in anorexia and cachexia. Cytokine. 2001; 15(1):1-3.
104. Laviano A, Meguid MM, Rossi-Fanelli F. Cancer anorexia: clinical implication, pathogenesis, and therapeutic strategies. Lancet Oncol. 2003; 4(11):868-84.
105. Vail DM, Ogilvie GK, Wheeler SL, Fettman MJ, Johnston SD, Hegstad RL. Alterations in carbohydrate metabolism in canine lymphoma. J Vet Intern Med. 1990; 4(1):8-11.
106. Arai T, Ogino T, Gunji M, Washizu T, Komori S, Washizu M. Changes in glucose transport activities in mammary adenocarcinoma of dogs. Res Vet. 1997; 62(1):85-6.
107. Mazzaferro EM, Hackett TB, Stein TP, Ogilvie GK, Wingfield WE, Walton J *et al.* Metabolic alterations in dogs with osteosarcoma. Am J Vet Res. 2001; 62(8):1234-9.
108. Forrester SD, Roudebush P, Davenport DJ. Nutritional management of the cancer patient. In: Henry CJ, Higginbotham ML. Cancer management in small animal practice. 1st ed. Maryland Heights: Saunders Elsevier; 2010. p. 170-6.
109. Tisdale MJ. Cancer cachexia. Langenbecks Arch Surg. 2004; 389:299-305.
110. Howard J, Senior DF. Cachexia and nutritional issues in animals with cancer. J Am Vet Med Assoc. 1999; 214:632-7.
111. Martignoni ME, Kunze P, Friess H. Cancer cachexia. Mol Cancer. 2003; 5(2):1-3.
112. Rendano VT, Slauson DO. Hypertrophic osteopathy in a dog with prostatic adenocarcinoma and without thoracic metastasis. J Am Anim Hosp Assoc. 1982; 18:905-9.
113. Randolph JF, Center SA, Flanders JA, Diters RW. Hypertrophic osteopathy associated with adenocarcinoma of the esophageal glands in a dog. J Am Vet Med Assoc. 1984; 184(1):98-9.
114. Barrand KR, Scudamore CL. Canine hypertrophic osteoarthropathy associated with a malignant Sertoli cell tumour. J Small Anim Pract. 2001; 42(3):143-5.
115. Seaman RL, Patton CS. Treatment of renal nephroblastoma in an adult dog. J Am Anim Hosp Assoc. 2003; 39(1):76-9.
116. Chiang YC, Liu CH, Ho SY, Lin CT, Yeh LS. Hyperthophic osteopathy associated with disseminated metastases of renal cell carcinoma in the dog: a case report. J Vet Med Sci. 2007; 69(2):209-12.
117. Hara Y, Tagawa M, Ejima H, Orima H, Yamagami T, Umeda M *et al.* Regression of hypertrophic osteopathy following removal of intrathoracic neoplasia derived from vagus nerve in a dog. J Vet Med Sci. 1995; 57(1):133-5.
118. Anderson TP, Walker MC, Goring RL. Cardiogenic hypertrophic osteopathy in a dog with a right-to-left shunting patent ductus arteriosus. J Am Vet Med Assoc. 2004; 224(9):1464-6.
119. Silveira LH, Martinez-Lavin M, Pineda C, Fonseca MC, Navarro C, Nava A. Vascular endothelial growth factor and hypertrophic osteoarthropathy. Clin Exp Rheumatol. 2000; 18(1):57-62.
120. Midy V, Plouet J. Vasculotropin/vascular endothelial growth factor induces differentiation in cultured osteoblasts. Biochem Biophys Res Commun. 1994; 199:380-6.
121. Mito K, Maruyama R, Uenishi Y, Arita K, Kawano H, Kashima K *et al.* Hypertrophic pulmonary osteoarthropathy associated with non-small cell lung cancer demonstrated growth hormone-releasing hormone by immunohistochemical analysis. Intern Med. 2001; 40(6):532-5.
122. Abe Y, Kurita S, Ohkubo Y, Usui H, Hashizume T, Nakamura M *et al.* A case of pulmonary adenocarcinoma associated with hypertrophic osteoarthropathy due to vascular endothelial growth factor. Anticancer Res. 2002 Nov-Dec; 22(6B):3485-8.
123. Liptak JM, Monnet E, Dernnell WS, Withrow SJ. Pulmonary metastatectomy in the management of four dogs with hypertrofic osteopathy. Vet Comp Oncol. 2004; 2:1-12.
124. Penel N, Fournier C, Clisant S, N'Guyen M. Causes of fever and value of C-reactive protein and procalcitonin in differentiating infections from paraneoplastic fever. Support Care Cancer. 2004; 12(8):593-8.
125. Minai FN, Monem A. Paraneoplastic syndrome of renal cell carcinoma. J Coll Physicians Surg Pak. 2006; 16(1):81-2.
126. Toro C, Rinaldo A, Silver CE, Politi M, Ferlito A. Paraneoplastic syndromes in patients with nasopharyngeal cancer. Auris Nasus Larynx. 2009; 36(5):513-20.
127. Zee YK, Soo RA. Non-small cell lung cancer presenting with neoplastic fever at diagnosis and relapse. Int J Infect Dis. 2010; 14(6):18-21.
128. Ogoina D. Fever, fever patterns and diseases called 'fever'– a review. J Infect Public Health. 2011; 4(3):108-24.
129. Knockaert DC. Recurrent fevers of unknown origin. Infect Dis Clin N Am. 2007; 21(4):1189-211.
130. Mackowiak PA. Temperature regulation and pathogenesis of fever. In: Mandell, Douglas and Bennett's principles and practice of infectious disease. 6th ed. Churchill Livingstone: Elsevier; 2005. p. 703-18.
131. Zell JA, Chang JC. Neoplastic fever: a neglected paraneoplastic syndrome. Support Care Cancer. 2005; 13(11):970-7.

56

Diagnóstico Histopatológico e Citológico das Neoplasias de Cães e Gatos

Daniel Soares Sanches, Luciana Neves Torres, Juliana Mariotti Guerra

■ Introdução

O diagnóstico de neoplasias tem início com uma avaliação preliminar da massa tumoral, consistindo em mensurações, avaliação da mobilidade, invasão de tecidos circunvizinhos e verificação de possíveis invasão e metástases a linfonodos regionais; essa é realizada por exames físico e complementares de imagem (radiográficos, ultrassonográficos e outros). Um mapa topográfico das massas no paciente auxilia não só no diagnóstico de um tumor primariamente identificado, mas também na interpretação de mudanças antes observadas.[1] Os exames citológicos e histopatológicos são indicados para identificação e diferenciação de processos reativos ou inflamatórios daqueles neoplásicos até a obtenção de um diagnóstico morfológico específico, sua classificação e estadiamento. Essas técnicas não são excludentes, mas sim complementares. O diagnóstico preciso permite a formulação de tratamentos apropriados e fornece informações sobre o comportamento biológico das lesões e o prognóstico do animal.

■ Diagnóstico citológico das lesões neoplásicas de cães e gatos

A citologia é o exame microscópico de células individuais, sem considerar a estrutura arquitetural do tecido. É um procedimento rápido, pouco custoso e minimamente invasivo, que auxilia no diagnóstico das mais diversas neoplasias, podendo ser realizado seguido do exame físico em muitas instâncias. Um diagnóstico rápido, e por vezes definitivo, é possível para processos benignos como cistos ou abscessos e para massas neoplásicas, como nos casos de mastocitomas diferenciados; ou um diagnóstico presuntivo pode ser realizado para neoplasias epiteliais, mesenquimais, e outros tumores de células redondas (p. ex., linfomas, plasmocitomas, histiocitomas). No entanto, além da experiência do citopatologista para a avaliação das amostras, um dos principais fatores determinantes para o valor diagnóstico desse método é a qualidade da amostra coletada. A submissão de amostras boas, representativas e apropriadas, contendo informações relevantes e concisas sobre todos os materiais é essencial para o sucesso desse procedimento. É importante notar que a realização do exame citológico pode ser excluída, dando-se preferência ao procedimento de biopsia definitiva, tendo como base a localização do tumor (p. ex., oral, nasal) ou quando existir alto potencial para resultado inconclusivo (p. ex., tumor mesenquimal ou suspeita de neoplasia mamária). O exame de esfregaços de espécimes da biopsia, porém, pode ser útil como ferramenta de triagem para considerar opções imediatas de tratamento.[1]

▪ Métodos de coleta das amostras, preparações de lâminas e técnicas de colorações

Existem diversos métodos de coleta de amostra para análise citológica. A biopsia por agulha fina pode ser feita por meio de seringa e agulha comuns, com ou sem aspiração. Esse é provavelmente o melhor de todos os métodos para coletar amostras de qualquer formação ou lesão proliferativa, assim como para coletar amostras de qualquer órgão subcutâneo, como linfonodo, glândula mamária ou salivar,[2] além de lesões focais e profundas dentro das cavidades corpóreas com auxílio da ultrassonografia.

O material coletado no procedimento é expelido próximo a uma das pontas da lâmina e uma segunda lâmina de vidro é colocada perpendicularmente sobre a primeira, diretamente sobre a amostra. Então, a lâmina extensora é levemente puxada para a ponta da primeira, espalhando a amostra. Essa técnica é denominada esfregaço de lâmina-sobre lâmina (*squash*).

Em algumas amostras, especialmente aspirados de linfonodos, o material expelido na lâmina apresenta fluidez suficiente para que essa seja preparada como um esfregaço sanguíneo.

Os *esfregaços por impressão* podem ser feitos de lesões ulceradas ou exsudativas superficiais, além de amostras de tecido coletadas em cirurgia ou necropsia[1] No entanto, as células obtidas da superfície não são necessariamente representativas de toda a lesão. As lâminas de vidro limpas devem ser gentilmente encostadas na lesão ou no material e imediatamente retiradas, sem esfregar. A *escarificação*, ou raspado, pode ser feita de lesões ou tecidos obtidos por cirurgia ou necropsia. Geralmente, resulta em lâminas com maior celularidade do que os esfregaços por impressão, porém podem ser representativas apenas da superfície das lesões. O material coletado na lâmina de bisturi é transferido para uma lâmina de vidro e, gentilmente, espalhado pela sua superfície.[2]

Os *swabs (zaragatoa)* são usados apenas quando outros métodos não forem praticáveis, como para obtenção de amostras do trato vaginal, ouvido externo ou fístulas.[2] Umedecer o *swab* ajuda a minimizar a lesão das células que pode ocorrer durante a coleta e o preparo da amostra. Após a coleta, o *swab* deve ser rolado gentilmente sobre a superfície da lâmina. É importante não esfregar o *swab* sobre a lâmina, pois isso geralmente resulta na ruptura de todas as células.

As lâminas preparadas devem ser secas e, posteriormente, coradas. Os corantes de Romanowsky são excelentes para a citologia, já que eles revelam detalhes citoplasmáticos e nucleares, além de corarem bactérias. Essas colorações incluem Giemsa, Rosenfeld e o panótico rápido.[3]

▪ Interpretação dos espécimes

Uma abordagem geral para a interpretação dos achados citológicos envolve primeiramente a diferenciação entre processos inflamatórios e neoplásicos presentes. Com o uso da citologia, às vezes é possível realizar o diagnóstico específico de alguns tipos de neoplasias, como mastocitomas e linfomas, porém, mais frequentemente ela fornece uma classificação geral da lesão. É possível a distinção entre neoplasias benignas e malignas e a identificação da origem celular em células redondas (linfócitos, mastócitos, plasmócitos e histiócitos), epiteliais ou mesenquimais (fusiformes).

▪ Critérios celulares de malignidade

As alterações nucleares em células malignas refletem o aumento da atividade nuclear ou da replicação. Alguns critérios nucleares incluem variações do tamanho do núcleo, aumento ou variação na relação núcleo:citoplasma, anormalidades no padrão de cromatina, nucléolos múltiplos, grandes e irregulares e mitoses atípicas.

As alterações citoplasmáticas são menos importantes que as nucleares, porém também constituem critérios para malignidade. Dentre essas alterações podemos citar principalmente o aumento da basofilia e a vacuolização citoplasmática.[4]

▪ Classificação das neoplasias

Tumores de origem epitelial

As neoplasias de células epiteliais normalmente apresentam células aderentes entre si, com a formação de agrupamentos. As células são redondas a poliédricas, com citoplasma moderado e o núcleo é arredondado ou ovalado. Caso essas tenham origem glandular, o citoplasma frequentemente pode conter vacúolos; elas podem estar arranjadas em ácinos (círculos) ou em ductos. Se as células forem originadas de um epitélio escamoso, o citoplasma de algumas delas pode ser abundante, pálido e levemente angular (Figura 56.1).

Tumores de origem mesenquimal

As células apresentam citoplasma alongado ou fusiforme, de tamanho pequeno a médio. O núcleo é alongado a ovalado. Elas podem estar sozinhas ou em grupamentos discretos, com bordos celulares mal definidos, visto que os tumores mesenquimais não esfoliam muitas células (Figura 56.2).

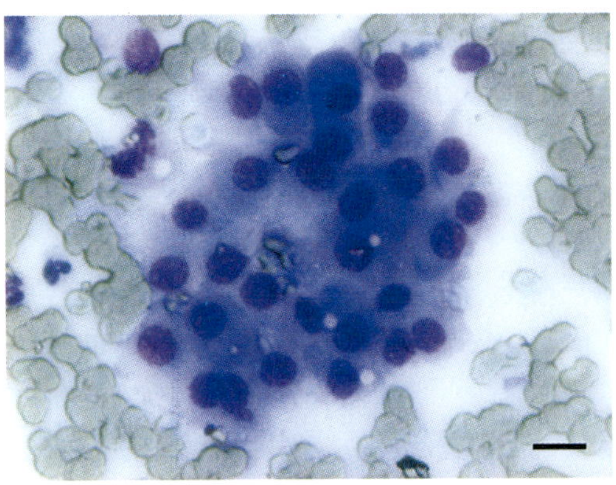

Figura 56.1 Aspecto citológico de neoformação cervical em um cão. Neoplasia epitelial de baixo grau de malignidade. Notam-se células poligonais a arredondadas, cujos núcleos são redondos a ovalados, com cromatina grumosa e nucléolos às vezes evidentes e citoplasma de limites pouco definidos e ora vacuolizados que se dispõem predominantemente em grupamentos. (Barra = 10 μm.)

Tumores de células redondas

Esse grupo inclui os linfomas, os mastocitomas, os plasmocitomas, os histiocitomas e o tumor venéreo transmissível. Essas lesões esfoliam diversas células, que geralmente apresentam tamanho médio, com bordos delimitados e núcleo arredondado (Figura 56.3).

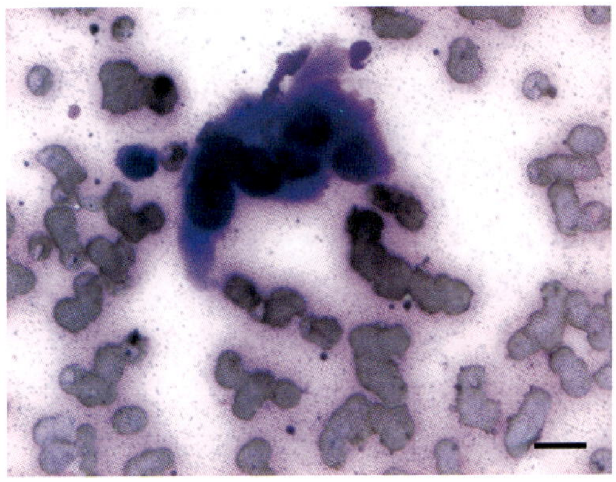

Figura 56.2 Neoplasia de células fusiformes em um cão. A análise citológica de nódulo cutâneo revela células poligonais a fusiformes, com núcleos ovalados a alongados hipercromáticos e citoplasma róseo, às vezes, com bordos afilados que se dispõem ora em pequenos grupamentos, ora de forma esparsa. (Barra = 10 μm.)

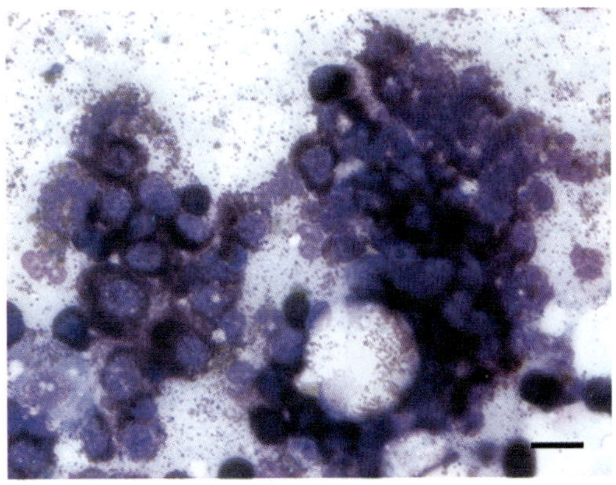

Figura 56.3 Mastocitoma canino bem diferenciado. Análise citológica de formação em membro torácico direito revela células redondas, caracterizadas por núcleo redondo a oval com cromatina ora densa, ora frouxa com raros nucléolos evidente. O citoplasma é de tamanho moderado, com presença de diversos grânulos basofílicos em seu interior. Às vezes, estas células estão degranulando. (Barra = 10 μm.)

▪ Diagnóstico histológico das lesões neoplásicas de cães e gatos

Em muitas instâncias, o diagnóstico citológico definitivo pode ficar comprometido ou ainda não resultar em diagnóstico. Nessas situações, ou quando informações acerca do prognóstico puderem ser úteis em relação à melhor conduta terapêutica, o procedimento de biopsia é recomendado. Mesmo depois de realizado um diagnóstico preliminar pelo exame citológico, a biopsia e o consequente exame histopatológico são imprescindíveis. Uma biopsia deve determinar a natureza da lesão (neoplásica ou não neoplásica) e então gerar informações a respeito do tipo morfológico das células constituintes do tumor (redondas, mesenquimais, epiteliais) e por fim, deve fornecer dados relacionados com o prognóstico.[1] O exame histopatológico permite não somente a observação de detalhes celulares, mas, também, uma avaliação da arquitetura tecidual neoplásica, a sua relação com os tecidos vizinhos, a existência de invasão tecidual e a presença de possível comportamento metastático por meio da presença de células tumorais encontradas em vasos linfáticos ou sanguíneos.

▪ Coleta de material para exame histopatológico

Frente a uma suspeita de neoplasia, o cirurgião conta com muitos meios disponíveis para obtenção do tecido a ser avaliado, que variam desde a coleta com agulha até a excisão total da massa tumoral. A escolha da técnica deve levar em consideração: a região anatômica da localização do tumor, a condição geral de saúde do paciente, a suspeita do tipo tumoral envolvido e a análise a ser realizada. Técnicas de biopsia podem ser agrupadas em duas maiores categorias: (1) incisional (pré-tratamento) e (2) excisional. Biopsias incisionais são realizadas para obtenção de informações sobre o tumor antes de um tratamento definitivo. Biopsia excisional refere ao processo de obtenção de informações acerca do tumor após a realização da cirurgia de retirada. Essa é utilizada mais frequentemente pelo fato de a técnica fornecer informações mais completas em relação ao comportamento do tumor.[5] A decisão por uma biopsia excisional deve ser realizada considerando não só o tamanho, a localização e o grau de tecido normal comprometido, mas, também, a quantidade de tecido normal a ser removida por meio desse procedimento. Quando uma biopsia excisional não for possível, o local em que será realizada uma biopsia incisional deve ser escolhido levando-se em consideração áreas que poderão ser tratadas completamente, uma vez que o plano de tratamento não foi determinado. Se realizado com agulha grossa, é necessário que se obtenham diversos fragmentos por meio da reorientação da agulha em diversas direções através da mesma superfície se possível.[1]

Dados de histomorfologia, imuno-histoquímica e experimentais têm sugerido que muitos, se não todos, sarcomas são derivados de células mesenquimais primitivas multipotenciais (células-tronco), que podem se diferenciar em uma ou mais linhagens (muscular, adiposa, osteoblástica, condroblástica, fibroblástica ou a combinação delas) durante o curso da transformação neoplásica.[6] De modo semelhante, os carcinomas podem apresentar crescimento do epitélio glandular ou do epitélio de revestimento, associados à proliferação de outros tipos celulares, ou outros distúrbios de crescimento e diferenciação celular, que incluem:

- Crescimento de células mioepiteliais
- Crescimento do componente carcinomatoso adjunto ao sarcomatoso
- Hiperplasias
- Metaplasias (osteocartilaginosa, salivar, escamosa, intestinal, adiposa etc.).[7,8]

Adicionalmente, no caso de adenoarcinomas existe ainda variação no componente estrutural, como a quantidade dos componentes papilíferos, císticos, sólidos e tubulares presentes em um mesmo tumor. Como visto, na mesma massa neoplásica podem coexistir diferentes linhagens, diferentes distúrbios de crescimento tecidual e celular e diferentes padrões arquitetônicos de crescimento, que conferem ao tumor aspecto heterogêneo.[7] Com esses exemplos, fica claro que a obtenção de fragmentos de tecido em quantidade e qualidade a ser avaliada pelo patologista é essencial para um diagnóstico correto e definitivo, pois a amostra mal coletada pode não ser representativa da real manifestação neoplásica em questão. Com o intuito de orientação do médico-veterinário patologista é importante indicar as áreas de interesse especial, tais como margens laterais e de profundidade, margens potencialmente estreitas, se o tecido é muito amplo e por isso foram enviados diferentes segmentos teciduais de margens ou ainda amostras provenientes de variados locais internos na massa neoplásica.

▪ Avaliação macroscópica da amostra tecidual

Depois da realização de biopsia ou remoção total de tecido tumoral é necessária uma avaliação prévia realizada pelo cirurgião e pelo patologista, reportando todas as alterações que possam indicar se um tumor é benigno ou maligno. Nessa avaliação é importante examinar parâmetros como tamanho, cor, consistência, aspecto, formato, localização, extensão da massa, evidência de invasão de vasos arteriais, venosos e linfáticos, e possível invasão de linfonodos regionais. A aparência macroscópica pode refletir a natureza tecidual de massa neoplásica, podendo ser descrita como:

- Tamanho: com pelo menos três marcações (altura, largura e comprimento)
- Cor: a coloração pode ajudar no diagnóstico, uma vez que tumores podem ou não produzir pigmentos
- Consistência: dura, untuosa, macia, firme ou fibrótica (tumores que têm denso estroma conjuntivo), friável e gelatinosa
- Formato: cística (neoplasias que têm cavidades fechadas delimitadas por tecido epitelial), nodular (pedunculada ou séssil), papilífero (tumores com projeções semelhantes a dedos de luva) e pólipo (quando a neoplasia cresce com projeções em direção ao lúmen de órgãos constituídos de mucosa)
- Localização e extensão: existem tumores com predisposição para determinadas localizações anatômicas.[9]

▪ Exame microscópico da neoplasia e laudo histopatológico

A identificação e o diagnóstico definitivo das neoplasias em medicina veterinária são rotineiramente realizados por meio do exame microscópico com o uso de lâminas coradas pela técnica histoquímica em hematoxilina e eosina (H&E) (ver Figuras 56.4 e 56.6).[1,9,10] Em geral o estudo da morfologia celular e tecidual é a melhor maneira de predizer o comportamento de uma neoplasia. A análise histológica revela a origem tecidual e se o tumor é benigno ou maligno, possibilitando muitas vezes a graduação de um subtipo de neoplasia em categorias, ou classes, que podem ser correlacionadas ao prognóstico do paciente.[1,9] O grau de malignidade nessas avaliações é baseado em avaliação de características morfológicas, arranjo arquitetônico tecidual, aumento da razão núcleo:citoplasma, critérios de diferenciação celular e anaplasia, invasividade, indícios de metástase, celularidade global, índice mitótico, presença/ausência de cápsula, quantidade de estroma e presença de necrose e de infiltrado inflamatório, que são examinados isoladamente ou em conjunto. Utilizando-se desses critérios pode-se estabelecer o diagnóstico associado a um dos vários graus de diferenciação neoplásica e, então, auxiliar o médico-veterinário em relação à melhor conduta terapêutica.[1,10]

Quando a aparência morfológica em cortes histológicos corados pela H&E for insuficiente para o diagnóstico, muitas técnicas, incluindo colorações especiais em histoquímica, imuno-histoquímica e microscopia eletrônica, podem ser usadas. Essas técnicas auxiliam no diagnóstico definitivo, porém são utilizadas mais frequentemente, contribuindo com informações adicionais que podem ser utilizadas em conjunto com aspectos morfológicos e com os dados clínicos para que se realize um diagnóstico preciso.[1] Resumidamente, abordaremos aqui as técnicas de histoquímica e imuno-histoquímica por serem as utilizadas com maior frequência na rotina médica-veterinária.

As colorações histoquímicas têm sido utilizadas para identificar células e seus produtos, adicionando informações na formulação de um diagnóstico.[1,10] Exemplos de colorações frequentemente utilizadas no diagnóstico de tumores incluem:

- Fontana-Masson: utilizada na identificação de melanossomos encontrados em melanócitos – diagnóstico de lesões melanocíticas
- Dopaoxidase: utilizada em secções teciduais congeladas, também evidencia melanossomos – diagnóstico de lesões melanocíticas
- Tricrômico de Masson: utilizada na visualização de músculo liso, matriz osteoide e tecido conjuntivo, ajudando na observação de tumores de origem fibroblástica, osteoblástica e músculo liso (Figura 56.5)
- *Picrosirius*: utilizada na visualização de bandas de colágeno depositadas por fibroblastos e osteobastos
- Hematoxilina-ácido fosfotúngstico (PTAH): utilizada na observação de bandas Z de músculos estriado esquelético e cardíaco
- Azul de toluidina: evidenciam-se os grânulos metacromáticos encontrados no citoplasma de mastócitos (Figura 56.7)
- Giemsa: também utilizada na observação de grânulos de mastócitos
- *Alcian blue* (com ou sem hialuronidase): visualizam-se mucopolissacarídios ácidos produzidos por condroblastos/condrócitos, células produtoras de matriz e células mesoteliais
- Reticulina: evidenciam-se fibras de reticulina, utilizadas na diferenciação de células mesenquimais de epiteliais
- Ácido periódico de Schiff (PAS): utilizado na identificação de carcinomas que produzem muco e que têm em sua constituição mucopolissacarídios (glicosaminoglicanas) neutros.[1,10]

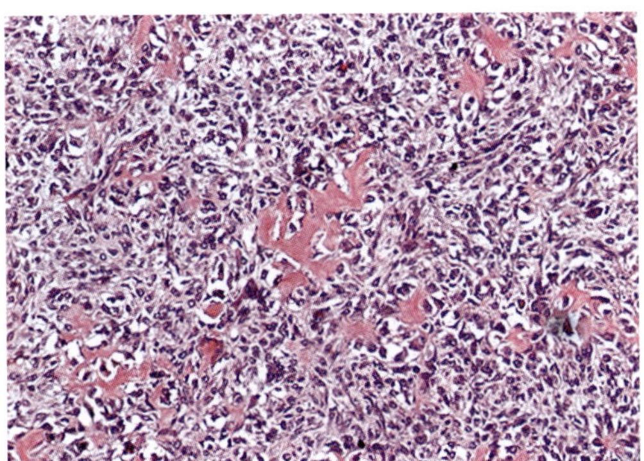

Figura 56.4 Osteossarcoma canino. Aspecto morfológico do tumor ósseo. Observar osteoblastos neoplásicos e, no centro, a presença de osteoide. Hematoxilina e eosina (Barra = 40 μm.)

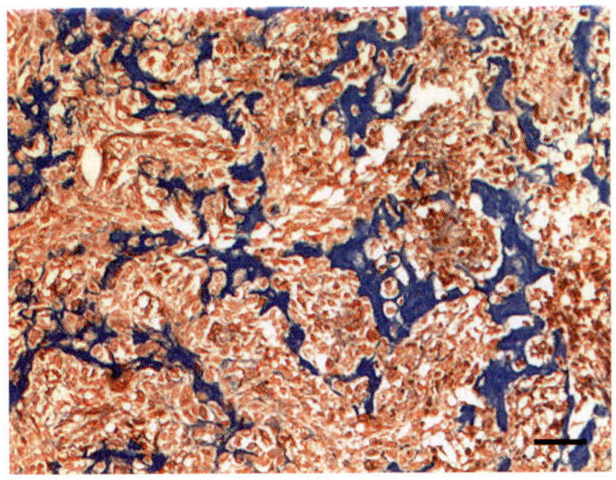

Figura 56.5 Osteossarcoma canino. Aspecto morfológico do mesmo tumor da Figura 56.4, corado com tricômico de Masson. Note que o colágeno depositado pelos osteoblastos apresenta-se corado em azul. (Barra = 40 μm.)

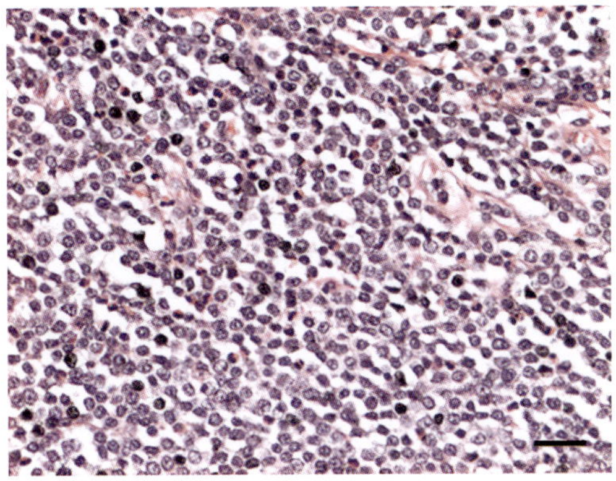

Figura 56.6 Mastocitoma canino. Aspecto morfológico da neoplasia quando corada pela técnica histoquímica de hematoxilina e eosina. Observe que os grânulos no citoplasma dos mastócitos neoplásicos não são claramente evidenciados. (Barra = 20 μm.)

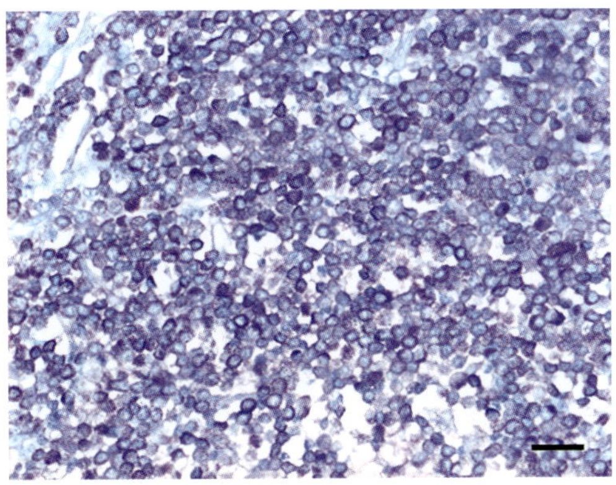

Figura 56.7 Mastocitoma canino. Coloração histoquímica com azul de toluidina do mesmo tumor representado na Figura 56.6. Note que por meio desta técnica evidenciam-se os grânulos presentes no citoplasma dos mastócitos neoplásicos, o que ajuda no diagnóstico histopatológico. (Barra = 20 μm.)

A imuno-histoquímica como ferramenta auxiliar ao diagnóstico histopatológico vem ganhando espaço em medicina veterinária por causa da sua especificidade. É um método que utiliza anticorpos selecionados para identificar antígenos específicos. As provas são extremamente sensíveis e podem detectar quantidades muito pequenas de determinada substância.[11] Na atualidade, o grande número de anticorpos facilita a identificação de tumores. Contudo é importante notar que erros de interpretação podem facilmente ocorrer quando apenas um único anticorpo é utilizado. Portanto, a confecção de um painel facilita o fornecimento de informações precisas e úteis, salientando-se que os resultados de colorações imuno-histoquímicas devem ser usados como um guia, e não como um indicador definitivo do tipo de células neoplásicas no tecido. Os anticorpos iniciais mais utilizados no diagnóstico de neoplasias são o anticitoqueratina e antivimentina (Figuras 56.8 e 56.9). Isso ocorre porque células epiteliais podem conter filamentos de citoqueratina, e a maioria das células mesenquimais pode conter filamentos de vimentina. Assim, a utilização desses marcadores pode ser realizada em um tumor maligno anaplásico, buscando-se a distinção entre a origem epitelial e a mesenquimal das células constituintes da neoplasia em questão. Outros tipos de tumores como os mesoteliomas e os sarcomas de células sinoviais podem expressar ambos os marcadores.[1,10] Como existem muitos tipos de citoqueratina, normalmente utiliza-se uma mistura de anticorpos anticitoqueratina na identificação de tumores epiteliais em neoplasias indiferenciadas. Contudo podem-se utilizar anticorpos anticitoqueratina mais específicos na identificação mais precisa de um tipo celular em especial ou determinação de um estágio de maturação celular. No caso de diferentes tipos de tumores mesenquimais, em conjunto com a vimentina pode-se fazer uso de diferentes marcadores. Tumores de origem em músculos estriados ou lisos podem ser identificados pela presença de filamentos intermediários de desmina. A actina de músculo liso pode ser utilizada na identificação de liomiossarcomas e diferenciação de tumores de células fusiformes.[1] O fator VIII relacionado com o endotélio pode ser utilizado para distinguir hemangiomas/hemangiossarcomas de linfangiomas/linfangiossarcomas.[1,9] Hormônios específicos podem ser identificados no citoplasma de células endócrinas. No estudo de sarcomas de células redondas são utilizados anticorpos contra antígenos específicos de linhagens celulares, tais como: o CD3 para linfócitos-T; o CD79a, o CD10 e o CD20 na marcação para linfócitos B; a lisozima e o CD68 na diferenciação de linhagem histiocitária; entre outros. Em medicina humana, segundo Dabbs, tem-se incluído anticorpos antiosteocalcina (OC) e antiosteonectina (ON), como parte do diagnóstico histopatológico de osteossarcomas.[12] A proteína ácida fibrilar glial (GFAP) pode ser utilizada no diagnóstico de suspeitas de astrocitomas e outros tumores do sistema nervoso.[9]

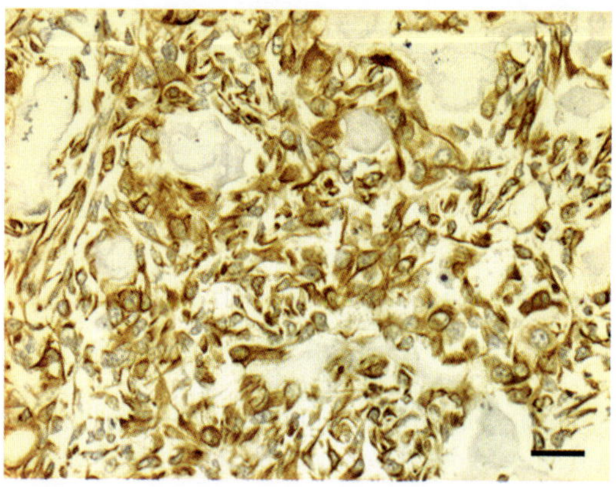

Figura 56.8 Osteossarcoma canino. Coloração imuno-histoquímica para vimentina utilizada na rotina médica para determinação da origem mesenquimal do tecido neoplásico. Marcação positiva pode ser observada em osteoblastos neoplásicos. (Barra = 20 μm).

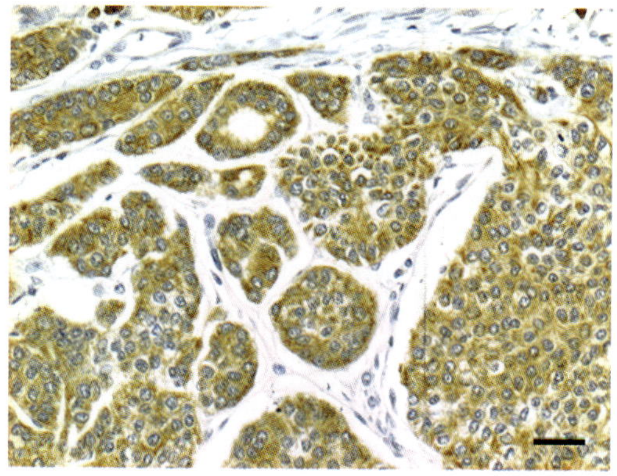

Figura 56.9 Carcinoma na pele de um cão. Coloração imuno-histoquímica para pancitoqueratina utilizada para determinar a origem epitelial das células neoplásicas. Marcação positiva é observada apenas no epitélio neoplásico. Note que existe ausência de positividade da marcação no estroma que envolve os agrupamentos de células epiteliais. (Barra = 20 μm).

Após o estudo da morfologia tecidual e celular das amostras enviadas ao patologista, segue-se a confecção do laudo diagnóstico, etapa da mais alta relevância. O laudo histopatológico do tecido submetido deve ser conciso, descritivo, livre de jargões e abreviaturas. Atenção especial deve ser dada à distinção de neoplasias benignas de malignas e as que incluem o sistema de gradação de neoplasias, em especial para os casos em que essas informações possam estar relacionadas com o estabelecimento do prognóstico.[1]

Referências

1. Cullen JM, Page R, Misdorp W. An overview of cancer pathogenesis, diagnosis, and management. In: Meuten DJ, editor. Tumors in domestic animals. 4th ed. Iowa: Iowa State Press; 2002. p. 3-44.
2. Cowell RL, Tyler RD, Meinkoth JH., DeNicola DB. Diagnóstico citológico e hematologia de cães e gatos. 3ª ed. São Paulo: Medvet; 2009.
3. Dobson JM, Lascelles BDX. BSAVA manual of canine and feline oncology. 2nd ed. Cheltenham: British Small Animal Veterinary Association; 2003.
4. Thrall MA. Diagnostic cytologic in clinical oncology. In: Withrow SJ, Vail DM, editors. Withrow and Macewen's small animal clinical oncology. 4th ed. Philadelphia: Saunders; 2007. p 112-33.
5. Ehrhart NP, Withrow SJ. Biopsy principles. In: Withrow SJ, Vail DM, editors. Withrow and Macewen's small animal clinical oncology. 4th ed. Philadelphia: Saunders; 2007. p. 147-56.
6. Hoenerhoff MJ, Kiupel M, Rosenstein D, Pool RR. Multipotential osteosarcoma with various mesenchymal differentiations in a young dog. Vet Pathol. 2004; 41:264-8.
7. Benjamin SA, Lee AC, Saunders WJ. Classification and behavior of canine mammary epithelialneoplasms based on life-span observations in beagles. Vet Pathol. 1999; 36:423-36.
8. Wisdorp W, Else RW, Hellmén E, Lipscomb TP. Histological classification of mammary tumors of the dog and the cat. Washington: Armed Forces Institute of Pathology; 1999.
9. Cheville NF. Neoplasia: characterizing the neoplasm. In: Cheville NF. Introduction to veterinary pathology. 3rd ed. Iowa: Blackwell Publishing; 2006. p. 169-89.
10. Kusewitt DF, Rush LJ. Neoplasia and tumor biology. In: Mcgavin MD, Zachary JF. Pathologic basis of veterinary disease. 4th ed. Philadelphia: Mosby Elsevier; 2007. p. 253-98.
11. Alves A. Análises histopatológicas: porque demoram os resultados. In: Proceedings of the Veterinary Sciences Congress. Out 10-12, 2002. Oeiras, Portugal; 2002. p. 239-47.
12. Dabbs DJ. Immunohistochemistry of soft tissue and osseous neoplasms. In: Zorab R, editor. Diagnostic immunohistochemistry. New York: Churchill Livingstone; 2002. p. 72-3.

57 Cirurgia Oncológica em Cães e Gatos

Thaís Andrade Costa Casagrande, Julia Maria Matera

Introdução

Nos últimos 20 anos, houve grande evolução na qualidade e quantidade de tratamentos oncológicos oferecidos aos pequenos animais. O tratamento do câncer sempre envolve a integração de cuidados entre as terapias veterinárias comuns e as específicas de câncer.[1] Novas técnicas cirúrgicas para excisão, como eletrocirurgia, criocirurgia e cirurgia a *laser*, técnicas com mínima invasão,[2] e as técnicas de reconstrução de tecidos provocaram aumento da sobrevida e redução da morbidade dos pacientes com neoplasias.[3,4] Como possibilidades de terapias primárias únicas, ou adjuntas, alguns exemplos de tratamentos são: quimioterapia, radioterapia, braquiterapia, eletroquimioterapia[5,6] e terapia fotodinâmica, entre outras. A escolha do tratamento baseia-se em inúmeros fatores, incluindo tipo da neoplasia, grau e estado clínico do paciente, mas não se podem negligenciar as condições financeiras do proprietário, os recursos da região etc.[7]

A cirurgia oncológica é uma modalidade que envolve aspectos cirúrgicos de tecidos moles, ortopedia e neurologia, e demanda conhecimento profundo em anatomia, fisiologia, ressecção e procedimentos de reconstrução de tecidos. Além da necessidade de conhecimento da biologia, do comportamento e das características da neoplasia envolvida, do estágio de evolução e do prognóstico relacionado, e de outros regimes terapêuticos multidisciplinares mais modernos e efetivos. Comparada a outras modalidades terapêuticas, a cirurgia oncológica é um dos únicos meios de tratamento que proporciona a possibilidade de cura, não é carcinogênica ou imunossupressiva e não causa efeitos tóxicos.[8] As finalidades do procedimento cirúrgico na terapia oncológica podem ser o diagnóstico, por meio das biopsias; a terapia definitiva em busca da cura, com as ressecções completas; o tratamento paliativo, na busca por conforto e redução de sintomas; as cirurgias para citorredução, para melhorar o emprego de outras técnicas terapêuticas; e grande variedade de procedimentos auxiliares para melhorar e complementar outros tipos de tratamento.[9]

Planejamento cirúrgico

A cirurgia oncológica possibilita meios de diagnóstico e tratamento das neoplasias localizadas. Porém, antes da operação deve-se ter acesso à situação da neoplasia e do paciente, para que seja possível o planejamento cirúrgico adequado, que inclui a decisão do tamanho das margens cirúrgicas, planos de terapia adjuvante e preparo de equipamentos e materiais especiais para ressecção e reconstrução e minimizar falhas na terapia.[4,10,11] Para isso, são importantes o conhecimento do tipo e do estágio do câncer que será tratado, dos efeitos locais e sistêmicos da neoplasia, e a identificação das síndromes paraneoplásicas. Esses parâmetros podem ser identificados por meio de exames físico, hematológico, bioquímicos e de imagem (radiografia, ultrassonografia, tomografia computadorizada, cintigrafia ou ressonância magnética). Esses exames também identificam doenças intercorrentes, que são muito comuns nos animais mais idosos e podem contraindicar a terapia cirúrgica nesses pacientes. O proprietário deve estar sempre bem informado sobre as intenções da cirurgia e de todas as terapias adjuntas disponíveis, e também do prognóstico estabelecido para esses animais.[5]

No intuito de unificar a comunicação entre os diversos centros de tratamento do câncer, a Organização Mundial da Saúde criou a classificação TNM (T = tumor primário, N = linfonodo e M = metástase) para estadiamento tumoral, facilitando a escolha do tratamento, sendo que T classifica a extensão do tumor primário, N descreve a condição do linfonodo regional e M se refere à existência ou não de metástase, classificando a doença em local, regional e metastática.[1,5]

Após a decisão quanto ao procedimento cirúrgico mais adequado, a melhor evolução será alcançada no primeiro procedimento. Operações secundárias têm menor possibilidade de sucesso, pelo comprometimento da anatomia da região pela primeira intervenção.[3,9]

As ressecções tumorais, principalmente aquelas envolvendo a pele e os tecidos associados, podem resultar em perda substancial de tecido. A falta de plano de reconstrução e o receio de não ser capaz de fechar podem levar a erros de procedimento cirúrgico, perdendo a chance de cura na primeira ressecção.[8] Um bom cirurgião entende que o tumor é um processo sistêmico e não apenas local e se preocupa com as margens cirúrgicas, com a biologia do tumor e com o prognóstico do seu paciente. Desse modo, a arte desse cirurgião está na capacidade de remover a neoplasia de maneira eficaz, sem deixar margens comprometidas e sem contaminar o leito que receberá os retalhos ou os enxertos, e de ter a capacidade de reconstruir esse tecido de maneira eficaz para fechar o defeito e devolver sua função normal, muitas vezes com bom resultado cosmético.[3,5] Outras considerações pré-operatórias são a anestesia e os regimes de analgesia e cuidados pós-operatórios, minimizando assim a morbidade perioperatória.[8]

Propósitos da cirurgia oncológica

O primeiro passo para a preparação da cirurgia é a definição da meta do procedimento. Isso fornece um plano de trabalho para planejamento do cirurgião e facilita a comunicação acurada com o proprietário, para estabelecer suas expectativas antes da cirurgia.[11,12]

Indicações da cirurgia oncológica

Cirurgia profilática. Ajuda a prevenir o desenvolvimento de neoplasia por meio da ressecção de formações benignas pré-malignas ou de tumores *in situ*, o que previne o aparecimento de eventuais tumores malignos invasivos, como a excisão de pólipos de cólon e reto em cães, que podem progredir para a formação de malignidade e se transformar em carcinomas se forem deixados sem tratamento.[13] Outro método de cirurgia preventiva é a remoção de tecidos ou órgãos que podem contribuir para a eventual ocorrência de tumores, como a ovário-histerectomia precoce, que pode prevenir o aparecimento de tumores de mama ou de vagina,[14] ou a orquiectomia precoce, que evita a formação de tumores testiculares, principalmente nos animais criptorquídicos,[15] além de prevenir a formação de adenomas perianais.[9]

- **Cirurgia diagnóstica ou para estadiamento da doença.** Esses procedimentos permitem o conhecimento do tipo de neoplasia e o grau de desenvolvimento do tumor, permitindo o estadiamento da doença e o planejamento terapêutico adequado, incluindo terapias adjuntas. As cirurgias diagnósticas podem incluir os procedimentos exploratórios e as biopsias.[11] Os tipos de biopsia são: *excisional*, na qual não apenas se remove o tumor para uma potencial cura, mas também fornece tecido para exame histopatológico, e *incisional*, que fornece material para diagnóstico, porém o tumor não é completamente removido.[9,12,16] Outros métodos diagnósticos são a citologia (por recuperação de células de fluidos ou esfoliativas, aspiração por agulha fina ou por impressão) e as biopsias por agulhas cortantes como Tru-cut, Menghini ou Jamshidi, nas quais a agulha recolhe um fragmento do tecido.[5,9,12]
- **Cirurgia para excisão definitiva.** O tratamento curativo obtém sucesso quando não há metástases distantes e quando o tumor é localmente excisável, sem causar excessiva morbidade. Para a definição de cirurgia curativa, algumas questões devem ser respondidas em relação a tipo, estágio e grau do câncer a ser operado: quais os efeitos locais e sistêmicos; se a cura é possível; seus resultados em termos cosméticos e funcionais; se essa operação é indicada; e quais são as opções de tratamento alternativo ou complementar. A primeira cirurgia é sempre a mais importante e com a maior chance de cura. A possibilidade de cura é alcançada em tumores localizados e, eventualmente, em neoplasias regionais. A incisão, a exposição cirúrgica e a margem são os aspectos mais importantes da cirurgia definitiva. As barreiras naturais mais importantes para evitar a disseminação do câncer são os tecidos ricos em colágeno, tecidos avasculares de fáscia, tendões, ligamentos e cartilagem. Tecido subcutâneo, músculo e outros tecidos parenquimatosos oferecem pouca resistência à disseminação celular neoplásica. Se uma segunda cirurgia for necessária, os tecidos expostos no primeiro procedimento são considerados contaminados, e devem ser excisados completamente.[8,11,12]

A excisão local é feita para a remoção de tumores com um mínimo de tecidos normais ao redor. É utilizada para remoção de tumores encapsulados ou nos seus limites imediatos, como lipomas, histiocitomas, adenomas sebáceos e os de tireoide. As excisões locais amplas são empregadas para a excisão de tumores mais invasivos nos quais uma margem predeterminada de tecido ao redor do tumor é removida juntamente com a massa tumoral primária. A extensão dessa margem vai depender do tipo de neoplasia e do grau histológico, além de considerações anatômicas. Esse tipo de cirurgia pode ser um dos mais difíceis de alcançar as margens perfeitas, pois a falta de planejamento pode levar ao medo de não conseguir fechar a ferida e à excisão de menos tecido do que o necessário.[5,9,12,16]

- **Cirurgia citorredutora da massa tumoral.** A finalidade deste tipo de cirurgia é a redução da carga de células tumorais para que outros métodos de terapia simultânea possam ser mais efetivos. Sua indicação sempre está ligada a outro tipo de terapia adjunta, como: quimioterapia, radioterapia, criocirurgia e hipertermia, entre outras, para que a cura seja alcançada. Assim, a cirurgia permite que a terapia adjuvante seja mais efetiva pela redução mecânica da quantidade de células. Em alguns casos, a resposta à quimioterapia é reforçada após a cirurgia pela alteração na cinética da célula do tumor parcialmente excisado.[8,9]
- **Cirurgia paliativa.** Este procedimento visa à cura e/ou à prevenção dos sintomas e ao prolongamento do conforto do animal. O intuito sempre é a melhora da qualidade de vida do paciente, por meio da diminuição da dor, ou a melhora da função de algum órgão, porém não necessariamente há aumento da sobrevida com esse tipo de procedimento. É utilizada para reduzir a dor e o sangramento de tumores ulcerados em mama e pele, mesmo que tenham metástases, ou tumores orais malignos em cães e gatos, para alívio dos sintomas clínicos. A esplenectomia deve ser realizada em casos em que o hemangiossarcoma levou à ruptura esplênica e à hemorragia abdominal.[8,9,11,17] A cirurgia paliativa deve ser cuidadosamente considerada quanto à morbidade esperada para o processo contra o ganho esperado para o paciente e para o cliente.[9,12]
- **Cirurgia oncológica de emergência.** As cirurgias de emergência em pacientes com câncer são práticas relativamente comuns. As emergências mais comuns são efusão de pericárdio e tamponamento, além de desconforto respiratório por efusão pleural, hemorragia abdominal e obstruções ou perfurações urogenitais ou gastrintestinais. Outros procedimentos incluem a traqueostomia de emergência para tratamento de obstruções de via respiratória superior secundárias à neoplasia. Geralmente, o procedimento emergencial é realizado de início e depois o caso é mais bem estudado para avaliação do melhor modo de tratamento para esses pacientes.[8,11,17]
- **Cirurgia de suporte.** Esse tipo de cirurgia procura fornecer meios de suporte para melhora da qualidade de vida dos animais. Pode ser realizada por meio de métodos de suporte nutricional, como a colocação de sondas de faringostomia, gastrostomia ou enterostomia, ou da implantação de cateteres de demora centrais para a administração de quimioterápicos de uso frequente, de analgésicos para alívio da dor ou para doses repetidas de anestésicos para administração de doses de radioterapia hiperfracionadas. Essa modalidade de cirurgia também inclui a colocação de sondas permanentes de cistostomia para administração de quimioterápicos locais ou enquanto a radioterapia faz efeito, para o tratamento dos tumores uretrais.[8,11,17]
- **Cirurgia de tratamento da doença metastática.** Esse tipo de procedimento tem pouco uso em medicina veterinária e os critérios de seleção do paciente devem ser cuidadosamente estudados.[8,11,17]

Seleção do paciente para cirurgia

O paciente que será submetido ao procedimento operatório deve ser escolhido por critérios individuais, dependendo do estado geral. A cirurgia é o tratamento mais efetivo para os tumores sólidos e também contribui para melhora da efetividade de inúmeras terapias. Cada paciente deve receber um tratamento individualizado, tendo conhecimento também do tipo de tumor, comportamento e resposta a vários métodos de terapia. Os fatores do hospedeiro que devem ser considerados são idade, raça e sexo, porém o mais importante é o estado físico. Alguns animais em idade avançada têm melhores condições físicas que outros mais jovens ou em meia-idade, sendo assim, não se pode considerar a idade como um fator limitante da decisão pelo tratamento cirúrgico ou não.[10] A cirurgia também não é contraindicada em pacientes com doenças degenerativas ou metabólicas que estejam controladas, como diabetes *mellitus*, insuficiência cardíaca e doenças renais compensadas.[8]

Uma das considerações importantes refere-se à expectativa dos proprietários desses animais, principalmente quando se trata de cirurgias mais radicais, que podem comprometer a estética e/ou a função de algum órgão ou sistema. Deve haver sempre expectativa razoável de que os procedimentos realizados trarão algum tipo de benefício para aliviar os sintomas ou prolongar a vida deles.[8,12] Aplicando-se um bom julgamento nos pacientes oncológicos, será conseguido sucesso cirúrgico com resultado estético agradável na maioria dos casos.[3]

Princípios básicos de cirurgia oncológica

As técnicas de cirurgia atuais vão variar com o local, tamanho e estágio do tumor. Apesar disso, existem alguns princípios básicos que devem ser seguidos para que se melhore o bem-estar dos pacientes e se aumentem as possibilidades de cura. A aplicação de técnicas meticulosas e planejamento adequado diminuem as taxas de complicações.[11]

Os locais de biopsia devem ser completamente incisados assim que possível, quando não for realizada uma biopsia excisional. A incisão deve ser realizada de tal maneira que todo local possa ser removido, pois ela induz a mudanças de pressão associadas a edema intratumoral, o que pode aumentar o número de células malignas e levar ao aparecimento de veia e linfáticos regionais. No entanto, não há evidência de aumento da taxa de metástase. Os exames citológicos por agulha fina não causam tanta preocupação quanto as biopsias incisionais, porém essas não são isentas; por isso todo tipo de biopsia deve ser realizado, de maneira que todo o tecido possa ser removido na íntegra.[5,9]

Todas as lesões com suspeita de serem neoplásicas devem ser encaminhadas à avaliação histopatológica. A falha ao identificar o tumor como maligno, por exemplo, é talvez a maior razão de terapias inadequadas ou atraso no início dessas.[9] Os tumores devem ser minimamente manipulados, para evitar a disseminação celular em vasos sanguíneos e linfáticos e a reação inflamatória. Algumas neoplasias podem secretar substâncias ativas, como os mastocitomas, que podem liberar histamina quando manipulados. Isso se aplica não somente no momento do ato operatório, mas também na palpação de pele e tecidos próximos ao tumor no pré-operatório.[8,11]

Na dissecação do tecido é recomendado o uso de lâmina de bisturi para incisão de pele e vísceras, evitando, assim, o excesso de trauma na separação dos tecidos. Pode ser indicado o uso de tesouras para dissecação de vasos e nervos. Durante a excisão da formação, deve-se evitar a manipulação do tumor e procurar somente entrar em contato com o tecido livre de células tumorais.[8,9,11]

A ligadura precoce de vasos, principalmente as veias, deve ser priorizada para diminuir a liberação de grande quantidade de êmbolos na circulação sistêmica. Um pequeno número de células neoplásicas é constantemente liberado na circulação venosa por muitos tumores. Porém, um grande agregado de células pode ser mais perigoso, pela formação de êmbolos, o que pode ser evitado com a ligadura precoce desses vasos.[8,9,11,12,17]

Para conseguir o controle local dos tumores malignos é necessário que margens variadas de tecido normal sejam removidas ao redor do tumor.[9] A quantidade de margem removida vai depender do tumor, da localização, do comportamento biológico e do tipo de cirurgia que será empregada, porém recomenda-se que seja retirada toda margem que entre em contato com a neoplasia e mais uma porção para tentar garantir microscopicamente que estejam livres de células tumorais.[10] Os tumores não são planos, portanto, a remoção em um único plano não assegura excisão completa. Os tumores fixados a outras estruturas obrigam à excisão dessas áreas de aderência em continuidade com o tumor.[5,18]

Os tumores encapsulados devem ser removidos com margens de segurança, pois a cápsula tumoral pode conter células neoplásicas viáveis em sua superfície, as quais podem se implantar no tecido saudável. As margens devem estar livres de células neoplásicas, do contrário, será semelhante ao uso da biopsia incisional. Quando as margens cirúrgicas ficarem comprometidas, se possível, essas deverão ser ampliadas. Para isso toda a área cicatricial deve ser incluída na incisão, como também as margens profundas.[9]

É imperativo evitar a contaminação do campo cirúrgico com células tumorais, para isso o tumor deve ser delicadamente manipulado para evitar a disseminação dessas células no campo operatório e na ferida cirúrgica, onde elas podem se desenvolver. A manipulação excessiva e a exposição cirúrgica podem promover a disseminação tumoral pela esfoliação das células. Tumores localizados em cavidades devem ser manipulados minimamente por meio de laparotomias amplas e isolamento do tumor com compressas. Já os tumores de pele devem manter margem ampla o suficiente para que não se entre em contato com a massa tumoral. Luvas, instrumentos e campos cirúrgicos devem ser trocados após a lavagem e a excisão dos tumores, pois esses objetos também podem implantar células tumorais nos tecidos saudáveis.[8,11]

Se mais de um tumor for removido, recomenda-se a utilização de um pacote cirúrgico para cada uma das formações, a fim de evitar a semeadura de células de um local para o outro.[8]

Cuidados devem ser adotados em relação a complicações das feridas, secundários à reação dos mecanismos de defesa celular, como seromas, hematomas e sepse, que irão interferir na defesa local. Para evitar tais complicações, deve-se tomar os devidos cuidados em relação à hemostasia, evitar deixar espaço morto e utilizar adequadamente drenos e antibioticoterapia.

O manejo de linfonodos é outra questão de conflito em medicina veterinária. Em seres humanos, o primeiro linfonodo de drenagem de um tumor é chamado de linfonodo sentinela, sendo descrito por meio da utilização de tintas e marcadores radioativos. Esse linfonodo é triado, como um marcador da progressão da doença, e também envolvido no tratamento, sendo removido se a sua marcação for positiva para neoplasia.[19] Em medicina veterinária não utilizamos o mesmo termo, sendo referido como linfonodo regional. A remoção desse linfonodo é muito controversa no intuito da prevenção de micrometástases.[20] Os linfonodos regionais são barreiras para a passagem de células tumorais, além de outras muitas funções de proteção do organismo, como contra agentes infecciosos, tendo importante função imunológica e de filtração de células tumorais.[8]

As técnicas de reconstrução são um dos fatores que induziram a melhoria da qualidade das cirurgias oncológicas e permitiram melhor sobrevida. Um cirurgião deve dominar as diversas técnicas de reconstrução para fornecer ao seu paciente o melhor tratamento e não ter medo de realizar uma cirurgia ampla. Considera-se preferível manter uma ferida aberta, deixando-a para cicatrizar por segunda intenção, a deixar um tecido repleto de células neoplásicas.[3]

Considerações na cirurgia oncológica

O paciente deve ser preparado com tricotomia bem ampla, que possibilite mudanças no planejamento inicial da cirurgia. Na sequência, higienização da pele com soluções antissépticas, sem que haja manipulação excessiva da formação, para evitar a disseminação celular. Os tumores podem vir acompanhados por outras doenças sistêmicas, metabólicas ou degenerativas, que devem ser investigadas e controladas nesses pacientes, pois podem influenciar a recuperação e o risco de infecção pós-operatória.[8] Os animais que estão sendo submetidos à quimioterapia podem ter a cicatrização comprometida, sendo necessário um acompanhamento mais próximo.[21]

Os pacientes oncológicos têm maior risco de infecção, não tanto pela doença em si, mas em decorrência de outras doenças debilitantes que podem interferir na imunidade destes animais.[8]

Os cuidados pós-operatórios incluem boa analgesia, para reduzir o desconforto da dor causado pelo procedimento cirúrgico, que pode ser extenso e pode envolver procedimentos de reconstrução de pele. A analgesia pode ajudar a prevenir efeitos adversos secundários da dor pós-operatória, como aumento das taxas de hormônios catabólicos, prolongamento da recuperação e aumento do tônus muscular e esquelético, além do sofrimento da dor propriamente dita. Das classes de analgésicos, podem-se utilizar anti-inflamatórios não esteroides, opioides, dipirona e anestésicos, entre outros, incluindo a associação de classes.[8,11]

Os pacientes que apresentavam algum tipo de doença preexistente devem ser monitorados quanto à necessidade de cuidados no pós-operatório, como a fluidoterapia nos nefropatas, o monitoramento cardiopulmonar nos pacientes com insuficiência cardíaca, a descompensação endócrina, entre outros.[8,11]

Muitas vezes a cirurgia pode levar à cura do animal, mas para isso há comprometimento da aparência. Isso deve ser conversado previamente com o proprietário, para que não exista surpresa e possível não aceitação. Se os princípios de cirurgia oncológica forem fielmente seguidos, a cura pode ser produzida, a morbidade, minimizada, e o animal poderá manter excelente função de membros, órgãos e sistemas.[8,12]

A responsabilidade da cirurgia não termina com a excisão da neoplasia e a alta do animal. As margens cirúrgicas também devem ser avaliadas e monitoradas quanto à manutenção de células neoplásicas nos bordos com possibilidade de recidiva. Os pacientes devem ser frequentemente monitorados quanto a essa possibilidade ou quanto à metástase, principalmente nas neoplasias malignas mais agressivas, que têm maior potencial metastático. Dentre os cuidados de reavaliação do paciente deve-se realizar bom exame físico, avaliação dos linfonodos, radiografia de tórax, ultrassonografia abdominal e avaliação hematológica, conforme surjam as necessidades.[8,11]

Concluindo, a cirurgia é uma das terapias mais efetivas e práticas para o controle da maioria das neoplasias em animal de companhia. Não basta saber apenas remover o tumor; um bom cirurgião necessita de conhecimentos a respeito das neoplasias, da sua biologia e comportamento, de amplo conhecimento e habilidade nas técnicas de reconstrução, para não prejudicar a remoção da neoplasia, e de conhecimento em terapias adjuntas, que podem ajudar no prognóstico e ampliar o tempo de sobrevida destes animais.[3,8] Cada vez consegue-se ter mais conhecimento a respeito da biologia das neoplasias e dos métodos para precisar o estadiamento dos tumores, o que facilita a correta indicação e a *performance* das cirurgias oncológicas.[5]

Referências

1. Elliot KM, Mayer MN. Cancer treatment therapies. Can Vet J. 2009; 50:771-2.
2. Nakajima K, Nishida T, Takahashi T, Souma Y, Hara J, Yamada T *et al.* Partial gastrectomy using natural orifice translumenal endoscopic surgery (NOTES) for gastric submucosal tumors: early experience in humans. Surg Endosc. 2009 April 9. (DOI 10.1007/s00464-009-0474-7).
3. Szentimrey D. Principles of reconstructive surgery for the tumor patient. Clin Techn Small Anim Pract. 1998; 13: 70-6.
4. Withrow SJ. The evolution of veterinary oncology surgery. Clin Techn Small Anim Pract. 1998; 13:1-3.
5. Aiken SW. Principles of surgery for cancer patient. Clin Tech Small Anim Pract. 2003; 18:75-81.
6. Spugnini EP, Citro G, Baldi A. Adjuvant electrochemotherapy in veterinary patients: a model for the planning of future therapies in humans. J Exp Clin Cancer Res. 2009 June; 28(114) (DOI:10.1186/1756-9966-28-114).
7. Cullen JM, Page R, Misdorp W. An overview of cancer pathogenesis, diagnosis, and management. In: Meuten DJ, editor. Tumors in domestic animals. 4th ed. Iowa: Iowa State Press; 2002. p. 3-44.
8. Lascelles BDX. Principles of oncological surgery. In: Dpbson JM, Lascelles BDX. BSVA Manual of canine and feline oncology. 2nd ed. Haryana: Replika Press; 2003. p. 73-85.
9. Withrow SJ. Surgical oncology. In: Withrow SJ, MacEwen's EG. Small animal clinical oncology. 4th ed. St. Louis: Saunders Elsevier; 2007. p. 157-62.
10. Dernell WS, Withrow SJ. Preoperative patient planning and margin evaluation. Clin Tech Small Animl Pract. 1998; 13(1):17-21.
11. Soderstron MJ, Gilson SD. Principles of surgical oncology. Vet Clin North Am Small Anim Pract. 1995; 25:97-110.
12. Harvey HJ. Surgery. In: Theilen GH. Veterinary cancer medicine. 2nd ed. Philadelphia: BR Madewell; 1987. p. 121-7.
13. Valerius KD, Powers BP, Mcpherron MA. Ademoatous polyps and carcinoma in situ of the canine colon and rectum: 34 cases (1982-1994). J Am Anim Hosp Assoc. 1997; 33:156-60.
14. Reif JS, Maguire TG, Keeney RM, Brodley RS. A cohort study of canine testicular neoplasia. JAVMA. 1979; 175: 719-23.
15. Schneider R, Dorn CR, Taylor DON. Factors influencing canine mammary cancer development and postsurgical survival. J Nation Cancer Inst. 1969; 43:1249-69.
16. Magnol JP, Marchal T, Delisle F, Devauchelle P, Fournel C. Príncipes généraux de la chirurgie oncologique à visée curative. In: Magnol JP, Marchal T, Delisle F, Devauchelle P, Fournel C. Cancérologie clinique du chien. 1st ed. Saint-Étienne: Titoulet; 1998. p. 377-80.
17. Gilson SD. Principles of surgery for cancer palliation e treatment of metastases. Clin Tech Small Anim Pract. 1998; 13(1): 65-9.
18. Liptak JM, Kamstock DA, Dernell WS, Monteith GJ, Rizzo SA, Withrow SJ. Oncologic outcome after curative-intent treatment in 39 dogs with primary chest tumors (1992 2005). Vet Surg. 2008; 37:488-96 (DOI 10.1111/j.1532-950X.2008.00415.x).
19. Krag D. Current status of sentinel lymph node surgery for breast cancer. J Natl Cancer Inst. 1999; 91:302-3.
20. Pereira CT. Avaliação cintilográfica da vascularização e drenagem linfática das glândulas mamárias de cadelas [dissertação]. São Paulo: Universidade de São Paulo, Faculdade de Medicina Veterinária e Zootecnia; 2005.
21. Alagol H, Dinc S, Basgut B, Abacioglu N. Temporal variation in the recovery from impairment in adriamycin-induced wound healing in rats. J Circad Rhythms. 2007 Oct 10; 5:6 (DOI 10.1186/1740-3391-5-6).

58 Quimioterapia Antineoplásica

Adriana Tomoko Nishiya, Rodrigo Ubukata, Renata Afonso Sobral

Histórico da terapia antineoplásica em medicina veterinária no Brasil

A prática do tratamento de neoplasias com antineoplásicos em medicina veterinária no Brasil é relativamente recente, tendo sido no início realizada em instituições de ensino e pesquisa.

A partir da década de 1990, houve gradual e expressivo aumento no diagnóstico de tumores em animais de companhia, concomitantemente ao crescimento do número das instituições veterinárias de ensino em todo o país que realizam esse tipo de diagnóstico e tratamento. Hoje, os serviços de oncologia são considerados os de maior casuística dentre aqueles oferecidos aos animais de companhia em clínicas e hospitais veterinários, induzindo e facilitando o desenvolvimento das abordagens oncológicas diagnósticas e também terapêuticas, incluindo os tratamentos quimioterápicos com antineoplásicos.

Recentemente, os temores relacionados com os efeitos adversos da quimioterapia em cães e gatos, antes não muito bem conhecidos, foram substituídos pelas observações de resposta objetiva ao tratamento sem, contudo, induzir efeitos adversos graves. Ainda, a satisfação dos proprietários com a melhora da qualidade de vida de seus animais em tratamento foi um grande incentivo no aprimoramento da terapêutica antineoplásica praticada por veterinários no Brasil.

Em oncologia veterinária, a qualidade de vida do paciente é considerada mais importante que a cura da doença. A possibilidade de elaborar protocolos de tratamento menos rígidos e personalizados é apoiada e satisfaz a grande maioria dos clientes.

A prática da quimioterapia veterinária antineoplásica no Brasil aumenta gradualmente em conhecimento e experiência entre os profissionais veterinários. O reflexo positivo disso é o aumento da sobrevida, com qualidade satisfatória, dos pacientes.

Biologia tumoral

O conhecimento do ciclo celular é importante para o entendimento dos efeitos citotóxicos da quimioterapia no câncer. Ele pode ser definido como uma sequência ordenada de eventos ocorrendo durante um intervalo de tempo de uma divisão celular para a próxima. O ciclo celular é dividido nas seguintes fases: mitose (fase M), considerada como o início do ciclo e dura entre 30 e 60 min; crescimento pós-mitose, em que a síntese do ácido ribonucleico (RNA) e de proteínas ocorre antes da síntese do ácido desoxirribonucleico (DNA) (fase G_1), com duração média entre 10 e 72 h; quiescência ou fase não proliferativa para células diferenciadas (fase G_0), que pode corresponder a um longo período; nova síntese de DNA (fase S) para as células que prosseguiram da fase G_1, com duração entre 10 e 20 h; síntese de RNA e proteína antes da mitose (fase G_2), levando de 1 a 3 h com preparo da formação do fuso mitótico.[1,2] Algumas células continuam em ciclo celular, outras o deixam, porém podem ser induzidas a sintetizar o DNA e dividir-se devido a certos estímulos e, por fim, algumas deixam esse ciclo permanentemente e morrem sem que ocorram divisões. As células normais têm quatro propriedades básicas:

- Habilidade proliferativa
- Capacidade de autorrenovação
- Habilidade para diferenciação
- Sensibilidade aos mecanismos regulatórios.

As células neoplásicas malignas apresentam as duas primeiras propriedades e pode ocorrer a diferenciação, porém alterada. Uma das principais diferenças entre uma célula normal e a neoplásica maligna está na resposta aos mecanismos regulatórios do ciclo celular, sendo que, nas últimas, essa resposta está diminuída ou completamente ausente.[1]

Cinética tumoral e crescimento gompertziano

Os fatores que influenciam a cinética do crescimento tumoral são muito complexos. Alguns conceitos devem ser entendidos para a compreensão dos efeitos da quimioterapia em tecidos normais e neoplásicos. O índice mitótico é a porcentagem de células em mitose durante condições de crescimento. A fração de crescimento descreve a proporção de células proliferantes no tumor. Tecidos normais em constante renovação, como a medula óssea e o epitélio intestinal, têm alta fração de crescimento; portanto, são mais suscetíveis à ação da quimioterapia, já que isso afeta os mecanismos de multiplicação celular. O tempo de duplicação (TD) é o tempo necessário para que a população celular e, consequentemente, o volume do tumor dobrem de tamanho. O TD depende da interação de numerosos fatores, que incluem a fração de crescimento e o tempo que as células levam para completar o ciclo celular, bem como a perda de células devido à morte e às metástases. O TD pode ser muito variável.[2,3]

Muitos tumores sólidos apresentam fração de crescimento e índice mitótico baixos, portanto seus TD são longos quando comparados com os cânceres hematopoéticos, que caracteristicamente têm TD curto, devido ao fato de a fração de crescimento ser alta. Essa cinética explica por que os cânceres hemolinfáticos respondem melhor à quimioterapia quando comparados aos tumores sólidos.[2]

Nos estágios iniciais do crescimento neoplásico, existem poucas células; o TD é curto e índice mitótico e fração de crescimento são altos. Com o aumento de tamanho da neoplasia, mais células entram em G_0, resultando em baixos índice mitótico e fração de crescimento e longo TD. Conforme o tumor torna-se maior, seu crescimento diminui e tende a um platô. Esse padrão de crescimento é característico da maioria dos tumores sólidos e é denominado crescimento gompertziano.[2-6]

Tumores menores que 1 g ou 1 cm^3 (10^9 células = 1 bilhão) podem ser detectados clinicamente no corpo, principalmente se estiverem localizados em áreas como a pele ou cavidade bucal. Entretanto, é muito comum que tumores não sejam detectados até que atinjam 10 g (10^{10} células = 10 bilhões) ou mais. Em humanos, o tamanho máximo compatível com a vida de massa tumoral é de 1 kg (10^{12} células = 1 trilhão). Se assumirmos que uma única célula originou o tumor, então 1 g de tumor (10^9 células) passou por 30 duplicações a partir da célula original. Para atingir 1 kg, apenas mais 10 duplicações foram necessárias para isso.[2-4]

Seguindo o crescimento gompertziano, em neoplasias muito grandes a quimioterapia não será muito eficaz. Ao contrário, neoplasias pequenas respondem melhor à quimioterapia, pois mais células estão ativamente em divisão. Com essa observação, criou-se a teoria da utilização da quimioterapia antineoplásica após cirurgia citorredutiva para tumores grandes, já que essa altera a cinética de crescimento das células remanescentes ao estimular mais células a progredirem ativamente pelo ciclo celular, resultando em fração de crescimento e índice mitótico altos, mecanismo-chave para a atuação dos agentes quimioterápicos agirem sobre as células neoplásicas.[2,7]

Mecanismo geral de ação dos antineoplásicos

Os antineoplásicos exercem suas atividades por numerosos mecanismos distintos. Especificamente, muitos agentes interferem na síntese de DNA ou sua função bem como síntese de RNA e proteínas. Como muitas das atividades celulares normais ocorrem em fases específicas do ciclo celular, é possível classificar os antineoplásicos de acordo com a fase em que atuam.[2]

Agentes antineoplásicos denominados "ciclo celular-fase específico" são os que exercem citotoxicidade durante uma fase particular do ciclo celular (p. ex., fase M ou fase S). Os dependentes de ciclo celular são aqueles nos quais sua efetividade está relacionada com a célula ativa no ciclo celular, independentemente da sua fase. Em contraste, essa classe de fármacos é citotóxica para tumores grandes com baixa fração de crescimento e são grandes exemplos de agentes que induzem morte celular de acordo com a cinética de primeira ordem, ou seja, o aumento da dose resulta em grande morte tumoral. Por fim, os independentes de ciclo celular são os que atuam destruindo tanto células em divisão como em quiescência (G_0).[2,8,9]

Indicações da quimioterapia antineoplásica

Antes de submeter um paciente à quimioterapia antineoplásica, é necessário um diagnóstico acurado e o diagnóstico deve refletir o tipo da neoplasia. Essa, por sua vez, deve sabidamente apresentar resposta aos antineoplásicos.[10]

A quimioterapia antineoplásica está indicada para controle de neoplasias sistêmicas, como linfoma, leucemias ou neoplasias que fizeram metástases, terapia única para tumores inoperáveis, antes de procedimentos cirúrgicos (para diminuir volume tumoral) ou radioterápicos (para sensibilizar o tecido à radiação), como complemento após ressecção cirúrgica incompleta da neoplasia e para controle/erradicação de micrometástases de tumores completamente excisados e com alta probabilidade de ocorrência de metástases.[2,6] Apesar de um paciente ser diagnosticado com um tumor quimiorresponsivo, existem situações em que o tratamento não deve ser indicado:

- Elevadas ou múltiplas disfunções de órgãos
- Animais muito debilitados ou próximos ao óbito
- Tumores para os quais se sabe que outras terapias, como a cirurgia, são mais eficientes.[2]

Tratamento curativo e paliativo

A cura do câncer ocorre quando todas as células neoplásicas com capacidade de divisão e regeneração foram erradicadas do paciente. Embora o objetivo seja a cura, muitas vezes produzir a remissão e/ou conforto para o paciente é mais facilmente alcançado. A remissão refere-se ao fato de não haver mais evidência clínica do tumor, porém focos microscópicos ainda podem existir. Quando a cura for improvável, com o objetivo de melhorar a qualidade de vida (reduzir sintomas de tumores inoperáveis ou metástases), o tratamento é denominado *paliativo*.[9,11] Em medicina veterinária, isso pode resultar em sobrevida prolongada devido ao adiamento do momento da eutanásia.[11]

Fases do tratamento

O tratamento com antineoplásicos geralmente envolve um progresso em que diferentes fases são descritas de acordo com os resultados atingidos (não se aplica o tratamento com antineoplásicos antes da terapêutica cirúrgica de tumores sólidos): terapia de indução, de manutenção e de resgate.[12]

- *Terapia de indução*: o objetivo nesta fase é reduzir o tumor a níveis abaixo do limite de detecção clínica. A indução geralmente envolve terapia mais intensa durante um período de tempo determinado (intervalos entre aplicações curtos e combinações de fármacos mais agressivas, com tempo apenas para recuperação da medula óssea e trato gastrintestinal).[3,6,12] Remissão clínica não significa a cura e, a menos que o tratamento continue, rápida expansão do tumor residual irá resultar em recidiva da doença[12]
- *Terapia de manutenção*: é a continuidade do protocolo quimioterápico de maneira menos intensa para manter a remissão e prevenir a recidiva[3,6,12]
- *Terapia de resgate*: é a reindução da quimioterapia para pacientes que falharam em um protocolo padrão.[6] Em alguns casos, o tumor pode não responder ao tratamento inicial e, em outros, a resposta pode parecer boa, porém a recidiva ocorre mesmo com a continuidade do tratamento. Geralmente, pode estar associada à resistência aos antineoplásicos.[12] Os fármacos utilizados em protocolos de resgate geralmente não são considerados como primeira linha de tratamento para a neoplasia em questão, e podem envolver uma terapia mais agressiva, preferencialmente com agentes a que o tumor ainda não tenha sido exposto.[6,12]

Resposta ao tratamento

- *Remissão completa*: é a ausência de tumor mensurável após o início da quimioterapia com base na avaliação pelo exame físico, hematológico ou bioquímico e diagnóstico por imagem.[3,6,7] Não significa a cura[7]
- *Remissão parcial*: pelo critério atual do RECIST (*response evaluation criteria in solid tumors*), representa decréscimo de pelo menos 30% na soma dos diâmetros das lesões-alvo, tomando por referência a soma do diâmetro da linha base[13]
- *Doença estável*: nem a diminuição para qualificar como remissão parcial, nem o aumento suficiente para doença progressiva[13]
- *Doença progressiva*: pelo RECIST, aumento no mínimo de 20% na soma do diâmetro das lesões-alvo, com aumento absoluto de pelo menos 5 mm. O aparecimento de novas lesões é considerado progressão[13]
- *Duração média de resposta/sobrevida média*: ponto em que metade dos pacientes recidivou ou morreu e metade ainda está viva ou em remissão. Não é considerada uma avaliação de eficiência do tratamento até que os resultados demonstrem uma remissão completa de 50% ou maior[6]
- *Intervalo livre de doença ou sobrevida livre de doença*: momento em que ocorre progressão local ou sistêmica da doença, após indução de remissão completa com cirurgia, radioterapia ou quimioterapia; por exemplo, tempo entre a amputação de um membro com osteossarcoma e o aparecimento das metástases[6]
- *Nadir*: momento após aplicação da quimioterapia, em que a contagem de leucócitos (especificamente a série de neutrófilos) atinge seu nível mais baixo.[3,6]

Quimioterapia antineoplásica como tratamento único ou combinado a outras modalidades

Em oncologia veterinária, a quimioterapia antineoplásica como tratamento único é geralmente reservada para tumores de origem hematopoética (linfoma, leucemias, mieloma múltiplo). Para tumores sólidos (carcinomas e sarcomas), raramente obtém-se sucesso e é considerada paliativa.[11]

A cirurgia é, ainda, o principal tratamento para a maioria dos tumores sólidos. A quimioterapia antineoplásica não se aplica apenas para retardar ou eliminar uma doença metastática, mas também para melhorar o controle local da malignidade. Esses agentes estão sendo incluídos em vias mais eficientes antes, durante ou após a cirurgia.[14]

A combinação da quimioterapia antineoplásica com a radioterapia tem por objetivo melhorar o controle local, reduzir falhas à distância e aumentar a sobrevida. Além disso, pacientes que respondem bem a essa combinação tendem a ser submetidos a procedimentos cirúrgicos menos radicais.[6]

A eletroquimioterapia é atualmente outra modalidade em que a combinação da eletropermeabilização (ou eletroporação) da membrana celular ao quimioterápico local ou sistêmico tem melhorado o tratamento local de tumores cutâneos e subcutâneos com grande eficácia (80 a 85%).[15]

Quimioterapia antineoplásica com agente único e poliquimioterapia

Em geral, a combinação de agentes quimioterápicos tem provado ser mais efetiva que a utilização de agentes únicos.[16-18] Os efeitos aditivos da terapia combinada geralmente são mais pronunciados nos tecidos neoplásicos que sobre os tecidos normais.[16]

A quimioterapia combinada deve obedecer a alguns critérios, como diferentes mecanismos de ação, diferentes toxidades, eficiência sobre o tumor quando empregadas isoladamente, bases bioquímicas para o sinergismo e prazos diferentes de toxicidade.[18] Nem todos os fármacos, quando combinados, exercem efeito sinérgico, podendo ocorrer efeito antagônico.[16]

As desvantagens da terapia combinada são necessidade de monitorar os efeitos tóxicos cuidadosamente e o aumento da complexidade do tratamento.[19]

Quimioterapia antineoplásica adjuvante e neoadjuvante

- *Quimioterapia adjuvante:* terapia administrada após outra modalidade de tratamento, como cirurgia e radioterapia para controle da neoplasia (recidiva e metástases).[3,5,20]
- *Quimioterapia neoadjuvante:* quando a terapia é administrada, em casos de doença localizada, antes do tratamento locorregional.[3,5,20]

Principais agentes antineoplásicos em medicina veterinária

Agentes alquilantes

Atualmente, são utilizados cinco tipos principais de agentes alquilantes na quimioterapia das doenças neoplásicas: as mostardas nitrogenadas (ciclofosfamida, ifosfamida, melfalana, clorambucila e mecloretamina), as etilineminas (altretamina e tiotepa), os alquilssulfonados (bussulfano), as nitrosureias (carmustina, lomustina e estreptozocina) e os triazenos (dacarbazina).

Mecanismo de ação

Os alquilantes exercem efeitos citotóxicos nas células em divisão ou não (agentes ciclo não específicos), inserindo um grupo alquil por ligação covalente no nitrogênio (N) 7 da guanina, N1 ou N3 da adenina ou N3 da citosina de uma ou ambas as fitas do DNA, impedindo a transcrição e duplicação do DNA, assim como a síntese de proteínas. Desse modo, bloqueiam a fase G_2 do ciclo e induzem a morte celular se não ocorrer o reparo do DNA.[21-23]

Farmacocinética

Ciclofosfamida

É bem absorvida por via oral (VO). O fármaco é um profármaco e, quando ativado pelas enzimas do citocromo P450 do fígado, é transformado nas formas ativas, hidroxiciclofosfamida e aldofosfamida. A aldofosfamida é convertida em mostarda fosforamida (citotóxica) e acroleína, responsável pelo efeito adverso da cistite hemorrágica. As concentrações máximas são alcançadas 1 h após administração oral, e a meia-vida plasmática é de aproximadamente 7 h. A metabolização ocorre no fígado e a excreção é renal.[21-23]

Melfalana

A absorção por via oral é incompleta e 20 a 50% do fármaco são recuperados nas fezes. A meia-vida no plasma é de aproximadamente 45 a 90 min. A melfalana sofre hidrólise no plasma e metabólitos ativos são eliminados pelas fezes e urina.[21]

Clorambucila

A absorção por via oral é adequada. A meia-vida plasmática é de aproximadamente 1 h e 30 min e é quase totalmente metabolizada em mostarda fenilacética. A excreção ocorre por vias urinária e fecal.[21-23]

Carmustina e lomustina

A carmustina é administrada por via intravenosa (IV), enquanto a lomustina, por via oral. Devido à lipossolubilidade, penetram no sistema nervoso central. Os fármacos sofrem biotransformação hepática e a via de excreção é principalmente urinária.[21-23]

Estreptozocina

Tem grande afinidade e é tóxica para as células beta (β) das ilhotas de Langerhans. A meia-vida plasmática é de aproximadamente 15 min, a metabolização é hepática e a eliminação é renal. Aproximadamente 66% dos pacientes podem apresentar toxicidade renal ou hepática reversível e discreta.[21]

Dacarbazina

É um profármaco ativado no fígado. Seu metabólito ativo, o monometiltriazeno, atua nas células em todas as fases do ciclo celular. Após administração IV, a meia-vida gira em torno de 5 h. A metabolização e a eliminação ocorrem por intermédio do sistema biliar e urinário.[21]

Agentes antimetabólitos

São divididos em antagonistas do folato (metotrexato), análogos da pirimidina (fluoruracila, citarabina, gencitabina) e análogos da purina (mercaptopurina, pentostatina).

Mecanismo de ação

Antagonista do folato

O metotrexato inibe a enzima di-hidrofolato redutase, impedindo a formação de tetraidrofolato, substrato para a síntese de timidilato e purinas (bases dos DNA). O fármaco sofre conversão intracelular em poliglutamatos, que inibem a timidilato redutase e outras enzimas de biossíntese das purinas.[23]

Análogos da pirimidina

A fluoruracila requer sua conversão intracelular enzimática em monofosfato de fluorodesoxiuridina (forma ativa) para ligar-se e inibir a timidilato redutase, responsável pela formação do trifosfato de timidina (nucleotídio). Esse fármaco também se incorpora ao DNA, desencadeando quebra dos filamentos do DNA e reparo ou morte celular. A citarabina e a gencitabina entram na célula por carreadores e são ativadas quando fosforiladas, transformando-se em nucleotídios (citosina arabinosídeo trifosfato e di ou trifosfato de difluorodesoxicitidina) que se incorporam ao DNA nuclear, alterando assim duplicação do DNA na fase de síntese do ciclo celular. Ambas também inibem a DNA polimerase.[21]

Farmacocinética

Metotrexato

É um fármaco que pode ser administrado por vias oral, intramuscular, intrravenosa e intratecal. A absorção VO é bastante variável, já que pode ocorrer metabolização pela microbiota intestinal. Tem baixa lipossolubilidade e, portanto, não atravessa a barreira hematencefálica. A metabolização em poliglutamatos ocorre no fígado e a eliminação é renal e êntero-hepática.[21-23]

Fluoruracila

A administração da fluoruracila (5-FU) pode ser IV ou tópica e a distribuição ocorre em todos os tecidos. É biotransformada no fígado, pulmões e rins em β-fluoralanina. A meia-vida é de 10 a 20 min.[21-23]

Citarabina e gencitabina

A administração é IV e a meia-vida é de 10 a 15 min. Há escassa penetração no sistema nervoso central. A inativação ocorre no plasma e fígado pela desaminação oxidativa e a eliminação é pela urina.[21]

Antibióticos

São divididos em actinomicinas (dactinomicina), antraciclinas (doxorrubicina, epirrubicina e mitoxantrona), epipodofilotoxinas (etoposídeo e teniposídeo), bleomicinas (bleomicina) e mitomicina.[21]

Mecanismo de ação

Actinomicina D

Também chamada dactinomicina, foi um dos primeiros antibióticos isolados do *Streptomyces*. Esse fármaco intercala-se entre pares de bases guanina-citosina adjacentes do DNA, impedindo a ação da RNA polimerase. Assim como as antraciclinas, rompem as fitas simples do DNA por ação provável da topoisomerase II ou por gerar radicais livres.[21-23]

Doxorrubicina, epirrubicina e mitoxantrona

As antraciclinas intercalam-se entre as bases adjacentes do DNA, ligando-se à estrutura central açúcar-fosfato, alterando a transcrição e a replicação. Ligam-se às topoisomerases II, inibindo-as. Produzem radicais livres, como os íons superóxido e peróxido de hidrogênio, que causam a cisão da fita do DNA por oxidação das bases. Tecidos pobres em superóxido dismutase e/ou glutationa peroxidase (tecido tumoral) ou catalase (tecido cardíaco) sofrem mais com a ação oxidativa dos radicais livres, explicando o efeito adverso da toxicidade cardíaca.[21-23]

Bleomicina

Produz lesão oxidativa da timidilato desoxirribose e de outros nucleosídios, resultando em quebras dos filamentos simples ou duplos do DNA. O fármaco é ciclo celular/fase-específico, causando parada da fase G_2 do ciclo. A bleomicina é degradada por uma hidrolase, cuja atividade é baixa na pele e pulmões, justificando a sua toxicidade nesses tecidos.[21]

Farmacocinética

Actinomicina D

É administrada por via intravenosa e distribuída para vários tecidos, exceto no sistema nervoso central. A meia-vida plasmática terminal é de aproximadamente 36 h. É minimamente biotransformada e eliminada por bile e urina.[21]

Doxorrubicina, epirrubicina e mitoxantrona

São administradas IV e, quando ocorre extravasamento, causam grande necrose tissular devido a sua ação vesicante local. Esses fármacos não penetram no sistema nervoso central e testículos. A biotransformação é hepática e a principal via de excreção é a biliar.[21-23]

Bleomicina

Administrada por vias subcutânea (SC), IV, IM e intracavitária. Devido à sua massa molecular alta, não atravessa a barreira hematencefálica. Tem meia-vida de aproximadamente 3 h e é degradada pelas hidrolases em vários tecidos, principalmente no fígado e baço. A excreção é renal, sendo 66% inalterada.[21-23]

▪ Inibidores de microtúbulos

São divididos em alcaloides da vinca (vincristina, vimblastina e vinorelbina) e taxanos (paclitaxel e docetaxel).

Mecanismo de ação

Vincristina e vimblastina

São fármacos ciclo celular/fase-específicos, já que bloqueiam a fase de mitose na metáfase celular. Ligam-se à β-tubulina, bloqueando a sua capacidade de polimerizar-se com a β-tubulina em microtúbulos. Na ausência dos fusos mitóticos intactos, os cromossomos duplicados não migram para a região da placa equatorial, ficando dispersos no citoplasma, impedindo a divisão celular e determinando a morte celular. Os alcaloides da vinca também inibem a fagocitose, a quimiotaxia dos leucócitos e o transporte axônico dos neurônios, justificando a possível neurotoxicidade quando da sua utilização.[21-23]

Paclitaxel

Liga-se reversivelmente à subunidade β-tubulina dos microtúbulos e, ao contrário dos alcaloides da vinca, promove a polimerização e a estabilização do polímero em vez da desmontagem. Esses microtúbulos formados são excessivamente estáveis e afuncionais, ocorrendo não desagregação dos cromossomos e morte celular.[21]

Farmacocinética

Vincristina e vimblastina

São administradas IV e têm meia-vida de 1 a 20 h e 3 a 23 h, respectivamente. São metabolizadas pelo fígado e excretadas pela bile. Apenas uma pequena fração é eliminada inalterada pela urina. Pacientes com disfunção hepática devem ter sua dose reduzida em 75%.[21]

Paclitaxel

É administrado por via intravenosa e sua meia-vida é de aproximadamente 10 a 14 h. É amplamente distribuído nos tecidos, porém não ultrapassa a barreira hematencefálica. A biotransformação ocorre pelo sistema P450 hepático e a eliminação é feita por bile e fezes. Pacientes com doença renal não necessitam de redução da dose, somente os hepatopatas.[21,22]

▪ Hormônios e seus antagonistas

São divididos em supressores de adrenocorticoides (mitotano), glicocorticoides (prednisolona e dexametasona), estrogênios (dietilestilbestrol e etinilestradiol), progestinas (megestrol, norgesterona, medroxiprogesterona), androgênios (testosterona e fluoximesterona), antiestrogênios (tamoxifeno e toremifeno), antiandrogênios (flutamida) e análogo do hormônio liberador da gonadotrofina (leuprolida).[21]

Mecanismo de ação

Mitotano

O mecanismo de ação ainda não foi elucidado, porém sua seletividade às células adrenocorticais normais ou neoplásicas é evidente. A administração do fármaco provoca rápida redução dos adrenocorticosteroides, resultantes de hiperadrenocorticismo por neoplasia ou hiperplasia.[21,23]

Prednisona

É convertida no fígado para a sua forma ativa (prednisolona) e liga-se a receptores de glicocorticoides, o que ativa um programa de expressão gênica, levando à apoptose das células linfocíticas.[21,23]

Tamoxifeno

É um inibidor competitivo da ligação do estradiol ao receptor. Mudanças na configuração dos receptores, dissociação das proteínas de choque térmico e dimerização dos receptores são eventos que ocorrem quando os receptores estrogênicos são ativados. Muitas proteínas correguladoras interagem com esses receptores, atuando como correpressores ou coativadores, assim como fatores de transcrição. O tamoxifeno esgota os receptores de estrógeno e suprime os efeitos promotores do crescimento do hormônio natural e outros fatores de crescimento.[21-23]

Farmacocinética

Mitotano

Após administração por via oral, cerca de 40% do fármaco são absorvidos e distribuídos para todos os tecidos, principalmente ao adiposo. Após 6 a 9 semanas da interrupção do tratamento com mitotano, as concentrações plasmáticas ainda são detectáveis. Cerca de 60% de uma dose oral são excretados inalterados nas fezes.[21]

Prednisona

É facilmente absorvida por via oral e sofre 11β-hidroxilação para prednisolona no fígado. Esse fármaco se liga à albumina plasmática e à transcortina. É conjugada no fígado e eliminada pela urina.[21-23]

Tamoxifeno

É absorvido rapidamente após administração por via oral, atingindo concentração máxima em 3 a 7 h. O fármaco é biotransformado no fígado em N-desmetiltamoxifeno e 4-hidroxitamoxifeno (potente ativo) e excretado predominantemente pela bile nas fezes.[21]

▪ Compostos platinados (cisplatina e carboplatina)

Mecanismo de ação

Penetram nas células por meio da difusão e por intermédio de um transporte de cobre (Cu^+) ativo. No interior da célula, a cisplatina perde átomos de cloreto e a carboplatina perde o ciclobutano dicarboxilato bidenteado, produzindo uma molécula de carga positiva. O fármaco então reage com locais nucleofílicos do DNA (nitrogênio 7 da guanina), formando ligações cruzadas intrafilamentares e interfilamentares do DNA, inibindo a replicação e a transcrição, resultando em quebras e erros de codificação, induzindo à apoptose celular. A utilização de cloreto de sódio para a diurese durante a administração da cisplatina diminui a nefrotoxicidade, já que estabiliza o fármaco de carga positiva pelas altas concentrações do cloreto administradas.[21,23]

Farmacocinética

Administrados por via intravenosa, têm meia-vida de 24 h a 2 h, respectivamente. Mais de 90% da cisplatina estão ligados à proteína plasmática, ao contrário da carboplatina, em que a maior parte permanece na sua forma original não ligada à proteína. Altas concentrações são encontradas em rins, fígado, intestinos, ovários e testículos, porém pouco atravessam a barreira hematencefálica. A excreção biliar é mínima, a principal é por via urinária.[21]

Enzimas | L-asparaginase

Mecanismo de ação

A maioria das células é capaz de sintetizar a asparagina, aminoácido necessário para a síntese de proteínas, entretanto as células neoplásicas linfoides obtêm esse aminoácido do plasma. A L-asparaginase catalisa a hidrólise da asparagina circulante em ácido aspártico e amônia, privando as células malignas desse aminoácido, causando a morte celular.[21-23]

Farmacocinética

A L-asparaginase é administrada por via parenteral e não oral, já que é destruída pelas enzimas gástricas. A meia-vida varia de 14 a 24 h. É derivada da bactéria *Escherichia coli* e pode causar várias reações de hipersensibilidade.[21,23]

Inibidores da tirosinoquinase | Imatinibe e masitinibe

Mecanismo de ação

Inibem a tirosinoquinase, classe de enzimas ativadoras de diferentes cascatas bioquímicas de sinalização intracelular e que participam de processos vitais da célula, como divisão, diferenciação, metabolismo e morte. O fármaco inibe as várias tirosinoquinases do receptor do fator de crescimento derivado de plaqueta (PDGFR); do citoplasma (Bcr/Abl quinase), considerada fator singular na patogênese da leucemia mieloide crônica; e do receptor kit, derivado do gene c-kit mutado nos mastocitomas caninos.[21,24,25]

Farmacocinética

São administrados por via oral e a absorção é quase completa. A ligação às proteínas plasmáticas é alta (95%) e a meia-vida é de aproximadamente 18 h. O principal sítio de metabolização é o fígado, onde 75% são convertidos em um metabólito ativo, sendo eliminados principalmente pelas fezes.[21,24,25]

Anti-inflamatórios não esteroides | Piroxicam

Mecanismo de ação

Inibe as ciclo-oxigenases 1 e 2 (COX-1 e COX-2), enzimas responsáveis pela formação das prostaglandinas e tromboxanos a partir do ácido araquidônico dos fosfolipídios da membrana celular. O efeito antitumoral ainda não está completamente elucidado, porém estudos têm demonstrado que as prostaglandinas (PGE_2) derivadas da ação da COX-2 contribuem para resistência das células tumorais à apoptose, formação de novos vasos e proliferação das células tumorais.[21,26]

Farmacocinética

É completamente absorvido por via oral, atingindo pico de concentração plasmática em 2 a 4 h. Antiácidos não alteram a absorção, porém o alimento pode alterar a taxa. A meia-vida plasmática é cerca de 50 h e o fármaco está 99% ligado a proteínas plasmáticas. A biotransformação ocorre por meio da hidroxilação pelas enzimas do citocromo P-450 hepática e a eliminação, por fezes e urina.[21,23,26]

Administração e quimioproteção

Vias de administração

Os antineoplásicos podem ser administrados pelas seguintes vias: oral, subcutânea, intramuscular e intravenosa, intra-arterial, intracavitária, intravesical e intratumoral.

A via intravenosa é, sem dúvida, a mais utilizada, mas, qualquer que seja a via de administração, algumas normas no planejamento da dose, técnicas de aplicação e cuidados quanto à manipulação segura dos agentes antineoplásicos devem ser seguidas.

A via oral é simples e prática. O paciente eleito para receber o tratamento oral não deve apresentar nenhuma restrição de deglutição ou, ainda, apresentar êmese.

Em caso de a prescrição ter sido feita para o proprietário administrar a medicação em casa, recomenda-se a orientação do uso de luvas e a contraindicação da trituração ou dissolução de comprimidos em água ou qualquer líquido. Também fica contraindicada a abertura de cápsulas.

Caso o paciente apresente êmese logo após o fornecimento da medicação, recomenda-se repetir a administração. O tempo de observação para novo fornecimento do fármaco é difícil de ser determinado, pois depende de vários fatores relacionados com o fármaco e o paciente. Estudos em cães saudáveis indicam que o tempo máximo e mínimo de esvaziamento gástrico é de 45 min a 6 h.[27]

As vias subcutânea e intramuscular são utilizadas para alguns poucos fármacos, como a L-asparaginase e a bleomicina. No caso da L-asparaginase, recomenda-se a aplicação via subcutânea ou intramuscular, assim o risco de efeitos colaterais do tipo hipersensibilidade é menor do que pela via intravenosa. Outro cuidado na administração injetável da L-asparaginase é não exceder 2 mℓ de volume em cada sítio de aplicação[18] e isso se traduz em múltiplos sítios de aplicação SC ou IM em pacientes de médio e grande portes, o que pode levar a desconforto e irritabilidade do paciente. Outra possibilidade é realizar a aplicação do volume total de L-asparaginase por via intraperitoneal em sítio único.

O agente bleomicina pode ser administrado por vias subcutânea, intramuscular ou intravenosa. A via subcutânea é especialmente prática em pacientes felinos de difícil contenção e que são submetidos a protocolos semanais.

A via intravenosa é a mais utilizada para administração da grande maioria dos antineoplásicos e também é a mais segura no que se refere ao alcance do nível sérico do fármaco, porém a técnica de venopunção e a administração desse devem ser criteriosas.

Recomenda-se realizar venopunção em vaso calibroso, evitar múltiplas punções no mesmo sítio e assegurar o livre fluxo da solução que veicula o agente quimioterápico para o vaso cateterizado. Recomenda-se que acesso venoso seja feito utilizando cateteres flexíveis. Os cateteres metálicos rígidos, como agulhas hipodérmicas ou *scalps*, não são recomendados, especialmente quando utilizamos agentes vesicantes. O calibre dos dispositivos deve ser adequado ao porte do paciente, ao volume e à velocidade de infusão do agente para evitar complicações nos sítios de aplicação.[28]

Os agentes quimioterápicos vesicantes são aqueles que provocam grande irritação com formação de vesículas e destruição tecidual quando infiltrados fora do vaso sanguíneo,[29] como doxorrubicina e vincristina.

Outros agentes são considerados irritantes e, na ocorrência de extravasamento, provocam reação cutânea menos intensa, como dor e queimação, sem necrose tecidual ou formação de vesículas como carmustina e paclitaxel.[29]

A administração IV pode ser feita *in bolus* ou sob infusão contínua. A administração *in bolus* em geral é concluída em um período máximo de 20 min. Alguns agentes devem ser administrados por infusão contínua, como o paclitaxel. A aplicação lenta assegura menor risco de reações de hipersensibilidade, hipotensão arterial e também de irritabilidade no sítio de venopunção.[18]

A técnica de infusão contínua também favorece a ação dos agentes ciclo celular/fase-específicos, pois assim a concentração sérica é mantida constante durante o tempo de infusão, aumentando a exposição das células tumorais ao agente, durante a fase do ciclo celular a que essas células sejam vulneráveis.[18]

A infusão de agentes quimioterápicos por via intra-arterial tem como objetivo promover maior concentração do fármaco e, indiretamente, maior eficácia no tratamento local da doença. A via intra-arterial parece ser particularmente interessante no alcance de necrose tumoral em osteossarcoma apendicular de cães,[30] especialmente em cirurgias de preservação do membro.[31]

As vias intraperitoneal e intrapleural não são vias comuns para administração de quimioterápicos em medicina veterinária. Essa abordagem na medicina humana tem como principal indicação o tratamento de efusões malignas das cavidades abdominal e torácica. Algumas publicações veterinárias sugerem que o uso de agentes platinados por via intracavitária pode trazer benefício no tratamento de mesoteliomas.[32]

A instilação de quimioterapia diretamente na bexiga urinária tem como principal indicação o tratamento tópico do carcinoma superficial de células de transição.[33]

Aplicações intratumorais de agentes neoplásicos, combinados ou não a outras abordagens terapêuticas, foram descritas no tratamento de tumores localizados com poucos efeitos tóxicos.[34-36]

Cálculo de doses

Recomenda-se que as doses sejam calculadas com base na dose máxima tolerada (DMT) em um curto intervalo entre aplicações.[37] Essa abordagem tem o intuito de induzir o máximo de apoptose ou morte das células cancerosas e ao mesmo tempo permitir a recuperação de outros tecidos que sejam particularmente vulneráveis à ação dos antineoplásicos, como a medula óssea e o revestimento epitelial do trato gastrintestinal.

Na maioria dos casos, as doses efetivas no tratamento de uma enfermidade oncológica são muito próximas às doses tóxicas e, sendo essa diferença muito sutil, deve-se considerar se a condição clínica do paciente permite o uso da dose máxima. Algumas vezes, é necessário o ajuste de doses mesmo que essa não seja a mais efetiva.[38]

O cálculo da dose é com base no peso (kg) ou na área de superfície corporal (ASC) do paciente (m^2) (Quadros 58.1 e 58.2).

Como os medicamentos quimioterápicos têm elevada toxicidade, o uso de doses com base na superfície corpórea confere maior segurança, pois esse é o parâmetro que representa de maneira mais precisa a massa corpórea do paciente, enquanto o peso pode também expressar retenção de líquidos, efusões ou ainda acúmulo de tecido adiposo.[38]

■ Manipulação segura dos agentes antineoplásicos

A literatura é bastante clara no que se refere aos riscos de saúde aos profissionais que manipulam agentes citotóxicos.[39,40] Com o aumento no atendimento de cães e gatos que são submetidos a tratamento com antineoplásicos, também aumentam os riscos biológicos ao médico-veterinário que manipula esses agentes. Desse modo, faz-se necessária a padronização de conduta dessas condições.

Toda manipulação e diluição dos fármacos devem ser feitas em fluxo laminar vertical classe II tipo B. Esse equipamento promove a filtragem da massa contínua de ar unidirecional que entra em contato com aerossóis ou material particulado, provenientes da manipulação e diluição dos agentes citotóxicos.

Essa massa de ar no interior da cabine é submetida à ultrafiltragem por meio de filtros absolutos HEPA (*high efficiency particulate air*) para posterior exaustão. A cabine de fluxo

Quadro 58.1 Relação entre peso (kg) e superfície corporal (m^2) em cães.

kg	m^2	kg	m^2	kg	m^2	kg	m^2	kg	m^2	kg	m^2
0,5	0,06	11	0,49	22	0,78	33	1,03	44	1,25	60	1,55
1	0,10	12	0,52	23	0,81	34	1,05	45	1,26	62	1,58
2	0,15	13	0,55	24	0,83	35	1,07	46	1,28	64	1,62
3	0,20	14	0,58	25	0,85	36	1,09	47	1,30	66	1,65
4	0,25	15	0,60	26	0,88	37	1,11	48	1,32	68	1,68
5	0,29	16	0,63	27	0,90	38	1,13	49	1,34	70	1,72
6	0,33	17	0,66	28	0,92	39	1,15	50	1,36	72	1,75
7	0,36	18	0,69	29	0,94	40	1,17	52	1,41	74	1,78
8	0,40	19	0,71	30	0,96	41	1,19	54	1,44	76	1,81
9	0,43	20	0,74	31	0,99	42	1,21	56	1,48	78	1,84
10	0,46	21	0,76	32	1,01	43	1,23	58	1,51	80	1,88

Quadro 58.2 Relação entre peso (kg) e superfície corporal (m²) em gatos.

kg	m²	kg	m²	kg	m²	kg	m²	kg	m²
0,1	0,022	1,4	0,125	3,6	0,235	5,8	0,323	8,0	0,400
0,2	0,034	1,6	0,137	3,8	0,244	6,0	0,330	8,2	0,407
0,3	0,045	1,8	0,148	4,0	0,252	6,2	0,337	8,4	0,413
0,4	0,054	2,0	0,159	4,2	0,260	6,4	0,345	8,6	0,420
0,5	0,063	2,2	0,169	4,4	0,269	6,6	0,352	8,8	0,426
0,6	0,071	2,4	0,179	4,6	0,277	6,8	0,360	9,0	0,433
0,7	0,079	2,6	0,189	4,8	0,285	7,0	0,366	9,2	0,439
0,8	0,086	2,8	0,199	5,0	0,292	7,2	0,373	9,4	0,445
0,9	0,093	3,0	0,208	5,2	0,300	7,4	0,380	9,6	0,452
1,0	0,100	3,2	0,217	5,4	0,307	7,6	0,387	9,8	0,458
1,2	0,113	3,4	0,226	5,6	0,315	7,8	0,393	10,0	0,464

laminar vertical que promove a exaustão externa do ar (para o meio ambiente) é a ideal para o manuseio de agentes citotóxicos, especialmente se o volume de manipulações superar 20 fármacos por dia[18] (Figura 58.1).

Mesmo utilizando a proteção da cabine de fluxo laminar, recomenda-se que o manipulador utilize indumentária protetora como avental impermeável de mangas longas e fechado frontalmente e luvas descartáveis, longas o suficiente para cobrir os punhos do avental. Preferencialmente, utilizar as luvas não talcadas, pois o talco favorece a aderência de partículas.[18] Também fica indicado o uso de óculos protetores e máscaras faciais respiratórias que contenham filtros HEPA (Figura 58.2).

Durante a diluição do agente antineoplásico, recomenda-se que esse seja manipulado sobre uma manta ou toalha absorvente para, em caso de respingos acidentais do agente diluído, esses sejam absorvidos por essa camada. Ainda, recomenda-se injetar o diluente do fármaco cuidadosamente, envolvendo o gargalo do frasco com uma camada de material altamente absorvente (p. ex., gaze ou algodão).

O mesmo cuidado deve ser empregado no resgate do produto já diluído, pois a pressão positiva, formada quando se introduz o diluente no interior do frasco, possibilita a formação de aerossóis ou mesmo extravasamento (Figura 58.3).

Atualmente existem alguns dispositivos comercialmente disponíveis que, acoplados ao gargalo do frasco do fármaco, permitem a transferência do agente entre o frasco e a seringa, sem a ocorrência de aerossolização ou o escape do produto no meio em que esse é manipulado.[41]

Dispositivos, como o sistema PhaSeal® (Carmel Pharma, Inc., Suíça), permitem que vapores ou aerossóis formados na diluição ou no resgate do fármaco sejam acomodados em uma dupla membrana expansível. Esse sistema ainda promove a transferência do fármaco entre o frasco e a seringa de maneira totalmente selada (sistema Needle-safe®) (Figura 58.4). Ainda, a transferência do volume do fármaco entre a seringa e o paciente, por meio do infusor lateral do equipo, também ocorre sem risco de vazamentos por meio desse sistema (Figura 58.5 A).

Estudos realizados em enfermeiros concluíram que, quando comparado ao manuseio padrão, utilizando somente seringas e agulhas, o uso de dispositivos que inibem vazamento por meio de aerossóis mostrou importante diferença na contaminação por agentes tóxicos na área de trabalho, bem como na detecção de contaminação da urina dos profissionais manipuladores.[42]

A aplicação IV *in bolus* do agente deve ser feita concomitantemente a fluidos de veiculação (solução de cloreto de sódio a 0,9% ou outros tipos de solução cristaloide). Recomenda-se sempre a utilização de equipos com infusor lateral (Figura 58.5 B) ou equipos acoplados a conector em "Y" ou, ainda, a válvulas de três vias.

Após a manipulação dos fármacos no interior da capela de fluxo laminar, recomenda-se que a transferência do material manipulado até a área na qual o paciente receberá a aplicação seja feita em sacos plásticos com rótulos que indiquem conteúdo tóxico (Figuras 58.6).

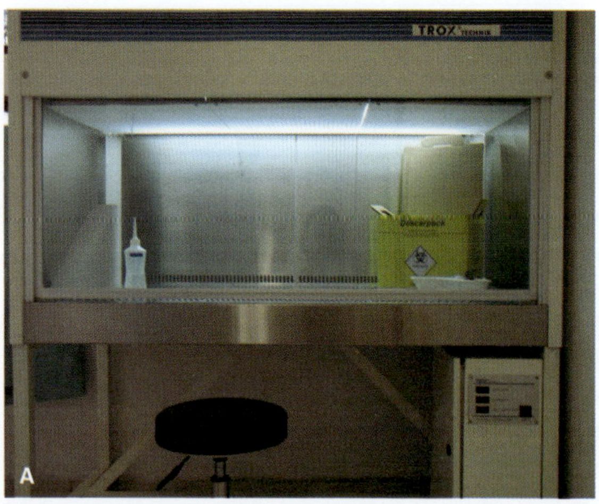

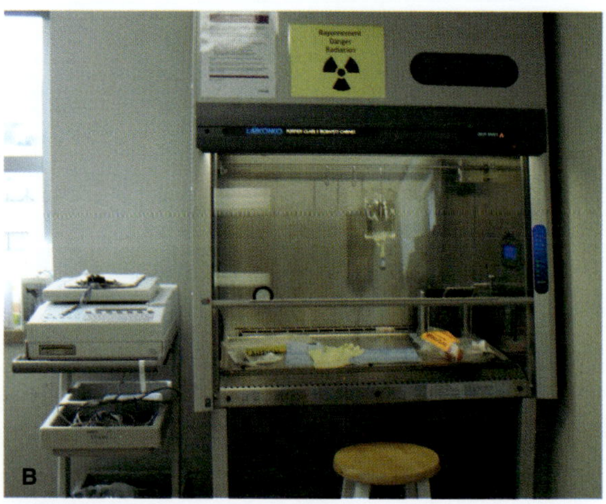

Figura 58.1 Capelas de fluxo laminar vertical classe II B2 para manipulação de quimioterápicos no Serviço de Oncologia Veterinária do Provet, São Paulo, Brasil (**A**) e no Animal Cancer Center, Calgary, Canadá (**B**).

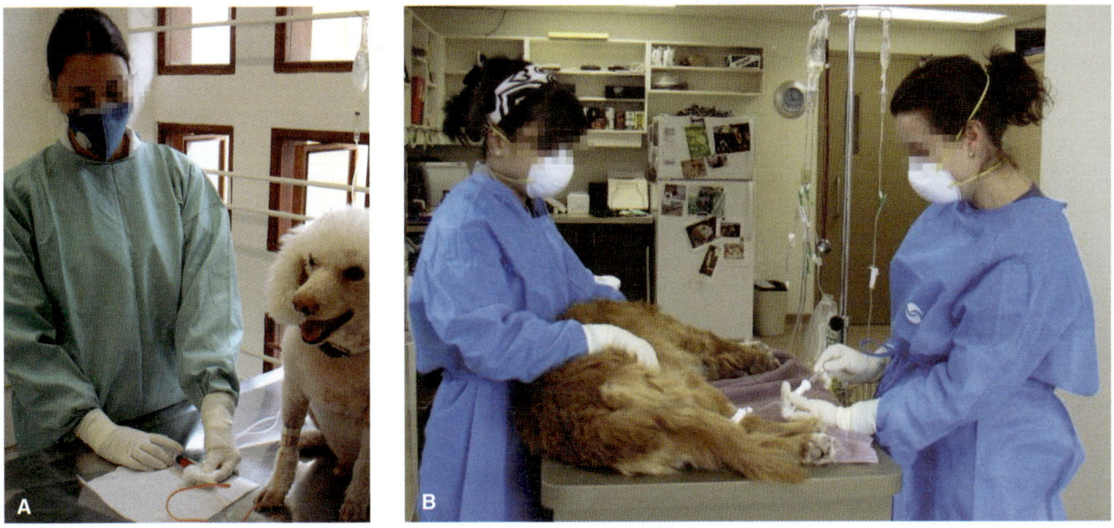

Figura 58.2 Indumentária adequada para manipulação e administração de fármacos citotóxicos. **A.** Administração de agente quimioterápico a paciente no Serviço de Oncologia Veterinária do Provet, São Paulo, Brasil. **B.** Administração de agente quimioterápico a paciente no Animal Cancer Center, Calgary, Canadá.

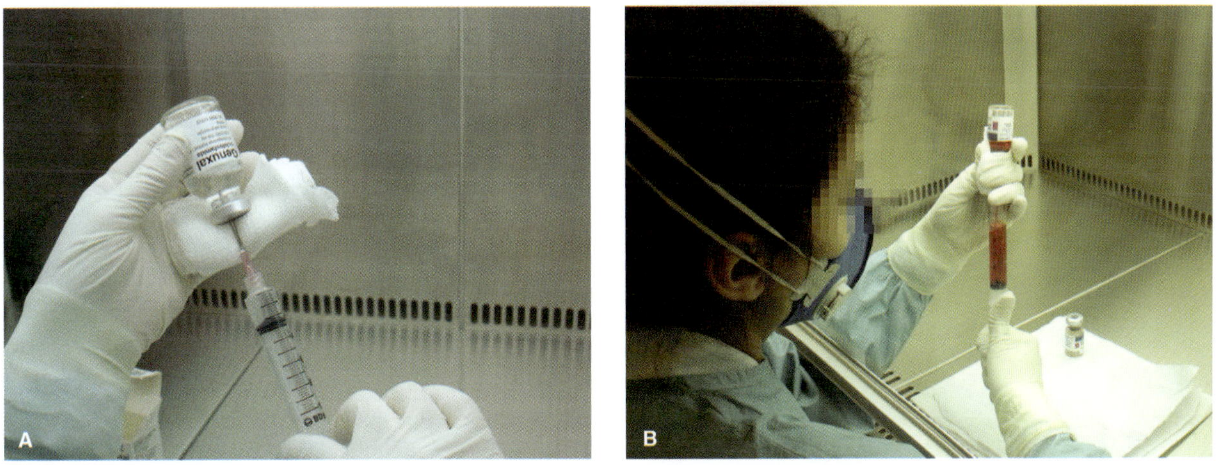

Figura 58.3 Cuidados na diluição e resgate de quimioterápicos para evitar liberação de aerossóis ou extravasamento para os quimioterápicos. **A.** Ciclofosfamida diluída. **B.** Doxorrubicina diluída.

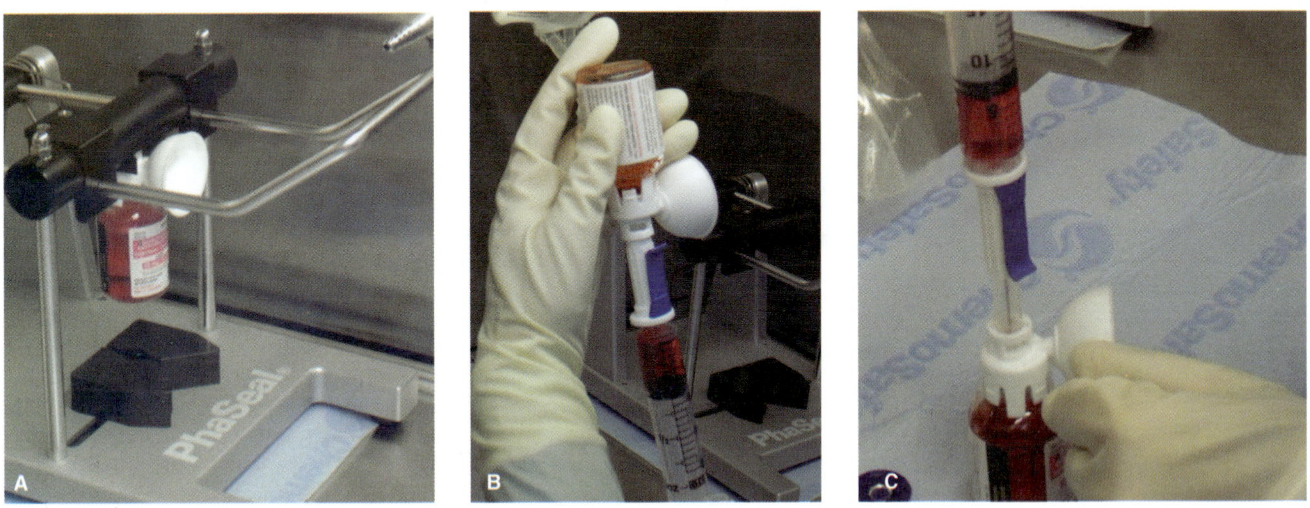

Figura 58.4 Sistema PhaSeal® (Carmel Pharma, Inc., Suíça), dispositivo que acoplado, ao gargalo do frasco do fármaco (**A**), evita a liberação de aerossóis durante diluição (**B**) e resgate de quimioterápicos (**C**).

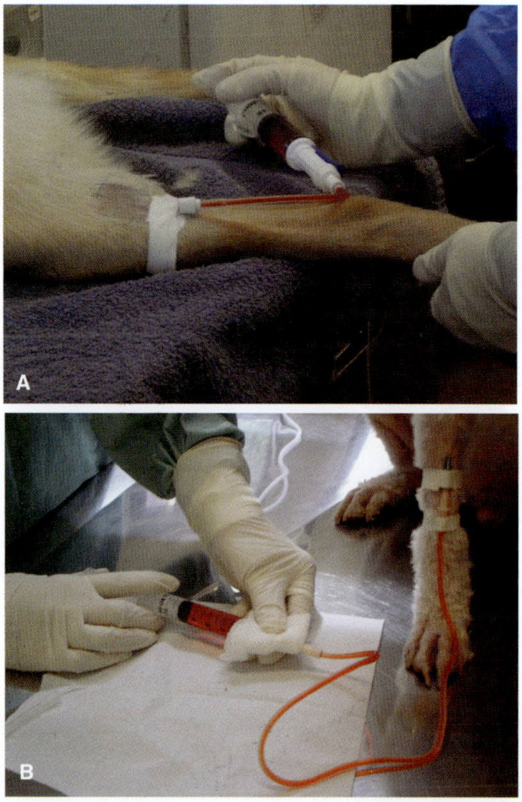

Figura 58.5 A. Administração de doxorrubicina em infusor lateral de equipo, utilizando sistema Needle-safe® (Carmel Pharma, Inc., Suíça) de paciente no Animal Cancer Center, Calgary, Canadá. **B.** Administração de doxorrubicina em infusor lateral de paciente no Serviço de Oncologia Veterinária do Provet, São Paulo, Brasil.

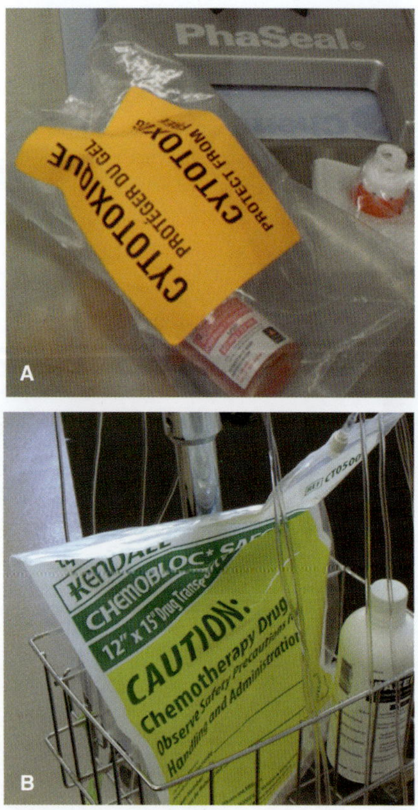

Figura 58.6 Identificação de material citotóxico durante acondicionamento de quimioterápico após diluição (**A**) e antes de administração ao paciente (**B**).

Toxicidade

A toxicidade quimioterápica geralmente é dose-dependente e, como a maioria dos agentes é efetiva nas fases ativas do ciclo celular, tecidos de renovação constante são normalmente os mais afetados.[1,8,11]

A prevalência de toxicidade induzida pela quimioterapia é estimada entre 4 e 40% dos pacientes veterinários (75 a 100% para humanos)[8], mas essa é bem tolerada pela maioria dos animais.[6]

É importante salientar que, uma vez administrado o antineoplásico, não há como neutralizar sua ação ou prevenir efeitos adversos sérios. Uma boa orientação ao proprietário sobre os efeitos tóxicos antes da quimioterapia irá ajudá-lo a observar o paciente em casa e reconhecer os primeiros sinais de complicações, permitindo seu tratamento precoce.[1]

Os protocolos quimioterápicos geralmente resultam em menos de 5% de taxa de hospitalização para tratamento da toxicidade e menos de 1% de mortalidade causada por ela.[6]

As toxicidades mais comumente observadas são mielossupressão e sinais gastrintestinais. Reações anafiláticas, dermatotoxicidade, pancreatite, cardiotoxicidade, toxicidade pulmonar, neurotoxicidade, hepatotoxicidade e nefrotoxicidade também podem ocorrer com certos antineoplásicos.[43]

Toxicidade hematológica

As células da medula óssea são as mais comprometidas pela quimioterapia, portanto anemia, leucopenia e trombocitopenia têm ocorrência esperada. Anemia e trombocitopenia raramente irão representar um problema e risco para a vida, entretanto a leucopenia por neutropenia acentuada pode resultar em risco aumentado de sepse. O monitoramento da contagem absoluta de neutrófilos durante tratamento quimioterápico deve ser rigoroso, pois contagens neutrofílicas muito baixas podem ocorrer em pacientes clinicamente assintomáticos.[9]

Muitos mecanismos contribuem para a infecção após a quimioterapia. Alguns quimioterápicos previnem a mobilização de fagócitos ou prejudicam a função dessas células. Alguns cânceres infiltram na medula óssea, produzindo mieloftise e contribuindo para citopenias. Supressão da leucopoese pela quimioterapia pode estar associada a ruptura de barreira cutânea, cavidade oral, mucosa do trato alimentar e atividade mucociliar pulmonar, não funcionando efetivamente para eliminação de bactérias.[4]

Contagens absolutas de neutrófilos acima de 1.500/mm^3 não representam risco para o desenvolvimento de sepse.[4,9] Modificadores da resposta imunológica, como o fator estimulador de colônia granulocítica recombinante canina (rcG-CSF), podem ser utilizados para antagonizar a mielossupressão.[44]

Se necessário, a utilização de antibioticoterapia de amplo espectro para pacientes neutropênicos com risco de infecções oportunistas é indicada. Cefalosporinas contra bactérias gram-negativas e *Pseudomonas* e clindamicina ou metronidazol para anaeróbias são normalmente utilizados.[4]

O Quadro 58.3 relaciona os principais quimioterápicos envolvidos com mielossupressão e seu potencial.

Toxicidade gastrintestinal

A mucosa gastrintestinal apresenta alta taxa de crescimento com tempo de renovação médio de 5 dias.[7,9] Manifesta-se com quadros de náuseas, êmese, inapetência, anorexia ou diarreia.

Quadro 58.3 Grau de mielossupressão de alguns quimioterápicos comumente utilizados.[7]

Alta	Moderada	Discreta
Doxorrubicina Vimblastina Ciclofosfamida Carboplatina Mitoxantrona omustina	Melfalana Vincristina (0,75 mg/m^2)* Metotrexato Cisplatina Clorambucila Fluoruracila	L-asparaginase* Vincristina (0,5 mg/m^2)* Glicocorticoides Bleomicina

*Quando L-asparaginase e vincristina são administradas associadas, o grau de mielossupressão pode ser alto.

Muitos desses efeitos são leves e autolimitantes, entretanto episódios graves podem ocorrer.[7,45] Na maioria dos casos, os efeitos gastrintestinais são tardios e, como a lesão na mucosa resulta em irritação e inflamação, êmeses e diarreias ocorrem após 2 a 5 dias da administração do quimioterápico. O quadro pode variar de inapetência discreta e leve diarreia a êmeses e diarreia hemorrágica profusa.[45]

A manifestação da toxicidade gastrintestinal parece ser menos frequente nos animais que nos humanos, mas se ocorrer deve ser tratada imediatamente. Em casos graves, a interrupção temporária do tratamento pode ser necessária, pois pode resultar em desidratação grave ou mucosite grave, representando risco à vida do paciente.[9]

No Quadro 58.4 estão relacionados os quimioterápicos com alto e moderado potencial de toxicidade gastrintestinal.

Para inapetência, o uso de dietas mais palatáveis ou de estimulantes de apetite como cipro-heptadina pode ser útil.[7]

Muitos animais com manifestações leves podem ser tratados em casa, pois melhoram com a realização de jejum absoluto por um período, seguido pela administração de dieta leve e com alta concentração de fibras. Antieméticos por via oral (p. ex., metoclopramida) podem ser utilizados se a êmese for esporádica e o animal apresentar-se ativo e alerta. Medicações por via oral para diarreia, como a loperamida (0,08 mg/kg, a cada 8 h), podem ser utilizadas. Alguns animais com diarreia associada à quimioterapia podem responder ao uso de metronidazol (12 a 15 mg/kg, VO a cada 12 h, por 5 dias).[45]

Animais fracos, letárgicos, desidratados ou com sinais graves refratários devem ser hospitalizados para reposição volêmica, controle acidobásico e correção dos distúrbios eletrolíticos. Mantêm-se esses pacientes em jejum absoluto até resolução da êmese e antieméticos por via parenteral são iniciados. Animais com leve ou moderada hipopotassemia são tratados com a suplementação de potássio. Dieta leve e antieméticos por via oral são iniciados se a êmese não ocorrer mais após[45] 12 a 24 h.

Quadro 58.4 Grau de toxidade gastrintestinal dos quimioterápicos.[4]

Alta	Moderada
Cisplatina Dacarbazina Ciclofosfamida*	Carboplatina Ciclofosfamida Doxorrubicina Mitoxantrona Vincristina

*Em altas doses.

Metoclopramida pode ser iniciada por via intravenosa em infusão contínua e outras medicações podem ser adicionadas se a êmese persistir.[45] Ondansetrona (antagonista de receptor 5-hidroxitriptamina-3 [5-HT_2]) é segura e efetiva.[4,45] Para êmese refratária, butorfanol ou doses anti-inflamatórias de corticoides podem ser utilizados. Bloqueadores de histamina H_2 por via parenteral (famotidina 0,5 a 1 mg/kg, IV ou SC, a cada 12 ou 24 h) ou inibidores de bomba de prótons (pantoprazol 1 mg/kg IV, a cada 24 h) podem diminuir os riscos das êmeses persistentes como a esofagite. A ranitidina (bloqueador de histamina H_2) promove atividade pró-cinética e antiemética pela inibição da atividade da acetilcolinesterase.[45]

Se a hospitalização for necessária, o suporte geralmente será de 24 a 72 h. Após esse período, as células da mucosa gastrintestinal geralmente regeneram-se e os sinais desaparecem. Êmeses por mais de 72 h necessitam de outros métodos diagnósticos para distinguir de outras doenças.[45]

O Quadro 58.5 relaciona os antieméticos comumentemente utilizados e as doses indicadas.

Recentemente disponível no Brasil, o Maropitant® é um antagonista do receptor neuroquinina-1 (*NK-1 receptor*) e o primeiro fármaco dessa classe desenvolvido especificamente para prevenir e tratar êmeses em cães. Atua primariamente nos receptores NK-1 no centro do vômito, bloqueando tanto o estímulo central como o periférico que desencadeia a êmese, pela inibição de ligação da substância P. A substância P, membro da família de peptídios das neuroquininas, é encontrada em concentrações significativas no núcleo que compreende o centro do vômito e tem papel central como um neurotransmissor em neurônios sensoriais e também na via aferente do reflexo da êmese.[46] Maropitant® pode ser administrado tanto VO como por via parenteral, 1 vez/dia, durante 5 dias consecutivos, na dose de 2 mg/kg.[47]

Cardiotoxicidade

Cães e gatos podem demonstrar alterações histológicas com o uso da doxorrubicina, entretanto, em gatos não existem relatos de cardiotoxicidade. A toxicidade aguda (taquicardia e arritmias) pode ocorrer durante a administração do fármaco e está relacionada com a velocidade de infusão (pelo menos 15 min). Embora as arritmias sejam autolimitantes, elas podem levar ao colapso. A cardiotoxicidade crônica está relacionada com a dose cumulativa total da doxorrubicina (180 mg/m^2), causando danos ao miocárdio que resultarão em cardiomiopatia e progressão para insuficiência cardíaca congestiva. Avaliação com ecocardiograma deve ser realizada antes da administração do fármaco. O eletrocardiograma é inconsistente e um indicador ineficiente de dano precoce no coração.[7,12] Raças suscetíveis à cardiomiopatia dilatada, par-

Quadro 58.5 Antieméticos comumentemente utilizados em quimioterapia.[23]

Fármaco	Doses
Metoclopramida	0,2 a 0,5 mg/kg VO, a cada 8 h 0,2 mg/kg SC, a cada 8 h 2 mg/kg por 24 h em infusão contínua IV
Ondansetrona	0,1 a 0,5 mg/kg IV, VO, a cada 24 h/a cada 12 h
Butorfanol	0,4 mg/kg, IM, a cada 6 h

IV = intravenosa; IM = intramuscular; SC = subcutânea; VO = via oral.

ticularmente Dobermanns, parecem mais sensíveis a essa toxicidade e acompanhamento rigoroso deve ser realizado durante o tratamento.[7]

Reações de hipersensibilidade/anafilaxia

Relatadas em cães após administração de L-asparaginase, doxorrubicina, cisplatina e citarabina. Algumas hipersensibilidades são reações imunomediadas (L-asparaginase), outras por degranulação de mastócitos (doxorrubicina) e outras por ativarem vias alternativas do complemento.[12] Manifestações agudas incluem prurido, edema de face, urticária, eritema, mucosas congestas, meneios cefálicos, êmese, agitação e distrição respiratória.[45] Em gatos, essas reações são raras.[43]

O tratamento recomendado é a administração de difenidramina (3 a 4 mg/kg IM) e dexametasona (0,5 a 1 mg/kg IV). Caso o antineoplásico esteja sendo administrado IV, deve-se interromper a infusão até que os sinais tenham cessado e reiniciar a infusão mais lentamente. Pode-se pré-medicar o paciente para evitar esse tipo de toxicidade.[45]

Dermatotoxicidade

As toxicidades que podem ocorrer na pele são necrose tecidual local, alopecia e hiperpigmentação.[43]

Muitos fármacos são vesicantes e podem causar danos teciduais se extravasarem do vaso durante a aplicação (Figura 58.7). São eles:

- Actinomicina D
- Carmustina
- Dacarbazina
- Doxorrubicina
- Vimblastina
- Vincristina.[8]

Evita-se o extravasamento por:

- Adequada contenção do paciente durante infusão do quimioterápico
- Correta introdução do cateter na veia e boa fixação
- Não se ausentar durante infusão
- Interromper administração se houver suspeita de extravasamento.[8]

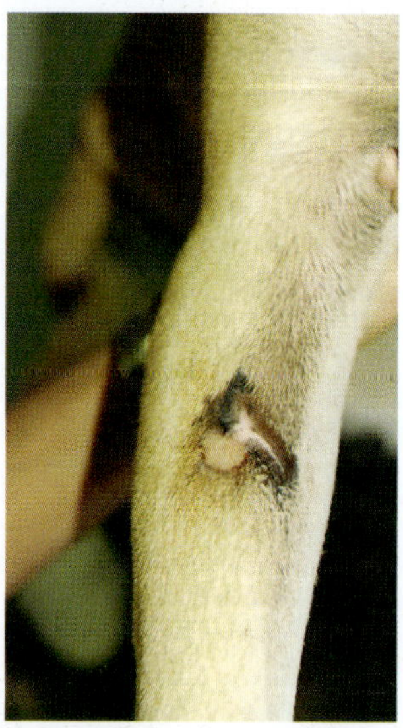

Figura 58.7 Necrose tecidual local em processo de cicatrização após extravasamento de agente antineoplásico.

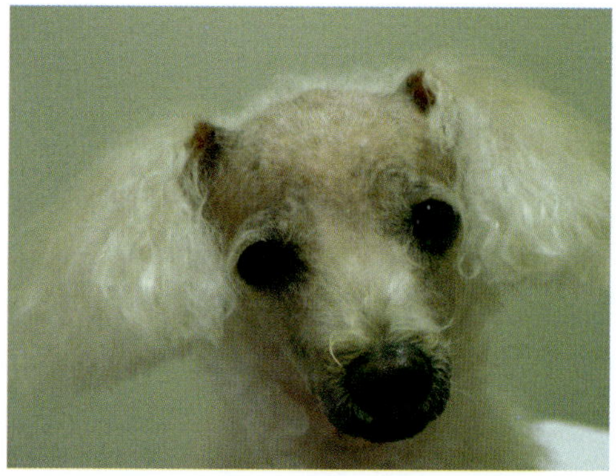

Figura 58.8 Alopecia devido a tratamento quimioterápico com doxorrubicina.

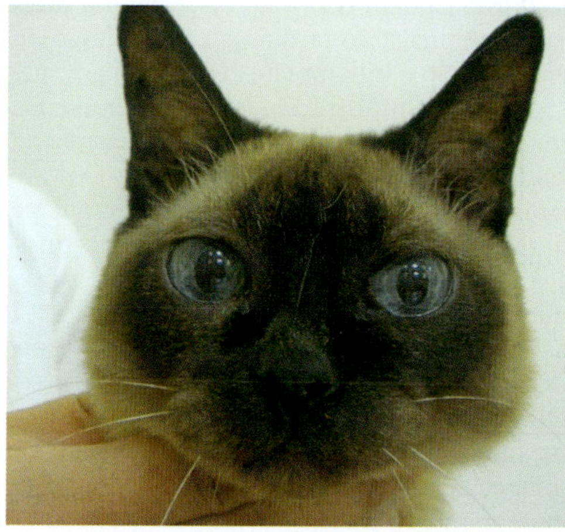

Figura 58.9 Felino com perda de algumas vibrissas durante tratamento quimioterápico.

Se algum desses antineoplásicos acidentalmente extravasar da veia, a infiltração da área com solução salina, lidocaína e corticosteroides ou a aplicação tópica de uma mistura de dimetilsulfóxido (DMSO) e corticosteroides irá diminuir a extensão do dano tecidual.[1]

A alopecia deve-se ao fato de as células basais da pele e especialmente o folículo piloso serem altamente suscetíveis à ação da quimioterapia devido a sua elevada fração de crescimento em algumas raças. Raças com crescimento contínuo do pelo, como Poodles, Terriers e Schnauzers, podem manifestar a alopecia, principalmente em terapias com uso da doxorrubicina (Figura 58.8). Em raças cuja renovação do pelo é constante, dificilmente observa-se a alopecia, mas rarefação pode ocorrer. Em gatos, geralmente o que ocorre é a perda das vibrissas (Figura 58.9). Após 1 a 3 meses do término do tratamento, o crescimento do pelo retorna ao normal.[9]

Os fármacos comumentemente envolvidos são: ciclofosfamida, doxorrubicina e fluoruracila.[43]

A hiperpigmentação é rara em cães (Figura 58.10) e extremamente rara em gatos.[43] Foi relatada com uso de doxorrubicina, ciclofosfamida, metotrexato e bleomicina.[9]

Cistite hemorrágica estéril

Está associada à administração da ciclofosfamida e ifosfamida. Os sintomas incluem estrangúria, disúria e hematúria, podendo ser graves e prolongados por várias semanas.[7]

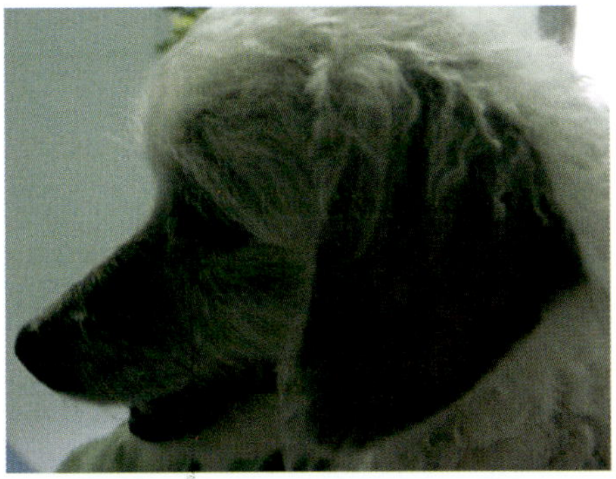

Figura 58.10 Hiperpigmentação devido a tratamento quimioterápico com ciclofosfamida.

Essa complicação pode ser evitada administrando-se o agente pela manhã, estimulando a ingestão hídrica e a micção.[1] A diurese, tanto pela administração subcutânea ou intravenosa de soro ou terapia com corticosteroides ou furosemida é outro modo de prevenção. A utilização de um agente uroprotetor (2-mercaptoetanosulfonato sódico [mesna]) é empregada em humanos sob terapia com ciclofosfamida ou ifosfamida.[48]

Para reduzir a gravidade dos sinais, anti-inflamatórios esteroides ou não esteroides podem ser utilizados.[7]

Neurotoxicidade

Devido à barreira hematencefálica e à fração de crescimento baixa das células do sistema nervoso central, elas são as menos atingidas pelos antineoplásicos.[9] A fluoruracila desencadeia reações graves no sistema nervoso central, que incluem alucinação, hiperexcitabilidade, medo e mudança de comportamento.[1] A L-asparaginase, devido ao acúmulo de amônia, também desencadeia sinais no sistema nervoso central.[9] Vincristina pode causar neuropatia periférica e constipação intestinal (atonia gastrintestinal), que é facilmente resolvida com suspensão do fármaco e uso de laxantes.[1]

Síndrome da lise tumoral aguda

Crise metabólica relatada em cães com linfoma desencadeando insuficiência renal e morte. Ocorre devido à morte celular intensa durante remissão do linfoma sob tratamento quimioterápico, liberando substâncias intracelulares (hiperuricemia, hiperpotassemia, hiperfosfatemia e azotemia).[9]

Predisposição racial aos efeitos colaterais

Algumas raças, particularmente o Collie e as raças relacionadas, apresentam alto risco de reações tóxicas a partir de quimioterápicos que dependem do transporte ativo pela bomba da glicoproteína P (P-GP), como vincristina, vimblastina e doxorrubicina. Essas raças apresentam alta frequência de mutação do alelo de resistência a múltiplos fármacos 1 (MDR1). Essa mutação diminui a excreção dos substratos do quimioterápico pela P-GP, levando a aumento de exposição ao fármaco.[45,49]

Orientação adequada do proprietário e preparo do profissional em diagnosticar e tratar os efeitos tóxicos da quimioterapia são parte importante do tratamento do câncer e isso resultará em altas taxas de sucesso no tratamento.[45]

Resistência aos antineoplásicos

A terapia antineoplásica pode tornar-se ineficiente devido ao mecanismo de resistência que as células tumorais podem desenvolver durante o tratamento. Alguns mecanismos de resistência e alguns exemplos dos fármacos envolvidos estão descritos a seguir:[6]

- Maior expressão da glicoproteína P, um transportador de fármacos e toxinas do meio intra para o extracelular (doxorrubicina, vimblastina e actinomicina D)
- Diminuição do fármaco captado (metotrexato)
- Ativação metabólica insuficiente do fármaco (fluoruracila)
- Aumento da inativação do fármaco (citarabina)
- Maior concentração da enzima-alvo do agente citotóxico (metotrexato)
- Menor demanda do substrato
- Maior utilização das vias metabólicas alternativas (agentes antimetabólitos)
- Reparo rápido das lesões ao DNA induzidas pelos antineoplásicos (agentes alquilantes)
- Atividade alterada do alvo enzimático (doxorrubicina)
- Mutação dos genes p53 ou Bcl-2, gerando alvos moleculares resistentes.

Referências

1. Hess PW. Principles of cancer chemotherapy. Vet Clin North Am. 1977, 7:21-33.
2. Helfand SC. Principles and applications of chemotherapy. Vet Clin North Am. 1990, 20:987-1013.
3. Dagli MLZ, Lucas SRR. Agentes antineoplásicos. In: Spinosa HS, Górniak SL, Bernardi MM, editores. Farmacologia aplicada à medicina veterinária. Rio de Janeiro: Guanabara Koogan; 2006. p. 668-86.
4. Barton CL. Chemotherapy. In: Boothe DM, editor. Small animal clinical pharmacology and therapeutics. Philadelphia: W. B. Saunders; 2001. p. 330-48.
5. Morrison WB. Chemotherapy. In: Morrison WB, editor. Cancer in dogs and cats – medical and surgical management. Wyoming: Teton New Media; 2002. p. 331-38.
6. Chun R, Garrett LD, Vail DM. Cancer chemotherapy. In: Withrow SJ, Vail DM, editors. Small animal clinical oncology. Missouri: Saunders Elsevier; 2007. p. 163-92.
7. Frimberger AE. Principles of chemotherapy. In: Ettinger SJ, Feldman EC, editors. Textbook of veterinary internal medicine. Missouri: Saunders Elsevier; 2005. p. 708-12.
8. Hohenhaus AE, Peaston AE, Maddison JE. Cancer chemotherapy. In: Maddison J, Page S, Church D, editors. Small animal clinical pharmacology. Philadelphia: W. B. Saunders; 2002. p. 293-326.
9. Rogers KS, Coppoc GL. Quimioterapia das doenças neoplásicas. In: Adams HR, editor. Farmacologia e terapêutica em veterinária. Rio de Janeiro: Guanabara Koogan; 2003. p. 890-905.
10. McKnight JA. Principles of chemotherapy. Clin Tech Small Anim Pract. 2003; 18:67-72.
11. Moore AS, Frimberger AE. Anticancer drugs and protocols: traditional drugs. In: Bonagura JD, Twedt DC, editors. Kirk's current veterinary therapy XIV. Missouri: Saunders Elsevier; 2009. p. 305-11.
12. Morris J, Dobson J. Treatment options. In: Morris J, Dobson J, editors. Small animal oncology. Oxford: Blackwell Science; 2001. p. 31-49.
13. Eisenhauer EA, Therasse P, Boagaerts J, Schwartz LH, Sargent D, Ford R *et al.* New response evaluation criteria in solid tumours: revised RECIST guideline (version 1.1). Eur J Cancer. 2009, 45:228-47.

14. Ogilvie GK. Chemotherapy and the surgery patient: principles and recent advances. Clin Tech Small Anim Pract. 1998, 13:22-32.
15. Cezamar M, Tamzal Y, Sersa G, Tozon N, Mir LM, Miklavcic D *et al.* Electrochemotherapy in veterinary oncology. J Vet Intern Med. 2008, 22:826-31.
16. Coppoc GL. Quimioterapia das doenças neoplásicas. In: Booth NH, McDonald LE, editores. Farmacologia e terapêutica em veterinária. Rio de Janeiro: Guanabara Koogan; 1992. p. 693-706.
17. Dobson J. Options for the use of chemotherapy in small animals – part 1 – anticancer drugs. J Vet Postgrad Clin Study – In Pract. 1998; 20:403-13.
18. Bonassa EMA. Enfermagem em terapêutica oncológica. 2ª ed. São Paulo: Atheneu; 2000.
19. MacEwen EG, Patnaik AK, Wilkins, RJ. Diagnosis and treatment of canine hematopoietic neoplasms. Vet Clin North Am. 1977; 7:105-18.
20. DeVita VT, Chu E. Principles of cancer chemotherapy. In: Chu E, DeVita VT, editors. Physicians' cancer chemotherapy drug manual 2008. Massachusetts: Jones and Bartlett Publishers; 2008. p. 1-10.
21. Chabner BA, Amrein PC, Druker BJ, Michaelson MD, Mitsiades CS, Goss PE *et al.* Agentes antineoplásicos. In: Bunton LL, Lazo JS, Parker KL. As bases farmacológicas da terapêutica. 11ª ed. Rio de Janeiro: Mc Graw Hill Interamericana do Brasil; 2007. p. 1185-263.
22. Howland RD, Mycek MJ. Farmacologia ilustrada. 3ª ed. Porto Alegre: Artmed; 2008. p. 453-84.
23. Rang HP, Dale MM, Ritter JM, Flower RJ. Rang e Dale farmacologia. 6ª ed. Rio de Janeiro: Elsevier; 2007. p. 718-35.
24. Ferreira AF. Efeitos dos inibidores da tirosinaquinase sobre a maquinaria apoptótica na leucemia mielóide crônica [dissertação]. São Paulo: Universidade de São Paulo, Faculdade de Ciências Farmacêuticas; 2007.
25. Walker UA. More about masitinib. Arthritis Research & Therapy. 2009; 11(4):120.
26. Mohammed SI, Bennett PF, Craig BA, Glickman NW, Mutsaers AJ, Snyder PW *et al.* Effects of the cyclooxygenase inhibitor, piroxicam, on tumor response, apoptosis and angiogenesis in a canine model of human invasive urinary bladder cancer. Cancer Research. 2002; 62:356-8.
27. Torres MF, Bittencourt MM, Garcette K, Santos LL, Farias ELP. Determinação do trânsito e esvaziamento gástricos em cães normais. In: V Simpósio de Ciências Médicas e Biológicas. Curitiba: Neoprinte; 1999. p. 113. (Archives of Veterinary Science).
28. Llop JC, Mateu J, Llorente A. The extravasation of cytostatic drugs: its diagnosis, evolution and treatment. Med Clin. 1993; 101:105-9.
29. Adami NP, Baptista AR, Fonseca SM, Paiva, DRS. Extravasamento de drogas antineoplásicas notificação e cuidados prestados. Revista Brasileira de Cancerologia. 2001; 47(2):143-51.
30. Powers BE, Withrow SJ, Thrall DE, Straw RC, LaRue SM, Page RL *et al.* Percent tumor necrosis as a predictor of treatment response in canine osteosarcoma. Cancer. 1991, 67:126-34.
31. Withrow SJ, Thrall DE, Straw RC, Powers BE, Wrigley RH, Larue SM *et al.* Intra-arterial cisplatina with or without radiation in limb-sparing for canine osteosarcoma. Cancer. 1993; 71:2484-90.
32. Moore AS, Kirk C, Cardona A. Intracavitary cisplatin chemotherapy experience with six dogs. J Vet Intern Med. 1991 Jul-Aug; 5:227-31.
33. Lingnau A, Miller K, Steiner U, Jentzmik F, Weikert S, Schostak M. Postoperative and adjuvant intravesical therapy of superficial bladder tumours. Aktuelle Urol. 2009 Jul.
34. Theon, Madewell BR, Moore AS, Stephens C, Krag D. Localized thermo-cisplatin therapy: a pilot study in spontaneous canine and feline tumours. International journal of hyperthermia: the official journal of European Society for Hyperthermic Oncology, North American Hyperthermia Group. 1991, 7:881-92.
35. Theon, Madewell BR, Ryu J, Castro J. Concurrent irradiation and intratumoral chemotherapy with cisplatin: a pilot study in dogs with spontaneous tumors. Int J Radiat Oncol Biol Phys. 1994; 29:1027-34.
36. Cutrera J, Torrero M, Shiomitsu K, Mauldin N, Li S. Intratumoral bleomycin and IL-12 electrochemogenetherapy for treating head and neck tumors in dogs. Methods Mol Biol. 2008; 423:319-25.
37. Frazier DL, Price SG. Use of body surface area to calculate chemotherapeutic drug dose in dogs: II. limitations imposed by pharmacokinetic factors. J Vet Intern Med. 1998; 12:272-8.
38. Rodaski S, De Nardi AB, Piekarz CH. Quimioterapia antineoplásica. In: Daleck CR, De Nardi AB, Rodaski S. Oncologia em cães e gatos. 1ª ed. São Paulo: Roca; 2009. p. 162-77.
39. Ensslin AS, Huber R, Pethran A, Rãmmelt H, Schierl R, Kulka U *et al.* Int Arch Occup Environ Health. 1997; 70(3):205-8.
40. Rekhadevi PV, Sailaja N, Chandrasekhar M, Mahboob M, Rahman MF, Grover P. Genotoxicity assessment in oncology nurses handling anti-neoplastic drugs. Mutagenesis. 2007 Nov; 22(6):395-401. Epub 2007 Sep 13.
41. Sessink PJM, Rolf ME, Ryden NS, Hazardous. Drug containment system. Hosp Pharm. 1999 Nov; 34(11):1311-7.
42. Vandenbroucke J. How to protect environment and employees against cytotoxic agents. J Oncol Pharm Pratice. 2001; 6(4):146-52.
43. Couto CG. Management of complications of cancer chemotherapy. Vet Clin North Am. 1990; 20:1037-53.
44. Ogilvie GK, Obradovich JE, Cooper MF, Walters LM, Salman MD, Boone TC. The use of recombinant canine granulocyte colony-stimulating factor to decrease myelosupression associated with the administration of mitoxantrone in the dog. J Vet Intern Med. 1992; 6:44-7.
45. Thamm DH, Vail DM. Aftershocks of cancer chemotherapy: managing adverse effects. J Am Anim Hosp Assoc. 2007; 43:1-7.
46. Vail DM, Rodabaugh HS, Conder GA, Boucher JF, Mathur S. Efficacy of injectable maropitant (Cerenia™) in a randomized clinical trial for prevention and treatment of cisplatin-induced emesis in dogs presented as veterinary patients. Vet Comp Oncol. 2007; 5:38-46.
47. Good J. Anti-emetic therapy for cancer patients. Vet Cancer Soc News. 2009; 33:11-2.
48. Charney SC, Bergman PJ, Hohenhaus AE, McKnight JA. Risk factors for sterile hemorrhagic cystitis in dogs with lymphoma receiving cyclophosphamide with or without concurrent administration of furosemide: 216 cases (1990-1996). J Am Vet Med Assoc. 2003; 222:1388-93.
49. Mealey KL, Northrup NC, Bentjen SA. Increased toxicity of P-glycoprotein-substrate chemotherapeutic agents in a dog with the MDR1 deletion mutation associated with ivermectin sensitivity. J Am Vet Med Assoc. 2003; 223:1453-5.

59 Radioterapia

Carolina Scarpa Carneiro

Introdução

Em dezembro de 1895, o físico alemão Wilhem Konrad Roentgen publicou um artigo no periódico da Bavarian Physical Medical Society no qual descrevia ter descoberto um novo tipo de raio, chamando-o de raios X. Após essa publicação, inúmeros pesquisadores iniciaram sua utilização. Em dezembro de 1898, Pierre e Marie Curie, manipulando polônio e rádio, utilizando campos magnéticos, descreveram pela primeira vez o termo "radioatividade", sobre o qual postularam que um elemento promove emissões de partículas ou ondas e que essas emissões apresentavam carga positiva, negativa ou eram neutras, ou seja, partículas alfa e beta e radiações gama, respectivamente. O casal Curie também utilizou pela primeira vez o elemento rádio para tratamento de pacientes humanos com afecções dermatológicas no hospital Saint Louis, em Paris.[1] As radiações mais utilizadas em medicina são as partículas beta e os raios gama.

Em 1906, foi postulada a primeira lei da radiossensibilidade, a lei de Bergonie-Tribondeau,[2] na qual se define que a radiossensibilidade do tecido depende da concentração de células indiferenciadas, da capacidade mitótica celular presente e do tempo levado para as células proliferarem no tecido. Logo se pode concluir que, dependendo do tipo celular e de seu comportamento biológico, teremos diferentes radiossensibilidades e que, quanto maior a proliferação de um tecido, maior será sua sensibilidade à radiação. As neoplasias, em sua maioria, apresentam altos índices de proliferação quando comparadas aos tecidos sadios, portanto maior radiossensibilidade, indicando-se, então, o fracionamento da dose total preconizada para diminuir os efeitos adversos aos tecidos sadios.[3] O intervalo entre as doses não deve permitir o crescimento da massa neoplásica e deve ser suficiente para a renovação dos tecidos sadios. As células da camada germinativa da pele e os megaloblastos são altamente sensíveis à radiação, seguidos de promielócitos, células do endotélio e células epiteliais hepáticas e renais, sendo que as células da musculatura e do sistema nervoso são as mais resistentes à radiação.[4]

Efeitos biológicos da radiação

Os efeitos esperados da radiação em neoplasias são produzidos por meio da interação entre a radiação e as moléculas biológicas. A energia depositada pela radiação ionizante rompe o DNA, moléculas ou membranas biológicas, mudando a estrutura genética molecular.[4] Essas alterações, incompatíveis com a vida e o crescimento celular, levam a célula ao processo de apoptose.

Radiólise da água

Esses efeitos podem ser produzidos pela ação direta ou indireta da radiação nos tecidos ionizados. Os efeitos indiretos da radiação são aqueles produzidos por radicais livres, altamente reativos, formados a partir da interação da radiação com partículas de água presentes no tecido (radiólise da água). Os radicais livres reagem com os tecidos biológicos causando o dano. A água age, então, como ampliadora da radiação, promovendo uma reação em cadeia de dano de membranas biológicas, sendo que o efeito causado por essa interação é responsável por 70 a 80% da lesão observada no tecido irradiado. Já a ação direta da radiação resulta do dano provocado pela interação da radiação diretamente com tecidos biológicos, ou seja, não é ampliada, sendo responsável por 20 a 30% da lesão tecidual observada. Prontamente se deduz que haver água nas neoplasias é fator importante e que deve ser levado em consideração para indicação do tratamento radioterápico.

Oxigênio

Outro fator importante para o tratamento radioterápico é se há oxigênio. Após a radiólise da água e a formação dos radicais livres, reativos e instáveis, enzimas redutoras oxidativas entram em atividade para debelar esses agentes; quando há oxigênio no tecido, esse se liga aos radicais livres formando os peróxidos de oxigênios, com atividade reacional semelhante à dos radicais livres, porém mais estáveis, produzindo o que chamamos de fixação do erro, ampliando ainda mais a ação da radiação. O fato de haver oxigênio promove ação de 2 a 3 vezes maior que em condições anaeróbicas.[5] Sabe-se que as neoplasias crescem em funções aceleradas e que, muitas vezes, o tecido neoplásico mais periférico, portanto mais distante dos vasos sanguíneos, permanece com pouco suprimento de oxigênio; para lograr essa situação preconiza-se a aplicação da radiação em doses com intervalos definidos, visando a reoxigenação celular e maior dano às células alteradas.

Isodoses

As irradiações por partículas ou por meio de raios magnéticos seguem um modelo de distribuição de energia chamado de isodose. As cartas de isodose são mapas da distribuição da dose no paciente e são função do formato e da área do campo de irradiação, da distância fonte-superfície e qualidade/tipo de radiação.[5] Pelo estudo das curvas de isodose, sabe-se qual dose está chegando a cada parte do volume irradiado, sendo que cada feixe de energia gera uma curva de isodose. Em aparelhos aceleradores lineares no tratamento de neoplasias, geralmente utilizam-se dois ou mais feixes de energia, objetivando maior dose no núcleo neoplásico e poupando os tecidos adjacentes.

Taxa de proliferação

Com o advento da medicina nuclear e dos marcadores, há neoplasias com mais ou menos indicação para o tratamento radioterápico. Neoplasias com altas expressões dos marcadores de proliferação Ki67 e PCNA são candidatas ao tratamento radioterápico,[6] ao contrário daquelas nas quais existe a mutação para o p53, com alteração do processo de apoptose.[7]

Tipos de aplicação da radioterapia

São três métodos para utilização da radiação ionizante em medicina: braquiterapia ou radioterapia intersticial, teleterapia (orto e megavoltagem) e utilização de radioisótopos (medicina nuclear). Há relatos de utilização de todos os métodos em medicina veterinária, porém a legislação e os custos dos pré-requisitos em capacitação profissional, instalações e equipamentos fazem com que muitos desses sejam realizados somente por centros de referência, como faculdades de medicina e de medicina veterinária, visando estabelecer os melhores tratamento e aprendizado da técnica, bem como em instituições de pesquisa em geral, objetivando um conhecimento mais amplo.

Braquiterapia

A braquiterapia consiste no método pelo qual são inseridas fontes emissoras de radiação diretamente no tecido neoplásico ou nas margens de sua excisão; essas podem ser permanentes ou temporárias. Os implantes temporários têm maior energia que os permanentes, sendo que eles são inseridos através de guias previamente fixadas com o paciente completamente imóvel pelo tempo necessário para a irradiação. Os implantes permanentes geralmente são emissores de partículas com baixa penetração e meia-vida curta. Após um período de sua aplicação, possibilitam ao paciente retornar à sua moradia sem que esse esteja emitindo radiação, apesar de a fonte ficar presente no paciente durante todo o resto de sua vida. Alguns implantes permanentes podem sofrer rejeição e expulsão, devendo o centro que realizou a aplicação ser avisado imediatamente para procedimentos específicos de limpeza da área afetada.

Medicina nuclear

Tem como objetivos principais diagnosticar e tratar pacientes pela utilização de materiais radioativos.[8] A medicina nuclear com utilização de radioisótopos é uma modalidade de terapia um pouco mais recente na qual se fabrica um fármaco para ação em um local específico. Adiciona-se a esse fármaco um radioisótopo emissor de radiação, formando um radiofármaco. Inicialmente os radiofármacos foram criados e utilizados visando à realização de exames de imagem, para observação de fraturas e proliferação metastática. Porém, após observações durante sua utilização e posterior modernização, ressaltou-se que, utilizando radioisótopos específicos e carregadores moleculares-alvo para células do tecido neoplásico, esses poderiam ser empregados para tratamento por irradiação. Podemos citar com êxito o tratamento com o radioisótopo ^{131}iodo (^{131}I) para ablação total do tecido tireoidiano neoplásico e o tratamento paliativo com o ^{90}estrôncio (^{90}Sr), amenizando a dor causada pelas metástases ósseas.[8]

Para o tratamento com o ^{131}I, faz-se, inicialmente, um tratamento com dieta de baixo teor de iodo, induzindo hipotiroidismo alimentar, depois é oferecida ao paciente uma solução hiperconcentrada do elemento ^{131}I e, por afinidade nata, a tireoide absorve rapidamente quase todo o iodo radioativo, sendo essa irradiada e destruída. O ^{131}I emite partículas beta e raios gama, sendo que o maior dano tecidual é promovido pelas partículas beta, e tem meia-vida de 8 dias.[9] Essa técnica vem sendo utilizada no Brasil em felinos com neoplasia de tireoide, porém os dados das pesquisas ainda não foram publicados.

O ^{90}Sr é amplamente utilizado na marcação de proliferação e lise óssea. Como apresenta metabolismo semelhante ao do cálcio, acumula-se na região óssea afetada, promovendo irradiação com ação local, por meio da emissão de partículas beta, e visualização do local afetado, por captação da irradiação provocada pela sua emissão gama.[10]

Teleterapia

O método mais utilizado e preconizado para tratamento de neoplasias por meio da radiação ionizante é a teleterapia (orto e megavoltagem). A ortovoltagem caracteriza-se por menor penetração e menor energia, 50 a 250 KeV, portanto terapia semiprofunda.[11] Utilizada para o tratamento de lesões de até 3 cm de profundidade, essa modalidade vem sendo substituída pelo tratamento de eletronterapia, com feixes de elétrons de 4 a 10 MeV, obtidos com os aceleradores lineares, tratando lesões de até 5 cm de profundidade. A megavoltagem pode ser dividida em cobaltoterapia e tratamento com os aceleradores lineares.

Cobaltoterapia

A cobaltoterapia utiliza uma fonte na qual o elemento radioativo cobalto-60 (Co-60) emite feixes de fótons sob a forma de raios γ com energia entre 1,17 e 1,33 MeV. Por ser uma fonte radioativa, sua atividade é permanente, emitindo fótons continuamente. A fonte é exposta durante o tempo do tratamento e guardada, com proteção e barreiras para raios gama por ela emitidos. Devido à sua atividade permanente, o decaimento do elemento ocorre, diminuindo sua energia com o passar do tempo e ocasionando aumento do tempo do tratamento. Preconiza-se que a fonte de Co-60 seja trocada a cada 8 anos. Por esse motivo a cobaltoterapia vem sendo pouco utilizada e substituída pela utilização dos aceleradores lineares.

Aceleradores lineares

Os aceleradores lineares são aparelhos que aumentam a velocidade dos elétrons, que ao se chocarem com o alvo metálico, produzem energia em formato de ondas, os raios X. Por produzirem ondas de alta energia, 4 a 25 MeV, promovem menor lesão superficial e em tecidos sadios. Além disso, juntamente com aparelhos de imagem, podem proporcionar melhor planejamento para irradiação do tecido neoplásico, preservando a pele e os tecidos adjacentes sadios. Podem acelerar os elétrons de maneira moderada e emiti-los para tratamento de lesões superficiais, como citado anteriormente, bem como utilizar sua máxima energia para lesões mais profundas. É necessário o emprego de um simulador que reproduzirá as condições de irradiação e fornecerá indicações de distância fonte-pele, do filtro que deverá ser utilizado, se o volume-alvo foi alcançado, se os tecidos adjacentes estão expostos e a quanta energia, bem como a isodose de referência.

Indicações da radioterapia

A radioterapia é utilizada isoladamente ou associada a outros métodos de tratamento. É indicada, principalmente, para tratamentos de neoplasias que por seu volume ou localização anatômica não sejam passíveis de tratamento cirúrgico imediato.

Paliativa

Geralmente utilizada para amenizar desconforto causado pela neoplasia, seja por infiltração, proliferação ou destruição de tecidos adjacentes. Preconizam-se o controle da dor em pacientes que apresentam neoplasias e metástases ósseas e diminuição do desconforto e dor causados pelo avançado volume neoplásico, reduzindo compressões e consequentes edemas (neoplasias intracranianas), aumentando a qualidade de vida do paciente. Também é utilizada para cicatrização de ulcerações de neoplasias em estágios avançados.[3]

▪ Curativa

O objetivo da radioterapia curativa é tratar a neoplasia ou a borda de excisão cirúrgica neoplásica, promovendo a morte de células alteradas. O volume neoplásico, a precocidade e o tipo histológico influenciam a escolha da técnica a se empregar. As neoplasias mais indicadas para esse tipo de tratamento são: sarcoma de Sticker, mastocitomas de pequeno tamanho e/ou de difícil remoção cirúrgica, épulis acantomatoso, ameloblastomas, adenocarcinomas de cavidade nasal e adenocarcinomas de glândulas perianais.[11]

▪ Adjuvante

Geralmente é associada a outros métodos de tratamento, na maior parte das vezes ao procedimento cirúrgico ou à quimioterapia. A quimioterapia pode ser utilizada com o intuito de sensibilizar as células neoplásicas para ação posterior da radioterapia. Pode ser utilizada por via venosa ou intralesional. Os fármacos comumente utilizados são bleomicina, doxorrubicina e cisplatina, sendo que a primeira pode ser usada pela via intralesional e a última é menos utilizada devido a seus efeitos colaterais.[11] Também são citados os fármacos Mustargen®, clorambucila, vimblastina e ciclofosfamida.[5]

Juntamente com o procedimento cirúrgico, a radioterapia pode ser utilizada em três períodos:

- Pré-operatório, objetivando a diminuição do volume neoplásico, atentando para a margem de irradiação e a intenção de margem cirúrgica
- Transoperatório, altas doses em pouco tempo, focando diretamente a neoplasia durante sua exposição cirúrgica, por exemplo, carcinoma vesical e de próstata
- Pós-operatório, complementando as margens cirúrgicas, sendo mais indicada em neoplasias recidivantes, como as de partes moles (hemangiopericitoma, fibro-histiocitoma maligno e fibrossarcoma) e as epiteliais (adenocarcinoma de tireoide e carcinomas epidermoide e de amígdala).

A associação da cirurgia seguida da radioterapia é a melhor opção para o tratamento de neoplasias sólidas.[6,11]

▪ Tratamento radioterápico

Para o adequado tratamento por meio da radioterapia deve-se atentar para a dose total preconizada para cada neoplasia específica. A dose total depende do volume da formação inicial e da radiossensibilidade neoplásica. O patologista informará dados importantes sobre a neoplasia, sendo que esses indicarão a sensibilidade da formação à radiação. A radiocurabilidade depende da radiossensibilidade neoplásica; da radiotolerância do local do leito neoplásico; do tamanho e da extensão tumoral; e da acessibilidade à neoplasia.[3] Coutard[6] postulou que a radioterapia é mais efetiva e mais bem tolerada quando a dose total de radiação é aplicada dividida em diversas aplicações com doses menores. Mais tarde, pôde-se explicar que o sucesso do fracionamento da dose total devia-se ao conceito chamado de 4R: reparo, reoxigenação, redistribuição e repopulação.[12]

▪ Radiossensibilidade

Como dito anteriormente, a sensibilidade celular à radiação segue a lei de Bergonie-Tribondeau. As neoplasias diferem em sensibilidade quanto à sua origem; as neoplasias do sistema hematopoético são as mais sensíveis à radiação, seguidas das epiteliais e mesenquimais, as menos sensíveis. A taxa de mitose presente no corte histológico da formação também indica se essa é sensível: quanto maior a ocorrência de mitoses, maior a proliferação e mais radiossensível é a neoplasia. Havendo necrose, este é um parâmetro que indica menor oxigenação e, então, menor sensibilidade. Além disso, neoplasias que já sofreram radiação prévia são mais resistentes à radiação.[3]

Com relação ao leito onde a neoplasia está presente, quanto maior a vascularização, maior será a tolerância à radiação. Infecção e irradiações prévias no tecido sadio perineoplásico diminuem a tolerância à radiação, aumentando os efeitos adversos.[3]

▪ Fracionamento da dose e tempo de tratamento

O tempo necessário para os processos de reparo, repopulação, reoxigenação e redistribuição celular influenciará os efeitos adversos observados nos tecidos adjacentes, bem como a eficiência do tratamento da neoplasia.[12]

A influência no reparo do dano causado pela radiação refere-se ao reparo dos tecidos sadios, evitando maiores efeitos adversos. Bem como no caso da repopulação, que também ajuda a prevenir efeitos deletérios ao leito neoplásico. Já a reoxigenação e a redistribuição são fundamentais para aumento da lesão tumoral. Com a exposição à radiação teremos morte das células mais oxigenadas e, portanto, aumento da oxigenação daquelas inicialmente em situações hipóxicas, tornando-as mais radiossensíveis.[13] No caso da redistribuição, as células em diferentes estágios da divisão celular têm maior ou menor radiossensibilidade. As fases M e final de G2 da divisão celular são as mais sensíveis à radiação, seguidas das em fase G1. As células em fase S e início de G2 são as mais resistentes, juntamente com as em G0 (não está em divisão celular). Logo, ao realizar a exposição à radiação, as células nas fases de divisão celular mais sensíveis serão lesadas e morrerão, então as que estavam nas fases mais resistentes entrarão em nova fase, tornando-se sensíveis.[14]

O tempo para irradiação total e o fracionamento da dose total são indispensáveis para o sucesso do tratamento radioterápico. Objetiva-se diminuir os efeitos adversos, aumentando a tolerância dos tecidos sadios sem que seja influenciada a ação direta na neoplasia. Os cães e gatos devem ser anestesiados para melhor posicionamento e permanência imóvel durante a exposição à radiação, obrigando fracionamento maior que nos seres humanos. Geralmente, utiliza-se um fracionamento de 2 a 3 vezes/semana, oferecendo 1 dia de intervalo entre os procedimentos anestésicos, e doses de 2 a 4 Gy por aplicação. Para doses totais que variam de 15 a 55 Gy, estipuladas para o tratamento específico de cada neoplasia e dependendo do volume tumoral, tem-se um tratamento total que dura 3, 4 ou 5 semanas. Porém existem inúmeros protocolos de fracionamento sendo aplicados, com suas vantagens e desvantagens, sendo responsabilidade do médico-veterinário a escolha do protocolo utilizado.[6]

Doses preconizadas

A dose total recomendada para cada tipo neoplásico varia com o volume, a taxa de crescimento, a aparelhagem e o protocolo. Como já citado anteriormente, são inúmeros protocolos, com suas vantagens e desvantagens, que devem ser utilizados conforme as necessidades e possibilidades.

Para neoplasias nasais, o tratamento radioterápico é indicado, promovendo tempo de sobrevida de até 2 anos. A radioterapia pode ser utilizada antes ou após o procedimento cirúrgico, sendo o segundo mais eficiente, promovendo melhores resultados. A dose total preconizada varia com o tipo histológico, variando de 15 a 45 Gy.[5]

Algumas neoplasias endócrinas, como de glândula pituitária e tireoide, são passíveis de tratamento radioterápico com boa eficiência.[9] Para o tratamento de neoplasias de tireoide utilizamos a iodoterapia com radioisótopo ^{131}I, sendo este aplicado na dose de 50 a 150 mCi.

Para o tratamento de neoplasias intracranianas a radioterapia mostra-se, por vezes, o melhor e único tratamento.[16] A dose total preconizada é de 48 Gy, sendo que se deve aplicar 4 Gy por sessão, 3 a 5 dias/semana, em um total de 3 a 4 semanas de tratamento.[17]

As neoplasias sólidas devem, sempre que possível, ser excisadas, sendo a radioterapia utilizada no leito pós-cirúrgico. No caso de volume diminuto, essas neoplasias são passíveis de tratamento por radioterapia. Podem-se citar os mastocitomas, carcinomas e sarcomas. Os mastocitomas requerem uma dose total de 35 a 40 Gy, divididos em 10 a 12 frações.[18,19] Os carcinomas espinocelulares (CEC) respondem bem ao tratamento radioterápico com doses totais de 45 Gy, porém apresentam melhores resultados os CEC de localização rostral do que os de língua e os carcinomas tonsilares.[18] Os fibrossarcomas apresentam menor radiossensibilidade e necessitam, então, de maiores doses por sessão, geralmente aparelhos de alta energia, com doses totais maiores que 45 Gy.[19]

Os linfomas são altamente sensíveis à radiação, porém, por se apresentarem geralmente de maneira não localizada, têm tratamento pela radioterapia limitado.[19] Quando localizados podem facilmente ser tratados com a radiação, em doses totais que variam de 8 a 51 Gy; dependendo da localização e volume, podem levar à cura.[19] Já os melanomas são considerados radiorresistentes, apesar de apresentarem altos graus de proliferação e indiferenciação.

As proliferações benignas também podem ser tratadas com radioterapia, porém por geralmente apresentarem baixa taxa de proliferação e alta diferenciação, são radiorresistentes, promovendo com mais facilidade efeitos adversos maléficos. Um exemplo de sucesso do tratamento radioterápico para neoplasias benignas é o tratamento do épulis. A dose total preconizada para esse tipo neoplásico varia entre 48 e 57 Gy, em frações de 2,7 a 4,2 Gy, porém devem-se utilizar aparelhos de alta energia.[19] Já se sabe que, após a aplicação do tratamento com equipamentos de ortovoltagem (baixa energia), 20% dos épulis podem sofrer transformação maligna para CEC.[18]

Efeitos adversos da radioterapia

Os efeitos adversos causados pela radioterapia podem ser precoces ou tardios. Geralmente os efeitos precoces são observados durante o tempo de tratamento e estão associados ao tecido adjacente à neoplasia que apresenta renovação rápida, o tecido epitelial. Em sua maioria, apresenta resolução após suspensão do tratamento. No tecido epitelial podemos perceber mucosites, esofagite, eritemas e dermatites exsudativas. No tórax, atenção ao tecido pulmonar altamente sensível, levando a edema pulmonar. No abdome podemos ter cistite aguda e inflamação da mucosa intestinal e retal. A medula óssea é altamente sensível à radiação, porém só é afetada quando se realizam tratamentos externos generalizados ou com administração de radiofármacos que tenham afinidade por tecido ósseo. Cuidados especiais devem ser tomados com as gônadas, já que a esterilização permanente é observada com doses acumuladas de 10 a 20 Gy.[11]

Os efeitos tardios podem ser observados até 1 ano após o tratamento e são ressaltados nos tecidos de renovação lenta, como o nervoso e o ósseo. No tórax, o pulmão pode sofrer alterações de fibrose, evoluindo para insuficiência respiratória grave. Pode ocorrer mielite por radiação, com evolução para tetraplegia e osteonecrose, originando fraturas espontâneas.

Considerações finais

A radioterapia é uma modalidade terapêutica que vem sendo cada vez mais utilizada para o tratamento de neoplasias em animais. Como vantagens de sua aplicação, observam-se a terapia localizada, promovendo menores efeitos adversos, e a "seleção" da sua ação, sendo maior o efeito em células pouco diferenciadas e com altas taxas de proliferação, agindo mais em tecidos neoplásicos do que em tecidos sadios.

Referências

1. Mould RF. History of medicine – Pierre Curie, 1859-1906. Curr Oncol. 2007; 14:74-82.
2. Bergonie J, Tribondeau L. Interpretation of some results of radiotherapy and an attempt at determining a logical technique of treatment. Radiat Res. 1959; 11:587-8.
3. Stoll BA. Radioterapia – conhecimentos gerais para médicos e estudantes de medicina. 1ª ed. São Paulo: Editora Universidade de São Paulo; 1968.
4. Gillette EL. Principles of radiation therapy. In: Theilen GH, Madewell BR, editors. Veterinary Cancer Medicine. 2nd ed. Philadelphia: Saunders; 1987.
5. Murphy WT. Physical and biological factors affecting radiation therapy. In: Murphy WT, editor. Radiation therapy. Philadelphia: Saunders; 1967. p. 1-96.
6. McNiel E. Radiation therapy. In: Dobson JM, Lascelles BDX, editors. BSAVA Manual of canine and feline oncology. 2nd ed. Gloucester: British Small Animal Veterinary Association; 2003. p. 104-14.
7. Levine AJ. p53, the cellular gatekeeper for growth and division. Cell. 1997; 88:323-31.
8. Wagner HN. Introduction. In: Wagner HN, editor. Principles of nuclear medicine. Philadelphia: Saunders; 1968. p. 1-14.
9. Herrtage ME. Endocrine disorders. In: Schaer M, editor. Clinical medicine of the dog & cat. 1st ed. London: Manson Publishing Ltd; 2003.
10. Moon NF. The skeleton. In: Wagner HN, editor. Principles of nuclear medicine. Philadelphia: Saunders; 1968. p. 703-21.
11. Magnol JP, Marchall T, Delisle F, Devauchelle P, Fournel C. Cancerologie clinique du chien. 1er ed. Saint-Étienne: Titoulet; 1998.
12. Withers HR. Lethal and sublethal cellular injury in multifraction irradiation. Eur J Cancer. 1975; 11:581-3.
13. vanPutten LM, Kallman RF. Oxygenation status of a transplantable tumor during fractionated radiation therapy. J Natl Cancer Inst. 1968; 40:441-51.
14. Tubiana M, Dutreix J, Wambersie A. Introduction to radiobiology. Philadelphia: Taylor and Francis Inc; 1990.
15. Hawkins EC. Disorders of nasal cavity. In: Nelson RW, Couto CG, editors. Small animal internal medicine. Missouri: Mosby; 2003. p. 233-4.
16. Taylor SM. Seizures. In: Nelson RW, Couto CG, editors. Small animal internal medicine. Missouri: Mosby; 2003. p. 996-9.
17. Nelson RW. Disorders of the thyroid gland. In: Nelson RW, Couto CG, editor. Small animal internal medicine. Missouri: Mosby; 2003. p. 724-8.
18. Couto CG. Selected neoplasms in dogs and cats. In: Nelson RW, Couto CG, editors. Small animal internal medicine. Missouri: Mosby; 2003. p. 1142-55.
19. LaRue SM, Gillette EL. Radiation therapy. In: Withrow SJ, Vail DM, editors. Small animal clinical oncology. Philadelphia: Saunders; 2007. p. 193-210.

60 Uso da Crioterapia em Neoplasias Cutâneas

Ronaldo Lucas, Carlos Eduardo Larsson

Introdução

O uso do frio pela medicina é muito antigo. Inicialmente utilizado de maneira empírica, teve grandes avanços nos séculos 19 e 20, embasado na evolução da física e, principalmente, pelo conhecimento que se adquiriu sobre a liquefação de gases. Pode-se utilizar o frio de duas maneiras, aparentemente paradoxais: a conservação e a destruição. O conhecimento de diferentes técnicas permite a manutenção pelo frio (criopreservação de medula óssea, sangue e gametas), enquanto a destruição de tecidos é promovida pela crionecrose. Entre estes dois polos extremos, alguns autores consideram como crioterapia a utilização de baixas temperaturas na fisioterapia para tratamento de processos mórbidos articulares e musculares.[1-3] Porém, outros autores[4] utilizam esses termos como sinônimos. A chamada moderna crioterapia evoluiu há aproximadamente 40 anos. Cooper (1963), um neurocirurgião, foi o primeiro a utilizar aparelho portátil para tal fim, dando grande impulso a essa modalidade terapêutica. É tida como uma novidade em alguns países, embora em outros, como França e países do Leste Europeu, já seja amplamente utilizada. Nos EUA, tem ressurgido após algumas décadas de abandono. Isto se deve ao surgimento de novas técnicas e equipamentos, possibilitando à crioterapia tornar-se uma importante opção no tratamento de neoplasias, benignas e malignas, de diferentes órgãos (tais como fígado, próstata, pâncreas e mamas) e sistemas (ósseo e neurológico). O grande desenvolvimento tecnológico permitiu esse maior número de indicações, além de melhores resultados com o uso dessa técnica.[5-9]

Definição

A crioterapia, também denominada crioablação, criocirurgia ou cirurgia por congelamento, é uma modalidade terapêutica na qual o congelamento é utilizado para destruir tecidos comprometidos. Etimologicamente, o prefixo *crio-* deriva do grego *kruos*, significando frio. Foi, inicialmente, conceituada, na década de 1960, como a aplicação do frio,[10] com fins terapêuticos, visando ao congelamento dos tecidos biológicos, o que acarretaria inibição fisiológica ou a destruição tecidual. Segundo outros autores,[11] seria o procedimento pelo qual haveria a destruição seletiva de tecidos quando da interposição em alternância de ciclos de congelamento e de descongelamento. Na década de 1980, Withrow[12] referiu-se a tal modalidade de terapia como sendo o uso de baixas temperaturas, induzindo a morte celular. Finalmente, ainda em termos conceituais, foi definida como a destruição *in situ* de tecidos cancerígenos pelo emprego do congelamento localizado.[13]

História da crioterapia

Esse tipo de terapia já fora referido na literatura médica que antecedeu a Era Cristã. Homero (900 a.C.) e Hipócrates (400 d.C.) descreveram os efeitos benéficos do frio no controle local de hemorragias e na diminuição de edemas no tratamento de ferimentos.[14]

No ano de 25 d.C., Cornelio Celso foi o primeiro a descrever lesões provocadas pelo frio, classificando-as desde graus leves até a gangrena. Galeno (70 d.C.) menciona a diminuição de sensibilidade dolorosa após o tratamento de lesões pelo frio, em seu manuscrito intitulado, em inglês, como *Pain as a means of diagnosis*.[15]

O frio, como agente anestésico local, já fora descrito, na literatura médica, em 1050 d.C. Esse tipo de procedimento anestésico foi estudado por físicos italianos ao longo dos séculos 16 e 17. O barão francês Dominique Jean Larrey executava amputações nos soldados do exército de Napoleão utilizando-se do frio para a diminuição da dor.[14]

O pioneiro na anestesia dita por "refrigeração" (hipotermia) foi James Arnott, que também recomendou o frio para fins terapêuticos. Usando de uma mistura de gelo e sal, que chegava a atingir temperaturas de –10°C, ele tratava uma variedade de condições mórbidas, como nevralgia, prurido e cefaleia. Em 1845, esse inglês foi também o pioneiro na aplicação de tal método no tratamento de neoplasias inoperáveis em regiões cervicais e torácicas. Na virada do século, o congelamento foi temporariamente abandonado, mas, em 1899, descreveu-se a utilização do então recentemente desenvolvido "ar líquido" no tratamento de lesões superficiais de pele e de doenças dermatológicas como o lúpus, os epiteliomas e os cancroides.[16,17]

Aproximadamente 40 anos mais tarde, Temple Fay, frustrado com os resultados nos casos de câncer inoperáveis, e, provavelmente, estimulado pelas observações de Geschichter e Copeland ("que as metástases de tumores ocorriam preferencialmente em partes quentes do corpo"), reavivou o interesse do congelamento localizado. Entre 1936 e 1940, 124 pacientes com carcinoma avançado, glioblastoma e doença de Hodgkin foram submetidos ao congelamento, localizado ou generalizado. O instrumental era improvisado, com colheres de chá soldadas frente a frente para deslizarem em craniotomias ou "instrumentais" especificamente criados para "conduzir" fluidos refrigerados. Dezenove (15,3%) pacientes morreram. Dos 124 pacientes, 119 (96%) apresentaram alívio da dor. Oito (6,5%) pacientes com metástase sobreviveram por mais de 5 anos, sendo que 1 paciente permaneceu vivo por mais um vintênio.[17]

Em 1939, no III Congresso Internacional do Câncer, Temple Fay apresentou trabalho intitulado *Observações na refrigeração prolongada de humanos*. Os congressistas alemães aparentemente adotaram as ideias de Temple e se tornaram hábeis na técnica. Com o avanço da II Guerra Mundial, os nazistas utilizaram a hipotermia, sem prévia anestesia, em prisioneiros de campos de concentração, especialmente em

Dachau. Em função disto, por muito tempo, houve natural associação da crioterapia a atrocidades, resultando em um atraso de pelo menos 15 anos na evolução do procedimento crioterápico.[15,17,18]

Paulatinamente, excelentes investigações renovaram o interesse pelo uso do frio como procedimento de terapia. Em 1950, Allington utilizou zaragatoas embebidas em nitrogênio no tratamento de doenças de pele.[17] A criocirurgia moderna iniciou-se da associação de um médico, Irving Cooper, e um engenheiro, Arnold Lee, que desenvolveram um aparelho capaz de conduzir o nitrogênio por uma sonda e propiciar o congelamento controlado de tecido cerebral com boa precisão. O princípio utilizado com o auxílio desse aparelho serviu de protótipo para inúmeros equipamentos empregados até os dias de hoje, incluindo aquele desenvolvido por Zacarian e o engenheiro Bryne (da Brymill Co.), em 1968, o primeiro comercialmente viável e que depois daria origem ao Cry-Ac®.[18] Inicialmente desenvolvido para o tratamento da síndrome de Parkinson e de outras doenças neurológicas, foi rapidamente utilizado por outros médicos para destruição de tecidos em diferentes regiões corpóreas.[14]

Entre os anos de 1961 e 1970, a criocirurgia foi utilizada em distintos tratamentos de diferentes especialidades, encontrando aplicação em ginecologia, neurologia, proctologia e ortopedia, entre outras. Também naquela década, muitos engenheiros colaboraram no desenvolvimento de equipamentos.[19] A criocirurgia é provavelmente a primeira técnica pouco invasiva para o tratamento de tecidos neoplásicos, fato que propiciou seu grande desenvolvimento na década de 1960. Entretanto, essa mesma natureza pouco invasiva criou obstáculos para o preciso controle desse procedimento, mormente quando aplicado em lesões de grandes dimensões ou em órgãos internos. Esta falta de precisão foi decisiva para o decréscimo da sua utilização e a substituição por outras técnicas na década de 1980, restringindo, novamente, o seu emprego à dermatologia e à ginecologia. Porém, na década de 1990, o avanço de modelos matemáticos e o desenvolvimento de técnicas de imagem, como ultrassonografia, tomografia computadorizada e ressonância magnética, propiciaram o "renascimento" e novas indicações para a aplicação do frio na medicina.[20-25]

Em medicina veterinária, cotejando os relatos do emprego da criocirurgia com aqueles da medicina humana, pode-se verificar que até meados deste século raros eram os trabalhos relativos ao emprego de agentes criógenos em lesões evidenciadas em animais. Pela compilação da bibliografia depara-se com o trabalho pioneiro de Openchowski que, em 1883, realizou estudos de fisiologia, utilizando-se do congelamento localizado da região do córtex cerebral de cães. Balthasar, em 1957, desenvolveu estudo semelhante em cérebros de gatos, concluindo que o frio seria um excelente método para produzir necrose tecidual, aliando a essa observação a baixa ocorrência de hemorragia.[15,17]

Na University of Washington, quando Farrell (1978) fixou um fragmento de gelo seco, sob bandagem, em cão anestesiado para satisfazer sua curiosidade quanto a um eventual controle da dor, ele observou despigmentação pilar no local. Como histologicamente os folículos continuavam intactos, esse autor propôs o termo *criocirurgia homocelular*, que ficou, *a posteriori*, internacionalmente conhecido por sua aplicabilidade na identificação de animais. Em 1975, aquele autor havia tratado, pela primeira vez, um caso de sarcoide equino com gelo seco.[16] Na década de 1970, veterinários ingleses e americanos passaram a publicar grande número de trabalhos, retratando a experiência obtida em animais de guarda e companhia.[26]

No contexto da medicina veterinária, a criocirurgia tem maiores possibilidades de emprego na dermatologia. Os presentes autores utilizaram tal técnica no tratamento de diferentes dermatopatias, mormente as neoplásicas, em carnívoros domésticos, comprovando a efetividade de tal modalidade terapêutica na clínica veterinária de pequenos animais. A técnica atualmente está difundida e vários dermatológos contam com a aparelhagem necessária para a realização do procedimento.

Mecanismos da lesão tecidual

Tanto em medicina veterinária como na humana, a crioterapia inclui-se como uma das modalidades de tratamento de doenças de cunho inflamatório, neoplásico ou degenerativo, entre outras. Doenças essas que não respondem adequadamente ou são de difícil resolução com o uso de procedimentos convencionais. O principal objetivo da terapia é destruir as células envolvidas no tecido-alvo, acarretando um mínimo de lesão no tecido dito normal.[25] Antes de se discorrer sobre indicações dessa modalidade de conduta, devem-se compreender as alterações na biologia dos tecidos orgânicos, resultantes da crionecrose, embasando-se no disposto na bibliografia especializada. Muitas teorias têm sido confrontadas na elucidação da morte tecidual provocada pela crioterapia. A primeira e a mais estudada é a lesão celular direta. A extrema temperatura provoca danos ao "maquinário" celular, levando a célula à morte. Outros mecanismos de acometimento tecidual pelo frio envolvem as alterações vasculares do tecido congelado; aventa-se a possibilidade de estimulação imunológica, propiciada pela lesão celular, revelando ao organismo antígenos-alvo intracelulares em grande quantidade. Por fim, alguns autores acreditam que o descongelamento seja mais letal que o congelamento, principalmente se for obtido lentamente.[11,27]

Crionecrose

Os eventos ocorridos na aplicação de baixas temperaturas em tecidos vivos podem ser subdivididos, segundo o tempo, em fases: (1) imediata; (2) retardada; (3) tardia.

Fase imediata

Tal fase ocorre durante o ciclo de congelamento ou imediatamente após o descongelamento. Existe a comprovação de sua ocorrência por diferentes experimentos de congelamento de células *in vitro*.[28-30] Alguns mecanismos estão envolvidos na destruição instantânea das células, e, provavelmente, ocorrem de modo simultâneo.

Desidratação e concentração de solutos

A água contida nos tecidos, especialmente a água intersticial livre, é "utilizada" para formar cristais. Tal fato produz um estado hiperosmolar que extrai água do meio intracelular e tem efeito na indução de concentração tóxica de eletrólitos que, por si só, acarreta dano irreversível. Há algumas explicações plausíveis para que tal dano ocorra: a alta concentração de eletrólitos pode causar modificações nas macromoléculas, remover lipídios das membranas celulares e/ou causar bruscas mudanças no pH, interromper a ação de enzimas e desestabilizar as membranas. Esse mecanismo é observado na periferia do congelamento (Figura 60.1 B), na transição entre o tecido congelado e o tecido normotérmico, onde a cristalização da água ocorre de maneira mais lenta.[27,28,31]

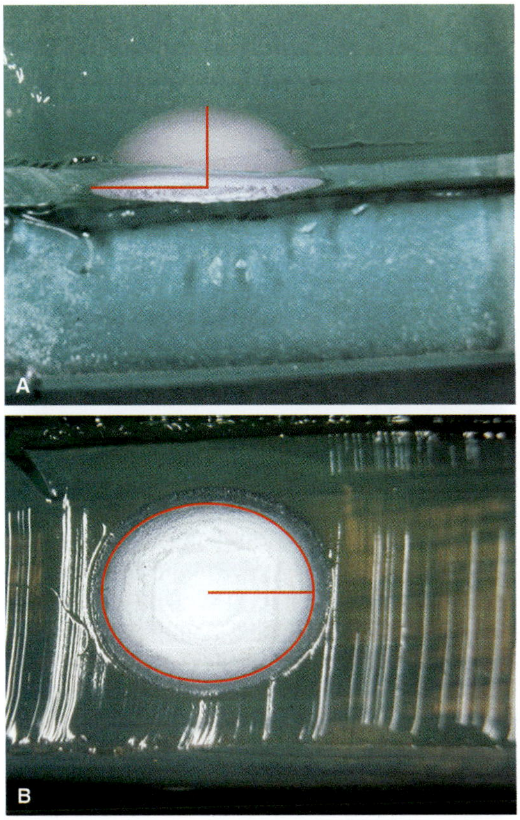

Figura 60.1 Congelamento de bloco de gelatina obtido pelo nitrogênio líquido. **A.** Região central. **B.** Região periférica. Aspecto tridimensional da calota esférica de gelo; o formato geográfico representa uma neoplasia.

Formação de cristais de gelo

A formação de cristais de gelo, intra ou extracelular, depende da velocidade com que o tecido é congelado e, sequencialmente, descongelado. O processo congelamento/descongelamento, em crioterapia, é denominado ciclo. O congelamento lento produz grandes cristais que se dispõem, principalmente, fora das células, onde serão menos letais, acarretando, porém, para que se mantenha o equilíbrio osmótico, a passagem de água do meio intracelular para o extracelular, que levará a maior concentração de eletrólitos dentro das células. À medida que a concentração desses eletrólitos aumenta, maior é a morte celular, como já referido (Figura 60.1 B).

Quando o congelamento ocorrer rapidamente, a célula não será capaz de perder água para o meio externo e formar-se-ão cristais intracelulares. Aumentando a velocidade de congelamento, haverá a probabilidade de formação de cristais intracelulares menores, podendo, eventualmente, formarem-se cristais tão pequenos que serão inócuos para as células. Se ocorrer, na sequência, descongelamento lento, os pequenos cristais, inicialmente inócuos, irão se converter em grandes cristais, muito mais deletérios para a célula. Esse processo é denominado recristalização e ocorre no ponto mais central do congelamento, quando esse é aplicado em um ponto fixo (Figura 60.1 A). Há evidências de que a lesão celular, no caso de congelamento rápido, se dê mais pela recristalização quando do descongelamento, do que propriamente pelo congelamento.[12,31] Uma vez formados os cristais intracelulares, há a ruptura de organelas e membranas que provocam a morte celular; essas alterações são denominadas choque térmico.[31-33]

Desnaturação de proteínas

O congelamento pode afetar diretamente os constituintes moleculares das células. Os complexos lipoproteicos da membrana celular são ligados por forças muito instáveis, que serão alteradas pelo congelamento, causando profundas mudanças físicas, alterando esses complexos lipoproteicos e destruindo, consequentemente, as membranas celulares. Essas alterações devem ocorrer em todas as membranas de uma célula, como as membranas mitocondriais, microssomais e nucleares. As rápidas alterações eletrolíticas que ocorrem nessas situações também têm sido incriminadas como causa de danos aos sistemas enzimáticos.[15,27,31] Estudos ultraestruturais confirmam que na primeira hora após o congelamento, observam-se ruptura da membrana celular e tumefação do retículo endoplasmático rugoso e de mitocôndrias.[15]

Fase retardada

Essa fase acarretada pela estase vascular ocorre algumas horas após o final do ciclo de congelamento/descongelamento.

Estase vascular

O seu desenvolvimento está restrito principalmente ao local de exposição ao criógeno, sendo muito estudado em lesões cutâneas causadas pela neve. A perda de circulação e a consequente anoxia celular são os principais fatores envolvidos na morte tecidual. Alguns experimentos realizados em pele de *hamsters* e em fígado de ratos demonstraram maiores alterações quando com temperaturas inferiores a –20°C. A resposta inicial do tecido refrigerado é de vasoconstrição e diminuição do fluxo sanguíneo. Com a evolução, quando do congelamento completo, a circulação cessa. Quando o tecido descongela, a aproximadamente 0°C, a circulação retorna, porém com a vasodilatação e o aumento de permeabilidade vascular, desenvolve-se o edema que perdura por cerca de 2 h. Na sequência ocorre lesão na junção endotelial, devido à destruição de suas células, à distensão vascular (provocada pelo congelamento) e, finalmente, às alterações envolvidas na reperfusão do tecido, que provocam liberação de radicais livres e ativação neutrofílica. Essas lesões endoteliais agravam o aumento da permeabilidade e o edema já presentes, além de provocarem agregação plaquetária, formação de microtrombos e interrupção da circulação em, aproximadamente, 30 a 35 min a contar do descongelamento. A perda de suprimento sanguíneo priva o tecido de qualquer possibilidade de vida, resultando em necrose uniforme, poupando apenas a periferia da região previamente congelada.[27,28] Estudos experimentais com o emprego de corantes ajudam a elucidar as alterações circulatórias. Após 3 a 4 h, no pós-congelamento, já existe edema discreto, e o corante injetado não consegue perfundir toda a área. Com 8 a 12 h, o edema já é mais acentuado e essa porção edemaciada torna-se maior. A área deficientemente perfundida é sempre menor que a área congelada.[15]

Histologicamente, todo esse processo assemelha-se a um infarto, havendo tênue linha de divisão entre o tecido normal e aquele congelado. Apenas a microcirculação é comprometida, as grandes artérias manterão sua função mesmo após o seu congelamento e esse fato tem grande relevância clínica.[12]

Fase tardia

Existe a possibilidade teórica de ocorrer, tardiamente, a denominada "fase imunológica", acarretando assim um especial interesse no tratamento de neoplasias malignas.Tal fenômeno seria devido à formação de anticorpos antineoplásicos, resultantes da crioterapia, que alteraria a constituição antigênica celular.[19,31,34]

Experimentalmente demonstrou-se que linfócitos, provenientes de soro de animais portadores de neoplasias e tratados com crioterapia, quando transfundidos em animais com blastomas semelhantes, demonstram ser muito mais citotóxicos que aqueles transfundidos a partir de sangue de animais não tratados. Essa resposta tem demonstrado ser específica para cada tipo de tecido e é estimulada pela liberação de antígenos específicos da neoformação, durante ou após o congelamento.[15]

A crioterapia pode produzir uma resposta definida e específica voltada aos tecidos neoplásicos em leporinos. Após procedimento crioterápico, detectaram-se anticorpos circulantes contra componentes da glândula prostática de coelhos. Tais anticorpos são detectados depois de decorridas 4 h do tratamento.[17] Títulos máximos desses anticorpos são evidenciados entre 7 e 10 dias. Observações clínicas comprovaram a existência de diminuição de metástases a distância, demonstrando, sem precisar o mecanismo gerador, a existência desse fato.[35,36] Outros autores puseram em dúvida tal ação decorrente do procedimento, não se obtendo aumento da resposta imunológica após a crioablação.[27] Nem todas as células de determinada área submetida à crioterapia são destruídas em um único ciclo de congelamento-descongelamento. Para que se tenha mais êxito nesses procedimentos devem-se levar em consideração alguns pontos, tais como: criógeno utilizado, equipamento e técnicas de aplicação, duração e temperatura do congelamento, relação entre os tempos de congelamento e descongelamento, número de ciclos e fatores intrínsecos ao próprio paciente.

Agentes criógenos

Os agentes criógenos são gases que podem ser convertidos em seu estado líquido e que têm a capacidade de extrair calor de tecidos vivos. Tal capacidade irá variar de acordo com o modo de aplicação e com o agente criógeno utilizado, pois distintos gazes atingem diferentes temperaturas ou pontos de ebulição.[26] Os criógenos mais frequentemente utilizados são o nitrogênio líquido e o argônio. Óxido nitroso, dióxido de carbono, freons, oxigênio e propano líquidos são criógenos que foram sendo gradativamente abandonados por induzirem temperaturas pouco agressivas ou, ainda, por seu risco quando da manipulação.

O nitrogênio líquido é, dentre os agentes criógenos, aquele mais utilizado em crioterapia, em todas as latitudes. Atinge a temperatura de –195,8°C. É incolor, inodoro, ininflamável, atóxico e inerte. Pode ser manipulado pelos médicos-veterinários ou auxiliares desses com um mínimo de precauções, que incluem: não manipular metais congelados pelo nitrogênio; não acondicionar em recipientes selados, que não sejam aqueles apropriados, e tampouco em recipientes de plástico; e, finalmente, não ter contato direto com o líquido. Deve ser acondicionado em botijões apropriados, com distintas capacidades de armazenamento (de 10 a 50 ℓ do líquido). O nitrogênio líquido é, dos criógenos, o mais barato em termos de custo. É, ainda, um criógeno extremamente potente. Tem a maior capacidade de penetração em tecidos, além de promover congelamento extremamente rápido quando cotejado, em relação a seus congêneres.[6,30,37,38]

O argônio, para o congelamento, alternado com o hélio, para o aquecimento, utilizam-se do princípio de Joule-Thompson (quando um gás passa sob pressão por um orifício pequeno e posteriormente se expande, a temperatura cai rapidamente) e têm sido utilizados mais recentemente em aparelhos de criocirurgia computadorizados, destinados à terapia de prostatopatias.[6,22,25,30]

Técnicas de preparo, aplicação e equipamento

A escolha do tipo de equipamento e do modo de aplicação está relacionada, principalmente, com o diagnóstico do quadro mórbido e do tipo lesional. Para o estabelecimento do diagnóstico e da escolha da técnica mais adequada é imprescindível que se realize a biopsia seguida de exame histopatológico. Excepcionalmente, em pacientes idosos e de alto risco, pode-se realizar a biopsia no ato crioterápico.[18,31]

Aliado ao fato de a criocirurgia com o nitrogênio líquido ser a mais difundida e aquela que tem as maiores indicações nos protocolos de terapia, em medicina veterinária e humana, as variantes no preparo do paciente e da lesão a ser tratada, os tipos de equipamentos e as técnicas de sua aplicação dispostos na bibliografia especializada estão relacionados com o nitrogênio líquido.

Preparo do paciente

Deve-se sempre utilizar prévia anestesia quando do procedimento crioterápico. Ela é executada para conter os movimentos ou o próprio animal, atenuando o desconforto, a dor e o pânico que por vezes se manifestam no momento da terapia. Dependendo da localização da lesão e da cooperação do paciente, a anestesia pode variar desde a local até aquela dita geral. Para a maioria dos chamados pequenos procedimentos basta a tranquilização química do paciente, associada, por vezes, à anestesia local. Pode-se, ainda, utilizar anestesia local com duas funções. A primeira é a de anestesiar e a segunda para promover a balonização (ou seja, injetando-se por baixo da lesão o anestésico local, este a sobrelevará), afastando-a de vasos que eventualmente estejam situados abaixo dela.[18,31,37]

Equipamentos recomendados

Para a aplicação do nitrogênio líquido pode-se, basicamente, utilizar: zaragatoa, *spray*, sondas e, menos frequentemente, derramamento direto do nitrogênio. Cada tipo de equipamento é mais apropriado para determinada lesão, porém há lesões que podem ser tratadas por mais de um equipamento, em função de preferência pessoal e da experiência do profissional veterinário; entre os autores destes capítulo, Lucas utiliza o Cry-Ac® da Brymill Co. e os seus acessórios. A escolha dos acessórios e técnicas será determinada principalmente pela semiologia, considerando-se o tipo lesional e a doença associada.

Zaragatoa | Formações sólidas

Procedimento mais simples e menos oneroso. Essa deve ser imersa no criógeno, sendo aplicada, a seguir, direta, e imediatamente após, sobre a lesão, que, por sua vez, deve ter diâmetro igual àquele da superfície com a qual entrará em contato.

Deve-se aplicar a haste de algodão verticalmente à lesão.[35] O parâmetro a ser adotado, em termos de finalização do procedimento, é a observação da formação de halo branco de congelamento, ao redor da lesão. Lesões de tamanho reduzido necessitam de menor tempo de congelamento comparativamente às lesões maiores. Pode-se necessitar de várias repetições do procedimento para a obtenção do resultado ansiado.[26,38] Não há necessidade de equipamento, apenas um receptáculo para armazenamento do nitrogênio. Indicado para formações sólidas de pequeno diâmetro, como pápulas, vegetações e verrucosidades, de menos de 0,5 cm de diâmetro.

Spray aberto | Alterações de espessura e perdas teciduais

É o procedimento mais difundido. Baseia-se no princípio de volatilização do nitrogênio líquido que, quando confinado em recipiente fechado, tende a buscar a abertura existente. A pressão será inversamente proporcional ao diâmetro do orifício de saída. Na dependência do diâmetro das ponteiras, padronizados por cada fabricante, o nitrogênio será expelido em uma mistura de líquido-vapor que pode variar na proporção de 15 a 85% de líquido e de 85 a 15% de vapor, sendo que a maior quantidade de líquido retrata maior potência do equipamento.[39] A velocidade de saída do nitrogênio é controlada por um gatilho, constituinte do aparelho. É possível, com esse método, tratar lesões planas ou em relevo. Não há necessidade de aplicação em um único ponto, embora a aplicação no ponto médio da lesão seja a mais utilizada, o autor prefere essas ponteiras para o tratamento de alterações de espessura como hiperqueratose (Figura 60.2) ou perdas teciduais como exulcerações e úlceras (Figura 60.3).

A escolha da ponta, com seu respectivo orifício, varia de acordo com o tamanho da lesão, sendo que quanto maior a lesão, maior deve ser o orifício; no caso do Cry-Ac®, as ponteiras são escolhidas como mostra a Figura 60.4.

Por vezes, para se manter o halo de congelamento desejado é necessário que o jato seja intermitente, até que se atinja o tempo previsto. Com o *spray* há a possibilidade de tratamento de lesões lineares, nas quais se faz um movimento de vaivém (também conhecido como "método do pincel"), ou de lesões geográficas nas quais se aplica de modo circular ou em movimentos em espiral. A desvantagem do *spray*[40] é o risco de insuflação do subcutâneo, quando utilizado em úlceras ou fístulas. Seu emprego inclui-se no chamado sistema aberto, quando o jato é direcionado para a lesão, sem nenhum aparato para contê-lo ou limitá-lo.

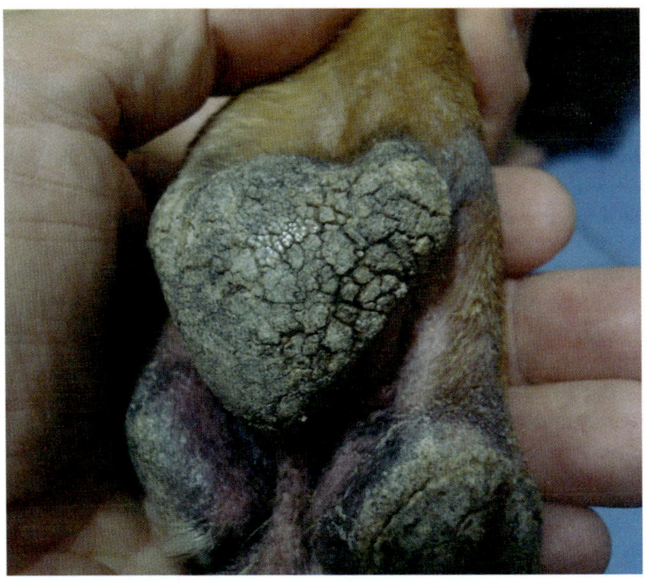

Figura 60.2 Hiperqueratose de coxins, em cão com hiperqueratose nasodigital idiopática.

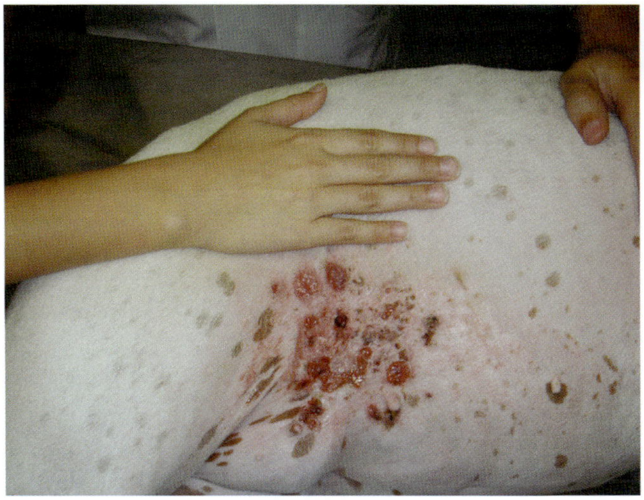

Figura 60.3 Eritema, hiperqueratose, exulcerações e úlceras em cadela com queratose aquitínica e carcinoma espinocelular.

Spray contido | Formações sólidas

O *spray* contido (*cryochamber* – Brymill Co.) é um cilindro metálico que conduz o nitrogênio até o tecido a ser congelado, devendo ser pressionado contra esse tecido de maneira que não haja extravasamento, acarretando congelamento desnecessário de tecido subjacente. Há diferentes tamanhos deste tipo de *spray* (Figura 60.5), e deve-se optar por aquele que for pouco maior que o tecido a ser congelado. Essa técnica é ideal para lesões papulares, nodulares ou em goma, que podem representar etiologicamente neoplasias, granulomas ou micoses profundas. Pode também ser utilizada nas

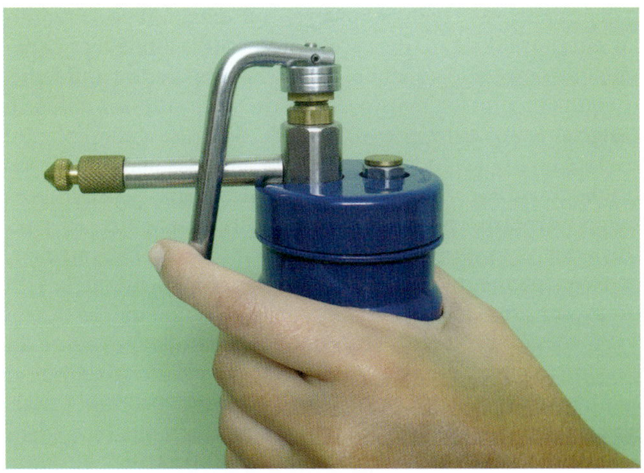

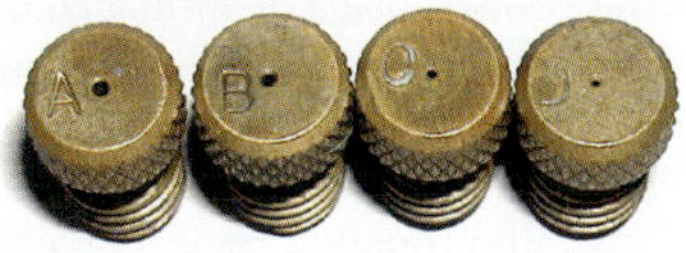

Figura 60.4 Detalhe das ponteiras de *spray* aberto do Cry-Ac® e diâmetro das lesões nas quais devem ser utilizadas. Todas as ponteiras se encaixam na extremidade do aparelho.

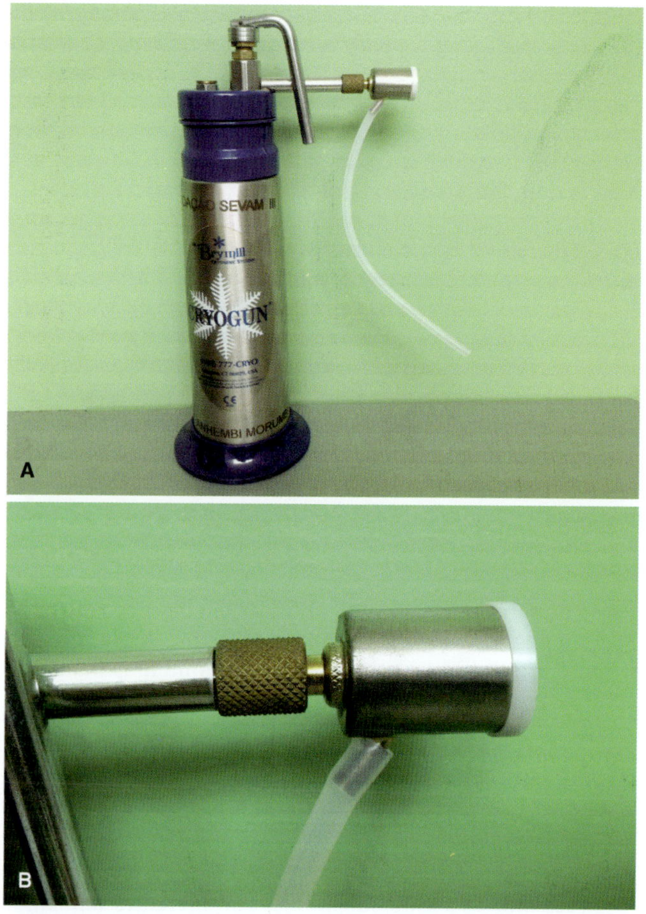

Figura 60.5 A. Aparelho de criocirurgia (Cry-Ac®). **B.** Detalhe do *spray* contido (*cryochamber* – Brymill Co.), instalado na extremidade do aparelho, no mesmo encaixe das ponteiras abertas.

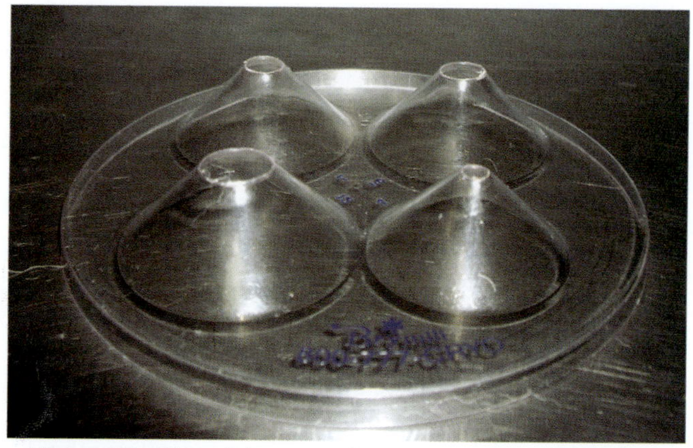

Figura 60.6 Placa de limitação de *spray* (*cryoplate* – Brymill Co.).

vegetações e verrucosidades, compensando a superfície irregular das lesões, o que no caso do *spray* aberto pode provocar o congelamento irregular, uma vez que o líquido pode repontar em outra direção. Esse acessório permite ainda a crioadesão, que será obtida quando, ainda em temperatura ambiente, o equipamento for aposto ao tecido, iniciando-se, então, o congelamento deste; por volta de 0°C ocorrerá a adesão entre o aparelho e o tecido que se está tratando. Essa manobra é realizada quando se depara com lesões localizadas sobre importantes estruturas (p. ex., globo ocular e vasos sanguíneos), para tracionar o tecido, afastando-o, assim, de tais estruturas e, consequentemente, lesando apenas a área de tecido-alvo, sem promover crionecroses desnecessárias. Quando não se deseja a crioadesão, primeiro se congela o equipamento distante do paciente; somente após obter-se esse congelamento é que o aparelho terá contato com o tecido a ser tratado; vale ressaltar que se esse tecido apresentar-se com sangramento, poderá haver certo grau de adesão.

Há um acessório que combina em parte as duas técnicas de *spray* (aberto e contido), é a placa de limitação de *spray* (*cryoplate* – Brymill Co.); essa placa de acrílico transparente apresenta quatro orifícios de diferentes diâmetros (Figura 60.6). É ideal para iniciantes na modalidade, pois compensa a distância errada do aparelho (quando houver) e impede o extravasamento de nitrogênio em lesões irregulares; na opinião de Lucas, é ideal para o tratamento de múltiplas lesões. Além disso, essa placa, por ser transparente, possibilita a visualização do congelamento simultaneamente ao procedimento.

Sondas fechadas | Formações sólidas

Essas são feitas de metal, excelentes condutores térmicos, por dentro das quais circula o nitrogênio líquido, congelando a extremidade da sonda que entrará em contato com a lesão. É tido como o meio mais seguro de aplicação do nitrogênio, porém é menos eficaz que o *spray*.[18] Podem ter superfície plana, arredondada, convexa e até pontiaguda. A superfície de contato entre a sonda e a lesão será mais efetiva quando se exercer compressão e, também, quando gel for aplicado previamente na lesão.[30] Igualmente ao *spray* contido, permite a crioadesão. Destaque-se que a crioadesão e técnicas a ela ligadas devem ser realizadas quando o profissional já tem certa experiência com o procedimento, pois uma vez feita a crioadesão, esta somente cessará quando ocorrer o descongelamento. Na opinião de Lucas, esse método é o menos utilizado, por ser menos letal e demandar maior tempo de congelamento, contrapondo-se a uma das vantagens da técnica.

Derramamento direto do criógeno | Formações sólidas

A aplicação direta do nitrogênio em lesões ou neoformações é esporadicamente utilizada. Há, porém, o risco de disseminação do criógeno, podendo este lesar grandes áreas de tecidos até então sãos. Deve, portanto, ser usado com muito critério e em continentes que praticamente tenham o mesmo diâmetro da lesão. Pode-se usar o papel-filme de policloreto de vinila, impedindo-se assim que o nitrogênio líquido se disperse. Independentemente do modo de se proceder à crioterapia, quando se evidenciam lesões de grandes dimensões, recomenda-se prévia exérese da maior quantidade de tecido lesado possível ou a plena retirada da lesão pela sua base, denominada barbírese (*shaving*). Com isso haverá menor quantidade de tecido a ser congelado, superfície mais homogênea e menor tempo requerido para o congelamento.[11,16,37] Na opinião de Lucas, essa técnica somente deverá ser utilizada por profissionais com experiência nela, e exclusivamente para o tratamento de lesões com mais de 5 cm de diâmetro. Além disso, haverá maior possibilidade de falhas, uma vez que o procedimento não é indicado para lesões de grandes dimensões. Costuma-se adotar essa técnica em carcinomas de cães de pelo branco e grande porte como Dogo Argentino, Pit Bull, Boxer e Bull Terrier, entre outros.

▪ Temperatura e tempo do procedimento

À temperatura de no mínimo –20°C, por pelo menos 1 min, todos os tecidos vivos hígidos sofrem crionecrose. Porém, quanto mais longo for o período do congelamento e quanto mais baixa for a temperatura, maior será a extensão da área necrosada. Deve-se levar em consideração que se desejam temperaturas mais baixas, em regiões onde não existam estruturas importantes próximas à lesão que se pretende congelar. A temperatura ideal a ser alcançada é de pelo menos –25°C para que se obtenha crionecrose adequada.[11] Todavia, é muito difícil precisar uma única temperatura como aquela ideal, já que o congelamento se dá em distintas temperaturas de acordo com o tecido considerado, mormente em função do teor hídrico. Assim, os osteócitos são destruídos a uma temperatura de 0°C; células do epitélio tegumentar e das glândulas de mucosas são destruídas a –10°C; e, finalmente, os melanócitos são destruídos em uma faixa térmica de –3° a –14°C. Já a temperatura requerida para a necrose de células de carcinomas espinocelulares gira em torno de –30°C;[15] considera-se que a temperatura de –50°C seja a ideal para tratamento de neoplasias malignas.[40] Trabalhos executados com congelamento, em caráter experimental, de fígado de animais e de culturas celulares *in vitro* têm demonstrado que células neoplásicas de distintas origens têm sua destruição completada entre –38°C e –40°C.[22,30] Todos os autores consultados afirmaram, em consenso, que temperaturas abaixo de –60°C não propiciariam aumento no dano celular. Como regra geral preconiza-se o congelamento a –25°C para lesões não neoplásicas e neoplásicas benignas e a –45°C para neoplasias malignas.

A mensuração da temperatura pode ser feita com agulhas termossensíveis ligadas a um pirômetro. Duas agulhas devem ser colocadas: a primeira delas superficialmente na transição, entre o tecido alterado e o normal; a outra, no ponto mais profundo da lesão, novamente, entre tecido neoplásico e o dito normal. Há, contudo, desvantagens quando do uso dessas agulhas, tais como: custo, características anatômicas de algumas regiões que impediriam sua utilização, indeterminação de qual região da agulha transmite a informação para o sensor e se, realmente, é possível colocá-la no ponto mais profundo da lesão, uma vez que esse ponto nem sempre é fácil de estimar.[14] Lucas e muitos outros não recomendam o uso de agulhas termossensíveis; mais recentemente tornou-se possível o acompanhamento da temperatura sem técnicas invasivas, utilizando-se *laser*, que é azul, muda a vermelho quando o tecido atinge 0° e muda novamente a verde quando atinge a temperatura pré-programada no aparelho (Cry-Ac® Tracker Cam™ – Brymill Co); o preço do equipamento dessa última técnica pode ser impeditivo; deve-se ressaltar que Lucas não se adaptou ao aparelho que se posiciona em distância distinta daquela dos equipamentos convencionais, necessitando de mudança de condutas.

Ciclos de congelamento-descongelamento

Quanto mais rápido for o congelamento, mais intenso será o grau de crionecrose, e quanto mais lento for o descongelamento, por sua vez, maior será a morte celular. Já um congelamento lento seguido de descongelamento rápido irá reduzir a crionecrose. Se houver descongelamento lento, não haverá possibilidade de restabelecimento do equilíbrio entre os meios intra e extracelular. Baseando-se nesses dados, pode-se, em caso de congelamento acidental de tecidos hígidos, provocar descongelamento rápido, impedindo ou até diminuindo a destruição tecidual indesejada. Saxe e McDonald[41] conceituaram como congelamento rápido e descongelamento lento, respectivamente, aqueles com rebaixamento térmico de –10°C/min e aumento da temperatura oscilando entre 1 e 10°C/min. Já outro autor considerou o descongelamento como lento quando os tecidos previamente congelados descongelam de modo natural em recinto à temperatura ambiente, sem qualquer artifício que possa aquecê-los. Para outros autores ainda,[28] a velocidade de congelamento varia em um mesmo procedimento, pois a região que está mais próxima da fonte criógena pode ter variações de aproximadamente –50°C/min, enquanto o tecido a congelar que esteja próximo à periferia perderá a temperatura de maneira mais lenta. Não há, portanto, uma opinião consensual dos autores sobre o que são congelamentos rápido, moderadamente rápido e extremamente rápido. Na prática, quando o nitrogênio líquido é utilizado, o congelamento propiciado por esse criógeno é considerado rápido.

O tempo que o tecido deve manter-se congelado é igualmente discutido por vários autores. Pode variar de 30 s a 20 min. Quando os procedimentos estão relacionados com tratamentos de dermatopatias neoplásicas, hiperplásicas e degenerativas, raramente os tempos ultrapassam 90 s.[35,37,40] Como regra prática, sugere-se que em uma lesão que deva ser congelada por 60 s, o tempo pode ser dividido da seguinte maneira:

- 10 a 15 s para se atingir o halo desejado
- Nos 45 a 50 s restantes, manter o halo de congelamento.

Da mesma maneira, para se determinar o tempo de descongelamento total (TDT) ideal, sugere-se que este deve ser igual ou maior a duas vezes o tempo de congelamento total (TCT):[34,35,42]

$$TDT = \pm 2 \times TCT$$

Número de aplicações

Dois ciclos de congelamento-descongelamento se fazem necessários para que se obtenha maior taxa de morte celular, pois há maior condutividade térmica em tecidos previamente congelados. Ocorre sempre aumento no TDT necessário para aqueles tecidos submetidos a mais de um ciclo, por haver maior quantidade de água disponível proveniente das células destruídas no primeiro ciclo. Ainda, pelo fato de haver maior condutividade, haverá maior congelamento das células localizadas na periferia da lesão.[11,28,43] Além disso, Podkonjak[17] afirmou que um segundo ciclo é bem mais letal para as células, o que pode ser muito benéfico em caso de tratamento de neoplasias malignas. Portanto, para se destruir um tecido por meio da crioterapia, deve-se submetê-lo a mais de um ciclo de congelamento e descongelamento, aumentando assim a possibilidade de êxito.[15] Comprovou-se que uma suspensão de células neoplásicas inoculadas em camundongos, após ser submetida a um ciclo de congelamento-descongelamento, era capaz de induzir neoplasias em 34% dos animais, contrariamente ao que fora observado quando da inoculação do material submetido a três ciclos, já que, nesse último caso, não houve indução de blastoma.[15]

Como regra geral preconiza-se: em casos nos quais haja a possibilidade de realização de crioterapia sem o risco de perda de estruturas vitais ou, ainda, em neoplasias malignas, devem-se realizar dois ou três ciclos de congelamento-descongelamento, sendo que, em lesões benignas, realizam-se tão somente dois ciclos. Recomenda-se, que se evite o uso de um único ciclo, pois esse procedimento diminui em muito a taxa de morte celular. Um autor[32] é enfático ao afirmar que existem poucas diferenças, no que se refere à morte celular, quando se utilizam mais de três ciclos. A maioria dos autores utiliza dois ciclos, tanto em lesões benignas como em malignas. Lucas utiliza dois ciclos para lesões não neoplásicas e neoplásicas benignas e três ciclos para lesões neoplásicas malignas.

Indicações

Face ao seu caráter destrutivo, a crioterapia tem sido utilizada para o tratamento de diferentes enfermidades de sistemas ou órgãos. Historicamente, há maior indicação no sistema tegumentar, devido à grande facilidade de aplicação por equipamentos e métodos simples. Indica-se o procedimento para mais de 60 tipos de lesões dermatológicas.[35,38,44] No contexto da medicina veterinária a crioterapia, igualmente, tem maiores possibilidades de emprego na dermatologia. Sobre esse fato, verificado em todas as latitudes, vários são os trabalhos enfocando a terapia pelo frio em quadros de dermatoviroses granulomas, piodermites, hiperplasias e cistos, fístulas, flogoses e neoplasias benignas ou malignas.[11,14,19,26,28,37,43]

Dentre os autores avaliados, destacam-se os trabalhos pioneiros[37,44] em território nacional que aplicaram a técnica em vários tipos de neoplasias, revelando satisfatórios índices de cura ou controle.

Os animais tratados com êxito nesse estudo de Lucas e Larsson apresentavam:

- Papilomatose viral
- Epitelioma sebáceo
- Pilomatrixoma
- Fibro-histiocitoma benigno
- Fibro-histiocitoma maligno
- Fibromixoma
- Fibropapiloma
- Melanocitoma
- Adenoma
- Cistos sebáceos.

Esses mesmos autores[44,45] conseguiram resultados satisfatórios em carcinoma espinocelular, hiperplasia sebácea, histiocitoma, fibro-histiocitoma, fibrossarcoma, tricoepitelioma, adenocarcinoma, carcinoma basocelular, fibroma, hemangioma e hemangiossarcoma.

Quando se enfocam os resultados da crioterapia de adenomas de glândulas perianais, na literatura especializada não há um percentual de cura definido, e o êxito varia de 4 a 100%. Lucas e Larsson obtiveram 67% de êxito. Apesar da existência da indicação da crioterapia no tratamento de mastocitomas por vários autores, poucos são aqueles que realmente apresentam resultados quantitativos; dentre esses citamos um autor[46] que obteve 50% de cura em dois casos tratados e outro,[28] com 100% de cura em quatro cães tratados. No entanto, outros autores não obtiveram êxito no tratamento de dois cães com mastocitoma pela crioterapia. Na opinião de Lucas, as mais recentes indicações de margem de segurança contraindicam a realização de crioterapia nessa neoplasia.

Outro destaque deve ser dado para o tratamento de carcinoma espinocelular em felinos, talvez uma das maiores indicações do procedimento. Um autor[14] relatou índice relativo de sucesso de 75% em casos de carcinoma espinocelular criotratado de gatos, enquanto outros dois autores relataram índices de 63% e 83% de êxito.[45,47]

Variantes teciduais

Devem-se levar em consideração, antes de se iniciar o procedimento crioterápico, algumas variantes que podem influenciar a decisão da técnica de aplicação, tais como:

- Tipo celular predominante
- Suprimento sanguíneo
- Localização anatômica da lesão.

Tipo celular predominante

Tecidos com grande quantidade de água são mais suscetíveis ao frio que aqueles com menores teores (tendões e ossos). Cada tipo de célula tem determinada capacidade de resposta ao frio.[15] Os melanócitos são muito sensíveis a curtos períodos de congelamento com nitrogênio líquido; isso resulta em prolongadas alterações na cor da pele. Essas células são as mais sensíveis ao frio, seguidas, em ordem decrescente de sensibilidade, por aquelas de tecidos com alta celularidade, por células epiteliais, do estroma fibroso, das grandes artérias, dos nervos, de cartilagens e do tecido ósseo. Sabe-se, ainda, que os tecidos neoplásicos apresentam muito mais água que os somáticos, ditos normais.[31] Na prática, pode-se, com exceção do ósseo, considerar que tecidos vivos de animais têm propriedades térmicas constantes.[11] Quando células de tecido conjuntivo, rico em fibras colágenas, são submetidas à crioterapia, pode-se observar que essas permanecem quase inalteradas, propiciando boa cicatrização e manutenção da arquitetura da região sob tratamento. Tal fato leva à indicação do procedimento crioterápico naquelas regiões em que outras condutas poderiam provocar estenose (p. ex., ânus e meato acústico). Não está, contudo, totalmente esclarecido quais seriam os danos sofridos pelo colágeno durante o congelamento. Porém, pelos conhecimentos atuais, esses parecem ser menores que aqueles provocados por queimadura. A recuperação dos nervos submetidos ao congelamento tem sido objeto de inúmeros estudos.[15] Quando congelados, a condução nervosa foi totalmente interrompida, porém, após 100 dias, houve total normalização da função. Esse fato propicia a aplicação do nitrogênio em lesões localizadas em proximidade a plexos de inervação, sem causar danos definitivos.

A crioterapia é, frequentemente, acompanhada por sensação de queimadura. Destarte, se uma mesma área for submetida à crioterapia, após alguns dias, observar-se-á pouca ou mesmo nenhuma sensação de ardência. Experimentos realizados[15,35] comprovaram que, ao se submeterem pacientes humanos à crioterapia, as sensibilidades dolorosa, tátil e térmica seriam diminuídas ou mesmo inexistiriam, e a recuperação total destas sensações se daria após 1 a 5 anos.

Suprimento sanguíneo

Já é sabido, há muito tempo, que o sucesso do procedimento crioterápico é maior quando há congelamento rápido sucedido pelo descongelamento lento; sendo assim, regiões ou neoplasias que tenham grande aporte sanguíneo e que se localizem próximo aos grandes vasos apresentam congelamento mais lento e descongelamento muito mais rápido. Frente a tal consideração, devem-se aplicar torniquetes nessas regiões para que se tenha maior êxito no procedimento. Substâncias vasoconstritoras, a exemplo da epinefrina, ou a prévia balonização também podem ser utilizadas. Em casos extremos, pode-se recorrer à ligadura dos vasos envolvidos no aporte sanguíneo da neoplasia. Lucas, quando realiza procedimentos em membros, aplica garrotes proximais à lesão para aumentar a efetividade do procedimento.

▪ Localização anatômica das lesões

A crioterapia possibilita o tratamento de lesões dificilmente tratáveis pelas técnicas clássicas de cirurgia, mas deve-se ressaltar que, como já referido, lesões próximas a estruturas nervosas podem provocar a anestesia transitória por muito tempo; no caso de lesões próximas a ossos, esses podem ficar predispostos a fraturas por 12 meses. Raramente ocorrerá estenose anal em neoplasias que envolvam menos de 180°; tratamentos sobre grandes vasos não oferecem riscos, pois pelo grande fluxo sanguíneo e pela estrutura das suas paredes, esses são conhecidamente resistentes ao congelamento. Por fim, em terapias de pálpebras, o globo ocular, por ser muito rico em água, congela facilmente; sendo assim, Lucas recomenda o uso de colheres plásticas para proteção. Em todas as situações a crioadesão é desejável, para que os riscos sejam minimizados.

▪ Limites e margem de segurança

Após todas essas considerações, deve-se abordar a formação da chamada "calota esférica de gelo", que é obtida quando da realização da criocirurgia.

A maioria dos autores considera que o congelamento, por meio do *spray*, seja o método mais rápido, mais destrutivo e letal para o tecido-alvo, além de ser considerado aquele que atinge a maior profundidade, durante o procedimento criocirúrgico.[26,28,35] Esses referem que o raio da circunferência criada com o congelamento pelo *spray* é a exata medida da profundidade atingida, formando uma hemiesfera perfeita. Já Marques[15] deduziu uma fórmula (para sondas fechadas) que considera que a profundidade do congelamento é igual a 1,3 multiplicado pela medida que ultrapassa a borda da sonda fechada utilizada para o congelamento, relatando, ainda, que as medidas seriam similares quando do uso do *spray*. Por fim, segundo Gage e Baust,[28] a profundidade de congelamento no emprego da sonda é aproximadamente igual à medida do halo que ultrapassa a sonda. Comparando-se essas assertivas, em uma lesão de 10 mm de diâmetro, congelada por uma sonda de 1 cm de diâmetro, que oferece um congelamento de 12 mm de diâmetro (2 mm além da sonda), as medidas de profundidade variariam de 2 a 6 mm, medidas muito controversas, mormente se o tratamento for dirigido a uma neoplasia.

Deve-se ressaltar que o halo de congelamento formado tem, em sua periferia, a temperatura de 0°C, e que essa temperatura não é suficiente para acarretar a morte celular. Ao se empregarem sondas fechadas, a temperatura mais baixa estará limitada à área de contato direto com a sonda, sendo que, quanto mais afastada estiver a região congelada da sonda, mais elevada será a temperatura (até um limite de 0°C na periferia). Assim sendo, na realidade, tão somente dois terços do tecido envolvido no congelamento (visualizado através do halo ou palpado como uma calota esférica de gelo) serão destruídos ou, segundo um autor, 70 a 80% do tecido congelado serão destruídos. Com base nessas assertivas, há autores que determinaram que as medidas do halo devem ultrapassar a lesão para que se tenha o êxito esperado. Tais medidas variam de 3 a 5 mm, em lesões benignas ou superficiais, e de 5 a 10 mm, em lesões malignas ou profundas, e são denominadas margem de segurança.[12,35,38,40,42]

Destaque-se, portanto, que o método visual para a análise da profundidade de congelamento pode acarretar uma série de dúvidas. Existem, para tal avaliação, outros métodos, tais como a palpação que, além do halo, avaliará a profundidade. Lucas e Larsson demonstraram a exata propagação do congelamento de tecido cutâneo, acompanhando o procedimento crioterápico por tomografia computadorizada (Figura 60.7). Com isso criaram-se correlações (Quadro 60.1) entre a profundidade que se quer necrosar e o diâmetro que se deve congelar para que se obtenha tal destruição tecidual, comparando-se e analisando-se a necrose obtida (Figura 60.8) por diferentes técnicas (sonda fechada, *spray* e derramamento). Com essas fórmulas matemáticas, é possível a determinação prévia de quanto de tecido o veterinário pretende destruir em profundidade, a partir do halo de congelamento que provocará na superfície. Quando se considera o volume, 77 a 84% do tecido congelado evoluirão a necrose, proporcionando ao médico-veterinário que estime a técnica utilizada.[48] Finalmente, na superfície, onde o congelamento pode ser acompanhado visualmente, sabe-se que a proporção entre o diâmetro de necrose corresponde a 88,7 a 93,5% do diâmetro congelado.[48,49] Incorporando-se as três correlações, antes de se iniciar um protocolo de crioterapia, o clínico poderá determinar qual medida seria a mais importante ou que, predominantemente, deveria ser priorizada na destruição tecidual: se a medida superficial da lesão ou a profundidade, pois a escolha do modo de aplicação do frio deve variar conforme a apresentação morfométrica e topográfica da lesão. Pouco frequentemente, essas se apresentarão com contornos regulares e circulares como pápulas e nódulos. Em alguns trabalhos, já houve

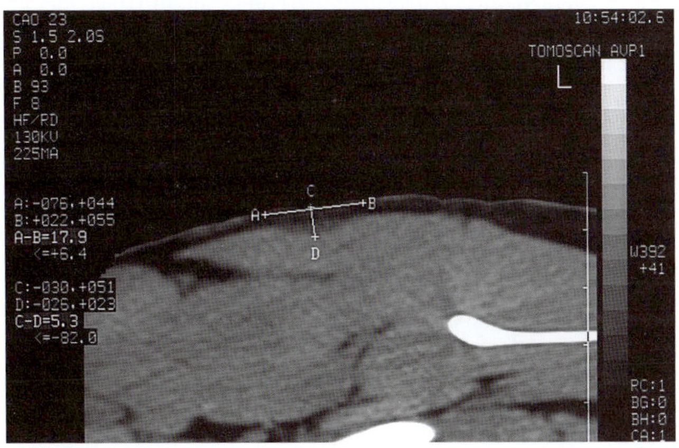

Figura 60.7 Tomografia de membro torácico de cão submetido a crioterapia pelo método do *spray*, evidenciando a calota esférica de gelo e suas mensurações de diâmetro (AB) e profundidade (CD).

Quadro 60.1 Fórmulas de obtenção do halo de congelamento necessário, a partir da profundidade de necrose pretendida, segundo a técnica de aplicação de crioterapia.

Técnica	Fórmula para obtenção do halo de congelamento
Derramamento	Di = hf/0,38
Sonda	Di = hf/0,29
Spray I	Di = hf/0,35

*Lucas, 2004.[48] Di: diâmetro inicial do congelamento; hf: profundidade da necrose a ser obtida.

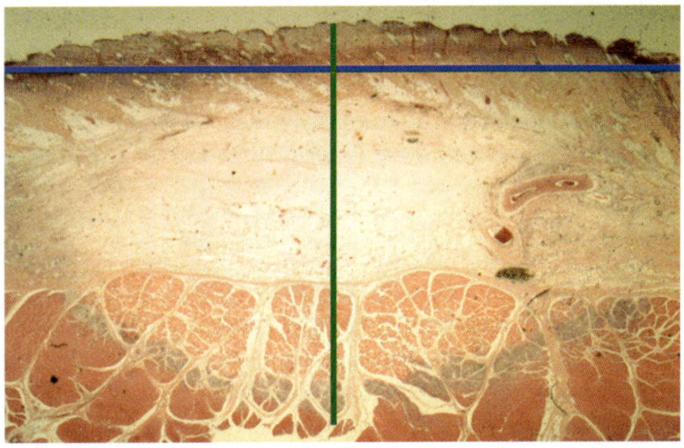

Figura 60.8 Corte histológico do ponto central da área de necrose provocada pela crioterapia, com marcação dos limites de diâmetro (azul) e profundidade (verde).

a preocupação com tais observações, como aquele de Lucas e Larsson que caracterizou 89% das lesões de caninos como formações sólidas, tal como o já referido em trabalhos similares. Das lesões evidenciadas em felinos e submetidas a crioterapia, as perdas teciduais (erosões, úlceras e crostas) foram as mais frequentemente identificadas.[45,47]

O tratamento crioterápico deve sempre levar em consideração as medidas de destruição que devem ser alcançadas. Tais medidas podem ser maiores em diferentes eixos; sendo assim, a caracterização morfológica das lesões elementares cutâneas deve ser priorizada e a técnica mais adequada deverá ser escolhida, como já referido:

- Formações sólidas:
  - Pápulas, nódulos e tumores: o congelamento deve incluir o maior eixo da lesão; a preocupação principal deve ser com a profundidade
  - Vegetações e verrucosidades: o congelamento deve incluir principalmente a região exofítica da lesão; em geral são lesões de pouca profundidade
- Coleções líquidas:
  - Cistos: o congelamento deve incluir todo o cisto; a preocupação principal deve ser a profundidade
- Perdas teciduais:
  - Exulcerações: o principal eixo considerado é o diâmetro da lesão; geralmente são lesões pouco profundas
  - Úlceras: todos os eixos devem ser considerados
  - Fístulas: todos os eixos devem ser considerados
- Alterações de espessuras:
  - Hiperqueratose: o principal eixo considerado é o diâmetro da lesão; geralmente é lesão pouco profunda.

Outro fator a ser considerado deve ser o assesto lesional, mormente de lesões localizadas em regiões próximas a estruturas que não deveriam ser lesadas. A precisa informação de quanto se tenciona destruir e do quanto não se deve lesar levará à opção pela técnica mais adequada.

Vantagens e desvantagens

Algumas vantagens no uso da técnica podem ser apontadas:

- Rapidez da técnica: o tempo utilizado na crioterapia é significativamente menor do que o usado no tratamento cirúrgico tradicional, a exemplo da exérese tradicional
- Segurança: por inexistir necessidade de longo procedimento anestésico geral e, em vários casos, somente haver anestesia local, a técnica é considerada bastante segura, principalmente em pacientes debilitados e/ou idosos
- Efeitos cosméticos: como há pouca alteração nas fibras colágenas, as cicatrizes por segunda intenção no caso da crioterapia oferecem excelente resultado cosmético
- Diminuição da dor: a dor estará menos intensa após a crioterapia, decorrente da destruição dos nervos; esse fato é interessante no pós-operatório, pois o animal pouco se importará com o local tratado. Apenas ocorrerá dor nas primeiras horas
- Amenização da hemorragia: pouca perda de sangue ocorre, quando comparada ao método tradicional
- Tratamento múltiplo: pode-se tratar de várias lesões ao mesmo tempo; enquanto se espera o descongelamento de uma lesão, outra pode ser congelada
- Acessibilidade: lesões em locais de pouco acesso, como as orais, interdigitais, retais e perianais, podem ser tratadas rápida e facilmente por meio da crioterapia
- Debilidade geral e idade do paciente não a contraindicam: no caso dos idosos, é vantajosa pela menor necessidade de anestesia geral
- Poucos cuidados no pós-operatório são necessários: não há necessidade de antibióticos, analgésicos e se, eventualmente, o animal tiver acesso à área tratada, isso não prejudicará a cicatrização
- Custo do tratamento: em não se computando o custo inicial do equipamento, é o procedimento mais econômico para o tratamento de neoplasias (aproximadamente R$10,00 por lesão). Os gastos com anestésico, sutura, esterilização, panos de campo, material para homeostasia, material cirúrgico etc. ficam bastante reduzidos
- Facilidade da técnica: é consensualmente mais fácil em termos técnicos em comparação com a cirurgia tradicional, associando, ainda, propriedades analgésicas, coagulantes e destrutivas
- Em animais com mau prognóstico, a criocirurgia pode ter um efeito paliativo
- A crioterapia pode ser usada concomitantemente com quimioterapia ou imunoterapia. Diferentemente da radioterapia, a crioterapia pode ser repetida sem efeitos cumulativos tanto para o paciente como para o profissional
- Não há migração de células de tecidos congelados no local, quando se trata de neoplasias com potencial de metástase, o que ocorre com frequência após manipulação cirúrgica convencional.

Suas desvantagens são:

- Custo do equipamento: o custo inicial do equipamento é de aproximadamente US$ 2.540,00
- Evaporação do criógeno: mesmo estocado, o nitrogênio evapora, independentemente do seu uso
- Efeito inestético no período pós-terapia imediato: o efeito estético a curto e médio prazos deixa a desejar em comparação com a terapia tradicional, por causa das ocorrências de crostas hemorrágicas, necrose e do odor exalado que se sucedem. A involução das lesões necessita em média de 30 dias. É imprescindível a orientação do proprietário antes do procedimento
- Falsa expectativa: não é uma panaceia, não substitui a exérese tradicional nos casos inoperáveis e a ela não se devem creditar efeitos miraculosos
- A despigmentação da área que sofreu congelamento pode ser um fator de incômodo aos proprietários.

■ Efeitos colaterais e sequelas

Pode-se, com o procedimento crioterápico, provocar alterações transitórias ou definitivas na região exposta à crioterapia. As complicações temporárias que podem ser observadas são:

- Dor
- Eritema
- Edema
- Hemorragia após 60 a 120 min da aplicação
- Lesões vesicobolhosas
- Crosta
- Enfisema (que quando ocorre deve ser seguido da interrupção do tratamento)
- Lesões neurológicas
- Hiperpigmentação da periferia das lesões e fraturas patológicas (quando realizado sobre uma estrutura óssea, o procedimento pode deixar essa estrutura mais suscetível a fraturas por até 12 meses).

O nitrogênio pode invadir órgãos ou cavidades, causando lesões graves ou mesmo a morte, como em embolia, quando adentra grandes vasos, pneumoperitônio, em casos de fístulas perianais, e, finalmente, ruptura pulmonar quando do tratamento de carcinomas nasais sem anestesia inalatória. Já as complicações permanentes, chamadas de sequelas, são:

- Cicatriz e perda tecidual (Figura 60.9)
- Leucodermia e leucotriquia
- Alopecia.

Na experiência do autor, essas possibilidades devem ser informadas ao proprietário antes da execução do procedimento, pois, pelo fato de tradicionalmente o termo criocirurgia ainda ser o mais difundido, os proprietários muitas vezes acabam ficando confusos e não entendem que a lesão continuará em seu animal imediatamente após o procedimento. Deve-se deixar claro que, inicialmente, haverá virtual piora lesional, para depois ocorrer a resolução do quadro. Em suma, a crioterapia pode ser empregada em lesões neoplásicas, de diferentes prognósticos, de localização anatômica de difícil acesso por técnicas tradicionais, em animais de qualquer idade, mesmo naqueles de idade avançada, revelando ser técnica efetiva, prática e não onerosa.

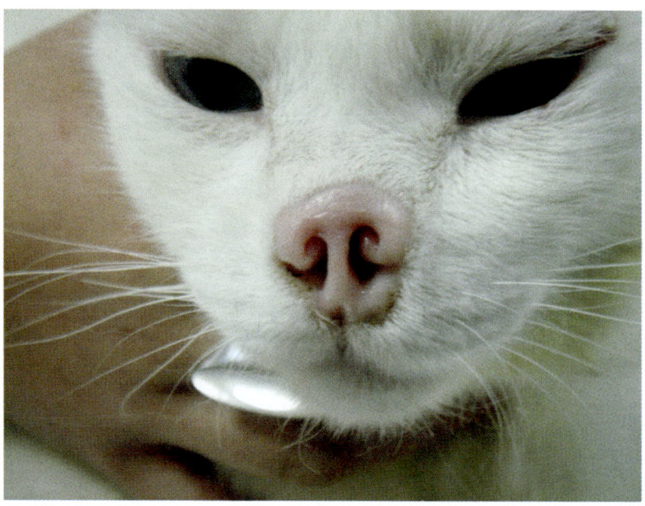

Figura 60.9 Aspecto final da cicatrização de narina de felino que apresentava carcinoma espinocelular. Notar perda tecidual.

■ Referências

1. Myrer JW, Myrer KA, Measom GJ, Fellingham GW, Evers SL. Muscle temperature is affect by overlying adipose when cryotherapy is administered. J Athl Train. 2001; 36(1):32-6.
2. Merrick MA, Jutte LS, Smith ME. Cold modalities with different thermodynamic properties produce different surface and intramuscular temperatures. J Athl Train. 2003; 38(1):28-33.
3. Rubley MD, Denegar CR, Buckley WE, Newell KM. Cryotherapy, sensation, and isometric-force variability. J Athl Train. 2003; 38(2):113-9.
4. Seifert JK, Gerharz CD, Mattes F, Nassir F, Fachinger K, Beil C *et al.* A pig model of hepatic cryotherapy. In vivo temperature distribution during freezing and histopatological changes. Cryobiology. 2003; 47:214-26.
5. Daniel BL, Butts K, Block WF. Magnetic resonance imaging of frozen tissues: temperature-dependent MR signal characteristics and revelance for MR monitoring of cryosurgery. Magn Reson Med. 1999; 41:627-30.
6. Silverman SG, Tuncali K, Adams DF, van Sonnenberg E, Zou KH, Kacher DF *et al.* MR imaging-guided percutaneous cryotherapy of liver tumors: initial experience. Radiol. 2000; 217:657-64.
7. Yang WH, Peng HH, Chang HC, Shen SY, Wu CL, Chang CH. An *in vitro* monitoring system for simulated thermal process in cryosurgery. Cryobiology. 2000; 40:159-70.
8. Butts K, Daniel BL, Chen L, Bouley DM, Wansapura J, Maier SE *et al.* Diffusion-weighted MRI after cryosurgery of the canine prostate. J Magn Reson Imaging. 2003; 1:131-5.
9. Fournial R, Traoré AS, Laurendeau D, Moisan C. An analytic method to predict the thermal map of cryosurgery iceballs in MR images. IEEE Transactions on Medical Imaging. 2004; 23(1):122-9.
10. Cooper IS. Criogenic surgery: a new method of destruction or extirpation of benign and malignant tissue. New England J Med. 1963; 268:743.
11. Goldstein RS, Hess PW. Cryosurgical treatment of cancer. Vet Clin North Am. 1977; 7(1):51-64.
12. Withrow SJ. General principles of cryosurgical technique. Vet Clin North Am Small Anim Pract. 1980; 10(4):779-86.
13. Hong JS, Rubinsky B. Patterns of ice formation in normal and malignant breast tissue. Cryobiology. 1994; 31:109-20.
14. Podkonjak KR. Veterinary cryotherapy. 1. A comprehensive look at uses, principles, and successes.Vet Med Small Anim Clin. 1982a; 77:51-64.
15. Marques LAC. Criocirurgia: nossa experiência [dissertação]. Rio de Janeiro: Pontifícia Universidade Católica do Rio de Janeiro; 1989.
16. Baxter JS. The machinery of veterinary cryosurgery. J Small Anim Pract. 1977; 19:27-34.
17. Podkonjak KR. Veterinary cryotherapy. 2. A comprehensive look at uses, principles, and successes. Vet Med Small Anim Clin. 1982b; 77:183-290.
18. Hoyt Jr. RF, Seim III HB. Veterinary cryosurgery: mechanisms of cell death, cryosurgical instrumentation, and cryogens. Part I. Comp Cont Ed. 1981;426-32.
19. Rubinsky B. Cryosurgery. Annu Rev Biomed Eng. 2000; 2:157-87.
20. Saliken JC, Donnelly BJ, Rewcastle JC. The evolution and state of modern technology for prostate cryosurgery. Urology. 2002; 60(2):26-33.
21. Sandison GA. Future directions for cryosurgery computer treatment planning. Urology. 2002; 60(2):50-5.
22. Escudero AB, Rodriguez RRP, Funez FA. Princípios técnicos de la cirurgía prostática (1ª Parte). Arch Esp Urol. 2003; 59(10):1089-109.
23. Traoré AS, Godbout MJ, Serre D, Younan R, Dionne G, Dufour M *et al.* Improved image contrast with mangafodipir trisodium (MnDPDP) during MR-guided percutaneous cryosurgery of the liver. Magn Reson Imaging. 2003; 21:609-15.
24. Dawber RPR. Cold kills! Clin Experiment Dermatol. 1988;13:137-45.
25. Mala T, Frich L, Aurdal L, Clausen OP, Edwin B, Soreide O *et al.* Intraoperative contrast-enhanced MR-imaging as predictor of tissue damage during cryoablation of porcine liver. Magn Reson Imaging. 2003; 21:733-40.
26. Greiner TP, Liska WD, Withrow SJ. Cryosurgery. Vet Clin North Am. 1975; 5(3):565-81.
27. Hoffmann NE, Bischof JC. The cryobiology of cryosurgical injury. Urology. 2002; 60(2):40-9.
28. Gage AA, Baust J. Mechanisms of tissue injury in cryosurgery. Cryobiology. 1998; 37:171-86.
29. Sandison GA, Loye AP, Rewcastle JC, Hahn LJ, Saliken JC, Mckinnon JG *et al.* X-ray CT monitoring of iceball growth and thermal distribution during cryosurgery. Phys Med Biol. 1998; 43:3309-24.
30. Zacarian SA. Cryosurgery for skin cancer and cutaneous disorders. St Louis: Mosby; 1985. Cryogenics: the cryolesion and the pathogenesis of cryonecrosis; p. 1-30.
31. Seim III HB. Mechanisms of cold-induced cellular death. Vet Clin North Am Small Anim Pract. 1980; 10(4):755-62.

32. Withrow SJ. Cryosurgical therapy for nasal tumors in the dog. J Am Anim Hosp Assoc. 1982; 18:585-9.
33. Gourley IM, Vasseur PB. General small animal surgery. Philadelphia: J.B. Lippincott; 1985. Cryosurgery; p. 929-39.
34. Kuflik EG, Gage AA, Lubritz RR, Grahan GF. History of dermatologic cryosurgery. Dermatol Surg. 2000; 26:715-22.
35. Dawber RPR. The use of cryosurgery in dermatology. In: Korpan NN. Basics of cryosurgery. Slovenia: Springer, Wien NewYork; 2001. p. 47-86.
36. Tanaka S, Ohkuma T, Ishii Z. Experimental cryoimmunology. In: Korpan NN. Basics of cryosurgery. Slovenia: Springer, Wien NewYork; 2001. p. 31-9.
37. Lucas R, Larsson CE. Crioterapia na clínica veterinária: avaliação da praticabilidade, exeqüibilidade e efetividade em dermatoses de caninos. Anais Brasileiros de Dermatologia. 2002; 77(3):291-9.
38. Dawber R. Cryosurgery: unapproved uses, dosages, or indications. Clin Dermatol. 2002; 20:563-70.
39. Bryne MD. Cryosurgical instrumentation. Vet Clin North Am Small Anim Pract. 1980; 10(4):771-8.
40. Pimentel ERA. Controle histológico pelo método micrográfico de Mohs em carcinoma basocelular tratado pela criocirurgia com nitrogênio líquido [tese]. São Paulo: Universidade de São Paulo, Faculdade de Medicina; 1997.
41. Saxe N, Mcdonald D. Cryosurgery. The Speculum. 1976; 2:17-22.
42. Maia M, Ribeiro AE. Curso de criocirurgia [apostila]. São Paulo: Centro de Estudos Dermatológicos Adolpho Carlos Linderberg: Clínica de Dermatologia da Santa Casa de São Paulo; 1997.
43. Lane JG. Practical cryosurgery: an introduction for small-animal clinicians. J Small Anim Pract. 1974a; 15:715-25.
44. Lucas R. Crioterapia na clínica veterinária: avaliação da praticidade, exequibilidade e efetividade em dermatoses de caninos e felinos [dissertação]. São Paulo: Universidade de São Paulo, Faculdade de Medicina Veterinária e Zootecnia; 1999.
45. Lucas R, Larsson CE. Crioterapia na clínica veterinária: avaliação da praticabilidade e efetividade em carcinoma espinocelular de felinos. Braz J Vet Res Anim Sci. 2006; 43:33-42.
46. Krahwinkel Jr. DJ. Cryosurgical treatment of skin diseases. Vet Clin North Am Small Anim Pract. 1980; 10(4):789-801.
47. Clarke RE. Cryosurgical treatment of feline cutaneous squamous cell carcinoma. Aust Vet Pract. 1991; 21(3):148-53.
48. Lucas R. Monitorização e mensuração tomográfica de diferentes técnicas de crioterapia em pele de cães da raça beagle, e sua relação com as medidas da necrose estimadas pela histopatologia [tese]. São Paulo: Universidade de São Paulo, Faculdade de Medicina Veterinária e Zootecnia; 2004.
49. Lee Jr. FT, Chosy SG, Littrup PJ, Warner TF, Kuhlman JE, Mahvi DM. CT-monitored percutaneous cryoablation in a pig liver model: pilot study. Radiol. 1999; 211:687-92.

61 Eletroterapia e Eletroquimioterapia

Marcelo Monte Mór Rangel, Natália Coelho Couto de Azevedo Fernandes

Terapias elétricas contra o câncer

Há pelo menos três mil anos a eletricidade vem sendo utilizada com fins terapêuticos, como descreveu Gaius Plinius Secundus (23 a 79 d.C.) em sua obra História Natural, na utilização em dores de cabeça e gota.[1] Os primeiros relatos do efeito antitumoral associado ao uso de corrente elétrica datam do final do século 18, com o uso de corrente contínua de baixa intensidade.[2] Já do meio para o final do século 20, estudos mais elaborados sobre as possíveis aplicações terapêuticas e os mecanismos envolvidos foram realizados. Na década de 1980, começaram então a ser mais bem estudadas e estabelecidas as duas principais terapias elétricas contra o câncer: eletroquimioterapia e eletroterapia (ou terapia eletroquímica). Diversos estudos clínicos em países como França, Eslovênia, Dinamarca, Irlanda, Itália, EUA, Japão, México, Áustria e Austrália já foram realizados com a eletroquimioterapia.[3] Os resultados desse trabalho, coordenados pelo Dr. Lluis Maria Mir, do Institut Gustave Roussy, serviram de base para definir os padrões operacionais de procedimentos de eletroquimioterapia em humanos, o que foi denominado projeto ESOPE (European Standard Operating Procedures of Electrochemotherapy).[4] A eletroterapia ou terapia eletroquímica é uma terapia amplamente utilizada na China, onde milhares de pacientes já foram tratados com essa técnica, mas que ainda precisa de padronização em seus procedimentos. O pesquisador Björn Nordenström é o pesquisador pioneiro dessa técnica, porém devido ao seu método de pesquisa não conseguiu padronizá-la frente à comunidade científica.[2,5] Ambas as técnicas vêm ganhando espaço devido às suas possibilidades terapêuticas e vêm a ser opções muito viáveis frente aos restritos recursos disponíveis na oncologia veterinária. A seguir, serão tratados os principais aspectos pertinentes às duas técnicas.

Eletroterapia ou terapia eletroquímica

Histórico

Os primeiros relatos da utilização da eletricidade para o tratamento de tumores datam do século 18. Mas, por um longo período, as terapias elétricas ficaram esquecidas, até sua reintrodução na medicina pelo professor Björn Nordenström[2] em meados dos anos 1980.[6]

Björn Nordenström[2] foi um médico sueco que atuava na área de radiologia até iniciar suas pesquisas com bioeletricidade. Desenvolveu as bases da eletroterapia e tratou diversas metástases mamárias torácicas, as quais não eram responsivas aos tratamentos convencionais, além de outras 26 neoplasias pulmonares primárias em 20 pacientes, nos quais não foram possíveis radioterapia, quimioterapia nem a ressecção cirúrgica. Desses últimos 26 tumores, obteve a regressão em 12, sem sinal de recidiva em um período de 2 a 5 anos.[2]

Apesar desses resultados positivos, o professor Nordenström conduziu suas pesquisas sozinho, sem descrever adequadamente todos os meios para alcançar tais resultados. Tal fato deixou uma dúvida sobre a possibilidade de reproduzir a técnica e obter as mesmas respostas clínicas.[5] Consequentemente, a eletroterapia não foi executada no Ocidente durante muitos anos, pois além da falta de informações da pesquisa do Dr. Nordenström, havia poucos estudos clínicos e pré-clínicos, além de dúvidas sobre como conduzir o procedimento, padronizar a dose de energia que deve ser aplicada e o posicionamento dos eletrodos.[2]

Entretanto, na China, a técnica continuou sendo aplicada para o tratamento de pacientes com neoplasias benignas e malignas. Mais de 15.000 pacientes humanos foram tratados para diversos tipos tumorais nesse país, com resultados promissores.[6]

No início deste século, a eletroterapia ou terapia eletroquímica, voltou a ser estudada por universidades orientais e também ocidentais. Sua eficácia no tratamento de neoplasias está sendo comprovada, como terapia única, mas também como terapia adjuvante, aliada à radioterapia, à quimioterapia e à cirurgia. Em medicina veterinária surgiu como uma nova opção, aplicável e correspondente com sua realidade, visto que o custo é muito menor do que o de outras técnicas, como a radioterapia.

Princípios da técnica

O princípio da eletroterapia é a circulação de uma corrente elétrica fornecida por um aparelho fonte de corrente contínua através do sítio tumoral, o qual funciona como meio condutor. Tal corrente é conduzida por eletrodos, posicionados no interior ou próximo à neoplasia durante determinado período de tempo, sendo os eletrodos positivos denominados ânodos e os negativos, cátodos.[7]

A passagem da eletricidade pelo tecido ocasiona diversas alterações nesse meio, com o objetivo de regredir ou eliminar a neoplasia, aumentando a sobrevida do paciente.

Dentre esses efeitos, um dos mais evidentes e principais é a alteração do pH tecidual, criando dois polos opostos: o anódico, com pH baixo e alcançando valores próximo a 2, e o catódico, com pH alto e alcançando valores próximos a 13.[2,6,8]

A consequência dessa mudança acentuada do pH acarreta uma situação não fisiológica, pois em ambientes ácidos e alcalinos há desnaturação e precipitação de proteínas celulares e alteração no fluxo de íons entre os tecidos e as células, produzindo um efeito consequente de eletrosmose. A eletrosmose consiste na migração de água intersticial do ânodo para o cátodo, com consequente desidratação do polo anódico e edema no polo catódico, fatos evidenciados tanto macroscopicamente como microscopicamente.[6] Vale ressaltar que alguns pesquisadores relataram que não há alterações na temperatura do tecido em que a terapia é aplicada,[9,10] mas devido à escassez de estudos, esse é um fato que deve ser mais explorado. Outros efeitos produzidos secundariamente são redução do fluxo sanguíneo local e reação inflamatória pronunciada,[2,10] primariamente marcada por infiltrado neutrofílico, que é substituído por infiltrado linfoplasmocítico associado a fibroblastos reativos. Todos esses efeitos combinados culminam em necrose do tecido em que foi aplicada a terapia, a qual exibe padrões distintos em cada um dos polos do ponto de vista anatomopatológico.

Para a terapia ser realizada com eficácia é muito importante o posicionamento desses eletrodos e, principalmente, o seu número, que varia de acordo com o tamanho da neoformação, pois o campo elétrico gerado deve alcançar todo o tecido neoplásico de maneira homogênea. Para tanto, a distância máxima entre os eletrodos é de 30 mm, exigindo um número maior de eletrodos para formações maiores. Quanto ao posicionamento ainda não há consenso na literatura. Trabalhos relatam a alternância de ânodos e cátodos,[11] diversos cátodos periféricos com um ânodo central[8] ou ainda ânodos no tecido neoplásico com os cátodos posicionados no tecido adjacente sadio, como sugerido pelo professor Nordenström.[5] Os eletrodos podem ser inseridos transversal ou perpendicularmente, sendo a primeira maneira mais utilizada.

A composição dos eletrodos é muito importante; eles devem ser de material inerte, como a platina, para que a dissolução metálica seja desprezível.[6] Não é recomendável a utilização do aço inoxidável, pois os eletrodos anódicos compostos por esse material são facilmente corroídos durante a passagem de corrente, interferindo na execução da terapia.

O tratamento eletroquímico é aplicado em determinada dose, dada em coulombs por cm^3, variando de acordo com o tipo tumoral. Após decisão da quantidade de coulombs a ser administrada, é empregada uma fórmula para decisão do tempo de tratamento:

$$C = A \times \Delta t$$

em que C corresponde à quantidade de carga em coulombs, A corresponde à corrente elétrica e Δt corresponde ao intervalo de tempo em segundos.

A corrente elétrica, dada em amperes, varia de 10 a 100 mA, visto que a terapia eletroquímica é uma terapia de baixa amperagem.

Há diversos trabalhos relatando relação dose-dependente entre a quantidade de energia utilizada e a regressão do tecido neoplásico,[11,12] sendo inclusive demonstrado que para cada tipo tumoral deve haver um tratamento com dose e amperagem específicas e adequadas para sua regressão, que variam entre os tipos neoplásicos.[12] Infelizmente, ainda há carência de estudos padronizando essas duas variáveis nos diversos tipos de neoplasias, como já foi definido para tumores como fibrossarcoma, tumor de Ehrlich[12] e tumores de mama em cadelas.[13]

A dose do tratamento deve ser administrada em cada sessão individualmente, mas o tratamento pode ser repetido mais de uma vez com a execução de diversas sessões, cada uma com a mesma dose, para redução das chances de recidiva; entretanto, em muitos casos, é possível que a regressão ocorra em uma sessão única.

Para a decisão de quantas sessões devem ser aplicadas, a biopsia aspirativa por agulha fina (BAAF) é uma ferramenta útil, sendo que, enquanto forem isoladas células neoplásicas do tecido tratado, será necessário persistir com a terapia.[7]

A avaliação citológica não deve ser realizada imediatamente após o processo, mas cerca de 1 semana depois, pois, como já foi explicado, além de a terapia elétrica exercer efeito imediato, há ação tardia, representada pela resposta inflamatória importante local, diretamente ligada à inibição do processo neoplásico. Nos casos em que não é observada resposta completa, é possível obter resposta parcial com consequente aumento da sobrevida do paciente oncológico.

Indicações da técnica

A eletroterapia é indicada para o tratamento de neoplasias sólidas benignas e malignas, que podem ser cutâneas ou subcutâneas ou, ainda, internas. É indicada para casos de tumores não responsivos à quimioterapia, à radioterapia ou cuja ressecção cirúrgica seja difícil.[14]

A eficiência terapêutica da eletroterapia foi demonstrada em diversas publicações[12-14] em que uma série de tipos de tumores foram tratados com sucesso. Como exemplo, temos o fibrossarcoma e o tumor de Ehrlich de camundongos, os quais alcançaram remissão completa em cerca de 80% dos casos, após 15 e 25 dias, respectivamente, com doses de energia de 80 C para o primeiro e 93 C para o segundo;[12] e como neoplasias mamárias em cadelas, em que foi alcançada remissão completa em 69,2% dos casos e 23,1% de resposta parcial, em um grupo de 13 animais, em que apenas 1 não respondeu à eletroterapia.[13] Em melanoma murino também foi observado aumento significativo da sobrevida dos animais com o tratamento eletroterápico aplicado em apenas 1 sessão.

Nesses últimos exemplos, a terapia eletroquímica foi utilizada sozinha como tratamento, mas a eletroterapia também pode ser associada a outras técnicas anticancerígenas com sucesso. Associada à radioterapia, promoveu o aumento da resposta completa de 25% para 75% em carcinomas de cólon em ratos.[15] Sua associação a quimioterápicos também foi indicada em alguns trabalhos[2,13] que evidenciaram potencialização do efeito dos fármacos pela terapia elétrica. O efeito sinérgico da eletroterapia com a terapia hipertérmica também já foi demonstrado,[16] visto que o efeito das duas terapias combinadas foi superior ao resultado obtido nelas individualmente.

Efeitos colaterais

A eletroterapia é uma técnica pouco invasiva e de ação local, portanto com mínimos efeitos colaterais. A maioria dos efeitos adversos está ligada ao intenso processo inflamatório local, mas sem consequências sistêmicas. Os principais efeitos relatados são dor no local de aplicação, edema e necrose tecidual.[13] Outros efeitos possíveis são tremores e espasmos leves durante a terapia; para evitar tais ocorrências sugere-se que a amperagem do tratamento seja aumentada gradativamente nos 2 min iniciais da terapia e reduzida gradativamente nos 2 últimos. Recomenda-se, ainda, que os eletrodos não sejam posicionados a menos de 3 cm do coração, pois a terapia elétrica pode ocasionar alterações no ritmo cardíaco em distância menor do que esta.

Eletroquimioterapia

Histórico

No final dos anos 1980, o pesquisador Lluis Maria Mir do Institut Gustave Roussy começava os estudos para o desenvolvimento de mais uma modalidade de tratamento do câncer. A nova terapia tinha em seus fundamentos um fenômeno já conhecido chamado eletroporação (ou eletropermeabilização). Ela foi desenvolvida no início dos anos 1980 para ser utilizada em experimentos de transfecção gênica.[17,18] Desde então, experimentos *in vitro*, *in vivo*, além de diversos estudos pré-clínicos e clínicos foram realizados. No fim do ano 2006, a técnica foi padronizada para humanos. Sob a coordenação do Dr. Mir, o projeto ESOPE compilou os resultados das triagens clínicas realizadas em França, Eslovênia, Dinamarca, Irlanda, Itália, EUA, Japão, México, Áustria e Austrália e apresentou o padrão operacional de procedimentos para eletroquimioterapia.[3,4] Em medicina veterinária, os primeiros relatos datam do ano 1997 em um trabalho sobre sarcomas de tecido mole de felinos.[19] Podemos citar países como Itália e Inglaterra, que nos dias atuais já utilizam a eletroquimioterapia em oncologia veterinária. No Brasil, os primeiros estudos pré-clínicos foram desenvolvidos no Laboratório de Oncologia Experimental da Faculdade de Medicina Veterinária e Zootecnia da Universidade de São Paulo, sob orientação da Dra. Maria Lúcia Zaidan Dagli, no ano 2007. A técnica, ainda em processo de difusão, é uma grande arma no tratamento contra o câncer em medicina veterinária, vindo a suprir algumas lacunas existentes em oncologia veterinária.

▪ Princípios da eletroquimioterapia

A eletroquimioterapia é uma nova modalidade de terapia contra o câncer que tem como fundamento a associação de uma técnica primeiramente utilizada para realização de transfecção gênica, a eletropermeabilização, e o conceito tradicional de quimioterapia.[18,20] A nova modalidade, embora tenha em sua base conceitos já existentes, oferece uma abordagem diferenciada no tratamento de neoplasias. A proposta é tratar o tumor de maneira local, com efeitos colaterais sistêmicos mínimos e destruição predominantemente de tecido neoplásico.[20]

A eletropermeabilização, desejada na eletroquimioterapia, promove o aumento de permeabilidade de maneira reversível, mimetizando a formação de poros reversíveis na membrana da célula. Isso, associado à disponibilidade de um agente antineoplásico nos arredores da célula eletropermeabilizada, potencializa a ação do fármaco.[20] Os agentes que se mostraram potencializados pela técnica foram a cisplatina e a bleomicina, fármacos cuja membrana plasmática se apresenta pouco permeável, logo têm a entrada na célula dificultada. Inúmeros outros fármacos também são empregados, como doxorrubicina, danorrubicina, etoposídeo, paclitaxel, actinomicina D, mitomicina C, 5-fluoruracila, vimblastina, vincristina, gencitabina, ciclofosfamida e carboplatina, porém apenas as duas primeiramente citadas são significativamente potencializadas pela técnica.[21]

Outros mecanismos secundários à eletroquimioterapia descritos são a modulação da resposta imune ao tumor devido à exposição de antígenos tumorais em virtude da morte de células neoplásicas e o sequestro de moléculas do agente antineoplásico no local tratado devido às alterações vasculares desencadeadas pela terapia.[17,18]

Os parâmetros elétricos utilizados na eletroporação são muito específicos para que ocorra a eletroporação reversível e, desse modo, não ocorra também a morte dos tecidos não neoplásicos eletroporados adjacentes ao tecido neoplásico. A morte observada com a técnica é predominantemente das células neoplásicas, e isso se dá pela maior sensibilidade aos agentes antineoplásicos de células neoplásicas que estão se replicando, embora os mecanismos que expliquem tal fato ainda não estejam completamente elucidados.[20]

▪ Parâmetros da eletroquimioterapia

A realização da técnica em medicina veterinária ainda não foi padronizada e os parâmetros utilizados são baseados nos protocolos utilizados em medicina humana. Os valores aqui apresentados representam a experiência do autor e aqueles publicados na literatura. É importante lembrar que, embora encontremos tumores semelhantes em ambas as espécies, também existem neoplasias muito diferentes, como é o caso dos mastocitomas, o câncer de pele mais comum em cães e que não se apresenta dessa maneira na espécie humana.[22]

A intensidade do campo elétrico utilizado varia de 400 a 1.500 V/cm. Esse parâmetro determinará a área da membrana que sofrerá eletroporação. O número de pulsos aplicados varia de 4 a 16 e a duração deles, de 100 μs a 1 ms. Esses parâmetros determinam o tamanho do poro a ser formado. A frequência dos pulsos aplicados pode variar de 1 Hz a 5 kHz. É essencial que o dispositivo utilizado na técnica monitore os parâmetros de campo aplicados no tumor. Isso é fundamental para garantir que esses estejam coerentes com o protocolo utilizado e, desse modo, garantam a aplicação mais segura e eficiente.[23,24]

▪ Procedimento eletroquimioterápico

Na realização da eletroquimioterapia administra-se o agente antineoplásico por via intravenosa (IV) ou intratumoral e, posteriormente, aplica-se o campo elétrico no local da neoplasia. No caso da escolha da bleomicina, a administração pode ser tanto IV quanto intratumoral. As doses são de 15.000 UI/m^2 para a via IV e variam de 250 UI/cm^3 a 1.000 UI/cm^3 de tumor para a via intratumoral. A cisplatina é eficiente na eletroquimioterapia apenas pela via intratumoral e a dose recomendada varia de 0,5 a 2 mg/cm^3 de tumor. A aplicação do campo elétrico deve acontecer entre 5 e 10 min após a administração do agente antineoplásico.[4,24] Antes da realização da sessão de eletroquimioterapia são necessários exames para estadiamento completo de um paciente oncológico, além de avaliação de fibrose pulmonar por meio de exame radiográfico.[4]

▪ Eletrodos

O campo elétrico é administrado no tecido por meio de eletrodos. Existem diversas possibilidades de configuração desses; podemos citar eletrodos de placas paralelas e eletrodos de agulhas, os mais utilizados na técnica.[25] A Figura 61.1 representa o exemplo de um eletrodo de agulhas utilizado em sessão de eletroquimioterapia.

▪ Efeitos colaterais

Os efeitos colaterais observados em paciente submetidos à técnica podem ser considerados de leves a moderados.[26] Os principais são: ulceração, eritema, edema, dor (leve a

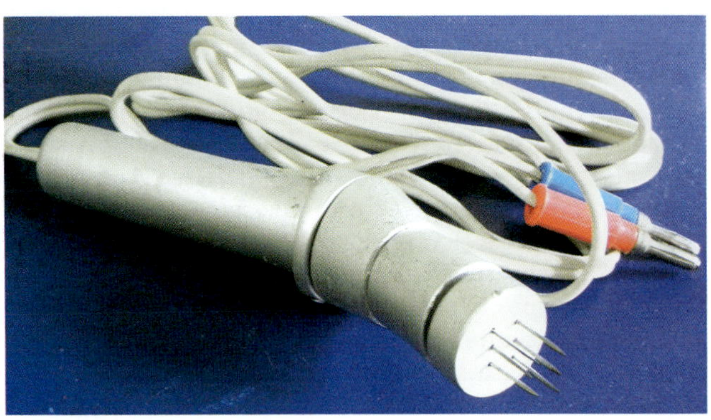

Figura 61.1 Eletrodo de agulhas utilizado em sessão de eletroquimioterapia.

moderada, dependendo do local de aplicação e do tumor tratado), perda dos calos de apoio (observada principalmente em cães grandes e gigantes) e hiporexia (ou anorexia relacionada principalmente com a dor pós-procedimento). Os efeitos colaterais observados variam também em virtude do tamanho e da origem histológica do tumor. Alterações hematológicas e bioquímicas são raras em animais submetidos à eletroquimioterapia. Durante a aplicação do campo elétrico, observam-se contrações musculares involuntárias, porém elas cessam ao fim dos pulsos. É importante lembrar que, quando os parâmetros elétricos utilizados são adequados, não se observa queimadura ou qualquer efeito térmico em decorrência da técnica.[27]

A bleomicina é capaz de promover fibrose pulmonar quando se acumula uma dose próxima de 300.000 UI. Em pacientes com função renal comprometida se observa com maior frequência essa toxicidade.[17]

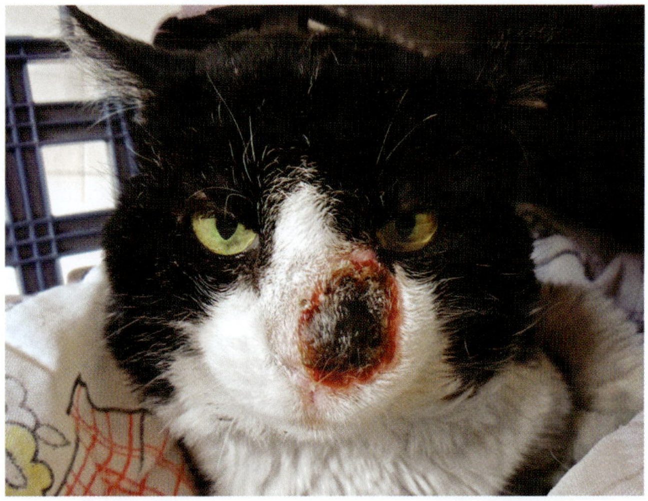

Figura 61.2 Carcinoma de células escamosas em narina de felino. Imagem imediatamente antes da sessão de eletroquimioterapia.

▪ Indicações da técnica

A eletroquimioterapia é indicada para neoplasias de qualquer origem histológica. Podemos citar como tumores sensíveis à técnica: carcinomas de cavidade oral e de pele, melanomas de pele e cavidade oral, mastocitomas, fibrossarcomas, neurofibrossarcomas, hemangiopericitomas, épulis acantomatoso, ganglioneuroblastoma, sarcoma sinovial e linfoma cutâneo, entre outros.[28] As Figuras 61.2 a 61.4 apresentam a evolução de um caso de remissão completa de carcinoma epidermoide em plano nasal de um gato após 1 sessão de eletroquimioterapia. O gato está há 2 meses livre da doença. A resposta objetiva alcançada com a eletroquimioterapia é de aproximadamente 80%, sendo que o tamanho do tumor é um dos aspectos mais relevantes tanto em relação à resposta quanto ao número de sessões necessárias para se alcançar o controle da doença. Outro aspecto relevante em relação à técnica é que ela tem se mostrado eficiente mesmo em neoplasias refratárias a protocolos convencionais de quimioterapia e a radioterapia. Sua eficiência parece também não se alterar no caso de recidivas de tumores anteriormente tratados seja por outras modalidades ou pela própria eletroquimioterapia.[4,28]

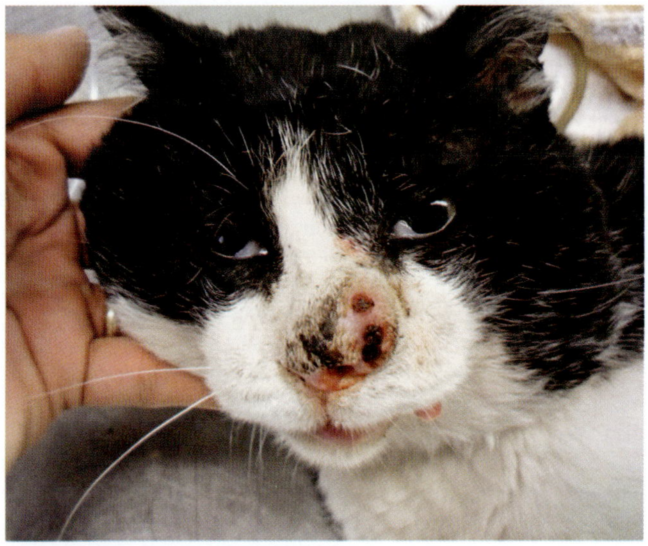

Figura 61.3 Felino 10 dias após realização da sessão de eletroquimioterapia. Necrose apresentada na região da narina acometida pelo carcinoma de células escamosas.

▪ Abordagens da eletroquimioterapia

As abordagens da eletroquimioterapia podem ser tanto como terapia única como combinada a outras modalidades. Como modalidade única, a técnica estaria indicada predominantemente a nódulos pequenos (de tamanho aproximado até 0,5 cm de diâmetro), tumores irressecáveis, animais inoperáveis e nos casos de refratariedade às outras técnicas aplicáveis. Dentre as combinações possíveis, podemos citar a associação à quimioterapia convencional e como abordagem neoadjuvante ou adjuvante a cirurgia. O uso conjunto com a cirurgia pode ser realizado antes, no pós ou mesmo no transcirúrgico.[29] A abordagem transcirúrgica da eletroquimioterapia quase sempre tem objetivo de aprofundar a margem, preservando o tecido sadio ou mesmo um membro. A utilização dessa abordagem deve ser sempre bem avaliada, uma vez que em cirurgias oncológicas a mutilação em inúmeras circunstâncias é inevitável.[29,30] Outra combinação possível é com a imunoterapia, sendo esta com papel adjuvante, no tratamento de melanomas.

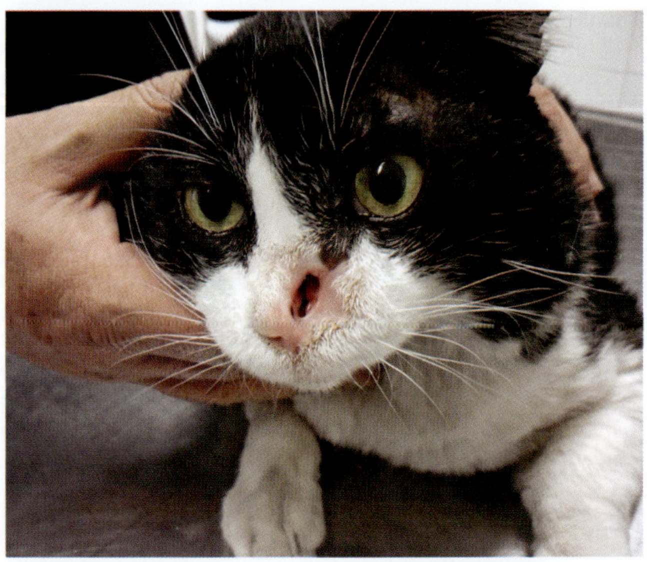

Figura 61.4 Felino 2 meses após a sessão de eletroquimioterapia em remissão completa da doença. Animal sem evidência de recidiva até o momento da redação do livro (24 meses).

Referências

1. Basfod JR. A historical perspective of the popular use of electric and magnetic therapy. Arch Phys Med Rehabil. 2001; 82:1261-9.
2. Nilsson E, Von Euler H, Berendson J, Thorne A, Wersall P, Naslund I *et al.* Electrochemical treatment of tumours. Bioelectrochemistry. 2000; 51(1):1-11.
3. Sersa G. The state-of-the-art of electrochemotherapy before the ESOPE study; advantages and clinical uses. Europ J Cancer. 2006; 4:52-9.
4. Mir LM, Gehl J, Sersa G, Collins CG, Garbay JR, Billard V *et al.* Standard operating procedures of the electrochemotherapy: instructions for the use of bleomycin or cisplatin administered either systemically or locally and electric pulses delivered by the Cliniporator™ by means of invasive or non-invasive electrodes. Europ J Cancer. 2006; 4:14-25.
5. Marino AA. "Eletric man" and the work of Björn Nordenström. J Appl Nutr. 1987; 39(2):106-8.
6. Von Euler H, Olsson JM, Hultenby K, Thorne A, Lagerstedt S. Animal models for treatment of unresectable liver tumours: a histopathologic and ultra-structural study of cellular toxic changes after electrochemical treatment in rat and dog liver. Bioelectrochemistry. 2003; 59:89-98.
7. Telló M, Oliveira LO, Oliveira RT. Avaliações que estão sendo realizadas em cães com tumores de mama no hospital de clínicas veterinárias da Universidade Federal do Rio Grande do Sul. In: Telló M. O uso da corrente elétrica no tratamento do câncer. Porto Alegre: EdiPUCRS, 2004; p. 97-121.
8. Kim HB, Ahn S, Jang HJ, Sim SB, Kim KW. Evaluation of corrosion behaviors and surface profiles of platinum-coated electrodes by electrochemistry and complementary microscopy: biomedical implications for cancer therapy. Micron. 2007; 38(7):747-53.
9. Wójcicki M, Drózdzik M, Olewniczac S, Opolski A, Wietrzyk J, Redzikowski C *et al.* Antitumor effect of electrochemical therapy on transplantable mouse cancers. Med Sci Monit. 2000; 6(3):498-502.
10. Jarm T, Cemazar M, Steinberg F, Streffer C, Sersa G, Miklavcic D. Perturbation of blood flow as a mechanism of anti-tumour action of direct current electrotherapy. Physiol Meas. 2003; 24:75-90.
11. Ren RL, Voran N, Yang F, Longmate J, Wang W, Sun H *et al.* Variations of dose and electrode spacing for rat breast cancer electrochemical treatment. Bioelectromagnetics. 2001; 22:205-11.
12. Ciria HC, Quevedo MS, Cabrales LB, Bruzón RP, Salas MF, Pena OG *et al.* Antitumor effectiveness of different amounts of electrical charge in Ehrlich and fibrosarcoma Sa-37 tumors. BMC Cancer. 2004; 4:87-92.
13. Telló M, Oliveira L, Parise O, Buzaid AC, Oliveira RT, Zanella R *et al.* Electrochemical therapy to treat cancer (*in vivo* treatment). Conf Proc IEEE Eng Med Biol Soc. 2007; 2007:3524-7.
14. Xin YL, Xue FZ, Ge BS, Zhao FR, Shi B, Zhang W. Electrochemical treatment of lung cancer. Bioelectromagnetics. 1997;18:8-13.
15. Samuelsson L, Jonsson L, Lamm L, Lindén CJ, Ewers SB. Electrolysis with different electrode materials and combined with irradiation for treatment of experimental rat tumours. Acta Radiol. 1990; 32:178-81.
16. Lei X, Cai-Jun S, Shi-Fang Z. A new local ablation for unresectable primary liver tumor: effect of electrothermal and electrochemical therapy on rat liver. J Zhejiang Univ. 2006;7(8):654-9.
17. Gothelf A, Mir M L, Gehl J. Electrochemotherapy: results of cancer treatment using enhanced delivery of bleomycin by electroporation. Cancer Treat Rev. 2003; 29(5):371-87.
18. Gehl J. Electroporation: theory and methods, perspectives for drug delivery, gene therapy and research. Acta Physiol Scand. 2003; 177:437-47.
19. Mir LM, Devauchelle P, Quintin-Colona F, Delise F, Doliger S, Fradelizi D *et al.* First clinical trial of cat soft-tissue sarcomas treatment by electrochemotherapy. Brit J Cancer. 1997; 76(12):1617-22.
20. Mir LM. Bases and rationale of the electrochemotherapy. Europ J Cancer. 2006; 4:38-44.
21. Sersa G, Miklavcic D, Cemazar M, Rudolf Z, Pucihar G, Snoj M. Electrochemotherapy in treatment of tumors. Europ J Surg Oncol. 2008; 34:232-40.
22. Rosai J. Rosai and Ackerman's surgical pathology. 9th ed. Philadelphia: Mosby Elsevier; 2004. Skin dermatoses; p. 93-129.
23. Satkauskas S, Batiuskaite D, Salomoskaite-Davalgiene S, Venlauskas MS. Effectiveness of tumor electrochemotherapy as a function of electric pulse strength and duration. Bioelectrochemistry. 2005; 65:105-11.
24. Gothelf A, Mir LM, Gehl J. Electrochemotherapy: results of cancer treatment using enhanced delivery of bleomycin by electroporation. Cancer Treat Rev. 2003; 29(5):371-87.
25. Spugnini FP, Citro G, Porrello A. Rational design of new electrodes for electrochemotherapy. J Exp Clin Cancer Res. 2005; 24(2):245-54.
26. Spugnini EP, Baldi F, Mellone P, Feroce F, D'Avino A, Bonetto F *et al.* Patterns of tumor response in canine and feline cancer patients treated with electrochemotherapy: preclinical data for the standardization of this treatment in pets and humans. J Transl Med. 2007; 5:48-53.
27. Davalos RV, Rubinsky B, Mir LM. Theoretical analysis of the thermal effects during *in vivo* tissue electroporation. Bioelectrochemistry. 2003; 61:99-107.
28. Cemazar M, Tamzali Y, Sersa G, Tozon N, Mir LM, Miklavcic D *et al.* Electrochemotherapy in veterinary oncology. J Vet Intern Med. 2008; 22:826-31.
29. Spugnini EP, Baldo A, Vicenzi B, Bongiorni F, Belelli C, Citro G, Porrello A. Intraoperative *versus* postoperative electrochemotherapy in high grade soft tissue sarcomas: a preliminary study in a spontaneous feline model. Cancer Chemother Pharmacol. 2006; 59(3):375-81.
30. Kodre V, Cemazar M, Pecar J, Sersa G, Cor A, Tozon N. Electrochemotherapy compared to surgery for treatment of canine mast cell tumors. In Vivo. 2009; 23(1):55-62.

Leitura sugerida

Sersa G, Cemazar M, Rudolf Z. Electrochemotherapy: advantages and drawbacks in treatment of cancer patients. Cancer Ther. 2003;1:133-42.

62 Braquiterapia em Medicina Veterinária

Alexandre Lima de Andrade, Marco Antonio Rodrigues Fernandes

■ Introdução

Com a descoberta dos raios X, por Wilhelm Konrad Röentgen, em 1895, pesquisadores, naquela época, notaram certas propriedades biológicas desse tipo de radiação e passaram a utilizá-la com finalidade terapêutica.

A oncologia, dentre as várias especialidades médicas, talvez seja a que mais se utiliza de materiais radioativos em sua rotina de tratamento, com destaque no controle e na terapia do câncer. Sua eficiência e aplicabilidade estão intimamente ligadas à constante sofisticação tecnológica dos equipamentos utilizados para diagnóstico e tratamento da doença, além da oferta de novos elementos radioativos.

Em medicina, a radioterapia é uma especialidade médica já consagrada e bem difundida entre os centros médicos do Brasil. Já a radioterapia veterinária teve início por motivos experimentais, já que eram utilizados animais como cobaias para testar os resultados de tratamentos aplicáveis ao homem. Em países da Europa e nos EUA, a radioterapia veterinária é realizada rotineiramente; no entanto, no Brasil, essa se resume em pesquisas isoladas em algumas universidades públicas, cujos procedimentos são realizados de modo ainda precário devido à dificuldade de aquisição de equipamentos de radiação e, principalmente, face à carência de profissionais especializados. Novas pesquisas estão sendo realizadas na área com a criação de novos protocolos e a utilização de animais em que a doença ocorreu naturalmente, sem necessidade de indução, unindo a pesquisa à possível melhoria da qualidade de vida e sobrevida desses pacientes.

O desenvolvimento do tratamento com radiações ionizantes depende da difusão do conhecimento entre os especialistas, principalmente dos médicos-veterinários com conhecimento em radioterapia e físicos-médicos envolvidos na rotina hospitalar. Acredita-se, ainda, que estudos de protocolos integrados com outras terapias oncológicas visem maior efetividade radiobiológica dos procedimentos, conforme temos observado em nossa rotina clínica.

■ Radioterapia em medicina veterinária | Breve histórico e perspectivas

Os primeiros relatos do uso de radiações ionizantes no tratamento de animais foram descritos por Richard Eberlein, um médico-veterinário alemão, considerado o pai da radiologia veterinária. Ele publicou um artigo sobre radiodiagnóstico menos de 1 ano após Röentgen ter descoberto os raios X e, cerca de 10 anos depois (1906), relatou os resultados em radioterapia veterinária. Tais resultados, na época, foram considerados desafiadores, pois não era possível a emissão de raios X em quantidade e qualidade suficientes para radiodiagnóstico, tão pouco para radioterapia.

A radioterapia veterinária avançou pouco até os anos 1920, quando tubos de raios X tornaram-se disponíveis e capazes de possibilitar a produção de raios X de aproximadamente 200 kVp. Em 1938, Alois Pommer, então diretor do Röentgen Institute na época, instalou um equipamento de radioterapia capaz de produzir raios X de 180 kVp, publicando seus resultados em 1958. Seus estudos reportavam a tolerância da pele em cães e equinos.

No início, a radioterapia veterinária era usada em geral para tratamento de doenças benignas, o que era mais viável do que tratar tumores, pois eles eram mais ou menos superficiais e eram usadas apenas doses totais relativamente pequenas. No protocolo básico de Pommer preconizavam-se doses de radiação entre 2,4 Gy a 3 Gy por fração, administradas em dias alternados, de 10 a 15 frações, em um total de 36 Gy a 45 Gy. Esse foi o protocolo comumente usado em medicina veterinária por muitas décadas, com doses por fração crescentes até 4 Gy e doses totais de 40 Gy a 48 Gy.

As estimativas de dose eram realizadas para superfície e os resultados mostraram que os tumores controlados por esse protocolo apresentaram baixa probabilidade de recidiva da lesão. Para o controle de dose administrada, era utilizada uma câmara de ionização (Figura 62.1) posicionada no campo de irradiação durante o procedimento. Atualmente, dosímetros mais compactos e precisos são utilizados para se quantificarem os parâmetros radiométricos da fonte de radiação e, assim, garantir a qualidade e a homogeneidade da distribuição da dose absorvida no tecido biológico e obtendo melhor otimização do volume-alvo irradiado e minimizando os efeitos deletérios nos tecidos adjacentes.

Owen, no final dos anos de 1960, na University of Cambridge, foi o primeiro veterinário a utilizar um acelerador linear para radioterapia veterinária, cujo acesso era limitado em função de o equipamento estar localizado nas dependências de um hospital humano. Sendo assim, os tratamentos eram realizados empregando-se grandes frações de radiação, 1 vez/semana.

Uma ampla variedade de protocolos de tratamento é usada atualmente em medicina veterinária e esses são determinados por fatores como: disponibilidade de equipamento e fontes radioativas, pessoal especializado, preferências do cliente, logística e fatores econômicos. Em grandes áreas

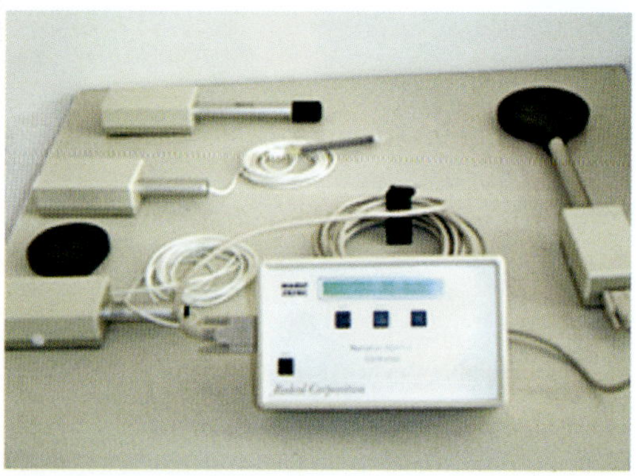

Figura 62.1 Câmaras de ionização usadas no controle de qualidade dos feixes de radiação.

metropolitanas, realizar de 3 a 5 sessões de radioterapia por semana pode ser mais conveniente, no entanto, é necessário estender o curso total do tratamento. Em localidades em que os proprietários necessitam viajar a certa distância, os animais devem ser hospitalizados, o que favorece o emprego de uso de doses diárias e em curtos períodos de tempo.

No Hospital Veterinário da Faculdade de Medicina Veterinária da Universidade Estadual Paulista Júlio de Mesquita Filho (Unesp), *campus* Araçatuba, de 1998 a 2006 foram realizados 69 procedimentos de radioterapia veterinária em cães, gatos e um cavalo. Os procedimentos de braquiterapia e radioterapia superficial com raios X (50 kV) mostraram resultados satisfatórios e comprovaram a eficácia do tratamento em animais, destacando a importância do cálculo de dose adequado para cada caso.

A perspectiva é a que essa modalidade de tratamento, cujos resultados apontam para benefícios aos pacientes oncológicos veterinários, seja mais uma alternativa viável de tratamento do câncer em nosso país. Estima-se que profissionais procurem formação adequada e especializada para trabalharem com tal modalidade terapêutica, visando ao atendimento oncológico mais especializado, cujos benefícios, sem dúvida, aumentam a sobrevida dos animais, com qualidade.

Princípios gerais de radioterapia

O objetivo da radioterapia é a destruição das células tumorais, com mínimos efeitos na função do tecido adjacente. A radiação ionizante pode danificar as moléculas essenciais para a sobrevivência da célula, sendo considerado o efeito direto da radiação no DNA nuclear um dos eventos celulares mais importantes, embora alterações em lipídios e proteínas da membrana celular também possam ocorrer. Após a aplicação de radiação em um tecido, pode ocorrer o que se denomina *dano letal* e *dano subletal*. O primeiro refere-se ao fato de a energia ionizante interagir com o DNA nuclear, promovendo a abertura irreversível da dupla-hélice, seguida de morte celular. No dano subletal, a quantidade de energia não é suficiente para promover a abertura de toda dupla-hélice do DNA havendo, assim, a possibilidade de rearranjo do DNA, no entanto, com risco de ocorrência de mutações. O efeito indireto da interação da radiação com a célula ocorre quando a radiação age sobre as moléculas de água do citoplasma celular produzindo radicais livres, além de aumentar as reações entre íons que lesam o DNA. A Figura 62.2 representa, esquematicamente, os efeitos da radiação sobre a célula.

Alguns tipos de tecidos apresentam resposta imediata à radiação, ao passo que outros respondem mais tardiamente. Desse modo, a dose a ser administrada é determinada não pela histologia do tumor, mas sim, conforme a resposta que o tecido apresenta. Nesses casos ela pode ser rápida ou tardia. Células que se dividem mais lentamente são menos sensíveis às doses radioativas do que aquelas que se dividem com maior velocidade.

Alguns tumores são mais radiossensíveis que outros. Essa diferença ocorre, evidentemente, em função da biologia do tumor, que contribui para a heterogeneidade da resposta à terapia e, não predominantemente, é causada pela diferença de radiossensitividade das células tumorais. Fatores importantes podem contribuir para a heterogeneidade da resposta, incluindo fração de crescimento, hipoxia e taxa de dano celular.

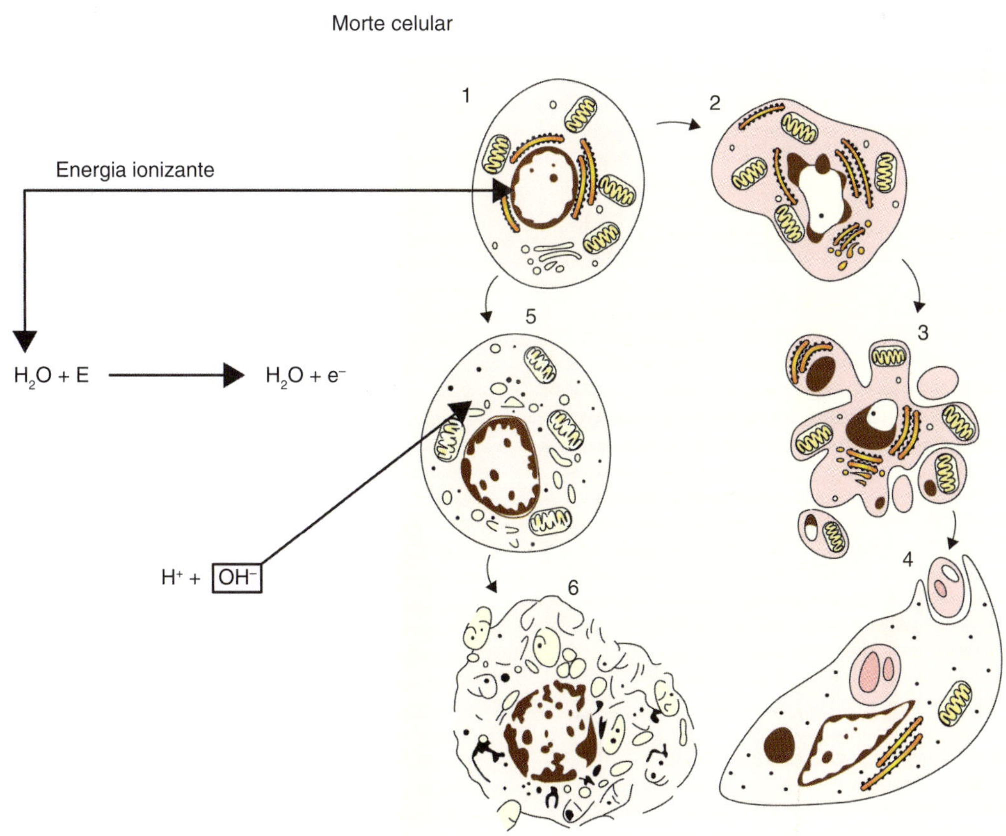

Figura 62.2 Representação esquemática dos efeitos da radiação ionizante sobre o núcleo da célula (*dano letal* e *subletal*) e efeito indireto sobre o citoplasma com produção de radicais livres.

Na terapia em que se emprega a radiação ionizante, há que se considerar que uma população celular pode ser reparada pelos seguintes fenômenos biológicos (denominados os 4 "R" da radioterapia):

- *Reparo*: se a radiação é administrada em um número pequeno de doses, antes da primeira ou da segunda grande dose há oportunidade de reparo e a soma total da radiação administrada para manter as células tumorais
- *Repopulação*: refere-se ao recrutamento de células para a fase de descanso (G0) do ciclo celular de substituição daquelas que foram lesadas pela radiação. A repopulação celular origina-se de modo espontâneo. Instantaneamente, ocorre divisão tecidual e alguns mecanismos são deflagrados para a proteção no tecido fisiologicamente normal. Em tecidos ou tumores de tecidos que apresentem divisão celular lenta, não ocorre a repopulação
- *Redistribuição*: ocorre no ciclo celular depois da radioterapia. As células em metáfase da mitose são mais sensíveis à radiação, e as em fase S (de síntese) são as mais resistentes. A Figura 62.3 mostra, esquematicamente, as fases do ciclo celular que são mais sensíveis à radiação
- *Reoxigenação*: é o fator mais importante que influencia a radiação terapêutica. Dois terços a metade de tempo são gastos para destruir células em hipoxia comparando-se com células bem oxigenadas. Várias células dos tumores sólidos são pouco oxigenadas, resultando em áreas de hipoxia e necrose, normalmente no centro da massa tumoral. Sendo assim, tumores bem oxigenados apresentam melhor resposta ao emprego das radiações. Esse tipo de reoxigenação ocorre após algumas horas após o início do tratamento, em que se conclui que a radiação deve ser administrada frequentemente e dividida em doses e em pequenas frações, para que haja exposição completa da massa neoplásica à radiação. Sendo assim, obtêm-se os benefícios da radioterapia.

Modalidades de radioterapia

A radioterapia é uma modalidade terapêutica que se utiliza de radiações ionizantes na destruição de tumores. Ela pode ser classificada quanto ao posicionamento das fontes radioativas:

- *Teleterapia*: é a modalidade de radioterapia na qual a fonte de radiação é colocada a certa distância da lesão a ser tratada, geralmente de 30 cm a 50 cm, utilizando-se equipamentos de raios X de energia convencional (70 kV a 250 kV), e cerca de 80 cm a 100 cm, quando se utilizam as unidades de megavoltagem, como as bombas de cobalto e os aceleradores lineares. A vantagem da sua utilização está na possibilidade de tratamento de neoplasias de volumes maiores e mais profundos que podem acometer os diferentes órgãos. No entanto, o custo elevado exigido pela sofisticada tecnologia dos equipamentos emissores de radiação constitui, ainda, um fator limitante do seu uso rotineiro em nosso país (Figura 62.4). Diferentemente do que se observa nos procedimentos de teleterapia no homem, na radioterapia veterinária há necessidade de contenção química dos pacientes (anestesia)
- *Braquiterapia*: é a modalidade de radioterapia em que a fonte radioativa é colocada diretamente sobre ou no interior da lesão a ser tratada (Figura 62.5). A principal vantagem dessa técnica deve-se à liberação de altas doses de radiação em pequenos volumes e em curto intervalo de tempo, abrangendo, assim, todo o tumor e minimizando os efeitos colaterais aos tecidos sadios adjacentes, propiciando razão terapêutica mais efetiva. Na braquiterapia empregando-se implantes intersticiais e intracavitários, há a necessidade de procedimentos cirúrgicos e procedimentos anestésicos são necessários. Durante a realização de tais procedimentos ocorre a exposição à radiação dos profissionais executores. O animal portador das fontes radioativas deve ser hospitalizado em área isolada apropriada (Figura 62.6).

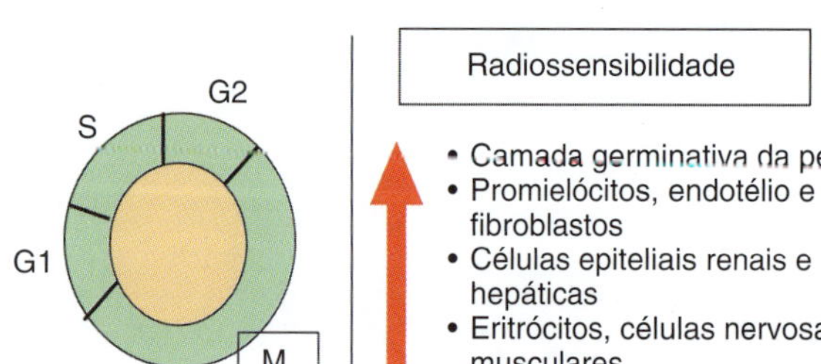

Figura 62.3 Representação esquemática dos princípios de morte celular. Fases do ciclo celular nas quais a radiação tem melhor efeito, bem como a radiossensibilidade dos diferentes tipos celulares do organismo. S = fase de síntese; G1 = fase *gap 1*; G2 = fase *gap 2*; M = fase de mitose.

Indicações de radioterapia

A utilização da radioterapia em medicina veterinária em nosso país apresenta, ainda, limitações principalmente relativas aos custos, dificultando o seu uso na rotina hospitalar como modalidade de tratamento na terapia oncológica, divergindo do que se encontra na literatura internacional.

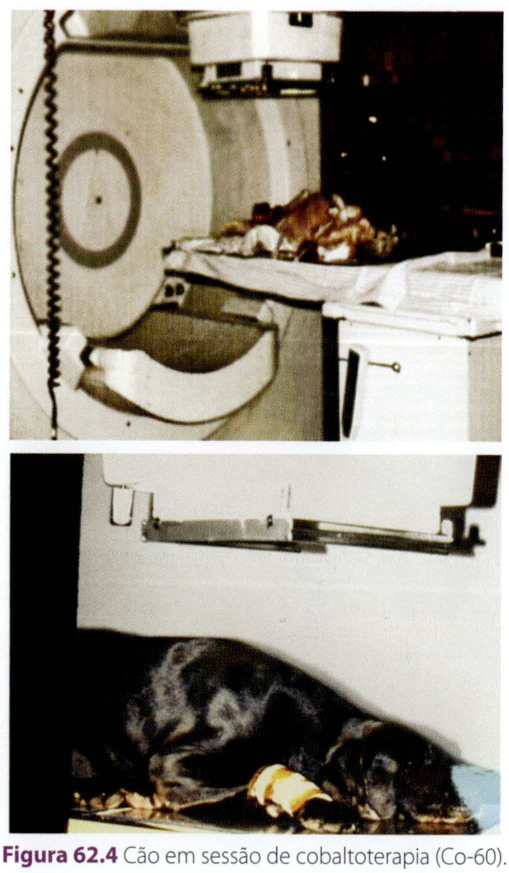

Figura 62.4 Cão em sessão de cobaltoterapia (Co-60).

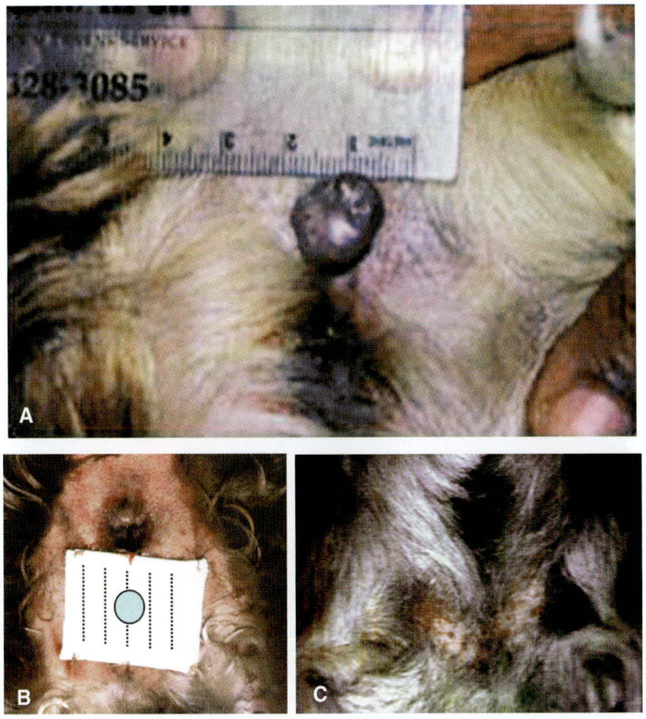

Figura 62.5 A. Cão, macho, 9 anos, portador de adenoma perineal. B. Molde planar de fios de Ir-192 suturados à pele (braquiterapia). C. Nota-se ausência do tumor após 6 meses do término do tratamento. Evidenciam-se efeitos da radiação na região perineal: alteração da coloração pilosa e rarefação pilosa local.

Tal prática, quer seja utilizando-se a teleterapia ou a braquiterapia, está indicada para o tratamento dos seguintes tumores:

- Neoplasias orais (épulis acantomatoso, fibrossarcoma oral e carcinoma de células escamosas) (Figura 62.7)
- Neoplasias nasais: a cirurgia para a citorredução, seguida pela radiação por ortovoltagem, é o que frequentemente produz melhor prognóstico (16 a 23 meses de sobrevida) (Figura 62.8)
- Neoplasias cerebrais (macroadenoma hipoplásico e meningiomas): são tratadas com sucesso com a radioterapia, estando esta indicada após cirurgias ou quando os procedimentos cirúrgicos forem impraticáveis pela dificuldade de acesso
- Neoplasias do corpo e extremidades (hemangiopericitomas, fibrossarcomas, neurofibromas): muitas dessas neoplasias são amenizadas com a radioterapia
- Neoplasias de mediastino (timoma e linfoma mediastínico): a radioterapia exclusiva ou combinada com a cirurgia tem demonstrado bons resultados no tratamento dos timomas. Nos linfomas, ela tem sido utilizada em cães refratários ao tratamento quimioterápico
- Neoplasias cardíacas: o hemangiossarcoma é o mais comum dos tumores cardíacos e apresenta maior chance de cura quando ressecado cirurgicamente, seguido de radioterapia
- Neoplasias pulmonares: as maiores prevalências são de carcinomas. Normalmente o tratamento primário para a doença é a lobectomia, sendo que a radioterapia pode ser adjuvante em alguns casos
- Neoplasias da bexiga e uretra: em cães, por volta de 80% dessas neoplasias são carcinomas de células de transição, enquanto em gatos, quase metade das ocorrências é constituída por neoplasias de origem mesenquimal (Figura 62.9)
- Neoplasias da região perianal: desenvolvem-se frequentemente em cães machos, principalmente não castrados, sendo que 80% são adenomas perianais. Tais tumores respondem à castração com a retirada cirúrgica da massa e, se necessário, a radioterapia pode ser uma alternativa no tratamento (Figura 62.5). Adenocarcinomas são de difícil controle local apenas com a cirurgia, e frequentemente espalham-se para linfonodos regionais. Diante dessas condições, a radioterapia é uma opção importante de tratamento
- Neoplasias do cólon e reto: mesmo sem apresentar metástase regional em linfonodos regionais, cães com esse tipo de neoplasias são candidatos à radioterapia.

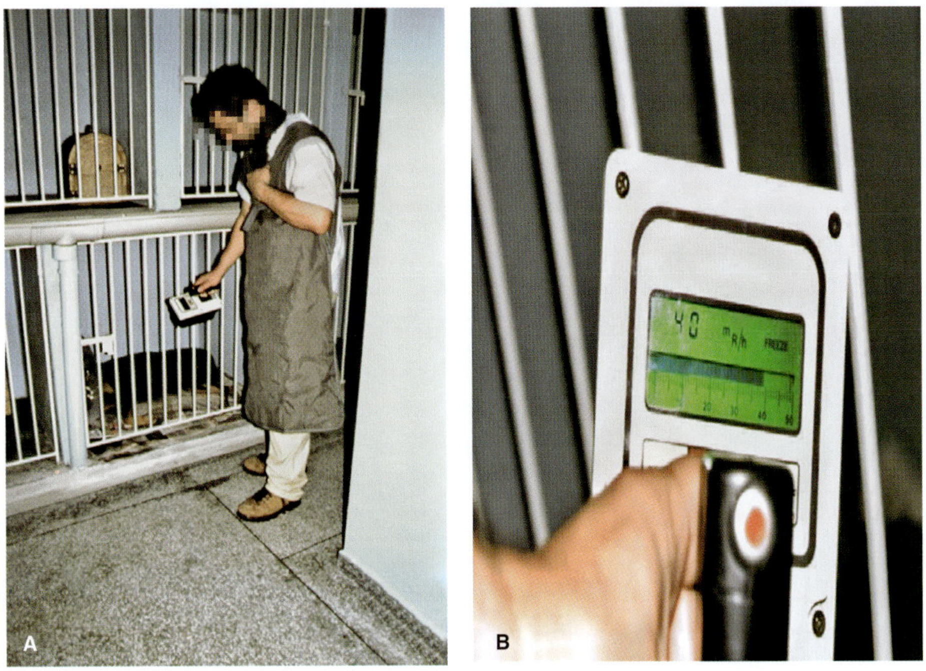

Figura 62.6 Monitoramento radiométrico de cão em canil isolado submetido à braquiterapia intraoperatória com fios de Ir-192 no tratamento de fibrossarcoma mandibular. Notar uso de avental e protetor de tireoide plumbíferos (A) e detector de radiação (B).

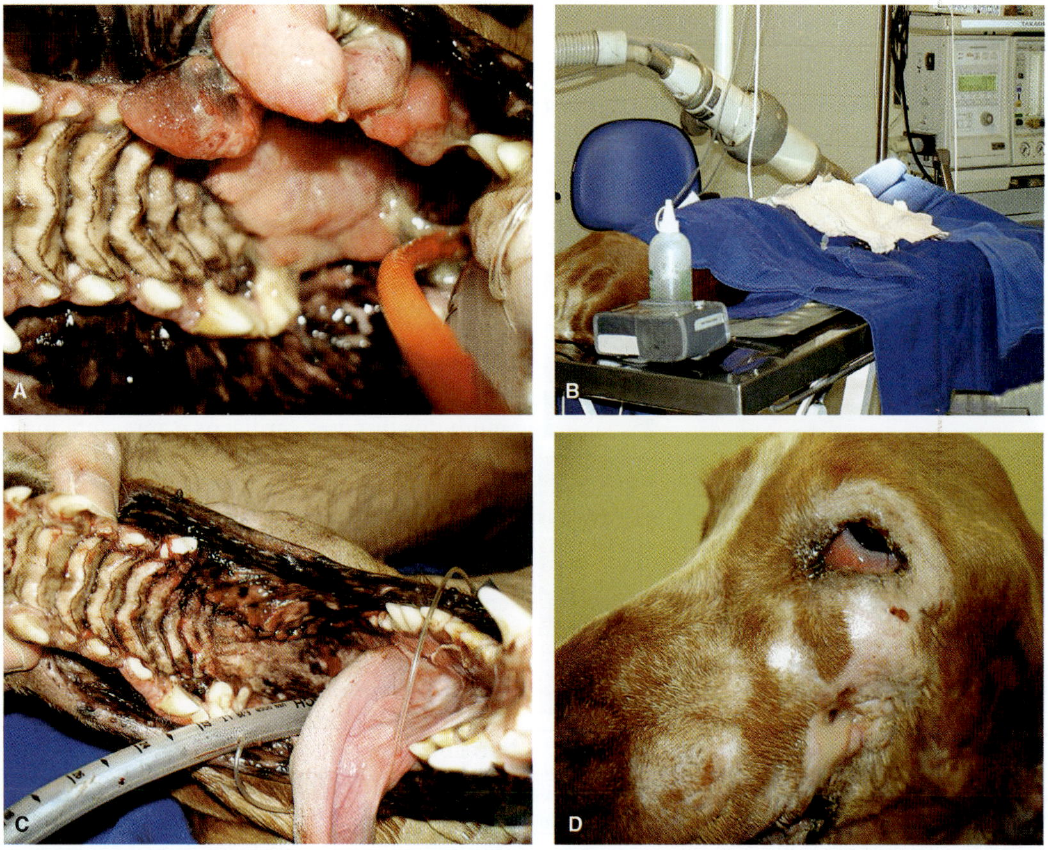

Figura 62.7 A. Cão, macho, 8 anos, portador de fibrossarcoma oral. **B.** Procedimento de radioterapia empregando-se raios X (Dermopan®) após maxilectomia parcial. **C.** Aspecto final após síntese cirúrgica. **D.** Animal, após 1 mês, apresentando indução de ceratoconjuntivite seca e fístula como complicações que foram tratadas.

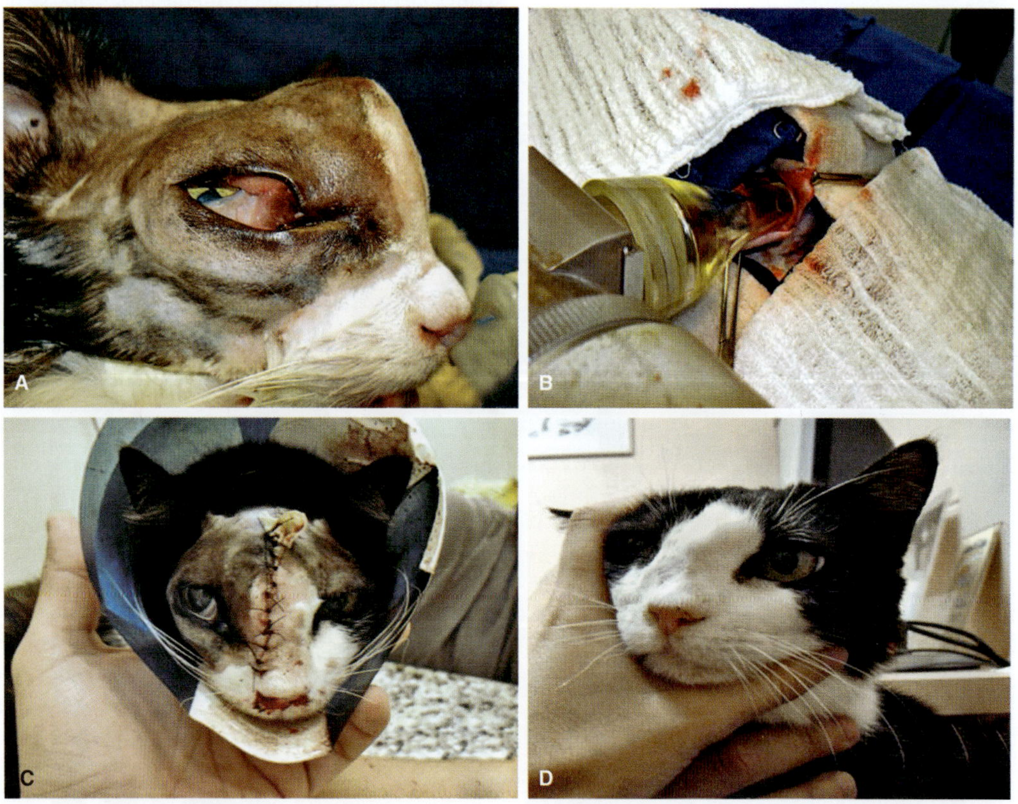

Figura 62.8 Caso de adenocarcinoma nasal em gato, tratado por trepanação e remoção do tumor, seguidas de irradiação do leito operado pela ortovoltagem. **A.** Animal sob efeito de anestesia para preparo do campo operatório. Notar deformação da face (*vista lateral*). **B.** Procedimento de irradiação da cavidade nasal usando equipamento de ortovoltagem. **C.** Pós-operatório imediato. **D.** Aspecto da face do animal sem recidiva após 1 ano e 2 meses. Notar discreta elevação do plano nasal, caracterizada por calo ósseo exuberante.

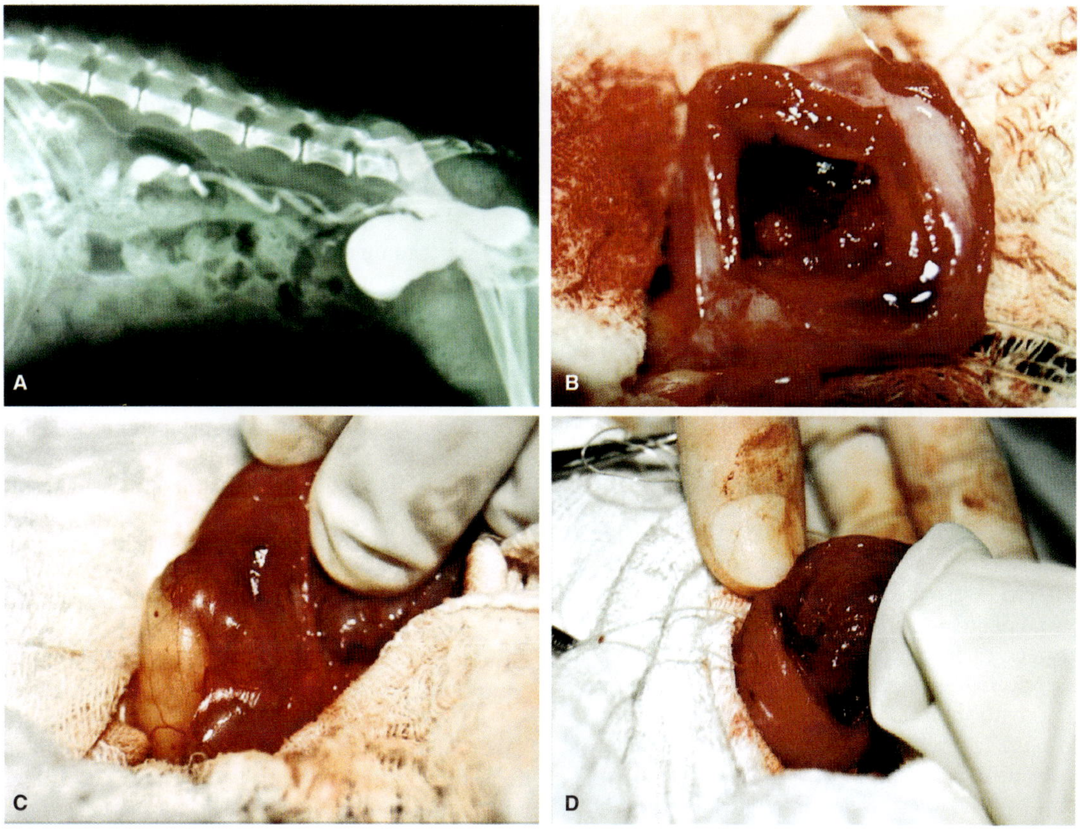

Figura 62.9 Bexiga de um cão da raça Poodle com carcinoma de células transicionais. **A.** Cistografia positiva mostrando falta de preenchimento vesical, indicativa de tumor vesical. **B.** Tumor intraluminal. **C.** Megaureter demonstrando comprometimento da região do trígono vesical. **D.** Betaterapia sobre a camada muscular da bexiga após ressecção do tumor.

Breve histórico sobre braquiterapia

Historicamente, a braquiterapia iniciou-se logo após a descoberta da radioatividade, por Henri Bequerel, em Paris, em 1896, e os trabalhos na preparação de amostras de rádio puro, realizados pelo casal Marie e Pierre Curie em 1898, quando então se determinou o peso atômico do elemento químico rádio igual a 226 (Ra-226).

A ideia de usar o rádio-226 para tratamento de lesões de pele ocorreu quando Pierre Curie, em 1901, após observar certas queimaduras sofridas acidentalmente por Bequerel resolveu provocar, em seu próprio braço, uma úlcera de radiação com o rádio. Ele pensou que, se a radiação fosse capaz de destruir células sadias, provocando lesões superficiais, também poderia destruir as células tumorais com a mesma eficiência. Dessa modo, Pierre Curie ofereceu um tubo de rádio a um médico, Dr. Danlos, e sugeriu que ele o introduzisse em um tumor, dando início clínico à braquiterapia.

Em 1903, em St. Petersburg, já se relatava o primeiro sucesso da braquiterapia, no tratamento de dois pacientes com carcinoma basocelular da região facial.

Sem muitos recursos e ainda com pouco conhecimento, os pioneiros da braquiterapia utilizavam grandes fontes de rádio ou conjuntos de tubos, introduzindo-os dentro ou próximo do tumor, por um período de tempo, após o qual as fontes eram retiradas.

Em 1914, desenvolveram-se as primeiras agulhas de rádio constituídas de sulfato de rádio puro, encapsulado em aço ou platina. O gás radônio também foi usado em finos tubos de vidro, os quais eram implantados no tumor, em caráter permanente.

Além das lesões de pele, os cânceres do colo uterino passaram a ser a localização com maior emprego da braquiterapia, devido ao fácil acesso e à grande incidência desses tumores. A especificação da dose de radiação era dada pelo número de miligramas (mg) de rádio empregados e o tempo de permanência do material radioativo. Essa quantidade de "miligramas/hora (mgh)" ainda é até hoje utilizada nos cálculos de braquiterapia, em serviços que não apresentam sistemas de dosimetria e cálculos de dose mais sofisticados.

Em busca de uma unidade de medida que representasse com mais fidelidade a dose de radiação recebida, definiu-se a "dose eritema" como a quantidade de mgh de rádio que resultaria em reação de vermelhidão da pele, em uma distância de 2 cm.

Nos anos 1930, desenvolveu-se um sistema didático de braquiterapia, com base na nova unidade de radiação, o roentgen. Elaboraram-se tabelas e regras de distribuição de fontes intersticiais de rádio e as diferentes atividades lineares. Ralston Paterson, Herbert Parker e John Meredith, do Holt Radium Institute no Christie Hospital, em Manchester, paralelamente a Edith Quimby, do Memorial Hospital de Nova York, estudaram a distribuição das doses de radiação. Tabelas de dosimetria para fontes individuais foram preparadas, e uma série de regras de distribuição de fontes foi elaborada.

Quimby também realizou pesquisas em biofísica, sobre os efeitos clínicos e biológicos do rádio, propondo normas de proteção contra os efeitos indesejáveis da radiação.

A consistência dos valores calculados com os resultados terapêuticos obtidos com os moldes de rádio-226 foi bastante verificada pelo vasto uso das radiomoldagens, nas primeiras décadas do século 20.

Provavelmente, o termo braquiterapia foi proposto pela primeira vez por Forssel, em 1931. Entretanto, outros nomes, como curieterapia, endocurieterapia e plesioterapia, foram também utilizados para definir o tratamento, a curta distância, por radionuclídios.

Em 1934, Iréne Curie, filha do casal Pierre e Marie, e seu esposo Frédéric Joliot descobriram a radioatividade artificial. Logo em seguida, em 1935, no Institut Gustave-Roussy, iniciaram-se pesquisas com irídio-192 e césio-137. Em 1948, foram introduzidas as primeiras agulhas de cobalto-60.

A 2ª Guerra Mundial dificultou a divulgação das pesquisas nucleares em desenvolvimento na época, o que se refletiu diretamente na área médica.

Os problemas de exposição à radiação, após a evolução dos conhecimentos dos seus efeitos biológicos, somáticos e genéticos, intimidaram e restringiram o uso da braquiterapia na década de 1950. Foi quando então, em 1953, Ulrich Henschke, padronizou a técnica de *afterloading* (carga postergada), na qual o material radioativo é colocado nos aplicadores, após a sua inserção no leito tumoral, diminuindo assim o tempo de exposição do *staff*. Também nessa época iniciava-se o uso de tubos e cateteres de plástico.

As sementes radioativas de ouro para braquiterapia intersticial permanente foram introduzidas, em 1951, por Colmery. Sua aplicação técnica foi rapidamente aperfeiçoada por Sinclair, em 1952. Nesse mesmo ano, Flocks descreveu o uso de injeção intersticial de ouro-198 coloidal, como um tratamento adjuvante à prostatectomia radical.

Ocorria, no entanto, maior desenvolvimento da radioterapia externa ou teleterapia, que apresentava melhores condições de proteção radiológica e evolução tecnológica importante, com o surgimento das unidades de cobalto e dos aceleradores lineares de uso médico, com feixes colimados de fótons e elétrons. Pensava-se que a teleterapia poderia resolver todos os problemas da radioterapia, com a mesma eficácia radiobiológica para todos os tipos e localizações de tumores, o que tornaria a braquiterapia obsoleta.

No entanto, as observações clínicas dos pacientes durante os anos de seguimento pós-tratamento mostravam que a braquiterapia era imprescindível em alguns tipos de tumores, como os ginecológicos, em razão do índice de complicações ao reto e à bexiga, quando a dose total de radiação era liberada somente por feixes externos. Assim, surgiram os protocolos de tratamento preconizando a braquiterapia como complemento da teleterapia nesses tipos de tumores.

Nas lesões mais superficiais, nas quais se utilizava a teleterapia com feixes de raios X com energias entre 50 kV e 150 kV, observavam-se, em alguns casos, efeitos cosméticos indesejáveis e, quando a lesão era muito próxima de estruturas ósseas, havia o risco de osteorradionecrose, favorecido pelo efeito fotelétrico mais facilmente produzido por radiação com essas energias.

A partir de 1965, com a descoberta de novos radioisótopos com energias mais baixas, reacenderam-se os ânimos dos radioterapeutas quanto às práticas braquiterápicas. O Ra-226 e o Rn-222 puderam ser substituídos por outros elementos, como Cs-137, Ir-192, Au-198, I-125, Sr-90, e novas técnicas de *afterloading* minimizavam os riscos de exposição à radiação pelos profissionais envolvidos.

Enquanto o ouro na forma coloidal deixava de ser usado, os implantes de sementes de ouro-198 eram aplicados no tratamento de lesões, como tumores localizados, ou recorrentes, da próstata, mama e cavidade oral.

Na década de 1970, observaram-se importantes avanços na confecção de equipamentos de medidas e nos métodos de dosimetria, com o uso da informática e de imagens radiográficas de alta resolução, como tomografia axial computadorizada, ultrassonografia, angiografia etc. Distribuições bidimensionais de dose passaram a ser obtidas com o uso de computadores ou mesmo com cálculos manuais simplificados.

Nos anos 1980, continuaram acentuados os avanços tecnológicos nos métodos de imagens tomográficas e houve o surgimento da ressonância magnética. Sistemas computacionais já podem ser utilizados para análise tridimensional da distribuição da dose de radiação, melhorando a exatidão da braquiterapia, com melhor delimitação dos tecidos normais e patológicos.

O grande avanço da braquiterapia nessa última década se deve à utilização de equipamentos de carga postergada com controle remoto disponibilizados em serviços oncológicos voltados para terapia no homem. Tais equipamentos possibilitam a programação otimizada da dose e funcionam por meio de computadores e sistemas computacionais utilizando fontes de baixa taxa de dose (LDR, *low dose rate*) e principalmente de alta taxa de dose (HDR, *high dose rate*), o que possibilita a realização de tratamentos ambulatoriais.

As mudanças ao longo deste século na braquiterapia se resumem nas constantes pesquisas de novos radioisótopos de energias mais baixas, nas técnicas de carregamento do material radioativo e na forma física das fontes utilizadas. O uso do ouro-198 tem se restringido aos implantes permanentes da cavidade oral, embora alguns autores ainda relatem o uso desse isótopo em outros tipos de tumores.

Conceitos básicos em braquiterapia

Na braquiterapia, a fonte radioativa é colocada diretamente na lesão a ser tratada. As fontes seladas, encapsuladas em metais como o aço inoxidável, platina ou titânio, são arranjadas em moldes que podem ser colocados externa ou internamente às lesões, constituindo-se em tratamentos superficiais, intracavitários ou intersticiais. Esses implantes radioativos podem ser temporários ou permanentes, dependendo da localização da lesão e do radioisótopo utilizado (Figura 62.10).

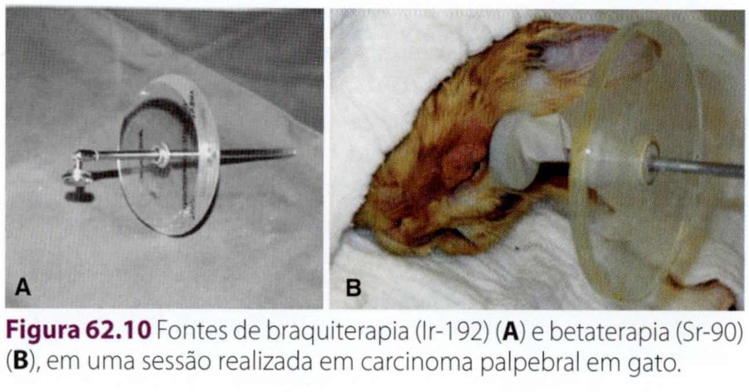

Figura 62.10 Fontes de braquiterapia (Ir-192) (**A**) e betaterapia (Sr-90) (**B**), em uma sessão realizada em carcinoma palpebral em gato.

Alguns estudos em radiobiologia demonstraram que a principal vantagem na braquiterapia deve-se ao fato de que há liberação de altas doses de radiação em curto intervalo de tempo. Portanto, todo o tumor é abrangido pela radiação, e os tecidos sadios ao redor da lesão recebem dose mínima, resultando em uma razão terapêutica mais eficiente que aquela obtida com a teleterapia.

A radiação beta é usada (betaterapia) para o tratamento de lesões superficiais, devido ao seu pequeno alcance no tecido (poucos milímetros). A radiação gama, devido ao seu maior alcance, pode ser utilizada em tumores com maiores dimensões e mais profundos.

As radiações de baixas energias que podem ser emitidas da fonte de braquiterapia são facilmente blindadas por filtros, geralmente platina, encapsulando o isótopo.

Em relação à taxa de dose, os procedimentos braquiterápicos dividem-se em procedimentos de HDR e procedimentos de LDR. Atualmente, em hospitais humanos, há uma tendência em se realizarem procedimentos de HDR, apesar do alto custo dos equipamentos e da sofisticação das técnicas. Já essa realidade não se aplica, ainda, à medicina veterinária do nosso país, que emprega procedimentos em LDR, em face da disponibilidade de aplicadores desses.

Métodos matemáticos e físicos em braquiterapia

A constante taxa de exposição, representada por Γ (gamão), é definida como a taxa de exposição em R/h (roetgen por hora), em um ponto distante 1 cm de uma fonte pontual de 1 mCi (milicurie). Para uma fonte de rádio-226, encapsulada em filtro de 0,5 mm de platina (mmPt), determinou-se o valor: $\Gamma_{(Ra)} = 8{,}26 \pm 0{,}05\ Rh^{-1}\ mg^{-1}$ (roentgen por hora por miligrama).

A taxa de exposição (X/t) para os outros isótopos pode ser simplificada pela equação 1:

$$X/t = (\Gamma \cdot A)/d^2 \cdot \Gamma_{(Ra)}\ (R/h) \quad (1)$$

em que: Γ = constante que representa a taxa de exposição do isótopo em questão (Rm^2/hCi)

A = atividade da fonte radioativa (mCi)

d = distância do centro da fonte (cm)

$\Gamma_{(Ra)}$ = constante que representa a taxa de exposição do rádio-226 (Rm^2/hCi).

A equação 2 simplifica a expressão que dá a quantidade de rádio equivalente (RaEq), correspondente a determinada fonte radioativa:

$$RaEq = (A\ \Gamma/\Gamma_{(Ra)})\ (mg) \quad (2)$$

Tabelas de taxa de dose em função da quantidade de rádio-226 e da distância da fonte foram minuciosamente elaboradas e testadas. Os dados foram então disponibilizados em sistemas de dosimetria específicos. Os mais utilizados são o Sistema de Manchester, o Sistema de Paris e o Sistema Quimby. Esses apresentam metodologias de cálculo de dose em implantes radioativos confiáveis e já utilizadas há vários anos. Diferenciam-se entre si, basicamente, quanto às regras de distribuição do material radioativo, à definição da uniformidade e à especificação da dose de referência.

Fontes radioativas para uso em braquiterapia

Fonte radioativa ideal

Uma fonte radioativa ideal para ser utilizada em braquiterapia seria aquela que apresentasse dimensões infinitamente pequenas para ser considerada como uma fonte pontual, encapsulada, de modo que emitisse raios gama monoenergéticos, que interagisse com o tecido da mesma maneira que com o ar. Suas características, como a atividade, seriam perfeitamente bem definidas. A fluência da radiação, isto é, o número de fótons por unidade de área emanado da fonte, seria isotrópica e respeitaria a lei do inverso do quadrado da distância (k/r^2), com uma energia de cerca de 200 keV. Isso evitaria a absorção acentuada da radiação no tecido ósseo. Essa fonte não sofreria os efeitos da autoatenuação ou espalhamento múltiplo no ar ou no meio ao redor da fonte. Desse modo, a distribuição da taxa de dose seria com facilidade modelada matematicamente e a dosimetria em pontos ao redor da fonte não apresentaria dificuldades.

Fontes desse tipo não existem, e as fontes radioativas reais disponíveis para uso em braquiterapia apresentam dimensões finitas e espectro de raios gama com energia que variam desde alguns keV até 2 MeV, de modo anisotrópico, e que muitas vezes emitem raios beta. A lei do inverso do quadrado não é respeitada para pontos próximos da fonte, onde prevalecem os efeitos da alta atenuação na própria fonte e no material de encamisamento, bem como o espalhamento no tecido circunvizinho.

Fontes radioativas reais

A escolha de determinado isótopo para uso em braquiterapia se dá em função das suas características, tais como: energia, meia-vida ($T_{1/2}$), camada semirredutora (CSR), constante de taxa de exposição (Γ), além da sua disponibilidade no mercado. Pode-se afirmar que as principais características de um radioisótopo para que este possa ser utilizado em braquiterapia são:

- Ter energia apropriada para minimizar as necessidades de proteção radiológica, e que ao mesmo tempo possa evitar o aumento da deposição de energia no osso, pela interação fotelétrica e os efeitos do espalhamento indesejado, permitindo a liberação de dose de radiação na região a ser tratada
- Apresentar-se em diversos formatos físicos e tamanhos, sendo possível seu acondicionamento em agulhas, tubos rígidos, fios flexíveis, esferas, placas e sementes
- Não ter elementos gasosos em sua desintegração
- Apresentar alta atividade específica
- Estar disponível em forma insolúvel e não tóxica, não sendo recomendado o seu uso em pó.

Além disso, é interessante que o radioisótopo tenha meia-vida adequada, para que o seu decaimento não prejudique o tratamento, e que possa ser de fácil aquisição.

O Quadro 62.1 mostra as características dos principais isótopos usados em radioterapia.

O Quadro 62.2 ilustra os procedimentos e tipos de braquiterapia mais comumente realizados.

Quadro 62.1 Propriedades físicas de alguns radionuclídios usados em radioterapia.

Radionuclídio	Meia-vida	Energia γ (MeV)	Γ (Rm^2/hCi)	mgRaEq (0,5 mmPt)	CSR (cmPb)
Césio-137	30 anos	0,662	0,328	0,398	0,65
Cobalto-60	5,26 anos	1,17 a 1,33	1,307	1,58	1,2
Ouro-198	2,698 dias	0,41 a 1,09	0,238	0,288	0,33
Iodo-125	60,25 dias	0,035	0,133	0,161	0,003
Irídio-192	74,2 dias	0,136 a 1,06	0,4	0,485	0,3
Tantálio-182	115 dias	0,043 a 1,45	0,782	0,948	
Rádio-226	1.604 anos	0,047 a 2,44	0,825	1	1,3
Estrôncio-90	28 anos	Emissor beta	–	–	–

Rádio em equilíbrio e filtrado com 0,5 mmPt.

Quadro 62.2 Tipos de radiomoldagens.

Elemento	Formato	Procedimento	Regime/utilização
Rádio-226	Mini agulhas	Intersticiais	LDR temporário
Rádio-226	Tubos	Intracavitária	LDR temporário
Césio-137	Tubos e agulhas	Intracavitária	LDR temporário
Estrôncio-90	*Placa*	*Betaterapia*	*Betaterapia*
Ouro-198	*Sementes*	*Intersticiais*	*LDR permanente*
Irídio-192	*Fios*	*Intersticiais*	*LDR temporário*
Cobalto-60	Placa oftálmica	Intersticiais	LDR temporário
Iodo-125	Sementes	Intersticiais	LDR temporário

Os radioisótopos *destacados* representam as fontes radioativas empregadas nos procedimentos de braquiterapia de pacientes oncológicos do Hospital Veterinário da Faculdade de Medicina Veterinária da Unesp – *campus* Araçatuba.

Modelos radiobiológicos de fracionamento de tratamentos

O efeito radiobiológico decorre da absorção da energia da radiação incidente pela célula atingida. O efeito direto se dá quando a radiação atinge diretamente o DNA celular, destruindo as cadeias moleculares, e o efeito indireto ocorre na quebra das ligações do oxigênio da água no citoplasma. Ambos os efeitos podem levar à morte celular ou causar dano subletal e consequente reparo. Estudos de J. Bergonié e L. Tribondeau já nas primeiras décadas do século 20 deduziram que "quanto maior a atividade mitótica da célula, maior a sua sensibilidade à radiação ionizante". Isso faz pressupor que as células tumorais devem ser mais radiossensíveis que as células sadias.

Esquemas de fracionamentos de dose são encontrados na literatura e baseiam-se nos preceitos da radiobiologia.

O *modelo TDF (tempo-dose-fração)*, desenvolvido na década de 1970, adota um fator que simplifica o conceito de dose padrão nominal (NSD) anteriormente utilizado. O método compensa as variações dos efeitos biológicos decorrentes de diferentes taxas de dose e de tempos de aplicação. O modelo usado em braquiterapia determina o fator TDF pela equação 3:

$$TDF = 4{,}76 \times 10^{-3} \cdot r_0^{\,1{,}35} \cdot T_{eq} \quad (3)$$

em que: r_0 é a taxa de dose inicial no implante (cGy/h) e T_{eq} é o tempo equivalente de tratamento (horas), dado pela equação 4:

$$T_{eq} = (1 - e^{-1{,}35\lambda \cdot T})/1{,}35\lambda \quad (4)$$

em que: T = tempo total de tratamento (horas) e λ = constante de decaimento do radioisótopo implantado (1/h).

A prática da braquiterapia adquirida ao longo dos anos em medicina garante que o resultado radiobiológico ideal seja conseguido em um esquema de tratamento contínuo que libere 6.000 cGy em 168 h, o que dá fator TDF = 100. Assim, na rotina dos serviços, vários esquemas de fracionamentos podem ser utilizados, desde que se obtenha o mesmo valor de TDF, garantindo-se assim a mesma eficácia radiobiológica.

Modelos recentes de fracionamento, como o modelo linear-quadrático (LQ), também conhecido como modelo αβ (alfa/beta) desenvolvido em meados da década de 1980, tendem a substituir os até então utilizados. No modelo LQ, enfatiza-se a importância das reações tardias e das reações agudas (Quadro 62.3) conforme o tipo de tecido tumoral, avaliando a equivalência biológica entre várias doses e

Quadro 62.3 Efeitos agudos e tardios pelo uso de radiações ionizantes.

Característica	Efeitos agudos	Efeitos tardios
Tempo de ocorrência	Precoce	Tardio (> 6 meses)
Tipo de tecido	Células de *turnover* rápido	Células de *turnover* lento ou células não proliferativas
Resposta ao fracionamento	↑ com o ↑ do fracionamento da dose (repopulação)	↓ com o ↑ do fracionamento da dose total
Resposta ao tempo de tratamento total	↓ (tempo de tratamento total ↑)	Geralmente não afetado
Reparabilidade	Cicatrização em poucas semanas	Danos permanentes (correção cirúrgica)
Frequência de ocorrência	Muito comum	Raro
Exemplos de lesões	Mucosite oral, ulceração oral, rinite, sinusite, eritema, perda de pelos, conjuntivite, otite, colite/enterite, demielinização transitória, pneumonias	Artrites, necrose óssea, necrose encefálica, catarata, necrose de pele, fibrose pulmonar, xerostomia, neoplasia induzida por radiação

esquemas de fracionamento. O modelo mostra que em um tratamento de "N" frações de dose, "d" de radiação por fração, o efeito produzido "E" será:

$$E = N(\alpha\, d + \beta\, d^2) \quad (5)$$

em que: α é uma constante relacionada com a probabilidade de se criar um dano letal em processo de evento único (coeficiente do termo linear); β é uma constante relacionada com a probabilidade de se criar um dano subletal (leva em conta o reparo celular), é o coeficiente do termo quadrático.

A efetividade radiobiológica de um implante (radiação contínua) é quantificada pela equação 6:

$$BED = R.t.\ \{1 + [2.R.(1 - 1/\mu.t)/\mu.(\alpha/\beta)]\} \quad (6)$$

em que:

BED = dose biológica efetiva

R = taxa de dose (Gy/h)

t = tempo do implante

$\mu = 0{,}693/T_{1/2} \rightarrow T_{1/2}$ = tempo médio de reparo celular.

Estudos de radiobiologia indicam que as células tumorais apresentam uma razão α/β aproximadamente igual a 10, e os tecidos normais em torno de 3.

Sistemas de planejamento e cálculos em braquiterapia

A determinação da dose de radiação emitida pelo rádio, no início de 1900, foi fundamental para todos os cálculos de dose em braquiterapia e pode ser aplicada aos isótopos produzidos artificialmente.

Com o uso do rádio, um grande volume de experiências clínicas foi acumulado. Dessas experiências, regras foram desenvolvidas considerando o arranjo das fontes e suas potências para se atingir a resposta clínica desejada. Seguindo-se as regras de posicionamento das fontes, obtinha-se sempre o mesmo padrão de dose. A distribuição de dose não era necessariamente conhecida, embora pudesse ser estimada.

A dose liberada era caracterizada pelo produto dos mm de rádio utilizados pelo número de horas em que o material radioativo era colocado sobre a lesão (período de realização da braquiterapia). Essa quantidade era expressa em mgh. Por exemplo, uma fonte de 10 mg de rádio (10 mgRa) permanecendo por 24 h representa 240 mgh.

Em muitos implantes, a anatomia do paciente ou a morfologia do tumor dificulta o posicionamento das fontes conforme as regras previamente definidas, o que acarreta incertezas na determinação da distribuição da dose. Por exemplo, uma fonte de 10 mg de rádio equivalente (10 mgRaEq), fixada por 1 h (10 mgh), libera 79,5 cGy (10×8,25×0,963) a 1 cm da fonte (Figura 62.11 A). Entretanto, quatro fontes de 2,5 mgRaEq arranjadas linearmente e fixadas por 1 h também representam 10 mgh, mas a dose a 1 cm do centro de cada uma delas é de 19,86 cGy e não pode ser somada, pois trata-se da dose liberada em quatro diferentes pontos (Figura 65.11 B). A dose calculada a 1 cm de qualquer uma das quatro fontes é menor que 79,5 cGy.

Na maioria dos procedimentos de braquiterapia, várias fontes são arranjadas, de maneira que se produza uma distribuição de dose que envolva o volume-alvo. Desse modo, é muito improvável que as fontes sejam arranjadas de maneira que todas elas estejam à mesma distância de um ponto de cálculo de dose comum.

Atualmente, a prescrição do tratamento é realizada utilizando sistemas computacionais capazes de calcular a distribuição de dose ao redor de qualquer arranjo de fontes radioativas. Algoritmos matemáticos podem otimizar o plano de tratamento e curvas de isodose são plotadas em poucos minutos. Os sistemas de planejamentos computadorizados, além de diminuir o tempo e minimizar os erros cometidos nos cálculos na elaboração das complexas equações, também fornecem imagens espaciais do arranjo geométrico e dosimétrico do plano de tratamento.

A Figura 62.12 A mostra a distribuição de dose ao redor de um arranjo braquiterápico com fontes de iodo-125. A Figura 62.12 B e C ilustra as curvas de distribuição espacial de dose construída por sistema de planejamento radioterápico computacional tridimensional.

Integral de Sievert

A física das fontes de braquiterapia foi primeiramente elucidada por Rolf Sievert em 1921. No método de Sievert para cálculo da distribuição da radiação ao redor de uma fonte finita, o modelo é uma fonte radioativa linear em um *container* cilíndrico de material atenuador, com faces e extremidades planas.

Usando integração gráfica, Sievert tabulou valores da integral e calculou os padrões de intensidade de arranjos de fontes múltiplas e únicas, e obteve curvas de isointensidade. Usando uma pequena câmara de ionização, ele mediu as distribuições de dose relativa e concluiu que, próximo à fonte, os efeitos de radiação espalhada ou secundária no tecido poderiam, à primeira aproximação, ser desprezados.

A distribuição da taxa de exposição ao redor de uma fonte linear pode ser calculada usando a integral de Sievert (IS). O método consiste em dividir a fonte linear em pequenas fontes elementares e aplicar a lei do inverso do quadrado da distân-

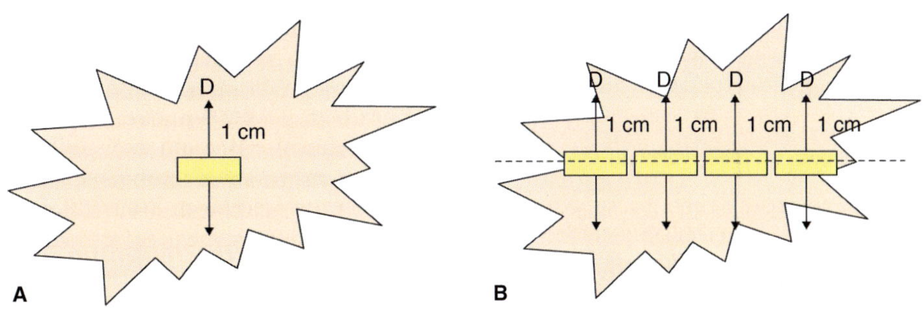

Figura 62.11 A. Representação esquemática da taxa de dose de uma única fonte de 10 mgRaEq em massa tumoral (D = 79,5 cGy). **B.** Representação esquemática da taxa de dose de quatro fontes de 2,5 mgRaEq, cada em uma massa tumoral, distribuídas linearmente (D = 19,86 cGy).

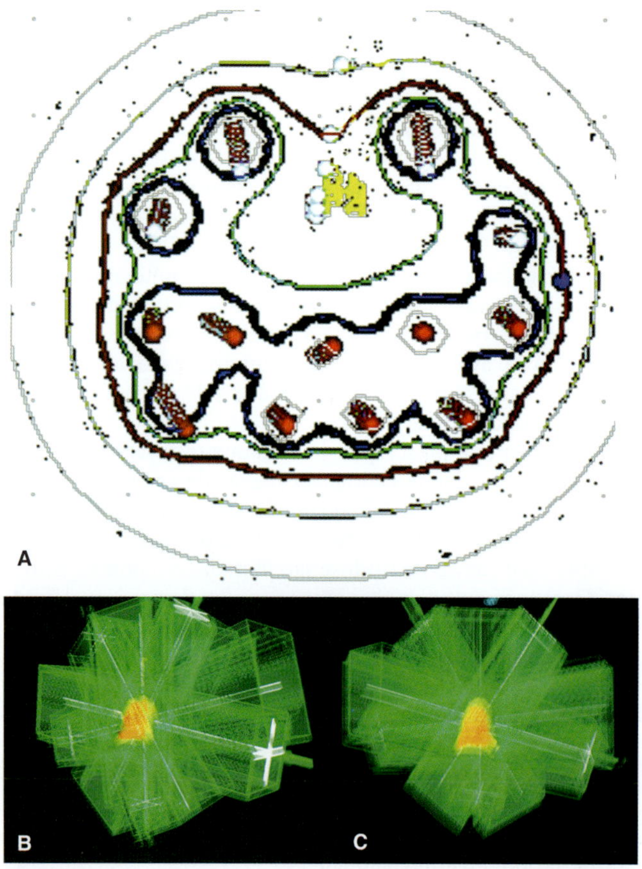

Figura 62.12 Distribuição de dose em sistema de planejamento radioterápico computacional em um tumor de próstata canino. **A.** Arranjo braquiterápico com fontes de iodo-125. **B** e **C.** Curvas de distribuição espacial de dose (planos longitudinal oblíquo e transversal, respectivamente).

cia, e correções para filtração para cada uma delas. Para um dado segmento da fonte (dx) a taxa de exposição (dI) pode ser calculada pela equação 7:

$$dI(x,y) = (A/L) \cdot \Gamma \cdot dx \cdot (1/r^2) \cdot e^{-\mu . t . \sec\theta} \quad (7)$$

em que:

A = atividade da fonte (para fontes sem filtração)

Γ = taxa de exposição constante (para fontes sem filtração)

$1/r^2$ = fator que corrige para a lei do inverso do quadrado da distância

μ = coeficiente de atenuação linear efetivo para o filtro

$e^{-\mu . t . \sec\theta}$ = fator que leva em conta a atenuação produzida pelo filtro.

A Figura 62.13 ilustra as relações geométricas usadas no cálculo da exposição, no ponto P de uma fonte linear.

Substituindo alguns termos da equação (7), como $r = y \cdot \sec\theta$, $x = y \cdot \tan\theta$, $dx = y \sec^2\theta \cdot d\theta$, e integrando para a fonte inteira de comprimento ativo L e espessura de filtro t, a taxa de exposição total (I) em um ponto P pode ser calculada pela equação 8:

$$I(x,y) = (A \cdot \Gamma/ly) \cdot \int_{\Theta 1}^{\Theta 2} e^{-\mu . t . \sec\theta} \, d\theta \quad (8)$$

A IS usa o coeficiente de absorção de energia, supondo que a fluência de energia emitida seja exponencialmente atenuada pela espessura de filtro atravessada pelos fótons. Isso é uma boa aproximação para sementes de Ir-192 e Ra-226 na região próxima às extremidades ativas da fonte. Entretanto, simulações com métodos computacionais de Monte Carlo mostra-

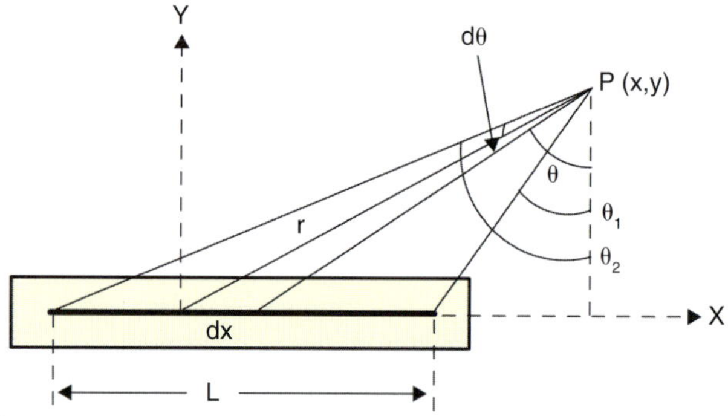

Figura 62.13 Relações geométricas para cálculo da exposição de uma fonte linear (equação 7).

ram que em pontos distantes das extremidades ativas da fonte, a aproximação de Sievert introduz erros significativos e praticamente colapsa nas direções oblíquas extremas.

A IS calcula a distribuição de dose no ar, corrigindo para o inverso do quadrado da distância e filtração oblíqua. Porém, na braquiterapia clínica, o interesse é o cálculo da dose no tecido, sendo necessário considerar a atenuação e espalhamento ao redor da fonte radioativa em função da energia.

Os efeitos da atenuação e de espalhamentos múltiplos no tecido são dependentes da energia dos raios gama. Para fontes de Ir-192 e Au-198, a atenuação no tecido praticamente compensa o espalhamento múltiplo em pontos até 5 cm da fonte.

Outras considerações são estabelecidas, como: o fator $1/r^2$ pode ser desprezado para $d \leq 5$ cm. A dosimetria para os isótopos substitutos do rádio só pode ser utilizada para E > 200 keV (fontes: cobalto-60, césio-137, ouro-198 e irídio-192). Para energias entre 60 keV e 200 keV (radiações secundárias produzidas no espalhamento de feixes de radiações de fontes mais energéticas), o espalhamento supera a atenuação, e a taxa de dose torna-se dependente da energia e da composição do meio. Para energias menores que 40 keV (fonte: iodo-125) a absorção fotelétrica é significativamente maior que o espalhamento, assim a taxa de dose depende da energia e do meio, e a distribuição da dose é menor do que a calculada pela lei $1/r^2$.

A razão entre a exposição na água e a exposição no ar pode ser determinada experimentalmente como função da distância para vários isótopos. Por causa das várias discrepâncias entre os vários conjuntos de dados experimentais, Meisberger e alguns colaboradores formularam um polinômio de 3ª ordem para representar a média de todos os dados experimentais avaliados e teóricos. Esse polinômio é comumente usado na rotina dos cálculos da dose absorvida no tecido em vários programas de computador.

Posteriormente, a distribuição de dose ao redor de um ponto, para emissores de raios gama na água, pode ser determinada pelo método de Monte Carlo. Os resultados concordam muito bem com a curva média selecionada de Meisberger.

A dependência radial da dose em um meio aquoso, sem considerar a lei do inverso do quadrado, pode ser representada por $D_r = B_r \cdot e^{-\mu r}$, em que: μ representa o coeficiente de atenuação linear e B_r é um fator de *buildup* à distância r da fonte. Essa expressão é equivalente à razão da exposição na água pela exposição no ar. Evans (1955) sugeriu que B_r possa ser representado por:

$$B_r = 1 + k_a (\mu \cdot r)^{kb} \quad (9)$$

em que: k_a e k_b são constantes determinadas utilizando os dados obtidos com o sistema de cálculo pelo método de Monte Carlo.

Modelo modular de cálculo de dose

O método tradicional de cálculo de dose em um meio, usando a integral de Sievert, requer a determinação do coeficiente de atenuação efetivo (μ) para o filtro, como uma função da espessura e os fatores de atenuação no tecido. Ambos os parâmetros são difíceis de medir ou calcular, especialmente para fontes de formato complexo.

A aproximação modular propõe que os efeitos dos vários fatores físicos sobre a distribuição da taxa de dose sejam considerados separadamente. Os dados para uma fonte particular podem ser compilados como tabelas em função da distância. Assim, a taxa de dose D(r,θ) em um ponto P no interior do tecido é determinada em função de alguns parâmetros calculados por expressões independentes, tais como: (1) a intensidade de kerma no ar (S_k); (2) a constante de taxa de dose por unidade de (S_k) ao longo do eixo transverso da fonte escrita como Λ; (3) o fator geométrico G(r,θ), que leva em conta o *falloff* geométrico* da fluência de fótons com a distância da fonte; (4) o fator anisotropia F(r,θ); e (5) a função dose radial (g(r)), que considera a dependência radial da absorção e espalhamento de fótons no meio ao longo do eixo transverso.

Sistemas manuais de planejamento

As primeiras técnicas de utilização de fontes radioativas nos procedimentos de braquiterapia intracavitária baseavam-se em experiências clínicas adquiridas nas poucas instituições que praticavam a radioterapia.

Na escola de Paris (1913), optava-se por utilizar pequenas quantidades de rádio, em período de tempo longo. Cerca de 6.000 a 7.000 cGy eram liberados em aproximadamente 3 a 6 dias de inserção única.

A equipe de Estocolmo (1929) preferia aplicar maior quantidade de rádio, em tempo curto, fracionando a dose total em 2 a 3 inserções com cerca de 140 mgRa, durante 27 a 30 h em cada inserção.

No Memorial Hospital de Nova York, Quimby (1922) trabalhou com métodos de cálculos para braquiterapia, baseados em regras de distribuição para fontes de mesma atividade.

No Instituto do Rádio em Manchester, Paterson e Parker (1934), baseando-se na técnica de Paris, estudaram arranjos geométricos de fontes de diferentes atividades, que garantissem uma distribuição de dose uniforme no volume de tratamento.

A maioria das técnicas de braquiterapia utilizadas em todo o mundo é derivada ou tem como base uma dessas técnicas. Independentemente da escola de origem, a filosofia do tratamento está sedimentada em um conjunto de normas que levam em conta as características do procedimento, tais como: a atividade e as regras de distribuição das fontes, a geometria dos aplicadores (implantes planares ou volumétricos) e os pontos de cálculo de dose.

O objetivo principal dos planejamentos dos tratamentos é determinar a distribuição e tipo de fontes de radiação para fornecer uma distribuição de dose ótima e completa no volume irradiado.

***Falloff* geométrico: diminuição da dose em função da distância e geometria da fonte.

Sistema de Manchester | Patterson e Parker

Nesse sistema, regras de distribuição de fontes radioativas de diferentes atividades são compostas para se liberar dose de radiação uniforme (dentro de ±10%), em um plano ou volume-alvo. A distribuição das fontes e cargas radioativas é tabelada em função da área ou volume e distância de tratamento.

As tabelas foram obtidas em cálculos, baseados na integral de Sievert para fontes lineares, e fornecem qual a quantidade de mgh necessários para se liberar uma dose de 1.000 cGy ao longo do eixo transverso da linha de fontes, sendo o comprimento total da fonte, a distância entre o primeiro e o último extremos ativos.

No caso de implantes planares, como os utilizados na maioria dos tratamentos de lesões cutâneas, para se obter uniformidade da dose, as fontes devem ser arranjadas em um plano paralelo à área a ser tratada e a 0,5 cm de distância dessa. Mesmo assim, nas proximidades das fontes, a dose é cerca de cinco vezes maior que a dose prescrita.

A dose estabelecida, determinada pelas tabelas de Paterson-Parker, é 10% maior do que a dose mínima; desse modo, a dose máxima não excederá 10% da dose estabelecida para satisfazer os critérios de uniformidade.

As tabelas de Paterson-Parker foram originalmente desenvolvidas para a exposição no ar, utilizando a constante de taxa de exposição do rádio, $\Gamma = 8{,}4R \cdot cm^2/mg \cdot h$, e não levavam em conta a filtração oblíqua pela cápsula de platina que envolve o material radioativo, a qual pode representar erros da ordem de 2 a 4% nos planejamentos de rotina.

As versões mais atualizadas desse sistema utilizam a constante de taxa de exposição $\Gamma = 8{,}25R \cdot cm^2/mg \cdot h$ e consideram também um fator de conversão de roentgen para rad para cálculo da dose no tecido de $f_t = 0{,}957$.

Para a braquiterapia planar ou volumétrica típica, um fator combinado de 0,90 seleciona uma curva de isodose aproximadamente equivalente à dosagem de Paterson-Parker. Assim as tabelas originais de mgh para 1.000 R seriam convertidas para mgh para 900 cGy.

O Quadro 62.4 ilustra a distribuição das cargas em função da área de implantes planares e volumétricos típicos.

Sistema de Quimby

Nesse sistema, fontes de mesma atividade linear são alocadas uniformemente, resultando em distribuição de dose não uniforme, sendo a dose maior na região central e menor nas margens do implante. Quanto maiores as dimensões do molde radioativo, maior será o gradiente de dose entre o centro e a periferia do volume de tratamento.

As tabelas de Quimby também foram baseadas na integral de Sievert para fontes lineares; no entanto, incluem a localização

Quadro 62.4 Exemplos de distribuição de cargas pelo sistema de Manchester.

Radiomoldagem superficial		Implante volumétrico de espessura > 2,5 cm
Área (cm^2)	Fração da carga na periferia	
< 25	2/3	75% da carga na superfície
25 a 100	1/2	25% da carga no centro
> 100	1/3	–

de pontos no eixo transverso ao longo das fontes, fornecendo assim, a taxa de dose por unidade de atividade em função das duas distâncias (perpendicular e paralela) do centro da fonte.

Para implantes planares, as tabelas fornecem qual a quantidade de mgh necessária para se liberar uma dose de 1.000 R no centro do plano de tratamento, estabelecendo-se assim a dose máxima no plano de tratamento. Para implantes volumétricos, a dose estabelecida é a dose mínima dentro do volume implantado.

As tabelas originais de Quimby, assim como as de Manchester, utilizam o valor antigo da constante taxa de exposição do rádio ($\Gamma = 8{,}4R \cdot cm^2/mg \cdot h$) em vez do aceito atualmente ($\Gamma = 8{,}25R \cdot cm^2/mg \cdot h$). Outras correções também são necessárias, tais como atenuação no tecido, filtração oblíqua e fator de conversão roentgen para cGy.

Em radiomoldagens planares, o sistema de Manchester usa mais mgh do que o sistema de Quimby, pois neste último, a dose máxima é determinada na superfície do volume tratado, enquanto no primeiro, a especificação é 10% acima do valor mínimo da dose no volume.

Em implantes volumétricos, o número de mgh para 1.000 cGy é maior com o sistema de Quimby, no qual a especificação é a dose mínima encontrada na superfície, enquanto no sistema de Manchester a especificação é a dose mínima efetiva dentro de todo o volume implantado.

Comparações entre os sistemas de Quimby e o de Paterson-Parker, para casos selecionados, apresentaram diferenças fundamentais entre os dois. Desse modo, não se pode utilizar as tabelas de Quimby com o sistema de Paterson-Parker.

Sistema de Paris

A técnica de Paris foi desenvolvida primariamente para a dosimetria de implantes temporários com fontes lineares contínuas (fios flexíveis de irídio-192) com atividades homogêneas e são implantadas em linhas paralelas.

A especificação da dose é baseada sobre uma superfície de isodose, chamada de isodose de referência, entretanto, na prática, o valor desta isodose é fixado em 85% da dose basal, a qual é definida como a dose mínima entre duas fontes ou a média da dose mínima entre várias fontes. O volume de tratamento é aquele englobado pela isodose de 85% e recebe a dose tumoricida mínima.

Assim como no sistema de Quimby, o espaçamento uniforme das fontes faz com que a dose no centro seja maior do que na periferia. A distribuição da dose deve englobar o volume-alvo, com a mínima taxa de dose periférica, podendo-se variar essa taxa proporcionalmente à atividade das fontes.

A dosimetria do implante é baseada na distribuição das fontes no plano central, definido como o plano perpendicular que corta em ângulos retos o meio das fontes. O comprimento das fontes deve ser de 20 a 30% maior do que o volume-alvo nas duas extremidades.

As taxas de dose são calculadas no plano central e, desse modo, as distâncias dos pontos de referência aos eixos das fontes devem ser estabelecidas. Para a determinação da taxa de dose são utilizados tabelas ou gráficos obtidos em função da atividade e comprimento do fio e da distância de cada ponto de dose a cada uma das fontes.

Esse sistema tenta adaptar a configuração do implante à situação clínica, a espessura do alvo é usada para definir a separação entre as fontes, e o comprimento do alvo é usado para definir o comprimento da fonte.

Comparativamente com o sistema de Manchester, para atividades iguais, o de Paris fornece taxa de dose de referência mais baixa e consequentemente maior tempo de tratamento, assumindo doses totais iguais, uma vez que a distribuição de dose nesse sistema é sobre uma área maior do que a do de Manchester. Analisando a distribuição de dose em um plano a 0,5 cm e paralelo ao plano do implante, em relação ao centro e as extremidades do volume-alvo, nota-se uma variação de 140% a 85% da dose de referência com o sistema de Paris, enquanto essa variação é de 110% a 85% com o de Manchester.

Sistema do Memorial Hospital

Esse sistema foi desenvolvido no Memorial Sloan Kettering Cancer Center (EUA) e conhecido em 1963. É uma extensão do sistema de Quimby caracterizado pela distribuição de dose ao redor de fontes pontuais (sementes de irídio-192) de atividades uniformes e espaçadas de 1 cm.

Com base nas distribuições de dose geradas por computador, tabelas foram obtidas para fornecer o número de mgh para liberar 1.000 cGy em pontos específicos, que representam pontos de "dose máxima de referência" e pontos de "dose mínima periférica", em um plano a 0,5 cm do plano das fontes, no caso de implantes planares. Para implantes volumétricos são escolhidos pontos dentro do volume implantado. Essas tabelas usam constantes de taxa de dose próprias e incluem os efeitos da filtração oblíqua e atenuação no tecido.

Técnica da dimensão média

Outro método, conhecido como técnica da dimensão média, tem sido usado no Memorial Hospital para implantes permanentes. Em contraste com as outras técnicas de implante, que se preocupam com a obtenção de uma dose tumor mínima sem se preocupar com o volume do tumor, esse método baseia-se no princípio de que a tolerância do tecido à radiação depende do volume implantado, ou seja, pequenos volumes toleram altas doses.

De acordo com esse método, a atividade total necessária para um implante é diretamente proporcional à média das três dimensões (a,b,c) da região do implante. Em termos matemáticos: $A = K \cdot d$, em que A é a atividade em mCi, d é a média ((a+b+c)/3) das três dimensões do implante e K é uma constante empírica de proporcionalidade ($K = 10$ para Rn^{222} e $K = 5$ para o Ir^{192}). Para sementes de I^{125}, $A = 5 \cdot d$ para $d < 3$ cm e $A = 1{,}34 \cdot d^{2{,}2}$ para $d \pm 3$ cm.

Em implantes permanentes utilizando sementes de Au-198, cálculos manuais da dose liberada podem ser realizados seguindo as regras do sistema de Manchester. Para o caso do I-125, recomenda-se o método da dimensão média.

A International Commission on Radiation Units & Measurements (ICRU) tem recomendado a utilização de um sistema de especificação de dose que se relacione à distribuição da dose no volume-alvo, em vez de dose em um ponto específico. A dose é prescrita como o valor de uma curva de isodose que englobe o volume-alvo.

Dentre todos os métodos de cálculo manuais para determinação da dose de radiação e dosimetria de procedimentos braquiterápicos utilizados, o sistema de Manchester é o mais amplamente utilizado.

Dosimetria computacional

Cálculos de dose usando tabelas dão informação quanto à quantidade necessária de radioatividade e o número de horas para o tratamento prescrito. Isso, entretanto, não fornece informações sobre a uniformidade da distribuição de dose. Para informações acerca da distribuição de dose ao redor do implante, cálculos por computador, em múltiplos planos, ou em três dimensões, tornam-se mais úteis.

Os sistemas de dosimetria antigos baseiam-se em implantes idealizados conforme certas regras de distribuição. Na prática real, entretanto, tais distribuições ideais são raramente realizadas. Com um computador, é possível pré-planejar não apenas implantes, mas a distribuição de isodose completa, correspondendo à distribuição final das fontes. O curto tempo de processamento com os sistemas de computador modernos permite ao radioterapeuta modificar os implantes, se necessário, sobre as bases da distribuição de dose tridimensional.

O sistema computadorizado utilizado em muitas instituições americanas cumpre as seguintes regras: fontes de atividade uniforme são implantadas com separação uniforme (1 cm a 1,5 cm) e englobam totalmente o volume-alvo, o que produzirá uma região mais quente na parte central do que na periferia, similarmente aos sistemas de Quimby e de Paris; a especificação da dose é feita na superfície da isodose que engloba o volume implantado; o volume-alvo é planejado e desenhado com margens de segurança suficiente para que as fontes periféricas possam estar localizadas no limite da região-alvo, com adequada cobertura do tumor.

Cálculos por computador de distribuição de dose em braquiterapia consistem basicamente em cálculos repetidos de dose em um ponto para cada uma das fontes implantadas. A dose total em um dado ponto é determinada pela somatória das contribuições das fontes individuais. Taxas de dose pontuais são calculadas para cada um de uma grade de pontos arranjados em matriz cúbica, tal que curvas de isodose podem ser geradas em qualquer plano arbitrário. Os padrões de isodose podem ser magnificados e sobrepostos em uma radiografia do implante para se ver a distribuição em relação à anatomia do paciente.

A reconstrução tridimensional da geometria das fontes é em geral realizada usando-se duas radiografias ortogonais ou desviadas em ângulos predefinidos. Muitos programas permitem a digitalização das coordenadas das fontes diretamente das radiografias.

Uma das falhas de muitos programas de computador é não permitir ao usuário esboçar o volume-alvo ou as estruturas anatômicas próximas ao implante. Assim, a especificação da dose em braquiterapia é, em muitos casos, complicada pela incapacidade de localizar precisamente o volume-alvo com respeito à distribuição de dose. O gradiente de dose muito acentuado próximo ao implante e os pontos muito quentes próximos a cada fonte também complicam a especificação da dose.

Os algoritmos de cálculo de dose requerem coordenadas espaciais para cada uma das fontes radioativas. Alguns algoritmos utilizam apenas as considerações da lei do inverso do quadrado da distância, em um ponto do arranjo das fontes, para somar as doses.

Muitos dos códigos computacionais existentes até 1972 (p. ex., radcomp, brachy, isodos) foram desenvolvidos em hospitais universitários. Algumas adaptações nos algoritmos de cálculos usados nos computadores comerciais disponíveis para planejamentos em radioterapia fizeram com que esses códigos fossem amplamente utilizados em outros hospitais regionais. Os resultados fornecidos pelos vários códigos podem variar de 11 a 15%, para o valor da dose em pontos clínicos, como os pontos A e B de Manchester, para aplicações intracavitárias.

Em geral, as análises de vários códigos usados popularmente os consideram clinicamente aceitáveis, embora esses códigos não utilizem os mesmos fatores de correção ou mesmos métodos de cálculo, ou seja, apresentam soluções diferentes para o mesmo planejamento braquiterápico.

Se os termos da taxa de exposição a uma distância da fonte forem bem especificados, as incertezas totais na dosimetria em regiões de interesse clínico ao redor de fontes são limitadas em cerca de 6%.

▪ Cálculo de dose

Os primeiros programas de computador, do início da década de 1960, se limitavam a obter tabelas de fatores de espalhamento e fatores de *buildup* para fontes lineares. Mais tarde eles se tornaram capazes de calcular distribuições de isodose para pacientes individuais. Atualmente, quase todos os pacotes de *software* para planejamentos de tratamento têm dosimetria para braquiterapia.

Os fatores básicos envolvidos nos cálculos, como as posições e atividades das fontes, são aplicados em modelos matemáticos, levando-se em conta os parâmetros físicos. A maioria desses programas usa ou a integral de Sievert diretamente ou tabelas de dose pré-calculadas para diferentes tipos de fontes para se obter a distribuição final. Alguns, mas não todos, usam correções de atenuação no tecido.

Para o rádio e outros isótopos de meia-vida longa, as taxas de dose apresentadas no formato de curvas de isodose podem ser diretamente usadas para calcular a duração do implante. No caso de implantes temporários de isótopos de meia-vida relativamente curta, tais como o Ir-192, o computador calcula a dose acumulada, usando correção para o decaimento durante o período de tratamento. A dose acumulada (D_c) pode ser determinada pela equação 10:

$$D_c = D_0 . T_{av} . (1 - e^{-t/Tav}) \qquad (10)$$

em que: D_0 é a taxa de dose estimada para um tempo aproximado de duração do implante, sem a correção para o decaimento e T_{av} é a vida média do isótopo e t é o intervalo de tempo de duração do implante.

Para implantes permanentes tais como Au-198 e I-125, a dose acumulada durante o decaimento completo pode ser determinada pela equação 11:

$$D_c = D_0 \cdot T_{av} \cdot = 1{,}44 \cdot D_0 \cdot T_{1/2} \qquad (11)$$

em que: $T_{1/2}$ é a meia-vida do isótopo.

▪ Comparação entre os sistemas dosimétricos de implantes

A seguir são descritas as diferenças básicas dos vários sistemas de cálculos apresentados anteriormente em relação aos parâmetros que norteiam o planejamento braquiterápico:

- Quanto à dose e à taxa de dose:
  - Sistema de Manchester: 6.000 a 8.000 R, em 6 a 8 dias (1.000 R/dia; 40 R/h)
  - Sistema de Quimby: 5.000 a 6.000 R, em 3 a 4 dias (60 a 70 R/h)
  - Sistema de Paris: 6.000 a 7.000 cGy, em 3 a 11 dias (25 a 90 cGy/h)

- Quanto aos pontos de prescrição de dose:
  - Sistema de Manchester: dose mínima efetiva é 10% acima da dose mínima absoluta em um plano ou volume
  - Sistema de Quimby: *implantes planares* – no plano bissetor perpendicular ao plano do implante; *implantes volumétricos* – nos pontos da periferia que recebem a dose mínima, na real região implantada
  - Sistema de Paris: dose de referência – 85% da dose basal; dose basal – é a média das doses mínimas no plano central
  - Sistemas por computador: superfície de isodose que engloba o volume implantado, no plano central perpendicular às fontes
- Quanto à variação de dose:
  - Sistema de Manchester: variação máxima de 10% (exceto os pontos localizados em volta das fontes)
  - Sistema de Quimby: a variação de dose frequentemente atinge 100% com o dobro da dose no centro em relação à periferia
  - Sistema de Paris: 15% entre a dose de referência e a dose basal
- Quanto à atividade das fontes:
  - Sistema de Manchester: fontes de atividades variáveis – 0,66; 0,50; 0,33 mgRa/cm
  - Sistema de Quimby: atividades constantes – 1,0 mgRa/cm inicialmente e, atualmente, 0,20 a 0,70 mgRaEq/cm
  - Sistema de Paris: atividades constantes – 0,6 a 1,8 mgRaEq/cm
  - Sistemas por computador: atividades constantes – 0,2 a 0,4 mgRaEq/cm
- Quanto à distribuição das fontes:
  - Sistema de Manchester: implantes planares – área ± 25 cm^2 = 2/3 de atividade na periferia; de 25 a 100 cm^2 = 1/2 de atividade na periferia; > 100 cm^2 = 1/3 de atividade na periferia
  - Sistema de Quimby: distribuição uniforme sobre o plano do implante
  - Sistema de Paris: distribuição uniforme sobre o plano do implante
  - Sistemas por computador: uniforme
- Quanto à distância entre as fontes:
  - Sistema de Manchester: constante; recomenda-se 1 cm
  - Sistema de Quimby: variável, mas uniforme (permitindo até 2 cm de separação, dependendo das dimensões do alvo)
  - Sistema de Paris: semelhante ao de Quimby (5 a 20 mm)
  - Sistemas por computador: constante, entre 1 e 1,5 cm, dependendo do tamanho do implante
- Quanto ao cruzamento nas extremidades:
  - Sistema de Manchester: devem ser utilizados para compensar a dose nas extremidades do implante
  - Sistema de Quimby: similar ao de Manchester
  - Sistema de Paris: não é utilizado; comprimento ativo 20 a 40% maior que o comprimento do alvo
  - Sistemas por computador: não é necessário; semelhante ao de Paris (comprimento ativo das fontes de 30 a 40% maior que o comprimento do alvo).

Embora os sistemas dosimétricos relatados apresentem dados de cálculos de doses para fontes lineares, arranjos braquiterápicos com fontes de ouro-198 no formato geométrico de disco e anéis concêntricos mostraram-se efetivos em procedimentos realizados no Hospital Veterinário da Unesp, *campus* Araçatuba, no tratamento de carcinoma cutâneo em cães e gatos. Nesses planejamentos, desenvolveu-se uma metodologia de cálculo dosimétrico empregando-se conceitos dos sistemas de Quimby e Manchester. A Figura 62.14 ilustra um caso clínico de tratamento de carcinoma de celular escamosas empregando-se a modalidade combinada e teleterapia e braquiterapia.

Princípios e parâmetros físicos dos feixes de raios X

Produção de raios X

A produção de raios X ocorre basicamente com o bombardeio de elétrons sobre um alvo (ânodo). No interior de uma ampola de vidro mantida em vácuo, elétrons são produzidos no cátodo (polo negativo) e acelerados em direção ao ânodo.

O cátodo é um filamento de tungstênio, com alto ponto de fusão. Com o aquecimento desse filamento, são liberados elétrons que são acelerados até o ânodo por uma diferença de potencial, criando uma corrente eletrônica. A voltagem produzida é da ordem de kV (quilovolt) e a corrente da ordem de mA (miliampére). Ao colidirem com o ânodo, parte de sua energia é convertida em raios X e parte em calor. Devido ao calor produzido, há necessidade de refrigeração por água, óleo ou ar, e o ânodo apresenta alto ponto de fusão, como o oferecido pelo tungstênio.

Camada semirredutora

A camada semirredutora (CSR) é a espessura de um material capaz de reduzir a intensidade de um feixe de raios X pela metade. Ela indica a qualidade da radiação, pois para feixes mais energéticos (com mais qualidade), sua CSR será maior.

Ela é representada por:

$$CSR = \frac{0,693}{\mu} \quad (12)$$

em que: μ é o coeficiente de atenuação linear do material.

Denomina-se a 1ª CSR como a espessura que reduz a intensidade da radiação incidente de 100% para 50%, e de 2ª CSR, aquela que reduz de 50% para 25%. Feixes mais heterogêneos terão a 2ª CSR maior que a 1ª CSR. Para analisar a qualidade do feixe, utiliza-se o conceito de coeficiente de homogeneidade (CH) que é dado pela razão entre a 1ª CSR e a 2ª CSR. Para feixes monoenergéticos o CH seria igual a 1 unidade.

Filtros de atenuação de feixes de raios X de baixa energia

A utilização de filtros, geralmente placas de diversos metais, torna o feixe mais "endurecido" e aumenta o CH (entre 0,8 e 1), pois o filtro remove do feixe primário aquelas radiações de baixa energia que não contribuem ao tratamento, ao contrário, intensificam efeitos indesejáveis na entrada da pele do paciente. A filtração melhora a qualidade do feixe, aumentando o poder de penetração, no entanto,

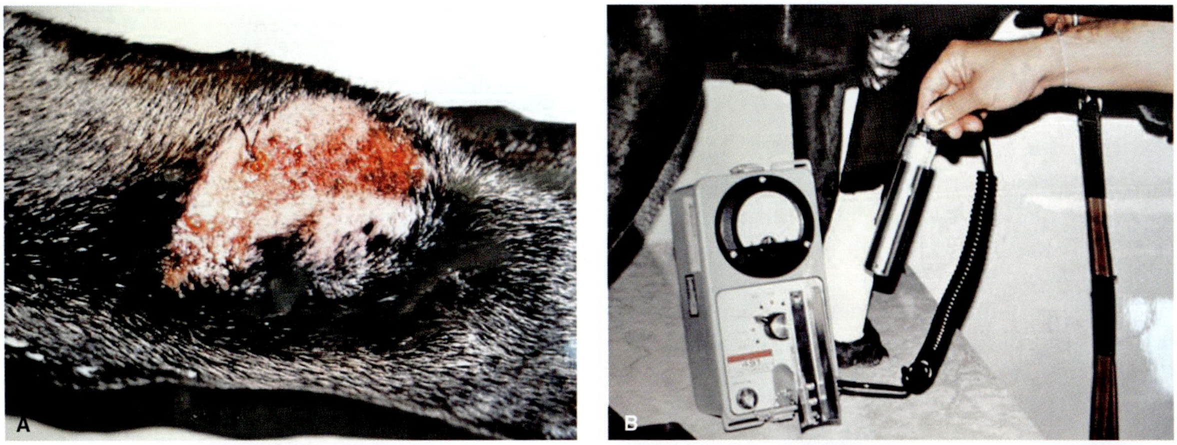

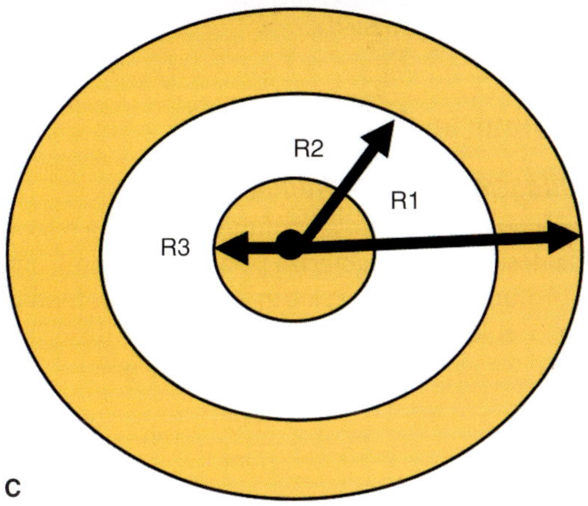

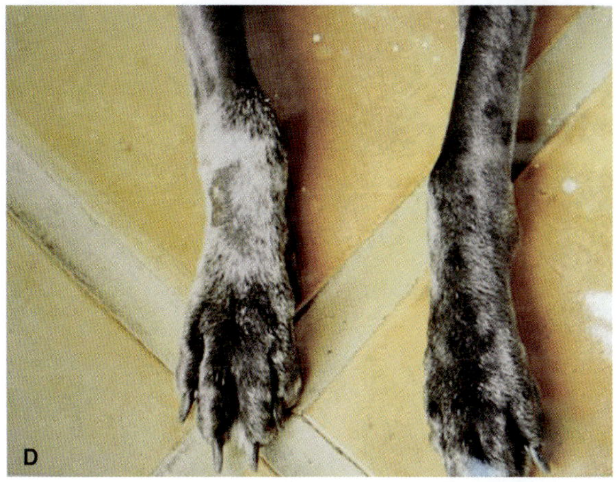

Figura 62.14 Caso de carcinoma espinocelular em membro, fêmea, 9 anos. **A.** Apresentação clínica da lesão caracterizada por lesão exulcerativa com bordas elevadas e alopecia. **B.** Molde planar em discos e anéis concêntricos de 2,76 cm de raio sobre a lesão de 20 cm^2, fixado ao tumor durante 55 h, a uma taxa de dose de 17 a 60 cGy por hora da periferia ao centro, respectivamente. **C.** Representação esquemática da distribuição do material radioativo (Au-198) em disco e anel concêntricos, em que R1 = raio externo do anel de Au-198 (1,5 cm), R2 = raio da zona intermediária sem material radioativo (1 cm) e R3 = raio do disco central de Au-198 (0,25 cm). Utilizaram-se no disco externo 38,9 mCi de Au-198 e no disco central 2,13 mCi. **D.** Cura clínica após 9 meses de tratamento. Notar despigmentação cutânea e pilosa.

reduz a intensidade total do feixe incidente. O Quadro 62.5 apresenta valores das CSR e CH para diversas espessuras, em mm, de filtros de cobre (Cu).

Observando essa tabela, o filtro escolhido para uma filtração ideal seria o de 1 mm de Cu, pois após esse valor o CH torna-se praticamente constante.

Interação dos raios X com a matéria

O feixe de raios X é atenuado ao se propagar pela matéria, tendo sua intensidade reduzida. A expressão matemática que representa esta atenuação, em feixes estreitos, é dada por pela equação 13:

$$I = I_0 \cdot e^{-\mu x} \tag{13}$$

em que:

I = intensidade transmitida pelo absorvedor
I_0 = intensidade incidente no absorvedor
x = espessura do absorvedor
μ = coeficiente de atenuação linear.

Outro fator que diminui a intensidade do feixe de raios X é a *lei do inverso do quadrado da distância*. Essa lei mostra que a intensidade do feixe diminui proporcionalmente ao quadrado da distância da fonte.

Efeito fotelétrico

O efeito fotelétrico é o processo em que o fóton (quantidade de radiação) interage com um elétron de um átomo, desaparecendo e cedendo toda a sua energia ao elétron. O elétron então é ejetado, devido à ionização, e há rearranjo no átomo para preencher a vaga deixada por ele. Acompanhando esse rearranjo, há emissão de raios X característicos, chamados assim porque seus valores são característicos de cada elemento. A Figura 62.15 mostra a representação esquemática deste efeito.

Quadro 62.5 Coeficiente de homogeneidade para cada espessura de filtro de cobre.[1]

Filtro	1ª CSR	2ª CSR	CH
0 mm Cu	1	1,5	0,67
0,25 mm Cu	1,2	1,7	0,7
0,95 mm Cu	1,35	1,75	0,77
1 mm Cu	1,45	1,8	0,81
1,25 mm Cu	1,5	1,85	0,81
1,5 mm Cu	1,55	1,9	0,82
1,75 mm Cu	1,57	1,91	0,82

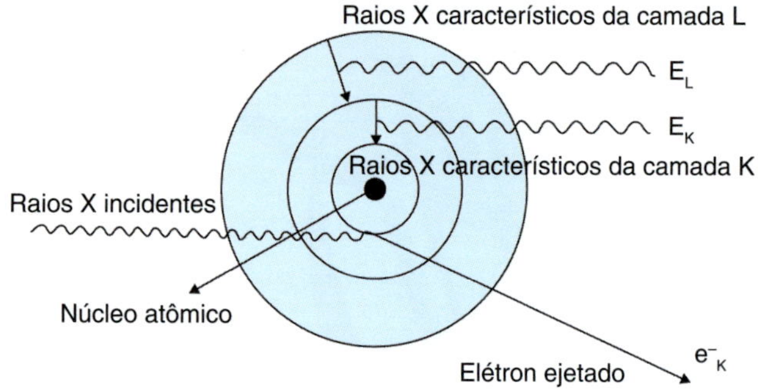

Figura 62.15 Representação esquemática do efeito fotelétrico.

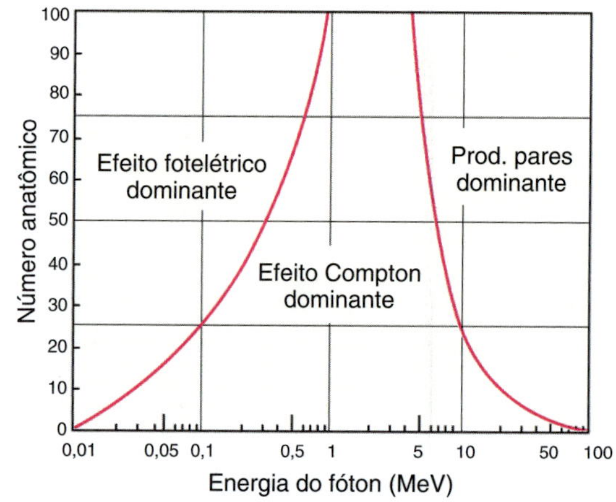

Figura 62.18 Representação da dominância dos processos de interação dos fótons com a matéria.[1]

▪ Efeito Compton

No caso do efeito Compton, o fóton incidente interage com um elétron de uma camada mais externa, ejetando-o de sua órbita, mas, dessa vez, o fóton não desaparece e altera a sua trajetória. Esse fóton defletido representa a radiação espalhada no tecido irradiado (Figura 62.16).

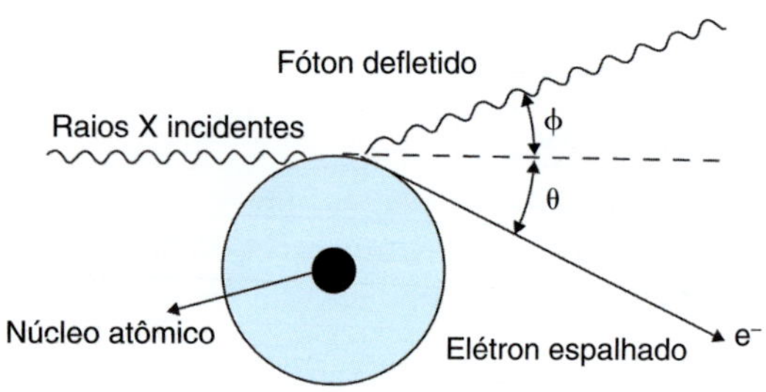

Figura 62.16 Representação esquemática do efeito Compton.

▪ Produção de pares

Na produção de pares, um fóton de alta energia (superior a 1,022 MeV) interage próximo ao núcleo do átomo e desaparece cedendo toda a sua energia, a qual se transforma em um par de partículas: elétron e pósitron (de carga positiva). A Figura 62.17 representa o fenômeno da produção de pares.

A Figura 62.18 indica a incidência do efeito fotelétrico, efeito Compton e produção de pares, de acordo com a energia do fóton incidente e do número atômico do material absorvedor.

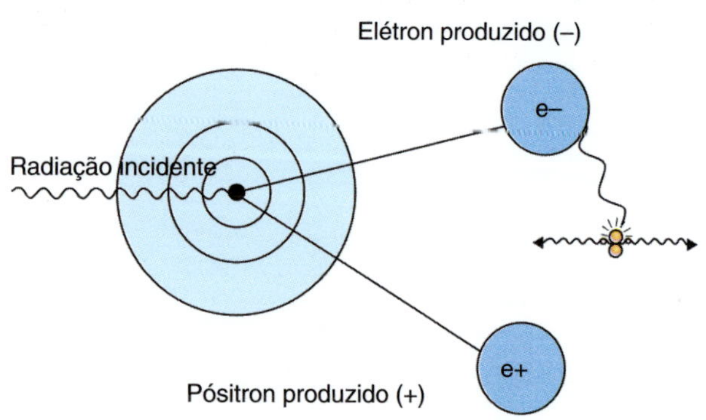

Figura 62.17 Representação esquemática do efeito de produção de pares.

▪ Distribuição da dose

Porcentagem de dose profunda

A porcentagem de dose profunda (PDP) é a relação percentual da dose. Ela se caracteriza pela razão da dose em determinada profundidade, em relação à dose na profundidade onde ocorre o equilíbrio eletrônico (região de dose máxima). A equação que expressa essa relação é dada por:

$$PDP = \frac{Dd}{Dm} \cdot 100 \qquad (14)$$

em que: D_d é a dose na profundidade "d" no eixo central do feixe e D_m é a dose na profundidade de equilíbrio eletrônico "dm" no eixo central do feixe.

A dose na profundidade "d" é a dose na profundidade de equilíbrio eletrônico com a correção pela lei do inverso do quadrado da distância e pelo fator espalhamento (B). Pode-se dizer então:

$$D_d = D_m \cdot \left(\frac{F + d_m}{F + d}\right)^2 \cdot B \cdot e^{-\mu d} \qquad (15)$$

em que: d é a profundidade onde se deseja determinar a dose de radiação; d_m é a profundidade de dose máxima e F é a distância entre a fonte e a pele.

Substituindo a Equação 14 na Equação 15, tem-se:

$$PDP = 100 \cdot \left(\frac{F + d_m}{F + d}\right)^2 \cdot B \cdot e^{-\mu d} \qquad (16)$$

Logo, a PDP varia com a profundidade no tecido irradiado, o tamanho do campo, a qualidade da radiação e a distância foco-superfície (DFS) de entrada do feixe no tecido. A Figura 62.19 mostra a PDP no eixo central para diferentes qualidades de feixes de fótons de raios X e de raios gama do cobalto-60, para um mesmo campo de 10 cm × 10 cm e DFS de 100 cm.

A PDP decresce com o aumento da profundidade devido à maior atenuação sofrida ($e^{-\mu d}$) e pela lei do inverso do quadrado da distância $\left(\frac{F + d_m}{F + d}\right)^2$, com exceção da região de equilíbrio eletrônico. Aumentando o tamanho de campo de radiação, a PDP também aumenta, pois com maior volume irradiado, o espalhamento (B) será maior.

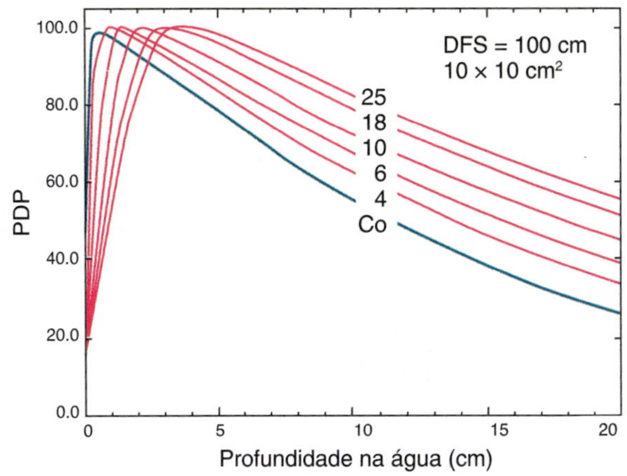

Figura 62.19 Porcentagem de dose profunda para diferentes qualidades de feixes de fótons e para o cobalto-60.[1]

Para diferentes DFS, a PDP varia pela lei do inverso do quadrado da distância e também pelo fator de absorção e espalhamento. O campo na superfície da lesão não se altera com as diferentes possibilidades de DFS; no entanto, à medida que o feixe adentra o tecido (aumentando a profundidade), o campo irradiado será menor quanto maior for a DFS. O efeito combinado da diminuição da dose pela lei do inverso do quadrado da distância, com o aumento da absorção e espalhamento, para campos de áreas maiores, permite-nos concluir que, quanto maior a DFS, maior a PDP. A Figura 62.20 ilustra a variação do campo de radiação em função da DFS. Para feixes mais penetrantes, isto é, de maiores energias, ocorre menor absorção da radiação à profundidade, resultando em aumento da PDP.

Dosimetria e rendimento do feixe de radiação

A dosimetria é a análise dos parâmetros físicos do feixe de radiação, a fim de que se garanta que a dose prescrita pelo médico-veterinário seja realmente aplicada ao paciente. A dose emitida pelo aparelho, assim como a dose absorvida pelo paciente, varia conforme as diversas opções existentes (distância fonte-pele, tamanho de campo, filtros etc.). Utilizando uma câmara de ionização (Figura 62.1), são realizadas leituras para diversas condições de feixe de radiação e geometria de campo irradiado. Essas leituras, com as devidas correções (temperatura, pressão, calibração da câmara etc.), permitem obter um valor de rendimento ou taxa de dose do feixe de radiação.

O rendimento é a dose (*centigrays* [cGy]) que o aparelho fornece e que é absorvida pelo paciente em determinado tempo (no caso, para cada minuto), em condições variadas. Sabendo-se o valor do rendimento e as condições de planejamento, pode-se determinar qual o tempo necessário de exposição para que seja aplicada a dose desejada.

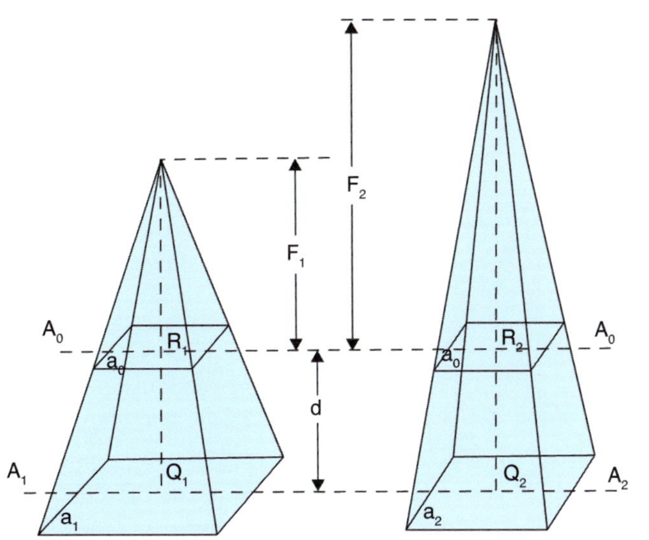

Figura 62.20 Ilustração da variação de porcentagem de dose profunda com a mudança de distância foco-superfície.

Equipamentos e teleterapia de baixa energia

Aparelhos de raios X de quilovoltagem

Os aparelhos de raios X de quilovoltagem produzem feixes de várias energias que podem ser utilizados em distintas modalidades de radioterapia.

A *terapia de contato* é realizada com energias de 30 kVp a 50 kVp e com DFS de 2 cm ou menos.

A *terapia superficial* é realizada com energias entre 50 kVp e 150 kVp e com DFS entre 20 cm e 40 cm.

A *terapia profunda* (ortovoltagem) é realizada com energias entre 150 kVp e 300 kVp e com DFS entre 30 cm e 50 cm.

Nos procedimentos de radioterapia com feixes de raios X de quilovoltagem, geralmente, a dose é calculada à profundidade zero (na pele do animal).

No Hospital Veterinário da Unesp, *campus* Araçatuba, realiza-se radioterapia de contato e superficial com equipamento modelo Dermopan® 2 da Simens (Figura 62.21); e para ortovoltagem, o equipamento modelo Stabilipan® (Figura 62.22).

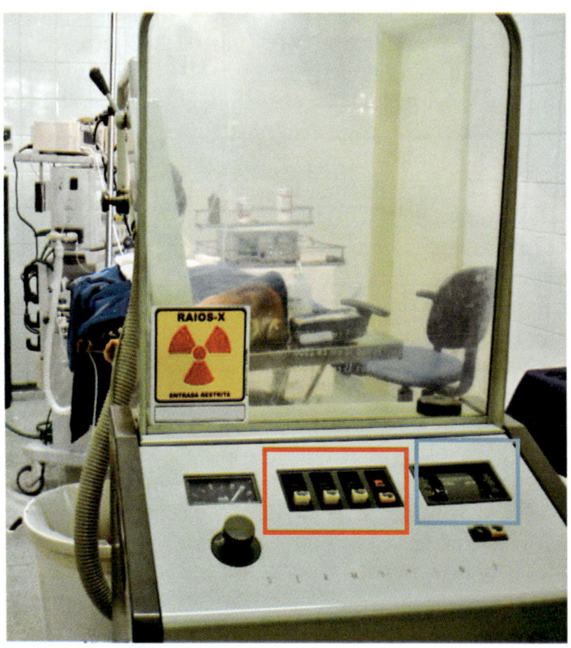

Figura 62.21 Equipamento de radioterapia superficial – Dermopan® 2. Notar área destacada em *vermelho*, onde se seleciona a energia do feixe e tempo de radiação (*azul*).

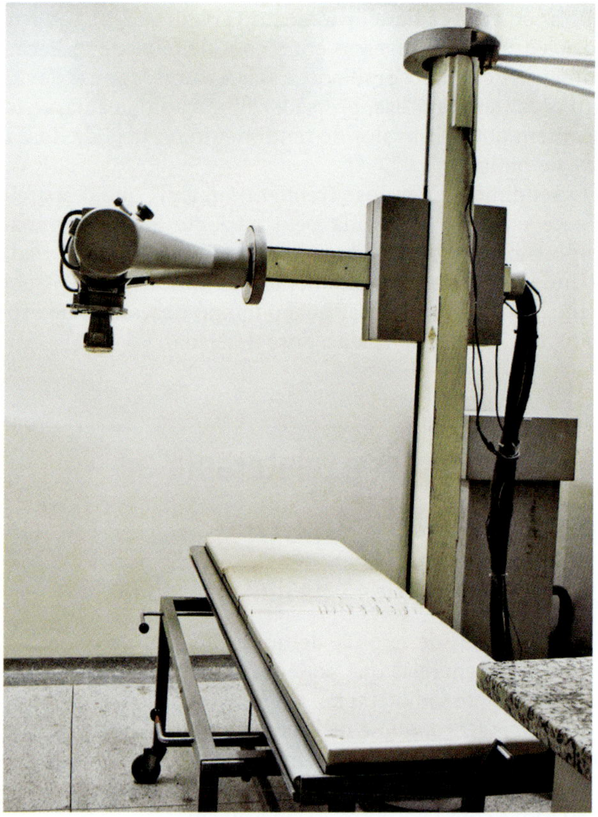

Figura 62.22 Equipamento de radioterapia de ortovoltagem – Stabilipan®.

▪ Equipamento de radioterapia superficial – Dermopan® 2

O Dermopan® 2 é um aparelho de raios X para radioterapia superficial fabricado pela Siemens. A energia do feixe de raios X pode variar de 10 até 50 kV e a corrente elétrica no filamento pode atingir 25 mA.

As quatro escalas de tensão, com seus filtros correspondentes, são: 10 kV (sem filtro), 29 kV (filtro de 0,3 mm Al – milímetros de alumínio), 43 kV (0,6 mm Al) e 50 kV (1 mm Al) (Figura 62.21, destacado em vermelho). O seletor do tempo de exposição está realçado em azul na Figura 62.21.

O aparelho conta ainda com acessórios de radiação (localizadores) que possibilitam a irradiação de diferentes geometrias de campos a diversas DFS (Figura 62.23).

As curvas de PDP do aparelho para o localizador de maior campo e DFS de 30 cm são apresentadas na Figura 62.23. A PDP para cada opção de tensão é diferente, sendo as maiores tensões as mais penetrantes. A curva de 50 kV atinge maior profundidade de tecido devido à filtração adicional, que "endurece" o feixe (Figura 62.24).

Como o aparelho Dermopan® 2 é utilizado para radioterapia superficial, observa-se que a dose é absorvida em poucos milímetros de profundidade, concentrando a dose próxima à superfície de entrada do feixe. Mesmo para a curva de 50 kV, com um filtro adicional de 1 mm de alumínio, em uma profundidade de 40 mm, a dose cai para 20% do seu valor de entrada.

Para o cálculo de tempo de exposição em medicina veterinária, devem-se utilizar planilhas de cálculos computacionais, que considerem as diferentes variáveis e características de cada caso clínico específico, e tornem o procedimento mais eficiente e com mínimas complicações radiobiológicas.

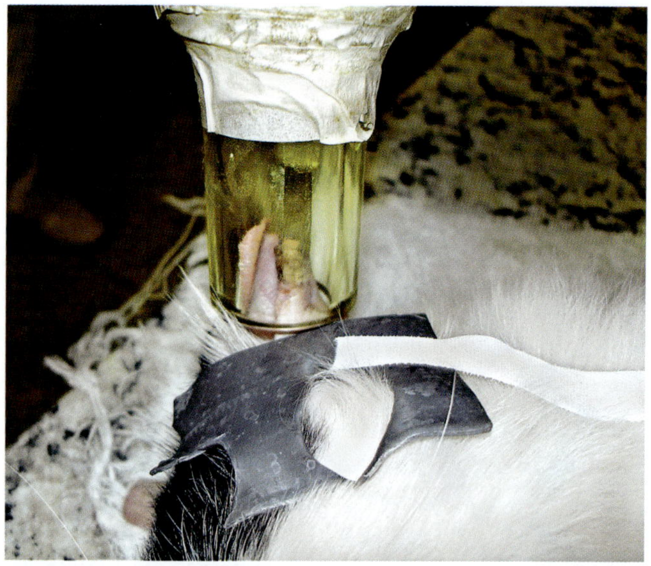

Figura 62.23 Destaque ao localizador de vidro do Dermopan® 2 em sessão de radioterapia superficial de carcinoma espinocelular de pina em gato.

A metodologia de cálculo utiliza tabelas de dosimetria, que apresentam os valores de rendimento do aparelho para cada localizador (tamanho do campo). Ver os Quadros 62.6 a 62.9 para os valores de rendimento em função dos tamanhos de campos.

Nos equipamentos do tipo Dermopan® 2, o rendimento dos feixes de raios X não deve sofrer variação significativa ao longo dos anos, já que a radiação não é emitida por uma fonte radioativa que decai com o tempo. Mesmo assim, é necessário realizar periodicamente o controle de qualidade do equipamento e garantir a adequada manutenção dos seus dispositivos eletroeletrônicos e mecânicos.

A Figura 62.25 mostra uma planilha do sistema de cálculo de tempo de exposição desenvolvida para o Hospital Veterinário da Unesp, *campus* Araçatuba. Os dados clínicos e radioterápicos do caso em tratamento devem ser digitados nas células indicadas na planilha de cálculo, para que com eles o sistema busque o valor de rendimento correspondente e calcule qual o tempo de exposição necessária para que a dose desejada seja aplicada ao animal. A planilha também pode ser utilizada como ficha técnica do serviço, podendo ser impressa e anexada à ficha do animal (paciente). A Figura 62.26 indica um exemplo de cálculo.

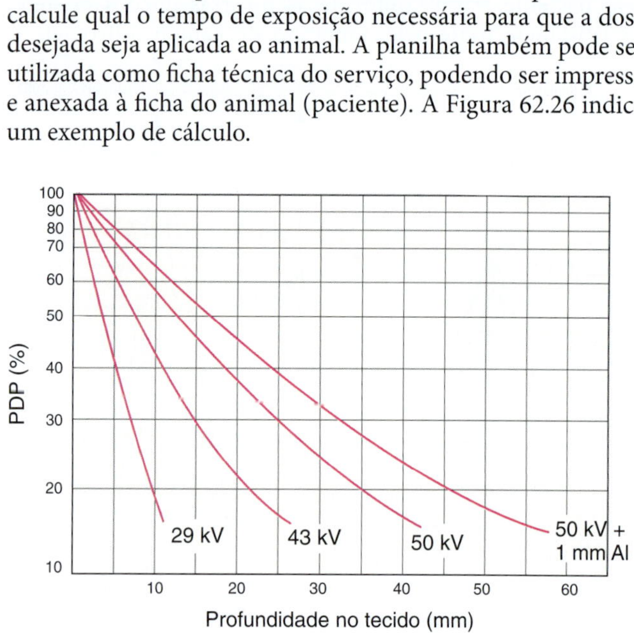

Figura 62.24 Curva de porcentagem de dose profunda do Dermopan® 2.

Quadro 62.6 Valores de rendimento para o localizador cone de vidro do Dermopan® 2.

Filtro	kVp	Diâmetro	Rendimento
1 mm Al	50	4 cm	397,96 cGy/min
1 mm Al	50	3 cm	387,11 cGy/min
1 mm Al	50	2 cm	376,25 cGy/min
1 mm Al	50	1 cm	367,21 cGy/min
2 mm Al	50	4 cm	188,29 cGy/min
2 mm Al	50	3 cm	183,25 cGy/min
2 mm Al	50	2 cm	174,84 cGy/min
2 mm Al	50	1 cm	181,36 cGy/min
1 mm Al	43	4 cm	448,25 cGy/min
1 mm Al	43	3 cm	444,06 cGy/min
1 mm Al	43	2 cm	431,44 cGy/min
1 mm Al	43	1 cm	423,11 cGy/min
1 mm Al	29	4 cm	444,57 cGy/min
1 mm Al	29	3 cm	436,10 cGy/min
1 mm Al	29	2 cm	429,75 cGy/min
1 mm Al	29	1 cm	425,52 cGy/min

Serviço de Radioterapia Veterinária da Faculdade de Medicina Veterinária da Unesp, Campus Araçatuba.[2]

Quadro 62.7 Valores de rendimento para o localizador piramidal do Dermopan® 2.

Filtro	kVp	Rendimento
1 mm Al	50	331,48 cGy/min
1 mm Al	43	350,57 cGy/min
1 mm Al	29	371,40 cGy/min

Serviço de Radioterapia Veterinária da Faculdade de Medicina Veterinária da Unesp, Campus Araçatuba.[2]

Quadro 62.8 Valores de rendimento para o localizador cônico do Dermopan® 2.

Filtro	kVp	Rendimento
1 mm Al	50	101,66 cGy/min
1 mm Al	43	108,07 cGy/min
1 mm Al	29	111,02 cGy/min

Serviço de Radioterapia Veterinária da Faculdade de Medicina Veterinária da Unesp, Campus Araçatuba.[2]

Quadro 62.9 Valores de rendimento para o localizador cone de metal do Dermopan® 2.

Filtro	KVp	Diâmetro	Rendimento
1 mm Al	50	4 cm	1.220,74 cGy/min
1 mm Al	50	3 cm	1.187,45 cGy/min
1 mm Al	50	2 cm	1.154,16 cGy/min
1 mm Al	50	1 cm	1.126,41 cGy/min
0,6 mm Al	43	4 cm	1.324,08 cGy/min
0,6 mm Al	43	3 cm	1.311,70 cGy/min
0,6 mm Al	43	2 cm	1.274,58 cGy/min
0,6 mm Al	43	1 cm	1.249,85 cGy/min
0,3 mm Al	29	4 cm	1.370,52 cGy/min
0,3 mm Al	29	3 cm	1.344,42 cGy/min
0,3 mm Al	29	2 cm	1.324,42 cGy/min
0,3 mm Al	29	1 cm	1.311,79 cGy/min

Serviço de Radioterapia Veterinária da Faculdade de Medicina Veterinária da Unesp, Campus Araçatuba.[2]

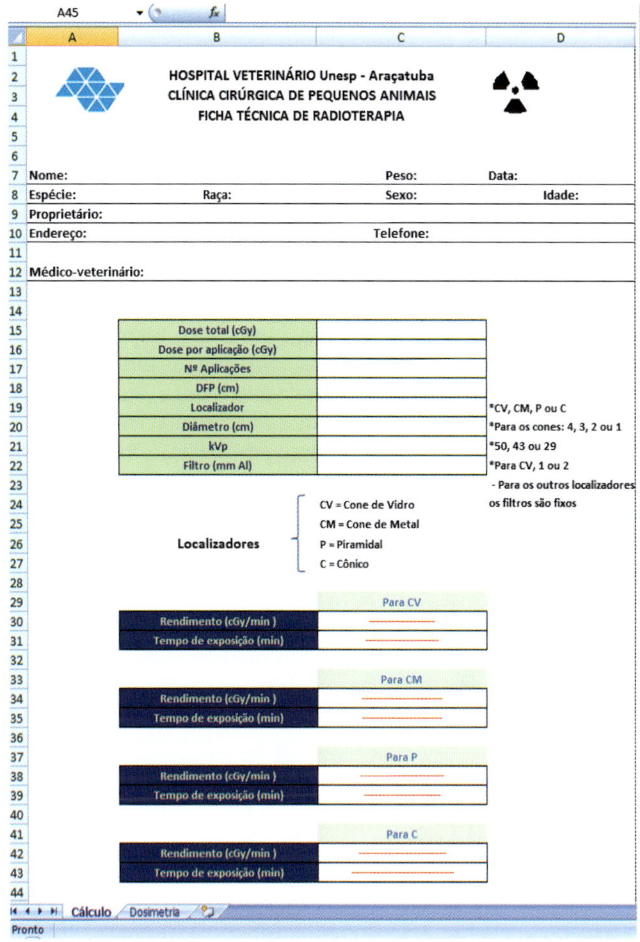

Figura 62.25 Planilha principal do sistema de cálculo do Dermopan® 2, desenvolvida por Ramos Junior.[2]

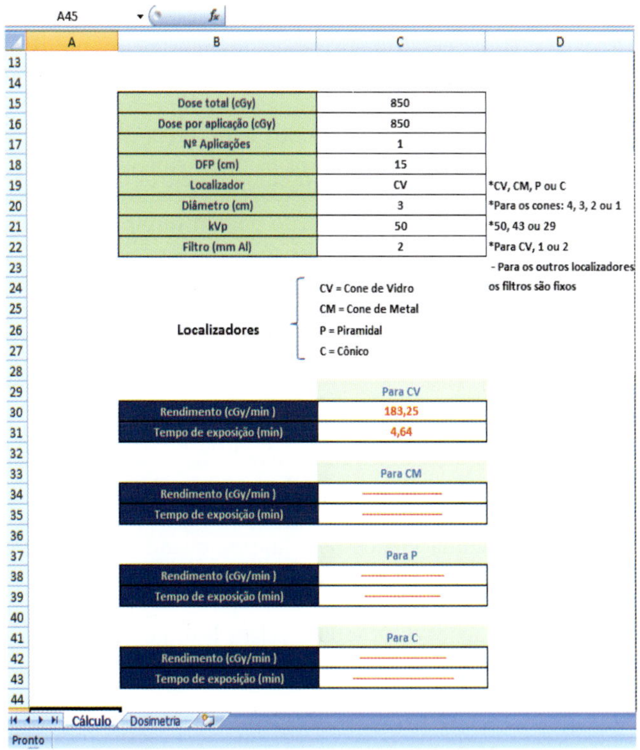

Figura 62.26 Exemplo de cálculo utilizando o sistema apresentado na Figura 62.25.

A dose escolhida pelo médico-veterinário é digitada, assim como os dados de planejamento (localizador, diâmetro do campo de radiação, cones, kVp e filtro). Para o localizador no formato de cone de vidro há opção de utilização de filtro de 1 mm Al ou 2 mm Al. Para os outros localizadores, os filtros utilizados são sempre os mesmos: 1 mm Al para piramidal e cônico; 0,3 mm Al para cone de metal e 29 kVp; 0,6 mm Al para cone de metal e 43 kVp; e 1 mm Al para cone de metal e 50 kVp.

Com esses dados o sistema busca o rendimento nas tabelas da planilha adjacente e calcula o tempo de exposição, mostrados nas janelas abaixo dos dados, de acordo com o localizador.

Assim como em radioterapia humana, é imprescindível a atuação do físico-médico nos procedimentos de radioterapia em medicina veterinária. Os cálculos dosimétricos e estudos geométricos dos feixes e campos de radiação exigem a participação de um profissional com conhecimento em radiação, visando à otimização dos tratamentos e à constante redução da exposição das pessoas envolvidas. Embora ainda não haja legislação específica das autoridades da vigilância sanitária quanto ao uso de radiação nas práticas veterinárias, nem normativas da Comissão Nacional de Energia Nuclear (CNEN), a perspectiva é de que a radioterapia em animais possa ser mais utilizada no Brasil, surgindo como um novo campo de atuação do físico-médico, trazendo avanços e benefícios na cancerologia veterinária.

Noções gerais de proteção radiobiológica

Logo após a descoberta da radioatividade, o casal Curie verificou que a radiação do rádio, isótopo 226, era tão intensa que poderia provocar ferimentos sérios e até fatais a quem dela se aproximasse.

Reações biológicas agudas das radiações ionizantes, devido ao uso indiscriminado da radiação ionizante no início do século 20, fizeram com que a comunidade científica alertasse para os riscos da prática e então foram elaborados os primeiros protocolos de proteção radiológica, com regras definidas para o manuseio dessas fontes. Na realização de procedimentos de exame radiológico efetuados no início dos anos 1900, utilizavam-se equipamentos precários, nos quais os tubos emissores de raios X não portavam cabeçote para blindagem da radiação dispersa.

Os efeitos deletérios da radiação podem surgir de maneira determinística (efeito determinístico), caracterizada quando a radiação destrói um número elevado de células, levando ao colapso do tecido, nesse caso a gravidade do dano produzido aumenta com a dose de radiação a partir de um limiar, tais como danos na medula óssea, sistema gastrintestinal e sistema nervoso central.

Os efeitos estocásticos da radiação, por outro lado, são aqueles em que uma única célula irradiada pode se reproduzir, originando um clone de células modificadas que podem eventualmente induzir o câncer (câncer radioinduzido). Observam-se ainda efeitos hereditários quando uma célula transmutada das gônadas pode transmitir aos descendentes informações incorretas.

As manifestações clínicas que podem se originar da exposição elevada de radiação ionizante surgem de maneira aguda (a curto prazo), tais como:

- Náuseas
- Vômitos
- Diarreias
- Radiodermite
- Diminuição das células do sistema hematopoético
- Complicações incontroláveis do sistema gastrintestinal e do sistema nervoso central.

No entanto, outras enfermidades podem surgir a longo prazo, como:

- Indução de catarata
- Redução de células germinativas
- Queda significativa de linfócitos
- Anomalias fetais
- Câncer na infância
- Câncer radioinduzido.

O surgimento das complicações depende de vários fatores, sendo proporcional à intensidade da taxa de dose de radiação liberada no tecido.

A radiação X é sensivelmente atenuada por materiais de alta densidade e sua intensidade varia com o inverso do quadrado da distância, e é proporcional ao tempo de exposição. Assim, ao operar esses equipamentos, deve-se posicionar o mais distante possível da fonte de radiação, utilizar blindagens adequadas e procurar reduzir o tempo de permanência no ambiente de radiação.

Os princípios da *proteção radiológica* estabelecem a proteção do homem e de seu meio ambiente contra os possíveis efeitos deletérios causados pelas radiações ionizantes provenientes de fontes produzidas pelo homem, e de fontes naturais modificadas tecnologicamente. O *objetivo* é impedir ou minimizar o aparecimento dos efeitos biológicos determinísticos e limitar a probabilidade de efeitos estocásticos durante a vida profissional do indivíduo.

Todo indivíduo ocupacionalmente exposto (IOE) deve portar dosímetro individual para monitoramento da dose de radiação à qual foi submetido durante todo o tempo que estiver no ambiente de trabalho. Esses dosimetros são avaliados mensalmente pro meio de relatório expedido por laboratório de dosimetria credenciado pela CNEN. Os limites máximos permitidos (LMP) de dose de radiação estipulados pela CNEN são: 20 miliSievert por ano para IOE e 1,0 miliSievert por ano para indivíduo do público.

É preciso então coibir práticas incorretas no trabalho com radiações ionizantes e, assim, corroborar o pensamento dos órgãos normatizadores de proteção radiológica. Nesse sentido, os serviços de saúde, assim como outros setores econômicos, necessitam de licenças de funcionamento expedidas pelos órgãos competentes, quer esses sejam municipais, estaduais ou federais.

Em especial, os serviços que utilizam equipamentos emissores de radiação ionizante nos seus procedimentos clínicos necessitam de alvará de funcionamento que deve ser expedido pela autoridade de vigilância sanitária, mediante a análise das estruturas físicas e funcionais do ambiente de trabalho, tais como adequações do projeto físico da clínica e avaliações dos parâmetros radiométricos dos aparelhos de raios X. O responsável pela vigilância sanitária na elaboração do seu parecer deve se orientar na legislação específica vigente, hoje sedimentada pela Portaria nº 453 de 01/06/98 da Secretaria de Vigilância Sanitária do MS, a qual realça que esses parâmetros radiométricos devem ser quantificados por profissional especialista em física radiológica que tenha equipamentos adequados e eficientes para aferição confiável da qualidade dos feixes de radiação.

As exigências impostas pelas Diretrizes de Radioproteção visam principalmente proporcionar requisitos de proteção radiológica, no sentido de garantir o controle dos níveis de exposição de pessoas do público e trabalhadores às radiações ionizantes. O conjunto de normas nacionais e internacionais baseia-se em vários estudos teóricos e empíricos, também nas ocorrências indesejáveis oriundas dos acidentes envolvendo o uso e manuseio de fontes de radiação ionizante, tais como: o acidente envolvendo a fonte de césio-137, em 13 de setembro de 1986, e que até hoje tem produzido vítimas.

O programa de garantia de qualidade (PGQ) em radiologia médica e odontológica visa à obtenção de imagens de boa qualidade que permitam diagnóstico correto, com redução da dose ao paciente e diminuição do custo, devido principalmente à repetição de exames. O PGQ deverá compreender a execução do controle de qualidade dos equipamentos de raios X e do controle de procedimentos.

Assim, a realização dos testes de controle de qualidade em equipamentos de radiação ionizante deve ser encarada pelos profissionais da área de radiologia de maneira consciente, não como uma obrigação para satisfazer os órgãos de vigilância sanitária, mas sim como um indicador da qualidade do serviço prestado. O *marketing* impositivo empresarial também já impera no setor de saúde; neste sentido nota-se que cada vez mais o mercado competitivo exige que as empresas e os prestadores de serviço de saúde se adéquem aos novos padrões de qualidade para garantia da sua sustentabilidade. Também se pode dizer que a implementação de legislações específicas depende de todo o conjunto da comunidade que utiliza esses equipamentos. Para que isso ocorra deve-se formar material humano capacitado para compreender e aplicar os conceitos da proteção radiológica. Com a criação do cadastro das instituições de saúde que empregam radiação ionizante, um importante passo foi conquistado no sentido de se conseguir a totalidade da qualidade dos procedimentos de diagnóstico por imagem. É imperativa a formação continuada de profissionais habilitados tanto para a realização dos exames radiológicos quanto para a execução dos procedimentos de controle de qualidade dos parâmetros dosimétricos, além de se manter os padrões de vigilância estipulados pelos órgãos reguladores e fiscalizadores.

A evolução tecnológica muito tem contribuído para a fabricação de aparelhos emissores de radiação mais seguros e mais precisos no tocante aos parâmetros físicos e dosimétricos.

■ Referências

1. Scaff LAM. Física na radioterapia – a base analógica de uma era digital. São Paulo: Projeto Saber; 2010.
2. Wantuir CRJ. Sistema de cálculo para determinação do tempo de exposição em radioterapia veterinária [trabalho de conclusão de curso – bacharelado em física médica]. Botucatu: Instituto de Biociências da UNESP; 2009.

■ Leitura sugerida

Andrade AL, Luvizotto MCR, Fernandes MAR. Impacto da radioterapia como modalidade exclusiva ou combinada à cirurgia, no tratamento de neoplasias. In: Anais do V Oncovet. Setembro, 2008. São Paulo.; 2008. p. 60-1. (ABROVET Informa; vol. 1).

Banks WC, Roberts R, Morris E, Hussey DH. Radiotherapy techniques in veterinary Medicine. J Am Vet Med Assoc. 1972; 160(4):446-50.

Banks WC, England RB. Radioactive gold in the treatment of ocular squamous cell carcinoma in cattle. J Am Vet Med Assoc. 1973; 163(7):745-8.

Bentel GC. Radiation therapy planning. 2nd ed. New York: McGraw-Hill; 1996. Dose calculations in brachyterapy – pratical applications of brachyterapy techniques; p. 533-616.

Bergonié J, Tribondeau L. Interpretation of some results of radiotherapy and an attempt at determining a logical technique of treatment. Radiation Res. 1959; 11:587.

Blackwood L, Dobson J. Radiotherapy in small animal oncology. Pract. 1989; 20(1): 59-70.

Brady LW. External irradiation of epithelial skin cancer. Int J Radiation Oncol Biol Phys. 1990; 19:491-2.

Brash DE. Cancer of the skin. In: Devitta Jr VT, Hellman S, Rosenberg SA. Cancer principles & practice of oncology. 5th ed. Philadelphia: Lippincott-Raven; 1997.

Brasil. Ministério da Saúde, Agência Nacional de Vigilância Sanitária. Radiodiagnóstico médico: desempenho de equipamentos e segurança. Brasília (DF): Editora Anvisa, 2005. 104 p.

Brasil. Ministério da Saúde, Secretaria da Vigilância Sanitária. Portaria n. 453 de 01 de junho de 1998 – Diretrizes de proteção radiológica em radiodiagnóstico médico e odontológico. Publicada no D.O.U. n. 103-E. Brasília-DF. 1998.

Briesmeister JF. MCNP – A general Monte Carlo n-particle transport code – version 4B. Report LA-12625-M. Los Alamos: Ed. Los Alamos National Laboratory; 1997.

Brodsky AB. CRC Handbook of radiation measurement and protection. Florida: CRC Press; 1978.

Burk RL, King GK. The veterinary clinics of North America: small animal practice. Philadelphia: W. B. Saunders Company; 1997. 171 p.

Campos LL. Determination of TL parameters of $CaSO_4$:Dy produced at Instituto de Pesquisas Energéticas e Nucleares (IPEN). Int J Appl Radiat Isot. 1988; 39(3):233-6.

Chan B, Rotman M, Randall G. Computerized dosimetry of ^{60}Co ophthalmic applicators. Radiology. 1972 Jun; 103(3):705-7.

Cohen M, Jones DES, Greene D. Central axis depth dose data for use in radiotherapy. Br J Radiol. 1972; 11:21.

Crow SE. Tumor biology. In.: Ettinger SJ. Textbook of veterinary internal medicine. 3rd ed. Philadelphia: W.B. Saunders; 1989. p. 513-26.

Cunha SCS, Carvalho LAV, Canary PC, Reisner M, Pereira NA, Corgozinho K B *et al*. Aplicação da radioterapia em felino portador de carcinoma epidermóide nasal e palpebral utilizando protocolo de hipofracionamento. Acta Scientiae Veterinariae [Internet]. 2007 Março. Disponível em: http://www.redalyc.org/articulo.oa?id=289021845016

Dale RG. Calculation by computer of dose distributions for superficial gold-198 implants and the derivation of optimized distribution rules. Br J Radiol. 1976; 49:533-9.

Dale RG. The application of the linear-quadratic dose effect equation to fractionated and protracted radiotherapy. Br J Radiol. 1985; 58:515-28.

Dale RG, Jones B, Coles IP. Effect of tumor shrinkage on the biological effectiveness of permanent brachytherapy implants. Br J Radiol. 1994; 67(799):639-45.

Daltro TFL. Desenvolvimento de uma nova metodologia para o cálculo de dose em dosimetria fotográfica [dissertação]. São Paulo: Instituto de Pesquisas Energéticas e Nucleares, 1994.

David AW, Jámes KB. Combined treatment of ocular squamous cell carcinoma in a horse, using radiofrequency hyperthermia and intersticial Au-198. J Am Vet Med Assoc. 1990; 196(11):1831-3.

Deboer RW, Lebesque JV. Radiobiological implications of fractionated low dose rate irradiation. Int J Radiat Oncol Biol Phys. 1988; 14:1054-6.

Doornbos JF, Hussey DH, Robinson RA, Wen BC, Vigliotti AP. Results of radical perineal prostatectomy with adjuvant brachytherapy. Radiology. 1992; 184(2):333-9.

Ebisawa MLN, Magon MFA, Mascarenhas YM. Comparação dos laudos de controle de qualidade dos equipamentos radiológicos de instituições de saúde do Estado de São Paulo dos anos: 2000, 2002 e 2004. In: Anais do 21º Congresso Brasileiro de Engenharia Biomédica. 2008. Salvador.; 2008. p. 391-4.

Edmundson GK. Geometry based optimization for stepping source implants. In: Martinez AA, Orton CG, Mould RF, editors. Brachytherapy HDR and LDR: proceedings of Brachytherapy Meeting (Remote afterloading: State of art). Dearborn; 1989. p. 184-92.

Elkind MM. Radiobiology in radiotherapy: a personal history. Int J Radiat Oncol Biol Phys. 1984; 10:1143-8.

Ezzel G, Hicks J. Source calibration. In: Overview workshop on high dose rate brachytherapy dosimetry. Humana Hospital. Phoenix, 1988.

Fernandes MAR, Andrade AL, Biazzono L, Luvizotto MCR, Santos A, Correa C. Gold (^{198}Au) foils brachytherapy use on canine skin tumor. Braz J Vet Res Anim Sci. 2003; 40:321-7.

Fernandes MAR. Utilização de moldes radioativos especiais de folhas de ouro-198 para braquiterapia em tumores de pele [tese]. São Paulo: Instituto de Pesquisas Energéticas e Nucleares; 2000. 170 p.

Fernandes MAR, Andrade AL, Biazzono L, Luvizzoto MCR, Santos A, Correa C. Braquiterapia com folhas de ouro-198 no tratamento de tumores de pele de pequenos animais. In: Anais da 41ª Reunião Anual de Cancerologia do Hospital do Câncer A. C. Camargo. 2000. São Paulo.; 2000.

Fernandes MAR, Furuse CF, Pelissaro GS, Biazolla ER, Correa C, Conrato Neto S. Brachytherapy using gold-198 foils in treatment of mouth tumors. Oral Oncol. 1999; 35:607-8.

Fernandes MAR, Kanezawa JS. Avaliação radiométrica de equipamentos de raios-x na região de Araçatuba–SP. In: Anais do XIV Congresso Brasileiro de Física Médica. 2009. São Paulo.; 2009.

Fernandes MAR, Maio MF. Estudo dos efeitos da exposição com feixes de raios-X de alta energia sobre materiais utilizados em restauração dentária. Universitas – Revista do Centro Universitário Católico Salesiano Auxilium. 2009; 1:71-80.

Fletcher GH. Textbook of radiotherapy. 3rd ed. Philadelphia: Lea & Febiger, 1980.

Fournier-Bidoz N, Inoue T, Inoue T, Nose T. Use of the Anderson dose-volume histogram to evaluate interstitial implants. J. Brachyther Int. 1997; 13:235-42.

Fowler JF. The linear quadratic formula and progress in fractionated radiotherapy – a review. Br J Radiol. 1989; 62:679-94.

Fowler JF. The radiobiology of brachytherapy. In: Martinez AA, Orton CG, Mould RF, editors. Brachytherapy HDR and LDR: proceedings of Brachytherapy Meeting (Remote afterloading: State of art). Dearborn; 1989. p. 121-228.

Fowler JF. What next in fractionated radiotherapy? Br J Cancer. 1984; 49 (Suppl VI):p. 285-300.

Gillin MT, Kline RW, Wilson F, Cox JD. Single and double plane implants: a comparison of the Manchester system with the Paris system. Int J Radiat Oncol Biol Phys. 1984; 10:921-5.

Glasgow GP, Perez CA. Physics of brachytherapy. In: Perez CA, Brady LW. Principles and practice of radioation oncology. 2nd ed. Philadelphia: J. B. Lippincott; 1992.

Gromadzki Z, Ling CC, Rustig S. Radiation fluence anisotropy of ^{192}Ir and ^{198}Au seeds. Med Phys. 1981; 8:570.

Hall EJ. Time dose and fractionation in radiotherapy. Br J Radiol. 1969; 42:427-31.

Han I, Ahmad K. Multifracionated intravaginal high dose rate brachytherapy in gynecolopgical tumors. Endocurietherapy/Hyperthermia Oncol. 1994; 10:87-95.

Harder D, Peuckert PV. Kinetics of cell survival as predicted by the repair/interaction model. Br J Cancer. 1984; 49 (Suppl VI):243-7.

Hilaris BS, Mastoras DA, Shih LL, Bodnes WR. History of brachytherapy: the years after the discovery of radium and radioactivity. In: Nag S. Principles and practice of brachytherapy. New York: Futura Publishing Company; 1997.

Internation Comission on Radiation Units and Measurements. Dose and volume specification for reporting interstitial therapy. ICRU Report n. 58. Bethesda; 1997.

International Atomic Energy Agency. Calibration of brachytherapy sources. IAEA-TECDOC-1079; 1999 Feb.

International Atomic Energy Agency. Radiation oncology physics: a handbook for teachers and students. Podgorsak EB, technical editor. Vienna: International Atomic Energy Agency; 2005. 657 p.

International Atomic Energy Agency. TRS 398 – absorbed dose determination in external beam radiotherapy – an international code of practice for dosimetry based on standards of absorbed dose to water. Vienna: International Atomic Energy Agency; 2000.

International Commission on Radiation Units and Measurements. Use of computers in external beam radiotherapy procedures with high-energy photons and electrons. ICRU Report n. 42. Bethesda; 1987.

Johns HE, Cunningham JR. Measurements of radiation: dosimetry, brachytherapy – intercavitary and intersticial sources. In: The physics of radiology. 4th ed. Illiono: Charles C. Thomas; 1981. p. 217 e 453-97.

Joslin CAF. Brachytherapy: a clinical dilemma. Int J Radiat Oncol Biol Phys. 1990; 19:801-2.

Joslin CAF. The future of brachytherapy. In: Proceedings of the 5th International Selectron User's Meeting. 1989. The Hague, The Netherlands.; 1989. p. 6-12.

Kal HB, Bettermann JJ. Brachytherapy with californium-252 neutrons. In: Proceedings of the 5th International Selectron User's Meeting. 1989. The Hague, The Netherlands.; 1989. p. 599-602.

Khan FM. Brachytherapy. In: The physics of radiation therapy. 2nd ed. Baltimore: Williams & Wilkins; 1994. p. 418-73.

Kohn ML, Gooch Jr AW, Zajac AJ. Nucletron microselectron calibration and radiation survey. Int J Radiat Oncol Biol Phys. 1991; 21(4):1057-61.

Kutcher GJ. Comprehensive QA for radiation oncology: report of AAPM Radiation Therapy Committee Task Group 40. Med Phys. 1994; 21(4):581-618.

La Rue SM. Recent advances in radiation oncology. Small Anim Oncol. 1993; 15(6):795-805.

Langmack KA, Thomas SJ. The application of dose – volume histograms to the Paris and Manchester systems of brachytherapy dosimetry. Br J Radiol. 1995; 68:42-8.

Laughlin JS, Siler WM, Holodny EI, Ritter FW. A dose description system for interstitial radiation therapy. Am J Roentgenol. 1963; 89:470-90.

Liquorish RAC. Calibration of cobalt-60 eye applicators – a change in the values of design activity. Boletim técnico: Physics section – The radiochemical centre. 1973. p. 6.

Liversage WE. A general formula for equating protracted and acute regimes. Br J Radiol. 1968; 42:432-40.

Lovett RD, Perez CA, Shapiro SJ, Garcia DM. External irradiation of epithelial skin cancer. Int J Radiat Oncol Biol Phys. 1990; 19:235-42.

Lyons AS, Petrucelli RJ. Medicine an illustrated history. New York: Abradale Press Harry N. Abrams; 1987.

Mansius CAA. Revised photon probability library for use with ISOSHLD-III. BNWL-236, Suppl 2, UC-34, Physics. Washington: Pacific Northwest Laboratory Richland; 1969.

Marchese MJ, Nori D, Anderson LL, Hilaris BS. A versatile permanent planar implant technique utilizing iodine-125 seeds imbeddes in gelfoam. Int J Radiat Oncol Biol Phys. 1984; 10:747-51.

Mason KA, Thames HD, Ochran TG, Ruifrok AC, Janjan N. Comparison of continuous and pulsed low dose rate brachytherapy: biological equivalence *in vivo*. Int J Radiat Oncol Biol Phys. 1994 Feb; 28(3):667-71.

Meisberger LL, Keller R, Shalek RJ. The effective attenuation in water of the gamma rays of gold-198, iridium-192, cesium-137, radium-226 and cobalt-60. Radiology. 1968; 90:953-7.

Meli JA, Anderson LL, Weaver KA. Dose distribution. In: Interstitial Collaborative Working Group, editors. Interstitial brachytherapy *apud* Khan FM. The physics of radiation therapy. 2nd ed. Baltimore: Williams & Wilkins; 1994.

Meredith WJ. Radium dosage the Manchester system. 2nd ed. Baltimore: Williams & Wilkins; 1967.

Morris J, Dobson J. Oncologia em pequenos animais. São Paulo: Roca; 2007.

Negin CA, Worku G. MicroShield version 4 – User's manual. Rockville: Grove Enginnering; 1992.

Niekamp M, Baier K, Löffler E, Süssenbach K. Three-dimensional calculation of line implants using fast convolution. In: Proceedings of the 5th International Selectron User's Meeting. 1989. The Hague, The Netherlands.; 1989. p. 101-7.

Nuclemed. Platon Version 2.0 – Un programa para planificación de teleterapia. Manual del usuario; 1994.

Off AG. Origen-2 – A revised and updated version of the Oak Ridge isotope generation and depletion code. ORNL-5621; 1985.

Orton CG. Time-dose-factors (TDFs) in brachytherapy. Br J Radiol. 1974; 47:603-7.

Ostertag CB. Brachytherapy – interstitial implant radiosurgery. Acta Neurochirurgica. 1993; (Suppl 1):79-84.

Paredes MC. Historia de la braquiterapia. Zaragoza: Sociedad Española de Física Médica; 1995.

Pereira AJ. Braquiterapia. In: Anais do I Workshop de Radioterapia. Departamento de Radioterapia do Hospital A. C. Carmargo. São Paulo; 1993.

Petrovich Z, Parker R, Luxton G, Kuisk H, Jepson J. Carcinoma of the lip and selected sites of head and neck skin. A clinical study of 896 patients. Radiother Oncol. 1987; 8:11-7.

Pierquim B. History of brachytherapy. In: Proceedings of the 5th International Selectron User's Meeting. 1989. The Hague, The Netherlands.; 1989. p. 3-5.

Pierquim B, Marinello G. A practical manual of brachytherapy. Madison: Medical Physics Publishing; 1997.

Pierquin B, Dutreix A, Paine C. The Paris system in interstitial radiation therapy. Acta Radiol Oncol. 1978; 17:33.

Pinto ACLC. A história da braquiterapia. In: A radioterapia no Brasil. Curitiba: Liga Paranaense de Combate ao Câncer; 1995.

Quimby EH. Dosage table for linear radium sources. Radiology. 1944; 43:572 *apud* Nath R, Anderson LL, Luxton G, Weaver KA, Williamson JF, Meigooni AS. Dosimetry of interstitial brachytherapy sources: recommendations of the AAPM Radiation Therapy Committee Tas Group N. 43. Med. Phys. 1995; 22:209-34.

Rostelato MECM. Preparação de fontes de irídio-192 para uso em braquiterapia [dissertação]. São Paulo: Instituto de Pesquisas Energéticas e Nucleares; 1997.

Salvajoli JV, Souhami L, Faria SL. Radioterapia em oncologia. Rio de Janeiro: MEDSI Editora Médica e Científica; 1999. 1243 p.

Santos A, Perrota JA, Bastos JLF, Yamaguchi M, Umbehaun PE. Core calculations for the upgrading of the IEA-R1 research reactor. In: Proceedings of the 21st International Meeting on Reduced Enrichment for Research and Test Reactors (RERTR). Oct, 1998. São Paulo.; 1998.

São Paulo. Secretaria de Estado da Saúde, Centro de Vigilância Sanitária. Resolução SS 625. Aprova Norma Técnica que dispões sobre o uso, posse e armazenamento de fontes de radiação ionizante, no âmbito do Estado de São Paulo. Publicada no D.O.E. Seção I (14/12/94). São Paulo. 1994.

São Paulo. Secretaria de Estado da Saúde, Centro de Vigilância Sanitária. Resolução CVS-3 de 02/06/1997. Detalha o Programa de Garantia de Qualidade em Radiologia Odontológica, no âmbito do Estado de São Paulo. São Paulo. 1997.

São Paulo. Secretaria de Estado da Saúde, Centro de Vigilância Sanitária. Resolução CVS-293 de 04/12/1997. Normatiza a apresentação do Levantamento Radiométrico, no âmbito do Estado de São Paulo. São Paulo. 1997.

São Paulo. Secretaria de Estado da Saúde, Centro de Vigilância Sanitária. Resolução CVS-01/02 de 02/01/2002. Cria um cadastro único dos serviços de saúde, no âmbito do Estado de São Paulo. São Paulo. 2002.

Sherouse GW, Naves JL, Varia MA, Rosenman J. A spreadsheet program for brachytherapy planning. Int J Radiat Oncol Biol Phys. 1987; 13:639-46.

Shields JA. Cobalt plaque therapy of posterior uveal melanomas. Ophthalmology. 1982; 89:1201-7.

Sievert RM. Die Intensitatsverteilung der Primaren γ-Strahlung in der Nahe Medizinischer Radiumpraparate. Acta Radiol. 1921; 1:89 *apud* Khan FM. The physics of radiation therapy. 2nd ed. Baltimore: Williams & Wilkins; 1994.

Simmons GL, Regimbal JJ, Greenborg J, Kelly Jr EL, Van Tuyl HH. Isoshld-II: code revision to include calculation of dose rate from shielded Bremsstrahlung sources. BNWL-236, Suppl 1, UC-34, Physics. Washington: Pacific Northwest Laboratory Richland; 1967.

Slanina J. Interstitial radiotherapy with ^{198}Au seeds in the primary management of carcinoma of the oral tongue: results in Freiburg/Breisgau from January 1964 to July 1980. Int J Radiat Oncol Biol Phys. 1982; 8:1683-9.

Slessinger ED, Grigsby PW. Verification studies of 3-dimensional brachytherapy source reconstruction techniques. Proceedings of the 5th International Selectron User's Meeting. 1989. The Hague, The Netherlands.; 1989. p. 130-5.

Solan MJ, Brady LW, Binnick SA, Fitzpatrick PJ. Skin. In: Perez CA, Brady LW. Principles and practice of radiation oncology. 2nd ed. Philadelphia: J. B. Lippincott; 1992.

Stallard HB. Radiotherapy for malignant melanoma of the choroid. Br J Ophthalmol. 1966; 50:147-55.

Tawil RA, Rotunda JE, Velbeck KJ. A system for high precision dosimetry. In: Proceedings of the 11th International Conference on Solid State Dosimetry. July 10-14, 1995. Budapest, Hungary.; 1995. p. 45.

Teh BS, Berner BM, Carpenter S. Permanent Gold-198 implant for locally recurrent adenocarcinoma of the prostate after failing initial radiotherapy. J. Brachyther Int. 1998; 14.

Theilen GH, Madewell BR. Veterinary cancer medicine. 2nd ed. Philadelphia: Lea & Febiger; 1997. 675 p.

Thompson JP. ^{192}Iridium brachytherapy, using and intracavitary afterload device, for treatment of intranasal neoplasms in dogs. Am J Vet Res. 1992; 53(4):617-22.

Travis EL, Tucker S. Isoeffect models and fractionated radiation therapy. Int J Radiat Oncol Biol Phys. 1987; 13:283-7.

Walker MA. Interstitial implant brachytherapy in small animals. Vet Clin North Am Small Anim Pract. 1997; 27:59-70.

Webb S, Fox RA. The dose in water surrounding point isotropic gamma-ray emitters. Br J Radiol. 1979; 52:482.

Wilkie DA, Burt JK. Combined treatment of ocular squamous cell carcinoma in a horse, using radiofrequency hyperthermia and interstitial ^{198}Au implants. JAVMA. 1990; 196(11):1831-3.

Williamson JF, Morin RL, Khan FM. Monte Carlo evaluation of the Sievert integral for brachytherapy dosimetry. Phys Med Biol. 1983; 28:1021.

Withrow SJ, MacEwen EG. Small animal clinical oncology. 3rd ed. Philadelphia, Pennsylvania: Elsevier's Health Sciences; 2001.

World Health Organization. National cancer control programmes: policies and managerial guidelines. Geneva: WHO; 1995.

Yu C, Luxton G. TLD dose measurement: a simplified accurate technique for the dose range from 0,5 cGy to 1000 cGy. Med Phys. 1999; 26(6):1010-6.

Zeman EM, Bedford JS. Changes in early and late effects with dose-per-fraction: alpha, beta, redistribution and repair. Int J Radiat Oncol Biol Phys. 1984; 10:1039-47.

63 Terapia Fotodinâmica

Claudia Rodrigues Emilio de Carvalho

Introdução

Também conhecida como fotoquimioterapia, quimioterapia ativada pela luz, fotoirradiação ou fototerapia, a terapia fotodinâmica (PDT) é uma modalidade de tratamento de neoplasias que consiste na interação entre um agente fotossensibilizador, luz e oxigênio. Seu principal objetivo é destruir seletivamente as células-alvo anormais que foram fotossensibilizadas pela administração de substâncias exógenas ou de precursores que participarão de vias biossintéticas endógenas.[1]

A utilização de luz e moléculas fotossensíveis para tratamento de alterações de pele não é uma novidade dos tempos modernos, já que há relatos datados de 1.400 a.C. sobre a utilização desse método por indianos e egípcios no tratamento de leucodermias. Porém, a PDT só começou a ser pesquisada cientificamente no século 19 e a compreensão de seu potencial medicinal ocorreu no início do século 20, quando foi observada morte celular após a iluminação de culturas microbianas na presença de acridina e seus derivados. Nessa época, o cientista dinamarquês Niels Finsen recebeu o prêmio Nobel por utilizar o corante eosina e luz no tratamento de *lupus vulgaris*.[2,3]

Em oncologia, a PDT tornou-se uma ferramenta no tratamento do câncer por volta dos anos de 1970, quando o Dr. Thomas J. Dougherty utilizou derivados da hematoporfirina (HpD) para tratar tumores metastáticos na pele, desenvolvendo, desse modo, um método de preparo desse fotossensibilizador em larga escala, seguindo normas da Food and Drug Administration (FDA).[4]

Desde os anos 1980, a PDT vem sendo estudada mundialmente e aplicada em animais domésticos no tratamento de diversos tipos de câncer. Seu potencial clínico já foi demonstrado em cães, gatos e animais de grande porte. No Brasil, porém, ainda poucos estudos vêm sendo realizados em medicina veterinária.[5]

Este capítulo discorre sobre a PDT oncológica, passando por seu mecanismo de ação, fotossensibilizadores, fontes de luz e algumas utilizações em pequenos animais.

Mecanismo de ação

Como mencionado anteriormente, o processo fotodinâmico depende de três fatores:

- Um fotossensibilizador (ou um precursor)
- Luz
- Oxigênio.

Em um primeiro passo, a substância fotossensibilizadora é incorporada ou produzida no tecido-alvo. Embora essa substância possa estar naturalmente presente nas células, na PDT ela é introduzida no organismo por via oral (VO), tópica, injetável ou até inalatória. Em contato com a luz, cujo comprimento de onda seja especificamente capaz de excitar a substância fotossensível, a molécula dessa substância passa de seu estado fundamental para um estado excitado chamado estado tripleto.[6]

O fotossensibilizador no estado tripleto excitado pode sofrer as chamadas reação tipo I ou tipo II da PDT. No primeiro caso, ocorre transferência de um próton ou um elétron entre essa molécula excitada e componentes do sistema (p. ex., a membrana celular), o que leva à formação de íons-radicais que por sua vez, tendem a reagir com o oxigênio e formar espécies reativas do oxigênio. No segundo caso, o fotossensibilizador excitado transfere energia diretamente ao oxigênio molecular, o que gera o oxigênio singleto, altamente citotóxico. Esses dois mecanismos podem ocorrer simultaneamente durante o processo fotodinâmico, sendo que a fração de cada um varia de acordo com o fotossensibilizador usado, a concentração de substrato e de oxigênio.[6,7]

De modo prático, o mecanismo fotodinâmico pode ser bem compreendido na Figura 63.1.

Os efeitos da PDT no tratamento do câncer dependem de três eventos interdependentes: (1) morte celular direta; (2) danos na vascularização local e (3) ativação de resposta imune não específica. A morte celular pode ocorrer tanto por necrose quanto por apoptose, sendo mais provável que os fotossensibilizadores que se localizam em mitocôndria ou nela são produzidos induzam à apoptose, enquanto aqueles localizados na membrana plasmática induzam à necrose.[8]

É importante lembrar que o dano direto provocado pela PDT reduzindo o número de células cancerosas é insuficiente para provocar a cura após o tratamento, sendo relevante considerar que a resposta imune tumoral é responsável pelo controle do câncer a longo prazo. Linfócitos sensibilizados podem eliminar pequenos focos de células neoplásicas ainda viáveis que escaparam dos efeitos da PDT.[9]

A PDT tem como vantagem o fato de não causar imunossupressão, podendo ser usada em associação a qualquer outro tratamento oncológico. Além disso, a PDT é efetiva contra tipos celulares resistentes a fármacos e apresenta excelentes resultados estéticos quando utilizada no tratamento de neoplasias cutâneas.[8,9]

Fotossensibilizadores

A localização do fotossensibilizador no tecido a ser tratado é um fator importante a se considerar, já que os efeitos da PDT na célula-alvo dependem também disso. A mitocôndria, os lisossomos, a membrana plasmática e o núcleo da célula são alvos que têm sido estudados, e a eficácia clínica da terapia só pôde ser descrita em um número reduzido de fotossensibilizadores.[9]

Clinicamente, a maioria das substâncias utilizadas na PDT é derivada do núcleo tetrapirrólico aromático presente em pigmentos naturais. Essas substâncias geralmente absorvem luz de comprimento de onda ao redor de 400 nm e também ao redor da região vermelha do espectro eletromagnético. O conceito de comprimento de onda e espectro eletromagnético será dado a seguir, no tópico sobre fontes de luz.

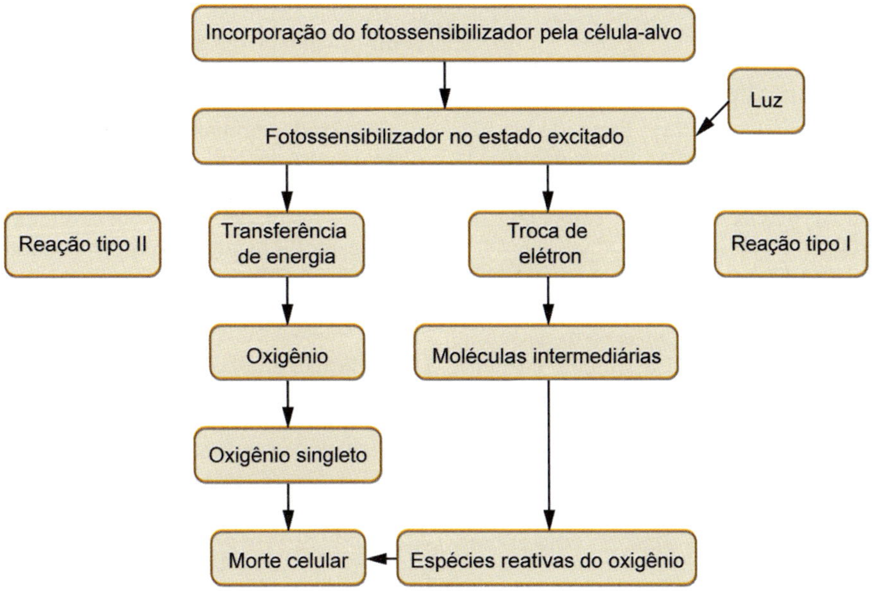

Figura 63.1 Mecanismo de ação da terapia fotodinâmica.

Os fotossensibilizadores são separados em três famílias:[9]

- Família das porfirinas: compreende a hematoporfirina e os seus derivados. As porfirinas desenvolvidas nos anos 1970 e no início dos anos 1980 são consideradas fotossensibilizadores de primeira geração, enquanto as substâncias derivadas de porfirinas ou sintéticos que foram desenvolvidos no final dos anos 1980 são considerados compostos de segunda geração. Os compostos derivados de outros já existentes, modificados com conjugados de anticorpos, conjugados biológicos e outros são chamados fotossensibilizadores de terceira geração
- Família das clorofilas: são as substâncias similares à clorofila, chamadas clorinas
- Corantes: os corantes foram os primeiros compostos utilizados como fotossensibilizadores na PDT. Como exemplos, podem ser citados o azul de metileno e o verde malaquita.

Muito já foi estudado a respeito da seletividade das substâncias fotossensibilizadoras. Todas elas são incorporadas ou sintetizadas tanto pela célula normal como pela célula cancerosa. Porém, acredita-se que permaneçam mais tempo em tecidos neoplásicos ou de alta proliferação devido ao fato de esses apresentarem maior vascularização, alta permeabilidade vascular e deficiência na drenagem linfática. Características químicas do próprio composto utilizado podem contribuir para o aumento dessa seletividade, como a maior afinidade por colágeno recém-sintetizado e a habilidade de se ligar a receptores de lipoproteínas, ambos presentes nas células neoplásicas.[1,9]

A partir dos estudos clínicos realizados utilizando-se diferentes tipos de fotossensibilizadores, foram estabelecidas características consideradas essenciais a uma substância para uso em PDT. O fotossensibilizador ideal não deve ser tóxico ao paciente nem originar subprodutos tóxicos, não deve ser carcinogênico ou mutagênico, deve ser de rápida eliminação, seletivo e ativado por luz de comprimento de onda específico, não deve apresentar fotossensibilização cutânea duradoura, deve ser versátil e de fácil administração, não deve causar dor durante a terapia, deve estar disponível comercialmente e apresentar custo acessível, não deve apresentar efeitos colaterais quando utilizado juntamente a outras terapias e não deve causar efeitos deletérios no tecido normal. Obviamente que ainda não foi sintetizado um composto com todas essas características citadas, porém vários experimentos vêm sendo realizados a fim de se atingir esse objetivo.[1,7,9,10]

A biodistribuição do fotossensibilizador de primeira geração porfímero sódico e dos de segunda geração tin-etil-etiopurpurina e alumínio-cloro-ftalocianina em cães com fibrossarcoma de ocorrência espontânea foi testada por Gloi e Beck, que concluíram que o porfímero sódico é mais seletivo em células cancerosas presentes em pele ou músculo. Em contrapartida, os outros dois fotossensibilizadores testados são ativados por comprimento de onda de melhor transmissão pelo tecido, o que pode compensar sua menor seletividade.[11]

Em 1990, Kennedy *et al.* foram os primeiros a utilizar o ácido 5-aminolevulínico (ALA), um precursor do fotossensibilizador endógeno protoporfirina IX (PPIX). O ALA é amplamente utilizado no tratamento de lesões cutâneas. Ao ser aplicada de maneira tópica, essa substância penetra pela queratina danificada da lesão cancerosa e participa da via biossintética da fração heme da hemoglobina, onde passa por uma série de reações enzimáticas até ser convertida em PPIX.[12]

Fontes de luz

Na PDT é utilizada uma fonte de luz não térmica por meio da qual se irradia o tecido-alvo diretamente ou por intermédio de uma fibra óptica. A eficiência da PDT depende da penetração da luz no tecido e, portanto, a escolha de uma fonte luminosa deve ser adequada para esse fim.

A luz é composta por ondas eletromagnéticas, cuja velocidade de propagação é 300.000 km/s no vácuo. O comprimento de onda, representado pela distância entre duas cristas de duas ondas sucessivas, difere uma onda eletromagnética de outra. A luz visível compreende as faixas de comprimento de onda entre 400 e 700 nm e nessa variação do espectro são percebidas diferentes cores e tonalidades de luz.[13]

Inicialmente, os *lasers* eram a primeira escolha para uso na PDT. Com o tempo, outras fontes de luz surgiram, também tendo sido demonstrada sua eficácia para uso nessa modalidade de tratamento. A diferença entre a luz *laser* e a luz de outras fontes é que o *laser* emite ondas de uma mesma cor, ou seja, monocromáticas, e organizadas e alinhadas em uma mesma direção, portanto, coerentes. Outras fontes de luz não *laser* podem emitir ondas com diferentes comprimentos de onda, como no caso das lâmpadas incandescentes, ou ainda emitir luz monocromática, mas não coerente, como no caso dos diodos emissores de luz (LED).[13]

Os *lasers* inicialmente utilizados no tratamento fotodinâmico, como os *lasers* de argônio e de vapor de metal, eram equipamentos grandes e de difícil transporte, além de serem necessários períodos de aquecimento e resfriamento bastante elevados quando operados. Com o tempo, outras fontes *laser* portáteis e de uso mais simplificado foram criadas, como os *lasers* de diodo. As fontes de luz não *laser*, como os LED, também passaram a ser amplamente utilizadas por serem compactas, leves e necessitarem de menos energia para atingir o comprimento de onda desejado, além de iluminarem uma grande área tecidual.[14]

Indicações e usos em medicina veterinária

Muitos protocolos de PDT foram estudados em animais de laboratório com o objetivo de se comprovar sua eficácia no tratamento de tumores de próstata, esôfago, bexiga, pele e osso, entre outros. Entretanto, poucos trabalhos clínicos foram realizados utilizando-se a PDT no tratamento de câncer em animais domésticos. A seguir são descritas algumas das diferentes aplicações desse tratamento relatadas em estudos com cães e gatos.

Carcinoma espinocelular cutâneo

Um dos usos bastante divulgados da PDT é no tratamento de neoplasias cutâneas, como o carcinoma espinocelular (CEC), comum na espécie felina. A praticidade do tratamento no câncer de pele se deve ao fato de a lesão ser exposta, o que facilita a administração da luz no tecido a ser tratado. Estudos utilizando diferentes protocolos de tratamento mostraram bons resultados, com variações na duração da resposta e nos efeitos colaterais pós-tratamento.

A utilização de uma benzofenotiazina administrada por via intravenosa (IV) na dose de 2 ou 2,5 mg/kg, 3 h antes da irradiação com *laser* de diodo de 652 nm, mostrou eficácia no tratamento de lesões de CEC em felinos, obtendo-se respostas completas na maioria dos casos. O período de remissão durou, em média, 9 meses.[15]

Outro corante utilizado, a ftalocianina tetrassulfonada ($AlPcS_4$), aplicada IV e com *laser* de 675 nm, também mostrou ótimos resultados com apenas uma aplicação em carcinomas localizados em pavilhão auricular e plano nasal. Entretanto, efeitos colaterais importantes foram observados após a utilização desse fotossensibilizador, fato que pode limitar seu uso na rotina clínica.[16] Os efeitos indesejáveis das substâncias fotossensíveis utilizadas são apresentados em um tópico específico neste capítulo.

O uso de precursores da PPIX, como o ALA, demonstrou resultados promissores com apenas uma aplicação em lesões de CEC superficiais. O tratamento de 55 gatos com lesões localizadas em plano nasal com ALA tópico a 20% e LED de comprimento de onda de 635 nm levou a uma taxa de resposta completa de 85%. Porém, a porcentagem de recidiva após média de 5 meses do tratamento chegou a 51%.[17]

Em estudo comparando a eficácia do ALA com a do metil éster de ALA (MEALA), ambos em baixa concentração (5%) e com uma única aplicação de PDT com LED de 630 nm, melhores resultados foram obtidos com o segundo composto, o que garantiu respostas completas duradouras.[18]

Carcinoma espinocelular oral

A eficácia da PDT em CEC oral de cães já foi comprovada em estudo utilizando a clorina HPPH como fotossensibilizador, administrado IV, e irradiação com *laser* de argônio de 665 nm de comprimento de onda, sendo a luz aplicada por meio de uma fibra óptica. Tumores menores de 4 cm de diâmetro e de até 1 cm de espessura foram tratados com sucesso utilizando-se esse protocolo, independentemente de haver ou não invasão óssea. Resultados semelhantes foram observados com o uso de outro fotossensibilizador, o porfímero sódico.[19]

A utilização de benzofenotiazina também demonstrou resultados promissores em dois casos de carcinoma oral em cães, nos quais duas aplicações de PDT em tumores estágio 2 e estágio 1 apresentaram, respectivamente, resposta mínima (redução em menos de 50% no tamanho do tumor) e resposta completa.[15]

Mastocitoma

Friemberger *et al.* trataram dois cães com mastocitoma grau II. O primeiro deles apresentava tumor cutâneo, o segundo, ocular. O fotossensibilizador utilizado foi uma benzofenotiazina administrada IV. Para a irradiação tumoral foi utilizado um *laser* de diodo de 652 nm. O tumor na pele respondeu completamente ao tratamento. Já o tumor ocular apresentou resposta mínima.[15]

Tumores ósseos

O uso da PDT no tratamento de osteossarcoma em porção distal de rádio em cães resultou em áreas consideráveis de necrose tumoral, garantindo boa penetração da luz nesse tipo de neoplasia, pois a fibra óptica é introduzida no centro do tumor. Nesses casos, a técnica pode ser considerada um adjuvante a outros tipos de tratamento. Entretanto, mais estudos são necessários para que se estabeleçam os resultados dessa associação de terapias e para que sejam observados os efeitos provocados por mais de uma sessão de PDT.[20]

Efeitos adversos

Os efeitos colaterais da PDT são observados principalmente quando do uso de fotossensibilizadores injetáveis, que permanecem por tempo mais prolongado na circulação sanguínea, podendo demorar semanas para serem eliminados do organismo.

O uso sistêmico da ftalocianina tetrassulfonada pode levar à fotossensibilização cutânea em animais expostos à luz do dia após PDT. Os sintomas são inchaço na face, apatia e fotofobia persistente por vários dias, além de eritema grave em áreas cutâneas hipopigmentadas e com poucos pelos, podendo haver mudança na coloração da pele. Vômito pode ocorrer durante a administração do fotossensibilizador. Em casos mais graves, há a possibilidade de morte por necrose hepática.[16]

O uso do ALA tópico a 20% em PDT pode levar à sensibilidade dolorosa durante o tratamento, possivelmente pela estimulação nervosa provocada pelas espécies reativas do oxigênio, ou a captação do ALA por transportadores do ácido gama-aminobutírico (GABA) em terminações nervosas periféricas.[21] Outro fator que poderia levar à dor seria a liberação de histaminas durante e após o tratamento.[22] De qualquer maneira, o incômodo provocado pela sensibilidade dolorosa é mais observado em animais no pós-tratamento, já que durante o procedimento é necessária a realização de anestesia geral. A utilização de colar elisabetano é importante para que o animal não traumatize a região tratada. O uso de anestésico tópico e analgésicos ajuda a controlar esse efeito. Pelo fato de o ALA ser eliminado rapidamente da circulação sanguínea, por volta de 24 a 48 h, não são observados efeitos sistêmicos desse precursor na maior parte dos estudos encontrados na literatura.[12]

Efeitos dolorosos mais amenos são observados quando o precursor utilizado na PDT é o metil éster de ácido aminolevulínico, possivelmente pela diferença em sua captação. Em pacientes humanos, foram relatados alguns casos de reações alérgicas a esse composto. Na sua utilização em baixa concentração para o tratamento de CEC em felinos, nenhum efeito colateral foi observado.[18]

Toxicidade na área de tratamento pode ser observada em PDT utilizando-se benzofenotiazina como fotossensibilizador. Esse efeito é dependente da dose de substância e de luz administrada, do tamanho do animal tratado e do local de tratamento. Assim, podem ocorrer queimaduras graves no tecido normal que circunda a lesão cancerosa. Se a região for de mucosa, ulcerações podem se formar. Já os efeitos sistêmicos relatados com o uso do fotossensibilizador catiônico azul do Nilo (EtNBS) foram mínimos, compreendendo poucos episódios de náuseas e vômito, aumento de temperatura corporal após o tratamento, além de perda de apetite.[15]

▪ Considerações finais

Apesar de vários estudos sobre a eficácia clínica da PDT terem sido realizados mundialmente, demonstrando diferentes respostas a diferentes protocolos de tratamento, muito ainda precisa ser compreendido e estabelecido para que a PDT venha a ser uma prática rotineira, tanto em clínicas humanas quanto em clínicas veterinárias. O estabelecimento de um protocolo de tratamento oncológico leva em consideração não somente a experiência do médico-veterinário em tratar a neoplasia em questão, mas também a expectativa do proprietário em relação à qualidade de vida do animal após o procedimento, as complicações esperadas, o tempo de sobrevida e, muitas vezes, até o resultado estético do tratamento aplicado. Nesse último quesito, a PDT tem trazido ótimos resultados e, desse modo, vem sendo utilizada e indicada por vários médicos dermatologistas no Brasil. Em medicina veterinária, porém, ainda poucos estudos vêm sendo realizados no país.

▪ Referências

1. Lucroy MD, Edwards BF, Madewell BR. Veterinary photodynamic therapy. J Am Vet Med Assoc. 2000; 11:1745-51.
2. Peng Q, Moan J, Nesland JM. Correlation of subcellular and intratumoral photosensitizer location with ultrastructural features after photodynamic therapy. Ultrastruct Pathol. 1996; 20:109-29.
3. Babilas P, Karrer S, Sidoroff A, Landthaler M, Szeimies RM. Photodynamic therapy in dermatology – an update. Photodermatol Photoimmunol Photomed J. 2005; 21:142-9.
4. Kessel D. Photodynamic therapy: from the beginning. Photodiag Photodyn Ther. 2004; 1:3-7.
5. Lucroy MD. Photodynamic therapy for companion animals with cancer. Vet Clin North Am Small Anim Pract. 2002; 32:693-702.
6. Henderson W, Dougherty TJ. How does photodynamic therapy work? Photochem Photobiol. 1992; 55:145-57.
7. Castano AP, Demidova TN, Hamblin MR. Mechanisms in photodynamic therapy: part one – photosensitizers, photochemistry and cellular localization. Photodiag Photodyn Ther. 2004; 1:279-93.
8. Castano AP, Demidova TN, Hamblin MR. Mechanisms in photodynamic therapy: part two – cellular signaling, cell metabolism and modes of cell death. Photodiag Photodyn Ther. 2005; 2:1-23.
9. Dougherty TJ, Gomer CJ, Henderson BW. Photodynamic therapy. J Natl Cancer Inst. 1998; 12:889-905.
10. Allison RR, Downie GH, Cuenca R, Hu X, Childs CJH, Sibata CH. Photosensitizers in clinical PDT. Photodiag Photodyn Ther. 2004; 1:27-42.
11. Gloi AM, Beck E. Biodistribution of three photosensitizers in dogs with spontaneous tumors. Vet Therapeutics. 2003; 4:155-65.
12. Kennedy JC, Pottier RH, Pross DC. Photodynamic therapy with endogenous protoporphyrin IX: basic principles and present clinical experience. J Photochem Photobiol B: Biol. 1990; 6:143-8.
13. Wetter NU. Princípios e física do *laser*. In: Maio M, editor. Tratado de medicina estética. São Paulo: Roca; 2004. p. 915-37.
14. Mang TS. Lasers and light sources for PDT: past, present and future. Photodiag Photodyn Ther. 2004; 1:43-8.
15. Friemberger AE, Moore AS, Cincotta L, Cotter SM, Foley JW. Photodynamic therapy of naturally occurring tumors in animals using a novel benzophenothiazine photosensitizer. Clin Cancer Res. 2007; 4:2207-18.
16. Peaston AE, Leach MW, Higgins RJ. Photodynamic therapy for nasal and aural squamous cell carcinoma in cats. J Am Vet Med Assoc. 1993; 202:1261-5.
17. Bexfield NH, Stell AJ, Gear RN, Dobson JM. Photodynamic therapy of superficial nasal planum squamous cell carcinoma in cats: 55 cases. J Vet Intern Med. 2008; 22:1385-9.
18. Emilio CR. Comparação da eficácia do ácido 5-aminolevulínico com a de seu metil éster utilizando-se a terapia fotodinâmica no tratamento de carcinoma espinocelular felino [tese]. São Paulo: Instituto de Pesquisas Energéticas e Nucleares (IPEN-CNEN/SP); 2008.
19. McCaw DL, Pope ER, Payne JT, West MK, Tompson RV, Tate D. Treatment of canine oral squamous cell carcinomas with photodynamic therapy. Brit J Cancer. 2000; 82:1297-99.
20. Burch S, Seguin B, Wilson BC. Treatment of canine osseous tumors with photodynamic therapy. Clin Orthop Relat Res. 2009, 467:1028-34.
21. Oosten EJ, Kujipers DIM, Thissen MRTM. Different pain sensations in photodynamic therapy of nodular basal cell carcinoma – results from a prospective trial and a review of literature. Photodiag Photodyn Ther. 2006; 3:61-8.
22. Krammer B, Plaetzer K. ALA and its clinical impact, from bench to bedside. Photochem Photobiol Sciences. 2008; 7:283-9.

64 Imunoterapia e Vacinas Antineoplásicas

Cristina Oliveira Massoco de Salles Gomes, Andreia Oliveira Latorre

Introdução

O tratamento do câncer ainda hoje é um dos maiores desafios tanto na medicina veterinária como na humana e, embora existam diferentes tipos de tratamentos disponíveis para os animais de companhia, como cirurgia, radioterapia e quimioterapia, entre outros, os medicamentos utilizados são de uso humano e a maioria não obteve aprovação para o tratamento de cães.[1] Por outro lado, há muita pesquisa sendo realizada com intuito de desenvolver novas estratégias na terapia do câncer e a imunoterapia e as vacinas antineoplásicas são algumas das alternativas de tratamento para os animais de companhia.[2]

Pode-se definir imunoterapia e vacinas antineoplásicas como estratégias de ativação das respostas imunes inatas e/ou adaptativas do paciente oncológico veterinário para conseguir o controle da progressão da doença e/ou sua remissão. Assim, neste capítulo serão abordadas diferentes estratégias de imunoterapia e vacina antineoplásica que tenham demonstrado efeitos promissores no tratamento dos animais de companhia.

Interação entre o sistema imune e o câncer

Está bem estabelecido que o desenvolvimento de câncer tanto em seres humanos como em animais resulta do acúmulo de alterações na célula que lhe dá vantagens sobre as células normais. Segundo Hanahan e Weinberg, essas alterações são:

- Capacidade de evitar apoptose
- Autossuficiência em fatores de crescimento
- Capacidade de ignorar fatores inibitórios de crescimento
- Habilidade ilimitada de replicação, de manter angiogênese e invadir tecidos através das membranas celulares e paredes capilares.[3]

Entretanto, devido à teoria da imunovigilância ao câncer, fica difícil compreender como as células transformadas conseguem acumular tais alterações sem serem percebidas e destruídas pelas células do sistema imune. Essa teoria, descrita em 1957 por Frank Macfarlane Burnet, diz que "pequenos acúmulos de células tumorais podem acontecer e devido a sua nova capacidade antigênica provocam reação imunológica efetiva que culmina com a regressão do tumor sem deixar sintomas de sua existência".[4] Contudo, ao longo do tempo, essa teoria acabou sendo modificada devido à observação de que tanto os seres humanos quanto os animais imunocompetentes também podiam desenvolver diferentes tipos de câncer e surgiu, então, a teoria da imunoedição do câncer.

E o que vem a ser imunoedição do câncer? Esse conceito abrange o fato de que o sistema imune, para prevenir a formação do câncer, acaba por promovê-lo devido à seleção de células menos imunogênicas que escapam aos mecanismos de detecção e eliminação do próprio sistema. Resumidamente, a imunoedição do câncer pode ser dividida em três etapas: eliminação, equilíbrio e escape. A fase de eliminação corresponde à imunovigilância ao câncer, a fase de equilíbrio representa o processo pelo qual o sistema imune seleciona e/ou promove a geração de variantes das células cancerosas com maior capacidade de sobreviver ao controle do sistema imune e, por fim, a fase de escape é quando as células cancerosas imunologicamente selecionadas se expandem de maneira descontrolada no hospedeiro imunocompetente.[5]

Mecanismos de escape das células tumorais

Para melhor entendermos como ocorrem os mecanismos de escape dos tumores primeiro precisamos compreender como funcionam as respostas imunes às células tumorais, conforme ilustrado na Figura 64.1. Assim, na imunidade inata, essas respostas são mediadas pelas células *natural killer* (NK) e pelos macrófagos (Mϕ). As células NK, um tipo de linfócito, são capazes de matar células infectadas por vírus e também células tumorais, especialmente aquelas que têm expressão reduzida do complexo de histocompatibilidade principal classe I (MHC-I) e expressam ligantes ativadores dessas células. Em relação aos Mϕ, ainda não se demonstrou que esses sejam capazes de se ativar pelo contato direto com as células tumorais, entretanto, quando eles são ativados pela interferona gama (IFN-γ), citocina inflamatória liberada pelos linfócitos T auxiliares ($CD4^+$) e/ou T citotóxicos ($CD8^+$) específicos ao tumor, os Mϕ tornam-se aptos a matar as células tumorais com maior eficiência.[6]

Na resposta imune adaptativa, a principal célula é o linfócito T citotóxico, porém para que este seja ativado é necessário que haja a apresentação dos antígenos tumorais por células apresentadoras de antígeno, como as células dendríticas (DC). Assim, células DC que tenham fagocitado uma célula tumoral apresentam, em sua superfície, por meio da molécula de MHC-I, antígenos tumorais aos linfócitos T $CD8^+$; por meio da ligação do receptor desse linfócito (TCR) àquele complexo MHC-I:antígeno e a ligação de outras moléculas coestimulatórias na superfície de ambas as células, ocorre a ativação do linfócito T $CD8^+$ a um linfócito T citotóxico capaz de matar as células tumorais. Além desse modo de ativação, pode ocorrer também a apresentação cruzada, que é a apresentação dos antígenos tumorais pela DC tanto ao linfócito T $CD8^+$, por meio do MHC-I, como ao linfócito T $CD4^+$ ou T auxiliar pelo MHC-II. Acredita-se que esse tipo de apresentação cruzada torne mais efetiva a ativação dos linfócitos T citotóxicos devido à liberação de citocinas inflamatórias, como IFN-γ, pelo linfócito T auxiliar.[6]

Há outros componentes da imunidade inata, como o sistema complemento, e da imunidade adaptativa, como os anticorpos, que também podem contribuir para a resposta antitumoral. Desse modo, quando anticorpos se ligam a antígenos na super-

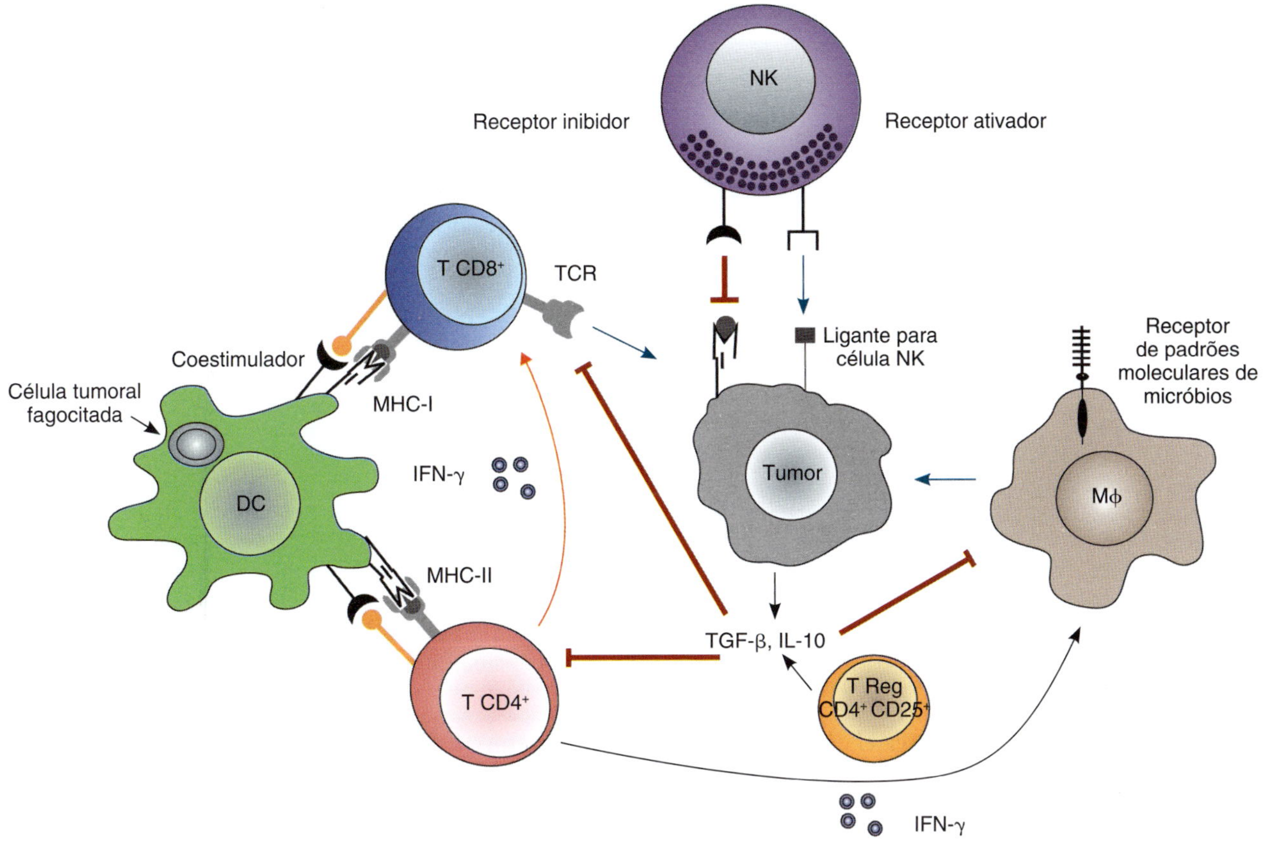

Figura 64.1 Esquema representativo das principais interações celulares entre o sistema imune e a célula tumoral. Observa-se em *azul* a ativação das respostas do sistema imune contra a célula tumoral e em *vermelho* a inibição dessas.

fície da célula tumoral, esses podem levar à morte da célula pela ativação da via clássica do complemento, ou ainda, pela ativação de citotoxicidade celular dependente de anticorpo (ADCC).[6]

Agora fica mais claro compreender que, enquanto o sistema imune responde de diferentes maneiras para matar as células tumorais; pode também selecionar as células tumorais aptas a escapar a esse controle, favorecendo assim o surgimento do câncer na sua forma clínica.

Há muitos mecanismos de escape descritos em células tumorais, dentre eles podem-se citar a redução da expressão das moléculas de MHC-I na superfície que as torna "invisíveis" aos linfócitos T citotóxicos, liberação de ampla variedade de fatores imunossupressores solúveis como as citocinas fator transformador de crescimento beta (TGF-β) e interleucina-10 (IL-10), espécies reativas de oxigênio (ROS) e enzimas como a indoleamina 2,3-dioxigenase (IDO), expressão de ligantes indutores de apoptose de leucócitos como FasL e recrutamento de linfócitos T regulatórios (T Reg $CD4^+CD25^+$).[7]

Portanto, ainda hoje um dos maiores desafios no tratamento do câncer está em conseguir combinar diferentes estratégias que consigam subverter os mecanismos de escape das células cancerosas do sistema imune.

Imunoterapia ao câncer

De modo geral, as imunoterapias ao câncer podem ser classificadas em três tipos principais: (1) ativador do sistema imune de maneira inespecífica; (2) ativador da resposta imune celular e (3) ativador de resposta-alvo específica a alguma característica do tumor. Neste capítulo, entretanto, serão abordadas imunoterapias que já tenham sido avaliadas ou que estejam em estudos clínicos ou pré-clínicos para pacientes oncológicos veterinários, independentemente da sua classificação de imunoestimulação.

Bacilo de Calmette-Guérin

O bacilo de Calmette-Guérin (BCG) é uma cepa de *Mycobacterium bovis* atenuado desenvolvido inicialmente apenas como vacina contra tuberculose. Atualmente, o Instituto Butantan (São Paulo) produz onco BCG-40 mg para o tratamento de pacientes com carcinoma superficial de células de transição ou com carcinoma papilar de bexiga, e também produz a vacina BCG liofilizada, para imunização contra tuberculose por meio do cultivo estático do *Mycobacterium bovis* cepa BCG Moreau.[8] Seu mecanismo de ação antitumoral não está completamente estabelecido, mas já foi demonstrado que o BCG estimula resposta imune de células T auxiliares tipo 1 (Th1) que produzem citocinas inflamatórias, tais como IFN-γ, IFN-α e IL-2, e ativa a resposta citotóxica dos macrófagos contra as células tumorais.[9]

Embora em pacientes oncológicos humanos a imunoterapia isolada com BCG tenha efeito antitumoral bastante eficaz, um teste clínico em cães com mastocitoma sugere que a imunoterapia com BCG em cães seja mais eficiente se combinada a outra. Assim, foi demonstrado em um teste clínico que a administração subcutânea de gonadotrofina coriônica humana (hCG) com BCG foi mais efetiva que a quimioterapia padrão com vimblastina no controle de mastocitomas de graus II e III e apresentou menos efeitos tóxicos quando comparados aos cães tratados apenas com vimblastina.[10]

Resumidamente, nesse teste clínico foram utilizados 95 cães com mastocitomas graus II e IIII, separados randomicamente para receber o tratamento hCG/BCG (1,35 ng de BCG e 2 unidades de hCG, via subcutânea [SC], a cada 24 h) ou vimblastina (2 mg/m², via intravenosa [IV], a cada 1 semana) durante 6 semanas. Observou-se a redução do tumor ≥ 50%) de maneira semelhante entre os grupos hCG/BCG e vimblastina (28,6% e 11,7%, respectivamente) e menor neutropenia no grupo[10] hCG/BCG.

▪ Muramil tripeptídio fosfatidiletanolamina

O muramil tripeptídio fosfatidiletanolamina (MTP-PE) é um derivado sintético, lipofílico, de muramil dipeptídio, que é um componente de parede bacteriana. Para aumentar a eficiência da fagocitose dele por macrófagos, foi desenvolvido encapsulado em lipossomos, sendo chamado de L-MTP-PE. Assim, os macrófagos o reconhecem por meio de receptores de lipoproteína presentes em sua superfície que ativam a fagocitose e após o processamento do L-MTP-PE liberam o MTP no citoplasma, que é então reconhecido pelo receptor citoplasmático Nod-2, responsável por ativar a resposta tumoricida do macrófago. Essa terapia foi desenvolvida pela IDM Pharma, que em março de 2009 conseguiu a aprovação pelo Comitê Europeu para introdução desse medicamento ao mercado, em toda a União Europeia, para o tratamento de pacientes com osteossarcoma ressecável não metastático, um tipo raro de tumor ósseo muitas vezes fatal e que acomete principalmente crianças e jovens adultos.[11]

Em oncologia veterinária, o L-MTP-PE tem sido avaliado em testes clínicos para cães e gatos com diferentes tipos de tumor. Dentre esses, pode-se citar que a imunoterapia com L-MTP-PE já se mostrou efetiva para o tratamento de cães com hemangiossarcoma esplênico, osteossarcoma e melanoma oral.

No estudo dos cães com hemangiossarcoma esplênico, os pacientes receberam o L-MTP-PE em combinação com doxorrubicina/ciclofosfamida. O L-MTP-PE foi administrado desde o primeiro dia da quimioterapia, 2 vezes/semana, durante 8 semanas, IV, sendo a primeira dose de 1 mg/m² e as seguintes, de 2 mg/m². A sobrevida dos cães tratados com o L-MTP-PE foi de 9 meses, comparada a 5,7 meses nos cães tratados apenas com os quimioterápicos.[12]

Na avaliação do tratamento de cães com osteossarcoma apendicular, esses receberam L-MTP-PE (2 vezes/semana, durante 8 semanas) após quatro doses de cisplatina (70 mg/m², a cada 4 semanas), apresentando média de sobrevida de 14,4 meses, comparada a 9,8 meses em cães tratados apenas com cisplatina. Além disso, os cães tratados com o L-MTP-PE foram menos propensos a desenvolver metástases (73% × 93%) que aqueles tratados apenas com a cisplatina.[13]

Em cães com melanoma oral classificados como estágio I, utilizou-se a imunoterapia de L-MTP-PE, 1 vez/semana, IV, durante 8 semanas, após a remoção cirúrgica. A primeira dose do imunoterápico foi 1 mg/m² e as demais foram de acordo com o peso dos cães (1 mg/m² para cães < 5 kg, 1,5 mg/m² para cães de 5 a 10 kg e 2 mg/m² para cães > 10 kg). Nesse estudo foi observado aumento significativo na sobrevida dos cães tratados com L-MTP-PE, com 80% desses vivos por mais de 2 anos após o tratamento, comparados a 25% dos cães tratados apenas com cirurgia.[14]

▪ Complexo lipossomo-DNA

O complexo lipossomo-DNA (LDC) é um vetor formado por lipossomo catiônico complexado a um vetor de DNA plasmidial de origem bacteriana, que pode ser usado para transferir um gene de interesse. Assim, considerando seu uso para terapia antitumoral o LDC pode ser utilizado para carrear genes de citocinas, inibidores de angiogênese entre outros. Além disso, já foi demonstrado que a aplicação intravenosa de LDC é um forte indutor inespecífico do sistema imune com aumento de citocinas como IFN-γ e IL-2.[15]

No estudo de cães com osteossarcoma e metástases pulmonares, a aplicação intravenosa de LDC com o gene de IL-2 canina, semanalmente, durante 12 semanas, mostrou potente ativação do sistema imune com aumento da atividade das células NK associada a maior sobrevida.[16] Outro estudo também realizado em cães demonstrou que a aplicação intravenosa de LDC com o gene de endostatina canina, semanalmente, durante 6 semanas, inibiu a angiogênese de sarcomas de tecido mole localizados na pele e manteve a doença estável em 8 de 12 cães tratados.[17]

▪ Interleucina-2

IL-2 é uma citocina capaz de ativar células da imunidade inata e adaptativa, como os linfócitos T, as células apresentadoras de antígeno e as células NK, além de aumentar a liberação de citocinas pró-inflamatórias. Dessa maneira, sua aplicação intravenosa ou em altas doses pode causar muitos efeitos adversos devido à estimulação exacerbada do sistema imune.

Para utilização na imunoterapia do câncer uma alternativa tem sido a utilização de vetores, como o exemplo citado anteriormente, IL-2 LDC. Além desse método, um estudo realizado em gatos com fibrossarcoma utilizou vetores virais contendo IL-2 felina (fIL-2) ou humana (hIL-2). Os pacientes foram submetidos a cirurgia e iniciaram radioterapia antes do início da imunoterapia. A imunoterapia consistiu em 7 aplicações subcutâneas, sendo 2 feitas na primeira semana e as demais, 1 vez/semana. Observou-se que 61% dos gatos não tratados com imunoterapia tiveram recidiva da doença enquanto apenas 39% e 28% dos gatos tratados com hIL-2 e fIL-2 recidivaram, respectivamente.[18]

▪ Anticorpo monoclonal 231

Em 1992, foi aprovado pelo United States Department of Agriculture (USDA) o primeiro anticorpo monoclonal (mAb) para o tratamento de cães com linfoma, o mAb 231, produzido em camundongos pela Synbiotics Corporation. A licença obtida era para uso como terapia adjuvante à remissão induzida por quimioterapia. O protocolo de quimioterapia recomendado foi VAAC (vincristina, ciclofosfamida, L-asparagina e doxorrubicina), com base em dados de eficácia clínica apresentados ao USDA. Eram recomendados 2, 4 ou no máximo 8 ciclos semanais de quimioterapia, seguidos de 3 semanas de descanso antes da imunoterapia. Os cães que não estivessem em remissão não deveriam receber o tratamento com o mAb 231. Muitos desafios foram encontrados no tratamento com esse anticorpo, como a utilização dele após meses de quimioterapia, quando já havia ocorrido intensa imunossupressão, sendo ele comercializado apenas entre 1992 e 1996.[19]

■ Vacinas antineoplásicas

O uso de vacinas antineoplásicas não tem como objetivo prevenir tumores, mas, em vez disso, representa uma abordagem potencial para amplificar a resposta imune tumor-específica e, com isso, a erradicação de células malignas. Apesar de a ideia parecer simplista, o maior desafio no desenvolvimento dessas vacinas é conseguir quebrar a tolerância imunológica às células tumorais que contêm antígenos que não são suficientemente diferentes das células dos tecidos normais.[20] Apesar dessa dificuldade, a partir de trabalhos realizados por van Pel e Boon, em 1982, foi possível verificar a indução de imunidade contra tumores não imunogênicos após esses sofrerem mutação induzida por agentes químicos ou radiação.[21] Dessa maneira, a razão principal para a perda de imunogenicidade do tumor é a inabilidade do tumor em crescimento de ativar o sistema imune e não a ausência do sistema imune em rejeitar os antígenos tumorais. Em outras palavras, significa dizer que o tumor é antigênico, mas não imunogênico, ou seja, a célula tumoral apresenta antígenos, mas não o suficiente para ativar a resposta imune.

Na tentativa de superar os desafios de como ativar o sistema imune com células tumorais, várias são as abordagens tecnológicas para o desenvolvimento dessa terapia. Entre essas estão incluídas vacinas de peptídios epítopos-específicos, uso de vetor plasmídico contendo o cDNA de antígenos tumor-específicos, vacinas de lisado tumoral alogeneico e/ou autólogo, vacinas de células dendríticas etc. Neste capítulo iremos comentar apenas algumas dessas.

A vacina antineoplásica de DNA recombinante consiste em plasmídios, que são pequenas moléculas circulares de DNA encontradas no citoplasma bacteriano, modificados para transportar genes específicos para um ou mais antígenos (proteínas) (Figura 64.2). Elas são administradas por meio de aplicação transcutânea, utilizando para isso um disparador de alta pressão (não há o uso de agulhas). Uma vez dentro das células, alguns plasmídios conseguem penetrar no núcleo, onde os genes que codificam os antígenos são transcritos em moléculas de RNA mensageiro, as quais são subsequentemente traduzidas em proteínas antigênicas no citoplasma.[22] Os antígenos, por serem de origem humana nos casos de vacinas veterinárias, são reconhecidos pelo sistema imune de dois modos: eles podem simplesmente deixar a célula ou podem ser quebrados em fragmentos e acoplados às proteínas do complexo de histocompatibilidade de classe I. Quando acoplados, migram até a membrana celular e expõem esses fragmentos do lado externo das células, facilitando o reconhecimento pelas células apresentadoras de antígenos e, consequentemente, a ativação de uma resposta imune específica.[23]

O foco de aplicação terapêutica dessas vacinas em medicina veterinária tem sido para o melanoma em cães, uma vez que os tratamentos atuais são insatisfatórios, como pode ser

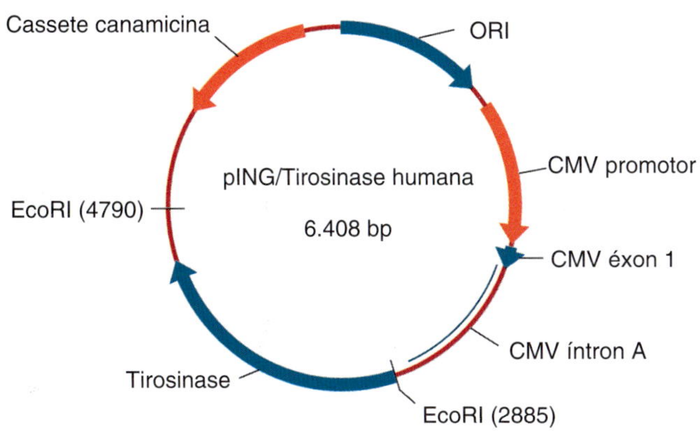

Figura 64.2 Mapa do plasmídio (pING) utilizado na geração de uma vacina de DNA recombinante com a inserção do gene da tirosinase humana. Adaptada de Bergman *et al.*[24]

verificado pelas altas taxas de metástases e recidivas locais nas excisões e por quimiorresistência e radiorresistência das células do melanoma.[25]

Em 2007, foi aprovada pelo USDA a primeira vacina recombinante de DNA plasmidial da tirosinase humana para o tratamento de cães com melanoma, sendo o uso desta licenciado por uma empresa farmacêutica veterinária. Essa vacina adveio de uma colaboração entre o Memorial Sloan-Kettering Cancer Center (MSKCC) e o Animal Medical Center (AMC), ambos de Nova York. A importância para o uso do DNA xenogenético (de diferente espécie) nessa vacina foi destacada pelos autores, uma vez que estudos prévios com DNA alogeneico (da mesma espécie) não demonstraram a ativação da resposta imune antitumoral (Figura 64.3). Estudos clínicos fases I e II utilizando a vacina de DNA recombinante em cães portadores de melanoma foram conduzidos em três grupos de cães, separados randomicamente, sendo: 3 animais por grupo com melanomas graus II, III ou IV, no total de 4 doses do DNA plasmidial da tirosinase humana, nas doses de 100, 500 ou 1.500 μg, 2 vezes/semana por via transdérmica. Resumidamente, observou-se leve reação no local da aplicação sem sinais de autoimunidade (despigmentação da pele), 1 cão em estágio IV apresentou resposta clínica completa (desaparecimento de metástases pulmonares) e sobrevida de 329 dias. Dois cães em estágio IV apresentaram sobrevida de 421 e 588 dias e dois outros com melanoma local em estágio II/III tiveram sobrevida de 501 e 496 dias. Quatro animais foram eutanasiados devido à progressão do melanoma primário; o tempo de sobrevida médio para os nove animais foi de 389 dias.[24]

Outro tipo de vacina antineoplásica é aquela constituída de DC "carregadas" com antígenos tumorais, uma vez que tem sido verificado em diferentes estudos que o uso dessas vacinas induz a regressão dos melanomas em humanos[26] e a indução de resposta imune em cães.[27]

Esse raciocínio para o uso de DC no controle tumoral parte do princípio de que o sistema imune é instruído e regulado pelas células apresentadoras de antígenos (APC), dentre as quais se destacam as DC. As DC são as mais efetivas porque são as únicas a produzirem resposta imune primária, permitindo o estabelecimento da memória imunológica. O uso de DC em protocolos clínicos era restrito devido à dificuldade no isolamento e na obtenção de um número adequado de células. Essa restrição foi superada pelo uso de citocinas recombinantes que induzem a diferenciação *in vitro* de DC a partir de células precursoras (monócitos) presentes no sangue periférico e na medula óssea de humanos e cães.[28]

Em medicina veterinária, especificamente em cães, apesar de os estudos sobre a utilização dessa terapia serem incipientes, eles têm apontado para o potencial do seu uso como adjuvante ao tratamento cirúrgico e radioterápico em cães com melanoma.[27,29] Apesar do reduzido número de cães avaliados no estudo pré-clínico conduzido por Gyorffy *et al.*, foi possível observar que a combinação da radioterapia intercalada à administração de células dendríticas autólogas transfectadas com um vetor do gene humano do antígeno tumoral de melanoma, o gp100 (Figura 64.4), não provocou reação local ou sistêmica após a aplicação.[27] Em relação à resposta clínica, um animal com melanoma em estágio I não apresentou recidiva dentro de 48 meses após o início dos estudos e em um cão com melanoma em estágio III houve recidiva tumoral 22 meses depois do início das aplicações.

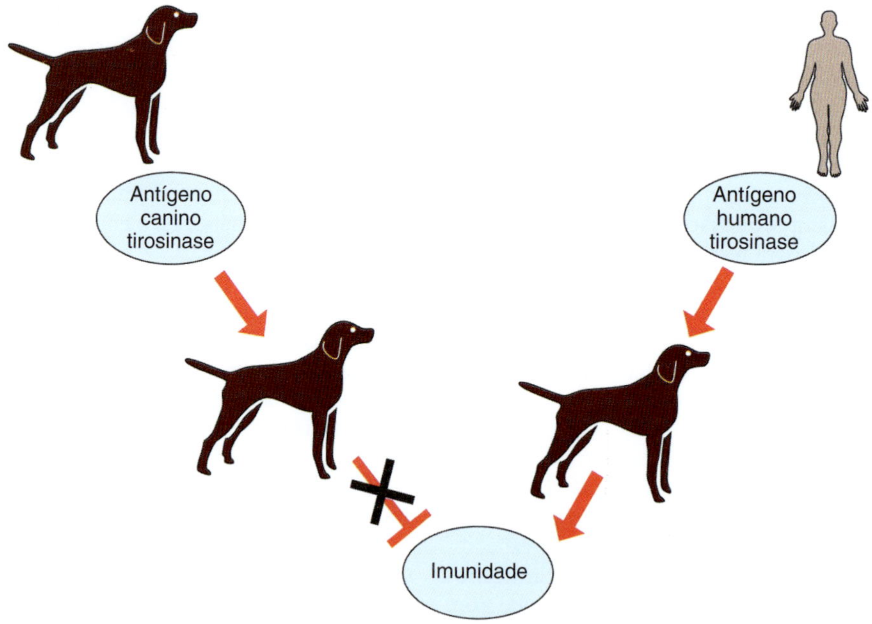

Figura 64.3 Esquema representativo da técnica de vacinação com DNA xenogeneico (de diferentes espécies) para a indução de resposta imune no cão. Adaptado de Bergman *et al.*[24]

Outra abordagem imunoterápica recente com o objetivo de tornar as células tumorais "estranhas" ao sistema imune e, consequentemente, iniciar uma resposta imune específica às células tumorais foi o desenvolvimento de uma vacina antineoplásica chamada ImmuneFx™. Essa vacina foi projetada para induzir resposta imune tumor específica, pois é constituída por células tumorais dos próprios pacientes, as quais são transfectadas com o gene da proteína Emm55 (proteína expressa normalmente na superfície da bactéria *Streptococcus pyogenes*), que é altamente antigênica, mas não reumatogênica. Antes de injetar essas células transfectadas nos pacientes, elas são irradiadas com o intuito de inibir a proliferação *in vivo*. Uma vez que a proteína é expressa no citoplasma e na membrana das células tumorais transfectadas, isso gera um sinal para a ativação das células do sistema imune, as quais irão iniciar uma resposta citotóxica às células tumorais. Essa vacina foi testada em 7 cães de diferentes raças portadores de linfoma em um estudo conduzido por Lawman *et al.*[30] As células tumorais foram obtidas por meio da punção de linfonodos de cada animal envolvido nesse estudo e após transfecção e irradiação, as vacinas foram administradas por via intravenosa, no volume de 2 mℓ, 1 vez/semana, durante 4 semanas, e depois 1 vez/mês até o desaparecimento das lesões. Resumidamente, apenas um animal apresentou reação alérgica pós-vacinal, sendo tratado com um anti-histamínico, e, embora esse estudo não tenha tido o foco na resposta clínica e sim na imunológica, os autores destacaram a resposta clínica de um dos animais, uma cadela da raça Golden Retriever, diagnosticada com linfoma indolente multicêntrico estágio IV, a qual obteve remissão completa das linfadenopatias mesentéricas e lesões nodulares em baço após o recebimento de 12 doses durante o período de 5 meses de tratamento.

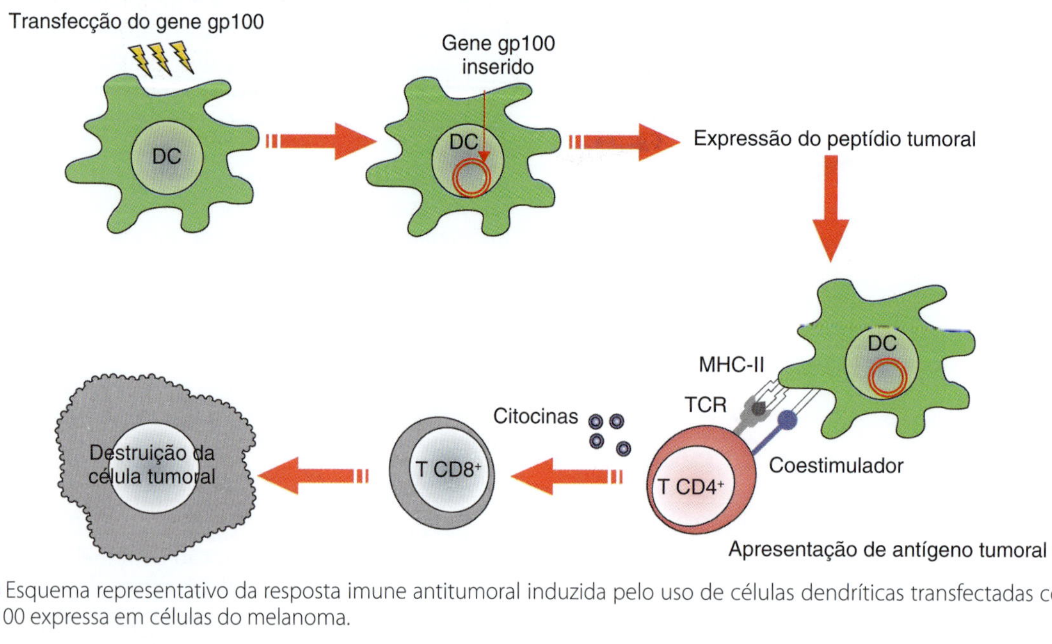

Figura 64.4 Esquema representativo da resposta imune antitumoral induzida pelo uso de células dendríticas transfectadas com o gene da proteína gp100 expressa em células do melanoma.

Pelo fato de que a maioria das vacinas antineoplásicas se encontra em fase de desenvolvimento para avaliar a segurança e eficácia, ainda não existem resultados suficientes que permitam afirmar que a manipulação do sistema imune para a obtenção de uma resposta antígeno tumoral específica seja tão eficiente quanto os tratamentos atuais. Contudo, é esperado que o uso clínico das vacinas como adjuvante às terapias vigentes e aos tumores inoperáveis tenha ampla difusão no meio veterinário, uma vez que essas têm apresentado resultados promissores, tais como tempo de sobrevida médio comparável aos tratamentos padrão e com menos efeitos colaterais sistêmicos.

■ Referências

1. Paoloni M, Khanna C. Translation of new cancer treatments from pet dogs to humans. Nat Rev Cancer. 2008 Feb; 8(2):147-56.
2. Biller B. Cancer immunotherapy for the veterinary patient. Vet Clin North Am Small Anim Pract. 2007 Nov; 37(6):1137-49; vii.
3. Hanahan D, Weinberg RA. The hallmarks of cancer. Cell. 2000; 100(1):57-70.
4. Burnet FM. Cancer – a biological approach. Brit Med J. 1957; 1:7.
5. Dunn GP, Bruce AT, Ikeda H, Old LJ, Schreiber RD. Cancer immunoediting: from immunosurveillance to tumor escape. Nat Immunol. 2002; 3(11):991-8.
6. Abbas AK, Litchman AH, Pillai S. Cellular and molecular immunology. 6th ed. Philadelphia: Elsevier Saunders; 2007.
7. Whiteside TL. Immune suppression in cancer: effects on immune cells, mechanisms and future therapeutic intervention. Semin Cancer Biol. 2006; 16(1):3-15.
8. Butantan I. Seção de Vacinas Aeróbicas – BCG. 2009 [Internet]. [citado 2009 Agosto]. Disponível em: http://www.butantan.gov.br/portal/Pesquisa/Unidades+de+Pesquisa/Se%C3%A7%C3%A3o+de+Vacinas+Aer%C3%B3bicas-BCG|jsessionid=C4D74908FC940A6829395DE6209DAB47.
9. Chen X, O'Donnell MA, Luo Y. Dose-dependent synergy of Th1-stimulating cytokines on bacille Calmette-Guérin-induced interferon-γ production by human mononuclear cells. Clin Exp Immunol. 2007; 149(1):178-85.
10. Henry C, Downing S, Rosenthal R, Klein M, Meleo K, Villamil J *et al.* Evaluation of a novel immunomodulator composed of human chorionic gonadotropin and bacillus Calmette-Guerin for treatment of canine mast cell tumors in clinically affected dogs. Am J Vet Res. 2007 Nov; 68(11):1246-51.
11. IDM Pharma I. IDM Pharma's MEPACT(R) (Mifamurtide, L-MTP-PE) Receives Approval in Europe for Treatment of Patients with Non-Metastatic, Resectable Osteosarcoma. Copyright © IDM Pharma, Inc. 1999-2009. All rights reserved; 2009. [Internet]. [cited 2009 Ago]. Available from: http://ir.idm-pharma.com/phoenix.zhtml?c=193146&p=irol-newsArticle&ID=1264113&highlight.
12. Vail DM, MacEwen EG, Kurzman ID, Dubielzig RR, Helfand SC, Kisseberth WC *et al.* Liposome-encapsulated muramyl tripeptide phosphatidylethanolamine adjuvant immunotherapy for splenic hemangiosarcoma in the dog: a randomized multi-institutional clinical trial. Clin Cancer Res. 1995; 1(10):1165-70.
13. Kurzman ID, MacEwen EG, Rosenthal RC, Fox LE, Keller ET, Helfand SC *et al.* Adjuvant therapy for osteosarcoma in dogs: results of randomized clinical trials using combined liposome-encapsulated muramyl tripeptide and cisplatin. Clin Cancer Res. 1995; 1(12):1595-601.
14. MacEwen EG, Kurzman ID, Vail DM, Dubielzig RR, Everlith K, Madewell BR *et al.* Adjuvant therapy for melanoma in dogs: results of randomized clinical trials using surgery, liposome-encapsulated muramyl tripeptide, and granulocyte macrophage colony-stimulating factor. Clin Cancer Res. 1999; 5(12):4249-58.
15. Dow SW, Fradkin LG, Liggitt DH, Willson AP, Heath TD, Potter TA. Lipid-DNA complexes induce potent activation of innate immune responses and antitumor activity when administered intravenously. J Immunol. 1999; 163(3):1552-61.
16. Dow S, Elmslie R, Kurzman I, MacEwen G, Pericle F, Liggitt D. Phase I study of liposome-DNA complexes encoding the interleukin-2 gene in dogs with osteosarcoma lung metastases. Human Gene Therapy. 2005; 16(8):937-46.
17. Kamstock D, Guth A, Elmslie R, Kurzman I, Liggitt D, Coro L *et al.* Liposome-DNA complexes infused intravenously inhibit tumor angiogenesis and elicit antitumor activity in dogs with soft tissue sarcoma. Cancer Gene Therapy. 2006; 13(3):306-17.
18. Jourdier TM, Moste C, Bonnet MC, Delisle F, Tafani JP, Devauchelle P *et al.* Local immunotherapy of spontaneous feline fibrosarcomas using recombinant poxviruses expressing interleukin 2 (IL2). Gene Therapy. 2003; 10(26):2126-32.
19. Jeglum KA. The history and future of canine lymphoma monoclonal antibody 231. Cancer Therapy [serial on the Internet]. 2009; 7. Available from: http://www.cancer-therapy.org/CT7A/HTML/10._Jeglum,_59 a 62.html.
20. Gilboa E. The promise of cancer vaccines. Nat Rev Cancer. 2004 May; 4(5):401-11.
21. Van Pel A, Boon T. Protection against a nonimmunogenic mouse leukemia by an immunogenic variant obtained by mutagenesis. Proc Natl Acad Sci U S A. 1982; 79(15):4718-22.
22. Plotkin S. [New vaccination strategies]. Bull Acad Natl Med. 2008; 192(3):511-8; discussion 8-9.
23. Tyzard IR. Veterinary immunology: an introduction. 7th ed. Philadelphia: Elsevier; 2004.
24. Bergman P, McKnight J, Novosad A, Charney S, Farrelly J, Craft D *et al.* Long-term survival of dogs with advanced malignant melanoma after DNA vaccination with xenogeneic human tyrosinase: a phase I trial. Clin Cancer Res. 2003 Apr; 9(4):1284-90.
25. Gross TL, Ihrke PJ, Walder EJ. Melanocytic tumors. In: Gross TL, Ihrke PJ, Walder EJ, editors. Veterinary dermatology. St. Louis: Mosby Year Book; 1992. p. 451-64.
26. Barbuto J, Ensina L, Neves A, Bergami-Santos P, Leite K, Marques R *et al.* Dendritic cell-tumor cell hybrid vaccination for metastatic cancer. Cancer Immunol Immunother. 2004; 53(12):1111-8.
27. Gyorffy S, Rodriguez-Lecompte J, Woods J, Foley R, Kruth S, Liaw P *et al.* Bone marrow-derived dendritic cell vaccination of dogs with naturally occurring melanoma by using human gp100 antigen. J Vet Intern Med. 2005; 19(1):56-63.
28. Benchereau J, Briere F, Caux C, Davoust J, Lebeque S, Liu YJ *et al.* Immunobiology of dendritic cells. Annu Rev Immunol. 2000; 18: 767-811.
29. Woods JP, Kruth S, Barry M, Gyorffy S, Rodriguez-Lecompte JC, Gauldie J, editors. Autologous dendritic cell vaccination of canine oral melanoma using human gp100 antigen. In: Genes, Dogs and Cancer: Fifth International Canine Cancer Conference. Orlando, USA.; 2009.
30. Lawman M, Eidizadeh S, Selmon C, Kane C, Xigacos L, Kaufman L. Anti-tumor response induced by autologous cancer vaccine in canine lymphoma. Cancer Therapy. 2008; 6:827-40.

Parte 9

Toxicologia Veterinária

Michiko Sakate

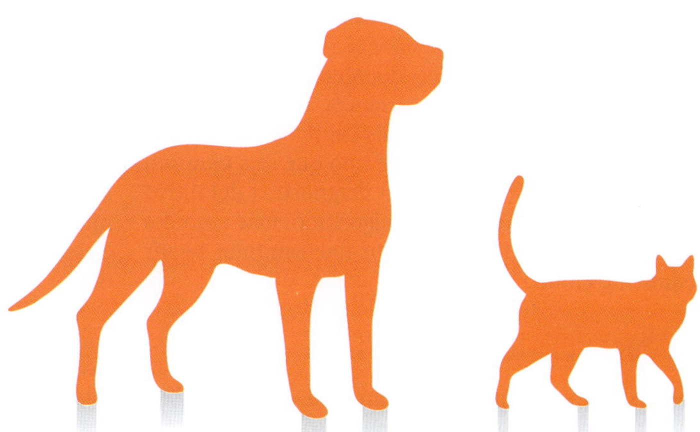

65 Emergências Toxicológicas

Michiko Sakate

Emergência toxicológica veterinária

Objetivo

Emergência toxicológica em veterinária? É frequente? O que fazer e como proceder com os animais intoxicados nessa situação? O setor de emergências clínicas do Hospital Veterinário recebe, com frequência, os animais suspeitos de intoxicação sem história concreta do motivo pelo qual se encontram nesse estado clínico. Há situações em que os animais são trazidos na fase avançada da intoxicação, isto é, o tempo entre a contaminação (oral, cutânea ou inalação) e o atendimento clínico emergencial já é muito longo.[1]

Pela gravidade do quadro clínico dos animais intoxicados, o objetivo do procedimento emergencial é iniciar pelo pronto restabelecimento das funções vitais desses animais, com o intuito de assegurar o seu bem-estar e garantir sua sobrevida, mesmo que se desconheça, no momento do atendimento emergencial, a causa da intoxicação.[2,3]

Para isso, deve ser aliviado rapidamente o desconforto apresentado pelo animal, minimizando ou eliminando a dor que ele está demonstrando, e deve-se fazer a reposição dos líquidos que porventura tenha perdido no processo clínico por apresentar vômito, diarreia ou hemorragias profusas, sialorreia ou até sudorese abundante. É importante saber também se o animal é de plantel/canil/gatil, e como estão os outros animais da propriedade; estes são os fatos de suma importância para a prevenção de futuros incidentes toxicológicos. Devido ao estado clínico agudo da provável intoxicação, em muitos casos, há necessidade de um roteiro clínico para abordar os animais nessa situação emergencial. Lembrar também que os quadros de intoxicação nem sempre são patognomônicos, assim, a realização do diagnóstico diferencial torna-se uma ferramenta crucial e de grande importância. Portanto, para o raciocínio clínico das intoxicações mais comuns, é de grande auxílio basear-se em um algoritmo, mesmo que seja para um diagnóstico presuntivo. É claro que o diagnóstico definitivo não deve ser baseado somente nesse algoritmo, mas em uma emergência, será muito útil para definir que caminho seguir no procedimento clínico.[1,4–6]

Estabilização das funções vitais

O ponto mais importante, no atendimento emergencial de um animal intoxicado, é garantir a sobrevida e o bem-estar desse animal, por meio de manutenção de suas funções vitais. O uso de antídotos, quando estes existirem e houver disponibilidade, é muito útil e abrevia o tempo de recuperação dos animais intoxicados. Mas, se os animais perderem suas funções vitais, a aplicação dos antídotos não traria a melhora clínica. Os animais com funções vitais em dia terão muito mais condições de responder prontamente ao tratamento específico com o uso de antídotos. O tratamento de urgência, para manter as funções vitais em uma emergência toxicológica, não difere de outros casos clínicos de emergência. Há algumas particularidades em uma intoxicação, como o uso de carvão ativado, catárticos, eméticos etc. Assim, o tratamento "padrão" de uma emergência clínica deve ser respeitado, isto é, o "ABCD" do tratamento de choque.[1,7]

Inicialmente, verificar e certificar a patência da via respiratória do animal, isto é, o animal está em condições de respirar sem o auxílio de aparelhos? Se, não, há necessidade urgentíssima em realizar os procedimentos para "desobstruir" a via respiratória, realizando, para isto, passagem de sonda traqueal ou traqueostomia, de acordo com a situação clínica do animal. É necessário que o animal seja anestesiado, qualquer que seja a opção, para que tenha conforto durante os procedimentos.[7]

A condição respiratória do animal, em uma emergência, poderá se encontrar em taquipneia, bradipneia, dispneia, ou até mesmo em parada respiratória, dependendo da causa da intoxicação. Após a obtenção e/ou a patência da via respiratória, é a vez da oxigenação do animal. A oxigenação poderá ser obtida com o uso de máscaras de oxigênio ou balão de ambu. É importante umedecer o oxigênio para aplicação no animal, para não ocorrer irritação das mucosas. Nos casos em que a pressão sanguínea se encontra em torno de 60 mmHg, inicia-se a baixa perfusão cerebral e, quando estiver abaixo de 36 mmHg, o estado de inconsciência, por déficit de oxigenação, poderá se instalar no animal. Se houver disponibilidade de respiradores automáticos, o controle e a manutenção da respiração do animal são facilitados. Além disso, pode-se usar broncodilatadores, como aminofilina na dose de 10 mg/kg por via oral (VO), intramuscular (IM) ou intravenosa (IV), a cada 8 h, em cães; 6,6 mg/kg VO, a cada 8 h ou a cada 12 h, ou 4 mg/kg IM a cada 12 h, em gatos. A depender do estado respiratório do animal, será necessário o uso de estimulantes respiratórios, como doxapram (p. ex., Viviram®), na dose de 5 a 10 mg/kg IV, com repetição em 15 a 20 min, e este poderá ser usado em neonatos na dose de 1 a 5 mg em cães, 1 a 2 mg em gatos por via subcutânea (SC), sublingual (SL) ou pela veia umbilical.[8]

O animal intoxicado pode apresentar várias alterações cardíacas, de acordo com a causa, como arritmias (bradiarritmia ou taquiarritmia), fibrilação ventricular ou até parada cardíaca, sendo necessária a urgente realização de reanimação cardíaca. Os antiarrítmicos, como propranolol (betabloqueador), verapamil (bloqueador do canal de Ca^{++}), amiodarona (prolonga o potencial de ação) e/ou lidocaína (bloqueio do canal de Na^{+}), são de grande auxílio na estabilização cardíaca do animal, de acordo com o tipo de arritmia. Por exemplo, na intoxicação por veneno de sapo (*Bufo* sp.), em que o animal pode apresentar arritmias, como taquicardia ventricular multiforme ou até fibrilação cardíaca, o uso de antiarrítmico é essencial para estabilizar sua função cardíaca, e somado aos outros medicamentos, garante a sobrevida.[9]

Os animais intoxicados apresentam-se, em muitos casos, à emergência toxicológica veterinária com alterações neurológicas, que podem ser tanto estimulação quanto depressão, como estado convulsivo ou comatoso. O estado de excitação é muito mais frequente em relação ao da depressão, observando-se mais casos de tremores musculares e convulsões em relação ao estado de depressão. Mas o que pode suceder neste último caso? O animal encontra-se apático, "triste" e deprimido e até "sonolento", e os donos, geralmente, esperam que o animal saia do estado comportamental (humor) em que se encontra e retardam assim o encaminhamento deste ao atendimento veterinário. Isto pode agravar o prognóstico do caso, pois o tempo entre a contaminação e o atendimento do animal será longo demais. Assim, em caso de depressão neurológica, esta não pode ser negligenciada, sendo necessária atenção especial por parte dos médicos-veterinários, especialmente quando houver suspeita de intoxicação. A intoxicação por amitraz ou avermectinas, por exemplo, seria o caso anteriormente citado. O animal intoxicado por esses produtos chega ao hospital veterinário, em muitos casos, em estado de depressão e requer atenção e cuidados especiais para que não se faça um diagnóstico errôneo, levando-o à morte.[7,10]

O tratamento de tremores e convulsões, em uma intoxicação, é o mesmo empregado em outros casos clínicos neurológicos. O uso de diazepínicos, como diazepam (Valium®), é muito útil na fase inicial do tratamento, isto é, o animal em *ictus*, pois a ação deste medicamento é rápida, e pode ser aplicado na dose de 0,25 a 1 mg/kg IV, sendo feita a aplicação por mais 4 a 5 vezes, com intervalos de 15 a 30 min, em cães, e 2 a 5 mg IV, em gatos ou 1 mg/kg por via retal (VR). Nas intoxicações em que não se consegue controlar a convulsão, é frequente, há necessidade de associar barbitúricos – pentobarbital (Hypnol®) e fenobarbital (Gardenal®), ou dependendo do caso, outros anticonvulsivantes como brometo de potássio associado ao fenobarbital seriam indicados. No entanto, o brometo de potássio não teria como ser usado em uma emergência, pois seu uso seria VO, impraticável no animal em *ictus*.[1,3,7,11]

As funções renal e hepática têm que ser acompanhadas nos animais tratados com anticonvulsivantes, uma vez que estes medicamentos sofrem a metabolização hepática e eliminação renal, podendo induzir nefro e hepatopatias. Às vezes, o animal retorna ao atendimento com a queixa de distúrbios renal e hepático, como oligúria, anúria, êmese, mal-estar geral, mesmo após o tratamento adequado aplicado à intoxicação.

Controle da temperatura corporal

Na pressa da emergência, a aferição da temperatura corporal do animal acaba sendo deixada de lado. Dependendo da causa de intoxicação, este é um fator crucial até para se formular o diagnóstico presuntivo. Como é possível? Há casos em que os animais apresentam hipertermia extrema (acima de 40°C), como na intoxicação por ácido monofluoroacético (veneno de rato) em cães, e hipotermia (abaixo de 35°C), em gatos com a mesma substância. É um fator norteador para o diagnóstico, mas é preciso ter muito cuidado no controle da temperatura, pois nenhum organismo resiste à reversão brusca da temperatura corporal em pouco tempo.

O banho de imersão em água quente, com o intuito de retirar os resíduos do praguicida, só poderá piorar a situação, pois a temperatura da água seria excelente para aumentar a absorção do produto, por provocar a vasodilatação e a fonte de intoxicação permanece no banho onde o animal se encontra. O banho frio no animal que estiver com *hipertermia* deve ser preferencialmente com água corrente, se ele estiver consciente e não se encontrar em estado de excitação ou convulsão. Neste caso, é necessário resfriar o animal constantemente, com o uso de panos úmidos ou bolsa de gelo. É necessário monitorar constantemente a temperatura retal do animal.

No caso de *hipotermia,* é interessante, além de aquecer o animal com fontes de calor moderadas, aquecer também o fluido aplicado a ele. Colchão térmico, bolsa de água quente e folhas de jornal (excelentes isolantes térmicos) para envolver o animal também oferecem muito conforto.[1,3,10]

Eliminação dos tóxicos

Os dados da anamnese são importantes; na fase precoce da intoxicação ainda há possibilidade de eliminação dos tóxicos com a finalidade de descontaminação ou desintoxicação do animal. Mas nem sempre os proprietários têm os dados precisos nesse aspecto, e em muitos casos, a prática de eliminação terá que se basear nos sintomas apresentados pelo animal. Há duas situações em que se tenta eliminar os tóxicos:

- Aquela dos tóxicos ainda não absorvidos
- Aquela dos tóxicos já absorvidos.[12]

Eliminação dos tóxicos ainda não absorvidos

Para o primeiro caso, isto é, a eliminação do tóxico ainda não absorvido, indução da êmese (1 a 2 h após a contaminação), realização da lavagem gástrica (1 a 2 h após a contaminação), uso de adsorventes, catárticos, laxantes e o banho (*só água e/ou sabão*) são altamente indicados.

Indução de êmese

A indução de êmese é indicada em fases muito precoces da intoxicação e a eficiência máxima da eliminação é obtida em cerca de 1 a 2 h após a ingestão do veneno com a remoção de até 40 a 60% do conteúdo gástrico. Já se passaram 5 a 6 h do início da intoxicação (muito comum). O que fazer? Induzo a êmese neste caso? Sim, mas é preciso estar ciente de que a eficiência máxima da eliminação não é atingida nesse tempo ou mesmo a prática poderá ser ineficiente.[1,3]

Para a indução da êmese, podem ser usadas as substâncias com ação irritante local (à mucosa gástrica) ou que tenham ação central (centro do vômito):

- Substâncias com ação irritante local:
    - Solução hipersaturada de sal, na dose de uma a três colheres de chá mais um copo de água morna, tomando cuidado com hipernatremia e hematêmese em consequência de superdosagem, pois em animais jovens, pode ocorrer intoxicação por NaCl, uma vez que apresentam pouca capacidade de eliminar o sal do organismo, e isto poderá até provocar a morte
    - Peróxido de hidrogênio (água oxigenada) a 3% (10 volumes), com um volume de cerca de 5 a 10 mℓ por vez, podendo repetir até 2 a 3 vezes, não ultrapassando o volume total de 50 mℓ para cães e 10 mℓ para gatos, se o animal não realizar a êmese
    - Xarope de ipeca a 2%, 1 a 2 mℓ/kg, em cães, e 3,3 mℓ/kg, em gatos; é pouco eficaz e tem baixa palatabilidade. Além do efeito irritante, estimula a zona do gatilho quimiorreceptor (ZQD), e o efeito é obtido após 10 a 30 min ou até em 1 h, podendo-se repetir uma vez só, mas cuidado para não ultrapassar o volume total de 15 mℓ, pois o medicamento tem efeito cardiotóxico e pode, por exemplo, provocar arritmias. O animal ainda pode apresentar vômito excessivo, depressão do sistema nervoso central (SNC), letargia e diarreia. Nestes casos, é necessário realizar a lavagem estomacal no animal. *Cuidado com o extrato fluido de ipeca*, este é 14 vezes mais potente que o xarope de ipeca
    - À falta dos eméticos já relacionados, com o uso de detergentes líquidos (Palmolive®, Dove®), que são pouco eficazes, mas dependendo do animal, provocam o efeito

emético em 20 min, a dose é 10 mℓ/kg VO da solução com três colheres de sopa (45 mℓ) de detergente mais um copo (240 mℓ) de água. *Atenção, não usar* detergentes cáusticos, de máquina de lavar louça nem sabão em pó!

Com esses eméticos, que irritam a mucosa gástrica, o animal precisa ser monitorado e acompanhado com muito cuidado, pois pode evoluir para gastrite após o tratamento com essas substâncias. Como prevenção, devem ser usados protetores de mucosa gástrica como ranitidina (anti-H_2): em cães, 1 a 2 mg/kg, a cada 12 h VO, ou 0,5 mg/kg, a cada 12 h VO, IV, SC; em gatos, 3,5 mg/kg, a cada 12 h VO, ou 2,5 mg/kg, a cada 12 h IV. Omeprazol e sucralfato também são indicados, principalmente à suspeita de ulceração estomacal, com iminência de hematêmese. Há casos de animais que, após a alta hospitalar, voltaram com distúrbio gástrico devido ao uso de eméticos de ação local. Assim, os profissionais precisam estar atentos a esse fato, orientando adequadamente os proprietários. Por outro lado, há situações em que o animal é incapaz de interromper o vômito, interferindo no conforto, bem-estar e até agravando o estado de desidratação em que se encontrava. Neste caso, é necessário usar antieméticos, como metoclopramida (Plasil®): 0,2 a 0,5 mg/kg IV, SC, IM, VO, a cada 8 h, até que a situação esteja controlada.

Os eméticos são eficientes e seguros em qualquer situação? Não, pois em algumas situações, seu uso está contraindicado. Quando isto acontece? É preciso ter cuidado nos seguintes casos:

- Intoxicações por hidrocarbonetos voláteis, destilados de petróleo ou corrosivos, em que a indução do vômito pode provocar pneumonia por aspiração, visto que essas substâncias são altamente voláteis, alcançando o pulmão com muita facilidade. O material corrosivo, como ácidos ou álcalis fortes, pode causar, ao provocar o vômito, a ruptura do estômago e novas lesões no esôfago e faringe
- Animais que se encontram em estado de inconsciência, sob o efeito de tranquilizantes, depressão grave ou sem o reflexo da tosse, poderão também aspirar o vômito e evoluir para pneumonia por corpo estranho, devido à perda da capacidade protetora em expelir o conteúdo gástrico nesses estados
- Animais sob o efeito de agentes convulsivantes, como estricnina, ácido monofluoroacético, organofosforados, carbamatos, chumbo e tantos outros, tornam-se incapazes de tossir pelas contrações musculares intensas
- Animais sob o efeito de antieméticos, pois estes apresentam os efeitos opostos aos dos eméticos
- Roedores, coelhos, equinos e ruminantes
- Substâncias de ação central:
  - Apomorfina, 0,02 a 0,04 mg/kg IV; 0,08 mg/kg SC, IM. A aplicação SC oferece ação tardia e duração prolongada. O comprimido de 6,25 mg poderá ser aplicado após a diluição com água estéril, via saco conjuntival
  - Morfina, a dose recomendada é de 0,5 mg/kg IM, em cães, e 0,25 mg/kg IM, em gatos. *Muito cuidado com os gatos que requerem baixas doses em relação às dos cães.* A morfina pode causar, como efeitos adversos, depressão ou estimulação do SNC, depressão respiratória e vômitos excessivos. A apomorfina e a morfina são extremamente eficazes, têm rápida ação emética e há possibilidade de se reverter sua ação tóxica com naloxona (antídoto), na dose de 0,01 a 0,04 mg/kg IV. Têm ação direta sobre a ZGQ e o efeito é obtido em 4 a 6 min
  - Xilazina (Rompun®), em gatos, 0,44 mg/kg IM ou IV; em cães, 1,1 mg/kg IM ou IV. É muito eficaz em gatos e apresenta mecanismo de ação agonista β_2-adrenérgico de ação central e ação direta na ZGQ. O efeito emético ocorre 5 a 10 min após. Apresenta efeitos adversos, de acordo com a dose e a espécie animal, como depressão respiratória, bradicardia e sedação intensa. Nestes casos, o uso do antagonista β_2-adrenérgico ioimbina, na dose de 0,1 mg/kg IV, reverte o quadro na maioria dos casos.[13]

Lavagem estomacal

Processo de remoção mecânica do tóxico ingerido. Deve ser realizado em fase precoce após a ingestão do tóxico. Em relação à eficácia contra o tempo, quando se realiza a lavagem imediatamente, obtêm-se 54% do esvaziamento; após 30 min, 26%; e aos 60 min, conseguem-se 8% de esvaziamento.

A técnica deve ser adotada como procedimento de emergência, mas é necessário analisar risco *versus* benefício, e a eficácia máxima da prática depende de vários pré-requisitos. O processo é aplicado em animal inconsciente ou sob leve anestesia, para facilitar a manipulação do animal. Há vantagens e desvantagem na prática de lavagem gástrica.[1,6]

As vantagens da lavagem gástrica são:

- Pode ser usada quando a tentativa para induzir a êmese for ineficaz ou a indução da êmese estiver contraindicada
- Oferece remoção rápida do conteúdo gástrico
- Poderá ser aplicada na remoção das substâncias cáusticas ou corrosivas, pois o material será diluído, removido sem reexposição do esôfago a ele
- Possibilita a administração de carvão ativado intraestomacal.

As desvantagens da lavagem estomacal são:

- Necessidade de anestesia geral
- Risco de trauma ao esôfago ou ao estômago
- Risco de aspiração de carvão ativado, fluidos usados na lavagem e conteúdo estomacal, principalmente no paciente não intubado (tubo endotraqueal).

Não é efetiva na remoção de partículas e fragmentos grandes, insolúveis e não digeridos, grandes pedaços ou quantidades de alimentos.

A lavagem estomacal, se não for realizada com muito cuidado, pode levar a complicações, como pneumonia aspirativa, laringospasmo, hipoxia, hipercapnia, desequilíbrio hidreletrolítico e lesão mecânica de glote, esôfago e estômago.

Há algumas situações em que a prática de lavagem estomacal é contraindicada:

- Quando a via respiratória estiver desprotegida
- A intoxicação foi por substância de alto risco de aspiração, como hidrocarbonetos ou corrosivos
- Ingestão de objetos pequenos
- Quando houver risco de hemorragias ou perfuração gástrica
- Em pós-cirurgia ou havendo outras enfermidades
- Em animais pequenos ou muito jovens.

Procedimentos de lavagem estomacal

Inicialmente, deve-se usar anestésicos, como tiletamina e zolazepam, quetamina e diazepam, oximorfona, propofol ou barbitúricos de curta duração no animal.

O calibre da sonda deve ser grande o suficiente para a passagem do material estomacal, com uma a duas aberturas laterais, não se esquecendo de inflar o *cuff* da sonda endotraqueal, que deve ser desinflada no momento da retirada desta, após o procedimento. O comprimento correto da sonda estomacal também é de grande relevância, e para isso, mede-se a distância entre a ponta do nariz e a cartilagem xifoide do animal. Cuidados como não empurrar o conteúdo estomacal para o duodeno e não forçar o tubo contra as paredes esofágica ou estomacal são essenciais.

O animal deve ser mantido em decúbito lateral ou decúbito dorsal de 20 a 30°, com a cabeça mais baixa que o nível de estômago. Mudar a posição do animal (da direita para a esquerda e vice-versa) durante a lavagem auxilia na remoção dos resíduos estomacais. O posicionamento correto do animal durante a lavagem gástrica é muito importante para o sucesso da prática.[1]

Lavagem propriamente dita

Usa-se água morna ou solução salina, sem exceder ou exagerar o volume usado; não se aplica muita pressão no momento da introdução das soluções e coloca-se a mão no abdome do animal para auxiliar no monitoramento; estes são alguns cuidados para a realização da lavagem estomacal. O volume ideal é de 5 a 10 mℓ/kg, e se deve administrar e retirar o conteúdo estomacal por gravidade até obter água límpida ou repetir 15 a 25 vezes essa lavagem. O uso de carvão ativado prejudica a visão da água límpida, mas quando não se veem mais resíduos nessa água, é o momento certo para interromper a lavagem. O carvão ativado, na dose de 2 a 5 g/kg VO, na concentração de 1 g de carvão ativado em 5 mℓ água, aumenta a eficiência da remoção dos resíduos.[1,3]

Uso de adsorventes

Carvão ativado é considerado mais seguro, eficaz e barato e o seu uso é indicado após a indução de êmese, lavagem gástrica ou até isoladamente. O carvão ativado liga-se ao carbono para que tenha ação adsorvente, mas não desintoxica; bloqueia a absorção dos tóxicos e interrompe a recirculação êntero-hepática. O carvão de origem vegetal tem maior capacidade adsorvente; não se deve utilizar óleo mineral ou vegetal associado, e na intoxicação por destilados de petróleo, o efeito adsorvente é muito baixo ou até mesmo inexistente.[3] Tem elevada adsorção nas intoxicações por organofosforados e outros inseticidas, rodenticidas (p. ex., estricnina), alcaloides (morfina e atropina) e barbituratos.

Tem baixa ou pouca adsorção em casos toxicológicos por ácidos, álcalis, clorato, clorado, cianeto, amônia, detergentes, etanol, sulfato ferroso, ferro, isopropranolol, metanol, ácidos minerais, nitrato, paraquat, potássio e sódio.

As apresentações do carvão ativado são em pó, comprimidos, cápsulas, grânulos e suspensões, e é maior a eficácia quando se usa a forma em pó mais líquida ou em suspensão. O carvão ativado pode ser associado a eméticos, catárticos e lavagem estomacal. A dose é de 2 a 5 g/kg, na concentração de 1 g de carvão em 5 mℓ água VO, e poderá ser repetida a cada 4 a 6 h, durante 2 a 3 dias, principalmente para substâncias que efetuem o ciclo êntero-hepático. Hidratar o animal durante a aplicação do carvão é imprescindível, pois a constipação intestinal no animal tratado é um efeito colateral. As fezes dos animais permanecem enegrecidas durante 2 a 3 dias, sendo necessário orientar os proprietários nesse sentido. Os catárticos podem ser usados após 30 min da aplicação de carvão ativado. Há outros adsorventes à base de argila, como caulim e bentonita, com menor eficácia que o carvão ativado, no entanto, demonstram mais eficácia para paraquat e aflatoxinas.[3,13]

Catárticos salinos

Os catárticos são outras substâncias que auxiliam na eliminação dos tóxicos, e entre os salinos, podem ser usados:

- Sulfato de sódio (sal de Glawber®, cães: 250 a 500 mg/kg, diluído em 10 vezes o volume em água VO; gatos: 200 mg/kg VO
- Sulfato de magnésio (Sal Amargo®/Sal de Epsom®, cães, 250 a 500 mg/kg, diluir 5 a 10 mℓ/kg VO; gatos, 200 mg/kg), contraindicado em animal com depressão do SNC, devido à hipermagnesemia. Monitorar funções renais devido à possibilidade em provocar a insuficiência renal
- Hidróxido de magnésio (Leite de Magnésia®, em cães, 5 a 10 mℓ VO, a cada 12 h ou a cada 24 h; em gatos, 2 a 6 mℓ VO, a cada 12 h ou a cada 24 h)
- Fosfato de sódio (Fleet-enema®) VR poderá ser usado em cães, mas é contraindicado em gatos por provocar hiperfosfatemia fatal nestes.

De modo geral, os catárticos salinos são mais eficazes em relação àqueles à base de açúcares.[10]

Catárticos à base de açúcares

Alguns catárticos à base de açúcares são:

- Lactulose (Lactulona®), na dose de 1 mℓ/4,5 kg, a cada 12 h ou a cada 8 h VO (apresentação em forma de xarope de 120 mℓ)
- Lactose (Lactopurga®)
- Sorbitol (Minilax®) de uso retal (cuidado no animal desidratado!).

Os catárticos auxiliam na descontaminação do tóxico por acelerar o trânsito no trato gastrintestinal (TGI), diminuindo assim a absorção do tóxico. A eficiência é máxima quando se utilizam os catárticos dentro de 1 h, sendo eficazes na remoção de partículas sólidas. Seu uso associado a eméticos, lavagem estomacal e adsorventes (30 min após a aplicação destes) é muito útil na remoção dos tóxicos. A administração de múltiplas doses de catárticos sem os devidos cuidados pode provocar vômito, náuseas, desidratação e hipotensão nos animais tratados.

Há situações clínicas em que o uso de catárticos é contraindicado, como:

- Intoxicação por substância corrosiva
- Trauma abdominal recente
- Obstrução ou perfuração intestinal
- Hipotensão
- Hipovolemia
- Distúrbios hidreletrolíticos
- Diarreia.[10]

Eliminação de tóxicos já absorvidos

Qualquer que seja a via envolvida, as substâncias são, após algumas horas, absorvidas, distribuídas, metabolizadas principalmente no fígado e eliminadas, *in natura* ou como metabólitos. Considerando-se que a maioria das substâncias sofre a eliminação renal, pode-se atuar de duas maneiras na tentativa de acelerar essa excreção:

- Uso de diuréticos
- Alteração do pH urinário.

Uso de diuréticos

O uso de diuréticos tem a finalidade de induzir diurese forçada, sendo necessário certificar-se do fluxo urinário do animal antes dessa prática. Que quantidade de fluxo urinário seria adequada? Em cães, isso equivale a 0,01 mℓ de urina/kg p/v/min ou 20 mℓ/kg/dia, em média.

Os diuréticos de uso mais frequente são:

- Furosemida (Lasix®), 5 mg/kg, a cada 6 a 8 h IV
- Manitol a 3 a 5%, 1 a 2 g/kg a cada 6 h IV, ou 5,5 mℓ/kg/h IV, infusão.

É preciso ter cuidado com os animais com insuficiência cardíaca congestiva ou edema pulmonar, pois os diuréticos podem agravar seu estado clínico.

- Espironolactona (Aldactone®), na dose de 1 a 2 mg/kg, a cada 12 h VO
- Dopamina, 2 a 5 mg/kg/min, infusão IV
- NaCl a 7,5% (4 mg/kg, máximo de 1 mℓ/kg/min)
- Outros fluidos como solução de Ringer, de Ringer com lactato® e soro fisiológico também induzem a diurese.

No uso de diuréticos, é preciso cuidar bem da hidratação do animal, para que este não venha a sofrer hipovolemia renal e insuficiência renal como consequência, além da manutenção da função renal adequada.

Alteração do pH urinário

Alcalinização

A alteração do pH urinário é outra prática para auxiliar na eliminação dos tóxicos já absorvidos; poder-se-á alcalinizar ou acidificar, de acordo com as substâncias envolvidas na intoxicação. Os tóxicos que são ácidos fracos necessitam de alcalinização para que se tornem mais ionizados e haja redução na reabsorção pelos túbulos renais, acelerando a eliminação renal. Os tóxicos que devem ser alcalinizados são:

- Organofosforados
- Carbamatos
- Ácido monofluoroacético
- Organoclorados
- Piretroides
- Salicilatos
- Ácido acético
- Fenobarbital
- Etilenoglicol
- Outros ácidos fracos.

Para a alcalinização da urina, a solução de $NaHCO_3$ é a mais indicada, na dose de 3 a 5 mEq/kg/h IV ou uma colher de chá de $NaHCO_3$ em pó em um copo de H_2O VO, durante 7 dias. Se a hemogasometria estiver disponível, a dose será de acordo com a seguinte fórmula:

$$\text{mEq necessário} = \text{déficit} \times 0{,}3 \times \text{kg p/v}$$

Lembrando que 1 mℓ de $NaHCO_3$ a 8,4% equivale a 1 mEq. Na falta de $NaHCO_3$, pode ser usada a solução de Ringer com lactato®, na dose de 90 mℓ/kg IV.[12]

Acidificação

Em intoxicações causadas por bases fracas, a acidificação acelera a eliminação renal dessas substâncias. São exemplos os casos de intoxicação por anfetamina, amitraz, estricnina e outras substâncias básicas. Para estas, pode-se usar cloreto de amônio VO, 200 mg/kg, em doses divididas; ácido ascórbico (vitamina C), solução fisiológica ou solução de Ringer que são acidificantes fracos e, na falta de cloreto de amônio, podem substituí-lo. Na maioria dos casos toxicológicos, ocorre acidose metabólica; assim, é necessário muita cautela para acidificar o animal intoxicado. Os dados do exame hemogasométrico auxiliam na verificação e no acompanhamento dos animais durante e após o tratamento. Na acidificação da urina dos animais que apresentem mioglobinúria e hemoglobinúria há risco de aumentar a precipitação desses pigmentos, agravando o quadro clínico, podendo evoluir para insuficiência renal.[12]

Uso de expansores de volemia

Há vários casos de intoxicação em que os animais se encontram no estado hipovolêmico, podendo evoluir para choque hipovolêmico, necessitando pronta reposição da volemia. De acordo com a causa dessa hipovolemia, podem ser usados sangue, coloides ou cristaloides. Como definir o tipo de expansor de volemia a usar? A anamnese, o exame físico e/ou os exames laboratoriais auxiliam na decisão da escolha dos fluidos. Quando a intoxicação foi causada por cumarínicos (anticoagulantes), por exemplo, a prioridade é a transfusão de sangue e/ou de plasma. Mas no animal que apresente hipovolemia, por outro motivo, com estado de hidratação muito precário, a escolha é o cristaloide, pois este repõe não só a volemia, mas também os íons, como sódio e potássio. A escolha do sangue total seria quando o hematócrito é menor que 15% e a proteína total inferior a 5 g/dℓ. Usa-se papa de hemácias na situação em que o hematócrito estiver abaixo de 15% e a proteína total acima de 5 g/dℓ.

Por outro lado, o plasma deve ser de escolha quando o hematócrito for superior a 40% e a proteína total inferior a 5 g/dℓ. A solução de dextrana 40 ou 70, na dose de 10 a 20 mℓ/kg/dia IV, também oferece boa reposição da volemia. A solução de cristaloide como Ringer com lactato® deve ser administrada, quando o hematócrito estiver acima de 50% e a proteína total estiver em torno de 5 g/dℓ.[10]

Na fase tardia

Mesmo após a alta clínica, os animais intoxicados precisam ser acompanhados em relação à alimentação, verificando se os medicamentos estão sendo administrados corretamente, e sempre solicitar retornos clínicos. São fatos fundamentais para a recuperação do animal e também para evitar as recorrências do quadro toxicológico. Um animal intoxicado com substâncias altamente lipofílicas, se não receber boa alimentação ou não tiver acompanhamento médico-veterinário pós-intoxicação, poderá emagrecer e liberar a substância acumulada no tecido adiposo, pois, nessa situação, o primeiro tecido a ser "gasto" é o tecido adiposo para obtenção de energia, e o nível sanguíneo da substância poderá aumentar significativamente, causando o reaparecimento da toxicose, muitas vezes mais grave do que aquela da fase precoce da intoxicação. Um cão que tenha se intoxicado com amitraz, por exemplo, requer cuidados especiais de enfermagem, além da alimentação, por este animal se encontrar em um estado de anorexia e depressão muito grave.[1,3]

Diagnósticos

Diagnósticos diferenciais

O diagnóstico na emergência toxicológica não é muito fácil de ser determinado. Em muitos casos, o proprietário não sabe o motivo pelo qual o animal se encontra naquele estado. Na maioria dos casos, o animal é encontrado apresentando o quadro clínico de emergência. O que dificulta também é que muitos sintomas são comuns às muitas intoxicações. O diagnóstico diferencial é realizado por meio de boa anamnese, observação detalhada do quadro clínico apresentado pelo animal e uso de exames complementares. Mas tudo isso pode fornecer dados que são comuns a muitas intoxicações. O que fazer então?

Seguir os princípios básicos para o diagnóstico toxicológico auxilia no raciocínio clínico. São os seguintes:

- Lista de diagnósticos diferenciais
- Seleção de exames laboratoriais
- Resposta à terapia
- Achados de necropsia
- Exame toxicológico.

É claro que a experiência clínica na abordagem ao animal intoxicado auxilia muito, mas o conhecimento toxicológico e sobre as substâncias tóxicas provavelmente envolvidas é muito útil na realização do diagnóstico. O conjunto de dados clínicos e laboratoriais possibilita, em muitos casos, a determinação do diagnóstico definitivo.[10,14]

Tratamentos específicos

Após determinação do diagnóstico, os antídotos podem ser aplicados. São substâncias com ações específicas contra atividades ou efeitos do tóxico, no entanto, não existe um antídoto universal e, além disso, para muitos tóxicos, nem está disponível! Os antídotos podem ser químicos, farmacológicos ou funcionais. Lembrar que não ocorrem milagres com o uso de antídotos. A descontaminação geral do animal, antes do uso de um antídoto, aumenta a eficácia deste. As diferenças entre e intraespécies quanto a respostas e tolerâncias ao antídoto e/ou duração do tratamento devem ser consideradas. A idade do animal é um fator importante na administração do antídoto, pois, dependendo da dose, poderá ser tóxico, quando o animal for muito jovem ou idoso. Na emergência toxicológica, nem sempre é possível e necessário o uso de antídoto, pois assegurar a sobrevida e o bem-estar do animal, estabilizando as funções vitais, é muito mais importante do que pensar em antídoto nesse momento. O momento certo para se pensar no assunto será aquele após a obtenção da estabilidade clínica do animal.[1,15]

Prognósticos

O prognóstico, na emergência, é muito variável, pois depende de vários fatores, como tempo decorrido entre a intoxicação e o atendimento clínico, dose do tóxico ingerida, sucesso na eliminação desse tóxico, resposta do animal ao tratamento e gravidade do estado clínico em que o animal chegou ao atendimento. O animal intoxicado deve ser atendido sempre como um caso grave para não perdê-lo por negligência, mesmo que não intencionalmente, no procedimento emergencial.[1,3,10]

Referências

1. Sakate M. Terapêutica das intoxicações. In: Andrade SF. Manual de terapêutica veterinária. 3. ed. São Paulo: Roca; 2008. 912p.
2. Andrade Filho A, Moura AD. Abordagem inicial do paciente. In: Andrade Filho, A, Campolina D, Dias MB. Toxicologia na prática clínica. Belo Horizonte: Folium; 2001. p. 1-21.
3. Spinosa HS, Górniak SL, Palermo-Neto J. Toxicologia aplicada à medicina veterinária. São Paulo: Manole; 2008. 942p.
4. Almeida JM. Toxicologia clínica-sintomas e tratamentos de emergência em animais envenenamentos. I Jornadas Técnicas Universitárias, Universidade Trás-os-Montes e Alto Douro, 2004. http.://www.nucleovet.com/upload/toxicologia_clinica. Acesso em 03/05/2009.
5. Otero PE. Acute pain management in emergency. Acta Scientiae Veterinariae. 2007;35(supl. 2):s256 a 258.
6. Peterson ME, Talcott PA. Small animal toxicology. 2. ed. St. Louis: Saunders Elsevier, 2006. 1190p.
7. Andrade SF. Manual de terapêutica veterinária. 3. ed. São Paulo: Roca; 2008. 912p. 8. Beasley V. Diagnosis and management of toxicoses. In: Beasley V. (ed.) Veterinary toxicology. International Veterinary Information Service, Ithaca NY (www.ivis.org), 1999. A2602.0899.
9. Sakate M, Oliveira PCL. Toad envenoming in dogs: effects and treatment. J Ven An Tox. Botucatu-SP, 2000;6(1):52-62.
10. Gupta RC. Veterinary toxicology. New York: Elsevier. 2007, 1201p.
11. Nelson RW, Couto CG. Medicina interna de pequenos animais. 3. ed., São Paulo: Mosby/Elsevier, 2006. 1324p.
12. Rosendale ME. Decontamination strategies. Veterinary clinics of North America: Small Animal Practice. 2002;32:311-321.
13. Sakate M. Terapêutica das intoxicações. In: Andrade SF. Manual de terapêutica Veterinária. 2.ed. São Paulo: Roca; 2002. p. 523-555.
14. Oga S, Camargo MMA. Batistuzzo JAO. Fundamentos de toxicologia. 3. ed. São Paulo: Atheneu; 2008. 677p.
15. Campbell A, Chapman M. Handbook of poisoning in dogs and cats. London: Blackwell Science; 2002. 272p.

66 Intoxicação Medicamentosa em Pequenos Animais

Michiko Sakate, Annelise Carla Camplesi, Yudney Pereira da Motta

Introdução

As intoxicações medicamentosas são enfermidades de ocorrência comum na clínica de pequenos animais. Levando-se em consideração os agentes tóxicos envolvidos, em acidentes toxicológicos em cães, com plantas tóxicas, animais peçonhentos e venenosos, além de pesticidas, observa-se tendência maior a ocorrerem acidentes com medicamentos, talvez pela maior disponibilidade desses produtos no comércio local e nas casas dos proprietários, e também, pelo hábito da população em promover medicação sem prescrição veterinária aos seus animais.[1,2] Isso envolve, mais uma vez, a falta de esclarecimento e a educação da população, assim como a falência dos sistemas de saúde, fatores estes importantes em relação ao hábito de se medicar e armazenar grandes quantidades de medicamentos de diferentes classes farmacológicas no ambiente domiciliar.[3] Desse modo, como muitos proprietários se automedicam, eles também medicam seus animais sem o conhecimento do efeito tóxico desses medicamentos, principalmente em cães e gatos, que muitas vezes apresentam gastrenterites hemorrágicas que podem levá-los à morte.[4]

Outro aspecto importante é a desinformação de muitos clínicos veterinários quanto às particularidades dos fármacos utilizados em pequenos animais e suas limitações para cada espécie.[1] Os anti-inflamatórios não esteroides (AINE) são extensamente utilizados em seres humanos e animais, com o propósito de alívio sintomático no tratamento de condições dolorosas e inflamatórias agudas ou crônicas.[5]

Em gatos, pode-se observar maior tendência às intoxicações por analgésicos e anti-inflamatórios, como o diclofenaco potássico, flunixino meglumina, paracetamol e ácido acetilsalicílico, talvez pelo despreparo do clínico em calcular a dose desses medicamentos, baseando-se na dose canina, sem levar em consideração a diferença de metabolismo entre espécies.[6] Nos cães, a ocorrência de intoxicação por AINE pode ser justificada pelo incremento na produção dos mesmos nos últimos 20 anos e principalmente pela frequente prescrição dos mesmos AINE usados em humanos aos cães.[4]

No Brasil, dados recentes do Sistema Nacional de Informações Toxicofarmacológicas mostram que, no ano de 2005, foram registrados, pelo Centro de Informação e Assistência Toxicológica do Rio de Janeiro, 113 casos de intoxicação animal e 54 casos de intoxicação animal pelo Centro de Informação e Assistência Toxicológica de Niterói.[7] Entretanto, acredita-se que esses números possam ser muito maiores, uma vez que muitos casos não são notificados e nem chegam a um diagnóstico definitivo. Esses números referem-se, portanto, somente aos casos atendidos nos Centros de Informação e Assistência Toxicológica. Assim, este capítulo tem por objetivo explanar as principais intoxicações medicamentosas em cães e gatos.

Anti-inflamatórios não esteroides

Os AINE estão entre os medicamentos mais utilizados no mundo e apresentam propriedades analgésicas, antipiréticas e anti-inflamatórias. São amplamente prescritos, além de serem adquiridos, com frequência, sem receitas médicas.[8,9] O foco, no desenvolvimento de novos AINE, está voltado para as substâncias que comprovadamente causem maior alívio da dor e da inflamação e simultaneamente menos efeitos colaterais.[10]

Em medicina veterinária, o uso de AINE vem aumentando principalmente na clínica de pequenos animais e isso resultou em elevação da incidência de intoxicações agudas e crônicas por estes medicamentos.[11] Um estudo retrospectivo do Hospital Veterinário da Universidade de São Paulo, entre 1998 e 2000, mostrou que os medicamentos são os principais responsáveis pelas intoxicações em cães e gatos, sendo os AINE responsáveis por 24,6% de todas as intoxicações atendidas.[12] A ação dos AINE deve-se à inibição das enzimas ciclo-oxigenase (COX), que convertem o ácido araquidônico liberado das membranas fosfolipídicas em prostaglandina (PG). A enzima COX está presente em duas isoformas, COX-1 (isoforma constitutiva) e COX-2 (isoforma indutiva). A toxicidade dos AINE depende, entre diversos fatores, da sua ação seletiva sobre a COX-1 e a COX-2.[13-15]

A intoxicação por AINE em animais pode ocorrer por meio de ingestão acidental, administração pelo proprietário sem orientação do médico-veterinário, em doses superiores àquelas recomendadas ou da própria prescrição pelo profissional desinformado.[16-18] A ação dos AINE é dose/resposta-limitada, ou seja, a sua administração em doses superiores às recomendadas não proporciona analgesia suplementar, mas sim poderá aumentar a incidência de efeitos colaterais.[19]

Grande parte dos AINE é adquirida em farmácias e, por serem utilizados no controle da dor presente em situações cotidianas, tais como cefaleia, cólicas e mialgias, esses medicamentos são comumente encontrados nas residências. Os proprietários bem intencionados, mas que desconhecem o potencial tóxico dos fármacos, podem causar a toxicose em seus animais. Um exemplo bastante comum ocorre com o diclofenaco, apontado frequentemente como o principal responsável por intoxicações em cães e gatos, pois é um medicamento popular e com poderosas ações anti-inflamatória e analgésica, o que o tornou atrativo para a administração empírica em animais pelos seus proprietários nas mais variadas situações.[16]

Mecanismo de ação

Existem duas isoenzimas responsáveis pela formação de mediadores inflamatórios, a COX-1 e a COX-2, as quais são similares em tamanho, especificidade e cinética, variando, entretanto, em distribuição e expressão. A COX-1 é primariamente relacionada com reações fisiológicas normais de diversos sistemas orgânicos, incluindo mucosa gástrica, rins, plaquetas e endotélio, sendo os tromboxanos (TX) e as PG (H_2, I_2 e E_2) seus principais mediadores. Por outro lado, a COX-2 é a forma induzida, participando ativamente dos processos inflamatórios e de hiperalgesia, pela produção de PG promotoras de edema, vasodilatação, liberação de histamina e bradicinina, induzindo fibrinogênese, quimiotaxia e fagocitose de leucócitos.[14,20,21] Recentemente, foi descrita uma terceira COX, chamada COX-3,[20] presente principalmente no córtex cerebral, inibida seletivamente por fármacos analgésicos e antipiréticos, como a dipirona e o paracetamol. Assim, a inibição da COX-3 pode representar o mecanismo primário central da ação analgésica desses fármacos.[19] A dipirona e o paracetamol não têm ação anti-inflamatória significativa.[14]

No trato gastrintestinal, as PGI_2 e PGE_2, originadas pela via da COX-1, são citoprotetoras da mucosa gástrica, por inibirem a secreção ácida e aumentarem o fluxo sanguíneo local, a produção de muco, a síntese de bicarbonato e o fluxo sanguíneo para as camadas superficiais da mucosa gástrica.[20] Nos rins, a PGI_2 é produzida principalmente no córtex e a PGE_2, principalmente na medula.[22] As PG são importantes moduladoras fisiológicas do tônus vascular e do equilíbrio hídrico em rins dos mamíferos.[23] As PGE_2, PGD_2 e PGI_2 são potentes agentes vasodilatadores e natriuréticos.[22] No sistema cardiovascular, apresentam vários efeitos hemodinâmicos entre eles, ação vasodilatadora.[20]

Os TX produzidos pela COX-1 têm fundamental importância nos mecanismos de agregação plaquetária e coagulação sanguínea e, portanto, a inibição dos TX pode promover aumento no tempo de sangramento. Outros efeitos descritos incluem anemia aplásica, trombocitopenia, leucopenia e agranulocitose.[24]

Os diversos tipos de AINE inibem de maneira diferenciada as enzimas COX e são classificados como inibidores não seletivos e inibidores seletivos COX-2.[14] Portanto, a maior parte dos efeitos colaterais dos AINE relaciona-se com a utilização de AINE não seletivos, devido aos efeitos adversos gastrintestinais que provocam.[19] Os inibidores seletivos de COX-2 foram desenvolvidos na tentativa de diminuir a incidência de efeitos adversos da inibição da COX-1.[20] Desse modo, podem promover os efeitos anti-inflamatórios e analgésicos desejados, sem a ocorrência de efeitos colaterais significativos, pois a maioria destes é decorrente da inibição da COX-1. Atualmente, há uma tendência mundial a utilizar AINE com maior seletividade de COX-2 e menor possível de COX-1.[24]

Os AINE são rapidamente absorvidos no TGI, distribuídos de modo extracelular, sendo metabolizados no fígado e excretados pelos rins e bile.[25]

Efeitos colaterais adversos

Assim como outros medicamentos, os AINE têm potencial para causar reações adversas, dada a sua toxicidade sobre vários sistemas,[8] dependendo do tipo do fármaco, dose, tempo de uso, uso concomitante com outros medicamentos, além de doenças preexistentes.[14] Seus efeitos colaterais mais comumente descritos são aqueles relacionados com o sistema gastrintestinal e justificam-se pela inibição de PG essenciais à manutenção dos mecanismos de proteção gástrica, porém, ainda que menos descritos, não são menos importantes aqueles efeitos adversos relacionados com os sistemas renal, articular e hepático e reações hematológicas, bem como as de hipersensibilidade.[16]

Sistema digestório

Os *eventos gastrintestinais* estão entre os mais frequentes e decorrem do uso de AINE que inibem predominantemente a COX-1,[14] com bloqueio da síntese de PG gástricas, aumentando a secreção ácida do estômago. Desta maneira, podem ocorrer gastrites, úlceras gástricas, hemorragias gástricas e gastrenterites.[5] Entretanto, alguns estudos revelam que os inibidores seletivos da COX-2 também causam lesões locais, acompanhados ou não de sinais clínicos. O risco de efeitos adversos gastrintestinais parece estar diretamente associado à dose e ao tempo de uso.[14] Os AINE preferencialmente seletivos COX-2 causam menos ulceração gastrintestinal do que os não seletivos. Sinais de irritação gastrintestinal (vômito e diarreia) ainda ocorrem em aproximadamente 10% dos animais tratados com AINE preferencialmente seletivos COX-2.[26]

Sistema renal

A toxicidade renal dos AINE deve-se à existência de COX-1 e COX-2 nesse órgão.[14] Em condições normais de volemia, a secreção de PG renais é baixa[13,22] e as mesmas não desempenham papel importante na manutenção do fluxo sanguíneo renal e da filtração glomerular. Nestas condições, a inibição de sua síntese pelos AINE não produz alterações significativas na função renal.[22]

Diante de hipovolemia, o sistema renina-angiotensina e aldosterona renal é ativado, o que contribui para vasoconstrição sistêmica e maior reabsorção de sódio e água, na tentativa de manter os níveis hídricos adequados. Ao mesmo tempo, a angiotensina provoca síntese de prostaglandinas renais vasodilatadoras pela COX-1 presente nos endotélio, glomérulo e ductos coletores renais.[23] O aumento concomitante das PG renais contrabalança os efeitos renais de vasoconstrição, contribuindo para a manutenção da filtração glomerular.[22] Havendo AINE, e consequente inibição das PG, esse mecanismo protetor falha, podendo ocasionar isquemia e danos renais irreversíveis, sendo relatadas falência renal aguda e morte em cães e gatos.[13]

A síntese de PG em túbulos renais distais, produzidas principalmente por intermédio da COX-1, interfere no metabolismo de sódio e água. AINE convencionais podem ocasionar redução do fluxo sanguíneo, aumento da reabsorção tubular de sódio e consequente edema,[22] os quais estão entre seus efeitos adversos mais comuns em relação ao rim. Por isso, o advento dos inibidores específicos da COX-2 trouxe a possibilidade de diminuir o índice desses efeitos colaterais.[23]

Há diferenças entre as espécies na suscetibilidade da indução de toxicidade renal pelos AINE e isso pode estar associado à expressão COX-1 e COX-2 no rim. Foi demonstrado que ambas as isoformas são expressas no rim de cães, ratos, macacos e humanos. Entretanto, há diferenças marcantes em localização e expressão basal de COX-1 e COX-2 nestas espécies. Por exemplo, condições que levam à depleção de volume resultam em aumento marcante da expressão COX-2 em ratos e cães, mas não em macacos. Em cães, a COX-2 é expressa constitutivamente na alça ascendente de Henle e na mácula densa.[27] Não é conhecida ainda a distribuição e expressão de COX-1 e COX-2 em diferentes condições no rim dos felinos.[13]

A inibição da síntese de PG resulta em diminuição da liberação de renina, o que tem acarretado hipoaldosteronismo e hiperpotassemia.[22] O celecoxibe e o rofecoxibe produzem moderada hiperpotassemia.[28] Diferentes anti-inflamatórios foram comparados quanto a sua influência sobre a excreção urinária de sódio e potássio em ratos. Diclofenaco, flubiprofeno, rofecoxibe e celecoxibe reduziram significativamente a excreção urinária de sódio e potássio. Por outro lado, o meloxicam não influiu na excreção urinária desses eletrólitos.[29-31]

Existe risco de doença renal crônica devido ao uso prolongado e de altas doses de AINE ligada à persistente inibição da síntese de PG, acarretando isquemia medular.[22]

Sistema cardiovascular

Em humanos, inúmeros trabalhos foram publicados recentemente sobre a toxicidade cardiovascular dos diversos AINE, especialmente dos inibidores seletivos da COX-2. O mecanismo responsável por essa toxicidade ainda não está totalmente esclarecido. A hipótese mais provável envolve a ruptura no balanço da prostaciclina, que é vasodilatadora, inibe a agregação plaquetária e a proliferação vascular, e de tromboxano A_2 (TXA_2), que causa agregação plaquetária, vasoconstrição e proliferação da musculatura lisa. As plaquetas, que expressam somente COX-1, são as produtoras primárias de TXA_2 e as células endoteliais produzem a PGI_2 em resposta à COX-2. Os AINE, que inibem tanto COX-1 como COX-2, mantêm certa homeostasia em relação a essas duas substâncias. Já os inibidores seletivos da COX-2 limitam predominantemente a prostaciclina, desviando o balanço favorável ao tromboxano,[20] podendo provocar trombose.[13] Há indicativos de que a cardiotoxicidade seja dose-dependente e proporcional à seletividade para COX-2.[32]

Entretanto, esse mecanismo não ocorre frequentemente em animais domésticos, pois os AINE não são usados de maneira crônica.[27] Não há estudos publicados que avaliem a administração crônica de fármacos seletivos para COX-2 na incidência de trombose vascular em gatos.[13]

Alterações de hemostasia primária e hematológicas

A hemostasia primária é mediada pela interação entre o endotélio vascular e as plaquetas, que expressam COX-1.[15] As alterações clínicas observadas devido à administração de AINE não seletivos são principalmente por bloqueio da agregação plaquetária, devido à inibição da síntese dos TX.[5] Outras alterações que podem ocorrer com o uso de AINE são: anemia aplásica, trombocitopenia, leucopenia e agranulocitose.[5]

Toxicidade hepática

Em humanos, a toxicidade hepática com elevação das transaminases, colestase e necrose pode ocorrer principalmente com o uso de inibidores da COX-1.[20] O fígado é vulnerável à lesão tóxica devido à sua localização estratégica e ao seu papel fundamental na biotransformação dos medicamentos. Lesão, degeneração e necrose hepatocelulares resultam dos efeitos citotóxicos do medicamento sobre os componentes celulares.[33]

Anti-inflamatórios específicos

Não existem evidências contundentes que demonstrem maior efetividade de um AINE sobre outro e, muitas vezes, a escolha baseia-se em menores frequência e intensidade dos efeitos colaterais e custo da medicação.[20] É contraindicado o uso de AINE em animais com doenças renal e/ou hepática, desidratados, hipotensos, trombocitopênicos, com evidência de ulceração gástrica, distúrbios gastrintestinais, hemorragias e uso concomitante de outros AINE e corticoides.[34] Em gatos, o meloxicam e o cetoprofeno são considerados analgésicos efetivos e bem tolerados em distúrbios locomotores agudos e crônicos, quando administrados em até 5 dias. Porém, não existem AINE licenciados para uso crônico no controle da dor em gatos.[9]

Ácido acetilsalicílico

O ácido acetilsalicílico (AAS) é analgésico, antitérmico e anti-inflamatório.[5] É um inibidor não seletivo da COX.[35] Tem ação trombolítica pela inibição irreversível da agregação plaquetária.[5,36] É aprovado para o uso em cães e gatos no Brasil,[37] mas causa significativo sangramento gastrintestinal em cães.[36] Em gatos, o tempo de metabolização do AAS é prolongado devido à necessidade de conjugação com o ácido glicurônico.[5] Como consequência, a dosagem recomendada é menor e o intervalo de administração é maior em gatos em comparação com outras espécies. Os sinais clínicos de intoxicação por superdosagem, em gatos, são: depressão, vômito, hipertermia, distúrbios hemorrágicos, convulsões, coma e morte.[13] Não deve ser usado em animais com distúrbios hematológicos e hemorrágicos, incluindo trombocitopenia e doença de von Willebrand.[38]

Ácido tolfenâmico

É um AINE não seletivo[39] e é aprovado para uso crônico em cães e em períodos curtos para gatos no Canadá e na Europa. Em estudos experimentais, ulcerações gastrintestinais e nefrotoxicidade foram observadas em doses 10 vezes maiores que a terapêuticas.[40] Não deve ser usado em animais com distúrbios hematológicos e hemorrágicos, incluindo trombocitopenia e doença de von Willebrand.[38] Não é aprovado para uso em cães e gatos nos EUA e no Brasil.[39]

Benzidamida

É um AINE seletivo COX-2, muito utilizado em pediatria humana, e vem sendo usado experimentalmente em cães e gatos. Aparentemente produz menores efeitos gástricos e renais.[5]

Carprofeno

É utilizado como anti-inflamatório, analgésico e antipirético em cães, principalmente no tratamento de oesteoartrites.[5] É um AINE preferencialmente seletivo para COX-2,[35] cuja meia-vida é prolongada nos gatos (20 h) em comparação com a dos cães (9 h).[41] O uso do carprofeno está relacionado com insuficiência hepática, principalmente em Labradores.[36] Os principais sinais clínicos associados à hepatotoxicidade são: inapetência, vômitos e icterícia. Elevações das enzimas hepáticas podem ser observadas.[42] Apresenta menos efeitos colaterais gástricos e renais.[5] Em gatos, tem sido relatada toxicidade gastrintestinal, geralmente associada a doença concomitante e administração prolongada do fármaco[43] e os efeitos colaterais renais foram raros quando usado em gatos jovens e em dosagem única.[13] Em gatos é aprovado em Reino Unido, França, Alemanha, Itália, Bélgica, Austrália e Nova Zelândia.[13] O carprofeno é aprovado apenas para uso em cães nos EUA[39] e no Brasil.

Celecoxibe

É um AINE seletivo para COX-2. Em cães, não há relatos de problemas cardíacos com o uso de celecoxibe e rofecoxibe, como foram observados em humanos, pois os cães não desenvolvem aterosclerose.[44] Não é aprovado para uso em animais.[13]

Deracoxibe

É um AINE seletivo para COX-2. Foi o primeiro AINE da classe coxibe aprovado para uso em cães. É eficaz na analgesia pós-operatória em procedimentos ortopédicos e na osteoartrite crônica.[35] Não é aprovado para uso em gatos,[13] e nos EUA,[39] o uso desse medicamento é aprovado em cães, mas no Brasil, o uso não está aprovado.

Diclofenaco

Os diclofenacos de sódio e potássio são bastante utilizados em medicina humana com altas potências anti-inflamatória e analgésica. Promovem inibição inespecífica das COX e da lipo-oxigenase (LOX).[5] Entretanto, a aplicação destes fármacos tem sido limitada devido a seus efeitos colaterais que incluem lesões gastrintestinais, renais e hepáticas.[45] Em cães, pode haver grave gastrenterite hemorrágica, não sendo recomendado o seu uso nesta espécie.[5] Ramesh *et al.*[46] administraram diclofenaco de sódio em cães na dose de 3 mg/kg por via oral (VO), a cada 12 h durante 4 dias, obtendo úlceras gástricas e nefropatia, mas sem alterações hepáticas. Em humanos, o diclofenaco de sódio tem sido associado a quadros graves de hepatotoxicidade.[47]

Etodolaco

É um AINE preferencialmente seletivo para COX-2.[35] É utilizado em cães com poucos efeitos colaterais, mas é contraindicado para gatos.[36] O seu uso tem sido associado a doenças hepáticas em uma pequena porcentagem de animais.[27] Tilley e Smith[48] relataram que em testes clínicos com esse fármaco, alguns cães que receberam as doses recomendadas tiveram perda de peso, fezes pastosas ou diarreicas. Em doses elevadas, o etodolaco causou ulceração gastrintestinal nos cães. É aprovado para uso em cães nos EUA,[39] mas não é aprovado no Brasil.

Fenilbutazona

É um inibidor não seletivo da COX.[35] Apesar de ser aprovado para uso em cães, deve-se evitar o uso nesta espécie por causa de graves efeitos colaterais, como distúrbios gastrintestinais, discrasias sanguíneas, hepatotoxicidade e nefropatias.[5] Não é recomendada para uso clínico em gatos nos EUA, mas é aprovada no Reino Unido, e no Brasil, é aprovada para uso em cães.[13]

Firocoxibe

Firocoxibe é inibidor altamente seletivo da COX-2 e é membro da classe coxibe desenvolvido especialmente para uso veterinário,[49] mas não é aprovado para uso em gatos.[13] É altamente efetivo e aprovado para o controle da dor e da inflamação associadas à osteoartrite em cães.[50] McCann *et al.*[51] compararam as relações de seletividade para os diversos AINE em cães e os resultados demonstraram que o firocoxibe é 380 vezes mais seletivo para COX-2 que a COX-1, sendo atualmente considerado o inibidor mais seletivo da COX-2 para uso em cães. Steagall *et al.*[50] avaliaram os efeitos adversos do firocoxibe em seis cães sadios tratados durante 28 dias e concluíram que este AINE não causa efeitos adversos no trato gastrintestinal e não apresenta alterações hematológicas e bioquímicas e tem tido boa tolerância por parte dos cães. Foi recentemente aprovado para uso em cães nos EUA, na Europa e no Brasil.[13]

Flunixino meglumina

É um potente analgésico, anti-inflamatório e antipirético utilizado em cães e gatos.[5] É um inibidor não seletivo da COX,[35] e é indicado no tratamento de processos inflamatórios associados a distúrbios osteomusculares. Tem sido usado também no tratamento do choque séptico, e é bastante efetivo no tratamento emergencial das uveítes por via intravenosa (IV), além de uso no pré e pós-operatório em cirurgias oftálmicas.[5] As reações adversas relatadas na literatura são relacionadas com o TGI, como gastrite erosiva, úlcera péptica e hemorragia, bem como alterações hepáticas, hipersensibilidade e nefropatia, incluindo nefrite intersticial aguda, necrose papilar aguda, síndrome nefrótica e insuficiência renal aguda e crônica.[52] Não é aprovado para uso em gatos nos EUA.[3] Flunixino meglumina é aprovado apenas para o uso em cães no Brasil.

Ibuprofeno

Inibe a COX-1 e a COX-2 na mesma proporção e de maneira irreversível. É muito utilizado em humanos para tratamento de osteoartrites, porém seu uso em pequenos animais ainda é restrito, apresentando baixa margem de segurança, porque a meia-vida desse fármaco é longa nessas espécies.[5] Em alguns cães, têm sido relatados vômitos, ulceração gastrintestinal e hemorragia.[48] Pode também afetar a agregação plaquetária e as funções hepática[44] e renal. Gatos são extremamente sensíveis ao ibuprofeno e apresentam sinais clínicos quando expostos a dosagens superiores a 50 mg/kg. Em cães, nas dosagens entre 50 e 125 mg/kg, têm sido relatados sinais gastrintestinais, e, em doses superiores a 250 mg/kg, danos renais.[18] Não é recomendado para uso em cães e gatos no Brasil.

Indometacina

É um AINE não seletivo e não é aprovada pela FDA para uso em animais. É altamente tóxica para a maioria dos animais, principalmente para cães e gatos, que apresentam gastrenterite hemorrágica grave, anemia hemolítica, hepatite e icterícia provocada por uso deste fármaco.[5]

Cetoprofeno ou ketoprofeno

É aprovado para uso em cães e gatos como anti-inflamatório, analgésico e antipirético, principalmente no tratamento de osteoartrite.[5] É um inibidor não seletivo da COX.[35] Os efeitos colaterais provocados pelo seu uso são considerados mínimos,[29] sendo mais comuns os vômitos.[29,48] Também foram relatadas anemia, melena, disfunções hepática e renal[52] e problemas de hemostasia.[40] Não deve ser usado em animais com distúrbios hematológicos e hemorrágicos.[38] Aumento no sangramento no período intraoperatório tem sido relatado quando o cetoprofeno é usado no pré-operatório.[35] Foram relatados dois casos de insuficiência renal em gatos que receberam dosagem elevada de cetoprofeno.[13] O medicamento não é aprovado para o uso em cães e gatos nos EUA, sendo aprovado no Canadá[39] e no Brasil.

Meloxicam

É um AINE preferencialmente seletivo para COX-2.[35,53] Em altas doses, pode diminuir a produção das prostaglandinas fisiológicas.[53] Alterações gastrintestinais têm sido relatadas em cães, mas a toxicidade renal é baixa[39] e não há comprometimento da hemostasia primária.[15] A hepatotoxicidade do meloxicam em cães ainda não está bem estudada.[39]

Em cães, o meloxicam produziu efeitos deletérios, dose-dependentes, no trato gastrintestinal e nas células sanguíneas. Este fármaco mostrou estreita margem de segurança nesta espécie, quando administrada 5 e 10 vezes a dose terapêutica durante 16 dias de tratamento.[54] Em outro estudo, em cães, o meloxicam não causou alterações na função renal com hipotensão durante a anestesia.[55]

Em gatos, os efeitos colaterais renais do meloxicam mostraram ser raros, quando usado em animais jovens e em única dosagem. Entretanto, o uso crônico do meloxicam tem sido associado à insuficiência renal nessa espécie. O fármaco não deve ser usado no pré-operatório em gatos hipovolêmicos, desidratados ou hipotensos.[13] Está aprovado para uso em cães[39] e em gatos,[13] nos EUA e no Brasil.

Naproxeno

O naproxeno é um inibidor não seletivo e, em cães, o uso não está indicado.[5] A meia-vida é de 74 h em cães, que são suscetíveis a graves efeitos gastrintestinais,[36] como gastrite ulcerativa na dosagem de 5 mg/kg a cada 24 h durante 7 dias; com doses superiores a 25 mg/kg, pode causar insuficiência renal aguda.[44] Já foram relatados casos fatais com o uso de naproxeno em cães.[5]

Nimesulida

É um anti-inflamatório não esteroide seletivo COX-2, muito utilizado em pediatria humana, e vem sendo usado experimentalmente em cães e gatos.[5] Nimesulida demonstrou ter altas efetividades analgésica e anti-inflamatória no manejo da dor aguda em cães com osteoartrite.[56] Aparentemente produz menos efeitos gástricos e renais,[5] e é aprovada para uso em cães no Brasil.

Piroxicam

É um potente anti-inflamatório, analgésico e antipirético,[48] e é um AINE preferencialmente seletivo para COX-2 em cães.[35] É utilizado em cães com distúrbios osteomusculares, osteoartrite e no alívio da dor após trauma agudo ou intervenção cirúrgica. Tem sido usado também para o tratamento de carcinoma de células transicionais nessa espécie.[48] Os efeitos colaterais são inúmeros, sendo os cães especialmente sensíveis, e incluem gastrites, úlceras gástricas e gastrenterites hemorrágicas.[5] Não é aprovado para uso em gatos nos EUA[13] e é aprovado para uso em cães no Brasil.[37]

Rofecoxibe

Não é aprovado para uso em animais e é um AINE seletivo da COX-2. O rofecoxibe foi retirado do mercado devido à possibilidade de risco de causar trombose cardiovascular com o uso crônico em humanos.[13]

Tepoxalina

É classificada como inibidor não seletivo em cães. Não é aprovada para uso em gatos nos EUA,[13] enquanto o seu uso em cães está aprovado nos EUA, na Europa e no Brasil para controle da dor associada a distúrbios osteomusculares. Não foram demonstradas alterações na hemostasia, funções renal e hepática em uma dosagem única oral no pré-operatório em cães jovens e saudáveis.[57]

Vedaprofeno

Apresenta mínimos efeitos adversos gastrintestinais e é indicado para o tratamento de dores leves a moderadas e em procedimentos ortopédicos em cães, no Brasil. Pode ser administrado a fêmeas gestantes e lactentes.[5] Tem sido descrito como inibidor preferencial COX-2, mas não existem informações sobre a seletividade COX para gatos. Não é aprovado para uso em gatos nos EUA.[13]

Tratamento geral

Após exposição aguda a elevadas doses de AINE, são recomendadas medidas de descontaminação do trato gastrintestinal, incluindo indução de êmese, administração de carvão ativado e utilização de catárticos osmóticos. Muitos dos AINE passam pelo ciclo êntero-hepático, portanto doses repetidas de carvão ativado, em intervalos de 3 a 4 h, podem ser administradas por longos períodos após a ingestão desses medicamentos.[16,58]

O tratamento específico das úlceras causadas pelos AINE pode ser realizado com sucralfato, antagonistas H_2, inibidores da bomba de prótons (omeprazol) e análogos das prostaglandinas.[16]

O sucralfato é um protetor direto da mucosa com afinidade 5 vezes maior com o tecido lesado do que com a mucosa normal. Pode ser utilizado isoladamente ou em associação a antagonistas H_2, como cimetidina, ranitidina e famotidina, que diminuem a secreção de ácidos gástricos estimulada por histamina e gastrina. O omeprazol e o misoprostol são alternativas à terapia. Estes atuam bloqueando a secreção ácida basal por meio da ligação à bomba de hidrogênio-potássio-ATPase das células parietais das glândulas gástricas, importantes para a formação de ácido clorídrico.[16]

Análogos da prostaglandina, como o misoprostol, previnem a irritação gastrintestinal e a hemorragia, sendo recomendados para pacientes sensíveis ou que receberam terapia prolongada de AINE. Porém, esses não são recomendados se a úlcera já estiver formada. O misoprostol apresenta atividade antissecretora e citoprotetora, além de ação abortiva, sendo contraindicado durante a prenhez.[16]

Pacientes que apresentam sangramento agudo proveniente de ulcerações devem ser tratados com fluidoterapia, e, em alguns casos, são necessárias transfusões sanguíneas e ressecção cirúrgica das lesões gástricas. Os animais devem ser monitorados quanto à possibilidade de perfuração gastrintestinal e desenvolvimento de peritonite.[16,58]

O tratamento de suporte adicional inclui alimentação com dieta de alta qualidade e fácil digestão, dividida em porções pequenas e frequentes.[16] Em geral, a insuficiência renal aguda, resultante da administração de AINE, é considerada reversível; embora não exista tratamento específico, a aplicação de medidas de suporte e a interrupção do uso do anti-inflamatório são benéficas. O uso de diuréticos deve ser evitado, pois pode causar desidratação e subsequente redução da perfusão renal.[16]

Intoxicação por antibióticos e antifúngicos

Quinolonas

Em medicina veterinária, as quinolonas mais utilizadas (em ordem alfabética) são ciprofloxacino, enrofloxacino e norfloxacino, sendo classificadas como antibióticos de amplo espectro e bactericidas.[59]

Os efeitos adversos das quinolonas não são tão graves, quando comparados com suas características benéficas. Os tecidos-alvo são a cartilagem juvenil, o sistema nervoso central (SNC), os sistemas urinário e digestório.

A toxicidade é leve em doses terapêuticas, e geralmente consiste em distúrbios gastrintestinais, como náuseas, vômitos e diarreia.[60] Em dosagens superiores à recomendada, o SNC é afetado, aparecendo sinais como tontura, agitação, depressão, sonolência ou mesmo insônia.[61]

Concentrações séricas elevadas podem produzir reações tóxicas imediatas, que consistem em convulsões, defecação, micção, vômito dentro de 2 a 3 min após a injeção intravenosa rápida de norfloxacino.[62] O enrofloxacino pode estar relacionado com o aumento de frequência e intensidade das crises epilépticas em cães.[63] Deve-se evitar sua administração em cães jovens, com menos de 8 meses de idade, pois pode provocar lesões ou até fissuras em articulações cartilaginosas.[64]

Apesar de existirem relatos na literatura de casos de fotossensibilização após o uso de quinolonas, é rara sua ocorrência em animais que receberam norfloxacino e ciprofloxacino.[60,61]

Consulte informações sobre dose, vias de administração e intervalo no Quadro 66.1.

Penicilinas

As penicilinas são antibióticos eficazes contra uma série de infecções causadas por bactérias gram-positivas e negativas. São classificadas como bactericidas por bloquearem a síntese da parede celular bacteriana. Os principais fármacos dessa família, que são utilizados em medicina veterinária, são: penicilina G, penicilina procaína, penicilina potássica, penicilina benzatina, ampicilina e amoxicilina. São prescritas pelo médico-veterinário para o tratamento de infecções bacterianas, sendo uma opção segura para fêmeas gestantes e lactantes. Podem causar dores de estômago, vômito e diarreia, sendo normalmente indicada a administração oral juntamente com a alimentação. A ocorrência de reações alérgicas é rara, mas os animais alérgicos à medicação podem apresentar dispneia, pápulas, febre e edema de face e pescoço.[65]

Aminoglicosídios

Os aminoglicosídios são antibióticos bastante empregados em medicina veterinária contra infecções por bactérias gram-positivas e negativas; entre estes estão estreptomicina, gentamicina, neomicina e amicacina.[66]

Os aminoglicosídios são rapidamente absorvidos por via intramuscular (IM) ou intravenosa (IV), atingindo níveis séricos máximos em torno de 1 h após a administração. A eliminação ocorre quase totalmente por filtração glomerular.[67]

Os efeitos tóxicos dos aminoglicosídios dependem da dose administrada, devendo ser considerada a relação entre a concentração terapêutica efetiva e a concentração tóxica do medicamento em uso. Muitas vezes, a concentração sérica elevada de determinado antibiótico pode ser resultante do uso de dose isolada muito alta ou de várias doses administradas a intervalos regulares. O conhecimento das doses terapêuticas e tóxicas do medicamento pode estabelecer margem de segurança para o uso do mesmo em relação ao seu potencial tóxico.[68] Os primeiros sinais de toxicidade incluem perda de audição e de equilíbrio (sistema vestibular) ou vômito. Pode haver sinais de lesão renal, incluindo alteração na ingestão de água, inapetência, vômito, depressão, coma e morte. Também são descritos dor no local da aplicação, reações alérgicas e diarreia.[69] A nefrotoxicidade por aminoglicosídio é considerada reversível, mesmo após a administração contínua do fármaco,[70] desde que haja regeneração tubular.[69]

Sulfonamidas

O grupo das sulfonamidas inclui sulfadiazina, sulfametazona, sulfametoxazol, sulfapirazina e sulfamerazina. Isoladas, as sulfonamidas são bacteriostáticas, mas em associação à trimetoprima passam a ser bactericidas. As combinações são utilizadas para o tratamento de várias doenças causadas por bactérias gram-positivas e negativas, incluindo infecções dos tratos respiratório, urogenital, digestório, e articulações. Pode ser administrada por via oral (VO), uma vez que a absorção pelo trato gastrintestinal (TGI) é relativamente boa.[71]

As sulfonamidas inibem a di-hidropteroato sintetase, enzima responsável pela incorporação do ácido para-aminobenzoico no processo de síntese do ácido fólico. Por isso, somente são sensíveis às sulfonamidas os microrganismos que não conseguem utilizar o ácido fólico pré-formado. Trimetoprima, agente antifolínico que vem sendo incorporado às sulfonamidas, em especial ao sulfametoxazol, em alguns produtos comerciais, inibe uma redutase que catalisa a transformação do ácido di-hidrofólico para o ácido tetraidrofólico, passo essencial para a síntese do DNA.[72]

Muitos efeitos colaterais estão associados à terapia com sulfonamidas, isoladamente ou em associação. Em cães, têm-se observado com maior frequência, febre, trombocitopenia e hepatopatias.[73] Além disso, outros efeitos adversos, como ceratoconjuntivite seca, inapetência, vômito, diarreia, anemia, reações alérgicas e artrite são observados. Twedt *et al.*[74] relataram a ocorrência de necrose hepática em quatro cães tratados com sulfa e trimetoprima, cuja dose variou de 18 a 53 mg/kg a cada 12 h por 4 a 30 dias. Os animais vieram a óbito por insuficiência hepática. O tratamento consiste na interrupção da administração do medicamento suspeito associado à terapia sintomática. Em algumas situações, pode ser necessária a utilização de glicocorticoides.[75] O prognóstico para cães com reações a sulfonamidas potencializadas depende da gravidade das lesões e do envolvimento sistêmico.[73]

Metronidazol

O metronidazol é um fármaco empregado em medicina veterinária como antibacteriano, antiparasitário e antiprotozoário. Atua inibindo a função celular de bactérias e protozoários no trato intestinal do cão. A ocorrência de resistência ao medicamento é rara.[76]

Não é recomendada a prescrição do metronidazol em cadelas prenhes, por existirem relatos de efeitos teratogênicos em animais de laboratório. Em casos de superdosagens, o animal pode apresentar perda de equilíbrio, inclinação da cabeça, letargia, depressão, vômito e nistagmo. Esses efeitos podem ser observados em animais que são tratados com o medicamento por longo período de tempo.[76]

Griseofulvina

A griseofulvina inibe a mitose da célula fúngica por meio do rompimento da estrutura do fuso mitótico, impedindo a metáfase da divisão celular. A griseofulvina é depositada em graus variados nas células precursoras da queratina da pele, pelos e unhas, tornando a queratina resistente à invasão fúngica. Quando a queratina infectada é liberada, esta é substituída por tecido saudável.[77]

Em animais, a griseofulvina é usada por via oral na dose de 7 a 30 mg/kg, mas o uso tópico também é indicado quando preparado em dimetilsulfóxido (DMSO). Griseofulvina não é efetiva em infecções causadas por *Candida albicans*, *Aspergillus*, *Malassezia furfur* e *Nocardia* sp. [78]

Ocasionalmente, podem-se observar diarreia e náuseas após a administração de altas doses por via oral.[77] A griseofulvina geralmente é bem tolerada. Reações de urticária e erupções cutâneas foram notadas em alguns casos. Não há tratamento específico para esse fármaco; deve-se proceder ao tratamento de suporte somente.[78] Em felinos há anemia, leucopenia e anormalidades neurológicas, e o uso de griseofulvina em animais gestantes é totalmente proibido em vista de suas ações teratogênicas.[77]

Quadro 66.1 Princípios ativos e doses para cães e gatos.[5]

Princípio ativo	Classificação	Cães	Gatos
Ácido acetilsalicílico	Analgésico e antitérmico	10 mg/kg VO, a cada 12 h (analgésico e antitérmico)	Uso com cautela
		25 a 35 mg/kg VO, a cada 8 h (dor musculoesquelética)	6 mg/kg VO, a cada 48 ou 72 h (analgésico e antitérmico) 40 mg/kg VO, a cada 72 h (dor, antirreumático)
		5 a 10 mg/kg VO, a cada 12 h ou a cada 24 h (antiplaquetária)	5 a 10 mg/kg VO, a cada 48 ou a cada 72 h (antiplaquetária)
Amoxicilina	Antibiótico bactericida	11 a 22 mg VO, a cada 8 h ou a cada 12 h	Idem
		10 a 20 mg/kg VO, SC, IM a cada 12 h	
Anfotericina B	Antifúngico	0,15 a 1 mg/kg dissolvido em 5 a 20 mℓ de dextrose 5% IV, 3 vezes/semana durante 2 a 4 meses ou 0,25 a 0,5 mg/kg em 0,5 a 1 ℓ de dextrose a 5% IV, em 6 a 8 h na dose máxima total de 4 a 8 mg/kg	Idem
Benzidamina	Anti-inflamatório não esteroide	0,3 a 3 mg/kg VO, a cada 12 h ou a cada 24 h	Idem
Carprofeno	Anti-inflamatório não esteroide com maior seletividade COX-2	2,2 mg/kg VO, a cada 12 h	Não
Cetoconazol	Antifúngico	10 a 15 mg/kg VO, a cada 12 h ou a cada 24 h *Malassezia*: 5 mg/kg VO ou 10 mg/kg, a cada h, durante 3 a 6 semanas	5 a 10 mg/kg VO, a cada 12 h ou a cada 24 h, durante 3 a 6 semanas
Cetoprofeno ou ketoprofeno	Anti-inflamatório não esteroide	1 a 2 mg/kg VO, a cada 24 h, durante 3 a 5 dias	1 mg/kg VO, a cada 24 h, durante 3 a 5 dias
Ciprofloxacino	Antibiótico bactericida	5 a 15 mg VO, a cada 12 h	Idem
Digitoxina	Digitálico ou glicosídio cardíaco	0,03 mg/kg/dia VO	0,005 a 0,015 mg/kg VO, 1 vez/dia
Digoxina	Digitálico ou glicosídio cardíaco	0,005 a 0,008 mg/kg VO, a cada 12 h 0,22 mg/m^2 VO, a cada 12 h	0,003 a 0,004 mg/kg VO, a cada 12 h
Dipirona	Analgésico e antitérmico	25 a 28 mg/kg IM, SC, IV, VO, a cada 8 h	Idem
Enrofloxacino	Antibiótico bactericida	2,5 a 5 mg/kg VO, IV, SC, IM, a cada 12 h	Idem
Fenilbutazona	Anti-inflamatório não esteroide	15 a 22 mg/kg VO, IV, a cada 12 h ou a cada 24 h	Não
Flunixino meglumina	Anti-inflamatório não esteroide	0,5 a 1 mg/kg VO, IM, IV, SC, a cada 24 h, no máximo 3 doses	0,25 mg/kg VO, IM, IV, SC, a cada 24 h, no máximo 3 doses
Gentamicina	Antibiótico bactericida	2 a 4 mg/kg, a cada 8 h ou a cada 12 h IM, IV, SC	2 a 3 mg/kg, a cada 8 h ou a cada 6 h IM, IV, SC
Griseofulvina	Antifúngico	25 a 50 mg/kg/dia	Idem
Griseofulvina micronizada	Antifúngico	50 mg/kg/dia VO, durante 3 a 6 semanas	Idem
Itraconazol	Antifúngico	2,5 a 10 mg/kg VO, a cada 12 h, 10 mg/kg/dia VO	5 a 10 mg/kg/dia VO
Ivermectina	Endectocida	Microfilaricida: 50 a 200 μg/kg, dose única VO Prevenção de dirofilariose: 6 mg/kg VO, 1 vez/mês Endoparasiticida: 0,02 mℓ/kg SC Ectoparasiticida: 0,04 mℓ/kg SC	Idem
Meloxicam	Anti-inflamatório não esteroide seletivo COX-2	0,2 mg/kg VO, a cada 24 h IM: profunda somente em casos especiais	–
Metronidazol	Antibiótico bactericida (bactérias anaeróbias)	25 a 65 mg/kg VO, a cada 24 h, por 5 a 7 dias (bactérias anaeróbias) 25 mg/kg VO, a cada 12 h por 5 dias (giardíase)	10 a 25 mg/kg VO, a cada 24 h, por 5 a 7 dias (bactérias anaeróbias) 12 a 25 mg/kg VO, a cada 12 h por 5 dias (giardíase)
Nimesulida	Anti-inflamatório não esteroide	0,7 a 7 mg/kg VO, a cada 12 h ou a cada 24	Idem
Nistatina	Antifúngico	100.000 UI, 6/6 h VO	Idem
Norfloxacino	Antibiótico bactericida	22 mg/kg VO, a cada 12 h	Idem
Paracetamol	Analgésico e antitérmico	10 mg/kg VO, a cada 12 h	Não
Penicilina G benzatina	Antibiótico bactericida	40.000 UI/kg IM, a cada 72 h ou a cada 48 h	Idem
Penicilina G sódica ou potássica	Antibiótico bactericida	40.000 UI/kg VO, a cada 6 h 20.000 UI/kg IM, IV, SC, a cada 4 h	Idem
Penicilina	Antibiótico bactericida	25.000 a 40.000 UI/kg VO, a cada 8 h	Idem
Piroxicam	Anti-inflamatório não esteroide	0,3 mg/kg VO, a cada 48 h	Não
Sulfa + Trimetoprima	Quimioterápico antimicrobiano	15 mg/kg VO, IM, SC a cada 12 h ou VO, IM, SC a cada 24 h ou a cada 12 h	Idem
Sulfadiazina	Quimioterápico antimicrobiano	100 mg/kg IV, seguido por 50 mg/kg, 12/12 h VO, IV	Idem

IM = intramuscular; IV = intravenosa; SC = subcutânea; VO = via oral; COX-2 = ciclo-oxigenase 2; UI = unidade internacional.

▪ Cetoconazol

O cetoconazol, quando administrado por via oral, tem absorção variável, dependendo do pH gástrico. Em meio ácido, sua biodisponibilidade é maior, devendo preferencialmente ser administrado após a alimentação. Deve-se evitar seu uso com fármacos antissecretores gástricos, como os anti-histamínicos antagonistas de receptores H_2 ou bloqueadores da bomba de prótons. Após a absorção, em humanos, 84% desse fármaco conjugam-se à albumina plasmática, apresentando distribuição em todos os órgãos e líquidos corporais, à exceção dos líquidos seminal, cefalorraquidiano (LCR) e humores aquoso e vítreo. Esse fármaco é metabolizado pelo fígado em produtos inativos, sendo eliminado predominantemente por via biliar. Sua meia-vida, em humanos, é de 8 h. Em animais, o cetoconazol é usado para tratamento de micoses cutâneas e sistêmicas, com doses de 10 a 20 mg/kg.[5]

Seus principais efeitos colaterais são:

- Anorexia
- Náuseas
- Êmese dose-dependente
- Elevação sérica das aminotransferases
- Hepatite tóxica e/ou insuficiência hepática (mais comum em felinos)
- Farmacodermias
- Depressão
- Anormalidades neurológicas (raramente descritas).[5]

O cetoconazol pode produzir disfunções endócrinas por suprimir as concentrações basais do cortisol sérico, a resposta à estimulação pelo hormônio adrenocorticotrófico e a síntese de testosterona. A supressão hormonal pode ser perigosa a animais prenhes e pode causar infertilidades temporárias em machos. Não é recomendado o seu uso durante a prenhez, pois o cetoconazol é teratogênico. Por causa da secreção do fármaco no leite, o seu uso é desaconselhado durante a amamentação.[5]

▪ Parasiticidas

▪ Ivermectina e avermectina

Segundo Beasley,[4] a ivermectina é uma mistura de avermectinas obtidas de um actinomiceto, estruturalmente semelhante à milbemicina. É ativa contra nematódeos e artrópodes. As ivermectinas estimulam o ácido gama-aminobutírico (GABA), bloqueando a transmissão interneuronal/motoneuronal dos nematódeos e a transmissão neuromuscular dos artródodes. Em mamíferos, os neurônios GABAérgicos são encontrados apenas no SNC e o fármaco não consegue atravessar a barreira hematencefálica.

As toxicoses por ivermectinas têm sido relatadas repetidamente em cães da raça Collie e Pastor Shetland, que apresentam sensibilidade a essas substâncias, com doses de 100 a 500 μg/kg. Nestas raças, a ivermectina tem facilidade em penetrar a barreira hematencefálica, e assim causa sintomas como midríase, ataxia, depressão, movimentos espasmódicos da cabeça e lábios, bradicardia, respiração lenta e coma por até 7 semanas.[16] Para informações sobre dose, vias de administração e intervalo, consultar o Quadro 66.1.

Os detalhes sobre os tratamentos são apresentados no Capítulo 68.

▪ Intoxicação digitálica

Os agentes cardiotônicos compreendem uma classe de fármacos ativos no tratamento de doenças cardiovasculares. Dentre os mais importantes grupos de fármacos, destacam-se os digitálicos, sendo a digoxina a de maior destaque.[80] Esta é um agente inotrópico com propriedades parassimpaticomiméticas. Está indicada na terapêutica da insuficiência cardíaca congestiva, com disfunção sistólica, associada a um diurético e a um inibidor da enzima conversora da angiotensina (ECA).[81]

Em geral, as reações adversas da digoxina são dose-dependentes, ocorrendo em doses maiores que as necessárias para alcançar o efeito terapêutico. Normalmente, os animais emagrecem durante a terapia e a dose da medicação não é recalculada; assim, a digoxina pode levar à intoxicação. Os sinais clínicos apresentados são: depressão, letargia, anorexia, vômitos, diarreia, além de arritmias caracterizadas por bloqueios atrioventriculares e batimentos ventriculares ectópicos. O tratamento para esses casos é a interrupção da digoxina/digitoxina, uso de anticorpos específicos para a digoxina (Digoxin immune Fab [Digibind®]) e adequação da dose de digoxina/digitoxina.[82,83] Para se achar a dose do Fab, é preciso encontrar primeiro a carga corporal por meio da seguinte fórmula:

Quantidade de digoxina ingerida (mg) × 0,6 = carga corporal

A dose do Fab é:

Carga corporal × 64

Cada frasco de 40 mg de Digibind® ligará 0,6 mg de digoxina ou digitoxina em seres humanos.[58]

▪ Considerações finais

Os conhecimentos sobre a terapêutica na clínica de pequenos animais estão em constante evolução. Novas informações sobre os fármacos em uso são descritas rotineiramente, assim como a introdução de novos fármacos no mercado veterinário. O médico-veterinário deve manter-se atualizado sobre essas informações para o adequado exercício da terapêutica. A escolha dos fármacos, das doses utilizadas e a duração da terapia devem ser embasadas em bons textos de referência e não a partir da extrapolação ou improvisação. A maior diferença entre o médico-veterinário e um "prático" da área é que os médicos-veterinários medicam seus pacientes tendo em mente todo conjunto de conhecimento sobre os fármacos, por que utilizá-los, seus benefícios, suas limitações e efeitos adversos.

▪ Referências

1. Novack V, Jotkowitz AB, Delgado J *et al*. Deliberate self-poisoning with acetaminophen: A comparison with other medications. European J In Med. 2005;16:585-9.
2. Barbosa CM, Camplesi AC, Motta YP *et al*. Causas de intoxicações em cães e gatos no hospital veterinário da Universidade Estadual Paulista – Campus de Botucatu de 2004 a 2006. Revista brasileira de toxicologia 2007; 20:230.
3. Oga S. Fundamentos de toxicologia. 2. ed. São Paulo: Atheneu; 2003.
4. Beasley VR. The Veterinary Clinics of North America: Small animals practice, Philadelphia: WB Saunders Company; 1990. p. 20-2.
5. Andrade Sf. Manual de terapêutica veterinária. 3. ed. São Paulo: Roca; 2008.
6. Araújo IC, Pompermayer LG, Pinto AS. Metabolismo de drogas e terapêutica no gato: Revisão. Clin Vet. 2000; 5:27.

7. Fiocruz. Sistema Nacional de Informações Tóxico-farmacológicas (SINITOX). [serial online] [cited 2008 jul 08]. Online. Available from: http://www.fiocruz.br/sinitox/2005/.
8. Luz TSB, Rozenfeld S, Lopes CS *et al.* Fatores associados ao uso de antiinflamatórios não esteróides em população de funcionários de uma universidade no Rio de Janeiro: estudo pró-saúde. Rev Bras Epidemiol. 2006;9:514-26.
9. Maddison JE. Cats and NSAIDs – what are the issues? Irish Vet J. 2007;60:174-8.
10. Jones CJ, Budsberg SC. Physiologic characteristics and clinical importance of the cyclooxygenase isoforms in dogs and cats. JAVMA. 2000; 217(5):721-9.
11. Vollmar AM. Clinico-toxicologic aspects of non-steroidal anti-inflammatory agents in the dog and cat. Tierarztl Prax. 1993;21:149-52.
12. Xavier FG, Kogika MM, Spinosa HD. Common causes of poisoning in dogs and cats in a Brazilian veterinary teaching hospital from 1998 to 2000. Vet Hum Toxicol. 2002; 44:115-6.
13. Lascelles BDX, Court MH, Hardie EM *et al.* Nonsteroidal anti-inflammatory drugs in cats: a review. Vet Anaesth Analg. 2007; 34:228-50.
14. Bricks LF, Silva CAA. Toxicidade dos antiinflamatórios não-hormonais. Pediatr. 2005;27(3):181-93.
15. Fresno L, Moll J, Peñalba B D *et al.* Effects of preoperative administration of meloxicam on whole blood platelet aggregation, buccal mucosal bleeding time and haematological indices in dogs undergoing elective ovariohysterectomy. Vet J. 2005;170:138-40.
16. Xavier FG, Maruo VM, Spinosa HS. Toxicologia dos medicamentos. In: Spinosa HS, Gorniak SL, Palermo-Neto J. Toxicologia aplicada à medicina veterinária. 1. ed. São Paulo: Manole; 2008. p. 89-116.
17. Jones RD, Baynes RE, Nimitz CT, Nonsteroidal anti-inflammatory drug toxicosis in dogs and cats: 240 cases (1989-1990). J Am Vet Assoc. 1992;201:475-7.
18. Fitzgerald KT, Bronstein AC. "Over-the-counter" drug toxicities in companion animals. Clin Tech Small Anim. Pract 2006; 21:215-26.
19. Bassanezi BSB, Oliveira Filho AG. Analgesia pós-operatória. Rev Col Bras Cir. 2006;33(2):116-22.
20. Hilário MOE, Terreri MT, Len CA. Nonsteroidal anti-inflammatory drugs: cyclooxygenase 2 inhibitors. J Pediatr. 2006; 82(5):206-12.
21. Perazella MA, Tray K. Selective cyclooxygenase-2-inhibtors. A pattern of nephrotoxicity similar to traditional nosteroidal anti-inflammatory drugs. A J Med. 2001; 111:64-7.
22. Delfino VDA, Mocelin AJ. Efeitos renais adversos dos anti-inflamatórios não hormonais: uma abordagem prática. J Bras Nefrol. 1995; 17(4):199-205.
23. Kummer CL, Coelho TCRB. Antiinflamatórios não esteróides inibidores da ciclo-oxigenase-2 (COX-2): Aspectos atuais. Rev Bras Anestesiol. 2002; 52(4):498-512.
24. Johnston SA, Fox SM. Mechanisms of action of anti-inflammatory medications used for the treatment of oesteoarthritis. J Am Vet Med Assoc. 1997; 210(10):1486-92.
25. Schossler D, Alievi MM, Emanuelli MP *et al.* Função renal de cães tratados com doses terapêuticas de flunixin meglumine e ketoprofen durante o trans e pós-operatório. Acta Cir Bras. 2001;16(1):46-51.
26. Perkowski SZ. Nsaids: Pros and Cons of perioperative use. NAVC. 2006. [Anais eletrônicos], cited 14 Sep. 2007. Available from: http://www.ivis.org.
27. Boothe DM. New information on nonsteroidal antiinflammatories: what every criticalist must know. International veterinary emergency and critical care symposium, 2005. [Anais eletrônicos]. [cited 07 Feb. 2007]. Available from: http://www.vin.com.
28. Carvalho WA, Carvalho RDS, Santos FR. Analgésicos inibidores específicos da coclooxigenase-2: avanços terapêuticos. Rev Bras Anestesiol. 2004; 54:448-64.
29. Alves AS, Campello RAV, Mazzanti A. *et al.* Emprego do antiinflamatório não esteróide ketoprofeno na analgesia preemptiva em cães. Cienc Rural. 2001;31(3):439-44.
30. Harirforoosh S, Jamali F. Effect of nonsteroidal anti-inflammatory drugs with varying extent of COX-2-COX-1 selectivity on urinary sodium and potassium excretion in the rat. Can J Phisiol Pharmacol. 2005; 83:85-90.
31. Harirforoosh S, Aghazadeh-Habashi A, Jamali F. Extent of renal effect of cyclo-oxygenase-2-selective inhibitors is pharmacokinetic dependent. Clin Exp Pharmacol Physiol. 2006; 33:917-24.
32. Araujo LF, Soeiro AM, Fernandes JL *et al.* Eventos cardiovasculares: um efeito de classe dos inibidores de COX-2. Arq Bra Cardiol. 2005; 85(3):222-9.
33. Davis, L. E. Reações medicamentosas adversas. In: Ettinger SJ, Feldman EC. Tratado de medicina interna veterinária. cap. 62, 4. ed, vol. 1. São Paulo: Manole; 1997.
34. Mathews, K. Perioperative use of nonsteroidal anti-inflammatory analgesics. In: World Small Animal Veterinary Association World Congress, 2001. [Anais eletrônicos] [cited 14 Sep. 2007] Available from: http://www.ivis.org.
35. Gleed RD, Ludders JW. The science and art of analgesia. [recent advances in veterinary anesthesia and analgesia, 2006]. [Anais eletrônicos] [cited 10 feb. 2010] Available from: http://www.lasec.cuhk.edu.hk/Guidelines/Recent%20advances%20in%20Veterinary%20Anaesthesia%20and%20Analgesia.pdf
36. Blaze CA Non-steroidal anti-inflammatory drugs in pain management. [tutfs animal expo, 2002]. [Anais Eletrônicos] [Cited 14 Sep. 2007] Available from: http://http://www.vin.com/Members/Proceedings/Proceedings.plx?CID=tufts2002&PID=pr02013&O=VIN.
37. Andrade SF. Tabelas. In: Manual de terapêutica veterinária. 3. ed. São Paulo: Roca; 2008. p. 629-650.
38. Dowling P. Adverse drug reaction: recognition and management. [western veterinary conference, 2004] [Anais eletrônico] [Cited 26 feb. 2007] Available from: http://www.vin.com/Members/Proceedings/Proceedings.plx?CID=wvc2004&PID=pr05480&O=VIN.
39. Plumb DC Plumb's veterinary drug handbook. 5. ed. Ames: Blackwell Pub Professional; 2005.
40. Dowling P. Managing chronic pain: the NSAIDS. [WSAVA, 2001] [Anais eletrônicos] [Cited 10 mar. 2010] Available from:. http://www.vin.com/Members/Proceedings/Proceedings.plx?CID=wsava2001&PID=pr00189&O=VIN
41. Duncan B, Lascelles BS. Pain Management. [Managing pain symposium, 2003] [Anais eletrônicos] [Cited 7 Feb. 2007] Available from: http://www.vin.com.
42. Macphail CM, Lappin MR, Meyer DJ, Smith SG, Webster CRL, Armstrong PJ. Hepatocellular toxicosis associated with administration of carprofeno in 21 dogs. JAVMA. 1998; 212(12):1895-901.
43. Robertson SA. Assesment and treatment of chronic pain in cats. [N.A.V.C., 2006] [Anais eletrônicos] [Cited 14 sep. 2007] Available from: http://www.ivis.org.
44. Wismer T. Toxicoses of pain meds: the real story. [Internacional Veterinary Emergency And Critical Care Symposium *Internacional,*2005] [Anais eletrônicos.] [Cited 10 mar. 2010] Available from: http://www.vin.com/Members/Proceedings/Proceedings.plx?CID=iveccs2005&PID=pr10194&O=VIN.
45. Pourjafar M, Derakhshanfar A. A histopathologic study on the side effects of the diclofenac sodium in rabbits. [world small animal veterinary association world congress preceedings, 2004] [Anais eletrônicos] [Cited 07 Feb. 2010] Available from: http://www.vin.com/Members/Proceedings/Proceedings.plx?CID=wsava2004&PID=pr08945&O=VIN.
46. Ramesh N, Jayakumar K, Honnegowda, Narayana K, Vijayasarathi SK. A study on toxicity of diclofenac in dogs. Indian Vet J. 2002;79:668-771.
47. O'beirne JP, Cairns SR. Cholestatic hepatitis in association with celecoxibe. Br Med J. 2001;323:323.
48. Tilley LP, Smith FWK. Consulta veterinária em 5 min. 2. ed. São Paulo: Manole; 2003.
49. Hanson PD, Romano D, Fleishman C *et al.* Health events recorded from 575 dogs treated for osteoarthritis with firocoxib, carprofen or etodolac. In: Programs and abstracts of the 22nd Annual Forum of the American College of Veterinary Internal Medicine Annual Forum. Minneapolis (MN); 2004.
50. Steagall PVM, Mantovani FB, Ferreira TH *et al.* Evaluation of the adverse effects of oral firocoxib in healthy dogs. J Vet Therap. 2007; 30:218-23.
51. McCann ME, Andersen DR, Zhang D *et al. In vitro* effects an *in vivo* efficacy of a novel cyclooxygenase-2 inhibitor in dogs with experimentally induced synovitis. Am J Vet Res. 2004;65:503-12.
52. Schossler D, Alievi MM, Emanuelli MP *et al.* Função renal de cães tratados com doses terapêuticas de flunixin meglumine e ketoprofen durante o trans e pós-operatório. Acta Cir Bras. 2001;16(1):46-51.
53. Curry S, Cogar S, Cook J. Nonsteroidal antiinflammatory drugs: a review. J Am Anim Hosp Assoc. 2005; 41:298-309.
54. Alencar MMA, Pinto MT, Oliveira DM *et al.* Margem de segurança do meloxicam em cães: efeitos deletérios nas células sanguíneos e trato gastrointestinal. Cienc Rural. 2003;33(3):525-32.
55. Boströn IM, Nyman G, Hoppe A *et al.* Effects of meloxicam on renal function in dogs with hypotension during anaesthesia. Vet Anaesth Analg. 2006, 33:62-9.
56. Bonneau S, Najbar W, Sanquer A *et al.* Analgesic efficacy of nimesulide in a canine osteoarthritis model. Rev Med Vet. 2005;156(4):179-81.
57. Kay-Mugford PA, Grimm KA, Weingarten AJ *et al.* Effect of preoperative administration of tepoxalin on hemostasis and hepatic and renal function in dogs. Vet Ther. 2004; 5:120-7.
58. Gfeller RW, Messonnier SP. Manual de toxicologia e envenenamentos em pequenos animais. 2. ed. São Paulo: Roca; 2006.
59. Sárközy G. Quinolones: a class of antimicrobial agents. Vet Med Czech. 2001; 46:257-74.
60. Norrby SR. Side effects of quinolones: Comparisons between quinolones and other antibiotics. Eur J Clin Microbiol Infect Dis. 1991;10:378-83.
61. Neu HC. Quinolones: A new class of antimicrobial agents with wide potential uses. Med Clin North Am. 1988; *72*:623-36.

62. Brown SA, Cooper J, Gauze JJ *et al.* Pharmacokinetics of norfloxacin in dogs after a single intravenous and single and multiple oral administrations of the drug. Am J Vet Res. 1990;51:1065-70.
63. Thoung-Guyot M, Domarle O, Pacidalo JJ *et al.* Effects of fluoroquinolones on cultured articular chondrocytes flow cytometric analysis of free radical production. J Pharmacol Exp Therap. 1994;271:1544-9.
64. Vancutsem PM, Babish JG, Schwark WS. The fluoroquinolone antimicrobials: Structure, antimicrobial activity, pharmacokinetics, clinical use in domestic animals and toxicity. Cornell Vet. 1990; 80:173-86.
65. Roby KAW, Southam L. The pill book guide to medication for your dog and cat. New York: Bantam Books; 1998.
66. Chew DJ, Dibartola SP. Diagnóstico e fisiopatologia da moléstia renal. In: Ettinger SJ, Feldman EC. Tratado de medicina interna veterinária. 3. ed. v. 4. São Paulo: Manole; 1992. p. 1975-2046.
67. Trabulsi LR, Soares LA. Antibióticos aminoglicosídeos. In: Silva P. Farmacologia. 2. ed. Rio de Janeiro: Guanabara Koogan; 1985. p. 1087-99.
68. Neto VA, Lopes HV, Baldy JLS *et al.* Antibióticos na prática médica. 5.ed. São Paulo: Roca; 2000.
69. Laurent G, Kishore BK, Tulkens PM. Aminoglycoside-induced renal phospholipidosis and nephrotoxicity. Bioch Pharm. 1990;40(11):2383-92.
70. Houghton DC, Gilbert DN, Bennett WM. Chronic gentamicin nephrotoxicity. Am J Pathol. 1986; 123(1):183-94.
71. Van Duijkeren E, Vulto AG, Van Miert ASPM. Trimethoprim/sulfonamide combinations in the horse: a review. J Vet Pharmacol Therap. 2008;17:64-73.
72. Moritz RD, Duarte DF, Pederneiras SG. Fundamentos do mecanismo de ação de drogas. Rev Bras Ter Intensiva. 1998;10(2):90-5.
73. Trepanier LA. Idiosyncratic toxicity associated with potentiated sulfonamides in the dog. Journal veterinary pharmacology therapeutic. 2004; 27(3):129-38.
74. Twedt DC, Diehl KJ, Lappin MR, Getzy DM. Association of Hepatic Necrosis with Trimethoprim Sulfonamide administration in 4 dogs. Journal of Veterinary Internal Medicine. 2008; 11(1):20-3.
75. Morris DO. Erupções cutâneas por drogas. In: Tilley LP, Smith Junior FWK. Consulta veterinária em cinco minutos: espécies canina e felina. 2. ed. São Paulo: Manole; 2003.
76. Papich MG. Manual Saunders terapêutico veterinário. 2. ed. São Paulo: MedVet; 2009.
77. Spinosa HS, Bernardi MM, Gorniak SL. Farmacologia aplicada à medicina veterinária. 4.ed. Rio de Janeiro: Guanabara Koogan; 2006.
78. Booth NH. Farmacologia e terapêutica veterinária. 6. ed. Rio de Janeiro: Guanabara Koogan; 1992.
79. Winter VP. Índice terapêutico veterinário. 1. ed. Rio de Janeiro: EPUB; 2002.
80. Fraga CAM, Barreiro EJ. Cardiotônicos: histórico e perspectivas e uma antiga e importante classe de agentes terapêuticos. Quim Nova. 1996;19(2):182-9.
81. Haas GJ, Young JB. Inappropriate use of digoxin in elderly. Drug Safety. 1999; 223-230.
82. Schmidt DH, Butler VP Jr. Reversal of digoxin toxicity with specific antibodies. J Clin Invest. 1991;50(8):1738-44.
83. Peterson MA, Talcott PA. Small animal toxicology. 2. ed. St. Louis: Elsevier Saunders, 2006.

67 Intoxicações por Rodenticidas

Michiko Sakate, Rita de Cássia Collicchio Zuanaze, Eunice Akemi Kitamura

Introdução

Rodenticidas são substâncias tóxicas pertencentes ao grupo dos pesticidas ou praguicidas, formuladas originalmente, para o controle de roedores e predadores domésticos no ambiente industrial, rural ou urbano, especialmente no ambiente doméstico.[1,2] Esses agentes tóxicos foram desenvolvidos visando à eficácia no controle dos roedores, no entanto, suas formulações são também tóxicas para os demais mamíferos. As iscas são formuladas para serem atraentes e palatáveis aos roedores, mas também podem atrair outras espécies animais. Outra característica importante é que, frequentemente, os rodenticidas apresentam margem bastante estreita entre a dose tóxica e a dose letal e a maioria deles não tem antídotos para o tratamento das intoxicações.[2]

Os rodenticidas são classificados atualmente como pesticidas de classe II (tarja amarela) ou III (tarja verde), ou seja, são considerados produtos de medianamente a pouco tóxicos para diferentes espécies animais. Os rodenticidas classificados como altamente tóxicos (classe I – tarja vermelha) passaram a ter seu uso restrito a órgãos e entidades governamentais ou alguns foram retirados do mercado nacional. No entanto, mesmo os rodenticidas com baixa toxicidade podem causar intoxicações.[1,2]

A intoxicação acidental ou criminosa causada por rodenticidas em animais domésticos é bastante comum, principalmente entre cães e gatos, devido à utilização indiscriminada destes produtos e fácil acesso aos mesmos. Na espécie humana, as intoxicações acidentais em crianças, ocupacionais em adultos ou até mesmo como tentativa de suicídio, são as causas mais comuns de intoxicação.

A via oral é o modo mais comum de intoxicação, nas diversas espécies, e os roedores contaminam-se pela ingestão direta ou lambedura dos pelos em contato com as iscas.[1-3]

No Brasil, existem alguns grupos de rodenticidas que foram proibidos pela legislação em vigor, principalmente os grupos altamente tóxicos e que não têm antídotos para as intoxicações, mas alguns deles continuam no mercado ilegalmente e são comercializados clandestinamente. Estão proibidas a comercialização e a utilização de rodenticidas à base de:

- Alfanaftilureia (ANTU)
- Arsênio e seus sais
- Estricnina
- Fosfetos metálicos
- Fósforo branco
- Monofluoroacetato de sódio
- Monofluoroacetamida
- Sais de bário
- Sais de tálio.

Além disso, formulações líquidas, premidas ou não, em pasta, pós solúveis, pós molháveis ou iscas em pó não são permitidas. Dentre os tipos permitidos de apresentação dos rodenticidas estão:

- Pós de contato
- Iscas simples, parafinadas ou resinadas
- Granulados
- *Pellets* ou blocos.

As embalagens devem conter especificações do grupo químico a que pertence o rodenticida em questão, ação tóxica e tratamento adequado ou antídoto, se houver, para os casos de intoxicações. Outro aspecto importante na apresentação das embalagens dos rodenticidas é a obrigatoriedade da inscrição dos termos CUIDADO! VENENO! e o símbolo da caveira nos rótulos.[2]

Principais grupos de rodenticidas proibidos no Brasil

Os principais rodenticidas comercializados ilegalmente no Brasil e que são responsáveis pela maioria dos casos de intoxicações graves em cães e gatos são o fluoroacetato de sódio (FAS) e, com menor frequência atualmente, a estricnina. Estes rodenticidas serão descritos mais detalhadamente em seguida.

Existem outros grupos de rodenticidas, de pouca importância na clínica das intoxicações no Brasil, porque além de serem proibidos em diversos países, pela sua alta toxicidade e letalidade nos casos de intoxicações, o acesso a estes é limitado mesmo para a comercialização clandestina no país (Quadro 67.1).[4-6]

Fluoroacetato de sódio

Os ácidos fluoroacéticos, entre eles, o FAS, também denominado composto 1080 ($CH_2FCOONa$) e o CH_2FCONH_2, que é o composto 1081, são rodenticidas que foram amplamente utilizados nos controles rural e urbano de roedores e predadores domésticos, principalmente nas décadas de 1970 e 1980.[7,8] O FAS pode ser encontrado também como princípio ativo de algumas plantas tóxicas existentes no Brasil, como *Arrabidaea bilabiata* e *Palicourea marcgravii*, esta conhecida como "erva-de-rato" ou "cafezinho"; na Austrália, como *Acacia georginae, Gastrolobium* spp. e *Oxylobium* spp. e, em alguns países da África, nas plantas *Dichapetalum cymosum* e *Dichapetalum toxicarium*. Estas plantas que contêm ácidos fluoroacéticos são causadoras de morte súbita em ruminantes, principalmente nos bovinos.[9]

No Brasil, o fluoroacetato ficou bastante conhecido por suas apresentações comerciais Mão Branca® e Era Rato® (Figura 67.1 A e B), nomes que representam a sua letalidade para os roedores. São substâncias hidrossolúveis, insípidas e extremamente tóxicas para roedores, homem e outros mamíferos.[7,8] Devido à alta toxicidade, o seu uso foi limitado em alguns países, e os poucos usuários desse produto atualmente, como os EUA, que seguem normas técnicas impostas pela American Society for Testing and Materials (ASTM) ou por

Quadro 67.1 Outros rodenticidas de menor importância entre as intoxicações em cães e gatos no Brasil, apresentados em ordem alfabética.

Rodenticidas	Formas de apresentação	Mecanismo de ação toxicológica*	Sinais e sintomas*	Diagnóstico	Tratamento
ANTU (sintético e orgânico)	–	Toxicidade neurológica, gastrintestinal e respiratória	Inespecíficos como convulsões, diarreias, vômitos, edema pulmonar agudo	Histórico e quadro agudo inespecífico	Medidas de desintoxicação e tratamento sintomático
Arsênico (orgânico e inorgânico)	Sal de arsênico (praguicida) desde o século 18 até meados de 1980; fontes como mineral natural, uso em indústria, agricultura, pecuária, conservante de alimentos e bebidas e em medicina para o controle de psoríase e asma (uso proibido)	Interfere na fosforilação oxidativa e produção e armazenamento de energia; intoxicação oral e inalatória; citotoxicidade e toxicidade vascular	Na formulação de rodenticida (inorgânico), intoxicação aguda com sintomas gastrintestinais com intensa dor abdominal, salivação, vômito e diarreia; sinais cardiovasculares e neurológicos; a inalação provoca dispneia, hemólise e aumento da permeabilidade capilar	Mineral radiopaco, pode ser visualizado em radiografias do abdome; dosagem de arsênico no sangue, urina e pelos	Tratamento específico (antídoto): BAL – 2,5 a 3 mg/kg/IM a cada 4 h até 24 h e a cada 12 h durante 7 dias ou DMSA 10 mg/kg/3 vezes/dia** durante 5 dias e 2 vezes/dia *** durante mais 15 dias (menos efeitos colaterais)
Brometalina	Iscas em formatos de *pellets* e blocos de parafina contendo 0,01% de brometalina ou formulações líquidas de 2 a 10%	Inibe a produção de energia nas mitocôndrias das células SNC	Intoxicação aguda dose-dependente; edema cerebral e evolução de sinais neurológicos como ataxia, hiper-reflexia, convulsões, paralisia e intensa depressão do SNC até o óbito	Histórico de ingestão do tóxico e sinais neurológicos; identificação de resíduos em tecido adiposo, cérebro, fígado, rins e outros tecidos	Medidas de desintoxicação e tratamento sintomático; controle das convulsões e do edema cerebral (manitol ou furosemida e dexametasona)
Colecalciferol	Iscas contendo 0,075% de colecalciferol	Ação semelhante à vitamina D_3; retenção de cálcio sérico por ação tubular renal, gastrintestinal e reabsorção óssea – cardiotoxicidade, calcificação de tecidos moles, degeneração e necrose tubular	Alta letalidade; sinais de hipercalcemia e hiperfosfatemia e lesão renal aguda – arritmias, insuficiência renal aguda, morte	Indireto pela dosagem de cálcio e fósforo séricos (aumentados, especialmente cálcio ionizado); dosagem de PTH (diminuído); direto pela dosagem dos níveis de $25(OH)D_3$ ou $1,25(OH)_2D_3$ no fígado e bile	Medidas de desintoxicação, monitoramento cardíaco, tratamento sintomático (fluidoterapia com solução fisiológica 0,9% ou glicose 5%, diuréticos, prednisona) Antídoto ou tratamento específico: calcitonina ou colestiramina (para diminuir o cálcio sérico); pamidronato dissódico: 1,3 a 2 mg/kg infusão IV com solução salina durante 2 a 4 h; segunda infusão após 4 a 7 dias, se necessário
Fósforo amarelo (inorgânico)	Sais	Agente altamente corrosivo para pele e membranas mucosas, provoca lesão gastrintestinal aguda, degeneração gordurosa do fígado, rins e cérebro	Fase 1: 8 a 24 h após ingestão, sinais gastrintestinais agudos, podendo levar à morte; fase 2: algumas horas a dias, citólise hepática, paciente assintomático; fase 3: consequência das degenerações, sinais neurológicos, cardíacos, renais e hepáticos irreversíveis	Histórico de sintomas, odor pútrido no vômito e fezes, hiperfosfatemia e hipocalcemia	Medidas de desintoxicação do trato gastrintestinal e pele para agentes corrosivos; tratamento de suporte e sistemático; monitorar fígado e rins com provas de funções hepática e renal
Tálio (inorgânico)	Sais	Citotoxicidade (inibe bomba de sódio na membrana celular e causa edema e degeneração celular, além de peroxidação lipídica cerebral); interfere na fosforilação oxidativa; diminui ATPase	Sinais inespecíficos gastrintestinais, com período assintomático de 2 a 3 dias para o início de sinais neurológicos e neuromusculares com polineuropatias, tremores, ataxia e convulsões. A morte ocorre por parada cardiorrespiratória. Animais sobreviventes podem apresentar alopecia inespecífica reversível e sequelas neurológicas	Radiografias abdominais podem verificar ocorrência de tálio que é radiopaco; dosagem de tálio no sangue e urina	Medidas de desintoxicação (carvão ativado e catárticos), indução de diurese com fluidos e diuréticos, hemodiálise ou diálise peritoneal. Antídotos ou tratamento específico: difeniltiocarbazona (70 mg/kg/3 vezes/dia); fosfato férrico ferrocianuro ou azul da Prússia (10 g em 50 mℓ de manitol 10%)

*Na intoxicação aguda. **A cada 8 h. ***A cada 12 h. ANTU = alfanaftilureia; BAL = dimercaprol; DMSA = ácido meso-2,3-dimercaptossuccínico; IV = intravenosa; PTH = hormônio paratireóideo; SNC = sistema nervoso central.

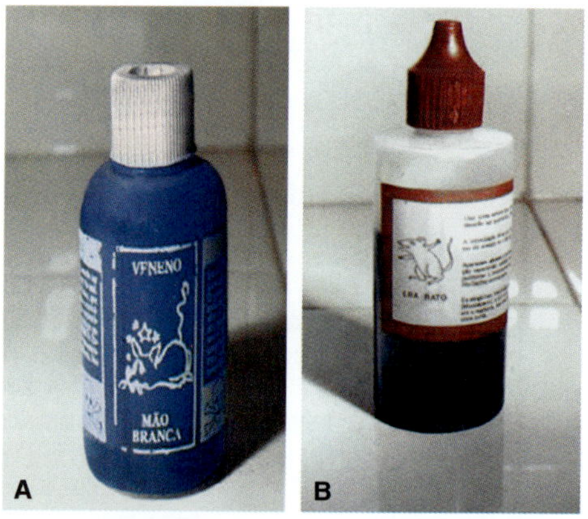

Figura 67.1 A. Principal apresentação comercial de fluoroacetato de sódio (FAS), Mão Branca®, mostrando sua formulação com conteúdo líquido azulado, padrão desse rodenticida. **B.** Outra apresentação comercial de FAS, denominada Era Rato®. (Imagens gentilmente cedidas pela Dra. Michiko Sakate.)

órgãos governamentais relacionados com a saúde pública nos demais países, que permitem o uso do fluoroacetato, mas restrito ao controle de algumas pragas e predadores domésticos, como na Nova Zelândia e Austrália.[1,2,8] No entanto, o uso do fluoroacetato no Brasil ocorre de maneira ilegal e indiscriminada.

Os efeitos tóxicos do FAS são decorrentes da ação do fluorocitrato, seu metabólito ativo, que age no ciclo de Krebs e bloqueia a ação da aconitase, na denominada "síntese letal" (Figura 67.2).[8] Esta enzima é responsável pela conversão de citrato em isocitrato e o seu bloqueio prejudica a produção de trifosfato de adenosina (ATP) no organismo, assim como o metabolismo oxidativo das substâncias fornecedoras de energia. Como via alternativa para produção de energia, o organismo inicia um processo de metabolização anaeróbica das reservas de glicose e glicogênio hepáticos, acarretando a produção e acúmulo de cetossubstâncias no sangue, levando o animal intoxicado a um quadro de acidose metabólica e diversas alterações hemodinâmicas.[8,10]

O citrato é acumulado principalmente em tecidos, como no miocárdio e no sistema nervoso central (SNC), e em menor quantidade no fígado. Além disso, esse substrato do ciclo de

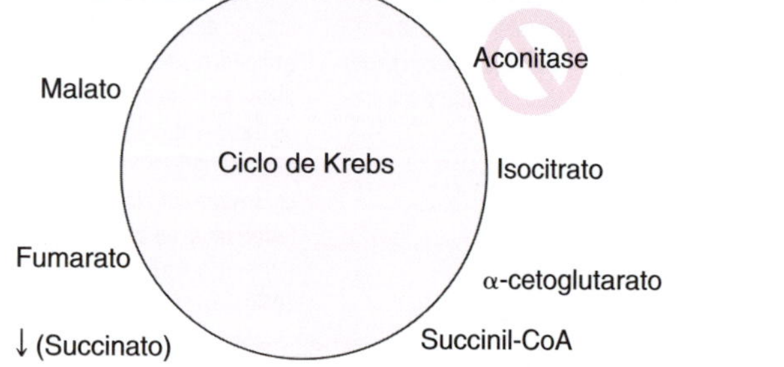

Figura 67.2 Bloqueio do ciclo de Krebs por fluoroacetato de sódio (FAS), mostrando a conversão em fluorocitrato e ação sobre a enzima aconitase, com consequente acúmulo de citrato e diminuição da produção de energia e dos demais subprodutos do ciclo, em especial, o succinato.

Krebs exerce um efeito quelante do cálcio sérico, diminuindo as concentrações de cálcio livre ativo.[10] A excreção do citrato acumulado no organismo está diretamente relacionada com as condições metabólicas na intoxicação. Há considerável diminuição da excreção do citrato nos quadros de acidose e acidificação da urina. Outros fatores, além do pH urinário, podem interferir na excreção do citrato, como o succinato de sódio que aumenta o *clearance*, diminuindo a reabsorção tubular do citrato.[10] O citrato age como um precursor da acetil coenzima A (acetil-CoA) na síntese de ácidos graxos em vários órgãos. No entanto, existe pouca interferência na sua concentração, no fígado, durante a intoxicação por FAS, mas, nos rins, o citrato se acumula rapidamente. As consequências do acúmulo do citrato em determinados órgãos relacionados com a regulação da síntese de ácidos graxos ainda são discutidas. A distribuição do citrato no tecido renal caracteriza-se pelo acúmulo progressivo, da região cortical para a medular, e diminuição na papila renal, reduzindo a quantidade de ATP nesses tecidos.

Os sintomas cardíacos e neurológicos estão associados ao acúmulo de citrato nesses tecidos e aos efeitos da acidose metabólica e hipocalcemia.[8] A neurotoxicidade também é causada pelo acúmulo de glicose sérica e amônia cerebral, concomitante aos efeitos de bloqueio da saída de íons Cl^- nos neurônios motores, redução da síntese de glutamina cerebral e distúrbios dos mecanismos mediados pelo ácido gama-aminobutírico (GABA), que são neurotransmissores inibitórios que atuam no SNC e no sistema nervoso periférico (SNP).[11] A cardiotoxicidade também está relacionada com a ação tóxica direta do fluorocitrato no miocárdio, pela inibição do aproveitamento de glicose local e consequente hipoxia celular e acidose metabólica, acarretando inúmeras alterações hemodinâmicas.[11]

Manifestações clínicas de intoxicação

Os efeitos clínicos e patológicos, presentes na intoxicação por FAS, são divididos entre sintomas cardiovasculares e neurológicos que variam de acordo com a espécie animal, intensidade dependente da dose e variações individuais. As doses orais tóxicas para cães e gatos podem variar de 0,096 a 0,2 mg/kg e 0,3 a 0,5 mg/kg, respectivamente.[12]

O período de latência para o aparecimento de sintomas clínicos, a sequência e a duração dos mesmos podem variar conforme a quantidade de tóxico ingerida, a espécie animal e entre indivíduos de uma mesma espécie, podendo ocorrer os sintomas iniciais entre 30 min e 4 a 6 h após a ingestão do tóxico.

Cães e gatos intoxicados com FAS apresentam, inicialmente, sintomas gastrintestinais como vômito e defecação frequentes, com ou sem diarreia, que nem sempre são observados nos quadros clínicos mais avançados.

Os sintomas neurológicos estão associados a midríase bilateral irresponsiva à incidência de luz direta (Figura 67.3), alterações de comportamento com vocalização, latidos ou miados constantes, convulsões, ataxia, hiperexcitabilidade, tremores ou mioclonias, enquanto os sinais cardíacos são representados pelo aparecimento de arritmias, podendo evoluir para fibrilação ventricular e parada cardíaca.[13,14] Ao eletrocardiograma, podem ser observadas, além das arritmias ventriculares, alterações de repolarização ventricular, sugerindo lesões hipóxicas do miocárdio (Figura 67.4). Além disso, taquipneia e taquicardia podem ser observadas como mecanismo compensatório na acidose metabólica e também dispneia, nos casos de edema e/ou hemorragias pulmonares causados pelas alterações hemodinâmicas.[15] Os cães podem apresentar hipertermia e os gatos geralmente desenvolvem hipotermia durante a intoxicação por

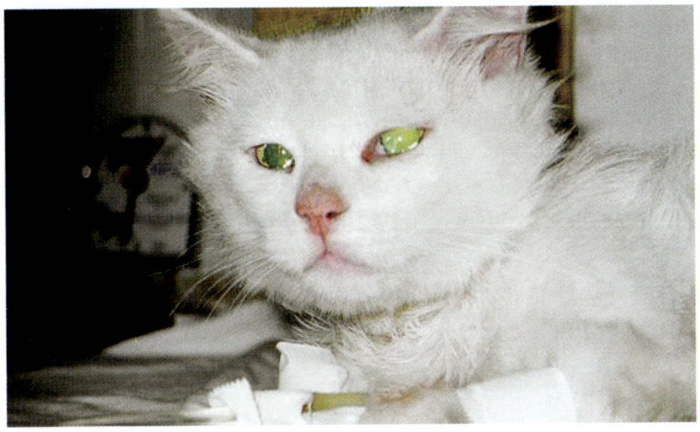

Figura 67.3 Gato intoxicado experimentalmente com 0,45 mg/kg de fluoroacetato de sódio (FAS) por via oral, apresentando midríase bilateral não responsiva. (Imagem gentilmente cedida pela Dra. Rita Collicchio-Zuanaze.)

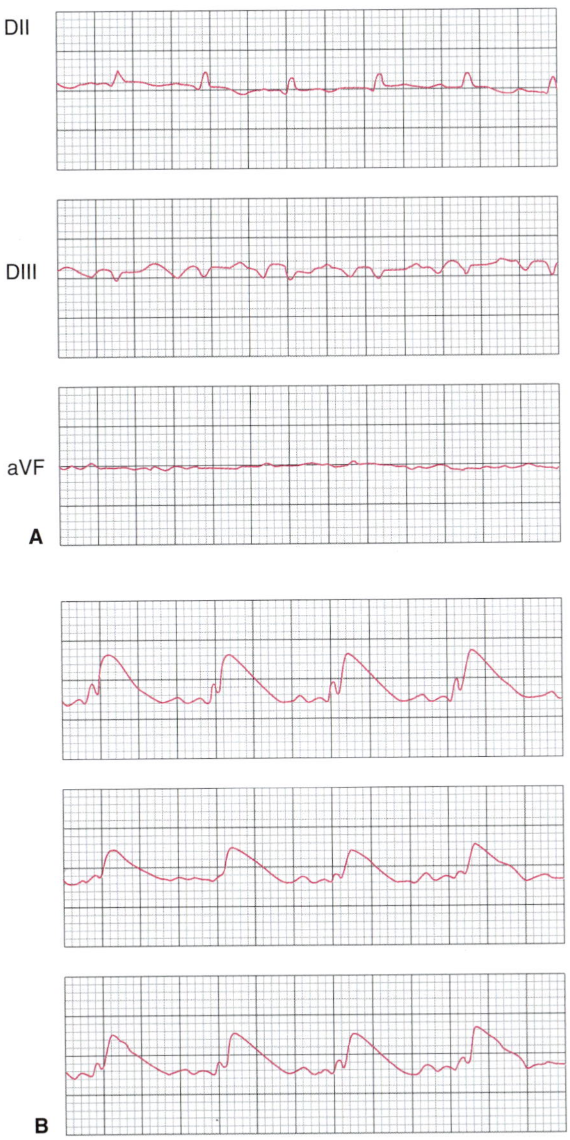

Figura 67.4 A. Trecho eletrocardiográfico normal de um gato não intoxicado, nas derivações DII, DIII e aVF. **B.** Nas mesmas derivações, trecho eletrocardiográfico de gato intoxicado por FAS, logo após episódio convulsivo, que apresentou supradesnível de ST e aumento da onda T, indicando hipoxia, bastante sugestivo de infarto agudo do miocárdio (TEB ECG® –50 mm/s, amplitude 2 N).

fluoroacetato.[15,16] O FAS também tem influência direta sobre o sistema efetor da termorregulação. A ação do fluorocitrato no bloqueio seletivo do ciclo de Krebs provoca, secundariamente, diminuição na produção de calor e do metabolismo aeróbico com consequente hipotermia, principalmente em gatos.[15]

Diagnósticos clínico e laboratorial

Os sintomas mais sugestivos da intoxicação, em cães e gatos, baseiam-se no quadro neurológico de excitação e convulsões, além de midríase irresponsiva à luz e alterações cardiorrespiratórias, como arritmias ventriculares, taquipneia e dispneia.[13-15] As alterações laboratoriais mais comuns demonstram acidose metabólica com diminuição de pH, HCO_3^- e Po_2 e aumento da Pco_2 evidenciados na hemogasometria, as quais indicam quadro de acidose metabólica no animal intoxicado. Hipopotassemia e hipocalcemia por diminuição de cálcio sérico ionizado também são observadas.[17] O hemograma pode apresentar leucopenia e trombocitopenia transitórias, de origem ainda desconhecida. Sugere-se que possa haver um sequestro esplênico ou para focos inflamatórios durante a intoxicação, causado provavelmente pela gastrite ou gastrenterite associadas. Também se supõe que o FAS exerça função inibitória sobre leucócitos e plaquetas.[17]

Hiperglicemia transitória, a partir de 12 a 14 h após a intoxicação, também pode ser verificada, principalmente pelo aumento do cortisol endógeno e maior demanda de glicogênio e glicose, como fornecedores de energia para o metabolismo anaeróbico alternativo ao organismo. As enzimas creatinoquinase (CK) total e sua fração cardíaca (CK-MB) podem apresentar elevações significativas, assim como a lactato desidrogenase (LDH), sugerindo lesões musculares causadas por hipoxia tecidual que ocorre durante a intoxicação, particularmente, no miocárdio.[17]

Os níveis de citrato sérico, na urina e nos tecidos, principalmente renal e hepático, deverão estar aumentados na intoxicação por FAS, no entanto, a análise deste composto para o diagnóstico ainda é realizada experimentalmente.

A análise toxicológica pode ser realizada por meio de exames qualitativos em cromatografia de camada delgada, identificando FAS em amostras biológicas e iscas. As análises quantitativas por métodos de cromatografias gasosa (CG) ou líquida de alta eficiência (CLAE), também conhecida, como HPLC, ainda são utilizadas experimentalmente, buscando maior especificidade, sensibilidade e rapidez aos métodos de diagnóstico da intoxicação por esse rodenticida.[17,18]

Achados de necropsia

Os principais órgãos acometidos durante a intoxicação por FAS são o coração e o SNC. Mas durante a intoxicação por FAS existem outros órgãos e tecidos sujeitos à ação da hipoxia celular, que ocorre pela diminuição do metabolismo celular oxidativo, como os rins, fígado e pulmões.[17]

Os animais intoxicados e que vêm a óbito apresentam rápido *rigor mortis* e alterações inespecíficas nos diversos órgãos. Podem-se observar edema, congestão e hemorragia no cérebro e pulmões, edema, hemorragia e necrose miocárdicos, congestão e degeneração hepáticas moderadas, gastrenterite catarral, além de congestão e degeneração renais corticomedulares (Figuras 67.5 a 67.8). Estes achados sugerem a ocorrência de processos isquêmicos e degenerativos, principalmente no miocárdio, pulmões, fígado e rins.[17]

Tratamento

O tratamento da intoxicação por FAS, nas diferentes espécies animais e no homem, pode ser bastante frustrante, visto que, em geral, são quadros clínicos graves e variam com a sensibilidade do indivíduo acometido à quantidade de tóxico ingerida. No entanto, existem algumas condutas terapêuticas gerais e específicas que devem ser consideradas diante dessa intoxicação.

A estabilização do paciente em estado crítico deve ser feita imediatamente. O controle das convulsões ou da hiperexcitabilidade deve ser efetuado com a utilização de anticonvulsivantes, como os benzodiazepínicos ou barbitúricos, nas doses e frequência para o tratamento convencional do estado convulsivo; a oxigenoterapia deve ser utilizada quando houver quadros dispneicos ou taquipneicos, que podem ocorrer em resposta a possível quadro de edema pulmonar e acidose metabólica. Se o edema pulmonar agudo estiver presente, utilizar diuréticos, como a furosemida, em doses terapêuticas. Deve-se evitar o uso de diuréticos osmóticos, como o manitol, pela ocorrência de hiperglicemia na intoxicação.[8,13-15]

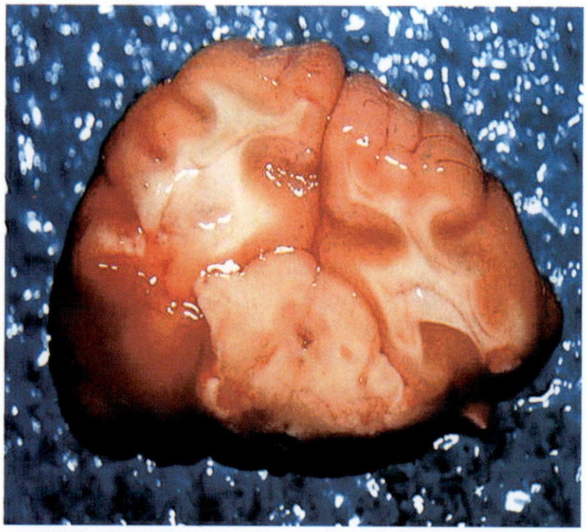

Figura 67.5 Aspecto macroscópico da congestão e edema cerebrais encontrados em gato intoxicado com FAS. (Imagem gentilmente cedida pela Dra. Rita Collicchio-Zuanaze.)

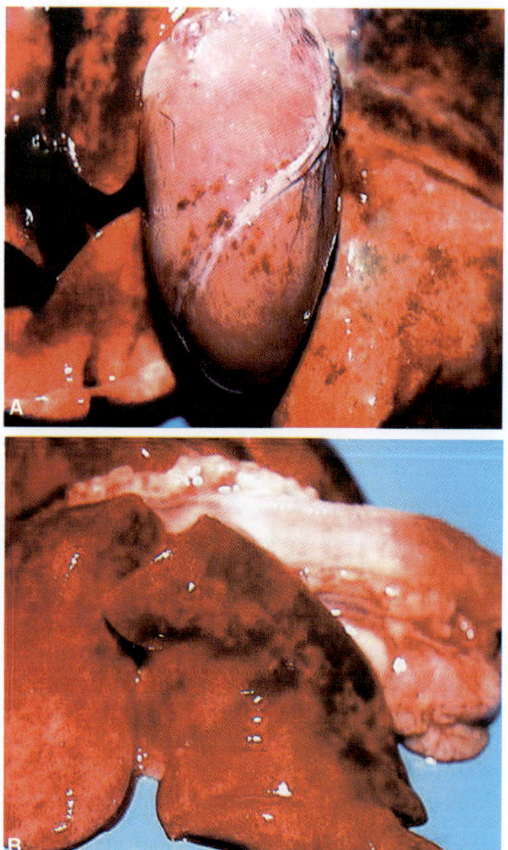

Figura 67.6 A. Áreas de hemorragias no miocárdio em gato intoxicado com FAS. **B.** Aspectos macroscópicos de congestão e hemorragia pulmonares. (Imagens gentilmente cedidas pela Dra. Rita Collicchio-Zuanaze.)

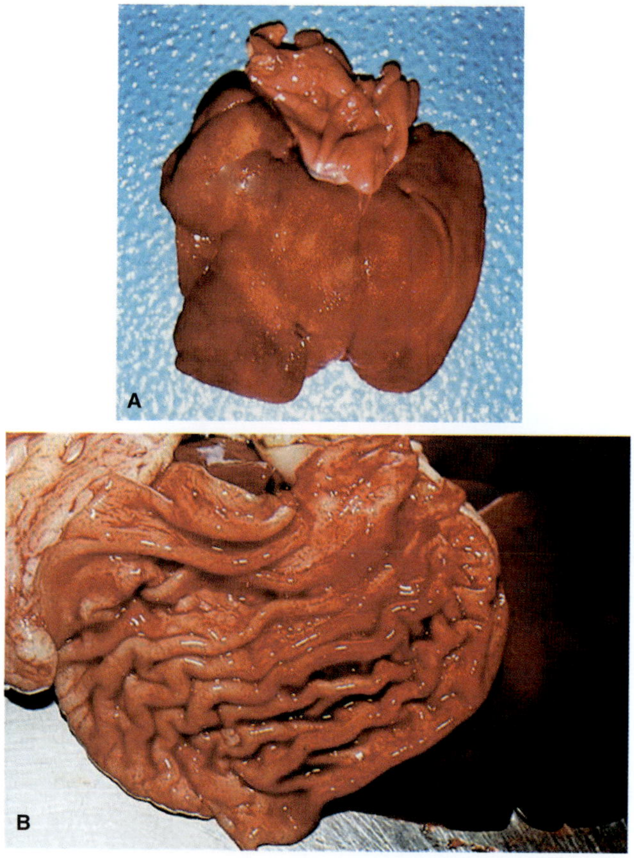

Figura 67.7 A. Congestão e pontos macroscópicos de degeneração hepática em gato intoxicado com FAS. **B.** O mesmo animal apresentou estômago com mucosa gástrica hemorrágica e edemaciada, evidenciando quadro de gastrite aguda pela intoxicação. (Imagens gentilmente cedidas pela Dra. Rita Collicchio-Zuanaze.)

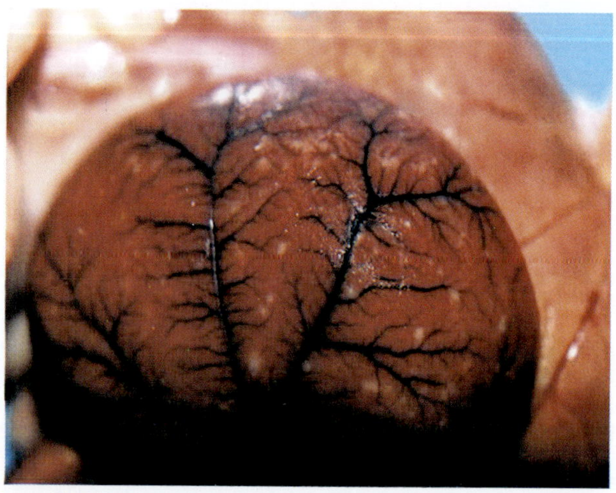

Figura 67.8 Congestão renal e pontos macroscópicos de degeneração em gato intoxicado com FAS. (Imagem gentilmente cedida pela Dra. Rita Collicchio-Zuanaze.)

A fluidoterapia deve ser realizada com cristaloides isotônicos e tem o objetivo de induzir a diurese e manter o acesso venoso ao animal. Podem ser utilizadas soluções de Ringer simples ou com lactato ou solução fisiológica a 0,9%, não devendo ser utilizadas soluções contendo glicose, devido à hiperglicemia transitória que pode ocorrer durante a intoxicação em cães e gatos.[15] A melhor escolha é o Ringer com lactato® como procedimento auxiliar na correção da acidose metabólica que ocorre durante a intoxicação.

O controle da temperatura corporal do animal é extremamente importante e os animais hipotérmicos devem ser aquecidos com bolsas e colchão térmicos; nos casos de hipertermia, os animais devem ser resfriados com compressas frias.[8,13,15] O uso de antiarrítmicos pode ser necessário, na ocorrência de arritmias cardíacas graves, como as taquicardias ventriculares.[8,13]

O vômito não deve ser induzido e a desintoxicação com lavagem gástrica pode ser instituída até 2 h após a ingestão do tóxico, com a utilização de solução salina e carvão ativado diluído, conforme apresentado no Capítulo 65 sobre emergências toxicológicas.

O bicarbonato de sódio a 8,4% (1 mEq/mℓ) pode ser administrado, na dose de 300 mg/kg (3,6 mℓ/kg) em infusão de 15 a 30 min, para reverter o quadro de acidose metabólica e favorecer a excreção renal do FAS, que se torna mais hidrossolúvel em pH urinário alcalino.[8]

Recomenda-se como terapia de suporte, o uso de antibióticos de amplo espectro, durante no mínimo 7 dias, para prevenir o aparecimento de infecções oportunistas, visto que o animal pode apresentar leucopenia importante até 72 h após a intoxicação.[15]

Terapia específica

A terapia específica (Quadro 67.2) pode ser instituída com a utilização de gluconato de cálcio a 10%, nas doses de 130 mg/kg IV ou 1 mℓ/kg IV, lentamente, em *bolus* a cada 1 a 2 h, ou também nas doses de 0,2 a 0,5 mℓ/kg em solução diluída a 5% para infusão contínua, para reverter a hipocalcemia em cães e gatos.[15,19]

O succinato de sódio (medicamento manipulado em concentração de 240 mg/mℓ e pH entre 7,3 e 7,4) vem sendo utilizado, experimentalmente, como um agente complementar no restabelecimento do ciclo de Krebs e reversão da acidose metabólica, na dose de 240 mg/kg, também em *bolus*, a cada 1 a 2 h; nos mesmos momentos da aplicação do cálcio, mas não simultaneamente, para evitar precipitação dos constituintes; os intervalos entre as aplicações devem ser monitorados e cada animal deve ser reavaliado quanto à resposta ao tratamento. Se necessário, pode-se reduzir as dosagens à metade ou para até um terço da dose inicial recomendada.[15]

No caso de animais assintomáticos, recomenda-se o uso de doadores de acetato, como o monoacetato de glicerol a 10% (Monoacetin®), na dose de 0,55 mg/kg IM, a cada 30 min, durante 12 h ou 500 mℓ diluídos em solução fisiológica, durante os primeiros 30 min após a ingestão do tóxico, protocolo este sugerido para o tratamento da intoxicação no homem. Em outro protocolo experimental em cães, as doses sugeridas são 0,5 mℓ/kg IM, na primeira aplicação e 0,2 mℓ/kg nas aplicações posteriores.[16] Este medicamento tem como função específica impedir a síntese do fluorocitrato e consequentemente o estabelecimento dos sintomas clínicos. No entanto, este deve ser utilizado logo após a ingestão do tóxico, antes do aparecimento das manifestações clínicas, o que, na prática, é pouco utilizado.

Acetamida, outro doador de acetato, pode ser utilizada na dose de 20 a 25 mℓ/kg diluída em dextrose a 5% em infusão de aproximadamente 60 min ou na velocidade de 5 mℓ/kg/h até um período de 12 a 18 h, com o objetivo também de doar íons acetato e impedir a síntese do metabólito tóxico no início da intoxicação, ainda sem sintomatologia. Porém, seus efeitos foram benéficos experimentalmente em ratos na dose de 1,25 g/kg e em altas doses em humanos, uma solução de acetamida a 10% diluída em dextrose a 5%, na dose de 7 a 10 mℓ/kg/30 min e após 5 mℓ/kg a cada 4 h durante 24 a 48 h. O uso de acetamida em gatos requer diminuição de até 75% na dose recomendada, devido aos efeitos adversos de aumento da frequência cardíaca nesses animais.[8]

O etanol a 50% pode ser indicado como alternativa ao uso dos demais doadores de acetato (monoacetato de glicerol ou acetamida), para também minimizar a conversão de fluoroacetato em fluorocitrato nos animais assintomáticos. A dose oral recomendada é 8 mℓ/kg, associada ao ácido acético a 5%, também na dose de 8 mℓ/kg.[8] Vale ressaltar que a existência de sintomas clínicos nos animais intoxicados por FAS indica que já está ocorrendo a biotransformação do fluoroacetato em seu metabólito tóxico, o fluorocitrato, tornando de pouca eficácia o uso de doadores de acetato ou do etanol, nos casos sintomáticos.

Quadro 67.2 Doses dos fármacos específicos utilizados na intoxicação por FAS em cães e gatos.

Tratamento específico (fármaco e concentração)	Doses, vias de administração e intervalos entre doses
Monoacetato de glicerol a 10%	0,5 mℓ/kg IM, primeira aplicação; 0,2 mℓ/kg aplicações seguintes a cada 30 min, se necessário
Acetamida	20 a 25 mℓ/kg diluído em dextrose a 5%, infusão IV durante 60 min, durante 12 a 18 h (velocidade de administração 5 mℓ/kg/h
Etanol a 50%	8 mℓ/kg VO associado a ácido acético a 5% na mesma dosagem
Gluconato de cálcio a 10%	130 mg/kg ou 0,2 a 0,5 mℓ/kg IV lentamente, *bolus* a cada 1 a 2 h
Succinato de sódio (240 mg/mℓ)	240 mg/kg IV lentamente, *bolus* a cada 1 a 2 h
Pentobarbital sódico	15 a 30 mg/kg IV até o controle das convulsões

FAS = fluoroacetato de sódio; IM = intramuscular; IV = intravenosa; VO = via oral.

Prognóstico

O prognóstico da intoxicação por FAS é considerado reservado a mau, podendo ser mais favorável após 48 h de sobrevida do animal intoxicado. Casos de acidose metabólica prolongada e aumento da ureia e creatinina séricas caracterizam sempre um mau prognóstico.

▪ Estricnina

Definição e mecanismo de ação toxicológica

Estricnina é um rodenticida altamente tóxico, sintetizado a partir de um alcaloide ativo da árvore *Strychnos nux-vomica*, encontrada no Sudeste Asiático e nordeste da Austrália. Foi utilizada como rodenticida na Alemanha desde o início do século 16, tendo posteriormente seu uso restrito em diversos países. No Brasil, seu uso como rodenticida também é proibido por lei e anteriormente foi utilizado como princípio ativo em medicamentos de ação analéptica ou estimulante circulatório, que foram retirados do mercado farmacêutico devido à pequena margem de segurança entre as doses terapêuticas e tóxicas.[1,20]

As intoxicações em animais domésticos atualmente são menos frequentes, por ser um agente tóxico pouco disponível, sendo encontrado clandestinamente.[2] Entre os pequenos animais, os cães são mais sensíveis e as intoxicações são agudas e, em sua maioria, fatais. Em humanos, são mais comuns os envenenamentos por tentativas de suicídio e como adulterantes de heroína e cocaína utilizadas por dependentes químicos.[20,21]

A maioria das iscas é formulada contendo 0,5 a 1% de sulfato de estricnina e apresenta coloração semelhante a grãos, como milho e soja.

As doses orais tóxicas da estricnina em cães e gatos são 0,5 a 1,2 mg/kg e 2 mg/kg, respectivamente.[20]

Ao ser absorvida pelo organismo após ingestão oral, a estricnina é rapidamente biotransformada pelo fígado e até 20% do que foi absorvido pode ser excretado com a urina, inalterado, em até 24 h. A sua meia-vida plasmática é de aproximadamente 10 h, caracterizando, portanto, o aparecimento rápido dos sintomas clínicos da intoxicação.[20]

A estricnina bloqueia a ação inibitória da glicina sobre os motoneurônios encontrados nas células do corno ventral da medula espinal. Essa inibição provoca atividade neuronal não controlada, produzindo arcos reflexos altamente exagerados. Este neurotransmissor tem a função de abrir os canais de íons Cl^- para promover a hiperpolarização dos neurônios após a condução elétrica. Nos casos de intoxicações pela estricnina, ocorre a despolarização dos neurônios, durante a passagem da condução nervosa, mas não há repolarização, que fica inibida pela ação do agente tóxico sobre os neurotransmissores inibitórios (Figura 67.9). Este efeito sobre a glicina ocorre principalmente em arco reflexo espinal de interneurônios, nas células de Renschaw, provocando estimulação e hipertonicidade dos músculos extensores e que participam dos movimentos respiratórios, que são os músculos intercostais e o diafragma. Além disso, a estricnina age estimulando também os centros sensoriais do córtex cerebral, causando convulsões.[20,21]

Manifestações clínicas de intoxicação

Os sintomas clínicos iniciam-se rapidamente, entre 10 min e 2 h após a ingestão do tóxico. Os animais intoxicados por estricnina apresentam alterações de comportamento, hiperexcitabilidade em resposta a estímulos externos, como luz e barulho, além de tremores, mioclonias e hipertermia. Os sintomas neurológicos graves são caracterizados por convulsões tetânicas, acentuada rigidez muscular e espasticidade dos membros, adotando a chamada posição de "cavalo de pau", também observada nos casos de tétano. Pode haver hipertermia, principalmente pelas contrações musculares ocasionadas pelas convulsões. Vômitos são pouco frequentes, mas podem ocorrer no início da intoxicação.[1,20,21]

O quadro clínico pode evoluir para a morte dos animais por paralisia dos músculos respiratórios (músculos intercostais e diafragma) provocando a asfixia do animal e consequentemente hipoxia tecidual nos SNC e miocárdio, principalmente. Raramente há perda da consciência nos animais intoxicados, porém se ocorrerem convulsões sucessivas e paralisia respiratória, pode haver comprometimento irreversível do SNC, principalmente no córtex cerebral.[20,21]

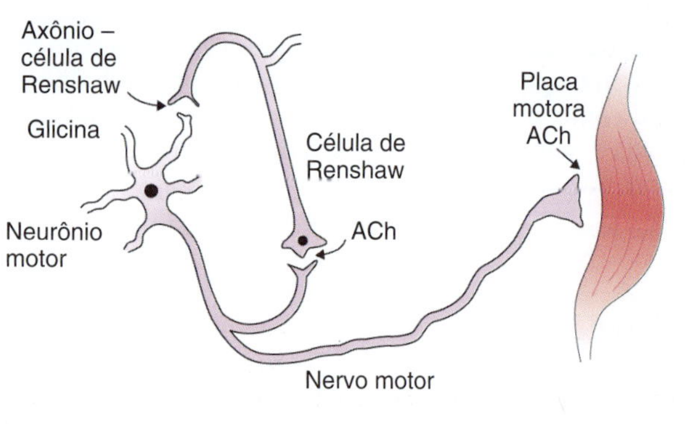

Figura 67.9 Ação competitiva da estricnina sobre o neurotransmissor glicina e seus efeitos pós-sinápticos em interneurônios (nas células de Renshaw), com consequente hiperexcitabilidade, principalmente nas placas motoras. ACh = acetilcolina.

Diagnósticos clínico e laboratorial

O diagnóstico da intoxicação por estricnina baseia-se nos sintomas agudos, principalmente no quadro neurológico característico, juntamente com o histórico de possível ingestão de iscas, comportamento inadequado do animal, divergências com vizinhos, acesso do animal à rua e as evoluções clínicas aguda e grave.[20]

Os achados laboratoriais incluem mioglobinúria, aumento de CK e acidose metabólica, devido às contrações musculares e convulsões sucessivas.

A análise toxicológica para detecção da estricnina no organismo do animal é o meio de diagnóstico conclusivo da intoxicação por esse agente. Amostras congeladas de urina, conteúdo estomacal e fragmentos de fígado podem ser analisados por cromatografia em camada delgada (CCD; análise qualitativa). A estricnina não é encontrada em concentrações elevadas no tecido cerebral, portanto não caracteriza material indicado para avaliação toxicológica.[20]

Achados de necropsia

Os animais que morrem intoxicados apresentam rápido *rigor mortis* com rápido relaxamento. À inspeção do corpo do animal, podem-se observar hemorragias subcutâneas e musculares por traumatismos durante os episódios convulsivos, cianose, o estômago pode conter alimentos ou iscas e aspiração de corpo estranho com restos de alimentos nos brônquios. À histopatologia, pode-se verificar tecido neurológico normal ou evidências de edema cerebral ou degeneração esponjosa da substância branca no cérebro, medula espinal e nervo óptico, caracterizando processos de hipoxia.[21]

Tratamento

Não há tratamento específico (Quadro 67.3) para a intoxicação por estricnina, sendo estabelecidas medidas de suporte com o objetivo de prolongar a sobrevida até a recuperação do animal.[1,20]

Dentre as medidas terapêuticas, o controle das convulsões e o relaxamento muscular são fundamentais, com a utilização de diazepam ou barbitúricos, além da manutenção da anestesia com anestésicos inalatórios por pelo menos 48 h. Outro medicamento que pode ser utilizado para promover o relaxamento muscular é o metocarbamol (Robaxin®) na dose de 150 mg/kg IV e, se necessário, repetir a dose de 90 mg/kg, a menos que tenha sido utilizado pentobarbital anteriormente.[20]

O ambiente adequado também é importante, mantendo o animal em local com pouca iluminação direta, silencioso e com poucos estímulos externos. Intubação traqueal,

Quadro 67.3 Doses dos fármacos utilizados no tratamento sintomático da intoxicação por estricnina em cães e gatos.

Tratamento sintomático (fármaco e concentração)	Doses, vias de administração e intervalos entre doses
Metocarbamol	150 mg/kg IV primeira aplicação e segunda aplicação 90 mg/kg, se necessário (contraindicado se for usado pentobarbital como anticonvulsivante)
Pentobarbital	15 a 30 mg/kg IV até o controle das convulsões
Diazepam	0,5 mg/kg IV até o controle das convulsões
Vitamina C	500 mg dose única diária IV ou SC
Cloreto de amônio	100 mg/kg VO, a cada 12 h
Manitol 5%	7 mg/kg/h IV em solução salina a 0,9%

IV = intravenosa; SC = subcutânea; VO = via oral.

respiração artificial e oxigenoterapia, para manutenção da função respiratória, são fundamentais nos casos graves de cianose. A utilização de anestésicos dissociativos, como a quetamina, é contraindicada por promover estímulo motor no SNC, principalmente na medula espinal. Os opioides, principalmente a morfina, também são contraindicados por promoverem depressão respiratória e possível estimulação neurológica.

A lavagem gástrica, com solução salina e carvão ativado, pode ser realizada como medida de desintoxicação inicial, até 1 h após a ingestão do tóxico. A indução do vômito nesses animais é totalmente contraindicada, para não induzir ou agravar o quadro neurológico.[1,20]

A acidificação urinária, com utilização de vitamina C injetável (500 mg) ou cloreto de amônio (100 mg/kg VO, a cada 12 h), potencializa a excreção renal da estricnina, tornando-a hidrossolúvel em pH urinário ácido. Além disso, fluidoterapia intravenosa, com solução fisiológica a 0,9% ou de Ringer, intensifica a diurese e a excreção da estricnina. Nos casos de animais em acidose metabólica ou respiratória, com mioglobinúria e comprometimento respiratório grave, a acidificação é contraindicada. O uso de $NaHCO_3$ é indicado somente na correção da acidose metabólica, sendo ineficaz nos casos em que a acidose é de origem respiratória.[20]

O edema cerebral, causado pelas convulsões na intoxicação por estricnina, pode ser minimizado ou prevenido com a utilização de diuréticos osmóticos, como o manitol a 5% em solução salina (7 mg/kg/h) e também o uso de corticosteroides pode ser indicado, por seus efeitos anti-inflamatórios e menor formação de radicais livres sobre o SNC.

Prognóstico

O prognóstico da intoxicação por estricnina, em pequenos animais, geralmente é reservado, no entanto, dependerá do tempo de evolução e quantidade de tóxico ingerida. Na maioria dos casos, a evolução aguda é caracterizada por convulsões tetânicas sucessivas, culminando com a morte por asfixia.

Rodenticidas de utilização liberada no Brasil

Os rodenticidas anticoagulantes são muito utilizados no Brasil, pois são liberados para uso em ambientes doméstico, comercial, industrial, na zona urbana e rural, portanto é comum o emprego desse rodenticida no combate e controle dos roedores (ratos e camundongos), pois estes provocam prejuízos econômicos e às saúdes humana e animal, pela transmissão de doenças como leptospirose.

Esses rodenticidas são de baixo custo, fácil aquisição, manipulação e utilização, sendo vendidos em supermercados, lojas agropecuárias e dos gêneros, além de aparecerem em propagandas promocionais de redes de supermercados, dividindo o espaço com os anúncios de produtos alimentícios, demonstrando a popularidade desse tipo de raticida.

Porém, tal fato se torna preocupante, pois aumenta muito o risco de intoxicações, principalmente quando os devidos cuidados em sua utilização são menosprezados; no entanto, têm antídoto e o veículo do referido rodenticida não é líquido, o que diminui consideravelmente o risco de óbito na ingestão acidental, por isso o produto é liberado no Brasil para o uso doméstico.

Rodenticidas anticoagulantes

Definição

A intoxicação por rodenticidas anticoagulantes é uma das causas mais comuns de coagulopatia adquirida em medicina veterinária, principalmente na rotina de pequenos animais, sendo o cão mais acometido que o gato, pois este último tem apetite mais seletivo, não ingerindo as iscas; também se utiliza o rodenticida no extermínio de cães e gatos.

Os rodenticidas anticoagulantes provocam distúrbios na hemostasia, caracterizados por coagulopatia, pois o princípio tóxico age como antagonista competitivo da vitamina K, produzindo fatores de coagulação dependentes da vitamina K inativos, interferindo na homeostasia da cascata da coagulação, desenvolvendo assim os sintomas clínicos de hemorragia pelo efeito anticoagulante.

Em meados de 1920, devido a uma mudança na política agrícola da América do Norte, o milho utilizado para a alimentação do gado foi substituído pelo trevo-doce (*Melilotus* spp.), que provocou um grande número de óbitos de bovinos decorrente de um distúrbio hemorrágico.[22]

O laboratório Link, juntamente com Harold Campbell, em 1939, pesquisando o trevo-doce mofado, isolou e cristalizou o agente tóxico como *bis-hidroxicoumarina*, que foi sintetizada em 1940 e mais tarde ficou conhecida como dicoumarol ou Dicumarol®.[22,23]

Em 1948, após pesquisas em cães e ratos, a Winscomin Alumni Research Foundation (WARF) selecionou e promoveu o composto 42 como um importante rodenticida e este congênere sintético, mais potente, passou a ser utilizado como um rodenticida extremamente eficaz, conhecido como varfarina ou warfarina que tem este nome devido à sigla do detentor da patente, a WARF, acrescido do sufixo -arina, de derivado de cumarina, e foi o primeiro rodenticida no mercado.[22-24]

A varfarina é um derivado cumarínico (*4-hidroxicoumarina*) que tem o nome químico 3(α-fenil-β-acetiletil) *4-hidroxicoumarina*.[23,25,26]

A varfarina e seus congêneres podem apresentar-se como substâncias sólidas ou em pó, cristalinas e incolores, inodoros, insípidos, são praticamente insolúveis em água, mas na forma de sal sódico são totalmente solúveis, sendo a varfarina 75.000 vezes mais solúvel em meio aquoso que o dicumarol, apresenta baixa volatilidade, e a maioria é estável em condições normais de armazenamento.[23,25,26]

De acordo com a estrutura química os rodenticidas anticoagulantes são divididos em dois grupos:

- *Derivados das hidroxicoumarinas* (varfarina, brodifacoum, bromadiolona, coumafouril, coumatetralil, difenacoum, coumachlor, cumacloro, tomorim, cumafeno, fumarin, flocoumafen)[22,27,28]
- *Derivados das idandionas* (clorofacinona, difacinona, Diphacin®, pindona e pivalin).[22,27,28]

Os rodenticidas anticoagulantes são classificados em primeira e segunda gerações, de acordo com a sua potência como antagonista da vitamina K e consequentemente o seu efeito anticoagulante:

- A *primeira geração (curta ação)* compreende varfarina, dicumarol, fumarin, pindona e valona, é caracterizada pela existência de uma grande diferença entre as toxicidades com a dose aguda (única) e a dose crônica (múltipla), pois os rodenticidas de primeira geração atuam com a dose múltipla, e geralmente é necessário que os animais tenham exposições repetidas para consumirem a dose letal. A excreção é rápida e a meia-vida da varfarina é 14 a 14,5 h[5,22,27-30]
- A *segunda geração (longa ação)* é representada por brodifacoum, bromadiolona, difenacoum, difacinona, clorofacinona, difetialona, difenadiona, difacinona e flocoumafen, e a diferença entre a dose aguda (única) e a crônica (múltipla) é mínima, ocasionando a intoxicação aguda e fatal, Têm meia-vida muito longa, isto é, longa duração e ação, com maior potência e eficiência em provocar a intoxicação. A retenção é prolongada no organismo e a meia-vida do brodifacoum é 6 dias.[5,22,27-30]

Os rodenticidas de segunda geração foram desenvolvidos em razão da resistência dos ratos e camundongos aos de primeira geração, em especial à varfarina, que foi amplamente consumida na época e ainda é muito utilizada.[22,29,30] Estas, de segunda geração, são conhecidas como "supervarfarinas" (brodifacoum, difenacoum e alguns derivados das idandionas) têm longa ação anticoagulante.[22] O brodifacoum é o mais utilizado atualmente pela alta eficácia em combater os roedores resistentes à varfarina.[22]

São comercializados em pequenas caixas de papelão ou em sacos plásticos, que contêm os grãos (milho ou outro cereal) associados ao princípio tóxico na forma de pó, mas existem também em formas de *pellets* ou blocos parafinados. Rodenticidas anticoagulantes apresentam-se em diversas colorações, como azul, turquesa, lilás, vermelho, rosa, laranja ou verde-azulada, a concentração pode variar entre 0,005% e 2,5%, sendo as concentrações mais comuns da varfarina de 0,025% a 0,03% (Figura 67.10).[5,31,32]

Os meios de intoxicação são: (1) por ingestão; (2) contato cutâneo e, mais raramente, (3) inalação, e ocorre absorção rápida e completa pelo trato gastrintestinal (TGI) em 2 a 3 h. Apresenta excelente biodisponibilidade, pois 99% do princípio ativo se liga à albumina plasmática, e somente o composto livre é ativo. Após 1 h da ingestão, atinge-se a concentração sérica máxima, mas em virtude de seu mecanismo de ação, este pico não coincide com o efeito tóxico máximo que ocorre em torno de 48 h. O efeito da varfarina em dose única inicia-se após 12 a 16 h e tem duração de 4 a 5 dias.[31,32]

A meia-vida da varfarina no plasma do cão e em outras espécies domésticas é de cerca de 14 a 14,5 h e a toxicidade depende do número de exposições.[29,31,33,34] A metabolização é lenta pelo organismo, sendo necessários 2 a 4 dias para a sua eliminação.[26] A biotransformação ocorre no fígado e a eliminação dos metabólitos inativos (92%) ocorre pela urina. O restante é eliminado inalterado pelas fezes.[26,31,32]

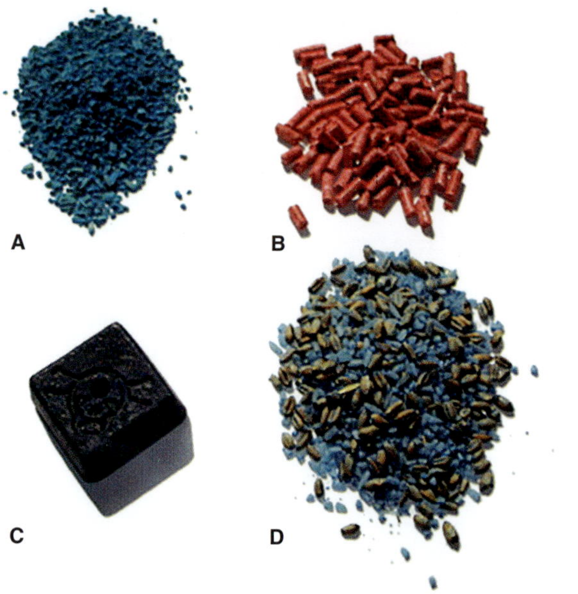

Figura 67.10 Tipos de iscas dos rodenticidas anticoagulantes disponíveis para o comércio. **A.** Isca granulada com o princípio tóxico cumatetralil 0,0375%. **B.** Isca peletizada (*pellets*) com o princípio ativo brodifacoum 0,005%. **C.** Isca em bloco parafinado com o princípio ativo brodifacoum 0,005%. **D.** Isca com grãos de cereais e pó com o princípio ativo bromadiolona 0,005%. (Imagens gentilmente cedidas pela Dra. Eunice Akemi Kitamura.)

O fígado é o principal órgão para o depósito e armazenamento dos rodenticidas anticoagulantes, isso pode ocorrer também no tecido adiposo, mas os principais órgãos onde se encontram a varfarina são o fígado, baço e rins.[26]

Existem diferenças nas doses tóxicas agudas e crônicas, dificultando saber qual é a mais fidedigna. A dose letal (DL_{50}) da varfarina, após ingestão oral em dose única no cão, varia de 5 a 50 mg/kg[33,35] ou de 20 a 300 mg/kg.[5,29,31] A dose única letal da varfarina é de 20 a 50 mg/kg em cães.[26] A dose crônica letal para cães é de 1 a 5 mg/kg/dia, durante 5 a 15 dias.[26,29,33] A pequena ingestão diária de 1 mg/kg de varfarina resulta em intoxicação grave.[35] A DL_{50} do brodifacoum no cão é 3,5 mg/kg e no gato 25 mg/kg.[22]

Mecanismo de ação toxicológica

Os rodenticidas anticoagulantes interagem com a reciclagem da vitamina K no ciclo da vitamina K, sendo antagonistas da vitamina K.[24] Os fatores de coagulação II, VII, IX e X e as proteínas anticoagulantes C e S são dependentes da vitamina K e são sintetizados principalmente no fígado e não são biologicamente ativados, a menos que os resíduos do ácido glutâmico sejam carboxilados.[24,36]

Os resíduos de γ-carboxiglutâmico conferem propriedades de ligação do cálcio a essas proteínas, que são essenciais para que estas se agreguem como um complexo catalítico eficiente. Para esta reação, necessitam de dióxido de carbono, oxigênio molecular, vitamina K reduzida (hidroquinona) e de uma forma precursora da proteína-alvo que contenha um local de reconhecimento do pró-peptídio. A carboxilação está diretamente acoplada à oxidação da vitamina K para epóxido. A vitamina K reduzida tem que ser gerada a partir do epóxido para sustentar a carboxilação e a síntese das proteínas biologicamente competentes.[5,24]

O princípio tóxico do rodenticida anticoagulante bloqueia essa ação de redução,[24] impedindo o metabolismo redutor do epóxido (epóxido redutase) da vitamina K inativa em sua forma de hidroquinona ativa, resultando na formação de fatores de coagulação inativados, induzindo coagulopatia secundária, pois os fatores de coagulação dependentes da vitamina K são envolvidos na coagulação sanguínea e têm funções importantes nas vias intrínseca, extrínseca e comum da cascata de coagulação.

As proteínas são os fatores de coagulação dependentes da vitamina K: *fator II* ou *protrombina (via comum)*, *fator VII (via extrínseca)*, *fator IX (via intrínseca)* e *fator X (via comum)*.[22] As manifestações clínicas de coagulopatia aparecem após a depleção da vitamina K_1 no fígado[22] e a formação dos fatores de coagulação inativados (Figura 67.11).

Fatores que aumentam a toxicidade do rodenticida anticoagulante

Existem condições que aumentam a toxicidade do rodenticida anticoagulante, como os fármacos (sulfonamidas, fenilbutazona e ácido acetilsalicílico) que deslocam o anticogulante da ligação com a albumina.[29,33,37]

O cloranfenicol aumenta a toxicidade pela inibição da atividade microssomal.[29,33,37]

Os outros fármacos que potencializam o efeito anticoagulante da varfarina incluem:

- Paracetamol
- Alopurinol
- Agentes alcalinizantes
- Aminoglicosídios
- Amiodarona
- Esteróis anabolizantes
- Corticosteroides
- Antimetabólicos
- Asparaginase
- Clorpropamida
- Cimetidina
- Aminofilina
- Danazol
- Dextrana
- Diazóxido
- Eritromicina
- Ácido etacrínico
- Amitraz
- Selegilina
- Metronidazol
- Óleo mineral
- Miconazol
- Ácido nalixídico
- Neomicina
- Anti-inflamatórios não esteroides (AINE)
- Propiltiouracila
- Quinidina
- Tetraciclinas
- Diuréticos tiazídicos
- Tolbutamina
- Antidepressivos triciclícos (amitriptilina)
- Fármacos para a tireoide
- Vitamina E.[37]

Os antibióticos em geral, principalmente os de amplo espectro, causam deficiência da vitamina K quando administrados por longo período, porque eliminam a microbiota

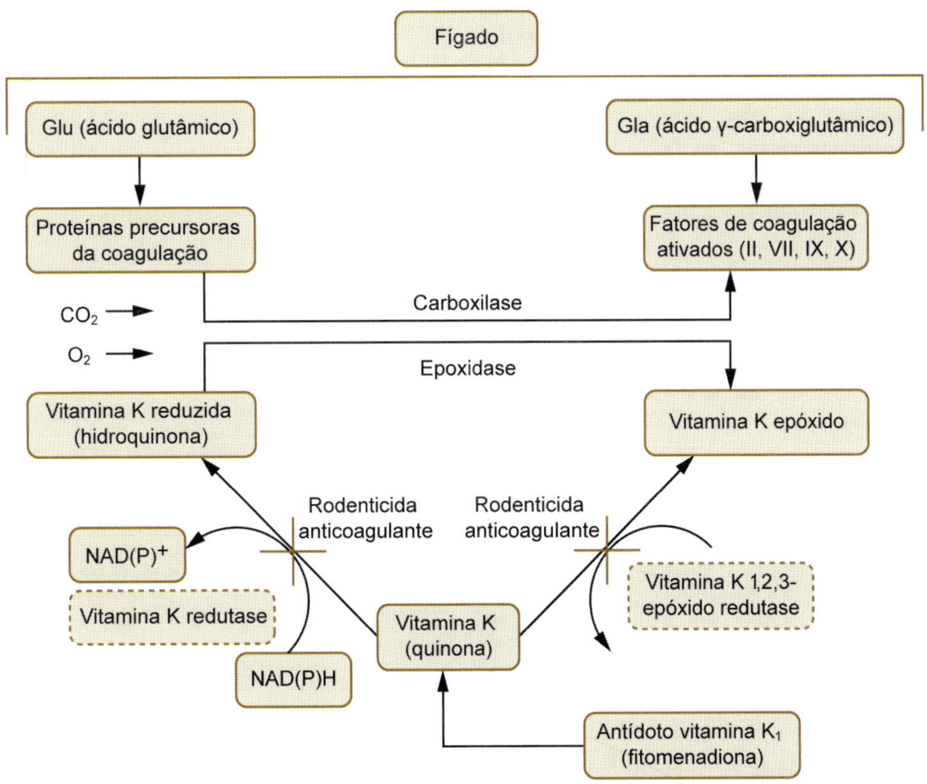

Figura 67.11 Ciclo da vitamina K e mecanismo de ação dos rodenticidas anticoagulantes no fígado. Inibição das enzimas vitamina K 1,2,3-epóxido redutase e vitamina K redutase, resultando em fatores de coagulação dependentes de vitamina K inativados. Local de ação do antídoto vitamina K_1 (fitomenadiona) na administração exógena e produção de fatores da coagulação ativados. (Esquema gentilmente cedido pela Dra. Eunice Akemi Kitamura.) NAD = nicotinamida-adenina-dinucleotídeo; NAD(P)$^+$ = forma oxidada de NAD; NAD(P)H = forma reduzida do fosfato de NAD.

bacteriana intestinal, que é responsável pela produção da vitamina K_2 (natural) utilizada no ciclo da vitamina K, na produção dos fatores de coagulação dependentes de vitamina K.[28,34]

A dieta rica em lipídios aumenta a absorção do princípio tóxico no TGI, além de aumentar a concentração plasmática do rodenticida pela diminuição da ligação da varfarina com a proteína no plasma lipêmico.[28,34]

Suspeita-se que altos níveis de vitamina E na dieta possam interferir na ação dos fatores de coagulação dependentes de vitamina K.[34]

Manifestações clínicas da intoxicação

Numerosos sintomas específicos e inespecíficos de intoxicação por rodenticida anticoagulante são relatados. Os sintomas específicos consistem em hemorragias em diversos locais do organismo; os sintomas inespecíficos incluem as mais variadas alterações clínicas sem nenhum sinal de hemorragia externa.[30]

Por causa da variabilidade de sintomas clínicos, é importante obter uma história clínica acurada, incluindo descrição do ambiente, uso de rodenticidas e existência de roedores mortos nas imediações do ambiente onde vive o animal, principalmente no caso de suspeita de intoxicação.[30]

As manifestações clínicas da coagulopatia iniciam-se tardiamente, em média, após 24 a 48 h da ingestão da varfarina, de acordo com a meia-vida dos fatores de coagulação[30,32] ou podem iniciar-se entre 36 e 72 h ou em torno de 24 a 96 h.[35]

Mais raramente, em casos de ingestão de grande quantidade do rodenticida, as manifestações clínicas ocorrem em 12 h,[32] portanto o aparecimento e a gravidade do quadro hemorrágico dependem de algumas circunstâncias, como tipo de rodenticida ingerido (de primeira ou segunda geração), se a dose ingerida foi suficiente para provocar a intoxicação e do tempo de consumo dos fatores de coagulação dependentes de vitamina K.

O distúrbio hemorrágico tem início após o consumo dos fatores de coagulação dependentes da vitamina K já produzidos e circulantes, pois a falta de vitamina K só interfere na ativação de novos fatores de coagulação.[32]

A meia-vida dos fatores de coagulação dependentes de vitamina K em cães é de: *41 h (fator II)*, *6,2 h (fator VII)*, *13,9 h (fator IX)* e *16,5 h (fator X)*, demonstrando a causa dos sintomas tardios após a ingestão do rodenticida anticoagulante, e que o fator VII tem meia-vida mais curta, por isso o exame de escolha para o diagnóstico é tempo de protrombina (TP), avaliando a via extrínseca, apresentando o tempo prolongado.[31,35,38] Os sinais de hemorragia externa facilmente observados incluem:

- Hemoptise
- Epistaxe (Figura 67.12)
- Hifema
- Hemorragia episcleral ou iridal
- Equimose
- Sangramento gengival
- Hematêmese
- Hematúria
- Melena
- Hematoquezia
- Hematomas externos e sangramento prolongado no local de venopunção, que reforçam a suspeita da intoxicação.[29,30,35,38,39]

A intoxicação por rodenticida anticoagulante deve ser considerada em um cão com dispneia ou intolerância ao exercício, quando outras possibilidades de diagnóstico diferencial não estiverem claramente presentes, porque as hemorragias intratorácicas e intrapulmonares são comuns em animais intoxicados.[39]

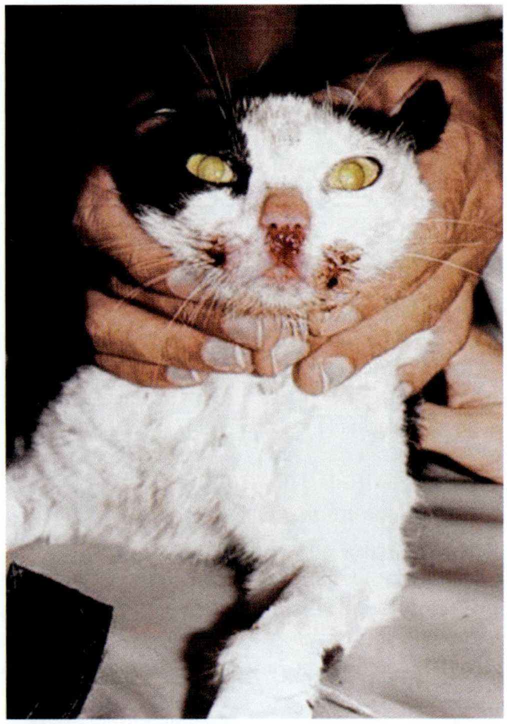

Figura 67.12 Gato intoxicado pelo rodenticida anticoagulante de segunda geração, bromadiolona, apresentando epistaxe bilateral. (Imagem gentilmente cedida pela Dra. Michiko Sakate.)

Pode ocorrer potencialmente uma variedade de apresentações clínicas, pois os locais de hemorragia são ilimitados. De modo geral, as cavidades corporais são os locais preferenciais para hemorragia.[29]

Os achados clínicos sugestivos de anemia (palidez de mucosas), hipovolemia, depressão, apatia, fraqueza, tosse, taquipneia ou dispneia, colapso, hemartrose e sinais neurológicos que podem ocorrer com o desenvolvimento de hemorragia intracraniana ou medula espinal (ataxia, paresia, paralisia e convulsões) são muito importantes.[29,30,35,40]

Sinais de hemorragia externa podem estar ausentes, e neste caso, a hemorragia interna pode estar presente em cavidades peritoneais ou pleurais, tecido subcutâneo, plano intramuscular, espaço retroperitoneal, proeminências ósseas dos membros ou hemorragias intracapsulares ou em outras áreas escondidas do corpo.[29,35,40]

A manifestação clínica decorrente de hemorragias interna e externa resulta em anemia. Estes sinais incluem:

- Aumento de volume indolor em torno de pontos de pressão, como em região coxal, membros posteriores, peitoral, escápula e tórax ventral
- Hemorragia persistente em lacerações superficiais e procedimentos cirúrgicos em animais intoxicados pelo rodenticida anticoagulante.[40]

Hemorragias em áreas vitais do corpo, como tórax e abdome, podem levar o animal a óbito rapidamente.[29,30] A causa mais comum de morte aguda na intoxicação por rodenticida anticoagulante é a hemorragia em cavidade pleural, parênquima pulmonar ou espaços mediastinais, incluindo o espaço pericárdico.[29]

O óbito pode ocorrer na intoxicação aguda, e também a morte súbita em alguns animais intoxicados por varfarina.[35,40]

Diagnósticos clínico, laboratorial e de imagem

Na intoxicação por rodenticida anticoagulante a anamnese é fundamental, pois se há relato de ingestão do rodenticida é muito mais fácil realizar o tratamento e monitoramento até a alta do paciente; no entanto, quando não existe o relato de ingestão de isca (intoxicação primária) ou de roedores mortos pelo rodenticida (intoxicação secundária), o diagnóstico é mais difícil e a história clínica e os achados do exame físico, laboratoriais e de imagem serão fundamentais para confirmar a suspeita da intoxicação. Quando não há acesso a exames laboratoriais, a instituição da terapia com o antídoto específico (vitamina K_1) e a resposta terapêutica auxiliam no diagnóstico.

Geralmente quando o proprietário do animal observou a ingestão da isca, ele leva a embalagem do rodenticida, facilitando o diagnóstico, e a identificação do princípio tóxico pelo médico-veterinário.

O histórico clínico de coagulopatia secundária, a ocorrência de hemorragias moderadas a graves, hemorragias intracavitárias (tórax, pericárdio, abdominal, hematúria, hemometra), hemorragias em tecido subcutâneo e/ou intramuscular (hematomas), isto é, manifestações clínicas de distúrbio de hemostasia secundária, sugerem intoxicação.

Havendo dispneia o diagnóstico diferencial inclui intoxicação por rodenticida anticoagulante, pois é a queixa principal quando ocorrem hemorragias intratorácica e intrapulmonar.

Punções devem ser evitadas, mas a toracocentese auxilia no diagnóstico de hemotórax, portanto deve ser realizada com cateter de pequeno calibre, evitando a hemorragia adicional.[27]

Na ausência de sinais de coagulopatia, principalmente nos casos atendidos precocemente, o monitoramento do TP é essencial, associado à administração do antídoto específico, evitando o desenvolvimento do quadro hemorrágico.

Quando se suspeita de intoxicação por rodenticida anticoagulante, pensa-se na coagulopatia, no entanto o hemograma é um exame de triagem, apresentando-se normal ou com anemia e hipoproteinemia.

Na hemorragia grave, o paciente pode desenvolver anemia arregenerativa, devido à evolução aguda.[33] Os achados do hemograma incluem anemia, hipoproteinemia e reticulocitose.[29] A contagem do número de eritrócitos e a concentração de hemoglobina diminuem gradualmente na hemorragia persistente.[23] A anemia e a hipoproteinemia em cães com hemorragia causada por intoxicação por rodenticida anticoagulante são achados bastante frequentes.[36]

O hematócrito e a proteína plasmática total podem estar baixos devido à reidratação maciça, transfusão sanguínea ou de plasma fresco congelado (PFC; hemodiluição), ou também na hemorragia prolongada (perda), neste caso a morfologia das hemácias e o hematócrito sugerem uma anemia regenerativa além de hipoproteinemia.[25] Esses achados laboratoriais são comuns em animais com manifestações tardias da intoxicação, isto é, com quadro hemorrágico presente.

Na ausência de sinais de hemorragia e na rápida instituição do tratamento específico, os valores do eritrograma e da proteína plasmática total estarão normais,[38] no entanto o monitoramento do eritrograma é importante, pois mesmo durante o tratamento ocorre diminuição dos valores de eritrócitos, hemoglobina e hematócrito em cães intoxicados por varfarina (30 mg/kg VO), o que se observou após 78 h da intoxicação e 6 h após o início da terapia com vitamina K_1 associada ou não à transfusão de PFC.[38]

O leucograma pode estar normal ou demonstrar um leucograma de estresse (leucocitose por neutrofilia, eosinopenia, linfopenia e monocitose).[38]

A contagem do número de plaquetas na maioria das vezes está normal na intoxicação por rodenticida anticoagulante,[38] podendo ser afetada secundariamente ao consumo e perda após hemorragia, resultando em discreta, moderada ou grave trombocitopenia, que se normalizará rapidamente após o controle da hemorragia.[25,29,33,36]

Em geral, um animal pode ter tendência hemorrágica quando a contagem de plaquetas for inferior a 40.000/μℓ, enquanto hemorragia espontânea ocorre frequentemente quando for inferior a 20.000/μℓ.[41] Esses valores podem ser modificados quando existir número significativo de macroplaquetas na circulação, pois essas são mais reativas que as plaquetas normais, o que justifica alguns animais não desenvolverem hemorragia espontânea mesmo quando a contagem de plaquetas é de 5.000/μℓ.[41]

A interpretação da contagem do número de plaquetas associada aos achados do exame físico auxilia na identificação do distúrbio hemostático, se originário de hemostasia primária (petéquias) ou secundária (coagulopatia), colaborando para o diagnóstico definitivo.

O perfil hemostático é fundamental para o diagnóstico e o monitoramento da terapia de cães e gatos intoxicados por rodenticida anticoagulante, sendo o TP o teste de escolha; é mais sensível, apresentando-se prolongado precocemente, pois avalia o fator VII, na via extrínseca da cascata da coagulação, que tem meia-vida mais curta (6,2 h) em comparação aos outros fatores de coagulação dependentes de vitamina K.[5,38]

Em animais assintomáticos, a realização do TP após 24 a 72 h da intoxicação é, portanto, recomendada no monitoramento do paciente no desenvolvimento da coagulopatia;[5] em cães intoxicados por varfarina (dose de 30 mg/kg VO), o TP apresentou-se prolongado após 48 h da exposição.[38]

Vale lembrar que animais com doença hepática avançada (cirrose ou insuficiência hepática), também apresentam TP prolongado, devendo-se descartar a doença hepática para confirmar a intoxicação pelo rodenticida anticoagulante. Outro diagnóstico diferencial é o animal em terapia com anticoagulante cumarínico, como a varfarina sódica, utilizado no tratamento das doenças tromboembólicas, principalmente em felinos com tromboembolismo arterial; diferenciar também da hipovitaminose K, mesmo que seja rara a sua ocorrência.

No coagulograma, o tempo de tromboplastina parcial ativada (TTPA), o tempo de coagulação (TC) e o TC ativado (TCA), também podem ser realizados, mas são menos sensíveis que o TP, pois se prolongam mais tardiamente, devido à meia-vida mais longa dos fatores de coagulação avaliados por esses testes.[5,38]

Obstrução traqueal, aumento mediastinal, efusão pleural e um padrão pulmonar intersticial generalizado foram observados em radiografias torácicas, auxiliando no diagnóstico de intoxicação.[30] No animal com dispneia aguda e suspeita de efusão pleural a radiografia de tórax auxiliará no diagnóstico, no entanto, desde que o procedimento não ponha em risco a vida do paciente.

A urinálise também é um exame de triagem e a hematúria pode estar presente na intoxicação pelo rodenticida anticoagulante.

Diagnóstico definitivo

O diagnóstico definitivo de intoxicação por rodenticida anticoagulante é realizada por meio de exame toxicológico. Envia-se para análise sangue total ou plasma. Atenção: o soro não é recomendado, pela possível adsorção parcial do rodenticida anticoagulante pelo coágulo.[42]

Para realizar o exame *post mortem* enviam-se fragmentos de fígado, rins, sangue não coagulado (amostra de escolha), urina e conteúdo estomacal,[5,27,37] a análise do conteúdo gástrico ou intestinal não é confiável porque a ingestão do toxicante pode ter ocorrido 2 a 3 dias antes.[27] As amostras devem ser congeladas e enviadas em caixas térmicas, como de isopor.[43]

As técnicas de CLAE ou HPLC, CG, espectrometria de massa e CCD detectam o rodenticida anticoagulante.[1,43]

Os exames toxicológicos são realizados em centros de atendimento toxicológico de humanos, mas existem alguns laboratórios veterinários disponíveis no Brasil.

A realização do exame toxicológico confirmará a suspeita clínica, e é importante para dados epidemiológicos em medicina veterinária.

Devido à necessidade de atendimento emergencial caso haja coagulopatia, o tratamento é instituído rapidamente; portanto, não se deve aguardar o resultado do exame toxicológico para iniciar o tratamento, pois o resultado será obtido após alguns dias da solicitação do exame, com isto aumentando o risco de óbito do paciente.

Achados de necropsia

As mortes súbitas são marcadas frequentemente com hemotórax, hemomediastino, hemopericárdio, edema e hemorragia pulmonar grave.[27] Os achados comuns de necropsia incluem hemotórax e hemorragia pulmonar, sendo o hemoperitônio menos observado.[35]

As alterações observadas na necropsia incluem hemorragias múltiplas por toda a musculatura corporal e tecido subcutâneo, hemorragia intestinal (Figura 67.13), sangue não coagulado, regiões articulares e hemorragias difusas que podem envolver alguns ou todos os órgãos e tecidos, equimoses ou sufusões em vez de petéquias. O coração pode estar globoso e flácido, ocorrendo necrose hepática centrolobular, às vezes, em decorrência de anemia e hipoxia.[27,40]

Em casos prolongados de hemorragia, a icterícia pode estar presente devido à absorção dos pigmentos do sangue das áreas com hemorragia interna.[40]

Tratamento

Medidas de descontaminação ou diminuição da absorção do princípio tóxico

No atendimento da ingestão imediata, são adotadas medidas de descontaminação, indicando-se indução da êmese, realização de lavagem gástrica, administração de adsorvente (carvão ativado) e de catárticos, medidas estas efetivas na diminuição da absorção do toxicante pelo TGI.

Quando a ingestão ocorreu até 1 a 2 h, a êmese é indicada, com o objetivo de eliminar a isca e diminuir a absorção adicional do toxicante; no entanto, acima de duas horas a eficácia de descontaminação é menor, pois já ocorreu a absorção de quantidade considerável do princípio tóxico.

Após terminar a lavagem gástrica o carvão ativado deve ser administrado via sonda gástrica, com a função de adsorver o princípio tóxico restante. Utiliza-se a dose de 2 a 5 g/kg, na diluição de 1 g de carvão ativado em 5 mℓ de água, a cada 4 h ou a cada 6 h, durante 2 a 3 dias, devido à recirculação êntero-hepática.[22,28]

Para realizar as medidas de descontaminação ou diminuição da absorção do princípio tóxico, consulte o Capítulo 65.

Tratamento específico

Existe um antídoto específico a vitamina K_1 (fitomenadiona, fitonadiona, filoquinona) (Figura 67.14), e deve ser administrado sempre por via subcutânea, nunca por via intravenosa, pois provoca reação de hipersensibilidade (urticária e/ou angioedema) ou anafilaxia. A via intramuscular também é contraindicada pelo risco de provocar hematomas.[5,28] Mesmo quando administrado por via subcutânea existem relatos no Brasil de reação de hipersensibilidade; portanto a utilização de Kanakion® injetável (ampola 10 mg/mℓ) é mais segura e sem relatos de reações adversas.[38]

A vitamina K_1 deverá reverter a hipoprotrombinemia em aproximadamente 1 h, mas várias horas serão necessárias para a produção dos fatores de coagulação ativos e resposta clínica completa.[25,44-46] Cães intoxicados por varfarina (dose 30 mg/kg VO), demonstraram, após 48 h de início da terapia, encurtamento considerável do TP e, após 96 h, este estava normal.[38]

A dose e a duração da terapia são variáveis, dependendo da potência do rodenticida anticoagulante ingerido. Para os de primeira geração, a dose de 1 mg/kg SC, a cada 24 h, durante 10 a 14 dias, e para os de segunda geração a dose de 2,5 a 5 mg/kg SC, a cada 24 h, durante 21 a 30 dias, demonstraram reverter a coagulopatia (Quadro 67.4).[5,39]

O monitoramento para avaliar se o tempo de tratamento com a vitamina K_1 foi suficiente e se pode ser suspenso definitivamente é feito pelo TP, sendo indicado realizar o TP após 2 a 3 dias de suspensão do tratamento.[5] Caso o valor esteja normal, o paciente terá alta, mas se o TP estiver prolongado, reinicia-se o tratamento por mais 7 dias, retornando a suspensão da terapia e monitoramento do TP até este se normalizar;

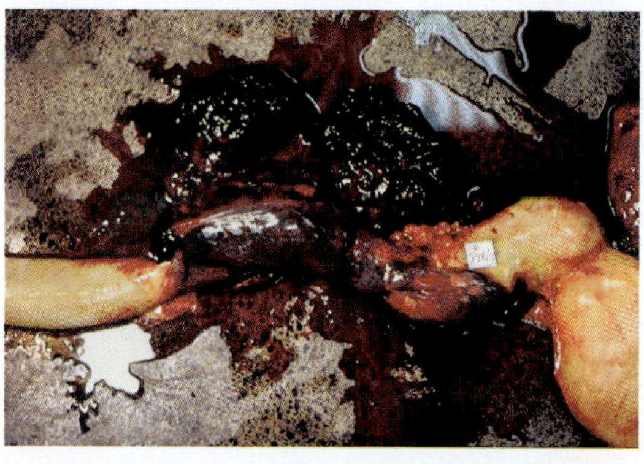

Figura 67.13 Necropsia de gato intoxicado pelo rodenticida anticoagulante de segunda geração, bromadiolona, demonstrando alças intestinais (duodeno) hemorrágicas e sangue não coagulado no *post mortem*. (Imagem gentilmente cedida pela Dra. Michiko Sakate.)

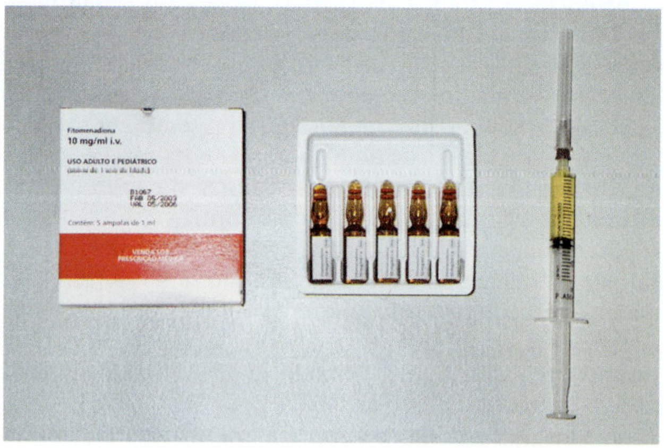

Figura 67.14 O antídoto vitamina K_1 na apresentação injetável. (Imagem gentilmente cedida pela Dra. Eunice Akemi Kitamura.)

Quadro 67.4 Doses do antídoto específico e tratamento sintomático utilizado na intoxicação por rodenticidas anticoagulantes em cães e gatos.

Fármaco e concentração	Doses, vias de administração* e intervalos entre doses
Vitamina K_1	Rodenticida anticoagulante primeira geração: 1 mg/kg SC, a cada 24 h, durante 10 a 14 dias Rodenticida anticoagulante 2ª geração: 2,5 a 5 mg/kg SC, a cada 24 h, durante 21 a 30 dias
PFC	10 a 20 mℓ/kg IV, repetir se necessário

*As vias intramuscular (IM) e intravenosa (IV) são contraindicadas. PFC = plasma fresco congelado; SC = subcutânea.

em alguns casos, é necessário o tratamento por tempo superior a 30 dias.

No mercado existem outras formas de vitamina K, como a K_3 (menadiona) e a K_4, que são hidrossolúveis e sintéticas; a vitamina K_4 (difosfato sódico menadiol) é um derivado da K_3 (menadiona) e tem a metade da atividade da K_3. Ambas necessitam de modificação metabólica prévia para se obter benefício significativo. Desse modo, as vitaminas K_3 e a K_4 não são efetivas em condições agudas emergenciais; portanto a vitamina K_1 sempre é preferida pela maior eficácia terapêutica e ação mais rápida que a dos outros análogos na ativação dos fatores de coagulação dependentes da vitamina K e reversão da coagulopatia.[24,25] A vitamina K_3 pode provocar anemia hemolítica pela produção de corpúsculo de Heinz.[1]

Tratamento sintomático e suporte

O efeito terapêutico da vitamina K_1 na hemostasia não é imediato.[44] Como a reversão da anticoagulação pela vitamina K_1 exige a síntese de proteínas de coagulação plenamente carboxiladas, só ocorre melhora significativa da hemostasia após várias horas (3 a 12 h), independentemente da via de administração, e podem ser necessárias 24 h ou mais para que seja atingido o efeito máximo.[24,44]

O tratamento imediato na hemorragia aguda em animal requer geralmente a administração de sangue total fresco ou plasma fresco ou PFC associado à administração da vitamina K_1, durante o período em que novos fatores de coagulação estão sendo ativados pela vitamina K_1, fornecendo assim os fatores de coagulação prontos para o controle imediato da hemorragia.[44]

Desse modo, os fatores de coagulação dependentes da vitamina K estarão disponíveis, promovendo imediatamente a hemostasia, enquanto a produção endógena ocorre no fígado.[44] Animais com coagulopatia moderada podem responder bem ao quadro, quando tratados somente com a vitamina K_1.[39]

Caso seja necessária melhora hemostática imediata, concentrações adequadas de fatores de coagulação dependentes de vitamina K podem ser restauradas pela transfusão IV de PFC na dose de 6 a 10 mℓ/kg[45] ou 10 a 20 mℓ/kg[24] ou 10 mℓ/kg, repetindo a transfusão até o controle da hemorragia[46] (Quadro 67.4).

Observou-se melhora importante no TP após 6 h do início do tratamento com vitamina K_1 (dose 1 mg/kg) associada à transfusão de PFC (dose 10 mℓ/kg IV) em cães intoxicados por varfarina, demonstrando que este protocolo terapêutico é mais eficaz quando comparado à terapia somente com a vitamina K_1 (Figura 67.15 A e B).[38]

Na maioria das circunstâncias, deve-se administrar vitamina K_1 associada ao PFC, pois os fatores transfundidos, em especial o fator VII, são depurados da circulação mais rapidamente do que o anticoagulante residual e isso aumenta a necessidade de repetidas transfusões.[24] Este protocolo deve cessar a hemorragia na intoxicação por cumarínicos.[23]

O constante monitoramento, durante e após a transfusão em pacientes receptores de componentes sanguíneos, portadores de coagulopatia, é amplamente recomendado, observando-se também se a resposta à terapia foi alcançada. TP ou TC ou TCA ou TTPA devem ser realizados 1 h após a terapia transfusional.[45,46]

A transfusão de sangue total refrigerado ou fresco ou concentrado de eritrócitos é indicada em caso de anemia em cães e gatos, na correção da anemia e da hipovolemia.

Os locais de venopunção podem sangrar incessantemente e em consequência formar hematoma local, que é prevenido com uma atadura compressiva no local;[29] portanto, evitar punções, e se necessário realizar o procedimento com agulhas, cateteres ou *scalps* de pequeno calibre, minimizando o trauma e o risco de hemorragias, isto também na toracocentese terapêutica no hemotórax.

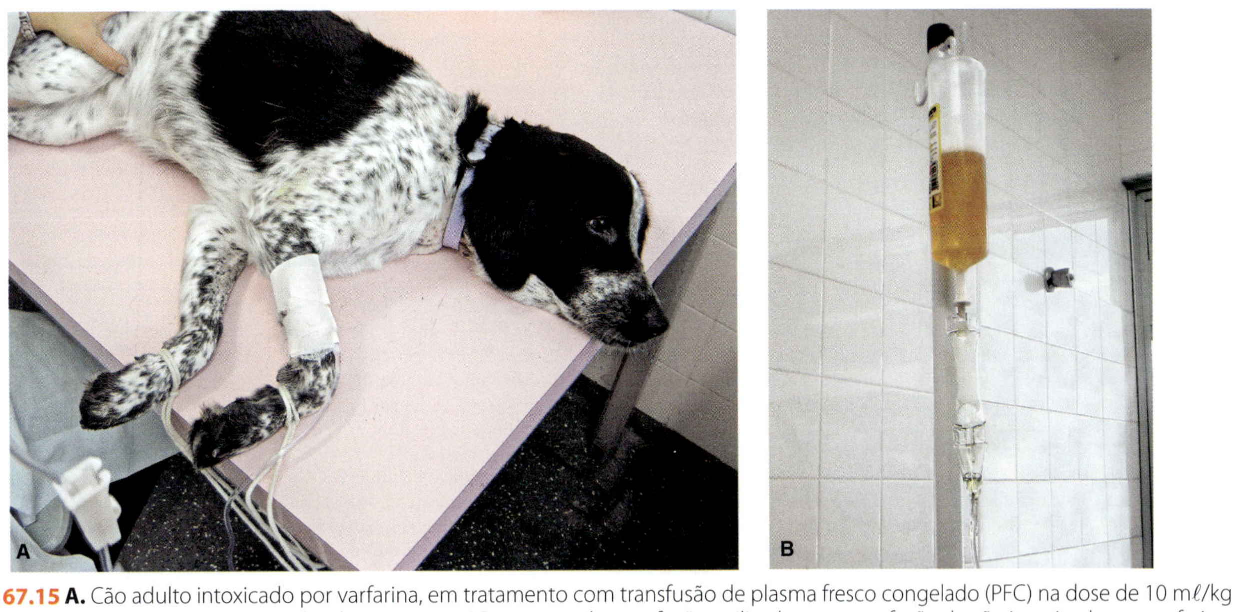

Figura 67.15 A. Cão adulto intoxicado por varfarina, em tratamento com transfusão de plasma fresco congelado (PFC) na dose de 10 mℓ/kg IV. **B.** PFC, após o descongelamento em banho-maria a 37°C e equipo de transfusão, utilizados em transfusão de cão intoxicado por varfarina. (Imagens gentilmente cedidas pela Dra. Eunice Akemi Kitamura.)

Cuidados no manejo são essenciais, evitando-se traumatismos para não ocorrerem hematomas. Em caso de hipotermia, aquecer o animal e evitar a hemodiluição são condutas que auxiliam na recuperação do animal.

Prognóstico

O prognóstico é variável, dependendo das manifestações clínicas, haja ou não hemorragia, localização da hemorragia e gravidade da coagulopatia. O prognóstico é bom não havendo hemorragia, e na boa resposta ao tratamento específico, bem como a administração da vitamina K_1 até a normalização da coagulação. O prognóstico é reservado a mau quando há hemorragia, e com pouca ou nenhuma resposta ao tramento específico, sintomático e de suporte.

Referências

1. Murphy MJ Rodenticides. Veterinary clinics of North America. Small An Pract. 2002; 32:469-84.
2. Bochner R. Sistema Nacional de Informações Tóxico-farmacológicas- SINITOX e as intoxicações humanas por agrotóxicos no Brasil. Ciência & Saúde Col. 2007;12(1):73-89.
3. Xavier HS, Spinosa HS. Toxicologia clínica: diagnóstico das intoxicações. In. Spinosa HS, Górniak SL, Palermo-Neto J. (ed.) Toxicologia aplicada à medicina veterinária. 1. ed. seção 2. Cap. 4. São Paulo: Manole; 2008. p. 71-87.
4. David JT, Miroslav S, Shan L. The cellular metabolism and systemic toxicity of arsenic. Toxicol Appl Pharmac. 2001;176:127-44.
5. Dorman DC. Toxicology of selected pesticides, drugs and chemicals. Anticoagulant, cholecalciferol and bromethalin-based rodenticides. Vet Clin North An Small Anim Pract. 1990; 20 (2):339-52.
6. Peterson EN, Kirby R, Sommer M. Cholecalciferol rodenticide intoxication in a cat. J Am Vet Med Assoc. 1991;199:904-6.
7. Eason C. Sodium monofluoroacetate (1080) risk assessment and risk communication. Toxicology 2002; 27:181-2; 523-30.
8. Kathy P. Sodium monofluoroacetate (1080). In: Peterson ME, Talcott PA. (eds.) Small animal toxicology. Missouri: Elsevier; 2006. p. 1055-1082.
9. Tokarnia CH, Dobereiner J, Peixoto PV. Poisonous plant affecting livestock in Brazil. Toxicol. 2002;40(12):1635-60.
10. Bosakowski T, Levin AA. Serum citrate as a peripheral indicator of fluoroacetate and fluorocitrate toxicity in rats and dogs. Toxicol Appl Pharmacol. 1986;85:428-36.
11. Raabe WA. Ammonia and disinhibition in cat motor cortex by ammonium acetate, monofluoroacetate and insulin-induced hypoglycemia. Brain Res. 1981;210:311-22.
12. Collicchio-Zuanaze RC, Sakate M, Crocci A. Variabilidade clínica na determinação da dose tóxica oral em intoxicação experimental por fluoroacetato de sódio em gatos. Braz J Vet Res Anim Science. 2006;43(1):117-24.
13. Robinson RF, Griffith JR, Wolowich WF *et al.* Intoxication with sodium monofluoroacetate (compound 1080). Vet Hum Toxicol. 2002;44:93-5.
14. Collicchio-Zuanaze RC, Sakate M. Aspectos clínicos e terapêuticos da intoxicação por fluoroacetato de sódio em animais domésticos: revisão. Vet Notícias. 2005;11(2):1-10.
15. Collicchio-Zuanaze RC, Sakate M, Schwartz DS, Tezza E, Crocci AJ. Calcium gluconate and sodium succinate for therapy of sodium fluoroacetate experimental intoxication in cats: clinical and electrocardiographic evaluation. Hum Exp Toxicol. 2006;25(4):175-82.
16. De Paula LF, Sakate M. Intoxicação por fluoroacetato em cães: avaliação clínica e eletroencefalográfica do tratamento com monoacetato de glicerol e gliconato de cálcio. [dissertação]. Botucatu: Faculdade de Medicina Veterinária e Zootecnia, Universidade Estadual Paulista; 2000.
17. Collicchio-Zuanaze RC. Perfil hematológico, bioquímico e avaliações histopatológica e toxicológica de gatos intoxicados experimentalmente com fluoroacetato de sódio. [tese]. Botucatu: Faculdade de Medicina Veterinária e Zootecnia, Universidade Estadual Paulista; 2006.
18. Zeferino MA, Collicchio-Zuanaze RC, Menezes ML *et al.* Validação de um método em cromatografia líquida para análise quantitativa do monofluoroacetato de sódio no soro de gatos intoxicados experimentalmente. Anais do XIV Congresso Brasileiro de Toxicologia. Rev Bras Toxicol. 2005;18(1):172.
19. Omara F, Sisodia CS. Evaluation of potential antidotes for sodium fluoroacetate in mice. Vet Hum Toxicol. 1990;32:427-9.
20. Talcott PA. Strychnine. In: Peterson ME, Talcott PA. (ed.) Small animal toxicology, Missouri: Elsevier; 2006. p. 1062-76.
21. Heiser JM, Daya MR, Magnussen AR. Massive strychnine intoxication: serial blood levels in a fatal case. Clin Toxicol 1992;30(2):269.
22. Murphy MJ. Anticoagulant rodenticides. In: Gupta RC. (ed.) Veterinary toxicology basic and clinical principles. 1. ed. New York: Elsevier; 2007. p. 525-47.
23. Pelfrene AF. Synthetic organic rodenticides. In: Hayes WJ, Laws ER. (eds.) Handbook of pesticide toxicology. San Diego: Academic Press; 1991. p. 1271-316.
24. Majerus PW, Broze GF, Miletich JP *et al.* Fármacos anticoagulantes, trombolíticos e antiplaquetários. In: Hardman JG, Limbird LE, editors. Goodman & Gilman: as bases farmacológicas da terapêutica. 9.ed. Rio de Janeiro: McGraw-Hill; 1996. p. 991-1005.
25. Beasley VR, Buck WB. Warfarin and other anticoagulant poisonings. In: Bonagura JD. (eds.) Current veterinary therapy VIII: small animal practice. 8.ed. Philadelphia: W. B. Saunders; 1983. p. 101-6.
26. Pereira CA. Envenenamentos por compostos orgânicos. In: Pereira CA. Plantas tóxicas e intoxicações na veterinária. Goiânia: Cegraf-UFG; 1992. p. 153-202.
27. Osweiler GD. Rodenticidas. In: Osweiler GD. Toxicologia veterinária. Porto Alegre: Artes Médicas; 1998. p. 300-20.
28. Sakate M, Nogueira RMB, Andrade SF. Terapêutica das intoxicações. In: Andrade SF. (ed.) Manual de terapêutica veterinária. 3. ed. São Paulo: Roca; 2008. p. 611-45.
29. Mount ME, Wood BJ, Murphy MJ. Os rodenticidas anticoagulantes. In: Kirk RW. (ed.) Atualização terapêutica veterinária: pequenos animais. 9. ed. São Paulo: Manole; 1988. p. 200-11.
30. Blocker TL, Roberts BK. Acute tracheal obstruction associated with anticoagulant rodenticide intoxication in a dog. J Small Anim Pract. 1999; 40(12):577-80.
31. Merola V. Anticoagulant rodenticides: deadly for pests, dangerous for pets. Vet Med. 2002;97(10):716-27.
32. Alonzo HGA, Corrêa CL. Praguicidas. In: Oga S. (ed.) Fundamentos de toxicologia. 2. ed. São Paulo: Atheneu; 2003. p. 439-58.
33. Plunkett SJ. Anticoagulant rodenticide toxicosis. In: Plunkett SJ. Emergency procedures for the small animal veterinarian. 2. ed. London: WB Saunders; 2000. p. 289-92.
34. Prater MR. Acquired coagulopathy I: avitaminosis K. In: Feldman BF, Zinkl JG, Jain NC. (eds.) Schalm's veterinary hematology. 5. ed. Philadelphia: Lippincott Williams & Wilkins; 2000. p. 556-9.
35. Talcott PA, Dorman DC. Pesticide exposures in companion animals. Vet Med. 1997:167-81.
36. Sheafor SE, Couto CG. Anticoagulant rodenticide toxicity in 21 dogs. J Am Anim Hosp Assoc. 1999;35:38-46.
37. Górniak SL, Medeiros RMT. Toxicologia dos raticidas. In: Spinosa HS, Górniak SL, Palermo-Neto J. (eds.) Toxicologia aplicada à medicina veterinária. São Paulo: Manole; 2008. p. 345-63.
38. Kitamura EA. Perfil hematológico, hemostático e terapêutico da intoxicação experimental de cães (*Canis familiaris*) por varfarina. [dissertação]. Botucatu: Faculdade de Medicinaterinária, Universidade Estadual Paulista "Júlio de Mesquita Filho"; 2005.
39. Murphy MJ. Rodenticides toxicosis. In: Bonagura JD. (ed.) Kirk's current veterinary therapy: XIII small animal practice. 13. ed. Philadelphia: W.B. Saunders; 2000. p. 211-2.
40. Bailey Jr EM, Garland T. Toxicology emergencies. In: Murtaugh RJ, Kaplan PM. (eds.) Veterinary emergency and critical care medicine. St. Louis: Mosby-Year Book; 1992. p. 427-52.
41. Pelt DRV, Miller E, Martin LG, Hackett TB. Hematologic emergencies. Vet Clin North Am Small Anim Pract. 1994;24(6):1139-71.
42. Poppenga RH, Braselton WE. Effective use of analytical laboratories for the diagnosis of toxicologic problems in small animal practice. Vet Clin North Am Small Anim Pract. 1990; 20(2):293-306.
43. Xavier FG, Spinosa HS. Diagnóstico das intoxicações. In: Spinosa HS, Górniak SL, Palermo-Neto J. (eds.) Toxicologia aplicada à medicina veterinária. São Paulo: Manole; 2008. p. 71-88.
44. Burgess TM, Meyer EK, Bataller N. Practicioner report involving intravenous use of vitamin K_1 prompts label review and revision. J Am Vet Med Assoc. 2001;218(11):1767-70.
45. Gopegui RR, Feldman BF. Use of blood and blood components in canine and feline patients with hemostatic disorders. Vet Clin North Am Small Anim Pract. 1995;25(6):1387-402.
46. Kristensen AT, Feldman BF. General principles of small animal blood component administration. Vet Clin North Am Small Anim Pract. 1995; 25 (6):1277-90.

68 Intoxicação por Amitraz, Avermectinas e Milbemicinas

Sílvia Franco Andrade

Amitraz

O amitraz é um inseticida tópico do grupo das formamidinas muito popular no Brasil devido a sua eficácia, facilidade de aquisição e custo baixo do produto.[1,2] Foi sintetizado na Inglaterra, em 1969, e é utilizado como carrapaticida e acaricida em ruminantes, caninos e suínos.[3-5] Seu uso não é recomendado em equinos devido à intoxicação grave induzindo impactação intestinal, provocando síndrome cólica muitas vezes fatal.[6] Em gatos, apesar de não ser recomendado o seu uso pelo fabricante, é um acaricida eficaz no tratamento de escabiose e demodiciose felina, sendo a intoxicação muito similar à que ocorre em cães.[7-12] Trabalhos recentes mostram que essa espécie é bastante resistente às altas concentrações de amitraz tópico pelo banho.[7,8,10-12]

Os tipos de exposição mais frequentemente relatados como causadores dessa intoxicação são: por exposição cutânea, principalmente em altas concentrações por meio de banhos, aspersão ou imersão do produto, fato este potencializado, caso o animal fique exposto ao sol, ou se utilizado em animais com a pele alterada (inflamada ou lesionada), aumentando assim a absorção cutânea do amitraz; ingestão oral por lambedura dos pelos molhados com o produto ou a própria ingestão deste, inclusive em coleiras antiparasitárias.[1,2] Vias de administração incorretas, realizadas pelo proprietário do animal, podem resultar em grave quadro de intoxicação, como no uso do amitraz por via oral (VO), descrito em um cão sem raça definida e intramuscular (IM), descrito em um cão da raça Basset Hound.[4] Pode ainda haver contaminação do meio ambiente e dos alimentos por meio de pulverização das instalações ou plantações.[1] Exemplos de alguns produtos comercializados no Brasil que contêm amitraz estão descritos no Quadro 68.1.

O amitraz é um composto altamente lipossolúvel, rapidamente absorvido pela pele e mucosas, o que o torna potencialmente perigoso para animais e seres humanos. Aparentemente, o amitraz se concentra em pele, fígado, olhos, bile, rins, cérebro, pulmões, baço e gônadas. É uma base fraca, relativamente estável em pH alcalino, porém, é instável em meio ácido e sofre degradação quando exposto à luz e/ou à temperatura elevada.[1,13] Sofre rápida hidrólise por ação do suco gástrico após administração VO e tem biotransformação hepática. O BTS 27271 é o metabólito ativo mais potente do amitraz.[14]

Quadro 68.1 Exemplos de alguns produtos comercializados no Brasil em que o princípio ativo é o amitraz.

Nome comercial	Espécie animal	Finalidade
Triatox®	Bovinos, ovinos	Ectoparasiticida
Triatox para cães®	Cães	Ectoparasiticida
Amipur®	Bovinos, ovinos, suínos	Ectoparasiticida
Amipur cães®	Cães	Ectoparasiticida
Mitrax®	Bovinos, ovinos	Ectoparasiticida
Ticktraz®	Bovinos, ovinos	Ectoparasiticida
Preventic® coleiar	Cães	Ectoparasiticida
Amidog *spray* perfumado®	Cães	Ectoparasiticida

Mecanismo de ação

O mecanismo de ação principal consiste na interação com α_2-adrenorreceptores de modo semelhante aos agonistas xilazina e clonidina, além de secundariamente provocar inibição da enzima monoaminoxidase (MAO), ou seja, *é um agonista α_2-adrenérgico com fraca ação inibidora da MAO.* Perifericamente, o amitraz também estimula receptores α_1-adrenérgicos, produzindo vasoconstrição.[1,2,15] O envolvimento com receptores α_2-adrenérgicos, também está relacionado com a inibição da síntese de prostaglandinas. Estudos recentes mostram os subtipos de receptores α_2-adrenérgicos em que o amitraz e seus metabólitos ativos atuam, sendo especificamente, nos receptores α_{2D}-pré-sinápticos no hipotálamo de ratos. Também em ratos, estudos mostraram o efeito do amitraz e seu metabólito ativo, BTS 27271, na regulação de secreção de insulina e glucagon pelas ilhotas pancreáticas, e comprovaram alta afinidade de ligação do pesticida e seu metabólito em receptores α_{2D} nas ilhotas pancreáticas.[14-21]

Sinais e sintomas

Os sintomas são caracterizados pela estimulação dos receptores α_2-adrenérgicos[1-22] nos seguintes locais:

- Sistema nervoso central (SNC): sedação, perda de reflexos, letargia, incoordenação motora, hipotermia, vocalização em gatos e depressão do SNC, que pode ser precedida por fase transitória de excitabilidade e agressividade
- Olho: midríase dose-dependente e prolapso de terceira pálpebra
- Sistemas cardiovascular e respiratório: hipotensão, bradicardia, alterações eletrocardiográficas (arritmia sinusal pronunciada, bradicardia sinusal, bloqueio sinoatrial (BSA)/parada sinusal (PS), bloqueio atrioventricular (BAV) de primeiro e segundo graus e bradipneia)
- Sistemas renal e digestório: poliúria, vômito, sialorreia, impactação intestinal
- Sistema endócrino: hiperglicemia e hipoinsulinemia transitórias, diminuição transitória dos níveis plasmáticos de cortisol.

Diagnóstico

O diagnóstico é baseado em:[1-4]

- Sintomas: sedação, perda de reflexos, ataxia, midríase, bradicardia, hipotensão, bradipneia, hipotermia, poliúria, vômito, sialorreia, vocalização e impactação intestinal

- Exame bioquímico: hiperglicemia, hipoinsulinemia, diminuição nos níveis de cortisol
- Eletrocardiograma (ECG): bradicardia sinusal, BSA/PS e BAV de primeiro e segundo graus
- Cromatografia gasosa (CG): para detectar e quantificar o amitraz
- Análise histopatológica: de fígado, rins, pele, cérebro, pulmões, tecido adiposo e baço. Pode haver congestão pulmonar, renal, hepática, esplênica e cerebral. A exposição crônica às doses baixas (1 a 4 mg/kg) pode produzir hiperplasia periportal hepática e adelgaçamento das zonas fasciculada e reticulada adrenal.

Tratamento

- Descontaminação dérmica: o animal deve ser banhado com água[1-12]
- Descontaminação gastrintestinal: eméticos, laxantes e lavagem gástrica com carvão ativado[1-12]
- Tratamento de suporte: fluidoterapia (não utilizar soluções glicosadas), acidificação da urina com cloreto de amônio ou vitamina C para aumentar a eliminação do amitraz, aquecimento do animal em caso de hipotermia, controle das bradiarritmias com o uso de atropina, se necessário[1-12]
- Antídotos específicos: antagonistas α_2-adrenérgicos, ioimbina ou atipamezol.[1-12] Podem ocorrer alguns efeitos adversos após a administração dos antagonistas α_2-adrenérgicos, como excitação, tremores, vocalização e diarreia
- Ioimbina: dose de 0,1 mg/kg por via intravenosa (IV) ou intramuscular (IM) (cães, gatos, equinos, bovinos, suínos e animais silvestres). Apresentação: Vet-A-Mix (Iowa, EUA), frasco-ampola de 20 mℓ com 2 mg/mℓ (sem apresentação no Brasil). Algumas farmácias de manipulação no Brasil apresentam a ioimbina na forma de cloridrato (hidrossolúvel), que pode ser diluído em água destilada na concentração de 0,1 ou 0,2% e autoclavado para uso veterinário
- Atipamezol: dose de 0,1 a 0,2 mg/kg IV ou IM (cães e gatos). Apresentação: Pfizer (Nova York, EUA), frasco-ampola de 10 mℓ com 5 mg/mℓ (sem apresentação no Brasil).

Prognóstico

- Bom: animais levemente ou moderadamente intoxicados podem recuperar-se espontaneamente[1-4]
- Reservado a desfavorável: em animais gravemente intoxicados ou com problemas preexistentes, como diabetes, cardiopatias ou pele muito inflamada ou lesionada.[1-4]

Avermectinas

São lactonas macrocíclicas obtidas da fermentação do actinomiceto *Streptomyces avermitilis*, portanto, são antibióticos denominados avermectinas.[23-24] São integrantes deste grupo: ivermectina, abamectina, doramectina e eprinomectina para tratamento de nematoides e artrópodes em bovinos, ovinos, caprinos, suínos, equinos e, em alguns casos, em cães e gatos. Recentemente foi lançada no mercado a selamectina para cães e gatos, para aplicação tópica, no tratamento de pulgas, carrapatos, sarnas otodécica e sarcóptica, dirofilaria e nematódeos. A toxicose ocorre por exposição a altas doses ao produto por via oral (VO), subcutânea (SC) ou injetável ou ainda por reações de idiossincrasia.[23-25] Exemplos de alguns produtos comercializados no Brasil, que contêm avermectinas, estão descritos no Quadro 68.2.

Quadro 68.2 Exemplos de alguns produtos comercializados no Brasil que contêm avermectinas.

Princípio ativo	Nome comercial	Espécie animal	Finalidade
Ivermectina	Cardomec Plus®	Cães	Prevenção de dirofilariose e endoparasiticida (nematódeos intestinais)
	Eqvalan Pasta®	Equinos	Endectocida
	Ivomec®	Bovinos, caprinos e ovinos	Endectocida
	Revectina®	Humanos	Endectocida
Abamectina	Abamectina®	Bovinos	Endectocida
	Duotin®	Bovinos	Endectocida
Doramectina	Dectomax®	Bovinos	Endectocida
Eprinomectina	Eprinex®	Bovinos	Endectocida
Selamectina	Revolution®	Cães	Prevenção de dirofilariose e endoparasiticida (nematódeos intestinais)

A toxicidade das avermectinas em mamíferos ocorre quando estas atravessam a barreira hematencefálica, atuando nos canais $GABA_A$-receptor-cloro, aumentando a permeabilidade da membrana aos íons Cl^-, resultando em redução da resistência da membrana celular, manifestando sintomatologia do SNC e outras que são:

- Ataxia
- Tremores
- Midríase
- Êmese
- Salivação
- Depressão
- Convulsões
- Coma
- Morte.[26-29]

Em geral, apresentam ampla margem de segurança nos mamíferos porque normalmente não atravessam a barreira hematencefálica nesses animais, mas superdoses ou reações de idiossincrasia são os maiores fatores para ocorrência da intoxicação por avermectina.[30-32] A idiossincrasia tóxica tem sido observada em cães das raças Collie, Pastores-australianos (Blue e Red Heeler), Old English Sheepdog, Pastores de Shetland e outras raças de cruzamentos destas. A toxicose nessas raças ocorre em virtude de mutação no gene autossômico recessivo, *MDR1*, que acarreta a produção de P-glicoproteínas defeituosas, as quais falham em impedir a entrada da ivermectina no SNC. Ocorre, assim, grande penetração de ivermectina através da barreira hematencefálica, além de contribuir para a diminuição das excreções renal e biliar da referida substância. Esta suscetibilidade à intoxicação por ivermectina é estimada em mais da metade de todos os Collies.[30-36]

Em gatos, a margem de segurança tem se mostrado grande e as reações de idiossincrasia são raras, incluindo também sintomatologia nervosa. Estudos recentes demonstraram que não apareceram sinais de toxicidade em gatos que receberam uma dose oral de 750 μg/kg, e em outros, com doses injetáveis até 500 μg/kg SC. Animais jovens são mais suscetíveis à intoxicação por avermectinas pela imaturidade da barreira hematencefálica, devendo-se evitar o uso destas em cães e gatos com menos de 2 meses de idade, principalmente a ivermectina. Em bovinos, evitar a administração de abamectina em animais com menos de 4 meses de idade, e em equinos são descritos casos de intoxicação em animais com menos de 4 meses de idade.[33-42]

Em relação à selamectina, que é uma das avermectinas consideradas das mais seguras, também há relatos de intoxicação após a sua utilização tópica, com sinais de irritação cutânea, alopecia transitória no local da aplicação, vômito, diarreia, anorexia, letargia, taquipneia e tremores musculares.[37,38]

Mecanismo de ação

Estudos iniciais sugeriam que as avermectinas atuassem somente na modulação da neurotransmissão mediada pelo GABA. Entretanto, trabalhos recentes relatam que sua ação é também mediada pela potencialização e/ou ativação direta dos canais de cloro, que, em invertebrados, são controlados pelo glutamato, além de também se ligar com alta afinidade aos canais de cloro controlados pelo GABA. Esses canais podem ocorrer em proximidade anatômica estreita aos locais ligados pelo GABA. A interferência no receptor GABAérgico ou na ligação com os canais de cloreto promove a paralisação do parasito.[23,24,28,29]

Sinais e sintomas

Ocorrem ataxia, tremores, midríase transitória, salivação, vômito, diarreia, bradipneia, hipotensão, depressão, convulsões, coma e morte.[2,25,30,34,35,40]

Diagnóstico

Baseia-se em:

- Histórico e sintomas[30,42-45]
- Cromatografia líquida de alta eficiência (CLAE) para detectar e quantificar as avermectinas.[45]

Tratamento

Não há antídoto específico para a intoxicação por avermectinas, sendo empregado o tratamento sintomático e de suporte. Há um relato de sucesso no tratamento de gatos gravemente intoxicados por ivermectina com o uso de neostigmina intravenosa. Há outro estudo que utiliza flumazenil, antagonista específico de receptor benzodiazepínico, no tratamento de ratos intoxicados por ivermectina. Nesse estudo, os ratos intoxicados com ivermectina e pré-tratados com flumazenil apresentaram reversão parcial dos efeitos da ivermectina. Há relatos de utilização de epinefrina em seres humanos, intoxicados por abamectina, para a reversão com sucesso da hipotensão induzida por essa intoxicação. A recuperação pode levar várias semanas.[39-44]

Prognóstico

O prognóstico é reservado a ruim, dependendo do comprometimento do SNC e da suscetibilidade do animal ou da raça aos efeitos adversos das avermectinas.[38-40]

Milbemicinas

São lactonas macrocíclicas, sendo a milbemicina oxima obtida da fermentação do actinomiceto *Streptomyces hygroscopicus aureolacrimosus*, e a moxidectina, da fermentação do *Streptomyces cyanogriseus noncyanogenus*. A milbemicina é utilizada como endectocida em cães e gatos, para tratamento de nematoides, escabiose, demodiciose e prevenção da dirofilariose.[46,47] A moxidectina também é utilizada como endectocida contra parasitos nematoides e artrópodes dos bovinos, ovinos, equinos e cães.[48] A toxicose ocorre por exposição a altas doses orais ou injetável ou reações de idiossincrasia.[46-48] Exemplos de alguns produtos comercializados no Brasil, que contêm milbemicinas, estão descritos no Quadro 68.3.

Em altas doses, podem provocar intoxicação considerada grave pelo comprometimento do SNC. As milbemicinas apresentam ampla margem de segurança e há menos relatos de casos de intoxicação com este grupo do que com as avermectinas. São descritos alguns casos de intoxicação por moxidectina, principalmente em bezerros, potros e equinos adultos. Em pequenos animais, são poucos os casos descritos, e somente em cães, por exemplo, em um cão da raça Collie, de 5 meses, intoxicado por moxidectina por via oral, que apresentou insuficiência respiratória e sintomatologia do SNC.[46-48]

Mecanismo de ação

As milbemicinas atuam pela potencialização e/ou ativação direta dos canais de cloro, que, em invertebrados, é controlada pelo glutamato, além de também se ligar com alta afinidade aos canais de cloro controlados por GABA.[46]

Sinais e sintomas

O quadro na toxicose é de ataxia, tremores, midríase transitória, salivação, vômito, diarreia, bradipneia, hipotensão, depressão, convulsões, coma e morte.[46-48]

Diagnóstico

Baseia-se em:

- Histórico e sintomas[46-48]
- CLAE para detectar e quantificar as milbemicinas.[46-48]

Tratamento

Assim como ocorre com as avermectinas, a intoxicação por milbemicinas também não tem antídoto específico, sendo empregado o tratamento sintomático e de suporte.[46-48]

Prognóstico

O prognóstico é reservado a ruim, dependendo do comprometimento do SNC e da suscetibilidade do animal ou da raça aos efeitos adversos das milbemicinas.[46-48]

Quadro 68.3 Exemplos de alguns produtos comercializados no Brasil que contêm milbemicinas.

Princípio ativo	Nome comercial	Espécie animal	Finalidade
Milbemicina oxima	Interceptor®	Cães e gatos	Prevenção contra dirofilariose e endoparasiticida (nematódeos intestinais)
Moxidectina	Cydectin®	Bovinos e ovinos	Endectocida
	Equest® gel 2%	Equinos	Endectocida

Referências

1. Andrade SF, Sakate M. Intoxicação por amitraz. Vet Not. 2004;10(1):101-9.
2. Andrade, S.F., Santarém, V.A. Endoparasiticidas e ectoparasiticidas. In: Andrade, S.F. Manual de terapêutica veterinária. 2. ed. São Paulo: Roca; 2008. p. 519-60.
3. Andrade SF, Sakate M. The comparative efficacy of yohimbine and atipamezol to treat amitraz intoxication in dogs. Vet Hum Toxicol. 2003; 45(3):124-7.
4. Andrade SF, Sanches O, Tostes RA. Relato de 5 casos de intoxicação por amitraz em cães e gatos. Clin Vet. 2004; 9(53):38-42.
5. Costa LG, Gastel J, Murphy SD. The formamidine pesticides chlordimeform and amitraz decrease hepatic glutathione in mice through an interaction with alpha 2-adrenorreceptores. J Toxicol Environm Health. 1991;33:349-58.
6. Harkins JD, Queiroz-Neto A, Mundy GD *et al.* Development and characterization of an equine behaviour chamber and the effects of amitraz and detomidine on spontaneous locomotor activity. J Vet Pharmacol Therap. 1997;20:396-401.
7. Andrade SF, Laposy CB, Marcicano J, Andrade Jr CV, Apel TL. Estudo comparativo da intoxicação experimental por amitraz entre cães e gatos. Braz J Vet Res Anim Sci 2008; 45(1):17-23.
8. Andrade SF, Sakate M, Laposy CB *et al.* Effects of experimental amitraz intoxication in cats. Arq Bras Med Vet Zoot. 2007;59:1236-44.
9. Cowan LA, Campbell K. Generalized demodicosis in a cat responsive to amitraz. J Am Vet Med Assoc. 1988;192:1442-4.
10. Andrade SF, Laposy CB, Salesse C *et al.* Uso tópico do amitraz em concentração terapêutica em gatos. Ciência Rural. 2007;37:1027-32.
11. Andrade SF, Laposy CB, Michelin C *et al.* Estudo da segurança do uso tópico do amitraz em várias concentrações em gatos. Acta Scient Vet. 2007;35:724-6.
12. Andrade SF, Sakate M, Laposy CB *et al.* Yohimbine and atipamezol on the treatment of experimentally induced amitraz intoxication in cats. Int J Appl Res Vet Med. 2006;4:200-8.
13. Sakate M, Florio JC, Palermo-Neto, J. Efeitos tóxicos do praguicida amitraz: Uma revisão. Comun Cient Fac Med Vet Zoot Univ São Paulo 1992;16:45-51.
14. Abu-Basha EA, Yibchok-Anun S, Hsu H, Hsu WH. Effects of the pesticide amitraz and its metabolite BTS 27271 on insulin and glucagon secretion from the perfused rat pancreas: involvement of α2D-adrenergic receptors. Metabolism. 1999;48:1461-9.
15. Altobelli D, Martire M, Maurizi S, Preziosi P. Interaction of formamidine pesticides with the presynaptic alpha(2)-adrenorreceptor regulating. Toxicol Appl Pharmacol. 2001;3:179-85.
16. Chen TH, Hsu WH. Inhibition of insulin release by a formamidine pesticide amitraz and its metabolites in a rat betacell line: an action mediated by alpha-2 adrenorreceptors, a GTP-binding protein and decrease in cyclic AMP. J Pharmacol Experim Therap. 1994;273:1240-5.
17. Cullen LK, Reynoldson JA. Central and peripheral alpha-adrenorreceptor actions of amitraz in the dog. J Vet Pharmacol Therap. 1990;13:86-92.
18. Hsu WH, Schaffer DD. Effects of topical application of amitraz on plasma glucose and insulin concentrations in dogs. Am J Vet Res. 1988; 49:130-1.
19. Hugnet C, Berny P, Lorgue G. Observations cliniques d'intoxication du chien par l'amitraze: intérêt de l'atipamezol (Antisedan®) dans le traitement. Rev Med Vet (Toulouse). 1995;146:85-8.
20. Flório JC, Sakate M, Palermo-Neto J. Effects of amitraz on motor function. Pharmacol Toxicol 1993; 73:109-14.
21. Hugnet C, Buronrosse F, Pineau X *et al.* Toxicity and kinetic of amitraz in dogs. Am J Vet Res. 1996;57:1506-10.
22. Gunaratnan P, Wilkinson GT, Seawright AA. A study of amitraz toxicity in cats. Austral Vet J. 1983;278-9.
23. Spinosa HS, Xavier FG. Considerações gerais sobre os praguicidas. In: Spinosa HS, Górniak SL, Palermo-Neto J. Toxicologia aplicada à medicina veterinária. 1. ed. São Paulo: Manole; 2008. p. 255-66.
24. Ayres MCC, Almeida MAO. Agentes antinematódeos. In: Spinosa HS, Górniak SL, Bernardi MM. Farmacologia aplicada à medicina veterinária. 3. ed., Rio de Janeiro: Guanabara Koogan; 2002. p. 475-89.
25. Hovda LR, Hooser SB. Toxicology of newer pesticides for use dogs and cats. Vet Clin North Am Small Pract. 2002;32:455-67.
26. Paradis M. Ivermectina in small animal dermatology. Part I. Pharmacology and toxicology. Comp Cont Educ Pract Vet. 1998;20:193-9.
27. Paradis M. Ivermectin in small animal dermatology. Part II. Extralabel applications. Comp Cont Educ Pract Vet 1998; 20:459-69.
28. Cully DF, Vassilatis DK, Liu K.K *et al.* Cloning of an avermectin-sensitive glutamate gated chloride channel from Caenorhabditis elegans. Nature. 1994;371:707-11.
29. Cully DF, Wilkinson H, Vassilatis DK, Etter A, Arena JP. Molecular biology and electrophysiology of glutamate-gated chloride channels of invertebrates. Parasitolol. 1996;113:191-216.
30. Hopper K, Aldrich J, Haskins SC. Ivermectin toxicity in 17 collies. J Vet Internal Med. 2002;16:89-94.
31. Sartor IF, Santarém VA. Agentes empregados no controle de ectoparasitas. In: Spinosa HS, Górniak SL, Bernardi MM. Farmacologia aplicada à medicina veterinária. 4. ed. Rio de Janeiro: Guanabara Koogan; 2006. p. 567-83.
32. Andrade SF, Santos AR. Regras básicas para o uso de ivermectina na clínica de pequenos animais. A Hora Veterinária. 2002; 21:53-7.
33. Clarck JN, Pulliam JD, Alva R, Daurio CP. Safety of orally administered ivermectin in cats. Proceedings of American Hearthworm Society; 1992. 103-9.
34. Paul AJ, Tranquili WJ, Hutchens DE. Safety of moxidectin inavermectin-sensitive collies. Am J Vet Res. 2000;61:482-3.
35. Daurio CP, Gilman MR, Pulliam JD, Seward RL. Reproductive evaluation of male beagles and safety of ivermectin. Am J Vet Res 1987;48: 1755-60.
36. Gokbulut C, Nolan AMMcKellar QA Plasma pharmacokinetics and fecal excretion of ivermectine, doramectine and moxidectine following oral administration in horses, 2001;33(5):494-8.
37. Bishop BF, Bruce CI, Evans NA. Selamectin: a novel broad-spectrum endectocide for dogs and cats. Vet Parasitol 2000; 91:163-76.
38. Novoty MJ, Krautmann MJ, Ehrhart JC *et al.* Safety of selamectin in dogs. Vet Parasitol. 2000;91:377-391.
39. Lovel RA. Ivermectina and piperazine toxicosis in dogs and cats. Vet Clin North Am Small An Pract. 1990;20:453-68.
40. Lewis DT, Merchant SR, Neer TM. Ivermectin toxicosis in a kitten. J Am Vet Med Assoc. 1994;205:584-6.
41. Arena JP. Expression of Caenorhabditis elegans mRNA in Xenopus oocytes: a model sustem to study the mechanism of action of avermectins. Parasitol Today. 1994;10:35-7.
42. Osweiller GD. Inseticidas e moluscicidas. Toxicologia veterinária. Porto Alegre: Artes Médicas; 1998. p. 259-266.
43. Yoon YJ, Kim ES, Hwang YS, Choi CY. Avermectin: biochemical and molecular basis of its biosynthesis and regulation. Appl Microbiol Biotechnol. 2004; 63:626-34.
44. Muhammad G, Abdul J, Khan MZ, Saqib M. Use of neostigmine in massive ivermectina toxicity in cats. Vet Hum Toxicol. 2004;46:28-9.
45. Pereira T, Chang SW. Semiautomated quantification of ivermectin in rat and human plasma using protein precipitation and filtration with liquid chromatography/tandem mass spectrometry. Rap Commun Mass Spectrom. 2004; 18:1265-76.
46. Garfield RA, Reedy LM. The use of oral milbemycin oxime (Interceptor®) in the treatment of chronic generalized demodicosis. Vet Dermat. 1992;3:231-5.
47. Genchi C, Poglayen G, Kramer LH, Venco L, Agostini A. Efficacy of moxedectin for the prevention of adult heartworm (Dirofilaria immits) infection in dogs. Parasitologia. 2001; 43:139-41.
48. Johnson PJ, Mrad DR, Schwartz AJ. Presumed moxidectina toxicosis in three foals. J Am Med Assoc. 1999;214:678-80.

69 Intoxicação por Metais Pesados

Patrícia Marques Munhoz, Jayme Augusto Peres, Alaor Aparecido Almeida, Michiko Sakate

Introdução

Os metais apresentam uma longa e remota intimidade com a história da humanidade. Mas apesar de tanta e tão extensa convivência, nem todos os registros são positivos. Muitos dos metais, ao lado de seus indiscutíveis benefícios, também se mostram associados a um legado de lesões e dores, nos planos coletivo e individual. A bem da verdade, esses fatos negativos não derivaram de malignidades inerentes aos metais, mas sim dos usos inadequados que deles se fizeram várias vezes.[1]

A expressão "metal pesado" é comumente utilizada para designar metais classificados como poluentes, englobando um número muito heterogêneo de metais, semimetais e até não metais, como o selênio (Se). Entretanto, tal denominação é classicamente utilizada para descrever o grupo de metais tóxicos que inclui mercúrio (Hg), chumbo (Pb), cádmio (Cd) e arsênio (As). Esta classificação é apenas descritiva, não sendo cientificamente exata; refere-se aos metais com densidade específica elevada e que têm forte atração por estruturas de tecidos biológicos, particularmente na forma bivalente, competindo com cátions bivalentes essenciais de eliminação lenta, e caracterizados como xenobióticos típicos, ou seja, com funcionalidade fisiológica desconhecida. Por esse motivo, os metais pesados podem causar danos a diversas atividades biológicas.[2]

Sabe-se que o interesse no comportamento dos metais pesados no ambiente é motivado, principalmente, pelos efeitos biológicos que podem causar. A maioria desses elementos não é essencial ao bom funcionamento dos organismos vivos, sendo potencialmente tóxicos a todo tipo de vida, quando em concentrações elevadas, ou em determinadas combinações químicas. Há, teoricamente, tantos tipos de respostas biológicas a esses metais quantos forem os tipos de atividade biológica. Todavia, o acesso variado aos componentes biológicos faz com que predominem certos tipos de respostas. Por exemplo, todos os sistemas enzimáticos que utilizam as metaloenzimas são potencialmente suscetíveis aos metais pesados. Sendo assim, frequentemente existem consideráveis diferenças de sensibilidade entre diferentes órgãos e tecidos, assim como, na ação observada entre experimentos *in vivo* e *in vitro*, entre e intraespécies nas respostas típicas de envenenamento clínico.[1]

Atualmente, tem sido rara a ocorrência de toxicidade aguda por metais em medicina veterinária. Os casos de intoxicação relatados na literatura relacionavam-se mais com a existência de metais pesados em produtos veterinários, contaminantes arseniacais nos alimentos, medicamentos mercuriais e carrapaticidas. O uso de fungicidas à base de Hg em grãos destinados à fabricação de rações também foi relacionado com a ocorrência de intoxicações em animais. Contudo, com o aparecimento de princípios ativos mais seguros e que promovem os mesmos efeitos, o uso de produtos contendo metais pesados foi progressivamente banido da medicina veterinária. Já com relação à toxicidade crônica, a exposição de animais de criação a baixas doses de metais pesados, ou a interação com outros metais, ou ainda a outros compostos orgânicos por período de tempo prolongado, pode resultar em perda significativa dos índices zootécnicos, tornando-se, ainda, um problema de saúde pública.[3]

Serão discutidos, neste capítulo, os elementos químicos que são classicamente classificados como metais pesados, que apresentam maiores riscos ambientais em razão de seu uso intenso, toxicidade e ampla distribuição, como Pb, Hg, Cd e As.

Análise toxicológica e terapia quelante

Por análise toxicológica, entende-se o conjunto de processos analíticos utilizado para identificar e quantificar a existência de um agente químico exógeno, com o objetivo de confirmar um diagnóstico, estabelecer um prognóstico e eventualmente aplicar a terapia específica. A análise química, por intermédio de amostras adequadamente colhidas no animal ou no ambiente, é fundamental para estabelecer e confirmar o diagnóstico de um quadro clínico de intoxicação. O resultado positivo ou negativo de uma análise química nem sempre é uma evidência conclusiva da ocorrência ou não de intoxicação. Um resultado negativo pode ser utilizado como diagnóstico diferencial, mas não exclui a ocorrência de intoxicação, já que existem inúmeros compostos químicos com elevada toxicidade, com concentrações muito baixas da própria substância ou de seus metabólitos nos tecidos, dificultando assim a detecção e a quantificação pelas técnicas analíticas existentes atualmente. Um exemplo é o dos hidrocarbonetos que se acumulam nos tecidos sem manifestação clínica de intoxicação imediata. Pode ainda haver interação do Hg com o Se e as proteínas formando um complexo desprovido de toxicidade.[4] A obtenção de um resultado positivo, por técnicas de triagem, como cromatografia em camada delgada (CCD), para substâncias orgânicas e para determinados xenobióticos, pode traduzir falso-positivo por acoplamento molecular com estruturas químicas assemelhadas.

O tratamento de animais intoxicados com metais pesados beneficia-se de uma das características químicas que esses compostos têm, que é a alta reatividade com outros grupamentos químicos. Este fato possibilita a utilização de substâncias que, em contato com os metais no organismo animal, promovem a formação de complexos químicos que impedem ou dificultam a ligação do Hg, por exemplo, às moléculas do organismo animal, levando, ainda, à rápida excreção do metal. Tais substâncias são denominadas agentes quelantes. Estes devem apresentar:[3]

- Alta solubilidade na água
- Resistência à transformação biológica
- Capacidade de remover metais em diferentes tecidos
- Elevada excreção do quelato
- Capacidade de exercer atividade quelante em pH fisiológico
- Capacidade de formar quelatos menos tóxicos que o íon metálico livre

- Maior afinidade pelos metais pesados do que por metais essenciais endógenos
- Seletividade dos agentes quelantes diretamente relacionada com a sua afinidade pelos átomos ligantes
- Estabilidade do complexo agente quelante mais metal.

Entretanto, antes de proceder à utilização de agentes quelantes, é necessário estabilizar, dependendo da gravidade dos sintomas apresentados, os sinais vitais. Assim, pode ser necessário instituir, em primeiro lugar, um tratamento sintomático, como quando há convulsões e hipovolemia, entre outros.[3]

Metais pesados

Chumbo

Histórico

O chumbo (Pb) encontra-se naturalmente na crosta terrestre em concentrações de aproximadamente 13 mg/kg (13 ppm) e vem sendo usado pelo homem praticamente desde o início da civilização,[5] sendo reconhecido pela Organização Mundial da Saúde (OMS) como um dos elementos químicos mais perigosos para a saúde humana.[6] Há mais de 4.000 anos o homem utiliza o Pb sob várias formas. Os romanos utilizavam-no na área de engenharia, fabricando tubulações para o transporte de água e também na confecção de utensílios domésticos. Desta maneira, nas áreas em que a água era de caráter ácido, havia maiores riscos de exposição e contaminação por esse metal.[2]

Com relação à história da intoxicação pelo Pb, provavelmente o primeiro médico a relacionar quadro de cólica abdominal grave em trabalhador de minas do metal foi Hipócrates, em 370 a.C. Mais de mil anos depois, Avicena recomendou o tratamento purgativo em quadros clínicos de cólica possivelmente causados por exposição ao metal. A revolução industrial também trouxe acentuação sem precedentes na intensidade das emissões de Pb, tanto em massa absoluta quanto em número e tipo de compostos metálicos liberados ao ambiente. No Brasil, estudos sobre intoxicação por Pb fazem parte da história da medicina baiana, com inúmeras teses defendidas na Faculdade de Medicina da Bahia, descrevendo quadros clínicos em expostos ocupacionais e trabalhos sobre contaminação de água potável veiculada em canos de Pb no início do século 19.[5]

Entretanto, as aplicações que resultam na dispersão descontrolada do Pb vêm sendo bastante reduzidas nas últimas duas décadas em muitos países ocidentais e, como consequência, sua concentração ambiental tem diminuído substancialmente. Exemplos disto são pesquisas arqueológicas que permitiram obter informações relativas às exposições ao Pb, em diferentes períodos da história, na Inglaterra. Com base em análise de amostras de costelas, e considerando como 1 o nível de exposição observado no período neolítico, o estudo constatou que, na Idade do Ferro, a exposição relativa era de 3,5; no período romano, 7; no período medieval, 13; nos séculos 18 e 19, 10, e nos dias atuais, 4. Portanto, nos tempos modernos, o nível de exposição ao Pb é praticamente a metade do observado no período romano.[2]

Aspecto, forma e ocorrência

O Pb é um metal pesado presente na natureza em estado livre, bem como em composição com outros elementos. Seu número atômico é 82, o peso atômico é 207,21 e o ponto de fusão é 327°C. A partir de 550°C, começa a produzir vapor; entretanto entra em ebulição ao atingir cerca de 1.740°C. Trata-se de um elemento de ocorrência natural, encontrado com relativa abundância na crosta terrestre, quase sempre como sulfeto de chumbo (galena).[7]

Tem quatro isótopos de ocorrência natural, porém as razões isotópicas para as várias fontes minerais podem diferir. Existem ainda as formas orgânicas tetravalentes, como Pb tetraetila e Pb tetrametila, exemplos importantes de compostos orgânicos sintetizados industrialmente em que o metal aparece ligado ao carbono, ambos são líquidos incolores e a forma inorgânica bivalente, como sais de carbonato, fosfato, sulfato, cromato, silicato, cloretos e nitrato, é encontrada. A volatilidade desses compostos é mais baixa do que a maior parte dos aditivos de combustíveis. O ponto de ebulição do Pb tetrametila é 110°C e do Pb tetraetila é 200°C.[8] Apresentam características lipossolúveis, sendo facilmente absorvidos por derme, trato gastrintestinal e pulmões. A toxicidade desses, todavia, deve-se à conversão dos mesmos em Pb trietila e inorgânico,[9] e a intoxicação por esse grupo ocorre principalmente pelas vias respiratória e digestória.[10] O metal distribui-se inicialmente nos tecidos moles e, posteriormente, sofre redistribuição e deposição nos ossos, nos dentes e no pelo/cabelo. Quase todo o Pb inorgânico circulante encontra-se associado aos eritrócitos (hemácias).[9]

O Pb como agente antidetonante no combustível automotivo foi usado até aproximadamente o ano de 1970, porém, a sua eliminação se deu nos anos 1980. Era utilizado como aditivo em combustíveis, representando, portanto, fonte de contaminação ambiental. No Brasil, ainda que sem uma legislação específica que proíba o Pb como aditivo na gasolina, seu emprego tornou-se totalmente dispensável quando ficou estabelecida, por meio da Lei nº 7823/93, a obrigatoriedade de se utilizar 22% de etanol como aditivo na gasolina. Com essa porcentagem de etanol, o Pb comprometeria o funcionamento dos motores dos veículos.

As principais fontes naturais de Pb são as emissões vulcânicas, o intemperismo geoquímico e as névoas aquáticas, sendo as emissões vulcânicas responsáveis por uma taxa de emissão de Pb na ordem de 6.400 toneladas/ano. Já as maiores fontes geológicas do metal são as rochas ígneas e metamórficas.[8]

Fontes de exposição

O Pb é encontrado em tintas antigas, algumas tintas de artistas, brinquedos de chumbo, pesos de cortina, chumbada, chapa metálica que prende a rolha de garrafas de vinho, baterias, bolas de golfe, pratos de cerâmica esmaltados inadequadamente, óleo de motor usado proveniente de motores que consomem gasolina com Pb, materiais chumbados, linóleo, telha e caldeiras de fundir Pb. Provavelmente os projéteis de Pb (como balas e chumbinho) alojados em qualquer outro tecido que não seja o trato gastrintestinal (TGI) e as cavidades sinoviais causem problemas.[11]

As fontes mais comuns de Pb, na maioria dos pequenos animais, são as tintas à base de Pb, que podem ser encontradas em casas antigas que estão sendo reformadas. A via de exposição mais frequente é por ingestão, porém, o Pb é altamente absorvível quando aquecido, provocando a liberação de vapores nocivos. O Pb é absorvido a partir da inalação ou da exposição tópica a combustíveis que o contêm. O Pb particulado pode ser inalado do escapamento de motores que consomem gasolina com Pb. O uso de gasolina com Pb está em maior declínio na Europa e no México porque todos os carros novos devem ter catalisadores. Mas o consumo de gasolina com Pb continua na maior parte do restante do mundo; e quase toda gasolina ainda o contém em muitas partes da África, Ásia e América do Sul. Já nas Filipinas, uma política para instituir a gasolina livre de Pb encontra-se em desenvolvimento.[11]

Toxicocinética

Diferentemente de outros metais, como o ferro, o zinco, o cobalto, o crômio, o manganês e o cobre, o Pb é um elemento absolutamente estranho ao metabolismo dos seres vivos, em qualquer quantidade. É uma neurotoxina cuja ocorrência nos diversos tecidos, a partir de uma concentração limiar, interfere em diversas passagens metabólicas, causando os sinais e sintomas da doença conhecida como saturnismo (em seres humanos) ou intoxicação pelo Pb.[12]

O processo de absorção do Pb proveniente de fontes ambientais depende da quantidade do metal nas portas de entrada, dos seus estados físico e químico, além de ser influenciada por fatores relacionados com o intoxicado, como idade, estado fisiológico, condição nutricional e, possivelmente, fatores genéticos.[1] O Pb pode ser absorvido por todas as vias, sendo quase imediata a absorção de seus vapores pela via respiratória. A absorção por via oral (VO), a principal via de exposição para animais, depende da solubilidade do sal de Pb ingerido. Assim, o Pb metálico e sua forma sulfídrica são pouco absorvidos. No entanto, embora a absorção de Pb seja baixa (1 a 2%), na forma de sais de acetato, de fosfato e de óxido de carbonato, esse metal é mais facilmente absorvido pelo TGI. É preciso lembrar que animais mais jovens absorvem maiores quantidades de Pb que os adultos, em razão da particularidade dos enterócitos na fase de desenvolvimento, de maneira semelhante àquela observada na espécie humana.[3]

Deficiências nutricionais também podem promover o aumento da taxa de absorção do Pb no TGI, como a deficiência de cálcio na dieta, a qual impede a competição entre este elemento e o Pb para a absorção, aumentando, assim, a absorção do metal. A absorção cutânea tem pouca importância, embora projéteis bélicos depositados nos tecidos moles solubilizem-se e passem a ser absorvidos e rapidamente distribuídos para o organismo animal.[3]

Já a absorção do Pb da atmosfera para o sangue envolve dois processos: a deposição das partículas de Pb do ar no trato respiratório e a remoção e a absorção do trato respiratório para a circulação. As partículas são depositadas principalmente nos sacos alveolares do pulmão. Os fumos e os vapores gerados em operações, nas quais os metais são cortados ou aquecidos em tamanho muito pequeno, podem ser absorvidos. A absorção depois da deposição varia, conforme a solubilidade dos compostos de Pb e da toxicidade inerente para os macrófagos e cílios do pulmão.[8]

Uma vez absorvido, a distribuição do Pb ocorre de maneira similar, independentemente da via de absorção.[7,8] A distribuição do Pb no organismo depende inicialmente da taxa de distribuição, através do fluxo sanguíneo, aos vários órgãos e tecidos. Redistribuição subsequente pode ocorrer com base na afinidade relativa do elemento nos tecidos e sua toxicodinâmica.[7] O Pb se distribui pelos tecidos orgânicos, sendo os eritrócitos as células escolhidas para a deposição desse metal. Calcula-se que cerca de 90% do Pb absorvido encontrem-se nos eritrócitos, ligados principalmente à hemoglobina.[3] O Pb interfere nas vias metabólicas da síntese da hemoglobina e da maturação normal dos eritrócitos. Estes se tornam mais frágeis, tendo seu tempo de vida abreviado, e têm capacidade reduzida de carrear oxigênio.[11]

O Pb é distribuído entre os tecidos moles (sangue, fígado, rins, entre outros) e rígidos (ossos e dentes). Os ossos podem ser afetados de maneira adversa pelo Pb, mas também servem como os maiores reservatórios do elemento no organismo, visto que o metal compete com o cálcio.[3] Portanto, o metal não é distribuído de maneira homogênea no organismo. Três compartimentos distintos foram identificados (sangue, ossos e tecidos moles), tendo o Pb diferentes tempos de meia-vida nesses compartimentos. O sangue foi considerado o mais lábil, com meia-vida de cerca de 36 dias; os ossos, o compartimento mais estável, com meia-vida de aproximadamente 27 anos. O Pb nos tecidos moles tem meia-vida de cerca de 40 dias.[7,8]

O Pb depositado nos ossos pode ser uma fonte de exposição interna no indivíduo, pois mesmo após a excreção desse metal, presente no sangue e em outros tecidos moles, sistema nervoso central (SNC), rins e fígado, ele pode ser mobilizado dos ossos, dependendo de certos fatores, como diminuição dos níveis séricos de cálcio, prenhez e até mesmo osteoporose, levando à redistribuição do Pb e à agudização da intoxicação.[3]

Parte do metal proveniente da dieta não absorvido pelo TGI é excretada nas fezes, assim como o metal proveniente do ar, que também tenha sido ingerido. O Pb é eliminado do organismo por urina e fezes (excreção biliar). A quantidade eliminada, por qualquer via, é afetada por idade e características da exposição, além de ser dependente da espécie animal.[8] As vias de menor excreção são suor, saliva, pelos, cabelo, unhas e leite materno.[2] No caso deste último, existe correlação entre a concentração do metal no leite e os níveis de plumbemia maternos. A concentração de Pb secretado pelo leite materno varia entre 10 e 30% da concentração materna de Pb no sangue ou plumbemia.[13]

Toxicodinâmica

Por ser um metal eletropositivo, preferencialmente cátion bivalente, o Pb tem afinidade por grupamentos SH, H_3PO_3, NH_2, OH, formando complexos com compostos endógenos e interferindo nas funções celulares. Os órgãos críticos são sistema nervoso, medula óssea e rins.[1] O mecanismo mais conhecido de ação tóxica do Pb é a sua interferência na biossíntese da heme por meio da inibição de algumas enzimas envolvidas nessa síntese. Os mecanismos de neurotoxicidade não são bem conhecidos. Estudos realizados demonstraram a associação da exposição ao metal e distúrbios no metabolismo dos carboidratos e de alguns neurotransmissores, como a acetilcolina e as catecolaminas, no catabolismo de triptofano, na síntese endógena de nucleotídios piridínicos, a principal fonte de nicotinamida-adenina-dinucleotídio (NAD) e sua forma fosfato (NADP), coenzimas importantes para o desenvolvimento cerebral. No sistema nervoso periférico (SNP), o metal promove desmielinização e degeneração axonal, prejudicando as funções psicomotoras e neurmusculares.[14]

Em nível renal, os estudos experimentais evidenciaram que as mitocôndrias das células sofrem interferência nos processos de oxidação e fosforilação, responsável pela diminuição das funções de reabsorção tubular proximal. Observa-se corpos de inclusão formados pelos complexos Pb-proteínas, estas constituídas de ácidos aspártico e glutâmico e pouca cisteína. O Pb liga-se aos grupos carboxílicos e amínicos dos aminoácidos.[1]

O metal promove, ainda, outras alterações inespecíficas, interferindo nos eletrólitos sanguíneos (Na, K, Ca e P), no metabolismo mineral (Zn, Cu, Mn, Al), no metabolismo de carboidratos, lipídios, RNA e aminoácidos, na síntese de proteínas, na utilização de vitaminas (B_1, PP e B_{12}) e na produção de hormônios (tiroxina e hipofisários).[1]

Os estudos realizados em roedores demonstraram que o Pb atua como promotor da carcinogênese renal, interferindo nos processos cromossômicos, induzindo a estabilização da cromatina e inibindo o mecanismo de reparo do DNA. Os estudos epidemiológicos realizados com trabalhadores expostos ao metal não comprovaram, entretanto, esta ação.[14]

Sinais e sintomas

Cães jovens são mais suscetíveis à intoxicação por Pb. A intoxicação pelo Pb altera o metabolismo cerebral e causa edema, modificações hipóxicas e, eventualmente, se não tratada, necrose cerebrocortical.[11]

Intoxicação aguda

Em animais, existe correlação positiva entre o Pb nos tecidos e as concentrações do metal provenientes da dieta, embora os níveis tissulares sejam quase sempre mais baixos.[8] A sintomatologia manifestada pelos animais intoxicados é de origem, principalmente, nervosa (encefalopatia), mas também gástrica. Em animais de companhia, a sintomatologia nervosa é caracterizada por alterações comportamentais, apatia, ataxia, nistagmo, opistótono, convulsões e, em alguns casos, pode ocorrer cegueira. As alterações produzidas no TGI são vômito, anorexia, dor abdominal, diarreia,[3] apetite depravado e abdome retraído.[11] Os sintomas classificados como demência podem abranger pressão de cabeça contra objetos, bruxismo, vocalizações, corridas a esmo, mordidas sem motivo, andar em círculos ou andar compulsivo.[11] Em gatos, é relatada a ocorrência de poliúria/polidipsia, megaesôfago e disfagia.[3]

Intoxicação crônica

Em medicina veterinária, é rara a ocorrência de intoxicação crônica em animais domésticos. Quando esta ocorre, é em razão da ingestão de água contaminada por indústrias que utilizam o Pb e não fazem o tratamento adequado de seus dejetos ou por meio de alimentos contaminados.[3] A intoxicação crônica por Pb pode causar alterações no SNP, com sintomas de polineuropatia (tetraparesia, tetraparalisia ou reflexos espinais diminuídos).[11]

Diagnóstico e diagnóstico diferencial

A realização da anamnese detalhada, com o histórico de evolução da sintomatologia desenvolvida pelos animais, aliada às fontes de exposição de Pb na propriedade, pode indicar a toxicose por esse metal pesado. Na abordagem diagnóstica, a cinomose nos cães deve ser o principal diagnóstico diferencial a ser considerado, seguido de outras etiologias que levem ao desenvolvimento de sintomatologia nervosa, como encefalomalacia, hipovitaminose A, tétano, intoxicação por As, Hg, raiva, encefalite e problemas vertebrais.[3]

O exame laboratorial mais indicado para confirmação diagnóstica de intoxicação por Pb é a qualiquantificação desse elemento químico principalmente no sangue, embora possa ser realizada nas fezes, na urina e no leite. Outros indicadores importantes no diagnóstico são os de efeitos empregados na avaliação da concentração do ácido δ-aminovulênico na urina, o qual é o substrato da ácido delta-aminolevulínico desidratase (ALAD); a dosagem da atividade enzimática da ALAD e a determinação de zinco protoporfirina urinária, que estão relacionados com a biossíntese da heme. Entre os indicadores de efeito este último, ZPP-u tem melhor correlação com exposição precoce ao Pb.[3,7,8]

Níveis de chumbo e alterações sanguíneos

A determinação dos níveis sanguíneos do Pb (plumbemia) é o teste laboratorial mais valioso. Cerca de 90% do Pb absorvido são carreados ligados aos eritrócitos. Portanto, a análise deve ser realizada com sangue total e não com soro ou plasma. Devem ser utilizados tubos contendo anticoagulante preferencialmente heparinizados ou, como opção, o ácido etilenodiaminotetracético. (EDTA).[11] Entretanto, há pesquisas que desaconselham o uso do tubo com EDTA porque este quela o Pb e confere leituras falsamente baixas. Níveis sanguíneos de Pb iguais ou acima de 60 μg/dℓ (0,6 ppm) são considerados exposição tóxica; níveis entre 25 e 0, 60 μg/dℓ (0,25 a 0,6 ppm) são considerados exposição relevante e devem ser acompanhados por sinais ou outros testes auxiliares. Os níveis de Pb sanguíneo não correspondem bem com a gravidade dos sinais. Nos casos de envenenamento crônico por Pb, tem-se relatado alta porcentagem (30%) de resultados falso-negativos.[11]

Em relação aos exames laboratoriais, podem ser vistas alterações nos esfregaços realizados com sangue periférico, como aumento do pontilhado basofílico, eritrócitos nucleados, anisocitose, poiquilocitose, policromasia, "eritrócitos em alvo" e hipocromia. No exame hematológico, o animal mostra anemia moderada e muitos eritrócitos nucleados no sangue periférico.[3]

Consideram-se suspeitos os casos nos quais são observadas policromasia e eritrócitos nucleados fora das proporções consideradas normais (15 com pontilhado basofílico em 10.000 células). São considerados quase patognomônicos os quadros que apresentam 40 eritrócitos com pontilhado basofílico em 10.000 células. São considerados diagnósticos os achados de 5 a 40 eritrócitos nucleados a cada 100 células, na ausência de anemia (Ht < 30%).[15]

Com relação à concentração sanguínea de Pb, o resultado laboratorial acima de 60 μg/dℓ é considerado intoxicação por Pb. Caso o resultado laboratorial esteja entre 25 e 60 μg/dℓ, com o paciente apresentando sintomas, a intoxicação por chumbo deve ser considerada no diagnóstico diferencial.[3,15]

Níveis de chumbo e alterações urinários

Os níveis de Pb urinário acima de 0,75 mg/ℓ (0,75 ppm) são sugestivos de envenenamento. A avaliação do nível de Pb urinário pode ser fidedigna, se o paciente for tratado com quelador ácido EDTA Na_2 Ca. O nível de Pb urinário é determinado antes de iniciar a terapia de quelação. O EDTA Na_2 Ca é administrado (ver Tratamento) e uma amostra de urina de 24 h é coletada. Os níveis de Pb urinário acima de 0,82 mg/ℓ (0,82 ppm), após 24 h de a terapia de quelação ter sido iniciada, são sugestivos para o diagnóstico do envenenamento por Pb.[11]

A análise da urina pode ser normal, ou apresentar cilindros hialinos ou granulares. Ocasionalmente, encontram-se proteínas e glicose, indicando lesão renal.[15]

Valores de referência de cães e gatos: sangue, abaixo de 25 μg/dℓ; fígado e rins, abaixo de 0,1 μg/g (< 0,1 ppm).

Radiografias

Ao exame radiológico, a detecção de "linhas de Pb" nas metáfises de ossos longos de animais intoxicados pode ser uma ferramenta adicional para a conclusão do diagnóstico de intoxicação pelo Pb.[3]

A identificação de corpos estranhos metálicos auxilia na manutenção do diagnóstico de envenenamento por Pb; entretanto, achados radiográficos negativos não excluem o envenenamento. Raramente, as radiografias das placas epifisárias (em cães) revelam uma "linha de Pb" ou *lead line*.[11]

Radiografias abdominais podem mostrar material radiopaco; estas devem ser realizadas, já que o tratamento com quelantes pode promover a adsorção no TGI.[14]

Tratamento

O tratamento deve iniciar com as terapias emergenciais de rotina, de acordo com o estado geral do animal. Se houver Pb no TGI, este deve ser removido por indução de êmese e utilização de enemas (sulfato de sódio ou magnésio). A lavagem gástrica não costuma ser indicada. A utilização de carvão ativado não é efetiva, nem recomendada.[15] Estando o animal estabilizado, deve ser iniciada a terapia de quelação, com as opções a seguir:

- Succimer® (ácido meso-2-3-dimercaptossuccínico – DMSA), administrado por via oral (VO), na dose de 10 mg/kg por 10 dias. Estudos confirmam que este é o medicamento de menor toxicidade para o animal e maior especificidade para o Pb e de maior eficácia quelante frente aos outros agentes utilizados para o mesmo fim[11]
- BAL® a 10%, administrado em óleo (2,5 mg/kg por via intramuscular (IM) a cada 4 h nos dias 1 e 2, a cada 8 h no dia 3 e, a seguir, a cada 12 h). A administração subsequente de EDTA dissódico de cálcio aumentará a excreção de Pb em 20 a 50 vezes[11]
- Versenato® (EDTA Na_2 Ca) 25 mg/kg diluído para concentração de 10 mg/kg em solução glicosada a 5% SC, a cada 6 h, durante 5 dias). O EDTA Na_2 Ca pode ser nefrotóxico; não se deve exceder a dose diária total de 2 g. Com o uso desse medicamento, ocorrerá depleção de zinco e, portanto, este deverá ser suplementado[11,14]
- Cuprimine® (penicilamina) (8 mg/kg VO, a cada 6 h, ou 10 a 55 mg/kg, a cada 12 h). Deve ser administrada em jejum, e, portanto, pode ocasionar êmese. A utilização de antieméticos pode ser prescrita.[11]

O EDTA Na_2 Ca é capaz de quelar vários tipos de metais, porém tem sido mais utilizado nas intoxicações por Pb.[3]

Se as convulsões persistirem, durante o tratamento, deve-se instituir o tratamento com anticonvulsivantes adequados.[14]

Se o animal apresentar reduções progressivas no nível de consciência após a terapia ter começado, deve-se prescrever dexametasona de manutenção, na base de 0,1 mg/kg/dia, a fim de reduzir o edema cerebral.[14]

Mercúrio

Histórico

O mercúrio (Hg) é um elemento químico considerado não essencial, ou seja, não é um componente normal dos tecidos de organismos vivos, portanto, um xenobiótico típico. Sua concentração é muito variável de um organismo para outro, sua ausência não causa nenhuma anormalidade conhecida e não participa de nenhuma atividade indispensável ao pleno funcionamento orgânico. Por outro lado, é considerado danoso aos fenômenos químicos que suportam a vida.[16]

Entretanto, desde o início das civilizações, o homem mostrou estreita relação com o Hg. O cinábrio é uma pedra vermelha considerada o principal minério de Hg encontrado na natureza. Quimicamente, o cinábrio é conhecido por HgS. Calcula-se que o minério tenha sido largamente utilizado pelo homem pré-histórico para a execução de seus desenhos sobre as paredes das cavernas, objetos feitos de argila e inclusive para pinturas faciais; na arte, o cinábrio aparece em pinturas antigas, já que o minério é um excelente pigmento vermelho.[16]

O Hg, único metal líquido à temperatura ambiente, e relativamente pouco reativo, é conhecido desde a antiguidade, com referências a ele vindas dos antigos hindus e chineses. O metal foi também encontrado em tumbas egípcias anteriores a 1500 a.C., e teve seu primeiro uso não decorativo datado de 500 a.C., sob a forma de amálgamas.[17]

O Hg foi usado na medicina da época de Aristóteles até a Idade Média. Os antigos chineses acreditavam que o cinábrio e o Hg tinham propriedades medicamentosas que prolongavam a vida. Vários imperadores morreram intoxicados por Hg na tentativa de assegurar a imortalidade pela ingestão constante deste metal. Já os antigos hindus acreditavam nas propriedades afrodisíacas que diziam ter o metal. Na Grécia, no primeiro século antes de Cristo, o Hg foi utilizado como unguento medicinal e, no mesmo período, utilizado pelos romanos como componente de unguentos ou pomadas para o tratamento de diversas doenças de pele, além de ser usado na composição de cosméticos.

Por ter alta *densidade* e estabilidade ao ar, o Hg foi amplamente utilizado por laboratórios de física e química de todas as épocas, tendo possibilitado a construção de *termômetros*, barômetros, e vários outros importantes equipamentos até hoje utilizados. Nas Américas, o Hg foi introduzido por volta do século 16, para amalgamação do ouro e da prata na América espanhola. No Brasil, seu emprego começou, provavelmente, no século 19. A utilização do Hg era feita na fase final de concentração do ouro, devido às características mineralógicas dos minérios primários. Nenhum cuidado foi empregado na época para evitar que o Hg se dispersasse para o meio ambiente.[17]

Aspecto, forma e ocorrência

O Hg é um metal pertencente ao grupo IIb da Tabela Periódica, com número atômico 80 e massa atômica 200,59. Em temperatura ambiente, apresenta-se líquido, único com cor prateada brilhante. Oxida-se lentamente ao ar úmido, tornando-se um metal sólido mole quando submetido a uma temperatura próxima a –39°C. Na superfície da Terra, é encontrado como HgS; como metal, é encontrado próximo a vulcões ou fontes térmicas, podendo também estar presente no ar e nas águas.

Consequentemente, o Hg pode ser verificado, em algum grau, em plantas, animais e tecidos humanos.[17] O Hg existe em três formas, cada qual com diferentes características de biodisponibilidade e toxicidade: metálica (Hg elementar), sais inorgânicos e compostos orgânicos (metilmercúrio, etilmercúrio e fenilmercúrio).[2]

Comprovadamente bioacumulativo, o Hg é um metal pesado cujos efeitos negativos e riscos para a saúde já foram extensamente comprovados em todo o mundo. Os registros de contaminação alimentar têm sido frequentes desde que a doença de Minamata e Niagata foi publicamente declarada como causada pela contaminação do pescado no Japão, em 1956, mas pode ocorrer também contaminação ocupacional, notadamente pela inalação de vapores de Hg.[17]

Fontes de exposição

Vários estudos demonstram a ação nociva dos metais pesados no organismo, porém somente o Hg está relacionado com as intoxicações ocasionadas pelo consumo de pescado e de seus derivados. A escassez de informação sobre a cinética desse metal nos peixes dificulta a compreensão de sua distribuição no organismo e a avaliação de potenciais riscos para a saúde humana e dos animais.

O Hg é considerado um poluente de alto risco, sendo regulado pela agência de proteção ambiental dos EUA (EPA). A preocupação a respeito da poluição por Hg surge dos efeitos à saúde decorrentes da exposição por Hg metilado (extremamente lipossolúvel e tóxico) encontrado na água e alimento aquáticos. De acordo com diversos estudos, estima-se que existam de 6.000 a 10.800 toneladas de Hg na troposfera e nas massas de água, respectivamente.[18]

A queima de combustíveis fósseis é considerada uma fonte de Hg. Indústrias de cloro-soda, equipamentos eletrônicos e fabricação de tintas são consideradas os maiores consumidores de Hg, perfazendo 55% do total consumido. Além de ampla utilização na odontologia e na medicina, alguns compostos de Hg têm sido utilizados na agricultura, principalmente como fungicidas. Embora o uso industrial do Hg tenha sofrido reduções, devido a um recente controle mais efetivo, altas concentrações ainda estão presentes nos sedimentos associados a aplicações industriais deste metal.[18]

Mesmo comprovada a sua toxicidade, por suas qualidades como antisséptico e conservante, alguns compostos de Hg, especialmente aqueles que contêm o íon Hg_2^{+2}, são ainda usados em produtos farmacêuticos e cosméticos. No grupo dos agentes químicos, estão incluídos os fungistáticos, que atuam de modo indireto ao modificar as condições locais da lesão. Na composição destes normalmente encontram-se sais de metais pesados (Hg, prata, zinco, cobre).[19]

Toxicocinética

A toxicocinética do Hg é dependente da espécie do metal ao qual o organismo animal está exposto. Assim, os processos de transporte serão influenciados pelo estado de oxidação e pela forma dos compostos de Hg. O Hg metálico, quando ingerido, é muito pouco absorvido pelo TGI (taxa de absorção menor que 1%). Entretanto, seu vapor (quando submetido a aquecimento que permita sua evaporação, ou seja, acima de 356,9°C) é rapidamente absorvido nos alvéolos pulmonares. A absorção cutânea do Hg metálico também pode ocorrer pelo vapor, porém em menor grau. Já a absorção do Hg líquido por meio da pele íntegra é desprezível. Já os compostos organomercuriais são altamente lipossolúveis, sendo rapidamente absorvidos (> 80%) tanto pelas vias oral e pulmonar como pela cutânea.[3]

A distribuição do Hg pelo organismo animal, após sua absorção, está estreitamente relacionada com a lipossolubilidade dos diferentes compostos que os contêm. Assim, aqueles mais lipossolúveis, como os compostos organomercuriais, são transportados pelos eritrócitos ou por proteínas plasmáticas. Sua passagem para o SNC acontece rapidamente, sendo este órgão um dos locais onde se pode encontrar maiores concentrações de Hg em animais expostos. Já as formas mercuriais, com menor lipossolubilidade, como os Hg inorgânicos, concentram-se mais no plasma. Estes, presentes na forma iônica divalente (Hg^{2+}), normalmente escolhem o tecido renal para a sua deposição.[3] É por meio da excreção renal que esse tipo de Hg é eliminado do organismo.[3,20] Também pode ocorrer a excreção do Hg por via biliar. Sua forma divalente, assim como o metilmercúrio não biotransformado, unem-se à glutationa (GSH), sendo então excretado pela bile. Ressalta-se que o metilmercúrio, uma vez no TGI, pode ser novamente absorvido, percorrendo o chamado ciclo êntero-hepático, responsável por tornar a meia-vida do metal no organismo animal ainda mais longa.[3]

Estudos sugerem que o Se participe de um mecanismo de desintoxicação do Hg nos organismos. O acúmulo de Se na mesma proporção do Hg, sobretudo no fígado, pode representar um mecanismo natural que reduz a intensidade dos efeitos tóxicos do Hg orgânico pela formação de seleneto de Hg.[19,20] A interação entre Hg e Se pode ser explicada, ao menos teoricamente, pela formação de complexos proteína-Se-Hg e, ainda, pela formação intracelular de corpos de inclusão. O Se diminui a passagem do Hg através da barreira placentária, além de reduzir a concentração deste no leite.[2]

Os pelos refletem bem a acumulação e a concentração de metais pesados. Os mamíferos têm a possibilidade de eliminar poluentes por meio de sequestro em seus pelos, sendo a "muda" uma importante via de excreção de metais pesados.[20]

Toxicodinâmica

Os compostos mercuriais são atraídos por grupos sulfidrila, ligando-se às proteínas das membranas e enzimas. Além do grupo SH, pode, também, ligar-se aos nucleotídios uracila e timina.[21] Outros grupamentos reativos ao Hg são: aminas, amidas, carboxilas e fosforilas. Ligando-se a esses grupamentos endógenos, o Hg interfere profundamente nas atividades biológicas de grande importância orgânica.[3]

Os fetos são vulneráveis ao metilmercúrio desde o início dos processos de desenvolvimento cerebral, como na divisão celular, na diferenciação e na migração, que são prejudicados pela interação do Hg com os grupos SH da tubulina, principal proteína da constituição dos microtúbulos neuronais.[2] Estudos conduzidos em plantas e animais de laboratório mostraram que o Hg tem capacidade de inibir a formação do fuso mitótico, levando à distribuição anormal de cromossomos e à poliploidia. Esta ação resultaria da forte afinidade do Hg pelos grupos sulfidrila encontrados nas proteínas do fuso, e é considerada a ação mais típica, em nível genético, dos compostos de Hg.[21]

O Hg metálico tem como órgãos-alvo críticos os rins, enquanto o cérebro é o órgão-alvo do metilmercúrio, tanto de indivíduos adultos como de fetos.[2]

Sinais e sintomas

Deve-se fazer a distinção entre intoxicação por derivados inorgânicos de Hg, por Hg metálico e por compostos organomercuriais, visto que a sintomatologia pode variar bastante em cada caso. Do ponto de vista toxicológico, é importante ressaltar que o Hg se apresenta em três categorias químicas na natureza:

- Hg inorgânico elementar, vapor ou líquido, não reativo
- Sais ou minerais mercuriais inorgânicos
- Mercuriais orgânicos.

Estas formas do Hg interconvertem-se no ambiente, e o contato com qualquer dos tipos pode produzir toxicidade sistêmica. Às vezes, podem ser observados sinais mistos de intoxicação relacionados com a conversão *in vivo* de compostos inorgânicos para orgânicos e vice-versa.[16]

A intoxicação crônica por ingestão de Hg e seus compostos é observada com frequência principalmente em animais de produção. Já nos animais de companhia, o que se observa são casos de intoxicação aguda. Em medicina veterinária, o Hg elementar pode ser ingerido por animais de companhia quando o proprietário, por desconhecimento da prática veterinária, introduz termômetros na cavidade bucal desses animais, que acabam mordendo e ingerindo, assim, o metal. Entretanto, como já mencionado anteriormente, o Hg elementar ingerido quase não é absorvido, devendo ser a deglutição de vidro o foco de maior atenção do médico-veterinário.[3]

Outro modo de intoxicação aguda por Hg pode ser decorrente da ingestão acidental de sais desse metal, presentes em pilhas, baterias ou em fontes semelhantes. Esse tipo de intoxicação acomete, principalmente, animais de companhia jovens, em razão do comportamento curioso e brincalhão que apresentam. Essa ingestão pode resultar, inicialmente, em alterações gastrintestinais, decorrentes da ação corrosiva que esses compostos exercem sobre os tecidos orgânicos, principalmente sobre as mucosas. São sinais dessa ocorrência: salivação excessiva, náuseas, hematêmese, abdome agudo, diarreia sanguinolenta e disenteria com perda abundante de líquidos, o que pode evoluir para choque hipovolêmico.[3]

Na fase de excreção dos íons divalentes de Hg pelos rins pode ocorrer insuficiência renal aguda, em virtude de necrose das células epiteliais dos túbulos contornados proximais, fato que pode evoluir para insuficiência renal crônica.[3]

Diagnóstico e diagnóstico diferencial

Todas as suspeitas de intoxicação por Hg são de diagnóstico difícil porque o Hg afeta sistemas e múltiplos órgãos, apresentando sintomas semelhantes a uma grande variedade de outras doenças. A apresentação clínica da toxicidade por Hg pode manifestar-se de muitas maneiras, dependendo da natureza da exposição e do tipo químico do Hg.[22] No caso de animais de companhia, o diagnóstico da intoxicação por compostos mercuriais baseia-se no histórico e na evolução da sintomatologia.[3]

Exames complementares de laboratório podem ser necessários para determinar se há Hg no sangue e/ou na urina.[3] A quantidade de Hg medida nesses fluidos biológicos informará sobre a quantidade de exposição ao agente químico em termos de absorção ou de efeito. A concentração do agente químico inalterado ou de seus produtos de biotransformação nos fluidos biológicos indica a sua absorção; a alteração qualiquantitativa da atividade de enzimas ou outros parâmetros biológicos refletem o efeito do xenobiótico.[22]

Nesses casos, a amostra de sangue deve estar heparinizada, evitando-se a hemólise.[6] Sabe-se que a dieta e a exposição ambiental afetam as concentrações de Hg no sangue.[23] A urina deve ser coletada da maneira mais estéril possível, já que algumas bactérias podem reduzir compostos mercuriais em Hg elementar, o qual pode se volatizar em temperatura ambiente. Desse modo, deve-se tomar sempre o cuidado de manter essas amostras sob refrigeração (4°C).[3]

O diagnóstico diferencial deve ser feito com outras doenças que promovam alterações no SNC dos animais domésticos que levem ao desenvolvimento de sintomatologia nervosa, sejam elas de origem infecciosa, nutricional ou tóxica.[3]

Tecidos de investigação

O Hg é rapidamente eliminado do sangue. É por esta razão que o Hg no sangue normalmente é usado apenas como um indicador de exposição muito recente ou relativamente elevado nível de exposição (p. ex., em casos de envenenamento), ou a exposição crônica estável (p. ex., água potável).

Valores de referência de cães e gatos: sangue, abaixo de 2 μg/dℓ; fígado e rins, abaixo de 0,1 μg/g (< 0,1 ppm).

Tratamento

O conjunto dos elementos metálicos se beneficia de um tipo de tratamento específico baseado na sua reação química que os capacita para a formação de complexos com diversas substâncias denominadas agentes quelantes. São formados compostos atóxicos e hidrossolúveis que são eliminados pela urina. A teoria de quelação dos metais indica que os cátions de metais como o Hg^{2+} formam complexos estáveis com moléculas de sulfetos.[2,3]

Entre os agentes quelantes encontram-se:

- BAL®
- 2,3-dimercaptopropanossulfato de sódio (DMPS)
- Succimer® – DMSA
- Derivados do ácido etilenodiaminotetracético (p. ex., EDTA Na_2Ca)
- Cuprimine® penicilamina.

Entretanto, para os casos de toxicose com Hg, recomenda-se o uso de penicilamina e, também, de DMSA, que aumenta a excreção renal das formas mercuriais inorgânicas.[3]

Cádmio

Histórico

A identificação do cádmio (Cd) como elemento químico data de 1817. A denominação "cádmio" para este elemento surgiu pelo fato de o mesmo ter sido extraído de *cadmia*, termo utilizado para designar o minério calamina, rico em carbonato de zinco.[23] Sua toxicidade foi logo reconhecida e os sintomas foram descritos primeiramente por Marmé em 1867. Apesar disso, sais de Cd foram usados como anti-helmínticos, antissépticos, acaricidas e nematicidas, tendo sido citado em várias farmacopeias do início do século 20.[24] Todavia, até 1950 havia poucas informações sobre os aspectos toxicológicos desse elemento, apesar de sua crescente utilização a partir da primeira guerra mundial. O aumento de informações científicas ocorreu, em parte, pela necessidade de se avaliarem os agentes químicos contaminantes do ambiente, em especial aqueles mais persistentes e amplamente distribuídos.

Aspecto e formato

O Cd é um elemento altamente tóxico e vem sendo descrito como um dos elementos-traço mais perigosos de todos os metais contaminantes presentes nos alimentos e no ambiente, não apenas pelos altos níveis de toxicidade, mas também por sua ampla distribuição e aplicações industriais. Trata-se de um metal branco-acinzentado, podendo se apresentar na cor prata-esbranquiçada, azulada ou metálica lustrosa. É dúctil à temperatura ambiente e sua consistência é tão mole que ele pode ser facilmente cortado com uma faca. O sal de cloreto de Cd é um sólido cristalino branco. A abundância do Cd na crosta terrestre é em torno de 0,1 a 0,2 mg/kg (0,1 a 0,2 ppm).[7]

Ocorrência

O Cd é encontrado em pequena quantidade na natureza e, em geral, associado a outros minérios de zinco, mas pode também ser encontrado como subproduto dos minérios de cobre e Pb, por destilação em colunas de fracionamento.[23]

Na forma iônica, o principal uso do Cd é como pigmento. Tendo em vista que a cor do sulfeto de Cd depende do tamanho das partículas, podem ser preparados pigmentos de Cd para muitos usos. Tanto o CdS como o CdSe têm sido amplamente utilizados em plásticos coloridos. O último sal mencionado tem sido também empregado em dispositivos fotovoltaicos (p. ex., células fotoelétricas) e em monitores de TV. Os fabricantes de tinta vêm utilizando pigmentos de sulfeto de Cd em tintas para produzir cores amarelas brilhantes há 150 anos e se opõem a qualquer proibição, alegando que até o presente não existem substitutivos adequados.[6] Cerca de 34% do consumo total de Cd aplicam-se em revestimentos metálicos, sendo seus principais usuários as indústrias automobilística, espacial e de telecomunicação. A segunda maior aplicação, cerca de 23% do consumo total de Cd, destina-se à produção de pigmentos para tintas, vernizes e plásticos com base de sulfeto e sulfosselenito de Cd. Outra aplicação importante é na indústria de polivinil cloreto (PVC) e plásticos afins, na qual 15% do consumo total é empregado como estabilizador, inibindo a degradação de PVC. O Cd também é utilizado como constituinte de amálgama e como anti-helmíntico para aves e suínos. O Cd pode ser lançado ao ar em pequenas partículas, deslocar-se por longas distâncias e se depositar como poeiras, chuvas ou neve. O Cd permanece no meio ambiente por um longo tempo próximo à sua fonte emissora. Parte do Cd pode ser levada pela água, ou se fixar no solo, mas sempre haverá resíduo do metal nesta água contaminada. O Cd pode se acumular nas plantas, em animais e, assim, atingir o homem e, à semelhança do que acontece na cadeia alimentar, se acumula no organismo por longo tempo. É considerado um poluente persistente, acumula-se na cadeia alimentar, concentrando-se principalmente nos rins e no fígado de mamíferos.[23]

Toxicocinética e toxicodinâmica

A principal via de exposição ao Cd, tanto para animais quanto para seres humanos (população não exposta ocupacionalmente e não fumante) se dá pela ingestão de água e alimentos. Vários fatores interferem na absorção do Cd pelo TGI, entre eles, espécie animal, tipo de composto, dose e frequência de exposição, idade ou estágio de desenvolvimento, prenhez e lactação, estado nutricional e interações do Cd com outros nutrientes. O Cd é absorvido em aproximadamente 10% pelo TGI, em indivíduos adultos e distribuído via corrente sanguínea a várias partes do organismo. No plasma, o Cd é transportado como complexo com a metalotioneína. São muito raros os relatos de intoxicação de animais de produção e de companhia por esse metal, diferentemente do que se observa em humanos. No entanto, o Cd é considerado um dos metais pesados de maior toxicidade para o organismo animal, em vista de sua baixa taxa de excreção, tendo, assim, efeito cumulativo.[3] Os mamíferos têm um mecanismo de proteção bioquímica capaz de acomodar doses baixas a moderadas de Cd no organismo. O Cd é ligado à metalotioneína, uma proteína rica em S e presente no fígado e no rim dos mamíferos. Quando ligado à proteína, o Cd é impedido de atingir moléculas-alvo críticas. Entretanto, a toxicidade aumenta rapidamente se a capacidade da metalotioneína for ultrapassada.[12]

Esse complexo é filtrado nos glomérulos, presente na urina primária e reabsorvido nas células do túbulo proximal, onde a ligação Cd-metalotioneína é quebrada. Se a capacidade de produção de metalotioneína for excedida, ocorrerão danos às células do túbulo proximal, e o primeiro sinal desse efeito é a proteinúria de baixo peso molecular.[23] Os potenciais efeitos do Cd variam principalmente com as espécies e as quantidades absorvidas na corrente sanguínea, duração da exposição e rota da exposição. Estudos comprovam que o Cd pode provocar efeitos adversos nos rins, ossos, pulmões e sistemas nervoso e cardiovascular.[24]

Sinais e sintomas | Diagnóstico

O mecanismo tóxico do Cd é semelhante ao do zinco e do cobre, podendo, assim, interferir em sistemas enzimáticos importantes e ter alta afinidade por grupamentos sulfidrila, levando à ocorrência de alterações, como vômito, diarreia, dor abdominal, alterações renais, com glomerulonefrite, nefrose, comprometimento ósseo (interferência no metabolismo do cálcio) com osteomalacia e osteopenia (em vários sistemas) (p. ex., no TGI). O Cd também é considerado um composto imunotóxico.[3]

Tecidos de investigação

O Cd inorgânico é rapidamente eliminado do sangue. É por esta razão que o Cd no sangue é normalmente usado apenas como um indicador da intoxicação muito recente ou relativamente elevado nível de exposição (p. ex., em casos de envenenamento), ou a exposição crônica estável (p. ex., a água potável).[24]

Valores de referência de cães e gatos: sangue, abaixo 2 μg/dℓ; fígado e rins, abaixo de 0,1 μg/g (< 0,1 ppm).

Tratamento

Acredita-se que um antioxidante seja um componente importante de um tratamento efetivo da intoxicação por Cd, bem como a terapia combinada com antioxidantes e quelantes poderia ser melhor que a terapia que utiliza apenas os quelantes. Entre os agentes quelantes encontram-se:[24]

- BAL®
- DMPS
- Succimer® – DMSA
- Derivados do EDTA Na_2Ca
- Penicilamina.

Arsênio

Histórico

O arsênio (sinônimos: arsênio cinza, arsênio metálico, arsênio coloidal) foi considerado o agente envenenador de escolha na Idade Média, sendo essa preferência mantida até o início do século 20. Várias de suas características contribuíram em grande parte para essa popularidade: aspecto inofensivo, insipidez ou sabor levemente adocicado, podendo ser facilmente misturado aos alimentos, fácil obtenção e evolução insidiosa dos sintomas de intoxicação simulando uma doença. O uso terapêutico do arsênio (As) data de 400 a.C., entretanto, sua fase áurea como agente terapêutico se deu entre o final do século 19 e meados do século 20. Os compostos arseniacais eram então empregados, com ou sem respaldo científico, no tratamento de dermatoses tão numerosas quanto distintas, como psoríase, pênfigo, eczemas, dermatite herpetiforme, acne, líquen plano, leishmaniose, prurido e sífilis. Justificando ainda mais sua condição de panaceia, eram ainda amplamente prescritos como tônicos e fortificantes, aplacadores de condições nebulosas, como "problemas de estômago", "nervosismos" e "acessos" ou ainda no tratamento da malária, coreia, epilepsia e asma, dentre outras doenças.[26]

Os compostos de As também foram amplamente usados como praguicida (herbicida – metilarsenato monossódico [MSMA]), como conservante para madeira (As_2O_3); embora seu uso nessas aplicações tenha diminuído, a contaminação por As ainda constitui um problema ambiental em várias regiões do planeta.[19]

O As é considerado um metal altamente tóxico para mamíferos. A primeira observação sobre uma possível ação cancerígena do As data de 1822, quando se detectou que o gado que pastava nas proximidades de fundições desenvolvia neoplasias nas ancas e se atribuiu aos gases exalados contendo As a etiologia desses tumores.[26]

Ocorrência e fontes de exposição

O As pode ser encontrado, principalmente, na forma natural de sulfeto. Pode fazer parte de uma grande variedade de minerais que contêm cobre, Pb, ferro, níquel e cobalto, sendo sua forma mais comum ligada ao ferro, no mineral denominado arsenopirita (FeAsS). Algumas atividades antropogênicas podem ser citadas como responsáveis por liberações de quantidades significativas de As no ambiente, como tratamento de couro e madeira; uso como herbicida, rodenticida, mineração e fundição de ouro, Pb, cobre e níquel; na produção de ferro e aço; queima de combustíveis fósseis, além do uso do metaloide na indústria naval, entre outras. O As é amplamente distribuído em águas doces superficiais e as concentrações nos rios e lagos são geralmente inferiores a 10 mg/ℓ, embora amostras individuais possam variar até 5 mg/ℓ, perto de fontes antropogênicas. Os níveis médios de As, na água subterrânea, são de cerca de 1 a 2 mg/ℓ, em áreas com rochas vulcânicas e depósitos minerais sulfurados os níveis de As podem variar até 3 mg/ℓ. As concentrações médias de As nos sedimentos variam de 5 a 3.000 mg/kg, com os níveis mais elevados que ocorrem nas áreas de contaminação. Concentrações de fundo no solo variam de 1 a 40 mg/kg, com valores médios de frequência em torno de 5 mg/kg. Naturalmente, os níveis elevados de As no solo podem estar associados a substrato geológico, como minérios de sulfeto. Antropogenicamente, a queima de carvão e as fundições de cobre representam 60% das emissões de As no ambiente.[27]

Os animais estão expostos às mais diversas espécies de As orgânico e inorgânico em alimentos, água e outros meios de modo não intencional ou com fins de crueldade contra animais (forma de rodenticidas arseniacais), e uma terceira forma que é a geração do AsH_3, extremante tóxica. O estudo da cinética e do metabolismo de compostos arseniacais, em animais e seres humanos, pode ser bastante complexo, em virtude das diferenças nas propriedades físico-químicas e biodisponibilidade das várias formas de As.[28]

Toxicocinética

Absorção gastrintestinal

A biodisponibilidade do As inorgânico ingerido varia de acordo com a matriz em que é ingerido (p. ex., alimentos, água, bebidas, solo), a solubilidade de compostos arseniacais depende de haver componentes de outros alimentos e nutrientes no TGI. Os estudos em animais revelam que os compostos arseniatos solúveis e arsenitos, ou seja, as formas inorgânicas, são rápida e extensamente absorvidas pelo TGI dos mamíferos adultos em 55 a 95% após uma única dose oral. Estudos realizados por Odanaka *et al.*[27] sugerem que a forma pentavalente do As é menos absorvida pelo TGI de ratos, após administração oral – 48,5% da dose (5 mg/kg) –, em comparação com os 89% da dose (4 mg/kg) na forma trivalente do As, na urina. Numerosos estudos têm documentado as diferenças mecanicistas básicas na interação de As trivalente e pentavalente inorgânicos com componentes do corpo, e este é um determinante importante das diferenças observadas na distribuição nos tecidos. O pentavalente arsênico inorgânico pode agir como um análogo do fosfato. Em nível molecular, isto significa que pode competir com arseniato de fosfato para processos de transporte ativo. É por isso que a adição de fosfato pode diminuir a absorção intestinal.

Metabolismo

O metabolismo do As também é caracterizado por grandes diferenças inter e intraespécies quanto aos quadros tóxicos qualitativo e quantitativo.

O metabolismo e a disposição do As inorgânico podem depender de seu estado de valência, particularmente em doses elevadas. Os dois estados de valência mais comuns a que os animais podem ser ambientalmente expostos são as formas trivalente e pentavalente, uma vez que ambas são facilmente interconvertidas – na forma orgânica, como arsenobetaína ou arsenocolina, particularmente em crustáceos, moluscos, peixes de água salgada e algas marinhas. Após a ingestão dessas formas, quantidades mínimas são transformadas em As – inorgânicas –, o que explica a baixa toxicidade dos compostos arseniacais nessas espécies.[28] O metabolismo do As é caracterizado, em muitas espécies, por dois tipos principais de reações:

- Redução da pentavalente ao arsênico trivalente
- Reações de metilação oxidativa nas quais as formas trivalentes do As são sequencialmente metiladas para formar produtos mono, ditrimetilados utilizando adenosilmetronina (ASM) como doador de metila e em conjunto com o enxofre presente na GSH como um cofator essencial.

Uma característica incomum do metabolismo do As é que existem diferenças entre espécies, no que diz respeito à sua metilação (algumas espécies parecem não metilar o As).

A atividade de metilação de As localiza-se sobretudo no fígado, e parece ocorrer em sequência principalmente à biotransformação que utiliza sistema de citosol do fígado de mamíferos; descobriu-se que o As é convertido em dois principais metabólitos: o ácido monometilarsônico (MMA) e o ácido dimetilarsínico (DMA).[28]

Distribuição

Estudos em coelhos, ratos, camundongos, *hamsters* e macacos demonstraram que o As, administrado por via oral ou parenteral, tanto na sua forma trivalente como pentavalente, é rapidamente distribuído por todo o corpo. O As reage prontamente com grupos sulfidrila de uma variedade de enzimas e proteínas essenciais, e são particularmente bioacumulados nos tecidos não friáveis que apresentam enxofre em sua estrutura química (queratinizados), como os fâneros (cabelo, pelo, unhas).[29]

Excreção

A urina é a principal via de eliminação, tanto para trivalente quanto para pentavalente arsenicais inorgânicos, na maioria dos animais, com exceção do rato, que apresenta eliminação mais lenta do As: 50% ou mais de uma dose oral única de As são normalmente eliminados na urina dentro de 48 h. A urina é também a principal via de eliminação da maioria das espécies.[28] Eliminação urinária de arseniato em animais de laboratório – pelo menos para os ratos – não parece ser de capacidade limitada ou dose-dependente, tendo já sido relatado que 66 a 79% de uma dose oral única de arseniato de sódio foram eliminados na urina em 48 h.[29]

Toxicodinâmica

Quanto ao mecanismo de ação bioquímico, o arsenato (forma trivalente) pode desacoplar a fosforilação oxidativa na mitocôndria por meio da substituição do fosfato inorgânico na síntese de trifosfato de adenosina (ATP), mas também pode inibir a glicólise competindo com o fosfato para formar o composto afuncional 1-arseno-3-fosfoglicerato, em vez de 1,3-difosfoglicerato.[28]

O As também interage com radicais sulfidrila onipresentes na GSH tripeptídica celular em muitos níveis diferentes no processo de metilação.

Toxicidade

Compostos de As solúveis, que são bem absorvidos após inalação ou ingestão, apresentam maior risco de intoxicação ao animal. Os casos mais comuns referem-se ao trióxido de As. Com relação à intoxicação aguda, a menor dose fatal única de compostos inorgânicos de As está na faixa de 70 a 180 mg (entre 1 e 3 mg/kg), e menos de 1 mg/kg pode causar problemas sérios em mamíferos jovens, e 2 mg/kg podem causar a morte. Para alguns derivados orgânicos metabolicamente estáveis, essa dose pode ser mil vezes mais alta. Uma dose única pode provocar efeitos tóxicos na faixa de 5 a 50 mg de As. O As inorgânico atravessa a barreira placentária e pode provocar a morte fetal. Já em relação à intoxicação crônica, uma exposição a longo prazo pode ocasionar efeitos tóxicos significativos, os quais podem ser esperados com ingestão oral diária de 100 a 200 μg.[30]

Sinais e sintomas | Diagnóstico

Intoxicação aguda

Os sinais surgem geralmente 30 min a 1 h após a ingestão, mas podem demorar mais, conforme a solubilidade do composto:

- Dificuldade de deglutir, salivação, rouquidão, ação corrosiva sobre o esôfago e estômago, cólicas intestinais
- Vômitos, diarreia profusa
- Desidratação com sede intensa e contrações musculares
- Hálito e fezes com cheiro de alho
- Hematúria, albuminúria, glicosúria; elevação das enzimas hepáticas no plasma
- Taquicardia sinusal e ocasionalmente arritmias ventriculares, cianose, extremidade fria; no ECG anormalidades ST e intervalo QT prolongado
- A morte geralmente ocorre entre 24 h e 4 dias
- Se o paciente sobreviver à fase aguda, é comum a neurite periférica com comprometimento sensorial e motor
- Queda de pelos, linhas de Mees nas unhas, 2 a 3 semanas após a ingestão
- Durante a recuperação, debilidade e diarreia podem persistir por semanas
- Geralmente ocorrem anemia e leucopenia.

Os compostos irritantes de As no ar causam dano agudo nas mucosas do aparelho respiratório, provocando rinite, laringite e bronquite, com um quadro tóxico, como vômito em "água de arroz", diarreia, dispneia, cianose e respiração ruidosa. As ações neurológicas consistem em parestesias, sensação dolorosa tátil e de temperatura, inquietude, agitação, convulsão. Em 4 a 5 dias após ingestão aguda, ocorre QT prolongado, justificando-se o monitoramento cardíaco. Pode também ocorrer perfuração do septo nasal algumas semanas após a exposição aguda.[30]

Intoxicação crônica

Os efeitos se dão nas mucosas do trato respiratório e na pele; pode haver também alterações nos sistemas nervoso e circulatório, assim como no fígado. Carcinomas no trato respiratório e hemangiossarcomas hepáticos têm sido associados à exposição crônica ao As. As manifestações começam com fraqueza, perda de apetite, perda de peso, irritabilidade, diarreia ou constipação intestinal.[30]

Tecidos de investigação

O As inorgânico é rapidamente eliminado do sangue. É por esta razão que o As no sangue normalmente é usado apenas como um indicador de contaminação muito recente ou de nível relativamente elevado de exposição (p. ex., em casos de envenenamento), ou exposição crônica estável (p. ex., a água potável).

O As e seus metabólitos são rapidamente metabolizados e excretados na forma de As total ou As inorgânico. A forma As inorgânico + MMA + DMA tem sido utilizada como biomarcador de exposição recente ao As, em análise urinária.

Valores de referência de cães e gatos: sangue, abaixo de 2 μg/dℓ; fígado e rins, abaixo de 0,1 μg/g (< 0,1 ppm).

Tratamento

Se a ingestão for recente e o paciente ainda não vomitou, induz-se a êmese com xarope de ipeca ou realiza-se lavagem gástrica com posterior carvão ativado (2 a 8 g/kg; cães e gatos), e não se administram catárticos. Utiliza-se imediatamente BAL®, se houver suspeita de ingestão significativa, na dose de 3 mg/kg IM profunda, a cada 4 a 6 h por 2 dias, depois a cada 12 h por 5 a 10 dias. Suporte cardiorrespiratório cuidadoso, reposição de líquidos e eletrólitos intravenosos, bem como monitoramento por ECG são necessários.[28,30]

Referências

1. Paoliello MMB, Chasin AAM. Ecotoxicología do chumbo e seus compostos. Série Cadernos de Referência Ambiental, v.3. Centro de Recursos Ambientais - CRA, Salvador, BA; 2001. 144p.
2. Oga AS, Camargo MMA, Batistuzzo JAO. Fundamentos de toxicologia. 3. ed. São Paulo: Atheneu; 2008. 677p.
3. Spinosa HS, Górniak SL, Palermo-Neto J. Toxicologia aplicada à medicina veterinária. São Paulo: Manole. 2008. 942p.
4. Galey FD. Approach to diagnosis and initial treatment of the toxicology case. In: Peterson e Talcott (eds.) Small animal toxicology. Philadelphia: Saunders; 2001. p. 99-113.
5. Moreira FR, Moreira JC. A cinética do chumbo no organismo e sua importância para a saúde. Ciência & Saúde Coletiva. 2004;9(1):167-81.
6. Vanz A, Mirlean N, Baisch P. Avaliação de poluição do ar por chumbo particulado: Uma abordagem geoquímica. Química Nova. 2003;26(1):25-9.
7. ATSDR. Agency for toxic substances and disease registry. Toxicological profile for lead. Atlanta: ATSDR; 1999. 587p.
8. WHO. World Health Organization. IPCS. Environmental Health criteria 165 - Inorganic Lead. Geneva: WHO; 1995. 300p.
9. Klaassen CD. Metais pesados e seus antagonistas. In: Gilman A. Goodman *et al.* As bases farmacológicas da terapêutica. 8. ed. Rio de Janeiro: Guanabara Koogan; 1991. p. 1061-5.
10. Sadao M. Intoxicação por chumbo. Rev Oxidol. jan.-fev.-mar. 2002;37-42.
11. Gfeller RW, Messonnier SP. Manual de toxicologia e envenenamentos em pequenos animais. São Paulo: Roca; 2006. 376p.
12. Cordeiro R. *et al.* A inadequação dos valores dos limites de tolerância biológica para a prevenção da intoxicação pelo chumbo no Brasil. Cad. de Saúde Pública, Rio de Janeiro. 1995. p. 177-86.
13. Ong CN, Phoon WO, Law HY *et al.* Concentrations of lead in maternal blood, cord blood, and breast milk. Arch Dis Child. 1985;60(8):756-9.
14. Salgado PET. Metais em alimentos. In: OGA S. Fundamentos de toxicologia. 2. ed. São Paulo: Atheneu; 2008. p. 577-608.
15. Plunkett SJ. Emergency procedures for the small animal veterinarian. 2. ed. Edinburgh: WB Saunders; 2005.
16. Clarkson TW. The toxicology of mercury. Crit Rev Clin Lab Sci. 1997;34(4):369-403.
17. World Health Organization (WHO). Environmental health criteria 118 inorganic mercury. Geneva: World Health Organization, 1991.
18. Boening DW. Ecological effects, transport, and fate of mercury: a general review. Chemosphere. 2000;40:1335-1351.
19. Baird, C. Química ambiental. 2. ed. Porto Alegre: Bookman Companhia Editora; 2002. 622p.
20. WHO. World Health Organization. Elemental mercury and inorganic mercury compounds: Human health aspects. Geneva: World Health Organization, 2003.
21. Vijayalakshmi K, Bapu CSPP. Differential effects of methilmercury, thiols and vitamins on galactosidases of nervous and non nervous tissues. Bull Environ Contam Toxicol. 1992;49:71-7.
22. Diner B. Toxicity, mercury. In: Emedicine: instant access to the minds of medicine. Disponível em: http://www.emedicine.com/emerg/tropic813.htm. Acesso em 27 de julho de 2009.
23. Azevedo FA, Chasin AAM. Metais: gerenciamento da toxicidade. São Paulo: Atheneu; 2003. 554p.
24. Robards K, Worsfold P. Cadmium: toxicology and analysis. Analyst. 1991;116(6): 549-68.
25. Cibin FWS, Nogueira CW, Wyse ATS *et al.* Estudo dos quelantes sulfidrílicos (BAL, DMPS e DMSA): efeitos sobre parâmetros toxicológicos e modelos de intoxicação por cádmio. Biblioteca Digital de Teses e Dissertações da UFSM. 2005. Disponível em: http://hdl.handle.net/10229/974. Acesso em 28 de julho de 2009.
26. Neubauer O. Arsenical cancer: a review. Br J Cancer. 1947;1:192-244.
27. Odanaka Y, Matano O, Goto S. Identification of dimethylated arsenic by gas chromatography - mass spectrometry in blood, urine, and feces of rats treated with ferric methanearsonate. J Agric Food Chem. 1990; 26:505-507.
28. Chasin AM, Azevedo FA. Arsênio In: Metais gerenciamento da toxicidade. São Paulo: Atheneu; 2003; p. 203-238.
29. Yamamura Y, Yamauchi H. Arsenic in biological samples of workers exposed to arsenic trioxide. Sangyo Igaku. 1976; 18(6):530-1.
30. IPCS International Programme on Chemical Safety - Environmental health criteria 18, 1981.http://www.inchem.org/documents/ehc/ehc/ehc018.htm#PartNumber:7 Acesso em 12 de outubro de 2009.

70 Intoxicação por Inibidores da Colinesterase e Piretroides

Michiko Sakate, Sílvia Franco Andrade

Inibidores da colinesterase

Organofosforados e carbamatos

Os inibidores da colinesterase, também denominados agentes anticolinesterásicos, foram utilizados principalmente a partir da década de 1970, após o início do declínio do uso dos organoclorados, que apresentavam baixos índices terapêuticos, mas eram empregados como inseticidas agrícolas, domésticos e em veterinária.[1,2] Os organofosforados e os carbamatos são bastante lipossolúveis e a absorção pode ocorrer por toda a superfície corporal, especialmente pelo trato gastrintestinal, pele, pulmões e olhos. A distribuição e a excreção são rápidas.[3-5] Exemplos de alguns produtos comercializados no Brasil que contêm organofosforados e carbamatos são descritos no Quadro 70.1.

Há dois grupos de organofosforados: (1) tiocompostos: coumafós, clorofenvinfós, fention, diazinon, malation; (2) oxicompostos: triclorfon, diclorvós.[2,5]

Os carbamatos dividem-se em três grupos: (1) metilcarbamatos: carbaril e aldicarb; (2) carbamatos fenil-substituídos: propoxur; (3) carbamatos cíclicos: carbofuran.[2,5]

A toxicidade varia de leve a moderada, no caso de carbaril, propoxur e carbofuran, porque estes provocam inibição reversível da acetilcolinesterase (AChE). No caso dos organofosforados varia de moderada a grave devido à inibição irreversível da AChE; o aldicarb é altamente tóxico, em razão de sua rápida absorção, tanto oral como dérmica (aproximadamente 1.000 vezes maior que a dos outros carbamatos, podendo ser na pele íntegra, se estiver em forma líquida), e também por sua rápida ação farmacológica.[5-8]

Os metilcarbamatos apresentam marcante atividade anticolinesterásica, sendo o carbaril considerado moderadamente tóxico (DL_{50} em ratos de 850 mg/kg), enquanto o aldicarb é considerado extremamente tóxico (DL_{50} em ratos entre 0,6 e 1 mg/kg). A exposição a organofosforados e carbamatos é frequente pela facilidade de aquisição por existirem inúmeras apresentações desses agentes comercializados no Brasil, com baixo custo e alta toxicidade. O aldicarb (popularmente chamado de "chumbinho"), apesar de ser aprovado no Brasil somente para o uso na agricultura, nos estados da Bahia, Minas Gerais

Quadro 70.1 Exemplos de alguns produtos comercializados no Brasil que contêm organofosforados e carbamatos.

Princípio ativo	Nome comercial	Espécies animais	Finalidade
Organofosforados			
Clorpirifós	Lepecid® BR Spray	Bovina, ovina, caprina, suína e equina	Ectoparasiticida
	Jimo Cupim®	–	Cupinicida
Coumafós	Asuntol® Pó e Sabonete	Canina (cães)	Ectoparasiticida
	Bovinal® (associação a flumetrina)	Bovina	Ectoparasiticida
	Tanidil® (associado a propoxur)	Bovina, ovina, caprina, suína e equina	Ectoparasiticida
Diazinon	Bulldog® Coleira Antipulgas e Carrapatos Bullcat$_{(V)}$® coleira antipulgas	Canina (cães), felina (gatos)	Pulicida
	Natalene$_{(V)}$® Solução Otológica (associação a pimaricina, neomicina e dexametazona)	Canina (cães), felina (gatos)	Acaricida otológico
Diclorvós	Previn Plast® Coleira Antipulgas	Canina (cães)	Pulicida
	Alatox® (associação a flumetrina)	Bovina	Ectoparasiticida
Fention	Pulfim® Cães e Gatos	Canina (cães), felina (gatos)	Ectoparasiticida
	Tiguvon®	Bovina	Ectoparasiticida
Melation	Citronex® Pomada	Bovina, caprina, suína, ovina	Ectoparasiticida
Triclorfon	Neguvon®	Bovina, caprina, suína, ovina, aves	Endectocida
	Triclorvet®	Bovina, caprina, suína, ovina, aves	Endectocida
Carbamatos			
Carbarila ou metilcarbamato	Talco Bulldog®	Canina (cães), felina (gatos)	Ectoparasiticida
	Tanicid®	Bovina, caprina, suína, ovina, equina	Ectoparasiticida
Propoxur	Bolfo®	Canina (cães), ambiente	Ectoparasiticida
	Tanidil®$_{(V)}$ (associação a coumafós)	Bovina, caprina, suína, ovina, equina	Ectoparasiticida
Aldicarb	Temik® 150 ("chumbinho")	–	Praguicida
Bendiocarb	Garvox®	–	Praguicida

e São Paulo, para agricultores cadastrados e certificados pela Agência Nacional de Vigilância Sanitária (Anvisa), tem sido muito utilizado ilegalmente como raticida ou para extermínio de animais, principalmente cães e gatos, inclusive associado a outros raticidas (p. ex., Mão Branca® – fluoroacetato; anticoagulantes – brodifacoum e bromadiolona).[9-12]

Os organofosforados e carbamatos são prontamente absorvidos pela pele e pelos tratos respiratório e gastrintestinal (TGI). São amplamente distribuídos por todos os órgãos e tecidos, podendo até atravessar as barreiras hematencefálica e placentária em alguns casos. Sofrem biotransformação hepática e são eliminados principalmente pelos rins e fezes. Alguns ainda podem ser eliminados pelo leite e aparentemente não ocorre a bioacumulação.[5,13]

Mecanismo de ação

Os organofosforados provocam inibição irreversível da AChE, enzima que hidrolisa a acetilcolina (ACh) por meio da ligação no sítio esterásico da enzima, fosforilando-a irreversivelmente. Desta maneira, ocorre acúmulo de ACh na fenda sináptica, aumentando excessivamente a estimulação colinérgica. Os carbamatos se ligam a ambos os locais ativos da enzima (sítios aniônico e esterásico), provocando inibição reversível da AChE por meio da carbamilação da enzima e também acúmulo de ACh na fenda sináptica. Seus efeitos são mais facilmente reversíveis do que aqueles provocados pelos organofosforados, com exceção do aldicarb. Além da acetilcolinesterase, os organofosforados e carbamatos também podem inibir outras colinesterases, como pseudocolinesterases, propilcolinesterase e acilcolinesterase.[1,2,12,13]

Sinais e sintomas

Os sintomas são caracterizados pela estimulação colinérgica,[12-16] provocando:

- Intoxicação aguda: por aumento da concentração de ACh na fenda sináptica; os sintomas agudos, tanto dos organofosforados quanto dos carbamatos, são o aumento das estimulações colinérgicas muscarínica e nicotínica periférica e central, caracterizadas por:
  - Efeitos muscarínicos: náuseas, vômitos, bradicardia, dispneia, dor abdominal, hipermotilidade gastrintestinal, sudorese, sialorreia, lacrimejamento, miose
  - Efeitos nicotínicos: contrações musculares, espasmos, tremores, hipertonicidade que causa rigidez da marcha e da postura
  - Efeitos em nível do sistema nervoso central (SNC): estimulação seguida de depressão.

A morte ocorre por parada respiratória em virtude de hipertonicidade dos músculos respiratórios. Excepcionalmente, midríase e taquicardia podem ocorrer em vez das clássicas miose e bradicardia em intoxicações leves. Estas manifestações adrenérgicas decorrentes de estimulação do sistema nervoso simpático podem prevalecer provavelmente pela estimulação excessiva dos receptores nicotínicos pré-ganglionares nas fibras nervosas e glândula adrenal.

- Intoxicação crônica: pode causar grave dano neurológico periférico induzido por desmielinização. Alterações reprodutivas em aves têm sido descritas na exposição crônica aos organofosforados. Ainda é controversa a indução de carcinogênese e teratogênese por organofosforados e carbamatos
- Neuropatia periférica tardia: pode ocorrer em 7 a 21 dias ou até meses após a exposição. Ainda não está totalmente esclarecido como ocorre esta síndrome, mas pode ser em virtude de inativação de uma enzima específica no tecido nervoso chamada de esterase-alvo neurotóxica (NTE) com consequente desmielinização. A lesão histopatológica é caracterizada por desmielinização do trato medular motor e periférico. A síndrome é semelhante à miastenia *gravis* com fraqueza muscular, tremores, ventroflexão do pescoço, ataxia e deficiência de propriocepção. O tratamento é sintomático
- Síndrome intermediária: é uma síndrome relatada em medicina humana, cuja causa ainda não foi esclarecida e é descrita como paralisia das musculaturas dos membros inferiores, flexora do pescoço e respiratória. Pode ocorrer também ptose palpebral e oftalmoplegia. A paralisia da musculatura respiratória ocorre de 24 a 96 h após a crise colinérgica aguda. A recuperação pode demorar de 5 a 20 dias. O tratamento é sintomático.

Diagnóstico

O diagnóstico baseia-se em:

- Histórico[5,6]
- Sintomas clínicos e alterações *post mortem* (congestão de órgãos, edema pulmonar e hemorragias)[5,6,13]
- Cromatografia em camada delgada (CCD) ou gasosa (CG).[5,6,12,13]

Tratamento

▸ Geral. Desintoxicação dérmica: banhar o animal com água abundante e sabão. Orientar o proprietário quanto ao risco de exposição durante o banho do animal. Em cães de pelo longo, a tosa seria boa resolução para retirada da fonte da absorção futura. Na intoxicação por ingestão, a prática de lavagem gástrica ou o uso de emético na fase precoce (2 h da exposição) é altamente recomendado. O carvão ativado é muito eficiente na intoxicação por organofosforados e carbamatos. Respiração artificial ou oxigenoterapia, em animais que chegam com dispneia, traz resultados bastante benéficos. Deve-se adotar fluidoterapia com correção do desequilíbrio acidobásico mediante gasometria e tratamento de apoio. O uso de anticonvulsivantes deve ser cuidadoso em razão da depressão respiratória. Podem ser usados benzodiazepínicos (Diazepam®) ou barbitúricos (tiopental, pentobarbital) de acordo com a gravidade. A alcalinização da urina com o uso de bicarbonato de sódio (3 a 4 mEq/kg por via intravenosa (IV) ou oral (VO) na dose de 1 colher de chá em meio copo d'água, por 5 a 7 dias) em pequenos animais auxilia na recuperação mais rápida dos animais.[1,2,5,13]

▸ Específico. O tratamento específico da intoxicação por organofosforados e carbamatos consiste no uso de *bloqueador muscarínico*, sulfato de *atropina* na dose de 0,2 a 0,5 mg/kg – um quarto da dose IV e o restante da dose por via intramuscular (IM) ou subcutânea (SC), para reverter os efeitos muscarínicos por antagonismo competitivo. No caso dos organofosforados, também pode ser utilizado um *reativador das colinesterases, aldoxima ou 2-PAM* (Contrathion®$_{(H)}$) que causa dissociação da ligação enzimática no sítio esterásico onde ocorre a ligação organofosforado-AChE, administrado na dose de 20 mg/kg IV inicial e seguida de infusão contínua de 8 mg/kg/h até a recuperação clínica, ou 15 a 40 mg/kg IM ou SC, a cada 8 h, em pequenos animais, e 25 a 50 mg/kg IM, em grandes animais. Mas o complexo enzima fosforilada tende a "envelhecer", ou seja, torna-se resistente à reativação pelas oximas. O envelhecimento é uma alteração química dependente do tempo que ocorre com certos organofosforados e resulta em ligação extremamente firme desses compostos à AChE, essencialmente irreversível, mesmo havendo oximas. Portanto, o tratamento com oximas só é eficaz em um tempo relativamente curto após a intoxicação. No caso dos carbamatos, o uso de aldoxima é contraindicado pela ineficácia e aumento da toxicidade dos carbamatos. No caso de convulsões, a administração com cautela de diazepam, na dose de 0,5 a 1,0 mg/kg IV, está indicada. Para neuropatia periférica tardia e síndrome intermediária, ainda não há tratamento específico, assim, pode-se tentar somente o sintomático com difenidramina (Dramin®), na dose de 4 mg/kg VO, cada 8 h, até a recuperação do animal. Ainda não se sabe exatamente por que a difenidramina melhora esse tipo de quadro.[1,2,5,13]

Prognóstico

O prognóstico é bom a reservado, dependendo do tipo de anticolinesterásico envolvido. Intoxicações com aldicarb ("chumbinho") são consideradas graves e o prognóstico pode ser de reservado a mau, dependendo da quantidade ingerida.[1,2,5,13]

Piretroides

As piretrinas são inseticidas naturais produzidos a partir de extratos de flores de piretro (do gênero *Chrysanthemum*). Os piretroides são inseticidas sintéticos, um dos grupos mais utilizados como ectoparasiticidas na agropecuária, cuja estrutura e ação são semelhantes às piretrinas.[1,2,4]

São classificados em piretroides do tipo I, cujo grupo não contém a estrutura alfaciano (p. ex., piretrina, aletrina, permetrina, cismetrina), e do tipo II (p. ex., deltametrina, cipermetrina, flumetrina, ciflutrina, cialotrina, fenvalerato), cujo grupo contém a estrutura alfaciano e geralmente são mais tóxicos que o tipo I. Para aumentar a sua eficiência, são geralmente associados aos sinergistas butóxido de piperonila, cicloneno de piperonila e sesamex.[2,17-19]

Apesar de bastante frequente essa intoxicação em veterinária, geralmente em animais domésticos, não há desenvolvimento de sintomas muito graves, mas há relatos de morte de animais expostos a piretroide. A intoxicação por piretrinas é mais branda e geralmente o animal se recupera bem dentro de 24 a 48 h. A intoxicação por piretroides apresenta sintomas mais graves e a recuperação tende a ser mais demorada, e os animais que não se recuperam em 24 h devem ser reavaliados. Mortes são relatadas nesse tipo de intoxicação. Os gatos são mais sensíveis à intoxicação por piretrinas e piretroides devido à reduzida conjugação glicuronídea dos compostos. Os piretroides têm baixíssima toxicidade crônica decorrente do não acúmulo desses praguicidas nos animais expostos. A toxicidade oral aguda de piretroides, de modo geral, em várias espécies, varia entre 100 e 2.000 mg/kg de peso vivo.[17-23]

A exposição aos piretroides pode ser direta ou indireta. A exposição direta ocorre por meio da manipulação do produto, ingestão acidental ou criminosa e utilização incorreta do praguicida. A exposição indireta ocorre por contaminação ambiental ou dos alimentos.[17-22] Exemplos de alguns produtos comercializados no Brasil que contêm piretroides são descritos no Quadro 70.2.

As piretrinas e os piretroides são lipofílicos e rapidamente absorvidos pela via oral, pela pele ou pelos pulmões. A biotransformação ocorre prontamente no trato intestinal, e, portanto, a toxicidade oral é baixa.[18,19,21]

Mecanismo de ação

O mecanismo de ação é bastante complexo, envolve canais de sódio voltagem-dependente, interferência na enzima ATPase, transmissão gabaérgica e, mais recentemente, o conhecimento do envolvimento com receptores nicotínicos. Atuam em canais de sódio da membrana dos axônios, diminuindo e retardando a condutância de sódio para o interior da célula, suprimindo o efluxo de potássio. Além disso, inibem a enzima ATPase, diminuindo o potencial de ação. Outro sítio de ação dos piretroides tipo II é a interferência na ligação de receptores $GABA_A$ e do ácido glutâmico, principalmente na neurotransmissão gabaérgica, podendo também bloquear competitivamente os receptores nicotínicos. Os sinergistas, como butóxido de piperonila, cicloneno de piperonila e sesamex, inibem o citocromo P-450 e impedem o metabolismo das piretrinas e piretroides, o que provoca o aumento do tempo de ação desses agentes.[2,18,19,22]

Sinais e sintomas

Devido aos inúmeros mecanismos de ação dos piretroides, as ações farmacológicas são bastante variáveis. Em animais domésticos, podem ocorrer salivação, vômito, hiperexcitabilidade, tremores, convulsões, dispneia, broncoespasmo, hipo ou hipertermia, fraqueza, prostração e morte, a qual geralmente se dá por insuficiência respiratória. Em gatos, pode ainda haver movimentos rápidos de orelha, tremores das patas e contrações dos músculos cutâneos superficiais.[17-22]

Quadro 70.2 Exemplos de alguns produtos comercializados no Brasil que contêm piretroides.

Princípio ativo	Nome comercial	Espécie animal	Finalidade
Alfametrina	Ultimate®	Bovina e equina	Ectoparasiticida
Ciflutrina	Baygon®	–	Inseticida doméstico
Cipermetrina	Barrage®	Bovina	Ectoparasiticida
	Cipervet®	Bovina, equina, suína, caprina	Ectoparasiticida
Deltametrina	Deltacid®	Bovina, ovina, equina, cães e gatos	Ectoparasiticida
	Butox®	Bovina, ovina, equina, cães e gatos	Ectoparasiticida
Flumetrina	Bayticol Pour-On®	Bovina	Ectoparasiticida
Permetrina	Kwel®	Humana	Piolhicida
Piretrinas naturais	Banzé®	Cães	Ectoparasiticida
	Protector®	–	Inseticida doméstico
	SBP®	–	Inseticida doméstico

Diagnóstico

É principalmente baseado na história clínica (exposição ao praguicida) e nos sintomas. É difícil a detecção dos piretroides em tecidos (pode-se tentar em tecido hepático ou cerebral).[17-22]

Tratamento

O tratamento da intoxicação consiste na desintoxicação dérmica por meio de banho do animal, lavagem gástrica, uso de eméticos e carvão ativado. Além disso, o tratamento de apoio é fundamental, com base na sintomatologia do animal, utilizando-se atropina (não como antídoto, mas como terapia sintomática) para controle de sialorreia e hipermotilidade, em doses mais baixas do que as utilizadas na intoxicação por organofosforado (0,02 a 0,04 mg/kg IV, IM ou SC), diazepam para controle das convulsões, fluidoterapia e outros procedimentos, se necessário.

A alcalinização da urina, em pequenos animais, com o bicarbonato de sódio (VO, na dose de 1 colher de chá de bicarbonato em meio copo d'água, durante 3 a 4 dias) ou IV acelera a eliminação da substância, pois o piretroide é instável em meio alcalino. Em casos de excessiva atividade muscular (coreoatetose) que causa dor e desconforto, pode ser benéfico o uso de relaxante muscular, como ciclobenzaprina (Miosan®$_{(H)}$, Mirtax®$_{(H)}$), tizanidina (Sirdalud®$_{(H)}$), carisoprodol (associações: Tandrilax®$_{(H)}$, Mioflex®$_{(H)}$) e tiocolquisídeo (Coltrax®$_{(H)}$), extrapolando-se a dose humana. O uso de derivados fenotiazínicos deve ser evitado.[2,17-22]

Prognóstico

O prognóstico é bom, com exceção dos animais que não se recuperam bem em 24 h. Em gatos, o prognóstico é reservado devido a maior sensibilidade a esses compostos.[2,17-22]

Referências

1. Allen DG, Dowling PM, Smith DA. Handbook of veterinary drugs. 3. ed. Philadelphia: Lippincott Williams & Wilkins; 2005. 1111p.
2. Andrade SF, Santarém VA. Endoparasiticidas e ectoparasiticidas. In: Andrade SF. Manual de terapêutica veterinária. 2. ed. São Paulo: Roca; 2008. p. 519-60.
3. Ayres MCC, Almeida MAO. Agentes antinematódeos. In: Spinosa HS, Górniak SL, Bernardi MM. Farmacologia aplicada à medicina veterinária. 3. ed. Rio de Janeiro: Guanabara Koogan; 2002. p. 475-89.
4. Blagburn BL, Lindsay DS. Controle de ectoparasitas. In: Adams HR. Farmacologia e terapêutica em veterinária. 8. ed. Rio de Janeiro: Guanabara Koogan; 2003. p. 851-70.
5. Blodgett DJ. Orgaphosphate and carbamato insecticides. In: Peterson ME, Talcott PA. Small animal toxicology. 2. ed. St Louis: Saunders; 2006. p. 941-55.
6. Gfeller RW, Messonnier SP. Intoxicação aguda por organofosforados e carbamatos. In: Gfeller RW, Messonnier SP. Manual de toxicologia e envenenamento em pequenos animais. 2. ed. São Paulo: Roca; 2006. p. 179-82.
7. Hovda LR, Hooser SB. Toxicology of newer pesticides for use dogs and cats. Vet Clin North Am Small Pract. 2002; 32:455-67.
8. Keifer MC, Firestone J. Neurotoxicity of pesticides. J Agromedicine. 2007;12:17-25.
9. Osweiller GD. Inseticidas e moluscicidas. Toxicologia veterinária. Porto Alegre: Artes Médicas; 1998. p. 259-66.
10. Soderlund DM, Clark JM, Sheets LP *et al.* Mechanisms of pyrethroid neurotoxicity: Implications for cumulative risk assessment. Toxicol. 2002; 17:3-59.
11. Spinosa HS, Xavier FG. Considerações gerais sobre os praguicidas. In: Spinosa HS, Górniak SL, Palermo-Neto J. Toxicologia aplicada à medicina veterinária. 1. ed. São Paulo: Manole; 2008. p. 255-66.
12. Xavier, F.G., Riggi, D.A., Spinosa, H.S. Toxicologia do praguicida aldicarb ("chumbinho"): aspectos gerais, clínicos e terapêuticos em cães e gatos. Ciência Rural. 2007; 37:1206-11.
13. Xavier FG, Spinosa HS. Toxicologia dos praguicidas anticolinesterásicos: organofosforados e carbamatos. In: Spinosa HS, Górniak SL, Palermo-Neto J. Toxicologia aplicada à Medicina Veterinária. 1. ed. São Paulo, Manole; 2008. p. 291-312.
14. Bleecker JL. Intermediate syndrome in organophosphate poisoning. In: Gupta RC. Toxicology of organophosphate and carbamate compounds. 1. ed. São Diego: Elsevier; 2006. p. 371-8.
15. Frazier K, Hullinger G, Hines M, Ligget A *et al.* 162 cases of aldicarb intoxication in Georgia domestic animals from 1988-1998. Vet Hum Toxicol. 1999;41:233-5.
16. Lima JS, Reis CAG. Poisoning due to illegal use of carbamates as a rodenticide in Rio de Janeiro. Clin Toxicol. 1995;33:687-90.
17. Dymond NL, Swift IM. Permethrin toxicity in cats: a retrospective study of 20 cases. Aust Vet J. 2008; 86:219-23.
18. Righi DA, Bernardi MM, Palermo-Neto J. Toxicologia dos praguicidas organoclorados e piretroides. In: In: Spinosa HS, Górniak SL, Palermo-Neto J. Toxicologia aplicada à Medicina Veterinária. 1. ed. São Paulo: Manole, 2008. p. 267-90.
19. Righi DA, Palermo-Neto J. Effects of type II pyrethroids cyalothrin on peritoneal macrophage activity in rats. Toxicol. 2005; 212:98-106.
20. Spinosa HS, Silva YMA, Nicolau AA *et al.* Possible anxiogenic effects of fenvalerato, a type II pyrethroid pesticide, in rats. Physiologists & Behaviour. 1999;67:611-15.
21. Junqueira MC. Avaliação dos resíduos de piretroides sintéticos e amitraz no sangue e nos tecidos de bovinos. Botucatu, 2002. 116p. Dissertação (Mestrado em Vigilância Sanitária) – Faculdade de Medicina Veterinária, Universidade Estadual Paulista.
22. Sartor IF, Santarém VA. Agentes empregados no controle de ectoparasitas. In: Spinosa HS, Górniak SL, Bernardi MM. Farmacologia aplicada à medicina veterinária. 4. ed. Rio de Janeiro: Guanabara Koogan; 2006. p. 567-83.
23. Xavier FG, Kogika MM, Spinosa HS. Common causes of poisoning in dogs and cats in a Brazilian Veterinary Teaching Hospital from 1998 to 2000. Vet Hum Toxicol. 2002; 44:115-16.

71 Intoxicação por Plantas Ornamentais

Michiko Sakate, Eunice Akemi Kitamura

Introdução

Atualmente os animais de companhia, ou seja, cães e gatos, vivem cada vez mais em contato com o homem, ou seja, com seus proprietários, e esta convivência traz muitos benefícios quando se pensa em saúde emocional. No entanto, os animais de companhia ficam ainda mais expostos a fatores ambientais e domésticos que podem provocar intoxicação, como é o caso das plantas ornamentais tóxicas.

As plantas ornamentais são utilizadas na decoração de residências, quintais, jardins e praças públicas, isto é, fazem parte da natureza, e os animais acabam expostos a elas no ambiente doméstico interno ou externo. O problema é que algumas plantas têm princípios tóxicos, podendo intoxicar o animal exposto.

A eliminação das plantas ornamentais tóxicas não é indicada – além de não ser a solução para diminuir a porcentagem dos casos de intoxicação –, pois estas fazem parte da flora brasileira; portanto, o médico-veterinário deve estar sempre atento na inclusão como diagnóstico diferencial ou definitivo, utilizando-se principalmente das informações obtidas pela anamnese e achados do exame físico. Para isso, o proprietário do animal é fundamental no auxílio diagnóstico da intoxicação por planta tóxica.

Vários podem ser os meios de intoxicação, sendo o mais comum a ingestão, ou seja, via oral (VO); outros meios menos comuns são por vias cutânea, ocular ou mucosa. A intoxicação por via oral é mais comum em filhotes de cães e gatos, que também são mais acometidos que os adultos devido à curiosidade inerente à idade.

Quanto à faixa etária, os animais adultos também se intoxicam, principalmente aqueles acometidos por distúrbios comportamentais (ansiedade), isto é, destrutivos em relação a jardins, vasos de plantas e plantas do ambiente em geral.

Esse tipo de intoxicação é mais frequente em cães que em gatos, provavelmente em decorrência do apetite mais seletivo dos gatos; no entanto, para ambas as espécies, as plantas ornamentais não são palatáveis, e sua ingestão sempre é acidental, provocando a intoxicação.

Na rotina da clínica médica de pequenos animais, a casuística de cães e gatos intoxicados por plantas ornamentais tóxicas é pequena. Isto pode decorrer da não inclusão, por parte do veterinário, dessas plantas no diagnóstico diferencial, ou do fato de o proprietário do animal levá-lo para ser atendido somente quando os sintomas da intoxicação estão evidentes, isto é, na intoxicação aguda. Muitas vezes o proprietário tenta tratar o animal em casa, administrando erroneamente, como antídoto, leite ou outras substâncias, além de adotar medidas inadequadas de descontaminação e tratamento. Todos esses fatores contribuem para os poucos casos atendidos dessa intoxicação, nas clínicas veterinárias.

Em medicina humana, acontece o mesmo, demonstrando pequena porcentagem dos casos clínicos por plantas tóxicas, quando comparados a outras intoxicações – isto é, por praguicidas, acidentes por animais peçonhentos ou venenosos, entre outros. No entanto, a intoxicação por plantas ornamentais recebe atenção especial devido à grande ocorrência em crianças, principalmente até os 4 anos de idade, quando o risco de intoxicação é maior.

O objetivo deste capítulo é abordar as principais plantas ornamentais tóxicas, capazes de intoxicar cães e gatos, e ele será dividido de acordo com o principal sistema afetado ou ação, com enfoque na identificação de planta, princípio tóxico, manifestações clínicas, diagnóstico e tratamento.

O diagnóstico da intoxicação por plantas ornamentais ocorre principalmente pela história clínica, em que o proprietário observou a ingestão da planta pelo seu animal; o conteúdo emético ou estomacal também pode auxiliar no diagnóstico, desde que a identificação da planta seja possível. Os exames laboratoriais ou testes específicos para esse tipo de intoxicação não estão disponíveis, portanto, o diagnóstico é clínico e na maioria dos casos o tratamento é sintomático e de suporte, devido à inexistência de antídoto.

Plantas que provocam distúrbios gastrintestinais

Essas plantas ornamentais tóxicas são classificadas, de acordo com a gravidade das manifestações clínicas apresentada pelo animal intoxicado, em graves, moderadas ou leves.

Plantas que provocam manifestações clínicas graves

Identificação da planta

- Família Araceae:
  - Nome científico: *Dieffenbachia amoena*, *Dieffenbachia picta*, *Dieffenbachia spp* (nome vulgar: comigo-ninguém-pode, aningá-do-pará); vegetação herbácea (Figura 71.1)
  - Nome científico: *Monstera deliciosa* (nome vulgar: costela-de-adão, monstera, banana-do-mato, abacaxi-do-reino, ceriman); vegetação semi-herbácea ou arbusto (Figura 71.2)
  - Nome científico: *Philodendron bipinnatifidum* (nome vulgar: banana-de-macaco, imbê, guaimbê, filodendro); vegetação semi-herbácea ou arbusto (Figura 71.3).

Plantas que provocam manifestações clínicas moderadas

Identificação da planta

- Família Araceae:
  - Nome científico: *Anthurium andraeanum*, *Anthurium* spp. (nome vulgar: antúrio); vegetação herbácea (Figura 71.4)

- Nome científico: *Zantedeschia aethiopica* (nome vulgar: copo-de-leite); vegetação herbácea (Figura 71.5)
- Nome científico: *Spathiphylum wallisii* (nome vulgar: lírio-da-paz); vegetação herbácea (Figura 71.6)
- Nome científico: *Caladium bicolor* (nome vulgar: tinhorão, caládio, caladium, tajá, taiá, coração-de-jesus); vegetação herbácea bulbosa (Figura 71.7)
- Nome científico: *Epipremnum aureum* (nome vulgar: jiboia, hera-do-diabo); vegetação herbácea e trepadeira-cipó (Figura 71.8).

As plantas *Dieffenbachia amoena, Monstera deliciosa* e *Philodendron* spp. têm folhas vistosas e grandes com predomínio da coloração verde e caules grossos, sendo a folhagem utilizada em ornamentação. *Anthurium andraeanum, Zantedeschia aethiopica* e *Spathiphylum wallisii* têm folhas menos vistosas e menores. Utiliza-se a flor como ornamentação de ambientes. *Caladium bicolor* e *Epipremnum aureum* têm folhas com diversas colorações e desenhos e a folhagem é utilizada em ornamentação.

Dentre as plantas da família Araceae, a *Dieffenbachia amoena* é a mais importante, devido à gravidade das manifestações clínicas e também por ser a principal planta a causar intoxicações em animais de estimação e crianças, de acordo com trabalhos científicos e levantamentos retrospectivos de casos atendidos.

Dieffenbachia amoena é uma planta muito comum devido à crença popular de retirar/afastar/combater o "mau-olhado" do ambiente. O gênero apresenta cerca de 30 espécies, e em alguns países, seu nome popular é *dumb-cane* (cana-da-mudez), nome sugerido em virtude da substância tóxica da planta que ao atingir a orofaringe, incapacita a pessoa de falar por alguns dias.[1]

Princípio tóxico

A planta *Dieffenbachia* spp. é toda tóxica (folhas, caules e frutos), sendo o caule mais tóxico. A mastigação e/ou a ingestão da planta já provocam a intoxicação, inclusive em crianças,

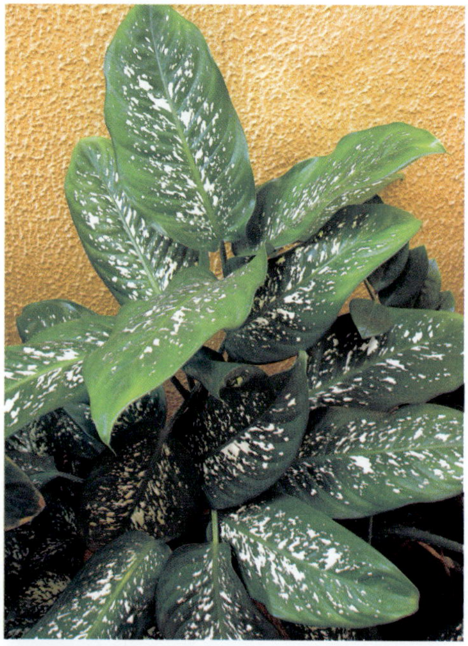

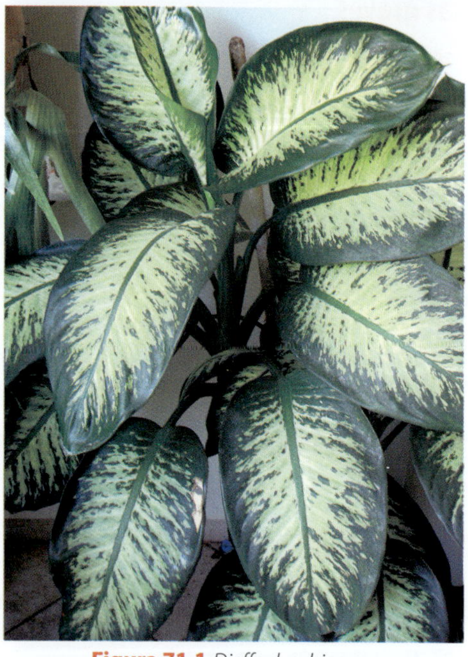

Figura 71.1 *Dieffenbachia* spp.

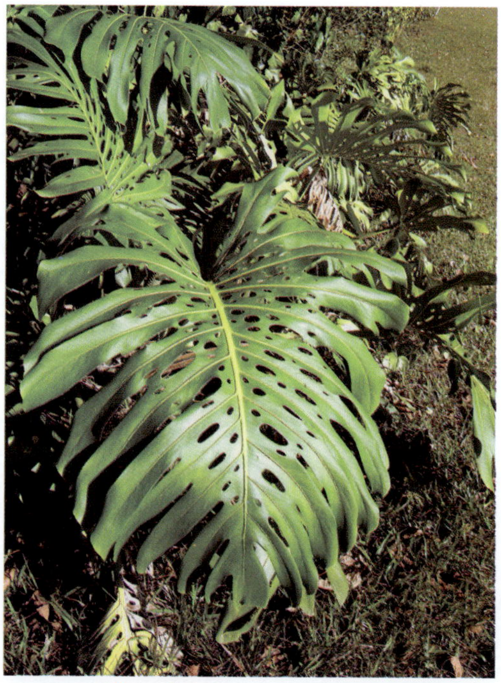

Figura 71.2 *Monstera deliciosa.*

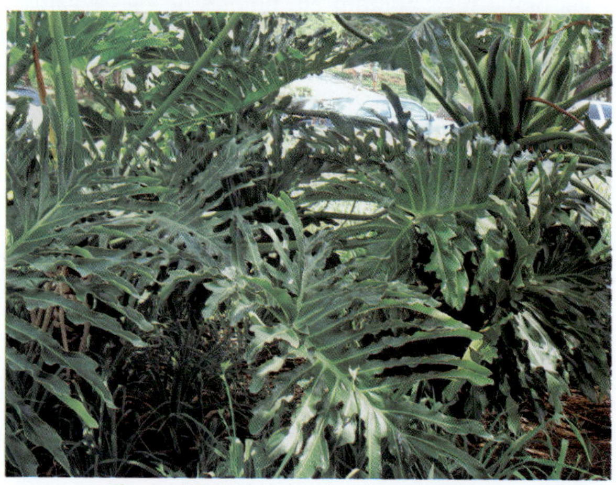

Figura 71.3 *Philodendron bipinnatifidum.*

e o fruto também é responsável pela intoxicação. A planta tem seiva de odor pungente, irritante de mucosas, e a concentração desta é relativamente alta em cristais de oxalato de cálcio, além de glicosídios desconhecidos.[2]

O oxalato de cálcio é uma substância comum encontrada em cerca de 250 espécies de plantas, e a forma insolúvel é produzida nas plantas pela combinação simples do ácido oxálico com o cálcio no ambiente endógeno.[3,4]

Esses cristais podem ter formatos diferentes como de prisma (romboide); retangular alongado e grande; agregados de agulhas (acicular); ráfides de cristais; drusas de cristais ou cristais angulares pequenos conhecidos como cristais de areia.

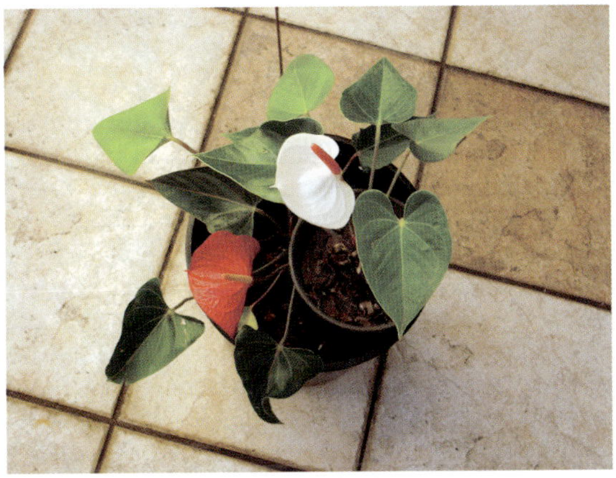

Figura 71.4 *Anthurium andraeanum.*

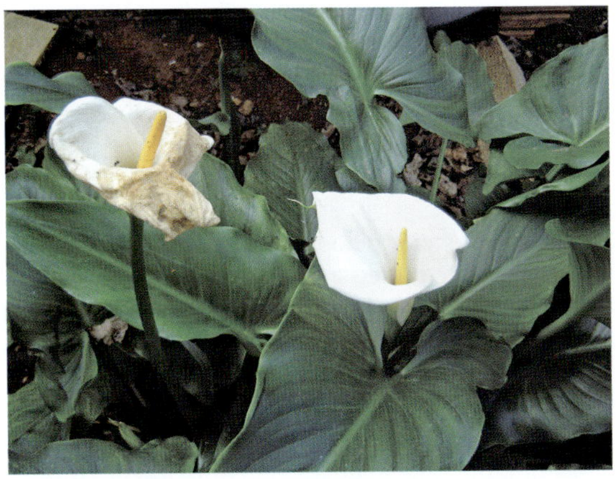

Figura 71.5 *Zantedeschia aethiopica.*

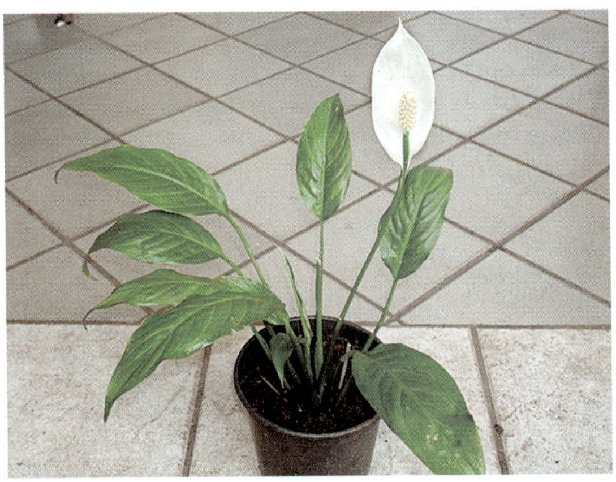

Figura 71.6 *Spathiphylum wallisii.*

Somente uma ráfide de cristal é toxicologicamente significativa, podendo causar reação de hipersensibilidade.[3,4] Até o momento, a formação das ráfides de cristais de oxalato de cálcio é desconhecida.[4]

Os cristais de oxalato de cálcio, formando as ráfides, provocam lesão à mucosa por meio de irritação e inflamação desta. As propriedades irritantes de *Dieffenbachia* spp. são resultantes de efeitos mecânicos (ráfides) e químicos (princípios tóxicos).[1,5,6]

Além da ação mecânica irritativa provocada pelas ráfides, os cristais de oxalato de cálcio, em formato de agulhas, e o ácido oxálico livre estão contidos nas células ejetoras das ráfides, presentes nas folhas. Quando elas sofrem pressão, ocorre a rápida liberação das agulhas, que podem penetrar na pele e mucosa, induzindo a liberação de histaminas pelos mastócitos.[1,5,6]

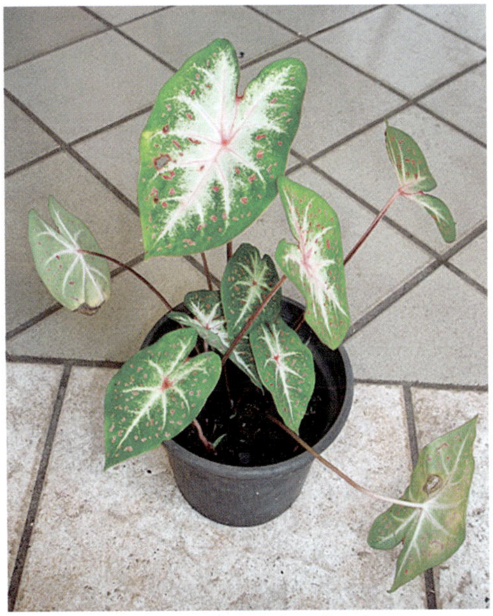

Figura 71.7 *Caladium bicolor.*

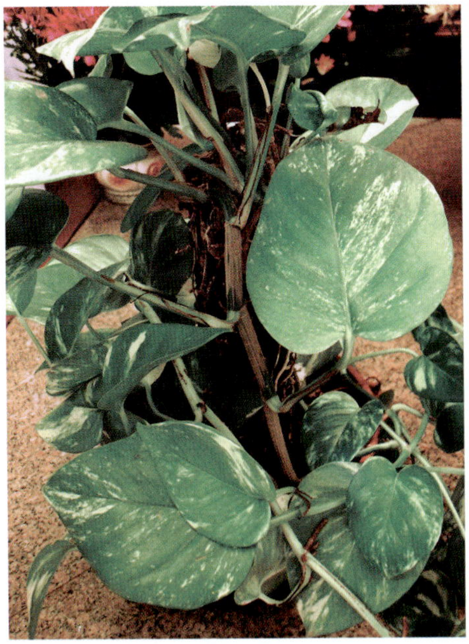

Figura 71.8 *Epipremnum aureum.*

As saponinas, os glicosídios cianogênicos, as enzimas proteolíticas, os alcaloides, bem como outro princípio ativo com fatores hipersensibilizantes e outras substâncias de caráter proteico (asparagina ou protoanemonina) são citados como os prováveis responsáveis pela característica tóxica da planta.[1,5-7]

Os mecanismos de toxicidade de *Dieffenbachia* spp. parecem ser múltiplos, para que as ráfides e outras substâncias proteicas ou não proteicas ainda não identificadas provoquem a intoxicação. Somente a presença de ráfides não seria o único motivo causador dos ferimentos. *Dieffenbachia* spp. mostrou que também contém proteases semelhantes à tripsina, que poderiam induzir a produção das cininas que agem como mediadores químicos na inflamação.[1]

Em *Anthurium* spp., as folhas e os pedúnculos são mais tóxicos por conterem maior concentração de ráfides de oxalato de cálcio e possivelmente de proteínas tóxicas.[2]

Todas as plantas da família Araceae têm os mesmos princípios tóxicos, mas em concentrações diferentes, podendo provocar intoxicação grave, moderada ou leve.

Manifestações clínicas

A exposição à planta pode ser por contatos oral (mais comum), cutâneo ou ocular, provocando a irritação. A intoxicação é considerada grave quando provoca a síndrome glossite-estomatite, isto após a mastigação da planta; nas intoxicações moderada e leve ocorrem manifestações clínicas variadas e ausência da síndrome glossite-estomatite; a quantidade do princípio tóxico ingerida, o tipo de planta e a variação individual do animal são fatores que determinam a gravidade da intoxicação.

O animal intoxicado por *Dieffenbachia* spp., *Monstera deliciosa* e *Philodendron* spp. em geral apresenta a síndrome glossite-estomatite, ou seja, uma intoxicação grave.

As manifestações clínicas após a mastigação da planta são de irritação acentuada demonstrando: glossite e estomatite graves, sialorreia intensa, dor, irritação e queimação da mucosa da cavidade oral, disfagia, meneios cefálicos, urticária, edema (lábios, língua, gengivas, palatos, glote e cordas vocais), afonia ou mudança da voz (rouquidão), e, em casos mais graves obstrução da glote decorrente de edema, dispneia, podendo evoluir para o óbito.[2,3,5-8]

Algumas vezes, observam-se também sinais de esofagite, com dor retroesternal, além de êmese, dor abdominal e diarreia.[5,7]

Ao atender o animal intoxicado, podem ser variáveis os sintomas; de acordo com a planta e/ou a quantidade ingerida, observam-se também salivação, dor abdominal, diarreia sanguinolenta, depressão, prostração e às vezes o óbito, mesmo sendo este uma ocorrência rara.[4] Além disso, observam-se episódios eméticos, polidipsia (é comum), sensibilidade abdominal, diarreia, anorexia, dispneia e óbito pela obstrução da glote; em alguns casos, ocorre necrose em ponta de língua e gengivas.

O óbito é raro, no entanto, é descrito em um cão da raça Poodle intoxicado por *Dieffenbachia picta*, que apresentava salivação constante, episódios eméticos, diarreia grave, além de edema com bolhas e inflamação em mucosa oral, responsáveis pelo agravamento do quadro clínico que evoluiu para o óbito.[1,9]

Monstera deliciosa provoca afonia, salivação, estomatite e urticária,[7] muito semelhante ao quadro clínico causado por *Dieffenbachia amoena*.

Os gatos intoxicados por *Philodendron* spp. apresentam um quadro grave diferente daquele apresentado pelo cão, merecendo atenção especial. Na espécie felina, a intoxicação por *Philodendron* spp. provoca distúrbios sistêmicos relacionados com os sistemas renal e nervoso central (SNC), apresentando hiperexcitabilidade, espasmos musculares, tetania, convulsões e encefalite ocasional.[7,8]

Philodendron spp. apresenta o princípio tóxico com efeito cumulativo; é altamente tóxico para gatos, provocando o óbito por insuficiência renal.[3,10] As ráfides de oxalato de cálcio e proteína não identificada que causam irritação da boca, pele e mucosas, provocando estomatite, salivação e dor intensa na deglutição, quando em contato cutâneo o animal desenvolve dermatite de contato.[7]

Em cães, *Philodendron* spp. produz sinais variados do trato digestório, que são acompanhados por debilidade e apatia, hipertermia, agressividade, tremores e opistótono ocasional, além de manifestações clínicas semelhantes à intoxicação por *Dieffenbachia* spp.

Manifestações clínicas moderadas podem ocorrer na ingestão ou mastigação do *Anthurium* spp., que provoca dor e edema da cavidade oral, inflamação aguda da orofaringe, acompanhada de salivação e prurido na cavidade oral. Pode ser observado edema dos lábios, língua e glote.[11]

Um quadro grave da intoxicação por *Anthurium* spp. é menos frequente, no entanto, o animal apresenta queimação nos lábios, língua e faringe, disfonia, disfagia, com reações inflamatórias agudas, incluindo edema e formação de bolhas. Não são descritos distúrbios sistêmicos consequentes ao oxalato de cálcio nessa intoxicação.[2]

As plantas da família Araceae provocam, no contato cutâneo com a seiva, dermatite de contato; em humanos são relatadas desde dermatites moderadas até queimaduras graves e erupções de bolhas, eritema e vesículas.[1]

O contato da seiva com os olhos, embora muito raro em animais, causa dor do tipo queimadura, edema, fotofobia, lacrimejamento, irritação com congestão, podendo evoluir para conjuntivite e úlceras de córnea.[5,8] Observou-se em humanos a presença de ráfides em córneas.[1]

Diagnóstico

O diagnóstico é feito pelo histórico de ingestão da planta, contato ocular ou cutâneo e presença de manifestações clínicas compatíveis com intoxicação por planta da família Araceae.

Tratamento

O tratamento é sintomático e de suporte, tanto na síndrome glossite-estomatite (grave) quanto em intoxicações moderadas ou leves. A indução de êmese é contraindicada, pois o retorno de fragmentos da planta associado ao princípio ativo provocará novas lesões no esôfago e na cavidade oral. A lavagem gástrica poderá ser realizada com muita cautela, evitando-se a manipulação excessiva e, consequentemente, a liberação de mais princípios tóxicos no estômago. Este procedimento não é fácil quando existem muitos fragmentos da planta obstruindo a sonda gástrica; a lavagem gástrica deverá ser realizada até 2 h após a ingestão da planta.

A cavidade oral do animal deve ser completamente examinada, e os fragmentos da planta, removidos.[8] Visto que o tratamento é sintomático, pode ser feita também com a administração de demulcentes, como leite, clara de ovo (cru), azeite de oliva, hidróxido de alumínio, associada à administração de líquidos frios, gelo e sorvete, que aliviam o mal-estar; analgésicos são recomendados para diminuir a dor por irritação da mucosa oral ou até anestésicos tópicos.[1,5,7,12]

Outros fármacos, como os anti-histamínicos, são utilizados em casos mais graves de hipersensibilidade e urticária; antiespasmódicos auxiliam diminuindo a dor abdominal, e também os corticosteroides em casos mais graves de inflamação.[1,5] Se o animal manifestar dor, recomenda-se a administração de hipnoanalgésicos, como o butorfanol (em cães e gatos: 0,1 mg/kg por via intravenosa [IV] ou 0,4 mg/kg por via intramuscular [IM] ou subcutânea [SC]).[12]

O tratamento das lesões da mucosa do trato gastrintestinal (TGI), com utilização de protetor de mucosa (sucralfato), bloqueadores H_2 (ranitidina) e antieméticos (metoclopramida), pode ser necessário.[7] Deve-se realizar a correção e a manutenção do equilíbrio hidreletrolítico com fluidoterapia, principalmente na presença de êmese e/ou diarreia.

As lesões oftalmológicas são tratadas com lavagem ocular demorada (10 a 15 min) com água corrente ou solução fisiológica a 0,9%, seguida de exame oftalmológico completo; os colírios devem ser usados conforme necessário, ou corticosteroides por via sistêmica, nos casos mais graves.[1,5,8]

O tratamento da exposição cutânea é feito com a administração tópica de gelo e anestésicos, como a lidocaína; anti-histamínicos via oral, como a difenidramina, podem ajudar, mas sua eficácia é incerta.[1]

O tratamento de distúrbios sistêmicos em felinos intoxicados por *Philodendron* spp. é sintomático e de suporte;[8] é importante o monitoramento da função renal e do débito urinário, associando-se a fluidoterapia, para evitar insuficiência renal aguda (IRA).

Na intoxicação por *Anthurium* spp., a dor e o edema da cavidade oral melhoram lentamente, mesmo sem tratamento. Em geral, nenhum tratamento é necessário.[11] Os líquidos frios, demulcentes e analgésicos trazem algum alívio.[2] Ocasionalmente, necessita-se de analgésico. O edema pode ser tratado com compressas frias. Não se sabe se diuréticos ou glicocorticoides diminuiriam a inflamação. O edema raramente interfere na respiração, mas se necessário, assegure as vias respiratórias.[11]

O esquema terapêutico é o mesmo da intoxicação por plantas que têm o oxalato de cálcio como princípio tóxico, sendo variável a conduta conforme a gravidade das manifestações clínicas e local afetado.

Plantas que provocam manifestações clínicas leves

Identificação da planta

- Família Euphorbiaceae:
  - Nome científico: *Euphorbia pulcherrima* (nome vulgar: poinsetia, bico-de-papagaio, papagaio, flor-de-papagaio, rabo-de-arara, flor-de-natal, estrela-de-natal, folha-de-sangue); arbusto semilenhoso (Figura 71.9)
  - Nome científico: *Euphorbia milli* (nome vulgar: coroa-de-cristo; cristo-gigante, coroa-de-espinho, colchão-de-noiva, dois-irmãos, bem-casados, martírios); arbusto suculento (Figura 71.10)
  - Nome científico: *Euphorbia cotinifolia* (nome vulgar: leiteiro-vermelho, roxinha, leiteira, maleiteira); arbusto semilenhoso
  - Nome científico: *Euphorbia tirucalli* (nome vulgar: avelós, graveto-do-cão, figueira-do-diabo, dedo-do-diabo, pau-pelado, árvore-de-são-sebastião); arbusto semilenhoso (Figura 71.11).

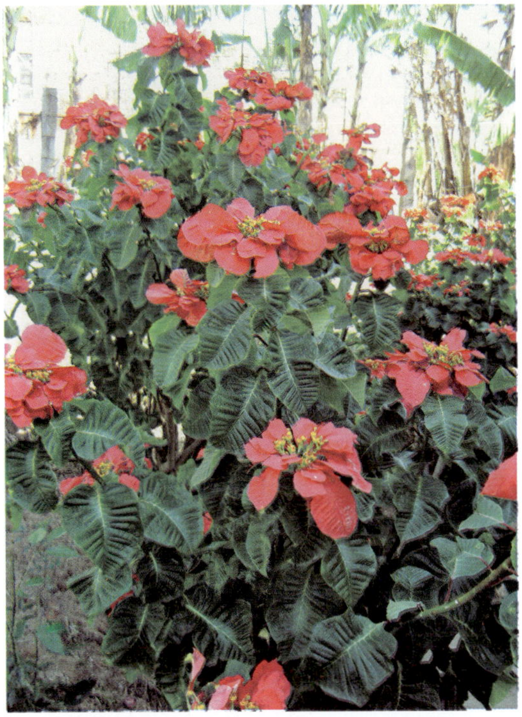

Figura 71.9 *Euphorbia pulcherrima.*

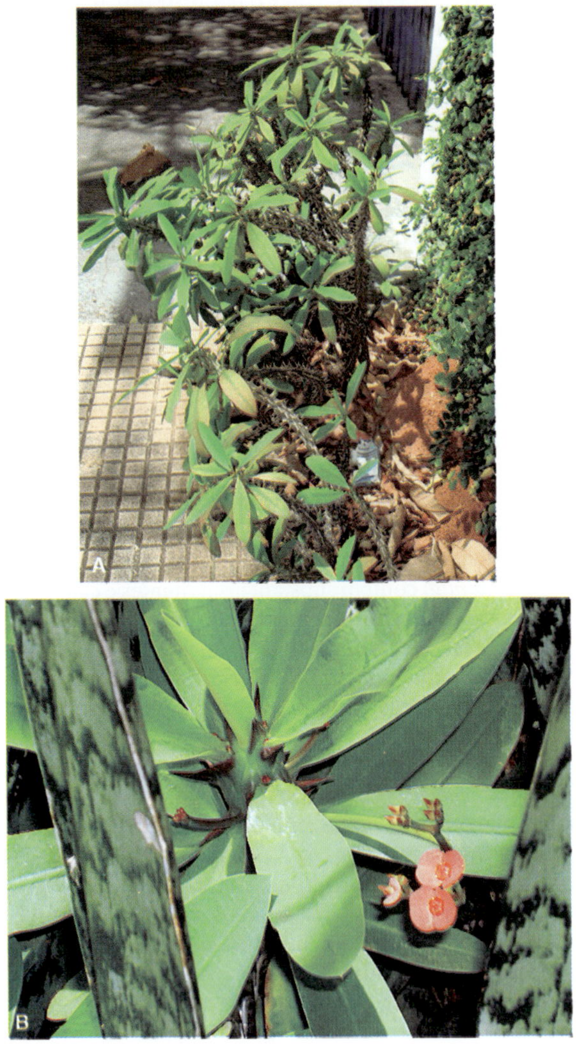

Figura 71.10 **A.** *Euphorbia milli.* **B.** *Euphorbia milli*, flores e espinhos.

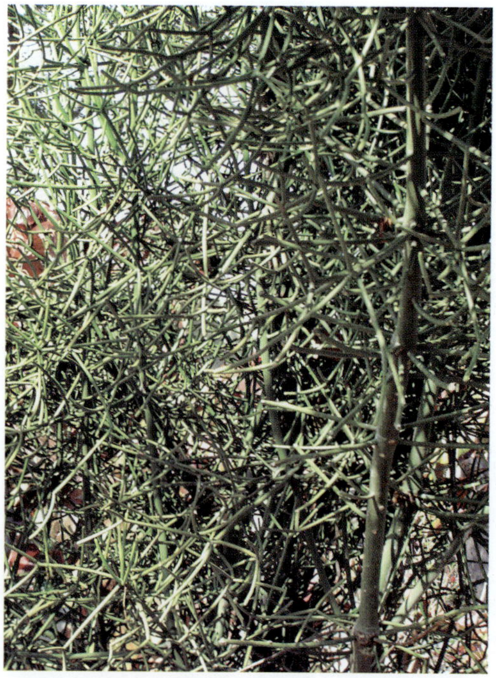

Figura 71.11 *Euphorbia tirucalli.*

Essas plantas são consideradas tóxicas pela presença de um látex cáustico (seiva lactescente) e também provocam intoxicação pela ingestão de suas folhas, como no caso de *Euphorbia pulcherrima*, e agressão mecânica pelos espinhos, como em *Euphorbia milli*.

O fato de uma planta ser lactescente não significa que seja tóxica, pois existem plantas lactescentes não tóxicas.

Princípio tóxico

Essas plantas produzem uma seiva lactescente que é irritante (cáustica) ao contato cutâneo, conjuntival e, quando ingeridas, no TGI.[13] Quando ingeridas, são irritantes de mucosas,[6] provocando manifestações clínicas de gastrenterite.

Euphorbia pulcherrima tem o látex que é irritante e cáustico, o princípio tóxico é desconhecido.[5] Existe o relato de óbito de criança após a ingestão de uma folha da planta. A planta contém princípios tóxicos não identificados, que causam dermatite de contato em indivíduos sensíveis; quando se ingere a folha ou o látex isto pode causar salivação excessiva e êmese. Os diterpenos tóxicos (derivados do ingenol) encontrados em outras *Euphorbia* spp. não foram encontrados nessa espécie.[7]

Euphorbia milli contém substâncias irritantes e cáusticas no caule, que são derivados ingenóis de terpenos tóxicos (5-deoxingenol).[7] O látex é cáustico.

No caso de *Euphorbia cotinifolia* e *Euphorbia tirucalli*, o princípio tóxico é desconhecido, sendo o látex cáustico.[5]

Manifestações clínicas

Euphorbia pulcherrima apresenta seiva leitosa que contém resinas irritantes para a pele e mucosa. A ingestão de folhas e caule provoca lesão irritativa da mucosa oral, edema de lábios e língua, dores em queimação na boca e faringe, disfagia, salivação excessiva, náuseas, êmese e diarreia. Os distúrbios gastrintestinais podem originar desequilíbrio hidreletrolítico grave e evoluir para óbito.[2,5] É muito comum a êmese, mas sintomas mais graves, como depressão, letargia e dispneia, não são comuns, e o óbito é raro.[14] Existem relatos de gatos que vieram a óbito após a ingestão de folhas de *Euphorbia pulcherrima*.[15]

O contato cutâneo com o látex da *Euphorbia pulcherrima* provoca lesões irritativas com eritema, vesículas e pústulas. O contato ocular causa conjuntivite e, em casos mais graves, há perda parcial ou total da visão.[5]

As manifestações clínicas da intoxicação por ingestão de *Euphorbia milli* são dor abdominal e salivação, e quando há contato com a pele, mucosas ou conjuntivas, causa irritação.[7]

Euphorbia cotinifolia provoca dores abdominais, cegueira e fotossensibilização.[5]

Essas plantas produtoras de seiva abundante e leitosa, em contato com a pele, provocam lesões irritativas, desde um simples eritema até vesículas e pústulas pruriginosas e às vezes dolorosas;[6] em contato ocular provocam conjuntivite e queratite; no TGI, causam estomatite e gastrenterite.[13]

Diagnóstico

A presença de manifestações clínicas compatíveis com a ingestão da folha ou do caule da planta (efeitos irritantes) auxilia no diagnóstico, que é clínico.

Tratamento

O tratamento é sintomático e de suporte. No caso de ingestão e/ou mastigação da planta, fazer a lavagem da cavidade oral com água corrente. A indução de êmese é contraindicada, pois a seiva da planta é cáustica. Medidas de descontaminação, como a lavagem gástrica, podem ser adotadas, desde que a ingestão tenha ocorrido no máximo até 2 h, mas se a ingestão foi em grande quantidade pode obstruir a sonda gástrica, portanto, a lavagem gástrica não é tão eficaz na remoção da planta.

O carvão ativado utilizado como adsorvente é eficaz, e deve ser administrado logo após a lavagem gástrica; caso o animal não demonstre dor ou sensibilidade abdominal, o catártico salino pode ser utilizado, para diminuir a absorção do princípio tóxico, e deve ser administrado 30 min após o carvão ativado, para que ocorra a adsorção da toxina antes.[2,7]

No caso de ingestão, o tratamento é com analgésicos, antiespasmódicos na presença de gastrenterite e dor abdominal, demulcentes para aliviar a irritação da cavidade oral e esôfago e, se necessário, anti-histamínico ou glicocorticoide.[5,7]

Nas lesões oculares, realizar a lavagem demorada com água corrente ou soro fisiológico a 0,9% e administrar colírios anti-inflamatórios e analgésicos.[5]

Identificação da planta

- Família Amaryllidaceae:
  - Nome científico: *Amaryllis belladonna* (nome vulgar: amarílis, lírio-beladona, açucena-do-cabo); vegetação herbácea bulbosa
  - Nome científico: *Hippeastrum hybridum* (nome vulgar: açucena, amarílis, flor-da-imperatriz); vegetação: herbácea bulbosa.

Essas plantas provocam intoxicação pela ingestão do bulbo, que é vendido para cultivo em jardins e vasos, mas as outras partes das plantas, como caule, folhas e raízes, também provocam intoxicação. Os humanos intoxicam-se pela ingestão do bulbo, quando confundido com a cebola.

Princípio tóxico

O princípio tóxico é composto por vários alcaloides, sendo a licorina o mais comum, e esse composto é relativamente de baixa toxicidade; tem ação emética[10] e efeitos irritantes à mucosa intestinal.[6]

Manifestações clínicas

Quando a ingestão é em pequena quantidade, as manifestações clínicas são relacionadas com gastrenterite, geralmente dores abdominais, náuseas, salivação, êmese e diarreia leve.[10,11] A ingestão do bulbo provoca gastrenterite leve a moderada.[8] Na ingestão de grande quantidade podem ocorrer paralisia e óbito. Os distúrbios podem ser intensos, provocando graves alterações hidreletrolíticas.[6,10]

Diagnóstico

O relato de ingestão do bulbo ou de outras partes da planta é muito importante para chegar ao diagnóstico, associando-se às manifestações clínicas, comumente gastrintestinais, da intoxicação.

Tratamento

Raramente é necessário, mas deve-se realizar a reposição hidreletrolítica em pacientes acometidos de modo mais grave,[11] principalmente na presença de diarreia e episódios eméticos. O tratamento é sintomático e de suporte.

Sementes de plantas que provocam manifestações clínicas graves

Identificação da planta

- Família Euphorbiaceae:
  - Nome científico: *Ricinus communis* (nome vulgar: mamona, carrapateira, rícino, palma-de-cristo, mamoneira, boiueira-rícino); arbusto semilenhoso (Figura 71.12)

Quando se trata de intoxicação por *Ricinus communis* é fundamental identificar qual parte da planta foi ingerida, se a semente ou outras partes, pois a planta apresenta princípios tóxicos diferentes e, consequentemente, manifestações clínicas distintas. A ingestão das sementes (ricina) provoca distúrbios gastrintestinais, já a ingestão das folhas e caules (ricinina) provoca distúrbios neuromusculares.

As sementes da *Ricinus communis* são ovoides, com cerca de 1 a 2 cm de comprimento, ligeiramente deprimidas na face ventral, achatadas na face dorsal. Apresentam uma carúncula na extremidade superior e são envoltas por um tegumento liso, brilhante e duro.[2]

A intoxicação em pequenos animais ocorre pela ingestão de sementes, que podem compor bijuterias ou estão no meio ambiente, pois essa planta é muito comum tanto na zona urbana quanto na rural.

A ingestão da torta de mamona que não sofreu o processo de desintoxicação também provoca intoxicação, podendo levar o animal a óbito. Como a ricina (princípio tóxico) é termolábil, a desintoxicação é realizada com o aquecimento da torta de mamona, para perder sua toxicidade, e esta forma é utilizada no meio rural como adubo ou no preparo de inseticidas, e parece ser palatável aos cães que têm acesso fácil a ela.

Existe o relato de dois cães intoxicados por *Ricinus communis*, sendo um deles da raça Cocker Spaniel, que ingeriu óleo de motor à base de semente de mamona, e o outro cão da raça Basset Hound, que ingeriu adubo à base de mamona. Ambos foram atendidos e tratados em um hospital veterinário de uma universidade brasileira, e sobreviveram.[16]

O óleo da semente de *Ricinus communis* é utilizado na fabricação de lubrificantes industriais, purgantes, tintas e tinturas[17] e na produção de biodiesel.

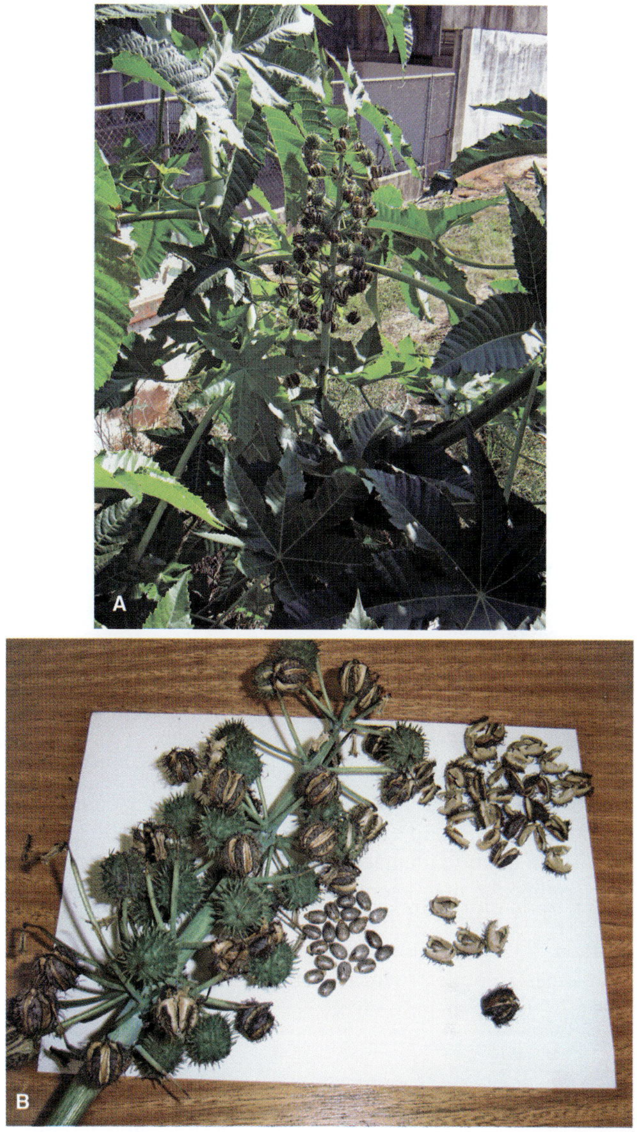

Figura 71.12 **A.** *Ricinus communis*. **B.** *Ricinus communis*, sementes verdes e maduras.

Os cães são esporadicamente intoxicados por sementes de *Ricinus communis*, e sua gravidade depende de a semente ter sido mastigada ou deglutida inteira. No Brasil, há outro relato de um cão da raça Rotweiller, que ingeriu a torta de mamona utilizada como adubo em um vaso de planta ornamental, desenvolvendo sintomas de intoxicação e evoluindo para o óbito.[18]

Princípio tóxico

O princípio tóxico da semente de *Ricinus communis* é a toxoalbumina ricina, um potente inibidor da síntese proteica. A molécula da ricina é composta de duas cadeias de glicoproteínas, A e B. A cadeia B possibilita a endocitose da ricina por meio da ligação da superfície celular com as proteínas que contêm galactosídeo. A cadeia A entra na célula, bloqueando a síntese proteica pela interrupção do RNA ribossômico 28S, e por fim causa a morte celular.[17,18]

O princípio tóxico é encontrado principalmente no embrião, na carúncula e principalmente no tegumento da semente.[2,5] A ricina tem características hemoaglutinantes (por ser proteína e, também, indutora de anticorpos pelo organismo animal).

Em relação aos efeitos hematológicos do princípio tóxico, descrevem-se anemia hemolítica, neutropenia e eosinofilia.[5] A ricina tem também ação sobre os eritrócitos (hemácias), favorecendo sua aglutinação, e ainda uma discutível ação hemolítica.[2]

Na semente, a ricina que é uma toxalbumina, é responsável pelas manifestações gastrintestinais em animais após a ingestão. Não foram encontradas diferenças na toxicidade entre as sementes de diversas procedências de *Ricinus communis*; a semente armazenada mantém sua toxicidade durante muitos anos.[5,19] A toxalbumina (ricina) é destruída pelo calor, a 56°C, sendo termolábil, e também é hidrossolúvel, e é conhecida como uma das substâncias mais letais.[17,19]

A toxicocinética da ricina não é bem conhecida, suspeitando-se que a eliminação seja principalmente por via fecal. Podem ocorrer lesões tubulares renais graves com IRA por ação do princípio tóxico ou desidratação grave.[5]

A dose letal para os animais varia de 0,03 mg a 2 g/kg, sendo relatados em humanos vários casos de óbitos após a ingestão de um número relativamente pequeno de sementes (crianças que ingeriram apenas três e adultos que ingeriram 12 a 20). A ingestão de 2 g de torta de mamona pode produzir intoxicação grave.[2]

Outro relato em humanos refere a ingestão de uma a oito sementes, estimando-se como letal, sendo considerada perigosa, especialmente para crianças, intoxicando também todas as espécies animais, inclusive cães e gatos. A dose letal de ricina em humanos é 1 mg/kg por via oral.[17]

A ricina é uma proteína concentrada na semente de mamona, e como não existem estudos de toxicidade em cães ou gatos, a quantidade necessária para provocar a intoxicação é desconhecida, mas a semente oferece perigo em potencial a pequenos animais.[13] A hepatotoxicidade aguda em animais é relatada.[20] A ricina é uma das toxinas de plantas mais potentes, e sua ingestão pode provocar o óbito. A dose letal mínima em cães é 2,7 μg/kg de peso vivo.

Manifestações clínicas

A ricina é rapidamente absorvida pelo estômago e intestino. A intoxicação é importante e grave, apresentando êmese, dor abdominal, diarreia, letargia, desidratação, cianose e choque.[14]

As manifestações clínicas associadas à intoxicação por *Ricinus communis* em animais ocorrem geralmente várias horas após a ingestão das sementes. As sementes precisam ser esmagadas ou quebradas, isto é, mastigadas para que a toxalbumina seja liberada.[13,17]

Os sintomas mais comuns são de irritação gastrintestinal e consistem em êmese, diarreia e depressão, que são as principais queixas, e estes sintomas progridem geralmente para a gastrenterite hemorrágica. Os distúrbios cardiovasculares decorrem muitas vezes do desequilíbrio da homeostasia de cálcio intracelular, hipotensão, taquicardia, hemorragia e necrose do miocárdio. Uma característica da intoxicação por *Ricinus communis* é o período de latência da ingestão até a manifestação clínica, normalmente este é de 18 a 24 h. Geralmente os humanos vêm a óbito por choque hipovolêmico.[13,17,18]

Os sintomas relatados com mais frequência em 98 cães intoxicados por *Ricinus communis* são: êmese (80%), depressão (45%), diarreia (37%), diarreia sanguinolenta (24%), anorexia (16%), dor abdominal (14%), hematêmese (10%), óbito/eutanásia (9%), fraqueza (8%), hipertermia (7%), ataxia (5%), hipersalivação (5%), apatia (5%) e taquicardia (5%). Outros sinais descritos em menor frequência nos cães incluem coma, tremores, convulsões, desidratação, palidez, dispneia, polidipsia, icterícia, hipertermia e vocalização. Os sinais desenvolvem-se mais frequentemente 6 h após a ingestão (entre 30 min e 24 h), e a duração é de 1 dia e meio a 5 dias e meio.[17]

Na intoxicação por *Ricinus communis* ocorrem graves distúrbios hidreletrolíticos, estados hipotensivos e choque, insuficiência respiratória e possíveis lesões renais com IRA. Esta é consequência de graves distúrbios hidreletrolíticos ou decorre de efeitos lesivos do princípio tóxico sobre o epitélio tubular renal.[2]

Os efeitos citotóxicos da ricina estendem-se ao fígado e rins, causando elevação das enzimas hepáticas e insuficiência renal. Apresenta também alto efeito alergênico e pode causar dermatite, rinite e asma. A poeira liberada no processo de extração do óleo afetou os humanos que trabalhavam no moinho e também os moradores das regiões circunvizinhas.[17]

As manifestações clínicas de um cão intoxicado por torta de mamona, logo após a ingestão, foram: apatia, anorexia, anúria, dor abdominal, membranas mucosas hiperêmicas e congestas, êmese esporádica e depressão, e temperatura corporal de 39°C. Refere-se também que após 4 dias o animal veio a óbito, mesmo com a instituição do tratamento.[18]

Diagnóstico

Os exames laboratoriais demonstram aumentos do hematócrito e do número de hemácias, leucopenia, eosinofilia, aumentos séricos de alanina aminotransferase (ALT) e/ou de aspartato aminotransferase (AST), bilirrubina, globulinas, cilindrúria e hiponatremia.[13,17,19]

O principal achado de necropsia é a gastrenterite hemorrágica.[19] Outros achados, como hemorragia grave em timo, congestão e edema pulmonar moderado, petéquias e sufusões em pericárdio, hepatomegalia, congestão renal e mucosa intestinal hemorrágica, apresentando o choque hipovolêmico como causa do óbito, foram observados em um cão intoxicado por torta de mamona. Outros autores relatam que os sinais *post mortem* são de hemorragia generalizada e lesões necróticas.[18]

Os exames histopatológicos revelam necrose do epitélio da mucosa gastrintestinal, esteatoses do miocárdio, hepática e renal, necrose em fígado e rins e atrofia dos folículos linfoides do baço.[19]

Tratamento

No diagnóstico precoce, a indução de êmese e a lavagem gástrica são indicadas, caso contrário o tratamento é sintomático, em particular, a reposição hidreletrolítica é importante. Caso não exista história clínica confirmando a intoxicação, realiza-se o tratamento de gastrenterite, hipotensão e choque, além da administração de antiespasmódico que auxilia na redução da dor abdominal.[2,13]

Não existe antídoto ou tratamento específico, assim, realiza-se o tratamento de descontaminação com adsorventes, como carvão ativado ou caolim-pectina, minimizando a absorção do princípio tóxico; utilizam-se protetores de mucosa gástrica, como o sucralfato. Se houver anemia, é indicada transfusão sanguínea com sangue total ou concentrado de hemácias.

A diurese forçada, principalmente o manitol, é útil para prevenir a insuficiência renal, mas não tem efeito sobre o quadro clínico, pois a eliminação do princípio tóxico é principalmente por via fecal.[2]

É relatada a existência de um soro imune-específico, utilizado no desenvolvimento de resistência à ricina e também no seu tratamento, no entanto raramente é indicado, e na literatura não existem informações seguras quanto à sua indicação e sobre a eficácia em cães e gatos.

Identificação da planta

- Família Euphorbiaceae:
    - Nome científico: *Jatropha curcas* (nome vulgar: pinhão-manso, pinhão-paraguaio, pinhão-de-purga, purgante-de-cavalo, pinhão-roxo, pinhão-branco, manduiguaçu, figo-do-inferno, mamãozinho); arbusto semilenhoso (Figura 71.13).

A semente é a parte mais tóxica da planta e em humanos a ingestão de três ou mais sementes provoca intoxicação.[12] Essa planta é muito comum nas zonas urbana e rural, e a semente é utilizada na produção do biodiesel, em razão da maior produtividade em comparação a *Ricinus communis*, além de ser ornamental.

Princípio tóxico

As sementes são ovoides, com cerca de 2 cm de comprimento, finamente rugosas, são ricas em óleo e também no princípio tóxico, a curcina, contido principalmente no albúmen.[2]

A curcina tem efeitos tóxicos semelhantes aos da ricina, e também é uma toxoalbumina. Tem ação aglutinante sobre os eritrócitos, discutível ação hemolisante e acentuados efeitos irritantes sobre a mucosa intestinal.[2,5]

Suspeita-se de que *Jatropha curcas* tenha como um dos princípios tóxicos as lectinas. No entanto, parece que, além dessa glicoproteína, a curcina, a planta também apresenta, como princípios tóxicos, um complexo resinoso, alcaloides e glicosídios.[12]

A casca da semente tem glicosídios que provocam depressão dos sistemas respiratório e cardiovascular, além de ação estimulante sobre a musculatura gastrintestinal. O óleo fixo (glicerídio do ácido esteárico e palmítico) tem efeitos purgativos.[5]

Existe também outro princípio tóxico nas sementes, a jatrofina, com propriedades simpaticomiméticas[2,5] e ação depressora sobre a fibra muscular lisa, pressão arterial e efeitos vasoconstritores.[5]

O látex tem alcaloides de ação irritante e cáustica sobre a pele e mucosas.[5] O complexo resino-lipoide seria o responsável pela ocorrência de dermatite produzida por *Jatropha curcas*.[12]

Manifestações clínicas

A ingestão do fruto ou das sementes provoca um quadro gastrintestinal grave, com dores abdominais intensas, náuseas, episódios eméticos, diarreia sanguinolenta ou aquosa grave, irritação tipo queimação do TGI, midríase, distúrbios respiratórios, torpor, coma e óbito.[2,5,12] Distúrbios hidreletrolíticos aparecem rapidamente, levando a hipotensão e choque; em alguns casos ocorrem distúrbios renais e IRA.[2]

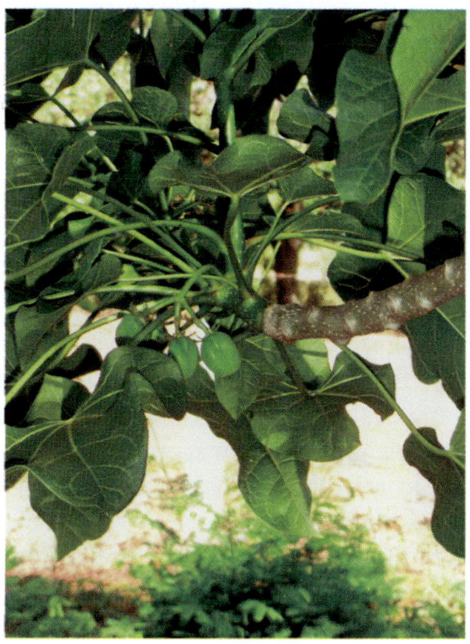

Figura 71.13 *Jatropha curcas.*

Nas intoxicações graves, esses sinais progridem para gastrenterite hemorrágica e desidratação. Pode haver alterações cardiovasculares e do SNC. Existem relatos de espasmos musculares.[12]

Dermatite por contato com o látex, que é irritante de mucosas, pode ocorrer.[2]

Diagnóstico

O diagnóstico é feito pelo histórico de ingestão das sementes e pelas manifestações clínicas.

Tratamento

O tratamento é sintomático e de suporte, incluindo a correção dos distúrbios hidreletrolíticos e da hipotensão, além de monitoramento do débito urinário e tratamento para evitar a IRA.[2]

Se o animal estiver assintomático pode-se realizar indução da êmese e lavagem gástrica com cuidado. Em animais sintomáticos, utilizam-se antiespasmódicos, antieméticos (metoclopramida), correção do desequilíbrio hidreletrolítico e transfusão sanguínea, se estiverem anêmicos; analgésicos, anti-histamínicos e corticosteroides, em casos graves.[5]

O tratamento é semelhante ao da intoxicação por *Ricinus communis.*

Identificação da planta

- Família Fabaceae:
    - Nome científico: *Abrus precatorius* (nome vulgar: olho-de-cabra, jequirity[i], olho-de-pomba, tento); vegetação trepadeira de caule semilenhoso cilíndrico.

Suas sementes são muito características, sendo utilizadas para confecção de bijuterias. São ovoides, duras, comprimento de 3 a 8 mm e geralmente sua cor é vermelho-brilhante com uma zona preta na extremidade, na qual encontra o hilo. A localização do hilo indica se a semente é verdadeira, isto é, se pertence à espécie *Abrus precatorius.*[2]

A semente, quando mastigada, provoca a intoxicação, liberando o princípio tóxico. A intoxicação por *Abrus precatorius* é mais grave que por *Ricinus communis.*

Princípio tóxico

A semente contém uma fitotoxina, provavelmente de natureza proteica, chamada abrina, além de enzimas lipolíticas, glicirizina, ácido ábrico e N-metiltriptofano, e é extremamente tóxica.[2,5,13] A abrina é o princípio tóxico que inibe a síntese proteica nas células da parede intestinal.[11]

A semente é a parte mais tóxica da planta. Se for deglutida inteira, geralmente passará sem liberar o princípio tóxico.[11] Estima-se que uma semente mastigada e ingerida seja suficiente para levar a óbito um adulto.[12,13]

Os efeitos tóxicos consequentes à ingestão decorrem de aglutinação das hemácias e a ação direta, de natureza desconhecida, sobre as células parenquimatosas.[2] A abrina é bem mais potente que a ricina, sendo considerada a fitotoxina mais potente.[12]

Manifestações clínicas

Os sintomas são predominantemente gastrintestinais, e algumas horas após a ingestão ocorrem grave gastrenterite com diarreia sanguinolenta e distúrbio hidreletrolítico grave, que podem levar a hipotensão e choque.[2,5]

O óbito ocorre por colapso circulatório, e é geralmente precedido por convulsões. A IRA pode ser consequência de distúrbios hidreletrolíticos ou lesão direta ao parênquima renal. Nos casos graves, a gastrenterite pode persistir por 3 a 4 dias.[2]

Podem ocorrer somente náuseas, êmese, diarreia (algumas vezes, hemorrágica), incoordenação, paralisia e hipovolemia, em alguns casos.[5,11]

A intoxicação por *Abrus precatorius* causa gastrenterite grave, como no caso da *Ricinus communis*, mas a ricina é menos tóxica que a abrina, e o início das manifestações clínicas depende do tempo de ingestão.[13]

Diagnóstico

A história de ingestão da semente e os achados clínicos auxiliam no diagnóstico.

A necropsia revela múltiplas hemorragias em serosas intestinais, inflamações dos linfonodos retroperitoneais, congestão e edemas cerebral, hepático e renal.[2]

Tratamento

Não existe antídoto. A indução da êmese e a lavagem gástrica devem ser realizadas, se a ingestão for inferior a 2 h, somente na ausência das manifestações clínicas, promovendo a remoção mecânica de restos vegetais. O tratamento é sintomático e de suporte, incluindo correção dos distúrbios hidreletrolíticos, transfusão sanguínea se necessário, fluidoterapia evitando a possível instalação da IRA.[2,5,11]

Plantas que provocam distúrbios mistos

Essas plantas provocam distúrbios mistos, mas com predomínio de distúrbios do TGI, portanto, as manifestações clínicas de alterações gastrintestinais são frequentes. Dependendo da planta e da quantidade ingerida, essas manifestações clínicas são graves, moderadas ou leves, podendo até ocorrer óbito, portanto a conduta do médico-veterinário deve ser adequada à intoxicação apresentada pelo paciente.

Identificação da planta

- Família Ericaceae:
  - Nome científico: *Rhododendron simsii*, *Rhododendron* spp. (nome vulgar: azaleia, azálea, rododendro); arbusto semilenhoso (Figura 71.14).

A intoxicação ocorre pela ingestão de folhas, flores, pólen e mel produzido com o néctar das flores.[7] Existem relatos de óbitos em humanos que ingeriram o mel da florada de azaleia.[5] A intoxicação por *Rhododendron simsii* é geralmente grave e o óbito pode ocorrer.[8]

Princípio tóxico

Rhododendron spp. contém uma tetraciclina poliol, a andromedotoxina, que é um glicosídio,[7,10,12,13,21] também denominada graiatoxina ou acetilandromedol, que são diterpenoides tóxicos,[7,10] sendo andromedotoxina o termo mais utilizado.

A andromedotoxina tem efeitos curariformes sobre as placas motoras dos músculos esqueléticos: efeitos excitatórios diretos sobre o músculo estriado seguido de inibitórios; ação inibitória sobre a condução do impulso elétrico do coração e efeitos excitatórios transitórios seguidos de inibitórios do SNC.[5]

O mecanismo de ação preciso das graiatoxinas é desconhecido, mas parece que agem por ligação a canais de sódio fechados. A abertura mais lenta e o aumento na permeabilidade ao sódio causam diminuição do potencial de repouso da membrana nas fibras de Purkinje.[8]

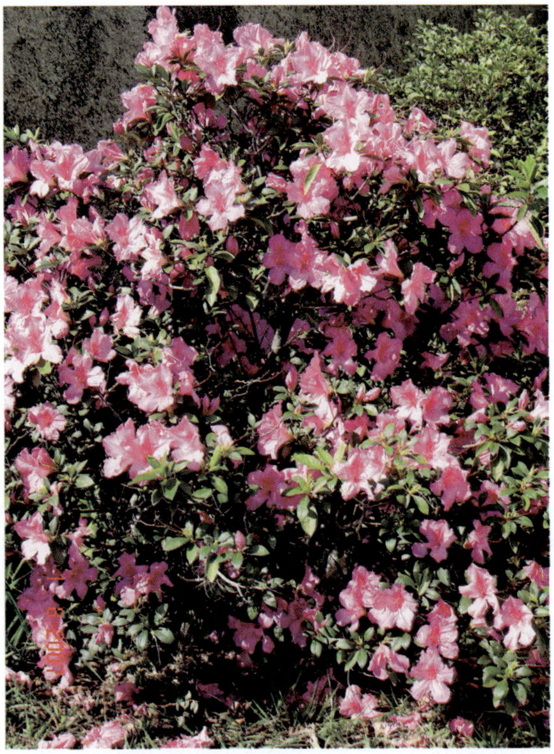

Figura 71.14 *Rhododendron × simsii.*

Manifestações clínicas

As manifestações clínicas ocorrem dentro de horas ou até 6 h após a ingestão da dose tóxica (1 g/kg), com anorexia, deglutição repetitiva, salivação, depressão, náuseas, êmese, lacrimejamento, diarreia, dispneia, fraqueza muscular, ataxia, convulsões, hipotensão, bradicardia, depressão respiratória, coma e óbito.[5,7,8,12-14,21]

Os sintomas gastrintestinais ocasionam dor abdominal, tenesmo e ranger de dentes. Há maior frequência de defecação, mas a diarreia não é um sinal frequente.[5,7,8,12-14,21] As manifestações clínicas podem durar vários dias, mas o princípio tóxico não é acumulativo.[7]

Ocorrem hipotensão e depressão respiratória, além de depressão do SNC, após um período inicial e transitório de excitação. O óbito ocorre por insuficiência respiratória. A êmese parece ser provocada pela ação direta da andromedotoxina por estimulação vagal do estômago.[10]

Diagnóstico

O diagnóstico é baseado na história clínica de ingestão da planta ou mel produzido com o néctar da planta, associada às manifestações clínicas.

À necropsia, observam-se: irritação discreta e hemorragia do TGI, ocasionalmente nefrite e degeneração hepática moderada.[13]

Tratamento

O tratamento é sintomático e de suporte. Na ingestão imediata, até no máximo 2 h e na ausência de manifestações clínicas, a indução de êmese e a lavagem gástrica podem ser realizadas; o carvão ativado e os catárticos salinos auxiliam na eliminação do princípio tóxico.[7]

O tratamento consiste em restabelecer e manter o equilíbrio hidreletrolítico.[13] Os antiarrítmicos bloqueadores dos canais de sódio, como a quinidina e a procainamida, têm sido sugeridos na reversão da arritmia.[8]

Identificação da planta

- Família Fabaceae:
    - Nome científico: *Spartium junceum* (nome vulgar: giesta, vassoura-espanhola); arbusto semilenhoso.

É uma planta comum no Brasil, utilizada em jardins, mas pouco pesquisada. Todas as partes da planta são tóxicas, geralmente as intoxicações são leves, mas um quadro mais grave pode ocorrer.

Princípio tóxico

A planta tem vários alcaloides, entre as quais a esparteína, o escoporosídio e a citisina como princípios tóxicos.[2,10] A citisina é o alcaloide mais importante, por provocar manifestações clínicas mais graves, podendo ocorrer o óbito do animal.

Manifestações clínicas

Não são relatados quadros clínicos graves desta intoxicação. Manifesta-se apenas por distúrbios gastrintestinais (náuseas, êmese, dor abdominal e diarreia), discreta depressão neurológica e confusão mental. A citisina apresenta potente ação bulbar, podendo provocar óbito por asfixia, decorrente das inibições dos centros respiratórios,[2,10,22] e é relatada também depressão cardíaca.[10]

Diagnóstico

O diagnóstico é feito pela história clínica de ingestão da planta, associada às manifestações clínicas compatíveis com a intoxicação.

Tratamento

O tratamento é sintomático e de suporte. Realizar as medidas de descontaminação como indução da êmese, se o animal não a fez e/ou lavagem gástrica, no máximo até 2 h da ingestão, após administrar o carvão ativado e catártico posteriormente. No período superior a 2 h, fazer a reposição e a correção hidreletrolítica.[2,22]

Identificação da planta

- Família Araliaceae:
    - Nome científico: *Hedera helix* (nome vulgar: hera, hera-inglesa, hera-dos-muros, hera-verdadeira, hera-trepadeira); trepadeira semilenhosa.

A planta inteira é tóxica, embora as folhas sejam mais tóxicas que os frutos/sementes.[11] Esta planta é bastante utilizada em muros. As crianças geralmente intoxicam-se pela ingestão do fruto/semente, que é redondo e pequeno.

Princípio tóxico

Esta planta contém o glicosídio saponina que pode causar intoxicação em cães, gatos, macacos, bovinos, ovinos e no homem. Este glicosídio saponina é a hederagenina, uma substância aglicônica encontrada na folha e fruto/semente.[7,23] Existem relatos de humanos que ingeriram as sementes e entraram em coma.[7,8] A intoxicação relatada nos EUA é devida à ingestão de fruto.[13]

Manifestações clínicas

A intoxicação por *Hedera helix* não é tão comum, mas as manifestações clínicas iniciais incluem salivação com sede intensa, seguidas de náuseas e êmese, irritação gastrintestinal com dor abdominal e diarreia. Pode apresentar também estomatite, agitação, dispneia e espasmos musculares, e no contato cutâneo a dermatite de contato. O animal pode desenvolver coma e vir a óbito em 24 a 48 h.[7,8,13,14]

Diagnóstico

As manifestações clínicas e o relato de ingestão de frutos/sementes ou folhas são indicações para o diagnóstico. Os achados de necropsia são de gastrenterite.[13]

Tratamento

Não existe antídoto. O tratamento é sintomático e de suporte.[7,8,13] A dermatite pode ser tratada com corticosteroides tópicos.[23]

Identificação da planta

- Família Solanaceae:
    - Nome científico: *Solanum pseudocapsicum* (nome vulgar: tomate-ornamental, tomatinho, peloteira, cereja-de-natal, cereja-de-jerusalém, laranjinha); vegetação herbácea.

Solanum pseudocapsicum provoca intoxicação pela ingestão dos frutos, que têm coloração em tons de alaranjado a vermelho quando em maturação; esses frutos são vistosos, por isso essa planta é utilizada como ornamental, e não são comestíveis.

Princípio tóxico

O princípio tóxico são os alcaloides solanina e solanocapsina presentes nas folhas e frutos.[8,13]

Manifestações clínicas

A intoxicação por *Solanum pseudocapsicum* provoca gastrenterite, incluindo anorexia, náuseas, dor abdominal, salivação, êmese e diarreia hemorrágica. Um achado comum é a ulceração do trato gastrintestinal.[13] Pode evoluir a fraqueza progressiva ou paralisia, dispneia, bradicardia, colapso circulatório, midríase e convulsões.

A solanina é pouco absorvida por via oral, e a maioria dos componentes dessa família atua apenas como irritante gastrintestinal. A absorção sistêmica ocorre quando há lesão grave na mucosa gastrintestinal. Por via sistêmica, a solanina causa depressão do SNC e arritmias cardíacas. A solanocapsina atua no músculo cardíaco, causando diminuição da frequência cardíaca e alterações na condutividade do impulso elétrico do coração.[8]

Diagnóstico

O relato de ingestão da planta e/ou dos frutos e as manifestações clínicas compatíveis com a intoxicação são fatores importantes para o diagnóstico.

Tratamento

Não existe antídoto específico para o alcaloide solanina, portanto o tratamento é sintomático e de suporte.[8,13] Na presença de diarreia sanguinolenta, a lavagem gástrica e o catártico não devem ser utilizados para não agravar a gastrenterite e a dor abdominal. O carvão ativado e a reposição hidreletrolítica podem auxiliar no tratamento, e anticonvulsivantes são necessários nos casos graves.[8]

Plantas que provocam distúrbios neurológicos

Identificação da planta

- Família Solanaceae:
    - Nome científico: *Nicotiana tabacum* (nome vulgar: tabaco, fumo); vegetação: herbácea (Figura 71.15).

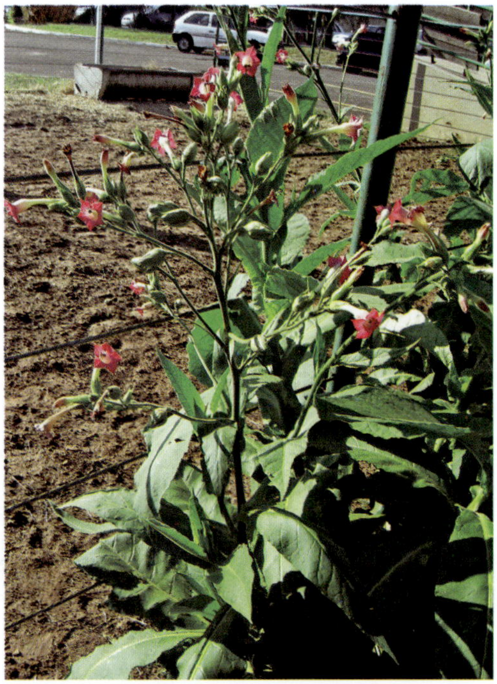

Figura 71.15 *Nicotiana tabacum*.

Nicotiana tabacum é comumente encontrada em jardins, pois tem as flores e folhagens bonitas, sendo utilizada como ornamental, e na zona rural encontram plantações com a finalidade de venda para a indústria de cigarro.

Princípio tóxico

A intoxicação ocorre pela ingestão da planta, cigarro, charuto, mastigação de fumo, fumo de cachimbo e restos de cigarro ou tabaco, que têm o alcaloide nicotina como princípio tóxico, e outras substâncias tóxicas ao SNC, provocando alterações neurológicas; nestas substâncias incluem-se a piridina e os alcaloides piperidínicos, que exercem ação rápida, e estimulam e depois deprimem os gânglios autônomos.[8,24]

O princípio tóxico, o alcaloide nicotina, é o principal, sendo encontrado nas folhas, e outros alcaloides como nicotimina e nicoteína, que são semelhantes à estrutura da nicotina, estão presentes em pequenas quantidades.[25]

A nicotina é metabolizada pelo fígado e parte é excretada pela urina,[25] provocando a estimulação do sistema colinérgico. Um cigarro contém 20 a 30 mg de nicotina, enquanto o charuto contém cerca de 120 mg. Portanto a intoxicação pelo charuto é mais grave. Em humanos não fumantes a ingestão de 60 mg pode levar a óbito.[12]

Manifestações clínicas

Na intoxicação leve, a êmese em geral ocorre antes de absorção significativa, e os sintomas adicionais não se desenvolvem. Os animais com intoxicação grave exibem sinais de envolvimento do SNC e anormalidades cardíacas.[8]

A ação da nicotina pode ser de irritação local quando em contato tecidual, e após a absorção, a nicotina age primeiramente como estimulante e depois como inibidor do SNC, no sistema nervoso simpático e parassimpático, e nas sinapses do nervo terminal e músculo esquelético.[25]

Imediatamente após a ingestão o animal apresenta salivação e náuseas, acompanhados de êmese, diarreia e dor abdominal. Após a absorção, ocorrem também sinais neurológicos com tremores, fasciculações, andar cambaleante, fraqueza muscular, prostração, convulsão clônica, espasmos tetânicos, contrações musculares, colapso e perda de reflexos. A nicotina promove, inicialmente, estimulação e, posteriormente, depressão dos gânglios autônomos.[8,12,25]

O pulso fica fraco e as extremidades, frias. A frequência respiratória normalmente diminui e o óbito ocorre pela parada respiratória, devido à paralisia dos centros medulares e à ação específica nos músculos respiratórios. Quando ingerida em grande dose, o óbito ocorre rapidamente, com convulsões e paralisia.[8,12,25] As alterações cardíacas e respiratórias são observadas durante o período da intoxicação.[12]

Diagnóstico

Na anamnese, constata-se a ingestão de cigarro ou de produtos à base de tabaco, ou a ingestão da planta *in natura*, associada aos achados clínicos. O diagnóstico, portanto, é clínico.

Tratamento

Não existe antídoto específico; o sistema respiratório deve ser o primeiro a ser monitorado e, após realizar a remoção da planta ou tabaco residual do trato gastrintestinal,[8] somente se o animal apresentar-se alerta, sem sinais de depressão ou estimulação do SNC e também sem depressão respiratória, pois ao realizar a anestesia geral para a realização da lavagem gástrica, corre-se o risco de o animal vir a óbito ou desenvolver convulsões. Risco e benefício devem ser analisados, e a utilização de catárticos auxiliará na eliminação do princípio tóxico.

Após 2 h da ingestão, as medidas de não absorção e descontaminação do princípio tóxico apresentam baixa eficácia, devido à absorção da nicotina gastrintestinal já ter sido consumada.

O tratamento é de suporte e sintomático até passar o efeito da nicotina.

Identificação da planta

- Família Cannabaceae:
  - Nome científico: *Cannabis sativa* (nome vulgar: maconha, marijuana, haxixe); vegetação: herbácea.

Essa planta, seus produtos e subprodutos são utilizados de maneira ilegal como drogas recreativas. Cães e gatos estão expostos a possível intoxicação devido ao convívio com o homem. Conforme relatos em literatura e na rotina de atendimento em medicina veterinária, a intoxicação por *Cannabis sativa* ocorre comumente, mas o seu diagnóstico é difícil, pois depende de informações passadas pelo proprietário do animal, por isso os relatos de casos de intoxicação são escassos.

O animal pode intoxicar-se pela ingestão da planta natural ou seca, isto é, de folhas e/ou flores, ou também pela maconha ou haxixe, que são produzidos com a planta, bem como de sobras do cigarro. São relatados casos de cães que se intoxicaram pela inalação da fumaça, enquanto o proprietário do animal fumava.[15]

Todas as partes da planta podem ser tóxicas. Plantas frescas não são consideradas tão tóxicas quanto as secas ou fumadas,[25] mas plantas fêmeas e as inflorescências são relatadas como mais tóxicas devido à alta concentração do princípio tóxico nestas.

Em 1983, relatou-se o caso de um cão de 10 meses de idade, sem raça definida (SRD), que apresentou intoxicação após ingerir marijuana acidentalmente, devido ao proprietário ter perdido dentro de casa a droga ilícita.[26]

Outro relato, em 1984, refere-se à intoxicação por *Cannabis* spp. de um cão de 15 semanas de idade, macho, com vacinação atualizada, da raça São-bernardo, que foi atendido em três episódios, com manifestações clínicas idênticas, e os policiais encontraram, na casa do proprietário, a resina da *Cannabis* spp., pois se suspeitava de que o proprietário fosse traficante de drogas.[27]

Princípio tóxico

O princípio tóxico é o tetra-hidrocanabiol (THC) que age no encéfalo, interagindo com os principais neurotransmissores, incluindo serotonina, dopamina, acetilcolina e norepinefrina. O THC liga-se aos receptores específicos no córtex frontal e cerebelo.[28]

A DL_{50} em cães é superior a 3 g/kg. O óbito após a ingestão é incomum, e os sintomas aparecem em doses baixas.[15,28]

A maconha é composta de folhas e flores secas e contém 1 a 5% de THC. O haxixe é uma resina extraída da planta *Cannabis sativa* e contém 10% de THC, e o óleo de haxixe é um concentrado do haxixe e geralmente contém acima de 50% de THC.[28] As flores da planta fêmea têm alta concentração de THC, demonstrando que, conforme o produto ingerido, a intoxicação poderá ser grave, devido à concentração do princípio tóxico ser variável, sendo importante a identificação de com qual composto o animal se intoxicou, para que as medidas terapêuticas necessárias sejam adotadas.

Manifestações clínicas

Primeiramente, o animal apresenta depressão do SNC[12,29] e alterações de comportamento, alucinações, agressividade repentina e hiperexcitabilidade.[12,28]

As manifestações clínicas mais comuns são: ataxia, êmese, depressão, midríase, desorientação, salivação excessiva, tremores musculares, hiperestesia, nistagmo e convulsão. Pode ocorrer bradicardia ou taquicardia. A depressão pode durar mais de 36 h, mas comumente os cães ficam sonolentos.[29] Hipertermia e taquipneia ocorrem em alguns pacientes.[28] No entanto, no cão, o sinal clínico mais consistente é a depressão.[12]

Diagnóstico

O diagnóstico é pela história clínica de exposição à planta, aos seus produtos ou subprodutos e pelas manifestações clínicas compatíveis da intoxicação. Os proprietários geralmente hesitam em informar o tipo de exposição, isto é, a história clínica acurada, e devem ser tranquilizados de que o interesse primário é a saúde do animal.[28,29]

A dosagem do THC no plasma ou urina pode ser realizada com o objetivo de confirmar a intoxicação.[28]

Tratamento

Quando a ingestão ocorreu em tempo inferior a 2 h não houver manifestações clínicas, a indução da êmese e a lavagem gástrica podem ser realizadas, mas lembrar-se de que a indução da êmese pode não ser eficaz devido às propriedades antieméticas do THC. Realizar também a adsorção com carvão ativado, repetição a cada 4 h, é eficaz na redução dos níveis de THC, devido à recirculação êntero-hepática; após 30 min da administração do carvão ativado administrar os catárticos salino ou osmótico e, se possível, realizar enema.[15,28]

Realizar a terapia sintomática e de suporte, se presente a êmese, fazer a reposição hidreletrolítica, atropina devido à bradicardia e doxapram (dose de 2 a 10 mg/kg IV lentamente) devido à depressão respiratória. Realizar oxigenoterapia ou intubação endotraqueal se necessário, administrar anticonvulsivante parenteral como diazepam, fenobarbital ou pentobarbital no caso de convulsão ou hiperexcitabilidade.[28] Geralmente o animal permanece em anorexia por dias, então se recomendam fluidoterapia e nutrição enteral ou parenteral.

Plantas que provocam distúrbios cardiovasculares

Identificação da planta

- Família Apocynaceae:
  - Nome científico: *Nerium oleander* (nome vulgar: espirradeira, oleandro, oleander, loandro, loureiro-rosa); arbusto semilenhoso (Figura 71.16).

Os cães e gatos podem intoxicar-se ingerindo acidentalmente as folhas verdes ou dessecadas, mastigando a raiz, o caule ou qualquer parte da planta, inalando a fumaça da queima da planta, pela ingestão de água de vasos onde a planta foi armazenada e de mel produzido com o néctar da planta.[7]

Nerium oleander é considerada uma das plantas mais tóxicas, sendo relatada a intoxicação de humanos após a ingestão de uma folha.[25]

Um cão que ingeriu folhas apresentou vários episódios eméticos, dispneia e bloqueio atrioventricular.[10]

Princípio tóxico

Todas as partes da planta são tóxicas, desde as flores até a raiz, e a planta seca mantém a toxicidade, sendo importante o seu efeito pela presença de glicosídios, alguns dos quais cardioativos, como oleandrina (mais importante), neriantina, neriósido, folineurina (têm efeitos digitálicos) e rosagenina (com propriedades semelhantes às da estricnina).[5,6]

A rosagenina demonstrou intensa ação tóxica em animais de laboratório.[6] Além desta, existem alcaloides como estrofantina de ação paralisante sobre o coração.[5]

Todos os glicosídios apresentam efeitos semelhantes na função cardíaca, iguais aos da intoxicação por digitálicos, no entanto, com um efeito mais duradouro, trazendo mais riscos

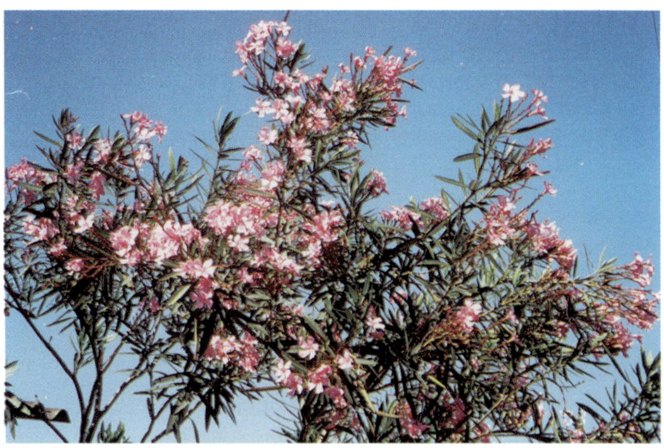

Figura 71.16 *Nerium oleander.*

ao animal intoxicado.[13] O princípio tóxico interfere na condutividade elétrica do coração, resultando em bloqueio da condução e eventual presença de assistolia.[23]

Manifestações clínicas

Tem numerosos glicosídios e alcaloides cardioativos, sendo o quadro tóxico observado em 1 a 24 h após a ingestão, iniciando-se com distúrbios gastrintestinais, incluindo fraqueza, náuseas, êmese, dor abdominal, tenesmo e diarreia mucossanguinolenta. A seguir aparecem distúrbios cardiovasculares e neurológicos.[2,5,6,12,25]

Os distúrbios cardiovasculares são semelhantes aos observados na intoxicação digitálica, sendo comuns as arritmias, podendo apresentar taquicardia ou bradicardia, extrassístoles, bloqueios e fibrilações atriais e ventriculares.[2,6,12] O pulso apresenta-se rápido e fraco ou lento e forte, dependendo do estágio da intoxicação, e as alterações mais consistentes e potencialmente letais, na intoxicação por *Nerium oleander*, são no coração.[12]

Os distúrbios neurológicos compreendem parestesias (formigamento e sensação de entorpecimento) na região perioral, distúrbios visuais, midríase, tontura, alterações do equilíbrio, sonolência, torpor e coma.[2,5,6]

Com a evolução do quadro, a respiração aumenta, tanto na frequência quanto na profundidade. Desenvolve-se anoxia, as extremidades frequentemente ficam frias, e a temperatura corporal pode diminuir. Nos estágios terminais, pode haver convulsões.[12]

Diagnóstico

É feito pela anamnese (relato de ingestão da planta ou outro tipo de exposição ao princípio tóxico); achados do exame físico (arritmias) e do ECG (constatação e identificação da arritmia) auxiliam o diagnóstico, que é clínico.

Tratamento

O tratamento é de suporte e sintomático.[2] No caso de ingestão da planta, a indução da êmese e a lavagem gástrica devem ser realizadas com cuidado. Utilizar adsorvente (carvão ativado) durante 2 a 3 dias devido à recirculação êntero-hepática do princípio tóxico, antiespasmódicos, antieméticos (metoclopramida) e protetores de mucosa (sucralfato).[5] O monitoramento das funções cardíacas e respiratórias, principalmente do ritmo cardíaco, deve ser realizado; antiarrítmicos, manutenção do equilíbrio hidreletrolítico e oxigenoterapia podem ser necessários.[7,12,13]

Identificação da planta

- Família: Apocynaceae:
  - Nome científico: *Thevetia peruviana*, *Thevetia neriifolia* (nome vulgar: oleander-amarelo, chapéu-de-napoleão, jorro-jorro, noz-de-cobra, acaimirim, cerbera, aguaiguaçu); arbusto lenhoso (Figura 71.17).

A intoxicação por *Thevetia peruviana* é semelhante àquela por *Nerium oleander*, e os frutos e as sementes são os principais responsáveis pela intoxicação, sendo frequente o acometimento de crianças.

Princípio tóxico

O princípio tóxico está presente em toda a planta, mas a planta produz um látex que é cáustico, além de ter ações emética e purgativa.[20] Apesar de o princípio tóxico estar presente em toda a planta, os frutos e as sementes têm concentração mais alta.[8]

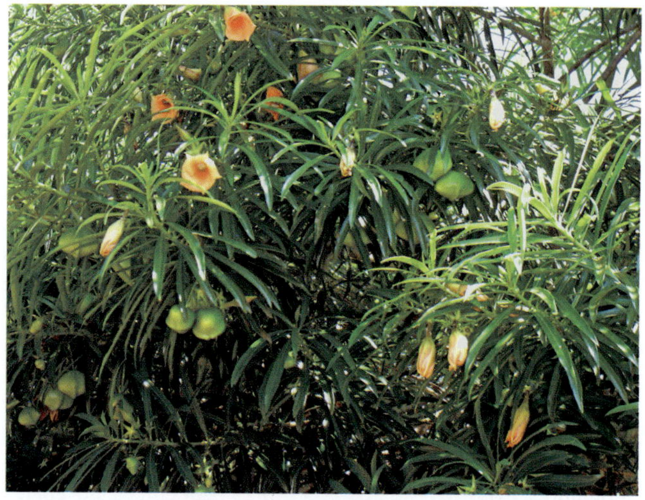

Figura 71.17 *Thevetia peruviana.*

Apresenta vários glicosídios cardioativos, como as tevetinas A e B presentes nas sementes, que exercem ação semelhante aos glicosídios digitálicos; a tevetoxina, o peruvosídeo, ruvosídeo e a neriifolia, mas as tevetinas são as mais importantes.[6,10,12,20] Admite-se também a presença de outros princípios ativos, com ação importante sobre o SNC.[6]

Os glicosídios cardíacos bloqueiam a bomba de sódio e potássio ATPase, produzindo arritmias e frequentemente o óbito.[20]

Manifestações clínicas

Os sintomas de intoxicação por *Thevetia peruviana* são semelhantes aos provocados por *Nerium oleander*.[10] O contato do látex com a mucosa digestória produz dor e queimação na cavidade oral, sialorreia, náuseas, êmese, dor abdominal e diarreia. O contato com a mucosa ocular produz lacrimejamento, fotofobia e congestão conjuntival.[6]

Os distúrbios cardíacos não são frequentes, mas podem ocorrer após a ingestão de grandes quantidades da planta. Caracterizam-se mais por alterações no ritmo cardíaco, principalmente por bloqueio atrioventricular e sinais de distúrbios ventriculares, incluindo contrações ventriculares prematuras ou taquicardia ventricular paroxística. É possível a ocorrência de fibrilação ventricular.[6]

Diagnóstico

O diagnóstico é realizado com base na história clínica de ingestão da planta, fruto e/ou semente e pelos achados do exame físico (arritmias) e exames complementares, como ECG demonstrando o tipo de arritmia.

Tratamento

Não existe antídoto, e o tratamento é sintomático e de suporte.[2] Deve-se realizar o mesmo tratamento aplicado à intoxicação por *Nerium oleander.*

Identificação da planta

- Família Ruscaceae:
  - Nome científico: *Convallaria majalis* (nome vulgar: lírio-do-vale, lírio-do-brejo); vegetação herbácea rizomatosa.

Todas as partes da planta são tóxicas, inclusive a água em que a flor for armazenada.

Princípio tóxico

Convallaria majalis contém glicosídios cardioativos, incluindo convalatoxina, convalarina e convalamarina, que exercem efeitos semelhantes aos dos digitálicos e possivelmente atividade purgativa, além de saponinas irritantes.[8,28,30]

Manifestações clínicas

Os sinais clínicos são semelhantes àqueles causados por *Nerium oleander* e *Thevetia peruviana.* As manifestações clínicas são relacionadas com o TGI (êmese, náuseas, dor abdominal e diarreia), evoluindo para os distúrbios cardiovasculares (arritmias, bloqueio atrioventricular e óbito) e pode haver tremores.[8,28] A êmese e a dor abdominal aparecem várias horas antes de qualquer deterioração na função miocárdica. Podem ocorrer bradicardia significativa e bloqueio atrioventricular de primeiro, segundo e terceiro graus, arritmias ventriculares e assistolia.[8]

Diagnóstico

Baseia-se no histórico de ingestão da planta e nas manifestações clínicas, assim, o diagnóstico é clínico.

Os achados de necropsia encontrados em um cão intoxicado por *Convallaria majalis* foram de congestão hepática difusa grave e distensão da veia cava caudal; congestão dos linfonodos mesentéricos e ileocecal, da serosa da curvatura maior do estômago e do timo, além de petéquias; coração em *rigor mortis* e o epicárdio com aspecto mosqueado, apresentando faixas pálidas e congestas na área ventricular. Encontram-se fragmentos da planta no TGI; esse cão chegou em convulsão e veio a óbito.[30]

Tratamento

Quando a ingestão da planta tiver sido recente (até 2 h), a indução da êmese e/ou da lavagem gástrica para descontaminação é indicada. O tratamento é sintomático e de suporte, com correção de bradicardia (atropina), defeitos da condução cardíaca (antiarrítmicos), desequilíbrio hidreletrolítico e hiperpotassemia, além de monitoramento do ritmo cardíaco (ECG).[8]

Identificação da planta

- Família Crassulaceae:
  - Nome científico: *Kalanchoe blossfeldiana*, *Kalanchoe* spp. (nome vulgar: calanchoe[e], kalanchoe[e], flor-da-fortuna, kalandiva, calandiva); vegetação herbácea suculenta (Figura 71.18).

Essa planta tem uma diversidade de cores, muito utilizada na ornamentação em ambientes internos como em *shoppings*, consultórios e residências, podendo ser cultivada em jardins e vasos, e uso bastante comum por ser durável e de baixo custo.

A kalandiva é uma espécie que surgiu há poucos anos, e apresenta maior quantidade de pétalas nas flores.

Princípio tóxico

Kalanchoe blossfeldiana tem folhas suculentas e com isso há grande quantidade de seiva com alta concentração de princípio tóxico, aumentando o risco de intoxicação, porém as flores também são tóxicas. Contém glicosídios cardioativos conhecidos como bufenolídeos ou bufadienolídeos (bufanolídeos), similares aos cardenolídeos[7,31] e de efeito acumulativo.

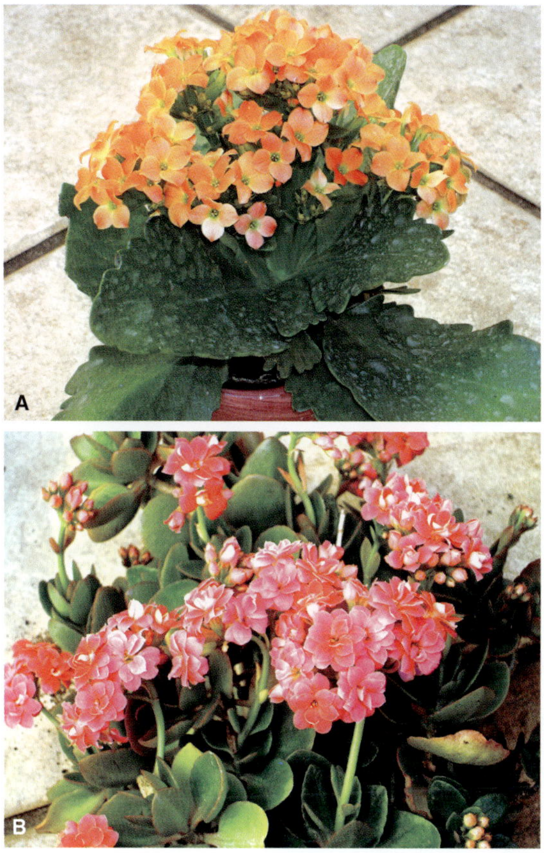

Figura 7.18 A. *Kalanchoe blossfeldiana.* **B.** *Kalanchoe* spp.

Os bufadenolídeos são glicosídios cardioativos semelhantes aos encontrados em *Nerium oleander* e *Convallaria majalis*, provocam o bloqueio da bomba de sódio e potássio ATPase, resultando em diminuição do transporte ativo do sódio e, consequentemente, efluxo de potássio;[31] também inibem a condução elétrica do coração, evoluindo para assistolia.

A espécie canina é bastante sensível, evoluindo rapidamente a óbito. Existem relatos de intoxicações, bem como óbito, em iguana e distúrbios neurológicos em coelhos.

Manifestações clínicas

Após horas da ingestão da dose tóxica, o animal apresenta distúrbios cardiovasculares como taquicardia, bradicardia, arritmias e hipertensão e distúrbios neurológicos (midríase, nistagmo, delírio, ataxia, opistótono, convulsões, fraqueza e tetania), além de depressão respiratória aguda, ranger dos dentes, êmese, diarreia e óbito.[7,31]

Diagnóstico

Ocorre pelo relato de ingestão da planta; alterações do ritmo cardíaco detectadas à auscultação e ao ECG, associadas às manifestações clínicas compatíveis com a intoxicação, são fatores que auxiliam o diagnóstico.

Tratamento

O tratamento é sintomático e de suporte. Na ausência dos sintomas clínicos e se a ingestão ocorreu há menos de 2 h, realizar a indução da êmese e/ou a lavagem gástrica, se necessário, e carvão ativado. Realize o mesmo tratamento usado na intoxicação por *Nerium oleander*.[31]

Plantas que provocam distúrbios atropínicos

Identificação da planta

- Família Solanaceae:
  - Nome científico: *Datura suaveolens*, *Brugmansia suaveolens* (nome vulgar: saia-branca, trombeta, trombeteira, trombeta-de-anjo, cartucheira, zabumba, aguadeira, buzina); arbusto semilenhoso (Figura 71.19)
  - Nome científico: *Datura stramonium* (nome vulgar: figueira-do-inferno, erva-do-diabo, estramônio, erva-dos-feiticeiros, erva-dos-mágicos, aubaitinga, maçã-do-peru); vegetação herbácea (Figura 71.20).

A família Solanaceae é um importante grupo dentro das plantas tóxicas no Brasil, sendo responsável por alta frequência de intoxicações em crianças, ocupando um lugar destacado na casuística de intoxicações por plantas em humanos.[2]

Existem, dentro da família Solanaceae, várias plantas que são de importância toxicológica, mas o gênero *Datura* é o principal a provocar intoxicações, tendo importância significativa em medicina veterinária.[32]

A intoxicação ocorre pela ingestão da planta ou sementes, e a *Datura suaveolens* também pode provocar a intoxicação pelo chá preparado com partes da planta; a *Datura stramonium* é conhecida por provocar intoxicação pela ingestão de sementes misturadas ao alimento ou de chá também preparado com as sementes, que é utilizado pelo efeito alucinógeno como droga recreativa pelos humanos.

Princípio tóxico

Datura spp. são as principais plantas envolvidas na intoxicação por alcaloides tropanos ou beladonados (hiosciamina, atropina e escopolamina) em várias espécies animais.[24,32] A daturina, de natureza ainda não exatamente conhecida, parece ser uma mistura dos três alcaloides, e está presente em folha, flor e semente. *Datura suaveolens* contém, nas folhas, cerca de 0,44% de alcaloides. As sementes da *Datura stramonium* contêm 0,2 a 0,4% de alcaloides,[2] sendo o hioscinamina e a escopolamina as principais substâncias tóxicas.[32] As

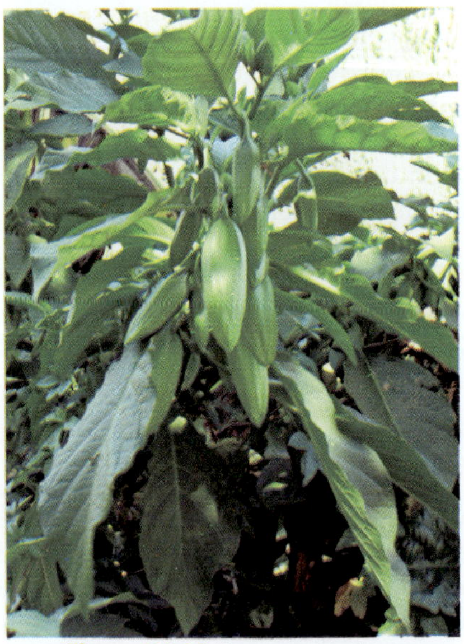

Figura 71.19 *Datura suaveolens.*

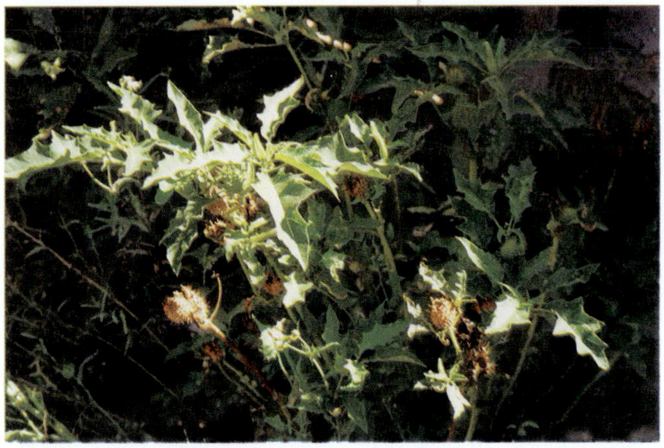

Figura 71.20 *Datura stramonium.*

sementes dessa planta, em algumas regiões, contêm cerca de 0,6 a 2,8% de alcaloides tropânicos, enquanto nas folhas sua concentração atinge 0,4 a 0,5%.[6]

As propriedades tóxicas dessas plantas decorrem da presença de vários alcaloides; um deles é a daturina, que parece ser uma mistura de hiosciamina e escopolamina ou atropina, tendo como principal efeito a ação anticolinérgica.[6] Além destas, são encontradas também a meteloidina e a nor-hiosciamina; a atropina parece existir em quantidades muito pequenas, podendo resultar da isomerização de parte da hiosciamina durante os processos de extração. A proporção escopolamina (hioscina)-hiosciamina antes da floração é cerca de 3:1, passando, com o desenvolvimento do vegetal, ao inverso pelo acúmulo de hiosciamina.[22]

O mecanismo de ação ocorre com o antagonismo competitivo dos receptores muscarínicos com a acetilcolina por um sítio de ligação nos receptores muscarínicos e, assim, o bloqueio da ação da acetilcolina nos sítios neuroefetores muscarínicos nos músculos cardíaco e liso, nas células das glândulas, nos gânglios periféricos e no SNC. Em geral, a daturina provoca um pequeno bloqueio nos sítios dos receptores nicotínicos.[32]

Os compostos beladonados apresentam uma variedade de substâncias tóxicas que afetam os homens e os animais e incluem os alcaloides tropanos, afetando o sistema nervoso autônomo e bloqueando a ação dos receptores, principalmente muscarínicos. Isto resulta em acúmulo de acetilcolina e subsequente inibição do sistema nervoso parassimpático.[24]

Manifestações clínicas

As manifestações clínicas da intoxicação por *Datura* spp. podem ocorrer minutos ou horas após a ingestão dessas plantas. Inicialmente, o animal apresenta sede intensa e distúrbios da visão devido à midríase intensa. Podem-se observar também pele quente e seca, mucosa oral seca, rubor, aumento da temperatura corporal, arritmias (geralmente taquicardia) e diminuição da motilidade intestinal. As principais alterações observadas são delírios, hiperirritabilidade, agitações, isto é, distúrbio de comportamento. Os animais demonstram sinais neurológicos graves como tremores, ataxia, convulsões violentas, torpor, progredindo até o coma.[2,6,12,24]

O efeito tóxico agudo da atropina é demonstrado por midríase e cicloplegia, membranas mucosas secas e taquicardia. Em altas doses, excitação do SNC se torna mais proeminente, resultando em agitação, irritabilidade, desorientação, alucinação e delírio. Em altas doses, a estimulação é seguida principalmente por depressão circulatória e insuficiência respiratória após um período de paralisia e coma.[32]

No Brasil, existe o relato de óbito de um cão da raça Poodle *toy*, fêmea, com 1 ano de idade, atendido no serviço de emergência de um hospital veterinário em uma universidade. O proprietário relatou que o cão ingeriu a planta *Datura stramonium* e que havia plantado vários exemplares da mesma no jardim da sua casa. Após 2 a 3 h da ingestão da planta o animal demonstrou hiperestesia, agitação intensa, taquicardia, taquipneia, midríase, seguidas de coma e insuficiências respiratória e circulatória, impossibilitando qualquer intervenção terapêutica. Na necropsia foram identificados, no conteúdo gástrico, fragmentos de folhas e sementes da *Datura stramonium* que estavam parcialmente digeridos, confirmando a intoxicação.[33]

Diagnóstico

A história clínica de ingestão da planta, semente ou chá e manifestações clínicas da intoxicação por planta do gênero *Datura* spp. são importantes no diagnóstico.

Na necropsia de um cão intoxicado por *Datura stramonium* observaram-se: congestão grave, principalmente em baço, fígado, pulmões, medula renal e meninges, edema pulmonar agudo e dilatação cardíaca aguda com petéquias multifocais e hemorragia sufusiva em pericárdio visceral. O exame histológico revelou necrose hepática multifocal, afetando principalmente a zona centrolobular, degeneração tubular renal, congestão e múltiplos focos hemorrágicos em pulmões, miocárdio e SNC.[33]

Tratamento

O tratamento é sintomático e de suporte, e inclui o combate à hipertermia com meios físicos, tais como bolsas de gelo e/ou compressas frias, antitérmicos (atenção, pois os comuns são ineficazes),[2,12] correção dos distúrbios hidreletrolíticos, monitoramento da respiração e tratamento da agitação com sedativos; estes devem ser utilizados com cautela, pois podem potencializar a fase depressiva posterior.[2]

Utilizam-se medicamentos parassimpaticomiméticos, como a neostigmina[12] ou a fisostigmina, para inibição dos distúrbios atropínicos,[24] no entanto, este tratamento deve ser reservado apenas para animais em estado grave.[12] A administração do carvão ativado (adsorvente) geralmente é efetiva, quando feita na primeira hora. Portanto, em muitos animais, recorre-se ao tratamento sintomático, além de evitar o estresse excessivo desses animais.[24]

Na ausência das manifestações clínicas os eméticos e a lavagem gástrica são recomendados, desde que a ingestão tenha ocorrido antes de 2 h do procedimento de descontaminação.[2]

Plantas de consumo humano que provocam intoxicações em cães e gatos

Atualmente, os animais de companhia, como o cão e gato, são alimentados exclusivamente com ração comercial pela praticidade, grande variedade de marcas oferecidas e facilidade de compra, pois estão disponíveis produtos com grande variedade de preços, além da confiabilidade em alimentar o animal com uma dieta balanceada, isto é, desde que a ração seja de boa qualidade, mas há exceções.

Há animais que recebem como fonte de alimento a dieta caseira, assim como algumas enfermidades em que a dieta do animal faz parte do tratamento, como no manejo nutricional das doenças hepáticas, renais ou mesmo na presença da anorexia, em que se utilizam substâncias palatabilizantes na dieta.

Com o objetivo de que o animal enfermo se alimente, algumas plantas podem ser adotadas como palatabilizantes (cebola e/ou alho), podendo estas provocar intoxicação no animal, mesmo que esse alimento (planta) seja consumido pelos humanos sem nenhum risco. Devido à convivência doméstica com os animais, muitas vezes estes são tratados como se fossem humanos, esquecendo-se as diferenças entre espécies, aumentando assim, o risco de provocar intoxicações.

O desconhecimento por parte do médico-veterinário e/ou do proprietário do animal contribui para o aumento dos casos de intoxicações em cães e gatos, pois tais plantas são inócuas à saúde do homem e são utilizadas na alimentação humana diariamente.

Plantas que provocam distúrbios hematológicos

Identificação da planta

- Família Alliaceae:
  - Nome científico: *Allium cepa* (nome vulgar: cebola); vegetação herbácea bulbosa
  - Nome científico: *Allium sativum* (nome vulgar: alho); vegetação herbácea bulbosa.

A intoxicação por cebola (mais comum) ou alho ocorre com animais que são alimentados com essas plantas, utilizadas como condimentos na alimentação humana.

Em 1930, durante uma pesquisa utilizando a cebola na dieta como preventivo da deficiência de tiamina, ela induziu anemia em cães, sendo o primeiro relato da intoxicação por cebola nessa espécie animal.[34]

A intoxicação por *Allium cepa* sob condições naturais é descrita em cães e gatos em todo o mundo.[35] Em cães, a intoxicação ocorre pelo uso de sobras da alimentação humana oferecidas ao animal. Independentemente de a cebola ser ingerida crua, cozida ou desidratada, a ingestão de uma única cebola ou seu suco, diariamente ou como parte da dieta, é capaz de provocar anemia hemolítica grave.[34,35]

Em gatos, a intoxicação natural é associada ao consumo de comida enlatada para bebês, alimento rotineiramente utilizado para gatos enfermos, por sua alta palatabilidade. Além disso, anemia hemolítica com formação de corpúsculos de Heinz é relatada em vários gatos que ingeriram sopa de cebola ou extrato de cebola crua. Relata-se ainda a reprodução experimental dessa intoxicação em gatos submetidos por 2 meses à alimentação com base exclusivamente em alimento enlatado para bebês.[35]

No manejo nutricional dos animais enfermos, vários procedimentos são instituídos para aumentar a ingestão de alimentos pelo paciente, minimizando assim o catabolismo proteico e o emagrecimento progressivo, que por sua vez contribuem para a piora do estado geral do animal. Entre as recomendações para estimular a ingestão de alimentos, pode-se citar o oferecimento de dieta caseira, a administração de alimento aquecido e o uso de agentes palatabilizantes ou flavorizantes, como a cebola e/ou alho.[28,36]

O alho é utilizado como flavorizante na alimentação, e relata-se que tem propriedades antivirais, bactericidas, fungicidas e inseticidas, prolonga o tempo de coagulação e sangramento, inibe a agregação plaquetária, aumenta a atividade fibrinolítica e diminui o nível sérico de triglicerídios e colesterol.[28] Relatam-se as propriedades desverminantes em animais.

Embora a adição de cebola aumente a palatabilidade do alimento, é sabido que sua ingestão em grandes quantidades, por períodos prolongados, pode formar corpúsculos de Heinz acompanhados de anemia hemolítica em cães e gatos.[36]

Apesar de o alho conter mais dissulfetos que a cebola, não é frequente a intoxicação pelo mesmo. É provável que isso ocorra porque o cão tem acesso a menores quantidades de alho, se comparadas às da cebola, em especial a cebola desidratada. Tem-se observado a anemia em estudos da toxicidade crônica pelo alho.[11]

Princípio tóxico

A cebola e o alho contêm dissulfetos, cuja concentração se torna elevada quando essas plantas são cultivadas em solos ricos em enxofre.[11] O alilpropil dissulfeto tem sido considerado o principal constituinte do óleo da cebola responsável pelo dano oxidativo dos eritrócitos.[11,34] A alicina contém alil dissulfeto e é um composto semelhante que está presente no óleo de alho.[11,28]

Os princípios tóxicos, alcaloide n-propil dissulfeto (cebola) e alicina (alho), causam a transformação da hemoglobina em metemoglobina, são oxidantes, no entanto, o mecanismo para a formação de metemoglobina não está totalmente esclarecido.[31,35]

A ingestão do *Allium cepa* causa uma lesão oxidativa no eritrócito evidenciada pela produção de corpúsculos de Heinz, que são inclusões eritrocitárias que se formam como consequência da desnaturação oxidativa irreversível da hemoglobina.[34]

Acredita-se que o princípio tóxico iniba as enzimas das vias do metabolismo energético, que são a glicose anaeróbica ou via de Embden-Meyerhof e a derivação da hexose monofosfato ou via pentose fosfato. A glicólise anaeróbica, além de ser a principal fonte de trifosfato de adenosina (ATP) do eritrócito, tem como função produzir a forma reduzida de nicotinamida-adenina nucleotídio (NADH), um nucleotídio utilizado pela enzima metemoglobina-redutase na redução da metemoglobina, diariamente formada.[35]

A via da pentose fosfato produz NADPH, uma versão fosfatada do mesmo nucleotídio já descrito, que tem a função de atuar na redução do glutation oxidado, que é o principal responsável em manter a hemoglobina em uma forma estável. A inibição dessas vias pelo princípio tóxico provoca a depleção de NADH e NADPH, levando a quebra do mecanismo antioxidativo e, consequentemente, transformação da hemoglobina em metemoglobina.[35]

A formação da metemoglobina dentro do eritrócito causa agregação proteica e a desnaturação deste agregado, e na membrana da célula, forma uma estrutura semelhante a uma bolha, conhecida como corpúsculo de Heinz. O quadro de anemia é decorrente dessas inclusões que são reconhecidas pelo sistema fagocítico mononuclear e os eritrócitos passam a ser retirados da circulação, principalmente pelo baço e fígado, fenômeno conhecido como hemólise extravascular. Ocorre também a opsonização do corpúsculo por IgG e complemento, mas de maneira menos eficiente, o que explica a razão da ruptura de alguns eritrócitos na circulação (hemólise intravascular) e da metemoglobinúria.[35]

Manifestações clínicas

A anemia hemolítica resultante do consumo ou administração oral de cebola foi relatada em bovinos, ovinos, equinos, gatos e cães[34] e é a principal alteração observada na intoxicação por cebola. A hemólise aguda também é relatada em cães.[19] As manifestações clínicas da intoxicação aguda desenvolvem-se depois de 1 a 2 dias.[31]

A intoxicação espontânea por cebola está associada a duas manifestações clínicas. Uma condição aguda, caracterizada por metemoglobinemia grave que causa cianose e morte, e outra, de maneira mais crônica, decorrente da anemia hemolítica com formação de corpúsculos de Heinz. Os animais que ingerem grande quantidade da planta de uma única vez desenvolvem metemoglobinemia, tornando-se apáticos, hipotérmicos e cianóticos. Animais que não morrem ou que ingerem pequenas quantidades da planta, em vários dias, desencadeiam um quadro hemolítico, tornando-se também apáticos, e apresentam mucosas hipocoradas e metemoglobinúria.[35]

As manifestações clínicas em gatos intoxicados com cebola desidratada (dose única 10 g/kg) misturada à ração úmida, após 9 h do consumo, apresentaram apatia acentuada, taquicardia, taquipneia, mucosas cianóticas e temperatura corporal normal à espécie; outro gato veio a óbito após 12 h da ingestão da cebola desidratada, apresentando coma e hipotermia grave. A partir do terceiro dia da ingestão da cebola, os gatos apresentavam mucosas pálidas e, após o quinto dia, taquicardia e taquipneia em menor intensidade e alguns gatos exibiram urina escura.[35]

As manifestações clínicas descritas são decorrentes da anoxia devido à deficiência do transporte de oxigênio para os tecidos, consequência da oxidação da hemoglobina evidenciada pela formação dos corpúsculos de Heinz; isto ocorre na intoxicação por cebola e/ou alho, acometendo cães e gatos, no humano não ocorre a intoxicação.

O alho também provoca reações alérgicas, crises asmáticas e dermatite de contato.[11,28]

Diagnóstico

O diagnóstico é clínico e pelos achados de exames laboratoriais (hemograma e urinálise), com a presença de anemia e de corpúsculos de Heinz e histórico de ingestão crônica ou aguda de alho e/ou cebola contribuindo para o diagnóstico da intoxicação.

Em gatos intoxicados pela cebola, observou-se anemia aguda grave (macrocítica e hipocrômica), com intensa resposta regenerativa com a presença de corpúsculos de Heinz em muitos eritrócitos. Leucocitose, metemoglobina sérica aumentada, urina de coloração escura (amarronzada), sangue oculto positivo na urina, que são compatíveis com metemoglobinúria, confirmam, em parte, que a hemólise é intravascular.[31,35]

Os achados de necropsia em gatos, como esplenomegalia, hemossiderose e focos de hematopoese extramedular em fígado e baço, são compatíveis com hemólise extravascular, auxiliando na confirmação do diagnóstico.[35]

Em estudo experimental de cães que receberam cebola na dieta a presença de corpúsculos de Heinz e poiquilocitose foi frequente.[34]

Tratamento

Não existe tratamento específico; deve-se realizar o tratamento sintomático e de suporte. Primeiramente, retirar da alimentação do animal a cebola e o alho. Quando observada a ingestão, até no máximo 2 h, induzir a êmese; caso seja necessário, realizar a lavagem gástrica, se o animal ainda estiver assintomático, administrar o carvão ativado e catártico salino. Na intoxicação crônica em que a anemia hemolítica estiver presente, realizar a transfusão sanguínea com sangue total ou concentrado de hemácias, instituir a fluidoterapia para evitar lesão renal decorrente da hemoglobinúria, e a administração de n-acetilcisteína auxilia no controle da oxidação.[11]

Plantas que provocam distúrbios endócrinos

Identificação da planta

- Família Brassicaceae:
    - Nome científico: *Brassica oleraceae* (nome vulgar: repolho); hortaliça

- Nome científico: *Brassica campestris* (nome vulgar: nabo); raiz
- Nome científico: *Raphanus sativus* (nome vulgar: rabanete); raiz.

As plantas utilizadas na alimentação humana que têm glicosinolatos são: todas as espécies de couves (flor ou folha), nabo, rabanete, mostarda, cebola e canola. Por serem comestíveis ao homem, são oferecidas aos animais de estimação. A intoxicação por este grupo é rara, mas o consumo crônico poderá interferir na função tireoidiana, diminuindo-a.

Princípio tóxico

O princípio tóxico são os glicosinolatos que exercem ação antitireoidiana, substâncias químicas encontradas em diversas espécies de plantas, particularmente na família Brassicaceae. Têm, em comum, uma tioglicose como núcleo e são sempre acompanhadas por um sistema enzimático (tioglicosidase) que atua quando a planta crua é esmagada.[22]

As substâncias tóxicas liberadas por hidrólise incluem progoitrinas, goitrinas, isotiocianatos, tiocianatos e nitrilas. A maioria demonstrou, em animais de laboratório, ação antitireoidiana e bociogênica. Os tiocianatos, que aparecem como produtos de decomposição de isocianatos existentes nos vegetais, inibem a captação de iodo pela tireoide.[22]

Como os isocianatos são potentes irritantes de mucosa, é difícil a ingestão de quantidades suficientes para produzir depressão tireoidiana. No entanto, o consumo contínuo desses vegetais ricos em glicosinolatos e sua liberação lenta no TGI, junto com uma dieta pobre em iodo, podem favorecer o aparecimento de hipotireoidismo.[22]

Manifestações clínicas

São semelhantes às do hipotireoidismo, com distúrbios reprodutivos em adultos e retardo do crescimento em filhotes.

Diagnóstico

A história clínica de ingestão crônica da planta e por meio das manifestações clínicas semelhantes ao hipotireoidismo favorecem o diagnóstico.

Tratamento

Suspender a ingestão e retirar o vegetal da dieta do animal.

Referências

1. Silva IGR, Takemura OS. Aspectos de intoxicações por *Dieffenbachia* ssp. (comigo-ninguém-pode) – Araceae. R Ci Med Biol. 2006;5:151-9.
2. Schvartsman S. Principais espécies vegetais tóxicas. In: Schvartsman S. Intoxicações agudas. 4. ed. São Paulo: Sarvier; 1991. p. 313-24.
3. Hanna G. Plant poisoning in canines and felines. Vet Hum Toxicol. 1986;28:38-40.
4. Naudé TW, Naidoo V. Oxalates-containing plants. In: Gupta RC. (ed.) Veterinary toxicology basic and clinical principles. New York: Elsevier; 2007a. p. 880-91.
5. Pereira CA. Plantas que podem ser tóxicas. In: Pereira CA. Plantas tóxicas e intoxicações na veterinária. Goiânia: Centro Editorial e Gráfico – UFG; 1992. p. 22-135.
6. Schvartsman S. Domissanitários e plantas ornamentais. In: Oga S. (ed.) Fundamentos de toxicologia. 2. ed. São Paulo: Atheneu; 2003. p. 115-23.
7. Andrade SF, Nogueira RB, Sakate M. Plantas ornamentais potencialmente causadoras de intoxicação na clínica de pequenos animais – revisão. Cães & Gatos. 2001; 97:22-7.
8. Hovda L. Toxicidade vegetais comuns. In: Ettinger SJ, Feldman EC. (eds.) Tratado de medicina interna veterinária doenças do cão e do gato. 5. ed. Rio de Janeiro: Guanabara Koogan; 2004. p. 382-4.
9. Loretti AP, Ilha MRS, Ribeiro RES. Accidental fatal poisoning of a dog by *Dieffenbachia picta* (dumb cane). Vet Human Toxicol. 2003;45(5):233-9.
10. Clarke ML, Harvey DG, Humphreys DJ. Poisonous plants. In: Clarke ML, Harvey DG, Humphreys DJ. Veterinary toxicology. 2. ed. London: Bailliere Tindall; 1981. p. 190-261.
11. Gfeller RW, Messonier SP. Manual de toxicologia e envenenamentos em pequenos animais. 2. ed. São Paulo: Roca; 2006.
12. Górniak SL. Plantas tóxicas ornamentais. In: Spinosa HS, Górniak SL, Palermo-Neto J. (eds.) Toxicologia aplicada à medicina veterinária. Barueri: Manole; 2008. p. 459-75.
13. Fowler ME. Plant poisoning in small companion animals. Davis: Ralston Purina Company; 1981.
14. Beasley VR. Predomínio de envenenamento em animais de pequeno porte. In: Kirk RW, editor. Atualização terapêutica veterinária: pequenos animais. 9. ed. São Paulo: Manole; 1988. p. 153-65.
15. Campbell A, Chapman M. Handbook of poisoning in dogs and cats. Oxford: Blackwell Science; 2000.
16. Cardoso MJL, Fernandes HS, Lima LSA *et al.* Acidente por ingestão de *Ricinus communis* em cães (*Canis familiaris*, L. 1758) – relato de caso. Vet Not. Uberlândia, 2005;(11)1:99-103.
17. Albretsen JC, Gwaltney-Brant SM, Khan SA. Evaluation of castor bean toxicosis in dogs: 98 cases. J Am Anim Hosp Assoc. 2000; 36:229-33.
18. Soto-Blanco B, Sinhorini IL, Górniak SL, Schumaher-Henrique B. *Ricinus communis* cake poisoning in a dog. Vet Human Toxicol. 2002;44:155-6.
19. Tokarnia CH, Dobereiner J, Silva MF. Plantas tóxicas da Amazônia a bovinos e outros herbívoros. Manaus: Instituto Nacional de Pesquisa da Amazônia (INPA); 1979.
20. Turk JR, Casteel DW. Clinical biochemistry in toxicology. In: Kaneko JJ, Harvey JW, Bruss ML. (eds.) Clinical biochemistry of domestic animals. 5. ed. San Diego: Academic Press; 1997. p. 829-43.
21. Frape D, Ward A. Suspected rhododendron poisoning in dogs. Vet Rec. 1993; 132:515-6.
22. Schvartsman S. Plantas venenosas e animais peçonhentos. 2. ed. São Paulo: Sarvier; 1992.
23. Osweiler GD. Toxicoses relacionadas com plantas. In: Osweiler GD. Toxicologia Veterinária. Porto Alegre: Artes Médicas; 1998. p. 386-37.
24. Panter KE, Gardner DR, Lee ST *et al.* Important poisonous plants of the united states. In: Gupta RC. (ed.) Veterinary toxicology basic and clinical principles. New York: Elsevier; 2007. p. 825-72.
25. Radeleff RD. Poisonous plants. In: Radeleff RD. Veterinary toxicology. 2.ed. Philadelphia: Lea & Febinger; 1970. p. 42-147.
26. Frost RC. Marijuana toxaemia. Vet Rec. 1983;112: 441.
27. Henney SN, Coleman MJ. Canine cannabis intoxication. Vet Rec. 1984;114:436.
28. Plunkett SJ. Toxicology emergencies. In: Plunkett SJ. Emergency procedures for the small animal veterinarian. 2. ed. London: Saunders; 2000. p. 279-410.
29. MacIntire DK, Drobatz KJ, Haskins SC *et al.* Emergências toxicológicas. In: MacIntire DK, Drobatz KJ, Haskins SC *et al.* Emergência e cuidados intensivos em pequenos animais. Barueri: Manole; 2007. p. 417-36.
30. Moxley RA, Schneider NR, Steinegger DH, Carlson MP. Apparent toxicosis associated with lily-of-the-valley (*Convallaria majalis*) ingestion in a dog. JAVMA. 1989;195:485-7.
31. Plumbee KH. Plant hazards. Vet Clin North Am Small Anim Pract. 2002;32(2):383-95.
32. Naudé TW. *Datura* spp. and other related plants. In: Gupta RC. (ed.) Veterinary toxicology basic and clinical principles. New York: Elsevier; 2007b. p. 892-906.
33. Tostes RA. Accidental poisoning by *Datura stramonium* in dog. Vet Hum Toxicol. 2002;44(1):33-4.
34. Harvey JW, Rackear D. Experimental onion-induced hemolytic anemia in dogs. Vet Pathol. 1985; 22: 387-92.
35. Fighera RA, Souza TM, Langohr I, Barros CSL. Intoxicação experimental por cebola, *Allium cepa* (Liliaceae), em gatos. Pesq Vet Bras. 2002;22:79-84.
36. Notomi MK, Esaine LAL, Batista KM *et al.* Intoxicação por ingestão de cebola (*Allium cepa* L.), com formação de corpúsculos de Heinz, em um cão com insuficiência renal crônica – relato de caso. Clin Vet. 2004;9(53):32-6.

72 Acidentes por Animais Peçonhentos e Venenosos

Michiko Sakate, Rosa Maria Barilli Nogueira, Yudney Pereira da Motta

Introdução

Animal peçonhento é aquele que tem veneno e apresenta estrutura para inoculá-lo (p. ex., presas em serpentes, quelíceras em aranhas). Animal venenoso é o que tem veneno, mas não dispõe de nenhuma estrutura para inoculá-lo (p. ex., sapos).

Acidentes ofídicos

Acidente botrópico

Os acidentes por animais peçonhentos constituem, em muitas partes do mundo, especialmente nas áreas rurais de países tropicais e subtropicais, problema de ordens médica, social e econômica.[1] Apenas no ano de 2008, foram notificados 93.794 casos (Quadro 72.1).[2]

Segundo a Secretaria de Vigilância e Saúde do Ministério da Saúde, ocorreram 26.156 casos de acidentes ofídicos notificados, com incidência de 13,8 casos por 100.000 habitantes. A variação regional é bastante significativa, com coeficientes 3 a 4 vezes mais elevados no Norte e Centro-Oeste. A população rural é a mais acometida, principalmente adultos jovens do sexo masculino. Com diferenças regionais, o ofidismo apresenta sazonalidade marcada pelo predomínio de casos nos meses quentes e chuvosos. A ocorrência por tipo de envenenamento mostra predomínio dos acidentes botrópicos em todo o país (73%), seguidos do crotálico (7,4%), laquético (3%) e elapídico (0,7%).[2]

Entre as serpentes que causam o acidente botrópico, as mais conhecidas são: *Bothrops neuwiedi* (jararaca pintada), encontrada em todo o território nacional, exceto na região Norte do país; *Bothrops jararaca* (jararaca), distribuída nas regiões Sul e Sudeste; *Bothrops jararacussu* (jararacussu), encontrada no cerrado da região central e em florestas tropicais do Sudeste e *Rhinocerophis alternatus* (urutu), distribuída no Sul e Sudeste do país.[3,4]

A ocorrência de incoagulabilidade sanguínea é mais comum em envenenamento causado pelos filhotes de serpentes. A ocorrência de acidentes por filhotes de serpentes e incoagulabilidade é maior no final do ano do que no início do ano, demonstrando assim uma associação positiva entre os acidentes nos últimos meses do ano e a ocorrência de incoagulabilidade sanguínea nos acidentados.[5]

Composição do veneno

A composição química das peçonhas é uma mistura extremamente complexa de proteínas farmacológica e bioquimicamente ativas e as lesões produzidas por estas dependem da natureza dos elementos desta mistura e da interação biológica de cada um deles com o organismo.[6]

O veneno contém várias substâncias, e cerca de 90 a 95% do peso seco do veneno consistem de proteínas, componentes não proteicos inorgânicos e orgânicos e de enzimas. O veneno botrópico apresenta ações coagulante, proteolítica e vasculotóxica. Assim, o veneno botrópico é uma mistura complexa de metaloproteinases (toxinas hemorrágicas – jararagina), fosfolipase A_2 (miotoxina), serinoproteases (enzimas tipo trombina) e peptídios que agem sobre a bradicinina e o sistema angiotensina.[6]

As proteases presentes no veneno botrópico parecem agir sobre a vitima de duas maneiras distintas: (1) degradando as proteínas teciduais da vítima, de maneira não específica; (2) clivando proteínas plasmáticas de maneira relativamente específica, produzindo compostos de potentes efeitos sobre a hemostasia do indivíduo.[6]

A ação coagulante do veneno botrópico é conhecida como "tipo trombina" na qual ocorre consumo de fibrinogênio e afibrinogenemia, além da capacidade de ativar o fator X e a protrombina da cascata de coagulação sanguínea. Ocorre também consumo de fatores V, VIII e plaquetas.[7]

A ação necrosante ou proteolítica da peçonha botrópica decorre da ação citotóxica direta nos tecidos. A ação vasculotóxica causa lesão no endotélio dos vasos sanguíneos, podendo provocar hemorragia local e/ou sistêmica. Clinicamente, podem ser observados hemorragia, edema no tecidual local e mionecrose no animal acidentado por veneno botrópico.[8]

Sintomas clínicos

Os sintomas clínicos do acidente por serpentes peçonhentas do gênero *Bothrops* e *Rhinocerophis* podem ser divididos conforme a ação do seu veneno. Sabendo-se que o veneno tem

Quadro 72.1 Casos de acidentes por animais peçonhentos. Brasil e grandes regiões, no ano de 2008.[2]

Região	Jan – Mar	Abr – Jun	Jul – Set	Out – Dec	Total
Norte	3.409	2.885	1.867	2.159	10.320
Nordeste	7.470	6.695	5.761	5.060	24.986
Sudeste	9.165	7.508	6.266	8.008	30.950
Sul	9.011	4.496	3.355	6.074	22.936
Centro-Oeste	1.609	1.182	780	1.031	4.602
Brasil	30.667	22.766	18.029	22.332	93.794

ação local importante além de ação sistêmica, os sintomas clínicos serão divididos em dois grupos: sintomas clínicos locais ou focais e sistêmicos.[9,10]

Sintomas clínicos locais

O veneno botrópico, após a inoculação, promove ação citotóxica local, liberando substâncias farmacologicamente ativas (bradicinina, serotonina), além de mediadores da resposta inflamatória, agindo posteriormente em músculos e rins, não alcançando, neste último órgão, concentrações maiores do que em músculos. Os efeitos clínicos causados pelo veneno incluem edema, eritema, petéquias, dor, pústulas, equimoses, bolhas e hemorragias e necrose local (Figuras 72.1 e 72.2).[11]

Dos três tipos de ações principais do veneno botrópico, a atividade "proteolítica" é de importância fundamental para a caracterização clínica do acidente. Causada por frações bioquimicamente heterogêneas, com especificidades diversas que atuam de maneira complexa e inter-relacionada, a chamada atividade proteolítica constitui atividade inflamatória aguda, responsável pelas alterações que ocorrem no local da picada e em sua proximidade. A dor costuma ser imediata e de intensidade variável no local da inoculação do veneno, estendendo-se para todo o membro nas horas seguintes. O eritema e o edema locais, flogístico e endurado, podem tornar-se regionais e atingir a raiz do membro. Equimoses, bolhas e necrose podem aparecer em horas, dependendo da gravidade do envenenamento.[11]

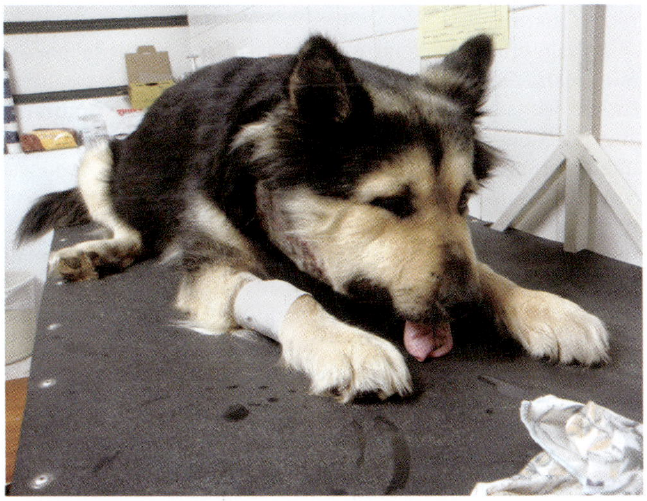

Figura 72.1 Animal, 1 dia após o acidente botrópico, mostrando edema bem marcante e áreas de necrose.

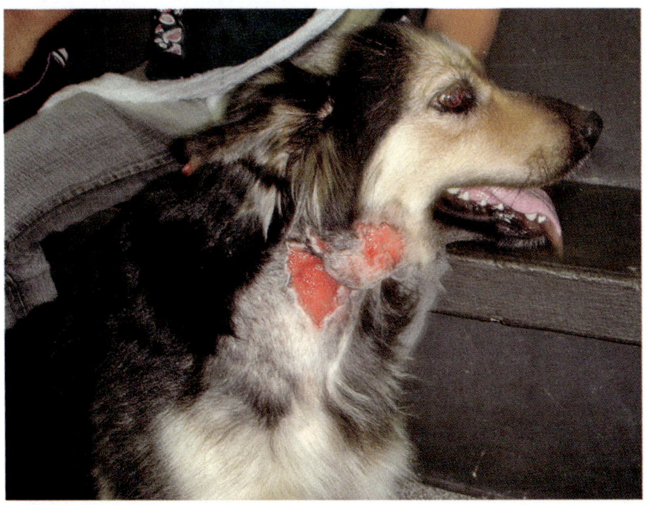

Figura 72.2 Animal, 7 dias após o acidente botrópico, mostrando edema bem marcante e áreas de necrose.

Sintomas clínicos sistêmicos

O evento hemorrágico ocorre pela ação direta do veneno botrópico sobre a parede dos vasos, causando desde aumento na permeabilidade, pela destruição da membrana basal, até a sua ruptura, provocando o sangramento. A hemorragia é dependente da concentração de veneno inoculada, podendo ocorrer até mesmo distalmente do local da picada. As frações hemorrágicas foram identificadas e denominadas hemorraginas.[11]

No que se refere à degradação enzimática da membrana basal, sabe-se que as toxinas hemorrágicas, em geral, representadas pelas metaloproteinases, têm afinidade específica por proteínas presentes na matriz extracelular, como por exemplo, o colágeno tipo IV e a laminina, e os degradam. A destruição da membrana basal e da matriz extracelular provoca consequente descolamento e lise das células endoteliais dos capilares, resultando na morte destas células e no extravasamento de plasma e de células sanguíneas para o tecido conjuntivo, caracterizado como hemorragia *per rhexis*. Assim, podem ocorrer hemorragias em diversas localidades, como gengivas (gengivorragias) (Figura 72.3), hematúria, epistaxe, hematomas, hematêmese, petéquias e hemorragias genitais. Em humanos, foram observadas complicações cerebrovasculares em acidentes por *Bothrops* sp. com prevalência de 2,6% do total dos acidentes, e as principais causas dessas complicações decorrem de hemorragias intracranianas.[12]

O veneno botrópico pode causar alterações funcionais renais, como diminuição da filtração glomerular, da diurese e do fluxo plasmático renal. A diminuição dos níveis de fibrinogênio e hematócrito e a ocorrência de hemólise intravascular são bem marcantes. O aumento da lactato desidrogenase (LDH) plasmática e da hemoglobina livre também é observado, ficando evidenciadas a deposição maciça de fibrina nos capilares glomerulares e a hemólise intravascular como os fatores mais importantes na etiopatogênese da insuficiência renal aguda (IRA) por acidente botrópico. Além disso, a ação proteolítica e a atividade da fosfolipase A_2 do veneno botrópico podem ser responsáveis por muitos dos efeitos deletérios

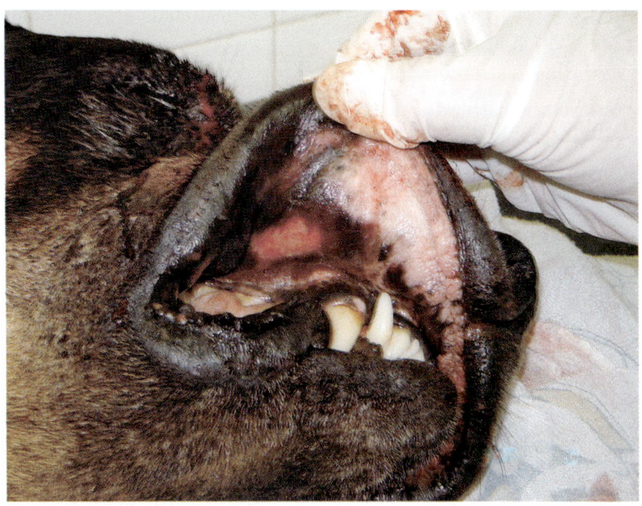

Figura 72.3 Cão apresentando gengivorragia após acidente botrópico.

no epitélio renal. A atividade proteolítica do veneno pode ter importante efeito citotóxico em muitos tipos celulares, e contribuir direta ou indiretamente para a nefrotoxicidade do veneno.[13]

As alterações hemostáticas encontradas no acidente botrópico estão relacionadas principalmente com plaquetas e fatores de coagulação.[14] As alterações de coagulação sanguínea ocorrem devido ao veneno botrópico apresentar uma fração "tipo trombina", capaz de converter o fibrinogênio diretamente em fibrina, levando o doente à afibrinogenemia. O consumo do fibrinogênio pode resultar em aumento no tempo de coagulação e incoagulabilidade sanguínea.[14] A hemólise intravascular é confirmada pela diminuição do hematócrito e um aumento de desidrogenase láctica e hemoglobina livre.[13]

Exames laboratoriais

Testes de coagulação

Os acidentes botrópicos podem provocar várias alterações laboratoriais, como resultado da ativação de fatores de coagulação e, classicamente, observam-se o consumo desses fatores e fibrinólise secundária, que podem ser avaliados pelos testes de tempo de coagulação (TC), tempo de protrombina (TP), tempo de tromboplastina parcial ativada (TTPA), tempo de coagulação ativado (TCA) e aumento de produtos de degradação da fibrina (PDF). Os valores de referência seguem no Quadro 72.2.

Os valores de referência para o TP e o TTPA variam de acordo com os reagentes utilizados e a metodologia empregada, portanto recomenda-se que sejam estabelecidos e utilizados valores de referência de cada laboratório.

Hemograma

Pode ser observado um leucograma de estresse, caracterizado por leucocitose com neutrofilia, linfopenia e eosinopenia, em acidentes botrópicos. A ocorrência de trombocitopenia com hemorragias sistêmicas espontâneas depende particularmente do veneno envolvido, em especial se as plaquetas também forem inativadas, mas sabe-se que a trombocitopenia em adição a TC prolongado pode provocar maior risco de ocorrência de hemorragias. A aplicação do antiveneno restabelece prontamente o número de plaquetas em pacientes com hemorragias locais e sistêmicas.[9]

Diagnóstico

O diagnóstico de ofidismo é baseado nos sintomas clínicos apresentados pelo animal, exames laboratoriais e reconhecimento do gênero da serpente.[3]

O diagnóstico do acidente botrópico nas regiões onde não existem serpentes do gênero *Lachesis* (surucucu), é relativamente fácil. Porém, na região amazônica, onde há concomitância dos dois gêneros de serpentes, *Bothrops* e *Lachesis*, muitas vezes o diagnóstico diferencial torna-se difícil, pois a clínica dos dois acidentes é muito semelhante. O exame laboratorial, por meio da aplicação do ensaio imunoenzimático de fase sólida (ELISA), permite detectar o tipo de veneno inoculado.[3]

Quadro 72.2 Valores de referência para os exames de avaliação da hemostasia secundária.[15]

Espécie	TC	TCA	TP	TTPA	PDF
Cão	3 a 13 min	60 a 110 s	4 a 9,5 s	12 a 18,3 s	< 10 mg/mℓ
Gato	± 8 min	50 a 75 s	7 a 11,5 s	10 a 15 s	< 10 mg/mℓ

TC = tempo de coagulação; TCA = tempo de coagulação ativado; TP = tempo de protrombina; TTPA = tempo de tromboplastina parcial ativada; PDF = produtos de degradação da fibrina.

Tratamento

O único tratamento eficaz para neutralizar a ação do veneno botrópico é por meio da soroterapia heteróloga, como o soro antiofídico antibotrópico-crotálico (SABC) ou soroterapia antibotrópica (SAB) bivalente, específica. Como o objetivo do tratamento é neutralizar a maior quantidade possível do veneno circulante, independentemente do peso do animal, o soro deve ser administrado o mais precocemente possível após o acidente, e pequenos e grandes animais devem receber a mesma dose desse. Em medicina veterinária, é mais facilmente encontrado e utilizado o soro polivalente.[3]

O tratamento é baseado na quantidade de veneno inoculada no animal. No caso de veneno botrópico, a quantidade de veneno a ser neutralizada é de pelo menos 100 mg. O soro antiofídico comercial é padronizado para que 1 mℓ do soro neutralize 2 mg do veneno botrópico e 1 mg do veneno crotálico, então a mínima quantidade de soro antiofídico a ser administrada no caso de acidente ofídico (*Crotalus* e *Bothrops*) é de 50 mℓ, independentemente do tamanho do animal acidentado.[16] A dose do soro antiofídico pode variar conforme a gravidade do acidente, de 4 a 12 ampolas, no acidente botrópico (Quadro 72.3).[3,17]

Atualmente, a via intravenosa é a recomendada para a administração do antiveneno, pois quanto mais rápida a absorção do soro, maior será a quantidade de veneno neutralizada. As vias subcutânea e intramuscular podem ser consideradas quando houver o impedimento do uso da via intravenosa. Se após 12 h do tratamento inicial, o animal não demonstrar melhora do quadro (incoagulabilidade sanguínea), deve-se repetir a soroterapia com soro antiofídico, aplicando-se pelo menos a metade da dose inicial deste soro.[17]

As reações à soroterapia, de modo geral, podem ser classificadas em precoces (RP) e tardias (RT). As RP, também denominadas reações imediatas, geralmente ocorrem durante a infusão do antiveneno ou nas 2 h subsequentes, e são subdivididas em três tipos: anafiláticas, anafilactoides e pirogênicas. Os sinais e sintomas frequentemente observados são urticária, prurido, tremores, dispneia, tosse e náuseas.[3]

Fatores como dose do antiveneno usada, via de administração, velocidade de infusão, qualidade de purificação e sensibilização prévia com algum tipo de soro heterólogo podem favorecer o aparecimento de reações precoces.[3]

As RP à soroterapia podem ser prevenidas com a administração prévia de antagonistas H_1 e H_2 como dextroclorfenira-

Quadro 72.3 Alguns soros encontrados em medicina veterinária e dose mínima a ser usada.[17]

Laboratório	Apresentação	Quantidade de veneno neutralizada
Soro antiofídico Bio-Vet (Laboratório Bio-Vet Ltda.)	Frasco-ampola de 50 mℓ	1 frasco neutraliza 50 mg de veneno botrópico e 50 mg de veneno crotálico
Laboratório Vencofarma do Brasil Ltda.	Ampola de 10 mℓ	1 ampola neutraliza 20 mg de veneno botrópico e 10 mg de veneno crotálico

Dose do soro: veneno crotálico = utilizar quantidade de soro que neutralize no mínimo 50 mg de veneno por via intravenosa; veneno botrópico = utilizar quantidade de soro que neutralize no mínimo 100 mg de veneno por via intravenosa.

mina, prometazina, cimetidina, ranitidina e corticosteroides como a hidrocortisona, 10 a 15 min antes da administração do soro.[3,17]

O tratamento das RP consiste na suspensão imediata e temporária da infusão do soro antiveneno e tratamento sintomático destas reações com epinefrina por via intravenosa, hidrocortisona intravenosa, difenidramina por via intravenosa ou intramuscular e expansão da volemia por meio de fluidoterapia. Caso ocorra insuficiência respiratória, intubar o paciente, manter oxigenação adequada e usar drogas broncodilatadoras por via intravenosa.[3] Os princípios ativos e doses dos soros antiofídicos citados se encontram no Quadro 72.3.

As RT, conhecidas como "doença do soro", manifestam-se por exantema pruriginoso, febre, artralgia, linfadenomegalia, urticária, articulações edemaciadas, vermelhas e doloridas, ocorrendo geralmente entre 5 e 24 dias após o contato com o soro heterólogo em humanos, porém, não existem relatos sobre isso em cães.[1]

Além do tratamento específico com o antiveneno, outros procedimentos são de fundamental importância para o restabelecimento do paciente acometido por veneno ofídico. O tratamento geral no acidente botrópico inclui correções hidreletrolíticas (quadro de acidose), preservação da função renal e prevenção da instalação de IRA, além da manutenção do acesso vascular.[16]

O animal que sofreu o envenenamento deve ser observado por no mínimo 72 h e mantido em lugar silencioso e confortável. Pode ser induzida a diurese em caso de oligúria com uso de manitol a 20% (0,25 a 0,5 g/kg) e, se necessário, de diuréticos, como a furosemida na dose de 2 a 4 mg/kg. O uso de antibióticos é recomendado porque o veneno botrópico causa lesões extensas no local da picada, e, pela picada da serpente, alguns microrganismos patogênicos, presentes no local, podem invadir a circulação.[16]

Alguns outros tratamentos ainda estão em discussão, como uso de heparina, reposição de fatores de coagulação, plasmaférese e extratos vegetais, como da *Mikania glomerata*.[10,18,19]

Outros procedimentos, como o uso de torniquete, incisão no local, sucção e uso de produtos químicos são contraindicados no acidente botrópico, pois podem agravar o quadro clínico do animal.[16]

Prognóstico

O prognóstico do acidente ofídico é altamente dependente da gravidade do envenenamento, do local da picada e da resposta individual do animal acidentado. A busca mais rápida pelo veterinário e a opção por tratamento precoce podem alcançar melhor resultado.[20]

Acidente crotálico

As serpentes do gênero *Crotalus* (cascavel) encontram-se, de modo geral, em campos abertos, áreas secas, arenosas e pedregosas, encostas de morro, cerrados e raramente na faixa litorânea ou nas florestas úmidas.[2,3]

O gênero *Crotalus* é representado, no Brasil, por uma única espécie, a *Crotalus durissus (C. d.)* e distribuído em cinco subespécies: *C. d. terrificus, C. d. collilineatus, C. d. cascavella, C. d. ruruima* e *C. d. marajoensis*.[3]

Embora o acidente crotálico esteja em segundo lugar em ocorrência, encontra-se em primeiro lugar quanto ao índice de letalidade; assim, estudo e conhecimento sobre o veneno, suas frações, seus efeitos no organismo animal e tratamento são de grande importância.

Composição do veneno

As frações mais conhecidas do veneno crotálico são crotoxina, crotamina, giroxina e convulxina. A crotoxina constitui 50% da fração do veneno, e é um complexo molar formado por uma fração básica, chamada crotoxina B, com atividade fosfolipase A_2, e uma fração ácida chamada crotoxina A ou crotapotina, sem atividade enzimática. Nenhuma das duas substâncias separadas tem ação tóxica, somente a crotoxina B em doses elevadas pode mostrar algum efeito tóxico.[21]

Esta fração, crotoxina, produz efeitos tanto no sistema nervoso central (SNC) como no sistema nervoso periférico (SNP), causando lesões na junção neuromuscular e fibras musculares, provocando bloqueio periférico da transmissão neuromuscular, podendo causar paralisia respiratória.[21]

A maior parte dos venenos ofídicos apresenta atividade fosfolipásica por meio da fosfolipase A_2 e, sendo a bainha de mielina constituída de lipídios, pode-se admitir que, dependendo de sua concentração, podem ocorrer lesões a componentes nervosos intramusculares. Na inoculação de fosfolipase A_2, observou-se necrose com qualquer dose usada, portanto, concluiu-se que as lesões provocadas pela crotoxina, embora mais graves, são as mesmas provocadas pela fosfolipase A_2.[21]

A crotamina é menos tóxica que a crotoxina e ativa canais de sódio na membrana celular e nas fibras do músculo esquelético, induzindo influxo desse cátion, além de ter potente ação analgésica.[22]

A convulxina induz a síntese de tromboxano A_2 e causa agregação plaquetária ou aglutinação plaquetária *in vitro*. Outros sintomas clínicos atribuídos à convulxina são: aparecimento de convulsões, perturbações circulatórias e respiratórias.[1,22]

A giroxina é uma substância que produz sintomas labirínticos e não é considerada letal.[22]

Sintomas clínicos e achados laboratoriais

Os sintomas clínicos do acidente crotálico são decorrentes da ação das principais frações do veneno crotálico, ou seja, neurotóxica, coagulante e hemolítica, miotóxica sistêmica e nefrotóxica.[23]

Os efeitos provocados pelo veneno crotálico podem ser locais e sistêmicos, e no local da picada, podem ser observados discreto edema e dor, o que causa desconforto e inquietação no animal. Os efeitos sistêmicos são neurotóxicos, coagulantes, miotóxico e nefrotóxico.[23]

Os efeitos neurotóxicos são caracterizados por distúrbios de locomoção, como ataxia e fasciculações; apatia, decúbito, sedação, flacidez da musculatura da face, ptose palpebral, ptose mandibular, midríase responsiva à luz, oftalmoplegia, disfagia, dificuldade de fonação além de sialorreia, vômitos e diarreia (Figura 72.4). Paralisia respiratória pode ocorrer como complicação de quadros graves.[1,23]

O efeito miotóxico ocorre em consequência de rabdomiólise, destruição muscular generalizada que leva à liberação de mioglobina e mioglobinúria como resultado, e confere uma cor escura (cor de "Coca-Cola") à urina (Figura 72.5).[23]

Devido à ação miotóxica, pode ser encontrado aumento precoce de creatinoquinase (CK) 4 a 8 h após o acidente, assim como de aspartato aminotransferase (AST) e LDH nas primeiras 24 h.[23]

Alterações renais ocorrem pela ação direta do veneno sobre os túbulos renais e em decorrência da mioglobinúria secundária à rabdomiólise; além disso, desidratação, hipotensão arterial, acidose metabólica e choque podem contribuir para a instalação da lesão renal. Após a instalação das alterações renais, oligúria e anúria com elevação dos níveis de ureia, creatinina, ácido úrico, fósforo e potássio séricos podem aparecer, levando o paciente à morte por IRA com necrose tubular.[23]

As alterações hemostáticas estão relacionadas principalmente com redução do número de plaquetas *in vivo* e indução de agregação plaquetária *in vitro*, aumento do TC e incoagulabilidade sanguínea devido à fração do "*tipo trombina*", que é capaz de converter o fibrinogênio diretamente em fibrina, levando o doente a ter diminuição do fibrinogênio ou afibrinogenemia.[10,21,23]

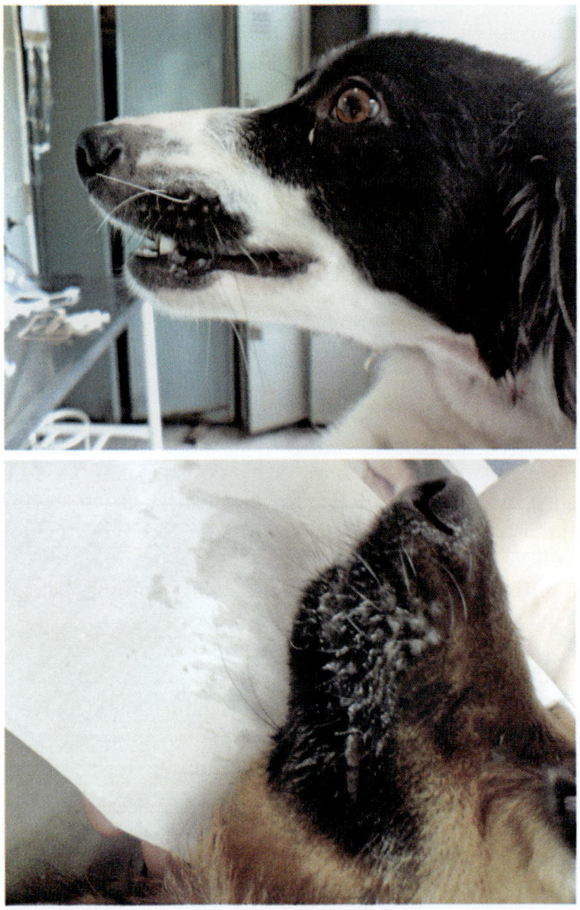

Figura 72.4 Animais apresentando ptose mandibular, midríase e sialorreia em decorrência de acidente crotálico.

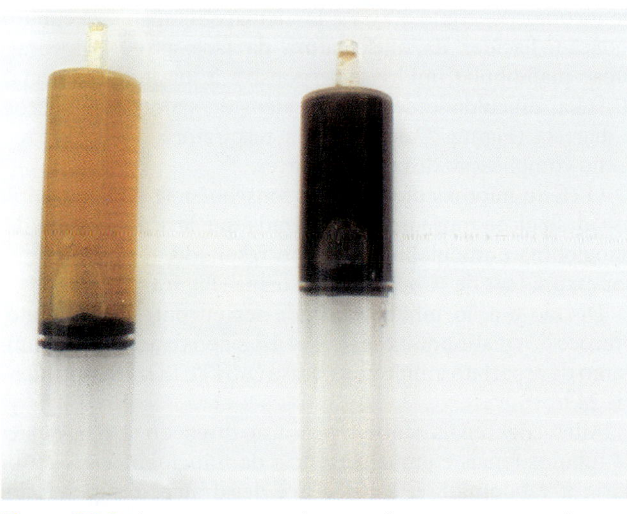

Figura 72.5 Alterações na cor da urina de um cão intoxicado com veneno crotálico 2 h e 8 h após.

TP e TTPA podem estar aumentados, podendo haver comprometimento de outros fatores da cascata de coagulação, como os fatores I, II, V, VII e X, pois a tromboplastina tecidual, em contato com o cálcio, é a ativadora que desencadeia o sistema extrínseco da coagulação e o fator XII, o qual ativa outros fatores do sistema intrínseco (VIII, IX e XI), bem como os que são comuns às duas vias. Mesmo com as alterações de coagulação, não é observado quadro de sangramento importante.[21,23] Alguns autores relatam incoagulabilidade sanguínea em 100% dos animais estudados, 6 h após a intoxicação, com média de recuperação de 6 h após a soroterapia.[23]

No hemograma, observa-se a diminuição do número de eritrócitos, hemoglobina e volume globular, possivelmente pela ação hemolítica do veneno e aumento no número de leucócitos e neutrófilos.[24]

Observa-se resposta inflamatória aguda, provavelmente na tentativa de remover o agente agressor (veneno), no entanto, esta reação provoca também danos teciduais com a liberação de citocinas interleucina-1 (IL-1), IL-6, IL-8 e fator de necrose tumoral alfa (TNF-α), além de interferona gama (IFN-γ) e IL-10. As citocinas IL-1 e TNF-α são consideradas "citocinas alarmes", ou iniciadoras, e induzem células locais como fibroblastos, macrófagos e células endoteliais a liberarem a segunda onda de citocinas que amplificam o sinal inflamatório.[24]

Clinicamente, em resposta a essa fase aguda, podem ser observados: taquicardia, taquipneia, hipotermia ou hipertermia, leucocitose, distúrbios de coagulação e aumento de proteína C reativa.[24]

Alguns autores relatam hepatotoxicidade pelo aumento de alanina aminotransferase (ALT) nas primeiras 24 a 48 h após o acidente. Nos achados da hemogasometria, pode ser observado um quadro de acidose respiratória com aumento dos valores de Pco_2 e diminuição do pH sanguíneo ou acidose metabólica.[23,24]

Alterações no traçado eletrocardiográfico sugestivas de hipoxia do miocárdio ou arritmia sinusal podem ocorrer. No mielograma, a medula pode apresentar-se com hipocelularidade 6 a 12 h após a intoxicação e podem ocorrer depressão da eritropoese e granulopoeses intensificadas com aumento da relação M:E, que na análise conjunta com o sangue periférico determina um quadro inflamatório caracterizado no hemograma, pelo aumento no número de leucócitos e neutrófilos segmentados. Foi relatado um quadro de hipoplasia megacariocítica, 6 h após a intoxicação, em cães.[23,24]

Achados de necropsia

Miotoxicidade e mionecrose, que podem ser encontradas nas primeiras horas após o acidente crotálico, estão relacionadas com os tipos de componentes presentes no veneno e principalmente com a atividade fosfolipase A_2. No local da picada, a musculatura pode apresentar áreas focais ou multifocais bem demarcadas de coloração esbranquiçada (palidez muscular), caracterizadas por miosite necrótica de moderada a grave, além de linfadenopatia, edema e hemorragia de intensidade variável com existência de infiltrado inflamatório. Alguns autores relatam atividade miorregenerativa em diferentes estágios em meio a fibras mionecróticas.[23,24]

Outros achados estão relacionados com lesões hemorrágicas no SNC, pulmões, hiperemia da mucosa gástrica, caracterizando gastrite aguda, glomerulonefrite, necrose tubular aguda (Figura 72.6) e reação inflamatória com congestão sinusoidal ou processo degenerativo hepático.[23,24]

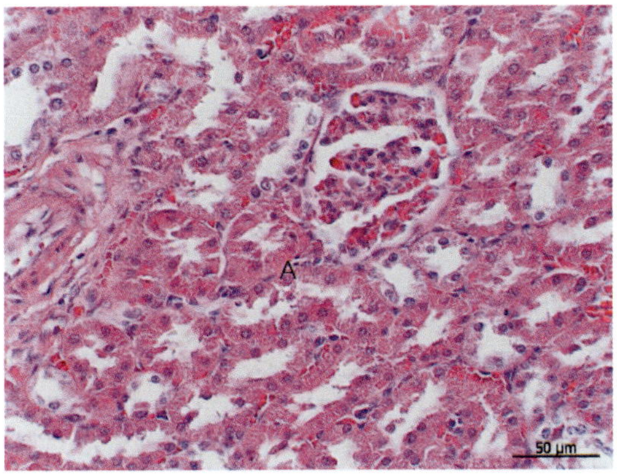

Figura 72.6 Lesões renais 24 h após a inoculação do veneno crotálico. Necrose tubular aguda (H&E, 40×).

Tratamento

Fatores como idade, peso, condições gerais do organismo, quantidade de veneno inoculada, número de picadas, local atingido, tempo decorrido do acidente até o atendimento e início do tratamento podem influir na gravidade do acidente ofídico.[16]

O único tratamento eficaz nos acidentes ofídicos é a soroterapia, no entanto tratamentos auxiliares e de suporte devem ser instituídos para que a recuperação do paciente seja completa e para que diminuam os riscos de complicações.[3]

O soro antiofídico a ser usado pode ser soro anticrotálico (SAC) específico ou bivalente SABC, e ser administrado por via intravenosa na dose suficiente para neutralizar 50 mg de veneno crotálico, para que possa neutralizar o veneno circulante independentemente do peso do animal (Quadro 72.4). Em situações em que não seja possível administrar o soro por via intravenosa, poderá ser usado via intramuscular, no entanto, o tempo de neutralização do veneno será maior.[17]

Além da soroterapia, é indicada a hidratação adequada, visando a estabilização da volemia, correções da desidratação e do quadro de acidose, preservação da função renal e prevenção da instalação de IRA, além de manutenção do acesso vascular. A fluidoterapia poderá ser realizada com o uso de solução de Ringer com lactato ou de NaCl a 0,9%, associada ao bicarbonato.[1]

O uso de bicarbonato de sódio a 8,5%, diluído em solução de NaCl a 0,9%, na dose de 2 a 4 mEq/kg, é indicado por via intravenosa, para que o pH urinário seja mantido acima de 6,5, pois a urina ácida potencializa a precipitação intratubular de mioglobina. O bicarbonato também corrige o quadro de acidose e protege o estômago do aparecimento de gastrite aguda.[23,24]

Nos casos em que a expansão de volume não resulte em produção de urina, pode ser utilizada solução de manitol a 10 a 20%, podendo-se repetir a dose, se necessário. Caso persista a oligúria, indica-se o uso de diuréticos de alça como a furosemida por via intravenosa. A dopamina, ou a associação de dopamina em infusão contínua e furosemida em *bolus*, pode ser utilizada como última tentativa na reversão da oligúria.[17]

Em vista do quadro de anorexia, dificuldade de mastigação, paralisia dos músculos faciais e depressão muito grave é necessária a realização da nutrição parenteral ou enteral com alimento líquido ou pastoso, até que o animal se recupere e volte a se alimentar normalmente, além do oferecimento constante de água em pequenas quantidades para evitar o ressecamento da mucosa oral. Em razão de paralisia do globo ocular, a aplicação de colírio ou solução fisiológica na córnea ajuda a evitar o ressecamento e o aparecimento de úlceras.[17]

O prognóstico do acidente crotálico pode ser favorável nos animais atendidos nas primeiras seis horas após a picada. Nos acidentes graves, o prognóstico está vinculado à existência ou não de insuficiência renal, sendo reservado quando há necrose tubular aguda.[25]

Escorpionismo

Os escorpiões pertencem à classe Arachnida, e são carnívoros de hábitos noturnos e não são agressivos.[25]

Os acidentes por escorpião ocorrem em todo Brasil e os principais acidentes ocorrem com o gênero *Tityus*, sendo os mais comuns o *Tityus serrulatus* (Figura 72.7 A), *Tityus bahiensis* (Figura 72.7 B) e *Tityus stigmurus*;[25] no entanto, em medicina veterinária encontram-se poucos relatos deste acidente.

Quadro 72.4 Princípios ativos, nome comercial e doses dos medicamentos para cães e gatos.[17]

Princípio ativo e classificação	Exemplo de nome comercial e apresentação	Cães	Gatos
Cimetidina (bloqueador H_2)	Tagamet® (H) (caixa com 10 ou 40 comprimidos de 200 mg; caixa com 16 comprimidos de 400 mg; ampola de 300 mg/mℓ	5 a 10 mg/kg VO, IM, IV, a cada 8 h ou a cada 6 h	2,5 a 5 mg/kg VO, IM, IV, a cada 12 h
Dexclorfeniramina (bloqueador H_1 anti-histamínico)	Polaramine® (H) (caixa com 20 comprimidos de 2 mg; frasco com 100 mℓ a 2 mg/mℓ)	2 a 10 mg/animal VO, a cada 24 h	2 a 10 mg/animal VO, a cada 24 h
Bicarbonato de sódio (alcalinizante)	Bicarbonato de sódio® (H) (Ampola de 10 mℓ a 8,4%)	50 mg/kg, a cada 12 ou a cada 8 h VO (1 colher de chá = 2 g) 2 – 4 mEq/kg IV (solução a 8,5 a 1 mℓ = 1 mEq) diluído em solução fisiológica 0,9%	–
Hidrocortisona (corticosteroide)	Solu-Cortef® (frasco-ampola de 100 mg/2 mℓ e 500 mg/4 mℓ)	8 a 20 mg/kg IM, IV Choque: 50 a 150 mg/kg IV	8 a 20 mg/kg IM, IV Choque: 50 a 150 mg/kg IV
Prometazina (bloqueador H_1 anti-histamínico)	Fenergan® (H) (caixa com 20 comprimidos de 25 mg; ampola de 50 mg/2 mℓ)	0,2 a 1 mg/kg VO, SC, 12/12 ou 8/8 h	0,2 a 1 mg/kg VO, SC, 12/12 ou 8/8 h
Ranitidina (bloqueador H_2)	Antak® (H) (caixa com 10 ou 20 comprimidos de 150 mg ou 300 mg; frasco com 120 mℓ a 75 mg/5 mℓ; ampola com 50 mg/2 mℓ)	1 a 2 mg/kg, a cada12/h VO; 0,5 mg/kg a cada 12 h VO, IV, SC	2 a 2,5 mg/kg, 12/12/h VO; 2,5 mg/kg a cada 12 h VO, IV, SC

H = uso humano; IM = intramuscular; IV = intravenoso; SC = subcutâneo; VO = via oral.

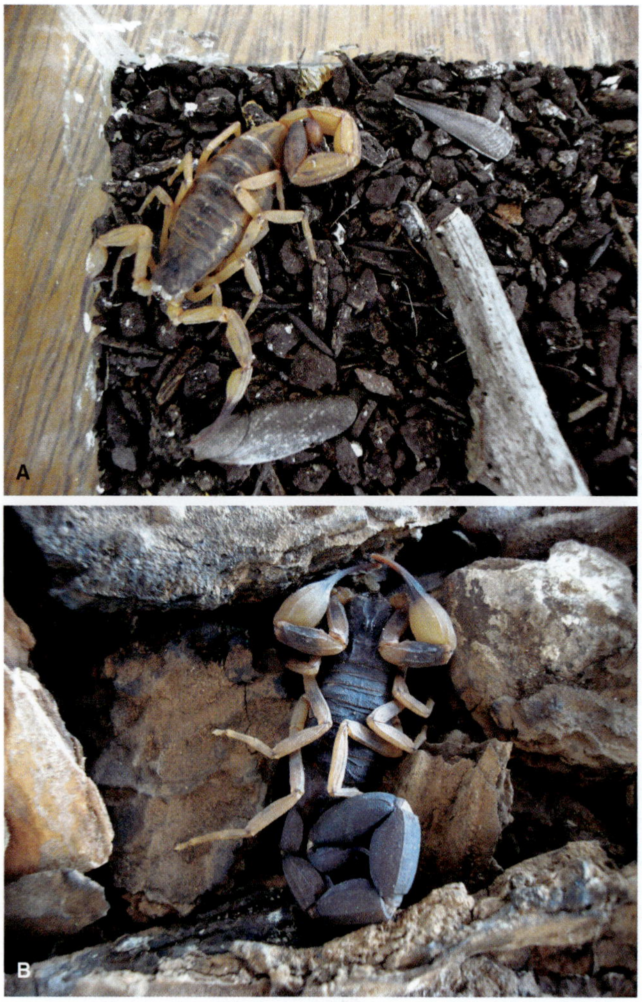

Figura 72.7 A. *Tityus serrulatus*. **B.** *Tityus bahiensis*.

Composição do veneno

O veneno escorpiônico é mistura complexa de proteínas de baixo peso molecular, associadas a aminoácidos. O veneno atua nos canais de sódio, promovendo a despolarização de membranas nas terminações nervosas periféricas, estimulando o sistema simpático e parassimpático, com liberação de catecolaminas e acetilcolina responsáveis pelos sintomas clínicos.[25]

Sintomas clínicos

Os sintomas clínicos dependem da predominância colinérgica ou adrenérgica. A dor, de intensidade variável e na maioria das vezes grave, é relatada pela maioria dos pacientes humanos picados. Outros sintomas clínicos importantes são: sudorese, êmese, hipermotilidade gastrintestinal, agitação, hiperatividade, taquicardia ou bradicardia, taquipneia ou bradipneia, miose, priapismo, piloereção, hipotermia, hipotensão ou hipertensão, edema pulmonar, convulsões e choque.[25] A gravidade dos sintomas clínicos vai depender do tamanho do escorpião, da quantidade de veneno inoculada, da sensibilidade dos animais ao veneno e do tempo decorrido do acidente até o atendimento. O acidente pode ser classificado como leve, moderado e grave, mas a faixa etária está intimamente relacionada com a gravidade do quadro, sendo os animais jovens mais gravemente acometidos.[25]

Achados laboratoriais

No hemograma, pode ser encontrada leucocitose com neutrofilia; na bioquímica sérica, há hiperglicemia, aumento de amilase, CK e fração CK-MB, aumento de AST e LDH e de troponina I. Na urinálise, são encontradas glicosúria, proteinúria e mioglobinúria.[25]

Em radiografia torácica, podem ser observados edema pulmonar e aumento da área cardíaca e, no ECG, observa-se comumente taquicardia sinusal, inversão da onda T, infra e supradesnível do segmento ST.[25]

Achados de necropsia

Lesões degenerativas da musculatura cardíaca, hemorragias do endocárdio e epicárdio, além de microtrombos em capilares decorrentes de coagulação intravascular disseminada (CID) são achados de necropsia.[26]

Tratamento

O tratamento pode ser realizado com a administração do soro antiescorpiônico ou antiaracnídico, no entanto, em medicina veterinária não há acesso a esse medicamento, assim, o tratamento visa ao alívio dos sintomas e à instituição de tratamento de suporte.[25,26]

O paciente acidentado deve ficar em observação por 4 a 6 h, se os sintomas clínicos forem leves e, em casos moderados, por pelo menos 48 h. Para alívio da dor, o uso de analgésico por via oral ou parenteral é indicado, além da aplicação de lidocaína sem vasoconstritor no local da picada sob a forma de bloqueio; antieméticos, vasodilatadores, anticolinérgicos, corticosteroides e anticonvulsivantes também são indicados sempre que necessário.[25,26]

O prognóstico do acidente escorpiônico geralmente é bom, mas as complicações podem aparecer nas primeiras 24 h nos acidentes graves.

Acidentes por veneno de sapo

Os sapos (ordem Anura, família Bufonidae, gênero *Rhinella*) apresentam praticamente distribuição geográfica mundial, com predileção pelas áreas de climas tropical e temperado úmido.[1] Cada região é caracterizada por algumas espécies deste anfíbio, assim, encontram-se, no território brasileiro as seguintes espécies: *Rhinella marina (Bufo marinus), R. crucifer* (*B. crucifer*), *R. icterica* (*B. ictericus*), *R. granular* (*B. granulosus*), *R. ocellata* (*B. ocellatus*), *R. rubescens* (*B. rufus*) e *R. scheneidere* (*B. schneidere* [*paracnemis*]).[25,27] Entretanto, nem todas estas espécies apresentam secreções com caráter tóxico capazes de levar o animal envenenado à morte.[25,27]

As mesmas espécies de sapos podem ter comunidades mais ou menos venenosas, provavelmente devido às influências ambientais, como dieta, clima, e adaptações evolutivas. No Havaí, a taxa de mortalidade de animais não tratados expostos a *Rhinella marina* é de somente 5%, enquanto na Flórida, a mortalidade em animais expostos à mesma espécie de sapo chega praticamente a 100%.[27]

Os sapos são considerados animais venenosos, por terem, na superfície da sua pele, glândulas que produzem veneno com toxicidade elevada, apesar de não apresentarem aparelho de inoculação do veneno.[25,27] As glândulas paratoides (Figura 72.8) localizam-se, bilateralmente, na região pós-orbi-

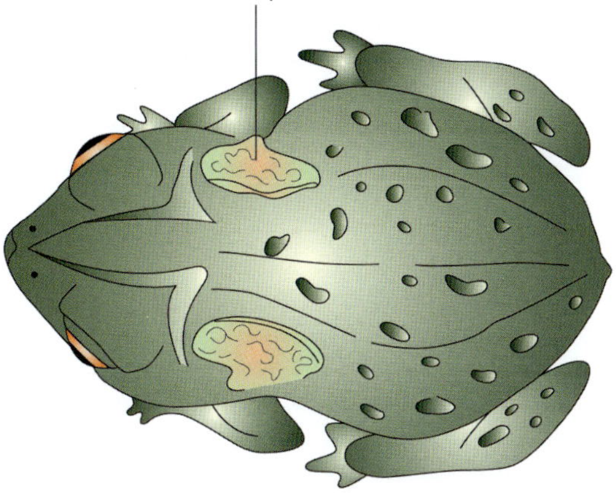

Figura 72.8 Glândula paratoide em sapo.

tal, e são compostas por tipo granular especializado em produção e armazenamento do veneno que tem aspecto leitoso. Além dessas glândulas estão presentes, por toda a superfície corporal dos sapos, as glândulas mucosas, que produzem secreção menos viscosa. A função dessas secreções é a ação antipredatória ou de defesa, pois esses animais são desprovidos de espinhos, garras ou dentes afiados para essa finalidade, embora os sapos tenham outros meios de defesa, como andar, saltar e bufar.[25]

Os cães podem intoxicar-se abocanhando ou ingerindo o sapo, que libera o veneno na mucosa oral do predador. O veneno pode penetrar pelas mucosas do trato gastrintestinal (TGI) superior, ou através de ferimentos na pele.[27]

Composição do veneno e seu mecanismo de ação

A composição química do veneno de sapo (*Rhinella* sp.) é muito complexa e varia de acordo com as espécies pertencentes a esse gênero, mas basicamente apresenta dois grandes grupos de substâncias ativas: as aminas biogênicas e os derivados esteroides. Das aminas biogênicas, podem ser destacadas, pela importância toxicológica, epinefrina, norepinefrina, bufoteninas, di-hidrobufoteninas e bufotioninas. Dos derivados esteroides, o bufodienólide e a bufotoxina agem de maneira semelhante aos digitálicos, inibindo a bomba Na^+ e K^+ das células da musculatura cardíaca.[25,27,28] Assim, esses derivados esteroides aumentam a concentração de Na^+ intracelular e, como consequência, inibem a entrada desse íon em troca da saída de íon cálcio; este íon tem sua concentração intracelular aumentada. O aumento da concentração intracelular do Ca^{++} eleva a força de contração cardíaca e por ação reflexa (ação vagal) reduz a frequência de batimentos cardíacos, mas a epinefrina e a norepinefrina revertem esse efeito. Além disso, "os digitálicos" reduzem a velocidade de condução do impulso elétrico cardíaco, do nó sinusal ao nó atrioventricular, com disparo de focos ectópicos ventriculares e podem ocorrer, consequentemente, contrações ventriculares prematuras, que podem evoluir para fibrilação ventricular. Os animais envenenados podem apresentar resultado falso-positivo no teste que avalia a concentração plasmática de digoxina.[27,29]

A epinefrina e a norepinefrina são agonistas do sistema simpático e atuam sobre receptores α_1, β_1 e β_2 (somente a epinefrina), causando vasoconstrição de pele e vísceras (α_1), vasodilatação na musculatura e broncodilatação (β_2), aumento na força de contração e de frequência cardíacas (β_1). Bufotenina, di-hidrobufotenina e bufotionina têm efeitos alucinógenos e exercem a ação no SNC, e os derivados esteroides, como colesterol, ergosterol e gamassistosterol, constituem a fração considerada neutra do veneno de sapo.[25,27-29]

Sintomas clínicos

Os efeitos clínicos do veneno de sapo aparecem quase imediatamente após o acidente. Estes podem restringir-se à irritação local ou provocar sinais sistêmicos que podem evoluir para a morte do animal em até 15 min após o aparecimento dos sintomas.[29,30]

Os efeitos do veneno de sapo são, principalmente, de natureza cardiotóxica, assemelhando-se à intoxicação digitálica.[29,30]

Os sinais e sintomas clínicos principais são salivação excessiva seguida de prostração, arritmia cardíaca, edema pulmonar, convulsões e morte.[29,30] Outros sinais neurológicos incluem midríase não responsiva à luz, nistagmo e opistótono. A ocorrência de vômito e sialorreia auxilia na eliminação de parte do veneno, reduzindo, assim, os efeitos tóxicos no animal acidentado.[91]

Sinais e sintomas clínicos da intoxicação podem ser divididos em três grupos de acordo com a gravidade dos sintomas:[29,30]

- Envenenamento leve: irritação da mucosa oral e sialorreia
- Envenenamento moderado: irritação da mucosa oral, sialorreia, vômitos, depressão, fraqueza, ataxia com andar em círculos, anormalidades do ritmo cardíaco, evacuação e micção
- Envenenamento grave: irritação da mucosa oral, sialorreia, vômitos, diarreia, dor abdominal, depressão, fraqueza, decúbito esternal, pupilas não responsivas à luz, convulsões, anormalidades do ritmo cardíaco, sinais de edema pulmonar, cianose e pode evoluir ao óbito.

Podem ocorrer outros sintomas clínicos, menos comuns em alguns casos, como excitação, arqueamento do dorso, incontinência fecal, perturbações visuais, paralisia muscular progressiva, cegueira, vocalização aparentemente de dor.[25,27,29,30]

A gradual deterioração dos padrões normais, com o progressivo aparecimento de taquicardia ventricular multiforme e ritmo ventricular com QRS negativo e profundo, é uma alteração eletrocardiográfica importante e, se o cão intoxicado por veneno de sapo não for tratado, pode resultar em fibrilação ventricular e morte.[30]

O aumento da pressão sanguínea arterial é a alteração comum nos cães intoxicados por veneno de sapo. Este fato é a consequência de aminas biogênicas, como epinefrina, norepinefrina e serotonina como parte da composição do veneno, além da bufotenina. Essas substâncias são vasoconstritoras potentes e melhoram a resistência vascular periférica, aumentando como consequência, a pressão sanguínea.[27]

A hiperpotassemia é muito frequente em cães e humanos intoxicados por veneno de sapo, mas a hipopotassemia é relatada em alguns casos.[27] Hiperpotassemia, hipercalcemia e redução dos níveis plasmáticos de sódio são explicadas pela atuação da bufotoxina, que inibe a bomba de sódio-potássio. O bloqueio dessa bomba causa acúmulo de potássio extracelular e aumento do sódio intracelular, estimulando a troca de sódio, potássio e cálcio, com consequente aumento do cálcio nas células miocárdicas.[27]

Diagnósticos clínico e laboratorial

O diagnóstico é feito por meio de anamnese, na qual pode haver relato de contato entre o paciente e um sapo ou relato de sapos nos locais frequentados pelo animal. Deve-se considerar que, pelos hábitos noturnos do sapo, os acidentes são mais comuns durante a noite.[25,27] Os sinais e sintomas clínicos do acidente por sapo, apesar de não serem patognomônicos, auxiliam na elucidação do caso, pois o animal apresenta evolução clínica muito aguda com sialorreia profusa e, em muitos casos, convulsões.

O ECG é o meio mais eficaz de avaliar e diferenciar as arritmias, e auxilia na necessidade ou não da reaplicação do antiarrítmico.[30]

Achados de necropsia

Em caso de morte dos animais com suspeita de intoxicação com veneno de sapo, a necropsia pode confirmar essa intoxicação.

À necropsia, o achado de partes de sapo no interior do TGI é considerado confirmação do envenenamento, no entanto, outras alterações, mesmo inespecíficas, podem estar presentes, como, processo inflamatório do TGI, processos hemorrágicos decorrentes da ação irritativa do veneno do sapo, e congestão, edema e hemorragia pulmonar, devido à insuficiência cardíaca provocada pelas ações do veneno.[29]

Tratamento

A intoxicação por veneno de sapo constitui uma emergência vital, assim, o tratamento deve ser iniciado imediatamente. A realização de fluidoterapia, cuidados sintomáticos, monitoramentos cardiovascular, respiratório e neurológico e, em alguns casos, o uso de analgésicos ou até de anestésicos é crucial para salvar o animal intoxicado.[27]

Assim, em primeiro lugar, a boca ou a mucosa afetada do animal acidentado com veneno de sapo deve ser lavada com água em abundância. O uso de atropina deve ser evitado, pois esta prática suprime a sialorreia, que é uma via importante na eliminação de parte do veneno.[29]

A terapêutica com propranolol (bloqueador adrenérgico não seletivo), 0,5 mg/kg IV, com repetição a cada 20 min (3 a 4 vezes), se necessário, é indicada, com o intuito de controlar as arritmias cardíacas. Assim, o estudo realizado por Camplesi *et al.*[27] mostrou, nos cães anestesiados e intoxicados experimentalmente por veneno de sapo, que o propranolol na dose de 0,5 mg/kg IV reverte muito bem a taquicardia ventricular nesses cães.

Em outro estudo, ao comparar a eficácia de alguns antiarrítmicos, na intoxicação experimental por veneno de sapo em cães, o verapamil foi o fármaco de escolha, mostrando-se eficaz, evitando em 100% o óbito, além de requerer menor número de administrações que os outros antiarrítmicos e não induzir bradicardia tão grave quanto a do propranolol. Assim, o cloridrato de verapamil (Dilacoron®, na dose de 8 mg/kg IV, 2 a 3 vezes, a cada 20 min, é altamente indicado para controlar a taquicardia ventricular multiforme e as arritmias cardíacas.[29]

Pentobarbital sódico (barbitúrico), 30 mg/kg IV ou diazepam (0,5 mg/kg) IV deve ser usado para controlar convulsões e também para facilitar a intubação orotraqueal do animal, em casos graves de intoxicação por veneno de sapo.[29]

Gliconato de cálcio auxilia a manter a permeabilidade celular, embora este medicamento seja considerado arritmogênico. O potássio ajuda na recuperação da bomba de sódio-potássio, reduzindo o nível de Ca^{++} intracelular, com consequente retorno ao ritmo sinusal normal.[27,29,30]

Além disso, oxitetraciclina, cloranfenicol, analgésicos, espasmolíticos, multivitaminas, bicarbonato de sódio para a lavagem da cavidade oral, difenil-hidantoína, fenoxibenzamina, antagonista alfa-adrenérgico e acepromazina também são relatados para auxiliar no tratamento da toxicose por veneno de sapo.[25,27,29,30]

Prognóstico

O prognóstico na intoxicação por veneno de sapo baseia-se em vários fatores. Depende do quadro clínico, isto é, graus leve, moderado ou grave, espécie de sapo, potência do veneno, quantidade de veneno absorvida, porte do animal acidentado, suscetibilidade individual deste animal e fatores genéticos. De modo geral, a mortalidade é considerada baixa em cães intoxicados por veneno de sapo, embora existam relatos de 100% de mortalidade em animais não tratados.[25,27,29,30]

Acidente por picadas de abelhas

Acidentes por insetos da ordem Hymenoptera ocorrem com frequência em seres humanos e animais domésticos. No Brasil, incluem principalmente acidentes com abelhas (*Apis mellifera*), marimbondos (*Polistes* spp.) e mamangavas (*Bombus* spp.). Estes acidentes têm importâncias médica e veterinária porque, em indivíduos dessa ordem zoológica, há aparelho inoculador de veneno (ferrão verdadeiro), que é derivado de um ovopositor modificado, o qual tem glândulas veneníferas anexas (Figura 72.9).[31-34]

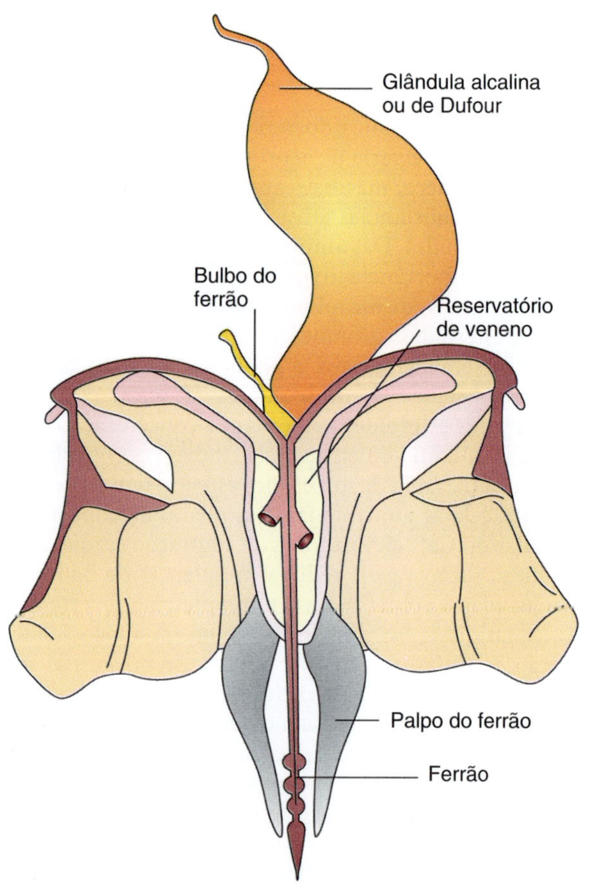

Figura 72.9 Aparelho inoculador de veneno das abelhas (*Apis mellifera*).

A baixa produtividade das abelhas europeias no Brasil levou à necessidade de se importarem linhagens mais adaptadas ao clima tropical. Em 1956, foram trazidas colônias da África (*Apis mellifera scutellata*) à cidade de Rio Claro, no estado de São Paulo. Porém, em 1957, 26 enxames, com suas respectivas rainhas africanas, escaparam e cruzaram, naturalmente, com abelhas europeias, gerando populações poli-híbridas, denominadas abelhas africanizadas.[25,31,32]

Apis mellifera, popularmente conhecida como abelha-africana ou abelha-de-mel, é mais agressiva, enxameia várias vezes ao ano e utiliza uma grande variedade de locais para nidificar. Esses comportamentos influenciam o aumento do número de acidentes. Uma das preocupações com acidentes com abelhas está associada à frequência de enxameações, que ocorrem de 3 a 4 vezes ao ano, além da existência de uma grande variedade de abrigos em áreas urbanas. Tais abrigos aumentam o contato entre inseto e população. Esses acidentes estão relacionados com o fato de as pessoas ou os animais entrarem em contato com locais próximos onde estão situados os abrigos, atirarem objetos e produtos químicos, tentarem remover ou destruir os abrigos de maneira inadequada.[25,33,34]

Em 2008 foram registrados 5.605 acidentes causados por abelhas, com incidência nacional de 3/100.000 habitantes. A região Sul é a de maior incidência (5,8/100.000 habitantes) seguida pelas regiões Sudeste (3,1/100.000 habitantes), Nordeste (2/100.000 habitantes), Centro-Oeste (2/100.000 habitantes) e Norte (1,4/100.000 habitantes).[2]

O quadro clínico manifestado por humanos e animais atacados por abelhas pode resultar tanto de reação de hipersensibilidade por apenas uma picada (reação alérgica), quanto de envenenamento por poucas (reação tóxica local ou reação habitual) ou múltiplas ferroadas (reação tóxica sistêmica).[25]

Composição do veneno

As glândulas de veneno estão presentes em todos os himenópteros, excetuando-se nos grupos em que a glândula atrofiou. Entretanto, a composição do veneno é variada entre os diversos tipos de himenópteros. Em *Apis mellifera,* a composição do veneno varia de acordo com a raça (subespécie), fase do desenvolvimento e hábitos alimentares. As principais alterações encontradas são variações nas concentrações das proteínas do veneno ao longo das estações do ano, demonstrando influência do meio ambiente.[34]

No desenvolvimento das abelhas, durante a fase de pupa, inicia-se a secreção do veneno e o seu armazenamento, que continua até o 10º ao 15º dia de vida adulta da operária. Após esse período, o veneno deixa de ser produzido. O veneno produzido pela glândula de veneno de *Apis mellifera* é um líquido transparente, incolor e muito solúvel em água. Apresenta, aproximadamente, 50 componentes identificados, sendo muitos destes tóxicos para vários animais.[34] O comportamento de ferroar das abelhas é geralmente desencadeado em competição por alimento, na maioria das vezes, contra outros artrópodes. A ferroada injeta o correspondente a, aproximadamente, 0,5 $\mu\ell$ de veneno que causa dor e reações anafiláticas em animais. Para os insetos, de modo geral, essa dose é, muitas vezes, letal. No momento da ferroada, o aparelho do ferrão, juntamente com o saco de veneno (reservatório), fica preso à vítima, assegurando que todo o veneno seja injetado. A própria vítima garante o sucesso da injeção do veneno quando tenta remover o ferrão, promovendo, assim, a compressão do reservatório.[25,33,34] O 0,5 $\mu\ell$ de veneno injetado em uma ferroada contém aproximadamente 50 μg de matéria seca. As principais proteínas presentes são melitina (50% do peso seco do veneno), fosfolipase A_2 (12% do peso seco), fator degranulador de mastócitos (PDM; 3% do peso seco), hialuronidase (3% do peso seco) e apamina (2% do peso seco). Além disso, estão presentes numerosas aminas biogênicas, entre as quais histamina (1% do peso seco), dopamina (0,5% do peso seco) e norepinefrina (0,5% do peso seco). Também estão presentes muitos acetatos voláteis que, presumivelmente, estimulam o comportamento agressivo de outras abelhas.[34] A composição e o modo de ação dos venenos das abelhas melíferas têm sido bem estudados desde a década de 1950.[25] A toxicidade desses venenos é atribuída a três tipos fundamentais de componentes proteicos: enzimas (fosfolipases A_2 e hialuronidase), grandes peptídios (melitina, apamina e PDM) e pequenas moléculas (peptídio e aminas biogênicas), que apresentam atividades alérgicas e farmacológicas. Os fatores alergênicos são enzimas como fosfolipases, hialuronidases, lipases e fosfotases, proteínas antigênicas que, inoculadas durante a ferroada, iniciam respostas imunes responsáveis pela hipersensibilidade de alguns indivíduos e pelo início da reação alérgica.

Aspectos clínicos do envenenamento por picada de abelha

A picada de abelhas, geralmente, causa edema localizado e dor no local da inoculação. Além disso, pode ser observado ferrão no local da picada.[32,34]

Geralmente, as reações locais leves se manifestam com eritema, edema e dor no local da picada, e na maioria das vezes, são autolimitantes e se resolvem espontaneamente dentro de 24 h. Ocasionalmente, os animais desenvolvem uma reação local grave com edema e eritema mais acentuados que podem decorrer da degranulação de mastócitos no local da picada. Nesses casos, o edema e o eritema não regridem tão rápido, levando mais de 24 h para desaparecer. Em casos graves, podem ocorrer infecções no local, mas são de ocorrência rara. Os animais podem ter edema de orofaringe quando são picados dentro da cavidade oral, podendo evoluir a casos fatais.[34]

Os sinais anafiláticos sistêmicos, nos acidentes por picada de abelhas, não são diferentes de outras reações anafiláticas. Os sinais aparecem rapidamente, em geral dentro de 10 min após a picada. Embora não sejam totalmente compreendidos os sinais anafiláticos, estes podem variar em gravidade. Os sinais leves incluem urticária, prurido, edema, vômito e diarreia.[34] Os sinais graves incluem os sistemas respiratório e cardiovascular, como dispneia, tosse, broncoconstrição, podendo evoluir para a morte por hipoxia ou parada respiratória.[35] O edema de vias respiratórias anteriores (laringe, epiglote e tecidos circundantes) também é responsável pelo aparecimento de hipoxia e morte após acidente por picadas de abelhas. A maioria dos casos que evolui para óbito é resultado de graves complicações respiratórias.[34]

Outras reações pouco relatadas são: doença do soro, vasculite, glomerulonefrite, neuropatia, CID e artrites.[35] Essas reações não são dependentes do sistema imunológico, mas sim de uma ação direta dose-dependente do veneno. Animais vítimas de múltiplas picadas de abelha apresentam, geralmente, rabdomiólise, hemólise e insuficiência renal tubular aguda pela ação direta do veneno. O infarto do miocárdio tem sido relatado em vítimas de acidentes por múltiplas picadas.[34,35]

Em geral, os acidentes por picada de abelha, em cães, causam apenas urticária, com edema ou não, hiperemia focal, eritema e sensibilidade local transitória. Os cães podem ganir quando picados e podem esfregar a boca e os olhos no chão.[34]

Entre os agentes mediadores da anafilaxia, podem ser incluídas fosfolipase A, hialuronidase, fosfatase ácida e melitina.[34,35]

Os sinais de anafilaxia em cães incluem micção, defecação, fraqueza muscular, depressão respiratória e, finalmente, convulsão. Os sintomas são observados nos primeiros 15 min e, se uma reação sistêmica não evoluir nos primeiros 30 min, é pouco provável que ocorra. A anafilaxia em gatos é manifestada por prurido, sialorreia, incoordenação e coma.[34,35]

Os animais que recebem múltiplas picadas de abelha apresentam-se, geralmente, febris e visivelmente deprimidos. Também apresentam paralisia facial, ataxia, convulsões, nistagmo e outros sinais neurológicos. Apresentam urina escura, podendo ser hematúria, mioglobinúria e/ou hemoglobinúria.[34]

No hemograma, observa-se leucocitose com neutrofilia e os animais podem apresentar trombocitopenia, especialmente se ocorrer CID. Cilindros granulares podem estar presentes na urinálise, refletindo dano tubular renal resultante da ação nefrotóxica do veneno. A IRA pode ser causada por necrose tubular aguda, resultado da hemólise, ou pela ação direta do veneno das abelhas.[35]

Os cães que sofrem múltiplas picadas podem desenvolver anemia hemolítica imunomediada.[34]

Diagnóstico

A identificação dos acidentes por picadas de abelhas não é tão difícil quando o proprietário se encontrava com o animal. Além disso, as abelhas, ao contrário de outros insetos da ordem Hymenoptera, deixam o ferrão no local da picada, o que facilita o diagnóstico. Como a maioria dos acidentes por picada de abelha tem apenas reações locais leves, e a pelagem densa do animal acidentado mascara os sintomas clínicos locais, nem sempre os proprietários os levam ao veterinário, assim, a verdadeira incidência de acidentes por picada de abelha em animais de companhia é desconhecida.[25,32,34,35]

Tratamento

Para os acidentes por uma única picada, sem complicações anafiláticas, a aplicação de gelo, compressas frias e o uso de anti-histamínicos podem ser suficientes para deter o edema e aliviar o desconforto. A maioria das reações locais por picadas de abelha resolve-se rapidamente sem necessitar de tratamento. A retirada dos ferrões, mesmo na fase precoce, não deve ser realizada, já que alguns estudos mostraram que o veneno da abelha é totalmente inoculado após 60 s da picada.[35]

Os animais acidentados devem ficar em observação, pois as reações anafiláticas podem evoluir rapidamente, levando o animal a óbito.

Para os animais que receberam múltiplas picadas de abelha, o tratamento tem que ser instituído o mais precocemente possível. No primeiro momento, devem-se avaliar as vias respiratórias anteriores e fazer a suplementação de oxigênio quando preciso, em conjunto com o monitoramento cardíaco. O uso de corticosteroides é indicado para esses pacientes, assim, pode ser usado o succinato sódico de prednisolona, na dose de 10 mg/kg IV, seguido de prednisolona por via oral, na dose de 1 mg/kg, 2 vezes/dia durante 5 dias. No caso de o animal apresentar hipotensão, é indicado fazer *bolus* de cristaloides o mais rápido possível (90 mℓ/kg para cães e 60 mℓ/kg para gatos). A infusão contínua de fluidos e a reposição de eletrólitos são fundamentais, nos casos de múltiplas picadas de abelha, pois a manutenção da produção urinária nesses casos é de extrema importância. Devem-se avaliar o perfil hematológico e os sistemas cardíaco e respiratório por vários dias nesses casos. Em casos de hemólise, é importante a transfusão de sangue, pois o animal pode apresentar anemia muito significativa. A septicemia é uma sequela possível em acidentes por várias picadas por abelhas, o que justifica a administração de antibióticos de amplo espectro.[25,34,35]

A anafilaxia após a picada por abelhas é relatada em medicina veterinária e, quando diagnosticada, usar a epinefrina 1:1.000 (0,1 a 0,5 mℓ), que deve ser administrada por via subcutânea imediatamente, podendo ser repetida após 10 a 20 min. Pode-se fazer uso de epinefrina (1:10.000) por via intravenosa na dose de 0,5 a 1 mℓ. Quando se usa a epinefrina por via intravenosa, isto deve ser feito com cautela muito lentamente, e o paciente precisa estar sob monitoramento para detectar possíveis efeitos adversos (arritmia). A infusão de cristaloides é importantíssima para evitar o choque hipovolêmico e o volume (90 mℓ/kg para cães e 60 mℓ/kg para gatos) deverá ser aplicado o mais rapidamente possível. O uso de anti-histamínicos H_1 e H_2, em conjunto com corticosteroides, também faz parte do tratamento das reações anafiláticas.[34]

Como evitar e reagir ao ataque de abelhas-africanas

As abelhas são atraídas por cores escuras e aromas fortes. O suor dos mamíferos pode agitá-las e o ataque pode ser estimulado pela respiração ou uso de cores escuras. Evitar as áreas com plantas com flores onde as abelhas estejam coletando o néctar. O uso de xampu ou sabonetes perfumados deve ser evitado para banhar o animal. Os animais que já apresentaram reações graves ou anafiláticas às picadas de abelha devem ser observados e no seu *kit* de primeiros socorros sempre deve haver um anti-histamínico. Uma série de procedimentos para evitar o ataque por abelhas é apresentada no Quadro 72.5. O prognóstico para a maioria das vítimas por picadas de abelha é excelente, pois a maioria dos acidentes por uma picada é autolimitante e se resolverá dentro da primeira hora. Os animais necessitam da estabilização das funções vitais, principalmente aqueles que sofrerem reação anafilática grave e/ou múltiplas picadas de abelha, pois a precocidade da intervenção garante o sucesso do tratamento.[34]

Acidentes por aranhas

O araneísmo é definido como intoxicações causadas por aranhas, e este termo provém da palavra latina *aranea* ou *araneus*. Desde a antiguidade, as aranhas têm causado repulsa, medo ou

Quadro 72.5 Procedimento para prevenção de picadas de abelhas.[34]
Evite loções perfumadas e sabonetes para os cães
Evite grandes áreas de plantações em floração
Evite deixar restos de comida e refrigerante no quintal
Evite deixar frutas maduras caídas ao chão
Chame profissionais experientes para fazer a retirada das colmeias
Evite usar vestimentas com cores escuras perto de colmeias

até fascínio e admiração em alguns povos. Mas a primeira descrição clínica do araneísmo ocorreu nos anos 200 d.C., por Cláudio Eliano, quando o acidente por *Latrodectus* (aranha viúva-negra) foi relatado como de muita gravidade com a apresentação de sintomas sistêmicos em consequência da picada. No mundo, há em torno de 40 mil espécies de aranhas e praticamente todas têm veneno. No entanto, devido a vários fatores, como toxicidade do veneno, tamanho e *habitat* das espécies de aranha, nem todas têm importância médica ou médica veterinária.[25]

Características e habitat das aranhas

As aranhas pertencem ao filo Arthropoda, que apresenta, no seu esqueleto externo, a quitina, que lhes dá sustentação e manutenção da hidratação no ambiente terrestre. Há mais de 40 mil espécies descritas entre peçonhentas e não peçonhentas. São habitantes cosmopolitas, exceto nas regiões ártica e antártica. Vivem em teias geométricas ou irregulares, nas matas e junto a domicílios, dividindo o *habitat* dos humanos e dos animais. Todas as aranhas, peçonhentas ou não, são carnívoras e, dependendo da aranha, alimentam-se de outras aranhas. As aranhas têm vários inimigos naturais, entre os quais incluem-se aves, sapos, rãs, escorpiões e lagartixas que, às vezes, servem também de alimento para a aranha. Desmatamentos, construção de uma usina, uso excessivo e inadequado de agrotóxicos, e também a matança sem justificativa das aranhas pelo homem têm causado o desequilíbrio de fauna e flora, afetando a população das aranhas, com enorme importância no ecossistema.[25]

As aranhas, em maior parte, vivem solitariamente, e para que se possam desenvolver, precisam realizar a ecdise (troca de pele), pois a quitina que recobre o exoesqueleto, por ser muito rígida, não permite o desenvolvimento dos aracnídeos. A ecdise depende de ambiente, alimentação e higidez das aranhas. Estas fazem a ecdise periodicamente até atingirem a idade adulta, quando, então, cessa esse processo. A maioria das aranhas vive somente alguns meses, com exceção das caranguejeiras. A aranha tem o corpo dividido em cefalotórax e abdome unidos por pedicelo. O ferrão, que é utilizado para inocular o veneno nas vítimas, fica localizado no cefalotórax. Neste, encontram-se os olhos que são geralmente em número de seis, dispostos em duas a três fileiras, a característica que serve para identificar os gêneros.[3,25]

Aranhas de interesse em medicina veterinária

As aranhas de interesse médico, de acordo com a OMS, são as dos gêneros *Phoneutria, Loxosceles* e *Latrodectus*, e podem causar acidentes no ser humano, e às vezes, com consequências graves, principalmente em crianças.

No entanto, as aranhas de interesse em medicina veterinária limitam-se aos gêneros *Loxosceles* (aranha-marrom) e *Phoneutria* (aranha-armadeira), mesmo assim, casos de acidentes por esses aracnídeos são raros em medicina veterinária e a ocorrência do acidente aracnídico, na maioria, é em cães, e raríssima em gatos. Em grandes animais, por estes apresentarem a pele grossa, as aranhas não têm capacidade em perfurá-la com o seu ferrão, e o acidente é praticamente ausente nestes animais.[3,36]

Aranhas Loxosceles spp.

Características e habitat

As aranhas *Loxosceles (L.)* spp. são conhecidas como aranha-marrom. São aranhas muito pequenas (1 cm), mas têm pernas longas (3 cm), não têm comportamento agressivo, mas como se refugiam em roupas e armários, têm causado muitos acidentes em humanos. Encontram-se em grande quantidade nas regiões Sul e Sudeste do Brasil. A cidade de Curitiba e as cidades nos arredores têm endemia em relação a loxoscelismo e existe, nessa cidade, o Instituto de Pesquisa para estudo e pesquisa sobre o assunto, Centro de Produção e Pesquisa de Imunobiológicos da Secretaria de Saúde do Paraná; esse centro tem parceria com a Universidade Federal do Paraná (UFPR), desde 1996. O soro antiloxoscélico é o medicamento contra *L. intermedia, L. gaucho e L. laeta,* comuns nas regiões Sul e Sudeste.[37]

Apresentação clínica do loxoscelismo

A toxicidade do veneno das aranhas é elevada, provocando acidentes muito graves tanto no ser humano como em animais. Os componentes do veneno da aranha *Loxosceles* sp. causam alterações clínicas cutâneo-viscerais tais como hemólise, anemia, icterícia e hemoglobinúria (24 a 48 h após o acidente), petéquias, equimoses, CID e ação proteolítica de grande importância toxicológica. Entre os componentes ativos do veneno, esfingomielinase D e hialuronidase são as que participam de maneira decisiva na instalação da lesão dermonecrótica; a primeira age sobre a membrana celular, provocando as reações orgânicas responsáveis à dermonecrose, e a segunda facilita a difusão desta necrose no sentido gravitacional, a partir do ponto de picada. O animal acidentado apresenta, entre os principais sintomas, edema discreto no início, dor moderada no local da picada e, com o passar do tempo, surgimento do halo de necrose, o qual se inicia com eritema, prurido, hemorragia bolhosa focal, áreas de isquemia e finalmente, necrose (Figura 72.10).[37] Esta necrose, na maioria dos casos, limita-se ao local da picada, mas em casos muito graves, pode se estender, formando grandes áreas necróticas. A cicatrização da lesão é extremamente difícil, podendo levar algumas semanas a meses para isso, devido à ulceração profunda provocada no local da picada. O acidente loxoscélico pode causar, como complicações, infecções secundárias no local da picada, perdas teciduais, cicatrizes exuberantes e IRA. A IRA tem causa multifatorial, como diminuição da perfusão renal, hemoglobinúria e CID, e pode apresentar-se na forma oligúrica ou não. A urina exibe coloração escurecida, quase preta, devido à hemoglobinúria pela ação hemolítica do veneno.[3,35]

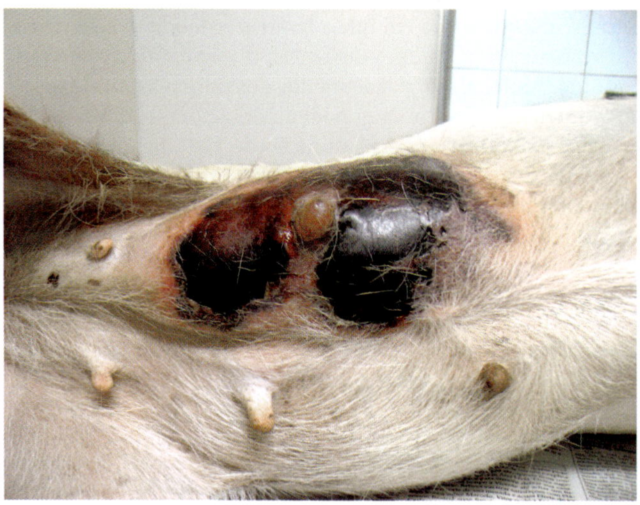

Figura 72.10 Lesão necrótica focal por acidente loxoscélico.

Diagnóstico laboratorial

Não há dados laboratoriais patognomônicos no loxoscelismo; isto dependerá da forma clínica apresentada de intoxicação nos animais, ou seja, sistêmica ou cutânea. Na forma sistêmica, é preciso pesquisar dados relativos à hemólise, como anemia, hiperbilirrubinemia, hemoglobinemia sérica, hemoglobinúria, trombocitopenia, diminuição do tempo de protrombina e aumento dos produtos de degradação da fibrina. Pode-se observar também leucocitose. Nos casos em que o animal apresenta comprometimento renal, pode-se detectar o aumento nos níveis séricos de ureia e creatinina, e também do potássio.[3,25,37]

Ao exame macroscópico, observam-se, no local da picada e em áreas adjacentes, necrose, congestão e hemorragia, principalmente nos rins, e edema, também no local da picada e em adjacências. CID pode estar presente.[3,25,37]

Tratamento

A terapêutica específica seria o uso do soro antiloxoscélico na fase precoce do acidente, mas não há disponibilidade desse soro em medicina veterinária, assim o tratamento é baseado no uso de corticosteroides, tanto local quanto sistêmico. No caso de uso sistêmico do corticosteroide, este tem a finalidade de proteger a membrana dos eritrócitos, para inibir a hemólise, e também para diminuir a viscosidade sanguínea. Além disso, recomenda-se a aplicação de compressas frias, antisséptico para curativos locais, antibiótico sistêmico e transfusões sanguíneas, em caso de hemólise muito intensa com quadro de anemia extrema. Se ocorrer hemólise, recomenda-se a alcalinização da urina com o uso de bicarbonato de sódio (2 a 4 mEq/kg) e também a hidratação (solução de Ringer com lactato), para que não haja precipitação da hemoglobina intratubular, prevenindo assim a evolução para necrose tubular aguda em decorrência de hemoglobinúria. É necessário acompanhamento rigoroso do hemograma dos animais, principalmente a hemoglobina e o hematócrito, durante a fase de hemólise causada por veneno loxoscélico. Se houver sangramento extenso ou coagulopatia por trombocitopenia ou hipofibrinogenemia, recomenda-se a realização de transfusão sanguínea ou de plasma fresco congelado (PFC), de acordo com a situação clínica do animal.[25]

Quanto à lesão cutânea no local da picada, há necessidade de realizar a assepsia muito cuidadosa (necrose local), compressas frias, anti-inflamatório local e analgésico, se houver a indicação. Na maioria das vezes, a lesão se limita ao local da picada, mas há casos em que a lesão se estende, sendo necessários maiores cuidados, pois a cicatrização é muito demorada e difícil. Em resumo, o tratamento dos animais com loxoscelismo depende muito da gravidade do acidente, e boa enfermagem é necessária, pois a duração do tratamento é prolongada, na maioria dos casos. Em casos muito graves, mesmo com o tratamento de suporte adequado, o animal pode evoluir para óbito, após algum tempo.[3,25,37]

Aranhas Phoneutria sp. (família Ctenidae)

Características

Phoneutria nigriventer e outras espécies deste gênero são conhecidas como aranhas-armadeiras, por assumirem a posição de ataque (arma o bote) para se defender, quando se sentem ameaçadas, e são também conhecidas como aranhas-das-bananas por se encontrarem, com frequência, nas bananeiras.[3,25,38]

Estas aranhas podem causar acidentes no animal, por serem bastante agressivas, aliado ao comportamento curioso dos cães, principalmente filhotes. Dificilmente há relato de acidentes por *Phoneutria* em gatos. Essas aranhas apresentam oito olhos que se enfileiram em três linhas (2, 4 e 2), mas estes só poderão ser detectados com o uso de lupa. Têm tamanho avantajado, podendo chegar a 3 cm (corpo), e as pernas podem alcançar 15 cm. Ao longo do dorso do abdome, longitudinalmente, essa aranha apresenta desenhos em formato de "pera" ou "coração", de cor clara, que são bastante característicos em sua identificação. Têm hábitos noturnos e usam o veneno para imobilizar suas presas. As aranhas *Phoneutria* vivem normalmente escondidas nas bananeiras (fazem jus ao nome popular que têm), palmeiras, bromélias, sob troncos e também dentro das casas, escondidas nos sapatos, atrás de móveis, ou seja, têm preferência por locais úmidos e escuros. Na região Sudeste, os acidentes ocorrem com maior frequência nos meses de março e abril, quando é a época de seu acasalamento. Todas as espécies têm comportamento muito agressivo e quando se sentem ameaçadas, armam (a origem do nome popular) o bote apoiando-se nas pernas traseiras e erguem as dianteiras, podendo alcançar assim os cães curiosos com muita rapidez. A aranha pode saltar a uma distância de 40 cm.[25]

Composição do veneno

O veneno da aranha *Phoneutria* tem efeito neurotóxico e os animais acidentados apresentam dor local de intensidade variável e de instalação imediata, edema, eritema e parestesia nos pontos da inoculação. Existem três frações neurotóxicas e letais, para camundongos, denominadas de PhTx1, PhTx2 e PhTx3. A DL_{50} determinada por meio da aplicação intracerebroventricular das frações mostrou que a PhTx2 é a mais tóxica ($1,17 \pm 0,7$ µg/kg) em relação às outras duas e a purificação dessas frações revelou muitas neurotoxinas puras que diferem em grau de toxicidade quando injetadas pela mesma via.[38]

Quadro clínico

Os acidentes causados pela aranha-armadeira nos animais correspondem a uma das mais importantes modalidades de araneísmo, tanto no número de casos quanto na forma emergencial dos sintomas clínicos. Dificilmente o caso evolui para grandes complicações ou morte dos animais.[36]

Podem ter, de acordo com a dose inoculada, efeito cardiotóxico com efeitos inotrópicos e cronotrópicos negativos, e o animal pode apresentar dilatação e arritmias cardíacas. Além disso, o acidentado pode apresentar edema agudo pulmonar, hipotensão, bradicardia, que indicam a gravidade do caso. Muitas vezes, o animal pode ter êmese e sudorese generalizada nas espécies que a apresentam; estes são sintomas clínicos precoces da intoxicação.[25,38]

A dose subcutânea subletal para cães é estimada entre 0,18 a 0,2 mg/kg de peso corporal.[25]

O acidente, dependendo das manifestações clínicas, pode ser classificado em três categorias, leve, moderado e grave (Quadro 72.6). Em medicina veterinária, os acidentes leves são mais frequentes.[25]

Alterações laboratoriais

Não há dados patognomônicos em relação aos dados laboratoriais no acidente por *Phoneutria*. Em filhotes ou naqueles com quadro muito grave, podem ocorrer hiperglicemia, leucocitose com neutrofilia e acidose metabólica.[38]

Quadro 72.6 Classificação da gravidade do acidente causado por aranha *Phoneutria* e tratamento proposto.[38]

Classificação	Manifestações clínicas	Orientação e tratamento inespecífico
Leve	Quadro somente local: dor, edema, eritema, sudorese	Observação clínica Anestésico local e/ou analgésico
Moderado	Quadro local associado a êmeses ocasionais, agitação, hipertensão arterial	Internamento Anestésico local e/ou analgésico
Grave	Além dos quadros anteriormente citados: sudorese profusa, priapismo, êmeses frequentes, arritmia, choque, edema agudo pulmonar	Internamento com terapia intensiva

Tratamento

Deve-se realizar a infiltração local ou troncular de lidocaína ou bupivacaína, sem vasoconstritor, no local da picada, 2 a 4 mℓ, uso de anti-inflamatório e compressas mornas, e no caso da reação dolorosa muito intensa, uso de analgésicos potentes, como opioides, é recomendado. No tratamento específico para um caso grave, isto é, havendo sintomas clínicos sistêmicos com dor local muito intensa, que não responde à infiltração com lidocaína, seria recomendado o uso de antiveneno específico, mas em medicina veterinária, não está disponível o soro antiaracnídico ou antiescorpiônico.[3,25]

Mesmo na medicina humana, de acordo com os dados do Hospital Vital Brasil (Instituto Butantan), apenas 3,3% dos casos atendidos (2.033 pacientes) foram indicados para soroterapia específica. Os cuidados e os tratamentos precisam ser realizados de acordo com a gravidade, principalmente em filhotes que, às vezes, necessitam de internamento com terapia intensiva, com monitoramentos cardiorrespiratório e hemodinâmico.[25]

Referências

1. Barraviera B. Venenos animais: uma visão integrada. Rio de Janeiro: Publicações Científicas; 1994.
2. Secretaria de Vigilância em Saúde – SVS. Casos de acidentes por animais peçonhentos. Brasil, Grandes Regiões e Unidades Federadas. 2008. [Cited: 2009 mar 20]. Available from: http://portal.saude.gov.br/portal/arquivos/pdf/casos_animais_peconhentos_mes_2008.pdf.
3. Brasil. Ministério da Saúde. Fundação Nacional de Saúde. Manual de diagnósticos e tratamento de acidentes por animais peçonhentos. 2. ed. Brasília, 2001.
4. Fenwick AM, Gutberlet Jr Rl, Jennafer A *et al.* Morphological and molecular evidence for phylogeny and classification of South American pitvipers, genera Bothrops, Bothriopsis, and Bothrocophias (Serpentes: Viperidae). Zoological Journal of the Linnean Society. 2009;156:617-40.
5. Oliveira RB, Ribeiro LA, Jorge MT. Fatores associados à incoagulabilidade sangüínea no envenenamento por serpentes do gênero Bothrops (Risk factors associated with coagulation abnormalities in Bothrops envenoming) Rev Soc Bras Med Tropical. Nov-dez 2003; 36(6):657-63.
6. Clissa PB. Caracterização do efeito da jararagina sobre a produção e liberação de citocinas pró-inflamatorias em modelo murino. 2002. 110f. Tese (Doutorado) – Instituto de Ciências Biomédicas, Universidade de São Paulo, São Paulo.
7. Matsui T, Fujimara Y. Sanke venon proteases affecting hemostasis and trombosis. Biochin Biophys Acta. 2000;1477:146-56.
8. Vieira DF, Watanabe L, Sant'Ana CD, Marcussi S, Sampaio SV, Soares AM, Arni RK. Purification and characterization of jararassin-I, A thrombin-like enzyme from Bothrops jararaca snake venom. Acta Biochim Biophys Sin., 2004; 36(12):798-802.
9. Santoro ML, Sano-Martins IS, Fan HW *et al.* Haematological evaluation of patients bitten by the jararaca, Bothrops jararaca. Toxicon. 2008; 51(8):1440-8.
10. Motta YP, Sakate M, Nogueira RMB *et al.* Avaliação histopatólogicas do rim e da musculatura em ratos wistar intoxcados experimentalmente com venenos botrópico e crotálico. Rev Bras Toxicol. 2007;20:87.
11. Azevedo-Marques MM, Cupo P, Hering SE. Acidentes por animais peçonhentos: serpentes peçonhentas. Medicina. 2003;36:480-9.
12. Mosquera A, Idrovo LA, Tafur A *et al.* Stroke following Bothrops spp. snakebite. Neurology. Cleveland, 2003;60(10):1577-80.
13. Boer-Lima PA, Gontijo JR, Cruz-Höfling MA. Histologic and functional renal alterations caused by Bothrops moojeni snake venom in rats. Am J Trop Med Hyg.1999;61(5):698-706.
14. Markland FS. Snake venoms and the hemostatic system. Toxicon,1998; 36(12):1749-800.
15. Lopes, STA, Emanuelli MP, Schmidt C, Raiser AG, Mazzanti A, Alves AS. Valores de referência do tempo de protrombina (TP) e tempo de tromboplastina parcial ativada (TTPa) em cães. Ciência Rural. Santa Maria. 2005;35(2)381-4.
16. Ferreira Junior RS, Barraviera B. Management of venomous snakebites in dogs and cats in Brazil. J Anim Toxins Incl Trop Dis. 2004;10(2):112-32.
17. Andrade Sf. Manual de Terapêutica veterinária. 3. ed. São Paulo: Roca; 2008.
18. Boechat ALR, Paiva CS, França FS *et al.* Heparin-antivenom association: differential neutralization effectiveness in Bothrops atrox and Bothrops erythromelas envenoming. Rev Inst Med Trop S. Paulo, 2001;43(1):7-14.
19. Maiorano VA, Marcussi S, Daher MAF *et al.* Antiophidian properties of the aqueous extract of Mikania glomerata. J Ethnopharmacol. 2005;102:364-70.
20. Peterson ME. Talcott PA. Small animal toxicology. 2.ed. St. Louis: Saunders/ Elsevier; 2006.
21. Roodt AR, Dolab JA, Segre L. Fisiopatologia y diagnóstico del ataque por serpientes venenosas. Una breve actualización. Rev Med Vet. 1996;77:64-71.
22. Amaral CFS, Magalhães RA, Rezende NA. Comprometimento respiratório secundário a acidente ofídico crotálico. Rev Inst Med Trop. São Paulo, 1991;33:251-5.
23. Nogueira RMB, Sakate M, Sangiorgio F, Laposy CB, Melero M. Experimental envenomation with Crotalus durissus terrificus venom in dogs treated with antiophidic serum-Part I: clinical evaluation, hematology and myelogram. J Venom Anim Toxins. 2007;13:800-10.
24. Nogueira RMB, Sakate M, Sangiorgio F *et al.* Experimental envenomation with Crotalus durissus terrificus venom in dogs treated with Antiophidic serum – Part II: Laboratory, aspects, electrocardiogram and histopathology. J Venom Anim Toxins. 2007; 13(4):811-20.
25. Cardoso JLC, França FO, Siqueira Wen FH *et al.* Animais peçonhentos no Brasil. Biologia, clínica e terapêutica dos acidentes. Sarvier/FAPESP; 2003.
26. De Sousa L, Borges A, Manzanilla J *et al.* Second record of Tityus bahiensis (Scorpiones, Buthidae) from Venezuela: epidemiological implications. J Venom Anim Toxins Incl Trop Dis. 2008;14:170-7.
27. Camplesi AC, Sakate M, Simao NMB, Moya CF. Dosagem de marcadores cardíacos CK-MB e TnIc e eletrólitos em intoxicação experimental por veneno de sapo em cães. Pesquisa Vet Bras. 2009; 29(8):632-6.
28. Zelnik R. A natureza química do veneno de sapo. Cienc Cult. São Paulo, 1965; 17:10-14.
29. Sakate M, Oliveira PCL. Toad envenoming in dogs: effects and treatment. J Venom Anim Toxins. Botucatu-SP, 2000;6(1):52-62.
30. Camplesi AC, Sakate M, Simão NMB *et al.* Clinical and electrocardiographic evaluation of dogs experimentally intoxicated with toad venom. J Venom Anim Toxins. Botucatu-SP. 2010. ISSN 1678-9199.
31. Langley RL. Animal-related fatalities in the United States an update. Wilderness & Environ Med. 2005;16(2):67-74.
32. Fighera RA, Souza TM, Barros CSL. Acidente provocado por picada de abelhas como causa de morte de cães. Ciência Rural. Santa Maria. 2007;37(2):590-3.
33. Mello MHSH, Silva EA, Natal D: Abelhas africanizadas em área metropolitana do Brasil: abrigos e influências climáticas. Rev Saúde Pública. 2003;37(2):237-41.
34. Fitzgerald KT. AA: Hymenoptera stings. Clinical techniques in small animal practice, 2006;21(4):194-204.
35. Bergamo FMM, Biasi F, Sakate M. Ataque de abelhas africanizadas: o que fazer? – revisão. Cães Gatos. Porto Feliz-SP. 2000;14(88):16-21.
36. Hahn I, Lewin NA. Arthropods. In: Goldfrank LR, Flomenbaum NE, Lewin NA. Goldfrank's toxicologic emergencies. 7. ed. New York: McGraw-Hill, 2002.
37. Machado LHA, Antunes MIPP, Mazini AM *et al.* Necrotic skin lesion in a dog attributed to loxosceles (brownspider) bite: a case report. J Venom Anim Toxins Incl Trop Dis. 2009;15(3):572-81.
38. Antunes E, Málaque CMS. Mecanismo de ação do veneno de Phoneutria e aspectos clínicos do foneutrismo. In: Cardoso JLC, França FOS, Wen FH *et al.* (eds.) Animais peçonhentos no Brasil. Biologia, clínica e terapêutica dos acidentes. São Paulo, Brazil: Sarvier/FAPESP, 2003:150-9.

73 Micotoxicoses em Pequenos Animais

Patrícia Marques Munhoz, Michiko Sakate

Introdução

Por várias razões, a indústria de alimentos para cães e gatos visa produzir alimentos com maior tempo de prateleira e que mantenham a saúde dos animais que os consomem. A principal técnica empregada para prevenir ou retardar a deterioração dos alimentos é a combinação de parâmetros, os quais podem atuar de maneira sinérgica a prevenir ou retardar o desenvolvimento microbiano. Os parâmetros mais comumente empregados são: reduções da atividade da água, redução do pH, tratamento térmico e uso de antimicrobianos. O alto teor de umidade favorece o aparecimento de fungos, tanto nos grãos, ainda no campo ou mal armazenados, quanto nos alimentos já processados e prontos para consumo. A falta de controle da umidade durante o armazenamento é condição favorável para o desenvolvimento de fungos, podendo comprometer todo o alimento pelo contato com partículas contaminadas.[1]

Os fungos estão amplamente distribuídos em solo, plantas, matéria orgânica em decomposição, água, ar e poeira. Consequentemente, produtos não processados de origens animal e vegetal podem tornar-se contaminados por uma grande variedade de espécies fúngicas. As micotoxicoses são doenças originadas da ingestão de metabólitos secundários tóxicos produzidos por fungos.[2] As micotoxicoses já relatadas em cães envolvem aflatoxinas, deoxivalenol (DON; vomitoxina), ocratoxina A (OTA), zearalenona, citrinina, roquefortina e penitren A.[3] Os sintomas clínicos variam muito e incluem vômito, depressão, polidipsia, poliúria, anorexia, icterícia e redução do crescimento, mas a mortalidade é considerada baixa.[4]

As micotoxinas são metabólitos secundários de fungos filamentosos, principalmente dos gêneros *Aspergillus*, *Penicillium* e *Fusarium*, sendo, portanto, uma consequência do crescimento fúngico. Os fungos produzem micotoxinas quando a planta colonizada está sob condições de estresse, como mudanças bruscas de temperatura, umidade, ventilação e na presença de agentes agressores, como insetos. Os fungos que produzem micotoxinas de importância veterinária crescem em ampla variedade de substratos, incluindo grãos e subprodutos de grãos, principalmente milho, trigo, soja e arroz, geralmente usados na formulação de ração de cães.[5] No Brasil, assim como em muitas outras partes do mundo, as micotoxinas têm sido detectadas em vários alimentos, e são consideradas um dos mais perigosos contaminantes de alimentos e rações animais.[6]

De maneira geral, as micotoxinas apresentam grande estabilidade química, permitindo sua persistência no alimento, mesmo após a remoção dos fungos pelos processos normais de industrialização e embalagem, ou seja, ainda que o alimento seja processado. A doença ou síndrome que resulta da ingestão de alimentos contaminados por micotoxinas denomina-se micotoxicose, e pode causar ao organismo humano ou animal diversos danos no crescimento, prejudicando o seu metabolismo e provocando o desenvolvimento de tumores. Essas enfermidades causadas pelas micotoxinas são caracterizadas por síndromes difusas, com predomínio de lesões em determinados órgãos, como fígado, rins, o tecido epitelial e sistema nervoso central (SNC), dependendo do tipo da toxina.[7] É importante ressaltar que pode haver interação entre as micotoxinas. Essa interação acontece quando muitos ingredientes são misturados para a obtenção de um produto final, ou ainda, quando fungos produzem múltiplas micotoxinas simultaneamente (p. ex., fungos dos gêneros *Fusarium* e *Penicillium*). Níveis conhecidos e seguros podem ser alterados pela presença de outras micotoxinas. Essa inclusão pode ser sinérgica ou aditiva. A interação sinérgica ocorre quando os efeitos de diferentes micotoxinas são expressos simultaneamente, os compostos atuam em locais diferentes ou com diferentes mecanismos de ação, mas o quadro clínico resultante da ação combinada é pior do que o causado por uma delas somente. A interação aditiva ocorre quando diferentes micotoxinas se unem para produzir um efeito e exacerbá-lo, os compostos atuam no mesmo local e com o mesmo mecanismo de ação.[8] As interações são complexas e resultam em um conjunto de efeitos característicos que diferem, sobremaneira, daqueles observados quando se considera uma micotoxina isolada. Este fato resulta em maior dificuldade no diagnóstico e enfatiza a necessidade de identificar as interações, para que se possa reconhecê-las quando se manifestarem.[5]

Também é importante o fato de que a mesma micotoxina pode ser produzida por fungos diferentes, como é o caso das aflatoxinas que podem ser produzidas por *Aspergillus flavus* e *Aspergillus parasiticum*. Por outro lado, a mesma espécie de fungo pode produzir mais de uma micotoxina, como é o caso de *Fusarium graminearum* que pode tanto produzir zearalenona como DON.[9]

As micotoxinas entram no organismo junto com grãos ou alimentos derivados deles e, após absorção e metabolização hepática, exercem efeitos deletérios em determinados órgãos.[2] Estima-se que existam mais de 300 diferentes tipos de metabólitos secundários tóxicos produzidos por várias espécies de fungos, mas que apenas 30 deles sejam capazes de causar intoxicações.[5] A contaminação de alimentos por micotoxinas pode promover consideráveis prejuízos de ordens econômica, sanitária e comercial, respectivamente, em decorrência da perda de produtos vegetais e redução na produção de alimentos de origem animal, das frequentes exposições humana e animal a essas toxinas e das restrições comerciais à exportação de produtos agropecuários.[10] Nos EUA, as perdas econômicas na produção anual de milho e amendoim contaminados por aflatoxinas são de aproximadamente 47 milhões de dólares, enquanto aquelas referentes à pecuária são estimadas em quatro milhões de dólares por ano.[5] No Brasil, o clima caracterizado por umidade e temperatura elevadas, associado às condições inadequadas de plantio, coleta, secagem, transporte e armazenamento de produtos agrícolas, favorece a proliferação de fungos toxigênicos.[10]

Micotoxinas em rações animais

O primeiro tópico a ser abordado com relação às micotoxinas, em rações para animais, é a questão da visualização de fungos na ração. Nem sempre rações com fungos apresentam teores de micotoxinas e nem sempre as rações sem fungos são isentas de micotoxinas. A aparência da ração ou a presença de esporos de fungo não são bons indicadores de existência de micotoxinas nas rações. Esta constatação advém do fato de os fungos se desenvolverem e eventualmente produzirem micotoxinas a partir da lavoura ou na armazenagem das matérias-primas das rações, que vão resultar em um produto final contaminado. Assim, as rações podem ter uma ótima "aparência", mas podem estar contaminadas com micotoxinas produzidas antes da coleta. Por outro lado, condições não adequadas de armazenagem das rações podem favorecer o desenvolvimento de fungos, mas esta condição específica não é necessariamente boa para a formação de micotoxinas. A resposta a algumas micotoxinas em animais tende a ser subaguda ou crônica, e os sintomas clínicos, sutis e vagos. A maneira mais apropriada de detectar a presença de micotoxinas nas rações é por observação dos sintomas clínicos nos animais ou por envio de amostras a laboratórios para a detecção de micotoxinas específicas associadas aos sintomas clínicos observados.[11]

O objetivo deste capítulo é abordar, mediante uma revisão de literatura científica, dados referentes às micotoxicoses em pequenos animais. Serão detalhadas particularidades de cada uma das micotoxinas, bem como as principais características de sintomatologia clínica de cada uma das intoxicações, proporcionando assim maior entendimento dessas substâncias e seus efeitos como importantes xenobióticos.

Aflatoxinas

Entre as micotoxinas, as aflatoxinas (AFB_1, AFB_2, AFG_1 e AFG_2) representam a principal classe e são produzidas por três espécies de *Aspergillus* (*A. flavus*, *A. parasiticus* e *A. nomius*), sendo frequentemente encontradas em amendoim, pistache, cereais, milho, arroz e figo. As iniciais B e G devem-se ao fato de estas apresentarem fluorescência azulada e esverdeada, respectivamente, quando observadas sob luz ultravioleta. Os efeitos tóxicos das aflatoxinas incluem atividades imunossupressora, mutagênica, teratogênica e hepatocarcinogênica. A aflatoxina AFB_1 é o mais potente hepatocarcinógeno descrito em mamíferos e é classificada no grupo 1 (provável carcinógeno) pela International Agency of Research on Cancer,[5] além de ser citada como promotora de efeitos mutagênicos[12] e teratogênicos.[13]

Importância das aflatoxinas como contaminantes de rações animais

Grande parte das rações para animais de companhia, comumente consideradas como alimentos completos, formula-se à base de cereais e deve incluir todos os nutrientes necessários a uma alimentação adequada. No alimento balanceado consumido por cães, os cereais constituem-se na matéria-prima principal. Entretanto, esses ingredientes agrícolas utilizados na formulação de rações, como milho, trigo, soja e farelo de algodão, constituem substratos suscetíveis ao desenvolvimento de fungos e, em alguns casos, à consequente produção de aflatoxinas.[14] Os danos causados pelos fungos estão relacionados com perdas nutricionais de matérias-primas e alimentos completos e, dependendo da espécie fúngica e condições favoráveis, estes produzem toxinas. Com a deterioração causada pelos fungos, o odor do alimento é alterado e pode fazer com que os cães deixem de ingerir esse alimento.[1]

A contaminação dos alimentos por aflatoxinas constitui-se em um grave problema para a saúde animal e pública, e a manutenção de um controle contínuo e sistemático da qualidade das matérias-primas utilizadas na fabricação de alimentos e rações faz-se necessária, evitando assim a industrialização de produtos e subprodutos alimentares impróprios ao consumo.[15]

Diversos países têm estabelecido limites para a presença de aflatoxinas em alimentos destinados aos consumos humano e animal. Entretanto, nem sempre os níveis mínimos de contaminação tolerados pelas legislações são seguros para prevenir os efeitos crônicos, especialmente o efeito carcinogênico dessas toxinas. No Brasil, o limite máximo de tolerância à presença de aflatoxinas ($B_1 + B_2 + G_1 + G_2$), em alimentos destinados ao consumo animal (matérias-primas e rações), é de 50 μ/kg.[16] Rações que contêm concentrações acima de 60 μ/kg de AFB_1 já causaram súbito início de aflatoxicose em animais de estimação[17] e, ainda assim, a presença de aflatoxinas em vários produtos alimentícios, incluindo rações, em níveis de contaminação superiores ao permitido pela legislação brasileira, tem sido verificada em diversas regiões do país.[18,19]

Há relato de estudo envolvendo 100 amostras de ração para animais domésticos, sendo 45 para cães, 25 para gatos e 30 para pássaros. Detectou-se aflatoxina em 12% das amostras, com o uso de metodologia de cromatografia em camada delgada de sílica. A concentração total de aflatoxinas foi de 15 a 374 ng/g, com média de 131 ng/g. Todas as amostras de ração que continham amendoim ou derivados foram positivas para aflatoxinas. Assim, programas de monitoramento de aflatoxinas nos alimentos ainda constituem a principal estratégia para a redução dos riscos de exposição dos animais e do homem.[20]

Breve histórico | Aflatoxicose em cães

O primeiro relato de aflatoxicose em cães data de 1952 nos EUA, quando uma ração contaminada por fungos foi considerada a causa da doença hepática em cães e denominada "hepatite X". A doença foi reproduzida experimentalmente em cães, em 1955, pela administração de uma ração comercial.[21] Foi apenas após a descoberta das aflatoxinas que se correlacionou a "hepatite X" à aflatoxicose observada em cães.[22]

Diversos casos foram relatados em cães, antes dos anos 1970, incluindo um caso em que diversos cães morreram em Nova York após serem alimentados com ração comercial que continha 60 μ/kg de aflatoxina B_1.[23] Nos anos 1980, outro caso de aflatoxicose em cães foi documentado na África do Sul, no qual diversos cães vieram a óbito de maneira súbita, demonstrando o caráter clínico agudo da intoxicação. Nesse episódio, a análise de várias amostras de ração revelou 100 a 300 μ/kg de aflatoxina B_1.[19] A evolução de métodos analíticos, de controle e proteção dos grãos contra aflatoxinas reduziu bastante a incidência da aflatoxicose em pequenos animais. Nos anos 1990, um único episódio de aflatoxicose foi documentado nos EUA, situação em que vários cães consumiram uma ração contendo 100 a 300 μ/kg de aflatoxina B_1 por um período de 3 a 4 meses.[5]

Toxicidade das aflatoxinas

A toxicidade das aflatoxinas varia de acordo com a espécie animal, idade, sexo, estado nutricional, tempo de exposição à toxina e quantidade da toxina ingerida.[24] Animais mais jovens, geralmente, são mais suscetíveis aos efeitos tóxicos dessas toxinas, uma vez que seus sistemas enzimáticos hepáticos ainda não estão completamente desenvolvidos.[4] Sabe-se também que os cães e os gatos são extremamente sensíveis. A DL_{50} da AFB_1 nos cães é 0,5 a 1 mg/kg e nos gatos é 0,3 a 0,6 mg/kg.[4,24,25]

A sensibilidade depende da suscetibilidade individual que, por sua vez, depende de idade, estados hormonal (gestação) e nutricional, além de outros fatores. Animais de estimação gestantes e jovens são mais sensíveis à toxicidade da AFB_1 do que adultos ou animais não gestantes.[3]

Nas populações animais que porventura ingerirem alimentos contaminados por uma quantidade considerável de aflatoxinas, uma série de problemas de saúde pode aflorar. A resistência natural a doenças fica reduzida e a proteção das vacinas também pode ficar prejudicada. Os sintomas clínicos aparentes da aflatoxicose podem, portanto, estar limitados apenas a aumento da ocorrência e da gravidade de doenças infecciosas. A recuperação das doenças infecciosas pode ser prolongada e necessitar de outros tratamentos. As provas das disfunções imunológicas são as infecções frequentes causadas por organismos que geralmente não são patogênicos.[8]

Aflatoxinas | Toxicocinética e toxicodinâmica

Em razão de sua lipossolubilidade, as aflatoxinas são rapidamente absorvidas no trato gastrintesinal (TGI), sendo então distribuídas aos diferentes órgãos, como músculos, rins, tecido adiposo, e principalmente fígado, no qual as maiores concentrações podem ser encontradas.[26] Uma quantidade muito pequena de aflatoxinas é transferida ao sistema linfático. Sabe-se que os animais jovens absorvem aflatoxinas mais eficientemente que os animais idosos.[8]

No fígado, as aflatoxinas são biotransformadas pelo sistema enzimático das oxidases de função mista. A biotransformação nos tecidos de mamíferos é realizada primeiramente pelo sistema microssomal de mono-oxigenases de função mista do citocromo P450, enzimas encontradas em vários tecidos, mas com maior atividade e concentração no fígado, mais especificamente na área centrolobular, principal local de concentração dessas enzimas. Essa capacidade enzimática difere entre animais, explicando as grandes variações no metabolismo da aflatoxina entre espécies animais e entre indivíduos. O metabolismo também é influenciado por sexo, idade, higidez e dieta.[8]

As principais vias de eliminação das aflatoxinas e seus metabólitos são a urinária e a fecal, embora a secreção láctea também seja considerada uma via de excreção da aflatoxina M_1.[5] Acima de 90% da AFB_1 ingerida geralmente são eliminados do organismo no período de 24 h, embora pequenas quantidades de aflatoxinas não sejam excretadas, podendo permanecer nos tecidos por longos períodos.[27] Não existem estudos sobre a presença de metabólitos no leite de cadelas e de gatas, nem de seus danos para filhotes, mas em outras espécies, a quantidade de metabólitos no leite é muito inferior à quantidade ingerida com o alimento.[5]

Aflatoxicose em pequenos animais

Sintomas clínicos

A ingestão de aflatoxinas pelos animais pode resultar em casos clínicos de aflatoxicose aguda, subcrônica ou crônica. Entre os seus efeitos tóxicos, destacam-se lesões hepáticas, imunodepressão, carcinogenicidade, mutagenicidade e teratogênese.[3]

A aflatoxicose aguda ocorre quando os cães são alimentados com grandes quantidades de AFB_1 (> 1 mg/kg na dieta). Geralmente, um cão afetado apresenta quadro de êmese dentro de horas após a ingestão do alimento contaminado, seguido por anorexia, depressão grave, sede, polidipsia e poliúria. Também pode-se observar quadro de hemorragia e, como consequência, geralmente os cães mostram-se anêmicos. A morte do animal ocorre em 3 dias do início dos sintomas.[22] As alterações de coagulação estão relacionadas com a estrutura química das aflatoxinas, que se comportariam como cumarínicos, exercendo um efeito anticoagulante por estimular a síntese incorreta dos fatores de coagulação dependentes da vitamina K.[28] A febre não é uma característica de aflatoxicose em animais de estimação.[22]

Os casos subagudos em animais de estimação ocorrem depois da exposição a quantidades moderadas de aflatoxina AFB_1, durante um período que compreende 2 a 3 semanas. Os cães ou gatos afetados apresentam-se com letargia, anorexia, poliúria, polidipsia, elevação das enzimas hepáticas e icterícia. A morte se dá, em muitos casos, por coagulação intravascular disseminada (CID). As concentrações dietéticas de 0,5 a 1 mg/kg de AFB_1 podem causar esses sintomas.[22] Na ocasião da necropsia, o fígado geralmente está aumentado, pálido e amarelado.[29]

A aflatoxicose crônica é causada pelo consumo, continuado ou intermitente, de dietas que contêm pequenas a moderadas quantidades de aflatoxinas. O consumo de concentrações dietéticas de AFB_1 entre 50 e 300 μ/kg, em um período de 6 a 8 semanas, pode causar aflatoxicose crônica. Os animais terão sinais de letargia, anorexia, poliúria, polidipsia, icterícia proeminente e aumento das enzimas hepáticas. A ingestão crônica de baixas quantidades de AFB_1 na alimentação (20 a 100 μ/kg) também pode causar imunossupressão, seguida por sintomas clínicos não específicos, incluindo suscetibilidade aumentada a infecções virais, bacterianas, fúngicas ou parasitárias.[22] Não raramente, observa-se cirrose hepática à necropsia.[29]

Os sintomas clínicos de depressão, anorexia, icterícia e hematoquezia podem ser encontrados em ambas as formas clínicas da aflatoxicose. Pode-se observar também urina de coloração amarelo-alaranjada, hemorragia, hematêmese e sangramento no local da venipuntura.[30] A medula óssea é o principal local da hematopoese em animais adultos normais. A função primária da medula óssea é produção e maturação de eritrócitos, granulócitos, monócitos e plaquetas. Casos de hiperplasia da medula óssea na diáfise femoral já foram observados em cães intoxicados naturalmente por aflatoxina.[17]

Outro efeito a longo prazo das aflatoxinas é o câncer. A exposição a uma grande quantidade de aflatoxinas tem o potencial de desenvolver o câncer hepático nos animais de estimação que se recuperam dos efeitos das exposições aguda, subcrônica ou crônica. Consequentemente, a exposição às aflatoxinas pode ter implicações a médio ou longo prazo para a saúde desses animais.[3]

Achados laboratoriais das aflatoxicoses

Os dados laboratoriais em casos de aflatoxicose em geral devem refletir toxicidade hepatocelular e mudanças secundárias nos parâmetros sanguíneos,[31] incluindo contagem leucocitária normal, porém moderada leucocitose em cães com aflatoxicose.[21]

Na intoxicação aguda por aflatoxinas, o fígado é o primeiro órgão-alvo, ocorrendo então icterícia e bilirrubinúria. Há elevação significativa de enzimas séricas hepáticas pela lesão de hepatócitos e extravasamento delas, especialmente aspartato aminotransferase (AST), alanina aminotransferase (ALT) e lactato desidrogenase (LDH).[22] Outra observação significativa é a CID que ocorre geralmente no paciente terminal. A hemorragia ocorre em cavidades do corpo e em superfícies da submucosa e subserosa. Há também o aparecimento de hematoquezia e hematêmese.[23] A alteração de coagulação é caracterizada pela hipofibrinogenemia, aumento do tempo de protrombina (TP) e do tempo de tromboplastina parcial ativada (TTPA) e grave trombocitopenia. Considerando-se que as principais lesões dessas toxinas localizam-se no fígado, observam-se, mais frequentemente, fibrose, proliferação dos ductos biliares, infiltração por lipídios e necrose. Esses efeitos decorrem, possivelmente, das interações entre as aflatoxinas e proteínas celulares, interferindo na síntese proteica e no metabolismo de carboidratos e lipídios. As manifestações clínicas e bioquímicas de hepatotoxicidade incluem icterícia, hemorragia, redução do nível sérico de proteínas sintetizadas pelo fígado e distúrbios no processo de coagulação sanguínea.[27]

Nos casos crônicos, há extensa fibrose hepática e hiperplasia do ducto biliar. Os cães afetados cronicamente apresentam micro-hepatia devido à fibrose. Pode ocorrer também acentuada atrofia lobular, fibrose portal formando pontes fibróticas e nódulos de regeneração hepatocelular. A microscopia eletrônica revela acentuada fibrose e regeneração hepatocelular.[29]

Aflatoxinas e efeitos imunotóxicos

A aflatoxina é um agente imunomodulador que atua primeiramente na imunidade celular e na função das células fagocíticas, pois reduz a atividade de linfócitos e pode alterar macrófagos que auxiliam linfócitos. O estresse oxidativo causado pelo consumo de aflatoxinas seria responsável por quebrar a comunicação entre as células imunes. Essas células contêm altos níveis de ácidos graxos poli-insaturados e receptores sensíveis na superfície celular, que seriam importantes alvos do ataque dos radicais livres. Estes causam danos nos receptores e diminuição das moléculas comunicantes produzidas por macrófagos, como citocinas e eicosanoides. Isso desregularia o sistema imune, acarretando imunossupressão. A expressiva inibição das sínteses de RNA, DNA e proteínas também é responsável pela ação imunossupressora das aflatoxinas, assim como sua capacidade de induzir e acelerar a apoptose em linfócitos. O resultado é a redução da produção de anticorpos e os animais não responderão às imunizações regulares.[3]

Deoxinivalenol

O DON, também conhecido como vomitoxina, é um membro dos tricotecenos, grupo de micotoxinas produzido por fungos do gênero *Fusarium* spp., geralmente encontrado no milho.[3] Uma característica da vomitoxina é provocar vômitos e a recusa de alimentos,[9] fato constatado em 1972, quando o milho contaminado por DON foi oferecido a suínos. Posteriormente, informações importantes sobre a intoxicação em pequenos animais também foram publicadas.[32]

A intoxicação por consumo de alimentos contaminados por DON provoca uma síndrome gastroentérica, sendo afetados principalmente os sistemas digestório, nervoso, circulatório e também a pele.[9] Os sintomas clínicos de toxicidade aguda de DON em animais de companhia incluem anorexia, regurgitação, vômito, irritação cutânea, diarreia, hemorragias, aborto (mamíferos) e até morte. A hemorragia gastrintestinal é um sinal agudo, enquanto perda de peso e de apetite são sequelas mais crônicas.[3]

Bioquimicamente, o principal efeito tóxico das micotoxinas tricotecenas, à semelhança da aflatoxina, é a inibição da síntese proteica seguida de interrupção secundária da síntese de DNA e de RNA,[9] ocasionando, consequentemente, morte celular. Por este motivo, o DON é imunossupressor (predispõe animais afetados a doenças infecciosas) e ainda causa redução no crescimento.[3]

A ação tóxica dessas micotoxinas consiste em necrose extensa de pele e mucosa bucal, quando em contato direto com a toxina. Sintomatologia aguda do TGI, degeneração da medula óssea e significativa inibição do sistema imune também podem ser observadas como decorrência de intoxicação por DON.[9]

O processo de extrusão não destrói DON, ou seja, a utilização do milho contaminado por esta micotoxina resultará em sua presença na ração.[32] Foi realizado um experimento no qual os pesquisadores expuseram cães a uma ração comercial contendo DON, variando de 0 a 10 mg/kg da micotoxina. O achado mais significativo foi a recusa da alimentação pelos cães que receberam ração com mais de 4,5 mg/kg de DON. Os gatos também foram estudados e demonstraram-se menos sensíveis que os cães, pois a recusa da alimentação foi observada apenas em concentrações acima de 8 a 10 mg/kg. Esses resultados sugerem que os cães podem ser quase tão sensíveis quanto suínos (concentrações acima de 1 mg/kg de DON originam redução da ingestão de alimentos em suínos), no que diz respeito à recusa de alimentação.[3]

O nível máximo permitido de DON na ração de cães é de 0,5 mg/kg. É importante ressaltar que, sempre que a ração tiver cereais na sua constituição, o DON deve estar na lista de diagnóstico diferencial[9] e que os fungos do gênero *Fusarium* têm tendência a produzir múltiplas toxinas de elevado poder irritativo e têm potencial para interagir sinergicamente com o DON e exacerbar os principais sintomas.[3]

Ocratoxina A

As ocratoxinas são produzidas pelos fungos *Penicillium* e *Aspergillus*, principalmente por *P. verrocosum* e *A. ochraceus*. Essas são espécies de fungos de armazenamento, mas que também podem crescer no campo. Consequentemente, esses fungos têm potencial de produzir ocratoxinas em casa, após a compra da ração, se esta não for armazenada adequadamente.[3] Entre as sete espécies de ocratoxinas produzidas por fungos, a mais tóxica é a OTA.[9]

A OTA foi isolada de cereais como o milho, aveia, trigo e cevada,[3] mas também pode ser encontrada em produtos de origem animal, devido à sua estreita ligação com proteínas plasmáticas e longa permanência em tecidos animais.[5]

O mecanismo de ação da ocratoxina está relacionado com o seu acúmulo nos rins (órgão-alvo da ocratoxicose em cães, assim como em outras espécies), pelo alto fluxo sanguíneo e reabsorção tubular. A principal síndrome causada pela OTA é a nefrotóxica, porém também podem ser observados distúrbios hepáticos. Pesquisas revelaram alta frequência de OTA na ração de cães e gatos, sendo também encontrada em amostras de rins de gatos, porém nenhuma correlação foi encontrada entre a presença de OTA e os achados histopatológicos nos rins. São consideradas, assim, como as demais micotoxinas, substâncias imunossupressoras.[9]

Um estudo experimental, envolvendo cães da raça Beagle, revelou a alta sensibilidade dos cães a essa toxina. Com a dose por via oral de 0,2 a 0,3 mg/kg, o óbito ocorreu dentro de 10 a 14 dias da intoxicação. Os sintomas observados foram perda de apetite, vômito, tenesmo, hipertermia, tonsilite, diarreia sanguinolenta, polidipsia, poliúria, desidratação, paralisia e morte. Os achados de necropsia foram rins pálidos, tonsilas hiperêmicas, enterite sanguinolenta em íleo, ceco, cólon e reto, linfonodos edemaciados, hiperêmicos e parcialmente necróticos. Histologicamente, observaram-se descamação e necrose do epitélio dos túbulos renais proximais, assim como dilatação e proliferação do retículo endoplasmático das células do epitélio dos túbulos proximais.[23]

Outro estudo envolvendo cães, com dose por via oral de 0,2 a 0,3 mg/kg de OTA, por um período de 2 semanas, revelou sintomas semelhantes aos encontrados no estudo mencionado anteriormente. A mínima dose tóxica via oral foi de 0,2 mg/kg e, logo após a administração, os cães mostraram-se agitados e com respiração ofegante. Tornaram-se prostrados e vomitaram cerca de 15 a 20 min após a intoxicação experimental. Outros sintomas observados foram anorexia, ansiedade e engasgos. À necropsia, tais cães revelaram necrose dos tecidos linfoides no baço, tonsilas, timo e linfonodos periféricos. A adição de citrinina (outra micotoxina) fez aumentar a taxa de mortalidade entre os cães e propiciou quadro de piora na gravidade dos sintomas, revelando assim, a existência de um efeito sinérgico entre essas duas micotoxinas.[32]

Zearalenona

A zearalenona é um metabólito fúngico de espécies do gênero *Fusarium*, produzida principalmente por *F. graminearum*. Sua produção é favorecida por elevada umidade e baixas temperaturas.[5] A principal síndrome ocasionada por essa micotoxina diz respeito a seu efeito estrogênico, afetando todo o sistema reprodutivo. A zearalenona liga-se aos receptores de estrogênio, influenciando a transcrição dependente desse hormônio no núcleo da célula. Basicamente, a zearalenona e seus metabólitos podem ligar-se diretamente aos receptores de estrogênio no citoplasma e deslocar os receptores para o núcleo. No núcleo, a estimulação do RNA leva à síntese proteica e aos sintomas de hiperestrogenismo.[9]

Os efeitos observados em cães foram redução da fertilidade, aumento de absorção de embriões, redução do tamanho da ninhada, alterações dos níveis séricos de progesterona e estradiol e alterações no peso da adrenal, tireoide e hipófise. Em cães intoxicados experimentalmente, houve redução do número de corpos lúteos após 13 semanas de ingestão de zearalenona diária de 1 mg/kg. Ainda se encontra em fase de pesquisa se essa micotoxina seria ou não capaz de causar efeito carcinogênico em cadelas.[9]

Citrinina

A citrinina é um subproduto metabólico de origem cumarínica, proveniente do crescimento de várias espécies de fungos dos gêneros *Penicillium* e *Aspergillus*, principalmente *P. citrinum*, *P. verrucosum* e *A. ochraceus*. Esta e outras micotoxinas são produzidas durante o desenvolvimento fúngico em grãos, alimentos processados e produtos alimentícios, oriundos ou não do processamento e da manipulação em citricultura. A citrinina pode ser sintetizada junto com OTA, pois ambas são metabólitos de fungos semelhantes. Os rins são os órgãos-alvo na intoxicação por citrinina. Entretanto, a citrinina é 10 vezes menos nefrotóxica que a OTA. Mesmo assim, o consumo de baixa concentração, por animais sensíveis às micotoxinas, pode conduzi-los à morte dentro de poucas horas.[2]

A citrinina foi caracterizada por não afetar a produção de anticorpos,[33] a despeito de causar modificações drásticas nos níveis de leucócitos circulantes, com consequente leucopenia.[34] Verificou-se ainda que a citrinina também pode estar associada à indução de blastogênese linfocitária.[35]

Os cães que são intoxicados experimentalmente por citrinina apresentam tenesmo, secreção nasal e lacrimejamento profusos. A citrinina é um emético muito forte em cães. Parece improvável que a citrinina possa causar intoxicação isoladamente, pois essa micotoxina é um irritante gástrico e, portanto, induz prontamente os mecanismos de proteção gástrica, que incluem êmese e a recusa em se alimentar.[3]

O sinal clínico mais evidente em cães que receberam experimentalmente 5 ou 10 mg/kg de citrinina, durante um período de 14 dias, foi perda de peso devido ao vômito e à recusa na alimentação, e também engasgos, tenesmo, aumento da LDH, seguido de prostração e morte. A urinálise revelou cilindros celulares e granulares, cetonúria, proteinúria e glicosúria. A necropsia revelou peritonite local e intussuscepção intestinal. A histopatologia renal revelou degeneração e necrose com descamação do epitélio tubular.[35]

Micotoxinas tremorgênicas

A roquefortina e o penitren A são duas micotoxinas tremorgênicas de grande importância para animais de companhia. O penitren A é produzido por fungos do gênero *Penicillium*, principalmente *P. crustosum*. Este fungo cresce em cereais e na matéria orgânica em decomposição. A roquefortina também é produzida por fungos do gênero *Penicillium*. Originalmente, pensou-se que fosse produzido apenas pelo *P. roqueforti*, um fungo usado na manufatura do queijo gorgonzola, mas diversas outras espécies de *Penicillium* foram recentemente identificadas, produzindo essa micotoxina em muitos substratos, como grãos, sopa estragada e lixo. Consequentemente, podem ser classificados como fungos de armazenamento, pois podem crescer na ração de cães armazenada inadequadamente.[2]

O penitren A e a roquefortina são produzidos simultaneamente em quase todos os casos. Os fungos que produzem essas micotoxinas desenvolvem-se nos cereais usados na produção de ração para cães. Deste modo, é importante que as fábricas de ração estejam cientes dos perigos dessas micotoxinas.[3]

Os sintomas clínicos associados a micotoxicoses tremorgênicas em cães incluem fraqueza, tremores musculares, irritabilidade, rigidez, hiperatividade, febre, ataxia, convulsões e morte. A presença de vômito geralmente precede os sinais neurológicos. Trata-se de uma intoxicação muitas vezes mal diagnosticada por ser facilmente confundida com envenenamento por estriquinina, por pesticidas ou outros compostos que podem causar episódios de tremores e convulsões em cães.[3]

O penitren A é uma potente micotoxina tremorgênica. Estudos experimentais demostraram que a menor dose capaz de causar tremores em cães foi 0,125 mg/kg e, neste caso, os cães apresentaram recuperação completa. Elevadas doses orais de penitren A (> 2,5 mg/kg) foram responsáveis por ocasionar necrose hepática com elevação das enzimas de extravasamento hepáticas, principalmente a LDH e a ALT. Também foi observado aumento da creatinoquinase (CK), provavelmente como consequência dos tremores musculares. A intoxicação por roquefortina e/ou por penitren A tem sido frequentemente encontrada e relatada na prática clínica dos EUA e Europa.[3] Entretanto, os mecanismos de ação dessas micotoxinas tremorgênicas ainda não foram pesquisados.[2]

Tratamento

O tratamento inclui terapia de suporte para as correções da sintomatologia clínica observada nos animais domésticos acometidos por micotoxicoses. Recomenda-se a administração por via intravenosa de solução eletrolítica, podendo esta ser suplementada com cloreto de potássio. A administração de vitamina K, ampicilina e sucralfato também é indicada. A nutrição do animal deverá ser realizada por via parenteral, caso necessário, e também é indicada, para os casos mais graves, a transfusão de sangue fresco refrigerado.[36]

Medidas profiláticas

Como os alimentos para cães e gatos são, em sua maioria, constituídos por cereais, e alguns desses animais dispõem apenas dessas rações para sua dieta, é necessário um controle efetivo de micotoxinas. Esforços têm sido envidados por pesquisadores e autoridades para avaliar a incidência de micotoxinas em alimentos, mas os resultados são sempre considerados "aproximados" ou "inexatos", em razão das grandes dificuldades atribuídas aos procedimentos de amostragem ou a erros analíticos. Para garantir a qualidade desse tipo de análise, devem ser observadas regras para sua realização com um grau de incerteza que seja o menor possível. Entre elas, pode-se citar: verificar a representatividade da amostra, planejar cursos de treinamento, escolher a metodologia adequada, usar corretamente a vidraria e as soluções padrão.[37]

A adoção de técnicas de cultivo e manejo que inviabilizem o crescimento fúngico, como coleta dos cereais imediatamente após a maturação fisiológica, deixando os cereais menos expostos às intempéries, secagem e estoque em armazéns adequados para cada tipo de cereal ou subproduto, também constituem medidas profiláticas importantes. O monitoramento dos cereais e subprodutos por meio de técnicas de amostragem adequadas e análises micotoxicológicas antes de sua utilização também é uma boa prática, principalmente quando estes foram expostos a condições ecológicas favoráveis ao desenvolvimento de fungos. O uso de ácido orgânico pode auxiliar na conservação do alimento quando em situações de risco. A utilização de adsorventes naturais ou modificados pela adição de compostos enzimáticos ou biológicos nos alimentos merece maior aprofundamento científico, mas em situações de campo, alguns têm apresentado resultados promissores.[26]

Considerações finais

Tendo em vista que o desenvolvimento de fungos é o principal problema em grãos de cereais e derivados em todo o mundo, estando as rações para consumo animal sujeitas à contaminações por estes, sugere-se o monitoramento constante das micotoxinas por parte da indústria de rações para cães e gatos. Especial atenção por parte dos criadores também é fundamental, pois essas micotoxinas comprometem a saúde e, em consequência, o desempenho destes animais.

O estabelecimento de um programa de monitoramento junto aos profissionais da área de saúde e inspeção de alimentos também deve ser visto como um ponto importante, visando à formação de opinião pública sobre o potencial risco das micotoxicoses. Esse fato pode sugerir inclusive abordagens para prevenção e controle de micotoxinas, assim como o desenvolvimento de biomarcadores para avaliar o risco da exposição dos animais domésticos a esses toxicantes.

Referências

1. Brito CBM. Efeito de diferentes níveis de umidade com e sem utilização de antifúngico em dietas para cães. Dissertação (Mestrado em Ciências Veterinárias) – Sertor de Ciências Agrárias. Universidade Federal do Paraná, Curitiba; 2009.
2. Muzolon P. Micotoxicoses em cães. Dissertação (Mestrado em Ciências Veterinárias) – Setor de Ciências Agrárias, Universidade Federal do Paraná, Curitiba; 2008.
3. Rumbeiha WK. Clinical implications of mycotoxicosis in companion animals. Technical Symposium on Mycotoxin, Alltech, Inc, Nicholasville, KY; 2000.
4. Patterson DSP. Toxin-producing fungi and susceptible animal species. In: Wyllie TD, Morehouse LG. Mycotoxins, micotoxicosis. v.1. New York: Marcel Dekker Inc.; 1977, p. 156-8.
5. CAST (Council of Agricultural Science and Technology). Mycotoxins: risk in plant, animal and human systems. Task Force Report, n.139, EUA: CAST; 2003.
6. Abdulkadar AHW, Al-Ali AA, Al-Kildi AM, Al-Jedah JH. Mycotoxins in food products available in Qatar. Food Control 2004; 15:543.
7. Scussel VM. Micotoxinas em alimentos. Florianópolis: Insular;1998. 144p.
8. Coppock RW, Christian RG. Aflatoxins. In: Gupta RC. Veterinary toxicology – Basic and Clinical principles. San Diego: Academic Press, 2007. p. 939-50.
9. Bauza R. Las Micotoxinas, una amenaza constante en la alimentación animal. IX Encuentro de nutrición y producción en animales monogástricos, Montevideo, Uruguay; 2007.
10. Carvalho ECQ. Micotoxinas e alimentos: implicações na saúde humana e animal. R Bras Ci Vet. 1995;2(1):27-31.
11. Almeida, J. L. Tese de doutoramento (Ciências Agrárias): Manejo em plantio direto no 2º planalto do Paraná e consequências sobre a produção de micotoxinas. Universidade Federal do Paraná, Curitiba; 2006.
12. Chan K, Hsieh DPH, Lung ML. *In vitro* aflatoxin B1-induced p53 mutations. Cancer Lett 2003;199:1-7.
13. Kihara T, Matsuo T, Sakamoto M, Yasuda Y, Tamamoto Y, Tanimura T. Effects of prenatal aflatoxina B1 exposure on behaviors of rat offspring. Toxicol Sci. 2000;53:392-9.
14. Mahmoud AL. Toxigenic fungi and mycotoxin content in poultry feedstuffs ingredients. J Basic Microbiol. 1993;33:101-4.
15. Sabino M, Lamardo LCA, Ichikawa AH *et al.* Ocorrência de aflatoxina B1 em produtos alimentícios e rações animais consumidos no estado de São Paulo e em várias outras regiões do Brasil, no período de 1980-1987. Rev Inst Adolpho Lutz. 1988; 48(1/2):81-5.

16. Portaria MA/SNAD/SFA nº 07 de 09/11/1988 publicada em 09/11/1988 no Diário Oficial da União (DOU), seção I, página 21968 – Ministério da Agricultura, 1988.
17. Bastianello SS, Nesbit JW, Williams MC *et al.* Pathologic findings in a natural outbreak of aflatoxicosis in dogs. Onderstepoort J Vet Res. 1987;54(4):635-40.
18. Baldissera MA, Santurio JM, Canto SH *et al.* Aflatoxinas, ocratoxina A e zearalenona em alimentos para consumo animal. Rev Inst Adolpho Lutz. 1993; 53(1/2):5-10.
19. Corrêa B, Galhardo M, Costa EO *et al.* Distribution of molds and aflatoxins in dairy cattle feeds and raw milk. Rev Microb. 1997; 28:279-83.
20. Galvano F, Galofaro V, Galvano G. Occurrence and stability of aflatoxin M1 in milk and milk products: a worldwise review. J Food Protec.1996;59(10):1079-90.
21. Newberne PM, Bailey WS, Seibold HR. Notes on recent outbreak and experimental reproduction of hepatitis X in dogs. J Am Veter Med Assoc. 1955;127:59-62.
22. Newberne PM, Butler WH. Acute and chronic effects of aflatoxin on the liver of domestic and laboratory animals: a review. Cancer Research. 1969; 29:236-50.
23. Greene CE, Barsanti JA, Jones BD. Disseminated intravascular coagulation complicating aflatoxicosis in dogs. The Cornell Veterinarian. 1977;67:29-49.
24. Diniz SPSS. Micotoxinas. 1. ed. Rio de Janeiro: Rural; 2002.
25. Moss MO. Risk assessment for aflatoxins in foodstuffs. Int Biodeterior & Biodegradation. 2002;50:137-42.
26. OMS (Organización Mundial de la Salud). Critérios de salud ambiental 11: Micotoxinas. México: OMS; 1983. 131p.
27. Cheeke PR, Shull LR. Mycotoxins. In: Natural toxicants in feeds and poisonous plants. USA: AVI Publishing Company; 1985. p. 393-471.
28. Bababunmi EA, Thabrew I, Bassir O. Aflatoxin induced coagulopathy in different nutritionally classified animal species. World Review of Nutrition and Dietetics. 1997; 34:161-81.
29. Newman SJ, Smith JR, Stenske KA *et al.* Aflatoxicosis in nine dogs after exposure to contaminated commercial dog food. J Veter Diag Invest. 2007;19:168-75.
30. Schmidt C. Observações clínicas e hematológicas na aflatoxicose experimental em cães. Santa Maria: Universidade Federal de Santa Maria, 1994, 40p. Dissertação (Mestrado em Medicina Veterinária, área de Clínica Médica e Patologia Clínica).
31. Nibbelink SK. Aflatoxicosis in food animals: a clinical review. Iowa State University Veterinarian. 1986;48(1):28-31.
32. Hughes BJ, Hiesh GC, Jarvis BB. Effects of macrociclic thrichothecene mycotoxins on the immune system. Arch Environm Contam Toxicol. 1989;18:388-295.
33. Corrier DE. Mycotoxicosis: mechanisms of immunosuppression. Vet Immunol Imunophatol. 1991;30:73-87.
34. Herzog-Soares JDA. Relação parasito-hospedeiro: ação de subdoses de micotoxinas sobre a resposta imunitária em aves e mamíferos para coccídeas. 1997. 145f. Tese (Doutorado em Microbiologia Veterinária) – Universidade Federal Rural do Rio de Janeiro, Seropédica, RJ.
35. Souza SVC, Vargas EA, Junqueira RG. Eficiência de um kit de ELISA na detecção e quantificação de aflatoxina M1 em leite e investigação da ocorrência no estado de Minas Gerais. Ciênc Tecnol Aliment. 1999;19(3):401-5.
36. Stenske AK, Smith JR, Newman SJ *et al.* Aflatoxicosis in dogs and dealing with suspected contaminated commercial foods. J Am Vet Med Assoc. 2006;228(11):1686-91.
37. Brera C, Miraglia M. Quality assurance in mycotoxins analysis. Microchem J. 1996; 54:465-71.

74 Intoxicação por Domissanitários

Rosa Maria Barilli Nogueira, Michiko Sakate

Introdução

Entre as substâncias que podem causar intoxicações, destacam-se os domissanitários, que são produtos de uso domiciliar destinados a limpeza, desinfecção e desodorização com a finalidade de manter condições sanitárias adequadas de ambientes coletivos ou públicos, em lugares comuns e no tratamento da água.

Com a evolução da indústria química, a disponibilidade dos produtos domissanitários e das composições de tais produtos tem aumentado significativamente no mercado, alguns com alto potencial tóxico, além de embalagens inadequadas e falta de informações quanto aos riscos para a saúde e tratamento em caso de intoxicações, constituindo um perigo para a saúde pública e de animais de estimação.

Os domissanitários são produtos químicos, como ceras, inseticidas, desinfetantes, detergentes, alvejantes, desodorizantes, algicidas, fungicidas utilizados para limpeza em geral.[1]

No momento da compra de produtos de limpeza, é necessário verificar o rótulo da embalagem, o qual deve apresentar informações básicas, como data de fabricação, validade e número do lote, registro no Ministério da Saúde, quantidade, composição, técnico responsável, dados do fabricante, princípio ativo usado no produto, modo de usar, instruções para armazenamento/conservação e providências no caso de acidentes.[2]

No ambiente domiciliar, deve-se guardar os produtos em local seco, pois a umidade pode enferrujar recipientes metálicos, com perigo de vazamento do conteúdo; deixar longe de alcance dos animais, da luz para evitar a perda da eficácia dos produtos fotossensíveis, do calor ou dos aparelhos elétricos para evitar risco de incêndio ou explosão. Os produtos nunca devem ser retirados da embalagem original nem misturados a outros produtos.[3]

As intoxicações por produtos domissanitários dependem de sua disponibilidade no uso doméstico. O armazenamento em locais acessíveis aos animais, assim como o reaproveitamento de suas embalagens como bebedouros ou comedouros são causas comuns de intoxicação.[4] Nos casos em humanos, a maior incidência é encontrada em crianças e mulheres, que sofrem acidentes devido ao maior manuseio destes produtos por elas.

Os produtos de limpeza e higiene são de composição e toxicidade muito variadas e são encontrados em todos os ambientes da casa, principalmente cozinha, área de serviço, despensa, garagem, quarto, banheiro e jardim.[5]

Os acidentes com produtos domissanitários em pequenos animais ocorrem com pouca frequência e em geral não constituem problemas graves. Os quadros são, na maioria das vezes, agudos, sendo os casos crônicos de caráter irritativo ou sensibilizante de pele e mucosa, ocorrendo mais em animais jovens devido a sua agilidade e curiosidade.

Modos mais comuns de intoxicação

As vias de acidentes por produtos domissanitários são oral (ingestão), respiratória (inalação), cutânea (absorção) e ocular (Quadro 74.1).

Em geral, não há informações suficientes ou confiáveis sobre o agente tóxico e, por esta razão, os primeiros socorros devem ser de suporte vital.

Condutas gerais de primeiros socorros

Devem ser mantidas as funções de órgãos vitais (função cardiorrespiratória), canulando-se uma veia para a administração de fármacos, mantendo-se as vias respiratórias desobstruídas e a temperatura corporal do paciente (aquecimento ou resfriamento), promovendo a diminuição do contato do produto com o paciente e atuando com medidas gerais de desintoxicação.[6] Alguns procedimentos específicos podem ser adotados:

- Tóxico ingerido
  - Paciente consciente: manter a temperatura corporal com o uso de aquecedores, cobertores ou bolsas de gelo; encaminhar o mais rápido possível para o atendimento; se possível, levar o frasco do produto ingerido
  - Paciente inconsciente: nunca oferecer líquido para o animal beber; verificar se a respiração está presente, se não, iniciar a respiração artificial; abrir a boca do animal

Quadro 74.1 Sintomas mais comuns da intoxicação por ingestão, inalação e contato com a pele e os olhos.

Ingestão	Inalação	Contato com a pele e os olhos
Queimaduras ou manchas ao redor da boca	Náuseas, vômito, síncope	Reações irritantes e eritema na pele
Respiração ou hálito com cheiro de veneno	Olhos irritados e vermelhos	Prurido
Salivação excessiva ou espuma pela boca, náuseas e/ou vômito	Dificuldade respiratória, tosse, mucosa cianótica	Reações tipo queimadura com bordas bem delimitadas
Dor na boca e/ou na garganta, dor abdominal	Agitação ou apatia extrema	Manchas na pele, alteração na cor da pelagem
Respiração anormal, tremores, agitação ou apatia	Inconsciência	Irritação dos olhos, secreção, congestão e hiperemia da conjuntiva

e verificar se não existe obstrução; posicionar o animal em decúbito lateral, para evitar a aspiração de vômito espontâneo

- Tóxico inalado: levar o animal para um local fresco e com ventilação para expelir os gases o mais rapidamente possível; manter a função respiratória
- Contaminação da pele: colocar o animal sob chuveiro ou jato de água corrente para a retirada do produto; não tentar nenhum antídoto químico
- Contaminação dos olhos: separar bem as pálpebras, lavar os olhos durante 15 a 20 min com água corrente.

Outras condutas a serem adotadas frente às intoxicações são as seguintes:

- Se a intoxicação for provocada por um produto químico, procure sua embalagem. Geralmente poderão ser encontradas as informações sobre a substância que compõe o produto e antídoto apropriado
- Outras informações úteis na identificação de um agente tóxico são: estado físico (líquido, pó, sólido), cheiro do produto, marca do produto, uso (qual a finalidade), se há rótulo de veneno e a cor do produto.

Fenol e derivados

Os fenóis são encontrados em antissépticos, germicidas, detergentes domésticos e desinfetantes. São popularmente conhecidos como creolina. O fenol, também chamado de ácido fênico ou carbólico, é uma substância sólida, esbranquiçada, aromática e solúvel em água.[1]

São produtos facilmente absorvidos pelo trato gastrintestinal (TGI), no entanto, na pele intacta, sua absorção é limitada. Após absorção, acumulam-se no fígado e nos rins, causando necrose tubular renal, e estimulam o centro respiratório, levando a hiperventilação e alcalose respiratória.[7]

Os gatos são muito mais sensíveis aos fenóis que outros mamíferos pela deficiência que têm da enzima glicuroniltransferase, responsável pelo processo de conjugação hepática destes compostos.[8]

Sintomas clínicos

Estão presentes irritação e ulcerações da pele pelo contato direto, dores intensas, sintomas neurológicos, como tremores, incoordenação e fasciculações musculares leves, icterícia secundária a hemólise intravascular e lesão hepática, insuficiência renal, odor fenólico no ar expirado ou na pele de animais recentemente expostos.[9]

Os exames laboratoriais indicados são: análise de urina na qual podem ser encontradas proteinúria, hematúria e células epiteliais ou cilindros, refletindo lesão renal, além da possibilidade de serem detectados os metabólitos de fenóis e cresóis.[2,9]

Tratamento

- Exposição oral
  - Carvão ativado, catártico salino
  - Administração de albumina (clara de ovo) para diluir e ligar os fenóis e proteger a mucosa gastrintestinal
  - Tratamento de suporte para choque, assistência às condições respiratórias, tratamento das convulsões com barbitúricos
  - Correção da acidose metabólica e dos distúrbios hidreletrolíticos
  - Tratamento da insuficiência renal ou hepática instalada
- Exposição dérmica
  - Banhar o animal com bastante água corrente durante 30 min.

Formaldeídos

São conhecidos como aldeído fórmico, formalina, formol ou oximetileno. Não devem ser usados como antissépticos e o principal uso, atualmente, é na desinfecção de aparelhagem e áreas contaminadas. O formaldeído tem ação lenta contra esporos bacterianos, é menos eficiente na presença de matéria orgânica e constitui risco significativo para a saúde. Seus vapores são extremamente irritantes para os olhos e mucosa respiratória, além de ser considerado um possível agente carcinogênico.[10]

Sintomas clínicos

A inalação do produto pode ocasionar edema ou espasmo de laringe e edema pulmonar. Na exposição oral, os efeitos corrosivos sobre a mucosa digestória são de aparecimento imediato, evoluindo para distúrbios circulatórios e hidreletrolíticos. Na exposição cutânea, são observadas reações de hipersensibilidade e dermatites.[1]

Tratamento

- Não induzir vômito
- Uso de demulcentes e carvão ativado após ingestão
- Tratamento suporte com manutenção do balanço hidreletrolítico e acidobásico adequado.

Sabões e sabonetes

O sabão de limpeza doméstica ou "sabão de pedra" pode conter, além de sais de ácidos graxos, certa quantidade de sais alcalinos (fosfatos, silicatos, carbonatos). O sabonete é um tipo de sabão destinado à limpeza corporal, produzido pela ação de um álcali sobre óleos e gorduras naturais ou sobre ácidos graxos obtidos de óleos e gorduras naturais. Pode apresentar outros agentes tensoativos, ser colorido e perfumado.[10]

Sintomas clínicos

O sabão em pedra utilizado continuamente pode provocar irritação da pele e dermatites em virtude de seus efeitos irritantes e desengordurantes. Na ingestão do produto, distúrbios gastrintestinais, como vômito, diarreia e dor abdominal, podem ocorrer, mas os sabonetes, de modo geral, têm baixa toxicidade. Quando em contato com os olhos, sabões e sabonetes podem provocar irritação grave, ardor, lacrimejamento e edema de pálpebras.[11]

Tratamento

- O tratamento é sintomático e de manutenção
- Na irritação ocular, lavar os olhos com água corrente em abundância.

Detergentes

Os detergentes dissolvem a gordura, sendo destinados à limpeza de todos os utensílios domésticos. Detergente não é sabonete, portanto não se deve usar para lavagem de partes do corpo.[10]

O principal ingrediente orgânico dos detergentes é o surfactante, agente com propriedade de baixar a tensão superficial da água, facilitando as atividades de limpeza. Pode ser obtido de petróleo, gorduras, açúcares e outros materiais orgânicos.

Os detergentes podem ser divididos em três classes: aniônicos, não iônicos e catiônicos:

- Detergentes ou surfactantes aniônicos: incluem os hidrocarbonetos fosforilados ou sulfatados
- Detergentes não iônicos: incluem os sulfatos, alcoóis ou sulfonatos poliéter alquílicos, éteres poliglicóis, polietilenoglicol e moestearato de sorbitana. São encontrados em sabões e detergentes para máquina de lavar roupa ou pratos
- Detergentes catiônicos: são compostos de amônio quaternário que contém um halogênio. São utilizados visando à ação antisséptica e desinfetante, principalmente em clínicas e hospitais veterinários.

Sintomas clínicos

Os detergentes catiônicos são mais irritantes comparados aos não iônicos. Em altas concentrações podem causar náuseas, vômito, diarreia, queimaduras químicas em pele e mucosa como ação corrosiva do TGI que pode evoluir para o choque. Na exposição dérmica, são observados irritação, hiperemia, edema, rachaduras da pele e ulcerações.[12]

Tratamento

- Exposição oral
  - Não induzir o vômito e nem lavagem gástrica devido à ação corrosiva
  - Pode ser administrado carvão ativado para ajudar na inativação do detergente
  - Analgésicos
  - Demulcentes e protetores de mucosa
  - Tratamento de apoio respiratório
- Exposição dérmica
  - Banhar o animal com sabão neutro.

Desinfetantes

Compostos clorados e cloro

As soluções de hipoclorito de sódio são amplamente utilizadas como desinfetantes na lavagem de ambientes e utensílios e desinfecção de água. Existem soluções em grande número de produtos de limpeza, como água sanitária, desinfetantes, geralmente em doses inferiores a 5%, por volta de 2,5% de cloro ativo. Têm a vantagem de ser facilmente utilizáveis, de baixo custo e relativamente não tóxicas nas diluições de uso.

Seu principal efeito lesivo é irritação ou corrosão de mucosa e pele pela ação oxidante de cloro liberado e dos agentes alcalinos. Misturas com amônia podem produzir cloraminas, que produzem oxigênio nascente e ácido hidrocloroso, o qual é irritante mais persistente, principalmente para os olhos e as mucosas.[13]

Sintomas clínicos

- Exposição oral
  - Irritação intensa da mucosa digestória com dores na boca, esôfago, estômago
  - Disfagia, sialorreia e vômitos que podem ser sanguinolentos
  - Em casos graves, podem ocorrer distúrbios circulatórios, hipotensão, choque, delírios e coma
  - A inalação dos gases liberados causa irritação respiratória com traqueobronquite e pneumonite química
- Exposição tópica
  - Irritação da pele podendo produzir dermatites, vesícula e eczemas
  - O contato ocular produz conjuntivite, lacrimejamento, congestão, fotofobia e edema de pálpebras.

Tratamento

- Exposição oral
  - Não induzir o vômito
  - A lavagem gástrica deve ser realizada com cautela
  - Substâncias demulcentes como leite, óleo de oliva e solução de tiossulfato de sódio a 1% são úteis
  - Manter tratamento sintomático e medidas de manutenção
- Exposição tópica
  - Lavar o local com água em abundância.

À base de óleo de pinho

Este tipo de desinfetante pode conter tanto óleo de pinho como fenóis ou derivados sintéticos do fenol, mistura de alcoóis, hidrocarbonetos e éteres terpênicos.

Sintomas clínicos

Desinfetantes podem provocar gastrite, vômitos, diarreia, convulsões leves ou inconsciência. O fenol pode provocar necrose e corrosão da mucosa.

Tratamento

- Lavagem gástrica com água
  - Uso de demulcentes e protetores de mucosa
  - Manter o animal hidratado e monitorar a função renal
  - Se necessário, respiração mecânica e terapia de apoio para lesão renal.

Terebentina

O óleo ou essência de terebentina é um produto obtido da destilação de resina de várias espécies de pinho. É usado como solvente para o preparo e remoção de tintas, sendo conhecido, popularmente, por "aguarrás", e na formulação de polidores e ceras.

Sintomas clínicos

Os animais que ingerem o produto apresentam um estado tóxico bastante grave, podendo ocorrer o óbito com pequenas quantidades. É extremamente irritante, facilmente absorvida através da pele e trato respiratório.

Os animais apresentam dores abdominais, náuseas, vômitos e diarreia, hiperexcitabilidade, delírios, ataxia, convulsões, depressão do sistema nervoso central e coma. Podem ser observados lesão renal, pneumonite química e edema pulmonar.[14]

Tratamento

- Induzir o vômito, mas com cautela, evitando a pneumonia por aspiração
- Promover lavagem gástrica com soluções de bicarbonato de sódio
- Usar demulcentes como óleo mineral
- Induzir diurese com fluidoterapia.

Tratamento

- Não induzir o vômito
- Não administrar fluidos orais
- Não administrar carvão ativado por via oral
- Tratamento de suporte com manutenção da analgesia, balanço hidreletrolítico e acidobásico adequado
- No caso de ulcerações múltiplas e áreas de necrose, pode ser necessária a nutrição parenteral
- Antibióticos de amplo espectro, principalmente se houver evidência de perfuração do TGI ou necroses muito extensas
- Monitorar cuidadosamente as funções respiratória, cardiovascular e renal.

Álcool

O álcool etílico é rapidamente absorvido pelo TGI e é muito desidratante, ressecando a pele e os tecidos. A intensidade dos sintomas está relacionada com estado nutritivo do paciente, grau de repleção gástrica, velocidade de ingestão e quantidade ingerida.[15]

Sintomas clínicos

A intoxicação aguda caracteriza-se inicialmente por euforia, irritabilidade seguida de incoordenação de movimentos, náuseas, vômito, hipoglicemia, convulsão, sonolência, hipotensão e coma.[16]

Tratamento

- Promover esvaziamento gástrico até a primeira hora após a ingestão
- Administração de glicose por via intravenosa, na presença de hipoglicemia
- Administração de frutose, pois admite-se que acelere o metabolismo do álcool.

Álcalis

Entre os produtos de uso doméstico com concentrações elevadas de substâncias alcalinas, podem ser os desentupidores (hidróxido de sódio ou potássio) e limpadores de forno (hidróxido de sódio) popularmente conhecidos como "soda cáustica". Contrariamente aos efeitos dos ácidos, os álcalis provocam lesões mais profundas e necrose de liquefação.[17]

Sintomas clínicos

Após a ingestão, aparece dor intensa na região da boca, garganta, esôfago e estômago. O quadro de edema e inflamação que ocorre pode diminuir o calibre das vias respiratórias, facilitando o aparecimento de complicações respiratórias.[17,18]

Referências

1. Larini L. Toxicologia. 3. ed. São Paulo: Manole; 1997. 301p.
2. Oga S. Fundamentos de toxicologia. 2. ed. São Paulo: Atheneu; 2003. 474p.
3. Schvartsman S. Produtos químicos de uso domiciliar: segurança e riscos toxicológicos. 2. ed. São Paulo: Almed; 1988. 147p.
4. Spinosa HS, Gorniak SL, Palermo-Neto J. Toxicologia aplicada à medicina veterinária. 1. ed. São Paulo: Manole; 2008.
5. Huber WG. Anti-sépticos e desinfetantes. In: Meyer JL, Booth NH, McDonald LE. Farmacologia e terapêutica em veterinária. 4. ed. Rio de Janeiro: Guanabara Koogan.1983. p. 620-43.
6. Allen DG, Pringle JK, Smith DA. Handbook of veterinary drugs. 2. ed. Philadelphia, Lippincot Raven; 1998. 886p.
7. Brito AF. Anti-sépticos e desinfetantes. In: Andrade SF. 2. ed. São Paulo: Roca, 2002. p. 165-78.
8. Osweiler GD. Toxicologia veterinária. 2. ed. São Paulo: Artes Médicas; 1998. 526p.
9. Paulino CA. Anti-sépticos e desinfetantes. In: Spinosa HS, Górniak SL, Bernardi MM. Farmacologia aplicada à medicina veterinária. 2. ed. Cap. 35. Rio de Janeiro: Guanabara Koogan; 1999. p. 367-78.
10. Domissanitários. Fundação Procon-SP. Disponível em: http://www.procon.sp.gov.br/faqdomissanitarios.shtml Acesso em: 16 fevereiro 2005.
11. Primeiros socorros. Disponível em: http://www.terapeutaocupacional.com.br/primeiros_socorros.htm Acesso em: 16 fevereiro 2005.
12. Sistema Nacional de Informações Tóxico-farmacológicas-SINITOX. Uma breve análise. Disponível em: http://www.cict.fiocruz.br/intoxicacoeshumanas/2000/umanalise2000.htm Acesso em: 14 fevereiro 2005.
13. Compostos Inorgânicos e Corrosivos. Disponível em: http://www.unisantos.br/cerca de metropms/unitox/compostos.htm Acesso em: 23 março 2005.
14. Trindade R. Toxicologia animal. Fórum PDIC. São Paulo, agosto 2004. Disponível em: http://www.pdic.com.br/forum/topic.asp?TOPIC_ID=638 Acesso em: 16 fevereiro 2005.
15. Baltieri DA, Andrade AG. Tratamento do alcoolismo. Net, São Paulo, abril. 2001. Seção programa Saúde da Família. Disponível em: http://ids-saude.uol.com.br/pfs/medicina/tema1/texto10-definicao.asp Acesso em: 22 março 2005.
16. Sistema Nacional de Informações Tóxico-farmacológicas-SINITOX. Uma breve análise. Disponível em: http://www.cict.fiocruz.br/intoxicacoeshumanas/2001/umaanalise2001.htm Acesso em: 14 fevereiro 2005.
17. Sistema Nacional de Informações Tóxico-farmacológicas-SINITOX. Uma breve análise. Disponível em: http://www.cict.fiocruz.br/intoxicacoeshumanas/2002/umaanalise2002.htm Acesso em: 31 março 2005.
18. Dowsett R. Ingestão de álcalis. Westmead, agosto, 1998. Seção IPCSIntox Databank. Disponível em: http://www.intox.org/databenk/documents/treat/treatp/trt33-p.htm Acesso em: 23 março 2005.

Parte 10

Principais Doenças Parasitárias em Cães e Gatos

Silvio Luís Pereira de Souza

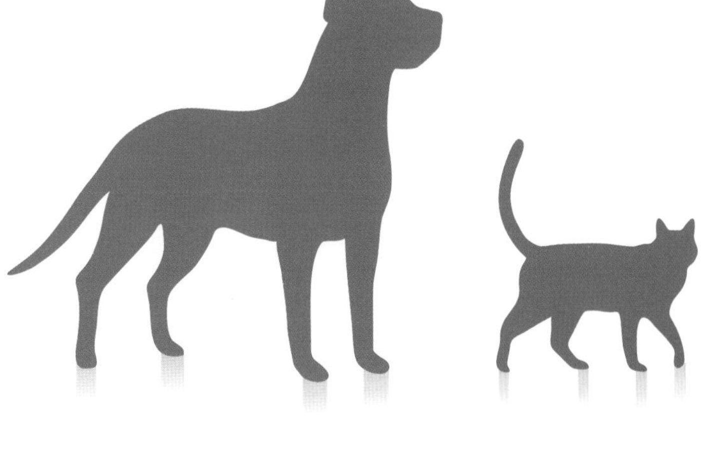

75 Giardíase

Silvio Luís Pereira de Souza

Introdução

O holandês Antony Van Leeuwenhoek, ao examinar suas próprias fezes diarreicas, mediante a utilização de um simples aparelho manual de aumento por ele mesmo construído, observou o primeiro protozoário intestinal descoberto no ser humano, mas foi Wilhelm Duszan Lambl, em 1859, quem descreveu o organismo, fornecendo as primeiras figuras do protozoário encontrado nas fezes diarreicas de crianças e nomeando-as *Cercomonas intestinalis*. O gênero *Giardia* foi descrito por Kunstler, em 1882, ao observar o protozoário flagelado no intestino de girinos de rã e denominá-lo *Giardia agilis*, em homenagem ao biólogo francês Alfred Giard.[1]

Os organismos do gênero *Giardia* são protozoários flagelados pertencentes ao filo Sarcomastigophora, classe Zoomastigophora e ordem Diplomonadida, sendo considerado o principal grupo de parasito da família Hexamitidae, podendo acometer o trato intestinal de todas as classes de vertebrados.[1,2]

No decorrer dos anos, mais de 40 espécies foram descritas como pertencentes ao gênero *Giardia*, sendo a maioria destas espécies nomeada de acordo com o hospedeiro no qual era encontrada (*G. canis*, em cães; *G. bovis*, em bovinos; e assim por diante).[3]

Posteriormente, a maioria dos pesquisadores da época não aceitou este conceito rígido baseado exclusivamente na especificidade de hospedeiro e elegeu o estudo morfológico realizado por Filice, em 1952, o mais apropriado para a determinação das espécies pertencentes ao gênero *Giardia*. Nesta proposta, o gênero *Giardia* poderia ser dividido em três espécies morfologicamente distintas, diferenciadas primariamente de acordo com o formato das estruturas microtubulares centrais, denominadas corpos medianos.[3] As espécies em questão seriam as seguintes:

- *Giardia agilis*: parasito de anfíbios. O trofozoíto é longo e estreito, com o corpo mediano, em forma de bastão, medindo 20 a 30 μm de comprimento por 4 a 5 μm de largura
- *Giardia muris*: parasito de roedores, possivelmente de alguns pássaros e mamíferos. O trofozoíto é arredondado, com corpo mediano, pequeno e redondo, mede de 9 a 12 μm de comprimento por 5 a 7 μm de largura
- *Giardia duodenalis* (sinonímias *G. lamblia* e *G. intestinalis*): parasito de uma ampla variedade de mamíferos domésticos e selvagens, inclusive o ser humano, e possivelmente de alguns pássaros e répteis. O trofozoíto apresenta forma de pera, com corpo mediano em forma de garra, medindo 12 a 15 μm de comprimento por 6 a 8 μm de largura. Este grupo morfológico reuniu mais de 20 espécies formalmente descritas anteriormente, a maioria isolada de mamíferos.[1–3]

Além das três espécies reconhecidas por meio dos critérios morfológicos distinguíveis por microscopia óptica, proposto por Filice, em 1952, diferenças estruturais detectadas pelo emprego da microscopia eletrônica possibilitaram, posteriormente, a descrição de outras espécies adicionais:

- *Giardia psittaci*: foi descrito como parasito de pássaros, especialmente periquitos (*Melopsittacus undulatus*); apresenta o trofozoíto em forma de pera, com franja ventrolateral ausente, corpo mediano em forma de garra, medindo aproximadamente 14 μm de comprimento por 6 μm de largura[4]
- *Giardia ardeae*: parasito de pássaros, especialmente da garça-azul (*Ardea herodias*); apresenta o trofozoíto de forma arredondada, com entalhe proeminente no disco ventral e um único flagelo caudal rudimentar, corpo mediano de forma oval a redonda, em forma de garra, medindo aproximadamente 10 μm de comprimento por 6,5 μm de largura[5]
- *Giardia microti*: espécie proposta para os roedores *Microtus ochrogaster* e *Ondatra zibethicus*, no qual os cistos analisados por microscopia eletrônica e ensaios moleculares apresentaram diferenças quando comparados com amostras de *G. duodenalis* provenientes dos humanos.[6]

As denominações *G. duodenalis*, *G. intestinalis* e *G. lamblia* têm sido empregadas como sinonímia para designar o protozoário flagelado, que pode ser encontrado na superfície da mucosa do intestino delgado nos humanos e na maioria dos animais, incluindo cães, gatos, bovinos e ovinos.[7]

Morfologia

A *Giardia* ocorre em duas formas básicas:

- Trofozoíto: é o estágio ativo e móvel encontrado no lúmen do trato intestinal dos hospedeiros, apresenta o corpo com formato de uma pera fendida longitudinalmente e a extremidade anterior arredondada. O organismo é formado por dois núcleos ovais na superfície dorsal, um grande disco adesivo ventral, estruturas microtubulares centrais denominadas corpos medianos e quatro pares de flagelos[1,8]
- Cisto: é o estágio latente e resistente, sendo a forma especializada responsável pela transmissão do agente, uma estrutura ovoide, medindo de 8 a 12 micrômetros de comprimento e 7 a 10 μm de largura. Embora o cisto seja sensível à dessecação e ao calor, estes podem sobreviver por vários meses em condições ambientais.[1,8]

Ciclo biológico

A *Giardia* apresenta um ciclo simples direto, os trofozoítos, encontrados aderidos à superfície do epitélio nas microvilosidades do duodeno e do jejuno dos hospedeiros vertebrados. Esse processo de adesão pode ocorrer por meio de uma força de sucção promovida pelo disco adesivo ventral, pela contração de proteínas no disco adesivo ventral ou pela interação de proteínas do protozoário com receptores das células epiteliais. Após a instalação dos trofozoítos ocorre rápida multiplicação por fissão binária, resultando no estabelecimento do protozoário na mucosa do epitélio do intestino delgado. Em condições apropriadas, como o pH intestinal, o estímulo de sais biliares e o destacamento dos trofozoítos da mucosa devido à resposta imunológica, ocorre o processo de formação dos cistos. Ao redor do trofozoíto é secretada pelo parasito uma membrana cística resistente, que apresenta quitina na sua composição, originando os cistos. Os cistos são eliminados nas fezes 1 a 2 semanas após a infecção, e podem permanecer infectantes por pelo menos 2 meses sob condições apropriadas de temperatura e umidade.[8,9]

A transmissão ocorre por via fecal-oral por meio da ingestão de cistos viáveis contidos na água e nos alimentos contaminados. A acidez do suco gástrico e a ação das enzimas digestivas estimulam o processo de desencistamento. Ocorre a ruptura da parede do cisto e a liberação de massa quadrinucleada, que rapidamente se diferencia em dois trofozoítos, os quais, por sua vez, aderem à superfície do epitélio nas microvilosidades do intestino delgado.[1,10]

■ Epidemiologia

G. duodenalis apresenta distribuição geográfica cosmopolita, ocorrendo tanto em regiões tropicais como temperadas, sendo a giardíase provavelmente a doença entérica causada por protozoário clinicamente mais importante em cães e gatos.[2,9,11]

A transmissão ocorre por via fecal-oral por meio da ingestão de cistos eliminados nas fezes dos animais infectados, contidos no meio ambiente, na água e nos alimentos contaminados e na pelagem dos animais. Alguns fatores que podem favorecer o estabelecimento da infecção incluem elevada contaminação fecal do ambiente, uso de água não tratada, alta densidade populacional e práticas sanitárias deficientes.[9,12,13]

Na população canina e felina, a infecção ocorre com muito maior frequência nos filhotes, principalmente em canis ou estabelecimentos de criação intensiva.[9]

Os cistos são resistentes ao processo comum de cloração empregado no tratamento da água. Assim, a água proveniente da rede pública e as fontes e reservatórios de águas superficiais sem tratamento ou deficientemente tratadas constituem um importante fator na disseminação e na manutenção do agente.[14,15]

Outro ponto importante na epidemiologia do agente diz respeito à grande frequência de portadores assintomáticos, eliminando cistos de maneira intermitente e muitas vezes por longos períodos, favorecendo a contaminação ambiental e o estabelecimento de novos casos.[9,12,13]

As pesquisas realizadas na Austrália e na América do Norte demonstram um surpreendente aumento no nível de infecção pelo protozoário *G. duodenalis*, sendo atualmente considerado o parasito entérico mais comum encontrado nos cães.[7] No Brasil, os levantamentos parasitológicos envolvendo cães e gatos também evidenciam a elevada ocorrência deste protozoário, podendo alcançar valores entre 31 e 41%.[16,17]

■ Potencial zoonótico

A elevada ocorrência da *G. duodenalis* nos cães e gatos, associada ao estreito contato da população humana com os animais de estimação, representa um importante aspecto para a saúde publica, principalmente devido a um possível risco de transmissão zoonótica.[2,9]

A possibilidade de algumas amostras de *G. duodenalis* infectarem experimentalmente o ser humano, os cães e os gatos sugere a possibilidade da existência de reservatórios animais para o ser humano, embora o papel desses animais na manutenção da endemia humana ou em casos de epidemia necessite de mais esclarecimentos.[7,11]

Devido à grande dificuldade para a realização de estudos experimentais em seres humanos, evidências de transmissão zoonótica poderiam ser fornecidas por estudos que revelem as similaridades genéticas entre os isolados de *Giardia* provenientes de humanos e animais.[7]

Na atualidade, graças aos estudos genéticos de identificação molecular, como a análise dos fragmentos originados por enzimas de restrição (PCR-RFLP) e o sequenciamento de genes específicos, foi possível diferenciar sete linhagens genéticas distintas ou genótipos dentro da espécie formalmente descrita pelos critérios morfológicos como *G. duodenalis*.[18]

Embora um consenso a respeito da nomenclatura para essas linhagens genéticas ou genótipos ainda não esteja estabelecido, o termo *assemblage* tem recebido grande aceitação. Alguns *assemblages* de *G. duodenalis* apresentam ampla variedade de hospedeiros, incluindo humanos e animais, enquanto outros parecem ser encontrados exclusivamente nos seus hospedeiros específicos.[2,19] No Quadro 75.1 são apresentados os *assemblages* participantes do grupo *G. duodenalis* e as respectivas espécies de hospedeiros das quais já foram isolados.

A detecção de infecção por *G. duodenalis* em diversas espécies de animais há anos tem levado os pesquisadores a concluir favoravelmente a condição zoonótica da infecção. Porém é importante ressaltar que a crescente identificação molecular de isolados de *G. duodenalis* geneticamente distintos e exclusivos de apenas uma espécie ou a um grupo restrito de hospedeiro tem sugerido um potencial zoonótico muito menor do que era imaginado anteriormente.[27]

O *assemblage* de *G. duodenalis* amplamente predominante em amostras de cães é o *assemblage* C, que, por sua vez, não é encontrado nos humanos. A mesma consideração pode ser feita para os gatos, que são frequentemente infectados pelo *assemblage* F.[19] Em contrapartida, cães e gatos podem albergar os *assemblages* A e B, que são predominantes nas infecções humanas e com potencial zoonótico, mas a frequência de ocorrência destes *assemblages* nestes animais, assim como as circunstâncias de natureza epidemiológica que podem determinar a transmissão para os humanos, ainda necessita de maiores esclarecimentos.[19]

Assim, mesmo que o potencial zoonótico do protozoário *Giardia* spp. não seja intenso como anteriormente relatado, os estudos atuais levam a concluir que existem *assemblages* que circulam nas populações de humanos e animais, demandando medidas de profilaxia e controle com benefícios para a saúde pública e animal.

Quadro 75.1 Relação de *assemblages* de *Giardia duodenalis* identificados nas amostras de diferentes espécies de mamíferos.

Assemblage	**Hospedeiros**
Assemblage A	Humanos, animais de produção, gatos, cães e castores[20]
Assemblage B	Humanos, chinchilas, cães, castores e ratos[21,22]
Assemblage C	Cães[23,24]
Assemblage D	Cães[23,24]
Assemblage E "*Livestock*"	Alpaca, bovinos, caprinos, suínos e ovinos[25,26]
Assemblage F	Gatos[26]
Assemblage G	Rato doméstico[26]

Patogenia

O modo como este agente provoca lesões nos hospedeiros ainda não está totalmente elucidado. *G. duodenalis* promove alterações na ultraestrutura das vilosidades intestinais, causando o encurtamento dos vilos e microvilos, esfoliação acelerada e diferenciação incompleta dos enterócitos, com redução de aproximadamente 50% na superfície da área de absorção. A digestão e a absorção de nutrientes e líquidos ficam prejudicadas, ocorrendo decréscimo no tempo do fluxo intestinal, devido ao aumento da motilidade no trato digestivo. Ocorre, então, uma síndrome de má absorção e digestão, com redução na digestão de carboidratos, promovida pela diminuição na atividade da dissacaridase, sendo frequente o encontro de gordura nas fezes (esteatorreia), indicando que a gordura não está sendo emulsificada e absorvida pelo organismo.[10,28,29]

A lesão nas junções das membranas periféricas do epitélio intestinal estimula a resposta imunológica do hospedeiro via ativação de linfócito T e promove alteração na permeabilidade intestinal, podendo ocorrer apoptose dos enterócitos.[30]

Além disso, são fortes as evidências de que amostras de *Giardia* geneticamente diferentes possam variar quanto à virulência e à capacidade de produzir alterações morfológicas no intestino.[19,31]

Manifestações clínicas

Os efeitos clínicos devido à infecção por *G. duodenalis* variam desde indivíduos assintomáticos até pacientes que apresentam grave síndrome de má absorção e não respondem ao tratamento com medicamentos específicos.[1,9] A resposta imunológica exerce papel fundamental sobre o modo e a intensidade das manifestações clínicas. Os sintomas são caracterizados por fezes pastosas, fétidas ou diarreicas, muco, esteatorreia, irritabilidade, náuseas, constipação intestinal, dores abdominais, desidratação e emagrecimento.[3,8,9,29] A infecção geralmente ocorre na forma aguda e os sintomas desaparecem espontaneamente em poucos dias a semanas, mas, em alguns casos, principalmente filhotes, apesar de imunocompetentes, desenvolvem a infecção na forma crônica, apresentando um quadro de diarreia grave recorrente durante vários meses.[10,12,29]

As principais complicações da giardíase crônica estão associadas à má absorção de gordura e nutrientes, como vitaminas lipossolúveis (A, D, E, K), vitamina B_{12}, ferro, xilose e lactose. Estas deficiências nutricionais produzem efeitos graves, principalmente em filhotes e animais jovens.[3,8,9,23]

Outro ponto de pouco conhecimento são as alergias alimentares encontradas em humanos e em animais infectados por *G. duodenalis*. Provavelmente, devido à maior permeabilidade intestinal observada nos casos de giardíase, ocorra aumento do transporte de proteínas dos alimentos, tornando o hospedeiro mais suscetível a alergias alimentares.[1,32]

Diagnóstico

Geralmente, suspeita-se de giardíase quando o animal apresenta um quadro de diarreia persistente. Para confirmar a suspeita clínica é necessária a realização de exames laboratoriais para detectar a existência de cistos ou trofozoítos nas fezes. Um aspecto importante em relação ao diagnóstico seria o fato de os animais infectados não eliminarem cistos de maneira contínua. Esta eliminação intermitente dos cistos favorece a ocorrência de resultados falso-negativos, principalmente quando apenas uma amostra é avaliada.[9,12,29]

Em casos de diarreia, o diagnóstico pode ser direto, por meio do exame microscópico das fezes frescas misturadas com solução salina. Nas fezes diarreicas, os trofozoítos são facilmente visualizados devido à sua movimentação circular. Embora este método apresente baixa sensibilidade, detectando menos de 20% dos cães infectados, a rapidez e a simplicidade da técnica facilitam seu uso quando o animal está presente no momento do exame.[9,33,34]

Nas fezes que apresentam consistência pastosa ou firme, os cistos podem ser frequentemente detectados. Os métodos que promovem a flutuação dos cistos são os mais indicados, sendo o sulfato de zinco a 33% (d = 1,18 g/cm^3) a solução mais indicada para pesquisa de *Giardia*. O método de centrífugo-flutuação em solução de sulfato de zinco tem a vantagem de ser econômico e de favorecer o diagnóstico de outros agentes parasitários.[9,33,34]

Quando a amostra fecal for positiva, o resultado é totalmente confiável; entretanto, o método pode apresentar resultados falso-negativos, devido à liberação intermitente dos cistos nas fezes. O exame de uma única amostra de fezes revela 50 a 75% dos animais infectados, sendo recomendada a análise de três amostras colhidas durante um período de 5 dias, possibilitando diagnosticar mais de 90% dos casos.[9,29,33,34]

A análise das fezes para o diagnóstico de *Giardia* pode ser realizada com o método de ensaio imunoabsorvente ligado à enzima (ELISA), que visa detectar se há antígenos (coproantígenos) específicos nas fezes. Esses antígenos são proteínas originárias das estruturas do protozoário, que são excretadas junto com as fezes dos animais infectados. Os estudos envolvendo a comparação das técnicas de ELISA e flutuação em solução de sulfato de zinco empregadas no diagnóstico para *Giardia* demonstram resultados similares e, em alguns casos, é recomendada a combinação dos dois métodos para estabelecer um diagnóstico mais preciso.[9,29,33]

Em alguns pacientes que apresentam diarreia crônica e exame de várias amostras de fezes negativo, sugerindo a existência de trofozoítos no intestino, o diagnóstico pode ser realizado com o exame microscópico do fluido duodenal. Esse método é muito invasivo e requer a necessidade de anestesiar o animal e a realização da endoscopia para a coleta do material. Para a realização deste procedimento, deve-se injetar solução salina pelo próprio endoscópio e, em seguida, realizar a aspiração. Assim, quando for preconizada a endoscopia como exame complementar, uma amostra do fluido duodenal poderia ser colhida para a pesquisa de *Giardia*.[9,10,12,33]

Controle

Antes de iniciar qualquer programa que vise ao controle da *G. duodenalis* é necessário ressaltar que o protozoário apresenta duas formas básicas, os trofozoítos existentes no hospedeiro, e os cistos, adaptados ao meio ambiente. Assim, para estabelecer o controle de maneira eficaz ou até mesmo a eliminação do parasito, é necessário atuar de maneira conjunta no hospedeiro e no ambiente.

Um ponto que dificulta o controle e a eliminação do parasito, mesmo após o uso de medicamentos e repetidos programas de tratamento, é a grande quantidade de animais portadores assintomáticos, principalmente os adultos, que eliminam cistos no ambiente e favorecem as infecções sucessivas na população. Este aspecto torna as medidas de profilaxia ainda mais importantes.[9,12,34]

As medidas relacionadas com o meio ambiente visam à redução da carga ambiental de cistos por meio da limpeza e da desinfecção. Estas medidas incluem a remoção das fezes e de toda a matéria orgânica do ambiente, seguida pela desinfecção das superfícies, podendo ser utilizados água fervente ou desinfetantes, preferencialmente uma solução de amônia quaternária, que possibilita a inativação dos cistos em poucos minutos à temperatura ambiente.[9,12,13,29]

A instalação de um pedilúvio com solução de amônia quaternária na entrada do estabelecimento para a limpeza e a desinfecção de botas e sapatos é recomendada para evitar a contaminação mecânica do ambiente.[13,34]

A manutenção de áreas secas e ambientes com grande exposição à luz solar promove a diminuição do tempo de sobrevivência dos cistos, pois estes não resistem à dessecação, favorecendo o controle da infecção.[13,34]

Os animais devem ser banhados com xampu, no intuito de remover os cistos aderidos à pelagem, e estar completamente secos antes de serem remanejados para os locais desinfetados. No ambiente em que foi realizado o banho dos animais é indicada a aplicação de amônia quaternária para inativação dos cistos deles retirados.[12,13]

Isolamento, exame e tratamento de animais novos e recém-adquiridos, antes de serem introduzidos na criação, são medidas recomendadas para evitar a introdução do agente.[34]

Tratamento

O tratamento da giardíase pode ser realizado com a utilização de vários medicamentos. Os produtos mais amplamente utilizados e recomendados para o tratamento são o metronidazol e o fembendazol.[9,34]

O metronidazol é uma substância do grupo químico dos nitroimidazóis, que promove danos na estrutura da molécula de DNA e alterações na via respiratória do protozoário. Para os cães é recomendado na dose de 25 a 50 mg/kg e, para os gatos, de 10 a 25 mg/kg, por via oral, a cada 12 h, durante 5 dias. Sinais nervosos, diarreia, náuseas, prurido e vômito devido ao uso do medicamento foram descritos em cães submetidos a doses superiores às recomendadas e a tratamentos prolongados. Deve também ser evitado o uso em animais durante a gestação, uma vez que o metronidazol é mutagênico e carcinogênico. Amostras isoladas de *Giardia* resistentes ao metronidazol já foram descritas em pacientes humanos e em estudos de laboratório.[9,33,35]

O fembendazol é uma substância que pertence ao grupo químico dos benzimidazóis e sua ação consiste na ligação com a tubulina, promovendo alterações nos microtúbulos que constituem o citoesqueleto do protozoário e comprometendo as funções vitais, como a divisão celular e o transporte de nutrientes. Este fármaco é amplamente utilizado em cães e gatos para o controle de nematoides e tem se mostrado eficaz no tratamento da giardíase. Recomendam-se 50 mg/kg, por via oral, por 3 dias consecutivos, podendo ser utilizado em filhotes e também nas fêmeas durante a gestação devido à sua baixa toxicidade. O febantel é um pró-benzimidazol que é metabolizado pelo organismo e convertido em fembendazol.[9,33,35]

A furazolidona é um composto nitrofurânico que promove danos aos componentes celulares, incluindo a molécula de DNA do protozoário, sendo recomendado na dose de 4 mg/kg, a cada 12 h, durante 5 dias. Esta substância não é indicada para filhotes com menos de 1 mês de idade, e náuseas, vômitos, cefaleia, prurido e erupções vesiculares são descritos como efeitos colaterais.[33,35]

A quinacrina é uma aminoacridina que atua na molécula de DNA, impedindo a síntese de ácidos nucleicos, sendo recomendada durante 5 dias para os cães, na dose de 6,6 mg/kg, a cada 12 h, e para os gatos, 2,3 mg/kg, 1 vez/dia. Este medicamento não é indicado para gestantes, e vômitos, anorexia, letargia e diarreia são descritos como efeitos colaterais.[33,35]

A eficácia das substâncias utilizadas no tratamento da giardíase pode variar (36 a 100%), de acordo com a dosagem e o esquema empregado, sendo importante a realização de exame coproparasitológico antes, durante e após qualquer tratamento para monitorar a eficácia das medidas propostas, uma vez que é comum nas infecções por *Giardia* o encontro do protozoário mesmo após longos períodos de tratamento.[9,12,35]

A eliminação contínua de cistos ou a persistência das manifestações clínicas após o tratamento pode sugerir falha no tratamento, administração do medicamento indicado de maneira incorreta ou ingestão de novos cistos, favorecendo uma nova infecção. Nesse caso é recomendado utilizar um novo grupo de medicamento, com um mecanismo de ação diferente, e certificar-se de que o cliente esteja administrando adequadamente o produto. Além disso, é necessário trocar o animal de ambiente e realizar a limpeza e a desinfecção adequadas deste ambiente. O uso isolado de medicamentos sem as medidas de higiene ambiental é ineficaz.[9,34]

Imunoprofilaxia

No Brasil, foi desenvolvida comercialmente a vacina GiardiaVax®, produzida por Fort Dodge Animal Health, que é constituída por um extrato de trofozoítos inativados de *Giardia*. A GiardiaVax® é recomendada para cães a partir de 8 semanas de idade, por via subcutânea, em 2 doses, com intervalo de 14 a 28 dias entre as doses e revacinação anual.

Os experimentos realizados para avaliar a eficácia da vacina demonstraram que nos cães vacinados ocorreram a estimulação e o desenvolvimento de resposta imunológica caracterizada pela produção de anticorpos (IgA e IgG) no soro e na mucosa do intestino delgado.[32]

Em condições naturais é comum a ocorrência de infecções crônicas tanto em humanos quanto em animais. Isto pode ocorrer devido à localização intraluminal e não invasiva do agente, tornando difícil o reconhecimento dos antígenos e dificultando o desenvolvimento de resposta imune consistente e duradoura pelo hospedeiro.[28,32]

Os anticorpos IgA são responsáveis por impedir a adesão do protozoário na mucosa intestinal, enquanto os anticorpos IgG exercem ação sobre os trofozoítos, que se encontram aderidos na mucosa, e potencializam a resposta imune no local.[32,36]

Nos cães que foram vacinados e infectados experimentalmente 1 ano após a vacinação, diarreia não foi observada e poucos animais eliminaram alguns cistos por um curto período (cerca de 5 dias), não sendo encontrados trofozoítos no intestino delgado desses cães no final do experimento. Em contrapartida, os cães do grupo não vacinado apresentaram manifestações clínicas, eliminaram grande quantidade de cistos por aproximadamente 35 dias e apresentaram trofozoítos no intestino delgado (média de 14.000/cm de intestino) no final do teste, no 42º dia de observação.[32]

Esses experimentos demonstram que a vacinação pode atuar na prevenção das manifestações clínicas, como a diarreia, promover diminuição na eliminação dos cistos para o meio ambiente e prevenir que os animais se tornem portadores do agente, impedindo o estabelecimento dos trofozoítos no intestino.[32]

A vacinação atua para prevenir a infecção do animal, mas não exerce papel terapêutico de tratamento para os cães que já estiverem infectados pelo protozoário; nesse caso, o animal deve ser tratado com uma substância específica para *Giardia*.[32]

A vacinação contra a *Giardia* poderia fornecer excelente benefício no controle da giardíase, em especial em populações de cães de alto risco, como canis, áreas de criação de cães, animais utilizados para trabalho, biotérios experimentais etc.[9]

▪ Referências

1. Thompson RCA, Reynoldson JA, Lymbery AJ. *Giardia*: from molecules to disease. CAB International University Press: Cambridge; 1994.
2. Thompson RCA, Hopkins RM, Homan WL. Nomenclature and genetic groupings of *Giardia* infecting mammals. Parasitol Today 2000; 16:210-13.
3. Thompson RCA, Reynoldson JA, Mendis AHW. *Giardia* and giardiasis. Advances in Parasitol. 1993;32:71-160.
4. Erlandsen SL, Bemrick WJ. Sem evidence for a new species, *Giardia* psittaci. J Parasitol. 1987;73:623-29.
5. Erlandsen SL, Bemrick WJ, Wells CL, Feely DE, Knudson L, Campbell SR *et al.* Axenic culture and characterization of *Giardia* ardeae from the great blue heron (Ardea herodias). J Parasitol. 1990;76:717-24.
6. Van Keulen H, Feely DE, Macechko PT, Jarroll EL, Erlandsen SL. The sequence of *Giardia* small subunit rRNA shows that voles and muskrats are parasitized by a unique species *Giardia microti*. J Parasitol. 1998;84:294-300.
7. Thompson RCA. Giardiasis as re-emerging infectious disease and its zoonotic potential. Inter J Parasitol. 2000;30:1259-67.
8. Farthing MJG. Giardiasis. In: Gilles HM, editor. Protozoal Diseases. 1. ed. Nova York: Oxford University Press; 1999. p. 562-84.
9. Leib MS, Zajac A M. Giardiasis in dogs and cats. Vet Med 1999; 94: 793-802.
10. Sogayar MIL, Guimarães S. *Giardia* lamblia. In: Neves DP, editor. Parasitologia Humana. 10. ed. São Paulo: Ateneu; 2000. p. 107-13.
11. Thompson RCA. The zoonotic significance and molecular epidemiology of *Giardia* and giardiasis. Vet Parasitol. 2004;126:15-35.
12. Barr SC, Bowman DD. Giardiasis in dogs and cats. The Compendium Continuing Education for Practicing Veterinarian. 1994;16:603-10.
13. Zajac AM. Giardiasis. The Compendium Continuing Education for Practicing Veterinarian. 1992;14:604-11.
14. Furness BW, Beach MJ, Roberts JM. Giardiasis surveillance – United States, 1992-1997. MMWR Surveillance Summaries. 2000;11:1-13.
15. Savioli L, Smith H, Thompson A. *Giardia* and Cryptosporidium join the Neglected Diseases Initiative. Trends in Parasitol. 2006;22:203-08.
16. Mundim MJS, Souza SZ, Hortêncio SM, Cury MC. Frequência de *Giardia* spp. por duas técnicas de diagnóstico em fezes de cães. Arquivo Brasileiro de Medicina Veterinária e Zootecnia. 2003;55:770-73.
17. Huber F, Bonfim TC, Gomes RS. Comparison between natural infection by Cryptosporidium sp., *Giardia* sp. in dogs in two living situations in the West Zone of the municipality of Rio de Janeiro. Vet Parasitol 2005;130:69-72.
18. Monis PT, Andrews RH, Mayrhofer G, Ey PL. Genetic diversity within the morphological species *Giardia* intestinalis and its relationship to host origin. Infection, Genetics and Evolution. 2003;3:29-38.
19. Caccio SM, Thompson ARC, Mclauchlin J, Smith HV. Unravelling Cryptosporidium and *Giardia* epidemiology. Trends in Parasitol. 2005;21:430-37.
20. Mayrhofer G, Andrews RH, Ey PL, Chilton NB. Division of *Giardia* isolates from humans into two genetically distinct assemblages by electrophoretic analysis of enzymes encoded at 27 *loci* and comparison with *Giardia* muris. Parasitol. 1995;111: 11-17.
21. Homan WL, Van Enckevort FHJ, Limper L, Van Eys GJJM, Schoone GJ, Kasprzak W *et al.* Comparison of *Giardia* isolates from different laboratories by isoenzyme analysis and recombinant DNA probes. Parasitol Research. 1992;78:316-23.
22. Monis PT, Mayrhofer G, Andrews RH, Homan WL, Limper L, Ey PL. Molecular genetic analysis of *Giardia* intestinalis isolates at the glutamate dehydrogenase locus. Parasitol. 1996;112:1-12.
23. Hopkins RM, Meloni BP, Groth DM, Wetherall JD, Reynoldson JA, Thompson RC. A. Ribossomic RNA sequences reveals differences between the genotypes of *Giardia* isolates recovered from humans and dogs living in the same locality. J Parasitol. 1997;83:44-51.
24. Monis PT, Andrews RH, Mayrhofer G, Mackrill J, Kulda J, Isaac-Renton JL *et al.* Novel lineages of *Giardia* intestinalis indentified by genetic analysis of organisms isolated from dogs in Australia. Parasitol. 1998;116:7-19.
25. Ey PL, Mansouri M, Kulda J, Nohýnková E, Monis PT, Andrews RH *et al.* Genetic analysis of *Giardia* from hoofed farm animals reveals artiodactyls-specific and potencially zoonotic genotypes. J Eukariotic Microbiol. 1997;44:626-35.
26. Monis PT, Andrews RH, Mayrhofer G, Ey PL. Molecular systematics of the parasitic protozoan *Giardia* intestinalis. Molecular Biology and Evolution. 1999;16:1135-1144.
27. Ballweber Lr, Xiao L, Bowman DD, Kahn G, Cama Va. Giardiasis in dogs and cats: update on epidemiology and public health significance. Trends Parasitol. 2010;26:180-89.
28. Müller N, von Allmen N. Recent insight into the mucosal reactions associated with *Giardia* lamblia infections. Inter J Parasitol. 2005;35:1339-47.
29. Payne PA, Artzer M. The biology and control of *Giardia* spp and Tritrichomonas foetus. Veterinary Clinical Small Animal 2009;39:993-1007.
30. Buret AG. Pathophysiology of enteric infections with *Giardia* duodenalius. Parasite. 2008;15:261-65.
31. Homan WL, Mank TG. Human giardiasis: genotype linked differences in clinical symptomatology. Inter J Parasitol. 2001;31:822-26.
32. Olson ME, Morck DW. *Giardia* vaccination. Parasitol Today. 2000; 16: 213-17.
33. Lallo MA, Rodrigues LCS, Bondan EF. Giardíase em cães e gatos – revisão. Clínica Veterinária. 2003;43:40-46.
34. Gennari SM, Souza SLP. Giardíase: boletim técnico. Campinas: Fort Dodge Saúde Animal; 2002.
35. Gardner TB, Hill DR. Treatment of giardiasis. Clinic Microbiol Rev. 2001;14:114-128.
36. FAUBERT G. Immune response to *Giardia* duodenalis. Clinic Microbiol Rev. 2000;13:35-54.

▪ Leitura sugerida

Bartmann A, Araújo FAP. Frequência de *Giardia* lamblia em cães atendidos em clínicas veterinárias de Porto Alegre, RS, Brasil. Ciência Rural. 2004; 34:1093-96.

76 Isosporose

Katia Denise Saraiva Bresciani, Willian Marinho Dourado Coelho, Fernando Paiva

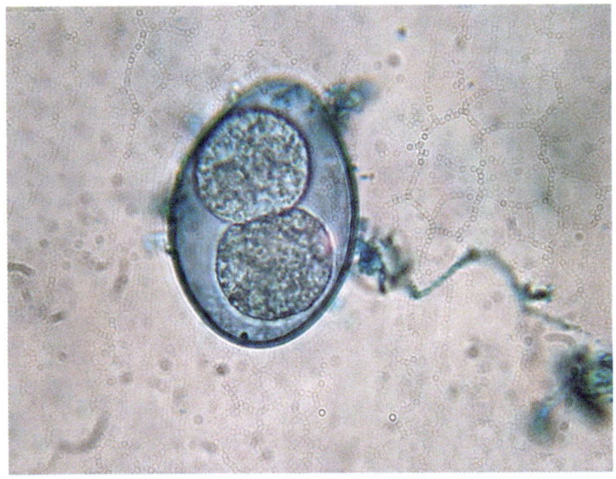

Figura 76.1 Aspecto microscópico de oocisto de *Isospora felis* semiesporulado observado em amostra fecal de felino (objetiva 100×).

Definição

Coccidiose em pequenos animais pode ser definida como a infecção causada por protozoários dos gêneros *Toxoplasma*, *Hammondia*, *Besnoitia*, *Frenkelia*, *Sarcocystis*, *Neospora*, *Ciclospora*, *Isospora* ou *Cryptosporidium*, todos parasitos intracelulares obrigatórios pertencentes ao filo Apicomplexa,[1] por desenvolverem, em determinado momento, uma fase de ciclo entérico.[2]

Isosporose é a doença ocasionada por coccídios do gênero *Isospora* (também chamado de *Cystoisospora*), com estágios assexuados e sexuados em seu ciclo de vida, resultando na produção de oocistos resistentes às condições ambientais.[1,3,4]

Etiologia

As espécies de *Isospora* são diferenciadas de acordo com o hospedeiro definitivo pela morfometria dos oocistos e por suas fases observadas no ciclo endógeno.[1,3-5]

A infecção no cão se dá principalmente por *Isospora canis*, *Isospora ohioensis*, *Isospora burrowsi* e *Isospora neorivolta*; no gato, a infecção é ocasionada, em geral, por *Isospora felis* e *Isospora rivolta*.[3]

As espécies *I. burrowsi* e *I. neorivolta* não podem ser diferenciadas do *I. ohioensis* com base na estrutura de seus oocistos, mas sim por seus estágios endógenos, sendo estas três espécies classificadas como complexo *I. ohioensis*.[6] Para fins diagnósticos, *I. canis* apresenta oocistos grandes (34 a 42 μm de comprimento/23 a 36 μm de largura) e as do complexo *I. ohioensis*, oocistos pequenos (17 a 27 μm de comprimento/15 a 24 μm de largura).

Assim como nos *Isospora* de cães, os tamanhos dos oocistos das espécies que acometem os felinos apresentam diferenças no tamanho: os oocistos de *I. felis* (Figura 76.1) são maiores (39 a 48 μm de comprimento/26 a 37 μm de largura) e os de *I. rivolta* menores (20 a 24 μm de comprimento/15 a 20 μm de largura).[1]

Os protozoários pertencentes a este gênero têm biologia semelhante; contudo, quatro estágios endógenos distintos são partilhados por todas as espécies de *Isospora*: excistação, esquizogonia, gametogonia e esporogonia. Pode ocorrer, ainda, uma fase extraintestinal em hospedeiros definitivos e paratênicos, na qual são formados os cistos teciduais monozoicos contendo esporozoítos em seu interior, sendo denominados hipnozoítas.[1,3-5,7]

A imunidade se dá após a primeira infecção, sendo mais efetiva com o avanço da idade dos animais expostos.[7,8] As imunossupressões em cães e gatos propiciam a reativação dos cistos tissulares, com liberação de esporozoítos contidos em seu interior, que dão inicio ao ciclo entérico, ocasionando a reincidência da coccidiose intestinal.[9]

Os oocistos de *Isospora* são liberados nas fezes dos hospedeiros definitivos na forma não esporulada, constituídos por massa protoplasmática nucleada, denominada esporoblasto, envolta por uma fina membrana. No ambiente, sob condições de temperatura, oxigenação e umidade adequadas, passam pelo processo de esporulação (esporogonia), que é inibido em temperaturas superiores a 40°C e inferiores a 20°C.[3]

O núcleo dos oocistos divide-se duas vezes, formando dois esporoblastos. Cada esporoblasto secreta uma parede retrátil e forma um esporocisto, enquanto o protoplasma em seu interior divide-se em dois esporozoítos. Os oocistos esporulados são constituídos por dois esporocistos com quatro esporozoítos cada, sendo considerados infectantes.[1,3]

A infecção nos hospedeiros definitivos ocorre pela ingestão de oocistos esporulados de *Isospora* em água, alimento, ambiente contaminado ou cistos teciduais nos hospedeiros paratênicos, como, por exemplo, ratos e camundongos.[5,7,8] A partir daí, dá-se o processo de excistação com a liberação dos esporozoítos, que terão sua atividade otimizada com bile, CO_2 e tripsina.[3,9]

Durante a fase de desenvolvimento endógeno, os esporozoítos penetram nas células do epitélio intestinal e iniciam o processo de esquizogonia, dando origem aos merozoítos. A partir de cada merozoíto, o ciclo assexuado pode se repetir, sucedendo-se as fases de crescimento e de multiplicação esquizogônica por várias gerações. A quantidade de gerações varia de acordo com a espécie de *Isospora*.[5]

Outros merozoítos, diferentemente, dão início à fase sexuada do ciclo, conhecida como gametogênese,[5] em que são gerados os microgametas[2] providos de motilidade, alongados e dotados de flagelo, os quais fertilizam um só macrogameta, onde, posteriormente, se desenvolve o oocisto por esporogonia.[3,7]

Em relação à patogenia, para o *I. canis* são descritos diversos níveis de lesões, com formação de petéquias e ulcerações, todas associadas ao desenvolvimento parasitário endógeno nas camadas mais profundas do epitélio intestinal com três esquizogonias. Por sua vez, o complexo *I. ohiensis* é considerado de menor patogenicidade, infecta células de lâmina própria e realiza apenas uma esquizogonia na mucosa intestinal dos hospedeiros.[5,10]

Assim, durante a fase aguda da infecção, pode ser observada a ocorrência de intensa necrose celular, e na fase crônica há o surgimento de cistos tissulares ou mesmo atrofia de mucosa, inflamação de lâmina própria, perda de vilosidades intestinais e hiperplasia nas placas de Peyer.[2]

No intestino, a infecção maciça propicia sangramento e destruição do epitélio, com posterior inflamação intensa na lâmina própria e, às vezes, na submucosa, levando a reposição e hiperplasia tecidual, com os coccídios em gametogênese. De modo oposto, a fase hemorrágica e erosiva ocorre na esquizogonia.[2]

Estudos experimentais apontam que *I. felis* não é patogênica para gatos com mais de 1 mês de idade. Pequenas alterações são observadas, como congestão e erosão de enterócitos superficiais e infiltrados, que podem ser observadas em gatos de 6 a 13 semanas de vida, inoculados com 1×10^5 e $1{,}5 \times 10^5$ oocistos esporulados.[11]

Incidência, prevalência ou frequência de ocorrência

A isosporose pode ser constatada em diversos sistemas de criação e níveis de saneamento, mas, principalmente, em condições de higiene deficiente e aglomeração de animais,[6,12–14] havendo surtos em canis comerciais ou enfermarias de clínicas veterinárias, em razão do aumento na quantidade de nascimentos ou da introdução de novos cães e gatos que se apresentem infectados.[15]

A longa sobrevivência dos oocistos de *Isospora*, que são formas evolutivas altamente resistentes às condições ambientais e à desinfecção, promove a manutenção da referida coccidiose nos locais de criação.[10]

Devido ao pequeno tamanho dos oocistos, eles podem ser facilmente dispersos pelo vento, pela água, por fômites contaminados ou por vestuário, sapatos e mãos de pessoas, sendo, então, carreados de um local para outro, disseminando a infecção.[9]

A isosporose em pequenos animais deve ser distinguida de distúrbios gastrintestinais de outra natureza, como, por exemplo, o pseudoparasitismo por hábitos alimentares (tendências coprofágicas) e infecções parasitárias mistas.[12]

Cães em áreas rurais são mais significativamente infectados do que os de zonas urbanas[16] em Praga, e maior ocorrência de *I. ohioensis* em relação a *I. canis* é observada nas amostras fecais analisadas na Áustria e na Austrália.[10,17]

Filhotes caninos podem excretar de 333 a 35.000 oocistos por grama de fezes, sendo estes mais frequentemente infectados por *Isospora* do que os adultos;[10,18,19] isto vem de encontro à constatação de maior prevalência desta protozoose em animais mais velhos.[20]

Diversos pesquisadores em todo o mundo têm relatado a ocorrência desta protozoose na população canina (Quadro 76.1).

O gênero *Isospora* pode ser notado na população de felinos independentemente de idade, sexo e raça, com ocorrência de até 43,1% (22/51) em amostras fecais de animais necropsiados na cidade de Andradina, São Paulo.[23]

Detecção de maior prevalência de *I. felis* em comparação a *I. rivolta* está registrada na Austrália[17] e nos Emirados Árabes.[24]

Manifestações clínicas

Infecções assintomáticas associadas a *I. ohiensis* podem ser evidenciadas, o que não exclui a possibilidade de esta espécie ocasionar diarreia hemorrágica e mortalidade em filhotes infectados. No parasitismo por *I. canis* geralmente é esperada a manifestação de sintomas.[10]

As manifestações clínicas da isosporose variam de acordo com a espécie do parasito. De modo geral, os sintomas mais frequentes em cães são: diarreia aquosa com muco ou sangue, dor abdominal, anorexia, desidratação, apetite depravado, episódios de anemia, fraqueza,[25] vômito, febre, perda de peso,[26] diminuição do crescimento,[27] depressão mental e até morte podem ocorrer em alguns animais gravemente infectados.[21]

Os gatos com infecção por *I. felis*, particularmente os jovens e imunodeprimidos, podem apresentar diarreia grave, perda de peso, anorexia e desidratação.[8]

Diagnóstico (exames complementares)

Diferentes tipos de diagnóstico das isosporoses são empregados. Habitualmente, baseiam-se na detecção de oocistos nas amostras fecais associadas ou não ao surgimento de diarreia. Exames parasitológicos como a centrífugo-flutuação em solução de sulfato de zinco (técnica de Faust) ou em solução saturada de açúcar (técnica de Sheater), flutuação em

Quadro 76.1 Ocorrência de *Isospora* spp. em cães de diversos países.

Autor(es)	Técnica de diagnóstico	Quantidade de animais examinados	Quantidade de animais reagentes	Positividade (%)	País
Nisar *et al.*[21]	F + S	200	36	18	Paquistão
Buehl *et al.*[10]	S	3.590	312	8,7	Áustria
Little *et al.*[19]	FSZ	1.199.293	53.176	4,4	EUA
Oliveira-Sequeira *et al.*[20]	F+ FSZ + S	271	23	8,49	Brasil
Dubná *et al.*[16]	BFM	3.780	92	2,4	República Tcheca
Táparo *et al.*[22]	FSCS + FSZ + TS	401	63	15,7	Brasil

BFM = técnica de flutuação de Breza modificada; F = técnica de flutuação fecal; FSCS = técnica de centrífugo-flutuação de cloreto de sódio; FSZ = técnica de centrífugo-flutuação em sulfato de zinco; S = técnica de sedimentação; TS = técnica de sedimentação espontânea.

Quadro 76.2 Fármacos utilizados no tratamento da isosporose.[28]

Princípio ativo*	Espécie animal	Dose** (kgPV)	Intervalo entre as doses (h)	Duração do tratamento (dias)	Via de administração	Formulação comercial***
Amprólio	Cães	300 a 400 mg	24	5	VO	DO
	Gatos	60 a 100 mg	24	7	VO	DO
Diclazurila	Cães	25 mg	24	1	VO	DO
Espiramicina	Cães e gatos	90.000 UI	24	5	VO	Spiraphar®; Stormorgyl®
Furazolidona	Cães e gatos	8 a 20 mg	12 a 24	5	VO	ND
Ponazurila	Cães e gatos	5 a 15 mg	24	28	VO	ND
Quinacrina	Cães e gatos	10 mg	24	5	VO	ND
Roxitromicina	Cães	2 mg	12	15	VO	ND
Sulfadimetoxina	Cães e gatos	50 a 60 mg	24	5 a 10	VO	Sulfatec injetável
Sulfaguanidina	Cães e gatos	100 a 200 mg	8	5	VO	Prado oral
Toltrazurila	Cães	15 mg	24	3	VO	DO
Trimetoprima	Cães	50 mg	24	5	VO, SC	DO
Sulfonamida	Cães e gatos	15 a 30 mg	12 a 24	–	–	Afectrim®; Diatin® injetável; Ibatrim® oral; Kaopek®; Pradocolo® oral; Stop® antidiarreico; Supertrin® injetável; Trissulfin® suspensão

*Princípio ativo com ação sobre o *Isospora* spp. Algumas formulações empregam a combinação destes listados ou com outras bases. **Dose sugerida para uso do princípio ativo isoladamente; quando em combinação com outras bases, recomenda-se a redução. ***Formulações comerciais registradas no Brasil para uso em cães/gatos. DO = disponível para outras espécies animais; ND = não disponível no Brasil; SC = via subcutânea; VO = via oral.

solução saturada de cloreto de sódio (técnica de Willis-Mollay) e esporulação *in vitro* com morfometria dos oocistos podem ser utilizados.

As lesões microscópicas observadas durante a necropsia, atribuíveis ao parasito, são características e podem ser confirmadas com a visualização dos diferentes estágios dos microrganismos nos cortes histológicos fixados e corados com Giemsa ou hematoxilina e eosina.[5]

Os exames histopatológicos, em casos de infecção por *I. canis*, revelam mucosa atrofiada, alterações nas vilosidades, inflamação na lâmina própria do intestino e hiperplasia dos linfócitos nas placas de Peyer. Os diferentes estágios do parasito podem ser encontrados dentro de vacúolos no citoplasma das células epiteliais.[2]

O diagnóstico *in vitro* pode ser realizado em culturas de células embrionárias, mesmo em linhagens não caninas,[26] excetuando-se os estágios sexuados;[3] no entanto, exige condições laboratoriais estruturadas e técnicos experientes na rotina de cultivo celular.

Tratamento

O tratamento deve ser preconizado quando o animal apresentar sintomas compatíveis com a isosporose ou mesmo quando forem observadas outras etiologias primárias simultaneamente à detecção desta protozoose nos exames de fezes. Isto ocorre porque o *Isospora* pode contribuir para complicações do quadro clínico em várias afecções. Além da medicação (Quadro 76.2), recomenda-se, como terapia de suporte, a reposição hidreletrolítica do paciente.

No Brasil, não há formulações específicas registradas para tratamento exclusivo de isosporose em cães e gatos.[28] Para a prevenção da coccidiose, medidas gerais de manejo, como a manutenção dos animais em abrigos adequados com boa nutrição, o isolamento dos animais doentes, a higiene e a limpeza diária do ambiente, são efetivas na redução da concentração de oocistos. Essas ações não erradicam totalmente a isosporose, mas auxiliam no controle da referida infecção.[7,15,29]

Referências

1. Dubey JP, Lindsay DS, Lappin MR. Toxoplasmosis and other intestinal coccidial infections in cats and dogs. Vet Clin Small Anim. 2009;39:1009-34.
2. Jones TC, Hunt RD, King NW. Patologia veterinária. São Paulo: Manole; 2000. p. 560-6.
3. Lindsay DS, Dubey JP, Blagburn BL. Biology of Isospora spp. from humans, nonhumans primates, and domestic animals. Clin Microbiol Rev. 1997;10:19-34.
4. Dubey JP. The evolution of knowledge of cat and dog coccidian. Parasitol. 2009;12:1469-75.
5. Dubey JP, Mahrt JL. Isospora neorivolta sp. n. from the domestic dog. J Parasitol. 1978;64:1067-73.
6. Olson ME. Coccidiosis caused by Isospora ohioensis-like organisms in three dogs. Can Vet J. 1985;26:112-4.
7. Kirkpatrick CE, Dubey JP. Enteric coccidial infections Isospora, Sarcocystis, Cryptosporidium, Besnoitia, and Hammondia. Vet Clin North Am Small Anim Pract. 1987;17:1405-20.
8. Fayer R. Epidemiology of protozoa infections: the coccidia. Vet Parasitol. 1980;6:75-103.
9. Dubey JP, Greene CE. Enteric coccidiosis. In: Greene, CE, Infectious diseases of the dog and cat. St. Louis: Elsevier; 2006. p. 775-84.
10. Buehl IE, Prosl H, Mundt HC, Tichy AC, Joachim A. Canine isosporosis: epidemiology of field and experimental infections. J Vet Med. 2006; 53:482-7.

11. Dubey JP. Life cycle of Isospora rivolta (Grassi 1879) in cats and mice. J Protozool. 1979;26:433-43.
12. Bowman DD, Lynn RC, Eberhard ML, Alcaraz A. Parasitologia veterinária de Georgis. 8ª ed. São Paulo: Manole; 2006. p. 92-4.
13. Balassiano BCC, Campos MR, Menezes RCAA, Pereira MJS. Factors associated with gastrintestinal parasite infection in dogs in Rio de Janeiro, Brazil. Prevent Vet Med. 2009;91:234-40.
14. Gates MC, Nolan TJ. Endoparasite prevalence and recurrence across different age groups of dogs and cats. Vet Parasitol. 2009;166:153-8.
15. Rodrigues NA. A importância do manejo em dois sistemas de criação na infecção natural de cães por Cystoisospora Frenkel 1977 (Apicomplexa: Cystoisosporine). [dissertação]. Rio de Janeiro: Universidade Federal Rural do Rio de Janeiro; 2000.
16. Dubná S, Langrová I, Nápraviník J, Jankovská I, Valdlejch J, Pekár S *et al.* The prevalence of intestinal parasites in dogs from Prague, rural areas and shelters of the Czech Republic. Vet Parasitol. 2007;145:120-8.
17. Palmer CS, Andrew Thompson RC, Traub RJ, Rees R, Robertson ID. National study of the gastrintestinal parasites of dogs and cats in Australia. Vet Parasitol. 2008;151:181-90.
18. Claerebout E, Casaert S, Dalemans AC, De Wilde N, Levecke B, Vercruysse J *et al.* *Giardia* and other intestinal parasites in different dog populations in Northern Belgium. Vet Parasitol. 2009;161:41-6.
19. Little SE, Johnson EM, Lewis D, Jaklitsch RP, Payton ME, Blagburn BL *et al.* Prevalence of intestinal parasites in pet dogs in the United States. Vet Parasitol. 2009;166:144-52.
20. Oliveira-Sequeira TCG, Amarante AFT, Ferrari TB, Nunes LC. Prevalence of intestinal parasites in dogs from São Paulo State, Brazil. Vet Parasitol. 2002;103:19.
21. Nisar M, Khan JA, Khan MS, Khan IA. Prevalence of coccidiosis in dogs along with haematological alterations as a result of chemotherapeutic trial. Pakinstan Vet J. 2009;29:138-40.
22. Táparo CV, Perri SH, Serrano AC, Ishizaki MN, Costa TP, Amarante AF *et al.* Comparison between coproparasitological techniques for the diagnosis of helminth eggs or protozoa oocysts in dogs. Rev Bras Parasitol Vet. 2006;15:1-5.
23. Coelho WMD, Amarante AFT, Soutello RVG, Meireles MV, Bresciani KDS. Ocorrência de parasitos gastrintestinais em amostras fecais de felinos no município de Andradina, São Paulo. Rev Bras Parasitol Vet. 2009;18:46-9.
24. Schuster RK, Thomas K, Sivakumar S, O'Donovan D. The parasite fauna of stray domestic cats (Felis catus) in Dubai, United Arab Emirates. Parasitol Res. 2009;105:125-34.
25. Mitrea IL, Ionita M, Enachescu V. Isosporosis in cats and dogs: etio-epidemiological and clinical features. Bulletin USAMV-CN. 2006; 63:343-7.
26. Mitchell SM, Zajac AM, Lindsay DS. Development and ultrastructure of Cystoisospora canis Nemeséri, 1959 (syn. Isospora canis) monozoic cysts in two noncanine cell lines. J Parasitol. 2009;95:793-8.
27. Junker K, Houwers DJ. Diarrhea, pup mortality and Cystoisospora species (coccidiosis). Tijdschr Diergeneeskd 2000;125:582-4.
28. Sindicato Nacional da Indústria de Produtos para Saúde Animal. Compêndio de produtos veterinários. 2010. Disponível em <http:\\www.sindan.org.br/sd/sindan/index.html>. Acesso em 27 de abril de 2010.
29. Rodrigues AN, Menezes RCAA. Infecção natural de cães por espécies do gênero Cystoisospora (Apicomplexa: Cystoisosporinae) em dois sistemas de criação. Clin Vet. 2003;42:24-30.

77 Criptosporidiose

Katia Denise Saraiva Bresciani, Marcelo Vasconcelos Meireles, Willian Marinho Dourado Coelho

Definição

Criptosporidiose é uma enfermidade parasitária causada pelo protozoário *Cryptosporidium*, que pertence ao filo Apicomplexa e infecta principalmente a superfície das microvilosidades das células epiteliais do trato gastrintestinal de seus hospedeiros.[1]

Importância

Os parasitos *Cryptosporidium* e *Giardia* foram incluídos na Iniciativa das Doenças Negligenciadas da Organização Mundial da Saúde por sua estreita relação com saneamento básico deficiente e baixo poder aquisitivo populacional.[2,3]

Agente etiológico de surtos de criptosporidiose por veiculação hídrica, o gênero *Cryptosporidium*, em países desenvolvidos, foi considerado como responsável por quadros de má nutrição e morte em crianças.[4]

Com o surgimento da síndrome da imunodeficiência adquirida, na década de 1980, relatos de infecções oportunistas foram associados à criptosporidiose e este parasito passou a ser considerado um importante patógeno em seres humanos.[5,6]

Etiologia

Quanto à sistemática de *Cryptosporidium*, após análise filogenética utilizando o gene da subunidade 18S do rRNA, este gênero foi classificado como filogeneticamente mais próximo da subclasse Gregarinia.[7] Contudo, atualmente está estabelecido que o gênero *Cryptosporidium* pertence ao filo Apicomplexa (apresenta complexo apical), à classe Sporozoae (apresenta ciclos de reprodução sexuada e assexuada, com formação de oocistos), à subclasse Coccidia (ciclo de vida envolvendo merogonia, gametogonia e esporogonia), à ordem Eucoccidiida (ocorre esquizogonia), à subordem Eimeriina (com desenvolvimento de macrogametas e microgametas), à família Cryptosporidiidae (um oocisto com quatro esporozoítos e sem esporocistos) e ao gênero *Cryptosporidium*.[8]

Atualmente, estão descritas 20 espécies de *Cryptosporidium*, sendo 12 em mamíferos, com 61 genótipos de *Cryptosporidium* determinados de acordo com o hospedeiro e análises genéticas.[5,8]

Apesar da descrição de *C. muris* em felinos[9] e caninos,[10] gatos são geralmente infectados por *C. felis*[2,11,12] e cães por *C. canis*[2,11,13] e *C. parvum*.[14]

As dimensões dos oocistos de *Cryptosporidium felis* variam entre 4,6 μm × 4,2 μm[15] e 5 μm × 4,5 μm.[11] Entretanto, existem relatos de similaridade morfométrica de 4,95 μm × 4,71 μm e de 5 μm × 5 μm de tamanho dos oocistos entre diferentes trabalhos.[11,16]

O genótipo canino de *C. parvum* foi designado como uma nova espécie, denominada *C. canis*,[16] com base nos resultados dos experimentos de transmissão cruzada, bem como análises genéticas. Estudos moleculares indicaram que cães podem transmitir o genótipo bovino de *C. parvum*, que é conhecido por ser patogênico para humanos.[13]

Pessoas são infectadas com mais frequência por *C. parvum* e *C. hominis.* Apesar de *C. felis, C. canis, C. meleagridis* e *C. muris* terem sido isolados de seres humanos, o risco de infecção humana por contato direto ou indireto com animais de companhia ainda é indeterminado.[3,16–18]

Relatos de episódios diarreicos com isolamento de *C. canis*,[16] *C. felis*[17] e *C. parvum* foram descritos em portadores da síndrome da imunodeficiência adquirida.[12]

Oocistos de *Cryptosporidium* são altamente resistentes em condições ambientais e à ação de produtos químicos. Isto é atribuído à rigidez de sua parede, uma complexa barreira protetora constituída de dupla camada de matriz de lipoproteínas e carboidratos.[3,8]

Dessecação, exposição a variações de temperatura e pH extremos e luz ultravioleta podem reduzir o tempo de sobrevivência dos oocistos.[5]

Fisiopatogenia

Este protozoário, durante seu desenvolvimento, fica protegido da resposta celular imune e do ambiente hostil do intestino no vacúolo parasitóforo, com acesso às reservas nutricionais da célula hospedeira.[3]

A infecção por *Cryptosporidium* causa atrofia, fusão das vilosidades intestinais e inflamação, que resultam em perda da superfície absortiva e transporte desequilibrado de nutrientes. Ainda não está claro se o parasito interfere na função celular, mas parece ser capaz de induzir apoptose dos enterócitos.[3]

A diarreia por má absorção resulta da interação entre produtos parasitários, como as proteinases, que rompem a barreira epitelial e as respostas imunológicas e inflamatórias do hospedeiro.[3]

Biologia

Como outros parasitos de vertebrados, *Cryptosporidium* tem um ciclo de vida monoxeno, que se completa primariamente no trato gastrintestinal do hospedeiro. No entanto, este protozoário tem características peculiares que o diferenciam de outros coccídios, como a localização intracelular, porém extracitoplasmática, na superfície da membrana celular do hospedeiro infectado, pelo fato de apresentar uma organela de alimentação responsável por sua nutrição, por estar incluso em um vacúolo parasitóforo e por sua capacidade de autoinfecção.[19]

Em sua biologia, os oocistos esporulados de *Cryptosporidium* são ingeridos pelo hospedeiro e, seguindo exposição ao suco gástrico e enzimas pancreáticas, a excistação ocorre no duodeno, com a liberação de quatro esporozoítos. Estes são englobados por microvilosidades e se localizam em um vacúolo parasitóforo, iniciando a reprodução assexuada. Estes desenvolvem sucessivas gerações de merogonia, liberando oito e quatro esporozoítos, respectivamente. Os quatro merozoítos liberados da segunda merogonia dão origem aos estágios sexuais, os microgametas e macrogametas, que se unem dando origem ao zigoto, o qual, após duas divisões assexuais, forma o oocisto. A esporulação ocorre no interior do oocisto, com desenvolvimento de quatro esporozoítos. Assim, são formados oocistos de parede delgada (capazes de iniciar um novo ciclo dentro do mesmo hospedeiro) e de parede espessa (altamente resistentes em condições ambientais e eliminados nas fezes). A infecção geralmente permanece localizada no trato gastrintestinal.[3,19]

Ocorrência

Pássaros, anfíbios, répteis e mamíferos, incluindo o ser humano, podem ser hospedeiros de *Cryptosporidium*.[5,6,8]

Transmissão antroponótica, zoonótica e entre espécies animais ocorre por via fecal direta ou indireta. A existência de oocistos de *Cryptosporidium* em água e alimentos,[3] como vegetais crus ou levemente cozidos, frutos do mar (ostras, mariscos), leite não pasteurizado, sidra e água mineral tem sido descrita em vários países, sendo que a contaminação dos alimentos pode ocorrer durante a produção, a coleta, o transporte e o processamento destes.[5]

Historicamente, surtos de criptosporidiose por veiculação hídrica foram associados em grande parte ao acesso de seres humanos a reservatórios de água como piscinas, lagos de recreação e parques aquáticos.[5]

O ato de animais de companhia lamberem o rosto dos proprietários foi considerado um fator de risco significativo para a transmissão do coccídio.[3,18]

Os cães eliminam oocistos fecais, comumente em infecções crônicas e subclínicas, representando uma potencial fonte de infecção humana.[3,18,20] No entanto, cães não representam um risco significativo em termos de saúde pública.[2,13]

Com relação à condição imunitária, em animais imunocompetentes, a infecção assume caráter autolimitante e a detecção deste parasito é mais frequente em animais jovens. Em adultos, o estresse pode induzir queda na resistência, acarretando infecção subclínica crônica no hospedeiro.[3]

A ocorrência de *Cryptosporidium* na espécie canina foi considerada baixa em vários estudos epidemiológicos no Brasil.[20–23] No mundo, autores relataram desde a ausência[16] até taxas de 44,1%,[24] como pode ser constatado no Quadro 77.1.

Tanto cães jovens como adultos podem estar infectados por *Cryptosporidium*, não sendo verificada diferença significativa em relação à prevalência e à faixa etária dos animais analisados.[21] Por outro lado, outros autores observaram maior ocorrência deste coccídio em filhotes.[3,22,24]

Na espécie canina, a detecção deste protozoário pode não ser influenciada pela origem urbana ou rural, por condições ambientais,[21] pela raça[22] ou pelo sexo.[20–22]

A eliminação de oocistos de *Cryptosporidium* em amostras fecais de felinos foi comprovada em estudos realizados em nosso país e no exterior. Estas formas evolutivas, geralmente, são encontradas em pequena quantidade em amostras fecais de felinos.[27]

Em gatos positivos para *Cryptosporidium* foram observadas infecções concomitantes por *Toxoplasma*, *Toxocara cati*, *Toxoascaris leonina* e *Cystoisospora* spp., bem como correlação a diarreia.[28,29]

O *Cryptosporidium* foi mais comumente encontrado em felinos mais idosos[28] ou com idade inferior a 1 ano.[9,29]

Gatos domiciliados tiveram cinco vezes menos chance de se infectar por *Cryptosporidium* do que gatos errantes,[28] embora possa ser notada maior prevalência deste coccídio em felinos alimentados com comida caseira.[29]

Infecção por *Cryptosporidium* foi mais elevada em gatas,[9] sendo que a raça não influenciou a ocorrência deste parasito.[28–30]

Em pequenos animais, a doença clínica foi associada ao desmame, a deficiências nutricionais e a condições de superlotação em canis e/ou gatis.[3] Entre os endoparasitos prevaleceu o diagnóstico concomitante dos protozoários *Cryptosporidium* e *Giardia*.[12]

Quadro 77.1 Ocorrência de *Cryptosporidium* spp. em cães em diversos países.

Autor(es)	Técnica de diagnóstico	Quantidade de animais examinados	Quantidade de animais reagentes	Positividade (%)	País
Abe *et al.*[13]	PCR	140	13	9,3	Japão
Bresciani *et al.*[23]	ELISA	420	10	2,4	Brasil
	K	420	4	1	
	S	420	4	1	
Coelho *et al.*[25]	VM	51	2	3,9	Brasil
Hamnes *et al.*[24]	S + RIFI	290	128	44,1	Noruega
Huber *et al.*[21]	S	166	4	2,41	Brasil
Lallo e Bondan[22]	ZN	450	40	8,8	Brasil
	PCR	450	43	9,5	
Mundim *et al.*[20]	S + AM	433	6	1,4	Brasil
Rimhanen-Finne *et al.*[26]	RIFI	150	07	5	Finlândia

AM = técnica de azul de metileno; ELISA = ensaio imunoabsorvente ligado à enzima; K = Kinyoun imunoenzimático indireto; PCR = reação em cadeia pela polimerase; RIFI = reação de imunofluorescência indireta; S = técnica de centrífugo-flutuação de Sheather; ZN = técnica de Ziehl-Neelsen; VM = verde malaquita.

Manifestações clínicas

Eventual ocorrência de diarreia[30] ou mais comumente quadros assintomáticos com eliminação de poucos oocistos fecais foram diagnosticados em cães e gatos.[2,3,13,15,30]

Em humanos, a infecção por *Cryptosporidium* foi subclínica em comunidades de áreas endêmicas ou ocasionou diarreia autolimitante com dor abdominal e vômitos.[3]

Diagnóstico | Exames complementares

O diagnóstico microscópico da criptosporidiose exige tempo e experiência do observador, pois os oocistos são dificilmente visualizados, apresentam dimensões diminutas e não contêm esporocistos. Na rotina de diagnóstico laboratorial, estas formas evolutivas podem ser observadas principalmente por meio de técnicas que coram os oocistos, como as de verde malaquita, Ziehl-Nielsen e Kinyoun (Figura 77.1).

Oocistos de *Cryptosporidium* coram em rosa pela coloração ácido-rápida.[27] A maior vantagem de uso da microscopia foi a detecção tanto de oocistos "vazios" como intactos. Os primeiros, sem esporozoítos com DNA, não foram diagnosticados por métodos moleculares.[5]

Devido à excreção intermitente de oocistos de *Cryptosporidium* em pequenos animais, foi preconizada a repetição do exame coproparasitológico, com nova coleta da amostra, mesmo após um resultado negativo.[21,29]

Como métodos imunológicos, oocistos fecais podem ser detectados pela reação de imunofluorescência direta ou indireta e teste imunoenzimático (ELISA).[27] Ao comparar os testes parasitológicos de Kinyoun e Sheather com o teste de ELISA, este último mostrou-se mais sensível à detecção da infecção por *Cryptosporidium* spp. em cães.[23]

A distinção entre espécies e genótipos do protozoário tem sido conclusiva apenas pela caracterização molecular.[2,6,13,22]

A reação em cadeia pela polimerase (PCR), inclusive com identificação genotípica,[13] pode ser seguida pela caracterização genética por polimorfismo de tamanho de fragmentos de restrição (RFLP), com utilização de um fragmento de DNA amplificado do gene que codifica a proteína de parede do oocisto de *Cryptosporidium* (COWP) e/ou do sequenciamento envolvendo os genes codificadores 18S rRNA, actina, HSP-70 e GP-60. Este último tem demonstrado elevado grau de polimorfismo entre isolados de espécies de *Cryptosporidium* com identificação de diversos subgenótipos e subtipos.[8]

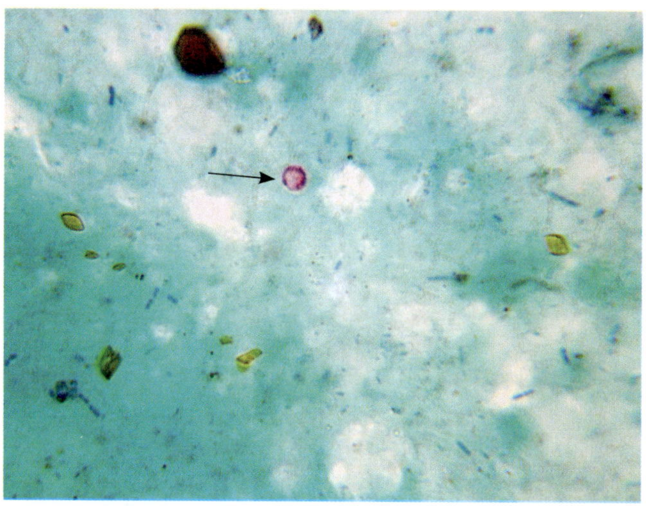

Figura 77.1 Aspecto microscópico de oocisto de *Cryptosporidium parvum* em amostra fecal, observado pela técnica de Kinyoun (objetiva 100 ×).

A habilidade de caracterizar oocistos diretamente das fezes ou a análise de amostras ambientais usando PCR tem sido útil em determinar os fatores de risco e as fontes de infecção em situações de surtos, assim como a transmissão de parasitos em focos endêmicos.[3]

O uso da filtração, da separação imunomagnética de oocistos de material particulado e a detecção pelo ensaio de imunofluorescência com microscópio de contraste de fase foram métodos utilizados para determinar a concentração de oocistos no ambiente aquático.[5]

Tratamento

Cryptosporidium apresentou resistência a agentes antimicrobianos e antiprotozoários, principalmente devido à sua localização intracelular e extracitoplasmática, uma barreira contra a entrada de fármacos.[19]

Como terapêuticas foram indicadas a re-hidratação e a reposição eletrolítica durante os estágios iniciais da infecção antes da expressão da resposta imune do hospedeiro.[3]

O lactato de halofuginona tem sido recentemente registrado na Europa como agente quimioterápico em gado doméstico e tem efeito criptosporidiostático sobre esporozoítos e merozoítos, reduzindo a incidência e a gravidade da diarreia, mas não prevenindo a eliminação de oocistos.[3] Também foi recomendada a utilização de nitazoxanide ou paramomicina.[2]

Primeiro medicamento a ser aprovado nos EUA para o tratamento da criptosporidiose em crianças e adultos imunodeficientes, nitazoxanide e seus dois metabólitos, o tizoxanide e glucoronato de tizoxanide, inibiram o crescimento de esporozoítos e oocistos de *C. parvum* em ensaios *in vitro*. Estudos verificaram redução do tempo de duração da diarreia e da eliminação de oocistos.[4]

A paramomicina é um antibiótico aminoglicosídio, que, aparentemente, pode ser absorvido em pequenas quantidades pela membrana apical que circunda o parasito extracitoplasmático, atuando sobre o ribossomo bacteriano e interferindo na síntese proteica. Em seres humanos, mostrou-se efetivo, mas os resultados de quantidade limitada de testes clínicos foram inconclusivos.[4]

Fármacos como paromomicina, tilosina e azitromicina na posologia indicada no Quadro 77.2 minimizaram a diarreia, mas não cessaram a eliminação de oocistos.[27]

Quadro 77.2 Fármacos utilizados no tratamento da criptosporidiose.

Princípio ativo	Dose
Paromomicina	150 mg/kg, a cada 12 a 24 h, por 5 dias
Tilosina	10 a 15 mg/kg, a cada 12 h, por 21 dias
Azitromicina	10 mg/kg, a cada 24 h, por 21 dias

■ Referências

1. Fayer R, Morgan U, Upton SJ. Epidemiology of Cryptosporidium: transmission, detection and identification. Int J Parasitol. 2000;30:1305-22.
2. Bowman DD, Lucio-Forster A. Cryptosporidiosis and giardiasis in dogs and cats: veterinary and public health importance. Exp Parasitol. 2010;124:121-7.
3. Thompson RCA, Palmer CS, O'Handley R. The public health and clinical significance of *Giardia* and Cryptosporidium in domestic animals. Vet J. 2008;177:18-25.
4. Rossignol JF. Cryptosporidium and *Giardia*: treatment options and prospects for new drugs. Exp Parasitol. 2010;124:45-53.
5. Smith, HV, Nichols RAB. Cryptosporidium: detection in water and food. Exp Parasitol. 2010;124:61-79.
6. Fayer R. Taxonomy and species delimitation in Cryptosporidium. Experiment Parasitol. 2010;24:90-7.
7. Carreno, RA, Martin DS, Barta JR. Cryptosporidium is more closely related to gregarines than to coccidian as shown by phylogenetic analysis of apicomplexan parasites inferred using small-subunit ribosomal RNA gene sequences. Parasitol Res. 1999;85:899-904.
8. Plutzer J, Karanis, P. Genetic polymorphism in Cryptosporidium species: in update. Vet Parasitol. 2009;165:187-99.
9. Santin M, Trout JM, Vecino JAC, Dubey JP, Fayer R. Cryptosporidium, *Giardia* and Enterocytozoon bieneusi in cats from Bogota (Colombia) and genotyping of isolates. Vet Parasitol. 2006;141:334-9.
10. Lúpus PJ, Langer-Curry RC, Robinson M, Okhuysen PC, Chappell CL. Cryptosporidium muris in a Texas canine population. Am J Trop Med Hyg. 2008;78:917-21.
11. Thomaz A, Meireles MV, Soares RM, Pena HFJ, Gennari SM. Molecular identification of Cryptosporidium spp. from fecal samples of felines, canines and bovines in the state of São Paulo, Brazil. Vet Parasitol. 2007;150:291-6.
12. Ballweber LR, Panuska C, Huston CL, Vasilopulos R, Pharr GT, Mackin A. Prevalence of and risk factors associated with shedding of Cryptosporidium felis in domestic cats of Mississipi and Alabama. Vet Parasitol. 2009;160:306-10.
13. Abe N, Sawano Y, Yamada K, Kimata I, Isemi M. Cryptosporidium infection in dogs in Osaka, Japan. Vet Parasitol. 2002;108:185-93.
14. Xiao L, Morgan UM, Josef L, Escalante A, Michael A, William S *et al.* Genetic Diversity within Cryptosporidium parvum and related Cryptosporidium species. Appl Microbiol Environ. 1999;65:3386-91.
15. Fayer R, Santín M, Trout JM, Dubey JP. Detection of Cryptosporidium felis and *Giardia* duodenalis Assemblage F in a cat colony. Vet Parasitol. 2006;140:44-53.
16. Fayer R, Trout JM, Xiao L, Morgan UM, Lal AA, Dubey JP. Cryptosporidium canis sp. from domestic dogs. J Parasitol. 2001;87:1415-22.
17. Cacció S, Pinter E, Fantini R, Mezzaroma I, Pozio E. Human infection with Cryptosporidium felis: case report and literature review. Emerg Infect Dis. 2002;6:85-6.
18. Smith RP, Chalmers KE, Clifton-Hadley A, Mueller-Doblies D, Watkins J, Paiba GA *et al.* Investigation of the role of companion animals in the zoonotic transmission of cryptosporidiosis. Zoon Public Health 2009;56:24-33.
19. Tzipori S, Griffths. Natural History and Biology of Cryptosporidium parvum. Adv Parasitol. 1998;40:4-36.
20. Mundim MJS, Rosa LAG, Hortêncio SM, Faria ESM, Rodrigues RM, Curi MC. Prevalence of *Giardia* duodenalis and Cryptosporidium spp. in dogs from different living conditions in Uberlândia, Brazil. Vet Parasitol. 2007;144:356-9.
21. Huber F, Bomfim TCB, Gomes RS. Comparison between natural infection by Cryptosporidium sp., *Giardia* sp. in dogs in two living situations in the West Zone of the municipality of Rio de Janeiro. Vet Parasitol. 2005;130:69-72.
22. Lallo MA, Bondan EF. Prevalência de *Criptosporidium* em cães de instituições da cidade de São Paulo. Rev Saúde Pub. 2006;40:120-5.
23. Bresciani KDS, Amarante AFT, Lima VFM, Feitosa MM, Feitosa FLF, Serrano ACM *et al.* Infection by Cryptosporidium spp. in dogs from Araçatuba, SP, Brazil: Comparison between diagnostic methods and clinical and epidemiological analysis. Vet Zoot. 2008;15:466-8.
24. Hammes IS, Gjerde BJ, Robertson LJ. A longitudinal study on the occurrence of Cryptosporidium and *Giardia* in dogs during their first year of life. Acta Vet Scand. 2007;49:1-10.
25. Coelho WMD, Amarante AFT, Soutello RVG, Meireles MV, Bresciani KDS. Ocorrência de parasitos gastrintestinais em amostras fecais de felinos no município de Andradina, São Paulo. Rev Bras Parasitol Vet. 2009;18:46-9.
26. Rimhanen-Finne R, Enemark HL, Kolehmainen J, Toropainen P, Hannien ML. Evaluation of immunofluorescence microscopy and enzyme-linked immunosorbent assay in detection of Cryptosporidium and *Giardia* infections in asymptomatic dogs. Vet Parasitol. 2007;145:345-8.
27. Lappin NMR. Enteric protozoal diseases. Vet Clin Small Anim. 2005;81-8.
28. McReynolds CA, Lappin MR, Ungar B, McReynolds LM, Bruns C, Spilker MM *et al.* Regional seroprevalence of Cryptosporidium parvum-specific IgG of cats in the United States. Vet Parasitol. 1999;80:187-95.
29. Rambozzi L, Menzano A, Mannelli A, Romano S. Prevalence of cryptosporidian infection in cats in Turin and analysis of risk factors. J Fel Med Surg. 2007;9:392-6.
30. Tzannes S, Batchelor DJ, Graham PA, Pinchbck GL, Wastling J, German AJ. Prevalence of Cryptosporidium, *Giardia* and Isospora species infections in pet cats with clinical signs of gastrintestinal disease. J Fel Med Surg. 2008;10:1-8.

78 Toxoplasmose

Odilon Vidotto, Italmar Teodorico Navarro, Roberta Lemos Freire, João Luis Garcia

Definição

A toxoplasmose é uma zoonose comum em animais de sangue quente, causada pelo protozoário *Toxoplasma gondii*, parasito intracelular obrigatório, que pertence ao filo Apicomplexa, à classe Sporoasida, à subclasse Coccidiasina, à ordem Eucoccidiorida, à subordem Eimeriorina e à família Sarcocystidae.[1] Os felídeos são os hospedeiros definitivos, enquanto o ser humano e os outros animais são considerados hospedeiros intermediários ou incompletos.

Etiologia e ciclo biológico

T. gondii foi identificado pela primeira vez em 1908 por Splendore[2] em coelhos de laboratório, quando este trabalhava na cidade de São Paulo, no Brasil. No mesmo ano, os pesquisadores Nicolle e Manceaux, do Instituto Pasteur de Tunis, descobriram o parasito em um roedor africano usado nas pesquisas de Leishmaniose, o *Ctenodactylus gondi*. O novo parasito foi denominado *Toxoplasma gondii* em 1909,[3] em função do seu formato em arco (do grego, *toxon*: arco; *plasma*: forma) e em homenagem ao roedor no qual ele foi encontrado. Seu ciclo de vida foi totalmente esclarecido entre 1969 e 1972, com a descoberta do ciclo coccidiano no epitélio intestinal do gato doméstico.[4] Até então era conhecido apenas o ciclo assexuado, envolvendo diversas células de animais e do ser humano. Atualmente, sabe-se que os felídeos são os únicos hospedeiros definitivos nos quais ocorre a reprodução sexuada nos enterócitos, com a formação de gametas masculinos e femininos, os quais, após fusão, formam os zigotos e, em seguida, os oocistos, que são carreados para o meio ambiente com as fezes. Milhões de oocistos não esporulados são eliminados durante um período que varia entre 7 e 21 dias.[5] No meio ambiente, em condições ideais de temperatura e umidade, ocorre o processo de esporulação dos oocistos, com formação de dois esporocistos, cada um contendo quatro esporozoítos, que os tornam infectantes, medindo cerca de 10 × 12 μm. No solo, a esporulação pode ocorrer em 1 dia a 25°C ou em 21 dias a 11°C.[1] Oocistos esporulados podem sobreviver até 18 meses em condições ambientais adversas e resistem à maioria dos desinfetantes comumente utilizados nas desinfecções ambientais. Os oocistos esporulados são extremamente importantes na disseminação do agente etiológico na natureza, pois contaminam água, pastagens, plantações ou areia, elementos estes que atuam como via de transmissão ao ser humano e a outros animais, principalmente herbívoros.

Além da multiplicação sexuada, os felinos também apresentam o ciclo extraintestinal, característico dos hospedeiros intermediários. Nesta fase de multiplicação assexuada há outras duas formas evolutivas do *T. gondii*, os taquizoítos e os bradizoítos, que são encontrados, respectivamente, nas fases aguda e crônica da infecção. Tais formas também podem ser transmitidas a um hospedeiro suscetível, ampliando o risco de infecção (Figura 78.1).

Taquizoíto (do grego, *tachys*: rápido) é o modo de multiplicação rápida do parasito, apresenta formato em arco ou meia-lua, tem uma extremidade anterior mais afilada que a posterior e mede 2 a 4 μm × 4 a 8 μm. O taquizoíto invade qualquer célula nucleada por penetração ativa e se multiplica por endodiogenia dentro do vacúolo parasitóforo recém-formado. A célula torna-se repleta de taquizoítos e se rompe, liberando-os para o espaço extracelular, os quais, uma vez livres, invadem novas células, dando continuidade ao processo de multiplicação. Durante a parasitemia que ocorre na fase aguda da infecção, os taquizoítos podem ser encontrados em sangue, urina, saliva, leite e líquido cefalorraquidiano por um período aproximado de 2 semanas. Esta disseminação ampla do *T. gondii* pelo organismo do hospedeiro facilita seu estabelecimento em vários órgãos, tais como: musculaturas cardíaca e esquelética, retina, placenta e sistema nervoso. Os taquizoítos são pouco resistentes em meios hipertônicos ou hipotônicos, mas em solução fisiológica a 4°C permanecem ativos por cerca de 7 dias. São sensíveis à maioria dos desinfetantes, à ação do calor e ao congelamento.

Bradizoíto (do grego, *bradys*: lento) é o tipo de multiplicação lenta do parasito e se encontra no interior dos cistos teciduais formados na fase crônica da infecção. Morfologicamente, os bradizoítos são semelhantes aos taquizoítos; porém, funcionalmente, são diferentes. Os bradizoítos são mais resistentes à ação das enzimas digestivas, bem como os esporozoítos em oocistos esporulados. Quando o hospedeiro desenvolve a imunidade ou quando é medicado adequadamente, os

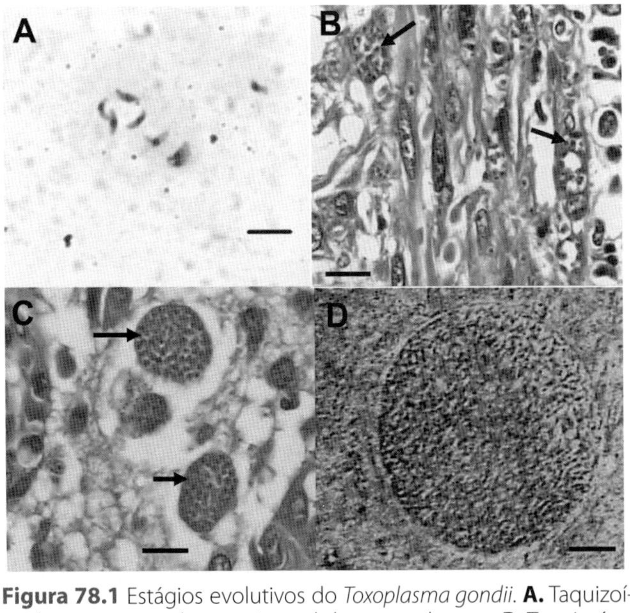

Figura 78.1 Estágios evolutivos do *Toxoplasma gondii*. **A.** Taquizoítos livres em exsudato peritoneal de camundongos. **B.** Taquizoítos no citoplasma de células (*setas*). **C.** Cistos jovens em tecido cerebral de camundongo (*setas*). **D.** Cisto maduro em macerado a fresco de cérebro de camundongo. **A**, **B** e **C.** Barra = 10 μm. **D.** Barra = 50 μm. (Cedidas pelos professores Antonio Carlos Farias dos Reis, Milton Hissashi Yamamura e Selwyn Arlington Headley.)

taquizoítos não rompem mais a célula e transformam-se em bradizoítos. Tem início o processo de formação de cistos teciduais, cuja membrana provém da célula hospedeira e, dessa maneira, não são reconhecidos pelo sistema imune como agentes invasores. Os cistos são o modo de persistência do parasito, em geral não causam danos e são encontrados principalmente em musculaturas cardíaca e esquelética, tecido nervoso e retina. A imunidade, a espécie hospedeira e a virulência do *T. gondii* são fatores que podem influenciar a localização, a dispersão e o tempo de manutenção das formas císticas no organismo do hospedeiro. Os cistos podem chegar até 300 μm, são eliminados a temperaturas de 58°C, por 10 min, de 61°C, por 4 min, ou sob temperaturas mais elevadas. Da mesma maneira, tornam-se inativos em temperaturas baixas. A –13°C são destruídos rapidamente, já a –3°C podem permanecer viáveis por mais de 3 semanas.[6]

A reagudização da infecção pode ocorrer caso o hospedeiro sofra imunossupressão medicamentosa ou devido a doenças que levem à imunodeficiência. Nestes casos, os bradizoítos ativos no interior dos cistos transformam-se em taquizoítos e ocorre a reativação da infecção, demonstrando o caráter oportunista do parasito.

O ciclo de vida do parasito se inicia (Figura 78.2) com a ingestão de oocistos esporulados, em água e alimentos contaminados, ou pela ingestão de cistos em diferentes tecidos de animais infectados. A parede dos oocistos e dos cistos rompe-se pela ação das enzimas digestivas, liberando esporozoítos e bradizoítos, respectivamente. A infecção de gatos domésticos com cistos teciduais resulta em 97% de excreção de oocistos em um período pré-patente de 3 a 10 dias.

Comparativamente, a infecção com oocistos esporulados resulta em 16% de excreção de oocistos em 18 dias ou mais.[7]

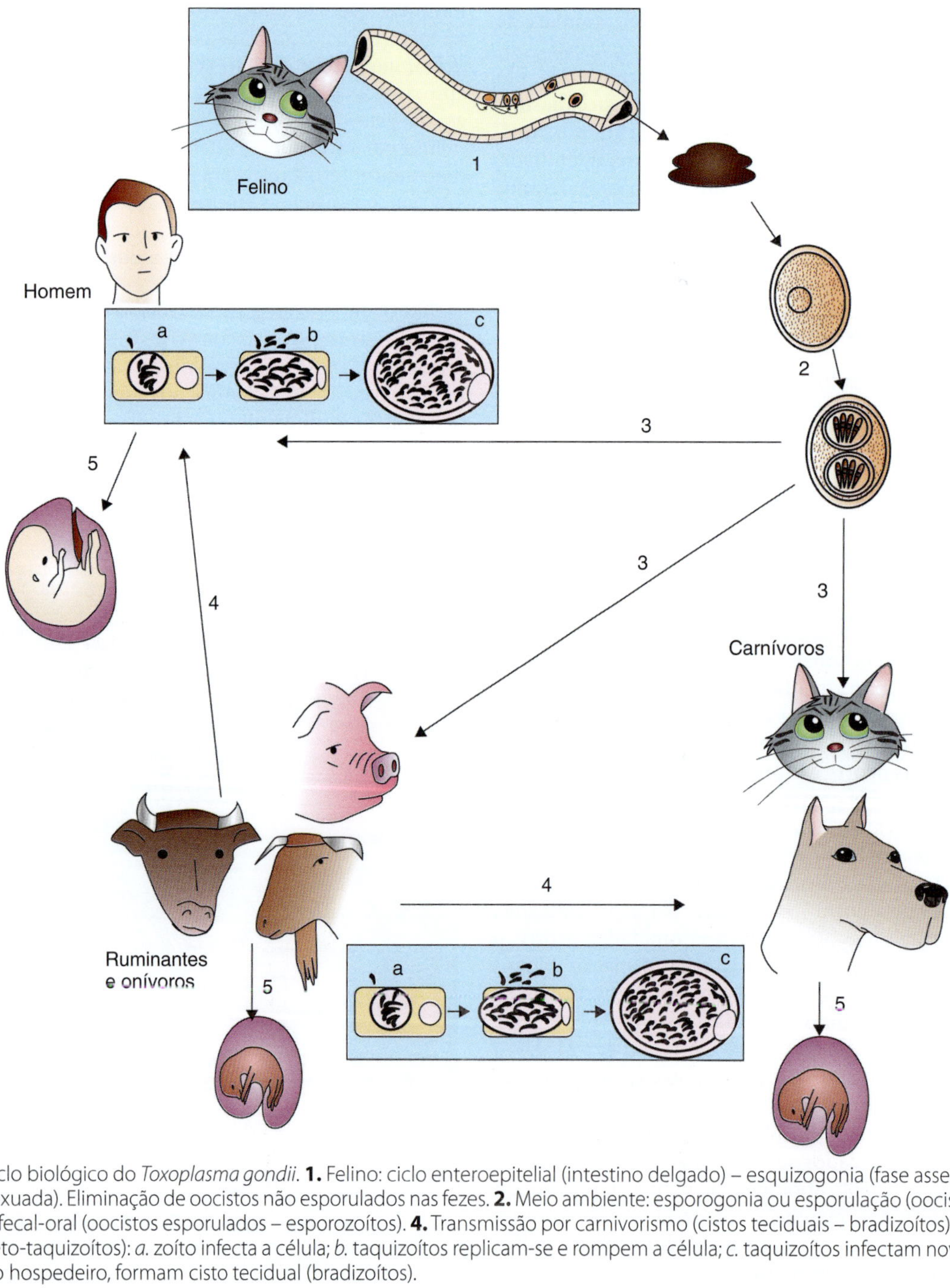

Figura 78.2 Ciclo biológico do *Toxoplasma gondii*. **1.** Felino: ciclo enteroepitelial (intestino delgado) – esquizogonia (fase assexuada) e gametogonia (fase sexuada). Eliminação de oocistos não esporulados nas fezes. **2.** Meio ambiente: esporogonia ou esporulação (oocisto esporulado). **3.** Transmissão fecal-oral (oocistos esporulados – esporozoítos). **4.** Transmissão por carnivorismo (cistos teciduais – bradizoítos). **5.** Transmissão vertical (mãe-feto-taquizoítos): *a.* zoíto infecta a célula; *b.* taquizoítos replicam-se e rompem a célula; *c.* taquizoítos infectam nova célula e, com a imunidade do hospedeiro, formam cisto tecidual (bradizoítos).

Em hospedeiros intermediários, após a multiplicação inicial em células intestinais, há a disseminação de taquizoítos célula a célula pela multiplicação assexuada por endodiogenia, caracterizando a fase aguda da infecção. Já a fase crônica inicia-se com a progressão da imunidade do hospedeiro e culmina com a formação de cistos teciduais.

Epidemiologia | Transmissão e prevalência

A infecção pelo *T. gondii* tem distribuição mundial e é uma das zoonoses parasitárias mais frequentes no ser humano. A via oral é a principal porta de entrada do parasito, os carnívoros adquirem a infecção pela ingestão de cistos teciduais em carne crua ou malcozida de animais infectados ou pela ingestão de oocistos esporulados que existem no meio ambiente ou por via transplacentária (transmissão congênita).[7] A infecção por *T. gondii* em cães e gatos é comum; considerando as altas prevalências verificadas em diferentes estudos epidemiológicos, a doença, no entanto, é incomum.

Herbívoros se infectam pela ingestão de oocistos encontrados nas pastagens e na água contaminada. Carnívoros e onívoros, do mesmo modo que os seres humanos, podem adquirir a infecção por *Toxoplasma* pela ingestão de carne crua ou malcozida contendo cistos provenientes de animais em fase de infecção crônica. A predação de pequenos roedores e pássaros que se inicia ao desmame é o principal tipo de infecção para os gatos domésticos na natureza.[8-10]

A água é também via de transmissão para o *T. gondii* e outros protozoários. A contaminação de reservatórios municipais de água com oocistos eliminados por felídeos infectados pode levar à ocorrência de surtos ou epidemias. Somente sistemas de tratamento de água completos e que prezem pela qualidade desde a captação até a distribuição são capazes de reter oocistos de *T. gondii*, uma vez que estes são resistentes à cloração.[11] A probabilidade de encontrar um gato eliminando naturalmente oocistos durante exame parasitológico de rotina é pequena, uma vez que esses animais eliminam oocistos durante um curto período de tempo na sua vida.[1]

A infecção pela via oral por taquizoítos raramente acontece, uma vez que esta manifestação infectante não resiste às enzimas digestivas e ao pH estomacal. Porém, há a possibilidade de transmissão de taquizoítos pelo leite materno, uma vez que os lactantes têm o pH estomacal menos ácido. Tal transmissão foi confirmada nas espécies caprina, canina e murina. Em seres humanos há relatos da transmissão à criança em fase de amamentação pela mãe com toxoplasmose aguda e por leite de cabra não pasteurizado. Com menor frequência, taquizoítos também podem ser transmitidos por transfusões sanguíneas. No entanto, o tipo mais comum de infecção por taquizoítos é o congênito. Isto ocorre quando fêmeas se infectam pela primeira vez durante a gestação.

A transmissão congênita ocorre tanto no ser humano quanto nos animais e se inicia quando a fêmea adquire a primeira infecção durante a gestação, quando os taquizoítos afetam o feto via placenta. Apesar de a infecção transplacentária ocorrer em qualquer estágio da gestação, o risco é maior no terço final. No entanto, a transmissão congênita da toxoplasmose não é tão comum em cães e gatos.

Amostras de *T. gondii* isoladas em diferentes espécies animais, apesar de morfologicamente indistinguíveis, variam quanto à sua virulência e patogenicidade. Tal diferença tem sido verificada com base na morbidade e na mortalidade de camundongos albinos, adotados como modelo para estudar o parasito sob este aspecto. Todavia, a virulência das amostras de *T. gondii* caracterizadas em camundongos não é, necessariamente, igual à de outros hospedeiros. Métodos de caracterização molecular diferenciaram, a partir de um único marcador genético (antígeno de superfície 2 [SAG2]), as amostras de *T. gondii* dentro de três genótipos principais: tipo I, tipo II e tipo III.[12] Esta caracterização é válida, principalmente, para amostras de *T. gondii* isoladas da Europa e da América do Norte. No Brasil, a diversidade genética é maior e outros genótipos foram descritos, tais como BrI, BrII, BrIII, BrIV, e ainda outros genótipos altamente polimórficos.[13,14]

A transmissão da toxoplasmose por transplante de órgãos de um doador positivo a um receptor negativo ou a reativação da infecção devido aos tratamentos imunossupressores realizados após transplante também são meios de aquisição da doença. E, embora mais raro, o *T. gondii* pode ser transmitido via sangue ou leucócitos de doadores imunocompetentes ou imunocomprometidos em fase de parasitemia. Toxoplasmose aguda em cães e gatos após transplante renal pode ocorrer.[15,16]

Em cães e gatos, a soroprevalência da toxoplasmose se encontra entre 25 e 50%, variando de acordo com a idade e o local de habitação destes animais. Cães e gatos não domiciliados normalmente apresentam maior prevalência da infecção, bem como animais de regiões periurbanas ou rurais, aumentando a taxa para 70 a 85%.[17-19]

Patogenia

Todos os animais de sangue quente postos à prova até o momento infectaram-se com o *T. gondii*, com manifestação de sintomas ou não, dependendo da virulência da cepa, da dose infectante e da qualidade da resposta imunitária do indivíduo infectado.

O mecanismo de invasão celular do *T. gondii* é complexo e envolve organelas celulares, substâncias excretadas, mobilidade e evasão do sistema imune do hospedeiro. Organelas relacionadas com o complexo apical das diferentes formas infectantes do *T. gondii*, tais como micronemas, roptrias e grânulos densos, desempenham papel importante na invasão das células e na manutenção da infecção. Após a adesão do parasito na membrana celular ocorre a liberação ordenada das proteínas das organelas apicais do parasito, que irão facilitar a invasão da célula com a formação de um vacúolo parasitóforo, o qual não se une ao lisossomo, possibilitando sua multiplicação no interior desse vacúolo.[20]

As secreções das três organelas do complexo apical são ordenadas em um processo sequencial, ocorrendo primeiro a liberação dos conteúdos das micronemas e roptrias, e, posteriormente, dos grânulos densos. A secreção das micronemas ocorre poucos segundos após a ligação do parasito com a célula do hospedeiro, e estas secreções não são transferidas para o vacúolo parasitóforo, indicando que sejam importantes no processo de adesão do parasito à membrana celular. Em seguida, já na fase de penetração, as roptrias descarregam suas proteínas, que estão associadas à formação do vacúolo parasitóforo, e, por último, ocorrem as secreções dos grânulos densos, as quais estão relacionadas com a sobrevivência intracelular do parasito. Os mecanismos que evitam a destruição do *T. gondii* pelo vacúolo parasitóforo ainda não estão totalmente esclarecidos. Sabe-se que o parasito impede a acidificação do vacúolo durante sua formação e as modificações que ocorrem na membrana, decorrentes de proteínas excretadas pelo *T. gondii*, impedem a fusão com o lisossomo.

Uma vez estabelecido dentro das células, o *T. gondii* se multiplica rapidamente, invadindo diversos órgãos do hospedeiro, e, na dependência da virulência da cepa e da suscetibilidade do hospedeiro, pode causar desde uma infecção moderada e imperceptível, passando por manifestações intermediárias até as graves, que podem levar o indivíduo à morte. A doença assume um comportamento diferente se adquirida após o nascimento ou congenitamente. Enquanto no primeiro caso o habitual é a infecção latente e não a enfermidade, no segundo prevalece a doença com manifestações clínicas graves.

■ Resposta imune

A resposta do hospedeiro ao *T. gondii* está relacionada com as resistências natural (inata) e adquirida (adaptativa). As diferenças de virulência entre as cepas do parasito são importantes na resistência do hospedeiro; porém, a base molecular dessas diferenças permanece desconhecida.[21]

A quantidade de hospedeiros acometidos pelo *T. gondii* é muito grande; contudo, tem-se demonstrado que certos animais (ratos e galinhas) exibem alto grau de resistência natural, presumivelmente controlado geneticamente. A idade é outro fator importante para a resistência natural, com os animais jovens das diferentes espécies apresentando-se mais suscetíveis à infecção.

Estudos em camundongos transgênicos revelaram que a suscetibilidade está ligada a fatores genéticos mediados por produtos do gene L^d, uma região de aproximadamente 140 kb no cromossomo 17 do camundongo. Este é essencial para a regulação da resposta protetora que limita a quantidade de parasitos e a encefalite toxoplasmática.[22] Estão envolvidas ainda células *natural killers* (NK) produtoras de interferona gama (IFN-γ) que são importantes para a resistência na fase aguda da infecção e para direcionar a resposta imune adquirida.

Como anteriormente descrito, após a fase aguda, a infecção evolui para a fase crônica, em que o *T. gondii* encontra-se dentro de cistos teciduais e o hospedeiro apresenta imunidade protetora e duradoura que o protege de futuras infecções. Nesta fase, existem anticorpos específicos, os quais, com complemento e pela citotoxicidade celular dependente de anticorpos, podem promover a lise dos parasitos extracelulares, bloqueando a invasão da célula do hospedeiro, uma vez que a produção máxima de anticorpos coincide com o desaparecimento de taquizoítos viáveis.[6,23] Contudo, isoladamente, a resposta humoral não é suficiente para eliminar o agente do hospedeiro, devido à localização intracelular do parasito, o que implica envolvimento mais direto da imunidade celular.

A infecção por *T. gondii* normalmente é subclínica em cães e gatos. Comparativamente, a resistência significa o desenvolvimento de imunidade protetora adquirida antes de o parasito causar maiores lesões nos tecidos e órgãos. A doença é mais patogênica para animais jovens e velhos, devido ao seu sistema imune inativo ou deficiente.

A principal porta de entrada do *T. gondii* é a via oral, por meio da ingestão de oocistos (transmissão oral-fecal) e/ou cistos teciduais (transmissão pelo carnivorismo); portanto, a imunidade local via linfócitos (principalmente linfócitos intraepiteliais que apresentam atividade CD8) e IgA é de fundamental importância na proteção contra o parasito.[24,25] No hospedeiro, a infecção provoca resposta imune protetora e duradoura na grande maioria das vezes, porém não é capaz de eliminar o agente do organismo.

A Figura 78.3 mostra os eventos importantes da imunopatologia na toxoplasmose. Uma vez ingeridos, os zoítos vão infectar os enterócitos, provocando forte resposta inflamatória com infiltrado de neutrófilos, macrófagos, células dendríticas e linfócitos. Nesta fase precoce, os neutrófilos são essenciais para a sobrevivência dos animais. Camundongos com depleção de neutrófilos exibiram lesões de maior gravidade no tecido e taxa maior de parasitismo que camundongos imunocompetentes. No entanto, a remoção de neutrófilos não tem efeito sobre a infecção nos estágios mais tardios da infecção. Durante o processo inflamatório, os neutrófilos, os macrófagos e as células dendríticas produzem IL-12, que será importante para a ativação do tecido linfoide associado ao intestino (GALT), resposta inflamatória, ativação de células *natural killer* (NK) e ativação da apoptose celular. A ação dos macrófagos e, principalmente, das células dendríticas na apresentação do antígeno é importante para direcionar a resposta imune controlada por linfócitos $CD4^+$ Th1 e Th2. As células dendríticas são importantes devido à sua capacidade migratória: elas migram para os linfonodos mesentéricos, a fim de estimular linfócitos T $CD4^+$ não estimulados e provocar sua diferenciação. Concomitantemente, as duas respostas são estimuladas, Th1 e Th2, porém ocorre polarização para a Th1.[26]

A infecção a partir do intestino espalha-se por vias hematógena e linfática para outros órgãos e tecidos. Os principais locais afetados são: fígado, coração, pulmão, cérebro, retina e placenta-feto. Os taquizoítos (zoítos de crescimento rápido), formados rapidamente a partir de esporozoítos e bradizoítos após a penetração dos enterócitos, avançam célula por célula nos tecidos e formam pequenos focos de necrose, seguidos de um infiltrado inflamatório mononuclear. Fêmeas gestantes podem ter sua placenta infectada e, então, os parasitos podem alcançar o feto, no qual, dependendo do estágio do sistema imune deste, podem provocar lesões graves (fase mais precoce da gestação, em que o sistema imune não está plenamente formado), como: aborto, mumificação e maceração fetal ou nascimento de animais fracos com ou sem sequelas (fase mais tardia da gestação, na qual o sistema imune do feto já consegue responder ao parasito).

A capacidade de sobrevivência do hospedeiro está relacionada com a habilidade da indução de forte imunidade mediada por células T. Tanto as células $CD4^+$ Th1 quanto as células $CD8^+$ citotóxicas são fundamentais neste processo, bem como na manutenção da resposta imune durante a infecção crônica. A proteção desencadeada por estas células está relacionada com a capacidade que elas têm de produzir interferona gama (IFN-γ), citocina reconhecida como a mais importante mediadora da resistência ao *T. gondii*. IFN-γ induz a liberação de óxido nítrico e a modificação do pH; estes fatores são importantes indutores da transformação de taquizoíto para bradizoíto e para a consequente inibição da replicação do parasito. Outra ação importante de IFN-γ é a indução da degradação do triptofano, o que resulta em incapacidade do parasito em produzir aminoácidos. Estes efeitos combinados favorecem, então, o desenvolvimento dos cistos teciduais, nos quais os parasitos podem ficar viáveis em muitas espécies por toda vida do animal. O desenvolvimento de resposta imune humoral é importante para eliminar os parasitos encontrados fora das células. Este evento ocorre

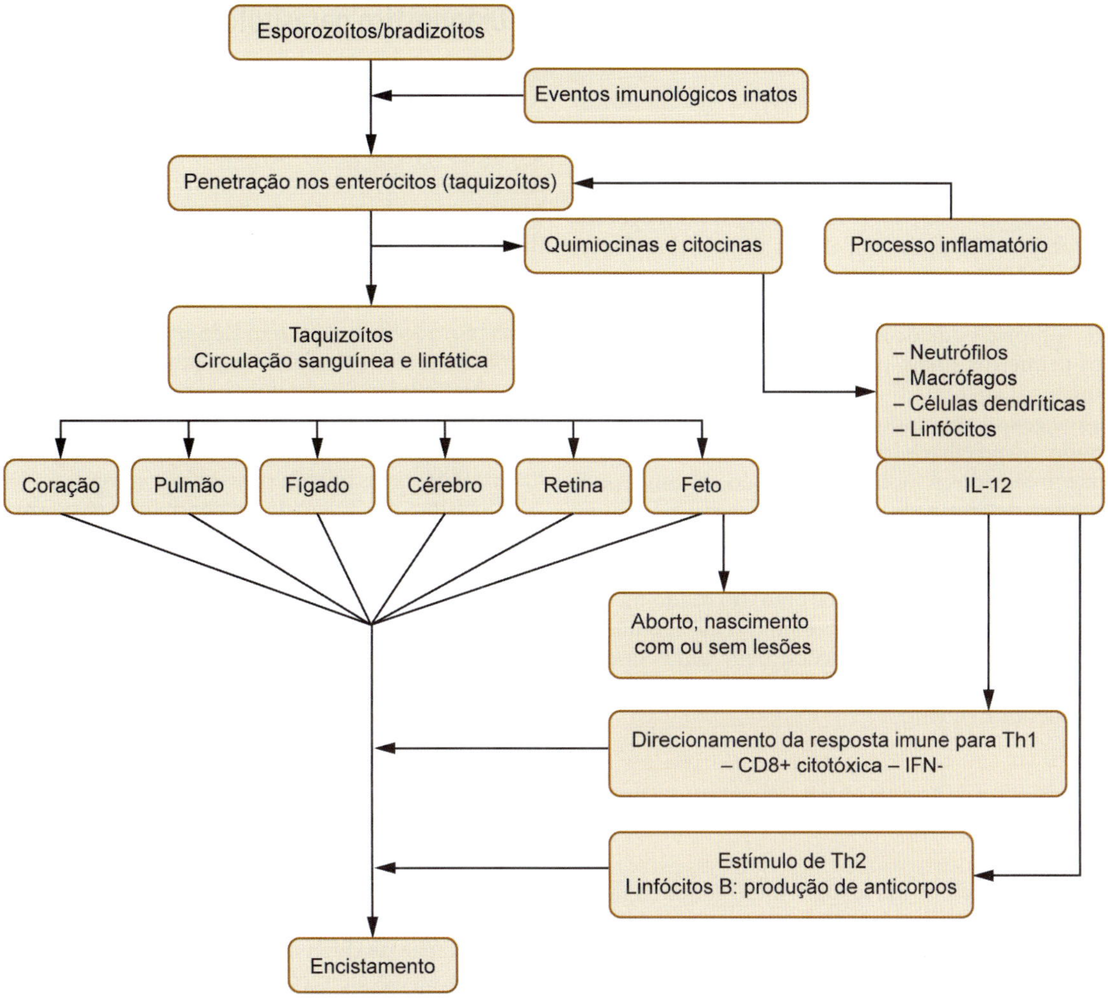

Figura 78.3 Esquema do mecanismo imune na infecção pelo *Toxoplasma gondii*. IL-12 = interleucina-12; IFN-γ = interferona gama; Th2 = linfócito T *helper* 2.

principalmente pela ação do sistema de complemento. Apesar do IFN-γ ser fundamental para a defesa do animal, dados obtidos a partir de estudos com camundongos têm revelado que o excesso de produção desta citocina na fase aguda da infecção é prejudicial ao hospedeiro, levando a necrose tecidual e morte. Cepas mais virulentas e infecção com doses elevadas de cepas menos virulentas podem levar à produção de grandes quantidades de IFN-γ.[27]

▪ Manifestações clínicas

▪ Cães

O primeiro caso de toxoplasmose em cães foi descrito por Mello (1910) em um cão com diarreia, anemia, dispneia e dor abdominal.[28] Desde então, várias descrições desta parasitose em cães têm ocorrido. Três síndromes de toxoplasmose em cães foram descritas: (1) radiculoneurite em cães com menos de 3 meses; (2) lesão do sistema nervoso central (SNC) em filhotes com mais de 4 meses; e (3) infecção generalizada em cães com 7 a 12 meses de idade.[29]

Conforme descrito anteriormente, a infecção por *T. gondii* em cães é bastante comum; porém, a toxoplasmose é muito menos frequente, ocorrendo em animais jovens, em geral, com menos de 1 ano de idade. Ambas podem ocorrer de maneira associada ao vírus da cinomose canina ou com *Ehrlichia canis*.[1,30] Os principais sintomas observados são dispneia, anemia, anorexia, angustia respiratória, ataxia e diarreia. Pimenta *et al.*[31] identificaram como causa de morte de dois filhotes caninos miosite intestinal necrosante devido à toxoplasmose. Cães adultos imonocompetentes são resistentes a elevadas doses do parasito por via oral. Lindsay *et al.*[32] inocularam doses de 6,5 × 10^6 oocistos esporulados de *T. gondii* por esta via e nenhum sinal cínico ou temperatura retal elevada foram observados. Inoculações experimentais de *T. gondii* podem levar à transmissão congênita em cadelas prenhes,[33] assim como alterações oculares em cães adultos. A toxoplasmose ocular é rara em cães,[34] sendo mais comum em gatos.[35] Os sinais neurológicos da toxoplasmose em cães podem incluir convulsões, déficits de nervos cranianos, tremores, ataxia, paresias e paralisias. Um diagnóstico diferencial da toxoplasmose com a neosporose deve ser feito, uma vez que os sintomas das duas doenças se assemelham.[36]

▪ Gatos

Gatos domésticos, assim como outros felídeos silvestres, podem apresentar toxoplasmose clínica. A doença afeta principalmente animais jovens que estão com o sistema imune imaturo ou animais velhos com sistema imune comprometido.[6] Gatos adultos imunocompetentes raramente apresentam doença clínica. No entanto, um caso de toxoplasmose em um gato adulto que não estava imunodeprimido e que veio a óbito 5 dias após apresentar os primeiros sinais foi descrito.[37]

Os principais sintomas observados na toxoplasmose felina são anorexia, letargia, icterícia, febre (40 a 41,7°C), pneumonia (dispneia ou traquipneia acompanhada de estertor bronqueal difuso bilateral), dor e desconforto abdominais (devido a hepatite ou pancreatite), encefalite (cegueira, distúrbios comportamentais, andar em círculos) e lesões oculares.[37-39] A doença normalmente é grave e pode progredir para o óbito do animal em casos não responsivos ao tratamento. A morte pode ocorrer de 1 dia até 3 meses após o início dos primeiros sinais, podendo ocorrer morte súbita sem nenhum sinal aparente.[39]

Toxoplasma gondii associado a inflamação da retina, nervo óptico, coroide, corpo ciliar e íris tem sido verificado em gatos naturalmente infectados.[40] A lesão de fundo de olho pode ser difícil de ser determinada, devido à intensa uveíte anterior; porém, quando observada, pode ser focal ou multifocal, puntiforme, ovalada, lesão com característica cinza-escura (hiporreflectiva no exame de fundo de olho) no fundo tapetal, podendo ocorrer em um ou ambos os olhos.[35] Lesões cutâneas com nódulos subcutâneos e ulcerações, bem como doença intestinal inflamatória crônica com diarreia e vômito têm sido relatadas em menor frequência.[39,41]

Diagnóstico

O diagnóstico laboratorial da toxoplasmose adquire grande importância na medida em que a doença pode se manifestar sob as mais variadas formas e situações, com quadros clínicos que facilmente podem ser confundidos com outras doenças infecciosas (viroses, clamidioses, leptospirose, brucelose, sarcocistose, neosporose etc.), as quais também são disseminadas entre os animais domésticos. Dependendo da situação e do modo em que a doença se manifesta, o diagnóstico pode ser obtido por diferentes modalidades.[42]

Sintomas, citologia, radiologia, exames de fezes, sorologia, exames hematológicos e bioquímicos podem ajudar no diagnóstico. Porém, parâmetros hematológicos e bioquímicos de rotina podem ser anormais em cães e gatos com toxoplasmose aguda sistêmica. Nenhuma alteração hematológica foi observada em animais inoculados experimentalmente.[43] Anemia regenerativa, leucocitose com neutrofilia, linfocitose, monocitose e eosinofilia são mais comumente observadas. Leucopenia de gatos gravemente afetados pode persistir até a morte. As anormalidades bioquímicas durante a fase aguda da doença incluem hipoproteinemia e hipoalbuminemia. Hiperglobulinemia foi detectada em alguns gatos com toxoplasmose crônica. Aumentos marcados na alanina aminotransferase (ALT) e aspartato aminotransferase (AST) foram observados em animais com insuficiência hepática aguda e necrose do músculo. Os cães têm, geralmente, aumento da fosfatase alcalina sérica devido à necrose hepática, mas isso ocorre com menor frequência em gatos. Os níveis séricos de bilirrubina foram aumentados em animais com necrose hepática aguda, especialmente nos gatos que desenvolveram colângio-hepatite ou lipidose hepática. Gatos ou cães que desenvolvem pancreatite podem mostrar aumento da amilase sérica e lipase. Os gatos geralmente mostram proteinúria e bilirrubinúria. Gatos com pancreatite podem ter reduzidos níveis séricos de cálcio total, com concentrações normais de albumina de soro.[36]

Diagnóstico parasitológico

A partir de amostras biológicas obtidas por meio de punções, biopsias e necropsias, que podem ser examinadas a fresco, coradas ou ainda processadas histologicamente (hematoxilina e eosina [H&E], ácido periódico de Schiff, imunofluorescência indireta [IFI], imuno-histoquímica), é possível pesquisar o parasito com auxílio de microscopia. Sangue, exsudatos, tecidos, líquidos, secreções e excreções podem também ser processados e preparados para inoculação em animais de laboratório suscetíveis (bioensaio) ou utilizados em cultivo celular. O bioensaio é uma prova rotineira que tem sido utilizada mundialmente para a confirmação de toxoplasmose em casos de mortes, natimortos, abortamentos e monitoramento de experimentos com animais. Ele possibilita a confirmação da existência ou não de *T. gondii* nas amostras inoculadas em camundongos na forma de taquizoítos, cistos ou pela conversão sorológica.

Oocistos de *T. gondii* encontrados nas fezes de gatos são indistinguíveis de oocistos de outros coccídios, como *Hammondia hammondi* e *Besnoitia* spp., embora a probabilidade de verificar oocistos nas fezes dos gatos durante exame rotineiro de fezes seja rara.

As técnicas histológicas são rotineiramente utilizadas no diagnóstico *post mortem* da toxoplasmose. A técnica de hematoxilina e eosina, embora frequentemente utilizada, não é adequada para o diagnóstico da toxoplasmose aguda, por não favorecer a perfeita visualização do parasito, a não ser em casos de cistos teciduais e reação inflamatória intensa. Trabalho comparando as técnicas de H&E, imunofluorescência em tecidos (IFT) e imuno-histoquímica no diagnóstico da toxoplasmose experimental em suínos evidenciou a alta especificidade desta última, seguida da IFT, enquanto a H&E não foi capaz de diferenciar o parasito, favorecendo apenas a visualização das alterações teciduais.[44]

A técnica da reação em cadeia pela polimerase (PCR) é bastante utilizada para detecção de DNA do parasito em fluidos corporais (líquido amniótico, sangue, fluidos fetais) e amostras de tecidos. Um teste de PCR com alta sensibilidade e especificidade baseado em sequências do gene 18 S rRNA do *T. gondii* foi padronizado para uso no diagnóstico da toxoplasmose em humanos e animais, incluindo cães e gatos.[45] Esse teste pode também ser utilizado em amostras de água, solo, hortaliças e outros alimentos (carnes e subprodutos cárneos).

Outro teste utilizado é a PCR em tempo real (*real time*-PCR). Este teste é qualitativo e quantitativo, pois possibilita medir a quantidade de parasitos na amostra testada. Entre os marcadores da PCR (oligonucleotídios iniciadores ou *primers*), os mais utilizados são aqueles para o gene B1.[46] A amplificação de outros marcadores do gene do parasito, como aquele que amplifica sequências repetitivas de 529 pares de bases (pb), é descrita.[47] É importante ressaltar que um resultado negativo da PCR não indica necessariamente que a amostra esteja livre de infecção. Muitos fatores influenciam a sensibilidade da PCR, por exemplo: quanto maior a quantidade de DNA do hospedeiro na amostra, menor a sensibilidade. Esta pode variar de 1 a 10^3 parasitos por mℓ ou equivalentes de DNA do parasito na amostra testada.[48]

Diagnóstico sorológico

Diversos testes foram desenvolvidos nas últimas décadas, a maioria visando à detecção de anticorpos anti-*Toxoplasma* específicos e, mais recentemente, à identificação de antígenos em líquidos corpóreos. Dentre as provas mais empregadas podemos destacar as elencadas a seguir.[42]

Reação de Sabin e Feldman ou teste do corante

Foi um dos primeiros testes com boa sensibilidade e especificidade, que utiliza taquizoítos vivos como antígeno, soro suspeito, fator acessório e azul de metileno. Atualmente em desuso, no passado era considerado um teste padrão para a avaliação de outras técnicas sorológicas.[49]

Fixação do complemento

Diferentemente do teste anterior, requer antígeno solúvel do *T. gondii*, sua sensibilidade é baixa e a positividade é revelada mais tardiamente.

Hemaglutinação indireta

Desenvolvida em 1957, passou por várias adaptações nos últimos anos. É um teste que usa antígenos solúveis absorvidos em hemácias de carneiro ou humanas. É simples e não é espécie-específico, podendo ser usado em soros humanos e de animais. Caracteriza-se por elevada praticidade. Os maiores inconvenientes desta técnica são as dificuldades na estabilização das hemácias sensibilizadas e a variação dos antígenos, por detectar anticorpos no soro mais tardiamente que a imunofluorescência indireta e não possibilitar o diagnóstico de infecção congênita.

Aglutinação direta

Desenvolvido em 1959 e modificado em 1980, é um teste simples com boa sensibilidade e correlaciona-se bem à IFI. Consiste na aglutinação direta de taquizoítos tratados com formalina em contato com o soro previamente submetido ao 2-mercaptoetanol para a redução de IgM natural.

Aglutinação pelo látex

Consiste na aglutinação de anticorpos anti-*T. gondii* com partículas de látex sensibilizadas com frações solúveis de antígenos. Detecta IgG em soros humanos e de animais e uma pequena porcentagem de reações falso-positivas tem sido atribuída à IgM não específicas. O tratamento do soro com o 2-mercaptoetanol, a exemplo do que fizeram na aglutinação direta, parece aumentar a especificidade deste teste.

Teste de aglutinação modificado

É um teste de alta sensibilidade e especificidade, que dispensa um conjugado espécie-específico para sua reação; é realizado em placas com fundo em U. Este teste detecta somente anticorpos do tipo IgG do soro, pois durante a sua realização adiciona-se 2-mercaptoetanol, que quebra as ligações da IgM. Utilizam-se no teste taquizoítos inteiros fixados com formalina.[50]

Imunofluorescência indireta

Este teste, cujos fundamentos começaram a ser desenvolvidos, ainda nas décadas de 1930 e 1940, consolidou-se no uso rotineiro, na maioria dos laboratórios, a partir dos anos 1960, e atualmente existe uma infinidade de *kits* padronizados para uso humano e animal. A técnica consiste no uso taquizoítos como antígeno fixado em lâmina, soros mais conjugado. O conjugado é preparado a partir de imunoglobulinas da espécie animal que está sendo examinada, inoculadas em outra espécie animal, para obtenção do antianticorpo, que depois de marcado com isotiocianato de fluoresceína forma um complexo fluorescente ao microscópio de luz ultravioleta na presença de soro positivo.[51]

O teste pode ser usado tanto para detecção de IgG como para IgM, entretanto, reações positivas causadas por fator reumatoide e falso-negativas, por bloqueio de IgG anti-*Toxoplasma* específicas, foram observadas no teste com IgM. A técnica tem alta especificidade, sensibilidade e reprodutibilidade, apresentando boa concordância com o teste de ELISA.

Para contornar problemas com IgM residual foi desenvolvido o teste de avidez de IgG que mede a capacidade de ligação entre esse anticorpo e seu antígeno. Nesse teste verificou-se que a avidez da IgG pelo antígeno de *T. gondii*, medida pela afinidade funcional, aumenta com o passar do tempo. Isso, segundo a opinião de vários autores, é um marcador informativo à medida que a baixa avidez da IgG poderia ser interpretada como indicador do diagnóstico de infecção por *Toxoplasma* recente.[52]

Testes imunoenzimáticos

Os testes imunoenzimáticos começaram a ser desenvolvidos no final dos anos 1960 e início da década de 1970 e, atualmente, consolidaram-se como excelentes técnicas para detecção de anticorpos anti-*T. gondii* em soro humano e de animais, superando em sensibilidade a já consagrada IFI.[53]

O princípio de funcionamento das técnicas imunoenzimáticas é semelhante ao da IFI. Partindo de uma reação antígeno-anticorpo, o complexo é revelado com um conjugado representado por imunoglobulinas (IgA, IgG e IgM) ligadas a enzimas (peroxidade ou fosfatase alcalina), que, junto a um substrato, revela uma reação colorida.

No teste de ELISA, utilizam-se antígenos solúveis totais do *T. gondii*, antígenos separados membranários ou somáticos e proteínas recombinantes em placas ou tubos. A técnica apresenta algumas vantagens sobre a IFI, principalmente quando grandes quantidades de amostras de soros são analisadas pela objetividade, rapidez, automação e possibilidade de informatização.[54]

Outros tipos de testes imunoenzimáticos como *dot*-ELISA e *immunoblot* (*Western blotting*) têm sido também avaliados. No *immunoblot*, antígenos são separados por eletroforese em gel de acrilamida e transferidos para papel de nitrocelulose, o qual pode ser processado para visualização da reação. O *dot*-ELISA utiliza pequenas quantidades de reagentes absorvidos em superfície sólida, como papel de nitrocelulose, que tem grande afinidade por proteínas. Após incubação com anticorpo antígeno-específico e o conjugado enzimático, a adição do substrato cromogênico causa a formação de pontos coloridos avermelhados.

Tratamento

O tratamento da toxoplasmose é indicado para controlar a infecção por taquizoítos e para a diminuição dos sintomas, uma vez que não elimina cistos teciduais. Em casos raros, ou seja, a detecção de gatos durante período patente de eliminação de oocistos, o tratamento pode ser utilizado para diminuir este período de eliminação e para diminuir a contaminação ambiental. Os quimioterápicos mais comumente utilizados no tratamento das toxoplasmoses canina e felina são sulfonamidas, pirimetamina, clindamicina e azitromicina, lembrando que estes fármacos são utilizados, em sua maioria, próximo às doses tóxicas para que sejam efetivos,[55] devendo ser utilizado tratamento de apoio, de acordo com os sinais apresentados pelos animais. Embora existam relatos do uso da clindamicina com sucesso no tratamento da miosite provocada pelo *T. gondii*, este fármaco não alcança concentrações terapêuticas no sistema nervoso central. A toxoplasmose ocular felina deve ser tratada com clindamicina, na dose de 12 mg/kg, 2 vezes/dia, durante um período de 4 semanas, ou sulfa-trimetoprima, na dose de 15 mg/kg, 2 vezes/dia durante 4 semanas.

Descrição e ação dos fármacos de escolha

Pirimetamina

Este medicamento inibe a síntese de nucleoproteínas por competição com a di-hidrofolato redutase, inibindo a redução do ácido fólico em ácido folínico pelo parasito. A inibição da di-hidrofolato redutase pela pirimetamina manifesta-se no parasito por falha da divisão nuclear. Sua atividade é limitada ao modo de replicação do parasito (taquizoítos), sem nenhuma ação sobre os cistos. Sabe-se, ainda, que a pirimetamina atravessa a barreira hematencefálica, tornando possível o tratamento da doença neurológica fetal. Após a administração oral, o fármaco é absorvido lentamente, metabolizado pelo fígado e eliminado pela via urinária.

Sulfadiazina

Frequentemente, este fármaco é associado à pirimetamina. A sulfadiazina inibe de maneira competitiva a di-hidrofolato sintetase, enzima responsável pela síntese do ácido fólico. A diminuição da concentração do ácido fólico no interior do parasito inibe a formação de coenzimas necessárias à síntese de purinas, pirimidinas e outras substâncias necessárias ao crescimento e à reprodução do parasito. Este fármaco é largamente distribuído por todo o organismo e bem absorvido após administração oral. Alcança concentrações importantes no líquido cefalorraquidiano e apresenta excreção essencialmente urinária.

Clindamicina

A clindamicina é derivada da lincomicina, a quem substituiu por apresentar melhor biodisponibilidade, maior espectro e potência de ação. O mecanismo de ação é pela inibição de síntese proteica pela bactéria, podendo ser bactericida ou bacteriostática, de acordo com a dose aplicada. Clindamicina tem sido utilizada com sucesso para o tratamento de uma variedade de sintomas, como febre, miosite, uveíte e doenças do SNC. Clindamicina é o fármaco de escolha para o tratamento da toxoplasmose disseminada em gatos e para o tratamento de fêmeas prenhes. Os principais problemas associados à clindamicina incluem irritação gastrintestinal em alguns animais e indução de pequena diarreia do intestino, possivelmente por alterar a microbiota normal anaeróbia do trato gastrintestinal.[56-59]

Azitromicina

A azitromicina é um antibiótico semissintético do grupo dos macrolídeos, relacionado com a eritromicina A. É o primeiro antibiótico de uma classe denominada quimicamente como azalídeos, que derivam da eritromicina A por meio da inserção de um átomo de nitrogênio no anel lactônico. A azitromicina atua por inibição da síntese proteica bacteriana, por meio da sua ligação com a subunidade 50S do ribossomo, o que impede a translocação dos peptídios. A azitromicina associada à pirimetamina é mais eficaz do que sua administração isolada na diminuição da formação de cistos entre os animais tratados, quando comparados com os não tratados.[60] Muito cuidado com a toxicidade em gatos.

Associações de fármacos

Como tratamento, uma combinação do fármaco antimalárico pirimetamina com sulfadiazina é descrita como eficaz contra taquizoítos, mas não bradizoítos, no ser humano, mas é bastante tóxica em gatos.[61] A clindamicina (3 a 13 mg/kg, de 8 em 8 h/2 semanas) constitui provavelmente o fármaco de escolha, e pode ser mais bem administrado intramuscularmente, pois as doses orais altas podem causar desarranjo gastrintestinal.[62]

Os fármacos utilizados para o tratamento da toxoplasmose congênita no recém-nascido são: pirimetamina, sulfadiazina, ácido folínico. Outras sulfas podem também ser usadas, sendo tão efetivas quanto sulfadiazina, sulfapirazina, sulfametazona e sulfamerazina.[63]

Outra associação é a azitromicina com a pirimetamina, que tem apresentado significativo resultado no decréscimo na quantidade de cistos entre os animais de laboratório tratados com ambos os fármacos, quando comparado com os animais não tratados, indicando que seu uso concomitante é mais eficaz do que a administração isolada.[60] Bosch-Driessen *et al.*,[64] empregando essa associação em pacientes com lesões oculares de toxoplasmose, obtiveram resultados semelhantes aos da associação pirimetamina-sulfadiazina com relação à eficácia, porém observaram menor incidência de efeitos colaterais.

Posologia básica para o tratamento da toxoplasmose:[36,60,65,66]

- Pirimetamina: 1 mg/kg/dia, via oral, 7 a 10 dias – cães
- Pirimetamina: 0,5 mg/kg/dia, via oral, 7 a 10 dias – gatos
- Sulfadiazina: 60 a 100 mg/kg/dia, de 12 em 12 h, via oral, 10 a 14 dias – cães e gatos
- Clindamicina: 40 mg/kg, de 12 em 12 h, via oral, 10 a 14 dias – cães e gatos
- Clindamicina: 12,5 a 25 mg/kg, de 12 em 12 h, via oral, 1 a 2 dias – gatos (inibe a eliminação de oocistos)
- Clindamicina: 10 a 20 mg/kg, de 12 em 12 h, via oral, 28 dias – cães (infecções sistêmicas)
- Clindamicina: 10 a 12,5 mg/kg, de 12 em 12 h, via oral, 28 dias – gatos (infecções sistêmicas)
- Cloridrato de clindamicina: 11 mg/kg/dia ou 5,5 mg/kg, de 12 em 12 h, via oral, 7 a 10 dias, podendo estender até 28 dias – cães e gatos
- Fosfato de clindamicina: 12,5 a 25 mg/kg, de 12 em 12 h, intramuscular, 28 dias – gatos
- Azitromicina: 10 mg/kg/dia, via oral, até 28 dias (nos intervalos das refeições – 1 h antes ou 2 h depois) – cães e gatos.

Associações:

- Trimetoprima + sulfadiazina, 15 mg/kg, via oral, de 12 em 12 h, 28 dias
- Sulfadiazina (30 a 60 mg/kg) + pirimetamina (0,5 a 1 mg/kg) por dia (gatos e cães)
- Trimetoprima + sulfametoxazol, 15 mg/kg, via oral, de 12 em 12 h
- Sulfonamidas (30 mg/kg) + pirimetamina (0,25 a 0,5 mg/kg), via oral, de 12 em 12 h, 28 dias (gatos e cães)
- Azitromicina (10 mg/kg) + pirimetamina (0,5 a 1 mg/kg), via oral, por dia (gatos e cães)
- Ácido folínico: 0,5 a 5 mg/kg/dia, via oral, até 15 mg/dia (até completar tratamento).

Considerações gerais sobre o uso de fármacos anti-Toxoplasma

O uso contínuo e prolongado de pirimetamina ou associado a outras sulfas leva a complicações hematológicas. Tais fármacos agem sinergicamente na inibição dos passos sequenciais na biossíntese do ácido folínico, o qual é requerido pelo *T. gondii*. Assim, deve-se adicionar ácido folínico para prevenir as complicações hematológicas ocasionalmente vistas no tratamento com pirimetamina.[63]

A pirimetamina é um fármaco antifolínico; portanto, seu uso deve ser associado ao uso de ácido fólico, administrado até 1 semana após o uso do fármaco.

Deve-se solicitar controle hematológico (hemograma completo) durante o uso prolongado da pirimetamina, devido ao risco de anemia, plaquetopenia, leucopenia ou pancitopenia durante sua utilização. Se houver alterações hematológicas, a medicação deve ser suspensa e a pirimetamina pode ser substituída por espiramicina.

Na impossibilidade do uso de sulfadiazina e pirimetamina, deve-se proceder ao uso contínuo de espiramicina.

O prognóstico da toxoplasmose nos animais, quando tratados adequadamente, é de reservado para bom, porque a resposta terapêutica é boa.[67]

Medidas gerais de prevenção

As medidas de prevenção envolvem fontes de infecção, vias de transmissão, hospedeiros suscetíveis e medidas inespecíficas. Dentre os modos de controle do parasito estão práticas de manejo para os animais, controle de roedores e instalações e educação sanitária.

O controle da eliminação de oocistos por gatos reduz consideravelmente a transmissão da doença para seres humanos e animais, uma vez que os oocistos esporulados sobrevivem por longos períodos no meio ambiente. O rompimento do ciclo natural mantido por felinos selvagens é impraticável. A oportunidade para intervir na transmissão em estabelecimentos rurais e no ciclo humano depende das condições locais.

Gatos como animais de estimação podem ser mantidos no interior de residências, com o mínimo de contato com o meio exterior e com sua alimentação controlada, sendo oferecida apenas ração ou alimentos que sofreram tratamento térmico adequado (> 67°C). Em gatos que tenham maior acesso ao meio externo, pode-se colocar uma coleira com um guizo; dessa maneira, torna-se mais difícil a captura de roedores e pássaros.

Na natureza, um pássaro ou um roedor infectado pode contaminar apenas um ou poucos carnívoros. Animais de produção, cuja carne é utilizada para consumo humano, podem infectar pessoas e também animais, porém uma quantidade limitada de indivíduos. Cistos de *T. gondii* podem ficar viáveis por dias em carne suína e de carneiro à temperatura de geladeira; entretanto, os cistos inviabilizam-se quando a carne é congelada a –18°C e quando existe um tratamento térmico com temperaturas superiores a 67°C ou, ainda, quando submetidos à concentração de 2,5% de sal por 48 h, no caso dos embutidos frescais. Leites, principalmente o de cabra, devem ser ingeridos somente após pasteurização. As mãos devem ser lavadas após manusear carnes cruas. Sabão, álcool e desinfetantes químicos inativam bradizoítos e cistos teciduais remanescentes nas mãos após a lavagem.

A prevenção da toxoplasmose animal requer conhecimento preciso da cadeia epidemiológica da doença, com o estabelecimento exato da possível fonte de infecção, a qual pode estar representada por pássaros, roedores e felídeos, e as vias de transmissão, representadas por água, solo e alimentos contaminados.

Referências

1. Dubey, JP. *Toxoplasma*, Neospora, Sarcocystis and other tissue cyst-forming of human and animals. In: Krier, JP, editor. Parasitic Protozoa. San Diego: Academic Press; 1993. p. 1-157.
2. Splendore A. Un nuovo protozoa parassita de'conigli. incontrato nelle lesioni anatomiche d'une malattia che ricorda in molti punti il Kala-azar dell'uomo. Nota preliminare pel. Rev Soc Scient São Paulo. 1908;3:109-12.
3. Nicolle C, Manceaux L. Sur un protozoaire nouveau du gondii. Academic Science. 1909;147:763-6.
4. Frenkel JK, Dubey JP, Miller NL. *Toxoplasma* gondii in cats: fecal stage identified as coccidia oocists. Science. 1970;167:893-6.
5. Bóbic B, Djurkovic-Djakovic O, Sibalic D, Jevremovic I, Marinkovic J, Nikolic A *et al.* Epidemiological relationship between human *Toxoplasma* infection and cats in Belgrade. Acta Vet Belgrade. 1996;45:155-60.
6. Dubey JP. Strategies to reduce transmission of *Toxoplasma* gondii to animals and humans. Veterinary Parasitology. 1996; 64:65-70.
7. Frenkel JK. Toxoplasmosis in humans beings. J Am Vet Assoc. 1990;196:240-8.
8. Vidotto O. Toxoplasmose: epidemiologia e importância da doença na saúde animal. Semina. 1992;13:69-75.
9. Tenter AM, Heckeroth AR, Weiss LM. *Toxoplasma* gondii: from animals to humans. Int J Parasitol. 2000;30:1217-58.
10. Dias RF, Freire RL. Surtos de toxoplasmose em seres humanos e animais – Revisão. Semina. 2005; 26:231-40.
11. De Moura L, Bahia-Oliveira LMG, Wada MY, Jones JL, Tuboi SH, Carmo EH *et al.* Waterborne outbreak of toxoplasmosis, Brazil, from field to gene. Emerg Infect Dis. 2006;12:326-9.
12. Howe DK, Sibley LD. *Toxoplasma* gondii comprises three clonal lineages: correlation of parasite genotype with human disease. J Infect Dis. 1995;172:1561-6.
13. Pena HFJ, Gennari SM, Dubey JP, Su C. Population structure and mouse-virulence of *Toxoplasma* gondii in Brazil. Int J Parasitol. 2008;38:561-9.
14. Dubey JP, Su C. Population biology of *Toxoplasma* gondii: what's out and where did they come from. Mem Inst Oswaldo Cruz. 2009;104:190-5.
15. Bernsteen L, Gregory CR, Aronson LR, Lirtzman RA, Brummer DG. Acute toxoplasmosis following renal transplantation in three cats and a dog. JAVMA. 1999;215:1123-26.
16. Nordquist BC, Aronson LR. Pyogranulomatous cystitis associated with *Toxoplasma* gondii infection in a cat after renal transplantation. JAVMA. 2008;232:1010-2.
17. Garcia JL, Navarro IT, Ogawa L, Oliveira RC. Soroepidemiologia da toxoplasmose em gatos e cães de propriedades rurais do município de Jaguapitã, Estado do Paraná, Brasil. Ciência Rural. 1999;29: 99-104.
18. Dubey JP, Navarro IT, Sreekumar C, Dahl E, Freire RL, Kawabata HH *et al.* *Toxoplasma* gondii infections in cats from Paraná, Brazil: seroprevalence, tissue distribution, and biologic and genetic characterization of isolates. J Parasit. 2004;90:721-6.
19. Pena HFJ, Soares RM, Amaku M, Dubey JP, Gennari SM. *Toxoplasma* gondii infection in cats from São Paulo state, Brazil: seroprevalence, oocyst shedding, isolation in mice, and biologic and molecular characterization. Res Vet Sci. 2006;81:58-67.
20. Carruthers VB, Sibley LD. Sequential protein secretion from three distinct organelles of Toxoplasma gondii accompanies invasion of human fibroblasts. Eur J Cell Biol. 1997;73:114-123.
21. Alexander J, Hunter CA. Immunoregulations during toxoplasmosis. Imm Intrac Parasitism. 1998;70:81-102.
22. Denkers EY, Gazzinelli RT, Martin P, Sher A. Emergence of NK1.1+ cell as effector of INF-γ dependent immunity to Toxoplasma gondii in MHC class I – deficient mice. J Exp Med. 1993;178:1465-72.
23. Wastung JM, Harkins D, Maley S, Innes E, Panton W, Thomson K *et al.* Kinetics of the local and systemic antibody response to primary and secondary infection with S48 Toxoplasma gondii in sheep. J Comp Pathol. 1995;112:53-62.
24. Bourguin I, Chardes T, Bout D. Oral immunization with *Toxoplasma* gondii antigens in association with cholera toxin induces enhances protective and cell-mediated immunity in C57BL/6 mice. Infection and Immunity. 1993;61:2082-8.
25. Velge-Roussel F, Marcelo P, Lepage AC, Buzoni-Gatel D, Bout DT. Intranasal immunization with Toxoplasma gondii SAG1 induces protective cells into both NALT and GALT compartments. Infeccion and Immunity. 2000;68:969-72.
26. Buzoni-Gatel D, Kasper LH. Innate immunity in *Toxoplasma* gondii infection. In: Weiss L, Kami K, editors. Toxoplasma gondii: the model apicomplexan. Perspectives and methods. New York: Academic Press; 2007. p. 593-607.

27. Roberts CW, Gazzinelli RT, Khan IA, Nowakowska D, Esquivel A, McLeod R. Adaptative immunity and genetics of the host immune response. In: Weiss L, Kami K, editors. Toxoplasma gondii: the model apicomplexan. Perspectives and methods. New York: Academic Press; 2007. p. 609-720.
28. Jacobs L. The interrelation of toxoplasmosis in swine, cattle, dogs, and man. Public Health Reports. 1957;72:872-82.
29. Ehrensperger F, Suter M. Radiculitis toxoplasmica beim Hund. Kleintier Praxis. 1977; 22:59-62.
30. Baneth G, Shkap V, Savitsky I, Pipano E. The prevalence of antibodies to *Toxoplasma gondii* in dogs in Israel. Israel J Vet Med. 1996;51:31-3.
31. Pimenta AL, Piza ET, Cardoso RB, Dubey JP. Visceral toxoplasmosis in dogs from Brazil. Vet Parasitol. 1993;45:323-6.
32. Lindsay DS, Dubey JP, Butler JM, Blagburn BL. Mechanical transmission of *Toxoplasma* gondii oocysts by dogs. Vet Parasitol. 1997;73:27-33.
33. Bresciani KDS, Costa AJ, Toniollo GH, Sabatini GA, Moraes FR, Paulillo FC *et al.* Experimental toxoplasmosis in pregnant bitches. Vet Parasitol. 1999;86:143-145.
34. Abreu CB, Navarro IT, Reis ACF, Souza MSB, Machado R, Marana ERM *et al.* Toxoplasmose ocular em cães jovens inoculados com Toxoplasma gondii. Ciência Rural. 2002;32:807-12.
35. Davidson MG. Infectious disease and the eye: Toxoplasmosis. Vet Clin Noth America: Small Animal and Practice. 2000;30:1051-62.
36. Dubey JP, Lindsay DS, Lappin MR. Toxoplasmosis and other intestinal coccidial infections in cats and dogs. Vet Clin Small Anim. 2009;39:1009-34.
37. Dubey JP, Zalac A, Osofsky SA, Tobias L. Acute primary toxoplasmic hepatitis in an adult cat shedding *Toxoplasma* gondii oocysts. JAVMA. 1990;197:1616-8.
38. Lappin MR, Marks A, Greene CE, Collins JK, Carman J, Reif JS *et al.* Serological prevalence of selected infectious diseases in cats with uveitis. JAVMA. 1992;201:1005-9.
39. Dubey JP, Carpenter JL. Histologically confirmed clinical toxoplasmosis in cats: 100 cases (1952-1990). JAVMA. 1993;203:1556-66.
40. Powell CC, Lappin MR. Clinical ocular toxoplasmosis in neonatal kittens. Veterinary Ophthalmology. 2001;4:87-92.
41. Peterson JL, Willard MD, Lees GE, Lappin MR, Dieringer T, Floyd E. Toxoplasmosis in two cats with inflammatory intestinal disease. JAVMA. 1991;199:473-6.
42. Vidotto O. Toxoplasmose: epidemiologia e importância da doença na saúde animal. Semina. 1992;13:69-75.
43. Garcia JL, Navarro IT, Biazzono L, Freire RL, da Silva Guimarães Junior J, Cryssafidis AL *et al.* Protective activity against oocyst shedding in cats vaccinated with crude rhoptry proteins of the Toxoplasma gondii by the intranasal route. Vet Parasitol. 2007;145:197-206.
44. Viotti NMA, Freire RL, Navarro IT, Vidotto O. Avaliação das técnicas de hematoxilina e eosina, imunofluorescência e peroxidase antiperoxidadse no diagnóstico post-mortem da Toxoplasmose suína. Semina. 1995;16:107-114.
45. MacPherson JM, Gajadhar AA. Sensitive and specific polymerase chain reaction detection of Toxoplasma gondii for veterinary and medical diagnosis. Can J Vet Res. 1993; 57:45-8.
46. Piergili FD. Problems and limitations of conventional and innovative methods for the diagnosis of Toxoplasmosis in humans and animals. Parasitol. 2004;46:177-81.
47. Homan WL, Vercammen M, De Braekeleer J. Identification of a 200 to 300 fold repetitive 529 bp DNA fragment in Toxoplasma gondii, and its use for diagnostic and quantitative PCR. Inter J Parasitol. 2000;30:69-75.
48. Garcia JL, Gennari SM, Machado RZ, Navarro IT. Toxoplasma gondii: detection by mouse bioassay, histopathologic and polimerase chain reaction (PCR) in tissue samples from experimentally infected pigs. Exp Parasitol. 2006;113:267-271.
49. Jamra LFM, Guimarães EC. Simplificações em técnicas para o estudo da toxoplasmose. Rev Bras Pesq Med Biol. 1976;9:67-70.
50. Minho A, Freire RL, Navarro IT, Vidotto O, Gennari SM, Marana ERM *et al.* Evaluation of the indirect fluorescent antibody test and modified agglutination test for the detection of antibodies against Toxoplasma gondii in experimentally infected pigs. Pesquisa Veterinária Brasileira 2004;24:199-202.
51. Camargo ME. Introdução às técnicas de imunofluorescência. Revista Brasileira de Patologia Clínica. 1973;10:143-171.
52. Kompalic-Cristo A, Britto C, Fernandes O. Diagnóstico molecular da toxoplasmose: revisão. Bras Patol Med Lab. 2005;41:229-35.
53. Calamel M, Lambert M. ELISA: Elaboration d'un modele mathêmatlque Informatisé pour l'expression du sérodiagnostic de la toxoplasmose un U.I. Rev Méd Vét. 1985;136:295-302.
54. Mineo JR, Camargo ME, Fereira AW. Enzyme-linked immunosorbent assay for antibodies to Toxoplasma gondii polisaccharide in human toxoplasmosis. Infection and Immunity. 1980;27:283-287.
55. Dubey JP, Lappin MR. Toxoplasmosis and neosporosis. In: Greene CE, editor. Infectious diseases of the dog and cat. 3rd edition. St Louis (MO): Saunders Elsevier; 2006. p. 754-75.
56. Lappin MR, Greene CE, Winston S *et al.* Clinical feline toxoplasmosis. Serologic diagnosis and therapeutic management of 15 cases. J Vet Intern Med. 1989;3:139-43.
57. Falzone C, Baroni M, De Lorenzi D *et al.* Toxoplasma gondii brain granuloma in a cat: diagnosis using cytology from an intraoperative sample and sequentialmagnetic resonance imaging. J Small Anim Pract. 2008;49:95-9.
58. Greene CE, Cook JR, Mahaffey EA. Clindamycin for treatment of Toxoplasma polymyositis in a dog. J Am Vet Med Assoc. 1985;187:631-4.
59. Greene CE, Lappin MR, Marks A. Effect of clindamycin on clinical, hematologic, and biochemical parameters in healthy cats. J Am Anim Hosp Assoc. 1993;28: 323-6.
60. Susana AZ, Amato Neto LV, Chieffi PP, Gakiya RCBE, Ferreira CS, Braz LMA. Avaliação da eficácia da azitromicina e pirimetamina em camundongos infectados por cepa cistogênica de Toxoplasma gondii. Rev Soc Bras Med Trop. 2004;37:460-462.
61. Urquhart GM, Armour J, Duncan JL, Dunn AM, Jennings FW. Parasitologia Veterinária. 2 ed. Rio de Janeiro: Guanabara Koogan; 1996. 273p.
62. McCandlish IAP. Infecções específicas caninas. In: Dunn JK. Tratado de medicina de pequenos animais. São Paulo: Roca; 2001. p. 946-947.
63. Diniz EMA, Vaz FAC. Qual é a recomendação atual para o tratamento da toxoplasmose congênita? Rev Assoc Med Bras. 2003;49:1-10.
64. Bosch-Driessen L, Verbraak F, Suttorp-Schulten M, Van Ruyven, Klok AM, Hoyng C, Rothova A. A prospective, randomized trial of pyrimethamine and azithromycin vs pyrimethamine and sulfadiazine for the treatment of ocular toxoplasmosis. Am J Ophthal. 2002;134:34-40.
65. Bresciani KDS, Costa AJ, Navarro IT, Toniollo GH, Sakamoto CAM, Arantes TP, Gennari SM.Toxoplasmose canina: aspectos clínicos e patológicos. Semina: Ciências Agrárias, Londrina. jan./mar. 2008; 29(1):189-202.
66. Bowman DD. Feline clinical parasitology. Iowa: State University Press; 2002. p. 475.
67. Corrêa WM, Corrêa CNM. Enfermidades infecciosas dos mamíferos domésticos. 2 ed. Rio de Janeiro: Medsi; 1992. 843p.

79 Neosporose Canina

Luciana Ahlf Bandini, Silvio Luís Pereira de Souza

Histórico

Em 1984, uma doença neurológica foi reconhecida em cães na Noruega e parecia estar associada a um parasito que apresentava formas morfológicas dos estágios de desenvolvimento semelhante ao *Toxoplasma gondii*, mas anticorpos anti-*T. gondii* não foram detectados no soro destes cães.[1]

Diante deste relato, um grupo de pesquisadores americanos liderados por J. P. Dubey resolveu realizar um estudo retrospectivo de 1948-1987. Por meio da história clínica e das informações de laboratório, cortes histológicos provenientes de 23 cães com provável toxoplasmose fatal foram revistos e investigados com exames sorológicos e microscopia de transmissão eletrônica e de luz. *T. gondii* foi identificado em 13 cães e um novo parasito, estruturalmente distinto, foi encontrado em 10 cães, sendo este pertencente a um novo gênero e espécie, denominado *Neospora caninum*.[2]

A partir das amostras provenientes de filhotes de cães naturalmente infectados, o agente foi isolado em cultura de células, possibilitando o desenvolvimento de um teste sorológico para detecção de anticorpos anti-*N. caninum* por meio da reação de imunofluorescência indireta (RIFI).[3]

Em 1989 foi desenvolvido um teste imuno-histoquímico, favorecendo a identificação específica do *N. caninum* em cortes de tecidos fixados em formol, tornando possível o diagnóstico da infecção em uma ampla variedade de espécies animais em várias regiões do mundo.[4]

Somente em 1991, a estrutura e a antigenicidade dos parasitos fixados nos tecidos provenientes dos cães relatados na Noruega[1] em 1984 e os estudados por Dubey nos EUA[2] em 1988 foram comparados, concluindo-se que o parasito originalmente relatado nos cães da Noruega se tratava de *N. caninum*.[5]

N. caninum é um protozoário parasito intracelular obrigatório, recentemente reconhecido como pertencente ao filo Apicomplexa e à família Sarcocystidae.[6]

Morfologia

Os três estágios morfológicos reconhecidos desse protozoário são os taquizoítos; os bradizoítos, contidos no interior dos cistos teciduais; e os esporozoítos, no interior dos oocistos.[7]

Taquizoítos

Os taquizoítos são ovoides, em forma de lua crescente ou globular e medem aproximadamente três a sete micrômetros, representando o estágio de rápida multiplicação do protozoário.[7] O taquizoíto penetra na célula por invasão ativa e pode tornar-se intracelular após cinco minutos de contato com a célula hospedeira, sendo, em geral, localizado no citoplasma da célula no interior de vacúolos parasitóforos.[8] Sua multiplicação ocorre no interior da célula por endodiogenia, causando a morte celular e disseminando a infecção a vários órgãos do hospedeiro. Os taquizoítos podem ser encontrados no interior de muitas células, incluindo células nervosas, macrófagos, fibroblastos, células endoteliais vasculares, miócitos, células epiteliais e hepatócitos.[2,7]

Bradizoítos

Os bradizoítos são delgados e representam o estágio de lenta multiplicação do protozoário, medindo de seis a oito micrômetros, e estão contidos no interior dos cistos teciduais.[7,8]

Os cistos teciduais são de formato redondo a oval, geralmente acima de 107 μm e quase exclusivamente observados em tecidos nervosos, como cérebro, medula espinal, nervos e retina. A parede dos cistos teciduais é lisa e mede de 1 a 4 μm de espessura.[2–9]

Oocistos

Os oocistos são esféricos e medem 10 a 11 μm de diâmetro e representam o estágio do protozoário resistente às condições ambientais. Os oocistos são eliminados única e exclusivamente nas fezes de cães e coiotes.[10–12]

Ciclo biológico

O ciclo biológico do *N. caninum* apresenta duas fases: sexuada e assexuada.

A fase sexuada ocorre somente nos cães e coiotes,[10–12] os quais se comportam como hospedeiros definitivos no ciclo biológico do *N. caninum*. Após a infecção, ocorre a fase sexuada no interior das células do epitélio intestinal destes animais. Nesta fase, dá-se a multiplicação do protozoário, com a formação dos gametas masculinos e femininos, ocorrendo o processo de fecundação e formação dos oocistos. Os oocistos são eliminados nas fezes dos hospedeiros definitivos na forma imatura (não esporulada) e, no prazo de 48 a 72 h no meio ambiente, tornam-se maduros (esporulados) ou infectantes, contaminando, assim, pastagens, alimentos e água. Muito pouco se conhece a respeito das estruturas ou da localização dos estágios enteroepiteliais, que promovem a produção e a excreção dos oocistos de *N. caninum*. Sabe-se que o período pré-patente é de 5 a 8 dias após a ingestão dos cistos teciduais.[13–15]

Os oocistos esporulados apresentam no seu interior dois esporocistos e cada um contém quatro esporozoítos, sendo morfologicamente similares aos oocistos de *Hammondia heydorni* encontrados nas fezes de cães e *T. gondii* e *Hammondia hammondi* encontrados nas fezes dos gatos. Assim sendo, é impossível a diferenciação destes oocistos por técnicas utilizadas nos exames coproparasitológicos.[10,11,15]

A fase assexuada ocorre nos tecidos extraintestinais de ampla variedade de animais, como bovinos, ovinos, caprinos, equinos e cervídeos, que se comportam como hospedeiros intermediários. Após a infecção ocorre uma fase proliferativa caracterizada pela intensa multiplicação dos taquizoítos no interior de vários tipos de células dos tecidos extraintestinais do organismo do hospedeiro, determinando a fase aguda da infecção.[13]

Devido à ativa multiplicação dos taquizoítos ocorre a destruição de grande quantidade de células, ocasionando áreas de necrose celular e desencadeando sintomatologia variada, de acordo com o tecido ou o órgão afetado. Neste período poderá ocorrer a morte do hospedeiro, no caso de indivíduos imunossuprimidos ou infecções graves, ou a indução de uma resposta imune específica do hospedeiro. Assim, observa-se a diminuição na multiplicação dos protozoários, ocasionando o final da fase proliferativa e iniciando a fase crônica (latente) da infecção, caracterizada pela formação dos cistos teciduais contendo bradizoítos em seu interior. A parede do cisto isola os bradizoítos, dificultando as ações medicamentosa e imunológica no hospedeiro.[7,13]

Os taquizoítos no sangue e na linfa durante a fase aguda da infecção podem acometer o feto através da placenta e ocasionar desde morte fetal precoce até nascimento de filhotes infectados.[7,13]

O cão e o coiote são considerados hospedeiros completos, pois o *N. caninum* pode realizar sua fase sexuada nas células intestinais desses animais (hospedeiro definitivo) e, simultaneamente, infectar e realizar sua multiplicação assexuada nas células dos tecidos extraintestinais (hospedeiro intermediário).[12,13,16]

■ Transmissão

Os três estágios morfológicos do protozoário estão envolvidos na sua transmissão. A infecção dos carnívoros pode ocorrer pela ingestão de carne crua ou malcozida, contendo cistos teciduais com bradizoítos; ao passo que, nos herbívoros, a infecção ocorre pela ingestão de alimento ou água contaminada pelos oocistos esporulados. A infecção transplacentária pode ocorrer quando taquizoítos são transmitidos da fêmea infectada para seu feto durante a gestação.[17,18]

Assim, o cão (hospedeiro definitivo) pode se infectar alimentando-se de tecidos dos hospedeiros intermediários contendo cistos com bradizoítos viáveis e desencadear a produção e a eliminação de oocistos em suas fezes, que poderão contaminar os alimentos e a água consumidos pelos possíveis hospedeiros intermediários, representados por uma ampla variedade de espécies animais.[13,17,18]

■ Epidemiologia

O cão e o coiote são os hospedeiros definitivos do *N. caninum*, o que foi demonstrado experimentalmente após o consumo de tecidos contendo cistos do parasito e pela eliminação de oocistos nas suas fezes.[10,12] Utilizando tecidos naturalmente infectados como inóculo, oocistos de *N. caninum* foram detectados nas fezes de cães após a ingestão de tecidos de bovinos, bubalinos, ovinos e cervídeos.[12,19–21]

Os cães eliminam mais oocistos quando ingerem tecido bovino infectado e os jovens eliminam mais que os cães adultos. Cães que foram imunossuprimidos com corticosteroides eliminaram mais oocistos e por um período maior após serem infectados com tecidos contendo cistos de *N. caninum*.[12,16,22]

Há poucos relatos sobre cães que se infectaram naturalmente e que eliminaram oocistos.[14,23] Isto pode ocorrer devido ao fato de os cães desenvolverem imunidade após a primeira infecção, prevenindo eliminações repetidas, ou devido à baixa quantidade de oocistos eliminados nas fezes em condições naturais e experimentais.[23–30]

Os cães podem excretar oocistos e apresentar lesões compatíveis à infecção, porém sem soroconversão detectável; deste modo, sorologia negativa não significa que o cão esteja livre da infecção por *N. caninum*.[16,25]

Cães com acesso às ruas ou contato com outras espécies de animais, como bovinos, têm se mostrado mais frequentemente infectados com *N. caninum*.[26] Além disso, já foram verificadas diferenças na soropositividade de cães que se alimentam de carne crua, quando comparados aos que recebiam dieta com ração comercial, podendo o consumo de carne crua ser um fator potencializador da infecção pelo *N. caninum*.[27]

Do ponto de vista epidemiológico, a importância do hospedeiro definitivo no ambiente rural pode ser destacada pela maior ocorrência de cães soropositivos nesse ambiente, quando comparados aos cães que vivem nos centros urbanos,[28] e pela forte associação entre a presença de cães nas propriedades e a maior soroprevalência de *N. caninum* nos rebanhos.[19,29] No Rio Grande do Sul, um inquérito epidemiológico constatou que cães rurais apresentavam um risco 3,5 vezes maior de contato com o parasito do que cães urbanos, principalmente nas propriedades em que as carcaças e fetos bovinos não eram removidos do campo.[30]

O potencial zoonótico do agente não está totalmente esclarecido. Até então, nenhum humano foi diagnosticado com neosporose clínica. Nos EUA, 6,7% de 1.029 amostras de soros humanos examinados foram positivos ao *N. caninum*. Das 69 amostras positivas, 50 foram negativas ao *T. gondii*, sugerindo exposição humana ao *N. caninum*.[31] Em um estudo retrospectivo na Inglaterra com 3.750 soros avaliados por RIFI e ELISA, não houve evidência de exposição humana ao *N. caninum*.[32] Não há relatos de infecção acidental com o agente em pessoas que manusearam organismos viáveis.[17]

■ Patogenia

O agente é capaz de causar a morte celular e produzir graves lesões necróticas em poucos dias, devido à ativa multiplicação dos taquizoítos, podendo produzir uma doença neuromuscular em cães e bovinos e, provavelmente, em outros hospedeiros. Ocorre destruição de grande quantidade de células nervosas, incluindo as dos nervos cranianos e nervos espinais, afetando a condutividade das células parasitadas.[13,33]

A causa da hiperextensão dos membros não é conhecida, mas é muito provável que ocorra devido à combinação de paralisia do neurônio motor superior e miosites, resultando em uma rápida e progressiva contratura das fibras dos músculos, que podem causar a fixação das articulações.[7,33,34]

A infecção dos tecidos fetais através da placenta ocasiona lesões inflamatórias degenerativas, principalmente em sistema nervoso central, coração, musculatura esquelética e fígado, podendo provocar morte fetal. As lesões encontradas no sistema nervoso central consistem em encefalomielite não supurativa, muitas vezes caracterizada por foco de infiltração de células mononucleares ao redor de uma área central de necrose.[7,13,33]

Manifestações clínicas

Os casos mais graves de neosporose ocorrem em animais jovens e filhotes congenitamente infectados, sendo que os cães jovens desenvolvem paresia dos membros posteriores, evoluindo para paralisia progressiva. Os sinais neurológicos são dependentes do local parasitado, os membros posteriores são mais afetados e, geralmente, ocorre hiperextensão.[7,35–37]

Outras disfunções podem acometer os cães, como dificuldade de deglutição, paralisia dos músculos mandibulares, flacidez muscular, atrofia muscular, deficiência cardíaca e pneumonia.[38,39]

A doença pode ser localizada ou generalizada e, virtualmente, todos os órgãos podem estar envolvidos, incluindo a pele. A neosporose cutânea é uma dermatite rara e pode estar relacionada com a imunodeficiência etária, visto que a maioria dos casos ocorre em cães adultos. Outro fator é a terapia imunossupressora utilizada em algumas doenças autoimunes e quimioterapia.[2,40,41]

A predisposição de raças e a diferente suscetibilidade de sexo para neosporose em cães não são reconhecidas, mas a maior parte dos casos descritos ocorreu nos cães das raças: Labrador, Boxer, Basset Hound, Greyhound e Golden Retriever.[7,13]

Os cães e bovinos que apresentam infecções subclínicas podem transmitir o parasito para os fetos e em sucessivas gestações; os filhotes de um mesmo animal podem nascer infectados, mas não se conhece se isso ocorre em função de reinfecção ou pela reativação de infecção primária.[13,34]

Diagnóstico

O diagnóstico indireto da infecção causada pelo *N. caninum* está baseado na detecção de anticorpos especificamente direcionados contra o *N. caninum*. Os ensaios sorológicos são uma importante medida, demonstrando a exposição ao agente e avaliando os riscos de adquirir a neosporose, sendo empregadas várias técnicas, como as elencadas a seguir.

Reação de imunofluorescência indireta

A RIFI foi a primeira prova a ser introduzida para detectar anticorpos específicos anti-*N. caninum*, sendo uma técnica amplamente utilizada em ensaios sorológicos, possibilitando a detecção de anticorpos anti-*N.caninum* em amostras de soro sanguíneo, líquido cerebrospinal, colostro e leite.[15,42]

Os taquizoítos intactos são utilizados como antígeno na RIFI, sendo considerada a prova mais específica. Estudos de diagnóstico sorológico do *N. caninum* pela RIFI realizados em diferentes espécies de hospedeiros têm demonstrado que existe pouca reação cruzada com outros parasitos; por isso, a RIFI vem sendo considerada a prova padrão para o sorodiagnóstico de *N. caninum*.[43]

Ensaio imunoabsorvente ligado à enzima

Muitos esforços foram direcionados ao desenvolvimento de ELISA, que oferece a vantagem da automação e fornece resultados objetivos. Diferentes métodos de preparação do antígeno foram, por consequência, desenvolvidos com o intuito de aumentar a especificidade e a sensibilidade do ensaio para detecção de anticorpos anti-*N. caninum*, tornando possível avaliar maior quantidade de amostras em reduzido intervalo de tempo.[7,13]

Teste de aglutinação direta

Em 1998, dois testes de aglutinação direta, ambos empregando taquizoítos do *N. caninum* inativados em formol como antígeno, foram descritos para a pesquisa de anticorpos anti-*N. caninum*. A grande vantagem do teste está na possibilidade de avaliar amostras de animais domésticos e silvestres, sem a prévia necessidade da aquisição de conjugados espécie-específicos.[44,45]

O diagnóstico direto possibilita detectar a presença física do *N. caninum* no interior do tecido afetado, demonstrando que o parasito seria, de fato, o agente diretamente relacionado com a sintomatologia correspondente. Os métodos mais utilizados serão descritos a seguir.

Isolamento em cultivo celular

Os isolamentos do *N. caninum* em culturas de células foram concluídos a partir de amostras de animais infectados, principalmente tecido nervoso; entretanto, a taxa de sucesso foi baixa em relação a tecidos provenientes de fetos abortados, provavelmente devido à autólise crítica sofrida por estes tecidos. Em laboratório, o agente é cultivado *in vitro* em vários tipos de células, como monócitos de bovino, células endoteliais de artéria cardiopulmonar bovina, células Madin-Darby de rim bovino e células Vero.[7,13]

Imuno-histoquímica

Técnicas de coloração imuno-histoquímica aplicadas sobre cortes histológicos são necessárias para a confirmação do diagnóstico. Neste intuito, vários reagentes têm sido desenvolvidos, visando à identificação específica do *N. caninum* em cortes de tecidos fixados em formol e embebidos em parafina, tornando possível o diagnóstico de infecções causadas pelo agente em uma ampla variedade de espécies animais. A sensibilidade dos testes imuno-histoquímicos utilizados para detectar *N. caninum* em tecidos é baixa.[7,46]

Exame coproparasitológico

O diagnóstico definitivo com exame parasitológico das fezes não é possível, pois os oocistos de *N. caninum* e *Hammondia heydorni*, também parasito de cães, são morfologicamente indistinguíveis. Além disso, existe a possibilidade de o cão eliminar acidentalmente nas suas fezes oocistos de *Hammondia hammondi* e *T. gondii*, quando ingerir fezes de gatos, e esses oocistos passarem íntegros pelo seu trato digestivo. Os oocistos desses protozoários apresentam a mesma morfologia e podem eventualmente ser encontrados nas fezes dos cães, tornando o diagnóstico morfológico inviável.[47]

Reação em cadeia pela polimerase

Muitos laboratórios voltaram seus esforços para o desenvolvimento de técnicas mais sensíveis para a demonstração do parasito; deste modo, algumas técnicas envolvendo a reação em cadeia pela polimerase (PCR) foram desenvolvidas, tornando possível a detecção e a amplificação do DNA específico do *N. caninum* em amostras de tecidos e fluidos corpóreos de animais e fetos infectados.[8,48]

Por meio da PCR foi possível realizar a diferenciação dos oocistos de *N. caninum* e *H. heydorni* isolados nas fezes dos cães, possibilitando um diagnóstico mais preciso no exame das fezes de canídeos domésticos e selvagens.[23,48] Alternativamente, os oocistos podem ser diagnosticados pela PCR e pelo sequenciamento do DNA ou por meio de PCR e RFLP (análise dos fragmentos originados por enzimas de restrição), sendo esta ultima técnica uma alternativa fácil e rápida em laboratórios que necessitam diferenciar esses organismos.[49]

Tratamento

A resposta ao tratamento para neosporose depende do estágio da doença. Quanto mais precoce o início da terapia, maiores as chances de sucesso, devendo o tratamento ser instituído antes do surgimento dos distúrbios neurológicos.

Em animais jovens com grave comprometimento neuromuscular, a morte muitas vezes pode ser evitada, mas ocorre perda de função.[15,25,35]

Muitos medicamentos, como antibióticos ionóforos (lasalocida, monoensina e salinomicina), macrolídeos (azitromicina, claritomicina e eritromicina) e tetraciclinas (doxiciclina e minociclina), foram testados *in vitro*, a partir de ensaios em cultura de células, e todos os agentes demonstraram atividade sobre os taquizoítos.[7,13]

Um sinergismo entre fármacos foi observado nas combinações de sulfonamidas associadas à pirimetamina ou à trimetoprima sobre taquizoítos de *N. caninum* provenientes de cultivo celular.

O tratamento com trimetoprima e sulfadiazina (15 mg/kg 2 vezes/dia) combinado com pirimetamina (1 mg/kg/dia), durante 4 semanas, produziu algum sucesso no tratamento de cães infectados congenitamente, se efetuado antes do surgimento da paralisia ou encefalite grave.[33]

O uso isolado da clindamicina na dose de 7,5 a 22 mg/kg (2 a 3 vezes/dia) ou associada a sulfonamidas (15 mg/kg, 2 vezes/dia) e pirimetamina (1 mg/kg, 1 vez/dia) tem demonstrado resultados satisfatórios no tratamento de alguns casos de neosporose clínica em cães. A duração do tratamento varia de 2 a 9 semanas, até que ocorra a recuperação total ou a melhora clínica do animal.[7,13,25,50]

A clindamicina, embora eficiente no tratamento de polimiosite e dermatite piogranulomatosa, apresenta pouca penetração no sistema nervoso central, e é ineficaz para reverter os distúrbios neurológicos, como a paralisia. Não existe tratamento capaz de prevenir a infecção congênita.[15,25,50]

Controle

Na elaboração de programas de controle para o *N. caninum* deve ser considerada a transmissão vertical e a horizontal, assim, esforços simultâneos para limitar a transmissão são as únicas medidas disponíveis para a prevenção da infecção.

O controle da transmissão horizontal requer a proteção dos alimentos e da água de consumo dos animais, reduzindo a probabilidade da contaminação com oocistos eliminados nas fezes dos cães e coiotes.[10]

Recentemente foi demonstrado que a temperatura de 100°C por 1 min ou a utilização do hipoclorito de sódio a 10% por 1 h foram eficazes no controle de oocistos esporulados de *N. caninum* no ambiente.[51]

Deve-se evitar a prática de alimentar os cães com carne crua ou malcozida, principalmente sobras de abate de bovinos. Os cistos teciduais podem sobreviver por mais de 14 dias a 4°C (temperatura de refrigeração normal), mas não foram infectantes após terem sido mantidos a –20°C por 24 h, sendo o congelamento uma boa alternativa para promover a inativação dos cistos teciduais existentes na carne.[7,15]

No momento, não há relatos de medicamentos disponíveis capazes de evitar a transmissão do agente da mãe para o feto.

Referências

1. Bjerkas I, Mohn SF, Presthus J. Unidentified cyst-forming sporozoon causing encephalomyelitis and myositis in dogs. Zeithschrifft für Parasitenkunde. 1984;70:271-4.
2. Dubey JP, Carpenter JL, Speer CA, Topper MJ, Uggla A. Newly recognized fatal protozoan disease of dogs. J Am Vet Med Assoc. 1988;192:1269-85.
3. Dubey JP, Hattel AL, Lindsay DS, Topper MJ. Neonatal Neospora caninum infection in dogs: isolation of the causative agent and experimental transmission. J Am Vet Med Assoc. 1988;193:1259-63.
4. Lindsay DS, Dubey JP. Immunohistochemical diagnosis of Neospora caninum in tissue sections. Am J Vet Res. 1989;50:1981-3.
5. Bjerkas I, Dubey JP. Evidence that Neospora caninum is identical to the *Toxoplasma*-like parasite of Norwegian dogs. Acta Veterinaria Scandinavica. 1991;32:407-10.
6. Long PL. Coccidioses of Man and Animals. CRC Press: Boca Raton; 1990.
7. Dubey JP, Lindsay DS. A revew of Neospora caninum and Neosporosis. Veterinary Parasitology. 1996;67:1-59.
8. Hemphill A. The host – Parasite relationship in neosporosis. Advances in Parasitology. 1999;43:49-104.
9. Dubey JP, Koestner A, Piper RC. Repeated transplacental transmission of Neospora caninum in dogs. J Am Vet Med Assoc. 1990;197:857-60.
10. Mcallister MM, Dubey JP, Lindsay DS, Jolley WR, Wills RA, Mcguire AM. Dogs are definitive hosts of Neospora caninum. Inter J Parasitol. 1998;28:1473-8.
11. Lindsay DS, Upton SJ, Dubey JP. A structural study of the Neospora caninum oocyst. Inter J Parasitol. 1996;29:1521-3.
12. Gondim LFP, Mcallister MM, Pitt WC, Zemlicka DE. Coyotes (Canis latrans) are definitive hosts of Neospora caninum. Inter J Parasitol. 2004;34:159-61.
13. Lindsay DS, Dubey JP. Canine neosporosis. J Vet Parasitol. 2000;14:1-11.
14. Basso W, Venturini L, Venturini MC, Hill DE, Kwok OCH, Shen SK, Dubey JP. First isolation of Neospora caninum from the feces of a naturally infected dog. J Parasitol. 2001;87:612-8.
15. Lindsay DS, Dubey JP, Mcallister M. Neospora caninum and the potential for parasite transmission. Compendium on Continuing Education for the Practicing Veterinarian. 1999;21:317-21.
16. Lindsay DS, Dubey JP, Duncan RB. Confirmation that the dog is a definitive host for Neospora caninum. Vet Parasitol. 1999;82:327-33.
17. Dubey JP, Schares G, Ortega-Mora LM. Epidemiology and control of neosporosis and Neospora caninum. Clinic Microbiol Rev. 2007;20:323-67.
18. Gondim LFP, Gao L, Mcallister MM. Improved production of Neospora caninum oocysts, cyclical oral transmission between dogs and cattle, and *in vitro* isolation from oocysts. J Parasitol. 2002;88:1159-63.
19. Dijkstra T, Eysker M, Schares G, Conraths FJ, Wouda W, Barkema HW. Dogs shed Neospora caninum oocysts after ingestion of naturally infected bovine placenta but not after ingestion of colostrums spiked with Neospora caninum tachyzoites. Inter J Parasitol. 2001;31:747-52.
20. Rodrigues AAR, Gennari SM, Aguiar DM, Sreekumar C, Hill D, Miska KB *et al.* Shedding of Neospora caninum oocysts by dogs fed tissues from naturally infected water buffaloes (Bubalus bubalis) from Brazil. Vet Parasitol. 2004;124:139-50.
21. Pena HFJ, Soares RM, Ragozo AMA, Monteiro RM, Yai LEO, Nishi SM, Gennari SM. Isolation and molecular detection of Neospora caninum from naturally infected sheep from Brazil. Vet Parasitol. 2007;147:61-6.
22. Gondim LFP, Mcallister MM, Gao L. Effects of host maturity and prior exposure history on the production of Neospora caninum oocysts by dogs. Vet Parasitol. 2005;134:33-9.
23. Slapeta JR, Modrýa D, Kyseloýa I, Hoteis R, Lukes J, Koudela B. Dog shedding oocysts of Neospora caninum: PCR diagnosis and molecular phylogenetic approach. Vet Parasitol. 2002;109:157-67.
24. Schares G, Pantchev N, Barutzki D, Heydorn AO, Bauer C, Conraths FJ. Oocysts of Neospora caninum, Hammondia heydorni, *Toxoplasma* gondii and Hammondia hammondi in faeces collected from dogs in Germany. Inter J Parasitol. 2005;35:1525-37.

25. Dubey JP, Dorough KR, Jenkins MC, Liddell C A, Speer C A, Kwok O C, Shen SK. Canine neosporosis: clinical signs, diagnosis, treatment and isolation of Neospora caninum in mice and cell culture. Inter J Parasitol. 1998;28:1293-304.
26. Gennari SM, Yai LEO, D'Auria SNR, Cardoso SMS, Kwok OCH, Jenkins, MC, Dubey JP. Occurrence of Neospora caninum antibodies in sera from dogs of the city São Paulo, Brazil. Vet Parasitol. 2002;106:177-9.
27. Patitucci AN, Pérez MJ, Rozas MA, Israel KF. Neosporosis canine: detection of sera antibodies in rural and urban canine population of Chile. Arch Med Vet. 2001;33:227-32.
28. Fernandes BCTM, Gennari SM, Souza SLP, Carvalho JM, Oliveira W G, Cury MC. Prevalence of anti-Neospora caninum antibodies in dogs from urban, periurban and rural areas of the city of Uberlândia, Minas Gerais, Brazil. Vet Parasitol. 2004;123:33-40.
29. Guimarães Junior JS, Souza SLP, Bergamaschi DP, Gennari SM. Prevalence of Neospora caninum antibodies and factors associated with their presence in dairy cattle of the north of Paraná state, Brazil. Vet Parasitol. 2004;124:1-8.
30. Cunha Filho NA, Lucas AS, Pappen FG, Ragozzo AMA, Gennari SM, Lucia Junior T, Farias NAR. Fatores de risco e prevalência de anticorpos anti-Neospora caninum em cães urbanos e rurais do Rio Grande do Sul, Brasil. Rev Bras Parasitol Vet. 2008;17:301-6.
31. Tranas J, Heinzen RA, Weiss LM, McAllister MM. Serological evidence of human infection with the protozoan Neospora caninum. Clinical and Diagnostic Laboratory Immunology. 1999;6:765-7.
32. Mccann CM, Vyse AJ, Salmon RL, Thomas D, Willians DJL, Mcgarry JW *et al.* Lack of serologic evidence of Neospora caninum in humans, England. Emerging Infectious Diseases. 2008;14:978-80.
33. Mayhew IG, Smith KC, Dubey JP, Gatward LK, Mcglennon NJ. Treatment of encephalomyelitis due to Neospora caninum in a litter of puppies. Journal Small Animal Practice. 1991;32:12:609-12.
34. Buxton D, Mcallister MM, Dubey JP. The comparative pathogenesis of neosporosis. Trends in Parasitology. 2002;18:546-52.
35. Pasquali P, Mandara MT, Adamo F, Ricci G, Polidori G A, Dubey JP. Neosporosis in a dog in Italy. Vet Parasitol. 1998;77:297-9.
36. Perl S, Harrus S, Satuchne C, Yakobson B, Haines D. Cutaneous neosporosis in a dog in Israel. Vet Parasitol. 1998;79:257-61.
37. Cuddon P, Lin DS, Bowman DD, Lindsay DS, Miller TK, Duncan ID *et al.* Neospora caninum infection in English Springer Spaniel littermates: Diagnostic evaluation and organism isolation. J Vet Inter Med. 1992;6:325-32.
38. Hay WH, Shell LG, Lindsay DS, Dubey JP. Diagnostic and treatment of Neospora caninum infection a dog. J Am Vet Med Assoc. 1990;197:87-9.
39. Odin M, Dubey JP. Sudden death associated with Neospora caninum-myocarditis in a dog. J Am Vet Med Assoc. 1993;203:831-3.
40. Ordeix L, Lloret A, Fondevila D, Dubey JP, Ferrer L, Fondati A. Cutaneous neosporosis during treatment of pemphigus foliaceus in a dog. Journal of the American Animal Hospital Association. 2002;38:415-9.
41. La Perle KMD, Del Piero F, Stromberg PC. Cutaneous neosporosis in two adult dogs on chronic immunosuppressive therapy. J Vet Diagnostic Investigation. 2001;13:252-5.
42. Barber JS, Trees AJ. Naturally occurring vertical transmission of *Neospora caninum* in dogs. Inter J Parasitol. 1998;28:57-64.
43. Björkman C, Uggla A. Serological diagnosis of Neospora caninum infection. Inter J Parasitol. 1999;29:1497-507.
44. Packham AE, Sverlow KW, Conrad PA, Loomis EF, Rowe JD, Anderson ML *et al.* A modified agglutination test for Neospora caninum: development, optimization, and comparison to the indirect fluorescent-antibody test and enzyme-linked immunosorbent assay. Clinical and Diagnostic Laboratory Immunology. 1998;5:467-73.
45. Romand S, Thulliez P, Dubey JP. Direct agglutination test for serologic diagnosis of Neospora caninum infection. Parasitology Research. 1998;84:50-3.
46. Pescador CA, Corbellini LG, Oliveira EC, Raymundo DL, Driemeier D. Histopathological and immunohistochemical aspects of Neospora caninum diagnosis in bovine aborted fetuses. Vet Parasitol. 2007;150:259-63.
47. Dubey JP, Lindsay DS, Lappin MR. Toxoplasmosis and other intestinal coccidial infections in cats and dogs. Veterinary Clinical Small Animal. 2009;39:1009-34.
48. Hill DE, Liddell S, Jenkins MC, Dubey JP. Specific detection of Neospora caninum oocysts in fecal samples from experimentally-infected dogs using the polymerase chain reaction. J Parasitol. 2001;87:395-8.
49. Monteiro RM, Pena HF, Gennari SM, Souza SLP, Richtzenhain LJ, Soares RM. Differential diagnosis of oocysts of Hammondia-like organisms of dogs and cats by PCR-RFLP analysis of 70-kilodalton heat shock protein (Hsp70) gene. Parasitology Research. 2008;103:235-8.
50. Giraldi JH, Bracarense APFRL, Vidotto O. Neosporose canina. Revista Clínica Veterinária. 2001;34:50-6.
51. Alves Neto AF. Avaliação da viabilidade de oocistos de Neospora caninum a diferentes condições de temperatura e ação de desinfetantes. [Dissertação]. São Paulo: Faculdade de Medicina Veterinária e Zootecnia, Universidade de São Paulo; 2009.

80 Leishmaniose Visceral

Fábio dos Santos Nogueira, Vitor Márcio Ribeiro

Introdução

As leishmanioses são enfermidades infecciosas não contagiosas, causadas por diferentes espécies de protozoários do gênero *Leishmania*, que apresentam diversidades clínicas e epidemiológicas significativas em ambos os ciclos de transmissão, o zoonótico e o antroponótico.[1]

Dependendo da apresentação clínica e dos diferentes agentes etiológicos, apresenta-se sob várias maneiras: leishmaniose tegumentar (LT), que se divide nas formas cutânea, mucocutânea e cutânea difusa; leishmaniose visceral (LV), com apresentação clínica mais grave e fatal da doença; e leishmaniose dérmica pós-calazar (LDPC).[2,3]

Também conhecida como leishmaniose visceral americana (nas Américas), calazar (*Kala-azar*), febre dum-dum, febre de Assam, esplenomegalia tropical e doença negra,[4,5] atualmente é considerada pela Organização Mundial da Saúde (OMS) como doença reemergente, negligenciada e uma das seis endemias tropicais prioritárias no programa de controle de doenças. Estima-se prevalência global de 14 milhões de casos de LT e 500.000 casos de LV.[1,2,4–7] Acredita-se que os dados epidemiológicos oficiais sejam subestimados,[1] devido a erros de diagnóstico, presença de indivíduos assintomáticos e pela ausência de notificação compulsória.[2,6]

Nos últimos anos, mudanças epidemiológicas têm sido observadas na LV, com aumento da incidência e da taxa de letalidade, disseminação para novas áreas e urbanização, tornando-se um grave problema para as autoridades de saúde pública.[1,2,5,6,8]

A migração constante de pessoas para grandes centros urbanos, devido a fatores econômicos, demográficos, culturais, políticos, religiosos e ambientais, associada a condições higiênico-sanitárias inadequadas e à ocorrência de doenças imunossupressoras, como a síndrome da imunodeficiência adquirida (AIDS), bem como a própria adaptação do vetor nestas áreas têm contribuído para maior incidência e letalidade da doença.[1,2,4–6,8]

Definição

Os parasitos causadores de leishmanioses são protozoários pleomórficos do gênero *Leishmania* (Ross, 1903), pertencentes ao reino Protista (Haeckel, 1866), ao sub-reino Protozoa (Goldfus, 1817), ao filo Sarcomastigophora (Honigberg e Balamuth, 1963), ao subfilo Mastigophora (Deising, 1866), à classe Zoomastigophorea (Calkins, 1909), à ordem Kinetoplastida (Honigberg, 1963), à subordem Trypanosomatina (Kent, 1880) e à família Trypanosomatidae.[3,4]

Agrupadas no complexo *Leishmania donovani*, eram reconhecidas três espécies como agente etiológico da LV: *Leishmania (Leishmania) donovani* e *Leishmania (Leishmania) infantum*, encontradas no Velho Mundo, e *Leishmania (Leishmania) chagasi*, encontrada no Novo Mundo.[3,4,5] Entretanto, estudos atuais utilizando técnicas bioquímicas e moleculares, baseados principalmente em padrão isoenzimático, não demonstraram diferenças significativas nas espécies *L. infantum* e *L. chagasi*, e concluíram que devem ser consideradas sinônimas. Portanto, a espécie *Leishmania infantum* será utilizada neste capítulo.[1,6,9]

Histórico

A leishmaniose foi sugerida pela primeira vez em 1903, por William Boog Leishman e Charles Donovan, que descreveram separadamente, mas simultaneamente, a ocorrência de parasitos em esfregaços esplênicos de pacientes da Índia. Inicialmente, acreditavam ser forma involutiva de *Trypanossoma*; porém, Ronald Ross, em 1903, descreveu detalhadamente o parasito e, homenageando os descobridores, caracterizou-o de *L. donovani*.[3,4,5,10]

No ano de 1908, na Tunísia, os pesquisadores Nicole e Comte demonstraram pela primeira vez o parasito em cães, sugerindo o possível papel desses animais como reservatórios do agente.[10]

Nas Américas, o registro do primeiro caso de LV ocorreu em 1913, quando Migone, no Paraguai, observou corpúsculos de *Leishmania* em material de necropsia de paciente que havia trabalhado na construção da estrada de ferro São Paulo-Corumbá, no Brasil.[4,5]

No Brasil, Carlos Chagas suspeitou da doença já em 1911, às margens do rio Amazonas. Em 1934, Penna demonstrou, na cidade de Salvador, a existência de parasitos semelhantes a *L. donovani* em preparados histológicos de fígado, quando pesquisava a febre amarela. Avaliando as características morfológicas do parasito *in vivo* no hospedeiro vertebrado e *in vitro* em cultura, assim como o estudo da etiopatogenia dessa enfermidade, foi sugerido tratar-se de nova espécie do gênero *Leishmania*, que foi denominada *Leishmania chagasi*, em homenagem a Carlos Chagas.[4,5]

Distribuição geográfica

A LV ocorre em mais de 65 países e está distribuída em quase todos os continentes, com exceção da Oceania e Antártida, sendo que 90% dos casos humanos concentram-se na zona rural pobre e em áreas suburbanas de países como Bangladesh, Brasil, Índia, Nepal e Sudão.[1–7] Com distribuição em áreas tropicais e subtropicais do mundo, diferentes espécies, reservatórios e vetores são responsáveis pela manutenção da doença.[1]

A *L. donovani* é encontrada em regiões de Índia, Bangladesh, Sudão, Paquistão, Nepal e leste da China. Acredita-se que, nestas regiões, em especial na Índia e no Sudão, a doença apresente caráter antroponótico estrito.[4,5] A busca de reservatórios naturais de *L. donovani* tem sido infrutífera na Índia.

Entretanto, no leste da África, cães foram encontrados parasitados em baixa proporção, além do *Felis serval* (felídeo) e a *Genetta genetta* (viverídeo).[11] Também no Nepal, foram encontradas vacas, cabras e búfalos positivos para o parasito.[12] Apesar disso, também nessas regiões, considera-se o ser humano como principal reservatório.[11,12]

A *L. infantum* apresenta extensa distribuição pelo Velho Mundo, ocorrendo na Ásia Central, no norte e no nordeste da China, no sudoeste da Ásia (Iraque, Arábia Saudita, Iêmen, Irã e Afeganistão) e África (Argélia, Etiópia, Tunísia, Líbia, Egito, República Central Africana, Congo, Chad, Gabão, Quênia, Nigéria, Malawi, Marrocos, Níger, Senegal, Somália, Sudão, Zaire e Zâmbia). Na Europa, é encontrada nos países pertencentes à bacia do Mediterrâneo, estendendo-se para Hungria e Romênia.[4,5]

No Novo Mundo, a *L. infantum* é encontrada na Argentina, na Bolívia, no Brasil, na Colômbia, no Paraguai, na Venezuela, na Guatemala, em Guadalupe, em Honduras, na Martinica, no México e em El Salvador.[2-6] No Brasil, a LV apresenta ampla distribuição geográfica e ocorre nas regiões Norte, Nordeste, Centro-Oeste, Sudeste e Sul durante todo o ano.[1,6] Segundo dados epidemiológicos do Ministério da Saúde, na última década foram registrados 34.583 casos de LV no país, com média anual de 3.458 casos confirmados, representando menos de 1% da prevalência anual mundial.[6]

Aspectos epidemiológicos

Vetor × reservatório

O principal modo de transmissão do parasito para o ser humano e outros hospedeiros mamíferos é por picada de fêmeas de artrópodes infectados, dípteros da família Psychodidae, da subfamília Phlebotominae, dos gêneros *Phlebotomus* (no Velho Mundo) e *Lutzomyia* (no Novo Mundo), conhecidos genericamente por flebotomíneos.[1,3-5,8,10,11] No Brasil, a principal espécie implicada na transmissão é a *Lutzomyia longipalpis*. Recentemente, a espécie *L. cruzi* foi incriminada como vetor em potencial no estado do Mato Grosso do Sul.[8] Ainda no continente americano, em especial em Colômbia, Venezuela, México e Argentina, outras espécies de *Lutzomyia* são apontadas na transmissão da *Leishmania infantum*, como *L. evansi*, *L. pseudolongipalpis* e *L. migonei*.[6]

No Velho Mundo podem ser encontradas diferentes espécies vetoras, como: *Phlebotomus ariasi*, *P. perniciosus*, *P. major*, *P. alexandri*, *P. chinensis*, *P. perfiliewi*, *P. tobbi*, *P. longicuspis*, *P. kandelaki*, *P. mongolensis*, *P. caucasicus* e *P. argentipes*.[4]

São insetos pequenos, que medem de dois a três milímetros de comprimento, com raio de dispersão entre 200 metros até 2,5 km; apresentam o corpo coberto de pelos e coloração castanho-clara ou cor de palha.[4-6] São popularmente chamados de mosquito-palha, asa-dura, birigui, tatuquiras e cangalhinha, e são facilmente reconhecidos por seu comportamento de voar em pequenos saltos e pousar com as asas entreabertas.[4,5] Apresentam hábitos crepusculares e somente as fêmeas alimentam-se de sangue para a maturação dos ovos. Adaptados a diversas áreas, desenvolvem-se em ambientes terrestres úmidos e ricos em matéria orgânica, com baixa incidência luminosa, sendo preferencialmente encontrados em áreas de florestas, matas, sopé das serras, margens dos rios e cavernas.[3-5,10] No entanto, no ambiente doméstico, podem ser encontrados em peridomicílios, abrigos de animais, galinheiros, chiqueiros, áreas de arborização abundante e também em intradomicílos.[3,4]

Diferentemente dos países europeus, onde há duas estações de transmissão bem definidas, no Brasil, a *Lutzomyia* sp. pode ser encontrada em todos os meses do ano. De maneira geral, há aumento na densidade populacional de flebótomos nas épocas de altas temperaturas e umidade relativa do ar, que coincidem com o maior período de transmissão da infecção. Estudos referentes ao hábito alimentar do vetor podem contribuir para o conhecimento sobre a epidemiologia da doença e para o direcionamento de atividades de controle e vigilância.[6-8,13,14]

Os parasitos do gênero *Leishmania* apresentam-se sob duas formas principais: uma flagelada extracelular, a promastigota, encontrada no tubo digestivo das fêmeas dos flebotomíneos, e outra desprovida de flagelo e intracelular obrigatória, a amastigota, observada dentro de células do sistema fagocítico mononuclear (SFM) em tecidos dos hospedeiros vertebrados, como o ser humano e outros animais.[3-6,10,11,13-15]

Mamíferos pertencentes à família Canidae, principalmente o cão doméstico, são apontados como a principal fonte de infecção para os flebotomíneos em ambiente urbano, quer pela alta prevalência da doença nesta espécie ou pela grande quantidade de parasitos na pele, tornando-os alvo principal para o controle da doença.[1,3-6,8,10,13] A leishmaniose em felinos também tem sido registrada nos últimos anos no Brasil e em diversas partes do mundo, tanto na forma cutânea quanto visceral.[1] Além disso, há evidências científicas acerca do potencial de reservatório de gatos naturalmente infectados por *L. infantum*, quando testados por xenodiagnóstico.[1] Demonstrou-se, na Itália, que o *P. perniciosus* e, no Brasil, o *L. longipalpis* foram infectados após se alimentarem em gatos naturalmente infectados com *L. infantum*.[16,17] Entretanto, o papel destes animais em relação à epidemiologia da doença carece de mais estudos, a fim de determinar sua relevância no contexto atual da transmissão ao ser humano.[1,16,17]

São implicados ainda na transmissão urbana roedores, gambás (*Didelphis marsupialis, Didelphis albiventris*) e o próprio ser humano, além de cachorro-vinagre (*Speothos venaticus*), chacal (*Canis aureus*), lobo (*Canis lupus*), raposa (*Vulpes vulpes*), edentados, procionídeos e primatas, sendo esses contaminados preferencialmente no ambiente silvestre.[1,3-6,10,15]

A infecção dos flebotomíneos se dá quando as fêmeas, ao picarem um animal infectado, ingerem, juntamente com o sangue, amastigotas livres ou que estão dentro dos macrófagos. Estes amastigotas, em aproximadamente 3 dias após o repasto sanguíneo, sofrem sucessivas divisões e mudam progressivamente para formas promastigotas, também denominadas nectomonas. Estas se dirigem para a porção torácica do intestino médio e para a valva cardíaca, fixando-se nas microvilosidades das células epiteliais e dividindo-se para dar origem, 5 dias após a infecção, às haptomonas. Posteriormente, algumas haptomonas invadem esôfago e faringe, sofrendo nova mudança para formas paramastigotas metacíclicas infectantes, que, durante novo repasto sanguíneo, são regurgitadas na pele do hospedeiro mamífero, completando o ciclo epidemiológico.[4,5,10] As nectomonas expressam em sua superfície grande quantidade de lipofosfoglicanos (LPG) e de uma glicoproteína denominada gp63, importantes na diferenciação dos parasitos para a forma paramastigota metacíclica, funcionando como um mecanismo de escape ao processo de digestão no interior do vetor.[6,10,14,18,19]

A saliva dos flebotomíneos também é fundamental na capacidade infectante dos paramastigotas metacíclicos para os mamíferos e na apresentação do antígeno pelo macrófago. São conhecidas na sua composição substâncias farmacologicamente ativas (anticoagulantes, antiplaquetárias, vasodilatadoras, moléculas imunoreguladoras e anti-inflamatórias), que alteram a resposta imune do hospedeiro vertebrado, favorecendo o estabelecimento da infecção. Diversos estudos têm demonstrado que o peptídio Maxadilan (MAX), encontrado na saliva do flebótomo, além de ação vasodilatadora, promove aumento de interleucinas, as quais diminuem a resposta celular, estimulando a resposta humoral e facilitando a infecção.[20]

Outras vias alternativas de transmissão também são descritas, entre as quais podemos destacar: transfusional, sexual, secreções infectadas e transmissão transplacentária,[4–6,10,13–15,18] de importância relativa no ciclo epidemiológico da doença.

Atualmente, estudos estão sendo conduzidos para verificar a importância de ectoparasitas na transmissão da leishmaniose visceral canina (LVC). Acredita-se que, na ausência de flebótomos, a doença possa ocorrer possivelmente pela existência de outros ectoparasitas de cães como *Ctenocephalides felis* e *Rhipicephalus sanguineus*, dada a frequência e a intensidade com que ambos ocorrem nos animais.[4,5,10] Estudos confirmaram a infecção de *R. sanguineus* por *L. infantum* e a transmissão para *hamsters* pela inoculação oral ou intraperitoneal de macerados de carrapatos infectados.[21,22] Da mesma maneira, nas pulgas, foi possível verificar a infecção e a transmissão pela inoculação intraperitoneal de macerados de pulgas infectadas em *hamsters*, mas ainda não foi verificada a evolução da *Leishmania* nas pulgas.[23,24] Foi recentemente demonstrada a transmissão transestadial, do estágio de ninfa para adulto, no *R. sanguineus* por testes moleculares, evidenciando a importância desses ectoparasitos na disseminação da LVC.[25]

■ Aspectos imunopatogênicos

Uma vez inoculada no organismo, as formas paramastigotas metacíclicas são aderidas e recrutadas por macrófagos, dando início a uma série de eventos, como: ligação do parasito com o macrófago, internalização e endocitose com formação de fagolisossomo, sobrevivência intracelular, diferenciação em amastigotas e multiplicação. Para a ocorrência dos eventos e, consequentemente, para o desenvolvimento da infecção é imprescindível que ocorra a interação de componentes da membrana celular parasitária com moléculas na membrana do macrófago, das quais podemos citar a protease gp63, LPG, receptores de superfície dos macrófagos, como CR1 e CR3, receptor de fucose-manose e receptor para fragmentos cristalinos (Fc) de imunoglobulinas.[10,11,13–15,19,26]

Para o sucesso da continuidade da infecção no hospedeiro, o parasito precisa sobreviver ao processo de fagocitose, resistindo em ambiente com pH ácido e rico em proteases. Desse modo, após internalização, a forma paramastigota apresenta algumas estratégias de modulação para criar um compartimento celular ideal, promovendo inibição da síntese de metabólitos oxidativos tóxicos, modulando a produção de citocinas e da apoptose de macrófagos e estimulando a produção de células T. A produção de óxido nítrico e superóxido são os mecanismos mais eficientes de destruição da *Leishmania*, tanto *in vitro* como *in vivo*.[13,14,18,19,26]

O estabelecimento de resposta imune, protetora ou não, exige também antígenos apropriados encontrados nas células, indução e proliferação de células T, bem como ativação de macrófagos, que são eficientes no controle da infecção. A imunidade específica na LV é essencialmente mediada por células T que expressam a molécula CD4+ (células T auxiliares: *T helper* [Th]) e estas podem ser subdivididas em linhagens Th1 e Th2, distinguíveis pelas citocinas produzidas e pelos efeitos imunológicos que elas comandam.[4,5,10,13,26] Quando o antígeno é apresentado por moléculas do complexo maior de histocompatibilidade (MHC, *major histocompatibility complex*) do tipo II, elas liberam linfocinas que regulam o potencial microbicida dos macrófagos. As células Th1 são consideradas pró-inflamatórias e secretam principalmente as interleucinas-2 (IL-2) e 12 (IL-12), fator de necrose tumoral (TNF) e interferona γ (IFN-γ), que podem iniciar a imunidade celular mediada e citotoxicidade. As células Th2 medeiam a imunidade humoral e podem ser consideradas anti-inflamatórias, secretando principalmente as interleucinas-4, 5, 6, 10 e 13 e apresentam comportamento antagonista das células Th1.[4,5,10,13,15,18,19,26] O tipo de resposta imune produzida (Th_1 ou Th_2) depende principalmente da produção de citocinas após o encontro do parasito com vários tipos celulares, entre eles monócitos, macrófagos, células *natural killers* (NK) e linfócitos T CD8+, que funcionam como células apresentadoras de antígenos.[5,10,13,19,26] As células NK desempenham papel fundamental na resistência da infecção pelo hospedeiro, pois, ainda na pele, podem produzir rapidamente IFN-γ e IL–12, que são importantes indutores da produção de óxido nítrico pelos macrófagos.[4,5,10,13,19,26]

O aumento de IL-10 em sinergismo com IL-4 parece ser fundamental na persistência e progressão da doença, desempenhando papel supressor ou desativador de citocinas protetoras, inibindo a ativação de macrófagos, bem como a produção de IFN-γ, IL-12 e TNF-α nos animais experimentalmente infectados.[13,19,26]

Segundo Day (2004), em cães infectados observam-se diminuição significativa de linfócitos CD4+ e aumento de CD8+, com consequente aumento das manifestações clínicas e da infectividade para flebotomíneos.[13,19,26]

Os subtipos de imunoglobulinas IgG1 e IgG2 têm sido propostos como indicadores da resposta de anticorpos frente à infecção canina por *L. infantum*, e existe correlação entre os níveis de IgG1 e IgG2, a progressão da enfermidade e a resistência do animal.[13,19]

■ Manifestações clínicas

O desenvolvimento de novas técnicas diagnósticas com maior sensibilidade e especificidade demonstrou que, em regiões endêmicas de LV, nem todos os cães infectados desenvolvem a enfermidade.[13–15,18,26–29] Alguns animais podem ter contato com o parasito, apresentar títulos de anticorpos específicos ou resposta imune mediada por células, mas não demonstrar manifestações clínicas da doença e, posteriormente, podem até apresentar cura espontânea.[13,29]

O período de incubação em animais naturalmente infectados pode variar de 3 meses a 7 anos, levando a diferentes apresentações clínicas: aguda, subaguda, crônica e regressiva.[5,29] Convém ressaltar, no entanto, que a porcentagem de cães resistentes à enfermidade ainda não está totalmente estabelecida.[13]

O tipo de resposta imunológica apresentada pelo animal após a infecção, celular ou humoral, associada a outros fatores, como genética, idade, sexo, nutrição, coinfecções, condições imunossupressivas, existência de ecto ou endoparasitas e virulência da *Leishmania*, pode contribuir para maior suscetibilidade ou resistência à enfermidade ou mesmo para a intensidade das manifestações clínicas.[13,14,18,29] Algumas raças de cães, como Pastor-alemão, Boxer, Rottweiler e Cocker Spaniel, parecem ser mais suscetíveis, enquanto outras, como Ibizan Hound, Pharaoh Hound e Podengo Canário, apresentam resposta do tipo celular predominante e, consequentemente, resistência natural à infecção.[13,14,18,29] A idade dos animais parece ser fator importante na suscetibilidade e no desenvolvimento da doença, sendo que animais jovens, de até 2 anos de idade, ou idosos, com mais de 8 anos, apresentam maior predisposição à enfermidade. Alguns estudos demonstraram maior predisposição quanto ao sexo, sendo os machos mais acometidos.

A infecção começa no local da picada do flebótomo, em geral localizada no nariz ou na margem interna da pina, com resposta inflamatória local, sendo inicialmente encontradas formas parasitárias, neutrófilos, linfócitos, macrófagos, desenvolvendo-se, posteriormente, lesão primária nodular (Figura 80.1), denominada "cancro de inoculação" ou leishmanioma. Estas lesões podem apresentar-se com diâmetros de um a três centímetros, alopécicas, ulceradas e, às vezes, com crostas, não pruriginosas, pouco dolorosas e, dependendo da resposta imunológica desenvolvida, celular ou humoral, ser autolimitantes ou produzirem enfermidade visceral.[5,10,13,14,27]

Uma vez estabelecida a infecção, podemos ter diferentes manifestações clínicas e tipos de lesões apresentadas.[14,28,29]

Durante muito tempo, com base somente em exame físico e nas manifestações clínicas, os animais foram classificados, segundo Manciantti *et al.*,[28] em: assintomáticos, cães com ausência de manifestações clínicas; oligossintomáticos, cães que apresentavam até três manifestações clínicas; e sintomáticos, cães que apresentavam todas ou mais de três manifestações clínicas típicas da enfermidade. No entanto, no contexto atual, esta classificação apresenta limitado valor, pois não se consideram anormalidades clinicopatológicas em órgãos internos, sem sinal clínico aparente. Assim, atualmente, os animais são classificados de acordo com um estadiamento clínico (Quadro 80.1), e este é baseado, principalmente, na sorologia quantitativa, nos achados laboratoriais relacionados com enfermidade renal progressiva, na gravidade das lesões e nas alterações analíticas apresentadas.[29]

Durante o curso da doença poderemos ter proliferação generalizada do parasito, colonizando órgãos linfoides e não linfoides (linfonodos, baço, medula óssea, fígado, rim, pâncreas, intestino, testículo, pulmão, olhos, articulação etc.), e indução de reação granulomatosa, com quantidade variável de formas amastigotas.[4,5,27] Ocorre, ainda, proliferação de linfócitos B, histiócitos, macrófagos, plasmócitos, resultando em linfoadenomegalia generalizada e, algumas vezes, hepatoesplenomegalia.[4,5,10,13–15,26–29]

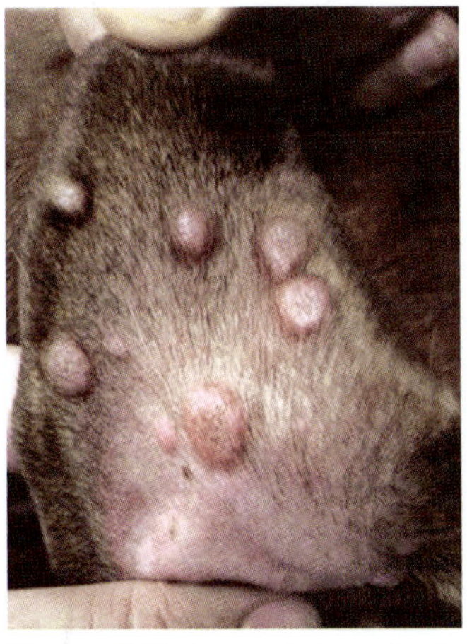

Figura 80.1 Cancro de inoculação.

Quadro 80.1 Estadiamento clínico da leishmaniose visceral canina.

Estágio de evolução	Características
Grau I: exposto	Baixos títulos sorológicos. Exames parasitológicos e moleculares negativos. Assintomáticos ou com sinais associados a outras doenças. Vivendo ou oriundos de áreas com transmissão
Grau II: infectado	Baixos títulos sorológicos. Parasito detectado em exame parasitológico ou molecular. Assintomáticos ou sinais associados a outras doenças Em áreas enzoóticas, pode ser possível a detecção de DNA de *Leishmania* pela PCR de pele ou de sangue periférico, quando houver flebótomos; na ausência de lesões evidentes, não é suficiente para considerar o cão infectado[30]
Grau III: doente	Citologia positiva, altos títulos sorológicos e, raramente, cães do estágio anterior. Um ou mais sintomas de leishmaniose presentes. Na ausência de sinais físicos, alterações laboratoriais compatíveis com leishmaniose definem esse estágio
Grau IV: grave	Cães gravemente doentes: evidente nefropatia ou doença renal crônica, sinais concorrentes (oculares, articulares) associados à leishmaniose, os quais requerem tratamento imunossupressivo. Há graves alterações clínicas concomitantes, animais não responsivos ao tratamento ou com recidivas logo após o término do tratamento

Fonte: Leishvet.[29] PCR = reação em cadeia pela polimerase.

A multiplicação de parasitos no fígado, especialmente nas células de Kupffer, pode causar, além da hepatomegalia, hepatite difusa crônica, provocando vômito, anorexia, perda de peso e icterícia.[4,5,10]

Alterações no baço de cães com LV são bastante variáveis e os parasitos podem induzir desorganização na estrutura celular do órgão, com hiperplasia das polpas branca e vermelha, determinando esplenomegalias em diferentes graus.[31,32]

Além das proliferações parasitária e celular, ocorrerá grande produção de imunocomplexos, devido, principalmente, à IgG, à IgM e aos autoantígenos do tipo histonas, os quais irão se depositar na parede dos vasos e, posteriormente, na formação de processos inflamatórios degenerativos e necróticos em diversas regiões do organismo, constituindo o componente mais patogênico da enfermidade.[26] Ainda podemos acrescentar na sua patogênese a produção de autoanticorpos do tipo antiplaquetários e anti-histonas, além da imunodeficiência verificada em animais com baixa resposta do tipo celular.[19,26]

As lesões renais associadas a infecções por LV nos cães são decorrentes do depósito de imunocomplexos na membrana basal glomerular e da ativação do complemento, resultando em falência renal, que é apontada como a principal causa de óbito em cães.[13,14,26,27,29–32]

São descritas lesões compatíveis com glomerulonefrite mesangioproliferativa, membranoproliferativa e glomeruloesclerose segmentar, podendo apresentar espessamento da parede dos capilares glomerulares, muitas vezes com deposição de material amiloide.[32] No interstício e ao redor dos glomérulos, predomina reação inflamatória caracterizada por infiltrado linfoplasmocitário, podendo ser encontrados macrófagos repletos de amastigotas, sendo estes evidenciados à microscopia e confirmados pela imunomarcação.[31,32]

A anorexia normalmente é observada em cães que já apresentam comprometimento renal associado à doença, como resultado de uremia crônica e ulcerações em cavidade oral (Figura 80.2). Esta diminuição do consumo de alimento, associada à perda substancial de proteína urinária e à competição hospedeiro-parasito por alguns nutrientes essenciais, tais como o triptofano, pode contribuir para quadros de emagrecimento e caquexia, vistos em pelo menos 25% dos casos.[5,10,26,27,29]

Além da perda de peso, encontramos em alta porcentagem dos cães infectados atrofia muscular (Figura 80.3), normalmente restrita a músculos esqueléticos mastigatórios e temporais, conferindo-lhes aspecto mais idoso. Segundo alguns autores, esta mioatrofia pode estar correlacionada a necrose das fibras musculares, decorrente de processo inflamatório irritativo crônico ou, ainda, da produção de anticorpos antimiofibrilas.[5,10,13-15,27-29]

As alterações dermatológicas ocorrem na maioria dos casos em animais infectados por LV e demonstram o comprometimento de epiderme, derme e hipoderme, em associação aos anexos cutâneos, refletindo não só a ação espoliativa sistêmica parasitária como também local.[5,10,13-15] As alterações cutâneas que podem ocorrer na maioria dos casos são dermatite esfoliativa não pruriginosa com ou sem alopecia, generalizada (Figura 80.4) ou localizada, principalmente em região periocular (Figura 80.5), de orelhas e membros; dermatite ulcerativa com localização predominante em saliências ósseas, junção mucocutânea, focinho (Figura 80.6), região interdigital e margem interna da pina (Figura 80.7); necrose isquêmica; dermatite nodular multifocal (Figura 80.8); dermatite papular; lesões que apresentam dificuldade de cicatrização; além de quadros cutâneos atípicos, como hiperqueratose nasal e digital, despigmentação (Figura 80.9) e pelos opacos (Figura 80.10).[5,10,13-15,27-29]

O exame microscópico da pele mostra na epiderme hiperqueratose ortoceratótica associada ou não à hiperplasia. Na derme, o infiltrado inflamatório predominante é mononuclear e constituído por macrófagos, linfócitos, plásmócitos e, ocasionalmente, neutrófilos e eosinófilos, comprometendo a derme superficial. Os mesmos componentes celulares podem ser observados ao redor de folículos pilosos e glândulas anexas, difundindo-se para a derme profunda, estendendo-se até a hipoderme.[31]

A onicogrifose (Figura 80.11) está entre as características mais marcantes e é considerada sinal patognomônico por alguns autores.[5,10,13-15,27-29] Este crescimento exacerbado das unhas ocorre pela estimulação da matriz ungueal decorrente do parasito, embora não se possa descartar também tal alteração, devido à redução dos movimentos, como resultado da apatia do animal doente, impedindo, assim, seu desgaste natural.[5,10,29]

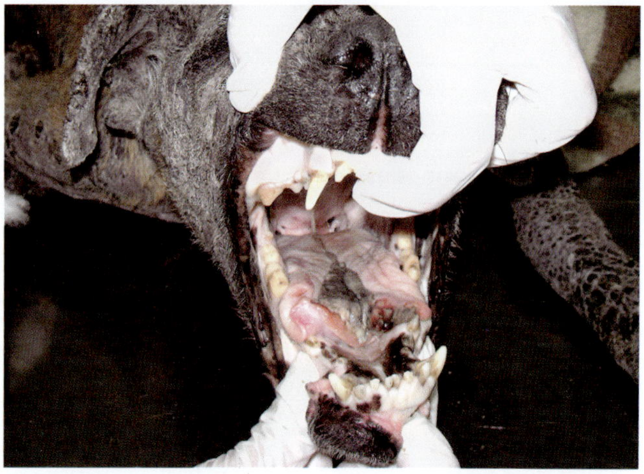

Figura 80.2 Ulcerações em cavidade oral causadas por quadro de azotemia.

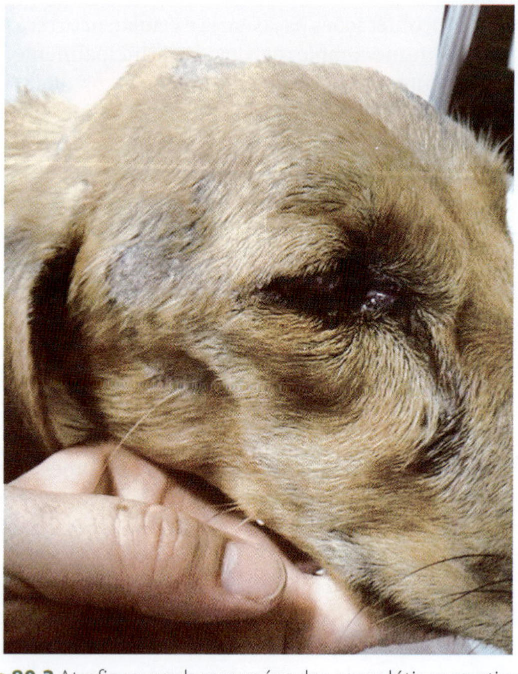

Figura 80.3 Atrofia muscular em músculos esqueléticos mastigatórios e temporais.

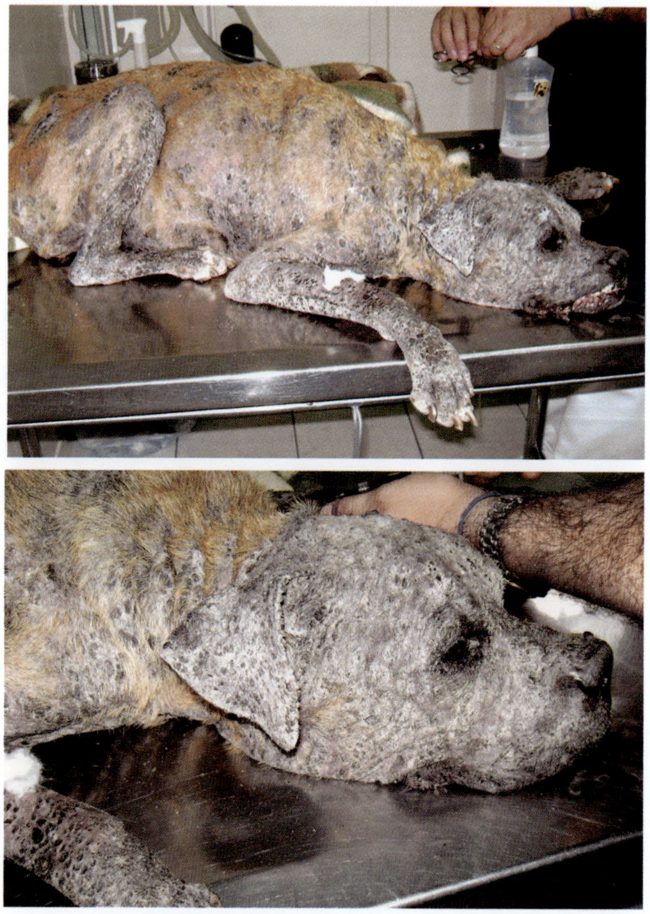

Figura 80.4 Dermatite esfoliativa generalizada.

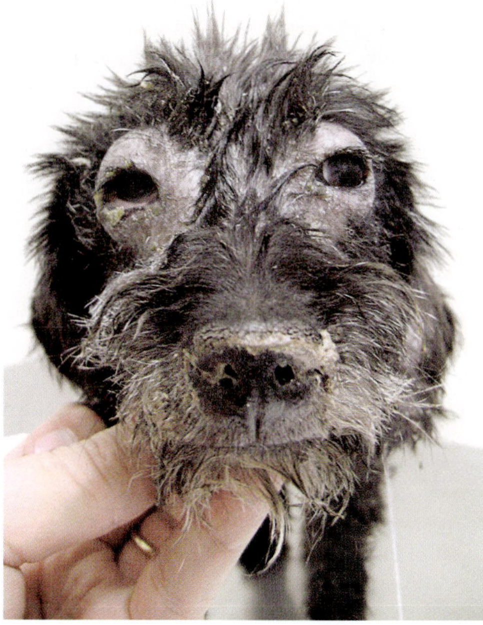

Figura 80.5 Dermatite esfoliativa localizada em região periocular.

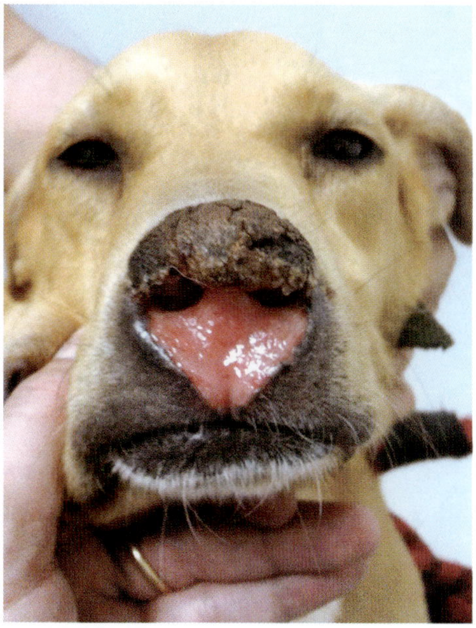

Figura 80.6 Dermatite ulcerativa em plano nasal.

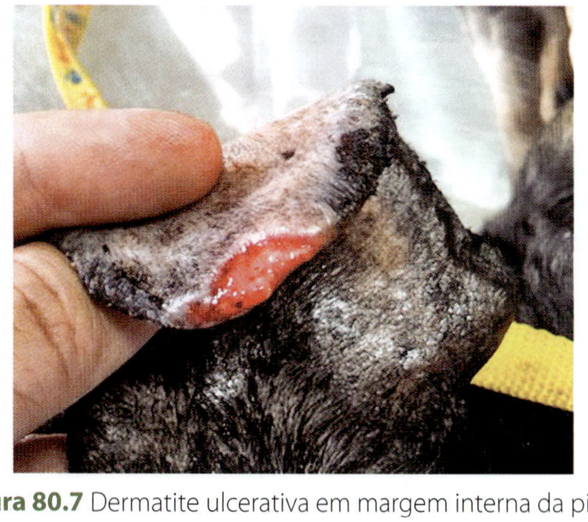

Figura 80.7 Dermatite ulcerativa em margem interna da pina.

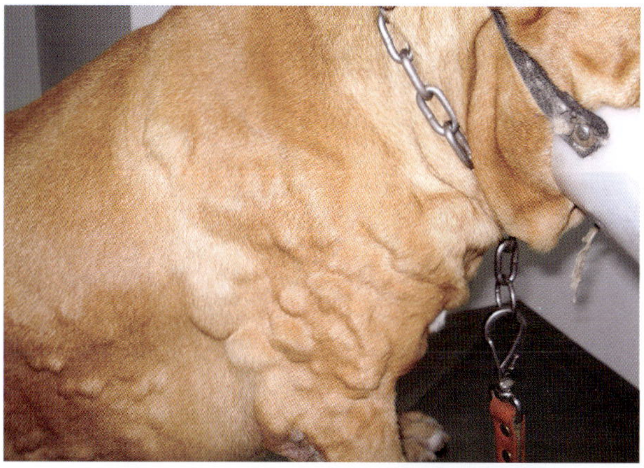

Figura 80.8 Dermatite nodular multifocal.

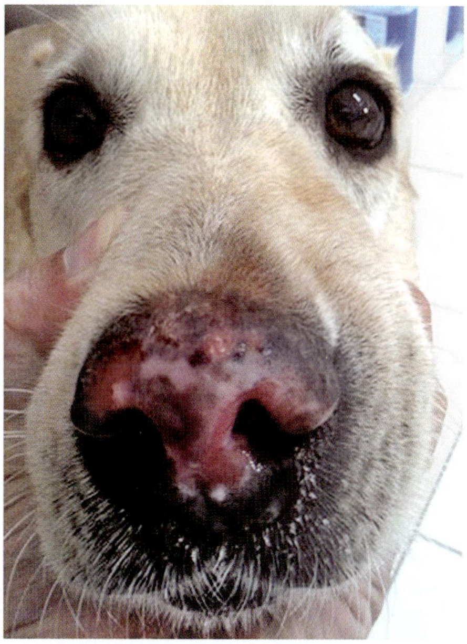

Figura 80.9 Despigmentação nasal.

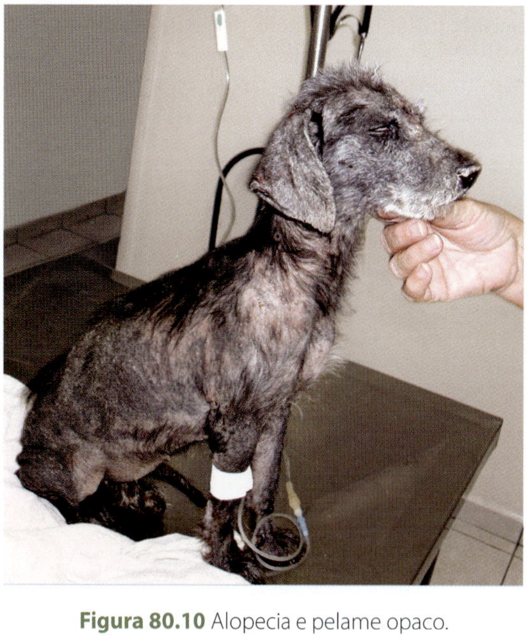

Figura 80.10 Alopecia e pelame opaco.

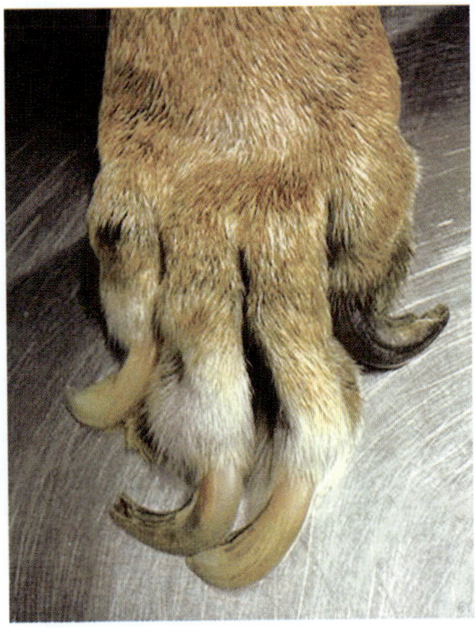

Figura 80.11 Onicogrifose.

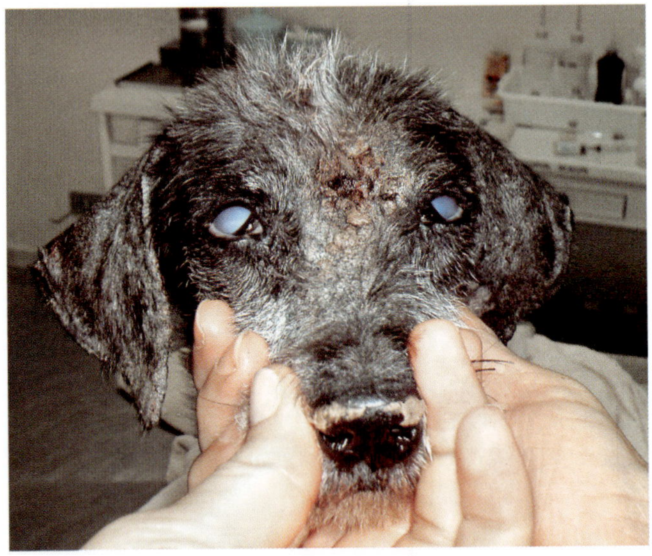

Figura 80.13 Queratite superficial.

As alterações oculares mais comumente observadas são blefarites do tipo esfoliativa (Figura 80.12), ulcerativa ou nodular; ceratoconjuntivite seca ou não; uveítes (Figura 80.13); conjuntivite folicular ou membranosa; e pan-oftalmite.[5,10,13–15,26–31]

Durante a evolução da enfermidade, as primeiras estruturas oculares que se alteram são a conjuntiva e a úvea, devido à sua maior vascularização.[5,26,27] Os exames histopatológicos do trato uveal revelam existência de infiltrado linfoplasmocitário perivascular, além de formas parasitárias, podendo evoluir para quadros de glaucomas e endoftalmites, com consequente perda do globo ocular.[5,26,27]

A ceratoconjuntivite seca se explica pela deficiência da produção lacrimal, ocasionada pela existência de infiltrado inflamatório na glândula lacrimal, com obstrução dos ductos secretores, e pela diminuição dos reflexos secretórios.[5,10,13–15,26–32]

Outras manifestações oculares são referidas, como hiperemia conjuntival, quemose, hifema e afecções corneanas, como queratite superficial focal (Figura 80.14) ou profunda.[5,10,26,27]

O comprometimento osteoarticular é pouco evidenciado em cães com LV; porém, quando ocorre, é caracterizado por poliartrite do tipo erosivo (Figura 80.15) decorrente do processo inflamatório pelo depósito de imunocomplexos.[5,10,13–15,18,26–29] As articulações mais comumente acometidas são umerorradioulnar, carpo, tarso e femorotibiopa-

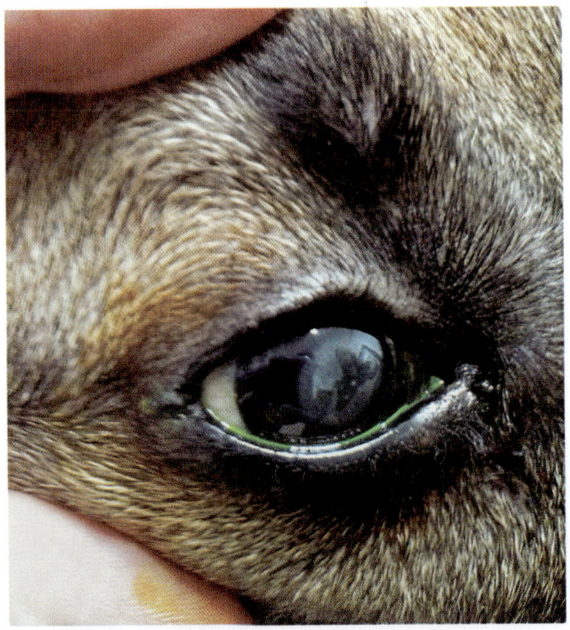

Figura 80.14 Uveíte.

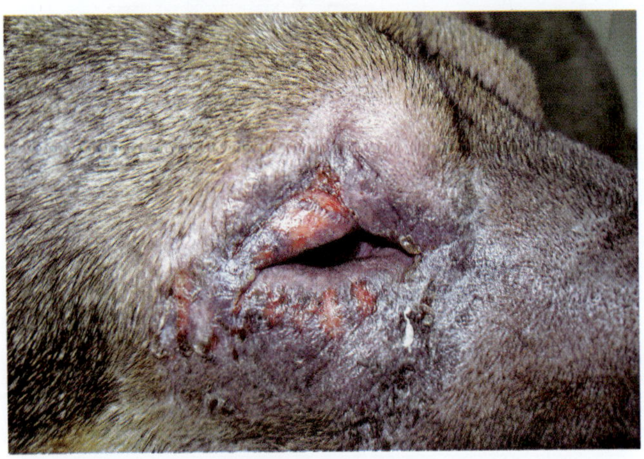

Figura 80.12 Blefarite.

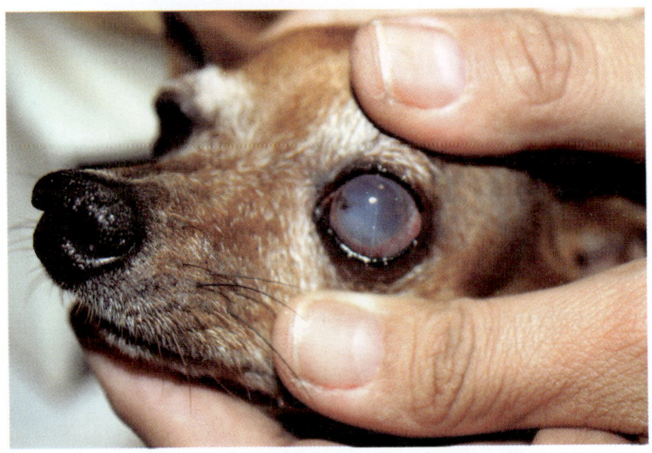

Figura 80.15 Queratite superficial focal.

telar. Lesões ósseas de natureza osteolítica ou proliferativa periosteal e intramedular podem envolver ossos longos. O líquido sinovial recuperado das articulações acometidas mostra alterações físico-químicas e reação inflamatória mononuclear, ajudando a identificar o parasito no exame citopatológico.[31]

Sintomas de diáteses hemorrágicas podem ser observados em animais com LV, bem como petéquias dispersas pelo corpo, hematúria e, principalmente, epistaxes (Figura 80.16).[5,10,13-15,18,26-29]

O envolvimento do trato gastrintestinal também pode ser resultante da reação inflamatória desencadeada pela ação local do parasito. Apesar de pouco frequente, são descritos casos de colites erosiva e ulcerativa, que cursam clinicamente com diarreia sanguinolenta e/ou mucoide.[5,10,13-15,18,26-29]

As alterações pulmonares e cardíacas são raras e, quando descritas, são de pneumonia intersticial crônica, com infiltrado linfoplasmocitário e, ocasionalmente, macrófagos nos septos alveolares. No miocárdio, as lesões macroscópicas nem sempre estão evidentes, requerendo análise histopatológica, que pode revelar miocardite grave associada à vasculite e ao infarto.[31]

O envolvimento do sistema nervoso central com LV, apesar de raro, pode ser demonstrado por amastigotas no plexo coroide, em associação a infiltrado linfoplasmocitário, além de macrófagos e células ependimárias parasitadas.[31,32]

A existência de lesões genitais, como orquite e epididimite linfoplasmocitária, associada a degeneração testicular e a identificação de *Leishmania* sp. no sêmen, detectada com a reação em cadeia pela polimerase (PCR), comprova a possibilidade da transmissão venérea da doença.[31,32]

Diagnóstico

O diagnóstico da LVC tem sido desafiador para muitos veterinários e profissionais de saúde pública, devido à presença de animais assintomáticos, alta variabilidade das manifestações clínicas, que, muitas vezes, mimetizam outras enfermidades, e pela dificuldade em se obter uma prova diagnóstica que ofereça 100% de sensibilidade e especificidade. Assim, o diagnóstico deve seguir etapas sucessivas com base nos seguintes critérios: epidemiológico – procedência, faixa etária, presença do vetor e de animais infectados na região de origem; clínico – pesquisa de sinais sugestivos da enfermidade, como hepatomegalia e/ou esplenomegalia, linfoadenomegalia, onicogrifose; e laboratorial – provas específicas, além de achados sugestivos no hemograma e na eletroforese de proteínas.[4]

O exame parasitológico representa o "teste-ouro" para o diagnóstico definitivo, por meio da demonstração microscópica de formas amastigotas do parasito (Figura 80.17) em preparações citológicas ou amostras histopatológicas.[4,5,10,13-15,31-34]

A identificação do parasito pode ser realizada especificamente em material obtido de aspirado de linfonodo, medula óssea, esplênico, hepático e esfregaços sanguíneos, confeccionados e corados com corantes de rotina, como Giemsa, Leishman ou pan-óptico rápido. Ocasionalmente, observam-se parasitos em impressões citológicas obtidas abaixo de crostas e escamas cutâneas ou por meio de aspirado de nódulos cutâneos.[33,34]

A visualização de formas amastigotas em esfregaços de aspirado de linfonodo (Figura 80.18) ou medula óssea representa o método de eleição para o diagnóstico de infecção estabelecida e disseminada na LV, por ser rápido, de fácil execução, de baixo custo, não traumático e com 100% de especificidade. Entretanto, a sensibilidade do exame microscópio pode ser baixa, pois depende basicamente da coleta e da amostra obtida, do tempo despendido para análise, do profissional e da intensidade do parasitismo.[4,5,10,13-15,31-36] As formas amastigotas são facilmente reconhecidas pelo seu formato esférico a ovoide, medem de 2 a 5 μm e contêm núcleo arredondado e cinetoplasto alongado.[31-34]

Podemos observar em animais que apresentam linfadenomegalias proliferação acentuada de linfócitos e macrófagos, sendo estes íntegros e/ou degenerados, além de intensa plasmocitose, conferindo maior celularidade ao aspirado. Também é frequente observarmos plasmócitos repletos de imunoglobulinas, denominados corpúsculo de Russell ou células Mott, indicativos de estímulo antigênico prolongado.[32] No exame histopatológico do linfonodo, podemos encontrar hiperplasia de folículos linfoides corticais, especialmente dos centros germinativos da região paracortical, cordões medulares e infiltrado linfocitário difuso na cápsula; ao passo que os

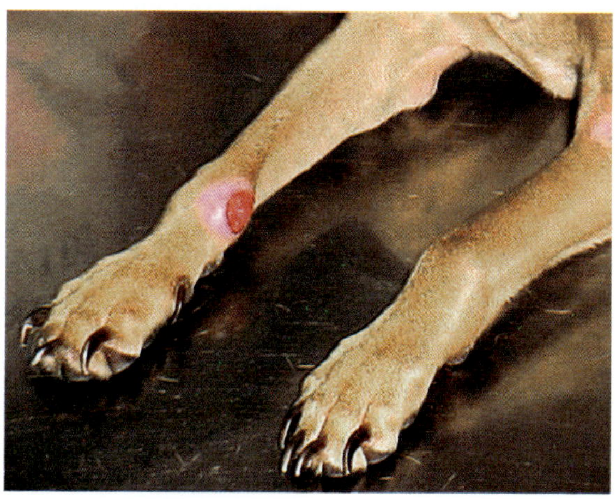

Figura 80.16 Artrite ulcerativa.

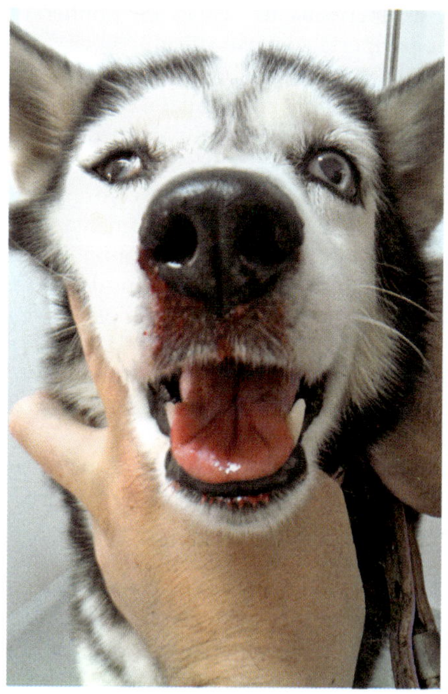

Figura 80.17 Epistaxe.

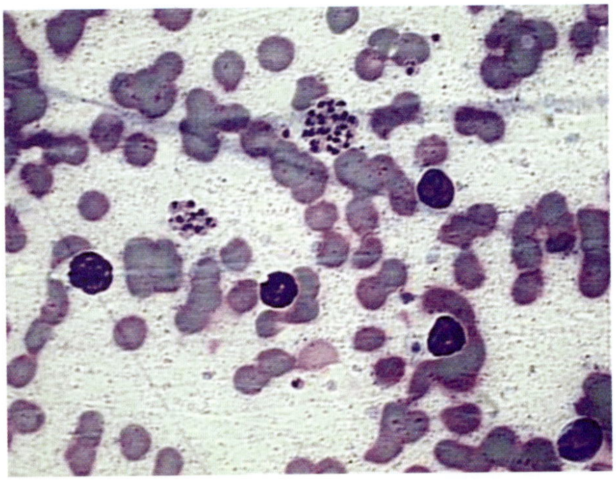

Figura 80.18 Formas amastigotas do parasito em esfregaço de linfonodo.

seios corticais e medulares mostram infiltrados de macrófagos reativos, frequentemente contendo hemossiderina, além de população variável de eosinófilos e plásmócitos.[4,31]

O exame citológico da medula óssea mostra padrão diferenciado para cada fase da doença, podendo ser observada hipocelularidade da linhagem eritrocitária e leucocitária e macrófagos repletos de hemossiderina durante o desenvolvimento da enfermidade. Por outro lado, durante a fase ativa da doença ocorre hiperplasia da série leucocitária, às vezes, associada à eritrocitária, exibindo proliferação linfoblástica, monócitos reativos com ou sem amastigotas no citoplasma, plasmocitose, hemossiderose, chamando a atenção a maior celularidade de eosinófilos e seus precursores.[4,31]

As alterações esplênicas de cães naturalmente infectados e sintomáticos revelam a ocorrência de fibrose da cápsula acompanhada por periesplenite e hiperplasia da polpa branca, além da visualização na polpa vermelha de macrófagos reativos, hiperplásicos, contendo amastigotas no seu citoplasma.[4,31]

Alguns animais podem apresentar alterações hepáticas, traduzidas por reação granulomatosa no parênquima, com hiperplasia e hipertrofia de células de Küpffer e infiltrado inflamatório periporta com parasitismo.[4,5,10,31,32,36]

As técnicas de imuno-histoquímica ou imunocitoquímica utilizam imunoglobulinas conjugadas a enzimas e identificam amastigotas em cortes histológicos parafinados ou congelados de biopsias de pele, fígado, baço, bem como esfregaço de linfonodo e medula óssea. O alto grau de contraste obtido entre os parasitos e as células hospedeiras aumenta sensivelmente a acurácia do diagnóstico, mesmo em animais que apresentam baixa parasitemia.[31–34,36] As vantagens destas técnicas são a sensibilidade, a especificidade e a simplicidade de execução, sendo frequentemente utilizadas em animais que foram submetidos a diversos protocolos de tratamento, além de demonstrar o potencial de infecciosidade do animal para flebotomíneos.[34]

O isolamento em meio de cultura é um método diagnóstico direto, que também pode ser utilizado para a detecção de *Leishmania*, utilizando principalmente aspirado de fígado, baço, medula óssea e linfonodo, em meio Novy-MacNeal-Nicole (NNN). No entanto, seu uso é limitado, devido à longa espera para se obter resultado e por apresentar baixa sensibilidade, especialmente nos estágios iniciais da doença. Consequentemente, embora as culturas tenham valor no isolamento e na identificação de parasitos, sendo frequentemente requeridas para análise dos zimodemos e para identificar as espécies de *Leishmania*, este método apresenta pouco uso na rotina clínica diagnóstica.[4,10,31–35]

Os testes sorológicos normalmente são utilizados em virtude da grande quantidade de anticorpos (principalmente IgG) no animal infectado, e podem ser detectados alguns meses após o contato do animal com o protozoário.[4,10,31–34,36] A grande produção de anticorpos causada pelo parasitismo faz dos métodos sorológicos uma ferramenta importante, seja pelo diagnóstico individual da infecção e da enfermidade ou pela aplicação de inquéritos epidemiológicos.[31–33] No entanto, estes métodos devem ser interpretados com cautela, uma vez que não são 100% sensíveis e específicos.[4,10,29,31–37] Alguns animais que foram infectados, porém ainda se encontram em período pré-patente e antes da soroconversão, ou mesmo animais que nunca farão soroconversão podem apresentar resultados falso-negativos. Animais com menos de 3 meses de idade não devem ser avaliados por métodos sorológicos, pois podem apresentar resultados positivos devido aos anticorpos maternos. A especificidade pode ser prejudicada devido à ocorrência de reações cruzadas com doenças causadas por outros tripanossomatídeos e outros microrganismos prevalentes em algumas regiões, apresentando resultados falso-positivos.[29,31,33,34]

Vários métodos sorológicos têm sido propostos na busca de anticorpos específicos antileishmânia, principalmente reação de imunofluorescência indireta (RIFI), ELISA, reação de fixação de complemento, hemaglutinação indireta, aglutinação em látex, teste de aglutinação direta, imunoeletroforese, imunoprecipitação em gel e *Western blot*.[32–36]

No Brasil, as técnicas sorológicas recomendadas e atualmente aplicadas pelo Ministério da Saúde para o inquérito canino são a imunofluorescência indireta (RIFI) e os ensaios imunoenzimáticos (ELISA). Testes comerciais de imunocromatografia, utilizados em humanos e animais, estão sendo avaliados e representam avanço no diagnóstico epidemiológico da infecção por serem práticos, rápidos (cerca de 10 minutos) e apresentarem boa sensibilidade e boa especificidade.[33,34]

A RIFI, utilizada a partir da década de 1960, ainda é o teste padrão no diagnóstico epidemiológico da LVC, pois apresenta fácil execução e baixo custo; porém, sua especificidade é prejudicada devido a reações cruzadas com *Tripanossoma cruzi*, *Ehrlichia canis*, *Babesia canis*, *Toxoplasma gondii*, *Neospora caninum* e com LT.[4,5]

O ELISA, introduzido por Hommel *et al.* (1978), possibilita a realização de grande quantidade de exames em curto espaço de tempo, apresenta alta sensibilidade e especificidade, porém também dependente do tipo de antígeno utilizado. As técnicas que utilizam antígenos totais são limitadas em termos de especificidade, apresentando reações cruzadas. A utilização de antígenos recombinantes ou purificados, como as glicoproteínas de membrana gp63, gp70 e gp72, específicas do gênero *Leishmania*, ou rK39, rK9 e rK26, parece conferir maior sensibilidade e especificidade à técnica.[4,5,10,33]

A avaliação das subclasses de IgG tem sido sugerida como indicadora confiável da doença, quando comparada às dosagens de IgG total. Muitos autores relatam a associação entre níveis de IgG1 e IgG2, bem como títulos aumentados de anticorpos antileishmânia, com o desenvolvimento e a gravidade das manifestações clínicas.[13,14,32,33,35,36]

Teste de hipersensibilidade tardia, intradermorreação (IDR), teste de leishmanina ou teste intradérmico de Montenegro avaliam a resposta imune celular do cão frente à inoculação intradérmica de leishmanina (promastigotas cultivados *in vitro* e suspensos em solução salina), com leitura após 24 a 48 h. Amostras de solução salina devem ser utilizadas como reagente controle. Espera-se reação granulomatosa acentuada em animais resistentes, assintomáticos ou após a cura clínica; porém, durante o curso da doença, esta resposta celular contra *Leishmania* não é bem evidenciada. Este teste imunológico tem se mostrado um bom método auxiliar para o diagnóstico da LT em suas formas clínicas cutânea e mucocutânea.[33]

A biologia molecular está se tornando extremamente relevante para o diagnóstico e o controle das doenças infecciosas. Informações sobre sequências de DNA têm sido extensamente exploradas para o desenvolvimento de métodos baseados na técnica de reação em cadeia pela polimerase (PCR) para as várias aplicações no conhecimento do parasito e da enfermidade. Por meio desta técnica, é possível identificar e ampliar sequências de DNA do cinetoplasto do parasito, o qual pode ser encontrado em ampla variedade de tecidos, como aspirados de medula óssea, linfonodos, biopsias cutâneas, *swab* conjuntival, sangue, cortes histológicos de tecidos parafinados e também no vetor. Apresenta alta especificidade, porém a sensibilidade pode ser dependente da amostra obtida, sendo que amostras de medula óssea, linfonodo, pele e *swab* conjuntival têm apresentado melhores resultados em relação ao sangue periférico, provavelmente devido à baixa quantidade de parasitos neste tipo de amostra.[4,10,13,14,18,31–34,36]

Infelizmente, suas limitações para uso em inquéritos epidemiológicos se baseiam em alto custo, pouca disponibilidade de reagentes e de equipamentos e pouca adaptabilidade do método ao campo.[4,10,13,14,18,29,31,33,34]

A PCR em tempo real quantitativa vem sendo utilizada para avaliar o estado clínico do animal e sua resposta frente ao tratamento.[29]

A técnica de xenodiagnóstico é utilizada para detecção e isolamento de *Leishmania* utilizando seu vetor natural. Esta técnica tem sido empregada para investigar aspectos epidemiológicos com relação ao estado clínico do animal e para acompanhamento de animais tratados para avaliação de seu potencial de infectividade para os flebotomíneos. No entanto, apresenta pouca praticidade e é difícil execução, devido à dificuldade em se obterem colônias de vetores.[31,34]

Embora os dados hematológicos, bioquímicos e de urinálise apresentem limitado valor no diagnóstico confirmatório da LVC, estes parâmetros fornecem subsídios para a avaliação do estado clínico do animal e o prognóstico da evolução da enfermidade.[10,27–29,35–38]

A anemia, relatada em 50 a 70% dos casos, apresenta características marcantes, como normocitose, normocromia e arregeneração. As principais causas desta alteração no hemograma podem ser explicadas por perda sanguínea na epistaxe e ulcerações da pele, eritrólise, inflamação generalizada e insuficiência renal crônica, além de hipoplasia ou aplasia medular.[10,27,28] Encontra-se ainda leucopenia (geralmente por neutropenia) ou mesmo perfil leucocitário normal e trombocitopenia.[10,27,28]

As alterações na atividade funcional dos rins, representadas pelo aumento das concentrações séricas de ureia e creatinina, são achados relativamente comuns na LVC.[5,10,13,14] Segundo os autores, a avaliação quantitativa da relação entre proteína e creatinina urinária representa importante papel no diagnóstico das lesões renais da LVC.

Ocorre também elevação das proteínas plasmáticas totais e da eletroforese sérica; observa-se inversão da relação albumina/globulina, com aumento da fração gama, caracterizando hipergamaglobulinemia, com diminuição da albumina em alguns casos.[4,5,10,13–15,18,29,34–39] A hipoalbuminemia pode ser decorrente de perdas por comprometimentos hepático e renal, além de subnutrição crônica em animais com anorexia.[29]

Aumentos na atividade das enzimas hepáticas, bem como aumento nos teores de bilirrubinas não ocorrem com frequência nos cães portadores de LV.[4,5,10,13–15,18,29,35]

Todas as técnicas já mencionadas para o diagnóstico da LVC variam quanto a sensibilidade, especificidade, praticidade e viabilidade. Assim, eleger uma técnica como "padrão-ouro" para o diagnóstico dependerá basicamente do objetivo a ser alcançado, ou seja, para concluir o diagnóstico de animais infectados, para acompanhamento do desenvolvimento da enfermidade e das manifestações clínicas ou para monitoramento dos animais submetidos à terapia.[4,5,10,13–15,18,29,31,35]

Tratamento

O tratamento da LVC não é novidade no mundo científico. A opção pelo tratamento remonta ao conhecimento de que a doença não é uniformemente fatal e de que alguns cães podem apresentar cura permanente.[34,36] O debate entre o tratamento ou a eliminação de cães é apresentado pela OMS quando esta recomenda a eutanásia de cães infectados por *L. infantum*, mas reconhece que esse propósito é difícil de se levar a termo em países com alta sensibilidade com os animais.[7,40] Na Europa, o tratamento da LVC vem sendo realizado há 50 anos, inclusive de modo preventivo.[7,28,29] Por décadas, o tratamento da LV humana e canina vem sendo feito com antimoniais pentavalentes (Sb^{5+}).[37] No Brasil, o tratamento canino remonta à década de 1990, ocasião em que a doença apresentou acentuado processo de urbanização.[34] Entretanto, a doença no cão é mais resistente do que no ser humano, e apenas raramente os organismos são completamente eliminados com os medicamentos usuais. Por isso, recomenda-se a adoção de medidas de segurança contra os vetores direcionadas para o cão e o ambiente.[6,7,36] Recaídas podem ser observadas, embora sem provas específicas (isolamento, cultivo e caracterização molecular do grupo parasitário implicado) não se possa diferenciar se o animal teve recaída da doença ou se houve reinfecção, sempre possível quando há vetor em áreas enzoóticas.[37] O controle dos cães tratados deve ser rigoroso e consiste em exame físico e exames laboratoriais (hemograma, proteínas séricas, provas de função renal, sorologia para LV e imuno-histoquímica (IHQ) da extremidade da face interna da orelha). Os intervalos entre as avaliações têm sido sugeridos a cada 3 meses no primeiro ano, seguidos de intervalos de 4 meses no segundo e de 6 meses após o terceiro ano de tratamento.[28] Tem sido demonstrado, com diferentes protocolos de tratamento, que o encontro de formas parasitárias na pele é significativamente reduzido em cães após o tratamento.[5,6,9,36,37,39] A média de apresentação de recidivas e/ou reinfecções nos cães tratados é de 18 meses, embora sejam cada vez mais frequentes os casos de "cura clínica" que seguem sem recidivas por 5 a 7 anos após iniciado o tratamento.[37] Vale a pena ressaltar que não se deve considerar tratar um cão sem antes firmar com segurança o diagnóstico. Após firmado o diagnóstico, devem ser implementados exames laboratoriais como hemograma, função renal, proteínas séricas, títulos plenos de anticorpos antileishmânia e pesquisa da densidade de *Leishmania* na pele por meio da prova de IHQ.[41] Após confirmada a infecção e apresentando o animal condições para execução do tratamento, é de suma importância o diálogo franco com seu proprietário. O esclarecimento detalhado sobre a doença, sua condição de cronicidade e improvável cura parasitológica, bem como a necessidade de medidas profiláticas associadas ao tratamento e seus custos é imperativo. Tratamentos auxiliares devem ser implementados, conforme o estadiamento da doença. Assim, terapia antibiótica, transfusional e acaricida da insuficiência renal aguda ou crônica e/ou por complexos vitamínicos pode ser associada. Além disso, a recomendação de dietas especiais, de nefroproteção e atenção especial para doenças como erliquiose, babesiose, hepatozoonose e filarioses devem ser permanentes.[29] Assim, cumpridas as etapas necessárias, será escolhido o protocolo de tratamento, que incluirá substâncias contra a *Leishmania*, imunoterapias, medicamentos de suporte e dieta adequada (Quadro 80.2).

Os antimoniais pentavalentes são as mais antigas substâncias utilizadas no tratamento da LVC. Atuam seletivamente, inibindo a enzima fosfofrutoquinase dos protozoários, que é necessária para oxidação de ácido glicolítico e ácidos graxos, sem o que ocasiona sua morte. Além disso, estes compostos atuam impedindo a replicação do DNA mediante o bloqueio da enzima topoisomerase.[29,36–39,48–50] Existem dois antimoniais pentavalentes que são utilizados em cães: antimoniato de n-metilglucamina (Glucantime®) e estibogliconato de sódio (Pentostam®). No Brasil, não há comercialização de antimônios pentavalentes. A produção do antimoniato de n-metil glucamina pelo laboratório Merial® é distribuída exclusivamente para o Ministério da Saúde, não havendo, portanto, disponibilidade do produto para uso em cães. Na Europa, ele é produzido também para uso em cães pelo mesmo laboratório.[29] A melhor via de aplicação é a subcutânea, por manter os maiores níveis séricos em torno de 12 h,[29,39] e as aplicações devem ser realizadas em locais alternados, a fim de minimizar a formação de edemas e reduzir a dor.[38] Apesar de serem considerados nefrotóxicos e cardiotóxicos, raramente causam efeitos colaterais quando usados nas doses corretas e em pacientes sem danos renais, cardíacos ou hepáticos.[29,39] Apresentam elevados índices de recuperação clínica e redução da infectividade nos animais tratados.[5,6,10,28,29,38–41,49,50]

Quadro 80.2 Principais medicamentos e protocolos de tratamento da leishmaniose visceral canina.

Antimoniato de n-metilglucamina (Glucantime®), 50 mg/kg, 2 vezes/dia, via subcutânea, por 30 dias;[37] alopurinol, 10 a 20 mg/kg, 2 vezes/dia, via oral, por tempo indeterminado[36]
Estibogliconato de sódio (Pentostam®), 15 mg/kg, 2 vezes/dia, via subcutânea, por 30 dias;[38] e alopurinol, 10 a 20 mg/kg, 2 vezes/dia, via oral, por tempo indeterminado[36]
Anfotericina B (Fungison®), 0,6 mg/kg, intravenosa, diluído em 100 mℓ de dextrose a 5%, 2 vezes/semana, por 8 semanas*;[22] e alopurinol, 10 a 20 mq/kq, 2 vezes/dia, durante tempo indeterminado[36]
Anfotericina B lipossomal (Ambisome®), 4 mg/kg, intravenosa, 1 vez/dia, por 5 dias;[42] e alopurinol, 10 a 20 mg/kg, 2 vezes/dia, durante tempo indeterminado[36]
Imunoterapia (Leishmune®), dois liofilizados com um diluente, em três aplicações, a cada 21 dias, via subcutânea, com reforços a cada 6 meses com uma aplicação;[43–45] e alopurinol (Zilorick®), 10 a 20 mg/kg, 2 vezes/dia, via oral, por tempo indeterminado[36]
Aminosidina (Aminofarma®), 10 mg/kg, 2 vezes/dia, via subcutânea, por 30 dias;[46] e alopurinol, 10 a 20 mg/kg, 2 vezes/dia, via oral, por tempo indeterminado[36]
Miltefosine (Milteforan®), 2 mg/kg, 1vez/dia, via oral, por 28 dias;[47] e alopurinol, 10 a 20 mg/kg, 2 vezes/dia, durante tempo indeterminado[36]

*Dosar ureia sérica: valores > 100 mg/mℓ contraindicam a anfotericina B.

O alopurinol, análogo das purinas ou pirazolopirimidinas, incorpora-se ao RNA do parasito, alterando a síntese proteica, inibindo sua multiplicação e levando-o a morte. Entretanto, seus efeitos parecem mais leishmaniostáticos.[5,10,29,49–52] Sua administração é oral e tem poucos efeitos colaterais. Seu uso provoca hiperxantinúria, que pode levar à formação de cálculos, principalmente em cães hepatopatas.[29,50,51] Sua associação a uma das substâncias utilizadas nos protocolocos, como antimoniais, anfotericina B (anfB), miltefosina, aminosidina ou imunoterapia com Leishmune® com duplo liofilizado, parece ter efeito sinérgico na recuperação clínica e seu uso prolongado previne recidivas.[28,29,49] Seu uso isolado também demonstrou recuperação clínica e redução da capacidade infectante.[5,10,49,52,53]

No grupo dos antibióticos poliênicos, anfB atua por meio da união com os esteróis da membrana da *Leishmania*, alterando sua permeabilidade, levando a perdas de potássio, aminoácidos e purinas e provocando sua morte.[5,10,50,42,54,55] Tem profundo efeito nefrotóxico no rim canino, causando vasoconstrição e redução da taxa de filtração glomerular, agindo diretamente sobre células do epitélio renal. É encontrada sob a forma livre, contendo desoxicolato de sódio como agente solubilizante. Depois de diluída em água estéril, mantém-se estável por 7 dias quando conservada em geladeira e sob proteção da luz. Essa forma é considerada a mais nefrotóxica. A via de administração é a intravenosa lenta.[5,10,34,36,40,54,55] Para o tratamento com anfB é imprescindível antes de cada sessão verificar os níveis de ureia e creatinina séricos. Níveis de ureia superiores a 100 mg/dℓ contraindicam sua utilização.[29] Antes da aplicação, os animais recebem 20 mℓ/kg de glicose a 5%, por via intravenosa, associada a 0,2 mg/kg de dexametasona em sessões alternadas, diluída no fluido, para minimizar os efeitos colaterais da anfB. Após esse volume prévio, aplica-se anfB (0,6 mg/kg) diluída em 100 mℓ de glicose a 5% e, após sua aplicação, novo volume de 20 mℓ/kg são ministrados como forma de estimular a filtração renal.[34] A formulação de anfB em emulsão lipídica de óleo de soja, administrada por via intravenosa em cães previamente tratados com salina e manitol, apresentou maiores taxas de cura clínica e maior quantidade de testes parasitológicos negativos.[56,57] Já a formulação de anfB encapsulada em lipossomos favorece doses maiores (até 4 mg/kg), pois diminui seus efeitos tóxicos e proporciona menor tempo de tratamento, doses diárias por 4 a 5 dias.[46] Essa apresentação de anfB, porém, é bastante onerosa, o que dificulta seu uso.

A pentamidina é uma diamidina aromática, usada também no tratamento da pneumocistose, babesiose e tripanosomose.[34,36,50] Parece atuar inibindo a síntese de poliamina e do DNA do cinetoplasto do parasito. É considerado medicamento de segunda escolha por ter toxicidade superior à dos antimoniais pentavalentes, menor eficácia e maior duração do tratamento. Sua via de aplicação é muscular e pode provocar grave irritação no local da injeção.[35] Outros efeitos colaterais relatados são de hipotensão, taquicardia e vômitos. É usada na dose de 4 mg/kg, IM, 3 vezes/semana, por 5 a 7 semanas.[34,36,37,50] Pode ser aplicada por via intraperitoneal se for previamente diluída em solução isotônica de glicose.[37]

A aminosidina, também chamada de paramomicina, é um antibiótico do grupo dos aminoglicosídios, produzido a partir de *Streptomyces rimosus*. Atua inibindo a síntese proteica e provocando alterações na permeabilidade da membrana plasmática do parasito. Pode ser usada sozinha ou associada a antimônio pentavalente.[34,47,50,58] Apresenta eliminação ativa pelos rins e seus efeitos colaterais se relacionam com nefrotoxicidade e ototoxicidade.[47,50,58] Os cães tratados apresentam melhora clínica antes da finalização das aplicações: ocorre diminuição na taxa de anticorpos, diminuição das proteínas totais e dos imunocomplexos circulantes.[58]

Recentemente, a miltefosina foi lançada no mercado veterinário europeu com a indicação exclusiva de tratamento da LVC. Seu mecanismo de ação se baseia na inibição da biossíntese dos fosfolipídios nas células cancerosas de modo semelhante ao que ocorre na *Leishmania*. A ação antimetabólica deste composto pode levar a alterações da biossíntese de glicolipídios e glicoproteínas da membrana do parasito. Sua eficácia é comparável à dos antimoniais pentavalentes. Sua eficácia é aumentada quando associada ao alopurinol. Seus efeitos secundários incluem transtornos digestivos como vômito, diarreia e anorexia.[59,60]

O uso dos imidazóis (cetoconazol e miconazol) e triazóis (fluconazol e itraconazol) no tratamento da LVC ainda pode ser considerado restrito, mas pode ser útil no tratamento de manutenção. Agem na inibição da síntese do ergosterol, componente celular de fungos e *Leishmania*.[29,50,61–63] O metronidazol (25 mg/kg, 1 vez/dia), associado à espiramicina (150.000 UI/kg, 1 vez/dia), por via oral, por 90 dias, foi utilizado no tratamento da LVC, obtendo resultados satisfatórios de cura clínica comparáveis ao grupo de cães tratados com antimonial pentavalente e alopurinol.[64]

Entre os antibióticos do grupo das fluroquinolonas são citados o enrofloxacino e o marbofloxacino. Sobre o enrofloxacino foi verificada sua capacidade em aumentar a atividade do macrófago em matar a *Leishmania in vitro*, por meio da geração de óxido nítrico.[50,65] Ele não exerceu, *in vitro*, nenhuma atividade direta antileishmânia. Entretanto, tendo como base essa imunoestimulação positiva, os resultados *in vitro* e a melhora clínica, particularmente das lesões cutâneas, obtidos em vários cães tratados, seu uso pode ser proposto em protocolos com outras substâncias antileishmânia.[65] O marbofloxacino, quinolona sintética de terceira geração, revelou atividade leishmanicida direta e indireta, por meio da inibição da enzima DNAgirase do parasito e do estímulo da síntese de fator de necrose tumoral α (TNF-α) e óxido nítrico.[43,66] Na dose de 2 mg/kg, 1 vez/dia, por via oral, por 28 dias, demonstrou melhora clínica, significativa redução de amastigotas nos macrófagos depois de 3 meses de tratamento e nenhum efeito adverso foi observado, tornando esse medicamento alternativa no tratamento da LVC.[43,66]

A resposta do sistema imune do cão tem papel-chave na evolução da LV e no resultado da terapia empregada.[13,19,29,50] A imunomodulação associada ao tratamento convencional pode ser a chave para o seu sucesso.[67,68] Os imunoestimulantes relacionados com o tratamento da LVC são levamizol, domperidona, citocinas, bactérias, vitaminas e antígenos derivados no parasito (imunoterapia direta).[29,68,69] O levamizol estimula a proliferação de linfócitos T, o aumento da quimiotaxia e da atividade fagocítica e a exacerbação das reações de hipersensibilidade tardia. Além disso, estimula a atividade fagocítica dos macrófagos e neutrófilos. Os efeitos estimulantes do levamisol são maiores em animais com depressão da função das células T e menores ou nulos no sistema imune de animais normais.[29,50,68] A dose imunomoduladora varia de 0,5 a 3 mg/kg, 3 dias por semana, por via oral.[68] Tem sido utilizado com frequência no tratamento da LVC há muitos anos, associado aos outros medicamentos específicos indicados.[29,50,68] A domperidona tem efeito gástrico procinético e antiemético, sendo antagonista do receptor D_2 da dopamina. Esse último efeito resulta em liberação de serotonina, que estimula a produção de prolactina, a qual tem papel central na reação imune, estimulando o aumento das subpopulações de células Th1 CD4+ e liberação de interleucina-2 (IL-2), IL-12, interferona δ (IFN-δ) e TNF-α, levando à ativação da célula *natural killer* (NK) e do macrófago.[65–68] Seu uso em cães naturalmente infectados com *L. infantum* demonstrou efetivo controle, com redução dos sintomas e dos títulos de anticorpos. Houve significativo aumento na imunidade celular, mensurada pelo teste intradérmico com leishmanina e pelos ensaios de proliferação de linfócitos. A dose recomendada é de 1 mg/kg, 2 vezes/dia, durante 30 dias.[66] Em nossa experiência clinica, temos usado na dose de 0,5 a 1 mg/kg, durante, no mínimo, 30 dias, podendo ser prolongada ou repetir o ciclo em 3 a 4 meses. Efeitos colaterais neurológicos de origem central têm sido relatados em raras ocasiões, mas não são esperados, uma vez que a domperidona não atravessa a barreira hematencefálica.[68–70] As citocinas são peptídios mensageiros que regulam múltiplas atividades celulares do sistema imune.[65] Controlam os macrófagos e linfócitos, participando da reação imune celular, atuando sobre diversos receptores celulares.[71,72] A IFN-δ acelera a resposta e aumenta a eficácia do antimonial; pacientes humanos refratários ao tratamento com antimonial, retratados com antimonial associado à IFN-δ, mostraram resposta duradoura ao tratamento.[72–74] Também foi demonstrado, em ratos, que a IL-12, citocina que potencializa a produção de IFN-δ pela célula T, produz efeitos semelhantes no tratamento da LV.[68,71] A interferona-ω felina, na dose de 0,1 mg/kg, por via subcutânea, a cada 48 h, em cinco aplicações, associada ao antimônio pentavalente, demonstrou mais eficácia no tratamento da LVC, quando comparada ao tratamento somente com antimônio.[75] O reconhecimento de que muitas substâncias antileishmânia operam em sinergismo com mecanismos imunes do hospedeiro tem alimentado o interesse no desenvolvimento combinado de imunoquimioterapia.[76] Na LV, as abordagens imunoestimulantes devem levar em consideração a forte condição de imunossupressão do indivíduo doente. A utilização de antígenos derivados do complexo *L. donovani* tem sido apresentada na comunidade científica e vem ganhando aceitação e sendo utilizada na rotina clínica de médicos-veterinários. Essa estratégia busca induzir resposta imune permanente e capaz de conter o avanço do parasito, inviabilizando sua sobrevivência intracelular. A imunoterapia utilizando antígeno LiF2 ou promastigostas de *L. infantum*, isolada ou em combinação com antimonial pentavalente, apresentou resultados encorajadores.[77] Tem sido incorporada ao tratamento da LVC no Brasil a imunoterapia com a vacina fucose manose ligante (Leishmune®). Foi demonstrado seu uso em cães assintomáticos, que se mantiveram assintomáticos e com concentrações normais de linfócitos CD4 e CD21.[76] A mesma vacina, utilizada com dupla concentração de saponina (1 mg), dois liofilizados em um diluente, utilizada no tratamento de cães assintomáticos ou sintomáticos, infectados experimental ou naturalmente, demonstrou redução dos sintomas, normalização dos parâmetros laboratoriais, redução dos títulos de anticorpos séricos, da carga parasitária da pele[78–80] e, quando associada à quimioterapia com alopurinol ou com alopurinol e anfB, pode alcançar não somente a remissão dos sintomas, mas também abolir a infecção latente, curando os cães.[76] Outros imunoestimulantes existentes no mercado, como o bacilo de Calmette-Guérin (BCG) e seus derivados, *Propionibacterium acnes* (Infervac®), vacina bacteriana mista, (*Quillaja saponis*, *Bordetella pertussis*), vírus (*Parapoxvirus*), avridina, carboidratos complexos (acemanana), imunoestimulantes (phosprenil, cefodizime) e vitaminas, necessitam de ensaios clínicos para indicação de seu uso no tratamento da LVC.

A opção terapêutica e o manejo dos cães com LV devem ser considerados, de modo geral, à luz dos diferentes estágios de evolução da doença. Na Europa, os médicos-veterinários relacionam o tratamento ao estadiamento da infecção.[29,81] Assim, consideram-se as seguintes situações:

- Estágio A: cães expostos; sem necessidade de tratamento. Recomendação de acompanhamento sorológico cada 2 a 4 meses
- Estágio B: cães infectados; indicado tratamento se o encontro direto do parasito for associado ao aumento dos títulos sorológicos em poucas semanas. Se não houver soroconversão, não haverá indicação do tratamento. Os cães devem ser monitorados a cada 2 a 3 meses
- Estágio C: cães doentes; o tratamento específico é indicado. Exames gerais indicam a direção dos tratamentos auxiliares
- Estágio D: cães gravemente doentes; necessários tratamentos específico e auxiliares, dependendo dos órgãos afetados.[29,81]

No Brasil, em face da ocorrência de casos humanos, associados à desnutrição, à pobreza e à abundância do vetor, o tratamento canino tem sido motivo de constantes debates sociais.[6,82,83] Os agentes de saúde pública têm defendido e buscado a eliminação em massa dos cães doentes, sororreagentes, parasitológica e/ou molecularmente positivos,[84] em detrimento das fracas evidências e resultados que suportem tal ação.[82–85] Políticas públicas de controle de LV deveriam voltar-se para o controle do vetor como primeira estratégia[85] e, sobre a doença canina, espera-se que não se tente tirar da sociedade a decisão de cuidar do seu animal estimação. De modo diferente dos colegas europeus, cães infectados ou doentes no Brasil sempre deveriam ser submetidos aos protocolos de tratamento disponíveis, bem como aos tratamentos auxiliares, conforme o estadiamento da doença. Isso se deve à constante presença e à ausência de estratégias de controle voltadas para os vetores. É bem demonstrado que o tratamento permanente nos cães mantém sua infecciosidade ao vetor suprimida ou reduzida.[5,10,18,29,35–39,41,46,49–51,61,70]

O debate sobre a criação de resistência dos medicamentos em função do tratamento canino ainda carece de fundamentação consistente, uma vez que os casos de resistência se consolidam nos casos humanos de LV provocados por *L. donovani* no continente asiático, onde os cães não participam do ciclo de transmissão. Entretanto, essa preocupação é externada pela OMS, quando esta sugere que os tratamentos da LVC buscassem fármacos não utilizados em geral no tratamento da LV humana,[84] o que reforça a busca por tratamentos que estimulem a resposta imune do indivíduo por imunoterapia.[78–80] Além do tratamento, deve ser permanente o uso de medidas que protejam o cão, em tratamento ou não, do contato com o vetor, por meio das medidas consolidadas na literatura científica.[6]

É desafiador para as medicinas humana e veterinária a busca da sabedoria da preservação das vidas, entendendo que uma das formas de priorizar a vida dos homens é prevenir e tratar as doenças dos animais.

Medidas de controle

No Brasil, o programa de controle da LV proposto pelo Ministério da Saúde baseia sua estratégia em medidas que visam à redução da morbidade e da mortalidade com a detecção precoce e o tratamento dos casos humanos, bem como a redução dos riscos de transmissão por meio do controle de vetores e dos reservatórios domésticos e pela eliminação de cães soropositivos.[1,2,3,5–8,82,83] Estas estratégias permanecem inalteradas desde a década de 1950 e não estão sendo capazes de reduzir a incidência de casos humanos e caninos a níveis aceitáveis, tornando-se um grave problema de saúde pública em diversas regiões do país.[1,82]

Estudos atuais com base em modelagens matemáticas apontam que o controle dos vetores e a vacinação de cães seriam mais eficazes do que as intervenções tendo como alvo cães infectados.[1,85]

Apesar de a eliminação de cães ser medida de controle recomendada pela OMS e pela Organização Pan-Americana de Saúde (OPAS), estas entidades reconhecem que existem cães de grande valor afetivo e econômico e, por isso, não podem ser indiscriminadamente eliminados,[1,6,7,10,84] além do baixo impacto que têm demonstrado em situações de transmissão permanente. Assim, nos países desenvolvidos, a eutanásia se reserva para animais sintomáticos, com recidivas e quando o proprietário faz a opção por esta medida.[10,84]

Sem dúvida, é o ponto mais controverso do programa, não apenas pela falta de consenso entre os pesquisadores, mas também pela oposição dos proprietários de cães, clínicos veterinários e organizações protetoras de animais.[10,82–85]

Resultados insignificantes na redução da prevalência da LV canina e humana são descritos.[1,5–8,10,82–85] De acordo com a maioria dos autores, a limitação dos inquéritos sorológicos em detectar anticorpos antileishmânia, quer com RIFI, quer com ELISA, em animais assintomáticos, a existência de outros reservatórios, a demora entre a coleta e a eliminação dos cães doentes e a ausência de correlação espacial entre a incidência humana e a soroprevalência canina são apontados como fatores principais para o insucesso do controle da doença.[82] Por outro lado, verifica-se também que as medidas, mesmo quando bem utilizadas, são autolimitantes, não reduzindo a prevalência canina, dada a alta taxa de reposição desta população.[5]

Nos animais errantes, a reprodução indiscriminada contribui para aumentar a quantidade de indivíduos suscetíveis e de reservatórios, interferindo no controle da doença.

Nas atividades de vigilância entomológica, busca-se criar informações de caráter qualitativo e quantitativo sobre os flebotomíneos vetores, as quais possam orientar as ações de prevenção e controle. Melhor conhecimento da sazonalidade e do seu comportamento também é de extrema importância para a realização das estratégias de controle.[1,6–8,83,84] As principais medidas recomendadas no controle do vetor são pela utilização de inseticidas no peri e intradomicílio, uso de proteção individual (telar portas, janelas, uso de mosquiteiros, roupas compridas para evitar a picada do vetor e repelentes), remoção de matéria orgânica em decomposição, além do uso de inseticidas e repelentes nos animais de estimação em áreas endêmicas.[1,6–8,84] As evidências atuais indicam que a nebulização espacial é inútil e que o efeito residual nas paredes das casas é muito pequeno.[7] Atualmente, o controle químico vem sendo realizado por meio da utilização de inseticidas do grupo dos piretroides, restrita a áreas em que ocorreram casos de LVH, em um raio de 500 metros, sendo borrifadas as paredes internas e externas do domicílio, além de anexos, como abrigo de animais.[6,7,8,80] Durante muito tempo e de maneira eficaz foi utilizado o dicloro-difenil-tricloroetano (DDT) no controle de flebotomíneos no Brasil e no mundo; porém, por apresentar efeitos carcinogênicos e residuais, foi comercialmente proibido.[82]

Medidas para proteger individualmente cães incluem manter o animal protegido em horários de maior atividade vetorial e a instalação de proteção de telas para manter os flebótomos fora do canil.[5,9,29]

A utilização de coleiras impregnadas com deltametrina a 4% mostrou-se eficaz tanto em estudos laboratoriais como em campo, causando queda na taxa de infecção em cães de área endêmica, tanto por seu efeito repelente, quanto por seu efeito inseticida, quando utilizadas corretamente.[1,6,10,29] Estudos estão sendo conduzidos com o intuito de avaliar a eficácia da utilização das coleiras como medida de saúde pública na redução da prevalência humana.[1,6]

Outros inseticidas tópicos na forma *spray* (permetrina) ou *spot-on* (imidacloprida, combinada com permetrina ou permetrina isolada) apresentaram excelentes resultados na proteção individual dos animais, assim como os repelentes naturais atualmente utilizados, como a essência de citronela e o extrato de neem (*Azadirachta indica*).[29]

No entanto, as estratégias de controle atuais não têm sido capazes de prevenir a expansão geográfica, além do aumento da incidência e da letalidade da LV.[1,29,82-85]

Imunoprofilaxia

O desenvolvimento de vacinas eficazes contra a LVC tem sido apontado pela OMS como importante ferramenta para efetivo controle da doença, pela redução na oferta de parasitos ao vetor e, consequentemente, pela redução da infecção humana, tendo em vista a toxicidade e a resistência verificada no tratamento humano, além das dificuldades já apresentadas com relação ao controle do reservatório canino.[1,6,7,29,85,86]

Atualmente, diversas candidatas a vacinas caninas contra *L. infantum* estão sendo pesquisadas no mundo, incluindo vacinas a partir de *Leishmania* viva/morta (primeira geração), de antígeno purificado ou recombinante (segunda geração) e as de terceira geração, baseadas em DNA.[1,87] Estes estudos apresentaram avanço nos últimos anos, devido à melhor compreensão dos possíveis mecanismos imunológicos que controlam a infecção.[87]

No Brasil, uma vacina registrada no Ministério da Agricultura, Pecuária e Abastecimento (MAPA), em 2004, tornou-se comercialmente disponível sob o nome de Leishmune®, sendo titulada como a primeira vacina contra a LVC no mundo. Composta por fração purificada, chamada de fucose manose ligante (FML), isolada de promastigotas de *L. donovani*, trata-se de um complexo que inibe fortemente a penetração de promastigotas e amastigotas em macrófagos murinos *in vitro* de modo espécie-específico.[1,29,86] Utilizada como adjuvante de imunidade, a saponina, por sua vez, tem capacidade de estimular a resposta imune ao antígeno, promovendo aumento na síntese de várias citocinas, como IFN-γ, IL-2, IL-4 e IL-10.

A imunização com o antígeno A2 associado à saponina foi capaz de induzir proteção significativa contra a infecção por *L. donovani*, *L. amazonensis* e *L. infantum* em camundongos e cães. Os níveis de proteção observados foram associados à resposta imune Th1, caracterizada por altos níveis de IFN-γ específica à proteína A2, bem como redução na produção de IL-4 e IL-10 em animais imunizados. Além disso, houve redução significativa da carga parasitária, quando comparados aos grupos-controle.[44] Assim, em 2008, outra vacina foi registrada no MAPA e comercializada com o nome de Leish-tec®, pelo laboratório Hertape-Calier, utilizando este antígeno recombinante. Outros estudos estão sendo conduzidos com o intuito de avaliar, por meio de xenodiagnóstico, o potencial de infectividade do animal vacinado.[44]

Uma vacina produzida a partir de antígenos naturalmente secretados/excretados, facilmente purificados do sobrenadante de culturas de promastigotas de *L. infantum*, foi capaz de conferir 92% de proteção em cães de área endêmica na França. A vacina foi considerada segura e bem tolerada em cães, sem reações adversas localizadas ou sistêmicas. Esse tipo de antígeno resultou em aumento significativo dos títulos de IgG2, IFN-γ e IL-2, promovendo, consequentemente, proteção e resistência.[45]

Estudos realizados em cães, utilizando como antígeno fração proteica de promastigotas de *L. braziliensis*, adjuvante saponina e extrato de glândula salivar de flebotomíneo, demonstraram forte imunogenicidade, resposta linfoproliferativa, níveis elevados de linfócitos CD4+ e CD8+ e aumento significativo da produção de óxido nitroso em animais vacinados, sugerindo importante potencial imunológico.[30]

Ao longo dos anos, nota-se que as LV canina e humana estão em franca expansão no Brasil, sendo diagnosticadas em grandes centros urbanos, nos quais, até pouco tempo, não existiam. É notório que, uma vez instaladas, dificilmente são erradicadas, em razão dos diversos fatores citados. As ações devem ser priorizadas e integradas no controle do vetor, seguidas pela busca da redução da suscetibilidade na população humana, por meio da proteção e/ou tratamento dos possíveis reservatórios domésticos.[1,2,82,84,85]

Referências

1. Dantas-Torres F, Brandão-Filho SP. Visceral leishmaniasis in Brazil: revisiting paradigms of epidemiology and control. Rev Inst Med Trop S Paulo. 2006;48(3):151-6.
2. Desjeux P. Leishmaniasis: current situation and new perspectives. Comp Immunol Microbiol Infect Dis. 2004;27:305-18.
3. Alencar JE, Neves J, Dietze R. Leishmaniose visceral (Calazar). In: Veronese R. Doenças Infecciosas e Parasitárias. 8 ed. Rio de Janeiro: Guanabara Koogan; 1991. p. 706-17.
4. Moreira MAB. Leishmaniose visceral canina em Araçatuba (SP): diagnóstico parasitológico, imunológico e molecular e alterações histopatológicas de órgãos linfoides e fígado. [Dissertação]. São Paulo: Faculdade de Medicina, Universidade de São Paulo; 2003.
5. Nogueira FS. Avaliação clínico-laboratorial de cães naturalmente infectados por leishmaniose visceral, submetidos à terapia com anfotericina B. [Tese]. Botucatu: Faculdade de Medicina Veterinária e Zootecnia, Universidade Estadual Paulista; 2007.
6. Ribeiro VM. Consulta de expertos OPS/OMS sobre Leishmaniasis visceral en las Americas. Brasília, 2005. p. 1-137.
7. World Health Organization. Control of Leishmaniasis. Technical Report Series1990;793:50-2.
8. Brasil. Ministério da Saúde. Fundação Nacional de Saúde. Controle, diagnóstico e tratamento da leishmaniose visceral (Calazar): Normas Técnicas. Brasília; 2006.
9. Kuhls K, Alam MZ, Cupolillo E, Ferreira GEM, Maurício IL, Oddone R *et al.* Comparative microsatellite typing of new world Leishmania infantum reveals low heterogeneity among populations and its recent old world origin. Neglected Tropical Diseases. 2011;5:1-16.
10. Magno SS. Avaliação clínica e laboratorial de cães naturalmente infectados por *Leishmania* (*Leishmania*) *chagasi* (Cunha & Chagas, 1937) submetidos a um protocolo terapêutico em uma Clínica Veterinária de Belo Horizonte. [Dissertação]. Belo Horizonte: Instituto de Ciências Biológicas, Universidade Federal de Minas Gerais; 2007.
11. Ezquerra JA. Las leishmaniasis: de la biologia al control. Centro colaborador de la OMS para Leishmaniasis Servicio de Parasitología, Instituto de Salud Carlos III. 2ª edición. Madrid: Laboratorios Intervet, Gráficas Varona, Salamanca; 2001.

12. Battharai NR, Auwera GV, Rijal S, Picado A, Speybroeck N, Khanal B *et al.* Domestic animals and epidemiology of visceral leishmaniasis, Nepal. Emerging Infectious Diseases, feb. 2010;16(2):231-7.
13. Ferrer L. Leishmaniasis. In: Kirk RW, Bonagura JD. Kirk's current veterinary therapy XI. Philadelphia: W.B. Saunders; 1992. p. 266-70.
14. Slappendel RJ, Ferrer L. Leishmaniasis. In: Greene, CE. Clinical microbiology and infectious disease of the dog and cat. Philadelphia: WB. Saunders; 1990. p. 450-8.
15. Genaro O. Leishmaniose visceral canina experimental. [Tese]. Belo Horizonte: Universidade Federal de Minas Gerais; 2003.
16. Maroli M, Pennisi MG, Di Muccio T, Khoury C, Gradoni L, Gramiccia M. Infection of sandflies by a cat naturally infected with Leishmania infantum. Vet Parasitol. 2007;145:357-60.
17. Silva MS, Rabelo PFB, Gontijo NF, Ribeiro RR, Melo MN, Ribeiro VM, Michalick MSM. First report of infection of Lutzomyia longipalpis by Leishmania (Leishmania) infantum from a naturally infected cat of Brazil. Vet Parasitol. 2010;174(1-2):150-4.
18. Alvar J, Molina R, San Andrés M, Tesouro M, Nieto J, Vitutia M *et al.* Canine leishmaniasis clinical, parasitological and entomological follow-up alter chemotherapy. Ann Trop Med Parasitol. 1994;88(2):371-8.
19. Pinelli E, Rutten VPMG, Ruitenberg EJ. Cellular immune responses in canine leishmaniasis [abstract]. In: Proceedings of the International Canine Leishmaniasis Forum; 1999; Barcelona, Spain; 1999. p. 60-4.
20. Giunchetti RC, Corrêa-Oliveira R, Martins-Filho AO, Teixeira-Carvalho A, Roatt BM, Aguiar-Soares RDO *et al.* A killed Leishmania vaccine with sand fly saliva extract and saponin adjuvant displays immunogenicity in dogs. Vaccine. 2008;26:623- 638.
21. Coutinho MTZ, Bueno LL, Sterzik A, Fugiwara RT, Botelho JR, De Maria M *et al.* Participation of Rhipicephalus sanguineus (Acari: Ixodidae) in the epidemiology of canine visceral leishmaniasis. Vet Parasitol. 2005;128:149-155.
22. Paz GF, Ribeiro MFB, Michalsky EM, Lima ACVMR, França-Silva JC, Barata RA *et al.* Evaluation of the vectorial capacity of Rhipicephalus sanguineus (Acari: Ixodidae) in the transmission of canine visceral leishmaniasis. Parasitol Res. 2010; 106:523-8.
23. Ferreira MGPA, Fattori KR, Souza F, Lima VMF. Potential role for dog fleas in the cycle of Leishmania spp. Vet Parasitol. 2009;165:150-4.
24. Avelar DM, Melo MN, Linardi PM. Morphology and growth characteristics of cultured Leptomonas ctenocephali from Ctenocephalides felis felis (Siphonaptera: Pulicidae) of dogs in Brazil. Vet Parasitol. 2011;180(3-4):394-8.
25. Colombo FA, Odorizzi RMFN, Laurenti MD, Galati EAB, Canavez F, Pereira-Chioccola, V.L. Detection of Leishmania (Leishmania) infantum RNA in fleas and ticks collected from naturally infected dogs. Parasitol Res. 2011;109(2):267-74.
26. Ferrer L. The patology of canine leishmaniasis. Canine Leishmaniasis: moving towards a solution [abstract]. Proceedings of the Second International Canine Leishmaniasis Forum; 2002; Sevilla, Spain; 2002.
27. Ciaramella P, Oliva G, Luna RD, Ambrósio R, Cortese L, Persechino A *et al.* A retrospective clinical study of canine leishmaniasis in 150 dogs naturally infected by Leishmania infantum. Vet Rec. 1997;141(21):539-43.
28. Manciantti F, Gramiccia M, Gradoni L, Pieri S. Studies on canine leishmaniasis control. I. Evolution of infection of different clinical forms of canine leishmaniasis following antimonial treatment. Trans R Soc Trop Med Hyg. 1988;82:566-7.
29. Solano-Gallego L, Koutinas A, Miró G, Cardoso L, Pennisi MG, Ferrer L *et al.* Directions for the diagnosis, clinical staging, treatment and prevention of canine leishmaniosis. Vet Parasitol. 2009;165:1-18.
30. Roat BM. Imunogenicidade e eficácia da vacina LBSap em cães após desafio intradérmico com Leishmania (Leishmania) chagasi e extrato de Glândula Salivar de Lutzomyia longipalpis. [Dissertação]. Ouro Preto: Universidade Federal de Ouro Preto; 2010.
31. Luvizotto MCR. Alterações patológicas em animais naturalmente infectados [abstract]. In: Anais do I Forum sobre Leishmaniose Visceral Canina; 2006; Jaboticabal, São Paulo; 2006.
32. Gradoni L. The diagnosis of canine leishmaniasis [abstract]. In: Proceedings of the Second International Canine Leishmaniasis Forum; 2002; Sevilla, Spain; 2002. p. 7-14.
33. Ikeda FA, Marcondes M. Métodos de diagnóstico da leishmaniose visceral canina. Rev Clin Vet. 2007;71:34-42.
34. Ribeiro VM. Leishmaniose visceral canina: aspectos de tratamento e controle. Rev Clin Vet. 2007;71:66-76.
35. Ferrer L, Aisa MJ, Roura X, Portús M. Serological diagnosis and treatment of canine leishmaniasis. Veterinary Record 1995;136:514-6.
36. Ferrer L. Leishmaniasis: update in diagnosis and therapy [abstract]. In: Proceedings ESVD Congress; 1997. Pisa, Itália; 1997.
37. Ribeiro VM, Michalick MSM. Protocolos terapêuticos e controle da leishmaniose visceral canina. Nosso Clínico 2001;24:10-20.
38. Mancianti F, Gramiccia M, Gradoni L, Pieri S. Studies on canine leishmaniasis control. 1. Evolution of infection of different clinical forms of canine leishmaniasis following antimonial treatment. Transactions Royal Society Medicine Hygiene 1988;82:566-7.
39. Gradoni L, Gramiccina M, Mancianti F, Pieiri S. Studies on leishmaniasis control. 2. Effectiveness of control measures against canine leishmaniasis in the island of Elba, Italy. Transactions Royal Society Tropical Medicine Hygiene 1998;82(3):568-71.
40. Baneth G. Leishmaniases. In: Greene EC. Infectious diseases of the dog and cat. 3rd edition. ST. Louis: Saunders Elsevier, 2006. p. 685-98.
41. Ribeiro VM. Tratamento da LV canina e seu impacto na incidência da LV humana e na prevalência da LV em cães. Uma experiência em Belo Horizonte, Minas Gerais, Brasil. In: Consulta de Expertos OPS/OMS sobre Leishmaniasis visceral em las Americas. Brasília, 2005. p. 104-110.
42. Lamothe J. Treatment of canine leishmaniasis from A (Amphotericin B) to Z (Zylorick®) [abstract]. In: Canine leishmaniasis: an update. Proceedings of the International Canine Leishmaniasis Forum; 1999; Barcelona, Spain; 1999.
43. Vouldoukis I, Rougier S, Dugas B, Pino P, Mazier D, Woehrlé F. Canine visceral leishmaniasis: comparison of *in vitro* leishmanicidal activity of marbofloxacino, meglumine antimoniate and sodium stibogluconate. Vet Parasitol. 2005;135(2):137-46.
44. Fernandes AP, Costa MMS, Coelho EAF, Michalick MSM, Freitas E, Melo MN *et al.* Protective immunity against challenge with Leishmania (Leishmania) chagasi in beagles dogs vaccinated with recombinant A2 protein. Vaccine 2008;26:5888-95.
45. Lemesre JL, Holzmuller P, Gonçalves RB, Bourdoiseau G, Hugnet C, Cavaleyra M, Papierok G. Long-lasting protection against canine visceral leishmaniasis using the LiESAp-MDP vaccine in endemic areas of France: double-blind randomized efficacy field trial. Vaccine. 2007;25:4223-4.
46. Croft SL. Recent developments in the chemotherapy of leishmaniasis. Trends Pharmacology Science. 1988;9:376-81.
47. Poli A, Sozzi S, Guidi G. Comparison of aminosidine, paromomycin and sodium stibogluconate for treatment of canine leishmaniasis. Vet Parasitol. 1997;71:263-71.
48. Corrales GM, Moreno MR. Leishmaniasis canina: manejo clínico y situación actual em España. Química Farmacéutica Bayer; 2006.
49. Ribeiro VM, Chiarelli IM, Xavier SC, Michalick MSM, Tafuri WL. Padrão histológico e infectividade da pele de cães com leishmaniose visceral antes e durante o tratamento com antimoniato de alopurinol e n-meilglucamina (Glucantime®) aplicada em doença de chagas [abstract]. In: XVIII Reunião Anual de Pesquisa. VI Reunião de Pesquisa Aplicada em Leishmanioses, Programa e Resumos; 2002; Uberaba, Minas Gerais; 2002. p. 63.
50. Baneth G, Shaw SE. Chemotherapy of canine leishmaniasis. Vet Parasitol. 2002;106:315-24.
51. Baneth G, Hoffman O, Jaffe CL, Strauss D, Schnur LF, Sandler B *et al.* A study of the treatment of canine leishmaniasis with allopurinol: parasitological status, infectivity to sandflies, clinical & serological progression [abstract]. WorldLeish 2, Second World Congress on Leishmaniosis; 2001; Crete, Greece; 2001. p. 40.
52. Aragóni JE, Gómez FJF, Carbajo L, Del Buey FJB. Leishmaniosis canina y humana: una visión de conjunto. Profesión Veterinaria. 2006;16(63):28-33.
53. Valladares JE, Alberola J, Esteban M, Arobix M. Disposition of antimony after the administration of N-methyl-glucamine antimoniate to dogs. Veterinary Record. 1996;138:181-3.
54. Oliva G, Gradoni L, Ciaramella P *et al.* Activity of liposomal amphotericin B (AmBisome) in dogs naturally infected with L. infantum. J Antimicrob Chemother. 1995;36:1013-9.
55. Amusategui I. Tratamiento de la Leishmaniosis canina: valoración, caracterización y comparación de la respuesta a distintos protocolos a base de antimoniato de meglumine (asociado o no a alopurinol) [Tese]. Universidad Complutense de Madrid, Facultad de Veterinaria, Depto de Patologia Animal II; 1998, 328p.
56. Cortadellas O. Initial and long term efficacy of a lipid emulsion of amphotericin B desoxycholate in the management of canine leishmaniasis. J Vet Intern Med. 2003;17:808-12.
57. Lamothe J. Activity of amphotericin B in lipid emulsion in the initial treatment of canine leishmaniasis. J Small Anim Pract. 2001;42:170-5.
58. Oliva G, Gradoni L, Orsini S. Comparative efficacy of meglumine antimoniate and aminosidine sulphate, alone or in combination, in canine leishmaniasis [abstract]. In: Annals of Tropical Medecine and Parasitology 1998;92:165-71.
59. Miró G, Oliva G, Cruz I, Cañavate C, Mortarino M, Vischer C, Bianciardi P. Multicentric controlled clinical study to evaluate effectiveness and safety of miltefosine and allopurinol for canine leishmaniosis. Vet Dermatol. 2009;20(5-6):397-404.

60. Mateo M, Maynard L, Vischer C, Bianciardi P, Miró G. Comparative study on the short term efficacy and adverse affects of miltefosine and melgumine antimoniate in dogs with natural leishmaniosis. Parasitol Res. 2009;105(1):155-62.
61. Ciaramella P, Corona M. Canine leishmaniasis: therapeutic aspects. Compendium on Continuing Education for the Practicing Veterinarian. 2003;5:307-75.
62. Crende Casanegra FJ; Llul Bauza S; Llul Grimalt J; Moragues Lladonet U Alternativa al tratamiento clásico de la leishmaniosis mediante el uso de terapia oral. In: Prêmios Fundación Purina; 1992. p. 57-68
63. Nelson RW, Couto CG. Medicina interna de pequenos animais. 3ª ed. São Paulo: Roca; 2006. p. 1191-1192.
64. Pennisi MG, De Majo M, Masucci M, Britti D, Vitale F, Del Maso R. Efficacy of the treatment of dogs with leishmaniasis with a combination of metronidazol and spiramycin. Vet Rec. 2005;156:346-9.
65. Bianciardi P, Fasanella A, Foglia Manzilo A, Trotta T, Pagano A, Sorino S *et al*. The efficacy of enrofloxacino, alone or combined with metronidazol, in the therapy of canine leishmaniasis. Parasitol Res. 2004;93:486-92.
66. Rougier S, Vouldoukis I, Fournel S, Pérès S, Woehrlé F. Efficacy of different treatment regimens of marbofloxacino in canine visceral leishmaniasis: a pilot study. Vet Parasitol. 2008;153(3-4):244-54.
67. Tizard IR. Imunologia veterinaria. 6 ed. São Paulo: Roca; 2002.
68. Dalton JE, Kaye PM. Immunomodulators: use in combined therapy against leishmaniasis. Expert Rev Anti Infect Ther. 2010;8(7):739-42.
69. Gómez-Ochoa P, Castillo JA, Gascón JJ, Zarate JJ, Alvarez F, Couto CG. Use of domperidone in the treatment of canine visceral leishmaniasis: a clinical trial. The Vet J. 2009;179:259-63.
70. Oliva G, Roura X, Crotti A, Maroli M, Castagnaro M, Gradoni L *et al*. Guidelines for treatment of leishmaniasis in dogs. JAVMA 2010;236(11):1192-8.
71. Murray HW, Delph-Etienne S. Roles of endogenous gamma interferona and macrophage microbicidal mechanisms in host response to chemotherapy in experimental visceral leismaniasis. Infect Immun. 2000;68(1):288-93.
72. Murray HW, Montelibano C, Peterson R, Sypek JP. Interleukin-12 regulates the response to chemotherapy in experimental visceral leishmaniasis. J Infect Dis. 2000;182(5):1497-502.
73. Badaró R, Falcoff E, Badaró FS. Treatment of visceral leishmaniasis with pentavalent antimony and interferona gamma. N Engl J Med. 1990;322(1):16-21.
74. Sundar S, Rosenkaimer F, Murray HW. Successful treatment of refractory visceral leishmaniasis in India using antimony plus interferon-gamma. J Infect Dis. 1998;170(3):659-62.
75. Proverbio D, Spada E, Rondoloti A, Tranquillo V. First clinical experiences with a feline omega interferona in the treatment of canine leishmaniasis [abstract]. In: Worldleish 3. Third World Congress on Leishmaniosis; 2005; Palermo-Terrasini, Sicily, Italy; 2005. p. 913.
76. Borja-Cabrera GP, Santos FN, Santos FB, Trivellato FA, Kawasaki JK, Costa AC *et al*. Immunotherapy with the saponin enriched-Leishmune vaccine *versus* immunochemotherapy in dogs with natural canine visceral leishmaniasis. Vaccine. 2010;28(3):597-603.
77. Guarga JL, Moreno J, Lucientes J, Gracia MJ, Peribáñez MA, Castillo JA. Evaluation of a specific immunochemotherapy for the treatment of canine visceral leishmaniasis. Vet Immunol Immunopathol. 2002;88(1-2):13-20.
78. Ribeiro VM, Tafuri WL, Lima MCCD, Nogueira FS, Michalick MSM. Immunoterapy with Leishmune in dogs naturally infected with L. infantum [abstract]. 4th World Congress on Leishmaniasis; 2009; Lucknow, Índia; 2009. p. 275.
79. Borja-Cabrera GP, Mendes AC, De Souza EP, Okadab LYH, Trivellato FA, Kawasaki JK *et al*. Effective immunotherapy against canine visceral leishmaniasis with the FML-vaccine. Vaccine 2004;22:2234-43.
80. Santos FN, Borja-Cabrera GP, Miyashiro LM, Grechi J, Reis AB, Moreira MA *et al*. Immunotherapy against experimental canine visceral leishmaniasis with the saponin enriched-Leishmune vaccine. Vaccine. 2007;25(33):6176-6190.
81. Paltrinieri S, Solano-Gallego L, Fondati A, Lubas G, Gradoni L, Castagnaro M *et al*. Guidelines for diagnosis and clinical classification of leishmaniasis in dogs. J Am Vet Assoc. 2010;236(11):1184-91.
82. Costa CHN. Mudanças no controle da leishmaniose visceral no Brasil. Rev Soc Bras Med Trop. 2001;34(2):223-8.
83. Romero GAS, Boelart M. Control of visceral Leishmaniasis in latin america – a systematic review. Plos Negl Trop Dis. 2010;4(1):1-17.
84. World Health Organization. Control of the leishmaniases. WHO Technical Report Series 949. Report of a meeting of the WHO Expert Committee on the control of leishmaniases. Geneva, 22-26 march; 2010. p. 76-7.
85. Dye C. The logic of visceral leishmaniasis control. Am J Trop Med Hygiene. 1996;55:125-30.
86. Farinello FG. Avaliação da resposta imunológica de cães vacinados com a vacina FML (Leishmune®) e cães naturalmente infectados com leishmaniose visceral canina por meio de dois métodos sorológicos: ELISA e RIFI. [Dissertação]. Campinas: Faculdade de Biologia, Universidade Estadual de Campinas; 2010.
87. Palatnik-de-Souza CB. Vaccines for leishmaniasis in the fore coming 25 years. Vaccine. 2008;26:1709-24.

Leitura sugerida

Noli C, Auxilia ST. Treatment of canine Old World visceral leishmaniasis: a systematic review. Vet Dermatol. 2005;16:213-232.

81 Gastrenterites Parasitárias | Verminoses

João Manoel de Castro

O termo verme foi designado por Lineu (1707-1778) e outros naturalistas daquela época, para denominar todos os pequenos animais de corpo alongado e apêndices locomotores muito reduzidos ou ausentes.[1] As infecções causadas por parasitos helmintos (palavra que, etimologicamente, procede do grego ελμινθος, sendo empregada, sobretudo, em relação aos vermes parasitos) constituem um grave problema na clínica de cães e gatos, devido à sua alta prevalência e porque algumas delas podem ser transmitidas ao ser humano, constituindo um problema de saúde pública.[2-4]

Os principais helmintos de interesse médico-veterinário estão taxonomicamente agrupados em dois filos: o filo Nemata (sinônimo de Nematoda e Nemathelminthes), que compreende os vermes de corpo cilíndrico e não segmentados; e o filo Platyhelminthes, formado por vermes de corpo achatado.[5] Este último está dividido em duas classes principais: a classe Cestoda, que agrupa os vermes de corpo achatado e segmentado (formado por anéis); e a classe Trematoda, constituída por vermes de corpo achatado, porém não segmentado.[1,5]

Os helmintos parasitos de cães e gatos têm um ciclo de vida complexo, com uma fase que ocorre no organismo do hospedeiro e outra que ocorre fora dele, no meio ambiente.[6] Os parasitos adultos, na dependência da espécie, geralmente vivem nos intestinos do hospedeiro; porém, durante suas fases de desenvolvimento larvar, vivem migrando pelo organismo, podendo acarretar uma série de manifestações clínicas.[5]

No Brasil, dentre os parasitos gastrintestinais que ocorrem com maior frequência em cães e gatos, destacam-se os nematódeos pertencentes aos gêneros *Ancylostoma, Toxocara, Trichuris* e *Strongyloides*, seguidos do cestódeo do gênero *Dipylidium*.[6,7] Todos estes gêneros, com exceção de *Trichuris*, apresentam espécies com potencial zoonótico de transmissão, especialmente quando as condições de higiene e saneamento do ambiente são precárias.[7-9]

As condições que favorecem o desenvolvimento dos estágios de ovo e larva (estágios exógenos) no meio ambiente são semelhantes para todos os helmintos que infectam cães e gatos de regiões tropicais e subtropicais e, apesar das diferenças biológicas e de transmissão de cada espécie, é frequente o encontro de infecções mistas nestes hospedeiros.[8]

■ Toxocaríase

Os nematódeos parasitos intestinais mais importantes e frequentes do cão e do gato são, respectivamente, os ascarídeos *Toxocara canis* e *Toxocara cati*.[6] Exemplares adultos destes parasitos habitam o intestino delgado de seus hospedeiros e são frequentemente eliminados do organismo por vômito ou fezes.[10] Nestas ocasiões costumam chamar a atenção dos proprietários de cães e gatos pelo seu tamanho relativamente grande, que varia em torno de 10 a 18 cm (Figura 81.1).[11] Outro ascarídeo intestinal que infecta tanto cães quanto gatos é *Toxascaris leonina*, porém sua ocorrência costuma ser menos frequente que a de *Toxocara* spp. [6,12]

Toxocara canis apresenta ciclo de vida mais complexo dentre estes ascarídeos.[10] Os adultos vivem livres no lúmen do intestino delgado do cão, alimentando-se dos nutrientes do quimo e se reproduzindo.[11] Os ovos são arredondados, com parede espessa, e são eliminados, em grande quantidade, para o meio ambiente pelas fezes do cão parasitado, com uma única célula em seu interior (Figura 81.2).[5] No meio ambiente, dependendo do tipo de solo e das condições climáticas, tais como temperatura e umidade adequados, haverá embrionamento e desenvolvimento larvar até o estágio de L3 no interior dos ovos, em um período que varia de 3 semanas a vários meses.[10] Estes ovos, quando sob ótimas condições ambientais, podem permanecer infectantes por vários anos no meio ambiente.[6]

O cão se infecta ingerindo ovos contendo a larva L3 infectante em seu interior.[5] Ao chegarem no estômago, as larvas eclodem e penetram na parede intestinal, alcançam a corrente sanguínea, chegam ao fígado e, posteriormente, aos pulmões, onde sofrem outra ecdise, alcançando o estágio de L4.[11] A partir dos pulmões podem seguir duas rotas: migração traqueal (ou hepatotraqueal), que ocorre quando as larvas atravessam os capilares pulmonares, alcançam os alvéolos, sobem a árvore brônquica e a traqueia, indo parar na cavidade bucal, quando, então, podem ser expelidas ou ingeridas, indo direto ao intestino delgado completar seu desenvolvimento até adultos;[10] e a migração somática, que se dá quando as larvas voltam para a circulação arterial e são distribuídas pelos diversos órgãos e pela musculatura do corpo, onde permanecerão em estado de latência.[6] Esse tipo de migração tem maior probabilidade de ocorrer quando o hospedeiro começa a adquirir resistência ao

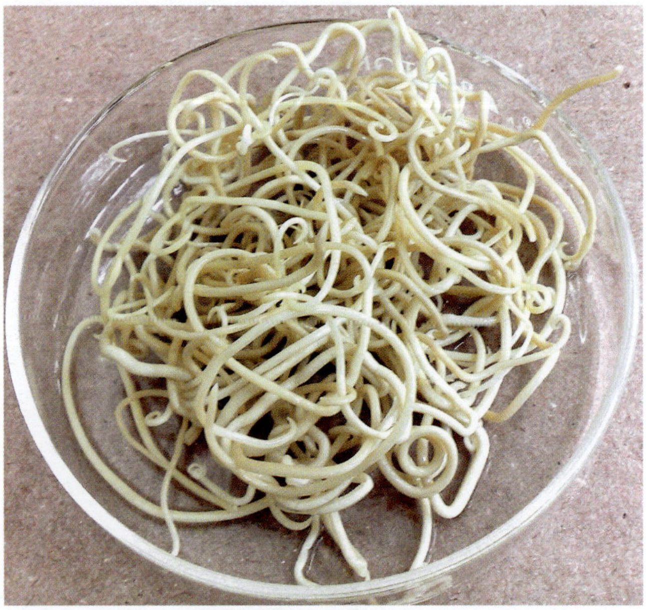

Figura 81.1 *Toxocara* adultos.

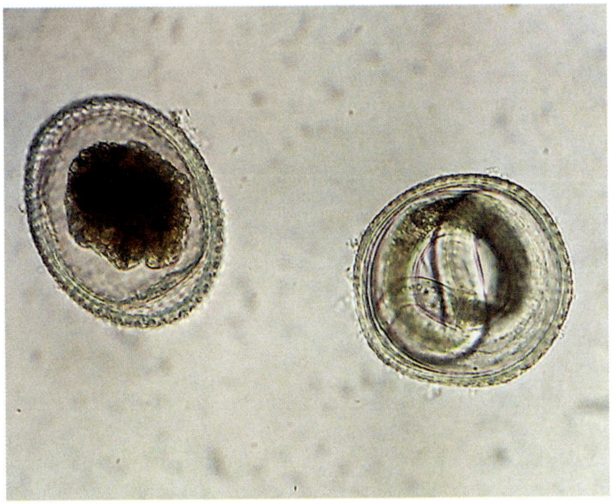

Figura 81.2 Ovos de *Toxocara*.

parasito, ou seja, a partir de 2 ou 3 meses de idade, em que diminui a porcentagem de larvas que realizam migração traqueal e aumentam as migrações somáticas.[10]

Devido às alterações hormonais que ocorrem no terço final de gestação da cadela e no início da amamentação, aquelas larvas que realizaram migração somática saem do estado de latência e voltam a circular, podendo atravessar a placenta e infectar o feto (infecção transplacentária) ou afetar a glândula mamária e passar pelo leite (infecção transmamária).[6] Algumas larvas podem voltar ao intestino da mãe e novamente se desenvolver até o estágio adulto, e a cadela volta a eliminar ovos pelas fezes, aumentando, desta maneira, a contaminação ambiental.[10] A eliminação dos ovos pelas fezes do cão ocorre cerca de 50 a 60 dias após a infecção, e este período pode variar de acordo com a via de transmissão.[5,10]

Outra possibilidade de infecção é por ingestão de um hospedeiro paratênico (hospedeiro de transporte) infectado, que, geralmente, são pequenos mamíferos e aves que apresentam larvas infectantes em seus tecidos.[13,14] Após sua ingestão pelo cão, a larva se desenvolverá até o estágio adulto diretamente no intestino, sem realizar qualquer tipo de migração.[10,11]

Cadelas têm o habito de higienizar seus filhotes durante a fase de amamentação, ingerindo ovos ou parasitos jovens eliminados com as fezes e os vômitos das crias e, nestas ocasiões, devido à natural baixa de imunidade da mãe, os parasitos podem completar o ciclo novamente e voltar a eliminar ovos nas fezes.[10,11]

Toxocara cati apresenta um ciclo semelhante ao de *T. canis*; porém, não há infecção transplacentária e a probabilidade de migração traqueal após ingestão de ovos infectantes permanece alta mesmo em gatos adultos, porém menos frequente que nos filhotes.[10] O desenvolvimento de *Toxascaris leonina* é direto no intestino, havendo apenas migração pela mucosa intestinal, a qual não alcança a corrente sanguínea.[6,11]

A infecção humana por *Toxocara canis* ou *T. cati* ocorre especialmente em crianças que vivem em contato com solo contaminado por ovos infectantes.[9,15–17] Após a ingestão desses ovos, as larvas que chegarem ao intestino por migração traqueal serão eliminadas com as fezes, mas as que realizarem migração somática podem permanecer migrando por semanas ou meses e, depois, ficarão alojadas nos diversos tecidos do corpo, podendo acarretar sintomas.[3,18] Essa zoonose é conhecida por toxocaríase humana ou *larva migrans* visceral (LMV).[3,15,18] Quando, no ser humano, a larva se aloja no globo ocular ou no sistema nervoso central (SNC), a infecção é referida, respectivamente, como toxocaríase ocular e toxocaríase cerebral.[3,19]

Nos animais, os sinais e sintomas são mais evidentes nos filhotes e dependem de carga parasitária, localização e estágio de desenvolvimento do parasito.[6] Os parasitos adultos podem causar inquietação, diarreia/constipação intestinal, vômitos, abdome volumoso, obstrução ou mesmo rupturas intestinais e morte.[5] É bastante frequente que alguns ou muitos parasitos ainda jovens ou já adultos, que se encontram livres no lúmen intestinal, venham a ser eliminados pelas fezes ou pelo vômito, devido a migrações que realizam para fora do intestino delgado (migrações erráticas).[10] Durante essas migrações, parasitos adultos podem penetrar nos canais biliares ou pancreáticos, retendo bile e contribuindo para os transtornos de absorção.[5,10,11]

Pode haver pneumonia como consequência das lesões causadas durante a passagem das larvas dos capilares para os alvéolos, podendo levar os filhotes a óbito dentro de 48 a 72 h após o nascimento.[6,11]

Crises convulsivas podem estar relacionadas com lesões focais no SNC, produzidas por toxinas liberadas pelos vermes por meio de suas excretas e por distúrbios metabólicos devido à ação espoliadora, que levariam a um quadro de hipopotassemia e hipoglicemia.[5,10,11]

Ancilostomíase

A infecção por ancilostomídeos apresenta alta prevalência e morbimortalidade em cães e gatos jovens, especialmente nos países tropicais, e apresentam importância em saúde pública por serem responsáveis pelas zoonoses de *larva migrans* cutânea, enterite eosinofílica e miosite no ser humano.[3,6,15,20]

No Brasil, *Ancylostoma caninum* é a espécie de ancilostomídeo que apresenta maior ocorrência e tem como hospedeiro definitivo o cão.[7,8,21,22] O gato se infecta pela espécie *Ancylostoma tubaeforme*, porém a infecção costuma ser menos prevalente se comparada à do cão.[12,23,24] Outra espécie, o *Ancylostoma braziliensis*, parasito do intestino de cães e de gatos, apresenta maior potencial zoonótico de transmissão que as espécies anteriormente citadas, com lesões mais persistentes.[15,18,20] Todas as espécies, quando adultas, medem em torno de 1 a 2 cm de comprimento e vivem fixadas à mucosa do intestino delgado de seus hospedeiros por uma cápsula bucal grande, com dentes, que possibilitam que estes parasitos lesionem a mucosa intestinal para se alimentarem de sangue.[5,11] A produção de enzimas anticoagulantes por glândulas localizadas em seu esôfago possibilita que o sangue extravase continuamente pela lesão, mesmo após algum tempo depois que o parasito tenha se movimentado para outra área da mucosa, e a consequência deste hábito hematófago, dependendo da carga parasitária e da idade do animal, é grande perda de sangue diária, que pode levar o animal a óbito caso não seja tratado.[11]

Os ovos segmentados são eliminados aos milhares para o meio ambiente com as fezes do hospedeiro e, em menos de 1 semana, já se pode encontrar as L3 filarioides infectantes livres, que permanecem ativas no solo, em ambientes tropicais, por até 6 semanas.[5]

Cães e gatos se infectam por vias oral, percutânea, transplacentária ou lactogênica.[6] O modo mais frequente de infecção é a percutânea, com penetração ativa da L3 infectante através da pele.[5] As L3 alcançam a corrente sanguínea, chegam aos pulmões e, a partir daí, podem realizar migração traqueal ou somática.[15] Na migração traqueal, as larvas atravessam os capilares pulmonares em direção aos alvéolos, sobem a árvore brônquica e a traqueia, indo parar na boca, quando, então, podem ser expelidas ou ingeridas, indo direto ao intestino delgado completar seu desenvolvimento até adultos.[11] Na migração somática, as larvas voltam para a circulação arterial e são distribuídas pelos diversos órgãos e pela musculatura do corpo, onde permanecerão em estado de latência.[5] O ciclo cuja infecção é percutânea, ativa, é denominado ciclo de Looss, graças ao pesquisador que descobriu essa possibilidade de infecção.[11]

Quando a infecção ocorre por via oral, as larvas infectantes, por serem resistentes à ação do suco gástrico, afetam a mucosa intestinal, sofrem uma muda e retornam ao lúmen intestinal, onde completam seu desenvolvimento até o estágio adulto, sem realizarem, portanto, o ciclo pulmonar.[6]

O quadro clínico depende diretamente da carga parasitária. É frequente o parasitismo por centenas de vermes. Podem ocorrer manifestações cutâneas com prurido intenso e erupções papuloeritematosas decorrentes da penetração das larvas, alterações intestinais com diarreia sanguinolenta e dores abdominais.[15]

A perda de sangue diária, decorrente da hemorragia e da ingestão (0,1 a 0,2 mℓ de sangue/dia) por *A. caninum*, acarreta inicialmente anemia do tipo normocítico-normocrômica, que pode evoluir para microcítica e hipocrômica nas infecções crônicas com deficiência de ferro.[5] Há palidez das mucosas, indisposição e fraqueza. Durante a migração das larvas pelos pulmões é possível observar tosse, secreção nasal, febre ou outros sinais de pneumonia.[11]

Na *larva migrans* cutânea (LMC), zoonose que ocorre após a sensibilização do ser humano pela larva *A. braziliensis* ou, mais raramente, *A. caninum*, há intenso prurido.[3,18,20]

As larvas avançam cerca de 1 a 2 cm por dia e deixam atrás de si um caminho sinuoso, que faz saliência na epiderme.[15] As nádegas e os pés são as áreas do corpo mais frequentemente afetadas.[18] Larvas morrem e degeneram-se em poucos dias ou semanas.[20]

■ Tricuríase

Trichuris vulpis é parasito do intestino grosso de cães e sua frequência de ocorrência no Brasil, dentre os nematódeos, segue a de *Toxocara canis* e a de *Ancylostoma caninum*.[21,22,25]

Seu tamanho varia em torno de 4 a 8 cm, e são conhecidos como "vermes-chicote" (do inglês, *whipworm*), devido à sua extremidade anterior longa e afilada, que contrasta com a extremidade posterior mais curta e robusta.[6,11]

A infecção por *Trichuris* em gatos é rara e de pouca importância clínica, não se tendo registros de sua ocorrência no Brasil.[6]

Machos e fêmeas acasalam no lúmen do intestino grosso e milhares de ovos são eliminados com as fezes do hospedeiro para o meio ambiente.[5] Sob condições ideais de temperatura (25 a 30°C) e umidade, os ovos tornam-se infectantes em cerca de 10 dias após serem eliminados, resistindo por 3 a 4 anos no ambiente.[11] Após a ingestão dos ovos por um hospedeiro suscetível, ocorre a liberação das L1 infectantes no intestino delgado, que migram para a parede do ceco, penetram nas glândulas da mucosa e terminam seu desenvolvimento, passando por quatro ecdises até tornarem-se adultas. Ao crescerem, as larvas exteriorizam a região posterior do corpo para o lúmen do intestino, porém, a região anterior, mais afilada, permanece mergulhada na mucosa.[5]

Na maioria dos casos, a infecção é assintomática, porém, em infecções maciças, pode haver intensa inflamação da mucosa intestinal, por ocasião do desenvolvimento das larvas, resultando em diarreia aquosa, com ocorrência ocasional de muco e sangue.[11]

■ Estrongiloidíase

A infecção pelo nematoide *Strongyloide stercoralis* é pouco comum no cão e no gato e costuma ser mais frequente em seres humanos, que adquirem a infecção principalmente de outros humanos e, deste modo, os cães e gatos representam fontes de infecção de menor importância na cadeia epidemiológica desta zoonose.[3,6] No Brasil, as pesquisas mais recentes de ocorrência de parasitos em cães e gatos nas várias regiões do país não têm apontado o encontro de animais parasitados por *S. stercoralis*, e os últimos registros, ainda que com baixa ocorrência, datam da década de 1990 em gatos.[26]

Esse parasito apresenta uma característica bastante peculiar em sua biologia, pois somente as fêmeas partenogenéticas são parasitos, ou seja, não há necessidade do macho para que seus ovos sejam fecundados.[15]

As fêmeas paternogenéticas medem cerca de 2 a 2,5 mm, são muito delgadas e vivem na mucosa do intestino delgado, onde colocam ovos larvados de parede fina (Figura 81.3), que eclodem mesmo antes de serem eliminados junto com as fezes do hospedeiro. Nas fezes encontramos as larvas L1 rabditoides (Figura 81.4) e se desenvolvem até L3 infectantes filarioides (Figura 81.5) em 24 a 72 h no meio ambiente.[11]

Há três tipos de ovos: haploides (1n), diploides (2n) e triploides (3n). As larvas originárias de ovos haploides (1n) darão origem somente a machos (todos os machos são de vida livre); as larvas originárias de ovos diploides (2n) darão origem a fêmeas de vida livre (não são parasitos) e somente os ovos triploides darão origem a larvas infectantes (L3, infectantes filarioides), que se desenvolverão em fêmeas paternogenéticas (parasitos).[27]

Os machos e as fêmeas de vida livre acasalam no meio ambiente e deste cruzamento também poderão surgir larvas infectantes, que darão origem a fêmeas parasitos.[15]

As larvas L3 infectantes, sejam elas originárias de um ovo triploide ou do cruzamento de machos e fêmeas de vida livre, penetrarão ativamente pela pele do hospedeiro ou pela mucosa

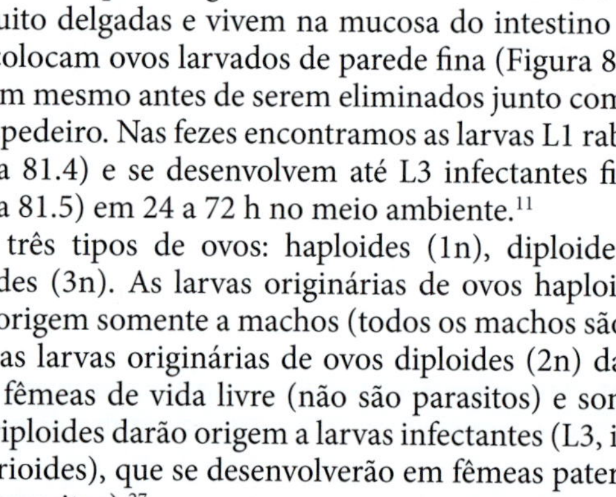

Figura 81.3 Ovo de *Strongyloides*.

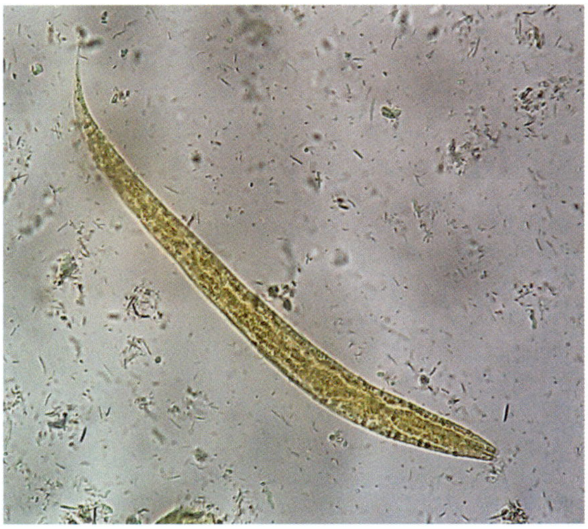

Figura 81.4 Larva rabditoide de *Strongyloides*.

da boca e do esôfago, caso estejam contaminando alimentos. Elas não resistem à acidez do suco gástrico, por isso devem penetrar na mucosa oroesofágica.[11]

Ao alcançarem a corrente sanguínea, as larvas seguem para os pulmões, onde mudam para L4, perfuram os alvéolos e sobem a árvore brônquica até a faringe, a fim de alcançar a boca, quando, então, são ingeridas, e, ao chegarem no intestino, sofrerão mais uma muda e se desenvolverão em fêmeas paternogenéticas.[15]

Chama-se de ciclo homogônico (direto ou partenogenético) aquele em que as L3 infectantes originam-se de uma fêmea paternogenética (ovo triploide) e ciclo heterogônico (indireto, sexuado ou de vida livre) aquele em que as L3 infectantes originam-se a partir do cruzamento de machos e fêmeas de vida livre.[27]

O hospedeiro pode se infectar por via percutânea ou por autoinfecção, quando as larvas provenientes de fêmeas parasitos podem penetrar na mucosa intestinal (autoinfecção endógena). Isso costuma acontecer, por exemplo, em casos de constipação intestinal, em que o bolo fecal permanece no intestino por tempo suficiente para que as larvas se tornem infectantes antes mesmo de serem eliminadas com as fezes.[3] Em cães experimentalmente infectados foi observada transmissão transmamária, porém não se constatou infecção transplacentária.[28]

As manifestações clínicas geralmente só são evidentes em filhotes ainda lactentes e com alta carga parasitária ou em animais imunodeficientes, e incluem diarreia, fezes sanguinolenta, sinais de pneumonia devido à migração das larvas em grande quantidade através dos alvéolos.[27] Petéquias e prurido podem ser observados no local de penetração das larvas na pele, e as infecções leves normalmente passam despercebidas e logo os animais adquirem imunidade.[11]

■ Dipilidiose

Apesar de pouco patogênico, *Dipylidium caninum* é um dos parasitos mais frequentes de cães e gatos, apesar de seu ciclo ser indireto e depender da existência de pulgas ou piolhos para o desenvolvimento de sua fase larvar.[11]

São vermes achatados e segmentados (cestódeos), com corpo formado por vários anéis, conhecidos como proglotes (Figura 81.6), e medem em torno de 10 a 60 cm, mas só as proglotes costumam ser liberadas nas fezes ou sair ativamente pelo ânus do animal.[5,15] Esses anéis assemelham-se a um grão de arroz cozido ou à semente de pepino (do inglês, *cucumber tapeworm*), e costumam chamar atenção dos proprietários, especialmente quando em movimento.[8,15]

Proglotes grávidas com cápsulas ovígeras são eliminadas para o meio ambiente, juntamente com as fezes dos animais, e se degeneram, liberando os ovos embrionados, que serão ingeridos por larvas de pulgas ou piolhos mastigadores.[5] A oncosfera (embrião) eclode no tubo digestivo da larva do inseto, atravessa a parede e se desenvolve em larva cisticercoide na cavidade geral, que só estará madura e infectante quando o inseto alcançar o estágio adulto.[4] O animal se infecta ao ingerir o inseto infectado, que, ao chegar no estômago, será digerido, liberando a larva cisticercoide, que desenvagina e se fixa no intestino delgado, desenvolvendo-se até o estágio adulto.[5]

Pode haver irritação das mucosas intestinal e anal, com diarreia intermitente e mucoide, alteração do apetite e perda de peso, mas, normalmente, as infecções são assintomáticas e o único sinal é o prurido anal, devido à migração das proglotes. Há relatos de convulsões.[4]

Crianças que vivem em ambientes muito infestados por pulgas podem, acidentalmente, ingerir estes insetos infectados com larvas cisticercoides de *D. caninum* e tornarem-se

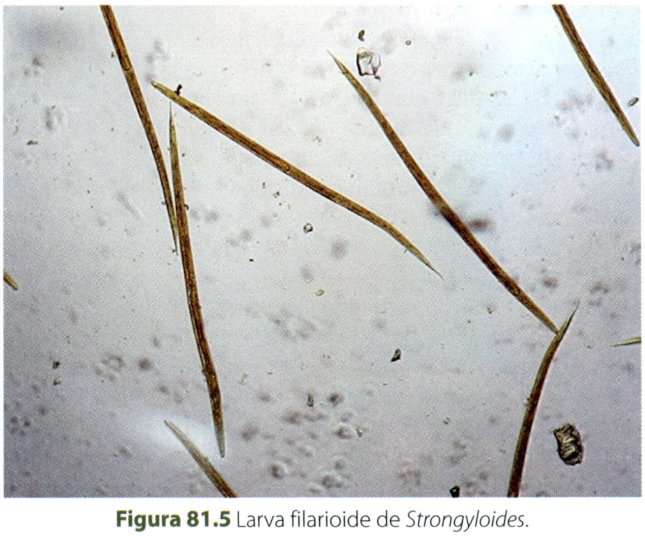

Figura 81.5 Larva filarioide de *Strongyloides*.

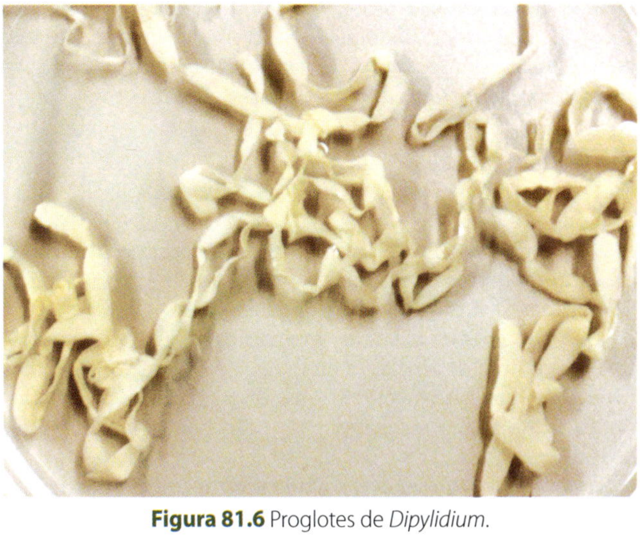

Figura 81.6 Proglotes de *Dipylidium*.

infectadas; porém, as infecções costumam ser assintomáticas e somente são percebidas por ocasião da eliminação das proglotes nas fezes.[3,4,15]

Outros helmintos gastrintestinais

Alguns helmintos podem ocorrer com menos frequência no Brasil e, dentre eles, alguns merecem destaque, devido ao caráter zoonótico de transmissão.

Echinoccocus granulosus é um pequeno cestódeo de cerca de 0,5 cm de comprimento, que vive fixado no intestino delgado de cães e ocorre especialmente em regiões de clima mais frio, em geral, em áreas rurais do Rio Grande do Sul.[4,11] Os cães se infectam ao ingerirem vísceras dos hospedeiros intermediários, principalmente ovinos, contendo a hidátide (cisto hidático).[3] O ser humano se infecta ao ingerir água e alimentos contaminados com ovos do parasito eliminados com as fezes dos cães.[15] No cão, a infecção se limita ao intestino e, geralmente, é assintomática, mas, no ser humano, a larva hidátide pode se desenvolver em grandes proporções, principalmente em pulmões, fígado e SNC, acarretando uma série de alterações nesses órgãos.[3,15]

Diphyllobothrium latum, conhecido como a "tênia do salmão", é um cestódeo cujo principal hospedeiro definitivo é o ser humano, com diversos registros de infecção no Brasil na última década, devido ao aumento do consumo de produtos da culinária japonesa à base de peixes crus.[15] As larvas deste parasito se desenvolvem em dois hospedeiros: o primeiro é um copépode (crustáceo) e o segundo é um peixe.[11,15] Cães, gatos e principalmente o ser humano se infectam ao ingerirem as larvas que parasitam os peixes.[15] São raros os casos clínicos descritos em cães e gatos no Brasil e os achados de necropsia são também esporádicos.[11]

O trematódeo *Ascocotyle* (Phagicola) *longa* é um pequeno parasito com cerca de 1 mm de comprimento, que habita o intestino delgado de aves piscívoras, mas também pode infectar cães, gatos, ser humano e outros mamíferos que se alimentam de tainha (*Mugil* spp.) crua ou malpassada. Os animais, ao ingerirem as vísceras de tainhas, em que normalmente se encontra grande quantidade de metacercárias infectantes, podem adquirir pesada carga parasitária, resultando em alterações intestinais nestes hospedeiros, porém, em geral, as infecções são assintomáticas.[29]

Physaloptera praeputialis, um nematódeo de médio porte (1,5 a 6 cm), vive fixado na mucosa do estômago de cães e, principalmente, de gatos que se alimentam de besouros ou baratas contendo larvas infectantes. As infecções normalmente são assintomáticas. Infecções maciças podem causar ulcerações, gastrite com grande produção de muco e vômitos.[11,26]

Diagnóstico

O diagnóstico clínico das gastrenterites parasitárias causadas por helmintos é presuntivo, principalmente nas infecções moderadas, que são as mais frequentes.[5,11]

Nas infecções pesadas, os transtornos digestivos, acompanhados ou não de sinais pulmonares, neurológicos e de alterações hematológicas, podem, quando juntamente com dados de uma boa anamnese, sugerir infecção por algum helminto específico.

A etiologia deve ser confirmada com exames coproparasitológicos.[30]

Profilaxia e controle

Devido à longa duração das fases do ciclo exógeno (que ocorre fora do hospedeiro, no meio ambiente) dos helmintos de cães e gatos, o controle da contaminação ambiental pelos estágios iniciais do ciclo parasitário (ovos e larvas) torna-se essencial na profilaxia das gastrenterites e das zoonoses.[6]

Os animais parasitados devem ser tratados regularmente e monitorados com exames de fezes para verificar a eficácia do tratamento.[5]

No ambiente doméstico, as fezes devem ser recolhidas diariamente e podem ser ensacadas e colocadas no lixo, queimadas ou descartadas em um banheiro. Após tratamentos, os vermes eliminados devem ser igualmente descartados.[9,15]

Devem-se cumprir as leis que proíbem o acesso dos animais a determinadas áreas coletivas e sempre recolher as fezes de cães durante passeios em locais públicos, destinando-as adequadamente.[30]

Devido à grande resistência dos ovos de *Toxocara canis*, *T. cati* e *Trichuris vulpis* às condições ambientais, que possibilita sua viabilidade durante anos no meio ambiente, medidas drásticas de descontaminação devem ser adotadas, tais como: uso do calor (água fervente, vapor ou vassoura de fogo) para destruir os ovos de pisos concretados ou remoção de 5 a 6 cm do solo contaminado, depositando-o sob concreto ou asfalto.[6]

Para eliminar as larvas de ancilostomídeos e *Strongyloides stercoralis*, metal ou superfícies de concreto devem ser descontaminados com água sanitária ou amônia, enquanto solo e cascalho devem ser descontaminados com calor ou um dessecante como borato de sódio.[30]

Os anti-helmínticos mais usados para cães e gatos são os (pro)benzimidazóis (fembendazol, febantel e flubendazol), as tetra-hidropirimidinas (pirantel), e as lactonas macrolíticas (ivermectina, selamectina, milbemicina e moxidectina). Recentemente, uma nova classe de compostos, os octadepsipeptídios cíclicos, tais como a emodepsida, foi disponibilizada para tratamento de gatos.[6] No Quadro 81.1 estão relacionados os principais anti-helmínticos disponibilizados no Brasil, com suas respectivas dosagens e espectro de ação.

O principal foco de atenção no tratamento dos helmintos parasitos de cães e gatos está na mãe e na ninhada com idade entre 2 semanas e 6 meses de idade. Nos cães, o tratamento anti-helmíntico deve ser iniciado antes da terceira semana de vida. Idealmente, o tratamento deve ser feito em 2, 4, 6 e 8 semanas de vida e continuar mensalmente até que o animal complete 6 meses de idade.[15] Como a infecção pré-natal não ocorre em gatinhos, o tratamento pode começar na terceira semana de idade e se prolongar até a nona semana.[6]

Vermes adultos imaturos que alcançam o intestino precisam de pelo menos 2 semanas para maturar e começar a eliminar ovos; portanto, o tratamento deve ser iniciado antes deste momento para minimizar a contaminação ambiental.[11]

A reinfecção das mães pode ocorrer durante o período de amamentação, devido ao contato íntimo com os filhotes; portanto, elas devem ser tratadas juntamente com a ninhada durante os primeiros 2 a 3 meses pós-parto.[5]

O controle de helmintos em cães adultos pode ser realizado por tratamentos periódicos com fármacos cuja eficácia pode se limitar aos estágios intestinais ou por tratamentos

Quadro 81.1 Medicamentos de ação anti-helmíntica disponíveis no Brasil.

Nome comercial/produtor	Princípio ativo	Dosagem recomendada	Espectro de ação
Mebendazol® – Vetnil	Mebendazol	25 mg/kg (3 dias)	Nematódeos
Panacur® – Intervet Fenzol Pet® – Agener	Fembendazol	50 mg/kg (3 dias)	Nematódeos
Canex® original – Ceva	Pamoato de pirantel	15 mg/kg	Nematódeos
Ancylex® – Champion	Disofenol	7,5 mg/kg	Ancilostomídeos
Cestodan® injetável – König	Praziquantel	5 mg/kg	Cestódeos e trematódeos
Lopatol® – Novartis	Nitroscanato	50 mg/kg (para *Echinococcus* sp., dobrar a dose e repetir após 48 h)	Nematódeos, cestódeos e trematódeos
Drontal® Puppy – Bayer	Febantel + pamoato de pirantel	15 mg de febantel e 15 mg de pamoato de pirantel por kg	Nematódeos, cestódeos e trematódeos
Canex® – Ceva	Praziquantel + pamoato de pirantel	5 mg/kg de praziquantel e 15 mg de pamoato de pirantel por kg	Nematódeos, cestódeos e trematódeos
Drontal® Plus – Bayer Endal® Plus – Bayer Grantelm® – Virbac Canex® Plus 3 – Ceva	Praziquantel + febantel + pamoato de pirantel	5 mg/kg de praziquantel, 15 mg de febantel, 15 mg de pamoato de pirantel por kg	Nematódeos, cestódeos e trematódeos
Basken® Plus – König Petzi® – Ceva	Praziquantel + pamoato de oxantel + pamoato de pirantel	5 mg/kg de praziquantel, 55 mg de pamoato de oxantel, 15 mg de pamoato de pirantel por kg	Nematódeos, cestódeos e trematódeos
Profender® – Bayer	Praziquantel + emodepsida	12 mg de praziquantel e 3 mg de emodepsida por kg	Nematódeos, cestódeos e trematódeos
Milbemax® – Novartis	Praziquantel + milbemicina oxima	0,5 mg/kg de milbemicina oxima e 5 mg/kg de praziquantel,	Nematódeos, cestódeos e trematódeos
Program® Plus – Novartis	Milbemicina oxima + lufenuron	0,5 mg de milbemicina oxima e 10 mg de lufenuron por kg	Endectocida
Advocate® – Bayer	Imidaclopramida + moxidectina	10 mg de imidaclopramida e 2,5 mg de moxidectina	Endectocida
Cardomec® Plus – Merial	Pamoato de pirantel + ivermectina	15 mg/kg de pamoato de pirantel e 0,006 mg/kg de ivermectina	Nematódeos
Top Dog® – Ourofino Endogard® – Virbac Canex Premium® – Ceva	Pamoato de pirantel + praziquantel + febantel + ivermectina	15 mg/kg de pamoato de pirantel, 5 mg/kg de praziquantel, 15 mg/kg de febantel e 0,006 mg/kg de ivermectina	Endectocida
Revolution® – Pfizer	Selamectina	6 mg/kg	Endectocida

específicos baseados em resultados de exames coproparasitológicos, recomendáveis de 2 a 4 vezes por ano, dependendo do estado de saúde e estilo de vida do animal.[15]

Apesar destas medidas, o potencial de contaminação ambiental não pode ser excluído se não for adotado um esquema de profilaxia que interrompa o período pré-patente antes do início da eliminação dos ovos.[9]

A eliminação das larvas dos tecidos e, portanto, a prevenção da transmissão vertical intrauterina e transmamária têm um significante efeito na população dos parasitos. Embora o tratamento das cadelas durante a gestação tenha sido sugerido em esquemas de tratamentos anti-helmínticos, este conselho parece ser questionável. Muito se tem pesquisado sobre a eficácia de praticamente todos os anti-helmínticos licenciados contra larvas somáticas, tanto em animais experimentais quanto em cadelas, em várias dosagens e períodos de tratamento. Destes experimentos, geralmente, pode-se concluir que anti-helmínticos nas doses recomendadas não são eficazes contra larvas somáticas em estado de latência e que o tratamento das cadelas antes do acasalamento e 2 semanas antes da data do parto não tem efeito na transmissão pré-natal.[6]

A infecção pré-natal pode ser substancialmente reduzida pelo tratamento diário com fembendazol (25 mg/kg), administrado à cadela do 40º dia de gestação até o segundo dia pós-parto, mas esse tratamento é muito caro e nada prático. Uma alternativa para interromper a infecção vertical é a aplicação de lactonas macrolíticas, uma vez por volta do 50º ao 55º dia de gestação, ou duas vezes, no 55º dia de gestação e 5º dia pós-parto.[6]

Referências

1. Cox FEG. History of humam parasitology. Clin Microbiol Rev. 2002;15:595-612.
2. Hotez PJ, Brindley PJ, Bethony JM, King CH, Pearce EJ, Jacobson J. Helminth infections: the great neglected tropical diseases. J Clin Invest. 2008;118:1311-21.
3. Robertson ID, Thompson RC. Enteric parasitc zoonoses of domesticated dogs and cats. Microbes Infect. 2002;4:867-73.
4. Mani I, Maguire MD. Small animal zoonoses and immuncompromised pet owners. Top Companion Anim Med. 2009;24:164-74.
5. Ribeiro VM. Controle de helmintos de cães e gatos. Rev Bras Parasitol. 2004;13:88-95.
6. Epe C. Intestinal nematodes: biology and control. Vet Clin Small Anim. 2009;39:1091-107.
7. Klimpel S, Heukelbach J, Pothmann D, Rückert S. Gastrintestinal and ectoparasites from urban strays dogs in Fortaliza (Brasil): high infection risk for humans? Parasitol Res. 2010;107:713-9.
8. Katagiri S, Oliveira-Sequeira TCG. Prevalence of dog intestinal parasites and risk perception of zoonotic infection by dog owners in São Paulo State, Brazil. Zoonoses Public Health. 2008;55:406-13.

9. Chomel BB. Control and prevention of emerging parasitic zoonoses. Int J Parasitol. 2008;38:1211-7.
10. Overgaauw PAM. Aspects of Toxocara epidemiology: Toxocarosis in dogs and cats. Crit Rev Microbiol. 1997;23:233-51.
11. Cury MC, Lima WS. Helmintos de cães e gatos. Cad Téc Vet Zootec. 2002;39:12-35.
12. Serra CMB, Uchôa CMA, Coimbra RA. Exame parasitológico de fezes de gatos (Felis catus domesticus) domiciliados e errantes da Região Metropolitana do Rio de Janeiro, Brasil. Rev Soc Bras Med Trop. 2003;36:331-4.
13. Lescano SZ, Queiroz ML, Chieffi PP. Larval recovery of Toxocara canis in organs and tissues of experimentally infected Rattus norvegicus. Men Inst Oswaldo Cruz. 2004;99:627-8.
14. Santos SV, Lescano ZL, Castro JM, Chieffi PP. Larval recovery of Toxocara cati in experimentally infected Rattus norvegicus and analysis of rat potencial reservoir for this ascarid. Mem Inst Oswaldo Cruz. 2009;104:933-4.
15. Acha PN, Szyfres B. Zoonoses and communicable diseases common to man and animals: Parasitoses. 3rd ed. Washington, DC: PAHO; 2003.
16. Castro JM, Santos SV, Monteiro NA. Contaminação de canteiros da orla marítima do município de Praia Grande, São Paulo, por ovos de Ancylostoma e Toxocara em fezes de cães. Rev Soc Bras Med Trop. 2005;38:199-201.
17. Fisher M. Toxocara cati: an underestimated zoonotc agent. Trends Parasitol. 2003;19:167-70.
18. Peruca LCB, Langoni H, Lucheis SB. Larva migrans viceral e cutânea como zoonoses: revisão de literatura. Vet e Zootec. 2009;16:601-16.
19. Hoffmeister B, Glaeser S, Flink H, Pornschlegel S, Suttorp N, Bergmann F. Cerebral toxocariasis after consumption of raw duck liver. Am J Trop Med Hyg. 2007;76:600-2.
20. Bowman DD, Montgomery SP, Zajac AM, Eberhard ML, Kazacos KR. Hookworms of dogs and cats as agents of cutaneous larva migrans. Trends Parasitol. 2010;26:162-7.
21. Santos SV, Castro JM. Ocorrência de agentes parasitários com potencial zoonótico de transmissão em fezes de cães domiciliados do município de Guarulhos, SP. Arq Inst Biol. 2006;73:255-7.
22. Blazius RD, Emerick S, Prophiro JS, Romão PRT, Silva OS. Ocorrência de protozoários e helmintos em amostras de fezes de cães errantes da cidade de Itapema, Santa Catarina. Rev Soc Bras Med Trop. 2005;38:73-4.
23. Ragozo AMA, Muradian V, Ramos e Silva JC, Caravieri R, Amajoner VR, Magnabosco C *et al.* Ocorrência de parasitos gastrintestinais em fezes de gatos das cidades de São Paulo e Guarulhos. Braz J Vet Res Anim Sci. 2002;39:244-6.
24. Mundim TCD, Oliveira Junior SD, Rodrigues DC, Cury MC. Frequência de helmintos em gatos de Uberlândia, Minas Gerais. Arq Bras Med Vet Zootec. 2004;56:562-3.
25. Oliveira-Sequeira TCG, Amarante AFT, Ferrari TB, Nunes LC. Prevalence of intestinal parasites in dogs from São Paulo State, Brazil. Vet Parasitol. 2002;103:19-27.
26. Gennari SM, Kasai N, Pena HFJ, Cortez A. Ocorrência de protozoários e helmintos em amostras de fezes de cães e gatos da cidade de São Paulo. Braz J Vet Res Anim Sci. 1999;36 [citado em 05 Agosto de 2010]. Disponível em http://www.scielo.br/scielo.php?script=sci_arttext&pid=S14139596199900 0200006&lng=en&nrm=iso.
27. Dillard KJ, Saari SAM, Anttila M. Strongyloides stercoralis infection in a Finnish Kennel. Acta Vet Scand. 2007;49:1-6.
28. Shoop WL, Michael BF, Eary CH, Haines HW. Transmammary transmission of Strongyloides stercoralis in dogs. J Parasitol. 2002;88:536-9.
29. Barros LA, Amato SB. Estudo comparativo das lesões patológicas observadas em Canis familiaris, Felis domestica e Callithrix jacchus experimentalmente infectados com o digenético Phagicula longus [abstract]. In: Anais do VIII Seminário Brasileiro de Parasitologia Veterinária; Londrina, Paraná; 1993. p. H14.
30. Companion Animal Parasite Council. Controlling internal and external parasites in U.S. dogs and cats. CAPC General Guidelines 2008 [citado em 25 de julho de 2010]. Disponível em http://www.capcvet.org/recommendations/guidelines.html.

82
Piroplasmoses

João Fabio Soares

Introdução

As piroplasmoses são hemoparasitoses transmitidas, principalmente, por artrópodes hematófagos ou de modo iatrogênico. São caracterizadas pela infecção das células sanguíneas por protozoários das famílias Babesidae ou Theileridae, sendo que esta última família não está limitada apenas à infecção de hemácias ou a outros hemocomponentes celulares. Estes hemoprotozoários pertencem ao subfilo Apicomplexa, à classe Piroplasmasida e à ordem Piroplasmorida.

Babesia

Etiologia e histórico

O gênero *Babesia* é composto por mais de 100 espécies, as quais parasitam animais silvestres e domésticos, bem como o ser humano. Este agente foi primeiramente observado por Victor Babes e denominado *Haematococcus bovis*, em 1888, quando o pesquisador estudava a etiologia de uma doença grave que afetava bovinos na Romênia. Posteriormente, em 1893, este agente foi reavaliado por Starcoviccie e renomeado como *Babesia bovis*. Naquele mesmo ano, Smith e Kilborne,[1] ao estudarem a febre do Texas, causada por *Babesia bigemina* (descrita inicialmente no gênero *Pyrosoma*), comprovaram pela primeira vez a transmissão de um protozoário por um artrópode, o carrapato *Rhipicephalus (Boophilus) annulatus*.

Babesia canis

A babesiose canina está entre as hemoprotozooses transmitidas por carrapatos mais comuns na clínica de pequenos animais. Este parasito foi descrito pela primeira vez na Itália, em 1895, por Piana e Galli-Valerio.[2] Estudos com base em caracteres moleculares, patogenicidade, distinção geográfica e na presença de diferentes vetores dividiram a espécie *Babesia canis* em três subespécies: *B. canis canis*, *B. canis rossi* e *B. canis vogeli*; porém, alguns autores preferem tratá-las como espécies distintas. Os vetores, a distribuição geográfica e a patogenicidade de cada subespécie estão demonstradas no Quadro 82.1. No Brasil, a subespécie *Babesia canis vogeli* foi confirmada por métodos moleculares, primeiramente, por Passos *et al.*[3]

É valido ressaltar que não há imunidade cruzada entre as diferentes subespécies, mas pode haver reação sorológica cruzada, ou seja, os anticorpos produzidos frente à exposição a determinada subespécie podem ser detectados em imunofluorescência indireta (IFI), mesmo quando esta não utilizar antígenos idênticos (reação sorológica cruzada); porém, estes anticorpos não impedem a infecção por outra subespécie.

Quadro 82.1 Distribuição geográfica, vetores e patogenicidade das diferentes subespécies de *Babesia canis*.

Subespécie	Distribuição	Vetor	Patogenicidade
B. canis canis	Europa	*Dermacentor reticulatus*	Moderada a grave
B. canis rossi	África do sul	*Haemaphysalis elliptica*	Grave
B. canis vogeli	Mundial*	*Rhipicephalus sanguineus*	Leve a moderada

*Em áreas tropicais e subtropicais.

Características morfológicas

O protozoário *Babesia canis* pertence ao grupo das grandes babésias, pois tem entre 2,5 a 5,1 μm (Figura 82.1); sendo assim, ocupa mais da metade do raio da hemácia (diâmetro da hemácia, ± 5 μm). Por isso, os merozoítos são geralmente observados formando um ângulo agudo entre as extremidades mais afiladas. Podem ser visualizadas formas únicas ou, comumente, aos pares no interior dos eritrócitos, bem como em quantidades múltiplas de dois: 4, 8 ou 16. Ao ser corado com Giemsa, o protozoário apresenta citoplasma azulado e núcleo de coloração rósea a roxa; este pode variar sua posição no interior do citoplasma, ora sendo encontrado centralizado, ora mais periférico. No interior das hemácias, o parasito apresenta principalmente uma conformação piriforme, mas também podem ser vistas formas alongadas, ovais, redondas e até mesmos ameboides. Ocasionalmente, o patógeno pode ser encontrado fora das células, livre no plasma; neste caso, mais comumente, são visualizadas estruturas arredondadas ou alongadas.

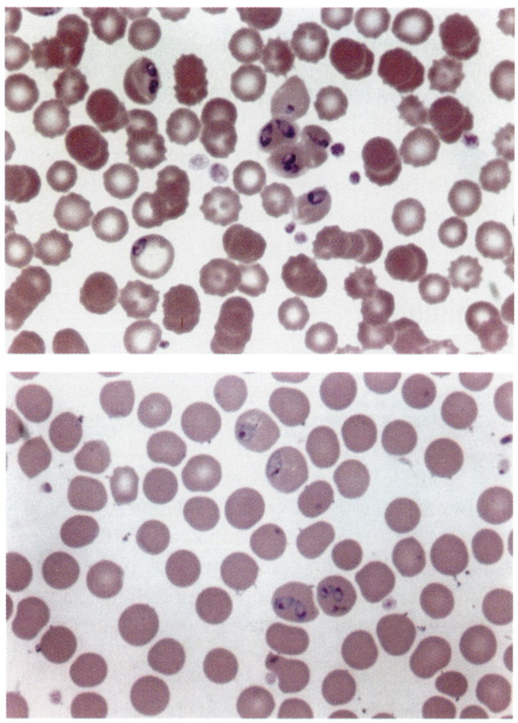

Figura 82.1 Hemácias parasitadas por *Babesia canis vogeli*. (Imagens gentilmente cedidas pelo Dr. Leonardo P. Brandão.)

Ciclo biológico geral

Ao longo do processo de hematofagia, os carrapatos inoculam saliva contendo uma série de substâncias indispensáveis para a manutenção das condições adequadas do sítio alimentar. Entre 24 e 72 h após a fixação, os esporozoítos de *Babesia* contidos nas glândulas salivares são inoculados juntamente com a saliva. No hospedeiro vertebrado, os esporozoítos invadem as hemácias; nelas, sua morfologia se altera, fazendo com que se tornem mais arredondados (trofozoítos). No interior dos eritrócitos, os protozoários iniciam a reprodução assexuada por divisão binária, denominada merogonia. Após sucessivas merogonias, a célula é rompida e os merozoítos infectam novas hemácias. O carrapato se infecta ao ingerir sangue de animais com parasitemia. Alguns merozoítos contidos nos eritrócitos se diferenciam em pré-gametócitos; esta diferenciação pode ocorrer logo que adentram o trato digestório do carrapato ou ainda no hospedeiro vertebrado, dependendo da espécie de *Babesia*. Posteriormente, já no intestino dos carrapatos, os gametócitos de *Babesia* passam a apresentar projeções semelhantes a flagelos e são chamados de "corpos raiados", que se fundem (gameta feminino e gameta masculino) formando um zigoto, o qual é chamado de oocineto; este penetra nas células intestinais, nas quais faz esporogonia, após são produzidas células móveis chamadas de esporocinetos (ou vermículos, pois apresentam formato claviforme e alongado), que rompem as células intestinais, adentram na hemocele, infectando várias células e realizando novas esporogonias. Dentre as células infectadas, estão os oócitos no ovário da teleógina; desse modo, ocorre a transmissão transovariana, e as larvas oriundas desta postura já eclodem infectadas por *Babesia canis vogeli*.

No processo de hematofagia das larvas que eclodiram de ovos infectados, os esporocinetos contidos nas células intestinais são estimulados a se multiplicarem (esporogonia) e, então, chegam às glândulas salivares, onde se diferenciam em esporozoítos, os quais são inoculados no hospedeiro vertebrado juntamente com a saliva, infectando-o.

Com algumas exceções, apenas o estágio adulto se infecta, pois somente nas últimas fases do processo de alimentação as teleóginas apresentam em seus intestinos células basofílicas, necessárias para penetração das babésias. Por outro lado, *B. canis* pode ser mantida em uma população de ixodídeos por várias gerações sem necessitar de reinfecções, além de poder ser transmitida por qualquer estágio biológico: larva, ninfa ou adulto (F2), desde que este carrapato seja oriundo da prole de uma fêmea (F1) infectada na geração anterior.

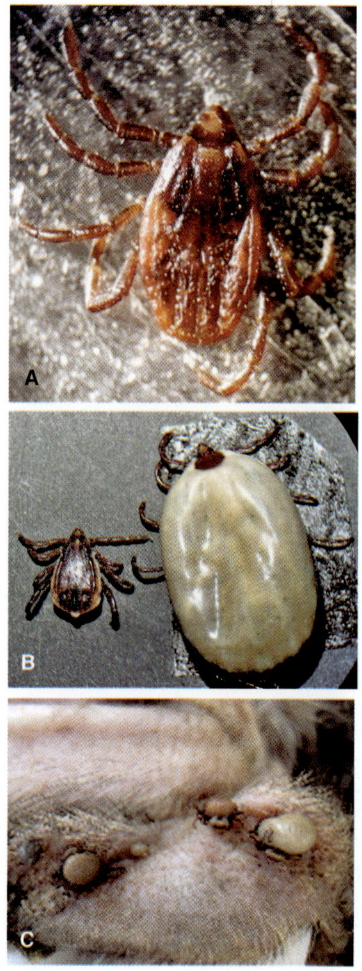

Figura 82.2 *Rhipicephalus sanguineus* (genótipo oriundo do Rio Grande do Sul). **A.** Fêmea não alimentada. **B.** Macho e fêmea ingurgitada. **C.** *R. sanguineus* parasitando pavilhão auditivo de cão. (Imagens: João Fabio Soares.)

Epidemiologia

Por se tratar de uma doença vetorial, a babesiose canina, em nosso país, causada por *B. canis vogeli*, apresenta uma distribuição que acompanha a distribuição geográfica de seu vetor, o carrapato *Rhipicephalus sanguineus* (Figura 82.2). Este ixodídeo é encontrado em todo o território nacional e tem um ciclo trioxeno e nidícola, especialmente adaptado ao meio urbano e às residências humanas. Logo, a babesiose canina encontra-se amplamente distribuída no Brasil, assim como seu vetor, principalmente em áreas urbanizadas, destacando-se as regiões Sudeste e Nordeste, nas quais são evidenciadas as maiores porcentagens de animais infectados nos diferentes estudos (Quadro 82.2).

No mundo, as diferentes subespécies de *B. canis* seguem a distribuição geográfica de seus vetores (Quadro 82.1). *B. canis vogeli* é mundialmente relatada em regiões tropicais e subtropicais, onde seu vetor é facilmente encontrado.

Afeta comumente cães jovens, os quais são mais suscetíveis. Animais com idades entre 3 e 6 meses representam o grupo de maior risco de aquisição da enfermidade,[9] pois animais com idades inferiores a 3 meses ainda apresentam anticorpos maternos,[20] os quais conferem uma imunidade apenas parcial, uma vez que a resposta imune celular é mais importante que a resposta imune humoral no combate às piroplasmoses. Locais com altas infestações por carrapato e com alta prevalência de *B. canis* representam um fator de risco a mais para os cães. Além disso, alguns estudos demonstram aumento no número de casos nos meses mais quentes do ano.

Organismos morfologicamente semelhantes à espécie *B. canis* já foram relatados em uma série de canídeos silvestres, como: chacais, raposas, coiotes, lobos, graxains-do-campo e cachorros-do-mato. Porém, relatos baseados apenas em caracteres morfológicos dificultam a distinção das espécies de piroplasmas envolvidas nestes casos. O sangue de alguns destes canídeos pode experimentalmente infectar cães domésticos, mas, nas regiões em que a subespécie responsável por casos de babesiose canina é *B. canis vogeli*, transmitida por *R. sanguineus*, o papel de reservatórios silvestres é discutível (diferentemente do que ocorre na epidemiologia de *B. canis rossi*), uma vez que o vetor, o carrapato-marrom do cão (*R. sanguineus*), está adaptado ao ambiente urbano e tem pouco contato com carnívoros silvestres, salvo quando estes são mantidos em cativeiro.

Quadro 82.2 Porcentagem de animais positivos em diferentes estudos.*

Local	Técnica	% de positivos
Nanuque – MG[4]	PCR	24,1
Belo Horizonte – MG[4]	PCR	4,2
Larvas – MG[4]	PCR	1,5
Teresina – PI[5]	PCR	4,76
Teresina – PI[5]	IFI	48,57
Chapadinha** – MA[6]	IFI	16,1
Ilhéus – BA[7]	Esfregaço	6,9
Itabuna – BA[7]	Esfregaço	9
Recife – PE[8]	Esfregaço	6,54
Belo Horizonte – MG[9]	IFI	66,92
Campo Grande – MT[10]	Esfregaço	10,78
Anápolis – GO[11]	Esfregaço	3,77
Rio de Janeiro[12]	Esfregaço	5,2
Rio de Janeiro[12]	IFI	41,1
Campos dos Goytacazes – RJ[13]	Esfregaço sanguíneo	1,47
Teresópolis – RJ[14]	Esfregaço	20,75
Silva Jardim – RJ[14]	Esfregaço	24,10
Londrina – PR[15]	IFI	35,7
São Paulo – SP[16]	Esfregaço	10,3
São Paulo – SP[16]	IFI	42,4
Jaboticabal – SP[17]	IFI	73
Jaboticabal – SP[17]	ELISA	95
Botucatu – SP[18]	IFI	55,7
Canoas – RS[19]	Esfregaço	22,34

*É válido ressaltar que mesmo estudos realizados em regiões próximas podem apresentam resultados muitos distintos devido a uma série de fatores, como técnica de diagnóstico, amostragens, origens das amostras etc. **Microrregião de Chapadinha, composta pelos municípios de Anapurus, Chapadinha e Mata Roma. PCR = reação em cadeia da polimerase; IFI = imunofluorescência indireta; ELISA = ensaio imunoabsorvente ligado á enzima.

Além de transmissão vetorial, a babesiose pode ser transmitida de modo iatrogênico. Há também a possibilidade da transmissão vertical, que é raramente mencionada na literatura e requer mais estudos no caso da espécie *B. canis vogeli*.

Cães domésticos não tratados podem manter o parasito por longos períodos, servindo como fonte de infecção para novos casos. Entretanto, o tratamento de animais assintomáticos em áreas endêmicas é discutível, pois o cão portador mantém seu *status* imunológico em níveis protetores, cabendo ao clínico a decisão referente ao tratamento, a qual deve ser avaliada com extremo cuidado, levando-se em conta a possibilidade de o portador infectar outros contactantes (via vetor) ou manifestar sinais clínicos mediante a um déficit imunitário, bem como as chances de este animal se reinfectar caso o fármaco aplicado elimine o agente.

▪ Patogenia

Durante a reprodução, as babésias levam à ruptura das hemácias. Este processo, adicionado à eritrofagocitose, resulta em um quadro de anemia regenerativa. A eritrofagocitose, nesse caso, é oriunda tanto da existência de antígenos na superfície das hemácias quanto da fragilização de sua membrana, que, consequentemente, expõem antígenos próprios.

Com o aumento da lise de hemácias, o cão manifesta hemoglobinemia, hemoglobinúria e bilirrubinemia. A hemólise também propicia a liberação de pirógenos, os quais levam ao aumento da temperatura corporal. O quadro febril está estreitamente relacionado com anorexia, letargia e apatia apresentadas pelo animal. Quando a destruição de eritrócitos tanto no meio intravascular quanto pelo sistema fagocítico mononuclear é muito intensa, pode ocorrer sobrecarga do sistema hepático, levando à icterícia. Porém, isso é incomum em infecções por *B. canis vogeli*.

Comumente é possível evidenciar hepatomegalia e esplenomegalia oriunda da congestão destes órgãos, bem como da hiperplasia do sistema fagocítico mononuclear.

A crescente formação de bilirrubina, devido à destruição de hemácias, leva ao acúmulo de bile e à distensão da vesícula biliar.[21]

A anemia produz um quadro de hipóxia, que, por sua vez, aumenta o metabolismo anaeróbico, levando ao desenvolvimento de acidose metabólica, com a redução da oxigenação tecidual.

O animal pode, ainda, desenvolver uma síndrome de disfunção múltipla dos órgãos, oriunda do comprometimento orgânico, provocado por hipovolemia, choque endotóxico e infecções sistêmicas.[22] A hipovolemia observada nestes quadros é resultante da vasodilatação periférica e da hipotensão, as quais são oriundas da liberação de mediadores inflamatórios pelas hemácias lisadas e pelo óxido nítrico, quando este é liberado em grande quantidade por neutrófilos, macrófagos e endotélio vascular.[22] Em casos graves, a anóxia tecidual, somada à deposição de pigmento férrico, oriundo da hemoglobinúria, pode levar ao desenvolvimento de nefropatias.[21]

▪ Alterações hematológicas

A anemia está entre as alterações hematológicas mais evidentes e características da babesiose, de caráter regenerativo, com macrocitose e hipocromasia ou, ao menos, com tendência a este perfil, apresentando policromasia e anisocitose. Em alguns casos, pode ser observada reticulocitose. Estas alterações são decorrentes de hemácias jovens na circulação, necessárias frente à crescente lise de eritrócitos, tanto pela ação direta do parasito quanto pela ação do sistema fagocítico. A plaquetopenia é comumente evidenciada na babesiose canina; porém, na maioria dos casos, é branda. Suas causas não estão completamente elucidadas, mas podem estar relacionadas com o consumo devido a vasculites, sequestro esplênico e destruição imunomediada.

Cães inoculados experimentalmente apresentam aumento do tempo de tromboplastina parcial ativada. Porém, mesmo este conjunto de alterações, plaquetopenia adicionada ao aumento do tempo de tromboplastina parcial ativada, não são suficientes para que o animal manifeste sangramentos espontâneos.[23]

O leucograma é variável, a leucositose por neutrofilia é a alteração mais frequentemente encontrada;[22] entretanto, alguns cães apresentam leucopenia.

Em estudo realizado por Hagiwara e Holzchuh[24] com animais esplenectomizados, cães que apresentaram curso fatal da babesiose manifestaram leucopenia, por neutropenia e linfopenia, entre o segundo e o quarto dia pós-inoculação, e esta foi mantida até o 14º e o 16º dia, quando houve tendência à normalização nos cães que sobreviveram por mais tempo, sendo observada nestes animais leucocitose por neutrofilia nos dias que antecederam o óbito. Nesse mesmo trabalho, os números de monócitos e eosinófilos apresentaram-se de modo variável ao longo do período de acompanhamento, porém sem apresentar tendência ao aumento ou à diminuição.[24] A linfocitose em casos crônicos é comumente observada, assim como foi evidenciado por Hagiwara e Holzchuh[24] a partir do 14º dia pós-inoculação em cães com babesiose de curso não fatal.

Manifestações clínicas

Variados são os fatores que interferem na intensidade das manifestações clínicas, tais como: idade do animal afetado, cepa de *B. canis vogeli*, intensidade da parasitemia, infecções concomitantes, condições orgânicas do cão e, relacionado com isto, a resposta imune do animal.

A babesiose pode se manifestar de modos que variam de subclínica ou inaparente até hiperaguda.[21]

Na forma subclínica (inaparente), os animais podem não apresentar sinais clínicos evidentes da infecção pelo agente e esta passa despercebida ou, em alguns casos, merozoítos parasitando hemácias são um achado incidental em esfregaços sanguíneos. Em outros casos, a lise de hemácias é de baixa intensidade e os cães manifestam sinais brandos, como febre, apatia, anorexia e anemia leve. Estes animais tendem a se tornar portadores. Esta forma de manifestação clínica é muito comum em áreas endêmicas para cepas de baixa patogenicidade; porém, estes pacientes requerem cuidados, pois podem ser fonte de infecção para carrapatos ou tornarem-se "clinicamente doentes" quando submetidos a um déficit imunológico, seja este oriundo de estresses ou de enfermidades concomitantes.

Animais jovens têm maior suscetibilidade à infecção e tendem a apresentar sinais clínicos evidentes. Nestes casos, a crise hemolítica é mais elevada e as manifestações clínicas são oriundas principalmente deste quadro. Os cães que desenvolvem esta forma clínica da enfermidade apresentam anemia, palidez de mucosas (Figura 82.3), febre, apatia, anorexia, letargia e moderadas linfadenopatia, esplenomegalia e hepatomegalia. Em casos muito graves (não frequentes em infecções por *B. canis vogeli*), em que a hemólise é ainda mais intensa, em parte pelo caráter imunomediado desta, os enfermos manifestam, além dos sinais clínicos anteriormente citados: hemoglobinemia, hemoglobinúria, bilirrubinemia, bilirrubinúria, icterícia e anemia intensa. Apresentam também sinais clínicos raros na infecção por esta espécie de protozoário, como choque, manifestações neurológicas (ataxia), distúrbios respiratórios (taquipneia e dispneia), problemas circulatórios (taquicardia, hipotensão e diminuição do tempo refil capilar), hemorragias sob a forma de petéquias e sufusões, além de coagulopatias, como coagulação intravascular disseminada e sangramentos. Casos com esta magnitude de sinais clínicos são incomuns em infecções por *B. canis vogeli*, ou podem ser oriundos de coinfecções com outros agentes.

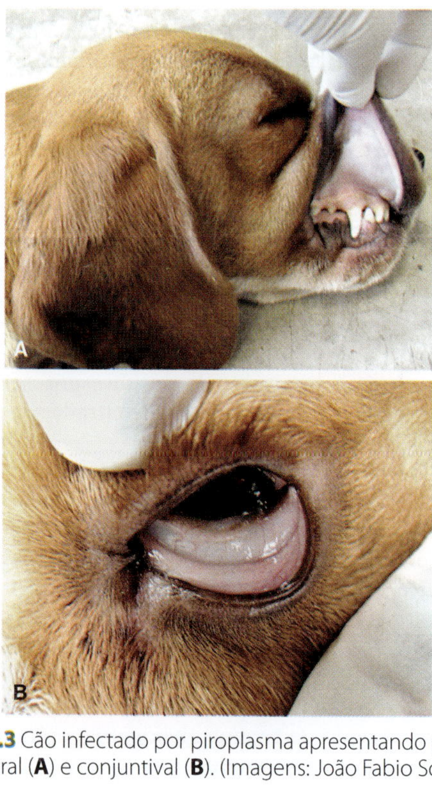

Figura 82.3 Cão infectado por piroplasma apresentando palidez das mucosas oral (**A**) e conjuntival (**B**). (Imagens: João Fabio Soares.)

Diagnóstico

O diagnóstico da infecção por babesídeos pode ser baseado em critérios clinicoepidemiológicos ou na resposta terapêutica; porém, com as restrições e ressalvas que estes métodos implicam. O diagnóstico definitivo deve ser realizado a partir de exames diretos e indiretos. Dentre as técnicas de diagnóstico direto está o esfregaço sanguíneo; para maior sensibilidade, este deve ser realizado com sangue capilar oriundo de extremidades, como ponta de orelha ou cauda. Dentre as técnicas colorimétricas mais usadas, destacam-se Romanowsky (panótico), Rosenfeld e Giemsa, mas também podem ser utilizadas Wright ou Diff-Quick. Este método de diagnóstico tem como inconveniente o fato de que, em algumas fases da infecção, a protozoaremia é baixa, tornando difícil a visualização de formas parasitárias no interior das hemácias. Outra técnica direta é a reação em cadeia da polimerase (PCR). Este método de diagnóstico, que visa pesquisar fragmentos de DNA do parasito em amostras de sangue ou fragmentos de órgãos, tem alta especificidade e sensibilidade (dependendo dos *primers* [oligonucleotídios iniciadores] utilizados), o que permite detectar o agente mesmo em animais com parasitemias muito baixas.

O esfregaço sanguíneo, apesar de muito específico, deve ser empregado em suspeitas de infecções agudas, pois depende da existência do protozoário na circulação em quantidades consideráveis. Já os métodos indiretos, que visam detectar anticorpos antibabésia, são ideais para casos crônicos ou para levantamentos epidemiológicos, pois seus resultados não dependem do antígeno e sim dos anticorpos, porém devem ser preteridos em caso de infecção recente, pois os animais necessitam de um período pós-exposição ao agente para formação de uma resposta imunológica. Preferencialmente, as técnicas sorológicas devem ser realizadas de modo pareado, com intervalos de 15 dias, a fim de que a soroconversão seja observada. Dentre as técnicas sorológicas mais empregadas está imunofluorescência indireta (IFI) (Figura 82.4). Esta técnica tem elevada sensibilidade e moderada especificidade (titulação de "corte" é 1:40). Outra técnica sorológica passível de ser utilizada no diagnóstico da babesiose é o ensaio imunoabsorvente ligado à enzima (ELISA, *enzyme-linked immunoabsorbent assay*), que tem alta sensibilidade e baixa especificidade.

Soroconversão

Na maioria dos animais, observa-se soroconversão a partir do 7º dia pós-inoculação, com aumento dos títulos no 14º dia, o que comprova a resposta humoral ao agente. Os níveis de anticorpos aumentam gradativamente até 70º dia pós-inoculação, com posterior declínio lento nos títulos de anticorpos.[25]

Cães que tiveram contato com *Babesia canis* e tornaram-se portadores mantêm o estímulo antigênico, com nível alto de anticorpos, o que lhes confere proteção imunológica por anos

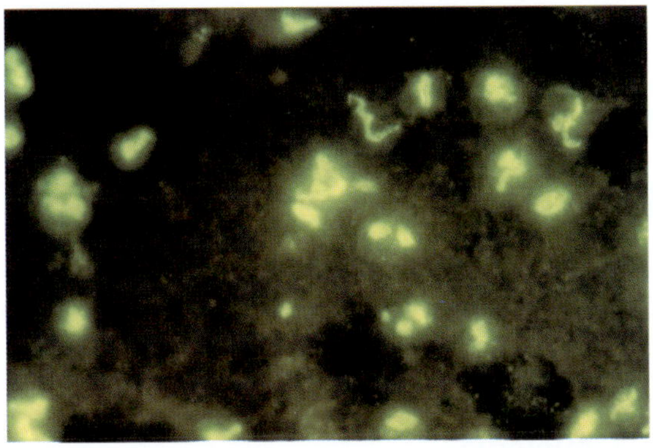

Figura 82.4 Reação de imunofluorescência indireta, antígeno *B. canis*. (Imagem gentilmente cedida pelo Dr. Leonardo P. Brandão.)

contra reinfecções[26–28] de cepas homólogas; entretanto, é valido ressaltar que animais portadores podem desenvolver a doença sob condições de estresse. Por outro lado, sem o parasito no organismo, a imunidade contra a infecção por *Babesia canis* é efêmera,[25] e os anticorpos declinam gradualmente 3 a 5 meses após a infecção.[29] Segundo Vercammen *et al.*[30] e MacIntire,[31] o cão está protegido contra reinfecções por cepas homólogas por apenas 5 a 8 meses, caso o agente tenha sido eliminado, sendo a reinfecção possível após este período.

Babesia gibsoni

Etiologia

O protozoário *Babesia gibsoni* foi descrito pela primeira vez na Índia, em 1910.[32] Trata-se de uma pequena *Babesia*, medindo entre 1 e 2,5 μm. Morfologicamente, apresenta-se com formas que variam de arredondadas a ovais, em geral encontradas dispostas individualmente no interior das hemácias, mas também podem ser vistas em maior número (Figura 82.5).

Epidemiologia

Distribuição geográfica

É encontrada principalmente na Ásia, mas também, em menor frequência, na América do Norte, no oeste da África e no sul da Europa. Há relatos ainda na Austrália.[33,34] No Brasil, até o momento, os registros estão restritos à região sul. Braccini *et al.*[35] encontraram inclusões em eritrócitos caninos morfologicamente condizentes com *B. gibsoni*. Já em 2006, Trapp *et al.*[36] detectaram, por PCR, *B. gibsoni* em quatro cães no Paraná. A análise destas sequências revelou uma homologia de 99% com o genótipo Ásia 1 de *B. gibsoni*. Em outro estudo realizado com 282 cães com suspeita de hemoparasitoses, oriundos do Hospital Veterinário da Universidade Estadual de Londrina, 13,8% (39/282) apresentaram um perfil de bandas condizentes com *B. gibsoni* à PCR-RFLP (enzima de restrição Hinf I).[37]

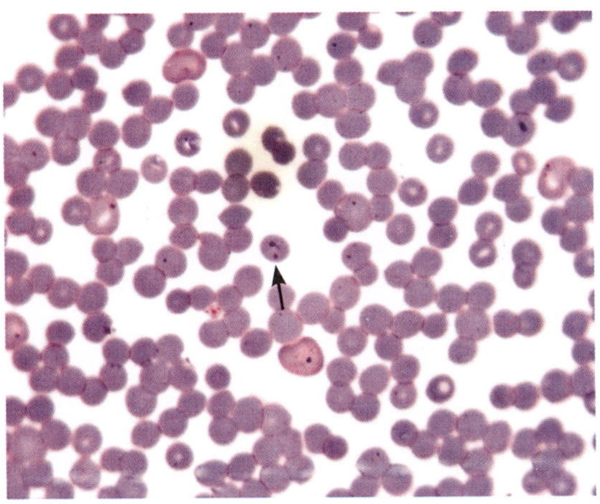

Figura 82.5 Hemácia parasitada por *B. gibsoni*. Caso confirmado por PCR. (Imagem gentilmente cedida pelo Prof. Dr. Odilon Vidotto e por Flavio Shiguero Jogima.)

Na Ásia, os carrapatos considerados como prováveis vetores são *R. sanguineus*, *Haemaphysalis bispinosa*, *H. longicornis* e *H. leachi*.[38] Entretanto, destas espécies de carrapatos, a única encontrada no Brasil é *R. sanguineus*, sendo este o vetor mais provável em nosso país, uma vez que *B. gibsoni* já foi encontrada nas glândulas salivares e no intestino desta espécie de ixodídeo;[39-41] esta também é a espécie mais comumente encontrada parasitando cães no Brasil. Porém, estudos realizados nos EUA para comprovar a competência vetorial de *D. variabilis* e *R. sanguineus* apresentaram resultados inconclusivos ou insatisfatórios.[38] Outras formas de transmissão incluem a transplacentária, além de especulações de que este protozoário possa ser transmitido por mordedura, suspeita decorrente de sua maior prevalência entre raças agressivas.[38] Os cães são importantes reservatórios de *B.* gibsoni. Parasitemias, mesmo que baixas, são mantidas por longos períodos, e infecções que se tornam crônicas são comuns para esta espécie de piroplasma. Em suma, mais estudos são necessários para determinar os modos de transmissão desta doença, a existência ou a ausência de transmissão transovariana no carrapato, bem como a real capacidade vetorial de *R. sanguineus*.

No mundo são encontrados três isolados geneticamente distintos, mas morfologicamente semelhantes, de diferentes regiões geográficas: Ásia, Califórnia e Europa. O isolado asiático é considerado o organismo original *B. gibsoni* sensu stricto.[42] A espécie *B. gibsoni* ainda requer uma série de estudos filogenéticos para melhor posicioná-la taxonomicamente.

Sinais clínicos, alterações hematológicas e patogenia

Os sinais clínicos, as alterações hematológicas e a patogenia das infecções por *B. gibsoni* tendem a ser semelhantes aos apresentados nas infecções por *B. canis*; entretanto, alguns relatos demonstram quadros mais graves de *B. gibsoni* quando comparados à espécie *B. canis vogeli*. A gravidade do quadro clínico pode variar muito, conforme os diferentes isolados de *B. gibsoni*. Febres intermitentes e casos agudos podem ser vistos em infecções por *B. gibsoni*, bem como óbitos de filhotes,[38] dependendo do isolado em questão. Geralmente, a redução no hematócrito e na contagem de plaquetas é mais evidente que em infecção por *B. canis vogeli*.

Diagnóstico

O diagnóstico pode ser feito por métodos diretos, como a PCR e o esfregaço sanguíneo, no qual devem ser pesquisados pequenos piroplasmas facilmente diferenciáveis de *B. canis* pelo tamanho, além de métodos indiretos, como IFI e ELISA.

Babesia em felinos

Os piroplasmídios em gatos não são tão estudados quanto nos cães. Os gatos domésticos parecem ser menos predisponentes ao parasitismo por carrapatos, em parte devido aos seus hábitos de higiene, os quais podem remover estes ectoparasitas; consequentemente, os felinos domésticos são menos acometidos por agentes infecciosos transmitidos por estes artrópodes. No Brasil, apesar de alguns trabalhos relatarem a existência de hemoprotozoários em gatos, são poucos os estudos que caracterizam molecularmente o(s) espécime(s) relatado(s). As formas intraeritrocitárias destes agentes são morfologicamente muito semelhantes, o que dificulta a definição das espécies envolvidas na epidemiologia da piroplasmose felina no Brasil, baseando-se apenas neste caráter. Por isso, são necessários estudos com a caracterização molecular dos agentes envolvidos nas piroplasmoses de felinos domésticos na região.

No Brasil, infecções por piroplasmas em gatos já foram relatadas em São Luís – MA,[43] Recife – PE,[44] Uberaba – MG,[45] Rio de Janeiro – RJ,[46] Niterói – RJ[47] e São Paulo[48] (Quadro 82.3).

Etiologia

Atualmente, são reconhecidas como principais babesídeos parasitas de felinos: *B. felis*, *B. cati*, *B. herpailuri*, *B. pantherae*, *B. leo* e *B. canis*.[49–51] Dessas espécies, já foram relatadas acometendo gatos domésticos: *B. felis*, *B. cati*, *B. canis* e *B. leo*.[49,51–53] Os piroplasmídios de gatos têm caracteres morfológicos muito similares, sendo difícil sua identificação com base somente na morfologia das formas intraeritrocitárias.[54]

Patogenia

A patogenicidade da babesiose felina varia conforme a espécie ou cepa do parasito envolvido, bem como com as particularidades do hospedeiro e seu *status* imunitário. De maneira geral, a patogenia da babesiose felina é semelhante à patogenia da babesiose canina, porém nos felinos esta enfermidade apresenta-se de modo mais brando e, além disso, estes animais manifestam os sinais clínicos com menos intensidade que os cães.

Apesar de a babesiose felina ser relatada em várias regiões do mundo, casos graves são comuns apenas na África do Sul; nos demais países de ocorrência, esta enfermidade apresenta-se geralmente de maneira subclínica (inaparente).

Manifestações clínicas e hematológicas

A febre não está necessariamente presente em casos de babesiose felina, assim como a icterícia. A maioria dos sinais clínicos está associada à anemia e à sua intensidade. Dentre eles, destacam-se: letargia, anorexia, emagrecimento, palidez de mucosas, taquipneia e taquicardia. Coinfecções de *Babesia* com os vírus da imunodeficiência felina, leucemia felina e peritonite infecciosa felina, além de *Mycoplasma haemofelis* e vírus respiratórios são descritas e devem ser consideradas ao se analisarem os sinais clínicos nesses animais.[55]

Quadro 82.3 Porcentagem de animais infectados por piroplasmas em diferentes estudos.

Local	Técnica	% de positivos
São Luís – MA[43]	IFI	2,5
São Luís – MA[43]	PCR	0
Rio de Janeiro – RJ[46]	Esfregaço	47
Niterói – RJ (Jurujuba)[47]	Esfregaço	25
Niterói – RJ (Largo da Batalha)[47]	Esfregaço	53,57
Distrito Federal[48]	Esfregaço	0
São Paulo[48]	Esfregaço	4,42

Os gatos afetados podem apresentar anemias que variam de moderadas a graves em casos mais avançados. Já a plaquetopenia é um achado inconstante.

Babesia felis

O protozoário *Babesia felis* pertence ao grupo dos pequenos piroplasmas.[56] Medindo aproximadamente 0,7 × 0,9 μm, os merozoítos podem ser encontrados em formas únicas, aos pares ou formando tétrades, geralmente com formato arredondado.

Epidemiologia

É encontrado na África do Sul, no Sudão, no sul da Ásia e na Europa.

Assim como na citauxzoose, este piroplasma tem como hospedeiros naturais felinos silvestres, neste caso, principalmente leões e leopardos. O vetor é desconhecido, mas suspeita-se que o carrapato *Haemaphysalis elliptica* possa estar envolvido na transmissão deste agente na África do Sul. Esta enfermidade é mais comum em animais jovens, com menos de 3 anos. Nas regiões endêmicas, a maioria dos casos ocorre entre a primavera e o verão.[57] É uma das espécies de *Babesia* mais patogênicas para os felinos, podendo levar a óbito em casos não tratados.

Babesia cati

O protozoário *Babesia cati* (Mudaliar *et al.* 1950) tem em média 1 × 2,5 μm, com formato que varia de anelar a piriforme, sendo encontrada na Índia e na África do Sul. Este organismo foi primeiramente detectado em um gato silvestre (*Felis catus*) na Índia.[58]

Outros babesídeos em felinos

B. canis também já foi relatada em felinos domésticos, por detecção molecular, mas como apresentou diferenças morfológicas dos espécimes encontrados em cães foi proposta uma nova subespécie, *B. canis presentii*.[51]

A espécie *Babesia herpailuri* (Dennig, 1967) é uma grande *Babesia* encontrada na América do Sul em jaguarundi ou gato-mourisco (*Puma yagouaroundi*).[59] As formas bigeminadas predominam nesta espécie de piroplasma.

A espécie *Babesia pantherae* (Dennig e Brocklesby, 1972), encontrada inicialmente em leopardos,[60] é capaz de infectar, experimentalmente, gatos esplenectomizados.

As formas parasitárias de *B. leo*[61] são morfologicamente indistinguíveis de *B. felis*, medem de 0,63 a 1,73 μm e apresentam, predominantemente, formatos ovais e arredondados com núcleo periférico.[61] Costumam ser encontradas parasitando leopardos e, principalmente, leões.

Cytauxzoon

Etiologia e histórico

O hemoprotozoário *Cytauxzoon* pertence ao subfilo Apicomplexa, à classe Piroplasmasida, à ordem Piroplasmorida e à família Theileridae. O gênero *Cytauxzoon* foi primeiramente descrito por Neitz e Thomas,[62] na África, em 1948, parasitando um antílope. Este gênero caracteriza-se por multiplicar-se em fagócitos mononucleares por esquizogonia e por realizar divisão binária em hemácias.

Cytauxzoon felis

O piroplasma *C. felis* foi relatado pela primeira vez em 1976, por Wagner,[63] no Missouri, EUA. No Brasil, o primeiro achado de *C. felis* data de 1998 e ocorreu em leões, que vieram a óbito em um zoológico no Rio de Janeiro. Este diagnóstico baseou-se em achados histopatológicos,[64] porém este trabalho só foi publicado em 2007.[65]

A confirmação molecular de *C. felis* em gatos domésticos no Brasil ocorreu em 2008.[66] Também já houve detecções moleculares deste parasito em outros felinos silvestres no Brasil, como: jaguatirica (*Leopardus pardalis*), puma (*Puma concolor*), onça-pintada (*Panthera onca*)[67] e gato-do-mato-pequeno (*Leopardus tigrinus*).

Além da espécie *C. felis*, o hemoprotozoário *Cytauxzoon manul* pode parasitar felinos domésticos e silvestres; porém, devido a sua baixa patogenicidade e não ocorrência no Brasil até o momento, essa espécie não será abordada neste capítulo.

Características morfológicas

As formas intraeritrocitárias podem variar consideravelmente, apresentando-se com formatos anelares com 1 a 1,5 μm de diâmetro, ovais ou alongados, com 1 × 2 μm ou, ainda, como pontos anaplasmoides com 0,5 μm.[68] O núcleo é redondo ou alongado, corando-se de vermelho-escuro a roxo. O citoplasma cora-se em tons de azul ou violeta.

As inclusões intraeritrocitárias são muito semelhantes às de outros teilerídeos ou babesídeos como *B. felis* e *B. leo*.

As hemácias parasitadas geralmente contêm apenas um parasito, mas podem conter até quatro formas parasitárias. Na superfície de pequenos vasos, principalmente do fígado, do baço e dos pulmões, podem ser encontradas células de tamanho aumentado devido a esquizontes do protozoário contendo vários merozoítos.

Ciclo

Após a inoculação via saliva do carrapato, o parasito *C. felis* desenvolve um ciclo pré-eritrocitário (Figura 82.6), no qual os fagócitos mononucleares são infectados e ocorre a esquizogonia. Isso faz com que estas células aumentem de tamanho; quando são rompidas ocorre a liberação de formas parasitárias que infectam os eritrócitos e nestes se reproduzem por bipartição. O carrapato se infecta ao ingerir hemácias parasitadas durante o repasto sanguíneo.

Após a diferenciação em macro e microgamontes ocorre a fusão dos gametas e a formação de um zigoto (oocineto), o qual penetra nas células intestinais do carrapato, onde se replica assexuadamente; posteriormente, alcança a hemocele e migra para a glândula salivar, onde realiza merogonia e infecta a saliva do ixodídeo.

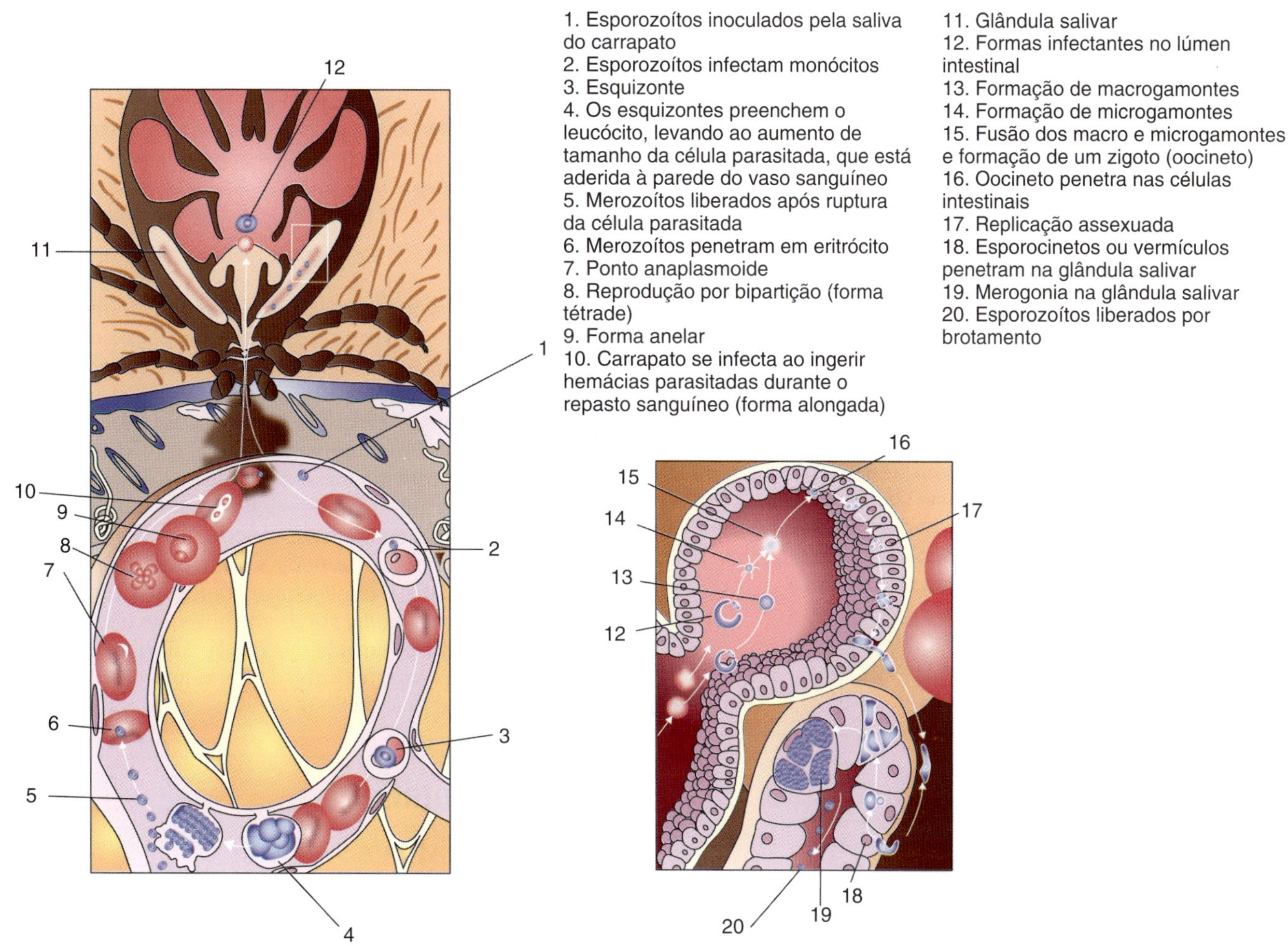

Figura 82.6 Ciclo *C. felis*. Formas eritrocitárias: 7, 8, 9, 10. (Adaptado de Greene *et al.*, 2006.[68])

Durante a esquizogonia, no hospedeiro vertebrado, as células parasitadas aumentam de tamanho, aderem à superfície dos pequenos vasos e podem causar a obstrução destes. Esta fase, pré-eritrocitária, corresponde à fase mais patogênica da enfermidade; infelizmente, em alguns casos, a existência do protozoário em hemácias só se tornará elevada o suficiente para ser detectada em esfregaços sanguíneos nos estágios terminais da doença.

▪ Epidemiologia

Nos EUA, os carrapatos das espécies *Dermacentor variabilis* e *Amblyomma americanum* são considerados vetores de *C. felis*. Em meio silvestre, esta enfermidade é mantida em linces (*Lynx rufus*); estes animais raramente apresentam sinais clínicos da infecção, exercendo papel de reservatórios do agente. Naquele país, o protozoário *C. felis* encontra-se em áreas em que a distribuição geográfica do vetor (*D. variabilis*) e do lince coincidem, ou seja, nas regiões centro-sul e sudeste dos EUA. Nesses locais, um fator importante para o desenvolvimento da doença em gatos domésticos é o contato com áreas de mata, onde provavelmente são parasitados pelo vetor. Além disso, há aumento dos casos no verão, estação em que os carrapatos são mais facilmente encontrados.

No Brasil, os carrapatos *D. variabilis* e *A. americanum* não são encontrados, sendo desconhecido o vetor de *C. felis* no país. Dentre as espécies mais comuns de ixodídeos encontradas parasitando felinos silvestres neotropicais está o carrapato *Amblyomma ovale* (Figura 82.7); porém, seu papel como vetor ainda requer estudos. Mas, algumas coincidências ocorrem na epidemiologia desta enfermidade no Brasil e nos EUA, como felídeos silvestres exercendo um provável papel de reservatórios. Esta enfermidade já foi relatada em várias espécies de felinos selvagens pelo mundo. No Brasil, o parasito já foi detectado em uma série de felídeos nativos, como gato-do-mato-pequeno (*Leopardus tigrinus*),[64] onça-pintada (*Panthera onca*),[64,67,69] jaguatirica (*Leopardus pardalis*)[67] e puma (*Puma concolor*).[67,69,70] A maioria dos felinos silvestres brasileiros não apresentava sinais clínicos da infecção por este agente. Widmer[69] encontrou 10 onças-pintadas de 10 pesquisadas com PCR positivo para *C. felis*. Esses animais foram capturados na região de Corumbá, Mato Grosso do Sul, sendo que esses indivíduos apresentavam-se saudáveis e sem alterações hematológicas. É provável que os felinos brasileiros também possam servir de reservatórios para *C. felis*, porém está hipótese ainda necessita de confirmação. A espécie de artrópode vetor ainda requer mais estudos em nosso país para que a epidemiologia desta enfermidade seja bem compreendida no Brasil.

Outras vias suspeitas de transmissão são a transplacentária e as transfusões sanguíneas.[68] Entretanto, falhas na transmissão vertical de *C. felis* já foram relatadas em infecções crônicas e agudas. Em resumo, essas hipóteses também requerem mais estudos para um melhor embasamento científico.

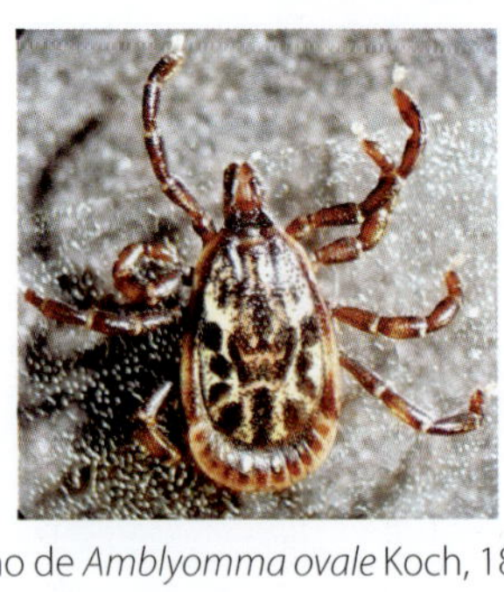

Figura 82.7 Macho de *Amblyomma ovale* Koch, 1844. (Imagem: João Fabio Soares.)

▪ Patogenia

A citauxzoose apresenta patogenia semelhante à de outras piroplasmoses no que diz respeito à fase eritrocitária da infecção. No entanto, a fase do ciclo exoeritrocitária é considerada a mais patogênica, pois a esquizogonia em células fagocíticas mononucleares pode ocluir total ou parcialmente capilares, vênulas e arteríolas de diversos órgãos, levando-os ao mau funcionamento devido à congestão e à anóxia local, o que, por sua vez, pode produzir processos de necrose celular e toxemia. As células mononucleares parasitadas podem liberar citocinas, as quais contribuem para o desenvolvimento de necrose celular e aumento da temperatura corporal.

▪ Manifestações clínicas

Os sinais clínicos iniciam-se 2 a 3 semanas após o contato com os carrapatos[71] e o óbito pode ocorrer dias após o seu início.[68] Em inoculações experimentais, os animais manifestam sinais da infecção 5 a 20 dias após a inoculação, dependendo da quantidade e do tipo de inóculo ou, ainda, da resposta individual do hospedeiro.

Nos EUA, esta enfermidade apresenta-se geralmente com um curso agudo e com alta letalidade para felinos domésticos,[68] porém já foram relatadas formas subclínicas da enfermidade nesse país. No lince (*Lynx rufus*), a doença geralmente apresenta-se desse modo e são raros os casos fatais. Os sinais clínicos nos gatos domésticos não são específicos. As manifestações clínicas são semelhantes às infecções por outros piroplasmas, mas com patogenicidade mais exacerbada. No Brasil, a maioria dos trabalhos relata infecções assintomáticas por piroplasmas em gatos domésticos; entretanto, os agentes etiológicos envolvidos nestes casos são desconhecidos, devido às semelhanças morfológicas. Dentre os sinais clínicos visualizados na citauxzoose, nos EUA, destacam-se: anorexia, depressão, letargia, febre, mucosas hipocoradas, icterícia, desidratação, aumento no tempo de perfusão capilar e esplenomegalia. Nos estágios terminais, ainda é possível observar urina escura, hipotermia, dores à palpação, vocalizações, sinais nervosos, decúbito constante e dispneia. Em alguns casos, os animais vêm a óbito 2 a 3 dias após o pico febril.[68]

▪ Diagnóstico

O diagnóstico clínico é de difícil execução, devido ao grande número de enfermidades com sinais clínicos semelhantes, assim como o diagnóstico por esfregaço sanguíneo, pois a parasitemia torna-se elevada apenas na fase final da doença. No estágio mais patogênico da enfermidade, em que os leucócitos estão sendo parasitados e as obstruções dos vasos ocorrem, a parasitemia é muito baixa, dificultando a visualização do parasito em lâmina; nestes casos, técnicas de detecção molecular são mais indicadas.

O diagnóstico pós-morte pode ser realizado a partir do *imprint* da medula óssea ou de órgãos como baço, fígado, linfonodos, pulmões ou, ainda, por exame histológico de arteríolas e vênulas obstruídas de diferentes órgãos. É valido ressaltar que estes dados refletem a realidade norte-americana, sendo pouco conhecida a biologia deste protozoário no Brasil.

■ Rangelia vitalii

▪ Etiologia e histórico

O hemoprotozoário *Rangelia vitalii*, pertencente ao filo Apicomplexa e à ordem Piroplasmorida, é responsável por uma enfermidade febril e hemorrágica grave para os cães, relatada pela primeira vez por Carini,[72] permanecendo ainda como uma moléstia de etiologia obscura. No início do século 20, Pestana[73] descreveu morfologicamente *Piroplasma vitalii*, agente etiológico de uma enfermidade conhecida popularmente como *Nambyuvú*, a partir de cães natural e experimentalmente infectados. Posteriormente, em 1914, Carini e Maciel[74] observaram particularidades no ciclo deste parasito, como a esquizogonia extraeritrocitária. Com base nisto e na capacidade de infectar leucócitos e células do endotélio vascular, os autores, então, propuseram um novo gênero: *Rangelia vitalii*, em homenagem a Bruno Rangel Pestana.[74]

Em 1926, Wenyon[75] levantou a hipótese de que as formas esquizogônicas encontradas por Carini e Maciel[74] eram, na verdade, de uma infecção por *Toxoplasma gondii* concomitante a uma parasitemia por *Babesia canis*. Já em 1938, Moreira[76] inoculou 91 cães e estudou a rangeliose nesses animais; ao final do estudo, afirmou não ser possível distinguir as formas eritrocitárias de *Rangelia vitalii* de *B. canis*, nem ao menos as formas esquizogônicas de *R. vitalii*, quando encontradas, de taquizoítos ou bradizoítos de *T. gondii*. Assim, Moreira[76] concluiu como provavelmente válida a hipótese de Wenyon.[75] Com isso, o protozoário *R. vitalii* praticamente desapareceu da literatura entre os anos de 1948 e 2003, salvo algumas raras citações, dentre as quais, muitas já tratavam a espécie *R. vitalii* como uma sinonímia de *B. canis*. Somente em 2011, a espécie foi revalidada, baseando-se em caracteres morfológicos e moleculares.[77]

Apesar de morfologicamente semelhante à espécie *B. canis*, quando encontrada em hemácias, a espécie *R. vitalii* é geneticamente distinta das principais babésias, que infectam cães. Soares *et al.*,[77] ao compararem a sequência gênica de um fragmento do gene 18S rRNA de *R. vitalii* com *B. canis* e *B. gibsoni*, observaram similaridade de apenas 92 e 94%, respectivamente; já quando a comparação foi realizada com um fragmento do gene *hsp70*, a similaridade foi ainda menor, de 82% para *B. canis* e de 86% para *B. gibsoni*.

Segundo Loretti e Barros,[78] a infecção por *R. vitalii* já foi confundida na clínica, em necropsias e na histopatologia, com casos de babesiose,[76-79] ehrlichiose,[80] hepatozoonose (mencionada por Carini[81]), leishmaniose visceral (calazar)[82] e toxoplasmose.[76-79] Todas essas questões polêmicas e equívocos sucessivos criaram uma situação de total descrédito no meio científico ao redor do tema *R. vitalii*.[78] Entretanto, hoje é possível comprovar de maneira indubitável a existência deste piroplasma canino. Primeiramente, *R. vitalii* não deve ser confundida com *B. canis* por apresentar particularidades no ciclo que *B. canis* não apresenta, como a capacidade de infectar leucócitos e células endoteliais (Quadro 82.4). No caso de *Ehrlichia canis* e *Hepatozoon canis*, as diferenças morfológicas podem ser usadas para diferi-los de *R. vitalii*. A bactéria *E. canis*, quando está parasitando leucócitos, apresenta-se em mórulas, diferentemente do que ocorre com *R. vitalii*, e os gamontes de *H. canis* são morfologicamente muito distintos das formas parasitárias encontradas na rangeliose. Já as formas amastigotas de *Leishmania* apresentam cinetoplasto, o que não ocorre com *R. vitalii*.[74] Com relação à toxoplasmose, na doença espontânea, o protozoário *T. gondii*, em geral, ocorre no interior de macrófagos e de células alveolares pulmonares[83] e, na infecção experimental, em macrófagos, células da micróglia, fibroblastos, em todos os tipos de células dos pulmões (com exceção dos eritrócitos que circulam nos vasos sanguíneos pulmonares) e raramente nas células endoteliais.[84-86] Além disso, exames imuno-histoquímicos realizados Krauspenhar *et al.*[87] e por Loretti e Barros[88] em material oriundo de animais infectados por *R. vitalii*, com anticorpos anti-*Neospora caninum*, anti-*T. gondii* e anti-*Leishmania donovani*, apresentaram resultados negativos. Como se não bastasse, os animais utilizados nos estudos desenvolvidos por Da Silva *et al.*[89] e Soares *et al.*[77] apresentaram PCR negativas para hemoparasitoses, como ehrlichiose e hepatozoose.

▪ Morfologia

A espécie *R. vitalii* pode ser encontrada parasitando eritrócitos (Figura 82.8 A e B), leucócitos (Figura 82.8 C e D) e células do endotélio vascular (Figura 82.9). As formas parasitárias presentes na circulação podem variar de redondas a ovais e piriformes. Quando coradas por Gimsa ou Rosenfeld, elas apresentam citoplasma azulado com redução na coloração central, já o núcleo, compacto, cora-se mais intensamente em tons violáceos. As inclusões encontradas no interior de eritrócitos e leucócitos medem em torno de 2 a 3,5 μm de comprimento[73,74,77] por 1,5 a 2,3 μm de largura.[73-77] Já as formas extracelulares do parasito são um pouco maiores,[89] porém são dificilmente encontradas. O comprimento médio do núcleo é de 1,06 μm.[77]

▪ Ciclo

Acredita-se que *R. vitalii* seja um piroplasma transmitido por carrapatos, mas a espécie vetora é desconhecida, assim como as fases do ciclo desenvolvidas no vetor. Quanto ao desenvolvimento do agente em cães inoculados, sabe-se que 5 dias após a inoculação o protozoário já pode se visto no interior de eritrócitos, há aumento na parasitemia entre o 9º e o 11º dia pós-inoculação (PI), com posterior redução gradual.[89] Do 5º ao 15º dia PI podem ser observadas formas parasitárias no interior de hemácias e livres, porém estas últimas são menos evidenciadas em comparação às formas intraeritrocitárias. Posteriormente, entre os dias 17 e 21, raros parasitos são observados no interior de hemácias e leucócitos, sendo que alguns cães já apresentavam esfregaço negativo neste período. O exame histopatológico realizado em um cão com 21 dias PI revelou o protozoário no interior de células do endotélio vascular,[89] porém não é possível saber em que fase do ciclo o *R. vitalii* começa a parasitar estas células.

Em um cão mantido infectado por longo prazo e manifestando sinais clínicos, Da Silva *et al.*[89] encontraram o parasito em punção de linfonodo 26 dias pós-inoculação. Aos 17 dias PI, quando os parasitos são raros na circulação e começam a aparecer em leucócitos, os cães iniciam os sinais clínicos da

Quadro 82.4 Espécies de piroplasmas que parasitam cães no Brasil.

Espécie	Tamanho (μm)	Células parasitadas	Patogenicidade	Provável vetor	Localização dos casos
Babesia canis vogeli	2,5 a 5	Eritrócitos	Leve a moderada	*R. sanguineus**	Principalmente em áreas urbanas
Babesia gibsoni	1 a 2,5	Eritrócitos	Moderada	*R. sanguineus*	Comumente urbanos
Rangelia vitalii	2 a 3,5	Eritrócitos, leucócitos e células do endotélio vascular	Moderada a grave	*A. aureolatum*	Geralmente rurais

*Vetor comprovado.

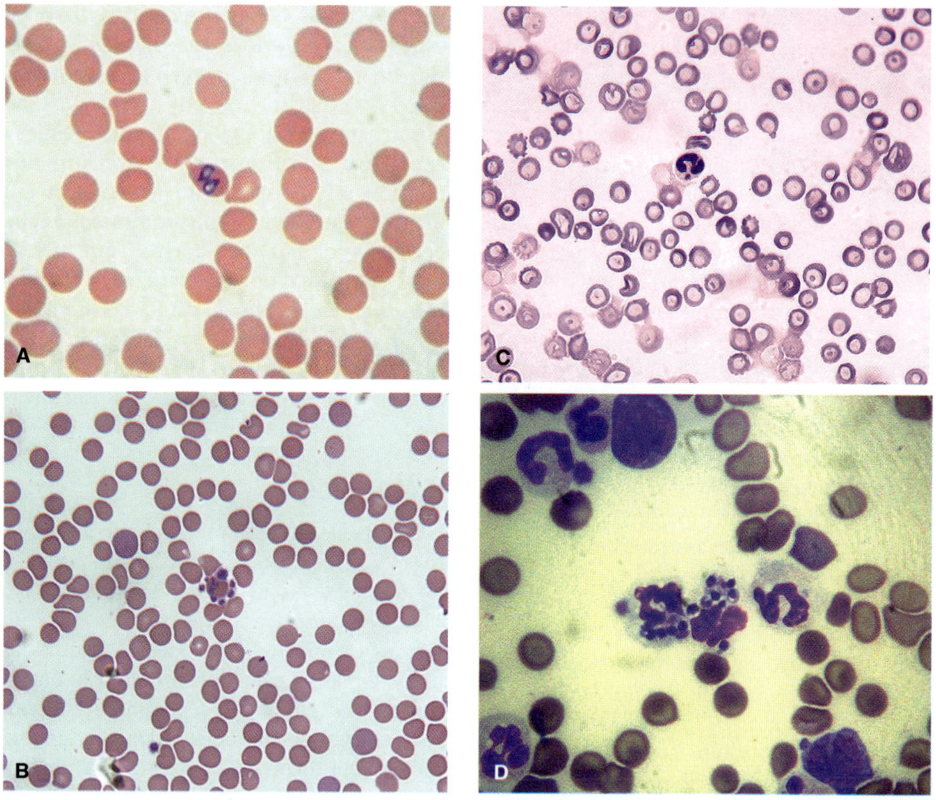

Figura 82.8 Formas parasitárias de *Rangelia vitalii*. **A** e **B.** Parasitando hemácia. Em (**B**) é possível observar agregação plaquetária no entorno do eritrócito parasitado. **C.** No interior de neutrófilo. **D.** Formas múltiplas em neutrófilos. (Imagem **A** cedida por Samanta Miyashiro; imagens **B** e **C** por João Fabio Soares; imagem **D** cedida por Raqueli T. França.)

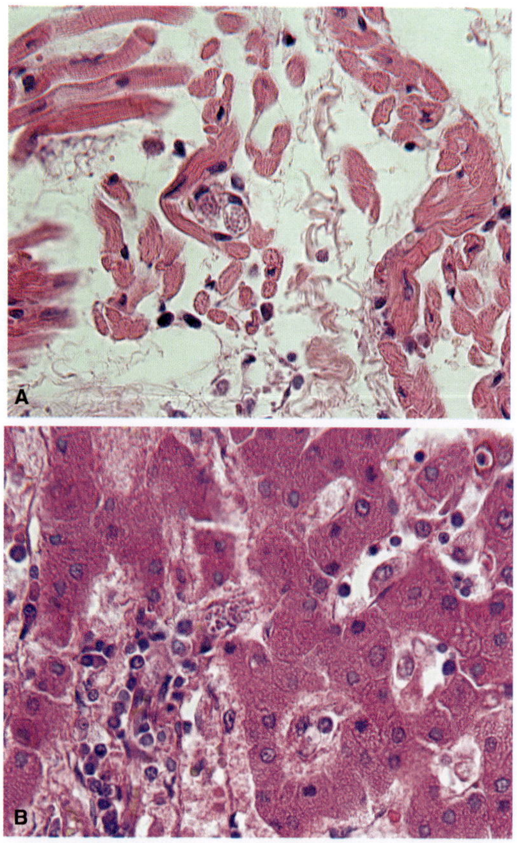

Figura 82.9 Esquizontes em endotélio vascular condizentes com *Rangelia vitalii* em cão infectado. **A.** Corte de tecido cardíaco. **B.** Corte de tecido hepático corado com hematoxilina e eosina. (Imagens: por João Fabio Soares.)

infecção. Estes fatos levam a crer que as manifestações clínicas possam estar associadas à disseminação do protozoário pelo organismo do animal;[89] porém, neste período, a anemia imunomediada pode estar se manifestando, o que explicaria muitos dos sinais clínicos. Entretanto, apesar de Krauspenhar *et al.*[87] terem encontrado esferócitos em cães com *R. vitalii*, a anemia imunomediada nessa enfermidade ainda requer mais estudos.

É provável que o ciclo de *R. vitalii* seja semelhante ao ciclo de desenvolvimento de outros membros da ordem Piroplasmorida, tanto as fases realizadas no vetor, quanto as desenvolvidas no cão. Porém, estudos ainda estão em desenvolvimento para melhor elucidá-las; o pouco que hoje é conhecido está restrito ao cão. Pestana e Carini e Maciel[73,74] observaram reprodução por esquizogonia e por bipartição, sendo está ultima visualizada no interior de hemácias. As formas esquizogônicas encontradas no interior de células endoteliais podem conter de 30 a 100 parasitos.[74] Já o que acontece no vetor após a ingestão de sangue contendo o parasito é totalmente desconhecido, assim como a ocorrência ou não de perpetuação transestadial e transmissão transovariana.

Epidemiologia

A(s) espécie(s) de carrapato(s) vetora(s) de *R. vitalii* é(são) desconhecida(s), porém dois ixodídeos são incriminados como possíveis vetores *Rhipicephalus sanguineus* (Figura 82.2) e *Amblyomma aureolatum* (Figura 82.10), uma vez que estas espécies já foram encontradas parasitando cães com rangeliose. Entretanto, não podemos descartar outra espécie importante, de vasta distribuição geográfica, que costuma parasitar cães, como *A. ovale* (Figura 82.7), nem ao menos outros artrópodes hematófagos. Um conjunto de indícios epidemiológicos

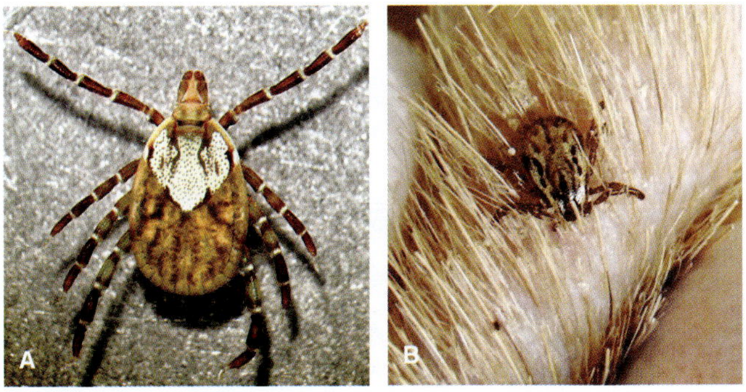

Figura 82.10 *Amblyomma aureolatum* Pallas, 1772. **A.** Fêmea. **B.** Macho parasitando cão. (Imagens: João Fabio Soares.)

aponta como vetor mais provável o carrapato *A. aureolatum*, pois a maioria dos casos de rangeliose é oriunda de áreas rurais próximas à mata, regiões inseridas principalmente nos biomas Mata Atlântica ou Campos Sulinos, locais que reúnem as condições necessária para o desenvolvimento de *A. aureolatum*. Em contrapartida, estas são regiões preteridas pela espécie *R. sanguineus*, um carrapato extremamente adaptado ao ambiente urbano, que se reproduz nas construções humanas e dificilmente é encontrado nesse tipo de *habitat*.

Cães jovens são mais afetados pela doença, geralmente desenvolvendo enfermidade hemorrágica grave, mas há relatos de cães adultos desenvolvendo esta forma da doença. É mais comum entre as raças de caça, pois estes animais costumam adentrar a mata; porém, este fator está mais associado aos hábitos dos animais do que propriamente à raça, sendo este um fator importante na epidemiologia da rangeliose. Cães que residem em áreas rurais, periurbanas, nas proximidades de matas ou, esporadicamente, frequentam locais com este perfil são mais predispostos ao desenvolvimento da enfermidade.

O papel de outras espécies animais ou de reservatórios silvestres na epidemiologia da *R. vitalii* é desconhecido; sabe-se, apenas, que animais de laboratório inoculados por Pestana[73] e por Carini e Maciel[74] não desenvolveram a enfermidade. Entretanto, a hipótese da existência de reservatórios silvestres é sustentada nos fatos de canídeos silvestres, como graxaim-do-campo (*Lycalopex gymnocercus*) e cachorro-do-mato (*Cerdocyon thous*), serem também hospedeiros do estágio adulto do provável vetor, *A. aureolatum*, bem como pelos registros de parasitismo por piroplasmas nestes animais.

Cães em que a doença manifestou-se de maneira crônica ou cronificou após uma fase clínica podem ser fonte de infecção para novos hospedeiros, uma vez que Pestana[73] demonstrou que o sangue de cães inoculados retirado em várias fases da moléstia é infeccioso para outros cães. Carini e Maciel[74] relatam que o sangue de um cão mantido por vários meses em pesquisa era capaz de infectar animais jovens. Do mesmo modo, o sangue de um cão em que a doença cronificou foi positivo à PCR enquanto foi pesquisado, totalizando 118 dias PI.[89]

Até o momento, são escassos os estudos de prevalência desta enfermidade, porém ela se encontra bem distribuída nas regiões Sul e Sudeste. É provável que muitos casos sejam subdiagnosticados ou erroneamente confundidos com *B. canis*. Trata-se de uma enfermidade que, ao longo dos anos, tem sido relatada principalmente no Brasil,[72–74,81,87,90–92] em especial nos estados de São Paulo,[73,74,93] Rio de Janeiro,[92] Paraná[94] e Rio Grande do Sul (Mesorregião do Centro Ocidental).[95] Destacam-se as cidades de São Bernardo (SP),[96] Tijuca do Sul (PR),[94] Porto Alegre (RS),[88] Pelotas (RS),[97] Cruz Alta (RS),[98] Santa Maria (RS)[77,99] e Cachoeira do Sul (RS),[77] sendo que os achados de Santa Maria (RS) e Cachoeira do Sul (RS) foram recentemente confirmados por caracteres morfológicos e moleculares.[77] Além desses relatos, a enfermidade foi descrita em Cuiabá (MT),[100] porém os dois casos mencionados podem não ser autóctones, pois a região não reúne condições climáticas favoráveis para o desenvolvimento de *A. aureolatum* (provável espécie vetora). Fora do Brasil, a doença já foi relatada no Uruguai, mais especificamente no departamento de Artigas, em 1976.[101]

Patogenia e manifestações clínicas

Segundo Pestana,[73] Carini e Maciel,[74] e Braga,[90] a enfermidade pode apresentar-se de três formas clínicas: forma aguda ou ictérica, subaguda ou hemorrágica e forma crônica, sendo esta última leve ou benigna, dependendo da idade e da resposta imune do hospedeiro, à semelhança do que é evidenciado na babesiose. Entretanto, as manifestações agudas ou subagudas são mais comuns em casos naturais de infecção por *R. vitalii*. A fisiopatogenia da fase eritrocitária da rangeliose é muito semelhante ao que ocorre em infecções por *B. canis vogeli*, porém de modo mais grave.

A doença era conhecida entre os índios como *Nambyuvú*, palavra guarani que significa "orelha que sangra", sendo este um sinal clínico da infecção pelo agente (Figura 82.11). Isto se dá pelo intenso consumo de plaquetas, pois a espécie *R. vitalii* tem a capacidade de parasitar o endotélio vascular (Figura 82.9), lesando-o. Porém, este sinal clínico não é patognomônico da infecção por *R. vitalii*; outras enfermidades que levem ao intenso consumo de plaquetas podem produzi-lo. Em casos de inoculação experimental, os animais não manifestam este tipo de sangramento constante nas orelhas, sendo, provavelmente, necessária a picada de insetos ou lesões locais para o desenvolvimento do *Nambyuvú*. Por outro lado, há certa dificuldade em conter o sangramento nos pontos de coleta de sangue dos animais inoculados. As lesões no endotélio vascular dos vasos que irrigam o sistema digestivo podem levar a alterações intestinais, bem como à perda de sangue para o interior do lúmen intestinal; assim, o animal apresenta diarreia sanguinolenta inicialmente alaranjada, que posteriormente torna-se escura (Figura 82.12), a qual antigamente ficou conhecida como "*Nambyuvú* das tripas". A doença também foi popularmente chamada de "peste do sangue" ou "febre amarela dos cães", devido à febre e à intensa icterícia que ocorrem em alguns casos. A icterícia é mais comumente observada em casos de rangeliose do que em casos de babesiose causados por *B. canis vogeli*.

As demais alterações na homeostasia dos cães oriundas de anemia, plaquetopenia e demais alterações hematológicas são semelhantes às encontradas na babesiose.

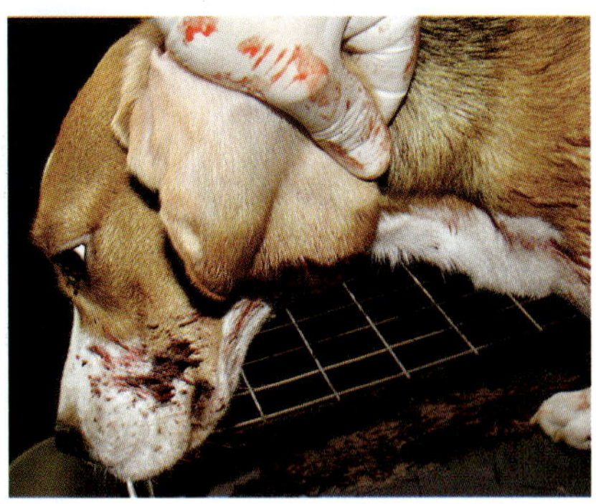

Figura 82.11 Cão infectado por *R. vitalii* apresentando sangramento, *Nambyuvú*. (Imagem por João Fabio Soares.)[77]

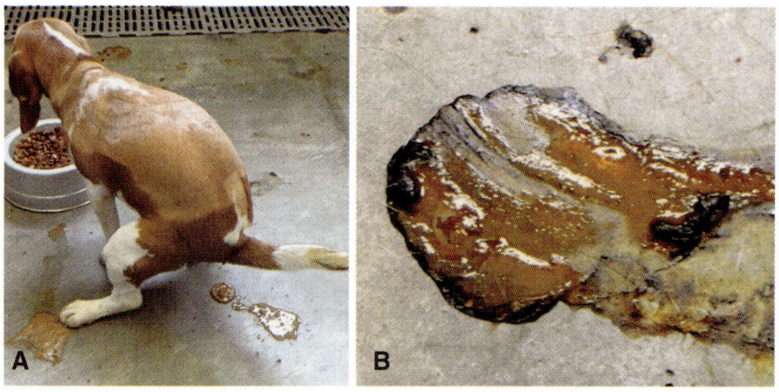

Figura 82.12 "*Nambyuvú* das tripas". **A.** Animal apresentando forma inicial do *nambyuvú* das tripas. **B.** Aspecto das fezes ao longo da enfermidade. (Imagens por João Fabio Soares.)

Dentre os principais sinais clínicos, destacam-se febre, apatia, anorexia, perda de peso, desidratação, dispneia, esplenomegalia, hepatomegalia, linfadenomegalia, petéquias (Figura 82.13), equimose, icterícia (Figura 82.14), palidez das mucosas, diarreia sanguinolenta, além de sangramentos persistentes por narinas (Figura 82.15), boca, olhos, ânus e bordas das orelhas (Figura 82.11).

Alterações hematológicas

Dentre as alterações hematológicas mais evidentes estão a redução na contagem de eritrócitos e plaquetas, hemoglobina e no hematócrito. São alterações semelhantes às encontradas em casos de babesiose; porém, as anemias tendem a ser mais profundas, assim como o consumo de plaquetas tende ser maior, podendo haver macroplaquetas. Alguns cães naturalmente infectados chegaram a apresentar contagem de eritrócitos totais de $1{,}58 \times 10^6/\mu\ell$ (parâmetro: 5,5 a 8,5), hematócrito de 14% (37 a 55) e plaquetopenia de $23 \times 10^3/\mu\ell$ (200 a 500),[99] posteriormente, estes caso foram confirmados por PCR.[77]

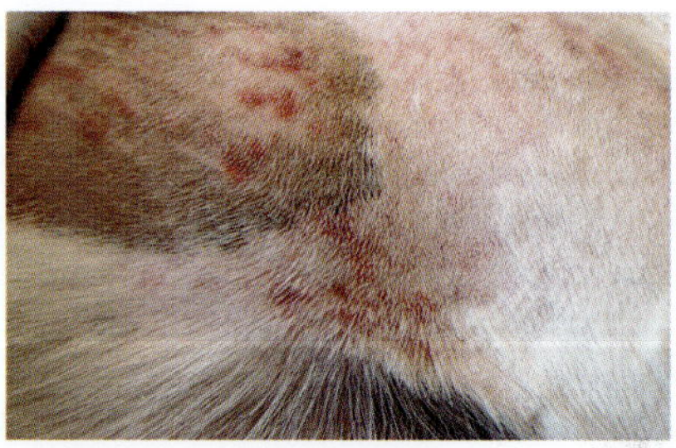

Figura 82.13 Cão infectado com *R. vitalii* apresentando petéquias. (Imagens: João Fabio Soares.)

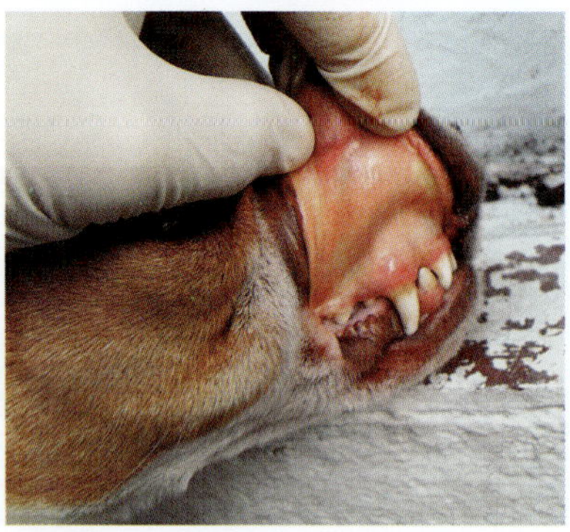

Figura 82.14 Cão infectado com *R. vitalii* apresentando mucosa ictérica. (Imagens: João Fabio Soares.)

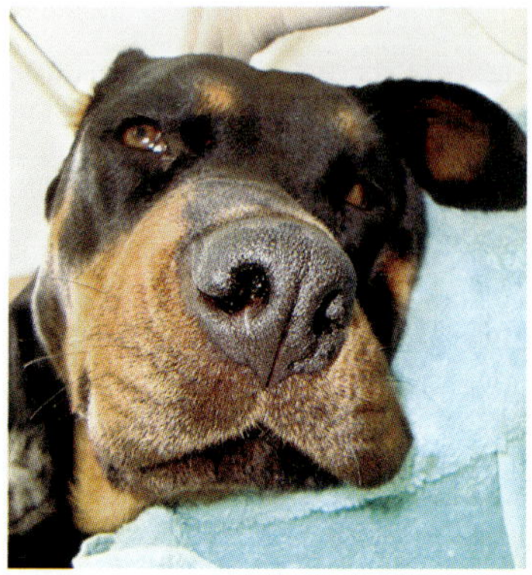

Figura 82.15 Cão infectado por *R. vitalii* apresentando sangramento nasal. (Imagem gentilmente cedida por Raqueli T. França.)

As anemias apresentadas na rangeliose são de caráter regenerativo, com macrocitose e hipocromasia. Alguns animais chegam a apresentar rubrícitos e metarrubrícitos. Há exceções, nas quais a macrocitose e a hipocromasia não são evidentes; mas, nestes casos, é possível observar anisocitose e policromasia. Em alguns casos as anemias desenvolvem-se de maneira muito aguda, e os sinais de regeneração levam tempo para manifestarem-se. Em muitos cães um processo inflamatório intenso pode inibir a eritropoiese, e os animais manifestam anemias aregenerativas. As etiologias das anemias observadas na rangeliose são semelhantes às anteriormente mencionadas na infecção por *B. canis*.

Animais experimentalmente infectados apresentam aumento na contagem de megacariócitos e redução na agregação plaquetária entre os dias 10 e 20 PI.[102]

Há indícios de que a rangeliose possa causar anemia imunomediada, devido à presença, em alguns casos, de esferócitos e eritrofagocitose[87,88,95] (Figura 82.16); porém, ainda são necessários mais estudos para correlacionar a existência da anemia imunomediada como agente infeccioso da rangeliose, pois, em alguns casos, esta forma de anemia não é visualizada.

Quanto ao leucograma, apresenta-se inconsistente em infecções por *R. vitalii*, enquanto alguns animais apresentam redução na contagem de leucócitos, outros manifestam leucositose, sendo esta mais comumente encontrada, principalmente em casos fatais. Isso ocorre, provavelmente, devido à estimulação antigênica prolongada.

Diagnóstico

O diagnóstico pode ser clínico, porém a maior parte dos sinais clínicos são inespecíficos; terapêutico; epidemiológico ou por esfregaços sanguíneos, com as mesmas técnicas

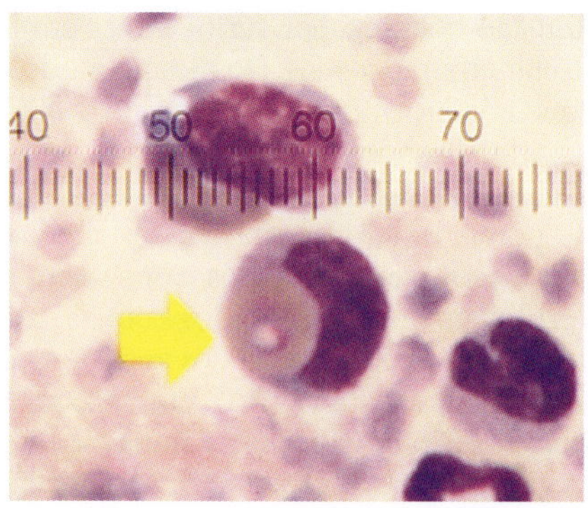

Figura 82.16 Eritrofagocitose de hemácia parasitada por *R. vitalii*. (Imagem gentilmente cedida por Luciana de Almeida Lacerda e Elissandra da Silveira.)

colorimétricas citadas para o diagnóstico de *B. canis*. Porém, é valido ressaltar que os animais manifestam sinais clínicos quando a parasitemia já se encontra em estágio decrescente. Uma alternativa é o diagnóstico por PCR, capaz de detectar DNA do agente em casos agudos ou crônicos, mesmo em baixas parasitemias, e ainda diferi-lo de *B. canis*. Até o momento, não há técnicas de diagnóstico indireto específicas para *R. vitalii*, apesar de não ser descartável reação cruzada com antígenos de outras espécies de piroplasmas. O diagnóstico pós-morte pode ser feito por imuno-histoquímica[88] ou por exames histopatológicos.

Outros piroplasmas parasitos de cães

Theileria annae

Trata-se de um pequeno piroplasma, recentemente descrito por Zahler *et al.*[103] Este parasito é morfologicamente semelhante ao babesídeo *B. gibsoni*, porém geneticamente muito próximo de *Baseia microti*, é encontrada principalmente no norte da Espanha e há suspeitas de que *Ixodes hexagunus* possa estar envolvido na transmissão.[104]

Theileria equi

Apesar de Criado-Fornelio *et al.*[105] terem identificado pela PCR *Theileria equi* parasitando cães, na Espanha, e de este parasito ser amplamente encontrado em cavalos no Brasil, durante estudo realizado no Rio de Janeiro (RJ) em cães inoculados com *T. equi*, uma cepa capaz de produzir doença em cavalos e com 60% de parasitemia não teve a capacidade de infectar cães jovens ou adultos imunossuprimidos por um longo período.[106] Tanto o sangue quanto os carrapatos levados a infestar estes animais, além de fragmentos de órgãos de alguns cães, foram negativos à PCR.[106] Nessa pesquisa, também foram avaliados por sorologia 12 cães infestados por carrapatos do gênero *Amblyomma*, oriundos de cinco áreas distintas, com estabilidade enzoótica para *T. equi* em equinos, no município de Seropédica (RJ), e que tinham estreita convivência com cavalos; todos os 12 cães apresentaram-se sorologicamente negativos.[106] Assim, Silva[106] concluiu que o cão não está envolvido na cadeia epidemiológica da *T. equi* na região.

Tratamento

Antigamente, um fármaco muito usado no controle da babesiose era o azul tripano a 1%, o qual caiu em desuso devido aos riscos de sua administração. Hoje, os fármacos de eleição no tratamento das piroplasmoses são aceturato de diaminazeno (3,5 mg/kg) e dipropionato de imidocarbe (5 a 7 mg/kg), sendo este administrado duas vezes, com intervalo de 14 dias. No entanto, é importante que a aplicação destes medicamentos seja realizada preferencialmente em clínicas veterinárias, devido aos possíveis efeitos colaterais. No caso do aceturato de diaminazeno podem ser observados efeitos colaterais como depressão, opistótono, ataxia, rigidez extensora, estupor, nistagmo e convulsões. Animais em choque ainda podem apresentar hipotensão e efeitos anticolinérgicos. Já o dipropionato de imidocarbe pode causar dor no local da aplicação, lacrimejamento, salivação excessiva, vômitos e diarreias. Para prevenir tais efeitos colaterais pode ser aplicada atropina, na dose de 0,04 mg/kg, dez minutos antes da aplicação do dipropionato de imidocarbe. De modo geral, quando aplicados na dose recomenda, efeitos colaterais são incomuns.

O tratamento com aceturato de diaminazeno em infecções por *B. gibsoni* deve ser preferido, uma vez que este fármaco é mais eficiente que o dipropionato de imidocarbe em casos de parasitismo por pequenas babésias.[57]

A doxiciclina na dose de 10 mg/kg tem sido comumente utilizada em casos de hemoparasitoses caninas, porém este fármaco é mais indicado no tratamento de ehrlichiose canina. Sua ação sobre *B. canis* restringe-se apenas à redução da parasitemia, o que permite a recuperação do paciente, mas não elimina o agente.

Em casos naturais de infecção por *R. vitalii* após a administração dipropionato de imidocarbe, 6 dos 7 cães tratados tiveram melhora clínica[99] e, em casos experimentais, todos os cães tratados com aceturato de diaminazeno em dose única apresentaram PCR do sangue negativa após o tratamento.[89] Entretanto, é válido ressaltar que os cães oriundos de casos naturais encontravam-se em condições mais debilitantes.

No tratamento da citauxzoose é recomendada, além dos fármacos utilizados no controle dos piroplasmas, a administração de heparina (100 a 150 U/kg por via subcutânea, de 8 em 8 h), devido às obstruções vasculares que ocorrem nesta enfermidade. Entretanto, mesmo após o tratamento, o felino pode não eliminar completamente o parasito.

Um dos medicamentos utilizados em casos de infecção por *B. felis* é o antimalárico fosfato de primaquina, administrado na dose de 0,5 mg/kg porvia oral; porém, este apenas reduz a parasitemia, não a eliminando.[57] É de suma importância que a dose seja administrada corretamente, devido à toxicidade do fármaco, mesmo assim, vômitos são comuns após o tratamento.[57] Os fármacos e as posologias mais utilizados no tratamento das piroplasmoses são apresentados de maneira resumida no Quadro 82.5.

A administração de metronidazol ou sua associação com outros fármacos tem demonstrado resultados interessantes no controle de *B. gibsoni*.[107,108]

Em casos muito debilitantes são necessários tratamentos de suporte, como a fluidoterapia ou a transfusão sanguínea, dependendo da indicação do médico-veterinário.

Prevenção

O dipropionato de imidocarbe, na dose de 6 mg/kg, pode ser utilizado na quimioprofilaxia da infecção por *B. canis*; porém, esta medida deve ser avaliada com ressalva, devido aos possíveis efeitos colaterais deste medicamento.

Animais doadores de sangue devem ser mantidos sob monitoramento periódico, a fim de avaliar o *status* sanitário destes cães, evitando esta forma de contágio para seus receptores.

Alguns fármacos aplicados no tratamento das piroplasmoses levam à eliminação completa do agente; sem o parasito, a imunidade é mantida por apenas 5 a 8 meses[30,31] e, após este período, o animal está sujeito a reinfecções. Portanto, em áreas endêmicas, o *status* de portador de *B. canis vogeli* pode ser interessante, uma vez que o parasito geralmente causa infecções benignas e, em sua presença, a estimulação antigênica constante mantém a resposta imune em níveis protetores. A decisão referente ao tratamento cabe ao clínico, sempre levando em consideração os fatores anteriormente discutidos (seção Epidemiologia). Apesar de alguns cães desenvolverem uma forma benigna de rangeliose, está não é a apresentação mais comum da doença. Cães que se infectaram por *R. vitalii* e superam as fases mais agressivas da enfermidade tornam-se portadores e, supostamente, também desenvolvem uma resposta imune protetora, assim como ocorre na infecção por *B. canis vogeli*. A questão é que em casos de infecção por *R. vitalii*, o estado de portador é uma situação arriscada de ser mantida,

Quadro 82.5 Fármacos usados no tratamento das piroplasmoses em pequenos animais domésticos.[22,38,57,68,89,96,99]

Fármaco	Dose (mg/kg)	Via de administração	Intervalo	Duração do tratamento	*B. canis*	*B. gibsoni*	*R. vitalii*	*B. felis*	*C. felis*
Aceturato de diaminazeno	3,5	SC/IM	Dose única	–	E	E*	E	EB	E*/RP
Dipropionato de imidocarbe	5 a 7	SC/IM	Dose única	Repetir em 14 dias**	E	EB	E	I	E**/RP
Azul tripano	10	IV	Dose única	–	E	I	E	I	?
Doxiciclina	10	VO	12 h	7 a 10	RP	?***	?	?	?***
Fosfato de primaquina	0,5	VO	24 h	1 a 3	I	I	?	E	?
	1/animal	IM	36 h	6					
Sulfato de quinurônio	0,25	SC	48 h	2	E	?	?	?	?
Azitromicina	10	VO	24 h	10	?	E	?	?	?

*Para *B. gibsoni*, repetir em 24 h e, para *C. felis*, em 7 dias; **necessário repetir o tratamento em alguns casos; ***necessita de associação. ? = desconhecido; E = eficiente; EB = eficiência baixa; I = ineficiente; RP = reduz a parasitemia; SC = via subcutânea; IM = via intramuscular; IV = via intravenosa; VO = via oral.

devido à malignidade desta enfermidade, a qual comumente leva a óbito os cães não tratados. Portanto, em locais onde as espécies *B. canis vogeli* e *R. vitalii* coexistem, é importante que o clínico busque diferenciá-las, seja mediante sutis diferenças nas manifestações clínicas, nas alterações hematológicas (acentuada plaquetoplenia na rangeliose) e na epidemiologia distinta destas enfermidades, assim como pelo esfregaço sanguíneo, no qual apenas *R. vitalii* infecta leucócitos, ou por intermédio de técnicas moleculares, como a PCR.

Uma série de estudos vem sendo desenvolvidos na busca por vacinas efetivas, porém enfrentam dificuldades devido à diversidade antigênica que as distintas cepas e subespécies de *B. canis* apresentam. Além disso, em alguns casos, houve apenas uma redução nos sinais clínicos do grupo tratado ao ser desafiado, não impedindo o desenvolvimento de parasitemia, embora reduzida, quando comparada à apresentada pelo grupo-controle.[109,110] Uma vacina feita a partir de antígenos solúveis de *B. canis* demonstra limitada proteção vacinal contra cepas heterólogas.[111] Diante das limitações encontradas na vacinação com o antígeno *B. canis*, esta técnica de prevenção deve ser empregada como uma técnica auxiliar, tendo como objetivo principal apenas minimizar os sinais clínicos da infecção.

Ações preventivas podem ser tomadas para evitar o contado dos cães e gatos com os vetores das piroplasmoses. No caso de *C. felis* e *R. vitalii*, o contato dos animais domésticos com áreas de mata parece ser um importante fator de risco. Provavelmente é nesses locais que estes animais são parasitados pelos vetores. Como são carrapatos encontrados em meio silvestre e que esporadicamente parasitam cães e gatos, seu controle é restrito. O que é possível de ser realizado é a prevenção do contato com os vetores por meio da aplicação de produtos carrapaticidas, que apresentam poder residual (por intermédio de coleiras impregnadas ou produtos *spot on*) ou evitando a entrada dos animais em áreas florestais. Por outro lado, o ixodídeo *R. sanguineus*, vetor de *B. canis vogeli*, é uma espécie nidícola, com ciclo trioxeno, especialmente adaptada ao meio urbano, sendo de suma importância a realização do controle de maneira estratégica entre ambiente e hospedeiro. A maior parte da população de *R. sanguineus* de uma residência não se encontra nos cães e sim nos locais em que estes pernoitam. Portanto, o controle deve ser feito de maneira integrada, ou seja, no ambiente e no hospedeiro, a fim de que o ciclo do carrapato seja "quebrado". Nos locais em que os animais residem, a aplicação de produtos carrapaticidas deve ser realizada de 3 a 4 vezes, em intervalos periódicos de 7 dias. Durante o período destinado à aplicação de produtos químicos e após este, o cão deve ser afastado para evitar intoxicações. Esta aplicação deve ser feita por pessoas treinadas e devidamente paramentadas, com especial atenção às frestas e rachaduras nas paredes e demais locais utilizados como "refúgio" pelos carrapatos. É válido ressaltar que *R. sanguineus* apresenta geotropismo negativo. Quanto ao cão, os carrapaticidas podem ser usados das diversas maneiras, conforme as apresentações encontradas no mercado: banhos com o produto, talcos, coleiras e *spot on* ou, ainda, por meio dos endectocidas (algumas raças não podem ser tratadas com certos princípios ativos). Estes produtos só podem ser aplicados sob a orientação de um médico-veterinário e com especial atenção para com os filhotes e as intolerâncias individuais ou raciais.

Referências

1. Smith T, Kilborne FL. Investigation into the nature, causation, and prevention of Texas or Southern Cattle fever. Washington, DC: Bureau of animal Industry, U.S. Departmente of Agriculture; 1893 (Bulletin, n.1).
2. Piana GP, Galli-Valerio B. Su di un'infezione del cane con parassiti endoglobulari nel sangue. Nota preventiva. II Moderno Zooiatro 1895;6:163-9.
3. Passos LM, Geiger SM, Ribeiro MFB, Pfister K, Zahlerrinder M. First molecular detection of Babesia vogeli in dogs from Brazil. Vet Parasitol. 2005;127:81-5.
4. Costa-Júnior LM, Ribeiro MFB, Rembeck K, Rabelo EML, Zahaler-Rindler M, Hirzmann J *et al.* Canine babesiosis caused by Babesia canis vogeli in rural areas of the State of Minas Gerais, Brazil and factors associated with its seroprevalence. Res Vet Sci. 2009;86:257-260.
5. Braga JFV. Babesiose canina em Teresina, Piauí [Dissertação]. Teresina: Universidade Federal do Piauí; 2011.
6. Costa AP. Aspectos epidemiológicos de Babesia canis, Ehrlichia canis e Rickettsia spp. em cães de ambiente urbano e rural da mesorregião do leste maranhense, microrregião de Chapadinha-MA, Brasil [Dissertação]. São Luís: Universidade Estadual do Maranhão; 2011.
7. Carlos RSA, Paranhos EB, Bezerra RA, Pellizzoni SG, Albuquerque GR. Prevalência de Babesia canis em cães dos municípios de Ilhéus e Itabuna, Bahia [abstract]. In: XIV Congresso Brasileiro de Parasitologia Veterinária e II Simpósio Latino-americano de Riquetsioses; 2006; Ribeirão Preto, SP; p. 335.
8. Lima MM, Lima AMA, Farias MPO, Ferreira DRA, Rodrigues FA, Alburquerque AR *et al.* Frequência de hematozoários em cães atendidos no hospital veterinário do departamento de Medicina Veterinária da Universidade Federal Rural de Pernambuco (HV/DMV-UFRPE) no período de 2004-2005 [abstract]. In: XIV Congresso Brasileiro de Parasitologia Veterinária e II Simpósio Latino-americano de Riquetsioses; Ribeirão Preto, SP; 2006.
9. Ribeiro MFB, Passos LMF, Lima JD, Guimarães AM. Frequência de anticorpos fluorescentes anti-Babesia canis em cães de Belo Horizonte, Minas Gerais. Arq Bras Med Vet Zoot. 1990;42:511-7.
10. Salgado FP. Identificação de hemoparasitas e carrapatos de cães procedentes do Centro de Controle de Zoonoses de Campo Grande, estado de Mato Grosso do Sul, Brasil [Dissertação]. Campo Grande: Universidade Federal de Mato Grosso do Sul; 2006.

11. Mundim ECS, Francisco MMS, Souza JN, Alencar MAG, Ramalho PCD. Incidência de hemiparasitoses em cães (*Canis familiares*) de rua capturados pelo Centro de Controle de Zoonoses (CCZ) da cidade de Anápolis-GO. Ensaios e Ciência: C. Biológicas, Agrárias e da Saúde 2008;12(2):107-15.
12. O'Dwyer LHO. Diagnóstico de hemoparasitas e carrapatos de cães provenientes de áreas rurais em três mesorregiões do Estado do Rio de Janeiro, Brasil [Tese]. Rio de Janeiro: Instituto de Biologia da Universidade Federal do Rio de Janeiro; 2000.
13. Miranda FJB, Albernaz AP, Melo-Jr AO, Machado JA. Diagnóstico da babesiose canina em sangue periférico em cães da cidade de Campos dos Goytacazes, RJ [abstract]. In: XIV Congresso Brasileiro de Parasitologia Veterinária e II Simpósio Latino-americano de Riquetsioses; 2006; Ribeirão Preto, SP; 2006. p. 305.
14. Cardoso VS, Serra-Freire NM. Prevalência de Babesia canis em Canis familiaris de Silva Jardim e Teresópolis, estado do Rio de Janeiro, Brasil: avaliação por esfregaço sanguíneo. Entomol Vect. 2001;8:359-64.
15. Trapp SM, Dagnone AS, Vidotto O, Freire RL, Amude AM, Autran de Morais HS. Soroepidemiology of canine babesiosis and ehrlichiosis in a hospital population. Vet Parasitol. 2006;140:223-30.
16. Dell'Porto A, Oliveira MR, Miguel O. Babesia canis in stray dogs from the city of São Paulo, comparative studies between the clinical and hematological aspects and the indirect fluorescence antibody test. Rev Bras Parasitol Vet. 1993;2:37-40.
17. Furuta PI, Machado RZ, Oliveira TMFS, Rocha AG, Tinucci-Costa M. Padronização do ensaio imunoenzimático indireto (ELISA-teste) para a detecção de anticorpos da classe IgG em cães naturalmente infectados com Babesia canis. Ver Bras Parasitol Vet. 2004;13(S1):231.
18. Diniz PPVP, Araújo-Júnior JP, Machado RZ, Girio RJS, De Morais HSA, Schwartz DS. Ehrlichia canis, Babesia canis and Leptospira interrogans infection frequency in dogs with suspected hemoparasitosis. Rev Bras Parasitol Vet. 2004;13(S1):367.
19. Mottin VD, Silva CC, Chiminazzo C, Cereser VH, Queirolo MT, Fischer CDB. Ocorrência de Babesia canis, Piana & Galli –Valeiro,1895, em esfregaços sanguíneos periféricos de cães no Laboratório de Parasitologia do Hospital Veterinário da Universidade Luterana do Brasil [abstract]. In: 35º Congresso Brasileiro de Medicina Veterinária; 2008; Gramado, RS; 2008. n. 688. Disponível em http://www.sovergs.com.br/conbravet2008/anais/cd/resumos/R0688-2.pdf.
20. Farwell GE, Legrand EK, Cobb CC. Clinical observations on Babesia gibsoni and Babesia canis infections in dogs. J Am Vet Med Assoc. 1982;180(5):507-11.
21. O´Dwyer LH, Massard CL. Babesiose em pequenos animais domésticos e como zoonoses. In: Almosny NRP. Hemoparasitoses em pequenos animais domésticos e como zoonoses. Rio de Janeiro: L.F. Livros de Vet.; 2002. p. 58-67.
22. Brandão LP, Hagiwara MK. Babesiose canina – Revisão. Clin Vet. 2002;41:50-9.
23. Hagiwara MK, Yamaga AS. Infecção Experimental de cães por Babesia canis II. Estudo das alterações da coagulação sanguínea. Arq Bras Med Vet Zoot. 1987; 39: n. 5: 757-70.
24. Hagiwara MK, Holzchuh MP. Infecção experimental de cães por *Babesia canis* I. Avaliação do leucograma durante a evolução da doença. Arq Bras Med Vet Zoot. 1987;39(5):745-55.
25. Brandão LP. Imunidade humoral e resistência à reinfecção em cães inoculados experimentalmente com Babesia canis (Starcovici, 1893) [Dissertação]. São Paulo: Faculdade de Medicina Veterinária e Zootecnia da Universidade de São Paulo; 2001.
26. Farwell GE, Legrand EK, Cobb CC. Clinical observations on Babesia gibsoni and Babesia canis infection in dogs. J Am Vet Med Assoc. 1982;180(5):507-11.
27. Taboada J, Merchant SR. Babesiosis of companion animal and man. Veterinary Clinics of North America: Small Animal Practice 1991;21(1):103-23.
28. Wlosniewski A, Leriche MA, Chavigny C, Ulmer P, Donnay V, Boulouis HJ *et al.* Etude du portage asymtomatique de Babesia canis em zone d'enzootie. Compedium of Immunology and Microbiology of Infectious Diseases. 1997;20(1):75- 86.
29. Lewis BD, Penzhorn BL, Rebollar LML. Immune responses to South African Babesia canis and the development of a preliminary vaccine. South African Veterinary Association 1995;66(2):61-5.
30. Vercammen F, De Deken R, Maes L. Prophylactic activity of imidocarb againt experimental infection whith *Babesia canis.* Vet Parasitol. 1996; 63:195-8.
31. MacIntire DK. Canine babesiosis [abstract]. In: North American Veterinary Congress; 2000; Florida. Proceedings of North American Veterinary Congress; Florida, EUA; 2000. p. 387-8.
32. Patton WS. Preliminary report on a new piroplasm (*Piroplasma gibsoni*sp. nov.) found in the blood of the hounds of the Madras Hunt and subsequently discovered in the blood of thejackal Canis aureus. Bull Soc Pathol Exot. 1910;3:274-80.
33. Muhlnickel CJ, Jefferies R, Ryan UM, Irwin PJ. Babesia gibsoni infection in three dogs in Victoria. Aust Vet J. 2002;80:606-10.
34. Jefferies R, Ryan UM, Muhlnickel CJ, Irwin PJ. Two Species of Canine Babesia in Australia: Detection and Characterization by PCR. J Parasitol. 2003;89(2):409-12.
35. Braccini GL, Chaplin EL, Stobbe NS, Araujo FAP, Santos NR. Protozoology and rickettsial findings of the laboratory of the veterinary faculty of the Federal University of Rio Grande do Soul, Brazil, 1986 – 1990. Arquivos da Faculdade de Veterinária, UFRGS 1992;20:134-49.
36. Trapp SM, Messick JB, Vidotto O, Jojima FS, Morais HSA. Babesia gibsoni genotype Asia in dogs from Brazil. Vet Parasitol. 2006;141:177-80.
37. Jojima FS, Garcia JL, Vidotto MC, Balarin MRS, Fabretti AK, Gasparini MR *et al.* Ocorrência e caracterização molecular de espécies de Babesia em cães de uma população hospitalar da região de Londrina, PR. Rev Bras Parasitol Vet. 2008;17(S1):277-83.
38. Taboada J, Lobetti R. Babesiosis. In: Greene CE. Infectious diseases of the dog and cat. 3rd ed. Philadelphia: Saunders; 2006. p. 722-36.
39. Higuchi S, Fujimori M, Hoshi F, Kawamura S, Yasuda Y. Development of Babesia gibsoni in the salivary glands of the larval tick Rhipicephalus sanguineus. J Vet Med Sci. 1995;57:117-9.
40. Higuchi S, Izumitani M, Hoshi H, Kawamura S, Yasuda Y. Development of Babesia gibsoni in the midgut of larval tick, Rhipicephalus sanguineus. J Vet Med Sci. 1999a;61:689-91.
41. Higuchi S, Kuroda H, Hoshi H, Kawamura S, Yasuda Y. Development of Babesia gibsoni in the midgut of thenymphal stage of the tick, Rhipicephalus sanguineus. J Vet Med Sci. 1999b;61:697-9.
42. Kjemtrup AM, Conrad PA. A review of the small canine piroplasms from California: Babesia conradae in the literature. Vet Parasitol. 2006;138:112-7.
43. Braga MSCO. Diagnóstico molecular de hemoparasitas e frequência de anticorpos anti-*Toxoplasma* gondii e anti-Neospora caninum em gatos peridomiciliados na cidade de São Luís, Maranhão [Tese]. Jaboticabal: Universidade Estadual Paulista; 2010.
44. Freitas MLB, Rocha ANS, Santos RCS, Drechsler LML, Lira CCS, Barbosa PE *et al.* Presença de Babesia sp. em felino doméstico (Felis silvestris cattus) com protrusão de globo ocular – Relato de caso [abstract]. In: X Jornada de Ensino, Pesquisa e Extensão – JEPEX – UFRPE; 2010; Recife, PE; 2010.
45. Guim TN, Schmitt B, Bonel-Raposo J, Fernandes CG. Infecção por Citauxzoon felis em felino doméstico [abstract]. In: XVI Congresso Iniciação Científica – CIC; 2007; Pelotas, RS; 2007.
46. Mendes-de-Almeida F, Faria MCF, Brano AS, Serrão ML, Souza AM, Almosny N *et al.* Sanitaryconditions of a colony of urban feral cats (Felis catus, Linnaeus, 1758) in azoological garden of Rio de Janeiro, Brazil. Rev Inst Med Trop S Paulo 2004;46(5):269-74.
47. Souza AM. Avaliação do hemograma, plaquetometria e da frequência de Haemobartonella felis – Flint & Moss, 1953 – e de um provável Theileriidae, ocorrentes em Felis catus – Linnaeus, 1758 – na Região do Grande Rio (RJ) [Dissertação]. Rio de Janeiro: Universidade Federal Fluminense; 2002.
48. Carneiro MPM. Ocorrência de infecções por Babesia spp. e Hepatozoon spp. em gatos domésticos (Felis domesticus) do estado de São Paulo e do Distrito Federal [Dissertação]. Botucatu: Universidade Estadual Paulista; 2007.
49. Bourdeau P. Les babésioses félines. Le Point Veterinaire 1996;27(173):43-9.
50. Schoeman T; Lobetti RG; Jacobson LS; Penzhorn BL. Feline babesiosis: signalment, clinical pathology and concurrent infections. Tydskr S Afr Vet Ver. 2001;72(1):4-11.
51. Baneth G, Kenny MJ, Tasker S, Anug Y, Shkap V, Levy A, Shaw SE. Infection with a proposed new subspecies of Babesia canis, Babesia canis subsp. presentii, in domestic cats. J Clin Microbiol 2004;42(1):99-105.
52. Criado-Fornelio A, Martinez-Marcos A, Buling-Saraña A, Barba-Carretero JC. Molecular studies on Babesia, Theileria and Hepatozoon in southern Europe. Part I. Epizootiological aspects. Vet Parasitol. 2003;113:189-201.
53. Bosman AM, Venter EH, Penzhorn BL. Occurrence of Babesia felis and Babesia leo in various wild felid species and domestic cats in Southern Africa, based on reverse line blot analysis. Vet Parasitol. 2006;144(1-2):33-8.
54. Glenn BL, Rolley RE, Kocan AA. Cytauxzoon-like piroplasms in erythrocytes of wild-trapped bobcats in Oklahoma. J Am Vet Med Ass. 1982;181:1251-3.
55. Jacobson LS, Schoeman T, Lobetti RG. A survey of feline babesiosis in South Africa. J South Afr Vet Ass. 2000;71(4):222-8.
56. Davis, LJ. On a piroplasm of the Sudanese wild cat (Felis ocreata). Trans R Soc Trop Med Hyg. 1929;22:523-34.
57. Taylor MA, Coop RL, Wall RL. Parasitologia veterinária. 3ª ed. Rio de Janeiro: Guanabara Koogan; 2010. p. 353-4.
58. Mudaliar SV, Acahry GR, Alwar VS. On a species of Babesia in an Indian wild cat. Ind Vet J. 1950;26:391-5.
59. Dennig HK. Eine unbekannte Babesienart beim Jaguarundi (Herpailurus yaguaroundi). Kleintierpraxis 1967;12:146-52.

60. Dennig HK, Brocklesby DW. Babesia pantherae new species, a piroplasm of the leopard Panthera pardus. Parasitol. 1972;64:525-32.
61. Penzhorn BL; Kjemtrup A; Lopez-Rebollar L; Conrad PA. Babesia leo sp. from lions in the Kruger National Park, South Africa, and its relation to other small piroplasms. J Parasitol. 2001;87:681-5.
62. Neitz WO, Thomas AD. Cytauxzoon sylvicaprae gene. nov., esp. nov., a Protozoon Responsible for a Hithero Undescribed Disease in the Duiker [Sylvicapra grimmia (Linné)]. Onderstepoort J Vet Sci and Animal Ind. 1948;23(1-2):63-76.
63. Wagner JE. A fatal citauxzoonosis-like disease in domestic cats. J Am Vet Med Assoc. 1976;168:585-8.
64. Soares CO. Cytauxzoonose felina é diagnosticada e isolada pela primeira vez na América Latina. Rev Clinic Vet. 2001;32:56-8.
65. Peixoto PV, Soares CO, Scofield A, Santiago CD, Frana TN, Barros SS. Fatal cytauxzoonosis in captive-reared lions in Brazil. Vet Parasitol. 2007;145:383-7.
66. Maia LMP, Silva AV, Côrrea RGB, Souza AM, Greco GM, Almosny NRP, Cerqueira AMF. Cytauxzoon felis and 'Candidatus Mycoplasma haemominutum' coinfection in a domestic cat (Felis catus) in Rio de Janeiro State, Brazil [abstract]. In: XV Congresso Brasileiro de Parasitologia Veterinária - II Seminário de Parasitologia Veterinária dos Países do Mercosul; 2008; Curitiba, PR; 2008.
67. André MR, Adania CH, Machado RZ, Allegretti SM, Felippe PAN, Silva KF *et al.* Molecular detection of Cytauxzoon spp. in asymptomatic brazilian wild captive felids. J Wildl Dis. 2009;45(1):234-7.
68. Greene CE, Meinkoth J, Kocan AA. Cytauxzoonosis. In: Greene CE. Infectious diseases of the dog and cat. 3. ed. Philadelphia: W. B. Saunders Company; 2006. p. 716-22.
69. Widmer CE. Perfil sanitário de onças-pintadas (*Panthera onca*) de vida livre no Pantanal Sul do Mato Grosso do Sul - Brasil [Dissertação]. São Paulo: Universidade de São Paulo; 2009.
70. Soares JR, Souza AI, Netto NT, Sheide R, Scofield A. Cytauxzoon felis-like in the mountain lion (Puma concolor): a case report. J Animal and Veterinary Advances 2004;3(12):820-3.
71. Souza AM, Almosny NR. Cytaux ezoonose em pequenos animais domésticos e como zoonose. In: Almosny NR. Hemoparasitoses em pequenos animais domésticos e como zoonoses. Rio de Janeiro: L. F. Livros de Veterinária; 2002. p. 70-8.
72. Carini A. Notícias sobre zoonoses observadas no Brasil. Rev Méd S Paulo. 1908;22:459-62.
73. Pestana BR. O nambiuvú. Rev Méd S Paulo. 1910;22:423-6.
74. Carini A, Maciel J. Sobre a moléstia dos cães, chamada Nambi-uvú, e o seu parasito (Rangellia vitalii). An Paul Med Cir. 1914;3(2):65-71.
75. Wenyon CM. Protozoology: a manual for medical men, veterinarians and zoologists. London: Baillière Tindall and Cox; 1926;2, p. 991-1022.
76. Moreira J. Sobre a natureza do nambiuvú dos cães. Arq Inst Biol de S Paulo1938;9:315-9.
77. Soares JF, Girotto A, Brandão PE, Da Silva AS, França RT, Lopes STA, Labruna MB. Detection and molecular characterization of a canine piroplasm from Brazil. Vet Parasitol. 2011;180:203-8.
78. Loretti AP, Barros SS. Parasitismo por Rangelia vitalli em cães ("Nambiuvú, Peste de Sangue"): uma revisão crítica sobre o assunto. Arq Inst Biol S Paulo 2004;71:101-31.
79. Paraense WL, Vianna YL. Algumas observações sobre a babesiose dos cães no Rio de Janeiro. Mem Inst Oswaldo Cruz 1948;46(3):595-603.
80. Silva CF, Carvalho CB, Pereira NR, Fan LCR. Ehrlichiose canina: relato de um caso [abstract]. In: Congresso Estadual de Medicina Veterinária; 1985; Santa Maria, RS; 1985. p. 66.
81. Carini A. Sobre o ciclo de desenvolvimento exoeritrocitário de um piroplasma do cão. Arq Biol. 1948;285:49-52.
82. Pocai EA, Frozza L, Headley SA, Graça DL. Leishmaniose visceral (calazar). Cinco casos em cães de Santa Maria, Rio Grande do Sul, Brasil. Cienc. Rural 1998;28(3):501-5.
83. Greene CE, Prestwood AK. Coccidial infections. In: Greene CE (editor). Clinical microbiology and infectious diseases of the dog and cat. Philadelphia: W.B. Saunders; 1984. p. 824-57.
84. Parker GA, Langloss JM, Dubey JP, Hoover EA. Pathogenesis of acute toxoplasmosis in specific pathogen-free cats. Vet Pathol. 1981;18(6):786-803.
85. Bjerkas I. Neuropathology and host-parasite relationship of acute experimental toxoplasmosis of blue fox (Alopex lagopus). Vet Pathol. 1990;27:6:381-90.
86. Dubey JP, Mattix ME, Lipscomb TP. Lesions of neonatally induced toxoplasmosis in cats. Vet Pathol. 1996;33(3):290-5.
87. Krauspenhar C, Fighera RA, Graça DL. Anemia hemolítica em cães associada a protozoários. Medvep - Rev Cient Med Vet Pequenos Anim Anim Estim. 2003;1(4):273-81.
88. Loretti AP, Barros SS. Hemorrhagic disease in dogs infected with an unclassified intraendothelial piroplasm in southern Brazil. Vet Parasitol. 2005;134:193-213.
89. Da Silva AS, França RT, Costa MM, Paim CB, Paim FC, Dornelles GL *et al.* Experimental infection with Rangelia vitalii in dogs: acute phase, parasitemia, biological cycle, clinical–pathological aspects and treatment. Exp Parasitol. 2011;128:347-52.
90. Braga A. Contribuição ao estudo experimental das piroplasmoses dos cães. Bol Vet Exerc. 1935;3:1-6.
91. Spagnol C, Loretti A, Corrêa A, Pescador C, Rozza D, Conceição E *et al.* Parasitismo de cães *por Rangelia vitalli* no Estado do Rio Grande do Sul [abstract]. In: XV Salão de Iniciação Científica, XII Feira de Iniciação Científica; 2003; Porto Alegre, RS; 2003. p. 232-3.
92. Rezende HEB. Sobre a validade de Rangelia vitalii (Pestana, 1910) - hemoparasito de cães no Estado do Rio de Janeiro [abstract]. In: 158º Congresso Brasileiro de Medicina Veterinária; 1976; Rio de Janeiro, RJ;1976. p. 159-60.
93. Salvagni AF, Antoniassi NAB, Almeida CS, Fiorio WAB, Driemeier D. Relato de caso de infecção sistêmica por Rangelia vitalli em um canino no estado de São Paulo [abstract]. In: XIV Encontro Nacional de Patologia Veterinária; 2009; São Paulo, SP; 2009. CD-ROM.
94. Sousa RS, Leite NC. Rangelia vitalli em um cão no estado do Paraná-Brasil: relato de caso [abstract]. In: XV Encontro Nacional de Patologia Veterinária e I Congresso Brasileiro de Patologia Veterinária; 2011; Goiânia, GO; 2011. CD-ROM.
95. Fighera RA, Souza TM, Kommers GG, Irigoyen LF, Barros CSL. Patogênese e achados clínicos, hematológicos e anatomopatológicos da infecção por Rangelia vitalii em 35 cães (1985-2009). Pesq Vet Bras. 2010;30(11):974-87.
96. Carini A, Maciel JJ. Contribuição ao tratamento do nambyuvú pelo trypanblau. Rev Vet Zootec. 1914;1:63-4.
97. Fischer EC, Fernandes TR, Bergmann LK, Facco MP, Fernandes MV, Simon CF *et al.* Ocorrência e perfil clínico e hematológico de Rangelia vitalli em cães errantes do município de Pelotas - RS [abstract]. In: XVIII Congresso de Iniciação Científica - XI ENOPOS - I Mostra Científica; 2009; Pelotas, RS; 2009. CD-ROM.
98. Caino A, Uliana F, Trauer R, Freitas V, Nicolodi P, Krauspenhar C. Rangeliose em canino - Relato de caso [abstract]. In: XVI Seminário Interinstitucional de Ensino, Pesquisa e Extensão; 2011; Cruz Alta, RS; 2011.
99. França RT, Silva AS, Paim FC, Costa MM, Soares JF, Mazzanti CM, Lopes STA. Rangelia vitalii in dogs in southern Brazil. Comp Clin Pathol. 2010;19:383-7.
100. Moura ST, Fernandes CGN, Ruffino SM, Grosz LCB, Serra-Freire NM. Registro da ocorrência da infecção por Rangelia vitalli em cães atendidos pelo Hospital Veterinário da Universidade de Cuiabá, Estado de Mato Grosso [abstract]. Congresso Latino-americano de Parasitologia; 2001; São Paulo, SP. J Bras Patol. 2001;37(4)S1;41.
101. Sarasúa LM, Donati NR. Constatacion de babesiosis canina en el Dpto. De Artigas (Uruguay). Sociedad de Medicina Veterinaria del Uruguay 1976;XII(38):138-9.
102. Paim CB, Paim FC, Da Silva AS, França RT, Costa MM, Leal CAM *et al.* Thrombocytopenia and platelet activity in dogs experimentally infected with Rangelia vitalii. Vet Parasitol. 2012;185:131-7.
103. Zahler M, Rinder H, Schein E, Gother R. Detection of a new pathogenic Babesia microti-like species in dogs. Vet Parasitol. 2000;89:241-8.
104. Camacho AT, Pallas E, Gestalt JJ, Guitian FJ, Olmeda AS, Goethert K *et al.* Ixodes hexagonus is the main candidate as vector of Theileria annae in northwest Spain. Vet Parasitol. 2003;112(1-2):157-63.
105. Criado-Fornelio A, Martinez-Marcos A, Buling-Saraiva A, Barba-Carreteiro JC. Molecular studies on Babesia, Theileria and Hepatozoon in southern Europe Part I. Epizootiologicas aspects. Vet Parasitol. 2003;113:189-201.
106. Silva GVO. Avaliação experimental e estudo a campo relacionados com Theileria equi (Laveran, 1901) - Mehlhorn & Schein, 1998 - em Canis familiaris no Município de Seropédica, Rio de Janeiro, Brasil [Tese]. Seropédica: Universidade Federal Rural do Rio de Janeiro; 2006.
107. Suzuki K, Wakabyashi H, Takahashi M, Fukushima K,Yabuki A, Endo Y. A possible treatment strategy and clinical factors to estimate the treatment response in Babesia gibsoni infection. J Vet Med Sci. 2007;69:563-8.
108. Lin MY, Huang HP. Use of doxycline-enrofloxacino-metronidazol combination with/without diminazene diaceturate to treat naturally occurring canine babesiosis caused by Babesia gibsoni. Acta Veterinaria Scandinavica. 2010;52(27):1-4.
109. Moreau Y *et al.* Immunologie-immunopathologie et essays d'immunoprevention de la piroplasmose canine. Prat. Me´d. et Chirurgicale Anim Comp. 1986;21:85-95.
110. Schetters TPM, Kleuskens JAGM, Scholtes NC, Pasman JW, Bos HJ. Vaccination of dogs against Babesia canis infection using antigens from culture supernatants with emphasis on clinical babesiosis. Vet Parasitol. 1994;52:219-33.
111. Schetters TPM, Kleuskens JAGM, Scholtes NC, Bos HJ. Strain variation limits protctive activity of vaccines based on soluble Babesia canis antigens. Parasite Immunol. 1995;17:215-8.

83 Erliquioses

Daniel Moura de Aguiar

Definição, sinonímia

As erliquioses são doenças infecciosas transmitidas por carrapatos, que acometem mamíferos domésticos e selvagens, e são causadas por bactérias dos gêneros *Ehrlichia* e *Anaplasma*. No Brasil, a principal espécie é a *Ehrlichia canis*, responsável pela erliquiose monocítica canina (EMC), importante infecção de cães caracterizada como doença de sintomatologia complexa, a qual varia na intensidade de acordo com a fase clínica da doença, que pode ser aguda, subclínica (assintomática) e crônica. As apresentações clínicas envolvem sangramentos por mucosas, febre e linfadenopatia. A doença já foi conhecida por pancitopenia tropical canina, riquetsiose canina, febre hemorrágica canina, doença do cão farejador, tifo canino e doença de Nairóbi.[1]

Epidemiologia

No Brasil, o primeiro relato da infecção foi feito por Costa *et al.*, em 1973, na cidade de Belo Horizonte, Minas Gerais. A transmissão da doença é realizada pelo carrapato *Rhipicephalus sanguineus*, que tem sido apontado como principal fator de risco para a EMC.[2] As condições climáticas brasileiras são ideais para manutenção do vetor, e a grande população canina errante no Brasil contribuiu para a disseminação deste carrapato. *R. sanguineus* encontra-se distribuído por quase todo território urbano brasileiro; por isso, é provável que a EMC ocorra em todas as regiões do Brasil.[3] Estudos epidemiológicos têm demonstrado valores de prevalência variando entre 1 e 70% em populações caninas de ambientes urbanos, rurais ou atendidas em clínicas e hospitais veterinários em diversas regiões do Brasil, seja por testes sorológicos ou moleculares.[2]

Não há predisposição por sexo. O Pastor-alemão é descrito como a raça mais sensível à infecção; entretanto, no Brasil, essa observação ainda não foi comprovada. Aparentemente, não há predisposição por faixa etária, sendo a doença diagnosticada em cães de qualquer idade.[4] A ocorrência de coinfecção com outros agentes infecciosos pode acelerar ou agravar o curso da doença, como o vírus da cinomose canina, *Leishmania* spp. e outros patógenos transmitidos por carrapatos, como *Babesia* spp. e *Anaplasma* spp. [5,6]

Aspectos relacionados com o vetor

Originário da África, o *R. sanguineus* foi introduzido no Brasil possivelmente a partir do século 16, com a chegada dos colonizadores europeus e seus animais domésticos. *R. sanguineus* é um carrapato trioxeno, que tem hábito nidícola (do latim, *nidi* = ninho; *cola* = que permanece), o que torna os cães sempre sujeitos a grandes infestações, visto que este carrapato tem grande capacidade de se multiplicar e se manter em ambientes urbanos.[3]

O carrapato é infectado por *E. canis* ao ingerir leucócitos circulantes parasitados. O agente, então, invade os tecidos do vetor, multiplicando-se nas células epiteliais do intestino, nos hemócitos e nas células das glândulas salivares. No carrapato, não há transmissão transovariana e, por isso, as larvas de *R. sanguineus* não transmitem a infecção aos cães. Por outro lado, ocorre transmissão transestadial e, por isso, as fases de ninfa e adulto são responsáveis pela transmissão do agente. Na ausência de fêmeas de *R. sanguineus*, machos adultos podem transmitir o patógeno para diferentes cães de um mesmo local, pois o carrapato pode passar de um cão para o outro à procura das fêmeas.[7] Para o vetor, é importante que grande parte da população canina esteja cronicamente infectada, pois, dependendo da resposta imune, vários ciclos de bacteriemia podem ocorrer, aumentando as chances da transmissão de *E. canis* aos carrapatos. Pesquisa sobre taxa de infecção por *E. canis* em diferentes populações de *R. sanguineus* no Brasil verificou que a frequência de positivos variou de 2,5 a 6% por população de carrapatos. Diante da ausência de transmissão transovariana nos carrapatos e do prolongado estado de portador de *E. canis*, o cão é considerado o principal reservatório da doença.[8]

O carrapato *Dermacentor variabilis*, responsável por parasitar cães norte-americanos, foi experimentalmente caracterizado como possível transmissor de *E. canis* para cães. Entretanto, *D. variabilis* tem predileção por pequenos mamíferos nas fases imaturas, enquanto *R. sanguineus* é parasito de cães em todas os estágios de desenvolvimento. Desse modo, a participação de *D. variabilis* na transmissão de *E. canis* para os cães não está completamente elucidada, sugerindo pouca importância epidemiológica na erliquiose canina.[7]

Etiologia

As bactérias do gênero *Ehrlichia* pertencem à família Anaplasmataceae, importante grupo de patógenos em medicina veterinária e saúde pública. O gênero *Ehrlichia* contempla as espécies *E. canis*, *E. chaffeensis*, *E. ewingii*, *E. muris* e *E. ruminantium*, além de uma sexta espécie designada como *Ixodes ovatus Ehrlichia*, detectada em carrapatos *Ixodes ovatus* no Japão.[9,10] *Ehrlichia* são parasitos intracelulares obrigatórios de células hematopoéticas maduras ou imaturas de mamíferos, como monócitos, linfócitos, macrófagos, neutrófilos e células endoteliais, e nos carrapatos de células de epitélio intestinal e de glândulas salivares.[7,9]

A *E. canis* é a principal espécie de *Ehrlichia* descrita no Brasil, sendo a única espécie do gênero isolada no país.[11–14] É classificada como α-proteobactéria, morfologicamente caracterizada como pleomórfica, gram-negativa, com parede celular não proteica, ausente de lipopolissacarídio e peptidioglicano e com capacidade de incorporação de colesterol de membrana, o que pode facilitar o processo de adaptação às células do vetor e do hospedeiro vertebrado.[15] O agente pode ser cultivado em linhagem celular originária de monócitos caninos, conhecida por DH82 (*dog histiocytosis 82*). No Brasil, o primeiro isolamento foi realizado na cidade do Rio de Janeiro, em 2002, a partir de um cão experimentalmente infectado com um isolado local. Desde então, outros três isolados foram obtidos, dois do estado de São Paulo (Figura 83.1) e outro de Minas Gerais.[12-14] Sequências dos genes 16S rRNA, *dsb*, p28, gp19 e TRP36 de diferentes cepas brasileiras de *E. canis* têm sido avaliadas e comparadas com cepas de outros países.[13,16] De acordo com diversos estudos, as diferentes cepas de *E. canis* isoladas apresentam pouca variabilidade genética; entretanto, as características antigênicas demonstram haver variabilidade entre isolados norte-americanos, sul-americanos e europeus.

Fisiopatogenia

A EMC caracteriza-se por ser uma doença multissistêmica, de sintomatologia complexa, que varia na intensidade de acordo com a fase clínica da doença. A patogenia envolve um período de incubação de 8 a 20 dias. Seguem-se, após este período, as fases aguda, subclínica (assintomática) e crônica. Em animais naturalmente infectados, é difícil definir a fase da doença, uma vez que a apresentação clínica e os achados laboratoriais são similares e a duração e a gravidade dos sinais clínicos são variáveis.[1]

O agente é inoculado no cão pela picada do carrapato durante o repasto sanguíneo. É necessário que o carrapato permaneça fixado no cão por algumas horas para elevar a temperatura do vetor e reativar o agente, a fim de que este se multiplique e atinja quantidades suficientes para desencadear a infecção.[7] Durante o repasto sanguíneo, componentes salivares do carrapato atuam sobre a resposta imune local, diminuindo a resposta do tipo Th1. Essa supressão favorece a resposta do tipo Th2, possibilitando que a infecção se instale. *Ehrlichia* penetra nas células mononucleares de defesa, como corpúsculos elementares, medindo aproximadamente 0,2 a 0,6 μm de diâmetro. Dentro da célula hospedeira, ela inibe a fusão de endossomos aos lisossomos, como mecanismo de escape do hospedeiro (Figura 83.2), multiplicando-se seguidamente em dois estágios, os corpúsculos iniciais e as mórulas. Os corpúsculos iniciais são caracterizados por grânulos subesféricos de coloração rósea a púrpura, medindo de 0,4 a 2 μm. As mórulas são estruturas com coloração idêntica àquelas dos corpúsculos iniciais e são constituídas por um a três vacúolos de membrana simples, contendo de 1 a 40 corpúsculos,

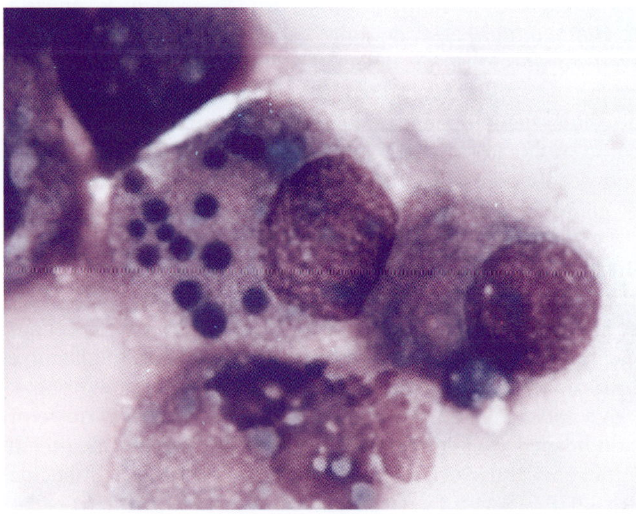

Figura 83.1 Fotomicrografia demonstrando mórulas de *Ehrlichia canis* (isolado São Paulo) em monócito canino (DH82). Giemsa, 100×. (Cedida por Daniel M. de Aguiar.)

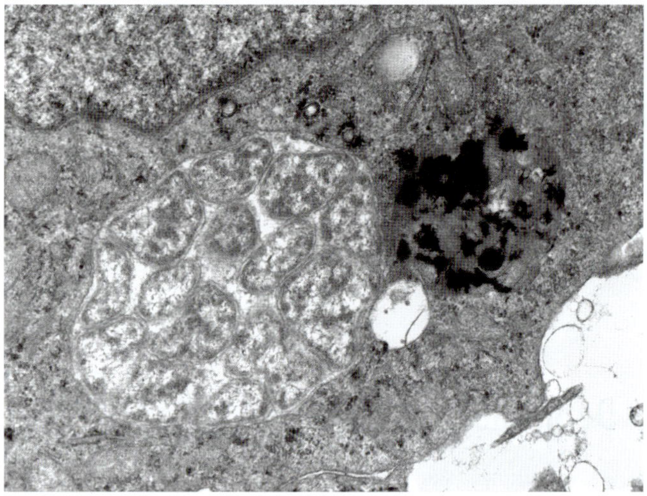

Figura 83.2 Eletromicrografia de célula mononuclear (DH82) com mórula de *Ehrlichia canis* (isolado São Paulo), 20.000×. (Cedida por Rosiane N. Alves.)

podendo variar de 2 a 4 μm de diâmetro.[14] Protegida dentro da célula, a *Ehrlichia* circula por todo o organismo, estabelecendo-se em maior quantidade em órgãos em que predominam células do tecido mononuclear fagocitário, como baço, linfonodos e fígado, causando linfadenomegalia e hiperplasia linforreticular em baço e fígado. Os monócitos parasitados interagem com as células de endotélio vascular, iniciando quadros de vasculite.[5] O patógeno promove alguns desajustes na resposta imunológica, como redução significativa na expressão de moléculas do complexo de histocompatibilidade principal de classe II (MHCII), diminuindo a maturação de células T em linfócito T CD4+, o qual tem importante atuação na elaboração e na potencialização da resposta imune celular e humoral. Com esta diminuição há redução da liberação de interferona gama (IFN-γ) e queda de atividade microbicida dos macrófagos.[17,18] Durante a infecção ocorrem diversas alterações imunológicas e inflamatórias, resultando em hemaglutinação, hipergamaglobulinemia, infiltração leucocitária de órgãos parenquimatosos, manguitos perivasculares em diversos locais, como rins, baço, meninges, pulmões, olhos e baço, além de anticorpos antiplaquetários.[1]

Ultrapassada a fase aguda da doença, ocorre aparente recuperação clínica e a doença se torna subclínica ou assintomática entre 40 e 120 dias após a infecção, podendo durar por 6 a 9 semanas ou persistir por alguns anos.[19] É nesse período que o cão tem relevante participação nos aspectos epidemiológicos da infecção, pois o agente pode desencadear processos de riquetsemia inúmeras vezes, facilitando a infecção de novas populações de carrapatos *R. sanguineus*. Também por conta da circulação no sangue, há intensa estimulação antigênica, exacerbando a resposta humoral e a produção de altos títulos de anticorpos.[5]

A EMC é frequentemente diagnosticada em sua fase crônica, pois os sinais clínicos são mais evidentes. A sintomatologia está associada a danos vasculares e ao comprometimento imunomediado provocado durante o curso da infecção. Complicadores da infecção incluem glomerulonefrites e síndrome nefrótica, principalmente devido à deposição de complexos imunes. Nesta fase, os cães desenvolvem quadros de supressão da medula óssea, principalmente em consequência da contínua destruição de hemácias e plaquetas, bem como pela liberação crônica de fator de necrose tumoral α (TNF-α) decorrente da inversão CD4/CD8. Em infecções crônicas, o TNF-α, além de suprimir a medula óssea, também estimula o catabolismo das células musculares e dos hepatócitos, resultando em anemia e emagrecimento. Nesta fase, o agente dificilmente é detectado na corrente circulatória, e seu encontro pode ser observado no baço, nos linfonodos e na medula óssea.[20]

Manifestações clínicas

Na fase aguda, os sinais são inespecíficos e a gravidade depende de cada indivíduo. É comum constatar a doença durante anamnese ou avaliação física, histórico e/ou infestação por carrapatos. Alguns cães não apresentam qualquer sinal clínico perceptível e a doença passa despercebida nessa fase, outros apresentam apenas febre e apatia, enquanto alguns apresentam sintomatologia mais grave com febre, apatia, anorexia, esplenomegalia, linfadenopatia e tendências hemorrágicas. Os sinais clínicos iniciam-se aproximadamente após 14 dias pós-infecção, geralmente com febre intermitente ao redor de 39°C, apatia e anorexia. A febre é induzida por pirógenos endógenos, principalmente interleucina-1 (IL-1), TNF-α e IL-6, podendo se estender até a terceira semana, alcançando temperaturas superiores a 40°C em alguns casos.[17,18,20] As tendências hemorrágicas da fase aguda se restringem a petéquias na pele e mucosas; dependendo da gravidade da infecção, os cães podem apresentar quadros gastroentéricos, com vômitos e diarreias acompanhadas ou não de sangue. Geralmente, os sinais clínicos da fase subclínica são brandos e, na maioria das vezes, passam despercebidos pelos proprietários. Muitos cães começam a emagrecer nesta fase, sugerindo evolução para a fase crônica da infecção. A fase crônica da doença pode ocorrer meses ou anos após a infecção, com os sinais da fase aguda reaparecendo de maneira atenuada ou grave, podendo levar o cão a óbito. Os sinais atribuídos a distúrbio hemorrágicos como epistaxe, melena, petéquias, equimoses, hifemas e hematúria ocorrem em até 60% dos casos.[5] Outros sinais sistêmicos como febre, linfadenopatia, membranas mucosas pálidas, esplenomegalia, oftalmopatias (uveíte bilateral e afecções de retina), pneumonia intersticial, insuficiência renal, artrite, polimiosite, edemas de extremidades e anormalidades neurológicas também são descritos. Alguns distúrbios reprodutivos foram associados também à EMC, incluindo sangramento prolongado durante o estro, infertilidade, abortos e mortes neonatais.[20]

Diagnóstico

Achados hematológicos

A trombocitopenia é o achado mais comum entre as três fases da doença. Sua ocorrência pode ser ocasionada pelas perdas por consumo nos casos de vasculite, por destruição imunomediada e sequestro de plaquetas no baço. Além da trombocitopenia, as plaquetas circulantes ficam inativas, principalmente pela diminuição da agregação plaquetária.[21] Os valores médios de trombocitopenia na fase aguda ficam em torno de 50 a 100.000 plaquetas por microlitro (μℓ), tendendo a retornar aos valores normais a partir da quarta semana pós-infecção. Alguns cães desenvolvem quadros mais graves de trombocitopenia, chegando ao redor de 20.000 plaquetas/μℓ e, nesses casos, os sangramentos podem ocorrer mais frequentemente. Na fase aguda, alguns cães desenvolvem quadros brandos de pancitopenia, sem a ocorrência de danos na medula óssea. Observa-se variável redução dos valores eritrocitários e de hemoglobina sérica, decorrente da formação de anticorpos antieritrocitários, sequestro de hemácias no baço e ocorrência de hemorragias.[22] A anemia na fase aguda é não regenerativa, mas os parâmetros eritrocitários tendem a voltar aos valores normais dentro de poucas semanas após o início dos sintomas. Os valores de hemoglobina sérica diminuem em virtude da resposta inflamatória desenvolvida pelo hospedeiro na tentativa de indisponibilizar ferro para o agente, por meio da ligação deste com a proteína ferritina, uma vez que as espécies do gênero *Ehrlichia* necessitam da disponibilidade de ferro para seu metabolismo.[23] Observa-se discreta leucopenia nessa fase, e muitas vezes os leucócitos permanecem dentro dos valores normais, porém com neutrofilia com desvio à esquerda. O encontro de linfopenia é frequente devido à ação dos glicocorticoides endógenos que são liberados em situações de estresse e em quadros de infecção grave.[18] A fase aguda é o período mais comum para a detecção de mórulas em esfregaços sanguíneos. Os achados hematológicos durante a fase subclínica costumam ser semelhantes àqueles ocorridos na fase aguda; entretanto, em alguns casos, começam a apresentar tendência a início de hipoplasia medular, como anemia, trombocitopenia e/ou leucopenia transitória.[5]

Na fase crônica da doença, os resultados dos exames hematológicos demonstram pancitopenia exacerbada, com valores de trombocitopenia próximos de 10.000 plaquetas/μℓ. A pancitopenia nesta fase resulta da aplasia de medula óssea e a anemia é geralmente a última alteração a ser observada na progressão da doença. Em exames citológicos da medula óssea, observa-se redução do tecido hematopoético, que passa a ocupar menos de 25% do tecido medular, o qual fica preenchido por plasmócitos e células estromáticas. Em alguns casos pode ser observada hiperplasia de mastócitos e plasmócitos, que não deve ser confundida com mastocitose sistêmica ou mieloma múltiplo. O exame citológico da medula óssea deve ser sempre realizado para diferenciar outras causas de pancitopenia, como as causadas por mielonecrose, mielofibrose e síndromes mieloplásticas.[24]

Achados bioquímicos

Durante qualquer fase da doença, pode-se observar graus variáveis de hipoalbuminemia e hiperproteinemia, principalmente pelo aumento das globulinas (α_2, β_1 e β_2). Consequentemente, há diminuição da relação albumina/globulina.[22] Alguns estudos avaliaram a existência de proteína C reativa como indicador de processo inflamatório nos casos agudos de EMC. Sua detecção ocorre inicialmente a partir do quinto dia pós-infecção e os maiores valores são vistos ente o 15º e o 42º dia, coincidindo com a presença do agente na circulação sanguínea.[19] O aumento da proteína C reativa é observado em casos de dano tecidual decorrente de processos inflamatórios, infecciosos e traumáticos. Elevados níveis de fosfatase alcalina (FA), alanina aminotransferase (ALT), lactato desidrogenase, ureia e creatinina são achados bioquímicos comuns nos casos em que há danos teciduais hepáticos e renais devido às alterações circulatórias e/ou imunomediadas desencadeadas na EMC.[24]

Citologia

O diagnóstico direto por meio de esfregaços sanguíneos ainda é frequentemente utilizado na rotina de clínicas e laboratórios clínicos veterinários. Todavia, esta técnica resulta frequentemente em resultados falso-negativos. A pesquisa por mórulas pode ser realizada também em tecidos como linfonodos e medula óssea. A visualização é mais comum na fase aguda da doença; mesmo assim, a sua detecção é baixa, ocorrendo em até aproximadamente 6% dos animais.[19] Para melhorar a eficiência e a sensibilidade dos exames citológicos a partir de esfregaços sanguíneos, recomenda-se testar amostras de ponta de orelha ou realizar esfregaços a partir da papa de leucócitos.

Pesquisa de anticorpos

A reação de imunofluorescência indireta (RIFI) é o teste sorológico padrão para a pesquisa de anticorpos anti-*E. canis* (Figura 83.3). O resultado da RIFI é expresso em títulos de anticorpos, o que pode auxiliar no acompanhamento do caso clínico. Entretanto, exames sorológicos são considerados métodos complementares de diagnóstico, pois o resultado positivo indica que o paciente foi infectado previamente.[5,19] Por isso, exames sorológicos devem ser interpretados simultaneamente aos achados clínicos e resultados de outros exames laboratoriais. Devido à infecção crônica, a existência de títulos positivos não significa que as manifestações clínicas sejam condizentes com a doença, principalmente em áreas onde a infecção é endêmica. Em cães experimentalmente infectados, o início da soroconversão pode ser observado já a partir do sétimo dia pós-infecção. Cães reagentes na diluição 1:40 são considerados positivos e o aumento significativo dos títulos de anticorpos pode indicar infecção ativa; por isso, recomenda-se a realização de testes sorológicos pareados para confirmação do diagnóstico. Não há correlação entre o título de anticorpos anti-*E. canis* e a gravidade da doença. Cães assintomáticos podem apresentar elevados títulos de anticorpos.[5] Por outro lado, cães moribundos podem raramente não apresentar quaisquer títulos detectáveis.[24]

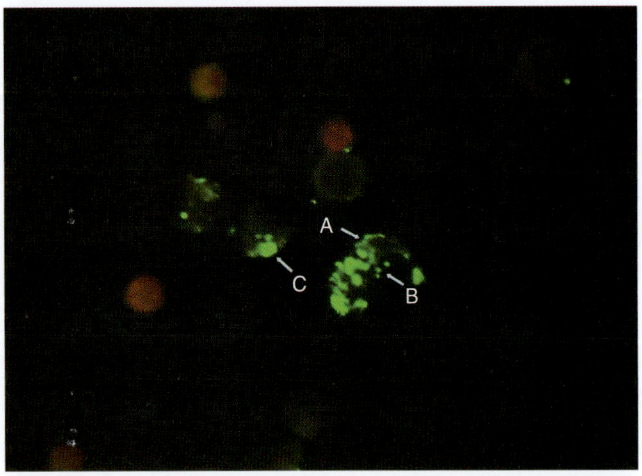

Figura 83.3 Fotomicrografia de células DH82 infectadas com *Ehrlichia canis* com reação fluorescente positiva (*setas*). Notar a fluorescência positiva de forma difusa, caracterizando aparentemente antígenos solúveis (*A*) em citoplasma celular, corpúsculos elementares e iniciais (*B*), bem como a presença de mórulas (*C*). Imunofluorescência indireta, 40×. (Cedida por Daniel M. de Aguiar.)

Nos casos em que a sintomatologia é compatível com EMC e os resultados sorológicos são negativos, recomenda-se o reteste após 2 a 3 semanas para certificar a soroconversão e o diagnóstico. Testes sorológicos (Dot-Elisa, Biogal; SNAP 3Dx®, IDEXX Laboratories; e VRMD®, Pullman) estão disponíveis comercialmente para detecção de anticorpos anti-*E. canis*, porém utilizando antígenos de cepas não brasileiras. Recentemente, a RIFI com antígenos brasileiros foi desenvolvida e padronizada, e este teste sorológico pode incrementar o diagnóstico laboratorial da EMC no Brasil.[12] Em relação às reações sorológicas cruzadas frente a outros microrganismos, cães positivos para *E. canis* podem apresentar reações cruzadas contra *E. chaffeensis*, *E. ewingii* e *E. ruminantium*. Pouca reação cruzada foi observada frente *Rickettsia rickettsii*, *Anaplasma phagocytophilum*, *Neorickettsia helminthoeca* e *N. risticii*. Não há até o momento descrições de reação cruzada frente *A. platys* ou qualquer outro agente infeccioso ou parasitário canino.[19]

Reação em cadeia pela polimerase

A reação em cadeia pela polimerase (PCR) tem se mostrado sensível e específica para o diagnóstico da EMC, pois pode detectar o agente em pequenas quantidades, mesmo antes da formação de mórulas ou de soroconversão. Este método também pode ser aplicado em qualquer tecido, inclusive de carrapatos.[8] Para análise de amostras de sangue, estas devem ser enviadas ao laboratório logo após a coleta em frascos com EDTA. É importante que a amostra seja coletada antes de iniciar a terapia antimicrobiana; caso contrário, o agente poderá estar ausente na corrente circulatória, ocasionando resultados falso-negativos.[5]

No sentido de melhorar a sensibilidade e identificar espécies de *Ehrlichia*, algumas variações da técnica têm sido empregadas, como a PCR em duas etapas (*nested*-PCR) e a PCR em tempo real. O gene 16S rRNA tem sido o mais utilizado para detecção molecular de *Ehrlichia* spp. Entretanto, como o gene 16S rRNA está presente e é altamente conservado entre bactérias, o uso de sondas produzidas para amplificação de fragmentos deste gene tem resultado acidentalmente em amplificações de DNA de outras bactérias que não *Ehrlichia*. Outros alvos genéticos têm sido utilizados no diagnóstico molecular da EMC, dentre eles os genes da família OMP-1 e *dsb*.[19] Para o diagnóstico definitivo de EMC, recomenda-se utilizar a PCR associada à pesquisa de anticorpos, preferencialmente pela RIFI. Na fase crônica da doença, a sensibilidade da PCR tende a diminuir devido à ausência do agente na circulação sanguínea. Porém, a existência de altos títulos de anticorpos poderá existir em virtude da intensa estimulação antigênica ocorrida nas fases anteriores.[5]

Isolamento

O isolamento em cultivo celular pode ser realizado a partir de amostras de sangue, e é considerado o método mais sensível para o diagnóstico definitivo da EMC. Entretanto, além de ser um método caro, demora aproximadamente 30 dias para obter resultados positivos. O isolamento de *E. canis* em cultivo celular deve ser considerado para fins de pesquisa.[12–14]

Achados necroscópicos e histopatológicos

Os achados de necropsia revelam hemorragias petequiais e equimóticas nas superfícies mucosas e serosas de vários órgãos, incluindo cavidade nasal, pulmões, rins, bexiga urinária, trato gastrintestinal e tecidos subcutâneos. Na fase crônica, os exames de necropsia podem revelar palidez de membranas mucosas, tecido subcutâneo, fígado e rins, além de derrames em cavidades e edemas. Também é observada linfadenopatia generalizada e esplenomegalia com hiperplasia da polpa branca. Os linfonodos geralmente se encontram edematosos com área medular apresentando hemorragia petequial. Os achados histopatológicos incluem hiperplasia folicular com macrófagos, moderada expansão da área paracortical e hiperplasia das cordas medulares com infiltrações plasmocitária e histiocitária. As lesões no baço decorrem de hemorragia folicular multifocal e congestão da polpa branca. Nos órgãos linfoides também são observadas eritrofagocitose e vasculite mononuclear. O fígado pode apresentar quadros graves de esteatose, com moderado infiltrado de células mononucleadas nos espaços periporta e perivascular, além de congestão dos sinusoides hepáticos.[17] Glomerulonefrite crônica com plasmocitose intersticial pode ser observada em cães com EMC. Alterações pulmonares são caracterizadas por pneumonia intersticial. Os septos pulmonares se encontram espessados devido à infiltração plasmocitária e pode haver diferentes graus de hemorragia alveolar. Danos neurológicos são caracterizados por meningoencefalite multifocal e não supurativa, envolvendo o tronco e o córtex cerebral. Os sinais oftálmicos são relatados envolvendo as estruturas anteriores do olho. As lesões são caracterizadas por conjuntivite, petéquias e equimoses em íris, edema de córnea, uveíte e hifema. Os casos mais graves chegam a apresentar descolamento de retina. Microscopicamente, observa-se infiltrado inflamatório, predominantemente linfócitos, monócitos e plasmócitos.[22]

Tratamento

O tratamento da EMC se baseia na administração de antibacterianos, principalmente os da classe das tetraciclinas (Quadro 83.1). Dentre as tetraciclinas, a doxiciclina tem sido a mais aceita no tratamento. A doxicicina é um antibiótico semissintético, lipossolúvel, que inibe a síntese de proteínas bacterianas. Ao contrário de outras tetraciclinas convencionais, a doxiciclina apresenta boa absorção intestinal e alcança elevada concentração celular, o que é almejável no caso de infecções causadas por bactérias intracelulares. É de uso prático, pois pode ser administrada a cada 24 h e tem baixa toxicidade. Não há consenso na duração do tratamento antimicrobiano; em décadas passadas, o tratamento se estendia por até 14 dias, posteriormente, passou-se a tratar os cães por até 21 dias. Atualmente, recomenda-se tratamento por 28 dias, na dose de 10 mg/kg, a intervalos de 12 ou 24 h, por via oral.[25] O cloranfenicol pode ser utilizado como segunda opção de tratamento (15 a 20 mg/kg, a cada 8 h), pelas vias intravenosa, subcutânea e oral. Este antibiótico pode ser administrado em cães com infecções persistentes e refratárias à doxiciclina ou nos casos em que a aplicação oral de doxiciclina não esteja acessível, como na presença de complicações gástricas e êmese, por exemplo. Contudo, este antibiótico deve ser utilizado com ressalva em cães com processos de aplasia de medula óssea. O dipropionato de imidocarbe é outro medicamento alternativo para o tratamento antimicrobiano da EMC e tem a vantagem de ser administrado em apenas duas aplicações, com intervalo de 15 dias, na dose de 5 mg/kg, por via subcutânea.[22] Alguns efeitos colaterais são associados à aplicação do imidocarbe, como salivação, secreção nasal serosa, diarreia e dispneia; por isso, a aplicação de atropina pode ser necessária. Embora de boa aceitação, a eficácia do imidocarbe frente a infecções por *E. canis* ainda é discutível. A eficácia deste produto não foi observada quando testado em cultivos de *E. canis*, e a melhora clínica da EMC associada ao uso do imidocarbe pode ser justificada pelo caráter autolimitante da fase aguda da EMC.

O tratamento sintomático deve ser instituído. Este inclui reposição hidreletrolítica, complexos vitamínicos e antieméticos, quando necessário. Em casos extremos a transfusão sanguínea pode ser necessária. O uso de doses imunossupressoras de glicocorticosteroides pode ser benéfico no início do tratamento, principalmente quando o paciente corre risco de morte ou quando trombocitopenia grave for observada, sugerindo desencadeamento de doença autoimune. Nesses casos, utilizam-se doses de 2 mg/kg de prednisolona, por 2 a 7 dias.[22] O uso de imunomoduladores pode ser interessante e benéfico nos casos de EMC. Dentre os imunomoduladores, destaca-se o levamisol. O levamisol atua estimulando a ação de células T, a resposta aos antígenos, a produção de interferonas, aumentando a atividade fagocitária de macrófagos e neutrófilos, estimulando a citotoxicidade mediada por células, a produção de linfocinas e a função das células supressoras. A ação imunoestimulante do levamisol depende da dose e da via de administração. Para que se obtenha a ação imunoestimuladora, deve-se utilizar a dose de 0,5 a 2 mg/kg, por via subcutânea. O uso de levamisol associado à antibioticoterapia aumentou significativamente a quantidade global de leucócitos, linfócitos e monócitos em cães com EMC. Além disso, os animais apresentaram melhora clínica superior àquela dos cães não tratados com levamisol.[20] Nos casos de mielossupressão, sugere-se o uso de fatores de crescimento hematopoético, como eritropoetina ou fator estimulante de colônias granulocíticas. Ambos têm sido usados com sucesso em cães pancitopênicos ou em fase crônica da erliquiose. A suplementação de ferro (100 a 300 mg, a cada 24 h), durante 3 a 5 meses, pode ser benéfica nos casos crônicos, em decorrência dos processos hemorrágicos.[24]

Monitoramento do tratamento

A avaliação da eficácia do tratamento é complicada. A melhora clínica e a normalização dos valores plaquetários são observadas poucos dias após o início do tratamento na fase

Quadro 83.1 Terapia antimicrobiana para erliquiose monocítica canina.

Princípio ativo	Dose	Via de administração	Intervalo	Duração
Tetraciclina	22 a 30 mg/kg	Oral	8 h	28 dias
Doxiciclina	5 a 10 mg/kg	Oral	12 a 24 h	28 dias
Cloranfenicol	15 a 20 mg/kg	Intravenosa	8 h	*
Dipropionato de imidocarbe	5 mg/kg	Subcutânea	15 dias	duas aplicações

*Administrado em hospitais veterinários; utilizar durante sintomas gastrentéricos.

aguda e em alguns casos brandos da fase crônica. Quando não houver melhora dos parâmetros clínicos e hematológicos dentro de 1 a 2 semanas, o paciente deverá ser reavaliado. Em alguns casos, há redução dos títulos de anticorpos, podendo o paciente tornar-se soronegativo. Contudo, mesmo com o retorno aos parâmetros hematológicos normais, os títulos de anticorpos permanecem elevados por meses e anos. Títulos de anticorpos constantes podem indicar persistência da infecção, reinfecção ou infecção passada (cicatriz imunológica). Atualmente, a PCR é a melhor opção diagnóstica para acompanhar a evolução do tratamento. Devido a sua elevada sensibilidade, o resultado negativo indica que o agente foi eliminado da corrente circulatória. Por outro lado, um resultado positivo da PCR após o término do tratamento significa persistência da infecção. Resultados falso-negativos podem ocorrer, principalmente na fase crônica da doença, em que a *Ehrlichia* pode não estar presente no sangue. Nestes casos, opta-se pela realização da PCR em amostras de biopsias de baço e medula óssea.[5]

■ Prognóstico

O prognóstico é de reservado a ruim quando o cão estiver cursando a fase crônica, principalmente quando estiver apresentando pancitopenia grave e houver históricos de recidiva da doença.[24]

■ Prevenção

Exposição a *E. canis* não confere imunidade protetora, e vacinas protetoras para cães não estão disponíveis comercialmente. O controle do vetor é a medida mais eficaz na profilaxia da infecção por *E. canis*.[1] Levando em conta a distribuição de uma população de carrapatos, considera-se que a menor parte está em parasitose no cão, enquanto a maioria está nas fases de vida livre no ambiente. Por isso, é imprescindível que a terapia carrapaticida atue tanto no hospedeiro como no ambiente em que ele está inserido.[3] Planos de controle e profilaxia em populações de canis podem ser estabelecidos. Estes podem ser baseados na realização periódica de exames sorológicos (RIFI) e moleculares (PCR), quarentena de animais recém-introduzidos no plantel, tratamento de cães positivos e rigoroso controle de carrapatos.

■ Aspectos zoonóticos e a família Anaplasmataceae

Em se tratando de espécies de *Ehrlichia* patogênicas para seres humanos, *E. canis* vem se comportando também como importante agente de saúde pública. *E. canis* tem sido isolada e detectada em humanos com e sem sintomas de erliquiose na Venezuela. No Brasil, dentre os relatos de detecção molecular do agente em cães, foi demonstrado haver completa similaridade entre a sequência de nucleotídios do gene 16S rRNA da *E. canis* responsável pelas infecções em seres humanos na Venezuela e de uma amostra de *E. canis* proveniente de cães oriundos do estado de São Paulo.[2] Nesse sentido, tudo indica que o mesmo agente causador de infecção canina no estado de São Paulo vem infectando humanos na Venezuela. Outras espécies da família Anaplasmataceae são descritas no Brasil. *E. chaffeensis* é o agente etiológico da erliquiose monocítica humana (EMH), considerada doença emergente, sendo transmitida principalmente pelo carrapato *A. americanum*.[5] Evidências de infecção em humanos por *E. chaffeensis* foram relatadas em dois pacientes do estado de Minas Gerais por exames sorológicos.[26] Em 2006 foi relatada, pela primeira vez, a detecção molecular de *E. chaffeensis* no Brasil em sangue de cervídeo (*Blastocerus dichotomus*) procedente da divisa dos Estados de São Paulo e Mato Grosso do Sul. A infecção em cães produz doença similar à EMC. Na maioria dos casos, a sintomatologia é branda, mas há casos com sintomas mais exacerbados. Em seres humanos, a doença é mais grave em pacientes imunocomprometidos, e os sinais clínicos são similares aos da espécie canina.[22] *E. ewingii* é o agente etiológico da erliquiose granulocítica humana (EGH) e canina (EGC), infecção caracterizada por parasitismo em neutrófilos. Sua presença no Brasil foi descrita recentemente por meio da detecção de material genético em cães do estado de Minas Gerais.[2] A transmissão de *E. ewingii* é associada à existência do carrapato *A. americanum* na América do Norte, embora haja relatos da sua transmissão por *R. sanguineus*, aumentando as possibilidades de sua ocorrência no Brasil. Nos cães, a infecção ocasiona principalmente quadros de poliartrite e febre.[5] *E. ruminantium* é responsável por infecções de ruminantes domésticos e selvagens nos continente africano e caribenho. É o agente etiológico de uma erliquiose bovina denominada "hidropericardite bovina" (*heartwater*). *E. ruminantium* parasita células do endotélio vascular, causando intensa vasculite, derrames em cavidade e doença neurológica.[9] No Brasil, espécie filogeneticamente próxima a *E. ruminantium* foi relatada infectando onça (*Panthera onca*) do pantanal mato-grossense e carrapatos do gênero *Amblyomma*.[27] Como há reação cruzada entre espécies do gênero *Ehrlichia*, principalmente entre *E. canis* e *E. ruminantium*, é provável que os cães da região do pantanal mato-grossense sofram infecções por espécies de *Ehrlichia* que não *E. canis*.[19,28]

Em se tratando do gênero *Anaplasma*, este contempla importantes espécies para saúde humana e animal. *Anaplasma phagocytophilum* é o agente etiológico da anaplasmose granulocítica canina (AGC), doença similar à infecção por *E. ewingii*, inclusive no tocante ao diagnóstico citológico a partir de esfregaços sanguíneos, já que ambas são parasitos de células de linhagem granulocítica.[5,9] Além de infectar cães, *A. phagocytophilum* também é associado a infecções em humanos (anaplasmose granulocítica humana [AGH]), ruminantes e equinos. Há recentes evidências de que este agente esteja circulando em cães no Brasil.[29]

A. platys é o agente da trombocitopenia cíclica canina, doença associada a infecção inaparente e oportunista, ocasionando quadros de trombocitopenia e/ou distúrbios plaquetários em cães. *A. platys* é um parasito de plaquetas e é transmitido pelo *R. sanguineus*; por isso, geralmente, é associado à coinfecção por *E. canis*, dificultando seu diagnóstico clínico.[9] A infecção é relatada em todas as regiões do Brasil, embora poucos casos clínicos sejam publicados. A prevalência varia entre 10 e 18%, aproximadamente.[30] O período de incubação é de 8 a 15 dias, e os maiores picos de parasitemia ocorrem nos primeiros episódios de parasitismo, entre 10 e 20 dias. Dentro de poucos dias do aparecimento do agente, os valores plaquetários tendem a diminuir. Os valores chegam próximo a 20.000 plaquetas/$\mu\ell$ e, após a diminuição da parasitemia, os parâmetros voltam à normalidade dentro de 3 a

4 dias. Episódios cíclicos de parasitemia seguidos de trombocitopenia ocorrem em intervalos de 1 a 2 semanas e mecanismos imunomediados parecem estar envolvidos nos episódios subsequentes. A sintomatologia clínica varia de acordo com a patogenicidade da cepa. Nos casos mais brandos, febre, apatia e hematoquezia foram observadas. Nos casos mais graves, febre, apatia, perda de peso e hemorragias petequiais foram observados em cães experimental e naturalmente infectados. A coinfecção com *E. canis* pode exacerbar a sintomatologia clínica, embora seja difícil distinguir qual agente é responsável pela sintomatologia, pois ambos causam sintomas similares. O diagnóstico se baseia no encontro de mórulas em plaquetas e em exames de PCR, e o tratamento se fundamenta na administração de tetraciclinas. Ao contrário da *E. canis*, *A. platys* é reconhecidamente sensível à aplicação de dipropionato de imidocarbe.[22]

Erliquiose felina

Pouco se sabe a respeito da erliquiose em felinos. As espécies de *Ehrlichia* que naturalmente infectam felinos ainda não são bem caracterizadas. No Brasil há um relato de infecção natural por *E. canis* em gatos. Anticorpos contra *E. canis* têm sido descritos em poucos países e os relatos clínicos da doença nessa espécie animal são escassos.[2] Os sinais clínicos descritos na espécie felina são variados e incluem febre intermitente, anorexia, perda de peso, vômito e diarreia. A possibilidade de infecção persistente e quadros crônicos de erliquiose com desequilíbrio autoimune ainda são incertos.[22] Os achados hematológicos são inespecíficos e variáveis. Anemia não regenerativa foi o achado mais frequente observado em gatos com diagnóstico de erliquiose. O diagnóstico e a terapia são semelhantes aos empregados para a EMC, utilizando principalmente a PCR para o desfecho do diagnóstico e doxiciclina (10 mg/kg, a cada 24 h, por 28 dias) como antibiótico de eleição.[25] Como ainda não estão definidas as vias de transmissão na infecção natural, a exposição a artrópodes e ingestão de roedores devem ser evitadas.[22]

Referências

1. Harrus S, Waner T, Bark H. Canine monocytic ehrlichiosis: an update. Comp Cont Educ Pract. 1997;36:431-47.
2. Vieira RFC, Biondo AW, Guimarães MAS, Santos AP, Santos RP, Dutra LH *et al.* Ehrlichiosis in Brazil. Braz J Vet Parasitol. 2011;20:1-12.
3. Labruna MB, Pereira MC. Carrapatos em cães no Brasil. Clin Vet. 2011;30:24-32.
4. Harrus S, Kass PH, Klement E, Waner T. Canine monocytic ehrlichiosis: a retrospective study of 100 cases, and an epidemiological investigation of prognostic indicators for the disease. Vet Rec. 1997;141:360-3.
5. Cohn LA. Ehrlichiosis and related infections. Vet Clin N Am-Small. 2003;33:863-84.
6. Moretti LD, Silva AV, Ribeiro MG, Paes AC, Langoni H. *Toxoplasma* gondii genotyping in a dog coinfected with distemper virus and ehrlichiosis rickettsia. Rev Inst Med Trop São Paulo. 2006;48:359-63.
7. Stich RW, Schaefer JJ, Bremer WG, Needham GR, Jittapalapong S. Host surveys, ixodid tick biology and transmission scenarios as related to the tick-borne pathogen, Ehrlichia canis. Vet Parasitol. 2008;158:256-73.
8. Aguiar DM, Cavalcante GT, Pinter A, Gennari SM, Camargo LMA, Labruna MB. Prevalence of Ehrlichia canis (Rickettsiales: Anaplasmataceae) in dogs and Rhipicephalus sanguineus (Acari: Ixodidae) ticks from Brazil. J Med Entomol. 2007;44:126-32.
9. Dumler JS, Barbet AF, Bekker CPJ, Dasch GA, Palmer GH, Ray SC *et al.* Reorganization of genera in the families Rickettsiaceae and Anaplasmataceae in the order Rickettsiales: unification of some species of Ehrlichia with Anaplasma, Cowdria with Ehrlichia and Ehrlichia with Neorickettsia, descriptions of six new species combinations and designation of Ehrlichia equi and HGE agent as subjective synonyms of Ehrlichia phagocytophila. Int J Syst Evol Microbiol. 2001;51:2145-65.
10. Shibata SI, Kawahara M, Rikihisa Y, Fujita H, Watanabe Y, Suto C. New Ehrlichia species closely related to Ehrlichia chaffeensis isolated from Ixodes ovatus ticks in Japan. J Clin Microbiol. 2000;38:1331-8.
11. Torres HM, Massard CL, Figueiredo MJ, Ferreira T, Almosny NRP. Isolamento e propagação da Ehrlichia canis em células DH82 e obtenção de antígeno para a reação de imunofluorescência indireta. Rev Bras Cienc Vet. 2002;9:77-82.
12. Aguiar DM, Saito TB, Hagiwara MK, Machado RZ, Labruna MB. Diagnóstico sorológico de erliquiose canina com antígeno brasileiro de Ehrlichia canis. Cienc Rural. 2007;37:796-802.
13. Aguiar DM, Hagiwara MK, Labruna MB. *In vitro* isolation and molecular characterization of an Ehrlichia canis strain from São Paulo, Brazil. Braz J Microbiol. 2008;39:489-93.
14. Alves RN. Isolamento, propagação, caracterização genética e mecanismo de evasão de Ehrlichia canis *in vitro*. Uberlândia: Universidade Federal de Uberlândia; 2010.
15. Rikihisa Y. Ehrlichia subversion of host innate responses. Curr Opin Microbiol. 2006;9:95-101.
16. Zhang X, Luo T, Keysary A, Miyashiro S, Strenger C, Waner T, Mcbride JW. Genetic and antigenic diversities of major immunoreactive proteins in globally distributed Ehrlichia canis strains. Clin Vac Immunol. 2008;15:1080-8.
17. Castro MB, Machado RZ, Aquino LPCT, Alessi AC, Costa MT. Experimental acute canine monocytic ehlichiosis: clinicopathological and immunopathological findings. Vet Parasitol. 2004;119:73-86.
18. Hasegawa MY. Dinâmica da infecção experimental de cães por Ehrlichia canis: aspectos clínicos, laboratoriais e resposta imune humoral e celular. São Paulo: Universidade de São Paulo; 2005.
19. Harrus S, Waner T. Diagnosis of canine monocytotropic ehrlichiosis (Ehrlichia canis): an overview. Vet J. 2011;187:292-6.
20. Souza DRD. Efeito do levamisol sobre leucócitos periféricos de cães com erliquiose. Cuiabá: Universidade Federal de Mato Grosso; 2010.
21. Brandão LP, Hasegawa MY, Hagiwara MK, Kohayagawa A. Platelet aggregation studies in acute experimental canine ehrlichiosis. Vet Clin Pathol. 2006;35:78-81.
22. Neer TM, Harrus S. Canine monocytotropic ehrlichiosis and neorickettsiosis (E.canis, E. chaffeensis, E. ruminantium, N. sennetsu and N. risticii infections). In: Greene CE (editor). Infectious Diseases of the Dog and Cat. Philadelphia: Saunders; 2006. p. 203-16.
23. Barnewall RE, Rikihisa Y. Abrogation of gamma interferona-induced inhibition of Ehrlichia chaffeensis infection in human monocytes with iron-transferrin. Infect Immun. 1994;62:4804-10.
24. Mylonakis ME, Siarkou VI, Koutinas A. Myelosuppressive canine monocytic ehrlichiosis (Ehrlichia canis): an update on the pathogenesis, diagnosis and management. Israel J Vet Med. 2010;65:129-35.
25. Neer TM, Breitschwerdt EB, Greene RT, Lappin MR. Consensus statement on ehrlichial disease of small animals from the infectious disease study group of the ACVIM – American College of Veterinary Internal Medicine. J Vet Intern Med. 2002;16:309-15.
26. Calic SB, Galvão MAM, Bacellar F, Rocha CMBM, Mafra CL, Leite RC. Human ehrlichioses in Brazil: first suspect cases. Braz J Infect Dis. 2004;8:259-62.
27. Widmer CE, Azevedo FC, Almeida AP, Ferreira F, Labruna MB. Tick-borne bacteria in free-living jaguars (Panthera onca) in Pantanal, Brazil. Vector Borne Zoonotic Dis. 2011;11:1001-5.
28. Melo AL, Martins TF, Horta MC, Moraes-Filho J, Pacheco RC, Labruna MB *et al.* Seroprevalence and risk factors to Ehrlichia spp. and Rickettsia spp. in dogs from the Pantanal Region of Mato Grosso State, Brazil. Ticks Tick Borne Dis. 2011;2:213-8.
29. Santos HA, Pires MS, Vilela JA, Santos TM, Faccini JL, Baldani CD *et al.* Detection of Anaplasma phagocytophilum in Brazilian dogs by real-time polymerase chain reaction. J Vet Diagn Invest. 2011;23:770-4.
30. Dantas-Torres F. Canine vector-borne diseases in Brazil. Parasit Vectors 2008;8:25.

Parte 11

Doenças Infecciosas

César Augusto Dinola Pereira

84 Dermatófitos

Flávio Cesar Viani

Introdução

Dermatofitose é a denominação para as infecções causadas por bolores classificados como dermatófitos. Os dermatófitos são fungos cosmopolitas, não existindo regiões geográficas ou povos que não sejam por eles afetados. A infecção por dermatófitos afeta aproximadamente 40% da população mundial humana e representa 30% de todas as infecções micóticas cutâneas, sendo as mais comuns as que afetam a pele e as mucosas.[1] São responsáveis pela procura por dermatologistas veterinários, pelos proprietários de cães e gatos, ocasionando lesões que vão de simples alopecia não pruriginosa até problemas generalizados, com graves quadros de infecção secundária, prejudicando a qualidade de vida dos animais domésticos.

Epidemiologia

No Brasil, por volta de 30% dos casos dermatológicos de felinos são diagnosticados como dermatofitose, fato incomum nos países do hemisfério norte.[2] Nos animais domésticos, *Microsporum canis* é o agente mais prevalente; a frequência de isolamento de *M. canis* em gatos com dermatofitose está em torno de 92% e, entre os cães, de 65%.[3] Há vários relatos de cães e gatos como portadores assintomáticos de *M. canis,* sendo a prevalência de 4 a 9% entre os cães e de 17 a 80% entre os gatos.[5,6]

A maior incidência em gatos assintomáticos, segundo alguns autores, pode estar relacionada com a imunidade adquirida durante uma infecção primária ou a existência de cepas menos virulentas capazes de produzir alterações teciduais menos evidentes.[5] Estes animais costumam apresentar o dermatófito como único membro da flora fúngica por longos períodos, sem mostrar qualquer sinal de infecção, podendo evoluir com lesões observadas clinicamente ou com a eliminação do dermatófito.[7] Os gatos, portanto, são considerados elementos-chave na epidemiologia da dermatofitose zoonótica, já que são fontes de infecção para o homem e outros animais.

A ocorrência de pessoas, principalmente crianças, portadoras de dermatófitos também foi relatada, sendo *M. canis* um dos principais agentes detectados. Estudos com crianças entre 6 e 15 anos revelou 300 casos positivos para dermatófitos.[8] Em 96% das vezes, foram isolados *Microsporum audouinii,* um dermatófito antropofílico, além de *M. canis* e *Trichophyton tonsurans*; destes acometidos, 55% não apresentaram qualquer evidência clínica de dermatofitose. A prevalência de crianças em idade escolar, de 5 a 13 anos, em outro estudo foi de 14%, portadoras de *T. tonsurans* e *M. canis,* e aquelas não tratadas permaneceram portadoras após 2 meses do experimento sendo, portanto, fontes de infecção.[9]

Etiologia

A dermatofitose caracteriza-se como infecção superficial causada por um grupo de fungos chamados de dermatófitos, pertencentes aos gêneros *Trichophyton, Epidermophyton* e *Microsporum.* A principal característica desse grupo é a capacidade de invadir a parte queratinizada dos tecidos, como pele, pelos, cabelos e unhas de seres humanos e animais. A taxonomia dos fungos vem sofrendo várias alterações, porém existem ainda divergências que não foram definitivamente resolvidas; portanto, será mostrada a taxonomia clássica utilizada nos textos de micologia médica e veterinária, bem como aquela empregada pelo célebre autor brasileiro Prof. Carlos da Silva Lacaz.[10] A maioria dos fungos pertencentes ao grupo dos dermatófitos apresenta, além da forma anamorfa (imperfeita), uma forma teleomorfa (perfeita) classificada no gênero *Artrhoderma,* que pode ser considerada sinônimo de *Nannizzia.* A classificação das formas perfeitas e imperfeitas dos dermatófitos encontra-se no Quadro 84.1. A forma imperfeita (infectante) é produtora de macro e microconídios; os macroconídios são característicos de cada espécie e fundamentais para a identificação laboratorial.[10]

Existe grande homogeneidade entre os agentes das várias espécies de dermatófitos, e o uso de técnicas moleculares não tem se mostrado eficaz para "biotipá-los" e encontrar marcadores epidemiológicos adequados.[12] Parece que a expansão desses fungos na sua forma imperfeita, em parasitismo, obteve tanto sucesso que a variabilidade genética é mínima, e a existência da forma perfeita ficou tão rara que em algumas espécies ainda não foi encontrada.

Do ponto de vista ecológico, os dermatófitos têm sido classificados em antropofílicos, zoofílicos e geofílicos.[13] Os antropofílicos estão primariamente associados a seres humanos e raramente infectam outros animais; os zoofílicos, por sua vez, em geral infectam animais ou estão associados a animais e ocasionalmente acometem seres humanos; e os geofílicos estão primariamente associados aos tecidos queratinizados, como cabelos, pelos, penas, cascos e chifres, após os mesmos terem sido dissociados dos seres vivos e estarem em processo de decomposição no solo.

As principais espécies de ocorrência em cães e gatos no Brasil são *M. canis, M. gypseum* e *T. mentagrophytes var.* zoofílica. *M. canis* é um fungo zoofílico cujo principal hospedeiro é o gato, sendo também isolado de caninos, equinos, bovinos e humanos, em especial de crianças com menos de 12 anos. *M. gypseum* é um fungo geofílico que tem sido isolado de caninos, felinos, equinos, bovinos e seres humanos. *T. mentagrophytes* da variedade zoofílica (pois existe uma variedade antropofílica) tem como hospedeiro os roedores, sendo também isolado de caninos, felinos, bovinos, equinos e seres humanos. As características morfológicas estão no Quadro 84.2. A Figura 84.1 ilustra características macromorfológicas.

Quadro 84.1 Posição sistemática dos dermatófitos.*

	Forma perfeita	Forma imperfeita
Reino	Fungi	Fungi
Filo (divisão)	Eumycota	Eumycota
Subfilo (subdivisão)	Ascomycota	Deuteromycotina
Classe	Ascohymenomycetes	Hyphomycetes
Ordem	Onygenales	Hyphomycetales
Família	Arthrodermataceae	Moniliaceae
Gênero	*Arthroderma*	*Epidermophyton, Microsporum, Trichophyton*

*Adaptado de Lacaz CS, Porto E, Heins-Vaccari EM, Melo NT (1998).[11]

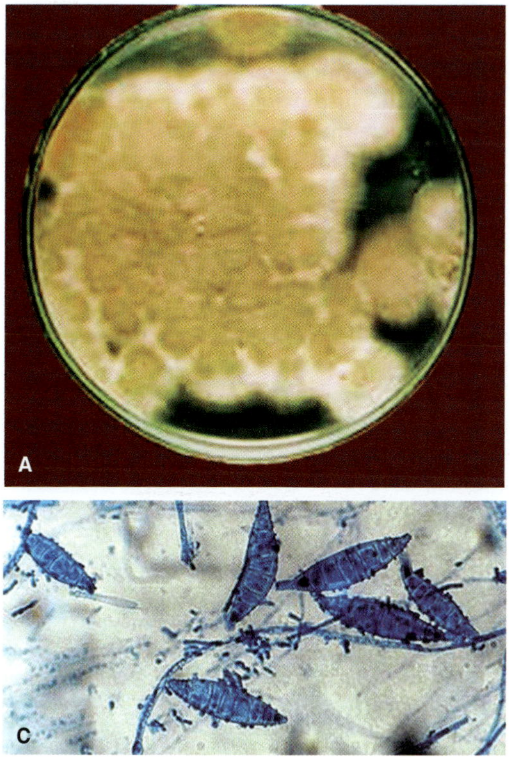

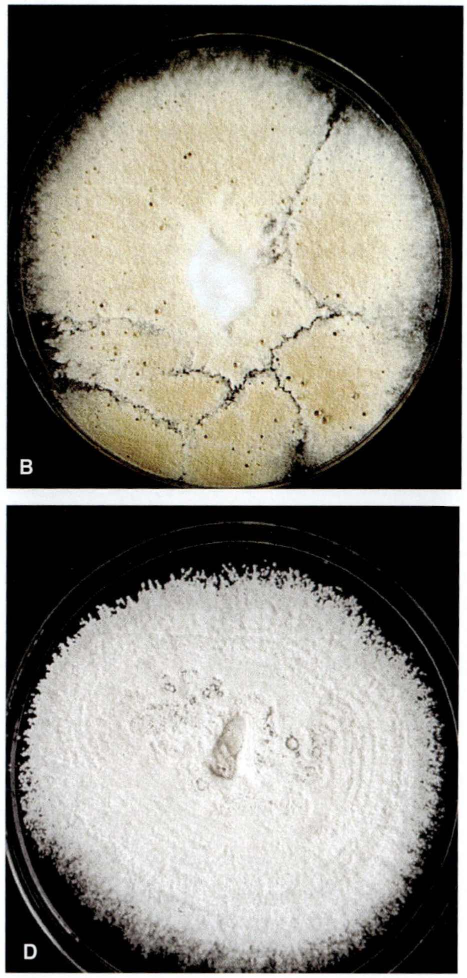

Figura 84.1 Características dos principais dermatófitos de interesse em animais de companhia. **A.** Colônia de *Microsporum canis*. **B.** Macroconídios de *Microsporum canis*. **C.** Colônia de *Microsporum gypseum*. **D.** Colônia de *Trichophyton mentagrophytes* var. zoofílica.

Quadro 84.2 Principais características micro e macromorfológicas dos dermatófitos de interesse em animais de companhia.

Agente	Micromorfologia	Macromorfologia
Microsporum canis	As colônias crescem moderadamente rápido em ágar Sabouraud dextrose, entre 6 e 15 dias, com coloração branco-amarelada, cotonosas com micélio aéreo abundante O reverso da colônia é amarelo para marrom	O primeiro isolamento produz abundantemente macroconídios fusiformes, de parede rugosa com 3 a 15 septos
Microsporum gypseum	Cresce rapidamente produzindo colônias bege-amarronzadas; a superfície tem aspecto pulverulento	Abundante produção de macro e microconídios: macroconídios de parede fina, lisa, com 7 a 16 septos; os microconídios são clavados e abundantes
Trichophyton mentagrophytes var. zoofílica	Apresenta colônia de cor creme, com a superfície pulverulenta	Intensa produção de microconídios globosos Os macroconídios, em pequena quantidade, têm forma de cigarro ou clava, parede fina e lisa com 3 a 4 septos Apresentam também hifas enroladas como gavinhas A variedade antropofílica normalmente não mostra gavinhas e exibe conídios em menor quantidade

Fisiopatogenia

O dermatófito necessita ultrapassar a barreira epidérmica e a resposta imune do hospedeiro, específica ou não, para o estabelecimento da infecção. A superfície epitelial é a primeira barreira contra a invasão e deve ser superada à custa da ativação de fatores de virulência, sendo o principal a secreção de enzimas hidrolíticas capazes de digerir as substâncias ali presentes, como proteínas e lipídios.[14]

Várias enzimas já foram descritas no grupo dos dermatófitos, como queratinase, elastase, lipase, DNase e colagenase.[5,15] Dentre as enzimas produzidas, aquelas com atividade queratolítica têm maior importância. Em infecções por *Trichophyton mentagrophytes*, a existência de enzimas queratinolíticas correlaciona-se à produção de forte hipersensibilidade cutânea do tipo tardio e à produção de anticorpos inibidores, desempenhando um importante papel na penetração dos dermatófitos nos tecidos e nas reações de hipersensibilidade associadas à dermatofitose.[16] Nas infecções por *M. canis*, a atividade queratolítica mostra relação direta com a intensidade da resposta inflamatória às infecções.[5]

Das várias enzimas com atividade queratolítica de *M. canis*, dois grupos estão bem descritos. Uma enzima com 31,5 kDa cujos genes responsáveis pela secreção são *SUB1*, *SUB2* e *SUB3; SUB1* e *SUB2* têm sua atividade já demonstrada *in vivo;* metaloprotease de 43,5 kDa, com ação sobre a queratina e também elastina e colágeno, com características bioquímicas distintas da anterior.[17] Os genes responsáveis pela expressão desta metaloprotease são *MEP1*, *MEP2* e *MEP3* e já se demonstrou sua transcrição *in vivo* humoral e celular.

A intensidade da atividade enzimática é maior em dermatófitos geofílicos que em zoofílicos ou antropofílicos e clinicamente está relacionada com reações teciduais mais graves.[19] Provavelmente, a evolução propiciou aos dermatófitos adaptados aos homens e animais modularem a quantidade de enzimas, assim como outros fatores, em níveis seguros, para contribuir para o sucesso do parasitismo.

A correlação entre atividade enzimática e reações teciduais em dermatofitose se deve à característica antigênica dessas enzimas, causando reações inflamatórias responsáveis pelos sintomas e auxiliando na resolução do processo.[7] Maior secreção de enzimas induz infecções com rápida resolução, e menor secreção, infecções persistentes semelhantes às observadas em gatos portadores assintomáticos.[5] As enzimas produzidas durante a infecção se difundem até a derme em dermatofitose;[20] assim, secreção modesta produz resposta inflamatória menos intensa ou imperceptível, pelo pequeno ou inexistente estímulo ao tecido vascularizado da derme, o que clinicamente originaria animais portadores assintomáticos, enquanto secreção abundante provoca maior destruição do epitélio queratinizado e maior inflamação, com necessidade de reposição de células queratinizadas mais acelerada para eliminação da infecção. Baixa taxa de renovação celular propicia a manutenção dos artroconídios (fragmentos de hifas encontrados em pelos e escamas da pele) no pelo por tempo prolongado.

O processo inflamatório produzido por essas enzimas acelera a renovação celular da epiderme, provocando descamação e alopecia e, por consequência, levando à eliminação do fungo.

Após a infecção, que se inicia pelo contato do agente com o hospedeiro, sabe-se que *M. canis* é introduzido nas populações por fômites ou por animais infectados, e a transmissão ocorre por contato direto ou transmissão de artroconídios pelo ar. Para o estabelecimento da infecção, o dermatófito precisa ultrapassar a barreira epidérmica, utilizando-se principalmente da secreção de enzimas hidrolíticas capazes de digerir substâncias ali encontradas, como proteínas e lipídios.[14] A degradação da queratina pode acontecer tanto por um processo mecânico como pelas enzimas proteolíticas produzidas, capazes de dissolver o citoplasma das células e as fibras queratinizadas da camada córnea e entrar na camada espinhosa.[20] Ao infectar o pelo dos animais, o dermatófito compete com a microbiota fúngica residente, e os animais recém-infectados apresentarão microbiota mista de dermatófitos e fungos ambientais. Os dermatófitos multiplicam-se na região onde se dá a queratinização; quando o crescimento do pelo está completo, cessa também a proliferação do fungo, e este é eliminado juntamente com o pelo, o mesmo ocorrendo com aqueles dermatófitos que invadem a epiderme quando as células queratinizadas sofrem descamação. A colonização superficial por dermatófitos promove aumento da epidermopoese, resultando em escamas observadas clinicamente.[21]

A hipersensibilidade tardia tem sido apontada como uma das respostas aos antígenos dos dermatófitos e um dos mecanismos de defesa do hospedeiro.[16,20] A interferona gama (INF-γ) é um dos principais fatores efetores da hipersensibilidade tardia, encontrada no infiltrado celular em dermatofitoses. Em biopsias de pacientes com dermatofitose encontra-se infiltrado inflamatório composto principalmente de linfócitos T (LT) com marcadores CD4 e CD8, macrófagos CD68 e células de Langerhans CD1a. Interferona gama foi encontrada em LT CD4, sendo este o fenótipo dominante e, provavelmente, a célula responsável pela defesa do hospedeiro e pelas reações cutâneas em dermatofitoses.[22]

Ao exame histopatológico, observam-se somente alterações na queratinização, caracterizadas como acantose, sem resposta inflamatória típica (Figura 84.2). A ausência de resposta inflamatória é comumente notada em dermatofitoses.[23] Encontrou-se foliculite e perifoliculite em gatos,[24] com hifas e esporos no *stratum corneum* e, em folículos pilosos, infiltrado inflamatório com predomínio de neutrófilos já foi visto em infecções experimentais, mas parece estar associado a infecções secundárias.[5] Sabe-se que a resposta depende do grau de adaptação entre o agente e o hospedeiro. No caso de *T. rubrum*, a produção de mananas, componente da parede celular, em grande quantidade exerce poder imunossupressivo no homem, levando as infecções a um curso crônico.[25] No entanto, deve haver outras interações adaptativas com outros modelos de relação parasito-hospedeiro.

Manifestações clínicas

As manifestações clínicas decorrentes de dermatofitoses resultam tanto da colonização e da multiplicação dos dermatófitos na camada córnea da pele quanto da consequente reação dos hospedeiros. A gravidade da doença, portanto, parece depender da espécie e da amostra do dermatófito ou da resposta imunológica específica ou não do hospedeiro à invasão fúngica.

Em cães, observam-se lesões anulares (Figura 84.3), com alopecia na região periférica que se expande de maneira centrífuga com descamação, crostas, pápulas foliculares e pústulas.[6] Essas lesões podem ser solitárias ou generalizadas, muitas vezes com cura espontânea. Em gatos, frequentemente se verifica uma ou mais áreas irregulares ou anulares de alopecia, com ou sem descamação.[6]

Não é possível, pela apresentação clínica, determinar o agente; porém, dermatófitos geofílicos tendem a produzir resposta mais inflamatória com prurido e, às vezes, com infecção bacteriana secundária.

Existem relatos de formas clínicas incomuns em pacientes com histórico de imunodepressão, nos quais se observa micetoma, incluindo enfartamento de linfonodos.[26]

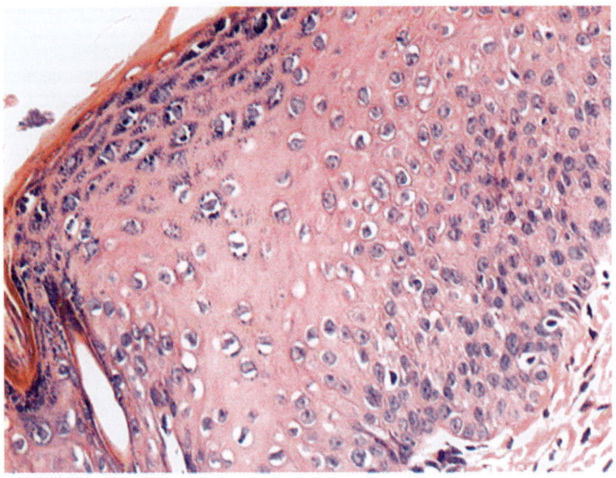

Figur 84.2 Fotomicrografia de corte histológico da pele de cobaia inoculada com *Microsporum canis*, 15 dias pós-infecção, mostrando acantose. (Corado com H&E, aumento de 100×.)

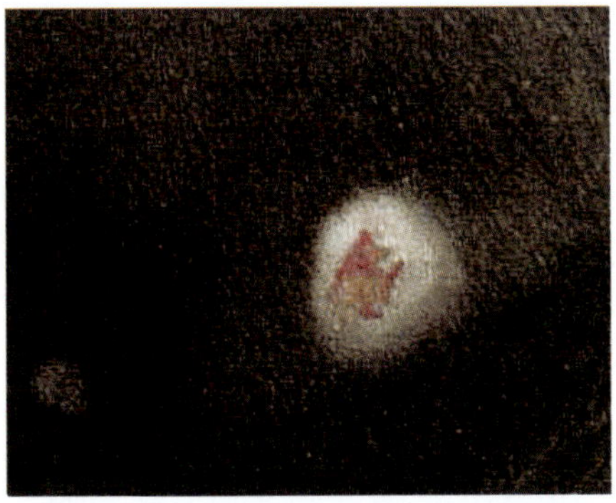

Figura 84.3 Lesão por *Microsporum canis* em cão: anular, com alopecia na região periférica, descamação, crostas e eritema no centro.

Diagnóstico

Laboratorial

Direto

Em cães e gatos, a dermatofitose é tipicamente de pelo, diferentemente de no ser humano, em que prevalece o parasitismo da pele. Para animais com lesões evidentes, devem-se retirar os pelos tonsurados do centro da lesão por avulsão com pinça e mantê-los entre lâminas até o momento da análise. Os pelos devem ser analisados entre lâmina e lamínula, clareados por uma solução de KOH a 20%, com leve aquecimento. Devem-se buscar artroconídios formando cachos fora do pelo (parasitismo ectotrix) ou dentro do pelo (parasitismo endotrix).

A lâmpada de Wood foi muito preconizada para diagnóstico das dermatofitoses; lesões por *M. canis*, *M. distortum* e *T. schoenleinii* produzem fluorescência, porém o grau de concordância entre a existência de fungos e a positividade do teste (que em lesões por *M. canis* chega a 40%) coloca esta prova como um teste de triagem que não dispensa as demais técnicas de diagnóstico.

Cultura

A cultura para dermatófitos é simples, contudo dificultada pelo longo período de crescimento que este grupo de fungos apresenta. Após a coleta, por avulsão, dos pelos tonsurados e de raspado superficial de pele na borda da lesão, o material deve ser encaminhado para cultura. Em pacientes sem lesões aparentes e com suspeita de serem portadores assintomáticos de dermatófitos, é possível fazer a coleta de pelos usando-se a técnica da escova de dentes, que consiste em pentear todo o pelame dos animais com uma escova de dentes nova e, em seguida, imprimi-la em toda a superfície da placa com o meio de cultura. O cultivo deve ser feito em meio seletivo para fungos patogênicos e incubado por até 30 dias em temperatura ambiente. Existe a possibilidade de utilizar meio de cultura diferencial para dermatófitos, chamado de ágar DTM (*dermatophyte test medium*), que apresenta alteração de coloração quando do crescimento de dermatófitos. Após o crescimento dos fungos, estes devem ser identificados por intermédio de características morfológicas e nutricionais.

A identificação dos dermatófitos baseia-se principalmente nas características morfológicas,[10] e a utilização de testes nutricionais ou bioquímicos para tal fim exibe grande dificuldade e resultados de pouca valia, pois são limitados a certas espécies e certos nutrientes.[13] Estudos antigênicos demonstram diferenças intraespecíficas no grupo dos dermatófitos, e a assimilação de fontes de carbono e nitrogênio pode ser útil, mas falha na identificação de muitas espécies.[27,28] Recentemente, técnicas de biologia molecular estão sendo aplicadas em dermatófitos, com a finalidade de identificação laboratorial, mostrando bons resultados para diferenciação interespecífica, ao contrário do observado para diferenciação intraespecífica, na qual os resultados não são satisfatórios, principalmente pela grande homogeneidade genética entre os membros desse grupo.

Histopatológico

Ao exame histopatológico, as lesões mostram-se com padrões variados, observando-se desde discreta a nenhuma reação inflamatória, em associação a esporos e hifas no *stratum corneum* ou nos folículos pilosos, até intensa reação inflamatória sem evidência de elementos fúngicos.

As lesões causadas por dermatófitos sem sinais de inflamação mostram discreta a moderada hiperqueratose da epiderme e dos folículos pilosos, acantose e discreto infiltrado inflamatório perifolicular, predominantemente mononuclear. Em tecidos corados com prata metenamina ou PAS (*periodic acid Schiff*), frequentemente são vistas partículas fúngicas. Em lesões intensamente inflamadas, com ulceração e exsudação, as paredes dos folículos apresentam intenso infiltrado inflamatório constituído de neutrófilos, linfócitos, histiócitos e plasmócitos, provavelmente em virtude de infecções bacterianas secundárias.[23]

Gatos sintomáticos e assintomáticos com isolamento de *M. canis* apresentaram pelos intensamente colonizados por hifas e com artroconídios; na epiderme, observaram-se ainda acantólise e hiperqueratose moderada.[24] Em animais assintomáticos, verificou-se reação característica de cronicidade com fibrose da derme e existência de fibroblastos, perifoliculite em metade dos casos e infiltrado de mastócitos. Em animais sintomáticos, notaram-se apenas perifoliculite e foliculite.

Técnicas moleculares

O diagnóstico de dermatofitose por técnicas moleculares é de pouco ou nenhum uso na rotina diagnóstica, devido ao ainda alto custo e à relativa facilidade do diagnóstico clínico. Porém, naqueles casos com necessidade de confirmação laboratorial, essas técnicas devem, em futuro próximo, ser de eleição em virtude do curto espaço de tempo para se obter o resultado, quando comparadas com as técnicas tradicionais, que demoram vários dias.

Propôs-se a identificação de *M. canis*, a partir de material clínico, pela detecção do gene *Chitin syntetase 1* (CHS1) após extração do DNA total da amostra e amplificação, utilizando como *primer CHS1* e comparando o sequenciamento do fragmento com uma sequência conhecida desse gene. Esta técnica reduziu o tempo de identificação para 4 dias.[29] *T. rubrum* foi identificado com a técnica da reação em cadeia pela polimerase (PCR) para o gene *CHS1* a partir de uma cepa pleomorfizada, isolada de cão com lesão cutânea.[29]

Tratamento

Quando se institui um tratamento para dermatofitose, devem-se avaliar a necessidade de terapia tópica ou sistêmica, o risco de transmissão para outros animais e o homem e a possibilidade de reinfecção. Deve-se sempre lembrar a possibilidade de haver animais portadores assintomáticos, principalmente gatos, e a ocorrência de novas lesões após o tratamento tópico de uma delas.

Terapia tópica

Para esta modalidade podem ser prescritos os antifúngicos: anfotericina B, miconazol, cetoconazol e terbinafina. Antissépticos como a clorexidina e substâncias queratolíticas auxiliam no tratamento.[6]

Terapia sistêmica

Para dermatofitose generalizada, bem como animais de pelagem longa, é recomendada a terapia sistêmica. Os antifúngicos utilizados são grizeofulvina (25 a 60 mg/kg), itraconazol (10 mg/kg) e cetoconazol[6] (10 mg/kg).

Dermatofitose em gatos

Um dos grandes problemas que criadores de gatos enfrentam é o surgimento de dermatofitose em animais jovens, quase sempre no momento da venda. Isso decorre da presença de animais portadores assintomáticos, que podem chegar até 90% de uma população. O tratamento exclusivo dos animais sintomáticos não resolve o problema populacional, que deve ser abordado de maneira mais abrangente. É preciso fazer o diagnóstico de 100% da população e separar portadores de doentes. Deve-se instituir manejo ambiental agressivo, procurando eliminar pelos do ambiente com desinfecção das instalações. Os animais devem ser tratados por via sistêmica, e a pelagem, tosada.

Prevenção

A prevenção da dermatofitose está associada à higiene dos animais e do ambiente em que vivem. Um esporo de dermatófito pode permanecer viável no ambiente por até 18 meses, o que implica a necessidade de higienização com remoção dos pelos e desinfetantes que, dentre outros, podem ser os clorados. A vacina para dermatofitose, existente em alguns países, não demonstrou proteção, e não há dados consistentes que possam justificar seu uso. Lembrando que o dermatófito está na epiderme, local em que não existem células inflamatórias nem anticorpos, e que as células responsáveis pela fagocitose são incapazes de fagocitar hifas, fica fácil compreender a ineficácia da vacina. A imunização com antígenos de dermatófitos promove imunidade celular e humoral que pode atuar contra antígenos que se difundem até a derme. Dessa maneira, tal vacina somente minimizaria a resposta inflamatória, reduzindo parte do desconforto, mas propiciando a permanência do agente no animal.

Referências

1. Kaszuba A, Seneczko F, Lipowczan G. Fungal flora in human skin and skin appendages infections in the region of Lódz, Poland. Mycoses. 1998; 41(5-6):249-53.
2. Larsson CE, Lucas R, Germano, PML. Dermatofitoses de cães e gatos em São Paulo: aspectos da sazonalidade. Anais Bras Dermatol. 1997; 72:139-42.
3. Gambale W, Corrêa B, Paula CR, Purchio A. Ocorrência de fungos em lesões superficiais de cães na cidade de São Paulo. Rev Fac Med Vet Zoot Univ São Paulo. 1987; 24:187-91.
4. Gambale W, Larsson CE, Moritami MM, Corrêa B, Paula CR, Framil VMS. Dermatophytes and other fungi of the haircoat of cats without dermatophytosis in the city of São Paulo, Brazil. Feline Pract. 1993; 121:29-33.
5. Vianil FC, dos Santos JI, Paula CR, Larsson CE, Gambale W. Production of extracellular enzymes by *Microsporum canis* and their role in its virulence. Med Mycol. 2001; 39:463-8.
6. Scott DW, Miller GH, Griffin CE. Small animal dermatology. 6th ed. Philadelphia: Saunders, 2001.
7. DeBoer J, Moriello KA. Humoral and immune responses to *Microsporum canis* in naturally occurring feline dermatophytosis. J Med Veter Mycol. 1993; 31:21-132.
8. Terreni AA. Tinea capitis. Survey in Charleston, S.C. Arch Dermatol. 1961; 83:88-91.
9. Williams JV, Honig PJ, McGinley KJ, Leyden JJ. Semiquantitative study of tinea capitis and the asymptomatic carrier state in inner-city school children. Pediatrics. 1995; 96:265-7.
10. Lacaz CS, Porto E, Martins JE. C. Micologia médica – Fungos, actinomicetos e algas de interesse médico. 8ª ed. São Paulo: Sarvier, 1991.
11. Lacaz CS, Porto E, Heins-Vaccari EM, Melo NT. Guia para identificação: fungos, actinomicetos e algas de interesse médico. São Paulo: Sarvier, 1998.
12. Yu J, Wan Z, Chen W, Wang W, Li R. Molecular typing study of the *Microsporum canis* strains isolated from an outbreak of tinea capitis in a school. Mycopathol. 2004; 157:37-41.
13. Georg LK. Epidemiology of dermatophytoses: sources of infection, modes of transmission and epidemicity. Ann N Y Acad Sci. 1960; 89:69-77.
14. Cole GT. Biochemistry of enzymatic pathogenicity factors. In: Esser K, Lemke PA. The Mycota IV: human and animal relationships. Berlin Springer: 1996, p. 31-59.
15. Apodaka G, McKerrow JH. Purification and characterization of a 27,000-Mr extracellular proteinase from Trichophyton rubrum. Infect Immun. 1989; 57:3072-80.
16. Eleuterio MK, Grappel SF, Caustic CA, Blank F. Role of keratinase in dermatophytosis III. Demonstratio of delayed hypersensitivity to keratinases by the capillary tube migration test. Dermatologica. 1973; 147:255-60.
17. Brouta F, Descamps F, Monod M, Vermout S, Losson B, Mignon B. Secreted metalloprotease gene family of Microsporum canis. Infect Immun. 2002; 70:5676-83.
19. Okafor J, Ngwogu A. Keratinolytic activity of five human isolates of dermatophytes. J Communi Dis. 2000; 32:300-5.
20. Minocha Y, Pasricha JS, Mohapatra LN, Kandhari KC. Proteolytic activity of dermatophytes and its role in the pathogenesis of skin lesions. Sabouraudia 1971; 10:79-85.
21. Tagami H. Epidermal cell proliferation in Guinea pigs with experimental dermatophytosis. J Invest Dermatol. 1985; 85:153-5.
22. Koga T, Shimizu A, Nakayama J. Interferona-gamma production in peripheral lymphocytes of patients with tinea pedis: comparison of patients with and without tinea unguium. Med Mycol. 2001; 39:87-90.
23. Gross TLl. Skin diseases of the dog and cat clinical and histopathologic diagnosis. 2nd ed. Oxford: Blackwell Science, 2005, p. 288-91.
24. Mignon BR, Coignoul F, Lectlipteux T, Focant CH, Losson BJ. Histopathological pattern and humoral immune response to a crude exo-antigen and purified keratinase of *Microsporum canis* in symptomatic and asymptomatic infected cats. Med Mycol. 1999; 37:1-9.
25. Blake JS, Dahal MV, Nelson RD. An immunoinhibitory cell wall glycoprotein (mannan) from *Trichophyton rubrum*. Investigat Dermatol. 1991; 96:657-61.
26. Tostes RA, Giuffrida R. Pseudomicetoma dermatofítico em felinos. Ciência Rural. 2003; 33.
27. Philpot C. The use of nutritional tests for differentiation of dermatophytes. Sabouraudia. 1977; 15:141-50.
28. Tucker WDL. Biotypes of dermatophytes *Microsporum distortum*. Mycoses. 1992; 28:117-23.
29. Kano R, Hirai A, Yoshiike M, Nakamura Y, Watanabe S, Hasegawa A. Molecular identification of *Thrichophyton rubrum* isolate from a dog by chitin synthase I (CHS I) gene analysis. Med Mycol. 2002; 40:439-42.

Leitura sugerida

Descamps F, Brouta F, Vermout S, Monod M, Losson B, Mignon B. Recombinant expression and antigenic properties of a 31.5-kDa keratinolytic subtilisin-like serine protease from *Microsporum canis*. FEMS Immunol Med Microbiol. 2003; 38:29-34.

Ibrahim-Granet O, Hernadez FH, Chevrier G, Dupont B. Expression of PZ-peptidases by cultures of several pathogenic fungi. Purification and characterization of a collagenase from *Trichophyton schoenleinii*. J Med Veter Mycol. 1996; 34:83-90.

Wawarzkiewicz K, Wolski T, Lobarzewski J. Screening the keratinolytic activity of dermatophytes *in vitro*. Mycopathol. 1991; 114:1-8.

85 Malasseziose em Cães e Gatos

Lilia Mara Mesquita Dutra, César Augusto Dinóla Pereira

Introdução

O termo malasseziose está relacionado com a micose superficial causada por leveduras do gênero *Malassezia,* que normalmente compõem a microbiota da pele de animais domésticos e selvagens. *Malassezia pachydermatis* é a espécie mais adaptada aos animais; contudo, havendo alterações no microambiente da pele e fatores predisponentes associados ao crescimento excessivo dessa levedura, ocorre a mudança da forma saprófita para o parasitismo, tornando-a um patógeno oportunista perpetuante de otite externa e dermatoses pruriginosas em cães e, mais raramente, em gatos.

Este capítulo se deterá na espécie *Malassezia pachydermatis* em cães e gatos, abordando a relevância da doença, as características do agente e sua patogenia, sinais e sintomas, diagnóstico, tratamento e prevenção.

Epidemiologia

Malassezia pachydermatis associa-se a duas condições clínicas, a saber, dermatoses pruriginosas e otite externa, observadas com mais frequência em cães e gatos.[1-3,5,8] A malasseziose primária é pouco frequente e pode ser atribuída quando não há um diagnóstico de dermatopatia de base. Sua ocorrência pode variar, entre os estudos, em torno de 12% para malasseziose tegumentar, em que não foi possível encontrar a causa de base.[3]

A dermatite por *Malassezia* acomete mais os cães e é raramente relatada em gatos.[3-6] Alguns estudos demonstram um mínimo de 37,5 a 52% de frequência de isolamento de *M. pachydermatis* em dermatite crônica e até 88% de isolamento na forma sindrômica de malasseziose em cães.[1,3]

Apesar de as dermatites associadas a *M. pachydermatis* surgirem em qualquer idade, sexo ou raça, alguns trabalhos demonstram que há maior ocorrência nas raças Cocker Spaniel, West Highland White Terrier, Pastor-alemão, Poodle, Dachshund (Teckel), Dobermann, Fila-brasileiro, Pinscher, Akita, Basset Hound, Shih Tzu e Setter, com maior prevalência em machos e idade abaixo de 5 anos.[1,7,8]

De maneira semelhante, a otite externa é mais comum em cães que em gatos.[9] Alguns estudos mostram semelhante frequência de isolamento de *M. pachydermatis* em cães e gatos, em média, entre 50 e 80,7% dos cães e 42,86 e 83% dos gatos com otite externa.[2-4,10] Contudo, outras espécies de *Malassezia* podem estar associadas a quadros de otites em felinos, entre elas *obtusa, globosa, slooffiae, sympodiales, furur* e *restricta,* indicando que a otite externa em gatos pode estar ligada à existência da *Malassezia* spp. lipodependente.[10] Necessita-se de mais estudos, uma vez que tanto a espécie *pachydermatis* como as espécies lipodependentes apresentam frequência de isolamento semelhante em animais hígidos e com quadro de otite.[2] A prevalência de *M. pachydermatis* entre orelhas saudáveis e com otite externa difere em alguns grupos de estudo.[2,5,10] De acordo com a literatura, alguns estudos demonstram maior associação a determinadas raças e sexo.[2, 5,10-12]

Etiologia

O gênero *Malassezia* derivou seu nome do autor Malassez, que, em 1874, caracterizou e estabeleceu semelhanças com o agente responsável pela doença pitiríase versicolor em humanos.[13,14] Por sua vez, a espécie *pachydermatis* foi primeiramente identificada a partir de escamas de um rinoceronte indiano com dermatite esfoliativa, em 1925. Em função das semelhanças com o fungo *Pityrosporum ovale,* Weidman Dodge propôs o nome de *Pityrosporum pachydermatis.* Desde então outros nomes foram dados à espécie, tendo como base o tamanho, a lipodependência, bem como o isolamento da levedura em outros animais. Somente em 1986 o gênero *Malassezia* foi escolhido, por anteceder o gênero *Pityrosporum,* e a espécie foi designada como *pachydermatis* para todas as espécies do gênero que não fossem lipodependentes.[14]

Esta levedura foi identificada, pela primeira vez, como agente da malasseziose tegumentar canina por Dufait, em 1983, na Europa.[1] Já nas Américas, os primeiros relatos em cães são de 1979, cabendo a autoria do trabalho a Larsson *et al.*[7]

Em 1995, o gênero *Malassezia* compreendia sete espécies distintas, porém, com base nas características fisiológicas, bioquímicas e moleculares, atualmente são conhecidas 13 espécies do gênero *Malassezia*: *furfur, sympodialis, pachydermatis, globosa, obtusa, restricta, slooffiae, dermatis, japonica, yamatoensis, nana, caprae* e *equina.* Com exceção da *pachydermatis,* as demais são lipofílico-dependentes.[2]

Entre as *Malassezia* spp., a mais bem adaptada aos animais é a *M. pachydermatis* frequentemente isolada de pele, conduto auditivo, sacos anais, unhas, vagina e reto de cães e gatos saudáveis ou doentes.[2,15] Todavia, de acordo com alguns estudos, outras espécies como *globosa, sympodialis, furfur* e *nana* têm sido isoladas de diferentes locais anatômicos de cães e gatos saudáveis ou doentes.[2,5,12,15,16]

Fisiopatogenia

Malassezia pachydermatis faz parte da flora da pele e das mucosas de diversos animais. No entanto, o que se conhece da patogenia desta levedura vem de estudos realizados em cães e gatos.[1-5,17]

Diversos são os fatores relacionados com a interação entre agente e hospedeiro que podem contribuir para que ele se torne um patógeno oportunista: fatores ligados ao microclima local de pele e conduto auditivo que resultem em alterações de pH, umidade e temperatura, predisposição genética e anatômica (excesso de pelos e conformação da orelha), excesso de cerume, distúrbios de queratinização, traumas, reações de hipersensibilidade (picada de pulga, contato e alimento), endocrinopatias, deficiências nutricionais, doenças neoplásicas e imunossupressoras, administração prolongada de antibióticos ou corticoides, infestações parasitárias e infecções bacterianas.[2,6,9–11,17–20]

As infecções microbianas são caracterizadas como fatores perpetuantes que podem exacerbar e prolongar o quadro clínico de base. Bactérias como *Staphylococcus* sp., *Proteus* sp., *Pseudomonas* sp. e *Streptococcus* sp. foram isoladas em associação a *M. pachydermatis* em cães com otite externa.[3] *S. pseudointermedium* é a espécie mais isolada em associação a *M. pachydermatis*, em casos de otite externa em cães.[3,21]

A associação de fatores relacionados com o hospedeiro e a levedura é importante para a distinção do fenótipo saprófita ou patogênico.[3,5,17,18] Alguns estudos fenotípicos demonstram que cepas que assimilam glicose, manitol, glicerol (sorbitol), manose e ribose e que são produtoras de proteinase, condroitina-sulfatase, hialuronidase, fosfolipase, lipase, fosfatase, galactosidase, urease e zimogênio estão associadas aos isolados de *M. pachydermatis* de cães com otite externa e dermatites.[8,22–24] Adicionalmente, algumas proteínas e glicoproteínas da parede celular da levedura são importantes para a aderência a células da camada córnea em cães.[25] Contudo, sabe-se que o crescimento exacerbado da levedura é o primeiro passo para que a doença se estabeleça.[10]

Por fim, há indícios de que as reações de hipersensibilidade a antígenos solúveis produzidos pela parede celular dessa levedura contribuam para a patogênese das dermatites e otites, exacerbando diretamente a atopia e o prurido.[19] O zimogênio, enzima liberada pela parede celular da *Malassezia*, pode ativar o sistema imune, via complemento, resultando em dano à integridade dos queratinócitos, espongiose epidérmica, inflamação e prurido.[17] Como consequência, cães atópicos têm maior nível sérico de IgE específica para *Malassezia* do que cães sem atopia, e testes intradérmicos demonstram as reações de hipersensibilidade imediata ou tardia ao antígeno da *Malassezia* em cães com doença de pele inflamatória focal.[18]

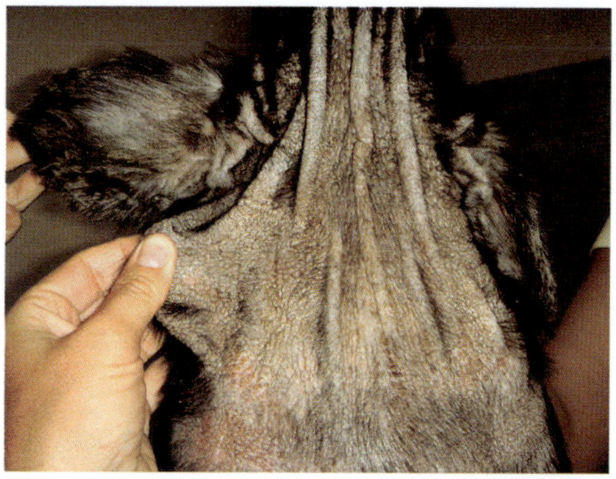

Figura 85.1 *Malassezia pachydermatis*. Lesão na região ventral do pescoço em cão. Observar alopecia, crostas amarelas, hiperpigmentação e liquenificação. (Gentilmente cedida pelo Prof. Dr. Ronaldo Lucas.)

Manifestações clínicas

Dermatite

Os sintomas mais comuns de dermatite associada à *M. pachydermatis* canina incluem prurido, eritema, crostas serosas ou gordurosas, alopecia, rarefação pilosa, hiperqueratose, odor característico e hiperpigmentação e liquenificação, em casos crônicos.[1–3,17,18] As crostas podem ter coloração amarela, cinza ou castanha, podendo surgir crostas espessas, endurecidas e aderidas em consequência de infecções por *M. pachydermatis* associadas à deficiência de ácidos graxos e de zinco.[19]

As lesões de dermatite por *M. pachydermatis* canina podem ser localizadas ou generalizadas.[3] A distribuição clássica inclui região ventral do pescoço, abdome e dobras cutâneas, podendo encontrar-se também nos espaços interdigitais, face e região perineal, sendo comum a ocorrência simultânea de otite fúngica (Figura 85.1).[1,19]

As dermatites por *M. pachydermatis* raramente são relatadas em gatos, porém as lesões são semelhantes às dos cães. Lesões já foram referidas em face, parte ventral do pescoço, abdome e patas, podendo ser localizadas ou generalizadas e, em alguns casos, recorrentes em gatos atópicos ou com vírus da imunodeficiência dos felinos (FIV). Dermatite esfoliativa, prurido, alopecia, eritema, crosta e exsudato gorduroso são os sintomas mais comuns.[9,14,19]

Otite externa

Em otite externa, independentemente da causa primária, as alterações patológicas são semelhantes. Ao exame físico, detectam-se balanço da cabeça, prurido, cerume de cor marrom-escura a negra e odor característico (Figura 85.2).[9,20]

Nos casos mais agudos, podem-se observar edema, graus variados de eritema, hiperemia e espessamento do estrato córneo (hiperqueratose).[20] Pelo fato de o canal auditivo ser

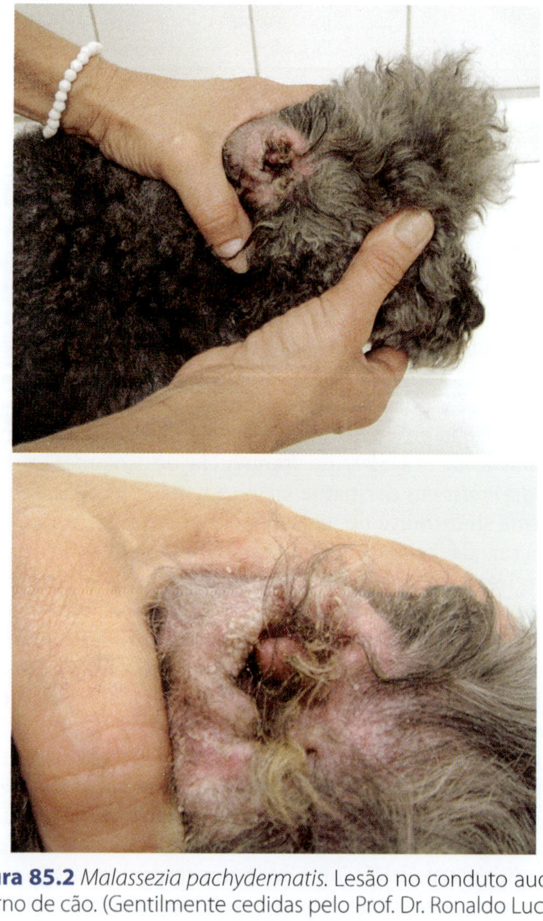

Figura 85.2 *Malassezia pachydermatis*. Lesão no conduto auditivo externo de cão. (Gentilmente cedidas pelo Prof. Dr. Ronaldo Lucas.)

circundado por cartilagem, o edema causa constrição do lúmen interno do canal, provocando compressão e dor. Os epitélios do canal auditivo e da membrana timpânica podem aumentar de espessura, devido a acantose e hiperqueratose.[9]

Diagnóstico

O diagnóstico clínico de malasseziose deve incluir a história e o exame físico, considerando todas as outras possibilidades de dermatopatias e otopatias que não apresentaram resposta satisfatória à terapêutica inicial.

O diagnóstico de rotina tem base na detecção direta do agente no material a ser analisado a fresco ou corado, por meio da observação microscópica por citologia e, alternativamente, isolamento em cultura. Neste contexto, a *Malassezia pachydermatis* é uma levedura que se mostra em formato de garrafa, produzindo conídios unipolares, ovalados, em base larga, que não formam micélio. Cresce à temperatura ambiente, em ágar Sabouraud dextrose (SDA), sem adição de lipídios.[11,14]

Para a citologia, podem ser coletadas amostras clínicas de secreção úmida (cerume), raspado de pele superficial e decalque (*imprinting*) com lâmina de vidro. Materiais de raspado de pele devem ser clarificados com hidróxido de potássio (KOH) a 10% ou albumina de Meyer.[3,14] KOH dissolve a maioria dos restos celulares sem afetar a parede celular de quitina do fungo. As secreções úmidas podem ser umedecidas com solução salina.[3]

Pode-se, ainda, acrescentar tinta Parker Quink, de cor negra, ao KOH, na proporção de 3 partes de KOH para 1 de tinta, para melhorar a visualização dos elementos micóticos. Os raspados de pele também podem ser corados com azul de metileno, corante modificado de Wright (*diff-quick*), Giemsa e ácido periódico de Schiff (PAS). O esfregaço para citologia a partir de *swab* rotineiramente é corado com o *diff-quick* ou Gram.[3,14]

À microscopia de imersão são observadas leveduras esféricas ou ovais entre 2 e 3 μm de largura e 4 a 5 μm de comprimento, agrupadas ou isoladas.[14] Visualizam-se, também, células inflamatórias polimorfonucleares e debris (Figura 85.3).[9]

A quantidade de levedura encontrada, se considerada patogênica, é de difícil definição, contudo se utiliza uma escala de quantificação ao exame citológico. Consideram-se flora normal contagens menores que 10 células por campo de amostra, e infecção, contagens maiores que 10 células por 15 campos analisados, aleatoriamente, com objetiva de imersão.[26] Pode-se também usar uma escala baseada em cruzes para quantificar o grau de infecção.[3,11]

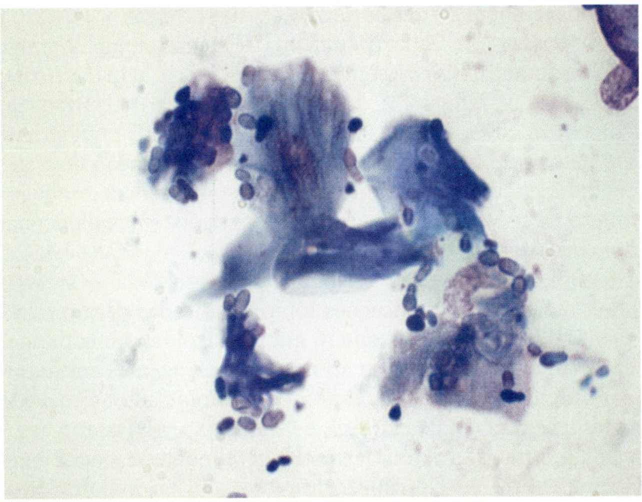

Figura 85.3 *Malassezia pachydermatis*. Levedura que se apresenta em formato de garrafa, produzindo conídios unipolares, ovalados, em base larga. Fonte: http://leicesterskinvet.com/ears.

Em cortes histológicos, as leveduras podem ser visualizadas com auxílio do corante de hematoxilina-eosina (H&E), sendo mais bem observadas pelo ácido periódico de Schiff. Nota-se, em cães, inflamação superficial perivascular a intersticial, com hiperplasia regular, espongiose difusa, acantose, exocitose linfocítica difusa da epiderme e infundíbulo folicular, paraqueratose acentuada e predomínio de células inflamatórias como linfócitos, histiócitos, neutrófilos e eosinófilos na derme, e células *master* na junção dermoepidérmica. Células *master* no histopatológico podem indicar dermatite por *Malassezia*.[8]

As *Malassezia* spp. compartilham características morfológicas e bioquímicas, dificultando a identificação fundamentada só no fenótipo. Adicionalmente, técnicas moleculares são requeridas para a identificação, porém não estão disponíveis em muitos laboratórios clínicos.

O padrão biológico utilizado para identificação das *Malassezia* spp. baseia-se em características fenotípicas e bioquímicas, entre as quais estão capacidade de crescimento em lipídios, produção da catalase, temperatura de crescimento, macro e micromorfologia das colônias, produção de precipitado em ágar Dixon e CHROMagar, assimilação do *polyethoxylated castor oil* (Cremophor EL) e esculina, e difusão em Tween. Estes métodos diferenciam a maioria das *Malassezia* spp. No entanto, algumas cepas poderão apresentar um padrão biológico distinto, necessitando de novas atualizações na metodologia.[14,27] O Quadro 85.1 mostra o padrão biológico de identificação das 13 espécies conhecidas.

O cultivo de *M. pachydermatis* é facilmente executável pela facilidade de crescimento a 37°C, em menos de 7 dias, em ágar Sabouraud dextrose básico ou acrescido de cloranfenicol, sem adição de lipídios. *Malassezia* spp. lipofílico-dependentes não crescem em ágar SDA básico, necessitando de suplementação de lipídios ao meio. O ágar Dixon modificado é recomendado, pois possibilita o crescimento de todas as *Malassezia* spp. [14]

O aspecto macroscópico da colônia se caracteriza pela forma convexa, com superfície lisa e seca, textura macia ou friável, e coloração de branco-marfim a amarela (Figura 85.4). O aspecto microscópico pode ser visualizado a partir do esfregaço da colônia preparado com solução salina, lactofenol ou Gram.[14]

Tratamento

O tratamento das dermatites e otites por *Malassezia* deve ser individualizado, de acordo com a gravidade dos casos.

A terapia tópica é efetiva para ocorrências leves, contudo algumas dificuldades podem aparecer em virtude de raça, sítio de localização, tamanho dos pelos, entre outras. A terapia sistêmica é indicada para casos graves de reações adversas tópicas ou em decorrência da inabilidade do proprietário em aplicar o medicamento tópico. É fundamental a identificação da causa primária da infecção, pois, como é uma levedura oportunista, o tratamento muitas vezes é prolongado e apresenta altos índices de recorrência. Deve-se combinar terapia tópica e sistêmica para uma recuperação rápida e efetiva.

Os antifúngicos modernos pertencem ao grupo de compostos químicos e antibióticos. No grupo dos antibióticos estão os medicamentos que, de maneira geral, apresentam

Quadro 85.1 Características fenotípicas das 13 espécies de *Malassezia*.

	Sab. 32°C	Dixon 32°C	Dixon 37°C	Dixon 40°C	Catalase	Esculina	Cremophor EL 1 a 10%	Tween 20 0,1 a 10%	Tween 40 0,1 a 10%	Tween 60 0,1 a 10%	Tween 80 0,1 a 10%	CHROM-agar
M. pachydermatis	+	+	+	+	±	±	f+	±	+	+	f+/+	+
M. furfur	–	+	+	+	+	–	+	+	+	+	–	–
M. sympodialis	–	+	+	+	+	+	–	–	+	+	+	+
M. globosa	–	+	p/–	–	+	–	–	–	–	–	–	+
M. obtusa	–	+	p/–	–	+	+	–	–	–	–	–	–
M. restricta	–	+	+	–	–	–	–	–	–	–	–	–
M. slooffiae	–	+	+	+	+	–	–	f+	+	+	–	–
M. dermatis	–	+	+	+	+	–	–	+	+	+	+	+
M. japonica	–	+	+	–	+	?	–	–	f+/+	+	–	–
M. yamatoensis	–	+	+	–	+	?	?	+	+	+	f+/+	
M. nana	–	+	+	p	+	–	?	f±	+	+	f+/+	
M. caprae	–	?	p/–	–	+	+	–	–	f+/+	f+/+	f+	
M. equina	–	?	p	–	+	fr/–	–	f±	f+/+	f+/+	f+	

Adaptado de Kaneko *et al.*[27] e Prado *et al.*[14]
– = negativo; ? = dados não encontrados; + = positivo; f+ = fracamente positivo; fr = frequente; p = pequeno crescimento.

espectro reduzido contra fungos e outros que atuam de modo indireto como fungistáticos. Nesta categoria, utilizados como opções terapêuticas para malasseziose, destacam-se: sulfeto de selênio, ácido salicílico, peróxido de benzoíla, enxofre e clorexidina. Entre os antifúngicos de compostos químicos estão os derivados imidazóis, principalmente o cetoconazol e o itraconazol, e antifúngicos potencialmente capazes, como o fluconazol e a terbinafina.[1,6,28]

Em formas leves de dermatite podem ser utilizados cremes ou loções antifúngicas em áreas mais focais. Nas lesões multifocais, o uso de xampus antifúngicos à base de cetoconazol, sulfeto de selênio, ácido salicílico, peróxido de benzoíla e enxofre parece mostrar melhora igual ou superior a 70%. O sulfeto de selênio a 1%, além de ação nas leveduras, é desengordurante e queratolítico e não apresenta efeitos colaterais, podendo ser usado por tempo prolongado. O cetoconazol é indicado em uso tópico ou por via oral, tendo amplo potencial terapêutico para o tratamento de infecções micóticas superficiais e sistêmicas.[1,6,28]

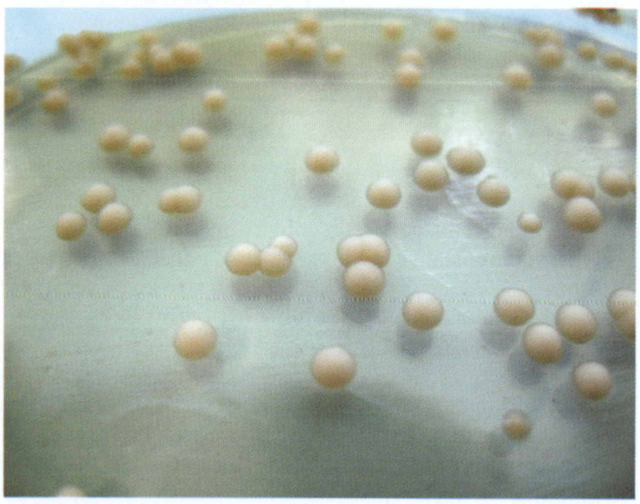

Figura 85.4 Cultura de *Malassezia pachydermatis* em ágar Sabouraud dextrose. Colônias em formato convexo, com superfície lisa e seca, textura macia ou friável e coloração de branco-marfim a amarela. (Gentilmente cedida pelo Dr. Alexandre Lourenço.)

A combinação de xampus antifúngicos com outros medicamentos apresenta resposta mais eficaz do que aqueles que empregam um dos componentes isoladamente. O miconazol de 1 a 2% e a clorexidina de 3 a 4% são efetivos, isoladamente, no tratamento de malasseziose, mas a combinação dos dois a 2% tem sido mais eficaz e indicada para o tratamento de dermatite seborreica dos cães associada à malasseziose. Outras combinações do miconazol a 1% têm sido usadas com dexametasona (4 mg/mℓ) e sulfadiazina de prata a 0,1%. Outros imidazóis como clotrimazol, tiabendazol, econazol e nistatina são também eficazes como terapia tópica.[8,9,19]

São utilizados para a terapia oral tanto os derivados imidazóis quanto os triazóis. O cetoconazol, 5 a 10 mg/kg, a cada 12 ou 24 h, tem sido indicado até a cura das lesões clínicas. Melhor atividade *in vitro* contra a *M. pachydermatis* foi apresentada pelo cetoconazol quando comparado com outros antifúngicos (clotrimazol, miconazol, nistatina, epimaricina). Os imidazóis têm excelentes resultados em otites por *M. pachydermatis*. Nos casos de malasseziose cutânea, o cetoconazol é o fármaco de escolha, devendo ser usado de maneira sistêmica e tópica, pois alivia o prurido e a inflamação cutânea característicos também de outras dermatopatias crônicas.[28]

Os triazóis (itraconazol e fluconazol) representam um novo grupo de antifúngicos com grande eficiência e baixa toxicidade para mamíferos. A dose recomendada para o itraconazol, em micoses superficiais em cães, é de até 5 mg/kg/dia e em gatos é de 1,5 a 3 mg/kg/dia, com a manutenção do tratamento até a remissão clínica das lesões, e ausência de fungos ao exame citológico.[9] Apesar de poucos dados sobre o fluconazol em casos clínicos de animais, a dose recomendada é de 2,5 a 5 mg/kg/dia para caes e gatos por 7 a 10 dias.[9,28,29]

A maioria das medicações tópicas indicadas para o tratamento de otite externa contém glicocorticoides em combinação com antifúngicos e/ou antibióticos. Os agentes antifúngicos são necessários em qualquer caso complicado ou causado pelas leveduras *Malassezia* sp. e *Candida* sp. *Malassezia* associada a otite externa ou dermatite geralmente responde bem ao miconazol ou clotrimazol tópico a 1% ou à clorexidina. Quando *Malassezia pachydermatis* e bactérias se manifestam concomitantemente, a combinação de clotrimazol e betametasona é eficaz para o tratamento.[9,28]

É recomendável, quando houver fracasso terapêutico, comum em casos de otite externa ou dermatite complicada por esta levedura, testar a sensibilidade aos antifúngicos. O teste de sensibilidade antifúngica, segundo o National Committee for Clinical Laboratory Standards (NCCLS), foi padronizado para espécies de *Candida* e pode ser utilizado somente para *M. pachydermatis*.[30]

A melhora clínica é percebida em 7 dias com a combinação das terapias tópica e sistêmica, de 7 a 14 dias somente com terapia sistêmica e em 14 dias somente com terapia tópica. Requer-se prolongamento da terapia por 7 a 10 dias após a cura clínica, e, em média, o tratamento se faz por 4 semanas. Deve também ser feita a limpeza da orelha concomitantemente com a terapia medicamentosa, para melhor resultado do tratamento.[9]

▪ Prevenção

Tendo em vista o caráter oportunista da *Malassezia pachydermatis*, o controle dos fatores predisponentes, apesar de complexo, faz-se necessário para a prevenção de infecções recorrentes por esse agente.

▪ Referências

1. Mazzei CRN, Larsson CE, Gambale W, Rodrigues CP, Valente NS. Malasseziose tegumentar canina: estudo clínico-epidemiológico retrospectivo de 92 casos (1989-1995). São Paulo, Brasil. Rev Edu Cont. 2002; 5(Suppl 3):243-52.
2. Rosa CS, Martins AA, Santin R. *Malassezia pachydermatis* no tegumento cutâneo e meato acústico externo de felinos hígidos, otopatas e dermatopatas, no município de Pelotas, RS, Brasil. Acta Sci Vet. 2006; 34(2):143-47.
3. Nobre M, Meireles M, Gaspar LF, Pereira D, Schramm R, Schuch LF *et al.* *Malassezia pachydermatis* e outros agentes infecciosos nas otites externas e dermatites em cães. Cienc Rural. 1998; 28(3):447-52.
4. Dizotti CE, Coutinho SD. Isolation of *Malassezia pachydermatis* and *M. sympodialis* from the external ear canal of cats with and without otitis externa. Acta Vet Hung. 2007; 55(5):471-7.
5. Khosravi AR, Eidi S, Ziglari T, Bayat M. Isolation and differentiation of *Malassezia* species isolated from healthy and affected small animals, ear and skin. World J Zool. 2008; 3(2):77-80.
6. Peano A, Gallo MG. Management of Malassezia-related diseases in the dog. Parasitol. 2008; 50(1 Suppl 2):85-8.
7. Larsson CE, Paula CR, Larsson MHMA, Hagiwa MK, Amaral RC, Fernandes WR. Dermatitis in dogs caused by *Malassezia* (*Pityrosporum*) *pachydermatis*. Ars Vet. 1988; 4(1):63-8.
8. Mauldin EA, Scott DW, Miller WH, Smith CA. *Malassezia* dermatitis in the dog: A retrospective histopathological and immunopathological study of 86 cases (1990-1995). Vet Dermatol. 1997; 8:191-202.
9. Rosychuk, Luttgen. Olhos, ouvidos, nariz e garganta. In: Ettinger SJ, Feldman EC. Tratado de medicina interna veterinária doenças do cão e do gato. 5ª ed. Rio de Janeiro: Guanabara Koogan, 2004. Vol. 1, p. 1048-56.
10. Khosravi A, Shokri H, Rad M, Jamshidi S. Occurrence of *Malassezia* species in Persian and domestic short hair cats with and without otitis externa. J Vet Med Sci Advance Publication. 2009. Disponível em: <http://www.jstage.jst.go.jp/article/jvms/advpub/0/advpub_0911250059/_article> Acesso: dez 2009.
11. Nobre MO, Castro AP, Nascente PS, Ferreiro L, Meireles MCA. Occurrency of *Malassezia pachydermatis* and other infectious agents as cause of external otitis in dogs from Rio Grande do Sul State, Brazil (1996/1997). Braz J Microbiol. 2001; 32:245-9.
12. Ahman S, Perrins N, Bond R. Carriage of Malassezia spp. yeasts in healthy and seborrhoeic Devon Rex cats. Med Mycol. 2007; 45(5):449-55.
13. Zaitz C. Micoses superficiais propriamente ditas. In: Campbell I, Marques SA, Ruiz LRB, Souza VM, editores. Compêndio de micologia médica. 2ª ed. Rio de Janeiro: Guanabara Koogan, 2010. 431p.
14. Prado MR, Brilhante RSN, Sidrim JJC, Rocha MFG. *Malassezia* spp. em humanos e pequenos animais: uma abordagem teórica. Rev Port Ciênc Vet. 2007; 102(Suppl 563-564):207-14. Disponível em: <www.fmv.utl.pt/sp cv/PDF/pdf12_2007q207 a 214.pdf>.
15. Colombo S, Nardoni S, Cornegliani L, Manciati F. Prevalence of *Malassezia* spp. yeasts in feline nail folds: a cytological and mycological study. Vet Dermatol. 2007; 18(4):278-83.
16. Raabe P, Mayser P, Wei R. Demonstration of Malassezia furfur and *M. sympodialis* together with *M. pachydermatis*. Mycoses. 1998; 41:493-500.
17. Cafarchia C, Otranto D. The pathogenesis of Malassezia yeasts. Parasitol. 2008; 50:65-7.
18. Thelma LG, Peter JI, Emily JW, Verena KA. Skin diseases of the dog and cat: clinical and histopathologic diagnosis. 2nd ed. Oxford: Blackwell Science, 2005. Hyperplastic diseases of the epidermis, p. 136-57.
19. Scott DW, Miller, WH, Griffin CE. In: Malasseziasis fungal diseases. Muller & Kirk's small animal dermatology. 6th ed. Philadelphia: Saunders, 2001a. p. 351-57.
20. Scott DW, Miller, WH, Griffin CE. Diseases of eyelids, claws, anal sacs, and ears. In: Muller & Kirk's small animal dermatology. 6th ed. Philadelphia: Saunders, 2001b. p. 1204-31.
21. Oliveira LC, Brilhante RSN, Cunha AMS, Carvalho CBM. Perfil de isolamento microbiano em cães com otite média e externa associadas. Arq Bras Med Vet Zootec. 2006; 58(6):1009-17.
22. Bond R. How might Malassezia pachydermatis cause canine skin diseases? Proc Br Vet Dermatol. Study Group, Autumn, 1999. 41p.
23. Coutinho SDA. *Malassezia pachydermatis*: enzymes production in isolates from external ear canal of dogs with and without otitis. Arq Bras Med Vet Zootec. 2005; 57(Suppl 2):149-53.
24. Coutinho SD, de Souza T, Paula CR: Protein profiles of *Malassezia pachydermatis* isolated from dogs. Mycopathol. 1997; 139:129-35.
25. Bond R, Lloyd DH. Factors affecting the adherence of *Malassezia pachydermatis* to canine corneocytes *in vitro*. Vet Dermatol. 1996; 7(1):49-56.
26. Kennis RA, Rosser EJ Jr, Olivier NB, Walker RW. Quantity and distribution of *Malassezia* organisms on the skin of clinically normal dogs. J Am Vet Med Assoc. 1996; 208:1048-51.
27. Kaneko T, Makimura K, Abe M, Shiota R, Nakamura Y, Kano R *et al.* Revised culture-based system for identification of *Malassezia* species. J Clin Microbiol. 2007; 45(11):3737-42.
28. Nobre ML, Nascente PS, Meireles MC. Drogas antifúngicas para pequenos e grandes animais. Antifungical drugs for small and large animals. Ciênc Rural. 2002; 32(1):175-84.
29. Jaham C, Paradis M, Papich MG. Antifungal dermatologic agents: azoles and allylamines. Small Anim/Exotics. 2000; 22(6):548-58.
30. NCCLS – National Committee for Clinical Laboratory Standards. Reference method for broth dilution antifungal susceptibility testing of yeasts (2002). Approved Standard M27-A2. NCCLS, Wayne, Pa.

86 Candidíase em Cães e Gatos

Luciana da Silva Ruiz

Introdução

As micoses representam um problema crescente em medicina humana, principalmente pelas enfermidades imunossupressoras, por uso indiscriminado de antibióticos, glicocorticoides ou fármacos indutores de neutropenia, desequilíbrios nutricionais e/ou hormonais, assim como por doenças autoimunes e metabólicas, diabetes, endocrinopatias, sendo cada vez mais frequentes os relatos em medicina veterinária.[1]

Dentre as micoses diagnosticadas em pequenos animais, destaca-se a candidíase. Os termos candidíase ou candidose têm amplo significado, utilizados para designar uma variedade de infecções cutâneas, de mucosas ou sistêmicas causadas por leveduras do gênero *Candida*. Estes microrganismos são membros comensais da microbiota de homens e animais e, geralmente, não provocam nenhum dano aos seus hospedeiros. No entanto, são considerados importantes patógenos oportunistas que, havendo qualquer alteração no equilíbrio parasito-hospedeiro, se multiplicam causando a candidíase em um espectro que engloba desde colonização das mucosas até quadros sistêmicos.[2,3]

Infecções por *Candida* em animais, principalmente cães e gatos, são pouco frequentes. No entanto, nos últimos anos, tem-se relatado aumento de infecções por tais leveduras, com diferentes manifestações clínicas e acometendo variadas espécies.[4,5]

Considerando-se o potencial patogênico de leveduras do gênero *Candida*, este capítulo abordará os principais aspectos epidemiológicos, etiológicos, clinicolaboratoriais e terapêuticos da candidíase em cães e gatos.

Epidemiologia

Leveduras do gênero *Candida* encontram-se amplamente distribuídas na natureza, constituindo parte da flora do homem e de animais, dentre eles imensa variedade de mamíferos domésticos e selvagens, além de aves.[2]

Espécies desse gênero habitam locais como mucosas e pele de inúmeros animais, entre eles cães e gatos, apesar de poucos serem os relatos sobre o isolamento de *Candida* da microbiota de cães saudáveis. Os locais anatômicos mais relacionados com a candidíase são pele, unhas, ouvido e mucosas dos sistemas geniturinário e gastrintestinal.[6]

A candidíase em pequenos animais, como cães e gatos, é pouco frequente, geralmente descrita em animais imunocomprometidos.[7] Os fatores predisponentes à aquisição de infecções por *Candida* são idade (acomete animais muito jovens ou muito velhos), distúrbios nutricionais e/ou hormonais, doenças autoimunes e metabólicas, (p. ex., diabetes *mellitus*), uso indiscriminado de antibióticos, glicocorticoides ou fármacos indutores de neutropenia.[1,8–11]

Etiologia

São reconhecidas em torno de 200 espécies dentro do gênero, das quais aproximadamente 20 são consideradas patogênicas.[12] A maioria das infecções por *Candida* tem origem endógena.

A espécie comumente envolvida em quadros clínicos em animais é a *C. albicans*; entretanto, outras espécies como *C. guilliermondii*, *C. parapsilosis*, *C. tropicalis*, *C. rugosa*, *C. krusei* e *C. glabrata* foram relatadas como agentes de candidíase em cães e gatos.[4,7,13]

Patogenia

Além dos fatores inerentes ao hospedeiro, tem sido relatada diferença de patogenicidade de isolados de *Candida*. Fatores de virulência múltiplos de *C. albicans* incluem capacidade de crescer a 37°C, germinação, aderência às células do hospedeiro e secreção de exoenzimas, entre estas proteinases e fosfolipases.

A colonização é iniciada pela aderência de *Candida* às células epiteliais da pele e das mucosas, seguida da multiplicação da levedura com formação posterior de tubo germinativo, hifas e pseudo-hifas. A adesão é aumentada pela germinação das leveduras, sendo inibida pela imunoglobulina A secretora. A produção de proteinases e fosfolipases que se segue possibilita a penetração da levedura nas células, ocasionando resposta inflamatória e dano nos tecidos subjacentes. Dependendo do estado imunológico do hospedeiro e da habilidade do microrganismo, a infecção, inicialmente superficial, pode disseminar-se. Desse modo, o primeiro degrau para o desenvolvimento da candidíase sistêmica é a colonização dos tratos gastrintestinal e geniturinário, da pele e das mucosas em geral.[14]

Manifestações clínicas

A espécie *C. albicans* é responsável por diversos quadros clínicos em cães e gatos, como dermatomicoses, cistite, endoftalmite, otite.[4,15–17] Em casos raros, os cães podem desenvolver septicemia, com lesões em músculos, ossos e trato urinário inferior. Com pouca frequência, *C. albicans* pode ser o agente causador de piotórax em felinos.

Em cães e gatos acometidos de infecção urinária por *Candida* spp., o principal sintoma é a febre, podendo-se observar quadros de hematúria, disúria, aumento da frequência de micção, anorexia e depressão.[15]

As lesões cutâneas por *Candida* spp., raramente descritas na literatura, caracterizam-se por erosões eritematosas úmidas com contorno irregular, com vesículas localizadas geralmente em áreas com dobras cutâneas, como espaços interdigitais, prepúcio e região perianal, podendo surgir lesões com alopecia, crostas, úlceras e edemas.[4]

Em cães e gatos com otite por *Candida* spp., os sintomas notados são edema, descamação, inflamação, dor e prurido.[17]

Endoftalmites por *Candida* spp. são raras em cães e gatos, e costumam surgir de disseminação hematogênica ou como infecção secundária à inflamação da córnea por esses microrganismos.[16]

Diagnóstico laboratorial

A identificação rápida e correta de leveduras patogênicas tem fundamental importância para o fornecimento de um diagnóstico precoce e pode contribuir para o sucesso terapêutico. Além disso, possibilita o diagnóstico diferencial entre infecções causadas por outros microrganismos, como distúrbios endócrinos, neoplásicos e outros.

O diagnóstico convencional das infecções por leveduras do gênero *Candida* baseia-se em microscopia direta, isolamento em cultura e microcultivo em lâmina, pesquisa do tubo germinativo e testes bioquímicos.

Microscopia direta

A microscopia direta torna possível a visualização, diretamente no material biológico, de estruturas fúngicas como blastoconídios e pseudo-hifas. Esfregaços do material analisado podem ser corados pelo método de Gram (leveduras são gram-positivas) (Figura 86.1); para materiais como pelo, pele e unha, recomenda-se hidróxido de potássio (KOH), que atua como digestor de queratina e clarificante. Em exame histopatológico, geralmente as estruturas leveduriformes são visualizadas nos cortes corados com hematoxilina-eosina (H&E), mas podem ser mais bem observadas quando coradas com ácido periódico de Schiff (PAS).

Isolamento em cultura

O isolamento em cultura é importante para posterior identificação de gênero e espécie da levedura, uma vez que a microscopia possibilita apenas um resultado presuntivo. Os meios de cultura clássicos para isolamento de *Candida* spp. são ágar Sabouraud dextrose e ágar Sabouraud dextrose com cloranfenicol (Figura 86.2 A). O meio cromogênico CHROMagar Candida® é recomendado como um meio para triagem em culturas contaminadas com mais de uma levedura, pois diferencia as leveduras de acordo com a morfologia e a coloração das colônias (Figura 86.2 B). Estes microrganismos crescem bem em 48 h, em temperaturas entre 25 e 37°C.

Microcultivo em lâmina

No microcultivo, a levedura é semeada em lâmina contendo Corn Meal ágar acrescido de Tween 80 e acondicionada em uma placa de Petri. Associados às características fisiológicas, os achados micromorfológicos dessa técnica viabilizam a identificação do microrganismo, já que podem ser observadas características do pseudomicélio, disposição de blastoconídios, existência de clamidoconídios e de hifas verdadeiras, que se mostram típicas para cada espécie de *Candida* (Figura 86.3).[2]

Pesquisa do tubo germinativo

A pesquisa do tubo germinativo (efeito de Reynolds-Braude) é utilizada para identificação de *C. albicans*, pois esta espécie é capaz de produzir tubo germinativo após 2 a 3 h de incubação, a 37°C, em soro, plasma ou clara de ovo (Figura 86.4).[1]

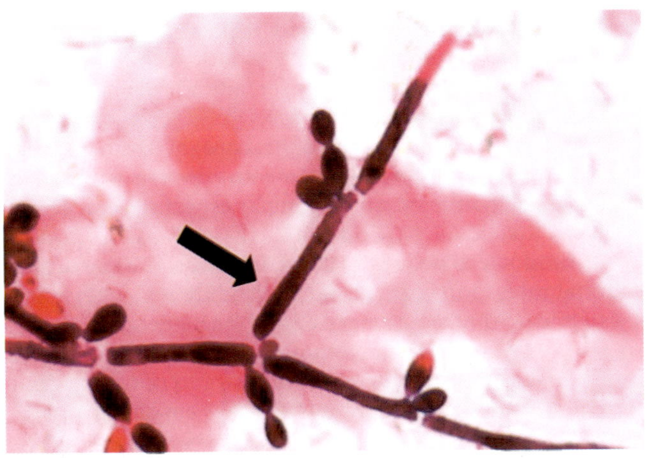

Figura 86.1 Candidíase. Esfregaço de material biológico corado pelo método de Gram evidenciando pseudo-hifas e levedura (*seta*). (Fonte: www.bmb.leeds.ac.uk/mbiology/ug/ugteach/icu8/std/candidgram.html.)

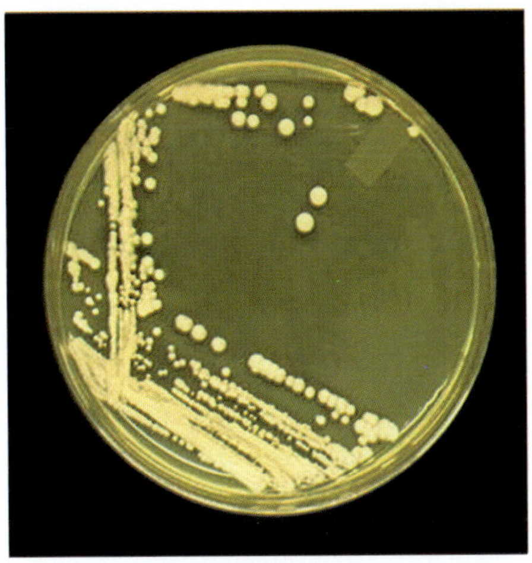

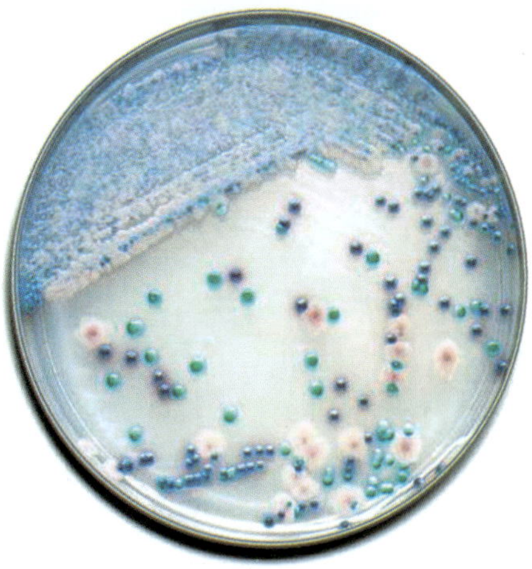

Figura 86.2 A. Cultura de *Candida* spp. em ágar Sabourad dextrose. **B.** Cultura mista de *Candida* spp. em meio CHROmagar Candida®. (Fontes: http://thunderhouse4yuri.blogspot.com/2009/12/candidaalbicans.html e http://www.bd.com/ds/productCenter/254093.asp.)

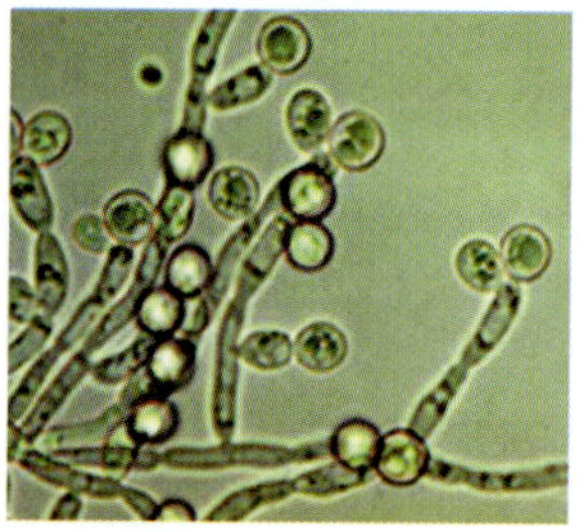

Figura 86.3 Produção de clamidoconídios por *C. albicans* em microcultivo com Corn Meal ágar. (Fonte: http://tonykawakawa.com/karte-chips-and-candida-albicans.)

▪ Testes bioquímicos

Os testes bioquímicos são empregados para caracterização do perfil metabólico do microrganismo. Na rotina de identificação de espécies de *Candida* são utilizadas as técnicas de zimograma e auxanograma, que detectam compostos de carbono por fermentação com posterior formação de dióxido de carbono e assimilação de fontes de carbono e nitrogênio, respectivamente.[18]

▪ Sistemas comerciais

Sistemas comerciais de identificação de leveduras vêm sendo utilizados com frequência pois, com a maioria desses produtos, o resultado é liberado 12 a 72 h após o processamento, facilitando, assim, a rotina laboratorial. Inúmeros são os sistemas comerciais disponíveis para identificação de leveduras, tais como os *kits* API20C Aux® (bioMérieux-Vitek) e API32C (bioMérieux-Vitek), que compreendem sistemas manuais com base na capacidade assimilativa de substratos bioquímicos e enzimáticos pelas leveduras.[19] No entanto, *kits* comerciais têm uso limitado para identificação de espécies raras.

▪ Sorologia

Quando os métodos convencionais, comerciais ou presuntivos não se mostram eficientes para fornecer o diagnóstico definitivo, por falta de sensibilidade, falha técnica ou demora nos resultados, a detecção de anticorpos ou antígenos circulantes pode auxiliar não só na obtenção de resultados referentes à doença, mas também no acompanhamento de pacientes submetidos a tratamento antifúngico.[20]

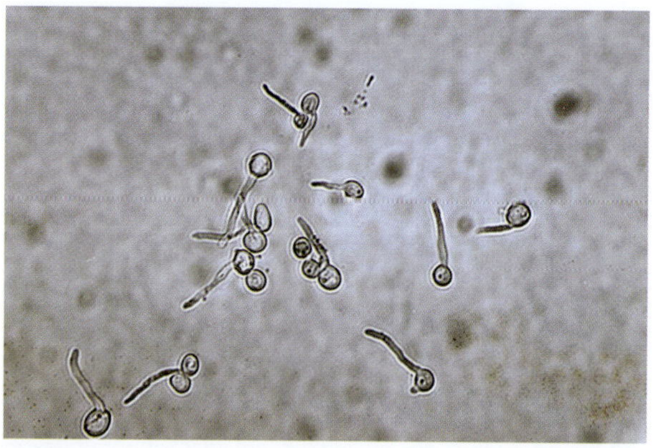

Figura 86.4 Formação de tubo germinativo por *C. albicans* em soro fetal bovino. (Fonte: http://www.pfdb.net/photo/cho_t/box20001219/standard/35.jpg.)

As principais técnicas empregadas para detecção de anticorpos são a imunodifusão dupla, a contraimunoeletroforese e a aglutinação de partículas em látex. A β-1,3-glucana, um constituinte de parede de leveduras do gênero *Candida*, é o principal antígeno pesquisado em soro de pacientes infectados por meio de sistemas comerciais produzidos nos EUA (Glucatell®) e no Japão (Fungitec-G Test Mk®).

No entanto, os resultados apresentados pela sorologia devem ser cuidadosamente interpretados, uma vez que alguns fatores como baixa sensibilidade da técnica, imunidade humoral do paciente e capacidade de diferenciar doença sistêmica de colonização podem acarretar resultado falso-positivo ou falso-negativo. Maiores estudos são necessários para validar a importância do seu uso na prática clínica.

▪ Biologia molecular

Como os métodos clássicos de identificação de leveduras se baseiam, principalmente, nas características fenotípicas delas, tornam-se limitados para diferenciar os grupos que exibem poucas variações morfológicas. Técnicas moleculares, além de uma identificação rápida, fornecem ferramentas sensíveis e específicas, úteis para melhor caracterização de isolados patogênicos de *Candida* sp.

Entre as metodologias disponíveis, destacam-se aquelas fundamentadas na reação em cadeia pela polimerase (PCR), por demonstrarem simplicidade na execução e especificidade, bem como habilidade na identificação de isolados de *Candida* spp. diretamente em amostra biológica ou cultura. Todavia, o uso rotineiro de métodos moleculares em laboratórios clínicos, além de envolver altos investimentos, ainda requer melhor padronização inter e intralaboratorial, restringindo a prática apenas a seletos laboratórios de pesquisa.[19]

■ Tratamento

Em infecções por *Candida* spp., não existe um esquema terapêutico padrão, podendo diferentes medicações antimicrobianas ser indicadas.

No tratamento da candidíase, apesar dos relatos de resistência com o uso de azóis e de novos antifúngicos para o tratamento dessa infecção, o cetoconazol é um dos fármacos mais utilizados em clínica de pequenos animais, representando alternativa economicamente viável e com várias apresentações para uso veterinário, além de ser indicado para terapia de micoses crônicas em diversas espécies.[21]

Os triazólicos fluconazol e itraconazol também vêm sendo empregados para tratamento de tais infecções, devido principalmente ao seu amplo espectro de ação e à sua baixa toxicidade para o animal.[22] Esses fármacos podem ser utilizados em pequenos animais para o tratamento de endoftalmites, infecção urinária, candidíases superficiais e sistêmicas.[6] Entretanto, ressalta-se que infecções por *C. krusei* e *C. glabrata* se mostram refratárias ao tratamento com fluconazol, devendo ser administrado outro antifúngico frente ao isolamento dessas espécies em amostras biológicas.

Anfotericina B está restrita apenas a casos sistêmicos, para os quais demonstra bastante eficiência. As limitações a esse fármaco relacionam-se com o custo elevado e os graves efeitos colaterais que proporciona.[22]

Agentes de uso tópico como nistatina, miconazol a 2%, violeta de genciana e permanganato de potássio têm efeito eficaz em lesões localizadas. O derivado imidazólico clotrimazol é indicado para casos de otite, sendo eficaz o emprego tópico de solução a 1% para o tratamento de otite externa por *C. albicans*.[17]

Prevenção

Sendo as mucosas normais o *habitat* do fungo, não há medida profilática específica.

Candida albicans, por ser um microrganismo oportunista, pode multiplicar-se e causar infecções sistêmicas. O uso indiscriminado de fármacos que alterem as barreiras naturais de defesa dos animais, como antibióticos e corticosteroides, associado ao estresse, pode facilitar a multiplicação fúngica, propiciando a instalação da candidíase. Animais imunocomprometidos e em outros estados em que haja desequilíbrio da flora ou da resistência são predisponentes à aquisição de infecções por *Candida*.

Diagnóstico e tratamento precoces, com exames laboratoriais e terapia adequados, são de fundamental importância para evitar complicações. Além disso, a infecção fúngica pode estar sinalizando problemas de base ou de estado de imunossupressão do animal.

Referências

1. Lacaz CS, Porto E, Martins JEC, Heins-Vaccari EM, Melo NT. Tratado de micologia médica Lacaz. 9ª ed. São Paulo: Sarvier; 2002.
2. Sidrim JJC, Rocha MFG. Micologia médica à luz de autores contemporâneos. Rio de Janeiro: Guanabara Koogan, 2004.
3. Rosa CS, Martins AA, Santin R, Faria RO, Nobre MO, Meireles MCA *et al.* *Malassezia pachydermatis* no tegumento cutâneo e meato acústico externo de felinos hígidos, otopatas e dermatopatas no município de Pelotas, RS, Brasil. Acta Scient Vet. 2006; 34:143-7.
4. Moretti A, Posteraro B, Boncio L, Mechelli L, De Gasperis E, Agnetti F, Raspa M. Diffuse cutaneous candidiasis in a dog. Diagnostic by PCR-REA. Rev Iberoam Micol. 2004; 21:139-42.
5. Kuwamura M, Ide M, Yamate J, Shiraishi Y, Kotani T. Systemic candidiasis in a dog, developing spondylitis. J Veterin Medical. 2006; 68:1117-9.
6. Brito HSB, Fontenelle ROS, Brilhante RSN, Cordeiro RA, Sidrim JJC, Rocha MFG. Candidose na medicina veterinária: um enfoque micológico, clínico e terapêutico. Ciência Rural. 2009; 39(9):2655-64.
7. Pressler BM, Vaden SL, Lane IF, Cowgill LD, Dye JA. *Candida* spp. urinary tract infections in 13 dogs and seven cats: predisposing factors, treatment, and outcome. J Am Anim Hosp Assoc. 2003; 39:263-70.
8. Raposo JB, Nobre MO, Fernandes CG, Porto M. Candidíase cutânea em um canino. Rev Fac Zootec Vet Agron. 1996; 2-3(1):11-4.
9. Ferreiro L, Moreira Jr. JPR, Appelt CE, Berg V, Oliveira IA, Muschner AC *et al.* Associações entre o isolamento de *Candida albicans* com a infecção pelo vírus de leucemia felina (FELV), tratamentos com corticoides ou antimicrobianos em gatos. Acta Scient Vet. 2002; 30(3):179-83.
10. Rodriguez MC, Sotomayor C, Costamagna ME, Cabanillas AM, Rentería BS, Masini-Repiso AM, Correa S. Immunocompetence of macrophages in rats exposed to *Candida albicans* infection and stress. Am J Physiol – Cell Physiology. 2003; 284:111-8.
11. Moretti A, Boncio L, Posteraro B, Mechelli L, Balducci M, Fadda G *et al.* Cutaneous infection in a dog: pcr-reverse identification of *C. tropicalis* on skin biopsy. J Mycol Medical. 2006; 6:30-6.
12. Cleff MB, Silva GM, Meinerz ARM, Madrid IM, Martins AA, Fonseca AO *et al.* Infecção cutânea em cão por *Candida albicans*. Vet Zootec. 2007; 14(2):164-8.
13. Mueller RS, Bettenay SV, Shipstone M. Cutaneous candidiasis in a dog caused by *Candida guilliermondii*. Vet Record. 2002; 150:728-30.
14. Ghannoum MA, Abu-Elteen KH. Pathogenicity determinants of *Candida*. Mycoses. 1990; 33:265-82.
15. Jin Y, Lin D. Fungal urinary tract infections in the dog and cat: a retrospective study (2001-2004). J Am Anim Hosp Assoc. 2005; 41:373-81.
16. Linek J. Mycotic endophthalmitis in a dog caused by *Candida albicans*. Vet Ophthamol. 2004; 7:159-62.
17. Mota RA, Costa NA, Oliveira AAF, Sá MEP, Almeida JB. Bovine mastitis caused by *Candida* sp.: epidemiological and clinical aspects. Rev Bras Ciênc Vet. 1999; 6(2):101-3.
18. Kurtzman CP, Fell JW. The yeasts: a taxonomic study. 4th ed. Amsterdan: Elsevier Science, 1998, p. 1055.
19. Paula CR, Ruiz LS. Técnicas para diagnóstico precoce das infecções por leveduras do gênero *Candida*. In: Compêndio de micologia médica. 2ª ed. Rio de Janeiro: Guanabara Koogan, 2010, p. 16-24.
20. Farias MR, Giuffrida R. Antifúngicos. In: Andrade SF. Manual de terapêutica. 2ª ed. São Paulo: Manole, 2002, p. 59-70.
21. Nobre MO, Nascente PS, Meireles MC, Ferreiro L. Drogas antifúngicas para pequenos e grandes animais. Ciência Rural. 2002; 32:175-84.
22. Ozawa H, Okabayashi K, Kano R, Watari T, Watanabe S, Hasegawa A. Rapid identification of *Candida tropicalis* from canine cystitis. Mycopathol. 2005; 160:159-62.

87 Fungos Dimórficos e Relacionados com Micoses Profundas

Renata Osório de Faria

Introdução

Neste capítulo, serão abordadas três micoses, profundas e/ou causadas por fungos dimórficos, de importância clínica em pequenos animais. Dentre as micoses descritas, a esporotricose, micose subcutânea, causada por fungo dimórfico, detém o maior número de casos em animais no Brasil, tendo grande importância em saúde pública por seu potencial zoonótico. Fungos dimórficos são microrganismos que têm a capacidade de apresentar duas formas, micelial ou leveduriforme, dependendo principalmente da temperatura de crescimento.[1,2]

Histoplasmose clássica

A histoplasmose clássica, ou americana, é uma micose sistêmica, que acomete o homem e animais, causada por um fungo dimórfico denominado *Histoplasma capsulatum* var. *capsulatum*.[1,3-5]

Prevalência | Relevância da doença

A histoplasmose aparece principalmente em regiões de clima temperado e subtropical. A doença é amplamente distribuída no continente americano, com prevalência em determinadas áreas dos EUA, México, Honduras, Guatemala, Nicarágua, Panamá, em várias ilhas do Caribe e em diversos países sul-americanos, especialmente na Venezuela, Colômbia, Peru, Brasil, Argentina e Uruguai.[3,4,6]

No Brasil, epidemias de histoplasmose aguda em humanos têm sido observadas tanto em áreas endêmicas quanto não endêmicas, especialmente em indivíduos imunossuprimidos; surgem após exposição a ambientes contaminados com o fungo, particularmente cavernas onde habitam morcegos, galinheiros, telhados de casas abandonadas etc. Esses surtos já foram notados nos estados de São Paulo, Rio de Janeiro, Espírito Santo, Mato Grosso e Minas Gerais.[6,7]

O primeiro relato de histoplasmose em cães no Brasil foi publicado por Pará, em 1946,[8] e poucos casos em pequenos animais foram descritos posteriormente: em cães, nos estados de São Paulo e Rio de Janeiro, e um gato em Minas Gerais.[9-11] Determinar taxas de prevalência da histoplasmose em animais de companhia é difícil, em função de infecções subclínicas ou assintomáticas, mas essas taxas provavelmente são semelhantes às humanas em regiões endêmicas.[4] A doença acomete animais de todas as idades, preferencialmente os mais jovens e cães de raças de caça, que estão mais propensos a adquirir histoplasmose por maior exposição a locais contaminados.[12]

Etiologia e fisiopatogenia | Características do agente etiológico, fatores de virulência e patogenia

O *Histoplasma capsulatum* variedade *capsulatum* causa a histoplasmose clássica; além desta, outras duas variedades da espécie são patogênicas, a *duboisii* e a *farciminosum*, responsáveis, respectivamente, pela histoplasmose africana e linfangite epizoótica equina, sendo que estas não ocorrem no Brasil.[1,5,7]

Taxonomicamente, o gênero *Histoplasma* pertence à classe Hyphomycetes, subdivisão Deuteromycotina. Esse microrganismo cresce na sua forma micelial em solos contaminados com material orgânico, como excretas de aves e morcegos, por conterem alto teor de compostos nitrogenados.[1,3-5] Os hospedeiros se infectam ao revolverem solos contaminados ou ao penetrarem em locais fechados onde habitam aves ou morcegos.[1,5,7]

A infecção pelo *H. capsulatum* se dá por inalação de microconídios dispersos no ar,[1,5,7] os quais atingem o trato respiratório inferior. No pulmão, esses conídios estimulam resposta inflamatória do hospedeiro e são englobados por macrófagos e células mononucleares, na tentativa de fagocitose.[6,13] Dentro dessas células ocorre conversão para a fase leveduriforme (37°C) e multiplicação por brotamento.[4]

A infecção progride durante as primeiras semanas, havendo disseminação linfática e hematogênica, produzindo focos inflamatórios por todo o sistema reticuloendotelial.[4,6,14] Desenvolve-se, então, uma resposta celular do tipo Th1, produzindo citocinas que ativarão as células de defesa, para que tenham a capacidade de fagocitar o *Histoplasma capsulatum*. Essa resposta culmina com reação granulomatosa, formação de células gigantes, necrose de caseificação, fibrose e calcificação. Esses granulomas podem abrigar leveduras viáveis que, posteriormente, poderão provocar a reativação endógena da micose em situações de imunossupressão do hospedeiro.[5,6]

A forma gastrintestinal da doença, sem envolvimento do sistema respiratório, sugere que o sistema digestório poderia ser um local primário de infecção para o *Histoplasma capsulatum*. No entanto, estudos experimentais não conseguiram reproduzir a doença após administração oral de conídios do microrganismo.[3,4]

A transmissão direta da doença de indivíduos doentes a outros animais e homens sadios é pouco provável e não foi descrita, visto que a fase leveduriforme não é infecciosa como a micelial, mas a doença em um animal pode ser indício de infecção em humanos que foram expostos ao mesmo ambiente.[15,16]

Manifestações clínicas

Cães e gatos são sensíveis à histoplasmose, que pode ter forma subclínica ou assintomática, porém é mais observada nas formas pulmonar, gastrintestinal ou disseminada, em idades que variam desde meses a 14 anos, sendo mais relatada em animais com menos de 4 anos.[3-5,17]

Os gatos geralmente apresentam a doença crônica disseminada e manifestações clínicas inespecíficas como depressão, febre, anorexia, perda de peso, mucosas pálidas, desidratação e, mais raramente, vômito e diarreia.[3,4,18] Os animais afetados mostram alterações respiratórias como dispneia, taquipneia e sons pulmonares anormais.[3,4,18,19] Ocasionalmente, pode haver envolvimento ocular ou cutâneo, causando conjuntivite, coriorretinite, blefarite granulomatosa, uveíte anterior, descolamento de retina, neurite óptica e lesões cutâneas como úlceras, nódulos e fístulas com exsudato serossanguinolento. Alguns gatos podem apresentar claudicação devido ao comprometimento ósseo, úlceras orais e pólipos nasais.[3,4,20-22] Achados frequentes são linfadenopatia, esplenomegalia e hepatomegalia.[3,4]

Os cães apresentam, na maioria das vezes, a forma disseminada ou gastrintestinal da histoplasmose, cujas manifestações clínicas incluem diarreia mucossanguinolenta com tenesmo, característica de intestino grosso, podendo surgir também diarreia mais aquosa, intensa e frequente, com perda de proteína.[3,4,17] A metade dos cães acometidos tem sintomatologia respiratória, mais raramente podem apresentar lesões cutâneas e oculares, semelhantemente ao que ocorre em felinos. Na maioria dos casos, os cães têm febre, anorexia, perda de peso, intolerância ao exercício e mucosas pálidas. Com a doença disseminada pode existir também comprometimento neurológico (convulsões e nistagmo vertical) e ósseo.[23] Ascite, icterícia, hepatomegalia, esplenomegalia e linfadenopatia são observadas em alguns casos.[3,4,17]

Diagnóstico

O diagnóstico presuntivo de histoplasmose pode ser obtido de anamnese, epidemiologia, manifestações clínicas, patológicas e exames complementares, mas, para o diagnóstico definitivo, é necessário o exame micológico, com cultivo e isolamento do agente, podendo ser complementado com histopatologia, sorologia e testes moleculares.[5,24]

O exame micológico pode ser feito com amostras de sangue (somente na fase aguda da doença), lavados traqueais ou broncoalveolares, líquidos de derrames abdominais, secreção de lesões, punção aspirativa de linfonodos e medula óssea, dependendo das manifestações clínicas de cada caso.[3,5]

Ao exame direto das amostras, com colorações de Giemsa, Wright ou impregnação por prata, podem ser observadas células leveduriformes dentro de macrófagos ou livres, únicas ou com brotamentos de base estreita, com pequeno halo mais claro ao redor. Essas células podem ser confundidas com outras células leveduriformes ou artefatos, sendo de fundamental importância o cultivo da amostra para isolamento do agente.[5]

O cultivo deve ser em meios específicos e incubado a temperaturas em torno de 25°C, por um período mínimo de 6 semanas para obtenção da forma micelial do *H. capsulatum*, sendo necessários repiques das colônias e incubação a 37°C para confirmação do dimorfismo do agente.[1,5,7] Microconídios produzidos pela fase micelial são altamente infecciosos, por isso culturas com esse tipo de crescimento devem ser manipuladas com cautela, o que deve ser realizado somente por laboratórios especializados.[1,3,4]

Devem-se fazer testes sorológicos juntamente com o exame micológico, pois podem produzir falso-negativos ou positivos, levando à falha diagnóstica.[5] Em humanos, testes padrão incluem fixação de complemento e imunodifusão para detectar anticorpos contra o *H. capsulatum*, no entanto não são considerados métodos confiáveis de diagnóstico em animais de companhia.[3,4,25] Testes para detecção de antígenos também apresentam reação cruzada com outros agentes de micoses sistêmicas.[26] Testes de reação em cadeia pela polimerase (PCR) não estão comercialmente disponíveis para o diagnóstico de histoplasmose em cães e gatos, sendo utilizados somente em pesquisas.[27,28]

Achados em radiografias de tórax demonstram infiltrados intersticiais lineares ou nodulares difusos, podendo coalescer tomando parte do parênquima pulmonar. Nódulos pulmonares calcificados podem ser encontrados principalmente em cães indicando histoplasmose pulmonar inativa.[4,17] Radiografias abdominais podem evidenciar hepatomegalia, esplenomegalia e, havendo líquido na cavidade, tornar-se de difícil interpretação. A utilização de contraste pode revelar irregularidades na mucosa e espessamento de parede intestinal.[4] Achados radiográficos em ossos são raros, mas podem ser observadas osteólise, neoformação óssea periosteal e proliferação óssea subperiosteal, relatadas em ossos como tíbia, tarso, carpo e metacarpo em gatos e cães.[19,29]

Na ultrassonografia abdominal podem ser observadas nodulações e ecogenicidade anormal no fígado (hiperecoico), e espessamento de parede intestinal.[4,17]

O hemograma pode indicar anemia arregenerativa normocítica normocrômica, provavelmente por infecção medular e doença crônica; a contagem de leucócitos é variável, observando-se leucocitose com neutrofilia, monocitose e eosinopenia ou até leucopenia. O perfil bioquímico geralmente não evidencia alterações; em casos de doença disseminada, porém, pode-se verificar hipoalbuminemia e aumento de enzimas hepáticas quando o fígado é afetado.[4,17]

Os achados patológicos vão depender da forma da doença, e as alterações mais comuns encontradas à necropsia são pulmão com focos fibrosos granulomatosos discretos a formações nodulares extensas com caseificação e calcificação, acúmulo de líquido intraperitoneal, hepatomegalia, esplenomegalia, parede intestinal espessada com úlceras na mucosa e linfadenomegalia. Para visualização histopatológica, são utilizadas colorações como Giemsa e Groccot-Gomori, revelando granulomas com necrose caseosa central, calcificação e fibrose com células mononucleares, linfócitos e células epitelioides. Em lesões ativas pode ser visto um padrão mais difuso, células mononucleares com enormes citoplasmas repletos de leveduras, sem necrose e encapsulamento fibroso.[5]

Tratamento

A histoplasmose pode ser uma doença autolimitante, principalmente em cães, e a cura pode ser espontânea, mas devido ao risco de disseminação recomenda-se a terapia antifúngica.[4] O período de tratamento para histoplasmose é longo, normalmente de 4 a 6 meses, em razão do risco de recidiva.[16]

O itraconazol é o antifúngico de eleição para histoplasmose em pequenos animais, na dosagem de 10 mg/kg, por via oral, 1 vez/dia para cães. Para gatos, essa dosagem pode ser administrada 2 vezes/dia para que se alcance o efeito desejado, graças à variação da absorção do medicamento nessa espécie.[4,5,30,31]

Para as formas mais graves de histoplasmose está indicada a associação de itraconazol com anfotericina B. A terapia de indução é realizada com a anfotericina B na dosagem de 0,5 mg/kg (cães) e 0,25 mg/kg (gatos), por via intravenosa (IV), em dias alternados, nas primeiras 3 a 4 semanas, até que a dosagem acumulativa atinja 8 a 12 mg/kg em cães e 4 a 6 mg/kg em gatos. A administração deve ser concomitante a líquidos intravenosos, como solução de glicose a 5%

e infusão lenta para diminuição do risco de lesão renal.[32] A função renal deve ser monitorada durante o tratamento, devido à nefrotoxicidade da anfotericina B. Atingindo-se a dose máxima de anfotericina B, inicia-se a terapia de manutenção com itraconazol por um período mínimo de 3 a 4 meses.[4,5,30,31]

O cetoconazol pode ser utilizado, na dosagem de 10 a 20 mg/kg, por via oral, até 2 vezes/dia (cães) e 10 a 15 mg/kg (gatos); no entanto, apesar do baixo custo, é menos eficaz e causa mais efeitos adversos do que o itraconazol.[4,32]

O prognóstico para cães e gatos com histoplasmose disseminada ou com comprometimento de sistema nervoso é de reservado a mau. Para animais com doença respiratória suave ou localizada, o prognóstico é bom.[4,16,33]

Prevenção

A prevenção consiste em evitar a exposição de pessoas ou animais a áreas com acúmulo de excretas de aves e morcegos, bem como em limpar periodicamente locais com potencial para fonte de infecção (galinheiros, sótãos), utilizando máscaras e luvas. Essa limpeza deve ser úmida para evitar a aerossolização da poeira contaminada, podendo-se usar solução de formalina ou formaldeído (a 3%) para desinfecção.[4,5]

Esporotricose

A esporotricose é uma micose zoonótica, subaguda ou crônica, causada pelo fungo dimórfico *Sporothrix schenckii*, que acomete o homem e uma grande variedade de animais, especialmente o gato doméstico. É uma enfermidade emergente e de grande importância em saúde pública.[1,34] Normalmente, a infecção é benigna, limitada à pele e ao tecido subcutâneo, raramente havendo disseminação para ossos e órgãos internos.[5]

Prevalência | Relevância da doença

A esporotricose tem distribuição mundial, ocorrendo com mais frequência em regiões de clima tropical, subtropical e temperado.[5,35]

No Brasil, foram relatadas várias ocorrências em animais e humanos, principalmente nas regiões Sul e Sudeste. No estado do Rio de Janeiro, região litorânea de clima quente e úmido, mais de 3.000 casos foram diagnosticados em caninos e felinos e 2.200 em humanos até dezembro de 2009.[36]

Na região sul do Rio Grande do Sul houve relatos, desde 1996, de mais de 60 casos em pequenos animais, principalmente gatos.[5] Nas últimas décadas também foram crescentes os relatos zoonóticos da micose envolvendo o felino doméstico, em especial nos estados de São Paulo, Rio de Janeiro e Rio Grande do Sul.[37–44]

Etiologia e fisiopatogenia | Características do agente etiológico, fatores de virulência e patogenia

Sporothrix schenckii é um fungo geofílico, sapróbio, encontrado em solo, vegetação e matéria orgânica em decomposição. Por ser um fungo dimórfico, é encontrado na forma micelial, no meio ambiente e *in vitro*, a temperaturas em torno de 25°C, e, na forma leveduriforme, em parasitismo e *in vitro*, a 37°C. Temperaturas entre 39 e 40°C levam à inibição do crescimento fúngico.[1,7,45] Os principais fatores de patogenicidade do *S. schenckii*, além do dimorfismo, são produção de enzimas extracelulares, melanina e termotolerância, os quais interferem na resposta imune e facilitam a invasão e a aderência do agente às células do hospedeiro.[1,5]

A infecção pelo *S. schenckii* decorre da inoculação traumática do fungo na pele, principalmente pelos espinhos de plantas, farpas de madeira, arranhadura, mordedura ou contato direto com exsudato de lesões dos felinos contaminados. Raramente a doença surge por inalação de conídios do agente, a qual pode resultar em esporotricose pulmonar ou sistêmica.[3–5,45,46]

O gato doméstico, principalmente o macho, não castrado e com livre acesso à rua, tem papel epidemiológico importante na esporotricose; contamina-se, na maioria das vezes, pelo hábito de cavar buracos para cobrir seus dejetos com terra, afiar as unhas em árvores e plantas, e arranhar-se em brigas. Dessa maneira, acaba por carrear o agente nas unhas e cavidade oral, além da grande quantidade de leveduras nas lesões quando infectado, facilitando assim a transmissão da doença por arranhaduras, mordeduras ou pelo contato direto com as lesões.[5,46,47]

Após a inoculação da forma filamentosa do *S. schenckii* no organismo, inicia-se a conversão dos conídios para leveduras; entretanto, quando a transmissão ocorrer por intermédio de arranhadura e/ou mordedura, o fungo será inoculado na forma leveduriforme.[5] Após o estabelecimento da infecção, há desenvolvimento de lesão cutânea papular ou nodular localizada no(s) ponto(s) de inoculação, podendo evoluir para cura espontânea. Dependendo do estado imunológico do paciente, da virulência da cepa ou da quantidade de unidades infectantes inoculadas, pode haver envolvimento de vasos linfáticos e sanguíneos que drenam o local, fazendo com que ocorra a progressão da infecção para a forma cutânea disseminada, que se caracteriza por múltiplas lesões (o que pode acontecer também por autoinoculação), podendo ou não evoluir para a forma sistêmica.[3,5,45]

Manifestações clínicas

As formas clínicas da esporotricose são cutânea fixa, linfocutânea, cutânea disseminada, extracutânea e sistêmica.[5] Em gatos, as formas mais comuns são cutânea fixa e cutânea disseminada, cujas lesões se caracterizam por abscessos, nódulos ou pústulas, que fistulam drenando exsudato serossanguinolento a purulento, evoluindo até amplas áreas necróticas, nodulares, ulceradas e crostosas, localizando-se principalmente na região cefálica, nos membros e na cauda (Figuras 87.1 e 87.2). Podem surgir extensas áreas de necrose com exposição de músculos e ossos e linfadenopatia.[3–5,17,45]

Os cães geralmente são acometidos pela forma cutânea fixa ou linfocutânea caracterizada por múltiplos nódulos subcutâneos, úlceras e crostas localizados preferencialmente no plano nasal (Figura 87.3).[5] A forma sistêmica é rara em cães e vem sendo descrita em gatos, cursando com manifestações inespecíficas como letargia, prostração, anorexia e hipertermia, além de lesões cutâneas características, disseminando-se para pulmões, rins e outros órgãos.[4,45]

A esporotricose pode mimetizar outras infecções granulomatosas e neoplasias cutâneas, podendo assemelhar-se a lesões decorrentes de criptococose, carcinoma epidermoide e

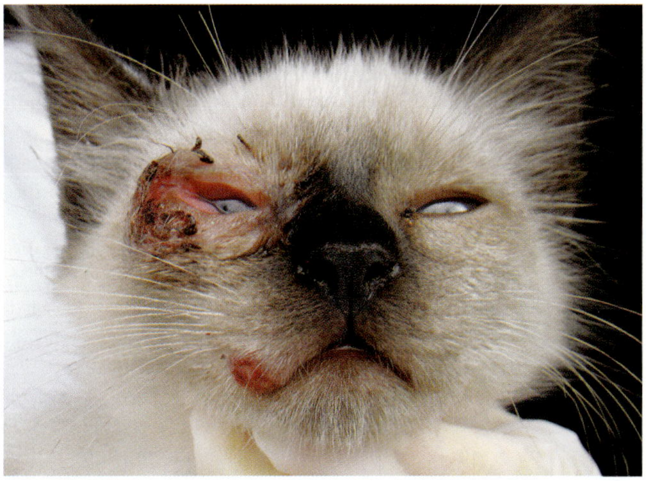

Figura 87.1 Felino com lesões ulceradas na face causadas por *Sporothrix schenckii.*

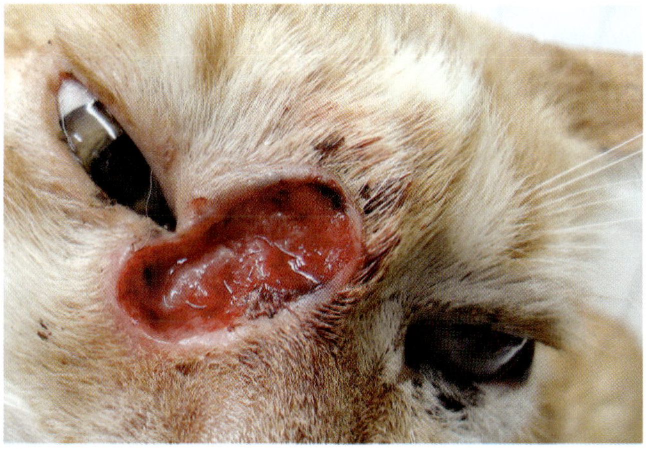

Figura 87.2 Felino com lesão ulcerada na face causada por *Sporothrix schenckii.*

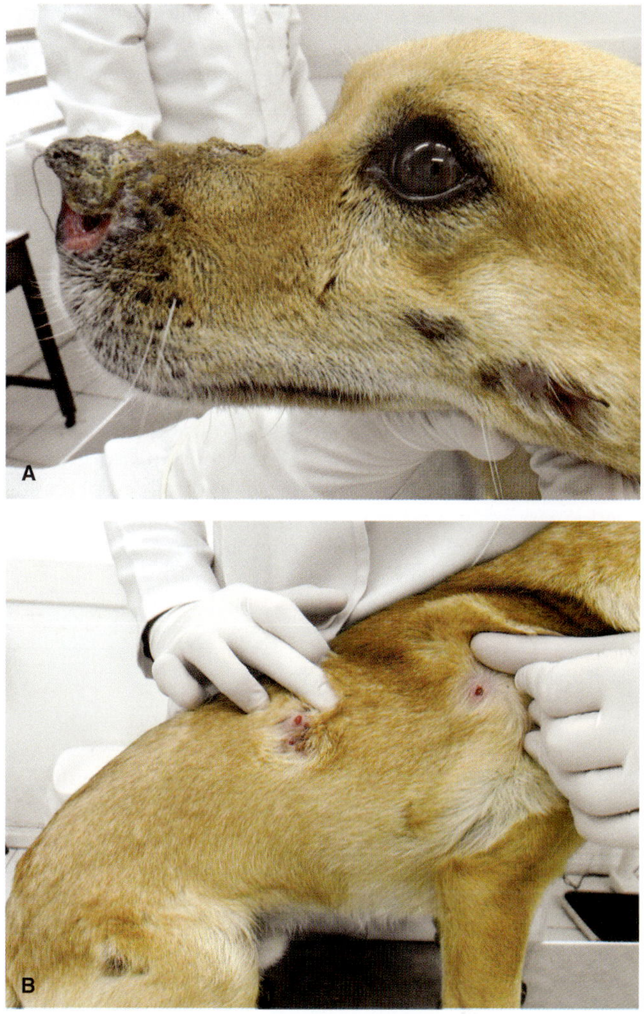

Figura 87.3 Esporotricose em cão apresentando-se com úlceras e crostas. **A.** No plano nasal. **B.** No corpo.

leishmaniose ou, inicialmente, a lesões provocadas por brigas, sendo importante o diagnóstico diferencial para estabelecimento de um diagnóstico definitivo.[17,45,48]

Diagnóstico

O diagnóstico presuntivo da esporotricose pode ser obtido por anamnese, epidemiologia, manifestações clínicas e exames complementares. Para o diagnóstico definitivo, é necessária a cultura micológica de exsudatos, tecidos ou aspirados de lesões e isolamento do agente.[1,3,4]

A visualização de células leveduriformes ao exame direto das amostras nem sempre é possível em exsudato humano ou de animais, devido à pequena quantidade do agente fúngico, com exceção dos felinos, que apresentam grande número de células leveduriformes nas lesões.[1,5,35]

O cultivo deve ser em meios específicos, em duplicata, incubados a 25 e 37°C por até 3 semanas, para confirmação do dimorfismo do agente e caracterização macro e micromorfológica das colônias.[1,5,7]

Testes sorológicos não estão disponíveis e não são realizados na rotina de clínicas veterinárias, mas somente para diagnóstico em humanos.[3,5]

À histopatologia, a esporotricose caracteriza-se por inflamação piogranulomatosa difusa a nodular. Os tecidos provenientes de biopsia ou necropsia podem ser corados com ácido periódico de Schiff (PAS) ou Grocott-Gomori, sendo visualizadas células leveduriformes pleomórficas, geralmente intracelulares, com predominância de brotamentos unipolares. Em hematoxilina-eosina (H&E), podem ser visualizadas células epitelioides, células gigantes e linfócitos encapsulados por tecido conjuntivo fibroso; podem ser encontrados infiltrados clássicos no interior de granulomas e corpos asteroides (fenômeno de Splendore-Hoeppli).[3,4,7,17,46]

Tratamento

O tratamento de eleição para esporotricose na clínica de pequenos animais é o itraconazol, administrado por via oral, na dose de 10 mg/kg/dia, e deve ser continuado por pelo menos 30 dias após cura clínica. O cetoconazol também pode ser utilizado na mesma dosagem, sendo pouco seguro no que diz respeito a efeitos colaterais, e é menos eficaz que o itraconazol.[4,17,45]

O iodeto de potássio foi amplamente utilizado, por muitos anos, para o tratamento de esporotricose. É bem tolerado por cães e humanos, na dose de 40 mg/kg a cada 8 ou 12 h, para cães, em solução saturada a 20%, durante 7 a 8 semanas, sendo uma terapia de baixo custo. Não deve ser usado em felinos devido à ocorrência de intoxicação (iodismo), com sinais de descarga ocular e nasal, vômito, depressão, anorexia, hipertermia, descamação da pele e insuficiência cardíaca.[3-5]

As infecções localizadas em pacientes imunocompetentes apresentam bom prognóstico; no entanto, em casos de doença disseminada ou sistêmica, principalmente em animais imunocomprometidos, o prognóstico é reservado.[3,33]

Prevenção

Como forma de controle e profilaxia é preciso cautela, com utilização de luvas ao manipular animais com suspeita de esporotricose, principalmente felinos. Deve-se tomar cuidado também ao manusear amostras para citologia e culturas. Todas as pessoas em contato com cães ou gatos doentes devem ser esclarecidas sobre o modo de transmissão e profilaxia dessa doença.[17,45]

Devem-se isolar e tratar animais com esporotricose até completa cura clínica, recomendando-se a castração, principalmente de machos, para evitar visitas à rua e transmissão da doença em disputas por fêmeas e território. Animais mortos devem ser cremados para evitar a perpetuação do fungo na natureza.[45]

Para desinfecção de locais contaminados, deve-se empregar hipoclorito de sódio.[45]

Criptococose

Criptococose é uma enfermidade micótica sistêmica que acomete cavidade nasal, tecidos paranasais e pulmões, podendo-se disseminar para sistema nervoso central (SNC), olhos, pele e outros órgãos. A doença afeta o homem, animais domésticos e silvestres. É considerada a micose sistêmica de maior ocorrência na clínica de felinos, tornando-se mais grave em animais que estão sendo submetidos a quimioterapia, a tratamento prolongado com corticosteroides e portadores de enfermidades imunodepressivas, como leucemia felina (FeLV), síndrome da imunodeficiência felina (FIV), erliquiose e diabetes melito.[3,49,50]

Prevalência | Relevância da doença

No Brasil, o primeiro caso em gato doméstico foi descrito por Cruz *et al.*, e, em cães, por Chagas *et al.*, em 1971 e 1974, respectivamente. A criptococose em animais de companhia pode ser considerada como pouco frequente, ou pouco diagnosticada, visto que existem poucos relatos na literatura quando comparada com outras enfermidades fúngicas superficiais e subcutâneas. Esses poucos registros podem se dever ao diagnóstico dessa micose ser subestimado por falta de exames diferenciais para enfermidades que cursam com manifestações clínicas semelhantes às da criptococose, já que cães e gatos costumam estar em contato com o *habitat* natural do *Cryptococcus*.[50,51]

Não há predisposição de raça, sexo ou faixa etária para gatos e cães afetados pela criptococose, apesar de alguns estudos apontarem maior risco para gatos machos jovens (2 a 3 anos) da raça Siamesa e cães com menos de 4 anos das raças Dobermann, Pastor-alemão e Cocker Spaniel americano.[4,52]

Etiologia e fisiopatogenia | Características do agente etiológico, fatores de virulência e patogenia

A criptococose é causada por leveduras do gênero *Cryptococcus*, sendo *C. neoformans* e *C. gattii* as duas espécies consideradas patogênicas; outras espécies raramente foram relatadas como causadoras da doença. A espécie *C. neoformans* se subdivide em duas variedades: *C. neoformans* variedade *neoformans* e *C. neoformans* variedade *grubbii*.[53] São leveduras sapróbias, com células envoltas por uma cápsula polissacarídica mucoide.[1,4,53]

A espécie *neoformans* é cosmopolita, frequentemente isolada das excretas dessecadas das aves, em especial pombos urbanos (*Columbalivia domestica*), graças ao alto teor de nitrogênio e creatinina fornecido por esse substrato, favorecendo maior crescimento do agente.[3,53,54] A espécie *gattii* ocorre em regiões tropicais e subtropicais. Inicialmente mostrou ter associação ecológica específica a várias espécies de eucaliptos, mas atualmente está associada a diferentes espécies de árvores e madeira em decomposição.[1,7,35,53] Dentre os principais fatores de virulência relacionados com o *Cryptococcus*, os mais importantes são existência da cápsula (antifagocítica), síntese de melanina e termotolerância a 37°C.[54]

A inalação de basidiósporos ou formas dessecadas da levedura parece ser a rota primária de infecção, mas já foram descritos casos de inoculação cutânea direta e infecção oral em humanos.[49,55,56] Depois de inalados pelos animais, esses propágulos infecciosos são retidos no trato respiratório superior (cavidade nasal e nasofaringe), podendo causar rinite micótica assintomática seguida de colonização da cavidade nasal, e ocorrer destruição de ossos nasais adjacentes. Alguns propágulos poderão ser inalados até o trato respiratório inferior, resultando em doença pulmonar, com formação de granulomas. Em alguns casos, essa infecção atravessa a placa cribriforme, atingindo trato e bulbo olfatório e até nervo óptico, dando origem a meningoencefalite, neurite óptica ou retinite secundária. A disseminação se dá pelas vias hematógenas ou linfáticas,[3,4,49,57] a partir do local primário da infecção, provocando comprometimentos cutâneo e ósseo, linfadenomegalia, além de lesões em outros tecidos e órgãos.[50,58-61]

Manifestações clínicas

Os sintomas da criptococose em pequenos animais geralmente estão mais relacionados com o trato respiratório superior, no qual, na maioria das vezes, podem-se evidenciar lesões granulomatosas, ulcerativas ou massas proliferativas, polipiformes de tecido mole, no interior da cavidade nasal, passíveis de se exteriorizar pelas narinas. Pode haver deformação nos ossos da face, principalmente tumefação firme a amolecida sobre a ponte nasal, conhecida popularmente como "nariz de palhaço", além de espirros e secreção nasal, que pode ser serosa, hemorrágica ou mucopurulenta, unilateral ou bilateral (Figura 87.4).[3-5,52,62]

Os animais com criptococose nasofaríngea podem apresentar dispneia e tendência à respiração oral. Raramente são encontrados sinais de comprometimento pulmonar. A extensão local da lesão desde a cavidade nasal e através dos linfonodos poderá causar linfadenopatia regional. Lesões nodulares podem surgir isoladas ou múltiplas, de rápido crescimento, podendo ulcerar e exsudar material viscoso e seroso, e decorrentes de criptococose disseminada envolvendo qualquer parte do tegumento cutâneo, nariz, língua, gengivas, palato duro, lábios ou leito ungueal. A disseminação hematógena também pode resultar em claudicação secundária a osteomielite, insuficiência renal secundária e linfadenopatia generalizada.[3-5,52,62]

No sistema nervoso central (SNC) os sintomas vão depender da região afetada, quase sempre existindo depressão, alterações comportamentais, convulsões, andar em círculos, ataxia, paresia, inclinação de cabeça, hiperestesia cervical,

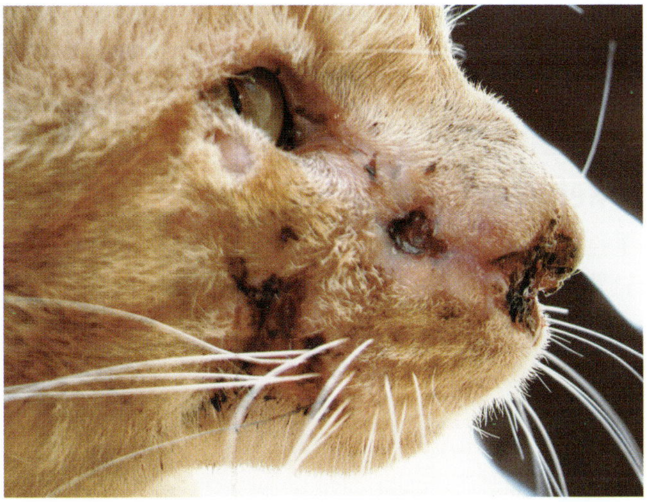

Figura 87.4 Felino com lesões ulcerativas na face e deformação do plano nasal causadas por *Cryptococcus neoformans*.

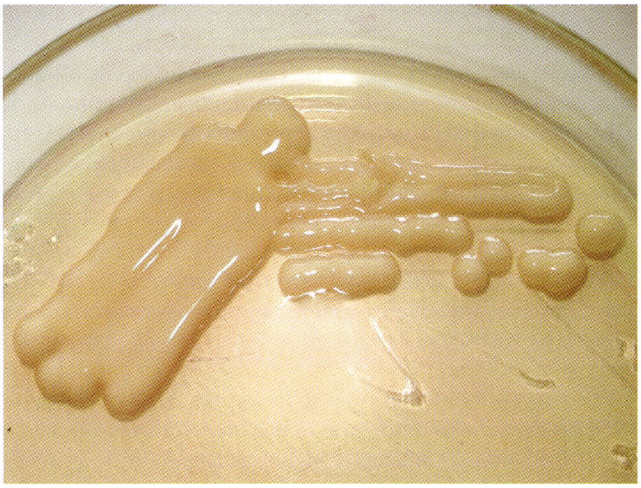

Figura 87.5 Cultivo em meio ágar Sabouraud apresentando colônias leveduriformes de *Cryptococcus neoformans* com tonalidade creme, brilhantes e com textura mucoide.

anosmia e cegueira. Nos olhos, os sinais são coriorretinite granulomatosa, neurite óptica, blefaroespasmo, midríase, podendo ser evidenciada hemorragia ou cicatriz na retina ao exame de fundo de olho. Sinais inespecíficos como letargia e perda de peso e, ocasionalmente, febre podem surgir. Os principais sistemas e órgãos afetados pela criptococose felina são trato respiratório superior e pele; em cães, incluem SNC, olhos e cavidade nasal, embora os sinais de rinite micótica sejam menos evidentes nessa espécie.[3-5,62,63]

▪ Diagnóstico

O diagnóstico presuntivo da criptococose baseia-se em anamnese, dados epidemiológicos, sinais clínicos e patológicos. O diagnóstico definitivo se dá por demonstração da levedura no material clínico, por exame direto com tinta da China, isolamento do agente em meio de cultura seguido de provas bioquímicas de identificação, exame histopatológico e pesquisa de antígenos circulantes.[7]

O exame micológico, comprobatório da doença, pode ser feito a partir de *swabs* de exsudatos, aspirados teciduais, liquor, lavado broncoalveolar e fragmentos de biopsia.[5,50,53]

O exame direto das amostras coradas com tinta da China (nanquim) possibilita evidenciar células (blastoconídios) de diferentes tamanhos ao microscópio, com ou sem brotamento (geralmente unipolares), com halo claro ao redor, correspondente à cápsula do *Cryptococcus*, não corada, enquanto o fundo apresenta campo escuro.[1,5]

O cultivo deve ser em meios específicos e incubado a temperaturas em torno de 30 a 35°C, as colônias podem ser observadas após 48 a 72 h, fazendo-se a análise microscópica delas e provas bioquímicas para confirmação do agente (Figuras 87.5 e 87.6).[1,5,53]

Os testes sorológicos mais utilizados são aglutinação em látex e ELISA, com boas sensibilidade e especificidade, ocasionalmente surgindo casos de falso-positivos. A PCR não é utilizada em rotina clínica, somente em pesquisas.[4,17,33,53]

Radiografias da cavidade nasal podem revelar aumento de densidade de tecido mole, destruição de turbinados e septo nasal; as torácicas em geral são normais, embora raramente possam existir pequenas lesões nodulares.[3,4,33] Os achados hematológicos e bioquímicos não são sugestivos.[3,60]

À histopatologia podem ser utilizados corantes como PAS, H&E, Grocott-Gomori, em que são visualizadas células leveduriformes de tamanho variado, com ou sem brotamento, com um espaço circular claro correspondente à cápsula, e inflamação piogranulomatosa e granulomatosa. O material ainda pode ser corado pelo mucicarmim de Mayer, que cora a cápsula do *Cryptococcus* de rosa-avermelhado, facilitando a diferenciação entre outras leveduras não capsuladas. As células podem estar livres nos tecidos, no interior de macrófagos ou em células gigantes.[1,3,5]

Como diagnóstico auxiliar, em animais que morrem ou são submetidos à eutanásia, podem-se analisar as características anatomopatológicas. A rinite granulomatosa normalmente é evidente e, em alguns casos, os pulmões também são afetados. Em criptococose cerebral, os achados consistem em meningoencefalite primária ou granulomas cerebrais, e o espaço subaracnóideo pode estar distendido com exsudato aderente de aspecto mucoide. As meninges e, ocasionalmente, os pulmões podem apresentar espaços císticos. Em alguns animais, os bulbos olfatórios são substituídos por massa gelatinosa de células da levedura. Foram achados de necropsia granulomas renais em algumas ocorrências de doença disseminada, assim como lesões em baço, glândula adrenal, glândula tireoide e fígado.[1,63]

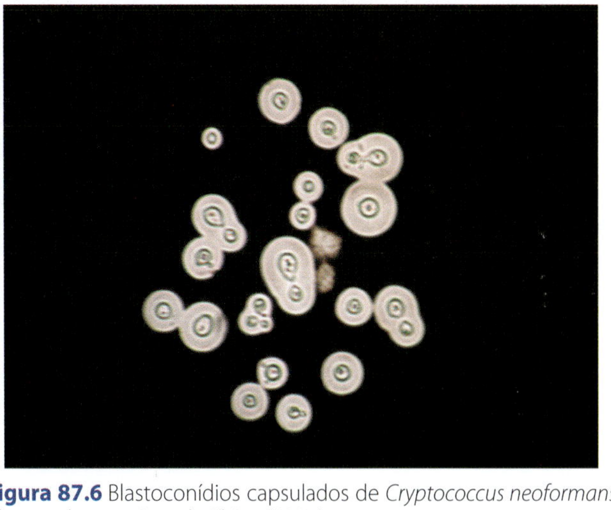

Figura 87.6 Blastoconídios capsulados de *Cryptococcus neoformans* observados em tinta da China (400×).

▪ Tratamento

O tratamento da criptococose atualmente tem custo relativamente elevado, e a medicação contínua para os animais de estimação deve ser administrada por período prolongado (em média 6 a 18 meses). O paciente deve ter acompanhamento clinico até que se tenha eliminado completamente o agente do organismo, devendo o tratamento estender-se por pelo menos 1 a 2 meses após cura clínica, para que não ocorra recidiva das lesões.[4,5,17,52,63] Os fármacos mais utilizados na terapêutica veterinária atual incluem itraconazol, fluconazol, cetoconazol e anfotericina B (combinada com flucitosina ou, com maior frequência, com triazóis).[4,5,50]

O itraconazol é o antifúngico de escolha para cães e gatos quando não há envolvimento do SNC; é mais seguro e eficaz que o cetoconazol quanto a efeitos colaterais e duração de tratamento e de menor custo que o fluconazol.[4,32] É administrado em cães e gatos na dose de 10 mg/kg, 1 vez/dia, por via oral.[4,32,64]

Quando há sinais de envolvimento do SNC, o fluconazol é o fármaco mais indicado para tratar criptococose na clínica de pequenos animais, pois tem boa penetração no cérebro, além de nos olhos e no trato urinário, com efeitos colaterais mínimos.[4] É utilizado na dose inicial de 10 a 20 mg/kg a cada 12 ou 24 h, por via oral, passando-se para 5 a 10 mg/kg a cada 12 h, para manutenção do tratamento a longo prazo.[32]

Em animais em estado grave e com envolvimento do SNC, que necessitam ser internados, pode-se optar na primeira fase do tratamento pela anfotericina B associada à flucitosina ou aos azóis.[4,52] A terapia de indução é feita com a anfotericina B na dosagem de 0,5 mg/kg (cães) e 0,25 mg/kg (gatos), por via intravenosa, em dias alternados, nas primeiras 3 a 4 semanas, até que a dosagem acumulativa atinja 8 a 12 mg/kg em cães e 4 a 6 mg/kg em gatos. A administração da anfotericina B deve ser concomitante a líquidos intravenosos como solução de glicose a 5% e infusão lenta, para diminuição do risco de lesão renal. A função renal deve ser monitorada durante o tratamento, devido à nefrotoxicidade da anfotericina B. Atingindo-se a dose máxima de anfotericina B, inicia-se a terapia de manutenção com triazóis.[4,30-32]

A flucitosina é pouco utilizada em veterinária, por isso deve haver cautela, em virtude dos poucos estudos sobre dosagem e intervalos de administração, mas associação à anfotericina B na fase inicial da doença demonstrou bons resultados em casos de meningite criptocócica, com doses de 30 mg/kg a cada 6 h ou 50 a 75 mg/kg a cada 8 a 12 h, para cães e gatos. Como efeito colateral, principalmente em cães, podem ocorrer erupções cutâneas ou mucocutâneas, devendo-se interromper o tratamento e continuar com azóis.[4,32,52]

O prognóstico da criptococose vai depender do estado do paciente, do envolvimento ou não do SNC, da existência de doenças imunossupressoras e da cooperação do proprietário, já que o tratamento é longo e de custo razoavelmente alto.[17,52]

▪ Prevenção

Deve-se evitar a exposição de animais e homens a locais com acúmulo de excretas de aves, principalmente pombos. A limpeza periódica de locais com potencial para fonte de infecção deve ser úmida, para evitar aerossolização da poeira contaminada, com solução de formalina ou formaldeído a 3% e proteção com máscaras e luvas.[5]

Não há relatos da transmissão direta da criptococose intra e interespécies, pois o agente não sofre aerossolização a partir de tecidos ou secreções contaminadas.[4,49,52,65]

▪ Referências

1. Lacaz CS, Porto E, Martins JEC, Heins-Vaccari EM, Mello NT. Tratado de micologiamédica. 9ª ed. São Paulo: Sarvier, 2002.
2. Lacaz CS, Porto E, Heins-Vaccari EM, Melo NT. Guia para identificação de fungos, actinomicetos e algas de interesse médico. São Paulo: Sarvier/Fapesp, 1999.
3. Taboada J. Micoses sistêmicas. In: Ettinger SJ, Feldman EC, editores. Tratado de medicina interna veterinária: doenças do cão e do gato. 5ª ed. Rio de Janeiro: Guanabara Koogan, 2004, p. 478-503.
4. Greene CE. Infectious diseases of the dog and cat. 3rd ed. St. Louis: Saunders Elsevier, 2006.
5. Meireles MCA, Nascente PS. Micologia veterinária. Pelotas: Ed. Universitária UFPel, 2009.
6. Ferreira MS, Borges AS. Histoplasmose. Rev Soc Bras Med Trop. 2009; 42(2):192-8.
7. Sidrim JJC, Rocha MFG. Micologia médica à luz de autores contemporâneos. Rio de Janeiro: Guanabara Koogan, 2004.
8. Pará M. Histoplasmosis in Brazil. Am J Trop Med. 1946; 26:273-92.
9. Silva-Ribeiro VL, Ferreira-da-Cruz MF, Wanke B, Galvão-Castro B. Canine histoplasmosis in Rio de Janeiro: natural and experimental infections. J Med Vet Mycol. 1987; 25:319-22.
10. Forjaz MHH, Fischman O. Animal histoplasmosis in Brazil – isolation of *Histoplasma capsulatum* from a dog on the northern coast of São Paulo. Mykosen. 1985; 28(4):191-4.
11. Carneiro RA, Lavalle GE, Araújo RB. Histoplasmose cutânea em gato: relato de caso. Arq Bras Med Vet Zootec. 2005; 57:158-61.
12. Selby LA, Becker SB, Hayes HW. Epidemiologic risk factors associated with canine systemic mycoses. Am J Epidemiol. 1981; 113(2):133-9.
13. Newman SL. Interaction of *Histoplasma capsulatum* with human macrophages, dendritic cells, and neutrophils. Methods Mol Med. 2005; 118:181-91.
14. Fojtasek MF, Sherman MR, Garringer T, Blair R, Wheat LJ, Schnizlein-Bick CT. Local immunity in lung-associated lymph nodes in a murine model of pulmonary histoplasmosis. Infect Immun. 1993; 61(11):4607-14.
15. Davies SF, Colbert RL. Concurrent human and canine histoplasmosis from cutting decayed wood. Ann Intern Med. 1990; 113(3):252-3.
16. Nelson RW, Couto CG. Fundamentos de medicina interna de pequenos animais. Rio de Janeiro: Guanabara Koogan, 1994.
17. Birchard SJ, Sherding, RG. Manual Saunders – clínica de pequenos animais. 3ª ed. São Paulo: Roca, 2008.
18. Clinkenbeard KD, Cowell RL, Tyler RD. Disseminated histoplasmosis in cats: 12 cases (1981-1986). J Am Vet Med Assoc. 1987; 190(11):1445-8.
19. Davies C, Troy GC. Deep mycotic infections in cats. J Am Anim Hosp Assoc. 1996; 32(5):380-91.
20. Mackie JT, Kaufman L, Ellis D. Confirmed histoplasmosis in an Australian dog. Aust Vet J. 1997; 75(5):362-3.
21. Wolf AM. Successful treatment of disseminated histoplasmosis with osseous involvement in two cats. J Am Anim Hosp Assoc. 1988; 24:511-6.
22. Rosychuk RAW, White SD. Systemic infectious diseases and infestations that cause cutaneous lesions. Vet Med. 1991; 86(2):164-81.
23. Meadows RL, MacWilliams PS, Dzata G, Delauche AJ. Diagnosis of histoplasmosis in a dog by cytologic examination of CSF. Vet Clin Pathol. 1992; 21(4):122-5.
24. Unis G, Roesch EW, Severo LC. Histoplasmose pulmonar aguda no Rio Grande do Sul. J Bras Pneumol. 2005; 31(1):52-9.
25. Wheat LJ, Kauffman CA. Histoplasmosis. Infect Dis Clin North Am. 2003; 17(1):1-19.
26. Wheat J, Wheat H, Connolly P, Kleiman M, Supparatpinyo K, Nelson K *et al.* Cross-reactivity in *Histoplasma capsulatum* variety *capsulatum* antigen assays of urine samples from patients with endemic mycoses. Clin Infect Dis. 1997; 24(6):1169-71.
27. Ueda Y, Sano A, Tamura M, Inomata T, Kamei K, Yokoyama K *et al.* Diagnosis of histoplasmosis by detection of the internal transcribed spacer region of fungal rRNA gene from a paraffin-embedded skin sample from a dog in Japan. Vet Microbiol. 2003; 94(3):219-24.
28. Murata Y, Sano A, Ueda Y, Inomata T, Takayama A, Poonwan N *et al.* Molecular epidemiology of canine histoplasmosis in Japan. Med Mycol. 2007; 45(3):233-47.

29. Shelton GD, Stockham SL, Carrig CB, Jamison JM. Disseminated histoplasmosis with bone lesions in a dog. J Am Anim Hosp Assoc. 1982; 18:143-6.
30. Krohne SG. Canine systemic fungal infections. Vet Clin North Am Small Anim Pract. 2000; 30(5):1063-90.
31. Kerl ME. Update on canine and feline fungal diseases. Vet Clin North Am Small Anim Pract. 2003; 33(4):721-47.
32. Adams HR. Farmacologia e terapêutica em veterinária. 8ª ed. Rio de Janeiro: Guanabara Koogan, 2003.
33. Shaw D, Ihle S. Medicina interna de pequenos animais. Porto Alegre: Ed. Artes Médicas Sul, 1999.
34. Meinerz RM, Nascente OS, Schuch LFD, Faria RO, Santin R, Cleff MB *et al.* Esporotricose felina – relato de casos. Ciênc Anim Bras. 2007; 8(3):575-7.
35. Know-Chung KJ, Bennett JE. Medical mycology. Philadelphia: Lea & Febiger, 1992.
36. Barros MBL, Schubach TP, Coll JO, Gremião ID, Wanke B, Schubach A. Esporotricose: a evolução e os desafios de uma epidemia. Rev Panam Salud Pública. 2010; 27(6):455-60.
37. Larsson CE, Gonçalves MA, Araújo VC, Dagli MLZ, Correa B, Fava NET. Esporotricosis felina: aspectos clínicos e zoonóticos. Rev Inst Med Trop. 1989; 31(5):351-8.
38. Nogueira RHG, Guedes RMC, Cassali GD, Guele VA, Moreira YK. Relato de esporotricose felina (*Sporothrix schenckii*) com transmissão para o homem: aspectos clínicos, microbiológicos e anátomo-patológicos. Arq Bras Med Vet Zootec. 1995; 47(1):43-5.
39. Barros MBL, Schubach TMP, Galhardo MCG, Schubach AO, Monturo PCF, Reis RS *et al.* Sporotrichosis: an emergent zoonosis in Rio de Janeiro. Mem Inst Oswaldo Cruz. 2001; 956(6):777-9.
40. Fleury RN, Taborda PR, Grupta AK, Fujita MS, Rosa OS, Weckwerth AC *et al.* Zoonotic sporotrichosis. Transmission to humans by infected domestic cat scratching: report of four cases in São Paulo, Brazil. Internat J Dermatol. 2001; 40(5):318-22.
41. Nobre MO, Meireles MCA, Caetano DT, Faé F, Cordeiro JMC, Meireles RM *et al.* Esporotricose zoonótica na região sul do Rio Grande do Sul (Brasil) e revisão de literatura brasileira. Rev Bras Ciênc Vet. 2002; 9(1): 36-41.
42. Barros MBL, Schubach AO, Valle ACF, Galhardo MCG, Conceição-Silva F, Schubach TMP *et al.* Cat-transmitted sporotrichosis epidemic in Rio de Janeiro, Brazil: description of a series of cases. Clin Infect Dis. 2004; 38:529-35.
43. Xavier MO, Nobre MO, Sampaio Jr DP, Antunes TA, Nascente PS, Sória FBA *et al.* Esporotricose felina com envolvimento humano na cidade de Pelotas, RS, Brasil. Ciência Rural. 2004; 34(6):1961-3.
44. Meinerz ARM, Nascente OS, Schuch LF, Faria RO, Antunes TA, Cleff MB *et al.* Felino doméstico como transmissor da esporotricose em trabalhador rural – relato de caso. Arq Inst Biológico. 2007; 74:149-51.
45. Schubach TMP, Schubach AO. Esporotricose em gatos e cães – revisão. Clín Veter. 2000; 5:21-4.
46. Lopes-Bezerra LM, Schubach A, Costa RO. *Sporothrix schenckii* and sporotrichosis. Anais Acad Bras Ciências. 2006; 78(2):293-308.
47. Souza LL, Nascente OS, Nobre MO, Meinerz ARM, Meireles MCA. Isolation of *Sporothrix schenckii* from the nails of healthy cats. Braz J Microbiol. 2006; 37:372-4.
48. Filguera KD. Esporotricose na espécie canina: relato de um caso na cidade de Mossoró, RN. Ciênc Anim Bras. 2009; 10(2):673-7.
49. Corrêa, GLB. Criptococose em gatos. Ciência Rural. 1994; 24(2):431-7.
50. Larsson CE, Otsuka M, Michalany NS, Barros PSM, Gambale W, Safatle AMV. Criptococose canina: relato de caso. Arq Bras Med Vet Zootec. 2003; 55(5):533-8.
51. Oliveira IA, Nobre MO, Ferreiro L. Pesquisa de criptococose em cães atendidos no Hospital de Clínicas Veterinárias da UFRGS, Porto Alegre, Brasil. Acta Scient Vet. 2005; 33(3):253-8.
52. Castella G, Abarca ML, Cabañes FJ. Criptococosis y animales de compañía. Rev Iberoam Micol. 2008; 25:19-24.
53. Kon AS, Grumach AS, Colombo AL, Penalva ACO, Wanke B, Telles FQ *et al.* Consenso em criptococose. Rev Soc Bras Med Trop. 2008; 41(5):524-44.
54. Nosanchuk JD, Casadevall A. Cellular charge of *Cryptococcus neoformans*: contributions from de capsular polyssacaride, melanin, and monoclonal antibody binding. Infect Immun. 1999; 67:5477-9.
55. Baes H, van Cutsem J. Primary cutaneous cryptococcosis. Dermatologia. 1985; 171:357-61.
56. Ruiz DE, Gopegui R, Espada Y, Diaz T, Enrich M. Iron deficiency anaemia and severe thrombocytosis in a case of disseminated abdominal canine cryptococcosis. Comparative Clin Pathol. 2002; 11(2):82-6.
57. Quinn PJ, Donnelly WJC, Carter ME, Markey BKJ, Tangerson PR, Brethnach RMS. Microbial and parasitic diseases of the dog and cat. London: Saunders, 1997.
58. Grogan SG, Hart BD. Feline cryptococcosis. A retrospective evaluation. J Am Anim Hosp Assoc. 1997; 33(2):118-22.
59. Casadevall A, Perfect J. *Cryptococcus neoformans*. 1st ed. Washington: ASM Press; 1998.
60. Honsho CS, Mine SY, Oriá AP, Benato N, Camacho AA, Alessi AC, Laus JL. Generalized systemic cryptococcosis in a dog after immunosuppressive corticotherapy. Arq Bras Med Vet Zootec. 2003; 55(2):155-9.
61. Thomson P, Miranda G, Silva V. Linfadenitis canina produzida por *Cryptococcus neoformans*. Primer caso en Chile. Rev Iberoam Micol. 2006; 23:238-40.
62. Pereira APC, Coutinho SDA. Criptococose em cães e gatos – revisão. Rev Clin Vet. 2003; 8(45):24-32.
63. Malik, R. Feline cryptococcosis. In: 28th World Congress of the World Small Animal Veterinary Association, October 24-27, 2003 Bangkok, Thailand; 2003.
64. Larsson, CE. Dermatozoonosis. In: Congresso de la Asociación Mundial de Medicina Veterinária de Pequeños Animales, 23, 1998, Buenos Aires. Anais 1998, Buenos Aires, Argentina. p. 25-28.
65. Larsson CE. Criptococose felina: Aspectos clínicos-epidemiológicos. In: Anais do I Simpósio Brasileiro de Micologia sobre Micoses Animais. Porto Alegre, 2000.

88

Parvovirose Canina

César Augusto Dinóla Pereira

■ Introdução

No final da década de 1970, foram relatadas, globalmente, epizootias em cães de uma doença previamente desconhecida, caracterizada por causar morte em filhotes com idade entre 3 e 16 semanas, devido a miocardite aguda e hipertermia acompanhada de vômitos e diarreia hemorrágica em animais adultos.[1]

Os exames histopatológicos revelaram necrose das criptas do epitélio intestinal, perda da estrutura das vilosidades no intestino delgado, além de depleção de linfócitos e necrose em vários tecidos linfoides. Tais características eram semelhantes às observadas em gatos infectados pelo vírus da panleucopenia felina (FPV) e em visões (*Mustela vison*) infectados pelo vírus da enterite dos visões (MEV), ambos pertencentes ao gênero *Parvovirus*.[2]

Poucos meses após as primeiras constatações da doença foram observadas, em fezes e tecidos oriundos de necropsia, por microscopia eletrônica, partículas virais de pequenas dimensões, arredondadas e não envelopadas, que se assemelhavam ao FPV, bem como foi descrito o isolamento do agente em cultivo celular.[2]

A estreita associação desse vírus emergente ao FPV foi logo reconhecida, e ele foi denominado parvovírus canino tipo 2 (CPV 2), para distingui-lo do anteriormente descrito *minute virus of canides* (MVC).[1]

Sugeriram-se várias hipóteses quanto à possível origem do CPV. A primeira propôs que o possível ancestral seria o FPV decorrente de mutação natural. A segunda possibilidade sugeriu que o CPV teria surgido de uma cepa vacinal do FPV que, após adaptação em células de cultivo de origem canina, contaminou vacinas e foi espalhada mundialmente. Finalmente, a última hipótese sugeriu que o CPV teria aparecido em um carnívoro selvagem, possivelmente a raposa-do-ártico (*blue fox parvovirus*, BFPV), que teria albergado o ancestral comum do FPV e do CPV.[3]

O surgimento das técnicas de biologia molecular, como a reação em cadeia pela polimerase (PCR) e o sequenciamento genético, associado ao desenvolvimento de programas computacionais de análises filogenéticas, possibilitou a avaliação do genoma de numerosos isolados de CPV, FPV, MEV, do parvovírus do guaxinim (*Procyon lotor*, RPV) e, particularmente, de um isolado da raposa-azul (*Vulpes lagopus*, BFPV), de origem finlandesa. Tal análise deu suporte à hipótese de que o CPV tenha se originado de um possível canídeo selvagem, conforme ilustrado na árvore filogenética na Figura 88.1. A topologia da árvore revela uma sequência intermediária aos dois grupos principais, isto é, aqueles originalmente isolados de felinos domésticos, guaxinins e visão e, do outro lado, aqueles isolados de cães e *raccoon dogs*. Tal sequência intermediária correspondeu à da amostra proveniente do canídeo selvagem (BFPV), em destaque na mesma figura.[3]

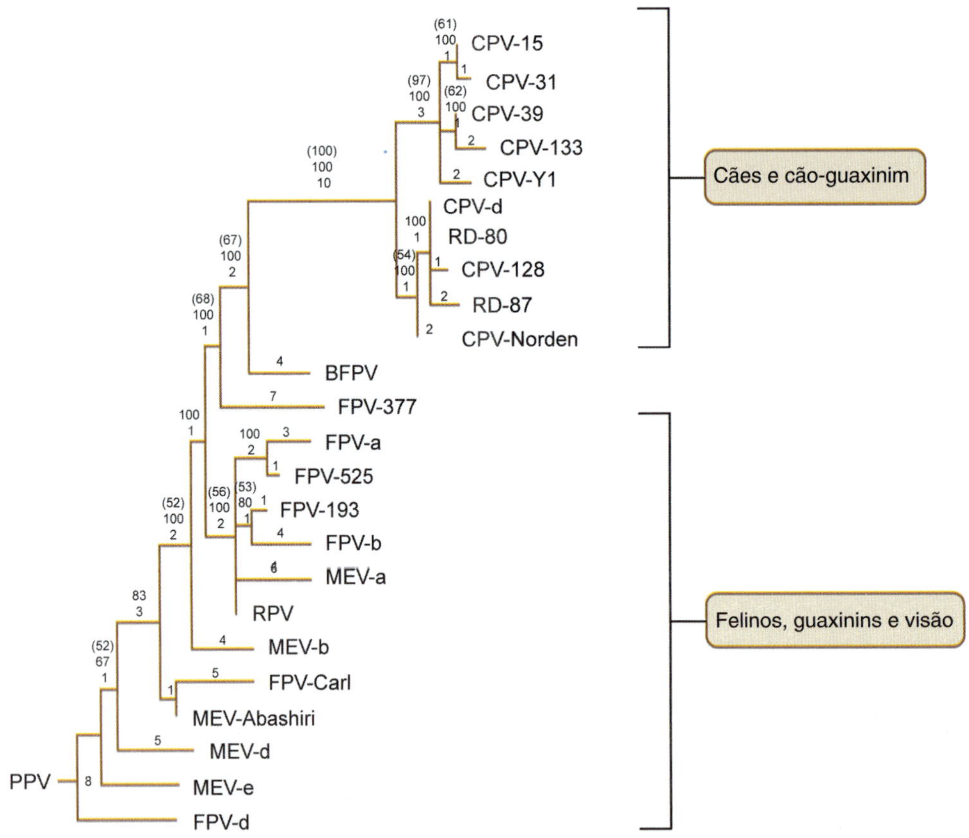

Figura 88.1 Relações filogenéticas com base na sequência de DNA do gene de capsídio de diferentes parvovírus. Parvovírus canino (CPV), felino (FPV), *mink* (MEV), *raccoon dog* (RD) e raposa-azul (BFPV).[3]

Epidemiologia

No Brasil, os primeiros relatos de gastrenterites hemorrágicas são de 1979, embora somente em 1980 tenha havido a disseminação da doença pela população de cães. A combinação dos achados clínicos e anatomopatológicos, aliada à observação por microscopia eletrônica de partículas virais, semelhantes aos parvovírus, levou à conclusão de que se tratava de uma epizootia de enterite infecciosa, possivelmente relacionada com o parvovírus canino.[4] Tal hipótese foi confirmada após o isolamento do parvovírus em cultivo celular, além de sua detecção por meio de ensaios utilizando as reações de hemaglutinação (HA) e inibição da hemaglutinação (HI). Análises sorológicas de amostras de cães coletadas em São Paulo antes da epizootia de gastrenterite, durante e depois, em 1980, revelaram aumento da prevalência de animais soropositivos variando de 0%, em 1970, a 63,16%, em 1982.[5]

Entre os integrantes da família Canidae, além dos cães domésticos, a maioria das espécies do gênero *Canis* são suscetíveis ao CPV, sendo as raças Dobermann, Pinscher e Rottweiler particularmente mais suscetíveis à infecção. Outros membros da família Canidae naturalmente suscetíveis ao CPV são o lobo-guará (*Chrysocycon brachyurus*), o cachorro-do-mato-vinagre (*Speothos venaticus*), o lobinho (*Cerdocyon thous*) e o *raccoon dog* (*Nyctereutes procyonoides*). Adicionalmente, devido ao isolamento do CPV de amostra proveniente de gato com sintomatologia de panleucopenia felina, observou-se a possibilidade da transmissão entre cães e gatos.[6]

A parvovirose canina se traduz, até hoje, em uma das principais doenças infecciosas de caráter endêmico e de distribuição mundial. A expansão global do parvovírus canino deveu-se, provavelmente, aos altos títulos de vírus nas fezes de cães infectados, além da resistência à inativação no ambiente. Tais fatores facilitaram o transporte da partícula viral em objetos inanimados até mesmo em países com procedimentos rígidos de quarentena para cães.[1]

Etiologia

Taxonomia

Segundo o Comitê Internacional de Taxonomia dos Vírus, a família Parvoviridae divide-se em duas subfamílias: Parvovirinae (vírus que infectam vertebrados) e Densovirinae (vírus de insetos). A subfamília Parvovirinae é dividida em três gêneros: *Parvovirus*, que inclui os vírus autônomos, patogênicos em animais; *Dependovirus* (ou vírus adenoassociados); e *Erytrovirus*, representado apenas pelo parvovírus humano B19. O parvovírus canino está classificado no subgrupo dos parvovírus felinos do gênero *Parvovirus*, juntamente com o FPV e o MEV.[7]

Propriedades gerais

O parvovírus canino se caracteriza pela pequena dimensão, que varia de 18 a 26 nm, pela ausência de envelope e por apresentar um capsídio de simetria icosaédrica.[7]

A partícula viral é bastante resistente, podendo se manter infecciosa por até 5 meses no meio ambiente. Porém, é inativada quando submetida à temperatura de 56°C por 60 min, ao tratamento por solventes orgânicos, agentes oxidantes e a radiações gama.[7]

Organização do genoma

O CPV tem um filamento de DNA de cadeia simples, composto de 5.200 nucleotídios, dotado de dois promotores para RNA mensageiro, entre eles o P4, relacionado com as proteínas não estruturais NS-1 e NS-2, associadas ao controle da transcrição e replicação do DNA, e o P38, relacionado com as proteínas estruturais VP1 e VP2 que compõem o capsídio viral (Figura 88.2).[8]

Dados de literatura revelam que a taxa de mutação nos genes *VP1/VP2* do CPV é de aproximadamente $1{,}69 \times 10^{-4}$ nucleotídios por ano, o que corresponde a um valor 100 vezes menor que o do vírus da *influenza* A, porém relativamente alto

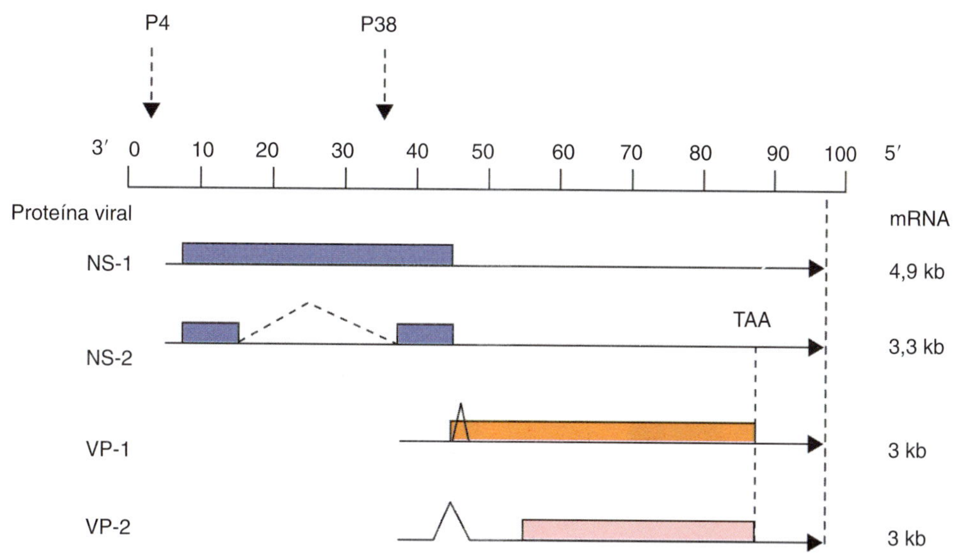

Figura 88.2 Organização genômica e mapa de transcrição do parvovírus canino. As proteínas não estruturais NS-1 e NS-2 são geradas a partir de um transcrito obtido na extremidade 3′ do genoma. As proteínas estruturais VP1 e VP2 são provenientes de transcritos localizados na extremidade 5′.[8]

quando comparado com outros DNA-vírus.[9] Mutações nesses genes são responsáveis por importantes alterações das propriedades biológicas do parvovírus, abordadas a seguir.

▪ Estrutura do capsídio

O capsídio é constituído pela combinação de 60 subunidades proteicas (capsômeros) compostas da associação entre as proteínas estruturais VP2 (64 a 66 kDa), que compõe cerca de 90% do capsídio, e VP1 (83 a 86 kDa), que compõe os 10% restantes. A estrutura tridimensional do capsídio está ilustrada na Figura 88.3, que destaca regiões importantes da superfície viral, dentre elas: estreitas depressões (*canyons*), pequenas projeções (espículas) e pequenas depressões (*dimple*), respectivamente ao redor dos 5º, 3º e 2º eixos de simetria (Figura 88.3).[10]

As espículas e *dimple* estão associadas a diversas propriedades biológicas da partícula, entre elas a atividade hemaglutinante, as propriedades antigênicas e a seleção de hospedeiro dos parvovírus.[10]

As substituições de aminoácidos nas proteínas das espículas alteram as propriedades hemaglutinantes dos parvovírus. O FPV aglutina hemácias em pH abaixo de 6,6, enquanto o CPV hemaglutina em valores superiores a 7,5. Adicionalmente, as espículas do CPV são determinantes na seleção de hospedeiro para cães. Mutações nos genes *VP1/VP2* que provoquem a troca de aminoácidos específicos nas espículas resultam na perda da capacidade de replicação do mutante em células de cães.[11]

Por sua vez, dois locais antigênicos neutralizantes principais, denominados A e B, foram mapeados e associados às espículas, detectados por ensaios utilizando anticorpos monoclonais (mAbs), bem como por sequenciamento do genoma viral. O local antigênico A está localizado na extremidade da espícula, e o local B, na base da estrutura.[10]

Por fim, uma série de trocas de aminoácidos nas espículas, particularmente nos resíduos 87 (metionina para leucina), 300 (alanina para glicina) e 305 (ácido aspártico para tirosina), resultou no surgimento de variantes antigênicos do CPV. Tais substituições, que diferenciam o CPV 2 dos novos tipos antigênicos, CPV 2a e 2b, poderiam ser responsáveis por vantagens replicativas relacionadas com a capacidade do CPV de infectar células de felinos, bem como com a rápida seleção dos novos tipos variantes em cães de todo o mundo.[9]

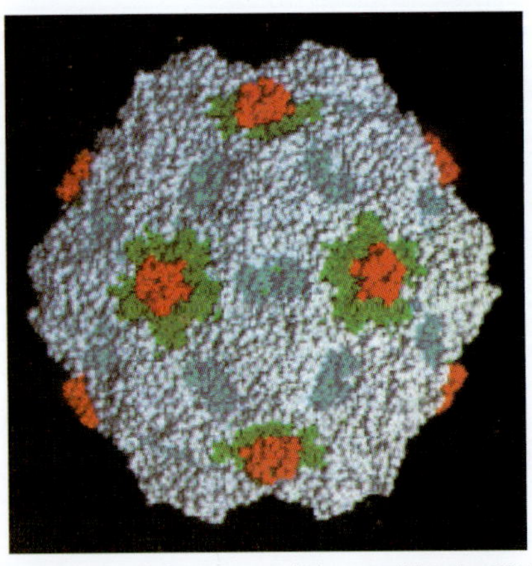

Figura 88.3 Estrutura tridimensional do capsídio do CPV. Os *canyons* estão representados em *verde*, ao redor do eixo de simetria 5º. As espículas correspondem às regiões em *azul-claro*, ao redor do eixo de simetria 3º. Os *dimples* estão representados em *azul-escuro*, ao redor do eixo de simetria 2º.[10]

▪ Variantes antigênicas e evolução do parvovírus canino

Isolados de parvovírus canino podem ser caracterizados por diversas técnicas, entre as quais as imunológicas, utilizando-se painéis de anticorpos monoclonais (mAbs), ou análises moleculares de DNA com enzimas de restrição, reação de cadeia pela polimerase (PCR) e sequenciamento. A caracterização por mAbs, avaliando regiões expostas do capsídio viral, revela alterações em epítopos específicos que, em última análise, são reflexos da estrutura tridimensional da proteína. Por outro lado, as análises moleculares detectam alterações nas sequências de nucleotídios que não necessariamente resultam em alterações fenotípicas.[9,12]

A combinação dessas técnicas possibilitou comprovar que, após o surgimento do CPV 2, um novo tipo antigênico, designado como CPV 2a, tornou-se predominante e substituiu o parvovírus canino original nos EUA, entre 1980 e 1981.[13]

Posteriormente, uma nova variante antigênica, denominada CPV 2b, emergiu no final de 1984, tornando-se prevalente e, eventualmente, substituindo o CPV 2a em diversos países (EUA, Alemanha, França, Espanha, Dinamarca, África do Sul, Austrália e Japão).[6,14-16]

No Brasil, a análise de isolados de CPV coletados entre 1980 e 1995 e caracterizados por sequenciamento completo dos genes VP1/VP2 revelou que o CPV 2a foi a variante antigênica predominante no período estudado (Figura 88.4).[17]

Posteriormente, na Itália, uma nova variante antigênica tornou-se frequente entre cães com gastrenterite hemorrágica. Essa cepa, caracterizada pela substituição do aminoácido ácido aspártico por glutamina, no resíduo 426 da proteína VP2, foi denominada CPV 2c.[18]

Desde sua primeira descrição, o CPV 2c já foi identificado em diversas regiões, onde cocircula com os tipos antigênicos CPV 2a e 2b, dentre as quais Vietnã, EUA e América do Sul.[19-21]

▪ Fisiopatogenia

A infecção viral inicia-se após a ligação do vírus composto por receptores da superfície celular, provavelmente glicoproteínas, com resíduos terminais de ácido siálico. A síntese das proteínas estruturais se dá no citoplasma da célula, porém a montagem de novas partículas virais acontece no núcleo, e sua liberação ocorre por lise celular.[22]

O parvovírus canino, como os demais parvovírus autônomos, necessita de células na fase S da divisão mitótica para sua replicação. Consequentemente, estas apresentam predileção por tecidos de animais jovens ou recém-nascidos, ou tecidos de animais adultos com intensa proliferação, como é o caso das células do tecido linfoide, com resultante linfopenia, e do epitélio do intestino delgado, causando o quadro gastrentérico.[10]

A infecção natural surge por via oronasal, embora os animais possam ser infectados pela maioria das vias parenterais. Após a inoculação oral ou oronasal, a replicação inicial do vírus (replicação primária) se dá nas tonsilas e/ou nódulos regionais e mesentéricos. Por intermédio da via linfática, as partículas virais alcançam a circulação sanguínea (viremia), resultando em infecção posterior de timo, baço e medula óssea. A replicação viral e a destruição celular nos tecidos linfoides acontecem nos centros germinativos dos nódulos e no

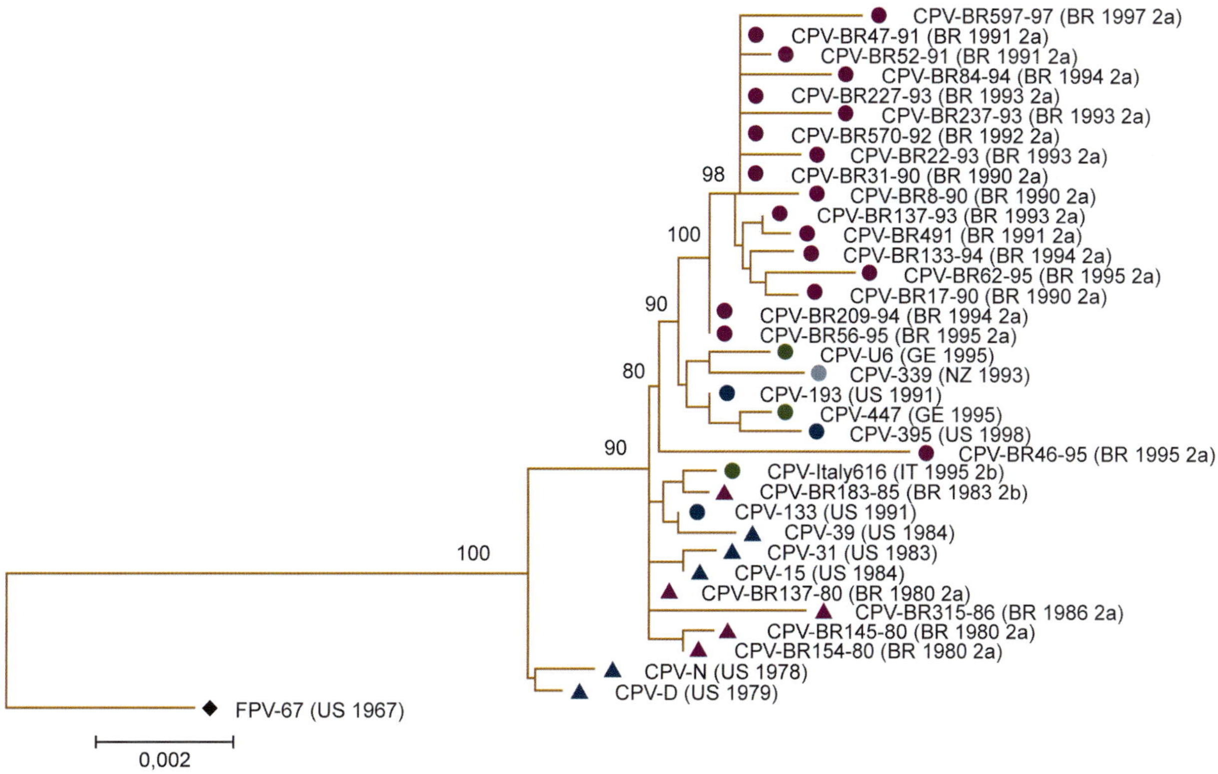

Figura 88.4 Relação filogenética entre sequências dos genes *VP1/VP2* de parvovírus caninos isolados no Brasil e em diferentes países. Amostras isoladas entre 1978 e 1986 estão representadas por triângulos, e círculos representam aquelas isoladas após 1990. A origem geográfica das amostras é identificada por cores: Brasil, *magenta*; Europa, *verde*; EUA, *azul-escuro*; e Nova Zelândia, *azul-claro*. As amostras estão identificadas por nome seguido por localização, ano de isolamento e tipo antigênico (entre parênteses). Código dos países: BR, Brasil; GE, Alemanha; IT, Itália; NZ, Nova Zelândia e US, EUA. A amostra-raiz está representada pela cepa de parvovírus felino FPV-67.[17]

córtex do timo. A medula óssea pode ser gravemente afetada, com acentuada diminuição das células mieloides, eritroides e série de megacariócitos.[2]

No intestino, a replicação viral se dá nas células das criptas intestinais de rápida divisão, entre 4 e 6 dias pós-inoculação oral. O achatamento intenso das vilosidades intestinais promove a perda da regulação osmótica, resultando, quase sempre, em diarreia com sangue e muco, além de vômito. Desidratação, hipertermia e endotoxemia são fatores complicadores do quadro.[2]

O curso da infecção é rápido, sendo possível isolar partículas virais de tecidos ou fezes 10 a 14 dias depois da infecção. A infecção dos enterócitos provoca liberação de grandes quantidades de partículas virais (10^7 a 10^9 unidades infecciosas por grama de fezes) nas fezes.[1]

Quanto à capacidade de infectar células do hospedeiro *in vitro* e *in vivo*, existe diferenciação complexa entre o CPV e o FPV. Ambos replicam em células de cultivo de origem felina, entretanto somente o CPV replica em células de origem canina. A infecção experimental de cães com CPV e FPV revelou novas diferenças. O FPV replicou no timo e na medula de cães, diferentemente do CPV, que replicou no intestino e no tecido linfoide periférico. Além disso, o FPV, como esperado, replicou eficientemente em gatos, e a replicação do CPV, por outro lado, mostrou-se dependente do tipo antigênico. Não foi possível detectar a replicação do CPV 2, em contraste com os CPV 2a e 2b, que infectaram os animais de maneira eficiente. Este fato foi confirmado pelo isolamento dos novos tipos antigênicos em 10 a 20% dos gatos naturalmente infectados em países como EUA, Alemanha e Japão.[15]

Manifestações clínicas

Gastrenterite

Os sinais observados em animais afetados abrangem diarreia sanguinolenta e vômito de início súbito, acompanhado de hipertermia e leucopenia por linfopenia.[2]

A morte de animais gravemente afetados decorre da destruição extensa do epitélio do intestino, com consequente desidratação, além da possibilidade de choque endotóxico. Casos de septicemia e de edema pulmonar também foram relatados.[1]

Miocardite

Relatos iniciais da doença descreveram surtos de miocardite aguda em filhotes de cães, principalmente entre 3 e 8 semanas de idade, embora em alguns casos a idade chegasse até 16 semanas no momento do óbito.

A taxa de mortalidade variou de 20 a 100%, com início rápido da doença em filhotes aparentemente normais e consequente morte por insuficiência cardíaca aguda, caracterizada por arritmia cardíaca, dispneia e edema pulmonar. A suscetibilidade fetal ou neonatal está relacionada, provavelmente, com a divisão ativa das células do miocárdio que ocorre em filhotes com idade inferior a 15 dias.

A lesão patológica primária observada caracterizava-se por necrose multifocal do miocárdio e corpúsculos frequentes de inclusão intranucleares, além de infiltrado de células mononucleares. O pulmão apresentava-se com edema difuso, além de edema peribrônquico e perivascular secundário ao colapso cardíaco.[2]

Diagnóstico laboratorial

Direto

O diagnóstico laboratorial direto pode ser realizado pela detecção do vírus nas fezes, no vômito ou em tecidos após exames *post mortem*.

Diversas técnicas, entre elas a microscopia eletrônica, associada ou não à imunomicroscopia eletrônica, o isolamento viral em culturas celulares, a reação de hemaglutinação, seguida ou não de inibição da hemaglutinação com anticorpos específicos, além da imunofluorescência, foram padronizadas e vêm sendo utilizadas, particularmente para fins de pesquisa, em função de custo, infraestrutura e capacitação profissional necessária à sua realização.[23]

O advento da biologia molecular tornou possível desenvolver métodos de diagnóstico com base em técnicas moleculares mais sensíveis e específicas, entre elas a PCR, associada ou não à utilização de enzimas de restrição, além do sequenciamento genético, objetivando detecção e caracterização das cepas virais. Apesar de essas técnicas possibilitarem a diferenciação de cepas selvagens das vacinais, pelos mesmos motivos citados no parágrafo anterior elas ainda têm uso reduzido para fins de diagnóstico laboratorial de rotina em clínica veterinária.[17]

Nesse contexto, merecem destaque as técnicas de diagnóstico que detectam epítopos virais por meio de anticorpos específicos marcados com enzimas, conhecidas como ensaios imunoenzimáticos (ELISA). A disponibilidade comercial de *kits* de diagnóstico rápidos e menos onerosos favorece a realização do teste pelo clínico veterinário no ambiente hospitalar. Preferencialmente, a amostra clínica deve ser colhida diretamente do reto do animal, e o clínico deve ter em mente o período de eliminação do vírus. Além disso, essa técnica não diferencia vírus selvagem de vírus vacinal, podendo produzir resultado falso-positivo.[24]

Indireto

Dentre os diferentes métodos sorológicos utilizados – imunofluorescência indireta, técnica de fixação de complemento e soroneutralização –, a pesquisa de anticorpos inibidores da hemaglutinação (HI), logo de início, forneceu resultados satisfatórios para o diagnóstico do CPV.[5]

Adicionalmente, foi padronizada a técnica de ELISA para o diagnóstico de infecções agudas por CPV, com base na detecção de anticorpos do tipo IgM, evitando-se a coleta de amostras de soro pareadas (nas fases aguda e de convalescença da doença). Considerando-se que as técnicas indiretas não diferenciam anticorpos resultantes de vacinação recente daqueles de infecção natural, e que, em geral, os laboratórios de diagnóstico de rotina não disponibilizam tais métodos, o diagnóstico indireto para CPV tem valor limitado.[5]

Tratamento

Em função das manifestações clínicas resultantes da infecção pelo CPV, naturalmente o objetivo central do tratamento sintomático é o restabelecimento do equilíbrio hidreletrolítico associado ao combate à infecção bacteriana secundária à destruição do epitélio intestinal.[25]

O protocolo de fluidoterapia deve fundamentar-se no grau de desidratação do animal associado à reposição de eletrólitos, esta última determinada pela avaliação prévia dos níveis de eletrólitos séricos do animal. Esses critérios definirão a escolha da fluidoterapia mais adequada, ou seja, solução salina, lactato de Ringer, bem como reposição de potássio.

Em relação à escolha do antibacteriano, deve-se ter em mente, particularmente, o papel das bactérias gram-negativas, pertencentes à microbiota intestinal, potencialmente desencadeadoras de choque endotóxico por liberação dos lipopolissacarídios (LPS) da parede celular.

Devido ao intenso sangramento intestinal e à perda de proteínas, poderá ser necessário transfusão sanguínea ou de plasma, graças à anemia e à hipoalbuminemia resultantes.

Em geral, havendo vômito persistente, associam-se ao tratamento antieméticos e se evitam moduladores da motilidade intestinal. A restrição da ingestão de sólidos e líquidos deve ser mantida 24 a 48 h após suspensão do vômito e redução da diarreia. Inicia-se, então, o fornecimento inicial de pequenos volumes de água, e, não existindo vômito, introduz-se gradualmente a dieta, em pequenas porções e várias vezes ao dia, de início líquida, passando a pastosa e, por fim, sólida. Algumas opções são rações comerciais de prescrição para doenças gastrintestinais ou, alternativamente, dieta caseira composta de proteínas de alta digestibilidade, com pouca gordura e ausência de fibras.

Adicionalmente, foi relatada a redução da gravidade do quadro de gastrenterite em cães infectados experimentalmente com CPV tipo 2 e, depois, submetidos ao tratamento com interferona-ômega recombinante felina (rFeIFN-ômega).[26]

Prevenção

A imunidade funcional contra o CPV parece ser mediada por anticorpos séricos. Filhotes de cães que adquirem imunidade materna permanecem protegidos contra infecções por CPV por até 13 semanas, e títulos de anticorpos de 1:20, em HI, podem neutralizar vírus vacinais e inviabilizar a imunização ativa; por outro lado, aqueles com títulos menores que 1:80 são suscetíveis à infecção. Não se sabe ao certo o papel das imunoglobulinas secretoras na proteção ou recuperação de animais doentes; contudo, demonstrou-se relação inversa entre o título de anticorpos nas fezes e a gravidade da doença em cães infectados naturalmente.[1]

Vacinas atenuadas, em particular aquelas altamente imunogênicas, obtidas por menor número de passagens em cultura celular e produzidas em altos títulos, são preferencialmente indicadas para obtenção de soroconversão mais eficiente, além de contornar os problemas da interferência dos anticorpos maternos. Contudo, relatou-se linfopenia transitória em cães vacinados com cepas atenuadas de CPV.[27]

Atualmente, as vacinais contra parvovirose comercialmente disponíveis utilizam, em sua composição, cepas de parvovírus dos tipos 2 ou 2b. Nesse contexto, apesar da existência de epítopos comuns entre as diferentes variantes antigênicas do CPV – o que confere imunidade cruzada –,[9] estudos *in vitro* com base na técnica da inibição da hemaglutinação (HI)[28] e na associação entre HI e soroneutralização (SN)[29] demonstraram que anticorpos obtidos do soro de cães vacinados com a cepa CPV 2 não reagiram de maneira significativa contra as cepas mais recentes de CPV (CPV 2a/b e 2c), quando comparados com anticorpos oriundos do soro de cães vacinados com cepas antigênicas homólogas.

Contudo, um teste de desafio para avaliar a eficácia da imunização de cães infectados experimentalmente com uma cepa de campo CPV 2c, previamente submetidos à vacinação com uma cepa atenuada de CPV tipo 2, revelou a eficiência da proteção, uma vez que não apresentaram sintomas da doença, bem como não eliminaram a cepa de campo nas fezes.[30]

O protocolo de vacinação é semelhante ao de outras viroses de importância em cães, ou seja, a vacinação de filhotes inicia-se aos 45 dias de vida, seguida por dois reforços com intervalo de 21 dias. Os reforços em animais adultos podem ter intervalos mínimos de 1 ano, embora estudos de duração da imunidade vacinal demonstrem que o período de proteção conferido pelas vacinas é muito superior.[27]

Considerações finais

O surgimento de vírus emergentes pode resultar de diferentes mecanismos, dentre eles: identificação e associação de um agente pré-conhecido de doença de etiologia não determinada, o que pode ser auxiliado por técnicas modernas de diagnóstico; alteração na relação parasito-hospedeiro, em função de mudanças ambientais, pelo aumento da densidade de vetores, bem como devido à imunodepressão do hospedeiro, o que resultaria em aumento da incidência de uma doença preexistente; e, por fim, apesar de menos comum, devido à migração de determinado patógeno para um hospedeiro previamente não suscetível.

Entre os exemplos de viroses emergentes variantes de hospedeiro podem ser citados o vírus da *influenza* A, o vírus da imunodeficiência humana (HIV tipo 2) e, particularmente, o parvovírus canino.

Tais variantes de hospedeiro são produto de mutações genéticas e apresentam características como alta virulência, capacidade de alastrar-se rapidamente pela população não resistente, bem como adaptação ao hospedeiro.

Em tal contexto, o CPV representa excelente modelo para melhor compreensão do complexo processo de surgimento de variantes genéticas e de evolução viral.

Referências

1. Carmichael LE. An Annotated historical account of canine parvovirus. J Vet Med B Infect Dis Vet Public Health. 2005 Sep-Oct; 52(7-8):303-11.
2. Robinson WF, Wilcox GE, Flower RL. Canine parvoviral disease: experimental reproduction of the enteric form with a parvovirus isolated from a case of myocarditis. Vet Pathol. 1980 Sep; 17(5):589-99.
3. Truyen U, Gruenberg A, Chang SF, Obermaier B, Veijalainen P, Parrish CR. Evolution of the feline-subgroup parvoviruses and the control of canine host range *in vivo*. J Virol. 1995 Aug; 69(8):4702-10.
4. Hagiwara MK, July, JR, Baccaro MR, Ângelo MJO. Enterite hemorrágica em cães associada à infecção por um parvovírus. Arq Inst Biol São Paulo. 1980; 47:47-9.
5. Ângelo MJO. Estudo das reações de fixação do complemento, da imunofluorescência indireta e da inibição da hemaglutinação na parvovirose canina. [tese de doutorado]. São Paulo: Universidade de São Paulo, 1983. 66p.
6. Mochizuki M, Harasawa R, Nakatani H. Antigenic and genomic variabilities among recently prevalent parvoviruses of canine and feline origin in Japan. Vet Microbiol. 1993 Dec; 38(1-2):1-10.
7. Van Regenmortel MHV, Fauquet CM, Bishop DHL, Carstens EB, Estes MK, Lemon SM *et al*. editors. Virus Taxonomy. Classification and nomenclature of viruses. Seventh Report of the International Committee on Taxonomy of Viruses. California: Academic Press, 2000. 1162p.
8. Reed AP, Jones EV, Miller TJ. Nucleotide sequence and genome organization of canine parvovirus. J Virol. 1988 Jan; 62(1):266-76.
9. Parrish CR, Aquadro CF, Strassheim ML, Evermann JF, Sgro JY, Mohammed HO. Rapid antigenic-type replacement and DNA sequence evolution of canine parvovirus. J Virol. 1991 Dec; 65(12):6544-52.
10. Tsao J, Chapman MS, Agbandje M, Keller W, Smith K, Wu H *et al*. The three-dimensional structure of canine parvovirus and its functional implications. Science. 1991 Mar 22; 251(5000):1456-64.
11. Chang SF, Sgro JY, Parrish CR. Multiple amino acids in the capsid structure of canine parvovirus coordinately determine the canine host range and specific antigenic and hemaglutination properties. J Virol. 1992 Dec; 66(12):6858-67.
12. Pereira CA, Monezi TA, Mehnert DU, D'Angelo M, Durigon EL. Molecular characterization of canine parvovirus in Brazil by polymerase chain reaction assay. Vet Microbiol. 2000 Jul 31; 75(2):127-33.
13. Parrish CR, O'Connell PH, Evermann JF, Carmichael LE. Natural variation of canine parvovirus. Science. 1985 Nov 29; 230(4729):1046-8.
14. Steinel A, Venter EH, Van Vuuren M, Parrish CR, Truyen U. Antigenic and genetic analysis of canine parvoviruses in southern Africa. Onderstepoort J Vet Res. 1998 Dec; 65(4):239-42.
15. Truyen U, Platzer G, Parrish CR. Antigenic type distribution among canine parvoviruses in dogs and cats in Germany. Vet Rec. 1996 Apr 13; 138(15):365-6.
16. de Ybañez RR, Vela C, Cortés E, Simarro I, Casal JI. Identification of types of canine parvovirus circulating in Spain. Vet Rec. 1995 Feb 18; 136(7):174-5.
17. Pereira CA, Leal ES, Durigon EL. Selective regimen shift and demographic growth increase associated with the emergence of high-fitness variants of canine parvovirus. Infect Genet Evol. 2007 Jun; 7(3):399-409. Epub 2006 May 22.
18. Martella V, Cavalli A, Pratelli A, Bozzo G, Camero M, Buonavoglia D *et al*. A canine parvovirus mutant is spreading in Italy. J Clin Microbiol. 2004 Mar; 42(3):1333-6.
19. Nakamura M, Tohya Y, Miyazawa T, Mochizuki M, Phung HT, Nguyen NH *et al*. A novel antigenic variant of Canine parvovirus from a Vietnamese dog. Arch Virol. 2004 Nov; 149(11):2261-9. Epub 2004 Jul 15.
20. Hong C, Decaro N, Desario C, Tanner P, Pardo MC, Sanchez S *et al*. Occurrence of canine parvovirus type 2c in the United States. J Vet Diagn Invest. 2007 Sep; 19(5):535-9.
21. Pérez R, Francia L, Romero V, Maya L, López I, Hernández M. First detection of canine parvovirus type 2c in South America. Vet Microbiol. 2007 Sep 20; 124(1-2):147-52. Epub 2007 Apr 24.
22. Vihinen-Ranta M, Yuan W, Parrish CR. Cytoplasmic trafficking of the canine parvovirus capsid and its role in infection and nuclear transport. J Virol. 2000 May; 74(10):4853-9.
23. Durigon EL, Ângelo MJO, Jerez JA, Tanaka H, Hagiwara MK. Comparação entre as reações de hemaglutinação (HA), isolamento em culturas celulares (CC), imunoeletrosmoforese (IEOF), imunomicroscopia eletrônica (IME), para o diagnóstico etiológico da parvovirose canina. Rev Microbiol. 1987; 18:205-10.
24. Drane DP, Hamilton RC, Cox JC. Evaluation of a novel diagnostic test for canine parvovirus. Vet Microbiol. 1994 Aug 1; 41(3):293-302.
25. Pollock RV, Coyne MJ. Canine parvovirus. Vet Clin North Am Small Anim Pract. 1993 May; 23(3):555-68.
26. Ishiwata K, Minagawa T, Kajimoto T. Clinical effects of the recombinant feline interferona-omega on experimental parvovirus infection in beagle dogs. J Vet Med Sci. 1998 Aug; 60(8):911-7.
27. Schultz RD. Duration of immunity for canine and feline vaccines: a review. Vet Microbiol. 2006 Oct 5; 117(1):75-9. Epub 2006 Apr 18.
28. Ohshima T, Hisaka M, Kawakami K, Kishi M, Tohya Y, Mochizuki M. Chronological analysis of canine parvovirus type 2 isolates in Japan. J Vet Med Sci. 2008 Aug; 70(8):769-75.
29. Cavalli A, Martella V, Desario C, Camero M, Bellacicco AL, De Palo P *et al*. Evaluation of the antigenic relationships among canine parvovirus type 2 variants. Clin Vaccine Immunol. 2008 Mar; 15(3):534-9. Epub 2007 Dec 26.
30. Spibey N, Greenwood NM, Sutton D, Chalmers WS, Tarpey I. Canine parvovirus type 2 vaccine protects against virulent challenge with type 2c virus. Vet Microbiol. 2008 Apr 1; 128(1-2):48-55. Epub 2007 Oct 2.

89 Coronavírus Canino

Paulo Eduardo Brandão

Introdução

Coronaviroses caninas são doenças infectocontagiosas virais agudas de cães, frequentemente jovens, de distribuição mundial, com manifestações predominantemente entéricas, mas que podem se apresentar como infecções pantrópicas de mais elevada letalidade ou mesmo como processos patológicos de trato respiratório, dependendo da espécie e do biotipo viral envolvido.

Em cães, foram descritas duas espécies de coronavírus, sendo a espécie clássica o coronavírus entérico canino (CCoV, *canine coronavirus*), agente etiológico de enterite canina, e, mais recentemente, o coronavírus respiratório canino (CRCoV, *canine respiratory coronavirus*), patógeno associado a doenças respiratórias em cães.

Infecções por coronavírus em cães podem, por si sós, constituir-se em entidades mórbidas que levam à mortalidade direta, sobretudo em função de enterite e diarreia em neonatos e pacientes sem competência imunológica, ou que podem causar intensificação dos sintomas provenientes de outras infecções concomitantes.

É comum não receberem a devida atenção de clínicos veterinários e pesquisadores em infectologia veterinária, tendo sua importância subestimada e sendo erroneamente consideradas doenças infecciosas de baixa relevância, o que tem levantado questionamentos sobre a necessidade, ou não, da inclusão de coronavírus caninos em formulações vacinais e sobre a própria relevância desses patógenos virais em sanidade canina.

Na origem de tal circunstância estão a ausência de diagnóstico diferencial pela detecção direta do agente causal, o desconhecimento do clínico veterinário acerca da patogenia e epidemiologia relacionadas com as coronaviroses caninas e a maior importância tradicionalmente conferida a doenças de manifestação similar, como a parvovirose canina, que podem encobrir a ocorrência de coronavírus caninos.

Neste capítulo, os coronavírus caninos serão comentados de modo sucinto quanto a aspectos de virologia básica, como taxonomia e morfologia, seguindo-se a patogenia da infecção em cães, sinais e sintomas observados e demonstração de sua importância em populações de cães; a epidemiologia das coronaviroses, incluindo a situação no Brasil, e os elementos principais para seu controle em cada elo da cadeia epidemiológica.

Coronavírus canino | Agente etiológico

Os coronavírus, de modo geral, associam-se a uma série de diferentes manifestações clínicas em aves e mamíferos, incluindo seres humanos, como encefalite, sialoadenite, peritonite, doenças reprodutivas, hepatite, nefrite/nefrose, doenças do sistema imunológico e, com maior frequência, doenças respiratórias e do aparelho digestório; muitas espécies de coronavírus apresentam tropismo tanto entérico quanto respiratório.[1]

Especula-se que, em morcegos, se tenha originado o coronavírus ancestral de todas as espécies desse vírus atualmente conhecidas; esses animais têm sido considerados os reservatórios originais do coronavírus da síndrome respiratória aguda grave (SARS), epidemia que emergiu na China em 2002 e provocou a morte de cerca de 800 pessoas em aproximadamente 8.000 infectadas.[2]

Entretanto, ainda que haja relações filogenéticas muito próximas entre alguns coronavírus de seres humanos e de outros animais (p. ex., o coronavírus bovino [BCoV, *bovine coronavirus*], patógeno da diarreia neonatal bovina, e o coronavírus humano OC43 [HCoV OC43], uma das causas de resfriados),[3] a emergência da SARS é o único evento zoonótico em doenças causadas por coronavírus, não sendo os demais implicados em zoonoses, incluindo os coronavírus caninos.

Taxonomia

O coronavírus entérico canino (CCoV) pertence ao grupo 1 do gênero *Coronavirus*, no qual se incluem ainda os grupos 2 e 3. Esse gênero viral, por sua vez, é inserido na família Coronaviridae da ordem Nidovirales (Figura 89.1).[4]

São conhecidos dois genótipos/sorotipos de CCoV, denominados I e II,[5] podendo haver coinfecções pelos dois tipos, sendo que ao tipo II são atribuídos os casos mais graves de coronavirose canina.

O CCoV tem relações filogenéticas muito próximas com o coronavírus da gastrenterite suína transmissível (TGEV, *transmissible gastroenteritis virus*); propôs-se que o próprio TGEV tenha se originado do CCoV por eventos de recombinação gênica.

Além disso, o CCoV é também geneticamente próximo aos coronavírus felinos dos genótipos/sorotipos I e II, tanto aquele causador da peritonite infecciosa felina (FIPV, *feline infectious peritonitis virus*) quanto o causador de enterites em gatos (FeCoV, *feline enteric coronavirus*); foi proposto que o tipo II felino tenha tido origem na recombinação entre o CCoV e o tipo I felino.

Por sua vez, o coronavírus respiratório canino (CRCoV) pertence ao grupo 2 do gênero *Coronavirus*, juntamente com os coronavírus bovino e coronavírus humano OC43, por exemplo. O CRCoV foi relatado pela primeira vez em 2003, no Reino Unido.[6]

Morfologia

Coronavírus são vírus com envelope bilipídico, adquirido na formação da partícula viral do compartimento Golgi-retículo endoplasmático rugoso.[7,8] O envelope confere ao vírion dos coronavírus morfologia não estável,[8] que pode ser mais comumente esférica, com diâmetro de até 200 nanômetros (nm), o que os torna vírus de tamanho grande, mas ela pode, em alguns vírions, ser elíptica ou sem forma definida, o que se aplica tanto ao CCoV quanto ao CRCoV.[7,8]

Uma importante característica morfológica dos coronavírus é a aparência espiculada notada sob microscopia eletrônica, na qual o vírion se apresenta sob a forma de uma coroa (*corona*) solar, da qual provém o nome do gênero. Essa coroa

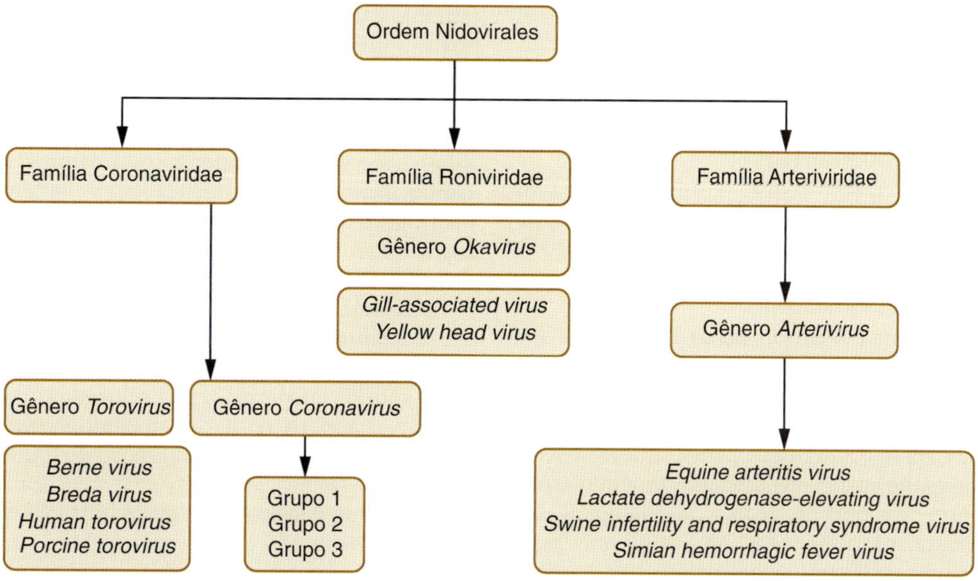

Figura 89.1 Estrutura taxonômica da ordem Nidovirales, na qual se classifica a família Coronaviridae e o gênero *Coronavirus*, com seus três grupos de espécies. O coronavírus entérico canino (CCoV) pertence ao grupo 1, enquanto o coronavírus respiratório canino (CRCoV)[4] pertence ao grupo 2.

é formada por proteínas estruturais do vírus que se projetam para fora do envelope (Figura 89.2) e que lhe dão estabilidade estrutural.[7,8]

No caso do coronavírus entérico canino CCoV, três proteínas podem ser encontradas no envelope.[8]

A proteína de espícula (*spike protein* ou proteína S) é a maior delas, com cerca de 180 quilodáltons (kDa) de peso molecular, sendo que a porção mais externa, de conformação globular, denominada subunidade S1, guarda a capacidade de se ligar às células do hospedeiro e de hemaglutinar, sendo o principal alvo de anticorpos neutralizantes e a região mais variável dos coronavírus, enquanto a porção mais próxima do envelope, chamada de subunidade S2, forma uma haste para a porção globular e exerce um papel na patogenia dos coronavírus, em função de sua atividade de fusão entre membranas celulares, formando sincícios, e entre membranas celulares e o envelope viral para a penetração do vírion na célula.[7,8]

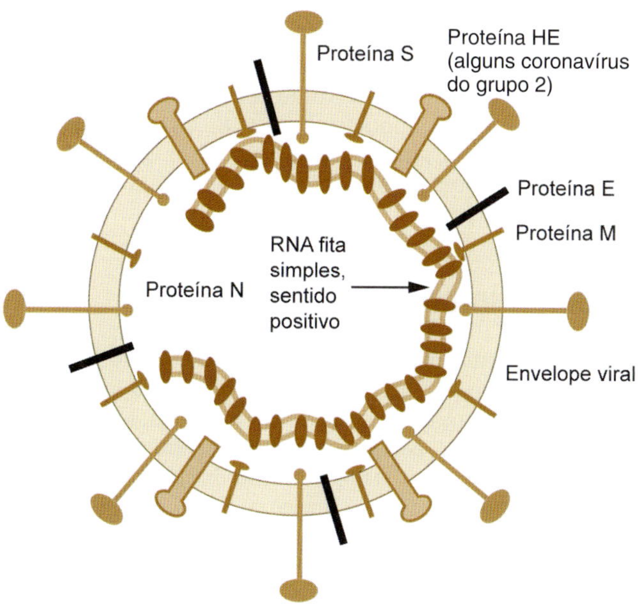

Figura 89.2 Esquema simplificado de vírion de coronavírus apresentando proteínas estruturais, envelope viral e o nucleocapsídio formado pela proteína N e o RNA genômico.

No envelope do CCoV, também podem ser encontradas as proteínas M (membrana) e E (envelope), cujas funções são possibilitar a formação da partícula viral durante o ciclo de replicação e manter a estabilidade estrutural dos vírions.[4,7,8]

Para o coronavírus respiratório canino CRCoV, além das três proteínas S, E e M, pode ser encontrada uma quarta proteína de envelope, denominada hemaglutinina-esterase (HE), que também aparece em quase todos os membros do grupo 2 dos coronavírus e tem função de ligação a receptores secundários das membranas celulares do hospedeiro.[4,7,8]

Genoma

O genoma dos coronavírus é formado por uma fita simples de RNA e de sentido positivo, ou seja, o próprio RNA genômico já se presta como RNA mensageiro inicial para tradução de proteínas após a infecção de uma célula.[4,8]

No CCoV, esse RNA tem aproximadamente 27 mil bases em comprimento (27 kb) e, no CRVoV, pode ter até 32 kb. Com isso, os RNA genômicos dos coronavírus são as maiores moléculas de RNA conhecidas em biologia.[4,8]

No interior do vírion, o RNA genômico se associa à nucleoproteína N e resulta em um nucleocapsídio enovelado de simetria helicoidal.[4,8]

Além das proteínas S, E, M, HE (no caso do CRCoV) e N, o genoma dos coronavírus codifica proteínas essenciais para a replicação viral, mas que acabam não fazendo parte da estrutura do vírion quando este emerge das células infectadas, ou seja, são proteínas não estruturais, como helicases e RNA-polimerases dependentes de RNA, por exemplo, as quais são parte da replicase viral.[4,8]

Assim, em um genoma de coronavírus, o arranjo gênico genérico pode ser escrito como 5′-replicase-HE-S-E-M-N-3′; entre cada gene há uma sequência que se torna complementar a uma sequência de RNA existente antes do gene da replicase na porção 5′ durante a replicação viral, denominada sequência líder.[4,8]

Ciclo de replicação viral

A replicação dos coronavírus[9] é uma das mais complexas conhecidas em virologia e suas vias bioquímicas tornam esse gênero viral altamente suscetível a mutações, incluindo recombinações com outros coronavírus.

Após a ligação do receptor celular à subunidade S1 da proteína S, ocorre nesta uma alteração estrutural que aproxima a porção S2 da membrana celular, seguindo-se a fusão da membrana com o envelope viral, sendo o vírion, então, capaz de adentrar o meio intracitoplasmático.

Uma vez no citoplasma, o vírion perde estabilidade e o RNA genômico é liberado, associando-se aos ribossomos e tornando possível a tradução da replicase, a qual sintetiza uma cópia de sentido negativo de todo o genoma. Essa cópia se associa à replicase e serve como molde para a síntese de RNA mensageiros (transcrição) para cada uma das proteínas estruturais, saltando entre cada uma das sequências intergênicas.

Os RNA mensageiros disponíveis no citoplasma associam-se aos ribossomos e levam, então, à síntese de todas as proteínas estruturais, que seguem para o complexo de Golgi, inserindo-se na membrana deste.

Ao final da transcrição, a replicase utiliza os RNA genômicos de sentido negativo para a síntese de RNA genômico, o qual se associa à proteína N formando o nucleocapsídio, que então se insere no vírion nascente, o qual deixa a célula, podendo dar início a um novo ciclo de replicação.

Patogenia e manifestações clínicas

Coronavírus entérico canino

Apresentando tropismo por enterócitos da extremidade dos vilos no intestino delgado, o CCoV leva essas células à lise, em função de proteínas não estruturais que se acumulam no citoplasma, podendo haver inibição da síntese de proteínas celulares e alterações em mitose das células infectadas.

A morte celular é seguida de descamação, e a histopatologia revela encurtamento dos vilos intestinais, tendo como consequência a reposição por enterócitos imaturos, ineficientes na secreção de betagalactosidase, necessária para a lise de açúcares encontrados no leite, considerando-se cães lactentes, com acúmulo de leite não digerido nos intestinos.

Além disso, esses enterócitos imaturos, oriundos das criptas intestinais, apresentam atividade secretória de sódio, cloro e bicarbonato mais intensa, advindo, assim, a elevação da pressão osmótica intraluminal no intestino, o que resulta em diarreia após um período de incubação que varia de 18 a 72 h.[10]

Inicialmente, o paciente pode apresentar sinais e sintomas como perda de apetite e vômito, diarreia e desidratação, com baixa letalidade, podendo, entretanto, haver mais gravidade em coinfecções por parvovírus canino,[11] adenovírus canino tipo 1 e vírus da cinomose, ainda que a manifestação dos sinais ocorra mesmo sem coinfecções.

Especificamente no caso de coinfecções por CCoV e parvovírus canino, tem-se um interessante exemplo de coevolução de dois vírus que merece ser exposto em mais detalhes em função da sua interferência na patogenia de diarreias virais caninas.

Como citado, o CCoV replica-se em enterócitos maduros das extremidades dos vilos, ocasionando descamação da histologia entérica normal. Essa descamação se constitui em estímulo à intensificação da mitose na região das criptas intestinais, o que promove a produção de novos enterócitos para reposição daqueles lisados pelo CCoV, regenerando o tecido lesado.

Não havendo coinfecção por parvovírus canino, ainda que, como observado, os enterócitos imaturos causem diarreia osmótica, a evolução da doença leva a equilíbrio e, finalmente, à debelação da infecção viral, possibilitando a recuperação da forma e da função original do lúmen intestinal na ausência de variantes altamente virulentas de CCoV.

Entretanto, o parvovírus canino replica-se exatamente em células com alta atividade mitótica, pois ele, ao contrário do CCoV, depende de células em fase S da mitose para replicação, como aquelas encontradas nas células das criptas intestinais, levando-as à morte celular e impedindo a reposição dos enterócitos maduros perdidos em função do CCoV.

Assim, a replicação do CCoV provoca degeneração de enterócitos de vilosidades, o que é um sinal para a mitose em criptas, aumentando o número de células nessa região e, por conseguinte, o número de células que podem ser infectadas por parvovírus canino, o qual tem sua replicação favorecida e sua população viral aumentada; esta é a base da maior gravidade das coinfecções por esses dois vírus.

Conhecida também é a capacidade de uma nova variante altamente patogênica do coronavírus entérico canino – a qual, por sua vez, pertence ao genótipo/sorotipo II dessa espécie viral – causar infecção pantrópica, já detectada em intestinos, pulmões, baço, fígado, rins e cérebro de cães jovens, manifestando-se com hipertermia de até 40°C, diarreia hemorrágica e sinais neurológicos como ataxia e tremores.[12] Até o momento, sabe-se que essa variante pantrópica de CCoV é restrita à Itália.

Coronavírus respiratório canino

O CRCoV, até o momento, é um vírus sobre o qual ainda pouco se sabe em termos de patogenia e ocorrência, tendo sido descrito inicialmente no Reino Unido, em canis.

Esse vírus replica-se em epitélio pulmonar e traqueal, causando lesão em epitélio respiratório e perda da função ciliar, tornando o trato respiratório mais suscetível à infecção por outros patógenos.

Manifestações respiratórias de danos tissulares incluem tosse e descarga nasal; o vírus está implicado na etiologia da doença respiratória infecciosa canina, também denominada tosse dos canis, juntamente com *Bordetella bronchiseptica*, *parainfluenza* vírus canino, adenovírus canino tipo 2, herpes-vírus canino, reovírus canino e micoplasmas.[6]

Epidemiologia

O coronavírus entérico canino tem distribuição mundial. No Brasil, sua ocorrência é conhecida em cães jovens, em animais com e sem diarreia mantidos em canis, lojas de animais ou residências. Neste país, tanto o genótipo I quanto o II podem ser encontrados, sendo que estudos filogenéticos revelaram que existe, ainda, uma variante de CCoV do tipo II tipicamente brasileira.

Diarreias por CCoV ocorrem de modo enzoótico, raramente sob a forma de surtos. Os principais fatores de risco relatados são ausência de imunidade humoral para CCoV, elevada densidade populacional e precariedade de condições higiênicas.[13]

A transmissão se dá pela via orofecal, sendo o CCoV eliminado em altos títulos pelas fezes de animais doentes, sobretudo nos primeiros dias do curso clínico da doença, mas animais sadios podem ser portadores do vírus, o qual pode ser excretado por até cerca de 5 meses, mesmo após a cessação dos sintomas.[14]

O vírus eliminado pelas fezes pode contaminar objetos (fômites) como comedouros, bebedouros e brinquedos, o piso e demais elementos do ambiente onde o cão é mantido, a partir dos quais entra em contato com o novo hospedeiro pela cavidade oral.

Por sua vez, evidências do coronavírus respiratório canino por detecção direta do agente, ou indireta pela detecção de anticorpos contra ele, já foram relatadas em países como Itália, Reino Unido, Irlanda, Canadá, EUA, Nova Zelândia e Japão.[15-17]

O CRCoV é excretado do animal infectado por intermédio de secreções respiratórias ou pelas fezes, podendo ser transmitido por aerossóis ou pelos mesmos fômites descritos para o coronavírus entérico canino.

Finalmente, tanto para as infecções respiratórias quanto para as entéricas, vetores mecânicos, como moscas e baratas, podem carrear o CCoV ou o CRCoV no exoesqueleto, levando-os ao contato com os suscetíveis.

Diagnóstico

Pela análise de sinais e sintomas, não há como diagnosticar infecções por coronavírus entérico canino CCoV ou CRCoV, nem mesmo diferenciá-las de modo acurado de infecções por outros patógenos que acarretam manifestações clínicas entéricas e respiratórias similares, como, por exemplo, parvovírus canino, *Giardia* e aqueles implicados na doença respiratória infecciosa canina.

Assim, o diagnóstico de infecções pelos coronavírus caninos, como para qualquer doença transmissível, é sempre dependente de exames complementares laboratoriais, ressaltando-se a necessidade de diagnóstico diferencial entre os demais patógenos citados para o estabelecimento de causalidade da doença observada clinicamente; os resultados laboratoriais não devem ser interpretados isoladamente, mas sempre em associação ao exame físico e demais exames complementares, como diagnóstico por imagem e provas bioquímicas.

Além disso, é essencial que se associem dados de observação das condições de habitação dos pacientes, como a condição higiênico-sanitária e outros fatores de risco citados anteriormente, o estado imunitário dos animais e a prévia ocorrência de infecções por coronavírus caninos em animais contactantes do paciente em estudo, realizando-se o chamado diagnóstico epidemiológico.

Amostras biológicas

Para o diagnóstico direto, ou seja, a pesquisa dos patógenos, podem ser utilizadas amostras fecais colhidas diretamente do reto, em volume mínimo de 1 g (para coronavírus entérico canino), transportadas em coletores universais estéreis. Para a pesquisa de coronavírus respiratório canino, podem-se empregar *swabs* traqueais secos ou lavados traqueais.

Por sua vez, para o diagnóstico indireto, ou seja, a pesquisa de resposta imune contra coronavírus caninos, devem ser usadas uma amostra de soro sanguíneo colhida no início da doença e uma segunda amostra colhida 15 dias depois, com o intuito de verificar a soroconversão; apenas uma amostra de soro não tem valor diagnóstico, já que existem muitos cães, de diversas idades e mesmo assintomáticos, positivos para anticorpos anticoronavírus caninos.

Diagnóstico direto

Técnicas de biologia molecular do gene, como a transcrição reversa seguida da reação em cadeia pela polimerase (RT-PCR), predominam em âmbito mundial para a detecção de coronavírus caninos.

Para a RT-PCR, de uma amostra fecal pode-se obter uma suspensão, utilizando-se o sobrenadante para a extração de RNA, sendo esta realizada diretamente nas amostras de lavado traqueal e de *swabs* secos, sem necessidade de suspensões.

A seguir, o gene-alvo a ser pesquisado é transcrito para DNA complementar por uma transcriptase reversa e amplificado total ou parcialmente por uma DNA polimerase, sendo as reações iniciadas e dirigidas por oligonucleotídios (*primers*) específicos.

Para o coronavírus entérico canino CCoV, a RT-PCR mais utilizada é uma para amplificação do gene codificador da proteína M, descrita por Pratelli *et al.*[18] Essa RT-PCR é capaz de detectar genericamente os genótipos/sorotipos I e II de CCoV como diagnóstico de triagem. Para a tipificação, o fragmento de DNA obtido, que, nesse caso, tem o mesmo tamanho para os dois genótipos/sorotipos, pode ser submetido a sequenciamento de DNA.

Alternativamente, pode-se fazer a distinção entre os genótipos/sorotipos I e II de CCoV empregando-se uma reação de RT-PCR quantitativa (RT-PCR em tempo real), a qual possibilita, ainda, a quantificação da carga viral contida em uma amostra biológica.[19] Para o coronavírus respiratório canino, a detecção também se baseia em RT-PCR dos lavados traqueais ou *swabs* secos.[6]

A microscopia eletrônica simples tem baixa acurácia para diagnóstico de coronavírus, uma vez que a morfologia não estável dos vírions e sua similaridade morfológica com outros vírus envelopados (p. ex., o vírus da cinomose e o vírus da *parainfluenza*) não possibilitam sua clara distinção em uma amostra biológica, podendo ainda os vírions ser confundidos com outras estruturas similares, como organelas celulares e debris de membranas de células existentes.

Tanto a sensibilidade quanto a especificidade diagnóstica da microscopia eletrônica podem ser aumentadas quando a amostra biológica é antes submetida à incubação com soros hiperimunes de referência contra coronavírus caninos, levando à formação de complexos imunes que, uma vez agrupados pela interação antígeno-anticorpo, tornam possível a visualização mais clara das partículas virais, em uma técnica denominada imunomicroscopia eletrônica.

Entretanto, em virtude dos elevados custos de instalação e manutenção de microscópios eletrônicos e da necessidade de laboratoristas altamente experientes em morfologia viral, a microscopia eletrônica não tem aplicação diagnóstica em coronaviroses caninas.

Pode-se obter o isolamento em cultivo celular com células da linhagem A-72, para o coronavírus entérico canino, e com células da linhagem HRT-18, para o coronavírus respiratório canino, mas a necessidade de um grande número de passagens seriadas e de testes confirmatórios de isolamento após as passagens torna inviável sua aplicação como técnica diagnóstica.

Diagnóstico indireto

A detecção de anticorpos contra coronavírus entérico canino ou contra o coronavírus respiratório canino é ainda raramente utilizada para fins diagnósticos, tendo sua aplicação mais ampla em âmbito de pesquisa.

No caso do CCoV, há testes de ELISA para anticorpos desenvolvidos com antígenos para essa espécie viral, enquanto para anticorpos anti-CRCoV podem ser usados testes de ELISA para a detecção de anticorpos anticoronavírus bovinos, dadas as similaridades antigênicas entre CRCoV e BCoV.[20]

Profilaxia e controle

Medidas aplicáveis às fontes de infecção

Para as coronaviroses caninas, as principais fontes de infecção são cães jovens com diarreia (CCoV) e cães com sintomas de doença respiratória infecciosa canina, para infecções pelo CRCoV.

Para que se tenha mais exato conhecimento da existência de fontes de infecção em uma população de cães, é preciso que eles sejam periodicamente submetidos à coleta de amostras para diagnóstico direto desses agentes virais.

Uma medida prática e aplicável a cães é, no caso de animais doentes que tenham ou não diagnóstico definitivo de infecção por coronavírus, mantê-los separados de outros animais e submetê-los ao tratamento de suporte, como fluidoterapia parenteral, até a cessação das manifestações clínicas, diminuindo a probabilidade de contágio.

Medidas aplicáveis às vias de transmissão

As medidas profiláticas para as coronaviroses caninas em se tratando das vias de transmissão são as mesmas aplicáveis de modo genérico a doenças de veiculação orofecal.

A remoção de fezes e a lavagem de abrigos, quintais, gaiolas e quaisquer outras instalações nas quais os animais sejam mantidos são medidas básicas de higiene que evitam que outros cães entrem diretamente em contato com os patógenos, ou que estes sejam carreados por insetos vetores.

Dada sua labilidade no meio extra-hospedeiro em função da existência de envelope, a desinfecção em superfícies contaminadas por esses vírus pode ser realizada, após remoção de matéria orgânica, com desinfetantes derivados de cloro e amônio quaternário.

Medidas aplicáveis aos suscetíveis

Como a suscetibilidade a infecções decresce com a idade, e visto que cães podem excretar, assintomaticamente, os coronavírus caninos, é necessário que cães jovens antes do término das imunizações não tenham contato com animais de maior idade e que não tenham acesso a áreas de habitação ou trânsito de outros cães, diminuindo a probabilidade da infecção em animais ainda não completamente imunizados.

Vacinas contra o CCoV baseiam-se em amostras inativadas do genótipo/sorotipo II desse vírus, administradas por via subcutânea ou intramuscular em cães jovens, variando os esquemas de vacinação de acordo com o fabricante da vacina.

Para proteção contra o CCoV, é preciso existir IgA na mucosa intestinal, para neutralização dos vírions encontrados nesse local. Teoricamente, a elevação de títulos de anticorpos séricos circulantes poderia promover a migração de imunoglobulinas para a mucosa intestinal.

Ainda que a vacinação possa diminuir a excreção fecal de CCoV e, assim, reduzir a probabilidade de transmissão,[21,22] pode-se especular o surgimento de falhas vacinais em função de populações de CCoV antigenicamente diversas daquela constituinte da vacina, sobretudo se considerada a ocorrência do genótipo/subtipo I do vírus.

Em relação ao coronavírus respiratório canino, não há vacinas comercialmente disponíveis no momento.

Tratamento

Para o tratamento da coronavirose entérica canina, devem-se levar em conta intervenções inespecíficas como a fluidoterapia parenteral, com o objetivo de se restabelecer o equilibro hidreletrolítico do paciente.

Considerações finais

O coronavírus entérico canino é um patógeno importante para sanidade de populações caninas e pode ser controlado com medidas profiláticas simples fundamentadas em higiene e imunoprofilaxia. São necessárias, por parte do clínico veterinário, a sedimentação e a divulgação desse conhecimento e a associação do diagnóstico clínico ao laboratorial para um acompanhamento mais eficiente dos pacientes e para mais amplo entendimento da coronavirose entérica canina do ponto de vista populacional.

Por sua vez, dada a recente descoberta do coronavírus respiratório canino, são ainda fundamentais estudos acerca de sua ocorrência e seu envolvimento em processos patológicos do trato respiratório em cães, mas seu papel como patógeno importante para esses animais está comprovado.

Coronavírus de genótipos/sorotipos ou mesmo de espécies novas continuarão emergindo constantemente em função da coevolução com seus hospedeiros e dos caminhos evolutivos das próprias doenças por eles causadas, em uma contínua sucessão de mutações e reações de desequilíbrio e equilíbrio entre moléculas virais e dos hospedeiros, atraindo esforços continuados de investigação científica em coronavírus.

Referências

1. Brandão PE, Gregori F, Heinemann MB, Lima CHA, Rosales CAR, Ruiz VLA, Jerez JA. Animal coronaviruses. Virus Rev Res. 2001; 6:7-13.
2. Li W, Shi Z, Yu M, Ren W, Smith C, Epstein JH *et al.* Bats are natural reservoirs of SARS-like coronaviruses. Science. 2005; 310:676-9.
3. Brandão PE, Gregori F, Richtzenhain LJ, Rosales CAR, Villarreal LYB, Jerez JA. Molecular diversity of Brazilian strains of bovine coronavirus (BCoV) reveals a deletion within the hypervariable region of the S1 subunit of the spike glycoprotein also found in human coronavirus OC43. Arch Virol. 2006; 151:1735-48.
4. Lai MM, Cavanagh D. The molecular biology of coronaviruses. Adv Virus Res. 1997; 48:1-100.
5. Decaro N, Buonavoglia C. An update on canine coronaviruses: viral evolution and pathobiology. Vet Microbiol. 2008; 132:221-34.

6. Erles K, Toomey C, Brooks HW, Brownlie J. Detection of a group 2 coronavirus in dogs with canine infectious respiratory disease. Virology. 2003; 310:216-23.
7. Holmes KV, Lai MMC. Coronaviridae: the viruses and their replication. In: Fields BN, Knipe DM, Howley PM, editors. Virology. Philadelphia: Lippincott-Raven Publishers, 1996, p. 1075-93.
8. Masters PS. The molecular biology of coronaviruses. Adv Virus Res. 2006; 66:193-292.
9. Thiel V. Coronaviruses molecular and cellular biology. Norfolk, UK: Caister Academic Press, 2007.
10. Appel MJ. Canine coronavirus. In: Appel MJ, editor. Virus infections of carnivores. Amsterdam: Elsevier Science, 1987, p. 115-22.
11. Pratelli A, Tempesta M, Roperto FP, Sagazio P, Carmichael LE, Buonavoglia C. Fatal coronavirus infection in puppies following canine parvovirus 2b infection. J Vet Diagn Invest. 1999; 11:550-53.
12. Buonavoglia C, Decaro N, Martella V, Elia E, Campolo M, Desario C *et al.* Canine coronavirus highly pathogenic for dogs. Emerg Infect Dis. 2006; 12:492-4.
13. Sokolow SH, Rand C, Marks SL, Drazenovich NL, Kather EJ, Foley JE. Epidemiologic evaluation of diarrhea in dogs in an animal shelter. Am J Vet Res. 2005; 66:1018-24.
14. Pratelli A, Elia G, Martella V, Tinelli A, Decaro N, Marsilio F *et al.* M gene evolution of canine coronavirus in naturally infected dogs. Vet Rec. 2002; 151:758-61.
15. Erles K, Brownlie J. Canine respiratory coronavirus: an emerging pathogen in the canine infectious respiratory disease complex. Vet Clin North Am Small Anim Pract. 2008; 38:815-25.
16. An DJ, Jeong W, Yoon SH, Jeoung HY, Kim HJ, Park BK. Genetic analysis of canine group 2 coronavirus in Korean dogs. Vet Microbiol. 2009 Sep 11. [Epub ahead of print doi:10.1016/j.vetmic.2009.09.002]
17. Knesl O, Allan FJ, Shields S. The seroprevalence of canine respiratory coronavirus and canine *influenza* virus in dogs in New Zealand. N Z Vet J. 2009; 57:295-8.
18. Pratelli A, Tempesta M, Greco G, Martella V, Buonavoglia C. Development of a nested PCR assay for the detection of canine coronavirus. J Virol Methods 1999; 80:11-15.
19. Decaro N, Martella V, Ricci D, Elia G, Desario C, Campolo M *et al.* Genotype-specific fluorogenic RT-PCR assays for the detection and quantitation of canine coronavirus type I and type II RNA in faecal samples of dogs. J Virol Methods. 2005; 130:72-8.
20. Priestnall SL, Brownlie J, Dubovi EJ, Erles K. Serological prevalence of canine respiratory coronavirus. Vet Microbiol. 2006; 115:43-53.
21. Pratelli A, Tinelli A, Decaro N, Cirone F, Elia G, Roperto S *et al.* Efficacy of an inactivated canine coronavirus vaccine in pups. New Microbiol. 2003; 26:151-5.
22. Pratelli A. High-cell-passage canine coronavirus vaccine providing sterilising immunity. J Small Ani Pract. 2007; 48:574-8.

90 Raiva em Cães e Gatos

Paulo Eduardo Brandão

Introdução

A raiva é uma doença infecciosa viral cuja base patológica principal é um processo inflamatório não infiltrativo do sistema nervoso central, levando a sinais predominantemente nervosos; é naturalmente transmissível entre mamíferos, caracterizando-se como zoonose clássica, de evolução fatal em todas as espécies, ocorrendo com significativa frequência na América, África e Ásia.

O vírus da raiva, também conhecido pela sigla em inglês RABV (*rabies virus*), uma vez infectando carnívoros domésticos, provoca alterações comportamentais como aumento de agressividade, progredindo para paralisia e morte, com um período de incubação que varia de acordo com o local de entrada do vírus, a virulência da amostra viral em questão e o estado imunitário do hospedeiro.

Em cães e gatos, a raiva se constitui não apenas em uma entidade mórbida de importância para os animais propriamente ditos, mas também para seres humanos, pois esses animais, com expressivo destaque para os cães, ainda hoje são reservatórios para a raiva humana em regiões como o nordeste brasileiro e o Sudeste Asiático.

Apesar de sua importância tanto para a saúde animal, incluindo animais de pequeno porte, quanto para a saúde pública, a raiva é uma doença negligenciada, em função do pouco conhecimento sobre ela apresentado por médicos e clínicos veterinários de pequenos e grandes animais – fato que tem origem na insuficiente formação acadêmica de graduação – e do pouco destaque que a doença vem merecendo, em nível mundial, por parte de autoridades em saúde, devido à tendência decrescente de ocorrência, nas últimas três décadas, entre populações humanas de áreas de maior desenvolvimento socioeconômico.

Entretanto, como é uma doença que ainda causa 55.000 mortes humanas anualmente em todo o mundo, promove significativas perdas econômicas à pecuária e se trata de uma ameaça à saúde de cães e gatos, é necessário que o clínico veterinário de pequenos animais conheça a raiva em maior profundidade, para não só estar apto a intervir de modo apropriado, mas também para cumprir com sua responsabilidade perante a saúde pública.

Este capítulo trata da virologia do vírus da raiva quanto a estrutura e taxonomia, patogenia e decorrentes sinais e sintomas da raiva em cães e gatos, sua transmissão e seu controle, com enfoque especial sobre cães e gatos e sobre a saúde pública.

Etiologia

Taxonomia

O vírus da raiva (RABV) é uma espécie dentro do gênero *Lyssavirus*, na família Rhabdoviridae, ordem Mononegavirales.

O gênero *Lyssavirus* é subdividido em onze espécies: vírus da raiva (*rabies virus*, RABV); *Australian bat lyssavirus* (ABLV); *Duvenhage virus* (DUVV); *European bat lyssavirus 1* (EBLV-1); *European bat lyssavirus 2* (EBLV-2); *Lagos bat virus* (LBV); *Mokola virus* (MOKV); *West Caucasian bat virus* (WCBV); *Aravan virus* (ARAV); *Irkut virus* (IRKV); e *Khujand virus* (KHUV).[1]

As demais espécies do gênero *Lyssavirus* que não o RABV propriamente dito causam doenças denominadas lissaviroses, com manifestações clínicas semelhantes às da raiva clássica, não sendo, entretanto, encontradas na América.[2]

Considerando-se o vírus da raiva, há ainda uma subclassificação em diversas linhagens (ou variantes) virais, sendo cada linhagem mais classicamente associada a este ou aquele grupo de reservatórios. Por exemplo, no Brasil, a variante de RABV clássica em cães e gatos é a denominada variante antigênica 2 (AgV2), enquanto no morcego hematófago *Desmodus rotundus*, reservatório da raiva de herbívoros e também de seres humanos, tem-se a variante antigênica 3.

Tais linhagens ou variantes virais emergem de específicas interações vírus-hospedeiro por pressões seletivas diversas nesta ou naquela espécie de reservatório, podendo ser classificadas tanto por técnicas sorológicas, como a imunofluorescência direta com anticorpos monoclonais, quanto por análise de sequências gênicas virais.[3]

Morfologia

O vírus da raiva é um vírus envelopado, com 75 nm de diâmetro e até 300 nm de comprimento, notado sob microscopia eletrônica com morfologia elíptica/cônica com a extremidade de maior diâmetro achatada, e aparência de projétil.[4]

O vírion apresenta-se com aspecto espiculado, em função da glicoproteína G, a qual é o alvo de anticorpos neutralizantes contra o RABV e possibilita ao vírion ligar-se ao receptor celular durante a infecção.

A proteína de matriz (M) é essencial para a manutenção da estrutura do vírion e interage tanto com o envelope viral quanto com o ribonucleocapsídio no interior do vírion.

Esse ribonucleocapsídio é constituído por três proteínas, além do RNA genômico viral: a nucleoproteína (N), que se liga diretamente ao RNA viral, resultando em um nucleocapsídio de simetria helicoidal; a proteína *large* (L), que atua na replicação do RNA genômico e na síntese de RNA mensageiro (mRNA) para o vírus; e, finalmente, a fosfoproteína (P), que é uma proteína auxiliar de L.[5]

Genoma

O genoma do RABV é constituído por um RNA de fita simples, de sentido negativo, ou seja, que não tem função direta de mRNA, com tamanho de cerca de 12.000 nucleotídios.

Esse genoma apresenta regiões codificadoras para cada uma das cinco proteínas estruturais mencionadas anteriormente, arranjadas na ordem gênica 3′-nucleoproteína-fosfoproteína-proteína N-fosfoproteína-proteína de matriz-glicoproteína-proteína *large*-5′.[5]

Na extremidade 3′ do genoma, antes do gene da proteína N, há uma sequência de RNA não codificante, com função na síntese de mRNA viral; uma segunda região não codificadora encontra-se entre os genes das proteínas G e L, chamada de pseudogene.[5]

▪ Ciclo de replicação viral

O vírus da raiva é capaz de se replicar não apenas em neurônios propriamente ditos, mas também em células de tecido muscular e naquelas situadas em órgãos como pulmões, rins e fígado, além da córnea, por exemplo.

Inicialmente, a glicoproteína do RABV se liga ao receptor de membrana da célula hospedeira, que pode ser o receptor para acetilcolina nela encontrado. Uma vez adsorvido à superfície da membrana celular, o vírion é então levado ao interior do citoplasma por fusão de membranas e endocitose. A seguir, a acidificação no interior do endossomo desestrutura o vírion e faz com que o RNA genômico seja liberado; este, por sua vez, serve como molde para a proteína L, guiada pelo RNA líder, sintetizar os mRNA para cada uma das cinco proteínas virais.

Tais mRNA, associando-se aos ribossomos celulares, levam à síntese dessas proteínas, e o acúmulo de proteína N inibe agora a continuidade da síntese de RNA mensageiro, havendo a transição para síntese de novos RNA genômicos que integrarão novos vírions.

Finalmente, após a associação do RNA genômico às proteínas N, P e L, o ribonucleocapsídio é formado e encaminhado em direção à membrana celular, associando-se às proteínas M e G, brotando através da membrana celular e adquirindo desta o envelope viral.[5]

▪ Epidemiologia

Outros cães ou gatos infectados com o vírus da raiva são ainda, em algumas regiões da América Latina (incluindo estados do nordeste brasileiro), a principal fonte de infecção para novos hospedeiros, com destaque para a raiva transmitida a seres humanos.

A transmissão entre canídeos silvestres de vida livre e cães domésticos já foi também documentada por estudos genéticos do RABV em ciclos da raiva na região Nordeste do Brasil.[9]

Em regiões nas quais a raiva canina e felina causada pela denominada variante antigênica 2 de RABV foi extinta em função de intensos esforços em saúde pública, e a transmissão de raiva entre esses animais e entre eles e seres humanos foi erradicada, os morcegos se tornaram fonte de infecção de maior importância.

Morcegos de todos os hábitos alimentares – hematófagos, frugívoros, insetívoros, carnívoros, piscívoros, nectarívoros ou onívoros – são suscetíveis à infecção e ao curso fatal da raiva e apresentam grande diversidade de linhagens ou variantes do RABV, sendo todos capazes de transmitir a doença. Morcegos hematófagos são, na América Latina, o principal reservatório para a raiva dos herbívoros, com significativo impacto econômico na pecuária. Tais morcegos podem diretamente transmitir a raiva para carnívoros domésticos durante a hematofagia sobre esses animais.

Em áreas urbanas, morcegos frugívoros e insetívoros podem transmitir a raiva para cães e gatos, quer diretamente por ataques em função de agressividade exacerbada, quer pelo hábito natural de cães e gatos predarem morcegos, o que é facilitado quando estes se encontram com dificuldade de movimentação, sobretudo em relação ao voo, como consequência da raiva.

Uma vez adquirindo linhagens de RABV desses morcegos, cães e gatos podem vir a transmiti-las para outros indivíduos de mesma espécie ou, o que é um tema atual e que merece preocupação em saúde pública, para seres humanos.

No caso de cães e gatos, a via de eliminação de importância para a epidemiologia da raiva são as glândulas salivares, das quais elevados títulos virais podem ser excretados antes mesmo da existência de sinais da doença, mas os tratos entérico e urinário também podem ser mencionados como vias de eliminação.

Ferimentos em pele e tecido muscular provenientes de mordeduras de animais infectados são a principal porta de entrada para o RABV, tanto na transmissão entre cães e gatos quanto entre morcegos e estes animais, e destes para seres humanos.

Todos os mamíferos são suscetíveis a infecção, a manifestações clínicas e consequente curso fatal da raiva, não havendo animais refratários à doença.

A infecção pelo RABV após a exposição tem probabilidade drasticamente reduzida em se tratando de cães e gatos vacinados. Com isso, a vacinação desses animais, quer em campanhas públicas anuais, quer em clínicas ou hospitais veterinários, é, além de uma ação de bem-estar animal, uma responsabilidade do médico-veterinário perante a saúde pública.

▪ Patogenia e manifestações clínicas

O vírus da raiva costuma ter acesso a um novo hospedeiro por meio de inoculação intramuscular, como em mordidas. Apesar disso, relata-se a transmissão por inalação de aerossóis em casos de habitações de morcegos, transplante de órgãos e, mesmo, por meio de pele íntegra.[6]

Inicialmente, há replicação nas células musculares antes que o vírus adentre o sistema nervoso; é apenas no período em que o vírus está se replicando em tecido muscular que a resposta imune e a imunoprofilaxia podem ser efetivas para interromper o curso da doença.

A seguir, o vírus se adsorve aos receptores encontrados nas junções neuromotoras e é transportado de modo retrógrado por proteínas axônicas, como a dineína, até o citoplasma do neurônio, onde passa por mais uma replicação; após o brotamento, os novos vírions se transmitem pela sinapse até o próximo axônio, atingindo neurônios motores e gânglios nervosos na medula espinal, progredindo desse local até o cerebelo e o cérebro. Nessa fase de migração centrípeta, não há manifestações clínicas, e o período de incubação pode variar de acordo com o local de entrada do vírus: quanto mais distante do cérebro o local de entrada, maior o período de incubação, considerando-se que o vírus progride à velocidade de 3 mm/h nos axônios.[7]

Uma vez se replicando no citoplasma, o RABV leva ao desarranjo das funções neuronais, diminuindo a expressão de genes essenciais ao funcionamento, prejudicando os mecanismos de neurotransmissão e de canais de sódio.[7]

A replicação do RABV, ao contrário de diversas encefalites virais, não acarreta processo inflamatório significativo ou lesões histopatológicas detectáveis no sistema nervoso central, em função da intensa inibição da apoptose de que amostras patogênicas do vírus são capazes.

Entretanto, ainda que o vírus possa ser encontrado em qualquer seção do encéfalo com o transcorrer do processo infeccioso, seu alojamento no sistema límbico pode levar cães e gatos a alterações comportamentais que aumentam a agressividade e, consequentemente, a probabilidade de transmissão para um novo hospedeiro por mordedura, dependendo da amostra viral em questão e da intensidade da resposta imune celular, visto que, quanto mais intensa esta última, maior é a probabilidade da instalação da forma paralítica da raiva em lugar da forma furiosa.[3]

Depois da replicação no sistema nervoso central, há disseminação centrífuga do vírus, pelos nervos cranianos, para os mais diversos órgãos, sem que haja nestes implicação em termos de manifestação clínica, mas tendo como vantagem evolutiva para o vírus o aumento de seu título no hospedeiro infectado.

Um importante local para o qual o vírus migra de modo centrífugo são as glândulas salivares, nas quais a replicação viral possibilita sua excreção e transmissão.

Em cães e gatos, a forma clássica de manifestação clínica da raiva pode ser dividida nas fases prodrômica, neurológica aguda e terminal de coma e morte.

Na fase prodrômica, cães e gatos podem ter alterações de comportamento, como tendência a buscar esconderijo distante das pessoas e agressividade até em relação ao proprietário, prurido no local de entrada do RABV e anorexia.

Na fase neurológica aguda, tem-se a intensificação da agressividade, podendo haver convulsões, automutilação, sialorreia e paralisia flácida ascendente.

Com a instalação completa da paralisia, o paciente canino ou felino vai a óbito por parada respiratória em função de paralisia diafragmática.

Todavia, tais fases e sinais podem não ocorrer sempre em cães e gatos; o paciente pode não apresentar qualquer sinal de agressividade, mas, ao contrário, mostrar-se menos ativo que o normal, havendo a forma paralítica ou muda da doença.[8] Há, inclusive, relatos de cães com raiva apresentando sinais tão inespecíficos como diarreia.

Diagnóstico

O diagnóstico da raiva, não apenas em cães e gatos, mas também em quaisquer outras espécies de hospedeiros, incluindo seres humanos, é sempre dependente de provas complementares que frequentemente só podem ser realizadas depois da tomada de amostras *post mortem*.[10]

Isso se deve à similaridade sintomática com outras encefalites virais, como herpes-virose causada pelo *Herpes-vírus Suis*, ou doença de Aujeszky (de relevância em cães e gatos, e não apenas em suínos, bovinos e equinos).[11]

Amostras biológicas

Dados o potencial zoonótico da raiva e o risco biólogo elevado apresentado pelo RABV, cuidados fundamentais devem ser tomados para a manipulação de amostras de pacientes com suspeita de infecção.[4]

Para a coleta de amostras biológicas, é necessário que o executor tenha passado pela imunização pré-exposição para raiva (ver adiante) e que utilize equipamentos de proteção individual como máscara, óculos de proteção e luvas.

Em caso de acidentes durante a tomada de amostras ou durante a manipulação do paciente suspeito de raiva ainda vivo, como mordidas, cortes, perfurações e exposição de ferimentos, mucosas ou olhos a materiais biológicos passíveis de contaminação pelo RABV, é preciso que, inicialmente, o local atingido seja lavado com sabão, seguindo-se assepsia com, por exemplo, álcool iodado e, finalmente, que a pessoa exposta receba a imunização pós-exposição, mesmo que a tenha completado adequadamente.

Após a morte pelo curso natural da doença ou eutanásia, à necropsia todo o conjunto encéfalo/cerebelo e bulbo deve ser colhido e, a seguir, mantido e enviado sob refrigeração (não sob congelamento) para um centro de controle de zoonoses ou para um laboratório de referência, como o Instituto Pasteur de São Paulo.

Em seres humanos, amostras de saliva, impressões de córnea e biopsias de folículos pilosos da região nucal podem ser utilizadas para diagnóstico *in vivo*, mas esses protocolos não se encontram validados, até o momento, para cães e gatos.

Todos os materiais empregados na coleta das amostras, bem como as superfícies nas quais foi realizada, como mesas de necropsia, devem ser submetidos à desinfecção.

Para a tomada de soro, sem aplicação diagnóstica no caso de cães e gatos, mas se prestando apenas para a emissão de atestados sanitários para trânsito internacional de animais, devem ser utilizados procedimentos convencionais para coleta e envio de soros.

Apenas laboratórios públicos credenciados podem fazer o diagnóstico laboratorial da raiva.

Diagnóstico direto

Para demonstração da existência do vírus da raiva em determinada amostra, são necessárias tanto a detecção de antígenos virais pela prova de imunofluorescência direta (IFD) quanto a detecção de partículas virais infecciosas pela prova biológica em camundongos.[12]

Brevemente, a IFD é realizada com a impressão de fragmentos do sistema nervoso central, incluindo, por exemplo, o hipocampo, o córtex cerebral, o cerebelo e o bulbo, em lâminas de vidro. As impressões são, então, fixadas à lâmina com o uso de acetona, após o que se segue a adição de anticorpos antivírus da raiva total ou antinucleocapsídio de vírus da raiva, por exemplo, sendo esses anticorpos marcados com isotiocianato de fluoresceína, denominando-se conjugado.

Após incubação com o conjugado, a lâmina é levada a um microscópio de fluorescência, e amostras positivas são aquelas nas quais se detectam pontos de variados tamanhos com fluorescência esverdeada, demonstrando antígenos virais.

Em paralelo, fragmentos do sistema nervoso central são preparados como suspensões em diluente, clarificados por centrifugação e inoculados pela via intracraniana em camundongos de 21 dias de idade. Estes são, então, observados até 30 dias para o aparecimento de sinais de raiva; os camundongos com tais sinais são submetidos à eutanásia, têm o sistema nervoso central colhido e submetido à mesma IFD descrita anteriormente, para confirmação da existência de antígenos do vírus da raiva.

Para a determinação da linhagem ou variante viral detectada pelos métodos até aqui descritos, pode ser utilizada a tipificação antigênica com anticorpos monoclonais dirigidos à nucleoproteína viral. O teste baseia-se em técnica de imunofluorescência indireta, na qual, sucintamente, um conjunto de diferentes anticorpos monoclonais (produzidos de camundongos) é adicionado a impressões em lâmina das amostras a serem testadas; cada anticorpo monoclonal, dirigido a uma região diferente da nucleoproteína de RABV, é adicionado de modo isolado a uma replicata da impressão a ser testada. Então, após um período de incubação, acrescenta-se conjugado constituído por anticorpos anti-imunoglobulinas de camundongo associados ao isotiocianato de fluoresceína. A leitura é feita em microscópio de fluorescência, e o padrão de reação, em termos de positivos e negativos para cada um dos monoclonais utilizados, é interpretado como o padrão para aquela linhagem de RABV e comparado com os padrões de reação já conhecidos, para que se estabeleça a variante antigênica envolvida.

Alternativamente, a determinação da linhagem de RABV detectada pode ser obtida pelo sequenciamento de nucleotídios de qualquer um dos cinco genes virais, comparando-se as sequências obtidas com sequências disponíveis em bancos de dados genéticos, como o GenBank, podendo-se, assim, inferir a origem do vírus em questão quanto a reservatório e, mesmo, origem geográfica.

Seja pela tipificação com anticorpos monoclonais, seja de modo mais informativo, pelo sequenciamento de nucleotídios, a determinação da variante ou linhagem viral envolvida é fundamental para a acurada determinação de sua origem, visto que medidas preventivas mais exatas podem ser delineadas, como estratégias de vacinação e controle de populações de hospedeiros.

Retomando-se o tema diagnóstico direto, a reação em cadeia pela polimerase (PCR precedida da reação de transcrição reversa) já foi demonstrada como apresentando elevada sensibilidade analítica, inclusive sendo superior às técnicas de IFD e prova biológica em camundongos em casos de amostras autolisadas ou em decomposição, mas não é ainda preconizada pela Organização Mundial da Saúde (OMS) como técnica diagnóstica para a raiva.

Em substituição à prova biológica em camundongos, a demonstração de partículas virais infecciosas de RABV pode ser obtida de cultivos celulares da linhagem N2A (neuroblastoma murino), seguida de IFD; ainda que não utilizada largamente para diversos tipos de amostras, trata-se de uma alternativa promissora em termos de bem-estar animal pela redução do uso de animais de laboratório.

Diagnóstico indireto

A detecção de anticorpos contra o vírus da raiva em carnívoros domésticos tem aplicação unicamente para a emissão de atestados sanitários para o trânsito internacional de animais, servindo o título de anticorpos como demonstrativo de imunização contra a raiva.

Não há aplicação diagnóstica para a detecção de anticorpos contra o RABV em função do variável período de incubação da doença, da fraca relação entre manifestação de vírus e de anticorpos e da possível exposição a antígenos de RABV por vacinações, e mesmo por outros modos que podem não levar à infecção, como, por exemplo, ingestão de vírus contidos em animais mortos pela raiva, mas que causem títulos detectáveis de anticorpos não diferenciáveis daqueles eliciados por uma infecção ativa.

Para a detecção de anticorpos contra o vírus da raiva, utiliza-se a soroneutralização seguida de imunofluorescência direta.[10]

Profilaxia e controle

Medidas aplicáveis às fontes de infecção

Cães e gatos com sinais e sintomas de raiva compatíveis com os descritos e que sejam, portanto, potenciais fontes de infecção para novos suscetíveis devem ser mantidos em isolamento para observação por até 10 dias e, com a evolução dos sintomas, submetidos à eutanásia.

Ainda que haja protocolos experimentais em desenvolvimento para o tratamento da raiva, como uso de antivirais em seres humanos, não há tratamentos disponíveis para cães e gatos.

Uma vez que morcegos e animais silvestres terrestres são também importantes fontes de infecção para a raiva em cães e gatos, é preciso atentar para o contato entre esses animais e medidas que o venham evitar, pois são efetivas para a prevenção da doença.

Medidas aplicáveis às vias de transmissão

Fora do meio intracelular e de um hospedeiro, o vírion do RABV é lábil, em função, sobretudo, da desestruturação do envelope e da consequente perda de infectividade.

Superfícies contaminadas podem ser desinfetadas com etanol a 70% ou álcool iodado; para materiais médicos como instrumentos cirúrgicos ou de necropsia, a esterilização por calor (autoclave ou forno) é capaz de eliminar a infectividade viral.

Medidas aplicáveis aos suscetíveis

A vacinação de cães e gatos a partir de 3 meses de idade, com revacinação anual, foi a medida que historicamente diminuiu a prevalência de raiva não só nessas espécies de carnívoros domésticos, mas também entre seres humanos, tendo reduzido consideravelmente a ocorrência de casos humanos de raiva transmitida por esses animais.

As vacinas utilizadas em campanhas públicas de vacinação e as ministradas por médicos-veterinários privados são aplicadas por via subcutânea, sempre inativadas, podendo ser produzidas em cultivo de células e em animais de laboratório (camundongos).

Considerações finais

Esforços históricos para controle da raiva, em paralelo ao desenvolvimento científico próprio de cada época, levaram à erradicação da doença em algumas partes do mundo e a seu controle em outras.

Mais recentemente, o avanço no conhecimento em virologia básica do vírus da raiva proporcionou um enorme entendimento da replicação e da patogenia virais, bem como de características gênicas e genéticas aplicáveis à epidemiologia molecular da raiva.

Entretanto, ao mesmo tempo que cientistas em todo o mundo vêm conseguindo significativos avanços no desenvolvimento de terapias para a raiva, esta é ainda uma doença fatal e negligenciada.

A continuidade das pesquisas científicas básicas e aplicadas e a vigilância à doença podem manter a tendência decrescente de ocorrência. Para tanto, o clínico veterinário de pequenos animais tem um papel essencial por seu contato direto com cães e gatos e por sua responsabilidade perante a saúde pública.

Referências

1. Lyles DS, Rupprecht CE. Rhabdoviridae. In: Knipe DM, Howley PM, eds. Virology. Philadelphia: Lippincott Williams & Wilkins, 2007, p. 1363-408.
2. Hanlon CA, Kuzmin IV, Blanton JD, Weldon WC, Manangan JS, Rupprecht CE. Efficacy of rabies biologics against new lyssaviruses from Eurasia. Virus Res. 2005; 111:44-54.
3. Brandão PE. On the interference of clinical outcome on rabies transmission and perpetuation. J Venom Anim Toxins Incl Trop Dis. 2009; 15:190-203.
4. Kaplan MM. Safety precautions in handling rabies virus. In: Meslin FX, Kaplan MM, Koprowski H, eds. The laboratory techniques in rabies. Geneva: WHO, 1996, p. 130-3.
5. Wunner WH. Rabies virus. In: Jackson AC, Wunner WH, eds. Rabies. San Diego: Academic Press, 2002, p. 93-111.
6. Centers for Disease Control and Prevention (CDC). Investigation of rabies infections in organ donor and transplant recipients - Alabama, Arkansas, Oklahoma, and Texas, 2004. MMWR Morb Mortal Wkly Rep. 2004; 53:586-9.
7. Dietzschold B, Li J, Faber M, Schnell M. Concepts in the pathogenesis of rabies. Future Virol. 2008; 3:481-90.
8. Kotait I, Carrieri ML, Takaoka NY. Raiva - Aspectos gerais e clínica. Manual técnico do Instituto Pasteur 8. São Paulo: Instituto Pasteur de São Paulo, 2009. 49p.
9. Carnieli P Jr., Castilho JG, Fahl WO, Véras NM, Carrieri ML, Kotait I. Molecular characterization of rabies virus isolates from dogs and crab-eating foxes in Northeastern Brazil. Virus Res. 2009; 141:81-9.
10. Ministério da Saúde. Manual de diagnóstico laboratorial da raiva. Brasília: Editora MS, 2008. 108p.
11. Flores EF (org). Virologia veterinária. Santa Maria: Editora da Universidade Federal de Santa Maria, 2007. 888p.
12. Meslin FX, Kaplan MM, Koprowski H. Laboratory techniques in rabies. Geneva: World Health Organization, 1996, p. 445-6.

91 Cinomose Canina

Luiz F. N. Panigassi, Paulo César Maiorka

Introdução

A cinomose é uma doença infecciosa altamente contagiosa e letal,[1] com distribuição mundial. Sua frequência e ocorrência são variáveis em diferentes regiões do planeta. Foi primeiramente descrita em 1746, por Ulloa, enquanto trabalhava avaliando as relações históricas das viagens para a América meridional. Em 1760, a doença foi relatada na Espanha, depois na Inglaterra, Itália e Rússia, e, em 1763, 900 cães morreram no mesmo dia, em Madri, com sintomas relacionados.[2] Em 1844, foi feita a primeira infecção experimental por esse vírus, colhendo *swabs* de descargas dos animais infectados e aplicando nos lábios de cães jovens. Henri Carré, em 1905, isolou pela primeira vez uma amostra viral, e nesse momento foi identificado o agente causal.[1] Na mesma época, Edward Jenner estudava a possibilidade de se criar uma vacina, pois definira semelhanças do vírus da cinomose com o vírus do sarampo.

A doença acomete principalmente os animais da ordem Carnivora, em especial das famílias Canidae (cães, raposas), Procyonidae (guaxinins), Mustelidae (furões), Mephitidae (cangambá), Hyaenidae (hienas), Ailuridae (pandas-vermelhos), Viverridae (civetas) e Felidae (leões, tigres),[3] mas também outras espécies de carnívoros e não carnívoros, domésticos ou selvagens, terrestres ou marinhos,[4] e até um primata não humano. O agente causador é um vírus de RNA, envelopado, de fita única, da família Paramyxoviridae, gênero *Morbillivirus*. Ele apresenta seis proteínas estruturais: nucleocapsídio (N), fosfo-(P), *large* (L), matriz (M), hemaglutinina (H) e de fusão (F).[4] O envelope lipídico apresenta duas glicoproteínas de superfície, F e H,[3] que medeiam a entrada e a saída do vírus nas células. Existe grande semelhança genotípica e antigênica entre os membros da família Paramyxoviridae; no entanto, os vírus geralmente são espécie-específicos, mas com possibilidade de infecção interespécies. O vírus que causa a cinomose compartilha muitas características antigênicas e patogênicas com o vírus do sarampo, que acomete a espécie humana,[1-7] com o vírus da doença de peste bovina e da *pest des petit ruminants* (peste dos pequenos ruminantes) de ovelhas e cabras.[3]

Em caninos domésticos a infecção se dá por aerossóis, e há um período de incubação de cerca de 1 a 4 semanas. O vírus é epiteliotrópico, com replicação inicial no epitélio e tecido linfoide oronasal, progredindo para disseminação orgânica. Em raros casos, existe infecção pré-natal por via transplacentária. A afecção generalizada e grave do tecido linfoide leva a imunossupressão grave, e células T são mais afetadas que células B.[4,8] A intensidade da imunossupressão é relacionada com a magnitude da resposta humoral do hospedeiro, o que define como a doença se instalará.[3] Essa imunossupressão favorece o surgimento de infecções secundárias por agentes oportunistas, como nos quadros de broncopneumonia bacteriana, gastrenterite, dermatite pustular e conjuntivite purulenta, geralmente encontradas nos casos da doença sistêmica em animais jovens.[4,12]

Cerca de 50% dos animais infectados desenvolvem encefalomielite não supurativa aguda bastante grave. Quando os animais se recuperam da fase aguda, a doença pode evoluir para um quadro de desmielinização crônica, com aparecimento de sintomas graves. A persistência do vírus, ou da resposta imune intratecal, ou ambas, está envolvida no desenvolvimento de lesões e sintomatologia referentes à desmielinização. Alguns animais apresentam manifestação tardia da doença, conhecida como encefalite do cão velho. Nessa situação, o vírus não é mais identificado por isolamento, mas há corpúsculos virais em células nervosas, com identificação de fragmentos do genoma do vírus. A lesão que aparece é caracterizada como pan-encefalite, a qual é muito semelhante ao quadro da pan-encefalite subaguda esclerosante, doença que acomete seres humanos que desenvolveram sarampo na infância. O desenvolvimento do(s) quadro(s) cliniconeurológico(s) da doença está associado a:

- Idade do animal
- Estado imune
- Cepa viral

O diagnóstico da cinomose pode ser feito primeiramente observando-se o histórico do animal. A doença surge com maior frequência em animais em seus primeiros anos de vida, mas, como dito anteriormente, existem casos de infecção em animais adultos. Os sintomas neurológicos são diversos, dependendo da localização das lesões, podendo apresentar inclinação da cabeça, nistagmo, paralisia parcial ou total, caminhar compulsivo, entre outros.[4] Contrações musculares involuntárias e movimentos mastigatórios são comuns em animais acometidos pela cinomose. Os déficits são assimétricos, sugestivos de afecção difusa, uma informação importante para o clínico. Além da observação da sintomatologia neurológica, um simples leucograma pode dar informações valiosas, se houver leucopenia, uma das características da cinomose. Em raros casos são observadas convulsões. Perda de apetite, depressão, corrimentos ocular e nasal e tonsilite também podem ser observadas.[1] Um pico febril se instala cerca de 3 a 6 dias após a infecção,[3] causado pela disseminação do vírus pelo corpo. Entre o 6º e o 9º dias, o animal atinge o estado de viremia associado às células epiteliais da maioria dos órgãos.[4] Nesse estágio, a progressão da doença será determinada pela cepa viral envolvida, associada à resposta imune do hospedeiro: havendo resposta imune adequada, o vírus pode ser eliminado, e o animal se recupera. Do contrário, o vírus atinge o sistema nervoso central e surgem os quadros nervosos, que serão descritos posteriormente. Os sinais dermatológicos, intestinais e respiratórios aparecem 10 dias depois da infecção.[4] Os sintomas são variados e exacerbados pelas infecções bacterianas oportunistas, podendo mostrar corrimento nasal purulento, diarreia, vômitos, tosse e dispneia. Hiperqueratose dos coxins e focinho pode ser vista em cães com manifestações subclínicas da doença.

Em animais já livres da infecção viral, podem-se observar sequelas características de lesões da cinomose, como a mioclonia de músculos mastigatórios ou de algum dos membros. Esse movimento é provavelmente dado ao estabelecimento de um marca-passo autônomo em região de neurônio motor inferior.

Entre os exames laboratoriais, reação em cadeia pela polimerase com transcriptase reversa (RT-PCR) é um ensaio molecular valioso para a detecção do vírus, sendo muito sensível e específico. O teste de imunofluorescência (IF) não é muito sensível, pois detecta o vírus apenas após 3 semanas de infecção, ocorrendo muitos falso-negativos.[5] Altos títulos de anticorpos anticinomose podem ser detectados meses após a vacinação ou após infecção subclínica pelos testes ELISA e imunofluorescência indireta. Dosagens de imunoglobulina M (IgM) detectam-no pelo menos até 3 meses depois da infecção, e o teste ELISA pode ser utilizado como marcador de infecção recente.[4]

O diagnóstico histopatológico também é uma importante ferramenta para o clínico veterinário. Corpúsculos de inclusão citoplasmática eosinofílicos são observados facilmente em células epiteliais de pele, brônquios, tratos gastrintestinal e urinário, ductos biliares, glândulas salivares e adrenais, encéfalo, linfonodos e baço.[1] No cérebro, pode-se verificar desmielinização associada a astrócitos reativos, além dos corpúsculos de inclusão já citados. Os ensaios imuno-histoquímicos se provam excelentes, pois são testes muito específicos e sensíveis,[1,5] já que utilizam marcação com anticorpos contra antígenos específicos do vírus. A marcação costuma ser positiva em coxins, encéfalo e órgãos linfoides.

■ Manifestação clinicopatológica da cinomose na fase nervosa

A doença pode se apresentar nas formas descritas a seguir.

▶ **Encefalopatia dos cães jovens.** Quadro observado em animais entre 0 e 2 anos de idade. Geralmente apresentam doença sistêmica, determinada por infecções secundárias. No sistema nervoso central (SNC) se instala encefalopatia multifocal, com áreas de malacia e hemorragia. As lesões podem ser encontradas na substância cinzenta e na branca, com predomínio nesta última. Podem ser difusas, mas são principalmente encontradas no cerebelo, ao redor do quarto ventrículo, nos pedúnculos cerebrais e cerebelares e na medula espinal. À histopatologia, pode haver inicialmente desmielinização sem inflamação, seguida de formação de manguitos perivasculares, gliose, neuronofagia, inclusões virais (inclusões de Lenz) em células gliais. As áreas de desmielinização podem ser extensas.[4,12]

▶ **Encefalopatia dos cães adultos.** Quadro encontrado em animais com mais de 4 anos de idade. Eles se apresentam com ou sem desenvolvimento de doença sistêmica, em geral com curso crônico da sintomatologia. A principal alteração é uma desmielinização primária; as lesões predominam na substância branca, na porção caudal do cérebro, no ângulo cerebelopontino, ao redor do quarto ventrículo, nos pedúnculos cerebrais e cerebelares e também na medula espinal. À histopatologia, observa-se o surgimento de gliose, com astrócitos gemistocíticos[14] e formação de placas escleróticas.[5]

▶ **Encefalopatia dos cães velhos.** Quadro observado em animais com mais de 6 anos de idade. A principal alteração consiste em pan-encefalite subaguda, com perda seletiva do estado mental. O animal apresenta depressão com episódios de agressividade, mesmo contra o proprietário. Ataque a objetos animados e inanimados, latidos intermitentes e agressividade muitas vezes fazem suspeitar de raiva. O predomínio das lesões é na substância cinzenta dos hemisférios cerebrais, gânglios basais, tálamo, mesencéfalo e hipocampo, sendo que neste último elas provavelmente estão relacionadas com o desenvolvimento de sintomas clínicos semelhantes aos que se encontram em animais com raiva. À histopatologia, são detectados manguitos perivasculares na região cortical, neuronofagia, gliose focal; a desmielinização apresenta menor gravidade.[4,11,12]

▶ **Encefalopatia pós-vacinal.** Esta alteração ocorre em animais que foram vacinados e, logo após, apresentaram encefalite difusa que pode ser causada pela cepa vacinal não devidamente atenuada, ou por suscetibilidade individual. As lesões são difusas e predominam na substância cinzenta do córtex cerebral. À histopatologia, detecta-se polioencefalite, com manguitos perivasculares, neuronofagia e inclusões intranucleares em neurônios.[4] Pode ocorrer malacia do tegumento.[15]

▶ **Polioencefalite com corpúsculos de inclusão da cinomose.** Entidade recentemente descrita em cães jovens, nos quais as lesões predominam na substância cinzenta, com grande quantidade de corpúsculos de inclusão em neurônios.[6] Nesse quadro, o predomínio das lesões na substância cinzenta difere substancialmente em animais jovens e adultos, pela localização das lesões e pelo grau de envolvimento da substância branca. Não há histórico de vacinação e desenvolvimento de encefalite pós-vacinal, ou de manifestação da encefalopatia do cão adulto, pela idade dos animais acometidos. Embora o isolamento do vírus não tenha sido realizado, confirmou-se a existência de fragmentos de genoma do vírus. A doença se assemelha muito ao quadro da polioencefalite com corpúsculos de inclusão de humanos, na qual foram identificados fragmentos do genoma do vírus do sarampo. Essas alterações estão relacionadas com a produção do mRNA do vírus, mas com baixa produção dos produtos de tradução, levando a uma infecção não produtiva, com persistência do vírus.[6]

■ Tipos de lesão e patogenia da desmielinização na cinomose

As lesões encontradas nos animais com cinomose podem variar quanto a localização, gravidade e intensidade do processo inflamatório. A leucoencefalomielite com desmielinização é um achado comum em cinomose, principalmente em encefalopatia do cão jovem e do cão adulto. Já a polioencefalite é um achado muito incomum, visto apenas nos quadros de encefalopatia dos cães velhos, encepalopatia pós-vacinal e polioencefalite com corpúsculos de inclusão da cinomose, doenças de diagnóstico raro ou pouco frequentes.

As lesões podem ser classificadas de acordo com o tempo de evolução do processo inflamatório que as acompanha.[14] Lesões recentes são representadas pelos tipos agudos ou subagudos não inflamatórios; as placas de desmielinização predominam. Lesões tardias são representadas pelos tipos subagudos e crônicos inflamatórios, em que, além da desmielinização, o infiltrado inflamatório é marcante. A dissecção das características dos diferentes tipos de placas encontradas em encefalomielite da cinomose indica um processo bifásico na patogenia das lesões.[1] As lesões recentes, que se desenvolveram em meio à imunossupressão sistêmica causada pelo vírus, são mínimas. Estas apresentam expressão de grande quantidade de mRNA viral, expressão mínima ou moderada de complexo de histocompatibilidade principal (MHC) II e ausência ou participação mínima de linfócitos T CD8+. Em tal situação, a perda de mielina é considerada consequência da replicação restrita do vírus em oligodendrócitos, com diminuição da transcrição dos produtos do gene da mielina. Os poucos linfócitos CD8+ participariam do processo por intermédio da citotoxicidade independente de anticorpos. Outro fator que colaboraria para a desmielinização seria a possível produção de fator de necrose tumoral alfa (TNF-α) pelos astrócitos – esta substância é altamente tóxica para os oligodendrócitos –, e agiria também na progressão da lesão. Em contraste, as lesões subagudas e crônicas inflamatórias estão associadas a redução ou eliminação total do antígeno e do mRNA do vírus, aumento da expressão do MHC II e infiltração proeminente de linfócitos. O aumento de níveis de interleucinas pró-inflamatórias como interleucina (IL)-1, 6, 8 e 12, mais o TNF-α nas lesões recentes, são interpretados como indicação de uma complexa resposta imunomediada no desenvolvimento da lesão.[5–7]

A desmielinização decorrente da infecção pelo vírus da cinomose é, de longa data, motivo de intensa pesquisa e debate. A cinomose é considerada o modelo animal da doença desmielinizante espontânea humana mais importante e semelhante para estudos: a esclerose múltipla. Por algum tempo se aventou até a possibilidade de a esclerose múltipla ser causada pelo vírus da cinomose, fato nunca comprovado. À semelhança do que ocorre na esclerose múltipla, a participação da imunidade humoral é vista durante o desenvolvimento da cinomose. A existência de anticorpos antimielina foi comprovada nos estágios de desmielinização crônica,[3] fato esse interpretado como uma forma de elaboração de resposta autoimune contra as bainhas de mielina. Esses estudos comprovaram a participação de mecanismos imunes e provável autoimunidade como fatores determinantes para a evolução do processo de desmielinização. A hipótese aventada seria a de que a produção de autoanticorpos mielinotóxicos consistiria no fator crucial para a evolução do quadro agudo à fase de progressão crônica da desmielinização.[9,10] Posteriormente, com o advento da imuno-histoquímica, foi comprovada a participação significativa da imunidade celular nas áreas de lesão no SNC de animais que desenvolveram a doença. Os subtipos de linfócitos do infiltrado inflamatório nas lesões aguda, subaguda e crônica da cinomose foram caracterizados como sendo, em sua maioria, compostos de células T. A participação mais marcante no parênquima é de linfócitos T CD8+ e, nos manguitos, de CD4+, seguidos de poucos linfócitos B.[7] A recente evolução dos conceitos da imunopatologia levou a uma elaboração mais aprofundada dos possíveis mecanismos atuantes no desenvolvimento do processo de desmielinização observado tanto em cinomose quanto em esclerose múltipla, embora o esclarecimento final de tais mecanismos ainda apresente diversos desafios a serem vencidos. Atualmente, o processo de desmielinização em cinomose é conceitualmente reconhecido como causado por um processo imunomediado, mais do que autoimune. O processo seria determinado por participação multifatorial do sistema imune, e não apenas pela formação de autoanticorpos contra a mielina. Especulações sobre a participação efetiva dos macrófagos ativados, quer advindos da via hematógena, quer da ativação da micróglia, vem sendo alvo de intensa pesquisa. O desenvolvimento da desmielinização seria, em parte, pela produção excessiva de espécies reativas de oxigênio por tais macrófagos ativados.[8] As espécies reativas de oxigênio, quando em lesões no SNC, são altamente deletérias para as populações de células desse tecido, por lipoperoxidação de membranas.[9,10] As bainhas de mielina, compostas de lipoproteínas, seriam alvo de ataque dessas moléculas altamente reativas, o que provocaria um tipo adicional de desmielinização, a *bystander*.

O tratamento da cinomose consiste principalmente em suporte:[2] fluidoterapia e antibioticoterapia para combater as infecções oportunistas são o grande foco, considerando-se que o animal possa apresentar intensa imunossupressão. Anticonvulsivantes são necessários apenas em casos nos quais o animal apresenta quadro convulsivo, mas não existe tratamento para a mioclonia subsequente. Glicocorticoides podem beneficiar pacientes com infecções crônicas pelo vírus, mas seu uso é contraindicado a animais com infecções agudas. O prognóstico de casos de infecção pelo vírus da cinomose é sempre de reservado a ruim.[6]

A vacinação é um importante fator de prevenção contra a cinomose. Comumente conhecidas como as vacinas V8 e V10, são constituídas de vírus vivo atenuado, e existem novas vacinas produzidas com vírus recombinante, mais seguras. Filhotes devem ser vacinados com 6 a 8 semanas e devem receber doses de reforço a cada 3 semanas, até completarem 14 semanas, e novamente quando atingirem 1 ano de idade. Estudos recentes sugerem que, depois de esse protocolo ser instituído, não há necessidade de doses de reforço por, pelo menos, 3 anos.[6] Não se recomenda a vacinação de animais imunossuprimidos, pois podem desenvolver um quadro de encefalopatia pós-vacinal, que será discutido posteriormente.

■ Referências

1. Sonne L, Oliveira EC, Pescador CA, Santos, AS, Pavarini SP, Carissimi, AS, Driemeir D. Achados patológicos e imuno-histoquímicos em cães infectados naturalmente pelo vírus da cinomose canina. Pesq Vet Bras. 2009; 29(20):143-9.
2. Blancou J. Dog distemper: Imported into Europe from South America? Historia Med Vet. 2008; 33(3):83-99.
3. Beineke A, Puff C, Seehusen F, Baumgärtner W. Pathogenesis and immunopathology of systemic and nervous canine distemper. Vet Immunol Immunopat. 2009; 127:1-18.
4. Martella V, Elia G, Buonavoglia C. Canine distemper virus. Vet Clin North Am – Small Anim Pract. 2008; 140(1-2):34-42.
5. Amude AM, Alfieri AA, Alfieri AF. Clinicopathological findings in dogs with distemper encephalomyelitis presented without characteristic signs of the disease. Research Vet Sci. 2007; 82:416-22.
6. Nelson WR, Couto CG. Small animal internal medicine. 3rd ed. Mosby, 2003. Chap. 102, p. 1273-75.

92 Adenovirose Canina

Ithana Monteiro Kosaka

Introdução

Adenovírus podem causar doenças em humanos e em várias espécies animais, tanto domésticas quanto selvagens. Alguns tipos de adenovírus são capazes de provocar epidemias com alto grau de mortalidade. Por outro lado, a clínica associada a esse patógeno, na maioria das vezes, é esporádica e limitada a neonatos ou indivíduos imunocomprometidos. Entre as doenças causadas por adenovírus em mamíferos, incluem-se síndromes respiratórias e entéricas, como a provocada pelo adenovírus canino tipo 1 (CAV-1), agente causador da hepatite infecciosa canina (HIC), descrita por Rubarth em 1947. O CAV-1 é capaz de infectar espécies distintas da mesma família, isto é, ele infecta cães domésticos e também membros selvagens de Canidae, como coiotes (*Canis latrans),* lobos (*Canis lupus*), raposas (*Vulpes vulpes*) e membros da família Cervidae (*Odocoileus* spp.).

A HIC foi primeiramente descrita em raposas, em 1925. Esse trabalho inicial, realizado por Green *et al.*, identificou que a doença era causada por um agente filtrável que também provocava hepatite experimentalmente em cães. A doença natural em cães foi relatada nas décadas de 1930 e 1940, respectivamente, pelos grupos de Cowdry e Scott e Rubarth. Comprovou-se, em 1949, a relação antigênica da HIC com a encefalite de raposas. Finalmente, foi classificada como doença causada por adenovírus em 1962. Desta maneira, pode-se afirmar que membros das famílias Canidae, Mustelidae e Ursidae são suscetíveis à infecção pelo CAV-1.

A hepatite canina infecciosa causada pelo CAV-1 é genética e antigenicamente distinta da provocada pelo adenovírus canino tipo 2 (CAV-2), em geral associada à doença respiratória em cães confinados. CAV-1 se replica em células endoteliais e hepatócitos e produz hepatite necro-hemorrágica aguda, de quadro clínico mais grave em cães jovens do que em adultos. Os sinais clínicos são febre, inapetência, hemorragias difusas, dores abdominais, vômito, diarreia e dispneia. Opacidade de córnea ("olho azul") e nefrite intersticial podem ocorrer entre 1 e 3 semanas após a recuperação clínica, como consequência da deposição de imunocomplexos circulantes. Desde a descoberta da vacina viva modificada contendo CAV-1 como causadora de reações adversas, vacinas contendo CAV-2 foram desenvolvidas como alternativa para prevenção da HIC, por serem eficazes e mais seguras.[1]

Epidemiologia

Acredita-se que a infecção pelo CAV tenha alcance mundial, porém são escassos os relatos de sua ocorrência e prevalência no Brasil e em outros países.

No Brasil, Inkelmann *et al.* fizeram um levantamento de 5.361 necropsias de cães em um período de 43 anos (1964-2006) em busca de casos de hepatite infecciosa canina.[2] Apenas 62 ocorrências foram encontradas (1,2% do total). O fato mais interessante é que, desses 62 casos detectados, 57 (91,3%) cães tinham idade inferior a 2 anos. No mesmo trabalho, discutiu-se um estudo que avaliou 817 amostras de soro de cães não vacinados em Santa Maria-RS, das quais 43% foram positivas para CAV, porém o subtipo não foi diferenciado. Possivelmente, a infecção por CAV-1 é mais frequente em nosso meio que a doença clínica. A estimativa é que uma pequena porcentagem dos cães afetados morra em decorrência da HIC, e que o restante desenvolva um quadro subclínico ou brando, com manutenção de níveis séricos de anticorpos. A forma fatal da hepatite infecciosa é, então, uma condição pouco comum.[3]

A vacinação difundida contra o CAV-2, que confere proteção contra o CAV-1, patógeno causador da HIC, reduziu muito a incidência do vírus no meio ambiente, fazendo com que o relato da doença seja muito raro.[1]

Etiologia

Taxonomia

De acordo com o Comitê Internacional de Taxonomia de Vírus, a família Adenoviridae se divide em cinco gêneros, distintos entre si por meio de técnicas sorológicas: *Mastadenovirus, Aviadenovirus, Atadenovirus, Siadenovirus* e *Ichtadenovirus*. Destes, os *Mastadenovirus* infectam apenas mamíferos e apresentam genomas entre 30.288 e 36.521 pares de bases, com conteúdo G+C do DNA entre 40,8 e 63,8%. As sequências repetidas terminais (ITR) dos mastadenovírus são consideradas longas (93 a 371pb) e mais complexas, por conterem uma variedade de locais de ligação de fatores celulares superior à de outros membros dos demais gêneros (Figura 92.1).[4]

Propriedades gerais e morfologia viral

Os adenovírus representam os maiores vírus não envelopados. Por seu tamanho, não necessitam de fusão do envelope com a membrana celular para serem transportados. O vírion também tem uma fibra associada a cada base pentomérica do capsídio viral contendo um *knob* na ponta, que se liga à superfície da célula hospedeira via receptor *coxsackie-adenovirus* (CAR).

O CAR é uma proteína de superfície da superfamília de imunoglobulinas encontrada em inúmeros tipos celulares. O CAR medeia a interação célula a célula, apresenta-se em *tight junctions* e em vários tipos de contato intercelular. Esse receptor é usado por outros membros da família viral Coxsackie (gênero *Enterovirus,* família Picornaviridae). A localização do CAR tem consequências na entrada e saída do vírus, e o adenovírus usa esse receptor para isso.[5]

Os vírions são não envelopados, com 70 a 90 nm de diâmetro. O capsídio icosaédrico consiste em 240 éxons, com 8 a 10 nm de diâmetro e 12 pentômeros, cada um com uma fibra protuberante da superfície viral, que fornece a característica morfológica visualizada na Figura 92.2. O tamanho das fibras examinadas até agora varia entre 9 e 77,5 nm. Os 240 éxons são formados pela interação de três

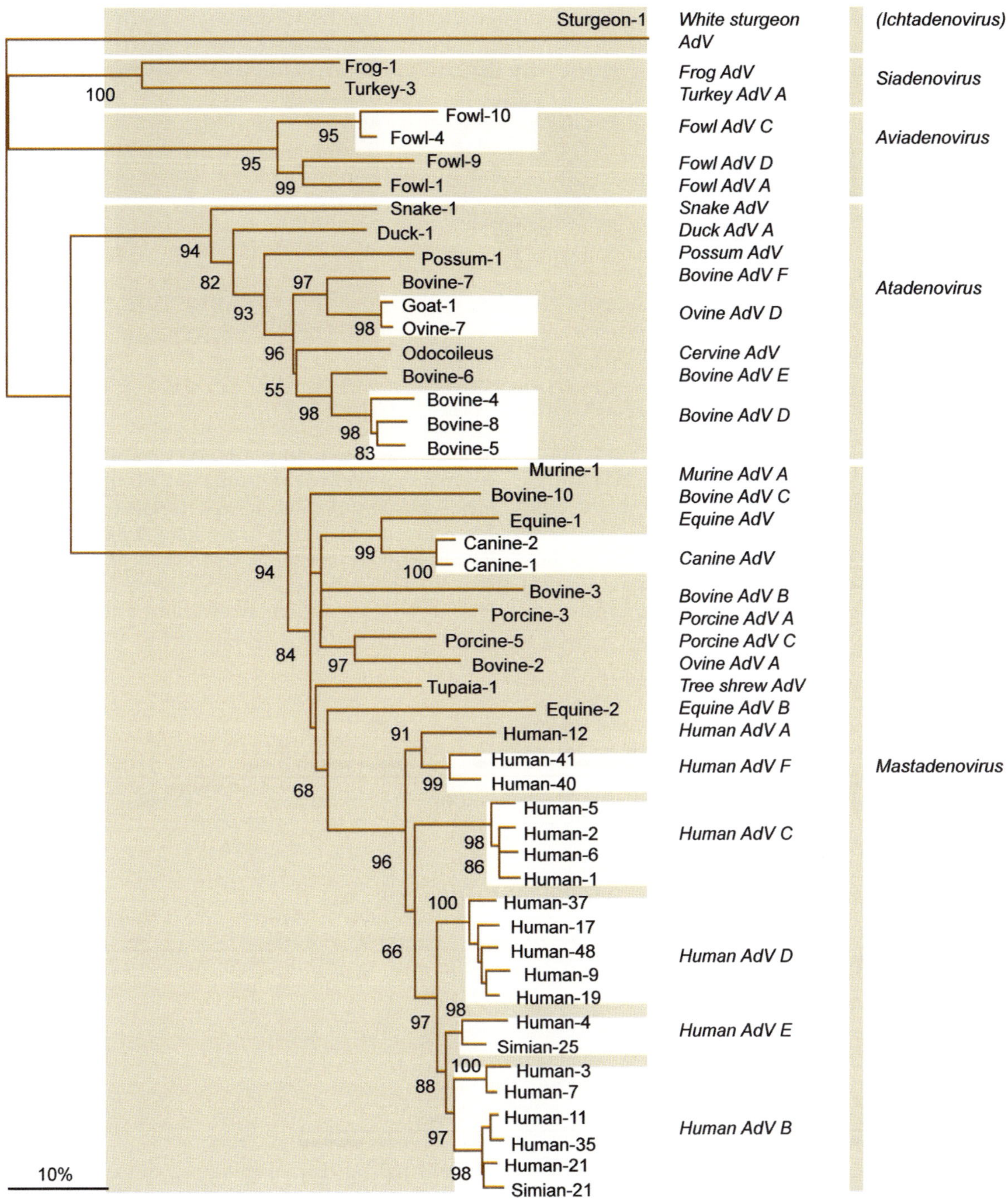

Figura 92.1 Árvore filogenética baseada na análise da distância da sequência de aminoácidos da matriz do éxon da família Adenoviridae. Os adenovírus estão separados por nome do hospedeiro e número de sorotipo. Os nomes das espécies estão indicados de modo abreviado. A amostra-raiz está representada pela cepa de *Ichtadenovirus*. O adenovírus canino está classificado no gênero *Mastadenovirus*, entre uma das 19 espécies descritas atualmente, e divide-se em adenovírus canino tipo 1 (CAV-1) e adenovírus canino tipo 2 (CAV-2). Fonte: http://www.vmri.hu/cerca de harrach/AdVtaxlong.htm.

polipeptídios idênticos (designados II) e têm duas partes distintas: um topo triangular com "três" torres e uma base pseudo-hexagonal com uma cavidade central. As bases do éxon são empacotadas juntas e formam a proteína externa que protege os componentes internos. Dentre os membros do gênero *Mastadenovirus*, no qual se classificam os adenovírus caninos, doze cópias do polipeptídio IX podem ser encontradas entre os 9 éxons do centro de cada faceta viral. O polipeptídio IX e a proteína V não são encontrados nos outros três gêneros da família.[6]

Organização do genoma

O genoma é uma molécula dupla fita de DNA linear (dsDNA), com tamanho variável entre 26 e 45 kpb e uma ITR. Uma proteína terminal (TP) codificada pelo vírus é ligada covalentemente ao final 5′ de cada fita do DNA. O genoma viral codifica aproximadamente 40 proteínas transcritas após o *splicing* do RNA. Cerca de um terço das proteínas é estrutural, inclusive uma protease de cisteína (23 kDa) codificada pelo vírus e necessária para o processamento de algumas

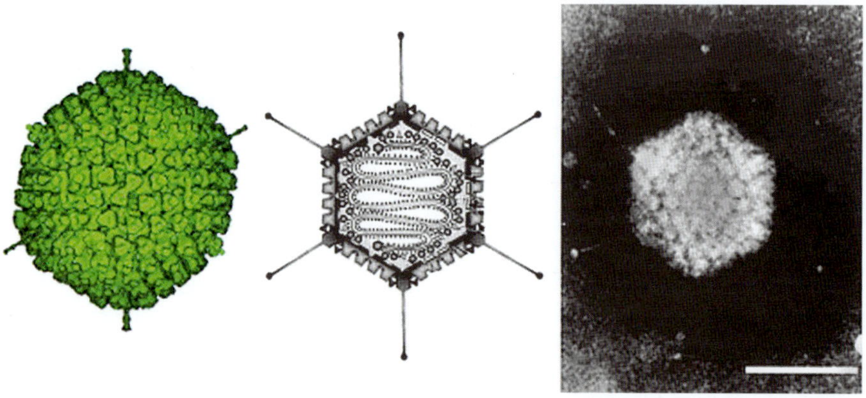

Figura 92.2 À esquerda, reconstrução da partícula de um isolado de adenovírus humano 2. Ao centro, desenho estilizado de uma partícula de mastadenovírus, com a possível localização das proteínas do capsídio, cerne e nucleares. À direita, microscopia eletrônica com contraste negativo da partícula viral, isolada de um adenovírus humano 2. A barra representa 100 nm.[6]

proteínas precursoras (marcadas na Figura 92.3 com um "p"). As proteínas estruturais incluem as responsáveis pela formação do éxon, dos pentômeros e fibras do penton *knobs*, além das associadas ao cerne viral.[7]

Com a exceção das proteínas V e IX, as demais proteínas estruturais são bem conservadas em todos os gêneros. Os produtos das quatro regiões *early* facilitam a modulação extensiva da maquinaria transcricional da célula hospedeira (E1 e E4), que atuam no complexo de replicação do DNA viral (E2) e proveem meios de escapar dos mecanismos de defesa do hospedeiro (E3). E2 é bem conservada entre os membros da família, entretanto E1, E3 e E4 apresentam enorme variabilidade inclusive entre membros do mesmo gênero. Produtos intermediários e *late* (L1-L5) estão envolvidos com o empacotamento e a maturação do vírion.[6]

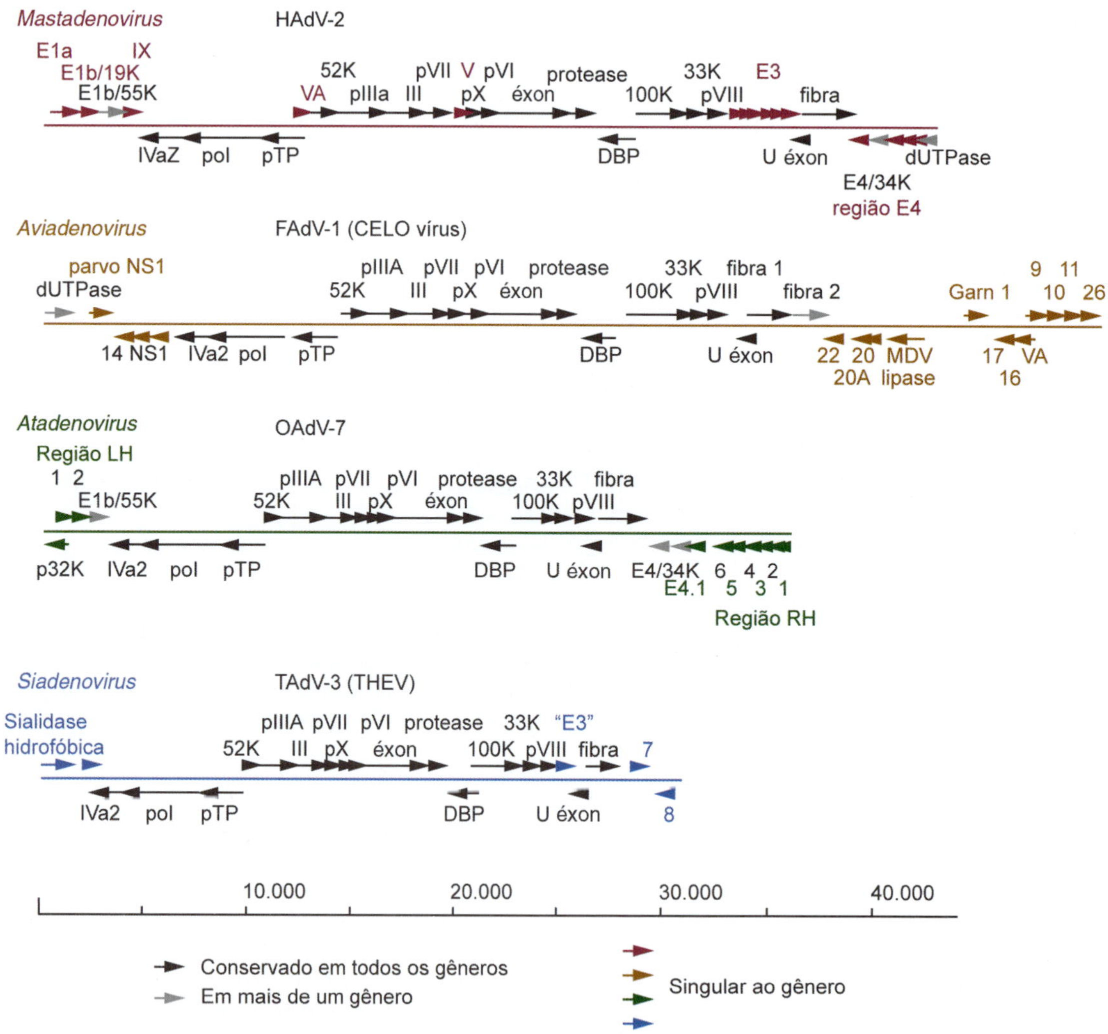

Figura 92.3 Ilustração esquemática das diferentes organizações de genoma encontradas nos membros dos quatro gêneros dos adenovírus. As *setas pretas* indicam genes conservados em todos os gêneros; *setas cinza* indicam genes encontrados em mais de um gênero; e, por fim, as *setas coloridas* indicam genes específicos de determinada espécie.[8]

▪ Replicação viral

Adenovírus se replicam no núcleo da célula, e essa replicação é facilitada pela extensiva modulação da resposta imune do hospedeiro. Os vírus se ligam aos receptores das células hospedeiras (CAR) por intermédio da sua fibra *knob* pentomérica, e sua subsequente internalização é mediada pela interação entre a base pentomérica e as integrinas celulares. O capsídio externo é removido, e o cerne, que contém o genoma viral, e suas histonas associadas entram no núcleo, onde acontece a transcrição do RNA mensageiro (mRNA), a replicação do DNA viral e a montagem dos vírions.

No núcleo, o genoma é transcrito por uma RNA polimerase de células tipo II, de acordo com um complexo programa envolvendo as duas fitas de DNA (Figura 92.3). Existem três unidades de transcrição *early* (E1A, E1B, E2, E3 e E4), duas unidades intermediárias (IX e IVa2) e uma unidade *late* (responsável pela transcrição de cinco famílias de mRNA, L1-L5). Cada região *early* está sob o controle de um promotor separado, enquanto a região *late* utiliza apenas um único promotor chamado *major late promoter*. A região E1A do genoma viral codifica proteínas essenciais para os três maiores eventos da transcrição primária do adenovírus:

- Indução da progressão do ciclo celular, com a síntese do DNA, a fim de criar um cenário favorável para a replicação viral
- Proteção de células infectadas contra defesas imunes antivirais do hospedeiro, inclusive apoptose induzida por citocinas
- Síntese de proteínas virais necessárias para a replicação do DNA viral.

Os produtos dos genes E1A e E1B são responsáveis também pela transformação celular e, portanto, pela oncogenicidade de alguns adenovírus. Ambas as proteínas inativam o gene supressor de tumor celular *p53* e, por consequência, desregulam a progressão natural do ciclo celular. A inativação é mediada pela ubiquinação de p53 e outras proteínas pelas E3-ligases, montadas pelo vírus, levando à degradação mediada por proteases. A região E3 não é essencial para a replicação em culturas celulares e pode ser "deletada" ou substituída sem interferência da replicação viral *in vitro*, tornando-se, desse modo, uma região de inserção de material genético externo, quando adenovírus são utilizados como vetores virais para expressão de proteínas heterólogas.[9] Essa mesma região E3 é conhecida por interagir com os mecanismos de defesa do hospedeiro, modulando a resposta em infecção adenoviral.

A inibição dos antígenos de MHC de classe I dirigidos pelos produtos de E3/19K também é responsável pela falha no reconhecimento de células infectadas pelos linfócitos T citotóxicos e células *natural killer*. A apoptose induzida pelos fatores de necrose tumoral (TNF) também é inibida pelo E3/14.7K adenoviral, devido ao bloqueio da internalização do receptor I de TNF, que impede o estabelecimento da sinalização do complexo de morte celular.

A replicação viral usa como *primer* a proteína 55K ligada à região 5′ do genoma. As sequências repetidas do DNA em fita simples são as origens da replicação. Após a replicação do DNA, mRNA *late* são transcritos em várias proteínas estruturais, de maneira excessiva. O transcrito primário tem cerca de 29 kb, e, ao menos, 18 mRNA distintos são produzidos por *splicing* alternativo desse molde. A inativação da síntese de macromoléculas da célula hospedeira ocorre progressivamente durante a segunda parte do ciclo de replicação. Os vírions são reunidos no núcleo da célula e podem causar condensação grave da cromatina celular hospedeira, além da sua marginalização, deixando, assim, o núcleo com aparência anormal. Esse é o fundamento do efeito citopático caracteristicamente visualizado em células infectadas por adenovírus, com núcleos cheios de corpos de inclusão. Os vírions, por fim, são liberados por lise celular.[10]

Os tecidos-alvo para o adenovírus *in vivo* são as camadas de células epiteliais. Células individuais são ligadas por *tight junctions* que definem as superfícies das membranas apical e basolateral (revestindo, respectivamente, as áreas externa e interna). Em um modelo de cultura celular epitelial, a infecção viral promove liberação viral pela superfície basolateral. Porém, as interações fibra-CAR quebram a adesão entre células adjacentes mediadas por CAR-CAR, acarretando maior permeabilidade do epitélio e o escape do vírus pela superfície apical, através dos *gaps* entre as células.[5]

■ Membros do gênero Mastadenovirus

▪ Adenovírus canino tipo 1

A hepatite infecciosa canina ou a doença de Rubarth é uma enfermidade causada pelo adenovírus canino tipo 1 (CAV-1), multissistêmica, reconhecida há muito tempo por causa de necrose hepática aguda em cães. Esse vírus foi declarado primeiramente como o agente causador de encefalite enzoótica das raposas. Em cães, além de provocar hepatite aguda, pode ocasionar doença respiratória ou ocular. Sua ocorrência é rara, pela eficácia de procedimentos vacinais.

A HIC é, principalmente, disseminada pela excreção do vírus na urina e adquirida por exposição oronasal, em geral, levando inicialmente a sinais de faringite ou tonsilite, por replicação inicial do vírus nas tonsilas, de onde se dissemina pelos linfonodos regionais e vasos linfáticos, antes de atingir o sangue pelo ducto torácico e disseminar-se por todos os tecidos.[11] O vírus tem tropismo especialmente pelo endotélio vascular, mesotélio e parênquima hepático e forma, como consequência, nesses locais, edema, hemorragia e necrose hepática. As células de Kupffer e do tufo glomerular também são alvos do vírus.

A doença é bem controlada por vacinação; sua incidência é muito baixa e afeta principalmente animais jovens (até 2 anos de idade).[11] A taxa de letalidade varia entre 12 e 25%. Em alguns casos, especialmente em cães não vacinados, a infecção se inicia na região respiratória até causar a doença sistêmica. Há três formas de manifestação:

- Forma hiperaguda: o animal é encontrado morto sem ter apresentado nenhum sintoma nas 3 ou 4 h anteriores, devido à evolução muito rápida da doença. Pode ser confundida até com um quadro de envenenamento e, comumente, relacionada com animais jovens
- Doença aguda: tem duração de 2 a 7 dias e incubação de 2 a 5 dias. Pode haver sinais de febre, depressão, perda de apetite, tonsilite-faringite, linfadenopatia, tosse, vômito, diáteses hemorrágicas (petéquias nas gengivas, melena e epistaxe) e mucosas pálidas. Também podem ocorrer sinais de comprometimento do sistema nervoso central como desorientação, estupor, coma e crises convulsivas, resultantes de encefalopatia hepática, hipoglicemia ou encefalite não supurativa

- Doença branda ou subclínica: poderá ser causada por modificação vacinal, resultado de imunização parcial (animais com títulos de anticorpos neutralizantes maiores ou iguais a 1/500 são considerados imunizados).[12]

Os sintomas da infecção têm como causa lesão celular (hepatócitos e endotélio vascular) resultante das lesões virais, hemorragias causadas pela lesão endotelial e sintomas neurológicos, devido ao dano vascular. Os mais comuns são anorexia, febre (39,4 a 41,1°C), apatia, sede, vômito, corrimento ocular seroso de olhos e nariz e, ocasionalmente, dor abdominal, ascite, petéquias e equimoses nas membranas mucosas e/ou pele. Podem-se observar também taquicardia, leucopenia, trombocitopenia, trombocitopatia e tempos de coagulação e protrombina prolongados. Em alguns casos, notam-se hemorragias dentárias e hematomas espontâneos. Apesar de o comprometimento do sistema nervoso central não ser comum, cães afetados de modo grave pela doença podem ter convulsões e paralisia. Depois do desaparecimento dos sinais agudos ou de recuperação inaparente, em geral entre 14 e 21 dias pós-infecção, alguns cães desenvolvem opacidade corneal bilateral ("olho azul da hepatite"), extremamente útil para diagnóstico e que costuma desaparecer espontaneamente. É o resultado do edema inflamatório da íris, no aparelho ciliar, na própria córnea e de abundante infitrado inflamatório no ângulo de filtração.[3] Na urina, a albumina pode constar em quantidades significativas. Encontram-se também, como sinais clinicopatológicos, neutropenia e linfopenia durante o curso da doença, com linfocitose durante a recuperação e tempos de coagulação e sangramento elevados. Cães infectados podem disseminar o vírus, pela urina, por mais de 6 meses.

Patogênese e patologia do adenovírus canino tipo 1

O vírus entra através das rotas nasofaríngea, oral e conjuntival. A infecção inicial surge nas criptas das amígdalas, espalha-se para os linfonodos regionais e o sangue pelo ducto torácico. A disseminação é por saliva, urina, fezes e infecção de células endoteliais e parenquimais em vários tecidos, provocando hemorragia e necrose, especialmente em fígado, rins, baço e pulmões. O adenovírus canino tipo 1 também é uma das causas de infecção respiratória aguda, apesar de possivelmente ser menos importante, nesse aspecto, que o adenovírus canino tipo 2.

A síndrome que dá nome à doença, hepatite infecciosa canina, abrange a destruição extensa de hepatócitos, com quadro agudo e óbito. Nesses casos, o exame histológico revela características de corpos de inclusão em hepatócitos, como

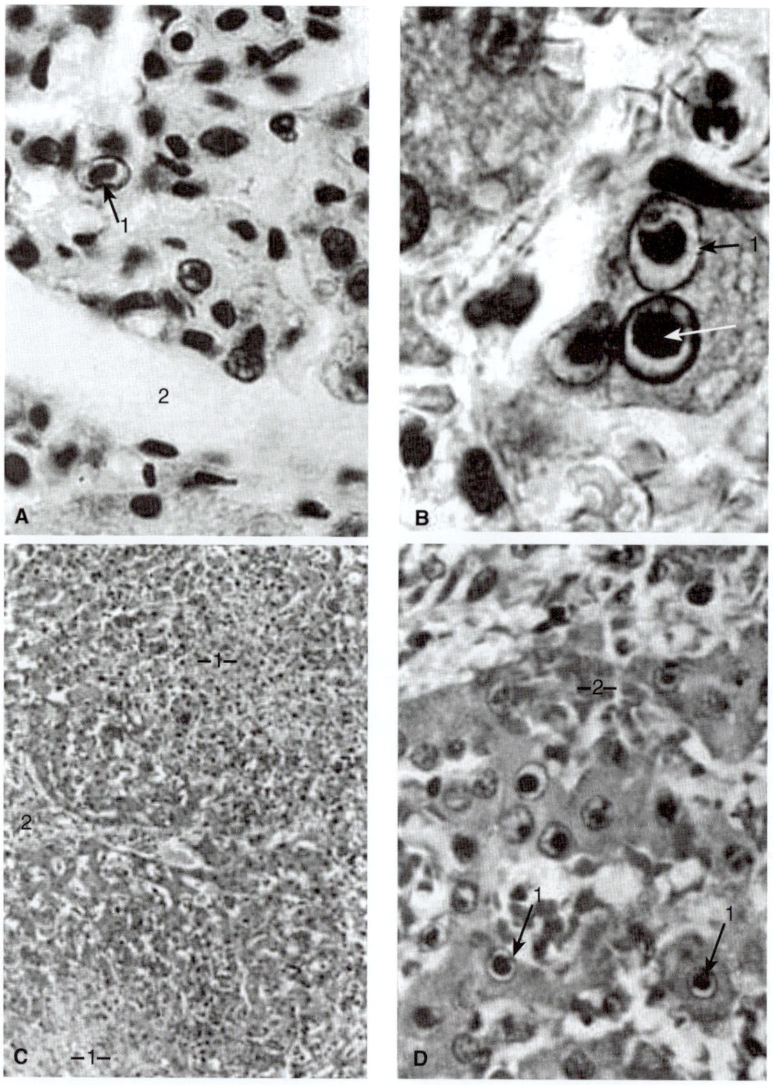

Figura 92.4 Hepatite canina aguda. **A.** Inclusão intranuclear (1) em células endoteliais do glomérulo, espaço de Bowman (2) (1.080×). **B.** Inclusão intranuclear em células hepáticas (*seta*) (1.850×). Cromatina nuclear marginalizada (1). **C.** Foco de necrose (1) no fígado (125×). Espaço portal (2). **D.** Inclusão intranuclear (1) em células do fígado (615×). Dilatação de sinusoides (2).[13]

visto na Figura 92.4, que são o critério definitivo para diagnóstico da HIC e podem ocorrer em células de Kupffer, hepatócitos ou células endoteliais do revestimento de sinusoides. Essas inclusões intranucleares são basofílicas ou anfofílicas e podem ou não preencher todo o núcleo. Devem-se diferenciar as inclusões causadas pelo CAV-1 das inclusões intranucleares inespecíficas, que são acidofílicas, poliédricas e aparecem em cães de meia-idade ou idosos e sem alterações associadas ao quadro de hepatite aguda.[3]

Nos estágios de convalescença da infecção natural e após 8 a 12 dias da vacinação com o adenovírus canino tipo 1 atenuado, podem-se observar, ocasionalmente, o edema de córnea e a opacidade corneal bilateral ("olho azul da hepatite"). Apesar de alarmante, em especial depois da vacinação, o edema costuma ser autolimitante, sem maiores consequências. O edema e a uveíte anterior são causados por complexos de vírus-anticorpo (hipersensibilidade do tipo III ou reação de Arthus), depositados em veias pequenas do corpo ciliar, interferindo na troca normal de líquidos com a córnea.[12] Os cães que apresentam esse quadro de nublação corneana mostram aumento na permeabilidade e acúmulo de anticorpos no humor aquoso. Anticorpos no humor aquoso, na irís e no estroma iniciam a reação de hipersensibilidade do tipo III onde o antígeno viral se encontrar (Figura 92.5).[14]

Achados patogênicos dependem do curso clínico da infecção. Um curso rápido da doença resulta em edema e hemorragia de linfonodos superficiais, com hemorragias petequiais e equimóticas multifocais ou difusas em superfícies serosas. Fígado e baço permanecem aumentados, com motilidade do parênquima esplênico e acúmulo de fibrina nas superfícies serosas viscerais. A parede da vesícula biliar fica caracteristicamente engrossada e edemaciada. Lesões em outros órgãos também podem ser vistas, tais como hemorragias renais corticais e consolidação pulmonar em múltiplas áreas. Lesões oculares podem incluir edema corneal difuso e opacidade.

As lesões macroscópicas abrangem petéquias e equimoses disseminadas, líquido serossanguinolento na cavidade abdominal com fibrina, fígado aumentado, com aspecto moteado e recoberto de película de fibrina. As tonsilas se apresentam aumentadas e avermelhadas, e os linfonodos edematosos e hemorrágicos. Costuma haver edema da parede da vesícula biliar e hemorragias podem ser observadas no cérebro (tálamo), no tronco encefálico (mesencéfalo) e no cerebelo. As alterações histológicas compreendem necrose hepática centrolobular a panlobular, associadas a inclusões intranucleares basofílicas características, que aparecem inicialmente em células de Kupffer e, depois, em hepatócitos viáveis ou degenerados adjacentes a áreas de necrose.

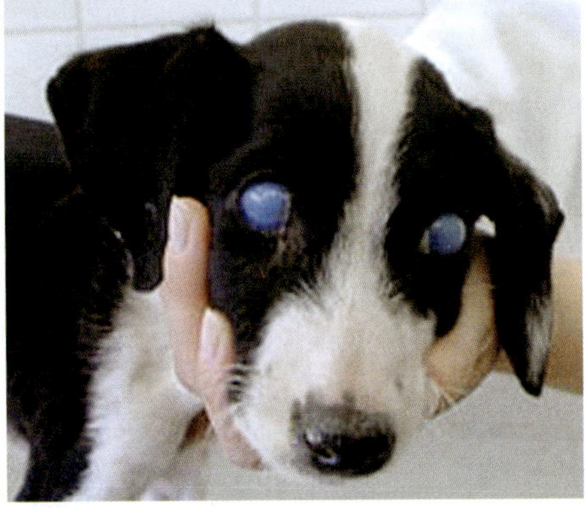

Figura 92.5 A clássica forma de edema de córnea, o "olho azul".[14]

Achados histológicos em filhotes infectados incluem necrose hepatocelular multifocal e, algumas vezes, necrose centrolobular hepática como consequência da coagulação intravascular disseminada. Inclusões intranucleares podem ocorrer em células de Kupffer e hepatócitos. Inclusões virais também surgem em células endoteliais de rins de cães afetados. Hemorragias e necrose, inclusive no encéfalo, associadas à trombose intravascular em cães que apresentam coagulação intravascular disseminada são causadas pela liberação de fatores pró-coagulantes do tecido necrótico. A perda do endotélio expõe a matriz subendotelial ao ataque das plaquetas, e essas células degeneradas são fonte de tromboplastina tecidual e de outros fatores anticoagulantes. O número de plaquetas reduzido e o consumo excessivo de fatores de coagulação refletem tanto o aumento do consumo destas para reparo de lesões endoteliais quanto o dano direto causado pelo vírus nas plaquetas.[11]

Diagnóstico do adenovírus canino tipo 1

O diagnóstico da hepatite infecciosa canina (HIC) é difícil de ser obtido em razão da pouca especificidade de sinais clínicos.

Na rotina, ele se baseia em sinais clínicos, necropsia e histopatologia. Também pode ser feito com isolamento viral ou sorologia de amostras de sangue, secreção de orofaringe, urina e fezes, no período febril. Pode-se ainda diagnosticar a doença por ensaio imunoenzimático (imunofluorescência ou imuno-histoquímica de cortes histológicos), inibição da hemaglutinação ou neutralização.

Por microscopia eletrônica, é possível visualizar as partículas virais intranucleares características, que podem ou não estar associadas a formações cristalinas por proteínas. A membrana nuclear mostra ruptura em pontos em que há liberação de partículas virais para o citoplasma.

O DNA viral pode ser detectado pela reação em cadeia pela polimerase (PCR). O isolamento viral é feito em qualquer linhagem celular de origem canina. A citopatologia aparece, em geral, 24 a 48 h após a inoculação da amostra. Além das inclusões intranucleares características, o CAV-1 ainda pode ser identificado por imuno-histoquímica e/ou imunofluorescência. O vírus persiste nas células tubulares do epitélio renal e, por isso, pode ser isolado da urina do cão meses depois da resolução clínica da doença.

Diagnóstico diferencial

Em animais com sintomas neurológicos, é importante o diagnóstico diferencial entre raiva e cinomose.

A ausência de corpúsculos de Negri e/ou antígeno rábico em fluorescência descarta a possibilidade de ser uma doença causada pelo vírus da raiva. Microscopicamente, a cinomose causa necrose neuronal, gliose e inflamação linfoplasmática associada na substância cinzenta do sistema nervoso central, com desmielinização da substância branca, em contraste com a vasculite com pouca gliose em animais infectados com CAV-1. A cinomose também apresenta inclusões intranucleares e intracitoplasmáticas em neurônios e astrócitos, enquanto as inclusões causadas pelo CAV-1 no epitélio vascular endotelial são intranucleares restritas. Métodos diagnósticos para distinção de patógenos (além da raiva e da cinomose), como parvovírus e leptospirose, também devem ser considerados, além de hepatite granulomatosa ou causada por bactérias ou fungos. O aspecto granular da serosa, geralmente associado à parvovirose, tem sido também descrito em casos de HIC e não deve ser exclusivo de achados de necropsia característicos de parvovirose.

Prevenção e controle

As vacinas inativadas e atenuadas contra o adenovírus canino tipo 1 têm sido usadas amplamente no mundo, por muitos anos. A relação entre os adenovírus caninos 1 e 2 é suficientemente próxima para afirmar que a vacinação contra o adenovírus canino tipo 2 apresenta reação cruzada contra o tipo 1 e tem a vantagem de não causar o edema de córnea. A vacinação anual é recomendada por muitos fabricantes, e anticorpos maternos interferem na imunização ativa de filhotes de até 12 semanas de vida. O desenvolvimento de anticorpos neutralizantes está correlacionado diretamente à proteção imunológica, e cães com títulos neutralizantes altos têm proteção contra a doença clínica. Em geral, combina-se o antígeno da doença com os antígenos de cinomose, coronavirose, parvovirose e traqueobronquite viral.

Um dos fenômenos mais marcantes na prática veterinária foi o desaparecimento virtual da hepatite canina infecciosa em regiões onde a vacinação foi realizada anos seguidos. A causa pode se relacionar com a "distribuição" de vírus vacinais pelos cães vacinados, assim distribuindo o ambiente com o vírus atenuado, o que imuniza outros cães de modo secundário e edifica um alto nível de imunidade do grupo de animais da região.

Assim como outros adenovírus, o CAV-1 é resistente à inativação pelo ambiente e à maioria dos desinfetantes comuns, exceto aos quaternários à base de amônia. O vírus é sensível ao calor (sua inativação se dá entre 56 e 60°C por 5 min), mas permanece viável por meses em temperaturas abaixo de 4°C.[11]

Adenovírus canino tipo 2

O adenovírus canino tipo 2 provoca uma doença respiratória localizada em cães e é considerado uma das principais causas da síndrome respiratória aguda conhecida como "tosse de canis". Essa doença de cães se caracteriza principalmente por bronquite e bronquiolite. Clinicamente, podem-se observar febre, corrimento nasal, tosse e dispneia. A mucosa de faringe, laringe, traqueia e brônquios pode estar hiperêmica e, ocasionalmente, ulcerada ou coberta com exsudato purulento ou fibrinoso. As principais características microscópicas são necrose do epitélio respiratório e típicos corpos de inclusão adenovirais intranucleares. Mesmo assim, a mortalidade é extremamente baixa em animais não vacinados.

A principal diferença entre os tipos 1 e 2 de adenovírus é que o tipo 1 causa doença com comprometimento sistêmico, enquanto o tipo 2 resulta em doença respiratória restrita. A base molecular dessa diferença, entretanto, permanece desconhecida, mas tal propriedade é explorada na vacinação de cães, uma vez que vacinas atenuadas vivas de adenovírus canino tipo 1 podem levar ao desenvolvimento de edema de córnea originário da replicação sistêmica do vírus. O adenovírus canino tipo 2, por outro lado, não replica sistemicamente e ainda oferece proteção cruzada e homóloga contra a hepatite infecciosa de cães, causada pelo adenovírus canino tipo 1.

Tratamento

Não há tratamento específico para hepatite infecciosa canina, portanto a terapia tem por objetivo lidar com os sintomas até que o vírus siga seu curso. Dependendo da gravidade da doença, hospitalização e fluidoterapia intravenosa podem ser necessárias, além do tratamento suporte contra coagulopatia intravascular disseminada. Pode-se precisar de transfusões de sangue em cães gravemente afetados pela doença. Dextrose a 5% em solução salina isotônica deve ser administrada, preferencialmente por via intravenosa, para controle dos efeitos da hipoglicemia. Em cães que apresentam tempo de coagulação prolongado, a administração subcutânea de líquidos pode ser problemática. É altamente recomendado um antibiótico de amplo espectro para combater infecções bacterianas secundárias. Tetraciclinas podem causar descoloração de dentes durante seu desenvolvimento, então não devem ser administradas a filhotes antes que a erupção de dentes permanentes aconteça. Apesar de a opacidade de córnea em geral não necessitar de tratamento, pomadas oftálmicas de atropina podem aliviar os espasmos ciliares associados ao quadro, e cães que mostrem esse sintoma sob a luz direta devem ser protegidos. Não se recomenda o uso de corticoides.

Considerações finais

A hepatite infecciosa canina é um dos grandes exemplos de doenças graves em cães que podem ter sua incidência controlada com vacinação polivalente. Ela é, atualmente, uma doença rara e com surtos em geral associados à detecção conjunta de outros patógenos, como cinomose. Em tais circunstâncias, a doença se torna grave, com altas taxas de mortalidade, por exacerbação do seu curso clínico.

A incidência de CAV-1, dessa maneira, demonstra ser importante em animais com menos de 2 anos de idade, com curso clínico, na maioria dos casos, agudo ou superagudo. Na fase superaguda, é quase impossível tomar alguma medida terapêutica, e há poucas chances de diagnóstico clínico, pelo curso rápido de sinais, bastante inespecíficos e de difícil observação, ou pela descrição de "morte súbita" do animal. Por outro lado, a necropsia apresenta evidências específicas para um diagnóstico presuntivo com a visualização de corpúsculos de inclusão intranucleares nos hepatócitos.

Referências

1. Appel M. Canine adenovirus type 2 (Infectious laryngotracheitis virus). In: Appel M. Virus infections of carnivores. Amsterdam: Elsevier, 1987, p. 45-51.
2. Inkelmann MA, dos Anjos BL, Kommers GD, Fighera RA, Barros CSL. Aspectos imuno-histoquímicos da hepatite infecciosa canina. Ciência Rural. 2008; (38):2636-40.
3. Inkelmann MA *et al.* Hepatite infecciosa canina: 62 casos. Pesq Vet Bras. 2007; 27:325-32.
4. Benkö M, Harrach B, Both GW, Russell WC, Adair BM, Ádám É *et al.* Family Adenoviridae. In Fauquet CM, Mayo MA, Maniloff J, Desselberger U, Ball LA. Virus taxonomy. VIII Report of the International Committee on Taxonomy of Viruses. New York: Elsevier, 2005, p. 213-28.
5. Mahy B, van Regenmortel M. Desk encyclopedia of general virology. 4th ed. Academic Press, 2009. 600p.
6. Fauquet C. International Committee on Taxonomy of Viruses, International Union of Microbiological Societies. Virology Division – 2005 Virus taxonomy: classification and nomenclature of viruses: Eighty Report of the International Committee on Taxonomy of Viruses. California: Academic Press, 2005. 1259p.
7. Nigel JM, Dubovi EJ. Fenner's veterinary virology. 4th ed. Academic Press, 2005. 534p.
8. Van Regenmortel MHV, Fauquet CM, Bishop DHL, Carstens EB, Estes MK, Lemon SM *et al.* (eds.). Virus taxonomy. Classification and nomenclature

of viruses. Seventh Report of the International Committee on Taxonomy of Viruses. California: Academic Press, 2000. 1162p.

9. Kosaka IM, Carromeu C, Durigon EL, Ventura AM. Construction of adenoviral vectors expressing F and G glycoproteins of human respiratory virus (HRSV). Braz J Microbiol. 2004; (35):167-72.
10. Vihinen-Ranta M, Yuan W, Parrish CR. Cytoplasmic trafficking of the canine parvovirus capsid and its role in infection and nuclear transport. J Virol. 2000 May; 74(10):4853-9.
11. Greene CE. Infectious canine hepatitis and canine acidophil cell hepatitis. In: ______. Infectious disease of the dog and cat. 3rd ed. Philadelphia: Saunders-Elsevier, 2006, Chap. 8, p. 41-47.
12. Piacesi TMA *et al.* Hepatite infecciosa canina: relato de caso. Rev Bras Cienc Vet. 2010 set/dez; 17(3-4):121-8.
13. Jones TC, Hunt RD, King NW. Veterinary pathology. 6th ed. Wiley-Blackwell, 1997. 1392p.
14. Hagiwara MK, Costa CPF, Wirthl VABF, Simões DMN, Kanayama KK, Manoel CS. Infecção de filhotes e de cães adultos pelo adenovírus canino (CAV-1) – relato de caso. Clin Vet. 2010; (86):40-6.

■ Leitura sugerida

Ditchfield J, Macpherson LW, Zbitnew A. 1962. Association of a canine adenovirus (Toronto A26/61) with an outbreak of laryngotracheitis (kennel cough). A preliminary report. Can Vet J. 1962; 3:238-47.

Gore TC, Lakshmanan N, Duncan KL, Coyne MJ, Lum MA, Sterner FJ. Three-year duration of immunity in dogs following vaccination against canine adenovirus type-1, canine parvovirus, and canine distemper virus. Vet Ther. 2005; 6(1):5-16.

Infectious canine hepatitis: Introduction. The Merck Veterinary Manual. 2006. Disponível em: http://www.merckvetmanual.com/mvm/index.jsp?cfile=htm/bc/57200.htm

Willoughby K, Dawson S. Manual of canine and feline infectious diseases. British Small Anim Vet Assoc. 2001. 296p.

Wright NG. Canine adenovirus: its role in renal and ocular disease: a review. J Small Anim Pract. 1976; 17:25-33.

93 Parainfluenza

Claudia Filoni

Introdução

O vírus *parainfluenza* 5 é um paramixovírus (grego: *para* = próximo; *myxa* = muco) entre vários patógenos envolvidos na traqueobronquite infecciosa ou tosse dos canis, complexo de natureza contagiosa que se caracteriza como doença respiratória associada à tosse em cães.[1,2] Acomete com maior frequência cães que vivem em grupos e se caracteriza clinicamente por traqueobronquite aguda de gravidade variável.[3,4] É responsável por vários problemas em criações de cães, tais como retardo na destinação final de animais oriundos de abrigos, interrupção de programas de treinamento para cães de trabalho e prejuízos em canis comerciais, além de responder por consideráveis custos referentes ao tratamento e influenciar negativamente o bem-estar dos animais durante seu curso clínico. Além do vírus *parainfluenza* 5, diversos outros patógenos virais e bacterianos podem ser implicados como agentes etiológicos dessa traqueobronquite infecciosa. O vírus *parainfluenza* 5, porém, exerce um papel etiológico relevante, sendo encontrado com frequência em cães acometidos de doença respiratória contagiosa.[5,6]

Este capítulo concentra sua discussão na infecção causada pelo vírus *parainfluenza* 5 em cães domésticos. No entanto, muitos dados referentes à doença provocada pela infecção pelo vírus *parainfluenza* 5 não podem ser dissociados da traqueobronquite infecciosa, mencionada com recorrência no curso do capítulo. Da mesma maneira, e uma vez que diversos patógenos podem estar associados a casos de infecção natural, outros agentes etiológicos envolvidos também são citados ao longo da apresentação. São abordadas, ainda, outras espécies de hospedeiros, além do cão doméstico, que podem ser acometidas.

Etiologia

Os principais agentes etiológicos associados à traqueobronquite infecciosa são o vírus *parainfluenza* 5, o adenovírus canino A e a bactéria *Bordetella bronchiseptica*. O vírus *parainfluenza* 5 é o vírus mais isolado do trato respiratório de cães acometidos.[3,7] São considerados agentes secundários herpes-vírus canídeo 1, ortorreovírus mamíferos e bactérias como *Streptococcus* sp., *Pasteurella* sp., *Pseudomonas* sp., coliformes e micoplasmas.[4,5] Dos agentes secundários, uma associação significativa entre *Streptococcus equi* subsp. *zooepidemicus* e *Mycoplasma cynos* foi descrita recentemente.[8-10] Outros vírus foram identificados como patógenos emergentes do trato respiratório canino, como as variantes pantrópicas dos coronavírus e ortomixovírus.[11-13] Infecções pelo vírus *parainfluenza* 5 e pelo vírus da cinomose também podem surgir em associação, intensificando a gravidade da doença.[7,14] No entanto, o vírus da cinomose, apesar de também causar sintomas respiratórios, não é um patógeno reconhecido como associado ao complexo tosse dos canis.

O vírus *parainfluenza* 5, anteriormente denominado vírus da *parainfluenza* canina tipo 2 ou vírus símio 5, é antigenicamente relacionado com o vírus *parainfluenza* humano 2.[1,15,16] Sua nomenclatura sempre foi problemática, mas atualmente essa espécie viral é classificada como pertencente à ordem Mononegavirales, família Paramyxoviridae, subfamília Paramyxovirinae e gênero *Rubulavirus*, em que o vírus protótipo do gênero é o vírus da caxumba.[1,15] O termo *parainfluenza*, cunhado em 1959, foi adotado para o vírus *parainfluenza* 5 a partir das observações de que causava sintomas semelhantes àqueles provocados pelos ortomixovírus como vírus da *influenza* A e também porque, como os demais rubulavírus, apresenta neuraminidase e exibe atividades de hemaglutinação.[17]

Como todos os paramixovírus, o *parainfluenza* 5 tem um genoma de RNA de fita simples, não segmentado e de polaridade negativa. Polaridade negativa significa que o genoma serve como molde para a síntese de mRNA e para uma fita complementar de polaridade positiva, que por sua vez serve como molde para futuras cópias de RNA de polaridade negativa. A replicação viral ocorre no citoplasma, e o mRNA apenas é sintetizado quando o vírus sofre desnudamento na célula infectada. Seu genoma completo tem 15.246 nucleotídios (NC-006430.1). Seis genes codificam oito proteínas mediante fases de leitura aberta que originam proteínas diferentes como resultado de edição de RNA. O nucleocapsídio helicoidal dobra-se sobre si mesmo dentro das partículas virais, que são pleomórficas a esféricas, com diâmetros entre 150 e 200 nm. No entanto, o nucleocapsídio assume conformação linear e flexível de aproximadamente 1.000 nm quando a partícula é rompida. Como todos os vírus RNA de polaridade negativa, o vírus *parainfluenza* 5 codifica sua própria RNA polimerase, neste caso constituída de nucleoproteína N justaposta ao genoma viral ao longo de toda a sua extensão e associada à fosfoproteína P e à proteína L. As proteínas N, P e L, juntamente com o genoma de RNA, são componentes virais necessários e suficientes para reunir o nucleocapsídio e direcionar a transcrição e a replicação do RNA.[15,17]

O nucleocapsídio é externamente coberto por um envelope bilipídico derivado da membrana plasmática celular, adquirido durante a liberação viral. Esse envelope apresenta projeções compostas das glicoproteínas transmembrana HN, F e SH, e sua superfície interna é coberta pela proteína de matriz M. A atividade de hemaglutinação da proteína HN medeia a adsorção do vírus à célula hospedeira por meio do ácido siálico (ácido N-acetilneuramínico) para iniciar a infecção. A atividade de neuraminidase é responsável pela clivagem do ácido siálico durante a liberação viral. A aderência celular pode ser mensurada experimentalmente pela aglutinação de hemácias por vírus em suspensão (hemaglutinação), ou ainda pela adsorção de hemácias a monocamadas celulares infectadas com o vírus que expressam HN (hemadsorção). A proteína F causa fusão do vírus à membrana celular em pH neutro, que pode ser mensurada *in vitro* pela lise de hemácias. A proteína V é estrutural nos rubulavírus e interrompe a sinalização e a produção de interferona (IFN), inibe a apoptose e retarda o ciclo celular por mecanismos ainda não elucidados.[15-20]

Hospedeiros suscetíveis

O vírus *parainfluenza* 5 foi inicialmente isolado a partir de culturas de células renais de macacos dos gêneros *Rhesus* e *Cynomolgus* há cerca de 40 anos, ocasião em que se acreditou serem estes os hospedeiros naturais do vírus.[21] No entanto, estudos epizootiológicos posteriores demonstraram que essas espécies de primatas em vida livre não se apresentavam soropositivas, sugerindo, então, que a infecção deveria ocorrer em cativeiro, possivelmente a partir de humanos. Porém, a suscetibilidade de humanos permanece controversa, e estudos associando o vírus a infecções em humanos não foram conclusivos, em parte devido a reações cruzadas que podem acontecer com o vírus *parainfluenza* humano 2, e em parte devido a contaminações das linhagens celulares primárias em laboratório.[22] Porém, um número significativo de estudos conduzidos entre os anos 1960 e 1980 foi suficiente para considerar o vírus *parainfluenza* 5 um agente associado à doença respiratória infecciosa em cães.[23-28] Cães com idades entre 6 meses e 1 ano são os mais acometidos, mas geralmente se tornam suscetíveis a partir de 2 semanas.[7,16] Também existem evidências de que diversas outras espécies, incluindo gatos, *hamsters*, camundongos, porquinhos-da-índia e suínos, podem naturalmente ser infectadas pelo vírus *parainfluenza* 5 ou por vírus relacionados.[29] Anticorpos contra vírus relacionados já foram detectados em espécies tais como ursos negros (*Ursus americanus*) e mustelídeos como as martas-pescadoras (*Martes pennanti*).[30] A preocupação com a potencial suscetibilidade de pandas-gigantes (*Ailuropoda melanoleuca*) à infecção justificou a imunoprofilaxia com vacinas atenuadas em pandas mantidos em cativeiro na China. No entanto, um estudo sorológico não identificou nenhum panda com anticorpos contra o vírus *parainfluenza* 5.[31]

Distribuição

O vírus *parainfluenza* 5 tem distribuição mundial.[7] No Brasil, cães apresentando doenças com sinais semelhantes aos da tosse dos canis são frequentes na rotina clínica durante todo o ano, principalmente no inverno.[3,16] Não existem dados publicados sobre o isolamento desse vírus no Brasil, mas um estudo sorológico recente, conduzido no Rio Grande do Sul com cães recolhidos das ruas e mantidos em canis, detectou anticorpos contra esse agente em 51% das amostras, sugerindo que, pelo menos na região analisada, o vírus circule amplamente na população canina.[32]

A doença respiratória infecciosa canina atinge principalmente cães mantidos em grupos, como aqueles que vivem em abrigos, canis, *pet shops* e hospitais veterinários, ou são levados a esses lugares. Quando os animais são mantidos em grupos com alta densidade populacional, as infecções podem alcançar proporções epizoóticas.[3,5,7] Em populações caninas de elevada densidade, os surtos de doença respiratória infecciosa acometem mais de 50% dos animais.[7] Em geral, a traqueobronquite infecciosa surge nas populações caninas com prevalências entre 30 e 70%.[16,33]

Transmissão

A transmissão se dá por contágio, seja mediante contato direto, disseminação por aerossóis a curtas distâncias, seja ainda por fômites, que podem agir como vias de transmissão em curto período de tempo, enquanto os vírus não sofrerem dessecação e forem inativados. Os vírus são eliminados de hospedeiros acometidos (fontes de infecção) por intermédio de secreções oronasais, entre 6 e 10 dias após a infecção, e utilizam o epitélio respiratório de outros hospedeiros suscetíveis como porta de entrada.[7,17,34] Reinfecções com ou sem sintomas podem ocorrer com frequência.[16] Gatos podem se infectar assintomaticamente e eliminar vírus, embora não esteja estabelecido o significado epidemiológico desses animais como fontes de infecção para cães.[7]

Patogenia

Após a transmissão, o vírus *parainfluenza* 5 se replica no epitélio da nasofaringe e se dissemina pelo trato respiratório, infectando o epitélio pseudoestratificado da traqueia, onde desencadeia um processo inflamatório.[16] Os danos causados ao epitélio traqueal pela replicação viral abrem portas para as infecções bacterianas secundárias. A infecção normalmente se restringe ao trato respiratório anterior de seus hospedeiros.[3] O vírus não se replica em macrófagos, o que pode representar um fator limitante que previne a infecção sistêmica, pois células de diferentes órgãos apresentam receptores para o vírus e possibilitam sua replicação.[34] No entanto, pode haver exceções; o vírus já foi isolado de pulmões, baço, rins e fígado em cães de laboratório em situações de coinfecção com outros agentes.[34,35] O vírus pode ser encontrado em linfonodos locais, mas geralmente está ausente de outros tecidos linfoides.[24,27,35] A viremia é considerada um evento incomum e não aparece em cães imunocompetentes, mas pode surgir em recém-nascidos.[34]

Quando o vírus se replica em células da mucosa nasal, orofaringe, traqueia e brônquios, origina tosse discreta e descargas nasais serosas que perduram até 2 semanas após a exposição. A infecção por esse agente nunca é fatal para animais imunocompetentes, mas coinfecções por outros patógenos em cães jovens podem se tornar sérias e fatais. Esses vírus não são isolados de mucosa nasal e pulmões em amostras tomadas com 4, 6 e 12 semanas depois da infecção, e cães suscetíveis não ficam infectados após contato com animais que se recuperaram, o que indica que o vírus seja eliminado do organismo.[34]

Petéquias uniformemente distribuídas por todos os lobos pulmonares foram observadas à necropsia em cães experimentalmente infectados, entre 3 e 8 dias pós-infecção. Respostas celulares inflamatórias ficam evidentes em todo o trato respiratório e em linfonodos regionais, sendo mais graves entre 6 e 12 dias depois da infecção. Nos turbinados nasais, há desenvolvimento de rinite catarral com infiltrado mono e polimorfonuclear em mucosa e submucosa. Observam-se células vacuolizadas, neutrófilos e muco na periferia do lúmen traqueal. Brônquios e bronquíolos apresentaram leucócitos e debris celulares. As células epiteliais ciliadas mostram-se desnudas, o epitélio respiratório hiperplásico com células globosas proeminentes e neutrófilos frequentemente constantes em submucosa e glândulas peribronquiais.[24,27,34]

Após contato ou exposição a aerossóis, anticorpos neutralizantes e inibidores da hemaglutinação aparecem no soro a partir do décimo dia e aumentam seu título até 4 semanas, declinando depois disso.[24,34] A imunidade humoral de mucosas mediada pela imunoglobulina A secretória (IgA) também é essencial para a proteção.[16,34]

Existem evidências de que o vírus *parainfluenza* 5 também possa causar encefalite com sinais neurológicos indistinguíveis daquela da cinomose.[16] O vírus *parainfluenza* 5 já foi isolado de um cão que apresentou paralisia posterior temporária; esse isolado causou encefalite aguda quando administrado intracranialmente em cães, de modo experimental.[36,37]

Manifestações clínicas

Havendo complicações por patógenos secundários, o quadro clínico pode persistir até 30 dias.[16] No entanto, é difícil associar um conjunto de sinais a um agente etiológico em particular nos casos clínicos de traqueobronquite infecciosa.[7] No entanto, qualquer que seja o agente implicado na infecção primária, os sintomas surgem entre 1 e 10 dias pós-infecção, e a recuperação normalmente se dá entre 7 e 14 dias.[3,7,16] As principais manifestações clínicas associadas a patógenos respiratórios em cães são tosse, corrimento nasal, febre, espirros, conjuntivite e anorexia.[4] A infecção da laringe provoca laringite que pode causar edema de cordas vocais, o que restringe o fluxo de ar durante os episódios de tosse, resultando em tosse com som alto, semelhante a grasnidos.[7] Episódios de curso agudo de tosse paroxística, tipicamente associados a ânsias e expectoração de muco em animais ativos e sem outras manifestações, são bastante característicos. A tosse é produtiva, mas as secreções são expectoradas em pequeno volume e os animais tendem a engoli-las, de modo que nem sempre podem ser observadas. Essas expectorações de muco que podem ocorrer depois de um episódio de tosse muitas vezes são confundidas, pelos proprietários, com vômito.[7]

É importante observar que a gravidade do quadro de traqueobronquite também se correlaciona ao número de agentes envolvidos, lembrando que vários patógenos virais e bacterianos podem ser isolados de cães com infecção naturalmente adquirida.[6] Infecções experimentais com patógenos exclusivos resultam em formas brandas e inaparentes de doença respiratória. Os sintomas associados à infecção pelo vírus *parainfluenza* 5 costumam ser discretos, com duração menor que 6 dias.[24,27,35] Na apresentação não complicada, os sinais incluem leve elevação da temperatura por 1 ou 2 dias a partir do segundo ou terceiro dia pós-infecção, tosse seca, corrimento nasal seroso, faringite e tonsilite.[3,34] Na maioria dos casos, esses sintomas desaparecem em pouco tempo. Perda de peso e alterações leucocitárias em geral não são observadas em animais infectados exclusivamente com o vírus *parainfluenza* 5. Em cães experimentalmente infectados, os sintomas costumam estar ausentes ou ser muito discretos.[34] No entanto, pode haver complicação, como doença respiratória crônica ou broncopneumonia grave e fatal, associada à coinfecção por outros patógenos virais ou bacterianos, ou quando a infecção atinge animais imunocomprometidos e filhotes não vacinados. Além da broncopneumonia, nas formas complicadas os sinais podem incluir febre, letargia e inapetência. Apesar de serem consideradas invasoras oportunistas, as infecções bacterianas secundárias determinam complicações sérias, como pneumonia e sepse, que ameaçam a vida dos animais acometidos. Estresse, superpopulação e falta de higiene colaboram para a gravidade do quadro.[5-7,25,28,35]

Diagnóstico

Com base no histórico de exposição recente a outros cães, quando há sintomas sugestivos e resposta à terapia instituída, é possível obter o diagnóstico de traqueobronquite infecciosa. No entanto, não é possível estabelecer um diagnóstico etiológico apenas com a sintomatologia, pois os sintomas causados por diversos patógenos respiratórios são muito semelhantes.[7]

É importante, todavia, não excluir a possibilidade de traqueobronquite infecciosa em um animal apresentando sintomas sugestivos da doença, mesmo com histórico de vacinação recente (últimos 6 meses). O exame físico não é elucidativo. A tosse pode ser facilmente provocada por manipulação da traqueia, particularmente na região da depressão torácica. No entanto, esse procedimento de provocação de tosse não deve ser utilizado exclusivamente para diagnosticar ou descartar a traqueobronquite infecciosa.[7]

Perfis hematológicos e bioquímicos não são diagnósticos, mas são úteis para estabelecer e monitorar o estado de saúde dos cães acometidos, que podem mostrar um leucograma característico de estresse, caracterizado por neutrófilos maduros, linfopenia e eosinopenia. Em casos de complicação por pneumonias bacterianas secundárias, o leucograma pode ser característico de inflamação, apresentando significativa leucocitose ou desvio à esquerda. Radiografias torácicas não revelam informações relevantes em animais com traqueobronquite infecciosa não complicada. Por outro lado, sinais de atelectasia ou hiperinflação pulmonar em determinados segmentos podem estar claros em animais com infecções complicadas. Cães com infecções pelo vírus *parainfluenza* 5 associadas a *B. bronquiseptica* podem desenvolver consolidação lobar evidente em radiografias torácicas.[7] As radiografias torácicas podem também revelar espessamento da traqueia e de brônquios.[16]

O diagnóstico laboratorial específico pode ser feito pelo isolamento do vírus de secreções de animais doentes, obtidas com *swabs* tomados dos epitélios nasal, faríngeo e traqueal, cultivados em células de linhagens caninas. Antígenos virais em secreções nasais podem ser evidenciados pela técnica de imunofluorescência.[16] Evidências virais também podem ser obtidas utilizando-se um antissoro padrão que iniba a replicação viral, efeitos citopáticos ou hemadsorção.[3,7] Além disso, testes moleculares para detecção de sequências específicas de ácidos ribonucleicos virais, como a reação em cadeia pela polimerase precedida pela transcrição reversa (RT-PCR), também podem ser realizados.[4]

O diagnóstico de infecção viral pelo vírus *parainfluenza* 5 também pode ser obtido pela demonstração de títulos crescentes de anticorpos específicos (amostras séricas pareadas) ou detecção laboratorial do vírus.[1] Para demonstração de anticorpos específicos, podem ser usados plasma ou soro do animal. Anticorpos contra o vírus *parainfluenza* 5 podem ser detectados por ensaios imunoenzimáticos (ELISA) e soroneutralização (SN) ou inibição da hemaglutinação (HI). No entanto, a mera existência de anticorpos em soros de animais com infecção aguda ou convalescentes apenas pode ser interpretada como evidência de exposição prévia ou atual ao agente avaliado. O título crescente de anticorpos, por sua vez, apresenta aplicação clínica restrita devido à curta duração da infecção viral.[3,7] Finalmente, em casos de traqueobronquite, por ser esta uma doença multicausal, recomenda-se também investigar outros patógenos concomitantes.[16]

Tratamento

Não estão disponíveis terapias antivirais para uso contra os vírus associados à traqueobronquite infecciosa. A administração de substâncias antivirais aprovadas para uso humano não é recomendada. Por outro lado, como a maioria dos cães acometidos apresenta maior risco de desenvolver broncopneumonia bacteriana, indica-se a antibioticoterapia preventiva.[7] Pelo menos um estudo demonstrou que a administração de antibacterianos reduz a duração do período de tosse nos animais acometidos.[38] Embora idealmente a escolha de fármacos antibacterianos para o tratamento de traqueobronquite infecciosa bacteriana seja baseada em antibiogramas, a trimetoprima em associação à sulfonamida e à amoxicilina se mostram particularmente eficientes, entre outros antibacterianos que podem ser usados.[7]

Antitussígenos e broncodilatadores, isoladamente ou em associação, são recomendados a determinadas situações, pois interrompem o ciclo da tosse e evitam o broncospasmo, respectivamente. Supressores narcóticos da tosse, no entanto, não devem ser usados por períodos prolongados e se houver complicações por pneumonia bacteriana, pois podem comprometer a ventilação e reduzir a expectoração, levando a retenção de secreções respiratórias e redução da eliminação bacteriana. Expectorantes que estimulam as secreções menos viscosas de muco brônquico, com a intenção de facilitar a expectoração do muco mais viscoso, não parecem oferecer benefícios físicos e atualmente não são recomendados. Doses anti-inflamatórias de glicocorticoides administradas oralmente são eficientes para aliviar a tosse em casos não complicados de traqueobronquite, suprimindo-a por até 5 a 7 dias, sem, contudo, reduzir significativamente o curso clínico.[7,35]

Cuidados gerais de suporte, como manter o animal doente em repouso com ingestão calórica e hídrica adequadas, são medidas recomendadas.[7,16] Constituem procedimento adequado nebulizações com duração de 15 a 20 min, 1 a 4 vezes/dia, utilizando 6 a 10 mℓ de solução salina estéril dispersa por fluxo de oxigênio de 3 a 5 ℓ por minuto. Não se recomenda, entretanto, a adição de agentes mucolíticos, como a acetilcisteína, que pode provocar irritação e consequente broncospasmo. Além disso, a liquefação das secreções respiratórias não é tida como um meio eficiente para facilitar a desobstrução das vias. Em situações de tosse paroxística aguda que possam predispor à obstrução das vias respiratórias, a nebulização com soluções de glicocorticoides, tais como succinato sódico de metilprednisolona, pode trazer benefícios a curto prazo.[7] Em complicações bacterianas por *B. bronchiseptica* não responsivas à antibioticoterapia oral, antibióticos como kanamicina, gentamicina e polimixina B administrados por nebulização podem reduzir a população bacteriana da traqueia e dos brônquios.[7]

Controle e prevenção

Vacinas atenuadas e inativadas contra o vírus *parainfluenza* 5 e outros patógenos associados à tosse dos canis estão disponíveis comercialmente. Elas não previnem a infecção nem a manifestação de sintomas, mas a doença em animais vacinados geralmente é mais branda. As vacinas atenuadas são licenciadas para uso intranasal, enquanto as inativadas o são para uso parenteral. As vacinas atenuadas conferem imunidade de mucosas, porém pode haver desenvolvimento de tosse e/ou corrimentos nasais 2 a 5 ou mais dias após a administração.[7,16] Esses efeitos não justificam o uso de antibacterianos, mas prejudicam a diferenciação entre animais ativamente infectados e animais vacinados, o que é importante para o controle de surtos. Reações adversas depois da administração de vacinas parenterais são raras e tipicamente se limitam a uma irritação local no sítio da injeção. Não se reconhece nenhum efeito terapêutico associado à prática de se vacinar os cães durante o curso de infecções naturais. É importante observar que a vacinação é ineficaz se a exposição e a vacinação ocorrerem no mesmo dia.[7]

Cães desenvolvem anticorpos contra o vírus *parainfluenza* 5 em 3 semanas depois da vacinação, embora a duração da imunidade pós-exposição seja curta (meses).[5,7] A primovacinação pode ser realizada aos 60 dias de idade, seguida de três revacinações mensais. Recomenda-se uma revacinação anual.[16] Com o uso disseminado de vacinas caninas, tanto o vírus *parainfluenza* 5 como outros patógenos comumente associados à doença respiratória infecciosa canina tornaram-se menos prevalentes e importantes. Isso porque a vacinação regular de todos os animais de um grupo conduz a boa imunidade populacional. No entanto, o vírus pode ser mantido em abrigos, canis ou outros grupos de cães a despeito do uso de vacinas.[6] Dessa maneira, protocolos preventivos com base em medidas inespecíficas também devem ser observados.

Como parte dessas medidas, as instalações que abrigam cães ou nas quais eles transitam devem ser rotineiramente limpas e desinfetadas. A desinfecção de superfícies é importante, apesar de a disseminação aerógena de secreções respiratórias apresentar o maior risco associado à transmissão dos agentes.[7] O vírus *parainfluenza* 5 é lábil e não persiste longos períodos no ambiente.[17] Os lipídios e glicoproteínas do envelope, fundamentais para a etapa de aderência e fusão dos vírus às células hospedeiras, são sensíveis a éter e solventes lipídicos, podendo ser facilmente removidos com água e detergentes e inativados com a maioria dos agentes desinfetantes disponíveis comercialmente.[15,34] O vírus também é sensível à dessecação, a temperaturas elevadas e à radiação ultravioleta da luz solar.[39] Entretanto, visto que outros agentes etiológicos de resistência diferente podem coinfectar o hospedeiro ou contribuir para a traqueobronquite, é recomendável adotar protocolos de limpeza e desinfecção que também atinjam tais agentes, preferencialmente com a utilização de substâncias como hipoclorito de sódio, clorexidina ou soluções de benzalcônio.[7] Os desinfetantes à base de amônio quaternário são eficazes tanto contra o vírus *parainfluenza* 5 quanto contra os adenovírus.[2] Os ambientes em que os animais são mantidos devem ter ventilação adequada, temperaturas amenas (entre 21 e 24°C aproximadamente) e umidade relativa do ar entre 50 e 65%.[7]

As instituições que mantêm grande número de cães, e principalmente aquelas que abrigam populações transitórias, apresentam maior risco de sofrer surtos. Com o objetivo de evitar ou controlar surtos de traqueobronquite infecciosa, cães aparentando doença respiratória devem ser isolados de outros animais suscetíveis. Uma vez que um surto tenha se desenvolvido, deve-se isolar ou depopular toda a instalação por até 2 semanas. Essa medida se justifica porque animais saudáveis, mas previamente infectados, podem eliminar patógenos no ambiente e infectar outros animais suscetíveis. Além das medidas de limpeza e desinfecção mencionadas, os animais acometidos clinicamente devem ser individualmente tratados.[7]

■ Referências

1. King AMQ, Adams MJ, Carstens EB, Lefkowitz EJ (eds.). Virus Taxonomy: Nineth Report of the International Committee on Taxonomy of Viruses. San Diego: Elsevier Academic Press, 2012.
2. Hoskins JD. Doenças virais caninas. In: Ettinger SJ, Feldman EC (eds.). Tratado de medicina interna veterinária. Doenças do cão e do gato. 5ª ed. Rio de Janeiro: Guanabara Koogan, 2004, p. 440-6.
3. Appel MJG, Binn LN. Canine infectious tracheobronchitis. Short review: kennel cough. In: Appel MJG, editor. Virus infections of carnivores. Amsterdan: Elsevier Science, 1987, p. 201-11.
4. Mochizuki M, Yachi A, Ohshima T, Ohuchi A, Ishida T. Etiologic study of upper respiratory infections of household dogs. J Vet Med Sci. 2008; 70:563-9.
5. Erles K, Dubovi EJ, Brooks HW, Brownlie J. Longitudinal study of viruses associated with canine infectious respiratory disease. J Clin Microbiol. 2004; 42:4524-9.
6. Buonavoglia C, Martella V. Canine respiratory viruses. Vet Res. 2007; 38:355-73.
7. Ford RB. Canine infectious tracheobronchitis. In: Greene CE (ed.). Infectious diseases of the dog and cat. 3rd ed. St. Louis: Saunders Elsevier, 2006, p. 54-61.
8. Chalker VJ, Brooks HW, Brownlie J. The association of *Streptococcus equi* subsp. *zooepidemicus* with canine infectious respiratory disease. Vet Microbiol. 2003; 95:149-56.
9. Chalker VJ, Owen WM, Paterson C, Barker E, Brooks H, Rycroft AN, Brownlie J. Mycoplasmas associated with canine infectious respiratory disease. Microbiology. 2004; 150:3491-7.
10. Rycroft AN, Tsounakou E, Chalker V. Serological evidence of *Mycoplasma cynos* infection in canine infectious respiratory disease. Vet Microbiol. 2007; 120:358-62.
11. Buonavoglia C, Decaro N, Martella V, Elia G, Campolo M, Desario C, Tempesta M. Canine coronavirus highly pathogenic for dogs. Emerg Infect Dis. 2006; 12:492-4.
12. Erles K, Toomey C, Brooks HW, Browlie J. Detection of a group 2 coronavirus in dogs with canine infectious respiratory disease. Virology. 2003; 310:216-23.
13. Crawford PC, Dubovi EJ, Castleman WL, Stepherson I, Gibbs EPJ, Chen L *et al.* Transmission of equine influenza virus to dogs. Science. 2005; 310:482-5.
14. Damian M, Morales L, Salas G, Trigo FJ. Immunohistochemical detection of antigens of distemper, adenovirus and parainfluenza viruses in domestic dogs with pneumonia. J Comp Pathol. 2005; 10:1-5.
15. Lamb RA, Parks GD. Paramyxoviridae: the viruses and their replication. In: Knipe DM, Howley PM, editors. Fields virology, 5th ed. Philadelphia: Lippincott Williams & Wilkins, 2007, p. 1450-96.
16. Arns CW, Spilki FR, Almeida RS. Paramyxoviridae. In: Flores EF, org. Virologia veterinária. Santa Maria: Editora da UFSM, 2007, p. 657-90.
17. Karron RA, Kollins PL. Parainfluenza viruses. In: Knipe DM, Howley PM, editors. Fields virology, 5th ed. Philadelphia: Lippincott Williams & Wilkins, 2007, p. 1498-526.
18. He B, Paterson RG, Stock N, Durbin Je, Durbin RK, Goodbourn S *et al.* Recovery of paramyxovirus simian virus 5 with a V protein lacking the conserved cysteine-rich domain: the multifunctional V protein blocks both interferon-β induction and interferon signaling. Virology. 2002; 303:25-32.
19. Poole E, He B, Lamb RA, Randall RE, Goodbourn S. The V proteins of simian virus 5 and other paramyxovirus inhibit induction of interferon-β. Virology. 2002; 303:33-46.
20. Wansley EK, Parks GD. Naturally occurring substitutions in the P/V gene convert the noncytopathic paramyxovirus simian virus 5 into a virus that induces alpha/beta interferon synthesis and cell death. J Virol. 2002; 76:10109-21.
21. Hull RN, Minner JR, Smith JW. New viral agents recovered from tissue cultures of monkey cells. I. Origin and properties of cytopathogenic agents SV1, SV2, SV4, SV5, SV6, SV11, SV12 and SV15. Am J Hyg. 1956; 63: 204-15.
22. Chantziandreou N, Stock N, Young D, Andrejava J, Hagmaier K, McGeoch DJ, Randall RE. Relantionships and host range of human, canine, simian and porcine isolates of simian virus 5 (parainfluenza virus 5). J Gen Virol. 2004; 85:3007-16.
23. Binn LN, Eddy GA, Lazar EC, Helms J, Murnane T. Viruses recovered from laboratory dogs with respiratory disease. Proc Soc Exp Biol Med. 1967; 126:140-5.
24. Rosenberg FJ, Lief FS, Tood JD, Reif JS. Studies of canine respiratory viruses. I. Experimental infection of dogs with an SV5-like canine parainfluenza agent. Am J Epidemiol. 1971; 94:147-65.
25. Cornwell HJ, McCandish IA, Thompson H, Laird HM, Wright NG. Isolation of parainfluenza virus SV5 from dogs with respiratory disease. Vet Rec. 1976; 98: 301-2.
26. McCandish IA, Thompson H, Cornwell HJ, Wright NG. A study of dogs with kennel cough. Vet Rec. 1978; 102:293-301.
27. Appel M, Percy DH. SV5-like parainfluenza virus in dogs. J Am Vet Med Assoc. 1970; 156:1778-81.
28. Crandel RA, Brumlow WB. Davison VE. Isolation of a parainfluenza virus from sentry dogs with upper respiratory disease. Am J Vet Res. 1968; 29:2141-7.
29. Hsiung GD. Parainfluenza-5 virus. Infection of man and animals. Prog Med Virol. 1972; 14:241-74.
30. Philippa JDW, Leighton FA, Daoust PY, Nielsen M, Pagliarulo M, Schwantje H *et al.* Antibodies to selected pathogens in free-ranging terrestrial carnivores and marine mammals in Canada. Vet Rec. 2004; 155:135-40.
31. Qin Q, Li D, Zhang H, Hou R, Zhang Z, Zhang C *et al.* Serosurvey of selected viruses in captive giant pandas (*Ailuropoda melanoleuca*) in China. Vet Microbiol. 2009; doi 10.1016/j.vetmic.2009.09.062.
32. Hartmann TLS, Batista HBCR, Dezen D, Spilki FR, Franco AC, Roehe PM. Anticorpos neutralizantes contra o vírus da cinomose e da parainfluenza em cães de canis dos municípios de Novo Hamburgo e Porto Alegre, RS, Brasil. Ciência Rural. 2007; 4:1178-81.
33. Baumgärtner WK. Canine parainfluenza virus. In: Olsen RG (ed.). Comparative pathobiology of viral diseases. Boca Raton: CRC, 1985, p. 77-83.
34. Appel M, Binn LN. Canine Parainfluenza virus. In: Appel MJG, editor. Virus infections of carnivores. Amsterdan: Elsevier Science, 1987, p. 125-32.
35. Binn LN, Alford JP, Marchwichi RH, Keefe TJ, Beattie RJ, Wall HG. Studies of respiratory disease in random-source laboratory dogs: viral infections in unconditioned dogs. Lab Anim Sci. 1979; 29:48-52.
36. Evermann JF, Lincoln JD, McKiernan AJ. Isolation of a paramyxovirus from the cerebrospinal fluid of a dog with posterior paresis. J Am Vet Med Assoc. 1980; 177:1132-4.
37. Baumgärtner WK, Metzler AE, Krakowka S, Koestner A. *In vitro* identification and characterization of a virus isolated from a dog with neurological dysfunction. Infec Immunol. 1981; 31:1177-83.
38. Thrusfield MV, Aitken CGG, Muirhead RH. A field investigation of kennel cough: efficacy of different treatments. J Small Anim Pract. 1991; 32:455-9.
39. Greene CE, Hall GG, Calpin J. Recommendations for core and noncore vaccinations of dogs. In: Greene CE (ed.). Infectious diseases of the dog and cat. 3rd ed. St. Louis: Saunders Elsevier, 2006, p. 1121-3.

94 Panleucopenia Felina

Aline Santana da Hora, Mitika Kuribayashi Hagiwara

Definição

A panleucopenia felina é uma doença viral aguda, altamente contagiosa, que acomete felídeos domésticos e selvagens. O agente etiológico, vírus da panleucopenia felina (FPV), apresenta tropismo por células com elevada proliferação mitótica, infectando preferencialmente o intestino, o tecido hematopoético e o cerebelo. O quadro clínico agudo é caracterizado por sintomas gastrintestinais, alterações hematológicas e, em gatos infectados nos períodos pré-natal tardio e neonatal, distúrbios neurológicos e oftálmicos. Em animais jovens e suscetíveis, o quadro é bastante grave, com alta taxa de mortalidade.

Sinonímia

Enterite infecciosa viral felina, cinomose felina, ataxia viral dos felinos, agranulocitose viral felina, aleucocitose viral felina, parvovirose felina e panleucopenia maligna são denominações, algumas vezes, atribuídas à infecção pelo FPV.

Etiologia

A panleucopenia resulta da infecção pelo vírus da panleucopenia felina, um membro do gênero *Parvovirus*, família Parvoviridae, estritamente relacionado com o parvovírus canino tipo 2 (CPV-2) e outros parvovírus de carnívoros selvagens. O parvovírus é um pequeno vírus DNA linear de fita simples, desprovido de envoltório externo. O CPV-2 apresenta três variantes antigênicas capazes de infectar os gatos, causando uma doença indistinguível daquela ocasionada pelo parvovírus felino.[1-3] Há relatos sobre gatos com panleucopenia infectados pelas variantes CPV-2a, CPV-2b e CPV-2c, o que sugere que estas sofreram processo de adaptação ao hospedeiro felino.

Realizou-se um estudo de caracterização molecular do parvovírus com amostras fecais de felinos não vacinados do Rio de Janeiro.[4] Apenas cepas de FPV foram encontradas; contudo, três cepas apresentaram alterações em aminoácidos características de CPV. Com bases nesses dados associados aos de estudos semelhantes realizados em outros países, é possível afirmar que o CPV está circulando na população felina no Brasil e também constituindo a etiologia da panleucopenia.

Epidemiologia

O FPV pode infectar e causar doença em todos os membros da família Felidae, domésticos e silvestres. O vírus encontra-se amplamente disseminado pela população felina devido à sua natureza contagiosa e à sua capacidade de persistência no ambiente. A transmissão do FPV se dá pela via fecal-oral. O vírus é eliminado por todas as secreções corpóreas durante a fase aguda da infecção, e de maneira mais evidente nas fezes dos animais acometidos. Na fase aguda da infecção são excretadas até 10^9 partículas virais por grama de fezes. Após a fase de recuperação, os gatos podem eliminar o vírus por até 6 semanas. A transmissão indireta, por meio de fômites, é favorecida pelas características do vírus, capaz de manter a infectividade no ambiente durante longo período (até 12 meses). Alguns insetos (pulgas e mosquitos hematófagos) também podem atuar como vetores mecânicos nas estações mais quentes do ano. A transmissão transplacentária também é possível, com a infecção dos fetos ou dos neonatos.

A incidência da panleucopenia varia de acordo com a proporção de suscetíveis na população de felinos e com a virulência do agente. Surge principalmente no final do verão e início do outono, coincidindo com o aumento de filhotes na fase de declínio de anticorpos protetores transferidos pelo colostro. Embora a panleucopenia seja predominantemente uma doença de animais jovens, de 2 a 4 meses de idade, pode acometer gatos de qualquer faixa etária, embora como regra os felinos mais velhos desenvolvam infecção branda ou assintomática. Foi descrita em filhotes nascidos de fêmeas previamente vacinadas em gatis comerciais, onde há grande concentração ou circulação de filhotes ou quando os animais são expostos ao vírus no período intermediário entre o declínio dos anticorpos maternos e o desenvolvimento da imunidade vacinal.[5] Virtualmente, todos os felinos suscetíveis são expostos e infectados durante o primeiro ano de vida. Filhotes que receberam anticorpos maternos transferidos pelo colostro estão protegidos até os 3 meses ou, em raros casos, a imunidade materna pode persistir até 20 semanas de idade. Gatos com mais de 5 anos também podem ser infectados se não estiverem adequadamente imunizados ou, ainda, se forem imunizados na fase de crescimento e não submetidos ao desafio natural pela exposição ambiental ao vírus.[5]

As variações sazonais e os surtos de doença em uma colônia de gatos estão relacionados com o aumento do número de filhotes recém-nascidos suscetíveis à infecção, à medida que declina o título de anticorpos transferidos pela mãe. Os surtos ou mesmo os casos isolados de doença aparecem quando aumenta a carga viral do ambiente pela circulação ou maior concentração de filhotes suscetíveis expostos ao risco da infeção na fase de maior vulnerabilidade, no período em que os anticorpos maternos residuais bloqueiam a vacinação, mas não protegem contra o vírus de campo.

Existe uma percepção, entre os clínicos veterinários, de que a prevalência da infecção pelo FPV é baixa. Em parte, isso se deve ao fato de a infecção ser inaparente, na maioria das vezes, ou transcorrer com mínimas implicações clínicas em animais com mais de 6 meses de idade. Em um grupo de felinos não vacinados, convivendo no mesmo ambiente, a maioria dos gatos apresentou títulos de anticorpos circulantes ao fim de 1 ano de vida, sem que houvesse qualquer manifestação clínica que pudesse ser atribuída à infecção pelo FPV. A infecção natural dos felinos suscetíveis, ainda que assintomática, resulta na eliminação de alta carga de partículas virais pelas fezes, pela urina e pela saliva associada à resistência do vírus às condições ambientais, propiciando a manutenção da carga viral ambiental. O uso de vacinas vivas modificadas, as quais resultam também em eliminação viral temporária, contribui para exposição e imunização natural dos gatos suscetíveis. As cepas de CPV-2 capazes de infectar cães e gatos também propiciam proteção cruzada aos felinos.

No Brasil, os estudos sobre a ocorrência do FPV na população felina são escassos. Em São Paulo, 23 amostras fecais de gatos com diarreia foram testadas para FPV e CPV; apenas o FPV foi detectado em 39% (9/23) dessas amostras.[6] Contudo, o CPV já foi detectado em amostras provenientes de felinos de São Paulo.[7] Em um estudo de soroprevalência realizado no Rio Grande do Sul, 97 gatos foram avaliados quanto a anticorpos anti-FPV.[8] Desses, 69,1% (67/97) apresentaram anticorpos: 100% (11/11) dos vacinados, 66,6% (34/51) dos não vacinados e 62,8% (22/35) dos gatos com histórico desconhecido de vacinação. Estudos epidemiológicos mais abrangentes são necessários para se conhecer a prevalência ou a ocorrência desse patógeno na população felina do país.

A taxa de mortalidade por infecção pelo FPV é alta: estima-se que em quadros agudos varie de 25 a 90%, enquanto nos casos hiperagudos pode ser de até 100%.

Patogenia

Após a infecção pela via fecal-oral, o vírus inicialmente se replica em mucosa e tecido linfoide da orofaringe, ocorrendo logo em seguida a viremia. O período de incubação é de 4 a 5 dias e, nos casos hiperagudos, pode progredir rapidamente para a morte. Em felinos que se recuperam do quadro mórbido, o vírus desaparece gradualmente dos tecidos à medida que ocorre rápido aumento dos títulos de anticorpos, cerca de 7 dias após a infecção.

Como o genoma viral é composto de DNA de fita simples, o vírus necessita de células na fase S de divisão para sua replicação; portanto, a replicação viral é restrita aos tecidos com alta e rápida atividade mitótica. O FPV comumente invade mais tecido linfoide, medula óssea e criptas da mucosa intestinal. A porção proximal do jejuno e a região terminal do íleo são as que apresentam lesões mais extensas. As lesões causadas pelo vírus são exacerbadas pela microbiota residente, que contribui para o aumento da taxa de proliferação dos enterócitos e, consequentemente, para a multiplicação viral.

Durante a infecção intestinal, o vírus infecta seletivamente as células em replicação das criptas da mucosa intestinal. As células de absorção diferenciadas que se encontram na superfície dos vilos não estão em divisão, portanto não são acometidas. O encurtamento dos vilos intestinais resulta do dano às células das criptas, que normalmente migram para os vilos, substituindo as células de absorção. A diarreia decorre desses eventos, os quais levam a má absorção e aumento da permeabilidade. A gravidade da doença correlaciona-se à taxa de reposição dessas células, e a coinfecção por outros vírus entéricos, como o coronavírus felino, pode agravar a doença.[9]

O parvovírus felino causa imunossupressão funcional pela depleção celular resultante da infecção dos tecidos linfoides. A linfopenia pode surgir como resultado direto da linfocitólise, seguida de migração dos linfócitos para os tecidos. Adicionalmente, a medula óssea também é acometida, com a replicação viral em progenitores celulares precoces, o que explica o efeito supressor acentuado nas linhagens de células megacariocíticas, mieloides e eritroides da medula óssea. A síndrome panleucopenia-símile atribuída unicamente ao vírus da leucemia felina (FeLV) pode ser provocada por coinfecção entre o FeLV e o FPV.

A combinação de leucopenia, ruptura da barreira gastrintestinal e sistema imunológico imaturo dos filhotes torna os animais jovens mais suscetíveis a esses vírus. Tal suscetibilidade está associada ao desenvolvimento comum de sepse, quase sempre a causa da morte. Infecções concomitantes por *Clostridium piliforme* (causador da doença de Tyzzer) e/ou *Salmonella* spp. foram relatadas com elevada taxa de mortalidade em gatos. Coagulação intravascular disseminada (CID) é uma frequente complicação decorrente da endotoxemia e pode acontecer nos casos de panleucopenia felina.

O vírus também pode se replicar no miocárdio, à semelhança do que ocorre em parvovirose canina, resultando em miocardite ou cardiomiopatia hipertrófica, dilatada ou restritiva.

Dependendo da fase gestacional, as doenças reprodutivas relacionadas com a infecção por FPV variam de morte fetal a nascimento de filhotes com manifestações neurológicas (Quadro 94.1). O parvovírus felino ultrapassa a barreira hematencefálica durante a infecção uterina ou perinatal do feto, comprometendo significativamente o desenvolvimento do cerebelo. A maior destruição se dá, geralmente, nas células da camada germinativa externa, que se proliferam e se diferenciam ativamente em neurônios no momento do nascimento e nas duas primeiras semanas de vida do animal. O vírus interfere no desenvolvimento cortical do cerebelo, resultando em menor número de camadas de células, as quais se apresentam distorcidas. As células de Purkinje pré-formadas também podem ser destruídas devido à replicação lítica do vírus, originando a síndrome de ataxia felina. O cerebelo é menos suscetível ao FPV quando o filhote atinge 9 semanas de idade, em virtude da redução considerável da proliferação dessas células.

O vírus pode ser responsável por induzir displasia da retina em animais infectados. As lesões são caracterizadas por adelgaçamento das fibras nervosas, perda da arquitetura e formações em roseta do epitélio pigmentar, podendo se estender até o nervo óptico.

Manifestações clínicas

A frequência com que os gatos manifestam a doença é muito menor que o número de gatos infectados pelo vírus. Gatos jovens não vacinados, com idade entre 3 e 5 meses,

Quadro 94.1 Manifestações reprodutivas resultantes da infecção pelo vírus da panleucopenia felina.

Fases da gestação	Consequências da infecção
1º terço	Morte fetal Reabsorção fetal Infertilidade
2º terço	Aborto Nascimento de fetos mumificados
Final	Hidrocefalia Atrofia do nervo óptico Retinopatia Hipoplasia cerebelar Comprometimento da medula óssea e do tecido linfoide

demonstram elevadas morbidade e mortalidade. As manifestações clínicas variam de infecção assintomática a síndrome hiperaguda com morte súbita.

Na maioria dos gatos com a forma hiperaguda, o óbito ocorre no intervalo de 12 h, como se o gato estivesse envenenado, sem ou com poucos sinais premonitórios. Esses gatos também podem ser encontrados no estágio terminal de choque séptico, com desidratação intensa, hipotermia e coma.

A forma aguda é a mais comum; os sintomas iniciais incluem febre (40°C ou mais), letargia e anorexia. Inicialmente, os animais acometidos têm quadro emético que evolui para apresentação diarreica, com fezes fétidas, pastosas a aquosas e hemorrágicas. O vômito tem aspecto de bile e não está relacionado com o momento da alimentação. O animal pode desenvolver desidratação grave e, muitas vezes, assumir postura típica, como se fosse comer ou beber, colocando a cabeça sobre o pote de alimentação ou permanecendo encurvado, com o mento apoiado no chão ou entre os membros torácicos.

À palpação abdominal, as alças intestinais mostram-se espessadas e o gato pode exibir desconforto ao ser manipulado. Geralmente, observa-se linfadenomegalia mesentérica, porém os linfonodos periféricos não estão aumentados. Ulceração oral, icterícia e hematoquezia podem ser notadas em infecções mais complicadas.

Diferentemente do que acontece com cães, a diarreia não é uma manifestação em todos os gatos com parvovirose felina. Em um estudo com 244 gatos com panleucopenia, apenas 14,1% apresentaram diarreia sanguinolenta. As criptas intestinais de cães são mais suscetíveis à destruição viral e às lesões graves que os enterócitos dos felinos. Potencialmente, a resposta imune intestinal pode ser mais efetiva em gatos que em cães.[5]

Desidratação profunda associada a anorexia, êmese e diarreia causa fraqueza progressiva, depressão e estado semicomatoso. Na fase terminal, os gatos apresentam-se hipotérmicos. O óbito se deve a complicações associadas a infecção bacteriana secundária, sepse, desidratação e coagulação intravascular disseminada. Raramente, podem-se notar petéquias e hemorragias equimóticas nos gatos com CID. Os que sobrevivem à doença por mais de 5 dias sem o desenvolvimento de complicações fatais normalmente se recuperam.

Em fêmeas infectadas ou vacinadas durante a gestação, podem ocorrer infertilidade ou aborto de fetos, mumificados ou não, apesar de a fêmea não manifestar quaisquer sintomas decorrentes da infecção.[10]

A infecção intrauterina ou perinatal pode acometer o sistema nervoso central e os olhos do feto, ocasionando hipoplasia cerebelar, hidrocefalia, hidranencefaia e displasia de retina em filhotes. Alguns filhotes de uma ninhada podem nascer com ataxia, incoordenação motora, tremores e estado mental normal típico de doença cerebelar. Os movimentos de locomoção são hipermétricos e, quase sempre, associados a tremores intencionais de cabeça. Filhotes com disfunções leves podem se adaptar, apresentando deficiências residuais mínimas. Os danos cerebrais podem provocar convulsões, alterações comportamentais e posturais, apesar de o animal mostrar ambulação normal. Nem todos os filhotes de mesma ninhada podem estar acometidos ou apresentar o mesmo grau de déficits neurológicos.

As alterações de retina podem ser observadas pelo exame de fundo de olho em filhotes com alterações neurológicas, ou ser um achado acidental em gatos clinicamente normais. As áreas de degeneração na retina podem ser vistas como focos acinzentados discretos, com margens enegrecidas, com dobras ou veios.

Diagnóstico

O diagnóstico presuntivo de panleucopenia felina pode se basear em sintomas e manifestação de leucopenia. Contudo, o diagnóstico definitivo deve se fundamentar na análise em conjunto de histórico, manifestações clínicas, alterações de exames laboratoriais e testes que detectem o agente, além da exclusão de outras morbidades que devem ser incluídas no diagnóstico diferencial.

O histórico é muito importante, especialmente relacionado com a idade do animal, o estado imune e o contato com outros gatos nas últimas 2 semanas (p. ex., em gatis, hospitais ou centros de adoção).

Patologia clínica

Geralmente, a contagem total de leucócitos na fase mais grave da infecção está entre 50 e 3.000 células/$\mu\ell$. Os gatos com infecção mais branda apresentam entre 3.000 e 7.000 leucócitos/$\mu\ell$. A panleucopenia não é uma alteração laboratorial patognomônica da doença e pode não existir em todos os casos. A gravidade da doença e o prognóstico normalmente estão relacionados com a intensidade da leucopenia. Em primeiro lugar, a neutropenia resulta da migração dos neutrófilos para o intestino; em seguida, ocorre pela supressão da medula óssea. Nos gatos que se recuperam, a granulocitopoese é reiniciada na medula óssea e, perifericamente, verifica-se neutrofilia com desvio à esquerda. A linfopenia também é notada nesses casos, porém não está associada à gravidade da doença. Trombocitopenia resultante da destruição dos megacariócitos também pode ser vista concomitantemente com a leucopenia, no início da infecção. Alguns gatos com panleucopenia desenvolvem CID e, nestes, a trombocitopenia observada decorre da coagulopatia. A baixa contagem de plaquetas também pode refletir a gravidade do processo e um estágio mais avançado da doença devido à intensa destruição viral megacariocítica.[5] Anemia é a alteração menos frequente em casos de panleucopenia, graças ao curso agudo da doença em associação ao longo tempo de vida das hemácias, a menos que haja intensa hematoquezia. Quadros persistentes de anemia arregenerativa e leucopenia são mais sugestivos de infecção ou coinfecção pelo vírus da leucemia felina.

Há hipoalbuminemia pela diminuição da ingestão de proteína e pelas perdas do trato gastrintestinal em razão das lesões da mucosa. A baixa concentração sérica de albumina (< 3 g/dℓ) também foi relacionada com prognóstico negativo, por sua ligação à diminuição da pressão osmótica coloidal, que reduz a perfusão no nível dos capilares, possivelmente causando CID, falência de órgãos e morte. Outro parâmetro bioquímico indicativo de mau prognóstico é a baixa concentração sérica do potássio (< 4 mmol/ℓ). A hipopotassemia pode ser explicada por anorexia, vômitos, perda intestinal, fluidoterapia ou por possível síndrome de realimentação e talvez reflita mais a gravidade da enterite.[5] Aumentos na atividade sérica das enzimas hepáticas alanina aminotransferase (ALT) e aspartato aminotransferase (AST) ou no nível das bilirrubinas refletem o comprometimento hepático, ainda que raramente ocorra icterícia. Azotemia pré-renal pode ser observada, com frequência, nos casos em que existir desidratação grave.

Diagnóstico etiológico

Em amostras de sangue e fezes, o diagnóstico etiológico pode ser realizado por isolamento viral, microscopia eletrônica, cultivo celular e neutralização viral, e hemaglutinação de hemácias de suínos. Entretanto, esses métodos não são utilizados rotineiramente.

O ensaio imunoenzimático (ELISA) para detecção do parvovírus nas fezes é amplamente utilizado devido à sensibilidade, à praticidade e à rapidez de realização. Os testes detectam tanto o antígeno do FPV quanto o do CPV-2 e podem ser empregados para o diagnóstico do FPV em amostras de fezes. Vários *kits* comerciais estão disponíveis para tal propósito. Entretanto, é importante ressaltar que o FPV pode ser detectado nas fezes por meio do ELISA apenas no período de 24 a 48 h após a infecção, necessitando-se de técnicas de isolamento viral (de pouca aplicação na prática clínica) após esse prazo. Deve-se levar em consideração que os gatos vacinados recentemente com vacinas vivas podem apresentar resultados positivos nesse tipo de teste, não viabilizando, portanto, a diferenciação entre o vírus vacinal e a infecção natural.

Anticorpos anti-FPV podem ser detectados por ELISA ou imunofluorescência indireta, mas esses testes têm valor diagnóstico limitado, pois não possibilitam a diferenciação entre anticorpos induzidos pela infecção ou pela vacinação.

A reação em cadeia pela polimerase (PCR) pode ser realizada em amostras de sangue total ou fezes. O sangue total é indicado para os casos em que não haja diarreia ou amostras fecais não estejam disponíveis. Adicionalmente, a caracterização molecular por sequenciamento genético torna possível a identificação da cepa viral, já que pode haver infecção cruzada entre as espécies dos parvovírus nos carnívoros.

Diagnóstico diferencial

A coinfecção por FPV e *Salmonella* foi descrita em filhotes, portanto a salmonelose felina deve ser incluída no diagnóstico diferencial da panleucopenia.[11] A alteração laboratorial (leucopenia) em associação à gastrenterite aguda pode ocorrer também em infecções por salmonela. Deve-se fazer cultura bacteriológica fecal para excluir *Salmonella* spp. Outras morbidades devem ser incluídas no diagnóstico diferencial (Quadro 94.2).

Quadro 94.2 Possíveis diagnósticos diferenciais para a panleucopenia felina.

- Septicemia bacteriana aguda (*Salmonella* spp., *Clostridium piliforme*)
- Intoxicação
- Parasitismo intestinal maciço
- Infecção pelo vírus da leucemia felina (FeLV)
- Linfoma
- Corpos estranhos gastrintestinais (especialmente os perfurantes)
- Toxoplasmose aguda
- Abscessos ou granulomas mesentéricos

Tratamento

A mortalidade é significativamente reduzida se os gatos receberem adequados cuidados intensivos e tratamento de suporte. Os gatos mantidos vários dias sob terapia de suporte geralmente desenvolvem resposta imune adequada para sobrepujar a infecção. Os principais objetivos do tratamento são: (1) restaurar e manter o equilíbrio hídrico, acidobásico e eletrolítico, (2) minimizar as perdas contínuas de líquidos, propiciar a recuperação do epitélio intestinal e (3) evitar infecções secundárias.

A reposição de líquidos a ser administrada deve suprir as necessidades diárias de manutenção, compensar as perdas concomitantes (vômitos e/ou diarreia), além de corrigir os distúrbios acidobásicos. Cabe ressaltar que os filhotes apresentam necessidades de manutenção maiores que os adultos. Os animais acometidos geralmente têm desidratação grave, tornando necessária a rápida reposição de líquido por via intravenosa. Já os animais com manifestações clínicas mais brandas podem se beneficiar da via subcutânea.

A hipopotassemia é comum em gatos com panleucopenia em decorrência da anorexia prolongada e do aumento da diurese induzida pela fluidoterapia. Nesses casos, é indicada a administração de solução de lactato de Ringer suplementada com potássio. Podem-se aplicar até 35 mEq de potássio, por via subcutânea, sem que ocorra irritação local. Por via intravenosa nunca se deve exceder a concentração de potássio de 0,5 mEq/kg/h.

Gatos com hipoproteinemia (> 5 d/dℓ) e anemia podem necessitar de transfusão de plasma ou sangue total para restabelecer a pressão oncótica. A transfusão de plasma em associação a baixa dose de heparina (50 a 100 U/kg, 8/8 h) pode controlar a CID, por suplementar com antitrombina III e outras proteínas plasmáticas importantes.

Nos quadros que cursam com vômitos persistentes, deve-se dar atenção especial ao provimento de água e alimentos; a nutrição enteral pode ser benéfica para casos mais complicados. Deve-se oferecer uma dieta de alta digestibilidade. A administração do cloridrato de cipro-heptadina auxilia no estímulo do apetite (Quadro 94.3). Para gatos anoréxicos, com episódios graves de vômitos e/ou diarreia ou para pacientes com hipoproteinemia persistente, indica-se a nutrição parenteral, de preferência fornecida por um cateter central na veia jugular.

Antieméticos devem ser fornecidos para gatos com vômitos persistentes. Antieméticos, como a metoclopramida, devem ser administrados preferencialmente pela via parenteral (Quadro 94.3). O subsalicilato de bismuto pode ter algum efeito benéfico, pois teoricamente reduz a secreção intestinal e a diarreia, mas não deve ser ministrado a pacientes com êmese.

Quadro 94.3 Dosagem dos principais medicamentos utilizados para tratamento da panleucopenia felina.

Medicação	Dose	Via de administração	Intervalo de administração (h)
Estimulante de apetite			
Cloridrato de cipro-heptadina	2 a 4 mg/gato	VO	12 a 24
Antiemético			
Metoclopramida	1 a 2 mg/kg/dia 0,2 a 0,4 mg/kg	IV – infusão contínua VO, SC	24 8
Ondansetrona	0,1 a 0,2 mg/kg 0,5 a 1 mg/kg	IV VO	8 a 12
Dolasetrona*	0,5 a 1 mg/kg	IV, IM, SC	24
Maropitant	1 mg/kg	SC	24
Antimicrobianos			
Ampicilina Amoxicilina	15 a 20 mg/kg	IV, SC	6 a 8
Gentamicina	2 mg/kg	IV, SC, IM	8
Interferona ômega*	$2,5 \times 10^6$ U/kg	IV	24

*Não se encontram disponíveis no Brasil. IM = intramuscular; IV = intravenosa; SC = subcutânea; VO = via oral.

Suplementos vitamínicos, principalmente vitamina do complexo B, devem ser administrados via parenteral para impedir a deficiência de tiamina, de ocorrência rara. Essa deficiência pode resultar de anorexia, alta necessidade nutricional de vitamina B pelos felinos e fluidoterapia.

Como a barreira intestinal é destruída pela infecção, as bactérias do lúmen intestinal podem invadir a corrente sanguínea. A associação de bacteriemia a neutropenia pode resultar em sepse nesses pacientes imunocomprometidos. A prevenção da sepse é essencial, sendo então indicados antibióticos de amplo espectro contra bactérias gram-negativas e anaeróbias (Quadro 94.3), administrados por via intravenosa. É preferível a administração parenteral por causa da êmese. Em animais com septicemia ou em estágio terminal, pode ser necessária a combinação de penicilina ou cefalosporina com aminoglicosídio ou quinolona. Os aminoglicosídios devem ser utilizados com cautela em animais desidratados, pelo risco de nefrotoxicidade. O uso da quinolona, por sua vez, pode provocar degeneração de retina em gatos, além de causar lesões nas cartilagens de animais jovens. Justifica-se o emprego de antibióticos nessa doença pela diminuição da atividade mitótica do epitélio intestinal por redução da microbiota local.

Soro imune contendo anticorpos anti-FPV pode ser utilizado para evitar a infecção de animais suscetíveis. Sua eficácia profilática foi demonstrada em cães e pode ocorrer de modo semelhante em gatos.[12]

A interferona ômega recombinante felina é eficaz para o tratamento de enterite por parvovírus em cães e também inibe a replicação do FPV em cultivo celular.[13-15] Não há dados disponíveis acerca da eficácia dessa citocina para gatos infectados por FPV, porém se espera bom desfecho, senão excelente, já que se trata de produto homólogo.

A resposta à terapia pode ser monitorada por intermédio da contagem total e diferencial de leucócitos, uma vez que a resposta medular granulocitopoética ocorrerá em 24 a 48 h. Formas bizarras de leucócitos podem ser detectadas na circulação sanguínea e na medula óssea.

Prevenção

Os felinos doentes eliminam altos títulos virais em suas fezes, tornando o ambiente altamente contaminado. Em material orgânico, o FPV sobrevive até 1 ano em temperatura ambiente. Adicionalmente, a disseminação do vírus persiste até 6 semanas após o término dos sintomas. Devido à extrema estabilidade físico-química do FPV no ambiente, os fômites como gaiolas contaminadas, caixas de areia, vasilhames de comida e água, sapatos e roupas podem desempenhar um papel importante na transmissão. Portanto, a atenção à higiene é de suma importância. O vírus é resistente a muitos desinfetantes comuns, mas é inativado por produtos que contenham ácido peracético, formaldeído, hipoclorito de sódio ou hidróxido de sódio. O hipoclorito de sódio (água sanitária, na diluição 1:30) pode ser usado em superfícies lisas como caixas de areia, enquanto o gás formaldeído pode ser utilizado para desinfecção de ambientes. Os felinos doentes devem ser mantidos isolados, e devem ser tomadas precauções a fim de impedir a disseminação do vírus por fômites e pelo contato direto entre os gatos.

A imunização passiva também pode ser empregada para evitar a panleucopenia. Antissoros homólogos de gatos com altos títulos de anticorpos neutralizantes podem produzir proteção imune de acordo com a dose administrada. Normalmente, a dose recomendada é de 2 a 4 mℓ/kg por via subcutânea ou intraperitoneal (mais fácil em filhotes). A administração do antissoro só é indicada para animais não vacinados que foram expostos à infecção ou para gatos privados de colostro. A vacina contra o FPV é, sem exceção, a vacina felina mais importante que um gato deve receber: o vírus causa uma doença com alto índice de mortalidade em filhotes suscetíveis. No capítulo sobre imunização de felinos (Capítulo 29), encontram-se informações mais detalhadas sobre a abordagem vacinal contra a panleucopenia felina.

Referências

1. Decaro N, Buonavoglia D, Desario C, Amorisco F, Colaianni ML, Parisi A *et al.* Characterisation of canine parvovirus strains isolated from cats with feline panleukopenia. Res Vet Sci. 2010 Oct; 89(2):275-8.
2. Ikeda Y, Mochizuki M, Naito R, Nakamura K, Miyazawa T, Mikami T *et al.* Predominance of canine parvovirus (CPV) in unvaccinated cat populations and emergence of new antigenic types of CPVs in cats. Virology. 2000 Dec 5; 278(1):13-9.
3. Battilani M, Bassani M, Forti D, Morganti L. Analysis of the evolution of feline parvovirus (FPV). Vet Res Commun. 2006; (30):223-6.
4. Castro TX, Costa EM, Leite JP, Labarthe NV, Cubel Garcia RC. Monitoring of canine parvovirus (CPV) strains detected in vaccinated puppies in Brazil. Res Vet Sci. 2011 Apr; 90(2):336-40.
5. Kruse BD, Unterer S, Horlacher K, Sauter-Louis C, Hartmann K. Prognostic factors in cats with feline panleukopenia. J Vet Intern Med. 2010 Nov-Dec; 24(6):1271-6.
6. Borges AGB, Pereira CAD, Durigon EL, Monezi TA, Mehnert DU. Pesquisa do parvovírus canino em felinos domésticos pela reação de inibição da hemaglutinação utilizando anticorpos monoclonais. A Água Rev. 2005; III(3):41-7.
7. Elias F. Estudo clínico e etiológico da panleucopenia felina através do isolamento em cultura celular, da reação de hemaglutinação (HA), da reação em cadeia pela polimerase (PCR) e da restrição enzimática (RFLP-PCR). Faculdade de Medicina Veterinária e Zootecnia. Universidade de São Paulo, 2002.
8. Johann JM, Caetano CF, Hass R, Guim TN, Fischer G, Vargas GD *et al.* Serum survey for antibodies to coronavirus, herpesvirus, calicivirus, and parvovirus in domestics cats from Rio Grande do Sul, Brazil. Arq Bras Med Vet Zootec. 2009; 61(3):753-4.
9. Truyen U, Addie D, Belak S, Boucraut-Baralon C, Egberink H, Frymus T *et al.* Feline panleukopenia. ABCD guidelines on prevention and management. J Feline Med Surg. 2009 Jul; 11(7):538-46.
10. Lamm CG, Rezabek GB. Parvovirus infection in domestic companion animals. Vet Clin North Am Small Anim Pract. 2008 Jul; 38(4):837-50, viii-ix.
11. Foley JE, Orgad U, Hirsh DC, Poland A, Pedersen NC. Outbreak of fatal salmonellosis in cats following use of a high-titer modified-live panleukopenia virus vaccine. J Am Vet Med Assoc. 1999 Jan 1; 214(1):67-70,43-4.
12. Meunier PC, Cooper BJ, Appel MJ, Lanieu ME, Slauson DO. Pathogenesis of canine parvovirus enteritis: sequential virus distribution and passive immunization studies. Vet Pathol. 1985 Nov; 22(6):617-24.
13. Miyazawa T, Ikeda Y, Nakamura K, Naito R, Mochizuki M, Tohya Y *et al.* Isolation of feline parvovirus from peripheral blood mononuclear cells of cats in northern Vietnam. Microbiol Immunol. 1999; 43(6):609-12.
14. Martin V, Najbar W, Gueguen S, Grousson D, Eun HM, Lebreux B *et al.* Treatment of canine parvoviral enteritis with interferon-omega in a placebo-controlled challenge trial. Vet Microbiol. 2002 Oct 22; 89(2-3):115-27.
15. de Mari K, Maynard L, Eun HM, Lebreux B. Treatment of canine parvoviral enteritis with interferon-omega in a placebo-controlled field trial. Vet Rec. 2003 Jan 25; 152(4):105-8.

95 Coronavírus Felino

Archivaldo Reche Junior, Marina Nassif Arena

Peritonite infecciosa felina

A peritonite infecciosa felina (PIF) é uma doença imunomediada fatal, desencadeada por formas mutadas do coronavírus felino (FCoV), um RNA-vírus envelopado de fita simples, frequentemente encontrado nos gatos domésticos.[1-7]

Por ser uma doença comum e fatal, e por não haver manejo efetivo a longo prazo, diagnóstico rápido e confiável torna-se essencial a fim de minimizar o sofrimento dos pacientes com PIF e evitar a eutanásia desnecessária daqueles que não estão acometidos. No entanto, nenhum teste até o momento é capaz de definir o diagnóstico de PIF *in vivo.*

A dificuldade de se obter diagnóstico definitivo se deve à inespecificidade das manifestações clínicas, à falta de anormalidades hematológicas e bioquímicas patognomônicas e às baixas sensibilidade e especificidade dos testes diagnósticos utilizados na rotina clínica.

Sugere-se que a expectativa de vida dos gatos com PIF seja cerca de 2 a 5 semanas após o início das manifestações clínicas.

Biologia do vírus

O coronavírus felino (FCoV) é um RNA-vírus envelopado de fita simples, que pretence à família Coronaviridae, da ordem dos Nidovirales. Apresenta quatro proteínas estruturais: S (*spike*), responsável pela ligação do vírus ao seu receptor encontrado no hospedeiro, E (envelope), M (matriz) e N (nucleocapsídio).[1,4,6,8,9] O FCoV pode sobreviver mais de 7 semanas em ambientes com baixa umidade, sendo transmitido indiretamente via fômites (como tigelas compartilhadas, brinquedos, roupas, caixa sanitária). No entanto, é um vírus frágil, podendo ser inativado à temperatura ambiente em 24 a 48 h e com uso de desinfetantes e detergentes rotineiros.[1,2,10]

O FCoV pertence à mesma classe taxonômica de coronaviroses que o coronavírus canino (CCoV), o vírus da gastrenterite transmissível dos suínos (TGEV), o coronavírus respiratório suíno e algumas coronaviroses humanas.[1,2,6,11] Os coronavírus são os maiores RNA-vírus conhecidos até agora.

Em muitas espécies, os coronavírus apresentam tropismo restrito a um órgão, infectando principalmente o sistema respiratório ou células gastrintestinais. Em felinos e ratos, no entanto, as coronaviroses podem, sob algumas circunstâncias, envolver diversos órgãos. Uma das principais características dos coronavírus é sua grande capacidade de recombinação.

O FCoV pode ser subdividido em dois biotipos, tipos 1 e 2, sendo o tipo 1 o mais comum. A maior diferença entre eles está na sequência da proteína S, que apresenta apenas 45% de semelhança.[9] O FCoV tipo 2 é o menos comum e resultou da recombinação entre o FCoV tipo 1 e o CCoV e, ao contrário do tipo 1, pode ser facilmente cultivado.[1,2,6,12] Por ser pouco espécie-específico, o CCoV, que causa diarreia em cães, também pode infectar os gatos, que desenvolvem anticorpos que manifestam reação cruzada com o FCoV tipo 2. Ambos os biotipos do FCoV podem causar peritonite infecciosa felina.

Epidemiologia

A infecção por coronavírus entre os felinos domésticos é comum, particularmente em gatos provenientes de abrigos e criadouros, podendo atingir soroprevalência superior a 90%. Em gatos que vivem isoladamente e em gatos errantes, a soroprevalência cai para cerca de 50%, devido ao hábito solitário deles. Apesar da alta prevalência, apenas cerca 5 a 10% dos gatos infectados pelo FCoV desenvolvem PIF em condições de colônias. Essa porcentagem é ainda menor em gatos que vivem de maneira isolada.[1-3]

A prevalência da PIF depende da característica da população felina que reside em determinado ambiente, em particular da idade e da imunocompetência dos animais. Algumas raças e linhagens, no entanto, tendem a ser mais suscetíveis à PIF – Persa, Sagrado da Birmânia, Ragdoll, Bengal, Rex, Absínio e Himalaio – que gatos de outras raças ou sem raça definida.[1-13] Machos não castrados também têm maior risco de desenvolver a doença, talvez pelo maior estresse sofrido por eles em decorrência de brigas e do estado de alerta constante.[1]

A idade é um fator de risco importante, considerando-se que cerca de 70% dos gatos que apresentam PIF têm menos de 1 ano. Entretanto, há relatos de PIF em felinos idosos (> 17 anos) e em animais imunocomprometidos.[1] Fatores estressantes durante a infecção pelo FCoV, tais como procedimentos cirúrgicos, alterações no ambiente, coinfecção pelo vírus da leucemia felina (FeLV) e da imunodeficiência felina (FIV), doenças infecciosas crônicas e desnutrição, podem predispor ao desenvolvimento da PIF. Portanto, o manejo do estresse e o controle de outras infecções em colônias de gatos são essenciais para o controle da PIF.

Em criadouros, os filhotes normalmente são infectados logo no início da vida, geralmente após a 5ª ou a 6ª semana, quando as concentrações de anticorpos maternos diminuem. A mãe quase sempre é a fonte de infecção.

As fezes são a maior fonte de FCoV, sendo o principal modo de transmissão a via orofecal.[1,14] As caixas sanitárias são, portanto, o reservatório central do vírus nas colônias de gatos. Em infecção recente, é possível que o vírus seja encontrado na saliva do animal infectado (tendo em vista que ele se replica, inicialmente, nas tonsilas), nas secreções respiratórias e na urina. Logo, a infecção via saliva e aerossóis pode surgir em colônias, onde o compartilhamento de vasilhas de alimento e o *grooming* (autolimpeza) são comuns.

A transmissão via transplacentária foi descrita em gatas que desenvolveram a doença durante a prenhez, principalmente nos estágios mais avançados da gestação, mas é um evento raro. A transmissão por ectoparasitas é considerada improvável.[1,2]

Apesar de existir transmissão do FCoV por gatos com PIF, é importante ressaltar que ela não leva, necessariamente, à doença. Na realidade, a transmissão do FCoV mutado por gatos com PIF é considerada improvável em condições naturais, mas pode ser causada iatrogenicamente ou sob condições experimentais. Felinos suscetíveis costumam ser infectados por gatos assintomáticos.

Os gatos naturalmente infectados pelo FCoV passam a eliminar o vírus nas fezes em 1 semana, podendo se estender por períodos superiores a 10 meses. Muitos gatos o eliminam de modo intermitente e outros cronicamente, por anos ou por toda a vida, tornando-se uma fonte contínua de infecção e reinfecção. No felino com PIF, a excreção do vírus parece ser duradoura, porém em baixas concentrações.

Gatos com altos títulos de anticorpos contra o FCoV têm maior probabilidade de eliminar o vírus de maneira mais constante e em altas concentrações. Assim, o alto título de anticorpos está diretamente correlacionado à replicação viral e, portanto, à carga viral no intestino do animal infectado.

Etiologia e fisiopatogenia

O primeiro relato de PIF data da década de 1950, quando a doença ainda não era considerada comum.[12] Uma possível explicação para o aumento da PIF é a alteração que vem ocorrendo no manejo dos gatos domésticos, que se tornam cada vez mais confinados. Com a introdução de caixas sanitárias, o acesso às ruas acaba sendo restrito, expondo os gatos a altas cargas de FCoV existentes nas fezes, o que não aconteceria caso tivessem acesso livre à rua. Além disso, vem aumentando o número de colônias de gatos, o que acarreta estresse e os expõe a maior carga viral.

A maioria dos felinos infectados pelo FCoV é assintomática ou demonstra sinais de gastrenterite branda. Apenas uma pequena proporção desenvolve PIF.

Anteriormente, acreditava-se que existissem dois tipos de coronavírus felino, o coronavírus entérico felino (FECV) e o vírus da peritonite infecciosa felina (FIPV). Atualmente, sabe-se que o FIPV se desenvolve, espontaneamente, a partir do FECV nos gatos infectados. Logo, ambos são idênticos em relação às suas propriedades antigênicas, mas diferem no tocante à patogenicidade.[1,2,5,12,15] É exatamente por isso que o termo coronavírus felino deve ser utilizado para descrever todas as coronaviroses nessa espécie.

A causa precisa da PIF ainda não está totalmente elucidada, mas há duas hipóteses principais.[1,2] A primeira se baseia na ideia de que, em algumas circunstâncias, ocorre mutação genética no FCoV, favorecendo sua replicação em monócitos e macrófagos, o que parece ser o evento desencadeante da PIF. Logo, acredita-se que os gatos sejam primariamente infectados pela forma avirulenta do FCoV, que se replica nos enterócitos, podendo sofrer ou não a mutação genética que acarretaria PIF.

A segunda hipótese fundamenta-se na ideia de que qualquer cepa de FCoV pode causar PIF, sendo a carga viral e a resposta imune do gato infectado fatores determinantes para o seu desenvolvimento ou não. Um sistema imune competente pode evitar a PIF quando da infecção por uma cepa de baixa virulência. No entanto, a predisposição genética ou a imunossupressão decorrente de estresse ou de outras doenças podem possibilitar que a PIF se instale, mesmo nos casos de cepas de baixa virulência.[16]

É provável que tanto a virulência da cepa do FCoV quanto a mutação genética sofrida por esta e a imunidade do hospedeiro tenham um papel importante no desenvolvimento da doença.

Formas da peritonite infecciosa felina

A mutação que viabiliza a disseminação do FCoV pelo sistema monocítico fagocitário (SMF), juntamente com a variação da resposta imune individual, pode resultar em duas formas clínicas da PIF: a forma efusiva, caracterizada por polisserosites fibrinosas (p. ex., derrame abdominal e torácico) e vasculite; e a forma não efusiva, caracterizada por lesões granulomatosas em órgãos e de evolução lenta. Cerca de 80% dos casos de PIF são representados pela forma efusiva.[13]

O desenvolvimento ou não da PIF parece depender da força da resposta imune celular, que aparentemente é a única resposta imune eficiente contra a progressão da doença. Presume-se que a PIF efusiva seja consequência de fraca resposta imune celular associada a forte resposta imune humoral, enquanto a forma não efusiva decorra de resposta imune celular fraca associada a resposta imune humoral parcial. Todas as formas de PIF são letais, e a progressão da doença pode advir de grave imunodepressão causada pela depleção de células T.[2]

As duas formas provavelmente refletem quadros clínicos extremos, e muitos gatos acometidos apresentam manifestações clínicas e lesões compatíveis com ambas.

Patogênese da coronavirose entérica felina

Após a infecção pelo FCoV por ingestão, ou mais raramente pela inalação do vírus, este se replica principalmente no epitélio intestinal, ficando restrito ao sistema digestório. O receptor específico do FCoV (ao menos o do tipo 1) é a enzima N-aminopeptidase, encontrada na borda em escova do epitélio intestinal. A replicação do vírus no citoplasma pode causar a destruição dos enterócitos. Alguns gatos, portanto, podem apresentar diarreia, dependendo do grau de replicação viral.

Em muitos animais acometidos, a infecção persiste por longo período, assintomaticamente. No entanto, eles podem eliminar o vírus de modo intermitente ou contínuo, servindo como fonte de infecção para outros gatos.

Cerca de 90 a 100% dos gatos expostos ao FCoV são infectados e desenvolvem anticorpos em 2 a 3 semanas; destes, aproximadamente um terço elimina o vírus.[2] Em colônias nas quais a infecção é endêmica, a manutenção de baixos títulos de anticorpos indica que as chances de desenvolver PIF são pequenas.

Alguns gatos, contudo, são resistentes à infecção, permanecendo sorologicamente negativos. Gatos que vivem isolados ou em grupos de até cinco animais podem debelar a infecção em alguns meses ou anos.[2]

Patogênese da peritonite infecciosa felina

Acredita-se que a PIF se desenvolva a partir de uma mutação espontânea em uma região específica do FCoV. Sempre que a infecção por esse vírus existir, haverá potencial para o desenvolvimento da PIF. A mutação ocorre invariavelmente nos mesmos genes, mas sua exata localização muda. Comparando-se o genoma do vírus não mutado com o do vírus mutado, tem-se 99,5% de semelhança.[2]

Essa mutação acarreta alterações nas estruturas da superfície do vírus, possibilitando que este seja fagocitado por macrófagos, ligando-se, posteriormente, aos ribossomos dessas células. Assim, o vírus mutado torna-se apto a se replicar no interior dos macrófagos. Esse é considerado o evento-chave na patogênese da PIF.[2,5,8]

A redução da supressão do vírus no intestino pelo sistema imune talvez contribua para o aumento da replicação viral, predispondo ao desenvolvimento da PIF pelo aumento da carga viral, já que o aumento da replicação do vírus torna maior a probabilidade de mutações. Tal mecanismo ainda não foi elucidado, mas existe a hipótese de que o vírus consiga escapar da citotoxicidade celular dependente de anticorpos devido à ausência de antígenos virais na superfície das células infectadas, resultando em infecção latente, com um longo período de incubação.

A redução na supressão do vírus decorre de fatores que incluem as características físicas de cada animal (p. ex., animais jovens e predisposição racial); o *status* imune do animal acometido, o qual pode estar comprometido por infecções (p. ex., FIV e FeLV); estresse; procedimentos cirúrgicos; tratamento com corticoides; taxa de reinfecção em gatos de colônias, assim como a carga viral e a virulência do vírus.

É provável que os filhotes que desenvolvem PIF o façam por estarem sujeitos a uma alta carga viral quando seu sistema imune ainda não se formou completamente e tenta lidar com outras infecções e com o estresse da vacinação, da relocação e, às vezes, da castração.

Aproximadamente 14 dias após a mutação viral, os vírus podem ser encontrados em diversos órgãos, como ceco, cólon, linfonodos mesentéricos, fígado, baço e sistema nervoso central.[2]

Existem duas explicações possíveis para os eventos pós-disseminação viral. A primeira propõe que os macrófagos infectados pelo FCoV deixem a corrente sanguínea, adentrando os tecidos, atraindo anticorpos, fatores do complemento, macrófagos e neutrófilos para a lesão. Como consequência, desenvolve-se uma lesão típica piogranulomatosa.

A segunda explicação presume que a PIF resulte da saída de imunocomplexos da circulação para a parede dos vasos sanguíneos, fixando complemento e acarretando alterações granulomatosas. Assume-se que esses complexos antígeno-anticorpo sejam reconhecidos por macrófagos, mas não sejam apresentados às células *natural killer* (NK), o que, portanto, evita sua destruição. A consequência da formação de imunocomplexos nos gatos dependerá do tamanho destes, da concentração de anticorpos e do conteúdo do antígeno. Por isso, quanto mais forte for a resposta humoral, maior a quantidade de anticorpos na circulação e, consequentemente, maior a formação de imunocomplexos. A deposição destes ocorre, na maioria das vezes, nos locais de alta pressão sanguínea e turbulência, como as bifurcações de vasos sanguíneos, peritônio, rins e úvea.

Com a morte dos macrófagos infectados pelo FCoV mutante, não só os vírus são liberados, mas também substâncias quimiotáticas, incluindo complemento e mediadores inflamatórios. A fixação do complemento resulta na liberação de aminas vasoativas, que causam retração de células endoteliais, possibilitando a exsudação de proteínas plasmáticas. Daí o desenvolvimento de exsudatos ricos em proteínas na PIF.

A depleção significativa de células T foi observada em órgãos linfoides e tecidos linfoides periféricos logo no estágio inicial da doença, e, apesar de a causa ser desconhecida, acredita-se que tal fato tenha grande importância na patogênese da PIF pela liberação de citocinas pró-inflamatórias. A depleção de células T tem correlação positiva ao aumento da replicação viral.[8,22]

Os mediadores inflamatórios ativam enzimas proteolíticas, causando lesões nos tecidos. A vasculite imunomediada resulta na ativação do sistema de coagulação e, consequentemente, em coagulação intravascular disseminada (CID). Um desequilíbrio em certas citocinas, como aumento nas concentrações de TNF-α e diminuição da interferona C, pode ser encontrado logo no início do desenvolvimento da PIF, em infecções experimentais. Proteínas de fase aguda encontram-se alteradas nos gatos com peritonite infecciosa felina.

Aprimoramento dependente de anticorpos

Em muitas infecções, anticorpos preexistentes protegem o indivíduo em possíveis desafios imunológicos. Na PIF induzida experimentalmente, no entanto, uma forma mais intensa da doença pode ocorrer nos gatos com anticorpos preexistentes, caracterizada por desenvolvimento precoce da doença, com curso curto e óbito rapidamente. O mecanismo proposto para o que se chama de "aprimoramento dependente de anticorpos (ADA)"[1,2,4,7,9] é que os anticorpos específicos contra a proteína S facilitem a captação do FCoV pelos macrófagos.

Esses achados têm complicado a pesquisa de uma vacina efetiva e segura, já que o ADA ocorre após a vacinação em muitos experimentos. Porém, não parece ter um papel importante a campo: os gatos soropositivos que se reinfectam naturalmente pelo FCoV parecem não ter evidências de sua ocorrência.

Imunidade

Ainda está para ser determinado por que alguns gatos desenvolvem PIF enquanto outros, não. Sugeriu-se que gatos que apresentam boa resposta imune celular não desenvolvem PIF; em contrapartida, gatos que apresentam resposta predominantemente humoral têm maior probabilidade de desenvolver PIF. Ou seja, não é o vírus em si que causa o maior dano nos gatos, e sim sua própria resposta imune ao vírus.[1,2]

Imunidade passiva

Os anticorpos maternos geralmente protegem o filhote até a 5ª ou 6ª semanas de vida, e seu declínio tem início entre a 6ª e a 8ª semana, tornando-se indetectáveis.

Resposta imune ativa ao coronavírus felino

A resposta imune do animal ao vírus é responsável pelo curso da doença e por suas manifestações clínicas.

Imunidade celular

Gatos com boa resposta imune celular podem recuperar-se ou, ainda, apresentar infecção subclínica, tornando-se portadores assintomáticos. A importância desse tipo de resposta pode ser corroborada pela ocorrência da PIF associada a coinfecções pelo FeLV ou FIV, que suprimem a resposta imune celular.

Imunidade humoral

A eliminação das infecções naturais está associada à existência de anticorpos direcionados à proteína S do FCoV, sugerindo que, nestas, a resposta imune humoral tenha um papel na proteção do animal. No entanto, quanto mais forte a resposta imune humoral, maior é a depleção das células T, o que deixa a doença mais grave.

Em um estudo em que gatos foram imunizados com uma vacina recombinante, expressando a proteína S do coronavírus, os felinos ficaram gravemente doentes 1 semana após desafio imunológico, com uma forma altamente virulenta, causadora de PIF. Em contraste, os gatos do grupo-controle, não vacinados, sobreviveram mais de 28 dias.[17]

Manifestações clínicas

Coronavirose entérica felina

Após a infecção pelo FCoV pode haver um episódio curto de manifestações clínicas relacionadas com o trato respiratório anterior, as quais normalmente são brandas e não chamam a atenção dos proprietários. Pode haver diarreia ou êmese transitórias como resultado da replicação do FCoV nos enterócitos. No entanto, a maioria dos gatos infectados por esse vírus é assintomática.

▪ Peritonite infecciosa felina

As manifestações clínicas da PIF são inespecíficas, em decorrência da distribuição variada das lesões piogranulomatosas e do surgimento de vasculite em diferentes órgãos e sistemas, como rins, fígado, pâncreas, olhos e sistema nervoso central (SNC). Em todos os gatos com manifestações clínicas inespecíficas, como perda de peso crônica ou febre refratária à antibioticoterapia, a PIF deve ser incluída na lista dos diagnósticos diferenciais.

Na infecção natural, o período entre a mutação e o desenvolvimento da doença é desconhecido, e provavelmente depende da resposta imune de cada animal. Na maioria das vezes, a doença fica aparente em algumas semanas, ou até anos, pós-mutação. Estudos demonstraram que os gatos apresentam maior risco de desenvolver PIF cerca de 6 a 18 meses depois da infecção pelo FCoV, e essa taxa cai após 36 meses.[2]

A peritonite infecciosa felina foi classificada, inicialmente, em formas efusiva e não efusiva, contribuindo para o reconhecimento de suas apresentações clínicas e seu diagnóstico. No entanto, há considerável sobreposição entre ambas as formas, sendo possível classificá-la em uma terceira, a forma mista.[1,2]

PIF efusiva é caracterizada por polisserosites fibrinosas (p. ex., pericardite, pleurite e peritonite), com efusões, febre, apatia, anorexia, distrição respiratória, perda de peso, icterícia e linfonodomegalia mesentérica.

PIF não efusiva ou seca caracteriza-se por lesões granulomatosas em diferentes órgãos, febre, apatia, anorexia, alterações oculares, perda de peso, icterícia, linfonodomegalia mesentérica e alterações neurológicas, além de não haver derrames óbvios. No entanto, sempre há derrames e lesões piogranulomatosas, em maior ou menor grau. Logo, a PIF pode ser mais ou menos exsudativa em um gato em determinado momento do curso da doença.

Quando predominam as manifestações clínicas da forma não efusiva, a investigação de possível acúmulo de pequenas quantidades de líquido efusivo pode fornecer amostras para os testes diagnósticos.

Derrames

Muitos gatos com PIF desenvolvem evidentes derrames pleurais, pericárdicos e peritoneais, sendo a ascite a manifestação clínica mais óbvia da forma efusiva da doença. É importante ressaltar que menos de 50% dos gatos com derrames apresenta PIF.

Naqueles com ascite, aumento no volume abdominal geralmente é notado pelo proprietário, podendo ser confundido com prenhez (Figuras 95.1 e 95.2). À palpação, deve haver flutuação, e também formações decorrentes da aderência do omento ou de vísceras ou do aumento dos linfonodos mesentéricos (Figura 95.3).

Em menor proporção, os casos de derrame se restringem ao tórax. Derrames pleurais geralmente acarretam dispneia ou taquipneia e, às vezes, posição ortopneica e cianose de mucosas. À auscultação, percebe-se hipofonese das bulhas. Pode existir derrame pericárdico associado ou não aos demais. Nesses gatos, também hipofonese de bulhas e alterações típicas podem ser vistas no eletrocardiograma e no ecocardiograma.

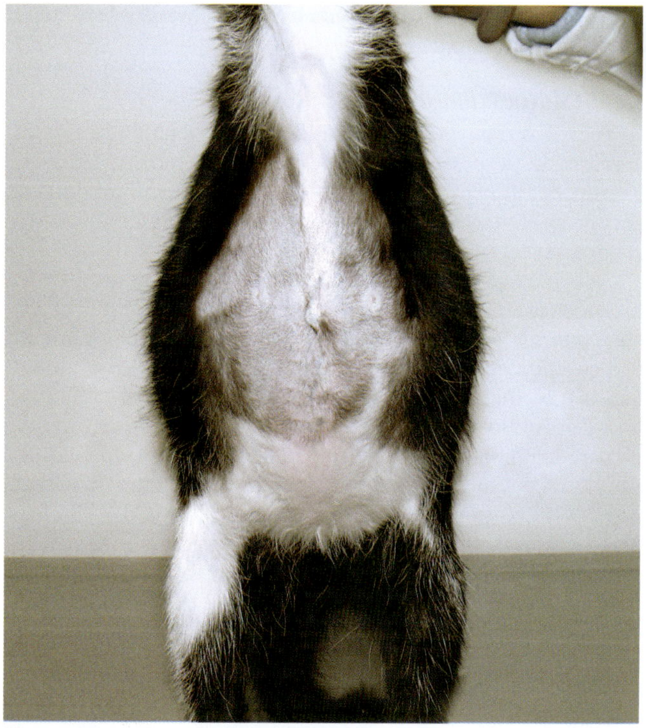

Figura 95.1 Distensão abdominal em filhote com diagnóstico de peritonite infecciosa felina – forma efusiva.

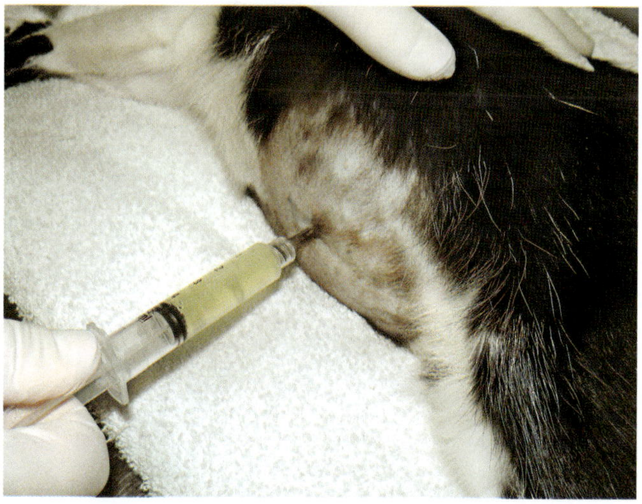

Figura 95.2 Paracentese, do mesmo filhote da Figura 95.1, com drenagem de líquido ascítico de coloração amarelo-palha. Este é um achado comum entre gatos com peritonite infecciosa felina – forma efusiva.

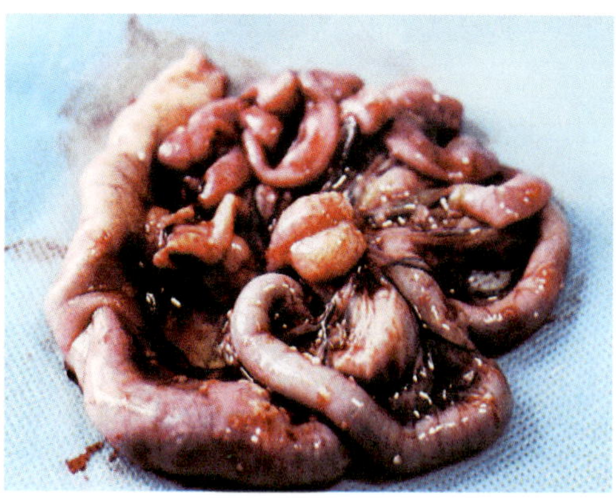

Figura 95.3 Exame necroscópico de filhote com peritonite infecciosa felina – forma efusiva, com aumento de linfonodo mesentérico.

As serosites podem envolver a túnica vaginal dos testículos, causando aumento de volume.

Manifestações clínicas inespecíficas

Febres refratárias à antibioticoterapia, letargia, anorexia e perda de peso são alterações inespecíficas observadas em gatos com PIF; entretanto, em alguns casos, o animal pode se encontrar ativo e em boa condição corporal. Também é possível ocorrer icterícia, associada a derrames.

A forma não efusiva da PIF costuma mostrar maior desafio diagnóstico: manifestações inespecíficas como pirexia, anorexia e letargia podem ser as únicas alterações, principalmente nos estágios iniciais da doença. Em geral, os órgãos abdominais são os mais afetados, podendo-se observar diarreia crônica e episódios eméticos, relacionados com o acometimento da parede do cólon ou da junção ileocecocólica. Dependendo das alterações intestinais e do aumento da espessura da parede do intestino, pode haver constipação intestinal. Algumas vezes, pode-se ver pneumonia piogranulomatosa difusa acarretando dispneia grave. Os rins também podem ser atingidos, resultando em renomegalia (Figuras 95.4 e 95.5). Os linfonodos mesentéricos podem estar aumentados, levando ao diagnóstico errôneo de neoplasia.

Alterações oculares

Gatos com PIF não efusiva frequentemente apresentam lesões oculares, sendo as alterações retinianas as mais comuns. Por isso, exames para avaliação das retinas devem ser realizados em todos os gatos com suspeita de PIF. Ao exame oftalmoscópico, ocasionalmente notam-se coriorretinite, hemorragia e/ou descolamento da retina.

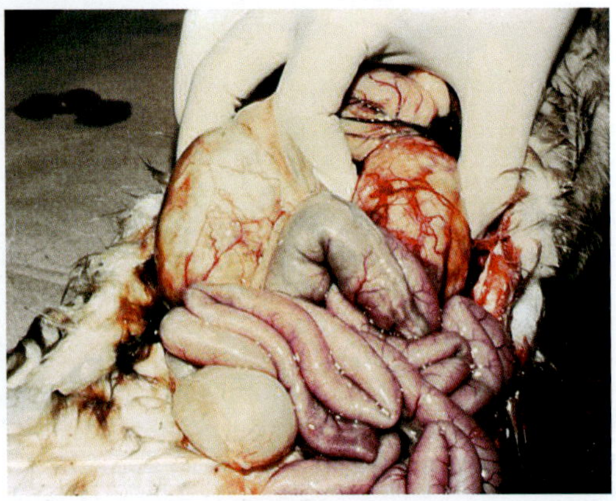

Figura 95.4 Exame necroscópico de filhote com peritonite infecciosa felina – forma não efusiva, com aumento do tamanho de ambos os rins.

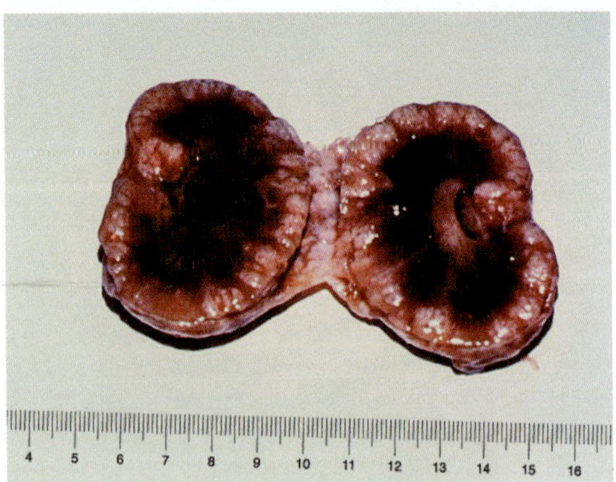

Figura 95.5 Corte transversal do rim do filhote da Figura 95.4. Observar lesões piogranulomatosas dispostas na região cortical do rim.

A uveíte é uma manifestação comum entre os gatos com PIF não efusiva. Uveíte branda pode ser notada como alterações na coloração da íris. Discoria (distúrbios das pupilas) ou anisocoria secundária à inflamação da íris, perda repentina da visão e hifema também podem ocorrer.

Tais alterações, no entanto, não são patognomônicas, sendo observadas em outras infecções sistêmicas, como micoses profundas, toxoplasmose, FeLV e FIV.

Alterações neurológicas

As manifestações neurológicas são encontradas em mais de 10% dos casos de PIF e refletem o acomentimento focal, multifocal ou difuso do encéfalo, da medula espinal e das meninges. As alterações neurológicas mais comuns são ataxia, nistagmo e convulsões. Hiperestesia, alterações comportamentais, tremores de intenção e déficits de nervos cranianos podem ser vistos.

Se a lesão por PIF estiver nos nervos periféricos ou na medula espinal, podem-se verificar claudicação, ataxia progressiva, tetraparesia, hemiparesia ou paraparesia.

Alterações cutâneas

Alterações cutâneas foram relatadas recentemente, caracterizadas por múltiplas lesões nodulares decorrentes de flebite dermal piogranulomatosa necrosante.[18]

■ Diagnóstico

O diagnóstico da coronavirose entérica felina é confirmado apenas por imuno-histoquímica ou imunofluorescência de biopsias intestinais.[2]

O diagnóstico definitivo da PIF ainda é um assunto complexo e controverso, por ser extremamente desafiador *in vivo* e por nem sempre ser possível. As dificuldades do diagnóstico definitivo da PIF resultam da inespecificidade das manifestações clínicas e das alterações hematológicas e bioquímicas, bem como da falta de exames confirmatórios não invasivos em gatos que não têm derrames. A ocorrência destes deve ser confirmada logo no início, pois a obtenção de amostras de líquidos efusivos é muito útil, além de ser um procedimento relativamente não invasivo.

Nos gatos que não apresentam derrames, diversos parâmetros – histórico, ambiente em que vivem, manifestações clínicas, alterações nos exames laboratoriais, títulos de anticorpos – devem ser levados em consideração para auxiliar na decisão apropriada dos procedimentos diagnósticos a serem empregados.

▪ Hemograma

As alterações em hemograma e perfil bioquímico são comuns nos gatos com PIF, porém não são patognomônicas. Pode haver leucopenia ou leucocitose por neutrofilia. Linfopenia comumente ocorre, no entanto, quando associada à neutrofilia, caracteriza o leucograma de estresse, geralmente comum em gatos e em diversas doenças. O diagnóstico de PIF é menos provável quado a contagem de linfócitos se encontra dentro do normal. Acredita-se haver correlação entre linfopenia e gravidade das manifestações clínicas: quanto maior a linfopenia (depleção das células T), mais grave é o quadro clínico.

Anemia normocítica, normocrômica leve a moderada, regenerativa ou não, também é um achado comum e inespecífico, podendo aparecer em quase todas as doenças crônicas dos felinos. A anemia regenerativa na PIF geralmente é secundária à anemia hemolítica autoimune (AHAI); a arregenerativa decorre da inflamação crônica.

Trombocitopenia é comum em gatos com PIF, em virtude da coagulação intravascular disseminada, assim como o aumento dos produtos de degradação de fibrinogênio (PDF).

Perfil bioquímico

Um achado laboratorial comum em gatos com PIF é o aumento na concentração de proteína total sérica (> 7,8 g/dℓ), decorrente do aumento da produção de imunoglobulinas, principalmente de gamaglobulinas, o que leva à redução do valor da razão entre albumina e globulina.

A concentração sérica de proteína total em gatos com PIF pode ser superior a 12 g/dℓ, mas este valor também pode ser encontrado em gatos com estomatite crônica grave, doença crônica do trato respiratório anterior, dirofilariose ou mieloma múltiplo.

Em um estudo, encontrou-se hiperglobulinemia em cerca de 50% dos gatos com derrame e de 70% dos gatos sem derrame.[18] A eletroforese é fundamental em tais casos, podendo demonstrar tanto hipergamaglobulinemia policlonal ou monoclonal como aumento das proteínas de fase aguda, o que também pode ser visto em mieloma múltiplo.

A razão entre albumina e globulina tem alto valor diagnóstico, mais que a concentração sérica de proteína total ou de gamaglobulina, já que a queda dos níveis séricos de albumina pode se dever à redução em sua produção. A queda nos níveis de albumina e o aumento de globulinas parecem característicos da PIF. Determinou-se um valor de corte ideal, 0,8, para a razão albumina/globulina. Com valor menor que 0,8, a probabilidade de o gato ter PIF é alta (valor preditivo positivo de 92%); se o valor for maior, é provável que o gato não tenha PIF (valor preditivo negativo de 61%).

A baixa concentração sérica de albumina quase sempre está associada à baixa produção hepática ou à perda proteica causada pela glomerulopatia secundária à deposição de imunocomplexos, ou pelo extravasamento de líquido rico em proteína decorrente de vasculites e de alterações granulomatosas no intestino. A hepatopatia não necessariamente existe, já que o aumento do nível sérico de globulinas promove *feedback* negativo na produção de albumina pelo fígado.

Hiperbilirrubinemia e icterícia costumam ser observadas em gatos com PIF e, provavelmente, devem-se aos altos níveis de fator de necrose tumoral alfa (TNF-α), que inibe o transporte transmembrana dos pigmentos biliares. Sendo assim, o aumento do nível sérico de bilirrubina sem hemólise e sem elevação das enzimas hepáticas pode sugerir PIF.

Estudos recentes focam o valor diagnóstico das proteínas da fase aguda, incluindo α_1-glicoproteína ácida (AGP), uma proteína sérica de fase aguda que se encontra elevada em gatos com PIF.[19] Altos níveis de AGP (> 3 mg/mℓ), no plasma ou em derrames, podem dar suporte ao diagnóstico de PIF; no entanto, esses níveis podem aumentar em outras condições inflamatórias e, assim, essas alterações não são específicas. Adicionalmemte, a AGP também pode se elevar em gatos assintomáticos infectados por FCoV, especialmente naqueles que vivem em colônias onde a infecção é endêmica, em casos de doenças inflamatórias e nos estágios finais da imunodeficiência felina.

Testes com o líquido de derrame

Se houver derrame, o passo mais importante para o diagnóstico é a obtenção de uma amostra do seu líquido, pois testes com essa amostra têm valor diagnóstico maior do que aqueles provenientes de amostras sanguíneas.

O líquido resultante dos derrames em PIF mostra coloração amarelo-palha, citrina ou áurea e consistência viscosa. Além disso, apresenta alta quantidade de fibrina e densidade entre 1,017 e 1,047. Esse líquido é classificado, geralmente, como exsudato, uma vez que a concentração de proteína é alta (> 35 g/dℓ). No entanto, a concentração de células é baixa (< 1.000 células/mℓ), aproximando-se de um transudato modificado ou transudato puro. A razão albumina/globulina < 0,8 é altamente sugestiva de PIF.

A citologia do derrame de gatos com PIF demonstra diferentes composições, mas frequente predominância de macrófagos e neutrófilos íntegros. Derrames em casos de serosites bacterianas e linfoma também podem ter tais características, porém a ausência de células linfoides com caráter maligno e de bactéria os diferencia daqueles decorrentes da PIF.

Os diagnósticos diferenciais mais importantes em felinos com derrames incluem doença hepática inflamatória, linfoma, insuficiência cardíaca e peritonite ou pleurite bacteriana.

Teste de Rivalta

O teste de Rivalta é um método extremamente simples e de baixo custo, que não requer equipamentos laboratoriais especiais e pode ser facilmente realizado nas clínicas veterinárias.[1,2] Esse teste possibilita a diferenciação entre derrames por PIF e derrames por outras doenças. Não apenas a alta concentração de proteína, mas altas concentrações de fibrina e de mediadores inflamatórios levam à reação positiva.

O teste de Rivalta tem alto valor preditivo positivo (86%) e valor preditivo negativo mais alto ainda (97%) para a PIF. Resultados positivos podem ocorrer em gatos com peritonite bacteriana ou linfoma. Esses derrames, no entanto, são facilmente diferenciáveis por exame macroscópico, citologia e/ou cultura bacteriana.

Testes com o líquido cefalorraquidiano

A análise do líquido cefalorraquidiano (LCR)[1,2,15] só deve ser realizada nos gatos com alterações neurológicas. O LCR desses animais pode apresentar elevada concentração de proteína (50 a 350 mg/dℓ) e pleocitose (100 a 10.000 células nucleadas/mℓ), contendo principalmente neutrófilos, linfócitos e macrófagos, mas tais alterações são achados inespecíficos e muitos gatos podem ter LCR normal.

Anticorpos

A titulação de anticorpos no soro pode contribuir para o diagnóstico da PIF, se feita de maneira cautelosa e sempre correlacionada ao histórico do paciente. Alta porcentagem de gatos hígidos apresenta anticorpos para FCoV, e muitos jamais desenvolverão PIF.

As titulações de anticorpos com valores baixos ou médios têm pouca importância diagnóstica, no entanto não descartam a doença, já que cerca de 10% dos gatos com manifestações clínicas de PIF mostram resultados sorológicos negativos. Em gatos com PIF na fase terminal, os títulos de anticorpos podem ser baixos ou negativos. Isso pode ocorrer tanto pela exaustão do sistema imunológico como pela alta quantidade de partículas virais ligadas aos anticorpos, tornando-os indisponíveis para a ligação destes aos antígenos do teste de titulação. Ainda, o extravasamento de anticorpos juntamente com o líquido de derrame pode baixar os títulos de anticorpos séricos. Títulos muito altos podem ter certo valor diagnóstico, e aumentam a probabilidade de se tratar da enfermidade.

Pode-se fazer a mensuração de anticorpos em outros líquidos que não o sangue, contudo a interpretação da titulação de anticorpos no derrame ou no LCR é ainda mais complicada, não sendo recomendada.

Há correlação entre os títulos de anticorpos e a quantidade e frequência de eliminação de vírus nas fezes: gatos com títulos elevados eliminam maior quantidade de vírus e de maneira mais constante.

A titulação de anticorpos, portanto, é indicada em gatos hígidos que tiveram contato com outros gatos suspeitos de eliminarem o FCoV; em colônias, com o objetivo de verificar a existência do vírus; na avaliação de um gato, antes de introduzi-lo em uma colônia ou antes de vaciná-lo; e na avaliação de filhotes, quando o desmame precoce for realizado.

Reação em cadeia pela polimerase com transcrição reversa

A reação em cadeia pela polimerase com transcrição reversa (RT-PCR) no sangue é utilizada esporadicamente como ferramenta diagnóstica. Até o momento, a PCR ainda não foi capaz de fechar o diagnóstico de PIF, porque não é possível distinguir entre o vírus mutado, causador da PIF, e o FCoV não mutado.

Além disso, a prova de RT-PCR positiva aparece não somente em gatos com PIF, mas também em portadores sãos, assim como a RT-PCR negativa pode comumente ocorrer em gatos com PIF.[1]

A RT-PCR de líquidos efusivos ou do LCR também é discutida como ferramenta diagnóstica, porém dados do valor diagnóstico desse teste ainda não estão disponíveis.

Nas fezes, a RT-PCR é utilizada com o objetivo de determinar se o animal está ou não eliminando o FCoV, não apresentando valor diagnóstico nos casos de PIF.

Detecção do antígeno do coronavírus felino em macrófagos

O coronavírus pode estar alojado sistemicamente em gatos sem PIF, mas somente existindo a doença haverá quantidades suficientes dele nos macrófagos para se obter coloração positiva. A detecção do vírus nessas células pode ser feita pela pesquisa de antígeno, utilizando a imunofluorescência nos macrófagos de derrames ou a imuno-histoquímica nos macrófagos de tecidos.

A imunofluorescência apresenta valor preditivo positivo de 100%, o que significa que, caso seja positiva, há 100% de chance de o gato ter PIF, não ocorrendo falso-positivos. Infelizmente, o valor preditivo negativo não é alto (57%); logo, se ela for negativa, há 43% de chance de o animal ter PIF, indicando alta porcentagem de falso-negativos. A negatividade do teste, nos casos de PIF, pode ser explicada principalmente pelo baixo número de macrófagos no esfregaço efusivo. Outro argumento para os resultados falso-negativos é a competição entre os anticorpos contra FCoV e os anticorpos imunofluorescentes pela ligação com o vírus.

A imuno-histoquímica também é 100% preditiva de PIF, caso seja positiva. Entretanto, métodos invasivos, como a laparotomia ou a laparoscopia, geralmente são necessários para a obtenção adequada de amostras de tecidos.

Histopatológico

Histopatologia é a técnica mais apropriada para se chegar ao diagnóstico definitivo da PIF. Por depender de métodos invasivos para a obtenção de amostras, sua realização *in vivo* não é recomendada.

Comparadas as sensibilidades diagnósticas da biopsia excisional e da biopsia aspirativa do fígado e do rim durante a necropsia, mostraram-se semelhantes, porém maior sensibilidade diagnóstica foi percebida com amostras de fígado em relação às amostras de rim.[20]

O valor diagnóstico da biopsia aspirativa guiada por ultrassom *in vivo*, no entanto, ainda deve ser investigado (Figura 95.6).

Tratamento

Coronavirose entérica felina

A diarreia causada pelo FCoV é autolimitante na maioria dos casos. Havendo diarreia crônica decorrente do vírus, a única opção é o tratamento de suporte – fluidoterapia, reposição de eletrólitos, alterações na dieta e antibioticoterapia.[2]

Diferenciar diarreia crônica causada pelo FCoV de um quadro de PIF pode ser extremamente desafiador. No entanto, a imunossupressão não é indicada, pois pode acarretar desenvolvimento da PIF naqueles acometidos pelo FCoV avirulento.

Peritonite infecciosa felina

Uma vez que a PIF se estabeleça, ela é fatal para a maioria dos gatos, por isso tanto o tratamento quanto a eutanásia devem ser considerados apenas após o esforço para se obter um diagnóstico definitivo. É importante ressaltar que todos os tratamentos até o presente têm como finalidade retardar a progressão da doença, não levando à cura.

O tratamento de suporte objetiva evitar infecções oportunistas, com antibióticos de amplo espectro, promover melhor qualidade de vida e suprimir a resposta imune inflamatória e inapropriada, com doses altas de fármacos imunossupressores e anti-inflamatórios (as doses e prescrições estão descritas no Quadro 95.1), todavia não há estudos controlados que indiquem se o uso de imunossupressores é ou não benéfico.

O emprego de imunomoduladores, como a interferona-α humana (IFN-α), em doses baixas pretende restaurar o sistema imune, o que pode acarretar progressão da doença. Além disso, por ser de origem humana, os felinos acabam desenvolvendo anticorpos contra a IFN-α, tornando-se refratários à terapia em 3 a 7 semanas.

Em alguns países da Europa e no Japão, a interferona-ω felina (FeIFN-ω) foi liberada recentemente para medicina veterinária. Entretanto, em um estudo sobre gatos com PIF, utilizando-se placebo em um grupo e FeIFN-ω em outro, demonstrou-se não haver benefícios no uso desta, levantando outras questões, como a dose utilizada, a posologia, o momento do início do tratamento e as possíveis interações medicamentosas.[21] Portanto, se fazem necessários novos estudos com o FeIFN-ω.

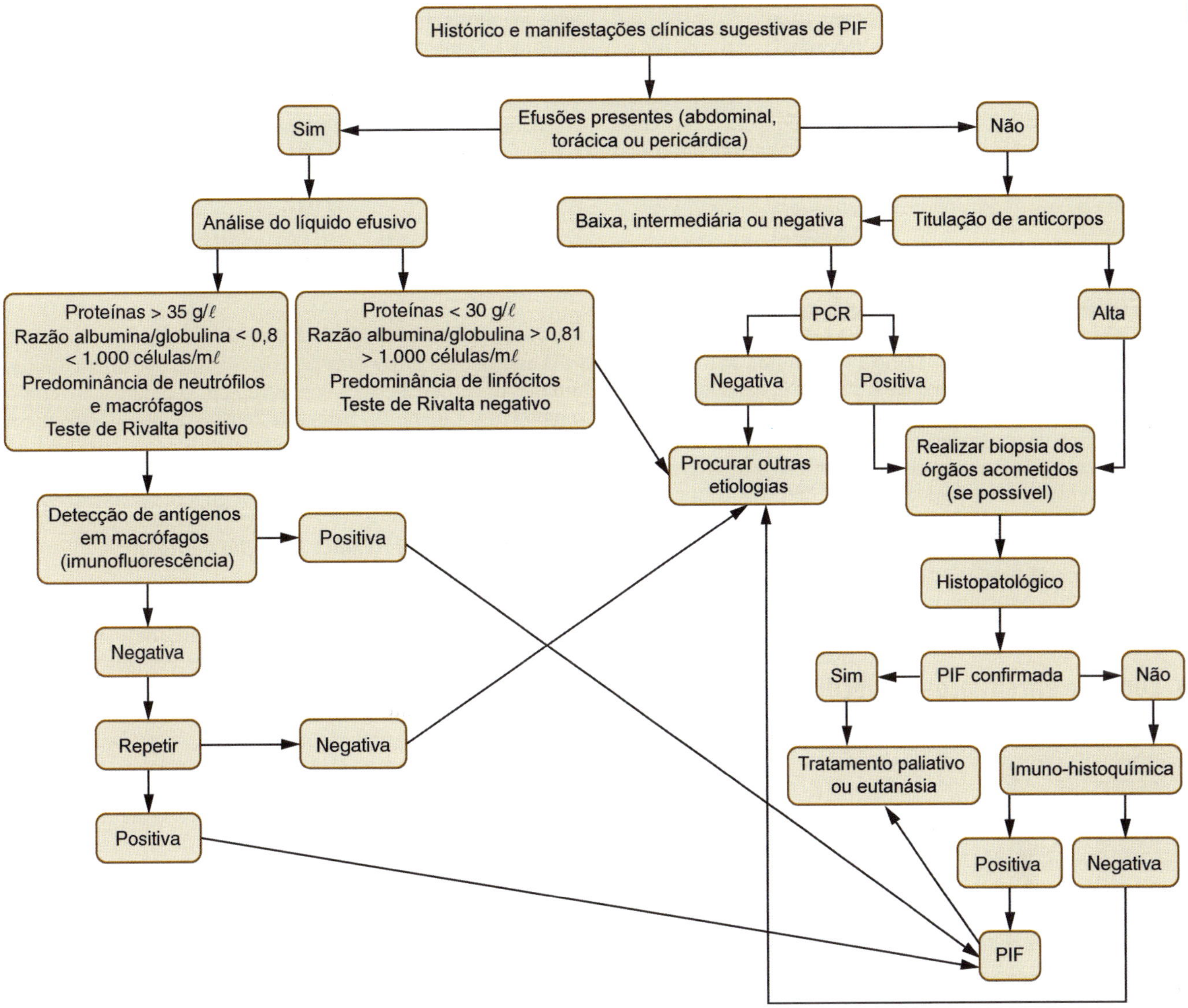

Figura 95.6 Representação da conduta com pacientes com suspeita de peritonite infecciosa felina (PIF). PCR = reação em cadeia pela polimerase.

Quadro 95.1 Medicamentos, doses e posologias utilizados para tratamento da peritonite infecciosa felina.

Medicamentos	Dose e posologia	Descrição	Observação
Azatioprina	0,3 mg/kg VO 48/48 h	Imunossupressor	Utilizar com cautela em gatos – mielossupressão importante
Ciclofosfamida	2 a 4 mg/kg VO por 4 dias consecutivos toda semana	Imunossupressor	Potente indutor de anorexia em gatos
Clorambucila	20 mg/m^2 VO a cada 2 ou 3 semanas	Imunossupressor	–
Interferona felina-ω	10^6 U/kg SC, SID por 8 dias, seguido de 10^6 U/kg SC, a cada 14 dias	Imunomodulador	Não há evidências de sua eficácia
Interferona humana-α	10^4 a 10^6 U/kg SC, SID ou 1 a 50 U/kg VO, SID	Imunomodulador	Produção de anticorpos em 3 a 7 semanas
Pentoxifilina	10 mg/kg VO 2 vezes/dia	Vasodilatador	Não há estudos garantindo sua eficácia
Prednisolona	2 a 4 mg/kg VO 24/24 h	Imunossupressor	–
Ampicilina	20 a 40 mg/kg VO 8/8 h	Antibiótico	–

SC = subcutânea; SID = uma vez ao dia (*semel in die*); VO = via oral.

Numerosos outros tratamentos foram tentados, mas poucos dados foram publicados.

Prognóstico

O prognóstico de gatos com peritonite infecciosa felina é ruim. A média de sobrevivência após o diagnóstico é de cerca de 10 dias. Os gatos que não apresentam melhora em 3 dias raramente respondem a algum tratamento, e deve-se considerar a eutanásia.

Prevenção e manejo

A prevenção da infecção pelo FCoV ainda não pode ser garantida por vacinação. Por isso, uma série de medidas deve ser tomada em conjunto, a fim de reduzir a manifestação do vírus e o risco de transmissão.

Raramente a PIF é um problema em gatos que vivem um estilo de vida *indoor-outdoor,* tendo como foco principal as colônias de gatos – abrigos e criadouros. A infecção pelo FCoV é mantida nestas por meio de novas infecções e reinfecções, e a caixa sanitária é a maior fonte de FCoV. Portanto, higiene é ainda o melhor método de se prevenir a peritonite infecciosa felina.

Controle em situações específicas

Pode ser feito evitando-se colônias numerosas, mantendo-se pequenos grupos de animais por ambiente (cerca de três gatos bem adaptados), realizando-se higiene adequada e provendo-se acesso a uma área externa cercada e com grama ou terra, a fim de que possam enterrar suas fezes, o que reduz a taxa de sobrevivência do vírus.

Se os gatos não tiverem acesso às áreas externas, deverão ser oferecidas caixas sanitárias em número suficiente, limpas com frequência e colocadas em ambientes afastados dos vasilhames de comida e água.

Criadouros e abrigos

Colônias grandes são situações de alto risco para transmissibilidade do FCoV e desenvolvimento de PIF. Para verificar se uma colônia é endêmica para FCoV, pode-se realizar a RT-PCR em amostras de fezes de três a quatro gatos, aleatoriamente. Uma vez comprovado o vírus na colônia, o manejo ideal seria a redução do número de animais por ambiente e a titulação de anticorpos de todos eles, com posterior isolamento daqueles que eliminam o vírus, detectados por RT-PCR de amostras pareadas de fezes (quatro amostras com intervalos de 3 semanas).[2]

Depois de 3 a 6 meses, uma nova titulação deve ser realizada, a fim de identificar aqueles que se tornaram sorologicamente negativos e reintroduzi-los na colônia. Os que permanecerem soropositivos deverão ter as fezes testadas novamente, 1 vez/semana, por 2 meses ou mais. Caso algum gato continue eliminando o vírus, este deverá ser removido da colônia. Tais medidas, aliadas às de higiene, como troca frequente do granulado sanitário, auxiliariam na redução do FCoV nas colônias, mas são financeiramente inviáveis para a maioria dos proprietários.

Filhotes

Muitos criadores não sabem se há infecção endêmica pelo FCoV em sua colônia, já que a morte dos filhotes como resultado da PIF geralmente ocorre quando estes já estão em um novo lar. Portanto, o manejo adequado dos filhotes determinará sua infecção ou não pelo FCoV.

Aqueles cuja mãe libera o vírus estarão protegidos até a 5ª ou 6ª semana de vida, quando deve ser feito o desmame precoce. Há autores que preconizam o isolamento da fêmea 2 a 3 semanas antes do parto, permanecendo em quarentena até a 4ª ou 6ª semana de vida dos filhotes, quando estes devem ser retirados da mãe e mantidos isolados do resto da colônia.[1] Apesar de soarem simples, tais procedimentos exigem salas para quarentenas, aumentando o custo das instalações. Além disso, o sucesso desse método deve ser monitorado com sorologia e descontinuado caso haja falhas.

Introdução de novo membro em uma colônia

Antes de um novo gato ser introduzido em uma colônia, uma série de fatores deve ser levada em consideração, como o ambiente, a idade do animal, a densidade populacional e o resultado da sorologia. Um gato sorologicamente positivo não pode ser introduzido em uma colônia em que estejam sendo envidados esforços para a redução da infecção pelo FCoV.

Aquisição de novo gato após óbito por peritonite infecciosa felina

Em casos de óbito de gatos com PIF e que viviam sozinhos, recomenda-se que o proprietário espere cerca de 2 meses antes de adquirir um novo gato. Se ainda existirem gatos em uma propriedade em que outro animal foi a óbito por PIF, o ideal seria que o proprietário esperasse até os animais se tornarem sorologicamente negativos para adquirir outro gato, reduzindo, assim, as chances de infecção pelo FCoV.

Vacinação

Muitas tentativas de desenvolver uma vacina efetiva e segura contra a PIF foram feitas, porém a maioria falhou. Em estudos a campo, testes com vacinas recombinantes, que expressam a proteína S, acarretaram a síndrome da morte precoce em filhotes, após exposição ao FCoV mutado.[7]

Até o momento, há apenas uma vacina comercial, a Primucell® da Pfizer, disponível somente nos EUA e em alguns países europeus. Ela contém uma forma mutada, termossensível, do FCoV tipo 2, cepa DF2, e é administrada por via intranasal.[2] A termossensibilidade possibilita que o vírus se replique no início das vias respiratórias anteriores, mas não à temperatura corporal interna. Contudo, essa vacina induz à soroconversão, apesar de os títulos de anticorpos serem bem baixos, o que dificulta o controle e o estabelecimento de gatos livres do FCoV.

Há controvérsia considerável sobre a eficácia da vacina, tendo em vista que o FCoV tipo 1 é o mais prevalente. Para isso, diferentes estudos foram realizados, mas muitos foram inconsistentes. Em alguns, entretanto, tal vacina demonstrou não ser eficaz para gatos portadores de FCoV. Assim, faz-se necessária a sorologia antes da vacinação.[2] Também demonstrou não ser eficaz para gatos com menos de 16 semanas de idade.

A vacinação pode ser importante em filhotes que, provavelmente, não tenham sido expostos ao FCoV, como aqueles desmamados precocemente. Em gatos em que o estilo de vida justifique a vacinação, recomendam-se duas doses da vacina a partir da 16ª semana de vida, com intervalo de 3 semanas entre estas e reforços anuais. Ainda que faltem estudos sobre a duração da imunização, acredita-se que seja curta.

No entanto, há dois problemas em particular nos criadouros de gatos: muitos filhotes já são soropositivos à idade da vacinação e a infecção pelo FCoV surge antes de 16 semanas de vida.

■ Referências

1. Hartmann K. Feline infectious peritonitis. Vet Clin North Am Small Anim Pract. 2005 Jan; 35(1):39-79.
2. ABCD Guidelines on Feline Infectious Peritonitis. Eur Advis Board Cat Dis. 2008; 1-30.
3. Monteleone GS, Brandão PE, Demétrio C, Gregori F, Rosa C, Rosales CAR *et al.* Detecção do vírus da peritonite infecciosa felina (FIVP) por meio da PCR. Ars Vet Jaboticabal, SP. 2005; 21(1):30-3.
4. Corapi WV, Olsen CW, Scott FW. Monoclonal antibody analysis of neutralization and antibody-dependent enhancement of feline infectious peritonitis virus. J Virol. 1992; 66 (11):6695-705.
5. Rottier PJ, Nakamura K, Schellen P, Volders H, Haijema BJ. Acquisition of macrophage tropism during the pathogenesis of feline infectious peritonitis is determined by mutations in the feline coronavirus spike protein. J Virol. 2005 Nov; 79(22):14122-30.
6. Kiss I, Kecskemeti S, Tanyi J, Klingeborn B, Belak S. Prevalence and genetic pattern of feline coronaviruses in urban cat populations. Vet J. 2000; 159:64-70.
7. Vennema H, de Groot RJ, Harbour DA, Dalderup M, Gruffydd-Jones T, Horzinek MC, Spaan WJ. Early death after feline infectious peritonitis virus challenge dueto recombinant vaccinia virus immunization. J Virol. 1990; 64:1407-9.
8. de Groot-Mijnes JD, van Dun JM, van der Most RG, de Groot RJ. Natural history of a recurrent feline coronavirus infection and the role of cellular immunity in survival and disease. J Virol. 2005; 79(2):1036-44.
9. Haijema BJ, Volders H, Rottier PJ. Live, attenuated coronavirus vaccines through the directed deletion of group-specific genes provide protection against feline infectious peritonitis. J Virol. 2004 Apr; 78(8):3863-71.
10. Addie DD. Clustering of feline coronaviruses in multicat households. Vet J. 2000 Jan; 159(1):8-9.
11. Duarte A, Tavares L. Utilização de um ensaio de RT-PCR – *nested* PCR para avaliação da infecção do Coronavírus Felino. Rev Port Ciênc Vet. 2007; 102(562):65-70.
12. Vennema H, Poland A, Foley J *et al.* Feline infectious peritonitis viruses arise by mutation from endemic feline enteric coronaviruses. Virology. 1998; 243:150-7.
13. Pesteanu-Somogyi LD, Radzai C, Pressler BM. Prevalence of feline infectious peritonitis in specific cat breeds. J Feline Med Surg. 2006 Feb; 8(1):1-5.
14. Kipar A, Baptiste K, Barth A, Reinacher M. Natural FCoV infection: cats with FIP exhibit significantly higher viral loads than healthy infected cats. J Feline Med Surg. 2006; 8:69-72.
15. Foley JE, Lapointe JM, Koblik P Poland A, Pedersen NC. Diagnostic features of clinical neurologic feline infectious peritonitis. J Vet Intern Med. 1998; 12:415-23.
16. Norris J. Feline infectious peritonitis. In: Science Week – Australian College of Veterinary Scientist. 2003; 60-1 (*Small Animal Medicine Chapter Meeting*).
17. Vennema H, De Groot RJ, Harbour DA *et al.* Immunogenicity of recombinant feline infectious peritonitis virus spike protein in mice and kittens. Adv Exp Med Biol. 1990; 276:217-2.
18. Cannon MJ, Silkstone MA, Kipar AM. Cutaneous lesions associated with coronavirus-induced vasculitis in a cat with feline infectious peritonitis and concurrent feline immunodeficiency virus infection. J Feline Med Surg. 2005; 7(4):233-6.
19. Duthie S, Eckersall PD, Addie DD *et al.* Value of alpha 1-acid glycoprotein in the diagnosisof feline infectious peritonitis. Vet Rec. 1997; 141:299-303.
20. Giordano A, Paltrinieri S, Bertazzolo W, Milesi E, Parodi M. Sensitivity of Tru-cut and fine-needle aspiration biopsies of liver and kidney for diagnosis of feline infectious peritonitis. Vet Clin Pathol. 2005; 34(4):368-74.
21. Ritz S, Egberink H, Hartmann K. Effect of feline interferon-omega on the survival time and quality of life of cats with feline infectious peritonitis. J Vet Intern Med. 2007; 21(6):1193-7.
22. Haagmans BL, Egberink HF, Horzinek MC. Apoptosis and T-cell depletion during feline infectious peritonitis. J Virol. 1996; 70:8977-83.

■ Leitura sugerida

Ishida T, Shibanai A, Tanaka S *et al.* Use of recombinant feline interferon and glucocorticoidin the treatment of feline infectious peritonitis. J Feline Med Surg. 2004; 6:107-9.

Paltrinieri S, Comazzi S, Spagnolo V, Giordano A. Laboratory changes consistent with feline infectious peritonitis in cats from multicat environments. J Vet Med A Physiol Pathol Clin Med. 2002; 49:503-10.

Paltrinieri S, Grieco V, Comazzi S, Cammarata Parodi M. Laboratory profiles in cats with different pathological and immunohistochemical findings due to feline infectious peritonitis (FIP). J Feline Med Surg. 2001; 3:149-59.

Sparkes AH, Gruffydd Jones TJ, Harbour DA. An appraisal of the value of laboratory testsin the diagnosis of feline infectious peritonitis. J Am Anim Hosp Assoc.1994; 30:345-50.

96
Herpes-vírus Felino | Rinotraqueíte Viral Felina

Maria Alessandra Martins Del Barrio

Introdução

Apesar de um histórico de mais de três décadas de imunização, os agentes virais que causam doenças respiratórias em gatos ainda são clinicamente bastante relevantes.[1]

A infecção pelo herpes-vírus felino tipo 1 (FHV-1) tem sido comumente associada à doença do trato respiratório anterior de gatos, particularmente em filhotes.[1,2] O FHV-1 pertence a um grupo de agentes que causam doenças respiratórias, mais em gatos pertencentes a agrupamentos tais como criatórios, abrigos, gatis e estabelecimentos de reprodução.[3] Tais agentes podem causar doença primária isoladamente, ou determinar comorbidades quando em associação. Além do FHV-1, citam-se calicivirose felina tipo 1 (FCV-1), *Bordetella bronchiseptica*, *Mycoplasma* sp., *Moraxella* sp., *Chlamydophila felis*, *Staphylococcus* sp., *Escherichia coli* e *Pasteurella* sp. [4,5]

O FHV-1, juntamente à calicivirose felina e à bactéria *Chlamydophilla felis*, é um dos agentes etiológicos do chamado complexo respiratório felino. No entanto, determina doença clínica mais grave.[1,3,4,6]

No passado, FHV-1 e FCV se apresentavam igualmente frequentes nas populações felinas; contudo, na atualidade, o FCV se tornou o agente mais comum, provavelmente devido à sua diversidade antigênica.[1,7] Como FHV-1 apresenta um único sorotipo, o seu controle pelos processos usuais de imunização talvez seja mais efetivo.[1]

Pode infectar o gato doméstico, bem como várias outras espécies de felídeos, determinando infecção respiratória aguda,[8] comumente caracterizada por rinite e conjuntivite, com febre, anorexia e letargia em animais jovens.[1–4,6,9]

O agente (FHV-1) é o causador da rinotraqueíte viral felina, uma das doenças respiratórias mais prevalentes em gatos, e também a mais grave.[1,2,3,6,8,9]

A subfamília Alphaherpesviridae é a que contém a maioria dos herpes-vírus de interesse veterinário.[1,5,8,9] O FHV-1 é um α-herpes-vírus típico, com DNA de dupla fita e envelope lipoproteico e glicoproteico, o que o torna relativamente frágil no meio externo e altamente sensível ao ressecamento, a calor, aos meios ácidos e aos desinfetantes, antissépticos e detergentes comuns.[1,3,5,6,9] É inativado a 37°C por 3 h, em 5 min a 56°C e em 5 meses a –4°C.[5]

É inativado em menos de 24 h à temperatura ambiente, embora a presença de matéria orgânica e umidade possam fazê-lo sobreviver até 18 h.[3,8,9] Também é relativamente instável como aerossol.[3]

O FHV-1 é estreitamente correlacionado à genética e antigenicamente aos herpes-vírus canino tipo 1 (CHV-1) e herpes-vírus focídico tipo 1 (PhHV-1), havendo relatos de proteção cruzada.[1,3,9] Gatos imunizados com as vacinas contra o PhHV-1 mostraram boa resposta frente ao desafio e tiveram redução significativa da excreção viral.[10]

No entanto, apresentam pouca variação de cepas que, antigenicamente, pertencem a um mesmo sorotipo,[10] sendo relativamente homogêneas quanto à avaliação do seu DNA.[1,3,9] Diferenças muito sutis já foram documentadas nos seus diferentes biotipos, sem que houvesse correlação a sua patogenicidade.[1]

O FHV-1 tem os felídeos como seus únicos hospedeiros e, apesar de o gato doméstico ser seu principal alvo, também foi isolado de material oriundo de animais exóticos.[1]

Prevalência

O FHV-1 tem distribuição cosmopolita, francamente disseminado pela população felina e mais prevalente nos agregados de gatos. Acomete animais de ambos os sexos, equitativamente.[3,5,9]

A mortalidade relacionada com o agente costuma ser baixa.[1,3,8] Animais jovens (idade inferior a 6 meses), imunocomprometidos e com infecção secundária grave, porém, podem apresentar altas taxas de mortalidade.[1,3,8,9] A morbidade em abrigos de alta densidade pode variar de 10 a 100%.[8,9]

Imunidade

Passiva

A imunidade colostral protege os gatinhos nas primeiras semanas de vida, e os anticorpos maternos podem persistir até 10 semanas. No entanto, sabe-se que 25% dos filhotes negativam esses títulos com 6 semanas de idade.[5,8]

Ativa

Geralmente, a resposta imune determina proteção contra o desenvolvimento dos sintomas, mas não contra a infecção. Demonstrou-se que animais podem se reinfectar após 150 dias da primoinfecção.[5,8]

O FHV-1 induz à síntese de baixos títulos de anticorpos neutralizantes. A imunidade fraca e não duradoura é responsável por reinfecções frequentes em intervalos inferiores a 3 meses.[9,11] Sugere-se que a imunidade mediada por células seja mais importante na proteção contra o FHV-1 que a imunidade humoral.[5,8,9,12]

Transmissão

O FHV-1 é altamente contagioso, com rápida disseminação por agregados tais como gatis, hospitais e abrigos, apresentando infectividade de 100% em populações não imunizadas e filhotes.[8,13]

A transmissão do FHV-1 é horizontal, podendo ocorrer de maneira direta ou indireta, sendo a primeira a mais importante, pelo contato íntimo entre suscetível e gato infectado ou suas secreções.[9]

Grandes quantidades de partículas virais são eliminadas em secreções oronasais e oculares, principalmente durante a fase aguda da infecção, no contato dos animais suscetíveis com indivíduos infectados.[3,5,9] A eliminação tem início 24 h após a infecção, persistindo um período de 1 a 3 semanas.[3,5,8]

Parece que os aerossóis não são tão relevantes para a disseminação do FHV-1, pois os gatos não produzem aerossóis infectantes durante a respiração. No entanto, sabe-se que espirros de um gato doente podem transmitir o agente por distâncias variáveis entre 1 e 2 metros.[3,5,8,9]

Fêmeas lactantes portadoras podem transmitir para os filhotes durante o ato de limpeza da prole. A eliminação por essas gatas se inicia entre 4 e 6 semanas depois do parto, período em que os títulos de anticorpos transferidos pelo colostro sofrem declínio na circulação dos filhotes.[8,9] Sugere-se, ainda, provável transmissão transplacentária, mas parece que o estresse referente ao parto e à lactação determina reativação da infecção dessas fêmeas e nova excreção viral, sendo essa a explicação mais plausível para a infecção em neonatos.[5,9,14]

As principais fontes de infecção são os animais com infecção aguda; contudo, a transmissão também pode se dar por animais clinicamente recuperados que se tornam portadores.[3,5]

A transmissão indireta por fômites como gaiolas, caixas de transporte, utensílios de alimentação e limpeza, toalhas, bebedouros e manipulação (tratadores, tosadores, veterinários, proprietários), é bem documentada.[10] Entretanto, tal modalidade ocorre por curto período, uma vez que o agente é pouco resistente no meio externo.[3,5,9]

Os principais suscetíveis são os gatos não imunizados, principalmente jovens entre 5 e 8 meses de idade.[8,13]

■ Portadores

É característica dos α-herpes-vírus manterem-se latentes em indivíduos clinicamente curados.[3,13] Isso determina a existência de portadores doentes ou sãos.[5,8] Aproximadamente 80% dos gatos que sobrevivem à infecção se tornam portadores crônicos; entretanto, os episódios de eliminação viral detectável são intermitentes e referem-se à reativação da infecção.[3,5,8,9]

O agente pode se manter latente em turbinados, palato mole, tonsilas, mucosa oral, gânglios trigeminais, córnea ou conjuntiva após a resolução da doença respiratória, havendo recidivas do quadro clínico, particularmente em períodos de estresse fisiológico (como anestesia), farmacológico (como corticoidoterapia) ou psicológico (como alteração de *habitat*).[2,3,5,6,8] Consideram-se eventos estressantes a inserção do animal em ambientes de alta densidade populacional (exposições, internações, hospedagens), acasalamentos, mudanças bruscas de *habitat* (viagens), corticoidoterapia, doenças sistêmicas, cirurgias, gestação, parto ou lactação.[2,3,9,13]

Sabe-se que o gânglio trigeminal é um local de latência do FHV-1, e que o recrudescimento das infecções oculares pode decorrer da reativação viral e sua migração pelos axônios do ramo oftálmico do nervo trigêmeo para o globo ocular.[13,15] Diferentemente do que se observa na infecção herpética humana, o FHV-1 não acomete o labirinto e não costuma ocasionar sintomas compatíveis com aqueles da síndrome vestibular.[16]

Alguns autores citam, ainda, a chamada persistência ou latência extraneural, confirmada pela reação em cadeia pela polimerase (PCR), nas camadas da córnea e na conjuntiva de alguns gatos, determinando sintomas anômalos e crônicos nessas estruturas, o que explica as frequentes recidivas dos quadros corneanos em portadores crônicos.[9,13,15]

A eliminação do FHV-1, nesses casos, inicia-se cerca de 1 semana após o evento lesivo, mantendo-se por um período relativo entre 7 e 14 dias. Gatos que manifestam, nesses momentos, recidiva sintomática, mesmo que branda, dão indícios de seu potencial risco como fontes de infecção.[1,3,6,8,13]

Nesses períodos, o agente se encontra nas secreções oronasais e oculares, possibilitando a infecção de suscetíveis. A eliminação pode ser mais intensa em alguns gatos, tornando-os epidemiologicamente mais importantes.[1,3,5]

Fêmeas portadoras podem ter a eliminação viral desencadeada pelo parto e pela lactação, por um período de 3 a 52 dias após o parto.[3,5,8,9]

O aparecimento da doença nos filhotes depende diretamente da imunidade parcial transferida, ou não, pelo colostro. A imunidade colostral, nesses casos, pode determinar infecções subclínicas nos filhotes, que acabam por desenvolver estado de portador.[3]

Indivíduos com a condição de portador assim permanecem por toda a vida. Entretanto, descrevem-se períodos de refratariedade, subsequentes aos processos de reativação.[1,3,5,6,8,9,15]

■ Patogenia

A infecção natural pelo FHV-1 se dá pelas vias nasal, oral ou conjuntival.[1,3] O agente replica-se, preferencialmente, nas mucosas expostas ou semiexpostas que revestem o septo nasal e os turbinados, a nasofaringe, o palato mole, as tonsilas e a conjuntiva.[1–3,6,9,13] O acometimento pulmonar primário é infrequente, mas pode ocorrer.[1,3,8] Não raro pode comprometer a mucosa traqueal e, possivelmente, brônquios e bronquíolos.[1,2]

A viremia é rara, uma vez que o vírus é termolábil, e sua replicação se restringe às áreas de menor temperatura do corpo, no caso o trato respiratório.[1,9,13] Contudo, é esporadicamente relatada em mononucleares, provocando doença generalizada, principalmente em animais debilitados, imunossuprimidos ou neonatos, que tendem a ser hipotérmicos.[1,3,5,9]

A infecção por retrovírus, como vírus da leucemia felina (FeLV) e vírus da imunodeficiência dos felinos (FIV), confere quadros mórbidos mais graves aos indivíduos infectados pelo FHV-1.[3,5,9]

O FHV-1 é um vírus citolítico, portanto determina necrose epitelial multifocal (24 a 48 h após o contato com o agente), com intensa infiltração neutrofílica e exsudação de fibrina, não sendo rara a oclusão das vias respiratórias por células necróticas e exsudatos.

Nas fases iniciais da infecção, podem ser observadas inclusões nucleares.[1–3,5,6,9,13]

Lesões osteolíticas podem surgir nos turbinados e ser permanentes.[1,3,5,11]

A resolução clínica ocorre em um período entre 2 e 3 semanas.[1,8,9,13]

Infecções bacterianas secundárias em geral contribuem para qualquer estágio das doenças crônicas do trato respiratório anterior ou posterior induzidas, inicialmente, pelo FHV-1, agravando o quadro, inclusive por determinarem quadros de sinusite e pneumonia secundárias.[1,3,5,6,9,13]

Gatos filhotes com doença causada pelo FHV-1, em geral, padecem de infecções por comensais das cavidades nasais, tais como *Staphylococcus* spp., *Streptococcus* spp. e *Pasteurella multocida*. Tal microbiota se altera, de acordo com a cronicidade do processo, e frente a repetidos e sucessivos tratamentos antimicrobianos.[4,5,8,13]

Culturas de material proveniente de cóanas de gatos cronicamente enfermos demonstram que infecções mistas de bactérias de fase aguda e *Pseudomonas aeruginosa* são comuns.[5,13] Esta, na cronicidade dos processos e frente à utilização de antibióticos inespecíficos, acaba por se tornar o microrganismo predominante, determinando a perpetuação dos sintomas de rinossinusite desses animais.[4,5,8,17]

As oftalmopatias decorrem de dois mecanismos distintos: lesão viral direta citolítica (fase aguda da infecção) ou alterações imunomediadas (perpetuação).[6,9]

A replicação viral deflagra necrose corneana e, subsequentemente, ceratite superficial ou intersticial, que evolui para ceratite dendrítica ulcerativa.[9,13] Várias úlceras podem coalescer em intervalo de 48 h, comprometendo camadas corneanas mais profundas e desencadeando ceratite estromal, muitas vezes com quadros oftalmológicos tão graves que incitam a perda do globo ocular.[5,6,9,13,15]

Manifestações clínicas

Os sintomas surgem após um período de incubação de 2 a 6 dias que, em alguns animais, pode ser prolongado (17 dias).[3,8,9] Pode-se observar cura clínica em um período relativo entre 10 e 20 dias, e a maioria dos gatos tem manifestações clínicas por, no máximo, 2 semanas.[1-3,5,8,13] A persistência de sintomas depois disso condiz com a cronicidade do processo.[13]

A sintomatologia clínica determinada pela infecção pelo FHV-1 (Quadro 96.1) depende de inúmeros fatores, podendo-se destacar a carga viral infectante, a virulência da cepa, a imunidade geral do paciente e condições de criação. A maioria dos isolados determina afecção relativamente uniforme, com pouca variação de virulência.[3,8]

A associação a outros agentes tais como FCV, *Chlamydophyla* sp., *Mycoplasma* sp. ou *Bordetella bronchiseptica* é comum, e pode causar variações na apresentação sintomática da doença.[4,5,8,13]

Quadro 96.1 Gravidade sintomática da infecção pelo herpes-vírus felino tipo 1 (FHV-1) em gatos domésticos.

Sintomas	Gravidade
Depressão	Acentuada
Espirros	Acentuada
Salivação	Moderada
Conjuntivite	Moderada
Secreção ocular	Acentuada
Secreção nasal	Acentuada
Ulceração oral	Pouco frequente
Ceratite	Pouco frequente
Tosse	Pouco frequente
Pneumonia	Pouco frequente

Adaptado de Gaskell *et al.*[1]

Forma aguda da infecção pelo FHV-1

Os sintomas iniciais gerais mais descritos em animais infectados pelo FHV-1 são febre (> 40°C), letargia e prostração, de aparecimento súbito.[1,8,9,13] O acometimento respiratório é caracterizado principalmente por espirros, além de secreção nasal e tosse.[5,8,9]

Quadros oculares geralmente correlacionam-se a epífora, blefarospasmo e quemose (Figura 96.1).[1,3,5,6,8] Em alguns casos, pode haver salivação excessiva e meneios de cabeça.[3,5,9]

O paciente apresenta oscilações no apetite (disorexia), caracterizadas por hiporexia e anorexia.[5,9] Caso também esteja comprometida a ingestão de água, pode-se observar desidratação.[5,13]

Sintomas respiratórios

Inicialmente, o gato infectado pelo FHV-1 tem espirros esporádicos que, com a evolução da doença, tornam-se mais frequentes e paroxísticos.[3,8,13]

Quadros secretórios nasais de aspecto variável são característicos da infecção herpética respiratória em gatos. A secreção nasal de quadros não complicados por oportunistas mostra aspecto seroso a mucoso, ficando mucopurulento a purulento nos casos com infecções secundárias intensas e lesões de turbinados.[3,5,8,9]

O aumento da viscosidade desses exsudatos pode acarretar obliteração das cavidades nasais e narinas, com consequentes perda do olfato, alterações do apetite e respiração oral.[5,9,13]

Em decorrência do comprometimento do epitélio das vias respiratórias anteriores ainda podem ocorrer quadros de laringotraqueíte, caracterizados por tosse, disfonia e afonia.[14] É raro o acometimento da árvore brônquica.[13]

Animais jovens e debilitados podem padecer de pneumonia viral primária.[3,5] Pneumonias bacterianas secundárias e sepse também podem ser observadas em animais muito jovens ou imunocomprometidos.[8] Casos respiratórios mais graves podem ser caracterizados por dispneia e tosse (Figura 96.2).[1,3,5,8,13]

Lesões nos turbinados em alguns gatos podem ser graves e permanentes, determinando quadros de rinite bacteriana crônica, osteomielite e sinusite.[3,5]

Raças braquicefálicas (Himalaios e Persas) tendem à cronicidade e a complicações por mecanismos ainda obscuros.[3]

Sintomas oculares

O acometimento conjuntival provoca hiperemia acentuada e quemose (edema conjuntival), com secreção oculonasal abundante, inicialmente serosa (lacrimejamento ou epífora),

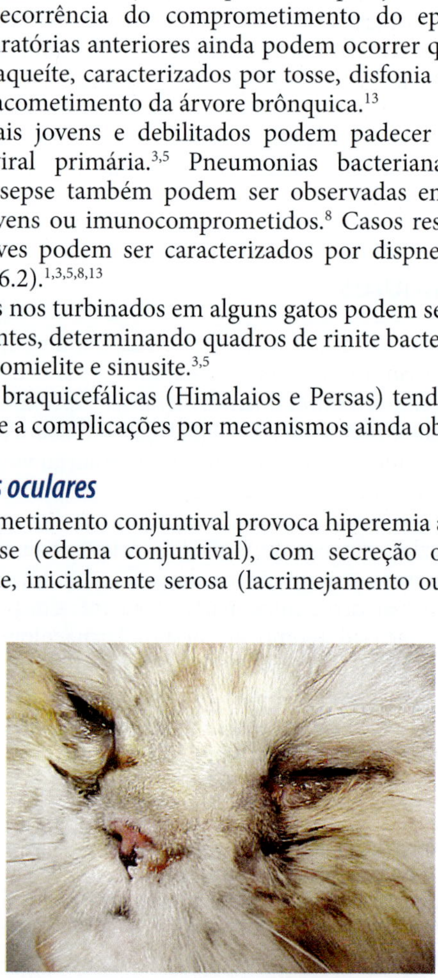

Figura 96.1 Gato infectado pelo FHV-1 apresentando secreção nasal purulenta unilateral, epífora abundante, com blefarospasmo e quemose bilateral, devido a quadro de rinite e ceratoconjuntivite herpética.

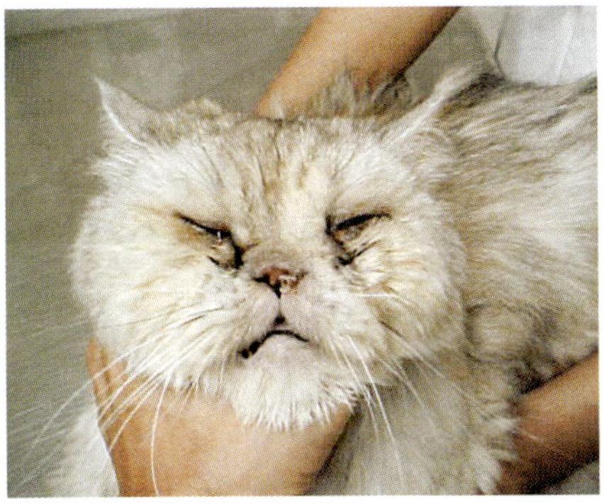

Figura 96.2 Gato com rinotraqueíte complicada e respiração oral decorrente de dispneia por quadro pneumônico.

que pode ficar mucopurulenta, com a formação de crostas nas rimas palpebrais, que acabam por determinar seu selamento.[3,9,13,15]

Animais infectados pelo FHV-1 apresentam secreção ocular marcantemente mais intensa que aqueles infectados pelo FCV.[13]

A protrusão da terceira pálpebra é um sintoma bastante comum, em associação aos quadros oculares, que podem estar dissociados de doença respiratória.[9,13] Fotofobia é observação frequente nesses animais.[13]

O envolvimento da córnea, na infecção pelo FHV-1, muitas vezes é imunomediado e resulta em ceratite (estromal), clinicamente notada por opacidade corneana (inflamação e edema).[1,2,5,13,15] Pode haver ceratite herpética (Figura 96.3) sem sintomas respiratórios.[5,13,15]

Quadros de ulceração corneana são menos frequentes[10] e, em geral, determinam blefarospasmo decorrente da dor. Úlceras inicialmente puntiformes podem coalescer para lesões magnificadas. Alguns autores afirmam que as ceratites ulcerativas em gatos costumam indicar infecção por FHV-1.[5]

Aumentos da pressão intraocular em animais com ceratite ulcerativa profunda podem desenvolver prolapsos da membrana de Descemet (descemetoceles), hiperplasia tecidual corneana (estafilomas) e prolapsos de íris.[1,3,5,6,13]

Em casos mais graves, os animais podem sofrer comprometimento funcional do globo ocular, uma vez que a inflamação e a infecção podem estender-se a todas as suas câmaras (endoftalmite) e tecidos (pan-oftalmia), levando mesmo à ruptura do olho.[14]

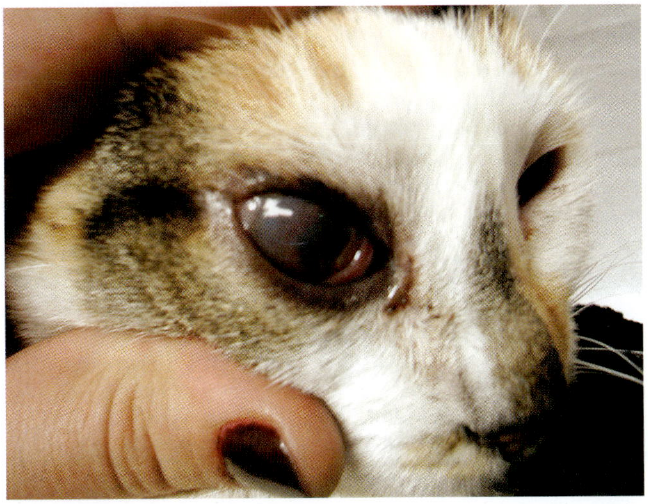

Figura 96.3 Ceratite herpética crônica associada à uveíte, em gata de 5 anos, coinfectada pelo FIV. Notam-se blefarospasmo e opacidade na córnea, com neovascularização superficial e profunda, hipópio e protrusão da terceira pálpebra.

A perfuração da córnea complicada por infecção secundária e subsequente destruição do globo ocular atinge com mais frequência filhotes bem jovens (oftalmia neonatal).[5,9,13]

Pode, ainda, ocorrer cegueira, sem responsividade pupilar, devido a quadros de neurite óptica induzida pelo FHV-1, sem sinais de alterações retinianas à fundoscopia.[14]

A ceratite herpética crônica pode ser sequela do estado de portador do FHV-1. As lesões podem ser unilaterais, com ceratite não ulcerativa, com infiltração inflamatória no estroma, neovascularização (superficial e profunda) e fibrose.

Outras lesões oftalmológicas descritas são sequestro corneano (Figura 96.4 A e B), ceratite eosinofílica e uveíte idiopática.[3,6,9]

Alguns gatos podem manifestar quadros de ceratoconjuntivite seca (CCS), decorrentes de processos inflamatórios das glândulas produtoras de lágrima (adenite lacrimal). Além disso, o comprometimento dos ductos nasolacrimais pode ser permanente, acarretando epífora permanente.[14]

Citam-se, ainda, quadros de uveíte endógena associada ao FHV-1.[17]

Sintomas dermatológicos

Alterações dermatológicas são raras, mas podem ser vistas durante a reativação, independentemente de sintomas respiratórios associados.[2,3,13]

Tais lesões se caracterizam por dermatite ulcerativa superficial em plano nasal, face, coxins (Figura 96.5), orelha externa e tronco.[1,2,16,20] Consistem em vesículas, ulcerações e crostas, muitas vezes associadas a prurido.[13]

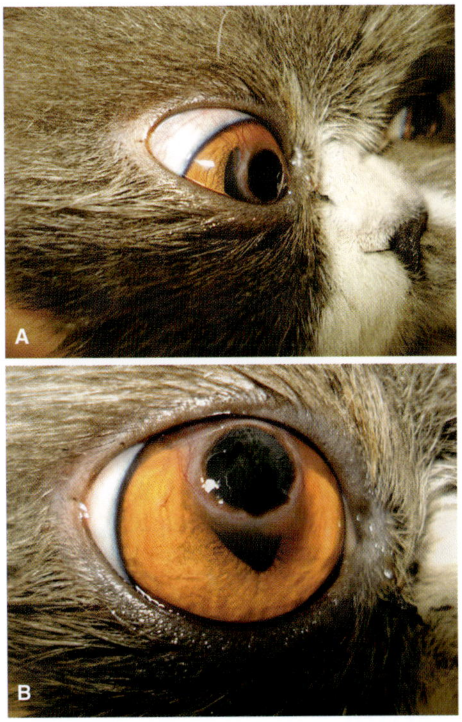

Figura 96.4 A. Sequestro corneano em animal braquicefálico provocado por ceratite herpética crônica. Nota-se lesão necrótica enegrecida na superfície da córnea, sobrepondo-se à pupila, com intensa neovascularização superficial e leucoma periférico. **B.** Magnificação da lesão anterior, vendo-se epífora (lacrimejamento) associada ao sequestro.

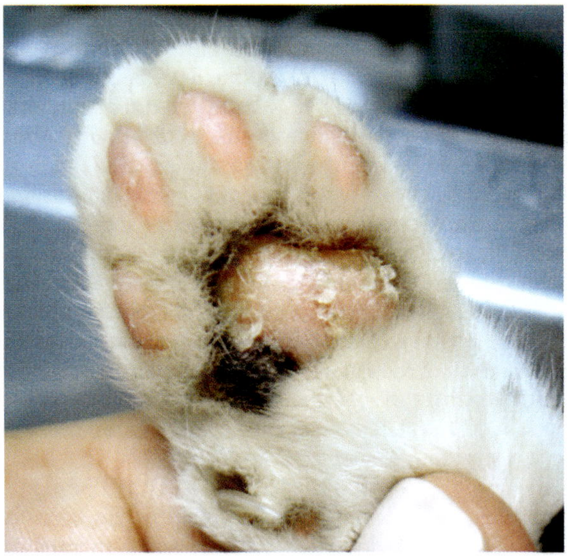

Figura 96.5 Descamação em coxins, associada à infecção pelo FHV-1, em felino que apresentava ceratite ulcerativa concomitante.

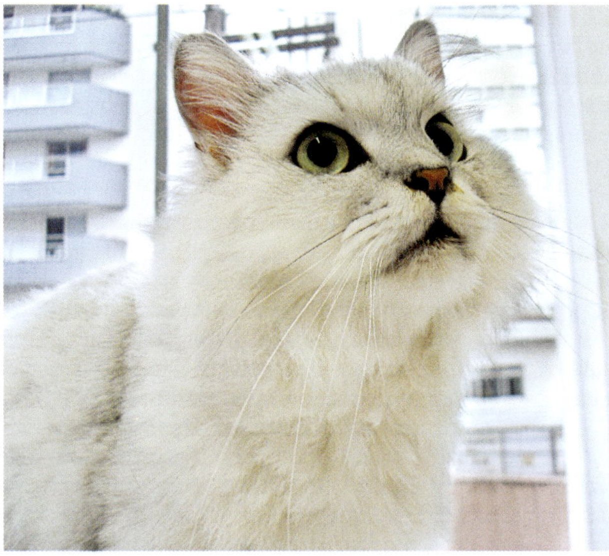

Figura 96.6 Gato com rinite crônica por infecção herpética e lesão de turbinados, mostrando secreção mucopurulenta bilateral e discreta vestibulopatia, caracterizada por inclinação lateral da cabeça.

Sintomas reprodutivos

Os abortamentos podem decorrer de infecção por vários α-herpes-vírus (como o canino), no entanto, parece que o FHV-1 não tem tal afinidade pelo trato reprodutivo.[1,2]

A infecção da fêmea gestante pode induzir morte e reabsorção fetal, abortamento e infecção pré e neonatal, mais explicável pela doença sistêmica grave determinada pela infecção que pela ação direta do vírus propriamente dito.[1,8,13] Tal afirmação se baseia em inoculação experimental em fêmeas SPF (*specific pathogen free*) gestantes, em que se observou desenvolvimento de quadros clínicos bastante graves, porém sem descrição de abortamentos.[1,3]

Outros estudos, no entanto, determinaram abortamento e morte fetal, frente à inoculação intravenosa do agente em fêmeas gestantes, sugerindo que esses casos sejam passíveis de explicação pela infecção placentária, caracterizada por áreas de vasculite, trombose e infarto.[13-15]

Outros

Em neonatos, o FHV-1 provoca quadros de encefalite e hepatite necrótica, caracterizando a chamada síndrome do definhamento do recém-nascido (choro contínuo, dificuldade de aleitamento, secreção nasal, desenvolvimento insatisfatório, dispneia e morte).[13,14]

Ulcerações oral[10] e nasal são raras; no entanto, apesar de gatos com complexo respiratório grave ocasionalmente poderem apresentar glossite e estomatite associadas ao FHV-1, tais lesões são típicas da infecção pelo FCV.[1,3,8,9,13,17]

Êmese pode ser um sintoma eventual, associado à estimulação inflamatória do nervo glossofaríngeo.[14]

Relatam-se sintomas neurológicos, mas ainda se questiona o envolvimento direto do FHV-1. Na Figura 96.6 obeserva-se um gato com vestibulopatia.[1,8]

■ Diagnóstico

Na prática, o diagnóstico da rinotraqueíte viral felina costuma ser presuntivo (clínico): a sintomatologia clínica condizente com quadros de rinite aguda, oftalmopatias conjuntivais e corneanas, isoladamente ou em associação, confere significativa suspeita de infecção herpes-viral, principalmente se em uma população houver mais de um animal acometido.[1,3,8,13]

Devem-se realizar anamnese completa e exame físico cuidadoso.[1,4,6]

É necessário proceder a uma avaliação oftalmológica completa, com os testes de Schirmmer (avaliação da produção de lágrima) e fluoresceína (pesquisa de soluções de continuidade na córnea) (Figura 96.7).[1,3,4,6]

São os quadros crônicos ou complicados por agentes oportunistas que requerem maior trabalho diagnóstico. Muitas vezes, necessita-se de culturas rinoscópicas da região dos turbinados e de biopsias para um tratamento mais acurado. Os exames mais precisos são aqueles oriundos de coletas das porções mais rostrais das cavidades nasais, por meio de cirurgia ou rinoscopia.[5,6,13]

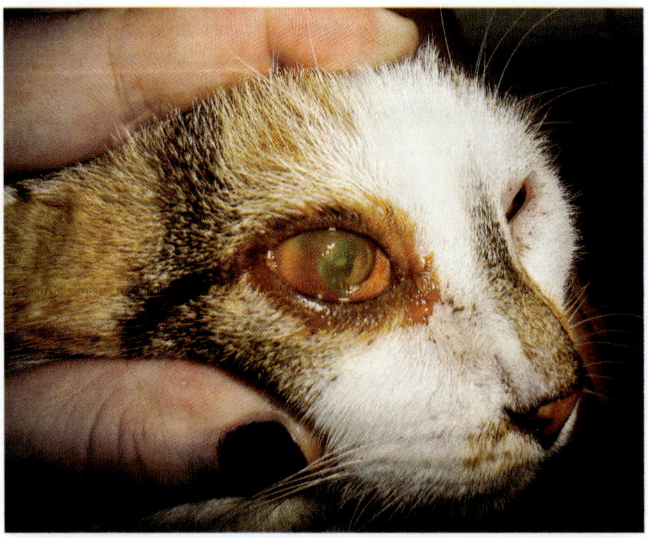

Figura 96.7 Animal com ceratoconjuntivite herpética, após instilação de fluoresceína no olho acometido, com pontos de retenção do corante na córnea, caracterizando ceratite ulcerativa.

A confirmação do FHV-1 como agente etiológico pode ser obtida por testes de pesquisa de antígeno (imunofluorescência), pesquisa molecular (PCR)[10] ou isolamento viral (em culturas de células felinas), a partir de material de orofaringe e conjuntivas.[1,3,5,13] Para quadros oftalmológicos recomenda-se a PCR de material colhido por *swab* conjuntival.[6]

Na prática clínica, a imunofluorescência é plausível de realização, inclusive para a pesquisa diferencial entre FHV-1 e *Chlamydophila felis*.[5]

A PCR é mais sensível que a técnica de isolamento viral.[3] Entretanto, sabe-se que a *nested*-PCR mostra sensibilidade cinco vezes maior que a PCR comum para detecção do FHV-1, sendo considerada o teste de escolha.[18] Resultados positivos de PCR podem representar excreção viral de baixa amplitude, antígenos vacinais oriundos de vacinas atenuadas ou latência viral, não necessariamente correlacionando a presença do agente aos sintomas clínicos apresentados, apesar de servir como fator preditivo para futura recidivas.[5,19]

Podem-se fazer testes sorológicos (teste imunoenzimático ou ensaio imunoabsorvente ligado à enzima – ELISA), contudo muitas vezes ficam comprometidos pelos processos usuais de imunização (vacina). Devem-se interpretar cuidadosamente os testes, principalmente de animais vacinados ou com histórico prévio de doença.[3,5] A alta frequência de vacinação e a alta prevalência do agente nas populações não faz do teste sorológico uma ferramenta importante para o diagnóstico da infecção pelo FHV-1.[5,8,17]

Tais análises raramente são realizadas individualmente, pois os resultados quase nunca alteram o curso terapêutico. Portanto, sua indicação é para diagnosticar problemas, em criatórios, que persistam mesmo com a imunização.[5,8,13,17]

Alguns autores indicam meios diagnósticos para confirmar o FHV-1 nas úlceras corneanas pouco responsivas aos tratamentos propostos, mas há que se considerar possível falso-negatividade.[13]

Faz-se necessário o diagnóstico diferencial entre sintomas do complexo granuloma eosinofílico, hipersensibilidade à picada de mosquitos e carcinoma de células escamosas, geralmente por meio de biopsias e análise histopatológica.[2]

A histopatologia das lesões cutâneas descreve dermatite ulcerativa com necrose epitelial, associadas à inflamação eosinofílica. Muitas vezes, podem-se observar corpúsculos de inclusão basofílicos intranucleares.[2,6,13]

A submissão dos fragmentos de pele à PCR ou à imuno-histoquímica para detecção de antígeno tissular pode ser comprobatória.[2,13]

Tratamento

O tratamento é, na maioria das vezes, direcionado às consequências da infecção por patógenos oportunistas, com base em suporte e antibioticoterapia, quando necessário.[3,6] A hospitalização do paciente só é recomendada para casos mais graves que requeiram oxigenoterapia ou administração de fluidos.[3,6,13]

O tratamento sistêmico (Quadro 96.2) baseia-se na prescrição de antibióticos, antivirais e orexígenos.

Antibioticoterapia

A escolha racional de antibióticos para o tratamento dos processos bacterianos subsequentes à infecção pelo FHV-1 depende do conhecimento dessa microbiota.[4–6]

Agentes antimicrobianos de amplo espectro são indicados aos casos de infecção secundária, caracterizados por secreções nasais mucopurulentas ou purulentas, a fim de evitar a cronicidade dos quadros de rinite.[5,8,13]

Os antibióticos mais recomendados são amoxicilina (associada ou não ao ácido clavulânico), cefalosporinas, doxiciclina, enrofloxacino, pradofloxacino ou sulfadiazina-trimetoprima.[8,13,20] A azitromicina administrada na dose de 5 mg/kg diários, por 10 a 14 dias, é um fármaco efetivo para o controle sintomático a longo prazo.[8]

Doxiciclina é o fármaco de eleição para os casos suspeitos ou confirmados de associação entre *Chlamydophila* sp., *Mycoplasma* sp. ou *Bordetella bronchiseptica*.[6,9,13]

Terapia antiviral

L-Lisina

Recomenda-se a L-lisina, aminoácido essencial que indisponibiliza a arginina, elemento fundamental à replicação do agente.[2,10] Sua administração parece atenuar os sintomas e

Quadro 96.2 Fármacos e respectivas posologias para o tratamento sistêmico de rinoceratite felina causa pela infecção por FHV-1.

Categoria	Fármaco	Posologia	Duração do tratamento
Antibióticos	Amoxicilina	10 a 22 mg/kg 2 vezes/dia	7 a 15 dias
	Amoxicilina + Clavulanato de potássio	10 a 12,5 mg/kg 2 vezes/dia	7 a 15 dias
	Doxiciclina	10 mg/kg	15 dias
	Sulfa + Trimetoprima	10 a 15 mg/kg 2 vezes/dia	15 dias
	Pradofloxacino	5 mg/kg SID	7 a 15 dias
	Azitromicina	5 mg/kg SID	–
Antivirais	Interferon-2α humano	30 Ui/dia	Indefinidamente
	Interferon-ω felino	10.000 UI/dia	Indefinidamente
	Aciclovir	100 a 200 mg/dia 2 vezes/dia	–
	L-Lisina	250 a 500 mg/dia	Indefinidamente
	Fanciclovir	30 mg/gato 2 vezes/dia	15 dias
Orexígenos	Cipro-heptadina	2 a 4 mg/gato/dia	Retorno do apetite
	Diazepam	0,2 mg/kg	Só administrar se necessário
	Oxazepam	2,5 mg/gato	Só administrar se necessário
Mucolíticos	N-acetilcisteína	100 mg/dia	5 a 7 dias

SID = uma vez ao dia (*semel in die*).

reduzir a eliminação viral, também prevenindo o recrudescimento dos sintomas.[8,13] Alguns autores, no entanto, contestam sua efetividade em ambientes superpopulosos ou estressantes.[12]

Apresenta boa atuação *in vitro* e *in vivo*.[3] Estudos experimentais demonstraram redução significativa nas concentrações séricas de arginina em gatos suplementados com L-Lisina.[19]

A posologia recomendada é de 250 a 500 mg/gato por via oral (VO), a cada 24 h, com alimento.[3,8,19]

Interferon-α recombinante humano

O interferon-α, citocina com atividade antiviral, imunomoduladora e antiproliferativa, também pode ser utilizado como adjuvante no tratamento de gatos com doença herpética, na posologia de 30 UI/gato VO, a cada 24 h, contínua e indefinidamente.[2,8,13] Em filhotes com doença aguda com risco de fatalidade, recomenda-se a administração subcutânea diária de 10.000 UI/kg, enquanto o animal permanecer em esquema hospitalar.[17]

Apesar das limitadas evidências de sucesso terapêutico em estudos experimentais, clinicamente parece ter boa ação no quadro clínico geral do paciente.[3,8]

Interferon-ω felino

Atualmente, tem-se estudado sua administração (apenas disponível na Europa), na dose oral de 10.000 UI, a animais com infecção crônica.[6,8,21]

Aciclovir

O aciclovir, antiviral recomendado para lesões pelo herpes-vírus humano, já foi utilizado para a doença felina, mas estudos demonstraram sua inefetividade.[2,3,6,9] Sua eficácia controversa é explicada pelo fato de os gatos apresentarem baixa atividade da enzima responsável pela conversão do fármaco na forma bioativa, reduzindo-lhe a atividade em cerca de 100 vezes, quando comparados com o homem.[13]

Mesmo assim, alguns autores sugerem que possa ter um papel adjuvante no tratamento de úlceras corneanas resistentes às demais terapias.[13]

A dose recomendada é de 100 a 200 mg/gato a cada 8 ou 12 h, ressaltando-se ser fundamental submeter os pacientes tratados com esse fármaco à avaliação hematológica frequente, pelo risco de supressão medular implícito em sua utilização.[6,9,13]

Outros

O fanciclovir é, aparentemente, mais seguro e mais eficaz que o aciclovir para gatos infectados pelo FHV-1, em particular para tratamentos mais longos, tendo sido recomendado para a forma cutânea da doença herpética. A dose recomendada é de 30 mg/gato a cada 12 h, durante 2 semanas.[13]

O penciclovir tem-se mostrado um potente inibidor de replicação do FHV-1 *in vitro*.[22]

▪ Fluidoterapia

Alguns animais podem ter desidratação variável em decorrência da não ingestão de alimentos ou água, em associação a perdas hídricas referentes a salivação e secreções oculonasais.[2,3,5,13]

Fluidos cristaloides salinos devem ser administrados por via subcutânea ou intravenosa, dependendo da volemia de cada paciente.[5,13]

A suplementação parenteral de potássio e a correção de desequilíbrios acidobásicos devem ser realizadas sempre que necessário.[5]

▪ Suporte nutricional

Orexígenos (diazepam, oxazepam e cipro-heptadina) são a primeira escolha em pacientes disoréxicos ou anoréxicos. Vitaminas (A, B e C) podem contribuir para o estímulo do apetite, particularmente a tiamina e a vitamina A.[5,13]

Caso os fármacos não mostrem o efeito esperado, devem-se tentar a oferta de alimentos mais atraentes (odoríferos ou aquecidos) ou as técnicas de alimentação "amável" (na mão) ou forçada.[1,5,13]

A persistência de anorexia por período superior a 3 dias traz consigo a indicação de colocação de um tubo de alimentação enteral nasoesofágico, esofágico ou gástrico.[1,5,13,23]

▪ Temperatura

A elevação da temperatura corporal e ambiental favorece a recuperação, pois o agente é termolábil.[1,5,13] Recomendam-se sistemas de aquecimento tais como colchões térmicos, incubadoras ou sistemas adaptados de disponibilização de calor.[23]

▪ Patência das vias respiratórias e manutenção da oxigenação

Recomenda-se a remoção de crostas ou exsudatos que obliterem as narinas 3 vezes/dia, tomando-se o cuidado de utilizar produtos protetores como vaselina ou glicerina, para evitar escoriações da superfície nasal.[1,3,13]

Animais com quadros secretórios mais acentuados podem ser submetidos a nebulizadores ou vaporizadores, na tentativa de umidificar as vias respiratórias. Apesar de controversa, a técnica de expor o paciente a vapores de banho é bem aceita por vários autores.[5,13]

A despeito de muitos gatos não apresentarem boa tolerância a descongestionantes nasais, esta classe de medicamento pode trazer benefícios aos animais com doença respiratória exsudativa.[5] A administração pode ser pela via intranasal ou oral.

Os descongestionantes intranasais mais indicados são as preparações pediátricas de fenilefrina, neossinefrina e oximetazolina, recomendando-se 1 gota por narina, no máximo por 2 dias. A instilação de cloreto de sódio a 0,9% também apresenta efeito satisfatório, pois promove espirros, com subsequente expulsão das placas secretórias presentes na cavidade nasal.[5,13]

Mucolíticos como acetilcisteína são recomendáveis.[5]

As medicações orais (acetilcisteína, efedrina e pseudoefedrina) são pouco aceitas pelos gatos, uma vez que estes têm paladar bastante apurado, podendo ocasionar salivação intensa.[1,13]

A administração intranasal de interferon-2α em soluções de 30 U/mℓ também é recomendada por alguns autores, para controle das lesões virais.[17]

A oxigenoterapia é obrigatória para pacientes com dispneia (Figura 96.8).

▪ Outros

Corticoides são contraindicados, pois podem reativar infecções latentes pelo FHV-1.[6]

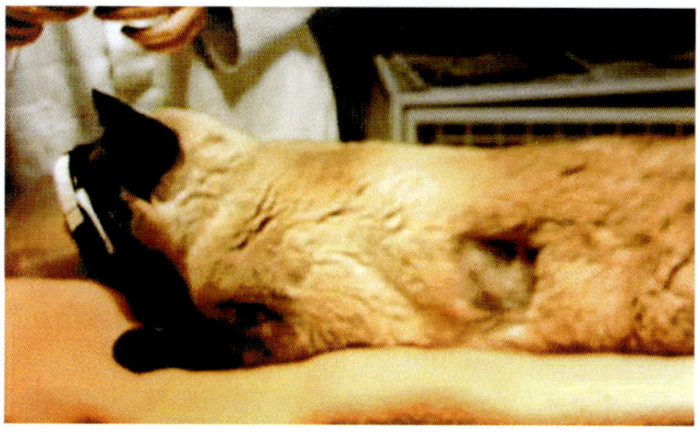

Figura 96.8 Paciente dispneico submetido à oxigenoterapia voluntária.

Tentativas de minimizar as recidivas em ambientes estressantes ou de alta densidade têm sido realizadas com ferormônio facial felino, mas ainda sem resultados concretos.[17]

A imunoterapia com interleucinas (IL-2) e probióticos (*Enterococcus faecium* SF-68) tem mostrado resultados promissores para redução de morbidade determinada pelo FHV-1.[17,24]

Tratamento oftalmológico

A limpeza ocular, pelo menos 3 vezes/dia, é bastante importante. Para tanto, recomenda-se água filtrada ou fervida, ou solução fisiológica.

É prudente recomendar a colocação de colar elisabetano, para evitar traumas ao olho, devido ao prurido ou dor.

Quadros oculares graves (úlceras profundas, descemetocele, prolapso de íris) normalmente requerem procedimentos cirúrgicos como *flaps* palpebrais ou conjuntivais (Figura 96.9).

As endoftalmites, em que há comprometimento de todo o globo ocular, têm indicação de enucleação.[14]

Os sequestros corneanos, às vezes, resolvem-se por si com desprendimento do tecido necrótico e autorresolução da ceratite. Outras vezes, faz-se necessária a retirada cirúrgica da área de necrose, por meio de ceratectomias superficiais.[14,23]

Antibióticos tópicos

A administração de colírios antibióticos, sem associação a corticosteroides, é a base do tratamento das conjuntivites com infecção secundária. Para tanto, tetraciclina, cloranfenicol, quinolonas (ofloxacino, ciprofloxacino, gatifloxacino) e tobramicina são as bases mais recomendadas, 4 a 6 vezes/dia.[23]

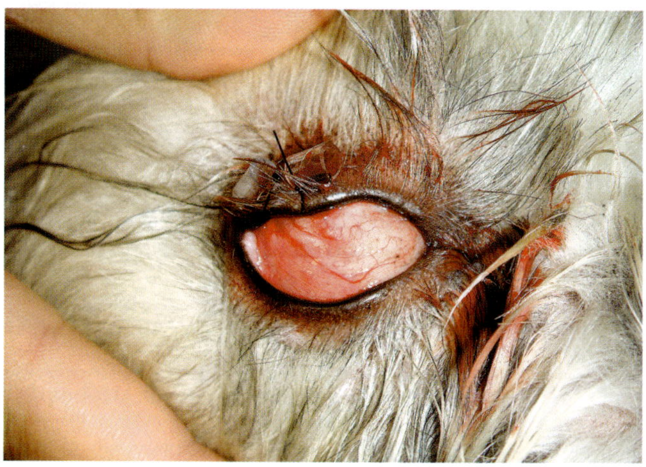

Figura 96.9 *Flap* de terceira pálpebra, para recobrimento de úlcera corneana. Toda medicação deve ser administrada sobre a membrana nictitante fixada.

Cita-se o risco de ministrar colírios à base de polimixina, bacitracina ou neomicina, pois alguns relatos sugerem morte aguda associada à sua administração.[13]

Anti-inflamatórios tópicos

Corticosteroides (dexametasona e prednisolona) só devem ser prescritos para oftalmopatias não caracterizadas por ceratite ulcerativa, ou seja, a animais que não apresentem lesões corneanas detectáveis pela fluoresceína. Eles mostram bons resultados por intervirem no componente imunomediado das lesões oculares.

Havendo úlceras de córnea ou impossibilidade de se realizar o teste de fluoresceína, anti-inflamatórios não esteroidais tópicos como o dicofenaco e o cetorolaco são excelentes opções, ministrados 2 a 4 vezes/dia.

Antivirais tópicos

A administração de antivirais tópicos (Quadro 96.3) é de fundamental importância para a evolução dos processos corneanos, sugerindo-se idoxurudina, vidarabina, trifluridina, cidofovir, interferon-α ou interferon-ω felino.[2,13,17,21] O último mostra boa ação *in vitro*, mas tem custo elevado e pode causar significativos quadros irritativos nos olhos.[5]

Às ceratites ulcerativas, atualmente a idoxurudina é o antiviral mais indicado, na frequência de 4 a 6 vezes/dia.[2,3]

Colírios à base de cidofovir a 0,5%, administrados 2 vezes/dia, têm apresentado eficácia para o tratamento da conjuntivite herpética, determinando redução da excreção viral com 15 dias de tratamento.[17]

Para lesões corneanas, recomendam-se soluções tópicas de interferon-α em lágrima artificial, na concentração de 30 UI/mℓ, a cada 6 h, até a resolução dos processos, com redução posológica gradual.[2,13,17]

A administração tópica de 1 gota da interferon-ω felino (50.0000 UI/mℓ) 3 vezes/dia também se mostrou eficaz para a melhora do quadro sintomático de gatos com ceratoconjuntivite herpética.[9,21]

Inibidores de metaloproteinases

Podem-se administrar colírios de n-acetilcisteína a 2%, a cada 4 h, a fim de inibir enzimas que degradem o colágeno, favorecendo a cicatrização.

Quadro 96.3 Antivirais recomendados para tratamento tópico das oftalmopatias causadas pelo FHV-1. Indicam-se os fármacos assinalados com asterisco se houver úlceras.

Antivirais	Concentração	Posologia
Idoxuridina*	Colírio a 0,1% Pomada a 0,5%	4 a 12 vezes/dia, 15 a 30 dias
Vidarabina*	Pomada a 3%	5 a 8 vezes/dia, 15 a 30 dias
Trifluridina*	Colírio a 1%	12 vezes/dia até reepitelização. A partir de então, 6 vezes/dia, 15 dias
Cidofovir	Colírio a 0,5%	2 vezes/dia, 15 a 30 dias
Interferon-α humano	30 U/mℓ	1 gota 6/6 h, continuamente
Interferon-ω felino	50.000 U/mℓ	1 gota 8/8 h, continuamente

Sulfato de condroitina

Soluções contendo sulfato de condroitina têm efeito anti-inflamatório, favorecem a cicatrização e apresentam a vantagem da administração com baixa frequência, entre 1 e 2 vezes/dia.

Prognóstico

Em geral, as perspectivas quanto à infecção pelo FHV-1 são bastante animadoras, uma vez que a mortalidade ligada ao agente é relativamente baixa, à exceção de gatinhos jovens que podem manifestar índices superiores a 30%.[1,3,13]

Animais com processos crônicos decorrentes de rinites e sinusites crônicas (por lesão epitelial ou óssea), oclusão de ductos lacrimais e CCS têm bom prognóstico quanto à vida, mas ruim em relação à cura.[1,3,5,13]

Profilaxia

Todos os métodos profiláticos cabíveis devem ser empregados na tentativa de minimizar a infecção ou, ao menos, a morbidade relacionada com o FHV-1 em felinos domésticos.[5,6]

Sabe-se que a vacinação por si só não garante plena prevenção contra a infecção (apenas contra o desenvolvimento de doença herpética grave), apesar de os imunógenos garantirem a síntese de altos títulos de anticorpos neutralizantes.[8,11,23] Portanto, infelizmente, os programas comuns de imunização não asseguram proteção contra as infecções virais persistentes nas casas.[5,8]

Assim, faz-se necessária uma conjunção de ações como programas estratégicos de vacinação, correção do manejo higiênico-sanitário, minimização da densidade populacional, identificação e isolamento de animais portadores.[1,5,8,11,23]

Vacinação

Vacinas parenterais e intranasais podem ser utilizadas a fim de prevenir a infecção ou, ao menos, promover a atenuação da doença clínica.

Comercialmente no Brasil existe apenas o inóculo parenteral, presente em todas as vacinas disponíveis contra as viroses felinas (tríplice, quádrupla e quíntupla).

A combinação da vacina intranasal com a parenteral proporciona significativa redução na morbidade, em relação a indivíduos exclusivamente imunizados com o inóculo subcutâneo.

Parenteral

As vacinas parenterais podem ser inativadas ou atenuadas.

A proteção vacinal pode ser observada a partir de 1 semana da sua administração. Estudos indicam que portadores apresentam importante redução na eliminação viral nesse mesmo período.[23,25]

Sugere-se a administração de duas doses em intervalos de 3 a 4 semanas, para animais primoimunizados após 8 ou 9 semanas de vida. Para animais mais jovens, recomenda-se um terceiro reforço na infância.[5,8,13] Indicam-se reforços trienais (a cada 3 anos), pois a imunidade em adultos tem duração média de 5 anos.[8]

Criatórios cronicamente problemáticos requerem esquema vacinal precoce, iniciando-se às 4 semanas de vida, com repetições a cada 21 ou 28 dias, até que os filhotes completem 14 semanas.[13]

Intranasal

Inóculo é uma vacina com vírus vivo modificado, e que apresenta algumas vantagens sobre a vacina parenteral: indução rápida de imunidade (1 a 4 dias, com média de 24 a 48 h) não interferência com anticorpos maternos circulantes e estimulação imune local direta, e mais eficaz, já que determina imunidade mediada por células mais potente que aquela decorrente da imunização parenteral.[6,8,13,17]

Depois da vacinação, alguns animais podem manifestar sintomas oculonasais.[8,13]

Recomenda-se uma única dose imunizante para animais com idade superior a 10 semanas. Animais mais jovens requerem uma dose de reforço após 3 a 4 semanas.[8,13]

Para colônias com problemas causados pelo FHV-1, a sugestão é ministrar a dose vacinal equitativamente fracionada a todos os filhotes de uma ninhada às 2 semanas de vida, parenteralmente, a intervalos de 4 semanas até 14 semanas de idade.[2,5,8,13]

A vacinação não altera o curso da doença previamente estabelecida.[6,8,9,11] Apesar disso, há relatos de sua utilização para o tratamento de portadores crônicos e em alguns animais com doença aguda moderada a grave.[8,11,17] Recomenda-se, para tanto, um pré-tratamento com agentes antimicrobianos, 2 a 3 dias antes da sua administração. Instila-se, então, 1 gota da vacina em ambos os olhos do animal, e o volume restante por via intranasal. Observa-se a melhora dos sintomas entre 10 e 14 dias. Não se notando resposta inicial satisfatória, pode-se repetir o procedimento depois de 30 dias.[8,9]

Havendo resposta terapêutica satisfatória em animais com doença crônica, a vacina intranasal pode ser ainda empregada como forma de imunoterapia, três vezes ao ano.[17]

Referências

1. Gaskell RM, Radford AD, Dawson S. Feline infectious respiratory disease. In: Chandler EA, Gaskell CJ, Gaskell RM. Feline medicine and therapeutics. 3rd ed. Oxford: Blackwell Publishing; 2004. p. 577-96.
2. Mansell JK, Rees CA. Cutaneous manifestations of viral disease. In: August JR. Consultations in feline internal medicine. Vol. 5. St. Louis: Elsevier Saunders; 2006. p. 11-5.
3. Gaskell RM, Dawson S, Radford A. Feline respiratory disease. In: Greene CE. Infectious diseases of the dog and cat. St Louis: Elsevier Saunders; 2006. p. 145-54.
4. Thiry E, Addie D, Belák S, Boucraut-Baralon C, Egberink H, Frymus T *et al.* Feline herpesvirus infection – ABCD guidelines on prevention and management. J Feline Med Surg. 2009; 11:547-55.
5. Veir JK, Ruch-Gallie R, Spindel ME, Lappin MR. Prevalence of selected infectious organisms and comparison of two anatomic sampling sites in shelter cats with upper respiratory tract disease. J Feline Med Surg. 2008; 10:551-57.
6. August JR, Barr A. Chronic upper respiratory disease: principles of diagnosis and management. In: August JR. Consultations in feline internal medicine. Vol. 5. St. Louis: Elsevier Saunders; 2006. p. 347-60.
7. Zicola A, Saegerman C, Quatpers D, Viandier J, Thiry E. Feline herpesvirus 1 and feline calicivirus infections in a heterogeneous cat population of a rescue shelter. J Feline Med Surg. 2009.
8. Ford, RB. Enfermedades virales de las vias respiratorias en los gatos. In: Proceedings of the 30th World Small Animal Veterinary Congress, Mexico City: Mexico, 2005.
9. Maggs DJ. Update on pathogenesis, diagnosis, and treatment of feline herpesvirus type 1. Clin Tech Small Anim Pract. 2005; 20:94-101.

10. Martina BEE, Airikkala MI, Harder TC, van Amerongen, Osterhaus ADME. A candidate phocid herpesvirus vaccine that provides protection against feline herpesvirus infection. Vaccine. 2002; 20:943-48.
11. Lappin MR, Veir J, Hawley J. Feline panleukopenia virus, feline herpesvirus-1, and feline calicivirus antibody responses in seronegative specific pathogen-free cats after a single administration of two different modified live FVRCP vaccines. J Feline Med Surg. 2009; 11:159-162.
12. Rees TM, Lubinsk JL Oral supplementation with L-lysine did not preventupper respiratory infection in a shelter population of cats. J Feline Med Surg. 2008; 10:510-13.
13. Rand J. The cat with acute sneezing or nasal discharge. In: Rand J. Problem-based feline medicine. Philadeplhia: Elsevier Saunders; 2006. p. 5-18.
14. Justen, H. Coletâneas em medicina e cirurgia felina. Rio de Janeiro: L.F.Livros; 2002.
15. Stiles J, Pogranichniy R. Detection of virulent feline herpesvirus-1 in the corneas of clinically normal cats. J Feline Med Surg. 2008; 10:154-59.
16. Parzefall B, Schmahl W, Fischer A, Blutke A, Truyen U, Matiasek K. Evidence of feline herpesvirus-1 DNA in the vestibular ganglion of domestic cats. Vet J. 2009.
17. Lappin M. How I treat feline herpesvirus infections. Proceeding of the Southern European Veterinary Conference, Barcelona: Spain, 2008.
18. Hara M, Fukuyama M, Suzuki Y, Kisikawa S, Ikeda T, Kiuchi A, Tabuchi K. Detection of feline herpesvirus 1 DNA by the nested polymerase chain reaction. Vet Microbiol. 1996; 48:345-52.
19. David J, Maggs DJ, Sykes JE, Clarke HE, Yoo SH, Kass PH *et al.* Effects of dietary lysine supplementation in cats with enzootic upper respiratory disease. J Feline Med Surg. 2007; 9:97,108.
20. Spindel ME, Veir JK, Radecki SV, Lappin MR. Evaluation of pradofloxacino for the treatment of feline rhinitis. J Feline Med Surg. 2008; 10:472-79.
21. Volopich S, Richter M, Gönczi E, Schwendenwein I, Tichy A, Nell B. Effects of the treatment with feline interferon omega in cats with keratoconjunctivitis. In: Proceedings of the European College of Veterinary Ophthalmologists and of the European Society of Veterinary Ophthalmology Annual Meeting. Brugge: Belgium, 2006.
22. Hussein ITM, Menashy RV, Field HJ. Penciclovir is a potent inhibitor of feline herpesvirus-1 with susceptibility determined at the level of virus-encoded thymidine kinase. Antiviral Research 2008; 268-74.
23. Ettinger SJ, Feldan EC. Veterinary internal medicine. Philadelphia: Saunders; 2004.
24. Lappin MR, Julia KV, Satyaraj E, Czarnecki-Maulden G. Pilot study to evaluate the effect of oral supplementation of Enterococcus faecium SF68 on cats with latent feline herpesvirus 1. J Feline Med Surg. 2009; 11:650-54.
25. Jas D, Aeberle C, Lacombe V, Guiot AL, Poulet H. Onset of immunity in kittens after vaccination with a non-adjuvanted vaccine against feline panleucopenia, feline calicivirus and feline herpesvirus. Vet J. 2009; 182:86-93.

97
Calicivírus

Archivaldo Reche Junior, Marcela Valle Caetano Albino

Introdução

A calicivirose felina (FCV) é um patógeno comum e altamente contagioso da população felina, conhecido por sua grande capacidade de mutação. O calicivírus é um das principais causas de doença aguda do trato respiratório anterior e da cavidade oral em gatos. Animais infectados também podem apresentar claudicação e pneumonia. Na última década, surtos de doença sistêmica com alta mortalidade provocados por cepas mais virulentas do FCV foram relatados nos EUA e na Europa.

Embora a vacinação contra o calicivírus felino seja comumente realizada, essas vacinas, apesar de minimizarem as manifestações, não previnem a infecção.

Etiologia

O calicivírus felino é um RNA-vírus de fita simples e polaridade positiva que pertence à família Caliciviridae, uma grande família de vírus que inclui importantes patógenos do homem e de animais. Diferentemente dos organismos que têm DNA e cujo material genético é copiado com relativa acurácia, os genomas de RNA frequentemente sofrem erros durante sua cópia. Isso torna os vírus de RNA, como o calicivírus, altamente variáveis e em constante mutação, aumentando a diversidade das cepas.[1–4]

Embora o calicivírus tenha essa grande diversidade antigênica, o grau de reação cruzada entre as cepas isoladas é suficiente para classificá-lo como um único sorotipo.[5]

Trata-se de um vírus pequeno, não envelopado e com genoma de aproximadamente 7,7 kb. O material genético é envolvido por um capsídio proteico, cuja superfície contém a região de maior variabilidade do vírus e que é também o principal alvo do sistema imune do hospedeiro.[6]

Desse modo, o calicivírus é caracterizado por altas taxas de mutação e alta diversidade genética e antigênica, que produzem importantes implicações e dificuldades em maximizar a proteção conferida pela vacinação.

Epidemiologia

O calicivírus é bastante difundido por toda a população felina e a prevalência geralmente é proporcional ao número de gatos na habitação, sendo as mais altas prevalências observadas em locais onde habitam grandes grupos de gatos.[7] Como resultado, animais de proprietários com poucos gatos geralmente têm prevalência da doença de aproximadamente 8%.[8] Gatos que vivem em colônias têm maior chance de serem infectados, com prevalências que variam de 25 a 40% e que podem chegar a 50 a 90%.[9–13]

Na população felina, o calicivírus é encontrado tanto em animais agudamente infectados quanto em gatos clinicamente recuperados, denominados portadores. Este estado de portador assintomático é de fundamental importância para a epidemiologia do calicivírus. A duração desse estado é variável e pode-se estender meses a anos. Alguns experimentos mostram que a maioria dos animais ainda elimina o vírus 30 dias depois da infecção, mas que apenas 50% deles permanecem infectados aos 75 dias pós-infecção. Este declínio na proporção de gatos eliminando o vírus parece ser exponencial, com apenas uma minoria dos animais se tornando portadores permanentes.[14,15]

O vírus é eliminado principalmente pelas secreções orais e nasais, e a infecção costuma ocorrer pelo contato direto com elas. O vírus também pode ser encontrado em sangue, fezes e urina de gatos infectados. A transmissão indireta pode acontecer, especialmente em ambientes confinados, onde as secreções podem contaminar gaiolas, comedouros, bebedouros, materiais de limpeza e as pessoas. No entanto, o contato direto entre indivíduos suscetíveis e portadores eliminando o vírus talvez seja o meio de transmissão mais comum.[10,15,16]

Não há reservatórios ou hospedeiros intermediários para o calicivírus e a transmissão vertical não parece acontecer. Vírus semelhantes ao calicivírus felino foram isolados em cães e seu papel epidemiológico ainda é incerto, mas provavelmente seja pouco importante.

A resposta imune tem impacto limitado na infecção pelo calicivírus. Está claro que imunidade preexistente, adquirida naturalmente pelos anticorpos maternos ou artificialmente por meio de vacinação, pode reduzir ou eliminar as manifestações clínicas de posterior infecção pelo calicivírus. Contudo, a imunidade preexistente não previne infecção e esses animais podem se tornar portadores, os quais têm um papel importante na epidemiologia do vírus.[4,7]

Manifestações clínicas

Devido ao grande número de diferentes cepas de calicivírus, uma variedade de manifestações clínicas pode ser observada. Dentre elas, as mais comuns são ulcerações orais e manifestações de doença do trato respiratório anterior, como espirros, secreção nasal e ocular. Estes sintomas surgem após um período de incubação de 2 a 10 dias e são vistos principalmente em filhotes. As ulcerações na cavidade oral podem causar sialorreia e anorexia, e são mais frequentes na língua (Figura 97.1). Geralmente há resolução dessas lesões depois de alguns dias. Febre também pode ser uma das manifestações.

A natureza e a gravidade da doença parecem depender da cepa infectante e, embora ainda não tenha sido possível encontrar uma relação clara entre as manifestações causadas e antigenicidade e heterogeneidade do capsídio proteico do calicivírus, acredita-se na presença de regiões hipervariáveis do capsídio proteico típicas da família Caliciviridae.

Em alguns casos, pode ocorrer pneumonia, manifesta por tosse, dispneia, febre e depressão e vista principalmente em animais muito novos. Raramente, e em geral em filhotes, quadros respiratórios graves podem ser fatais.[7,17]

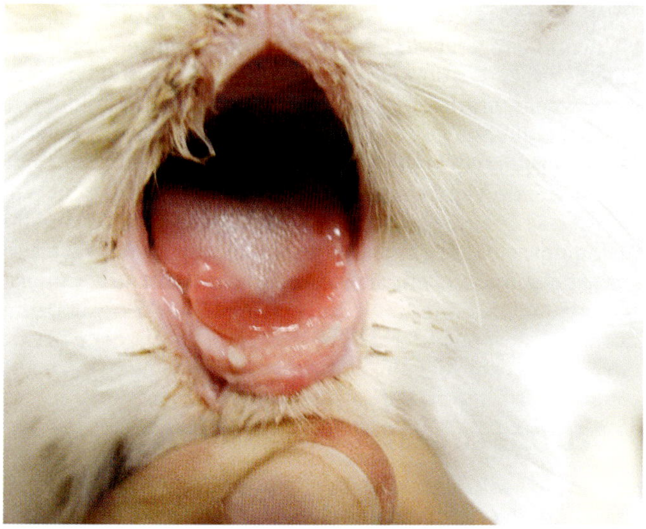

Figura 97.1 Filhote infectado pelo calicivírus e com estomatite. As lesões são mais evidentes nas margens da língua.

Especula-se também o envolvimento do calicivírus em gatos com o complexo gengivite-estomatite crônica (Figura 97.2). Isso porque ele é frequentemente isolado nesses animais, com alguns estudos demonstrando que 80% dos gatos com gengivite crônica estavam eliminando o vírus em comparação com 20% dos gatos do grupo-controle. No entanto, a correlação entre a infecção pelo FCV e esta afecção ainda é incerta e ele pode ser apenas um agente oportunista ou ter, mesmo, alguma influência no aparecimento e progressão da gengivite. Como aproximadamente 85% dos gatos com estomatite crônica aparentam ser portadores crônicos do calicivírus, este fato pode ser um pré-requisito para a indução da estomatite crônica em tais indivíduos. Além disso, embora a faucite aguda já tenha sido reproduzida experimentalmente, ainda não foi possível induzir experimentalmente a doença crônica. Portanto, é provável que estejam envolvidos outros fatores não associados ao calicivírus, incluindo outros patógenos e fatores relacionados com o hospedeiro.[18–20]

Há, ainda, um quadro de claudicação aguda e transitória, que pode aparecer com a infecção ou após vacinação pelo calicivírus, e ser acompanhado de febre. Em infecções naturais, esse quadro surge dias a semanas depois das manifestações orais e respiratórias.[7,16]

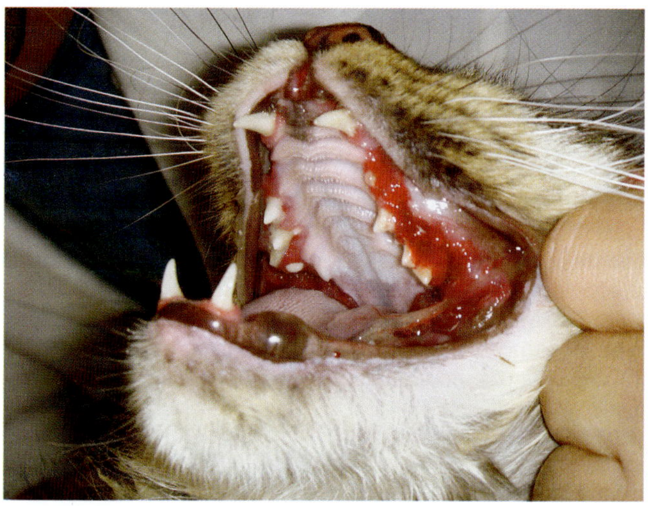

Figura 97.2 Gengivite-estomatite crônica em gato infectado pelo calicivírus. O FCV foi isolado do *swab* gengival pela técnica da PCR.

Recentemente, uma cepa mais virulenta do calicivírus surgiu e tem sido associada a surtos com alta mortalidade e a uma nova variedade de manifestações clínicas. A doença foi denominada inicialmente febre hemorrágica e, atualmente, calicivirose sistêmica felina. Nesses casos, o período de incubação em hospitais e clínicas veterinárias é de 1 a 5 dias e, no ambiente domiciliar, pode se estender até 12 dias. Diferentemente da forma típica, essa doença é mais grave em animais adultos que em filhotes e apresenta taxas de mortalidade de até 67%. Além das manifestações de doença do trato respiratório superior, os gatos afetados têm graus variados de pirexia, edema cutâneo, principalmente em membros e cabeça, dermatite ulcerativa, anorexia e icterícia. Lesões crostosas, úlceras e alopecia podem ser observadas especialmente em focinho, pinas, lábios, coxins e região periocular. Pode haver sinais de comprometimento do trato gastrintestinal, como êmese e diarreia. Alguns animais apresentam distrição respiratória grave devido a edema pulmonar ou derrame pleural. Tromboembolia e coagulopatia causados por coagulação intravascular disseminada podem se manifestar, em geral na fase mais tardia da infecção, por petéquias, equimoses e epistaxe. Icterícia e dispneia têm sido associadas a um prognóstico mau. Animais com infecção subaguda podem morrer de parada cardiovascular com poucas manifestações prévias, exceto febre. O FCV pode ser isolado por *swabs* orais ou conjuntivais desses animais. Assim, a calicivirose sistêmica é caracterizada por síndrome da resposta inflamatória sistêmica, coagulação intravascular disseminada, falência de múltiplos órgãos e morte.[16,17,21]

■ Patogênese[7,16]

Os gatos podem se infectar com o FCV pelas vias nasal, oral e conjuntival. O vírus normalmente se replica nos tecidos respiratórios e orais, quase sempre na orofaringe. No entanto, algumas cepas têm patogenicidade e tropismo tecidual diferentes, de modo que o calicivírus já foi encontrado em tecidos viscerais, fezes e urina. Há viremia 3 a 4 dias após a infecção.

O FCV induz necrose das células epiteliais e formação de vesículas, tipicamente nas margens da língua, mas também em outros locais. A ruptura dessas vesículas, pela necrose do epitélio, produz ulcerações na cavidade oral, um dos principais achados clínicos da calicivirose. Concomitantemente à ruptura, há infiltração de neutrófilos na derme das regiões afetadas. Essas lesões geralmente se resolvem em 2 a 3 semanas. Lesões pulmonares são mais raras e se iniciam com alveolite focal, que leva a áreas de pneumonia exsudativa aguda e, então, ao desenvolvimento de pneumonia intersticial proliferativa. Os tecidos articulares também podem ser acometidos, com o calicivírus causando sinovite aguda, espessamento da membrana sinovial e aumento da quantidade de líquido sinovial nas articulações e, por consequência, claudicação. O antígeno viral já foi identificado em células macrófago-*like* nas membranas sinoviais das articulações de gatos infectados.

Na calicivirose sistêmica há vasculite disseminada e envolvimento de múltiplos órgãos. As lesões observadas incluem edema subcutâneo, ulcerações orais e na pele, especialmente em pinas, narinas e coxins, pneumonia broncointersticial e necrose hepática, esplênica e pancreática. O antígeno viral já foi detectado em pele, mucosa nasal, pulmões, pâncreas e células endoteliais da derme.

A patogênese da calicivirose sistêmica ainda é incerta; acredita-se que componentes imunomediados e/ou virais estejam implicados, além de fatores ambientais e de manejo. Assim, acredita-se que mutações no genoma viral possam ser as responsáveis por esse fenótipo altamente virulento. Até agora, as cepas de calicivírus em cada surto foram geneticamente distintas umas das outras, indicando que tais mutações podem ter se desenvolvido independentemente em cada surto e ser possível que diferentes mutações levem a essa virulência, o que explicaria algumas diferenças de manifestações clínicas e patológicas observadas nos surtos. Atualmente, tentativas de se identificar as mutações, que são marcadores para esse fenótipo virulento, estão sendo feitas e, em dois isolados sequenciados, há sugestão de que as mutações tenham ocasionado um local de glicosilação extra.

A maioria dos surtos de calicivirose sistêmica foi associada à introdução de gatos vindos de grandes colônias em outra população. É possível que as altas taxas de replicação do FCV em grandes populações forneçam as condições necessárias para a emergência dessas cepas mais virulentas. Na colônia original, a resposta imune ao vírus pode contrabalancear essas altas taxas de replicação e não haver manifestações da doença. No entanto, ao introduzir as cepas altamente virulentas em uma população sem anticorpos para tal cepa específica, a calicivirose sistêmica passa a se manifestar.

Assim como as mutações virais, é possível que fatores relacionados com o hospedeiro e sua imunidade sejam importantes para o desenvolvimento da doença. O fato de nem todos os gatos morrerem durante os surtos e de os adultos apresentarem manifestações mais graves que filhotes sugere haver contribuição imunomediada na patogênese da doença.

Os anticorpos maternos protegem os filhotes durante as primeiras semanas de vida e podem interferir na vacinação. Em um estudo experimental, a meia-vida deles foi de 15 dias e os títulos persistiram 10 a 14 semanas.[22] Já em um estudo de campo, 20% dos filhotes não tinham anticorpos detectáveis às 6 semanas de vida.[23] Os anticorpos neutralizantes aparecem 7 dias após a infecção e seus níveis geralmente se correlacionam bem à proteção a uma cepa homóloga. Infecção prévia por determinada cepa pode diminuir significativamente as manifestações clínicas quando da exposição a uma cepa heteróloga, e a eliminação oral pode ser reduzida. O nível de proteção heteróloga depende das cepas envolvidas.

Diagnóstico[4,16,24]

O diagnóstico de calicivirose felina pode ser baseado apenas nas manifestações clínicas. Para sua confirmação, sugere-se o isolamento viral em cultura de células felinas, imunofluorescência, ensaio imunoenzimático indireto (ELISA) ou reação em cadeia pela polimerase com transcriptase reversa (RT-PCR) em *swabs* conjuntivais ou de orofaringe. A sorologia não costuma ser útil para o diagnóstico de infecção pelo FCV, pela existência de anticorpos vacinais. Além disso, resultados positivos para calicivírus nesses exames devem ser interpretados cuidadosamente, pois as manifestações clínicas e a presença do vírus se correlacionam pouco.

A calicivirose sistêmica é diagnosticada com base nas manifestações clínicas, na alta contagiosidade e mortalidade e no isolamento da mesma cepa de FCV do sangue de diversos gatos doentes.

Os achados clinicopatológicos da calicivirose por cepas não virulentas em geral são inespecíficos, com neutrofilia e hiperglobulinemia. Em contrapartida, a calicivirose sistêmica pode resultar em graves alterações clinicopatológicas, refletindo o dano a múltiplos órgãos. As anormalidades mais relatadas são hiperbilirrubinemia discreta a grave hipoalbuminemia, hiperglicemia, aumento dos níveis séricos de aspartato aminotransferase (AST), alanina aminotransferase (ALT) e creatina fosfoquinase (CPK). Linfopenia discreta a acentuada é relativamente comum e, em alguns casos, neutrofilia e trombocitopenia podem ser observadas. O hematócrito costuma estar normal ou levemente reduzido, mas pode haver anemia grave em animais com coagulopatias.

Detecção do vírus

Devido ao FCV ser um vírus RNA, a PCR tipicamente é realizada após o genoma ser submetido à transcrição reversa para produção de uma cópia do DNA. A RT-PCR pode ser feita de qualquer tecido infectado ou do fluido da cultura celular. Por causa da grande variabilidade do genoma do calicivírus, a sensibilidade diagnóstica depende dos *primers* e da cepa. Assim, ensaios moleculares devem ser validados usando uma grande variedade de cepas para minimizar resultados falso-negativos. A RT-PCR tem a vantagem de identificar uma única cepa e tem se mostrado útil para investigações de surtos e epidemiologia molecular. No entanto, marcadores genéticos específicos para as cepas causadoras da doença sistêmica virulenta ainda não estão disponíveis.

Isolamento viral

O isolamento viral demonstra o vírus em replicação e é menos sensível à variação de cepas que a RT-PCR. A infecção pelo calicivírus é avaliada pelos efeitos citopáticos característicos em 12 a 52 h. Tais efeitos são descolamento de toda a monocamada de células e presença de grupos celulares com aparência de cacho de uvas. O FCV se replica em linhagens celulares de origem felina e seu rápido crescimento em cultura celular pode comprometer a identificação de infecção concomitante pelo herpes-vírus felino, o qual demora mais para produzir efeitos citopáticos. O vírus pode ser isolado de *swabs* nasais, conjuntivais e de orofaringe, mas o isolamento pode falhar em razão de poucos vírus infectantes na amostra ou de anticorpos neutralizantes e da inativação viral durante o trânsito. O sucesso do isolamento pode ser maximizado se os *swabs* forem coletados da orofaringe e também da conjuntiva.

Detecção de anticorpos

Os anticorpos contra o FCV podem ser detectados por neutralização viral ou ELISA. A soroprevalência geralmente é alta na população felina devido à infecção natural e à vacinação. Consequentemente, a sorologia é pouco útil para o diagnóstico. Já os títulos de anticorpos neutralizantes podem indicar se o gato está ou não protegido. Resultados falso-negativos podem ser obtidos se os anticorpos não neutralizarem a cepa viral usada pelo laboratório. Assim, é importante que a cepa utilizada seja informada, pois, do contrário, a interpretação do resultado fica comprometida. Além disso, os títulos encontrados podem ser mais altos se forem utilizados pares de vírus-anticorpo homólogos, e não heterólogos.

Tratamento

O tratamento da calicivirose felina é sintomático. Os antibióticos de amplo espectro devem ser administrados a gatos com doença grave e suspeita de infecção bacteriana ou a critério do médico-veterinário, para evitar potenciais complicações associadas à infecção bacteriana secundária. É fundamental que o antibiótico escolhido tenha boa penetração no trato respiratório e na mucosa oral. A limpeza das secreções nasais também é importante e deve ser feita diversas vezes/dia, com solução fisiológica. Fármacos com efeito mucolítico e nebulização com solução salina podem auxiliar no tratamento.

A alimentação é extremamente importante. Muitos gatos doentes não comem, devido a pirexia, úlceras orais e perda do olfato pela congestão nasal. Desse modo, eles devem ser encorajados a se alimentar com oferecimento de alimentos palatáveis e com forte aroma. O alimento pode, ainda, ser aquecido para aumentar seu odor. Em alguns casos, o uso de estimulantes do apetite, como a cipro-heptadina ou o diazepam, pode ser benéfico. Caso a anorexia se torne prolongada, indica-se a colocação de um tubo esofágico ou gástrico para nutrição enteral.

Animais gravemente afetados podem necessitar de fluidoterapia para correção de desequilíbrios hidreletrolíticos e acidobásicos.

A maioria dos antivirais usados em medicina veterinária somente inibe a replicação de vírus DNA ou retrovírus. E, embora alguns antivirais de amplo espectro, como a ribavirina, sejam efetivos contra o FCV em culturas celulares, eles são muito tóxicos para utilização nos animais.

Alguns autores defendem o emprego da interferona-ω felina; no entanto, só existem evidências publicadas da sua eficácia em inibir a replicação do calicivírus *in vitro*.

O tratamento para estomatite crônica ainda é controverso e as opções recomendadas são limpeza dentária e antibióticos, corticosteroides ou fármacos imunossupressores (clorambucila, ciclosporina, talidomida) e extração total dos dentes. Estudos-controle para determinar a melhor modalidade de tratamento ainda são necessários.

Gatos com a forma sistêmica da calicivirose devem ser mantidos em isolamento e receber terapia de suporte intensiva, à base de fluidoterapia e antibióticos.

No Quadro 97.1 encontram-se dispostos os principais fármacos utilizados para tratamento da calicivirose, bem como doses, posologias e prováveis efeitos adversos.

Prevenção e controle

A principal forma de controle da calicivirose é a vacinação. Atualmente, diversos tipos de vacinas para o FCV estão no mercado, sendo a maioria viva modificada ou inativada com adjuvante e de uso parenteral. Elas são consideradas seguras e efetivas para reduzir ou prevenir as manifestações respiratórias e orais clássicas, mas não protegem contra a infecção e o desenvolvimento do estado de portador. Todas as vacinas contra o calicivírus fundamentam-se em antígenos virais cultivados em culturas celulares e a maioria é monovalente, ou seja, à base de apenas uma cepa.

O calicivírus felino promove proteção principalmente pela indução de anticorpos neutralizantes. Vírus como o FCV evoluem por mutação e seleção dos mutantes que escapam ao sistema imune. Isso cria potencial para o desenvolvimento de cepas de campo resistentes às respostas imunes induzidas por vacina. Esse potencial seria maior nos locais em que determinada cepa vacinal tenha sido usada por um longo período. Apesar de alguns estudos apoiarem essa hipótese, as evidências ainda não são totalmente convincentes. As cepas mais usadas em vacinas são F9 (a mais antiga, isolada na década de 1950), FCV 255 e, recentemente, as cepas G1 e 431.

É difícil fazer uma recomendação geral sobre qual vacina ou combinação de cepas usar, mas, se a calicivirose ocorrer em uma colônia totalmente vacinada, a mudança para antígenos vacinais diferentes pode ser benéfica.

O impacto da vacinação na eliminação do vírus de campo é controverso, com alguns estudos demonstrando redução moderada e, outros, até extensão do período de eliminação após a infecção.

Gatos recuperados da calicivirose provavelmente não estejam imunes para o resto da vida, em especial contra cepas diferentes. Desse modo, a vacinação desses animais também é recomendada, mesmo em áreas endêmicas para o calicivírus. O valor da sorologia em identificar se o gato está ou não protegido é limitado, porque os anticorpos para determinada

Quadro 97.1 Medicamentos, doses e posologias para tratamento de gatos com calicivirose ou doenças associadas à infecção pelo calicivírus canino.

Medicamentos	Dose e posologia	Observação
*Antibiótico**		
Amoxicilina	11 a 22 mg/kg VO 2 vezes/dia/10 dias	–
Amoxicilina + ácido clavulônico	11 a 22 mg/kg (amoxicilina) VO 2 vezes/dia/10 dias	–
Azitromicina	5 a 10 mg/kg VO SID/3 dias; depois, 2 vezes/semana, até 20 dias	Boa eficácia para gatos com rinite crônica
Antiviral		
Interferona-ω felina	10 μU/kg SC SID/8 dias, seguido de 10 μU/kg SC	Não há evidências de eficácia
*Anti-inflamatório/imunossupressor***		
Prednisolona	2 mg/kg VO SID/2 semana; depois, 48/48 h, por 2 semanas	–
Acetato de metilpredinisolona	20 mg/gato SC, 30/30 dias	Evitar em gatos obesos e/ou senis
Clorambucila	2 mg/gato VO, 3 vezes/semana	Controle do leucograma a cada 2 semanas (mielotóxico)
Ciclosporina	4 mg/kg VO 2 vezes/dia/30 dias; depois, 48/48 h, por 30 dias; a seguir, 2 vezes/semana	–

VO = via oral; SC = via subcutânea; SID = uma vez por dia (*semel in die*). *Para prevenir ou tratar a infecção bacteriana oportunista. **Indicado ao tratamento dos gatos com gengivite-estomatite crônica.

cepa de calicivírus identificados no laboratório não necessariamente protegem contra as cepas a que o animal poderá ser exposto no futuro.

A primeira dose da vacina deve ser aplicada aproximadamente com 9 semanas de idade e, a segunda, 2 a 4 semanas depois, mas não antes das 12 semanas de idade. Entretanto, devido à possibilidade de os anticorpos maternos persistirem mais tempo, alguns filhotes podem não responder a esse protocolo. Por isso, em situações de alto risco e nas quais filhotes vacinados tenham desenvolvido a doença, sugere-se a aplicação de uma terceira dose às 16 semanas de vida. Recomenda-se, ainda, utilizar a mesma marca durante todo o ciclo.[23]

Gatos mais velhos, cuja situação vacinal seja desconhecida, devem receber duas aplicações com intervalo de 2 a 4 semanas, usando vacinas que contenham a mesma cepa de FCV. Com base em diversos estudos, atualmente defende-se a revacinação para o FCV a cada 3 anos para gatos em situações de baixo risco, por exemplo, animais confinados sem contato com outros gatos. Gatos em situações de alto risco, como em colônias, devem ser vacinados anualmente. Para o restante dos animais, a decisão do intervalo para a revacinação deve fundamentar-se em uma análise de risco-benefício. Tendo em vista que vacinas somente para o calicivírus não estão disponíveis, a revacinação anual pode ser necessária para proteger o animal de outras doenças.

Assim como a maioria das outras vacinas, reações adversas são relatadas em minoria dos animais vacinados. Como outras injeções, a vacinação está relacionada com reações no local de aplicação e desenvolvimento de sarcomas. Podem ocorrer também manifestações clínicas da doença, principalmente em filhotes após a primeira vacinação. No entanto, tais manifestações estão, quase sempre, associadas a contato prévio e infecção pelo agente no ambiente, embora, algumas vezes, o vírus vacinal possa estar envolvido. Além disso, graças a alta variabilidade e adaptabilidade das cepas de FCV, nenhuma vacina é capaz de neutralizar todas as cepas possivelmente presentes no ambiente e gatos vacinados podem se tornar infectados.

Em alguns países, vacinas vivas atenuadas são produzidas para uso intranasal. Tais vacinas induzem imunidade local na mucosa, provavelmente mais eficiente que a gerada pelas vacinas parenterais. Sua utilização é interessante, principalmente quando se precisa de desenvolvimento rápido de proteção – por exemplo, em um gato que será introduzido em uma colônia. Suas principais vantagens em relação às vacinas parenterais são: somente uma dose é necessária para induzir imunidade e não há risco de desenvolvimento de sarcomas no local de aplicação. No entanto, espirros podem ser observados alguns dias depois da aplicação.

Quanto à calicivirose sistêmica, o impacto da vacinação ainda não é claro, já que durante os surtos animais vacinados desenvolveram a doença. Novos animais hígidos devem ser vacinados o quanto antes, preferencialmente com vacinas vivas modificadas, já que elas induzem proteção mais rapidamente.

Animais infectados pelo vírus da imunodeficiência dos felinos (FIV), exceto em fase terminal, são capazes de montar uma resposta imune a antígenos administrados. No entanto, a resposta imune primária pode demorar mais ou ser reduzida. A vacinação contra o FCV nesses animais parece ser menos efetiva, podendo aumentar o período de eliminação do calicivírus. Assim, somente os gatos FIV-positivos em alto risco de exposição ao FCV devem ser vacinados, preferencialmente com vacinas com vírus morto.[25]

Os gatos infectados pelo vírus da leucemia felina (FeLV) devem ser mantidos confinados e isolados não só para evitar exposição ao FCV, mas também para prevenir a transmissão do retrovírus. Os animais FeLV-positivos assintomáticos devem ser vacinados contra o calicivírus usando-se vacinas com vírus morto. Como esses animais podem não apresentar resposta imune à vacinação comparável com a de gatos hígidos, revacinações mais frequentes podem ser necessárias.

Animais com doenças crônicas (doença renal crônica, hipertireoidismo, diabetes melito) estáveis devem ser vacinados com a mesma frequência que animais saudáveis. Em contrapartida, animais febris ou agudamente doentes não devem receber vacina.[3,7,16]

A calicivirose é um problema comum em abrigos e gatis em razão da alta densidade populacional. Nesses locais, medidas para limitar a transmissão do vírus são tão importantes quanto a vacinação.

As infecções pelo calicivírus geralmente se apresentam por manifestações respiratórias em filhotes de 4 a 8 semanas, quando os anticorpos maternos declinam. A vacinação da mãe não irá prevenir a eliminação do vírus, mas pode beneficiar os filhotes com níveis de anticorpos maternos mais altos. Assim, as fêmeas devem ser revacinadas antes do acasalamento. Deve-se evitar a vacinação durante a prenhez. As fêmeas e suas ninhadas devem ser mantidas isoladas e filhotes de mães diferentes não devem ter contato até sua completa vacinação. A vacinação precoce deve ser considerada em filhotes de mães cujas ninhadas anteriores apresentaram infecção. A vacina é recomendada para animais com pelo menos 6 semanas, mas filhotes com 4 semanas já são imunocompetentes e se pode vaciná-los a cada 2 semanas até que atinjam a idade para o protocolo padrão. Nos locais em que tudo o mais falhou, podem-se tentar desmame e isolamento às 3 semanas de idade, mas as consequências comportamentais devem ser levadas em conta.

Quarentena é um método útil para o controle da calicivirose em locais com alta densidade populacional e muitos gatos com infecção latente podem ser identificados, pois o estresse da introdução em novo ambiente quase sempre reativa infecções quiescentes. No entanto, a quarentena não consegue controlar ou erradicar completamente a infecção pelo FCV, já que muitos gatos eliminam o vírus sem apresentar manifestações clínicas e o calicivírus é tão contagioso que uns poucos animais que escapem ao isolamento podem disseminar a infecção. Os gatos com manifestações graves devem ser isolados e tratados. Já os animais discretamente afetados são um dilema, pois podem permanecer meses nesse estado e não devem ficar isolados durante esses longos períodos.

O manejo do ambiente também é fundamental, visto que o FCV pode persistir no ambiente cerca de 1 mês. Desinfetantes eficientes incluem hipoclorito de sódio a 5% na diluição de 1:32 de água, peroximonossulfato de potássio e dióxido de cloro.

Quanto à calicivirose sistêmica, é crucial para seu controle o rápido reconhecimento ou suspeição da doença. Tal suspeita deve ser ainda maior quando mais de um animal apresentar as mesmas manifestações. Devido à alta mortalidade e ausência de um tratamento específico, a instituição de medidas de biossegurança é fundamental para prevenir a disseminação da doença.

As medidas de segurança que devem ser tomadas em caso de diagnóstico ou forte suspeita de calicivirose sistêmica são as seguintes:

- Se o estado geral do animal permitir, o tratamento deve ser realizado em casa, já que no ambiente hospitalar a alta circulação de animais pode aumentar o risco de disseminação da doença. Se necessária a hospitalização, os animais devem ficar isolados e toda a equipe deve ser avisada. O número de funcionários envolvidos no tratamento do animal deve ser limitado e aqueles que tiverem gatos em casa devem evitar o contato com o paciente. Equipamentos utilizados para exame e tratamento dos animais com suspeita da doença devem ser separados do restante. Fluxo laminar de ar provavelmente não seja necessário, mas os gatos devem ficar a pelo menos 1,5 m dos animais saudáveis, para evitar que gotas de espirros os atinjam

- Deve-se pesquisar os contactantes dos animais com manifestações de calicivirose sistêmica e esses gatos devem ser mantidos isolados, tanto dos sintomáticos quanto dos não expostos, por pelo menos 2 semanas e monitorados para febre, anorexia, ulcerações orais ou outras possíveis manifestações da doença
- Tanto dos gatos sintomáticos quanto dos expostos assintomáticos devem ser colhidos *swabs* de orofaringe para cultura viral antes de serem liberados para ambientes com animais não expostos. O ideal para permitir a saída desses animais do isolamento seria obter duas culturas negativas com intervalo de 1 semana entre elas. Os gatos totalmente recuperados que apresentarem culturas persistentemente positivas serão liberados e aparentemente não terá havido transmissão da doença. No entanto, ainda não se sabe até que ponto esses animais deixaram de ser um risco para os outros
- A desinfecção de todo o ambiente deve ser feita com hipoclorito de sódio. As superfícies devem ser antes esfregadas para remover qualquer material orgânico. É importante lembrar que compostos de amônia quaternária e clorexidina não são efetivos para desinfecção contra o FCV. Instrumentos podem esterilizados por calor. Áreas que não possam ser limpas com hipoclorito de sódio, como carpetes e móveis, devem ser limpas com aspirador de pó e, se possível, aparelhos a vapor
- Toda a equipe deve trocar de roupa e sapato e lavar as mãos imediatamente antes de deixar o hospital, principalmente aqueles que estiverem se dirigindo a outras clínicas ou locais com gatos
- Todos os proprietários de gatos que estiveram no hospital após a admissão do animal suspeito devem ser avisados para ficar atentos para febre, anorexia, ulcerações orais, manifestações respiratórias, letargia ou edema cutâneo em seus animais
- Notificar a situação a outras clínicas veterinárias, gatis e abrigos para atentarem a possíveis manifestações em outros animais
- Clínicas nas quais, apesar da instituição de medidas de segurança, a doença continua a se disseminar, devem considerar não admitir pacientes felinos por 1 a 2 semanas.[7,18]

Referências

1. Domingo E, Menendez-Arias L, Holland JJ. RNA virus fitness. Reviews Med Virol. 1997; 7:87-96.
2. Green KY, Ando T, Balayan MS, Berke T *et al.* Taxonomy of the caliciviruses. J Infec Dis. 2000; 181(Suppl 2):322-30.
3. Radford AD, Dawson S, Coyne KP, Porter CJ, Gaskell RM. The challenge for the next generation of feline calicivirus vaccines. Vet Microbiol. 2006; 117:14-18.
4. Gaskell RM, Dawson S, Radford AD. Feline respiratory disease. In: Greene CE, editor. Infectious diseases of the dog and cat. Philadelphia: Saunders Elsevier, 2006. p. 145-154.
5. Povey C, Ingersoll J. Cross-protection among feline caliciviruses. Infect. Immunity. 1975; 11:877-85.
6. Radford AD, Willoughby K, Dawson S, McCracken C, Gaskell RM. The capsid gene of feline calicivirus contains linear B-cell epitopes in both variable and conserved regions. J Virol. 1999; 73:8496-502.
7. Radford AD, Coyne KP, Dawson S, Porter CJ, Gaskell RM. Feline calicivírus. Vet Research. 2007; 38(2):319-35.
8. Wardley RC, Gaskell RM, Povey RC. Feline respiratory viruses – their prevalence in clinically healthy cats. J Small Anim Pract. 1974; 15:579-86.
9. Bannasch MJ, Foley JE. Epidemiologic evaluation of multiple respiratory pathogens in cats in animal shelters. J Feline Med Surg. 2005; 7:109-19.
10. Coyne KP, Dawson S, Radford AD, Cripps PJ, Porter CJ, McCracken CM, Gaskell RM. Long term analysis of feline calicivirus prevalence and viral shedding patterns in naturally infected colonies of domestic cats. Vet Microbiol. 2006; 118:12-25.
11. Radford AD, Dawson S, Ryvar R, Coyne K, Johnson DR, Cox MB *et al.* High genetic diversity of the immunodominant region of the feline calicivirus capsid gene in endemically infected cat colonies. Virus Genes. 2003; 27:145-55.
12. Helps CR, Lait P, Damhuis A, Bjornehammar U, Bolta D, Brovida C *et al.* Factors associated with upper respiratory tract disease caused by feline herpesvirus, feline calicivírus, *Chlamydophila felis* and *Bordetella bronchiseptica* in cats: experience from 218 European catteries. Vet Record. 2005; 56:669-73.
13. Radford AD, Sommerville LM, Dawson S, Kerins AM, Ryvar R, Gaskell RM. Molecular analysis of isolates of feline calicivirus from a population of cats in a rescue shelter, Vet Record. 2001; 149:477-81.
14. Povey RC, Wardley RC, Jessen H, Feline picornavirus infection: the *in vivo* carrier state. Vet Record. 1973; 92:224-9.
15. Wardley RC. Feline calicivírus carrier state. A study of the host/virus relationship. Arch Virol. 1976; 52:243-9.
16. Radford AD, Addie D, Belak S, Boucrait-Baralon C, Egberink H, Frymus T *et al.* Feline calicivírus infection. ABCD guidelines on prevention and management. J Feline Med Surg. 1009; 11:556-64.
17. Hurley KF, Sykes JE. Update on feline calicivírus: new trends. Vet Clin North Am Small Anim Pract. 2003; 33(4):759-72.
18. Knowles JO, Gaskell RM, Gaskell CJ, Harvey CE, Lutz H., Prevalence of feline calicivirus, feline leukaemia virus and antibodies to FIV in cats with chronic stomatitis, Vet Record. 1989; 124:336-8.
19. Lommer MJ, Verstraete FJ. Concurrent oral shedding of feline calicivirus and feline herpesvirus 1 in cats with chronic gingivostomatitis, Oral Microbiol Immunol. 2003; 18:131-4.
20. Thompson RR, Wilcox GE, Clark WT, Jansen KL. Association of calicivirus infection with chronic gingivitis and pharyngitis in cats, J Small Anim Pract. 1984; 25:207-10.
21. Coyne KP, Jones BRD, Kipar A, Chantrey J, Porter CJ, Barber P *et al.* Lethal outbreak of disease associated with feline calicivirus infection in cats. Vet Record. 2006; 158:544-50.
22. Johnson RP, Povey RC. Transfer and decline of maternal antibody to feline calicivirus. Canadian Vet J. 1983; 24:6.
23. Dawson S, Willoughby K, Gaskell RM, Woog G, Chalmers WCK. A field trial to assess the effect of vaccination against feline herpesvirus, feline calicivirus and feline panleukopenia virus in 6-week-old kittens. J Feline Med Surg. 2001; 3:17-22.
24. Foley J. E.. Calicivirus: spectrum of disease. In: August, JR, editor. Consultations in feline internal medicine. Vol. 5. Elsevier Saunders; 2005.
25. Dawson S, Smyth NR, Bennett M, Gaskell R.M, McCracken CM, Brown A, Gaskell CJ. Effect of primary-stage feline immunodeficiency virus infection on subsequent feline calicivirus vaccination and challenge in cats. AIDS; 1991; 5(6):747-50.

98 Retrovírus

Elcio de Souza Leal, Fabiola Villanova

Introdução

Os retrovírus felinos têm despertado o interesse dos pesquisadores sob vários aspectos. Sabe-se existirem diversos retrovírus que podem ser altamente patogênicos aos felídeos em geral. Ao mesmo tempo, outros retrovírus parecem não causar nenhum tipo de doença no hospedeiro específico. Neste capítulo, serão abordados alguns aspectos da biologia dos retrovírus em animais. Especificamente, discutir-se-á a infecção natural pelos vírus da imunodeficiência dos felinos (FIV) e vírus da leucemia felina (FeLV). Esses vírus apresentam características muito interessantes quanto à dinâmica da infecção nos diferentes hospedeiros da família Felidae. Tal preferência se deve à importância desses vírus em medicina veterinária de gatos e pela ausência de infecções por retrovírus em canídeos.

Por fim, serão apresentados alguns tópicos relacionados com o estudo do FIV e o seu potencial como modelo para o entendimento de infecções causadas por retrovírus. Espera-se que o leitor possa ter uma ideia geral do tema em medicina veterinária.

Epidemiologia

O primeiro relato de doença causada por lentivírus foi feito em 1904, por Vallée e Carré, que descreveram os achados clínicos da anemia infecciosa equina, mas não identificaram o agente etiológico da doença.[1] A primeira descrição de uma doença causada por lentivírus foi a visna, uma infecção caracterizada por distúrbios neurológicos e que acomete ovelhas.[1] Foi no caso da visna que o conceito de infecção lenta foi estabelecido, pois o agravamento do quadro clínico progredia lentamente após a infecção inicial e, com isso, o vírus foi chamado de lentivírus (do latim, *lentus* = lento). Pensava-se que o vírus visna permanecesse latente no hospedeiro até o início dos sintomas. Hoje, no entanto, sabe-se que os lentivírus não ficam em latência, e que os sinais da doença aparecem depois da destruição gradual do sistema imunológico do hospedeiro.

Curiosamente, o isolamento do primeiro retrovírus causador de doença em seres humanos, o vírus linfotrópico do linfócito T humano (HTLV), foi identificado somente nos anos 1980, com o aprimoramento das técnicas de cultivo de linfócitos T leucêmicos.[2] No entanto, estudos pioneiros feitos no final da década de 1970, nas ilhas de Kyushu e Shikoku, no Japão, evidenciaram a participação de um agente infeccioso viral como causador de leucemias em indivíduos epidemiologicamente relacionados.[3]

Retrovírus felinos

Não existem casos comprovados de retrovírus em canídeos. Assim, na rotina clínica, somente as infecções retrovirais em gatos é que demandam atenção por parte dos veterinários. Os retrovírus que frequentemente causam doenças em animais domésticos são o FIV e o FeLV. Um amplo estudo feito no hemisfério Norte, com 18.000 gatos, indicou que 2,3% deles estavam infectados pelo FeLV e 2,5%, pelo FIV.[4]

O FeLV é conhecido há mais tempo e praticamente toda a biologia desse vírus foi elucidada com estudos feitos com ensaios imunológicos e cultivo de linhagens celulares.[5] Ele replica somente durante a divisão celular; assim, as taxas evolutivas desse vírus são inferiores às observadas nos lentivírus. Sabe-se pouco sobre a distribuição genotípica do FeLV em populações de felinos nas diferentes regiões geográficas.

Aparentemente, o FIV é um vírus endêmico em gatos de vida livre e sua prevalência pode ser alta em alguns grupos de risco; por exemplo, em animais em disputa de território ou animais com imunossupressão.[6] É um lentivírus e foi primeiramente descrito, em 1986, em gatos com imunodeficiência crônica.[7] Sua identificação em gatos domésticos ocorreu, coincidentemente, ao mesmo tempo que o vírus da imunodeficiência humana (HIV) foi identificado como agente causador da AIDS. Esse fato despertou bastante interesse, tanto de cientistas quanto de leigos, pela biologia do FIV. As pessoas temiam que gatos infectados pudessem transmitir AIDS aos proprietários. Atualmente, sabe-se muito sobre a biologia do FIV e do HIV, e ficou claro que a transmissão entre espécies (p. ex., entre felinos e humanos), é improvável, em razão dos receptores celulares específicos utilizados por esses vírus.[6] Nesse sentido, o parvovírus pode ser uma ameaça mais provável, visto que é capaz de infectar e adaptar-se a uma ampla gama de espécies de carnívoros.[8] O FIV é pouco patogênico e infecta felinos de diversas espécies; para cada uma delas existe uma linhagem viral específica. Isso significa que o FIV provavelmente esteja infectando felinos há centenas ou milhares de anos.[9]

Etiologia

Características gerais

Os retrovírus caracterizam-se por duas moléculas idênticas de ácido ribonucleico (RNA, fita simples) no interior da partícula viral. Este RNA genômico linear tem entre 7.000 e 10.000 bases e está envolto por proteínas do capsídeo formando, assim, um complexo. O capsídeo viral, além das proteínas estruturais e RNA, ainda contém enzimas virais (p. ex., transcriptase reversa) e outras moléculas da célula hospedeira (p. ex., nucleotídios e outras enzimas). A estrutura do capsídeo é que dá forma à partícula viral e cada gênero possui uma forma característica que, no caso dos lentivírus, é cuneiforme. Por fim, o capsídeo é revestido por proteínas que formam o envelope do vírus.

No genoma viral existem três genes principais:

- *gag*: codifica as proteínas do capsídeo
- *polimerase*: codifica as enzimas protease, transcriptase reversa e integrase

- *envelope*: codifica as proteínas externas que envolvem a partícula viral. Além dos genes *gag*, *polimerase* e *envelope*, ainda há vários outros genes acessórios, cuja nomenclatura e função difere nos diversos gêneros de retrovírus.

Os retrovírus podem ser grosseiramente classificados em sete gêneros, de acordo com a forma da partícula viral, a organização genômica e o ciclo de replicação (Quadro 98.1). Destes, cinco são potencialmente oncogênicos (alfa, beta, gama, delta e épsilon) e ocorrem em todas as classes de vertebrados. Os lentivírus também têm ampla distribuição em várias espécies animais e estão associados a doenças crônicas. Os espumavírus, por outro lado, apesar de causarem destruição significativa de tecidos no hospedeiro, aparentemente não causam doença, Sua ocorrência está limitada a poucas espécies (p. ex., primatas e felinos). Em razão disso, sabe-se pouco sobre a biologia dos espumavírus.[10]

Quadro 98.1 Gêneros e exemplos de retrovírus.

Gênero	Exemplos
Alfarretrovírus	Vírus da leucose aviária (ALV), vírus do sarcoma de Rous (RSV)
Betarretrovírus	Vírus de Mason-Pfizer (macacos), vírus do tumor mamário do camundongo (MMTV), vírus Jaagsiekte de ovinos
Gamarretrovírus	Vírus da reticuloendoteliose aviária (necrose do baço em aves)
Deltarretrovírus	Vírus da leucemia bovina (BLV), vírus linfotrópico do linfócito T humano (HTLV)
Épsilon-retrovírus	Vírus do sarcoma/hiperplasia de peixes
Lentivírus	Vírus da imunodeficiência humana (HIV), vírus da imunodeficiência dos símios (SIV), vírus da imunodeficiência dos felinos (FIV), lentivírus bovino (BLV), vírus da anemia infecciosa equina (EIAV), vírus visna/maedi (MVV, pequenos ruminantes), vírus da artrite-encefalite caprina (CAEV)
Espumavírus	Espumavírus de bovinos, espumavírus de equinos, espumavírus de felinos e espumavírus de primatas

Ciclo de vida e replicação

Talvez o aspecto mais marcante da biologia dos retrovírus seja o mecanismo de replicação do material genético. Por muito tempo soube-se que o fluxo de informação gênica era exclusivamente unidirecional, indo de DNA a RNA e a seguir proteína (DNA⇒RNA⇒proteína). Esse direcionamento ficou conhecido como dogma central da biologia molecular e não havia exemplos em biologia de organismos que, eventualmente, pudessem não seguir este dogma. No entanto, em 1964, Howard Temin abalou a comunidade científica quando propôs um mecanismo radical de replicação, no qual alguns vírus (retrovírus) seguiam o seguinte fluxo de transmissão de informação: DNA⇒RNA⇒proteínas. Essa proposta foi amplamente rejeitada, na época, e somente após o isolamento e a caracterização de DNA-polimerase RNA-dependente (RT), obtidos independentemente por Howard Temin e David Baltimore, em 1970, é que o mecanismo de transcrição reversa foi plenamente aceito. A elucidação desse mecanismo teve enorme impacto em biologia molecular. Atualmente, algumas técnicas de DNA recombinante utilizam a enzima transcriptase

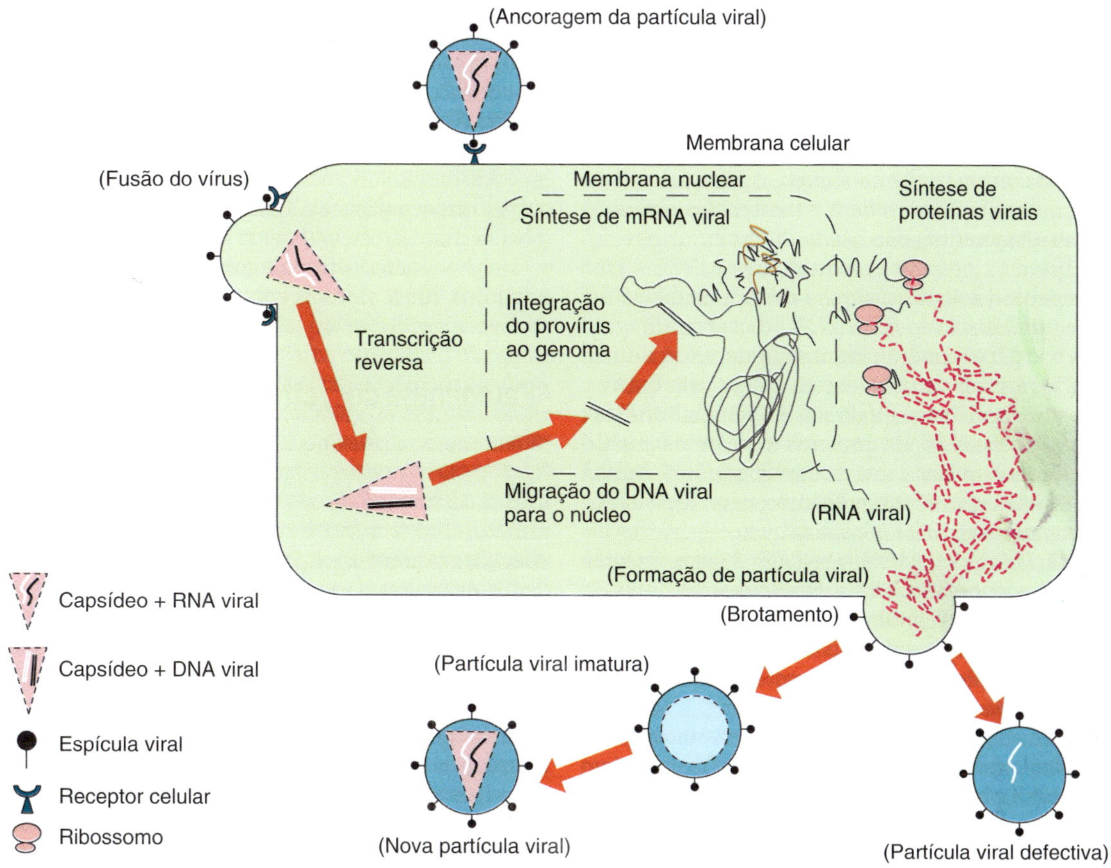

Figura 98.1 Esquema das principais etapas do ciclo de vida de um retrovírus. Inicialmente, as espículas (glicoproteínas) do envelope do vírus ligam-se aos receptores da membrana da célula (para o HIV, é o receptor CD4 dos linfócitos). A seguir, ocorre fusão das proteínas do envelope viral com a membrana celular. Com isso, o capsídeo viral é liberado no interior da célula e tem início o processo de transcrição reversa. Note que as dimensões da partícula viral em relação à célula não refletem as proporções reais.

reversa. A transcrição reversa é um processo complexo cujos detalhes estão além do escopo deste capítulo. Aqui, no entanto, o mecanismo será analisado resumidamente.

A seguir, detalhar-se-á o ciclo de vida do HIV, pois grande parte do conhecimento sobre a biologia dos retrovírus se deve ao estudo do HIV e do SIV (modelo animal).[10] O ciclo de vida de outros retrovírus não necessariamente segue os mesmos eventos dos lentivírus dos primatas; contudo, com o FIV existem muitas semelhanças.[11] A Figura 98.1 mostra o ciclo de vida do HIV e os principais eventos da transcrição reversa. Inicialmente, glicoproteínas do envelope viral ligam-se a um receptor celular específico (CD4 de linfócitos T). A seguir, dá-se a fusão do envelope viral com a membrana celular e o vírus, desprovido de envelope, penetra na célula. O estudo do mecanismo básico de ancoramento da glicoproteína viral no receptor dos linfócitos T e a posterior fusão do HIV com a membrana das células possibilitaram a elaboração de fármacos inibidores de fusão, que impedem a entrada do HIV nas células. Tais fármacos, como o maraviroque e o enfuvirtide, já estão sendo utilizados em pacientes infectados pelo HIV tipo 1. Dentro da célula tem início a transcrição reversa, na qual o genoma de RNA fita simples do vírus será convertido em DNA de fita dupla. Inicialmente, o RNA viral serve de molde para a síntese da primeira fita do DNA. Na sequência, a fita molde de RNA é degradada e simultaneamente ocorre a síntese da segunda fita de DNA. No final, o genoma viral é composto de DNA de fita dupla. Todo esse processo é feito pela enzima viral transcriptase reversa (RT). A RT é uma DNA-polimerase que utiliza como molde a fita de RNA viral. Esta enzima sintetiza polímeros de DNA, utilizando nucleotídios (adenina, guanina, citosina, timina) como substrato para produzir as novas cadeias de DNA. Os primeiros fármacos antirretrovirais desenvolvidos foram as substâncias análogas a nucleotídios, como o AZT, que é um análogo da timidina. A incorporação desses fármacos análogos à cadeia nascente de DNA durante a transcrição reversa impede a continuidade da síntese. A outra classe de fármacos antirretrovirais que inibem a transcrição reversa é composta de medicamentos não análogos, como a nevirapina. Essas substâncias ligam-se ao local ativo da transcriptase reversa impedindo, assim, a síntese de cadeias de DNA.

Na etapa seguinte do ciclo de replicação ocorre a migração do DNA viral para o interior do núcleo da célula. Ali, o DNA do vírus será inserido ao DNA da célula pela enzima viral "integrase". O DNA viral integrado ao genoma do hospedeiro chama-se provírus. Os provírus servem de molde para a síntese de RNA mensageiro e subsequente síntese das proteínas virais. Posteriormente, todo o processo de síntese de RNA e das proteínas virais será feito pelo repertório de enzimas celulares, visto que o provírus agora é parte integral e indistinguível do genoma da célula. Nem todos os provírus produzirão novas partículas virais; contudo, uma vez integrados ao genoma celular, os provírus ali permanecem, podendo, inclusive, ser transmitidos às células germinativas durante a meiose (retrovírus endógeno).

A fase inicial da síntese proteica viral se caracteriza pela produção de proteínas de regulação, as quais interferem no funcionamento da célula e favorecem a replicação do vírus. Existe uma interação complexa entre as proteínas virais e as da célula hospedeira. Por exemplo, na fase inicial de infecção de um linfócito T pelo HIV dá-se a síntese da proteína Nef que, entre outras funções, inibe a apresentação de antígenos virais. Assim, a célula infectada produz partículas virais sem ser destruída pelo sistema imunológico do hospedeiro. A formação de novas partículas virais nos lentivírus ocorre pela agregação de proteínas virais, que formam aglomerados na face interna da membrana da célula (Figura 98.1). Estes agregados proteicos formam um invólucro que se combina com o RNA viral para formar novas partículas virais. A seguir, as novas partículas virais iniciam um processo de brotamento da célula. No brotamento, não há destruição da membrana celular e, com isso, uma célula infectada pode permanecer produtiva por muito tempo. Por exemplo, alguns linfócitos T humanos infectados pelo HIV produzem partículas virais por vários anos. É importante destacar que as partículas virais de lentivírus recém-saídas das células ainda estão imaturas. A maturação ocorre fora das células e é feita pela enzima viral "protease". Essa enzima hidrolisa as proteínas do aglomerado no interior das partículas virais imaturas e, por consequência, acontece a formação do capsídeo viral. Acaso não haja hidrólise dessas proteínas, as novas partículas serão defectivas e não produzirão novas infecções. O conhecimento do mecanismo de hidrólise das proteínas virais possibilitou a elaboração de fármacos que inibem a protease (p. ex., o nelfinavir e o saquinavir), reduzindo a produção de novas partículas virais infectivas.[10]

Fisiopatogenia

O evento de integração do DNA viral no genoma do hospedeiro, *per se*, é potencialmente mutagênico. Historicamente, os gêneros alfa, beta, gama, delta e épsilon (antes conhecidos como oncorretrovírus) foram descritos por estarem associados à indução de tumores em seus hospedeiros. Além disso, dependendo da localização da inserção, os provírus podem alterar a expressão gênica. De fato, os retrovírus foram primeiramente descritos como patógenos indutores de leucose e sarcoma em aves. Nas décadas de 1950 e 1960, vários outros oncorretrovírus foram descritos em aves e mamíferos. O estudo do ciclo de vida desses retrovírus foi vital para o estabelecimento da biologia celular, notadamente para o estudo da função dos proto-oncogenes e das vias de sinalização celular.[12]

Patogênese dos retrovírus felinos

Na maioria dos gatos infectados pelo FeLV é possível detectar anticorpos contra o vírus entre 2 e 3 semanas após o contato inicial.[13] Os gatos em geral se infectam pelo contato com a saliva de animais infectados; raramente as infecções podem advir de mordidas e arranhaduras decorrentes de brigas. O vírus inicialmente replica-se no tecido linfoide e depois se dissemina para outros órgãos por meio de monócitos e linfócitos. Animais na fase virêmica eliminam partículas virais infectantes pelos fluidos corporais. Note-se que as infecções por retrovírus caracterizam-se pela integração permanente do DNA viral (provírus) no genoma do hospedeiro; assim, uma vez infectado, o animal não elimina o vírus do organismo. No entanto, isso não significa que o provírus permaneça ativo para sempre no genoma do hospedeiro. O curso da infecção pode seguir quatro formas distintas:

- **Infecção progressiva.** Caracterizada pela replicação intensa do vírus. Nesta forma, surgem leucose e infecções das mucosas causadas por agentes oportunistas (bactérias, fungos ou vírus).

A infecção progressiva decorre de uma resposta imunológica deficiente contra as partículas virais do FeLV e os animais, em geral, sucumbem em alguns anos.

▸ **Infecção regressiva.** Associada à resposta imune eficaz contra as partículas virais. A replicação viral é contida antes de o vírus chegar à medula. Os animais normalmente não apresentam nenhum sinal de infecção e o vírus é eliminado da circulação sanguínea. Nessa forma, anticorpos podem ser detectados até 8 semanas após a infecção inicial e, em alguns casos mais raros, anticorpos podem ser detectados por vários meses.

▸ **Infecção abortiva.** Observada somente em animais que foram experimentalmente infectados. É interessante notar que, nesta forma de manifestação da doença, anticorpos virais são raramente detectados.

▸ **Infecção focal.** Observada em animais que apresentam focos de replicação viral localizados em alguns órgãos como baço, linfonodos, intestinos e glândulas mamárias.

Diagnóstico

As infecções causadas pelo FIV raramente são identificadas pelos veterinários, pois os animais infectados não costumam adoecer e, quando mostram sintomas, estes são leves e transitórios. Em geral, os casos de FIV confirmada são de animais com imunossupressão acentuada e infecções causadas por agentes oportunistas. Os animais infectados apresentam viremia no inicio da infecção e o vírus pode ser encontrado especialmente na saliva; depois, poucas partículas virais são detectadas na circulação. Os animais expostos ao FIV apresentam anticorpos 60 dias após o primeiro contato e o provírus pode ser detectado por toda a vida. A transmissão é eminentemente pela saliva, e mordeduras e arranhões são as principais formas de transmissão do vírus. Assim, machos jovens em idade reprodutiva são o principal grupo de risco para infecções pelo FIV. A transmissão horizontal entre mãe e crias pode ser observada em laboratório, porém na natureza essa via ainda não foi encontrada. O diagnóstico clínico é impreciso, pois os sintomas (tosse, infecções pulmonares, erupções nas mucosas, emagrecimento etc.) não são específicos para a doença e nem todos os animais adoecem. Dessa maneira, a presença de anticorpos específicos é a forma mais segura de diagnóstico. Contudo, a sensibilidade dos testes imunológicos ainda é pouco conhecida para os diferentes subtipos de FIV.[6] Nesse aspecto, a reação em cadeia pela polimerase (PCR) pode ser uma alternativa para confirmar a presença do vírus. Note, entretanto, que animais vacinados apresentam anticorpos e provírus, o que pode ser um fator de complicação para o diagnóstico do FIV. Em adição, filhotes de mães vacinadas podem apresentar anticorpos (maternos) para o FIV até os 6 meses de vida. O diagnóstico imunológico na progênie deve ser confirmado com dois testes em intervalos de, no mínimo, 3 meses.

Prevenção e tratamento

A prevenção das infecções retrovirais em felinos deve contemplar procedimentos clinicoprofiláticos, bem como técnicas de manejo. Visto que a disseminação, tanto do FIV quanto do FeLV, está associada ao convívio próximo entre animais infectados e animais sadios, é imprescindível o isolamento dos animais infectados. Como já salientado, o diagnóstico clínico de felinos infectados por retrovírus é bastante difícil em razão da sutileza da sintomatologia da doença. Apesar de os animais infectados poderem apresentar anemia, linfomas, infecções crônicas e lesões das mucosas, normalmente essas características clínicas não auxiliam o estabelecimento do diagnóstico. Consequentemente, a identificação dos animais infectados torna-se difícil e o manejo preventivo fica bastante comprometido. No entanto, em criadouros e clínicas, recomenda-se isolamento e quarentena para casos suspeitos. O vírus é instável fora dos hospedeiros, de modo que o uso de detergentes garante a limpeza de gaiolas, abrigos, criadouros e clínicas.

Vacina também é altamente aconselhável, pois assegura que animais em risco não se infectem. Para prevenção das infecções pelo FeLV, existem vacinas elaboradas com vírus atenuado e vacinas recombinantes, todas com alta eficácia. Recomenda-se vacinar os animais antes das 8 semanas de vida, mais um reforço entre 2 e 3 semanas após a primeira dose. Como a detecção de níveis satisfatórios de anticorpos vacinais leva, em média, 12 meses, recomenda-se vacinar os animais anualmente. Nos animais infectados, é possível detectar o provírus e o RNA viral; no entanto, animais vacinados não apresentam viremia nem são passíveis de disseminar o vírus para animais não vacinados.

A vacinação para prevenir infecções pelo FIV ainda mostra desafios para a medicina veterinária. A única vacina comercialmente disponível (Fel-O-Vax® FIV, Fort Dodge Animal Health) utiliza o vírus atenuado combinado com adjuvantes. Essa formulação é composta de dois subtipos (A e D) distintos do FIV; a eficácia e a imunidade cruzada para outros subtipos ainda são insatisfatórias.[14] Recomenda-se o uso da vacina contra FIV a partir da oitava semana de vida e, para se obter melhor imunização, são necessárias três doses aplicadas em intervalos de 3 semanas. O reforço anual também é recomendado, principalmente em animais expostos ao vírus. Igualmente, animais vacinados apresentam anticorpos e o provírus pode ser detectado por PCR. Aparentemente, os animais vacinados não disseminam partículas virais que poderiam, eventualmente, infectar outros animais suscetíveis.

Considerações finais

As infecções por retrovírus ainda despertam pouco interesse em clínica veterinária de pequenos animais, em razão da pouca gravidade da doença. Em geral, os animais doentes são isolados e recebem tratamento para prevenção de infecções secundárias. A identificação meramente clínica das infecções por retrovírus em felinos é pouco confiável, sendo necessários testes laboratoriais como avaliação de anticorpos virais ou detecção do provírus por PCR para estabelecer o diagnóstico.

Quanto à epidemiologia, sabe-se pouco sobre distribuição, número de infecções e características das linhagens de FIV e FeLV existentes no Brasil. Existe uma gama muito grande de possibilidades a serem exploradas no sentido de descrever e caracterizar, em detalhes, a dinâmica das infecções causadas por retrovírus em felinos.

Além do impacto médico-veterinário e econômico, os retrovírus felinos são estudados como um modelo animal para o entendimento da biologia dos vírus.[15] Estudos com o FIV revelam aspectos do mecanismo de interação do vírus com os receptores celulares. Ambos, FIV e HIV, são lentivírus que utilizam o receptor CD4 de linfócito e estão associados à indução de imunodeficiência nos respectivos hospedeiros. Para o FIV, a imunodeficiência decorrente da destruição de linfócitos é branda se comparada com a do HIV-1, que causa imunodeficiência grave em humanos. Esse paralelo torna o FIV um modelo animal importante para o entendimento de imunodeficiências causadas por infecções lentivirais e a compreensão dos mecanismos de interação vírus-sistema imunológico.

Outro aspecto interessante do FIV é a eficácia da imunização de gatos utilizando o vírus atenuado. Trata-se da primeira vacina eficaz contra um lentivírus, apesar de não garantir proteção ampla diante de todas as variantes de FIV.

As perspectivas do uso de lentivírus em engenharia genética e medicina são promissoras, pois o mecanismo de infecção viral é uma forma de introduzir genes em determinadas linhagens celulares. Esse tipo de abordagem foi recentemente utilizado, com sucesso, em terapia gênica para impedir a progressão da adenoleucodistrofia (ADL),[16] doença hereditária na qual a deficiência no gene *ABCD1* provoca destruição gradual do revestimento de mielina dos neurônios. Nessa abordagem foi utilizado o HIV geneticamente modificado como vetor para introduzir o gene *ABCD1* funcional nas células-tronco de um paciente com ADL.[16]

Outro exemplo importante é a epidemia de retrovírus de coalas (KoRV), na Austrália, que revela alguns aspectos intrigantes dos retrovírus. O KoRV foi detectado em coalas (*Phascolarctos cinereus*) do norte da Austrália e caracterizado com um vírus endógeno.[17] Sendo um retrovírus endógeno, ele é transmitido verticalmente pelas células germinativas (óvulos e espermatozoides) de forma mendeliana. Contudo, o estudo de vários animais provenientes de diversas regiões geográficas da Austrália detectou frequências desiguais de animais infectados pelo KoRV. Praticamente todos os examinados provenientes do norte da Austrália estavam infectados, ao passo que a presença do vírus diminui gradualmente no sentido sul do país. Na ilha Canguru, localizada ao sul da Austrália, o KoRV é inexistente. Nessa ilha, os coalas foram introduzidos há menos de 100 anos. O gradiente geográfico na frequência das infecções do KoRV, de norte para o sul da Austrália, revela um padrão epidêmico em um intervalo de tempo razoavelmente curto. Também foram detectadas partículas virais infectivas do KoRV e um número variável de cópias de provírus em células germinativas em animais de mesma região geográfica. Todas essas características do ciclo de vida do KoRV sugerem estar esse vírus em processo de transição entre a forma exógena, por intermédio da transmissão epidêmica de partículas virais, e a forma endógena, pela transmissão mendeliana de provírus nas células germinativas.

Referências

1. Straub OC. Maedi-Visna virus infection in sheep. History and present knowledge. Comp Immunol Microbiol Infect Dis. 2004; 27:1-5.
2. Poiesz BJ, Ruscetti FW, Mier JW, Woods AM, Gallo RC. T-cell lines established from human T-lymphocytic neoplasias by direct response to T-cell growth factor. Proc Natl Acad Sci U S A. 1980; 77:6815-9.
3. Takatsuki K. Discovery of adult T-cell leukemia. Retrovirol. 2005; 2:16.
4. Levy JK, Scott HM, Lachtara JL, Crawford PC. Seroprevalence of feline leukemia virus and feline immunodeficiency virus infection among cats in North America and risk factors for seropositivity. J Am Vet Med Assoc. 2006; 228(3):371-6.
5. Hoover EA, Olsen RG, Hardy WD, Jr., Schaller JP, Mathes LE, Cockerell GL. Biologic é imprescindível and immunologic response of cats to experimental infection with feline leukemia virus. Bibl Haematol. 1975; 43:180-3.
6. Hosie MJ, Addie D, Belak S, Boucraut-Baralon C, Egberink H, Frymus T *et al.* Feline immunodeficiency. ABCD guidelines on prevention and management. J Feline Med Surg. 2009; 11(7):575-84.
7. Pedersen NC, Ho EW, Brown ML, Yamamoto JK. Isolation of a T-lymphotropic virus from domestic cats with an immunodeficiency-like syndrome. Science. 1987; 13(235):790-3.
8. Pereira CA, Leal ES, Durigon EL. Selective regimen shift and demographic growth increase associated with the emergence of high-fitness variants of canine parvovirus. Infect Genet Evol. 2007; 7(3):399-409.
9. Brown EW, Yuhki N, Packer C, O'Brien SJ. A lion lentivirus related to feline immunodeficiency virus: epidemiologic and phylogenetic aspects. J Virol. 1994; 68(9): 5953-68.
10. Jern P, Coffin JM. Effects of retroviruses on host genome function. Annu Rev Genet. 2008; 42:709-32.
11. Elder JH, Sundstrom M, de Rozieres S, de Parseval A, Grant CK, Lin YC. Molecular mechanisms of FIV infection. Vet Immunol Immunopathol. 2008; 123(1-2):3-13.
12. Nisole S, Saib A. Early steps of retrovirus replicative cycle. Retrovirol. 2004; 1:9.
13. Levy J, Crawford C, Hartmann K, Hofmann-Lehmann R, Little S, Sundahl E *et al.* 2008 American Association of Feline Practitioners' feline retrovirus management guidelines. J Feline Med Surg. 2008; 10(3):300-16.
14. Dunham SP, Bruce J, MacKay S, Golder M, Jarrett O, Neil JC. Limited efficacy of an inactivated feline immunodeficiency virus vaccine. Vet Rec. 2006; 158(16):561-2.
15. Fletcher NF, Brayden DJ, Brankin B, Callanan JJ. Feline immunodeficiency virus infection: a valuable model to study HIV-1 associated encephalitis. Vet Immunol Immunopathol. 2008; 123(1-2):134-7.
16. Naldini L. Medicine. A comeback for gene therapy. Science. 2009; 326(5954):805-6.
17. Stoye JP. Koala retrovirus: a genome invasion in real time. Genome Biol. 2006; 7(11): 241.

99 Escherichia coli e Salmonella

Luciana Leomil, Ylanna Kelner Burgos

Introdução

Os microrganismos descritos neste capítulo pertencem à família Enterobacteriaceae. Estas bactérias são caracterizadas como bacilos gram-negativos, não esporulados, com motilidade variável, oxidase-negativos, anaeróbios facultativos (apresentam crescimento com ou sem oxigênio); fermentam glicose com ou sem produção de gás, são catalase-positivos e reduzem nitrato a nitrito. A família Enterobacteriaceae abrange um número maior de bactérias que fazem parte da microbiota natural do intestino, como *Escherichia coli* e *Salmonella*.

Enquanto *E. coli* habitam predominantemente o duodeno e o cólon de cães e gato, *Salmonella* não tem um local específico e se encontra em todo o trato intestinal, sendo descrita em fezes de cães e gatos e de outros mamíferos.[1,2]

E. coli e *Salmonella* serão abordadas separadamente, para melhor elucidação de suas diferenças.

Escherichia coli

Prevalência | Relevância da doença

E. coli e outras bactérias da microbiota frequentemente formam uma relação benéfica de simbiose com o hospedeiro, provendo nutrientes-chave para o desenvolvimento, sintetizando cofatores e contribuindo para a colonização contra organismos patogênicos. Normalmente, *E. coli* permanecem confinadas no lúmen intestinal do hospedeiro, convivendo de modo comensal com outras bactérias. Entretanto, quando o hospedeiro se encontra debilitado ou imunossuprimido (seja por alimentação alterada ou por infecções causadas por outros agentes bacterianos, virais, fúngicos ou parasitários) ou ainda quando as barreiras gastrintestinais são violadas (cirurgias, acidentes, mordeduras ou arranhaduras), até mesmo cepas de *E. coli* não patogênicas podem causar infecção. O que torna uma *E. coli* patogênica será explicado adiante, nas características do agente etiológico, mas se sabe que cepas ou estirpes de *E. coli* patogênicas são capazes de provocar muito mais do que infecções intestinais.

Infecções no trato geniturinário, sepses, meningites e diarreias são as síndromes clínicas mais comuns, originadas de determinados clones de *E. coli* patogênicos. Infecções por *E. coli* receberam sua nominação dependendo da localização, sendo classificadas como *E. coli* intestinais, provocando diarreias, e *E. coli* extraintestinais, responsáveis por infecções do trato urinário (ITU), sepses, meningites.

Amostras de *E. coli* extraintestinais são filogenética e epidemiologicamente distintas das comensais e patogênicas intestinais, pois não são capazes de provocar doenças entéricas; no entanto, podem colonizar, de maneira assintomática, o trato intestinal, correspondendo a 20% da população em hospedeiros saudáveis.

As infecções bacterianas no trato urinário são uma das causas frequentes de infecções em cães, e em menor ocorrência nos gatos, que podem se apresentar como portadores assintomáticos.[3] A baixa frequência da infecção urinária bacteriana em gatos pode estar relacionada com mecanismos locais de defesa, altamente efetivos, dentre os quais a capacidade de os felinos produzirem urina altamente concentrada, chegando a densidade urinária a valores superiores a 1,080. O consumo de dietas ricas em proteínas proporciona a formação de urina naturalmente ácida e altamente concentrada em ureia. Portanto, pode-se pressupor que a perda de um ou mais desses mecanismos de defesa possa predispor o gato às cistites bacterianas, como acontece em gatos senis.

Estima-se que aproximadamente 14% dos cães com menos de 2 ou mais de 6 anos de idade irão desenvolver esta afecção no sistema urinário em alguma fase da vida.[5,6] Em gatos, as culturas positivas para *E. coli* são mais coletadas de urinas de fêmeas mais velhas, com pH urinário elevado e altos valores de eritrócitos e leucócitos observados na contagem de células durante o hemograma. Redução dos mecanismos de defesa do trato urinário contra agentes infecciosos torna os gatos mais velhos mais suscetíveis à infecção urinária, porém ainda não se sabe se essa seria apenas uma consequência do processo de envelhecimento ou uma condição secundária às doenças mais comuns em gatos idosos (doença renal crônica, diabetes *mellitus*, hipertireoidismo).[7]

Em 72 amostras de urina coletadas de cães e gatos com infecção urinária em São Paulo, foram isoladas 43 (60%) cepas de *E. coli* com potencial uropatogênico.[8] As semelhanças entre os sorotipos e genes de virulência das *E. coli* extraintestinais encontradas neste estudo e os isolados humanos descritos em literatura nos permitem especular a possibilidade de infecções cruzadas entre humanos e animais de companhia.

Em trabalhos realizados no estado de São Paulo, com amostras fecais de cães e gatos diarreicos e saudáveis, foram isolados fatores de virulência semelhantes aos encontrados em infecções do trato urinário.[9] Outro estudo com 220 amostras de fezes de cães errantes no mesmo estado, submetidas a exames microbiológicos, demonstrou que 196 animais aparentemente sadios tinham cepas de *E. coli* com potencial uropatogênico (UPEC), destacando a possível participação desses animais na cadeia epidemiológica, servindo como reservatórios de UPEC ao homem.[10]

O envolvimento de amostras de *E. coli* em casos de ITU e piometra está intimamente relacionado em amostras isoladas em cadelas no Brasil. Ela é a principal bactéria associada a piometra, isolada em 59 a 96% das infecções. As amostras isoladas em infecção urinária e piometra mostram alta similaridade genética e, provavelmente, estejam associadas a infecções ascendentes da microbiota intestinal.[11] A predominância de *E. coli* relacionadas com piometra pode estar ligada à sua habilidade em aderir a sítios antigênicos específicos no endométrio estimulado pela progesterona.

Pesquisas no Brasil relatam alta frequência de piometras com *E. coli*.[12–14] Em uma pesquisa no estado de São Paulo, foram coletadas amostras de pus e urina de 32 cadelas com piometra durante ovariossalpingo-histerectomia, e a *E. coli* foi isolada em 96% dessas amostras de pus e em 100% das amostras de urina que tiveram crescimento bacteriano.[14]

Outra infecção extraintestinal por *E. coli* que pode ocorrer é a bacteriemia, ou seja, quando as bactérias são encontradas no sangue e em abscessos.

As infecções intestinais por *E. coli*, também chamadas de *E. coli* diarreiogênicas, são agrupadas em determinados grupos ou patotipos, unidos por características genéticas ou fisiológicas semelhantes, sendo os principais grupos: *E. coli* enteropatogênica (EPEC), *E. coli* produtora de toxina de Shiga (STEC), *E. coli* enterotoxigênica (ETEC). São subdivididos segundo a capacidade de produção de algumas toxinas específicas e interação com células eucarióticas de modo diferente dos outros grupos.

Amostras de EPEC já foram isoladas em diferentes mamíferos e pássaros com diarreia, o que a classifica como uma zoonose que pode afetar crianças e humanos imunocomprometidos. No Brasil, em estudo com 300 gatos domésticos no estado de São Paulo (70 com e 270 sem diarreia), a prevalência de amostras positivas caracterizadas como EPEC foi superior em animais sem diarreia (assintomáticos) àqueles diarreicos. Apesar de apenas 5,5% do total dos animais estudados serem portadores de EPEC, importantes sorotipos encontrados, como O111:H25 e O125:H6, já foram isolados causando infecções em humanos.[3]

Entre as amostras de *E. coli* diarreiogênicas, as produtoras de toxina de Shiga (STEC ou VTEC) em animais e humanos são as mais preocupantes, por serem capazes de levar os animais a óbito. Amostras positivas para toxinas de Shiga do tipo I e do tipo II já foram isoladas de pombos, cães e gatos, tendo estes últimos interesse maior na literatura mundial, por estarem mais próximos ao homem. Na Inglaterra, um possível caso de transmissão de *E. coli* do sorogrupo O157 de um cão para uma criança, e posterior infecção de duas outras crianças e dois adultos, foi detectado pelo grupo-controle de doenças e agência de proteção à saúde. Essa criança havia visitado uma fazenda 5 dias antes dos sintomas e, na ocasião, brincado com dois cães aparentemente saudáveis.[15]

Em um estudo efetuado na Argentina, com o objetivo de identificar os fatores de virulência associados à STEC, envolvendo 450 cães e 149 gatos com ou sem diarreia, em 70 cães (15,5%) e 13 gatos (8,7%) foram detectados genes associados à STEC.[16] Na Argentina, assim como em algumas regiões do Brasil, existe o hábito de os proprietários alimentarem, algumas vezes, seus cães e gatos com restos de carne bovina crua. Alguns dos sorotipos comuns descritos em infecções de humanos foram isolados nesses animais, como O22:H–, O22:H8, O91:H21 e O157:H–. A existência de amostras de sorotipos comuns em humanos, cães e gatos nos remete a um problema de risco sanitário; portanto, medidas sanitárias devem ser tomadas para contribuir para o controle de doenças.

Não existem muitos relatos sobre o patotipo de *E. coli* enterotoxigênicas em cães e gatos na literatura. No Brasil, pesquisas com cães e gatos não isolaram fatores de virulência associados à ETEC nos animais estudados.[3,9] Vale destacar que o fato de não haverem sido ainda descritos não impede que casos de ETEC estejam ocorrendo, mas não sendo controlados.

Etiologia e fisiopatogenia | Características do agente etiológico, fatores de virulência e patogenia

Pelos estudos epidemiológicos, clínicos e de caracterização genética, *E. coli* pode ser classificada como comensal, patógeno intestinal e patógeno extraintestinal. A barreira entre o comensalismo e a virulência resulta de um complexo equilíbrio do estado do hospedeiro, com a presença e a expressão de fatores de virulência na bactéria. A classificação tradicional de amostras de *E. coli* baseia-se na determinação de antígenos somáticos (O), polissacarídios capsulares (K) e flagelares (H), e permite auxiliar na diferenciação entre amostras patogênicas e comensais.

A geração de diversos patotipos ou classes em *E. coli* e o surgimento de variantes patogênicas resultam de dois processos evolucionários fundamentais: mutação (transferência vertical de geração para geração) e transferência horizontal (pelos elementos móveis como plasmídios, sequências de inserção, fagos), resultando em alteração do DNA bacteriano e formação de uma nova população bacteriana mais resistente para aquele ambiente seletivo.

A habilidade de esses microrganismos causarem doenças intestinais ou extraintestinais está relacionada com a expressão de múltiplos e especializados fatores de virulência que incluem sistemas de excreção, toxinas, adesinas, sideróforos e outros. A aquisição desses fatores de virulência (de outras bactérias presentes no lúmen intestinal, como *Shigella*) é essencial para a patogenicidade, e para que essa população possa sobreviver em um novo nicho extraintestinal, por exemplo, o sistema urinário. A aquisição de alguns fatores de virulência pode ajudar na provisão de nutrientes essenciais nesse novo ambiente, facilitando, assim, a sua colonização. Felinos infectados por *E. coli* extraintestinal dividem as mesmas características filogenéticas e similaridades patogênicas encontradas em cães e humanos infectados por ela, e cães assintomáticos podem participar da cadeia epidemiológica como reservatórios de *E. coli* patogênica ao homem.[7,10]

A habilidade de a *E. coli* intestinal causar diarreia pode dever-se a uma vantagem seletiva para a perpetuação da população bacteriana e oportunidade de disseminação por novos hospedeiros, seja pela transmissão fecal-oral, seja por alimentos, água, vetores (insetos) ou fômites contaminados, mas essa teoria ainda não foi comprovada. Possivelmente, a diarreia decorra de uma combinação entre a ação da bactéria em sobreviver naquele ambiente e a do intestino do hospedeiro em se proteger contra aumento daquela população bacteriana.

Manifestações clínicas

As manifestações clínicas podem diferir dentro de cada grupo ou patotipo de *E. coli*, como será explicado a seguir.

Escherichia coli extraintestinais

Escherichia coli é uma das principais bactérias responsáveis por infecções do trato urinário. As ITU geralmente se iniciam na bexiga, podendo evoluir para os rins ou se disseminar para o sangue (bacteriemia) e, de acordo com o local da infecção, podem ser classificadas como bacteriúria (presença de bactérias na urina), na maioria das vezes, assintomática; cistite, quando acomete o trato urinário inferior (bexiga e uretra) ou pielonefrite, quando a infecção se propaga para o trato urinário superior, instalando-se nos rins e ureteres adjacentes.

Os casos de pielonefritc aguda, piometra, cistite ou bacteriúrias assintomáticas podem estar relacionados com o hábito de o animal de lamber a região anal e genitália, favorecendo a migração de *E. coli* do intestino para esse ambiente extraintestinal e posterior colonização dessa região.

Pode ou não haver manifestações clínicas em cães e gatos com *E. coli* uropatogênica, variando de acordo com a predisposição do animal, o local de localização e a duração da infecção, como também a quantidade de microrganismos e fatores de virulência implicados. Aproximadamente 80% das infecções urinárias em cães são subclínicas. As cadelas com anormalidades vulvares, dermatites perivulvares e estenose vaginal podem apresentar maior risco de desenvolvimento de ITU, assim como gatos machos com uretrostomia no períneo. Polaciúria, estrangúria ou disúria, dor à palpação, turvação da urina e/ou hematúria, podem ser observadas em infecções do trato urinário inferior. Animais com infecção no trato urinário superior podem mostrar pirexia, letargia, anorexia, dor localizada em um ou ambos os rins, hematúria, sepse ou falência renal.[6]

Piometra se caracteriza pela inflamação do útero com acúmulo de exsudatos. A patência da cérvice (aberta ou fechada) influenciará a gravidade da doença, pois quando fechada possibilitará o desenvolvimento de bacteriemia e toxemia, podendo levar o animal a óbito em poucos dias. Os sintomas de piometra variam desde secreção vulvar sanguínea a purulenta em processo de piometra aberta, até inapetência, depressão, letargia, distensão abdominal, poliúria, polidipsia e vômito, que ocorrem em piometra de cérvice fechada.[14]

Escherichia coli intestinais

As *E. coli* enteropatogênicas causam diarreia aquosa que pode conter muco (mas não sangue), associada a manifestações como febre, vômitos, desidratação e perda de peso, e a diarreia de 5 a 15 dias pode se tornar crônica.

Cepas de STEC podem levar o animal ao óbito. Em um experimento realizado na China, no qual cepas de STEC foram inoculadas por via oral em 20 cães de até 40 dias de idade, os pesquisadores observaram que os sintomas variaram de perda do apetite à diarreia aquosa e mucoide. Os animais inoculados com O157:H7 se recuperaram em até 3 dias depois da infecção, porém cinco cães infectados com cepa não O157 tiveram vômitos e náuseas e diarreia aquosa acompanhada de traços de sangue. Esses animais recusaram alimento e água, tiveram drástica perda de peso, fadiga, letargia, convulsão, perda da função cerebral e coma, seguido de óbito até 6 dias após a inoculação. A necropsia desses casos demonstrou necrose do fígado e embolia bacteriana dos rins, sendo a causa primária da morte diagnosticada trombose microvascular por bactérias, seguida de falência renal e falência de múltiplos órgãos. Esses sintomas são os mesmos sofridos por humanos infectados por *E. coli* que sofrem da síndrome hemolítico-urêmica.[17]

Um caso típico de infecção por *E. coli* enterotoxigênica começa pelo consumo de água ou comida contaminada. A colonização da mucosa intestinal por essas bactérias permite a deposição de enterotoxinas, iniciando a diarreia aquosa típica de infecções por ETEC. A produção dessas toxinas aumenta o nível de secreção de fluidos do jejuno e íleo, havendo grandes perdas de líquido do jejuno. Essa diarreia aquosa tem início poucas horas após a incubação (14 a 50 h), e são raros os sintomas, como leve estado febril, náuseas ou vômitos. Também podem ser observados leucócitos em amostras fecais, indicando a infecção intestinal. Em animais não tratados, os sintomas somem espontaneamente em poucos dias (tipicamente em 3 dias, podendo variar entre 1 e 11 dias). Casos letais podem decorrer da desidratação intensa e do desequilíbrio dos eletrólitos.

Diagnóstico | Exames complementares

Para um diagnóstico correto é necessário que a coleta do material a ser analisado seja realizada de maneira asséptica. Dependendo da origem da infecção, o procedimento será diferente.

Amostras de urina podem ser coletadas por punção suprapúbica na bexiga (cistocentese), cateterização (com auxílio de cateter) ou micção espontânea (também chamada de jato médio, que deve ser coletada desprezando-se os primeiros jatos de urina) e devem ser acondicionadas em recipientes estéreis. A avaliação quantitativa, considerada padrão de referência para ITU, determinará o número de colônias bacterianas (unidade formadora de colônias – UFC) por mililitro de urina.[6]

Placas de Petri contendo ágar de cistina lactose deficiente em eletrólitos (CLED) são indicadas para crescimento de microrganismos contidos na urina. A placa deve ser colocada em uma estufa aeróbica a 37°C, por 18 a 24 h. Após o crescimento, deve-se contar o número de colônias (UFC) na placa. Caso tenha sido utilizado 0,01 mℓ de urina, cada colônia resultante representa 100 UFC/mℓ; se tiver sido usado um volume de 0,001 mℓ, cada colônia corresponde a 1.000 UFC/mℓ de urina. Nas amostras coletadas por micção espontânea ou por cateterização, a conduta para leitura do resultado será a seguinte: densidade superior ou igual a 10^5 UFC/mℓ indica infecção; densidade inferior a 10^5 UFC/mℓ indica infecção uretral ou vaginal, e entre 10^4 e 10^5 UFC/mℓ os resultados precisam ser novamente avaliados com base na informação clínica. Para urina colhida por cistocentese, uma vez que a bexiga é um órgão estéril em indivíduos não infectados, quaisquer UFC detectadas indicarão infecção. Os agentes patogênicos urinários normalmente irão dar origem a contagens elevadas, apresentando morfologia de colônias uniforme, e deverá ser efetuada a repicagem em meios de rotina para identificação e realização de testes de sensibilidade.

Urinas com sedimentos (observados após centrifugação de 3 a 5 mℓ do material por 6 min a 150 g) estão mais associadas a infecções como bacteriúria e/ou piúria que as urinas sem sedimentos, mas vale frisar que urinas sem sedimentos também podem ter bactérias em menores proporções.

Em casos de piometra, o diagnóstico baseia-se no histórico do paciente. A maioria das cadelas desenvolve a doença 4 a 10 semanas depois do cio. Exames complementares podem revelar leucocitose e neutrofilia. A ultrassonografia é o método de diagnóstico de eleição para piometra, pois determina o tamanho do útero, a espessura da parede uterina e a presença de fluido intraluminal. A coleta do material contido no útero deve ser obtida após a ovariossalpingo-histerectomia (tratamento indicado) e de maneira asséptica, por meio de punção uterina com seringa estéril. As amostras devem ser transportadas sob refrigeração e processadas no prazo máximo de 6 h.[6]

A coleta de fezes deve ser feita com um *swab* estéril introduzido na região anal do animal e armazenamento posterior em recipientes estéreis.[3,9] O processo de transporte ao laboratório também requer refrigeração para evitar o crescimento dos microrganismos.

Após a coleta, as amostras, para melhor isolamento de *E. coli* e enterobactérias, devem ser semeadas em placas de Petri contendo meio MacConkey ou eosina azul de metileno (seletivos para enterobactérias), e incubadas em estufa a 37°C, por 18 a 24 h. A caracterização das amostras de *E. coli* pode ser feita com testes bioquímicos de EPM.[3,8,14] A identificação do sorotipo de *E. coli* pela técnica de aglutinação com antissoros específicos de amostras padrão, conhecida como sorotipagem, é de difícil realização. Certos testes para expressão de alguns fatores de virulência podem ser realizados – testes em culturas de células, como HeLa ou HEp-2, para testar fatores de adesão, teste em células Vero para verificação de toxinas presentes em STEC, além de testes com placas de Petri contendo ágar nutriente enriquecido com 5% de sangue de carneiro desfibrinado, para verificação de hemolisinas.

O diagnóstico molecular pode ser obtido pela técnica da reação em cadeia pela polimerase (PCR), que identifica os genes que codificam para os fatores de virulência específicos de cada patotipo, mas vale salientar que algumas amostras negativas para determinado gene podem ter outros ainda não estudados e passíveis de ser a causa da doenças nos animais ou no próprio homem.

O diagnóstico deve estar sempre associado à análise dos dados clínicos obtidos durante a observação do animal, ao histórico de sintomas anteriores coletado durante a anamnese junto ao proprietário e a resultados de exames realizados.

▪ Tratamento

Os tratamentos dependerão da origem da infecção. Em infecções do trato urinário, testes de sensibilidade aos antibióticos durante o diagnóstico facilitam o emprego do antibiótico ideal, associado à terapia de reidratação oral para auxiliar na remoção das bactérias aderidas ao trato urinário.

Embora *E. coli* extraintestinais possam ser combatidas por antibióticos, deve-se destacar que a prevalência dessas bactérias resistentes aos agentes antimicrobianos, incluindo fluoroquinolonas, tem aumentado nos últimos anos, devido ao seu uso em tratamento de problemas urinários causados por *E. coli* uropatogênicas sem prévia análise em testes de sensibilidade aos antibióticos. A existência de patógenos muito resistentes em cães é uma consequência do uso indiscriminado de antibióticos. Em teoria, uma única bactéria resistente a algum antibiótico tem a capacidade de transmitir essa resistência a outras bactérias do hospedeiro que, por sua vez, pode contaminar o ambiente e infectar outros animais e até os humanos. Havendo necessidade do emprego de um antibiótico, é necessário um antibiograma, para avaliação do melhor antibiótico de escolha.[8,14]

Progestágenos ou estrógenos para prevenção da prenhez devem ser evitados, por aumentar a incidência de piometra, já que o estrógeno exógeno aumenta o número de receptores de progesterona no útero.[5] O tratamento de escolha para piometra é a ovariossalpingo-histerectomia, pois a infecção circunscrita na cavidade abdominal leva rapidamente à sepse. Apenas a retirada cirúrgica pode impedir um quadro séptico. Além disso, os animais devem receber fluidoterapia intravenosa e é pouco provável que apenas antimicrobianos empregados eliminem a infecção bacteriana, já que os seus níveis de concentração uterina são insatisfatórios quando há coleção de pus.[14] A antibioticoterapia deve ser iniciada antes da cirurgia de remoção e continuar por 1 semana após a retirada do útero infectado.

Um estudo realizado em São Paulo mostrou que 100% das *E. coli* isoladas foram resistentes à penicilina G, apresentando também alta resistência à ampicilina (64%), um outro fármaco betalactâmico. Adicionalmente, já se relatou resistência a trimetoprima + sulfadiazina em 31%, a estreptomicina em 35% e, por fim, a amoxicilina em 11% das cepas isoladas de amostra de pus oriundo de piometra.[14] Outros estudos revelam resultados mais assustadores, pois no total de 15 isolados de *E. coli* obtidos de casos de piometra, todos foram resistentes aos antibióticos testados (amoxicilina, ampicilina, cefalexina, cefalotina, ciprofloxacino, enrofloxacino, gentamicina e norfloxacino).[13] Os achados de sensibilidade antimicrobiana têm-se mostrado bastante variados e o que se observa é alta taxa de resistência aos mais diferentes antibióticos; por isso a necessidade de análise prévia para o melhor antibiótico a ser utilizado.

Para infecções intestinais, o tratamento inclui terapia de reidratação oral para correção do equilíbrio de fluidos corporais, eletrólitos e nutricional, embora casos mais graves devam abranger reidratação parenteral. Resistências aos antibióticos também têm sido descritas em cepas de *E. coli* isoladas em fezes de cães e gatos.

Em um estudo realizado em Campo Grande, Mato Grosso do Sul, com 12 cães com diarreia oriunda de infecção por *E. coli* divididos em dois grupos: um com adição de Mannan-oligossacarídios (MOS) e outro sem MOS, verificou-se a efetividade de MOS no grupo tratado, que eliminou 85,71% das *E. coli* patogênicas, enquanto no grupo tratado sem MOS apenas 25% não apresentaram o microrganismo. MOS são carboidratos complexos com receptores de manose que possibilitam a ligação da bactéria e sua eliminação dos locais receptores.[18]

Terapia com probióticos utilizando organismos não patogênicos, como *Saccharomyces boulardii*, pode ser uma eficiente solução para o tratamento dos animais com diarreia.

▪ Prevenção

E. coli é um organismo presente no intestino de mamíferos e sua existência é importante para o funcionamento e a produção de cofatores essenciais para a nutrição, por isso sua eliminação não é possível.

E. coli isoladas de cães e gatos apresentaram características genotípicas e sorogrupos semelhantes aos encontrados em infecções humanas, sugerindo que tais isolados podem estar relacionados com outras doenças de cães e gatos, além das ITU, uma vez que o diagnóstico e o acompanhamento de doenças graves, como meningites e sepses, em medicina veterinária, podem ser prejudicados pela dificuldade de acesso do animal doente ao tratamento.[8] Não existe modo de controlar hábitos de higiene do animal, mas se pode instruir o proprietário a sempre lavar as mãos após acariciá-lo.

Devem-se evitar hábitos de alimentação com restos de carnes ou rações úmidas expostas a elevadas temperaturas por várias horas. A melhor prevenção é instruir os proprietários a se preocupar com a qualidade da água e dos alimentos consumidos, indicando a lavagem diária dos utensílios com água corrente e esponja, para retirada dos biofilmes bacterianos formados.

▪ Salmonella

▪ Prevalência | Relevância da doença

A salmonelose é uma zoonose que pode estar relacionada com o íntimo contato de crianças ou adultos, com sistema imune debilitado, com animais de estimação. Em gatos, a maior frequência de isolados é de *Salmonella typhimurium*.[19]

Em estudo realizado na Colômbia, utilizando 72 amostras de sangue coletadas de cães, 41,7% dos animais tinham prevalência sorológica para *Salmonella enteritidis*.[1]

No Reino Unido, amostras positivas para *Salmonella* foram isoladas de 100 gatos entre 1995 e 2007, sendo 69% delas classificadas como sorovar *typhimurium*, 14% Heidelberg e 7% Dublin. Além disso, outros sorovares também descritos em outros estudos no Reino Unido foram: *enteritis*, *choleraesus*, *agona*, *arechavelata*, Copenhagen, Hessaewk, Paratyphi B var Java e Newport.[20]

Na Turquia, observou-se que, de amostras fecais de 100 cães de canis estudados no ano de 2007, apenas 1% estava infectado por *Salmonella* spp. [2]

Em São Paulo, de amostras de fezes coletadas de 20 cães expostos à infecção por *Salmonella*, sendo alguns animais sintomáticos, dez isoladas e sorotipadas foram identificadas como *Salmonella typhimurium*, duas *Salmonella agona* e oito *Salmonella enterica* subsp. *enterica*.[21]

No município de Ilhéus, na Bahia, entre 2001 e 2002, em 190 amostras de fezes de cães sintomáticos e assintomáticos, foram isoladas 9,47% dos sorotipos de *Salmonella enterica* das subsp. Gafsa, Rubislaw, Carrau, Houttenae e uma amostra *Salmonella* spp.[22]

▪ Etiologia, fisiopatogenia | Características do agente etiológico, fatores de virulência e patogenia

Toda infecção por *Salmonella* inicia-se com a ingestão do organismo por intermédio de água ou alimento contaminado. Condições que aumentem o pH gástrico reduzem a dose inicial de infecção por *Salmonella*, o que sugere que a barreira gástrica represente uma barreira inicial para a infecção. A *Salmonella* exibe adaptável tolerância ao ácido nas exposições a pH baixos, promovendo a sobrevivência dos organismos que aguentam a prévia exposição aos ácidos estomacais.[23] Os mecanismos de virulência passíveis de presença em *Salmonella* podem ser os mesmos já relatados em *E. coli*, como ilhas de patogenicidade, sistemas de secreção e outros fatores de virulência.

Já foram isolados e identificados mais de 2.200 sorotipos de *Salmonella*, muitos com grande potencial a patógenos humanos e animais. Embora não ocorra especificidade entre os sorotipos e os hospedeiros, algumas cepas são adaptadas a certas espécies animais. No Brasil, *Salmonella enterica* sorotipo *enteritis* tem sido considerada prevalente desde 1980, associada ao consumo de aves e ovos.[22]

Estudos microscópicos revelam que a *Salmonella* invade as células epiteliais pelo mecanismo de endocitose mediada por bactérias, mecanismo este que requer síntese coordenada de proteínas bacterianas. Após cruzar o epitélio intestinal, *Salmonella* causará uma infecção sistêmica que induzirá a redução de macrófagos e outras células de defesa do hospedeiro, provocando-lhe infecção sistêmica generalizada se não tratada a tempo.[23]

Já se relataram casos de salmonelose em cães e gatos relacionada com a alimentação caseira.[24,25] As principais fontes de infecção são cães portadores latentes em agrupamentos como canis, além de alimentos, água e fômites contaminados.[21]

▪ Manifestações clínicas

Salmonella spp. pode causar enterites e diarreias em cães, mas alguns animais não demonstram sinais de infecção. Cães e gatos utilizados em experimentos induzindo infecções mostram que esses agentes podem ser eliminados por até 4 semanas.[26]

Manifestações clínicas incluem febre, dor abdominal, alterações intestinais alternando períodos de diarreia e constipação intestinal.[23]

Filhotes e adultos imunocomprometidos são as principais vítimas entre cães. Em uma pesquisa realizada com 30 cães com idade média de 45 dias, mantidos em canil para experimentos, que foram vítimas de um surto de *Salmonella*, 50% dos animais morreram em 3 semanas desde o primeiro caso. Os cães mostraram apatia, anorexia, emagrecimento rápido. O primeiro animal foi a óbito 4 dias após o início dos sinais clínicos observados, sem quadro de diarreia. Dois dias depois, os animais que estavam confinados juntos apresentaram quadro de diarreia esverdeada, emagrecimento rápido depois de 5 dias do primeiro caso observado.[21]

Sintomas como vômito, dores abdominais, diarreia, febre entre 40 e 41°C, depressão e anorexia, além de aborto, são ocorrências em cães, citadas na literatura.[27]

Achados de necropsia em filhote de gato com 3 semanas de idade que foi a óbito sem nenhum sintoma aparente de *Salmonella* incluíram magreza, atrofia do timo, intestino delgado e cólon congestos e com edematose. Exames histológicos revelaram necrose nas criptas das células epiteliais de jejuno, íleo e cólon, associada à congestão e edema de lâmina própria, sendo o diagnóstico conclusivo para congestão pulmonar, edema alveolar e enfisema. A bactéria *Salmonella* Dublin foi considerada a causa da morte.[20]

▪ Diagnóstico | Exames complementares

Procedimentos considerados padrão para isolamento de *Salmonella* iniciam-se após a coleta do material em *swabs* estéreis. Eles devem ser colocados em 10 mℓ de tampão de água peptonada e incubados a 37°C, por 16 a 20 h. Depois desse crescimento, uma alíquota de 0,1 mℓ deve ser transferida para 10 mℓ de caldo de Rappaport-Vassiliadis, e outra alíquota de 0,1 mℓ em 10 mℓ de caldo de selenito cistina e incubados a 41°C e 37°C, respectivamente, por 18 a 24 h. Após esse crescimento, são semeados em placas de Petri contendo ágar xilose lisina desoxicolato (XLD) e ágar verde brilhante, seguidos de incubação em estufa bacteriológica a 37°C, por 24 h.[2]

A eficiência dos caldos selenito cistina (SC), tetrationato verde brilhante (TBG) e Rappaport-Vassiliadis (RV) foi avaliada quanto ao isolamento de *Salmonella* em carcaças de frango. Também foram testados três meios clássicos de isolamento, ágar *Salmonella-Shigella* (SS), ágar verde brilhante (VB) e ágar xilose lisina desoxicolato (XLD) e dois meios cromogênicos, Rambach (RA) e CHROMagar (CAS). Entre 100 carcaças de frango examinadas, 29 foram positivas para *Salmonella* usando todos os meios combinados. Os caldos RV (69%) e TT (58,6%) foram mais eficientes que o SC (24,1%). Os meios cromogênicos mostraram melhores resultados do que os clássicos na detecção de *Salmonella* e apresentaram uma quantidade menor de colônias falso-positivas. O meio cromogênico mais eficiente foi o CAS, que detectou *Salmonella* em 23 das 29 amostras positivas (79,3%), seguido pelo RA (48%). Entre os meios clássicos, a detecção foi de 13,8% para VB, 27,6% para SS e 34,5% para XLD.[28]

Há necessidade de sorotipagem das amostras e de antibiogramas antes de se iniciar um tratamento com antibióticos, tornando esses testes elementos-chave para o diagnóstico correto. Entre as amostras isoladas no estado da Bahia, todas se mostraram sensíveis à gentamicina, exceto *Salmonella*. subsp. Houtenae. Esse antibiótico não é utilizado frequentemente para infecções intestinais. O teste revelou amostras resistentes à ampicilina (*S. rublislaw, S. gafsa* e *S. carrau*), ressaltando a necessidade do teste de sensibilidade aos antibióticos.[22]

Tratamento

Cepas de *S. typhimurium* isoladas de gatos com múltipla resistência aos antibióticos enfatizam que amostras de *Salmonella* isoladas de gatos podem ser fonte de zoonoses e que o uso de antibióticos de maneira inadequada pode acarretar problemas para o tratamento dos animais e dos homens.[20]

Os animais doentes devem ser separados dos demais e submetidos à fluidoterapia, e os canis devem ser desinfetados com hipoclorito de sódio a 2% ou cresol a 2%; além disso, os animais assintomáticos devem ficar em observação.[21]

O probiótico utilizado em um grupo de animais mostrou redução na população de *Salmonella typhimurium* quando comparado com os animais alimentados com a mesma dieta sem o acréscimo do probiótico.[29]

Prevenção

Uma dieta equilibrada e saudável, além de condições básicas de higiene do animal e higienização das mãos e objetos após manipulação, são atitudes úteis para melhor prevenir as contaminações de animais pelas espécies de *Salmonella*.[30]

Fontes de infecção em gatos são ingestão de carne crua, comidas processadas, hábito de caçar roedores e pássaros, e exposição a répteis e ambientes contaminados com fezes de animais portadores.[20]

Apesar de existirem casos de *Salmonella* isolada de cães e gatos, uma das maiores preocupações é o crescente número de pessoas que adotam répteis para conviver com humanos e outros animais dentro de casa. Tartarugas, iguanas e outros fazem parte do mercado exótico, ainda não bem caracterizado e controlado em relação a possíveis fontes de zoonose ou apenas servindo como reservatório.[29]

Referências

1. Rincon-Reyes O, Figuerosa J. Prevalencia serológica de Salmonella enteritidis en la población canina del municipio de Tunja, Colombia. Rev Salud Publica. 2008 Jul; 10(3):470-6.
2. Bagcigil AF, Ikiz S, DOkuzeylul B, Basaran B. Fecal shedding of Salmonella spp in dogs. J Vet Med Sci. 2007 Jul; 69(7):775-7.
3. Morato EP, Leomil L, Beutin L, Krause G, Moura RA, Pestana de Castro AF. Domestic cats constitute a natural reservoir of human enteropathogenic Escherichia coli types. Zoonoses Public Health. 2009 Jun; 56(5):229-37.
4. Reche Junior, A. A orbifloxacina no tratamento das cistites bacterianas em gatos domésticos. Ciência Rural. 2005 Nov-Dec; 35(6):1325-30.
5. Barsanti JA. Genitourinary infections. In: Greene CE, editor. Infectious diseases of the dog and cat. Philadelphia: WB Saunders; 2006. p. 626-46.
6. Bartges JW. Diagnosis of urinary tract infections. Vet Clin North Am Small Anim Pract. 2004 Jul; 34(4):923-33.
7. Litster A, Moss S, Platell J, Trott DJ. Occult bacterial lower urinary tract infection in cats-urinalysis and culture findings. Vet Microbiol. 2009 Apr; 136(1-2):130-4.
8. Osugui L. Pesquisa e caracterização de amostras de *Escherichia coli* Uropatogênicas (UPEC) em infecções do trato urinário (ITU) de cães e gatos. [Dissertação]. São Paulo: Universidade de São Paulo, Instituto de Ciências Biomédicas, Departamento de Microbiologia; 2008.
9. Nakazato G, Gyles C, Ziebell K, Keller R, Trabulsi LR, Gomes TA *et al.* Attaching and effacing Escherichia coli isolated from dogs in Brazil: characteristics and serotypic relationship to human enteropathogenic E. coli (EPEC). Vet Microbiol. 2004 Aug; 101(4):269-77.
10. Von Sydow, ACMDG, Coogan JA, Moreno AM, Melville PA, Benites NR. Ocorrência de fatores de virulência em estirpes de *Escherichia coli* isoladas de fezes de cães errantes. Arq Inst Biol. 2006 Out-Dez; 73(4):401-7.
11. Hagman R, Kühn I. Escherichia coli strains isolates from the uterus and urinary bladder of bitches suffering from pyometra: comparison by restriction enzyme digestion and pulsed-field gel electrophoresis. Vet Microbiol. 2002 Jan; 84(1-2):143-53.
12. Chen YMM, Wright PJ, Lee C-S, Browning GF. Uropathogenic virulence factor in isolates of Escherichia coli from clinical cases of canine pyometra and feces of healthy bitches. Vet Microbiol. 2003 Jun; 94(1):57-69.
13. Lara VM, Donadeli MP, Cruz FSF, Carregaro AB. Multirresistência antimicrobiana em cepas de Escherichia coli isoladas de cadelas com piometra. Arq Bras Med Vet Zoot. 2008 Aug; 60(4):1032-34.
14. Santos Filho JCB. Pesquisa de bactérias e sua sensibilidade aos antimicrobianos em cães com piometra, com especial interesse na caracterização das *Escherichia coli* patogênicas extraintestinais (ExPEC). [Dissertação]. São Paulo: Universidade Paulista, Instituto de Ciências da Saúde; 2008.
15. Hogg RA, Holmes JP, Ghebrehewet S, Elders K, Hart J, Whiteside C *et al.* Probable zoonotic transmission of verocytotoxigenic Escherichia coli O157 by dogs. Vet Rec. 2009(10); 164:304-5.
16. Bentancor A, Rumi MV, Gentilini MV, Sardoy C, Irino K, Agostini, A, Cataldi A. Shiga toxin-producing and attaching and effacing Escherichia coli in cats and dogs in a high hemolytic uremic syndrome incidence region in Argentina. FEMS Microbiol Lett. 2007 Feb; 267(2):251-6.
17. Wang JY, Wang SS, Yin PZ. Haemolytic–uraemic syndrome caused by a non-O157:H7 Escherichia coli strain in experimentally inoculated dogs. J Med Microbiol. 2006 Jan; 55(1):23-9.
18. Gouveia EMF, Silva IS, Van Onselem VJ, Corrêa RAC, Silva CJ. Use of mannanoligosacharides as an adjuvant treatment for gastrointestinal diseases and this effect on E. coli inactivated in dogs. Acta Cir Bras. 2006; 21(4):23-6.
19. Carter ME, Quinn PJ. Salmonella infections in dogs and cats. In: C Wray, A Wray, editores. Salmonella in domestic animals. New York: CABI Publishing; 2000, p. 231-44.
20. Philbey AW, Brown FM, Mather HA, Coia JE, Taylor DJ. Salmonellosis in cats in the United Kingdom: 1995 to 2007. Vet Rec. 2009 Jan; 164(4):120-2.
21. Megid J, Assis MZ, Britto CJ, Lara VM. Salmonelose em cães de experimentação. Braz J Vet Res Anim Sci. 2001; 38(1):44-5.
22. Maciel BM, Argolo RC, Freitas ES, Kruschewsky FF, Santos BF, Rocha GD *et al.* Ocorrência de sorotipos exóticos de *Salmonella* encontrados em cães assintomáticos nos distritos do município de Ilhéus/BA-Brasil. Braz J Vet Res Anim Sci. 2004 Aug; 41(4):247-53.
23. Ohl ME, Miller SI. Salmonella: a model for bacterial pathogenesis. Annu Rev Med. 2001; 52:259-74.
24. LeJeune JT, Hancock DD. Public Health concerns associated with feeding raw meat diets to dogs. J Am Vet Assoc. 2001 Nov; 219(9):1222-5.
25. Stiver SL, Frazier KS, Mauel MJ Stayer L. Septicemic salmonellosis in two cats fed a raw-meat diet. J Am Anim Hosp Assoc. 2003 Nov-Dec; 39(6):538-42.
26. McVey DS, Chengappa MM, Mosier DE, Stone GG, Oberst RD, Sylte MJ *et al.* Immunogenicity of chi4127 phoP-Salmonella enterica serovar Typhimurium in dogs. Vaccine. 2002 Feb; 20(11-12):1618-23.
27. Caldow GL, Graham MM. Abortion in foxhounds and a ewe flock associated with Salmonella montevideo infection. Vet Rec. 1998; 142(6):138-9.
28. Rall VLM, Rall R, Aragon LC, Silva MG. Avaliação de três caldos de enriquecimento e cinco meios de cultura para detecção de *Salmonella* em carcaças de frango. Braz J Microbiol. 2005 Jun; 36(2):147-50.
29. O'Mahony D, Murphy KB, MacSharry J, Boileau T, Sunvold G, Reinhart G *et al.* Portrait of a canine probiotic Bifidobacterium-from gut to gut. Vet Microbiol. 2009 Oct; 139(1-2):106-12.
30. Reaser JK, Clark EE Jr, Meyers NM. All creatures great and minute: a public policy primer for companion animal zoonozes. Zoonoses Public Health. 2008 Oct; 55(8-10):385-401.

100
Staphylococcus sp. e Streptococcus sp.

Patrícia da Silva Nascente

Introdução

Os cocos gram-positivos aeróbios, ou facultativamente anaeróbios, representam cerca de 30% dos microrganismos isolados na rotina bacteriológica. Nesta identificação, maior atenção recebem *Streptococcus* spp. e *Staphylococcus* spp. como agentes causadores de doenças infecciosas. Rotineiramente, utiliza-se o teste da catalase para diferenciar os *Staphylococci* spp. (catalase-positivos) dos *Streptococci* spp. (catalase-negativos).

A catalase é um mecanismo de defesa para a bactéria contra células fagocitárias, porém não é um fator essencial para a sobrevivência do *Staphylococcus* spp. Atualmente, fazem parte do grupo dos cocos gram-positivos catalase-negativos os seguintes gêneros: *Abiotrophia, Aerococcus, Dolosicoccus, Dolosigranulum, Enterococcus, Lactococcus, Facklamia, Gemella, Globicatella, Granulicatella, Helcococcus, Ignavigranum, Lactococus, Leuconostoc, Pediococcus, Streptococcus, Tetragenococcus* e *Vagococcus*; entretanto, os gêneros *Streptococcus* spp. e *Enterococcus* spp. são encontrados com maior frequência causando infecções em animais. Outros gêneros como *Helcococcus* e *Tetragenococcus* ainda não foram descritos em animais.[1]

Epidemiologia

Staphylococcus sp.

As espécies do gênero *Staphylococcus* estão amplamente distribuídas pelo mundo como comensais na pele de animais e de humanos. Em animais, seu principal *habitat* são pele e mucosas de aves e mamíferos.[2–5] Este gênero está classificado em 36 espécies (nove das quais apresentam subespécies) baseadas em diferenças genotípicas e características sobre *habitat* ou processos patogênicos. Todas as espécies de *Staphylococcus* isoladas da microbiota animal são potencialmente patogênicas. No mínimo 30 são comensais de pele e mucosas, e também podem provocar infecções piogênicas. Espécies deste gênero adaptadas a um hospedeiro podem colonizar outra espécie de hospedeiro quando o contato entre ambos é frequente, ou se houver infecção.[3]

Tanto a espécie *Staphylococcus aureus* quanto a *Staphylococcus* coagulase-negativa (CNS) têm o homem e os animais como reservatório: nos seres humanos, a cavidade nasal é o principal *habitat*; nos animais, o pelo que forma a primeira linha de defesa física para proteger o contato entre patógenos e a pele pode albergar bactérias e, principalmente, estafilococos.[6,7] Espécies de *Staphylococcus* podem ser prontamente isoladas do ambiente (fômites, solo, ar, água) associados a animais ou a uma variedade de produtos de origem animal.[3] Embora todos os animais de sangue quente possam ser acometidos clinicamente por estafilococos, principalmente coagulase-positivos, a prevalência dessas interações varia entre espécies de hospedeiros.[8]

Das espécies de estafilococos, têm importância veterinária: *S. aureus, S. intermedius* (*S. pseudointermedius*), *S. epidermitis, S. hyicus* e *S. schleiferi*. *S. aureus* é um agente piogênico no homem e em diversas espécies animais. *S. pseudointermedius* é a mais nova espécie identificada e frequente bactéria piogênica em cães, mas sem toxina esfoliativa ou toxina similar. É uma bactéria bastante encontrada em pele, nariz e trato intestinal de 50% ou mais dos cães saudáveis e em porcentagem mais baixa de gatos sadios. Pode estar presente na cavidade nasal de mais de 4% dos proprietários de cães. Normalmente não causa problemas, mas é um patógeno oportunista. A infecção mais comum causada por esta espécie é a otite; entretanto, as infecções menos comuns em outras localizações podem ocorrer de modo grave. A espécie está fortemente relacionada com *S. intermedius*, que faz parte da microbiota normal de pele e gengiva de cães e gatos; hoje é tida como um patógeno zoonótico, porém apenas como complicação de feridas por mordeduras. É considerada a espécie de *Staphylococcus* mais importante em cães e gatos.[9–14] Isolados de *S. aureus* estiveram presentes em seres humanos e seus cães. Do mesmo modo, isolados de humanos e felinos já foram obtidos em uma família com concomitante colonização.[15] *S. epidermidis* é encontrado universalmente na pele e em algumas mucosas, mas raramente é patogênico. Algumas vezes já foi observado no trato respiratório superior. *S. hyicus*, encontrado em diversas espécies, já foi citado em casos de mastite. *S. schleiferi* está associado à otite externa em cães.[8]

Streptococcus sp.

Os estreptococos têm distribuição mundial. Muitas espécies vivem como comensais na mucosa do trato respiratório superior, trato digestivo e no trato urogenital inferior de animais e, por conseguinte, muitas infecções estreptocócicas são oportunistas. Com exceção do *S. equi*, os demais estreptococos podem ser transportados por indivíduos sadios e, assim, infecções podem ser primárias ou secundárias nos animais, como em pneumonia estreptocócica após infecção viral. Algumas espécies apresentam como principal reservatório o homem e, devido à estreita ligação de cães e gatos com seus proprietários, hoje é citada a colonização da região orofaríngea desses animais por tais microrganismos.[3]

S. pneumoniae é um habitante normal das vias respiratórias superiores e, de modo geral, a infecção se instala quando as defesas do organismo diminuem por alguma razão. As infecções endógenas ou secundárias podem estar relacionadas com o estresse. Comumente infecções neonatais originam-se da mãe infectada.[2,7,8,17] O trato gastrintestinal parece ser o reservatório primário do *S. agalactiae* e o trato geniturinário, o secundário. *S. canis*, um patógeno importante em cães, está associado a septicemia neonatal, muitas condições supurativas e, recentemente, síndrome do choque tóxico.[8,18]

A importância dos estreptococos oriundos de animais para a saúde pública é limitada. Aparentemente, os estreptococos que provocam doenças em cães (*S. canis*) diferem daqueles que acometem pacientes humanos.[8]

Etiologia | Taxonomia, morfologia, virulência

Staphylococcus sp.

O gênero *Staphylococcus* recebe a classificação científica no reino Monera, filo Firmicutes, classe Bacilli, ordem Bacillales, família Staphylococcaceae. Os estafilococos, classificados no gênero *Staphylococcus* spp. são bactérias em forma de cocos gram-positivos, que apresentam arranjo em forma de cachos de uva. Os membros deste gênero são anaeróbios facultativos, imóveis, catalase-positivos, oxidase-negativos e não formam esporos nem flagelos. Os estafilococos têm de 0,5 a 1,5 μm de diâmetro com capsula variável. A espécie mais importante é o *Staphylococcus aureus*, assim denominado por causa da pigmentação amarelada das colônias.[2–4,8,17,19]

A identificação da espécie de estafilococos baseia-se em uma variedade de características fenotípicas convencionais. As espécies mais importantes do ponto de vista clínico podem ser identificadas por algumas provas específicas, como pigmentação da colônia, estafilocoagulase, "fator *clumping*" ou "fator de agregação", prova da desoxirribonuclease, resistência à novobiocina, fermentação do manitol, entre outras. Uma característica relevante para identificação e classificação das espécies de *Staphylococcus* é a reação de coagulase, que está relacionada com a sua patogenicidade. Os estafilococos coagulase-positivos, *S. aureus* e *S. intermedius, S. pseudointermedius* e o coagulase-variável *S. hycus* são importantes patógenos de animais domésticos. Os estafilococos coagulase-negativos são pouco virulentos, mas ocasionalmente alguns podem causar doenças no homem e em animais.[2] A habilidade de coagular o plasma continua sendo o critério mais aceito e utilizado para identificar estafilococos patogênicos associados a infecções agudas.

Streptococcus sp.

Mudanças na taxonomia e nomenclatura do gênero *Streptococcus* e gêneros relacionados vêm ocorrendo com frequência nas últimas décadas. Tais mudanças são o resultado principalmente da aplicação dos métodos de identificação, incluindo tanto os testes fisiológicos tradicionais quanto os métodos moleculares.[20–22] As mudanças na nomenclatura levaram à criação do termo "cocos gram-positivos catalase-negativos" para o grupo, pois dessa maneira nenhum gênero é excluído.[23]

Tem-se reconhecido que o gênero *Streptococcus* inclui pelo menos 50 espécies, que por sua vez abrangem muitos patógenos para o homem e animais domésticos, mesmo depois das alterações promovidas na década de 1980, quando o gênero *Stretptococcus* foi desdobrado em outros três, nomeadamente *Enterococcus, Lactococcus* e *Streptococcus*.[24]

O gênero *Streptococcus* recebe a classificação científica no reino Monera, filo Firmicutes, classe Bacilli, ordem Lactobacillales, família Streptococcaceae. Os membros do gênero *Streptococcus* sp. são bactérias classificadas como cocos gram-positivos, imóveis, com arranjo em forma de cadeia (estreptococo), com reação catalase-negativa e anaeróbias facultativas. Medem cerca de 1 μm e alguns exemplares podem apresentar fímbrias. Contemplam um grupo complexo, provavelmente responsável por uma variedade maior de doenças que qualquer outro grupo de bactérias. Em animais, infectam muitas espécies, causando infecções supurativas como mastite, metrite, poliartrite, pneumonia e meningite. O principal patógeno do gênero é *S. pyogenes*, contudo outra espécie de grande importância é o *S. pneumoniae* que, diferentemente, cresce aos pares (diplococos) em vez de em cadeias.[2,8,17,19]

Existem vários sistemas de classificação para os estreptococos com base nas características da colônia, composição antigênica e provas bioquímicas. Os estreptococos com relevância clínica são homofermentadores, sendo o ácido láctico o produto final da fermentação da glicose. Podem produzir hemolisinas, e os tipos de reação hemolítica em meio sólido contendo 5% de sangue de carneiro, descritos a seguir, têm sido utilizados para classificação de estreptococos. E assim, conforme diferenças antigênicas, o grupo estreptococos se divide de acordo com sua atuação em eritrócitos em meio de cultivo: β-hemolítico é o *Streptococcus* sp. caracterizado por causar completa lise dos eritrócitos do meio de cultivo, formando um halo ao redor da colônia bacteriana; α-hemolíticos são *Streptococci* sp. que formam uma zona de coloração esverdeada ao redor da colônia, caracterizando hemólise parcial e outras espécies do gênero podem não ser hemolíticas (δ-hemolítica). Espécies β-hemolíticas tendem a ser mais patogênicas e se dividem em A, B, C, E, G, L e M. O grupo D é, em geral, α-hemolítico ou não hemolítico e ainda podem-se encontrar neste grupo espécies de *Enterococcus*.[3]

Os fatores de virulência presentes nas diversas espécies de *Streptococcus* incluem proteínas de superfície, polissacarídios capsulares, exotoxinas, enzimas (hemolisina, fibrinolisina etc.) e o fator CAMP (Christie-Atkins-Munch-Petersen).[17,25] Os estreptococos patogênicos produzem várias substâncias extracelulares que contribuem para a sua patogenicidade.[19] A identificação de alguns desses fatores, como o CAMP, por exemplo, é usada como um dos critérios decisivos na identificação das espécies do gênero.[26]

Fisiopatogenia

Staphylococcus sp.

Staphylococcus sp. não é inerentemente invasivo e pode colonizar epitélio intacto de animais saudáveis sem causar doença. A doença surgirá quando houver desequilíbrio local ou sistêmico no hospedeiro.[3] Assim, as infecções podem ser provocadas por bactérias do próprio animal (infecções endógenas), forma que ocorre na maioria das vezes em animais, ou por amostras adquiridas de outros doentes ou portadores sadios (infecção exógena). A transmissão se dá de modo direto ou indireto.[3,5] Dentre as doenças estafilocócicas obtidas na forma endógena destacam-se piodermatite, otite externa, infecções do trato urinário e feridas. A sobrevivência prolongada de estafilococos no ambiente permite sua transmissão indircta.[8]

O conhecimento da patogênese de uma infecção estafilocócica é limitado, pois a patogenicidade do gênero *Staphylococcus* se apresenta de várias maneiras e os principais fatores de virulência são os componentes da superfície celular e toxinas.[3,17,19] Alguns exemplares do *S. aureus*, por exemplo, têm cápsula polissacarídica, cuja função é proteger a bactéria contra a fagocitose e, de acordo com a variabilidade antigênica dos polissacarídios, é possível classificar as amostras em sorotipos. O peptidioglicano e os ácidos teicoicos, que integram a parede celular da bactéria, contribuem para a sua patogenicidade, ativando a via alternativa do complemento e estimulando a produção de citocinas, assemelhando-se ao lipopolissacarídio (LPS) das bactérias gram-negativas. A proteína A é uma das proteínas de superfície de *S. aureus* encontrada na maioria das amostras. Sua maior parte se encontra na parede bacteriana, ligada ao peptidioglicano e tem como principal função ligar-se à porção Fc das IgG, impedindo que estes anticorpos interajam com as células fagocitárias. Algumas espécies de *Staphylococcus* apresentam outras proteínas também ancoradas no peptidioglicano e que funcionam como adesinas que promovem a colonização de tecidos.[17]

S. aureus produz muitas toxinas que contribuem para sua capacidade de invasão e dano aos tecidos.[19] Elas atuam por meio de diferentes mecanismos, como citotoxinas, superantígenos ou degradação das moléculas de adesão celular.[17] Dentre as enzimas extracelulares, destaca-se a coagulase, característica do *S. aureus,* cujo efeito é coagular o plasma.[27,28] A coagulação decorre da transformação da protrombina em trombina que, por sua vez, ativa a formação de fibrina a partir de fibrinogênio. Anteriormente, reação coagulase-positiva classificava o agente sempre como *S. aureus,* contudo *S. intermedius ou pseudointermedius,* uma espécie distinta do patógeno humano *S. aureus,* é observada em animais e também mostra reação coagulase-positiva, sendo assim também classificada. *S. hyicus* apresenta a reação coagulase-variável.[17]

Estas espécies coagulase-positivas produzem grande quantidade de proteínas extracelulares associadas às células do hospedeiro. Tais proteínas são importantes para colonização e crescimento dos estafilococos em vários tecidos. A presença desses organismos na superfície, bem como de seus produtos extracelulares, demonstra como o patógeno estabelece infecção. Muitas toxinas citolíticas, frequentemente chamadas de hemolisinas – enzimas tais como proteases, lipases, hialuronidase – agem associadas para criar lesão tecidual, fornecendo nutrientes de baixo peso molecular que podem ser assimilados e utilizados para seu rápido crescimento. A doença resulta de um fenômeno complexo entre as várias proteínas de superfície envolvidas na colonização celular, a matriz extracelular, enzimas e toxinas.[19]

Quanto aos estafilococos coagulase-negativos, como *S. epidermidis*, ainda que não produzam esse fator, estão também associados a uma série de outras infecções em homens e animais. Outras enzimas são catalase, DNAse, hialuronidase, lipase, proteases e estafiloquinase ou fibrinolisina.[17]

Ao contrário das espécies coagulase-positivas (CPS), o *S. epidermidis* não tem um grande arsenal de enzimas e toxinas, e assim o curso de suas infecções tende a ser subagudo ou crônico, porém tem grande capacidade de formar biofilmes em superfícies de polímeros. Até pouco tempo, CNS eram considerados apenas como contaminantes e tinham pouca importância clínica, mas hoje vêm sendo reconhecidos como importantes agentes patogênicos, e a maioria das infecções é adquirida de modo nosocomial em hospedeiros imunocomprometidos.[17]

Por todos esses fatores citados, os quadros infecciosos podem surgir de duas maneiras: diretamente ligados à presença do microrganismo ou pela manifestação de intoxicação, podendo as bactérias estar presentes ou não. As infecções podem ser superficiais ou profundas. As superficiais afetam pele e tecido subcutâneo e geralmente decorrem da invasão direta dos tecidos por *Staphylococcus* sp. existentes na pele ou na mucosa. As infecções profundas podem ser por aspiração da bactéria levando a um quadro de pneumonia, ou se originar de focos de infecção superficial. O sucesso da infecção depende de sua capacidade de burlar as defesas do organismo.[17] Como os estafilococos são bactérias piogênicas, quase sempre causam lesões supurativas. Pequenos traumas ou imunossupressão podem predispor ao desenvolvimento de infecções.[2]

Streptococcus sp.

Os estreptococos são transmitidos por inalação ou ingestão, sexualmente, congenitamente ou indiretamente por intermédio das mãos ou de fômites.[8] Os estreptococos piogênicos estão associados à formação de abscessos, de outras condições supurativas e de septicemias. Os estreptococos β-hemolíticos costumam ser mais patogênicos que aqueles produtores de α-hemólise. Não havendo qualquer fator antifagocitário, essas bactérias são rapidamente destruídas pelos fagócitos.[2]

Entre as substâncias extracelulares estão os produtos que destroem as células fagocíticas, essenciais para as defesas do organismo. As enzimas produzidas por algumas espécies disseminam as lesões por meio da digestão do tecido conjuntivo do hospedeiro, podendo resultar em extensa destruição tecidual.[17]

A cápsula é um polímero de alto peso molecular que protege a bactéria da fagocitose e é considerado o principal fator de virulência do *S. pneumoniae*, assim como da maioria dos *S. pyogenes* e alguns *S. equi*. Esta cápsula é constituída de ácido hialurônico, quimicamente idêntico ao existente no organismo humano. Atribui-se a este fato a sua não imunogenicidade. Tem-se demonstrado que os estreptococos capsulados dificilmente são fagocitados e os não capsulados, além de facilmente fagocitados, são também destruídos pelos fagócitos.[2,17]

Proteína M é uma proteína fibrilar com forma de dupla-hélice que se encontra ancorada no peptidioglicano da parede celular bacteriana e se estende até a superfície da célula, projetando-se para fora da cápsula. Por sua variabilidade antigênica o *S. pyogenes* é classificado em sorotipos. Existe também a proteína F, responsável pela adesão às mucosas e considerada uma das suas principais adesinas. Além destas, outras enzimas também são responsáveis pela patogenicidade dos estreptococos: dentre elas, peptidase de C5, proteína inibidora de complemento, estreptoquinase, desoxirribonuclease, hialuronidase e estreptolisinas. Estreptolisinas são duas hemolisinas produzidas pelo *S. pyogenes*, tanto na presença como na ausência de oxigênio. Aparentemente, não é imunogênica. Exotoxinas pirogênicas se comportam como superantígenos, que induzem produção de interleucinas, fator de necrose tumoral, linfócitos e macrófagos.[17]

Manifestações clínicas

Infecções por estafilococos podem acontecer em todas as espécies de sangue quente e em todos os sistemas orgânicos, como por exemplo, SIG (*S. pseudointermedius group*), o principal agente piogênico em cães, que pode causar infecções respiratórias, genitais, hemolinfáticas, ósseas e articulares, feridas, infecções de pálpebra e conjuntiva.[8]

Os principais grupos de doenças estreptocócicas em pequenos animais são os seguintes:

- Infecções do trato respiratório superior com linfadenite, particularmente em gatos e jovens
- Infecções respiratórias e septicêmicas neonatais e em filhotes de cães

- Pneumonias e complicações secundárias
- Infecções piogênicas não relacionadas com o trato respiratório: infecções do trato geniturinário.[8]

Sistema respiratório

Streptococcus sp.

A pneumonia estreptocócica é uma pneumonia hemorrágica necrosante aguda em cães caracterizada por morte súbita, sem sintomas anteriores. Relata-se baixa frequência em cães, entretanto a infecção concomitante com o vírus da cinomose pode ter relevância para o desenvolvimento da síndrome. *S. zooepidemicus* é considerado um importante agente etiológico nesses casos.[29]

A pneumonia é especialmente proeminente nos cães com bronquiopatias, nos quais o processo degenerativo crônico resulta de diminuição na depuração mucociliar. Dentre outros, o *Streptococcus* sp. é um dos isolados mais comuns. A aspiração de alimento, conteúdo gástrico ou material estranho por cães com doenças que causam vômitos crônicos, megaesôfago, paralisia laríngea ou disfunção faríngea também predispõe à pneumonia bacteriana. Deve-se suspeitar de pneumonia sempre que o animal apresentar tosse e febre. Outros sinais são letargia, anorexia, dispneia, intolerância a exercícios e descarga nasal mucopurulenta.[30]

Criações de gatos apresentam, ocasionalmente, linfadenite cervical provocada por *S. zooepidemicus*. Septicemias e infecções do trato respiratório em neonatos muitas vezes são indícios de infecção do trato genital materno.[8] A associação desta espécie a *S. equii* já foi relatada em caso de infecção respiratória em canino.[31]

Sistema cardiocirculatório

Endocardite bacteriana é uma doença incomum em cães, sendo a bacteriemia um pré-requisito para essa enfermidade, que pode ter início em infecções prostáticas ou do trato urinário, piodermites, pneumonias e infecções dentárias causadas pelas bactérias *Staphylococcus* sp. e *Streptococcus* sp., dentre outras. No entanto, raramente se determina o local real da origem da infecção. Ocorre com mais frequência em cães com lesão cardíaca, danos valvares ou fluxo sanguíneo anormal preexistente. Como fator predisponente também estão terapia imunossupressiva, uso de cateter intravenoso, procedimento cirúrgico e doença sistêmica intercorrente.[8,30]

Os cães afetados podem apresentar febre, murmúrio cardíaco, taquipneia, mialgia ou claudicação de perna alternadamente, dor pouco localizada, infecção do trato urinário ou evidência de embolia.[18] Achados radiográficos são inespecíficos e podem incluir cardiomegalia, insuficiência cardíaca congestiva ou pneumonia. Os achados eletrocardiográficos podem abranger arritmias ventriculares ou supraventriculares, padrões de aumento atrial ou ventricular e bloqueio atrioventricular (AV) ou bloqueio de ramo de feixe. As anormalidades laboratoriais são hipoproteinemia, níveis elevados de fosfatase alcalina sérica e enzimas hepáticas, azotemia, piúria, bacteriúria e hematúria. A contagem de células sanguíneas completa geralmente fica anormal, com leucocitose com desvio à esquerda, anemia e/ou monocitose. Culturas sanguíneas são necessárias para confirmar o diagnóstico e determinar a terapia antimicrobiana. Devem-se obter três amostras sanguíneas para cultivo, com intervalo de 1 h entre elas. O isolamento do microrganismo é observado em 60 a 85% dos casos. Insuficiência valvar é outra enfermidade que pode ser causada pelos gêneros *Streptococcus* spp. e *Streptococcus* spp., em consequência de miocardiopatia, principalmente em felinos.[31]

Sistema cutâneo

Muitas doenças bacterianas comuns de pele, especialmente em cães jovens, estão associadas a CPS, especialmente *S. intermedius*. Em neonatos, são importantes a dermatite úmida aguda, o impetigo e a dermatite pustular superficial dos filhotes de gatos. Em cães, podem-se observar foliculite superficial e acne canina. Os filhotes de cães podem desenvolver furunculose, pododermatite ou celulite com complicações bacterianas da demodicose. Em todos esses casos já foi reconhecida a presença do *S. intermedius*.[15]

O termo piodermite canina engloba muitos quadros clínicos, todos eles com inflamação cutânea piogênica mais ou menos intensa associada à infecção bacteriana. *S. aureus* foi, durante muito tempo, considerado o principal patógeno bacteriano implicado. Hoje, porém, se observa que, na maioria das circunstâncias, quando bactérias gram-negativas como *Proteus* sp., *Pseudomomas* sp. ou *Escherichia coli* são cultivadas a partir de piodermite canina, elas crescem junto com *S. intermedius* de lesões expostas. A infecção por *S. intermedius* propicia a proliferação de agentes bacterianos invasores secundários gram-negativos.[29] *S. intermedius* também é muito observado em associação a demodicose, sendo normalmente seu invasor secundário.[13] Sua contribuição e a intensidade da supuração são variáveis. Nas formas crônica e recorrente acredita-se haver participação de hipersensibilidade mediada por células e de complexos imunes. Aspectos relacionados com o hospedeiro podem desempenhar função importante.[8]

Impetigo é uma doença bacteriana invariavelmente causada por *Staphylococcus* coagulase-positivo. Acomete cães jovens e não é contagioso. Muitos casos não têm causa aparente.[32] A hipersensibilidade a antígenos estafilocócicos pode promover a penetração desses antígenos devido à alteração da permeabilidade das barreiras epidérmicas. Quando examinados os fatores de virulência, comparando-se o *S. intermedius* isolado de cães sadios com aquele proveniente de cães com piodermite, não houve claras diferenças no seu perfil. Assim, com base no conhecimento atual, o hospedeiro, mais que os fatores de virulência, parece ser mais importante para a determinação do resultado dos casos de piodermite canina.[18]

Otite externa é uma infecção no meato acústico externo que pode acometer cães e gatos. Dentre as causas, os agentes infecciosos se destacam e as bactérias mais envolvidas no problema são *S. aureus*, *S. intermedius*, *Streptococcus* spp., dentre outras menos frequentes.[29,32,33,36] Estreptococos e estafilococos fazem parte da microbiota do meato acústico externo de cães e gatos. São necessários fatores predisponentes para que a enfermidade se desenvolva, como orelhas pendulares, presença de parasitos, umidade e pelos no meato acústico.[29,36]

Sistema reprodutor e sistema urinário

Vaginite é uma inflamação da mucosa vaginal e/ou vestibular mais frequente em cadelas que em gatas. Normalmente, há uma causa subjacente que predispõe ao superdesenvolvimento dos microrganismos da microbiota local. São várias as causas que podem estar envolvidas, dentre elas, corpos estranhos vaginais, dermatite perineal, sobressalência da prega cutânea vulvar ou malformação cutânea. Infecção no trato urinário também pode ser causa ou resultado de uma vaginite. Os microrganismos aeróbios passíveis de envolvimento são *Staphylococcus* sp. e *Streptococcus* sp., dentre outros que podem ser encontrados na microbiota normal.[30]

Urolitíase provocada por fosfato (estruvita, apatita) de cães quase sempre está associada a infecções por *S. intermedius*. Os estreptococos são responsáveis por cerca de 10% das infecções do trato urinário em cães.[8]

No animal sadio a bexiga é ambiente estéril. A causa usual de cistite é a ascensão de bactérias pela uretra. A cistite bacteriana é mais comum em cães que em gatos, e mais em fêmeas que em machos. Dentre as bactérias mais isoladas estão estreptococos e *S. aureus*. Os sintomas da enfermidade sistêmica em geral não são evidentes, a menos que o refluxo desde a bexiga até os ureteres resulte em pielonefrite. A bexiga mostra-se espessada e dolorida ao exame físico.[29]

Sistema nervoso

A hidrocefalia associada à meningoencefalite foi reconhecida em cães jovens tendo como agente etiológico, dentre outros, *S. aureus*. Também já foi citado *Streptococcus* sp. como agente causador de hidrocefalia em filhote de cão. Os cães e gatos com hidrocefalia apresentam comportamento clínico variável, alguns com sintomas mínimos e outros com disfunção neurológica acentuada relacionada com o prosencéfalo. Os sintomas tipicamente observados são andar compulsivo, batidas com a cabeça, alterações de atitude, cegueira e convulsões. Nos indivíduos menos acometidos, podem predominar os sintomas subclínicos, como alterações de comportamento. Também podem ocorrer deformações na estrutura cranial, incluindo calota craniana em forma de cúpula.[13]

Streptococcus zooepidemicus já foi demonstrado como o agente etiológico de infecção fatal em dois gatos adultos, abrigados em instalações separadas de um gatil. Os gatos tiveram início agudo da doença como doença respiratória, e foram a óbito em menos de 24 h. Exame *post mortem* revelou rinite e meningite e o agente foi encontrado na cavidade nasal e no cérebro.[35,37]

Diagnóstico laboratorial | Direto e indireto

O diagnóstico das infecções estafilocócicas e estreptocócicas é feito pelo exame bacterioscópico de esfregaços do material suspeito e corados pelo método de Gram, e ainda pelo isolamento e identificação do microrganismo.

Se a suspeita for de pneumonia bacteriana, deve-se fazer uma lavagem traqueal ou broncoalveolar para coleta de material. Em infecções superficiais, a coleta deve ser por raspado cutâneo. Lesões fechadas devem ser aspiradas com seringas estéreis. *Swabs* devem ser mantidos em meio de transporte.[8]

Staphylococcus sp.

Ao exame microscópico direto das amostras de secreções purulentas, as células bacterianas podem ser observadas formando arranjos em cachos ou isoladamente. O mesmo material deve ser semeado para isolamento em ágar-sangue e incubado aerobicamente a 36°C por 24 a 48 h, quando se nota formação de colônias relativamente grandes e se verifica o grau de hemólise. Ágar-sangue seletivo, contendo ácido nalidíxico e colistina, é usado para inibir o gênero *Proteus* sp. e outros contaminantes gram-negativos.[2,17]

Ao exame microscópico da colônia observam-se cocos agrupados em forma de cachos de uva. Vários meios seletivo-indicadores, entre os quais manitol salgado, podem ser utilizados. A catalase é um teste usado posteriormente ao isolamento para detectar a enzima citocromo-oxidase, presente nesse gênero. A diferenciação entre *S. aureus* e as demais espécies do gênero se faz pelo teste da coagulase livre, detecção do fator *cumpling* e outras diversas provas bioquímicas. Entretanto, no dia a dia do diagnóstico bacteriológico a diferenciação entre *S. aureus* e demais espécies tem sido obtida, na maioria das vezes, por meio de um único teste: a produção de coagulase, o fator de aglutinação.[2,17,37]

Em bacteriologia veterinária, esta situação deve ser considerada mais complexa, pois desde a década de 1970 *S. intermedius* e *S. hyicus* são descritos com características que, até então, eram consideradas típicas de *S. aureus*. Desde então, novas (sub)espécies com características semelhantes foram descritas e extensos testes fenotípicos e métodos moleculares de identificação são necessários para identificar essas cepas de maneira adequada.[15]

A identificação molecular já foi aplicada e mostrou um grupo de quatro estirpes com padrões eletroforéticos semelhantes entre si, mas diferentes dos outros estafilococos.[10,15] A diferenciação entre *S. pseudintermedius* e outros membros do grupo coagulase-positivo (conhecidos por SIG – *S. pseudintermedius group*) pode ser desafiadora. Diferenciação entre *S. pseudintermedius* e *S. aureus* também precisa de atenção, já que ambas as espécies são coagulase e DNAse-positivas e, muitas vezes, têm aparência semelhante em ágar-sangue. Uma rápida e simples reação em cadeia pela polimerase com restrição de polimorfismo de comprimento de fragmentos (PCR-RFLP) como método de identificação de *S. pseudintermedius* foi publicada recentemente.[10,14,15]

Na prática, os testes sorológicos têm pouco valor. Técnicas de tipagem molecular têm sido utilizadas para documentar a disseminação de *S. aureus* e outros coagulase-positivos produtores de enfermidades. A eletroforese de campo pulsado (PFGE) e a tipagem por sequenciamento de múltiplos *loci* (MLST) são altamente discriminantes.[36]

Streptococcus sp.

Os estreptococos são altamente suscetíveis à dessecação, e os espécimes devem ser cultivados de imediato, levando-os à estufa a 36°C por 24 a 48 h. Pus ou exsudatos coletados em *swabs* devem ser colocados em meio de transporte se não forem processados imediatamente. O isolamento do *Streptococcus* sp. é facilmente obtido em placas contendo ágar-sangue em microaerofilia, em que a bactéria forma pequenas colônias, e quando se pode avaliar o grau de hemólise. Em exame microscópico direto corado com a técnica de Gram podem ser demonstrados no esfregaço células em forma de cocos, isolados ou em cadeia.[2]

Vários *kits* comerciais estão disponíveis para a rápida detecção de antígenos estreptocócicos do grupo A em amostras provenientes de *swabs*. Eles utilizam métodos enzimáticos ou químicos para extrair o antígeno do *swab* e se emprega o teste de aglutinação para demonstrar a presença do antígeno. Exibem sensibilidade de 60 a 90%, dependendo da prevalência da doença, e especificidade de 98 a 99% em comparação com os métodos de semeadura em meios de cultivo. Também é possível determinar elevação dos títulos de anticorpos contra muitos antígenos estreptocócicos do grupo A.[38]

■ Tratamento

Os antimicrobianos de amplo espectro são aqueles que controlam microrganismos gram-negativos, gram-positivos, e possivelmente outros, como riquétsias e protozoários. Agentes de amplo espectro incluem cloranfenicol, tetraciclina, cefalosporinas e algumas penicilinas, como ampicilina e amoxicilina. Os agentes de baixo espectro estreito podem ser divididos naqueles que controlam predominantemente microrganismos gram-positivos, como as penicilinas mais antigas (p. ex., penicilina G), os macrolídios (p. ex., eritromicina) e as lincosamidas.[39]

O tratamento das infecções deve ser de acordo com a enfermidade. Todas as enfermidades exigem um tratamento de suporte (como hidratação, em infecções sistêmicas) ou de doenças de base (p. ex., tratamento da demodicose em infecções superficiais concomitantes); entretanto, no que se refere especificamente aos microrganismos, deve-se utilizar antibioticoterapia. A escolha do antimicrobiano deve partir de resultados do antibiograma, realizado sempre que possível após o isolamento bacteriano.

Em otite externa, preparações otológicas antibióticas contendo neomicina, polimixina, gentamicina, cloranfenicol são úteis para tratamento das infecções gram-positivas. Para diminuição da inflamação, são úteis associações a corticoide tópico. Aos estados crônicos ficam indicados cultura e testes de sensibilidade.[29]

Em casos de abscessos e empiema, o pus deve ser drenado. Nas formas superficiais de piodermite, podem-se aplicar antissépticos suaves, como hexaclorofeno a 3%. Processos extensos, não acessíveis, devem receber tratamento sistêmico.[8] No tratamento tópico, os pelos que rodeiam as lesões devem ser cortados e as áreas delicadamente lavadas com peróxido de benzoíla ou outro xampu antibacteriano.[14]

Estafilococos são resistentes a penicilina, estreptomicina e tetraciclina. Em geral, os antimicrobianos eficazes são penicilinas resistentes à penicilinase, fluoroquinolonas, cloranfenicol, eritromicina, cefalosporinas de primeira geração, vancomicina, lincomicina e sulfas com trimetroprima. O ácido clavulânico inativa a betalactamase produzida por *S. aureus* e *S. intermedius*.[8]

S. aureus resistente à meticilina (MRSA) raramente é isolado de animais, mas já ocorreu resistência à meticilina em estafilococos oriundos de humanos. Infecções por MRSA em animais são raras e mais associadas à exposição aos hospitais médicos, feridas extensas, hospitalização prolongada e imunossupressão. O risco para a saúde humana parece ser pequeno.[32,40] [13]

A casos não complicados de pneumonia estreptocócica recomenda-se tratamento inicial com sulfametoxazol-trimetoprima, amoxicilina-clavulanato e cefalosporinas de primeira geração, enquanto se esperam os resultados de cultura e antibiograma.[19,30] A casos mais graves, recomendam-se enrofloxacino, combinação de cefalosporina-aminoglicosida e cloranfenicol. Deve-se observar melhora em 48 a 72 h, se o antimicrobiano for apropriado.[19] Cefalosporinas costumam ser efetivas contra estreptococos, embora não sejam medicamentos de escolha para o tratamento sem os resultados da cultura e dos testes de sensibilidade a antibióticos.[29]

Como tratamento sistêmico, penicilina G e ampicilina são eficazes contra a maioria dos estreptococos β-hemolíticos e *S. viridans*. Cefaosporinas, cloranfenicol e sulfas com trimetoprima são outras alternativas. Endocardite estreptocócica é tratada associando-se penicilina a gentamicina. Sensibilidade por fluoroquinolona é imprevisível.[8]

A terapia para cistite utiliza antibióticos que proporcionem altas concentrações na bexiga, como sulfadiazina-trimetoprima (13 mg/kg) a cada 12 h e ampicilina (26 mg/kg) a cada 8 h, recomendados por, no mínimo, 7 dias.[29] Para cistite estafilocócica, as penicilinas mantêm-se eficazes graças a suas concentrações urinárias elevadas.[8]

Quando se escolhe um antibiótico sem o conhecimento de cultura e resultado do antibiograma, o clínico deve avaliar a coloração de Gram do material infectado apropriado. O conhecimento desta característica em conjunto com o conhecimento dos microrganismos comuns envolvidos nas infecções naquele local orgânico propicia uma decisão racional sobre agentes antimicrobianos. A escolha entre um fármaco bacteriostático ou bactericida deve ser levada em conta e é importante quando existe uma questão de competência do sistema imunológico do animal. Um fármaco bactericida é notadamente preferível quando o sistema imunológico não é capaz de destruir o microrganismo, como em situações em que se usam medicamentos imunossupressores. Lembrar que agentes bactericidas podem só inibir o crescimento quando usados em doses baixas (Quadro 100.1).[44]

■ Prevenção

Staphylococcus spp. é um gênero bacteriano que sobrevive bem no ambiente, pois é altamente resistente à desinfecção e à dessecação. São bactérias que conseguem se desenvolver bem em ambiente de alta pressão osmótica e com pouca umidade, o que justifica seu desenvolvimento e sobrevivência em secreções nasais e na pele, assim como o pigmento amarelo do *S. aureus* confere proteção contra os efeitos antimicrobianos do sol.[1,3] Ao contrário, *Streptococcus* spp. são bactérias sensíveis à dessecação e sobrevivem somente por curto período fora do hospedeiro.[2]

Os estafilococos são onipresentes e as principais fontes de infecção são lesões e fômites contaminados por essas lesões, vias respiratórias e pele. A propagação da infecção por contato assume maior importância em hospitais. Embora limpeza, higiene e manipulação asséptica das lesões possam controlar a

Quadro 100.1 Dosagem dos antibióticos utilizados para infecções estafilocócicas e estreptocócicas em cães e gatos.

Antibiótico	Dose (cães)	Dose (gatos)
Ampicilina	10 a 50 mg/kg, 6/6 ou 8/8 h	10 a 20 mg/kg, 8/8 ou 12/12 h
Amoxicilina	11 a 22 mg/kg, 8/8 ou 12/12 h	11 a 22 mg/kg, 8/8 ou 12/12 h
Tetraciclina	25 mg/kg,6/6 ou 8/8 h	4,4 a 11 mg/kg, 8/8 ou 12/12 h
Cefalexina	8 a 30 mg/kg, 6/6 ou 8/8 h	8 a 30 mg/kg, 6/6 ou 8/8 h
Penicilina G	22.000 a 88.000 UI/kg, 12/12 h	22.000 a 88.000 UI/kg, 12/12 h
Eritromicinas	5 a 20 mg/kg, 8/8 h	5 a 20 mg/kg, 8/8 h
Sulfadiazina-trimetoprima (TMP)	5 (TMP)/25 (sulfa)	5 (TMP)/25 (sulfa)
Enrofloxacino	2,5 a 5 mg/kg, 12/12 h	5 a 15 mg/kg, 12/12 h

disseminação dos estafilococos a partir de lesões, dispõe-se de poucos métodos para impedir sua ampla disseminação pelos portadores. Aerossóis (p. ex., glicóis) e irradiação ultravioleta do ar têm pouco efeito.[38]

A fonte final dos estreptococos do grupo A é um indivíduo que abrigue esses organismos, que pode estar com infecção clínica ou subclínica ou como portador e disseminando os estreptococos diretamente a outros indivíduos por meio de gotículas ou aerossóis do trato respiratório ou pele. Muitos outros estreptococos são membros da microbiota corporal, e considerados microrganismos oportunistas.[38]

Referências

1. Murray PR, Baron EJ, Jorgensen JH, Pfaller MA, Yolken RH, editors. Manual of clinical microbiology. 8th ed. Washington: American Society for Microbiology, 2003.
2. Quinn PJ, Markey BK, Carter ME, Donnelly WJ, Leonard FC, editores. Microbiologia veterinária e doenças infecciosas. Porto Alegre: Artmed, 2005.
3. Greene CE. editor. Infectious diseases of the dog and cat. 1st ed. Canadá: Elsevier, 2005.
4. Black, JG. Microbiologia: fundamentos e perspectivas. 4 ed. Rio de Janeiro: Guanabara Koogan, 2002.
5. Krogh HV, Kristensen S. A study of skin diseases in dogs and cats. VI. Microflora of the major canine pyodermas. Nord Vet Med. 1981 Jan; 33(1):17-22.
6. Wong ACL, Bergdoll MS. Staphylococcal food poisoning. 2nd ed. London: Elsevier, 2002.
7. Allen, Dagnall GJR. Some observations on the aerobic bacterial flora of the genital tract of the dog and bitch. J Small Anim Pract. 1982; 23(6):325-35.
8. Hirsh, DC, Zee, YC. editor. Microbiologia veterinária Rio de Janeiro: Guanabara Koogan, 2003.
9. Kempker R, Mangalat D, Kongphet-Tran T, Eaton M. Beware of the pet dog: a case of *Staphylococcus intermedius* infection. Am J Med Sci. 2009 Nov; 338(5):425-7.
10. Devriese LA, Hermans K, Baele M, Haesebrouck F. *Staphylococcus pseudintermedius versus Staphylococcus intermedius.* Letter to the Editor. Vet Microbiol. 2009; 133:206-7.
11. Futagawa-Saito K, Makino S, Sunaga F, Kato Y, Sakurai-Komada N, Ba-Thein W, Fukuyasu T. Identification of first exfoliative toxin in Staphylococcus pseudintermedius. FEMS Microbiol Lett. 2009 Dec; 301(2):176-80.
12. Sasaki T, Kikuchi K, Tanaka Y, Takahashi N, Kamata S, Hiramatsu K. Reclassification of phenotypically identified *Staphylococcus intermedius* strains. J Clin Microbiol. 2007 Sept: 2770-8.
13. Hoskins JD. Pediatria veterinária: cães e gatos do nascimento aos seis meses. Rio de Janeiro: Interlivros, 1997.
14. Bannoehr J, Franco A, Iurescia M, Battisti A, Fitzgerald JR. Molecular diagnostic identification of *Staphylococcus pseudintermedius.* J Clin Microbiol. 2009 Feb; 469-71.
15. Devriese LA, Vancanneyt M, Baele M, Vaneechoutte M, De Graef E, Snauwaert C *et al.* Staphylococcus *pseudintermedius* sp. nov. a coagulase-positive species from animals. Internat J Systematic Evolutionary Microbiol. 2005; 55:1569-73.
16. Hanselman BA, Kruth SA, Rousseau J, Weese JS. Coagulase positive staphylococcal colonization of humans and their household pets. Can Vet J. 2009 Sep; 50(9):954-8.
17. Trabulsi LR, Alterthum F, editores. Microbiologia. 4 ed. São Paulo: Atheneu, 2004
18. Rietschel ET, Brade H, Holst O, Brade L, Müller-Loennies S, Mamat U *et al.* Bacterial endotoxin: chemical constitution, biological recognition, host response, and immunological detoxification. Curr Top Microbiol Immunol. 1996; 216:39-81.
19. Tortora GJ, Funke BR, Case CL. editores. Microbiologia. 7 ed. São Paulo: ArtMed, 2005.
20. Douglas VL, Fenwick SG, Pfeiffer DU, Williamson NB, Holmes CW. Genomic typing of *Streptococcus uberis* isolates from cases of mastitis, in New Zealand dairy cows, using pulsed-field gel electrophoresis. Vet Microbiol. 2000; 75:27-41.
21. McDonald WL, Fry BN, Deighton MA. Identification of *Streptococcus* spp. causing bovine mastitis by PCRRFLP of 16S-23S ribosomal DNA. Vet Microbiol. 2005; 111:241-6.
22. Oliver SP, Gillespie BE. Molecular methods and mastitis research with particular reference to *Streptococcus uberis.* In: Proceedings of the Symposium on Molecular Methods in Milk Quality (Ithaca, U.S.A.). 2004. p. 13-18.
23. Facklam RR. What happened to the streptococci: overview of taxonomic and nomenclature changes. Clin Microbiol. Reviews. 2002; 15:613-30.
24. Fortin M, Messier S, Paré J, Higgins R. 2003. Identification of catalase-negative, non-beta-hemolytic, gram-positive cocci isolated from milk samples. J Clin Microbiol. 2003; 41: 106-9.
25. Innings A., Krabbe M, Ullberg M, Herrmann B. 2005. Identification of 43 *Streptococcus* species by pyrosequencing analysis of the *rnpB* gene. J Clin Microbiol. 2005; 43:5983-91.
26. Kilian M. *Streptococcus* and *Lactobacillus.* In: Collier L., Balows A, Sussman M, editors. Topley and Wilson's microbiology and microbial infections. 9th ed. London: Edward Arnold. Vol. 2. p. 634-67.
27. Pereira MA, Pereira JL, Serrano AM, Berdoll MS. Estafilococos: até onde sua importância em alimentos? Rev Higiene Alimentar, São Paulo. 2000; 14(68):32-9.
28. Pereira KS, Pereira JL. Estafilococos coagulase negativa: potenciais patógenos em alimentos. Rev Higiene Alimentar, São Paulo. 2005; 19(129):32-4.
29. Ettinger SJ, Feldman EC. Tratado de medicina interna veterinaria. 5 ed. Rio de Janeiro: Guanabara Koogan, 2004.
30. Goldston RT, Hoskins JD. Geriatria e gerontologia – cão e gato. São Paulo: Roca, 1999.
31. Chalker VJ, Brooks HW, Brownlie J. The association of *Streptococcus equi* subsp. *zooepidemicus* with canine infectious respiratory disease. Vet Microbiol. 2003 Aug; 29; 95(1-2):149-56.
32. Abbott Y, Leggett B, Rossney AS, Leonard FC, Markey BK Isolation rates of meticillin-resistant *Staphylococcus aureus* in dogs, cats and horses in Ireland. Vet Rec. 2010 Apr; 166(15):451-5.
33. Scott DW, Miller Jr. WH, Griffin CE. Muller, Kirk Dermatologia de pequenos animais. 5 ed. Rio de Janeiro: Interlivros, 1996.
34. Nobre MO, Meireles MCA, Gaspar LF, Pereira D, Schramm R, Schuch LF *et al. Malassezia pachydermatis* e outros agentes infecciosos nas otites externas e dermatites em cães. Ciência Rural. 1998; 28(3):447-52.
35. Britton AP, Davies JL. Rhinitis and meningitis in two shelter cats caused by *Streptococcus equi* subspecies *zooepidemicus.* J Comp Pathol. 2010 Jul; 143(1):70-4.
36. Nobre MO, Castro, A.P.; Nascente, P.S. *et al.* Occurrency of *Malassezia pachydermatis* and other infectious agents as cause of external otitis in dogs from Rio Grande do Sul State, Brazil (1996/1997). Braz. J. Microbiol. 2001;32:245-24
37. Barnham M, Cole G, Efstratiou A, Tagg JR, Skjold SA. Characterization of *Streptococcus zooepidemicus* (Lancefield group C) from human and selected animal infections. Epidemiol. Infect. 1987; 98:171-82.
38. Brooks GF, Carrol KC, Butel JS, Morse SA. Microbiologia médica. Colômbia: Quebecor World Bogotá, 2009.
39. Lorenz MD, Cornelius LM, Ferguson DC. Terapêutica clínica em pequenos animais. Rio de Janeiro: Interlivros, 1996.
40. Duquette RA, Nuttall TJ. Methicillin-resistant *Staphylococcus aureus* in dogs and cats: an emerging problem? J Small Anim Pract. 2004 Dec; 45(12):591-7.
41. Tomlin J, Pead MJ, Lloyd DH, Howell S, Hartmann F, Jackson HA, Muir P. Methicillin-resistant *Staphylococcus aureus* infections in 11 dogs. Vet Rec. 1999 Jan; 16;144(3):60-4.
42. Faires MC, Traverse M, Tater KC, Pearl DL, Weese JS. Methicillin-resistant and -susceptible *Staphylococcus aureus* infections in dogs. Emerg Infect Dis. 2010; 16(1):69-75.
43. Abbott Y, Leggett B, Rossney AS, Leonard FC, Markey BK Isolation rates of meticillin-resistant *Staphylococcus aureus* in dogs, cats and horses in Ireland. Vet Rec. 2010 Apr; 166(15):451-5.
44. Lorenz MD, Cornelius LM, Ferguson DC. Terapêutica clínica em pequenos animais. Rio de Janeiro: Interlivros, 1996.

101 Brucelose

Lara Borges Keid

■ Introdução

A brucelose causada pela *Brucella canis* constitui importante causa de problemas reprodutivos nos cães, sendo responsável por manifestações clínicas como abortamento, orquite e epididimite e infertilidade. Tecidos ricos em células reticuloendoteliais e tecidos osteoarticulares também podem ser acometidos. A brucelose apresenta evolução crônica e é uma enfermidade de difícil tratamento. A infecção é particularmente relevante nas criações de cães, nas quais a frequência de ocorrência pode ser elevada, provocando grandes perdas reprodutivas.

O diagnóstico laboratorial da brucelose canina é ferramenta fundamental para a identificação de animais infectados e o monitoramento do tratamento da enfermidade, bem como para a implantação de medidas de controle e prevenção em criações caninas. Em canis acometidos de brucelose, a rápida identificação dos animais infectados é necessária para conter a disseminação da infecção.

Além disso, a infecção tem potencial zoonótico e pode apresentar importância do ponto de vista de saúde pública em função do estreito convívio estabelecido entre o cão e o homem, especialmente nos centros urbanos.

■ Prevalência | Relevância da doença

A brucelose é uma enfermidade infectocontagiosa sistêmica de caráter crônico que acomete aparelho reprodutor, tecidos articulares e tecidos ricos em células do sistema reticuloendotelial de mamíferos domésticos, silvestres e também do homem. É causada por bactérias intracelulares facultativas e gram-negativas, pertencentes ao gênero *Brucella*.[1]

Classicamente, o gênero *Brucella* compreende seis espécies, e cada uma acomete preferencialmente uma espécie de hospedeiro mamífero. *Brucella melitensis* é dividida em três biovares e é responsável pela brucelose em caprinos e ovinos; *B. abortus*, dividida em oito biovares, é o principal agente da brucelose bovina; *B. suis* compreende cinco biovares, sendo que os biovares 1 e 3 causam brucelose nos suínos domésticos (*Sus scrofa domesticus*) e selvagens (*Sus scrofa scrofa*); o biovar 2 acomete suídeos selvagens e a lebre-europeia (*Lepus capensis*); o biovar 4 de *B. suis* é naturalmente patogênico para renas e caribus (*Rangifer tarandus* e suas subespécies) e o biovar 5 foi isolado apenas de roedores silvestres. As espécies *B. ovis* e *B. canis* não são classificadas em biovares e são responsáveis, respectivamente, pela epididimite em ovinos e pela brucelose canina. *B. neotomae* também não é classificada em biovares e foi isolada de roedores silvestres da espécie *Neotoma lepida*.[1]

Além das seis espécies clássicas, novas espécies de *Brucella* foram descritas recentemente: *B. ceti* e *B. pinnipedialis* foram isoladas de mamíferos da ordem dos cetáceos e pinípedes, respectivamente; *B. microti*, isolada do roedor *Microtus arvalis* e de raposas da espécie *Vulpes vulpes*; e ainda a *B. inopinata*, isolada de implante mamário em humanos, cujo reservatório animal ainda não foi identificado.[2] Recentemente, foi relatado o isolamento de estirpes de *Brucella* de anfíbios da espécie *Pyxicephalus edulis* oriundos da Tanzânia.[3] Essas estirpes apresentaram características genotípicas e fenotípicas distintas das espécies de *Brucella* até então reconhecidas, indicando tratar-se, possivelmente, de uma nova espécie dentro do gênero.[2]

Os cães também podem ser infectados por outras espécies de *Brucella*, além da *B. canis*, como *B. abortus*, *B. melitensis* e *B. suis*, pelo contato, respectivamente, com bovinos, caprinos/ovinos e suínos infectados e seus produtos. Manifestações clínicas associadas à infecção de cães por estas espécies foram relatados.[4,5]

No Brasil, dados referentes à frequência de ocorrência da brucelose canina causada por *B. canis* são pontuais, em sua maioria baseados em exames sorológicos, mostrando valores de prevalência bastante variáveis.

Prevalências elevadas foram observadas, sobretudo em canis comerciais onde os animais são criados em condições que favorecem a introdução e rápida disseminação do agente. Dentre tais condições podem-se mencionar a criação confinada de grande número de animais, a manutenção de cães de diferentes idades e estados fisiológicos em instalações comuns, além da introdução de animais nos plantéis, acasalamentos e participação de cães em eventos sem prévios testes para o diagnóstico da infecção.[6,7] Por se tratar de uma infecção crônica, persistente e de difícil tratamento, a brucelose acarreta prejuízos econômicos nas criações de cães de caráter comercial. Os prejuízos decorrem da ocorrência de abortamentos e infertilidade, assim como da perda de patrimônio genético, uma vez que animais infectados devem ser afastados da reprodução e castrados.[6]

A infecção é ainda importante do ponto de vista de saúde pública, devido ao seu caráter zoonótico, e casos de infecção humana por *B. canis* vêm sendo descritos em decorrência do estreito convívio estabelecido entre cães e o homem.[8]

Em humanos, as principais manifestações clínicas observadas durante a fase aguda da infecção são febre intermitente, fadiga, aumento de volume dos linfonodos, hepatomegalia, esplenomegalia, cefaleia, mialgia, anorexia, diarreia, vômito, desidratação, perda de peso, sudorese noturna, tremores, tosse, dores articulares, dores abdominais, insônia e depressão.[8]

Dentre os componentes do gênero *Brucella* com potencial zoonótico, *B. melitensis* é considerada a mais patogênica para humanos, seguida de *B. suis*, *B. abortus* e, finalmente, *B. canis*. Alguns autores consideram a transmissão de *B. canis* para humanos um evento relativamente raro, em função do pequeno número de casos relatados na literatura. Porém, é provável que a infecção em humanos não seja diagnosticada ou notificada. Os sintomas da brucelose em humanos são bastante inespecíficos e, mesmo em pacientes cujo quadro clínico seja sugestivo de brucelose, a suspeita geralmente recai sobre outras espécies de *Brucella*. *B. canis* é raramente considerada como possível agente etiológico, de maneira que o diagnóstico específico deixa de ser realizado.[8] Além disso, não há testes laboratoriais padronizados e validados para o diagnóstico laboratorial da infecção por *B. canis* em humanos.

Os fatores mencionados, associados ao estreito contato estabelecido entre cães e humanos, à elevada frequência de ocorrência da infecção nas populações caninas, sobretudo nos canis comerciais, e ao comércio de cães com mínimo controle sanitário sugerem que a infecção humana possa ser mais frequente do que a relatada na literatura científica.[8]

Etiologia e fisiopatogenia | Características do agente etiológico, fatores de virulência e patogenia

Os componentes do gênero *Brucella* são bactérias gram-negativas, em forma de cocobastonetes, medindo 0,5 a 0,7 μm de diâmetro por 0,6 a 1,5 μm de comprimento, não móveis, não formadoras de esporos e de crescimento fastidioso. A identificação do gênero *Brucella* e de suas espécies e biovares baseia-se em características morfológicas, propriedades metabólicas, sorotipagem, fagotipagem e hospedeiro preferencial.[1]

As seis espécies de *Brucella* são antigenicamente divididas em lisas (ou clássicas) e rugosas, de acordo com a composição do lipopolissacarídio (LPS) da parede celular. Nas espécies lisas de *Brucella*, o LPS apresenta-se completo, constituído de três componentes, o lipídio A, inserido na parede celular; um núcleo de oligossacarídios e a cadeia O (ou antígeno O), que corresponde à estrutura mais externa da parede bacteriana. Nas espécies rugosas de *Brucella*, o LPS não contém a cadeia O. *B. abortus*, *B. melitensis*, *B. suis* e *B. neotomae* são consideradas espécies lisas de *Brucella*, enquanto *B. canis* e *B. ovis* são espécies rugosas.[1,4]

B. canis é responsável por causar infecções sistêmicas, crônicas e caracterizadas por prolongado período de bacteriemia nos cães. As principais portas de entrada do agente no organismo do hospedeiro suscetível são as membranas mucosas (oronasal, conjuntiva e genital).[4,7]

Apesar de serem facilmente cultivadas *in vitro*, em meios de cultura axênicos, as brucelas são predominantemente intracelulares durante a infecção dos hospedeiros mamíferos, permanecendo durante períodos prolongados no interior de fagócitos não profissionais (trofoblastos placentários e células epiteliais) e profissionais (macrófagos e células dendríticas).[9]

Após a penetração no organismo do hospedeiro, o agente é fagocitado no sítio de entrada, sendo então transportado aos linfonodos regionais, onde ocorre sua multiplicação no interior das células fagocitárias. Em seguida, a bactéria atinge a circulação sanguínea, iniciando o período de bacteriemia, entre 1 e 4 semanas pós-infecção, o qual pode persistir durante 6 meses a 5 anos. Nesta fase, a concentração de microrganismos circulantes pode ser elevada, da ordem de 1.000 bactérias por mililitro de sangue.[4,7,10] Alguns cães podem apresentar bacteriemia intermitente.[11]

Durante a fase de bacteriemia ocorre a disseminação do agente por todo o organismo do hospedeiro, preferencialmente para tecidos ricos em células reticuloendoteliais, nos quais os macrófagos se localizam, como baço, fígado, linfonodos e medula óssea. O agente também se dissemina por tecidos ricos em hormônios esteroides gonadais, como útero (especialmente nas fêmeas gestantes), placenta, próstata, epidídimos e testículos. A bactéria invade os trofoblastos placentários, especialmente na fase final da gestação, nos quais se replica intensamente, provocando ruptura da integridade placentária.[9] Outros tecidos podem ser acometidos por brucelas carreadas pela circulação sanguínea, como discos intervertebrais e rins. Pode haver, também, formação de imunocomplexos na câmara anterior dos olhos.[4,7]

Uma vez cessada a bacteriemia, os tecidos citados constituem sítios de persistência bacteriana no organismo animal.[7]

A capacidade de causar infecções crônicas e persistentes está associada à habilidade das bactérias do gênero *Brucella* de se adaptarem ao ambiente intracelular dos fagócitos e esses mecanismos têm sido extensivamente estudados, especialmente nas espécies lisas de *Brucella*. O interior celular é um nicho capaz de proteger o agente contra componentes do sistema imune, como as imunoglobulinas e o sistema complemento. Os componentes do gênero *Brucella* são capazes de sobreviver e se replicar no interior de fagócitos por meio de mecanismos que interferem no processo de fagocitose e que permitem sua adaptação ao ambiente deletério intracelular. Alguns fatores de virulência do agente, como o LPS e as proteínas do sistema de secreção tipo IV, garantem que o processo de fagocitose ocorra de maneira a permitir o desenvolvimento de compartimentos intracelulares especializados, denominados fagossomos de replicação, vacúolos replicadores ou brucelossomos. No interior desses vacúolos, as interações entre as brucelas e os lisossomos ocorrem de forma limitada, minimizando a exposição do agente a compostos bactericidas lisossomais. Além disso, as brucelas são equipadas com um aparato metabólico capaz de garantir sua sobrevivência no interior dos fagossomos, ambiente caracterizado por baixo pH, baixos níveis de nutrientes e oxigênio e presença de intermediários reativos do oxigênio.[9]

A interferência na resposta imune do hospedeiro é outro mecanismo adotado pelo agente para garantir uma infecção persistente. O lipídio A, considerado o componente endotóxico do LPS em bactérias gram-negativas, apresenta uma composição diferente no gênero *Brucella*, quando comparado a outros gêneros bacterianos. Assim, o LPS nas brucelas apresenta reduzida atividade endotóxica, sendo, portanto um fraco indutor da resposta inflamatória no hospedeiro infectado.[9]

A resposta imune capaz de conferir proteção à infecção é predominantemente celular, mediada por células T. Uma vez que as brucelas são fagocitadas por macrófagos, ocorre secreção de interleucina-12 (IL-12), responsável por direcionar a resposta imune celular às células T auxiliares 1 (Ta1), Assim, as brucelas são apresentadas, via complexo de histocompatibilidade principal II (MHC-II) presente nas células apresentadoras de antígenos, às células Ta1, levando à produção de γ-interferona e à ativação de macrófagos. Macrófagos ativados são mais eficientes em destruir agentes intracelulares. As brucelas, porém, possuem mecanismos que auxiliam na evasão da resposta imune do hospedeiro, interferindo na capacidade de processar antígenos pelo MHC-II e na maturação de alguns tipos de células apresentadoras de antígenos. Além disso, o agente estimula a produção de interleucina-10 (IL-10), que é responsável por inibir a secreção de IL-12 e, portanto, a ativação dos macrófagos. Estes mecanismos garantem sua sobrevivência por períodos prolongados no ambiente intracelular no organismo do hospedeiro.[9]

Durante a infecção, o agente manifesta-se no ambiente extracelular durante alguns períodos, induzindo também a resposta imune humoral, com elevação nos níveis de anticorpos séricos. Estes anticorpos, porém, não são protetores e têm pouca influência na redução da bacteriemia e do número de organismos teciduais.[9]

Assim, um animal infectado por *Brucella* provavelmente permanece infectado durante toda a vida e pode eliminar o agente em vários tipos de fluidos corporais. Grandes quantidades de microrganismos são eliminadas por tecidos e fluidos fetais e placentários durante o parto e, principalmente, durante o abortamento. Secreções vaginais provenientes de cadelas entre 4 e 6 semanas após abortamento ou parto também constituem materiais ricos em *B. canis*.[4,7,10] A eliminação vaginal do agente também pode se dar durante o estro, bem como durante períodos variáveis em fêmeas não gestantes e que não estejam no período estral.[12] O agente também pode ser eliminado pelo leite.[7]

O sêmen pode ser importante via de eliminação devido ao elevado número de bactérias presentes, especialmente entre 3 e 11 semanas depois da infecção. Após esse período, a eliminação seminal do agente pode ocorrer de maneira intermitente.[7,10,11,13]

A eliminação urinária inicia-se entre 1 e 8 semanas após a infecção e de maneira geral considera-se que a concentração de bactérias na urina dos animais machos seja superior à concentração nas fêmeas, em razão da presença do agente na próstata e nos epidídimos.

Animais cronicamente infectados podem albergar o agente em próstata e epidídimos durante meses depois de cessada a bacteriemia, e eventualmente eliminá-lo pelo sêmen ou urina.[7,14]

A transmissão da infecção entre os cães decorre preferencialmente do contato direto e da ingestão ou inalação de microrganismos presentes em tecidos e secreções provenientes de animais infectados. O contato oronasal com fetos, placenta e secreções vaginais de cadelas que abortaram é a forma de transmissão mais comum.[4,7,10]

A transmissão direta por via venérea também pode ser importante e pode ocorrer do macho para a fêmea, e vice-versa.[4,7,10] Já a via congênita constitui a principal via de transmissão direta para os filhotes. O leite tem importância discutível na transmissão da infecção para os filhotes, pois estes provavelmente se infectam no útero. A urina é um material potencialmente infectante, porém é necessário contato prolongado para que ocorra a transmissão.[7,14]

Pequenas quantidades de brucela foram isoladas de saliva, secreções nasais e oculares e fezes de cães infectados, de modo que esses materiais têm importância discutível na transmissão da brucelose.[14]

Manifestações clínicas

Apesar da infecção sistêmica, os cães acometidos pela *B. canis* raramente manifestam grave comprometimento da saúde. A febre não é um achado clínico comum, mesmo durante o período de bacteremia, devido à ausência de endotoxinas. Pelagem seca e sem brilho, perda do vigor, letargia, anorexia, perda de peso, depressão e intolerância ao exercício foram descritos, porém esses sintomas não se manifestam na maioria dos casos.[7,10]

Nas cadelas infectadas, a fase aguda da infecção costuma ser caracterizada por abortamento, comumente observado entre 45 e 55 dias de gestação, seguido de secreção vaginal. A secreção vaginal pode durar de 1 a 6 semanas e apresentar-se mucoide, serossanguinolenta ou purulenta.[4,7,10]

Os fetos abortados podem se apresentar parcialmente autolisados e com lesões características de infecção bacteriana generalizada: edema subcutâneo, congestão e hemorragia em região subcutânea abdominal, fluido peritoneal serossanguinolento com infiltrado de células inflamatórias, lesões degenerativas em fígado, baço, rins e intestinos. A placenta pode apresentar necrose de coagulação focal das vilosidades coriônicas e arterite necrosante, resultando na alteração da sua integridade e consequente abortamento.[7]

Nem todas as fêmeas infectadas abortam. Natimortos e nascimento de filhotes fracos, que morrem em poucas horas, ou em poucos dias, também foram relatados. Quando a gestação progride a termo, filhotes mortos e vivos podem ser gerados em uma mesma ninhada. Os filhotes sobreviventes podem nascer sadios e manifestar a doença apenas ao atingirem a idade adulta. A principal manifestação clínica da infecção nos cães antes de atingida a puberdade é a linfadenopatia generalizada.[7,10]

As fêmeas cronicamente infectadas podem apresentar ninhadas subsequentes normais, após um período de abortamento. Estima-se que 85% das fêmeas que abortaram possam ter partos subsequentes normais, apesar de continuarem infectadas, dificultando o diagnóstico clínico e elevando as chances de disseminação da doença. Nessa fase, falhas de concepção e morte embrionária entre 10 e 20 dias depois do acasalamento são mais comuns.[7,10]

Nas fêmeas não gestantes, em geral, não são observadas outras manifestações clínicas além da linfadenopatia, mas existem alguns relatos de vaginite e endometrite.[7,10]

Nos machos, a infecção aguda pode ser caracterizada por epididimite, com aumento do volume dos epidídimos, bem como orquite, com necrose testicular, dor e dermatite escrotal ulcerativa por lambedura. Nas infecções crônicas pode-se observar atrofia testicular caracterizada por redução do volume e aumento da consistência dos testículos, podendo, inclusive, levar à esterilidade. Alguns autores relatam a ocorrência de prostatite.[4,7,10,11]

Alterações seminais tornam-se evidentes entre 4 e 8 semanas após a infecção, sendo observados espermatozoides imaturos, edema de peça intermediária, deformidades nos acrossomos, caudas dobradas, retenção de gota distal, cabeças soltas, redução da concentração e motilidade espermáticas, azoospermia, além da presença de células inflamatórias, redução do volume ejaculado e dificuldade de ejaculação. Relatam-se 90% dos espermatozoides anormais após 20 semanas de infecção.[11]

A lesão testicular pode provocar uma resposta autoimune com indução de anticorpos antiespermatozoides e aglutinação de espermatozoides em região de cabeça geralmente após 15 a 18 semanas de infecção, resultando em esterilidade.[15]

Além das manifestações em órgãos reprodutivos, a brucelose também pode causar sinais e lesões em outros tecidos. São comumente observadas linfadenite, esplenomegalia e hepatomegalia.[7,10] A discoespondilite é outra alteração clínica comum, acompanhada de dor aguda na coluna vertebral, claudicação e, em alguns casos, paresia e ataxia.[7,16] Também pode haver acometimento ocular, com uveíte anterior, iridociclite granulomatosa, retinite e edema de córnea.[7] Há, ainda, relatos esporádicos de osteomielite, dermatite piogranulomatosa, meningoencefalomielite e glomerulonefrite.[4,7]

É importante destacar a ocorrência de animais infectados assintomáticos, os quais apresentam relevância epidemiológica, pois constituem importantes fontes de infecção.[6,7]

Diagnóstico

Apesar de alguns sintomas serem sugestivos de brucelose, somente com o exame físico não é possível o estabelecimento do diagnóstico da infecção por *B. canis*, sendo necessário o emprego de métodos laboratoriais para confirmação da suspeita clínica. O diagnóstico laboratorial da brucelose canina pode ser obtido por métodos laboratoriais indiretos e diretos. Os métodos indiretos são geralmente baseados em testes sorológicos para detecção de anticorpos específicos contra *Brucella*, presentes no soro de cães infectados. Os métodos laboratoriais diretos, por sua vez, fundamentam-se na detecção direta do agente em tecidos ou secreções do hospedeiro, por meio de testes bacteriológicos ou técnicas de biologia molecular.[7,17]

O sorodiagnóstico da brucelose canina pode utilizar as seguintes provas: prova de soroaglutinação rápida (SAR), prova de soroaglutinação lenta (SAL), prova de imunodifusão em gel de ágar (IDGA), teste imunoenzimáticos (ELISA) e ensaios imunocromatográficos (EIC).

As provas sorológicas podem empregar antígenos de superfície bacteriana, cujo principal componente antigênico é o LPS da parede celular, e também antígenos proteicos, presentes em citoplasma, espaço periplasmático ou mesmo na membrana externa bacteriana.

Epítopos no LPS de *Brucella* podem ser compartilhados com outros gêneros bacterianos, como *Bordetella bronchiseptica* e *Pseudomonas*, de maneira que a utilização de antígenos compostos de LPS pode resultar em reações cruzadas entre estes e anticorpos não específicos presentes no soro de animais não infectados.[4,7,18]

Já antígenos proteicos são específicos para o gênero *Brucella* e seu uso nos testes sorológicos geralmente reduz as reações inespecíficas. Uma desvantagem das provas baseadas em antígenos proteicos é a não diferenciação entre anticorpos produzidos frente aos dois grupos antigênicos de *Brucella*, as lisas e rugosas.[7,19]

As principais estirpes bacterianas utilizadas para a produção de antígenos para detecção de anticorpos anti-*B. canis* são: a estirpe aeróbia Reo 198 de *B. ovis*, a cepa de referência para *B. canis* (*B. canis* RM6/66) e a estirpe menos mucoide de *B. canis*, denominada *B. canis* (M-). Ressalte-se que o compartilhamento de antígenos de parede celular com *B. canis e B. ovis* (espécies rugosas de *Brucella*) possibilita o emprego indistinto de reativos produzidos a partir desses dois microrganismos para o diagnóstico da brucelose em ovinos e caninos.[18]

A estirpe selvagem de *B. canis* (RM6/66) é considerada uma cepa de crescimento mucoide com tendência a apresentar autoaglutinação, dificultando o preparo do antígeno. A estirpe aeróbia de *B. ovis*, apesar de considerada rugosa, como a *B. canis*, não apresenta crescimento mucoide e por isso vem sendo amplamente empregada para a produção de antígenos para o diagnóstico da brucelose canina. Porém, a utilização de antígenos produzidos de ambas resulta em elevada porcentagem de resultados falso-positivos. A cepa de *Brucella canis* denominada M- não é considerada uma cepa mucoide e apresenta alguns epítopos na parede celular distintos dos observados em *B. canis* RM6/66 e *B. ovis*. Assim, seu emprego nos testes sorológicos geralmente acarreta redução na proporção de falso-positivos, além de aumentar a sensibilidade diagnóstica dos testes.[7,18,26]

Na prova de SAR utilizam-se células bacterianas inteiras como antígeno, as quais são inativadas e coradas com corante rosa bengala, sendo que o principal antígeno responsável pela reação antígeno-anticorpo é o LPS.[18] A SAR permite a detecção de anticorpos específicos anti-*B. canis* na fase inicial da infecção (entre 4 e 8 semanas pós-infecção) e tem a vantagem de ser uma prova rápida e de fácil realização.[7,18] Em geral, os títulos de anticorpos anti-LPS permanecem elevados enquanto há persistência de bacteriemia. A tendência é que ocorra redução dos títulos de anticorpos séricos com o decorrer da infecção, à medida que a bacteriemia cessa, de modo que animais em fases mais adiantadas da infecção permanecem com títulos baixos ou sorologicamente negativos. Animais cronicamente infectados, em ausência de bacteriemia e com baixos títulos de anticorpos, podem albergar o microrganismo em seus tecidos e eliminá-lo durante períodos variáveis.[11] Flutuação nos títulos de anticorpos também pode ocorrer, na presença ou ausência de bacteriemia.[7,10]

A prova de SAR demonstra baixa especificidade diagnóstica, apresentando resultados falso-positivos que podem atingir a proporção de 50 a 60%. Assim, cães com resultados positivos devem ser submetidos a testes laboratoriais mais específicos para confirmação do diagnóstico.[4,7,18] A SAR tem sido considerada, por diversos autores, uma prova de elevada sensibilidade, sendo que a ocorrência de resultados falso-negativos é rara. A prova, portanto, vem sendo indicada como teste de triagem diagnóstica, em que animais com resultados negativos são tidos como não infectados, enquanto aqueles com resultados positivos são submetidos a testes confirmatórios.[4,7,18,27]

A prova de SAL é semelhante à SAR em termos de sensibilidade e especificidade, permitindo detecção de anticorpos também entre 4 e 8 semanas após a infecção. SAL é uma prova quantitativa, permitindo o monitoramento de títulos de anticorpos. Títulos de 50 a 100 indicam suspeita de infecção, e títulos iguais ou maiores que 200 indicam infecção ativa. A SAL foi bastante utilizada como prova confirmatória de resultados positivos na SAR, mas está sujeita aos mesmos problemas de especificidade desta, além de ser mais laboriosa, de modo que este teste raramente é empregado atualmente.[1,4,7]

O emprego de agentes redutores de pontes de enxofre como o 2-mercaptoetanol (2-ME) nas provas de aglutinação reduz reações falso-positivas, pois desnatura as moléculas imunoglobulina M (IgM), as quais são menos específicas que as imunoglobulina G (IgG), aumentando a especificidade da reação. A detecção de anticorpos ocorre, portanto, em um período mais tardio, ao redor de 12 semanas pós-infecção, podendo produzir resultados falso-negativos na fase inicial da infecção, quando os anticorpos circulantes são predominantemente da classe IgM e os anticorpos da classe IgG ainda não se encontram em níveis séricos detectáveis.[7,27] Mesmo permitindo a detecção de anticorpos em fase mais tardia, alguns autores têm a prova de SAR-2ME como de alta sensibilidade, preconizando-a como teste de triagem em lugar da SAR.[7,26]

O teste de IDGA pode ser realizado empregando-se tanto antígenos de superfície bacteriana, compostos de LPS e proteínas de membrana externa, quanto antígenos proteicos presentes no citoplasma bacteriano. IDGA com antígenos de superfície bacteriana permite a detecção de anticorpos entre 8 e 12 semanas pós-infecção. Muitos estudos afirmam que a IDGA se assemelhe aos testes de SAR e SAL em termos de sensibilidade e especificidade, e também a preconizam como prova de triagem diagnóstica.[4,7,19]

Apesar de as provas de SAR, SAR-2ME e IDGA com antígenos de superfície serem consideradas provas de alta sensibilidade para o diagnóstico da brucelose canina, alguns estudos recentes demonstraram que uma porcentagem significativa de cães infectados pode mostrar resultados negativos nesses testes sorológicos. Um total de 19,04, 57,14 e 30,15% de cães em bacteriemia e, portanto, positivos pela hemocultura, apresentaram resultados negativos, respectivamente em SAR, SAR-2ME e IDGA. Tais resultados indicam que as provas devem ser utilizadas com cautela na triagem diagnóstica, já que considerável proporção de cães com resultados sorológicos negativos pode estar infectada.[28] A baixa sensibilidade pode estar associada a flutuações nos títulos de anticorpos em animais infectados, mesmo durante o período de bacteremia ou à ausência de soroconversão. Nos mesmos estudos, a especificidade diagnóstica das provas de SAR-ME e IDGA foi tida como elevada.[7,11]

A prova de IDGA também pode empregar proteínas citoplasmáticas solúveis como antígenos, revelando menor frequência de reações cruzadas com outros gêneros de bactérias e apresentando maior especificidade no diagnóstico da brucelose. Os anticorpos contra proteínas citoplasmáticas persistem períodos mais prolongados (6 a 36 meses depois de cessada a bacteremia), quando comparados com os anticorpos anti-LPS e, por isso, possibilitam o diagnóstico de infecções crônicas. Por outro lado, a sensibilidade da IDGA empregando antígenos citoplasmáticos pode ser baixa na fase inicial da infecção (primeiras 6 a 12 semanas).[4,7,19]

Testes de ELISA indiretos utilizando antígenos de superfície bacteriana ou proteínas citoplasmáticas vêm sendo empregados para detecção de anticorpos anti-*B. canis,* sendo relatados elevados valores de sensibilidade e especificidade.[22,23,25]

Ensaios imunoenzimáticos com proteínas recombinantes de *Brucella* spp. como antígenos foram propostos para o diagnóstico da brucelose em várias espécies animais, tendo como vantagens maior eficiência na purificação do antígeno, possibilidade de produção de antígenos sem a manipulação de culturas de *Brucella* e os riscos de transmissão laboratorial associados, bem como a possibilidade de obtenção de ensaios com elevada especificidade na detecção da infecção. As proteínas recombinantes CP24, Omp31 (*outer membrane protein 31*), LS (lumazina sintase) de *Brucella* spp. foram usadas para o sorodiagóstico da brucelose canina, mostrando valores de sensibilidade de 43, 87 e 92%, respectivamente.[21,23,24] A utilização de proteínas recombinantes como antígenos geralmente demonstra elevada especificidade diagnóstica, porém a sensibilidade pode ser baixa, o que pode ser explicado pelo pequeno número de determinantes antigênicos envolvidos na ligação com anticorpos específicos.

Ensaios imunocromatográficos baseados em antígenos de superfície bacteriana vêm sendo descritos para o diagnóstico da brucelose canina, sendo relatados elevados valores de especificidade e valores de sensibilidade moderados em relação à hemocultura.[20]

Ao se compararem os valores de sensibilidade e especificidade obtidos por diferentes testes diagnósticos, deve-se considerar que variações podem ser observadas em consequência de diferentes estirpes bacterianas e protocolos empregados para a produção de antígenos, diferentes pontos de corte empregados e diferentes critérios para estabelecimento de grupos padrão-ouro.

Os testes sorológicos são imprescindíveis ao diagnóstico laboratorial da brucelose em diversas espécies animais, por seu baixo custo, praticidade e rapidez na detecção de animais reatores. São úteis para o diagnóstico populacional da infecção, permitindo estudos epidemiológicos, monitoramento de propriedades e regiões e também vigilância de regiões onde a doença foi erradicada.[17] No caso da brucelose canina, porém, as provas sorológicas atualmente disponíveis apresentam problemas de sensibilidade e especificidade, dificultando um diagnóstico acurado da infecção. Assim, a associação das provas a testes laboratoriais diretos é fundamental para o diagnóstico dessa enfermidade canina.[28]

O cultivo microbiológico da *B. canis* pode ser realizado em amostras de sangue, secreções vaginais, sêmen, urina, leite e tecidos (linfonodos, baço, fígado, medula óssea e órgãos reprodutivos).[7,10,11,14]

A hemocultura é o método de escolha para o isolamento do microrganismo, por permitir o diagnóstico na fase inicial da infecção (1 a 2 semanas depois) e devido ao prolongado período de bacteriemia, característico da brucelose canina, que pode durar entre 6 e 64 meses pós-infecção. Porém, sua sensibilidade é baixa na fase crônica da infecção, quando a bacteriemia cessa e o agente permanece em sítios teciduais, como testículos, epidídimos, próstata, linfonodos, baço, fígado e medula óssea. Depois de 30 semanas de infecção, podem-se verificar períodos intermitentes de bacteriemia, dificultando o isolamento bacteriano.[7,11]

O isolamento bacteriano de amostras de sêmen e urina de animais machos é indicado, respectivamente, entre 3 e 12 e 8 a 30 semanas pós-infecção, quando elevado número de microrganismos é eliminado por tais fluidos.[11,14]

Em fêmeas infectadas, secreções vaginais e tecidos fetais podem ser empregados com sucesso para o isolamento bacteriano no período pós-abortamento, por conterem um grande número de microrganismos, os quais são eliminados durante aproximadamente 6 semanas.[7,10] Em outros períodos do ciclo estral, o isolamento a partir de secreções vaginais não apresenta valor como método de diagnóstico.[10,12] Nas fêmeas, a eliminação de *Brucella* pela via urinária ocorre, em geral, durante a fase de bacteriemia, quando o agente também pode ser isolado em amostras de sangue.[14]

O isolamento de amostras de tecidos pode ser facilmente realizado nos animais em bacteremia. Nos animais cronicamente infectados, quando a bacteriemia cessa, o isolamento bacteriano pode partir de testículos, próstata, epidídimos, baço, fígado, linfonodos e medula óssea.[7,10,11]

Um resultado positivo no cultivo microbiológico confirma a infecção, de modo que esse é considerado o método definitivo para o diagnóstico da brucelose canina. Quanto à hemocultura, sua principal vantagem é decorrente da possibilidade de identificação de animais infectados durante a fase de bacteriemia, quando os riscos de transmissão do agente são maiores, já que este se encontra disseminado por todo o organismo do animal. Além disso, amostras de sangue podem ser obtidas de maneira asséptica, reduzindo-se as chances de contaminação secundária do material.[6,7]

Por outro lado, os métodos de isolamento e identificação bacteriana demandam prolongado período de incubação, impõem riscos decorrentes da manipulação de materiais potencialmente infectantes e estão sujeitos a resultados falso-negativos em consequência da contaminação secundária das amostras, interferência de antibioticoterapia e da baixa sensibilidade do método, de acordo com o material utilizado para isolamento e o estágio da infecção.[6,7]

A reação em cadeia pela polimerase (PCR) vem sendo empregada como instrumento para aprimoramento do diagnóstico da brucelose em diversas espécies animais e no homem, por ser mais sensível que os métodos bacteriológicos. Considerando sua rapidez de execução em relação ao cultivo bacteriológico, a PCR tem sido uma alternativa promissora ao diagnóstico direto de organismos de crescimento lento ou fastidioso.[12,13,29]

A PCR foi utilizada no diagnóstico da brucelose canina em amostras de sangue e trato reprodutivo de cães (*swab* vaginal e sêmen), empregando os *primers* ITS66 e ITS279 direcionados à região interespaçadora do DNA codificador do RNA ribossômico de *Brucella* spp.[29] Verificaram-se valores de sensibilidade e especificidade de 100% quando empregada em amostras de sangue total, em comparação com a hemocultura.[29] A sensibilidade da PCR em amostras de sêmen e *swab* vaginal foi respectivamente de 86,6 e 67,3%, enquanto os valores de especificidade de ambos os testes foram de 100%. A utilização da PCR para detecção de DNA de *Brucella* spp. simultaneamente em amostras de sangue e de trato reprodutivo, tanto em machos quanto em fêmeas, permite um diagnóstico altamente sensível, possibilitando inclusive a identificação de considerável proporção de animais sorologicamente negativos.[12,13,28,29]

De maneira geral, a PCR é considerada uma metodologia de maior sensibilidade, quando comparada com os métodos bacteriológicos de diagnóstico, por sua capacidade de detectar células de *Brucella* não viáveis nas amostras clínicas ou, em pequeno número, os quais não são detectáveis pelo cultivo microbiológico. Valores reduzidos de sensibilidade contudo podem ser verificados na PCR quando a técnica é aplicada, em determinadas amostras clínicas, como sêmen, sangue e tecidos. Elevadas concentrações de DNA do hospedeiro, além de compostos como o grupo heme, ácido etilenodiaminotetracético (EDTA) e heparina, são considerados potenciais inibidores da reação de amplificação. Assim, podem ser necessários protocolos laboriosos de extração de ácidos nucleicos como maneira minimizar a presença de inibidores da reação de amplificação e, assim, garantir um desempenho eficiente. Estes protocolos, porém, podem dificultar o uso da metodologia para o diagnóstico de um grande número de amostras.[29]

Valores variáveis de sensibilidade e especificidade podem ser observados de acordo com diferentes protocolos de extração e amplificação de DNA, diferentes *primers* escolhidos e reagentes oriundos de diferentes fabricantes. A utilização rotineira da PCR como método de diagnóstico, não só da brucelose canina, mas também de outras enfermidades infecciosas animais, deve ser acompanhada de rigoroso controle de qualidade laboratorial. Para garantir a reprodutibilidade e acurácia da PCR, são imprescindíveis revalidações de metodologias quando a técnica passa a ser empregada em diferentes regiões ou laboratórios, quando ensaios padronizados para diagnóstico da brucelose em determinada espécie animal ou tipo de amostra clínica passam a ser utilizados em outra espécie animal ou amostra de outra natureza. O controle laboratorial é também importante para minimizar contaminações laboratoriais, as quais podem ocorrer de forma frequente em razão da elevada sensibilidade do método.[17]

A baixa sensibilidade das provas sorológicas, observada inclusive em cães durante o período de bacteriemia (cães com resultados positivos pela hemocultura e PCR em amostras de sangue), tem relevância para a profilaxia da infecção nas populações caninas. Nos animais em bacteriemia, o agente etiológico da brucelose canina encontra-se disseminado por todo o organismo do hospedeiro, podendo ser eliminado em grandes quantidades pelas secreções e excreções corporais. Assim, a impossibilidade de identificação desses animais com provas sorológicas pouco sensíveis como métodos de triagem possibilita sua manutenção nas populações, e eles atuam como importantes fontes de infecção, disseminando a infecção e dificultando-lhe controle e prevenção.[28]

O estabelecimento do diagnóstico em populações confinadas geralmente não apresenta problemas, pois é comum um grande número de indivíduos acometidos em diferentes fases da infecção. As dificuldades são maiores para a confirmação do diagnóstico em casos individuais, os quais muitas vezes não apresentam sintomas, mas são positivos em testes sorológicos, ou ao contrário, manifestam sintomas, mas são negativos sorologicamente. Tendo em vista a gravidade de um diagnóstico positivo, métodos sorológicos, bacteriológicos e moleculares devem ser utilizados em associação, para minimizar as chances de erro.[28]

■ Tratamento

B. canis é sensível a diversos antibióticos *in vitro*, porém, assim como em outras infecções causadas por microrganismos intracelulares facultativos, a quimioterapia é frequentemente malsucedida.[7,30]

Diversos regimes de tratamento já foram empregados, porém o esquema de tratamento que parece mais efetivo consiste na associação de minociclina por via oral (VO) na dose de 12 mg/kg a cada 12 h, durante 2 semanas e di-hidroestreptomicina intramuscular na dose de 5 mg/kg a cada 12 h, durante 1 semana.[30] O tratamento deve ser repetido de 2 a 3 vezes, com intervalos de 1 a 2 meses. A minociclina pode ser substituída pela doxiciclina e a di-hidroestreptomicina, pela gentamicina.[7]

A antibioticoterapia durante a gestação em cadelas infectadas reduz as chances de abortamento, porém, as fêmeas podem permanecer em bacteriemia e soropositivas, após a suspensão tratamento, o que pode resultar no nascimento de filhotes infectados. Em cães machos com lesões testiculares decorrentes de brucelose, o tratamento pode eliminar o agente, mas não há recuperação da fertilidade do animal. Além disso, dificilmente se consegue eliminar o agente de tecidos prostáticos.[7]

Em geral, há declínio da bacteriemia e dos títulos de anticorpos séricos com o início da antibioticoterapia, o que não necessariamente indica eliminação da infecção. Semanas ou meses depois de descontinuado o tratamento, os animais podem voltar a apresentar elevação dos títulos de anticorpos e/ou o agente passa novamente a ser recuperado de amostras de sangue e outros tecidos.[16] Muitas vezes, não há retorno da bacteriemia, mas o microrganismo persiste em determinados órgãos.[7]

Assim, o tratamento deve ser realizado em animais depois da castração, para reduzir o número de sítios teciduais de persistência do agente, bem como sua eliminação do ambiente e as chances de transmissão a outros animais e ao homem.[7] Mesmo empregando o regime de tratamento indicado a animais castrados, a antibioticoterapia apresenta grandes possibilidades de falhas. As falhas de tratamento da brucelose se devem à presença do agente em ambiente intracelular e em órgãos como a próstata, nos quais a maioria dos antimicrobianos não atinge níveis terapêuticos adequados. Além disso, a permanência do agente nos fagossomos de replicação, ambiente intracelular caracterizado por baixos valores de pH, reduz a ação de muitos antimicrobianos, contribuindo para o insucesso do tratamento.[31]

Os animais tratados devem ser monitorados durante períodos prolongados para garantir o sucesso do tratamento. O monitoramento deve ser feito com métodos sorológicos, bacteriológicos e moleculares, mensalmente, por pelo menos 3 meses após o término da antibioticoterapia. Os testes devem ser repetidos indefinidamente, com intervalos de 6 a 12 meses, para garantir que não haja recrudescência da infecção.[7,30]

As elevadas doses de antibióticos utilizadas e o prolongado período de tratamento necessário aliados à necessidade de monitoramento com exames laboratoriais e às elevadas chances de insucesso tornam o tratamento bastante oneroso, principalmente quando vários animais são acometidos, de maneira que muitas vezes se recomenda a eutanásia dos animais infectados.[7]

É importante ressaltar que a brucelose é uma enfermidade com potencial zoonótico e que a manutenção dos animais acometidos, mesmo após o tratamento, deve ser acompanhada de medidas preventivas com o objetivo de minimizar as chances de transmissão da infecção aos humanos em contato com os animais infectados.

Prevenção

A prevenção da brucelose deve ser enfatizada, sobretudo nas criações de cães, pois a disseminação da doença é rápida e o tratamento curativo é difícil, oneroso e pouco eficiente.[6,7]

Não há vacina disponível para prevenção da infecção em cães, de maneira que o diagnóstico laboratorial constitui a principal ferramenta de controle e prevenção da enfermidade e deve ser baseado em associação com exames sorológicos, bacteriológicos e moleculares.

Na ocorrência de abortamentos, falhas de concepção, epididimite e infertilidade, deve-se realizar o diagnóstico laboratorial de todos os animais com manifestação clínica, assim como daqueles em contato com os cães sintomáticos. Os testes laboratoriais diretos e indiretos devem ser realizados mensalmente até que todos os animais positivos sejam identificados.[7] Os animais infectados devem ser removidos do canil, pois a separação de cães sadios e infectados em diferentes instalações do mesmo canil parece não ser suficiente para evitar a propagação da infecção. Acasalamentos e introdução de novos animais devem ser suspensos e a higienização das instalações deve ser rigorosamente realizada para reduzir a contaminação do ambiente. Desinfetantes à base de hipoclorito de sódio a 2,5%, cresóis a 5% e fenol a 1%, com pelo menos 1 h de exposição, podem ser empregados com eficiência. Uma vez que todos os animais apresentem resultados negativos durante três exames consecutivos, os exames podem ser feitos a cada 3 a 4 meses, durante 1 ano, a fim de evitar a ocorrência de novos surtos.[7]

A prevenção da infecção deve se basear em exames laboratoriais indiretos e diretos de todos os cães do plantel, anualmente, assim como dos animais previamente ao acasalamento. Animais recém-adquiridos ou introduzidos no plantel após a participação em eventos devem antes ser submetidos aos exames clínico e laboratorial e, então, mantidos em quarentena durante 8 a 12 semanas. Após este período, os testes laboratoriais devem ser repetidos. Cães expostos ao agente infeccioso ou com sintomas sugestivos de brucelose não devem ser introduzidos nas criações.[7]

A brucelose canina é uma enfermidade que provoca impacto no bem-estar animal e tem potencial zoonótico, de modo que o estabelecimento de medidas rigorosas de controle sanitário, sobretudo nos canis de criação comercial, constitui medida importante de proteção à saúde pública animal e humana.

Referências

1. Alton GG, Jones LM, Pietz DE. Tecnicas de laboratorio en la brucelosis. Ginebra: Organización Mundial de la Salud, 1976.
2. Godfroid J, Scholz HC, Barbier T, Nicolas C, Wattiau P, Fretin D *et al. Brucellosis* at the animal/ecosystem/human interface at the beginning of the 21st century. Prev Vet Med. 2011; 102:118-31.
3. Eisenberg T, Hamann HP, Kaim U, Schlez K, Seeger H, Schauerte N *et al.* Isolation of potentially novel *Brucella* spp. from frogs. Appl Environ Microbiol. 2012; 78(10):3753-5.
4. Carmichael, L.E. *Brucella canis*. In: Nielsen K, Duncan JR (Editors). Animal *Brucellosis*. Boca Raton: CRC Press, 1990. p. 335-50.
5. Forbes LB. *Brucella abortus* infection in 14 farm dogs. J Am Vet Med Assoc. 1990; 196:911-6.
6. Keid LB, Soares RM, Morais ZM, Richtzenhain LJ, Vasconcellos SA. *Brucella* spp. isolation from dogs from commercial breeding kennels in São Paulo state, Brazil. Braz J Microbiol. 2004; 35:161-6.
7. Hollett RB. Canine brucellosis: Outbreaks and compliance. Theriogenology. 2006; 66:575-87.
8. Lucero NE, Corazza R, Almuzara MN, Reynes E, Escobar GI, Boeri E *et al.* Human *Brucella canis* outbreak linked to infection in dogs. Epidemiol Infect. 2009; 5:1-6.
9. Roop II RM, Gaines JM, Anderson ES, Caswell CC, Martin DW. Survival of the fittest: how Brucella strains adapt to their intracellular niche in the host. Med Microbiol Immunol. 2009; [Sep 22]. Disponível em: http://www.springerlink.com/content/a2j7818n6797u754/
10. Carmichael LE, Kenney RM. Canine abortion caused by *Brucella canis*. J Am Vet Med Assoc. 1968; 152:605-16.
11. George LW, Duncan JR, Carmichael LE. Semen examination in dogs with canine brucellosis. Am J Vet Res. 1979; 40:1589-95.
12. Keid LB, Soares RM, Vasconcellos SA, Chiebao DP, Salgado VR, Megid J *et al.* A polymerase chain reaction for detection of *Brucella canis* in vaginal *swabs* of naturally infected bitches. Theriogenology 2007a; 68:1260-70.
13. Keid LB, Soares RM, Vasconcellos SA, Chiebao DP Megid J, Salgado VR *et al.* A polymerase chain reaction for the detection of *Brucella canis* in semen of naturally infected dogs. Theriogenology. 2007b; 67:1203-10.
14. Serikawa T, Muraguchi T. Significance of urine transmission of canine brucellosis. Jap J Vet. 1979; 41:607-16.
15. Serikawa T, Kondo Y, Takada H, Yamada J. Head-to-head type auto-sperm agglutination with IgA antibody to acrosome induced by *Brucella canis* infection. Jap J Vet. 1984; 46:41-8.
16. Kerwin SC, Lewis DD, Hribernik TN, Partington B, Hosgood G, Eilts BE. Diskospondylitis associated with *Brucella canis* infection in dogs: 14 cases (1980-1991). J Am Vet Med Assoc. 1992; 201:1253-7.
17. OIE (World Organization for Animal Health). Manual of Standards for Diagnostic Tests and Vaccines for Terrestrial Animals. Paris, 2008. Disponível em: [http://www.oie.int/eng/normes/mmanual/A_summry.htm].
18. George LW, Carmichael LE. A plate agglutination test for the rapid diagnosis of canine brucellosis. Am J Vet Res. 1974; 35:905-9.
19. Zoha SJ, Carmichael LE. Serological responses of dogs to cell wall and internal antigens of *Brucella canis*. Vet Microbiol. 1982; 7:35-50.
20. Wanke MM, Cairó F, Rossano M, Laiño M, Baldi PC, Monachesi NE *et al.* Preliminary study of na immunochromatography test for serological diagnosis of canine *Brucellosis*. Reprod Dom Anim. 2012; 47 (suppl. 6):370-2.
21. Cassataro J, Delpino MV, Velikovsky CA, Bruno L, Fossati CA, Baldi PC. Diagnostic usefulness of antibodies against ribosome recycling factor from *Brucella melitensis* in human or canine brucellosis. Clin Diagn Lab Immunol 2002; 9:366-9.
22. Lucero NE, Escobar GI, Ayala SM, Lopez G Wanke MM, Delpino MV *et al.* Sensitivity and specificity of an indirect enzyme-linked immunoassay for the diagnosis of *Brucella canis* infection in dogs. J Med Microbiol. 2002; 51:656-60.
23. Wanke MM, Delpino MV, Baldi PC. Comparative performance of tests using cytosolic or outer membrane antigens of *Brucella* for the serodiagnosis of canine brucellosis. Vet Microbiol. 2002; 88:367-75.
24. Cassataro J, Pasquevich K, Bruno, L, Wallach JC, Fossati CA, Baldi PC. Antibody reactivity to Omp31 from *Brucella melitensis* in human and animal infections by smooth and rough *Brucella*. Clin Diagn Lab Immunol. 2004; 11:111-14.
25. Barrouin-Melo SM, Poester FP, Ribeiro MB, Alcântara AC, Aguiar PHP, Nascimento IL *et al.* Diagnosis of canine brucellosis by ELISA using an antigen obtained from wild *Brucella canis*. Res Vet Sci. 2007; 83:340-6.
26. Carmichael LE, Joubert JC. A rapid slide agglutination test for the serodiagnosis of *Brucella canis* infection that employs a variant (M-) organism as antigen. Cornell Vet. 1987; 77:3-12.
27. Badakhsh FF, Carmichael LE, Douglass JA. Improved rapid slide agglutination test for presumptive diagnosis of canine brucellosis. J Clin Microbiol. 1982; 15:286-9.
28. Keid LB, Soares RM, Vasconcellos SA, Megid J, Salgado VR, Richtzenhain LJ. Comparison of agar gel immunodiffusion test, rapid slide agglutination test, microbiological culture and PCR for the diagnosis of canine brucellosis. Res Vet Sci. 2009; 86:22-6.
29. Keid LB, Soares RM, Vieira NR, Megid J, Salgado VR, Vasconcellos SA *et al.* Diagnosis of canine brucellosis: comparison between serological and microbiological tests and a PCR based on primers to 16S-23S rDNA interspacer. Vet Res Commun. 2007c; 31:951-65.
30. Flores-Castro R, Carmichael LE. *Brucella canis* infection in dogs: treatment trials. Rev Latinoam Microbiol. 1981; 23:75-9.
31. Pappas G, Papadimitriou P, Christou L, Akritidis N. Future trends in human brucellosis treatment. Expert Opin Invetig Drugs. 2006; 15:1141-9.

102 Leptospirose

Mitika Kuribayashi Hagiwara, Bruno Alonso Miotto, Márcia Mery Kogika

Introdução

A leptospirose é uma zoonose de distribuição ubíqua, ou seja, onipresente, causada por espiroquetas patogênicas do gênero *Leptospira* spp. Embora seja conhecida há muito tempo, é considerada uma zoonose reemergente em humanos e em cães.[1,2] As leptospiras patogênicas colonizam os túbulos renais proximais de animais silvestres ou domésticos, sendo eliminadas na urina para o meio ambiente, onde sobrevivem em adequadas condições de umidade e temperatura.[3]

A doença em humanos foi descrita por Adolf Weil, em Heidelberg, na Alemanha, há mais de um século e se tornou conhecida como moléstia de Weil.[1] Na mesma época, foi também descrita em cães uma síndrome ictérica associada a grave insuficiência renal causada por microrganismo idêntico. Pela semelhança com a doença humana, passou a ser conhecida como moléstia de Weil canina. Classicamente, são conhecidas duas síndromes clínicas em cães, provocadas por leptospiras: a síndrome hepatonefrítica classicamente associada à infecção por *Leptospira interrogans* sorovar Icterohaemorrhagiae e a síndrome nefrítica por *Leptospira interrogans* sorovar Canicola.[4] O cão também pode ser infectado por outros sorovares de leptospiras, pertencentes a outros sorogrupos. Os diferentes sorovares patogênicos de leptopiras são mantidos na natureza pela infecção assintomática em animais silvestres e domésticos, conhecidos como hospedeiros de manutenção. Do ponto de vista clínico, os hospedeiros de manutenção são tipicamente assintomáticos, havendo um equilíbrio biológico natural entre o agente infeccioso e o hospedeiro.[3] Os hospedeiros acidentais adquirem a infecção pelo contato com a urina ou com água, alimentos ou solo contaminado com as leptospiras eliminadas na urina dos hospedeiros de manutenção. O cão é considerado o hospedeiro de manutenção do sorovar Canicola e hospedeiro acidental de outros sorovares como Icterohaemorrhagiae, Copenhageni, Grippotyphosa, Pomona entre outros.[3,4] Em geral, o diagnóstico da leptospirose-infecção nos hospedeiros de manutenção é difícil de ser estabelecido. Assim, a infecção dos cães pelo sorovar Canicola pode passar sem diagnóstico porque o microrganismo está mais bem adaptado à espécie e a infecção resulta, com raras exceções, em um quadro mórbido incipiente. Acredita-se que a leptospirose-infecção seja muito mais frequente que a doença propriamente dita. Previsivelmente, os casos mais graves da doença nos cães devem ser aqueles resultantes da infecção por sorovares que não estão adaptados ao hospedeiro ou da infecção de cães mais suscetíveis.[5] Em geral, os cães jovens são considerados mais suscetíveis tanto à infecção pelo sorovar Canicola quanto pelos demais.

Etiologia

As leptospiras são bactérias finas, flexíveis, filamentosas (0,1 a 0,2 μm de largura e 6 a 12 μm de comprimento), espiraladas, com extremidades em gancho, pertencentes à família Leptospiraceae, gênero *Leptospira*. Coram-se positivamente pela coloração de Gram e apresentam motilidade, com movimentos de torção e flexão simultaneamente a movimentos rotatórios ao redor do eixo longitudinal. O microrganismo tem um cilindro citoplasmático circundado por uma membrana interna que recobre o filamento axial central, composto de dois flagelos periplásmicos, não sobrepostos, orientados longitudinalmente. O cilindro espiralado interno e o filamento axial são envoltos por um envelope ou membrana externa.[4] A membrana externa é composta de lipopolissacarídios (LPS), múltiplas lipoproteínas antigênicas e proteínas transmembrana, como porinas e secretinas.[4,6] A LipL32 é a principal lipoproteína de superfície e tem um papel fundamental na patogenia da infecção.[7] A composição química dos lipopolissacarídios varia de acordo com o sorovar.

Taxonomia e classificação das leptospiras

Até o advento das técnicas moleculares, o gênero *Leptospira* compreendia duas espécies, *L. interrogans*, englobando todas as cepas patogênicas e *Leptospira biflexa*, contendo as cepas saprofíticas isoladas do ambiente. *L. biflexa* foi diferenciada da *L. interrogans* pelo crescimento a 13°C em presença de 8-azaguanina e pela incapacidade de conversão a formas esferoidais em NaCl 1M.[1,8] Ambas as espécies são divididas em numerosos sorovares (ou variantes sorológicos) definidos pela aglutinação após absorção cruzada com o antígeno homólogo. Os sorovares são identificados pela reatividade distinta dos anticorpos frente aos diferentes carboidratos dos LPS da membrana externa.[4] Mais de 60 sorovares foram reconhecidos na espécie *L. biflexa* e mais de 250 sorovares na espécie *L. interrogans*. Os sorovares antigenicamente relacionados foram tradicionalmente agrupados em sorogrupos, dos quais pelo menos dez são importantes para o cão.[4] O sorogrupo engloba sorovares que compartilham antígenos comuns e consequentemente apresentam reações cruzadas entre si nos métodos de detecção de anticorpos. Embora os sorogrupos não tenham, atualmente, uma base taxonômica, historicamente foram e continuam sendo úteis para fins de inquérito epidemiológico e para a compreensão da doença.[1] Na impossibilidade de isolamento do agente ou da identificação genética da leptospira envolvida na infecção, o diagnóstico sorológico é a única alternativa e a reatividade ao sorogrupo é tecnicamente o mais alto grau de incriminação que pode ser determinado.[4]

Classificação genotípica

A partir de 1989, foi adotada a classificação genotípica, que inclui todos os sorovares de *L. interrogans* e *L. biflexa*. A heterogeneidade genética havia sido demonstrada há mais de três décadas e as técnicas de hibridização de DNA permitiram a identificação de dez espécies genômicas distintas.[1] Outras espécies genômicas foram reconhecidas posteriormente, entre as quais *Leptospira kirschneri*, *Leptospira alexanderi* e, mais recentemente, *L. faineri*. Tendo como base a relação genética, são hoje reconhecidas cerca de 25 espécies genômicas, sete das quais patogênicas: *Leptospira interrogans senso strictu*, *L. noguchi*, *L. kirschneri*, *L. santarosai*, *L. inadai*, *L.weilii* e *L. borgpeterseni*, nas quais se incluem mais de 200 sorovares.[8] Outras espécies genômicas ainda não se encontram perfeitamente caracterizadas. Trata-se de um cenário em constante modificação.

As espécies genômicas de *Leptospira* não correspondem às duas espécies de *Leptospira* spp. até então conhecidas (*L. interrogans* e *L. biflexa*). As características fenotípicas usadas anteriormente para diferenciar *L. interrogans sensu lato* da *L. biflexa* não diferenciam as espécies genômicas e assim, sorovares patogênicos e saprofíticos podem ser encontrados dentro de uma mesma espécie genômica. Há também uma heterogeneidade genética entre diferentes cepas de um mesmo sorogrupo.[9] Sorovares de diferentes áreas geográficas podem apresentar diferenças na composição genética, patogenicidade e adaptação a diferentes hospedeiros de manutenção, embora estejam incluídos, do ponto de vista imunológico, no mesmo sorogrupo. Pela classificação genotípica, esses sorovares podem ser incluídos em espécies genômicas distintas, a despeito da similaridade antigênica existente.[1] Por exemplo, sorovares do sorogrupo Grippotyphosa podem ser encontrados na espécie *Leptospira interrogans* e na espécie *Leptospira kirschneri*.[10]

Ainda que a classificação sorológica não permita identificar de maneira confiável a espécie genômica à qual determinado sorovar pertence, na impossibilidade de isolamento do agente ou da identificação genética da leptospira implicada na infecção, o teste sorológico é a única alternativa viável para o diagnóstico e a reatividade ao sorogrupo é tecnicamente o mais alto grau de incriminação que pode ser determinado.[4]

Apesar de a reclassificação das leptospiras fundamentada no genótipo ser taxonomicamente correta e fornecer uma base sólida para futuras classificações, a classificação molecular é problemática para o microbiologista clínico e para os clínicos, porque é claramente incompatível com o sistema de sorogrupo que serviu aos clínicos e epidemiologistas por décadas. Até que sejam desenvolvidos e validados métodos de detecção simples baseados em DNA, do ponto de vista prático há a necessidade de se manter a classificação sorológica das leptospiras patogênicas.[4] Neste capítulo, as leptospiras serão referidas como sorovares ou sorogrupos das leptospiras patogênicas, de acordo com a classificação sorológica, mencionando-se, quando pertinente, a espécie genômica à qual pertencem.

Epidemiologia

As leptospiras patogênicas vivem no rim de uma ampla variedade de hospedeiros domésticos e silvestres, considerados reservatórios ou hospedeiros de manutenção, e são excretadas na urina desses animais. Sobrevivem em terrenos úmidos, pântanos, córregos, lagos e estábulos com excesso de detritos e umidade. Multiplicam-se bem em pH 7,2 a 7,4 e em temperaturas de 10 a 34°C. São muito sensíveis ao pH ácido e à dessecação. As exigências de temperatura e pH para a sobrevivência máxima das leptospiras podem explicar a incidência sazonal da leptospirose, durante a estação das chuvas.

Os hospedeiros naturais de manutenção não mostram sintomas da infecção ou, quando apresentam, são mínimos ou imperceptíveis. Após a infecção, os hospedeiros excretam a leptospira na urina por um longo período ou, talvez, por toda a vida, constituindo-se no reservatório da infecção por ciclos contínuos de transmissão, de uma geração para outra. O gado, os animais silvestres e os roedores peridomiciliares são os reservatórios mais importantes, embora as espécies patogênicas de leptospira tenham sido isoladas de praticamente todas as espécies conhecidas de mamíferos. Acidentalmente, os animais domésticos ou o homem podem adquirir a infecção em contato com as leptospiras excretadas na urina dos hospedeiros de manutenção ou com o meio ambiente contaminado. São hospedeiros acidentais, nos quais a infecção pode variar de intensidade, desde fatal até infecção inaparente, de curso agudo ou crônico, dependendo do sorovar infectante e da relativa resistência do hospedeiro. Durante a infecção e na fase de convalescença podem apresentar leptospirúria, contribuindo para a manutenção das leptospiras no meio ambiente.[1] Um sorovar mais adaptado a uma espécie, como é o caso do sorovar Canicola em cães, pode eventualmente causar, nessa mesma espécie, infecção grave com desenvolvimento de insuficiência renal aguda ou crônica, ou infecção inaparente e não ser diagnosticado.[4]

A transmissão direta das leptospiras ao cão ocorre por contato com a urina infectada, contato venéreo, feridas por mordeduras ou ingestão de tecidos infectados. A aglomeração de cães, como acontece em abrigos, pode aumentar a probabilidade de disseminação direta da infecção.[4] A transmissão indireta se dá por exposição dos cães suscetíveis à água, ao solo e a alimentos contaminados, principalmente quando os fatores ambientais são ótimos para a sobrevivência das leptospiras.[11] Atividades recreacionais, esportivas ou ocupacionais em pântanos ou coleções líquidas são fatores de risco para a infecção humana e também para a canina.[3,12] Adicionalmente, para os cães a permanência em ambientes externos mais de 50% do tempo e o consumo de carnes cruas também foram associados ao aumento do risco de infecção.[12] A porta de entrada é a pele, principalmente quando existem feridas, cortes ou áreas de abrasão cutânea, ou a mucosa.

No Brasil e em outros países em desenvolvimento, os surtos e os casos isolados de leptospirose, em humanos e em cães, estão relacionados, nas grandes urbes, às condições inadequadas de saneamento ambiental, que propiciam a proliferação de roedores peridomiciliares (ratos e camundongos) em áreas habitadas por seres humanos e animais domésticos.[13] Assim, a maioria dos casos humanos e caninos de leptospirose relaciona-se com infecção pelas leptospiras do sorogrupo Icterohaemorrhagiae (sorovares Icterohaemorrhagiae ou Copenhageni), albergados por esses roedores. No Brasil, aparentemente há predominância do sorovar Copenhageni tanto em humanos como em cães.[14,15] As amostras de leptospiras isoladas de casos de leptospirose humana, oriundas de diversas partes do Brasil, foram analisadas por meio de técnicas de biologia molecular (PCR – reação em cadeia pela polimerase), levando à conclusão de que cepas anteriormente tipificadas como Icterohaemorrhagiae correspondiam às características do sorovar Copenhageni.[16] As cepas identificadas como Canicola apresentavam as características da cepa padrão do sorovar Canicola e a cepa que havia sido identificada como Pomona, na realidade correspondia ao sorovar Grippotyphosa.[16]

Nos países de clima temperado e naqueles em que as condições de saneamento ambiental são melhores, houve diminuição dos roedores sinantrópicos como o *Rattus norvegicus*; as espécies portadoras de maior importância para a epidemiologia da leptospirose canina passaram a ser os guaxinins e alguns roedores silvestres e marsupiais que vivem nas periferias das cidades, em grande número, eliminando a urina contaminada no ambiente e tornando mais provável a infecção de humanos e animais de companhia.[17,18] A ocorrência de leptospirose nesses países está associada a maior contato entre os animais silvestres e os domésticos, principalmente após períodos de maior precipitação pluviométrica.[19,20]

A vacinação e a proteção dos cães com vacinas bivalentes, contendo antígenos contra Icterohaemorrhagiae e Canicola, resultou na predominância de outros sorovares implicados na leptospirose canina, relatando-se infecção por Pomona, Bratislava e Autumnalis, Grippotyphosa e Saxkoebing Australis.[5,18,21-23]

O cão é considerado o hospedeiro de manutenção do sorovar Canicola, podendo albergar a leptospira nos rins por um tempo bastante longo. Alguns animais, entretanto, ao serem infectados por esse sorovar, manifestam o quadro clássico da doença de Stuttgard, como foi conhecida desde os primórdios a leptospirose canina causada por esse sorovar, caracterizada essencialmente por comprometimento renal e insuficiência funcional do órgão. Quando os cães se recuperam da infecção, podem tornar-se portadores, albergando o microrganismo no rim e eliminando-os para o meio ambiente por tempo variável, favorecendo a infecção humana.

■ Patogenia e patologia

As leptospiras penetram no hospedeiro suscetível através das membranas mucosas nasais, orais ou conjuntivais intactas ou da pele lesada, arranhada ou após contato prolongado com água. As leptospiras são encontradas na circulação sanguínea alguns minutos depois da inoculação subcutânea, intramuscular ou intravenosa[24] (Figura 102.1).

A seguir, as leptospiras se disseminam e se replicam em vários tecidos, incluindo rim, fígado, baço, sistema nervoso central, olhos e trato genital.[5,25,26] As espécies patogênicas são capazes de se ligar a múltiplos receptores nas células do hospedeiro e na matriz extracelular para se estabelecerem e manterem a infecção.[27] A motilidade das leptospiras é um mecanismo facilitador de sua disseminação pelos tecidos.[24] A fase de leptospiremia pode persistir até 10 dias.[4] Leptospiras na circulação sanguínea eliciam a resposta imunológica do hospedeiro, com a formação de anticorpos neutralizantes (IgM e IgG) antileptospiras, observados na circulação sanguínea 7 a 8 dias após a infecção. À medida que aumenta o título de anticorpos, ocorre a rápida depuração das bactérias da maioria dos órgãos, com exceção dos rins, onde podem permanecer mais tempo. A extensão dos danos aos órgãos depende da imunidade e da defesa do hospedeiro, da virulência da leptospira infectante e da capacidade de o hospedeiro limitar a infecção.[28] Muitos animais desenvolvem mais de uma das manifestações clínicas, enquanto outros mostram exclusivamente sinais de comprometimento renal, ou ainda a infecção pode passar despercebida.

As lesões nos órgãos são caracterizadas por dano celular considerável em presença de poucos microrganismos, sugerindo o envolvimento de fatores tóxicos das espiroquetas e de citocinas inflamatórias produzidas pelo próprio hospedeiro em resposta à invasão bacteriana.[5,29] Os lipopolissacarídios (LPS) das leptospiras estimulam a adesão de neutrófilos e a ativação de plaquetas, induzindo intensa resposta inflamatória no

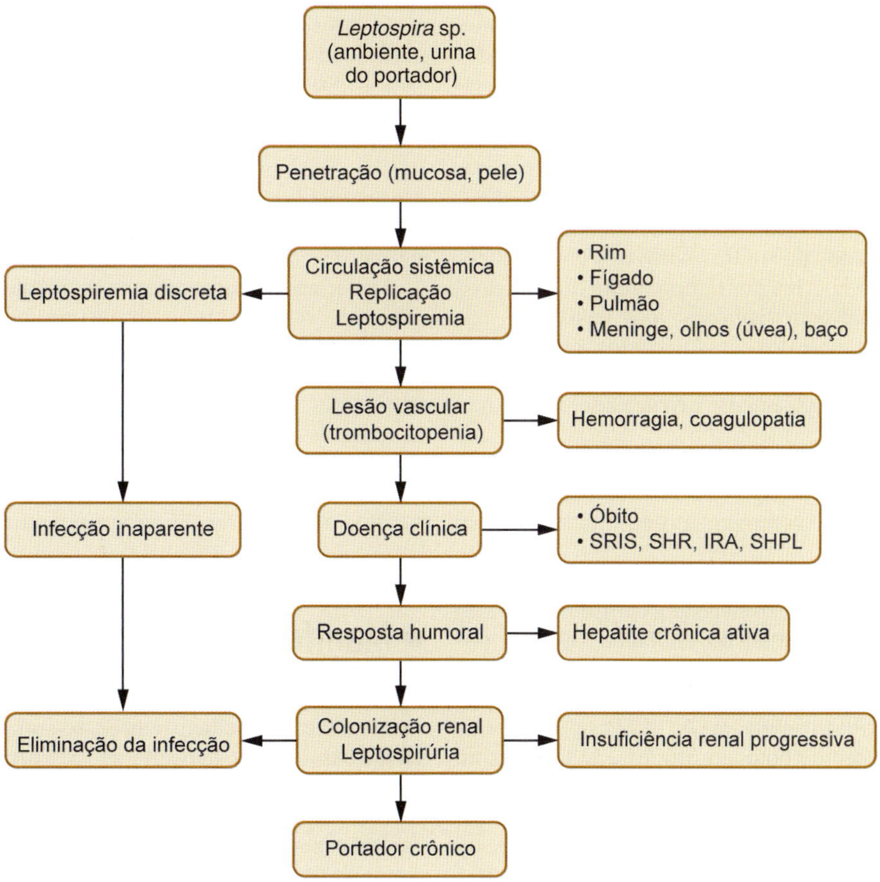

Figura 102.1 Patogenia da leptospirose canina. *SRIS* = síndrome da resposta inflamatória sistêmica; *SHR* = síndrome hepatorrenal; *IRA* = insuficiência renal aguda; *SHPL* = síndrome hemorrágica pulmonar associada à leptospirose.

hospedeiro. Outros fatores de virulência como esfingomielinases, hemolisinas e porinas são expressas durante a infecção e causam vasculite com significativo dano endotelial.[6,7] Febre, taquicardia e leucocitose podem ser observadas nesses casos, caracterizando a síndrome da resposta inflamatória sistêmica associada à sepse.[4] Edema, hemorragias e coagulação intravascular disseminada podem resultar da lesão vascular e da trombocitopenia verificada na fase aguda da infecção.[25]

Pode haver disfunção hepática sem alterações histológicas mais evidentes, devida primordialmente ao efeito dos diversos fatores tóxicos das leptospiras.[4] A icterícia é consequente a lesão hepatocelular grave e colestase intra-hepática associada. Aparentemente, não ocorre hemólise em cães com leptospirose, apesar da reconhecida existência de hemolisinas nos sorovares Hardjo e Pomona, capazes de promover hemólise em outros animais domésticos.[30–32] A análise histopatológica do fígado revela vasculite hemorrágica, degeneração do hepatócito e necrose focal com desarranjo trabecular.[8] Nas áreas de necrose nota-se infiltrado com predomínio de células mononucleares. Leptospiras podem ser visualizadas no interior e também fora dos hepatócitos. Encontram-se hiperplasia e hipertrofia das células de Kupffer, e também se relata eritrofagocitose.[1] Em raras ocasiões, a persistência das leptospiras no parênquima hepático e os distúrbios imunológicos associados podem resultar em perpetuação da resposta inflamatória crônica e fibrose. Refere-se ocorrência de hepatite crônica ativa (HCA) em cães associada à infecção pelo sorogrupo Australis.[28] Em geral, cessada a leptospiremia, as leptospiras são depuradas do parênquima hepático e a icterícia se resolve em poucos dias. Nem todos os sorogrupos de leptospiras causam dano hepático e a magnitude da lesão hepática é variável, de acordo com a espécie infectante.

As leptospiras penetram nos rins por via hematógena e migram do endotélio para o interstício, causando edema e vasculite. Em seguida, as leptospiras podem ser vistas nas células dos túbulos contornados proximais e no lúmen dos túbulos, a partir dos quais são eliminadas pela urina.[33] O período de duração da leptospirúria varia de cão para cão e com o sorovar infectante.[24] Infecções pelo sorovar Canicola em geral resultam em eliminação prolongada, que pode persistir muitos anos.[34] Os cães infectados por outros sorovares em geral eliminam o organismo pela urina por tempo muito mais curto.[21]

A colonização renal com replicação das leptospiras nas células do túbulo renal surge nos cães infectados, a despeito de anticorpos circulantes, dando suporte ao argumento de que o rim seja um sítio imunologicamente privilegiado, facilitando a colonização persistente das leptospiras.[31] A persistência de leptospiras viáveis no interstício renal, apesar da presença de anticorpos antileptospiras do tipo IgG nos túbulos, pode ser explicada pela ausência de complemento no interstício renal hipertônico.[33]

O edema renal interfere na perfusão sanguínea, com a consequente redução da filtração glomerular e comprometimento agudo da função renal. A lesão do endotélio vascular dos pequenos vasos pode resultar em dano isquêmico ao parênquima renal. Os ácidos graxos insaturados da fração das leptospiras inibem especificamente a Na^+, K^+-ATPase, o que pode responder pela depleção de potássio urinário. O mecanismo de concentração renal também pode ser comprometido pelos fatores endotóxicos liberados pelas leptopiras, resultando em isostenúria ou hipostenúria.[4] Nefrite intersticial difusa ou tubulointersticial difusa aguda ou subaguda é a alteração histopatológica principal, acompanhada de intenso infiltrado de células mononucleares no interstício renal.[1] As lesões glomerulares são praticamente inexistentes e raramente se observa hiperplasia mesangial; no espaço de Bowman pode-se notar material de natureza proteica, sugerindo como causas da proteinúria a hipoperfusão glomerular e a redução da filtração, consequente ao edema renal.[1] As lesões tubulares são encontradas principalmente nos túbulos contornados, no lúmen dos quais podem ser vistas as leptospiras.[8] Eventualmente, pode haver deposição mineral em órgãos e calcificação de membrana basal glomerular e tubular, em função do profundo distúrbio mineral (hiperfosfatemia) decorrente da insuficiência renal aguda.[35]

Os efeitos das toxinas do microrganismo também podem ser vistos no tecido pulmonar. Exsudação de fluidos por vasculite e, em raras ocasiões, hemorragia pulmonar intensa e grave são vistas nas infecções por espécies patogênicas de leptospiras.[36] O grau de comprometimento pulmonar reflete-se no prognóstico para a recuperação Em geral, a síndrome hemorrágica pulmonar associada à leptospirose (SHPL) tem prognóstico reservado.[4] Outros órgãos também podem ser esporadicamente comprometidos. Meningite é raramente documentada em cães, porém se tem verificado uveíte em cães com leptospirose.[5,25,26] Embora não tenha sido definitivamente comprovada, parece haver influência do sorogrupo infectante no quadro clínico resultante da infecção. Determinados sorovares tendem a produzir doença aguda hemorrágica, hepática e/ou mais comumente renal, as quais podem variar em gravidade, de acordo com os surtos e com a região geográfica onde surgem os casos.[5]

Classicamente, a infecção de cães por representantes dos sorogrupos Canicola, Bratislava e Grippotyphosa foi associada a envolvimento renal e/ou hepático, enquanto os sorogrupos Icterohaemorrhagiae e Pomona produzem mais doença hepática.[4] Em outros relatos, leptospira sorovar Pomona foi associado à doença renal grave.[5] O sorovar Sejroe foi isolado dos rins de 3 entre 32 cães saudáveis, dos quais 19 (59%) apresentavam nefrite intersticial e títulos de anticorpos para o sorovar Hardjo.[37] Ambos os sorovares estão no sorogrupo Sejroe. Em cães de rua naturalmente infectados pelo sorovar Canicola, a principal lesão renal observada foi glomerulonefrite proliferativa mesangial isoladamente (63,7%) ou em associação a nefrite intersticial (34%), no total de 350 cães necropsiados.[38]

Tentativas de correlacionar as manifestações clínicas específicas ao sorovar ou ao sorogrupo infectante costumam se basear no diagnóstico sorológico, o qual não é confiável para a identificação acurada do sorovar ou mesmo do sorogrupo infectante.[39] Apenas a caracterização genética das leptospiras isoladas dos cães doentes pode trazer informações quanto à composição genética e antigênica dos microrganismos implicados em surtos da doença e ao potencial patogênico representado pelos diferentes sorogrupos atualmente conhecidos.

Manifestações clínicas

As manifestações clínicas mais comuns da leptospirose são inespecíficas, e incluem êmese, letargia e anorexia.[40] Outras alterações clínicas dependerão dos órgãos acometidos e da gravidade da infecção. Diversos fatores como idade, imunidade e resposta imune do hospedeiro, fatores ambientais, o caráter enzoótico da infecção em dada área geográfica e a virulência do sorovar infectante influem no curso da infecção e na magnitude das manifestações clínicas.[24,25] Em geral, os animais mais jovens sofrem infecção mais grave que os adultos.[4] Em alguns casos, o curso da infecção pode ser hiperagudo ou fulminante, com os cães apresentando morte súbita por leptospiremia maciça, com poucos sintomas premonitórios.

Na fase aguda de leptospiremia podem-se observar febre (39,5°C a 40°C), letargia, tremores, fraqueza muscular seguida de vômito, desidratação, taquipneia, pulso irregular e choque. As manifestações clínicas são típicas da síndrome de resposta inflamatória sistêmica associada à sepse. Notam-se hipotermia e depressão profunda nos animais em estado terminal. Podem surgir distúrbios hemostáticos, como petéquias e sufusões, hematêmese, hematoquezia, melena e epistaxe, devido a vasculite, trombocitopenia e distúrbios dos fatores de coagulação, resultando em alguns casos em coagulação intravascular disseminada.[23] A icterícia nem sempre é notada e, quando presente, indica grave colestase intra-hepática consequente ao processo inflamatório do parênquima hepático. Como resultado da colestase, as fezes podem estar hipocólicas.[4]

Em geral, a icterícia se resolve com a depuração do microrganismo do parênquima hepático; à medida que cessa a leptospiremia há gradual aumento do título de anticorpos neutralizantes. Entretanto, a infecção por determinados sorovares pode resultar em persistência e cronicidade da lesão hepática.[28] Cães com hepatite ativa crônica ou fibrose hepática crônica por sequela da leptospirose podem, eventualmente, apresentar sintomas de insuficiência hepática, incluindo inapetência crônica, perda de peso, ascite, icterícia ou encefalopatia hepática.[28] Concomitantemente ao comprometimento hepático, há o comprometimento renal, caracterizando a síndrome hepatonefrítica da leptospirose, tradicionalmente atribuída à infecção pelos sorovares Icterohaemorrhagiae e Copenhageni (sorogrupo Icterohaemorrhagiae), mas que pode ocorrer com infecção por sorovares patogênicos de outros sorogrupos (Grippotyphosa, Pomona, Australis, Sejroe, Ballum etc.). Às manifestações clínicas de comprometimento hepático somam-se aquelas decorrentes do envolvimento renal.

Em muitos cães com leptospirose, principalmente a causada pelo sorogrupo Canicola, há predomínio do comprometimento renal, sem envolvimento hepático significativo. Nesses casos, as manifestações clínicas mais frequentes são anorexia, êmese, desidratação e polidipsia e poliúria. Em geral, a temperatura retal encontra-se no intervalo de referência. Outras manifestações clínicas comuns no momento da apresentação são letargia, relutância a se mover e hiperestesia paraespinal, provavelmente como resultado da inflamação muscular e renal.[4] Perda de peso é consequente à desidratação e à diminuição do apetite/anorexia.[22] A palpação abdominal pode indicar hiperestesia e desconforto devido a inflamação visceral ou uremia. Os rins podem estar discretamente aumentados e doloridos à palpação. As membranas mucosas podem estar congestas ou discretamente amareladas, se houver comprometimento hepático simultâneo. À medida que a doença progride, fica demonstrada a deterioração da função renal pela oligúria ou anúria e por manifestações clínicas da síndrome urêmica. Gastrenterite urêmica, estomatite e necrose de língua podem ser vistas nessas condições (Figura 102.2). Nos cães que sobrevivem à infecção aguda ou subaguda, a função renal pode retornar à normalidade em 2 a 3 semanas, ou se instalar insuficiência renal poliúrica compensada. Nesses animais, poliúria e polidipsia podem ser observadas por longo período, com subsequente progressão para síndrome urêmica.

Outras manifestações clínicas apresentadas esporadicamente são tosse e dispneia, indicativas de comprometimento pulmonar. Pneumonia intersticial e hemorragia pulmonar com consolidação alveolar foram documentadas em humanos e em cães, causadas por sorovares mais patogênicos como Icterohaemorrhagiae, Copenhageni, Hardjo, entre outros.[41,42] Relata-se síndrome hemorrágica pulmonar associada à leptospirose em humanos e, esporadicamente, em cães, com prognóstico mais reservado (Figura 102.3).

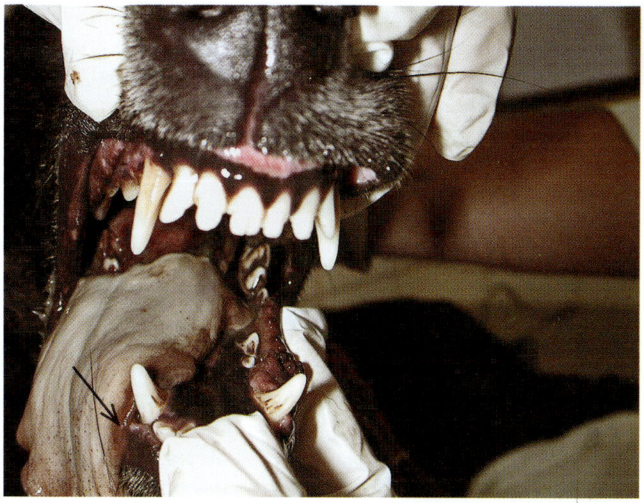

Figura 102.2 Necrose de língua em cão com insuficiência renal aguda causada pela infecção por leptospiras do sorogrupo Canicola. O cão desenvolveu a síndrome urêmica sem haver comprometimento hepático significativo. Observar o bordo da língua (*seta*), com coloração escurecida, indicando necrose.

Em raros casos há comprometimento ocular, podendo ser observadas conjuntivite, injeção escleral com ou sem sinais de uveíte.[26]

Os cães cronicamente infectados podem ser assintomáticos ou manifestar sintomas vagos e inespecíficos como perda de peso, distúrbios gastrintestinais, fraqueza, hiporexia e poliúria/polidipsia, sugestivos de doença renal crônica.[24]

Na prática clínica, a leptospirose deve ser incluída no diagnóstico diferencial entre cães com doença renal aguda, associada ou não à icterícia. Também deve ser incluída no diagnóstico diferencial entre uveíte, hemorragia pulmonar, doença

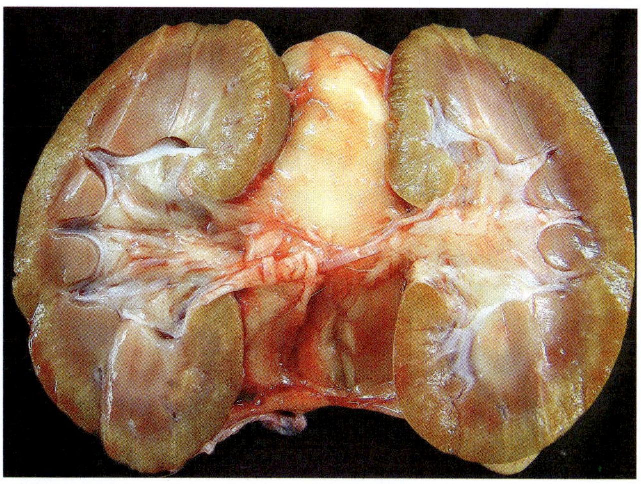

Figura 102.3 Rim de cão com suspeita de leptospirose. Notar múltiplos focos esbranquiçados, com cerca de 0,2 a 0,5 cm, distribuídos difusamente pelo parênquima, além de palidez cortical. (Imagem gentilmente cedida pelo Serviço de Patologia Animal – Departamento de Patologia, Faculdade de Medicina Veterinária e Zootecnia da Universidade de São Paulo.)

febril aguda ou aborto, principalmente quando houver comprometimento renal concomitante.[43] A leptospirose deve estar, ainda, no diagnóstico diferencial da doença renal crônica progressiva entre cães mais expostos ao risco da infecção em ambientes propícios para a manutenção do microrganismo.

▪ Diagnóstico

▪ Clínico

Baseia-se em informações obtidas na anamnese, no quadro clínico e nos exames complementares. A apresentação clínica é variável, dependendo da idade e imunidade do hospedeiro, virulência do sorovar infectante e dos fatores ambientais que envolvem o microrganismo. A maioria das infecções por leptospiras, principalmente sorovar Canicola, é inaparente ou mostra discretas manifestações clínicas, e apenas uma minoria resulta na forma mais grave da doença.

No histórico clínico, as informações sobre o contexto epidemiológico do local onde vive o cão (p. ex., zona urbana, suburbana, campo ou cercanias de matas) podem fornecer subsídios para o diagnóstico. A presença de roedores sinantrópicos ou silvestres, hábitos de caçada, também são informações auxiliares. As manifestações clínicas relatadas ou observadas ao exame clínico são variáveis, de acordo com a virulência do sorovar infectante, o curso da infecção e os órgãos comprometidos. Na fase inicial, os sintomas apresentados podem ser vagos e indicativos de comprometimento sistêmico: prostração, anorexia, febre. Qualquer uma das formas clínicas anteriormente descritas pode ser observada nos cães infectados por leptospiras.[4,22]

Patologia clínica

As alterações laboratoriais refletem o comprometimento de órgãos parenquimatosos, sendo as mais evidentes aquelas relacionadas com o comprometimento renal e a disfunção resultante de presença mais prolongada das leptospiras nos túbulos e no interstício renais, culminando com o desenvolvimento da síndrome urêmica e da acidose metabólica nos casos agudos e terminais.

O hemograma não mostra alterações mais marcantes, tanto na série vermelha quanto na série branca. Discreta anemia pode ser observada e é, em geral, do tipo não regenerativo. Há discreta leucopenia na fase inicial de leptospiremia, após a qual se segue leucocitose, na fase aguda da doença. Nos processos mais crônicos, não há alterações no leucograma, ou quando existem, são típicas de processo inflamatório crônico ou de estresse. Intensa trombocitopenia pode ser encontrada na fase aguda da infecção e contribui para as manifestações hemorrágicas observadas em alguns casos.[4]

A maioria dos cães com leptospirose é azotêmica no momento da apresentação clínica. A magnitude do aumento das concentrações séricas de ureia e de creatinina é variável, de acordo com a gravidade da lesão renal. Discreta hipoalbuminemia pode ser vista na fase aguda do processo, que pode estar mascarada pela desidratação. Aumento discreto nas concentrações séricas de globulinas relaciona-se com desidratação ou processos crônicos. As alterações eletrolíticas correm paralelamente à disfunção renal e quando houver distúrbios intestinais. Hipopotassemia, hiponatremia, hipocloremia e hiperfosfatemia são encontradas na maioria dos casos agudos.[4] Na fase oligúrica terminal, pode-se notar hiperpotassemia. Verifica-se diminuição do pH sanguíneo e das concentrações de bicarbonato se houver acidose metabólica.

A lesão hepática costuma estar acompanhada de alterações renais, demonstradas pelo aumento nas atividades séricas de alanina aminotransferase (ALT) e fosfatase alcalina (FA). Aumento na atividade sérica de aspartato aminotransferase (AST) pode acompanhar as alterações de ALT, como também pode indicar lesão muscular. Nessas condições, o aumento de creatina fosfoquinase (CPK) confirma o comprometimento muscular. O aumento da concentração sérica de bilirrubina decorre da colestase intra-hepática e se deve principalmente à bilirrubina direta, acompanhada de bilirrubinúria; em geral, esta última precede o aumento da concentração sérica da bilirrubina. Na fase aguda da leptospirose, o aumento de troponina I sérica é indicativo de lesão miocárdica.[23]

A glicosúria renal pode ser observada na fase aguda da leptospirose, indicando lesão tubular aguda. A proteinúria é variável, podendo ser detectadas proteínas de baixo ou de alto peso molecular, indicando origem glomerular ou tubular.[44] Entretanto, a lesão glomerular é infrequente: nefrite tubulointersticial é a lesão característica da leptospirose. Cilindros granulares podem ser vistos no sedimento urinário.

Imagem

Os exames de imagem são pouco conclusivos para o diagnóstico de leptospirose. Raramente há necessidade de imagens radiológicas ou ultrassonográficas, porém elas podem contribuir para a exclusão de outras possíveis causas de doença. Entretanto, a radiografia do tórax torna-se indispensável se houver tosse, cansaço ou dispneia e quando houver suspeita de hemorragia pulmonar.[45] Imagens radiológicas sugestivas de infiltração pulmonar intersticial e alveolar podem ser vistas nas radiografias torácicas de cães acometidos que manifestam tosse e dispneia.[41] A ultrassonografia abdominal pode revelar hepatomegalia, renomegalia, pielectasia, acúmulo perirrenal de fluidos e rins com ecogenicidade cortical e medular aumentada. A súmula das principais manifestações clínicas, alterações laboratoriais e de imagem que podem orientar o diagnóstico clínico se encontra no Quadro 102.1.

▪ Etiológico

O diagnóstico etiológico da leptospirose baseia-se indiretamente nos testes sorológicos, com avaliação do título de anticorpos produzidos contra as leptospiras, identificação do microrganismo em materiais biológicos (sangue, urina) ou tecidos, por meio de exame microscópico, cultivo bacteriano e/ou detecção de material genético por técnicas moleculares (PCR).

Teste de soroaglutinação microscópica

Soroaglutinação microscópica (SAM) é a técnica padrão recomendada pela Organização Mundial da Saúde e, até o presente, é utilizada universalmente para fins de diagnóstico clínico e, principalmente, epidemiológico. A técnica consiste em reagir diluições seriadas do soro do animal com leptospiras vivas para detecção de anticorpos aglutinantes. Faz-se a triagem inicial diluindo-se (1:100) o soro com salina tamponada. Após incubação com cada um dos antígenos representativos dos sorogrupos, as reações são observadas em microscopia de campo escuro. Amostras que apresentarem aglutinação de mais de 50% das leptospiras no campo de visão são submetidas a sucessivas diluições em base geométrica de 2, procedendo-se novamente ao teste contra o antígeno reagente. O título final é a recíproca da diluição em que é observada

Quadro 102.1 Manifestações clínicas e alterações laboratoriais e de imagem que podem ser observadas em cães com leptospirose.
Manifestações clínicas
Forma aguda: anorexia, prostração, febre (inicial), dores musculares, decúbito, vômito, desidratação, colapso vascular periférico, taquipneia, tosse, dipsneia, pulso irregular, preenchimento capilar retardado, hematêmese, hematoquezia, melena, epistaxe, icterícia, intussuscepção intestinal (filhotes), oligúria ou anúria *Forma subaguda/crônica:* anorexia, vômito, desidratação, perda de peso, polidipsia e poliúria, relutância a se mover, hiperestesia paraespinal (inflamação muscular, meníngea ou renal), membranas mucosas congestas, tosse, dispneia, oligúria/anúria (terminal), uveíte, gastrenterite urêmica, estomatite, necrose de língua
Patologia clínica
Hematologia: leucopenia (1 a 2 dias) seguida de leucocitose com discreto desvio à esquerda (fase de leptospiremia); trombocitopenia (fase de leptospiremia). Tempo de coagulação prolongado (fase aguda) *Bioquímica sérica:* variável aumento das atividades séricas de ALT, AST, FA, CK. bilirrubinas séricas (BD), albumina sérica (↓), globulinas (↑), ureia e creatinina séricas (↑), hiponatremia, hipo ou hiperpotassemia, hiperfosfatemia. Acidose metabólica. Outras alterações: proteína C reativa (↑), troponina cardíaca I sérica (↑) *Urinálise:* densidade urinária ≤ 1,029, isostenúria ou hipostenúria; proteinúria glomerular ou tubular, bilirrubinúria, presença de cilindros granulosos; relação proteína/creatinina urinária (↑). Raramente glicosúria (necrose tubular aguda)
Imagem
Densidade alveolar ou intersticial pulmonar (↑); dimensões renais (↑); ecogenicidade cortical (↑)

ALT = alanina aminotransferase; AST = aspartato aminotransferase; FA = fosfatase alcalina; CK = creatina fosfoquiinase; (↑) = aumento; (↓) = redução.

a aglutinação de 50% das leptospiras. Em geral, recomenda-se incluir, na bateria de antígenos, representantes dos sorogrupos de maior importância epidemiológica na região geográfica onde vive o animal. Assim, nos EUA e na Europa empregam-se antígenos representativos de sete sorogrupos: Icterohaemorrhagiae, Canicola, Grippotyphosa, Pomona, Autumnalis, Hardjo e Bratislava.[4] Laboratórios brasileiros incluem na bateria de antígenos representantes de até 20 sorogrupos patogênicos, conforme recomendações da Organização Mundial da Saúde.

São listadas a seguir informações importante com relação ao teste de soroaglutinação microscópica:

- A reação de SAM é um teste específico do sorogrupo, não discriminando os sorovares que apresentam reações cruzadas entre si devido à presença de epítopos compartilhados por sorovares do mesmo sorogrupo.[46] O resultado da reação de SAM indica o provável sorogrupo no qual o sorovar infectante está incluído. Não especifica o sorovar infectante. Se a infecção for causada por leptospiras de outros sorogrupos não incluídos na bateria de antígenos, o resultado do teste poderá ser negativo (falso-negativo)
- O relatório fornecido ao clínico lista os sorogrupos e o sorovar representativo do grupo selecionado como antígeno para a reação de SAM e o correspondente título de anticorpos
- Existem reações cruzadas em baixos títulos entre diferentes sorogrupos; desse modo, os resultados dos testes podem indicar positividade sorológica para mais de um antígeno, dificultando a identificação do sorogrupo envolvido. O título mais alto é interpretado, com ressalvas, como pertencente ao sorogrupo infectante. Eventualmente, altos títulos podem ser desenvolvidos contra mais de um sorogrupo, nas reações denominadas "mistas". *Reações paradoxais* podem ocorrer quando a resposta inicial for dirigida mais fortemente para um sorogrupo heterólogo e apenas tardiamente prevalece o título de anticorpos desenvolvidos contra o sorogrupo envolvido
- Em humanos, mesmo quando o sorogrupo infectante é incluído na bateria de antígenos, os resultados identificam corretamente o sorogrupo responsável em cerca de 50% dos casos, o que provavelmente deve ocorrer também entre os cães[39]
- Resultados falso-negativos podem ocorrer na fase inicial da infecção e também se o sorogrupo infectante não estiver incluído na bateria de antígenos. Quando se trabalha com poucos antígenos, essa possibilidade é mais concreta
- Títulos > 800 podem ser considerados indicativos de infecção ativa, com a premissa de que o cão não tenha sido vacinado contra leptospirose nos 4 meses que antecederam o teste. Deve haver nova avaliação sorológica após 4 semanas, para verificação do aumento ou declínio do título de anticorpos
- Títulos > 1.600 até 12.800 podem ser encontrados na fase aguda e persistir mais tempo. Nesses casos, sugere-se a reavaliação do título 3 a 4 meses depois, para a confirmação da infecção
- Em animais não vacinados, residentes em áreas não enzoóticas e com manifestações clínicas compatíveis com leptospirose, uma única SAM com título igual ou superior a 400 é sugestiva de doença, e títulos ≥ 1.600 são fortemente sugestivos
- Em áreas enzoóticas, títulos residuais de anticorpos podem ser encontrados em cães vacinados ou não vacinados. As vacinas induzem a formação de anticorpos aglutinantes, que podem dificultar a interpretação dos resultados do teste de SAM quando houver suspeita de leptospirose.[47] Títulos > 800 ou mais altos podem sugerir infecção atual ou recente. As vacinas tetravalentes podem resultar na formação de anticorpos reagentes a antígenos do sorogrupo Bratislava e do sorogrupo Autumnalis, não incluídos nas vacinas[47]
- Idealmente, o teste de SAM deve ser realizado em amostras séricas pareadas, com demonstração de aumento ou diminuição de quatro vezes o título inicial para a confirmação sorológica da infecção. Títulos vacinais não apresentam essa magnitude de variação
- A inexistência de um padrão universal para cultivo e manutenção dos antígenos usados resulta na marcante variação dos resultados obtidos em diferentes laboratórios[48]
- A exata identificação da leptospira infectante somente poderá ser determinada por isolamento e caracterização genotípica do isolado, o que é praticamente inexequível na prática clínica.

Outros métodos sorológicos

Testes imunoenzimáticos (ELISA) específicos para detecção de IgM e IgG antileptospiras foram desenvolvidos tendo como antígeno o extrato bacteriano total e se mostraram úteis para a diferenciação entre infecção recente e resposta vacinal.[49,50] Títulos de anticorpos IgM–ELISA são observados precocemente no curso da infecção, em paralelo ao desenvolvimento de títulos de anticorpos aglutinantes (SAM), com o pico máximo em 2 semanas pós-infecção, seguido de gradual declínio dos títulos. Os títulos de anticorpos IgG-ELISA desenvolvem-se 2 a 3 semanas pós-infecção. Nos cães vacinados, podem-se verificar altos títulos de IgG acompanhados de títulos baixos ou negativos de IgM, o que permite diferenciar as reações positivas pós-vacinais das infecções recentes.[4] Um ensaio ELISA desenvolvido com LipL32, uma lipoproteína imunodominante conservada nas leptospiras patogênicas, foi considerado sensível e específico quando comparado com SAM.[51,52] Outro teste com potencial uso em cães é o teste de aglutinação macroscópica em lâmina, desenvolvido para o diagnóstico da leptospirose humana e canina.[53,54] Esse teste detecta anticorpos tão cedo quanto o teste IgM-ELISA e tem a vantagem de dispensar o microscópio e, assim, poder ser usado em situações de campo. Apesar do potencial representado por esses testes, ainda a reação de SAM é o teste padrão para o diagnóstico sorológico da leptospirose, e oferecido pela maioria dos laboratórios especializados no Brasil. Outras técnicas desenvolvidas ao longo do tempo não são práticas e têm apenas valor acadêmico ou histórico.

Identificação do microrganismo

Exame microscópico

As leptospiras viáveis podem ser visualizadas diretamente em microscopia de campo escuro, em preparado fresco da urina; contudo, o uso exclusivo desse método como ferramenta diagnóstica é desaconselhado, devido à baixa sensibilidade e aos frequentes artefatos que dificultam a leitura do material. As leptospiras podem ser vistas em microscópio óptico, em cortes histológicos de tecidos corados pelo método de impregnação por prata. Técnicas de imuno-histoquímica podem ser utilizadas para identificar as leptospiras em *imprints* de fígado e rim.[4]

Cultura bacteriana

O isolamento e a identificação do sorovar ou do genótipo de leptospira infectante por técnicas sorológicas e a genotipagem após o isolamento são as formas de estabelecer o diagnóstico etiológico definitivo da infecção leptospírica e de propiciar avanços no conhecimento epidemiológico da leptospirose. O cultivo bacteriano é pouco utilizado em decorrência do crescimento fastigioso das leptospiras e da suscetibilidade do microrganismo a condições ambientais adversas. As culturas devem ser mantidas por, no mínimo, 28 dias antes de serem consideradas negativas. Amostras de sangue ou urina devem ser coletadas *antes* de iniciado o tratamento antimicrobiano.[4]

Ocorre leptospiremia durante a primeira semana de infecção e, assim, as amostras de sangue constituem-se em espécimes de escolha para tentativa de isolamento das leptospiras nos primeiros dez dias de doença. As amostras de sangue devem ser idealmente coletadas em frascos estéreis, com heparina como anticoagulante ou ser semeadas diretamente em 7 a 10 mℓ do meio de transporte. A urina é a amostra ideal para a tentativa de isolamento do microrganismo depois da fase de leptospiremia e deve ser obtida idealmente por cistocentese.[4] A urina obtida por cateterização ou por micção espontânea quase sempre está contaminada pela microbiota das vias urinárias inferiores, interferindo no crescimento e isolamento das leptospiras. A semeadura da urina em meio apropriado deve ser feita, no máximo, em duas horas pós-coleta, porque as leptospiras não sobrevivem na urina ácida dos cães por maior tempo. A amostra de urina deve ser alcalinizada (pH $\geq$ 8) durante o transporte para o laboratório. As amostras de urina ou de sangue devem ser submetidas a um laboratório experiente no cultivo de leptospiras, previamente contatado para se obterem maiores informações sobre os cuidados na coleta e no transporte do material.

Detecção de DNA

A reação em cadeia pela polimerase (PCR) é uma técnica de detecção direta que se baseia na amplificação de fragmentos de DNA do agente infeccioso a ser investigado em fluidos biológicos. A PCR pode ser usada para diferenciar leptospiras patogênicas das saprofíticas, mas não permite diferenciar os sorovares patogênicos, salvo algumas exceções.[55] Além de permitir o diagnóstico precoce da infecção por leptospiras antes mesmo da detecção de anticorpos por SAM, a PCR também pode ser utilizada para identificar animais portadores crônicos e assintomáticos.[56,57] Quando feita simultaneamente com os testes sorológicos, a amplificação de material genético das leptospiras confirma a existência de infecção ativa em animais com resultados inconclusivos pela SAM.

O sangue com anticoagulante é o material biológico de escolha para a PCR na fase precoce da infecção e, após 10 a 14 dias, a urina. Na prática clínica, recomenda-se o teste molecular em ambos os materiais biológicos, já que na maioria das vezes é impossível precisar o momento da infecção. Sensibilidade e especificidade das reações de PCR são variáveis, de acordo com a metodologia usada e com a fase da infecção em que a amostra foi coletada. Podem-se verificar resultados falso-positivos e falso-negativos.

Resultados positivos na PCR da urina devem ser interpretados paralelamente com o histórico e com o quadro clínico. Resultados negativos não descartam a possibilidade de infecção por leptospiras. O tratamento com antimicrobianos pode produzir resultados falso-negativos, no entanto são necessárias múltiplas doses da medicação para tornar a PCR negativa, já que a técnica permite a detecção tanto de microrganismos viáveis quanto inviáveis.[57] O caráter intermitente da eliminação renal das leptospiras, assim como amostras de urina insuficientes ou que contenham pequeno número de bactérias também podem produzir resultados falso-negativos. Fatores como adequado acondicionamento da amostra e de envio do material ao laboratório também podem interferir nos resultados do teste.

As técnicas de PCR em tempo real possibilitam a obtenção mais rápida do resultado, apresentam maior sensibilidade analítica e estão sujeitas a menos riscos de contaminação.[58] A técnica mais recente de amplificação de DNA, denominada LAMP (*loop-mediated isothermal amplification method*), é uma das ferramentas mais promissoras no diagnóstico da leptospirose. O ensaio permite a otimização e a redução de custos implicados nas técnicas tradicionais de identificação molecular de agentes infecciosos, no entanto sua aplicação em amostras clínicas é restrita e sua padronização ainda está em curso.[59]

▪ Post mortem

Mucosas ictéricas, congestas e com petéquias difusas podem indicar o comprometimento hepático e da hemostasia. Podem existir lesões na mucosa oral e, em geral, são secundárias à uremia. As alterações macroscópicas dos rins nos casos de falência renal aguda incluem aumento de volume dos rins, acompanhado de palidez, aderência capsular e hemorragias subcapsulares (Figura 102.4). Em doença subaguda podem ser observados pontos brancos na região cortical, especialmente na junção corticomedular. Animais cronicamente infectados podem apresentar rins reduzidos e com lesões cicatriciais.[8]

Os aspectos microscópicos dos rins dependem da virulência do sorovar infectante e da duração da infecção. Apesar da evidente disfunção renal clinicamente observada, pode haver variáveis graus de necrose tubular e edema intersticial. Em alguns animais pode-se encontrar mineralização pulmonar e gástrica.[35]

A forma crônica da doença é caracterizada pela inflamação intersticial difusa, principalmente da junção corticomedular, com células plasmáticas e poucos linfócitos e macrófagos. Neutrófilos degenerados e células epiteliais mortas podem ser vistos no lúmen tubular. As alterações na fase crônica são

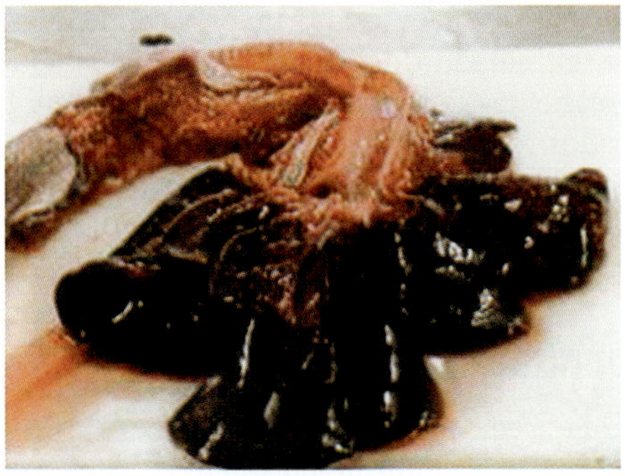

Figura 102.4 Intensa hemorragia pulmonar em cão com síndrome hemorrágica pulmonar da leptospirose. (Imagem gentilmente cedida pelo Prof. Leonardo Richtzenhain, do Departamento de Medicina Veterinária e Saúde Animal – Faculdade de Medicina Veterinária e Zootecnia da Universidade de São Paulo.)

inespecíficas, frequentemente sendo descritos rins com fibrose intersticial difusa, com inflamação linfoplasmocítica de grau variável e com macrófagos degenerados.

O fígado pode estar aumentado de volume, amarelado, friável e com bordos interlobares arredondados. A magnitude das alterações histológicas relaciona-se com a gravidade da doença hepática. Vê-se infiltrado celular predominantemente mononuclear de maneira localizada em áreas de necrose, ou mais difusamente em casos mais graves. Petéquias e equimoses são vistas na superfície pleural e, em raras ocasiões, hemorragia pulmonar intensa (Figura 102.4).

Tratamento

O tratamento da leptospirose canina baseia-se em terapia antimicrobiana específica e em terapia de suporte.

Terapia antimicrobiana

Os antibacterianos em geral reduzem a febre e a leptospiremia algumas horas após o início do tratamento. A terapia antimicrobiana é indicada tão logo quanto possível, quando se suspeita de leptospirose. Inibe prontamente a replicação do microrganismo e reduz rapidamente o potencial de complicações fatais da doença, como insuficiência hepática e insuficiência renal aguda, bem como leptospirúria. O tratamento antibacteriano deve ser instituído imediatamente quando se suspeita de leptospirose, antes mesmo da obtenção dos resultados dos exames para a confirmação do diagnóstico.

Penicilina e derivados são os antibióticos de escolha para o tratamento da leptospirose, com o objetivo de interromper a leptospiremia, porém esses antimicrobianos não depuram completamente os microrganismos albergados nos rins.[4,25,43] Penicilina ou ampicilina deve ser inicialmente administrada, por via parenteral, aos pacientes urêmicos, com comprometimento hepático ou que apresentem êmese. A dose de ampicilina deve ser reduzida de acordo com o grau de azotemia. Não se recomenda usar ampicilina por via oral (VO), pela variabilidade na absorção gastrintestinal do fármaco.[43] Uma vez alcançada a melhora das condições clínicas e o paciente apto a receber alimentação oral, a ampicilina ou a penicilina poderá ser substituída por amoxilina ou doxiciclina VO. O tratamento antimicrobiano também pode ser iniciado por via oral em cães com a forma subaguda ou crônica da doença, e que estejam se alimentando. O uso precoce de doxiciclina é recomendado, por promover rápida eliminação das leptospiras do tecido renal.[4] Ela é considerada como antibiótico de escolha pelo Grupo de Estudos sobre leptospirose do American College of Veterinary Internal Medicine (ACVIM), que elaborou e publicou o relatório *Consensus Statment on Leptospirosis*.[43] A azitromicina também é eficaz para o tratamento da leptospirose humana, entretanto, sua eficácia em cães ainda é incerta.[60]

Outros antibióticos como cefatriaxona e cefotaxima se mostraram tão eficazes quanto a penicilina em humanos, porém as cefalosporinas de primeira geração são menos eficazes.[43] As fluoroquinolonas têm eficácia duvidosa, principalmente para redução da leptospirúria.[61] Os aminoglicosídios são eficazes para depuração das leptospiras do parênquima renal, porém não devem ser administrados com essa finalidade até que os testes de função renal tenham retornado ao intervalo de referência.[4] No Quadro 102.2 encontram-se listados os principais antimicrobianos indicados ao tratamento da leptospirose canina.

Terapia de suporte

A terapia de suporte para os animais com leptospirose depende da gravidade da infecção e da disfunção renal ou hepática, e de outros fatores complicadores como desidratação, choque e hemorragia pulmonar. Nos cães com a forma aguda da doença, as providências iniciais devem ser direcionadas a correção da desidratação, administração de fluido para manutenção e mensuração do fluxo urinário, ou seja, ao tratamento de insuficiência renal aguda.[62] A correção do equilíbrio hídrico com

Quadro 102.2 Antimicrobianos para o tratamento da leptospirose canina.[5]

Antimicrobiano	Dose	Via	Intervalo (horas)	Duração (semanas)
Penicilina G	25.000 a 40.000 U/kg	IM, SC, IV	6 a 8	3
Ampicilina	22 mg/kg	SC, IV	6 a 8	3
	10 a 20 mg/kg	VO	8 a 12	3
Amoxicilina	10 a 20 mg/kg	VO	8 a 12	3
Doxiciclina*	5 mg/kg	VO	12	3
Tetraciclina**	22 mg/kg	VO	8	3
Azitromicina***	20 mg/kg	VO	24	3

IM = via intramuscular; SC = via subcutânea; IV = via intravenosa; VO = via oral. *Pode ser usada como escolha primária para tratamento de cães com leptospirose, exceto aqueles que apresentam êmese (a excreção não sofre interferência da azotemia) e para eliminar o estado de portador renal. **Eliminação do estado de portador, somente após resolução da azotemia. ***Espectro *in vitro* apropriado; eficácia não comprovada.

soluções cristaloides é fundamental. A alimentação oral deve ser suspensa em animais que apresentam êmese, iniciando-se a terapia antiemética. Petéquias ou equimoses são indicativas de trombocitopenia devido à vasculite, ou de coagulação intravascular disseminada, e requerem adequada intervenção hemostática ou reposição dos fatores de coagulação (consultar mais detalhes no capítulo referente a distúrbios hemorrágicos).

A oligúria (fluxo urinário < 0,5 mℓ/kg/h; o fluxo normal é de 1 a 2 mℓ/kg/h) deve ser definida somente quando o animal estiver normovolêmico. Podem-se recomendar diuréticos osmóticos (glicose a 10 a 20% ou manitol), mas não devem ser administrados a pacientes hiper-hidratados. Diuréticos potentes, como os de ação na alça de Henle, são os indicados a casos de oligúria persistente e a administração de dopaminérgicos não tem mostrado eficácia. Ainda, outras medidas podem ser necessárias para os casos de evolução grave com persistência de oligúria, hiperpotassemia, acidose metabólica e hipervolemia e que não responderam adequadamente à terapia com fluido e medicamentos. A diálise peritoneal ou, preferencialmente, a hemodiálise intermitente ou a terapia de substituição renal contínua são indicadas a tais circunstâncias, mas somente devem ser instituídas levando-se em consideração o quadro clínico e o prognóstico de cada caso[63,64] (consultar mais detalhes nos Capítulos 158, *Insuficiência Renal Aguda* e 164, *Indicações à Hemodiálise*).

Tratamento de cães com síndrome hemorrágica pulmonar associada à leptospirose

Oxigenoterapia ou, em casos mais graves, ventilação mecânica, são indicadas aos pacientes que apresentam síndrome hemorrágica pulmonar associada à leptospirose (SHPL), embora o comprometimento hemorrágico pulmonar seja indicativo de péssimo prognóstico para sua recuperação. Conquanto seja citada a melhora do prognóstico de pacientes humanos com SHPL tratados com ciclofosfamida, não há informações sobre a eficácia do uso desse fármaco em cães. O tratamento das complicações pulmonares com dexametasona também não melhora o prognóstico.[43]

Prognóstico

O prognóstico é bom para os cães tratados intensiva e precocemente no curso da infecção com antimicrobianos apropriados e fluidoterapia. A leptospirose é uma das afecções em que a sobrevida pode alcançar até 80% dos casos submetidos à hemodiálise, pois as lesões renais causadas pela leptospira não comprometem sobremaneira a regeneração dos néfrons.[65] Constituem exceção aqueles casos em que existem complicações respiratórias.[42] A melhora clínica está associada ao gradual retorno das concentrações séricas de ureia e de creatinina aos valores de referência em 10 a 14 dias.[43] As concentrações de bilirrubina também retornam aos valores de referência, indicando a depuração das leptospiras do parênquima hepático. A trombocitopenia resolve-se espontaneamente ou depois de iniciada a terapia antibacteriana.

Profilaxia

A profilaxia da leptospirose envolve a eliminação do estado de portador em relação ao sorovar Canicola. Infelizmente, os roedores peridomiciliares e os silvestres, bem como os animais domésticos, podem ser portadores crônicos com infecção latente, eliminando os organismos intermitentemente e sendo permanentes fontes de infecção para cães e humanos. O controle dos roedores no canil, a adequada manutenção de condições ambientais e o isolamento dos animais infectados são medidas importantes para prevenir a disseminação da infecção.

Imunoprofilaxia

A imunidade em leptospirose canina é basicamente do tipo humoral, embora existam indícios de envolvimento da imunidade celular.[39,66] Os anticorpos são dirigidos contra LPS e proteínas associadas da membrana externa das leptospiras, cuja composição antigênica é variável conforme os sorogrupos e, assim, a imunidade é específica para o sorogrupo incluído na vacina, presumivelmente protegendo contra os sorovares desse sorogrupo. Entretanto, pode haver certo grau de reatividade cruzada entre os diferentes sorogrupos.[67] Cães vacinados desenvolvem anticorpos mais precocemente quando infectados por outras leptospiras patogênicas, se comparados com cães não vacinados. A infecção resultante é mais benigna, já que a imunidade humoral é eficaz para proteção e limitação da infecção. O efeito de proteção cruzada é compartilhado por antígenos de pelo menos três sorogrupos – Canicola, Icterohaemorrhagiae e Autumnalis.

Aparentemente, o extrato total bacteriano induz proteção completa contra os desafios homólogos e proteção parcial contra os desafios heterólogos; as frações LPS protegem contra os desafios homólogos, mas não contra os desafios heterólogos, enquanto o extrato proteico induz significativa proteção contra ambos os tipos de desafio, indicando que a proteção cruzada entre os sorovares está relacionada com o extrato proteico.[67] As vacinas idealmente devem conter os antígenos dos sorogrupos representativos daqueles mais prevalentes na população canina a ser imunizada.[39]

As vacinas atualmente utilizadas contêm bacterinas (bactérias inteiras inativadas quimicamente) e induzem imunidade pela opsonização das bactérias e apresentação de antígenos de membrana.[66] Antígenos dos sorovares Icterohaemorrhagiae e Canicola são considerados essenciais para a proteção dos cães, e durante muito tempo as vacinas comercialmente disponíveis foram aquelas bivalentes contendo bacterinas de representante de cada um dos sorogrupos Icterohaemorrhagiae e Canicola. A imunização foi eficaz em reduzir a prevalência e a gravidade da doença causada por esses sorovares.[4]

A gradual diminuição dos casos de leptospirose canina envolvendo leptospiras dos dois sorogrupos mencionados, somada ao fato de se observar o crescente envolvimento de outros sorogrupos, como Grippotyphosa e Pomona na etiologia da doença, resultou na produção de vacinas tetravalentes contendo, além dos clássicos sorovares, outros considerados importantes para o cão.[18,22] Atualmente, estão disponíveis, nos EUA e no Brasil, vacinas contra leptospirose contendo antígenos representativos de quatro sorovares – Icterohaemorrhagiae, Canicola, Pomona e Grippotyphosa. Ainda não está comprovada a real necessidade da vacina contra os dois últimos sorogrupos no Brasil, já que não existem suficientes informações sobre ocorrência e prevalência de infecção por esses sorogrupos.

Também é objeto de especulação a necessidade de incluir o sorovar Copenhageni em substituição ao sorovar Icterohaemorrhagiae nas vacinas, já que no Brasil o sorovar Copenhageni tem sido consistentemente incriminado como provável causa de leptospirose em humanos e em cães.[14,15] Por serem ambos pertencentes ao mesmo sorogrupo, acredita-se que a vacina preparada com o sorovar Icterohaemorrhagiae proteja contra a infecção pelo sorovar Copenhageni. Testes de desafio em *hamsters* comprovaram que a vacina comercial contendo antígeno do sorovar Icterohaemorrhagiae foi capaz de proteger os animais quando submetidos ao desafio com a cepa autóctone de sorovar Copenhageni 15 dias após a vacinação.[68] Entretanto, pelo teste de neutralização de leptospiras viáveis, com o soro de cães vacinados com vacina comercial contendo o sorovar Icterohaemorrhagiae, realizado 30 dias após a vacinação, verificou-se que o grau de neutralização era diverso para o sorovar Icterohaemorrhagiae e para o sorovar Copenhageni, sendo muito maior para o primeiro e limítrofe para o segundo.[69]

A adequada imunização inicial dos filhotes de cães requer a aplicação de três doses de vacina (no mínimo duas), com intervalos de 2 a 4 semanas entre as doses. Idealmente, os procedimentos de imunização devem iniciar-se às 9 semanas de idade, com doses subsequentes aplicadas com 12 e 15 semanas de idade, para se obter adequada imunidade contra os desafios naturais ou experimentais. As vacinas contra leptospirose não são recomendadas antes de 9 semanas de idade, a fim de minimizar a intensidade das potenciais reações de hipersensibilidade pós-vacinais.[4] Isto é um dilema considerável quando se utiliza o protocolo vacinal com múltiplas vacinas, com início do procedimento de imunização às 6 semanas de idade, como tem sido rotineiramente recomendado. Nessas condições, a vacina contra a leptospirose pode ser omitida na primeira dose das vacinas e incluída nas vacinações subsequentes. Em áreas endêmicas, a revacinação deve ser anual.

A duração da imunidade pós-vacinal é objeto de discussão. Classicamente, a eficácia da imunização fundamenta-se na avaliação da resposta sorológica, com base na soroaglutinação microscópica. O grau de proteção se correlaciona às opsoninas; as aglutininas mensuradas pelo teste SAM não são capazes de destruir ou neutralizar completamente as leptospiras e não têm valor preditivo de proteção contra as infecções. Estudos de desafio mostram que a proteção é completa 3 semanas após a série inicial de vacinas, mas quando os cães foram desafiados 27 e 56 semanas depois, observou-se leptospiremia com isolamento de leptospira do sangue circulante.[66] Apesar disso, todos os cães foram protegidos contra o desenvolvimento da doença. Assim, apesar da eficácia da vacina para proteção dos cães contra a doença, ela aparentemente não impede de todo a infecção e a eliminação renal de leptospiras quando os animais são submetidos ao desafio na fase tardia do período de proteção dada pela vacina.[4]

Considerações finais sobre saúde pública

Os humanos adquirem a infecção por atividades ocupacionais, recreacionais ou avocacionais.[4,8] As leptospiras requerem condições úmidas para sua sobrevivência e os cães infectados, assim como outros animais, podem disseminar o organismo pela urina em coleções líquidas de qualquer natureza. Nas estações chuvosas, as inundações constituem o principal fator de risco para surtos de leptospirose nos países em desenvolvimento. As coleções líquidas resultantes saturam o solo com leptospiras, previnem a evaporação da urina contaminada e prolongam a sobrevivência das leptospiras na superfície líquida. Nessas condições, podem surgir surtos da doença humana e, possivelmente, infecção dos cães.

A transmissão direta da infecção dos cães para os humanos não foi, até o momento, comprovada pelo isolamento do agente ou pela análise genética dos isolados. Entretanto, a urina contaminada é altamente infecciosa para os humanos e para outras espécies animais suscetíveis, de modo que requer a adoção de adequadas medidas higiênicas e profiláticas. A vacinação do cão familiar contra leptospirose é uma importante medida para a prevenção da infecção dos membros da família a partir do cão infectado.[70] Cuidados rotineiros de biossegurança devem ser tomados durante o tratamento dos animais com suspeita de infecção. A eliminação urinária de leptospiras deve ser avaliada por PCR. Todos os casos conhecidos ou suspeitos de leptopsirúria devem receber terapia antimicrobiana (ver tratamento específico) apropriada, para impedir o estado de portador renal. Áreas contaminadas por urina infectada devem ser lavadas com detergentes e tratadas com desinfetantes clorados ou iodados.[43] Recomenda-se o tratamento dos cães contactantes que convivem com o cão doente e que podem ter sido expostos à fonte de leptospiras no meio ambiente, idealmente com monitoramento do título de anticorpos, com intervalo de 15 dias. O antimicrobiano indicado é a doxiciclina, na dose de 5 mg/kg VO, a cada 12 h, por 14 dias.

Em geral, os cães que desenvolvem leptospirose aguda são hospedeiros acidentais e não desenvolvem o estado de portador crônico. Raramente se relata transmissão da leptospirose de hospedeiros acidentais para outros animais e os poucos casos existentes não foram substancialmente comprovados por métodos moleculares.

Aparentemente, os felinos são menos suscetíveis que os cães à infecção natural ou experimental. A despeito de esparsos estudos de soroprevalência de anticorpos antileptospiras em felinos de algumas regiões geográficas do mundo, que variaram de 10 a 20% das amostras estudadas, os relatos de leptospirose felina são infrequentes.[71-74]

Gatos inoculados experimentalmente com leptospiras do sorogrupo Icterohaemorrhagiae e do sorogrupo Canicola apresentaram leptospiremia e leptospirúria, sem sintomas de comprometimento sistêmico, hepático ou renal. A eliminação renal ocorreu somente nos gatos infectados com o sorovar Canicola.[75] Na França, observou-se prevalência de 48% dos gatos com títulos de anticorpos, entre aqueles que manifestavam disfunção renal ou hepática, com associação entre soropositividade e poliúria/polidipsia ($p < 0{,}001$).[74] O sorovar Canicola foi o envolvido com mais frequência.

Os hábitos peculiares e o estilo de vida dos felinos, aliados a maior resistência natural, contribuem, provavelmente, para a menor prevalência da infecção nessa espécie. Fator de risco para a infecção é o acesso a ambientes externos, que possibilitaria o contato com urina de animais silvestres ou sinatrópicos ou, no ambiente doméstico, a existência de cães portadores do sorovar Canicola.[4,11]

Referências

1. Levett PN. Leptospirosis. Clin Microbiol Rev. 2001 Apr;14(2):296-326.
2. Alton GD, Berke O, Reid-Smith R, Ojkic D, Prescott JF. Increase in seroprevalence of canine leptospirosis and its risk factors, Ontario 1998-2006. Can J Vet Res. 2009 Jul; 73(3):167-75.

3. Monahan AM, Miller IS, Nally JE. Leptospirosis: risks during recreational activities. J Appl Microbiol. 2009 Sep; 107(3):707-16.
4. Greene CE, Sykes JE, Moore GE, Goldstein RE, Schultz RD. Leptospirosis. In: Greene CE, editor. Infectious diseases of the dog and cat. 4 ed. St. Louis: Elsevier Saunders; 2012. p. 431-46.
5. Goldstein RE, Lin RC, Langston CE, Scrivani PV, Erb HN, Barr SC. Influence of infecting serogroup on clinical features of leptospirosis in dogs. J Vet Intern Med. 2006 May-Jun; 20(3):489-94.
6. Haake DA, Martinich C, Summers TA, Shang ES, Pruetz JD, McCoy AM *et al.* Characterization of leptospiral outer membrane lipoprotein LipL36: downregulation associated with late-log-phase growth and mammalian infection. Infect Immun. 1998 Apr; 66(4):1579-87.
7. Haake DA, Chao G, Zuerner RL, Barnett JK, Barnett D, Mazel M *et al.* The leptospiral major outer membrane protein LipL32 is a lipoprotein expressed during mammalian infection. Infect Immun. 2000 Apr; 68(4):2276-85.
8. Carugatti A. Leptospirosis. In: Gómez N, Guida N, editors. Enfermedades infecciosas de los caninos e felinos. Buenos Aires: Inter-Médica; 2010. p. 153-66.
9. Ciceroni L, Ciarrocchi S, Ciervo A, Petrucca A, Pinto A, Calderaro A *et al.* Differentiation of leptospires of the serogroup Pomona by monoclonal antibodies, pulsed-field gel electrophoresis and arbitrarily primed polymerase chain reaction. Res Microbiol. 2002; 153:37-44.
10. Ahmed N, Devi SM, Valverde MdL, 2006 ea. Multilocus sequence typing method for identification and genotypic classification of pathogenic Leptospira species. Ann Clin Microbiol Antimicrob. 2006; 5:28.
11. Ward MP, Guptill LF, Wu CC. Evaluation of environmental risk factors for leptospirosis in dogs: 36 cases (1997-2002). J Am Vet Med Assoc. 2004 Jul; 225(1):72-7.
12. Meeyam T, Tablerk P, Petchanok B, Pichpol D, Padungtod P. Seroprevalence and risk factors associated with leptospirosis in dogs. Southeast Asian J Trop Med Public Health. 2006 Jan; 37(1):148-53.
13. Blazius RD, Romao PR, Blazius EM, da Silva OS. Occurrence of Leptospira spp. soropositive stray dogs in Itapema, Santa Catarina, Brazil. Cad Saude Publica. 2005 Nov-Dec; 21(6):1952-6.
14. Ko AI, Reis MG, Dourado CMR, JR WDJ, Riley LW. Urban epidemic of severe leptospirosis in Brazil. Lancet. 1999; 354:820-5.
15. Rodrigues AMAR, Vasconcellos SA, Moraes Z, M, Hagiwara MK. Isolation of Leptospira spp. from dogs with clinical suspect of leptospirosis in São Paulo (Brazil). Acta Scientiae Veterinarae. 2007; 35:705.
16. Pereira MM, Matsuo MGS, Bauab AR, Vasconcellos SA, Moraes ZM, Baranton G *et al.* A clonal subpopulation of Leptospira interrogans sensu stricto is the major cause of leptospirosis outbreaks in Brazil. J Clin Microbiol. 2000; 38(1):450-2.
17. Richardson DJ, Gauthier JL. A serosurvey of leptospirosis in Connecticut peridomestic wildlife. Vector Borne Zoonotic Dis. 2003 Winter; 3(4):187-93.
18. Ward MP, Guptill LF, Prahl A, Wu CC. Serovar-specific prevalence and risk factors for leptospirosis among dogs: 90 cases (1997-2002). J Am Vet Med Assoc. 2004 Jun; 224(12):1958-63.
19. Prescott JF, McEwen B, Taylor J, Woods JP, Abrams-Ogg A, Wilcock B. Resurgence of leptospirosis in dogs in Ontario: recent findings. Can Vet J. 2002 Dec; 43(12):955-61.
20. Ward MP, Glickman LT, Guptill LE. Prevalence of and risk factors for leptospirosis among dogs in the United States and Canada: 677 cases (1970-1998). J Am Vet Med Assoc. 2002 Jan 1; 220(1):53-8.
21. Greenlee JJ, Bolin CA, Alt DP, Cheville NF, Andreasen CB. Clinical and pathologic comparison of acute leptospirosis in dogs caused by two strains of Leptospira kirschneri serovar grippotyphosa. Am J Vet Res. 2004 Aug; 65(8):1100-7.
22. Geisen V, Stengel C, Brem S, Müller W, Greene C, Hartmann K. Canine leptospirosis infections – clinical signs and outcome with different suspected Leptospira serogroups (42 cases). J Small Anim Pract. 2007 Jun; 48(6):324-8.
23. Mastrorilli C, Dondi F, Agnoli C, Turba ME, Vezzali E, Gentilini F. Clinicopathologic features and outcome predictors of Leptospira interrogans Australis serogroup infection in dogs: a retrospective study of 20 cases (2001-2004). J Vet Intern Med. 2007 Jan-Feb; 21(1):3-10.
24. van de Maele I, Claus A, Haesebrouck F, Daminet S. Leptospirosis in dogs: a review with emphasis on clinical aspects. Vet Rec. 2008 Oct; 163(14):409-13.
25. Langston CE, Heuter KJ. Leptospirosis. A re-emerging zoonotic disease. Vet Clin North Am Small Anim Pract. 2003 Jul; 33(4):791-807.
26. Townsend WM, Stiles J, Krohne SG. Leptospirosis and panuveitis in a dog. Vet Ophthalmol. 2006 May-Jun; 9(3):169-73.
27. Breiner DD, Fahey M, Salvador R, Novakova J, Coburn J. Leptospira interrogans binds to human cell surface receptors including proteoglycans. Infect Immun. 2009 Dec; 77(12):5528-36.
28. Adamus C, Buggin-Daubié M, Izembart A, Sonrier-Pierre C, Guigand L, Masson MT *et al.* Chronic hepatitis associated with leptospiral infection in vaccinated beagles. J Comp Pathol. 1997 Nov; 117(4):311-28.
29. Dziezyc J. Canine systemic bacterial infections. Vet Clin North Am Small Anim Pract. 2000 Sep; 30(5):1103-17.
30. Santoro ML, Kogika MM, Hagiwara MK, Mirandola RMS, Castelar LLGG. Decreased erythrocyte osmotic fragility during canine leptospirosis. Rev Inst Med Trop. 1994; 36:1-5.
31. Athanazio DA, Siva EF, Santos CS, Rocha GM, Vannier-Santos MA, Mc Bride AJ *et al.* *Rattus norvegicus* as a model for persistent renal colonization by pathogenic *Leptospira interrogans.* Acta Trop. 2008; 105:176-80.
32. Bernheimer AW, Bey RF. Copurification of Leptospira interrogans serovar Pomona hemolysin and sphingomyelinase C. Infect Immun. 1986; 54:262-4.
33. Monahan AM, Callanan JJ, Nally JE. Review paper: Host-pathogen interactions in the kidney during chronic leptospirosis. Vet Pathol. 2009; 46:792-9.
34. Millan J, Candela MG, Lopez-Bao JV, Pereira M, Jimenez MA, Leon-Vizcaino L. Leptospirosis in wild and domestic carnivores in natural areas in Andalusia, Spain. Vector Borne Zoonotic Dis. 2009 Oct; 9(5):549-54.
35. Kogika MM, Hagiwara MK, Baccaro MR. Metastatic calcification in a dog with leptospirosis. Canine Pract. 1992; 17:35-8.
36. Birnbaum N, Barr S, C., Center S, Schermerhorn T, Randolph JF, Simpson KW. Naturally acquired leptospirosis in 36 dogs: serological and clinicopathological features.. J Small Anim Pract. 1998; 39:231-6.
37. Scanziani E, Crippa L, Giusti AM, Luini M, Pacciarini ML, Tagliabue S *et al.* Leptospira interrogans serovar sejroe infection in a group of laboratory dogs. Lab Anim. 1995 Jul; 29(3):300-6.
38. Ortega-Pacheco A, Colin-Flores RF, Gutierrez-Blanco E, Jimenez-Coello M. Frequency and type of renal lesions in dogs naturally infected with leptospira species. Ann N Y Acad Sci. 2008 Dec; 1149:270-4.
39. Levett PN..Usefulness of serologic analysis as a predictor of the infecting serovar in patients with severe leptospirosis. Clin Infect Dis. 2003; 36:447-52.
40. Adin CA, Cowgill LD. Treatment and outcome of dogs with leptospirosis: 36 cases (1990-1998). J Am Vet Med Assoc. 2000 Feb 1; 216(3):371-5.
41. Baumann D, Fluckiger M. Radiographic findings in the thorax of dogs with leptospiral infection. Vet Radiol Ultrasound. 2001 Jul-Aug; 42(4):305-7.
42. Kohn B, Steinicke K, Arndt G, Gruber AD, Guerra B, Jansen A *et al.* Pulmonary abnormalities in dogs with leptospirosis. J Vet Intern Med. 2010 2010 Nov-Dec; 24(6):1277-82.
43. Sykes JE, Hartmann K, Lunn KF, Moore GE, Stoddard RA, Goldstein RE. 2010 ACVIM small animal consensus statement on leptospirosis: diagnosis, epidemiology, treatment, and prevention. J Vet Intern Med. 2011 Jan-Feb; 25(1):1-13.
44. Zaragoza C, Barrera R, Centeno F, Tapia JA, Mañé MC. Characterization of renal damage in canine leptospirosis by sodium dodecyl sulphate-polyacrylamide gel electrophoresis (SDS-PAGE) and Western blotting of the urinary proteins. J Comp Pathol. 2003 Aug-Oct; 129(2- 3):169-78.
45. Forrest LJ, O'Brien RT, Tremelling MS, Steinberg H, Cooley AJ, Kerlin RL. Sonographic renal findings in 20 dogs with leptospirosis. Vet Radiol Ultrasound. 1998 Jul-Aug; 39(4):337-40.
46. Levett PN. Usefulness of serologic analysis as a predictor of the infecting serovar in patients with severe leptospirosis. Clin Infect Dis. 2003; 36:447-52.
47. Barr SC, McDonough PL, Scipioni-Ball RL, Starr JK. Serologic responses of dogs given a commercial vaccine against Leptospira interrogans serovar pomona and Leptospira kirschneri serovar grippotyphosa. Am J Vet Res. 2005 Oct; 66(10):1780-4.
48. Miller MD, Annis KM, Lappin MR, Lunn KF. Variability in results of the microscopic agglutination test in dogs with clinical leptospirosis and dogs vaccinated against leptospirosis. J Vet Intern Med. 2011 May-Jun; 25(3):426-32.
49. Ribotta M, Higgins R, Gottschalkm M, Lallier R. Development of an indirect enzyme-linked immunosorbent assay for the detection of leptospiral antibodies in dogs. Can J Vet Res. 2000; 64:32-7.
50. Jimenez-Coello M, Vado-Solis I, Cárdenas-Marrufo MF, Rodriguez-Buenfil JC, Ortega-Pacheco A. Serological survey of canine leptospirosis in the tropics of Yucatan Mexico using two different tests. Acta Trop. 2008; 106:22-6.
51. Dey S, Mohan CM, Kumar S, Ramadass P, Nainar AM, Nachimuthu K. Recombinant LipL32 antigen-based single serum dilution ELISA for detection of canine leptospirosis. Vet Microbiol. 2004; 103:99-106.
52. Dey S, Mohan CM, Ramadass P. Recombinant antigen-based dipstick ELISA for the diagnosis of leptospirosis in dogs. Vet Rec. 2007; 160:186-8.
53. Brandão AP, Camargo ED, da Silva ED, Silva MV, Abrão RV. Macroscopic agglutination test for rapid diagnosis of human leptospirosis. J Clin Microbiol. 1998; 36:3138-42.
54. Lilenbaum W, Ristow P, Fraguas SA, da Silva ED. Evaluation of a rapid slide agglutination test for the diagnosis of acute canine leptospirosis. Rev Latinoam Microbiol. 2002 Jul-Dec; 44(3-4):124-8.
55. Cai HY, Hornby G, Key DW, Osuch MR, Maxie MG. Preliminary study on differentiation of Leptospira grippotyphosa and Leptospira sejroe from other common pathogenic leptospiral serovars in canine urine by polymerase chain reaction assay. J Vet Diagn Invest. 2002 Mar; 14(2):164-8.

56. Harkin KR, Roshto YM, Sullivan JT, Purvis TJ, Chengappa MM. Comparison of polymerase chain reaction assay, bacteriologic culture, and serologic testing in assessment of prevalence of urinary shedding of leptospires in dogs. J Am Vet Med Assoc. 2003 May 1; 222(9):1230-3.
57. Bal AE, Gravekamp C, Hartskeerl RA, Meza-Brewster Jd, Korver H, Terpstra WJ. Detection of leptospires in urine by PCR for early diagnosis of leptospirosi. J Clin Microbiol. 1994; 32(8):1894-988.
58. Bourhy P, Bremont S, Zinini F, Giry C, Picardeau M. Comparison of real-time PCR assays for detection of pathogenic Leptospira spp. in blood and identification of variations in target sequences. J Clin Microbiol. 2011; 49:2154-60.
59. Lin X, Chen Y, Lu Y, Yan J, Yan J. Application of a loop-mediated isothermal amplification method for the detection of pathogenic Leptospira. Diagn Microbiol Infect Dis. 2009; 63:237-42.
60. Phimda K, Hoontrakul S, Suttinont C. Doxycycline *versus* azithromycin for treatment of leptospirosis and scrub typhus. Antimicrob Agents Chmoter. 2007; 51:3259-63.
61. Truccolo J, Charavay F, Merien F, Perolat P. Quantitative PCR assay to evaluate ampicillin, ofloxacin, and doxycycline for treatment of experimental leptospirosis. Antimicrob Agents Chemother. 2002; 46:848-53.
62. Chew DJ, DiBartola SP, Schenk PA. Acute renal failure. In: Chew DJ, DiBartola SP, Schenk PA, editors. Canine and feline nephrology and urology. 2nd ed. St Louis, Mississipi: Elsevier-Saunders; 2011. p. 63-92.
63. Acierno MJ. Continuous renal replacement therapy in dogs and cats. Vet Clin North Am Small Anim. 2011; 41:135-46.
64. Langston C. Acute uremia. In: Ettinger SJ, Feldman ECT, editors. Textbook of veterinary internal medicine. 7th ed. Saunders-Elsevier; 2010. p. 1969-84.
65. Segev G. Outcome prediction of acute kidney injury in dogs and cats. Israel J Vet Med. 2011; 66(3):82-8.
66. Klaasen HL, Molkenboer MJ, Vrijenhoek MP, Kaashoek MJ. Duration of immunity in dogs vaccinated against leptospirosis with a bivalent inactivated vaccine. Vet Microbiol. 2003 Aug; 95(1-2):121-32.
67. Sonrier C, Branger C, Michel V, al. e. Evidence of cross-protection within Leptospira interrogans in an experimental model. Vaccine. 2001; 19:86-94.
68. Mucciolo BM. Poder imunogênico de bacterina experimental antileptospirose canina: ensaio em *hamster* desafiados com estirpes dos sorovares Copenhagen e Canicola isolados no Brasil [Dissertação]. São Paulo: USP; 2010.
69. Rodrigues AMA. Leptospirose canina: Diagnóstico etiológico, sorológico e molecular e avaliação da proteção cruzada entre osos sorovares icterohaemorrhagiae e copenhageni. [Dissertação]. São Paulo: USP; 2008.
70. Brown K, Prescott J. Leptospirosis in the family dog: a public health perspective. CMAJ. 2008 Feb 12; 178(4):399-401.
71. Larsson CE, Santa Rosa CA, Hagiwara MK, Paim GV, Guerra JL. Prevalence of feline leptospirosis: serologic survey and attempts of isolation and demonstration of the agent. Int J Zoonoses. 1984 Dec; 11(2):161-9.
72. Agunloye CA, Nash AS. Investigation of possible leptospiral infection in cats in Scotland.. J Small Anim Pract. 1996; 37:126-9.
73. Mylonakis ME, Bourtzi-Hatzopoulou E, Koutinas AF, Petridou E, Saridomichelakis MN, Leontides L *et al.* Leptospiral seroepidemiology in a feline hospital population in Greece. Vet Rec. 2005 May; 156(19):615-6.
74. André-Fontaine G. Canine leptospirosis-do we have a problem? Vet Microbiol. 2006 Oct; 117(1):19-24.
75. Larsson CE, Santa Rosa CA, Larsson MH, Birgel EH, Fernandes WR, Paim GV. Laboratory and clinical features of experimental feline leptospirosis. Int J Zoonoses. 1985 Jun; 12(2):111-9.

103
Clostridioses

Ylanna Kelner Burgos, Luciana Leomil

■ Introdução

O gênero *Clostridium* consiste em um grupo diverso de bactérias gram-positivas que não crescem com oxigênio livre, ou seja, são bactérias anaeróbias obrigatórias. São organismos com capacidade de formar esporos resistentes ao calor ou frio, de sobreviver sem água e também em diferentes concentrações de sais e temperaturas. Esse fato é extremamente importante para sua epidemiologia e sua habilidade em causar doenças.[1]

O filo Firmicutes é o mais abundante encontrado ao longo do trato gastrintestinal de cães. Dentro desse filo, os clostrídios formam a classe mais diversa, por incluírem distintas espécies com diferentes potenciais patogênicos.[2]

■ Prevalência | Relevância da doença

As infecções causadas por clostrídios são descritas em humanos, cães e gatos como oportunistas e podem aparecer quando existirem condições consideradas ideais para o seu crescimento e outros organismos competidores não estiverem presentes. Geralmente estão associadas a outras infecções que debilitem o animal ou a doenças que diminuam a imunidade, assim como a pacientes jovens e idosos.[3]

Os clostrídios são classificados em diferentes grupos de acordo com as doenças e sintomas encontrados. A classificação dos agentes e suas principais infecções serão detalhadas adiante, no item *Etiologia e fisiopatogenia*.

Apesar de muitos clostrídios serem capazes de causar infecções em humanos e animais, eles são raramente descritos como agentes causadores de zoonoses. Já infecções chamadas de indiretas são possíveis, pois a maioria das espécies de clostrídios é habitante dos intestinos de humanos e animais e podem se espalhar no ambiente por intermédio das fezes. Os esporos de clostrídios encontrados em carcaças de animais em putrefação ou em fezes secas servem como fatores de contaminação ambiental, espalhados por vento e chuva.[4] Na Argentina, descreveu-se um alto índice de infecção de animais e humanos por *C. botulinum* na região de Mendoza. Essa região costuma ter muitos ventos e poucas precipitações anuais de chuva, favorecendo a disseminação dos esporos e a transmissão indireta.[5]

Alguns autores relatam que a invasão cutânea pela fêmea da *Tunga penetrans* (ordem Siphonaptera) causada para sua nutrição, em humanos e animais, cria porta de entrada para infecção por *C. tetani*. No Congo, observou-se *C. tetani* em 25% das infestações por essa pulga.[6] Em São Paulo, um estudo epidemiológico revelou que 18,3% de pulgas dessa espécie estavam infectadas por *C. tetani*.[7]

Na Índia, um trabalho analisando 115 amostras de solo, coletadas de diferentes regiões, revelou espécies de Clostrídios em 51,3%. Entre as 59 amostras positivas, 12 eram toxigênicas, sendo identificados *C. chauvoei*, *C. ramosum*, *C. tetani* e *C. novyi*, sendo predominantes amostras de *C. ramosum* e *C. tetani* com 3,48 e 2,61%, respectivamente. Em 59 amostras de águas coletadas em abatedouro, porto, indústrias e lagos na mesma pesquisa, 71 amostras de clostrídios foram isoladas, mas apenas três tinham potencial patogênico e foram identificadas como *C. bifermentans* e *C. chauvoei*. Essas amostras foram isoladas nas águas coletadas do lago e do esgoto do abatedouro. No mesmo estudo, os números mais alarmantes encontram-se em amostras isoladas de carne de diferentes animais analisadas, como carne de porco, vaca, aves e carneiro, obtidas de diversas áreas de processamento de carne, tais como matadouros, mercados de carne e indústrias de carne. Espécies como *C. chauvoei*, *C. botulinum*, *C. novyi* e *C. bifermentans* foram isoladas. Entre as 140 amostras de carne testadas, 102 amostras de clostrídios foram isoladas e 10 destas apresentavam potencial patogênico.[8]

No Brasil, existem relatos de infecções por clostrídios em humanos e animais em diferentes Estados: *C. difficile* associado a quadros de diarreia em crianças em São Paulo; *C. botulinum* causando botulismo em perus, em Minas Gerais; *C. septicum* identificado como agente causal de edema maligno em suínos no Rio Grande do Sul; *C. perfringens* desencadeando enterotoxemia em caprinos no Rio Grande do Sul e, por fim, *C. botulinum* foi identificado em bovinos alimentados com cama de frango em estados como São Paulo e Minas Gerais, além da Paraíba.[9–11]

As clostridioses também são descritas em cães e gatos. Nos EUA, autores relatam infecção por *C. tetani* em cão e, no Brasil, em gato com histórico de orquiectomia realizada sem assepsia.[12,13] Um caso de carcinoma hepatocelular em gato com 16 anos, com abscesso secundário causado por *Clostridium* sp., também foi descrito.[14] Nos EUA, o isolamento de *C. difficile* foi relatado em cães e humanos com diarreia, mas os testes de rotina laboratoriais não são obrigatórios para *C. perfringens*.[15]

Em estudo realizado no Canadá, analisando o conteúdo do intestino grosso de 529 cães e 60 gatos internados em unidade de terapia intensiva, *C. difficile* foi isolado de 7,1% dos gatos e 19% dos cães avaliados, sendo que 69% dos isolados de amostras de cães eram patogênicos. O fato de tais animais terem sido submetidos a medicamentos supressores do sistema imunológico facilitou o desenvolvimento de diarreia por esse agente.[16] Em 34 casos clínicos relatados, no Canadá, de bactérias isoladas de abscessos na órbita ocular de cães, quatro (11,1%) foram causados por esse gênero, mas especificamente por *C. perfringens* e *C. septicum* e dois outros foram identificados apenas como *Clostridium* spp. Essas bactérias chegam à órbita ocular por intermédio do forame intraorbitário, em função de infecções dentárias em estágio avançado, com comprometimento da raiz, bem como de penetrações exógenas traumáticas da órbita (galhos ou outros corpos estranhos).[17]

■ Etiologia e fisiopatogenia | Características do agente etiológico, fatores de virulência e patogenia

Os clostrídios encontram-se distribuídos em cinco grupos, de acordo com as infecções que causam:

- Grupo I: *C. perfringens*, *C. septicum*, *C. novyi* (tipo A), *C. bifermentans*, *C. histolyticum* e *C. sordellii*, relatados em necrose muscular ou em gangrena gasosa
- Grupo II: *C. tetani* cuja toxina é responsável pelo tétano
- Grupo III: *C. botulinum*, cuja toxina é causadora do botulismo
- Grupo IV: *C. difficile*, agente causador de diarreia aguda e colite pseudomembranosa
- Grupo V: *C. perfringens*, *C. bifermentans* e outras espécies que estejam associadas a casos de abscesso cerebral, abscesso abdominal, infecções ginecológicas, pneumonia e bacteriemias.

Pode-se notar que a mesma espécie de clostrídio se encontra em grupos diferentes, causando doenças diferentes.[18]

A espécie *C. piliforme* não foi ainda incluída em nenhum dos grupos devido ao pouco tempo da sua inclusão no gênero *Clostridium*. *C. novyi* é capaz de causar necroses hepáticas em animais e gangrena gasosa em humanos. *C. perfringens* e *C. septicum* são responsáveis por desencadear edemas malignos em humanos e animais. As manifestações clínicas e lesão são semelhantes em ambos os hospedeiros, contudo não há relatos que evidenciem zoonose. O mesmo vale para a espécie *C. sordelli*, associada à necrose muscular (mionecrose) em humanos e animais. *C. tetani* e *C. botulinum* secretam toxinas capazes de causar problemas no sistema nervoso de humanos e animais. Essas espécies podem infectar animais e humanos indiretamente, por meio de contaminações do ambiente e de alimentos.[4]

Os clostrídios do grupo IV, como *C. difficile*, têm sido citados como a espécie predominante em cães e humanos.[2]

As principais espécies de clostrídios são: *Clostridium perfringens*, *Clostridium botulinum*, *Clostridium tetani*, *Clostridium piliforme* e *Clostridium difficile*.

▪ Clostridium perfringens

Presente no intestino de humanos, animais e também no ambiente, essa espécie é caracterizada por uma ou mais das cinco toxinas produzidas (alfa, beta, épsilon, iota e enterotoxina). Quadros de diarreia em cães ocasionados por mudanças substanciais na microbiota, associados a aumento populacional de *C. perfringens*, bem como de bactérias do gênero *Enterococcus*.[19] A enterotoxina é observada em fezes de cães diarreicos.[20]

▪ Clostridium botulinum

O botulismo é causado pelo consumo de alimentos contaminados com toxinas pré-sintetizadas pelo *C. botulinum*. A maioria das ocorrências de intoxicação está associada à ingestão de enlatados produzidos de forma caseira, processados ou estocados de maneira inadequada, propiciando um ambiente anaeróbico favorável a que os esporos presentes germinem e, consequentemente, as células vegetativas se reproduzam e sintetizem a toxina. São também relatados em casos de ingestão de carcaças em decomposição, ou carnes cruas estocadas em condições não favoráveis de higiene.[5]

▪ Clostridium tetani

O tétano é provocado por uma potente neurotoxina produzida pelo *C. tetani*. Os esporos do agente etiológico são encontrados nas fezes que posteriormente contaminam o solo. A entrada dos esporos no organismo se dá por meio de objetos perfurocortantes (pregos, galhos, espinhos de planta) que penetrem a pele, ou por lesões de cavidade oral associadas a doenças dentárias. Apesar de casos de tétano descritos em cães, o tétano é incomum nessa espécie, em função de sua suposta resistência natural, associada à inabilidade da toxina em penetrar e se ligar ao tecido nervoso.[12,21] Paralelamente, existem descrições na literatura de infecções em felinos.[13,14]

▪ Clostridium piliforme

Infecções por *C. piliforme* também são conhecidas como doença de Tyzzer, em homenagem a Ernest Edward Tyzzer (1875-1965), que relatou o primeiro caso em ratos, em 1917. Essa espécie é descrita como intracelular obrigatória, que não cresce em meios comuns de laboratório.[2] Seu diagnóstico será explicado mais adiante. Diversos estudos limitavam essa espécie (até então descrita como *Bacillus piliformi*, e só depois enquadrada taxonomicamente como *C. piliforme*) como específica de alguns animais de laboratório, domésticos e selvagens. Pesquisas mais recentes descrevem-na em portadores do HIV-1.[23] Apesar desse achado, infecções naturais em primatas e humanos são raras, sendo descrita em cães com mais frequência.[22] Em gatos, a doença já foi descrita em três casos de enterocolite associada à infecção causada pelo vírus da panleucopenia felina, em filhotes com menos de 1 mês de idade, bem como em pacientes imunossuprimidos.[23] A ingestão de fezes contendo esporos é uma importante fonte de contaminação.[22] Existe um relato de cão com 2 meses de idade que morreu após infecção aguda por *C. piliforme*. Este animal havia sido transportado em longas distâncias, tinha histórico de infecção viral e se encontrava em péssimas condições de higiene.[24]

▪ Clostridium difficile

A maior parte dos isolamentos deste microrganismo está associada a doenças do trato gastrintestinal. *C. difficile* pode produzir até cinco toxinas, contudo apenas duas são responsáveis pela virulência do agente: toxina A, uma enterotoxina, e toxina B, uma potente citotoxina. Os isolados de *C. difficile* são caracterizados como toxigênicos ou não toxigênicos, com base na produção dessas duas toxinas.[25] Amostras enterotoxigênicas do tipo A são as principais causas de diarreia em animais.[4]

■ Manifestações clínicas

A seguir são citadas as manifestações clínicas apresentadas pelas principais espécies de clostrídios.

▪ Clostridium perfringens

Em cães com enteropatia nosocomial, observa-se depressão branda, anorexia, diarreia pastosa a aquosa, com ou sem sangue e muco. Necropsias revelam necrose superficial da mucosa e atrofia das vilosidades intestinais, com diversos esporos no conteúdo intestinal.[4]

Clostridium botulinum

Quando a bactéria ou o esporo são ingeridos, a toxina será liberada no estômago e no intestino delgado, sendo as manifestações clínicas observadas no sistema neuronal. A neurotoxina produzida por esta bactéria bloqueia a estimulação neuromuscular devido à interferência nas placas neuromusculares dos nervos colinérgicos, induzindo paralisia muscular esquelética por inibição da liberação da acetilcolina pelas terminações nervosas, resultando em paralisia flácida, paresia, dificuldade de deglutição, sialorreia, midríase; pode sobrevir morte em decorrência de paralisia respiratória.[26] O período de incubação é de 12 a 36 h após ingestão da toxina. A gravidade dos sintomas dependerá da quantidade de toxina ingerida pelo paciente. Em poucas quantidades provoca apenas náuseas e alguns sintomas neuronais estarão presentes; por isso, vários casos subclínicos não entraram na casuística anual.[5]

Clostridium tetani

Casos de tétano em cães podem se manifestar de duas formas: doença progressiva localizada, com enrijecimento de um dos membros ou síndrome mais generalizada causando hiperestasia, paralisia rígida e, eventualmente, convulsão tônica. Em cães, pode haver complicações como pneumonia por aspiração, espasmos laringotraqueais, hipersialorreia, taquicardia, bloqueio atriovenoso de terceiro grau e megaesôfago. Em relato de caso, nos EUA, uma fêmea de Border Collie, com 4 meses de idade, apresentava espasmos musculares e o chamado *risus sardonicus* (riso sardônico), que é comum em pacientes com sintomas de tétano: testa enrugada, orelhas eretas ou posicionadas para trás, retração e trismo labial e hiperextensão dos membros. No caso em questão, o animal passava pela troca da dentição, que pode ter sido a porta de entrada para o *C. tetani*.[12] Em caso relatado no Brasil, um gato macho de 3 anos, sem raça definida, que havia sido submetido à orquiectomia bilateral sem cuidados pré, trans e pós-operatórios, foram observados os seguintes sintomas: hiperexcitabilidade, dispneia, protrusão da terceira pálpebra, espasticidade de membros pélvicos, musculatura lombar e do esfíncter retal. Adicionalmente, havia sorriso sardônico, distensão da bexiga urinária, obstrução uretral, laceração e tecidos necróticos na região escrotal e adjacente com exsudação sanguíneo-purulenta, porém, não foi observada nenhuma alteração no ritmo cardíaco, por exame eletrocardiográfico.[13] A obstrução urinária associada à espasticidade da musculatura estriada do óstio uretral externo é uma particularidade que acompanha o tétano na espécie felina. Este fato pode induzir retenção vesical, insuficiência renal aguda provocando azotemia pós-renal e desfavorecendo o prognóstico.[13]

Clostridium piliforme

Três relatos de filhotes de gatos com menos de 1 mês de idade descrevem depressão, magreza e diarreia. À necropsia, observaram-se desidratação, atrofia do timo, além de equimose, petéquias na serosa e mucosa do cólon e congestão na serosa do intestino delgado. Microscopicamente, esses animais apresentaram descamação da mucosa das células epiteliais, dilatação das criptas e infiltração de neutrófilos no ceco, cólon e reto.[23] Achados em filhotes de cães foram depressão, anorexia, pirexia, diarreia e morte rápida, além de hiperbilirrubinemia, leucopenia e profunda hipoglicemia. Lesões características foram encontradas em fígado, miocárdio e trato intestinal. O fígado apresentava focos de necrose e hepatomegalia e os linfonodos hepáticos encontravam-se hiperplásicos.[24]

Clostridium difficile

Resultados de uma pesquisa, realizada nos EUA utilizando 100 cães com diarreia e 43 sem diarreia, sugerem que essa bactéria possa ser parte importante da microbiota normal de cães. Tal teoria baseou-se no fato de não haver diferenças significantes entre os valores isolados em cães com e sem diarreia. A transmissão da doença de cães com diarreia causada por *C. difficile* para um cão saudável é possível e já foi relatada, recentemente, no Canadá.[27] O desenvolvimento de diarreia em cães e gatos por esse microrganismo ainda não está claro. Normalmente, a espécie pode ser isolada de animais clinicamente saudáveis e também de animais com diarreia, e de ambos os casos já foram isoladas amostras toxigênicas e não toxigênica.[16]

Diagnóstico | Exames complementares

As condições para o cultivo dos clostrídios são trabalhosas e, muitas vezes, os laboratórios não o fazem. O cultivo é feito em meio seletivo e as amostras são incubadas em condições anaeróbicas (90% N_2 e 10% CO_2), a 37°C, por 4 dias. As colônias que apresentam coloração amarelo-fluorescente sob luz ultravioleta são subcultivadas em ágar-sangue, isoladas e presuntivamente identificadas pelos diversos testes (coloração de Gram, teste de lipase, lectinase, catalase, produção de H_2S; produção de indol, gelatina, esculina e localização dos esporos). A identificação definitiva é feita por testes bioquímicos: fermentação de glicose, frutose, lactose, maltose e sacarose em meio levedura de peptona (caldo PY). Este cultivo não é seletivo para todas as espécies.

O diagnóstico para *C. botulinum* é clínico, pois os parâmetros hematológicos e bioquímicos não são afetados. A confirmação da bactéria pode advir da identificação de esporos ou *C. botulinum* em fezes e vômitos ou na amostra de alimento ingerido. A toxina pode ser detectada no soro dos pacientes acometidos. Para confirmação, o soro deve ser injetado, intraperitonealmente, em camundongos saudáveis, que desenvolverão a doença em até 72 h, auxiliando a investigação.[28] Histórico clínico e dados coletados durante a anamnese são os parâmetros indicados para o diagnóstico. O ideal é iniciar imediatamente o tratamento e depois continuar a investigação, tendo em vista a dificuldade de um diagnóstico rápido.

O diagnóstico de *C. tetani* baseia-se em achados clínicos descritos anteriormente. No citado caso clínico de um gato macho com 3 anos de idade submetido a orquiectomia em péssimas condições operatórias, foram considerados os dados da anamnese, achados clínicos e laboratoriais. O hemograma do animal apresentava leucocitose, neutrofilia, monocitose, hiperproteinemia e hiperfribrinogenemia. A avaliação bioquímica sérica revelou azotemia (ureia 356,2 mg/dℓ, creatinina 5,9 mg/dℓ, enquanto os valores considerados normais deveriam variar de 43 a 64 e de 0,8 a 1,8 mg/dℓ, respectivamente) e aumento da concentração sérica da enzima creatinoquinase (1.209,5 UI/ℓ, quando deveria variar de 7,2 a 28,2 UI/ℓ). Amostras do tecido necrótico da região afetada revelaram, por exame citopatológico, bacilos gram-positivos, ligeiramente curvos e com esporos, que auxiliaram o diagnóstico.[13]

Estudos indicam que testes imunoenzimáticos (ELISA), validados para detecção de toxinas do *C. difficile* em amostras clínicas de humanos, não são adequados para detecção de toxinas em fezes de cães acometidos, obtendo-se valores abaixo dos reais. Esse achado é importante, pois alguns laboratórios podem utilizar *kit* de diagnóstico de ELISA desenvolvido para humanos em animais, o que pode oferecer resultados falso-negativos. A reação em cadeia pela polimerase (PCR), utilizando iniciadores específicos para detecção de toxinas A e/ou B, é realizada em pesquisas.[16]

O diagnóstico do *C. piliforme* em cães tem como base exames sorológicos, tendo em vista que essa espécie não pode ser cultivada em laboratório. Resultados da avaliação das enzimas sorbitol desidrogenase, fosfatase alcalina, lactato desidrogenase e gamaglutamiltransferase estarão elevados quando comparados com os parâmetros normais. Valores da enzima aspartato aminotransferase são extremamente elevados (479 U/ℓ) quando comparados com os valores normais (entre 33 e 251 U/ℓ); já os valores para albumina (de 8 g/ℓ, quando os parâmetros normais variam de 30 a 41 g/ℓ) e proteínas (de 19 g/ℓ, quando os valores se encontram entre 58 e 77 g/ℓ) estão extremamente baixos.[24] São descritas também hiperbilirrubinemia, leucopenia e profunda hipoglicemia.[24] Testes de PCR com iniciadores específicos e testes sorológicos como ELISA são indicados para o exame.[22] O diagnóstico diferencial deve incluir exames para parvovírus, *Neorickettsia helminthoeca*, *Samonella*, *E. coli*, *C. piliforme* e *C. perfringens* e protozoários que induzam enterites hemorrágicas. Quando existem sintomas hepáticos, deve-se incluir no diagnóstico diferencial a pesquisa para leptospirose, herpes-vírus canino e hepatite infecciosa canina.[24]

Tratamento

Fez-se um experimento utilizando 60 cães, divididos em três grupos de 20 animais, submetidos à mesma alimentação, mas com suplementações diferentes, para observar a taxa de *C. perfrigens* detectada nas fezes antes e depois do tratamento. O grupo I recebeu o pré-biótico fruto-oligossacarídio; o grupo II o probiótico *Lactobacillus acidophilus* e o grupo III foi suplementado com pré-biótico e probiótico, concomitantemente. Verificou-se redução da concentração de bactérias com potenciais patogênicos, como *C. perfringens,* nos animais que receberam o pré-biótico fruto-oligossacarídio. Adicionalmente, houve aumento da população de microrganismos benéficos, como *Bifidobacteria* e *Lactobacilli*, bem como diminuição de compostos putrefativos, como fenol e indol, presentes nas fezes. Animais tratados com *Lactobacillus* tiveram bons resultados, mas se notou aumento da concentração de compostos de sulfurosos nas fezes. A combinação de pré-biótico e probiótico apresentou os melhores resultados, por diminuir ainda mais os compostos putrefativos.[29]

O uso do probiótico *Bifidobacterium animalis* em cães levou à redução total dos níveis de *C. difficile* anteriormente encontrados.[30]

Quanto ao *C. piliforme*, pouco se sabe sobre a eficiência dos antibióticos no tratamento, sendo que alguns podem agravar a doença. Esta bactéria é aparentemente sensível à tetraciclina e parcialmente sensível à estreptomicina, penicilina e clortetraciclina; e resistente a sulfonamidas e cloranfenicol. Doenças por esse agente costumam ser fatais. Os sobreviventes serão portadores dessa espécie e possíveis fontes de infecção para outros animais e humanos pela eliminação de esporos nas fezes. É indicado o tratamento intravenoso com 50% de dextrose em conjunto com terapias fluidas e antibiótico.[24]

Para *C. botulinum* e *C. tetani* é essencial a utilização da antitoxina produzida em equinos. *C. botulinum* exige ainda ventilação artificial devido à parada dos músculos respiratórios, além da administração da antitoxina trivalente produzida em equinos. A antitoxina, administrada o quanto antes, previne paralisias e reduz os riscos de óbito. O tratamento para *C. tetani* deve se iniciar imediatamente, caso seja diagnosticado. No relato de caso apresentado nos EUA (fêmea de 4 meses de Border Collie), o tratamento adotado foi uma dose única de 2.000 unidades de toxina antitetânica aplicada intravenosamente. Foram introduzidos também, além da administração de fluidos de manutenção, 4 mℓ/kg/h, 1 mg/kg de diazepam para o relaxamento muscular, 18 mg/kg de pentobarbital em caso de convulsão e 0,03 mg/kg de maleato de acepromazina para sedação do animal. Para o relaxamento da musculatura esquelética utilizou-se, concomitantemente com maleato de acepromazina e pentobarbital, guaifenesina 5 mg/kg/h do 5º ao 13º dia do tratamento. Esse animal também foi tratado com 20 mg/kg de penicilina G, por via intravenosa (IV), 3 vezes/dia e 20 mg/kg de metronidazol IV, 2 vezes/dia com infusão lenta. Depois de 4 semanas, o animal já apresentava melhora, porém, com a diminuição do quadro de hiperextensão, revelou-se uma luxação coxofemoral, confirmada por radiografias e tratada cirurgicamente. Após 3 meses, a cadela apresentava boa mobilidade do membro operado.[12] No caso clínico do gato com tétano, submetido à orquiectomia, em São Paulo, procedeu-se à lavagem da região escrotal, desbridamento da ferida e higienização com peróxido de hidrogênio, fluidoterapia de suporte com lactato de Ringer, associado à glicose, 40.000 UI de antitoxina tetânica IV e 40.000 UI/kg de penicilina G-benzatina, intramuscular. Para o relaxamento do animal, além de um local tranquilo e escuro, foi administrado diazepam na dose de 0,5 mg/kg IV, a cada 8 h. Neste caso em especial, houve evolução para tetania generalizada 2 dias após o início da terapia e o proprietário optou por não continuidade do tratamento e eutanásia.[13]

Prevenção

Alterações na dieta devem ser feitas de maneira gradativa, para evitar diarreias. Cães de companhia, cujo ambiente se limite à casa e que se alimentem apenas de ração costumam apresentar microbiota intestinal similar. Quando se altera a alimentação de maneira abrupta, pode ocorrer diarreia aguda por alteração do pH intestinal e, com isso, favorecer quadros de diarreias causadas por oportunistas, como clostridioses, por exemplo. Outra causa de alteração da microbiota pode ser o uso de medicamentos que alterem a microbiota estável, como antibióticos.[19] Deve-se evitar o hábito de alimentar cães e gatos com restos de alimentos e, adicionalmente, a prevenção deve se basear em higiene e manejo apropriado dos alimentos, levando em consideração a temperatura e suas condições de estocagem.[4] O alimento deve ser descartado após longos períodos de exposição ao ambiente. Os utensílios utilizados para fornecimento de água e alimentos aos animais devem ser lavados diariamente.

Referências

1. Baldassi L. Clostridial toxins – potent poisons, potent medicines. J Venom Anim Toxins Incl Trop Dis. 2005 Oct-Dec; 11(4):391-411.
2. Wang X, Heazlewood SP, Krause DO, Florin TH. Molecular characterization of the microbial species that colonize human ileal and colonic mucosa by using 16S rDNA sequence analysis. J Applied Microbiol. 2003; 95(3):508-20.
3. Marks SL, Kather EJ, Kass PH, Melli AC. Genotypic and phenotypic characterization of *Clostridium perfringens* and *Clostridium difficile* in diarrheic and healthy dogs. J Vet Intern Med. 2002 Sep-Oct; 16(5):533-40.
4. Songer JG. Clostridia as agents of zoonotic disease. Vet Microbiol. 2010 Jan; 140(3-4):399-404.
5. Rebagliati V, Philippi R, Tornese M, Paiva A, Rossi L, Trancoso A. Food-borne botulism in Argentina. J Infect Dev Ctries. 2009 May; 3(4):250-4.
6. Obengui O. Tungiasis and tetanus at the University Hospital Center in Brazzaville. Dakar Med.1989; 34(1-4):44-8.
7. Litvoc J, Leite RM, Katz G. Aspectos epidemiológicos do tétano no Estado de São Paulo (Brasil). Rev Inst Med Trop São Paulo. 1991 Nov-Dec; 33(6):477-84.
8. Sathish S, Swaminathan K. Genetic diversity among toxigenic clostridia isolated from soil, water, meat and associated polluted sites in South India. Indian J Med Microbiol. 2009 Oct-Dec; 27(4):311-20.
9. Pinto FF, Assis RA, Lobato FCF, Vargas AC, Barros RR, Gonçalves LA. Edema maligno em suínos. Ciência Rural. 2005 Jan-Feb; 35(1):227-9.
10. Dutra IS, Döbereiner J, Souza AM. Botulismo em bovinos de corte e leite alimentados com cama de frango. Pesq Vet Bras. 2005 Apr-Jun; 25(2):115-9.
11. Lobato FCF, Salvarani FM, Silva ROS, Souza AM, Lima CGRD, Pires PS, Assis RA, Azevedo EO. Botulismo em ruminantes causado pela ingestão de cama-de-frango. Ciência Rural. 2008 Jul-Aug; 38(4):1176-8.
12. Goldhammer MA, Chapman PS, Grierson JM. Coxofemoral luxation in a border collie as a complication of a *Clostridium tetani* infection. J Small Anim Pract. 2008 Mar; 49(3):159-62.
13. Costa FS, Aguiar DM, Giuffrida R, Farias MR, Neto RT. Tétano em um gato. Braz J Vet Res Anim Sci. 2002; 39(3):160-2.
14. Singh M, Krockenberger M, Martin P, Wimpole J, Beatty J. Hepatocellular carcinoma with secondary abscessation in a cat. Aust Vet J. 2005 Dec; 83(12):736-9.
15. Thielman NM, Guerrant RL. Clinical practice. Acute infectious diarrhea. N Engl J Med. 2004 Jan; 350(1):38-47.
16. Clooten J, Kruth S, Arroyo L, Weese JS. Prevalence and risk factors for *Clostridium difficile* colonization in dogs and cats hospitalized in an intensive care unit. Vet Microbiol. 2008 May; 129(1-2):209-14.
17. Wang AL, Ledbetter EC, Kern TJ. Orbital abscess bacterial isolates and *in vitro* antimicrobial susceptibility patterns in dogs and cats. Vet Ophthalmol. 2009 Mar-Apr; 12(2):91-6.
18. Delost MD. Introduction to diagnostic microbiology: a text and workbook. 1st ed. St. Louis: Mosby; 1997.
19. Bell JA, Kopper JJ, Turnbull JA, Barbu NI, Murphy AJ, Mansfield LS. Ecological characterization of the colonic microbiota of normal and diarrheic dogs. Interdiscip Perspect Infect Dis. 2008; 1:1-17.
20. Kruth SA, Prescott JF, Welch MK, Brodsky MH. Nosocomial diarrhea associated with enterotoxigenic *Clostridium perfringens* infections in dog. J Am Vet Med Assoc.1989 Aug; 195(3):331-4.
21. Greene CE. Tetanus. In: Greene CE. Infectious diseases of the dog and cat. 3rd ed. Philadelphia: Saunders; 2006. p. 395-402.
22. Furukawa T, Furomoto K, Fujieda M, Okada E. Detection by PCR of the Tyzzer's disease organism (*Clostridium piliforme*) in feces. Exp Anim. 2002 Oct; 51(5):513-6.
23. Ikegami T, Shirota K, Goto K, Takakura A, Itoh T, Kawamura S, Une Y, Nomura Y, Fujiwara K. Enterocolitis associated with dual infection by *Clostridium piliforme* and feline panleukopenia virus in three kittens. Vet Pathol. 1999 Nov; 36(6):613-5.
24. Headley SA, Shirota K, Baba T, Ikeda T, Sukura A. Diagnostic exercise: Tyzzer's disease, distemper, and coccidiosis in a pup. Vet Pathol. 2009 Jan; 46(1):151-4.
25. Borriello SP. Pathogenesis of *Clostridium difficile* infection. J Antimicrob Chemother. 1998 May; 41(C):13-9.
26. Peck MW. Clostridia and food-borne disease. Microbiol Today. 2002 Feb; 29:9-12.
27. Lefebvre SL, Weese JS. Contamination of pet therapy dogs with MRSA and *Clostridium difficile*. J Hosp Infect. 2009 Jul; 72(3):268-9.
28. Gelli DS, Jakabi M, Souza A. Botulism: a laboratory investigation on biological and food samples from cases and outbreaks in Brazil (1982-2001). Rev Inst Med Trop São Paulo. 2002 Nov-Dec; 44(6):321-4.
29. Swanson KS, Grieshop CM, Flickinger EA, Bauer LL, Chow J, Wolf BW, Garleb KA, Fahey GC Jr. Fructooligosaccharides and *Lactobacillus acidophilus* modify gut microbial populations, total tract nutrient digestibilities and fecal protein catabolite concentrations in healthy adult dogs. J Nutr. 2002 Dec; 132(12):3721-31.
30. O'Mahony D, Murphy KB, MacSharry J, Boileau T, Sunvold G, Reinhart G, Kiely B, Shanahan F, O'Mahony L. Portrait of a canine probiotic *Bifidobacterium*-from gut to gut. Vet Microbiol. 2009 Oct; 139(1-2):106-12.

104 Nocardiose e Actinomicose

Alexandre Merlo

Introdução

Nocardia e *Actinomyces* são bactérias classificadas como actinomicetos por pertencerem à ordem Actinomycetales, a qual engloba várias famílias de importância médica como Nocardiaceae, Actinomycetaceae, Mycobacteriaceae e Corynebacteriaceae. Em geral, são estudadas em conjunto por serem microrganismos saprofíticos oportunistas que, esporadicamente, causam infecções piogranulomatosas crônicas em pele, tórax e abdome, entre outros locais.

Na rotina de atendimento veterinário, a prevalência das infecções por *Nocardia* e *Actinomyces* parece ser baixa, em parte pela falta de diagnóstico preciso, em parte pelo fato de muitas infecções cederem ao tratamento com antimicrobianos convencionais utilizados de modo inespecífico.

A apresentação clínica de nocardiose e actinomicose em cães e gatos é, muitas vezes, bastante semelhante. No entanto, há diferenças importantes no diagnóstico e no prognóstico, cujos principais aspectos serão descritos a seguir.

Nocardiose

Etiologia

As bactérias pertencentes ao gênero *Nocardia* são microrganismos saprofíticos aeróbios encontrados em matéria orgânica presente no solo, água e plantas. A taxonomia do gênero *Nocardia* tem mudado constantemente, em face da evolução dos métodos de avaliação fenotípica e de caracterização molecular.[1] Apesar da aparente confusão classificatória entre os autores, consideram-se as espécies mais importantes em cães e gatos: *N. asteroides*, *N. brasiliensis*, *N. otitidiscaviarum*, *N. transvalensis*, *N. nova*, *N. farcinica* e *N. africana*.

Epidemiologia

Cães e gatos machos costumam ser mais acometidos que as fêmeas, possivelmente em vista de seus hábitos de briga e de caça.[2–4] Em seres humanos, parte dos pacientes costuma apresentar doença imunossupressora que proporciona o progresso da infecção. Recentemente, um levantamento apontou que cinco entre nove cães atendidos com nocardiose em um hospital-escola veterinário brasileiro estavam infectados concomitantemente pelo vírus da cinomose.[5] Em gatos, a administração de corticosteroides por período longo, a infecção pelo vírus da imunodeficiência felina e o pós-operatório de cirurgias estiveram implicados como causa de base para o desenvolvimento da nocardiose.[3] Ressalte-se, no entanto, que nem sempre um fator de predisposição pode ser identificado.

Fisiopatogenia

As infecções por *Nocardia* são consideradas sempre oportunistas, decorrendo principalmente da inalação do agente ou inoculação cutânea (perfuração por objetos pontiagudos contaminados com matéria orgânica, feridas ou arranhões). Um balanço entre a suscetibilidade do hospedeiro, seu estado imunológico e a espécie/cepa de *Nocardia* determina o curso da infecção, seja por via aerógena, seja por inoculação nos tecidos. Após inalação, as bactérias podem colonizar o epitélio alveolar, atingir a circulação e causar infecção multissistêmica, sendo frequente o acometimento do espaço pleural, mediastino e pericárdio. Quando há inoculação tissular, podem-se desenvolver lesões localizadas ou, mesmo, acontecer a disseminação do agente por via hematógena. As cepas patogênicas de *Nocardia* têm ácidos mucólicos em sua parede celular, o que anula os mecanismos de destruição bacteriana (fusão lisossômica, neutralização ácida e oxidação) no interior dos macrófagos e neutrófilos.[6] A consequência é o desenvolvimento de um processo inflamatório piogranulomatoso supurativo intenso, que tende a se tornar crônico.

Manifestações clínicas

A nocardiose pode se manifestar por meio de lesões cutâneas, pulmonares ou, ainda, em múltiplos órgãos.

Na pele, as infecções caracterizam-se por abscessos cutâneos/subcutâneos e lesões edematosas acompanhadas de exsudação purulenta (Figuras 104.1 e 104.2). As regiões mais acometidas são cervicofacial, inguinal e extremidades distais dos membros.[2,6] Comumente, são observados trajetos fistulares cutâneos com drenagem de pus (Figura 104.3). Uma forma peculiar de nocardiose cutânea resulta na formação de micetomas nas extremidades dos membros, que podem se transformar em fístulas purulentas. Febre, linfadenomegalia regional, dor localizada, hiporexia e apatia também podem ser identificadas em nocardiose cutânea. Em geral, muitos animais são atendidos após tentativas frustradas de tratamento com antimicrobianos tradicionalmente empregados contra infecções dos tecidos moles e de pele (cefalexina, amoxicilina com clavulanato de potássio e enrofloxacino), o que pode aumentar a suspeita de nocardiose.

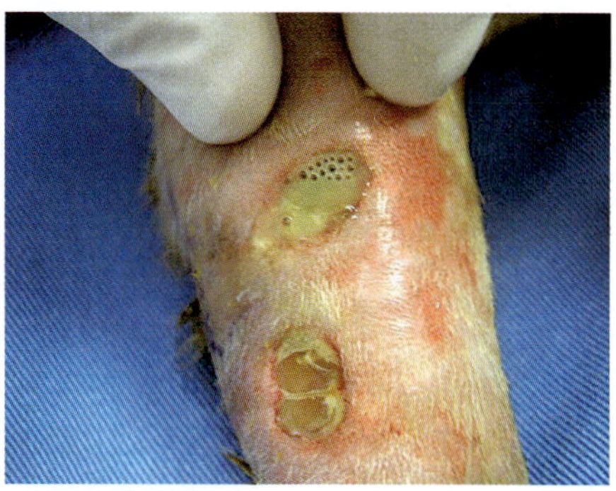

Figura 104.1 Abscessos cutâneos na face lateral do membro torácico direito de felino macho, sem raça definida, de 3 anos, com nocardiose (*N. nova*). (Gentilmente cedida pelo Prof. Dr. Marconi Rodrigues de Farias, PUC-PR.)

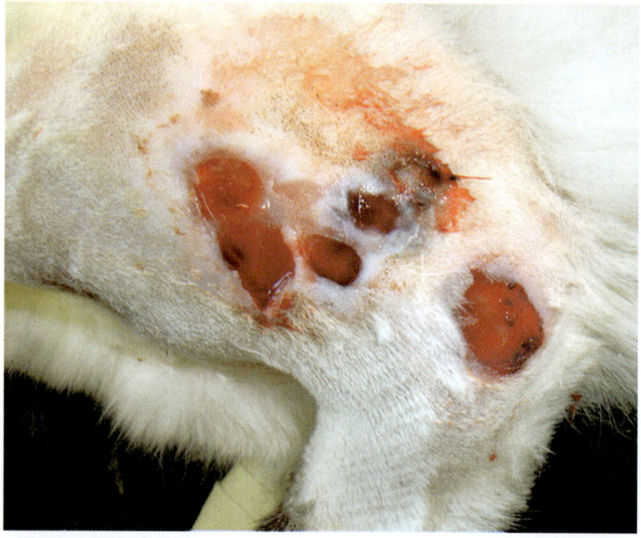

Figura 104.2 Abscessos cutâneos na região escapular e face lateral do membro torácico esquerdo de felino fêmea, sem raça definida, de 2 anos, acometido por nocardiose (*N. asteroides*). (Gentilmente cedida pelo Prof. Dr. Marconi Rodrigues de Farias, PUC-PR.)

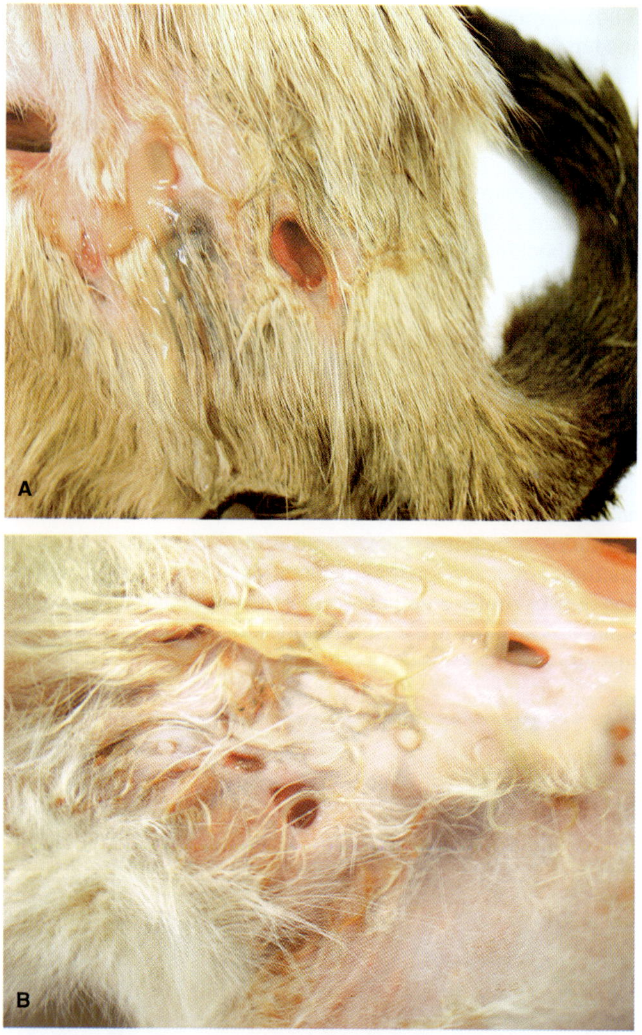

Figura 104.3 Fístulas, secreção purulenta abundante e aglutinação de pelos nas regiões lombossacral (**A**) e inguinal (**B**) de felino fêmea, Siamês, de 6 anos, infectado por *Nocardia* spp. (Gentilmente cedida pelo Prof. Dr. Carlos Eduardo Larsson, Serviço de Dermatologia do Hospital Veterinário da FMVZ/USP.)

Na forma pulmonar, podem-se observar sintomas como tosse, secreção oculonasal mucopurulenta, febre, apatia e diarreia, havendo necessidade de fazer o diagnóstico diferencial com cinomose, ou mesmo considerar a possibilidade de ambas as enfermidades.[5–7] Embora a maioria dos animais com nocardiose pulmonar tenha sintomas que progridem lentamente, há descrição de quadros agudos acompanhados de hemoptise, dispneia inspiratória e colapso. Durante a auscultação torácica, crepitações podem sugerir broncopneumonia, ao passo que a redução dos sons pulmonares ou o abafamento de bulhas cardíacas podem indicar piogranulomas ou derrame pleural. Nas radiografias de tórax, podem ser vistas áreas de opacificação intersticial nodular uni ou multifocal (piogranulomas), bem como áreas de opacificação pulmonar de natureza variada (intersticial difusa ou alveolar, sugerindo broncopneumonia). Além disso, linfadenomegalia (principalmente hilar) e derrame pleural (piotórax) são achados radiográficos comuns.

A forma sistêmica da doença normalmente ocorre por disseminação das bactérias dos pulmões, sendo raros os casos não vinculados a infecção pulmonar prévia.[6] A pele é o órgão mais acometido pela bacteriemia, mas baço, fígado, rins, ossos e sistema nervoso central podem ser afetados.[2,8]

Diagnóstico clínico e laboratorial

O diagnóstico de nocardiose baseia-se na história clínica, nos achados de exame físico e nos exames complementares. Em nocardiose cutânea, o aparecimento de abscessos ou fístulas sem causa aparente, que não regridem com o tratamento convencional, especialmente em pacientes imunossuprimidos, deve ser considerado indicativo da enfermidade.

Para confirmar o diagnóstico, é necessário identificar e, preferencialmente, cultivar a bactéria. A identificação inicial deve ser feita pelo exame citológico com as colorações de Gram e Giemsa (Figura 104.4). As amostras para o exame podem ser obtidas por aspiração com agulha fina de material purulento dos abscessos cutâneos e das fístulas, tomando-se o cuidado de não colher material contaminante presente na pele (Figura 104.5). Pode-se também colher o lavado traqueobrônquico com o animal sedado ou sob anestesia, nos casos de envolvimento pulmonar, ou, ainda, fazer um esfregaço com

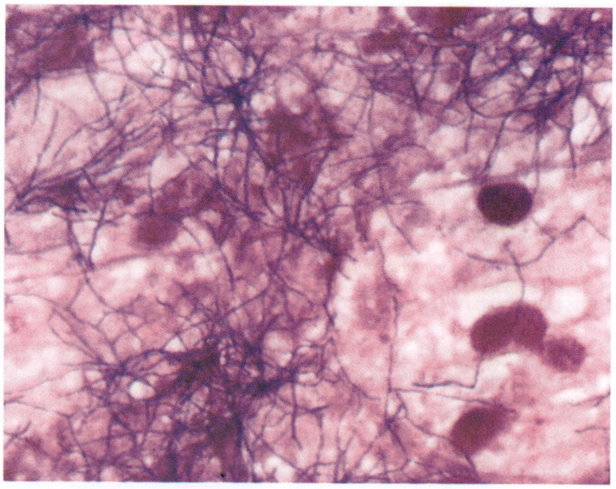

Figura 104.4 Exame citológico de leite bovino, em que se observam exemplares de *N. asteroides* positivos pela coloração de Gram, com aspecto filamentoso/ramificado (aumento de 1.000×). (Gentilmente cedida pelo Prof. Dr. Márcio Garcia Ribeiro, FMVZ/UNESP-Botucatu.)

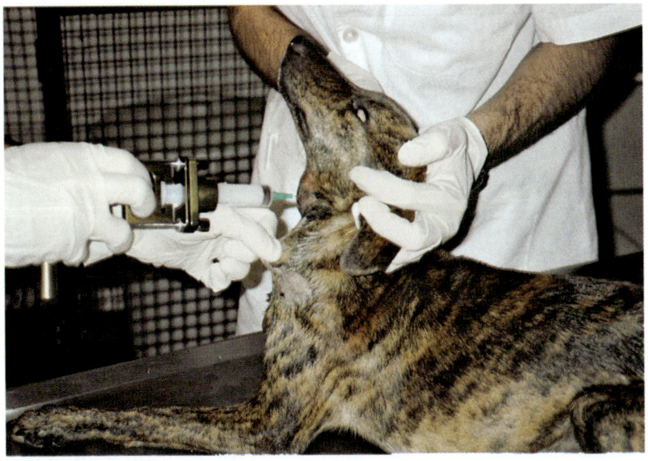

Figura 104.5 Aspiração com agulha fina de abscesso causado por *Nocardia* spp. na região cervical ventral de canino macho, sem raça definida. (Gentilmente cedida pelo Prof. Dr. Márcio Garcia Ribeiro, FMVZ/UNESP-Botucatu.)

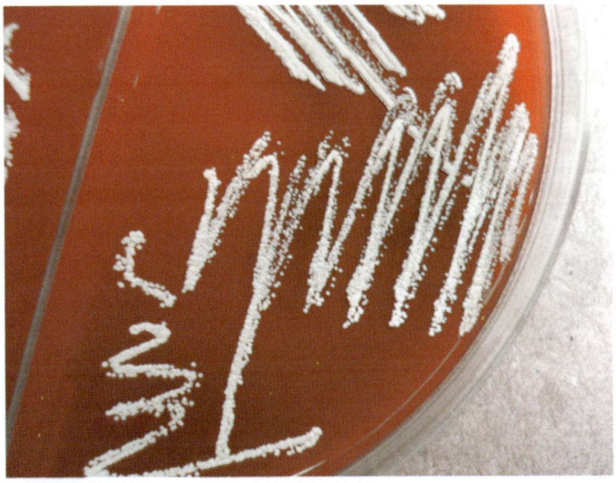

Figura 104.6 Visão macroscópica de colônias de *Nocardia* spp. em ágar-sangue ovino a 5% desfibrinado, após 72 h de incubação sob condições de aerobiose. Notar que as colônias têm aspecto irregular, ressecado, pulverulento e cerebriforme. (Gentilmente cedida pelo Prof. Dr. Márcio Garcia Ribeiro e pela mestranda Larissa Anuska Zeni, FMVZ/UNESP-Botucatu.)

o pus drenado da cavidade torácica, nos casos de piotórax. Eventualmente, as amostras de pus podem conter grumos amarelados a brancos, conhecidos como macroagregados ou grânulos de enxofre, fato que deve remeter à suspeita direta de infecção por *Nocardia* ou *Actinomyces*, particularmente em gatos com piotórax.

Microscopicamente, as bactérias do gênero *Nocardia* são gram-positivas, filamentosas e frisadas, com 0,5 a 1 μm de diâmetro, sendo facilmente identificáveis. A semeadura para cultura pode ser feita em meios simples como ágar Saboraud dextrose, ágar-sangue de carneiro e ágar-chocolate, sob condições aeróbicas e à temperatura de 37°C.[1,6,9] O crescimento bacteriano geralmente ocorre em 2 a 14 dias, mas se deve aguardar até 4 semanas para propiciar o crescimento de cepas fastidiosas. As colônias têm aspecto variável conforme a espécie, podendo ser lisas e úmidas, lembrando colônias tipicamente bacterianas, ou rugosas com micélios aéreos com aspecto de algodão recoberto de pó (Figura 104.6); a coloração oscila de amarelada a avermelhada em vista da produção de carotenoides. A maioria das cepas de *Nocardia* é parcialmente corada pela técnica de Fite-Faraco, uma modificação da técnica ácido-rápida de Ziehl-Neelsen, que pode ser utilizada para complementar o diagnóstico. Porém, como nem todas as cepas são coradas e, ademais, observa-se grau variável de impregnação pelo corante, a coloração de Gram é considerada a mais sensível para reconhecer as bactérias em amostras clínicas ou culturas.[9] Em geral, quando se procede à coleta do material para semeadura adequadamente, verifica-se apenas o crescimento de *Nocardia*, sendo raros os casos de crescimento de bactérias associadas.

A identificação de *Nocardia* ao patamar de espécie pode ser feita por uma série de provas bioquímicas realizadas separadamente, como hidrólise de adenina, caseína, tirosina, xantina e hipoxantina ou, em conjunto, usando-se um teste comercial (API20C AUX – bioMérieux®, Hazelwood).[9,10] Os métodos moleculares mais modernos para definir a espécie envolvem a amplificação dos genes 16S rRNA e hsp (reação em cadeia pela polimerase) ou o seu sequenciamento.[1,9] Pelas dificuldades de execução e custo, tais técnicas são restritas a instituições de pesquisa e raramente têm lugar na rotina clinica.

A lesão histopatológica principal em nocardiose são os piogranulomas, caracterizados por uma região central de necrose e supuração, cercada de células inflamatórias (macrófagos, linfócitos e plasmócitos). Os abscessos têm frequência elevada, em especial na pele. Os micetomas são mais raros e consistem em um granuloma em cujo interior existem agregados de microrganismos exógenos ou de vida livre, tais como actinomicetos (micetoma actinomicótco) ou fungos (micetoma eumicótico). As amostras colhidas para exame histopatológico devem ser coradas com preparações à base de metenamina de prata ou pelo procedimento de Brown-Brenn (um Gram tecidual), a fim de identificar as bactérias presentes na região central dos piogranulomas, abscessos ou micetomas. As colorações de rotina, como hematoxilina-eosina e ácido periódico de Schiff, podem não corar os filamentos de *Nocardia*.[6]

Tratamento

O tratamento das infecções por *Nocardia* abrange antimicrobianos por via sistêmica, drenagem dos abscessos cutâneos/piogranulomas e limpeza das fístulas.

Os tempos de tratamento são longos, pelo menos 4 a 6 semanas na maioria dos relatos, principalmente nas formas pulmonar e disseminada da doença. Há citações de animais que receberam antimicrobianos por até 7 meses.[11] Infelizmente, não há consenso sobre a duração ideal da terapia, mas a sua interrupção precoce pode levar à recorrência dos sintomas. As associações entre sulfonamidas e trimetoprima são a principal escolha empírica para tratar as infecções por *Nocardia* em cães, gatos e seres humanos, em virtude do percentual elevado de eficácia.[6,9] No entanto, como nem todas as cepas de *Nocardia* são sensíveis a esses antimicrobianos, cultura e antibiograma são extremamente recomendáveis em todos os casos. Os efeitos adversos decorrentes da administração crônica de sulfonamidas e trimetoprima (mielossupressão, queratoconjuntivite seca, artrite, cristalúria, farmacodermias, hipotireoidismo) requerem o acompanhamento clínico e laboratorial dos animais a intervalos regulares durante todo o tratamento. Além disso, algumas raças (Pinscher miniatura e Dobermann Pinscher) parecem apresentar maior probabilidade de desenvolver reações farmacodérmicas com o uso de sulfonamidas, não sendo candidatos a receber tal categoria de antimicrobianos.

Em um estudo realizado no Brasil, os maiores percentuais de sensibilidades *in vitro* de 28 isolados de *Nocardia* de bovinos com mastite e cães com lesões cutâneas foram obtidos com sulfametoxazol/trimetoprima, amicacina e ceftiofur (92,8%), gentamicina (85,8%), ceftriaxona (78,6%), ampicilina (64,4%) e amoxicilina com clavulanato de potássio (60,7%).[5] Em outra abordagem também conduzida em nosso meio, as sensibilidades de 10 isolados de *N. asteroides* provenientes de cães foram mais elevadas com ceftiofur (100%), gentamicina (88,9%) e amicacina (85,7%).[7] Apesar dos percentuais elevados de suscetibilidade aos aminoglicosídios nesses estudos, seu emprego é inviável do ponto de vista clínico, seja pela ausência de absorção por via oral, seja por nefro e ototoxicidade potenciais. Em gatos, sensibilidades *in vitro* satisfatórias ocorreram com ampicilina, amicacina, tobramicina, doxiciclina, minociclina, eritromicina, claritromicina, imipeném e sulfametoxazol-trimetoprima.[12] Pelo certo grau de variação exposto nos trabalhos citados, reforça-se a necessidade de antibiograma para nortear a terapia, principalmente considerando sua longa duração e a possibilidade de recidiva da doença. Por fim, a linezolida, um antimicrobiano da classe das oxazolidinonas, mostrou boa atividade *in vitro* contra espécies de *Nocardia* provenientes de seres humanos, mas faltam dados de farmacodinâmica e segurança que respaldem o seu uso em cães e gatos.[13]

A drenagem cirúrgica dos abscessos ou piogranulomas parece ser útil para complementar o tratamento com os antimicrobianos em nocardiose pulmonar e cutânea.[2,4] Um estudo apontou menor taxa de recidiva em um grupo de cães com nocardiose/actinomicose cutânea tratados com antimicrobianos e debridação cirúrgica em comparação com o grupo tratado apenas com antimicrobianos.[4] Sucesso também foi relatado em gato com peritonite por *Nocardia*, após lavagem abdominal exaustiva e medicação com sulfadiazina-trimetoprima.[14]

O prognóstico das infecções por *Nocardia* costuma ser reservado, principalmente pelo fato de muitos animais serem atendidos em fases bastante avançadas da doença, o que reduz a eficácia dos antimicrobianos e, muitas vezes, provoca a desistência do tratamento por parte dos proprietários. Doenças concomitantes, como a cinomose nos cães, diminuem as chances de êxito terapêutico.[5,7] As recidivas são frequentes,[2-4,6] corroborando a recomendação de tratamentos prolongados mesmo que a remissão dos sintomas tenha ocorrido rapidamente.

Prevenção

Não há medidas preventivas adequadas para a enfermidade.

Actinomicose

Etiologia

O gênero *Actinomyces* compreende bactérias saprofíticas anaeróbias que habitam membranas mucosas. As principais espécies encontradas em cães são *A. bowdenii*, *A. hordeovulneris*, *A. canis*, *A. viscosus*, *A. turicensis* e *A. odontolyticus*. Em gatos, *A. bowdenii*, *A. viscosus* e *A. meyeri* merecem destaque. Além disso, *Arcanobacterium pyogenes* (antigo *Actinomyces pyogenes*) pode ser visto em ambas as espécies.

Epidemiologia

A actinomicose costuma acometer mais cães jovens com acesso a ambientes externos, em especial aqueles com hábitos de caça. A actinomicose é rara em felinos e pode estar associada a feridas causadas por mordeduras.

Fisiopatogenia

Por se tratar de um habitante natural de mucosas, as infecções por *Actinomyces* são tipicamente oportunistas e requerem algum tipo de ruptura de integridade epitelial para o seu desenvolvimento. As espécies do gênero também dependem da presença de bactérias comensais para causar infecção, as quais criam um meio anaeróbico favorável e, além disso, impedem a fagocitose de *Actinomyces* pelo sistema imunológico do hospedeiro.[6] Por esse motivo, os isolamentos de *Actinomyces* em amostras clínicas costumam ser acompanhados do crescimento de outras bactérias, ao contrário do verificado nas infecções por *Nocardia*.[6,15-17]

Mordeduras, perfurações externas da parede torácica/abdominal ou perfurações de órgãos internos como esôfago, estômago e intestinos por corpos estranhos proporcionam a inoculação bacteriana necessária para o estabelecimento da infecção. A inalação também representa uma via de transmissão importante do agente, que pode colonizar a cavidade nasal, os pulmões e o espaço pleural. A presença de gramíneas nos materiais perfurantes ou no conteúdo inalado é um fator comumente associado à actinomicose. Especula-se que os fragmentos de plantas possam provocar inflamação local, favorecendo a multiplicação de *Actinomyces* em conjunto com outros microrganismos habitantes de membranas mucosas.[18] Algumas espécies de *Actinomyces* são consideradas parte da flora oral de cães e gatos e também participam da formação do cálculo dental.[19]

As infecções abrangem uma variedade de órgãos passíveis de manter condições de anaerobiose. Assim, são descritas doenças cutâneas (abscessos, fístulas e feridas por mordedura), torácicas (piotórax e piogranulomas), intraperitoneais, nasais e corneanas.[4,15-17,20-24] Cães de caça e de trabalho jovens parecem predispostos à actinomicose, em vista da maior possibilidade de perfurações, ingestão de corpos estranhos e inalação de gramíneas.[6,18,21] A expansão das lesões a partir do ponto de inicial de introdução do agente geralmente ocorre apenas por contiguidade, tendo a doença um caráter mais localizado. Todavia, é possível a disseminação por via hematógena ou linfática, resultando em infecções mais graves, como as do sistema nervoso central, das vértebras e das valvas cardíacas.[8,25,26] As lesões actinomicóticas típicas são os abscessos e os piogranulomas.

Manifestações clínicas

Na pele, abscessos e fístulas causados por *Actinomyces* são facilmente confundíveis com os determinados por outros agentes. As regiões mais acometidas são a cabeça e o pescoço. Nas feridas por mordeduras, em que predominam as infecções mistas por bactérias aeróbias e anaeróbias, o *Actinomyces* faz parte do grupo de anaeróbios comumente isolados em estudos epidemiológicos.[17] Porém, considerando as dificuldades para a cultura e a sensibilidade a vários antimicrobianos, sua prevalência na prática clínica costuma ser subestimada.[6]

A actinomicose torácica manifesta-se por lesões pulmonares, mediastínicas, pleurais, cardíacas ou de parede da cavidade, às vezes acompanhadas de histórico de trauma relacionado com o trabalho. Alguns animais podem mostrar lesões sugestivas de perfuração externa do tórax, como edema de parede e aumentos de volume firmes, com ou sem fístulas drenando secreção purulenta.[18] Na maioria dos casos, no entanto, os sintomas são inespecíficos e abrangem perda de peso, fraqueza e inapetência progressivas.[20,26] Os sintomas respiratórios (tosse, dispneia e cansaço fácil) podem aparecer apenas na fase mais avançada da doença. As radiografias de tórax permitem identificar padrões variáveis de opacificação pulmonar (intersticial ou alveolar), áreas de consolidação pulmonar, massas pulmonares ou mediastínicas (piogranulomas), pleurite, derrames pericárdico e pleural. Em gatos, o piotórax representa a principal forma clínica de actinomicose.

Os sintomas da actinomicose peritoneal relacionam-se com perda de peso, inapetência e distensão abdominal (ascite).[20,22] Podem ser palpadas massas abdominais (piogranulomas). A observação de edema ou aumentos de volumes externos na parede abdominal é menos comum que na actinomicose torácica, a menos que as lesões se desenvolvam como extensão de focos de infecção torácicos ou retroperitoneais.[6]

A actinomicose do sistema nervoso central é rara, havendo descrições de empiema intracraniano, meningoencefalomielite e massas subvertebrais comprimindo a medula espinal causadas pelo agente.[8,25] Cistite, otite e queratite também foram relatadas.[24,27]

Diagnóstico clínico e laboratorial

O encontro de macroagregados no pus aspirado de abscessos/derrames ou drenado de fístulas cutâneas pode sugerir infecções por *Actinomyces* ou *Nocardia*. Em gatos com piotórax, o acometimento pulmonar identificado após o procedimento de toracocentese (contaminação parapneumônica) igualmente deve levar à suspeita de infecção por esses agentes.

Algumas espécies de *Actinomyces* são anaeróbias estritas, ao passo que outras são facultativas. Idealmente, as amostras para cultura precisam ser colhidas por aspiração com agulhas e transferidas de imediato para meios de transporte que mantenham condições de anaerobiose, como o tioglicolato. De maneira alternativa, as secreções podem ser aspiradas diretamente dos abscessos sem permitir a entrada de ar na seringa acoplada à agulha. Após a oclusão da extremidade da agulha com uma borracha, o material deve ser enviado ao laboratório. O processamento das amostras para cultura deve ser o mais rápido possível (no máximo 12 h), em especial se não houver o tioglicolato como meio de transporte. Entre o momento de coleta e o envio ao laboratório, a conservação do material deve ser feita em temperatura ambiente, sem refrigeração. Cabe comunicar ao microbiologista a possibilidade de infecção por anaeróbios para aumentar as chances de isolamento. O ágar-sangue ou o tioglicolato enriquecido com 5 a 10% de dióxido de carbono são os meios ideais, mas pode haver o crescimento de espécies aeróbias de *Actinomyces* nos meios de rotina.[6]

As colônias em geral levam 5 a 7 dias para crescer, mas podem demorar até 4 semanas.[6] As espécies de *Actinomyces* têm aspecto de bacilos curtos, com filamentos que às vezes se ramificam. São gram-positivas, assim como *Nocardia*, porém não se coram pelas técnicas ácido-rápidas (como Ziehl-Neelsen e suas modificações), o que auxilia na distinção entre elas. Esse aspecto é particularmente útil no exame citológico dos macroagregados, ou quando se encontram bactérias filamentosas lembrando *Nocardia* ou *Actinomyces* em amostras clínicas, já que a sensibilidade dessas bactérias aos antimicrobianos costuma ser diferente.

A necessidade de condições de anaerobiose, bem como a presença de outras bactérias nos focos de infecção, diminui as chances do crescimento de *Actinomyces*, resultando em frequência de isolamento muito menor que a prevalência das infecções. Além disso, como o *Actinomyces* é sensível a vários antimicrobianos, a cultura de amostras obtidas de animais previamente tratados também pode resultar na ausência de crescimento.

Do ponto de vista histopatológico, as lesões características (piogranulomas) apresentam um centro contendo os chamados grânulos actinomicóticos, envolvidos por uma camada de neutrófilos que, por sua vez, é cercada de matriz densa entremeada de linfócitos, macrófagos e plasmócitos. A coloração de hematoxilina-eosina é suficiente para identificar as bactérias nos grânulos típicos. Todavia, os filamentos actinomicóticos dispostos nos tecidos de maneira mais dispersa requerem a coloração de Gram adaptada para tecidos (procedimento de Brown-Brenn) para identificação. O encontro de outras bactérias nos cortes histológicos é comum, pela natureza polimicrobiana das infecções por *Actinomyces*.

Tratamento

Antimicrobianos por via sistêmica constituem a base do tratamento da actinomicose. Embora as espécies de *Actinomyces* possam apresentar sensibilidade a várias categorias de antimicrobianos, as penicilinas são a escolha empírica mais adequada.[6,28] Penicilinas G, amoxicilina e ampicilina podem ser utilizadas. No entanto, a amoxicilina e a ampicilina podem ser administradas por via oral, o que constitui uma vantagem no tratamento a longo prazo necessário para erradicar as infecções. Devem-se escolher a dose e a frequência de administração mais elevadas possíveis para assegurar a eficácia do tratamento. Ademais, o jejum contribui para aumentar a absorção das penicilinas no trato gastrintestinal. O tempo de tratamento costuma ser longo, havendo relatos de duração de 2 meses a 1 ano.

Em um estudo sobre o *Arcanobacterium pyogenes* de animais domésticos, verificou-se sensibilidade de todos os 103 isolamentos a penicilina G, amoxicilina, meticilina, cefalotina, gentamicina, cloranfenicol e rifampicina.[28] Ainda, 12% dos isolamentos foram resistentes a eritromicina e espiramicina, e 67% a tetraciclina, doxiciclina e minociclina. Como nem sempre o *Actinomyces* cresce nos meios de cultura rotineiros, sua sensibilidade raramente é avaliada. No entanto, pela presença comum desse agente em infecções mistas que regridem com o uso de fármacos com espectro para agentes anaeróbios, pode-se especular que sua sensibilidade seja elevada a várias categorias de antimicrobianos.

Aparentemente, existe benefício em associar o tratamento cirúrgico à terapia com antimicrobianos contra actinomicose.[4,18,29] A debridação cirúrgica das fístulas e a drenagem/lavagem dos abscessos, somadas ao uso de antimicrobianos, resultou em menores taxas de recidiva em comparação com o tratamento apenas com antimicrobianos, em um grupo de 48 cães com nocardiose/actinomicose cutânea.[4] Em outro estudo, 26 entre 27 cães de caça que apresentavam edemas torácicos e abdominais causados por bactérias anaeróbias, incluindo *Actinomyces*, foram tratados com sucesso por meio de cirurgia e antimicrobianos.[18] O encontro de fragmentos de plantas nas lesões granulomatosas intratorácicas excisadas é comum, reforçando a hipótese de que a sua aspiração contribui para desencadear a infecção mista por *Actinomyces* e outros anaeróbios.[18,21] Em relação ao piotórax canino, a identificação de *Actinomyces* no material purulento foi relatada como critério para proceder ao tratamento cirúrgico da enfermidade com a colocação de tubos de toracostomia fechados, em detrimento do tratamento médico apenas com antimicrobianos e toracocentese.[29] A parede dos granulomas intratorácicos ou intra-abdominais pode dificultar a penetração dos medicamentos e, nesses casos, a cirurgia para remoção dos granulomas, associada aos antimicrobianos, pode favorecer o processo de cura. Alternativamente, os antimicrobianos podem ser utilizados a fim de reduzir o tamanho dos granulomas, facilitando a definição da área acometida para excisão cirúrgica.

O prognóstico da actinomicose cutânea, torácica e abdominal, ao contrário da nocardiose, é bom, desde que sejam feitos tratamentos prolongados, acompanhados preferencialmente de procedimento cirúrgico.[4,6,18,20] As formas envolvendo o sistema nervoso central são exceção, por vezes em vista da dificuldade de estabelecer o diagnóstico e instituir o tratamento correto com precocidade.[8] O Quadro 104.1 ilustra as principais diferenças entre as infecções por *Nocardia* e *Actinomyces* em cães e gatos.

Quadro 104.1 Principais diferenças entre *Nocardia* e *Actinomyces*.

Características	*Nocardia*	*Actinomyces*
Habitat	Matéria orgânica (solo, água e plantas)	Membranas mucosas
Necessidade de oxigênio	Aeróbio	Anaeróbio estrito ou facultativo
Natureza das infecções	Monomicrobianas	Polimicrobianas
Isolamento por cultura	Fácil	Difícil
Coloração ácido-rápida (Ziehl-Neelsen e modificações)	Positiva	Negativa
Antimicrobianos empíricos para tratamento	Sulfonamidas com trimetoprima	Penicilinas
Prognóstico das infecções	Reservado	Bom

Prevenção

Não há medidas preventivas adequadas para a enfermidade.

Referências

1. Brown-Elliot BA, Brown JM, Conville PS, Wallace RJ Jr. Clinical and laboratory features of the *Nocardia* spp. based on current molecular taxonomy. Clin Microbiol Rev. 2006; 19:259-82.
2. Marino DJ, Jaggy A. Nocardiosis. A literature review with selected case reports in two dogs. J Vet Int Med. 1993;7:4-11.
3. Malik R, Krockenberger MB, O'Brien CR, White JD, Foster D, Tisdall PL *et al. Nocardia* infections in cats: a retrospective multi-institucional study of 17 cases. Aust Vet J. 2006; 84:235-45.
4. Kirpensteijn J, Fingland RB. Cutaneous actinomycosis and nocardiosis in dogs: 48 cases (1980-1990). J Am Vet Med Assoc. 1992; 201:917-20.
5. Ribeiro MG, Salerno T, Mattos-Guaraldi AL, Camello TCF, Langoni H, Siqueira AK *et al.* Nocardiosis: an overview and additional report of 28 cases in cattle and dogs. Rev Inst Med Trop São Paulo. 2008; 50:177-85.
6. Edwards DF. Actinomycosis and nocardiosis. In: Greene CE, editor. Infectious diseases of the dog and cat. St. Louis: Saunders Elsevier; 2006. p. 451-61.
7. Ribeiro MG, Aguiar DM, Paes AC, Megid J, Giuffrida R, Nardi Júnior G. Nocardiose cutânea associada à cinomose em cães. Relato de dez casos. Rev Clin Vet. 2002;39:34-42.
8. Radaelli ST, Platt SR. Bacterial meningoencephalomyelitis in dogs: a retrospective study of 23 cases (1990-1999). J Vet Int Med. 2002; 16:159-63.
9. Saubolle MA, Sussland D. Nocardiosis: review of clinical laboratory experience. J Clin Microbiol. 2003; 41:4497-501.
10. Kiska DL, Hicks K, Petit DJ. Identification of medically relevant *Nocardia* species with an abbreviated battery of tests. J Clin Microbiol. 2002; 40:1346-51.
11. Harada H, Endo Y, Sekiguch M, Setoguchi A, Momoi Y. Cutaneous nocardiosis in a cat. J Vet Med Sci. 2009; 71:785-7.
12. Hirsh DC, Jang SS. Antimicrobial susceptibility of *Nocardia nova* isolated from five cats with nocardiosis. J Am Vet Med Assoc 1999; 215: 815-7, 795-8.
13. Brown-Elliott BA, Ward SC, Crest CJ, Mann LB, Wilson RW, Wallace RJ Jr. *In vitro* activities of linezolid against multiple *Nocardia* species. Antimicrob Agents Chemother. 2001; 45:1295-97.
14. Tilgner SL, Anstey SI. Nocardial peritonitis in a cat. Aus Vet J. 1996; 74:430-2.
15. Barrs VR, Allan GS, Martin P, Beatty JA, Malik R. Feline pyothorax: a retrospective study of 27 cases in Australia. J Feline Med Surg. 2005: 7:211-22.
16. Gulbahar MY, Gurturk K. Pyothorax associated with *Mycoplasma* sp and *Arcanobacterium pyogenes* in a kitten. Aus Vet J. 2002; 80:344-5.
17. Meyers B, Schoeman JP, Goddard A, Picard J. The bacteriology and antimicrobial susceptibility of infected and non-infected dog bite wounds: fifty cases. Vet Microbiol. 2008; 127:360-8.
18. Frendin J, Greko C, Hellmén E, Iwarsson M, Gunnarsson A, Chryssantou E. Thoracic and abdominal wall swellings in dogs caused by foreign bodies. J Small Anim Pract. 1994; 35:499-508.
19. Elliott DR, Wilson M, Buckley CM, Spratt DA. Cultivable oral microbiota of domestic dogs. J Clin Microbiol. 2005; 43:5470-6.
20. Sivacolundhu RK, O'Hara AJ, Read RA. Thoracic actinomycosis (arcanobacteriosis) or nocardiosis causing thoracic pyogranuloma formation in three dogs. Aus Vet J. 2001; 79: 398-402.
21. Doyle JL, Kuipers von Lande RG, Worth AJ. Intra-thoracic pyogranuloma disease in four working dogs. N Z Vet J. 2009: 57:346-51.
22. Kawamura N, Shimada A, Morita T, Murakami S, Azuma R, Fujiwara M *et al.* Intraperitoneal actinomycosis in a cat. Vet Rec. 2005; 157:593-4.
23. Henderson SM, Bradley K, Day MJ, Tasker S, Caney SM, Hotston Moore A *et al.* Investigation of nasal disease in the cat – a retrospective study of 77 cases. J Fel Med Surg. 2004; 6:245-57.
24. Ledbetter EC, Scarlett JM. Isolation of obligate anaerobic bacteria from ulcerative keratitis in domestic animals. Vet Ophthalmol. 2008; 11:114-22.
25. Barrs VR, Nicoll RG, Churcher RK, Beck J, Beatty JA. Intracranial empyema: literature review and two novel cases in cats. J Small Anim Pract. 2007; 48:449-54.
26. Junius G, Bvegems V, Stalpaert M, Binst D, Schrauwen E. Mitral valve endocarditis in a Labrador retriever caused by an actinomyces species identified as *Actinomyces turicensis*. J Vet Int Med. 2004; 18:899-901.
27. Billington SJ, Post KW, Jost BH. Isolation of *Arcanobacterium* (*Actinomyces*) *pyogenes* from cases of feline otitis externa end canine cystitis. J Vet Diagn Invest. 2002; 14:159-62.
28. Guérin-Faublée V, Flandrois JP, Broye E, Tupin F, Richard Y. *Actinomyces pyogenes*: susceptibility of 103 clinical animal isolates to 22 antimicrobial agents. Vet Res. 1993; 24: 251-9.
29. Rooney MB, Monnet E. Medical and surgical treatment of pyothorax in dogs: 26 cases (1991-2001). J Am Vet Med Assoc. 2002; 221:86-92.

105 Clamidofilose Felina

Maria Alessandra Martins Del Barrio

■ Introdução

Chlamydophila felis (clamidofilose ou clamidiose felina), anteriormente conhecida como cepa felina de *Chlamydia psitacci*, foi o primeiro patógeno isolado do sistema respiratório de gatos, em 1942, por Baker e outros pesquisadores.[1,2] Por essa ocasião, acreditava-se ser o principal agente etiológico das doenças do trato respiratório anterior dos felinos. No entanto, ao final da década de 1950, com o isolamento do herpes-vírus felino tipo 1 (FHV-1) e do calicivírus felino (FCV), sua relevância como agente causal de afecção respiratória passou a ser questionada.[1,3] Estima-se que, atualmente, 30% dos casos de doenças respiratórias dos felinos no Reino Unido sejam decorrentes da infecção por *C. felis*, enquanto na América do Norte este número declina a menos de 5%.[4]

A partir de 1970, estudos passaram a enfatizar a sua importância como patógeno primário de conjuntivite aguda e crônica em felinos, associado à intensa inflamação e secreção ocular.[3,5,6]

Atualmente, é reconhecida como a única *Chlamydia* clinicamente relevante para o felino doméstico, pois até recentemente se acreditava que apenas a *Chlamydophila felis* fosse capaz de infectá-lo.[1,2,5,6] Entretanto, sabe-se agora que organismos *Chlamydia-like*, da família Parachlamydiaceae, que residem e se multiplicam em amebas de vida livre, têm sido identificados em gatos com conjuntivite neutrofílica e eosinofílica, bem como em gatos saudáveis, apesar de a relevância clínica desses microrganismos ainda não ter sido elucidada.[2,7]

■ Etiologia

Até o início do século, o agente da clamidiose felina era conhecido como *Chlamydia psitacci*, pois até o advento e evolução das técnicas de reação em cadeia pela polimerase (PCR) apenas o gênero *Chlamydia* era descrito.[8] A reclassificação taxonômica ocorreu a partir da análise do gene rRNA 23S, distinguindo-se dois gêneros: *Chlamydia* e *Chlamydophila*.[3,8,9] Em 2006, com base no sequenciamento genético, o microrganismo foi renomeado como *Chlamydophila felis*.[8,9]

A *Chlamydophila felis* é uma bactéria do gênero *Chlamydophila*, pertencente à família Chlamydiaceae e à ordem Chlamydiales.[3,8]

É um microrganismo cocoide, intracelular obrigatório e gram-negativo, portanto com parede celular desprovida de peptidioglicanos.[1,3,6,8] Replica-se por fissão binária.[8] Semelhantemente às riquétsias, não tem sistema citocrômico para transporte de elétrons, sendo incapaz de sintetizar adenosina trifosfato (ATP) ou glutamina trifosfato (GTP). Seu ácido nucleico é contido em nucleotídios não separados do citoplasma por membrana nuclear, e seu genoma tem cerca de 1.450 kb.

■ Epidemiologia

A infecção pela *Chlamydophila felis* é mais frequente em colônias e abrigos de alta densidade de gatos, particularmente criatórios (gatis), o que faz a sua prevalência maior em animais de raças puras.[2,8,10] Os animais acometidos são, na maioria, gatos jovens, particularmente com idade inferior a 1 ano.[2,6,8]

A clamidofilose é afecção mais associada a quadros de conjuntivite nos gatos (particularmente crônica), sendo o agente isolado em mais de 30% dos animais que apresentam afecções oculares.[2,6,8,,11] Isso é particularmente relevante se considerarmos que um levantamento euro-americano demonstrou que 3% das primeiras consultas de gatos domésticos aos veterinários ocorrem por causa de conjuntivite.[2]

Estudos de soroprevalência indicam que mais de 10% de gatos domésticos não vacinados apresentam altos títulos de anticorpos anti-*Chlamydophila*, indicando prévia exposição ao agente.[2,8,12]

A pesquisa molecular por meio de PCR revela prevalência de 12 a 20% em gatos com sintomas oculares ou de trato respiratório anterior, e de 2 a 3% em gatos assintomáticos.[8,13] Tais observações sugerem que a infecção por *C. felis* seja relativamente prevalente nas populações de gatos domésticos.[2]

Embora se avente potencial zoonótico, não há evidências epidemiológicas que confirmem risco realmente significativo.[8] Nenhum dos relatos existentes, até o presente momento, de doença respiratória humana causada por *Chlamydophilas* teve a confirmação de ser provocada por *C. felis*.[14] Há um relato de conjuntivite humana por *C. felis* em paciente HIV-positivo.[15]

■ Imunidade e virulência

Gatos infectados apresentam títulos de anticorpos anti-*Chlamydophila*. A transmissão de anticorpos pelo colostro protege os filhotes pelo primeiro, ou até segundo, mês de vida.[8,16]

A natureza da resposta imunológica à infecção por *C. felis* ainda é obscura, mas se sugere que a imunidade celular seja crucial, e provavelmente tendo como alvos as proteínas maiores (MOMP) e polimórficas (POMP) da membrana externa.[8,17,18]

As POMP, além de cruciais para a indução da resposta imune, são consideradas fatores-chave da virulência de *C. felis*, bem como plasmídios identificados em vários isolados do agente, já sabidamente relacionados com a sua patogenicidade.[2,18]

A duração da imunidade natural ou vacinal ainda é dúbia, mas há relatos de que gatos previamente infectados sejam vulneráveis à reinfecção após 1 ano ou mais.[8]

■ Transmissão e patogenia

C. felis não sobrevive no meio externo ao hospedeiro; portanto, a transmissão requer contato direto entre fonte de infecção e suscetível, provavelmente utilizando-se das secreções oculares como principal via de eliminação.[2,5,6,8] A interação social dos felinos, relevando-se os hábitos de autolimpeza e higienização mútua (*grooming*), é importante fator de transmissão.[2]

Gatos infectados eliminam o agente pelas secreções oculares por 60 dias desde a infecção. Alguns animais podem se tornar permanentemente infectados.[8,19] Animais experimentalmente infectados e não tratados apresentaram isolamento conjuntival positivo por período superior a 215 dias.[8,16]

Os tecidos-alvo das *Chlamydophilas* são as mucosas, particularmente a conjuntiva para *C. felis*.[8]

Postulam-se dois possíveis mecanismos patogênicos para as oftalmopatias decorrentes da clamidofilose: um efeito citopático direto da replicação do agente nas células conjuntivais ou, principalmente, um efeito indireto proporcionado pela liberação de subprodutos tóxicos do agente.[5]

Apesar de a doença clínica estar relacionada com a infecção ocular, o microrganismo pode ser prontamente isolado do trato digestório e do trato genital de fêmeas, apesar de não se haver ainda elucidado qualquer significado patológico para tais achados.[2]

Manifestações clínicas

As manifestações clínicas da clamidofilose variam, individualmente, de acordo com idade do indivíduo infectado, imunocompetência, comprometimento tecidual e virulência da cepa.[7]

Após um período de incubação de 2 a 5 dias, iniciam-se os sintomas oculares.[2,8] A primeira manifestação sintomática é a secreção ocular unilateral, que em geral compromete o outro olho em um intervalo 1 a 2 dias.[2,8] A secreção, inicialmente serosa, ganha consistência com o decorrer do tempo, tornando-se mucosa ou mucopurulenta.[2,8]

Costuma-se notar conjuntivite grave, com hiperemia, congestão e quemose das conjuntivas palpebrais, comprometendo também a membrana nictitante ou terceira pálpebra (Figura 105.1).[2,8,19] Pode haver desconforto ocular e blefarospasmo. A quemose (Figura 105.2) é bastante pronunciada em clamidofilose, sendo a característica clinica mais importante.[2,6,8]

Quadros mais graves podem acarretar complicações como aderências conjuntivais. Ceratites e úlceras corneanas em geral são associadas à infecção pelo FHV-1, não sendo sintomas comuns de clamidofilose.[8]

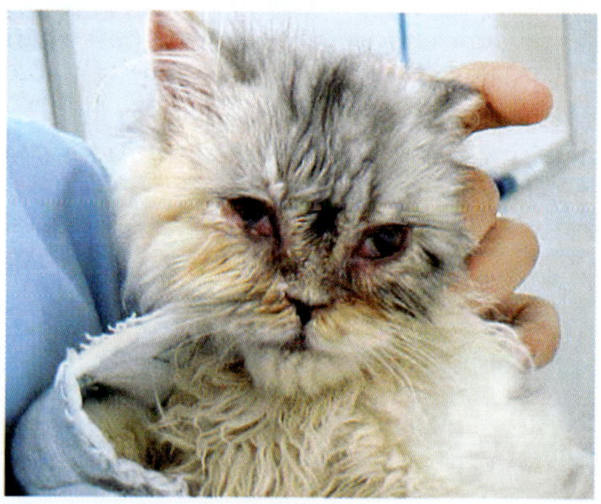

Figura 105.1 Conjuntivite bilateral grave em felino de 5 meses de idade, caracterizada por acentuadas quemose e secreção seromucosa, decorrente de infecção por *Chlamydophila felis*.

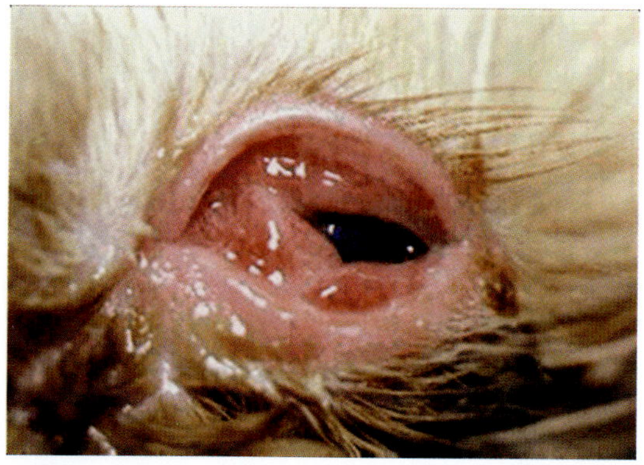

Figura 105.2 Quemose acentuada e epífora em gato Persa infectado por *Chlamydophila felis*.

Sintomas respiratórios (secreção nasal e espirros) associados a *C. felis* são muito brandos, e muito raramente dissociados de distúrbios oculares.[2,8,19]

Gatos com clamidofilose se apresentam alertas e altivos; apesar de raramente mostrarem comprometimento do estado geral, febre transitória, disorexia e perda de peso podem surgir no período de incubação.[2,6,8]

Organismos *Chlamydophila-like* são agentes etiológicos de infertilidade de algumas espécies. Existem evidências circunstanciais de que *C. felis* possa determinar disfunções reprodutivas em felinos, tais como abortamentos, uma vez que já foi isolada em secreções vaginais de gatas infectadas e fetos abortados, além de alguns gatos inférteis apresentarem altos títulos de anticorpos, indicativos de infecção ativa ou recente.[1,2,8,26] No entanto, estudos adicionais se fazem necessários para avaliar o significado clínico do agente no âmbito reprodutivo, bem como a possibilidade de transmissão venérea.[1,8]

Evidências inconsistentes da correlação entre *C. felis* e claudicação em gatos também são citadas na literatura.[7] Não há relatos de alterações gastrintestinais associadas à clamidofilose.[8]

Diagnóstico

O diagnóstico é, muitas vezes, presuntivo e baseado em anamnese e sintomas clínicos. Porém, o diagnóstico definitivo requer a detecção do agente. Casos muito crônicos, contudo, dificultam a pesquisa direta de *C. felis*. Em tais circunstâncias, a detecção de altos títulos de anticorpos em animais não imunizados pode ser bastante relevante.

Identificação

A visualização dos microrganismos em estregaços obtidos de amostras conjuntivais, a cultura de secreções oculares ou testes de pesquisa molecular (PCR) se prestam às tentativas de identificação de *C. felis*. Testes sorológicos para pesquisa de antígeno, como teste imunoenzimático (ELISA), também podem ser utilizados.

Citologia

Avaliação citológica de esfregaços de conjuntiva pode ser realizada, mas apresenta baixa sensibilidade devido ao número restrito de microrganismos contidos nos *swabs* conjuntivais.[5,8]

Cultura e isolamento

O isolamento em cultura celular era a técnica feita até o advento da PCR, porém com restrições decorrentes da instabilidade do agente no meio, que compromete a sua viabilidade durante transporte e manuseio no laboratório.[5]

Reação em cadeia pela polimerase

A identificação de *C. felis* por PCR tem sido a melhor alternativa, na atualidade, pela alta sensibilidade da técnica.[2,6,8] A pesquisa de genes codificadores das POMP tem sido confirmatória para *C. felis*.[18] Sua maior vantagem é a capacidade de detecção de DNA mesmo de organismos mortos, e também porque o DNA permanece viável no ambiente por longos períodos. *Swabs* oculares obtidos do saco conjuntival constituem o material de escolha para pesquisa do agente, recomendando-se uma boa execução da coleta, pois o agente é intracelular, sendo necessário, portanto, material celular na amostra. Para tanto, sugere-se a utilização de anestésico tópico.[2,5,6,8]

▪ Sorologia

A detecção de anticorpos apenas confirma a infecção de gatos não vacinados.[2,3] Para tal finalidade, as técnicas de imunofluorêscencia ou de ELISA podem ser empregadas para avaliar a resposta sorológica dos animais.[8]

Podem surgir reações cruzadas com outras bactérias, o que faz com que títulos até superiores a 1:32 sejam considerados negativos.[2,8]

Infecções estabelecidas ou recentes normalmente são associadas a títulos a partir de 1:512.[2,8]

Os testes sorológicos são particularmente úteis para estabelecer se a infecção é endêmica na colônia, e para investigar casos de doença ocular crônica.[8]

▪ Tratamento

O tratamento é indicado para atenuação dos sintomas, bem como eliminação do estado de portador, e subsequente transmissão.[20]

A antibioticoterapia é bastante efetiva para o tratamento de gatos infectados por *C. felis*, sendo a terapia sistêmica efetivamente mais eficaz quando comparada com o tratamento tópico.[2,8,20–22]

O tratamento tópico com pomadas oftalmológicas de tetraciclina a 1% (2 vezes/dia), durante 15 dias) promove melhora clínica, mas estudos comprovam que, sendo administrado como unimodalidade, permite a recidiva em curto período.[23]

Princípios ativos possivelmente utilizados para o tratamento sistêmico da clamidofilose são as tetraciclinas (doxiciclina, oxitetraciclina), amoxicilina potencializada com ácido clavulânico, fluoroquinolonas e azitromicina.[2]

As tetraciclinas são os antibióticos de escolha. Esses fármacos apresentam potenciais efeitos adversos (deformidades ósseas e descoloração dentária), principalmente em animais jovens, mais observados com administração de oxitetraciclina quando em comparação com a doxiciclina.[2,3,6,8,20,23]

A doxiciclina traz ainda consigo a vantagem da administração em dose única diária, sendo frequentemente prescrita na posologia de 10 mg/kg, a cada 24 h, por via oral, por 4 a 6 semanas, a fim de assegurar a eliminação completa do agente.[2,3,6,20]

Alguns autores sugerem a efetividade de tratamentos por períodos menos extensos (3 semanas); tal afirmação foi comprovadamente contestada por um estudo em animais tratados com doxiciclina e submetidos a PCR a intervalos de 7, 14, 21 e 28 dias, que concluiu ser efetiva a antibioticoterapia por, no mínimo, 4 semanas.[3,20]

Não se deve, no entanto, desconsiderar a potencial complicação da terapia com doxiciclcina, que é a esofagite e a subsequente estenose esofágica, lembrando de recomendar ao proprietário a administração solúvel do fármaco, ou a oferta de água após a de comprimidos.[2]

As fluoroquinolonas (enrofloxacino ou pradofloxacino, 5 mg/kg, a cada 24 h) também são efetivas, mas apresentam risco potencial de alterações na visão e comprometimento articular, além de não eliminarem o estado de portador; por isso, o tratamento com amoxicilina associada ao ácido clavulânico (12,5 mg/kg, a cada 12 h) durante 4 semanas representa a forma mais segura de tratamento para animais muito jovens.[2,,8,21,24,25]

Como o período de tratamento para a clamidofilose é bastante longo, pode ser malsucedido em decorrência da não cooperação do proprietário. Por isso, a azitromicina já foi citada como outra possibilidade terapêutica, vantajosa por requerer tratamentos menos extensos.[2] No entanto, o fármaco se mostrou ineficaz para eliminação da infecção, para diferentes regimes terapêuticos experimentados.[2,3,6,26]

A descontinuidade do tratamento pode ocasionar recrudescimento clínico; portanto, recomenda-se manter o antibiótico por pelo menos 2 semanas após o desaparecimento dos sintomas.[8]

Colônias, grandes agregados e criatórios requerem tratamentos mais extensos, uma vez que a eliminação do agente representa um fator de suma importância para o controle da infecção na população.[8]

O desconforto ocular pode ser aliviado com tratamento tópico.[2]

▪ Profilaxia

▪ Imunização

Como componentes dos imunógenos polivalentes disponíveis no mercado, encontram-se tanto vacinas vivas modificadas quanto inativadas anti-*Chlamydophyla*, sendo eficazes contra a manifestação clínica da doença, mas não contra a infecção.[8,11] Estudos citológicos e de pesquisa molecular já demonstraram a presença do agente em conjuntivas de gatos imunizados, indicando replicação do agente mesmo em animais imunizados.[1,5,11]

Recomenda-se a vacinação em animais com risco de exposição ao agente, particularmente em grandes agregados e criatórios, e colônias, mesmo pequenas, com histórico prévio de clamidofilose.[8] A vacinação rotineira de gatos de estimação tem sido questionada em se considerando que a clamidofilose é uma doença tratável que não representa risco à vida.[8]

O esquema vacinal deve ser iniciado às 8 semanas de idade, requerendo uma segunda dose vacinal após 3 ou 4 semanas, ou seguindo o curso de imunização adotado pelo veterinário. Como as manifestações clínicas se concentram mais entre as 5 e 8 semanas de idade, recomenda-se precocidade no esquema vacinal para filhotes de gatas não imunizadas, ou que não tenham ingerido colostro (a ter início às 6 semanas de idade).[2] Reforços anuais são recomendados para todos os animais sob risco de infecção.[6,8]

Abrigos, criatórios ou gatis

Chlamydophila é um importante patógeno em abrigos de resgate, mas não tão relevante como os vírus respiratórios.[8] No entanto, do mesmo modo, medidas como imunização, minimização da densidade populacional e manejo higiênico-sanitário são eficazes para o controle da infecção.[6,8]

Gatos mantidos em conjunto por longos períodos devem ser vacinados regularmente.[8]

Em gatis com infecção endêmica por *Chlamydophila*, a premissa é iniciar o controle com o tratamento de todos os gatos (sintomáticos ou não), a fim de eliminar o agente.[6,8]

O tratamento por 4 semanas com doxiciclina é recomendado, mas algumas colônias requerem 6 a 8 semanas para eliminar a infecção natural.[6]

Uma vez que os sintomas tenham sido debelados, recomenda-se a vacinação de todos os gatos, para prevenção contra reinfecção.[8]

Animais imunocomprometidos

Recomenda-se vacinação para gatos imunossuprimidos, porém com inóculos inativados.[8]

Referências

1. Seki MC, Carrasco AOT, Raso TF, Pinto AA. Risk factors for infection with *Chlamydophila felis* in brazilian cats – 292. In: Proceedings of The 34th World Small Animal Veterinary Congress, São Paulo: Brazil, 2009.
2. Gruffydd-Jones TJ. Chlamydial infections of cats. In: Proceedings of The 34th World Small Animal Veterinary Congress, São Paulo: Brazil, 2009.
3. Chandler EA, Gaskell CJ, Gaskell RM Feline Medicine and Therapeutics. 3rd ed. Oxford: Blackwell Publishing; 2004.
4. Ford, RB. Enfermedades virales de las vias respiratorias en los gatos. In: Proceedings of The 30th World Small Animal Veterinary Congress, Mexico City: Mexico, 2005.
5. Seki MC, Carrasco AOT, Raso, TF; Sousa RLM, Pinto AA. Molecular survey of *Chlamydophila felis* in brazilian cats – 188. In: In: Proceedings of The 34th World Small Animal Veterinary Congress, São Paulo: Brazil, 2009.
6. Gruffydd-Jones TJ, Addie D, Belák S, Boucraut-Baralon C, Egberink H, Frymus T *et al. Chlamydophila felis* infection. ABCD guidelines on prevention and management. J Feline Med Surg. 2009; 11(7):605-9.
7. Sykes JE. Feline chlamydiosis. Clin Tech Small Anim Pract. 2005; 20(2):129-34.
8. Horzinek M, Addie D, Bélak S, Boucraut-Baralon C, Egberink H, Frymus T *et al.* Guidelines on Feline Infectious Diseases. *Chlamydophila felis* infection in cats. In: European Advisory Board on Cat Diseases, 2007.
9. Azuma Y, Hirakawa H, Yamashita A *et al.* Genome sequence of the cat pathogen *Chlamydophila felis*. DNA Research. 2006; 13:15-23.
10. Wills JM, Gruffydd-Jones TJ, Richmond SJ, Gaskell RM, Bourne FJ. Effect of vaccination on feline *Chlamydia psittaci infection*. Infect Immun. 1987; 55:253-65.
11. Wills JM, Gruffydd-Jones TJ, Richmond S. Gaskell RM, Bourne FJ. Effect of vaccination on feline *Chlamydia psittaci* infection. Infect Immun. 1987; 55:2653-7.
12. Lang GH. Prevalence of antibodies to *Coxiela* and *Chlamydia* spp. in cats in Ontario. Can Vet J. 1992; 33:134.
13. Di Francesco A, Piva S, Baldelliw R. Prevalence of *Chlamydophila felis* by PCR among healthy pet cats in Italy. New Microbiol. 2004; 27:199-202.
14. Browning GF. Is *Chlamydophila felis* a significant zoonotic pathogen? Aust Vet J. 2004; 82(11):695-6.
15. Hartley JC, Stevenson S, Robinson AJ, Littlewood JD, Carder C, Cartledge J *et al.* Conjunctivitis due to *Chlamydophila felis* (*Chlamydia psittaci* feline pneumonitis agent) acquired from a cat: case report with molecular characterization of isolates from the patient and cat. J Infect. 2001; 43(1):7-11.
16. Wills JM. Chlamydial infection in the cat. (PhD Thesis) Bristol: University of Bristol: United Kingdom, 1986.
17. Longbottom D, Livingstone M. Vaccination against chlamydial infections of man and animals. Vet J. 2004; 17:263-75.
18. Harley R, Herring A, Egan K, Howard P, Gruffydd-Jones TJ, Azuma Y *et al.* Molecular characteristics of 12 *Chlamydophila felis* polymorphic membrane protein genes. Vet Micro. 2007; 124:230-8.
19. O'Dair HA, Hopper CD, Gruffydd-Jones TJ, Harbour DA, Waters L Clinical aspects of *Chlamydia psittaci* infection in cats infected with feline immunodeficiency virus. Vet Rec. 1994; 134:365-8.
20. Dean R, Harley R, Helps C, Caney S, Gruffydd-Jones T. Use of quantitative real-time PCR to monitor the response of *Chlamydophila felis* infection to doxycycline treatment. J Clin Microbiol. 2005; 43(4):1858-64.
21. Sparkes AH, Caney SM, Sturgess CP, Gruffydd-Jones TJ. The clinical efficacy of topical and systemic therapy for the treatment of feline ocular chlamydiosis. J Feline Med Surg. 1999; 1(1):31-5.
22. Sparkes AH, Caney SMA, Sturgess CP, Gruffydd-Jones TJ The clinical efficacy of topical and systemic therapy for the treatment of feline ocular chlamydiosis. J Fel Med Surg. 1999; 1:31-35.
23. Donati M, Piva S, Di Francesco A, Mazzeo C, Pietra M, Cevenini R, Baldelli R. Feline ocular chlamydiosis: clinical and microbiological effects of topical and systemic therapy. New Microbiol. 2005; 28(4):369-72.
24. Hartmann AD, Helps CR, Lappin MR, Werckenthin C, Hartmann K. Efficacy of Pradofloxacin in cats with feline upper respiratory tract disease due to *Chlamydophila felis* or Mycoplasma Infections. J Vet Intern Med. 2008; 22(1):44-52.
25. Gerhardt N, Schulz BS, Werckenthin C, Hartmann K. Pharmacokinetics of enrofloxacin and its efficacy in comparison with doxycycline in the treatment of *Chlamydophila felis* infection in cats with conjunctivitis. Vet Rec. 2006; 159(18):591-4.
26. Owen WM, Sturgess CP, Harbour DA, Egan K, Gruffydd-Jones TJJ Efficacy of azithromycin for the treatment of feline chlamydophilosis. J Feline Med Surg. 2003; 5(6):305-11.

106 Micoplasmose Hemotrópica Felina

Andrea Pires dos Santos

Introdução

Micoplasmose hemotrópica felina (anemia infecciosa felina) é uma doença infectocontagiosa causada por bactérias do gênero *Mycoplasma* (classe Mollicutes), antigamente classificadas como *Haemobartonella* spp. Essas bactérias constituem o único grupo dentro da classe Mollicutes que apresentam tropismo único pelos eritrócitos de seus hospedeiros vertebrados e, portanto, também são conhecidas como micoplasmas hemotrópicos ou hemoplasmas.[1] Em gatos, três espécies de hemoplasmas já foram descritas: *Mycoplasma haemofelis* (antigamente denominada *H. felis*, organismo de Ohio ou forma maior), *Candidatus* Mycoplasma haemominutum (organismo da Califórnia ou forma menor) e *Candidatus* Mycoplasma turicensis, descrita primeiramente na Suíça após a reclassificação taxonômica.[2] O *status* de "*Candidatus*" se mantém devido à impossibilidade de cultivo *in vitro* e à escassez de caracterizações taxonômicas e bioquímicas dessas espécies. Embora ainda não cultiváveis, os hemoplasmas podem ser observados microscopicamente em esfregaços sanguíneos corados (coloração tipo Romanowsky) como bactérias epicelulares, de tamanho entre 0,25 e 2 μm de diâmetro (Figura 106.1). São pleomórficas, podendo-se apresentar arredondadas, ovaladas, aderidas à superfície do eritrócito individualmente ou em cadeias.[1] Os hemoplasmas são geneticamente relacionados com as bactérias gram-positivas, mas devido à perda da parede celular no processo de evolução redutiva mostram-se como gram-negativas.[3,4]

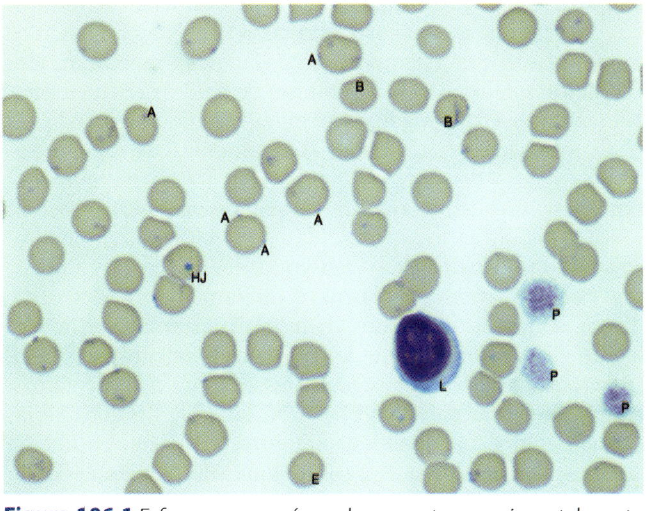

Figura 106.1 Esfregaço sanguíneo de um gato experimentalmente infectado com *M. haemofelis*, demonstrando bactérias aderidas aos eritrócitos individualmente (*A*) ou em cadeia (*B*). O esfregaço contém eritrócitos (*E*), linfócito (*L*), plaquetas (*P*) e corpúsculo de Howell-Jolly (*HJ*). (Coloração modificada de Wright, objetiva de 100×.)

Mycoplasma haemofelis é uma bactéria patogênica com ampla distribuição mundial, a qual exerce impacto significativo na saúde de gatos domésticos, causando anemia por infecção aguda e, independentemente de tratamento com antimicrobiano, estabelecendo infecção crônica. É o único hemoplasma felino que pode atuar como um patógeno primário causando anemia hemolítica, podendo inclusive ser fatal, enquanto as demais espécies são oportunistas, provocando a doença (leve) apenas em animais imunossuprimidos, esplenectomizados e/ou coinfectados por outros agentes. *M. haemofelis* também pode atuar como agente zoonótico, sobretudo em pacientes humanos imunocomprometidos.[5]

Epidemiologia

A hemoplasmose pode atingir animais de todas as faixas etárias e de ambos os sexos. A morbidade é alta, e a mortalidade e letalidade são baixas em animais imunocompetentes. Com exceção das infecções por *M. haemofelis*, a forma aguda da doença com alta letalidade é mais comum em animais imunossuprimidos e/ou esplenectomizados. Imunossupressão é o principal fator de risco que predispõe os felinos à infecção por hemoplasmas, incluindo associação ao vírus da imunodeficiência dos felinos (FIV) e ao vírus da leucemia felina (FeLV), a coinfecções, neoplasias ou esplenectomia.[6,7] Animais adultos machos com livre acesso à rua tendem a apresentar maior risco de ser infectados, sugerindo transmissão por brigas com outros animais contaminados.[7,8]

As formas de transmissão ainda são pouco compreendidas. Animais podem ser acometidos por meio de ingestão oral ou injeção parenteral com sangue infectado, como em transfusões sanguíneas.[1,9] Vetores artrópodes como pulgas e carrapatos são transmissores potenciais; *M. haemofelis* e "*Candidatus* Mycoplasma haemominutum" já foram detectados em pulgas da espécie *Ctenocephalides felis*, porém estudos de transmissão utilizando pulgas infectadas não foram conclusivos.[10] "*Candidatus* Mycoplasma haemominutum" já foi detectado em carrapatos *Ixodes* sp., sugerindo que esses carrapatos sejam possíveis vetores para essa espécie.[11]

Existem relatos de infecção por *M. haemofelis* em filhotes recém-nascidos, o que sugere transmissão transplacental, porém esta forma de transmissão não foi confirmada.[12]

Relevância da doença

M. haemofelis é uma bactéria de distribuição mundial, com prevalência de 15 a 30% em gatos anêmicos. Frequentemente, esse patógeno estabelece infecção persistente (crônica), e pode atuar como cofator na patogênese de retrovírus. *M. haemofelis* é filogeneticamente mais relacionado com micoplasmas, que são patogênicos em humanos e podem, por si sós, atuar como patógeno em humanos imunocomprometidos.[5]

Com base em diagnóstico pela reação em cadeia pela polimerase (PCR), 20% (podendo atingir 46%) dos gatos anêmicos e/ou doentes são infectados com *M. haemofelis*.[8] Até mesmo em gatos sem manifestações clínicas, a prevalência da infecção por essa bactéria é cerca de 2 a 4%. No Brasil, a prevalência em gatos anêmicos e/ou doentes varia de 4 a 37%, e cerca de até 10% de gatos considerados clinicamente sadios podem estar infectados com *M. haemofelis*.[13] Considerando que o número de gatos domésticos em áreas urbanas e rurais do Brasil é estimado em cerca de 17 milhões (dados da Associação Nacional dos Fabricantes de Produtos para Animais de Estimação/2009), estimativas sugerem que aproximadamente 1,5 milhão de gatos possam estar infectados com *M. haemofelis* no Brasil. Atualmente, não há tratamento que elimine completamente a bactéria do hospedeiro infectado.

Etiologia | Características do agente etiológico, fatores de virulência

O agente etiológico da anemia infecciosa felina foi identificado pela primeira vez em 1953, e denominado *Haemobartonella felis*.[14] Devido a características morfológicas, resposta ao tratamento com antimicrobianos e possível transmissão por artrópodes, estes microrganismos foram classificados como membros da ordem Rickettsiales, família Anaplasmataceae, gênero *Haemobartonella*. Com o advento das técnicas moleculares, estudos filogenéticos fundamentados no gene que codifica a subunidade 16S do RNA ribossômico (gene 16S rRNA) levaram à reclassificação do gênero *Haemobartonella* (e *Eperythrozoon*) para a classe Mollicutes, família Mycoplasmataceae, gênero *Mycoplasma*.[15] Classicamente existiam duas formas de *Haemobartonella* spp. infectando gatos, conhecidas como forma grande ou isolado de Ohio e forma pequena ou isolado da Califórnia; a forma maior estaria relacionada com a doença aguda e a forma menor seria menos patogênica.[16] Estes microrganismos foram então renomeados como *Mycoplasma haemofelis* (isolado de Ohio) e "*Candidatus* Mycoplasma haemominutum" (isolado da Califórnia), respectivamente. Em 2005, uma nova forma de micoplasma foi identificada em felinos e denominada "*Candidatus* Mycoplasma turicensis".[2]

As bactérias do gênero *Mycoplasma* são os menores microrganismos conhecidos capazes de autorreplicação. São geneticamente relacionados com as bactérias gram-positivas, das quais descendem por evolução redutiva que resultou na perda de muitos genes e rotas metabólicas. Os micoplasmas não têm parede celular e se comportam, portanto, como gram-negativos.[3]

Recentemente, o genoma de algumas espécies de hemoplasmas foi completamente sequenciado.[17–23] O genoma de *M. haemofelis* consiste em um único cromossomo circular com o tamanho de 1.155.937 pares de bases e composição de guaninas e citosinas (GC%) de 38,8%.[18] Essas são características típicas de micoplasmas. O cerne do proteoma de *M. haemofelis* contém abundância de famílias de genes parálogos, correspondendo a 71% de todas as sequências codificadoras de proteínas. Esse "*pool* de parálogos" é uma fonte rica de epítopos que podem variar para "escapar" do sistema imune do hospedeiro e estabelecer infecção crônica. Características como sequências codificadoras de enzimas de restrição organizadas dentro de uma família de parálogos, juntamente com várias sequências repetitivas em *tandem* inter e intragênicas no genoma de *M. haemofelis*, indicam a ocorrência de variação de fase, a qual é particularmente relevante para bacteremia cíclica (característica de *M. haemofelis*) e persistência da infecção em gatos. Acredita-se que genes codificadores de lipoproteínas/peptídios e proteínas que se ligam à membrana (proteínas de choque térmico, adesinas etc.) sejam fatores-chave na indução de imunidade. Variação na expressão gênica de lipoproteínas é considerada essencial para estratégias de sobrevivência desses microrganismos. Em particular, lipoproteínas são consideradas um dos mais importantes elementos patogênicos para micoplasmas.[21,25] Um total de 17 lipoproteínas putativas foram identificadas no genoma de *M. haemofelis*, a maioria delas dentro de famílias de parálogos.[18]

M. haemofelis contém poucos genes diretamente envolvidos em virulência; dois desses genes foram identificados: o gene que codifica uma *o*-sialoglicoproteína endopeptidase, implicada na lise do eritrócito pela clivagem de glicoproteínas como glicoforina A, abundante na membrana eritrocitária, e o gene que codifica uma superóxido dismutase (SodA), o qual está presente apenas em *Mycoplasma haemocanis*, dentre os genomas de micoplasmas sequenciados até o momento.[21] Acredita-se que a atividade da SodA contribua para a sobrevivência de *M. haemofelis*, e indiretamente para a sua habilidade de atuar como patógeno primário.[18] A presença dessa extensiva rede de parálogos no genoma de *M. haemofelis* sugere um mecanismo para apoiar sua sobrevivência como patógeno extracelular associado ao eritrócito e continuamente bombardeado pelo sistema imune do hospedeiro.

Os hemoplasmas não apresentam grande parte das vias metabólicas relacionadas com a produção de energia e síntese de componentes celulares comum nas demais bactérias, portanto são dependentes de nutrientes pré-formados e só ocorrem em associação a células animais hospedeiras, neste caso os eritrócitos.[17–23]

Fisiopatogenia

O modelo atual dos mecanismos da anemia na infecção aguda por hemoplasmas baseia-se principalmente na hemólise extravascular dos eritrócitos infectados por intermédio do baço, medula óssea, pulmões e fígado. Adicionalmente, pode haver anemia hemolítica imunomediada agravando a doença e diminuindo a meia-vida dos eritrócitos em função da bactéria aderida à membrana dessas células.[26] A retirada dos microrganismos pelos macrófagos do sistema fagocítico mononuclear leva à remoção de pedaços da membrana dos eritrócitos e, portanto, à diminuição de lipídios eritrocitários, aumentando a fragilidade da membrana nesse processo.[27]

Com o sequenciamento de seus genomas, as rotas metabólicas dessas bactérias foram preditas.[17–23] Visto que seus genomas são extremamente reduzidos, nos quais várias rotas metabólicas foram perdidas, é possível que os hemoplasmas também estejam causando anemia pela competição por nutrientes do plasma e diretamente do eritrócito. Assim como os eritrócitos, hemoplasmas usam principalmente glicose como fonte de trifosfato de adenosina (ATP). Hemoplasmas não têm precursores de lipídios e proteínas, reduzindo ainda mais sua produção de ATP. Essas bactérias também são dependentes da importação de nucleotídios e vitaminas, sugerindo que precisam importar nutrientes de seu ambiente.[17–19,21] Quando se comparam essas características das rotas metabólicas dos hemoplasmas com o metabolismo do eritrócito, fica evidente a existência de uma competição por nutrientes. Os eritrócitos também são dependentes de glicose para a produção de ATP e NADPH (forma reduzida de fosfato de nicotinamida-adenina-dinucleotídio) para reduzir o dano oxidativo, além de lipídios e vitaminas disponíveis no plasma. Com base em tais comparações é possível levantar a hipótese de que, além dos mecanismos já propostos para o desenvolvimento da anemia na infecção aguda por *M. haemofelis*, os hemoplasmas causem depleção nas fontes de energia para o eritrócito, que por consequência aumenta a fragilidade da membrana e a suscetibilidade ao dano oxidativo, provocando hemólise.

A forma como a doença se apresenta e evidências no genoma da bactéria sugerem que a patogenicidade de *M. haemofelis* seja ligada à sua superfície celular antigenicamente dinâmica que permite que o patógeno se multiplique sem ser detectado ao menos temporariamente. Esta estratégia, comum entre diferentes grupos taxonômicos, é caracterizada pela capacidade de um microrganismo infeccioso alterar sistematicamente as proteínas apresentadas ao sistema imune do hospedeiro, de modo que este é confrontado com uma população continuamente em modificação, a qual é difícil ou impossível eliminar.[28] Os picos de bacteremia parecem estar associados à emergência de novas variantes antigênicas derivadas de recombinação dentro de famílias gênicas.[29] Sabe-se muito pouco sobre a resposta imune de gatos infectados com *M. haemofelis*. Presumivelmente, durante a infecção aguda, o hospedeiro elimine alguns dos microrganismos, mas populações de *M. haemofelis* expressando variantes de antígenos, ainda não identificados pelo sistema imune, persistem e se multiplicam. Embora a variação antigênica possa explicar as flutuações iniciais na bacteremia, ela não explica por que o número de microrganismos progressivamente declina e pode desaparecer com o tempo. É possível que o hospedeiro estabeleça uma resposta baseada em anticorpos contra antígenos não variáveis que ajudaria a manter uma concentração baixa de bactérias, ou que anticorpos formados contra antígenos variáveis tenham reação cruzada em alguma extensão e sejam capazes de controlar parcialmente os picos de bacteremia. Outra explicação plausível é que a alta bacteremia prolongada durante a infecção por *M. haemofelis* resulte em desregulação funcional de células de resposta T CD4+ específicas. Assim, como descrito para *Anaplasma marginale*, a falha em estabelecer uma resposta de células T adequada pode contribuir para a persistência bacteriana.[30]

▪ Prevalência

As três espécies de hemoplasmas de felinos já foram identificadas em todos os continentes, exceto na Antártica, porém estudos de prevalência devem ser interpretados com atenção ao tipo de teste diagnóstico utilizado, área geográfica e tipo de população estudada. Estudos com técnicas moleculares sugerem que a espécie mais prevalente em felinos seja "*Candidatus* Mycoplasma haemominutum", variando de 10 a 32%, seguido de "*Candidatus* Mycoplasma turicensis", variando de 0,4 a 26%.[8] A prevalência de *M. haemofelis* depende da população estudada, a qual em animais sadios é de aproximadamente 0 a 4%, e em animais anêmicos pode atingir 46%.[8,31]

No Brasil, as três espécies de hemoplasmas que infectam felinos já foram descritas, porém existe diferença entre as regiões estudadas; no Rio Grande do Sul e no Rio de Janeiro, "*Candidatus* Mycoplasma haemominutum" é a espécie mais prevalente (13,5 e 10%, respectivamente) em relação a *M. haemofelis* (2,2 e 4%, respectivamente).[13] Em São Paulo, a prevalência de hemoplasmas em gatos sadios é de cerca de 10% e de 19% em gatos suspeitos, porém *M. haemofelis* pode apresentar maior prevalência (12,3%) em comparação com "*Candidatus* Mycoplasma haemominutum" (7,8%). Poucos estudos de prevalência incluem "*Candidatus* Mycoplasma turicensis"; em um estudo realizado no Rio Grande do Sul a prevalência desta bactéria foi de 2,7%.[13] A variação dos resultados de prevalência nessas regiões pode também ser explicada pela sensibilidade do método de diagnóstico utilizado e pelo tipo de população estudada. Outros fatores que podem interferir nos estudos de prevalência são presença de coinfecções por outros agentes e associação ao vírus da imunodeficiência dos felinos (FIV) e vírus da leucemia felina (FeLV).[32] No entanto, tais dados mostram que a infecção por hemoplasmas é comum em gatos domésticos no Brasil.

▪ Manifestações clínicas

A doença aguda por *M. haemofelis* em gatos é caracterizada por maciça bacteremia dos eritrócitos podendo causar anemia hemolítica, tanto diretamente quanto pela iniciação da destruição imunomediada dos eritrócitos. Uma série de manifestações clínicas, incluindo mucosas pálidas, desidratação, pirexia, letargia e esplenomegalia, e em alguns casos icterícia, caracteriza a doença, que, se não tratada, pode resultar em morte do animal.[1,6,8] Estudos de infecção experimental em gatos com *M. haemofelis* demonstram bacteremia cíclica com os picos de bacteremia acompanhados de febre e letargia geralmente 2 semanas após a infecção. Nesse estágio, 80 a 90% dos eritrócitos podem estar infectados contendo várias bactérias por eritrócito, e o hematócrito pode ser reduzido a 15%.[9] Uma vez infectados por *M. haemofelis,* gatos podem permanecer portadores crônicos por longos períodos, possivelmente por toda a vida, sem manifestações clínicas e com bacteremia baixa. Animais com infecção crônica podem desenvolver a doença aguda em situações como esplenectomia, imunossupressão e/ou coinfecções.

A infecção por "*Candidatus* Mycoplasma haemominutum" não apresenta sintomas ou apenas leve anemia, sendo esta a espécie menos patogênica dentre os hemoplasmas felinos.[16] A infecção por "*Candidatus* Mycoplasma turicensis" está relacionada com a ausência de manifestações clínicas, exceto quando outras doenças estão associadas ou o animal se mostra imunossuprimido. A infecção experimental por "*Candidatus* Mycoplasma turicensis" resultou em anemia grave em um gato após imunossupressão com metilpredisolona, e em moderada redução do volume globular em um gato imunocompetente.[2]

▪ Diagnóstico e exames complementares

▪ Avaliação do esfregaço sanguíneo

Os hemoplasmas podem ser visualizados nos esfregaços sanguíneos corados com corantes do tipo Romanowsky. Apesar de auxiliar na detecção da infecção, este método é pouco sensível e não é específico. Pode haver falso-positivos decorrentes de artefatos de coloração dos esfregaços e os microrganismos podem facilmente ser confundidos com outros hemoparasitas, grânulos sideróticos ou corpúsculos de Howell-Jolly. Falso-negativos podem surgir principalmente em infecções crônicas durante as quais a bacteremia é baixa, especialmente na infecção por "*Candidatus* Mycoplasma turicensis", cuja bacteremia costuma ser baixa a ponto de a bactéria não ser visualizada por esse método. Falso-negativos podem ocorrer mesmo em infecção aguda por *M. haemofelis*, devido aos episódios de bacteremia cíclica, dificultando ainda mais o diagnóstico da doença.[1,6,8]

Achados laboratoriais

Em doença aguda por *M. haemofelis*, os resultados do hemograma são aqueles típicos de anemia hemolítica regenerativa com valores de eritrócitos, hemoglobina e hematócrito diminuídos, volume corpuscular médio (VCM) aumentado, concentração de hemoglobina corpuscular média (CHCM) reduzida, aumento absoluto de reticulócitos, anisocitose e policromasia.[6] Eventualmente, corpúsculos de Howell-Jolly e metarrubrícitos podem ser evidenciados. Animais coinfectados por FeLV podem apresentar anemia arregenerativa pela inibição da regeneração eritroide pelo vírus. A anemia também pode estar mascarada por desidratação e consequente redução do volume plasmático. Não há alterações específicas no leucograma: tanto leucopenia como leucocitose por neutrofilia com desvio à esquerda podem ocorrer durante a doença aguda. Às vezes, o animal pode apresentar monocitose com monócitos ativados e eritrofagocitose decorrente de anticorpos e/ou complemento na membrana do eritrócito. Gatos positivos para *M. haemofelis* são positivos no teste de Coombs, indicando a presença de anticorpos antieritrocitários induzidos pela infecção.[33]

Na avaliação da medula óssea, aparece hiperplasia da linhagem eritroide devido a destruição eritrocitária periférica e aumento das células eritroides imaturas, resultando em redução da razão mieloide:eritroide no decorrer da infecção.[6]

As principais alterações bioquímicas são hiperbilirrubinemia por hemólise e hipoglicemia em casos graves; porém, em felinos, normalmente os valores de glicose estão normais.[8,33] Se o animal estiver desidratado, os valores de ureia, creatinina e proteínas plasmáticas totais podem estar elevados.

Os exames laboratoriais tendem a voltar ao normal logo após o tratamento da doença aguda. Em doença crônica e infecções por espécies menos patogênicas, mínimas alterações podem ser evidenciadas; na maioria das vezes, observam-se apenas anemias leves, em geral compensatórias. Mesmo em doença aguda, as alterações laboratoriais são inespecíficas, dificultando o diagnóstico diferencial entre outras doenças, como anemia hemolítica autoimune.[1,6,8] Por tais motivos e pela inabilidade do cultivo dessas bactérias, os métodos de diagnóstico baseados em testes moleculares são o padrão-ouro para diagnóstico da micoplasmose hemotrópica felina.

Testes moleculares

Várias técnicas com base em PCR tanto convencional como quantitativa (PCR em tempo real) já foram descritas.[1,8] Essas técnicas fundamentam-se na detecção do gene 16S rRNA dos hemoplasmas em amostras de DNA extraídas de sangue total. As vantagens das técnicas por PCR sobre as demais formas de diagnóstico são, especialmente, a especificidade e a sensibilidade, sendo a PCR quantitativa mais sensível que a PCR convencional. Uma das principais vantagens do uso dessas técnicas para hemoplasmas é a possibilidade da identificação de animais portadores crônicos da doença, que pode ser útil para o monitoramento da doença e a seleção de animais doadores de sangue.

Mesmo com a alta sensibilidade dos testes disponíveis, falso-negativos podem ocorrer devido à baixa bacteremia, principalmente nos estágios crônicos e após o tratamento com antimicrobianos.[9] Recomenda-se que três repetições do teste sejam realizadas com intervalos de 1 semana a 1 mês para considerar um animal negativo para a infecção. Por outro lado, quando se suspeita de doença aguda em um animal pela presença de anemia e os resultados da PCR são positivos, não significa que a hemoplasmose seja a causa, ou a única causa da anemia, visto que pode se tratar de um paciente portador crônico. Nesse caso, devem-se levar em consideração manifestações clínicas e alterações laboratoriais, bem como realizar outros testes específicos para descartar outras causas possíveis.

Sorologia

A ausência de cultivo *in vitro* dos hemoplasmas dificulta o desenvolvimento de testes sorológicos. Atualmente, não existem testes de rotina para a detecção de anticorpos contra hemoplasmas de felinos. No entanto, proteínas imunogênicas recombinantes foram descritas para *M. haemofelis*. Essas proteínas são possíveis alvos para o desenvolvimento de testes sorológicos.[34]

Tratamento

Mesmo após o tratamento com antimicrobianos, animais tendem a ser portadores da infecção por hemoplasmas. No entanto, regimes com tetraciclinas e fluoroquinolonas são efetivos contra a doença clínica, eliminando rapidamente os sintomas e aumentando os valores de hematócrito.[1,6,8] As especificações e dosagens dos tratamentos recomendados para a doença aguda por hemoplasmas estão descritas no Quadro 106.1.

Tratamentos por períodos prolongados de até 8 semanas são indicados para se tentar eliminar completamente a infecção. A maioria dos tratamentos é efetiva contra as infecções por hemoplasmas felinos, exceto aquele com marbofloxacino, que exerce efeito reduzido contra "*Candidatus* Mycoplasma haemominutum". O tratamento com este antibiótico ainda não foi testado para a infecção por "*Candidatus* Mycoplasma turicensis".[8,9]

Não se recomendam corticosteroides para tratamento da infecção por hemoplasmas e eles devem ser considerados apenas em casos associados a anemias imunomediadas e na ausência de resposta aos demais tratamentos. Fluidoterapia intravenosa é recomendada principalmente como terapia de suporte para animais desidratados, e transfusão sanguínea é indicada a casos de anemia grave.

Quadro 106.1 Tratamentos recomendados para a infecção por hemoplasmas em felinos.

Antimicrobiano	Via	Dose	Frequência	Período
Oxitetraciclina	Oral	22 mg/kg	8/8 h	14 a 21 dias
Doxiciclina	Oral	5 a 10 mg/kg	24/24 h	8 semanas
Enrofloxacino	Oral	5 mg/kg	8/8 h	3 a 4 semanas
Marbofloxacino	Oral	2 mg/kg	24/24 h	4 semanas
Pradofloxacino	Oral	5 mg/kg	24/24 h	3 a 4 semanas

A infecção deve ser monitorada semanalmente por PCR durante todo o período do tratamento e os testes devem ser repetidos pelo menos uma vez por ano.

Prevenção

As medidas de prevenção estão relacionadas principalmente com a identificação do portador crônico e o monitoramento por PCR. Recomenda-se que animais sejam testados para hemoplasmose anualmente. Até o momento não há vacinas disponíveis para a prevenção da infecção por hemoplasmas. Medidas preventivas incluem o controle de ectoparasitas, a não reutilização de seringas a fim de evitar o contato com sangue de animais possivelmente infectados, e a separação de animais infectados daqueles suscetíveis. Animais doadores de sangue devem ser testados pelo menos três vezes para comprovar que não estejam infectados. Animais cronicamente infectados devem ser monitorados e situações de estresse devem ser evitadas, para prevenir o desenvolvimento da doença aguda.

Referências

1. Messick JB. Hemotrophic mycoplasmas (hemoplasmas): a review and new insights into pathogenic potential. Vet Clin Path. 2004; 33:2-13.
2. Willi B, Boretti FS, Cattori V, Tasker S, Meli ML, Reusch C *et al.* Identification, molecular characterization, and experimental transmission of a new hemoplasma isolate from a cat with hemolytic anemia in Switzerland. J Clin Microbiol. 2005; 43(6):2581-5.
3. Woese CR, Maniloff J, Zablen LB. Phylogenetic analysis of the mycoplasmas. Proc Natl Acad Sci USA. EUA. 1980; 77(1): 494-8.
4. Brown DR, May M, Bradbury, JM *et al.* Genus I. *Mycoplasma.* In: Krieg NR, Staley JT, Brown DR, Hedlund BP, Paster BJ, Ward NL *et al.*, editors. Bergey's manual of systematic bacteriology. Vol. 4. 2nd edition. New York: Springer Science + Business Media; 2011. p. 575-613.
5. dos Santos AP, dos Santos RP, Biondo AW, Dora JM, Goldani LZ, de Oliveira ST *et al.* Hemoplasma infection in HIV-positive patient, Brazil. Emerg Infect Dis. 2008; 14(12):1922-4.
6. Harvey JW. Hemotrophic Mycoplasmosis (Hemobartonellosis). In: Greene CE, editor. Infectious diseases of the dog and cat. 3rd edition. St. Louis: Saunders Elsevier, 2006. p. 253-65.
7. Grindem CB, Corbett WT, Tomkins MT. Risk factors for *Haemobartonella felis* infection in cats. J Am Vet Med Assoc. 1990; 196(1):96-9.
8. Tasker S. Haemotropic mycoplasmas: what's their real significance in cats? J Feline Med Surg. 2010;12(5):369-81.
9. Berent LM, Messick JB, Cooper SK. Detection of *Haemobartonella felis* in cats with experimentally induced acute and chronic infections, using a polymerase chain reaction assay. Am J Vet Res. 1998; 59(10):1215-20.
10. Woods JE, Brewer MM, Hawley JR, Wisnewski N, Lappin MR. Evaluation of experimental transmission of '*Candidatus* Mycoplasma haemominutum' and *Mycoplasma haemofelis* by *Ctenocephalides felis to* cats. Am J Vet Res. 2005 Jun; 66(6):1008-12.
11. Taroura S, Shimada Y, Sakata Y, Miyama T, Hiraoka H, Watanabe M *et al.* Detection of DNA of '*Candidatus* Mycoplasma haemominutum' and *Spiroplasma* sp. in unfed ticks collected from vegetation in Japan. J Vet Med Sci. 2005; 67(12):1277-9.
12. Harbutt PR. A clinical appraisal of feline infectious anaemia and its transmission under natural conditions. Australian Vet J. 1963; 39:401-4.
13. Biondo AW, Santos AP, Guimarães AM, Vieira RF, Vidotto O, Macieira DB *et al.* A review of the occurrence of hemoplasmas (hemotrophic mycoplasmas) in Brazil. Rev Bras Parasitol Vet. 2009; 18(3):1-7.
14. Flint JC, Moss LD. Infectious anemia in cats. J Am Vet Med Assoc. 1953; 122:45-8.
15. Neimark H, Johansson KE, Rikihisa Y, Tully JG. Proposal to transfer some members of the genera *Haemobartonella* and *Eperythrozoon* to the genus *Mycoplasma* with descriptions of '*Candidatus* Mycoplasma haemofelis', '*Candidatus* Mycoplasma haemomuris', '*Candidatus* Mycoplasma haemosuis' and '*Candidatus* Mycoplasma wenyonii'. Int J Syst Evol Microbiol. 2001; 51(Pt 3):891-9.
16. Foley JE, Harrus S, Poland A, Chomel B, Pedersen NC. Molecular, clinical, and pathologic comparison of two distinct strains of *Haemobartonella felis* in domestic cats. Am J Vet Res. 1998; 59(12):1581-8.
17. Guimaraes AM, Santos AP, SanMiguel P, Walter T, Timenetsky J, Messick JB. Complete genome sequence of *Mycoplasma suis* and insights into its biology and adaption to an erythrocyte niche. PLoS One. 2011;6(5):e19574.
18. Santos AP, Guimaraes AM, do Nascimento NC, SanMiguel PJ, Martin SW, Messick JB. Genome of *Mycoplasma haemofelis*, unraveling its strategies for survival and persistence. Vet Res. 2011; 42(1):102.
19. Barker EN, Darby AC, Helps CR, Peters IR, Heesom KJ, Arthur CJ *et al.* Molecular characterization of the uncultivatable hemotropic bacterium *Mycoplasma haemofelis.* Vet Res. 2011; 42(1):83.
20. Barker EN, Darby AC, Helps CR, Peters IR, Hughes MA, Radford AD *et al.* Genome sequence for '*Candidatus* Mycoplasma haemominutum', a low-pathogenicity hemoplasma species. J Bacteriol. 2012; 194(4):905-6.
21. do Nascimento NC, Santos AP, Guimarães AM, SanMiguel PJ, Messick JB. *Mycoplasma haemocanis* – the canine hemoplasma and its feline counterpart in the genomic era. Vet Res. 2012; 43(1):66.
22. dos Santos AP, Guimaraes AM, do Nascimento NC, SanMiguel PJ, Messick JB. Complete genome sequence of *Mycoplasma wenyonii* strain Massachusetts. J Bacteriol. 2012; 194(19):5458-9.
23. Guimarães AM, Toth B, Santos AP, do Nascimento NC, Kritchevsky JE, Messick JB. Genome sequence of '*Candidatus* Mycoplasma haemolamae' strain purdue, a red blood cell pathogen of alpacas (*Vicugna pacos*) and llamas (*Lama glama*). J Bacteriol. 2012; 194(22):6312-3.
24. Citti C, Watson-McKown R, Droesse M, Wise KS. Gene families encoding phase- and size-variable surface lipoproteins of *Mycoplasma hyorhinis.* J Bacteriol. 2000; 182(5):1356-63.
25. Rosengarten R, Citti C, Glew M, Lischewski A, Droesse M, Much P *et al.* Host-pathogen interactions in mycoplasma pathogenesis: virulence and survival strategies of minimalist prokaryotes. Int J Med Microbiol. 2000; 290(1):15-25.
26. Felder KM, Hoelzle K, Heinritzi K, Ritzmann M, Hoelzle LE. Antibodies to actin in autoimmune haemolytic anaemia. BMC Vet Res. 2010; 6:18.
27. Maede Y, Studies on feline haemobartonellosis. VI. Changes of erythrocyte lipids concentration and their relation to osmotic fragility. Nihon Juigaku Zasshi. 1980; 42(3):281-8.
28. Deitsch KW, Lukehart SA, Stringer JR. Common strategies for antigenic variation by bacterial, fungal and protozoan pathogens. Nat Rev Microbiol. 2009 Jul; 7(7):493-503.
29. Palmer GH, Brown WC, Rurangirwa FR. Antigenic variation in the persistence and transmission of the ehrlichia *Anaplasma marginale.* Microbes Infect. 2000 Feb; 2(2):167-76.
30. Han S, Norimine J, Brayton KA, Palmer GH, Scoles GA, Brown WC. *Anaplasma marginale* infection with persistent high-load bacteremia induces a dysfunctional memory CD4+ T lymphocyte response but sustained high IgG titers. Clin Vaccine Immunol. 2010; 17(12):1881-90.
31. Hackett TB, Jensen WA, Lehman TL, Hohenhaus AE, Crawford PC, Giger U *et al.* Prevalence of DNA of *Mycoplasma haemofelis*, '*Candidatus* Mycoplasma haemominutum', *Anaplasma phagocytophilum*, and species of *Bartonella*, *Neorickettsia*, and *Ehrlichia* in cats used as blood donors in the United States. J Am Vet Med Assoc. 2006; 229(5):700-5.
32. George JW, Rideout BA, Griffey SM, Pedersen NC. Effect of preexisting FeLV infection or FeLV and feline immunodeficiency virus coinfection on pathogenicity of the small variant of *Haemobartonella felis* in cats. Am J Vet Res. 2002; 63(8):1172-8.
33. Tasker S, Peters IR, Papasouliotis K, Cue SM, Willi B, Hofmann-Lehmann R *et al.* Description of outcomes of experimental infection with feline haemoplasmas: copy numbers, haematology, Coombs' testing and blood glucose concentrations. Vet Microbiol. 2009; 139(3-4):323-32.
34. Messick JB, Santos AP. Identification, bioinformatics analyses, and expression of immunoreactive antigens of *Mycoplasma haemofelis.* Clin Vaccine Immunol. 2011; 18(8):1275-81.

Parte 12

Fundamentos dos Desequilíbrios Eletrolíticos e Acidobásicos

Ricardo Duarte Silva

107 Fluidoterapia | Bases e Principais Indicações

Alessandro Rodrigues de Carvalho Martins, Andre Shih

Introdução

O objetivo da fluidoterapia é corrigir distúrbios hidreletrolíticos, acidobásicos, restaurar a volemia e manter homeostase para impedir a mortalidade e os danos a órgãos e sistemas.[1]

A volemia normal corresponde a aproximadamente 6 a 7% do peso corporal no gato, e 8 a 9% no cão. Para o cálculo da reposição volêmica adequada, as informações sobre a volemia sanguínea de cada espécie animal e a estimativa do volume de sangue e líquido perdido são essenciais. A terapia de líquido compreende três fases: reanimação, distribuição e manutenção.[2]

A reposição volêmica com grandes volumes de líquido em pequenos intervalos de tempo (15 a 60 min) é indicada nos diversos tipos do choque, independentemente da doença primária, salvo a exceção nos pacientes em choque de origem cardiogênica, no qual a sobrecarga de volume será um agravante.[2]

A fase de distribuição ou reidratação é aquela em que o líquido se desloca para o meio intravascular e se equilibra no meio intracelular.

O volume de manutenção é a quantidade de líquido para manter a homeostase e é indicado para pacientes que não têm ingestão hídrica e não apresentam depressão de volume, hipotensão ou perdas contínuas, tais como sangramentos ou, ainda, quando há perda de água pela urina (poliúria), por exsudatos, transudatos e/ou líquido linfático. Nessas condições, na maioria das vezes, o líquido pode ser administrado por meio da utilização de soluções equilibradas de eletrólitos. Pacientes anêmicos e hipoalbuminêmicos são exceções, pois são dependentes, respectivamente, de transfusão de sangue (concentrado de hemácia e/ou sangue total) e de uso de albumina canina, humana e outros, como os coloides sintéticos.

A seleção do líquido a ser utilizada é ditada pela necessidade de cada paciente, incluindo volume, taxa, frequência e composição. Alguns fatores devem ser levados em consideração: estado do paciente e curso da doença (agudo ou crônico); alterações no equilíbrio acidobásico, hidreletrolítico e nas pressões hidrostática e/ou oncótica; e, por último, comorbidades associadas.[2] É importante ressaltar que a expansão volêmica desnecessária piora a congestão sistêmica e/ou pulmonar; desta maneira, a avaliação volêmica adequada é crucial no manejo hemodinâmico desses pacientes.

Indicações para fluidoterapia

Hemorragias

Sistemicamente, a queda no volume circulante pelo sangramento eleva o inotropismo e o cronotropismo cardíacos como maneira de compensar tal perda, e esse mecanismo, via sistema nervoso simpático, exige maior gasto energético. Associada a esse fator, há menor oferta de oxigênio circulante, podendo ocorrer isquemia miocárdica com necrose tecidual, além de lesão neuronal e renal, esta por necrose tubular aguda. A acidose metabólica instalada devido ao aumento de lactato sanguíneo, associada à disfunção miocárdica, ao desequilíbrio hidreletrolítico e ao déficit da função renal, pode levar à disfunção de múltiplos órgãos e ao óbito. O volume sanguíneo é um fator crucial para a manutenção do equilíbrio hemodinâmico e a oxigenação tecidual dos pacientes. A correção do déficit do volume intravascular promove melhora no desempenho do miocárdio, aumenta o volume diastólico final e melhora o transporte de oxigênio, além de corrigir os distúrbios acidobásico e hidreletrolítico.[3] A reposição volêmica adequada atua diminuindo a mortalidade pelos fatores citados anteriormente e reduz a necessidade de transfusão sanguínea e seus riscos inerentes. O Comitê de Trauma do Colégio Americano de Cirurgiões, por meio do Advanced Trauma Life Support, preconiza que todo paciente, vítima de traumatismo, que se encontre hipotenso com suspeita de hemorragia, seja tratado com infusão de líquidos isotônicos antes do procedimento cirúrgico. Na prática da medicina, a reanimação inicial consiste em 20 mℓ/kg na criança, sendo que essa recomendação foi extrapolada para os animais. Se essa infusão ocasionar normalização dos parâmetros vitais do paciente, supõe-se tratar de uma hemorragia pequena (perda de 10 a 20% da volemia); caso contrário, se houver piora da pressão arterial, queda da temperatura, taquicardia seguida de bradicardia, tempo de preenchimento capilar aumentando, hiperlactatemia, entre outros, a hemorragia é provavelmente decorrente da perda de 20 a 40% da volemia, e a possibilidade de haver um sangramento ativo é alta. Nesses casos, deve-se manter a infusão de solução cristaloide e providenciar concentrados de hemácias para serem infundidos. Caso a hemorragia supere a perda de 40% da volemia, não haverá melhora alguma dos parâmetros vitais com a reposição volêmica, e o concentrado de hemácias e cristaloides deverá ser intensamente infundido, ao mesmo tempo que os preparativos para o ato cirúrgico emergencial de correção e controle do sangramento estiverem sendo providenciados (Quadro 107.1).[4]

Em relação à solução salina hipertônica de NaCl 7,5%, sua capacidade de elevação do inotropismo cardíaco e de redistribuição do fluxo para órgãos nobres, tais como rins e coração, é comprovada, sendo efetiva na reanimação inicial pós-hemorragia. Entretanto, em estudo de 2004,[5] 48 cães foram submetidos à esplenectomia e à perda de 42% de sua volemia, mantidos em hipotensão por 30 min e, então, reanimados com solução de lactato de Ringer, salina hipertônica (7,5%) ou salina hipertônica a 7,5% associada a dextrana 70. Dentre as três soluções, a infusão de salina hipertônica a 7,5% apresentou a pior resposta na recuperação dos parâmetros relacionados com a oxigenação sistêmica.[5]

Hipovolemia

A hipovolemia absoluta ou relativa é um segmento importante da fisiopatologia da maioria das instabilidades hemodinâmicas. Sendo assim, a administração de líquido é um dos

Quadro 107.1 Classificação do choque hemorrágico com animal de 10 kg considerando volume de sangue de 80 mℓ/kg.

	Classe I	Classe II	Classe III	Classe IV
Perda volêmica	< 15%	15 a 30%	30 a 40%	> 40%
Perda volêmica em mℓ	< 120	120 a 240	240 a 320	> 320
Frequência cardíaca	< 100/min	> 100/min	> 120/min	> 140/min
Pressão arterial	Sem alterações	Sem alterações	Hipotensão	Hipotensão
Enchimento capilar	Sem alterações	< 3 segundos	< 3 segundos	> 3 segundos
Frequência respiratória	< 20/min	20 a 30/min	30 a 40/min	> 35/min
Débito urinário (mℓ/h)	> 30	20 a 30	5 a 20	Oligúrico/anúrico
Nível de consciência	Pouco ansioso	Ansioso	Ansioso – confuso	Confuso – letárgico
Líquido de reposição	Cristaloides	Cristaloides	Cristaloides + CH	Cristaloides + CH

tratamentos fundamentais na "reanimação" hemodinâmica dos pacientes em estado crítico. Porém, somente 40 a 72% dos pacientes em estado crítico respondem à reposição de volume. A hipovolemia resultante da perda aguda da volemia no sistema vascular acarreta diminuição do retorno venoso cardíaco, queda da pré-carga e consequente redução do débito cardíaco, da perfusão periférica e da pressão arterial em fases mais avançadas. As causas mais comuns associadas à hipovolemia são: perdas gastrintestinais, sangramento, poliúria e vasodilatação.

Desidratação

É um estado clínico caracterizado pela perda de água do meio intravascular e intersticial. Clinicamente é reconhecida por diminuição da elasticidade da pele, mucosas ressecadas e sem brilho, posição mais aprofundada dos olhos nas órbitas e perda significante do peso corporal (Quadro 107.2). Algumas das condições que podem resultar em perdas de água incluem diarreia profusa, vômitos, peritonite, pleurite, traumatismo grave, sudorese excessiva, obstrução gastrintestinal e poliúria. A desidratação é classificada em função da osmolalidade do líquido corporal remanescente como hipotônico, isotônico e hipertônico.

Durante a cirurgia de rotina, quando a água é perdida em maior proporção que os eletrólitos, a desidratação é considerada hipertônica. Com base nisso, o líquido de escolha deve ser dextrose a 5% ou associada à solução salina 0,9% para apenas fornecer água livre. No entanto, tem-se evitado o uso de dextrose, pois isso pode acarretar a elevação da glicemia, e essa condição pode causar a piora da função neurológica após eventual parada cardíaca.[6] A retenção de água ou a hipervolemia é um problema mais grave do que a retenção de eletrólitos, como resposta à anestesia e à cirurgia. Atualmente recomenda-se que a dextrose seja indicada como parte da administração de líquido durante a manutenção da anestesia apenas se houver indicação plausível. Pacientes com diabetes *mellitus* em insulinoterapia, insuficiência hepática, hipernatremia ou hiperpotassemia são alguns exemplos em que a administração de dextrose durante a cirurgia é necessária.[6,7]

Quadro 107.2 Porcentagem de desidratação e achados no exame físico.*

Desidratação	Achados no exame físico
Discreta (5%)	Mínima perda do turgor de pele, olhos na posição adequada nas órbitas e mucosas discretamente ressecadas
Moderada (8%)	Perda moderada do turgor de pele, mucosas secas ou sem brilho, enoftalmia, pulso rápido e fraco
Intensa ou grave (> 10%)	Considerável perda de turgor de pele, taquicardia, enoftalmia acentuada, mucosas extremamente secas, hipotensão, alteração no nível de consciência, pulso filiforme e fraco

*Nem todos os animais apresentarão todas as manifestações clínicas. Modificada de Davis H *et al.*[2]

Perdas de água e de eletrólitos em mesma proporção, como são observadas nas diarreias e nos vômitos, causam a desidratação isotônica em que a simples reposição com solução fisiológica a 0,9% ou lactato de Ringer na mesma proporção da perda é capaz de repor a volemia e os eletrólitos.

As perdas de eletrólitos que superam a perda de líquidos são classificadas como desidratação hipotônica, e essa condição está associada a diarreia secretória intensa ou profusa, ou a vômitos com subnutrição grave.

O cálculo do volume de reposição se dá pela seguinte fórmula:

Peso corporal (kg) × % de desidratação × 10 = volume (mℓ) para correção.[2]

Tipos de composição de líquidos

A reposição do volume intravascular pode ser feita por meio da infusão de soluções cristaloides ou coloides, ou ainda por carreadores sintéticos do oxigênio. Atualmente encontramos muitos líquidos disponíveis no mercado. No entanto, ainda não há um consenso na literatura a respeito do melhor substituto plasmático. Apesar da publicação de inúmeros estudos abordando o assunto em tela, a escolha entre soluções cristaloides ou coloides continua controversa, persistindo também a dúvida com relação ao melhor coloide a ser utilizado (Quadro 107.3).[8] O volume usado na reanimação com cristaloides é significativamente maior que o volume decorrente da administração de soluções coloides, devido à maior ação dos coloides no atinente ao influxo de água intravascular.[1] Os cristaloides apresentam custo mais acessível quando comparados aos coloides. Embora não haja provas claras da superioridade de um líquido em relação aos outros, no que diz respeito à restauração da hemodinâmica central,[9] o tipo de líquido utilizado durante a reanimação pode ter um impacto potencialmente importante na sobrecarga de líquido do pulmão e do estômago. A infusão de grandes volumes de cristaloides pode provocar edema no tubo digestivo e aumentar o risco de hipertensão intra-abdominal, o que resulta na síndrome de compartimento abdominal.[10]

Quadro 107.3 Expansão plasmática com diferentes líquidos. Se infundidos 500 mℓ, ocorrerá expansão no intravascular do seguinte volume aproximadamente.

Tipos de composição de líquidos	Volume (mℓ)
Dextrana 40 10%	1.000
Dextrana 70 6%	700
Albumina 5%	600
Hidroxietilamido 10%	700
Hidroxietilamido 6%	700
Sangue total	600
Lactato de Ringer	100

Cristaloides

Os cristaloides são soluções que contêm solutos com eletrólitos e sem eletrólitos, capazes de difundir em todos os compartimentos de líquidos corporais, atuando principalmente nos compartimentos intersticiais e intracelulares. A administração de cristaloides está associada a altas concentrações de citocinas pró-inflamatórias e, consequentemente, a intensa ou importante expressão de moléculas de adesão. São efetivos na expansão do compartimento plasmático, e a dose deve ser de 2,5 a 3 vezes maior do que a recomendada para coloides, pois são difundidos para outros locais. Quando administradas grandes quantidades de cristaloides em um curto período de tempo, é possível observar edema periférico e do trato gastrintestinal, o que aumenta o risco de hipertensão abdominal e resulta na síndrome de compartimento abdominal. Tal quadro ocorre devido ao fato de os capilares dos músculos e do tecido subcutâneo apresentarem menor permeabilidade às proteínas.[11]

Em humanos, a solução salina 0,9% compreende a solução cristaloide mais utilizada atualmente, entretanto está sendo substituída por causar acidemia hiperclorêmica iatrogênica, que resulta em insuficiência renal decorrente de inibição da vasoconstrição arteriolar intrarrenal pela renina angiotensina e redução da filtração glomerular. O cloreto é o principal responsável por acidemia (acidose hiperclorêmica) após reposição com solução salina 0,9%, complicação de difícil tratamento, visto que os elevados níveis séricos de cloretos perduram por semanas até alcançarem valores basais.[12]

A utilização de solução de lactato de Ringer ainda não é considerada a ideal para reposição volêmica, visto que tal solução apresenta discreta hipotonicidade e osmolaridade de 273 mOsmol/kg, caracterizada por menor concentração de sódio quando comparada à concentração plasmática. Estudos ressaltam uso limitado da solução de lactato de Ringer em pacientes com edema cerebral, devido à osmolaridade do lactato e a sua conversão em glicose, tornando-se um problema para pacientes diabéticos.[13,14]

Observa-se que 15 min após a administração de solução isotônica em velocidade de 80 mℓ/kg/h ocorre a diminuição progressiva desse líquido no meio intravascular, na proporção de 35, 25 e 18% em 30, 60 e 240 min, respectivamente, após a infusão, não sendo mantido, assim, o líquido no meio intravascular.[15]

Apesar dos muitos estudos referentes à problemática abordada, ainda não foi determinada a solução ideal de cristaloide com as características eletrolíticas semelhantes às do sangue. No entanto, a solução de acetato de Ringer tem se destacado em estudos clínicos que demonstram a rápida metabolização do acetato em todo o organismo e seu efeito alcalinizante, pelo fato de o acetato ser transformado em bicarbonato nos músculos e parecer apresentar maior eficácia quando comparado ao lactato no tratamento da acidose, necessitando, dessa maneira, de menor quantidade de oxigênio para essa conversão. Entretanto, a solução de acetato de Ringer apresenta desvantagem semelhante à solução de lactato de Ringer em relação às concentrações de sódio, o que pode levar ao edema cerebral em pacientes que estão recebendo grandes volumes em curto período de tempo, além de se tornar contraindicada em pacientes com cetoacidose diabética, por desencadear aumento na concentração sanguínea de cetona.[14,16]

Em um estudo em cães comparando os efeitos das soluções de lactato de Ringer, Ringer simples, glicosada 5% e acetato de Ringer nos casos de choque hemorrágico foi demonstrada a melhor ação do acetato de Ringer em aumentar a contratilidade cardíaca e volemia, não promovendo acidemia nesses pacientes.[17]

Os líquidos hipertônicos são soluções cristaloides ou coloides, com osmolaridade entre 600 e 1.800 mOsm/ℓ. As vantagens incluem menor custo, menor indução de edema pulmonar e periférico e estabilização hemodinâmica sustentada, mesmo com a adição de pequenos volumes. Uma das vantagens associadas a esses líquidos é o seu efeito positivo sobre a hemodinâmica cerebral; quando associadas à solução de lactato de Ringer na reposição volêmica de pacientes em choque hemorrágico, essas soluções foram capazes de impedir a elevação na pressão intracraniana, o que ocorreria caso o cristaloide fosse utilizado isoladamente.[18]

O uso rotineiro da solução hipertônica em humanos pode promover a elevação da concentração sérica de sódio e levar à disfunção do sistema nervoso central, mas um estudo de 1993 que analisou pacientes submetidos à reposição volêmica com salina hipertônica, e com elevação do sódio sérico de 155 a 160 mEq/ℓ, mostrou que não houve danos aparentes.[18]

Coloides

Coloides, plasma, amido hidroxietil (HES) e líquidos carreadores de oxigênio à base de hemoglobina contêm substâncias de alto peso molecular com capacidade de atrair líquidos para o espaço intravascular, restaurando a volemia. Tal característica é restrita ao compartimento plasmático de pacientes com endotélio íntegro, não comprometido.[19]

Os coloides sintéticos são soluções utilizadas como substitutos do plasma para corrigir a hipovolemia e propiciar o aumento da pressão oncótica otimizando o volume intravascular, garantindo-se, assim, a estabilidade macro e microcirculatória por períodos prolongados.[20,21] Tais soluções são caracterizadas como polidispersos, por apresentarem partículas de vários pesos moleculares. Atualmente, as soluções são classificadas de acordo com o peso molecular correspondente ao peso total das moléculas dividido pelo número de moléculas. Essa definição tem importância clínica no sentido de que a pressão oncótica exercida pela solução depende da quantidade de partículas, e a duração do efeito depende do tamanho das partículas.[11]

Dentre os coloides sintéticos, o mais utilizado para aumentar o volume intravascular é o HES, polímero de glicose sintético semelhante ao glicogênio. O amido é metabolizado pela amilase, com a adição de radicais de hidroxietil nas posições 2,3 ou 6 das moléculas de glicose, que promovem redução do metabolismo conforme a taxa de substituição aumenta. Apesar de os coloides sintéticos não apresentarem superioridade quando comparados aos cristaloides, em estudos de metanálise e grandes ensaios clínicos, tais soluções foram associadas a efeitos adversos como redução da coagulação e função renal e elevação da taxa de mortalidade no pós-operatório tardio em crianças.[19]

O aumento do sangramento observado após o uso do HES está associado à hemodiluição e à ação direta e indireta deste ao sistema hemostático, caracterizada por inibição da função das plaquetas e redução do fator de von Wildebrand, fator VIII e fibrinogênio.[22] O aparecimento e a intensidade desses efeitos adversos estão relacionados com o peso molecular e o grau de hidroxilação de cada solução, visto que as preparações do HES variam de acordo com:

- A concentração: em hipo-oncótico, 3%; iso-oncótico, 6%; e hiperoncótico, 10%
- O peso molecular: em baixo, 70 dáltons; médio, 130 a 230 dáltons; e alto, acima de 450 dáltons
- O substituto molecular: em baixo, 0,4/0,42; médio, 0,5; e alto, acima de 5
- A origem: em batata ou amido de milho.[23]

O HES representa a geração mais jovem de coloides artificiais, depois das gelatinas e dos dextranos. Por mais de 20 anos, o HES 200/0,5 (penta-amido) foi o mais utilizado na Europa, sendo o HES 450/0,7 ou 670/0,75 (hepta-amido) mais utilizado nos EUA. A aprovação do HES 130/0,4 (Voluven®) na Europa, em 1999/2000, e em outros países representou um marco no desenvolvimento dos coloides artificiais. As principais características físico-químicas do HES 130/0,4 são: peso molecular médio de 130 kDa, substituição molar de 0,4 e concentração de HES de 6%.[24]

O HES 130/0,4 foi desenvolvido para ser mais eficiente na reposição volêmica.[25] Além disso, por seu menor peso molecular, parece facilitar a degradação e, assim, minimizar os efeitos indesejáveis da longa retenção dos resíduos de amido na circulação e nos tecidos. Leuschner *et al.* estudaram o acúmulo tecidual após múltiplas doses de HES 130/0,4 e 200/0,5 em ratos, e observaram que a atividade de 14C do HES 130/0,4 foi 75% menor 52 dias após a infusão.[26]

Clinicamente, o HES é frequentemente utilizado para reposição de volume intravascular, quando se deseja manter ou aumentar a perfusão tecidual em pacientes com quadro de sepse, traumatismo, choque ou estresse cirúrgico.[27] Além do efeito na manutenção da estabilidade das variáveis hemodinâmicas, estudos têm demonstrado que o HES pode exercer efeitos anti-inflamatórios.[25,28]

Rau *et al.* induziram endotoxemia em ratos por administração de lipopolissacarídios (LPS).[28] Os resultados indicaram que a endotoxemia foi associada a aumento da concentração de fator de necrose tumoral alfa (TNF-α) e interleucina-6 (IL-6) no intestino delgado, e que o tratamento com HES inibiu a elevação dessas citocinas pró-inflamatórias. Isso sugere que, durante a endotoxemia, o HES contribuiu para a regulação da produção de citocinas pró-inflamatórias no intestino delgado, tendo, portanto, efeito anti-inflamatório.[28] Feng *et al.* induziram a sepse em ratos por perfuração e ligação cecal e concluíram que o HES 130/0,4 suprimiu os mediadores pró-inflamatórios (TNF-α e IL-6) e aumentou o nível de IL-10, sugerindo sua função protetora durante a sepse.[25]

Os novos HES com peso molecular médio (130 dáltons) resultam em menores efeitos sobre a coagulação e a função renal, apresentam efeito anti-inflamatório e são recomendados para pacientes sépticos e/ou com inflamações sistêmicas.[22] Apesar de essas novas formulações serem responsáveis por reduzirem os efeitos indesejáveis, alterações eletrolíticas e acidobásicas são observadas quando grandes volumes são administrados aos pacientes. Essas alterações são desenvolvidas devido à diluição em solução salina contendo cloro e sódio da maioria dessas soluções, predispondo à acidemia hiperclorêmica, associada à queda no fluxo sanguíneo renal e à filtração glomerular.[29] Pensando-se nesses efeitos, uma nova formulação do HES com peso molecular médio e substituição molecular baixa foi desenvolvida para evitar distúrbios metabólicos de repercussão clínica (130/0,42), e foi utilizado acetato para balancear os efeitos acidobásico causados pelo aumento do cloro.[21]

O Quadro 107.4 sumariza as principais vantagens e desvantagens dos dois tipos de soluções de reposição volêmica.

Líquido na anestesiologia

A fluidoterapia intravenosa é considerada um componente importante no âmbito da prática anestésica.[30] Os mecanismos neuro-humorais são responsáveis por regular o equilíbrio entre a pressão de perfusão e do fluxo sanguíneo para os órgãos com o intuito de manter a homeostase. No entanto, durante a anestesia geral, esse equilíbrio pode ser alterado por substâncias que induzem alterações na resistência vascular e contratilidade miocárdica. Em cães, os anestésicos voláteis reduzem a contratilidade do miocárdio e o débito cardíaco, o que resulta em hipotensão dose-dependente.[15] Em circunstâncias normais, o *status* volêmico e a hidratação do paciente são desconhecidos antes da intervenção cirúrgica.[31] A meta principal da fluidoterapia é a otimização da pré-carga com aumento de débito cardíaco e manutenção da perfusão de oxigênio aos tecidos.[30,31]

A manutenção da fluidoterapia durante o período anestésico tem como objetivo conservar um acesso venoso viável, sem a formação de coágulos, repor a taxa hídrica perdida durante o período de jejum hídrico, além de repor volume em casos de perdas sanguíneas durante o procedimento cirúrgico.[2] A fluidoterapia age para manutenção das funções fisiológicas do paciente, como função renal adequada e débito cardíaco. Outra razão é a correção de vasodilatação causada pela anestesia, com a prevenção e o tratamento de hipotensão, hipovolemia e baixa perfusão tecidual.[30] Em um estudo com cães utilizando a infusão de solução isotônica na taxa de 15 a 80 mℓ/kg/h para o tratamento da hipotensão grave induzida por anestésico inalatório, não foi observado incremento pressórico;[32] corroborando esse estudo, foi observado que, quando administrado líquido isotônico na taxa de 1 mℓ/kg/min em cães induzidos à hipotensão grave por agentes halogenados, não houve aumento do débito cardíaco e da pressão arterial,[33] porém, em um estudo em que foram administrados 80 mℓ/kg/h de solução isotônica em casos de hipotensão discreta induzida por agente inalatório, foi observado aumento considerável do débito cardíaco.[34]

Quadro 107.4 Vantagens e desvantagens de coloides e cristaloides para uso intravenoso.

	Vantagens	Desvantagens
Coloides	Maior retenção intravascular Aumento prolongado do volume plasmático Menor edema periférico	Custo maior Coagulopatia Edema capilar Reação alérgica
Cristaloides	Custo menor Reposição do fluido intersticial	Aumento transiente do volume intravascular Melhora hemodinâmica transiente Edema periférico e pulmonar

Uma combinação de diversos parâmetros para determinar o *status* volêmico do paciente é indicada na rotina clínica, tais como pressão arterial, frequência cardíaca, débito urinário, pH sanguíneo, balanço hídrico e peso do animal. Porém, durante e após o procedimento anestésico, ocorrem alterações fisiológicas, como diminuição na pressão arterial e débito urinário, acidose em alguns casos em decorrência da ação de fármacos e planos anestésicos.[35]

Volume de líquido cristaloide na velocidade de 10 mℓ/kg/h em animais hígidos, durante a anestesia, já não são mais utilizados, uma vez que não causam mudanças no débito urinário nem na distribuição de oxigênio aos tecidos.[30] As velocidades de infusão intravenosa de líquido de uso rotineiro ou convencional durante a anestesia são responsáveis por diluir componentes sanguíneos e há distribuição desse volume excedente para compartimentos extravasculares.[30] Foi observado em estudo que o débito cardíaco aumentou com velocidades de infusão de líquido mais altas, porém sem ocorrer o aumento de débito urinário, sugerindo-se a existência de um balanço hídrico positivo, com consequências negativas para o paciente.[23] Estudos recentes indicam taxas de infusão menores, como 3 mℓ/kg/h em gatos e 5 mℓ/kg/h em cães, para manutenção da fluidoterapia.[2] Os riscos associados ao volume e à velocidade mais altos de líquido poderiam ocasionar a sobrecarga vascular de volume.[2]

Indicações de composições de líquidos em doenças específicas

Vômito e/ou diarreia

Casos de vômitos e diarreia são condições clínicas frequentes na rotina de atendimento veterinário. Normalmente, uma grande quantidade de líquido é secretada e reabsorvida pelo trato gastrintestinal. Um cão de 20 kg produz cerca de 3 ℓ de líquido gastrintestinal por dia devido à dieta e às secreções, sendo que 98% desse volume são reabsorvidos.[36] Com os processos envolvidos no vômito e na diarreia, o animal pode perder a capacidade de reabsorção e manifestar desde simples desidratação discreta a um quadro de hipovolemia grave. Distúrbios eletrolíticos também são comuns nesses pacientes, pois o conteúdo gástrico é composto de uma elevada concentração de sódio e de cloreto de hidrogênio, além da alta concentração de potássio na secreção gástrica e intestinal. Esses pacientes frequentemente apresentam hipocalcemia, hiponatremia, hipocloremia e alcalose. Se o vômito também contiver secreções biliares, as mudanças eletrolíticas serão menos previsíveis.[36]

A reposição de líquido inadequada ou tardia, juntamente com a doença de base, contribuirá para a morbidade e agravará o caso. A escolha apropriada da composição de líquidos depende do exame físico e dos achados da hemogasometria e da avaliação eletrolítica. O animal que apresenta vômitos e diarreia concomitantemente pode ter perda de líquido isotônica ou hipertônica. A reposição de líquidos isotônicos contém alta concentração de sódio, cloro e água, restabelecendo a volemia e os eletrólitos ao mesmo tempo.[37] Animais desidratados não devem receber solução hipertônica como terapia inicial, pois ela desloca a água do espaço intracelular para o intravascular e ocasiona ainda mais a desidratação da célula. As soluções de coloides são uma boa escolha para o paciente hipoproteinêmico, pois proporcionam suporte oncótico. É necessário estar atento aos efeitos colaterais e preconizar o monitoramento durante a terapia.[36]

Sobre a via de administração das soluções cristaloides, no caso de desidratação de grau discreto, a subcutânea pode ser indicada, e os animais com desidratação intensa e hipovolemia devem receber líquido por via intravascular com velocidade de infusão rápida (Quadro 107.5).

Insuficiência renal

Animais com insuficiência renal geralmente apresentam produção urinária anormal (excessiva ou baixa). A insuficiência renal também ocasiona vômito, anorexia, distúrbio hemostático e eletrolítico devido à uremia. Animais em crise urêmica ou insuficiência renal descompensada geralmente necessitam de hospitalização para receber fluidoterapia e terapia de suporte, e devem ser monitorados para evitar a hipervolemia ou a hipovolemia, ou mesmo para manter a normovolemia, no caso de pacientes com perda de água pelo trato gastrintestinal ou renal.[38] Avaliar o grau de desidratação é importante para determinar a fluidoterapia de reposição. Além do exame físico, a mensuração do peso corpóreo, várias vezes por dia, proporciona informações importantes ao médico-veterinário, tais como saber se o animal está retendo (hipervolemia) ou perdendo líquido. Um animal pode perder até 1% do peso corpóreo por dia devido à anorexia.[39] Variáveis hemodinâmicas como pressão venosa central ou volume ventricular diastólico final podem fornecer mais informações sobre a pré-carga cardíaca.[40]

A reposição de líquido com solução fisiológica a 0,9% é uma boa opção para correção da desidratação inicial. Depois que o animal estiver hidratado, a escolha da composição dos líquidos com baixa concentração de sódio pode ser mais apropriada. Solução glicosada (5% glicose em água destilada) pode ser combinada ou associada à solução de lactato de Ringer ou solução fisiológica na proporção de 1:1, com a finalidade de compor uma solução de lactato de Ringer com 2,5% de glicose ou solução de 0,45% NaCl.[39] A velocidade de infusão do líquido para fins de reposição depende de cada caso clínico. Pacientes que evoluem com insuficiência renal aguda geralmente perdem um grande volume de líquido em um período curto, e a desidratação se desenvolve de maneira aguda; assim, é recomendada a reposição hídrica em um período curto (2 a 4 h). Caso ocorra a reposição de líquido de modo tardio, esse processo pode levar à hipoxia e agravar a lesão renal e, consequentemente, o prognóstico. Avaliar o estado de hidratação e a reposição de líquido possibilita que haja informações para determinar se a oligúria ocorre devido à desidratação (azotemia pré-renal) ou à insuficiência renal (azotemia renal). Em um animal com doença renal crônica e desidratado, a velocidade de reposição deve ser mais moderada em um período mais longo (12 h), e a via de administra-

Quadro 107.5 Comparação entre vias de administração.

Via	Vantagem
Oral	Baixo custo Não necessita hospitalização
Subcutânea	Baixo custo Não necessita hospitalização
Intraóssea	Ideal se a via intravenosa não for possível
Intravenosa	Possibilita triagem da quantidade de líquido a ser administrada

ção preferencial é a subcutânea, que possibilita a reposição e a distribuição gradual do líquido, diminuindo o risco de edema tecidual, a congestão e o edema pulmonar. É importante lembrar que, no paciente com doença renal crônica, a fluidoterapia indicada é para a manutenção da volemia, e esse volume estará de acordo com o volume de ingestão e a perda de água de cada paciente, ou seja, com variações individuais e que devem ser a base do cálculo do volume de manutenção diária. Após a reposição hídrica, tanto na insuficiência renal aguda como na doença renal crônica, um cateter urinário em um sistema fechado possibilita a mensuração do débito urinário. Em animais euvolêmicos e hidratados, débito urinário menor que 1 mℓ/kg/h é considerado oligúria.[41] Não há evidência de que a administração de diuréticos em animais oligúricos euvolêmicos e hidratados melhore o prognóstico. Quando um animal oligúrico evolui para poliúrico, esta condição é mais favorável para a administração de outros medicamentos que requerem volume de administração. A nutrição enteral também pode ser fornecida em maior volume.[39]

Animais com insuficiência renal podem ter distúrbios eletrolíticos graves. A reposição de eletrólitos depende do exame físico e dos resultados da hemogasometria e das concentrações séricas de eletrólitos.[39]

Distúrbio sódico | Hiponatremia e hipernatremia

O sódio é um eletrólito importante na manutenção da condução elétrica do tecido nervoso e muscular, além de participar da regulação do equilíbrio acidobásico. Ele também desempenha um papel vital na manutenção da concentração e do volume do líquido extracelular (LEC). A concentração iônica de sódio (Na^+) é minuciosamente controlada pela homeostasia da água, portanto as anormalidades de sódio ocorrem devido às anormalidades da água. Sendo assim, as alterações no nível sérico de sódio refletem alterações no balanço de água corporal. A maior parte do sódio está localizada no LEC, e a baixa concentração desse íon é mantida no meio intracelular por causa da atividade das bombas de sódio/potássio ATPase nas membranas celulares (Na^+-K^+-ATPase). Com frequência, as alterações envolvendo trato gastrintestinal, rins e sistema endócrino causam anormalidades nas concentrações e no conteúdo de sódio. Infelizmente, grande parte dos desequilíbrios de sódio ocorre como condição iatrogênica, e as complicações mais sérias não são decorrentes de suas próprias alterações, mas sim devido ao seu tratamento inapropriado. Sendo assim, após o diagnóstico inicial da alteração de sódio, é importante repetir a mensuração de sódio plasmática durante a hospitalização ou terapia intensiva do animal.[42]

A *hipernatremia* é definida como aumento na concentração sérica de sódio (> 160 mEq/ℓ). Normalmente está associada à falta de ingestão de água ou à perda de água livre (diabetes *insipidus*) ou de líquido com baixo teor de sódio (vômito e diarreia).

O tratamento adequado da hipernatremia requer abordagem em duas vertentes: em primeiro lugar deve-se tratar a causa de base e, em segundo, deve-se corrigir a hipertonicidade vigente. Se a hipernatremia desenvolveu-se de modo agudo, em horas, a correção rápida melhora o prognóstico sem risco de edema cerebral. Para hipernatremia crônica, que se desenvolveu ao longo de dias, um ritmo mais lento de correção é prudente. A correção aguda da hipernatremia crônica pode causar graves transtornos neurológicos.[43] A regra geral é corrigir a concentração de sódio não mais rápido que 0,5 mEq/kg/h. É necessário avaliação seriada da concentração de sódio e monitoramento das manifestações neurológicas durante a correção da hipernatremia. Também é aconselhável começar com líquidos ricos em sódio e alterar a composição à medida que o paciente evolui. Se a hipernatremia está associada a choque hipovolêmico, deve-se administrar solução isotônica para a volemia, antes de tentar corrigir a concentração de sódio sérica. Após a hipotensão ter sido corrigida, líquidos com baixa concentração de solutos (glicose 5% ou solução salina 0,45%) podem ser administrados.[44] Quanto mais hipotônico for o líquido infundido, mais baixa deverá ser a taxa de infusão, por causa do risco aumentado de edema cerebral com o volume de infusão, devendo ser restrito ao necessário para corrigir a hipertonicidade.

A *hiponatremia* é definida como um nível sérico de sódio inferior a 135 mEq/ℓ e é considerada grave quando o nível sérico é inferior a 125 mEq/ℓ. É geralmente complicação de uma doença na qual líquidos biológicos com alto teor de sódio foram perdidos (p. ex., no vômito e na diarreia) ou em que houve excesso de acúmulo de água (p. ex., na insuficiência cardíaca congestiva, insuficiência hepática, polidipsia ou inadequada liberação de vasopressina – hormônio antidiurético) (Quadro 107.6). O tratamento da hiponatremia geralmente depende da doença de base e é importante diferenciar o tratamento da hiponatremia aguda do da hiponatremia crônica.[45]

Em hiponatremia aguda com sintomas neurológicos, o tratamento de escolha é a solução salina hipertônica a 3%, e a duração deste deve ser baseada na melhora dos sintomas do paciente. Na hiponatremia crônica existe a adaptação cerebral e, se essa for corrigida rapidamente, poderá ocorrer lesão desse órgão, predisposta pela queda da regulação dos osmoles intracelulares. Esse dano cerebral tem sido caracterizado como desmielinização osmótica e envolve a destruição da bainha de mielina que cobre os axônios do tronco cerebral. A desmielinização osmótica ocorre mais frequentemente nos locais da ponte e extraponte.[46]

A maioria dos pesquisadores concorda que a correção exacerbada ou intensa da hiponatremia (definida como 10 mmol/ℓ em 24 h, 18 mmol/ℓ em 48 h e 20 mmol/ℓ em 72 h) promove o risco de dano cerebral iatrogênico. A terapia apropriada deve manter o paciente protegido contra as graves complicações da hiponatremia, ficando claro o risco de lesão iatrogênica nas altas taxas de correção. A orientação geral para a correção de hiponatremia crônica é corrigir 6 a 8 mmol/ℓ em 24 h, 12 a 14 mmol/ℓ em 48 h e 14 a 16 mmol/ℓ em 72 h. A correção agressiva da hiponatremia de maneira inadvertida devido a diurese pode complicar qualquer

Quadro 107.6 Tipos de hiponatremia e suas prováveis causas.

Tipo de hiponatremia	Causa provável	Excluir
Normovolêmica	Aumento da perda de água corporal total, mas o conteúdo de sódio é mantido	Síndrome da antidiurese inapropriada (SADI), hipotireoidismo, insuficiência renal, doença de Addison, fármacos
Hipervolêmica	O conteúdo de sódio e água corporal está aumentado, mas o ganho de água é maior	Insuficiência renal oligúrica, insuficiência cardíaca e hepática
Hipovolêmica	A água e o sódio são perdidos, mas a perda de sódio é maior	Diuréticos, lesão renal, insuficiência adrenal

modo de terapia, inclusive os antagonistas da vasopressina recentemente disponíveis para uso clínico. Os pacientes corrigidos em velocidade muito rápida melhoram inicialmente dos sintomas neurológicos, mas costumam desenvolver novos sintomas neurológicos progressivos vários dias depois.

A fórmula para correção do sódio sérico é:

$$\text{Na}^+ \text{ requerido (mmol)} = \text{água corporal total} \times (\text{Na}^+ \text{ desejado} - \text{Na}^+ \text{ sérico})$$

$$\text{Taxa de infusão (m}\ell\text{/h)} = \text{Na}^+ \text{ requerido (mmol)} \times 1.000/\text{infusato Na}^+ \text{ (mmol/}\ell) \times \text{tempo (h)}$$

$$\text{Alteração de Na}^+ \text{ sérico} = (\text{infusão de Na}^+ - \text{Na}^+ \text{ sérico})/(\text{água corporal total} + 1).$$

Indicadores hemodinâmicos como guia para fluidoterapia

Um dos principais meios para a otimização da perfusão e da oxigenação teciduais é a restauração da euvolemia. A fluidoterapia ainda é um dos principais tratamentos para hipotensão, hipovolemia e desidratação. Administração insuficiente (ou tardia) de líquidos não corrige o quadro inicial, e a perfusão tecidual se manterá baixa. Por outro lado, o uso excessivo deles não provoca aumento de débito cardíaco, pode levar a edema tecidual e acarretar diminuição de perfusão. Ambos os casos (administração excessiva ou insuficiente) podem causar sérias morbidades. Uma porcentagem significativa de pacientes em estado crítico hipotensos (30 a 60%) não responde à fluidoterapia.[47] Nesse grupo de pacientes, mesmo apresentando o débito cardíaco baixo, a administração de líquido não aumenta a eficácia cardíaca e pode levar à piora do quadro. Esse achado enfatiza a necessidade de fatores preditores da resposta volêmica para selecionar pacientes que serão beneficiados com essa intervenção, para evitar expansão volêmica ineficaz ou deletéria. A possibilidade de um paciente ser responsivo à fluidoterapia e a possibilidade de a fluidoterapia aumentar o débito cardíaco estão relacionadas com pré-carga cardíaca do indivíduo em particular. Na fisiologia cardíaca, a pré-carga é definida como pressão volumétrica que pode distender o ventrículo (direito ou esquerdo) à sua maior dimensão geométrica. Ou seja, pré-carga é a distensão das fibras miocárdicas imediatamente antes da contração cardíaca.

A informação da pré-carga cardíaca pode nortear a condução da fluidoterapia e é útil para definir a quantidade precisa de líquido que cada paciente necessita. A pré-carga pode ser calculada pela equação de LaPlace:

$$\text{Pressão ventricular diastólica final} \times \text{raio diastólico final do ventrículo esquerdo}/2 \times \text{espessura da parede ventricular.}$$

Como não há possibilidade de mensurar a pré-carga *in vivo*, é recomendado o uso de outros indicadores hemodinâmicos que aventem a correlação com a pré-carga. Por exemplo: pressão venosa central (PVC), pressão de oclusão da artéria pulmonar (POAP, *pulmonary artery occlusion pressure*), volume ventricular diastólico final, variação da pressão pulso (ΔPP) arterial e outros valores volumétricos.[48]

Valores hemodinâmicos tradicionais como frequência respiratória, frequência cardíaca e pressão arterial não apresentam boa correlação com a pré-carga. A pressão arterial é um valor hemodinâmico importante para avaliação da perfusão tecidual e pode ser usada no estágio inicial da fluidoterapia para auxiliar no diagnóstico da hipovolemia, mas não deve ser usada para identificar pacientes responsivos a líquidos, e não é bom guia para indicar a quantidade de líquido a ser infundido a longo prazo. Lembre-se de que a constatação de pressão arterial normal não significa que um paciente tenha a perfusão tecidual normalizada. A pressão arterial média é obtida por débito cardíaco × resistência vascular sistêmica. Animais hipovolêmicos podem apresentar pressão arterial normal devido à compensação da resistência vascular. PVC é a pressão da veia cava imediatamente anterior do átrio direito. Teoricamente, quanto maior a pressão venosa central, maior a quantidade de sangue que vai retornar ao lado direito do coração e maior a pré-carga. A mensuração da PVC é um método simples, de baixo custo e muito utilizado na rotina para conduzir a fluidoterapia. Um paciente com PVC baixa deve ser responsivo à fluidoterapia e à administração de líquido, e, no caso de um paciente com PVC alta, essa condição pode evoluir para edema pulmonar. Para mensurar a PVC, é necessário colocar um cateter central e verificar se a extremidade do cateter se encontra próxima ao átrio direito. A pressão venosa periférica (mensurada em cateter venoso periférico) não se relaciona com a PVC, pois sofre influência da distensão vascular periférica.

A PVC é um marcador indireto da pressão atrial direita, que é um marcador indireto da pressão ventricular direita, que, por sua vez, é um marcador indireto do volume ventricular esquerdo, que é um marcador indireto da pré-carga. Observa-se que a PVC, em vários casos clínicos, não reflete a pré-carga. Por ser uma pressão vascular, é altamente dependente da complacência vascular e ventricular, que podem estar alteradas nas situações de sepse, isquemia, hipertrofia ventricular ou no uso de substâncias vasoativas. Estudos retrospectivos mostraram que na unidade de terapia intensiva (UTI), o valor de PVC e a tendência direcional (*trend*) preveem de maneira consistente se o paciente é responsivo ao líquido administrado.[49]

Um marcador de pressão mais acurado seria a POAP. Essa pressão é obtida quando o cateter de Swan-Ganz é introduzido até ocluir uma arteríola pulmonar. Isso possibilita mensuração indireta da pressão do átrio esquerdo e melhor estimativa do volume ventricular esquerdo (pré-carga). A pressão de oclusão pulmonar ainda é um dos melhores métodos para determinar a causa de edema pulmonar agudo, como também para determinar a função do ventrículo esquerdo. Infelizmente, o referido método está gradativamente em desuso devido à dificuldade de colocação do cateter de Swan-Ganz e à morbidade que pode causar em pacientes de pequeno porte.[48,50]

A variação da pressão de pulso (ΔPP) é uma ferramenta indicadora da responsividade à terapia de líquidos em estudos clínicos e experimentais. A variação da pressão de pulso é definida como indicador dinâmico de resposta ao tratamento volêmico. A pressão de pulso (PP) é calculada pela pulsação base e a diferença entre pressão arterial sistólica e diastólica. A máxima PP ($PP_{máx.}$) e a mínima PP ($PP_{mín.}$) são mensuradas sobre um único ciclo respiratório. As variações da pressão de pulso (ΔPP) são calculadas sobre a $PP_{máx.}$ e a $PP_{mín.}$ e expressadas em porcentagem:

$$\Delta PP(\%) = 100 \times (PP_{máx.} - PP_{mín.})/[(PP_{máx.} + PP_{mín.})]/2.$$

As variações da pressão arterial durante o ciclo respiratório sofrem influência do estado volêmico, sendo 12% o valor limite em humanos. Na hipovolemia essas variações são acentuadas.[51] Um paciente no ventilador mecânico com ΔPP alta necessita de líquido, e um paciente com ΔPP baixa provavelmente não responderá adequadamente à fluidoterapia. A ΔPP pode ser usada na otimização da perfusão e oxigenação teciduais. Infelizmente esta só pode ser indicada para os pacientes intubados e em ventilação mecânica. As alterações da pressão intratorácica podem influenciar a ΔPP quando o paciente se encontrar profundamente anestesiado ou sob a influência de bloqueadores neuromusculares.[47]

Índices cardíacos volumétricos, como volume ventricular diastólico e volume atrial, podem ser obtidos com o auxílio da ecocardiografia transesofágica ou transtorácica. Valores volumétricos são muitos úteis para a identificação dos pacientes responsivos a líquidos e também podem ser utilizados com a finalidade de estimar a volemia. Entretanto, dentre suas limitações, citam-se a necessidade de uma janela acústica adequada, da atuação de profissional experiente, e o alto custo. Algumas técnicas recentemente utilizadas apresentam a tentativa de reproduzir os valores cardíacos volumétricos sem a necessidade do exame ecocardiográfico. Técnicas como a de diluição por ultrassom podem determinar o volume diastólico total.[52] Estudos em animais mostraram-se promissores, mas essa técnica ainda necessita de avaliação clínica antes de ser introduzida como método rotineiro.

Assim, não existe um índice hemodinâmico perfeito para ser usado como guia da fluidoterapia na clínica veterinária, e a decisão deve ser baseada na experiência do médico-veterinário, quão agressivamente a reposição volêmica vai ser feita e quão grave o paciente se encontra, ou seja, a terapia deve ser individualizada e não há um protocolo único a ser seguido.

Fluidoterapia no cardiopata

A insuficiência cardíaca é definida como a incapacidade do coração em bombear sangue suficiente para suprir as necessidades do organismo, ou seja, uma condição de baixo débito cardíaco. Normalmente, pacientes com essa condição não toleram grandes mudanças na carga de líquido devido ao aumento da pressão hidrostática venosa. Além disso, os pacientes com insuficiência cardíaca também apresentam propensão ao aumento da retenção de sódio e água. Esses fatos ocorrem devido à ativação do sistema renina-angiotensina-aldosterona (SRAA) e dos peptídios antinatriuréticos. Paradoxalmente, pacientes com insuficiência cardíaca grave podem apresentar hiponatremia não osmótica. Apesar do termo *hiponatremia*, esses pacientes apresentam a concentração total de sódio efetivo aumentada. O rim interpreta o baixo débito cardíaco e a hipotensão arterial secundária à insuficiência cardíaca como uma condição de "hipovolemia", que resulta em aumento da liberação de vasopressina (hormônio antidiurético), acarretando, assim, maior retenção de água livre e hiponatremia. A administração de líquidos com alto teor de sódio aumentará a pressão hidrostática capilar, resultando em edema do tecido (edema pulmonar) ou acúmulo de líquido (derrame pleural e ascite).

A maioria dos pacientes com insuficiência cardíaca congestiva é hipervolêmica, e a administração de líquidos de maneira intensa não é recomendada. Nos pacientes que apresentam desidratação e azotemia, a administração de líquidos deve ser iniciada. Deve ser dada preferência a líquidos com baixo teor de sódio, como a solução de dextrose 2,5% + NaCl 0,45%. É importante avaliar que nem todos os pacientes desidratados necessitam da administração de líquido pela via intravenosa. Se o paciente estiver ingerindo água adequadamente e apresentar normorexia, esse fato *per se* poderá auxiliar na correção de desidratação em grau discreto. Por outro lado, os animais cardiopatas e hipovolêmicos devem ser monitorados e receber líquido intravenoso de modo controlado. A escolha da composição do líquido deve ser realizada com cautela, assim como a velocidade de infusão. Em geral, esses animais podem receber líquidos com maior teor de sódio, como a solução de lactato de Ringer para a correção da hipovolemia e, posteriormente, esta pode ser substituída por um líquido com menor concentração de sódio.

Além da administração de líquidos, o paciente cardiopata poderá se beneficiar de outras estratégias para otimizar o débito cardíaco, como os fármacos inotrópicos positivos (p. ex., dobutamina intravenosa ou pimobendana oral).

Os animais com insuficiência cardíaca são propensos a apresentar outras doenças concomitantemente. Um estudo constatou a prevalência de disfunção renal em pacientes com doença valvar crônica em 50% dos cães. O tratamento de um paciente com insuficiências cardíaca e renal pode ser um desafio. Pacientes com azotemia intensa não apresentam resposta a doses elevadas de diuréticos. Normalmente, o paciente com insuficiência cardíaca e renal simultânea vai ser beneficiado pelos líquidos com baixo teor de sódio e, ao mesmo tempo, por alguma estratégia para aumentar o débito cardíaco, como o uso de inotrópicos (pimobendana e dobutamina).

Se não houver o comprometimento do estado geral nem evoluir para o óbito, a velocidade de administração do líquido deverá ser lenta para possibilitar que o animal compense a nova carga hídrica. O monitoramento da fluidoterapia deverá ser acompanhado mensurando a frequência respiratória, a pressão arterial e monitorando o peso corpóreo. É importante ressaltar que a PVC afere a pressão do átrio direito e, em pacientes com insuficiência cardíaca, não é um preditor muito útil para a avaliação de pré-carga (carga de líquido), pois esses podem apresentar hipertensão pulmonar grave e congestão venosa, e, ao mesmo tempo, discreto aumento na PVC. Outro método para avaliar a pré-carga seria o ecocardiograma. A radiografia torácica pode também ser útil para avaliar o diâmetro dos vasos pulmonares.

Referências

1. Schierhout G, Roberts I. Fluid resuscitation with colloid or crystalloid solutions in critically ill patients: a systematic review of randomised trials. BMJ. 1998; 316(7136): 961-4. Epub 1998/04/29.
2. Davis H, Jensen T, Johnson A, Knowles P, Meyer R, Rucinsky R *et al.* 2013 AAHA/AAFP fluid therapy guidelines for dogs and cats. Journal of the American Animal Hospital Association. 2013; 49(3):149-59. Epub 2013/05/07.
3. Barros JM, do Nascimento P Jr., Marinello JL, Braz LG, Carvalho LR, Vane LA *et al.* The effects of 6% hydroxyethyl starch–hypertonic saline in resuscitation of dogs with hemorrhagic shock. Anesthesia and Analgesia. 2011; 112(2):395-404. Epub 2010/09/16.
4. Perry M, O'Hare J, Porter G. Advanced Trauma Life Support (ATLS) and facial trauma: can one size fit all? Part 3: Hypovolaemia and facial injuries in the multiply injured patient. International Journal of Oral and Maxillofacial Surgery. 2008; 37(5):405-14. Epub 2008/02/12.
5. Braz JR, do Nascimento P, Jr., Paiva Filho O, Braz LG, Vane LA, Vianna PT *et al.* The early systemic and gastrintestinal oxygenation effects of hemorrhagic shock resuscitation with hypertonic saline and hypertonic saline 6% dextran-70: a comparative study in dogs. Anesthesia and Analgesia. 2004; 99(2):536-46, table of contents. Epub 2004/07/24.
6. Roberts JP, Roberts JD, Skinner C, Shires GT, 3rd, Illner H, Canizaro PC *et al.* Extracellular fluid deficit following operation and its correction with Ringer's lactate. A reassessment. Annals of Surgery. 1985; 202(1):1-8. Epub 1985/07/01.
7. Lemieux G, Gervais M. Acute Chloride Depletion Alkalosis: Effect of Anions on Its Maintenance and Correction. The American Journal of Physiology. 1964; 207:1279-86. Epub 1964/12/01.

8. Jones SB, Whitten CW, Monk TG. Influence of crystalloid and colloid replacement solutions on hemodynamic variables during acute normovolemic hemodilution. Journal of Clinical Anesthesia. 2004; 16(1):11-7. Epub 2004/02/27.
9. Dellinger RP, Carlet JM, Masur H, Gerlach H, Calandra T, Cohen J *et al.* Surviving Sepse Campaign guidelines for management of severe sepse and septic shock. Intensive Care Medicine. 2004; 30(4):536-55. Epub 2004/03/05.
10. Balogh Z, McKinley BA, Cocanour CS, Kozar RA, Valdivia A, Sailors RM *et al.* Supranormal trauma resuscitation causes more cases of abdominal compartment syndrome. Arch Surg. 2003; 138(6):637-42; discussion 42 a 3. Epub 2003/06/12.
11. Riesmeier A, Schellhaass A, Boldt J, Suttner S. Crystalloid/colloid versus crystalloid intravascular volume administration before spinal anesthesia in elderly patients: the influence on cardiac output and stroke volume. Anesthesia and Analgesia. 2009; 108(2):650-54. Epub 2009/01/20.
12. Hadimioglu N, Saadawy I, Saglam T, Ertug Z, Dinckan A. The effect of different crystalloid solutions on acid-base balance and early kidney function after kidney transplantation. Anesthesia and Analgesia. 2008; 107(1):264-69. Epub 2008/07/19.
13. Glaser NS, Ghetti S, Casper TC, Dean JM, Kuppermann N. Pediatric diabetic ketoacidosis, fluid therapy, and cerebral injury: the design of a factorial randomized controlled trial. Pediatric Diabetes. 2013; 14(6):435-46. Epub 2013/03/16.
14. Hahn RG, Drobin D. Rapid water and slow sodium excretion of acetated Ringer's solution dehydrates cells. Anesthesia and Analgesia. 2003; 97(6):1590-94. Epub 2003/11/25.
15. Valverde A, Gianotti G, Rioja–Garcia E, Hathway A. Effects of high-volume, rapid-fluid therapy on cardiovascular function and hematological values during isoflurane-induced hypotension in healthy dogs. Canadian Journal of Veterinary Research = Revue Canadienne de Recherche Veterinaire. 2012; 76(2):99-108. Epub 2012/10/02.
16. Ewaldsson CA, Hahn RG. Kinetics and extravascular retention of acetated ringer's solution during isoflurane or propofol anesthesia for thyroid surgery. Anesthesiology. 2005; 103(3):460-69. Epub 2005/09/01.
17. Matsuda Y, Sakurai T, Iino M, Nakayama K. Comparative study on the effects of acetated Ringer's solution, lactated Ringer's solution, Ringer's solution, and 5% glucose–acetated Ringer's solution on canine hemorrhagic shock. Journal of Anesthesia. 1994; 8(3):326-33. Epub 1994/09/01.
18. Vassar MJ, Fischer RP, O'Brien PE, Bachulis BL, Chambers JA, Hoyt DB *et al.* A multicenter trial for resuscitation of injured patients with 7.5% sodium chloride. The effect of added dextrana 70. The Multicenter Group for the Study of Hypertonic Saline in Trauma Patients. Arch Surg. 1993; 128(9):1003-11; discussion 11-3. Epub 1993/09/01.
19. Osthaus WA, Witt L, Johanning K, Boethig D, Winterhalter M, Huber D *et al.* Equal effects of gelatin and hydroxyethyl starch (6% HES 130/0.42) on modified thrombelastography in children. Acta Anaesthesiologica Scandinavica. 2009; 53(3):305-10. Epub 2009/01/29.
20. Sander O, Reinhart K, Meier–Hellmann A. Equivalence of hydroxyethyl starch HES 130/0. 4 and HES 200/0. 5 for perioperative volume replacement in major gynaecological surgery. Acta Anaesthesiologica Scandinavica. 2003; 47(9):1151-58. Epub 2003/09/13.
21. Boldt J. Saline versus balanced hydroxyethyl starch: does it matter? Current Opinion in Anaesthesiology. 2008; 21(5):679-83. Epub 2008/09/12.
22. Sossdorf M, Marx S, Schaarschmidt B, Otto GP, Claus RA, Reinhart K *et al.* HES 130/0.4 impairs haemostasis and stimulates pro-inflammatory blood platelet function. Crit Care. 2009; 13(6):R208. Epub 2009/12/24.
23. Boldt J, Suttner S, Brosch C, Lehmann A, Mengistu A. Influence on coagulation of a potato-derived hydroxethylstarch (HES 130/0.42) and a maize-derived hydroxethylstarch (HES 130/0.4) in patients undergoing cardiac surgery. British Journal of Anaesthesia. 2009; 102(2):191-7. Epub 2008/12/17.
24. Jungheinrich C, Neff TA. Pharmacokinetics of hydroxyethyl starch. Clinical pharmacokinetics. 2005; 44(7):681-99. Epub 2005/06/22.
25. Feng X, Liu J, Yu M, Zhu S, Xu J. Protective roles of hydroxyethyl starch 130/0.4 in intestinal inflammatory response and survival in rats challenged with polymicrobial sepse. Clinica Chimica Acta; International Journal of Clinical Chemistry. 2007; 376(1-2):60-7. Epub 2006/09/01.
26. Leuschner J, Opitz J, Winkler A, Scharpf R, Bepperling F. Tissue storage of 14C-labelled hydroxyethyl starch (HES) 130/0.4 and HES 200/0.5 after repeated intravenous administration to rats. Drugs in R&D. 2003; 4(6):331-38. Epub 2003/10/31.
27. Groeneveld AB. Albumina and artificial colloids in fluid management: where does the clinical evidence of their utility stand? Crit Care. 2000; 4 Suppl 2:S16-20. Epub 2001/03/20.
28. Rau S, Kohn B, Richter C, Fenske N, Kuchenhoff H, Hartmann K *et al.* Plasma interleukin-6 response is predictive for severity and mortality in canine systemic inflammatory response syndrome and sepse. Veterinary clinical pathology/American Society for Veterinary Clinical Pathology. 2007; 36(3):253-60. Epub 2007/09/07.
29. Sumpelmann R, Witt L, Brutt M, Osterkorn D, Koppert W, Osthaus WA. Changes in acid-base, electrolyte and hemoglobina concentrations during infusion of hydroxyethyl starch 130/0.42/6: 1 in normal saline or in balanced electrolyte solution in children. Paediatric Anaesthesia. 2010; 20(1):100-4. Epub 2009/12/09.
30. Muir WW, 3rd, Kijtawornrat A, Ueyama Y, Radecki SV, Hamlin RL. Effects of intravenous administration of lactated Ringer's solution on hematologic, serum biochemical, rheological, hemodynamic, and renal measurements in healthy isoflurane–anesthetized dogs. Journal of the American Veterinary Medical Association. 2011; 239(5):630-7. Epub 2011/09/02.
31. Chappell D, Jacob M, Hofmann–Kiefer K, Conzen P, Rehm M. A rational approach to perioperative fluid management. Anesthesiology. 2008; 109(4):723-40. Epub 2008/09/25.
32. Aarnes TK, Bednarski RM, Lerche P, Hubbell JA, Muir WW, 3rd. Effect of intravenous administration of lactated Ringer's solution or hetastarch for the treatment of isoflurane–induced hypotension in dogs. American journal of veterinary research. 2009; 70(11):1345-53. Epub 2009/11/03.
33. Kazama T, Ikeda K. The comparative cardiovascular effects of sevoflurane with halothane and isoflurane. Journal of anesthesia. 1988; 2(1):63-8. Epub 1988/03/01.
34. Wright BD, Hopkins A. Changes in colloid osmotic pressure as a function of anesthesia and surgery in the presence and absence of isotonic fluid administration in dogs. Veterinary Anaesthesia and Analgesia. 2008; 35(4):282-88. Epub 2008/03/28.
35. Brandstrup B. Fluid therapy for the surgical patient. Best practice & research Clinical Anaesthesiology. 2006; 20(2):265-83. Epub 2006/07/21.
36. Brown AJ, Otto CM. Fluid therapy in vomiting and diarrhea. The Veterinary Clinics of North America Small Animal Practice. 2008; 38(3):653-75, xiii. Epub 2008/04/12.
37. Burrows CF. Chronic diarrhea in the dog. The Veterinary Clinics of North America Small Animal Practice. 1983; 13(3):521-40. Epub 1983/08/01.
38. Finco DR, Duncan JD, Crowell WA, Hulsey ML. Familial renal disease in Norwegian Elkhound dogs: morphologic examinations. American Journal of Veterinary Research. 1977; 38(7):941-7. Epub 1977/07/01.
39. Langston C. Managing fluid and electrolyte disorders in renal failure. The Veterinary clinics of North America Small animal practice. 2008; 38(3):677-97, xiii. Epub 2008/04/12.
40. DiBartola SP. Veterinary nephrology – yesterday and today. J Vet Emerg Crit Care (San Antonio). 2013; 23(2):111-14. Epub 2013/04/10.
41. Kaminsky N, Raz E, Brezis M. Perfusion pressure, proteinuria and the isolated perfused rat kidney. Nephron. 1991; 59(4):673. Epub 1991/01/01.
42. Halperin ML, Ching BC. Influence of acute hyponatremia on renal ammoniagenesis in dogs with chronic metabolic acidosis. The American Journal of Physiology. 1990; 258(2 Pt 2):F328-32. Epub 1990/02/01.
43. Tanifuji Y, Eger EI, 2nd. Brain sodium, potassium, and osmolality: effects on anesthetic requirement. Anesthesia and Analgesia. 1978; 57(4):404-10. Epub 1978/07/01.
44. DiBartola SP. Management of hypokalaemia and hyperkalaemia. Journal of Feline Medicine and Surgery. 2001; 3(4):181-3. Epub 2002/02/14.
45. Laureno R, Karp BI. Myelinolysis after correction of hyponatremia. Annals of Internal Medicine. 1997; 126(1):57-62. Epub 1997/01/01.
46. Overgaard-Steensen C, Ring T. Clinical review: Practical approach to hyponatraemia and hypernatraemia in critically ill patients. Crit Care. 2013; 17(1):206. Epub 2013/05/16.
47. Michard F, Teboul JL. Predicting fluid responsiveness in ICU patients: a critical analysis of the evidence. Chest. 2002;121(6):2000-8. Epub 2002/06/18.
48. Cavallaro F, Sandroni C, Antonelli M. Functional hemodynamic monitoring and dynamic indices of fluid responsiveness. Minerva Anestesiologica. 2008; 74(4):123-35. Epub 2008/01/24.
49. Marik PE, Baram M, Vahid B. Does central venous pressure predict fluid responsiveness? A systematic review of the literature and the tale of seven mares. Chest. 2008; 134(1):172-8. Epub 2008/07/17.
50. Najib MQ, Vinales KL, Vittala SS, Challa S, Lee HR, Chaliki HP. Predictors for the development of severe tricuspid regurgitation with anatomically normal valve in patients with atrial fibrillation. Echocardiography. 2012; 29(2):140-46. Epub 2011/11/10.
51. Sant'Ana AJ, Otsuki DA, Noel–Morgan J, Leite VF, Fantoni DT, Abrahao Hajjar L *et al.* Use of pulse pressure variation to estimate changes in preload during experimental acute normovolemic hemodilution. Minerva Anestesiologica. 2012; 78(4):426-33. Epub 2012/01/14.
52. Vigani A, Shih A, Queiroz P, Pariaut R, Gabrielli A, Thuramalla N *et al.* Quantitative response of volumetric variables measured by a new ultrasound dilution method in a juvenile model of hemorrhagic shock and resuscitation. Resuscitation. 2012; 83(8):1031-37. Epub 2012/01/28.

108 Desidratação e Disnatremias

Andre Shih, Carsten Bandt

Introdução

O sódio é um eletrólito importante na manutenção da condução elétrica dos tecidos nervoso e muscular e participa da regulação do equilíbrio acidobásico. Também desempenha papel vital na manutenção da concentração e do volume do líquido extracelular (LEC).

A concentração de sódio reflete o número de moléculas de sódio *versus* o número de moléculas de água, independentemente do número total, ou seja, não é o conteúdo total de sódio corporal. O conteúdo de sódio representa o número total de moléculas de sódio no LEC. Sendo assim, as alterações no nível sérico de sódio refletem alterações no balanço de água corporal.[1-3] As anormalidades na concentração de sódio ou "disnatremias" (hiponatremia e hipernatremia) podem ocorrer em qualquer alteração do conteúdo de água do organismo, ou seja, tanto em pacientes com hipovolemia, hipervolemia ou mesmo normovolemia.[4]

Normalmente, o consumo médio de sódio excede a necessidade diária. Os rins são os responsáveis por excretar o excesso e também são capazes de conservá-lo durante períodos de restrição. A concentração iônica de sódio (Na^+) é minuciosamente controlada pela homeostasia da água, portanto as anormalidades de sódio ocorrem devido às anormalidades da água.[1] A água livre é qualitativamente expressa em termos da concentração do sódio, sendo que, quando está em excesso, ocasiona hiponatremia (ganho de água) e, quando está em déficit, hipernatremia.[5] A diminuição de água livre, além de promover o aumento da concentração de sódio, ocasiona o aumento da osmolaridade, favorecendo a ativação de osmorreceptores, que provocam sede, e também da arginina vasopressina (AVP), resultando em retenção de água nos rins.[5] A AVP, também conhecida como hormônio antidiurético, é estocada e liberada na circulação pela glândula pituitária posterior. A liberação de AVP no plasma regula a excreção de água pelos rins por estimular a reabsorção de água livre nos túbulos coletores.[6]

A excreção de sódio é realizada pelo equilíbrio da secreção de aldosterona, de peptídio natriurético atrial e pela taxa de filtração glomerular.[4] A aldosterona é liberada pelas glândulas adrenais e aumenta a reabsorção de sódio no néfron distal. Uma vez liberada, promove a conservação de água e sódio nos rins, o que resulta em aumento do volume do LEC. A taxa de filtração glomerular, por sua vez, afeta o número de íons sódio que passam dos capilares glomerulares para os túbulos renais. Por outro lado, quando há expansão do volume de LEC, o peptídio natriurético atrial é liberado, promovendo aumento da excreção de sódio, e, quando há a queda do volume do LEC, a excreção de sódio é diminuída.[7]

A maior parte do sódio está localizada no LEC, e a baixa concentração desse íon é mantida no meio intracelular devido à atividade das bombas de sódio/potássio ATPase nas membranas celulares (Na^+,-K^+-ATPase).[8] A concentração de sódio intracelular nas células musculares é de aproximadamente 12 mEq/ℓ, no cérebro, 80 mEq/ℓ, e a concentração extracelular nos cães é de 135 a 150 mEq/ℓ, enquanto, nos gatos, 150 a 160 mEq/ℓ.[8]

As alterações envolvendo o trato gastrintestinal, os rins e o sistema endócrino frequentemente causam anormalidades nas concentrações e no conteúdo de sódio. Sendo assim, após o diagnóstico inicial da alteração de sódio, é importante fazer avaliações subsequentes de sua concentração plasmática para a manutenção da homeostasia eletrolítica. A falha dessas avaliações pode ocasionar sérias consequências clínicas para o paciente e propiciar erro terapêutico, em vez de diagnóstico correto.[9] Infelizmente, grande parte dos desequilíbrios de sódio ocorre como condição iatrogênica, e as complicações mais sérias não são decorrentes de suas próprias alterações, mas devido ao tratamento inapropriado.[5,10]

Este capítulo visa familiarizar o leitor com as causas mais comuns de hiponatremia e hipernatremia, suas manifestações clínicas e seu tratamento, focalizado principalmente no manejo da concentração sérica do sódio e na correção do desequilíbrio de líquidos.

Hipernatremia

A hipernatremia é definida como aumento na concentração sérica de sódio (> 160 mEq/ℓ). O sódio é um soluto funcionalmente impermeável, contribui para a tonicidade e induz o movimento de água através das membranas celulares (Figura 108.1).[5] Hipernatremia é comum e pode não causar nenhuma consequência clínica, mas também pode provocar sérias consequências, ocasionando risco de vida.[5] As causas mais comuns de hipernatremia estão listadas no Quadro 108.1.

Falsos aumentos na concentração de sódio podem ocorrer devido a artefatos, se as amostras de sangue forem colhidas de cateteres intravenosos (linha arterial, linha venosa central, amostras do cateter) que ainda contêm muito sódio acumulado. Uma das causas mais comuns de hipernatremia produzida por artefato é a retirada de sangue contaminado com heparina sódica, utilizada como anticoagulante nas seringas de coleta e circuitos de avaliação hemodinâmica.

Causas de hipernatremia

A hipernatremia pode resultar de perda de água livre ou de ganho de sódio.[5] Normalmente, está associada a falta de ingestão de água, perda de líquido pobre em sódio ou iatrogênica. A ingestão inadequada de água é responsável por 94% dos casos de hipernatremia em pacientes hospitalizados,[11] sendo secundária à alteração da sede ou à administração insuficiente de água livre para pacientes com aumento previsível de perda de água. Como a hipernatremia sustentada ocorre somente quando a sede ou o acesso à água estão prejudicados, os pacientes do grupo de risco elevado são aqueles portadores de alteração do estado mental, letargia ou intubados.[5,11]

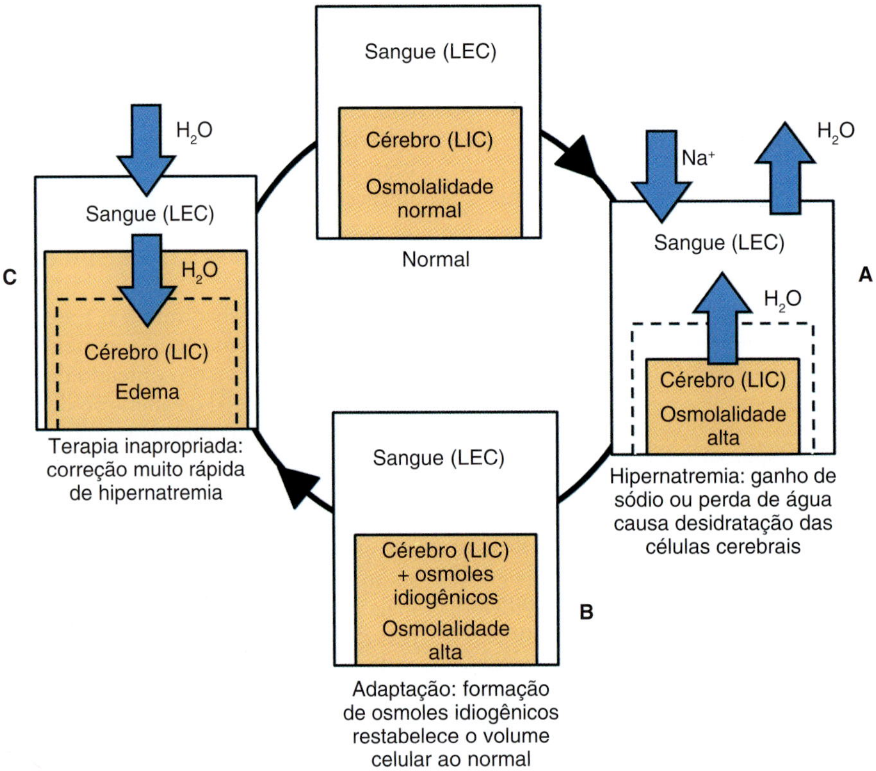

Figura 108.1 Efeitos da hipernatremia sobre o cérebro e respostas adaptativas. **A.** Poucos minutos após o desenvolvimento da hipertonicidade, a perda de água das células do cérebro causa sua desidratação e aumento da osmolaridade. **B.** A restituição parcial do volume cerebral ocorre em algumas horas, com a entrada de eletrólitos nas células do cérebro (adaptação rápida). A normalização do volume do cérebro leva alguns dias e é decorrente do acúmulo intracelular de osmoles orgânicos (adaptação lenta). A osmolaridade alta persiste, apesar da normalização do volume. A correção lenta do estado de hipertonicidade restabelece a osmolalidade normal do cérebro, sem indução de edema cerebral, pois a dissipação de eletrólitos e osmoles orgânicos acumulados acompanha a reposição de água. **C.** Em contraste, a correção rápida pode resultar em edema cerebral, pois a absorção de água pelas células do cérebro supera a dissipação de eletrólitos e osmoles orgânicos.[5] LEC = líquido extracelular; LIC = líquido intracelular.

Quadro 108.1 Causas mais comuns de hipernatremia ($Na^+ > 155$ mEq/ℓ) associada à volemia.

Tipo de hipernatremia	Causa provável	Excluir
Hipervolêmica	Ganho de líquido rico em sódio	Envenenamento por sal, hiperaldosteronismo, administração de líquido hipertônico, administração de bicarbonato, enema com lactato de sódio, ingestão de sal, hiperadrenocorticismo (síndrome de Cushing)
Normovolêmica	Perda de água pura	Não acesso à água, sede inadequada, hipodipsia, estado mental alterado, diabetes insípido
Hipovolêmica	Perda de líquidos com baixa concentração de sódio	Sistema urinário: poliúria por insuficiência renal, diurese pós-obstrução, administração de diuréticos (manitol, glicose, furosemida) Trato gastrintestinal: vômito, diarreia, pancreatite, obstrução intestinal, peritonite Sistema respiratório: ofego Pele: queimaduras graves ou feridas abertas

A perda de água livre pode ocorrer por evaporação (suor, respiração) ou perda de líquidos que contêm pouco sódio quando comparados ao LEC normal (diarreia, vômito, urina). As perdas insensíveis normais variam com o meio ambiente e a condição corporal, mas são consideráveis por representarem 30% das perdas totais em curso (2 a 3 mℓ/kg/h). A concentração de sódio na urina varia entre 60 e 100 mEq/ℓ, sendo que os animais que estão poliúricos e perdem urina com baixa concentração de sódio (p. ex., utilização de diuréticos) podem apresentar déficit de água livre e hipernatremia.

A hipernatremia também pode ser causada por aumento na carga de sódio. Pode ocorrer devido à administração iatrogênica de líquidos ricos em sódio, como a solução salina hipertônica, o bicarbonato de sódio ou o lactato de sódio. A ingestão de sal também pode promover hipernatremia aguda, sendo que baixas quantidades já podem ocasioná-la, com sintomas importantes.[9,12]

Pacientes com hipovolemia ou hipervolemia, bem como os normovolêmicos, podem apresentar hipernatremia. Na hipovolemia, os pacientes perdem líquidos pobres em sódio (vômitos e diarreia). Na hipervolemia, eles ganham líquido rico em sódio (solução hipertônica salina, bicarbonato de sódio). Na normovolemia, perdem somente água (diabetes insípido, ingestão insuficiente de água).[4,8,13] Independentemente da causa da hipernatremia, sempre haverá aumento da osmolaridade sérica. Portanto, hipernatremia sempre denota hiperosmolaridade hipertônica e sempre provoca desidratação celular (ao menos transitoriamente) (Figura 108.1).[5,14] Pacientes com risco de desenvolver hipernatremia são aqueles que têm redução do aporte líquido; não podem beber água de maneira adequada; estão desidratados ou com estado mental alterado; tiveram aumento nas perdas de líquidos: diarreia, poliúria, polidipsia, vômitos, respiração ofegante; ou têm risco de hipernatremia iatrogênica: receberam suplementação de bicarbonato de sódio, mineralocorticoides, diuréticos ou grande quantidade de líquidos hipertônicos (solução hipertônica salina).

▪ Manifestações clínicas

Os sintomas de hipernatremia refletem disfunção do sistema nervoso central. A hipernatremia causa hiperosmolaridade do LEC e desidratação intracelular. Os íons sódio não atravessam livremente a membrana celular dos tecidos, e, como o sódio sérico se eleva, ele atrai a água do espaço intracelular. O rápido desenvolvimento de hipernatremia pode levar a hiperosmolaridade aguda e desidratação das células, especialmente as do cérebro.[1] Os sintomas neurológicos podem ocorrer com altas concentrações de sódio, acima de 170 mEq/ℓ, e incluem depressão do sistema nervoso central, irritabilidade, espasmos musculares, tremores, hiper-reflexividade, rigidez muscular, fraqueza muscular, ataxia, mioclonia, espasmo tônico, convulsões, coma e morte.[8,15-17] Em pacientes internados, as manifestações clínicas são ainda mais inespecíficas, pois, muitas vezes, há disfunção neurológica preexistente.[5,17]

A hipernatremia aguda leva a rápida diminuição no tamanho do cérebro que pode acarretar ruptura de vasos. Quando a hipernatremia aguda promove desidratação celular importante, podem ocorrer hemorragia cerebral ou múltiplas pequenas hemorragias e tromboses. Esses tipos de alterações patológicas ocorrem em concentração de sódio sérico maior que 190 mEq/ℓ.[9] No entanto, os sintomas da hipernatremia estão mais relacionados com a rapidez com que as mudanças acontecem do que com a sua magnitude, e estão associados à hiperosmolaridade.[8] Se a hipernatremia é gradual no início (por dia), as células do cérebro acumulam aminoácidos conhecidos como "osmoles idiogênicos". A formação desses osmoles aumenta a pressão osmótica intracelular, atraindo água de volta para o cérebro e revertendo o encolhimento dele.[9]

Outros sintomas incluem anorexia, letargia, vômitos e diarreia. Pode ocorrer sede intensa inicialmente, mas ela se dissipa com a progressão da doença e a geração de osmoles idiogênicos.[5] Os animais em choque hipovolêmico apresentam sintomas como taquicardia, mucosas secas, hipotensão, extremidades frias e pulso fraco.

Com o tempo (dias), o compartimento intracelular aumenta seus osmoles intracelulares para compensar o efeito da alteração do sódio extracelular e restaura o volume de água intracelular para o normal. Uma vez que a hipernatremia é de curta duração (horas) e os osmoles idiogênicos estão presumivelmente nas células do cérebro, consequente correção rápida do sódio sérico pode provocar translocação da água para as células do cérebro e rápida reidratação, ocasionando edema cerebral.[9] A taxa de mortalidade associada à hipernatremia varia muito, de acordo com a gravidade da condição, a doença de base e a rapidez de seu aparecimento.

▪ Tratamento

O primeiro passo na abordagem de um paciente que tem hipernatremia é determinar o seu estado volêmico (Quadro 108.2).[9] Uma vez feito isso, é mais fácil eliminar as causas mais comuns de hipernatremia (Quadro 108.1).[4,8]

Quadro 108.2 Sintomas nas alterações volêmicas.

Estado volêmico	Sinais
Hipervolemia	Distensão das veias jugulares, taquipneia, pressão sanguínea normal ou elevada, tempo de repreenchimento capilar diminuído
Hipovolemia	Membranas mucosas secas, taquicardia, pulso fraco, tempo de repreenchimento capilar aumentado

O tratamento adequado da hipernatremia requer abordagem em duas vertentes. Em primeiro lugar, deve-se tratar a causa de base e, em segundo, deve-se corrigir a hipertonicidade vigente.[5] Isso significa tentar interromper as perdas gastrintestinais, controlar a pirexia e a glicosúria, retirar os diuréticos ou corrigir a fluidoterapia prescrita. Se a hipernatremia está associada a choque hipovolêmico, deve-se administrar solução isotônica até o animal estar normotenso, antes de tentar corrigir a concentração de sódio sérica.[18]

Após a hipotensão ser corrigida, líquidos com baixa concentração de solutos (glicose 5% ou solução salina 0,45%) podem ser administrados para corrigir a deficiência de sódio (ver a Fórmula 2 do Apêndice ao final do capítulo). Para determinar o déficit total de água, também se pode usar a Fórmula 1 do Apêndice. Esta é útil para corrigir a hipernatremia devido à perda de água pura, no entanto tende a subestimar o déficit em pacientes com perda de líquido hipotônico. Ao administrar solução hipotônica, é importante lembrar que, quanto mais hipotônico for o líquido infundido, mais baixa deverá ser a taxa de infusão, pois aumenta o risco de edema cerebral com o volume de infusão, devendo este ser, portanto, restrito ao necessário para corrigir a hipertonicidade.[5]

Se a hipernatremia desenvolveu-se de forma aguda, cerca de horas, a correção rápida melhora o prognóstico sem risco de edema cerebral.[5] Se a hipernatremia é discreta (< 160 mEq/ℓ), a via preferencial de administração de líquidos é a oral ou por sonda de alimentação. Se não for possível, o líquido poderá ser administrado por via intravenosa.

Para hipernatremia crônica, que se desenvolveu ao longo de dias, um ritmo mais lento de correção é prudente. A correção aguda pode causar transtornos neurológicos graves.[9] O restabelecimento rápido do equilíbrio hídrico nesse momento poderá causar problemas de intoxicação com a água e edema cerebral (Figura 108.1), sendo que o déficit hídrico total deve ser corrigido ao longo de 24 a 72 h.[9] A regra geral é corrigir a concentração de sódio não mais rápido do que 0,5 mEq/ℓ/h.[14] São necessários avaliação seriada da concentração de sódio e monitoramento dos sintomas neurológicos durante a correção da concentração sérica de sódio. Também é aconselhável começar com líquidos ricos em sódio e alterar de acordo com a evolução do paciente (Quadro 108.3).

Para estimar as alterações do sódio sérico causadas por um litro de qualquer líquido infundido, pode-se utilizar a Fórmula 2 do Apêndice.[5] O volume requerido de infusato é determinado pela divisão da variação da concentração-alvo de sódio pela variação estimada do sódio sérico (Fórmula 2).

▪ Hiponatremia

A hiponatremia é definida como o nível sérico de sódio inferior a 135 mEq/ℓ e é considerada grave quando esse nível é inferior a 125 mEq/ℓ. Os sintomas e o tratamento dependem

Quadro 108.3 Conteúdo de sódio nos diferentes líquidos parenterais.

Tipo de líquido	Quantidade de Na^+ (mEq/ℓ)
NaCl 5% (salina hipertônica)	855
NaCl 3% (salina hipertônica)	550
NaCl 0,9% (salina normal)	154
Plasmalyte R (Plyte R®)	0
Ringer com lactato de sódio	130
NaCl 0,45%	77
Glicose 5%	0

da causa da hiponatremia e se ela está ou não associada a um volume de LEC normal, diminuído ou aumentado. As causas mais comuns são explicadas no Quadro 108.4.

Causas de hiponatremia

A hiponatremia é, geralmente, a complicação de uma doença em que líquidos ricos em sódio foram perdidos (p. ex., vômito e diarreia) ou houve excesso de acúmulo de água (p. ex., insuficiência cardíaca congestiva, insuficiência hepática, polidipsia ou liberação inadequada de hormônio antidiurético). Ela não é um reflexo da volemia do paciente e pode ocorrer tanto em condições de hipovolemia como de hipervolemia ou normovolemia.

Hiponatremia com normovolemia

A pseudo-hiponatremia ocorre quando a água sérica é deslocada por elevadas concentrações de lipídios e proteínas, o que provoca baixas concentrações de sódio sérico, devido a artefato de técnica. Isso pode ocorrer na pancreatite hiperlipêmica, na hipercolesterolemia ou no mieloma múltiplo. A mensuração da pressão osmótica plasmática ou o uso de analisador de gases sanguíneos (potenciometria direta sem diluição da amostra) pode ser útil para avaliar se há pseudo-hiponatremia.

Quando há hiperglicemia acentuada, a osmolalidade do LEC aumenta, resultando em movimento de água das células para o LEC. A concentração sérica de sódio cai na proporção da diluição do LEC, declinando 1,6 mEq/ℓ para cada 100 mg/dℓ (5,55 mmol/ℓ) de incremento na concentração de glicose acima do normal.

Pacientes com hiponatremia hipertônica têm sódio corporal total normal e queda de diluição do sódio sérico medido devido a moléculas osmoticamente ativas no plasma, o que causa translocação da água do compartimento intracelular para o extracelular. Nenhuma terapia específica é indicada, pois a concentração de Na^+ voltará ao normal uma vez que a concentração de glicose no plasma for reduzida. Ver a Fórmula 5 do Apêndice para concentração corrigida de sódio sérico. Outro exemplo de molécula osmoticamente ativa é o manitol.

Síndrome da antidiurese inapropriada

Existem várias causas de síndrome da antidiurese inapropriada, sendo que as razões mais comuns são doenças malignas, doenças do sistema nervoso, doenças pulmonares e induzidas por substâncias psicoativas. Os sintomas da síndrome da antidiurese inapropriada são causados pela secreção desregulada da vasopressina, ou seja, secreção basal elevada de vasopressina, apesar da regulação normal da osmolaridade (descrita em gravidez, câncer e desnutrição) e de níveis de vasopressina não detectáveis. Relatos de casos de cães com síndrome da antidiurese inapropriada são observados na dirofilariose e em tumores do hipotálamo.

Hipopituitarismo e hipoadrenocorticismo

O hipopituitarismo causa a hiponatremia primariamente, devido à deficiência de hormônio adrenocorticotrófico, o qual causa deficiência de cortisol, que, por sua vez, pode produzir a secreção inadequada de vasopressina. A insuficiência adrenal primária geralmente é causada por adrenalite autoimune, mas também pode ser ocasionada pela destruição das glândulas adrenais por metástase ou devido a infarto.

Hiponatremia com hipervolemia

A insuficiência cardíaca congestiva promove contração cardíaca ineficaz e baixo volume de sangue arterial. A atividade dos barorreceptores reduzida desencadeia a liberação de renina-angiotensina inicialmente, e o eixo da vasopressina é ativado após a maior queda no preenchimento arterial. A alteração neuro-hormonal ocasiona absorção de líquidos e retenção de água livre; além disso, cirrose e insuficiência hepáticas (devido à vasodilatação sistêmica), bem como doença renal (oligúrica), também podem provocar absorção excessiva de água livre e hiponatremia. Isso é caracterizado por baixa osmolalidade sérica (< 280 mOsm/kg) e de sódio na urina < 10 mmol/ℓ. O uso de diuréticos (furosemida) concomitante com a hipervolemia pode agravar a hiponatremia.

Hiponatremia com hipovolemia

Os vômitos, a diarreia e a perda para o terceiro espaço podem provocar perda contínua de líquidos ricos em sódio e ocasionar estado de hipovolemia e hiponatremia. A hipovolemia normalmente é caracterizada por baixa osmolaridade sérica (< 280 mOsm/kg) e sódio na urina < 10 mmol/ℓ. Já a hiponatremia é caracterizada por baixa osmolaridade sérica (< 280 mOsml/kg) e sódio na urina > 20 mmol, pode ser associada a doença renal, acidose tubular renal, diuréticos e insuficiência adrenal. Esse desequilíbrio sempre reflete a incapacidade dos rins para lidar com a excreção de água livre combinada com a ingestão oral. Ela não precisa necessariamente causar hipovolemia e pode ocorrer tanto em pacientes hipovolêmicos como em hipervolêmicos ou normovolêmicos.

Quadro 108.4 Causas comuns de hiponatremia associada ao estado volêmico.

Tipo de hiponatremia	Causa provável	Excluir
Normovolêmica	Aumento da perda de água corporal total, mas com conteúdo de sódio mantido	Síndrome da antidiurese inapropriada, hipotireoidismo, insuficiência renal, doença de Addison, fármacos
Hipervolêmica	O conteúdo de sódio e a água corporal estão aumentados, mas o ganho de água é maior	Insuficiência renal oligúrica, insuficiências cardíaca e hepática
Hipovolêmica	A água e o sódio são perdidos, mas a perda de sódio é maior	Diuréticos, lesão renal, insuficiência adrenal

Manifestações clínicas

Os sintomas de hiponatremia incluem náuseas, vômitos, letargia e anorexia. Os pacientes podem desenvolver tremores e fraqueza musculares e cãibras. Os sintomas neurológicos geralmente não ocorrem até a concentração de sódio sérico < 120 mEq/ℓ. A hiponatremia grave leva à diminuição da osmolaridade do sangue e desloca o excesso de água para dentro das células (especialmente as células do cérebro). Pode ocorrer edema cerebral, promovendo alteração do estado mental, alteração de comportamento, convulsão e coma. A gravidade dos sintomas neurológicos é relatada na síndrome aguda, pois, quando a queda da concentração sérica do sódio é gradual, viabiliza a adaptação neuronal, e os sintomas são mais brandos.

Tratamento

O tratamento da hiponatremia geralmente depende da doença de base e é importante diferenciar o tratamento da hiponatremia aguda da hiponatremia crônica.

Em hiponatremia aguda com sintomas neurológicos, o tratamento de escolha é a solução salina hipertônica a 3%, sendo que a duração do tratamento deve ser baseada na melhora dos sintomas do paciente. Em casos de sintomas graves, como convulsões, obnubilação e coma, pode ser administrado sódio a 3%, na dose 4 a 6 mℓ/kg/h. Um diurético de alça, como a furosemida, pode ser adicionado, pois esse tratamento pode ocasionar urina hipotônica.

Atualmente existem antagonistas específicos para receptores V2 da vasopressina. Estes aumentam a perda de água livre e elevam a concentração de sódio no plasma, podendo ser usados para tratar a hiponatremia normovolêmica e hipervolêmica. O conivaptana é um antagonista dos receptores de vasopressina V1 e V2, o que pode provocar vasodilatação e fazer deste um tratamento menos ideal, especialmente no caso da hiponatremia em pacientes com doença hepática crônica, pois bloqueia os receptores V1 esplâncnicos, podendo aumentar o fluxo sanguíneo esplâncnico, o que elevaria ainda mais a pressão portal. Porém, os pacientes com insuficiência cardíaca podem se beneficiar do antagonismo do receptor V1 de vasopressina, visto que podem diminuir a resistência vascular sistêmica e a pós-carga cardíaca.

Na hiponatremia crônica existe adaptação cerebral, e, se esta for corrigida rapidamente, poderá ocorrer lesão desse órgão, predisposta pela queda da regulação dos osmólitos intracelulares. Esse dano cerebral é caracterizado como desmielinização osmótica e envolve a destruição da bainha de mielina que cobre os axônios do tronco cerebral. A desmielinização osmótica ocorre mais frequentemente nos locais da ponte e extraponte.

A supercorreção da hiponatremia (definida como 10 mmol/ℓ em 24 h, 18 mmol/ℓ em 48 h e 20 mmol/ℓ em 72 h) aumenta o risco de dano cerebral iatrogênico. A terapia apropriada deve manter o paciente protegido contra as graves complicações da hiponatremia, ficando claro o risco de lesão iatrogênica nas altas taxas de correção. A orientação geral para a correção de hiponatremia crônica é corrigir 6 a 8 mmol/ℓ em 24 h, 12 a 14 mmol/ℓ em 48 h, e 14 a 16 mmol/ℓ em 72 h. A supercorreção inadvertida, devido a diurese, pode complicar qualquer forma de terapia, inclusive os antagonistas da vasopressina recentemente disponíveis. Os pacientes que são corrigidos muito rapidamente melhoram inicialmente dos sintomas neurológicos, mas geralmente desenvolvem novos sintomas neurológicos progressivos vários dias depois.

Portanto, o acompanhamento da concentração de sódio sérico e do conteúdo de eletrólitos urinários é elemento essencial no manejo de pacientes com hiponatremia, já que não existe fórmula perfeita para prever a taxa e a quantidade de solução salina para correção.

Casos clínicos

Os casos a seguir ajudarão na compreensão da abordagem sistemática para pacientes com desequilíbrio de sódio.

Caso 1

Um cão Pastor-alemão de 12 anos de idade, pesando 25 kg, com histórico de displasia coxofemoral grave e displasia de cotovelo nos últimos 4 anos. O proprietário relata que o estado mental e o nível de atividade do animal se deterioraram ao longo do ano. Ele não tem história de diarreia ou vômito, apesar de longo tempo de medicação com anti-inflamatórios não esteroides. O paciente chega à clínica com sinais de letargia, membranas mucosas secas, taquipneia e aumento do turgor de pele. A pressão arterial é 130/80 mmHg; a concentração de sódio sérico, 170 mEq/ℓ, a de potássio, 4,0 mEq/ℓ, e a proteína total, 8,0 g/dℓ, com hematócrito de 50%. Nenhuma outra anomalia é detectada na bioquímica.

▸ **O que fazer?** O primeiro passo é determinar se esse paciente está normovolêmico, hipovolêmico ou hipervolêmico. Sabendo-se que não há nenhuma história relacionada com perdas de líquido nem ganho de sal, conclui-se que o paciente esteja em hipernatremia, provavelmente devido à perda de água pura (diminuição do consumo de água). Uma infusão de dextrose a 5% é planejada.

O segundo passo é descobrir se é hipernatremia de origem aguda ou crônica. Como não se sabe quando os sinais começaram, é preciso cautela, tratar como se fosse de origem crônica e levar o Na^+ para o valor normal lentamente (mais de 24 h).

A terceira etapa é determinar a taxa de fluidoterapia. Então, é selecionada uma solução de dextrose a 5%, com 0 mEq/ℓ de Na^+ (Quadro 108.3). Para determinar a quantidade de líquido necessária, é utilizada a Fórmula 2 do Apêndice:

$$\text{Quantidade de líquido} = \frac{[Na^+] \text{ do infusado} - [Na^+ \text{ sérico}]}{(0{,}6 \times \text{peso}) + 1}$$

$$\text{Quantidade de líquido} = \frac{0 - 170}{(0{,}6 \times 25) + 1.} = -10{,}25$$

Isso significa que, após a administração de 1 ℓ de solução de dextrose 5%, deve ocorrer diminuição do sódio sérico do paciente de 10,25 mEq. A meta para esse paciente é a redução do sódio sérico de 170 mEq/ℓ para 155 mEq/ℓ durante as 24 h seguintes (redução de 15,0 mEq): 15/10,25 = 1,47 ℓ. Portanto, é necessário aproximadamente 1,5 ℓ de dextrose a 5% durante 24 h ou 62,5 mℓ/h/24 h. É importante lembrar que as perdas de líquidos em curso (mais as perdas insensíveis) devem ser adicionadas a essa terapia. Também é importante monitorar o estado clínico do paciente, com atenção a quaisquer sintomas neurológicos, e repetir a determinação da concentração do sódio plasmático a cada 8 a 12 h, para orientar sua administração de líquidos.[5]

Caso 2

Um cão sem raça definida, de 8 anos de idade, pesando 30 kg, apresentou anorexia e vômitos durante os últimos 3 dias. O paciente mostra-se letárgico, com mucosas secas e hipotensão arterial discreta (100/65 mmHg). Com base na ultrassonografia abdominal e em radiografias, suspeita-se de pancreatite. A concentração de sódio sérico é 180 mEq/ℓ, e de potássio, 4,0 mEq/ℓ.

▸ **O que fazer?** O primeiro passo é determinar se esse paciente é normovolêmico, hipovolêmico ou hipervolêmico. Conclui-se que o paciente esteja com hipernatremia, provavelmente devido à perda de líquido hipotônico (vômito). Uma infusão de cloreto de sódio a 0,45% deve ser planejada.

O segundo passo é tentar diminuir as perdas em curso e saber se a hipernatremia é de origem aguda ou crônica. Sabe-se que os sinais começaram há 3 dias, então deve-se tratar como hipernatremia crônica e levar o Na^+ ao normal lentamente (mais de 12 h). Pode-se eleger para corrigir a hipotensão arterial um cristaloide isotônico (NaCl 0,9%) antes de abordar a hipernatremia. No entanto, neste momento, o estado hemodinâmico do paciente não está suficientemente comprometido para requerer fluidoterapia de reanimação.

A terceira etapa é determinar a taxa de fluidoterapia. Sabe-se que a solução de cloreto de sódio a 0,45% tem 77 mEq/ℓ de Na^+ (Quadro 108.3). Então, para determinar a quantidade de líquido necessária, utiliza-se a Fórmula 2 = [(77 a 160)/[(0,6 × 30) + 1]] = –4,3. O objetivo deste tratamento é a redução do sódio sérico de 160 para 155 ao longo das próximas 12 h (redução de 5,0 mEq) = 5/4,3 = 1,1 ℓ. Portanto, será necessário cerca de 1 ℓ de NaCl 0,45% durante 12 h ou 96,5 mℓ/h/12 h. Quaisquer perdas contínuas de líquido devem ser adicionadas a este tratamento.

Também é importante monitorar o estado clínico do paciente, com atenção a quaisquer sintomas neurológicos, e repetir a determinação da concentração do sódio plasmático a cada 8 a 12 h, para orientar sua administração de líquidos.

Caso 3

Um Labrador Retriever de 6 anos, pesando 30 kg, voltou de uma viagem à praia depois de ingerir uma quantidade desconhecida de água do mar. O animal estava muito nervoso e teve dois episódios de vômito no percurso. No momento, apresenta-se muito apático, com fasciculações musculares, taquicardia e pressão arterial baixa. A concentração sérica de sódio é 180 mEq/ℓ.

O primeiro passo é determinar se esse paciente é normovolêmico, hipovolêmico ou hipervolêmico. Conclui-se que a hipernatremia desse paciente provavelmente ocorre devido ao ganho de sódio hipertônico (água salgada), e a correção requer a excreção do excesso de sódio e água. Uma infusão de dextrose a 5% é planejada.

O segundo passo é descobrir se a hipernatremia é de origem aguda ou crônica. Sabe-se, porém, que os sinais começaram ontem à noite, então deve ser tratada como se fosse aguda e o Na^+ deve ser trazido ao normal de maneira rápida (em horas).

A terceira etapa é determinar a taxa de fluidoterapia. Sabendo-se que a solução de dextrose 5% tem 0 mEq/ℓ de Na^+, utiliza-se a Fórmula 2 do Apêndice. Assim, tem-se: [(0 a 180)/[(0,6 × 30) + 1]] = –9,52. Isso significa que, após a administração de 1 ℓ de solução de dextrose 5%, o sódio diminuirá no plasma do paciente para 9,52 mEq. A meta para esse paciente é a redução do sódio sérico de 180 para 155 durante as próximas 6 a 8 h (redução de 25,0 mEq): 25/9,52 = 2,62 ℓ. Portanto, serão necessários 2,5 ℓ de soro glicosado a 5% por 6 h ou 410 mℓ/h/6 h.

É importante lembrar-se de monitorar hiperglicemia e acrescentar as perdas de líquidos em curso a este regime. Também se deve levar em consideração que esse paciente está em um estado de hipervolemia, e grande cuidado deve ser tomado para se evitar a sobrecarga de líquidos (edema pulmonar). O médico deve ajustar a prescrição de líquidos de acordo com os parâmetros hemodinâmicos do paciente e do exame físico. Lembre-se de que esse paciente, devido à natureza aguda da hipernatremia, apresenta alto risco de desenvolver hemorragia cerebral. Deve-se monitorar seu estado clínico para quaisquer sinais neurológicos e repetir os valores laboratoriais (concentração de sódio no plasma) muitas vezes para orientar a administração de líquidos.[15]

Caso 4

Um Labrador macho castrado de 9 anos de idade diagnosticado com linfoma há 2 meses e tratado com 1 dose de vincristina (0,06 mg/kg) há 1 semana. O animal teve dois episódios de vômito no percurso, porém, no momento, apresenta-se muito apático, com taquicardia e pressão arterial baixa. A concentração sérica de sódio é de 120 mEq/ℓ. O veterinário de plantão administra fluidoterapia (1 ℓ de solução salina fisiológica) e o sódio sérico diminui para 110 mEq/ℓ. Os exames de bioquímica sérica, incluindo proteína sérica, glicose e colesterol, estão normais.

▸ **O que fazer?** O primeiro passo é determinar se esse paciente é normovolêmico, hipovolêmico ou hipervolêmico. Conclui-se que é normovolêmico. Pelo histórico, apenas dois episódios de vômito não seriam suficientes para causar hiponatremia por perda de eletrólitos. É possível também descartar outras causas de hiponatremia, devido à hiperosmolalidade, como, por exemplo, hiperglicemia, hiperproteinemia, hipercolesterolemia ou uso de líquidos osmóticos, como o manitol. Provavelmente esse animal não tem insuficiência renal anúrica, não é cardiopata nem tem doença hepática. Ele tem osmolalidade normal, e a hiponatremia provavelmente ocorre devido à perda de sódio na urina.

O terceiro passo é mensurar a fração de excreção de sódio urinário (*clearance*) usando a Fórmula 6: (creatinina plasma × sódio urina)/(sódio plasma × sódio urina). A concentração de creatinina sérica é 1,0 mg/dℓ, a concentração de creatinina urinária é 25 mg/dℓ, e a concentração de sódio urinário é 250 mEq/ℓ. Usando a Fórmula 6, a fração de excreção de sódio é de cerca de 10%, ou seja, elevada. Portanto, esse animal tem grande chance de apresentar deficiência em vasopressina ou *síndrome da antidiurese inapropriada*. A quimioterapia pode ter causado neuropatia e problema com a secreção de vasopressina. Para fechar o diagnóstico, o ideal seria mensurar a osmolalidade sanguínea, a concentração de cortisol, a concentração de vasopressina sanguínea, e fazer exames de imagem, como ressonância magnética de crânio e ultrassom de abdome. O tratamento inicial seria administrar líquido rico em sódio, monitorar sódio sérico e administrar desmopressina 1 a 2 gotas, no nariz ou no olho, por dia.

▪ Apêndice

Fórmula 1 | Déficit total de água

$$DTA = [0{,}6 \text{ peso (kg)} \times (Na^+ \text{ conc})/140 - 1].$$

Em que DTA é o déficit total de água e Na^+ conc é a concentração sérica de sódio do paciente.

Fórmula 2 | Estimativa do efeito da fluidoterapia na concentração sérica de sódio

Alteração de Na^+ = [infusado Na^+ – Na^+ sérico/[(0,6 peso) +1]].

Fórmula 3 | Estimativa da água corporal total (ACT)

Cães: ACT = 0,6 × peso corporal

Gatos: ACT = 0,7 × peso corporal.

Fórmula 4 | Determinação da osmolaridade sérica

Osmolaridade sérica = 2[Na^+ + K^+] + [glicose]/18 + [BUN]/2,8.

Fórmula 5 | Correção do sódio em hiperglicemia grave

Sódio corrigido = sódio mensurado + 0,016 × (glicose sérica – 100).

Fórmula 6 | Depuração de sódio (*clearance*)

(Concentração de creatinina no plasma × concentração de sódio na urina)/sódio no plasma × creatinina na urina.

Pontos importantes:

- A hipernatremia é uma alteração da concentração, e não do conteúdo, de sódio. Ela pode ocorrer no paciente normovolêmico, hipovolêmico ou hipervolêmico
- As causas mais comuns são perda de água livre, perda de líquido pelo trato gastrintestinal e alta carga de sódio
- A correção rápida da hipernatremia crônica pode ser mais perigosa do que benéfica
- Escolha o hipotônico, calcule a diminuição de sódio que este líquido causará e estime a velocidade de correção da alteração
- Monitore os sintomas de sobrecarga de líquido e alterações neurológicas. Reavalie a concentração sérica durante a terapia.

Referências

1. DiBartola SP. Disorders of sodium: hypernatraemia and hyponatraemia. J Feline Med Surg. 2001; 3(4):185-7.
2. Ellison DH. Disorders of sodium and water. Am J Kidney Dis. 2005; 46(2):356-61.
3. Lin M, Liu SJ, Lim IT. Disorders of water imbalance. Emergency Medicine Clinics of North America. 2005; 23(3):749-70, ix.
4. DiBartola SP. Fluid therapy in small animal practice. Philadelphia: Saunders, 1992.
5. Adrogue HJ, Madias NE. Hypernatremia. N Engl J Med. 2000; 342(20):1493-9.
6. Ball SG. Vasopressina and disorders of water balance: the physiology and pathophysiology of vasopressina. Annals of Clinical Biochemistry. 2007; 44(5):417-31.
7. Marks SL, Taboada J. Hypernatremia and hypertonic syndromes. Vet Clin North Am Small Anim Pract. 1998; 28(3):533-43.
8. Morais HA, DiBartola SP. Hypernatremia: a quick reference. Vet Clin North Am Small Anim Pract. 2008; 38(3):485-9, ix.
9. Schaer M. Therapeutic approach to electrolyte emergencies. Vet Clin North Am Small Anim Pract. 2008; 38(3):513-33, x.
10. Sedlacek M, Schoolwerth AC, Remillard BD. Electrolyte disturbances in the intensive care unit. Seminars in dialysis. 2006; 19(6):496-501.
11. Palevsky PM, Bhagrath R, Greenberg A. Hypernatremia in hospitalized patients. Annals of Internal Medicine. 1996; 124(2):197-203.
12. Moder KG, Hurley DL. Fatal hypernatremia from exogenous salt intake: report of a case and review of the literature. Mayo Clinic Proceedings. 1990; 65(12):1587-94.
13. Verbalis JG. Diabetes insipidus. Reviews in Endocrine & Metabolic Disorders. 2003; 4(2):177-85.
14. Willard M. Therapeutic approach to chronic electrolyte disorders. Vet Clin North Am Small Anim Pract. 2008; 38(3):535-41, x.
15. Khanna C, Boermans HJ, Wilcock B. Fatal hypernatremia in a dog from salt ingestion. Journal of the American Animal Hospital Association. 1997; 33(2):113-7.
16. Goldkamp C, Schaer M. Hypernatremia in dogs. Compendium. 2007; 29(3):148, 150, 152-161; quiz 161-242.
17. Bagshaw SM, Townsend DR, McDermid RC. Disorders of sodium and water balance in hospitalized patients. Can J Anaesth. 2009; 56(2):151-67.
18. Angelos SM, Van Metre DC. Treatment of sodium balance disorders. Water intoxication and salt toxicity. Vet Clin North Am Food Anim Pract. 1999; 15(3):587-607, vii.

109
Potássio

Sérgio dos Santos Souza

■ Introdução

O líquido intracelular apresenta diferenças significativas quando comparado ao extracelular, entre outras razões, devido à função da enzima Na^+,K^+-adenosina trifosfatase (Na^+,K^+-ATPase) distribuída pela membrana celular, também conhecida como bomba de sódio-potássio, capaz de propiciar grande discrepância nas concentrações iônicas. As concentrações plasmáticas de sódio e potássio, em cães, giram em torno de 145 mEq/ℓ e 4,5 mEq/ℓ, respectivamente. Porém, essa relação se inverte totalmente no líquido intracelular, no qual a concentração de potássio é cerca de 140 mEq/ℓ, e a de sódio é aproximadamente 10 mEq/ℓ. Por isso, estes são considerados os principais cátions intra e extracelulares.[1] Apesar de apenas 2% do potássio se encontrarem no espaço extracelular, o organismo é extremamente sensível às alterações nos níveis plasmáticos de potássio, devido à participação deste íon na geração do potencial de membrana, na função neuromuscular e no ritmo cardíaco, sendo que as alterações dos níveis séricos de potássio estão atreladas ao aporte, às permutas entre os compartimentos intra e extracelulares e à excreção desse íon.

■ Hipopotassemia

A hipopotassemia em cães e gatos é determinada quando a concentração sérica de potássio alcança níveis inferiores a 3,5 mEq/ℓ. Todavia, é possível ocorrerem pequenas variações desse valor nos diferentes laboratórios. Na esmagadora maioria dos pacientes, a hipopotassemia é multifatorial. No entanto, didaticamente, suas causas podem ser distribuídas em quatro grandes grupos: baixo aporte de potássio; maior transferência do potássio extracelular para o meio intracelular; perda gastrintestinal; e perda renal de potássio (Quadro 109.1).

Quadro 109.1 Causas mais conhecidas de hipopotassemia em cães e gatos.

Baixo aporte de potássio • Anorexia • Dieta aberrante • Fluidoterapia deficiente ou sem potássio • Ingestão de bentonita **Transferência de potássio para o líquido intracelular** • Beta-adrenérgicos • Catecolaminas • Hipotermia • Miopatia hipopotassêmica (raça Burmesa) • Hipertireoidismo • Hiperinsulinemia • Fluidoterapia rica em glicose • Nutrição parenteral • Alcalose metabólica • Alcalose respiratória aguda	**Perdas gastrintestinais** • Diarreia • Vômito **Aumento da excreção urinária de potássio** • Doença renal crônica • Diuréticos (de alça; tiazídicos; osmóticos) • Diurese pós-desobstrução uretral • Hiperadrenocorticismo • Hiperaldosteronismo • Acidose metabólica orgânica • Acidose tubular renal distal • Administração continuada de bicarbonato • Acidificantes urinários • Antibióticos (penicilinas; aminoglicosídios; anfotericina B)

▪ Baixo aporte de potássio

Em cães e gatos sadios, o aporte de potássio vem exclusivamente da dieta, pois esse íon se apresenta em baixíssimas concentrações na água disponível para ingestão, diferentemente do observado com outros cátions, como sódio, cálcio e magnésio. As maiores concentrações de potássio são encontradas em peixes magros, frutas, verduras, legumes, derivados de leite, cereais, músculos e vísceras, mas a disponibilidade é reduzida drasticamente com o processamento desses alimentos, principalmente quando utilizados gorduras e açúcares, extremamente pobres em potássio. É importante salientar que, nos últimos anos, tem ocorrido substituição gradativa e crescente da alimentação caseira por produtos comerciais, que, embora apresentem amplo processamento de seus substratos, são suplementados para atingir a densidade mineral adequada. Por isso, na rotina clínica, a redução na ingestão de potássio nunca é considerada fator determinante, e sim contributivo, para a hipopotassemia, exceto nos casos de dieta aberrante ou anorexia prolongada.

A fluidoterapia, principalmente em pacientes anoréxicos, pode produzir hipopotassemia, pois a maioria das soluções empregadas não contém potássio (p. ex., cloreto de sódio 0,9% e glicose 5%) ou apresenta níveis incapazes de repor as necessidades diárias, como visto nas soluções de Ringer simples ou lactato de Ringer, cuja concentração de potássio é 4 mEq/ℓ. Entretanto, segundo os valores determinados por De Harrison *et al.*,[2] a solução empregada na fluidoterapia para manutenção deve conter aproximadamente 30 mEq/ℓ de potássio.

Em um relato de caso, a hipopotassemia em gato foi atribuída à ingestão de bentonita, mistura de diversos tipos de argilas encontrada em granulados para caixas higiênicas dessa espécie, sendo que, por analogia a relatos semelhantes em humanos, esse distúrbio foi atribuído a um efeito adsorvente da argila sobre o potássio da dieta.[3]

▪ Transferência de potássio para o líquido intracelular

A bomba de sódio-potássio é a principal responsável pela manutenção da grande diferença na concentração de potássio entre o líquido intra e extracelular. No entanto, existem alguns fatores que aumentam o influxo de potássio nas células e são capazes de produzir acentuada redução na concentração plasmática desse cátion. A estimulação de receptores beta-2 adrenérgicos produz influxo celular de potássio, por isso a liberação de epinefrina em situações de estresse ou doença, assim como o uso de broncodilatadores, pode produzir hipopotassemia.[4] Há relato de hipopotassemia em quatro gatos com hipertireoidismo, em que o mecanismo envolvido não é totalmente esclarecido, porém, por analogia, a paralisia periódica hipopotassêmica tireotóxica, a transferência do potássio plasmático para o interior das células, provavelmente decorre da ação de catecolaminas agonistas beta-adrenérgicas liberadas por estresse, hiperinsulinemia e efeito estimulante dos hormônios tireoidianos sobre a enzima Na^+,K^+-ATPase.[5,6]

A hipotermia é uma causa conhecida de hipopotassemia, na qual o provável mecanismo envolvido é a transferência de potássio para o líquido intracelular, pois, em humanos, a suplementação de potássio em pacientes hipopotassêmicos por hipotermia controlada acarreta hiperpotassemia rebote após o reaquecimento.[7] Em filhotes de gato da raça Burmesa, a miopatia hipopotassêmica é descrita como doença hereditária autossômica recessiva. Esses animais apresentam hipopotassemia intermitente com níveis extremamente elevados de creatininoquinase, sem alterações de ingestão e perdas gastrintestinais e renais de potássio. Por esse motivo, especula-se que o principal mecanismo envolvido seja a redistribuição iônica.[8]

O transporte insulinodependente de glicose pela membrana celular é responsável pelo influxo de grande quantidade de potássio. Desse modo, tanto a administração exógena quanto o aumento da secreção endógena de insulina podem acarretar hipopotassemia em cães e gatos. Esse mecanismo também pode ser observado, de maneira indireta, quando o paciente é submetido a fatores que estimulam a secreção de insulina, como aumento da concentração plasmática de aminoácidos, lipídios e glicose, o que, na rotina clínica, pode ser visto em pacientes submetidos a fluidoterapia com soluções ricas em glicose ou nutrição parenteral.

O organismo utiliza diversos mecanismos para a manutenção dos níveis plasmáticos de hidrogênio, entre eles a permuta deste íon por potássio do líquido intracelular. Por isso, a alcalemia é relacionada com a redução da concentração extracelular de potássio, sendo que o incremento de 0,1 U no pH sanguíneo está associado à redução nos níveis séricos de potássio entre 0,27 mEq/ℓ e 0,4 mEq/ℓ na alcalose respiratória aguda, e em torno de 0,18 mEq/ℓ na alcalose metabólica.[9] No entanto, nos casos de alcalose respiratória crônica, como os mecanismos compensatórios metabólicos são capazes de normalizar o pH sanguíneo, não se observam distúrbios na concentração de potássio nesses animais.

▪ Perdas gastrintestinais

As perdas gastrintestinais de potássio certamente representam causa importante de hipopotassemia. Porém, os mecanismos envolvidos na gravidade e na intensidade da queda nos níveis de potássio são mais complexos do que a simples perda desse íon no conteúdo estomacal e/ou intestinal. No vômito e na diarreia, além da perda de potássio, ocorre grande perda de água, sódio e cloro. Nesse momento, a grande avidez pelo restabelecimento do volume circulante é capaz de produzir mecanismo renal cíclico, no qual a grande reabsorção de sódio diante da falta de cloro aumenta a reabsorção de bicarbonato e a excreção de hidrogênio e potássio. Ou seja, a fisiopatologia da hipopotassemia por vômito e diarreia envolve ao menos três mecanismos: perda do conteúdo gastrintestinal; aumento da excreção renal de potássio; e transferência para o líquido intracelular devido à alcalose metabólica.[10]

▪ Perdas renais de potássio

As doenças renais são as principais causas de hipopotassemia com redução do conteúdo orgânico total de potássio, em que a determinação da excreção fracionada de potássio (EF_K) é o principal método para se diferenciarem as causas renais e extrarrenais. Em pacientes hipopotassêmicos, valores superiores a 6% indicam excreção urinária anormalmente elevada de potássio, e valores inferiores a 4% sugerem perdas extrarrenais. A fórmula empregada para o cálculo, em porcentagem, da EF_K é:

$$\frac{U_K/S_K \times 100}{U_{Cr}/S_{Cr}}.$$

Em que U_K é a concentração urinária de potássio, e S_K, a concentração sérica de potássio; U_{Cr} é a concentração urinária de creatinina, e S_{Cr}, a concentração sérica de creatinina.[11] Cerca de 20% dos casos de hipopotassemia em gatos são atribuídos à doença renal crônica, enquanto, em cães, a manifestação de hipopotassemia raramente está associada à insuficiência renal, exceto quando já apresentam outros fatores associados, como anorexia, vômito, diarreia e fluidoterapia sem reposição iônica adequada.[12]

Em humanos, o hiperaldosteronismo foi considerado raro por muitos anos, mas atualmente é reconhecido como fator de grande prevalência nos casos de hipertensão arterial. Por isso, acredita-se que a escassez de relatos desse distúrbio hormonal em animais esteja relacionada com a baixa incidência de dosagens dos níveis séricos de aldosterona por parte dos médicos-veterinários e, portanto, com a falha diagnóstica. A aldosterona é um mineralocorticoide intimamente envolvido na taxa de excreção de potássio, pois, ao aumentar o influxo de sódio nas porções distais do néfron, principalmente nos ductos coletores, produz a redução da eletronegatividade do líquido intracelular. Deste modo, a saída de íons potássio e hidrogênio pela membrana luminal é favorecida, tornando o hiperaldosteronismo capaz de produzir hipopotassemia pela redistribuição do potássio para o líquido intracelular e pela excreção urinária desse íon. No entanto, em um estudo, 45% dos gatos com hiperaldosteronismo primário apresentavam valores séricos de potássio dentro do intervalo de normalidade. Destes, 40% desenvolveram hipopotassemia de forma tardia. Diante disso, sugeriu-se que o distúrbio eletrolítico possa ser visto somente em fases avançadas da doença.[13]

A ação da aldosterona pode estar aumentada em pacientes submetidos à administração de diuréticos de alça, como as tiazidas e os osmóticos, pois reduzem o volume plasmático e aumentam o fluxo tubular. A ação mineralocorticoide exacerbada em animais portadores de hiperadrenocorticismo é capaz de produzir apenas hipopotassemia discreta, e, na maioria das vezes, os sintomas característicos desse distúrbio eletrolítico só são observados quando há outros fatores sinérgicos.[12]

Para se mensurarem os efeitos da aldosterona sobre a excreção urinária de potássio, pode-se determinar o gradiente de potássio transtubular (GPTT), calculado pela seguinte fórmula:

$$GPTT = [U_K/(U_{Osm}/S_{Osm})]/S_K.$$

Em que U_K e S_K representam a concentração urinária e sérica de potássio, e U_{Osm} e S_{Osm} correspondem às osmolalidades urinária e sérica, respectivamente. Os valores de GPTT em cães e gatos normais são 4,2 ± 1,3 e 3,7 ± 0,9, respectivamente. No entanto, para que os valores de GPTT sejam validados, é necessário que a osmolalidade urinária seja superior a 300 mOsm/kg, e a concentração urinária de sódio, superior a 25 mEq/ℓ. Na rotina clínica, valores de GPTT superiores a 5 sugerem aumento da atividade hormonal, enquanto valores inferiores a 3 indicam queda na atividade mineralocorticoide.[11]

A acidose metabólica é bastante associada à hiperpotassemia pelo favorecimento da permuta de íons hidrogênio do meio extracelular por potássio do líquido intracelular.

Entretanto, a hipopotassemia prevalece nos casos de cetoacidose diabética, em que, entre os mecanismos atribuídos a esse achado, os mais relevantes são o aumento desproporcional na excreção urinária de potássio decorrente de poliúria e maior atividade da aldosterona.[14] A utilização de acidificantes urinários na prevenção da doença do trato urinário inferior dos felinos, principalmente quando a alimentação tem baixo teor de potássio, também é associada à hipopotassemia, pois a acidose sistêmica acarreta maior liberação de aldosterona, e mecanismo semelhante é observado em casos de acidose tubular renal distal em cães e gatos. No entanto, embora a acidose tubular renal proximal não seja capaz de produzir hipopotassemia de maneira direta, a administração de grande quantidade de bicarbonato de sódio, utilizado no tratamento, provoca aumento do fluxo tubular e da eletronegatividade luminar, e consequente aumento da excreção de potássio.[10]

A obstrução uretral em felinos é uma enfermidade bastante frequente e capaz de produzir hiperpotassemia importante em algumas horas. No entanto, 24 h após a hidratação e o restabelecimento do fluxo urinário, o concomitante aumento da pressão hidrostática tubular e da osmolaridade plasmática produzem alto débito urinário e hipopotassemia de rebote.[15]

Diversos antibióticos podem produzir hipopotassemia, sendo que as penicilinas atuam como ânions não reabsorvíveis e, quando administradas em altas doses, por via intravenosa, aumentam o fluxo de sódio nos segmentos distais do néfron, promovendo a perda renal de potássio.[11] Os aminoglicosídios causam aumento da excreção de potássio por meio da depleção de magnésio, porém esse mecanismo ainda não está completamente esclarecido.[16] A anfotericina B produz hipopotassemia, atuando principalmente nos segmentos distais do néfron, onde provoca acidose tubular renal e aumento da permeabilidade, por meio de vacúolos e poros na membrana luminal das células tubulares.[17]

Manifestações clínicas

A maioria dos cães e gatos portadores de hipopotassemia é assintomática, porém alguns distúrbios musculares, cardíacos, renais e desequilíbrio acidobásico são descritos com frequência nesses animais. O efluxo de potássio das células musculares é essencial para estimular a ventilação, produzir vasodilatação muscular e consequente aumento do fluxo sanguíneo e oferta de oxigênio nesse tecido durante exercícios físicos, justificando que a depleção iônica possa resultar em isquemia muscular.[18] O efeito da hipopotassemia sobre a musculatura esquelética humana é bem estabelecido como variável e proporcional ao grau de depleção iônica, em que a fraqueza muscular é relatada em pacientes com concentrações séricas inferiores a 3,0 mEq/ℓ, e o aumento da enzima creatininoquinase, em valores menores que 2,5 mEq/ℓ; entretanto, a rabdomiólise é evidenciada em valores inferiores a 2,0 mEq/ℓ.[19] Em animais com miopatia hipopotassêmica, pode-se observar, mais frequentemente, ventroflexão do pescoço associada a hipermetria dos membros torácicos e abdução dos membros posteriores ou postura plantígrada. Em casos de hipopotassemia extrema, os animais podem apresentar níveis elevados da enzima creatininoquinase e rabdomiólise, que, se agravados, produzem episódios de paralisia muscular, falência da musculatura respiratória e morte.[12]

A doença renal produzida pela hipopotassemia é denominada nefropatia hipopotassêmica, na qual os três principais mecanismos envolvidos são a vasoconstrição renal, a resistência à vasopressina e a ativação do sistema complemento. A vasoconstrição acarreta redução significativa na perfusão do parênquima renal e na taxa de filtração glomerular, enquanto a resistência à vasopressina resulta em poliúria, hipostenúria e polidipsia secundária. Além disso, a tentativa de minimizar a acidose tubular renal, que pode ser observada na hipopotassemia normoclorêmica, é baseada em aumento significativo da amniogênese, promovendo níveis elevados de amônia, que, por sua vez, produz infiltrado inflamatório e desenvolvimento de doença tubulointersticial crônica, por meio da ativação do sistema complemento.[11]

A hipopotassemia pode acarretar alterações eletrocardiográficas, sendo as mais descritas aumento da onda P, prolongamento dos intervalos PR e QT, redução ou inversão da onda T, infradesnível do segmento ST e onda U. Além disso, pode retardar a repolarização das células cardíacas e produzir arritmias supraventriculares e ventriculares irresponsivas aos antiarrítmicos de classe I, como bradicardia sinusal, bloqueio atrioventricular de primeiro grau, taquicardia atrial paroxística e dissociação atrioventricular. É importante lembrar que em cães e gatos não existe correlação entre os diferentes distúrbios eletrocardiográficos e a intensidade da hipopotassemia, assim como dificilmente oferecem risco de morte, se considerados como fator isolado, diferentemente do observado em casos de hiperpotassemia.[20]

Tratamento

A abordagem terapêutica da hipopotassemia pode ser dividida em três aspectos principais: interrupção ou alívio da causa do distúrbio eletrolítico; restabelecimento dos níveis séricos com a administração de soluções ricas em potássio; e suplementação de potássio para manutenção da normopotassemia diante da impossibilidade de extinguir as causas de base.

A administração intravenosa de líquidos com altas concentrações de potássio é a abordagem terapêutica mais empregada diante da hipopotassemia sintomática, em que se objetiva a elevação rápida dos níveis séricos de potássio. A utilização de soluções glicosadas ou com baixas concentrações de potássio deve ser evitada, pois pode acentuar a hipopotassemia pela secreção endógena de insulina ou por efeito diluicional, além de aumentar a taxa de filtração glomerular. Não existe uma dose bem estabelecida e considerada ideal para a suplementação intravenosa de potássio, devido à diversidade de origens da hipopotassemia. No entanto, sugere-se a utilização de doses diárias baseadas no peso corpóreo e na intensidade da hipopotassemia (Quadro 109.2), que devem ser adaptadas individualmente, baseando-se em exames laboratoriais sequenciais.[21]

A concentração de cloreto de potássio mais indicada para a reposição iônica é de 30 a 40 mEq/ℓ, mas em pacientes portadores de hipopotassemia grave pode-se observar resposta bifásica, com redução inicial seguida de elevação nos níveis séricos de potássio. Por isso, pode ser necessário suplementação das soluções até atingir entre 60 e 80 mEq/ℓ. No entanto, deve-se considerar que concentrações superiores a 60 mEq/ℓ estão associadas a dor e flebites. É importante lembrar que a hipopotassemia pode estar associada à deficiência de outros íons, principalmente cloro ou fósforo nas perdas gastrintestinais, alcalose metabólica e cetoacidose diabética. Sendo assim, na maioria dos casos, a suplementação deve ser realizada com soluções de cloretos e fosfatos de potássio. A taxa de infusão intravenosa de potássio não deve exceder 0,5 mEq/kg/h, e, para que essa taxa seja constante, é necessário que o frasco onde a solução foi diluída seja homogeneizado constan-

Quadro 109.2 Dose sugerida de cloreto de potássio (KCl) de acordo com a intensidade da hipopotassemia.[21]

Hipopotassemia	Concentração sérica de potássio (mEq/ℓ)	Dose de KCl/24 h
Discreta	3,0 a 3,5	2 a 3 mEq/kg
Moderada	2,5 a 3,0	3 a 5 mEq/kg
Intensa	< 2,5	5 a 10 mEq/kg

temente, pois taxas superiores podem acarretar efeitos adversos na condução cardíaca (Quadro 109.3). A concentração de potássio nas soluções administradas pela via subcutânea não deve ser superior a 35 mEq/ℓ.[23]

A administração oral de potássio é considerada mais efetiva e segura, porém essa via é limitada em pacientes com vômitos frequentes ou anoréxicos não submetidos à nutrição enteral. Existe uma grande variedade de soluções disponíveis para a realização de suplementação oral de potássio, tais como cloreto, fosfato, gliconato, citrato, bicarbonato e acetato. A alta palatabilidade faz com que as soluções de gliconato de potássio sejam mais empregadas em veterinária, visto que a baixíssima palatabilidade restringe o uso de cloretos e fosfatos. A utilização de cápsulas para facilitar a administração dessas soluções foi associada a ulcerações do trato digestório.[24]

A dosagem a ser empregada na suplementação oral é bastante variada, visto que a necessidade diária de potássio não apresenta correlação linear ao peso. Além disso, a intensidade das causas da hipopotassemia também pode ser diferente em cada caso. No entanto, para gatos, as doses iniciais variam de 2 a 5 mEq, 2 vezes/dia, e, para cães, a dose varia de 2 a 44 mEq, 2 ou 3 vezes/dia. A grande variação da dose torna necessário o monitoramento, com mensurações periódicas para a correção da dose empregada de maneira individual em suplementações crônicas.[11]

Hiperpotassemia

A hiperpotassemia é caracterizada quando o nível sérico de potássio é superior a 5,5 mEq/ℓ. Para que esse distúrbio eletrolítico aconteça, é necessário um balanço externo positivo. Este ocorre quando o aporte é superior à excreção gastrintestinal ou urinária de modo sustentado, ou em alterações orgânicas que produzam a migração do potássio intracelular para o líquido extracelular (Quadro 109.4).

Quadro 109.4 Causas mais conhecidas de hiperpotassemia em cães e gatos.

Pseudo-hiperpotassemia • Trombocitose • Hiperpotassemia eritrocitária (Akita, Jindo, Shiba, English Springer Spaniel) **Menor excreção urinária de potássio** • Doença renal oligúrica ou anúrica • Obstrução uretral • Ruptura de vias urinárias • Hiponatremia (salmonelose; tricuríase; úlcera duodenal perfurada; hemorragias; quadros efusivos) • Medicamentos (inibidores e bloqueadores da ECA; heparina; anti-inflamatórios não esteroides; espironolactona; amilorida; trianetereno; trimetoprima; dantroleno)	**Transferência de potássio para o líquido extracelular** • Síndrome de lise tumoral • Tromboembolismo • Distrofia muscular hipertrófica • Miopatia induzida por exercício físico • Hipotireoidismo • Acidemias agudas (inorgânica) • Hiperosmolaridade • Insuficiência insulínica (cetoacidose diabética) • Aminoácidos (lisina; arginina) • Medicamentos (betabloqueadores; ciclosporina A; tacrolimo; digoxina) • Intoxicação por oleandro (*Nerium oleander*) **Aporte aumentado de potássio** • Fator apenas contributivo

ECA = enzima conversora da angiotensina.

Pseudo-hiperpotassemia

Os valores obtidos em dosagens realizadas no soro são superiores aos obtidos no plasma, sendo que essa diferença é atribuída à liberação de potássio pelas plaquetas durante o processo de coagulação. Demonstrou-se que a diferença entre o valor sérico e plasmático aumenta de modo concomitante à contagem de plaquetas em cães, em que a diferença, em média, nos cães com contagem de plaquetas dentro da normalidade (150.000 a 600.000/μℓ) foi de 0,63 mEq/ℓ, enquanto em trombocitopênicos (< 150.000/μℓ) foi de 0,09 mEq/ℓ, e em cães com trombocitose, 1,55 mEq/ℓ.[25]

Na maioria dos cães, durante a maturação dos reticulócitos, ocorre degradação total da enzima Na^+,K^+-ATPase, por isso os valores intracelulares das hemácias maduras são muito próximos aos observados no líquido extracelular. Porém, uma minoria dos cães, devido a uma característica autossômica recessiva, cujas maiores prevalências são observadas em Akita (26%), Jindo (42%) e Shiba (12 a 38%), não apresenta degradação tão exacerbada dessa enzima, mantendo alta a concentração de potássio dentro dos reticulócitos.[26] Em cães da raça English Springer Spaniel, foram descritos casos de deficiência da enzima eritrocitária fosfofrutoquinase e consequente elevação dos níveis de potássio dentro das hemácias desses animais.[27]

Aporte aumentado de potássio

O incremento de potássio na alimentação produz aumento quase proporcional na absorção estomacal e intestinal desse íon, visto que seu conteúdo fecal é percentualmente pouco

Quadro 109.3 Preparo de soluções e taxa de infusão recomendadas de cloreto de potássio (KCl) em cães e gatos.[22]

Concentração sérica de potássio (mEq/ℓ)	Quantidade de KCl (mEq) a adicionar em 250 mℓ de líquido	Quantidade de KCl (mEq) a adicionar em 1 ℓ de líquido	Taxa de infusão máxima de líquido* (mℓ/kg/h)
< 2,0	20	80	6
2,1 a 2,5	15	60	8
2,6 a 3,0	10	40	12
3,1 a 3,5	7	28	18
3,6 a 5,0	5	20	25

* Não exceder 0,5 mEq/kg/h.

afetado pela variação da dieta. Por outro lado, a oscilação dos níveis séricos é mínima, pois o organismo tem diversos mecanismos protetores. A resposta insulínica pós-prandial e a liberação de catecolaminas fazem com que o potássio que chega ao plasma seja imediatamente direcionado ao líquido intracelular até que o aumento da excreção urinária restabeleça o balanço externo normal de potássio. Esses mecanismos tornam extremamente improvável que a hiperpotassemia seja produzida exclusivamente por alterações do conteúdo de potássio na dieta em pacientes em que as capacidades de influxo celular e de excreção urinária desse íon estejam preservadas. Há relato de hiperpotassemia grave após ingestão de grande quantidade de potássio em humanos portadores de doença renal crônica, e acredita-se que o mesmo ocorra em animais diabéticos ou tratados com betabloqueadores, digitálicos e inibidores da enzima conversora de angiotensina (ECA), em que o influxo celular ou a excreção renal de potássio estejam restritos.[8,11]

Transferência de potássio para o líquido extracelular

A enorme quantidade de potássio encontrado no líquido intracelular o torna uma fonte potencial para a manutenção dos níveis séricos. No entanto, o aumento anormal da migração desse íon para o meio extracelular é causa bastante conhecida de hiperpotassemia. Um modo de migração rápida de potássio é a lesão celular em grande escala, com extravasamento do líquido intracelular. A hiperpotassemia foi observada após rádio ou quimioterapia em animais portadores de linfoma e gatos com tromboembolismo submetidos ao tratamento com estreptoquinase.[28-30]

Algumas miopatias em cães e gatos, como a distrofia muscular hipertrófica e as induzidas por exercício físico, apresentam potencial para a produção de hiperpotassemia por rabdomiólise.[8,31] A hiperpotassemia em casos de lesão celular induzida por exercício físico é relatada em cães não condicionados. Apesar de esse aumento sérico de potássio sempre estar associado a acidose láctica importante, os fatos de Greyhounds apresentarem grave acidose láctica sem hiperpotassemia e de a infusão de ácido láctico não produzir hiperpotassemia descartam a hipótese de esse distúrbio iônico ter como causa a acidose metabólica.[32] Apesar de a concentração plasmática média de potássio nos cães hipotireóideos ser mais elevada do que em eutireóideos, devido à redução na concentração de Na^+,K^+-ATPase na musculatura esquelética, o hipotireoidismo isolado não é capaz de produzir hiperpotassemia em cães, mas pode ser um importante fator contributivo.[33]

A permuta de potássio do líquido intracelular por íons hidrogênio do meio extracelular é amplamente relatada como mecanismo de controle orgânico do pH sanguíneo em casos de acidemia. No entanto, apenas a acidose metabólica inorgânica aguda é capaz de produzir hiperpotassemia clinicamente significativa, visto que a alteração nesses casos pode variar de 0,17 a 1,67 mEq/ℓ por cada redução de 0,1 U no pH sanguíneo. Já a acidose metabólica orgânica induzida com cetoácidos ou ácido láctico não alterou os níveis séricos de potássio de maneira significativa, e a acidose respiratória produziu aumento discreto de aproximadamente 0,14 mEq/ℓ nos níveis séricos de potássio para cada queda de 0,1 U no pH sanguíneo, o que, de modo isolado, dificilmente apresentará sintomatologia clínica relevante.[9] Por isso, a hiperpotassemia observada em poucos casos de cetoacidose diabética em cães (10%) e gatos (8%) pode ser atribuída principalmente a hiperosmolalidade e redução da atividade insulínica.[34]

A hiperosmolalidade é capaz de produzir hiperpotassemia, pois induz desidratação celular para a redistribuição de água entre os diferentes compartimentos orgânicos, e o aumento na concentração de potássio no líquido intracelular, associado ao efeito de arrasto da água, favorece a migração desse íon para o líquido extracelular.[11]

A absorção de potássio é precoce em relação à de água no trato gastrintestinal, por isso produz aumento instantâneo na concentração plasmática desse soluto. Considerando-se a necessidade de 4 a 6 h para que ocorra significativa excreção urinária desse íon, seria possível imaginar que a ingestão de potássio, mesmo que dentro das necessidades diárias do animal, produzisse intensa hiperpotassemia. No entanto, simultaneamente à absorção, ocorre rápido influxo de potássio para o líquido intracelular, particularmente na musculatura e no fígado, como mecanismo de proteção fundamental. Isso porque a concentração extracelular de potássio é tão baixa que ingestões de aproximadamente 50% das necessidades diárias de potássio seriam capazes de oferecer risco de morte por hiperpotassemia, se não houvesse o influxo iônico para o líquido intracelular.[11]

Alguns fármacos podem predispor à hiperpotassemia por prejudicarem o influxo de potássio nas células mediante a inibição da enzima Na^+,K^+-ATPase, como betabloqueadores, ciclosporina A, tacrolimo e digoxina. Já a infusão de lisina e arginina pode predispor à hiperpotassemia, pois elas são permutadas por potássio ao entrar nas células.[35] A intoxicação pela planta oleandro (*Nerium oleander*), que contém glicosídios (digitoxigenina, oleandrina e *Nerium*), é capaz de inibir a atividade da bomba de sódio/potássio e produzir hiperpotassemia.[36]

Redução da excreção urinária de potássio

A caliurese é responsável pela excreção de cerca de 90% do potássio ingerido, por isso qualquer fator que reduza significativamente essa via de excreção é capaz de produzir hiperpotassemia. A doença renal é associada à hiperpotassemia sem outros fatores concomitantes quando manifestam oligúria ou anúria, por isso são mais frequentes na forma aguda.[12] Já a doença renal crônica raramente é associada a aumento significativo nos níveis séricos de potássio, exceto em estágios terminais, em que são mais frequentes episódios de oligúria, visto que mecanismos adaptativos são capazes de aumentar a capacidade de excreção pelo trato gastrintestinal e néfrons remanescentes. Pacientes com a função renal preservada conseguem excretar até 67% do potássio ingerido no período de 5 h, enquanto doentes renais crônicos têm essa capacidade reduzida para menos de 37%. Isso faz com que esses animais sejam muito mais sensíveis a cargas agudas de potássio, podendo demorar até 3 dias para o restabelecimento do balanço externo de potássio.[11]

A obstrução uretral é outra causa bastante comum de hiperpotassemia, principalmente em gatos adultos e machos, em decorrência da doença do trato urinário inferior dos felinos, e em algumas raças de cães que apresentam obstruções ao expelir cálculos vesicais. Em gatos em que a obstrução uretral foi induzida experimentalmente, a hiperpotassemia foi observada em menos de 48 h.[15] O uroperitônio, cujas principais etiologias em medicina veterinária são as cistocenteses recorrentes ou a ruptura de vias urinárias, costuma produzir hiperpotassemia de maneira um pouco mais lenta do que a obstrução uretral, pela reabsorção iônica do líquido abdominal.[12]

O hipoadrenocorticismo é caracterizado pela menor excreção de glicocorticoides e mineralocorticoides, principalmente da aldosterona, que, na maioria das vezes, acarreta hiponatremia e hiperpotassemia, com relação plasmática de sódio/potássio inferior a 27:1. A hiperpotassemia se origina na redução dos efeitos da aldosterona sobre a reabsorção de água e sódio no intestino e porções distais do néfron, o que leva a depleção do volume plasmático e menor taxa de filtração glomerular. Isso limita a capacidade de excreção de potássio pela urina, além do carreamento iônico que a redistribuição de líquido para o meio extracelular proporciona.[12]

Existem diversos relatos da associação de hiperpotassemia e hiponatremia em cães com função adrenal normal, principalmente em algumas doenças gastrintestinais (salmonelose, tricuríase, úlcera duodenal perfurada), hemorragias, doença renal aguda e diferentes causas de quadros efusivos, como quilotórax e torção de lobo pulmonar.[37-39] Gatos com quadros efusivos por carcinoma abdominal ou peritonite infecciosa felina também apresentaram padrões eletrolíticos semelhantes ao observado nos casos de hipoadrenocorticismo.[40] Por isso, o diagnóstico definitivo de hipoadrenocorticismo não deve ser baseado exclusivamente no distúrbio eletrolítico, e sim em exames específicos, como estimulação com hormônio adrenocorticotrófico (ACTH).

Alguns medicamentos podem reduzir a excreção urinária de potássio, no entanto normalmente são considerados apenas contribuintes para o desenvolvimento de hiperpotassemia em pacientes portadores de outros fatores predisponentes. Esses fármacos dificilmente são capazes de produzir hiperpotassemia em pacientes com a função renal preservada e sem suplementação iônica, porém deve-se atentar para associações entre esses medicamentos. Uma grande parte dos fármacos que produzem hiperpotassemia o faz por meio da restrição dos efeitos da aldosterona de modo direto ou indireto, mimetizando a hiperpotassemia observada no hipoadrenocorticismo. Os exemplos mais comuns daqueles que atuam na menor liberação de aldosterona são os inibidores da enzima conversora de angiotensina, os bloqueadores de receptores para a angiotensina II, a heparina que reduz a afinidade da angiotensina II na zona glomerulosa e os anti-inflamatórios não esteroides, que atenuam a produção de prostaglandinas atuantes na liberação de renina e canais de potássio das células tubulares renais.[35,41]

Os diuréticos, também conhecidos como poupadores de potássio, podem produzir hiperpotassemia por meio da ação sobre as células principais dos ductos coletores, sendo que a espironolactona compete com a aldosterona, enquanto a amilorida e o triantereno bloqueiam os canais de sódio. A trimetoprima apresenta estrutura semelhante à amilorida, por isso pode produzir hiperpotassemia em doses elevadas, quando administrada em insuficientes renais com urina ácida.[35] Há relato de hiperpotassemia produzida pela administração de dantroleno em cães, porém os mecanismos envolvidos não são discutidos.[42]

Manifestações clínicas

As principais manifestações clínicas relacionadas com a hiperpotassemia são oriundas da hiperexcitabilidade da membrana celular por meio da redução do potencial de repouso, ou seja, menos negativo e mais próximo do limiar de potencial de ação. Porém, em situações de hiperpotassemia extrema, nas quais o potencial de repouso é superior ao limiar de potencial, as células não são repolarizadas após a despolarização e se tornam absolutamente refratárias. A musculatura estriada é a mais atingida por esse estado de hiperexcitabilidade, no entanto a fraqueza muscular é observada apenas quando os valores séricos atingem 8,0 mEq/ℓ. Por isso, as alterações eletrocardiográficas são as mais utilizadas como indicativo precoce de hiperpotassemia em cães e gatos.[12]

Em casos de hiperpotassemia discreta (5,7 a 6,0 mEq/ℓ), embora de maneira inconsistente, pode-se observar aumento, estreitamento ou forma apiculada da onda T, devido à aceleração da repolarização ventricular. A condução pelo nó atrioventricular torna-se mais lenta quando os níveis séricos atingem valores maiores que 7,0 mEq/ℓ, em que frequentemente se observa a redução da onda P e o prolongamento do intervalo PR, podendo caracterizar episódios de bloqueio atrioventricular. As elevações graves dos níveis séricos de potássio (> 8,5 mEq/ℓ) resultam na interrupção da atividade atrial com ausência da onda P, bradicardia e ritmo juncional. A hiperpotassemia extrema, com níveis superiores a 9,0 mEq/ℓ, produz alargamento significativo do complexo QRS, podendo apresentar fusão entre o complexo QRS e a onda T e, em alguns casos, existência de complexo de escape. Em casos em que a concentração sérica de potássio atinge valores maiores que 10,0 mEq/ℓ, é possível a evolução para fibrilação ou assistolia ventricular. Algumas alterações, como o desvio de eixo cardíaco e o bloqueio de ramos, podem surgir em hiperpotassemias progressivas decorrentes da baixa condutividade dos tecidos cardíacos especializados. Além disso, é importante lembrar que as manifestações clínicas da hiperpotassemia são gravemente agravadas quando há hipopotassemia, hiponatremia e acidose.[43]

Tratamento

Alguns critérios devem ser adotados para a realização do tratamento da hiperpotassemia. No mais utilizado, hiperpotassemias inferiores a 6,5 mEq/ℓ devem ser monitoradas e tratadas apenas com a retirada das causas de base, associada a interrupção de qualquer fonte de potássio ou fármacos contributivos a hiperpotassemia. Em animais sintomáticos, com alterações eletrocardiográficas ou níveis séricos de potássio superiores a 6,5 mEq/ℓ, devem ser instituídos tratamentos adicionais que acelerem a queda da concentração sérica desse íon. No entanto, valores superiores a 7,5 mEq/ℓ necessitam de intervenção rápida, enquanto portadores de níveis superiores a 8,5 mEq/ℓ são considerados emergenciais.[23]

Em poucos minutos, a administração intravenosa de gluconato de cálcio, na dose de 200 a 1.000 mg por animal, pode reduzir os efeitos da hiperpotassemia sobre a excitabilidade da membrana celular, pois a hipercalcemia é capaz de elevar o limiar do potencial de ação e restabelecer a diferença normal em relação ao potencial de repouso da membrana, mas o período hábil é inferior a 1 h. A utilização de bicarbonato de sódio, na dose de 1 a 2 mEq/kg, pela via intravenosa, induz a migração de íons potássio do líquido extracelular para o intracelular, pois são trocados com íons hidrogênio destinados ao tamponamento do bicarbonato. No entanto, o tempo necessário para atingir a efetividade máxima é cerca de 1 h e tem período hábil de aproximadamente 4 h, sendo permitidas reaplicações com monitoramento hemogasométrico. Todavia, a administração de bicarbonato de sódio não foi efetiva no tratamento de hiperpotassemia em pacientes anestesiados ou doentes renais terminais.[11]

A administração de soluções glicosadas induz o aumento da secreção endógena de insulina, portanto a transferência de potássio do meio extra para o intracelular, sendo que esse efeito pode ainda ser potencializado com a adição de insulina exógena. No entanto, incorre em risco de hipoglicemia. Em gatos com hiperpotassemia por obstrução uretral, a dose de insulina a ser adicionada na fluidoterapia é de 0,5 a 1,0 U/kg associado à glicose (2 g/U de insulina incrementada). No entanto, aconselha-se a realização de mensurações repetidas da glicemia.[21]

O uso de sulfonato de poliestireno, por via oral, em associação a sorbitol ou em enema de retenção, pode ajudar no aumento da excreção gastrintestinal de potássio, pois essa resina atua como adstringente de íons potássio e aumenta a reabsorção de sódio. É importante salientar relatos de necrose intestinal em humanos após o uso dessa resina e a existência de restrições a hipernatremia em pacientes portadores de cardiopatias congestivas e doenças renais oligúricas.[44]

A fluidoterapia diluicional e a administração de diuréticos de alça e tiazidas também podem colaborar com o aumento da excreção urinária de potássio. Além disso, sugere-se o emprego de acetato de fludrocortisona em casos de hiperpotassemia idiopática não responsiva aos tratamentos citados para testar a resposta à ação dos mineralocorticoides.[23] A hemodiálise é uma alternativa bastante eficiente em pacientes refratários aos tratamentos citados, porém a baixa disponibilidade dessa técnica torna a diálise peritoneal uma alternativa mais eficaz.

Referências

1. Bilbrey GL, Herbin L, Carter NW. Skeletal muscle resting membrane potential in potassium deficiency. J Clin Invest 1973; 52:3011.
2. De Harrison JB, Sussmann HH, Pickering DE. Fluid and electrolyte therapy in small animals. J Am Vet Med Assoc. 1960; 137:637-45.
3. Hornfeldt CS, Westfall ML. Suspected bentonite toxicosis in a cat from ingestion of clay cat litter. Vet Hum Toxicol. 1996; 38:365-66.
4. Whyte KF, Reid C, Addis GJ, Whitesmith R, Reid JL. Salbutamol induced hypokalaemia: the effect of theophylline alone and in combination with adrenaline. Br J Clin Pharmacol. 1988; 25:571-78.
5. Lam L, Nair RJ, Tingle L. Thyrotoxic periodic paralysis. Baylor University Medical Center Proceedings. 2006; 19:126-29.
6. Lee K, Taylor EA, Oh VM, Cheah JS, Aw SE. Hyperinsulinism in thyrotoxic hypokalemic periodic paralysis. Lancet. 1982; 2:751-52.
7. Koht A, Cane R, Cerullo LJ. Serum potassium levels during prolonged hypothermia. Intensive Care Med 1983; 9:275-77.
8. Gaschen F, Jaggy A, Jones B. Congenital diseases of feline muscle and neuromuscular junction. J Feline Med Surg. 2004; 6:355-66.
9. Adrogué HJ, Madias NE. Changes in plasma potassium concentration during acute acid base disturbances. Am J Med. 1981; 71:456-67.
10. DiBartola SP. Anormalidades de fluidos, eletrólitos e equilíbrio ácido-básico na clínica de pequenos animais. São Paulo: Roca, 2007. Distúrbios ácido-básicos metabólicos, p. 239-69.
11. DiBartola SP, De Morais HA. Distúrbios relacionados ao potássio: hipo e hipercalemia. In: DiBartola SP. Anormalidades de fluidos, eletrólitos e equilíbrio ácido-básico na clínica de pequenos animais. São Paulo: Roca, 2007, p. 87-114.
12. Phillips SL, Polzin DJ. Clinical disorders of potassium homeostasis: hyperkalemia and hypokalemia. Vet Clin North Am Small Anim Pract. 1998; 28:545-64.
13. Schulman RL. Feline primary hyperaldosteronism. Vet Clin North Am Small Anim Pract 2010; 40:353-59.
14. Hume DZ, Drobatz KJ, Hess RS. Outcome of dogs with diabetic ketoacidosis. J Vet Intern Med 2006; 20:547-55.
15. Finco DR, Cornelius LM. Characterization and treatment of water, electrolyte, and acid-base imbalances of induced urethral obstruction in the cat. Am J Vet Res. 1977; 38:823-30.
16. Gearhart MO, Sorg TB. Foscarnet-induced severe hypomagnesemia and other electrolyte disorders. Ann Pharmacother. 1993; 27:285-9.
17. Sawaya B. Amphotericin B nephrotoxicity the adverse consequences of altered membrane properties. J Am Soc of Nephrol. 1995; 6:154-64.
18. Band DM, Lim M, Linton RAF, Wolff CB. Changes in arterial plasma potassium during exercise. J Physiol. 1985; 328:74-5.
19. Knochel JP. Neuromuscular manifestations of electrolyte disorders. Am J Med 1982; 72:521.
20. Diercks DB, Shumaik GM, Harrigan RA, Brady WJ, Chan TC. Eletrocardiographic manifestations: eletrolyte abnormalities. J Emerg Med. 2004; 27:153-60.
21. Schaer M. Disorder of potassium metabolism. Vet Clin North Am Small Anim Pract. 1982; 12:399-409.
22. Greene RW, Scott RC. Lower urinary tract disease. In: Ettinger SJ. Textbook of veterinary internal medicine. Philadelphia: WB Saunders, 1975, p. 1572.
23. Willard M. Therapeutic approach to chronic electrolyte disorders. Vet Clin North Am Small Anim Pract. 2008; 38:535-41.
24. Trechot P, Moore N, Bresler L, Castot A, Gay G, Netter P, Royer R. Potassium chloride tablets and small bowel stenoses and perforations: two studies in the French pharmacovigilance system. Am J Gastroenterol. 1994; 89:1268.
25. Reimann KA, Knowlen GG, Tvedten HW. Factitious hyperkalemia in dogs with thrombocytosis: The effect of platelets on serum potassium concentration. J Vet Int Med 1989; 3:47-52.
26. Fujise H, Higa K, Nakayama T, Wada K, Ochiai H, Tanabe Y. Incidence of dogs possessing red blood cells with high K in Japan and East Asia. J Vet Med Sci. 1997; 59:495-97.
27. Giger U, Harvey JW. Hemolysis caused by phosphofructokinase deficiency in English Springer Spaniel: seven cases (1983-1986). J Am Vet Med Assoc. 1987; 191:453-59.
28. Calia CM, Hohenhaus AE, Fox PR, Meleo KA. Acute tumor lysis syndrome in a cat with lymphoma. J Vet Intern Med. 1996; 10:409-11.
29. Laing EJ, Fitzpatrick PJ, Binnington AG, Norris AM, Mosseri A, Rider WD, Valli VE, Baur A. Half-body radiotherapy in the treatment of canine lymphoma. J Vet Intern Med. 1989; 3:102-8.
30. Moore KE, Morris N, Dhupa N, Murtaugh RJ, Rush JE. Retrospective study of streptokinase administration in 46 cats with arterial thromboembolism. J Vet Emerg Crit Care 2000; 10:245-7.
31. Knochel JP, Blanchley JD, Johnson JH, Carter NW. Muscle cell electrical hyperpolarization and reduced exercise hyperkalemia in physically conditioned dogs. J Clin Invest 1985; 75:740-5.
32. Ilkiw JE, Davis PE, Church DB. Hematologic, biochemical, blood gas, and acid base values in greyhounds before and after exercise. Am J Vet Res. 1989; 50:583-6.
33. Schaafsma IA, Van Emst MG, Kooistra HS, Verkleij CB, Peeters ME, Rijnberk A, Everts ME. Exercise-induced hyperkalemia in hypothyroid dogs. Domest Anim Endocrinol 2002; 22:113-25.
34. Feldman EC, Nelson RW. Canine and feline endocrinology. 2nd ed. Philadelphia: WB Saunders, 1996. Diabetes mellitus, p. 401.
35. Perazella MA. Drug-induced hyperkalemia: old culprits and new offenders. Am J Med. 2000; 109:307-14.
36. Markov AK, Payment MF, Hume AS, Rao MR, Markov MA, Skelton TN, Lehan PH. Fructose- 1,6 diphosphate in the treatment of oleander toxicity in dogs. Vet Hum Toxicol. 1999; 41:9-15.
37. DiBartola SP, Johnson SE, Davenport DJ, Prueter JC, Chew DJ, Sherding RG. Clinicopathologic findings resembling hypoadrenocorticism in dogs with primary gastrintestinal disease. J Am Vet Med Assoc. 1985; 187:60-3.
38. Willard MD, Fossum TW, Torrance A, Lippert A. Hyponatremia and hyperkalemia associated with idiopathic or experimentally induced chylothorax in four dogs. J Am Vet Med Assoc. 1991; 199:353-8.
39. Willard MD, Refsal K, Thacker E. Evaluation of plasma aldosterone concentrations before and after ACTH administration in clinically normal dogs and in dogs with various diseases. Am J Vet Res. 1987; 48:1713-8.
40. Bissett SA, Lamb M, Ward CR. Hyponatremia and hyperkalemia associated with peritoneal fusion in four cats. J Am Vet Med Assoc. 2001; 218:1590-2.
41. Oster JR, Singer I, Fishman LM. Heparin-induced aldosterone supression and hyperkalemia. Am J Med. 1995; 98:575-86.
42. San Juan AC, Wong KC, Port D. Hyperkalemia after dantrolene and verapamil-dantrolene administration in dogs. Anesth Analg. 1988; 67:759-62.
43. Miller MS, Tilley LP. Manual of feline and canine cardiology. Philadelphia: WB Saunders, 1995,304-5.
44. Gerstman BB, Kirkman K, Platt R. Intestinal necrosis associated with postoperative orally administered sodium polystyrene sulfonate in sorbitol. Am J Kidney Dis. 1992; 20:159-61.

110 Cálcio e Fósforo

Luciano Henrique Giovaninni

Introdução

A homeostase do cálcio e do fósforo no organismo animal requer a atividade endócrina exercida por paratormônio, calcitonina e calcitriol sobre os sistemas gastrentérico, ósseo e renal. O cálcio e o fósforo são essenciais para a manutenção de diversos processos metabólicos intracelulares, extracelulares, bem como para a integridade da função óssea, o que faz com que a avaliação laboratorial do metabolismo desses eletrólitos seja de suma importância na identificação e no monitoramento de diversas afecções.

Fisiologia

Cálcio

O cálcio no organismo distribui-se na matriz óssea (99%), na membrana celular e no retículo endoplasmático (0,9%), e no líquido extracelular (0,1%), sendo que uma mínima quantidade (0,00002%) encontra-se no citoplasma. Deste modo, o cálcio sérico corresponde a aproximadamente 0,1% do total de cálcio no organismo. Apresenta-se dividido em três frações:[1-3]

- Cálcio sérico ligado às proteínas plasmáticas (principalmente à albumina), que representa de 40 a 45% do cálcio sérico total
- Cálcio sérico quelado a ânions orgânicos ou inorgânicos, como o citrato, o lactato, o bicarbonato e o fosfato, correspondendo de 5 a 10% do cálcio sérico total
- Cálcio sérico livre, também denominado cálcio ionizado ou iônico, que corresponde a aproximadamente 50% do cálcio sérico total.

O cálcio sérico ionizado é a fração do cálcio sérico total responsável por exercer o controle da resposta celular, atuando como um mensageiro entre os meios extracelular e intracelular, devido à capacidade de ação junto aos receptores de cálcio encontrados em diferentes órgãos, como paratireoides, rins e intestinos. Isso o torna responsável pela manutenção de diferentes processos fisiológicos,[3-7] como promover a atividade celular muscular, a transmissão neuromuscular e a condução do estímulo neurológico; participar da divisão e do crescimento celular e de reações enzimáticas, promovendo a coagulação sanguínea e controlando a produção e/ou a secreção hormonal; manter a estabilidade das membranas celulares; controlar a formação ou a reabsorção óssea, sendo responsável pela manutenção da integridade estrutural e funcional de dentes e ossos.

A fração de cálcio sérico ligada às proteínas plasmáticas encontra-se 75% conectada aos grupos carboxila da albumina, sendo que a afinidade para essa conexão sofre influência do equilíbrio acidobásico e das concentrações plasmáticas de proteínas e de ácidos graxos livres.[3,7] Assim, nas situações em que se observam alterações nas concentrações séricas de albumina (como nos casos de hipoalbuminemia),[8-10] de ácidos graxos livres (como sepse, pancreatite ou cetoacidose diabética), bem como nos casos de desequilíbrio acidobásico (como na acidose metabólica), há alteração da afinidade de ligação do cálcio com as proteínas séricas, o que pode resultar na alteração das proporções com que as frações de cálcio sérico total se distribuem. Por exemplo, nos casos de pancreatite, que podem acarretar o aumento nas concentrações plasmáticas de ácidos graxos livres, bem como nas situações de alcalose (metabólica ou respiratória), ocorre aumento da afinidade do cálcio para a ligação com as proteínas séricas, favorecendo a hipocalcemia ionizada, sem necessariamente os valores das concentrações séricas de cálcio total.[7,10]

Fósforo

Na matriz óssea (hidroxiapatita) encontram-se 85 a 90% do fósforo existente no organismo animal, sendo que de 10 a 15% situam-se no líquido intracelular e aproximadamente 1% no extracelular.[6,9,11-13] A fração de fósforo no líquido intra e no extracelular apresenta-se em duas formas:[12,13]

- Fosfato orgânico: componente dos fosfolipídios, das fosfoproteínas, do ácido nucleico, do trifosfato de adenosina (ATP) e do difosfato de adenosina (ADP)
- Fosfato inorgânico, que pode estar:
  - Ligado a cátions, como o sódio, o magnésio ou o cálcio
  - Ligado a proteínas, principalmente à albumina
  - Nas formas iônicas (livres): na proporção de 80% na forma bivalente ou monoácida (HPO_4^{2-}) e 20% na monovalente ou diácida ($H_2PO_4^-$).

O fosfato é fundamental nos processos metabólicos, sendo um importante componente no metabolismo energético, pois está nas moléculas de trifosfato de adenosina (ATP) e difosfato de adenosina (ADP), bem como de 2,3-difosfoglicerato. Também age na fosforilação oxidativa e na glicogenólise, além de contribuir para a manutenção do equilíbrio acidobásico, pois é o principal tampão intracelular e um dos principais tampões tubulares renais (Quadro 110.1).[12,13]

Metabolismo do cálcio e do fósforo

O metabolismo do cálcio e do fósforo é regulado pela interação do paratormônio, do calcitriol e da calcitonina com os sistemas ósseo, entérico e renal.[2,14]

Quadro 110.1 Funções metabólicas atribuídas ao cálcio e ao fósforo.

Fósforo	Cálcio
Metabolismo energético (ATP)	Integridade estrutural de dentes e ossos
Fosforilação oxidativa	Contração muscular
Glicogenólise	Geração e propagação do potencial de contração cardíaca
Equilíbrio acidobásico	Atividade celular nervosa
	Ativação de enzimas
	Coagulação sanguínea
	Estabilidade das membranas celulares
	Secreção hormonal

O paratormônio (PTH) é um hormônio sintetizado pelas glândulas paratireoides, encontrado em todos os vertebrados terrestres.[2,15,16] Sua função primária é manter as concentrações séricas de cálcio nos valores fisiológicos, principalmente nas situações de hipocalcemia,[7,14] agindo pelo aumento da reabsorção tubular renal (diminuindo a excreção urinária de cálcio), pela diminuição da reabsorção renal de fosfato inorgânico (favorecendo a fosfatúria),[7,17] pelo aumento do número e da função dos osteoclastos e inibição da atividade dos osteoblastos (favorecendo a reabsorção óssea de cálcio e fosfato inorgânico) e pela ativação renal da vitamina D (favorecendo a absorção intestinal de cálcio).[7,14,17]

O PTH pode sofrer proteólise nas paratireoides, no fígado ou nos rins,[18] o que faz com que possa ser encontrado, na circulação sanguínea, sob quatro formas: molécula intacta (PTH intacto, polipeptídio de 84 aminoácidos), fragmento aminoterminal, fragmento intermediário e fragmento carboxiterminal, sendo que o PTH intacto (PTHi) é o único responsável pela atividade biológica.[7,16,18,19]

A vitamina D no organismo sofre hidroxilações sequenciais, originando diferentes metabólitos, dos quais os de maior importância fisiológica são:[7,14,17]

- 25-hidroxivitamina D (calcidiol), sintetizado no fígado pela hidroxilação da vitamina D pela 25-hidroxilase
- 24,25-di-hidroxivitamina D
- 1,25-di-hidroxivitamina D (calcitriol), sintetizado nos túbulos renais proximais pela ação da 1α-hidroxilase, na molécula de calcidiol.

O calcitriol é a forma ativada da vitamina D, ou seja, é a vitamina D com capacidade de se ligar a receptores específicos, exercendo a atividade endócrina na homeostase do cálcio e do fósforo, apresentando atividade biológica aproximadamente mil vezes maior que a vitamina D e quinhentas vezes maior que o calcidiol. A molécula de 24,25-di-hidroxivitamina D é a forma inativa da vitamina D.[7] Deste modo, segundo as necessidades orgânicas de cálcio, ocorrerá a hidroxilação do calcidiol nos túbulos renais proximais, pela ação da enzima 1α-hidroxilase ou da enzima 24R-hidroxilase, formando o calcitriol ou a 24,25-di-hidroxivitamina D, respectivamente,[7,17] sendo que a modulação da atividade dessas enzimas é regida pelas concentrações séricas de PTHi, fosfato inorgânico e calcitriol. Assim, ocorrerá indução da 1α-hidroxilase, sintetizando-se calcitriol, nas situações de hipofosfatemia ou diminuição das concentrações séricas de calcitriol, bem como no aumento das concentrações séricas de PTHi. Já a inibição da atividade da 1α-hidroxilase e a consequente indução da atividade da 24R-hidroxilase (menor formação de calcitriol) ocorrem nas situações de hiperfosfatemia ou aumento das concentrações séricas de calcitriol, bem como na diminuição das concentrações séricas de PTHi.[7,17]

A principal ação do calcitriol é a indução da absorção intestinal do cálcio. Entretanto, ele também atua:[7,14,18]

- Nos rins: modulando a ação da 1α-hidroxilase e promovendo a reabsorção renal de cálcio e fosfato
- Nas paratireoides: modulando a síntese de PTHi
- No tecido ósseo: favorecendo a ação do PTHi.

A calcitonina é produzida nas tireoides pelas células parafoliculares, também denominadas células C. Ela é um polipeptídio de 32 aminoácidos, cuja principal função é limitar a hipercalcemia no pós-prandial, tendo a secreção controlada pelas concentrações séricas aumentadas de cálcio e pelos hormônios gastrentéricos (gastrina, glucagon, colecistocinina e secretina).[7] A ação da calcitonina é oposta à do PTHi. Assim, na hipercalcemia há aumento da secreção da calcitonina e diminuição da secreção de PTH. Já nas situações de hipocalcemia, a síntese de calcitonina é inibida pelo PTH, o que favorece a ação deste na normalização das concentrações séricas do cálcio.[7]

A calcitonina favorece a hipofosfatemia, por inibir a reabsorção óssea do fosfato, aumentar a movimentação do fosfato sérico para a matriz óssea e aumentar a excreção renal do fosfato. Além disso, favorece a hipocalcemia, por inibir a atividade dos osteoclastos (o que diminui a liberação óssea de cálcio para a circulação sanguínea), e aumenta a excreção renal de cálcio.[7]

■ Avaliação laboratorial

Atualmente os recursos laboratoriais disponíveis para a avaliação dos elementos envolvidos no metabolismo do cálcio e do fósforo, como a mensuração das concentrações séricas de PTHi ou de calcitriol, possibilitam obter um diagnóstico preciso das afecções que envolvem esses minerais.

▪ Cálcio

As concentrações séricas de cálcio (total e frações) estão distribuídas dentro de uma faixa estreita de variação, que, se alterada, pode comprometer a homeostasia.[7] Afecções que interferem nas proteínas ou nos ácidos graxos plasmáticos, bem como no pH sanguíneo, podem alterar a fração de cálcio sérico correspondente ao cálcio iônico (responsável pela atividade metabólica) sem alterar o cálcio total sérico. Assim, a determinação da fração de cálcio iônico sérico tem mostrado valor diagnóstico superior à determinação da concentração de cálcio total sérico na abordagem laboratorial de doenças como hiperparatireoidismo e renais crônicas ou agudas, entre outras.[3,7,20]

O cálcio total sérico é facilmente dosado nos laboratórios veterinários de patologia clínica, utilizando-se de método colorimétrico em espectrofotômetro.[21] Os intervalos de referência para cães são de 9,0 a 11,5 mg/dℓ, e, para gatos, de 8,0 a 10,5 mg/dℓ.[7]

Quando se realiza a análise em amostras plasmáticas, estas devem ser obtidas com o uso de heparina. Anticoagulantes à base de oxalato, citrato ou EDTA não viabilizam a análise, pois quelam o cálcio da amostra.[7]

Amostras hemolisadas ou com lipemia podem superestimar as concentrações de cálcio total sérico. Já amostras com aumento nas concentrações séricas de bilirrubina podem revelar resultados falsamente diminuídos.[7]

Foi observado que em cães há correlação moderada entre as concentrações séricas de cálcio total e de proteínas. Isso fez com que se propusesse o uso de fórmulas que possibilitem o ajuste das concentrações séricas de cálcio total nessa espécie animal, principalmente quando o animal apresenta hipoproteinemia ou hipoalbuminemia,[22] obtendo-se o denominado cálcio total sérico corrigido. Esse procedimento não é recomendado para gatos, mesmo aqueles que apresentam hipoproteinemia e/ou hipoalbuminemia, pois tal espécie animal não apresenta correlação significativa entre o cálcio total e as proteínas ou albumina séricas.[23] Também não é recomendada a utilização dessas fórmulas com o intuito de se estimar a concentração de cálcio ionizado sérico, mesmo nos cães.[7]

As fórmulas propostas para a obtenção dos valores de cálcio total sérico corrigido em cães são:[22]

Cálcio corrigido (mg/dℓ) = cálcio sérico total (mg/dℓ) – albumina sérica (g/dℓ) + 3,5

Cálcio corrigido (mg/dℓ) = cálcio sérico total (mg/dℓ) – (0,4 × proteína sérica [g/dℓ]) + 3,3.

A avaliação das concentrações séricas de cálcio ionizado é facilmente realizada no sangue total, no soro ou no plasma, em equipamentos que utilizam o método de eletrodo íon seletivo.[1] Entretanto, a baixa disponibilidade desse equipamento, devido ao seu alto custo, e a necessidade de cuidados específicos na obtenção e manipulação da amostra fazem com que a mensuração do cálcio sérico ionizado seja restrita.[3,5,11,20]

Como já discutido, mudanças do pH sanguíneo alteram as concentrações de cálcio ionizado, o que pode ocorrer também *in vitro*, pois o pH da amostra obtida pode se alterar durante a estase sanguínea exercida na coleta e/ou se houver contato da amostra com o ar atmosférico, daí a necessidade de cuidados durante a coleta e manipulação da amostra na mensuração do cálcio ionizado.[3,7,10,20,24] Assim, é indicada a coleta de sangue da veia jugular para gatos ou cães de pequeno porte, evitando-se, em todos os casos, que o garrote seja executado por muito tempo. Ainda, a amostra deve ser acondicionada em tubos de coleta secos, isentos de íons, e a vácuo anaerobicamente (necessariamente fechados), preenchendo-se dois terços do seu volume.[3,24] A centrifugação da amostra deve ser realizada imediatamente antes da análise. Alguns autores não recomendam a utilização de tubos a vácuo com gel separador de soro, que pode interferir nos valores de cálcio ionizado obtidos.[7,24]

As amostras constituídas de sangue total ou plasma também não devem ter contato com o ar atmosférico até que sejam manipuladas no laboratório. Para a obtenção destas, indica-se o uso de anticoagulante composto por heparina liofilizada com lítio, que não quela o cálcio ionizado da amostra, diferentemente dos anticoagulantes comumente utilizados, como citrato, ácido etilenodiaminotetracético (EDTA) ou heparina sódica, contraindicados.[7,24,25] Recomenda-se ainda a utilização de seringas adicionadas de anticoagulante industrialmente, em vez de se adicionar o anticoagulante à seringa no momento da coleta.[24,25]

É recomendado que os valores de referência para o cálcio ionizado sérico em cães e gatos sejam determinados e fornecidos pelo laboratório, de acordo com o equipamento utilizado (marca e modelo), bem como segundo a origem da amostra (sangue, plasma ou soro).[7] Também se recomenda que o laboratório padronize a marca da seringa adicionada de anticoagulante, os volumes que devem ser enviados anaerobicamente nessas seringas ou nos tubos a vácuo, objetivando evitar artefatos que interfiram nos resultados.[7] De modo geral, os valores de referência apresentam-se entre 4,8 e 5,6 mg/dℓ, em gatos, e 5,05 e 5,77, em cães.[25,26]

Fósforo

Os valores de referência para o fosfato inorgânico sérico estão entre 2,5 e 6,0 mg/dℓ para cães e gatos.[12] Entretanto, as concentrações séricas de fosfato podem variar ao longo do dia, em decorrência, por exemplo, da ingestão de alimentos proteicos, que, na maioria das vezes, são ricos em fosfato. Por outro lado, quando se ingerem alimentos ricos em carboidratos, há tendência de diminuição do fosfato sérico, devido à translocação para o meio intracelular, pela necessidade da fosforilação glicolítica.[6,12] Deste modo, recomenda-se o jejum de 12 h previamente à coleta do sangue para a mensuração do fosfato.[12]

Como a concentração intracelular de fosfato inorgânico é alta, quando ocorre hemólise na coleta da amostra sanguínea, podem ser obtidos resultados falsamente elevados. Lipemia, trombocitose, icterícia ou a utilização de substâncias como manitol ou glicose devem ser consideradas na interpretação dos achados de hipofosfatemia ou hiperfosfatemia, recomendando-se que se realize a dosagem mais de uma vez para confirmação da alteração.[12]

Paratormônio, calcitriol e calcitonina

Na avaliação laboratorial das concentrações séricas de PTH, recomenda-se a mensuração do PTHi, responsável pela atividade hormonal, e não dos fragmentos dessa molécula (aminoterminal, carboxiterminal ou intermediário), que não apresentam atividade biológica.[7,16,18,19] Desse modo, devem ser utilizados os ensaios imunorradiométrico ou imunoquimioluminométrico, que possibilitam a mensuração sérica do PTHi.[7,16,18]

Ao avaliar laboratorialmente as concentrações séricas de calcitriol, recomenda-se a utilização dos ensaios imunorradiométricos ou imunoquimioluminométricos.[7,27,28] A calcitonina pode ser mensurada por radioimunoensaio espécie-específico; entretanto, sua avaliação laboratorial tem demonstrado pouca aplicabilidade ou importância prática clínica.[7]

Alterações nas concentrações séricas de cálcio ou fósforo

Hipocalcemia

De modo geral, consideram-se como hipocalcemia as concentrações séricas de cálcio total inferiores a 8,0 mg/dℓ em cães ou 7,0 mg/dℓ em gatos, ou concentrações séricas de cálcio ionizado menores que 4,0 mg/dℓ em cães ou gatos. No entanto, os valores de referência podem variar de acordo com o laboratório.[7] É importante frisar que as concentrações séricas de cálcio total geralmente não refletem as concentrações séricas de cálcio ionizado e vice-versa, tanto em cães quanto em gatos. E os valores de referência para o cálcio ionizado sérico devem ser fornecidos pelos laboratórios, segundo a metodologia empregada na determinação.[3,7,20]

Os sintomas decorrentes da hipocalcemia derivam, principalmente, do aumento da excitabilidade neuromuscular, manifestando-se como convulsão, fasciculação, tremor, tetania, letargia, taquicardia ou cãibras, podendo associar-se a anorexia, febre, poliúria, polidipsia, broncospasmo ou apneia.[6,7,9,10] A manifestação dos sintomas dependerá da magnitude da hipocalcemia e da capacidade de adaptação do organismo. Assim, animais com hipocalcemia grave, mas de evolução lenta, poderão apresentar sintomatologia leve. Já animais com hipocalcemia leve, de evolução súbita, poderão apresentar sintomatologia mais grave.[7] De modo geral, cães e gatos com concentrações séricas de cálcio total menores que 6,0 mg/dℓ manifestam sintomas. Hipocalcemias menores que 4,0 mg/dℓ podem levar à falência miocárdica (Quadro 110.2).[6,7,10]

A avaliação laboratorial da hipocalcemia deve ser complementada com hemograma, bioquímica sérica, lipase sérica e

Quadro 110.2 Consequências das alterações nas concentrações séricas de cálcio em cães ou gatos.

Hipocalcemia	Hipercalcemia
Fasciculação	Poliúria e polidipsia
Tremor	Anorexia ou disorexia
Tetania	Êmese
Letargia	Constipação intestinal
Taquicardia	Letargia
Cãibras	Tremores
Anorexia	Convulsão
Hipertermia	Coma
Poliúria e polidipsia	Azotemia renal ou pré-renal
Broncospasmo	Hipertensão arterial sistêmica
Apneia	Urolitíase recorrente de oxalato de cálcio

análise de urina para elucidação da etiologia, que, por sua vez, no caso da hipocalcemia, é multifatorial.[7] As principais causas são:

▸ **Comprometimento da absorção intestinal ou indisponibilidade de dieta balanceada.** Animais alimentados com dietas pobres em cálcio e/ou vitamina D ou ricas em fosfato podem desenvolver hipocalcemia, o que se denomina hiperparatireoidismo secundário nutricional (HPTSN), situação pouco observada na atualidade, devido à utilização de dietas comerciais adequadamente balanceadas. O HPTSN pode ser consequência de doenças gastrentéricas ou que causem disorexia/anorexia crônicas, bem como doenças que prejudiquem a absorção intestinal. A hipoalbuminemia é a observação laboratorial que se associa com maior frequência à hipocalcemia, que, neste caso, geralmente não acarreta maiores danos. A origem da hipoalbuminemia deve ser investigada.[6,7,9-11,13]

▸ **Doença renal crônica.** A hipocalcemia é uma alteração frequentemente observada na doença renal crônica (DRC) em cães e gatos, decorrendo da menor reabsorção tubular renal de cálcio, da menor síntese de calcitriol e da hiperfosfatemia, que, além de ser um dos fatores que inibem a síntese de calcitriol, altera a equação da lei das massas, promovendo a deposição de cálcio e fósforo nos tecidos moles. Vale salientar que a hipocalcemia observada na DRC contribui para a progressão desta doença.[2-4,6,7,20]

▸ **Quelação ou redistribuição de cálcio.** Animais que apresentam obstrução uretral, situação frequentemente observada na doença idiopática do trato urinário inferior dos felinos, geralmente têm hiperfosfatemia, que, por sua vez, favorece a quelação do cálcio e a hipocalcemia. Mecanismo semelhante ocorre na doença renal aguda.[4-7,9-11]

A transfusão sanguínea com uso de anticoagulantes à base de citrato ou o aumento dos ácidos graxos livres nos tecidos adjacentes ao pâncreas, que pode ocorrer na pancreatite aguda, podem acarretar quelação do cálcio e, consequentemente, hipocalcemia.

Na rabdomiólise, o tecido muscular lesado sequestra o cálcio, e este é quelado por hiperfosfatemia, decorrente da lise celular muscular, favorecendo a hipocalcemia.

A hipocalcemia também pode ser observada nas situações de sepse, reanimação cardiopulmonar, tetania puerperal (eclâmpsia), alcalose respiratória aguda e síndrome da lise tumoral.

▸ **Iatrogenia.** A hipocalcemia foi atribuída ao uso de enrofloxacino em cães, na dose de 5 mg/kg, por 14 dias. Gatos e cães de pequeno porte apresentam hiperfosfatemia aguda como consequência do uso de enemas de fosfato, acarretando hipocalcemia grave, associada à alta taxa de mortalidade. A hipocalcemia pode ser observada na utilização de corticoides ou de diuréticos, possivelmente pela maior excreção urinária de cálcio, e na terapia alcalinizante, com bicarbonato de sódio, realizada em determinadas afecções, como a acidose metabólica ou a intoxicação por ácido acetilsalicílico.[4,7,9-11]

▸ **Hipoparatireoidismo.** O hipoparatireoidismo idiopático ou consequente ao comprometimento do tecido das paratireoides que pode ocorrer nas cirurgias ou nos traumas na região cervical favorece hipocalcemia ionizada, hiperfosfatemia e concentrações séricas diminuídas de PTHi. Nos casos de hiperparatireoidismo secundário nutricional (HPTSN), hiperparatireoidismo secundário renal (HPTSR), utilização de enemas de fosfato ou síndrome da lise tumoral, também podem ser observadas hipocalcemia ionizada e hiperfosfatemia. Nesses casos, entretanto, as concentrações séricas de PTH estão elevadas (Quadro 110.3).[2,4-7,9,11,15]

Terapia

A terapia dos casos de hipocalcemia deve ser direcionada para a causa de base. Entretanto, a administração de vitamina D ou cálcio deve ser utilizada nos casos em que o cálcio total encontra-se menor que 7,5 mg/dℓ ou o cálcio iônico menor que 3,2 mg/dℓ.[4,7,9] A administração intravenosa de cálcio deve ser realizada lentamente, dando-se preferência ao gliconato de cálcio, monitorando-se o traçado eletrocardiográfico do paciente, sendo que, ao observar bradicardia ou diminuição

Quadro 110.3 Etiologia da hipocalcemia em cães ou gatos.

Artefatos
- Amostra colhida com EDTA

Origem gastrentérica ou alimentar
- Síndrome da má absorção intestinal
- Insuficiência pancreática exócrina
- Disorexia/anorexia crônica
- Hiperparatireoidismo secundário nutricional:
  - Ingestão de dietas pobres em cálcio
  - Ingestão de dietas pobres em vitamina D
  - Ingestão de dietas ricas em fósforo

Alteração na secreção ou ação do paratormônio
- Hipoparatireoidismo:
  - Idiopático
  - Comprometimento do tecido das paratireoides:
    - Tireoidectomia
    - Paratireoidectomia
    - Trauma cervical
- Hiperparatireoidismo secundário renal (doença renal crônica)

Aumento na quelação, excreção ou alteração na redistribuição de cálcio
- Obstrução uretral
- Doença renal aguda
- Pancreatite aguda
- Rabdomiólise
- Sepse
- Reanimação cardiopulmonar
- Eclâmpsia
- Alcalose respiratória ou metabólica
- Síndrome da lise tumoral
- Medicamentos:
  - Enrofloxacino (cães)
  - Enemas de fosfato
  - Corticoides
  - Diuréticos
  - Bicarbonato de sódio
  - Anticoagulantes de citrato (pós-transfusional)

Hipoalbuminemia

EDTA = ácido etilenodiaminotetracético.

do intervalo QT, a administração deverá ser interrompida.[7,9] Também se recomenda cautela na administração de cálcio a pacientes que apresentem hipocalcemia concomitantemente com hiperfosfatemia, uma vez que o aumento do produto entre cálcio e fósforo séricos favorece a calcificação metastática de tecidos moles.[7,9]

O objetivo da terapia é a manutenção das concentrações séricas de cálcio total entre 9 e 10 mg/dℓ e de cálcio iônico entre 4 e 5 mg/dℓ.[7,9] A dose de cálcio para administração intravenosa lenta (10 a 30 min) é de 60 a 90 mg/kg/dia, sendo que 1 mℓ de gliconato de cálcio 10% fornece 9 mg de cálcio.[7,9] O gliconato de cálcio pode ser administrado por via subcutânea, desde que se proceda à diluição em igual volume de soro fisiológico (NaCl 0,9%). Não se deve adicionar cálcio a líquidos que contenham lactato, fosfato ou bicarbonato, pois estes elementos favorecem a precipitação do cálcio.[7,9]

Os casos de hipoparatireoidismo geralmente necessitam da manutenção da terapia com administração de cálcio, associando-se a administração oral de calcitriol, que favorecerá a absorção intestinal, a reabsorção tubular renal e a mobilização óssea de cálcio e fósforo (para maiores detalhes, ver o Capítulo 160, *Hiperparatireoidimos Secundário Renal*).[7,9]

▪ Hipercalcemia

A identificação de concentrações séricas elevadas de cálcio total (maior que 12 mg/dℓ em cães e que 11 mg/dℓ em gatos) e/ou de cálcio ionizado (maior que 6 mg/dℓ em cães ou que 5,7 mg/dℓ em gatos) mostra-se como importante marcador de determinadas afecções.[7,9,29] Também se mostra como importante determinante de prognóstico, por contribuir para a progressão da doença, o que se deve à toxicidade celular e às alterações nas funções celulares de órgãos de diferentes sistemas, como digestório, cardiovascular, nervoso e renal.[20,29,30] Os sintomas serão mais graves de acordo com a magnitude e a origem da hipercalcemia, sendo que hipercalcemia total maior que 18 mg/dℓ geralmente se associa a uma péssima condição, inclusive com risco de morte.[7,9,29]

Como é possível observar hipercalcemia no pós-prandial, e a lipemia na amostra pode estar associada a falsa hipercalcemia, faz-se necessário o jejum alimentar de 12 h para a coleta do sangue, quando se deseja verificar as concentrações séricas de cálcio.[7,9] A desidratação ou a hemoconcentração favorecem o aparecimento de hipercalcemia, que geralmente é leve e transiente, e é revertida após a hidratação do paciente. Assim, é importante que a hipercalcemia inicialmente detectada seja confirmada em nova análise, e, se a causa não for facilmente detectada com base na anamnese e no exame físico, deverão ser solicitados outros exames, como hemograma, bioquímica sérica, análise de urina, ultrassonografia e radiografia, que, se não forem suficientes para o diagnóstico, terão de ser complementados com a determinação das concentrações séricas de PTHi, cálcio ionizado ou calcitriol.[7,9]

A sintomatologia decorrente da hipercalcemia geralmente envolve poliúria (com polidipsia compensatória), que se dá pelo diabetes insípido nefrogênico (comprometimento da capacidade de concentração urinária).[7,9] O paciente pode apresentar anorexia ou disorexia, êmese, constipação intestinal, letargia, tremores, convulsão e coma devido à redução do potencial de excitabilidade das células musculares lisas do trato digestório e das células neuromusculares.[7,9] Podem ser observadas manifestações cardiovasculares, como hipertensão arterial sistêmica ou vasoconstrição. Urolitíase recorrente de oxalato de cálcio pode estar associada a hipercalcemia persistente. Laboratorialmente, o paciente pode manifestar azotemia renal, que decorre do comprometimento da função renal, devido à toxicidade celular e à nefrocalcionose, bem como azotemia pré-renal, devido à diminuição do fluxo sanguíneo renal, decorrente, por exemplo, de anorexia ou êmese.[7,9]

As afecções comumente associadas à hipercalcemia são:

- **Hipoadrenocorticismo.** É uma das principais causas de hipercalcemia em cães, relatando-se frequência de hipercalcemia em 33% dos casos de hipoadrenocorticismo nessa espécie animal. Deste modo, essa afecção deve ser considerada no diferencial de todos os casos de hipercalcemia em cães. No hipoadrenocorticismo não ocorre aumento da reabsorção óssea de cálcio, situação observada na patogenia das demais causas de hipercalcemia. Nos casos de hipoadrenocorticismo, a hipercalcemia geralmente é leve e decorre da menor excreção renal de cálcio, do aumento da afinidade de ligação entre as proteínas e o cálcio séricos e da hiperproteinemia, geralmente observados devido à desidratação nesses animais. Frequentemente eles também apresentam hiperpotassemia, hiponatremia, hiperfosfatemia e azotemia pré-renal concomitantes.[5-7,9-11,13,29]
- **Doença renal crônica.** É uma causa comum para a hipercalcemia em animais. De todos os órgãos afetados pela hipercalcemia ionizada, os rins parecem ser os mais suscetíveis. A patogenia da hipercalcemia na doença renal crônica (DRC) é complexa e multifatorial, tendo como possíveis causas: menor excreção renal de cálcio e PTHi pela baixa taxa de filtração glomerular, secreção autônoma das paratireoides (hiperparatireoidismo terciário renal), diminuição da sensibilidade das paratireoides para o cálcio sérico e aumento da sensibilidade dos receptores intestinais para o calcitriol, devido às baixas concentrações de calcitriol sérico. Geralmente se associa à hiperfosfatemia e ao aumento das concentrações séricas de PTHi, sendo que, nos casos de DRC em cães e gatos, as concentrações séricas de cálcio total não refletem as concentrações séricas de cálcio iônico.[3,5-7,9-11,13,15,19,20,27,29,30]
- **Hipercalcemia por malignidade.** Associada às neoplasias, é a principal causa de hipercalcemia em cães, geralmente acompanhada por flutuações nos valores aumentados de cálcio total sérico, diferentemente do que ocorre no hiperparatireoidismo primário, no qual a hipercalcemia total tende a ser mais constante. O hormônio denominado proteína relacionada com o paratormônio (PTHrP) apresenta função endócrina nos fetos e parácrina nos fetos e adultos. Entretanto, algumas neoplasias induzem a produção do PTHrP, que passa a mimetizar a ação do PTHi, regulando o metabolismo de cálcio nos tecidos ósseo, renal e intestinal, e provocando hipercalcemia. O PTHrP pode ser mensurado laboratorialmente por ensaio imunorradiométrico, tendo se mostrado um bom marcador para determinadas neoplasias. Algumas neoplasias podem induzir a produção de calcitriol e de citocinas, como interleucina-1, fatores de necrose tumoral alfa (TNF-α) e beta (TNF-β), que também favorecem a hipercalcemia.[6,7,9-11,13,16,28,29]

A hipercalcemia por malignidade já foi relacionada com os casos de linfoma (geralmente de células T), adenocarcinomas das glândulas apócrinas dos sacos anais, mieloma múltiplo, melanoma, timoma, carcinoma de células escamosas, carcinomas nasais ou hemangiossarcomas em cães. Já em gatos, com linfossarcoma, mieloma múltiplo, carcinoma de células escamosas, osteossarcomas, fibrossarcoma ou carcinoma broncogênico. Geralmente os animais acometidos por neoplasia associada à hipercalcemia por malignidade apresentam sobrevida menor que os animais acometidos pela mesma neoplasia sem a hipercalcemia.

▸ **Hiperparatireoidismo primário.** Doença incomum em cães e gatos, geralmente decorrente de adenomas, carcinomas ou hiperplasia das paratireoides, o que faz com que o exame ultrassonográfico da região cervical passe a ser útil no diagnóstico, que só é definido com base nas concentrações séricas elevadas de PTHi frente a concentrações séricas elevadas de cálcio iônico e hipo ou normofosfatemia.[6,7,9-11,13,29]

▸ **Hipervitaminose D.** Tem como causas o excesso de suplementação com vitamina D, a ingestão de plantas tóxicas que contenham grandes quantidades dessa vitamina, como *Cestrum diurnum*, *Solanum malacoxylon* e *Trisetum flavescens*, a ingestão de determinados rodenticidas compostos por colecalciferol (pouco utilizados atualmente) ou a ingestão de pomadas com calcipotriene (análogo da vitamina D), utilizadas no tratamento de psoríase em humanos. A intoxicação por vitamina D caracteriza-se por hipercalcemia e hiperfosfatemia conjuntas, diferentemente de outras afecções, como o hiperparatireoidismo primário.[6,7,9-11,13,29]

▸ **Doenças granulomatosas.** Blastomicose, histoplasmose, coccidioidomicose ou criptococose podem induzir maior expressão da atividade da 1α-hidroxilase pelos macrófagos, provocando maior síntese renal de calcitriol e favorecendo a absorção intestinal de cálcio e a hipercalcemia.[6,7,9-11,13,29]

▸ **Hipercalcemia idiopática dos felinos.** É reconhecida como a causa mais comum, por exclusão, de hipercalcemia sérica ionizada em gatos dos EUA, podendo estar associada a manifestação de perda de peso, inflamação e constipação intestinais, êmese e anorexia. Entretanto, 50% desses animais apresentam-se assintomáticos (Quadro 110.4).[26,29]

Quadro 110.4 Etiologia da hipercalcemia em cães ou gatos.

Artefatos
- Jejum não realizado
- Lipemia na amostra
- Desidratação
- Hemoconcentração
- Hiperproteinemia

Hipoadrenocorticismo

Hiperparatireoidismo
- Primário
- Secundário renal (doença renal crônica)

Síndrome paraneoplásica
- Cães:
  - Linfoma (geralmente de células T)
  - Adenocarcinomas das glândulas apócrinas dos sacos anais
  - Mieloma
  - Melanoma
  - Timoma
  - Carcinoma de células escamosas
  - Carcinoma nasal
  - Hemangiossarcoma
- Gatos:
  - Linfossarcoma
  - Mieloma
  - Carcinoma de células escamosas
  - Osteossarcomas
  - Fibrossarcoma
  - Carcinoma broncogênico

Hipervitaminose D
- Suplementação com vitamina D
- Ingestão de plantas tóxicas:
  - *Cestrum diurnum*
  - *Solanum malacoxylon*
  - *Trisetum flavescens*
- Ingestão de rodenticidas (colecalciferol)
- Ingestão de pomadas com calcipotriene ou calcipotriol

Doenças granulomatosas
- Blastomicose
- Histoplasmose
- Coccidioidomicose
- Criptococose

Hipercalcemia idiopática dos felinos

Terapia

A terapia para hipercalcemia deve ser direcionada para a causa primária. Entretanto, se as concentrações séricas de cálcio excederem 16 mg/dℓ, se o produto entre cálcio e fósforo séricos exceder 70 mg/dℓ (o que favorece a calcificação metastática) ou se for observada azotemia, os esforços terapêuticos deverão ser direcionados para a redução das concentrações séricas de cálcio total.[7,9,29] Recomenda-se o aumento da diurese, com emprego de furosemida (2 a 4 mg/kg/ por vias intravenosa [IV], subcutânea [SC] ou oral [VO], 2 ou 3 vezes/dia) associada à fluidoterapia com cloreto de sódio 0,9%, uma vez que a excreção urinária de sódio favorece a excreção urinária de cálcio.[7,9,29] A fluidoterapia também é recomendada para os casos que apresentam desequilíbrio hídrico, porém a furosemida não deve ser iniciada até que a desidratação seja corrigida.[7,9,29]

Pode ser utilizada a prednisona (1 a 2 mg/kg, 2 vezes/dia), que favorece a diurese e a excreção urinária do cálcio.[7,9,26,29] Entretanto, como há possibilidade de hipercalcemia por malignidade, recomenda-se que a prednisona não seja utilizada até que o diagnóstico de neoplasia seja excluído.[7,9,29]

Deve ser utilizada dieta com restrição de cálcio, e, nos casos em que se observa concomitante hiperfosfatemia, recomenda-se a utilização oral dos quelantes de fósforo que não contenham cálcio na fórmula, como o hidróxido de alumínio (30 a 90 mg/kg/dia, dividido e administrado 2 ou 3 vezes/dia, junto às principais refeições).[7,9,29]

Os bifosfonados são medicamentos que reduzem a atividade e a função dos osteoclastos. Em cães ou gatos, a terapia com bifosfonados (etidronato dissódico: 10 a 40 mg/kg VO divididos e administrados a cada 12 ou 8 h; ou pamidronato dissódico: 1 a 2 mg/kg, diluídos em 150 mℓ de solução fisiológica e administrados por via intravenosa no período de 2 h) apresentou eficácia na redução da hipercalcemia por malignidade ou decorrente do hiperparatireoidismo primário ou da hipervitaminose D. Entretanto, esses medicamentos foram associados ao comprometimento da função renal e à insuficiência renal aguda em humanos.[7,9,29]

▪ Hipofosfatemia

Concentrações séricas de fosfato inorgânico entre 1,0 e 2,5 mg/dℓ são consideradas moderadamente diminuídas, enquanto resultados menores que 1,0 mg/dℓ são considerados hipofosfatemia grave.[9,12]

A hipofosfatemia favorece:[6,9-14]

- Diminuição da concentração do ATP celular, que:
  - Aumenta a fragilidade eritrocitária e a ocorrência de hemólise

- Predispõe à rabdomiólise, que se manifesta por letargia, fasciculações, dor muscular e mioglobinúria e que, pela nefrotoxicidade, favorece a doença renal aguda
- Reduz a contratilidade cardíaca e o débito cardíaco
- Redução da concentração de 2,3-difosfoglicerato eritrocitário, aumentando a afinidade da hemoglobina pelo oxigênio e diminuindo a oxigenação tecidual, o que predispõe a letargia e encefalopatia (convulsões, confusão, coma e irritabilidade)
- Redução das atividades leucocitárias de quimiotaxia e fagocitose, favorecendo a sepse (Quadro 110.5).

As causas de hipofosfatemia podem ser agrupadas do modo descrito a seguir:

▸ **Fatores que favorecem a translocação do fosfato do meio extracelular para o intracelular.** A insulina induz a translocação da glicose e do fosfato para o meio intracelular, para que ocorra a fosforilação da glicose. Assim, na utilização de insulina na terapia do diabetes *mellitus*, na nutrição parenteral ou na simples administração de glicose, há favorecimento à translocação do fosfato sérico para o meio intracelular. Por conta desse mecanismo, pacientes gravemente desnutridos, que também podem apresentar os estoques de fosfato comprometidos, quando submetidos à recuperação nutricional, tendem a exibir hipofosfatemia. Quando se institui a terapia de pacientes diabéticos, principalmente aqueles em cetoacidose diabética, que pela possível redução da massa muscular e pelas perdas urinárias de fosfato mediante poliúria podem apresentar estoques reduzidos desse elemento, são muito suscetíveis à hipofosfatemia, favorecendo a manifestação de hemólise, letargia e convulsões.[6,9-13]

Na alcalose respiratória, pela diminuição da pressão parcial de dióxido de carbono (Pco_2), ocorre a translocação de CO_2 para o meio extracelular, aumentando o pH do meio intracelular, o que favorece a glicólise por ativação da fosfofrutoquinase e a consequente translocação do fosfato para o meio intracelular. Assim, situações que predisponham à hiperventilação e, consequentemente, à alcalose respiratória, como sepse, febre, dor ou neuropatias, podem acarretar hipofosfatemia.

▸ **Fatores que favorecem o aumento da excreção renal de fosfato.** O PTHi favorece a excreção renal de fosfato; assim, no hiperparatireoidismo primário e na eclâmpsia frequentemente se observa hipofosfatemia. A terapia com corticoides ou diuréticos que atuam nos túbulos proximais, como os inibidores da anidrase carbônica, pode diminuir a reabsorção tubular renal de fosfato. Doenças que provocam poliúria, como diabetes *mellitus* ou hiperadrenocorticismo, também favorecem a maior excreção renal de fosfato e a hipofosfatemia.[6,9-13]

▸ **Fatores que diminuem a absorção intestinal de fosfato.** O uso frequente de dietas pobres em fósforo e/ou vitamina D ou de medicamentos que possam quelar o fosfato encontrado no lúmen intestinal, como hidróxido de alumínio ou carbonato de cálcio, predispõe à hipofosfatemia. Doenças intestinais caracterizadas por má absorção, como insuficiência pancreática exócrina, predispõem a hipoproteinemia/hipoalbuminemia, o que favorece principalmente a hipocalcemia, e nem tanto a hipofosfatemia, observada com menor frequência nesses casos (Quadro 110.6).[6,9-13]

Terapia

Hipofosfatemia de magnitude moderada (1,0 a 2,5 mg/dℓ) geralmente é revertida com a terapia direcionada para a causa de base, não necessitando da administração de fosfato.[9-13] Entretanto, nos casos em que a hipofosfatemia se apresentar menor que 1 mg/dℓ, como na terapia da cetoacidose diabética, pode ser necessária essa suplementação. É indicada a utilização de soluções de fosfato de sódio ou fosfato de potássio, que contêm 3 mmol de fosfato por mℓ, sendo que a dose inicial de fosfato é de 0,01 a 0,03 mmol/kg/h (administrado no período de 6 a 12 h, diluído em NaCl 0,9%, sem a adição de cálcio), devendo-se realizar nova mensuração das concentrações séricas de fosfato no período de administração, uma vez que há favorecimento para a ocorrência de hipocalcemia, hipernatremia, hipotensão e calcificação metastática. A dose necessária pode chegar a 0,06 mmol/kg/h, desde que as concentrações séricas de fosfato encontrem-se menores que 1 mg/dℓ.[9,12]

Quadro 110.5 Consequências das alterações nas concentrações séricas de fósforo em cães ou gatos.

Hipofosfatemia
- Depleção de ATP:
  - Redução da contratilidade do miocárdio e do débito cardíaco
  - Predisposição à rabdomiólise (letargia; fasciculações; dor muscular; mioglobinúria; nefrotoxicidade)
  - Aumento da fragilidade eritrocitária (anemia hemolítica; hipoxia tecidual)
  - Redução das atividades leucocitárias (sepse)

Hiperfosfatemia
- Calcificação metastática
- Progressão da doença renal crônica
- Hipocalcemia

Quadro 110.6 Etiologia da hipofosfatemia em cães ou gatos.

Origem gastrentérica ou alimentar
- Síndrome da má absorção intestinal
- Insuficiência pancreática exócrina
- Disorexia/anorexia crônica
- Ingestão de dietas pobres em fósforo ou vitamina D
- Medicamentos quelantes de fósforo:
  - Hidróxido de alumínio
  - Carbonato de cálcio

Aumento na excreção renal
- Hiperparatireoidismo primário
- Eclâmpsia
- Diabetes *mellitus*
- Hiperadrenocorticismo
- Medicamentos:
  - Corticoides
  - Diuréticos (inibidores da anidrase carbônica)
  - Bicarbonato de sódio
  - Anticoagulantes de citrato

Favorecimento à translocação do fosfato do meio extracelular para o intracelular
- Insulinoterapia
- Síndrome da recuperação nutricional
- Administração de glicose
- Afecção que predisponha a hiperventilação e alcalose respiratória:
  - Sepse
  - Febre
  - Dor
  - Neuropatias

▪ Hiperfosfatemia

Consideram-se hiperfosfatemia as concentrações séricas de fosfato inorgânico superiores a 6,5 mg/dℓ em cães ou gatos, embora os valores de referência possam variar de acordo com o laboratório.[9,12] As principais consequências da hiperfosfatemia são a hipocalcemia e a calcificação metastática. A hipocalcemia decorre da lei da equação das massas, pela qual a hiperfosfatemia favorece a diminuição das concentrações séricas de cálcio, bem como a precipitação dos complexos cálcicos, sendo que o risco de calcificação metastática aumenta quando o produto entre cálcio e fósforo excede o valor de 70.[6,9-13] Deste modo, a sintomatologia da hiperfosfatemia geralmente está associada à hipocalcemia e à calcificação de tecidos moles.

A etiologia da hiperfosfatemia pode estar relacionada com:

▸ **Doença renal.** Seja aguda ou crônica, é a principal causa para a hiperfosfatemia em cães ou gatos, decorrente do comprometimento na excreção renal do fosfato. Recomenda-se ao leitor a consulta do Capítulo 160, *Hiperparatireoidismo Secundário Renal*, para complemento às informações sobre este tópico.[6,9-13,15,19,26]

▸ **Síndrome da lise tumoral.** Principalmente nos casos associados à quimioterapia das neoplasias que acometem os mieloblastos ou linfoblastos.[6,9-13]

▸ **Rabdomiólise.** Favorece hiperfosfatemia, tanto pela liberação do fosfato intracelular muscular quanto pela predisposição à doença renal aguda, em consequência da mioglobinúria observada nesta condição.[6,9-13]

▸ **Hemólise de diferentes etiologias.** A hiperfosfatemia decorre da liberação do fosfato eritrocitário.[6,9,10]

▸ **Iatrogenia.** A utilização de enemas de fosfato, contraindicados para pequenos animais, acarreta hiperfosfatemia.[6,9-13]

Relata-se também a intoxicação por vitamina D, que pode ocorrer na ingestão de determinadas plantas tóxicas (*Cestrum diurnum*, *Solanum malacoxylon* e *Trisetum flavescens*), de rodenticidas que contenham colicalciferol ou de pomadas que contenham calcipotriene, utilizadas para a terapia da psoríase em humanos.

▸ **Doenças que acarretem azotemia pós-renal.** A ruptura das vias urinárias, que pode decorrer de trauma abdominal e acarretar uroabdome, e doenças que causem obstrução uretral, como a doença idiopática do trato urinário inferior dos felinos ou as urolitíases, que favorecem a retenção de fosfato.[6,9-13]

▸ **Hipoparatireoidismo.** Há ausência de atividade do PTHi, o que favorece a diminuição da excreção urinária de fosfato.[6,9-13]

▸ **Hipertireoidismo.** Afecção observada com maior frequência em gatos do que em cães. A maior atividade da tiroxina favorece a reabsorção tubular renal de fosfato (Quadro 110.7).[6,9-13]

Terapia

A terapia dos casos em que se observa hiperfosfatemia deve ser direcionada à causa de base. A fluidoterapia pode favorecer a excreção renal do fosfato.[6,10] A utilização de dietas com restrição de fosfato, com a concomitante administração oral de quelantes de fosfato, diminui a absorção intestinal desse mineral[2,5,6,9-13,27] (para maiores detalhes, ver o Capítulo 160).

Quadro 110.7 Etiologia da hiperfosfatemia em cães ou gatos.

Origem gastrentérica ou alimentar
- Ingestão aumentada de fosfato
- Hipervitaminose D:
  - Suplementação com vitamina D
  - Ingestão de plantas tóxicas:
    - *Cestrum diurnum*
    - *Solanum malacoxylon*
    - *Trisetum flavescens*
  - Ingestão de rodenticidas (colecalciferol)
  - Ingestão de pomadas com calcipotriene

Comprometimento da excreção
- Doença renal crônica
- Doença renal aguda
- Hipertireoidismo
- Hipoparatireoidismo
- Uroabdome (ruptura das vias urinárias)
- Obstrução uretral:
  - Urolitíase
  - Doença idiopática do trato urinário inferior dos felinos
  - Neoplasias das vias urinárias

Favorecimento à translocação do fosfato do meio intracelular para o extracelular
- Síndrome da lise tumoral
- Rabdomiólise
- Hemólise

Iatrogênico
- Utilização de enemas com fosfato

▪ Referências

1. Bowers NGJ, Brassard C, Sena SF. Measurement of ionized calcium in serum with ion-selective electrodes: a matura technology that can meet the daily service needs. Clin Chem. 1986; 2(8):1437-47.
2. Capen CC, Martin SL. Calcium metabolism and disorders of parathyroid glands. Vet Clin North Am Small Anim Pract. 1977; 7(3):513-48.
3. Giovaninni LH. Avaliação do cálcio sérico ionizado em gatos sadios e em gatos com insuficiência renal crônica. [dissertação]. São Paulo: Faculdade de Medicina Veterinária e Zootecnia da Universidade de São Paulo, 2003.
4. Schenck PA, Chew DJ. Hypocalcemia: A quick reference. Vet Clin North Am Small Anim Pract. 2008; 38(3):455-8.
5. Feldman EC. Disorders of the parathyroid glands. In: Ettinger SJ, Feldman EC. Textbook of Veterinary Internal Medicine. 4th ed. Philadelphia: W.B. Saunders, 1995. v. 2, p. 1437-61.
6. Rosol TJ, Capen CC. Pathophysiology of calcium, phosphorus, and magnesium metabolism in animals. Vet Clin North Am Small Anim Pract. 1996; 26(5):1155-81.
7. Schenck PA, Chew DJ, Nagode LA, Rosol TJ. Disorders of calcium: hypercalcemia and hypocalcemia. In: DiBartola SP. Fluid, electrolyte, and acid-base disorders in small animal practice. 3rd ed. St. Louis: Saunders, 2006, p. 122-94.
8. Mischke R, Hainies R, Lange K, Ramirez PAR. Influence of albumin concentration on the relation between the concentration of ionized calcium and total calcium in canine blood. Deut Tier Woch. 1996; 103(6):199-204.
9. Nelson WE. Desequilíbrios eletrolíticos. In: Nelson WE, Couto CG. Medicina interna de pequenos animais. 3. ed. Rio de Janeiro: Elsevier, 2003, p. 793-810.
10. Stogdale L. Correlation of changes in blood chemistry with pathological changes in the animals body: II Electrolytes, kidney function tests, serum enzymes, and liver function tests. J South Af Vet Assoc. 1981; 52(2):155-64.
11. Chew DJ, Meuten DJ. Disorders of calcium and phosphorus metabolism. Vet Clin North Am Small Anim Pract. 1982; 12(3):411-38.

12. DiBartola SP, Willard MD. Disorders of phosphorus: hypophosphatemia and hyperphosphatemia. In: DiBartola SP. Fluid, electrolyte, and acid-base disorders in small animal practice. 3rd ed. St. Louis: Saunders, 2006, p. 195-209.
13. Manning AM. Electrolyte disorders. Vet Clin North Am Small Anim Pract. 2001; 31(6):1289-321.
14. Greco D, Stabenfeldt GH. Endocrinologia. In: Cunningham JG. Tratado de fisiologia veterinária. 2. ed. Rio de Janeiro: Guanabara Koogan, 1999, p. 345-59.
15. Barber PJ. Disorders of the parathyroid glands. J Fel Med Surg. 2004; 6(4):259-69.
16. Toribio RE, Kohn CW, Chew DJ, Capen CC, Rosol TJ. Cloning and sequence analysis of the complementary DNA for feline preproparathyroid hormone. Am J Vet Res. 2002; 63(2):194-7.
17. Ramasamy I. Recent advances in physiological calcium homeostasis. Clin Chem Lab Med. 2006; 44(3):237-73.
18. Barber PJ, Elliot J, Torrance AG. Measurements of feline intact parathyroid hormone: Assay validation and sample handling studies. J Small Anim Pract. 1993; 34:614-20.
19. Slatopolsky E, Martin K, Hruska K. Parathyroid hormone metabolism and its potential as a uremic toxin. Am J Physiol. 1980; 239:1-12.
20. Kogika MM. Avaliação do cálcio sérico ionizado em cães sadios e em cães com insuficiência renal crônica e acidose metabólica. [tese livre docência]. São Paulo: Faculdade de Medicina Veterinária e Zootecnia da Universidade de São Paulo, 2002.
21. Sarkar BC, Chauhan UPS. A new method for determining micro quantities of calcium in biological material. Anal Bioc. 1967; 20(1):155-65.
22. Meuten DJ, Chew DJ, Capen CC. Relationship of serum total calcium to albumin and total protein in dogs. J Am Vet Med Assoc. 1982; 180(1):63-7.
23. Flanders JA, Scarlet JM, Blue JT, Neth S. Adjustment of total serum calcium concentration for binding to albumin and protein in cats: 291 cases (1986-1987). J Am Vet Med Assoc. 1989; 194(11):1609-11.
24. Szenci O, Felkai F, Mäercz I, Takacs E. Ionized calcium, total calcium and acid-base values of blood in healthy and acidotic dogs. J Vet Med Assoc. 1988; 35:125-8.
25. Lustoza MD, Kogika MM, Lazaretti P, Mirandola RMS. Avaliação dos valores séricos de cálcio ionizado pelo método eletrodo íon seletivo em cães hígidos. Arq Bras Med Vet Zootec. 2005; 57(2).
26. Schenck PA, Chew DJ. Idiopathic hypercalcemia in cats. Waltham Focus. 2005; 15(3):20-4.
27. Barber PJ, Elliot J. Feline chronic renal failure: calcium homeostasis in 80 cases diagnosed between 1992-1995. J Small Anim Pract. 1998; 39:108-16.
28. Bolliger AP, Graham PA, Richard V, Rosol TJ, Nachreiner RF, Refsal KR. Detection of parathyroid hormone - Related protein in cats with humoral hypercalcemia of malignancy. Vet Clin Path. 2008; 31(1):3-8.
29. Schenck PA, Chew DJ. Hypercalcemia: a quick reference. Vet Clin North Am Small Anim Pract. 2008; 38(3):449-54.
30. Krueger JM, Osborne CA. Nachreiner RF, Refsal KR. Hypercalcemia and renal failure, etiology, pathophysiology, diagnosis, and treatment. Vet Clin North Am Small Anim Pract. 1996; 26:1417-45.

110

111 Ácido-Base

Ricardo Duarte Silva

Introdução

A concentração de íons hidrogênio (H^+) no plasma é extremamente pequena (40 nEq/ℓ). A faixa de variação da concentração de H^+ no plasma compatível com a vida é de 16 a 160 nEq/ℓ. Durante o dia, a variação normal no plasma em um indivíduo sadio é de apenas 3 a 5 nEq/ℓ, embora a ingestão e a produção endógena de H^+ sejam de aproximadamente 80 mEq/ℓ (dois milhões de vezes maior que a concentração plasmática normal). O equilíbrio acidobásico do plasma é, portanto, a relação entre a ingestão e produção do H^+ e sua remoção do organismo. A concentração de H^+ também pode ser expressa pelo pH:

$$pH = \frac{-\log [H^+] \textit{ ou } \log 1}{[H^+]}$$

Portanto, o pH expressa a proporção de íons H^+ de uma solução de modo inverso, isto é, quanto maior o pH de uma solução, menor é a sua concentração de íons H^+ e vice-versa. O pH é considerado neutro quando é igual a 7,0. O pH do plasma é discretamente básico ou alcalino (aproximadamente 7,4).

Os termos *acidose* e *alcalose* são usados para designar os processos fisiopatológicos que causam acúmulo de ácido ou base, respectivamente, no organismo. Os termos *acidemia* e *alcalemia* são usados para designar o pH do sangue. Um paciente pode estar com acidose, mas não ter acidemia (*i. e.*, a concentração plasmática de bicarbonato está baixa, porém o pH sanguíneo está normal). Os termos *alcalemia* e *alcalose* referem-se a *álcali*, molécula formada pela ligação entre um metal alcalino (Na, K, Li) e um grupo hidroxila (OH^-). Os álcalis são bases fortes, isto é, removem os íons H^+ de uma solução rapidamente.

A manutenção do pH ideal (intra e extracelular) é fundamental para a função das proteínas orgânicas. Desvios da acidez sistêmica podem ter consequências negativas na função de hormônios e enzimas, afetando o desempenho dos órgãos; quando graves, podem ser fatais. Em geral, é a causa da acidemia ou alcalemia que determina a gravidade do quadro e o prognóstico.[1]

As principais consequências adversas da acidemia grave (pH do sangue < 7,20) estão relacionadas com seus efeitos sobre o sistema cardiovascular: diminuição do débito cardíaco, diminuição da pressão arterial, diminuição do fluxo sanguíneo hepático e renal. Esses efeitos podem ocorrer nos casos de acidemia de origem metabólica, respiratória ou mista.

A alcalemia grave (pH sangue > 7,60) pode comprometer a perfusão cerebral e miocárdica, causando constrição arteriolar, efeito mais pronunciado na alcalose respiratória do que na metabólica. Anormalidades neurológicas podem ocorrer, incluindo tetania, convulsões, letargia e estupor.

A alcalemia predispõe o paciente a arritmias supraventriculares e ventriculares refratárias. Essa ação arritmogênica é mais pronunciada em pacientes com doença cardíaca subjacente. A alcalemia deprime a respiração, causando hipoxemia e hipercapnia. Tais efeitos são de pouca importância em pacientes com reserva ventilatória adequada, mas podem ser graves em pacientes com ventilação comprometida.[2]

Regulação do equilíbrio acidobásico

A regulação do equilíbrio acidobásico envolve os sistemas tampões extracelulares e intracelulares e os mecanismos de adaptação pulmonar e renal. Os tampões extracelulares incluem sistema do bicarbonato-ácido carbônico, proteínas séricas e proteínas intracelulares.

O sistema do bicarbonato-ácido carbônico é o principal tampão extracelular e é a primeira linha de defesa contra alterações do equilíbrio acidobásico. A abordagem tradicional dos distúrbios acidobásicos é baseada no impacto que a adição de um ácido ou de uma base no sangue tem no sistema bicarbonato-ácido carbônico:

$$HCO_3^- + H^+ \leftrightarrow H_2CO_4 \leftrightarrow H_2O + CO_2$$

Note que, em uma situação de acidose (acúmulo de íons H^+), o bicarbonato (HCO_3^-) pode neutralizar o pH do plasma e produzir água e CO_2, que é facilmente eliminado via respiração. O sistema tampão bicarbonato-ácido carbônico está representado na equação de Henderson-Hasselbalch:

$$pH = \frac{6{,}1 + \log[HCO_3^-]}{0{,}03 \times PCO_2}$$

Os rins são responsáveis pela manutenção do equilíbrio acidobásico do organismo, pela reabsorção de todo o bicarbonato filtrado e pela produção de íons bicarbonato que foram removidos pela titulação endógena de ácidos orgânicos.[3]

Distúrbios acidobásicos

A avaliação tradicional do equilíbrio acidobásico é baseada nos estudos de van Slyke, bioquímico americano (1883-1971) que publicou uma série de estudos sobre o equilíbrio de eletrólitos no sangue e sua variação em função da respiração.[4] Por esse método, as alterações na concentração dos íons hidrogênio (expressa pelo pH) são determinadas pelas interações entre a pressão parcial de dióxido de carbono (PCO_2) e a concentração plasmática do bicarbonato (HCO_3^-). As alterações na concentração de HCO_3^- (o componente metabólico) e na PCO_2 (o componente respiratório) desencadeiam os quatro distúrbios acidobásicos primários: acidose metabólica, acidose respiratória, alcalose metabólica e alcalose respiratória. A partir dos mecanismos adaptativos previstos, é possível determinar se o distúrbio é *simples* (limitado à alteração primária e ao mecanismo adaptativo apropriado) ou *misto*, isto é, dois ou mais distúrbios primários intercorrentes (Quadro 111.1).

Dica

Nos distúrbios metabólicos simples, o pH, a PCO_2 e o HCO_3^- variam na mesma direção, enquanto nos distúrbios respiratórios simples, o pH e a PCO_2 variam em direções opostas.

Quadro 111.1 Distúrbios acidobásicos simples.

Distúrbio	pH	Alteração primária	Resposta secundária
Acidose metabólica	↓	↓ $[HCO_3^-]$	↓ PCO_2 (alcalose respiratória)
Acidose respiratória	↓	↑ PCO_2	↑ $[HCO_3^-]$ (alcalose metabólica)
Alcalose metabólica	↑	↑ $[HCO_3^-]$	↑ PCO_2 (acidose respiratória)
Alcalose respiratória	↑	↓ PCO_2	↓ $[HCO_3^-]$ (acidose metabólica)

Distúrbios acidobásicos metabólicos

Acidose metabólica

A acidose metabólica é o distúrbio acidobásico mais comumente diagnosticado na clínica de pequenos animais. Pode ser causada pela perda de bicarbonato ou pela produção de ácidos orgânicos titulados pelo bicarbonato plasmático.

Para discriminação do tipo de acidose metabólica que acomete o paciente, é recomendado o cálculo do *anion gap* (AG). O *anion gap* é um índice usado para estimar a concentração de ânions no plasma que não são rotineiramente mensurados (p. ex., corpos cetônicos, fosfatos, sulfatos e lactato). É calculado subtraindo-se os principais cátions (sódio e potássio) dos principais ânions (cloro e bicarbonato):

$$AG = (Na^+ + K^+) - (Cl^- + HCO_3^-)$$

A diminuição da concentração de HCO_3^- primária associada ao aumento do *anion gap* é sugestiva de acidose normoclorêmica (acúmulo de ácidos orgânicos). A acidose metabólica associada a um valor normal de *anion gap* é sugestiva de acidose hiperclorêmica (decorrente do acúmulo de cloro) (Figura 111.1).

Não existe um "*anion gap*" verdadeiro, pois a somatória dos cátions é sempre igual à somatória dos ânions (lei da eletroneutralidade). Em condições normais, a concentração plasmática dos ânions "não mensurados" é pequena, e o valor do *anion gap* é determinado pelas proteínas plasmáticas, principalmente a albumina. Esta é uma molécula anfiprótica cuja somatória das cargas é negativa. Pacientes com hipoalbuminemia podem ter diminuição do *anion gap*. O valor do *anion gap* de cães pode ser corrigido para o valor da concentração de albumina do paciente pela fórmula:[5,6]

$$\textit{Anion gap} \text{ (em mEq}/\ell) = \textit{anion gap} + 4{,}2 \times (3{,}77 - \text{albumina do paciente})$$

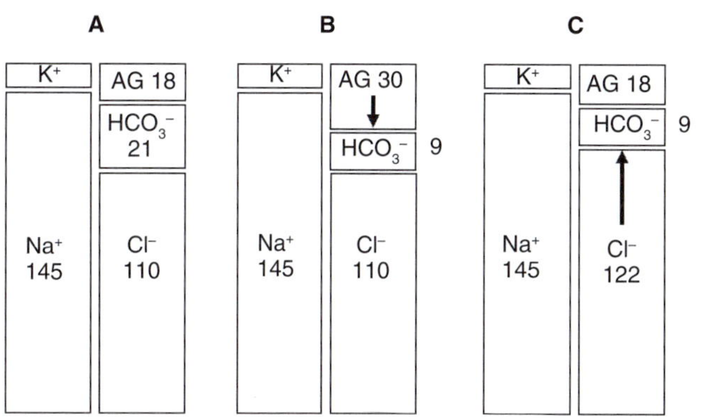

Figura 111.1 A. Indivíduo normal. **B.** Indivíduo com acidose metabólica e aumento do *anion gap*. **C.** Indivíduo com acidose metabólica e *anion gap* normal ou acidose "hiperclorêmica", pois a diminuição na concentração de HCO_3^- é titulada pelo aumento da concentração do cloro plasmático.

As globulinas, em concentrações normais, não exercem carga elétrica conjunta importante no plasma. Porém, alguns pacientes com mieloma múltiplo podem ter aumento de globulinas catiônicas que causam diminuição do *anion gap*.

Não existem condições em que ocorra aumento dos cátions "não mensurados" (Ca^{2+}, Mg^{2+}, Fe^{2+}) a ponto de a somatória de suas concentrações superar a soma dos ânions não mensuráveis. Na rotina, o *anion gap* pode ser negativo em animais que recebem brometo de potássio, pois o valor do cloro é superestimado nesses pacientes. As causas mais comuns de acidose metabólica estão listadas no Quadro 111.2.

Tratamento da acidose metabólica

A acidemia decorrente de acidose metabólica grave, com resposta respiratória adequada, implica concentração de HCO_3^- menor do que 8 mEq/ℓ. Nas acidoses com aumento de *anion gap* (p. ex., cetoacidose diabética, acidose láctica), o tratamento da doença de base pode provocar conversão dos ânions orgânicos em HCO_3^- em poucas horas. Em contraste, nas acidoses hiperclorêmicas (*anion gap* normal), a produção endógena de HCO_3^- não ocorre tão rapidamente. Os rins contribuem para a neogênese de HCO_3^-, mas esse processo leva dias para um efeito apreciável. Nesses casos, a terapia com bicarbonato de sódio pode ser necessária.[7]

O objetivo da terapia com bicarbonato de sódio é evitar ou reverter as consequências da acidemia grave (pH < 7,2), especialmente aquelas que afetam o sistema cardiovascular. O bicarbonato de sódio deve ser administrado em quantidade suficiente para atingir um pH sanguíneo igual a 7,2. Não existem estudos clínicos sobre sua administração a cães e gatos, portanto a dose é empírica, baseada em estudos experimentais. Ela pode ser calculada pela fórmula:

$$([HCO_3^-] \text{ desejado} - [HCO_3^-] \text{ do paciente}) \times 0{,}5 \times \text{peso (kg)}$$

A solução de bicarbonato de sódio a 8,4% tem 1 mEq/mℓ de bicarbonato. O bicarbonato de sódio deve ser administrado em infusão em um período de minutos (no mínimo, 30 min) a horas. A concentração de HCO_3^- no plasma deve ser monitorada para avaliar a necessidade de tratamento adicional e evitar a alcalose iatrogênica. O clínico deve aguardar aproximadamente 30 min após o final da infusão antes de julgar seu efeito.

Alcalose metabólica

A alcalose metabólica é caracterizada pelo aumento do bicarbonato plasmático, que eventualmente causa o aumento do pH sanguíneo (alcalemia). Os sintomas da alcalose metabólica *per se* são difíceis de serem distinguidos da doença de base, da desidratação e da hipopotassemia. Em seres humanos com alcalose metabólica grave, os sintomas mais comuns

Quadro 111.2 Causas de acidose metabólica.

Acidose metabólica associada a aumento do *anion gap*
- Cetoacidose diabética
- Acidose láctica
- Insuficiência renal

Acidose metabólica associada a *anion gap* normal
- Diarreia
- Insuficiência renal
- Hipoadrenocorticismo
- Cetoacidose diabética
- Acidose tubular renal

são apatia, confusão e arritmias cardíacas. A causa de alcalose metabólica é, muitas vezes, evidente na avaliação inicial do paciente.[8]

Em cães, a alcalose metabólica ocorre por depleção de cloro, por isso é chamada de "alcalose responsiva ao cloro". A alcalose, nesses casos, é decorrente de perda de conteúdo gástrico (p. ex., estenose de piloro) ou perdas urinárias (diuréticos). Outras causas estão listadas no Quadro 111.3.

Seres humanos podem ter alcalose metabólica "não responsiva ao cloro", geralmente associada a hipopotassemia e hiperaldosteronismo. Em cães, a alcalose metabólica não ocorre devido à hipopotassemia isoladamente, a menos que haja hipocloremia concomitante.[9]

Tratamento da alcalose metabólica

O tratamento é direcionado para correção dos déficits hidreletrolíticos existentes e prevenção de perdas adicionais. Medicamentos e outras intervenções que causem alcalose, como sucção gástrica, devem ser interrompidos sempre que possível.

Embora a correção do déficit de cloro seja essencial, a correção da depleção dos cátions (sódio, potássio) que acompanham o processo depende da avaliação da desidratação, da ocorrência e da magnitude da hipopotassemia associada, bem como do grau e da reversibilidade de qualquer diminuição da taxa de filtração glomerular. Se a função renal estiver normal, o excesso de base será excretado, e a alcalose metabólica será corrigida rapidamente com a reposição da volemia com líquidos contendo cloro (p. ex., a solução de NaCl a 0,9% tem 154 mEq/ℓ de cloro).

Distúrbios acidobásicos respiratórios

Acidose respiratória

A acidose respiratória é caracterizada pela hipercapnia, ou seja, o aumento da $PaCO_2$. As causas de acidose respiratória frequentemente estão associadas à hipoxemia (Quadro 111.4). A resposta secundária ao aumento da $PaCO_2$ é o aumento da concentração de HCO_3^-.

Entretanto, a magnitude dessa adaptação é pequena. Quando a hipercapnia é crônica, a concentração plasmática de HCO_3^- aumenta em decorrência da maior perda renal de ácido e cloro. Esse mecanismo de adaptação renal leva de 3 a 5 dias para se completar.

A acidemia grave, causada por um distúrbio respiratório simples, só ocorre em casos de acidose respiratória aguda grave ou descompensação de quadros de acidose respiratória crônica. Seres humanos e, possivelmente, cães com acidose respiratória crônica têm valores de pH, $PaCO_2$ e bicarbonato dentro ou muito próximos dos limites da normalidade.[10]

Quadro 111.3 Causas de alcalose metabólica.

Depleção de cloro
- Perda gástrica: vômito, lavagem gástrica
- Diuréticos: clorotiazida, furosemida

Depleção de potássio/excesso de mineralocorticoides
- Hiperaldosteronismo primário
- Hiperadrenocorticismo canino
- Hemangiopericitoma

Outras causas
- Antibióticos: ampicilina, carbenicilina, penicilina
- Hipoalbuminemia

Quadro 111.4 Causas de acidose respiratória.[10]

Depressão do centro respiratório
- Induzida por fármacos (opioides, barbitúricos, anestésicos inalatórios)
- Doenças neurológicas (lesão do tronco cerebral ou da medula cervical)

Doenças neuromusculares
- Botulismo, polirradiculoneurite, miastenia *gravis*

Doenças respiratórias

Obstrução de vias respiratórias superiores
- Obstrução traqueal (neoplasias, colapso de traqueia)
- Síndrome dos braquicefálicos

Restritivas
- Efusão pleural, trauma torácico, pneumotórax, hérnia diafragmática

Doenças pulmonares intrínsecas
- Asma, pneumonia, edema pulmonar, metástases, tromboembolismo

Tratamento da acidose respiratória

O aumento da $PaCO_2$ causa diminuição obrigatória da PaO_2 (hipoxemia) em pacientes respirando ar ambiente, pois a troca entre esses gases no alvéolo ocorre por difusão. Nesses casos, a hipoxemia – não a hipercapnia ou acidemia – causa risco de morte. Portanto, a administração de oxigênio é uma medida importante no manejo da acidose respiratória, além do tratamento da causa de base. O uso de bicarbonato de sódio não é indicado para o tratamento da acidose respiratória.

Também devem ser corrigidas alterações eletrolíticas que possam interferir na função dos músculos respiratórios ou na oferta de oxigênio aos tecidos, como hipopotassemia e hipofosfatemia. Essas alterações, se manifestas, não são decorrentes da acidose respiratória.

Alcalose respiratória

Embora pouco diagnosticada em medicina veterinária, a alcalose respiratória é um distúrbio acidobásico frequente em seres humanos hospitalizados. É decorrente da diminuição da PCO_2 (hipocapnia). As causas de alcalose respiratória incluem várias condições de hipoxia, distúrbios pulmonares, doenças do sistema nervoso central, intoxicação por salicilatos, insuficiência hepática e sepse (Quadro 111.5). A alcalose respiratória é particularmente prevalente entre os pacientes com doenças graves e é um indicador de mau prognóstico, pois a mortalidade aumenta em proporção direta com a gravidade da hipocapnia.[2]

A hipocapnia provoca alteração secundária no bicarbonato plasmático que, como na hipercapnia, ocorre em duas etapas. Nos quadros agudos, ocorre diminuição moderada da concentração de HCO_3^-, derivada do tamponamento pelo sistema bicarbonato-ácido carbônico. Se a hipocapnia torna-se crônica, ocorre diminuição mais pronunciada, como resultado da regulação da acidificação renal. Esse processo leva 2 a 3 dias para atingir a eficiência máxima.[12]

Quadro 111.5 Causas de alcalose respiratória.[11]

Hipoxemia e estimulação de quimiorreceptores periféricos
- *Shunt* da direita para a esquerda, diminuição da pressão parcial de O_2, insuficiência cardíaca congestiva, anemia grave, hipotensão grave

Estimulação de receptores de estiramento ou nociceptores
- Pneumonia, tromboembolismo pulmonar, doença pulmonar intersticial, edema pulmonar

Hiperventilação central
- Doença hepática, hiperadrenocorticismo, sepse
- Salicilatos, progesterona
- Internação, exercício
- Dor, medo ou ansiedade

Tratamento da alcalose respiratória

O tratamento da alcalose respiratória é voltado para a correção do distúrbio de base e de outros distúrbios que possam agravar o quadro.

▪ Distúrbios acidobásicos mistos

Os distúrbios acidobásicos mistos são quadros em que dois ou mais distúrbios primários ocorrem simultaneamente. Eles se dão de diversas maneiras. Por exemplo, a simultaneidade de dois distúrbios primários pode ser uma característica da doença de base, como na sepse (alcalose respiratória associada à acidose láctica).

Os distúrbios acidobásicos mistos podem ser classificados segundo seu impacto no pH (sinérgicos ou antagônicos) ou a natureza de cada um (metabólico ou respiratório). Como existem quatro distúrbios acidobásicos primários (ou seis, se os distúrbios respiratórios forem divididos em agudos e crônicos), são muitas as possíveis combinações entre estes.

Podem ser classificados como sinérgicos (p. ex., acidose metabólica associada à acidose respiratória) ou antagônicos. Sinérgicos são aqueles que causam maior impacto no pH sanguíneo. Distúrbios antagônicos têm efeitos opostos no pH, e teoricamente o pH sanguíneo do paciente pode estar normal. Exemplos de distúrbios acidobásicos mistos estão elencados no Quadro 111.6.

A avaliação sistemática dos distúrbios acidobásicos, incluindo o cálculo da resposta secundária e o *anion gap*, é fundamental para a identificação e a classificação dos distúrbios acidobásicos mistos. O clínico deve ter cuidado ao interpretar os valores da hemogasometria e sempre correlacionar ao quadro clínico.

▪ Avaliação clínica dos distúrbios acidobásicos

Distúrbios acidobásicos simples e mistos são comuns em animais doentes. O reconhecimento desses distúrbios é essencial para o tratamento apropriado. Certos distúrbios acidobásicos podem ter impacto importante no prognóstico do paciente. A acidemia grave, decorrente de acidose metabólica, respiratória ou ambas, pode prejudicar a função cardiovascular e causar arritmias.

Além disso, o achado de um distúrbio acidobásico particular pode apresentar pista sobre a doença do paciente. Por exemplo, a alcalose respiratória pode preceder os sintomas de sepse, e a combinação de acidose metabólica com aumento do *anion gap* e alcalose respiratória é sugestiva de intoxicação por salicilatos.[13]

Quadro 111.6 Exemplos de distúrbios acidobásicos mistos.

Antagônicos
- Acidose metabólica e alcalose respiratória:
  - Choque séptico
  - Intoxicação por salicilatos
- Acidose metabólica e alcalose respiratória:
  - Dilatação volvulogástrica
  - Acidose metabólica (insuficiência renal, acidose láctica) associada a vômito
  - Doenças hepáticas

Sinérgicos
- Acidose respiratória e acidose metabólica:
  - Insuficiência cardíaca associada a edema pulmonar grave
- Alcalose metabólica e alcalose respiratória:
  - Tromboembolismo associado ao hiperadrenocorticismo
  - Doenças hepáticas

A avaliação dos distúrbios acidobásicos é fundamentada na interpretação de exames, como a hemogasometria, a dosagem de eletrólitos e outros exames complementares. Entretanto, esses dados só devem ser interpretados com base no conhecimento do quadro clínico subjacente.

Obtenção da amostra

Amostras de sangue arterial são preferidas às de sangue venoso, pois a pressão parcial de CO_2 ($PaCO_2$) e a pressão parcial de O_2 (PaO_2) podem ser avaliadas de modo mais preciso. A artéria femoral é a de escolha para obtenção de sangue arterial em cães.

Amostras venosas podem ser usadas para a avaliação do componente metabólico, assumindo-se que não exista um distúrbio respiratório associado. Alguns autores acreditam que amostras obtidas de uma veia braquial (p. ex., cefálica) representam melhor o estado acidobásico dos tecidos.[14] O pH do sangue venoso é menor, em decorrência do maior conteúdo de CO_2 (a PCO_2 no sangue venoso é aproximadamente 6 mmHg maior). Para a realização de hemogasometria, amostras de sangue venoso devem ser colhidas com aplicação mínima de torniquete.

Geralmente são usadas amostras de sangue total heparinizado. Idealmente, devem ser usadas seringas especiais para hemogasometria, contendo heparina de lítio liofilizada. Podem ser empregadas seringas comuns com heparina sódica, porém o veterinário deve tomar cuidado para que a quantidade de heparina ocupe apenas o espaço morto da seringa.[15] A amostra não deve conter bolhas de ar e ser manipulada anaerobicamente, ocluindo-se a agulha com uma borracha até o processamento, que não deve exceder mais de 15 min.

Interpretação da hemogasometria e anion gap

Geralmente, inicia-se a avaliação se há um distúrbio acidobásico analisando o pH, com a ressalva de que o pH normal não exclui esse tipo de distúrbio. Observe que, no Quadro 111.7, ambos os pacientes têm acidemia. Nesse caso, o distúrbio primário mais provável é aquele que causa acidose (metabólica ou respiratória).

O segundo passo é avaliar a concentração de HCO_3^- e $PaCO_2$. Novamente, ambos os casos têm diminuição, HCO_3^- (acidose metabólica) e $PaCO_2$ (alcalose respiratória). Portanto, o distúrbio primário mais provável é a acidose metabólica. A alcalose respiratória deve ser a resposta adaptativa.

O terceiro passo é checar se a magnitude da resposta adaptativa é adequada. Na acidose metabólica simples, para cada 1,0 mEq/ℓ de redução da concentração de HCO_3^-, é esperada

Quadro 111.7 Exemplos de casos clínicos em cães com acidemia.

			Valores de referência	
	Paciente 1	**Paciente 2***	**Média**	**Variação**
pH arterial	7,185	6,92	7,41	(7,36 a 7,46)
$PaCO_2$ (mmHg)	26,5	13,8	35,0	(29,0 a 41,0)
PaO_2 (mmHg)	84,4	–	95,0	(80 a 110)
$[HCO_3^-]$ (mEq/ℓ)	9,6	2,8	21,0	(18,0 a 25,0)
Na^+ (mEq/ℓ)	134,8	149,0	145,0	(139 a 152)
K^+ (mEq/ℓ)	3,3	3,5	4,0	(3,5 a 4,8)
Cl^- (mEq/ℓ)	101,8	127,0	110,0	(106 a 115)
Anion gap (mEq/ℓ)	27,5	22,7	18,0	(11 a 24)

*Gentilmente cedido pelo médico-veterinário Fabiano G. Ponce, Hospital Veterinário Pompeia, São Paulo, SP.

uma redução de aproximadamente 0,7 mmHg na $PaCO_2$. Como o valor das concentrações de HCO_3^- e PaCO normais para determinado paciente raramente são conhecidas, usam-se os valores médios da população como referência para calcular a resposta secundária adequada.

Por exemplo, no paciente 1, assume-se que houve redução de 11,4 mEq/ℓ na concentração de HCO_3^-, que é o valor médio da população (21 mEq/ℓ) menos o valor da concentração de HCO_3^- do paciente (9,6 mEq/ℓ). Para calcular a $PaCO_2$ esperada, multiplica-se esse valor por 0,7. O resultado é aproximadamente 8,0. Então o valor da $PaCO_2$ esperada é calculado subtraindo-se 8,0 do valor médio da $PaCO_2$ da população (35,0 mmHg). Esse valor (27,0) é muito próximo da $PaCO_2$ do paciente (26,5 mmHg). Então a resposta secundária ou adaptativa é adequada (ver Avaliação da resposta secundária, a seguir).

Nota-se que, apesar disso, o paciente tem acidemia. O mecanismo adaptativo minimiza o impacto da acidose no pH sanguíneo, porém não é suficiente para normalizá-lo. Por esse motivo, o termo *compensatório* deve ser evitado para designar a resposta secundária do organismo frente aos distúrbios primários, pois pode dar a impressão – errada – de que eventualmente seja capaz de normalizar o pH. A normalização do equilíbrio acidobásico em animais doentes só ocorre se a doença que causou o distúrbio for controlada.

É importante tentar definir o tipo de acidose que os pacientes têm. A avaliação do *anion gap* é indicada nos casos de acidose metabólica, e seu cálculo pode ser útil para pacientes com outros distúrbios, pois pode dar pistas de que uma anormalidade metabólica esteja associada. No paciente 1 do Quadro 111.7, o valor do *anion gap* está aumentado (27,5 mEq/ℓ), o que sugere acúmulo de ácidos orgânicos, tratando-se de um caso de cetoacidose diabética. No paciente 2, o *anion gap* está dentro dos valores de referência, e o cloro, aumentado (127,0 mEq/ℓ), o que sugere acidose hiperclorêmica decorrente da perda de bicarbonato. O paciente 2 tinha suspeita de acidose tubular renal.

Os valores de referência da hemogasometria em cães e gatos saudáveis estão apresentados nos Quadros 111.8 e 111.9.

Avaliação da resposta secundária

Cada um dos distúrbios acidobásicos simples consiste em uma alteração primária e na resposta secundária, ou adaptativa, do organismo. Os distúrbios metabólicos, iniciados por alterações da concentração de HCO_3^-, provocam alterações secundárias na $PaCO_2$, o componente respiratório. Os distúrbios respiratórios iniciados por mudanças da $PaCO_2$ provocam alterações secundárias na concentração de HCO_3^-.

Quadro 111.8 Valores do pH sanguíneo (venoso), da pressão venosa de CO_2, do bicarbonato plasmático, do *base excess* e do *anion gap* de gatos saudáveis.[27]

pH sanguíneo	7,20 a 7,40
$PvCO_2$	31,6 a 54,3 mmHg
HCO_3^-	17,2 a 23,4 mmol/ℓ
Base excess	–9,7 a –2,3 mmHg
Anion gap	12,6 a 24,5 mEq/ℓ

Quadro 111.9 Valores do pH sanguíneo (venoso), da pressão venosa de CO_2, do bicarbonato plasmático, do *base excess* e do *anion gap* de cães saudáveis.

pH sanguíneo	7,30 a 7,45
$PvCO_2$	29,0 a 51,0 mmHg
HCO_3^-	18 a 27 mmol/ℓ
Base excess	–9,7 a –2,3 mmHg
Anion gap	11 a 24 mEq/ℓ

Para uma avaliação precisa do distúrbio acidobásico, é necessário saber qual é o tempo para que uma resposta secundária seja plena e a magnitude dessa resposta para cada um dos distúrbios acidobásicos primários (Quadro 111.10). As regras para o cálculo da magnitude da resposta secundária relativa a cada um dos distúrbios acidobásicos simples são provenientes de uma revisão dos principais estudos disponíveis sobre o equilíbrio acidobásico em cães.[16]

Se a resposta secundária mensurada diferir muito do valor esperado para a alteração primária, o distúrbio acidobásico é considerado misto. A margem de erro admissível em relação ao valor calculado é de ± 2 mmHg, segundo alguns autores. Essa margem é muito restrita na prática. Em um estudo experimental, Ilkiw *et al.*[17] induziram acidose em cães euvolêmicos (n = 5). O decréscimo médio da PCO_2 arterial foi 5,7 mmHg menor do que a $PaCO_2$ esperada, calculada pela fórmula: 0,7 × (delta HCO_3). Nesse caso, a $PaCO_2$ esperada dos cães foi calculada a partir do seu valor inicial de $PaCO_2$ e não da média da população normal.

Como os valores da concentração de HCO_3^- e da $PaCO_2$ normais do paciente ou antes da doença raramente são conhecidos, para calcular a resposta secundária esperada, a média empírica da população é empregada como "valor basal". Porém, a variação do "normal" é ampla. Por exemplo, a $PaCO_2$ de um indivíduo varia pouco, mas entre cães saudáveis pode variar de 29,0 a 41,0 mmHg. Por essas razões, recomenda-se que as margens de erro para a avaliação da resposta secundária sejam menos estritas. Nos processos metabólicos, a $PaCO_2$ pode

Quadro 111.10 Respostas secundárias aos distúrbios acidobásicos primários.

Distúrbio acidobásico primário	Resposta adaptativa	Tempo para alcançar a plenitude
Acidose metabólica (↓ $[HCO_3^-]$)	Para cada 1 mEq de redução da $[HCO_3^-]$, espera-se a redução de 0,7 mmHg na $PaCO_2$	12 a 24 h
Alcalose metabólica (↑ $[HCO_3^-]$)	Para cada 1 mEq de aumento da $[HCO_3^-]$, espera-se aumento de 0,7 mmHg na $PaCO_2$	24 a 36 h
Acidose respiratória (↑ PCO_2)	Aguda: para cada 1 mmHg de aumento na $PaCO_2$, espera-se aumento de 0,15 mEq na $[HCO_3^-]$	5 a 10 min
	Crônica: para cada 1 mmHg de aumento na $PaCO_2$, espera-se aumento de 0,34 a 0,39 mEq na $[HCO_3^-]$	72 a 96 h
Alcalose respiratória (↓ PCO_2)	Aguda: para cada 1 mmHg de redução na $PaCO_2$, espera-se redução de 0,2 mEq na $[HCO_3^-]$	5 a 10 min
	Crônica: para cada 1 mmHg de redução na $PaCO_2$, espera-se redução de 0,55 mEq na $[HCO_3^-]$	48 a 72 h

variar ± 5 mmHg do valor esperado, enquanto, nos distúrbios respiratórios, a concentração de HCO_3^- esperada pode variar ± 3 mEq/ℓ do valor calculado, a partir da média empírica da população.[18] Valores fora desses limites são *compatíveis* com distúrbio acidobásico misto. O diagnóstico definitivo depende da avaliação clínica.

Exames adicionais

A avaliação dos eletrólitos em conjunto com a hemogasometria pode dar informações úteis, além do cálculo do *anion gap*. Hipopotassemia ou hiperpotassemia marcantes geralmente estão associadas a distúrbios metabólicos. A concentração do potássio não muda nas alterações respiratórias simples. Nas acidoses hiperclorêmicas (*anion gap* normal), podem ser divididas de acordo com a concentração do potássio. As acidoses hiperclorêmicas associadas a concentrações baixas de potássio geralmente são decorrentes de perda de potássio durante o desenvolvimento da acidose, como acontece nas diarreias. Em contraste, um cão com acidose hiperclorêmica associada a concentração de potássio alta é sugestivo de deficiência de aldosterona (hipoadrenocorticismo). Nas acidoses com aumento do *anion gap*, as concentrações de potássio são variáveis, portanto sua avaliação não auxilia no diagnóstico diferencial.

▪ Avaliação dos distúrbios acidobásicos respiratórios

A avaliação dos distúrbios acidobásicos respiratórios é idêntica ao exposto anteriormente. Nesse caso, as alterações da $PaCO_2$ determinam o distúrbio primário e são acompanhadas por uma resposta secundária previsível na concentração plasmática de bicarbonato.

A resposta secundária, entretanto, varia em função da cronicidade do distúrbio. Quadros agudos têm resposta mais modesta, mediada principalmente pelo sistema bicarbonato-ácido carbônico. Doenças crônicas têm resposta secundária um pouco mais intensa, resultado da regulação renal da excreção de ácido ou base. O conhecimento do histórico do paciente é, portanto, fundamental para interpretação dos resultados da hemogasometria.

Embora os distúrbios acidobásicos respiratórios sejam definidos pelas alterações da $PaCO_2$, a avaliação da oxigenação dos tecidos é importante para o diagnóstico das doenças respiratórias, principalmente nos casos de acidose.

A oxigenação dos tecidos depende da PO_2 do ar inspirado (fração de oxigênio inspirado ou FiO_2) e envolve a captação do O_2 pelo sangue, seu transporte pela circulação e liberação nos tecidos e sua troca pelo CO_2, produzido pelo metabolismo tissular e transportado pelo sangue venoso até os alvéolos pulmonares.

A PaO_2 reflete captação de O_2: a quantidade de oxigênio alveolar transferida para a circulação arterial. Nos alvéolos, a PO_2 fica entre 105 mmHg, e o oxigênio é transferido ao sangue venoso por difusão, resultando em PaO_2 entre 80 e 100 mmHg. A captação do O_2 (oxigenação) depende da perfusão sanguínea nos capilares próximos aos alvéolos. A relação ventilação:perfusão (relação V/Q) alveolar não é uniforme nos pulmões, nem em indivíduos saudáveis, e muda nas diversas doenças respiratórias.

O oxigênio é transportado pela hemoglobina. O transporte de O_2 é avaliado pela saturação de O_2, que normalmente varia de 95 a 99% em indivíduos saudáveis.

De volta aos pulmões, o processo é inverso. A baixa de PCO_2 do ar alveolar facilita a difusão do CO_2 do sangue venoso para o alvéolo, e a alta PO_2 alveolar promove a ligação entre hemoglobina e O_2.

Qualquer alteração em um desses componentes (captação de O_2, transporte e eliminação de CO_2) pode causar redução da PaO_2. Um índice útil para avaliação dos distúrbios que causam hipoxemia é a diferença das pressões de O_2 alveolar e arterial ("diferença A-a"), calculada pela fórmula:

$$\text{Diferença A-a (em mmHg)} = (150 - 1{,}25 \times PaCO_2) - PaO_2$$

Valores maiores que 25 mmHg são considerados anormais.[19] O cálculo da diferença A-a também pode ser usado para auxiliar no diagnóstico das diversas causas de hipoxemia. O aumento da diferença A-a é sugestivo de distúrbios pulmonares intrínsecos ou *shunt* da direita para a esquerda (p. ex., doenças cardíacas congênitas). Cães com hipoxemia decorrente de doenças neuromusculares têm valores da diferença A-a normais.

A determinação da diferença A-a antes e depois da administração de oxigênio é útil na avaliação da gravidade das diversas causas de hipoxemia. Após a administração de oxigênio a 100%, a PaO_2 deve estar entre 400 e 500 mmHg em um animal normal (Quadro 111.11).

A PO_2 do ar inspirado (fração de oxigênio inspirado ou FiO_2) precisa ser conhecida, portanto a diferença A-a é mais útil quando calculada a partir de pacientes que estejam respirando ar ambiente (FiO_2 = 21%) ou em ventilação controlada. A FiO_2 de pacientes recebendo oxigênio por meio de máscaras pode não ser estimada com acurácia. O administração de oxigênio por sonda nasal com fluxo de 50 mℓ/kg/min fornece FiO_2 de aproximadamente 28%.

Abordagem dos distúrbios acidobásicos pelo método de Stewart

A abordagem tradicional dos distúrbios acidobásicos não atribui um papel explícito às concentrações anormais de tampões "não bicarbonato" ("não voláteis" ou "fixos") do plasma na fisiopatologia dos distúrbios metabólicos. Os principais tampões não voláteis do plasma são a albumina e o fosfato inorgânico.

A albumina é a proteína mais importante para a manutenção do equilíbrio acidobásico do plasma. A molécula anfiprótica de albumina pode ser vista como um ácido fraco não volátil no contexto do equilíbrio químico do plasma, pois a albumina tem carga negativa variável nos valores de pH com-

Quadro 111.11 Alteração da diferença A-a de um paciente antes e após a administração de oxigênio.*

	FiO_2		
	21%	86%	Valores de referência
pH arterial	7,440	7,320	7,36 a 7,46
$PaCO_2$ (mmHg)	30,000	44,000	29,0 a 41,0
PaO_2 (mmHg)	56,000	102,000	80 a 110
$[HCO_3^-]$ (mEq/ℓ)	19,000	22,000	18,0 a 25,0
Diferença A-a	56,500	–	< 25
Saturação de O_2	88%	97%	100%

*O paciente tinha uma doença pulmonar grave e difusa. A primeira gasometria foi realizada quando o animal estava acordado e respirando ar ambiente (FiO_2 = 21%). A segunda gasometria foi realizada durante o procedimento de broncoscopia, e o cão estava intubado e recebendo 86% de oxigênio. Note que há normalização da saturação de O_2, porém a PO_2 aumenta pouco (102 mmHg); o esperado era um aumento de 4 a 5 vezes a $PaCO_2$ inicial (cerca de 250 mmHg). Portanto, esse animal tem uma alteração importante da relação ventilação-perfusão.

patíveis com a vida. A hipoalbuminemia é um achado comum nos pacientes com doenças graves. Seu efeito alcalinizante (o déficit de um ácido fraco não volátil) pode mascarar o excesso de ânions fortes, como lactato ou corpos cetônicos, e confundir a interpretação do equilíbrio acidobásico.[20] A hemoconcentração, que pode ocorrer em pacientes desidratados, é capaz de causar aumento adicional no *anion gap*, em virtude da hiperalbuminemia.

O fosfato inorgânico é um ácido fraco que, em condições normais ou de hipofosfatemia, não influi no equilíbrio acidobásico. A hiperfosfatemia pode causar aumento do *anion gap* e agravar a acidose metabólica.[21]

Com o intuito de solucionar as deficiências da abordagem tradicional, Stewart, em 1981, propôs um método alternativo para a avaliação da fisiologia do equilíbrio acidobásico, baseado em um modelo matemático mecanicista validado por experiências *in vitro*.[22] Segundo esse método, o equilíbrio acidobásico dos líquidos corpóreos é determinado por diversas "variáveis independentes".

No plasma sanguíneo *in vivo*, essas variáveis são:

- PCO_2
- Diferença do íon forte (SID), que é a diferença entre as somas de todos os cátions fortes, totalmente dissociados, quimicamente não reativos (Na^+, K^+, Ca^{2+}, Mg^{2+}) e todos os ânions fortes (Cl^- e ânions fortes não mensuráveis)
- Concentrações de ácidos fracos não voláteis (albumina e fósforo inorgânico).[22]

Segundo o método de Stewart, todos os distúrbios acidobásicos se assentam em anormalidades de uma ou mais variáveis independentes, e o ajuste dessas variáveis é a essência de todas as intervenções terapêuticas, pois nenhuma das variáveis "dependentes" (pH e concentração de HCO_3^-) pode ser alterada primariamente ou individualmente. As variáveis dependentes mudam simultaneamente somente se uma ou mais variáveis independentes mudarem.[22]

Os distúrbios acidobásicos metabólicos podem ser causados por anormalidades nas concentrações de ácidos fracos não voláteis (albumina e fósforo inorgânico) e na SID. A SID geralmente pode mudar de duas maneiras: por meio do excesso ou depleção da água no plasma, quando os cátions e ânions fortes são igualmente diluídos ou concentrados (acidose por diluição e alcalose por concentração, respectivamente), ou por alterações na concentração total dos ânions fortes (p. ex., acúmulo de corpos cetônicos).[22]

A abordagem de Stewart foi adaptada para aplicação em medicina veterinária[23] e já foi aplicada para avaliação dos distúrbios acidobásicos em modelos experimentais[24] e estudos clínicos.[25,26]

Base excess

O *base excess* é a quantidade (em mEq) de ácido ou base necessária para titular um litro de sangue a um pH igual a 7,4, em condições de temperatura e PCO_2 constantes (40°C e 40 mmHg, respectivamente). O *base excess* é calculado por meio do nomograma de Siggaard-Anderson, a partir dos valores mensurados de pH, PCO_2 e hemoglobina, e a maioria dos analisadores de pH e gases sanguíneos calcula o *base excess* automaticamente. O aumento do valor do *base excess*é sugestivo de componente metabólico (não respiratório) importante para alcalose, e a diminuição é sugestiva de componente metabólico para a acidose.

Referências

1. Adrogué HJ, Madias NE. Management of life-threatening acid-base disorders. First of two parts. N Engl J Med. 1998; 338(1):26-34.
2. Adrogué HJ, Madias NE. Management of life-threatening acid-base disorders. Second of two parts. N Engl J Med. 1998; 338(2):107-11.
3. DiBartola SP. Fluid therapy in small animal practice. 2nd ed. Philadelphia: W.B. Saunders, 2006. Introduction to acid-base disorders acidosis. p. 231-51.
4. Kurtz I, Kraut J, Ornekian V, Nguyen MK. Acid-base analysis: a critique of the Stewart and bicarbonate-centered approaches. Am J Physiol Renal Physiol. 2008; 294(5): p. F1009-31.
5. Constable PD, Stämpfli HR. Experimental determination of net protein charge and A(tot) and K(a) of nonvolatile buffers in canine plasma. J Vet Intern Med. 2005; 19(4):507-14.
6. Kaae J, Morais HA. Anion gap and strong ion gap: a quick reference. Vet Clin North Am Small Anim Pract. 2008; 38(3):443-7.
7. Adrogué HJ, Madias NE. Management of life-threatening acid-base disorders. First of two parts. N Engl J Med. 1998; 338(1):26-34.
8. Galla JH. Metabolic alkalosis. J Am Soc Nephrol. 2000; 11(2):369-75.
9. Penman RW, Luke RG, Jarboe TM. Respiratory effects of hypochloremic alkalosis and potassium depletion in the dog. J Appl Physiol. 1972; 33(2):170-4.
10. Johnson RA, Morais HA. Respiratory acid-base disorders. In: DiBartola SP. Fluid, electrolyte and acid-base disorders in small animal practice. 3rd ed. St Louis: Saunders-Elsevier, p. 283-96.
11. Johnson RA. Respiratory alkalosis: a quick reference. Vet Clin North Am Small Anim Pract. 2008; 38(3):427-30.
12. Madias NE, Adrogué HJ. Cross-talk between two organs: how the kidney responds to disruption of acid-base balance by the lung. Nephron Physiol. 2003; 93(3):61-6.
13. Kraut JA, Madias NE. Approach to patients with acid-base disorders. Respir Care. 2001; 46(4):392-403.
14. Gowrishankar M, Kamel KS, Halperin ML. A brain protein centered view of H^+ buffering. J Am Soc Nephrol. 2007; 18(8):2278-80.
15. Hopper K, Rezende ML, Haskins SC. Assessment of the effect of dilution of blood samples with sodium heparin on blood gas, electrolyte, and lactate measurements in dogs. Am J Vet Res. 2005; 66(4):656-60.
16. Morais HSA, DiBartola SP. Ventilatory and metabolic compensation in dogs with acid-base disturbances. J Vet Emerg Crit Care. 1991; 1:39-49.
17. Ilkiw JE, Rose RJ, Martin IC. A comparison of simultaneously collected arterial, mixed venous, jugular venous and cephalic venous blood samples in the assessment of blood-gas and acid-base status in the dog. J Vet Intern Med. 1991; 5(5):294-8.
18. Adrogué HJ, Madias NE. Secondary responses to altered acid-base status: the rules of engagement. J Am Soc Nephrol. 2010; 21(6):920-3.
19. Johnson RA, Morais HA. Respiratory acid-base disorders In: DiBartola SP. Fluid, electrolyte and acid-base disorders in small animal practice. 3rd ed. St Louis: Saunders-Elsevier, 2006; p. 283-96.
20. Fencl V, Jabor A, Kazda A, Figge J. Diagnosis of metabolic acid-base disturbances in critically ill patients. American Journal of Respiratory and Critical Care Medicine. 2000; 162(6):2246-51.
21. Morais HA, Bach JF, DiBartola SP. Metabolic acid-base disorders in the critical care unit. Vet Clin North Am Small Anim Pract. 2000; 38(3):559-74.
22. Stewart PA. Modern quantitative acid-base chemistry. Canadian Journal of Physiology and Pharmacology. 1983; 61(12):1444-61.
23. Morais HA, Constable PD. Strong ion approach to acid base disorders. In: DiBartola SP. Fluid, electrolyte and acid-base disorders in small animal practice. 3rd ed. St Louis: Saunders-Elsevier, 2006; p. 310-24.
24. Pieschl RL, Toll PW, Leith DE, Peterson LJ, Fedde MR. Acid-base changes in the running greyhound: contributing variables. Journal of Applied Physiology. 1992; 73(6):2297-304.
25. Leisewitz AL, Jacobson LS, Morais HS, Reyrs F. The mixed acid-base disturbances of severe canine babesiosis. Journal of Veterinary Internal Medicine. 2001; 15(5);445-52.
26. Durocher LL, Hinchcliff KW, DiBartola SP, Johnson SE. Acid-base and hormonal abnormalities in dogs with naturally occurring diabetes mellitus. J Am Vet Med Assoc. 2008; 232(9):1310-20.
27. Giovaninni LH. Comunicação pessoal. 2010.

Parte 13

Doenças do Sistema Digestório

Ricardo Duarte Silva

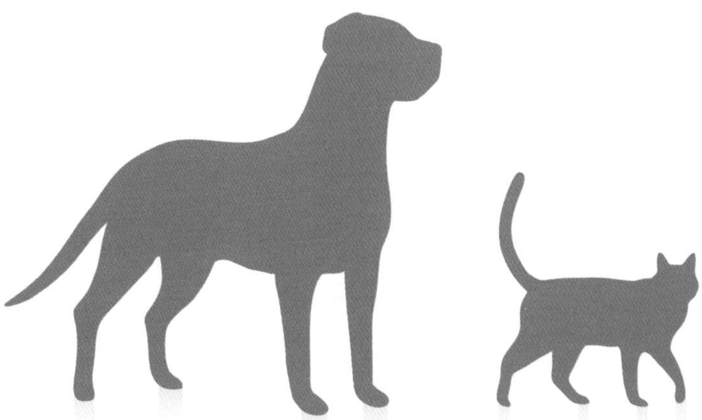

Seção A
Avaliação do Paciente com Doença Gastrintestinal

112
Avaliação por Imagem | Radiografia

Sandra Maria de Oliveira

Introdução

O exame radiográfico é a modalidade de imagem mais comum em medicina veterinária. Uma das principais vantagens do exame radiográfico é apresentar, como poucas modalidades de imagem apresentam, uma visão geral do pescoço, do tórax e do abdome na avaliação clínica de todo o trato gastrintestinal.[1] O estudo radiográfico do tubo gastrintestinal é relativamente fácil, principalmente porque o gás luminal presente naturalmente ou em condições patológicas auxilia a identificação das diversas estruturas gastrintestinais. Para complementação do estudo simples, a administração de meios de contraste positivo, principalmente suspensão de sulfato de bário, pode ser necessária. Quando a cavidade abdominal for o foco de investigação, o exame ultrassonográfico poderá ser uma alternativa ou indicado para complementação dos achados radiográficos.

Esôfago

O exame radiográfico é uma parte importante da avaliação clínica de animais com suspeita de anomalias esofágicas. O exame simples fornece geralmente informações úteis que podem ser complementadas, quando necessário, por meio de estudos contrastados do esôfago. O estudo radiográfico estático contrastado, esofagograma, pode informar sobre aspectos funcionais, porém uma avaliação funcional completa requer um estudo contrastado dinâmico (fluoroscopia).[2,3]

Técnica radiográfica

Radiografias simples devem ser obtidas imediatamente antes do exame contrastado. Além da projeção lateral, radiografias oblíquas podem ser necessárias para complementação do exame. Embora o creme e a pasta de sulfato de bário apresentem maior adesão à mucosa esofágica, a suspensão de sulfato de bário apresenta alta densidade e é relativamente segura quando aspirada, mistura-se bem ao conteúdo líquido e flui rapidamente em torno de obstruções, podendo ser utilizada para o esofagograma, na dose de 5 a 20 mℓ, administrados de maneira a induzir várias deglutições. A complicação mais importante decorrente do uso oral de bário como meio de contraste é a aspiração, o que pode desencadear dramática perda da capacidade ventilatória. Esse risco pode ser minimizado evitando-se a administração do bário em certas condições patológicas, como megaesôfago, fístula broncoesofágica ou ruptura esofágica. Nas suspeitas de ruptura esofágica, o sulfato de bário deve ser substituído por uma solução aquosa iodada destinada à administração oral. Coleção gasosa em mediastino, líquido pleural e opacificação pulmonar são alterações que podem indicar ruptura esofágica.[2]

Aspectos radiográficos normais

Em condições de normalidade, exceto durante a deglutição, o esôfago permanece colapsado, apresentando radiopacidade semelhante aos tecidos vizinhos, o que não é observado ao exame simples. Quando o lúmen esofágico normal é contrastado, estrias longitudinais podem ser observadas em toda a extensão do esôfago em cães, ao passo que, no terço final do esôfago dos gatos, as estrias se tornam transversais em razão da musculatura lisa desse segmento. A imagem do esôfago contrastado felino é bastante peculiar, conhecido como aspecto de "espinha de peixe".[4–6]

Alterações radiográficas

Ao exame simples, alterações de radiopacidade no trajeto esofágico podem ser identificadas, decorrentes, principalmente, da presença de corpos estranhos e das dilatações esofágicas, frequentemente observadas em casos de megaesôfago. Nesses casos, a presença de conteúdo luminal, gases, líquidos ou sólidos (alimento) no lúmen dilatado faz com que essa alteração esofágica seja identificada. Quando o conteúdo do lúmen dilatado for predominantemente gasoso, as paredes esofágicas são separadas e observadas mais facilmente no terço torácico caudal (Figura 112.1).

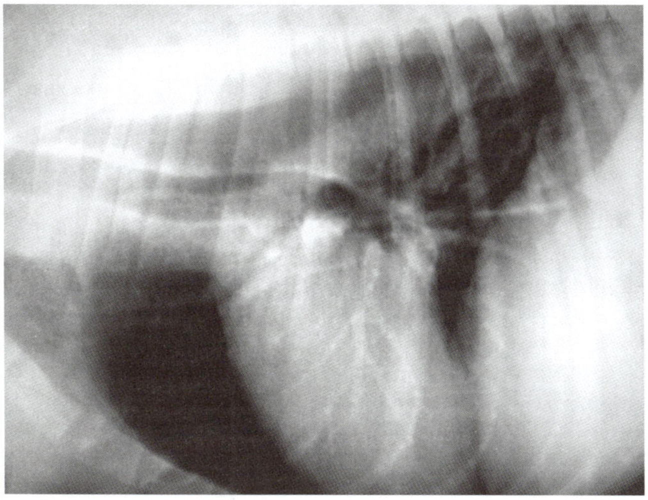

Figura 112.1 Radiografia laterolateral de um cão apresentando dilatação de toda a extensão do esôfago e conteúdo gasoso luminal separando as paredes esofágicas, facilmente observadas no terço caudal do tórax. Diagnóstico: megaesôfago.

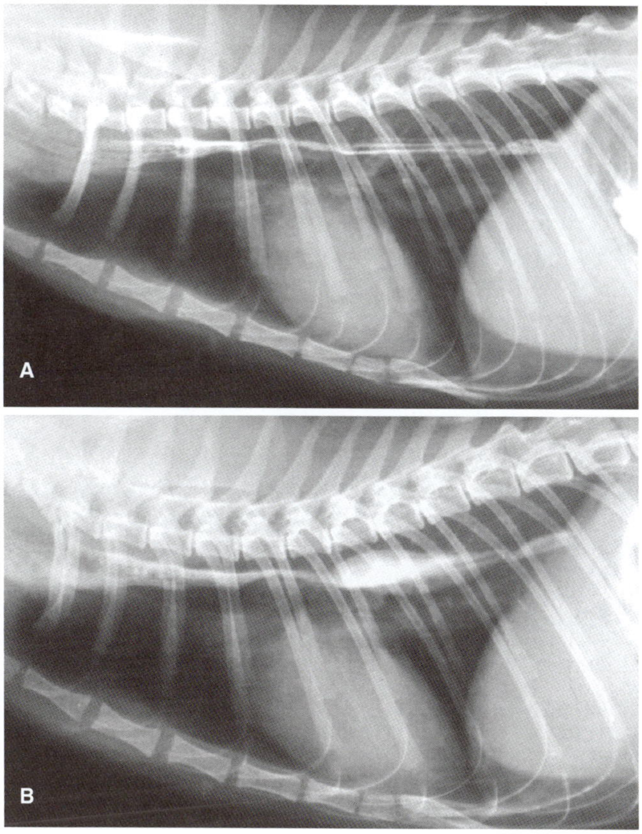

Figura 112.2 Radiografias sequenciais de esofagograma em um gato com diminuição do lúmen esofágico e perda de seu aspecto estriado do lúmen, em correspondência à base do coração, que persiste nas radiografias **A** e **B**.

As dilatações esofágicas, independentemente de sua natureza, promovem desvio ventral da traqueia, o que também pode ser observado com relativa facilidade. Quando a dilatação luminal for restrita ao segmento esofágico anterior à base do coração, uma anomalia anelar vascular deve ser considerada, e o esofagograma pode ser necessário para confirmação do diagnóstico. O esofagograma também é necessário para diagnóstico de constrições esofágicas determinadas por estenoses cicatriciais (Figura 112.2).

As formações intrínsecas do esôfago são infrequentes, sendo sua ocorrência maior nas áreas endêmicas de *Spirocerca lupi*, e o esofagograma necessário para avaliação do comprometimento da parede (massa intramural) e do comprometimento do lúmen (massa intraluminal). As anormalidades do hiato podem ser dificilmente diferenciadas por exame radiográfico.[2] Entre essas alterações, a intussuscepção gastresofágica é considerada uma verdadeira emergência gastrintestinal, que pode culminar em morte se não tratada.[3] A invaginação do estômago para o lúmen do esôfago torácico resulta em presença de massa bem circunscrita e dilatação do esôfago torácico. A presença de grande massa em correspondência ao terço caudal do esôfago torácico e a ausência da imagem gástrica em sua posição habitual são indicativos dessa afecção ao exame simples.[2,4] A ausência de achados radiográficos anormais no esôfago não exclui a possibilidade de existência de doença nesse órgão. Doenças esofágicas agudas e alterações mais relacionadas com a mucosa esofágica podem passar sem alterações evidentes ao exame radiográfico.[2]

Estômago e intestinos delgado e grosso

As radiografias abdominais podem ajudar o clínico a estabelecer o diagnóstico definitivo ou decidir entre a instituição de tratamento médico ou cirúrgico. As radiografias, porém, não devem ter precedência sobre a anamnese completa, o exame físico meticuloso e os exames laboratoriais pertinentes.[7] O exame radiográfico da cavidade abdominal é uma ferramenta muito importante para o diagnóstico de quadros de abdome agudo, principalmente nos casos de vólvulo-dilatação gástrica, corpos estranhos gastrintestinais, obstrução do intestino delgado e rupturas gastrintestinais.[1]

Estômago

Técnica radiográfica

Em condições ideais, o exame radiográfico do estômago deve ser realizado rotineiramente em um animal que esteja em jejum de 12 a 24 h. No entanto, a incapacidade de sujeitar o paciente ao jejum não se torna uma contraindicação para o exame radiográfico abdominal. Medicamentos utilizados no tratamento de distúrbios gastrintestinais ou na contenção química de pacientes podem afetar a motilidade gástrica e, portanto, devem ser evitados ou ser interrompidos por intervalo de tempo suficiente antes da realização dos exames contrastados. Para avaliação radiográfica à gastrografia convencional, a dose usual é de 2,3 a 3,6 mℓ de bário/kg, preferencialmente por sonda orogástrica; porém, em muitas situações, essa avaliação pode ser combinada à avaliação do intestino delgado. Para tanto, a dose empregada deve ser de 6 a 12 mℓ/kg.[8]

Aspectos radiográficos normais

Variações na aparência radiográfica do estômago em pacientes nas diferentes posições podem ser causadas devido a alterações nos fluidos e na distribuição dos gases dentro do lúmen do estômago. A presença de gás e de contraste positivo é relativamente fácil de ser visibilizada nas radiografias, já o líquido presente no estômago pode apresentar certa dificuldade em ser delimitado devido à sobreposição de imagem entre o conteúdo e a margem do órgão que apresenta outras estruturas de radiopacidade similar. Embora a recomendação para o exame radiográfico de rotina dos casos de suspeita de doença gástrica seja uma única projeção radiográfica laterolateral e uma projeção ventrodorsal, a realização rotineira das projeções radiográficas laterolaterais, tanto à direita quanto à esquerda, pode ser útil no auxílio diagnóstico, juntamente com a projeção ventrodorsal, quando houver suspeita de doença gástrica.[9] Com a administração de contraste positivo, as pregas da mucosa do estômago não visibilizadas ao exame simples podem ser visibilizadas como falhas de preenchimento lineares, relativamente radiolucentes, separadas pelo bário que ocupa o espaço entre as pregas.[10]

Alterações radiográficas

Doenças gastrintestinais podem ser frequentemente diagnosticadas por meio de exame radiográfico simples. Por exemplo, os sinais clássicos de dilatação gástrica e vólvulo são dilatação gástrica (por gases, fluidos, alimento ou uma combinação destes), compartimentalização e alteração do posicionamento gástrico (Figura 112.3).

O piloro é normalmente ventral, caudal e lateralmente à direita, e o fundo é dorsal, cranial e lateralmente à esquerda. O fundo é identificado pelas pregas gástricas e o piloro, por sua conexão ao duodeno.[1,10] A presença de material radiopaco no interior da cavidade gástrica é facilmente visibilizada, estando comumente presente em exames radiográficos simples. Tais opacidades são frequentemente resultado da ingestão de fragmentos ósseos, o que geralmente não apresenta qualquer significado clínico. Corpos estranhos clinicamente significativos, como anzóis e agulhas, são também facilmente visibilizados, não apresentando problemas em seu diagnóstico. Por vezes, são visibilizados materiais radiopacos não identificáveis cuja significância clínica pode ser questionável. Nesses casos, a estreita correlação com as manifestações clínicas deve ser estabelecida. Outro fator importante é a persistência da imagem em exames posteriores. Caso o paciente esteja estável, as radiografias devem ser repetidas em 1 a 3 dias, podendo fornecer informações necessárias. Maiores dificuldades podem ocorrer no diagnóstico radiográfico de um corpo estranho radiolucente. Existem diferentes abordagens capazes de auxiliar na identificação de corpos estranhos gástricos radiolucentes,

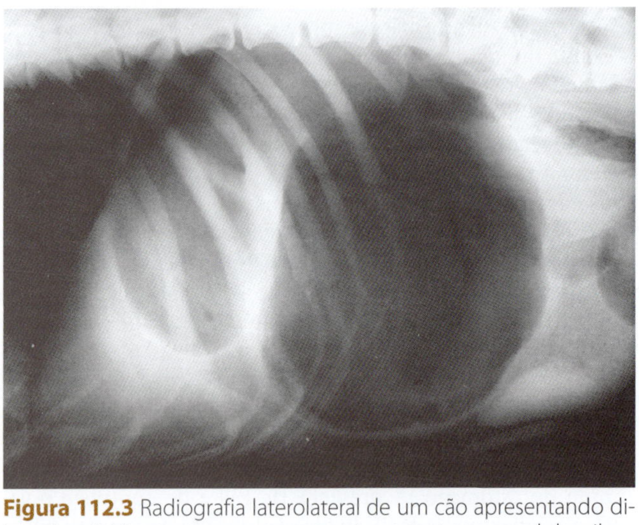

Figura 112.3 Radiografia laterolateral de um cão apresentando dilatação gástrica por gases, com posicionamento anormal do piloro (cranial e dorsal) e do fundo (caudal e ventral), e presença de faixa de compartimentalização. Diagnóstico: dilatação volvulogástrica.

sendo a mais simples delas a variação nas posições do paciente. Caso o corpo estranho não se mova com o deslocamento dos fluidos gástricos, então uma projeção diferente pode auxiliar no delineamento por gases de tal objeto. A administração de pequenas quantidades de sulfato de bário pode facilitar a visibilização e o contorno de tais corpos estranhos.[10] Vários tipos de neoplasias podem ocorrer no estômago, podendo envolver qualquer região do órgão. A aparência radiográfica de uma neoplasia gástrica pode variar e depender, principalmente, do tamanho, da forma e da localização do tumor. A principal característica radiográfica pode ser a identificação de massa projetada para dentro do lúmen gástrico, criando uma falha de preenchimento com o meio de contraste. Quando mais nodular e pedunculada for a lesão, mais fácil será reconhecê-la como massa distinta. Formações pequenas podem ser completamente encobertas por um volume relativamente grande de sulfato de bário. Outros fatores, como projeções oblíquas, variações na conformação do estômago e contrações peristálticas, podem contribuir para ocultar a presença de formações no estômago. Lesões difusas infiltradas na parede do estômago geralmente não são capazes de produzir qualquer falha de preenchimento no exame contrastado. Em vez disso, elas podem alterar a forma do estômago, diminuindo a motilidade da região afetada. Devido às variações na imagem do estômago criadas pelo peristaltismo, é importante que as alterações encontradas sejam persistentes em radiografias seriadas. Formações gástricas podem ser identificadas com o auxílio do exame ultrassonográfico do estômago, eliminando assim a necessidade de exames radiográficos contrastados.[10]

▪ Intestino delgado

Técnica radiográfica

As projeções padrão usadas na avaliação do intestino delgado são a laterolateral e a ventrodorsal. Outras projeções também podem ser utilizadas. A intenção geral dessas demais projeções é tirar vantagem do contraste natural do gás presente no intestino associado a processos específicos de doença.[9] Para a obtenção de radiografias abdominais eletivas de pacientes com sinais crônicos, o animal deve ser submetido a jejum por 24 h e a enema de limpeza 2 a 4 h antes da realização do exame. Essa preparação produz o esvaziamento desejado do trato intestinal, facilitando a avaliação das radiografias. Em pacientes com dor abdominal aguda, vômito persistente agudo ou distensão intestinal palpável por gás ou fluido, nenhuma preparação específica é necessária. Na verdade, nesses pacientes o padrão de gás e fluido pode ser útil para o diagnóstico, e essa valiosa informação pode ser alterada pelo enema. O contorno, o tamanho, a posição, o formato e a radiopacidade podem ser determinados em radiografias simples, mas as irregularidades da mucosa, o trânsito intestinal e o peristaltismo anormal devem ser avaliados em estudos contrastados ou ultrassonografia. Os estudos contrastados do intestino, porém, são inerentemente pouco produtivos e devem ser reservados a alguns pacientes e conduzidos de maneira apropriada. Em estudos contrastados do trato gastrintestinal, recomenda-se a instituição de jejum por 24 h antes da administração do contraste. Um enema deve ser dado 2 a 4 h antes da realização do exame contrastado, permitindo o esvaziamento de fluido e ar residuais. No entanto, em pacientes com desconforto abdominal agudo grave geralmente não é possível realizar qualquer tipo de preparação.[7] Além disso, o paciente em crise abdominal aguda pode sofrer outras lesões decorrentes da administração de laxantes ou enemas. Muitos medicamentos afetam a motilidade gastrintestinal. A influência dos medicamentos sobre a motilidade do trato intestinal deve ser considerada durante a avaliação de radiografias simples ou contrastadas. O efeito de vários medicamentos sobre o trato gastrintestinal também deve ser relacionado com a interpretação das alterações radiográficas induzidas pela doença ou pelo próprio fármaco.[12] As projeções padrão são rotineiramente usadas. Projeções oblíquas, para observar uma anomalia em particular, podem ser realizadas conforme necessário. Três contrastes radiopacos líquidos podem ser usados na avaliação do intestino delgado: sulfato de bário, iodo orgânico iônico e iodo orgânico não iônico. A suspensão de bário comercialmente preparada é, na maioria dos casos, o contraste de escolha. Em suspeitas de perfuração do trato intestinal, o uso do sulfato de bário não é recomendado, então uma preparação orgânica à base de iodo, destinada ao trato gastrintestinal, deve ser usada nesses casos. Uma pequena laceração pode, ocasionalmente, não ser observada, já que o iodo é rapidamente reabsorvido pela serosa. Quando ainda houver suspeita de laceração após a realização do exame contrastado com iodo, o bário pode mostrar o extravasamento de maneira mais clara. Os contrastes iodados orgânicos iônicos são, caracteristicamente, hipertônicos. Essas substâncias atraem fluido para o intestino, diluindo a opacidade do contraste e podendo agravar um estado hipovolêmico. Os agentes iodados permitem que a avaliação endoscópica e a ultrassonografia sejam realizadas imediatamente após o término do exame contrastado. A não administração de um volume adequado de contraste é uma das causas mais frequentes da não obtenção de um diagnóstico durante o uso de bário.[7] A dose recomendada de suspensão de sulfato de bário varia de 5 a 7 mℓ/kg (para animais de porte grande) a 8 a 12 mℓ/kg (para animais de pequeno e médio portes).[13] A avaliação contrastada completa do trato gastrintestinal superior, do estômago e do intestino é demorada e pode ser custosa para o proprietário do animal. Em razão da possível obtenção de poucas informações diagnósticas, o exame contrastado deve ser reservado a pacientes cujo diagnóstico ou abordagem terapêutica não possa ser obtido a partir dos dados clínicos associados aos achados em radiografias simples. Em muitos pacientes, a avaliação ultrassonográfica é capaz de dar informações diagnósticas sobre o intestino delgado; essa informação muitas vezes elimina a necessidade de realização de um exame radiográfico contrastado.[7]

Aspectos radiográficos normais

Uma quantidade moderada de gordura intraperitoneal dá um bom contraste à definição de superfícies serosas intestinais. Em animais com menos de 6 meses de idade ou emaciados, a definição da serosa é ruim, devido à ausência de tecido adiposo intra-abdominal, que dá contraste.[14] Dois esquemas de determinação do diâmetro intestinal relativo, usando ossos próximos como referência, foram desenvolvidos. O diâmetro normal máximo (serosa a serosa) de cães é menor do que o dobro da largura de uma costela[4] ou menos do que 1,6 vez a altura do corpo de L5 em seu ponto mais estreito.[15] Uma vez que a maioria dos gatos tem o mesmo tamanho, uma medida mais específica do diâmetro intestinal normal foi definida, não maior do que 12 mm ou o dobro da altura da porção central do corpo vertebral de L4. Embora o duodeno possa ser um pouco mais largo, o jejuno e o íleo devem ter, aproximadamente, o mesmo diâmetro. No entanto, conforme o clínico fica mais experiente na avaliação das radiografias abdominais, a determinação qualitativa do tamanho intestinal pode se tornar tão precisa quanto as técnicas de mensuração. As tentativas de avaliação da espessura da parede intestinal em radiografias simples não são confiáveis. Uma alça intestinal vazia com pequeno volume de ar intraluminal não deve ser confundida com um segmento patologicamente espessado. A parede intestinal deve ter opacidade uniforme de tecido mole. Tal uniformidade é mais facilmente verificada em alças que contenham ar.[7] O espessamento verdadeiro da parede intestinal é mais bem determinado por ultrassonografia, exames contrastados ou palpação.[16,17] O intestino delgado normal é reconhecido em radiografias simples como tubos curvos homogêneos contínuos ou anéis ou círculo sólidos. Esses formatos são produzidos pela atividade contrátil dos músculos lisos. A radiopacidade do intestino delgado normal varia de acordo com as diferentes opacidades dos materiais presentes no lúmen. Em um animal não submetido a jejum, podem ser observados, no lúmen, ar, ingesta de aparência arenosa, podendo incluir opacidade mineral ou metal, água ou opacidade homogênea de tecidos moles. Em animais submetidos a jejum, o lúmen pode conter pequena quantidade de ar ingerido ou apresentar opacidade homogênea de fluido ou tecido mole. A observação de gás intestinal normal é mais comum em cães do que em gatos. Em gatos submetidos a jejum, raramente encontra-se gás no intestino delgado; mas, em cães também submetidos a jejum, 30 a 60% do conteúdo intestinal pode ser formado por gás.[17] Animais estressados pela manipulação ou dispneicos frequentemente apresentam aerofagia, com mais ar no interior do intestino delgado. Os cães frequentemente apresentam pequenas saculações de formato quadrado na mucosa do lado antimesentérico do duodeno descendente. Uma ou várias dessas estruturas podem ser observadas. Tais formações são normais, chamadas de pseudoúlceras, causadas por depressões da mucosa sobre acúmulos linfoides submucosos. As pseudoúlceras não são encontradas em gatos. Aproximadamente 30% dos gatos normais apresentam fortes contrações segmentares por todo o duodeno, que produzem um efeito em "colar de pérolas" durante o exame contrastado. As pseudoúlceras e o "colar de pérolas" apenas são observados em exames contrastados com bário, não em radiografias simples. Em cães e gatos normais, o restante do intestino delgado deve apresentar interface homogênea entre contraste e mucosa. Um padrão franjado, também chamado de fimbriação, pode ser observado em cães. Esse é um padrão normal, causado pelo bário entre os vilos intestinais. O estreitamento concêntrico de curtas extensões do intestino é causado pelo peristaltismo. Em animais normais, a localização de tais estreitamentos deve variar durante o estudo.[18]

Alterações radiográficas

Diversas doenças podem dificultar a progressão do conteúdo luminal pelo trato intestinal. A passagem incompleta do conteúdo intestinal pelo trato é denominada íleo. O íleo pode ser mecânico, causado pela obstrução física do intestino, ou funcional (paralisia), em que as contrações peristálticas intestinais cessam devido a anomalias vasculares ou neuromusculares na parede intestinal. Diferentemente do íleo mecânico, no íleo funcional o intestino mantém seu lúmen patente. A doença intestinal mais importante que pode ser diagnosticada por exame radiográfico simples é a obstrução mecânica. Os achados em imagens contrastadas com bário mais correlacionados às anomalias são as alterações no diâmetro do lúmen intestinal, na interface bário/mucosa e na taxa de passagem do contraste. O trato intestinal é normalmente caracterizado por modificações dinâmicas; assim, a documentação de um achado suspeito em diversas radiografias sequenciais aumenta seu significado.

Íleo mecânico

O lúmen do intestino delgado pode ser ocluído por corpos estranhos, intussuscepção, formações originárias da parede do órgão ou lesões extrínsecas compressivas. A obstrução mecânica pode ser completa ou parcial e ocorrer em qualquer local do trato. O sinal radiográfico mais consistente de obstrução mecânica é o grau variável de dilatação das alças intestinais oral ao sítio de obstrução. Quanto mais completa e maior a duração da obstrução, maior a distensão intestinal. Uma obstrução mais distal (ao longo da extensão do intestino delgado) ou mais completa leva à distensão de maior número de alças. O intestino obstruído tipicamente apresenta fluido e gás, a não ser que a obstrução seja bem proximal, permitindo o refluxo desses materiais ao estômago. Uma relação maior do que 1,6 entre o diâmetro do intestino delgado e a altura do corpo vertebral de L5 sugere obstrução. Alternativamente, a determinação qualitativa do tamanho do intestino pode ser mais precisa, conforme o clínico se torna mais experiente.[7] A avaliação contrastada não é indicada a pacientes que apresentam evidências, em radiografias simples, de obstrução intestinal.[18] Pouquíssimas informações adicionais são obtidas, já que o contraste passa lentamente pela porção atônica do intestino proximal à obstrução, principalmente em animais debilitados ou enfraquecidos. Corpos estranhos compostos de minerais ou metais são muito mais facilmente reconhecidos quando comparados aos corpos estranhos não mineralizados ou não metálicos. Caroços de frutas, espigas de milho, bicos de chupeta e outros objetos não opacos podem ser reconhecidos, em radiografias simples, com base em seus formatos geométricos radiolucentes[19] (Figura 112.4). A cuidadosa aplicação da compressão abdominal pode evidenciar esses corpos estranhos. Com base nas manifestações clínicas, a realização de radiografias sequenciais ao longo de 24 h, exame lúmen-contrastado ou ultrassonografia pode ser necessária para confirmar o diagnóstico de obstrução parcial, sugerido pelo conteúdo anormal do intestino.[7] Na região da obstrução, porém, o bário deve delinear o corpo estranho, criando uma falha de preenchimento na coluna de contraste.[20]

Corpos estranhos lineares (p. ex., fios, meias de náilon) que ficam presos ao intestino geralmente alteram o formato e o contorno das alças intestinais e o padrão do conteúdo luminal.[21] Parte do material linear tende a se fixar em algum ponto da região oral, mais frequentemente no estômago, em cães, e na base da língua, em gatos. O restante do material segue até o intestino delgado. A ação peristáltica faz com que o intestino "escale" o corpo estranho linear e as alças acometidas fiquem com aparência pregueada (Figura 112.5). Isso provoca o desenvolvimento de um padrão anormal de gases encarcerados, com formato de tubos curtos e, às vezes, em forma de meia-lua. Uma grave complicação associada aos corpos estranhos lineares é a laceração da parede intestinal. Quando a laceração é pequena, a serosa pode aderir a uma alça adjacente, fixando a posição de dois ou mais segmentos intestinais. Peritonite séptica e possível extravasamento de gás, porém, podem ser observados após lacerações extensas.

Quando os achados clínicos e das radiografias simples sugerem, fortemente, uma obstrução mecânica, indica-se a realização de cirurgia. Novas tentativas de definir o sítio específico e o tipo de lesão obstrutiva com contraste apenas retardam, e possivelmente complicam, a cirurgia, estressando ainda mais o paciente.[22] Os pacientes que apresentam evidências, em radiografias simples, de ar livre na cavidade peritoneal, não residual de recente celiotomia, trauma penetrante ou abdominocentese, também não devem ser submetidos a exames contrastados. Em tais indivíduos, é provável que o gás peritoneal seja decorrente de uma perfuração gastrintestinal.[14] A intussuscepção, a invaginação de uma parte (intussuscepto) do trato gastrintestinal no lúmen (intussuscipiente) de um segmento adjacente, pode ser iniciada por muitos eventos, incluindo doenças da motilidade, lesões inflamatórias na parede do órgão ou causas idiopáticas. Embora as intussuscepções possam ocorrer em qualquer ponto do trato digestório, a maioria se dá no intestino delgado e nas junções ileocólica ou cecocólica. A aparência radiográfica da intussuscepção é consideravelmente influenciada pela integralidade da oclusão do lúmen pelo intussuscepto.[21] Muitas intussuscepções distais causam grave distensão do intestino delgado; na presença de quantidade suficiente de gás, o intussuscepto pode ocasionalmente ser visto no cólon. Em muitos casos, porém, a diferenciação entre intussuscepção e outras causas de obstrução mecânica, tendo como base somente radiografias simples, pode não ser possível.[7]

Íleo funcional

Quando as contrações peristálticas do intestino são interrompidas por anomalias vasculares ou neuromusculares na parede do órgão, o lúmen se dilata; porém, no íleo

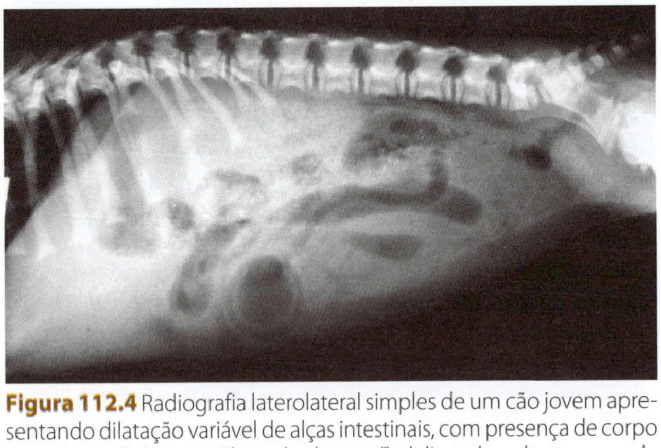

Figura 112.4 Radiografia laterolateral simples de um cão jovem apresentando dilatação variável de alças intestinais, com presença de corpo estranho radiolucente ("bico de chupeta"), delineado pela presença de gases. Diagnóstico: obstrução intestinal por corpo estranho.

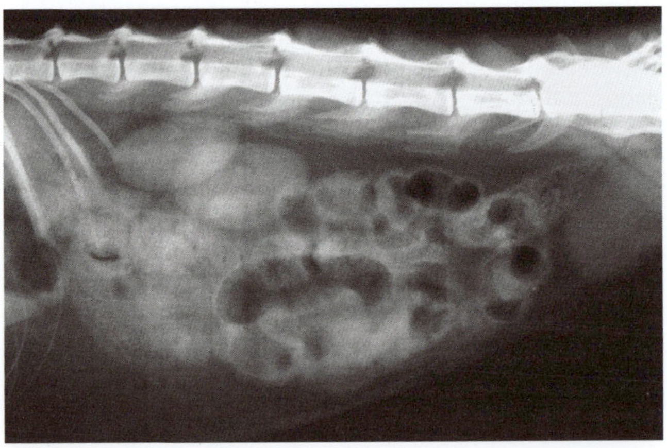

Figura 112.5 Radiografia laterolateral simples de um gato apresentando dilação de alças intestinais com aspecto pregueado. Diagnóstico: obstrução intestinal por corpo estranho linear.

funcional, o lúmen do intestino permanece aberto. Muitos pacientes não apresentam alterações radiográficas específicas que diferenciem a dilatação intestinal causada pelo íleo funcional daquela provocada pelo íleo mecânico. A extensão afetada do intestino pode ser indicativa da natureza do processo, já que a dilatação localizada tende a ter causa mecânica e a difusa é geralmente provocada pelo íleo funcional. Existem, porém, óbvias sobreposições entre essas duas doenças. Além disso, a obstrução mecânica crônica moderada a grave pode levar ao íleo funcional. Em pacientes com íleo funcional, o exame contrastado com bário deve mostrar a distensão uniforme dos segmentos intestinais, o retardo de trânsito e resultados normais ou alterações inespecíficas na textura e na borda da mucosa. Nesse exame, não existem achados que auxiliem especificamente o diagnóstico de doenças relacionadas com o íleo funcional. Uma vez que essas doenças mimetizam obstrução mecânica completa, o papel do contraste com bário é excluir sua ocorrência. O trânsito do bário, porém, pode ser tão prolongado que, erroneamente, conclui-se que há obstrução.[7] As doenças que mais comumente causam íleo funcional são a enterite viral, a obstrução mecânica crônica e a peritonite.[23] Outras doenças menos comuns nas quais também se observa, como alteração radiográfica primária, dilatação das alças intestinais incluem estrangulamento do intestino por uma hérnia (comprometimento vascular), vólvulo mesentérico (comprometimento vascular), traumas na coluna vertebral (lesão neurológica), trombose arterial de segmentos jejunais (comprometimento vascular), disautonomia (doença do sistema nervoso autônomo) e pseudo-obstrução intestinal (fibrose e atrofia da túnica muscular). O vólvulo mesentérico provoca a oclusão da artéria mesentérica cranial. O menor suprimento de sangue causa necrose isquêmica, liberação de toxinas gastrintestinais e choque. O evento que inicia o vólvulo geralmente não é conhecido. A maioria dos cães acometidos é de raças de porte grande. Muitos cães não têm histórico distante ou imediato de sinais gastrintestinais e são trazidos ao consultório por apresentarem distensão abdominal aguda ou muito aguda, dor abdominal e choque.[24] O sinal radiográfico é a dilatação moderada a grave do intestino delgado por fluido e gás (Figura 112.6).

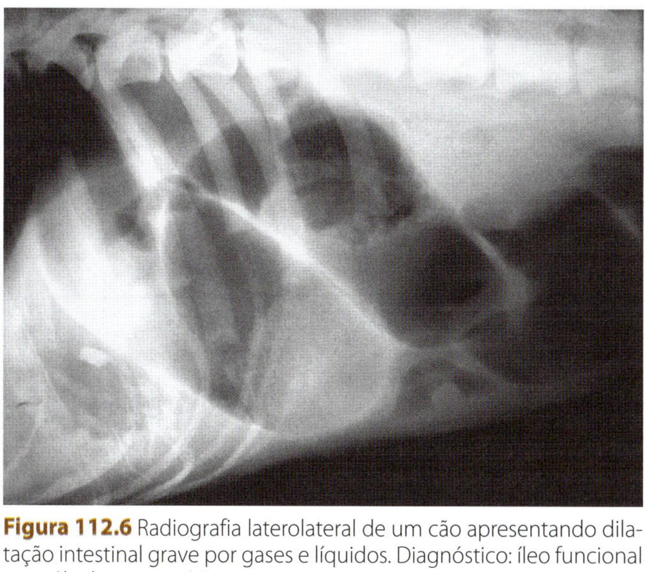

Figura 112.6 Radiografia laterolateral de um cão apresentando dilatação intestinal grave por gases e líquidos. Diagnóstico: íleo funcional por vólvulo mesentérico.

Doença intestinal infiltrativa

Na doença intestinal infiltrativa, há infiltração generalizada ou segmentar da parede intestinal como resultado de inflamação não séptica, infecção ou neoplasia. Com a infiltração celular nas camadas da parede intestinal, a alteração mais esperada é o aumento da espessura dessa estrutura. A espessura da parede intestinal não pode ser avaliada, com precisão, em radiografias simples, mas pode ser verificada em exame contrastado com bário e ultrassonografia, sendo esta última a técnica mais sensível.[7] A ultrassonografia é a única modalidade de diagnóstico por imagem que pode diferenciar as camadas da parede intestinal.[16] Infelizmente, nenhum achado dos exames contrastados, isolado ou combinado, diferencia as doenças infiltrativas neoplásicas das não neoplásicas. O estudo contrastado, porém, pode ser usado para corroborar uma suspeita de anomalia, observada em radiografias simples, e definir melhor a localização de uma lesão, para decidir entre a realização de biopsias endoscópicas ou cirúrgicas. Isso ocorre, principalmente, quando a ultrassonografia não está disponível.[7]

Formações associadas ao intestino

Entre as neoplasias comuns do intestino delgado em cães, incluem-se os tumores malignos, como os adenocarcinomas, os linfossarcomas, os mastocitomas e os liomiossarcomas.[25] Em radiografias simples, sinais únicos a esses tumores não são observados. Essas neoplasias podem não provocar alterações, ser vistas como formações de tecido mole de tamanho variável ou causar obstrução parcial ou completa, associada a sinais de dilatação intestinal. A identificação desses tumores intestinais é aumentada pela realização de exames radiográficos contrastados (Figura 112.7) ou ultrassonográficos.[7]

Outras doenças do intestino delgado

As alterações na opacidade da parede intestinal são raras. A mineralização difusa da parede pode ser causada pela calcificação metastática decorrente da hipercalcemia. Relata-se que cães e gatos envenenados por rodenticidas à base de colecalciferol ou que ingeriram medicamentos tópicos de uso humano para tratamento da psoríase, contendo análogos de calcitriol, apresentam vômitos. Esse sintoma deve levar à realização de exames radiográficos ou ultrassonográficos do abdome.[26] Nesses pacientes, pode-se observar a calcificação difusa do trato gastrintestinal. Radiograficamente, o grau de calcificação cria uma fina linha de opacidade, aumentando o contraste. O diagnóstico diferencial desse tipo de mineralização difusa deve incluir outras causas de hipercalcemia, incluindo doença renal primária grave.[7] As pneumatoses intestinal e colônica se referem à presença de ar na parede intestinal. Esse acúmulo de gás pode ter diversas causas, incluindo enterocolite necrosante, necrose isquêmica causada por vólvulo, trauma e infecções bacterianas em pacientes imunocomprometidos.[27]

Intestino grosso

Os processos de radiografias simples e contratadas são usados para avaliação de diversas condições do intestino grosso.[5,28] Após o exame radiográfico simples, no entanto, a endoscopia (colonoscopia) atualmente tem substituído amplamente os exames radiográficos contrastados do cólon. A maioria das doenças do intestino grosso é diagnosticada por endoscopia, especialmente quando um endoscópio flexível permite a visi-

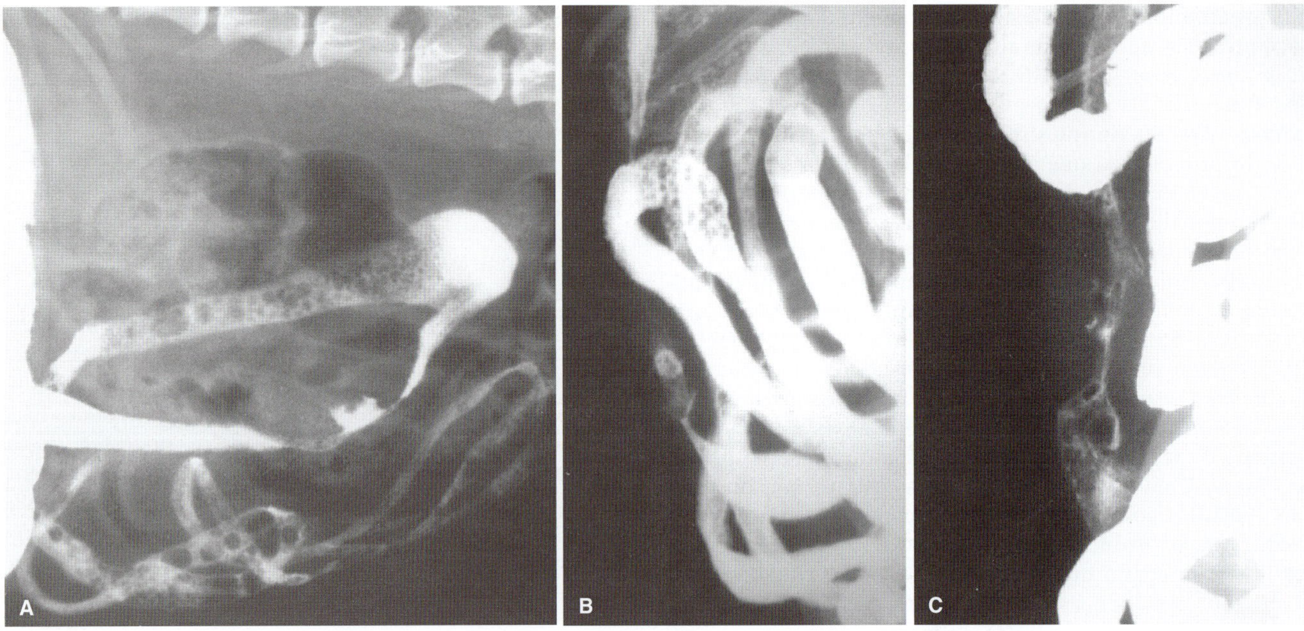

Figura 112.7 Exame contrastado gastrintestinal superior com suspensão de sulfato de bário de um cão. **A.** Projeção laterolateral apresentando irregularidade da superfície mucosa intestinal localizada. **B.** Imagem aproximada da projeção ventrodorsal, confirmando a lesão. **C.** Projeção ventrodorsal com emprego de compressão localizada, evidenciando formação intestinal e lesões da mucosa em duodeno descendente. Diagnóstico: liomioma intestinal.

bilização do cólon transverso, do cólon ascendente e do ceco, com a vantagem adicional de se adquirirem aspirados e biopsias, se necessário.[29]

Técnica radiográfica

Atualmente, o enema de bário é mais indicado quando houver estreitamento do lúmen que impeça a passagem do endoscópio ou limitações do endoscópio que impeçam o exame de todo o cólon e ceco.[29] Radiografias simples devem ser realizadas como primeiro passo para o diagnóstico, e também antes dos estudos contrastados. Para o estudo diagnóstico de alta qualidade, o cólon deve estar perfeitamente limpo antes do exame contrastado. Isso é feito com jejum alimentar de 24 a 36 h e limpeza do cólon por administração oral de catártico e enemas com água morna antes do procedimento. O lúmen deve estar livre de material fecal. O bário na temperatura ambiente deve ser administrado por meio de uma sonda com balão inflável localizada no reto distal para impedir escapes e para obter distensão adequada do cólon.[6,28] O volume de bário necessário para preenchimento do cólon é extremamente variável, devendo o meio de contraste ser aplicado em várias pequenas doses até que o efeito radiograficamente desejado seja visto. O cólon deve ser lentamente preenchido com o bário por um sistema gravitacional, preferencialmente com observação. Geralmente, a dose de bário é de 7 a 15 mℓ por quilograma de peso corporal. As projeções habituais laterolateral e ventrodorsal devem ser realizadas quando o cólon está distendido com bário e novamente após evacuação do bário advindo do cólon. Projeções adicionais, principalmente as oblíquas, podem ser necessárias. A detecção de lesões sutis da mucosa pode ser aumentada pelos exames duplos contrastados. Na maioria dos casos, isso é feito com a remoção da maior quantidade de bário possível e a insuflação do cólon com o ar ambiente pela sonda. Exames parciais contrastados do intestino grosso, os quais são menos completos, mais rápidos e fáceis, podem ser realizados com a introdução de pequenas quantidades de ar ou bário no interior do reto mediante injeção por seringa. Esses estudos não permitem a visibilização completa do intestino grosso ou de pequenas lesões, como as irregularidades da mucosa; no entanto, eles permitem a observação de grandes lesões intraluminais e a diferenciação do cólon de órgãos e formações adjacentes.[30]

Aspectos radiográficos normais

Como as fezes e os gases produzem opacidades radiográficas contrastantes e estão frequentemente presentes no intestino grosso, uma parte ou a totalidade do intestino grosso é identificável facilmente em radiografias simples do abdome. Nem a espessura da parede, muito menos o padrão da mucosa podem ser avaliados por radiografias simples. O intestino grosso dos cães e gatos é constituído por ceco, cólon, reto e canal anal. O ceco, um divertículo do cólon proximal, tem anatomia e aparência radiográfica diferentes em cães e gatos. O ceco canino é semicircular (saca-rolha ou formato de "C") e compartimentalizado com uma junção cecocólica e normalmente contém algum gás intraluminal. O gás intraluminal e a forma característica permitem rapidamente o reconhecimento do ceco no abdome médio direito na maioria das radiografias simples. No entanto, o ceco felino não é geralmente observado em radiografias simples. O cólon do cão e do gato, o maior segmento do intestino grosso, é um tubo com parede fina, dilatável, que é dividido em partes ascendente, transversa e descendente. Essas divisões são facilmente reconhecidas nas radiografias abdominais simples, com base em suas formas, tamanhos e localizações. O íleo distal entra no cólon ascendente por meio do esfíncter ileocecal. Na projeção ventrodorsal, o cólon apresenta formato semelhante ao de um ponto de interrogação. A junção entre o cólon ascendente e o transverso é a flexura direita do cólon, e a junção entre o cólon transverso e o descendente é a flexura esquerda do cólon. A porção distal do cólon descendente percorre a linha média e entra no canal pélvico, onde se transforma no reto, porção terminal do intestino grosso. No intestino grosso normal, o cólon contém a maior parte das fezes, e o reto apresenta pouca ou nenhuma quantidade de fezes.[30] O diâmetro do cólon normal varia com a quantidade de fezes presente e o hábito de defecação individual. Como regra prática, o diâmetro normal do cólon deve ser menor que o comprimento do corpo da L7.[28] Quando o intestino grosso é avaliado radiograficamente, o abdome inteiro e a área pélvica devem ser incluídos nas duas projeções radiográficas ortogonais. A bexiga urinária deve estar vazia. A quantidade de gases e fluidos presentes no cólon pode aumentar em decorrência de alguns fatores, como exame retal, palpação abdominal vigorosa, aerofagia por contenção e esforço e enemas antes da radiografia intestinal.[30]

Alterações radiográficas

Doenças envolvendo o intestino grosso, ou adjacentes a ele, podem produzir alterações radiográficas de tamanho, forma, localização e radiopacidade.[28,29] Embora a função não possa ser avaliada radiograficamente, a quantidade e a localização das fezes podem sugerir diminuição da motilidade. Um cólon preenchido por material homogêneo de opacidade de tecido mole, sem o padrão de gases delicadamente distribuídos típico de fezes formadas, é sugestivo de diarreia. Massa tecidual macia ou intussuscepção também aparece com a radiopacidade de um tecido mole homogêneo. Interface curva entre gás e tecido mole, com opacidade homogênea de tecido mole luminal no intestino grosso, pode ser vista, às vezes, na borda da intussuscepção (Figura 112.8), e ocasionalmente é referida como um sinal de menisco.[30]

A maioria dos achados radiográficos das enfermidades do intestino grosso não é patognomônica. Muitas doenças diferentes apresentam achados radiográficos semelhantes, e qualquer doença específica pode ter um espectro de características diferentes. Além disso, causas parasitárias, dietéticas e outras inflamatórias de enfermidades do intestino grosso frequentemente não apresentam anormalidades radiográficas detectáveis. Muitas doenças do intestino grosso exibem alterações radiográficas no cólon semelhantes àquelas produzidas em outras partes do trato gastrintestinal. Essas condições abrangem corpos estranhos e obstrução, incluindo intussuscepções ileocólica e cecocólica, vólvulo, estenose, inflamação, neoplasia, perfuração, aderências e divertículo ou hérnia.[30] A impactação colônica é caracterizada radiograficamente pelo acúmulo de fezes que são mais radiopacas que o normal como consequência da constipação intestinal, da obstipação ou do megacólon. A impactação crônica também pode ocasionar alargamento generalizado do cólon. A dilatação generalizada do cólon é, geralmente, referida como megacólon, condição causada por obstrução mecânica ou funcional e caracterizada pela dilatação difusa do cólon, com motilidade ineficiente.[6,28] O reconhecimento dos diferentes aspectos radiográficos das lesões intraluminais, intramurais e extramurais do intestino grosso é possível apenas por meio de exames contratados. Essa classificação relativa ao local de origem permite a diferenciação de condições, como corpos estranhos, intussuscepções, inflamações e tumores benignos ou malignos. Na maioria das enfermidades do intestino grosso, um exame contrastado é exigido para detecção ou tomada de decisão, objetivando o diagnóstico mais provável. Uma forma grave de doença inflamatória nos cães, conhecida como colite ulcerativa, possui um espectro de achados radiográficos que consiste em úlceras em mucosa e submucosa, espasticidade, rigidez e encurtamento do cólon. O estreitamento do lúmen do intestino grosso pode ser resultante de espasmo ou constrição causada por neoplasia, tecido cicatricial ou trauma direto à parede intestinal. Diferentemente da constrição, o espasmo é transitório e frequentemente é causado pelas técnicas de enema de bário. Ao avaliar uma constrição em um exame de enema de bário, a base e o comprimento do defeito, a superfície da mucosa e o envolvimento mural devem ser analisados. A maioria das constrições do intestino grosso é produzida por neoplasias (geralmente carcinomas ou linfomas), porém doenças benignas, como adenomas, tecidos cicatriciais, colites eosinofílicas e colites ulcerativas, podem mimetizar os achados radiográficos de lesões malignas.[6,28,30]

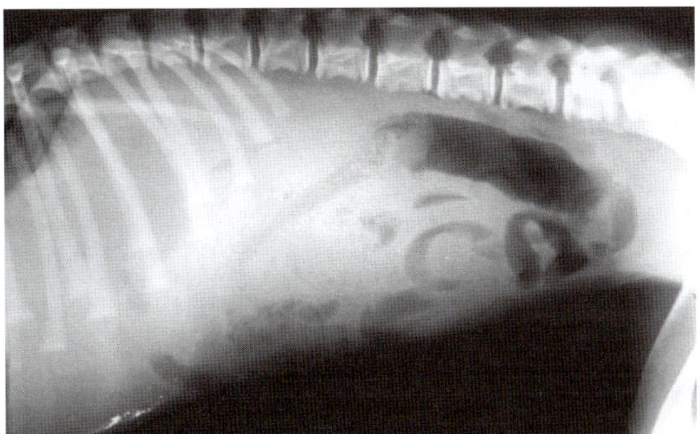

Figura 112.8 Radiografia laterolateral simples de um cão jovem apresentando formação cilíndrica de radiopacidade água (em região cranial do abdome) com presença de sinal de menisco (região mediadorsal). Diagnóstico: intussuscepção enterocólica.

Referências

1. O'Brien RT. Imaging the gastrintestinal tract, liver and pancreas. In: Hall EJ, Simpson JW, William SDA. BSAVA manual of canine and feline gastroenterology. BSVA Publishing; 2005. p. 22-33.
2. Watrous BJ. Esôfago. In: Thrall DE. Diagnóstico de radiologia veterinária. Saunders-Elsevier; 2010. p. 495-511.
3. Washabau RJ. Disorders of pharynx and oesophagus. In: Hall EJ, Simpson JW, William SDA. BSAVA manual of canine and feline gastroenterology. BSVA Publishing; 2005. p. 133-50.
4. O'Brien TR. Esophagus. In: O'Brien TR. Radiographic diagnosis and abdominal disorders in the dog and cat: radiographic interpretation, clinical signs, pathophysiology. WB Saunders; 1978. p. 141-200.
5. Kealy JK, McAllister H. The abdome. In: Kealy JK, McAllister H. Diagnostic radiology and ultrasonography of the dog and cat. Elsevier-Saunders; 2005. p. 21-168.
6. Brawnser WR Jr, Bartels JE. Contrast radiography of the digestive tract. Indications, techniques and complications. Vet Clin North Am Small Anim Pract. 1983;13:437.
7. Riedesel EA. O intestino delgado. In: Thrall DE. Diagnóstico de radiologia veterinária. Saunders-Elsevier; 2010. p. 771-89.
8. Root CR, Morgan JP. Contrast radiography of the upper gastrintestinal tract in the dog. J Small Anim Pract. 1969;10:279.
9. Ambrust LJ, Biller DS, Hoskinson JJ. Case examples demonstrating the clinical utility of obtaining both right and left lateral abdominal radiographs in small animals. Journal of American Animal Hospital Association. 2000;36:531.
10. Frank PM, Mahaffey MB. O estômago. In: Thrall DE. Diagnóstico de radiologia veterinária. Saunders-Elsevier; 2010. p. 750-67.
11. Penninck DG. Characteristics of gastrintestinal tumors. Vet Clin North Am Small Anim Pract. 1998;28:777.
12. Hall JA, Watrous BA. Effect of pharmaceuticals on radiographic appearance of selected examinations of the abdome and thorax. Vet Clin North Am Small Anim Pract. 2000;30:349.
13. O'Brien TR. Stomach. In: O'Brien TR. Radiographic diagnosis and abdominal disorders in the dog and cat: radiographic interpretation, clinical signs, pathophysiology. WB Saunders; 1978. p. 204-76.

14. Root CR. Interpretations of abdominal survey radiographs. Vet Clin North Am. 1974;4:763.
15. Graham JP, Lord PF, Harrison JM. Quantitative estimations of intestinal dilation as a predictor of obstruction in the dog. J Small Anim Pract. 1998;39:521.
16. Penninck DG, Nyland T, Fisher P *et al.* Ultrasonography of normal canine gastrointetinal tract. Veterinary Radiology. 1989;30:272.
17. Weichselbaum RC, Feeney DA, Hayden DW. Comparison of upper gastrintestinal radiographic findings to histopathologic observations: a retrospective study of 41 dogs and cats with suspected small animal bowel infiltrative disease Veterinary Radiology and Ultrasound. 1994;35:418.
18. Gomez JA. The gastrintestinal contrast study. Vet Clin North Am. 1974;4:805.
19. Lamb DR, Hansson K. Radiological identification on nonopaque intestinal foreign bodies. Veterinary Radiology and Ultrasound. 1994;35:87.
20. Kleine LJ. The role of radiography in the diagnosis of intestinal obstruction in dogs and cats. Compendium of Continuing Education of Veterinary Practice. 1979;1:44.
21. O'Brien TR. Small intestine. In O'Brien TR, editor. Radiographic diagnosis and abdominal disorders in the dog and cat: radiographic interpretation, clinical signs, pathophysiology. WB Saunders; 1978. p. 279-349.
22. Evans KL, Smeak DD, Biller DS. Gastrintestinal linear foreign bodies in 32 dogs: a retrospective evaluation and feline comparison. J Am Anim Hosp Assoc. 1994;30:445.
23. Farrow CS. Radiographic appearance of canine parvovirus enteritis. J Am Vet Assoc. 1982;80:43.
24. Junius G, Appeldoorn AMM, Schrauwen E. Mesenteric volvulus in the dog: a retrospective study of 12 cases. J Small Anim Pract. 2004;45:104.
25. German AJ. Disease of the small intestine In: Hall EJ, Simpson JW, William SDA. BSAVA manual of canine and feline gastroenterology. BSVA Publishing; 2005. p. 176-99.
26. Hare WR, Dobbs CE, Slaymen SA *et al.* Calcipotriene poisoning in dogs. Veterinary Medicine. 2000;95:770.
27. Morris EL. Pneumatosis coli in a dog. Veterinary Radiology and Ultrasound. 1992;33:154.
28. O'Brien TR. Large intestine. In: O'Brien TR. Radiographic diagnosis and abdominal disorders in the dog and cat: radiographic interpretation, clinical signs, pathophysiology. WB Saunders; 1978. p. 352-93.
29. Jerjens AE, Willard MD. Diseases of large intestine. In: Ettinger SJ, Feldman EC. Textbook of veterinary internal medicine. WB Saunders; 2000. p. 1238.
30. Schwarz T, Biery DN. Intestino grosso In: Thrall DE. Diagnóstico de radiologia veterinária. Saunders-Elsevier; 2010. p. 792-802.

113 Avaliação por Imagem | Ultrassonografia

Claudia Oliveira Domingos Schaeffter

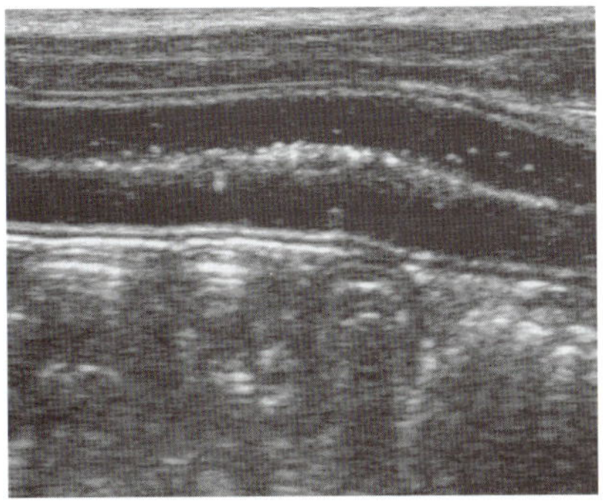

Figura 113.1 Aspecto ultrassonográfico de segmento intestinal normal em corte longitudinal. As camadas formadoras da parede alternam ecogenicidade.

Introdução

A ultrassonografia pode ser realizada para avaliação do estômago e das alças intestinais. Tem papel importante na complementação de informações fornecidas pelo exame radiográfico simples e pode eliminar a necessidade da realização do exame radiográfico contrastado, uma vez que possibilita a avaliação da espessura e da arquitetura de paredes, dos movimentos peristálticos e do conteúdo luminal.[1]

O preparo para realização do exame ultrassonográfico inclui apenas o jejum alimentar de 8 a 12 h, com o objetivo de reduzir os artefatos causados pelos gases.

Diante da suspeita de doença gastrintestinal, a escolha do método de imagem ideal ou do primeiro a ser realizado depende da suspeita clínica, da condição geral do paciente e da disponibilidade de equipamentos.

Tanto o médico-veterinário como os proprietários devem estar cientes de que um mesmo paciente, ocasionalmente, pode ter necessidade de realização tanto de exame radiográfico simples como de ultrassonografia e de exame radiográfico contrastado. Algumas doenças podem ter diagnóstico concluído apenas durante o procedimento cirúrgico ou a endoscopia.

Aspectos ultrassonográficos normais

Durante o exame ultrassonográfico, as paredes gastrintestinais podem ser avaliadas quanto a sua espessura e arquitetura. Os valores de normalidade foram descritos tanto em cães como em gatos.[2–5]

Na avaliação das paredes de estômago e segmentos intestinais, podem ser identificadas cinco camadas distintas que alternam ecogenicidades. São elas: a interface da mucosa em contato com o lúmen hiperecogênico, a mucosa hipoecogênica, a submucosa hiperecogênica, a muscular hipoecogênica e a subserosa e serosa hiperecogênicas (Figura 113.1).[2]

Por ser um método dinâmico, há possibilidade de observação e contagem dos movimentos peristálticos. É considerada normal, em cães, a média de 4 a 5 contrações por minuto.[2]

Apesar de nem sempre ser possível estabelecer a exata localização de alteração intestinal, existe uma boa correlação morfológica entre o aspecto ultrassonográfico e a estrutura histológica das paredes intestinais.

O estômago pode ser facilmente identificado por suas pregas. O duodeno descendente é a porção mais espessa do intestino delgado e tem um trajeto superficial e retilíneo que acompanha a parede abdominal lateral direita. A junção ileocecocólica em gatos pode ser visibilizada em localização medial ao rim direito e adjacente aos linfonodos cólicos; um ceco menor com menos gás permite avaliação mais consistente do que no cão. O cólon tem parede fina e frequentemente contém gases e fezes, sendo normalmente o segmento de maior dificuldade de avaliação.[6,7]

Principais doenças

Processos obstrutivos

Os processos obstrutivos podem apresentar aspectos variados em função da causa, da localização e do tempo de obstrução. Esse conjunto de variáveis dificulta o estabelecimento de um aspecto ultrassonográfico único e torna esse diagnóstico um desafio, que pode variar em dificuldade. Os processos obstrutivos causados por intussuscepção, por corpos estranhos de formato geométrico ou corpos estranhos formadores de sombra acústica intensa são mais facilmente diagnosticados pela ultrassonografia. Corpos estranhos lineares e processos neoplásicos podem ser diagnosticados, exigindo um pouco mais de experiência do ultrassonografista. Corpos estranhos muito pequenos ou situações em que alças intestinais apresentem grande quantidade de gases podem ser de diagnóstico mais difícil ou improvável, devendo ser solicitados exames radiográficos complementares. Em algumas ocasiões, o causador do processo obstrutivo pode não ser identificado durante o exame ultrassonográfico, porém podem existir achados paralelos que direcionem para esse diagnóstico, como estômago e/ou alças intestinais dilatados e peristaltismo aumentado em frequência e intensidade.

Corpos estranhos

Corpos estranhos podem ser identificados por ultrassonografia, independentemente de serem radiopacos ou radiotransparentes. Variam enormemente em tamanho, formato, ecogenicidade e sombra acústica. O aspecto ultrassonográfico dependerá das propriedades físicas do material.[6]

Corpos estranhos geométricos, como bolas, ou aqueles formadores de intensa sombra acústica, como caroços de frutas, podem ser mais facilmente localizados (Figura 113.2).

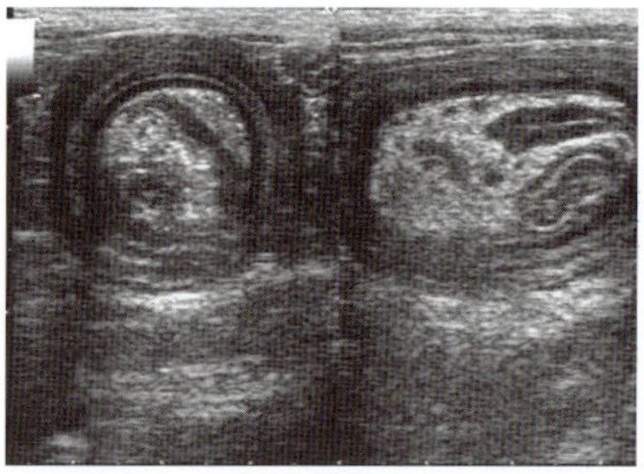

Figura 113.2 Aspecto ultrassonográfico de corpo estranho arredondado, localizado em lúmen intestinal e formador de intensa sombra acústica.

A dilatação gástrica ou de segmento intestinal próximo por conteúdo líquido pode facilitar o diagnóstico.

Corpos estranhos lineares podem ser identificados por meio do exame ultrassonográfico. Os achados incluem alças intestinais plissadas e com a presença de estrutura linear hiperecogênica intraluminal. A dilatação intestinal normalmente é menos evidente do que a encontrada em processos obstrutivos causados por corpos estranhos maiores.[6]

Nas situações em que não há possibilidade de localização do corpo estranho, mas existem achados ultrassonográficos paralelos sugestivos, deve ser considerada a possibilidade de realização de exame radiográfico simples e/ou contrastado.

Intussuscepção

Por exibir aspecto ultrassonográfico patognomônico representado por segmento intestinal formado por múltiplas camadas (Figura 113.3), o exame ultrassonográfico é considerado o de eleição diante dessa suspeita clínica. A aparência da intussuscepção pode variar de acordo com a localização, a extensão do segmento envolvido e o tempo de duração do processo.[8] Durante a realização do exame ultrassonográfico, a intussuscepção pode estar associada à diminuição de motilidade intestinal e ao acúmulo líquido proximal.[9] É importante lembrar que a intussuscepção pode estar associada a outras alterações, como linfonodomegalia mesentérica, presença de corpos estranhos e até formações tumorais em cães idosos.

Processos inflamatórios

O exame ultrassonográfico contribui na avaliação do paciente com suspeita de doença inflamatória gastrintestinal, uma vez que acrescenta informações que o exame radiográfico nem sempre fornece, como a mensuração e a diferenciação das camadas das paredes de estômago e alças intestinais. Apesar de o espessamento de parede ser o achado ultrassonográfico mais comum em doenças inflamatórias, não pode ser considerado específico nem tampouco deve ser utilizado para diferenciar processos inflamatórios de neoplásicos. Dependendo da gravidade da inflamação e da presença de edema ou hemorragia de parede, a arquitetura do segmento envolvido pode ter ecogenicidade alterada ou espessamento de uma ou mais camadas. Vale lembrar ainda que, em muitos casos de gastrite ou enterite, não são encontradas alterações durante a realização do exame ultrassonográfico.[6,7,9]

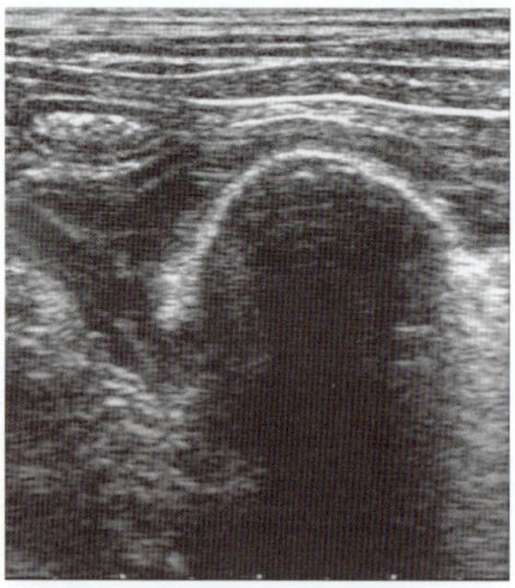

Figura 113.3 Múltiplas camadas intestinais formam o aspecto ultrassonográfico característico da intussuscepção.

A distribuição das camadas, tanto de estômago como de alças intestinais, tende a estar preservada em processos inflamatórios, porém pode haver perda moderada dessa definição. Animais com gastrite grave podem apresentar espessamento de parede associado ao aumento de ecogenicidade e até dificuldade de identificação das camadas. A úlcera gástrica pode ser identificada como discreta falha em mucosa, podendo estar associada a acúmulo de fluido e diminuição da motilidade gástrica.[10]

Processos inflamatórios comuns, como a enterite linfocítica plasmocítica, estão associados a espessamento discreto a moderado de paredes. Costumam afetar muitos segmentos intestinais ou todo o intestino com gravidade variada.[11]

O aumento em espessura da camada muscular (igual ou superior ao da mucosa) tem sido descrito em animais com doença intestinal inflamatória crônica, principalmente em felinos, porém esse achado não deve ser considerado específico e pode estar presente em outras doenças, como processos obstrutivos por corpos estranhos ou infiltrações tumorais.[9,12,13]

O aspecto pregueado em intestino delgado é um achado pouco específico que pode estar presente em associação a processos inflamatórios localizados, como enterite, pancreatite, peritonite, neoplasia abdominal ou isquemia intestinal.[14]

A linfonodomegalia pode ser um achado associado presente tanto na enterite como na neoplasia, tanto no cão como no gato. Nos processos inflamatórios, as alterações tendem a ser discretas a moderadas quando comparadas àquelas presentes em linfonodomegalia mesentérica associada a processos tumorais.

Processos neoplásicos

O aumento em espessura e a perda de diferenciação das camadas de estômago ou alças intestinais são os achados mais frequentes em animais com neoplasia. A perda completa da arquitetura de parede é considerada o achado ultrassonográfico mais indicativo de processo neoplásico (Figura 113.4).[15] Habitualmente os linfonodos mesentéricos associados ao processo neoplásico gastrintestinal apresentam dimensões aumentadas, formato alterado e ecogenicidade reduzida (Figura 113.5).

Apesar de a manifestação neoplásica poder ser variada, alguns tumores apresentam características que permitem um diagnóstico preliminar. O adenocarcinoma gástrico tem sido descrito como formador de "pseudocamadas" que alternam ecogenicidade e que não correspondem histologicamente às camadas originais.[16] O linfossarcoma tende a ser multifocal ou envolver longos segmentos intestinais, podendo causar obstrução parcial ou total.[17] O liomiossarcoma tem origem intramural e pode se projetar externamente e normalmente contem áreas hipo/anecogênicas, representando necrose central.[17]

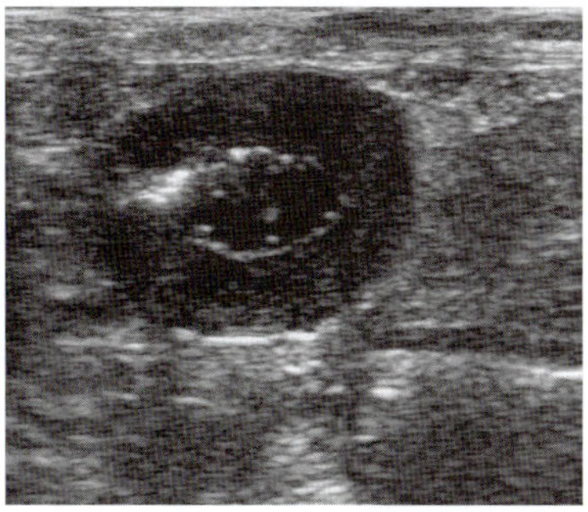

Figura 113.4 Corte transversal de segmento intestinal de cão com linfoma. Observa-se perda de arquitetura de paredes.

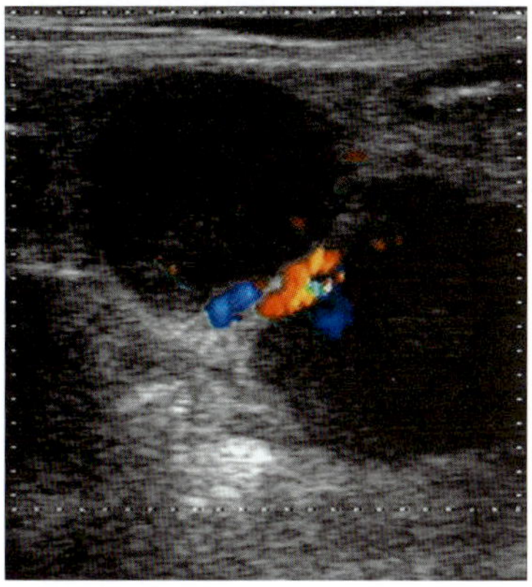

Figura 113.5 Aspecto ultrassonográfico de linfonodomegalia mesentérica de cão com linfoma intestinal.

A citologia aspirativa guiada pela ultrassonografia é uma ferramenta interessante para diagnóstico diferencial entre processos inflamatório e neoplásico. A biopsia pode ser coletada durante a endoscopia ou a laparotomia.

Referências

1. Frank PM, Mahaffey MB. O estômago. In: Thrall DE. Diagnóstico de radiologia veterinária. Elsevier; 2010. p. 750-69.
2. Penninck DG, Nyland TG, Fischer PE, Kerr LY. Normal ultrasonography of the canine gastrintestinal tract. Vet Radiol Ultrasound. 1989;30:272-6.
3. Newell SM, Graham JP, Roberts GD, Ginn PE, Harrison JM. Sonography of the normal feline gastrintestinal tract. Vet Radiol Ultrasound. 1999;40:40-3.
4. Goggin JM, Biller DS, Debey BM, Pickar JG, Mason D. Ultrasonography measurement of gastrintestinal wall thickness and the ultrasonographic appearance of the ileocolic region in healthy cats. J Am Anim Hosp Assoc. 2000;36:224-8.
5. Delaney F, O'Brien RT, Waller K. Ultrasound evaluation of small bowel thickness compared to weight in normal dogs. Vet Radiol Ultrasound. 2003;44:577-80.
6. Penninck DG. Gastrintestinal tract. In: Penninck DG, D'Anjou MA. Atlas of small animal ultrasonography. Blackwell Publishing; 2008. p. 281-318.
7. Larson MM, Biller DS. Ultrasound of gastrintestinal tract. Vet Clin Small Anim. 2009;39:747-59.
8. Lamb CR, Mantis P. Ultrasonographic features of intestinal intussusception in 10 dogs. J Small Anim Pract. 1998;39:437-41.
9. Penninck DG. Gastrintestinal tract. In: Nyland TG, Mattoon JS. Small animal diagnostic ultrasound. WB Saunders; 2002. p. 207-30.
10. Penninck DG, Matz M, Tidwell AS. Ultrasonographic detection of gastric ulceration. Vet Radiol Ultrasound. 1997;38:308-12.
11. Penninck DG, Smyers B, Webster CRL, Rand W, Moore AS. Diagnostic value of ultrasonography in differentiating enteritis from intestinal neoplasia in dogs. Vet Radiol Ultrasound. 2003;44:570-5.
12. Rudorf H, van Schaik G, O'Brien RT, Brown PJ, Barr FJ, Hall EJ. Ultrasonographic evaluation of the thickness of the small intestinal wall in dogs with inflammatory bowel disease. J Small Anim Pract. 2005;46:322-6.
13. Diana A, Pietra M, Guglielmini C, Boari A, Bettini G, Cipone M. Ultrasonographic and pathologic features of intestinal smooth muscle hypertrophy in four cats. Vet Radiol Ultrasound. 2003;44:566-99.
14. Moon ML, Biller DS, Armbrust LJ. Ultrasonographic appearance and etiology of corrugated small intestine. Vet Radiol Ultrasound. 2003;44:199-203.
15. Penninck DG, Moore AS, Gliatto J. Ultrasonography of canine gastric epithelial neoplasia 1998;39:342-8.
16. Grooters AM, Biller DS, Ward H, Miyabayashi T, Couto CG. Ultrasonographic appearance of feline alimentary lymphoma. Vet Radiol Ultrasound. 1994;35:468-72.
17. Myers NC, Penninck DG. Ultrasonographic diagnosis of gastrintestinal smooth muscle tumors in the dog. Vet Radiol Ultrasound. 1994;35:391-7.

Seção B
Doenças do Trato Digestório

114
Doenças do Esôfago

Fábio Okutani Kozu, Ricardo Duarte Silva, Maria Carolina Farah Pappalardo dos Santos

Megaesôfago

Megaesôfago é a dilatação e o hipoperistaltismo do esôfago.[1,2] Ele pode ser congênito ou adquirido, primário ou secundário.[1,2] O adquirido geralmente começa na idade adulta e pode ser idiopático. Predisposição para o megaesôfago congênito foi observada em algumas raças de cães (Pastor-alemão, Labrador, Golden Retriever, Setter Irlandês, Greyhound, Shar-pei, Dogue-alemão). O megaesôfago congênito é hereditário no Fox Terrier de pelo duro e no Schnauzer miniatura. Nos gatos, o megaesôfago não é comum, mas a raça mais predisposta é a Siamesa.

Etiologia

Os mecanismos provavelmente são os mesmos para o megaesôfago congênito ou adquirido idiopático. Estudos fisiológicos sugerem um defeito na via nervosa aferente; as vias eferentes parecem estar intactas.[1,2]

O megaesôfago adquirido pode ser secundário a outras doenças, principalmente àquelas que causam alterações neuromusculares (miastenia *gravis*, hipoadrenocorticismo e disautonomia nos gatos). As principais causas de megaesôfago são:

- Idiopáticas
- Congênitas ou adquiridas
- Endócrinas: hipotireoidismo e hipoadrenocorticismo
- Neuromusculares: miastenia *gravis*, polimiopatia e polimiosite, polirradiculoneurite, disautonomia (gatos), botulismo, lúpus eritematoso sistêmico e neoplasia ou trauma em tronco cerebral
- Tóxicas: por chumbo, tálio e organofosforados
- Outras: estenose pilórica (gatos) e estenose esofágica inferior.

Megaesôfago idiopático congênito

O megaesôfago idiopático congênito é a dilatação esofágica generalizada sem causa conhecida.[1-3]

Manifestações clínicas

Os sinais de regurgitação aparecem durante ou logo após o desmame.[1,2]

As principais raças acometidas são Pastor-alemão, Labrador, Shar-pei, Golden Retriever, Setter Irlandês, Dogue-alemão, Dálmata, Fox Terrier de pelo duro e Schnauzer miniatura.[1-3]

Diagnóstico

Para filhotes que apresentam regurgitação, o principal diagnóstico diferencial é a anomalia vascular. A diferenciação é feita por radiografia torácica. Radiografias simples mostram dilatação generalizada no megaesôfago.[1,3] Radiografias contrastadas são realizadas para evidenciar obstrução craniana ao coração e grau de gravidade da dilatação. Corpos estranhos e estenoses esofágicas também são diagnósticos diferenciais (Figura 114.1).[1]

Tratamento

O tratamento envolve alimentação com o comedouro em posição elevada e mudança na consistência da alimentação. O tratamento será discutido neste capítulo.

O prognóstico para megaesôfago congênito é reservado. Muitos pacientes apresentam regurgitações persistentes e, como consequência, aspiram parte do conteúdo e desenvolvem pneumonia por aspiração. Alguns apresentam desnutrição devido à incapacidade de o esôfago transportar nutrientes suficientes ao estômago.[1] A reprodução desses pacientes não é aconselhada.[1,4]

Megaesôfago idiopático adquirido

A maioria dos pacientes apresenta o megaesôfago adquirido na forma idiopática. No entanto, testes diagnósticos são necessários para diferenciar o megaesôfago secundário de doenças primárias.[1]

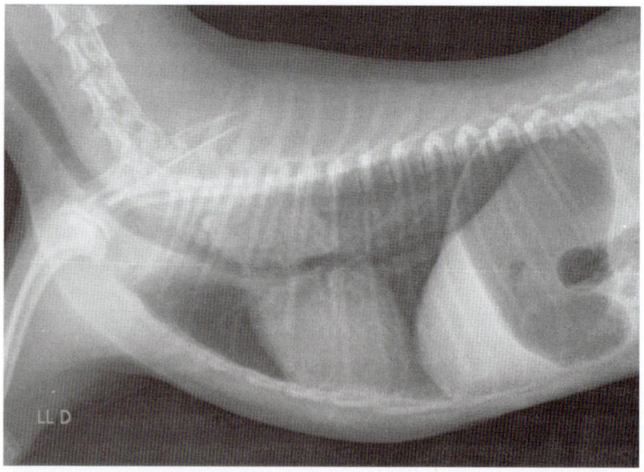

Figura 114.1 Imagem radiográfica de corpo estranho esofágico. (Gentilmente cedida pela médica-veterinária Paula Faria – PROVET.)

O megaesôfago adquirido pode ocorrer em raças puras ou mestiças, frequentemente em animais a partir de 8 anos. No entanto, pode ocorrer em cães mais jovens.[1]

Manifestações clínicas

O principal sinal clínico é a regurgitação, que pode ocorrer logo após a alimentação ou horas depois.[1,2] Os proprietários tendem a confundir regurgitação com vômito. É importante saber diferenciá-los (Quadro 114.1).[1]

O grau de dilatação não é proporcional à gravidade dos sinais clínicos.[1,3]

Outra manifestação é a tosse, que pode estar associada ao quadro de pneumonia por aspiração (complicação mais comum do megaesôfago), a qual pode causar alterações respiratórias importantes, inclusive a morte do paciente.[1,2,5]

Emagrecimento progressivo e polifagia podem indicar ingestão inadequada de nutrientes. Outros pacientes podem apresentar anorexia e salivação devido à esofagite.[1]

Em animais nos quais o megaesôfago é secundário a alterações neuromusculares, podem-se observar fraqueza muscular generalizada, atrofia muscular, déficits neurológicos ou dor muscular. Alopecia e obesidade podem ser secundárias a alterações endócrinas. Intoxicações por chumbo podem causar vômitos.[1]

No exame físico, é comum observar cães magros. A secreção nasal purulenta e a crepitação pulmonar podem indicar pneumonia por aspiração.[1,2] Atrofia muscular, ataxia e fraqueza podem sugerir doenças neuromusculares.[1]

A intussuscepção gastresofágica pode ocorrer devido à alteração de motilidade. No entanto, não é comum.[6]

Diagnóstico

O diagnóstico é feito com a radiografia torácica, pela presença da dilatação esofágica generalizada sem sinais de obstrução (Figura 114.2). O exame contrastado pode ser realizado para avaliar motilidade, excluir corpos estranhos e estenoses.[2] Existe o risco de aspiração do contraste.[1]

Assim que o megaesôfago for detectado, é necessário diferenciá-lo de primário ou secundário. O hemograma e o perfil bioquímico completos devem ser realizados. Leucocitose com ou sem desvio à esquerda pode indicar pneumonia por aspiração.[1,2] A radiografia torácica também avalia se o megaesôfago é acompanhado de pneumonia por aspiração (Figura 114.3).

O hipoadrenocorticismo não é causa comum de megaesôfago. Hiponatremia e hiperpotassemia podem ser encontradas em exames bioquímicos. Alguns casos de hipoadrenocorticismo atípicos têm sódio e potássio normais. O teste de estimulação por hormônio adrenocorticotrófico é necessário para confirmação do diagnóstico.[1,2]

A creatinoquinase e a aspartato transaminase podem estar elevadas na polimiosite. O megaesôfago pode ser secundário a miastenia *gravis* focal ou generalizada. A eletromiografia é um exame que pode ser útil para diferenciar polimiopatia, polimiosite, miastenia *gravis* e polineuropatia.[1-3] O teste de estímulo com cloridrato de edrofônio (Tensilon®) é usado para detectar miastenia *gravis*. O cloridrato de edrofônio é um fármaco anticolinesterásico de curta duração, administrado na dose de 0,11 a 0,22 mg/kg por via intravenosa (IV). Caso o paciente apresente melhora dos sinais clínicos após a aplicação, a miastenia *gravis* é considerada. A resposta é passageira e ocorre em 1 a 2 min.[1]

Colesterol alto pode indicar hipotireoidismo. Além da concentração sérica de T4 total, o T4 livre por diálise e o hormônio tireoestimulante podem diagnosticar o hipotireoidismo.[1-3] Após o início do tratamento para o hipotireoidismo, o megaesôfago tende a regredir.[7] Os testes de função tireóidea devem ser interpretados com cuidado, pois animais doentes podem apresentar concentrações hormonais baixas e não serem hipotireóideos (síndrome da doença eutireóidea).[3]

O lúpus eritematoso sistêmico (LES) não é causa comum de megaesôfago. O teste do anticorpo antinuclear (ANA) raramente é positivo. Pacientes com LES podem apresentar dor e inchaço nas articulações, claudicação, anemia hemolítica e trombocitopenia imunomediadas e lesões cutâneas (ulcerações, eritema, alopecia).[1]

Já houve descrição de casos de cães com megaesôfago que desenvolveram osteopatia hipertrófica. No entanto, sabe-se que apenas em humanos pode haver relação entre as duas doenças.[8]

Quadro 114.1 Características de vômito e regurgitação.

Características	Regurgitação	Vômito
Contração abdominal	Ausente	Presente
Mímica de vômito	Ausente	Presente
Relação com ingestão	Variável	Variável
Formato	Bolo ou tubular	Variável
Presença de bile	Não	Pode estar presente
Sangue	Raro	Pode estar presente

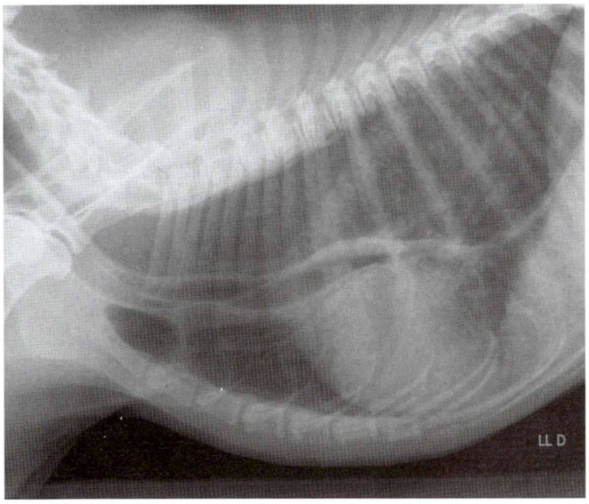

Figura 114.2 Imagem radiográfica de megaesôfago. (Gentilmente cedida pela médica-veterinária Paula Faria – PROVET.)

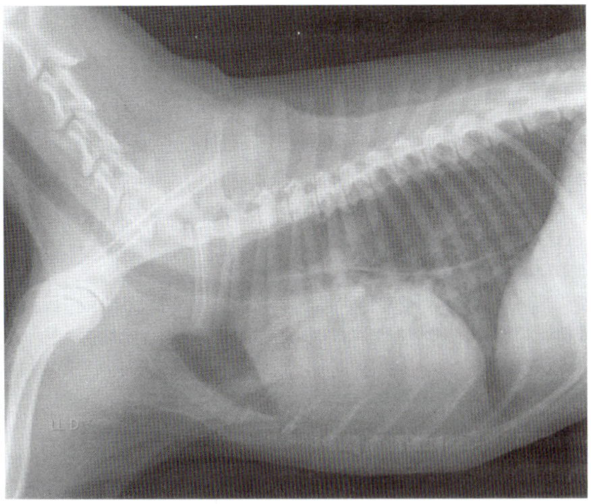

Figura 114.3 Imagem radiográfica de megaesôfago associado à broncopneumonia. (Gentilmente cedida pela médica-veterinária Paula Faria – PROVET.)

A disautonomia ocorre ocasionalmente e a suspeita baseia-se nos sintomas (colo dilatado, nariz ressecado, pupilas dilatadas, ceratoconjuntivite seca e bradicardia).[3] O megaesôfago é um dos achados radiográficos da disautonomia, além de pneumonia por aspiração, dilatação do estômago, intestino delgado e bexiga urinária.[9] Gatos com disautonomia têm prognóstico mau, principalmente quando desenvolvem bradicardia e megaesôfago com pouca resposta ao manejo.[10] Alguns gatos se recuperam, no entanto pode demorar 2 a 12 meses. A recuperação completa é rara e muitos gatos permanecem com alguns sinais clínicos.[2]

A endoscopia não é necessária para o diagnóstico de megaesôfago.[1,3] Ela pode ser útil no diagnóstico de megaesôfagos associados a esofagite ou pequenas neoplasias.[11] Não está esclarecido se o megaesôfago pode ser causa ou consequência da esofagite.[2]

Tratamento

Caso haja uma causa primária de megaesôfago, ela deve ser tratada.[1,3] Nesses casos, ele pode ser reversível. O tratamento consiste em diminuir as regurgitações, minimizar a possibilidade de pneumonia por aspiração e aumentar a captação de nutrientes.[1]

Os pacientes devem ser alimentados com a parte superior do corpo em posição elevada (pelo menos 45°). A gravidade ajuda a entrada da comida do estômago.[1,2] A comida pode ser colocada em uma escada ou plataforma. Cães de maior porte podem ser segurados pelo esterno. Cães com alterações articulares podem sentir certa dificuldade. Alguns são treinados e se adaptam ao manejo.[1]

A posição elevada deve ser mantida por 10 a 15 min após a alimentação. Como o esôfago nunca está vazio, é interessante elevar o paciente durante 5 a 10 min entre as refeições. Durante a noite, o número de regurgitações pode aumentar, por isso é importante elevar o animal antes de dormir. Se possível, mantê-lo levemente elevado durante o sono.[1]

A frequência da alimentação depende do animal, geralmente de 2 a 4 vezes/dia. Alguns animais se adaptam a pequenas quantidades várias vezes ao dia, o que depende da disponibilidade do proprietário.[1,2]

A consistência da alimentação deve ser adaptada. Alguns pacientes se adaptam à alimentação pastosa. A dieta muito líquida pode ser mais facilmente aspirada. Outros se adaptam a "bolas" de comida enlatada. Não se pode prever se o cão se adaptará à ração mais consistente ou em forma de mingau.[2,3] Cada paciente pode responder a diversas consistências de comida. Cabe ao proprietário encontrar a melhor para o animal.[1,3]

Drogas pró-cinéticas como a metoclopramida são, na maioria das vezes, ineficazes. A cisaprida (0,25 mg/kg) tem efeitos pró-cinéticos mais amplos que a metoclopramida.[1,3] No entanto, a cisaprida não está mais disponível no mercado.

As complicações mais comuns do megaesôfago são a pneumonia aspirativa e a perda de peso. Muitos pacientes não recebem adequadamente os nutrientes e ficam imunocomprometidos.[1]

Pacientes muito caquéticos e debilitados muitas vezes necessitam de alimentação via gastrotubo. Essa também é uma opção para pacientes que não se adaptam ao manejo e nos quais a regurgitação é frequente e persistente. Além da alimentação, a medicação pode ser feita via tubo.[1-3]

O gastrotubo pode ser colocado via endoscópio ou cirurgia. O período de permanência é variável. Alguns cães ganham peso rapidamente e respondem bem ao manejo. Nesses casos, o gastrotubo pode ser removido em 1 a 2 meses. Alguns podem ficar mais de 1 ano com o tubo e se beneficiam com o uso prolongado da sonda. Nesses casos, o tubo deve ser trocado. Alguns cães podem apresentar vômitos ou refluxo gastresofágico com o tubo.[1,2]

O tratamento para pneumonia inclui fluidoterapia, antibioticoterapia, inalação, tapotagem e suporte nutricional. Pacientes com pneumonia importante necessitam de internação. A administração de antibióticos por via oral (VO) é contraindicada a pacientes com pneumonia grave. Além da baixa concentração sérica, a medicação não é transportada de maneira regular ao estômago.[1]

Pacientes que desenvolvem esofagite podem apresentar diminuição de apetite e salivação.[1-3] O tratamento pode incluir sucralfato, antagonista de receptor H_2 (ranitidina, famotidina) ou inibidor da bomba de prótons (omeprazol, lansoprazol).[1]

Nos casos de megaesôfago secundário à miastenia *gravis*, o manejo deve ser somado à terapia medicamentosa. Neostigmina injetável pode ser ministrada na dose de 0,44 mg/kg por via intramuscular (IM), a cada 6 h, ou brometo de piridostigmina, na dose de 0,55 a 3,3 mg/kg VO, a cada 8 a 12 h. Deve-se prevenir a superdosagem de acetilcolinesterase. Os sinais incluem fraqueza muscular, diarreia, salivação, miose, vômito. Os corticoides em doses imunossupressoras podem ajudar na miastenia (prednisona 1 a 2 mg/kg, 2 vezes/dia).[2] A azatioprina é outra opção de fármaco imunossupressor, na dose de 1,1 mg/kg 1 vez/dia VO, por 14 dias, depois 2,2 mg/kg, 1 vez/dia. Quando os sinais clínicos tiverem melhorado, a azatioprina pode ser reduzida em dias alternados.[1]

Alguns cães ou gatos com megaesôfago têm prognóstico reservado a ruim.[1,3,4] Infelizmente a eutanásia é uma alternativa. No entanto, em muitos casos, os animais podem ser tratados por meses ou anos com êxito. A existência de pneumonia por aspiração e a idade dos animais podem influenciar o tempo de sobrevida.[5] Muitas vezes, grande parte do sucesso depende da dedicação do proprietário.[1] Animais com megaesôfago adquirido secundário apresentam prognóstico favorável se a doença primária for diagnosticada e tratada adequadamente.[2]

Referências

1. Tams TR. Doenças do esôfago. In: Tams TR, editor. Gastrenterologia em pequenos animais. São Paulo: Roca; 2005. p. 115.
2. Washabau RJ. Doenças do esôfago. In: Tratado de medicina interna veterinária. Rio de Janeiro: Guanabara Koogan; 2004. p. 1212-4.
3. Couto CG, Nelson RW. Distúrbios da cavidade bucal, da faringe e do esôfago. In: Medicina interna de pequenos animais. Rio de Janeiro: Guanabara Koogan; 2001. p. 326-7.
4. Hoenig M, Mahaffey MB, Parnell PG, Styles ME. Megaesophagus in two cats. J Am Vet Med Assoc. 1990;196(5):763-5.
5. McBrearty AR, Ramsey IK, Courcier EA, Mellor DJ, Bell R. Clinical factors associated with death before discharge and overall survival time in dogs with generalized megaesophagus. J Am Vet Med Assoc. 2011;238(12):1622-8.
6. van Geffen C, Saunders JH, Vandevelde B, van Ham L, Hoybergs Y. Idiopathic megaesophagus and intermittent gastro-oesophageal intussusceptions in a cat. J Small Anim Pract. 2006;47(8):471-5.
7. Huber E, Armbrust W, Forster JL, Ribière T, Grosclaude P. Resolution of megaesophagus after treatment of concurrent hypothyroidism in a dog. Schweiz Arch Tierheilkd. 2001;143(10):512-4.
8. Watrous BJ, Blumenfeld B. Congenital megaesophagus with hypertrophic osteopathy in a 6-year-old dog. Vet Radiol Ultrasound. 2002;43(6):545-9.
9. Detweiler DA, Biller DS, Hoskinson JJ, Harkin KR. Radiographic findings of canine dysautonomia in twenty-four dogs. Vet Radiol Ultrasound. 2001;42(2):108-12.
10. Olby N. Neurogenic micturition disorders. In: Feline internal medicine. St. Louis: Elsevier; 2006. p. 489.
11. Kook PH, Wiederkehr D, Makara M, Reusch CE. Megaesophagus secondary to an esophageal leiomyoma and concurrent esophagitis. Schweiz Arch Tierheilkd. 2009;151(10):497-501.

115 Doenças Gástricas

Maria Carolina Farah Pappalardo dos Santos, Fernanda de Assis Bueno Auler

Introdução

O estômago está situado em posição transversal, à esquerda da linha média, caudalmente ao fígado, craniolateral ao baço e cranial ao rim esquerdo.[1,2] É formado por quatro regiões anatômicas funcionais (cárdia, fundo, corpo e antro).[3,4] A convergência dos músculos do esôfago e do estômago forma o cárdia, do qual, juntamente com o esfíncter esofágico inferior, possibilita a entrada da ingesta no estômago, evitando o refluxo do conteúdo no esôfago. O fundo está localizado à esquerda e dorsalmente ao cárdia. Durante o preenchimento gástrico, o alimento é acomodado no fundo, sem que haja aumento de pressão intragástrica.[3] O corpo armazena a ingesta e secreta ácido hidroclorídrico, pepsina e lipase para a digestão.[1,3] A função primária do antro é quebrar a ingesta em pequenas partículas. O piloro é formado por uma parede muscular que forma o esfíncter pilórico, selecionando o tamanho da partícula que passará para o duodeno, evitando o refluxo.[1,3]

A parede do estômago tem três camadas: mucosa, muscular e serosa. As células da mucosa secretam muco e bicarbonato, que protegem o tecido basal dos efeitos do ácido luminal e da pepsina proteolítica.[1] O estômago é irrigado pelas artérias celíaca, hepática e esplênica. As veias gastresplênica e gastroduodenal fazem o retorno para a veia hepática.[3] O sangue proveniente do estômago penetra no fígado pela veia porta.[1]

Armazenamento, mistura, trituração e transporte da ingesta dependem de diferentes tipos de motilidade, ocorrendo por meio de várias contrações peristálticas por minuto do corpo para o antro. Quando a ingesta chega ao piloro, pequenas quantidades passam para o duodeno, o piloro se fecha e as partículas maiores permanecem no antro e no corpo para serem digeridas.[1]

O estômago tem uma barreira na mucosa gástrica, a qual tem a função de protegê-lo dos ácidos gástricos, das enzimas e dos ácidos biliares. O componente mais superficial dessa barreira é uma camada de mucobicarbonato. O muco funciona como lubrificante e o bicarbonato mantém o pH da mucosa acima de 6. A barreira da mucosa gástrica tem a capacidade de reparar continuamente as células lesadas (restituição epitelial), além de conter prostaglandinas, produzidas pela mucosa.[1,5]

Manifestações clínicas das doenças gástricas

O vômito é a principal manifestação clínica da doença gástrica.[6-8] No entanto, ocorre em diversas doenças, como insuficiência renal, pancreatite e hipoadrenocorticismo.[1] A anamnese é de extrema importância, pois as manifestações clínicas referentes à doença gástrica primária não são específicas (vômitos, hematêmese, melena, anorexia, desconforto abdominal). São poucos os proprietários que diferenciam vômito de regurgitação, fazendo com que a doença esofágica também esteja entre o diagnóstico diferencial.[3]

Sangramento gástrico geralmente ocorre nos casos de doença gástrica erosiva-ulcerativa, como hematêmese e melena (fezes enegrecidas). Sangue digerido no vômito (Figura 115.1) indica sangramento gástrico e sangue vivo pode estar associado à hemorragia esofágica ou de cavidade oral. Fezes enegrecidas (Figura 115.2) estão associadas a sangramento de qualquer parte do trato gastrintestinal superior.[1,3,6]

A distensão abdominal é menos comum, devendo ser diferenciada de outras causas não gástricas, como ascite, organomegalia, neoplasia, hiperadrenocorticismo canino e obesidade. Cães de grande porte com distensão abdominal (gás em estômago) e vômitos improdutivos podem estar acometidos de dilatação-vólvulo gástrico. Retardos de esvaziamento, causados por diminuição de motilidade ou obstrução de piloro, também levam ao aumento de volume abdominal, principalmente pós-prandial.[1,3]

Métodos diagnósticos

Exames laboratoriais

Os exames laboratoriais são fundamentais na diferenciação de causas de doenças gástricas primárias ou secundárias. O hemograma pode estar normal em gastrites primárias. Nos casos de sangramento crônico, pode ocorrer anemia arregenerativa, já em hemorragias agudas significativas é mais comum anemia regenerativa. Doenças virais, como o parvovírus, podem causar neutropenia. A eosinofilia pode ocorrer em

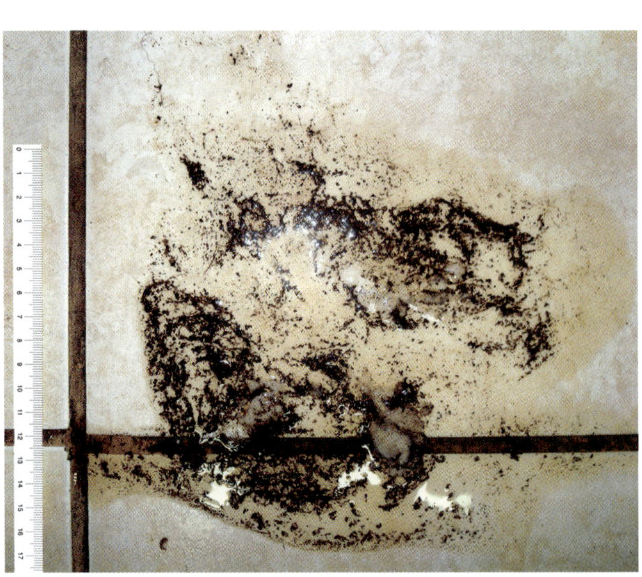

Figura 115.1 Vômito com sangue digerido ou em "borra de café". (Gentilmente cedida pelo Prof. Dr. Ricardo Duarte.)*

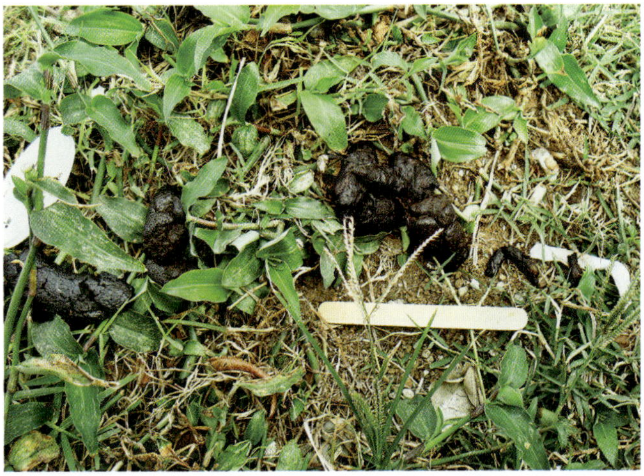

Figura 115.2 Fezes enegrecidas ou melena. (Gentilmente cedida pelo Prof. Dr. Ricardo Duarte.)

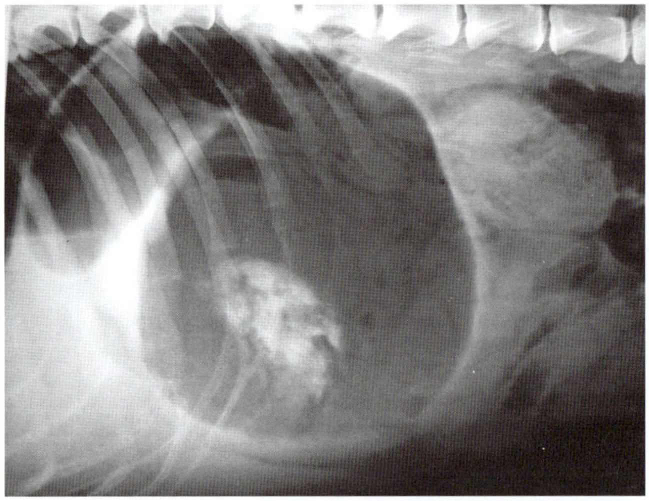

Figura 115.3 Torção gástrica: cavidade gástrica dilatada por conteúdo gasoso com rotação do piloro no sentido anti-horário, evidenciando a faixa de compartimentalização na porção cranial dela. Notar estrutura radiopaca localizada em correspondência a região fúndica/corpo gástrico, compatível com existência de corpo estranho.

parasitismo e gastrenterite eosinofílica. Enterocolites bacterianas e doença inflamatória intestinal podem causar leucocitose com neutrofilia.[3]

Exames bioquímicos específicos para investigação de insuficiência renal, hepatopatias e cetoacidose diabética eliminam a possibilidade de as alterações gástricas serem secundárias. Vômitos de pequena duração não alteram eletrólitos ou o equilíbrio ácido-base. A hiponatremia e a hiperpotassemia podem indicar hipoadrenocorticismo. Animais com vômitos intermitentes e anorexia podem apresentar hipopotassemia. A hipocloremia pode ocorrer em perdas de secreções gástricas ricas em cloro e a redução da reabsorção de cloro pelo néfron distal nos casos de hipopotassemia.[3] A acidose metabólica pode ocorrer em animais desidratados, azotêmicos e que apresentam aumento de lactato por diminuição de perfusão tecidual.[9]

Exame radiográfico

As radiografias não contrastadas podem identificar distensões gástricas, deslocamento e/ou mau posicionamento do órgão e corpos estranhos radiopacos, porém espessamento de parede gástrica, úlceras e formações são raramente visibilizados. Aerofagias simples mostram um estômago repleto de gás na posição normal; a dilatação-vólvulo gástrico provoca um estômago tenso e malposicionado (deslocamento dorsal e à esquerda do piloro)[3,10] (Figura 115.3).

O exame radiográfico contrastado pode ser utilizado no diagnóstico de doenças gástricas, porém requer tempo e radiografias consecutivas. A acurácia e a especificidade diagnóstica são limitadas.[10] Corpos estranhos, formações, retardo no esvaziamento gástrico ou úlceras muito profundas podem, em alguns casos, ser visibilizados por meio desse exame. O bário deve ser administrado puro ou misturado ao alimento pastoso; as doses recomendadas são 8 a 13 mℓ/kg para cães pequenos ou gatos e 4 a 8 mℓ/kg para cães grandes. O contraste pode indicar estreitamentos no piloro, os quais podem ser caracterizados por hiperplasias, neoplasias ou doenças inflamatórias.[3]

Exame ultrassonográfico

A ultrassonografia pode ser utilizada, sem contraindicações, rotineiramente, mas sua contribuição diagnóstica é limitada para avaliação gástrica.[10,11] O gás interfere na interpretação do exame devido à produção de artefatos. Animais que serão submetidos à ultrassonografia, principalmente para avaliação gástrica, devem estar em jejum alimentar, porém a administração de água deve ser realizada antes do exame, para facilitar a visibilidade da parede gástrica.[11] A presença de conteúdo alimentar no estômago também confunde a interpretação diagnóstica.[10] Sua indicação é a avaliação das camadas gástricas quanto ao espessamento em casos suspeitos de neoplasias, gastrites crônicas, hiperplasia de piloro e também a visualização de alguns corpos estranhos. Alterações de motilidade também podem ser avaliadas durante esse procedimento. A espessura da parede gástrica, em cães, varia de 3 a 5 mm. Nos gatos, a média é de 2 a 4,4 mm.[12]

Cintigrafia e fluoroscopia

A cintigrafia e a fluoroscopia são consideradas métodos diagnósticos precisos nos casos de avaliação fisiológica do trato gastrintestinal, principalmente em casos de retardo do esvaziamento gástrico. Entretanto, a cintigrafia é pouco realizada devido à ingestão de partículas radioativas, à necessidade de local específico e aos cuidados antirradioativos que devem ser tomados com o equipamento e com a realização do exame.[13] A fluoroscopia avalia, em tempo real, a passagem do contraste pelo trato gastrintestinal.

Endoscopia digestiva alta

A endoscopia possibilita a visualização direta do lúmen do esôfago, do estômago e do duodeno, de modo minimamente invasivo. Ela possibilita visibilizar inflamação, caracterizada por edema e hiperemia na mucosa gástrica, erosões, úlceras, corpos estranhos, hiperplasias, hemorragia gástrica, pólipos e proliferações teciduais.[13,14] Sua contribuição se estende, ainda, à coleta de material para realização de exame citológico e ao estudo histopatológico sob orientação visual.[13,14] Além de contribuir com o diagnóstico, é indicada como método terapêutico, em casos de remoção de corpo estranho e pólipos, hemorragias gástricas agudas, ruptura de vasos sanguíneos (mais comum em humanos) e no auxílio de colocação de tubos gástricos.[13,14] A limitação da endoscopia digestiva alta está no diagnóstico de alterações extramurais, ou seja, lesões localizadas nas camadas submucosa e/ou muscular.[13] O risco desse procedimento é baixo e está associado a pacientes com contraindicações anestésicas importantes, já que, para realizar esse exame, é necessário anestesia geral. Não deve ser realizado em pacientes com suspeita de perfuração em alças intestinais e distúrbio de coagulação nos casos de biopsias.[13,14] É recomendado jejum alimentar, de 12 a 14 h, e hídrico, de 3 a 5 h, antes do exame. A falta de preparo prejudica o procedimento, pois conteúdo alimentar em qualquer quantidade impede a visualização adequada da cavidade gástrica.

Gastrite aguda e doença gástrica ulcerativa

Fisiopatologia

São várias as causas e fatores que levam a gastrite aguda, como ingestão de corpo estranho, material erosivo, intolerância e indiscrição alimentar, fármacos, parasitos e infecções virais. Grande parte dos animais responde ao tratamento sintomático, porém sem o diagnóstico conclusivo. Acredita-se que a exposição repetida a antígenos pode levar a resposta alérgica ou imunomediada que causaria a gastrite aguda.[3,7]

Os mecanismos fisiopatológicos gerais de ulceração gástrica incluem lesão direta na barreira da mucosa gástrica, aumento de secreção dos ácidos gástricos, retardo na renovação do epitélio gástrico e diminuição do fluxo sanguíneo na mucosa.[15] São muitas as causas de ulceração e erosão gástrica. Entre as mais comuns, está a administração de anti-inflamatórios não esteroides (AINE). Os AINE causam gastrite por inibição da síntese de prostaglandinas protetoras.[3,5,16] A gravidade da lesão pode estar relacionada com idade, dose, sensibilidade individual e uso concomitante com corticoides. Entre os AINE, estão o diclofenaco sódico, o piroxicam, o ibuprofeno e o flunixino. O ibuprofeno e o piroxicam passam pela circulação êntero-hepática, que prolonga a meia-vida dos fármacos. Mesmo inibidores seletivos de ciclo-oxigenase 2 (COX-2) podem causar erosão ou ulceração gástrica.[5] A administração de AINE também pode ser uma das causas de ulceração em gatos, porém não é tão comum como nos cães. O ácido acetilsalicílico diminui a síntese de prostaglandina, compromete a barreira da mucosa gástrica e pode induzir à ulceração. Os corticosteroides, apesar de serem anti-inflamatórios esteroides, também contribuem para a ocorrência de úlcera e erosão, agindo na diminuição do crescimento das células da mucosa e na produção de muco, além de aumentarem a produção de suco gástrico. A prednisona geralmente não causa problemas se usada em doses menores que 4 mg/kg/dia. A dexametasona, em altas doses, pode levar a lesões ulcerativas, principalmente quando existem outros fatores (como hipotensão, refluxo de ácidos biliares e administração de AINE.).[3]

Doenças metabólicas podem predispor a lesões ulcerativas na mucosa. A insuficiência hepática diminui a produção de muco gástrico, a vascularização e a renovação de células epiteliais, além de aumentar a concentração de ácidos biliares que estimulam a secreção de gastrina e ácido gástrico.[1,3] Na doença renal, a lesão das células epiteliais ocorre pela presença de toxinas urêmicas e pela diminuição do metabolismo renal de gastrina. Hipotensão por sepse, choque e procedimentos cirúrgicos podem causar lesão gástrica. O fundo e o corpo do estômago são extremamente dependentes da circulação para manter a função da barreira da mucosa. Em resposta à hipotensão, ocorre a liberação de catecolaminas e corticosteroides vasoconstritores que potencializam a formação de úlceras.

Características clínicas

O início das manifestações clínicas acontece de modo agudo e se caracteriza por vômitos intermitentes, hematêmese, melena, dor, apatia e choque.[3,16]

Diagnóstico

O diagnóstico deve se basear no histórico clínico, como tratamento com AINE ou corticosteroides, e nas manifestações clínicas. Na maioria dos casos, os pacientes apresentam dor à palpação abdominal. O exame radiográfico contrastado pode ser útil apenas em casos de úlceras muito profundas. A ultrassonografia pode indicar espessamento de mucosa gástrica pela inflamação e líquido livre nos casos de perfuração. A endoscopia é o método diagnóstico mais útil, por possibilitar a visibilidade direta da lesão e confirmar o diagnóstico.[13,14,17] Biopsias de erosões e úlceras visibilizadas durante o procedimento endoscópico devem ser realizadas e encaminhadas para estudo histopatológico, principalmente quando houver lesões proliferativas ulceradas (Figura 115.4).

Tratamento

O tratamento inicial deve ser realizado nos casos em que a gastrite aguda e/ou ulcerativa for secundária à doença metabólica. A terapia de suporte auxilia no tratamento da gastrite, assim como aumenta as chances de defesa da mucosa. A via oral deve ser evitada até que o vômito seja interrompido. A administração de fluidoterapia mantém o animal hidratado e

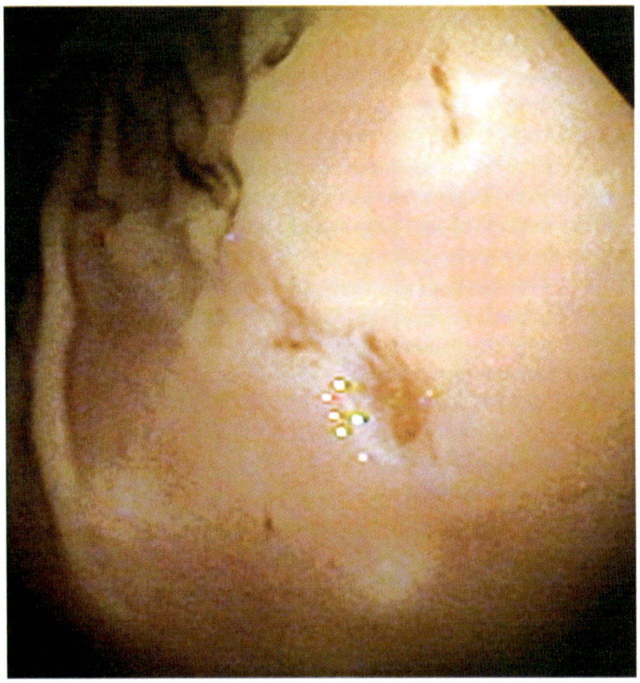

Figura 115.4 Úlceras em mucosa de corpo gástrico de um cão. (Gentilmente cedida pelos médicos-veterinários Franz Naoki Yoshitoshi e Fernanda Auler.)

a perfusão gástrica.[1,3,6] A nutrição enteral ou parenteral deve ser instituída para manter aporte nutricional adequado. O jejum prolongado não é indicado. Em casos de sangramento significativo, a transfusão é indicada para reposição sanguínea, assim como cirurgia nos casos de sangramento não controlado ou nos casos de perfuração. A duração do tratamento é de, no mínimo, 2 a 3 semanas.[3]

Fármacos antissecretores são inibidores competitivos que suprimem a secreção de ácidos. Os antagonistas de receptor de H_2 se ligam a seus receptores nas células parietais produtoras de ácido e tornam as células menos responsivas à gastrina e à acetilcolina. Os antagonistas são a famotidina, a cimetidina, a nizatidina e a ranitidina. A diferença entre eles está na capacidade supressora de ácido e nos efeitos pró-cinéticos.[3] A ranitidina e a nizatidina têm efeito pró-cinético e antiácido, pois, além de diminuírem a acidez gástrica, aumentam a motilidade e o esvaziamento gástrico, auxiliando na diminuição dos refluxos gastresofágico e enterogástrico.[1,3] A cimetidina é menos potente e deve ser administrada de 3 a 4 vezes/dia, havendo diminuição de sua ação quando administrada com alimento.

Os inibidores da bomba de prótons (omeprazol, lansoprazol) bloqueiam a enzima sódio-potássio adenosina trifosfatase da célula parietal e inibem a formação de ácido gástrico. Esses fármacos são mais potentes, pois bloqueiam a etapa final de formação de íons hidrogênio, com efeito antissecretório tanto em humanos quanto em animais.[15] Os antagonistas se acumulam na célula parietal e aumentam a cada dose, assim a supressão do ácido gástrico não ocorre nas primeiras doses. Por isso, no início do tratamento, é recomendado o uso de inibidores da bomba de prótons em conjunto com antagonistas de receptor H_2 por 3 a 4 dias.[3] O lansoprazol não difere significativamente do omeprazol em potência ou duração de ação.[1]

O sucralfato é indicado, por ser eficaz no tratamento de gastrites erosivas e ulcerativas, pois se adere às lesões, formando uma camada protetora. Ele inativa a pepsina, adsorve os ácidos biliares que refluem do duodeno e aumenta a secreção de muco e bicarbonato, aumentando a velocidade de cicatrização da úlcera. Pode ser administrado em conjunto com antagonistas de receptor de H_2 e/ou inibidores da bomba de prótons; mas, por adsorver certas substâncias, não deve ser administrado no intervalo de 2 h entre os outros fármacos orais.[1,3,14] A dose é de 0,5 a 1 g, a cada 6 a 12 h.[1,3]

Os fármacos pró-cinéticos melhoram o esvaziamento gástrico e diminuem o refluxo enterogástrico, auxiliando na cicatrização e diminuindo a lesão gástrica. A metoclopramida tem efeito antiemético central e pró-cinético periférico, agindo na musculatura lisa do trato gastrintestinal (contrações antral, pilórica e duodenal). Pode ser usada na dose de 0,2 a 0,5 mg/kg, a cada 8 h, ou 0,01 a 0,02 mg/kg/h, em infusão contínua por via intravenosa (IV). A metoclopramida não deve ser usada em casos de obstrução gastrintestinal. Os efeitos centrais desse fármaco também podem causar alterações de comportamento em alguns animais, como agitação ou letargia.[3] A cisaprida é outro pró-cinético com boa ação no trato gastrintestinal, pois age no estômago, no esôfago e no cólon, além de não atravessar a barreira hematencefálica, não estimulando alterações de comportamento.[1,3] No entanto, sua venda foi proibida devido às alterações cardíacas causadas em humanos.[3]

A eritromicina é um antibiótico que estimula receptores de motilidade da musculatura gastrintestinal lisa. Age, principalmente, no esvaziamento de sólidos, devendo ser administrada em jejum. A dose pró-cinética de eritromicina é 0,5 a 1 mg/kg por via oral (VO), a cada 8 h.[1,3] Por ser administrada dose menor que a da antibacteriana, os efeitos colaterais, como vômito, são incomuns. Outro antiemético bastante efetivo é a ondansetrona, usada na dose de 0,1 a 1 mg/kg, a cada 12 a 8 h.[3]

Os análogos sintéticos das prostaglandinas (misoprostol) promovem proteção à mucosa gástrica de modo semelhante ao das prostaglandinas endógenas, estimulando a secreção gástrica de muco e bicarbonato, aumentam o fluxo sanguíneo e diminuem a secreção de ácido gástrico.[3] Como a maioria dos AINE inibe a produção de prostaglandinas, o tratamento com misoprostol ajuda a evitar a ulceração gástrica nos casos em que é necessária a administração prolongada do AINE.[1,3] Caso seja utilizado acima da dose recomendada (2,2 a 3,3 μg/kg, a cada 12 h), pode causar vômitos, diarreia e dor abdominal.[5] Não deve ser administrado em gestantes, pois é abortivo. O uso conjunto de omeprazol e misoprostol está sendo estudado na gastrite ulcerativa.[5] Em relação à ranitidina, o misoprostol tem maior ação profilática.[2]

Gastrenterite hemorrágica aguda idiopática

Fisiopatologia

A causa da gastrenterite hemorrágica não é bem definida, mas pode representar uma reação imunomediada envolvendo o trato gastrintestinal. Sua fisiopatologia se assemelha à enterite hemorrágica aguda em humanos induzida por cepas enterotoxigênicas de *E. coli*.[18]

Manifestações clínicas

A gastrenterite hemorrágica pode ser mais grave que a aguda, causando hematêmese e hematoquezia.[1] Geralmente acomete raças pequenas de modo agudo. Em casos graves, pode debilitar rapidamente o animal e levar a óbito.[1,6]

Diagnóstico

Uma característica importante é a hemoconcentração (hematócrito > 55%), com concentrações normais de proteína plasmática total.[1,6] A azotemia renal ou pré-renal e a trombocitopenia podem estar presentes em animais gravemente acometidos. A hemoconcentração, associada às manifestações clínicas características, pode indicar gastrenterite hemorrágica.[6]

Tratamento

Fluidoterapia agressiva é de extrema importância para corrigir a desidratação aguda e evitar choque, coagulação intravascular disseminada secundária à hipoperfusão e insuficiência renal secundária à hipovolemia. Indicam-se fármacos antissecretores, como ranitidina (2 mg/kg, a cada 12 ou 8 h), omeprazol (1 mg/kg, a cada 12 a 24 h), fármacos para o controle do vômito, metoclopramida (0,2 a 0,5 mg/kg, a cada 12 a 8 h) e ondansetrona (0,5 mg/kg, a cada 12 a 8 h). A administração de antibióticos é útil para evitar possível proliferação das bactérias intestinais (p. ex., amoxicilina, ampicilina, enrofloxacino, metronidazol). O sucralfato auxilia na cicatrização de úlceras.[6]

Gastrite crônica

Fisiopatologia

A gastrite crônica ocorre frequentemente em cães e gatos, porém sua prevalência real não é conhecida.[3] Entre as causas de gastrite crônica, estão alergias alimentares, terapia crônica com AINE e infecções bacteriana, parasitária e fúngica.[3]

Manifestações clínicas

A gastrite crônica é caracterizada por episódios intermitentes de vômitos, algumas vezes com episódios agudos, sem resposta ao tratamento empírico. Outras manifestações clínicas, como anorexia, perda de peso e dor abdominal, podem ocorrer.[3,17]

Diagnóstico

O exame radiográfico simples é útil nos casos em que a causa é a presença de corpo estranho, dependendo de sua radiopacidade. O exame radiográfico contrastado pode contribuir nos casos de retardo no esvaziamento gástrico. O exame ultrassonográfico pode ser útil na mensuração de parede gástrica e, em alguns casos, indicar que existe corpo estranho.

A endoscopia digestiva alta é efetiva nesses casos, pois visibiliza a inflamação na mucosa gástrica (Figura 115.5), além de excluir ou confirmar erosões, úlceras, corpo estranho, pólipos, proliferações teciduais e parasitos. A coleta para biopsia, durante o exame, deve ser realizada, pois pode colaborar na conclusão diagnóstica, quando encaminhada para o estudo histopatológico. Amostras coletadas da mucosa gástrica, por meio da endoscopia, também podem ser utilizadas para o diagnóstico da *Helicobacter* spp. Exames bioquímicos devem ser realizados para descartar causas metabólicas de vômito crônico.[3,13,14,16]

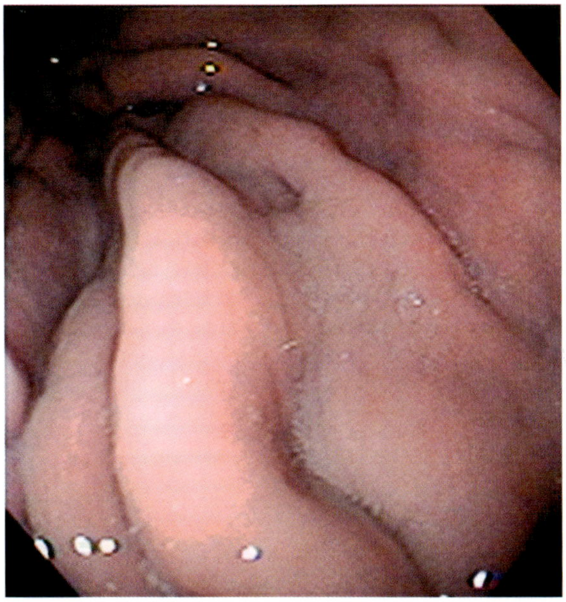

Figura 115.5 Edema e hiperemia em pregas de corpo gástrico de um cão. (Gentilmente cedida pelos médicos-veterinários Franz Naoki Yoshitoshi e Fernanda Auler.)

Gastrite crônica idiopática

Fisiopatologia

O termo gastrite idiopática deve ser utilizado nos casos em que infiltrados celulares característicos de processos inflamatórios, como linfócitos, plasmócitos, neutrófilos e/ou eosinófilos, estejam presentes em amostras de tecido gástrico sem outra causa determinada.[16] A gastrite idiopática é caracterizada histologicamente por infiltrado linfocítico-plasmocítico, secundário a alteração de permeabilidade na mucosa gástrica, possibilitando a absorção inadequada de antígenos com resposta imunomediada. Essa alteração pode ser induzida por fármacos, parasitos, infecção ou sensibilidade alimentar.[16] A gastrite eosinofílica é caracterizada por infiltrado eosinofílico, formações granulomatosas, ulcerações e raramente necrose. A hipersensibilidade a antígenos alimentares é umas das causas prováveis.[3,14]

Manifestações clínicas

O vômito também pode ocorrer na gastrite crônica idiopática, assim como o emagrecimento progressivo e a apatia. Vômitos com sangue digerido podem estar presentes em casos crônicos e graves.[3,16]

Diagnóstico

O diagnóstico baseia-se no estudo histopatológico de amostras da parede gástrica.[18] Muitas vezes, infiltrados linfocíticos graves podem ser difíceis de ser distinguidos de linfomas. A biopsia pode ser realizada por endoscopia digestiva alta ou laparotomia. Espessamento de mucosa pode ser visibilizado pela ultrassonografia, nos casos de maior cronicidade.[2] Edema e hiperemia são as principais alterações visibilizadas pela gastroscopia. Podem-se visualizar mucosa irregular e erosões, de acordo com a cronicidade da doença (Figura 115.6).

Tratamento

O tratamento é sintomático, associado à alteração da proteína alimentar e à terapia imunossupressora.[19] A troca da proteína é de extrema importância (coelho, cordeiro, peixe e

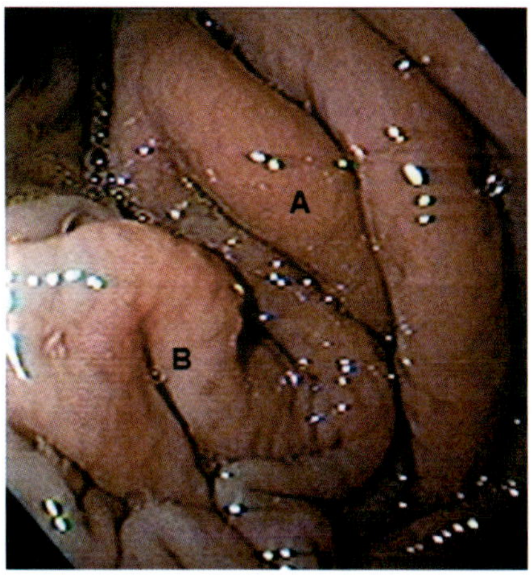

Figura 115.6 Estômago de cão durante procedimento endoscópico: edema e hiperemia em pregas de corpo gástrico (A), associados a irregularidade na mucosa gástrica (B). (Gentilmente cedida pelos médicos-veterinários Franz Naoki Yoshitoshi e Fernanda Auler.)

queijo *cottage*).[19] Na maior parte dos casos, os pacientes necessitam de terapia inicial com corticoides. Para cães, 1 mg/kg, a cada 12 h, inicialmente, por no mínimo 10 dias, diminuindo para a cada 24 h e, depois, a cada 48 h. Os gatos precisam de uma dose inicial maior, 2 a 4 mg/kg, a cada 12 h, durante 10 a 15 dias, seguida de doses menores nos próximos meses. Alguns animais necessitam de doses altas de corticoides; nesses casos, a azatioprina é uma alternativa.[19] Pode ser iniciada na dose de 1 mg/kg, a cada 24 h, durante 10 a 15 dias. No mesmo momento, a dose de corticoide pode ser diminuída em 50%. A azatioprina e a prednisona podem ser administradas em dias alternados. A azatioprina é contraindicada para gatos. O hemograma deve ser feito a cada 7 semanas nos primeiros meses de terapia. Se ocorrer neutropenia ou trombocitopenia, o tratamento com azatioprina deve ser interrompido.

O prognóstico desses pacientes com gastrite eosinofílica e linfocítica-plasmocítica é bom, porém pode haver recidivas. A remissão pode ser mantida com dietas e baixas doses de corticoides ou azatioprina.

Gastrite associada a Helicobacter spp.

Fisiopatologia

A bactéria em espiral gram-negativa, chamada de *Helicobacter*, infecta o estômago de mamíferos. Esses microrganismos produzem urease, enzima que ajuda a bactéria a se adaptar ao ambiente ácido gástrico. Em humanos, o *Helicobacter pylori* está associado a gastrites primárias, doença ulcerativa e pode ser causa predisponente de carcinoma e linfoma.[20,21] Em cães e gatos, esse microrganismo pode ser encontrado no estômago, porém não é comprovado que seja a causa de gastrite nessas espécies. A prevalência de *Helicobacter* spp. em cães é alta.[21] Os tipos mais comuns de *Helicobacter* em cães são: *heilmannii, felis, bizzozeronii* e *salomonis*.[3] *Helicobacter heilmannii* não é comum em humanos, mas existem relatos de infecção. A possibilidade de zoonose ainda não foi comprovada.[7]

A importância clínica da infecção por *Helicobacter* spp. em cães ainda é pouco conhecida e muito discutida, apesar de existirem evidências e alguns estudos que relacionam a infecção por *Helicobacter* spp. como causa de gastrite crônica.[3]

Manifestações clínicas

Apesar da alta prevalência, a maioria dos cães e gatos infectados é assintomática. No entanto, alguns animais infestados são sintomáticos e apresentam quadro clínico parecido com o do humano, que pode cursar com vômitos.

Diagnóstico

O diagnóstico da infecção pode ser feito por análise citológica ou biopsia. As amostras obtidas por endoscopia podem ser utilizadas, no momento do exame, para o teste rápido na produção de urease. A amostra é colocada em um meio contendo ureia e um indicador de pH. Os microrganismos produtores de urease convertem ureia em amônia, causando alteração da cor do meio.[1,3] O aspecto endoscópico da mucosa, em casos suspeitos de gastrite associada a *Helicobacter* spp., é variado, de normal a hiperêmica. Pode haver erosões ponteadas, assim como irregularidade na mucosa, devido ao aumento folicular do acúmulo de linfócitos, características de gastrite nodular difusa.

Tratamento

O tratamento em cães e gatos geralmente é instituído quando a infecção estiver associada a manifestações clínicas relacionadas ou à ausência de outras doenças que o justifique. Em humanos, o tratamento inclui a associação de antibióticos com bismuto. O bismuto tem atividade antimicrobiana contra *Helicobacter*. Metronidazol, azitromicina, amoxicilina e tetraciclina são antibióticos usados em humanos, associados ao omeprazol.[3] A furazolidona também é indicada a pacientes humanos com resistência a tratamentos anteriores. No entanto, alguns pacientes podem apresentar efeitos adversos intensos.[23] Em cães e gatos, indica-se amoxicilina, 20 mg/kg, a cada 12 a 8 h, e omeprazol, 1 mg/kg, a cada 24 h. A azitromicina (5,5 mg/kg, a cada 24 h, para gatos, e 11 mg/kg, a cada 24 h, para cães) pode substituir a amoxicilina, caso não haja resposta ao tratamento. O metronidazol pode ser associado aos outros antibióticos, assim como o bismuto. O tratamento deve durar, pelo menos, 15 dias. A terapia com medicamentos antiácidos, em cães, nem sempre é necessária.[2]

Retardo no esvaziamento gástrico

Fisiopatologia

Alterações na motilidade gástrica resultam em doenças que podem interromper, direta ou indiretamente, o funcionamento gástrico.[24] Entre as causas mais comuns de retardo no esvaziamento gástrico, estão obstrução mecânica, alterações funcionais, estenose pilórica e gastropatia pilórica hipertrófica crônica (CHPG – *chronic hypertrophic pyloric gastropathy*). A obstrução mecânica pode ser secundária a lesões anatômicas em piloro e/ou duodenais.[25] Estenose pilórica ocorre devido à hipertrofia da musculatura pilórica[13] e, assim como a CHPG, pode ser congênita ou adquirida. As raças mais predispostas são as braquicefálicas ou pequenas, como Lhasa Apso, Boxer, Shih Tzu, Boston terrier e Maltês, e machos de meia-idade são mais acometidos.[3,6] Neoplasias infiltrativas ou pólipos em piloro ou no duodeno também podem prejudicar o esvaziamento gástrico.[25]

Manifestações clínicas

O retardo no esvaziamento gástrico pode resultar em retenção alimentar, vômito e distensão gástrica.[3,16,28] O início dos sintomas é gradual e com vômitos intermitentes, que podem ocorrer inicialmente horas após a refeição.[1,3] Conforme a doença progride, os vômitos podem se tornar pós-prandiais, muitas vezes em jato, principalmente se houver obstrução. O vômito crônico também pode ser consequência de outras alterações de motilidade gástrica, como o trânsito retrógrado (refluxo gastroduodenal).[3,25]

Diagnóstico

O diagnóstico baseia-se nas manifestações clínicas e na exclusão de doenças metabólicas. Podem ocorrer alterações laboratoriais com desequilíbrios eletrolíticos, como hipopotassemia, em consequência de vômitos crônicos devido à hipomotilidade. Anemia pode ocorrer nos casos de úlceras crônicas ou agudas. Pela radiografia abdominal simples, é possível visibilizar dilatação gástrica e imagem sugestiva de conteúdo alimentar no estômago. O exame radiográfico contrastado contribui com mais informações no tempo de esvaziamento.[3,16] O contraste de sulfato de bário pode ser misturado à comida e oferecido ao animal, com o intuito de avaliar com mais precisão o esvaziamento de sólidos e, também, se existem estenoses e obstruções.[1,3,6] A ultrassonografia pode auxiliar na detecção de espessamento de parede, corpos estranhos e formações não visibilizadas na radiografia. No caso da CHPG, o espessamento circunferencial do esfíncter pilórico é a principal alteração. O estômago está dilatado e com diminuição da motilidade. A estratificação das camadas, na maioria das vezes, está preservada. Em relato de caso de seis cães com CHPG, o espessamento da parede gástrica foi de 9 mm, pelo exame ultrassonográfico.[25]

As alterações mais comuns, visibilizadas por meio da endoscopia digestiva alta, são edema e hiperemia da mucosa gástrica, principalmente na região do piloro, que, apesar de dilatado, não possibilita a passagem do endoscópio devido à diminuição de seu canal.[13,25] Na CHPG, é possível visibilizar, pela endoscopia, conteúdo alimentar, edema e hiperemia em corpo gástrico, dilatação e protuberância na mucosa pilórica, mas, em alguns casos, possibilita a passagem do aparelho (Figura 115.7). Erosões, úlceras, sangue digerido e conteúdo alimentar podem ser visualizados.[13,14]

As manifestações clínicas, a endoscopia digestiva alta e o resultado histopatológico da biopsia concluem o diagnóstico. A biopsia pode ser realizada por meio da endoscopia. Caso o diagnóstico histopatológico seja inconclusivo e as manifestações clínicas permaneçam, a obtenção de amostras deve ser realizada por meio da laparotomia, possibilitando a coleta de todas as camadas gástricas.[25]

Tratamento

O tratamento para CHPG e estenose pilórica é cirúrgico.[1,3,6] O prognóstico normalmente é bom, mas alguns pacientes necessitam de refeições pequenas e frequentes e do auxílio de medicamentos pró-cinéticos, como a metoclopramida. No caso de retardo funcional, no qual não há causa mecânica ou metabólica, o tratamento baseia-se em alimentação específica e na utilização desses medicamentos. O fármaco pró-cinético mais eficaz é a cisaprida, pois coordena as contrações de antro, piloro e duodeno, aumentando o tempo entre as contrações duodenais, sem efeitos colaterais.[3] A metoclopramida também acelera o esvaziamento gástrico e pode ser utilizada em alterações de motilidade associadas a causas metabólicas, as quais podem estimular o centro do vômito.[1,3] Os antagonistas de receptores H_2, ranitidina e nizatidina, também são utilizados como pró-cinéticos,[1,3] inibem a secreção de ácido gástrico, estimulam o esvaziamento gástrico e a motilidade do intestino delgado e do cólon. A nizatidina e a ranitidina são úteis nos casos em que a motilidade está diminuída devido a inflamação ou ulceração. O uso da eritromicina em baixas doses acelera o esvaziamento gástrico e diminui as contrações antrais.[1,3]

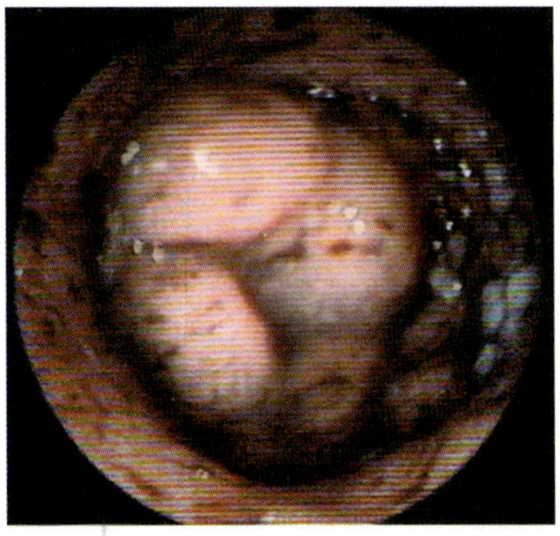

Figura 115.7 Estômago de cão durante procedimento endoscópico: dilatação e protuberância em piloro, sangue digerido e conteúdo alimentar. (Gentilmente cedida pelos médicos-veterinários Franz Naoki Yoshitoshi e Fernanda Auler).

Gastrite parasitária

Manifestações clínicas

Nematoides, como *Physaloptera* spp. habitam o estômago e o duodeno proximal de muitos carnívoros. A existência desses parasitos no estômago causa vômitos intermitentes e gastrite.[26] Em cães, encontra-se o nematoide *Physaloptera rara*; nos gatos, o *Ollulanus tricuspis*.[3,6]

Diagnóstico

O diagnóstico pela flutuação fecal dificilmente detecta ovos, pois poucos são eliminados.[26] A endoscopia possibilita a visibilização parasitos adultos que podem estar aderidos na parede gástrica de cães e gatos com vômitos crônicos. O *Ollulanus tricuspis* pode ser encontrado no vômito de gatos.[3,6] Em um estudo realizado com 14 cães portadores de *Physaloptera rara*, a avaliação histopatológica das biopsias coletadas por endoscopia resultou em 27% dos casos de gastrite linfocítica-plasmocítica, 11% gastrite eosinofílica e 5% plasmocítica associadas. Ainda foi diagnosticado retardo no esvaziamento gástrico em 11% dos cães. Os outros 22% não apresentaram nenhuma manifestação ou alteração.[26]

Tratamento

O tratamento com pamoato de pirantel (5 mg/kg, por 3 semanas) elimina o *Physaloptera rara*. O tratamento para *Ollulanus tricuspis* é incerto. O fembendazol (10 mg/kg, a cada 24 h, por 2 dias) pode ser eficaz.[3,26]

Corpos estranhos gástricos

Fisiopatologia

Corpos estranhos gástricos podem lesionar diretamente a mucosa gástrica, resultando em inflamação secundária, erosões e úlceras.

Manifestações clínicas

A manifestação clínica mais frequente é o vômito. A ingestão de corpos estranhos é mais comum por filhotes, mas cães adultos, e até mesmo idosos, podem ingerir objetos.[1,14] O vômito pode ser consequência de obstrução da saída gástrica ou irritação da mucosa. Nos casos em que não ocorre lesão grave na mucosa ou obstrução, o objeto pode permanecer no estômago por meses, sem manifestações clínicas ou com vômitos esporádicos[1]. Corpos estranhos lineares podem causar perfuração intestinal com subsequente peritonite, por isso o diagnóstico deve ser preciso.[1,6]

Diagnóstico

Algumas vezes, a ingestão do objeto foi presenciada pelo proprietário. Durante o exame físico, alguns corpos estranhos podem ser palpados. O exame radiográfico pode detectar objetos radiopacos.[6,16] No entanto, o estômago, quando repleto de alimento, dificulta a interpretação radiográfica. O contraste pode ser necessário para detectar falha no preenchimento por corpos estranhos que não podem ser visibilizados por meio de radiografias sem contraste. No exame ultrassonográfico, o corpo estranho pode ser visibilizado de acordo com o tipo de material, o efeito de sombra acústica e a hiperecogenicidade.[27] A endoscopia digestiva alta é considerada método de diagnóstico de contribuição diagnóstica e terapêutica, pois, além de confirmar a presença de corpo estranho (Figuras 115.8 e 115.9), possibilita sua remoção na maioria das vezes.[6,13,14,16]

Na suspeita de corpos estranhos lineares, a inspeção da base da língua é de extrema importância, já que estes podem estar fixados nessa região. Nesses casos, o objeto linear nunca deve ser puxado, para evitar lacerações e perfurações no trato gastrintestinal.

Tratamento

Corpos estranhos pequenos podem passar pelo trato gastrintestinal sem causar lesões importantes, porém grande parte necessita de remoção, que pode ser realizada por meio de cirurgia ou endoscopia.[16] Nos casos mais graves, em que há obstrução gástrica com vômitos agressivos, a hipopotassemia e a hipocloremia podem estar presentes, e a terapia de suporte deve ser realizada. O prognóstico geralmente é bom, com exceção dos casos nos quais há perfuração gástrica e peritonite secundária.[6]

Dilatação-vólvulo gástrico

Fisiopatologia

Dilatação-vólvulo gástrico (DVG) ocorre, em geral, devido ao acúmulo de gás e líquido em excesso, dilatando o estômago. A aerofagia, fermentação causada pelo conteúdo alimentar e

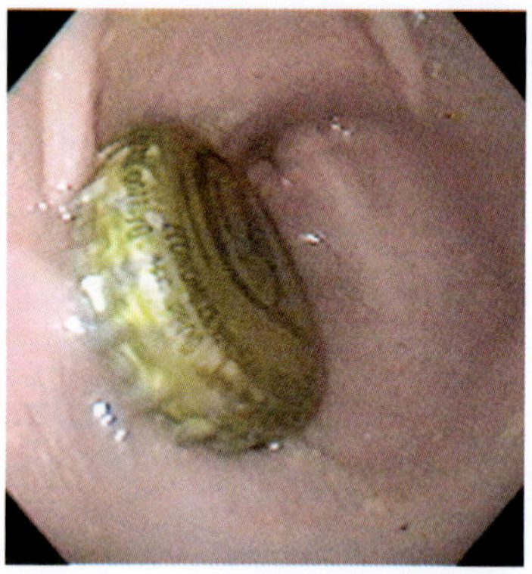

Figura 115.8 Estômago de cão durante procedimento endoscópico: presença de corpo estranho (tampa de garrafa) em canal antral. (Gentilmente cedida pelos médicos-veterinários Franz Naoki Yoshitoshi e Fernanda Auler.)

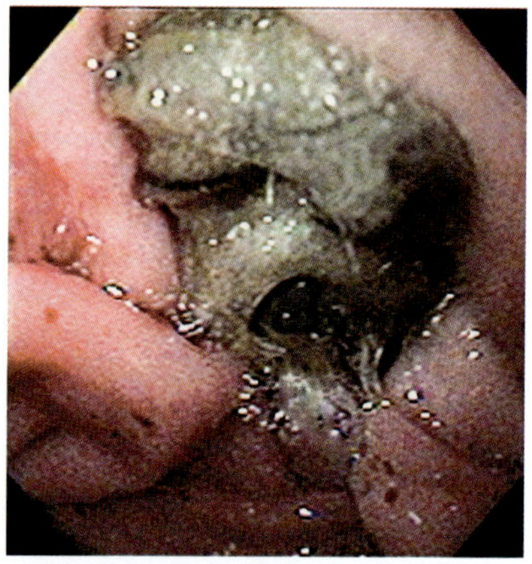

Figura 115.9 Estômago de cão durante procedimento endoscópico: presença de corpo estranho (tricobezoar) em corpo gástrico e pontos de hematina acometendo mucosa gástrica. (Gentilmente cedida pelos médicos-veterinários Franz Naoki Yoshitoshi e Fernanda Auler.)

por bactérias, também contribui para o acúmulo de gás. A dilatação gástrica pode ser inicialmente simples, mantendo sua posição anatômica, ou progredir para torção, a qual pode ser parcial ou total. Essa rotação pode ocorrer no sentido horário ou anti-horário, entre 270° e 360°. O sentido horário é o mais comum, caracterizado pela rotação do piloro pela direita, passando por cima do fundo e corpo gástrico. Dependendo do grau da torção, o baço pode estar envolvido, juntamente com o omento maior, passando por cima do corpo gástrico e ficando à direita na parede abdominal.[19] Durante a torção gástrica, o fluxo gástrico é interrompido e há mais formação de gás. O grande volume gástrico causa congestão mesentérica devido à obstrução das veias hepática e cava, levando a diminuição do débito cardíaco, choque e coagulação intravascular disseminada (CID).

Manifestações clínicas

DVG ocorre, predominantemente, em cães de grande porte, devido ao tórax profundo.[1,3,6] A ingestão de grandes volumes de comida e água pode causar a distensão do estômago, facilitando a torção, assim como a realização de exercícios com o estômago repleto.[1,3] Os cães podem apresentar dor abdominal, vômitos improdutivos e distensão abdominal timpânica.[6] A acidose metabólica ocorre comumente no paciente com DVG devido à diminuição do volume sanguíneo circulante, à hipoxia e à acidose láctica. Devido à alteração circulatória importante, os cães podem evoluir rapidamente ao choque. Por isso, DVG caracteriza-se como emergência.[6]

Diagnóstico

Com base nas manifestações clínicas mais comuns, como dilatação abdominal, com som timpânico e vômitos improdutivos, que ocorrem normalmente em cães de grande porte, também estão associados pulso rápido e fraco ou arritmia.[3] A radiografia pode concluir o diagnóstico nos casos de torção grave, mas nem sempre o animal tem condições de ser submetido a esse exame, devido a seu péssimo estado geral.[6] A visualização do estômago, por meio do exame radiográfico simples, é caracterizada pelo deslocamento dorsal do piloro desviado à esquerda. O exame radiográfico simples nem sempre conclui o diagnóstico de torção parcial, e o excesso de gás pode dificultar a interpretação radiográfica. O exame radiográfico contrastado seria indicado nesses casos e, também, na visualização quanto à posição do estômago.[19]

▪ Tratamento

O tratamento deve ser iniciado o mais rápido possível como nos casos de choque, com fluidoterapia agressiva (50 mℓ/kg nos primeiros 15 min). O mesmo volume deverá ser administrado por mais 30 a 45 min. Dependendo da resposta do paciente, o cristaloide pode ser diminuído para 20 a 40 mℓ/kg/h pelas próximas 2 h e, então, para 11 a 22 mℓ/kg/h. O uso de coloides pode ser de grande valia (11 mℓ/kg em *bolus*, em 10 a 15 min). A aferição de pressão venosa central ou pressão arterial sistêmica, débito urinário, pulso e preenchimento capilar é útil para monitoramento e para avaliar a quantidade de fluidoterapia a ser administrada. O volume globular e a proteína total plasmática devem ser monitorados devido à hemodiluição.[3]

A descompressão gástrica deve ser feita imediatamente, pois melhora o débito cardíaco e alivia a oclusão da veia cava caudal e das veias portais. Pode ser feita pela passagem de tubo ou sonda gástrica ou centese gástrica. A centese é mais bem tolerada e pode ser feita com um cateter 14 ou 16 G do lado esquerdo. Caso seja possível a passagem da sonda, o conteúdo gástrico deve ser removido, sendo necessário sedar o animal. A incapacidade de passagem da sonda não significa que o vólvulo está presente, e vice-versa.

Após a descompressão gástrica, a administração de fluidos pode ser diminuída para 10 mℓ/kg/h. Dependendo da estabilidade do paciente, o coloide pode ser repetido após 6 a 12 h, para manter a perfusão.[3] Assim que houver melhora do quadro clínico, a correção cirúrgica será necessária e deverá ser realizada após a estabilização hemodinâmica do paciente, para proporcionar menor risco anestésico. Ele ainda poderá estar sujeito a síndrome de reperfusão, piorando o prognóstico.[1,21] O estômago deve ser reposicionado e a gastropexia, feita para evitar recidiva. A mucosa do estômago deve ser inspecionada quanto a ulcerações, isquemia e necrose.[3,15] Se necessário, o tecido desvitalizado deve ser removido. O comprometimento vascular do baço deve ser avaliado e, se necessário, realizada a esplenectomia.[3] Antibioticoterapia é indicada devido à alta probabilidade de ocorrência de sepse. Recomendam-se ampicilina (22 mg/kg), enrofloxacino (5 mg/kg) e cefalexina (20 mg/kg). O uso de corticoides pode ser benéfico para o tratamento inicial devido ao choque. Altas doses, no início, podem melhorar o fluxo sanguíneo, diminuir a permeabilidade dos vasos e reduzir a absorção intestinal. Recomenda-se succinato sódico de prednisolona (40 mg/kg IV, a cada 1 a 3 h) ou fosfato sódico de dexametasona (10 mg/kg IV, a cada 3 a 6 h, conforme a necessidade) para o choque.[1,3,6] Os antagonistas de receptor H_2 podem ser administrados, assim como o omeprazol nos casos de lesão gástrica grave. As arritmias podem se desenvolver até 72 h após o início de DVG.

A terapia antiarrítmica é indicada se a taquicardia ventricular for superior a 150 bpm, com complexos ventriculares prematuros multifocais. O tratamento inicial é feito com lidocaína (2 a 4 mg/kg, em *bolus*), seguido de 55 a 88 μg/kg/min.[3,6] A CID pode ser detectada, inicialmente, por trombocitopenia e tempo de coagulação prolongado. O tratamento com plasma (20 mℓ/kg), em combinação com heparina, deve ser iniciado. A atonia gástrica ou a diminuição da motilidade ocorre frequentemente após DVG. O tratamento com medicamentos pró-cinéticos, como a metoclopramida e a eritromicina, pode ajudar a cessar os vômitos. Fármacos antissecretores e sucralfato auxiliam na cicatrização de lesões gástricas secundárias. O prognóstico para DVG é reservado, especialmente se a lesão gástrica for grave e a gastrectomia for realizada.[3]

▪ Referências

1. Hall JA. Doenças do estômago. In: Ettinger SJ *et al.*, editores. Tratado de medicina interna veterinária. Rio de Janeiro: Guanabara Koogan; 2004. p. 1218-46.
2. Froes TR. Ultrassonografia do trato gastrintestinal. In: Carvalho CF, editor. Ultrassonografia em pequenos animais. São Paulo: Roca: 2004. p. 144-7.
3. DeNovo RC. Doenças do estômago. In: Tams TR, editor. Gastrenterologia em pequenos animais. São Paulo: Roca; 2005. p. 155-90.
4. Fossum TW. Cirurgia do sistema digestório. In: Fossum TW, Hedlund CS, Hulse DA, Johnson AL, Seim III HB, Willard MD *et al.*, editors. Cirurgia de pequenos animais. São Paulo: Roca; 2005. p. 339-67.
5. Hawkey CJ. Non-steroidal anti-inflammatory drug gastropathy; causes and treatment. Scand J Gastroenterol Suppl. 1996;220:124-7.
6. Nelson RW, Couto CG, Bunch SE, Grauer GF, Hawkins EC, Johnson CA *et al.* Distúrbios do estômago. In: Willard M *et al.*, editor. Medicina interna de pequenos animais. Rio de Janeiro: Guanabara Koogan; 2001. p. 332-41.
7. Duquenoy A, Le Luyer B. Gastritis caused by Helicobacter helmannii probably transmitted from dog child. Arch Pediatr. 2009;14(5):426-9.
8. Webb C, Twedt DC. Canine gastritis. Vet Clin North Small Anim Pract. 2003;33(5):969-85.
9. Cariou MP, Halfacree ZJ, Zacher LA, Berg J, Shaw SP, Kudej RK. Association between outcome and changes in plasma lactate concentration during presurgical treatment in dogs with gastric dilatation-volvulus: 64 cases (2002-2008). J Am Vet Med Assoc. 2010;2236(8):892-7.
10. Lamb CR. Recent developments in diagnostic imaging of the gastrintestinal tract of dog and cat. Vet Clin North Am. 1999;29(2):307-42.
11. Pennick DG, Nyland TG, Kerr LY *et al.* Ultrassonographic evaluation of gastrintestinal disease in small animal. Vet Radiol. 1990;31:134-41.
12. Newell SM, Graham JP, Roberts GD, Ginn PE, Harrison JM. Sonography of the normal feline gastrintestinal tract. Veterinary Radiology. 1999;40(1):40-3.
13. Guilford WG. Upper gastrintestinal endoscopy. In: McCarthy TC. Veterinary endoscopy. St. Louis: Elsevier Saunders; 2005. p. 279- 321.
14. Tams TR. Gastroscopy. In: Tams TR. Small animal endoscopy. St. Louis: Mosby Company; 1990. p. 97-171.
15. Campoli PMO, Ejima FH, Cardoso DMM *et al.* Endoscopy mucosal resection of early gastric cancer. Arq Gastroenterol. 2007;44(3):250-6.
16. Web C, Twedt DC. Canine gastritis. Vet Clin Small Anim. 2003;33:969-85.
17. Johnson SE. Sistema digestório. In: Birchard SJ, Sherding RG. Manual Saunders clínica de pequenos animais. São Paulo: Roca; 2008. p. 681-705.
18. Triolo A, Lappin MR. Doenças médicas agudas do intestino delgado. In: Tams TR, editor. Gastrenterologia em pequenos animais. São Paulo: Roca; 2005. p. 191-243.
19. Rousseau M. Severe lymphocitic-plasmacytic and atrophic gastritis, as well as, predominantly eosinophilic, severe enteritis, in a 19-month-old Labrador Retriever. Can Vet J. 2005;46(3):264-7.
20. Grahan DY. Helicobacter pylori and nonsteroidal anti-inflammatory drugs: interaction with proton pump inhibitor therapy for prevention of nonsteroidal anti- inflammatory drug ulcers and ulcer complications – future research needs. Am J Med. 2001;110(1A):58-61.
21. Strauss-Ayali D, Simpson KW. Gastric Helicobacter infection in dogs. Vet Clin North Am. 1999;29(2):397-415.
22. Leib MS, Duncan RB, Ward DL. Triple antimicrobial therapy and acid suppression in dogs with chronic vomiting and gastric Helicobacter spp. J Vet Intern Med. 2007;21(6):1185-92.
23. Silvia FM *et al.* Omeprazol, tetraciclina e furazolidona, um tratamento para erradicação do *H. pylori* resistente em pacientes ulcerosos do Brasil. Rev Hosp Clin. 2002;57(5):205-8.
24. Hall J, Washabau RJ. Diagnosis and treatment of gastric motility disorders. Vet Clin North Am. 1999;29(2):377-96.
25. Biller DS, Partington BP, Miyabayashi *et al.* Ultrasonographic appearance of the chronic hypertrophic pyloric gastropathy in the dog. Veterinary Radiology and Ultrasound. 1994;35(1):30-3.
26. Theisen SK, LeGrange SN, Johnson SE *et al.* Physaloptera infection in 18 dogs with intermittent vomiting. J Am Anim Hosp Assoc. 1998;34:74-8.
27. Hudson JA, Mahaffey MB. The gastrintestinal tract. In: Cartee RE, Selier BA, Hudson JA *et al.* Pratical veterinary ultrassond. Philadelphia: Waverly; 1995.

116 Doenças do Intestino Delgado | Diarreias Agudas

Luciana Peralta Silva Gonçalves, Ricardo Duarte Silva

Introdução

As afecções gastrentéricas são frequentes na clínica médica veterinária de pequenos animais e correspondem a cerca de 60% dos atendimentos emergenciais em filhotes. A diarreia é definida como aumento do conteúdo de água nas fezes, acompanhado de dor e aumento na frequência de defecações e no volume fecal.[1]

As diarreias de início abrupto e com duração de até 7 dias podem ser classificadas como agudas, sendo de ocorrência comum em cães e gatos. A maioria dessas intercorrências está associada a outros sintomas, como vômito, dores abdominais, borborigmos e outros, menos intensos e de menor gravidade. São autolimitantes, muitas vezes não é necessária a realização de testes diagnósticos e a terapêutica pode ser menos intensiva. Entretanto, são processos desconfortáveis para o animal e inconvenientes para o proprietário.[1]

Etiologia

Causas comuns associadas a diarreias agudas são alterações ou intolerâncias dietéticas, medicamentos, toxinas, parasitos intestinais, agentes infecciosos (bactérias, vírus e riquétsias), além de distúrbios sistêmicos ou metabólicos. Embora existam exceções, as diarreias agudas associadas a dieta, parasitos e medicamentos são geralmente menos graves e autolimitantes.

Algumas causas de diarreias agudas graves que requerem rápida intervenção por representarem risco de vida aos animais ocorrem mais frequentemente em animais jovens (idade menor ou igual a 12 meses) e são causadas por enterites infecciosas.[2] Como exemplo, têm-se as infecções pelo vírus da parvovirose canina (CPV), que é o agente etiológico viral mais importante envolvido no complexo gastrenterite, além de ser, entre os vírus de tropismo digestivo, responsável por altas taxas de mortalidade, morbidade e alta prevalência, relacionadas com a alta resistência no ambiente. Outros agentes infecciosos podem causar diarreias agudas, que requerem intervenção imediata.[2]

As diarreias agudas representam alta casuística e frequência nos atendimentos emergenciais de cães e gatos, o que torna importante o estabelecimento de um plano diagnóstico completo, porém objetivo, para a obtenção de diagnóstico acurado e a instituição de terapêutica apropriada.

Fisiopatogenia

Vários são os mecanismos de ação envolvidos na instalação do quadro de diarreia, sendo quatro os principais: alterações osmóticas, distúrbios promotores de hipersecreção, elevação na taxa de permeabilidade das mucosas e motilidade intestinal alterada. Em função da grande quantidade de secreções fisiológicas diárias provenientes de glândulas salivares, estômago, intestinos delgado e grosso, pâncreas e fígado, uma grande quantidade de fluidos é perdida caso o trato intestinal não estiver com seu funcionamento regular e equilibrado. A concentração de solutos osmoticamente ativos retidos no lúmen intestinal determinará o teor hídrico encontrado nas fezes.

As causas osmóticas e o aumento da permeabilidade de mucosas constituem os mecanismos relacionados mais frequentemente com os quadros de diarreia em pequenos animais. Diarreias osmóticas ocorrem por diversos distúrbios absortivos em que os nutrientes não são adequadamente digeridos e absorvidos, ficando retidos no interior do lúmen intestinal e atraindo osmoticamente altas concentrações de água. Os nutrientes retidos podem ainda causar supercrescimento bacteriano intestinal e consequente aumento dos processos fermentativos. Essas diarreias costumam ocorrer por excesso de ingesta alimentar, trocas abruptas na alimentação e ingesta de alimentos de baixa digestibilidade.[3]

A estimulação excessiva à cripta dos enterócitos resultará na secreção de altas concentrações no volume de fluidos, excedendo a capacidade absortiva intestinal. Essas alterações são mais frequentemente observadas em distúrbios infecciosos, como os causados por bacilos e salmonela, além dos subprodutos secretados no crescimento bacteriano, responsáveis por hiperestimular as secreções intestinais[2].

O aumento excessivo na permeabilidade de mucosas resulta em perda de fluidos, eletrólitos, proteínas e hemácias no interior do lúmen intestinal. Esse aumento de permeabilidade está, frequentemente, associado a processos erosivos, ulcerativos, inflamatórios e neoplásicos, como as doenças intestinais inflamatórias e os linfomas.

As alterações em motilidade são, muitas vezes, problemas secundários a distúrbios que causam as diarreias. A diminuição nas contrações segmentares e o aumento no transporte de substâncias ingeridas pelos animais suplantam as capacidades digestiva e absortiva intestinais.[1] Produtos do metabolismo do crescimento bacteriano costumam estar relacionados com alterações em motilidade, o que costuma ocorrer em situações como doença inflamatória e hipertireoidismo felino.

Diarreias de menor gravidade podem causar diferentes alterações metabólicas. No entanto, as diarreias moderadas a profusas podem ser responsáveis por processos graves, como desidratação, choque hipovolêmico, distúrbios eletrolíticos e acidobásicos. Podem ocorrer hipopotassemia, hipocloremia e hiponatremia. A acidose metabólica se desenvolve secundária às perdas intestinais de bicarbonato e desidratação, seguidas de hipovolemia, metabolismo anaeróbio e produção de ácido láctico. O óbito, associado a distúrbios diarreicos, geralmente é secundário aos desequilíbrios hidreletrolíticos.[4]

Manifestações clínicas | Histórico

O histórico detalhado, quando realizado, fornecerá importantes dados clínicos, além de informações cruciais para o estabelecimento do provável diagnóstico ou para determinação de diagnósticos diferenciais.

Filhotes de cães e gatos, principalmente se originários de abrigos ou mesmo de *pet shops*, são extremamente suscetíveis a distúrbios virais e parasitos gastrintestinais.[2] O histórico fornecerá dados ou auxiliará a exclusão de prováveis causas, como problemas relacionados com dieta, exposição a produtos tóxicos, plantas, medicamentos administrados, protocolo vacinal incompleto ou mesmo exposição ou contato com outros animais enfermos.[3]

As diarreias agudas geralmente originam-se de distúrbios que ocorrem em intestino grosso ou mesmo de distúrbios combinados que envolvam tanto o intestino delgado quanto o grosso.

Sintomas comumente associados a intestino delgado são melena, frequência de defecação de normal a moderadamente aumentada e produção de grande volume fecal por defecação.[2]

Em geral, somente haverá sintomas associados ao intestino grosso, como hematoquezia, tenesmo, muco em excesso, frequência de defecações de moderada a extremamente alta e diminuição do volume fecal por defecação. Muitas vezes, vômitos, depressão, diminuição de apetite e desconforto abdominal podem estar associados.[3]

Exame físico

Notam-se, à palpação abdominal, gases ou fluidos, com distensão das alças intestinais e dor abdominal. Em alguns casos, formação abdominal ou dilatação de uma porção intestinal poderá ser identificada, o que sugere corpo estranho ou intussuscepção.[1]

A desidratação é mensurada por observação de mucosas ressecadas, perda de elasticidade cutânea, tempo de preenchimento capilar prolongado, extremidades frias e enoftalmia. O grau de desidratação é um parâmetro de pouca precisão e será sempre determinado como estimativa para cálculos relacionados com a fluidoterapia.[4] Os parâmetros considerados são: valores de desidratação até 5%, quando, em geral, não são observadas alterações clínicas importantes, mas o processo de diarreia já está estabelecido. Valores ou graus de desidratação entre 5 e 10% que são compatíveis com sintomas mais pronunciados, caracterizando desidratação de moderada a grave. Os distúrbios emergenciais que indicam desidratação grave terão graus estimados acima de 10%. Nesses casos, poderá ocorrer choque hipovolêmico.[2]

Outros sintomas relatados estão relacionados com processos diarreicos sistêmicos e incluem febre, icterícia, ascite, linfadenopatias, oligúria ou anúria, hepatomegalia, secreções nasais ou oculares e tosse.

Diagnóstico e tratamento

O principal fator para a elaboração diagnóstica do processo é a determinação da gravidade do distúrbio, ou seja, se o distúrbio é autolimitante ou se o paciente apresenta alterações clínicas graves que o coloque em risco. Os testes ou exames diagnósticos de eleição e a terapêutica a ser adotada devem estar embasados no exame físico, assim como em conhecimento e experiência para diagnosticar o quadro de diarreia aguda.

O paciente pode ser caracterizado como em estado grave se algumas das seguintes alterações estiverem presentes: desidratação moderada a grave, dor abdominal, melena ou hematoquezia, prostração, massa abdominal palpável, vômitos ou sinais de distúrbios sistêmicos.[2]

Para esses pacientes, deve-se solicitar a avaliação laboratorial mínima, para estimar a gravidade do quadro e fornecer dados para a instituição do tratamento mais adequado. Os exames normalmente solicitados são hemograma e contagem de plaquetas, glicemia, proteínas totais e albumina séricas, ureia e potássio séricos.

Os pacientes com diarreias graves, principalmente os filhotes com gastrenterites hemorrágicas, devem receber tratamento de suporte agressivo. Animais imunossuprimidos, febris ou com contactantes doentes também devem ser internados para melhor avaliação e início do tratamento.

A *fluidoterapia* com soluções cristaloides (solução de Ringer com lactato ou NaCl a 0,9%) deve ser iniciada com o objetivo de repor a volemia rapidamente. Esses animais estão sempre desidratados, portanto a reposição das perdas estimadas deve ser realizada nas primeiras 4 a 6 h. Animais em choque hipovolêmico devem receber uma quantidade de fluido igual a um volume sanguíneo na primeira hora, até o restabelecimento do equilíbrio hemodinâmico:

- Desidratação = desidratação estimada (%) × peso (kg)
- Manutenção = 40 a 60 mℓ/kg/dia
- Perdas (vômito e diarreia) = 40 a 60 mℓ/kg/dia.

Após a reposição da volemia, a quantidade de fluido deve ser calculada para corrigir os déficits de fluido e fornecer água e eletrólitos para manutenção e perdas contemporâneas. Os fluidos de manutenção geralmente devem ser hipotônicos com relação ao plasma (p. ex., NaCl a 0,45% + glicose a 2,5%) e acrescidos de potássio. A necessidade de fluido deve ser reavaliada frequentemente ao longo do dia e ser ajustada de acordo com a resposta do paciente.

A *reposição de eletrólitos*, principalmente o potássio sérico, é muito importante. A hipopotassemia é o distúrbio eletrolítico mais comum em cães com gastrenterite e deve ser tratado com a adição de potássio aos fluidos parenterais. Idealmente, a reposição de potássio deve se basear na concentração plasmática de potássio (Quadro 116.1). Na impossibilidade de se dosar o potássio, a reposição empírica de potássio deve ser realizada.

A administração de glicose é indicada para pacientes com hipoglicemia. Nesse caso, deve-se administrar glicose a 25% em *bolus* e, a seguir, infundir fluidos que contenham 5% de glicose para manutenção da normoglicemia.

A *antibioticoterapia* geralmente é preconizada para prevenção da sepse, decorrente da translocação bacteriana. Muitos pacientes são tratados com antibióticos de amplo espectro ou associações deles. Existem poucos estudos que

Quadro 116.1 Reposição de potássio.

K^+ sérico (mEq/ℓ)	Quantidade (mEq) de K^+ para cada 250 mℓ de fluido	Velocidade de infusão (mℓ/kg/h)
< 2	20	6
2,1–2,5	15	8
2,6–3	10	12
3,1–3,5	7	16
3,6–5,5	5	25

avaliam o uso de antibióticos em cães ou gatos com gastrenterite de qualquer etiologia. Portanto, os protocolos são escolhidos empiricamente, muitas vezes com base na experiência do médico-veterinário. Combinações frequentemente empregadas são quinolonas ou cefalosporinas e metronidazol. Em um estudo com cães com gastrenterite hemorrágica idiopática sem evidências de sepse, não houve diferença entre os que receberam antibiótico (amoxicilina-clavulanato) e aqueles que receberam placebo quanto a mortalidade, tempo de hospitalização ou gravidade das manifestações clínicas.[5] Portanto, pelo menos em cães com gastrenterites agudas sem sepse, a administração de antibióticos pode não ser necessária.

O *tratamento do vômito* é comum em cães com gastrenterite. Em um estudo retrospectivo, a metoclopramida não foi eficaz em controlar o vômito de cães com parvovirose.[6] Outros antieméticos, como o cloridrato de ondansetrona (0,5 mg/kg IV, a cada 12 h) ou o citrato de maropitanto (2 mg/kg SC, a cada 24 h), são mais eficazes no controle da êmese e devem ser empregados como primeira escolha.

Supressores da acidez gástrica, como a ranitidina ou os inibidores da bomba de prótons, são rotineiramente empregados em animais com gastrenterite, embora seu benefício não tenha sido criticamente avaliado.

O *suporte nutricional* é fundamental. O dogma de que animais com gastrenterites devem permanecer em jejum não tem embasamento científico. Cães que receberam nutrição enteral precoce (em até 12 h após a internação) têm melhora rápida e maior ganho de peso.[7] O restabelecimento da nutrição enteral precoce por sonda nasoesofágica é indicado assim que a hidratação e o vômito tenham sido controlados.

Outras medidas podem incluir a transfusão de plasma, indicada para pacientes com coagulação intravascular disseminada (nesse caso, associada à heparina). A administração de albumina humana ou coloides sintéticos pode ser benéfica para pacientes com hipoalbuminemia grave, embora nenhum estudo realizado suporte tais medidas.

Diarreias autolimitantes

O protocolo diagnóstico das diarreias autolimitantes exige exames mais simples ou uma menor variedade de exames diagnósticos de apoio, como exames seriados de amostras de fezes, cultura de material fecal, citologia fecal e mensuração de proteínas totais sanguíneas e hematócrito. Estes exames serão importantes na validação do grau de desidratação considerado e fornecerão valores, que serão utilizados como parâmetros caso os sintomas persistam ou progridam.[1] Se a suspeita recair sobre intolerância ou sobrecarga alimentar, o fator desencadeante deverá ser retirado e uma dieta terapêutica de alta digestibilidade instituída nas quantidades recomendadas pelo fabricante em questão. Na reintrodução à alimentação antiga, ou na adoção de nova dieta, deverá ser realizada adaptação gradativa e oferta controlada.

No caso de detecção de parasitos gastrintestinais, o desequilíbrio provavelmente será solucionado cerca de 3 dias após a instituição da terapêutica com antiparasitário adequado.

Caso não seja diagnosticado precisamente o agente etiológico responsável pelo processo, o diagnóstico de diarreia aguda autolimitante poderá ser considerado e a terapêutica sintomática adequada adotada, com consequente resolução dos sintomas entre 1 e 3 dias da instituição do tratamento.

Diarreias causadas por parasitos intestinais

Em um levantamento da frequência de helmintos e protozoários gastrintestinais em amostras fecais de cães e gatos na cidade de São Paulo, aproximadamente 30% das amostras foram positivas para, pelo menos, um gênero de parasito (Quadros 116.2 e 116.3). As espécies do *Ancylostoma* ainda são as mais encontradas em amostras fecais de cães e causam diarreia de intestino delgado ou grosso.

Os helmintos podem causar diarreia de gravidade variável, especialmente em filhotes. O fornecimento de suporte nutricional adequado, com uma dieta de fácil digestão, fluidos e controle do vômito, pode ser necessário. Além disso, podem predispor o animal a infecções por vírus ou bactérias, pelo comprometimento do estado imunológico.

Existem inúmeras opções para o tratamento de cães e gatos infestados por helmintos. Comumente os benzimidazóis (fembendazol, febantel) são empregados isoladamente ou associados ao pamoato de pirantel e praziquantel.

Em cães e gatos, a *giardíase* é o segundo parasito mais comumente encontrado e também provoca diarreia de intestino delgado ou grosso. Para o diagnóstico de giardíase, o exame coproparasitológico deve ser realizado por métodos de centrífugo-flutuação com sulfato de zinco ou solução saturada de açúcar. A realização de exames seriados aumenta a chance de diagnóstico, pois os animais eliminam oocistos de modo intermitente.

A combinação de um coproparasitológico por centrífugo-flutuação a um teste imunoenzimático (ELISA) para detecção de *Giardia* spp. (SNAP *Giardia* Antigen Test, IDEXX Laboratories) pode ser um método eficaz de diagnosticar a giardíase com apenas uma amostra fecal. Os métodos de centrífugo-flutuação também detectam helmintos comuns, e o teste ELISA tem sensibilidade relatada de 90% para a detecção de *Giardia* spp. em cães.[9]

Os tratamentos de escolha para a giardíase são: fembendazol (50 mg/kg, a cada 24 h, por 3 dias) ou metronidazol (25 mg/kg, a cada 12 h, durante 5 dias). Em infestações multietiológicas, pode-se empregar a combinação de febantel-praziquantel-pirantel (o febantel é metabolizado em fembendazol). Independentemente do medicamento de escolha, é importante banhar o animal durante o tratamento e fazer a desinfecção do ambiente com amônia quaternária.[10] Muitos

Quadro 116.2 Frequência de parasitos intestinais em cães (n = 1.755) atendidos em hospital-escola veterinário da cidade de São Paulo.*

Parasito	n	Porcentagem
Ancylostoma spp.	223	12,7
Giardia spp.	149	8,5
Cystoisospora spp.	77	4,4
Toxocara canis	46	2,6
Cryptosporidium spp.	43	2,4
Trichuris vulpis	31	1,8
Sarcocystis sp.	25	1,4
Hammondia-Neospora	7	0,4
Dipylidium sp.	1	0,06
Physaloptera sp.	1	0,06

*Considerar o total de 486 (27,7%) de amostras positivas. Modificado de Funada *et al.*[8]

Quadro 116.3 Frequência de parasitos intestinais em gatos (n = 327) atendidos em hospital-escola veterinário da cidade de São Paulo.*

Parasito	n	Porcentagem
Cryptosporidium spp.	37	11,3
Giardia spp.	27	8,3
Cystoisospora spp.	27	8,3
Toxocara cati	20	6,1
Ancylostoma spp.	7	2,1
Sarcocystis sp.	6	1,8
Hammondia-Toxoplasma	2	0,6
Dipylidium sp.	1	0,3
Platynosomun spp.	1	0,3

*Considerar o total de 103 (31,5%) de amostras positivas. Modificado de Funada *et al.*[8]

animais com giardíase são assintomáticos, portanto é importante que as mesmas medidas sejam tomadas com relação aos contactantes.

O insucesso do tratamento ocorre em aproximadamente 85 a 95% dos casos.[11,12] Portanto, é importante testar os animais após o tratamento, principalmente aqueles cujos sintomas persistem.

Demais processos diarreicos

O plano diagnóstico a ser instituído nesses casos deverá incluir múltiplos exames de amostras fecais, citologia fecal, hemograma e perfil bioquímico, ultrassonografia e radiografia abdominais, além da realização do ensaio imunoenzimático (ELISA), realizado com *kits* comerciais de realização e resultados extremamente rápidos, caso a suspeita recaia sobre infecção pelo CPV.[2]

O acompanhamento seriado por um maior número de amostras fecais coletadas poderá auxiliar na identificação do agente intestinal responsável pelo quadro clínico e consequente desidratação mensurada, auxiliando a adoção de fluidoterapia adequada e a instituição de terapêutica específica. Os exames de imagem, ultrassonografia e radiografias abdominais, podem elucidar formações abdominais, corpos estranhos, intussuscepção ou dilatação vólvulo-gástrico, cujo tratamento é cirúrgico.

Prognóstico

O prognóstico para as diarreias agudas autolimitantes é considerado excelente. Entretanto, o prognóstico para as diarreias graves depende da causa, da gravidade dos distúrbios hidreletrolíticos, da resposta à terapêutica inicial, além da necessidade da adoção de terapêuticas mais invasivas, como os procedimentos cirúrgicos. De acordo com esses fatores, o prognóstico poderá variar de reservado a ruim.

Referências

1. Jergens A. Acute diarrhea. In: Kirk's current veterinary therapy. 12ª ed. Philadelphia: WB Saunders; 1995. p. 701-5.
2. Castro TX, Miranda SC, Labarthe NV, Silva LE, Cubel Garcia RCN. Clinical and epidemiological aspects of canine parvovirus (CPV) enteritis in the State of Rio de Janeiro: 1995-2004. Arq Bras Med Vet Zootec. 2007;59(2):333-9.
3. Leib SM. Acute diarrhoea. In: British Small Animal Veterinary Association, Canine and Feline Gastroenterology. 2nd ed. Capítulo 8; 2005. p. 78-81.
4. Hansen B, DeFrancesco T. Relationship between hydratation estimate and body weight change after fluid therapy in critically ill dogs and cats. Journal of Emergency and Critical Care. 2002;12:235-43.
5. Unterer S, Strohmeyer K, Kruse BD, Sauter-Louis C, Hartmann K. Treatment of aseptic dogs with hemorrhagic gastroenteritis with amoxicillin/clavulanic acid: a prospective blinded study. J Vet Intern Med. 2011;25(5):973-9.
6. Mantione NL, Otto CM. Characterization of the use of antiemetic agents in dogs with parvoviral enteritis treated at a veterinary teaching hospital: 77 cases (1997-2000). J Am Vet Med Assoc. 2005;227(11):1787-93.
7. Mohr AJ, Leisewitz AL, Jacobson LS, Steiner JM, Ruaux CG, Williams DA. Effect of early enteral nutrition on intestinal permeability, intestinal protein loss, and outcome in dogs with severe parvoviral enteritis. J Vet Intern Med. 2003;17(6):791-8.
8. Funada MR, Pena HFJ, Soares RM, Amaku M, Gennari SM. Frequência de parasitos gastrintestinais em cães e gatos atendidos em hospital-escola veterinário da cidade de São Paulo. Arq Bras Med Vet Zootec. 2007;59:1338-40.
9. Geurden T, Berkvens D, Casaert S, Vercruysse J, Claerebout E. A Bayesian evaluation of three diagnostic assays for the detection of *Giardia* duodenalis in symptomatic and asymptomatic dogs. Vet Parasitol. 2008;157:14-20.
10. Payne PA, Ridley RK, Dryden MW, Bathgate C, Milliken GA, Stewart PW. Efficacy of a combination febantel-praziquantel-pyrantel product, with or without vaccination with a commercial *Giardia* vaccine, for treatment of dogs with naturally occurring giardiasis. J Am Vet Med Assoc. 2002;220:330-3.
11. Barr SC, Bowman DD, Heller RL. Efficacy of fenbendazole against giardiasis in dogs. Am J Vet Res. 1994;55:988-90.
12. Zaljac AM, Labranche TP, Donoghue AR *et al.* Efficacy of fenbendazole in the treatment of experimental *Giardia* infection in dogs. Am J Vet Res. 1998;59:61-3.

117
Doenças do Intestino Delgado | Diarreias Crônicas

Ricardo Duarte Silva

Introdução

Pacientes com diarreias crônicas são comuns na rotina de veterinários de pequenos animais. O atendimento desses pacientes pode ser complexo, pois requer o comprometimento do proprietário. Muitas vezes, o diagnóstico e o tratamento da doença demandam dedicação de tempo e recursos financeiros. Parte dessa complexidade ocorre porque as causas de diarreias crônicas são inúmeras e incluem doenças parasitárias, inflamatórias, hipersensibilidade alimentar, intolerância alimentar e neoplasias. A distinção entre essas doenças pode ser difícil e, muitas vezes, só pode ser obtida após a realização de exames complementares ou triagem terapêutica.

A diarreia é considerada crônica quando cursa por mais de 3 semanas. Contudo, é provável que o clínico atenda o paciente durante os primeiros episódios de um quadro crônico. Particularmente cães com diarreia de intestino grosso têm crises de colite inicialmente esporádicas e de remissão espontânea, o que pode dar a impressão de que a que a "cura" do paciente foi devida ao tratamento instituído.

O primeiro passo é definir se a diarreia é de intestino delgado ou grosso. Essa distinção é, na maioria das vezes, fácil de fazer por meio do histórico (Quadro 117.1). Cães com diarreia de intestino delgado geralmente apresentam diarreia pastosa a aquosa. A coloração das fezes varia de marrom-escura a amarelada (Figura 117.1).

Quadro 117.1 Classificação do tipo de diarreia, segundo a localização anatômica.

Características	Delgado	Grosso
Volume	Aumentado (> 3×)	Normal ou aumentado
Aspecto	Pastosa/aquosa	Variável
Frequência de defecação	Aumentada (2 a 4 vezes/dia)*	Aumentada (3 a 10 vezes/dia)
Muco	Raro	Frequente
Sangue	Melena	Hematoquezia
Esteatorreia	±	Ausente
Borborigmos	±	±
Disquezia/tenesmo	Ausente	Frequente
Urgência	±	Frequente
Emagrecimento	±	Ausente*
Êmese	Frequente	Frequente
Apetite	Variável	Normal ou diminuído

*Nos casos de diarreia por má digestão, a frequência de defecação aumenta bastante. ± = pode ou não estar presente.

Cães com diarreia de intestino grosso podem ter episódios diários, mas muitos dos pacientes têm crises intermitentes, que, com o passar do tempo, vão se tornando mais frequentes. Tenesmo, disquezia, fezes com muco e hematoquezia (Figura 117.2) são achados comuns nesses cães. Normalmente esses pacientes apresentam urgência para defecar e acabam por fazê-lo em locais não habituais. A maior parte deles não perde peso: toda digestão e absorção de nutrientes já ocorreram no intestino delgado. Notar que algumas manifestações são comuns aos dois tipos de diarreia, como vômito e borborigmos.

Diarreias de intestino delgado

Podem ser classificadas em doenças de má digestão (ou doenças intraluminais) e má absorção (ou doenças da mucosa intestinal). O acometimento da drenagem linfática intestinal ou linfangiectasia é classificado como um distúrbio "pós-mucosa" devido à sua localização (submucosa). A seguir, são destacadas as classificações e as doenças mais comuns de cada uma delas:

- Distúrbios intraluminais (má digestão):
  - Parasitismo
  - Insuficiência pancreática exócrina
  - Supercrescimento bacteriano intestinal
- Distúrbios da mucosa intestinal (má absorção):
  - Síndrome do intestino curto
  - Hipersensibilidade alimentar
  - Doença inflamatória intestinal
  - Linfoma intestinal ou outras neoplasias
- Distúrbios "pós-mucosa":
  - Linfangiectasia (congênita ou adquirida).

A distinção entre os distúrbios da mucosa intestinal e os intraluminais é muito importante para o prosseguimento do diagnóstico diferencial. Os próximos passos incluem exames laboratoriais, de imagem e, algumas vezes, exame histopatológico de fragmento obtido por biopsia do trato gastrintestinal.

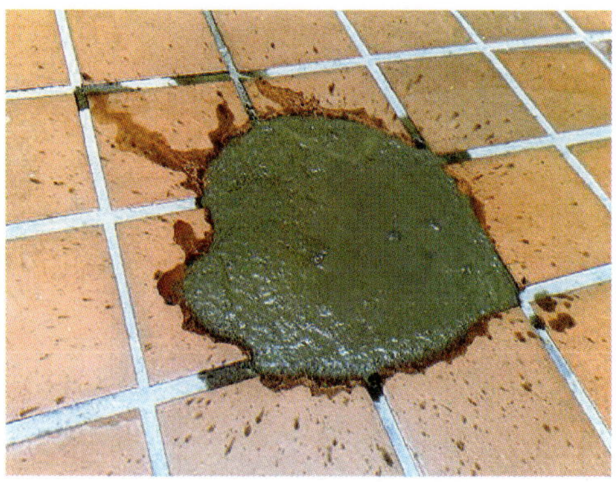

Figura 117.1 Diarreia de intestino delgado. Fezes aquosas, amareladas, em grande volume.*

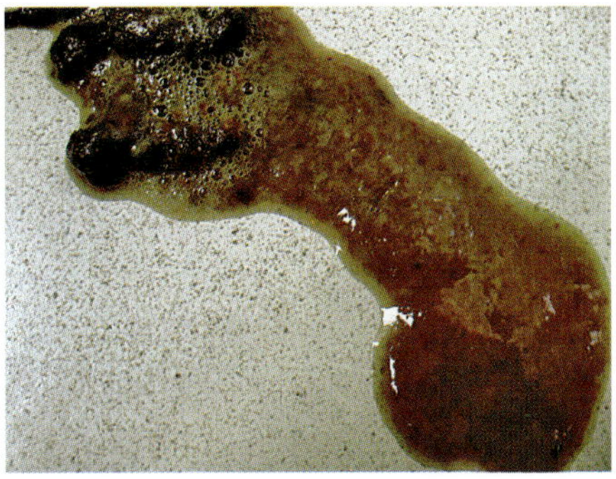

Figura 117.2 Diarreia de intestino grosso. Notar a consistência variada, com muco e sangue.

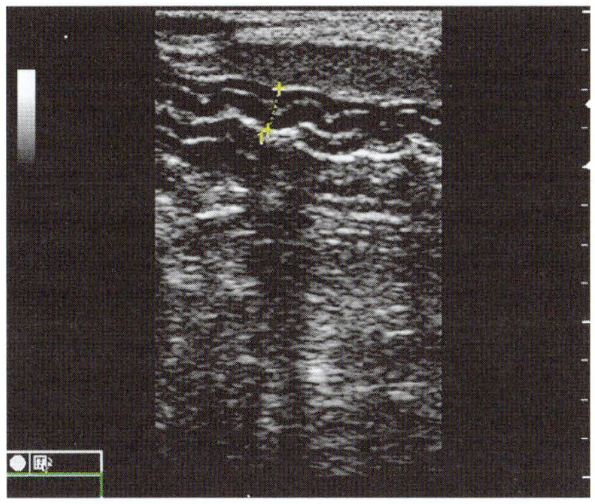

Figura 117.3 Imagem ultrassonográfica de segmento intestinal. A estratificação parietal está mantida, as paredes, espessas e irregulares, com maior espessamento da mucosa, repleta por pequena quantidade de conteúdo mucoso. (Gentilmente cedida pelo Dr. Nilson Koba Kage, Hospital Veterinário Pompeia.)

Normalmente a abordagem inicial baseia-se nos exames laboratoriais de rotina: hemograma, bioquímica sérica, incluindo dosagem de proteínas totais e albumina, triglicerídios e colesterol e exame de urina. Eventualmente outros exames podem ser solicitados, segundo critério clínico, para avaliar a gravidade do caso, a repercussão da doença em outros sistemas e a comorbidade ou para descartar causas extraintestinais de diarreia.

A ultrassonografia é de grande valia para auxiliar no planejamento diagnóstico. A visibilização de perda da estratificação normal das camadas intestinais e a linfadenopatia (linfonodos mesentéricos aumentados ou hipoecoicos) são sugestivas de doença mais grave (Figura 117.3). Lesões focais também podem definir que a laparotomia seja o melhor método de biopsia. Entretanto, a ausência de alterações na ultrassonografia não elimina a possibilidade de doença intestinal, não existindo alterações ultrassonográficas patognomônicas de algum tipo particular de doença inflamatória ou infiltrativa (*i. e.*, neoplasias).

Causas de diarreias crônicas do intestino delgado

Supercrescimento bacteriano intestinal

O supercrescimento bacteriano intestinal é uma doença mal caracterizada em cães. O termo é empregado para designar a proliferação anormal de bactérias duodenais que causa má digestão e má absorção de nutrientes. Não existem testes precisos o bastante para o diagnóstico da doença, o qual, muitas vezes, só pode ser concluído após triagem terapêutica com antibióticos. Essa característica levou alguns autores a renomearem a doença "diarreia responsiva a antibióticos".[1]

A forma primária, ou idiopática, acomete, principalmente, cães Pastores Alemães. Acredita-se que seja decorrente de deficiência da produção de imunoglobulina A (IgA) por imunócitos da mucosa intestinal.[2,3] O supercrescimento bacteriano intestinal pode ocorrer secundariamente a outras doenças do intestino delgado ou a doenças que predisponham a proliferação excessiva de bactérias intestinais, principalmente a insuficiência pancreática exócrina.

As bactérias intestinais podem desconjugar sais biliares no duodeno, que são responsáveis pela dispersão de lipídios em micelas, causando esteatorreia. Esta, associada a lesões da mucosa intestinal, que resultam em má absorção, causa diarreia de intestino delgado de gravidade variável, emagrecimento, borborigmos e flatulência.

Muitas bactérias intestinais sintetizam folato e outras impedem a absorção da cobalamina no intestino delgado. As dosagens das concentrações séricas de folato e cobalamina servem, portanto, como testes indiretos para o diagnóstico de supercrescimento bacteriano intestinal. Entretanto, esse padrão (aumento de folato e diminuição da cobalamina) só ocorre em aproximadamente 30% dos casos.[1]

O diagnóstico do supercrescimento bacteriano primário é concluído pela exclusão de outras causas de diarreia de intestino delgado e pela resposta à terapia com antibióticos.

Cães com supercrescimento bacteriano intestinal primário podem precisar de antibioticoterapia prolongada, em alguns casos, por toda a vida. Nos casos de supercrescimento secundário, o tratamento deve ser instituído por, pelo menos, 30 dias. Caso contrário, a resposta à terapia da doença de base pode ser insatisfatória. A doxiciclina (5 mg/kg, a cada 12 h) ou o metronidazol (15 mg/kg, a cada 12 h) são boas opções para o tratamento.

O tipo de dieta a ser escolhida depende da doença de base. No caso do supercrescimento primário, dietas de alta digestibilidade são recomendadas. Dietas com baixo teor de gordura são reservadas para pacientes nos quais o tratamento não é suficiente para controlar a esteatorreia.

A suplementação com cobalamina parenteral também é indicada. Injeções semanais no primeiro mês são suficientes para garantir concentrações adequadas por meses, pois o fígado é capaz de estocar grandes quantidades de vitaminas do complexo B.

Hipersensibilidade alimentar

Suspeita-se de que alergia ou intolerância alimentar esteja implicada na etiopatogenia das doenças inflamatórias intestinais. A alergia alimentar é uma resposta imunológica adversa (hipersensibilidade) a um alimento. O termo intolerância é reservado para reações adversas não imunológicas a constituintes da dieta, por exemplo, intolerância à lactose (decorrente de deficiência de lactase). Na prática, a distinção desses dois tipos é difícil. Neste capítulo, apenas o termo hipersensibilidade alimentar será usado, com a ressalva de que alguns casos podem se tratar de intolerância alimentar.

A hipersensibilidade alimentar crônica tipicamente afeta o trato gastrintestinal e a pele. Doenças inflamatórias intestinais, como a enterite linfocítica-plasmocítica e a enterite eosinofílica, muitas vezes são responsivas apenas à alteração da dieta, e acredita-se que antígenos dietéticos sejam uma parte importante na etiopatogenia dessas doenças.

Os antígenos dietéticos são glicoproteínas hidrossolúveis, de peso molecular entre 10 kD e 60 kD e estáveis em pH baixo. O modo de preparo dos alimentos pode afetar a alergenicidade de certas proteínas. Por isso, alguns animais podem ter hipersensibilidade a uma proteína da ração, mas não serem alérgicos à mesma proteína *in natura* e vice-versa.

O diagnóstico da hipersensibilidade alimentar baseia-se na melhora clínica após a remoção do antígeno. Isso pode ser conseguido pela administração de dietas comerciais contendo proteínas hidrolisadas e outros componentes oligoantigênicos.

Pela hidrólise, altera-se o tamanho da proteína, fazendo com que essas partículas se tornem menores. Quando o antígeno se liga a um mastócito, para que haja a degranulação é necessário que essa molécula seja capaz de se ligar ao mesmo tempo a dois receptores. Quando essa partícula é diminuída (menor do que 6 kD), há perda dessa propriedade, o que impossibilita a indução da degranulação de mastócitos, por isso são dietas denominadas hipoalergênicas.

Na impossibilidade de oferecer uma dieta hidrolisada, o clínico pode indicar a formulação de uma dieta de eliminação. As dietas de eliminação são dietas controladas, com uma fonte de proteína e uma de carboidratos. A fonte de proteína escolhida deve ser uma proteína "inédita", uma que o animal não tenha ingerido antes. Daí a importância da realização de um inquérito detalhado sobre a alimentação do paciente, o que nem sempre é possível. Normalmente, carne de carneiro, de coelho, peixes de carne branca (pescada, cação e outros) ou *tofu* são as fontes proteicas mais usadas para cães. A fonte de carboidratos também deve ser uma só (arroz, batata). Qualquer outro alimento que não faça parte da dieta de eliminação não deve ser fornecido ao animal, independentemente da quantidade.

As dietas hipoalergênicas devem ser seguidas por 6 a 8 semanas, sem a administração concomitante de fármacos imunossupressores. Caso ocorra a remissão do quadro nesse período, o clínico deve suspeitar de hipersensibilidade alimentar.

O diagnóstico definitivo de hipersensibilidade alimentar baseia-se na exposição provocativa. De modo sistemático, alimentos selecionados são adicionados à dieta hipoalergênica. Se ocorrer recidiva dos sintomas durante sua administração, tal alimento é reconhecido como um possível alergênio.

Muitas vezes, o proprietário do animal não deseja saber exatamente qual ou quais são os alergênios. Nesses casos, descobrir uma fonte proteica que não provoque os sintomas e formular uma dieta nutricionalmente completa é o objetivo da realização da exposição provocativa. Alguns proprietários optam por manter a dieta hipoalergênica indefinidamente, o que é razoável, pois essas rações são balanceadas.

A triagem com dieta hipoalergênica ou de eliminação requer tempo e o sucesso depende do comprometimento do proprietário. Embora a suspeita de hipersensibilidade alimentar seja pertinente na maioria dos casos de diarreia de intestino delgado crônica, descartando-se as outras causas possíveis, a triagem terapêutica é indicada àqueles pacientes sem manifestações clínicas de doença grave, como anorexia, emaciação, anemia, hipoalbuminemia etc. Nesses casos mais graves, investigação diagnóstica e tratamento precoces são fundamentais.

Hipersensibilidade ao glúten em Setters Irlandeses

A hipersensibilidade ao glúten é uma doença clássica de alergia alimentar. A doença é caracterizada por atrofia parcial, vilosidades e infiltração intraepitelial por linfócitos, no jejuno. A doença é hereditária e manifesta-se a partir dos 6 meses de idade nos animais suscetíveis.[4] Os animais acometidos apresentam diarreia de intestino delgado, emagrecimento e atraso do crescimento.

O diagnóstico de hipersensibilidade ao glúten baseia-se nos achados anatomopatológicos compatíveis associados à resolução do quadro depois da administração de dieta isenta de glúten e recidiva após a reexposição provocativa.

Doença inflamatória intestinal

O termo doença inflamatória intestinal é usado para designar doenças clinicamente heterogêneas, idiopáticas, caracterizadas por inflamação da mucosa gastrintestinal. O diagnóstico de doença inflamatória intestinal é, portanto, reservado àquele paciente com distúrbios gastrintestinais crônicos, cujas causas conhecidas de diarreia, vômito ou ambos foram descartadas e a inflamação tecidual foi confirmada por avaliação anatomopatológica de biopsias do trato gastrintestinal. A classificação da doença inflamatória intestinal baseia-se na região afetada, no tipo de célula inflamatória predominante e nas alterações morfológicas do tecido. A enterite linfocítica-plasmocítica é a forma mais comum (Figuras 117.4 e 117.5), seguida da enterite eosinofílica e da enterite granulomatosa.

A etiologia é provavelmente multifatorial, porém se acredita que seja uma doença genética imunomediada e uma resposta imunológica contra antígenos dietéticos ou microbianos intraluminais. A inflamação crônica do intestino delgado causa alterações na arquitetura da mucosa intestinal desencadeando síndrome de má absorção.

As doenças inflamatórias intestinais geralmente acometem cães de meia-idade a idosos (idade média, 6 anos), sem predisposição sexual. Algumas raças parecem ter maior predisposição para as doenças inflamatórias intestinais, como cães Pastores Alemães, Shar-pei, Rottweilers, Basenji e Shiba.

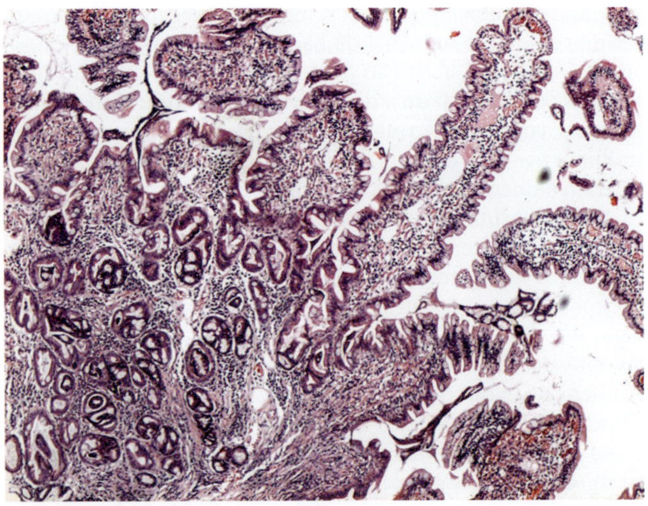

Figura 117.4 Infiltrado linfoplasmocítico moderado na lâmina própria e vilosidades preservadas. Fotomicrografia de corte histológico de duodeno, H&E (aumento 10×). (Gentilmente cedida pela Dra. Carolina G. Pires.)

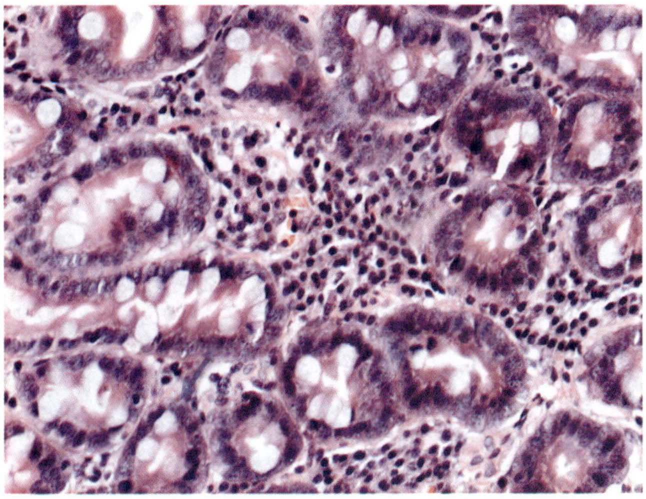

Figura 117.5 Infiltrado linfoplasmocítico moderado na lâmina própria e criptas preservadas. Fotomicrografia de corte histológico de duodeno, H&E (aumento 20×). (Gentilmente cedida pela Dra. Carolina G. Pires.)

O diagnóstico baseia-se na exclusão de outras causas de diarreia, incluindo a hipersensibilidade alimentar, e na avaliação anatomopatológica de biopsias do trato gastrintestinal. Entretanto, cães com manifestações clínicas podem ser prejudicados pela demora no diagnóstico, caso as triagens terapêuticas não comprovem a suspeita. A dieta, se indicada, poderá ser realizada junto com a terapia farmacológica.

Os achados nos exames laboratoriais e de imagem podem auxiliar na decisão sobre a conduta diagnóstica mais apropriada. Animais com hipoalbuminemia, anemia, trombocitose ou leucocitose marcante podem ter doença mais grave. O uso de um escore de atividade das doenças inflamatórias intestinais também pode ser útil para estabelecer a gravidade da doença e avaliar a terapia subsequente (Figura 117.6). Existe um escore publicado;[5] porém, em estudos posteriores, sua associação com padrões histológicos e marcadores séricos de inflamação não foi demonstrada.[6,7] Portanto, a validade desse escore de atividade ainda não foi estabelecida.

A realização de biopsias do intestino delgado é indicada para a conclusão do diagnóstico desses animais. Espécimes de biopsias, obtidas por endoscopia ou laparotomia, processadas apropriadamente, são fundamentais. A avaliação histológica dos espécimes de biopsia deve seguir as diretrizes da Associação Mundial de Veterinários de Pequenos Animais,[8] sendo muito importante que os veterinários envolvidos – clínico, endoscopista e patologista – trabalhem em conjunto para obtenção dos melhores resultados.

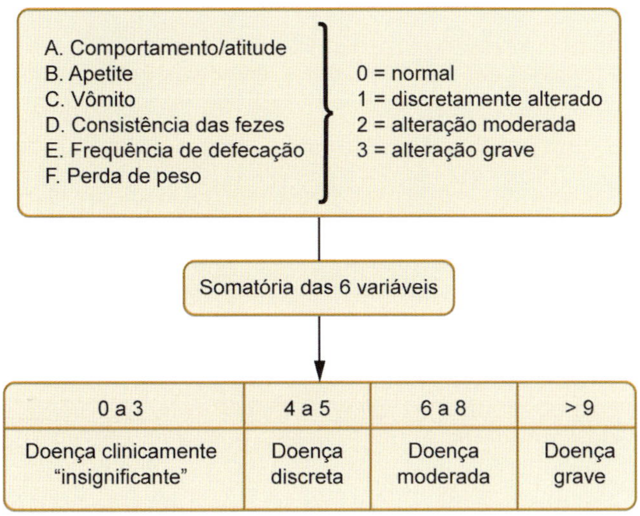

Figura 117.6 Escore para a avaliação da atividade das doenças inflamatórias intestinais em cães.[5]

O tratamento baseia-se na terapia com fármacos imunossupressores, em geral associados à dieta hipoalergênica ou de eliminação (ver *Hipersensibilidade alimentar*). A hipersensibilidade alimentar é uma causa inflamatória. Além disso, as dietas hidrolisadas são de alta digestibilidade, facilitando sua absorção e reduzindo a exposição de antígenos.

A prednisona é o fármaco de primeira escolha para cães, na dose de 1 a 2 mg/kg, a cada 24 h, durante 2 a 4 semanas. Posteriormente, deve-se reduzir a dose até completa retirada ou instituição de protocolo em dias alternados, baseado na menor dose eficaz em manter a remissão dos sintomas.

A azatioprina pode ser utilizada como agente único ou em conjunto com corticoides. Esse tratamento é particularmente indicado àqueles pacientes refratários ou que desenvolveram efeitos adversos à corticoideterapia. O principal efeito colateral da azatioprina é a mielossupressão grave, que é rara e reversível após descontinuação do medicamento. Portanto, deve-se realizar o monitoramento do hemograma a cada 7 dias, nos primeiros 2 meses e, então, mensalmente.

A azatioprina deve ser instituída na dose de 2 mg/kg por via oral (VO), a cada 24 h, durante 30 dias, podendo ser utilizada em dias alternados, obtendo-se bom resultado até 3 a 4 meses após o início do tratamento. A seguir, a dose pode ser reduzida para 1 mg/kg. Se o efeito desejado for obtido, o tratamento poderá ser realizado em dias alternados.

A ciclosporina é um imunossupressor potente, ainda pouco utilizado nas doenças inflamatórias intestinais, indicado para casos graves de enterite linfocítica-plasmocítica refratários ao tratamento com corticoides, na dose de 5 a 10 mg/kg VO, a cada 24 h.[9]

▪ Linfangiectasia intestinal

Cães com hipoproteinemia grave, hipocolesterinemia e linfopenia são suspeitos de linfangiectasia. A linfangiectasia intestinal é uma síndrome heterogênea caracterizada por dilatação dos vasos linfáticos da mucosa e da submucosa do trato gastrintestinal. A linfangiectasia pode ser congênita ou primária, decorrente da malformação dos vasos linfáticos. Na forma adquirida, a dilatação é decorrente da obstrução da drenagem linfática, causada por alterações da arquitetura da mucosa e da submucosa do intestino por doenças inflamatórias ou infiltrativas ou obstrução dos vasos linfáticos por lipogranulomas.[10,11]

A obstrução do fluxo linfático causa a perda de linfa para o lúmen intestinal, que contém proteínas plasmáticas, linfócitos e lipídios e vitaminas lipossolúveis, daí as alterações hematológicas características. Cães com linfangiectasia têm diarreia, vômito e anorexia e podem desenvolver ascite em decorrência

Enteropatia perdedora de proteína.

Cães com doenças da mucosa intestinal – inflamatórias ou infiltrativas – podem ter hipoalbuminemia, associada ou não a hipoproteinemia. Esses casos são chamados coletivamente de "enteropatias perdedoras de proteína", sendo decorrentes de diarreias exsudativas que causam perda de proteínas através da mucosa intestinal, podendo estar ou não associadas a distúrbios da drenagem linfática. Portanto, "enteropatia perdedora de proteína" não é um diagnóstico final, mas, pode indicar que esses pacientes são suspeitos de doenças graves.

da diminuição da pressão oncótica do plasma. Outro achado consistente com linfangiectasia é a hipocalcemia, que provavelmente é decorrente da má absorção de vitamina D.[12]

Esses pacientes podem ter perda de peso, que, teoricamente, pode preceder a diarreia. Nesses casos, a realização de exame de urina para detecção de proteinúria é importante para descartar síndrome nefrótica, outra causa de hipoproteinemia marcante. Cães com síndrome nefrótica, em contraste com aqueles com linfangiectasia, apresentam hipercolesterinemia. Acredita-se que animais com hipoalbuminemia marcante tenham produção exagerada de lipoproteínas pelo fígado, mas a causa da hipercolesterinemia, associada à síndrome nefrótica, ainda não foi bem elucidada.

O Yorkshire terrier parece ser a raça mais comumente acometida pela linfangiectasia intestinal, associada à enterite linfocítica-plasmocítica. Cães da raça Soft-coated Wheaton terriers têm uma forma hereditária de linfangiectasia. A doença acomete mais comumente fêmeas de meia-idade, e estima-se que 10 a 15% dos cães da raça sejam afetados.[13] As alterações anatomopatológicas características são inflamação, linfangiectasia e linfangite granulomatosa. Outras raças frequentemente acometidas são aquelas com maior predisposição a doença inflamatória intestinal, como Shar-pei e Rottweilers. Nesses animais, a linfangiectasia pode ser consequência da doença inflamatória intestinal grave.[14]

O tratamento da linfangiectasia depende da causa de base, por isso o diagnóstico por meio de avaliação anatomopatológica de biopsias intestinais é fundamental. Cães que desenvolveram linfangiectasia intestinal decorrente de doença inflamatória grave do intestino devem ser tratados para sua doença de base. Aqueles que desenvolveram linfangiectasia em decorrência de lipogranulomas, sem inflamação concomitante, devem receber dieta restrita em gordura.

■ Referências

1. Westermarck E, Skrzypczak T, Harmoinen J, Steiner JM, Ruaux CG, Williams DA *et al.* Tylosin-responsive chronic diarrhea in dogs. J Vet Intern Med. 2005;19:177-86.
2. Willard MD, Simpson RB, Fossum TW, Cohen ND, Delles EK, Kolp DL *et al.* Characterization of naturally developing small intestinal bacterial overgrowth in 16 German shepherd dogs. J Am Vet Med Assoc. 1994;204(8):1201-6.
3. German AJ, Hall EJ, Day MJ. Relative deficiency in IgA production by duodenal explants from German shepherd dogs with small intestinal disease. Vet Immunol Immunopathol. 2000;76(1-2):25-43.
4. Hall EJ, Batt RM. Development of wheat-sensitive enteropathy in Irish Setters: morphologic changes. Am J Vet Res. 1990;51(7):978-82.
5. Jergens AE, Schreiner CA, Frank DE, Niyo Y, Ahrens FE, Eckersall PD *et al.* A scoring index for disease activity in canine inflammatory bowel disease. J Vet Intern Med. 2003;17(3):291-7.
6. McCann TM, Ridyard AE, Else RW, Simpson JW. Evaluation of disease activity markers in dogs with idiopathic inflammatory bowel disease. J Small Anim Pract. 2007;48(11):620-5.
7. Münster M, Hörauf A, Bilzer T. Assessment of disease severity and outcome of dietary, antibiotic, and immunosuppressive interventions by use of the canine IBD activity index in 21 dogs with chronic inflammatory bowel disease. Berl Munch Tierarztl Wochenschr. 2006;119(11-12):493-505.
8. Day MJ, Bilzer T, Mansell J, Wilcock B, Hall EJ, Jergens A *et al.* World Small Animal Veterinary Association Gastrintestinal Standardization Group. Histopathological standards for the diagnosis of gastrintestinal inflammation in endoscopic biopsy samples from the dog and cat: a report from the World Small Animal Veterinary Association Gastrintestinal Standardization Group. J Comp Pathol. 2008;138(Suppl 1):S1-S43.
9. Allenspach K, Rüfenacht S, Sauter S, Gröne A, Steffan J, Strehlau G *et al.* Pharmacokinetics and clinical efficacy of cyclosporine treatment of dogs with steroid-refractory inflammatory bowel disease. J Vet Intern Med. 2006;20(2):239-44.
10. Willard MD, Helman G, Fradkin JM, Becker T, Brown RM, Lewis BC *et al.* Intestinal crypt lesions associated with protein-losing enteropathy in the dog. J Vet Intern Med. 2000;14(3):298-307.
11. Kull PA, Hess RS, Craig LE, Saunders HM, Washabau RJ. Clinical, clinicopathologic, radiographic, and ultrasonographic characteristics of intestinal lymphangiectasia in dogs: 17 cases (1996-1998). J Am Vet Med Assoc. 2001;219(2):197-202.
12. Mellanby RJ, Mellor PJ, Roulois A, Baines EA, Mee AP, Berry JL *et al.* Hypocalcaemia associated with low serum vitamin D metabolite concentrations in two dogs with protein-losing enteropathies. J Small Anim Pract. 2005;46(7):345-51.
13. Littman MP, Dambach DM, Vaden SL, Giger U. Familial protein-losing enteropathy and protein-losing nephropathy in Soft Coated Wheaten Terriers: 222 cases (1983-1997). J Vet Intern Med. 2000;14(1): 68-80.
14. Peterson PB, Willard MD. Protein-losing enteropathies. Vet Clin North Am Small Anim Pract. 2003;33(5):1061-82.

118
Doenças do Cólon

Ricardo Duarte Silva

Colites crônicas

As colites crônicas são causas comuns de diarreia de intestino grosso. Cães e gatos com colite têm hematoquezia e fezes com muco. A consistência das fezes é variável. Inicialmente as fezes podem ser aquosas e com volume aumentado, seguidas da eliminação de pequenas quantidades com muco e sangue. Normalmente esses pacientes apresentam tenesmo, disquezia e urgência para defecar. Embora a definição "clássica" de diarreia crônica seja diarreia que persiste por mais de 2 semanas, cães com colite crônica podem ter crises intermitentes que, com o passar do tempo, vão se tornando mais frequentes.

Etiologia e fisiopatogenia

A etiologia e a fisiopatologia das colites de pequenos animais são desconhecidas. Em seres humanos, as principais doenças inflamatórias do cólon são a doença de Crohn e a colite ulcerativa. Embora a maior parte das colites crônicas de cães seja menos grave do que as doenças de seres humanos, uma etiologia semelhante é postulada.[1,2]

Acredita-se que essas doenças sejam decorrentes de interação anormal entre as bactérias intestinais e o sistema imunológico. Uma das hipóteses é que, nessas doenças, há perda da tolerância imunológica contra antígenos microbianos normais. O defeito primário é do sistema imune da mucosa, que faz uma resposta inflamatória inadequada contra a flora normal, qualitativa e quantitativamente.

Outra teoria é de que a anormalidade fundamental é da flora: na quantidade, no tipo de microrganismos ou na extensão que interagem com o sistema imunológico. Muitos estudos suportam uma ou outra teoria, mas não existe consenso suficiente para definir qual (se não ambas) é a mais correta.[3]

As colites crônicas em pequenos animais são classificadas de acordo com a célula inflamatória predominante e, portanto, dependem da análise anatomopatológica de espécimes de biopsia. A gravidade da doença também é avaliada com base em alterações da arquitetura normal do cólon e extensão do infiltrado inflamatório. Esses achados devem ser interpretados em conjunto com o quadro clínico do paciente.

As formas mais comuns de colites crônicas são a linfocítica-plasmocítica, a eosinofílica e a granulomatosa, também chamada de colite ulcerativa ou histiocítica.

A colite eosinofílica acomete animais mais jovens, quando comparada à linfocítica-plasmocítica. Embora a alergia a componentes da dieta seja uma hipótese, essa associação não foi comprovada.

A colite ulcerativa é uma doença inflamatória grave, idiopática, mais frequente em Boxers jovens, embora já tenha sido descrita em outras raças. A característica histológica dessa doença é a presença de macrófagos na lâmina própria, que são corados pelo ácido periódico de Schiff (PAS). Existe evidência de que a colite ulcerativa em Boxers esteja relacionada com uma resposta inflamatória contra *Escherichia coli* enteroinvasiva, sendo sua erradicação seguida da remissão do quadro.[4,5]

Manifestações clínicas

Além da diarreia típica de intestino grosso, cães e gatos com colite geralmente têm poucos sintomas associados. Aqueles pacientes com colite intermitente podem apresentar anorexia e vômito, que precedem o episódio de colite. A crise geralmente não dura mais do que 2 dias e o animal volta ao normal. Geralmente ocorre emagrecimento. Sintomas como anorexia prolongada e emagrecimento são indícios de doença mais grave.

Exames complementares

A maior parte dos animais com colites crônicas não tem anormalidades importantes ou características nos exames laboratoriais de rotina. Achados como anemia, leucocitose e hipoalbuminemia são sugestivos de doença mais grave.

Os exames de imagem, principalmente a ultrassonografia, são úteis para avaliar a estratificação das alças intestinais e pesquisar linfadenopatia e alterações em outros órgãos.

Diagnóstico

O diagnóstico definitivo depende da avaliação histológica de espécimes de biopsia do cólon. A colonoscopia é um método eficiente e pouco invasivo para avaliação da mucosa colônica e a obtenção de fragmentos para análise (Figura 118.1). Como a etiologia das doenças inflamatórias intestinais de cães e gatos é desconhecida, a biopsia é importante para descartar malignidade, para classificar a gravidade do quadro e servir como base para o tratamento.

Tratamento

O tratamento das colites crônicas em cães e gatos, como discutido anteriormente, inclui a administração de antibióticos, anti-inflamatórios e manejo dietético.

Antibióticos

O uso de antibióticos é geralmente recomendado nos casos de colite crônica, devido à hipótese de esses quadros serem decorrentes de uma resposta imunológica inapropriada contra

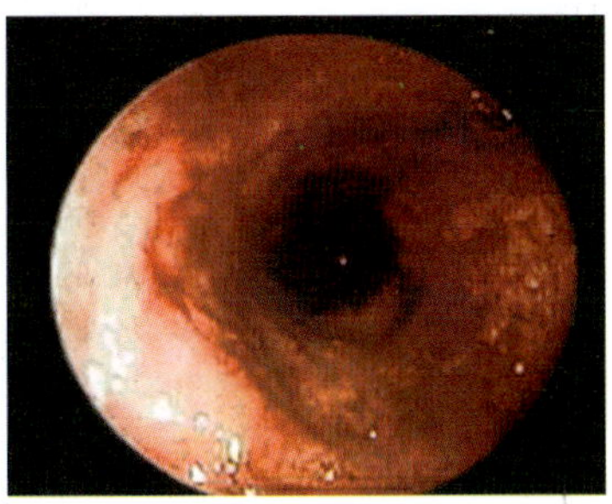

Figura 118.1 Cólon extremamente espessado e ulcerado em cão com adenocarcinoma de cólon e reto.*

a flora do cólon. O metronidazol é um dos mais utilizados, e alguns pacientes com colite branda podem ser tratados apenas com esse antibiótico. A dose empregada é de 10 a 20 mg/kg, 2 vezes/dia.

O uso de antibióticos é especificamente recomendado para pacientes com colite ulcerativa. Esses pacientes não respondem ao tratamento com derivados da mesalamina e dieta. Enrofloxacino é o antibiótico recomendado nos casos de colite ulcerativa em Boxers, embora a realização de exames de cultura e antibiograma específicos para *Escherichia coli* enteroinvasiva seja indicada. Muitas vezes, esses animais terão que receber antibióticos indefinidamente para manter o quadro em remissão.

Anti-inflamatórios

Os derivados da mesalamina ou ácido 5-aminosalicilíco são os medicamentos de escolha para o tratamento das colites crônicas em cães. A mesalamina é um fármaco semelhante ao ácido acetilsalicílico, que tem grande ação anti-inflamatória no cólon. A mesalamina, quando administrada por via oral, sofre absorção no estômago e no intestino delgado. Por esse motivo, derivados da mesalamina, como a sulfassalazina e preparados da mesalamina com proteção entérica, são os medicamentos mais usados na rotina clínica.

A sulfassalazina consiste em uma molécula de mesalamina ligada quimicamente a uma molécula de sulfapiridina, um antibiótico à base de sulfa. Esse composto não é absorvido pelo estômago e pelo intestino delgado. Quando a sulfassalazina atinge o cólon, as bactérias quebram a ligação entre as duas moléculas e a mesalamina é liberada na sua forma ativa.

Os efeitos colaterais da sulfassalazina são decorrentes da absorção da sulfapiridina e são semelhantes aos causados pelas sulfonamidas: ceratoconjuntivite seca, hepatotoxicidade e discrasias sanguíneas. Embora incomuns, o clínico deve monitorar o paciente em tratamento com sulfassalazina para esses efeitos colaterais. O efeito colateral mais comum é náuseas após administração da medicação. A dose recomendada é de 25 a 50 mg/kg, a cada 6 ou 8 h, e não deve ultrapassar 3 g/dia, inicialmente. Se houver remissão do quadro, a dose pode ser reduzida até a menor dose eficaz em manter o paciente assintomático.

Embora não existam estudos, a administração de preparados de mesalamina com proteção entérica parece ser tão eficaz quanto a sulfassalazina no tratamento das colites caninas. A dose recomendada é de 12 mg/kg, a cada 6 ou 8 h, inicialmente. A medicação não é combinada à sulfa e os efeitos colaterais esperados são relacionados com a classe dos salicilatos. Portanto, a mesalamina deve ser empregada com cuidado em pequenos animais, principalmente em felinos.

Outros fármacos anti-inflamatórios são reservados para aqueles pacientes que não responderam ao tratamento com derivados da mesalamina. Os corticoides são os medicamentos mais empregados e, no caso dos felinos com colite inflamatória e cães com colite eosinofílica, os de primeira escolha. A prednisona e a prednisolona são os mais usados. Os corticoides podem ser usados inicialmente em doses altas, reduzidas gradualmente após a remissão do quadro, até a mínima dose eficaz.

Outros medicamentos imunomoduladores, como a azatioprina, a ciclosporina e o metotrexato, são reservados para pacientes que não responderam ao tratamento com mesalamina e corticoides ou para aqueles que desenvolveram efeitos colaterais.

Manejo dietético

O uso de dietas de eliminação ou hipoalergênicas é recomendado a pacientes com colite eosinofílica e felinos com colite crônica.[6,7]

Existe também evidência de que a administração de fibras fermentáveis é importante para a manutenção da saúde do cólon e benéfica para pacientes com colite.[8] A fermentação dessas fibras por bactérias do cólon resulta na produção de ácidos graxos voláteis, como acetato e propionato, principalmente butirato. Os ácidos graxos voláteis fornecem mais do que 70% do requerimento energético dos colonócitos. A adição de fibras solúveis como *Psyllium* e farelo de trigo ou a administração de rações comerciais que contenham essas fibras é indicada a pacientes com colite.

Outros tratamentos

Podem-se tentar modificadores da motilidade intestinal, como a loperamida, em pacientes refratários à terapia. A loperamida não deve ser administrada a cães das raças Collie, Old English Sheepdog e Border Collie. Essas raças têm deficiência da glicoproteína P, fator que impede a entrada de diversos fármacos através da barreira hematencefálica, como a ivermectina e a loperamida. Nesses cães, a loperamida pode causar depressão do sistema nervoso central. A dose da loperamida é 0,7 mg/kg por via oral (VO), a cada 12 h.

Prognóstico

O prognóstico das colites crônicas em cães e gatos que respondem bem à terapia inicial é bom. Depois da remissão do quadro, muitos animais permanecerão assintomáticos com terapia nutricional apenas. Entretanto, alguns pacientes são refratários à terapia convencional. Nestes, uma sobrevida em condições aceitáveis ainda pode ser conseguida. Pacientes com colite ulcerativa têm prognóstico reservado.

Constipação intestinal, obstipação e megacólon

Definição

Constipação intestinal é um quadro caracterizado por defecação infrequente e fezes excessivamente firmes e ressecadas. O termo "obstipação" é usado para casos de constipação intestinal intratável, decorrente de alterações irreversíveis da função do cólon. O termo "megacólon" é usado em casos de dilatação colônica total.

Etiologia e fisiopatogenia

A constipação intestinal pode ser causada por inúmeros fatores, podendo, muitas vezes, mais de um ser identificado em um paciente (Quadro 118.1).

Muitos casos estão relacionados com a disquezia e o tenesmo, o que faz com que o paciente evite a defecação. Ocorre, então, absorção de água dessas fezes retidas e, na próxima tentativa, a defecação será mais dolorosa. Fatores ambientais ou de manejo também podem fazer que o animal evite a defecação. Assim, esse ciclo de constipação intestinal e dor é estabelecido.

Quadro 118.1 Classificação e causas de constipação intestinal.

Classificação	Causas
Dietética e ambiental	Ingestão de pelos ou corpos estranhos Mudanças de ambiente (*i. e.*, hospitalização) Manejo sanitário pobre
Obstrução mecânica	Obstrução colônica Tumor retal Estenose retal Obstrução extraluminal Angústia pélvica
Defecação dolorosa	Doenças anorretais Fratura de pelve Ferimentos ou abscessos perineais Tumores retais
Distúrbios endócrinos/ hidreletrolíticos	Hipotireoidismo Desidratação Hipopotassemia Hipercalcemia
Induzida por fármacos	Anticolinérgicos Opioides Sucralfato Hidróxido de alumínio
Doenças neuromusculares	Disfunção do sistema nervoso central Paraplegia Doenças da medula espinal Disfunção da musculatura lisa colônica Megacólon idiopático felino (?)

Manifestações clínicas

Os achados clínicos mais comuns são tenesmo e disquezia, geralmente observados durante tentativas frustradas de defecação (Figura 118.2). Muitos animais, principalmente os felinos, podem vomitar durante essas tentativas e sofrer hematoquezia, em decorrência de lesão da mucosa colônica pelas fezes extremamente ressecadas. Padrões anormais de defecação, principalmente defecar em locais inapropriados, também são queixas comuns. Com menor frequência, esses pacientes podem desenvolver prolapso retal.

Hérnias perineais, inguinais e retocele podem estar associadas à constipação intestinal. Essas condições podem ser causa, como consequência da constipação intestinal, e podem se agravar com a progressão do quadro. Nesses casos, o tratamento cirúrgico é recomendado.

As manifestações sistêmicas da constipação intestinal variam de acordo com a gravidade e a cronicidade do quadro e podem incluir anorexia, emagrecimento, letargia, distensão abdominal, desidratação e má condição corporal.

O megacólon é uma condição grave de cólon afuncional e acomete, principalmente, felinos e cães Pastores Alemães. Acredita-se que o megacólon idiopático felino seja decorrente de um distúrbio do músculo liso do cólon. O megacólon idiopático felino pode ser observado em gatos de qualquer idade, sexo ou raça. No entanto, a maioria dos gatos tem meia-idade (média = 5,8 anos) e os machos são mais acometidos (70%).[9] Gatos frequentemente desenvolvem megacólon secundário à angústia pélvica. O hiperparatireoidismo secundário nutricional (Figura 118.3), que ainda ocorre apesar da disponibilidade de rações adequadas para filhotes, predispõe esses animais a fraturas que resultam em um estreitamento da pelve e, posteriormente, constipação intestinal.

Muitos pacientes com megacólon são atendidos com fecaloma, que é uma massa extremamente dura de fezes acumuladas no intestino grosso, simulando um tumor (daí a terminação "-oma").

Diagnóstico

A abordagem diagnóstica inicial é simples: o histórico compatível associado com a grande quantidade de fezes ressecadas à palpação abdominal é suficiente para o diagnóstico de constipação intestinal, principalmente nos casos mais graves.

A constipação intestinal, porém, não é um diagnóstico final, devendo a causa de base ser pesquisada. O clínico deve estar atento também para as consequências sistêmicas da constipação intestinal, como a desidratação, e realizar o exame do períneo e toque retal. A palpação do reto é importante para identificar retoceles, tumores retais e outras causas de constipação intestinal.

Muitas vezes, esses procedimentos só poderão ser realizados após anestesia e remoção das fezes impactadas. A realização de outros exames, como radiografia da pelve, geralmente só é útil depois que o cólon tiver sido completamente esvaziado e o paciente estiver estável.

Tratamento

Pacientes com constipação intestinal moderada a grave, incapazes de defecar, devem ter as fezes removidas antes de tentativas de tratamento domiciliar.

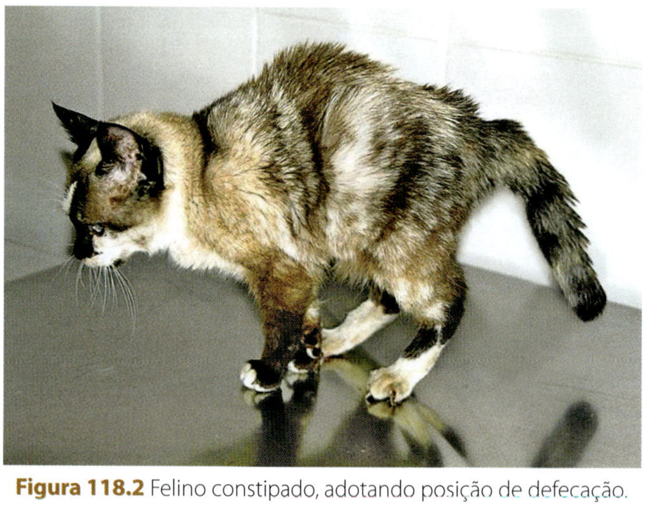

Figura 118.2 Felino constipado, adotando posição de defecação.

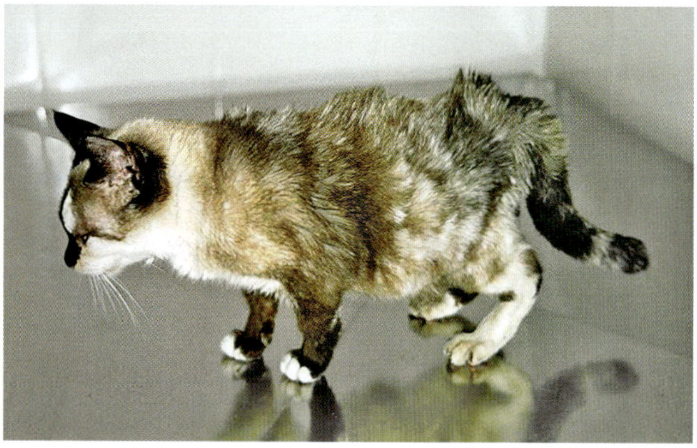

Figura 118.3 Felino jovem com constipação intestinal crônica decorrente de hiperparatireoidismo secundário nutricional. Notar o desvio da coluna vertebral.

Em alguns casos, a administração de enema de lactulose misturado com água, na proporção de 1:1, é suficiente para lubrificar e hidratar as fezes e o paciente consegue defecar espontaneamente. Enemas fosfatados são contraindicados a felinos, pois podem causar hiperfosfatemia, hipernatremia e hipocalcemia graves.

Nos casos mais graves, é necessário proceder à lavagem do cólon. Porém, antes da realização da lavagem do cólon, eventuais distúrbios hidreletrolíticos devem ser corrigidos e o paciente deve ser submetido a anestesia geral inalatória ou sedação leve associada à anestesia epidural. A anestesia é importante para prover conforto e analgesia, evitando o vômito causado pela manipulação do cólon (assim como a aspiração do vômito no caso da anestesia geral) e para facilitar o trabalho do veterinário. A anestesia epidural também promove o relaxamento do ânus, o que facilita a remoção das fezes endurecidas (Figura 118.4).

A lavagem deve ser realizada com solução fisiológica morna, para evitar a hipotermia. De acordo com a experiência do autor, a adição de emolientes à solução de lavagem, como lactulose, não facilita o procedimento.

O veterinário deve ter paciência e, aos poucos, misturar solução às fezes ressecadas até sua remoção total. Quando da realização de lavagem do cólon em cães e gatos pequenos, o veterinário pode auxiliar a quebra do bolo fecal por meio de palpação transabdominal, delicadamente. Além disso, uma pinça atraumática pode ser utilizada para remover fezes próximas ao ânus. Se essa abordagem falhar, o paciente deverá ser submetido a colotomia para remoção do fecaloma.

Terapia dietética

As fibras formadoras de massa são compostos de fibras solúveis como o farelo de trigo e o *Psyllium*, polissacarídios não absorvíveis. Sua ação baseia-se na capacidade de esses compostos atrair e reter água, proporcionando a formação de fezes mais macias e facilitando a defecação. Esses compostos também são metabolizados por bactérias do cólon em ácidos graxos voláteis, que também têm efeito positivo na motilidade do cólon.[10,11]

As fibras solúveis são boas opções para o tratamento da constipação intestinal crônica, desde que o paciente as ingira espontaneamente. Tanto o farelo de trigo quanto o *Psyllium* em pó, que pode ser adquirido em farmácias de manipulação, são misturados à comida, de preferência úmida. O efeito colateral mais comum de dietas que contêm fibras é a flatulência decorrente da fermentação bacteriana. Opcionalmente, rações ricas em fibras (*i. e.*, rações para diabéticos) podem ser usadas como fonte de fibras. Alguns pacientes, entretanto, podem ter maior facilidade para defecar quando alimentados com dietas de baixo resíduo.

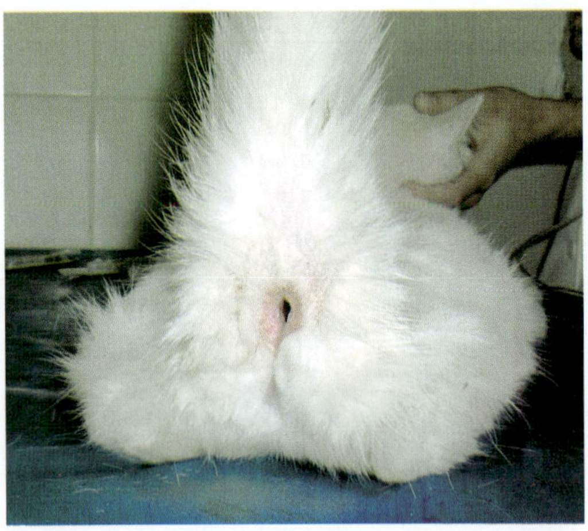

Figura 118.4 Gato submetido a anestesia epidural, antes da realização da lavagem do cólon. Notar o relaxamento do ânus.

Laxantes

Os laxantes osmóticos, como a lactulose, são opções para tratar a constipação intestinal a curto prazo, por exemplo, para facilitar a defecação em um paciente enquanto se aguarda a correção da causa de constipação intestinal. A lactulose é um dissacarídio não absorvível, que causa retenção de água nas fezes, por aumentar a osmolalidade do bolo fecal. A flatulência é o efeito colateral mais comum. Como é um açúcar, o sabor pode ser um fator limitante para seu uso, principalmente em felinos.

Os laxantes irritativos alteram o transporte de eletrólitos pelo epitélio intestinal e estimulam diretamente a inervação e a musculatura lisa do cólon, causando aumento do peristaltismo e da quantidade de água nas fezes. O fármaco mais comumente usado é o bisacodil. Geralmente são indicados para promover a limpeza intestinal antes de exames de colonoscopia. Podem ser utilizados para tentar estimular a defecação de um paciente com histórico de constipação intestinal como medicamento de "resgate", isto é, administrado quando o paciente não defeca há um dia, apesar da medicação usual, a fim de evitar que as fezes fiquem mais ressecadas. Os sintomas mais comuns relatados por pacientes humanos são cólicas e desconforto abdominal. Não são recomendados para uso crônico, pois podem causar lesão do plexo mioentérico e resultar em agravamento da constipação intestinal. Outros laxantes dessa classe são os derivados da antraquinona (*i. e.*, extratos de sena e cáscara-sagrada).

Existem inúmeros medicamentos laxantes no mercado. Muitos deles ainda não foram testados em cães e gatos e, portanto, não serão discutidos aqui. Sais de magnésio e polietilenoglicol não são recomendados para o uso em felinos. O óleo mineral também não é indicado: administração oral pode levar à pneumonia aspirativa.

Tratamento cirúrgico

A colectomia parcial é indicada para gatos com obstipação, e os resultados são bons (Figuras 118.5 a 118.8). Os resultados da colectomia em cães são variáveis, e muitos animais podem ter incontinência fecal após a cirurgia.

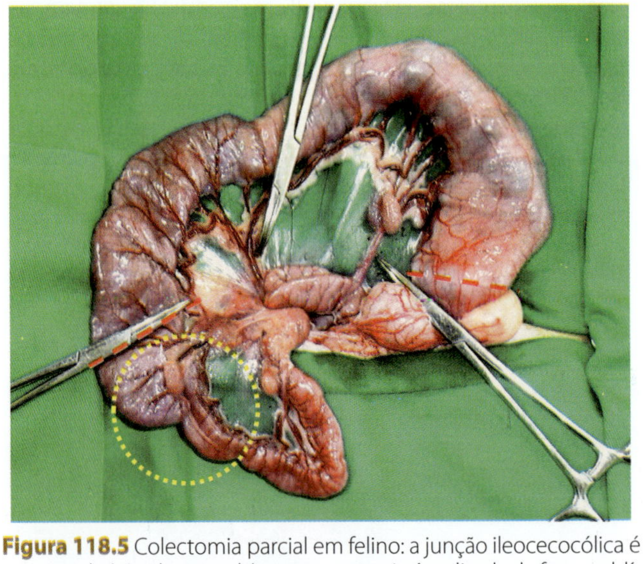

Figura 118.5 Colectomia parcial em felino: a junção ileocecocólica é preservada (*círculo amarelo*) e a enterotomia é realizada de forma oblíqua (*linhas vermelhas*) para facilitar a enteroanastomose. (Gentilmente cedida pelo Prof. Paulo Roberto Martin – UniPinhal, SP.)

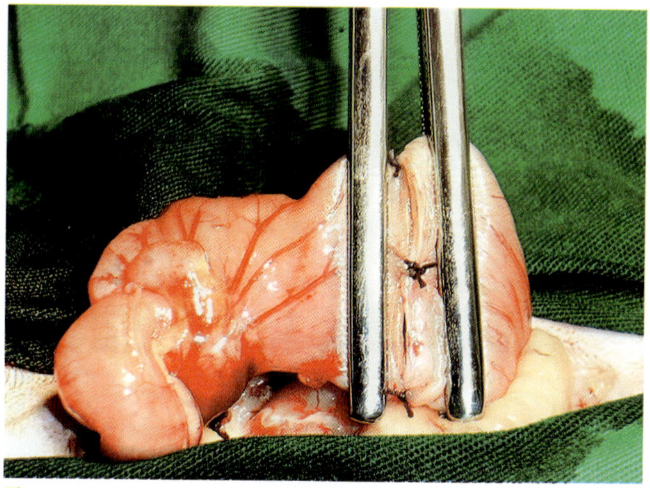

Figura 118.6 Enteroanastomose término-terminal usando pontos em. (Gentilmente cedida pelo Prof. Paulo Roberto Martin – UniPinhal, SP.)

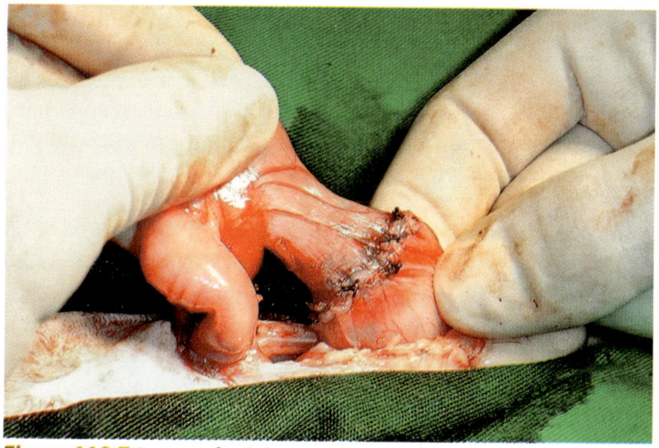

Figura 118.7 Aspecto final da enteroanastomose. (Gentilmente cedida pelo Prof. Paulo Roberto Martin – UniPinhal, SP.)

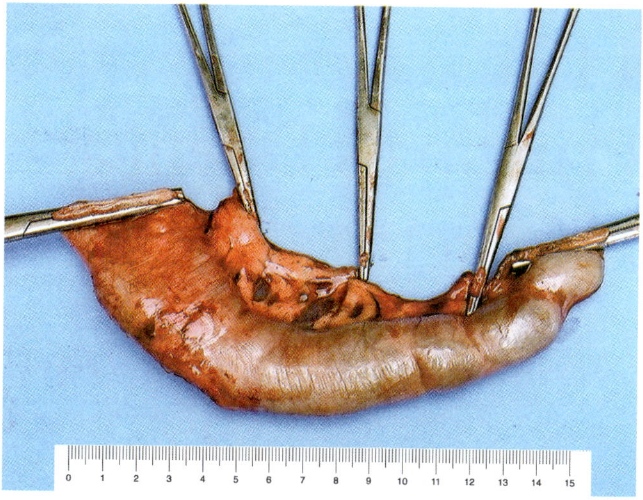

Figura 118.8 Porção do cólon removida.

Referências

1. McMahon LA, House AK, Catchpole B *et al.* Expression of toll-like receptor 2 in duodenal biopsies from dogs with inflammatory bowel disease is associated with severity of disease. Vet Immunol Immunopathol. 2010;135(1 a 2):158-63.
2. Burgener IA, Konig A, Allenspach K *et al.* Upregulation of toll-like receptors in chronic enteropathies in dogs. J Vet Intern Med. 2008; 22:553-60.
3. Strober W, Fuss I, Mannon P. The fundamental basis of inflammatory bowel disease. J Clin Invest. 2007;117(3):514-21.
4. Mansfield CS, James FE, Craven M, Davies DR, O'Hara AJ, Nicholls PK *et al.* Remission of histiocytic ulcerative colitis in Boxer dogs correlates with eradication of invasive intramucosal Escherichia coli. J Vet Intern Med. 2009;23(5):964-9.
5. Craven M, Dogan B, Schukken A, Volkman M, Chandler A, McDonough PL *et al.* Antimicrobial resistance impacts clinical outcome of granulomatous colitis in boxer dogs. J Vet Intern Med. 2010;24(4):819-24.
6. Nelson RW, Stookey LJ, Kazacos E. Nutritional management of idiopathic chronic colitis in the dog. J Vet Intern Med. 1988;2(3):133-7.
7. Guilford WG, Jones BR, Markwell PJ, Arthur DG, Collett MG, Harte JG. Food sensitivity in cats with chronic idiopathic gastrintestinal problems. J Vet Intern Med. 2001;15(1):7-13.
8. Leib MS. Treatment of chronic idiopathic large-bowel diarrhea in dogs with a highly digestible diet and soluble fiber: a retrospective review of 37 cases. J Vet Intern Med. 2000;14(1):27-32.
9. Washabau RJ. Gastrintestinal motility disorders and gastrintestinal prokinetic therapy. Vet Clin North Am Small Anim Pract. 2003;33(5):1007-28, vi.
10. Rondeau MP, Meltzer K, Michel KE, McManus CM, Washabau RJ. Short chain fatty acids stimulate feline colonic smooth muscle contraction. J Feline Med Surg. 2003;5(3):167-73.
11. Mcmanus CM, Michel KE, Simon DM, Washabau RJ. Effect of short-chain fatty acids on contraction of smooth muscle in the canine colon. Am J Vet Res. 2002;63(2):295-300.

119
Principais Doenças Anorretais

Aline Machado de Zoppa, Ana Claudia Balda

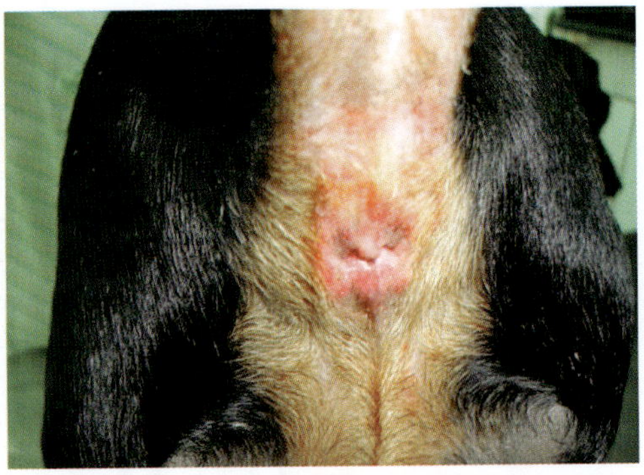

Figura 119.1 Edema e eritema em cão Dachshund, macho, 3 anos de idade, com saculite anal.

■ Introdução

As doenças anorretais apresentam ocorrência relativa na rotina clínica, mas causam extremo desconforto aos pacientes, portanto é importante que o clínico saiba identificá-las e tratá-las.

Existem algumas doenças que apresentam envolvimento mucocutâneo ou perianal, mas que cursam com lesões em outras áreas anatômicas, como doenças do complexo pênfigo, farmacodermias, lúpus eritematoso, síndrome hepatocutânea e paniculite nodular estéril.

As glândulas hepatoides ou perianais, glândulas sebáceas modificadas que, histologicamente, têm aspecto semelhante aos hepatócitos e que, por isso, receberam essa nomenclatura, são denominadas atualmente glândulas circum-anais e os sacos anais, glândulas para-anais.[1] Apesar da mudança na Nômina Anatômica, os nomes das enfermidades já são consagrados e não foram alterados.

O reconhecimento precoce da alteração e a correta indicação de tratamento são fundamentais ao sucesso no manejo desses animais. Os gatos raramente apresentam lesões em região perianal, mas, quando têm, geralmente são de origem infecciosa, não neoplásica.

■ Saculite anal

É a inflamação dos sacos anais (ou glândulas para-anais) que causará decomposição da secreção glandular, com posterior infecção secundária.

Os cães de porte pequeno parecem ser mais predispostos, como Lhasa Apso, Shih Tzu, Maltês e Daschund. Não há predisposição etária.

Observam-se eritema, edema (Figura 119.1), secreção purulenta acompanhada de prurido e lambedura. Eventualmente, o paciente pode apresentar disquezia.

O diagnóstico, na maior parte dos casos, é clínico, mas pode ser necessária a realização de exame histopatológico para descartar neoplasias.

Nos quadros de saculite, a recomendação é que seja feita a expressão da glândula para retirada da secreção acumulada. Posteriormente, prescrever lavagem da área afetada com irgasan a 1% ou clorexidina a 2% e tratamento tópico com pomadas à base de anti-inflamatórios esteroides (betametasona) e antibióticos (neomicina ou gentamicina), por aproximadamente 10 a 15 dias. As pomadas podem ser aquelas utilizadas para tratamento de otopatias.

Em geral, a terapia tópica apresenta uma boa resposta, mas, em quadros mais graves, pode ser necessário associar terapia sistêmica. Os antibióticos de escolha são cefalexina, amoxicilina associada ao clavulanato de potássio, enrofloxacino ou espiramicina associada ao metronidazol, nas doses convencionais, com duração de pelo menos 21 dias.

É importante lembrar que se deve evitar a expressão da glândula de forma constante, pois a própria defecação já tem essa função. Quando não houver inflamação ou infecção e a glândula sofrer expressão, essa prática pode desencadear a saculite.

Em quadros de saculite crônica, a saculectomia pode ser indicada, mas é importante preservar o esfíncter do músculo anal externo.

■ Fístula perianal

▪ Definição

A fístula perianal, também denominada furunculose anal ou abscesso anorretal, é uma doença imunomediada, com formação de trajetos fistulosos ulcerados de caráter progressivo. As lesões podem ser acompanhadas de dor, disquezia, hematoquezia e incontinência fecal.

▪ Fatores predisponentes

Os cães de meia-idade (entre 5 e 9 anos), machos, da raça Pastor Alemão são acometidos com maior frequência, mas há relatos em Old English Sheepdog, Labrador e Collie. A predisposição racial dos cães Pastores Alemães pode estar relacionada com a inserção baixa da cauda, o que favorece o acúmulo de fezes, umidade e secreções que predispõem a infecções bacterianas.

Há similaridades da fístula perianal com a doença de Crohn em seres humanos, que é uma doença inflamatória intestinal responsiva a fármacos imunossupressores. Existem relatos que sugerem correlações de endocrinopatias, como o hipotireoidismo, e que talvez possam contribuir para o desenvolvimento da doença.

▪ Manifestações clínicas

As manifestações clínicas mais observadas são úlceras, trajetos fistulosos, secreção mucopurulenta (Figuras 119.2 e 119.3), lambedura, dor à movimentação da cauda, além de dis-

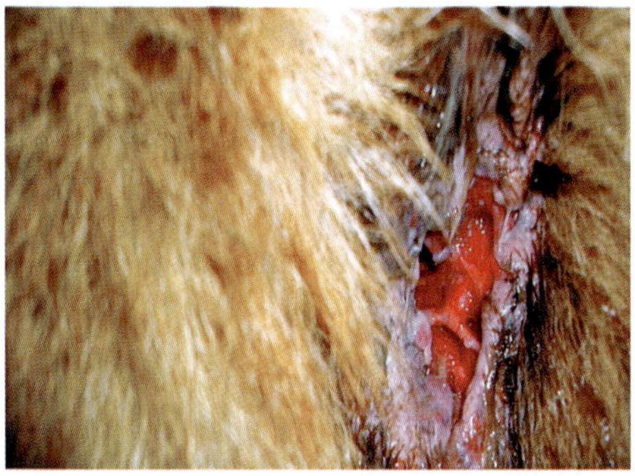

Figura 119.2 Lesão ulcerada com trajetos fistulosos em região perianal de cão Pastor Alemão, macho, 8 anos de idade.

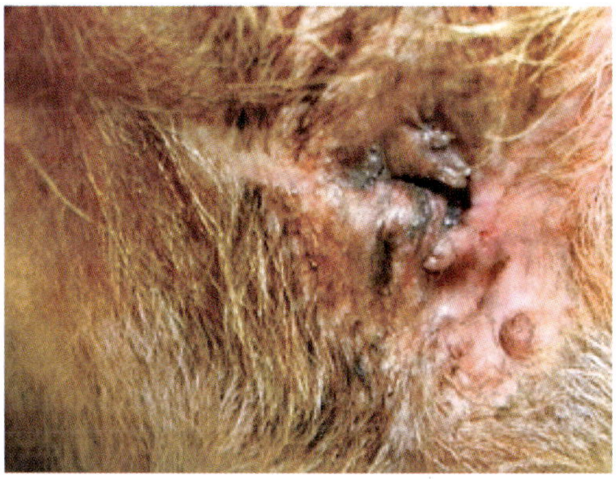

Figura 119.3 Lesão cicatrizada 3 meses após o tratamento com prednisona, azatioprina e tacrolimo.

quezia, tenesmo e hematoquezia. Os cães acometidos podem apresentar, ainda, incontinência fecal, letargia, anorexia, perda de peso, alterações comportamentais, megacólon, obstipação e estenose anal.

Nos quadros mais graves e de evolução mais crônica, podem-se observar perda de peso e apatia. A lesão é extremamente dolorosa, a manipulação da cauda causa desconforto ao paciente e que, com a evolução do quadro, pode apresentar perda de peso e apatia.

Quadros de colite, síndrome foliculite-furunculose do Pastor Alemão, hipotireoidismo e hiperadrenocorticismo devem ser identificados, pois podem interferir no prognóstico. Nos cães da raça Pastor Alemão, pode haver a associação entre fístula perianal e colite.

Diagnóstico

O diagnóstico deve se basear na identificação do animal, no histórico clínico e no exame físico; mas, para a exclusão de diagnósticos diferenciais, é necessária a realização de biopsia para exame histopatológico, principalmente para descartar neoplasia.[2]

Como diagnóstico diferencial da fístula perianal, devem-se considerar abscedação dos sacos adanais, hérnias perianais, adenoma e adenocarcinoma de sacos anais, carcinomas de glândula perianal e neoplasia retal. Também é importante avaliar infecções secundárias.

As alterações histopatológicas são caracterizadas por um infiltrado de células linfoides, plasmócitos e eosinófilos, condizentes com atividade imunológica, similar à observada em humanos na doença de Crohn.

Tratamento

O tratamento de escolha da fístula perianal deve ser clínico, já que a resposta à maioria dos métodos de intervenção cirúrgica é ruim. Por outro lado, em algumas situações, o insucesso da terapia clínica pode indicar intervenção cirúrgica. Em virtude da similaridade da fístula perianal com a doença de Crohn humana, o uso de fármacos imunossupressores é a terapia que obtém maior índice de sucesso.

A higienização tópica deve ser realizada para que haja diminuição da flora. A administração tópica e sistêmica de antibióticos é realizada no início do tratamento. A higienização das lesões pode ser realizada com irgasan a 1% ou clorexidina a 2%, com posterior aplicação de pomadas à base de mupirocina ou *sprays* de rifampicina. Os fármacos sistêmicos de escolha são cefalexina, amoxicilina associada ao clavulanato de potássio, enrofloxacino ou espiramicina associada ao metronidazol. Como a lambedura é comum, devem-se indicar o uso do colar elisabetano e, eventualmente, substâncias laxativas que facilitem a eliminação das fezes.

O tratamento cirúrgico pode ser realizado com a utilização de várias técnicas, como remoção completa do tecido necrótico e preservação dos tecidos perianais normais, com cicatrização por segunda intenção, mas só é indicado quando houver falha de todas as opções clínicas de tratamento, nunca como terapia de primeira escolha. Pode-se ainda optar por excisão completa da fístula, eletrofulguração, crioterapia ou cauterização química. A saculectomia e a amputação da cauda já foram indicadas, mas atualmente se observa que a recidiva das lesões é bastante comum após a realização de qualquer dos procedimentos cirúrgicos, por isso a terapia clínica é sempre preferível.

Imunossupressores

Prednisona

O uso de fármacos imunossupressores é o tratamento de escolha para as fístulas perianais. Os glicocorticoides orais de ação intermediária (prednisona ou prednisolona), em doses iniciais de 1 a 2 mg/kg, a cada 24 h, devem ser mantidos no primeiro mês de terapia ou até a obtenção da cicatrização das lesões. Após esse período, deve-se iniciar a redução da dose e da frequência da medicação, que pode ter que ser mantida em doses baixas e frequência espaçada ou até mesmo suspensa para a manutenção com terapia tópica.

Ciclosporina

A ciclosporina é uma opção terapêutica eficaz, mas de uso limitado pelo custo. A dose indicada é de 5 mg/kg, a cada 12 h. Alguns autores já referem melhora na defecação e diminuição da dor após 1 semana de terapia. É importante lembrar que esse fármaco demora cerca de 30 dias para atingir concentrações plasmáticas ideais e efeitos desejáveis; porém, segundo alguns autores, quando se realiza dosagem plasmática com doses de 7,5 a 10 mg/kg, conclui-se que há concentrações plasmáticas terapêuticas já na primeira semana de administração.[3]

É necessário manter esse fármaco por períodos de 8 a 12 semanas, de acordo com avaliações individuais dos pacientes. O principal efeito colateral observado é êmese. A medicação deve ser administrada em jejum. Após a administração oral, o animal ainda deve permanecer pelo menos 2 h em jejum, para que haja absorção adequada da medicação.

O período de melhora é individual, mas varia de 2 a 20 semanas, dependendo da gravidade do quadro. A recomendação para a maioria dos animais é que se utilize terapia por, no mínimo, 8 semanas. Nos cães tratados, houve recidivas observadas entre 8 e 18 meses após a suspensão da terapia. A dose inicial é de 10 mg/kg, a cada 12 h, com posterior redução para 7,5 e 5 mg/kg. A ciclosporina aumenta os intervalos de recidiva e mantém períodos de cura clínica mais prolongados comparativamente às intervenções cirúrgicas.

Em seres humanos, a ciclosporina pode ser nefrotóxica, causar proteinúria e hipertensão, portanto o acompanhamento periódico de função renal, urina e pressão arterial são procedimentos realizados a cada 4 ou 6 meses quando se utiliza terapia por tempo prolongado, mas, em estudos realizados, não parece haver uma correspondência dessas alterações em cães.

Azatioprina

A azatioprina é um fármaco que atua de modo mais seletivaona imunidade celular e tem um custo menor quando comparado à ciclosporina. É um derivado da 6-mercapturina, que interfere na síntese de DNA e, consequentemente, na proliferação de linfócitos B e T, com ação mais importante em linfócitos T.

A dose recomendada é de 2 mg/kg, a cada 24 h, por 3 a 8 semanas. O efeito terapêutico começa a ser observado em pelo menos 3 semanas. O efeito colateral mais observado é mielossupressão. Alguns cães têm menor quantidade da enzima tiopurina metiltransferase, por isso todos os pacientes tratados com esse fármaco devem ser monitorados semanalmente com hemogramas até o final do primeiro mês de terapia. Caso seja observada mielossupressão, assim como trombocitopenia, o fármaco deve ser descontinuado. Há ainda relatos de alterações de atividade sérica das enzimas hepáticas, êmese, pancreatite e farmacodermias.

Tacrolimo

O tacrolimo é um inibidor da calcineurina, cujo principal sítio de ação ocorre em linfócitos T e consequente inibição de interleucina-2, com atividade anti-inflamatória. É um fármaco que tem ação mais potente quando comparada à ciclosporina, mas sem os efeitos de mielossupressão e citotoxicidade.[4]

A administração tópica na concentração de 0,1% pode ser indicada a cada 12 h no início do tratamento e, posteriormente, a cada 24 h. Assim como a ciclosporina, tem efeito imunossupressor em bloquear a ação das células T, mas sem riscos de efeitos sistêmicos.[5,6]

A pele é mais permeável ao tacrolimo quando comparado à ciclosporina, já que o primeiro tem um peso molecular menor. Esse pode ser um fármaco indicado para manutenção dos pacientes que apresentam quadros recidivantes e parece ter excelentes resultados se aplicado diariamente na região perianal para o controle das recidivas.[7]

Todos os imunossupressores, inclusive o tacrolimo, podem predispor o paciente à ocorrência de neoplasias.

Neoplasias perianais

Alterações alimentares ou afecções que ocasionem ressecamento das fezes e, consequentemente, quadros de disquezia podem causar diminuição na eliminação dessa secreção, permitindo que fique acumulada por mais tempo no interior do saco anal e torne-se mais viscosa, tendendo a pastosa. Seu acúmulo ocasionará dificuldade de eliminação dessa secreção, que passa a acumular-se na porção perianal, tendo como consequência uma maior dificuldade em defecar. O processo se autoalimenta e o tratamento inadequado permite que esses sacos ulcerem e ocasionem processo inflamatório e infeccioso na região.

Anti-inflamatórios, antissépticos e antibióticos associados à higiene local são preconizados, além da alteração no manejo alimentar, mas atenção especial deverá ser dada àqueles pacientes que apresentem processos recidivantes. Nesses casos, é importante avaliar minuciosamente a região para evidenciar possíveis formações neoplásicas que estejam incipientes.

O exame físico dessa região deve ser composto de avaliação visual e palpação minuciosa do tecido ao redor do ânus, incluindo também toque retal, com especial atenção aos orifícios de saída dos sacos anais. Todo tecido firme ou que caracterize aumento de volume deve ser avaliado mediante exame citológico e, eventualmente, histopatológico. Nessa região, o diagnóstico precoce possibilita a realização de procedimentos cirúrgicos que podem ser curativos, evitando cirurgias mais extensas, que podem culminar em lesão de região de esfíncter e, como consequência, quadros de incontinência fecal.

Quando detectada uma formação na região perineal, será muito importante identificar a origem dela. O períneo tem estruturas glandulares, sendo glândulas apócrinas ao redor dos sacos anais e glândulas hepatoides ao redor de todo o ânus. Os machos são mais acometidos que as fêmeas. As neoplasias mais comuns são adenomas e adenocarcinomas das glândulas hepatoides.[11]

Adenomas

Os adenomas são neoplasias de comportamento pouco agressivo, sem tendência a disseminação e responsivos ao estímulo hormonal (Figura 119.4). Nesses casos, a remoção da fonte hormonal (orquiectomia) será um fator adjuvante ao tratamento, possibilitando a remissão total da formação em alguns pacientes, evitando ressecções muito grandes que poderiam prejudicar a região de esfíncter anal[9] (Figura 119.5).

Adenocarcinomas

Os adenocarcinomas também podem estar presentes nas glândulas hepatoides, apresentando comportamento um pouco mais agressivo e invasivo que os adenomas.

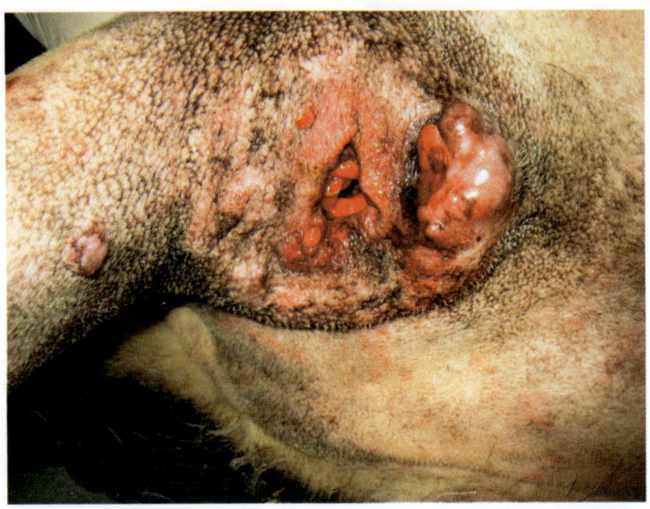

Figura 119.4 Adenomas ao redor do ânus, além de formação de maior tamanho que se apresenta exoulcerada.

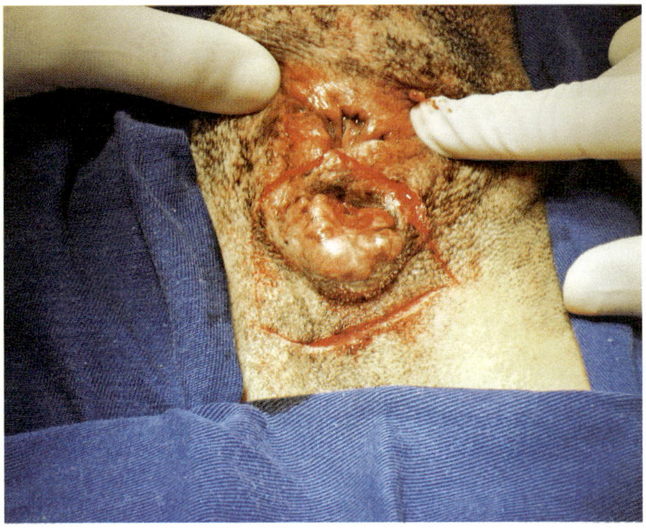

Figura 119.5 Adenoma delimitado no momento da ressecção, permitindo a preservação da região de esfíncter anal externo.

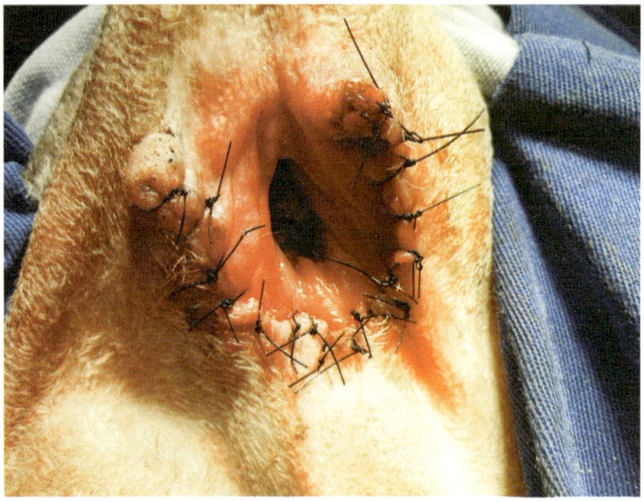

Figura 119.7 Períneo no pós-operatório imediato da ressecção do adenocarcinoma demonstrado na Figura 119.6. Notar a região de sutura, com preservação de parte da região de esfíncter.

Nesses casos, a resposta ao estímulo hormonal, observada após a realização da orquiectomia, é discreta, sendo necessária a excisão cirúrgica com margem de segurança[10] (Figura 119.6).

Normalmente, opta-se por realizar a orquiectomia nos pacientes que apresentam neoplasias perianais, pois muitas delas serão responsivas à remoção do estímulo hormonal. No entanto, deve-se questionar essa prática quando da presença do adenocarcinoma, pois sua contribuição à diminuição da formação é pequena, sendo necessário avaliar adequadamente a real necessidade de realizar a orquiectomia (Figura 119.7).

Carcinoma de células escamosas

As glândulas apócrinas são mais comumente acometidas por carcinomas de células escamosas, com caráter mais invasivo, e disseminação para os tecidos adjacentes. Nesses casos, ampla ressecção cirúrgica deverá ser realizada para obter a cura dos pacientes. O risco de estenoses cicatriciais ou a manutenção dos quadros de disquezia está relacionado com o grau de invasão da formação. A citologia pré-operatória permite avaliar a característica das células presentes, sugerindo o tipo de neoplasia. Lesões muito inflamadas ou ulceradas dificultarão a identificação das células, pois alteram o padrão de distribuição celular, muitas vezes impedindo a diferenciação. A melhor maneira de definir o tipo celular presente será mediante análise histopatológica de pequeno fragmento da lesão, geralmente obtido da área de transição dos tecidos sadio e alterado (Figura 119.8).[11]

Acomete, principalmente, os animais machos. Em fêmeas, é possível observar a formação perineal, normalmente apresentando-se de maneira agressiva e invasiva como os carcinomas de células escamosas, necessitando de intervenção ampla e radical (Figura 119.9).[8]

A correta identificação da afecção no início do tratamento torna possível ao clínico diferenciar as inflamações dos sacos anais de possíveis afecções neoplásicas da região, possibilitando evolução satisfatória, mesmo naqueles pacientes com quadros mais graves e agressivos.

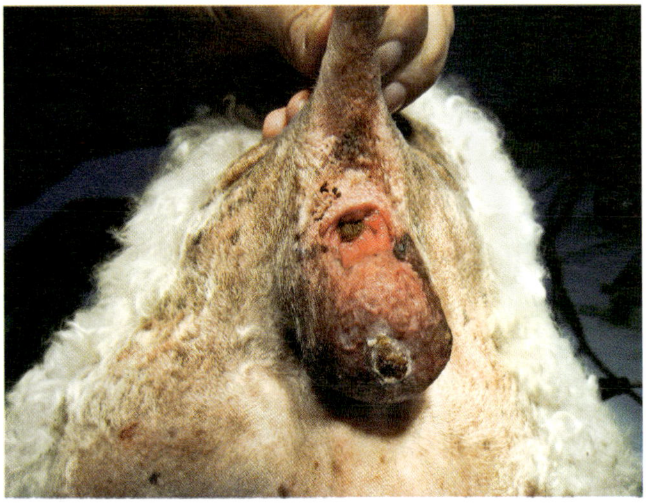

Figura 119.6 Adenocarcinoma de grandes proporções, envolvendo metade da circunferência anal.

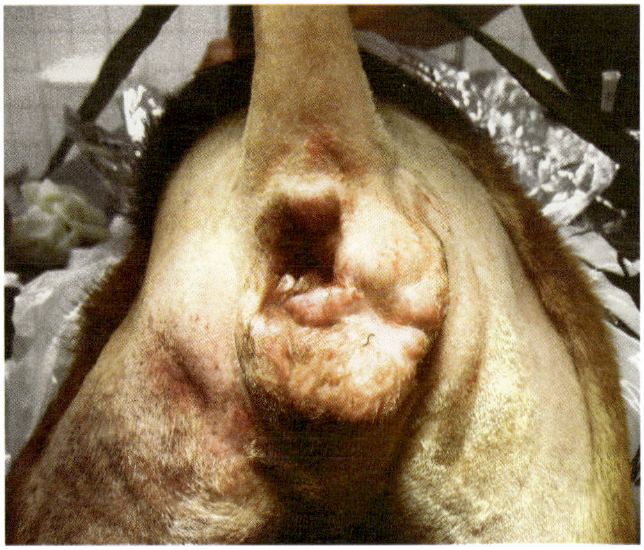

Figura 119.8 Carcinoma de células escamosas de grandes proporções, envolvendo a região anal lateral direita.

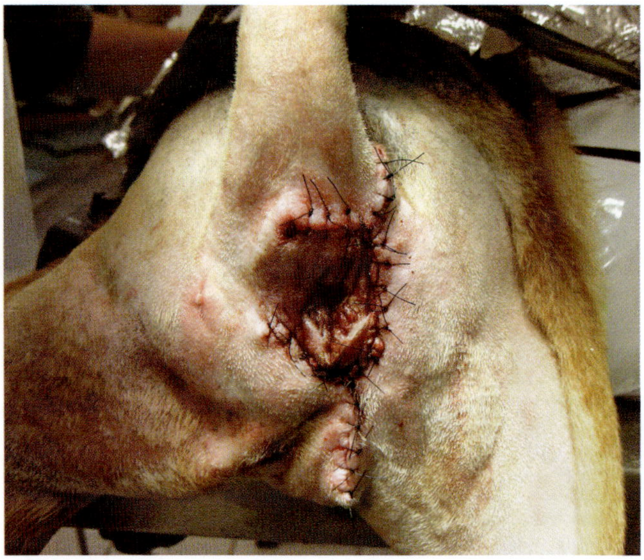

Figura 119.9 Região perineal após ressecção da formação da Figura 119.8.

▪ Referências

1. Souza TM, Fighera RA, Kommers D, Barros CSL. Aspectos histológicos da pele de cães e gatos como ferramenta para dermatopatologia. Pesquisa Veterinária Brasileira. 2009;29(2):177-90.
2. Oliveira PR, Ribeiro SCC, Arias NVB. Fístula perianal: tratamento cirúrgico ou médico? Revista Clínica Veterinária. 2003;45:60-8.
3. Mathews KA, Ayres SA, Tano CA, Riley SM, Sukhiani HR, Adams SC. Cyclosporin treatment of perianal fistulas in dogs. Canadian Veterinary Journal. 1997;38:39-41.
4. Misseghers BS, Bennington AG, Mathew KA. Clinical observations of the treatment of canine perianal fistulas with topical tacrolimus in 10 dogs. Canadian Veterinary Journal. 2000;41(8):623-7.
5. Scott DW, Miller WH, Griffin CE. Tratamento dermatológico. In: Dermatologia de pequenos animais. Philadelphia: WB Saunders; 2001.
6. Strombeck DR, Guilford WG, Center SA. Strombeck's small animal gastroenterology. Philadelphia: WB Saunders; 1996. p. 978.
7. Collet e Silva AA, Tadini BS, Teixeira CS, Guerra PPCA, Balda AC, Franco RPM. Tratamento de fístula perianal com a manutenção de tacrolimus tópico – relato de caso. Anais do 10º Congresso Paulista de Clínicos de Pequenos Animais. 06 a 08 de outubro; São Paulo. Brasil; 2010. p. 150.
8. Villalobos A, Kaplan L. Oncologia em cães e gatos geriátricos. São Paulo: Roca; 2011. p. 171.
9. Withrow SJ, Vail DM. Small animal clinical oncology. Philadelphia: WB Saunders; 2007. p. 505.
10. Rodaski S, De Nardi AB, Daleck CR. Oncologia em cães e gatos. São Paulo? Roca; 2010. p. 471.
11. Jark PC, Grandi F, Rossetto VJV, Machado LHA, Amorim RL, Ranzani JJT. Aspectos gerais das neoplasias perianais em cães. MedVep – Revista Científica de Medicina Veterinária – Pequenos Animais e Animais de Estimação. 2010;8(24):116-22.

120 Neoplasias Gastrintestinais em Cães

Rafael Magdanelo Leandro, Lilian Rose Marques de Sá

■ Introdução

As neoplasias primárias do trato gastrintestinal de cães são pouco frequentes e correspondem a menos de 2% de todas as neoplasias nessa espécie. As neoplasias gastrintestinais são aproximadamente 90% malignas e podem ser de origem epitelial, neuroendócrina, hematopoética e mesenquimal. Geralmente, os cães acometidos são adultos, de porte médio, com 9 anos de idade, em média, e cuja relação entre machos:fêmeas é 1,3:1. Não há predisposição racial ou sexual para o desenvolvimento de tais neoplasmas.

Devido à evolução clínica silenciosa, essas neoplasias representam um grande desafio ao clínico e ao cirurgião, já que estas estão, na maioria das vezes, na dependência do local acometido, em estágio avançado de desenvolvimento, quando as primeiras manifestações clínicas são reconhecidas pelo proprietário do animal. Nesse sentido, o atraso no diagnóstico limita as opções terapêuticas e, em última análise, reduz a sobrevida dos animais.

Neste capítulo, são abordadas neoplasias gastrintestinais que acometem os cães, levando em consideração aspectos da clínica, exames laboratoriais e por imagem e características anatomopatológicas e de prognóstico das neoplasias de cada segmento do sistema digestório.

■ Neoplasias esofágicas

As neoplasias esofágicas são raras e contabilizam menos de 5% das neoplasias primárias do trato gastrintestinal em cães.[1,3,9] Essas neoplasias podem ser primárias ou secundárias à infiltração local ou às metástases de neoformações localizadas na base do coração, no pulmão, na tireoide, no timo e no mediastino.[1,9]

Nos cães, os neoplasmas metastáticos apresentam maior ocorrência e estão frequentemente associados à disseminação linfática de carcinomas, como adenocarcinomas pulmonares (carcinoma broncogênico), gástrico, tireoidiano, mamário e de células escamosas (tonsilar).[9] Por outro lado, as neoplasias primárias do esôfago mais frequentes no cão são: fibrossarcoma, leiomiossarcoma, osteossarcoma, carcinoma de células escamosas e carcinoma indiferenciado.[1–4,9]

As neoplasias benignas são raras em comparação aos demais processos neoplásicos esofágicos.[3,4] Entretanto, o leiomioma e o plasmocitoma que comprometem a junção gastresofágica são considerados exceção à regra, pois ocorrem em maior frequência.[3,4]

▪ Epidemiologia

Não há predisposição por raça ou sexo, e os animais com neoplasia esofágica são idosos e com 8 anos em média.[7,9]

▪ Fatores de risco

Os carcinomas esofágicos primários em cães e em outros canídeos têm etiologia desconhecida. Já os sarcomas esofágicos podem estar associados ao parasitismo pelo espirurídeo *Spirocerca lupi*.[2,5,6] Esse espirurídeo apresenta distribuição mundial, mas é mais comumente encontrado nas regiões tropicais e subtropicais.[5]

A forma adulta do *S. lupi* é encontrada na submucosa do esôfago torácico caudal no centro de grandes nódulos firmes e irregulares, os quais exibem fístula por onde a cauda do parasito fica exposta e elimina os ovos no lúmen do trato gastrintestinal.[2,5,8] Os parasitos adultos são circundados por resposta granulomatosa exuberante que forma os nódulos. Os ovos, que são eliminados nas fezes ou no vômito, são ingeridos por besouro coprófago (*Coleoptera* spp.), hospedeiro intermediário.[2,5,8] As larvas também podem ser ingeridas por roedores e aves, que são os hospedeiros de transporte. Os cães, hospedeiros definitivos, são infestados pela ingestão do hospedeiro intermediário ou de transporte portador das larvas do parasito encistadas; as larvas liberadas penetram na parede do estômago e migram pela adventícia das artérias celíaca até a aorta torácica.[2,5,8,9] Aproximadamente 3 meses depois, as larvas migram por vasos de menor calibre até o esôfago, onde se desenvolvem até o estágio adulto.[2,5,8,9] A migração das larvas e os nódulos parasitários podem ocasionar espondilite nos corpos vertebrais adjacentes, aneurisma da aorta torácica, lesões granulomatosas esofágicas e neoplasia esofágica.

Desconhece-se o mecanismo definitivo responsável pela indução da carcinogênese por esses parasitos. No entanto, acredita-se que a produção de fatores de crescimento ósseo liberados pelo parasito, em associação à intensa reação inflamatória crônica, propicie a proliferação celular e a transformação maligna.[7]

▪ Manifestações clínicas

Os cães com neoplasias esofágicas primárias podem ficar assintomáticos até que a neoformação fique suficientemente grande para causar manifestações clínicas de obstrução esofágica.[4,9,10]

As manifestações clínicas são disfagia, salivação, halitose, regurgitação, anorexia e perda de peso. Em alguns casos, os animais podem exibir dispneia decorrente de pneumonia aspirativa.[4,9] As manifestações clínicas se agravam progressivamente.[4,9,10] Há relatos de aumento de volume e sensibilidade nos membros torácicos decorrentes de osteopatia hipertrófica, que faz parte da síndrome paraneoplásica tanto de sarcomas desenvolvidos a partir de nódulos de *Spirocerca lupi* como de casos de nódulos pulmonares metastáticos.[7–9]

Diagnóstico

O diagnóstico das neoplasias esofágicas pode ser feito por meio de dois exames: radiografia e esofagoscopia.

▸ **Exame radiográfico.** As principais alterações radiográficas associadas às neoplasias esofágicas são aumento da densidade água dos tecidos moles periesofágicos, deslocamento esofágico, aerofagia e megaesôfago.[1] Faz-se necessário realizar o diagnóstico diferencial de neoformações pulmonares e mediastinais dos neoplasmas primários esofágicos. Para tanto, é importante utilizar substâncias de contraste que auxiliem na detecção de massas intraluminais, defeitos no preenchimento do lúmen, irregularidades da mucosa e estenose.[1]

▸ **Esofagoscopia.** Esse exame possibilita localizar e mensurar o tamanho das neoformações intraluminais, além de permitir a coleta de fragmentos para microscopia.[9]

Prognóstico

As neoplasias esofágicas malignas apresentam prognóstico reservado a ruim em animais com doença inoperável ou com lesões metastáticas.[7,9] As neoplasias malignas são localmente invasivas e apresentam alta taxa de metástases, principalmente para os linfonodos regionais e os pulmões.[9] Há poucos estudos que abordam o prognóstico e a expectativa de vida dos cães com neoplasia maligna esofágica. Pode-se considerar, entre estes, o estudo de 6 cães com sarcomas esofágicos submetidos a esofagotomia parcial, no qual 5 foram submetidos ao tratamento quimioterápico adjuvante com doxorrubicina e apresentaram sobrevida média de 267 dias.[11] Animais com lesões benignas totalmente ressecadas cirurgicamente apresentam bom prognóstico e cura.[9]

Tratamento

As principais modalidades terapêuticas para as neoplasias esofágicas são cirurgia, quimioterapia e radioterapia adjuvante.[9] Ressecções cirúrgicas de neoplasias esofágicas intratorácicas são extremamente complicadas em virtude da dificuldade no acesso e na exposição das estruturas anatômicas, tensão sobre a anastomose, estimulação vagal e problemas na cicatrização esofágica pela ausência de serosa nesse segmento.[9,11] De modo geral, as principais complicações cirúrgicas são deiscência de pontos, vazamento do conteúdo alimentar no tórax e estenose esofágica.[9,11]

A técnica de transferência microvascular do cólon e do intestino delgado é um procedimento cirúrgico descrito em cães, que visa substituir parcialmente o esôfago ressecado; entretanto, são escassos os trabalhos que avaliam a utilização prática em cães com câncer esofágico.[12] Os fármacos antineoplásicos utilizados para o tratamento dos sarcomas esofágicos em cães apresentam eficácia variável. São eles: doxorrubicina, ciclofosfamida, mitoxantrona, carboplatina e cisplatina.[7]

Neoplasias gástricas

As neoplasias gástricas são incomuns em cães e correspondem a menos de 1% de todas as neoplasias descritas nessa espécie.[13] Aproximadamente 69% das neoplasias gástricas em cães são malignas, sendo 54% dos casos de origem epitelial e 15%, mesenquimal; das neoplasias gástricas benignas (31%), 8% são de origem epitelial e 23%, mesenquimal.[15]

As neoplasias gástricas mais comuns são de origem epitelial (Figura 120.1), com destaque ao adenocarcinoma, que corresponde de 42 a 72% de todas as neoplasias malignas do estômago de cães.[15] Contudo, outros tipos morfológicos já foram relatados em menor frequência, como leiomioma, leiomiossarcoma, linfoma, mastocitoma, plasmocitoma e outros sarcomas.[7,13,18] O Quadro 120.1 apresenta a classificação das principais neoplasias gástricas em cães.

Epidemiologia

Os cães com neoplasias gástricas são idosos, com 10 anos de idade, em média. Em contrapartida, já se observaram cães com 2 anos de idade portadores de neoplasias gástricas.[27] Entre as raças predispostas, estão Chow-chow, Staffordshire, Bull terrier e Collie para o carcinoma gástrico, já o Pastor Belga é predisposto, especificamente, ao adenocarcinoma gástrico mucinoso.[13,16,18,27]

Fatores de risco

Desconhece-se a etiologia das neoplasias gástricas nos cães. Todavia, diversos fatores estão implicados no desenvolvimento das neoplasias gástricas em seres humanos. O histórico familiar e as síndromes hereditárias, como a síndrome de câncer colorretal não polipoide (HNPCC) ou a polipose adenomatosa familiar (FAP), estão implicados como fatores de risco no desenvolvimento de neoplasias gástricas humanas.[17,18]

Os fatores nutricionais associados ao aumento do risco de câncer gástrico humano são alimentos defumados, conservados em sal, excessivamente quentes ou contaminados por fungos produtores de aflatoxinas, além de dietas pobres em vitamina C, fibras, vegetais e frutas.[7,13,18]

Helicobacter pylori é uma bactéria gram-negativa, microaerófila, que tem sido reconhecida na gênese do carcinoma gástrico em seres humanos.[6,10,13,18] A infecção crônica por

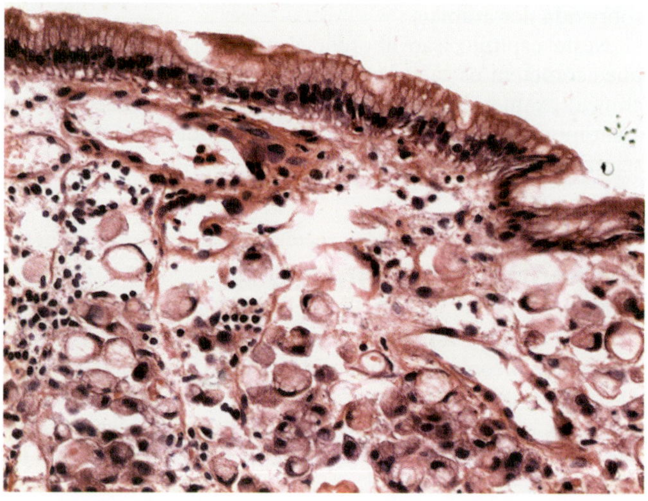

Figura 120.1 Fotomicrografia da mucosa do estômago de cão com neoplasia epitelial, adenocarcinoma em anel de sinete. Notar proliferação de células poligonais com núcleos ovalados a arredondados, hipercromáticos e deslocados para a periferia. Observar o citoplasma claro preenchido por mucina. H&E, 100×.*

Quadro 120.1 Classificação histológica das neoplasias em cães.

Neoplasia	Tipo
Neoplasias gástricas	
Epitelial benigna	Adenoma: tubular, papilar (viloso), tubuloviloso
Epitelial maligna	Adenocarcinoma: tubular, papilar, tubulopapilar, mucinoso; carcinoma em anel de sinete; carcinoma de células escamosas; carcinoma indiferenciado
Neuroendócrina	Carcinoides
Mesenquimal	Leiomiomas; leiomiossarcomas; tumor estromal gastrintestinal; ganglioneuroma; hemangiossarcoma; lipossarcoma; neurofibroma; schwanoma
Hematopoética	Linfoma; plasmocitomas; mastocitomas
Neoplasias do intestino delgado	
Epitelial benigna	Adenoma: tubular, viloso, tubuloviloso
Epitelial maligna	Adenocarcinoma; adenocarcinoma mucinoso; carcinoma de células em anel de sinete; carcinoma indiferenciado
Neuroendócrina	Carcinoides
Mesenquimal benigna	Leiomiomas; lipomas; hemangiomas; ganglioneuromas; neurofibroma; schwanoma
Mesenquimal maligna	Hemangiossarcoma; leiomiossarcoma; tumor estromal gastrintestinal; osteossarcoma; condrossarcoma; lipossarcoma
Hematopoética	Linfoma T; linfoma B; plasmocitomas; mastocitomas
Neoplasias do intestino grosso	
Epitelial benigna	Adenoma: tubular, viloso, tubuloviloso
Epitelial maligna	Adenocarcinoma acinar; adenocarcinoma papilar; adenocarcinoma mucinoso; carcinoma de células em anel de sinete; carcinoma indiferenciado; carcinoma adenoescamoso
Neuroendócrina	Carcinoides
Mesenquimal benigna	Leiomiomas; lipomas; hemangiomas; ganglioneuromas; neurofibroma; schwanoma
Mesenquimal maligna	Hemangiossarcoma; leiomiossarcoma; tumor estromal gastrintestinal; osteossarcoma; condrossarcoma; lipossarcoma
Hematopoética	Linfoma T; linfoma B; plasmocitomas; mastocitomas

Helicobacter pylori pode, em muitos casos, ser associada à gastrite crônica e evoluir para gastrite atrófica, a qual é considerada lesão precursora de carcinomas gástricos presentes entre 80 e 90% dos pacientes humanos.[6,7,10,13]

As gastrites crônicas por *Helicobacter pylori* nos seres humanos facilitam o crescimento de outras bactérias responsáveis pela conversão de produtos químicos, como os nitratos provenientes dos alimentos em substâncias carcinogênicas.[6,9,13,18] Em cães, o adenocarcinoma gástrico foi induzido experimentalmente com a administração crônica de nitrosamina, não havendo estudos que mostrem casualidade entre carcinoma e *Helicobacter* spp. [18]

Embora essa associação entre *Helicobacter* spp. e câncer gástrico não tenha sido comprovada em cães e gatos, concluiu-se, em um estudo, a associação de *Helicobacter heilmannii*, espécie mais frequentemente encontrada nos cães, com pólipos hiperplásicos localizados no piloro de Bulldogs franceses.[18]

Outro fator de risco relatado em seres humanos que contribui para o desenvolvimento de neoplasias gástricas é o refluxo gastroduodenal crônico.[6]

▪ Localização

As neoplasias primárias gástricas podem ocorrer em qualquer região do estômago. Os carcinomas costumam acometer pequena curvatura, incisura angular e antro pilórico, ao passo que o leiomioma e o leiomiossarcoma são encontrados com maior frequência na junção gastresofágica.[6,7,13,15,18]

▪ Manifestações clínicas

As principais manifestações clínicas são: êmese, hematoêmese, melena, perda de peso, anorexia e caquexia. Estas são decorrentes de quadros obstrutivos, estenose e ulceração localizados geralmente no corpo gástrico e no piloro.[10,19] As manifestações clínicas costumam ser progressivas, com evolução crônica e pouco responsivas à terapia sintomática.[10]

▪ Diagnóstico

Os exames por imagem e endoscopia gástrica são amplamente utilizados e indicados para a investigação de distúrbios gástricos crônicos nos cães. Por outro lado, os exames laboratoriais (hemograma, bioquímica sérica, proteína total e albumina) apresentam pouca valia para o diagnóstico, mas são importantes quanto ao prognóstico e à avaliação pré e pós-cirúrgica desses casos.[27]

Exame radiográfico

Nas radiografias simples, podem-se observar massas em topografia gástrica, grande quantidade de líquido ou gás no interior do trato gastrintestinal, descolamento visceral, pneumoperitônio e líquido livre.[20]

No estômago, o uso das substâncias de contraste facilita a visualização de possíveis falhas de preenchimento e, ainda, o contorno de pólipos ou neoformações sésseis com crescimento exofítico a partir da mucosa gástrica.[18] Esse exame permite avaliar espessamentos e ulcerações da mucosa e perda das pregas normais e da complacência da parede gástrica causada pela infiltração tumoral, além de atraso no esvaziamento gástrico.[15,20]

Ultrassonografia

A técnica ajuda a definir a extensão e a infiltração da neoplasia na parede gástrica, além de detectar metástases no fígado ou nos linfonodos regionais. Os principais achados ultrassonográficos observados são espessamento mural, perda da estratificação normal da parede do estômago, além de diminuição e ausência da motilidade local.[15,18–20]

Endoscopia

É um método diagnóstico pouco invasivo e bastante indicado para os distúrbios gástricos crônicos. O exame aplicado ao diagnóstico de neoplasias gástricas consiste na visualização de neoplasmas localizados na mucosa, bem como de ulcerações. No entanto, o diagnóstico, por via endoscópica, de neoplasias localizadas na submucosa ou muscular gástrica é extremamente difícil, como nos casos em que as neoplasias podem ser suficientemente grandes que limitam e dificultam a distensão gástrica durante a realização do exame e/ou tornam a parede rígida e pouco flexível, dificultando a biopsia.[6,18]

Nas endoscopias gástricas, é importante coletar de 6 a 8 fragmentos de diferentes regiões do estômago, na tentativa de assegurar a representação da mucosa até a muscular da mucosa.[18] Em alguns casos, o adenocarcinoma esquirroso pode ser fibroso, não permitindo a obtenção de espécimes adequados por biopsia endoscópica. Assim, em muitos casos se faz necessária a realização de biopsia por laparotomia ou videolaparoscopia.

Macroscopia

A neoplasia gástrica pode ser séssil ou polipoide, única ou múltipla, que se desenvolve a partir da mucosa. Tais neoplasmas podem apresentar áreas de ulceração, hemorragia e, por vezes, estreitamentos do lúmen gástrico.[7,13,15,18]

Microscopia

As neoplasias gástricas podem se caracterizar de formas diferentes na microscopia, o que pode implicar no prognóstico de cada caso. A realização de exame histopatológico é fundamental para definir o diagnóstico, o comprometimento da parede gástrica, bem como a existência de angioinvasão das neoplasias gástricas. Pode-se associar a realização de imuno-histoquímica para caracterização fenotípica das células neoplásicas nos casos de linfoma alimentar, bem como de carcinomas indiferenciados, e de marcadores prognósticos. A classificação dos tipos histológicos das neoplasias gástricas está representada no Quadro 120.1.

Metástases

Os principais sítios metastáticos dos carcinomas gástricos são linfonodo regional, miocárdio, mediastino, ossos longos, testículos e sistema nervoso central. Leiomiossarcoma gástrico costuma apresentar metástase no fígado e no duodeno.[13,15]

Prognóstico

É favorável quando se trata de uma neoplasia gástrica benigna e passível de remoção cirúrgica completa. O prognóstico dos cães com neoplasias malignas, como o carcinoma gástrico, é ruim. A sobrevida varia de 0 a 10 meses a partir do diagnóstico.[15,18]

Tratamento

O tratamento primário das neoplasias gástricas é eminentemente cirúrgico.[18] Os melhores resultados estão associados à total remoção da neoplasma, aliados à ausência de metástases à distância. O procedimento deve levar em consideração a localização da lesão, a extensão tumoral e o tipo histológico.[27] A gastrectomia parcial é indicada quando o neoplasma envolve a curvatura maior ou a porção média do estômago. Nos casos em que o neoplasma é observado somente no antro pilórico, a pilorectomia com gastroduodenostomia é o procedimento de eleição.[9]

A gastrectomia parcial com gastrojejunostomia é indicada nos casos em que a neoplasia apresenta comportamento difuso acometendo o antropilórico e o duodeno, simultaneamente. Quando há infiltração neoplásica por continuidade no ducto biliar comum, é necessária colocistoduodenostomia ou colocistojejunostomia adicional.[9]

Caso não seja possível realizar a excisão cirúrgica completa do neoplasma ou o animal apresente metástase a distância ou comprometimento nos linfonodos regionais, é indicado tratamento quimioterápico adjuvante. Na medicina humana, os principais protocolos quimioterápicos adjuvantes descritos incluem associações de agentes como:

- fluoruracila, ácido folínico e etoposídeo
- fluoruracila, doxorrubicina e mitomicina
- fluoruracila, doxorrubicina, metotrexato e ácido folínico
- epirrubicina, cisplatina e fluoruracila.[7]

Na medicina veterinária, por outro lado, são poucos os estudos descritos com agentes quimioterápicos nos animais com neoplasias epiteliais e mesenquimais gástricas. No entanto, considera-se que os cães com linfoma gástrico apresentam boa resposta ao tratamento antineoplásico.[7]

Neoplasia em intestino delgado

As neoplasias primárias de intestino delgado de cães são reconhecidas em menor frequência, variando entre 0,3 e 0,7%, quando comparadas com as neoplasias gástricas ou colorretais.[22]

Diversas hipóteses são propostas para explicar o motivo pelo qual o intestino delgado, que compreende 90% do comprimento do trato intestinal, apresenta aparente resistência ao desenvolvimento de neoplasias primárias em cães, quando comparados ao cólon e ao reto.[23] Entre estas, pode ser citado o trânsito alimentar do intestino delgado, que é mais rápido em comparação ao cólon, reduz o tempo de exposição da mucosa intestinal às substâncias carcinogênicas. Associado a isso, a concentração desses carcinógenos geralmente está diluída diante da grande produção de secreções pelas glândulas anexas do trato gastrintestinal. Já a população bacteriana no intestino delgado é pequena e metabolicamente inativa em comparação à flora colônica, impedindo que substâncias pré-carcinogênicas sejam convertidas em carcinogênicas.[23] O intestino delgado tem um sistema enzimático microssomal que participa da detoxificação de substâncias carcinogênicas, além de produzir e secretar imunoglobulina A (IgA) por linfócitos B da mucosa intestinal.[23]

As principais neoplasias que acometem o intestino delgado dos cães são os linfomas (Figuras 120.2 a 120.4) e as neoplasias malignas de origem epitelial, como adenocarcinoma mucinoso (Figura 120.5), carcinoma de células em anel de sinete, carcinoma sólido e indiferenciado. Outras neoformações já foram relatadas no intestino delgado. Entre elas, leiomiomas, leiomiossarcomas (Figura 120.6), tumor estromal gastrintestinal (Figura 120.7), mastocitomas e osteossarcomas.[22,24] O Quadro 120.1 apresenta a classificação das principais neoplasias do intestino delgado.

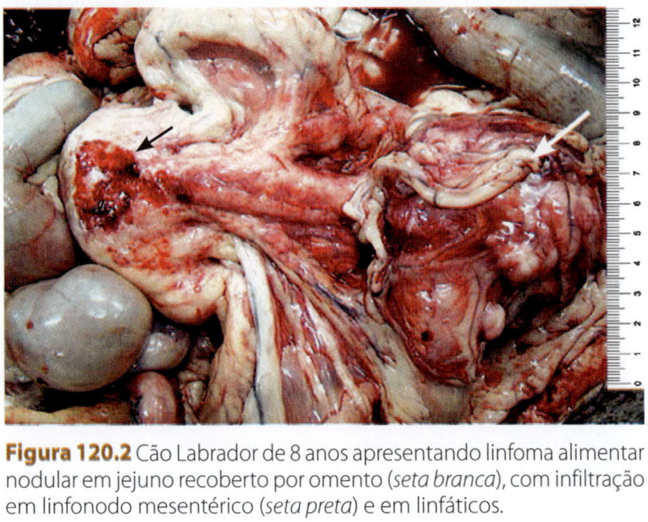

Figura 120.2 Cão Labrador de 8 anos apresentando linfoma alimentar nodular em jejuno recoberto por omento (*seta branca*), com infiltração em linfonodo mesentérico (*seta preta*) e em linfáticos.

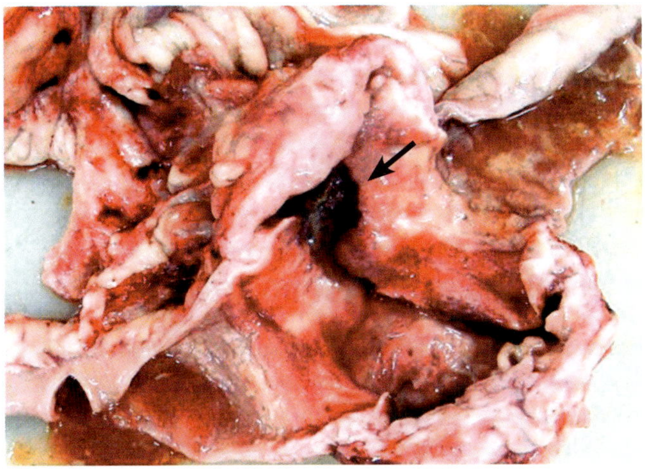

Figura 120.3 Cão Labrador de 8 anos apresentando, na superfície de corte, linfoma alimentar nodular ulcerado (*seta*).

▪ Epidemiologia

O perfil epidemiológico dos animais com neoplasias em intestino delgado são cães idosos, com média de idade de 9 anos.[7,10,15] Não há predisposição sexual e racial dos cães. Contudo, as raças miniaturas, com destaque ao Maltês, ao Chihuahua e ao Yorkshire terrier, tendem a apresentar maior risco de desenvolver mastocitoma intestinal.[24]

▪ Localização

A localização primária das neoplasias do intestino delgado pode ser variada. Os carcinomas primários acometem, principalmente, jejuno e íleo terminal; as neoplasias localizadas em duodeno costumam ser secundárias à infiltração de neoplasias primárias localizadas em pâncreas, ducto biliar e fígado.[7,13,23]

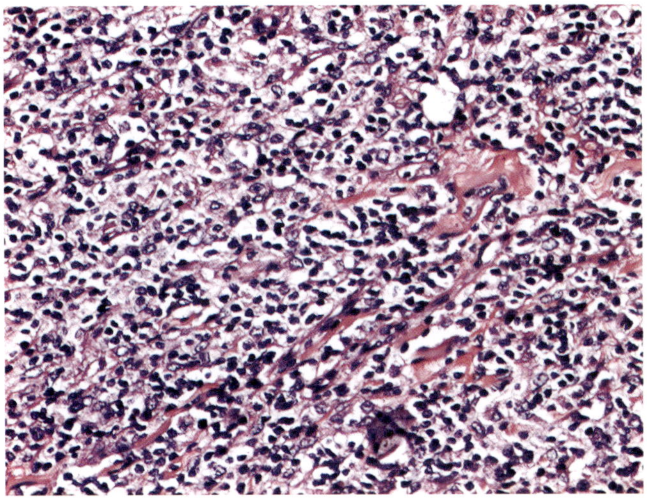

Figura 120.4 Fotomicrografia da mucosa do jejuno de cão com linfoma alimentar. Células neoplásicas redondas pequenas com núcleos redondos, com a cromatina densa e citoplasma escasso. H&E, 100×.

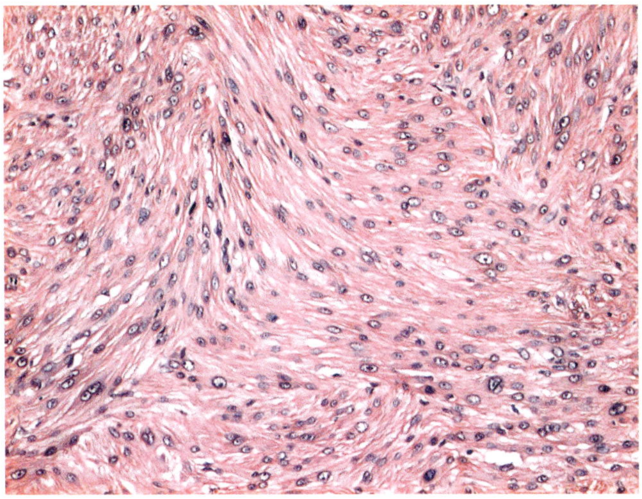

Figura 120.6 Fotomicrografia da mucosa do jejuno de cão com leiomiossarcoma. Proliferação de células mesenquimais fusiformes com núcleos alongados que se arranjaram em feixes multidirecionais. H&E, 100×.

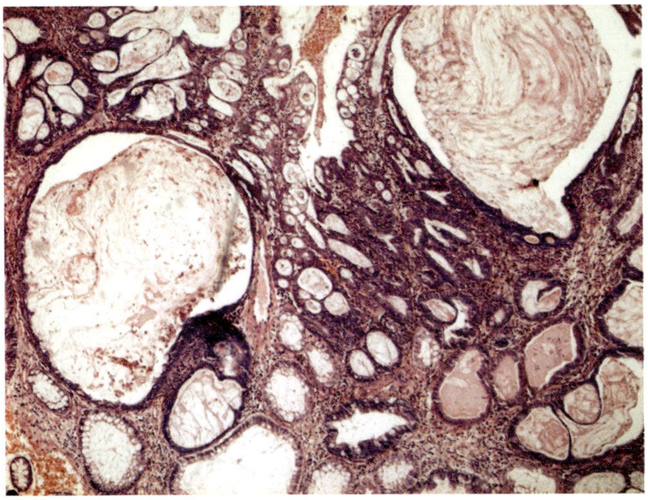

Figura 120.5 Fotomicrografia da mucosa retal de cão com adenocarcinoma tubular com cistos mucinosos. Observar as células neoplásicas poligonais basofílicas e os túbulos formados dilatados e preenchidos por muco. H&E, 100×.

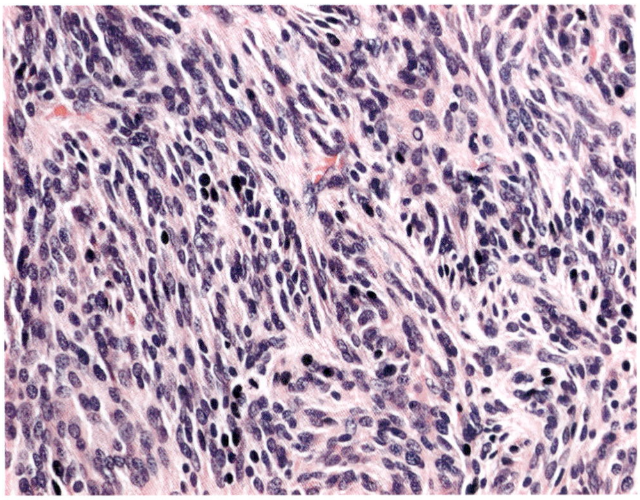

Figura 120.7 Fotomicrografia da mucosa do jejuno de cão com tumor estromal gastrintestinal (GIST). Observar as células neoplásicas alongadas cujo citoplasma apresenta limites pouco definidos e núcleo ovalado a alongado com nucléolo evidente. Chama a atenção elevada anisocariose e aumento da relação núcleo-citoplasma. H&E, 100×.

Macroscopia

Os adenocarcinomas intestinais, macroscopicamente, podem formar lesões nodulares, únicas ou múltiplas, formações em placa, com superfície ulcerada, com ou sem comprometimento mural, que podem ocasionar estenose anular (Figura 120.8) e consequente obstrução total ou parcial em qualquer segmento intestinal.[7,23,25]

Já o linfoma pode apresentar padrão nodular caracterizado por espessamento segmentar na região ileocecocólica, no qual, frequentemente, poderá causar estreitamento luminal e obstrução intestinal parcial.[6,9]

Microscopia

A caracterização histológica das neoplasias intestinais possibilita o diagnóstico definitivo e a avaliação das margens cirúrgicas, das camadas intestinais e da angioinvasão. A classificação histológica dos tumores do intestino delgado de cães está representada no Quadro 120.1.

Manifestações clínicas

As principais manifestações clínicas são êmese, diarreia, anorexia e perda de peso. As manifestações clínicas fornecem pouca indicação com relação à origem histomorfológica da neoplasia.[27] De modo geral, as neoplasias intestinais apresentam alterações clínicas gastrintestinais crônicas e inespecíficas, as quais estão diretamente associadas à localização do tumor no trato gastrintestinal: êmese e perda de peso podem ser frequentemente associadas às neoplasias localizadas em duodeno ou jejuno, ao passo que diarreia está relacionada, principalmente, com processos neoplásicos no íleo.[6,9,22,23,27,29]

Outras manifestações clínicas pouco observadas são poliúria, polidipsia, convulsão e ataxia, que podem ser alterações clínicas secundárias às síndromes paraneoplásicas de neoplasias intestinais de origem de músculo liso.[28,29]

Diagnóstico, prognóstico e sobrevida

Aspectos sobre o diagnóstico, o prognóstico e a sobrevida dos cães portadores de neoplasia intestinal serão abordados juntamente ao item *Neoplasia em intestino grosso*, a seguir.

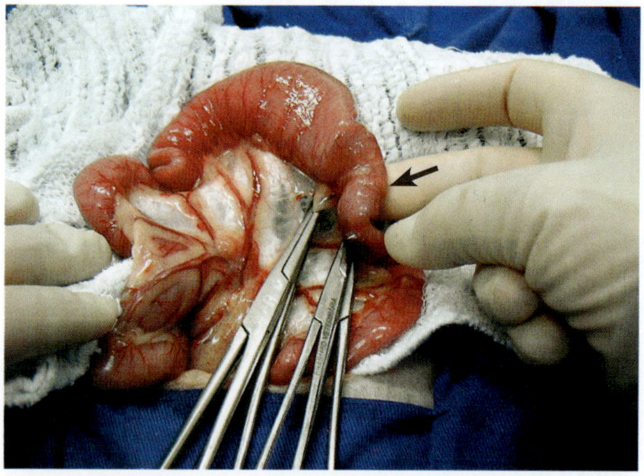

Figura 120.8 Cão Yorkshire de 10 anos apresentando adenocarcinoma em jejuno. Notar área de estenose (*seta*). (Gentilmente cedida pela Profa. Dra. Andréa Barbosa, Hospital Veterinário Faculdade de Medicina Veterinária, Universidade de Santo Amaro.)

Tratamento

A ressecção cirúrgica é indicada quando a neoplasia está localizada em um único segmento. Nos cães com metástases, a quimioterapia adjuvante oferece pouco benefício nos casos de neoplasias epiteliais e mesenquimais.[7]

Neoplasia em intestino grosso

As neoplasias do intestino grosso representam 36 a 60% de todas as neoplasias do sistema digestório dos cães. A ocorrência das neoplasias colônicas e retais é 2,8 e 4,1 para cada 10.000 cães, respectivamente.[30] O pólipo adenomatoso e o carcinoma *in situ* representam a maioria das lesões neoplásicas do intestino grosso.[28] Outras neoplasias localizadas nesse segmento já foram relatadas. Entre elas, consideram-se leiomioma, leiomiossarcoma, linfoma, tumor estromal gastrintestinal, mastocitoma, plasmocitoma e carcinoide.[24,27] O Quadro 120.1 apresenta a classificação das principais neoplasias que acometem o intestino grosso dos cães.

Epidemiologia

Os cães com neoplasias em intestino grosso são, em sua maioria, animais de meia-idade a idosos, cuja relação entre machos: fêmeas é 1,1: 1, com média de 8 anos para neoformações de origem epitelial e 11 anos para neoplasias de origem mesenquimal.[28,30] As raças mais predispostas a desenvolverem neoformações colorretais são cães de raça pura e porte médio a grande, como Pastores Alemães, West Highland White terriers e Collies.[28–30] O cão Pastor Alemão é uma raça predisposta a desenvolver predominantemente linfoma e carcinoma no cólon e no reto.[25,28–30]

Manifestações clínicas

As principais manifestações clínicas são hematoquezia, tenesmo, disquezia, prolapso de reto e sangramento retal intermitente que pode ou não estar associado à defecação. Outros achados clínicos observados são: ascite, dor abdominal e peritonite secundária a ruptura intestinal.[22,27,28]

Fatores de risco

Desconhece-se a etiologia das neoplasias gastrintestinais em cães. Assume-se que algumas substâncias possam atuar como carcinógenos quando ingeridas, por exemplo, micotoxinas provenientes de alimentos contaminados e herbicidas.[13] Os principais fatores de risco para os seres humanos incluem doença inflamatória intestinal, como retocolite ulcerativa crônica, doença de Crohn e algumas condições hereditárias, como FAP e a HNPCC.[13,17]

Fatores dietéticos, como baixo conteúdo de fibras não absorvíveis, alto conteúdo de carboidratos, consumo elevado de carnes vermelhas, estresse oxidativo e desequilíbrio dos ácidos graxos ômegas-3 e 6, estão relacionados com a elevada incidência de neoplasias do intestino grosso e em outros órgãos, como glândula mamária, próstata, endométrio e pâncreas.[7]

Entre os muitos fatores dietéticos associados à etiologia do câncer colorretal, a ingestão de gordura apresenta destaque. Dietas com alto teor lipídico aumentam a concentração tecidual do ácido araquidônico, aumentando consequentemente a concentração da ciclo-oxigenase e a produção de prostaglandinas pró-tumorais.[6,7,14]

A ciclo-oxigenase 2 (COX-2) tem papel preponderante na carcinogênese do câncer colorretal humano. A COX-2 é induzida em resposta a fatores de crescimento e citocinas, sendo expressa em doenças inflamatórias, lesões pré-malignas e tumores colorretais.[14] A COX-2, que participa da síntese de prostaglandinas, é encontrada em aproximadamente 40% dos adenomas colorretais, acima de 90% dos adenocarcinomas, porém não é expressa na mucosa colônica normal em seres humanos.[14]

O bloqueio das funções da COX-2 pode prevenir o desenvolvimento do câncer colorretal. Embora o verdadeiro mecanismo antineoplásico dos anti-inflamatórios não seja conhecido, há evidências sobre a ligação do consumo de anti-inflamatórios não esteroides e a prevenção do câncer colorretal em cães e seres humanos.[14]

Localização

Assim como em seres humanos, os adenocarcinomas intestinais caninos são encontrados com maior frequência no intestino grosso, especificamente na junção anorretal (Figura 120.9), na porção média do reto e no cólon ascendente (Figura 120.10).[25] Neoplasias mesenquimais, como o leiomioma, o leiomiossarcoma e o tumor estromal gastrintestinal, estão frequentemente localizadas no ceco[28,29].

Macroscopia

O adenocarcinoma colorretal pode ser circunscrito, intraluminal ou intramural, pedunculado (especialmente na porção distal do reto) e anular (porção média do reto). As características macroscópicas estão relacionadas com o comportamento biológico do tumor e o prognóstico. Por exemplo, os cães com carcinomas anulares colorretais têm um período de sobrevida muito mais curto que 1 ano e 6 meses, em comparação com aqueles com um tumor polipoide único e pedunculado nessa localização, com sobrevida de 32 meses.[30]

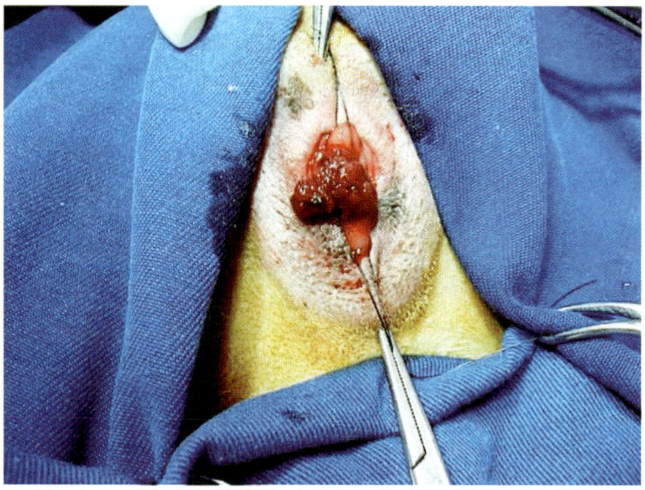

Figura 120.9 Cão sem raça definida de 9 anos apresentando adenocarcinoma. Neoformação pedunculada em região anorretal. (Gentilmente cedida pela Profa. Dra. Andréa Barbosa, Hospital Veterinário, Faculdade de Medicina Veterinária, Universidade de Santo Amaro.)

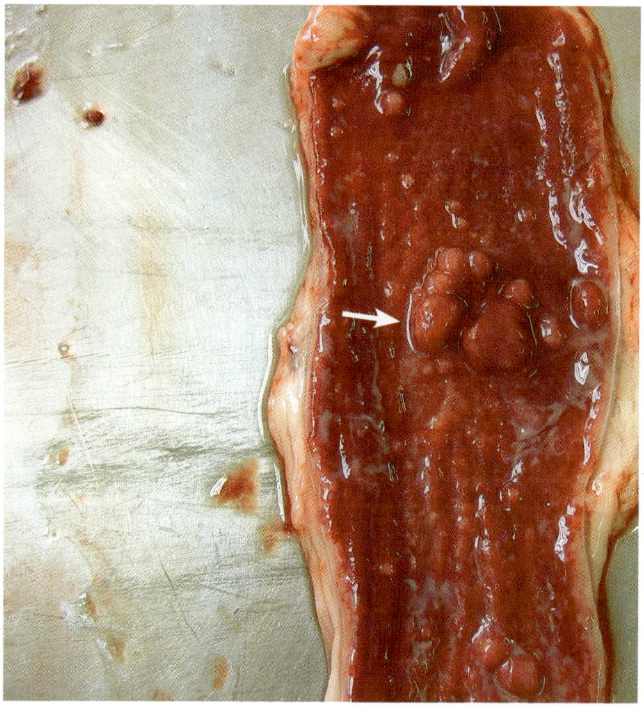

Figura 120.10 Cão sem raça definida de 12 anos apresentando múltiplas formações polipoides em reto (*seta*). (Gentilmente cedida pela Profa. Dra. Andréa Barbosa, Hospital Veterinário, Faculdade de Medicina Veterinária, Universidade de Santo Amaro.)

O leiomiossarcoma colorretal é caracterizado por ser grande formação polipoide maior do que 5 cm e acomete predominantemente a camada muscular e mucosa. Já os linfomas primários gastrintestinais são neoformações de consistência macia a firme e coloração amarelo-acinzentada, que variam de nódulos a massas polipoides, ou mesmo como infiltrado difuso. Podem ocorrer também como formações únicas (Figura 120.2) ou múltiplas presentes na submucosa, ou se estendendo ao lúmen (Figura 120.3) ou comprometendo até a serosa.[26,28,29]

Microscopia

O diagnóstico microscópico das neoplasias intestinais é importante para definir o tipo morfológico, o prognóstico dos cães acometidos por tais neoplasias, bem como para caracterizar o comprometimento das demais camadas do intestino e a ocorrência ou não de ulceração e de angioinvasão. A classificação histológica das neoplasias do intestino grosso dos cães está representada no Quadro 120.1.

Diagnóstico

Exame radiográfico

As radiografias contrastadas do trato intestinal são úteis para delinear regiões de irregularidade da mucosa, estreitamento luminal, infiltração intramural, espessamento ou nodularidade.[6,13]

Ultrassonografia

O exame ultrassonográfico pode evidenciar formações associadas ou não a obstrução do trânsito, espessamento mural, perda da estratificação normal da parede do trato gastrintestinal e ausência ou diminuição da motilidade e avaliação dos linfonodos regionias.[6,12,13,20]

A ecogenicidade pode variar de hipoecoica a hiperecogênica ou mista, independentemente do tipo histológico da neoplasia.[19] A distribuição da neoplasia é outro fator importante. O carcinoma e o linfoma podem apresentar distribuição difusa ou focal como massas sésseis projetadas a partir da parede do trato gastrintestinal, ao passo que leiomioma e leiomiossarcoma geralmente apresentam somente comprometimento segmentar.[13,19]

Distúrbios inflamatórios, como gastrites e enterocolites, podem apresentar características ultrassonográficas similares às observadas nos casos de neoplasia.[13,19]

Endoscopia

O exame endoscópico é extremamente útil na identificação e na localização de possíveis irregularidades da mucosa intestinal dos segmentos do reto e do cólon, ulcerações e estenose, além de ser um método para coleta de biopsias da mucosa intestinal.

As biopsias endoscópicas são limitadas a lesões localizadas dentro do comprimento do endoscópio e são indicadas para avaliação de enteropatias crônicas, erosivas ou ulcerativas que comprometam a mucosa e a submucosa.

A biopsia endoscópica deve ser realizada independentemente do aspecto macroscópico da mucosa, exceto nos casos em que exista contraindicação específica, como coagulopatia e risco de perfuração em casos de ulceração. Indica-se a coleta de pelo menos 8 fragmentos de cada região do trato intestinal. É muito importante considerar que, muitas vezes, se obtêm por esse método fragmentos pequenos, superficiais e possivelmente de pouca representatividade. Em algumas circunstâncias, as lesões podem situar-se mais profundamente nas camadas da parede intestinal, o que impossibilita o acesso a fragmentos para o diagnóstico definitivo. Considera-se que aproximadamente 10 a 20% das amostras são insuficientes para a obtenção de um diagnóstico histológico preciso.[13,18] Assim, por vezes é indicada a biopsia por laparotomia ou por videolaparoscopia.

Diagnósticos histológico e imuno-histoquímico

A caracterização histológica, aliada à caracterização imuno-histoquímica das neoplasias intestinais, possibilita a definição precisa da célula neoplásica e de marcadores prognósticos. A avaliação das margens cirúrgicas representa um importante fator que auxilia na determinação do prognóstico de cada caso.

Prognóstico e sobrevida

O estadiamento clínico TNM (tamanho, comprometimento dos linfonodos e metástases) é essencial para estabelecer o prognóstico de um cão com neoplasia intestinal. Os fatores que influenciam diretamente a sobrevida dos cães com neoplasia intestinal são diagnóstico histomorfológico, demora na avaliação clínica após o início das manifestações clínicas, comportamento biológico do tumor, localização e tamanho, comprometimento ou não das margens cirúrgicas, resposta inicial à quimioterapia e ocorrência ou não de metástases por ocasião do diagnóstico ou da cirurgia.[7,22,23,27,28,30]

Animais com diagnóstico precoce, ou seja, logo após o aparecimento das primeiras alterações clínicas, que foram submetidos prontamente a tratamentos médico e cirúrgico, não apresentaram recidiva em 40 a 60% dos casos, e essa condição foi associada a maior sobrevida.[22,28]

As neoplasias mesenquimais apresentam comportamento agressivo localmente e são mais propensas a resultar em morte no período perioperatório, decorrente da invasão da serosa, e, consequentemente, perfuração da parede intestinal, peritonite e sepse. No entanto, quando os tumores são ressecados com margens limpas, apresentam melhor prognóstico e maior sobrevida a longo prazo.[28,29] Margens cirúrgicas comprometidas são relatadas como fator de mau prognóstico e de maior risco para desenvolvimento de metástases nos cães. Animais com adenocarcinomas colorretais e margens cirúrgicas livres apresentam sobrevida média de 20,6 meses, já aqueles com margens comprometidas, 15 meses.[7,25,30]

Com relação à localização, animais que apresentam leiomiossarcoma em ceco têm menor tempo de sobrevida, com média de 7,5 meses, quando comparada às neoplasias localizadas no estômago, no jejuno e no duodeno. Nesses casos, o período de sobrevida é 1,1 ano.[29]

Os cães com carcinomas anulares colorretais têm sobrevida curta de 1 ano e 6 meses, em comparação à sobrevida de 32 meses em cães que têm um tumor polipoide único e pedunculado nessa localização.[30] Já o linfoma intestinal difuso sustenta pior prognóstico e menor sobrevida quando comparado ao linfoma nodular.[2,3] Estudos revelaram que a sobrevida dos animais acometidos por linfomas gastrintestinais de células T é menor devido ao comportamento clínico mais agressivo do que por linfoma de células B.[26]

Metástases

Os sítios mais comuns para a ocorrência de metástases de cães com adenocarcinoma colorretal são linfonodos regionais, fígado, pulmões, pele, baço, ossos, útero, ovários e testículos.[7]

Tratamento

A ressecção cirúrgica é o tratamento de escolha das neoplasias mesenquimais e epiteliais colorretais; não são incluídos os casos de linfoma.[9] Ressalta-se que a mortalidade dos cães portadores de linfoma ocorre em 30 a 50% dos casos no período pós-operatório, devido a peritonite e sepse. Em muitos cães, é realizada a eutanásia devido à impossibilidade de ressecção cirúrgica, por serem neoplasmas difusos e extensos. Nessas condições, a quimioterapia é o tratamento de escolha.[9]

Os agentes antineoplásicos doxorrubicina e 5-fluoruracila são os principais quimioterápicos utilizados no tratamento adjuvante de cães portadores de neoplasias epiteliais e mesenquimais, quando as margens cirúrgicas apresentam-se comprometidas, ou ainda no tratamento paliativo nos cães já com metástases.[7,9]

Exames laboratoriais

Hemograma, bioquímica sérica e dosagem de proteína total e albumina representam ferramentas de pouco uso na determinação e na caracterização das neoplasias intestinais. No entanto, anemia é a alteração mais comum nas neoplasias do trato gastrintestinal, acometendo 25% dos animais com neoplasias gastrintestinais. Tal alteração é secundária a focos hemorrágicos dentro do lúmen intestinal e a evolução e cronicidade da doença. Esses animais geralmente desenvolvem anemias microcítica hipocrômica e normocítica normocrômica devido à perda sanguínea crônica.[23,27]

A leucocitose por neutrofilia com desvio à esquerda ocorre em aproximadamente 40% dos cães com neoplasias gastrintestinais. A leucocitose está relacionada com o quadro de bacteriemia secundária a ulceração da mucosa e necrose tumoral. Nos casos em que se observa diminuição do número de neutrófilos, leucocitose com desvio à esquerda, neutrófilos degenerativos ou neutrófilos tóxicos podem ser indicativos de ruptura intestinal.[29] Eosinofilia foi recentemente descrita como um achado laboratorial em cães e seres humanos com linfoma intestinal de células T e foi relacionada com a presença ou a evolução de quadro neoplásico maligno. Todavia, em alguns casos a doença pode aparecer após um longo período do reconhecimento inicial da eosinofilia.[21]

A trombocitopenia é um achado comum em diferentes casos relatados, mas há estudo que mostra trombocitose com valores acima de $700 \times 10^3/mm^3$ em 46,2% dos cães portadores de neoplasias mesenquimais.[27]

Hipoproteinemia e hipoalbuminemia são achados laboratoriais comuns e inespecíficos. Estão relacionadas com a perda proteica gastrintestinal ou com a diminuição da síntese de proteína devido à falência hepática por infiltração neoplásica ou sepse.[16,66] Hipocloridemia, hipopotassemia, hiponatremia e alcalose metabólica são descritas nos cães que apresentam quadros de êmese e diarreia profusos.[13,20]

Considerações finais

As neoplasias gastrintestinais são raras e apresentam algumas particularidades clínicas, laboratoriais e anatomopatológicas que merecem destaque e podem ser abordadas de maneira geral.

Nos cães, as neoplasias epiteliais e hematopoéticas gastrintestinais localizam-se principalmente no reto, já as mesenquimais, no jejuno, o que fornece subsídios para o diagnóstico clínico e cirúrgico. Os linfonodos mesentéricos e o fígado são os principais sítios metastáticos, o que indica a importância da investigação desses locais nos casos de neoplasia gastrintestinais em cães.[27]

As manifestações clínicas caracterizam-se por alterações crônicas gastrintestinais e extragastrintestinais inespecíficas, as quais estão diretamente associadas à localização do tumor no trato gastrintestinal. Assim, as alterações clínicas auxiliam no diagnóstico clínico, mas não no histomorfológico.[27]

As alterações laboratoriais hematológicas caracterizaram anemias não regenerativas normocítica normocrômica e microcítica hipocrômica condizentes com doenças de evolução crônica e não específicas de neoplasia gastrintestinal. Adicionalmente, as alterações bioquímicas – funções hepática e renal, proteína total e albumina – são inespecíficas e variáveis nos quadros de neoplasia gastrintestinal e não ajudam no diagnóstico de processo neoplásico localizado nesse sistema.[27]

O adenocarcinoma tubular com cistos mucinosos e o linfoma T alimentar são os diagnósticos histológicos de neoplasias gastrintestinais mais frequentes. Entre os sarcomas, o tumor estromal gastrintestinal (vimentina+, CD117+) é o mais diagnosticado, e sua caracterização necessita de métodos complementares como a reação de imuno-histoquímica, já que seus diagnósticos diferenciais podem ser leiomioma, leiomiossarcoma (vimentina+, actina de músculo liso+, desmina±) e sarcoma indiferenciado (vimentina+, proteína S100–, CD117–, actina de músculo liso–, desmina–). A média de sobrevida dos cães portadores dessas neoplasias é de 12 meses após o diagnóstico.[27]

Referências

1. Ridgeway RL, Suter PF. Clinical and radiographic signs in primary and metastatic esophageal neoplasms of the dog. J Am Vet Med Assoc. 1979;174:700-4.
2. Ranen E, Lavey E, Aizenbert. Spirocercosis-associated esophageal sarcomas in dogs: a retrospective study of 17 cases (1997-2003). Vet Parasitol. 2004;119:209-21.
3. Hamilton TA, Carpenter JL. Esophagea plasmocytoma in a dog. J Am Vet Med Assoc. 1999;204:1210-1.
4. Rolfe DS, Twedt DC, Seim HB. Chronic regurgitation or vomiting caused by esophageal leiomyoma in three dogs. J Am Anim Hosp Assoc. 1994;30:425-30.
5. Bailey WS. Spirocerca lupi: a continuing inquiry. J Parasitol. 1972;58:3-22.
6. Guilford WG, Strombeck DR. Neoplasms of the gastrintestinal tract. In: Strombeck DR, Williams DA, Meyer DJ. Strombeck's small animal gastroenterology. 3ª ed. Philadelphia: WB Saunders; 1996. p. 519-31.
7. Sobral RA, Daleck RD, Rodaski S, De Nardi AB, Pascon JPE. Neoplasias do sistema digestório. In: Daleck RD, Rodaski S, De Nardi AB. Oncologia em cães e gatos. 1ª ed. São Paulo: Roca; 2009. p. 317-24.
8. Mazaki-Tovi M, Baneth G, Aroch I. Canine spirocercosis: clinical, diagnostic, pathologic and epidemiologic characteristics. Vet Pathol. 2002;107:235-50.
9. Withrow SJ. Cancer of tract the gastrintestinal tract. In: Withrow SJ, MacEwen, BR. Small animal clinical oncology. Philadelphia: Saunders; 2007. p. 477-8.
10. Leibman NF, Larson VS, Ogilvie GK. Oncology diseases gastrintestinal tract. In: Tams, TR. Handbook of small animal gastroenterology. 2ª ed. Elsevier Science; 2005. p 385-92.
11. Ranen E, Shamir MH, Shahar R. Partial esophagectomy with single layer closure treatment of esophageal sarcomas in 6 dogs. Vet Surg. 2004;25:428-34.
12. Kuzma AB, Holmberg DL, Liller CW. Use of a vascular skeletal muscle graft for canine esophageal reconstruction. Vet Surg. 1987;18:439-45.
13. Steven E, Grow SE. Tumors of the alimentary tract. Vet Clin North Am Small Anim Pract. 1985;15:577-96.
14. McEntee MF, Cates JM, Neilsein N. Cycloxygenase-2 expression in spontaneous intestinal neoplasia of domestic dogs. Vet Pathol. 2002;39:428-36.
15. Swann HM, Holt DE. Canine gastric adenocarcinoma and leiomyosarcoma: a retrospective study of 21 cases (1986-1999) and literature review. J Am Anim Hosp Assoc. 2002;8:157-64.
16. Penninck DG, Moore AS, Gliatto J. Ultrasonograph of canine gastric epithelial neoplasia. Vet Radiol & Ultrasound. 1998;39:342-3.
17. Syngal S, Fox EA, Eng C, Kolodner RD, Garber JE. Sensitivity and specificity of clinical criteria for hereditary non-polyposis colorectal cancer associated mutations in MSH2 and MLH1. J Med Gent. 2000;37:641-5.
18. Gualtieri M, Monzeglio MG, Scanziani E. Gastric neoplasia. Vet Clin North Am Small Anim Pract. 1999;29:415-40.
19. Lamb CR, Grierson J. Ultrasonographic appearance of primary gastric neoplasia in 21 dogs. J Small Anim Pract. 1999;40:211-5.
20. Rivers BJ, Walter PA, Jonhston GR. Canine gastric neoplasia: utility of ultrasonography in diagnosis. J Am Vet Med Assoc. 1997;25:144-55.
21. Marchetti V, Benetti C, Citi S, Taccini V. Paraneoplastic hypereosinophilia in a dog with intestinal T-cell lymphoma. Vet Clinic Pathol. 2005;34:259-63.
22. Bichard SJ, Couto CG, Johnson S. Nonlymphoid intestinal neoplasia in 32 dogs and 14 cats. J Am Anim Hosp Assoc. 1986;22:525-37.
23. Crawshaw J, Berg J, Sardinas JC. Prognosis for dogs with nonlymphomatous small intestinal tumors treated by surgical excision. J Am Anim Hosp Assoc. 1998;34:451-6.
24. Ozaki K, Yamagami T, Nomura K. Mast cell tumors of gastrintestinal tract in 39 dogs. Vet Pathol. 2002;39:557-64.
25. Holt PE, Lucke VM. Rectal neoplasia in the dog: a clinicopathologic review of 31 cases. Vet Rec. 1985;116:400-5.
26. Coyle KA, Steinberg H. Characterization of lymphocytes in canine gastrintestinal lymphoma. Vet Pathol. 2004;41:141-6.
27. Leandro RM. Estudo clínico epidemiológico e anatomopatológico das neoplasias do trato gastrintestinais de cães [Dissertação]. São Paulo: Universidade de São Paulo, Faculdade de Medicina Veterinária e Zootecnia; 2009.
28. Valerius KD, Powers BE, Mcpherron MA. Adenomatous polyps and carcinoma in situ of the canine colon and rectum: 34 cases (1982-1994). J Am Anim Hosp Assoc. 199;25:156-60.
29. Kapatkin AS, Mullen HS, Matthiesen DT. Leiomyosarcoma in dogs: 44 cases (1983-1988). J Am Anim Hosp Assoc. 1992;7:1077-9.
30. Church EM, Mehlhaff CJ, Patnaik AK. Colorectal adenocarcinoma in dogs: 78 cases (1973-1984). J Am Vet Med Assoc. 1987;191:727-30.

Leitura sugerida

Alon D, Paitan Y, Bem-Nissany *et al.* Persistent Helicobacter canis bacteriemia in a patient with gastric lymphoma. Infection. 2010;38(1):62-4.

121 Gastrenterologia de Felinos

Archivaldo Reche Junior, Marcela Malvini Pimenta, Alexandre Gonçalves Teixeira Daniel

Introdução

Os gatos constituem verdadeiros desafios clínicos quando suas particularidades não são prontamente reconhecidas. Suas minúcias compreendem não somente os aspectos anatômicos e funcionais, como também os comportamentais.

Por serem descendentes do gato-do-deserto, muitas de suas características são facilmente contextualizadas. Em seu *habitat* natural, o requerimento hídrico é suprido predominantemente pelo consumo de suas presas. Diferentemente do cão e de outros omnívoros, esses pacientes apresentam resposta menos sensível à sede e à desidratação e ajustam a ingestão de água de acordo com o teor de matéria seca da dieta, em vez do teor de umidade. Por meio da caça, também é possível a obtenção de alta densidade proteica, moderada quantidade de lipídio e baixa concentração de carboidrato (CHO). Assim, os gatos foram adaptados metabolicamente, ao longo do tempo, a maior ingestão de proteína com relação à de carboidrato. Apesar de utilizarem CHO como fonte de energia metabólica, têm habilidade limitada em poupar a utilização de proteína.

Existem grandes diferenças nos requerimentos nutricional e metabólico dos felinos, responsáveis por conferir a esses animais peculiaridades alimentares a serem sempre consideradas diante da abordagem de quaisquer afecções, sobretudo as que resultam em anorexia. A primeira diferença nutricional, e provavelmente a mais importante, é a necessidade de ingestão proteica mínima de 29% em contraste à de 12% requerida pela espécie canina. Todavia, a origem da fonte proteica é de grande relevância pelo fato de os gatos serem considerados carnívoros essenciais. Esses animais têm necessidades específicas de aminoácidos, como taurina, arginina, metionina, tirosina, niacina e cisteína, como também maior requerimento de vitamina A, tiamina e outras proteínas do complexo B, como cobalamina. Além disso, eles têm necessidades específicas de outros nutrientes, como carnitina, ácido araquidônico e vitamina D. Os felinos apresentam incapacidade de sintetizar vitamina D a partir da ativação de precursores localizados na pele pela luz ultravioleta, por apresentarem deficiência de 7-desidrocolesterol. Por esse motivo, é importante a suplementação de vitamina D por meio da dieta.

Com relação às particularidades anatômicas, o estômago dos gatos é pequeno e apresenta capacidade de distensão relativamente menor, sendo mais adaptado a pequenas refeições, porém mais frequentes (p. ex., 10 a 20 pequenas refeições diárias). Devido ao pequeno diâmetro estomacal, o período de armazenamento da ingesta é limitado (entre 1 e 4 h). O comprimento intestinal também é proporcionalmente menor que o de outras espécies. Até certo ponto, é possível a compensação, graças à presença de vilosidades maiores. Ainda assim, a capacidade de absorção é cerca de 10% inferior à encontrada nos cães. Uma das funções do ceco é digerir, por meio da flora intraluminal, os nutrientes que ainda não foram absorvidos (carboidratos, proteínas e fibras). No entanto, essa região anatômica intestinal é pouco desenvolvida nos animais carnívoros, entre eles o gato doméstico. Por sua vez, o cólon curto constitui um fator limitante para fermentação microbiana no intestino grosso, comprometendo a produção de ácidos graxos de cadeia curta, o equilíbrio de fluidos e eletrólitos locais, bem como a gliconeogênese pelo fígado.

O objetivo deste capítulo é prover informações relevantes para o dia a dia do clínico, evidenciando os principais aspectos responsáveis por correlacionar as enfermidades que acometem os sistemas gastrintestinal, hepatobiliar e pancreático dos pacientes felinos.

Doença intestinal inflamatória

Archivaldo Reche Júnior, Marcela Malvini Pimenta

Introdução

A doença intestinal inflamatória (DII) ou IBD (*inflammatory bowel disease*) compreende um grupo de afecções gastrintestinais (GI) caracterizado por persistência ou recorrência de sintomas digestórios, evidência histológica de inflamação e capacidade de resposta à intervenção imunoterápica,[1-3] compreendendo o diagnóstico histopatológico mais comum em gatos com enteropatia crônica.[1]

Apesar de correlacionar-se às reações de hipersensibilidade e de permeabilidade da própria mucosa intestinal,[8] não se sabe com exatidão sua etiologia, sendo, portanto, considerada idiopática.[1,4] A síndrome é decorrente de resposta exacerbada do trato gastrintestinal (TGI) diante de estimulação antigênica normal, devendo ser diferenciada dos processos que envolvem outros desafios antigênicos locais.[5,6]

Considerando o fato de que o TGI responde às diversas agressões com o recrutamento de células inflamatórias, muitas afecções podem se assemelhar à DII.[3,6] Assim, torna-se essencial a realização do diagnóstico diferencial para outras enfermidades responsáveis por desencadear ou potencializar a resposta inflamatória GI.[4] É importante considerar que, nos gatos, o ducto pancreático, em contiguidade com o ducto biliar, converge diretamente para o lúmen duodenal. Essa característica anatômica peculiar dos felinos confere a esses pacientes maior predisposição ao desenvolvimento de lesões concomitantes nos sistemas pancreático e hepatobiliar.[7] A tríade felina (DII, colangite e pancreatite), quando presente, contribui para a progressão dos sintomas clínicos,[8] sendo sempre uma possibilidade a ser investigada em associação ao diagnóstico de DII.[8-10]

Classificação

As DII são classificadas, de acordo com a localização anatômica,[3,6] em enterite (intestino delgado) e enterocolite (intestino grosso)[6] e conforme a celularidade presente no infiltrado inflamatório,[3,4] sendo descritas como linfoplasmocítica, neutrofílica ou eosinofílica.[4,11]

Um ou mais tipos celulares podem ser encontrados. No entanto, na espécie felina predominam os infiltrados mistos de linfócitos e plasmócitos (infiltrados linfoplasmocíticos)[3,6,9,10,12] e, em seguida, os eosinofílicos.[3] O infiltrado neutrofílico é de ocorrência rara.[4,9] Quando presente, provavelmente constitui resposta inflamatória a um componente microbiano.[4]

A doença inflamatória de origem eosinofílica é tipicamente mais grave que a enterite/enterocolite linfoplasmocítica, apresentando-se de duas formas: isolada no intestino ou sediada em vários órgãos, incluindo fígado, baço e TGI (síndrome hipereosinofílica).[4] No entanto, a gravidade da doença é variável de acordo com o tipo de celularidade predominante,[3,4] a extensão da infiltração inflamatória e a ocorrência de mudanças estruturais na mucosa.[4]

O sistema de classificação proposto por Jergens *et al.* (1992/1999) possibilita a graduação das lesões, de acordo com a extensão das alterações ocorridas no epitélio intestinal. Assim, as lesões em que não há perda de arquitetura da mucosa, necrose glandular ou fibrose da lâmina própria são consideradas leves, ao passo que as graves são caracterizadas por distorção da arquitetura da mucosa e erosões, necrose ou hiperplasia glandular, atrofia das vilosidades e fibrose da lâmina própria.[8] O comprometimento da digestão e da absorção de nutrientes em decorrência da atrofia das vilosidades intestinais contribui para o agravamento do quadro.[4]

Demonstrou-se recentemente a possibilidade de estadiamento clínico da DII, por meio do índice de atividade da enteropatia crônica felina (FCEAI – *feline chronic enteropathy activity index*), cuja proposta é avaliar a gravidade do quadro, a progressão ou a remissão da doença após terapêutica e a previsão do prognóstico. Esse sistema utiliza variáveis estatisticamente relevantes relacionadas com sintomatologia GI (vômito, diarreia, perda de peso, disorexia e letargia), lesões histopatológicas e atividade sérica das proteínas totais, fósforo e transaminases.[10]

Etiologia e fisiopatogenia

A mucosa GI é desafiada constantemente por estímulos antigênicos locais, os quais resultam em influxo, de grau variado, de células inflamatórias (linfócitos T e B, plasmócitos, eosinófilos, neutrófilos e macrófagos),[1,6,11] geralmente confinado na mucosa,[11] ocasionalmente na submucosa[4,9,13] e raramente na camada muscular do TGI.[9]

Outros elementos compõem a resposta inflamatória intestinal, como células dendríticas, neurônios secretores e motores (p. ex., o peptídio intestinal vasoativo, a substância P e os neurônios colinérgicos), citocinas e interleucinas (IL) e mediadores inflamatórios (leucotrienos, prostanoides, metabólitos reativos de oxigênio, óxido nítrico, 5-hidroxitriptamina, interferona gama [IFN-γ], fator de necrose tumoral alfa [TNF-α] e fator de ativação plaquetária).[1]

Um componente adicional de enteropatia inflamatória em pacientes humanos e modelos experimentais é a incapacidade de regulação da resposta imune pela produção de IL-10, foxP3, CD25+ e CD4+ (células T reguladoras naturais), porém ainda não foi descrita na espécie felina.[1]

Embora a etiologia da DII não tenha sido completamente compreendida, acredita-se que a doença seja resultante da interação complexa entre a suscetibilidade do hospedeiro e o desequilíbrio da imunidade da mucosa e da flora intestinal.[1,2,8]

Entre as causas potenciais estão a resposta de hipersensibilidade a constituintes luminais normais, como antígenos alimentares e agentes microbianos,[1,11,13] capazes de desencadear desarranjos primários do sistema imune ou eventos imunológicos secundários à lesão da mucosa, e alteração de permeabilidade. Estima-se que a inflamação crônica do intestino seja autoperpetuante, uma vez que a perda da integridade da mucosa possibilita o contato dos microrganismos da própria flora e de outros antígenos com a lâmina própria, estimulando ou exacerbando a reação inflamatória local (Figura 121.1).[13,14]

Atenção especial vem sendo direcionada a fatores alimentares e seu impacto na flora intestinal e eventos inflamatórios.[14] Evidências sugerem que a dieta apresenta, no mínimo, participação na perpetuação da inflamação intestinal em gatos portadores de DII. Ao serem preconizadas dietas hidrolisadas, ou seja, menos imunogênicas, há resolução efetiva dos sintomas ou parte deles.[15]

Algumas dietas são responsáveis por desencadear alterações significativas da flora intestinal, tanto em número como em quantidade, demonstrando a importância do manejo alimentar na manutenção da flora normal.[14] Em animais suscetíveis, a doença pode emergir da perda da autorregulação da resposta imune da mucosa às bactérias intestinais[2,8] ou a seus subprodutos.[1] A modulação do microambiente bacteriano entérico correlaciona-se à redução de citocinas pró-inflamatórias na mucosa e à redução da inflamação em pacientes humanos portadores da doença de Crohn.[2,8]

Em âmbito evolutivo, o processo inflamatório tem como consequência o espessamento da parede intestinal, com alterações funcionais, além das de permeabilidade.[4] A diarreia,

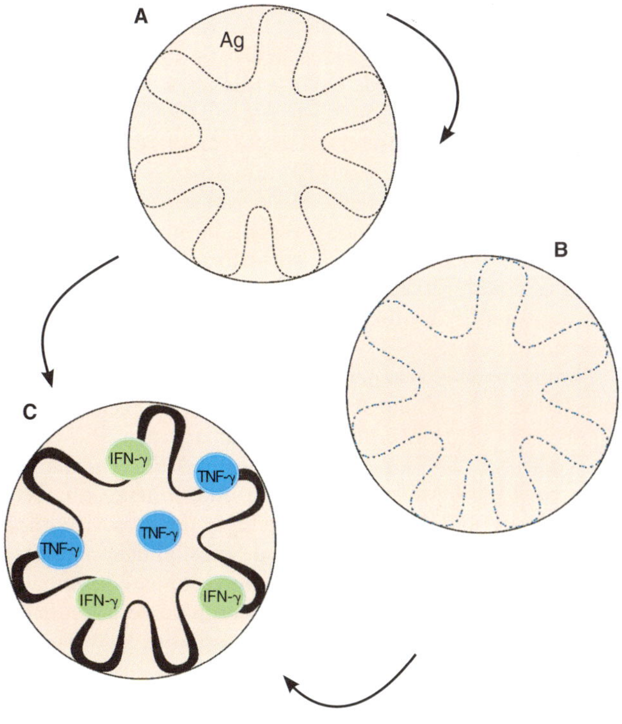

Figura 121.1 Intestino felino: corte transversal da região luminal. Esquema representativo da etiopatogenia da doença intestinal inflamatória. **A.** Presença de antígenos (Ag) no lúmen intestinal, por exemplo, peptídios alimentares, agentes infecciosos ou Ag de outras origens. **B.** Migração de células inflamatórias para a mucosa intestinal **C.** Espessamento e alteração de permeabilidade da mucosa intestinal devido ao estímulo de citocinas pró-inflamatórias locais, como IFN-γ e TNF-α.

quando presente, resulta da perda da capacidade de reabsorção de líquidos e eletrólitos luminais, ora suplantados pela secreção celular.[4]

Manifestações clínicas

A doença intestinal inflamatória acomete animais de todas as idades, embora seja mais representativa em gatos com média de idade de, aproximadamente, 8 anos.[9,10,16]

O exame físico pode ser desprovido de alterações, apesar de ser frequentemente caracterizado por perda de peso aparente e alças intestinais espessadas durante a palpação abdominal.[3,16] Releva-se a avaliação cuidadosa dos lobos tireoideanos em todos os gatos com mais de 5 anos de idade e enfermidades GI de origem desconhecida, uma vez que a ocorrência de enteropatia por tireotoxicose é uma possibilidade comum.[6] Contudo, a ausência de reatividade da tireoide não exclui a necessidade da realização de testes laboratoriais para hipertireoidismo.

As manifestações clínicas da DII são variáveis de acordo com a extensão do infiltrado celular e a região do trato digestório envolvida,[11,13] alternando-se entre períodos de exacerbação e remissão.[6,8]

O vômito é o sintoma mais consistente, podendo representar o único alerta à doença.[3,4,6] Os episódios eméticos ocorrem de modo crônico ou intermitente,[3,4] com evolução de semanas, meses ou anos,[6,13,17] sendo por vezes tratados como reação gástrica aos tricobezoares (por ingestão de pelos).[17] Na presença de lesões ulcerativas no estômago ou duodeno, pode ser observada hematêmese.[17]

A diarreia é considerada, em seguida, a apresentação clínica de maior expressão, ocorrendo, comumente, em estágios mais avançados da doença.[3,6] A característica das fezes é normalmente de processos sediados no intestino delgado.[17] No entanto, pode haver evidências de colite simultaneamente. Quando dissociada, a diarreia originada no intestino delgado caracteriza-se por maior volume e consistência aquosa, em associação ou não à perda de peso. Já a de intestino grosso relaciona-se com aumento da urgência de defecação, tenesmo, presença de muco ou hematoquezia.[4,6,13,16] O ponto-chave no histórico desses pacientes é a ausência de resposta total ou parcial à terapia dietética, ao programa de eliminação de parasitos e aos tratamentos antimicrobianos.[17]

Também pode haver perda de peso, disorexia em seus extremos (anorexia e polifagia) e letargia.[1,3,6,10,11,17] Eventualmente alguns gatos demonstram anorexia primariamente ao vômito ou à diarreia.[6] Os principais diagnósticos diferenciais para gatos com manifestação persistente, intermitente ou recorrente de sintomas GI compreendem as doenças sistêmicas, o parasitismo crônico, as reações de sensibilidade alimentar (alergia ou intolerância), as doenças infecciosas, o linfoma alimentar, o hipertireoidismo e, menos comumente, a insuficiência pancreática exócrina.[2,6,9] Outras possibilidades serão descritas no Quadro 121.1.

Quadro 121.1 Diagnósticos diferenciais para doença intestinal inflamatória.

Diagnóstico diferencial	Exemplo
Neoplasias	Linfoma alimentar, adenocarcinoma, mastocitoma, fibrossarcoma, leiomioma, leiomiossarcoma
Manifestações de sensibilidade alimentar	Alergia alimentar ou intolerância
Doenças autoimunes	–
Infecções por protozoários	*Giardia* sp., *Tritrichomonas foetus*
Infecções bacterianas	Síndrome do supercrescimento bacteriano, *E. coli*, *Campylobacter* sp., *Helicobacter* sp., *Salmonella* sp., *Clostridium* sp.
Infecções virais	FIV, FeLV e PIF
Infecção fúngica	*Histoplasma* sp.
Enfermidades endócrinas	Hipertireoidismo, hipoadrenocorticismo, diabetes *mellitus*
Enfermidades hepáticas	–
Enfermidades pancreáticas	Insuficiência hepática exócrina – ocorrência rara
Obstrução intestinal por ingestão de corpo estranho	–
Colite idiopática	–
Nefropatia	–
Estresse	–

FIV = vírus da imunodeficiência dos felinos; FeLV = vírus da leucemia felina; PIF = fator indutor de proteólise.

Diagnóstico

O diagnóstico de DII ocorre por exclusão, isto é, deve ser considerado em situações em que o agente etiológico não tenha sido identificado.[1,2,5,8,9] Para isso, é mandatório investigar quaisquer possibilidades que resultem na presença de infiltrados inflamatórios no TGI, disorexia, vômito, diarreia e perda de peso crônicos (Quadro 121.1).[1-4,8-10,12,16-20]

Quando uma etiologia específica não for evidenciada, devem-se concentrar os esforços na investigação das enteropatias de cunho inflamatório. Todavia, o diagnóstico definitivo da DII requer a identificação de fatores preditores da doença (Figura 121.2), sendo possível somente mediante a realização de biopsia intestinal e análise histopatológica e/ou imuno-histoquímica.[1,3,4,6,8,12,16,20,21] Muitas vezes a identificação do imunofenótipo é requerida para diferenciar a enterite linfocítica plasmocítica do linfoma alimentar de pequenas células.[1,16,22] Atualmente também é possível diferenciar as infiltrações neoplásicas das inflamatórias utilizando-se o teste de reação em cadeia pela polimerase (PCR)[1,3,21] para identificação de rearranjos de genes específicos dos receptores gama de células T (TCRG – *T cell receptor γ chain gene*)[1,21] e regiões variáveis dos genes de células B.[21]

Ressalta-se a indicação de biopsia, principalmente naqueles animais com evidência ultrassonográfica de espessamento transmural e linfadenopatia.[8,12,22] Apesar de ter sido relatada a ocorrência de infiltração inflamatória mista (neutrófilos, granulócitos, linfócitos e plasmócitos) em túnica muscular,[9] acredita-se em maior probabilidade do diagnóstico de linfoma alimentar em gatos com espessamento da camada muscular.[8-10,22,23]

O exame ultrassonográfico mostra-se bastante útil na detecção de alterações de ecogenicidade, perda de definição das camadas intestinais[13] e presença de massas tumorais.[22] Na DII, observa-se, comumente, espessamento de mucosa e submucosa intestinais, sem perda da estratificação das camadas intestinais.[1] É mais provável, porém, a detecção de um segmento espessado na enterite eosinofílica do que na enterite linfoplasmocítica.[4] Frequentemente, as mudanças de ecogeni-

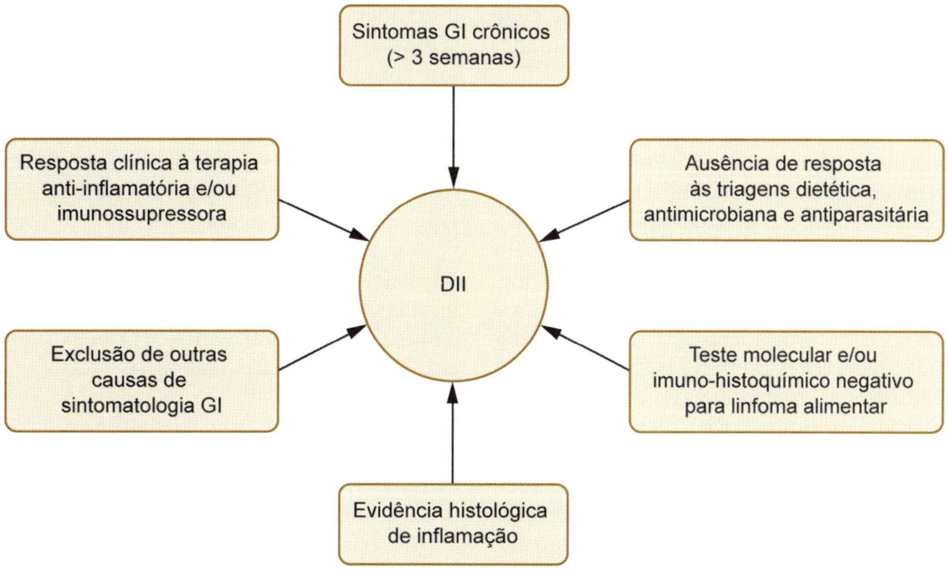

Figura 121.2 Preditores diagnósticos de doença intestinal inflamatória. GI = gastrintestinal; DII = doença intestinal inflamatória.

cidade da mucosa apresentam maior relevância nas enteropatias responsivas à dieta e nas enteropatias por perda proteica do que na DII.[1]

A ultrassonografia possibilita, ainda, avaliar o envolvimento de outros órgãos,[13] realizar punção aspirativa por agulha fina (PAAF)[16] e auxiliar na escolha do melhor método de biopsia (endoscopia ou laparotomia).[17]

A endoscopia é um método minimamente invasivo,[9,12] possibilita a visibilização de alterações da mucosa GI, a obtenção de múltiplas amostras e a caracterização de algumas lesões sem a necessidade de laparotomia. Entretanto, os fragmentos coletados são representativos somente da mucosa do trato GI, impossibilitando a avaliação de lesões extraluminais,[3,6,9,12,17,21] como também daquelas localizadas em jejuno, íleo[12] e junção ileocecocólica.[21] Por meio da técnica de laparotomia, é possível obter amostras transmurais de todas as áreas de interesse, além de fragmentos de outros órgãos, como linfonodos regionais, pâncreas e fígado, normalmente não acessíveis por exame endoscópico. As biopsias de espessura completa possibilitam a obtenção de amostras de todas as camadas intestinais, ampliando as possibilidades de diferenciação entre DII, linfoma alimentar[3,6,9,10,16,17] e outras neoplasias intestinais.

Os aspectos laboratoriais associados à DII são inespecíficos, mas algumas alterações podem refletir a necessidade de investigações adicionais. O aumento da atividade sérica das transaminases ou das demais enzimas hepáticas, por exemplo, é indicativo de comprometimento hepatobiliar. O processo intestinal inflamatório primário pode resultar em infecção ascendente dos ductos biliar e pancreático e, consequentemente, em colangite e pancreatite secundárias – tríade felina (doença intestinal inflamatória/pancreatite/colangite).[3,9,11,13,17] De modo semelhante, os pacientes em estados catabólicos crônicos devem ser avaliados quanto à possibilidade de lipidose hepática secundária (LHF), mais adiante neste capítulo.[13]

As alterações absortivas e de déficit nutricional, assim como os processos hemorrágicos e ulcerativos e as diarreias exsudativas, justificam as perdas proteicas e a hipoproteinemia.[13] Apesar de rara em gatos, quando presente, sugere maior gravidade do quadro.[13,16]

Há possibilidade da ocorrência de hipofosfatemia[8] e anemia discreta, associada ou não à leucocitose e sem desvio à esquerda, refletindo a presença de um processo inflamatório crônico ativo.[17]

É provável a detecção de eosinofilia em animais acometidos pela síndrome hipereosinofílica.[17]

▪ Tratamento

As medidas terapêuticas iniciais devem incluir terapias antiparasitária e antimicrobiana, instituição de dieta hipoalergênica[2,6,16,18,24] e uso de fármacos imunomoduladores.[2,6] Todavia, os gatos com sintomatologia grave e perda de peso substancial relacionada com o acometimento do intestino delgado constituem exceção à triagem terapêutica, tornando-se prioridade a realização de biopsia.[16]

A doença intestinal inflamatória crônica se distingue das demais enteropatias por apresentar resposta clínica ao tratamento com agentes imunossupressivos e não responder à alteração de manejo alimentar e à terapia antimicrobiana isoladamente,[1] o que reforça a necessidade de o diagnóstico não ser realizado exclusivamente mediante evidência histopatológica de infiltração inflamatória.[1]

Manejo nutricional

Os gatos com doença intestinal inflamatória crônica encontram-se comumente debilitados nutricionalmente. A esse fato atribuem-se a menor ingestão alimentar por esses pacientes, a menor capacidade absortiva intestinal e/ou o aumento da exsudação associada à perda proteica.[8] Sabe-se que a presença de nutrientes no lúmen é essencial para a manutenção da motilidade intestinal, a integridade epitelial e o equilíbrio da flora. Assim, são recomendadas dietas de alta digestibilidade[2,3,14,25] e alto valor biológico, formuladas por fontes proteicas não consumidas anteriormente pelo paciente (dieta de eliminação).[2,3,8,13,14,18] No entanto, é importante se certificar da aceitabilidade da nova dieta pelo paciente, a fim de evitar o agravamento do quadro por indução de catabolismo proteico endógeno e a ocorrência de lipidose hepática. O objetivo da dieta, além dos contextos terapêutico e diagnóstico, é prover nutrientes adequados para a manutenção da condição corporal e a integridade das microvilosidades intestinais.[25]

A hipersensibilidade ou alergia alimentar difere da intolerância alimentar, por compor uma reação imunologicamente mediada a um constituinte do alimento.[4,13] Por esse motivo, são prescritas as dietas de eliminação, em que o gato ainda não tenha sido sensibilizado,[4,13] por um período mínimo de oito a doze semanas.[14] Uma vez caracterizado o processo, para maior comodidade do proprietário, há opção da utilização de dietas hipoalergênicas comerciais.[13] Alternativamente é possível recorrer à alimentação caseira balanceada, à base de outras proteínas encontradas nas carnes de peru, pato, coelho, carneiro, cordeiro ou veado,[2,13,18] em combinação a uma fonte de carboidrato (arroz, batata e/ou macarrão), óleo vegetal, vitaminas do complexo B, vitamina K, fosfato dicálcico e taurina (200 a 500 mg por refeição).[17] As dietas hidrolisadas constituem melhores opções, por apresentarem quantidades ínfimas de peptídios antigênicos proteicos,[4,14,15,18] porém não estão disponíveis no Brasil.

Ao ser obtida a remissão clínica, uma nova exposição à dieta anterior é realizada com o objetivo de eliminar a possibilidade de hipersensibilidade ou alergia alimentar. O diagnóstico é confirmado naqueles animais que apresentam recidiva dos sintomas GI, normalmente poucos dias após reintrodução do alergênio.[13,18,24]

Com o objetivo de reduzir a inflamação intestinal e modular o ambiente microbiano luminal, é recomendado o uso de pré-bióticos e probióticos como parte essencial da terapia adjuvante.[2,8,14,25,26] Os probióticos, como *Lactobacillus, Bifidobacterium, Enterococcus* e outras linhagens bacterianas não patogênicas,[8,14,26] são microrganismos responsáveis pela produção de substâncias anti-inflamatórias e de bactericinas (peptídios semelhantes a antibióticos que inibem bactérias patogênicas), além de promoverem inibição da adesão de patógenos em células intestinais, modulação da reatividade do sistema imune intestinal e redução da produção de citocinas pró-inflamatórias.[26] Os pré-bióticos são ingredientes não digeríveis capazes de influenciar a composição da flora gastrintestinal, por estimularem a proliferação de bactérias benéficas e inibirem o crescimento de linhagens patogênicas. As fibras dietéticas e os oligossacarídios não digeríveis (Mannan-oligossacarídios [MOS] e fruto-oligossacarídios [FOS]) são os principais substratos utilizados para o crescimento dos microrganismos de interesse. Efeitos semelhantes também são alcançados utilizando-se lactulose, chicória, inulina e oligofrutose.[8,14,26]

Benefícios adicionais são obtidos com a suplementação de *Psyllium* (duas colheres de chá por via oral [VO], 2 vezes/dia), um pré-biótico à base de fibra, responsável por conferir maior consistência fecal, redução de agentes irritantes à mucosa, melhoria da motilidade colônica e produção de ácidos graxos de cadeia curta, capazes de nutrir os colonócitos, favorecendo a estrutura e a função do intestino grosso.[3,8,13,14]

Terapia farmacológica

Espera-se resposta clínica dos pacientes portadores de enteropatia inflamatória ao uso de fármacos anti-inflamatórios e imunossupressores.[1,2,4,8,13] A gestão farmacológica tem como princípio a interrupção da sequência de amplificação da inflamação, o que reforça a necessidade da terapia de manutenção.[2] No entanto, recomenda-se, previamente ao início do tratamento, excluir a possibilidade de infecção por vírus da imunodeficiência dos felinos (FIV) e vírus da leucemia felina (FeLV) e de outras doenças em estado de latência que possam sofrer reativação, como a toxoplasmose (realizar titulação para imunoglobulina M [IgM]).[6] O *Snap Combo Plus* (Idexx Laboratories) é um teste sorológico de fácil manuseio para o uso na rotina clínica, que possibilita pesquisar, por meio do método de imunoadsorção enzimática (ELISA), o antígeno do FeLV e os anticorpos anti-FIV.

A possibilidade de linfoma alimentar (LAF) também deve ser considerada. Essa neoplasia é sensível ao uso de corticosteroides, sendo sua administração precoce determinante para a resistência tumoral a um dos principais fármacos envolvidos em seu protocolo terapêutico.[17]

Corticosteroides

A prednisolona (1 a 2 mg/kg VO, 2 vezes/dia) é o fármaco de escolha durante a indução do tratamento,[3,6,8,13] sendo mantida por 2 a 4 semanas, de acordo com a gravidade dos sintomas e a característica das lesões.[8,16] Após esse período, recomenda-se a redução gradual da dose em 50% a cada 2 ou 3 semanas, até suspensão total da medicação.[16] Gatos com inflamação leve apresentam, em geral, boa resposta diante de dosagens baixas em dias alternados ou a cada 3 dias e alcançam remissão entre 3 e 6 meses.[6]

Nos gatos com infiltrações graves, podem ser necessárias doses mais elevadas desse fármaco (2 a 4 mg kg VO, 2 vezes/dia) nas primeiras 4 semanas (indução) e (1 a 2 mg/kg VO, 1 vez/dia) durante a terapia de manutenção por longos períodos, meses ou até anos. A combinação às outras substâncias é realizada quando a finalidade é obter efeito sinérgico ou reduzir os efeitos sistêmicos dos corticosteroides,[6] apesar de sua menor frequência na espécie felina.

Para animais aversivos à prescrição oral do medicamento ou que ainda não apresentam boa resposta à prednisolona,[13,16] o acetato de metilprednisolona (20 mg/gato por via subcutânea [SC] ou intramuscular [IM]), a cada 2 semanas por seis ciclos, alterando para administração mensal até remissão completa do quadro,[13,16,17] ou a dexametasona (0,5 mg/kg VO, 1 vez/dia) constituem opções alternativas.[6,16]

Metronidazol

O metronidazol (10 a 20 mg/kg, 2 vezes/dia, por 2 meses) é indicado por apresentar efeito imunomodulador e anti-inflamatório, espectro bactericida contra anaeróbios e ação contra protozoários,[3,6,8,13,16] além de ser considerado coadjuvante no diagnóstico e no tratamento da síndrome do supercrescimento bacteriano.[19]

Esse fármaco frequentemente mostra-se efetivo como agente único em gatos com inflamação leve,[8,13,16] como também em associação à terapia com corticosteroides ou sulfassalazina (5-ASA) (10 a 20 mg/kg, 1 ou 2 vezes/dia) para pacientes com doença moderada ou grave.[8,13] A 5-ASA deve ser usada com cautela devido à sensibilidade dos gatos aos salicilatos,[8,13] sendo recomendada em quadros graves de colite, por seu efeito específico no intestino grosso.[13,17]

Azatioprina

A terapia com azatioprina (0,3 a 0,5 mg/kg, a cada 48 h, durante 3 a 5 semanas) é uma alternativa a ser utilizada nos animais refratários aos demais tratamentos, por se tratar de um agente imunossupressor mais potente. Sua metabolização resulta em metabólito ativo, a 6-mercaptopurina, responsável por interferir diretamente na ação linfocitária.[6,8,13,17]

Outros fármacos

Outras alternativas de agentes imunomoduladores são tilosina (40 a 80 mg/kg VO, 2 ou 3 vezes/dia), clorambucila (2 mg/gato VO, 48 h, durante 3 a 5 semanas) e ciclosporina (5 mg/kg VO, 1 ou 2 vezes/dia).[2,3,8,13,16,17]

É importante lembrar que toda terapia medicamentosa é passível de efeitos colaterais. Durante a escolha do fármaco, é importante avaliar o estado clínico do paciente, a resposta de cada gato a determinado protocolo terapêutico e o efeito mielotóxico da maioria dos medicamentos, sendo prioridade o acompanhamento semanal do paciente no primeiro mês de tratamento e a cada 2 a 4 semanas nos meses subsequentes. Deve-se interromper o tratamento ou alterar a posologia se houver redução significativa da contagem de leucócitos (< 3.000/μℓ).

Outro fator a ser verificado é a compatibilidade entre o custo da prescrição e as possibilidades econômicas do proprietário.

Considerações finais

O fato de a DII ser considerada idiopática não significa que ela seja desprovida de uma causa subjacente, e sim que uma causa desconhecida se faz presente e deve ser investigada. Para a obtenção do diagnóstico definitivo, é importante excluir outras enfermidades que mimetizam o mesmo quadro, como também se certificar da coexistência de outros preditores da doença.

Os pacientes com ausência de resposta clínica ao tratamento ou com resposta desfavorável podem ter sido erroneamente diagnosticados, submetidos à terapia inadequada ou por período insuficiente ou não ter recebido o protocolo terapêutico preconizado. O diagnóstico e o tratamento da doença intestinal inflamatória são quase sempre laboriosos e exigem a adesão e o comprometimento do proprietário. À medida que todas as premissas são adotadas, o prognóstico torna-se frequentemente favorável.

Linfoma alimentar felino

Archivaldo Reche Júnior, Marcela Malvini Pimenta

Introdução

Com o avanço da medicina veterinária, a expectativa de vida dos animais aumentou e algumas doenças de gatos senis tornaram-se mais evidentes. Entre elas, as neoplasias são bastante frequentes e os linfomas, os mais representativos. Eles são classificados segundo a localização, sendo o linfoma alimentar a forma anatômica mais comum em felinos, acometendo em maiores proporções o intestino delgado, com consequentes alterações na absorção de nutrientes. O animal pode apresentar anorexia, perda de peso progressiva, vômito e diarreia crônica, sinalizando, ao proprietário, a necessidade de procurar ajuda especializada. O prognóstico do paciente dependerá da resposta ao tratamento, da classificação e do estadiamento do tumor, do tempo em que a lesão se instalou, do *status* clínico do paciente e da ocorrência ou não de infecção por um dos retrovírus patogênicos para o gato (FIV ou FeLV).

Classificação

O linfoma, também chamado de linfoma maligno ou linfossarcoma, constitui um grupo de neoplasias que se originam em células linforreticulares. Normalmente, proliferam em tecidos linfoides, como linfonodos, baço, medula óssea e fígado, podendo também se desenvolver na maioria dos tecidos do corpo, sendo distintos das leucemias linfoides que se originam na medula óssea.[27,28]

Considerado o tumor mais comumente encontrado em gatos, o linfoma representa um terço de todas as neoplasias felinas e 90% das neoplasias hematopoéticas.[29]

Vários sistemas de classificação anatômica foram propostos para o linfoma felino. A maioria dos autores divide-os em quatro grupos. De acordo a localização, são descritos como linfomas alimentar (LAF), mediastínico ou torácico, multicêntrico e extranodal.[27,28,30–32] Neste capítulo, será abordada a forma alimentar, predominante entre aproximadamente 32 a 72% dos gatos com linfoma.[29]

O local mais comumente acometido no trato digestório é o intestino delgado, seguido do estômago, da junção ileocecocólica e do cólon. Por ser uma doença sistêmica, cerca de 80% dos gatos com linfoma alimentar apresentam envolvimento concomitante de outros órgãos. A doença também pode ocorrer na cavidade oral (incluindo gengiva e tonsilas) e no esôfago, manifestar-se como infiltração puramente intestinal ou combinação que envolve também os linfonodos mesentéricos (normalmente afetados nos pacientes com doença difusa), o fígado e o pâncreas. Alguns relatos limitam a forma alimentar ao envolvimento digestivo, com ou sem extensão para o fígado.[28,29,33–35]

É possível que o linfoma alimentar tenha sua origem na mucosa, podendo infiltrar-se na serosa a distância ou através do sítio marginal. O tumor apresenta-se de forma individual ou difusa pelos intestinos e pelas camadas muscular e submucosa e resulta em espessamento anular com obstrução intestinal parcial ou total. Alternativamente, existe um subtipo de linfoma alimentar felino que se origina primariamente na superfície serosa.[30,33,34,36]

O National Cancer Institute (NCI) utilizou critérios histológicos como o índice mitótico e a proliferação celular para graduar esses tumores em graus baixo, intermediário ou alto. Em tumores de alto grau (linfoblásticos ou imunoblásticos), são encontrados linfoblastos com citoplasma abundante, alta atividade mitótica e progressão clínica rápida. Já os tumores de baixo grau ou linfocíticos são caracteristicamente compostos de pequenas células de atividade mitótica baixa e evolução clínica lenta.[37,28]

Em 1999, o sistema de classificação baseado no grau histológico utilizado em medicina humana para classificação de linfomas não Hodgkin foi adaptado para os linfomas felinos.[37,38] Posteriormente, o critério imuno-histoquímico foi adicionado à classificação histológica dos linfomas, possibilitando a imunofenotipagem, ou seja, a determinação do linfócito que deu origem ao tumor (células B ou T).[32]

A aparência macroscópica do LAF varia de acordo com a localização anatômica específica (Figura 121.3 A e B). Em alguns casos, especialmente nos linfomas linfocíticos de baixo grau, comumente observa-se aparência normal. Quando há massa focal no trato alimentar, são evidenciadas áreas de espessamento transmural com ou sem ulceração da mucosa. No estômago, a massa pode ser simétrica ou irregular, firme ou friável, com infiltração solitária, múltipla ou difusa. Ao se localizar no intestino, o espessamento

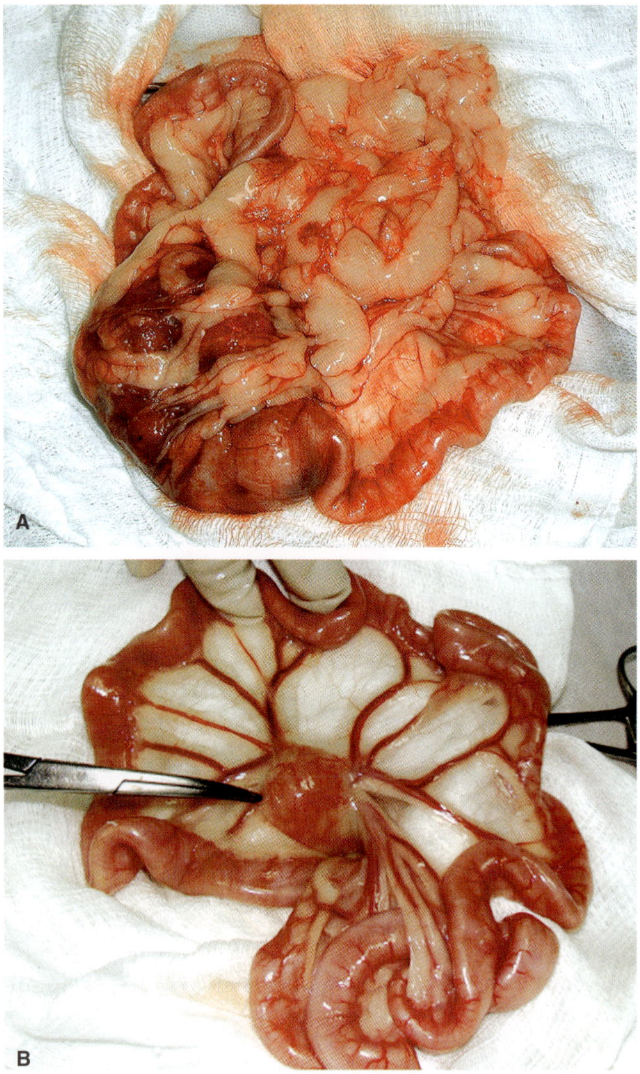

Figura 121.3 Aspecto macroscópico do linfoma alimentar. **A.** Evidencia-se segmento intestinal de aproximadamente 10 cm de comprimento com paredes espessadas, diâmetro aproximado de 0,77 cm (normal = 0,4 cm). **B.** Linfadenomegalia mesentérica.

mural é frequentemente excêntrico, resultando na preservação do lúmen, embora possa desenvolver obstrução funcional, como frequentemente observado no carcinoma intestinal. Pode haver hipomotilidade dos segmentos intestinais, onde ocorre infiltração tumoral, a ser reconhecida no exame ultrassonográfico. A parede intestinal também pode encontrar-se espessada e facilmente palpável em situações de infiltração difusa, em associação a linfadenopatia mesentérica evidente.[29,39]

Aspectos epidemiológicos

Em estudos antigos, o FeLV, associado ao linfoma, representava a causa mais comum de tumores hematopoéticos. Sessenta a setenta por cento dos gatos apresentavam-se antigenicamente positivos para o FeLV, e as formas predominantes eram a mediastínica e a multicêntrica. Entre os gatos acometidos por infiltração da medula espinal, 80 a 95% eram sorologicamente positivos para FeLV. Entretanto, com o advento dos testes sorológicos e das vacinações para FeLV, houve redução da incidência de linfoma associada a essa afecção.[29,31] A antigenemia passou a ser baixa, variando entre 0 e 38%.[40] Desde então, o linfoma alimentar passou a ser a forma anatômica mais preponderante.[31]

É válido ressaltar que o diagnóstico sorológico possibilita apenas a detecção de animais virêmicos. Sabe-se que, mesmo os gatos que tenham superado a infecção pelo FeLV, podem apresentar maior predisposição ao desenvolvimento de linfoma. Portanto, a utilização de técnicas mais precisas, como a reação em cadeia pela polimerase (PCR) para detecção do DNA pró-viral do FeLV, poderia prover resultados diferentes.[29,41]

A idade de apresentação do linfoma felino é bimodal. Nos animais antigenicamente positivos para o FeLV, a doença emerge mais precocemente, por volta de 3 anos de idade. Já os gatos soronegativos para o FeLV manifestam a afecção mais tardiamente, geralmente entre 10 e 12 anos de idade. Estima-se maior número de casos entre 9 e 13 anos.[27,33,42] De toda sorte, há tendência de os tumores de baixo grau se desenvolverem em gatos mais velhos (idade superior a 10 anos) e os de alto grau, em animais jovens, com menos de 6 anos de idade.[30]

Com relação à predisposição sexual, relata-se maior incidência em gatos machos.[28,29,31,43]

Algumas raças parecem apresentar maior risco ao desenvolvimento de linfoma, como a Siamesa e a Oriental, mas isso pode refletir maior exposição ao FeLV em gatis. A prevalência em gatis e lares de aglomeração de gatos pode alcançar 30%, em contraste a menos de 1% em lares com apenas um gato.[31]

Etiopatogenia

Diversas teorias foram propostas para elucidar a etiopatogenia do LAF. Entre as causas infecciosas, evidenciam-se as retroviroses. Ainda é possível que o vírus da leucemia felina esteja envolvido na tumorigênese do linfoma. Apesar da decrescente prevalência dessa doença, os tumores podem emergir em felinos sorologicamente negativos para FeLV, mas positivos para o teste de PCR com detecção de DNA pró-viral, conforme descrito anteriormente.[29,41] O FeLV infecta tecidos linfoides, intestinos e medula óssea. Ao se integrar ao DNA da célula do hospedeiro e mudar o gene de inserção, o pró-vírus altera o crescimento celular, podendo levar à transformação neoplásica.[31,41] Acredita-se até 38% dos gatos persistentemente infectados desenvolvam linfoma.[40] Contudo, em animais com infecção latente, essa porcentagem amplia-se para 68%, ao ser pesquisado o DNA pró-viral.[41] A maioria desses gatos manifesta a doença entre 5 e 17 meses de viremia persistente e o linfoma rotineiramente apresenta fenótipo de células T.[31] Portanto, a infecção pelo FeLV pode representar predisposição para a transformação de células linfocíticas, atuando em sinergia a outros agentes infecciosos ou outros fatores potencialmente carcinogênicos, reduzindo o limiar para o desenvolvimento neoplásico.

O FIV pode aumentar a incidência da doença, mas apresenta papel indireto na tumorigênese dos linfomas. Sabe-se que o vírus é não oncogênico, apesar de imunossupressivo, o que impede a habilidade do sistema imune em remover as células cancerígenas. A coinfecção com o FeLV pode ainda potencializar o desenvolvimento de linfoma.[31,44] Outros fatores de risco em potencial são:[29,30,35,44–48]

- Infecção por *Helicobacter* sp.
- Doença intestinal inflamatória crônica
- Doenças imunossupressoras (FIV, FeLV)
- Carcinógenos químicos presentes na fumaça de cigarro.

▪ Manifestações clínicas

A apresentação clínica do LAF é frequentemente atribuída à localização do tumor dentro do trato digestório[27,29,49] e ao seu tipo histológico.[35] Todavia, é comum a ocorrência de letargia, anorexia, perda de peso, vômito e diarreia persistentes.[29,42,46,49] O principal diferencial do linfoma linfoblástico para o linfocítico é a possibilidade de sintomatologia aguda e a manifestação de sintomas referentes à infiltração tumoral em outros órgãos.[35] Entretanto, muitos gatos apresentam sintomas únicos de perda de peso e anorexia.[29] Com menor frequência estão a ocorrência de tenesmo, hematoquezia, melena, hematêmese, anemia, poliúria, polidipsia e polifagia.[42,46,49]

É mais provável que as lesões localizadas no intestino delgado resultem em perda de peso do que quando sediadas no intestino grosso. Ocasionalmente, são observados sinais compatíveis com obstrução intestinal ou peritonite (pela ruptura de massa linfomatosa).[27,46,50]

▪ Diagnóstico

Exame físico

O exame físico deve ser completo e incluir a palpação de todos os linfonodos acessíveis. Os tumores gástricos tendem a ser mais fáceis de palpar e identificar. Em até 86% dos gatos, é comum constatar aumento de volume intra-abdominal decorrente de linfonodos mesentéricos aumentados, massas intestinais ou áreas de espessamento difuso no intestino delgado. Alguns pesquisadores sugerem que os pacientes portadores de linfoma linfoblástico apresentam maior possibilidade de detecção durante a palpação abdominal, ao serem comparados aos gatos com linfoma linfocítico.[42] Entretanto, massa na cavidade abdominal é sempre sugestiva de linfoma de alto grau.[27–30,50]

Hematologia e bioquímica

Quando há suspeita de linfoma alimentar, a avaliação do paciente deve incluir contagem total e diferencial de células sanguíneas, contagem de plaquetas, perfil bioquímico sérico e teste para FIV e FeLV. O mielograma ou estudo histológico da medula óssea é indicado para avaliar seu possível envolvimento e completo estadiamento, sendo particularmente indicado se o animal apresentar anemia, atipia celular e leucopenia. Como grande parte dos animais manifesta vômito e perda de peso, para diferenciar o LAF de uma lesão renal ou hepática é essencial, além do hemograma, a obtenção de perfil bioquímico sérico e análise da urina.[30,35,49]

Uma variedade de anormalidades hematológicas e bioquímicas não específicas pode se fazer presente. Independentemente da forma anatômica, todos os gatos estão suscetíveis à infiltração do linfoma na medula óssea e ao desenvolvimento de anemia e perfil sanguíneo leucêmico. A anemia é uma condição comum nos linfomas felinos.[27,30,31] Pelo menos 50% dos pacientes desenvolvem anemia não regenerativa, de moderada a grave, refletindo doença crônica com infiltração do linfoma na medula óssea (incomum), infecção por FeLV (virêmica, latente ou de replicação defeituosa) ou perda de sangue gastrintestinal (anemia por deficiência de ferro ou anemia hipocrômica).[28–30] Há maior risco de os animais com doença associada ao FeLV apresentarem anemia macrocítica.[28] Mudanças no leucograma incluem leucocitose com desvio à esquerda e, em alguns animais, monocitose.[46,50]

As anormalidades hematológicas também se fundamentam em alterações esplênicas ou hepáticas (causadas por infiltrados neoplásicos) e anormalidades paraneoplásicas imunomediadas, por exemplo, anemia hemolítica imunomediada ou trombocitopenia, apesar de raras em felinos. As disfunções hematológicas específicas como monocitose, reações leucemoides e eosinofilia podem ser causadas por produção local ou sistêmica de substâncias bioativas por células tumorais, como os fatores de crescimento hematopoéticos e as interleucinas.[27,31,35]

A hipoproteinemia geralmente está presente em um terço a um quarto dos pacientes, alcançando até 50% dos gatos como reflexo da perda de proteína gastrintestinal ou má absorção, sendo rotineiramente associada à doença difusa.[46,50]

A redução das concentrações séricas de cobalamina e folato é reconhecida como reflexo direto da absorção entérica deficiente, o que é bastante comum. Esses déficits normalmente acompanham sintomas clínicos de distúrbio digestivo em que o paciente manifesta perda de peso, diarreia, vômito e inapetência. Os animais portadores de hipocobalaminemia grave (valores menores que 100 ng/ℓ) apresentam consequências metabólicas substanciais e baixas concentrações de vários aminoácidos. Alguns deles readquirem a habilidade de absorver a cobalamina da dieta assim que o processo primário da doença for efetivamente tratado.[29,34,35,51]

Apesar de ocorrer em proporções muito inferiores às dos cães, a hipercalcemia paraneoplásica também é uma possibilidade nos felinos.[33] A síndrome hipereosinofílica paraneoplásica e a necrose cutânea simétrica também já foram relatadas em gatos com linfoma.[52]

Apesar de o perfil bioquímico sérico contribuir para o monitoramento do tratamento e do estadiamento clínico dos animais, os resultados não são específicos para o diagnóstico.[27,30]

Exames de imagem

A radiografia abdominal mostra-se útil para avaliar massas abdominais, obstrução do trato GI, hepatomegalia, esplenomegalia e/ou constipação intestinal.[35] Aproximadamente 40% dos pacientes com linfoma alimentar apresentam massa que pode ser visibilizada nas radiografias abdominais (Figura 121.4).[33] Entretanto, os tumores localizados no intestino são mais difíceis de serem visibilizados radiograficamente quando há envolvimento de outros órgãos, efusão peritoneal ou lesões intestinais difusas.[33]

Os contrastes radiográficos são menos usados devido aos avanços nos diagnósticos ultrassonográficos, mas podem ser indicados para avaliar pacientes com sinais de doença digestiva

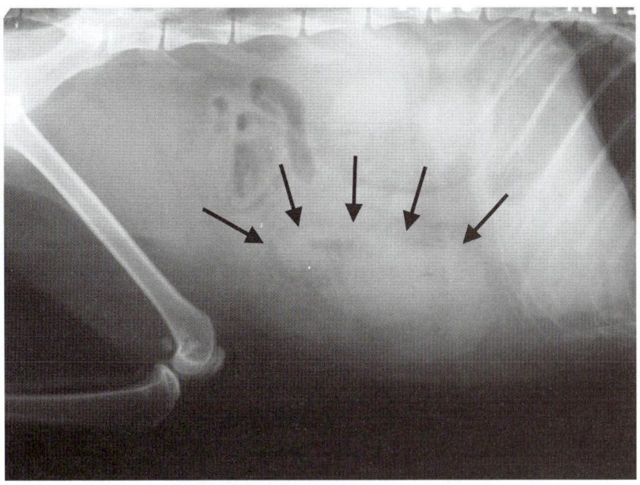

Figura 121.4 Linfoma alimentar felino. Radiografia abdominal evidenciando massa intestinal (*setas*).

primária e obstrução ou para localizar um tumor específico ou visibilizar áreas do trato gastrintestinal comprometidas pela presença de gases durante a avaliação ultrassonográfica.[29,50]

As radiografias torácicas não são suficientes para determinar metástases pulmonares com precisão e precocidade.[50]

O exame ultrassonográfico abdominal é considerado mais sensível do que o radiográfico para o diagnóstico de LAF. São verificadas anormalidades ultrassonográficas em aproximadamente 90% dos gatos acometidos, cujas lesões apresentam aspectos nodulares (focais ou multifocais) ou difusos. Embora as anormalidades ultrassonográficas mais comuns sejam o espessamento da parede do estômago e/ou intestino, esse meio diagnóstico também sinaliza a perda de estratificação das camadas da parede intestinal, a presença de massas intestinais, a diminuição da ecogenicidade da parede, a linfadenopatia regional, a ascite e a intussuscepção (Figura 121.5 A a C).[29,33–35,39]

Estima-se que aproximadamente 33 a 50% dos gatos portadores de linfoma alimentar apresentem linfadenopatia mesentérica. Massas ou espessamento intestinal são encontrados em aproximadamente 40% dos animais.[29] Todavia, há maior risco de LAF atribuído aos pacientes com espessamento da túnica muscular (Figura 121.6).[35]

Possivelmente há esplenomegalia (aproximadamente 33% dos gatos com anormalidades ultrassonográficas no baço são portadores de linfoma), hepatomegalia ou efusão. Mudanças na ecogenicidade do fígado ou do baço (ecogenicidade mista ou múltiplas áreas hipoecoicas) também são sugestivas de linfoma. Em alguns casos, o fígado pode apresentar padrão lobular realçado, especialmente se o linfoma for linfocítico de baixo grau, com aparência heterogênea ou com perda do padrão lobular em situações mais avançadas.[3] Alterações na ecogenicidade de órgãos parenquimatosos são normalmente reflexo de infiltração neoplásica secundária.[27,33]

A ultrassonografia abdominal também é extremamente útil na realização de PAAF, além de possibilitar a avaliação da motilidade intestinal em tempo real[27,49] e auxiliar na decisão da escolha do método de biopsia a ser utilizado.[29,35]

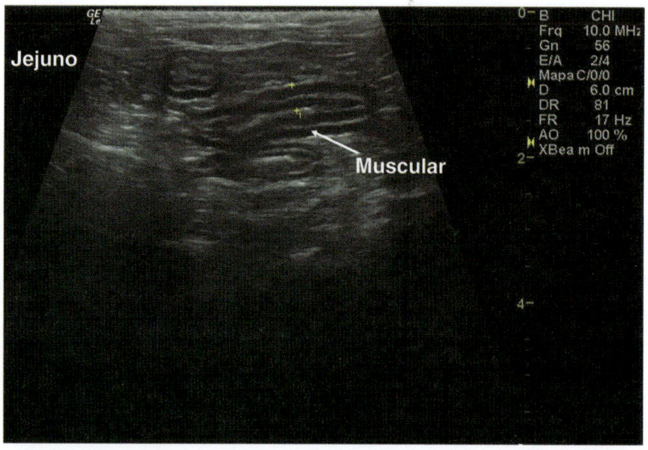

Figura 121.6 Aspecto ultrassonográfico do linfoma alimentar felino. A imagem evidencia espessamento da túnica muscular (*seta*) e aspecto homogêneo difuso, sugestivos de linfoma alimentar. (Gentilmente cedida pela médica-veterinária Mariana Ferreira de Freitas, Clínica Veterinária Vetmasters, São Paulo, 2011.)

Exame citológico

Mesmo que as manifestações clínicas sejam sugestivas de linfoma, antes de instituir a terapia é mandatória a realização do diagnóstico confirmatório por meio dos exames citológico, histopatológico, imuno-histoquímico ou molecular.

O exame citológico é a base do diagnóstico, contudo a confirmação histológica é sempre recomendada. A citologia possibilita a diferenciação entre neoplasias de células redondas como os linfomas e DII. Entretanto, a não identificação de uma população homogênea de células linfoides imaturas, sugestiva de linfoma, não exclui o diagnóstico de LAF, sendo o exame histopatológico considerado obrigatório. Ao ser realizado esse exame, há possibilidade de classificar e graduar o tumor de acordo com a agressividade, possibilitando prever o prognóstico do paciente e optar por um tratamento específico.[27,28] Nos gatos, a aspiração de linfonodos por agulha fina

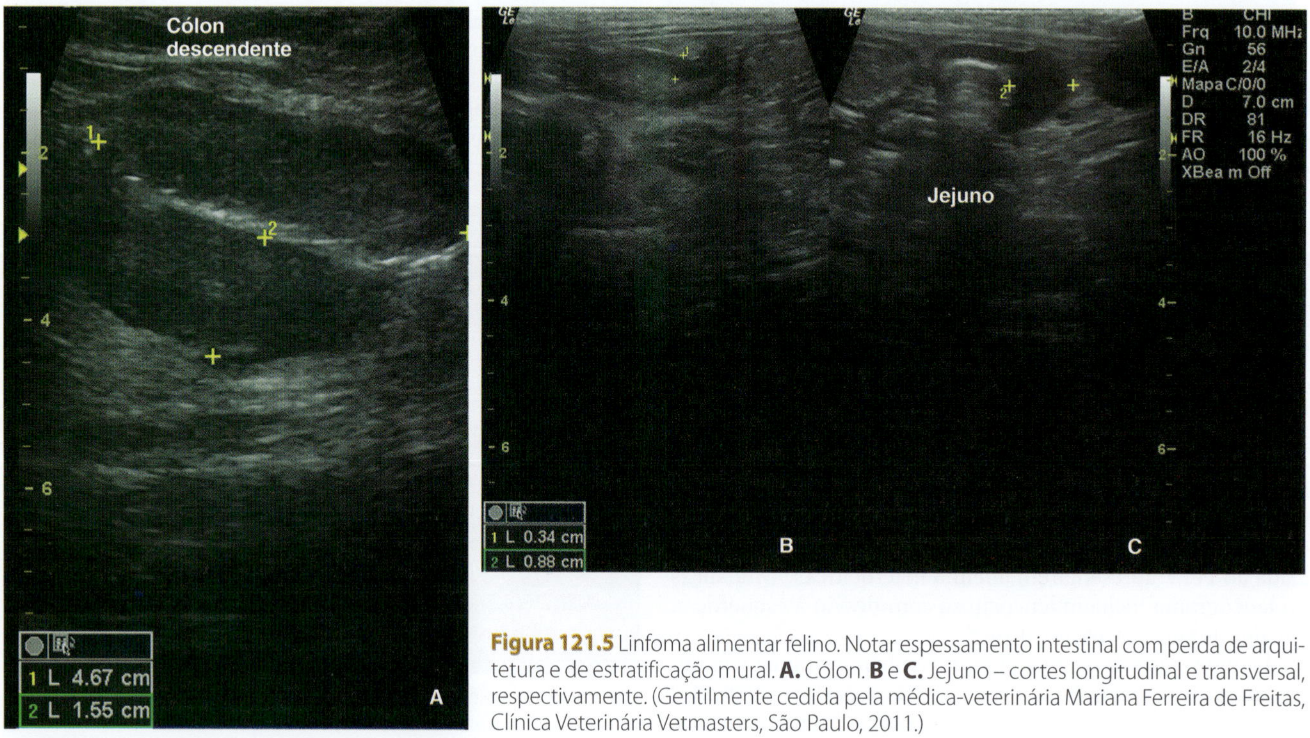

Figura 121.5 Linfoma alimentar felino. Notar espessamento intestinal com perda de arquitetura e de estratificação mural. **A.** Cólon. **B** e **C.** Jejuno – cortes longitudinal e transversal, respectivamente. (Gentilmente cedida pela médica-veterinária Mariana Ferreira de Freitas, Clínica Veterinária Vetmasters, São Paulo, 2011.)

unicamente pode não ser suficiente, devido à dificuldade de distinção entre o linfoma e as síndromes hiperplásicas benignas de linfonodos, comuns na espécie.[30,35]

Biopsia cirúrgica

A laparotomia exploratória é indicada para gatos com sinais persistentes de doença digestória, quando os resultados dos testes não invasivos não são confiáveis. Além de ser o método mais acurado para se obter um diagnóstico preciso, constitui um meio de verificação do estadiamento dos tumores digestivos. Outros benefícios são conferidos, como a visibilização direta de todas as vísceras abdominais e a possibilidade de obter amostras de espessuras completa de todos os segmentos do intestino e de outras vísceras para biopsia. Ainda, ela possibilita a realização de intervenções cirúrgicas de modo terapêutico com ressecção e enteroanastomose. Ao realizar a ressecção cirúrgica da massa encontrada, idealmente deve-se avaliar a presença de metástases, por meio de biopsia de órgãos como fígado, baço, pâncreas e linfonodo mesentérico.[35,42,46,47]

A biopsia cirúrgica é requerida para a realização do diagnóstico definitivo do LAF,[35,42] possibilitando a realização das análises histopatológicas, imuno-histoquímicas e/ou moleculares do tecido lesionado, responsáveis por definir o imunofenótipo (células T ou B), o subtipo histológico (baixo, médio ou alto graus) e a taxa de proliferação tumoral (regiões argirofílicas organizadoras nucleolares [AgNOR], PCNA).[29,34]

Embora se tenha observado ocorrência maior do linfoma de células T e concordância de que o linfoma linfocítico e o linfoma linfoblástico sejam possivelmente originados de células T e B, respectivamente, não existem estudos que demonstrem que a classificação histológica possa prever a imunofenotipagem do linfoma.[29] Por esse motivo, é desejável a realização do exame imuno-histoquímico. Este exame possibilita, na maior parte das vezes, a distinção entre o LAF e a DII, pois possibilita a identificação de uma população monocolonal de linfócitos T ou B.[35] Também é possível a identificação de clones de genes específicos dos receptores gama de células T (TCRG, *T cell receptor γ chain gene*) por meio do teste de PCR, para distinção entre os processos inflamatórios e neoplásicos.[35]

A endoscopia possibilita a identificação da lesão, desde que o tumor esteja localizado no estômago ou no duodeno proximal, entretanto os fragmentos de biopsia são limitados comumente à mucosa gastrintestinal. A detecção de linfomas localizados nas camadas submucosa, muscular e/ou serosa só é possível diante de amostras intestinais transmurais. Por esse motivo e especialmente se a suspeita é de que o tumor seja primário, deve-se tomar cuidado ao obter amostras de tecido endoscopicamente. O fragmento colhido pode ainda não ser representativo e provocar dificuldade de interpretação.[35,47,49]

Após a obtenção do diagnóstico, o estadiamento se torna o próximo passo mais importante. Foi desenvolvido um sistema de estadiamento clínico para o linfoma felino, possibilitando o melhor acompanhamento do paciente e a evolução do tratamento (Quadro 121.2). Sua classificação é realizada de acordo com o envolvimento linfático e a presença de metástases (TNM).[30] Assim, os pacientes portadores de neoplasias são beneficiados com tratamentos direcionados, responsáveis por proporcionar melhor evolução clínica.

Quadro 121.2 Sistema de estadiamento clínico para linfomas felinos.[4]

Estágio 1	Tumores solitários (extranodais) ou área anatômica única (nodal)
Estágio 2	Tumores únicos (extranodais) com envolvimento de linfonodo regional; duas ou mais áreas nodais acometidas do mesmo lado do diafragma; dois tumores únicos (extranodais) com ou sem envolvimento de linfonodos regionais do mesmo lado do diafragma; tumores primários do trato gastrintestinal, geralmente em área ileocecal, com ou sem envolvimento de linfonodos mesentéricos
Estágio 3	Dois tumores únicos (extranodais) opostos ao diafragma; duas ou mais áreas nodais, acima ou abaixo do diafragma; doença intra-abdominal primária inoperável; tumores epidurais ou paraespinais
Estágio 4	Tumor ou tumores em estágios 1, 2 ou 3 com envolvimento de fígado e/ou baço
Estágio 5	Tumor ou tumores em estágios 1, 2, 3 ou 4, com envolvimento inicial de sistema nervoso central e/ou medula óssea

Diagnóstico diferencial

Uma variedade de diagnósticos diferenciais deve ser considerada ao avaliar felinos com suspeita de linfoma alimentar. Os linfomas podem mimetizar um grande número de doenças neoplásicas e não neoplásicas.[27] Assim, deve-se excluir a possibilidade de outros distúrbios digestivos, como os originados pela presença de processos infecciosos e parasitários, hipertireoidismo, peritonite infecciosa felina, neoplasias intestinais não linfoides, enterite granulomatosa, reações de sensibilidade ou intolerância alimentar, outros tumores de células redondas intestinais (p. ex., o mastocitoma) e, sobretudo, as infiltrações inflamatórias intestinais. As lesões obstrutivas em decorrência de intussuscepção, corpos estranhos, granulomas fúngicos e abscessos focais, assim como os distúrbios renais, hepáticos e pancreáticos, também devem ser descartadas.[28,30,47,49,54]

Tratamento

Uma vez estabelecido o diagnóstico, o prognóstico e as opções de tratamento são discutidos com o proprietário do animal. O linfoma é primariamente tratado com quimioterapia, exceto quando há perfuração intestinal, obstrução ou se houver necessidade de biopsia cirúrgica.[27,29,35,43]

Foram propostos diversos protocolos quimioterápicos para os linfomas felinos. No entanto, é importante a preocupação de assegurar a melhora clínica do paciente sem, no entanto, induzir efeitos colaterais significativos. Desse modo, a escolha dos quimioterápicos deve ser cautelosa, levando-se em conta o estado clínico dos pacientes e suas particularidades individuais.[40]

A combinação de protocolos quimioterápicos é preconizada para o linfoma felino por sua característica sistêmica e infiltrativa. Os principais agentes antineoplásicos utilizados incluem doxorrubicina, ciclofosfamida, vincristina, metotrexato, L-asparaginase, lomustina (CCNU) e prednisolona.[27,30,31,35]

A determinação de um protocolo específico é designada pelo oncologista após avaliação dos fatores prognósticos. No caso do LAF, o tipo histológico, a localização anatômica e o estadiamento clínico são considerados de fundamental importância. Além disso, o estado geral do paciente e a presença de doenças concomitantes, como o FIV e o FeLV, as nefropatias, as cardiomiopatias e as endocrinopatias, também devem ser investigados para evitar toxicidade relacionada com o tratamento. A partir de então, existem diversos considerados de primeira escolha para o tratamento da doença na fase de indução. O objetivo é eliminar o maior número de células tumorais em menor tempo e trazer a remissão do tumor (completa ou parcial). Quando acontece a remissão completa, a próxima fase é chamada de manutenção e outros protocolos são instituídos. O protocolo de manutenção é mantido por um longo tempo, até ser descontinuado ou interrompido, quando o animal volta a ter sintomas da doença (recidiva). Nesse caso, é iniciado o protocolo de resgate, para tentar uma nova remissão da doença, com outros antineoplásicos (já que os primeiros podem ter induzido resistência), e baseado no quadro individual de cada paciente.

A maioria dos protocolos de quimioterapia utilizados nos EUA para o tratamento dos linfomas felinos é adaptação do protocolo CHOP (ciclofosfamida, doxorrubicina, vincristina e prednisolona), utilizado inicialmente em medicina humana no tratamento de pacientes oncológicos. Na Europa, o COP (ciclofosfamida, vincristina e prednisolona) é usado com maior frequência (corresponde ao CHOP, com exceção da doxorrubicina). Estudos comparativos descrevem resultados semelhantes entre os protocolos CHOP e COP para gatos com linfoma.[53]

A utilização da doxorrubicina como agente único em gatos com linfoma pode ter atividade limitada com relação à sobrevida dos animais. Entretanto, vários trabalhos comparando protocolos de combinação de fármacos, de longo acompanhamento, consideram que a adição da doxorrubicina é essencial para prolongar a sobrevida livre de doença.[34]

Protocolos de tratamento que utilizam prednisolona oral (10 mg/gato/dia) e clorambucila (15 mg/m^2) são indicados a animais portadores de linfoma linfocítico de pequenas células, com boas taxas de resposta e sobrevida.[35,42,51] Recentemente a abordagem dos gatos com linfoma alimentar foi incrementada com a adição da L-asparaginase ao protocolo até então realizado com a clorambucila e a prednisolona, mostrando-se efetivo. A L-asparaginase é uma enzima derivada da bactéria *Escherichia coli*, cuja ação é depletar a asparagina das células, inibindo a síntese proteica e resultando na morte celular.[40]

Serão descritos no Quadro 121.3 os principais protocolos de tratamentos para o linfoma alimentar felino.

A maioria dos gatos com linfoma tratados com sucesso pode apresentar recidivas posteriores. Na primeira recidiva, a reindução deve ser realizada usando o mesmo protocolo de indução utilizado inicialmente. Em geral, a probabilidade de uma resposta e de sua duração representa 50% da resposta realizada com a terapia inicial, entretanto um subgrupo de animais se beneficia da reindução a longo prazo.[30]

Se a reindução falhar ou se o animal não responder à indução inicial, os protocolos de resgate serão considerados. Esses protocolos são constituídos por fármacos ou combinações deles que tipicamente não são encontrados no protocolo primário, sendo indicados para o uso em casos de resistência. A ciclofosfamida é utilizada com boas respostas.[35]

O suporte nutricional intensivo é considerado fundamental, especialmente em gatos anoréticos ou com hiporexia prolongada.[35] A nutrição enteral pela via esofagogástrica é considerada de primeira escolha. Todavia, os pacientes que não estão aptos a serem submetidos ao procedimento anestésico para inserção da sonda podem se beneficiar da nutrição microenteral (via nasogástrica), por poucos dias, até que a via de eleição possa ser estabelecida.

A alimentação parenteral é indicada nas situações em que o trato digestório não se encontra funcional ou nos casos em que é necessária a não estimulação do órgão, devido à ocorrência de vômito ou regurgitação persistente, pancreatite ou obstrução intestinal. Pode ser usada com o objetivo de complementar a nutrição enteral quando o paciente não é capaz de receber todo o seu requerimento nutricional por essa via. A solução é então manipulada de acordo com as exigências nutricionais individuais e realizada por um acesso central (veia jugular) ou periférico, como a veia cefálica, conforme a osmolaridade da solução. Alternativamente é realizada a nutrição parenteral total quando a via enteral não estiver apta a ser utilizada. A fluidoterapia microenteral também é indicada para os gatos submetidos à nutrição parenteral, a fim de manter a integridade das microvilosidades e evitar a ocorrência de translocação bacteriana pela não utilização do órgão.[30,31,55]

Medicações adjuvantes com protetores gástricos e inibidores de ácidos estomacais são recomendadas. A famotidina (0,5 mg/kg, 1 ou 2 vezes/dia VO, SC ou IV) é o antiácido de eleição. Além disso, preconiza-se a realização de terapia antimicrobiana de amplo espectro durante todo o tratamento com o objetivo de proteger o animal imunocomprometido contra infecções oportunistas secundárias e a ocorrência da síndrome do supercrescimento bacteriano (SIBO).

É aconselhável a reposição de cobalamina (Citoneurin®) na dosagem de 250 μg/kg SC, 1 vez/semana, durante 6 semanas,[35] assim como o uso de agentes imunomoduladores como os pre-bióticos e os probióticos.

Quadro 121.3 Protocolos quimioterápicos para linfoma alimentar.

Protocolo	Posologia
Ciclofosfamida, vincristina e prednisolona (COP)*	Ciclofosfamida (VO): 300 mg/m^2, a cada 3 semanas Vincristina (IV): 0,75 mg/m^2, a cada 3 semanas Prednisolona (VO): 2 mg/kg, continuamente
CHOP (COP + doxorrubicina)	Consiste no protocolo COP (descrito anteriormente). Ao ocorrer a remissão completa, a doxorrubicina é introduzida (25 mg/m^2 IV, a cada 3 semanas), por 6 meses
L-asparaginase, prednisolona e clorambucila**	L-asparaginase (SC): 10.000 U/m^2, nas semanas 1 e 3 Prednisolona (VO): 40 mg/m^2, a cada 24 h, por 7 dias, e depois a cada 48 h Clorambucila (VO): 2 mg/gato, às segundas, quartas e sextas-feiras, a partir da semana 4
Doxorrubicina (agente único)***	25 mg/m^2 ou 1 mg/kg a cada 3 semanas, por 3 ou 5 ciclos de tratamento

VO = via oral; IV = via intravenosa; SC = via subcutânea. *Tratamento continuado por 1 ano. **Tratamento continuado por 2 anos. ***Esse tratamento consiste apenas em um suporte paliativo.

Prognóstico

Existe impacto dos subtipos de linfoma intestinal (células B ou T) nas taxas de resposta aos protocolos quimioterápicos.[33,42] Os gatos com linfoma linfocítico têm longevidade consideravelmente maior quando comparados aos portadores de linfoma linfoblástico, demonstrando que, no diagnóstico de linfoma intestinal, o imunofenótipo tem influência direta no comportamento da doença.[42,43]

Em pacientes humanos com linfoma de Hodgkin, de evolução parecida aos tumores encontrados em cães e gatos, os linfomas de células T têm prognóstico pior e o imunofenótipo tem significado prognóstico quando analisado independentemente de outros fatores como grau histopatológico.[56] Similarmente, cães com linfoma de células T recidivam mais rapidamente e têm menor tempo de sobrevivência do que aqueles com tumores derivados de células B. Diferentemente

do que ocorre nos cães e em pacientes humanos, a imunorreatividade de CD3 não foi estabelecida como um fator prognóstico negativo no gato.[34]

Alguns autores relacionam o prognóstico favorável com resposta completa à terapia (remissão), que infelizmente não pode ser determinada antes do término do tratamento; o *status* negativo para as retroviroses e a possibilidade de realização do diagnóstico em estágio clínico precoce.[29,35]

▪ Considerações finais

Sempre que houver sintomatologia gástrica em felinos, principalmente crônica, é importante a realização do diagnóstico diferencial para o linfoma alimentar. Sua detecção precoce pode representar maiores taxas de sobrevida, uma vez que o animal encontra-se mais habilitado para receber o tratamento. É importante a abordagem correta dos animais, iniciada pela realização de exame físico minucioso, envolvendo a observação dos sinais vitais, a palpação de linfonodos e de toda a cavidade abdominal. O exame citológico, quando negativo, não exclui a necessidade da realização da biopsia cirúrgica. Assim, é requerido o exame histopatológico para definição das células de origem, já que o imunofenótipo só pode ser determinado por esse meio.

A realização de procedimentos diagnósticos precisos é necessária para não produzir amostras sem valor diagnóstico ou diagnósticos errôneos que resultem em terapia inapropriada, aumento do sofrimento do animal e gastos desnecessários aos proprietários. Deve-se lembrar que o tratamento instituído tem objetivo curativo ou paliativo, dependendo da fase da doença, sendo mais importante preservar a qualidade de vida do paciente.

■ Lipidose hepática felina

Archivaldo Reche Júnior, Marcela Malvini Pimenta

▪ Introdução

A lipidose hepática é uma síndrome comum em felinos. Sua ocorrência relaciona-se com o metabolismo anormal de lipídios após períodos prolongados de hiporexia ou anorexia em curso a partir de 3 dias. Como consequência, ocorre acúmulo excessivo de triglicerídios no interior dos hepatócitos, resultando em colestase intra-hepática. O quadro pode tornar-se emergencial, uma vez que há possibilidade de se agravar e originar episódios de disfunção respiratória, hepatite aguda, colestase grave e insuficiência hepática progressiva.

Embora não seja possível, em muitas situações, estabelecer uma causa de origem, a LHF constitui uma afecção secundária em até 95% dos gatos. Por esse motivo, a instituição terapêutica deve ocorrer de modo individualizado, em associação à obtenção do diagnóstico primário.

▪ Prevalência e fatores de risco

Entre as doenças que acometem o parênquima hepático dos felinos, a lipidose hepática é a mais comumente encontrada, sendo tipicamente relacionada com animais obesos e com histórico de disorexia (anorexia ou hiporexia persistente).[57–62]

Os gatos, por serem essencialmente carnívoros, têm requerimento basal de proteína duas a três vezes maior do que a de espécies omnívoras.[63–65] Além disso, apresentam requerimento maior de vitaminas do complexo B, como a cobalamina (vitamina B_{12}), e não conseguem conservar certos aminoácidos, como taurina, arginina, metionina e cisteína. Assim, qualquer doença ou condição que configure um quadro de jejum prolongado[63] ou tenha como reflexo o comprometimento da absorção e/ou digestão intestinal pode requerer uma via alternativa de obtenção de energia, resultar em lipólise e mobilização de gordura intra-hepática (Quadro 121.4).[59,62,65–67]

Uma vez no hepatócito, os ácidos graxos são esterificados a triglicerídios e oxidados. Quando as taxas de captação ou síntese excedem a capacidade de remoção, ocorre acúmulo anormal de triglicerídios no interior dos hepatócitos.[69,70]

A carnitina constitui um cofator essencial para o transporte de ácidos graxos de cadeia longa para o interior da mitocôndria e participa também da remoção do excesso de acetil-CoA mitocondrial, responsável por limitar a utilização eficiente de ácido graxo.[70] A arginina é essencial para o bom funcionamento do ciclo da ureia e das vitaminas do complexo B, necessárias para as vias metabólicas de lipídio e proteína.[65] Por sua vez, a oxidação lipídica é dependente da integridade das mitocôndrias e peroxissomos.[69] Postula-se que a escassez relativa da β-oxidação peroxissomal em alguns indivíduos resulte em biotransformação ineficiente dos ácidos graxos e em lipidose hepática.[71] O acúmulo de ácidos graxos livres na mitocôndria incide em maior mobilização e persistência de triglicerídios hepáticos,[70] promovendo agravamento do quadro.

As células hepáticas repletas de gordura originam alterações morfológicas responsáveis por deslocar as organelas hepatocelulares e o núcleo para a periferia e comprimir os canalículos biliares. Como consequência, ocorrem estase biliar e retenção dos ácidos biliares.[63,69,70]

Quadro 121.4 Condições associadas à ocorrência de lipidose hepática secundária.[68]

Afecções respiratórias	Bronquite, quilotórax, efusão pleural, hemiplegia laríngea
Doenças infectocontagiosas	FIV, FeLV, PIF
Endocrinopatias	Diabetes *mellitus*, hipertireoidismo, pancreatite
Gastroenteropatias	Doença intestinal inflamatória, linfoma alimentar, tríade felina, intussuscepção
Hepatopatias	Colangite, colelitíase, obstrução do ducto biliar extra-hepático, infecção por *Platynosomum concinnum*, toxoplasmose hepática
Outros	Lipidose hepática idiopática, peritonite séptica, processos neoplásicos, doenças do trato urinário inferior dos felinos, doença renal crônica, cardiomiopatia hipertrófica, anomalia vascular portossistêmica congênita, intoxicações (plantas, fármacos, substâncias químicas, endotoxinas bacterianas), lesões hepáticas hipóxicas, dor de qualquer origem, evento estressante (cirurgia, viagem, reforma ou mudança residencial, introdução de um novo animal ou novo membro na família), programas inadequados de perda de peso ou qualquer outro modo de privação alimentar (p. ex., não aceitação de uma nova dieta), obesidade

FIV = vírus da imunodeficiência dos felinos; FeVL = vírus da leucemia felina; PIF = fator indutor de proteólise.

▪ Diagnóstico

Algumas medidas são necessárias durante a investigação diagnóstica, a começar por um histórico detalhado, seguido da realização dos exames físico, ultrassonográfico e laboratorial.[57] Contudo, para o diagnóstico definitivo são necessários exames adicionais.[59] Na maioria das vezes, sua confirmação é realizada por meio da análise citológica do tecido hepático, obtida por PAAF guiada por ultrassom.[60,62,63,66]

O quadro clássico de lipidose hepática secundária (LHF) é caracterizado pela presença de vacúolos de gordura em mais de 80% dos hepatócitos (Figura 121.7).[57,63,66,72] No entanto, também é essencial a identificação de células hepáticas ante a possibilidade de se obter erroneamente amostras do ligamento falciforme ou de tecido adiposo subcutâneo, responsáveis por propiciar uma leitura não fidedigna da situação presente.[63] Raras exceções configuram a necessidade da realização de biopsia hepática.[57,72] Sua requisição torna-se necessária em gatos refratários ao tratamento convencional,[72] com suspeita de doença hepática inflamatória e necrótica ou linfoma, em que é desejável a identificação de reações de cunho inflamatório ou população anormal de células, respectivamente.[63] Curiosamente, o aporte de triglicerídio hepático em episódios de LHF é de aproximadamente 43% comparado a média de 1% encontrada em gatos saudáveis.[66]

Entre os sintomas mais frequentemente observados pelos proprietários, destacam-se a perda de peso e a icterícia. Uma queixa comum de proprietários de gatos siameses é a "alteração de cor" dos olhos, de azul para verde (Figura 121.8).

Também são observadas outras manifestações clínicas, como náuseas, vômito, letargia,[58,59,63] desidratação, caquexia,[59,66] diarreia[64] e sialorreia. Em proporções bem menores, há sintomatologia neurológica em associação à encefalopatia hepática.[63]

Pode-se notar hepatomegalia diante da avaliação clínica cuidadosa da cavidade abdominal, refletindo o acúmulo de triglicerídios em nível hepático.[66,73] Alguns pacientes apresentam ventroflexão do pescoço em decorrência da depleção de potássio e consequente hipopotassemia. Esses gatos são particularmente mais sensíveis ao estresse de qualquer origem e mais predispostos a se tornarem dispneicos ou entrar em colapso respiratório diante de manipulações mínimas, como reflexo da fraqueza dos músculos respiratórios.[57,63] Outra anormalidade eletrolítica de grande importância é a hipofosfatemia e seu risco relativo à síndrome da realimentação. A reversão rápida do *status* catabólico para o anabólico, geralmente entre as primeiras 48 a 72 h após a introdução da terapia nutricional, resulta em maior demanda de fosfato para produção de trifosfato de adenosina e maior fragilidade da membrana eritrocitária, que se rompe facilmente ao ser lançada da medula óssea na circulação sanguínea.[57,58,63,66,69,70,75–78]

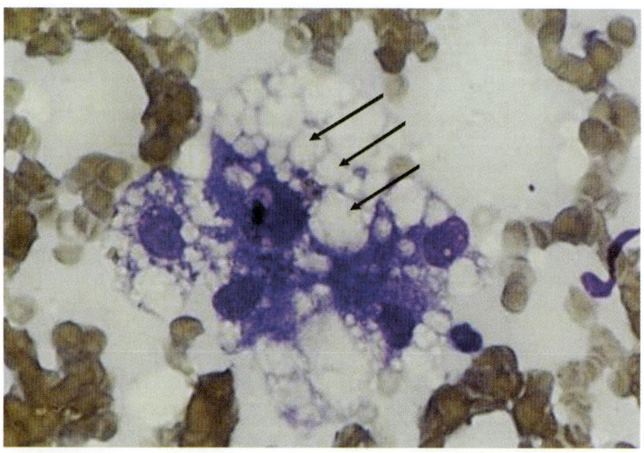

Figura 121.7 Avaliação citológica de tecido hepático com predominância de vacuolização gordurosa (*setas*). (Gentilmente cedida pela médica-veterinária Profa. Dra. Silvia Regina Ricci Lucas – FMVZ/USP.)

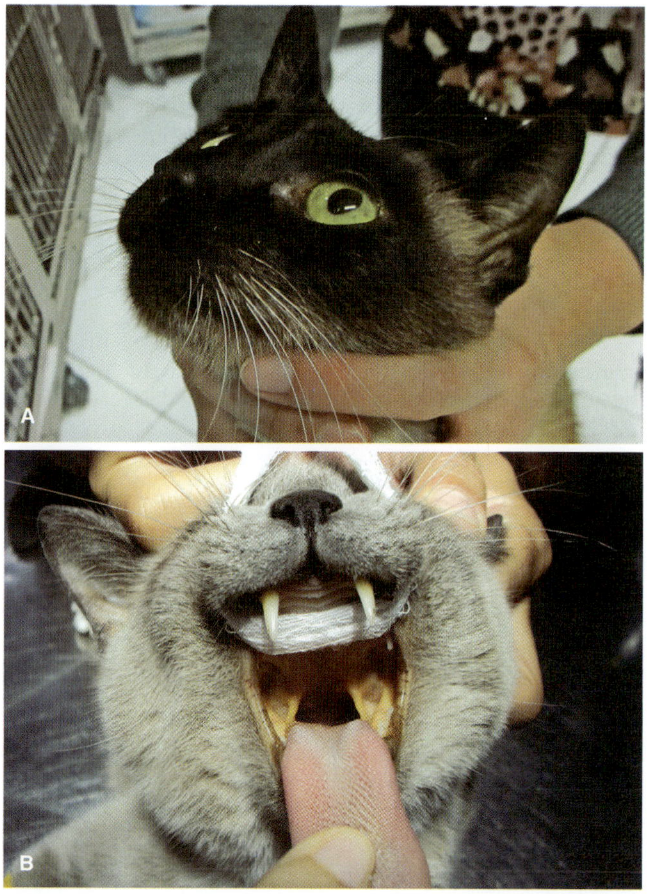

Figura 121.8 Lipidose em gato doméstico. **A.** Nota-se manifestação de icterícia em mucosa ocular. **B.** Icterícia marcante em mucosa oral.

Algumas alterações encontradas nos exames laboratoriais constituem indícios consistentes da ocorrência de LHF (Quadro 121.5).[57–60,63,66,70] O aumento marcante da atividade da fosfatase alcalina (FA) é um dos pontos cruciais durante a análise do perfil bioquímico sérico.[69,70] Pelo fato de sua meia-vida em gatos ser curta, aproximadamente 6 h, sua atividade elevada no soro é representativa de doença hepatobiliar grave e recente.[69] Na LHF, a magnitude do aumento da atividade da FA é maior que em qualquer outra doença e sempre superior à da enzima gamaglutamiltransferase (GGT).[69,70] As concentrações séricas de GGT elevadas são indicativas de doenças hepáticas e pancreáticas subjacentes, como colangite, obstrução do ducto biliar comum, neoplasias hepáticas e pancreáticas,[69] entre outras.

A hipopotassemia grave e a hipofosfatemia aumentam o risco da ocorrência de hemólise; fraqueza muscular; atonia gastrintestinal e vômito; ventroflexão da cabeça e pescoço e alterações comportamentais que podem mimetizar quadros de encefalopatia hepática.[63]

O exame de imagem considerado padrão-ouro é o ultrassonográfico (Figura 121.9). Além de prover informações relacionadas com as alterações morfológicas, como, por exemplo, a hepatomegalia e sobre a ecogenicidade hepática, em que

Quadro 121.5 Aspectos laboratoriais associados à lipidose hepática secundária.

Hemograma e leucograma	Anemia normocítica normocrômica não regenerativa, poiquilocitose; leucocitose; anemia hemolítica por corpúsculo de Heinz (manifestação súbita após distúrbios oxidativos)
Perfil hepático	Elevação marcante da atividade sérica da FA (FA++++); atividade de GGT normal ou minimamente alterada (GGT+); elevação em menor proporção das transaminases (ALT++, AST+++); hiperbilirrubinemia (Bb total ++++) – esperase redução da concentração de Bb total de pelo menos 50% em cerca de dez dias; elevação de ácidos biliares (jejum e pós-prandial); hipoalbuminemia
Perfil eletrolítico	Hipopotassemia; hipofosfatemia associada à hemólise; hipomagnesemia
Perfil de coagulação	Tempo de protrombina e tromboplastina parcial aumentado; hipofibrinogenemia; hipovitaminose (K_1) em condições de insuficiência hepática
Perfil renal	Azotemia pré-renal
Outros	Hiperbilirrubinúria; lipidúria; hiperamonemia; hipoglicemia (rara); hipocobalaminemia; globulinas (geralmente normais)*

FA = fosfatase alcalina; GGT = gamaglutamiltransferase; ALT = alanina aminotransferase; AST = aspartato aminotransferase; K = postássio. *A hiperglobulinemia pode ser encontrada em condições inflamatórias subjacentes, constituindo um parâmetro importante no diagnóstico diferencial de outras doenças hepáticas.

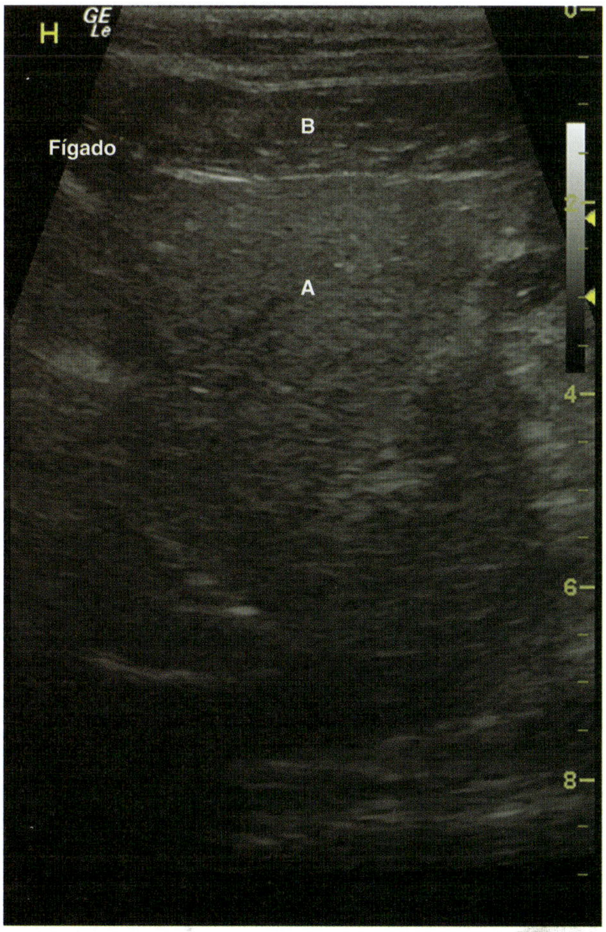

Figura 121.9 Exame ultrassonográfico felino. **A.** Padrão hiperecogênico do parênquima hepático com relação ao ligamento falciforme (**B**), associado à infiltração lipídica. (Gentilmente cedida pela médica-veterinária Mariana Ferreira de Freitas, Clínica Veterinária Vetmasters, São Paulo, 2011.)

caracteristicamente encontra-se o padrão hiperecogênico homogêneo e difuso, também possibilita a avaliação morfológica do pâncreas e do intestino, comumente comprometidos pelo fato de dividirem a mesma circulação colateral.[69,72]

Tratamento

Os gatos admitidos para tratamento inicial da LHF são frequentemente considerados doentes em estado crítico, com manifestações de catabolismo grave.[58]

Atribui-se à terapia nutricional intensiva precoce o principal diferencial para o bom prognóstico do paciente.[59,62,65,66,70] Todavia, a alimentação forçada não é recomendada, por resultar em maior estresse para o paciente e constituir risco de aversão nutricional e pneumonia por aspiração.[59,62,66,67,70]

Após conferência e restauração dos parâmetros fisiológicos vitais do paciente seguindo o protocolo ABC básico de atenção emergencial, o clínico decidirá a melhor via de alimentação a ser utilizada. Mesmo que o paciente não se encontre apto ao procedimento anestésico para inserção de uma sonda alimentar, é necessário atentar para a sua saúde intestinal (enterócitos e colonócitos), viabilizada, nesse momento, pela alimentação microenteral, utilizando-se a via nasogástrica.[70,79] O estado de má nutrição configura maior suscetibilidade às infecções, menor atividade imunológica, alteração do metabolismo de fármacos, menor capacidade de síntese e reparação de tecidos.[77,78] Apesar de a sonda nasogástrica não prover o volume e os nutrientes ideais para a recuperação dos pacientes, constitui uma via provisória a ser mantida por até 5 dias,[77] até que uma nova via de acesso alimentar seja estabelecida.

A sonda esofágica (Figura 121.10) é o método de eleição para a realização do suporte dietético,[80] mostrando-se eficaz para prover as necessidades nutricionais necessárias,[70,79,80] de modo a reverter a lipólise periférica, interromper a perda de peso e o catabolismo proteico endógeno, nutrir as microvilosidades intestinais e, em conjunto com a fluidoterapia, reverter os desequilíbrios eletrolíticos e perfusionais potencializados pelo estado de hiporexia e hipermetabolismo. Nesse contexto, a manutenção da integridade da mucosa digestória é essencial para evitar a evolução do quadro para translocação bacteriana, sepse, síndrome da resposta inflamatória sistêmica (SIRS – *systemic inflammatory reaction syndrome*) e síndrome da disfunção múltipla de órgãos (DMOS).[80] Em situações pontuais, utiliza-se a via gástrica ou jejunal.[77]

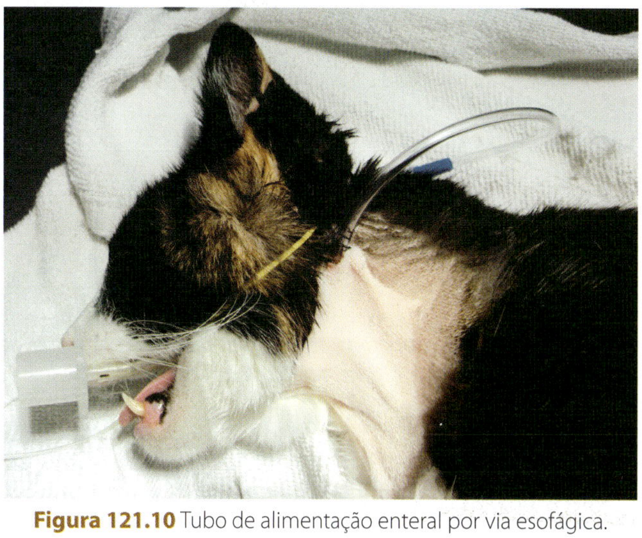

Figura 121.10 Tubo de alimentação enteral por via esofágica.

É mandatória, após a realização do procedimento cirúrgico, a realização de exame radiográfico para certificar sobre o correto posicionamento da sonda.[57,79] Sua localização ideal é entre a região medial do pescoço e a junção gastresofágica (espaço correspondente à base do coração). Assim, evitam-se a regurgitação da sonda e o aumento do reflexo de náuseas pela cárdia, respectivamente.[57]

Uma observação importante a ser realizada refere-se ao fato de que muitos gatos apresentam-se obesos no momento do diagnóstico de LHF, apesar de se encontrarem em jejum prolongado.[66] À semelhança dos animais em estado de caquexia, esses gatos requerem alimentos com teores proteicos e nutricionais adequados.[65,66]

Com o objetivo de evitar a síndrome da realimentação, preconiza-se a reposição do requerimento energético basal (REB) de modo lento (administração em *bolus* por pelo menos 1 min) e gradual.[66,74,77,78] É desejável o fornecimento de um terço do REB no primeiro dia, dois terços no segundo e o total do REB no terceiro, devendo-se respeitar, além da tolerância individual de cada gato, um intervalo mínimo de 4 a 6 h entre as refeições.[66,77,80] Desse modo, também é possível evitar a sobrecarga alimentar, as náuseas e o vômito, responsáveis muitas vezes pela impossibilidade de manutenção da sonda esofágica. Após cada refeição, é necessário infundir pela sonda um pequeno volume de água (5 a 10 mℓ) para evitar a permanência de resíduos alimentares e a resistência à passagem posterior de alimento.[77] Na presença de vômito e/ou salivação, deve-se reduzir o volume diário pela metade e restabelecer o volume inicial gradualmente.[66]

O controle das náuseas e do vômito é realizado em combinação com a terapia farmacológica (cloridrato de metoclopramida: 0,2 a 0,4 mg/kg, a cada 6 a 8 h IV, IM, SC ou VO; ou cloridrato de ondansetrona: 1 mg/kg, a cada 12 h VO ou IV; ou maropitanto: 0,5 a 1 mg/kg, a cada 24 h SC) e associado à reposição de potássio, quando necessário. A famotidina (0,5 mg/kg, a cada 12 a 24 h VO, SC ou IV) é o antiácido de eleição para esses pacientes.[57,81]

Estima-se que o requerimento nutricional diário dos gatos seja de 60 a 80 kcal/kg/dia.[57,58,66,67] Contudo, como o peso entre eles é variável, visando alcançar um ajuste aproximado entre o peso e o REB de cada animal, preconiza-se a utilização da equação REB = (30 × peso [kg]) + 70 para gatos com peso superior a 2 kg[66,67] e a equação REB = 70 × $(\text{peso [kg]})^{0,75}$ para gatos com peso inferior a 2 kg.[80] O valor encontrado deve ser dividido pelo teor energético em kcal por mℓ da dieta. O resultado equivale ao volume em mℓ a ser fornecido diariamente.[66] Vale lembrar que as dietas concebidas para cães e seres humanos são inadequadas para gatos devido às necessidades nutricionais específicas.[77] Estão disponíveis dietas comerciais de alta densidade energética, apropriadas para esses pacientes.[77]

Os orexígenos, na maioria das vezes, não são capazes de prover o requerimento energético adequado, resultando apenas em aumento momentâneo de apetite.[57,59,60,62,66,77,81] Quando utilizados, os mais recomendados são a cipro-heptadina (2 mg/gato, 1 ou 2 vezes/dia) e a mirtazapina (3 a 4 mg/gato, a cada 72 h). Os agonistas benzodiazepínicos (diazepam, oxazepam) são totalmente contraindicados, por requererem biotransformação hepática e exacerbarem a condição de encefalopatia, quando presente.[57,66,77,81]

Para o sucesso da terapia, é necessária a correção de complicações como a desidratação, os distúrbios da coagulação, as anormalidades eletrolíticas, as infecções oportunistas e, sobretudo, a identificação e o tratamento da doença de base.[66]

A infusão de fluido cristaloide (solução fisiológica – NaCl a 0,9%) é um importante meio de reposição dos eletrólitos perdidos pelo vômito. A suplementação de potássio é realizada adicionando-se 40 a 60 mEq por litro de soro, não devendo exceder 0,5 mEq/kg/h. É essencial o monitoramento dos eletrólitos em paralelo à fluidoterapia, especialmente as concentrações de potássio e fosfato.[63,81] Vale ressaltar que a solução glicosada é contraindicada durante a infusão de fluidos. Os gatos têm deficiência na atividade das enzimas glucoquinase e glicogênio sintetase, responsáveis pela metabolização e pela conversão de glicose em glicogênio para armazenamento hepático, respectivamente. A glicose, além de potencializar a espoliação de potássio, por apresentar efeito diurético osmótico, ainda é armazenada predominantemente na forma de gordura no fígado.[57,64,65]

Após estabilização do paciente, deve-se realizar o cálculo de manutenção hídrica para 24 h, sendo indicada a reposição de água via sonda esofágica nos intervalos entre as refeições. Independentemente da permanência da sonda, é importante estimular a alimentação espontânea e oferecer água, sempre fresca, além da dieta de preferência de cada gato.

A terapia de suporte é realizada por meio da suplementação de S-adenosilmetionina (90 mg/gato VO, 1 vez/dia) como precursor hepatocelular de glutationa, sulfato e L-carnitina.[57,59,60,67] Por sua vez, a reposição da L-carnitina (250 a 500 mg/gato VO, a cada 24 h) também é requerida, por promover a entrada dos ácidos graxos na mitocôndria e a β-oxidação no interior dos hepatócitos.[57,61,62,70,73] Diversos substratos são limitantes para sua produção, no entanto a lisina e a metionina são fatores essenciais. Quando a ingestão de proteína ou de outros precursores é insuficiente para promover a produção adequada, sua suplementação é indicada.[61]

Recomenda-se ainda a administração de vitaminas do complexo B (2 mℓ/250 mℓ de soro/dia), vitamina E (100 a 400 mg/gato, 1 vez/dia), tiamina (50 a 100 mg/gato VO, 1 a 2 vezes/dia), taurina (250 a 500 mg VO, 1 vez/dia, durante 7 a 10 dias), vitamina K_1 (0,5 a 1,5 mg SC, IM, duas a três doses com intervalo de 12 h), cobalamina (250 μg/gato SC, IM, 1 vez/semana durante 6 semanas) e N-acetilcisteína (140 mg/kg VO ou IV, dose inicial, seguida de 70 mg/kg VO ou IV, a cada 4 a 6 h durante 2 a 3 dias – solução a 5%. Diluir a solução injetável na concentração indicada em cloreto de sódio a 0,9%).[57,59,60,63,66,67,70,81]

De modo semelhante ao realizado em medicina humana, alguns autores preconizam a administração de óleo de peixe com o objetivo de reduzir a produção de componentes inflamatórios, como a IL-1, o TNF-α e as prostaglandinas E_2.[70]

O controle de peso diário e alguns cuidados de internação são fundamentais.[77] Para a melhor convalescença do paciente, deve-se eliminar qualquer possibilidade de estresse, respeitar a necessidade de sono diária (16 a 18 h) por meio de iluminação adequada, e manter um ambiente harmonioso, limpo e confortável. As visitas dos proprietários, bem como o estímulo a livres caminhadas na ausência de componentes estressantes, são correlacionadas a fator prognóstico positivo, sendo, portanto, recomendadas.[57,82]

Considerações finais

A maioria dos gatos acometidos por lipidose hepática se beneficia do reconhecimento precoce da síndrome, em que ainda é possível evitar agravamento do quadro por maior acúmulo de triglicerídios nas células hepáticas, balanço energético negativo e catabolismo endógeno exacerbado.

O manejo alimentar constitui o principal limiar entre a recuperação e a progressão da doença, compondo parte essencial da abordagem terapêutica e prioridade durante a atenção hospitalar de gatos acometidos por lipidose. No entanto, a resposta desses pacientes também depende de cuidados específicos baseados na fisiologia e na personalidade. Faz parte do contexto terapêutico a adequação das suas particularidades.

Colangites em felinos

Alexandre Gonçalves Teixeira Daniel, Archivaldo Reche Júnior

Introdução

As doenças que acometem o fígado e as vias biliares dos gatos podem ser divididas em não inflamatórias e inflamatórias. Excetuando-se a lipidose hepática (principal hepatopatia dos felinos, classificada como enfermidade não inflamatória), as doenças hepatobiliares inflamatórias são consideradas a segunda causa de hepatopatia mais comum na espécie. Diferentemente dos cães, nos quais as condições inflamatórias tendem a acometer o parênquima hepático, nos gatos as vias biliares são mais acometidas, com a inflamação estendendo-se ao parênquima hepático por contiguidade somente em casos mais graves/avançados.[83,84]

Classificação

Diversas classificações podem ser encontradas na literatura pertinente ao assunto; por se tratar de um complexo grupo de enfermidades com diagnóstico e caracterização histopatológicos, as terminologias diagnósticas utilizadas para sua descrição variavam de acordo com patologistas em diferentes países (mesmo dentro de um mesmo programa de ensino e treinamento, diferiam de um avaliador para outro). Tal fato causava confusão na interpretação do diagnóstico para o clínico, interferindo também nas condutas terapêuticas.[83–86]

Em virtude de tais fatos, em 2006, as enfermidades hepáticas foram padronizadas por The World Small Animal Veterinary Association (WSAVA), de acordo com sua apresentação histológica, desenvolvendo uma terminologia comum de acordo com padrões básicos de achados, facilitando a pesquisa e a descrição de tais enfermidades.

De acordo com WSAVA, as doenças inflamatórias de vias biliares dos felinos podem ser classificadas em quatro principais categorias:

- colangite neutrofílica
- colangite linfocítica
- colangite associada a infestação parasitária
- colangites destrutivas ou esclerosantes.

Na prática clínica, as três primeiras formas são mais comumente encontradas, sendo a colangite esclerosante rara.[85]

Colangite neutrofílica

A colangite neutrofílica, também denominada colangite aguda ou supurativa, é definida por inflamação das vias biliares (intra e extra-hepáticas, ductos biliares e vesícula biliar), caracterizada por infiltração de neutrófilos. É essencialmente uma doença inflamatória séptica, com achados característicos em quase todos os animais não tratados.[83,85]

Gatos de qualquer idade podem ser acometidos, sendo mais encontrada nos jovens a de meia-idade. Os machos parecem ser mais acometidos, não existindo predisposição racial.[84–86]

A etiopatogenia ainda permanece incerta, sendo a ascensão de bactérias do trato gastrintestinal (infecção ascendente) a hipótese mais aceita, visto a associação das colangites com pancreatite e doença inflamatória intestinal, síndrome essa denominada "tríade felina" (para mais detalhes, ver *Aspectos diferenciais da pancreatite em felinos*, mais adiante).[85,86]

As manifestações agudas têm caráter súbito, com associações à natureza séptica da doença; no geral, os animais apresentam anorexia/disorexia, prostração, febre e vômito. Os animais também podem estar ictéricos (a colestase e a consequente icterícia podem ser variáveis e alguns animais não se apresentam ictéricos em uma primeira avaliação) e apresentar sensibilidade à palpação abdominal.

Laboratorialmente, gatos com colangite aguda desenvolvem leucocitose, podendo ocorrer desvio à esquerda, aumento significativo das enzimas de extravasamento (alanina aminotransferase [ALT] e aspartato aminotransferase [AST]), com aumento mais discreto das enzimas indicadoras de colestase (fosfatase alcalina e gamaglutamiltransferase [GGT], tendo a última maior sensibilidade no diagnóstico), e hiperbilirrubinemia e bilirrubinúria. Algumas vezes, a doença pode ocorrer concomitantemente à lipidose hepática, causando variação no padrão de alteração enzimológico.[83–87]

Os achados ultrassonográficos podem evidenciar hepatomegalia e aspecto heterogêneo de parênquima hepático; a ecogenicidade hepática pode estar reduzida, aumentada (principalmente na associação com a lipidose hepática), com evidenciação dos ductos biliares espessados, distendidos e tortuosos; achados associados podem evidenciar alterações em parênquima pancreático, linfadenomegalia mesentérica, espessamento de parede intestinal, colelitíase e obstrução de vias biliares.[83–85,87]

O diagnóstico envolve a associação de achados clínicos a intervenções médicas e cirúrgicas; previamente a qualquer procedimento invasivo, deve-se realizar a estabilização clínica do animal. A citologia hepática pode evidenciar bactérias e neutrófilos (degenerados e/ou fagocitando microrganismos), bem como a citologia de bile pode apresentar neutrófilos e bactérias (a bile de um felino hígido não apresenta bactérias ou celularidade significativa em exame citológico). A citologia normal não exclui a possibilidade de colangite neutrofílica.[84–86]

Cultura microbiana de bile oferece a possibilidade de identificação do microrganismo envolvido, bem como direciona a antibioticoterapia a ser utilizada. Animais previamente tratados com o uso de antibióticos podem ter análise citológica e cultura negativas. Os agentes mais comumente encontrados são componentes da flora bacteriana intestinal. Entre eles, *E. coli*, *Clostridium* spp., *Klebsiella* spp., *Bacteroides* spp. e *Staphylococcus* spp.[86,87]

Embora a coleta de bile possa ser realizada por via transcutânea guiada por ultrassom, esse procedimento não é isento de riscos, sendo contraindicado por alguns autores; a coleta pode causar ruptura biliar e peritonite, principalmente se existir colecistite associada ou houver necessidade de uso de agulha de grosso calibre (por causa do espessamento do conteúdo biliar).

A biopsia hepática é o exame mais indicado no diagnóstico para a correta identificação do padrão celular inflamatório e a avaliação da arquitetura biliar. O exame histopatológico evidencia neutrófilos no interior dos ductos biliares acometidos entre as células epiteliais biliares e nas proximidades dos ductos biliares (Figura 121.11). Quando a inflamação se estende além da placa limítrofe dos ductos biliares, invadindo o parênquima hepático, a enfermidade é classificada como colangioepatite neutrofílica.[86]

Pela natureza infecciosa do processo, o tratamento inclui o uso de antibióticos e o tratamento de suporte; antibióticos de amplo espectro e com boa penetração em tecido hepático são recomendados, com atividade contra aeróbios gram-positivos, gram-negativos e anaeróbios. O antibiótico deve ser escolhido, preferencialmente, com base em cultura bacteriana de bile ou fragmentos hepáticos, estando entre os de eleição a amoxicilina com ácido clavulânico, a clindamicina e a cefalexina, associados ao metronidazol (não utilizar doses maiores que 7,5 mg/kg, a cada 12 h, pelo risco de toxicidade).[84–87]

Os antibióticos devem ser utilizados por períodos que variam de 1 a 3 meses de uso; sugere-se a administração de antibióticos por um período de 3 a 4 semanas após a resolução das manifestações clínicas e a normalização dos valores enzimológicos hepáticos.[85–87]

A terapia de suporte deve envolver o uso de ácido ursodesoxicólico (após confirmação de patência das vias biliares), silimarina, S-adenosilmetionina, suplementação de vitaminas do complexo B e suporte enteral adequado. A fluidoterapia deve ser corretamente calculada, podendo haver a necessidade de reposição eletrolítica (principalmente potássio); na presença de enfermidades associadas, o tratamento deve ser direcionado (lipidose hepática, pancreatite, doença intestinal inflamatória).[84,86,87]

O prognóstico depende da gravidade da doença, bem como do tempo de curso e das doenças associadas; o prognóstico é bom na ausência de doenças inflamatórias ou lipidose associadas, principalmente naqueles pacientes com rápida resposta após o início da terapêutica antimicrobiana.[86]

Colangite linfocítica

A colangite linfocítica (ou linfoplasmocítica), também denominada colangite crônica ou colangite não supurativa, é definida por inflamação das vias biliares, caracterizada por infiltração de pequenos linfócitos ao redor dos ductos biliares, podendo ou não penetrar o lúmen dos ductos acometidos ou invadir o epitélio biliar.[84,86,87]

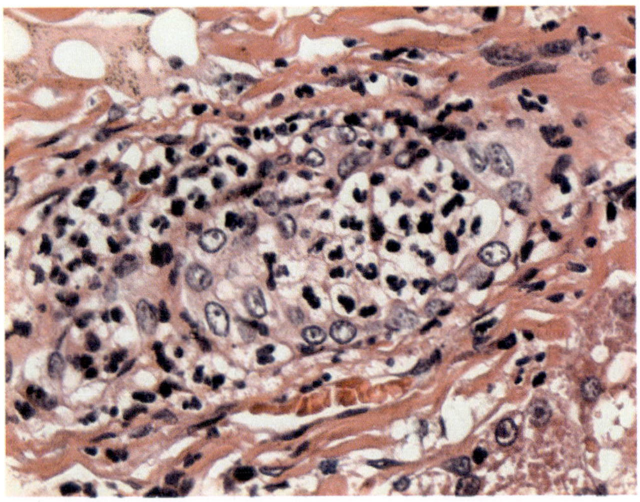

Figura 121.11 Aspecto histopatológico da colangite neutrofílica. Neutrófilos no interior dos ductos biliares. H&E, aumento 40×. (Gentilmente cedida pelo Prof. Dr. Bruno Cogliati.)

Gatos de qualquer idade podem ser acometidos, sendo mais encontrada naqueles de meia-idade a idosos. Não existe predisposição sexual; Persas parecem ter predisposição ao desenvolvimento da enfermidade.

Sua etiopatogenia também é incerta, com algumas suposições hipotéticas sobre sua provável origem imunomediada; também se supõe ser uma progressão da colangite linfocítica não tratada adequadamente (embora muitos animais acometidos jamais tenham tido quadros compatíveis com a colangite neutrofílica).[83–86]

É uma doença de caráter insidioso, de progressão lenta, acometendo primeiramente os ductos biliares maiores e, com a evolução do quadro, progredindo para toda a árvore biliar.[85]

As manifestações tendem a ser discretas e intermitentes, podendo ocorrer, algumas vezes, manifestações agudas (em inflamações graves ou quadros avançados); náuseas, vômitos intermitentes, episódios diarreicos esporádicos, perda de peso e apetite variável (alguns animais apresentam-se anoréticos/disoréticos, ao passo que outros apresentam-se polifágicos) são manifestações predominantes; cerca de 50 a 60% dos animais podem apresentar icterícia, com alguns animais tendo quadros ictéricos de resolução espontânea.[85,87]

Os animais acometidos podem apresentar hepatomegalia, bem como linfadenomegalias mesentérica, torácica e periférica (pelo quadro inflamatório crônico).[85,86]

Laboratorialmente, gatos com colangite linfocítica apresentam aumento das enzimas hepáticas (ALT, AST, GGT), hiperbilirrubinemia, hipoalbuminemia e hiperproteinemia (um dos achados mais frequentes e consistentes); poiquilocitose e linfopenia são achados frequentes; alterações nos tempos de coagulação também são frequentes.[83,84,86]

A doença pode progredir para cirrose biliar, com aparecimento de ascite (exsudato asséptico, bastante similar ao de gatos com peritonite infecciosa felina), encefalopatia hepática e discrasias hemorrágicas. Em estágios terminais, os valores enzimológicos podem se apresentar normais.[85,86]

Os achados ultrassonográficos refletem a inflamação crônica das vias biliares; heterogeneidade de parênquima hepático, dilatação, espessamento e tortuosidade de ductos biliares intra e extra-hepáticos, dilatação de ducto cístico, linfadenomegalia mesentérica e obstrução de vias biliares também podem ser encontrados; no entanto, alguns animais com alterações clínicas e histológicas importantes não apresentam alteração ultrassonográfica. Alterações em órgãos adjacentes (intestinos e pâncreas) também devem ser pesquisadas.[85]

Diferentemente da colangite neutrofílica, o diagnóstico da colangite linfocítica não pode ser realizado por exame citológico; o único exame diagnóstico é a análise histopatológica de fragmento de biopsia hepática. A análise possibilita a observação de um padrão inflamatório não supurativo em áreas portais e periportais, podendo também ocorrer hiperplasia e hipertrofia ductais e perda de arquitetura ductal (Figura 121.12).[85]

O tratamento inicial consiste em suporte hidreletrolítico, suplementação de vitaminas hidrossolúveis, silimarina, ácido ursodesoxicólico (após verificada a patência das vias biliares), reposição de vitamina K (0,5 mg/kg, a cada 12 h, em um total de 3 aplicações – principalmente antes de intervenção cirúrgica diagnóstica) e suporte enteral adequado.[83–85,87]

O tratamento a longo prazo consiste em imunossupressão, sendo o primeiro fármaco de eleição a prednisolona (2 a 4 mg/kg, 1 vez/dia); após a resolução das manifestações clínicas, a dose deve ser reduzida a cada 6 a 12 semanas, até alcançar a

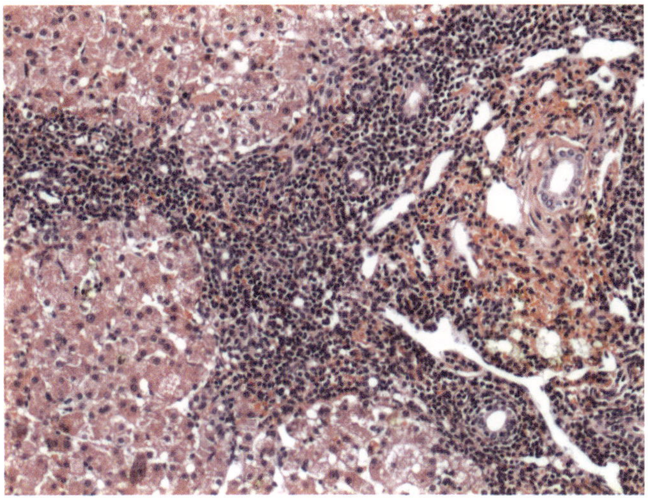

Figura 121.12 Infiltrado inflamatório portal em gato com colangite linfocítica. H&E, aumento 10×. (Gentilmente cedida pelo Prof. Dr. Bruno Cogliati.)

mínima dose terapêutica efetiva; outros agentes imunossupressores, como a clorambucila ou o metotrexato, podem ser necessários.[83,84,86]

Embora os animais respondam bem ao tratamento, não há tratamento curativo conhecido para a enfermidade; podem ocorrer recidivas, sendo importante alertar ao proprietário a possibilidade de relapsos e tratamento de curso crônico e prolongado.[85]

O prognóstico é de reservado a bom; gatos com ascite têm pior prognóstico quando comparados aos ictéricos.[84,85,87]

Colangites parasitárias

As colangites crônicas associadas à infestação por trematódeos das vias biliares são rotineiramente observadas em gatos pertencentes a áreas endêmicas para os parasitas.[88–90]

O *Platynosomum fastosum* é o parasito hepático mais comum dos felinos, localizado, em geral, nos ductos biliares e na vesicular biliar. Além disso, é o gênero mais comum identificado nas regiões subtropicais e tropicais mundialmente. O ciclo de vida do parasito inclui três hospedeiros intermediários. O primeiro hospedeiro, lesmas da espécie *Sublima octona*, ingere ovos do ambiente, que formam esporocistos contendo cercárias. O segundo hospedeiro intermediário, em geral artrópodes como besouros, ingere os esporocistos contendo cercárias, levando à produção de metacercárias. O isópoda é ingerido por um terceiro hospedeiro intermediário, normalmente lagartixas, lagartos ou sapos, com as metacercárias ingeridas, formando cistos na vesícula biliar e nos ductos biliares desses animais.[88–91]

É relatado em muitos países, como Bahamas, Nigéria, Porto Rico, Malásia e Brasil. No último, já foi relatado em regiões de São Paulo, Rio de Janeiro, Bahia, Amazonas e Minas Gerais. A prevalência nacional é variável, de 5 a 45%, dependendo da localização geográfica. Em alguns países, como EUA (regiões do Havaí e da Flórida), a prevalência pode chegar a até 70%.[85,89]

Gatos acometidos adquirem o parasito da ingestão do hospedeiro intermediário. As metacercárias migram do intestino para a vesícula biliar via ducto biliar comum, tornando-se adultos e patentes em 8 a 10 semanas. Os ovos podem ser achados nas fezes e, mais consistentemente, em citologia de bile.[85,88,90,91]

A gravidade das doenças associadas à infecção depende da carga parasitária, do tempo de infecção e da resposta individual. As manifestações clínicas são variáveis, desde animais assintomáticos até icterícia hepática e pós-hepática, letargia, prostração, anorexia, vômito, diarreia, perda de peso, hepatomegalia, distensão abdominal e falência hepática. Considerando que os gatos infectados podem ser assintomáticos, o diagnóstico pode ser difícil.

Achados laboratoriais incluem hiperbilirrubinemia, hipoalbuminemia e aumento das enzimas hepáticas (FA, ALT, AST e GGT); pode ocorrer eosinofilia, não estando, no entanto, sempre presente e podendo estar associada a outras afecções.[85,88–91]

Os achados ultrassonográficos evidenciam alterações típicas de doença em trato biliar, como tortuosidade e dilatação de ductos, vesícula biliar dilatada e com parede espessada e obstrução de ducto biliar comum.[85,88]

O diagnóstico pode ser feito com base em histórico (ingestão de hospedeiros intermediários), manifestações clínicas, detecção dos ovos no exame coproparasitológico, citologia de bile (Figura 121.13) e histopatológico.[85,90]

O exame coproparasitológico é um teste específico, mas não muito sensível, pois a produção de ovos é limitada e sua liberação, intermitente. O método de centrifugação por formalina-éter é o mais indicado e efetivo no diagnóstico.[89–91]

O diagnóstico também é auxiliado pelas alterações ultrassonográficas; no entanto, outras causas de colangite (colangite linfocítica ou neutrofílica) podem dar origem a achados similares.

Congestão portal difusa, degeneração de hepatócitos, dilatação de sinusoides hepáticos, infiltrado inflamatório polimorfonuclear e grande quantidade de células mononucleares ao redor dos ductos biliares são achados histopatológicos comuns, bem como hiperplasia e proliferação de tecido conectivo. Infiltração com eosinófilos também pode ser observada. Nem sempre o parasito é encontrado no exame histológico.[85,90,91]

Com relação ao tratamento, os protocolos ainda são controversos. Praziquantel (20 a 30 mg/kg VO, 1 vez/dia, durante 5 dias) é o mais utilizado, parecendo ser mais eficiente que o fembendazol (50 mg/kg VO, a cada 12 h, durante 5 dias). No entanto, as lesões e as alterações histológicas provocadas

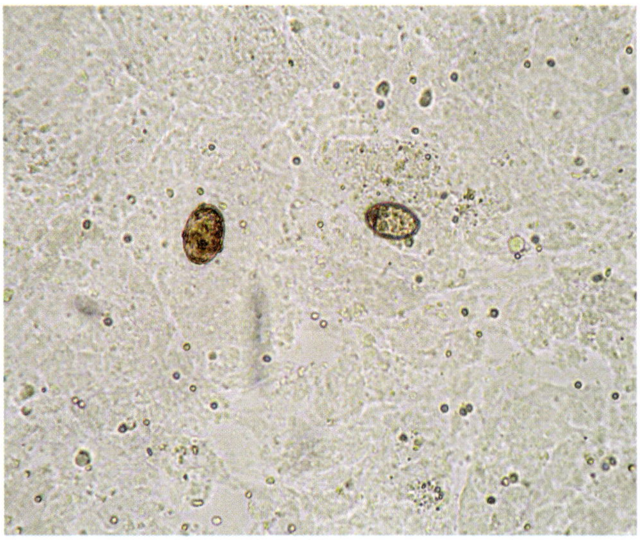

Figura 121.13 Citologia de bile de gato com colangite parasitária, visibilizando ovos do parasito *Platynosomum fastosum*. (Gentilmente cedida pelo médico-veterinário Alexandre G. T. Daniel.)

pelo parasito muitas vezes necessitam de outras intervenções além da simples eliminação do parasito. Com a classificação histológica, a colangite associada deve ser tratada de acordo com o infiltrado celular predominante.[89–91]

Obstrução das vias biliares extra-hepáticas

Alexandre Gonçalves Teixeira Daniel, Archivaldo Reche Júnior

Introdução e anatomia do sistema biliar

O sistema biliar é composto da vesícula biliar, do ducto cístico, do ducto biliar comum, dos ductos hepáticos, dos ductos interlobulares, dos ductos intralobulares, dos dúctulos biliares e dos canalículos hepáticos.[85,92]

A vesícula biliar está localizada adjacente ao lado direito da linha média hepática, dentro da fossa localizada entre os lobos hepáticos medial direito e quadrado; ela se comunica com o ducto biliar comum pelo ducto cístico.[85,92,93]

A comunicação do ducto biliar comum com o duodeno, no gato, é anatomicamente distinta. O ducto biliar é longo e sinuoso, quando comparado ao do cão. No gato, o ducto biliar comum se funde ao ducto pancreático principal, antes da entrada na papila duodenal maior. Essa fusão ocorre em mais de 80% dos gatos; alguns animais têm a saída do ducto pancreático principal imediatamente adjacente à do ducto biliar comum. Devido a essa particularidade anatômica e à proximidade dos ductos biliar e pancreático, alterações em uma ou mais estruturas (alterações inflamatórias, neoplásicas, fibróticas, edematosas) ou obstrutivas envolvendo o ducto biliar comum distal podem alterar e acometer a árvore biliar e o pâncreas.[85,93,94]

Doenças da árvore biliar e obstrução das vias biliares

A maioria das doenças do sistema biliar é associada a aumento nas atividades das transaminases (ALT e AST) e das enzimas indicadoras de colestase (FA e GGT), com ou sem icterícia; no entanto, a obstrução de vias biliares extra-hepáticas é uma síndrome reconhecida pela associação a pancreatite e intensa icterícia.

A obstrução do ducto biliar comum é associada a diversas condições, sempre valendo ressaltar o fato de que as obstruções são sintomas de uma condição primária. Entre essas condições, as mais ocorrentes são:[85,93]

- colangites graves – neutrofílicas, linfocíticas ou esclerosantes
- infestações por trematódeos (*Eurytrema procionis* e *Platynossomun fastosum*)
- neoplasias (adenocarcinoma de ducto biliar, adenocarcinoma de ducto pancreático)
- compressões extrínsecas (linfonodos, linfoma alimentar, neoformações adjacentes)
- pancreatite/tríade felina
- colélitos.

Após a obstrução completa de ducto biliar extra-hepático, hepatomegalia e distensão de ductos maiores extra e intra-hepáticos começam a ocorrer progressivamente. A obstrução ao fluxo biliar e o consequente acúmulo de bile causam danos às organelas e à membrana celular da árvore biliar, com ativação de cascatas inflamatórias.[85,94,95]

Com a distensão e a tortuosidade dos ductos biliares extra e intra-hepáticos, ocorre desvitalização do epitélio biliar, acúmulo de *debris* inflamatórios com consequente inflamação supurativa e necrose multifocal de parênquima hepático; com a cronicidade do processo, são observadas distensão permanente dos ductos e fibrose periportal progressiva.[85,95]

Manifestações clínicas

A obstrução completa de ductos biliares extra-hepáticos é manifestação clínica, com causa de base. As manifestações estarão, muitas vezes, ligadas à causa de base e com ocorrência prévia à obstrução. O quadro obstrutivo, *per se*, causa letargia, febre intermitente e icterícia. As manifestações costumam ser graduais.[85,92–95]

As concentrações de bilirrubina começam a se elevar após 4 h da obstrução completa. Vômito intermitente, hepatomegalia e icterícia surgem na primeira semana do quadro.[85]

Alterações de coagulação também são importantes, tendo início após 1 semana da obstrução completa; ulceração gastrintestinal também é relatada, causando pontos de sangramento entérico e consequente alteração da coloração das fezes. Em virtude disso, alguns pacientes podem não ter fezes acólicas, mesmo com obstrução completa de ducto biliar.

Os animais com esse quadro tendem a se tornar hipotensos e com aumento na suscetibilidade a choque endotóxico durante procedimentos anestésico e cirúrgico. Pontos como estes serão detalhados mais adiante.[85,93]

Alterações laboratoriais

As principais alterações laboratoriais correlacionam-se às enzimas hepáticas e às alterações de coagulação; a atividade das enzimas FA e GGT começa a aumentar após 8 a 12 h, apresentando valores bastante elevados em poucos dias do quadro inicial.[85,93,94]

Com lesão em organelas e membranas celulares de árvore biliar e parênquima hepático, necrose periportal e inflamação causam elevação da atividade das transaminases.[85,93,95]

Coagulopatias associadas à deficiência em fatores de coagulação e atividade da vitamina K desenvolvem-se no período de 7 a 21 dias, sendo detectadas em alterações de tempos de coagulação. A resposta à administração de vitamina K por via parenteral costuma ser bastante significativa.[85,93,94]

Alterações ultrassonográficas

Dilatação da vesícula biliar e do ducto cístico é passível de observação 24 h após a obstrução completa de ducto biliar extra-hepático. Distensão de ductos intra-hepáticos se torna evidente após 5 a 7 dias do quadro inicial. O diâmetro dos ductos é variável, não podendo ser utilizados como parâmetro de definição de cronicidade do processo.[85,91]

Diagnóstico

O diagnóstico definitivo da obstrução de vias biliares extra-hepáticas é feito mediante exame ultrassonográfico e laparotomia exploratória. A ultrassonografia evidencia a localidade da obstrução, mas muitas vezes não estabelece o agente causal.[85,93,95]

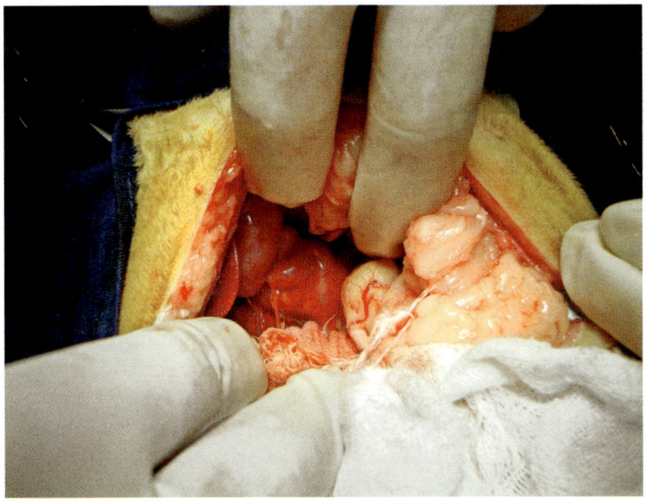

Figura 121.14 Animal com colangite linfocítica e obstrução de vias biliares extra-hepáticas; notar dilatação e tortuosidade das vias biliares. (Gentilmente cedida pelo médico-veterinário Alexandre G. T. Daniel.)

Tratamento

O tratamento da obstrução biliar é sempre cirúrgico. A laparotomia exploratória possibilita a inspeção de fígado, estruturas biliares e órgãos adjacentes, coleta de material para análises citológica e histológica, além da descompressão biliar (Figura 121.14).[85,93]

Considerações pré-operatórias

Os animais com obstrução biliar apresentam coagulopatias importantes. A determinação dos tempos de coagulação, bem como a suplementação parenteral de vitamina K, é de fundamental importância para a realização da intervenção cirúrgica. Indica-se a suplementação de vitamina K, na dose de 1 mg/kg, a cada 12 h SC, por pelo menos três aplicações antes do procedimento cirúrgico. Alguns dos pacientes podem precisar de transfusão sanguínea ou de plasma, visando à reposição dos fatores de coagulação e/ou à elevação de hematócrito.[92-95]

O uso de antibióticos de amplo espectro no período pré-operatório é de fundamental importância. Grande parte da imunoglobulina (Ig) A que protege o intestino é secretada por via biliar; na ausência de ácidos biliares (que têm grande efeito no controle do supercrescimento bacteriano) e com reduzida concentração de IgA intestinal, o animal se torna mais suscetível a translocação bacteriana e choque séptico.[92-95]

Abordagem cirúrgica

A inspeção da vesícula biliar e do ducto biliar comum normalmente evidencia o local e a causa da obstrução; a palpação delicada do ducto é importante na localização de massas intramurais.[93,94]

Biopsia hepática deve sempre ser realizada durante a descompressão biliar cirúrgica, bem como coleta de bile para citologia, cultura e antibiograma. Biopsias de pâncreas e intestino também devem ser realizadas, visto que alterações nesses sítios podem ocorrer concomitantemente, definindo assim a tríade felina.[92-95]

A avaliação histológica proverá informações acerca da gravidade e da progressão do quadro hepático, auxiliando no diagnóstico da causa de base, bem como no direcionamento da terapêutica pós-operatória. A cultura bacteriana de bile direciona a escolha do melhor antibiótico, bem como evidencia a presença ou a ausência de processo supurativo. A citologia biliar pode evidenciar células neoplásicas ou ovos/parasitos das vias biliares.[85,93,95]

A descompressão cirúrgica é feita visando aliviar a pressão dentro das vias biliares, facilitando a manipulação cirúrgica e evitando extravasamento biliar para a cavidade peritoneal e a consequente peritonite biliar.[92-94]

Nos pacientes com quadro de colecistite, a colecistectomia é indicada; nos pacientes nos quais não existam alterações que inviabilizem a permanência da vesícula biliar, bem como naqueles em que a obstrução seja em ducto biliar comum, o procedimento de eleição será a colecistoenterostomia.[92-95]

A anastomose cistoentérica na porção proximal ao duodeno é a mais fisiológica, pois possibilita a entrada da bile no duodeno em uma posição que torna possível a ação da bile próxima à original. A anastomose deve ser grande o bastante para possibilitar o correto fluxo biliar e a correta retração fibrótica após a cicatrização (pode ocorrer redução de até 50% do lúmen do ostoma); para evitar estenose de ostoma e colangite de refluxo, o ostoma de ter mais de 2,5 cm no momento da cirurgia.[92-95]

A colecistoenterostomia na espécie felina está associada a alta mortalidade pós-operatória; aproximadamente 50% dos animais submetidos a essa técnica não resistem ao período transoperatório ou pós-operatório imediato. As causas de óbito incluem deterioração clínica do quadro, parada cardiorrespiratória, hipotensão refratária e deiscência de pontos na enterostomia. A hipotensão refratária tem papel importante na falha do tratamento; a pouca resposta vascular aos vasopressores e a reduzida contratilidade miocárdica contribuem para a hipotensão. Isso reflete endotoxemia sistêmica, aumento da produção de substâncias vasodilatadoras de origem inflamatória, estimulação vagal induzida por manipulação biliar e sepse.[85,92-95]

Aspectos diferenciais da pancreatite em felinos

Alexandre Gonçalves Teixeira Daniel, Archivaldo Reche Júnior

Introdução

A pancreatite aguda é comumente diagnosticada em cães e humanos, porém dificilmente em gatos. A dificuldade encontrada ocorre da falta de manifestações específicas, exames laboratoriais com baixa especificidade e pouco conhecimento da enfermidade.

Trata-se de um complexo processo multifatorial, com envolvimento sistêmico, para o qual grande parte das vezes não se encontra a causa de base.

O tratamento deve ser intensivo, com suporte nutricional e hidreletrolítico, controle da dor e tratamento da causa de base (quando conhecida).

Anatomia e fisiologia

Os gatos têm desenvolvimento embriológico e anatômico do pâncreas diferente em comparação a outras espécies, incluindo os cães.[96] Em gatos, o ducto pancreático principal é derivado do anel pancreático ventral, tendo pouca importância e podendo estar ausente em cães.[96,97] Além disso, o ducto pancreático acessório geralmente não persiste nos felinos, tendo 80% dos gatos somente um ducto pancreático.[96,97]

O ducto pancreático acessório adentra o duodeno através da papila duodenal menor e o ducto pancreático principal, através da papila duodenal maior. Em gatos, esse é o principal, e frequentemente único, ducto pancreático aberto para o lúmen duodenal, em contiguidade com o ducto biliar.[96,97] A proximidade desses sítios predispõe o paciente felino com um sistema acometido ao desenvolvimento de enfermidades associadas aos demais sítios, caracterizando, por vezes, acometimento pancreático, hepatobiliar e intestinal associados, caracterizando assim a tríade felina.

▪ Prevalência e fatores de risco

O diagnóstico *antemortem* da pancreatite em gatos é incomum, em virtude da baixa incidência e/ou dificuldade em se estabelecer o diagnóstico definitivo.[96,98–101] Existe, porém, crescente evidência de que a pancreatite ocorra muito mais que o estimado, porque, mesmo com o diagnóstico clínico sendo pouco realizado, o diagnóstico *postmortem* é frequente, mostrando a deficiência de diagnóstico definitivo dessa enfermidade.[98,102–104]

Em estudo retrospectivo sobre necropsias em felinos, aproximadamente 3,5% dos animais apresentavam doença pancreática exócrina.[105] Outro estudo retrospectivo de 8.687 necropsias de gatos encontrou 40 casos de pancreatite aguda.[104] Estudos demonstram que a incidência da doença varia de 0,57 a 2,9%.[106,107]

Nenhuma predisposição etária ou sexual foi encontrada em gatos com pancreatite.[96,98,104,106] A idade encontrada varia de 5 semanas de vida até 20 anos.[102] Hill e van Winkle encontraram animais com idade de 3 semanas até 16 anos. Entretanto, autores relatam que a pancreatite é mais comumente encontrada em animais com mais de 7 anos de idade e que a raça Siamesa parece ser a mais comumente acometida.[104,108,109]

Um estudo recente realizado com 115 gatos mostrou que 60% deles apresentavam pancreatite crônica, sendo 50,4% assintomáticos. A pancreatite aguda foi encontrada em 15,7% dos animais e 6,1% apresentavam a doença como única enfermidade (sem outras doenças associadas).[102]

▪ Etiologia

A real etiologia da pancreatite felina em 90% dos casos permanece incerta, sendo assim considerada idiopática.[106–109] Afecções no trato biliar localizadas distalmente ao ducto biliar comum (infecção, cálculos) podem predispor à pancreatite aguda em virtude da relação funcional entre o ducto biliar comum e o ducto pancreático no felino.[109] Weiss *et al.*[110] referiram a presença significativa de pancreatite e concomitantemente DII em gatos portadores de colangioepatite.

Existem diversos fatores que contribuem para essa associação: a DII é uma doença bastante comum no gato doméstico, sendo o vômito a manifestação mais comum da DII nessa espécie. O vômito crônico predispõe os animais acometidos a ter a maior pressão intraduodenal e refluxo pancreaticobiliar.[111] A flora do intestino proximal dos gatos, quando comparada com a dos cães, apresenta carga bacteriana muito maior (10^8 *versus* 10^4 organismos/mℓ). Levando em conta a particularidade anatômica da papila duodenal nessa espécie e fatores como o citado anteriormente, tem-se que o refluxo duodenal causado pela DII pode aumentar a ocorrência da inflamação pancreática na espécie felina.[110]

Traumas como quedas de grandes alturas ou atropelamentos também são reconhecidos como causa de pancreatite em felinos, assim como o trauma cirúrgico.[100,101]

Infecções pelo vírus da peritonite infecciosa felina e pelo *Toxoplasma gondii* são associadas à ocorrência de pancreatite, embora com baixíssima ocorrência da enfermidade como manifestação do quadro primário da doença. Migrações aberrantes do trematódeo *Amphimerus pseudofelineus* e *Eurytrema procyonis* também são comentadas como causa de pancreatite, embora sejam bastante raras.[106–109]

A intoxicação por organofosforados é tida como potencial causa de pancreatite em gatos; porém, quando comparada com outras causas, é de pouca relevância clínica.[104]

▪ Achados laboratoriais hematológicos e bioquímicos

Os achados hematológicos verificados na pancreatite felina são inespecíficos. Esses achados podem incluir discreta anemia (não regenerativa), aumento do volume globular (em virtude da desidratação), leucopenia ou leucocitose, não necessariamente com neutrofilia. Desvio à esquerda pode ser verificado em casos em que os animais estejam em choque séptico secundário.[112]

A contagem plaquetária não costuma mostrar alterações, embora os tempos de protrombina e tromboplastina parcial estejam significativamente aumentados em cerca de 20% dos animais.[104]

Achados bioquímicos incluem aumento nos valores de bilirrubina, colesterol, ALT, AST, FA, amilase, ureia, creatinina e hipoalbuminemia.[112] Indicadores de lesão hepatocelular (ALT e AST) aumentam devido à isquemia hepática ou por exposição direta dos hepatócitos às toxinas e às enzimas pancreáticas.[104,110]

Em virtude de a pancreatite estar associada, em muitos casos, a doenças hepáticas como a lipidose, não se pode afirmar com total clareza que o aumento dessas enzimas seja somente em virtude da inflamação pancreática.[113] Obstruções extrabiliares também são causa de aumento marcante nos níveis de bilirrubina e enzimas hepáticas, existindo o mesmo em alguns casos de pancreatite relacionados com a obstrução, em virtude do edema do órgão no ápice da doença.[98]

Embora a amilase e a lipase tenham sido usadas por muito tempo como indicadores diagnósticos de pancreatite, seus valores não têm especificidade ou sensibilidade no diagnóstico da doença em gatos. Os níveis podem estar aumentados em doenças renais, corticoidoterapia (podendo estar aumentados mais que cinco vezes os valores de referência), doença gastrintestinal, peritonite e desidratação.[112,114] A amilase e a lipase derivam não somente do pâncreas felino, mas também de outros órgãos do próprio trato gastrintestinal, por exemplo.[114]

A hipercolesterolemia foi encontrada em 64% dos gatos com pancreatite aguda, podendo ser correlacionada a doenças associadas à pancreatite, como lipidose hepática e endocrinopatias.[104]

A glicemia dos animais com pancreatite aguda necrótica pode estar discretamente aumentada, em virtude do estresse da enfermidade e da relação com as catecolaminas circulantes, o cortisol ou a hiperglucagonemia.[104] Em gatos com pancreatite supurativa, a hipoglicemia é mais comum. Em contraste, gatos com pancreatite aguda necrótica são hiperglicêmicos (64%), glicosúricos (60%) e cetonúricos (20%), quando comparados com aqueles com pancreatite crônica. Esse fato reforça a ideia de que gatos com pancreatite aguda podem desenvolver cetoacidose diabética.[104] Um estudo recente mostrou que a pancreatite é uma comorbidade comum em gatos com diabetes *mellitus*.[115]

As anormalidades eletrolíticas mais comumente encontradas são a hipopotassemia e a hipocalcemia.[114] A hipocalcemia é um achado comum em gatos com pancreatite aguda. Quando os valores de cálcio ionizado apresentam-se menores que 1 mmol/ℓ, associa-se a mau prognóstico, indicando-se terapia emergencial e mais agressiva que o usual, em virtude de esses gatos terem grande risco de óbito. Aproximadamente 66% dos gatos com pancreatite aguda são hipopotassêmicos, mesmo na ausência de manifestações gastrintestinais.[104]

▪ Testes laboratoriais específicos

Técnicas de radioimunoensaios espécie-específicos foram desenvolvidas recentemente para a mensuração da imunorreatividade de anticorpos antitripsina e antitripsinogênio em gatos (fTLI). Esse teste visa detectar os níveis de anticorpos contra a tripsina e o tripsinogênio séricos, que, em teoria, aumentariam significativamente em casos de inflamação pancreática e consequente extravasamento da enzima para o espaço extravascular. Altos valores de fTLI foram observados em gatos com pancreatite, com valor máximo de 540 μg/ℓ.[116]

Ao mensurar fTLI de 30 gatos com manifestações de pancreatite e confirmação histológica, Swift *et al.*[117] usaram o valor de corte superior a 89 μg/ℓ, obtendo sensibilidade de 55% e especificidade de 56%. Não havia diferença estatística entre gatos com inflamação pancreática aguda ou doença pancreática crônica. Conclui-se existir fraca associação entre os valores de fTLI e os achados histológicos e clínicos. O alto número de falso-negativos pode estar ligado ao curto tempo em que as proteases ativadas ficam na circulação, até serem clivadas pelas antiproteases, não podendo, assim, ser mensuradas pelo teste.[117] Para serem detectados como positivos, os animais deveriam ser testados nas primeiras horas de manifestação da doença.[114]

Da compilação experimental de diversos autores, esse exame tem sensibilidade entre 33 e 86% em animais com alterações pancreáticas (macroscópicas e microscópicas) confirmadas.[117,118]

O desenvolvimento e a validação analítica de radioimunoensaio específico para a mensuração da concentração da lipase pancreática felina específica (fPLI) foram desenvolvidos há poucos anos.[119] Com base nessa validação, foram comparadas a sensibilidade e a especificidade da fTLI diante da fPLI em estudo realizado com 10 gatos.[120] A sensibilidade da fTLI foi de 80% para animais com pancreatite moderada a grave e especificidade de 75% para animais sadios, na dependência do valor de corte utilizado (com a redução do valor de corte, os valores percentuais diminuíam); a sensibilidade e a especificidade da fPLI foram de cerca de 100% para ambos. Embora este tenha sido o primeiro e único trabalho a avaliar a eficácia da determinação da fPLI em gatos com pancreatite e o número de gatos tenha sido reduzido, esse teste mostrou-se muito superior aos demais, merecendo mais estudos e testes com maior número de animais.[120]

Mesmo com todos esses estudos, o exame ainda considerado padrão-ouro no diagnóstico da enfermidade continua sendo a biopsia pancreática, com realização posterior de exame histopatológico (Figura 121.15).[102]

▪ Exames de imagem

Estudos de imagem são frequentemente utilizados para ajudar a identificar gatos com pancreatite, entretanto a acurácia do exame está diretamente correlacionada à experiência e à habilidade do executor e do leitor das imagens.[114]

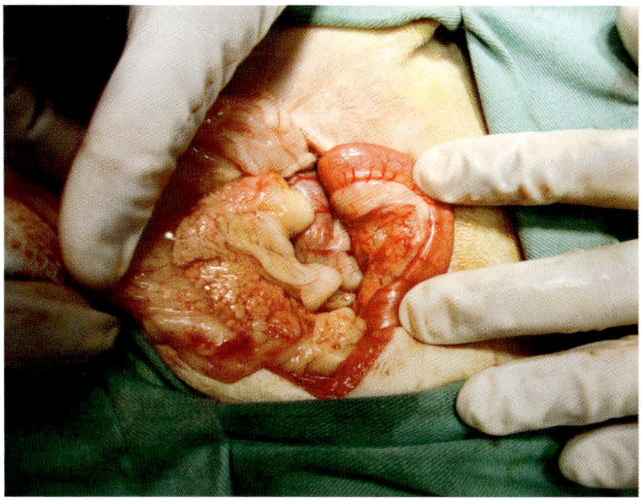

Figura 121.15 Aspecto macroscópico de animal com pancreatite aguda e lipidose hepática, submetido a laparotomia exploratória para classificação histológica e lavagem de cavidade. Observar órgão aumentado de tamanho, áreas com petéquias e pontos hemorrágicos. (Gentilmente cedida pelo médico-veterinário Alexandre G. T. Daniel.)

Cada vez mais, o exame ultrassonográfico vem se mostrando uma ferramenta útil no diagnóstico da pancreatite felina.[121] Tendo o examinador o conhecimento da topografia, da ecogenicidade e da relação anatômica das estruturas, além de um aparelho com um transdutor de alta resolução, o exame ganha acurácia e aumento na sensibilidade.[103]

Diversas alterações de ecogenicidade pancreática são relatadas em gatos com pancreatite, incluindo pâncreas ultrassonograficamente normal; órgão hipoecoico em virtude de necrose; órgão hiperecoico em decorrência de fibrose e massas; mesentério hiperecoico por esteatonecrose; hipoecogenicidade ao redor do pâncreas, por inflamação e edema, e efeito de massa (abscesso pancreático, pseudocistos); mudanças nas estruturas biliares (ducto biliar comum dilatado, espessamento da bile na vesícula biliar, ducto pancreático dilatado); dilatação do ducto pancreático por edema do órgão, com consequente obstrução ductal; presença de fluido peritoneal e trombose da veia pancreaticoduodenal.[106,114,121]

Em estudos de gatos com manifestações clínicas e alterações laboratoriais compatíveis com pancreatite, o pâncreas não foi visibilizado na maioria dos casos.[117,118]

Mesmo com essas contraposições, a ultrassonografia é, em geral, utilizado como exame complementar, com sensibilidade que varia entre 20 e 35%, sendo de grande valia para a investigação de anormalidades no pâncreas e em estruturas subjacentes.[121,122] Somente um estudo registrou sensibilidade de 80% do exame ultrassonográfico em gatos com pancreatite moderada a grave e 88% de especificidade em animais sadios, concluindo que esse meio de diagnóstico é de grande valia.[120]

▪ Achados clínicos

A manifestação mais comum em gatos com pancreatite é a anorexia (100%), seguida de letargia (97%) e desidratação (92%);[104,123] no entanto, não são patognomônicos de pancreatite, sendo comuns à maioria das enfermidades que acometem os felinos. Outros achados de exame físico são taquipneia (74%), hipotermia (68%), icterícia (64%), taquicardia (48%), dor abdominal (25%), presença de massa em região epi/mesogástrica (23%), dispneia (20%), ataxia (15%) e febre (7%).[98,104,113,114,123]

Uma diferença importante entre gatos e cães com pancreatite é a menor ocorrência de vômito e dor abdominal. Entretanto, a avaliação de dor abdominal na espécie felina pode ser difícil, podendo subestimar esse parâmetro na maioria dos trabalhos.[114]

A apresentação clínica da pancreatite canina tem o estereótipo de acometer cães obesos, que ingerem dietas ricas em gordura e que desenvolvem anorexia, vômitos e dor abdominal intensa. A apresentação clínica da pancreatite felina difere, porém, em muitos aspectos da canina, com manifestações normalmente pouco específicas. Isso exige a atenção e o conhecimento da enfermidade em gatos, para que o clínico possa aventar essa hipótese ao atender um felino com anorexia, letargia ou vômito de origem desconhecida.[114]

Tratamento

O tratamento da pancreatite felina é complexo e envolve a atenção diante das muitas facetas da doença. Embora as pesquisas tentem desenvolver tratamentos pontuais e específicos, o tratamento sintomático permanece como o de eleição.[112] De maneira geral, recomendam-se reposição de fluidos e correção do desequilíbrio acidobásico, manejo nutricional, controle do vômito e tratamento analgésico.[114] Se a causa de base for encontrada, também deve ser tratada/removida.

Os mais importantes indicadores clínicos da gravidade da pancreatite são as múltiplas anormalidades sistêmicas, especialmente a hipoalbuminemia e a hipocalcemia.[123]

Desidratação grave e taquicardia, taquipneia ou febre são indicadores de SIRS.[124] O tratamento, nesses casos, envolve a fluidoterapia intensa para a correção da desidratação e a manutenção do volume intravascular e da perfusão pancreática.[124]

Coloides também podem ser utilizados e são bastante indicados a animais que não respondem adequadamente à solução de cristaloides e a pacientes com hipoproteinemia ou com diminuição da pressão oncótica.[112,114]

Plasma fresco ou congelado, assim como sangue total, é indicado para animais com alteração nos tempo de coagulação, com o intuito de repor fatores inibidores das proteases sanguíneas, albumina e outros fatores de coagulação.

É necessário relembrar as complicações associadas à hiper-hidratação, principalmente em gatos, como o edema pulmonar e a efusão pleural. As doses de fluidos não devem ultrapassar 5 a 10 mℓ/kg/h.[112]

A recomendação de NPO (*nil per os* ou nada por via oral) é bastante utilizada em cães, para promover a menor ativação pancreática possível, com redução na estimulação e na produção de enzimas pancreáticas.[124] O jejum prolongado causa, porém, imunossupressão, redução da cicatrização de feridas, aumento da translocação bacteriana, atrofia de vilosidades intestinais, sepse e redução da expectativa de vida.[112]

Gatos não devem ser privados de alimentação, pois não existe nenhum benefício comprovado do jejum diante da pancreatite felina, além de poder ocorrer a exacerbação da lipidose hepática.[110,112]

Se o animal for incapaz de se alimentar ou ingerir água por mais de 2 a 3 dias, vias alternativas de suporte nutricional devem ser consideradas para evitar a instalação de lipidose hepática, má nutrição, atrofia de vilosidades e translocação bacteriana.[112,114] A via preferida para o suporte nutricional em humanos com pancreatite é a colocação de tubo de jejunostomia.[112] Em felinos com pancreatite, esse método já se mostrou superior aos demais, como a nutrição parenteral e o tubo de esofagostomia ou gastrotomia, com vantagens fisiológicas e metabólicas, porém com colocação trabalhosa, sob anestesia geral profunda e prolongada.[125]

Para gatos que não estejam vomitando ou para aqueles nos quais o vômito possa ser controlado com antiemético, para os que não se alimentem há mais de 3 a 4 dias ou nos quais exista a suspeita de lipidose hepática, a colocação de um tubo de alimentação enteral é recomendada. Alternativas para essa indicação são a sonda nasoesofágica (período máximo de cerca de 4 a 6 dias), o tubo de esofagostomia ou o tubo de gastrostomia. Os tubos de esofagostomia e gastrostomia têm boa aplicabilidade e aceitação, com fáceis manuseio e entendimento perante o proprietário; podem ficar fixados por um longo período de tempo. Embora, para a maioria dos cães, se recomende o jejum como parte do tratamento da pancreatite, gatos têm exigências nutricionais e metabólicas únicas, sendo inaceitáveis o jejum/a anorexia por mais de 3 dias.[114]

É importante entender e ressaltar que, mesmo com pancreatite, os gatos podem e devem ser alimentados. Se o gato está com crises eméticas de difícil controle ou incoercíveis, deve-se utilizar jejunostomia ou nutrição parenteral, como nutrição parenteral parcial ou periférica (NPP) ou nutrição parenteral total (NPT). Se o animal não vomita ou os vômitos são controláveis, os outros modos de nutrição enteral devem ser utilizados.[112,114]

Além dos suportes hidreletrolítico e alimentar, outros aspectos devem ser levados em consideração em gatos com pancreatite, como o controle adequado da dor, a terapia antiemética e o uso de antibióticos.[114]

O controle da dor é crucial no sucesso do tratamento da pancreatite. A dor não tratada ou tratada parcialmente causa a diminuição das funções imunológicas e reduz a expectativa de vida.[112] Nesses casos, a principal opção são os opioides, tendo como únicos efeitos colaterais a disforia e a constipação intestinal.[112,114] Opioides de eleição são fentanila (2 a 4 μg/kg em *bolus* e, após, 1 a 4 μg/kg/h em infusão constante), buprenorfina (0,01 a 0,02 mg/kg IV, IM, a cada 4 a 8 h), meperidina (1 a 2 mg/kg, IM, a cada 2 a 4 h) e tramadol (2 mg/kg, IM, a cada 12 h). A morfina (0,1 a 0,2 mg/kg, a cada 8 a 12 h) também exerce ótimo efeito analgésico; porém, como pode produzir náuseas, além de causar espasmo do ducto pancreático, deve ser evitada.[126]

Anti-inflamatórios não esteroides não são recomendados, por causa dos efeitos colaterais gastrintestinais e renais, especialmente em animais hipovolêmicos.[114,126]

Embora bactérias não tenham reconhecidamente um papel primário no desenvolvimento da pancreatite, a necrose pancreática ocorre em muitos gatos acometidos, havendo translocação bacteriana e tornando esse ambiente ideal para o crescimento bacteriano. Os microrganismos mais comumente encontrados são gram-negativos e anaeróbios (*E. coli*, *Klebsiella* spp, *Clostridium* spp. etc.). Os antibióticos de escolha para gatos com alterações ultrassonográficas sugestivas de abscessos pancreáticos, ou em animais com manifestações sistêmicas de sepse (leucocitose com desvio à esquerda, neutrófilos tóxicos, hipoglicemia, febre), devem ser de amplo espectro e com boa penetração em tecido pancreático. Opções indicadas são enrofloxacino, amoxicilina com ácido clavulânico, ampicilina e clindamicina.[114,126]

Outro importante ponto no controle da pancreatite em gatos é a terapia medicamentosa no controle das náuseas e do vômito. Nem todos os animais acometidos exibem essa manifestação; entretanto, alguns podem manifestá-la por dor, estimulação da zona deflagradora dos quimiorreceptores e por constipação intestinal/íleo paralítico.[112] Tais fármacos devem então ser utilizados, visando melhorar a qualidade de vida do animal e aumentar o conforto ante a alimentação enteral que lhe será oferecida.[114]

A metoclopramida é um antagonista dopaminérgico com ação antiemética periférica e central, que também tem ação pró-cinética, útil em animais com redução da velocidade de esvaziamento gástrico ou íleo paralítico.[114] É um fármaco de grande valia, porém não é o mais potente dos inibidores do vômito. Em gatos que não respondam à metoclopramida, devem ser utilizados outros fármacos mais potentes, como os inibidores da serotonina.[114]

Os inibidores da serotonina de comum utilização são a ondansetrona (0,5 a 1 mg/kg VO ou IV, a cada 12 a 24 h) ou a dolasetrona (0,3 a 0,5 mg/kg SC ou IV, a cada 12 a 24 h).[114]

A associação dos inibidores da serotonina à metoclopramida também é indicada (0,2 a 0,5 mg/kg SC, a cada 8 h, ou em infusão contínua, na dose de 1 a 2 mg/kg/dia ou 0,1 a 0,3 μg/kg/min).[112]

Doenças intercorrentes | Tríade felina

Em estudo retrospectivo com 54 gatos manifestando doença inflamatória hepática, animais com hepatite portal linfocítica não tiveram maior ocorrência de pancreatite que gatos não portadores de doença hepática. DII e pancreatite estavam, porém, presentes em 83 e 50%, respectivamente, de gatos com colangioepatite.[110] As três enfermidades estavam presentes em 39% dos gatos. Todos os gatos com colangioepatite e pancreatite concomitante desse estudo apresentavam inflamação do parênquima pancreático leve, ao passo que a doença inflamatória intestinal era grave.

Certo estudo verificou, em 40 gatos com pancreatite aguda, que 35% tinham nefrite considerada de grau discreto e 2,5% apresentavam colangioepatite grave. Os autores referem que a nefrite pode ser um achado incidental, possivelmente estando altamente relacionada com a idade dos animais analisados.[104]

A tríade felina, ou triadite, refere-se à combinação de colangite, pancreatite e doença intestinal inflamatória. Não é uma doença *per se*, mas uma síndrome, uma associação de enfermidades observada nos felinos. Até o momento, somente dois estudos verificaram a presença das três enfermidades associadas.[110,127] No restante, só encontram-se relatos pessoais e pontuais dessa associação, embora sua presença seja maior do que o registrado.

As possibilidades especulativas de causas do acometimento desses três sítios já foram discutidas anteriormente; a conclusão fundamental tida até o momento é de que, em animais com doença hepática, deve ser pesquisada a possibilidade de doenças pancreáticas e/ou intestinais associadas.

As manifestações clínicas podem ser inespecíficas e similares; anorexia, letargia e desidratação são achados comuns. No restante, as manifestações predominantes dependem do órgão com maior gravidade da doença/inflamação.

Dada a combinação de fatores, animais submetidos a biopsia por laparotomia exploratória, na pesquisa de uma das enfermidades, devem ter fragmentos pancreáticos, intestinais e hepáticos coletados.

Referências

Doença intestinal inflamatória

1. Willard MD, Hall EJ, Jergens AE, Mansell J, Minami T, Bilzer TW. Endoscopic, biopsy, and histopathologic guidelines for the evaluation of gastrintestinal inflammation in companion animals. J Vet Intern Med. 2010; 24:10-26.
2. Jergens AE, Crandell JM. Clinical staging for inflammatory bowel disease. In: August JR. Consultations in feline internal medicine. St Louis: Elsevier Saunders; 2006. p. 127-132.
3. Robson M, Crystal MA. Inflammatory bowel disease. In: Norsworth GD, Crystal MA, Grace SF. The feline patient. Iowa: Wiley Blackwell; 2011. p. 284-9.
4. Ruaux CG, Steiner JM, Williams DA. Trato gastrintestinal. In: Chandler EA, Gaskell CJ, Gaskell RM. Clínica e terapêutica em felinos. São Paulo: Roca; 2006, e. 3. p. 326-57.
5. Zoran DL. The carnivore connection to nutrition in cats. JAVMA. 2002; 221(11):1559-67.
6. Tams TR. Feline inflammatory bowel disease. Vet Clin North Am Small Anim Pract. 1993;23(3):569-86.
7. Mansfield CS, Jones BR. Review of feline pancreatitis part 1 – the normal feline pancreas, the pathophysiology, classification, prevalence and aetiologies of pancreatitis. Journal of Feline Medicine and Surgery. 2001;3:117-24.
8. Jergens AE. Feline inflammatory bowel disease – current perspective on etiopathogenesis and therapy. Proceedings of the Hills/ESFM Feline Symposium at ESVIM Congress 2001. Journal of Feline Medicine and Surgery. 2002;4:175-78.
9. Kleinschmidt S, Harder J, Nolte I, Marsilio S, Hewicker-Trautwein M. Chronic inflammatory and non-inflammatory diseases of the gastrintestinal tract in cats: diagnostic advantages of full-thickness intestinal and extraintestinal biopsies. Journal of Feline Medicine and Surgery. 2010;12:97-103.
10. Jergens AE, Crandell JM, Evans R, Ackermann M, Miles KG, Wang C. A clinical index for disease activity in cats with chronic enteropathy. J Vet Intern Med. 2010; 24:1027-33.
11. Jergens AE. Idiopathic inflammatory bowel disease in dogs and cats: 84 cases (1987-1990). JAVMA. 1992;201(10):1603-8.
12. Evans SE, Bonczynski J, Broussard JD, Han E, Baer K. Comparison of endoscopic and full-thickness biopsy specimens for diagnosis of inflammatory bowel disease and alimentary tract lymphoma in cats. JAVMA. 2006;229(9).
13. Sherding RG. Diseases of large intestine. In: Bartges JW, DeNovo RC, Green PA, Konde LJ *et al.* Handbook of small animal gastroenterology. St Louis: Elsevier Saunders; 2003. p. 251-85.
14. Zoran DL. Nutritional management of feline gastrintestinal diseases. Top Companion Anim Med. 2008;23(4):200-6.
15. Mandigers PJ, Biourge V, German AJ. Efficacy of commercial hydrolysate diet in eight cats suffering from inflammatory bowel disease or adverse reaction to food. Tijdschr Diergeneeskd. 2010;135(18):668-72.
16. Willard MD. Feline inflammatory bowel disease: a review. Journal of Feline Medicine and Surgery; 1999;1:155-64.
17. Reche Jr A, Del Barrio MA. Doença intestinal inflamatória crônica. In: Souza HJM. Coletâneas em medicina e cirurgia felina. Rio de Janeiro: LF Livros de Veterinária; 2003. p. 155-64.
18. Gaschen FP, Merchant SR. Adverse food reactions in dogs and cats. Vet Clin Small Anim. 2011;41:361-79.
19. Hall EJ. Antibiotic responsive diarrhea in small animals. Vet Clin Small Anim. 2011;41:273-86.
20. Ragaini L, Aste G, Cavicchioli L, Boari A. Inflammatory bowel disease mimicking alimentary lymphosarcoma in a cat. Veterinary Research Communications. 2003(27 Suppl 1):791-3.
21. Kiupel M, Smedley RC, Pfent C, Xie Y, Xue Y, Wise AG *et al.* Diagnostic algorithm to differentiate lymphoma from inflammation in feline small intestinal biopsy sample. Vet Pathol. 2011;48(1):212-22.
22. Waly NE, Gruffydd-Jones TJ, Stokes CR, Day MJ. Immunohistochemical diagnosis of alimentary lymphomas and severe intestinal inflammation in cats. J Comp Path. 2005;133:253-60.
23. Zwingenberger AL, Marks SL, Baker TW, Moore PF. Ultrasonographic evaluation of the muscularis propria in cats with diffuse small intestinal lymphoma or inflammatory bowel disease. J Vet Intern Med. 2010;24:289-92.
24. Wasmer ML, Willard MD, Helman RG, Edwards JF. Food intolerance mimicking alimentary lymphosarcoma. Journal of the American Hospital Association. 1995;31.
25. Perea SC. Critical care nutrition for feline patients. Top Companion Anim Med. 2008;23(4):201-7.
26. Cassiano FC, Reche Jr A. Uso de probióticos e prebióticos em gatos: uma revisão. Revista Clínica Veterinária – Revista de Educação Continuada do Clínico Veterinário de Pequenos Animais. 2011;95:98-104.

Linfoma alimentar felino

27. Couto CG. Advances in the treatment of the cat with lymphoma in practice, Journal of Feline Medicine and Surgery. 2001;2:95-100.

28. Vail MD. Tumores hematopoéticos. In: Ettinger SJ, Feldman EC. Tratado de medicina veterinária. Doenças do cão e do gato. 3ª ed. Rio de Janeiro: Guanabara Koogan; 2004. p. 538-53.
29. Ritcher KP. Feline gastrintestinal lymphoma. Vet Clin Small Anim. 2003;33:1083-98.
30. Vail DM. Feline lymphoma and leukemia. In: Vail DM, Withrow SJ. Small animal clinical oncology. 4th ed; 2001. p. 733-56.
31. Ettinger SN. Principles of treatment for feline lymphoma. Clinical Techniques in Small Animal Practice. 2003;18(2):98-102.
32. Waly NE, Gruffydd-Jones TJ, Stokes CR *et al.* Immunohistochemical diagnosis of alimentary lymphomas and severe intestinal inflammation in cats. J Comp Pathol. 2005;133:253-60.
33. Mahony OM, Moore AS, Cotter SM *et al.* Alimentary lymphoma in cats: 28 cases (1988-1993). J Am Vet Med Assoc. 1995;207:1593-8.
34. Vail DM, Moore AS, Ogilvie GK *et al.* Feline lymphoma (145 cases): proliferation indices, CD3 immunoreactivity and their association with prognosis in 90 cats receiving therapy. J Vet Intern Med. 1998;12:349-54.
35. Gieger T. Alimentary lymphoma in cats and dogs. Clin Vet Pequenos Anim. 2011;41:419-32.
36. Slawienski MJ, Mauldin GE, Mauldin GN *et al.* Malignant colonic neoplasia in cats: 46 cases (1990-1996). J Am Vet Med Assoc. 1997;211:878-81.
37. Gabor LJ, Canfield PJ, Malik R. Immunophenotypic and histological characterization of 109 cases of feline lymphosarcoma. Aust Vet J. 1999;77:436-41.
38. Morrison WB. Lymphoma in dogs and cats. Teton New Media; 2004. p. 653-64.
39. Penninck DG, Moore AS, Tidwell AS *et al.* Ultrassonography of alimentary lymphosarcoma in cat. Vet Radiol Ultrasound. 1994;35(4):229-304.
40. Reche JA, Chalita MCC, Wang L, Geraldo JCA, Santos CF, Freitas MF. Uso da L-asparaginase (Eslpar), prednisona (Meticorten) e clorambucila (Leukeran) no tratamento de gatos com linfoma alimentar: 32 casos (2004-2009). A Hora Veterinária, Ano 29, no. 173, janeiro/fevereiro 2010, p. 9-16.
41. Weiss AT, Klopfleisch R, Gruber AD. Prevalence of feline leukaemia provirus DNA in feline lymphomas. Journal of Feline Medicine and Surgery. 2010;12:929-35.
42. Fondacaro JV, Richter KP, Carpenter JL *et al.* Feline gastrintestinal lymphoma: 67 cases (1988-1996). Eur J Comp Gastroenterol. 1999;4:187-94.
43. Selting KA. Intestinal tumors. In: Vail DM, Withrow SJ. Small animal clinical oncology. 4th ed. Canada: Elsevier; 2001. p. 491-500.
44. Terry A, Callanan JJ, Fulton R *et al.* Molecular analysis of tumours from feline immunodeficiency virus (FIV)-infected cats: an indirect role for FIV. Int J Cancer. 1995;61:227-32.
45. Bridgeford EC, Marini RP, Feng Y, Parry NMA, Rickman B, Fox JG. Gastric Helicobacter species as a cause of feline gastric lymphoma: a viable hypothesis. Veterinary Immunology and Immunopathology. 2008;123:106-13.
46. Carreas JK, Goldschmidt LM *et al.* Feline epitheliotropic intestinal malignant lymphoma: 10 cases (1997-2000). J Vet Intern Med. 2003;17:326-31.
47. Kleinschmidt S, Harder J, Nolte I, Marsilio S, Hewicker-Trautwein M. Chronic inflammatory and non-inflammatory diseases of the gastrintestinal tract in cats: diagnostic advantages of full-thickness intestinal and extraintestinal biopsies. Journal of Feline Medicine and Surgery. 2010;12:97-103.
48. Willard MD, Hall EJ, Jergens AE, Mansell J, Minami T, Bilzer TW. Endoscopic, biopsy and histopathologic guidelines for the evaluation of gastrintestinal inflammation in companion animals. J Vet Intern Med. 2010;24:10-26.
49. Chun R. Tumores gastrintestinais. In: Rosenthal RC. Segredos em oncologia veterinária. 1ª ed. Porto Alegre: Artmed; 2004. p. 163-7.
50. Birchard SJ, Couto CG, Johnson S. Nonlymphoid intestinal neoplasia in 32 dogs and 14 cats. J Am Anim Hosp Assoc. 1986;22:533-7.
51. Kiselow MA, Goldstein RE, Weinkle TK. Outcome of cats with low-grade lymphocytic lymphoma: 41 cases (1995-2005). JAVMA. 2008;232(3).
52. Barrs VR, Beaty JA, Mccandlish IA *et al.* Hypereosinophilic paraneoplastic syndrome in a cat with intestinal T cell lymphosarcoma. J Small Anim Pract. 2002;43:401-5.
53. Teske E, Sraten GV, van Noort R *et al.* Chemotheraphy with cyclophosphamide, vincristine and prednisolone (COP) in cats with malignant lymphoma: new results with an old protocol. J Vet Intern Med. 2002;16:179-86.
54. Rand J. Problem-based feline medicine. Elsevier Health Sciences; 2006. p. 641-716.
55. Freire M, Rabelo RC. Translocação bacteriana. In: Rabelo RC. Fundamentos de terapia intensiva veterinária em pequenos animais. Rio de Janeiro: L.F. Livros; 2005. p. 127-35.
56. Gisselbrecht C, Gaulard P, Lepage E, Coiffier B *et al.* Prognostic significance of T-cell phenotype in aggressive non-Hodgkin's lymphomas. Blood. 1998;92:76-82.

Lipidose hepática felina

57. Center SA. Optimizing care for hepatic lipidosis. Proceeding of the NAVC North American Veterinary Conference, Florida; 2005. p. 1473-5.
58. Norsworthy GD. A treatment protocol for improving survival in cats with hepatic lipidosis. Waltham Feline Medicine Symposium, TNAVC; 1998. p. 7-15.
59. Biourge VC, Groff JM, Morris JG *et al.* Long-term voluntary fasting in adult obese cats: nitrogen balance, plasma amino acid concentrations and urinary orotic excretion. J Nutr. 1994;124:2680S-2S.
60. Schaer M. The icteric cat. Proceedings of the 33rd World Small Animal Veterinary Congress, Ireland; 2008. p. 272-4.
61. Laflamme DP. Obesity in dogs and cats: what is wrong with being fat? J ANIM SCI published online October 7, 2011. Downloaded from jas.fass.org at Sistema Integrado de Bibliotecas da USP on November 23, 2011.
62. Biourge VC. Feline hepatic lipidosis: prevention and treatment. The North American Veterinary Conference, 2005; Proceedings: Small Animal Hepatology. p. 397-398.
63. Sharon AC. Feline hepatic lipidosis. Vet Clin Small Anim. 2005;35:225-69.
64. Scherk M. Feline nutrition: facts, fun and physiology, cats are different than dog. 62º Congresso Internazionale Multisala SCIVAC, Rimini-Italy; 2009. p. 495-8.
65. Zoran DL. The carnivore connection to nutrition in cats. JAVMA. 2002;221(11): 1559-67.
66. Armstrong J. Hepatic lipidosis in cats. CVMA Scientific Presentations, Hepatic and Pancreatitic Diseases, Calgary-Alberta; 2010. p. 132-4.
67. Marks SL. How i treat feline lipidosis and feline cholangitis. Proceedings of the 34th World Small AnimalVeterinary Congress, WSAVA 2009, São Paulo, Brazil.
68. Reche Júnior A, Pimenta MM. Lipidose hepática em felinos. In: Rabelo RC. Emargências em pequenos animais – condutas clínicas e cirúrgicas no paciente grave. São Paulo: Elsevier; 2003. p. 598-604.
69. Ritcher KP. Diseases of the liver and hepatobiliary system. In: Bartges JW, DeNovo RC, Green PA, Konde LJ *et al.* Handbook of small animal gastroenterology. St Louis: Elsevier Saunders; 2003. p. 286-352.
70. Center SA. Nutritional support for dogs and cats with hepatobiliary disease. American Society for Nutritional Sciences; 1998. p. 2733S-46S. Downloaded from jn.nutrition.org by guest on November 12, 2011.
71. Doherty JF, Golden MHN, Brooks SEH. Peroxisomes and the fatty liver of malnutrition: an hypothesis. American Society for Clinical Nutrition. 1991;54:674-7.
72. Center SA. Feline hepatic lipidosis. Veterinary Clinics Small Animal Practice. 2005;35:225-69.
73. Blanchard G, Paragon BM, Milliat F, Lutton C. Dietary L-carnitine supplementation in obese cats alters carnitine metabolism and decreases ketosis during fasting and induced hepatic lipidosis. American Society for Nutritional Sciences, 0022-3166/02:2002, 204-10. Downloaded from jn.nutrition.org at Universidade de São Paulo on November 23, 2011.
74. Perea SC. Critical care nutrition for feline patients. Top Companion Anim Med. 2008;23(4):201-7.
75. Crook MA, Hally V, Panteli JV. The importance of the refeeding syndrome. Nutrition. 2001;17:632-7.
76. Brenner K, KuKanich KS, Smee NM. Refeeding syndrome in a cat with hepatic lipidosis. Journal of Feline Medicine and Surgery. 2011;13:614-17.
77. Chan D. The inappetent hospitalised cat. Clinical approach to maximising nutritional support. Journal of Feline Medicine and Surgery. 2009;11:925-33.
78. Mott J. Food and feeding tubes: feline critical care nutrition. Proceedings of the North American Veterinary Conference, Orlando-Florida; 2006. p. 755-8.
79. Han E. Esophageal and gastric feeding tubes in ICU patients. Clinical Techniques in Small Animal Practice. 2004;19(1): 22-31.
80. Caney SMA. The cat friendly practice: integration of knowledge and care. 55º Congresso Nazionale SCIVAC, Milano, 2 a 4 marzo; 2007. p. 27-45.
81. Arndt TP, Cowell R, Valenciano A. Hepatic lipidosis. In: Norsworth GD, Crystal MA, Grace SF. The feline patient. Iowa: Wiley Blackwell; 2011. p. 734-5.
82. Griffin B, Hume KR. Recognition and management of stress in housed cats. In: August JR. Consultations in feline internal medicine. Philadelphia: Elsevier; 2006;5. p. 717-32.

Colangites em felinos

83. Gunn-Moore D, Reed N. Feline inflammatory liver disease – an overview. Veterinary Focus. 2010;20(3):2-8.
84. Armstrong J. Feline hepatobiliary disease – Where are we in 2006? Proceedings of the North American Veterinary Conference. 2006;20:515-8.
85. Rothuizen J, Bunch S, Charles J *et al.* Standards for clinical and histological diagnosis of canine and feline liver diseases (WSAVA). Philadelphia: Elsevier Saunders; 2006.

86. Center SA. Diseases of the gallbladder and biliary tree. Veterinary Clinics of North America. 2009;39:543-98.
87. Edwards M. Feline cholangiohepatitis. Veterinary Compendium. 2004;26(11):855-62.
88. Ferreira AMR, Almeida ECP, Labarthe NV. Liver fluke infection in Brazilian cats: prevalence and pathology. Feline Practice. 1999;27:19-22.
89. Norsworthy GD. Flukes: liver, biliary and pancreatic. In: Norsworthy GD, Crystal MA, Grace SF, Tilley LP. The feline patient. 3rd ed. Iowa: Blackwell; 2006. p. 108-9.
90. Salomão M, Souza-Dantas LM, Almeida FM, Branco AS, Bastos OPM, Sterman F, Labarthe N. Ultrasonography in hepatobiliary evaluation of domestic cats infected by Platynosomum Looss, 1907. Intern J Appl Res Vet Med. 2005;3:271-9.
91. Twedt DC, Armstrong PJ. Feline inflammatory liver disease. In: Bonagura JD, Twedt DC. Current veterinary therapy. 14th ed. St. Louis: Saunders-Elsevier; 2009. p. 576-81.
92. King MD, Martin RA. Extrahepatic biliary obstruction. In: Bojrab MJ, Monnet E. Mechanisms of disease in small animal surgery. 3rd ed. Teton newmedia; 2010. p. 170-5.
93. Buote NJ, Mitchell SL, Penninck D, Freeman LM, Webster CR. Cholecystoenterostomy for treatment of extrahepatic biliary tract obstruction in cats: 22 cases (1994-2003). J Am Vet Med Assoc. 2006;228(9):1376-82.
94. Bacon NJ, White RA. Extrahepatic biliary tract surgery in the cat: a case series and review. J Small Anim Pract. 2003;44(5):231-5.
95. Mayhew PD, Holt DE, McLear RC, Washabau RJ. Pathogenesis and outcome of extrahepatic biliary obstruction in cats. J Small Anim Pract. 2002;43(6):247-53.

Aspectos diferenciais da pancreatite em felinos

96. Mansfield CS, Jones BR. Review of feline pancreatitis part 1 – the normal feline pancreas, the pathophysiology, classification, prevalence and aetiologies of pancreatitis. Journal of Feline Medicine and Surgery. 2001;3:117-24.
97. Jubb KVF. The pancreas. In: Jubb KVF, Kennedy PC, Palmer N, editors. Pathology of domestic animals. San Diego Academic Press. 4th ed; 1993. p. 407-18.
98. Simpson KW, Shiroma JT, Biller DS, Wicks J, Johnson SE, Dimski D *et al.* Ante mortem diagnosis of pancreatitis in four cats. Journal of Small Animal Practice. 1994;35:93-9.
99. Baral RM. Diseases of the exocrine pancreas. In: Little S, editor. The cat: clinical medicine and management. St. Louis: Elsevier; 2011. p. 513-22.
100. Schaer M. Acute pancreatitis in the cat. Feline Practice. 1991;19:24-5.
101. Schaer M, Holloway S. Diagnosing acute pancreatitis in cat. Veterinary Medicine. 1991:782-95.
102. De Cock HEV, Forman MA, Farver TB, Marks SL. Prevalence and histopathologic characteristics of pancreatitis in cats. Veterinary Pathology. 2007;44:39-49.
103. Etue SM, Penninck DG, Labato MA, Pearson S. Ultrasonography of the normal feline pancreas and associated anatomic landmarks: a prospective study of 20 cats. Veterinary Radiology & Ultrasound. 2001;42(4):330-6.
104. Hill RC, van Winkle TJ. Acute necrotizing pancreatitis and acute suppurative pancreatitis in the cat: a retrospective study of 40 cases (1976-1989). Journal of Veterinary Internal Medicine. 1993;7:25-33.
105. Dill-Macky E. Pancreatic diseases of the cat. Compendium of Continuing Education for the Practicing Veterinarian. 1993;15:589-95.
106. Mansfield CS, Jones BR. Review of feline pancreatitis part 2 – clinical signs, diagnosis and treatment. Journal of Feline Medicine and Surgery. 2001;3:117-24.
107. Steiner JM, Williams DA. Feline pancreatitis. Compendium of Continuing Educations for the Practicing Veterinarian. 1997;19:590-601.
108. Simpson KW. Current concepts of the pathogenesis and pathophysiology of acute pancreatitis in the dog and cat. Compendium of Continuing Educations for the Practicing Veterinarian. 1993;15:247-51.
109. Washabau RJ. Feline acute pancreatitis – important species differences. Journal of Feline Medicine and Surgery. 2001;3:95-8.
110. Weiss DJ, Gagne JM, Armstrong PJ. Relationship between inflammatory hepatic disease and inflammatory bowel disease, pancreatitis and nephritis in cats. Journal of Veterinary Medical Association. 1996;42:2036-48.
111. Baez JL, Hendrick MJ, Walter LM, Washabau RJ. Radiographic, ultrasonographic and endoscopic findings in cats with inflammatory bowel disease of the stomach and small intestine. Journal of American Veterinary Medical Association. 1999;215:349-54.
112. Whittemore JC, Campbell VL. Canine and feline pancreatitis. Veterinary Compendium. 2005;28:766-75.
113. Akol KG, Washabau RJ, Sanders HM, Hendrick MJ. Acute pancreatitis in cats with hepatic lipidosis. Journal of Veterinary Internal Medicine. 1993;7:205-9.
114. Zoran DL. Pearls of veterinary practice – pancreatitis in cats: diagnosis and management of a challenging disease. Journal of American Animal Hospital Association. 2006;42:1-9.
115. Forcada Y, German AJ, Noble PJM, Steiner JM, Suchodolski JS, Graham P *et al.* Determination of serum fPLI concentrations in cats with diabetes melito. Journal of Feline Medicine and Surgery. 2008;10:480-7.
116. Parent C, Washabau RJ, Williams DA. Serum TLI, amylase and lipase in the diagnosis of feline acute pancreatitis (abstract). Journal of Veterinary Internal Medicine. 1995;9:194.
117. Swift NC, Marks SL, Maclachlan NJ, Norris CR. Evaluation of serum trypsin-like immunoreactivity for the diagnosis of pancreatitis in cats. Journal of American Veterinary Medical Association. 2000;217:37-42.
118. Gerhardt A, Steiner JM, Williams DA, Kramer S, Fuchs C, Janthur M *et al.* Comparison of the sensitivity of different diagnostic tests for pancreatitis in cats. Journal of Veterinary Internal Medicine. 2001;15:329-33.
119. Steiner JM, Wilson BG, Williams DA. Development and analytical validation of a radioimmunoassay for the measurement of feline pancreatic lipase immunoreactivity in serum. The Canadian Journal of Veterinary Research. 2004;68:309-14.
120. Forman MA, Marks SL, De Cock HEV, Hergessel EJ, Wisner ER, Baker TW *et al.* Evaluation of serum feline pancreatic lipase immunoreactivity and helical computed tomography *versus* conventional testing for the diagnosis of feline pancreatitis. Journal of Veterinary Internal Medicine. 2004;18:807-15.
121. Wall M, Biller DS, Schoring P, Olsen LD, Moore LE. Pancreatitis in a cat demonstrating pancreatic duct dilation ultrasonographically. Journal of the American Animal Hospital Association. 2001;37:49-53.
122. Saunders HM, van Winkle TJ, Drobatz K, Kimmel SE, Washabau RJ. Ultrasonographic findings in cats with clinical, gross pathologic, and histologic evidence of acute pancreatic necrosis: 20 cases (1994-2001). Journal of American Veterinary Medical Association. 2002; 221:1724-30.
123. Kimmel SE, Washabau RJ, Drobatz KJ. Incidence and prognostic value of low plasma ionized calcium concentration in cats with acute pancreatitis: 46 cases (1996-1998). Journal of American Veterinary Medical Association. 2001;219:1105-9.
124. Ruaux CG. Diagnostic approaches to acute pancreatitis. Clinical Techniques in Small Animal Practice. 2003;18(4):245-9.
125. Jennings M, Center SA, Berr SC, Brandes D. Successful treatment of feline pancreatitis using an endoscopically placed gastrojejunostomy tube. Journal of the American Animal Hospital Association. 2001;37:145-52.
126. Steiner JM. Diagnosis of pancreatitis. Vet Clin North Am Small Anim Pract. 2003;33:1181-95.
127. Clark JEC, Haddad JL, Brown DC, Morgan MJ, van Winkle TJ, Rondeau MP. Feline cholangitis: a necropsy study of 44 cats (1986 – 2008). Journal of Feline Medicine and Surgery. 2011;13:570-76.

Seção C
Sistema Hepatobiliar

122 Avaliação Laboratorial do Sistema Hepatobiliar

Ricardo Duarte Silva

▪ Introdução

Os exames laboratoriais são frequentemente utilizados para detectar disfunção hepática ou alterações da circulação êntero-hepática e direcionar a abordagem diagnóstica subsequente. Uma vez que a disfunção hepática é reconhecida, os exames laboratoriais podem auxiliar na identificação do tipo de distúrbio hepático, avaliar a gravidade e o curso da doença ou resposta ao tratamento.

Os exames rotineiramente empregados em Medicina Veterinária são:

- a determinação da atividade sérica de enzimas hepáticas
- testes que avaliam a capacidade de síntese ou metabolismo hepático
- testes que avaliam a excreção de pigmentos orgânicos e corantes exógenos.

▪ Atividade sérica de enzimas hepáticas

As enzimas hepáticas são normalmente incluídas nos perfis bioquímicos e muitas vezes chamadas de testes de função hepática. Entretanto, a mensuração dessas enzimas, como a alanina aminotransferase, por exemplo, serve para a avaliação da integridade do hepatócito, e não uma função específica do fígado. Além disso, o fígado tem papel central no metabolismo e na desintoxicação do organismo. Doenças sistêmicas ou de outros órgãos podem ocasionar disfunção hepática secundária e elevação dessas enzimas no sangue. Os distúrbios extra-hepáticos que podem causar testes anormais são:

- Anemia hemolítica
- Diabetes *mellitus*
- Doença inflamatória intestinal
- Esplenite
- Hemoparasitas
- Hiperadrenocorticismo
- Hiperlipidemia
- Hipoadrenocorticismo
- Hipotireoidismo
- Infecções bacterianas
- Insuficiência cardíaca
- Má nutrição
- Pancreatite
- Sepse.

Além disso, é comum observar aumento de enzimas hepáticas em indivíduos assintomáticos. Uma série de fatores pode ser responsável por essa elevação: idade, medicações e até mesmo raça. Por exemplo, sabe-se que cães da raça Scottish terrier têm valores de fosfatase alcalina maiores do que cães de outras raças.[1]

▪ Enzimas de extravasamento | Aminotransferases

A alanina aminotransferase (ALT; anteriormente chamada de transaminase glutâmico-pirúvica ou TGP) e a aspartato aminotransferase (AST; anteriormente chamada de transaminase glutâmico-oxaloacética ou TGO) são chamadas de enzimas de extravasamento, pois o aumento da atividade sérica dessas enzimas está associado ao aumento da permeabilidade ou à destruição da membrana celular do hepatócito. Por esse motivo, são consideradas enzimas *marcadoras de necrose*.

A ALT é uma enzima de meia-vida intermediária (2,5 dias), encontrada no citosol dos hepatócitos. O aumento da sua atividade sérica é um indício de necrose hepática. Os aumentos marcantes ocorrem nos quadros de hepatites agudas e neoplasias hepáticas primárias. Aumentos moderados são observados nos processos infecciosos e aumentos discretos, ou mesmos valores normais, podem estar associados a doenças hepáticas graves, como cirrose, devido à redução do número de hepatócitos viáveis para produção da enzima. Aumentos discretos também são observados em doenças vasculares (desvios portossistêmicos, doenças vacuolares ou degenerativas e congestão hepática).

A AST é uma enzima de meia-vida curta (12 h), encontrada nos hepatócitos, no citosol e também dentro de mitocôndrias. Portanto, o aumento da atividade sérica da AST pode estar associado à lesão hepática mais grave, pois sua liberação na circulação em quantidades apreciáveis é sugestiva de destruição de organelas intracelulares, não somente o aumento da permeabilidade da membrana do hepatócito. A AST está presente também no músculo esquelético estriado e miocárdio. Portanto, o aumento da atividade sérica da AST pode ocorrer em doenças musculares, especialmente o catabolismo proteico causado por doenças hepáticas como a lipidose hepática felina. Nesses casos, geralmente o aumento da atividade sérica AST é maior do que o aumento da ALT, proporcionalmente. Nos quadros de necrose hepática, o padrão esperado é que o aumento da ALT seja, proporcionalmente, superior ao aumento da AST. Na avaliação do paciente com suspeita de doença hepática, essas enzimas devem ser interpretadas em conjunto. A dosagem concomitante da creatinoquinase (CK), um indicador específico de catabolismo muscular, pode ser útil na interpretação da relação ALT-AST, principalmente em felinos.

Não há correlação entre a magnitude do aumento dessas enzimas e o prognóstico. A redução da atividade sérica dessas enzimas pode levar dias após a recuperação de uma lesão aguda. A redução, porém, não necessariamente implica recuperação: pode ocorrer nos quadros em que a destruição maciça do fígado não deixou hepatócitos viáveis para sua produção.

Enzimas de indução

A fosfatase alcalina (FA) e a gamaglutamiltransferase (GGT) são chamadas de enzimas de indução, pois, diferentemente da ALT e da AST, seu aumento na circulação é induzido por alterações dos canalículos biliares (FA) ou dúctulos biliares (GGT). Por isso, essas enzimas são consideradas *marcadores de colestase*, pois o aumento de sua atividade sérica ocorre em distúrbios que causam acúmulo de bile em parênquima hepático.

Embora rotineiramente empregada, a FA não é uma enzima específica hepática, sendo encontrada em outros tecidos, como osso, intestino e rins. O cão ainda produz uma isoforma da FA induzida por corticoides (endógenos ou exógenos). Portanto, a mensuração da atividade sérica da FA representa a quantidade de FA total, ou seja, a FA hepática, a óssea e, no cão, a induzida por corticoides, que são as que têm a meia-vida mais prolongada e as mais importantes clinicamente. São chamadas "isoformas", e não isoenzimas, pois são codificadas pelo mesmo gene. A determinação fracionada das diferentes isoformas da FA não é realizada na rotina clínica.

O aumento da atividade sérica da FA ocorre em quadros de colestase intra ou extra-hepática, inflamação das vias biliares e doenças infiltrativas do fígado (p. ex., neoplasia metastática). Nesses casos, a hiperbilirrubinemia deve estar associada. Nos gatos, aumento da atividade sérica da FA ocorre exclusivamente na lipidose hepática felina, segundo alguns autores. Nos felinos, a meia-vida da FA é bem menor (6 h) do que nos cães (3 dias), e parece não haver uma isoforma da FA induzida por corticoides.

Aumentos marcantes da FA podem ocorrer em doenças degenerativas do fígado (hepatopatias vacuolares), hipercortisolismo (hiperadrenocorticismo canino) e doenças ósseas (p. ex., osteossarcoma).[2] Nesses casos, o aumento da atividade sérica da FA não está associado à hiperbilirrubinemia, característica dos processos colestáticos.

Há aumento da FA óssea no período de crescimento, portanto animais jovens têm um valor maior da FA até aproximadamente 1 ano de vida. Nesses animais, a FA óssea corresponde a aproximadamente 95% da FA total. Cães com fraturas ósseas também têm aumentos discretos (duas vezes o limite superior da normalidade), porém prolongados da FA. Cães com osteossarcoma e aumento de FA têm pior prognóstico: o aumento está associado à menor sobrevida e à ocorrência de metástase.

A GGT também é considerada um marcador de colestase. Embora produzida também em pâncreas, intestinos e rins, a isoforma hepática é a única com meia-vida longa suficiente para que aumentos sejam detectados no soro. Nos felinos, o aumento da atividade sérica de GGT, associada à hiperbilirrubinemia, geralmente é causado por colangite, aguda ou crônica, e quadros de obstrução extra-hepática. Recomenda-se, no paciente felino, a avaliação de GGT junto da FA. Nos cães, em decorrência da baixa sensibilidade, a dosagem concomitante da GGT não é útil na maior parte dos casos.

Tanto a FA quanto a GGT podem ser induzidas por medicações, isto é, ocorre o aumento causado por indução, e não por lesão, de vias biliares ou do hepatócito. As medicações classicamente citadas são os anticonvulsivantes, como o fenobarbital. Com exceção da FA induzida por corticoide no cão, estudos mais recentes são sugestivos de que o aumento dessas enzimas por medicações é decorrente de lesão hepatocelular, e não de indução.

Testes para avaliação da capacidade de síntese hepatocelular

Albumina

O fígado produz praticamente toda a albumina do organismo. A diminuição da albumina plasmática pode ser decorrente de diminuição da síntese hepática, o que ocorre geralmente nas doenças hepáticas crônicas. Entretanto, a hipoalbuminemia ocorre em inúmeras outras doenças, de origem não hepática, portanto não é específica de doença hepática. A albumina deve ser interpretada sempre em conjunto das proteínas totais. Em geral, nas doenças hepáticas crônicas, há tendência das proteínas totais normais apesar da hipoalbuminemia, em decorrência da hipergamaglobulinemia.

Glicose

O fígado desempenha papel central no metabolismo da glicose. Durante os períodos de jejum, a glicemia é mantida dentro dos valores normais pela neoglicogênese hepática. Em cães com doenças hepáticas agudas, pode ocorrer hipoglicemia, que é considerada um fator de mau prognóstico em cães com hepatopatias crônicas. A mensuração da glicemia em pacientes hepatopatas deve ser realizada sempre antes da realização de tratamento com glicose parenteral. Felinos com lipidose hepática, por exemplo, muitas vezes estão hiperglicêmicos e a suplementação dos fluidos com glicose pode causar ou agravar outros distúrbios, como a hipopotassemia. Não é indicado assumir que todo paciente hepatopata tem hipoglicemia.

Amônia e ureia plasmáticas

A principal indicação da dosagem de amônia é sustentar o diagnóstico de encefalopatia hepática. Embora a patogenia da encefalopatia hepática não esteja completamente elucidada, acredita-se que a amônia seja uma das principais neurotoxinas envolvidas. Entretanto, a dosagem de amônia não é rotineiramente realizada devido às dificuldades técnicas envolvidas na manipulação da amostra e na realização do exame: o plasma deve ser separado em centrífuga refrigerada e processado rapidamente, imediatamente após a obtenção da amostra.

Embora a dosagem da *ureia plasmática* seja mais comumente empregada para avaliação do sistema renal, sua inclusão no perfil bioquímico de pacientes com hepatopatias é recomendada, principalmente se houver suspeita de encefalopatia hepática. A ureia é produzida no fígado, no ciclo da ureia, a partir da amônia. Em doenças hepáticas graves, como necrose hepática aguda e cirrose ou desvios portossistêmicos, a amônia não é transformada em ureia. Valores baixos de ureia podem, portanto, ser indícios de hiperamoninemia. Vários fatores influenciam os valores da ureia plasmática: função renal, aporte dietético de proteínas e hidratação do paciente. A mensuração da ureia não é um teste específico para hepatopatias.

A identificação de cristais de biurato de amônio (Figura 122.1) no exame de urina também é uma evidência de hiperamoninemia, exceto em cães das raças Dálmata e Bulldog inglês, que podem apresentar esses cristais em decorrência de hiperuricemia. Obviamente, nesses casos, as manifestações clínicas de cães com hiperamoninemia (encefalopatia hepática) são diferentes das dos pacientes com aumento do ácido úrico, que geralmente causa o aparecimento de cálculos em vias urinárias.

Fatores de coagulação

O fígado produz a maior parte dos fatores de coagulação. A capacidade de síntese desses fatores só é diminuída em quadros graves. Coagulopatias decorrentes da diminuição da produção desses fatores são mais comumente observadas em cães com cirrose.[3]

Entretanto, o clínico deve estar ciente de que outros fatores podem causar coagulopatias em cães e gatos com hepatopatias, principalmente deficiência de vitamina K em animais com distúrbios colestáticos. A vitamina K é lipossolúvel e sua absorção no intestino depende da emulsificação da gordura dietética pela bile. Os tempos de coagulação (tempo de protrombina e tempo de tromboplastina parcial ativada) não são testes sensíveis, e não é possível diferenciar a coagulopatia decorrente da diminuição da síntese de fatores daquela provocada por má absorção de vitamina K. A reavaliação dos tempos de coagulação após a suplementação com vitamina K pode ser o único meio de distinguir objetivamente o distúrbio predominante.

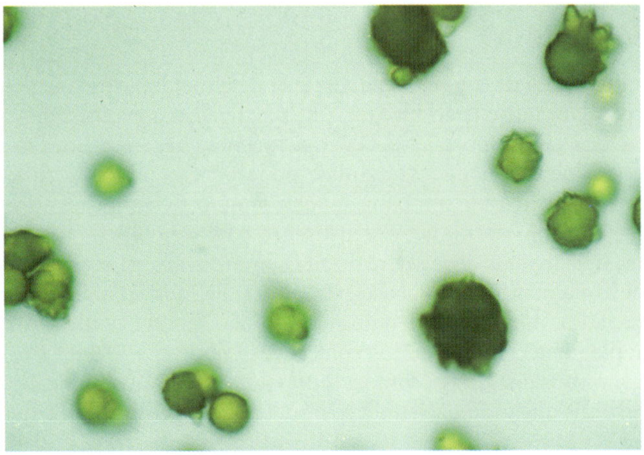

Figura 122.1 Cristais de biurato de amônio.*

Testes que avaliam a excreção de pigmentos e ânions orgânicos ou corantes exógenos

Bilirrubinas

A determinação das bilirrubinas é frequentemente empregada na avaliação de pacientes com hepatopatias. Muitas vezes, o valor inicial da bilirrubina não é importante para o estabelecimento do diagnóstico, porém a comparação com dosagens subsequentes pode ser útil no monitoramento do curso da doença e no tratamento.

A bilirrubina é o produto da degradação do heme, o qual é resultado da degradação da hemoglobina, derivada, principalmente, de hemácias senescentes, mas também de hemoglobina livre e citocromos. Essa degradação ocorre nos órgãos do sistema mononuclear fagocitário, principalmente no baço. A hemoglobina é clivada em globina e heme, liberando também o ferro. A seguir, o heme é transformado em biliverdina, um composto atóxico e hidrossolúvel. Nos mamíferos, a biliverdina é transformada em bilirrubina. Essa bilirrubina não é hidrossolúvel. Para ser carreada através do sangue, tem que ser transportada pela albumina. Esse tipo de bilirrubina é chamado de *bilirrubina não conjugada.*

No fígado, a bilirrubina é liberada da albumina e captada pelos hepatócitos, onde será conjugada com o ácido glicurônico. Esse tipo de bilirrubina é hidrossolúvel e chamado de *bilirrubina conjugada.* A bilirrubina conjugada é excretada na bile, que ficará armazenada na vesícula biliar até sua contração. A contração da vesícula biliar libera a bile no intestino delgado.

No intestino, a bilirrubina conjugada existente na bile é transformada, por bactérias intestinais, em *urobilinogênio*, que é uma substância incolor e hidrossolúvel. O urobilinogênio é transformado em estercobilina, pigmento que dá a coloração amarronzada às fezes. Uma parte do urobilinogênio formado pode atravessar a parede intestinal e ganhar a circulação, sendo posteriormente excretado na urina.

A concentração normal de *bilirrubinas totais* (bilirrubinas conjugada e não conjugada) no sangue dos animais é pequena (< 1 mg/dℓ). O aumento da bilirrubina no sangue e sua impregnação nos tecidos pode causar a coloração amarelada de pele, mucosas e esclera, o que caracteriza a *icterícia* (Figura 122.2). Em felinos, a icterícia é mais evidente na inspeção do palato mole (Figura 122.3). A icterícia é evidente quando as concentrações de bilirrubina são superiores a 3 mg/dℓ, porém sua detecção também depende da perfusão de sangue através dos tecidos. O aumento da concentração da bilirrubina no sangue pode ocorrer, basicamente, por:

- aumento da destruição de hemácias, decorrente, principalmente, de doenças hemolíticas. Nesse caso, a icterícia é chamada de *pré-hepática* e ocorre, predominantemente, o aumento da bilirrubina não conjugada

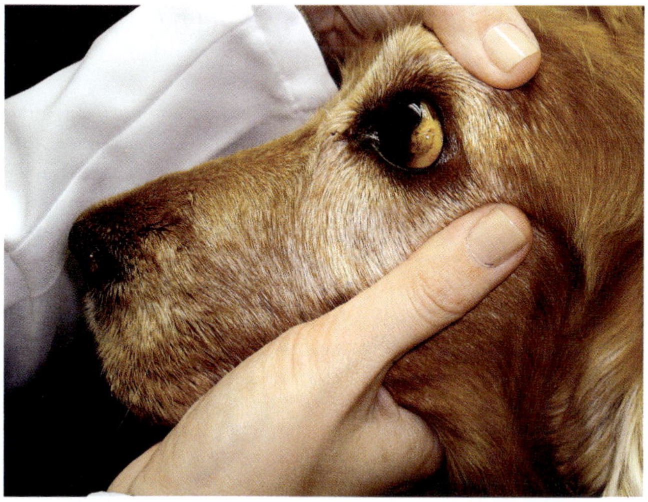

Figura 122.2 Esclera amarelada em cão com icterícia.

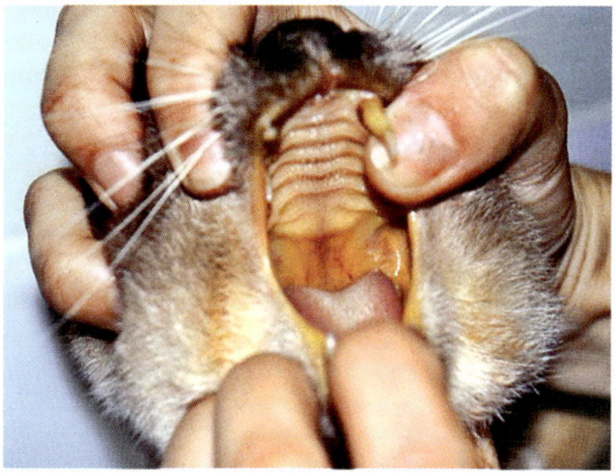

Figura 122.3 Descoloração amarelada do palato mole em gato ictérico.

- colestase intra-hepática, decorrente de doenças hepáticas. Nesse caso, a icterícia é chamada de *hepática* e ocorre, predominantemente, o aumento da bilirrubina conjugada
- obstrução do ducto biliar. Nesse caso, a icterícia é chamada de *pós-hepática* e ocorre, predominantemente, o aumento da bilirrubina conjugada.

Nos casos de icterícia pré-hepática, anemia hemolítica é suficiente para guiar a abordagem diagnóstica subsequente. Nos quadros hemolíticos não complicados, geralmente a concentração sérica de bilirrubinas totais não ultrapassa 5 mg/dℓ. Como a bilirrubina não conjugada não é hidrossolúvel, não deve haver bilirrubinúria em felinos com icterícia pré-hepática. Cães podem conjugar a bilirrubina nos rins, e o aparecimento de bilirrubinúria pode ocorrer até mesmo em cães sadios, principalmente se a urina estiver concentrada.

Nas doenças intra-hepáticas, a concentração de bilirrubina é maior, porém variável. Nos casos de obstrução extra-hepática, ocorrem grandes aumentos na concentração de bilirrubina. Em ambos os casos, a bilirrubinúria deve estar presente. Teoricamente, cães com icterícia pós-hepática não devem ter urobilinogênio na urina, em oposição a animais com icterícia hepática. Entretanto, o urobilinogênio é extremamente fotossensível e geralmente não é detectado em amostras de urina expostas à luz. A diferenciação desses dois últimos tipos normalmente requer a ultrassonografia como método diagnóstico auxiliar.

A determinação das bilirrubinas séricas em muitos laboratórios brasileiros ainda é realizada pelo método de van den Bergh, pelo qual a bilirrubina conjugada é mensurada pela reação com o ácido diazóxido sulfanílico. As bilirrubinas totais correspondem à quantidade de bilirrubina presente no soro que reage com o ácido diazóxido sulfanílico, após a adição de álcool à reação. A bilirrubina não conjugada não é mensurada, no entanto ser valor é estimado subtraindo-se o valor da bilirrubina conjugada das bilirrubinas totais. Daí os termos bilirrubina *indireta*, para designar a bilirrubina não conjugada, que não é mensurada, e *direta*, para designar a bilirrubina direta.

Métodos mais modernos dosam a bilirrubina não conjugada e a total, sendo, nesses métodos, a bilirrubina conjugada estimada pela subtração (ou seja, *indiretamente*). Como esses métodos tendem a substituir o método de van den Bergh, a terminologia "direta e indireta" deve ser abandonada, dando-se preferência para "não conjugada e conjugada" para evitar confusões.

Os novos métodos tornam possível a dosagem da bilirrubina-delta. A *bilirrubina-delta* corresponde a uma parte da bilirrubina conjugada que sofre uma ligação covalente e irreversível com a albumina. Essa fração é mensurada como bilirrubina conjugada pelo método de van den Bergh. O aumento da bilirrubina-delta ocorre nos casos de icterícia hepática ou pós-hepática crônica. A existência de bilirrubina-delta pode explicar porque alguns animais demoram mais para normalizarem as concentrações de bilirrubina, apesar da melhora clínica, pois ela só é eliminada após a degradação da albumina que a carreia. Ainda não existem estudos sobre a utilidade clínica da determinação da bilirrubina-delta.

As bilirrubinas são fotossensíveis, e as amostras de soro devem ser protegidas da luz enquanto aguardam o processamento no laboratório. Protegidas da luz, as bilirrubinas são estáveis por 7 dias a 4°C.

Ácidos biliares

Os ácidos biliares são sintetizados a partir do colesterol e excretados na bile. A bile é armazenada temporariamente na vesícula biliar e eliminada no intestino delgado. Os ácidos biliares predominantes na bile dos mamíferos são os ácidos cólico e quenodesoxicólico. No intestino, sua principal função é emulsificar gorduras dietéticas para facilitar sua digestão pelas lipases e posterior absorção. Apenas 5 a 10% dos ácidos biliares são perdidos nas fezes. A maior parte dos ácidos biliares é reabsorvida pela circulação portal, captada pelo fígado e novamente secretada na bile. Esse processo de reciclagem dos ácidos biliares, chamado de "circulação êntero-hepática", é extremamente eficiente, sendo pouca quantidade de ácidos biliares liberada para circulação sanguínea.

Qualquer distúrbio que comprometa a circulação êntero-hepática pode ocasionar a diminuição da remoção dos ácidos biliares e seu aumento no sangue. Os ácidos biliares estão aumentados em doenças hepáticas, causando diminuição de captação, metabolismo e excreção deles. Portanto, não é possível diferenciar os diversos tipos de doenças hepáticas pela determinação dos ácidos biliares. Além disso, a determinação dos ácidos biliares não é um indicador da massa funcional hepática.

A principal indicação da determinação de ácidos biliares é a suspeita de desvios portossistêmicos. Nesses casos, embora o fígado seja capaz de captar, sintetizar e excretar os ácidos biliares, a circulação êntero-hepática está alterada.

O sangue que entra pela circulação portal é desviado para a veia cava e os ácidos biliares atingem a circulação sistêmica, sem passar pelo fígado, onde seriam removidos na primeira passagem. Isso causa aumento dos ácidos biliares no sangue, principalmente no período pós-prandial, quando a absorção intestinal é máxima. Muitas horas depois, os ácidos biliares terão circulado por todo o organismo, inclusive pelo fígado, onde serão removidos e novamente secretados na bile.

A partir dessa ideia, para o diagnóstico de desvio portossistêmico, recomenda-se dosar os ácidos biliares após jejum de 12 h e 2 h depois de uma refeição. Em jejum, a concentração de ácidos biliares deve estar próxima do normal e, na amostra pós-prandial, os valores deverão estar aumentados.

A dosagem de ácidos biliares é um método bastante sensível e também pode ser usada em casos de suspeita de doença hepática, cujos outros exames subsidiários foram inconclusivos, mas não é um teste utilizado para triagem de pacientes com suspeita de hepatopatias.

Testes que avaliam a excreção de corantes exógenos

Os testes de retenção de bromossulfaleína e de depuração do verde de indocianina são os exemplos clássicos de testes que avaliam a excreção de corantes exógenos pelo fígado. Esses testes envolvem a administração do corante por via intravenosa e a avaliação da sua concentração sérica em amostras de sangue obtidas consecutivamente. O objetivo é avaliar a capacidade do fígado em depurar tais corantes, como um teste para avaliar a função hepática.

Talvez pelo grande número de estudos experimentais realizados em cães, esses testes foram considerados precisos, por muitos veterinários, para avaliação da massa hepática funcional. Na realidade, esses testes têm baixa sensibilidade e especificidade quando aplicados na rotina clínica, pois estão sujeitos a uma série de interferências, como hipoalbuminemia, ascite e icterícia, condições comumente encontradas em paciente com hepatopatias.[4]

Avaliação laboratorial do sistema hepatobiliar a partir de múltiplos testes

Geralmente a combinação de testes é utilizada para a avaliação laboratorial do sistema hepatobiliar, porém não existe um teste, ou uma combinação deles, capaz de avaliar a função hepática. Os exames laboratoriais devem ser interpretados em conjunto com o quadro clínico e outros exames complementares, principalmente exames de imagem. Ainda assim, muitas vezes, o diagnóstico definitivo só pode ser alcançado por meio da interpretação da avaliação histopatológica de tecido hepático.

Na rotina clínica, proteínas totais, albumina, ALT, FA, ureia e bilirrubinas séricas são os exames geralmente empregados na avaliação do cão com suspeita de hepatopatia. Nos pacientes felinos, a adição da dosagem de GGT ao perfil bioquímico sérico é importante para diferenciar os principais quadros colestáticos. Outros exames, como dosagem de colesterol, tempos de coagulação, CK e exame de urina, podem auxiliar na detecção de alterações específicas. Outros exames podem ser solicitados para a instituição da terapia adequada, como a dosagem de potássio sérico e glicemia.

A repetição dos testes periodicamente, com atenção às características individuais de cada um, pode ser útil na avaliação do curso da doença ou do tratamento. Por exemplo, a diminuição da atividade sérica da ALT e da FA, associada à redução das bilirrubinas e ao aumento da albumina, é sugestiva de melhora do paciente. Por outro lado, a redução das enzimas hepáticas, associada ao aumento das bilirrubinas e à diminuição da albumina sérica, pode ser um indício de que existe redução de hepatócitos viáveis, como ocorre na cirrose.

Referências

1. Nestor DD, Holan KM, Johnson CA, Schall W, Kaneene JB. Serum alkaline phosphatase activity in Scottish Terriers *versus* dogs of other breeds. J Am Vet Med Assoc. 2006;228:222-4.
2. Sepesy LM, Center SA, Randolph JF, Warner KL, Erb HN. Vacuolar hepatopathy in dogs: 336 cases (1993-2005). J Am Vet Med Assoc. 2006;229:246-52.
3. Prins M, Schellens CJ, van Leeuwen MW, Rothuizen J, Teske E. Coagulation disorders in dogs with hepatic disease. Vet J. 2010;185(2):163-8.
4. Center SA. BSP – a retired test revisited. J Vet Intern Med. 2000;14:557-9.

123 Doenças Hepáticas Caninas

Bruno Cogliati, Ricardo Duarte Silva, Wagner Sato Ushikoshi

Alterações circulatórias

Congestão passiva crônica

A congestão passiva crônica ocorre pelo comprometimento do fluxo venoso do fígado, particularmente comum em cães idosos e geralmente associada a insuficiência cardíaca direita ou obstrução e compressão da veia cava caudal. Macroscopicamente, há aumento do fígado, com os bordos hepáticos arredondados. Ao corte, o parênquima hepático apresenta padrão lobular proeminente devido ao acúmulo de sangue nos sinusoides centrolobulares (coloração avermelhada) e lipidose ou hiperplasia nos hepatócitos periportais (coloração amarelada), fornecendo o aspecto do *fígado em "noz-moscada"*. Na histologia, a congestão passiva é caracterizada por ingurgitamento e dilatação da veia e dos sinusoides centrolobulares. Com a cronicidade do processo, essas áreas sofrem atrofia, degeneração e necrose pela hipoxia persistente, resultando em deposição gradual de fibrose ao redor da veia centrolobular. Eventualmente, pode ocorrer a formação de pontes de colágeno entre as regiões centrolobulares, ocasionando a chamada *cirrose cardíaca*.[1,2]

Desvios portossistêmicos congênitos

Os desvios portossistêmicos congênitos são *canais vasculares anômalos* que permitem o desvio do sangue do sistema portal diretamente para a circulação venosa sistêmica, sem passar pela detoxificação e pela metabolização hepática. Pode ter localização intra-hepática, comum em cães de raças grandes pela falha do fechamento do ducto venoso ao nascimento, ou extra-hepática, com acometimento preferencial em raças pequenas por anastomoses da veia porta. O fígado desses animais é geralmente menor e os aspectos histopatológicos são secundários ao desvio sanguíneo e refletem características de diversas alterações circulatórias. No entanto, se a localização do desvio for extra-hepática, outras alterações histológicas acontecerão e poderão auxiliar no diagnóstico, como a hipoplasia da veia portal e o aumento do número de arteríolas no espaço portal, além de atrofia hepatocelular, lipogranulomas e dilatação sinusoidal periporta. De maneira geral, os exames físicos e de imagens são suficientes para o diagnóstico dos desvios portossistêmicos, diferenciando-os da hipoplasia congênita da veia porta ou outras alterações circulatórias, reduzindo a necessidade de biopsia nesses pacientes.[1,2]

Anatomicamente, os desvios congênitos intra-hepáticos são classificados em esquerdo, direito e central. Os desvios extra-hepáticos mais comuns são o porto-caval, o gastresplênico e o porto-ázigos. Alguns autores, entretanto, sugerem que sejam classificados em esplênico-caval, gástrico direito-caval, esplênico-ázigos e gástrico direito-ázigos, uma vez demonstrado que, na verdade, eles se originam a partir da veia esplênica ou gástrica direita, próximo ao ponto de entrada na veia porta.[3]

Cães das raças Yorkshire terrier, Maltês e Pug são considerados predispostos, mas a ocorrência de desvios portossistêmicos já foi relatada em cães de inúmeras raças.[4] O início dos sintomas normalmente ocorre nos primeiros 2 anos de vida, mas alguns animais podem ser diagnosticados tardiamente com mais de 5 anos de idade, em particular o Schnauzer miniatura.[5] Os sintomas são relacionados, principalmente, com o sistema nervoso. Andar compulsivo, *head-pressing*, letargia, ataxia, torpor ou coma são os mais comuns e podem ser observados em 95% dos casos. Alguns animais podem apresentar êmese, diarreia, polidipsia, poliúria, além de hematúria devido à formação de cristais de biurato de amônio. Pode haver ou não associação com o tipo e o horário da alimentação. Animais com mais de 5 anos também podem apresentar outras alterações, como vestibulopatia, cegueira e tetraparesia com déficit de reação postural, que mimetizam outras doenças neurológicas.

A dosagem sérica de ácidos biliares (pré e pós-prandial) é um dos testes mais utilizados para triagem e diagnóstico do desvio portossistêmico, embora outras doenças hepáticas também possam causar alterações na concentração sérica dos ácidos biliares. Normalmente, as enzimas hepáticas alanina aminotransferase (ALT) e fosfatase alcalina (FA) não apresentam alterações marcantes e os aumentos, quando ocorrem, não ultrapassam 5 vezes o valor de referência. A hipoglicemia pode ocorrer, principalmente, nos casos de desvios portossistêmicos extra-hepáticos. Em alguns casos, pode ser observada redução das concentrações de albumina e ureia séricas.

A ultrassonografia com *doppler* é um método simples e barato para confirmar desvios portossistêmicos, determinar se é um vaso intra ou extra-hepático e sugerir sua localização anatômica para uma possível abordagem cirúrgica. A sensibilidade relatada varia de 80 a 92% em determinar a existência e a localização do desvio, porém é um exame que depende da experiência do ultrassonografista.[6] Ele também pode ser útil em detectar urolitíase e sugerir outras causas de hepatopatias que causam encefalopatia hepática.[3]

A cintigrafia portal transretal com o radioisótopo tecnécio (^{99m}Tc) é um exame muito sensível e específico para confirmar uma APS e calcular a fração de sangue que é desviada do fígado. Uma fração menor que 15% é considerada normal; cães com desvios portossistêmicos têm fração maior que 60%. Entre as desvantagens, estão: isolar o paciente por 24 h devido à radiação, não detectar alterações vasculares microscópicas, como a microdisplasia vascular, e não fornecer informações quanto ao número e à localização dos desvios, necessitando ser complementado com algum outro exame de imagem. Uma alternativa seria a cintigrafia transesplênica, em que o contraste é colocado no baço, guiado por meio do ultrassom.[7]

O tratamento inicial dos desvios portossistêmicos é paliativo e voltado para diminuir a hiperamonemia e suas consequências. O tratamento paliativo é recomendado para melhorar a condição clínica dos pacientes enquanto são preparados para um possível tratamento cirúrgico. Nos casos em que a cirurgia não é possível, o tratamento clínico pode ser realizado indefinidamente, mas o proprietário deve ser informado de que a evolução clínica pode ser desfavorável, embora muitos melhorem inicialmente.[8]

O tratamento cirúrgico é considerado de eleição para os animais com APS congênita extra-hepática. Várias técnicas são descritas, como a ligadura parcial ou total do vaso anômalo com fio de seda, fita de celofane ou colocação de um anel constritor ou "ameroide" (Figura 123.1). O maior risco da correção do desvio portossistêmico é a hipertensão portal aguda decorrente da oclusão abrupta do vaso anômalo. As técnicas que proporcionam oclusão gradual são mais adequadas, pois promovem aumento gradual da circulação portal, permitindo a adaptação do fígado à nova pressão.[9]

A colocação do anel constritor é uma das técnicas mais usadas para a correção da APS extra-hepática.[9] O ameroide é composto de um anel de caseína desidratada, envolta por um semicírculo metálico. Quando implantado, a caseína é reidratada pelos líquidos da cavidade abdominal e expande, ocluindo o vaso gradativamente, que se fecha totalmente, em um período que varia de 2 semanas a 3 meses (Figura 123.2).

Recomenda-se que o cirurgião tenha à disposição pelo menos três tamanhos de ameroides, antes do procedimento. Desse modo, pode-se escolher aquele que não oclua totalmente o vaso logo após a colocação, para evitar a hipertensão portal, ou um anel muito grande, que poderia promover apenas oclusão parcial. A ultrassonografia pode fornecer uma estimativa do diâmetro do vaso. A recomendação é escolher um ameroide que oclua menos de 25% do vaso durante sua colocação.[9] O ameroide não é encontrado no mercado nacional, embora possa ser importado diretamente do fabricante (http://www.proaxis.com/cerca de kpm/index.html).

Uma alternativa ao uso do ameroide é a técnica da fita de celofane. Três camadas de fitas de celofane, de cerca de 3 ou 4 mm, são colocadas em volta do vaso anômalo e amarradas, juntamente de um pino de metal de diâmetro conhecido. A função desse pino, que é posteriormente retirado, é servir de referência do quanto o caso está sendo ocluído, para evitar hipertensão portal durante sua colocação.[10]

Uma parte dos animais (5 a 15%) pode apresentar alterações neurológicas 24 a 72 h após a cirurgia, caracterizadas por ataxia, convulsões e *status epilepticus*. Não se sabe exatamente

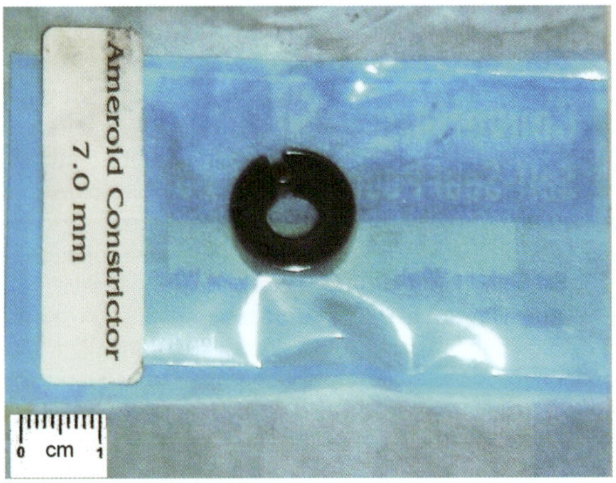

Figura 123.1 Anel constritor ou "ameroide".*

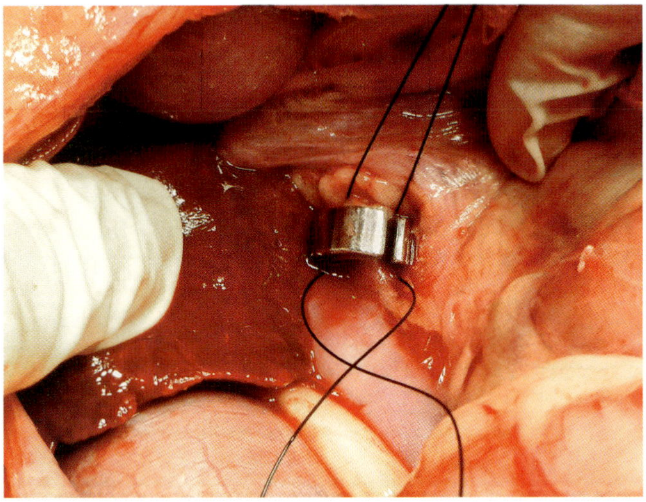

Figura 123.2 Implantação do anel constritor ao redor do desvio portossistêmico extra-hepático. (Gentilmente cedida pela médica-veterinária Karen Abrantes da Assunção, São Paulo, SP.)

quais mecanismos estão envolvidos, uma vez que podem ocorrer em pacientes submetidos à oclusão gradual com ameroide ou fita de celofane, mas não parecem estar associados a hipoglicemia ou hiperamonemia. Independentemente disso, em algumas situações o *status epilepticus* pode ser refratário ao tratamento anticonvulsivante com benzodiazepínicos e fenobarbital. Nesses casos, recomenda-se associar o fenobarbital (2 a 5 mg/kg IM ou IV, a cada 12 h) com propofol em *bolus* (2 a 6 mg/kg IV, em dose única) e, posteriormente, manter com propofol em infusão contínua (0,1 a 0,5 mg/kg/min IV) até a estabilização do quadro, que pode durar alguns dias ou ser fatal.[10]

Vários estudos tentam identificar ou correlacionar fatores de prognóstico. As alterações laboratoriais mais importantes talvez sejam a hipoproteinemia e a hipoalbuminemia, pois são consideradas indicadores de hipofunção hepática, aumentam o risco da anestesia e predispõem a complicações pós-operatórias, como ascite e retardo de cicatrização. A determinação da atividade sérica de enzimas hepáticas e da concentração sérica de ureia sérica não são fatores consistentes de prognóstico. A presença ou a formação de desvios adquiridos múltiplos, a hipoplasia da veia porta e a dificuldade de acesso cirúrgico nos casos de desvio portossistêmico intra-hepático contribuem para aumentar o risco de complicações e insucesso da cirurgia.[9,10]

Outras alterações vasculares primárias menos frequentes são hipoplasia de veia porta, fístulas arteriovenosas intra-hepáticas e microdisplasia vascular.

Alterações das vias biliares e vesícula

Colestase intra e extra-hepática

A colestase é resultante de comprometimento do fluxo biliar e consequente acúmulo de pigmentos biliares no tecido hepático, conferindo-lhe uma coloração esverdeada. Morfologicamente, é possível observar *plugs biliares* no interior dos canalículos ou fagocitados por células de Kupffer e macrófagos ou, ainda, como grânulos de bile no citoplasma dos hepatócitos. A colestase pode ser intra-hepática, comum em diversas doenças primárias do fígado, ou extra-hepática, associada às obstruções ou às compressões dos ductos biliares. No estágio agudo da colestase extra-hepática, observa-se aumento dos espaços portais, com infiltrado portal neutrofílico e discreta proliferação do epitélio ductular. Com a cronicidade do processo obstrutivo/compressivo, ocorre aumento dos espaços portais, com intensa fibrose ao redor dos ductos biliares, além de intensa proliferação ductular e infiltrado inflamatório mononuclear (Figura 123.3 A). Eventualmente, pode haver formação de pontes de colágeno entre os espaços portais, formando nódulos irregulares característicos da *cirrose biliar* (Figura 123.3 B).

▪ Mucocele

A mucocele da vesícula biliar é caracterizada por hiperplasia do epitélio e aumento na produção de *muco*, sendo considerada atualmente uma das principais causas de doença biliar extra-hepática em cães (Figura 123.4). Eventualmente, sua expansão progressiva causa necrose isquêmica, ruptura, peritonite biliar e infecções oportunistas da vesícula biliar.[11]

Cães de raças pequenas são comumente acometidos, os quais apresentam dilatação da vesícula biliar pelo intenso acúmulo de muco, podendo ocasionar seu rompimento. A etiologia permanece desconhecida. A mucocele ocorre mais comumente em animais com mais de 6 anos de idade. Não há predisposição sexual e aparentemente há incidência maior em Shetland Sheepdogs, Cocker Spaniels e Schnauzers miniaturas.[12] Demonstrou-se também maior predisposição em animais com hiperadrenocorticismo e hipotireoidismo.[13]

Os sintomas iniciais são inespecíficos e incluem anorexia, êmese, poliúria e polidipsia. No exame físico, a maioria apresenta dor ou distensão abdominal, principalmente se houver ruptura da vesícula biliar. A icterícia é comum, mas pode não estar presente. Aproximadamente 25% dos animais com mucocele podem ser assintomáticos. Nos exames laboratoriais, podem-se observar leucocitose por neutrofilia e aumento da atividade sérica das enzimas hepáticas, principalmente de fosfatase alcalina e gama-glutamiltransferase.[14,15] O diagnóstico é feito por ultrassonografia, e o clínico deve estar atento para não confundir "lama biliar" com mucocele na interpretação do laudo do exame.

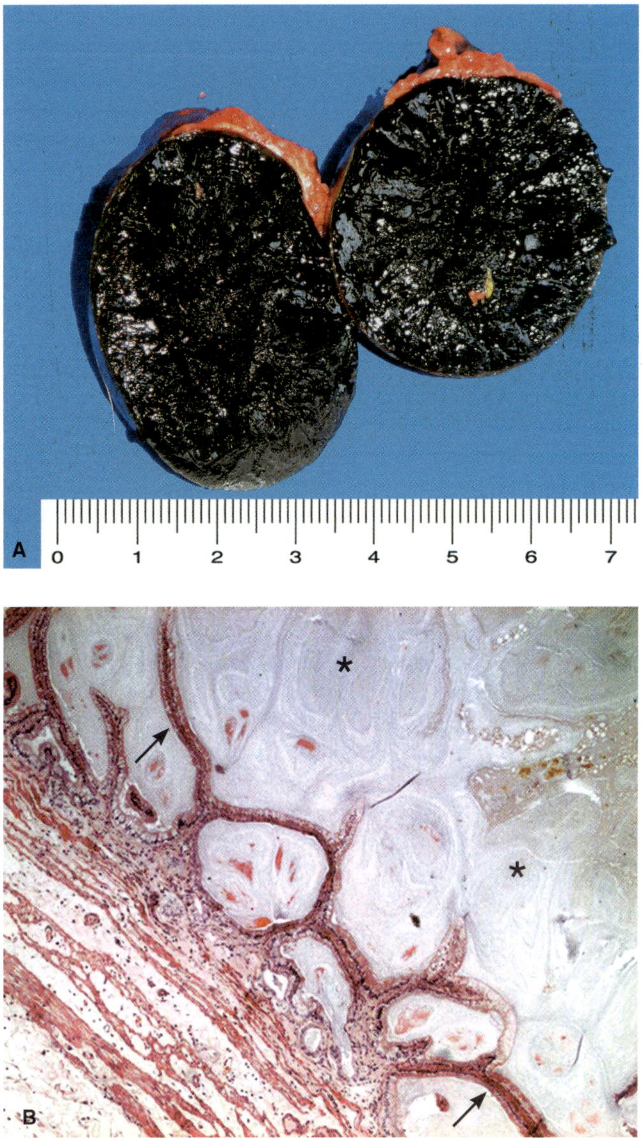

Figura 123.4 Mucocele de vesícula biliar. **A.** Peça cirúrgica. **B.** Mucocele da vesícula biliar, demonstrando a hiperplasia do epitélio (*setas*) e intensa deposição de muco em seu interior (*). H&E.

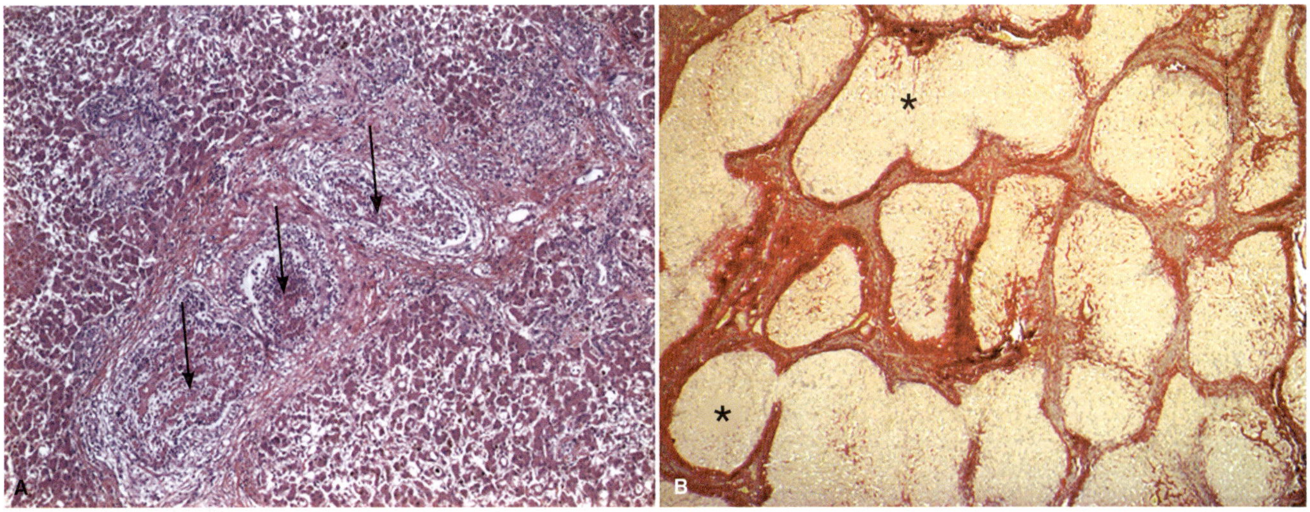

Figura 123.3 Colestase extra-hepática crônica. **A.** Ductos biliares (*setas*) obstruídos e circundados por intensa fibrose, proliferação ductular (*) e infiltrado inflamatório mononuclear. H&E. **B.** Padrão histológico da cirrose biliar, caracterizada por nódulos regenerativos irregulares (*) e circundados por feixes de colágeno (*corado em vermelho*). Coloração de Picrosírius.

A lama biliar é o espessamento da bile devido ao excesso de absorção de água ou secreção de mucina por ela mesma e pode ser observada, à ultrassonografia, como acúmulo de material isoecogênico ou hiperecogênico dentro da vesícula biliar. Em humanos, essa alteração pode estar relacionada com colestase, colelitíase, colecistite, jejum prolongado ou nutrição parenteral. Em cães, é considerado um achado incidental, relacionado com a idade, e sem significado clínico. Em cerca de metade dos cães pode ser observada a lama biliar, independentemente se são saudáveis, têm alguma hepatopatia ou outra doença.[16]

Por outro lado, na mucocele a vesícula biliar pode aparecer com uma bile ecogênica no centro e hipoecogênica em volta, adquirindo um formato estrelado, que lhe confere um aspecto semelhante ao da fruta *kiwi* cortada ao meio ou "roda de carroça" (Figura 123.5). A ausência de movimento do conteúdo durante o exame, quando o paciente é mudado de posição, é característica e ajuda a diferenciar da lama biliar. Alterações na parede da vesícula biliar são variáveis e inespecíficas, mas sua descontinuidade pode indicar ou sugerir sua ruptura.[17]

A cultura da bile é recomendada, embora só deva ser realizada nos casos submetidos a laparotomia. Em caso de sintomas compatíveis, a dosagem de colesterol sérico e testes para diagnóstico de hiperadrenocorticismo ou hipotireoidismo podem ajudar a pesquisar um possível fator predisponente.

O tratamento da mucocele geralmente é cirúrgico, mas pode ser clínico, dependendo da condição do paciente, dos resultados dos exames laboratoriais, das alterações ultrassonográficas e da presença ou não de ruptura e peritonite.[14,18]

De maneira geral, pacientes com sintomas clínicos brandos e alterações laboratoriais de pouca magnitude podem ser tratados com coleréticos, antibióticos, nutracêuticos e dieta, desde que sejam monitorados por ultrassonografia para persistência do aumento da vesícula biliar e peritonite. Nos demais casos, recomenda-se a colecistectomia devido ao risco de ruptura da vesícula biliar e peritonite. Essa técnica pode ser mais recomendada do que a colecistotomia ou a colecistoduodenotomia devido à alta porcentagem de necrose da parede da vesícula biliar.

O prognóstico é variável e a ruptura da vesícula biliar não parece influenciar na recuperação do paciente, mas cães com peritonite biliar, leucocitose e grande aumento da bilirrubina e das enzimas hepáticas aparentemente apresentam risco maior de óbito.

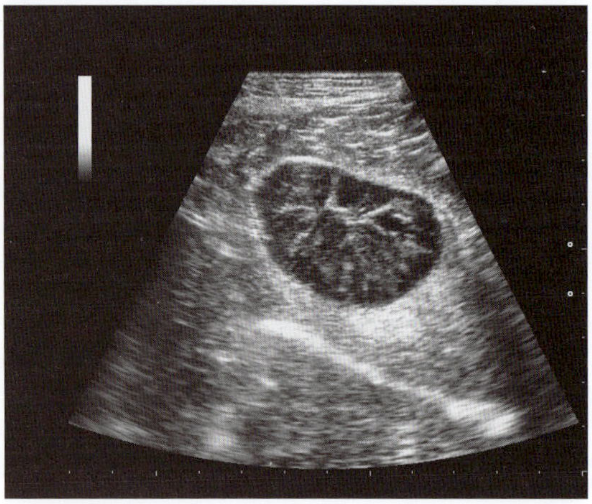

Figura 123.5 Aspecto ultrassonográfico da vesícula biliar de cão com mucocele. (Gentilmente cedida pela médica-veterinária Silvia Buranello, Hospital Veterinário Pompeia, São Paulo, SP.)

Doenças do parênquima hepático

Doenças metabólicas e de acúmulo

A *hepatopatia vacuolar* é um distúrbio hepático comum tipicamente associado ao hipercortisolismo. Em um estudo retrospectivo de 336 casos, 45% dos cães com hepatopatia vacuolar moderada a grave não haviam recebido glicocorticoides ou sofriam de hiperadrenocorticismo endógeno.[19] Entretanto, esses pacientes apresentavam evidência de hipercortisolismo (resposta exagerada à estimulação com hormônio adrenocorticotrófico, aumento do cortisol urinário ou da fosfatase alcalina induzida por corticosteroides). Não existe um tratamento específico para hepatopatia vacuolar. Nos casos decorrentes de hipercortisolismo, o tratamento do hiperadrenocorticismo endógeno ou a descontinuação do tratamento com corticosteroides, quando possível, é a terapia específica. Nos pacientes com outras doenças, o tratamento deve ser dirigido para a doença primária.

A glicose é normalmente armazenada nos hepatócitos na forma de *glicogênio*, porém seu acúmulo excessivo pode ocorrer em alterações metabólicas ou genéticas, como no diabetes *mellitus* e nas glicogenólises IA e III, respectivamente. A hepatopatia induzida por esteroides também é caracterizada pelo acúmulo excessivo de glicogênio nos hepatócitos, tornando-os inchados, com citoplasma claro e núcleo central (Figura 123.6 A). Essa alteração é geralmente ocasionada por quantidades excessivas de glicocorticoides endógenos ou exógenos. O acúmulo excessivo de vacúolos lipídicos nos hepatócitos é denominado *esteatose*, secundário a diversas alterações no metabolismo de lipídios. Os cães normalmente desenvolvem o padrão de esteatose microvesicular, com diversos vacúolos pequenos e uniformes no interior dos hepatócitos, associados ao diabetes *mellitus*, ou na hipoglicemia juvenil de raças pequenas.

A *amiloidose* hepática ocorre pela deposição de material hialínico eosinofílico no espaço de Disse (Figura 123.6 B), ocasionando dilatação dos sinusoides e atrofia hepatocelular. O fígado dos animais acometidos apresenta-se aumentado, pálido, friável, com hematomas, hemorragias e dilaceração capsular. A amiloidose é geralmente reativa ou secundária a infecções ou inflamações crônicas, neoplasias ou distúrbios imunológicos, e cães da raça Shar-pei apresentam predisposição familiar.[20]

Hepatites agudas

Diversas etiologias são responsáveis pelo desenvolvimento de hepatites agudas em cães, como *agentes infecciosos* (bactérias, vírus ou protozoários) ou *químicos* (medicamentos, plantas ou toxinas). As hepatites agudas são caracterizadas por inflamação, necrose e apoptose hepatocelular e, geralmente, apresentam distribuição difusa pelo fígado. Os tipos celulares presentes nos infiltrados inflamatórios variam de acordo com a etiologia, a resposta do paciente, a fase e a duração da lesão. Nas hepatites agudas causadas por infecções bacterianas e protozoárias, os focos de necrose lítica são infiltrados por neutrófilos, em resposta a estímulos quimiotáticos. Por outro lado, as hepatites de origem viral caracterizam-se pela distribuição aleatória de focos de necrose e apoptose, com mínima quantidade de linfócitos infiltrados.[2]

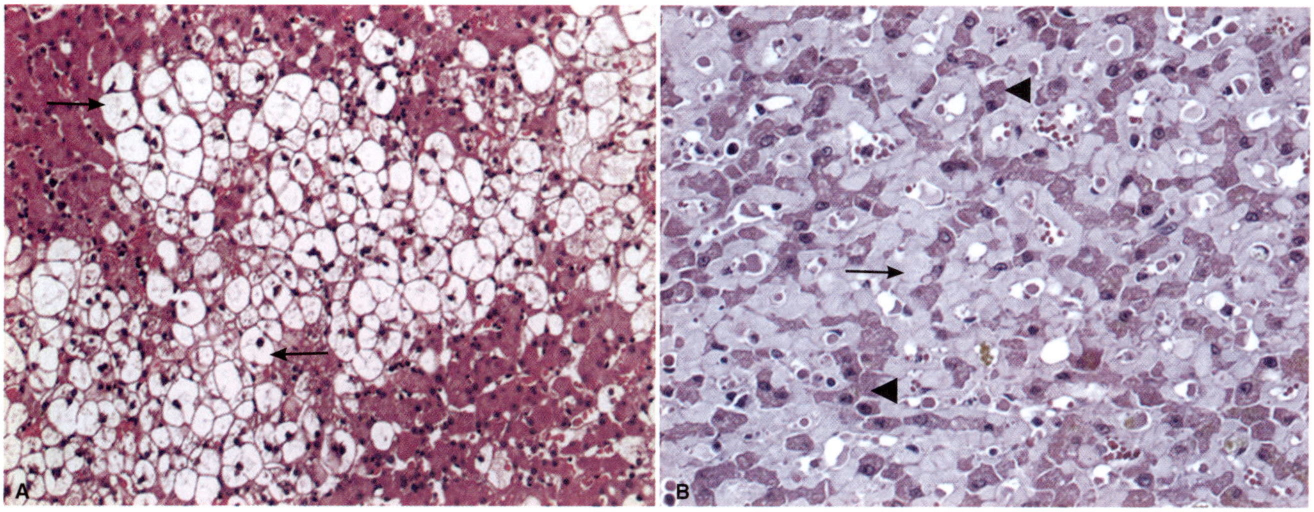

Figura 123.6 Alterações metabólicas e de acúmulo. **A.** Hepatopatia induzida por esteroides, demonstrando hepatócitos aumentados pelo acúmulo excessivo de glicogênio, com citoplasma grande e núcleo central (*setas*). H&E. **B.** Amiloidose hepática ocasionada pela deposição de material amiloide nos espaços de Disse (*seta*), promovendo dilatação dos sinusoides e atrofia dos hepatócitos (*cabeças de seta*). H&E.

A *hepatite infecciosa canina*, causada pelo adenovírus canino tipo 1 (CAV-1), é caracterizada por necrose e inflamação agudas.[21] O fígado apresenta-se aumentado e friável, com padrão lobular evidente devido a necrose hepática centrolobular, com ou sem inflamação. Geralmente são observadas grandes inclusões intranucleares basofílicas em hepatócitos e células endoteliais.

A infecção por bactérias do gênero *Leptospira* pode causar lesões isquêmicas no fígado, em decorrência da anemia hemolítica intravascular.[2] Mas, as lesões características são representadas por hepatócitos dissociados e separados das trabéculas hepáticas, com muitas figuras de mitoses ou células binucleadas. Infecções pelo protozoário *Toxoplasma gondii* podem ocasionar área de inflamação e necrose focal a confluente no fígado, com presença de traquizoítos livres ou cistos contendo bradizoítos ou ambos.[21]

As *hepatites agudas tóxicas* podem ser causadas por diferentes fontes, como medicamentos, plantas tóxicas, algas e aflatoxinas. Histologicamente, a necrose centrolobular é o padrão mais comum de lesão hepática, pois os hepatócitos dessa zona apresentam altas concentrações da enzima citocromo P-450, responsável pela metabolização de agentes químicos e sua biotransformação em metabólitos potencialmente tóxicos. Entre os principais agentes tóxicos envolvidos, destacam-se carprofeno, cetoconazol, ibuprofeno, halotano, mebendazol, trimetoprima-sulfa, tetraciclina, algas azul-esverdeadas (cianobactérias), plantas tóxicas, aflatoxinas e cogumelos (*Amanitum* spp.).[2,21]

▪ Hepatites crônicas

A doença hepática crônica é caracterizada como uma lesão persistente, de natureza inflamatória, associada a aumento da atividade sérica de aminotransferases (ALT e aspartato aminotransferase [AST]) por 4 meses ou mais. De maneira geral, não apresenta predileção sexual e acomete animais entre 4 e 7 anos de idade. Diversas etiologias foram descritas nas hepatites crônicas em cães, incluindo microrganismos, toxinas e fármacos, reações imunomediadas e alterações metabólicas associadas a determinadas raças.[22] Mas, de maneira geral, o entendimento da etiologia das hepatites crônicas evoluiu muito pouco nos últimos anos. Sendo assim, a maioria dos casos permanece idiopática, sem tratamento específico e com prognóstico impreciso.

O parâmetro básico para avaliação e classificação das hepatites crônicas baseia-se em seus aspectos anatomopatológicos. Desse modo, a *biopsia hepática* ainda é considerada o padrão-ouro no diagnóstico, assim como na avaliação prognóstica e no monitoramento terapêutico das hepatites crônicas (Figura 123.7 A). O achado histológico mais importante no fígado é o infiltrado inflamatório, composto, principalmente, de linfócitos e quantidade variável de histiócitos e plasmócitos. A inflamação pode estar restrita aos espaços portais ou, como ocorre nas hepatites crônicas ativas, as células inflamatórias podem atacar os hepatócitos presentes na placa limitante. Essa atividade é conhecida como *hepatite de interface* e ocasiona a morte celular desses hepatócitos, também chamada de *necrose em saca-bocado* (*piece meal necrosis*) (Figura 123.7 B). Ainda, podem ocorrer focos inflamatórios dispersos no parênquima hepático. Juntamente com a inflamação, são observadas lesões parenquimatosas como tumefação e apoptose de hepatócitos, formando necroses focais ou em ponte.

A hepatite crônica, associada a distúrbios metabólicos no metabolismo do cobre em cães, é uma das causas mais estudadas nas últimas décadas. Em cães da raça Bedlington terrier, essa hepatite é bem descrita e está associada à deleção do *exon* 2 do gene COMMD1 (antigamente conhecido como MURR1), responsável pelo transporte do cobre. No fígado normal, a concentração hepática de cobre é de cerca de 500 μg/g de peso seco. Já os animais com *hepatite crônica associada ao cobre* apresentam concentrações superiores a 2.000 μg/g de peso seco.[20] Nesses animais, o acúmulo de cobre inicia-se nos hepatócitos da região centrolobular, ocasionando necrose, inflamação e, finalmente, fibrose e cirrose hepática. Outras raças caninas podem ser acometidas pelo acúmulo anormal de cobre, por exemplo, Dálmata, Dobermann Pinscher, Labrador Retriever, Skye terrier e West Highland White terrier. No entanto, não existe comprovação do envolvimento genético nessas raças.[23]

Em Labradores Retrievers, a *hepatite crônica associada ao cobre* acomete cães de meia-idade a idosos (5 a 9 anos, com variação relatada de 2,5 a 14 anos).[24–26] Não foi demonstrada predisposição sexual. Os sintomas mais comuns são anore-

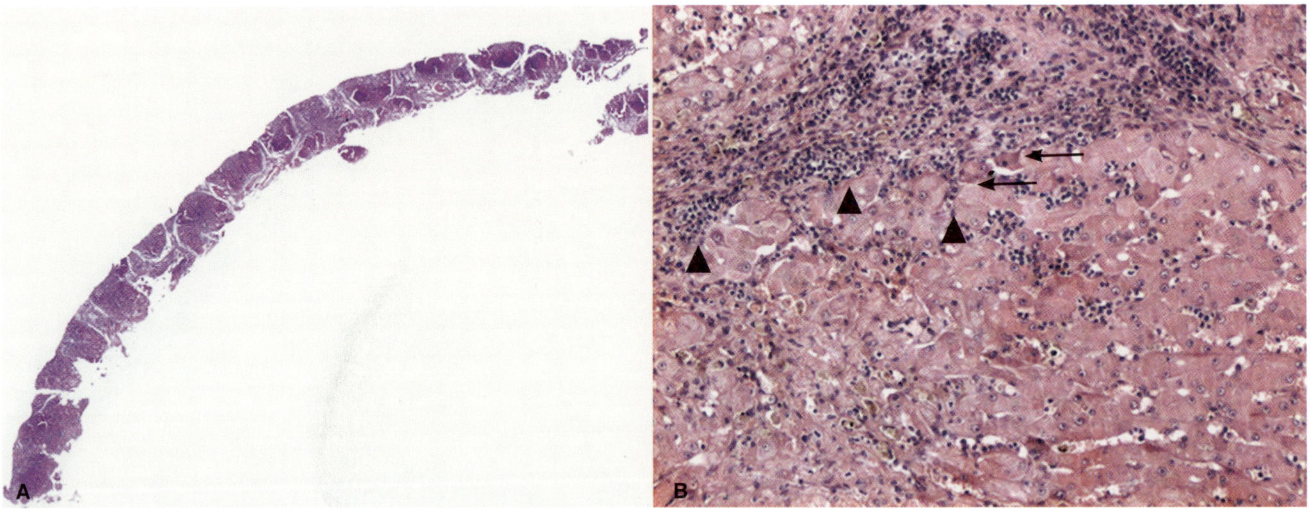

Figura 123.7 Avaliação da hepatite crônica. **A.** Biopsia hepática por agulha grossa, demonstrando a qualidade e a representatividade da amostra. De maneira geral, recomenda-se que o cilindro hepático tenha entre 1 e 4 cm de comprimento e não esteja fragmentado. H&E. **B.** Aspectos histológicos da hepatite crônica, com intenso infiltrado inflamatório mononuclear na região periporta. As células inflamatórias podem atacar os hepatócitos presentes na placa limitante, conhecida como hepatite de interface (*cabeças de seta*), ocasionando a morte dos hepatócitos ou necrose em saca-bocado (*setas*). H&E.

xia e vômito. A doença evolui para insuficiência hepática. O aumento da atividade sérica das enzimas hepáticas é o achado laboratorial mais comum, principalmente ALT e FA (10 e 4 vezes o limite superior dos valores de referência, respectivamente). A hipoalbuminemia e a hiperbilirrubinemia ocorrem em uma parcela menor dos casos. O tratamento com imunossupressores e D-penicilamina é comumente empregado em cães Labradores Retrievers com hepatite crônica associada ao cobre, porém nenhum estudo controlado foi publicado.

A *hepatite lobular dissecante* ocorre em cães neonatos ou adultos jovens, com idade média de 11 meses, e os da raça Poodle standard apresentam maior risco. Macroscopicamente, o fígado desses animais apresenta-se de tamanho normal e com superfície relativamente lisa. Histologicamente, a deposição de colágeno ocorre preferencialmente nos espaços de Disse, circundando hepatócitos individuais ou pequenos grupos, caracterizando a *fibrose pericelular* ou perissinusoidal. Ainda, os animais apresentam inflamação, necrose e apoptose hepatocelular discreta a moderada.[2]

Cirrose

A cirrose é considerada a manifestação mais comum entre as doenças inflamatórias crônicas no fígado de cães, apresentando maior taxa de mortalidade e pior prognóstico. Relata-se que 15% das enfermidades hepáticas sejam atribuídas a essa enfermidade.[27] A etiologia da cirrose refere-se aos processos agressivos e contínuos de diversas naturezas, promovendo inflamação, necrose hepatocelular e reação de cicatrização crônica. Macroscopicamente, o fígado geralmente apresenta-se reduzido de tamanho, com padrão lobular proeminente e textura grosseira e nodular (Figura 123.8 A). Modificações na arquitetura histológica hepática caracterizam o processo patológico da cirrose, com formação de *nódulos regenerativos* circundados por extensas *faixas de tecido conjuntivo* (Figura 123.8 B). De maneira geral, qualquer doença hepática crônica pode originar a cirrose ou a doença terminal do fígado.

As mudanças na arquitetura hepática são acompanhadas de anormalidades na vascularização, resultando em *desvios vasculares* (ou anastomoses portossistêmicas) e redução na disponibilidade de nutrientes para as células hepáticas.

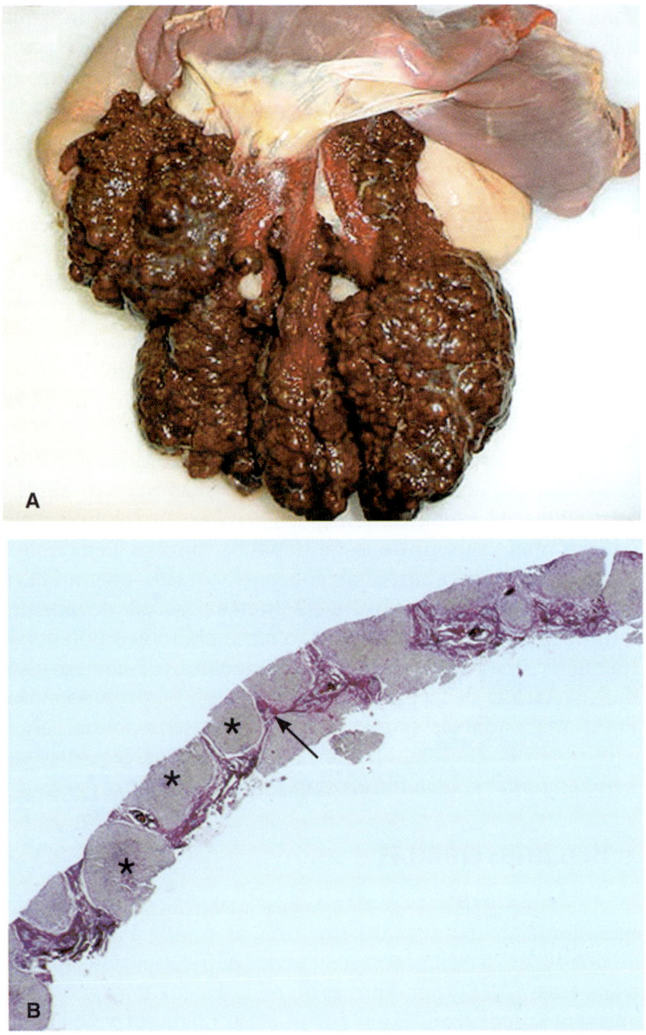

Figura 123.8 Cirrose hepática. **A.** Aspectos macroscópicos do fígado cirrótico, com padrão nodular proeminente e textura grosseira. **B.** Microscopicamente, o fígado cirrótico apresenta modificações em sua arquitetura tecidual pela formação de nódulos regenerativos (*) circundados por extensas faixas de colágeno (*setas*). Coloração de Picrosírius.

As células endoteliais dos sinusoides hepáticos apresentam fenestrações que possibilitam a passagem direta de nutrientes e oxigênio para os hepatócitos. Durante o desenvolvimento da doença crônica, ocorre deposição de colágeno no espaço de Disse, o que promove a *capilarização* dos vasos sinusoidais, aumentando a resistência ao fluxo sanguíneo e reduzindo a disponibilidade de oxigenação celular, induzindo a hipoxia local e angiogênese subsequente.[28]

Todo esse processo de remodelação da arquitetura vascular, com capilarização dos sinusoides e desvios intra-hepáticos, pode ocasionar *hipertensão portal* e falência hepática. A hipertensão portal é resultante do aumento anormal e persistente da pressão no interior da veia porta por distúrbios do fluxo sanguíneo. Geralmente está associada à formação de *desvios portossistêmicos adquiridos*, os quais se conectam às veias mesentéricas e à veia cava caudal via múltiplos vasos finos e tortuosos (Figura 123.9 A). Esse desvio ocasiona o aumento da circulação sistêmica de fármacos, toxinas e bactérias, contribuindo para encefalopatia hepática e sepse.

A hipertensão portal é considerada a complicação clínica mais importante da cirrose, sendo diretamente responsável pelo desenvolvimento de ascite e desvios do sangue portal na circulação sistêmica (Figura 123.9 B).[27]

Alterações proliferativas e neoplásicas

Hiperplasia nodular

A hiperplasia nodular refere-se à lesão hepática que comumente acomete *cães idosos*, e não é considerada uma lesão pré-neoplásica. Sua incidência aumenta com a idade, sem distinção por raça ou sexo, e quase todos os cães com mais de 10 anos de idade apresentam múltiplos nódulos,[29] com diâmetros que variam entre 0,2 e 3 cm. Macroscopicamente, os nódulos hiperplásicos são bem delimitados, porém não encapsulados.[2] Histologicamente, são formandos por placas duplas de hepatócitos bem diferenciados, com acúmulo focal a difuso de glicogênio ou gordura, discreta compressão do parênquima adjacente e possível ocorrência de espaços portas.[1] É importante diferenciar a hiperplasia nodular dos nódulos regenerativos, os quais ocorrem na cirrose em resposta à lesão hepática e estão acompanhados de intensa fibrose tecidual e outros marcadores histológicos das hepatites crônicas. A etiologia da hiperplasia nodular ainda permanece desconhecida.[2]

Neoplasias hepatocelulares

As neoplasias hepatocelulares em cães são classificadas como adenomas ou carcinomas hepatocelulares (CHC).[29] A etiologia dessas neoplasias ainda não está precisamente estabelecida, porém causas potenciais, como aflatoxinas, nitrosaminas e componentes radioativos, já foram relatadas em estudos experimentais e achados espontâneos. Ao contrário do relatado na medicina humana, não existe associação entre incidência de tumores hepatocelulares e infecções virais em cães. Além disso, fígados cirróticos não tendem a desenvolver carcinoma hepatocelular.

O *adenoma hepatocelular* é uma neoplasia benigna que afeta cães idosos, sem predileção por sexo ou raça, sendo descrito geralmente como massas solitárias não encapsuladas, de crescimento expansivo e com compressão do parênquima adjacente.[29] Os adenomas são formados por cordões uniformes de hepatócitos bem diferenciados, com duas ou três células de espessura, com raras metástases e nucléolos evidentes. Normalmente, o número de espaços portais está reduzido e as veias centrolobulares estão ausentes.[1,2]

Os CHC são neoplasias malignas que acometem cães idosos, porém a predileção sexual ainda é controversa. Na macroscopia, o CHC apresenta-se como massivo, difuso ou nodular, podendo acometer um ou mais lobos hepáticos.[2] Histologicamente, esses tumores apresentam características variáveis de acordo com o grau de malignidade. Os tumores trabeculares são os mais comuns em cães, nos quais predominam cordões de hepatócitos com 5 a 10 células de espessura (Figura 123.10 A). Os tumores acinares são caracterizados pela presença de pseudoácinos com produção de material proteináceo e não devem ser confundidos com colangiocarcinomas, principalmente pela ausência de muco e pequena quantidade de estroma tumoral. Por fim, os tumores sólidos são constituídos por feixes de hepatócitos pleomórficos e pouco diferenciados.[29] Metástases podem ocorrer no próprio fígado (intra-hepáticas) e nos linfonodos regionais, além de focos nos pulmões e na cavidade peritoneal.[1,2]

Neoplasias colangiocelulares

Os adenomas colangiocelulares ou *colangiomas* ou adenomas biliares acometem cães idosos, mas são extremamente raros e apresentam-se como massas solitárias, bem delimitadas e com crescimento expansivo.[1] Histologicamente, são formados por estruturas glandulares com epitélio cuboide

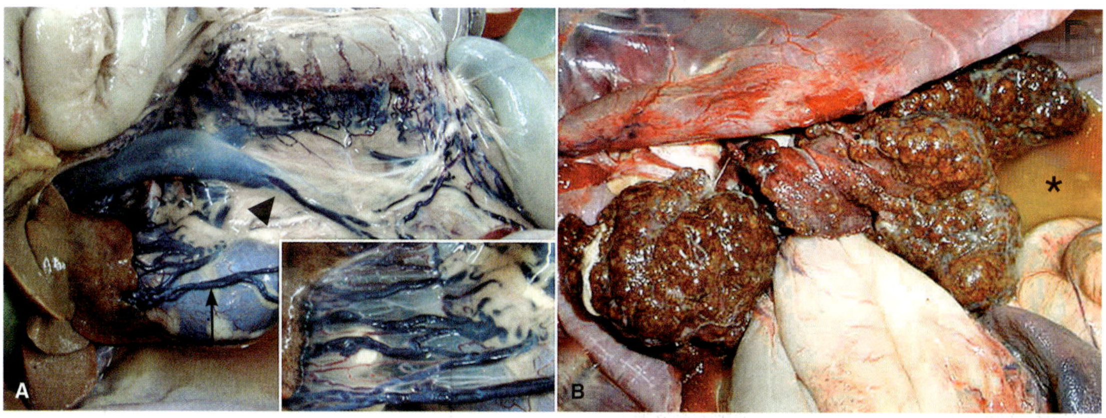

Figura 123.9 Complicações clínicas da cirrose hepática. **A.** Desvios portossistêmicos adquiridos, os quais se conectam às veias mesentéricas e à veia cava caudal via múltiplos vasos finos e tortuosos (*setas e cabeças de seta*). **B.** Ascite (*).

Seção D
Pâncreas Exócrino

124
Doenças do Pâncreas Exócrino

Ricardo Duarte Silva

Introdução

O pâncreas é um órgão responsável pela secreção de enzimas digestivas e hormônios, como a insulina e o glucagon. Localizado na região epigástrica direita, tem um lobo esquerdo, que se assenta atrás da grande curvatura do estômago, próximo do aspecto cranial do cólon transverso, e um lobo direito, aderido ao duodeno. O suco pancreático, que contém as enzimas digestivas, é produzido nos ácinos pancreáticos e secretado em dúctulos. Os dúctulos formarão o ducto pancreático principal, que, em cães, desemboca na papila duodenal, junto do ducto biliar. Cães têm ducto acessório, já a maior parte dos gatos não o tem.

As principais enzimas que compõem o suco pancreático são a tripsina e a quimotripsina (enzimas proteolíticas), a lipase pancreática, a fosfolipase A e a colesterol esterase (enzimas lipolíticas). A amilase é a principal amidolítica. Além disso, o suco pancreático é rico em bicarbonato e água, o que confere um pH ótimo (pH > 8) para a função das enzimas. A secreção do suco pancreático no duodeno é controlada pela liberação de colecistoquinina e secretina e pelo sistema nervoso parassimpático, via nervo vago.

Insuficiência pancreática exócrina

Definição

A insuficiência pancreática exócrina (IPE) é um quadro caracterizado pela secreção inadequada de enzimas pancreáticas no duodeno.

Etiologia e fisiopatogenia

Em cães, a principal causa de IPE é a atrofia acinar pancreática, decorrente da destruição imunomediada do pâncreas exócrino.[1] A atrofia acinar pancreática é o estágio terminal de uma pancreatite linfocítica. A doença é, portanto, uma destruição imunomediada dos pâncreas exócrino. Quando o paciente apresenta sintomas, mais de 90% dos ácinos pancreáticos foram destruídos. Outras causas menos comuns de IPE são a pancreatite crônica terminal e a obstrução de ducto pancreático. Existe um relato de caso de possível deficiência da produção de lipase pancreática em um cão.[2]

Prevalência

O cão Pastor Alemão é uma das raças predispostas e a mais comumente atendida, talvez em decorrência de sua popularidade. Outras raças, como Collie pelo longo, Chow-chow, Cavalier King Charles Spaniel, Cockers ingleses e West Highland White terrier, também são predispostas. Em cães Pastores Alemães, há maior ocorrência em fêmeas, embora uma predisposição sexual não tenha sido demonstrada estatisticamente. Em outras raças, a predisposição por fêmeas já foi confirmada.[3] A doença tem caráter hereditário, porém o modo de transmissão genética não foi estabelecido. A atrofia acinar pancreática geralmente acomete cães adultos-jovens, entre 2 e 5 anos.

A IPE também pode ser decorrente de pancreatite crônica terminal, sendo essa, provavelmente, a principal causa de IPE em felinos.

Manifestações clínicas

Os animais acometidos têm diarreia pastosa, volumosa e de cor amarelada (Figura 124.1). Cães que recebem comida caseira podem eliminar alimentos não digeridos nas fezes, identificáveis a olho nu (Figura 124.2). Há aumento da frequência de defecação: eles defecam tantas vezes quanto

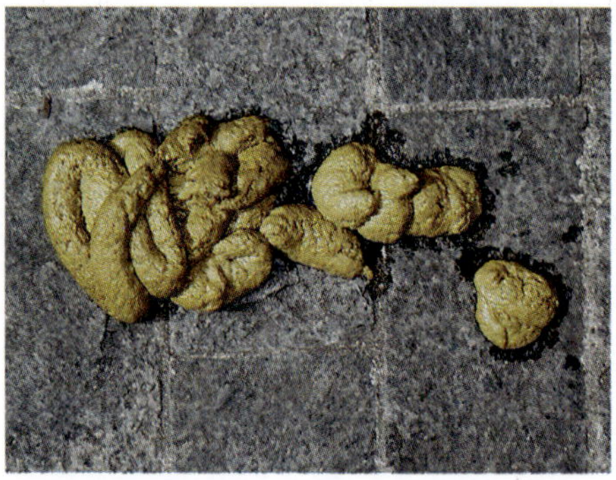

Figura 124.1 Fezes pastosas e de cor amarelada de cão com insuficiência pancreática exócrina.*

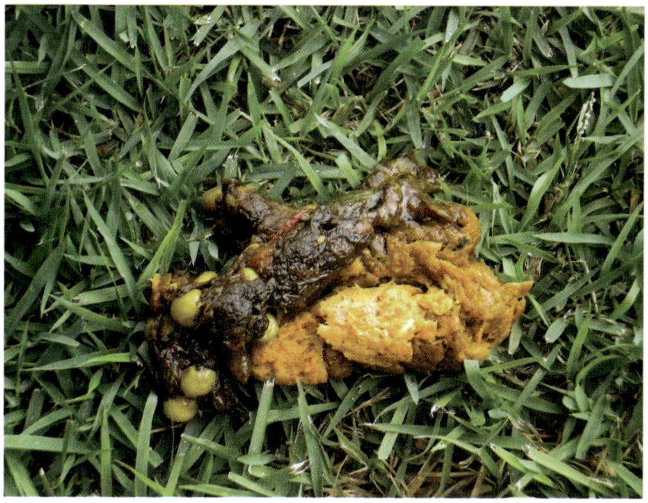

Figura 124.2 Fezes com alimento não digerido.

comem. Outros sintomas quase sempre associados são emagrecimento (Figura 124.3), distúrbios do apetite (polifagia, parorexia ou coprofagia) e borborigmos.

Achados laboratoriais

Normalmente cães com IPE não apresentam alterações importantes nos exames laboratoriais de rotina: não ocorre anemia ou leucocitose e os valores de proteínas totais e albumina séricas geralmente estão dentro dos valores normais. O achado mais comum é a diminuição dos valores de triglicerídios e colesterol, que geralmente estão abaixo do limite inferior dos valores de referência.

A pesquisa de gordura, amido e fibras nas fezes, associada ao teste de digestão do filme (conhecidos, quando realizados em conjunto, como "exame coprológico funcional"), são testes inespecíficos que não distinguem a IPE de outras causas de diarreia por má digestão ou má absorção. A dosagem da atividade sérica de amilase ou lipase também não deve ser empregada para o diagnóstico da IPE: cães submetidos a pancreatectomia total têm valores dessas enzimas dentro dos valores de referência, devido à produção extrapancreática delas.

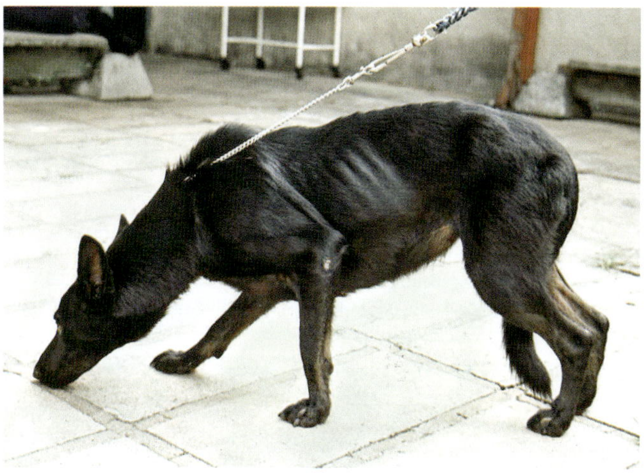

Figura 124.3 Cadela da raça Pastor Alemão com emagrecimento decorrente de insuficiência pancreática exócrina.

Diagnóstico

O diagnóstico definitivo é concluído por meio da dosagem da imunorreatividade sérica da tripsina e do tripsinogênio (TLI, do inglês, *serum trypsin-like immunorreactivity*) após jejum de 12 h. Valores da TLI < 2,5 μg/ℓ confirmam o diagnóstico de IPE. A TLI é um teste de alta especificidade e sensibilidade. O ensaio é espécie-específico; portanto, se o cão já estiver recebendo suplementação com enzimas pancreáticas (geralmente de origem suína), não ocorrerá interferência no resultado do teste.

A TLI é normal (> 5,2 μg/ℓ) em casos de IPE decorrente da obstrução do ducto pancreático, pois, nesses casos, a produção de tripsinogênio é normal, porém o suco pancreático não é liberado no duodeno. Valores entre 2,6 e 5,1 μg/ℓ são sugestivos de que o cão tem destruição parcial do pâncreas exócrino (geralmente, nesses casos, o cão ainda é assintomático) ou que cães com IPE fizeram o teste sem serem submetidos a jejum prévio.

Tratamento

Reposição enzimática

O tratamento baseia-se na suplementação com pancreatina, que é pâncreas suíno dessecado e triturado (Figura 124.4). A pancreatina deve ser misturada à dieta, de modo que alimento e pancreatina cheguem juntos ao duodeno. Formulações em drágeas ou cápsulas não têm a mesma efetividade. Provavelmente essas formulações, apropriadas para seres humanos, não são adequadas para o esvaziamento gástrico de cães.

A dose da pancreatina varia em função do peso do animal e deve ser ajustada de acordo com a resposta ao tratamento. Normalmente, começa-se com uma colher de chá para cada 10 kg de peso vivo. Cães menores ou maiores recebem doses proporcionais a esta. O objetivo é promover a normalização da consistência das fezes e o ganho de peso (Figura 124.5 A e B).

A administração de cimetidina ou de inibidores da bomba de próton pode reduzir a destruição gástrica da pancreatina. Embora recomendada, essa estratégia nunca foi avaliada em Medicina Veterinária.

Existem relatos de estomatite associada à administração de pancreatina em cães. Até agora esse é o único efeito colateral relatado.

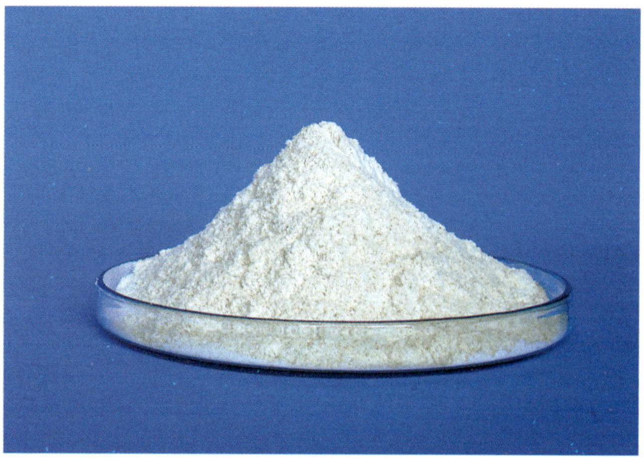

Figura 124.4 Pancreatina em pó.

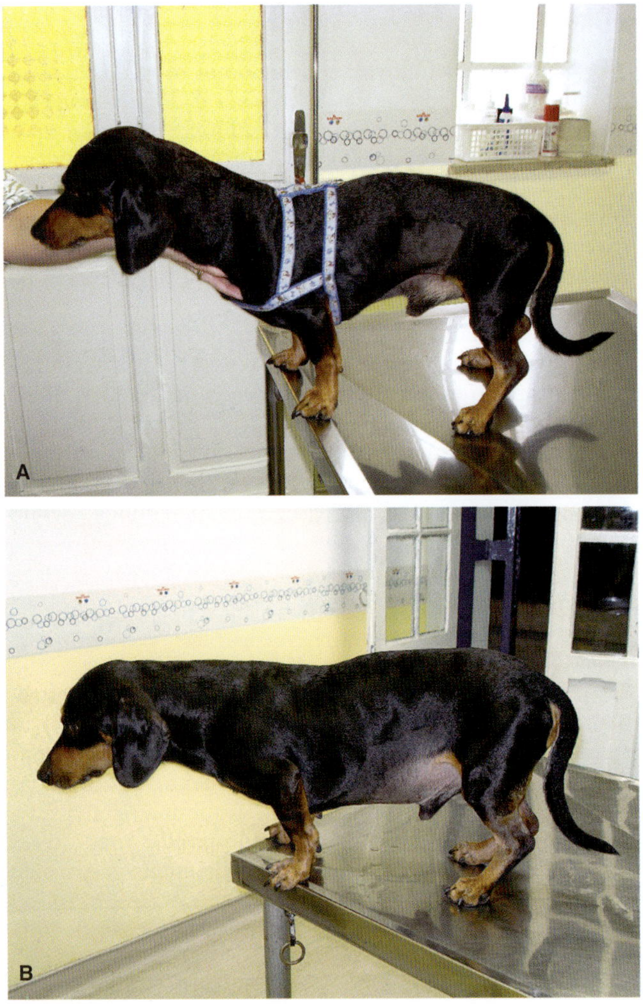

Figura 124.5 Cão da raça Dachshund com insuficiência pancreática exócrina antes (A) e após (B) o tratamento.

Tratamento dietético

Durante muito tempo, a administração de dietas de alta digestibilidade e com baixo teor de gordura era recomendada para cães com IPE. Em estudo, cães com IPE induzida experimentalmente tiveram menos esteatorreia quando alimentados com dietas com maior teor de gordura do que quando submetidos a restrição.[4] Em outro estudo, não foi demonstrado benefício da administração de dietas com baixo teor de gordura para cães com IPE espontânea.[4] A partir desses achados, a restrição dietética de gorduras não é mais recomendada. Dietas de alta digestibilidade e as hidrolisadas são as de escolha para cães com IPE. Dietas com baixo teor de gordura devem ser indicadas para aqueles pacientes nos quais a esteatorreia persiste apesar do tratamento.

Existe também a recomendação de administrar dietas que contenham triglicerídios de cadeia média (TCM). Os TCM, encontrados na gordura do leite ou no óleo de coco, podem ser digeridos por lipases gástricas e têm alta solubilidade em água, não necessitando de micelização por ácidos biliares para absorção intestinal. A adição de TCM à dieta, entretanto, compromete a palatabilidade e aumenta o custo da ração. Em um estudo, observou-se que a administração de dieta contendo TCM para cães com IPE levou ao aumento da concentração sérica de colesterol e vitaminas lipossolúveis, porém nenhuma melhora do quadro clínico foi percebida pelos proprietários dos animais.[6] A adição de TCM não é rotineiramente recomendada.

Suplementação vitamínica

Além de lipases, amilases e enzimas proteolíticas, o pâncreas também produz um fator intrínseco, essencial para a absorção da cobalamina (vitamina B_{12}) no íleo. Cães com IPE têm hipocobalaminemia, muitas vezes grave (< 100 ng/ℓ), o que pode estar relacionado com a menor sobrevida.[5]

Cães com IPE têm deficiência de todas as vitaminas lipossolúveis. Apesar disso, não existem relatos de doenças decorrentes de hipovitaminose associadas à IPE. Entretanto, cães com IPE devem ser suplementados com vitamina K, por via parenteral, antes da realização de cirurgias.

Antibioticoterapia

O suco pancreático tem propriedades antibacterianas, e sua ausência predispõe ao supercrescimento bacteriano intestinal. Todos os cães com IPE devem ser tratados para o supercrescimento bacteriano intestinal.

Prognóstico

O prognóstico da IPE em cães é bom, se o paciente tiver boa resposta ao tratamento inicial. A deficiência grave de cobalamina está associada a pior prognóstico. A torção mesentérica é uma causa de morte em cães com IPE, embora rara.

A doença é hereditária em Pastores Alemães e provavelmente também o é em outras raças.[7] Portanto, cães acometidos devem ser excluídos da reprodução.

Referências

1. Wiberg ME, Saari SA, Westermarck E. Exocrine pancreatic atrophy in German Shepherd Dogs and Rough-coated Collies: an end result of lymphocytic pancreatitis. Vet Pathol. 1999;36(6):530-41.
2. Xenoulis PG, Fradkin JM, Rapp SW, Suchodolski JS, Steiner JM. Suspected isolated pancreatic lipase deficiency in a dog. J Vet Intern Med. 2007;21(5):1113-6.
3. Batchelor DJ, Noble PJ, Cripps PJ *et al.* Breed associations for canine exocrine pancreatic insufficiency. J Vet Intern Med. 2007;21(2):207-14.
4. Suzuki A, Mizumoto A, Rerknimitr R *et al.* Effect of bacterial or porcine lipase with low- or high-fat diets on nutrient absorption in pancreatic-insufficient dogs. Gastroenterology. 1999;116(2):431-7.
5. Batchelor DJ, Noble PJ, Taylor RH *et al.* Prognostic factors in canine exocrine pancreatic insufficiency: prolonged survival is likely if clinical remission is achieved. J Vet Intern Med. 2007;21(1):54-60.
6. Rutz GM, Steiner JM, Bauer JE, Williams DA. Effects of exchange of dietary medium chain triglycerides for long-chain triglycerides on serum biochemical variables and subjectively assessed well-being of dogs with exocrine pancreatic insufficiency. Am J Vet Res. 2004;65(9):1293-302.
7. Westermarck E, Saari SA, Wiberg ME. Heritability of exocrine pancreatic insufficiency in german shepherd dogs. J Vet Intern Med. 2010;24(2):450-2.

125
Pancreatite

Ricardo Duarte Silva, Fabiano Granville Ponce

■ Definição

A pancreatite aguda é um processo inflamatório agudo do pâncreas com envolvimento variável de órgãos e tecidos peripancreáticos e órgãos distantes.

Por definição, a pancreatite aguda é reversível. É distinguida da pancreatite crônica pela ausência de inflamação crônica, alterações estruturais permanentes (fibrose) e prejuízo das funções pancreáticas endócrina e exócrina. Como o diagnóstico de pancreatite raramente é realizado pela avaliação histológica de tecido pancreático, é difícil distinguir aquele paciente com pancreatite aguda daquele com um surto de agudização da pancreatite crônica.

■ Etiologia e fisiopatogenia

O estágio inicial da pancreatite aguda é caracterizado pela ativação prematura, intra-acinar, do tripsinogênio em tripsina. Uma vez ativada, a tripsina ativa em cascata uma série de outras enzimas, incluindo quimotripsina e fosfolipase. Esse processo pode causar a autodigestão do tecido pancreático e de tecidos adjacentes.

Os fatores envolvidos na iniciação do processo de ativação intrapancreática de enzimas e necrose não são completamente conhecidos. Provavelmente ocorre falha de um ou mais mecanismos de defesa contra autodigestão (ver boxe *Como o pâncreas se protege contra a autodigestão?*).

Alterações no cálcio intracelular parecem ser os mecanismos mais importantes na ativação intrapancreática do tripsinogênio em tripsina. Alguns fatores, como hiperlipidemia, medicações e endocrinopatias, podem predispor à pancreatite (Quadro 125.1), porém a maioria dos casos é idiopática. Em seres humanos, acredita-se que exista predisposição genética, e há evidências de que variações genéticas estejam associadas à pancreatite em Schnauzers miniatura.[1]

A gravidade do quadro depende da extensão da lesão e da liberação de mediadores inflamatórios e radicais livres decorrentes de isquemia, necrose e inflamação. A liberação de grandes quantidades de interleucinas, fator de necrose tumoral, fator agregador de plaquetas, entre outros, pode causar doença multissistêmica e, eventualmente, coagulação intravascular disseminada, falência de múltiplos órgãos e morte.

Como o pâncreas se protege contra a autodigestão?

As enzimas proteolíticas são sintetizadas sob a forma de proenzimas inativas, os zimogênios. Dentro das células acinares, os zimogênios são armazenados em grânulos. Os grânulos de zimogênio são estruturas segregadas dos lisossomos, organelas que contêm enzimas, como a catepsina B, que poderiam ativar o tripsinogênio em tripsina, caso tivesse contato com o grânulo de zimogênio.

A ativação dos zimogênios em sua forma ativa ocorre a distância. As enzimas são ativadas por uma enteroquinase produzida no duodeno (seu local de ação). A tripsina, uma vez ativada, é capaz de ativar outros zimogênios. Pequenas quantidades dos zimogênios estão presentes no plasma de animais saudáveis. O plasma contém inibidores dessas enzimas (α_1-antitripsina, α_2-macroglobulina) que inativam os zimogênios circulantes e facilitam sua remoção do sangue.

■ Manifestações clínicas

A pancreatite aguda é um quadro típico de abdome agudo, isto é, causa vômito e dor abdominal. Outros achados comuns são desidratação, anorexia e prostração. A dor abdominal é uma das principais características da pancreatite aguda, e alguns pacientes podem adotar a "posição de prece" (Figura 125.1). Muitas das informações sobre as manifestações clínicas da pancreatite em cães são derivadas de um estudo retrospectivo de 70 pacientes com pancreatite aguda fatal.[2] Esses casos, portanto, representam o extremo mais grave da doença. Pouco se sabe sobre as manifestações clínicas da pancreatite branda ou moderada.

■ Diagnóstico

Atualmente não existe um método diagnóstico não invasivo específico para pancreatite. Na rotina clínica, o diagnóstico é obtido por meio da associação entre exames clínicos, laboratoriais e de imagem.

• Exames laboratoriais

Os achados laboratoriais são inespecíficos nos exames de rotina. Os achados mais comuns são anemia, leucocitose por neutrofilia e trombocitopenia. A trombocitopenia pode ser indicativa de coagulação intravascular disseminada. As alterações mais comuns na bioquímica sérica são azotemia, aumento da atividade sérica de enzimas hepáticas (alanina

Quadro 125.1 Fatores predisponentes.

Predisposição racial	Yorkshire Terrier Schnauzer miniatura Cocker Spaniel
Faixa etária	Meia-idade a idosos
Doenças concomitantes	Diabetes *mellitus* Hiperadrenocorticismo Hiperlipidemia Hipotireoidismo Obesidade
Medicamentos	Azatioprina Brometo de potássio Furosemida L-asparaginase Sulfas
Outros	Ingestão de alimentos gordurosos (?)

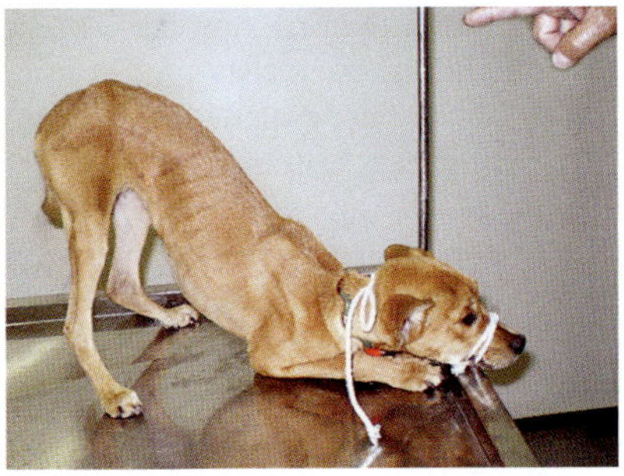

Figura 125.1 Cão em "posição de prece" em decorrência de dor epigástrica. (Gentilmente cedida pela médica-veterinária Janaína Rodrigues Simões, Vitória-ES.)*

aminotransferase, fosfatase alcalina), hiperbilirrubinemia e alterações eletrolíticas. A azotemia, decorrente da desidratação, talvez seja o indicador prognóstico mais importante.

Amilase e lipase

Classicamente, as dosagens das atividades séricas da amilase e lipase são empregadas como indicadores de inflamação pancreática. Os métodos de rotina mensuram a atividade da lipase e da amilase totais, pois essas enzimas também são produzidas em outros órgãos, como estômago e fígado. Esses testes têm baixa especificidade e sensibilidade para o diagnóstico de pancreatite em cães, sendo questionável sua utilidade na rotina.

Além disso, valores normais de amilase e lipase podem ser observados em pancreatite grave. Em um estudo envolvendo cães com pancreatite aguda fatal, os valores de amilase e lipase estavam normais em 31 e 61% dos casos, respectivamente.[2] Isso pode ser explicado pela destruição extensa do pâncreas. Desse modo, a redução das enzimas em dosagens subsequentes também não deve ser interpretada como melhora, pois pode refletir a falência do órgão e, portanto, não pode ser utilizada como prognóstico. A magnitude do aumento não tem relação com a gravidade do quadro clínico, reforçando a pouca utilidade das enzimas como indicadores prognósticos.

Outro fator que pode explicar a ocorrência de valores normais de amilase e lipase em animais com pancreatite grave é a meia-vida relativamente curta dessas enzimas. Em seres humanos, a amilase e a lipase séricas tipicamente fazem um pico poucas horas depois do início dos sintomas e geralmente retornam ao normal 3 a 5 dias após o início da pancreatite.[3] Como o intervalo de normalidade de ambas as enzimas é amplo, o tempo decorrido entre o início dos sintomas e o atendimento do animal pode influenciar a acurácia diagnóstica dos testes.

Finalmente, o aumento das enzimas pode ocorrer em doenças não pancreáticas cujos sintomas também sejam vômito e dor abdominal; por exemplo, cetoacidose diabética, úlcera duodenal e obstrução intestinal.

As dosagens de amilase e lipase séricas não devem ser incluídas no perfil bioquímico de cães enfermos. A baixa sensibilidade para o diagnóstico de pancreatite não justifica seu uso rotineiro e a possibilidade de valores elevados em doenças não pancreáticas pode implicar gasto de recursos adicionais para descartar a pancreatite.

Lipase pancreática

A dosagem da lipase pancreática canina (cPLI) por radioimunoensaio ou ELISA (Spec cPL®, Idexx Laboratories) é um método desenvolvido para o diagnóstico da pancreatite em cães. Esses imunoensaios mensuram especificamente a lipase produzida pelo pâncreas, em contraste aos testes que avaliam lipase total. Embora ainda não esteja disponível, acredita-se que seja um teste mais acurado para o diagnóstico da pancreatite. A sensibilidade relatada varia de 61 a 93% e a especificidade, de 78 a 82%.[4,5]

Exames de imagem

O exame radiográfico do abdome tem baixa sensibilidade para o diagnóstico de pancreatite. Eventualmente, durante a investigação de um caso de abdome agudo, o clínico poderá se deparar com velamento da região epigástrica direita, deslocamento e distensão gasosa do duodeno descendente e cólon ascendente (Figura 125.2). Nesses casos, o exame radiográfico deve ser complementado com outros exames de imagem.

A ultrassonografia é o exame de escolha para a avaliação inicial de pacientes com suspeita de pancreatite. A sensibilidade relatada é de 68%.[6] São características sugestivas de pancreatite: pâncreas hipoecoico, maior do que 2 cm e mesentério peripancreático hiperecoico (Figura 125.3). A visibilização de pâncreas hiperecoico pode ser sugestiva de pancreatite crônica. Alterações em órgãos adjacentes também podem ser visibilizadas. As mais comuns são dilatação de vias biliares e duodenite (Figura 125.4).

A ultrassonografia intervencional também é útil para identificação e classificação das coleções líquidas, complicações da pancreatite aguda (ver boxe *Coleções líquidas*, mais adiante).

Coleções líquidas peripancreáticas agudas

Aparecem em um período inferior a 4 semanas após o início da pancreatite. São observadas em pancreatite intersticial edematosa e não contêm componentes sólidos. Acredita-se que sejam decorrentes da ruptura do ducto ou de pequenos ramos dos ductos periféricos ou resultem do edema local relacionado com a inflamação.

A aspiração por agulha fina é indicada para diferenciar coleções líquidas peripancreáticas estéreis ou contaminadas. O líquido obtido deve ser submetido a citologia, coloração de gram e cultura. Se a quantidade de fluido recuperado for suficiente, pode-se realizar a dosagem de amilase ou lipase. Esses exames são necessários para confirmar o diagnóstico de infecção pré-intervenção.

A maior parte das coleções agudas é estéril e será reabsorvida espontaneamente nas semanas seguintes a seu aparecimento. Geralmente nenhuma intervenção é necessária, e tentativas de drenagem podem, inclusive, ser deletérias, transformando um líquido estéril em contaminado.

Pseudocisto pancreático

Os pseudocistos são coleções líquidas homogêneas, ovais ou redondas, circunscritas por uma parede bem definida de tecido fibroso ou de granulação (sem epitélio). Geralmente aparecem 4 semanas após o início da pancreatite. A análise desse líquido geralmente mostra aumento da amilase e

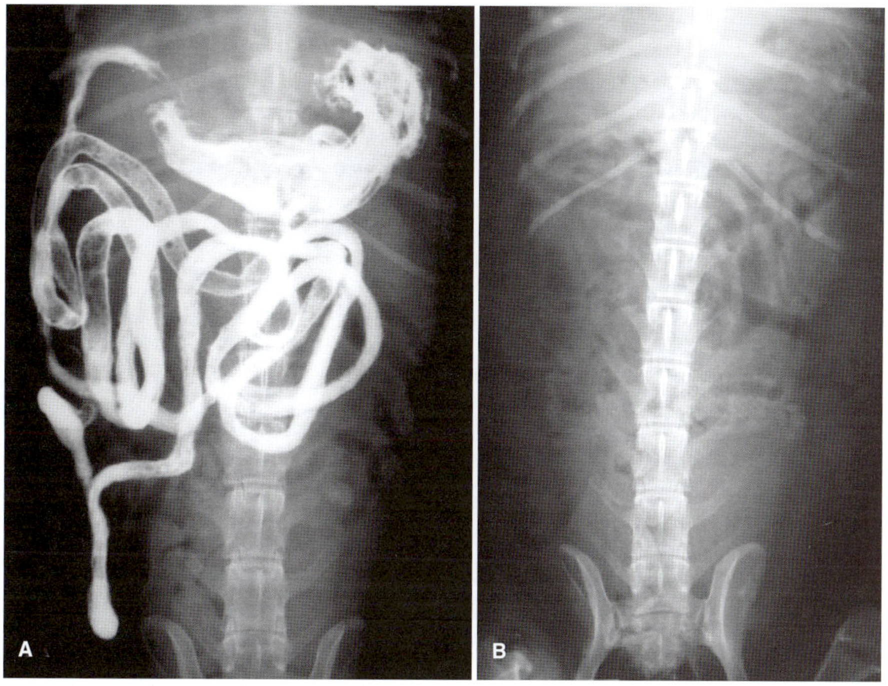

Figura 125.2 A. Trânsito gastrintestinal em cão da raça Dachshund com pancreatite. Observar o deslocamento do duodeno e a irregularidade de seu preenchimento pelo bário, além da distensão gasosa de alças intestinais. **B.** Radiografia do mesmo animal antes da administração do contraste.

da lipase, indicativo de comunicação com o sistema ductal pancreático. Essa comunicação não necessariamente é ativa e alguns pseudocistos podem regredir espontaneamente.

Determinar se existe ou não infecção em um pseudocisto pancreático também é importante. Um pseudocisto pancreático infectado contém líquido purulento, sem componentes sólidos associados (necrose).

Coleções líquidas pancreáticas/peripancreáticas pós-necróticas

As coleções líquidas pós-necróticas são compostas de líquido contendo tecido necrótico e estão associadas à pancreatite aguda necrosante. O conteúdo de amilase e lipase das coleções pós-necróticas é variável, dependendo da extensão da comunicação ductal.

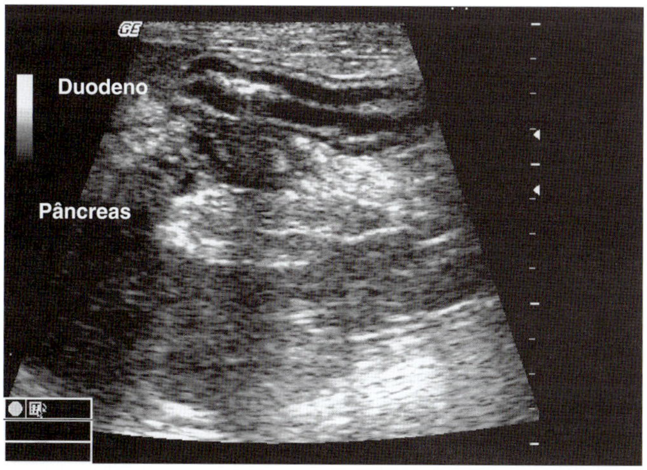

Figura 125.3 Ramo direito e corpo de pâncreas com aumento de volume e com aspecto hipoecogênico e aumento de ecogenicidade do mesentério adjacente ao corpo e ramo direito de pâncreas. (Gentilmente cedida pelo médico-veterinário Nilson Koba Kage, Hospital Veterinário Pompeia, São Paulo, SP.)

Com o passar do tempo (> 4 semanas), uma parede espessa, sem epitélio, se forma, separando a necrose do tecido pancreático viável adjacente. Esse processo é similar ao desenvolvimento do pseudocisto, porém difere deste, pois é decorrente da necrose pancreática e contém predominantemente tecido necrótico. Essa coleção líquida é denominada *walled-off pancreatic necrosis* (WOPN), termo ainda sem tradução para designar necrose de liquefação circunscrita por tecido fibroso.

As coleções líquidas pós-necróticas também devem ser classificadas em estéreis ou contaminadas, com base nos resultados de cultura ou análise citológica. A ocorrência de coleções líquidas tardias (pseudocisto e WOPN) não é comum em cães.

A tomografia computadorizada (TC) é o exame de escolha para complementar o diagnóstico de pancreatite em seres humanos. A TC contrastada é usada para determinar a exten-

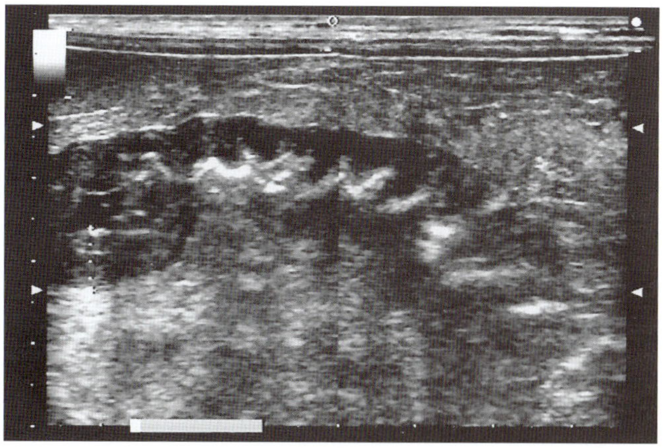

Figura 125.4 Duodeno pregueado em cão com pancreatite. (Gentilmente cedida pela Profa. Dra. Cláudia D. Schaeffter, Núcleo Diagnóstico Veterinário, São Paulo, SP.)

Coleções líquidas.[7]

A classificação das coleções líquidas que ocorrem no paciente com pancreatite apresentada neste capítulo baseia-se na revisão mais recente da classificação de Atlanta (2007). O termo abscesso pancreático foi abandonado. A nova classificação reconhece apenas três tipos de coleções líquidas pancreáticas e peripancreáticas: coleções líquidas peripancreáticas agudas, pseudocistos pancreáticos e coleções líquidas pancreáticas/peripancreáticas pós-necróticas. As coleções líquidas podem ser classificadas em estéreis ou infectadas, com base no resultado de citologia, cultura ou ambas.

são da necrose pancreática e a classificação das coleções líquidas (Figura 125.5). Em medicina veterinária, seu uso ainda é restrito devido, principalmente, ao custo e à disponibilidade do exame.

Avaliação anatomopatológica

Cães com pancreatite aguda geralmente têm necrose de coagulação e hemorragia em tecido pancreático (Figura 125.6). O achado de fibrose é compatível com pancreatite crônica (Figura 125.7).

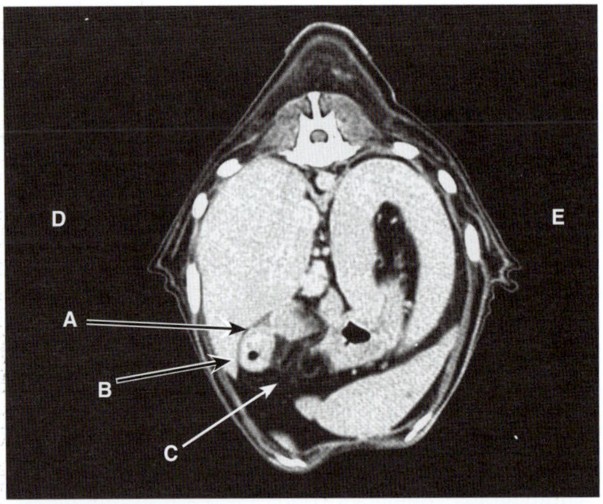

Figura 125.5 Pâncreas com aumento de volume (*A*) e de parede do duodeno (*B*) e coleção líquida de alta atenuação, com distribuição difusa adjacente ao pâncreas (*C*). *D* = direita; *E* = esquerda. (Gentilmente cedida pelo médico-veterinário André Fonseca Romaldini.)

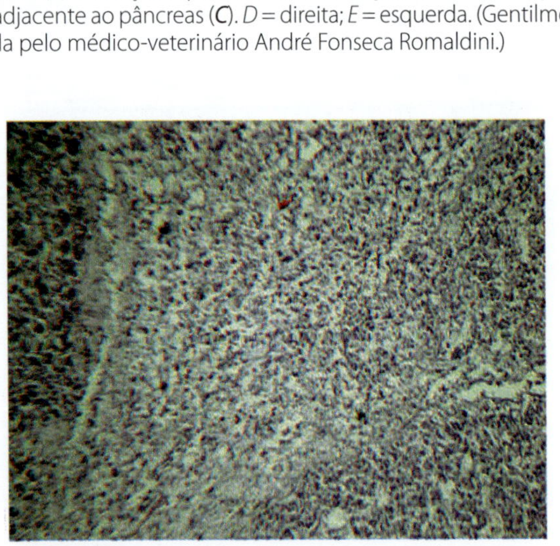

Figura 125.6 Fotomicrografia de pancreatite aguda. Observar a necrose de coagulação intensa e multifocal. H&E.

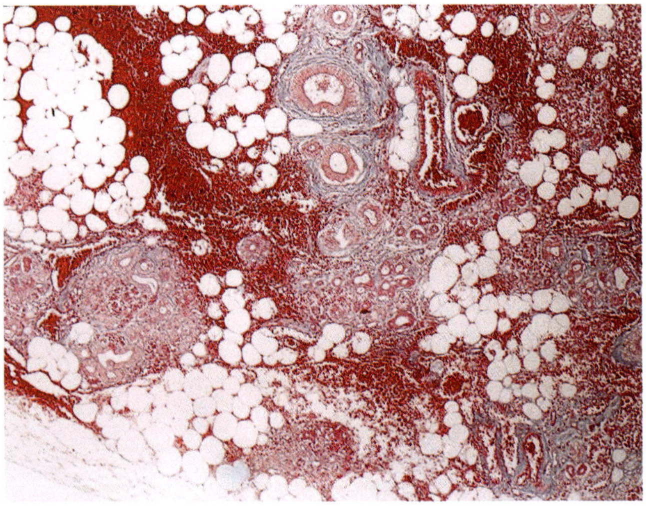

Figura 125.7 Necrose de coagulação e áreas de fibrose ao redor de dúctulos pancreáticos (coradas em azul pelo tricrômico de Masson), aspecto histológico compatível com um surto de agudização em cão com pancreatite crônica.

Tratamento

Animais com sintomas e diagnóstico de pancreatite aguda muitas vezes já apresentam alterações sistêmicas, consequência da pancreatite inicial. Não raramente observam-se evidências de síndrome da resposta inflamatória sistêmica (SIRS, *systemic inflammatory reaction syndrome*), coagulação intravascular disseminada, sepse, sepse grave, choque séptico ou mesmo falência de múltiplos órgãos.

Ainda não há pesquisas e trabalhos científicos suficientes que demonstrem os tratamentos mais eficazes. As recomendações baseiam-se em evidências e experiências pessoais. Quando possível, eliminar a causa, embora, na maioria das vezes, em cães seja de natureza idiopática.

O tratamento tem início com reposição volêmica agressiva, objetivando melhorar pressão arterial e perfusão, restabelecendo estabilidade hemodinâmica. Analgésicos, antieméticos e protetores gástricos são largamente utilizados. A nutrição parenteral e a enteral parecem diminuir sobremaneira os índices de mortalidade e o tempo de internação. Permanece controverso o uso de antibioticoterapia profilática quando da doença ainda restrita ao pâncreas.

De início, o tratamento restringe-se aos sintomas, priorizando intervenções agressivas contra complicações sistêmicas, lembrando que esses pacientes, quando compensados, podem rapidamente descompensar.

Reposição volêmica

Prevalece, na literatura, a utilização de cristaloides, como a solução de Ringer com lactato ou NaCl a 0,9%. Quando necessário, o fluido deve ser infundido em uma velocidade de até 90 mℓ/kg nas primeiras horas. A quantidade de fluido de manutenção também pode ser maior, porque, nesses pacientes, há grande perda de volume para o interstício. Os coloides parecem úteis naqueles pacientes com hipoalbuminemia grave e naqueles com doença mais grave.

As soluções hipertônicas a 7,5% atualmente são menos utilizadas, embora, em um estudo experimental recente, o uso de soluções hipertônicas pareça modular a resposta imunológica, minimizando a intensidade da resposta inflamatória sistêmica.[8] A transfusão de hemácias é indicada quando o hematócrito, após reposição volêmica, estiver inferior a 21% e com manifestações clínicas de anemia ou hipoxia (hiperlactatemia, microcardia, sopro cardíaco decorrente da anemia, taquicardia, taquipneia). Nesses casos, deve ser calculado um volume de sangue para atingir o hematócrito pós-transfusão próximo a 30%, uma vez que valores acima deste podem aumentar a viscosidade sanguínea, prejudicando a microcirculação e diminuindo, consequentemente, a oferta de oxigênio às células.

Analgésicos

Pancreatite aguda majoritariamente cursa com intenso processo álgico. Algumas situações podem "mascarar" a dor, destacando-se animais com hiperadrenocorticismo (estes têm excesso de cortisol, que exerce ação também analgésica) e diminuição do nível de consciência, sobretudo naqueles com sepse grave associada ou choque séptico. Soma-se a isso o fato de que cada cão reage e manifesta dor de maneira diferente.

Portanto, animais com pancreatite têm de receber analgésicos. Existem vários protocolos analgésicos, em sua maioria em associação. Os mais utilizados são os opioides, combinados a quetamina em baixas doses, ou dipirona.[9] Também é importante tratar a dor para evitar infecção por translocação bacteriana. A dor é uma das causas de íleo paralítico, situação que favorece a referida translocação. Com menor frequência, mas que também se mostram eficientes (embora com maiores riscos de iatrogenia), analgesias epidural e intraperitoneal também podem ser realizadas.

O protocolo "MiLK" (morfina-lidocaína-quetamina) para analgesia de pacientes com pancreatite aguda grave considera:

- 1,2 mℓ de morfina (10 mg/mℓ)
- 7,5 mℓ de lidocaína a 2%
- 0,3 mℓ de quetamina (10%)
- Os fármacos devem ser misturados em 100 mℓ de NaCl a 0,9% e infundidos a uma velocidade de 1 a 2 mℓ/kg/h.

Antieméticos e redução da acidez gástrica

Por muitos anos, a metoclopramida foi o mais utilizado. Atualmente, não é considerado eficiente para este propósito, além de possivelmente reduzir a perfusão pancreática, por ser inibidor dopaminérgico. Recomenda-se a ondansetrona e o maropitant.

Os medicamentos que reduzem a acidez gástrica (ranitidina, omeprazol) são normalmente recomendados e devem ser utilizados se houver sangramento gastrintestinal. Alguns autores reforçam a recomendação do esvaziamento gástrico nos pacientes que apresentam íleo paralítico. Tal procedimento visa oferecer conforto e diminuir náuseas e risco de aspiração.

Nutrição

Tradicionalmente, no tratamento inicial da pancreatite é recomendado o jejum absoluto (NPO, *nil per os* ou nada por boca) até que os sintomas tenham desaparecido. A justificativa para submeter um paciente com pancreatite a jejum vem da suposição de que a alimentação enteral estimula a secreção pancreática e pode agravar a inflamação no pâncreas. A validade desse conceito de "repouso glandular" é questionável.[10] A secreção pancreática exócrina em ratos com pancreatite experimental está abolida, mesmo quando estimulada pela injeção de colecistocinina.[11] Curiosamente, o conceito do repouso glandular é derivado de um estudo baseado em um modelo canino de análise da secreção pancreática.[12]

A nutrição enteral pode aumentar a atividade antioxidante e reduzir a resposta de fase aguda e a magnitude da resposta inflamatória. A alternativa à alimentação *per os* é a administração de suporte nutricional distal ao duodeno, por meio de tubo de jejuno. Os tubos de alimentação nasojejunal são colocados com o uso de técnicas endoscópicas ou monitoradas por fluoroscopia.[13] As dietas para nutrição jejunal devem ser elementares, ou monoméricas, que geralmente são hiperosmóticas com relação ao conteúdo jejunal normal. Esses fatores elevam o custo do tratamento e atrasam o fornecimento de todas as calorias de que o paciente precisa.

Em um estudo em seres humanos com pancreatite, o suporte nutricional precoce, por sonda nasogástrica, foi bem tolerado[13] e promoveu resultados semelhantes à alimentação por sonda nasojejunal. O suporte nutricional por sonda nasogástrica deve ser considerado uma opção terapêutica por conta de sua simplicidade e baixo custo, além da falta de evidência de que a alimentação *per os* cause agravamento da pancreatite.

A ingestão espontânea de alimento é dificultada por dor abdominal, náuseas, vômitos, atonia gástrica e obstrução duodenal parcial do aumento do pâncreas. Assim, o tratamento agressivo desses sintomas da pancreatite é fundamental para que o paciente volte a comer espontaneamente. Quando o paciente demonstra apetite, uma dieta com baixo teor de gordura deve ser oferecida, pois algum grau de insuficiência pancreática exócrina pode ser comum em pacientes em recuperação de pancreatite aguda grave.[14]

A nutrição parenteral é um bom adjuvante e pode ser empregada preventivamente naqueles pacientes cuja gravidade da doença seja indicativa de um período de anorexia prolongado. Embora a formulação ideal ainda seja desconhecida, a glutamina parece exercer importante função na proteção da mucosa intestinal. A nutrição parenteral, comparada com a enteral, aumenta significativamente o risco de infecções e a necessidade de intervenções cirúrgicas em seres humanos com pancreatite aguda.[15]

Antibióticos

No caso de pancreatite sem alterações sistêmicas, o uso de antibióticos permanece controverso. Há poucos estudos que avaliem a incidência de infecção em cães com pancreatite aguda.[2] Quando houver evidências de infecção (leucograma com neutrofilia tóxica, desvio à esquerda, hemocultura positiva), sugere-se a antibioticoterapia. Preferencialmente, deve-se optar por aqueles com bom espectro contra bactérias gram-negativas e penetração em tecido pancreático. Em seres humanos, os antibióticos com melhor penetração no tecido pancreático, mesmo inflamado, são o norfloxacino e o imipeném. O uso de antibióticos não previne a infecção da necrose pancreática nem reduz a mortalidade de seres humanos com pancreatite. Uma tendência à redução do número de casos de infecção pancreática foi observada em estudos que avaliaram o uso do imipeném.[16]

Transfusão de plasma

A administração de plasma fresco a pacientes com pancreatite grave também é controversa. Um autor recomenda a transfusão de plasma a todos os pacientes com pancreatite grave (50 a 250 mℓ, a cada 24 h).[6] Acredita-se que a transfusão de plasma seja capaz de repor, além de albumina e fatores de coagulação, as α_2-macroglobulinas, que são antiproteases. Não existe evidência científica de que a transfusão de plasma seja benéfica em seres humanos ou cães com pancreatite. Seu uso é indicado na coagulação intravascular disseminada, uma complicação comum da pancreatite aguda grave. Em um estudo retrospectivo com 77 animais diagnosticados com pancreatite, o grupo que recebeu plasma fresco como parte da terapia teve maior taxa de mortalidade que o não tratado.[17]

Tratamento da coagulação intravascular disseminada

A coagulação intravascular disseminada é uma complicação da pancreatite aguda grave e uma das principais causas de falência de múltiplos órgãos nesses pacientes. Sua ocorrência deve ser antecipada e, caso já tenha se manifestado, deve ser tratada agressivamente. O tratamento da coagulação intravascular disseminada baseia-se em fluidoterapia, reposição de fatores de coagulação pela transfusão de plasma fresco e tratamento com heparina. Embora exista alguma controvérsia acerca dos benefícios da transfusão de plasma e do melhor tipo de heparina, o principal tratamento da coagulação intravascular disseminada é a expansão do volume intravascular com fluidoterapia agressiva.

Tratamento cirúrgico

O desbridamento cirúrgico ou "necrosectomia" é recomendado a seres humanos com necrose pancreática infectada. Geralmente a cirurgia é realizada na terceira à quarta semana após o início da doença, quando o tecido necrótico está bem delimitado na avaliação por tomografia.[18] O tratamento cirúrgico para complicações não infecciosas é restrito a situações específicas, como sangramento gastrintestinal. As técnicas minimamente invasivas, como a drenagem de coleções líquidas por via percutânea, têm sido cada vez mais aplicadas.

As indicações cirúrgicas para os casos de pancreatite aguda em cães ainda não foram avaliadas. Apenas um estudo retrospectivo descreve o desfecho do tratamento cirúrgico da pancreatite e complicações em 37 cães. Os animais operados em decorrência de obstrução biliar tiveram melhor taxa de sobrevivência (81%), ao passo que os pacientes com WOPN tiveram mortalidade de 60%.[19]

Complicações

As complicações mais comuns estão relacionadas com a fase aguda e incluem alterações em órgãos adjacentes, como obstrução do ducto biliar e diabetes, ou complicações sistêmicas, como a coagulação intravascular disseminada. A ocorrência de coleções líquidas tardias é incomum em cães com pancreatite, e a ocorrência de WOPN pode estar associada a maior mortalidade.[19] Cães com pancreatite crônica podem desenvolver diabetes e insuficiência pancreática exócrina.

Prognóstico

O prognóstico da pancreatite aguda é mau. Em estudos retrospectivos, a mortalidade varia de 20 a 30%.[20,21]

Referências

1. Bishop MA, Xenoulis PG, Levinski MD, Suchodolski JS, Steiner JM. Identification of variants of the SPINK1 gene and their association with pancreatitis in Miniature Schnauzers. Am J Vet Res. 2010;71(5):527-33.
2. Hess RS, Saunders HM, van Winkle TJ, Shofer FS, Washabau RJ. Clinical, clinicopathologic, radiographic, and ultrasonographic abnormalities in dogs with fatal acute pancreatitis: 70 cases (1986-1995). J Am Vet Med Assoc. 1998;213:665-70.
3. Kemppainen EA, Hedström JI, Puolakkainen PA, Haapiainen RK, Stenman UH. Advances in the laboratory diagnostics of acute pancreatitis. Ann Med. 1998;30:169-75.
4. Steiner JM, Newman S, Xenoulis P, Woosley K, Suchodolski J, Williams D *et al.* Sensitivity of serum markers for pancreatitis in dogs with macroscopic evidence of pancreatitis. Vet Ther. 2008;9:263-73.
5. McCord K, Davis J, Leyva F, Armstrong PJ, Simpson KW, Rishniw M *et al.* Comparative Gastroenterology Society Members, Twedt D. A multi-institutional study evaluating diagnostic utility of Spec cPL in the diagnosis of acute pancreatitis in dogs [ACVIM abstract 166]. J Vet Intern Med. 2009;23:734.
6. Zanoni FL. Estudo dos efeitos da solução salina hipertônica e do lactato de Ringer sobre a resposta da microcirculação mesentérica e a translocação bacteriana em modelo de obstrução intestinal e isquemia em ratos [tese]. São Paulo. Faculdade de Medicina, Universidade de São Paulo; 2010. p. 82.
7. Bollen TL, Besselink MG, van Santvoort HC, Gooszen HG, van Leeuwen MS. Toward an update of the Atlanta classification on acute pancreatitis: review of new and abandoned terms. Pancreas. 2007;35(2):107-13.
8. Steiner JM. Canine pancreatic disease. In: Bonagura JD, Twedt DC. Kirk's Current Veterinary Therapy XIV. St. Louis: Saunders-Elsevier; 2009. p. 534-8.
9. Imagawa VH. Avaliação da eficácia analgésica de três doses diferentes da dipirona sódica em cadelas submetidas à ovariosalpingo-histerectomia [tese]. São Paulo. Faculdade de Medicina, Universidade de São Paulo; 2006.p. 141.
10. Spanier BW, Bruno MJ, Mathus-Vliegen EM. Enteral nutrition and acute pancreatitis: a review. Gastroenterol Res Pract. 2011;2011. 857949.
11. Niederau C, Niederau M, Lüthen R, Strohmeyer G, Ferrell LD, Grendell JH. Pancreatic exocrine secretion in acute experimental pancreatitis. Gastroenterology. 1990;99(4):1120-7.
12. Jergens AE, Morrison JA, Miles KG, Silverman WB. Percutaneous endoscopic gastrojejunostomy tube placement in healthy dogs and cats. J Vet Intern Med. 2007;21(1):18-24.
13. Eatock FC, Chong P, Menezes N, Murray L, McKay CJ, Carter CR *et al.* A randomized study of early nasogastric *versus* nasojejunal feeding in severe acute pancreatitis. Am J Gastroenterol. 2005;100(2):432-9.
14. Boreham B, Ammori BJ. A prospective evaluation of pancreatic exocrine function in patients with acute pancreatitis: correlation with extent of necrosis and pancreatic endocrine insufficiency. Pancreatology. 2003;3(4):303-8.
15. Marik PE, Zaloga GP. Meta-analysis of parenteral nutrition *versus* enteral nutrition in patients with acute pancreatitis. BMJ. 2004;328(7453):1407.
16. Villatoro E, Mulla M, Larvin M. Antibiotic therapy for prophylaxis against infection of pancreatic necrosis in acute pancreatitis. Cochrane Database of Systematic Reviews 2010, Issue 5. Art. No.: CD002941.
17. Weatherton LK, Streeter EM. Evaluation of fresh frozen plasma administration in dogs with pancreatitis: 77 cases (1995-2005). J Vet Emerg Crit Care (San Antonio). 2009;19(6):617-22.
18. Werner J, Feuerbach S, Uhl W, Büchler MW. Management of acute pancreatitis: from surgery to interventional intensive care. Gut. 2005;54(3):426-36.
19. Thompson LJ, Seshadri R, Raffe MR. Characteristics and outcomes in surgical management of severe acute pancreatitis: 37 dogs (2001-2007). J Vet Emerg Crit Care (San Antonio). 2009;19(2):165-73.
20. Ruaux CG, Atwell RB. A severity score for spontaneous canine acute pancreatitis. Aust Vet J. 1998;76(12):804-8.
21. Mansfield CS, James FE, Robertson ID. Development of a clinical severity index for dogs with acute pancreatitis. J Am Vet Med Assoc. 2008;233(6):936-44.

Leitura sugerida

Murayama KM, Drew JB, Nahrwold DL, Joehl RJ. Acute edematous pancreatitis impairs pancreatic secretion in rats. Surgery. 1990;107(3):302-10.

Ragins H, Levenson SM, Signer R, Stamford W, Seifter E. Intrajejunal administration of an elemental diet at neutral pH avoids pancreatic stimulation. Studies in dog and man. Am J Surg. 1973;126(5):606-14.

Parte 14

Doenças Cardiovasculares

Maria Helena Matiko Akao Larsson

126 Radiologia do Sistema Cardiovascular

Fernanda Rodrigues Leomil, Maria Helena Matiko Akao Larsson

■ Introdução

O exame radiográfico da cavidade torácica ainda é considerado fundamental e de suma importância no diagnóstico da maioria das doenças que a afetam. Em relação às doenças cardíacas, o exame radiográfico, além de fornecer informações sobre o tamanho e a forma do coração, pode auxiliar na avaliação dos sinais extracardíacos das cardiopatias, a exemplo do grau de congestão venosa pulmonar e do comprometimento do espaço pleural.

Os animais acometidos por alguma afecção cardíaca podem ser acompanhados por exames radiográficos de tórax, realizados periodicamente, a fim de se monitorar a evolução da cardiopatia, possibilitando sugerir um prognóstico e auxiliar a terapia a ser instituída.

A radiografia torácica, aliada à auscultação, à palpação, ao exame eletrocardiográfico e ao exame ecocardiográfico, completa uma avaliação adequada do sistema cardiovascular.

■ Técnica radiográfica

Para a correta avaliação do coração e dos grandes vasos, o exame radiográfico deve ser realizado em, pelo menos, duas incidências radiográficas ortogonais: uma lateral e uma dorsoventral (DV) ou ventrodorsal (VD).[1-3] Para avaliação do sistema cardiovascular, a incidência DV é preferível em relação à VD, na qual o contorno cardíaco está menos sujeito a apresentar distorções, devido à possível movimentação do ápice cardíaco para um lado ou outro do tórax.[2-6] Um posicionamento simétrico é essencial.

Na *projeção lateral* (Figura 126.1), o animal é colocado em decúbito lateral, os membros tracionados cranialmente, para impedir a sobreposição dos músculos tríceps às porções craniais dos lobos pulmonares, e posicionados paralelamente um em relação ao outro. O esterno deve ser levemente elevado a um nível superior à mesa, de modo que fique paralelo às vértebras torácicas, sem que haja rotação do tórax em relação à incidência do feixe de raios X. O pescoço deve ficar estendido ou sua flexão deve ser impedida para evitar o deslocamento da traqueia. O feixe de radiação deve ser centralizado ao nível do quinto espaço intercostal.[1-3] A incidência lateral direita é preferível para avaliação do contorno cardíaco, devido ao ligamento frênico-pericárdico ancorar o ápice cardíaco, impedindo sua movimentação.[2,7] Na projeção lateral esquerda, assim como acontece em animais obesos, a margem cardíaca cranial pode ser deslocada para longe do esterno.[2,4]

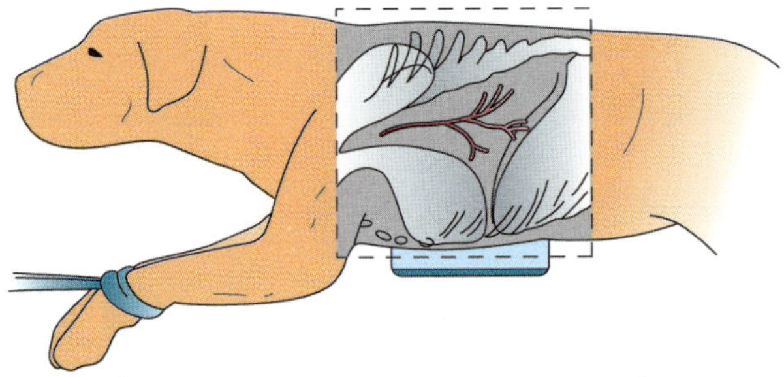

Figura 126.1 Animal posicionado para exame radiográfico de tórax em projeção lateral. Observar membros torácicos tracionados cranialmente, pescoço estendido e esterno ligeiramente elevado por um apoio.[1]

Na *projeção dorsoventral* (Figura 126.2), o animal é colocado em decúbito ventral, de modo que o esterno fique centralizado e sobreposto à coluna vertebral torácica. Os membros torácicos devem ser tracionados cranialmente, e os cotovelos, lateralizados (abduzidos). Os membros pélvicos ficam fletidos (posição de agachamento) e a cabeça posicionada entre os membros torácicos. O feixe deve ser centralizado sobre o quinto espaço intercostal, ao nível da borda caudal da escápula. Para a *projeção ventrodorsal*, o animal é posicionado em decúbito dorsal, com os membros torácicos tracionados cranialmente e a cabeça mantida entre eles. O esterno deve incidir sobre as vértebras torácicas.[1-3,5]

As radiografias devem ser realizadas preferencialmente no pico inspiratório, quando há preenchimento completo de ar nos pulmões, promovendo maior contraste e melhor visibilidade das diferentes estruturas no interior do tórax. Radiografias tiradas na expiração podem demonstrar pulmões mais opacos e silhueta cardíaca relativamente maior, em razão do volume torácico reduzido nessa fase respiratória.[2-4,8]

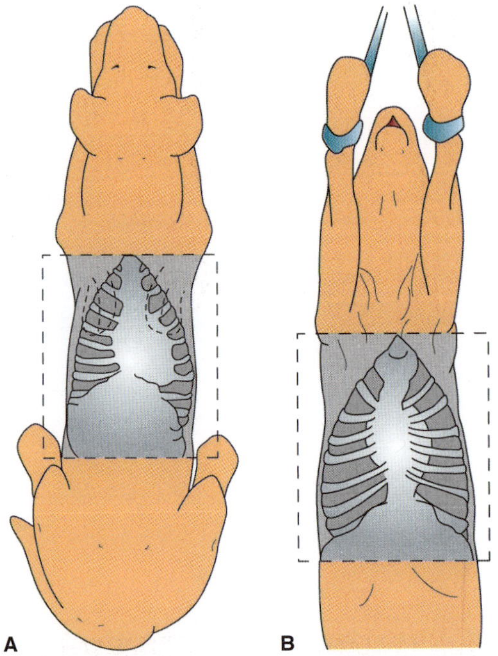

Figura 126.2 Animal posicionado para radiografias torácicas: em projeção dorsoventral (**A**) e em projeção ventrodorsal (**B**).[1]

O exame radiográfico deve ser feito de maneira a incluir o tórax inteiro no filme, desde a região cranial à primeira costela até a região caudal à primeira vértebra lombar. Uma grade (*bucky*) deve ser utilizada se o tórax medir 10 cm ou mais de espessura. O tempo de exposição deve ser curto, para minimizar os artefatos decorrentes da movimentação torácica, e a quilovoltagem (kV) deve ser alta, a fim de produzir uma imagem com maior variação de contraste.[1,3]

Anatomia radiográfica

Estruturas com densidades diferentes, como metal, osso, líquido, gordura e ar, apresentam variados graus de opacidade radiográfica, que pode ser visibilizada em uma radiografia. No entanto, a musculatura cardíaca e o sangue apresentam a mesma opacidade radiográfica. Por esta razão, o exame radiográfico não possibilita a visibilização separadamente das cavidades em relação às paredes cardíacas. Da mesma maneira, outras estruturas que compõem o coração, como o pericárdio, o tecido adiposo, as valvas e os vasos cardíacos, também não podem ser individualizadas. Todas formam em conjunto o contorno ou "silhueta" cardíaca, observada em radiografias simples com opacidade semelhante ao líquido em contraste com os pulmões preenchidos com ar. Ressalte-se que a radiografia torácica apresenta considerável sobreposição de estruturas, tanto na projeção lateral quanto na dorsoventral ou ventrodorsal, que deve ser lembrada no momento da interpretação.

O coração tem formato de cone e se posiciona obliquamente no mediastino médio, de tal modo que, em uma *projeção radiográfica lateral*, viabiliza a observação de uma margem cranioventral, correspondente ao "coração direito", formado pelo átrio e pelo ventrículo direitos, e uma margem caudodorsal, correspondente ao "coração esquerdo", formado pela sombra do átrio e do ventrículo esquerdos (Figura 126.3).[2,8,10,11]

A margem cranial – "coração direito" – forma uma curvatura que se encontra ao nível do terceiro espaço intercostal e pode apoiar-se ao esterno com maior ou menor contato, dependendo principalmente da conformação do tórax. A região dorsal é formada pela aorta ascendente e pela aurícula direita e o terço médio, e a região ventral, pelo ventrículo direito.[10-12]

A margem caudal – "coração esquerdo" – é mais retilínea se comparada à margem cranial, encontra-se ao nível do oitavo espaço intercostal, aproximadamente, e está próxima ou sobreposta ao diafragma, dependendo da conformação do tórax ou da fase respiratória que o animal apresente no momento do exame.[10-12]

A parte dorsal do coração, ou base, não é claramente definida e corresponde aos átrios e aos grandes vasos (artérias e veias pulmonares), e a parte ventral, ou ápice, corresponde aos ventrículos. A área dos ventrículos pode ser separada por um eixo longitudinal que vai da bifurcação traqueal até o ápice cardíaco, de tal modo que, em condições normais, os dois terços craniais do diâmetro craniocaudal do coração correspondem ao ventrículo direito, e o terço caudal representa o ventrículo esquerdo.[2]

Na *projeção dorsoventral* (ou *ventrodorsal*), o coração ocupa metade ou até dois terços da largura do tórax, dependendo da sua conformação. Deve apresentar-se centralizado no tórax, possibilitando a visibilização de áreas pulmonares de medidas aproximadamente iguais de ambos os lados, estando apenas o ápice cardíaco posicionado à esquerda da linha mediana (Figura 126.4). A silhueta cardíaca pode parecer maior e mais verticalizada na projeção ventrodorsal quando comparada à dorsoventral.[2,5,10-12]

O posicionamento das estruturas cardíacas, tanto na incidência lateral (Figura 126.5 A) como na incidência dorsoventral ou ventrodorsal (Figura 126.5 B), pode ser descrito pela analogia com um "mostrador de relógio".[2,12,13]

Variações fisiológicas da silhueta cardíaca

Fase do movimento respiratório, fase do ciclo cardíaco, idade do animal e obesidade são fatores importantes que devem ser levados em consideração na interpretação da imagem radiográfica de tórax. Além disso, a conformação torácica e o porte dos animais influenciam na interpretação da imagem radiográfica do tórax, principalmente na espécie canina, interferindo diretamente no posicionamento radiográfico do coração.[2,14,15]

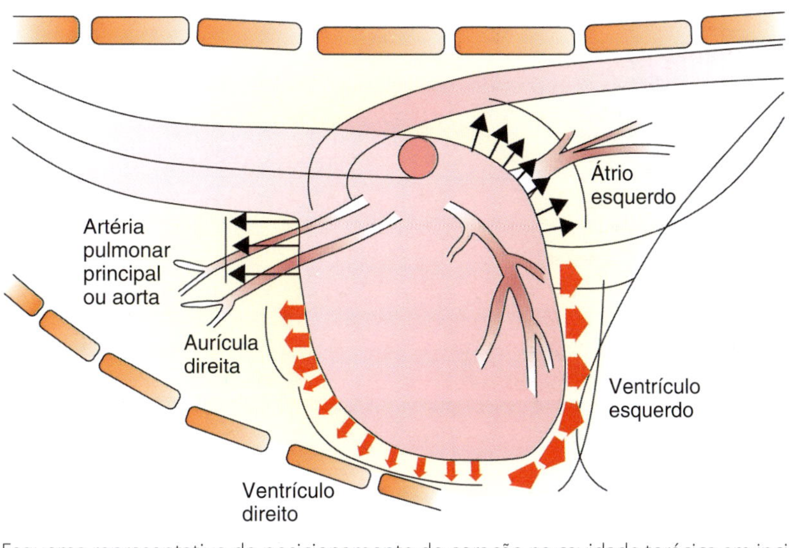

Figura 126.3 Esquema representativo do posicionamento do coração na cavidade torácica em incidência lateral.[9]

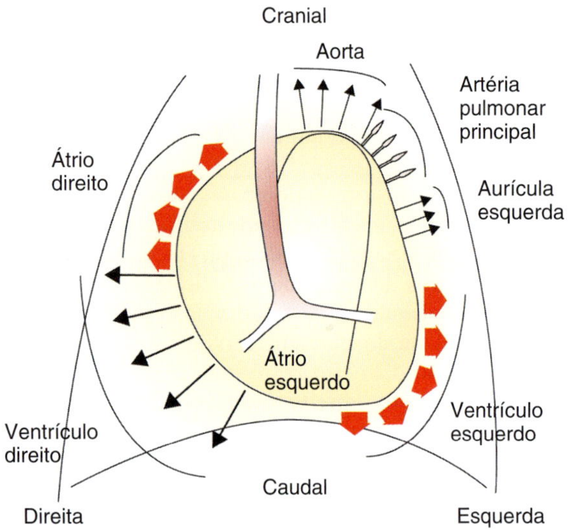

Figura 126.4 Esquema representativo do posicionamento do coração na cavidade torácica em incidência dorsoventral.[9]

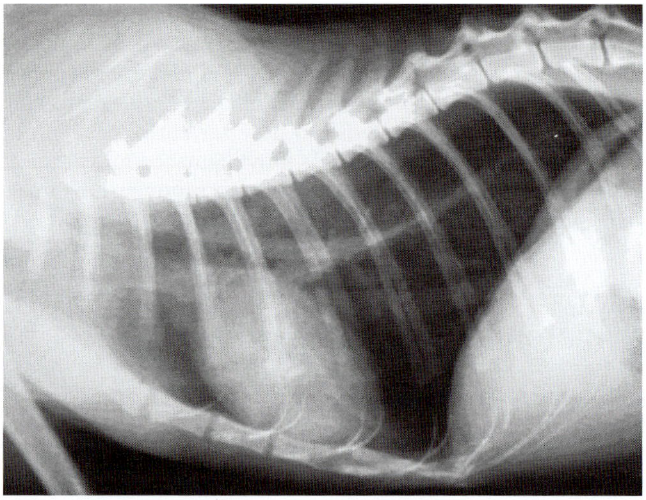

Figura 126.6 Radiografia torácica de um gato em projeção lateral. Note a silhueta cardíaca pequena em relação à cavidade torácica, de aspecto ovalado e em posição mais horizontalizada.

Variações inerentes ao animal

Espécie

Há diferenças significativas quanto à imagem cardíaca entre as espécies em uma radiografia torácica.[16] A silhueta cardíaca dos gatos (Figura 126.6), tanto na projeção lateral quanto na dorsoventral (ou ventrodorsal), apresenta formato mais ovalado e menor variabilidade no contorno e no tamanho, devido a poucas diferenças conformacionais entre os animais dessa espécie. O volume cardíaco é proporcionalmente menor em relação ao volume torácico. A base do coração está direcionada mais cranialmente, de modo que a silhueta cardíaca aparece em posição mais horizontal, o que provoca maior contato com o esterno. Por apresentar formato cardíaco mais afilado, o eixo craniocaudal é menor no coração dos felinos, medindo geralmente dois espaços intercostais.[10,12,17,18]

Raça

As diferentes raças caninas apresentam conformações torácicas com muitas variações,[9] que podem ser classificadas em três principais tipos: longilínea, brevilínea e mediolínea.[2,12]

Os cães de conformação longilínea apresentam o tórax profundo e estreito, como os da raça Dobermann. A silhueta cardíaca em radiografia lateral aparece mais afilada e verticalizada, de modo que o eixo longo forma quase um ângulo reto com a coluna vertebral. O diâmetro craniocaudal ocupa geralmente 2,5 espaços intercostais. Na projeção dorsoventral, observa-se contorno cardíaco mais ovalado ocupando metade da largura torácica.[2,12]

Os cães de conformação brevilínea apresentam o tórax raso e largo, em forma de barril, como os da raça Bulldog. O contorno cardíaco é mais arredondado em ambas as projeções radiográficas. Porém, em incidência lateral, o cora-

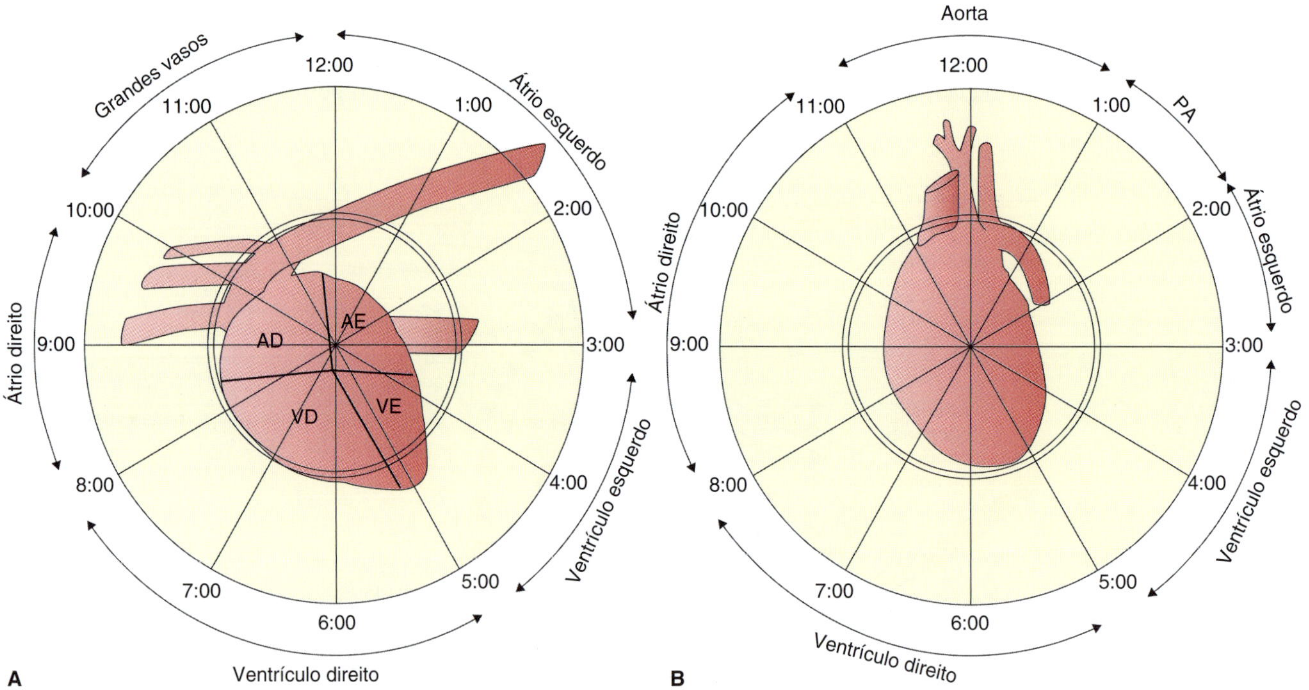

Figura 126.5 Esquema demonstrando o posicionamento do coração em analogia com um mostrador de relógio. **A.** Posição lateral. **B.** Posição dorsoventral.[13]

ção mostra-se menos verticalizado, sendo que a margem cardíaca cranial apresenta maior contato com o esterno. O diâmetro craniocaudal ocupa até 3,5 espaços intercostais. Na projeção dorsoventral, o coração encontra-se posicionado obliquamente, com o ápice à esquerda da linha sagital mediana, e ocupa até dois terços da largura do tórax.[2,10,12]

Os cães de conformação mediolínea apresentam o formato do tórax intermediário em relação aos dois citados anteriormente. A silhueta cardíaca tem formato ovalado, com ápice acentuado e porção mais ventral da margem cranial em contato com o esterno. Na projeção dorsoventral, um coração com formato arredondado é visibilizado, com o ápice localizado à esquerda da linha mediana.[2,10,12]

Idade

Em animais mais jovens, a silhueta cardíaca é relativamente maior e mais arredondada quando comparada à de animais mais velhos.[2,12,19]

Peso corpóreo

Radiografias torácicas de animais obesos podem sugerir cardiomegalia, visto que a gordura pericárdica contribui para o aumento da área cardíaca. De igual modo, em cães com leve a moderado grau de obesidade, pode-se observar redução ou opacificação da área pulmonar, aumento da opacidade na região esternal e deslocamento cranial do diafragma por depósito de tecido adiposo na região abdominal. Estes fatores contribuem para um aumento da relação da silhueta cardíaca com a cavidade torácica.[5,18]

Variações inerentes ao ciclo cardíaco

Os movimentos cardíacos fisiológicos, sístole e diástole, podem alterar o tamanho e a forma da silhueta cardíaca radiograficamente. Essas alterações podem ser melhor visibilizadas em cães grandes com frequência cardíaca baixa, nos quais se observam átrios mais abaulados e área ventricular reduzida na sístole, e átrios menos notáveis e ventrículos mais proeminentes na diástole. Em radiografias torácicas de gatos, observou-se maior variação do ciclo cardíaco em projeção dorsoventral. No entanto, essa alteração não foi caracterizada como variação anatômica marcante ou semelhante a qualquer doença cardíaca.[5,20]

Variações em razão da fase respiratória

Radiografias tiradas na expiração sugerem silhueta cardíaca aumentada em função da restrição da cavidade torácica pelo deslocamento cranial do diafragma e pela redução da área pulmonar. Além disso, o contraste da margem cardíaca e da vasculatura pulmonar é perdido, devido ao aumento da opacidade pulmonar. Por outro lado, no pico da inspiração há aumento do volume torácico pela insuflação pulmonar, o que diminui proporcionalmente o tamanho da silhueta cardíaca. Grande quantidade de ar nos pulmões melhora o contraste radiográfico da cavidade torácica, aumentando consequentemente a nitidez do contorno cardíaco.[2-4,8]

Mensuração da silhueta cardíaca

A avaliação do tamanho do coração é um fator importante a ser considerado na interpretação radiográfica, uma vez que o aumento das câmaras cardíacas é uma das principais alterações observadas na maioria das cardiopatias, e os aumentos cardíacos podem ser analisados basicamente por dois métodos. Um deles se baseia nos sinais radiográficos que denotam alterações na forma, na posição e na sintopia da silhueta cardíaca com as outras estruturas torácicas adjacentes. Quanto maior a experiência do examinador, melhor a interpretação radiográfica por esse método.

Em radiografias laterais normais de cães, os ventrículos ocupam aproximadamente três espaços intercostais, embora variações raciais devam ser consideradas. Em cães de tórax profundo (p. ex., Dobermann e Collie), os ventrículos ocupam, em média, 2,5 espaços intercostais, enquanto em cães de tórax largo (p. ex., Bulldog e Lhasa Apso), os ventrículos podem ocupar até 3,5 espaços intercostais. Em projeções ventrodorsal ou dorsoventral, o coração ocupa 60 a 65% da cavidade torácica.[21,22]

Em gatos, os ventrículos estão localizados em, aproximadamente, 2 a 2,5 espaços intercostais, e o coração ocupa dois terços da altura dorsoventral do tórax. Em projeções ventrodorsal ou dorsoventral, o contorno cardíaco é mais alongado que em cães.[21-23]

A seguir serão descritas as principais alterações radiográficas observadas em aumentos das cavidades cardíacas. O aumento individual de câmaras é raro, mas pode aparecer de maneira transitória em função da regulação dos mecanismos compensatórios.

Aumento do átrio direito

Em projeção lateral, observa-se aumento da área cranial, com diminuição ou perda da cintura cardíaca. Há deslocamento dorsal da traqueia em sua região pré-terminal, ou seja, cranial a sua bifurcação.[2,12]

Na projeção dorsoventral, há proeminência na região craniolateral (Figura 126.7), na posição de 9 a 11 h pela analogia com o mostrador de relógio.[2,12]

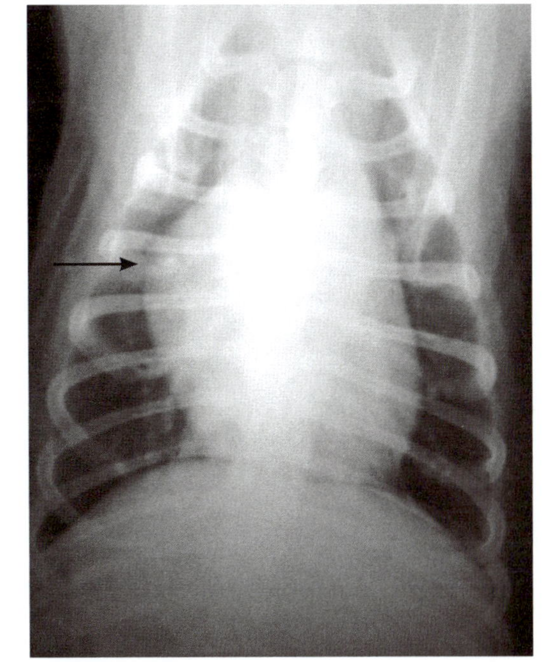

Figura 126.7 Aumento de átrio direito (*seta*) em radiografia torácica em projeção ventrodorsal. Abaulamento na região de 6 a 9 h em analogia com um mostrador de relógio. Fonte: Arquivo pessoal.

Aumento do ventrículo direito

A incidência lateral mostra margem cardíaca cranioventral mais arredondada, maior contato do coração com o esterno e aumento do diâmetro craniocaudal do coração, de tal modo que passa a se sobrepor a mais espaços intercostais do que o normal.[2,12]

Em posição dorsoventral, a margem cardíaca direita arredondada encontra-se mais próxima à parede torácica, de 6 a 9 h. O ventrículo direito aumentado gera aspecto de "D invertido" (Figura 126.8) na cavidade torácica, em função da proeminência desta área cardíaca. Pode haver deslocamento do ápice cardíaco à esquerda.[2,12]

Aumento do átrio esquerdo

Na projeção lateral, a região terminal da traqueia, próxima à sua bifurcação, assim como o brônquio principal esquerdo podem estar deslocados dorsalmente. Há um abaulamento da área cardíaca caudodorsal correspondente ao átrio esquerdo (Figura 126.9) que, por vezes, pode ser visibilizado em forma de cunha, estendendo-se em direção aos campos pulmonares caudais.[2,12,23,24]

Observa-se, em projeção dorsoventral, proeminência lateral em região da aurícula esquerda, na posição de 2 a 3 h (Figura 126.10).[2,12]

Aumento do ventrículo esquerdo

Em incidência lateral, a margem cardíaca caudal apresenta-se mais verticalizada em relação ao esterno e, em casos mais avançados, pode tornar-se mais arredondada. Há maior contato ou até sobreposição da área correspondente ao ventrículo esquerdo com o diafragma. Na maioria das vezes, o aumento do ventrículo esquerdo é acompanhado pelo átrio esquerdo também aumentado. Sendo assim, a traqueia apresenta-se elevada em sua porção terminal, além de se evidenciar abaulamento na região caudodorsal. O diâmetro craniocaudal do coração fica maior, porém em menor proporção do que observado no aumento do ventrículo direito.[2,12,22,24]

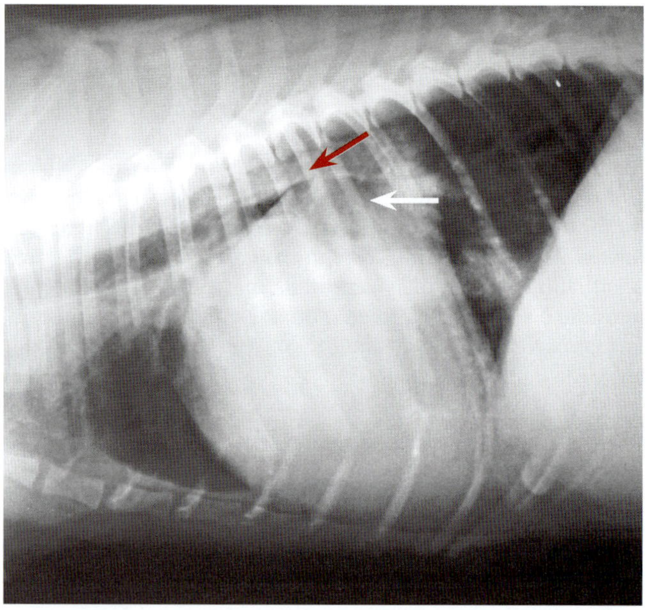

Figura 126.9 Radiografia torácica em projeção lateral apresentando saliência na borda caudodorsal do contorno cardíaco, correspondente a aumento do átrio esquerdo (*seta branca*). Nota-se elevação da traqueia terminal e compressão do brônquio principal esquerdo (*seta vermelha*). Fonte: Arquivo pessoal.

Margem cardíaca mais arredondada e próxima à parede torácica esquerda é observada na projeção dorsoventral, de 3 a 6 h. O ápice cardíaco também pode estar arredondado e deslocado à direita.[2,12]

Aumento do tronco pulmonar

É observada uma proeminência da margem cardíaca craniodorsalmente em projeção lateral (Figura 126.11 A) e, na posição de 1 a 2 h, em incidência dorsoventral (Figura 126.11 B).[2,12,25]

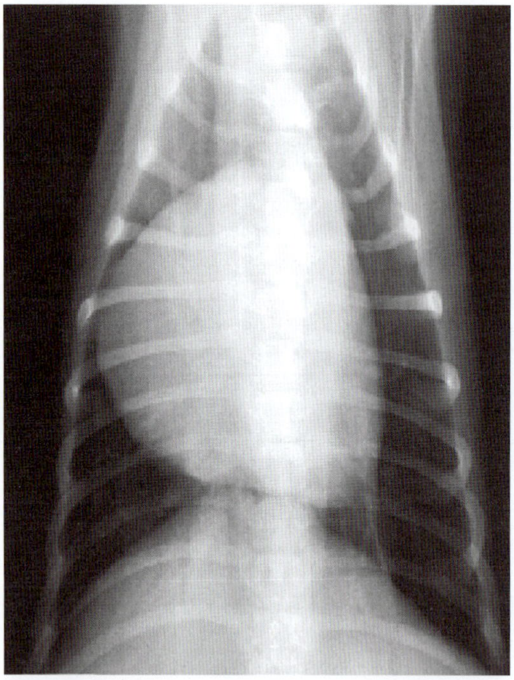

Figura 126.8 Aumento do coração direito em radiografia torácica em incidência ventrodorsal. Note o aspecto de "D invertido". Fonte: Arquivo pessoal.

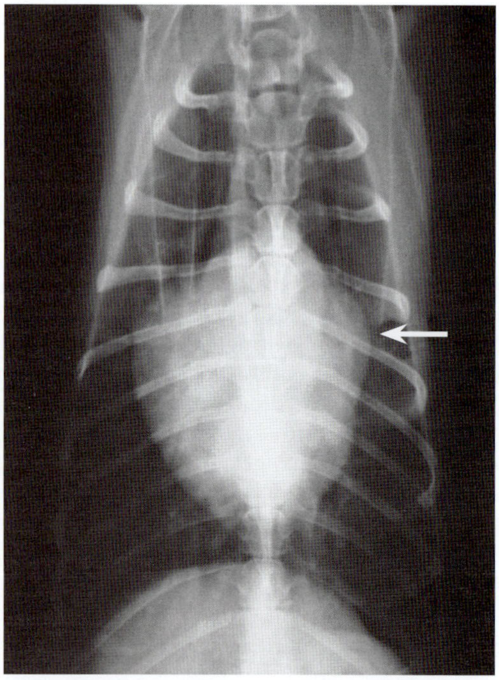

Figura 126.10 Aumento do átrio esquerdo em projeção radiográfica ventrodorsal. Abaulamento da região de 2 a 3 h (*seta*). Fonte: Arquivo pessoal.

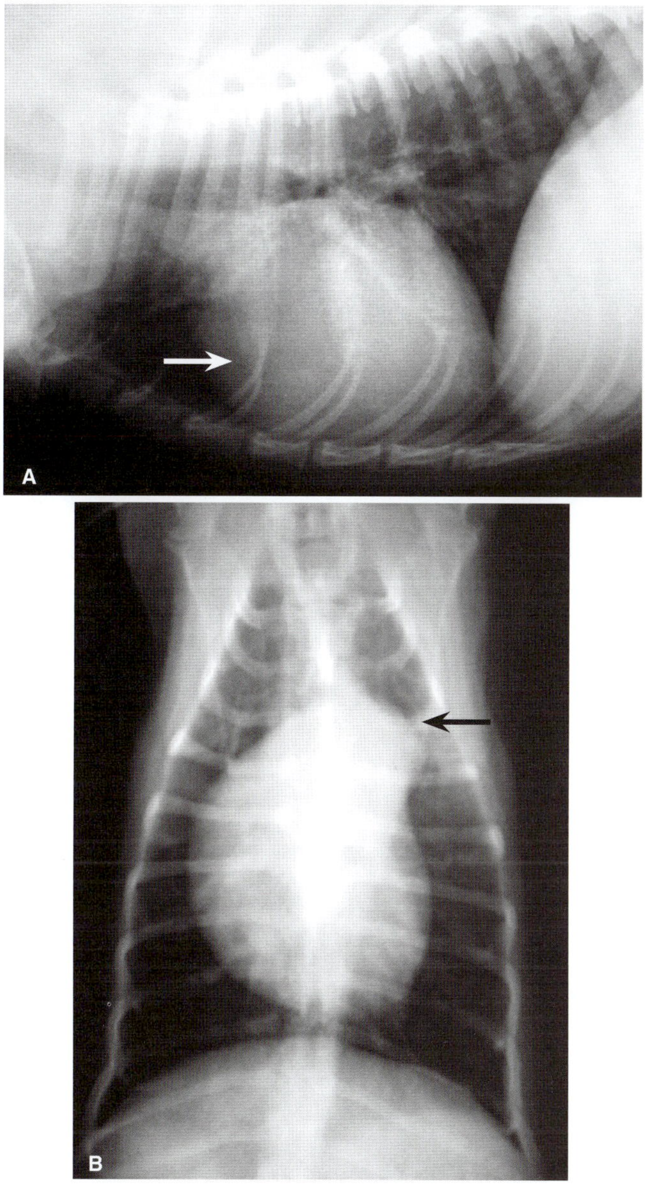

Figura 126.11 Aumento do tronco pulmonar. **A.** Em projeção lateral, nota-se aumento da área cardíaca craniodorsal (*seta*). **B.** Em projeção ventrodorsal, observa-se proeminência na região de 1 a 2 h (*seta*). Fonte: Arquivo pessoal.

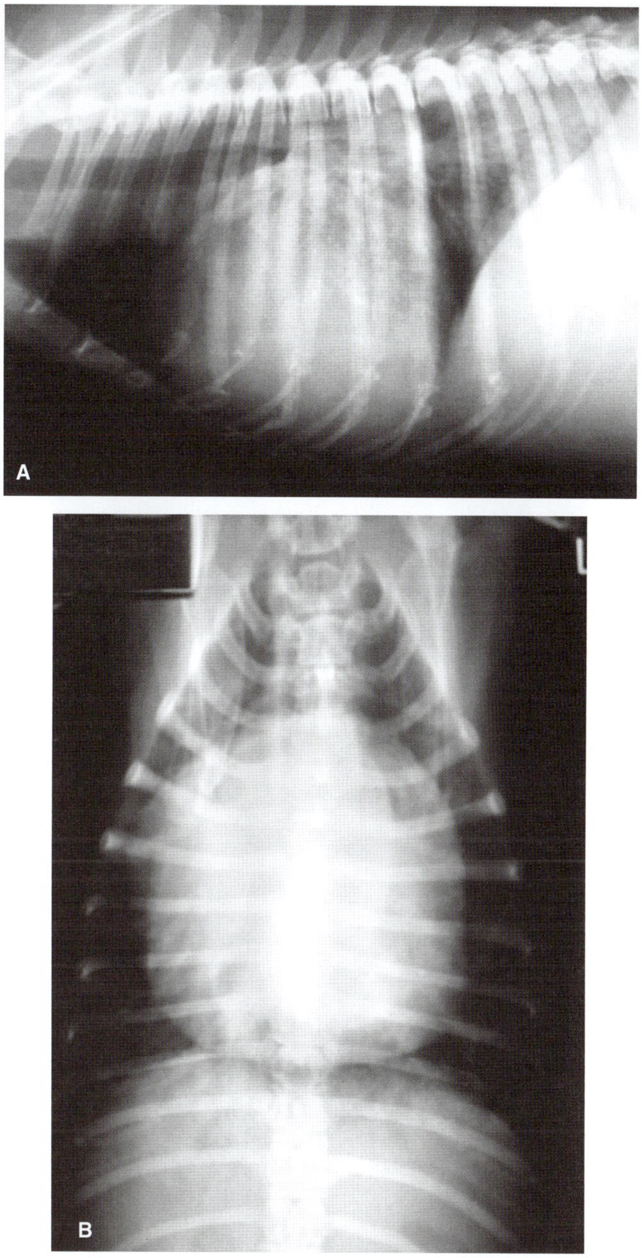

Figura 126.12 Radiografias de tórax em projeções lateral (**A**) e ventrodorsal (**B**) demonstrando aumento generalizado e assimétrico da silhueta cardíaca (cardiomegalia). Fonte: Arquivo pessoal.

Aumento da aorta ascendente

Em projeção lateral, observa-se a mesma alteração que no aumento do tronco pulmonar. Em projeção dorsoventral, há abaulamento na posição correspondente a 12 a 1 h.[2,12]

Cardiomegalia

Corresponde ao aumento global da silhueta cardíaca ou de, pelo menos, três cavidades cardíacas com aparência assimétrica (Figura 126.12).[2,4,12,22] Essa condição deve ser diferenciada principalmente da efusão pericárdica, que também acarretará aumento da silhueta cardíaca de maneira generalizada, porém o contorno cardíaco se apresentará mais simétrico em razão do acúmulo de líquido no saco pericárdico (Figura 126.13). Com a efusão pericárdica moderada a grave, a silhueta cardíaca aumenta e perde seus contornos, tornando-se, eventualmente, de formato globoso ("coração em formato de bola de futebol ou basquete").[12,26-28]

Esse aumento cardíaco generalizado, assim como o aumento individualizado das câmaras cardíacas, poderá ser causado por dilatação ou hipertrofia do músculo cardíaco. Em radiografias simples, não é possível a diferenciação dessas duas condições. A hipertrofia muscular cardíaca tende a diminuir o volume da cavidade ventricular e pode não alterar o contorno cardíaco visto na radiografia.

Esse fato pode ser observado na cardiomiopatia hipertrófica dos felinos. Em estágios iniciais da doença, os achados radiográficos de limites de câmara cardíaca interna podem encontrar-se normais em decorrência de hipertrofia concêntrica. No entanto, em alguns casos, a silhueta cardíaca pode apresentar formato de *valentine shaped* ou "coração dos namorados", em virtude do aumento biatrial (Figura 126.14), que pode ser visibilizado em radiografias ventrodorsal ou dorsoventral.[12,17,29]

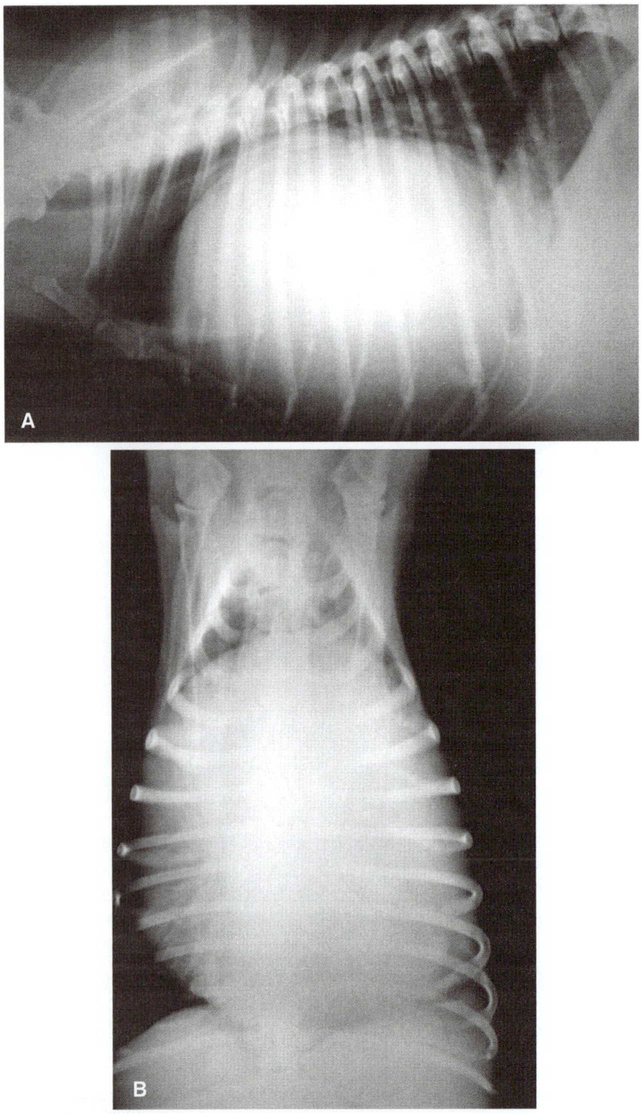

Figura 126.13 Aumento da silhueta cardíaca de forma generalizada e simétrica em radiografias torácicas em projeções lateral (**A**) e ventrodorsal (**B**). Contorno cardíaco de aspecto globoso, compatível com efusão pleural. Fonte: Arquivo pessoal.

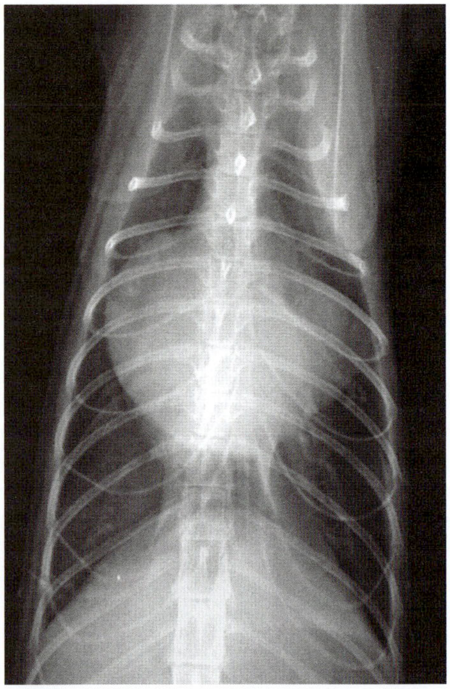

Figura 126.14 Radiografia torácica em projeção ventrodorsal de um gato portador de cardiomiopatia hipertrófica demonstrando aumento biatrial. Fonte: Arquivo pessoal.

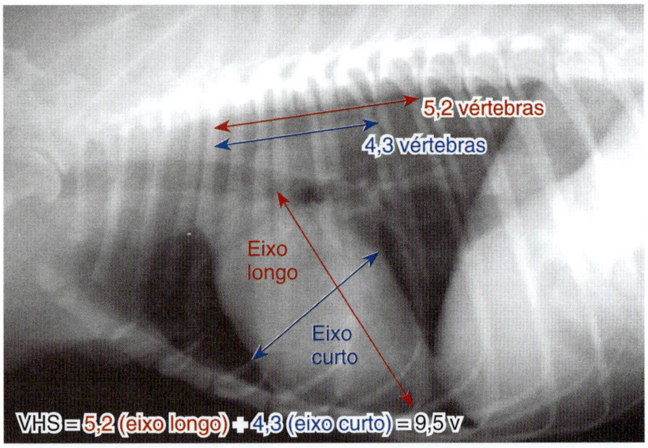

Figura 126.15 Método de mensuração cardíaca pela obtenção do VHS (*vertebral heart size*). As medidas do eixo longo (maior) e do eixo curto (menor) são transportadas à coluna vertebral torácica a partir da margem cranial da quarta vértebra (T4). Estima-se o valor desses eixos em uma escala vertebral com aproximação de 0,1 vértebra. VHS = soma dos eixos cardíacos longo e curto em unidades vertebrais. Fonte: Arquivo pessoal.

Mensuração cardíaca pelo método de obtenção do VHS

Esse método de obtenção do VHS ou *vertebral heart size* foi proposto por Buchanan e Bücheler[15] e visa tornar a mensuração cardíaca menos subjetiva. Para isso, toma-se como base o tamanho do coração relacionando-o com o comprimento dos corpos vertebrais.

Em radiografias laterais, mede-se o diâmetro cardíaco craniocaudal e o comprimento apicobasilar em ângulos retos. A soma dessas duas medidas é então transformada em valores correspondentes ao comprimento dos corpos vertebrais, mensurados a partir da margem cranial da quarta vértebra torácica (Figura 126.15). Esse índice mostra-se mais constante qualquer que seja a variação conformacional ou a projeção radiográfica e normalmente está entre os valores de 8,5 a 10,5 v (unidade representativa de corpo vertebral).[15]

As diferenças entre cães de tórax largo, machos e fêmeas, em decúbito lateral direito ou esquerdo não foram significativas.[30]

O tamanho cardíaco pela escala vertebral em filhotes está dentro do intervalo de referência para cães adultos e não muda significativamente com o crescimento do animal. Não há, portanto, variação representativa do tamanho cardíaco em relação à idade do animal.[19]

Em gatos normais, o VHS médio em radiografias laterais é de 7,5 v mais ou menos 0,3, sendo que em incidência lateral a medida cardíaca do eixo curto é de 3,2 e em ventrodorsal de 3,4, mais ou menos 0,25.[31] Em um estudo com 50 gatos errantes sadios, o VHS determinado em radiografias laterais foi de 7,3, mais ou menos 0,5. Embora os autores não considerassem a diferença estatisticamente significativa, ressaltaram a importância de se levar em consideração a raça dessa espécie também.[32]

Referências

1. Han CM, Hurd CD. Diagnóstico por imagem para a prática veterinária. 1. ed. São Paulo: Roca, 2007.
2. Kealy JK, McAllister H. Radiologia e ultrassonografia do cão e do gato. São Paulo: Manole, 2005. O tórax. p. 208-49.
3. Ticer JW. Técnicas radiológicas na prática veterinária. 2. ed. São Paulo: Roca, 1987.
4. Farrow CS. Veterinária – Diagnóstico por imagem do cão e do gato. São Paulo: Roca, 2005. Coração. p. 487-562.
5. Brinkman EL, Biller D, Armbrust LJ. The clinical usefulness of the ventrodorsal *versus* dorsoventral thoracic radiograph in dogs. J Am Anim Hosp Assoc. 2006; 42(6): p. 440-9.
6. Avner A, Kirberger RM. Effect of various thoracic radiographic projections on the appearance of selected thoracic viscera. J Small Anim Pract. 2005; 46(10): p. 491-8.
7. Greco A, Meomartino L, Raiano V, Fatone G, Brunetti A. Effect of left vs. right recumbency on the vertebral heart score in normal dogs. Vet Radiol Ultrasound. 2008; 49(5): p. 454-5.
8. Webster N, Adams V, Dennis R. The effect of manual lung inflation vs. spontaneous inspiration on the cardiac silhouette in anesthetized dogs. Vet Radiol Ultrasound. 2009; 50(2): p. 172-7.
9. O'Grady MR, O'Sullivan ML. Clinical cardiology concepts for the dog and cat. Available from: http://www.vetgo.com/cardio/concepts/concsect.php?conceptkey=38#38.
10. Arlene C, Noreen DL. An atlas of interpretative radiographic anatomy of the dog and cat. 1. ed. Wiley-Blackwell; 2002.
11. Ettinger, SJ, Suter PF, editors. Canine cardiology. Philadelphia: W.B. Saunders, 1970. Radiographic examination. p. 40-101.
12. Burk R, Ackerman N. Small animal radiology and ultrasonography: a diagnostic atlas and text. 2nd ed. Philadelphia: W.B. Saunders, 1996.
13. Thrall DE. Textbook of veterinary diagnostic radiology. 4th ed. Philadelphia: W.B. Saunders, 2002.
14. Toombs JP, Ogburn PN. Evaluating canine cardiovascular silhouettes: radiographic methods and normal radiographic anatomy. Comp Cont Educ Pract Vet 1985; 7(7): p. 579-87.
15. Buchanan JW, Bücheler J. Vertebral scale system to measure canine heart size in radiographs. J Am Vet Med Assoc. 1995; 206(2): p. 194-9.
16. Wagner WM, Kirberger RM. Radiographic anatomy of the thorax and abdome of the common marmoset (Callithrix jacchus). Vet Radiol Ultrasound. 2005; 46(3): p. 217-24.
17. Rishniw M. Radiography of feline cardiac disease. Vet Clin North Am Small Anim Pract. 2000; 30(2): p. 395-425.
18. Litster AL, Buchanan JW. Radiographic and echocardiographic measurement of the heart in obese cats. Vet Radiol Ultrasound. 2000; 41(4): p. 320-5.
19. Sleeper MM, Buchanan JW. Vertebral scale system to measure heart size in growing puppies. J Am Vet Med Assoc. 2001; 219(1): p. 57-9.
20. Toal RL, Losonsky JM, Coulter DB, Denovellis R. Influence of cardiac cycle on the radiographic appearance of the feline heart. Vet Radiol Ultrasound. 1985; 26(2): p. 63-9.
21. Lord PF. Normal radiographic anatomy and radiographic examination. In: Suter PF, editor. Thoracic radiography – A text atlas of thoracic diseases of the dog and cat. Switzerland: Wettswil, 1984, p. 1-45.
22. Bonagura JD, Samii VF. Radiografia cardiovascular. In: Birchard SJ, Sherdin RG, editors. Manual Saunders: clínica de pequenos animais. São Paulo: Roca, 2008, p. 1458-67.
23. Van Den Broek AHM, Darke PGG. Cardiac measurements on thoracic radiographs of cats. J Small Anim Pract. 1987; 28(2): p. 125-35.
24. Kvart C, Häggström J. Cardiopatia valvular adquirida. In: Ettinger SJ, Feldman EC. Tratado de medicina interna veterinária: doenças do cão e do gato. 5. ed. v. 1. Rio de Janeiro: Guanabara Koogan, 2004, p. 833-45.
25. Thrall DE, Badertscher RR, Lewis RE, McCall JW, Lonsonsky JM. Radiographic changes associated with developing dirofilariasis in experimentally infected dogs. Am J Vet Res. 1980; 41(1): p. 81-90.
26. Smith Jr. FWK, Rush JE. Diagnosis and treatment of pericardia effusion. In: Bonagura JD, editor. Kirkís current veterinary therapy XIII. Philadelphia: W.B. Saunders, 2000, p. 772-7.
27. Bonagura JD. Doenças do pericárdio. In: Birchard SJ, Sherding RG, editors. Manual Saunders. Clínica de pequenos animais. 3. ed. São Paulo: Roca, 2008, p. 1583-7.
28. Miller MW, Sisson DD. Distúrbios pericárdicos. In: Ettinger SJ, Feldman EC, editors. Tratado de medicina interna veterinária. Doenças do cão e do gato. 5. ed. v. 1. Rio de Janeiro: Guanabara Koogan, 2004, p. 978-93.
29. Ferasin L, Sturgess CP, Cannon MJ, Caney SM, Gruffydd-Jones TJ, Wotton PR. Feline idiopathic cardiomyopathy: a retrospective study of 106 cats (1994-2001). J Feline Med Surg. 2003; 5(3): p. 151-9.
30. Buchanan JW. Vertebral scale system to measure heart size in radiographs. Vet Clin North Am Small Anim Pract. 2000; 30(2): p. 379-93.
31. Litster AL, Buchanan JW. Vertebral scale system to measure heart size in radiographs of cats. J Am Vet Med Assoc. 2000; 216(2): p. 210-4.
32. Ghadiri A, Avizeh R, Rasekh A, Yadegari A. Radiographic measurement of vertebral heart size in healthy stray cats. J Feline Med Surg. 2008; 10(1): p. 61-5.

Leitura sugerida

Lamb CR, Wikeley H, Boswood A, Pfeiffer DU. Use of breed-specific ranges for the vertebral heart scale as an aid to the radiographic diagnosis of cardiac disease in dogs. Vet Rec 2001; 148(23): p. 707-11.

Soares EC, Larsson MHMA, Pinto ACBCF. Aspectos radiográficos da doença valvar crônica. Cienc Rural. 2004; 34(1): p. 119-24.

127 Eletrocardiograma

Moacir Leomil Neto, Maria Helena Matiko Akao Larsson

Introdução

August Waller utilizou um eletrômero capilar de Galvani e registrou, pela primeira vez, a emanação elétrica do coração de um gato, do seu próprio cão e do homem. Observando o traçado obtido, concluiu que as ondas eram semelhantes nos três traçados, apesar de as espécies serem distintas e existirem particularidades quanto à anatomia cardíaca, além de, curiosamente, os registros terem coincidido com as sístoles cardíacas. Por essa descoberta, ele é considerado por muitos o pai da eletrocardiografia.[1,2]

Em 1901, W. Einthoven desenvolveu um galvanômetro de fita que funcionava por um mecanismo específico de corda, chamou-o de eletrocardiógrafo, e, posteriormente, o resultado era registrado em uma fita. A esse registro denominou-se eletrocardiograma (ECG), cujas manifestações gráficas receberam o nome de ondas P, Q, R, S e T. Por esse trabalho, ele recebeu, em 1924, o Prêmio Nobel.[1-3]

Onze anos depois, em 1912, W. Einthoven propôs as derivações periféricas do eletrocardiograma, baseando-se na tese do triângulo equilátero. Apenas 1 ano após, Norr publicou o primeiro trabalho de eletrocardiografia em veterinária, realizado na espécie equina. Em 1923, foi publicado o *Tratado de Fisiologia Médica de Lewis*, que, durante os anos de 1909 a 1920, notabilizou-se no estudo das arritmias no homem.[1,2]

O eletrocardiograma é um meio de registro gráfico das atividades elétricas do conjunto de suas células cardíacas ou parte delas. Tem por princípio o registro da diferença de carga elétrica entre partes do coração que ocorre durante o caminhar da despolarização e da repolarização. Por ser um método diagnóstico não invasivo, não traumático e de baixo custo, tornou-se um dos exames complementares mais utilizados nos estudos dos problemas cardiovasculares. Mesmo com o advento das mais modernas técnicas de diagnóstico por imagem, o eletrocardiograma continua insuperável nos estudos das arritmias cardíacas.[4,5]

A adequada compreensão da natureza das arritmias e do consequente uso dos fármacos antiarrítmicos necessita do conhecimento dos princípios eletrofisiológicos que regem o funcionamento do coração normal. Assim, este capítulo iniciará com a recordação de alguns tópicos importantes da fisiologia cardíaca.[6,7]

Princípios de eletrofisiologia

Células em estado de repouso

Para que ocorra a contração miocárdica, a condução dos impulsos e outras alterações eletrofisiológicas fundamentais para o funcionamento do coração, a célula deve atingir uma situação denominada estado de "repouso", também chamada de potencial de repouso. Essa é uma maneira de armazenar energia celular que se caracteriza por desequilíbrio na concentração de íons e de cargas elétricas entre o interior e o exterior da célula.[2] O potencial de repouso é determinado pelos seguintes fatores:

- Bomba de Na^+,K^+-ATPase: bombeia, continuamente, três íons sódio para o exterior e dois íons potássio para o interior da célula
- Canais de sódio e potássio: possibilitam o efluxo de sódio e potássio, contudo a saída de potássio da célula é mais importante, pois, em média, os canais são muito mais permeáveis ao potássio que ao sódio, cerca de 120 vezes mais.

Esses dois fatores criam um déficit efetivo de íons positivos no interior da membrana celular; tais íons migram para o meio exterior da célula, tornando a região interior da membrana celular negativa e a exterior, positiva. Vale ressaltar que a "negatividade" observada no interior da célula é relativa, pois, na realidade, o interior é "menos" positivo quando comparado com o meio externo. Visto que essa bomba exige energia para operar, esse processo de recarga é metabolicamente "ativo", usando energia do sistema do trifosfato de adenosina da célula (ATP).[5,8]

Potenciais de ação no músculo cardíaco

Por convenção, toda célula em estado de repouso é considerada polarizada, isto é, nesse estado existe uma diferença de carga elétrica marcante entre o interior e o exterior da célula, no qual o interior é considerado negativo e, consequentemente, o exterior, positivo.[1,2]

O potencial de ação caracteriza-se por movimentações de íons entre os meios externos e internos, provocando alterações explosivas na concentração dos íons, tornando o lado interno da membrana celular positivo e, consequentemente, o externo negativo. Após poucos milissegundos a célula retorna ao seu estado original, ou seja, de repouso. Portanto, pode-se resumir que inicialmente a célula polarizada se despolariza e, em seguida, ocorre a repolarização.[5,6]

A maioria das células cardíacas tem a propriedade de permanecer estável no potencial de repouso; elas nunca formam um potencial de ação por si próprias. Entretanto, um pequeno número de células musculares cardíacas especializadas, os chamados tecidos de condução, tem a propriedade de despolarizar, espontaneamente, em direção ao potencial limiar para a formação de potenciais de ação. Quando qualquer uma dessas células especializadas alcança o limiar e forma um potencial de ação, o resultado é a sístole miocárdica e a condução do estímulo para células vizinhas. As primeiras células cardíacas que se despolarizam espontaneamente ao atingir o limiar são denominadas tecido de condução, pois iniciam os batimentos cardíacos e determinam a frequência e/ou ritmo cardíaco.[1,6]

O potencial de repouso do músculo cardíaco é de aproximadamente –90 mV, e dos tecidos especializados de condução, cerca de –60 mV. Durante o potencial de ação, a membrana altera a carga no interior da célula de seu valor inicialmente muito negativo para um valor ligeiramente positivo (+20 mV). Em seguida, a membrana permanece no mesmo potencial, ou seja, despolarizada por cerca de 0,2 s no músculo atrial e 0,3 s no músculo ventricular, formando o platô, seguido por repolarização abrupta ao final deste.[1,6]

No músculo cardíaco, o potencial de ação é causado pela abertura de três tipos de canais:

- Canais rápidos de sódio voltagem-dependentes: possibilitam a entrada de um número enorme de íons sódio, permanecendo abertos apenas por alguns décimos de milésimos de segundo, fechando-se abruptamente. Esses canais têm duas comportas, uma próxima à extremidade externa do canal, chamada de comporta de ativação, e outra próxima à extremidade interna, chamada de comporta de inativação. Durante o potencial de repouso da célula (–90 mV), a comporta de ativação fica fechada, o que impede o acesso de qualquer íon sódio ao interior da fibra. Por outro lado, as comportas de inativação ficam abertas. Quando o potencial de membrana se torna menos negativo que durante o potencial de repouso, mudando de –90 mV para zero, ele passa por uma voltagem, em geral entre –70 e –50 mV, que provoca alteração na forma do canal, fazendo com que a comporta de ativação se abra e o sódio entre em grande quantidade. O mesmo aumento de voltagem que abre a comporta de ativação também fecha a de inativação. Contudo, o fechamento da comporta de inativação só ocorre alguns décimos de milésimos de segundo da abertura da comporta de ativação, isto é, a alteração conformacional que modifica a comporta de inativação para a posição fechada é um processo mais lento, enquanto a alteração conformacional que abre a comporta de ativação é muito rápida. Característica importante do processo é que a comporta de inativação não volta a se abrir até que o potencial de membrana retorne ao valor de potencial de repouso da célula
- Canais lentos de cálcio ou de cálcio-sódio: diferem dos canais rápidos de sódio por abrirem-se muito lentamente e permanecerem abertos por alguns décimos de segundo. Durante esse período, grande quantidade, tanto de íons sódio como de íons cálcio, flui por esses canais para o interior da fibra muscular cardíaca, mantendo a despolarização por período prolongado e ocasionando o platô do potencial de ação. Além disso, os íons cálcio que penetram no músculo têm papel importante, contribuindo para o processo de contração muscular
- Canais de potássio voltagem-dependentes: imediatamente após o início do potencial de ação, a permeabilidade da membrana do músculo cardíaco ao potássio diminui cerca de cinco vezes. A menor permeabilidade ao potássio diminui muito a saída de íons potássio durante o platô do potencial de ação, impedindo a recuperação (repolarização) precoce da célula. Quando os canais lentos de cálcio-sódio se fecham ao fim de 0,2 a 0,3 s, a permeabilidade da membrana ao potássio aumenta rapidamente, e a rápida perda de potássio pela fibra faz o potencial de membrana retornar ao seu nível de repouso, concluindo o potencial de ação.

Fases do potencial de ação

O potencial de ação da fibra muscular cardíaca, composto de quatro fases, pode ser analisado conforme a Figura 127.1.[1,2]

As quatro fases desse potencial são:

- Fase 0: o potencial de ação de um músculo cardíaco é iniciado quando um estímulo limiar despolariza a célula, ou seja, provoca a abertura dos canais rápidos de Na^+ voltagem-dependentes, que possibilitam o rápido influxo de Na^+ extracelular, tornando a membrana celular, internamente, positiva e, externamente, negativamente carregada (cerca de +20 mV)
- Fase 1: os canais de Na^+ fecham-se rapidamente e a membrana começa a repolarizar
- Fase 2: fase também chamada de "platô do potencial de ação", é produzida por duas condições: primeiro, muitos canais de K^+ se fecham, de modo que a permeabilidade ao K^+ diminui; segundo, muitos canais de Ca^{++} se abrem, e a permeabilidade ao Ca^{++} aumenta. Como a concentração de Ca^{++} é maior no líquido extracelular do que no intracelular, o Ca^{++} flui para o interior da célula. A combinação da redução da saída de K^+ da célula com a entrada de Ca^{++} mantém a membrana da célula em estado de despolarização. Depois de cerca de 200 ms, os canais de K^+ voltam a abrir, e os canais de Ca^{++} se fecham
- Fase 3: a permeabilidade ao K^+ aumenta, e a permeabilidade ao Ca^{++} diminui. A combinação da grande saída de K^+ da célula com a interrupção da entrada de Ca^{++} nela promove sua repolarização
- Fase 4: a célula repolariza até alcançar seu potencial de repouso (aproximadamente –90 mV), ou seja, sua membrana interior é carregada negativamente e a exterior, positivamente. Nessa fase, a célula permanece estável até que ocorra um estímulo que provoque a abertura dos canais de Na^{++}, iniciando o potencial de ação. Entretanto, no início da fase 4, a célula não responde aos estímulos ou responde de maneira parcial, característica denominada "período refratário".

Período refratário do músculo cardíaco

O músculo cardíaco, como todos os tecidos excitáveis, não pode ser reestimulado durante o período em que está ocorrendo o potencial de ação ou a recuperação celular; esse período é chamado de período refratário. Existe o período

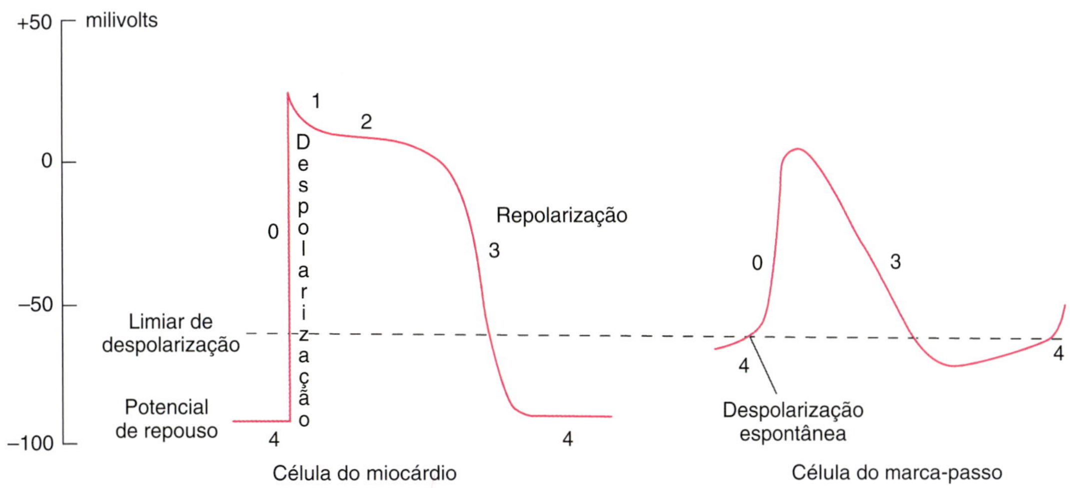

Figura 127.1 Potencial de ação das células cardíacas e as fases de despolarização e repolarização.[2]

refratário absoluto, que é o intervalo de tempo durante o qual um impulso cardíaco normal não pode reexcitar uma área já excitada do músculo cardíaco, e o período refratário relativo, durante o qual o músculo é mais difícil de excitar que o normal, mas, ainda assim, pode ser excitado.[3,9]

Ritmicidade automática das fibras sinusais

Muitas fibras cardíacas têm a capacidade de autoexcitação, processo que ocasiona estimulação e subsequente contração rítmica do músculo cardíaco. O nó sinoatrial, também chamado de nó sinusal, fisiologicamente é o tecido que tem a maior frequência de estímulos produzidos automaticamente.

O potencial de repouso do nó sinusal é pouco negativo, gira em torno de –55 a –60 mV; como parâmetro de comparação o da fibra muscular cardíaca é da ordem de –85 a –95 mV. A causa dessa menor negatividade é que as membranas das células que formam o nó sinusal são naturalmente permeáveis aos íons sódio. No nível de negatividade das fibras nodais (–60 mV), os canais rápidos de sódio voltagem-dependentes ficam inativados. Deste modo, não haverá entrada rápida de grande quantidade de sódio, pois apenas os canais lentos de sódio-cálcio poderão abrir, possibilitando a entrada de sódio e, consequentemente, causando o potencial de ação. Portanto, o potencial de ação do nó sinusal tem desenvolvimento mais lento que o do músculo cardíaco em geral e também se recupera por diminuição lenta do potencial, em vez da recuperação abrupta que ocorre no caso das fibras musculares cardíacas.[7,10]

Fica claro que os íons sódio tendem naturalmente a fluir para dentro das fibras do nó sinusal por múltiplos canais lentos na membrana celular, e esse influxo de cargas positivas também causa elevação do potencial de membrana, tornando-se gradativamente menos negativo. Ao atingirem a voltagem limiar, de cerca de –40 mV (vale lembrar que o potencial de repouso fica em torno de –60 mV), os canais de cálcio-sódio são ativados, determinando a entrada, muito rápida, tanto de íons cálcio como sódio e causando o potencial de ação. Essa entrada de íons sódio e cálcio chega a tornar o interior positivo em relação ao exterior da célula. Dentro de cerca de 100 a 150 ms, os canais de cálcio-sódio são inativados e, mais ou menos ao mesmo tempo, abre-se um número muito maior de canais de potássio. Por essa razão, o influxo de íons sódio e cálcio cessa simultaneamente, enquanto uma grande quantidade de íons potássio (lembre-se – íons positivos) difunde-se para fora da célula, tornando o interior da célula novamente negativo. Entretanto, esses canais de potássio permanecem abertos por mais alguns décimos de segundo, levando um excesso de cargas positivas de potássio para fora da célula, o que causa, temporariamente, maior negatividade dentro da fibra, condição denominada hiperpolarização, provocando redução do potencial de membrana em repouso para cerca de –55 a –60 mV. O estado de hiperpolarização não é mantido indefinidamente, porque nos décimos de segundo subsequentes, ao fim do potencial de ação, um número cada vez maior dos canais de potássio começa a se fechar. Então, os íons sódio que vazam para o interior superam o fluxo para fora dos íons potássio, o que faz o potencial de "repouso" elevar-se, atingindo, novamente, o nível limiar de descarga, em potencial de cerca de –40 mV.[6,11]

▪ Sistema de condução do impulso elétrico

A atividade elétrica que ocorre na musculatura é altamente organizada, apresenta-se de maneira rítmica, em sequência lógica e velocidade rápida.

Certos tecidos cardíacos podem despolarizar-se automaticamente, isto é, sem estímulos externos. Esses tecidos são chamados de tecidos de condução e estão localizados no nó sinusal (sinoatrial), nas fibras internodais, no nó atrioventricular, no feixe de His e suas ramificações, e também nas fibras de Purkinje. Em condições extremas, as fibras musculares atriais e ventriculares também apresentam automaticidade.[12]

A frequência e o ritmo cardíacos são determinados pela maior frequência de disparo do impulso elétrico de determinado tecido de condução, sendo que, em situações de normalidade, o nó sinusal é o comandante da atividade elétrica no coração, sendo, por isso, denominado "marca-passo cardíaco".

É importante que o impulso elétrico produzido pelo nó sinusal seja conduzido de maneira adequada para que as câmaras cardíacas sejam despolarizadas em uma sequência correta, contraindo, consequentemente, em uma sequência que possibilite ao coração apresentar seu melhor desempenho. Partindo do nó sinusal, o ideal é que o impulso siga para os feixes interatriais, também denominados internodais (Wenckebach, Backmann e Thorels), nó atrioventricular, feixe de His (ramos esquerdo e direito) e fibras de Purkinje.[3,10] A condução incorreta dos impulsos pelo coração é uma das principais causas de arritmias em cães e gatos e, frequentemente, ocorre pelo bloqueio de uma ou algumas vias de disseminação dos impulsos gerados do nó sinusal (Figura 127.2).

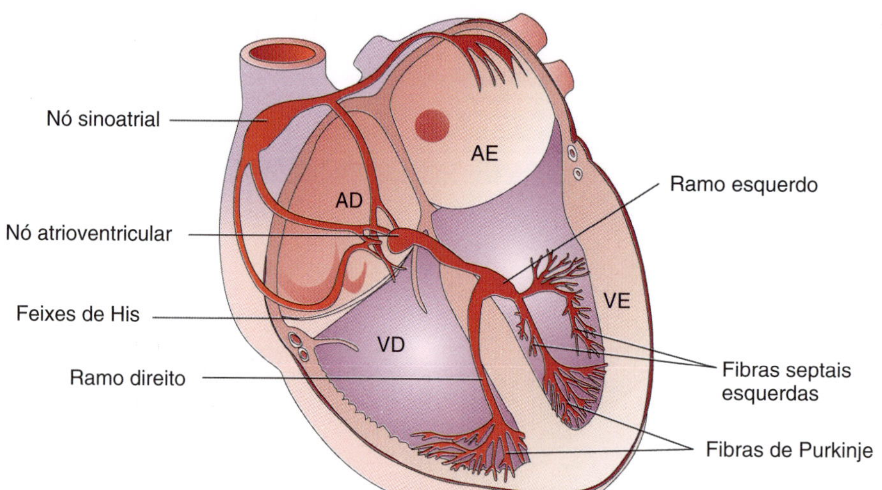

Figura 127.2 Sistema de condução cardíaco.[2] AD = átrio direito; AE = átrio esquerdo; VD = ventrículo direito; VE = ventrículo esquerdo.

Nó sinusal ou sinoatrial

O nó sinusal ou sinoatrial é uma pequena faixa de músculo cardíaco especializado localizada na junção do átrio direito e da parede posterior da veia cava cranial. É ele o marca-passo cardíaco em situações de normalidade, isto devido à sua frequência de despolarização ser a mais rápida entre os possíveis marca-passos cardíacos.

Uma vez iniciada a despolarização, o impulso elétrico propaga-se pelos átrios através das vias nervosas e das fibras musculares, dirigindo-se para o nó atrioventricular, determinando, deste modo, a primeira deflexão no traçado eletrocardiográfico, conhecida como onda P. A onda P é a representação gráfica da condução da despolarização de ambos os átrios. Na realidade, existem duas ondas P, uma referente à despolarização do átrio direito e outra referente à despolarização do átrio esquerdo. Porém, o eletrocardiógrafo somente registra uma; eventualmente, nos crescimentos atriais esquerdos, pode-se observar uma onda P fenestrada e de maior duração que o normal.

O caminho da condução elétrica nos átrios é, principalmente, célula a célula, mas existem três feixes de condução interatriais que percorrem um caminho direto do nó sinusal ao nó atrioventricular. Esses feixes são denominados feixe de Backmann ou internodal anterior; feixe de Wenckebach ou internodal médio; feixe de Thorels ou internodal posterior.[1]

Normalmente, a repolarização dos átrios ocorre com a despolarização dos ventrículos, portanto não é visível no eletrocardiograma. Nos casos de crescimento atrial direito, pode-se observar no traçado eletrocardiográfico a onda Ta, que, quando manifesta, encontra-se logo após a onda P e representa a repolarização dos átrios.[7,10]

Nó atrioventricular

O nó atrioventricular está localizado na região fúndica da parede do septo do átrio direito, craniodorsalmente ao septo tricúspide da valva atrioventricular direita.

Quando o impulso elétrico chega ao nó atrioventricular, ele é recebido na zona juncional, sendo conduzido para a zona intermédia, onde sofre um pequeno retardo que possibilita o enchimento ventricular. Esse retardo aparece como uma linha reta no traçado, denominada linha de base, e é considerado como um "período sem atividade elétrica" e chamado de intervalo P-R ou P-Q, estando relacionado com a primeira manifestação elétrica que ocorrer após esta linha. O tempo de duração do intervalo PR é medido desde o início da onda P até a primeira deflexão do complexo QRS.[1,2]

Feixe de His e sistema de Purkinje

O feixe de His deixa o nó atrioventricular e caminha para o septo interventricular, dividindo-se em dois ramos: direito e esquerdo.

O ramo esquerdo subdivide-se em fascículo anterior esquerdo (hemifascículo anterior) e fascículo posterior esquerdo (hemifascículo posterior). Todos os ramos caminham em direção ao ápice, chamando-se feixe septal.

As fibras de Purkinje são terminações subendocárdicas das ramificações dos principais feixes de tecido de condução localizados na parede dos ventrículos.

Existem três fases principais na sequência da despolarização ventricular. Essas três fases, ou ondas de atividades elétricas, produzem no traçado eletrocardiográfico as deflexões Q, R, S, ou complexo QRS.

A onda Q é a primeira deflexão negativa (descendente) do complexo QRS e representa a primeira fase da despolarização ventricular, sendo produzida pela descarga das porções anteriores e medianas do septo ventricular.

A onda R é a primeira deflexão positiva (ascendente) do complexo QRS. Ela é produzida durante a despolarização dos dois ventrículos e é, normalmente, a maior deflexão produzida. Considera-se, eletrocardiograficamente, que os dois ventrículos se despolarizam de modo simultâneo, e que, devido à maior massa e força do ventrículo esquerdo, observar-se-á, no traçado, em situações de normalidade, o vetor resultante da atividade ventricular, sempre positivo na derivação DII.

A terceira fase da despolarização ventricular é chamada de onda S, que representa a despolarização do ápice cardíaco e parte do septo interventricular apical. No traçado, sua configuração é descendente (negativa), estando localizada logo após a onda R, e sua configuração descendente é em virtude de as fibras musculares do coração serem ativadas em uma direção ápice-base, isto é, de baixo para cima.

Em alguns traçados eletrocardiográficos, pode-se observar uma onda U, pequena e isolada, após a onda T. Essa onda é denominada onda U e acredita-se que represente a despolarização dos músculos papilares.[1,2,6]

Inervação do coração

O coração sofre interferência dos feixes de nervos de origem simpática e parassimpática, que regulam parâmetros referentes à frequência cardíaca, à condução do impulso elétrico e à contratilidade do miocárdio.

Os principais nervos simpáticos que controlam os tecidos cardíacos são: nervos subclávios direito e esquerdo, cardíaco ventrolateral e estilocardíaco.

Os de origem parassimpática são: nervo vago, na sua porção torácica esquerda, ventromedial, craniovagal, caudovagal e nervo cardíaco recorrente direito.[12-14]

Estimulação parassimpática vagal

Quando os nervos parassimpáticos são estimulados, ocorre a liberação do neurotransmissor acetilcolina nas terminações vagais. A liberação de acetilcolina aumenta muito a permeabilidade da membrana miocárdica ao potássio, o que possibilita o movimento rápido de potássio para o exterior, causando aumento da negatividade no interior das fibras (hiperpolarização celular), o que torna o tecido de condução muito menos excitável. No nó sinusal, o estado de hiperpolarização diminui o potencial de repouso da membrana das fibras para um nível de negatividade consideravelmente inferior ao valor normal (até –65 a –75 mV, em vez do nível normal de –55 a –60 mV). Como consequência, a elevação do potencial de membrana em repouso, ocasionada pela entrada de sódio, requer um intervalo muito maior até alcançar o potencial do limiar de excitação. No nó atrioventricular, o estado de hiperpolarização dificulta a excitação das fibras, pois elas só podem produzir pequena quantidade de corrente durante o potencial de ação, tornando lenta a condução ou, se o estímulo for mais intenso, bloqueando-a totalmente.[12-14]

Estimulação simpática

A estimulação simpática aumenta a frequência de despolarização do nó sinusal, a velocidade de condução dos impulsos e também o nível de excitabilidade dos miócitos. Por fim, ela aumenta a força de contração de toda a musculatura cardíaca. A estimulação dos nervos simpáticos libera o neurotransmissor norepinefrina nas terminações pós-sinápticas. O mecanismo exato pelo qual esse neurotransmissor atua sobre as fibras musculares cardíacas ainda não é bem conhecido, mas a opinião atual é a de que ele aumente a permeabilidade da membrana das fibras ao sódio e ao cálcio. No nó sinusal, o aumento da permeabilidade ao sódio ocasiona potencial de repouso mais positivo e elevação mais rápida do potencial de membrana até o nível limiar de autoexcitação, ambos, evidentemente, capazes de acelerar o início da autoexcitação, aumentando a frequência cardíaca. No nó atrioventricular, a maior permeabilidade ao sódio torna mais fácil para o potencial de ação excitar a parte subsequente da fibra de condução, diminuindo o tempo de condução dos átrios para os ventrículos. O aumento da permeabilidade aos íons cálcio é, pelo menos, parcialmente responsável pelo aumento da força contrátil do músculo cardíaco.[7,12,13]

Eletrocardiografia

A eletrocardiografia consiste no estudo da função miocárdica com base em registros gráficos da atividade elétrica do coração em relação ao tempo. O eletrocardiograma é um meio diagnóstico de fácil execução e rápida interpretação, proporcionando informações úteis ao diagnóstico e controle de doenças cardíacas e sistêmicas, tendo indicação em várias situações.[2,4,7]

O eletrocardiograma é indicado, na prática clínica, nas seguintes situações:

- Diagnóstico de arritmias detectadas ao exame físico
- Pacientes com história de síncope, convulsões ou intolerância ao exercício; por vezes, há necessidade de realizar um eletrocardiograma de esforço ou Holter para confirmar arritmia não detectada no animal em repouso
- Controle de terapia antiarrítmica
- Avaliação do tamanho da(s) cavidade(s) cardíaca(s) em pacientes com suspeita ou com cardiopatia diagnosticada
- Avaliação de pacientes com intoxicação digitálica ou por outros agentes antiarrítmicos
- Caracterização de distúrbios eletrolíticos, principalmente hiperpotassemia, hipopotassemia, hipercalcemia e hipocalcemia.

O eletrocardiograma é a diferença de carga elétrica entre pontos da superfície corpórea, um registro do potencial elétrico médio produzido no músculo cardíaco e registrado em termos de voltagem e tempo, durante as diferentes fases do ciclo cardíaco, sendo mensurado na superfície corpórea.[15]

Normalmente, cada segmento do eletrocardiograma corresponde a uma área específica do coração em forma sequencial. A onda P, o complexo QRS e a onda T são deflexões identificáveis do traçado eletrocardiográfico e indicam, respectivamente, despolarização atrial, despolarização ventricular e repolarização ventricular. A forma da onda do eletrocardiograma superficial representa a atividade elétrica do miocárdio atrial e ventricular, mas não do sistema de condução. A atividade do sistema de condução pode, algumas vezes, ser deduzida a partir de seu efeito nas amplitudes das ondas e dos intervalos entre elas. Essa atividade não é mensurável no eletrocardiograma de superfície, devido à pequena massa celular do sistema de condução especializado.[2,3,15]

A diferença de tempo entre a primeira e as últimas despolarizações da fase zero ventricular provoca o complexo QRS. Durante a fase 2 do potencial de ação, há pouca diferença no potencial entre a primeira e a última fibra que se despolarizam (segmento ST isoelétrico). Então, durante a rápida repolarização (fase 3), a diferença de potencial outra vez se torna aparente: a condução flui e se reflete na onda T. Portanto, as anormalidades da despolarização verificam-se no complexo QRS, e as anormalidades na repolarização, no segmento ST, na onda T e no intervalo QT.[15]

Na eletrocardiografia, tanto os valores escalares como os vetoriais são utilizados para descrever os potenciais elétricos registrados. Um valor de magnitude única de um potencial elétrico registrado é denominado *escalar* e é expresso em milivolts. As forças elétricas são representadas por setas (denominadas vetores) no espaço bi ou tridimensional, de modo que o comprimento das setas indica a magnitude da voltagem, a cabeça da seta indica o sentido positivo, a cauda da seta indica o sentido negativo da diferença de potencial, e a direção da seta indica a orientação da força no espaço.[3,8]

Os eletrodos eletrocardiográficos são sensíveis aos potenciais cardíacos na superfície corpórea. O eletrocardiógrafo pode combinar os eletrodos no corpo em combinações específicas ou derivações, de modo a constituir dois polos, sendo um positivo e outro negativo. Incluem as derivações bipolares I, II e III (Figura 127.3), as derivações unipolares aumentadas avR, avL e avF (Figura 127.4) e as derivações precordiais (torácicas) unipolares CV_5RL (rV_2), CV_6LL (V_2), CV_6LU (V_4) e V_{10} (Figura 127.5).

No caso das derivações torácicas, o potencial do eletrodo torácico (eletrodo explorador-unipolar) é medido contra a referência zero equivalente, formada pela união dos eletrodos ligados aos membros torácico e pélvico esquerdos.[3,5]

O eletrocardiograma é produzido de tal modo que mostra deflexão positiva quando a onda de despolarização segue em direção ao eletrodo positivo. Deflexão negativa é registrada quando a onda de despolarização se afasta do eletrodo positivo. A deflexão é isoelétrica quando a despolarização é perpendicular à linha imaginária, ligando os dois eletrodos (Figura 127.6).

Como obter um traçado eletrocardiográfico

Para a obtenção de um traçado eletrocardiográfico que possibilite a análise correta e adequada da morfologia das ondas eletrocardiográficas, assim como do ritmo e da frequência cardíaca, alguns aspectos importantes devem ser considerados:

1. O ambiente deve estar tranquilo, evitando-se eventos que agitem o animal
2. É desejável que a mesa em que o animal será posicionado para realização do exame seja firme, dando a ele segurança, e que, no caso de mesa metálica, esteja recoberta com um tapete de borracha ou algum tecido grosso, reduzindo a interferência elétrica no traçado
3. O animal deve ser posicionado em decúbito lateral direito, viabilizando a realização das derivações pré-cordiais
4. O paciente deve ser contido, de modo que os membros estejam posicionados simetricamente e perpendiculares ao tórax. Nos gatos, o posicionamento deverá ser esternal sempre que o animal permitir; caso contrário, realizar em decúbito lateral direito, como nos cães
5. Os eletrodos (preferencialmente os do tipo "jacaré") deverão ser fixados na pele, seguindo a ordem de cores determinada pelo fabricante do aparelho, de modo que não tenham contato com qualquer outra parte do corpo do animal nem com a mesa de atendimento

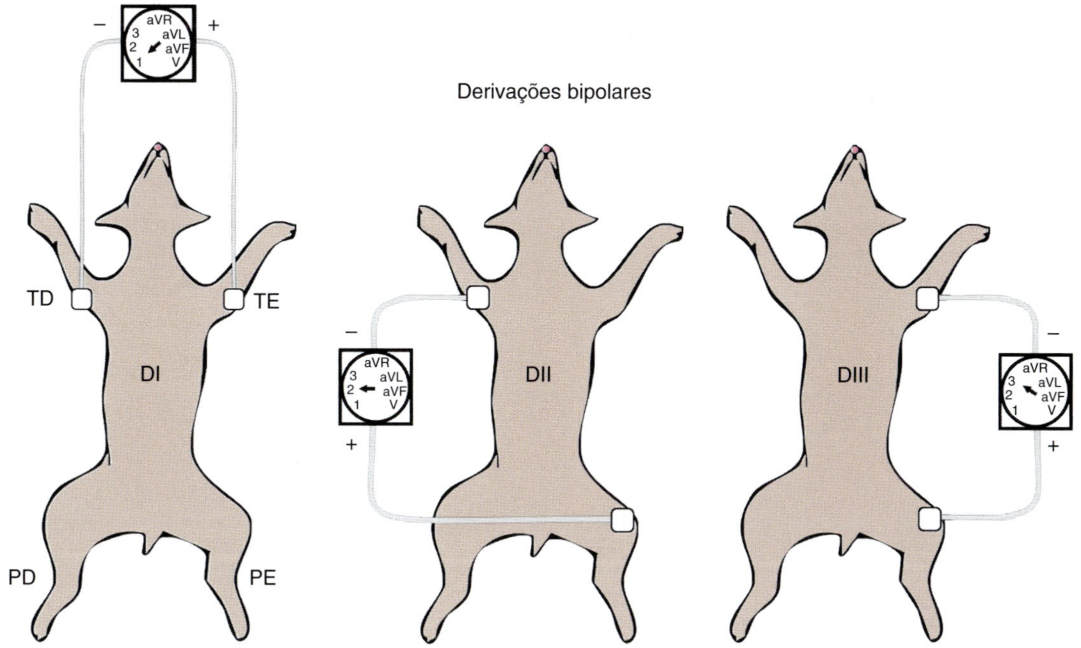

Figura 127.3 Derivações bipolares DI, DII e DIII. *PD* = membro pélvico direito; *PE* = membro pélvico esquerdo; *TD* = membro torácico direito; *TE* = membro torácico esquerdo.[2]

6. O álcool é um excelente agente de contato, não sendo necessário cortar o pelo do animal. Em animais de porte miniatura ou de pele fina, muitas vezes faz-se necessária a utilização de algodão ou gaze, embebidos em álcool, entre os eletrodos e a pele do animal

7. A mensuração das deflexões e intervalos eletrocardiográficos será realizada em registros obtidos com a velocidade do papel de 50 mm/s e calibração da voltagem de 1 cm para cada 1 mV (denominada "sensibilidade N"). Na prática, recomenda-se que todas as derivações sejam realizadas na velocidade de 25 mm/s, possibilitando o registro de maior número de ondas e, consequentemente, maior chance de detectar arritmias, repetindo-se a derivação DII só na velocidade de 50 mm/s, sendo que este segmento será utilizado para mensurar as deflexões e os intervalos

8. Anestesiar ou tranquilizar o paciente é contraindicado, por interferir no traçado, e raramente necessário

9. No início do registro, frequentemente o paciente apresenta-se agitado, e a frequência cardíaca, elevada. Com o decorrer do registro, o animal se tranquiliza, e a frequência cardíaca diminui, fato este que deverá ser levado em consideração no momento da determinação dos parâmetros eletrocardiográficos.

Para garantir a correta avaliação dos parâmetros eletrocardiográficos, deve-se definir previamente a sequência com os parâmetros que serão obtidos, evitando o esquecimento de qualquer um deles.[16]

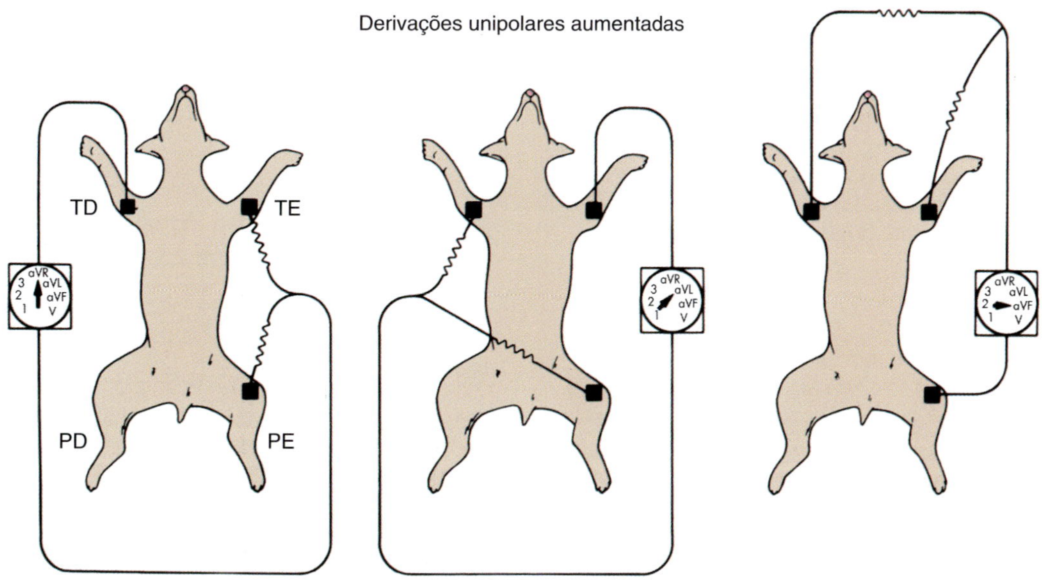

Figura 127.4 Derivações unipolares aumentadas aVR, aVL e aVF. *PD* = membro pélvico direito; *PE* = membro pélvico esquerdo; *TD* = membro torácico direito; *TE* = membro torácico esquerdo.[2]

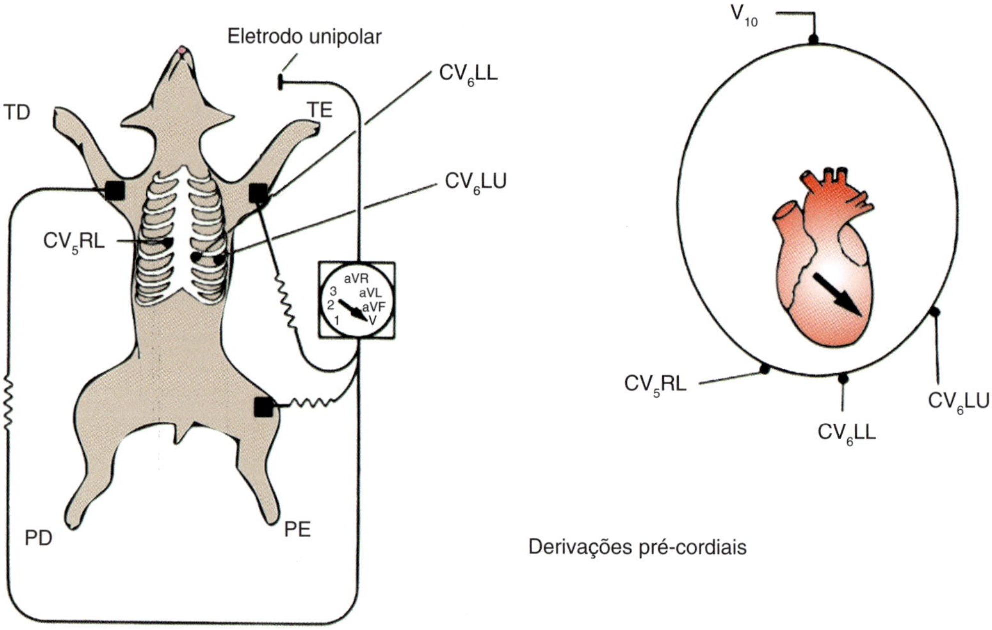

Figura 127.5 Derivações pré-cordiais CV_5RL, CV_6LL, CV_6LU e V_{10}. *PD* = membro pélvico direito; *PE* = membro pélvico esquerdo; *TD* = membro torácico direito; *TE* = membro torácico esquerdo.[2]

▪ Análise do eletrocardiograma

A interpretação metódica do eletrocardiograma consiste em determinar a frequência e o ritmo cardíacos, o eixo elétrico no plano frontal, e realizar a mensuração das ondas P e T, dos complexos QRS, bem como dos intervalos P-R e Q-T (Figura 123.7).

Determinação da frequência cardíaca

A determinação da frequência cardíaca é calculada a partir da derivação II. Deve-se considerar que, caso a velocidade do papel seja 50 mm/s, cada quadrícula corresponderá a 0,02 s, havendo, portanto, 3.000 quadrículas em 1 min.

Quando o ritmo básico é regular, dividem-se 3.000 pelo número total de quadrículas existentes entre duas ondas R (intervalo R-R), resultando na frequência cardíaca (Figura 127.8). Caso a velocidade do papel seja 25 mm/s, dividem-se 1.500, em vez de 3.000, pelo número de quadrículas.[2,3]

Em casos em que o ritmo básico é irregular, a frequência cardíaca média é obtida multiplicando-se o número de complexos QRS em 3 segundos por 20 (60 s/3 s = 20). Vale ressaltar que o intervalo entre duas marcações consecutivas do papel (7,5 cm) corresponde a 1,5 e 3,0 s nas velocidades de 50 e 25 mm/s, respectivamente (Figura 127.9).

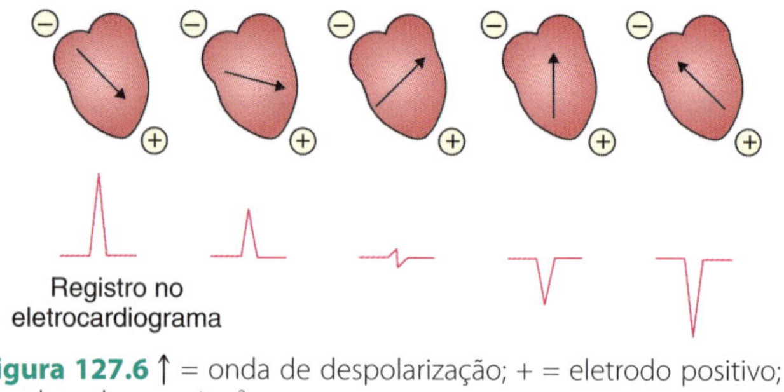

Figura 127.6 ↑ = onda de despolarização; + = eletrodo positivo; – = eletrodo negativo.[2]

Determinação do ritmo cardíaco

Após o cálculo da frequência cardíaca, o próximo passo é a determinação do ritmo cardíaco. Neste caso, todas as derivações registradas devem ser consideradas para a identificação de possíveis arritmias. A avaliação deve seguir as seguintes etapas:

- Observar se o ritmo é regular ou irregular. Se houver arritmia, observar frequência, repetição e regularidade
- Identificar as ondas P, observando sua morfologia e regularidade
- Identificar os complexos QRS, caracterizando sua configuração, uniformidade e regularidade
- Observar se há relação entre as ondas P e os complexos QRS.

É denominado sinusal o ritmo em que se verificam ondas P e complexos QRS, havendo correspondência entre eles. Ou seja, cada onda P é sucedida por um complexo QRS, do mesmo modo que cada complexo QRS é precedido por uma onda P.[2,4]

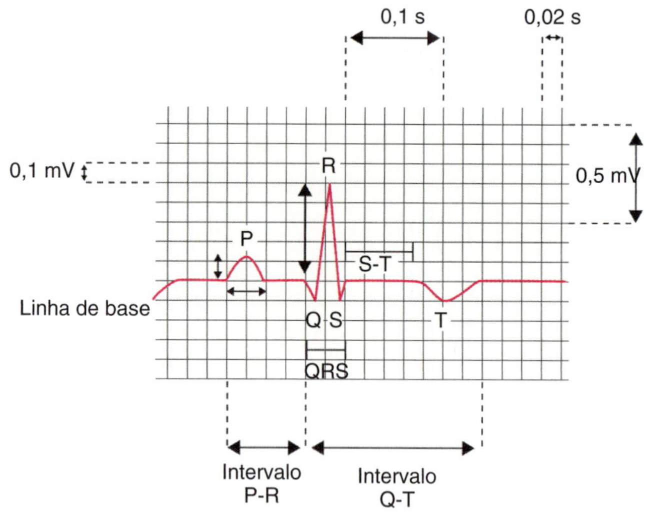

Figura 127.7 Mensuração das ondas e intervalos no traçado eletrocardiográfico.[2]

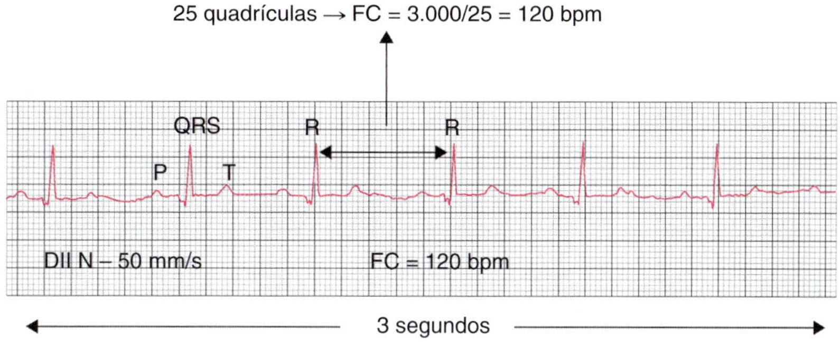

Figura 127.8 Determinação da frequência cardíaca (FC) em ritmos cardíacos regulares.

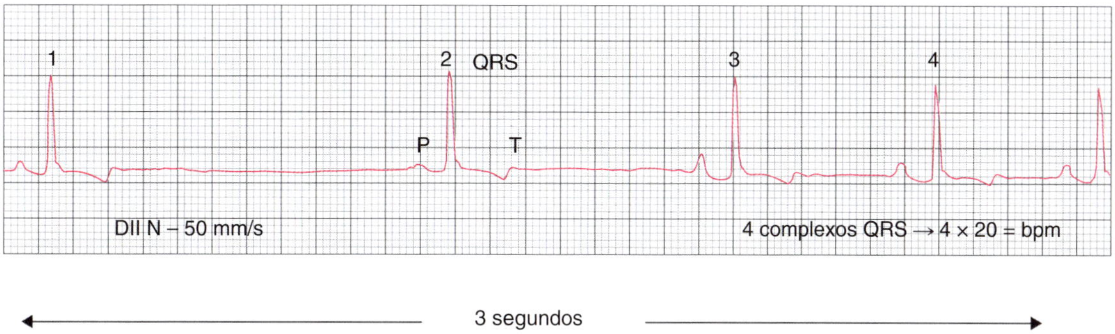

Figura 127.9 Determinação da frequência cardíaca em ritmos cardíacos irregulares.

Ao encontrar um ritmo regular, com cada complexo QRS correspondendo a uma onda P, esse é denominado ritmo sinusal normal (Figura 127.10).

É considerado irregular o ritmo que apresenta variação maior que 10% no intervalo P-P ou R-R. Quando essa irregularidade é encontrada, mas há relação entre ondas P e complexos QRS, caracteriza-se a arritmia sinusal (Figura 127.11). Esta é decorrente do tônus parassimpático e pode estar relacionada com os movimentos respiratórios.[16]

Ambos podem apresentar variação gradual na morfologia das ondas P, o que é conhecido como marca-passo migratório ou *wandering pacemaker* (WPM) (Figura 127.12). Sua ocorrência é justificada por maior extensão do nó sinusal na espécie canina. Desta maneira, o impulso pode surgir de diferentes porções do tecido desse marca-passo.

Determinação do eixo elétrico no plano frontal

Einthoven introduziu o conceito de triângulo equilátero para auxiliar a análise do eletrocardiograma. Tal conceito baseia-se na ligação das extremidades dos membros torácicos e do membro pélvico esquerdo, que formam os ápices de um triângulo equilátero, com o coração situado no centro. Os lados desse triângulo são análogos às derivações padrão dos membros (I, II e III). Quando os três lados do triângulo de Einthoven (derivações I, II e III) são transpostos de modo que seus centros se superponham, forma-se um sistema de referência triaxial (Figura 127.13).[1,17]

O sistema de referência hexa-axial forma-se pela adição da derivação dos eixos unipolares do membro (aVR, aVL e aVF) ao sistema triaxial (Figura 127.14).

Durante a despolarização e a repolarização ventricular, muitos vetores contribuem para o campo elétrico, podendo ser representados por um único vetor em dado instante. O eixo elétrico no plano frontal representa o vetor resultante do potencial elétrico produzido pelo coração durante todo o ciclo cardíaco. É útil na identificação de aumentos (hipertrofia e/ou dilatação) de câmaras cardíacas, bem como de distúrbios de condução intraventriculares. Em medicina veterinária, é mais utilizado para avaliar a despolarização ventricular (complexo QRS). Entretanto, pode-se também analisar a despolarização atrial (onda P) e a repolarização ventricular (onda T).[2,17]

Sua determinação baseia-se na polaridade dos complexos QRS nas derivações bipolares e unipolares aumentadas, transposta para um sistema de referência hexa-axial. Diversos são os métodos utilizados. O mais prático e rápido, porém menos preciso, consiste na identificação da derivação que se apresenta mais isoelétrica, pois o vetor resultante encontrar-se-á perpendicular a essa derivação. Desta maneira, a próxima

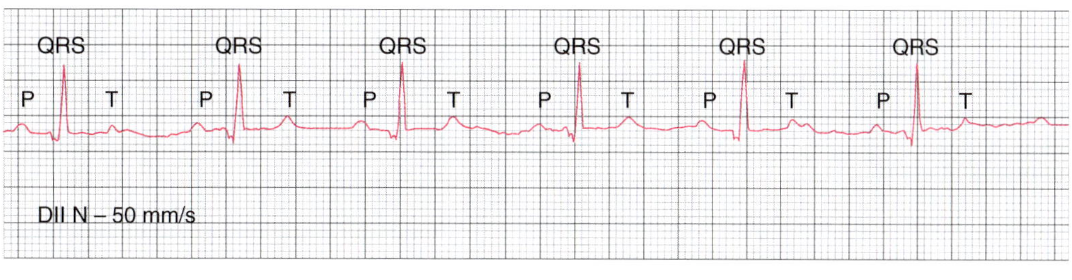

Figura 127.10 Eletrocardiograma em derivação DII com ritmo sinusal normal.

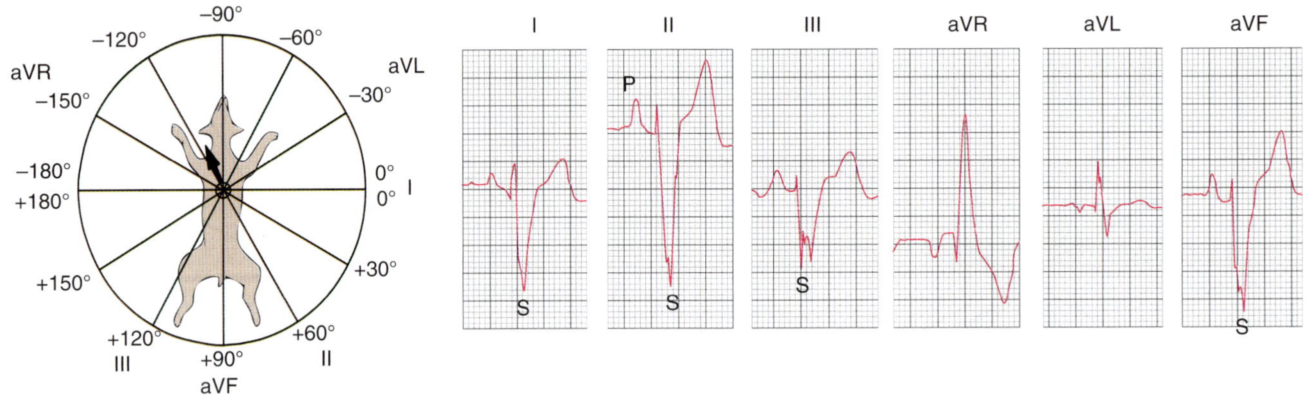

Figura 127.18 Desvio do eixo cardíaco para a direita em bloqueio do ramo direito.[2]

eletrodo positivo. A maior parte dos impulsos iniciais é transmitida pelo ramo esquerdo, do lado esquerdo para o direito do septo, resultando em uma deflexão negativa e na onda Q.

Uma deflexão positiva, denominada onda R, representa a segunda fase da despolarização ventricular, e é a primeira deflexão positiva depois do segmento PR, independentemente da existência de uma onda Q. O sistema de condução se ramifica sob o endocárdio, com o ápice e as paredes livres de ambos os ventrículos se despolarizando, simultaneamente, do endocárdio em direção ao epicárdio. Como a massa do ventrículo esquerdo é maior que a do ventrículo direito, as forças elétricas dirigidas ao lado esquerdo são as predominantes. A propagação do impulso em direção ao eletrodo positivo, através da massa muscular do ventrículo esquerdo, causa a deflexão positiva.

A terceira fase da despolarização ventricular produz a onda S, deflexão negativa que ocorre após uma onda R. Caso não ocorra nenhuma onda positiva, a deflexão negativa será chamada de QS. As regiões basais das paredes livres e do septo são as últimas dos ventrículos a serem ativadas. Como a onda de despolarização se move na direção oposta ao eletrodo positivo, uma onda S negativa é registrada.[1-3]

A duração do complexo QRS é mensurada do início da onda Q (quando existente) ou onda R (quando a onda Q está ausente) até o final da onda S (quando existente) ou até o ponto em que a onda R cruza a linha base. As amplitudes das ondas Q, R e S são avaliadas a partir da linha base até o pico de cada onda.

Os valores normais em cães são:

- Largura: máximo de 0,05 s em raças pequenas e de 0,06 s em raças grandes
- Amplitude da onda R: máximo de 3,0 mV em raças grandes e de 2,5 mV em raças pequenas. Não é válido para cães magros, de tórax profundo e com menos de 2 anos de idade.

Os valores normais em gatos são:

- Largura: máximo de 0,04 s
- Amplitude da onda R: máximo de 0,9 mV.

Segmento ST

O segmento ST representa o período que vai do final do complexo QRS até o início da onda T, isto é, a fase de repolarização ventricular lenta e a atividade dos canais lentos de cálcio. Este segmento deve ser avaliado em relação à depressão ou à elevação da linha basal; normalmente se apresenta isoelétrico ou ligeiramente côncavo ou convexo.

O segmento ST normal no cão não deve apresentar depressão maior que 0,2 mV e elevação maior que 0,15 mV na derivação II. No gato, não deve apresentar depressão ou elevação marcantes; alterações normalmente são relatadas em situações associadas a hipoxia, distúrbios eletrolíticos inespecíficos ou hipertrofia cardíaca.[8,19]

Intervalo QT

O intervalo QT é mensurado desde o início da onda Q até o final da onda T. Constitui-se na soma da despolarização e repolarização ventriculares e representa a sístole elétrica. O mais longo intervalo encontrado, em qualquer derivação, é considerado o mais correto.

O intervalo QT varia inversamente à frequência cardíaca, isto é, quanto maior a frequência cardíaca, mais curto o intervalo QT. No entanto, não ocorre variação com a arritmia sinusal respiratória, provavelmente porque as flutuações na frequência cardíaca dos cães ocorrem muito lentamente para possibilitar a mudança de atividade dos canais iônicos específicos. Várias fórmulas e tabelas definem a relação entre o intervalo QT e a frequência cardíaca, a idade e o sexo em seres humanos. Em medicina veterinária, o intervalo QT isolado não é útil como ferramenta diagnóstica.[3,8,20]

Substâncias que afetam o sistema nervoso autônomo podem influenciar o intervalo QT por meio de ação farmacológica direta ou indireta, mediante as alterações da frequência cardíaca. No homem, foi demonstrado que a atropina e o propranolol encurtam o intervalo QT, independentemente da frequência cardíaca, sinalizando que há um efeito vagal direto sobre o intervalo QT.[1,10,20]

Onda T

A onda T é a primeira grande deflexão após o complexo QRS e representa o período mais rápido de repolarização ventricular enquanto ocorre o efluxo de potássio. Pode ser negativa, positiva ou bifásica, não tem de apresentar a mesma polaridade do complexo QRS, como comumente ocorre nos seres humanos, e é mais corretamente analisada quando comparada às ondas T de eletrocardiogramas anteriores do mesmo cão ou durante procedimentos anestésicos.[5,19]

■ Considerações finais

O exame eletrocardiográfico é um dos exames complementares mais utilizados, tanto em medicina veterinária como em medicina humana. É de baixo custo, fácil e seguro de ser realizado, e fornece informações fundamentais sobre frequência/ritmo cardíaco, condução dos estímulos e estado eletrofisiológico das células cardíacas.

■ Referências

1. Guyton AC, Hall JE. Tratado de fisiologia médica. 10. ed. Rio de Janeiro: Guanabara Koogan, 2002, p. 109-25.
2. Tilley LP. Essentials of canine and feline eletrocardiography: interpretation and treatment. 3rd ed. Philadelphia: Lea & Febiger, 1992. Analysis of common canine cardiac arrhythmias. p. 127-207.
3. Ware WA. Exames diagnósticos do sistema cardiovascular. In: Nelson RW, Couto CG. Medicina interna de pequenos animais. 3rd ed. Rio de Janeiro: Elsevier, 2006, p. 13-47.
4. Stern JA, Meurs KM, Spier AW, Koplitz SL, Baumwart RT. Ambulatory eletrocardiographic evaluation of clinically normal adult Boxer. Journal of American Veterinary Medical Association. 236(4): 430-3.
5. Miller MS, Tilley LP, Smith Jr FWK, Fox PR. Electrocardiography. In: Fox PR, Sisson D, Moïse NS. Textbook of canine and feline cardiology: principles and clinical practice. 2nd ed. Philadelphia: Saunders, 1999, p. 67-105.
6. Ettinger ST, Feldman EC. Textbook of veterinary internal medicine. 6th ed. v. 2. St. Louis: Elsevier Saunders, 2005.
7. Ware WA. Cardiovascular disease in small animal medicine. 1st ed. London: Manson Publishing, 2007. p. 10-25.
8. Ettinger SJ, Lunney J. Arritmias cardíacas. In: Ettinger SJ, Feldman EC. Tratado de medicina interna veterinária. 4. ed. São Paulo: Manole, 1997, p. 1338-81.
9. Dangman KH. Eletrophysiologic mechanisms for arrhythmias. In: Fox PR, Sisson D, Moïse NS. Textbook of canine and feline cardiology: principles and clinical practice. 2nd ed. Philadelphia: Saunders, 1999, p. 291-305.
10. Bonagura J. Canine cardiomyopathy. In: Proceedings of the Congress of the WSVA-Vancouver, 2001, p. 103-6.
11. Kittleson MD. Diagnosis and treatment of arrhythmias (dysrhythmias). In: Kittleson MD, Kienle RD. Small animal cardiovascular medicine. Saint Louis: Mosby, 1998, p. 449-94.
12. Fox PR, Sisson D, Moïse NS. Electrocardiography. In: Fox PR, Sisson D, Moïse NS. Textbook of canine and feline cardiology. Philadelphia: Saunders, 1999, p. 76-106.
13. Bistner SI, Ford BR, Roffe MR. Emergências cardíacas. In: Paddleford RR. Manual de procedimentos veterinários e tratamento emergencial. 7. ed. São Paulo: Roca, 2002, p. 53-82.
14. Trim CM. Emergências e complicações decorrentes de anestesia In: Padleford RR. Manual de anestesia em pequenos animais. 2. ed. São Paulo: Roca, 2001, p. 172-225.
15. Carvalho CF, Turdury EA, Neves IV, Fernandes THT, Gonçales LP, Salvador RRCL. Eletrocardiografia pré-operatória em 474 cães. Arquivos Brasileiros de Medicina Veterinária e Zootecnia. 2009; 61(3): 590-7.
16. Goodwin JK. Eletrocardiografia. In: Tilley LP, Goodwin JK. Manual de cardiologia para cães e gatos. 3. ed. São Paulo: Roca, 2002, p. 39-65.
17. Pastore CA. Diretriz da interpretação do eletrocardiograma de repouso. Arquivo Brasileiro de Cardiologia. 2003; 80(supl. II): 1-7.
18. Buchanan JW. First pacemaker in dog: a historical note. Journal of Veterinary Internal Medicine. 2003; 17(5): 713-4.
19. Haskins CS. Monitoração perioperatória. In: Paddleford RR. Manual de anestesia em pequenos animais. 2. ed. São Paulo: Roca, 2001, p. 143-69.
20. Tilley LP. Essentials of canine and feline eletrocardiography: interpretation and treatment. 3. ed. Philadelphia: Lea & Febiger, 1992. Generation of the electrocardiogram: basic principles. p. 127-207.

128 Monitoramento Eletrocardiográfico Ambulatorial | Sistema Holter

Fernanda Lie Yamaki, Maria Helena Matiko Akao Larsson

Introdução

O eletrocardiograma (ECG) realizado durante o exame físico tem limitada habilidade em detectar algumas arritmias, pois se dá em repouso e por curto período de tempo. Um ECG de rotina em repouso, que no máximo necessita de 5 min para ser realizado, representa apenas 0,35% do período de 24 h. Com o intuito de se aumentar a duração da amostra do ritmo cardíaco, pode-se realizar o monitoramento eletrocardiográfico ambulatorial por 24 h,[1] que possibilita uma avaliação mais precisa do ritmo cardíaco.[2]

Devido à sua breve duração, o ECG de rotina frequentemente não detecta arritmias e pode super ou subestimar a gravidade de qualquer distúrbio do ritmo cardíaco.[3] Além disso, a maioria dos pacientes considera a visita ao hospital e a experiência de realizar este exame de rotina uma situação estressante, que pode causar aumento no tônus simpático.[4]

O ECG de rotina também pode falhar em documentar arritmias que ocorrem de acordo com o ciclo circadiano, já documentadas em cães da raça Boxer com cardiomiopatia arritmogênica do ventrículo direito[5] e em seres humanos com várias doenças cardiovasculares.[4] Desta maneira, o ECG ambulatorial por longo período consiste no teste não invasivo mais sensível para demonstrar arritmias transitórias,[6] sendo que, em medicina humana, consiste no método não invasivo mais frequentemente utilizado na avaliação de pacientes com arritmias,[7] além de estabelecer sua possível relação com as manifestações clínicas.[7-9]

O monitoramento eletrocardiográfico ambulatorial por 24 h ou monitoramento Holter possibilita um registro contínuo da atividade elétrica cardíaca, enquanto o paciente continua com suas atividades diárias normais.[2,10,11] O registro típico é de 24 h, sendo um método prático e não invasivo para documentar e quantificar a complexidade de distúrbios do ritmo cardíaco,[11,12] assim como correlacionar sua ocorrência com manifestações clínicas,[2,7,10,13-15] avaliar o risco de novos eventos cardíacos[11,13,16] e avaliar o efeito da terapia antiarrítmica.[7,11,13]

A aplicação clínica do monitoramento eletrocardiográfico ambulatorial de longa duração (monitoramento Holter) foi proposta por Norman J. Holter, físico experimental que utilizava um transmissor de 38,5 kg de peso junto ao paciente e um receptor fixo acoplado ao eletrocardiograma transmitido.[2] A partir da introdução na prática clínica, em 1961, do método proposto por Norman J. Holter para a gravação e a análise rápida do ECG, foi possível surpreender fenômenos que a brevidade do ECG convencional deixava escapar. Deste modo, o método de Holter aumentou, em muito, a possibilidade de registro de alterações intermitentes.[11] Portanto, o monitoramento Holter também é conhecido como: método de Holter, eletrocardiografia pelo sistema Holter, eletrocardiografia de longa duração, eletrocardiografia dinâmica ou simplesmente Holter.[17]

Aspectos técnicos

Equipamento

O sistema de eletrocardiografia de longa duração consiste em um conjunto para o registro de dados, genericamente chamado de gravador, além do complexo de análise, que propicia a análise e a reprodução das informações gravadas.[11]

As pequenas dimensões e o menor peso dos gravadores colocaram a eletrocardiografia de longa duração, definitivamente, na rotina clínica da medicina humana.[11] Infelizmente, o alto custo do equipamento e do exame constitui-se em fator limitante para a sua utilização de maneira extensiva na medicina veterinária.

A substituição das fitas de gravação dos gravadores analógicos por memória sólida, *chips* e por cartões magnéticos (Figura 128.1) torna possível o armazenamento, totalmente digitalizado, dos sinais captados pelos eletrodos. Tais equipamentos apresentam menor peso e gasto energético, além de possibilitarem aprimoramento do sinal gerado, com a eliminação dos ruídos das fitas durante sua gravação e reprodução. A utilização de gravadores com grande capacidade de memória também está sendo introduzida, viabilizando a digitalização do ECG, com amostragem da ordem de 1.000 Hz, o que facilita a obtenção do eletrocardiograma de alta resolução, a partir da gravação do Holter.[11]

Os analisadores são instalados em um microcomputador (Figura 128.2) equipado com um sistema que torna possível a transferência do ECG do gravador para o seu próprio disco rígido, devendo classificar os complexos QRS, separando-os em normais e anormais, bem como analisar a frequência cardíaca

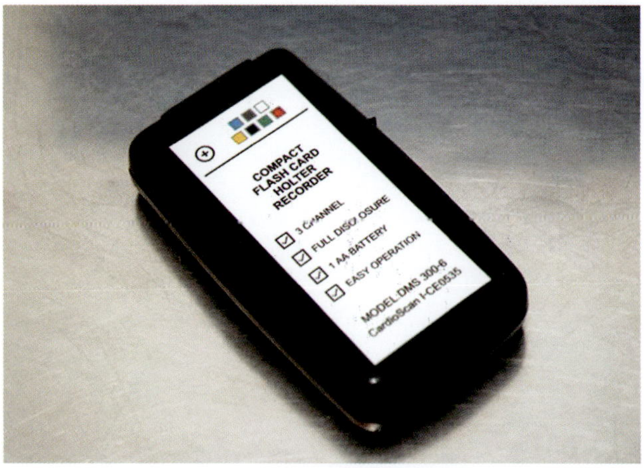

Figura 128.1 Gravador digital.

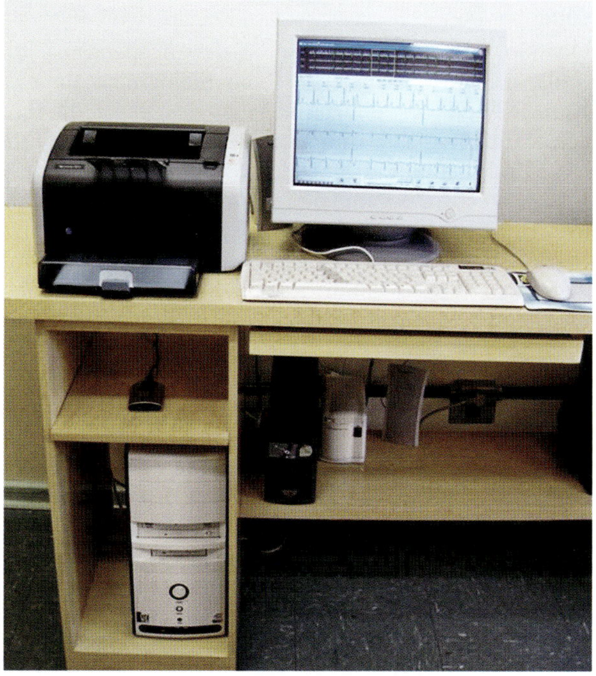

Figura 128.2 Analisador de Holter do Serviço de Cardiologia do Hospital Veterinário da Faculdade de Medicina Veterinária e Zootecnia da Universidade de São Paulo (HOVET-USP).

(FC), as pausas e as alterações do segmento ST. Devem ainda fornecer gráficos e histogramas de todos os parâmetros analisados e imprimir apresentações condensadas e convencionais do ECG, além de viabilizar ampla edição de dados.[11]

▪ Colocação dos eletrodos e do gravador

O monitoramento eletrocardiográfico ambulatorial, embora mais usado em cães, também é passível de ser utilizado em outras espécies. Em geral, o gravador é atado diretamente ao dorso do animal com atadura elástica autoaderente – Coban® (Figura 128.3) – ou colocado dentro de um colete protetor específico (Figura 128.4). O tamanho do aparelho (0,3 kg) pode interferir no movimento de cães pequenos ou gatos. Apesar disso, muitos parecem tolerar bem o peso do monitor.

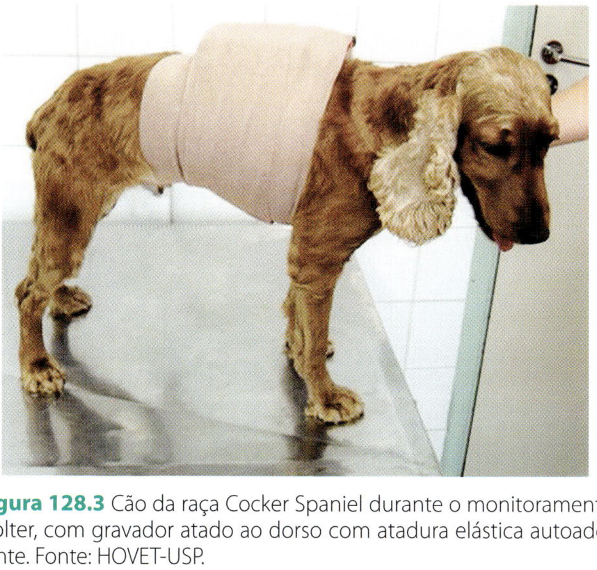

Figura 128.3 Cão da raça Cocker Spaniel durante o monitoramento Holter, com gravador atado ao dorso com atadura elástica autoaderente. Fonte: HOVET-USP.

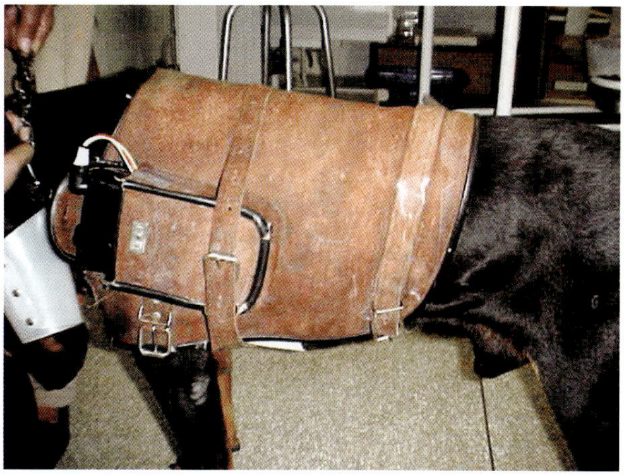

Figura 128.4 Cão da raça Dobermann durante o monitoramento Holter, com gravador acondicionado dentro de colete protetor específico. Fonte: HOVET-USP.

Em alguns cães ou gatos muito pequenos ou em condições clínicas debilitantes, é preferível deixar o animal em uma gaiola, com o aparelho colocado sobre esta, em vez de atá-lo diretamente ao corpo do animal. Neste caso, deve-se levar em consideração que o animal não pode manter as atividades diárias normais, devido à restrição de movimentos.[10,18]

Primeiramente, deve-se realizar a tricotomia de uma área de cerca de 5,0 cm de largura por 10,0 cm de altura, em ambos os hemitórax, logo após as articulações umerorradioulnares. Então, deve-se desengordurar a pele utilizando-se um pedaço de algodão embebido em álcool.

O ECG pode ser registrado em duas ou três derivações simultâneas, porém o posicionamento adequado dos eletrodos foi descrito por vários autores.[2,4,10] O método descrito por Ware[10] consiste no posicionamento dos eletrodos em círculo, ao redor do tórax, logo após os membros torácicos (Figura 128.5), possibilitando livre movimentação da articulação umerorradioulnar. Tal registro de duas ou três derivações pré-cordiais modificadas é orientado transversalmente pelo tórax, formando um X sobre o coração (eletrodo ventral no lado direito com eletrodo dorsal no lado esquerdo, e vice-versa). Além disso, um eletrodo terra também é utilizado e, em geral, é colocado entre os dois eletrodos do lado esquerdo do tórax. Os proprietários são orientados a manter um diário, explicitando os horários das principais atividades do animal e das manifestações clínicas, caso apresente.

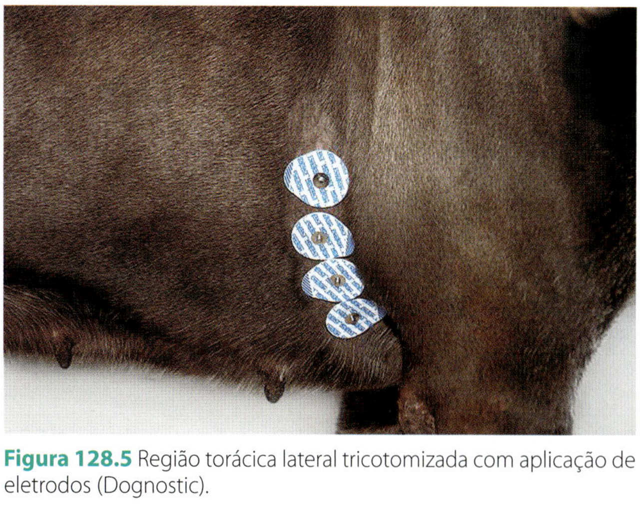

Figura 128.5 Região torácica lateral tricotomizada com aplicação de eletrodos (Dognostic).

Indicações

As indicações para o monitoramento Holter podem ser reunidas em cinco grandes grupos: avaliação de manifestações clínicas relacionadas com alteração no ritmo cardíaco; avaliação do ritmo cardíaco; avaliação de isquemia miocárdica; avaliação do risco de eventos cardíacos futuros; e avaliação terapêutica.[7,11,17]

Avaliação de manifestações clínicas relacionadas com as alterações no ritmo cardíaco

O esclarecimento de manifestações clínicas, provavelmente relacionadas com as arritmias, é a indicação clássica para o exame,[13,19] porém, em veterinária, é mais frequentemente utilizado para avaliar animais com síncopes (Figura 128.6) ou episódios de fraqueza, que podem ser causados por arritmias cardíacas.[10] A documentação do ritmo, durante a ocorrência fortuita do sintoma, seria a meta ideal a ser alcançada, confirmando ou afastando a natureza arrítmica.[7,11]

Síncope

Quando a etiologia do episódio de síncope não é bem definida, mesmo com exames como radiografias torácicas, mensurações de pressão arterial sanguínea, ecocardiograma e eletrocardiograma, o monitoramento eletrocardiográfico por 24 h pode definir o diagnóstico. Mesmo que o episódio de síncope não ocorra durante o registro de Holter, informações sobre o ritmo cardíaco podem ser de grande valia para elucidar a sua causa, por meio do registro de distúrbios do ritmo.[2] São exemplos dessas condições: bradicardia súbita, pausas prolongadas, bloqueio atrioventricular (BAV) não relacionado com fenômenos vagais, BAV de 2º grau do tipo II ou BAV de grau avançado, taquicardias paroxísticas com alta frequência (Figura 128.7), que, mesmo ocorrendo em pacientes assintomáticos, possibilitam inferir, com grande probabilidade de acerto, sua correlação com os sintomas.[11] A arritmia pode ser incriminada como causa de síncope, com base na gravidade da arritmia detectada ao monitoramento Holter, nos outros achados clínicos, incluindo evidência de doença cardíaca e predisposição racial à cardiopatia, além de se levar em consideração a prevalência de arritmias similares em animais nor-

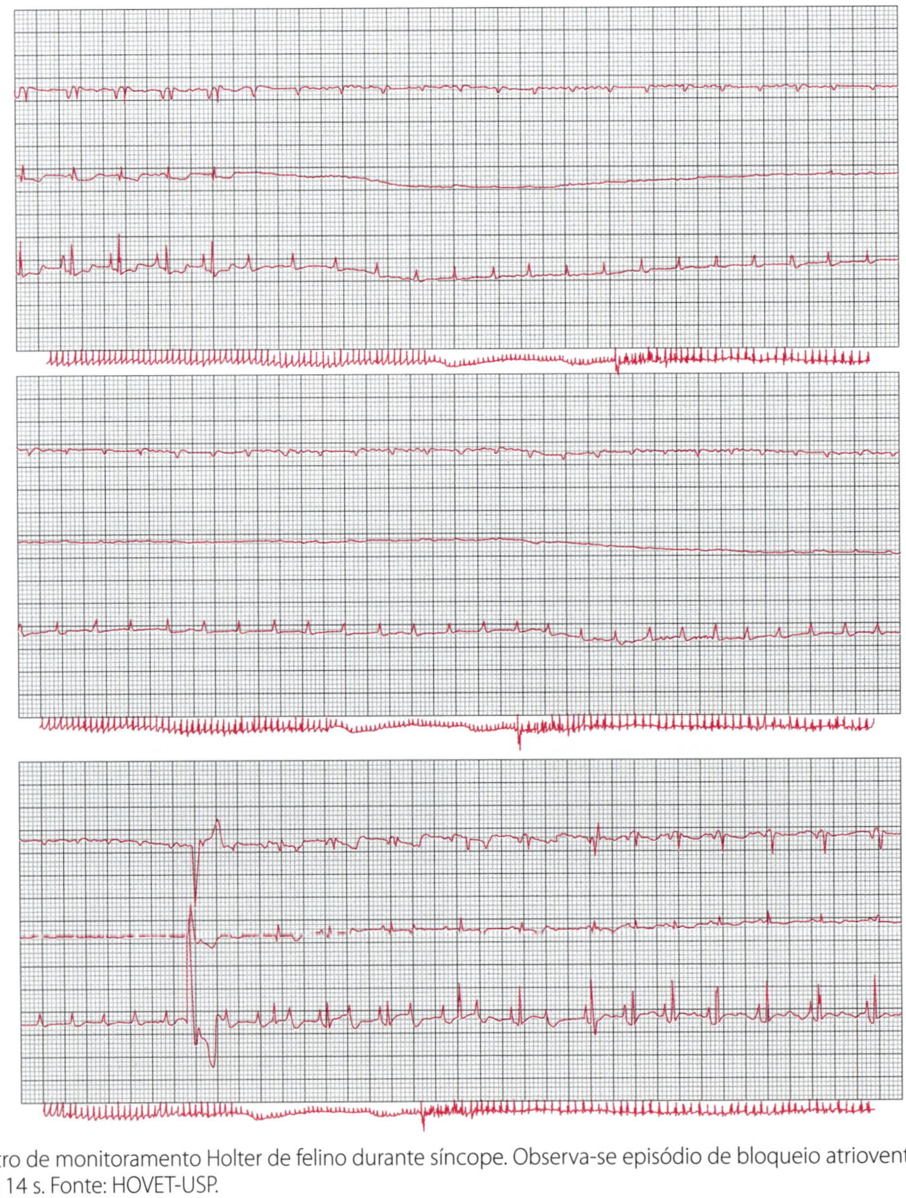

Figura 128.6 Registro de monitoramento Holter de felino durante síncope. Observa-se episódio de bloqueio atrioventricular avançado, com pausa ventricular de 14 s. Fonte: HOVET-USP.

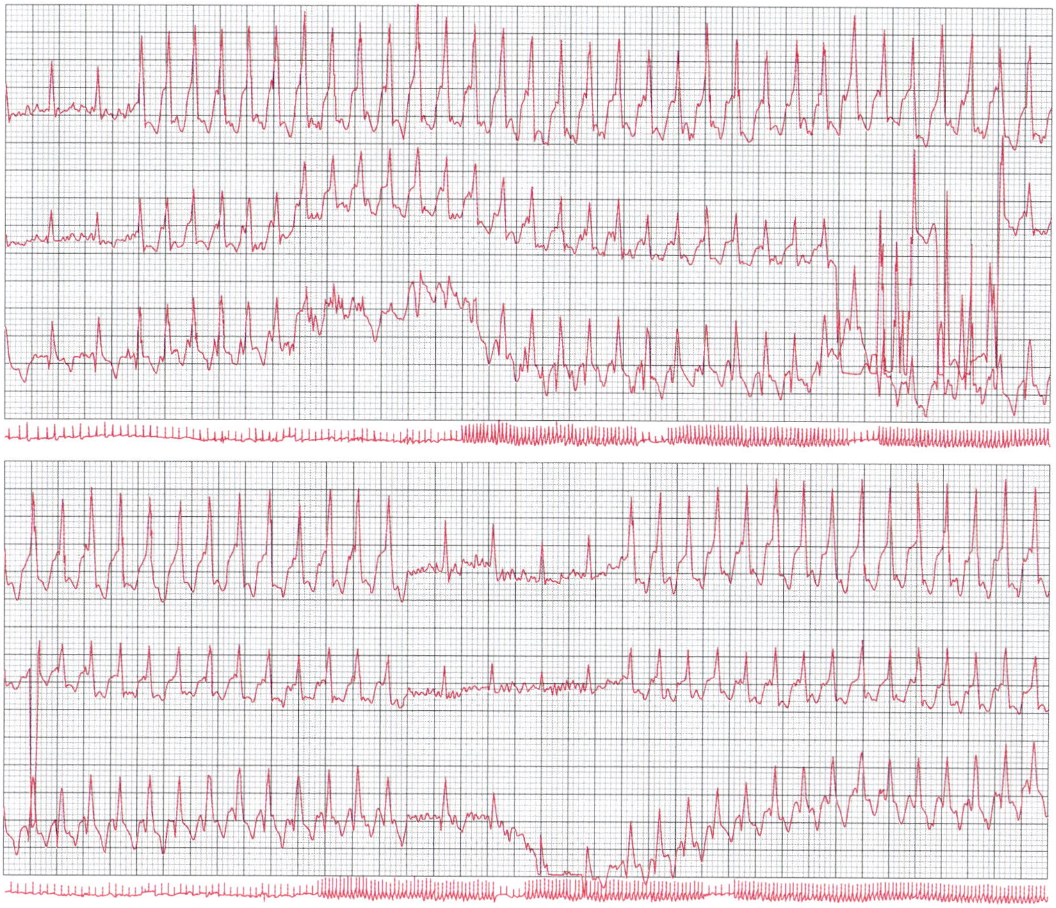

Figura 128.7 Registro de monitoramento Holter de cão Boxer com cardiomiopatia arritmogênica do ventrículo direito e histórico de síncope. Observa-se episódio de taquicardia ventricular não sustentada com alta frequência. Fonte: HOVET-USP.

mais.[8] Obviamente, é muito importante o conhecimento das características normais do monitoramento Holter nas diferentes espécies e raças.

Miller *et al.*[8] realizaram um estudo retrospectivo sobre a utilidade do monitoramento Holter em cães com síncope. Foram avaliados 50 exames de Holter, contudo o monitoramento Holter foi útil na identificação da causa da síncope em 42% dos casos, isto é, a arritmia foi descartada em 12% dos casos e incriminada em 30% (sendo, destes, 20% taquiarritmias e 10% bradiarritmias). Nesse mesmo estudo não houve qualquer correlação estatística entre a frequência dos episódios e o fato de o animal apresentar ou não a síncope durante o exame. Este fato levou os autores a concluírem que o monitoramento Holter não deve ser excluído como parte da abordagem diagnóstica apenas com base na baixa frequência da ocorrência da crise, antes do monitoramento.

Avaliação do ritmo cardíaco em grupos de pacientes com ou sem sintomas

O monitoramento Holter pode constituir-se em meio diagnóstico útil também em pacientes que apresentam condição cardiológica específica, em que arritmias de alto risco (Figura 128.7) são mais frequentes que as usuais, a exemplo de pacientes com cardiomiopatia dilatada,[2,15] particularmente cães Dobermann[20] e Boxer[21] e de raças gigantes, assim como o Cocker Spaniel.

Outras indicações do monitoramento Holter incluem: avaliação de arritmia ventricular familiar em Boxers,[22] mais recentemente denominada cardiomiopatia arritmogênica ventricular direita,[21] além da associada à cardiomiopatia oculta em Dobermanns,[23] assim como a caracterização da síndrome hereditária de morte súbita (MS) em cães Pastores Alemães jovens,[10,24] que vêm a óbito devido a taquicardia e fibrilação ventricular, sem nenhuma outra alteração cardíaca percebida.

Cães com estenose subaórtica (ESA) ou cardiomiopatia hipertrófica (CMH) também são beneficiados com a realização do exame de Holter, por meio da detecção de arritmias ventriculares que podem predispor o paciente à MS, devido a taquicardia e fibrilação ventricular, associadas à hipertrofia do ventrículo esquerdo (HVE). A gravidade da ectopia ventricular tende a se correlacionar com o nível de gravidade de HVE e com a obstrução da via de saída.[4,25] É possível que os felinos com CMH também se beneficiem do monitoramento Holter, pois Goodwin *et al.* relataram, em 1992,[26] o caso de um gato com CMH que apresentou extrassístoles ventriculares e taquicardia ventricular paroxística ao monitoramento Holter.

Avaliação de isquemia miocárdica

Na veterinária, a utilidade do monitoramento Holter para avaliação da isquemia miocárdica não é tão importante quanto na medicina humana. Mesmo assim, alterações do segmento ST, provavelmente relacionadas com a isquemia miocárdica, podem ser identificadas em alguns pacientes com CMH ou com estenose aórtica subvalvar moderada a grave.[2] Essas alterações do segmento ST se manifestam mais frequentemente em cães com alto gradiente de pressão e sob exercício.[25]

Avaliação do prognóstico e do risco a eventos cardíacos em grupos com ou sem sintomas

Para a avaliação de risco e prognóstico, o exame de Holter pode, no momento, fornecer informações de três tipos: variabilidade da frequência cardíaca (VFC) relacionada com a atividade autonômica; atividade ectópica ventricular, como fator disparador de arritmias sustentadas; e isquemia miocárdica, que também pode atuar como elemento modulador de um substrato arritmogênico. Surge também a perspectiva da obtenção do ECG de alta resolução (ECGAR) a partir de gravações de Holter, em que se pode avaliar se há potenciais tardios.[11]

Quanto à atividade ectópica ventricular, sabe-se que ectopias ventriculares numerosas e complexas (principalmente taquicardia ventricular [TV]) e disfunção sistólica miocárdica constituem fatores de risco significante para morte súbita (MS), tanto em seres humanos[7] como em cães.[4]

Além de se levar em consideração apenas o número de ectopias ventriculares, deve-se avaliar também a complexidade das mesmas, considerando-se o polimorfismo, o bigeminismo e a existência de pares e salvas de três ou mais complexos sucessivos.[7] Salva de três ou mais complexos sucessivos (Figura 128.8), habitualmente denominados episódios de taquicardia ventricular não sustentada (TVNS), tem sido apontada como de valor prognóstico significativo em seres humanos[11] e também em cães com cardiomiopatia dilatada.[16]

As variáveis obtidas de um registro Holter representam, pois, uma combinação simples, relativamente barata e de fácil execução para identificação de um pequeno grupo de pacientes sob alto risco de eventos arrítmicos pós-infarto do miocárdio em seres humanos. A perspectiva de os sistemas de Holter serem capacitados a realizar o ECGAR acena com a possibilidade de um único exame fornecer, rapidamente, a mais poderosa combinação para valor preditivo positivo de morte súbita pós-infarto.[11] Ainda são poucos os dados sobre VFC e ECGAR em medicina veterinária, levando-se em consideração as diferentes cardiopatias que acometem os animais domésticos. Mesmo assim, parece ser bastante promissora a utilização desses parâmetros, fornecidos pelo exame de monitoramento Holter, principalmente em relação à cardiomiopatia dilatada (em especial nos cães Boxers e Dobermanns, que apresentam maior índice de arritmias ventriculares e MS).

Avaliação da terapêutica antiarrítmica

O uso da eletrocardiografia de longa duração para aferir a terapêutica medicamentosa baseia-se na hipótese de que a redução dos fenômenos arrítmicos estaria relacionada com melhora das manifestações clínicas e diminuição de risco de mortalidade, com aumento da sobrevida.[11,13] Consiste na única técnica para avaliação quantitativa da eficácia da terapia antiarrítmica medicamentosa.[13] O estudo ESVEM (*Electrophysiologic Study versus Electrocardiographic Monitoring*) revelou que os registros Holter conduziam à predição da eficácia de antiarrítmicos mais frequentemente que os testes eletrofisiológicos em pacientes humanos com taquiarritmias ventriculares sustentadas, e não houve diferença no sucesso da farmacoterapia selecionada pelos dois métodos. Os critérios de efeito antiarrítmico empregados no estudo ESVEM foram supressão de 100% dos episódios de taquicardia ventricular com 15 ou mais batimentos, 90% da taquicardia ventricular com menos de 15 extrassístoles ventriculares (EV), supressão de 80% dos batimentos acoplados e 70% de todos os batimentos ectópicos ventriculares.[27]

Um fator limitante desse tipo de avaliação é a variabilidade espontânea das arritmias.[3,7,11,13,19] Em relação às arritmias ventriculares, a variabilidade é maior quando a frequência de EV é baixa (menor que 200 EVs/h) do que quando o número é alto (maior que 1.000 EVs/h); e maior ainda quando o intervalo entre os registros Holter é grande. Portanto, para demonstrar claramente o efeito positivo do medicamento, o reexame deve ser feito em um curto período de tempo, e a porcentagem de redução da arritmia deve ser significativa.[19,28] Geralmente, uma redução de 70% na ectopia é requerida para se distinguir a variabilidade normal do efeito do medicamento,[4] conforme verificada pelo estudo ESVEM.[27]

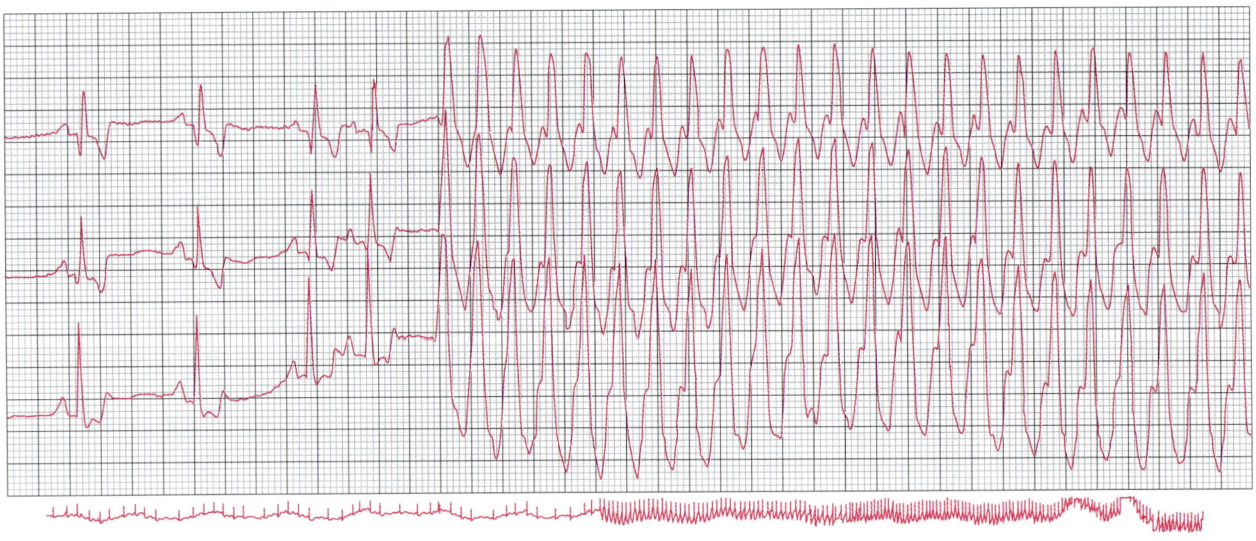

Figura 128.8 Registro de monitoramento Holter de cão Boxer com cardiomiopatia dilatada que apresentou morte súbita 112 dias após o diagnóstico. Fonte: HOVET-USP.

É preciso lembrar que a diminuição na frequência da arritmia não assegura que a MS será prevenida; fármacos podem ser antiarrítmicos, com pequeno efeito antifibrilatório, apenas. Além da diminuição da frequência da arritmia ventricular, outros meios de se averiguar o sucesso do tratamento são importantes. Sob algumas circunstâncias, a TV pode não ser suprimida, mas a FC da taquiarritmia pode ser reduzida o suficiente para ser hemodinamicamente tolerada.[19,28]

O monitoramento Holter pode ser útil ainda no diagnóstico de pró-arritmias decorrentes do uso de fármacos, podendo-se notar a piora da arritmia ou o surgimento de novos distúrbios.[11,13]

Quanto às arritmias supraventriculares, o registro Holter também é indicado para monitorar a FC de cães com fibrilação atrial, durante as atividades diárias normais.[4,19] O objetivo da terapia medicamentosa é reduzir a resposta ventricular;[19] entretanto, a FC pode estar artificialmente elevada nas visitas ao clínico veterinário.

O funcionamento de marca-passos artificiais[2,4,7,8,11,13] e de desfibriladores implantáveis[11] também pode ser avaliado por monitoramento Holter, embora essas terapias não farmacológicas das arritmias sejam ainda pouco utilizadas na medicina veterinária, devido ao alto custo dos equipamentos.

Sistemática de análise

A grande mudança na eletrocardiografia ambulatorial surgiu a partir da consolidação do uso do microcomputador. Até 1980, havia a necessidade de computadores especializados com interação do operador e de componentes eletrônicos específicos. Atualmente, todas essas funções são realizadas por programas operados em um computador pessoal (PC). Um PC com placa de vídeo de alta qualidade e impressora *laser* com qualidade fotográfica é, hoje, ferramenta comum para a análise de Holter.[29]

A sistemática de análise começa com a identificação do paciente no sistema de análise. Posteriormente, deve-se conferir a calibração e ajustar a análise do segmento ST, por meio da identificação de três marcadores verticais, sendo que o primeiro se encontra na linha de base (nível do intervalo PR), o segundo no ponto J e o terceiro no final do segmento ST. Após a marcação desses pontos, realiza-se a análise global do exame.[30]

A análise propriamente dita é realizada a partir do agrupamento dos complexos de acordo com suas morfologias, no entanto o sistema seleciona em torno de cinco formas, iniciando pela forma normal (em que a maioria dos complexos QRS tem a mesma morfologia) e pela forma ventricular (que consiste em complexos QRS diferentes do padrão selecionado pelo sistema como normal). Os complexos supraventriculares são identificados indiretamente, segundo o índice de prematuridade.[30] Em virtude da grande intensidade de arritmia sinusal em cães, frequentemente complexos sinusais arrítmicos são classificados como supraventriculares.[4,10] Além dessas formas, o sistema agrupa as formas excluídas em artefatos e supraventriculares com aberrância.

Após a classificação, realiza-se a revisão por meio da análise dos eventos arrítmicos selecionados, que se inicia pela definição do ritmo cardíaco (sinusal, juncional, fibrilação atrial etc.), sendo a análise da morfologia da onda P e seu enlace com complexo QRS de extrema importância. Uma vez definido o ritmo cardíaco, deve-se proceder à revisão das arritmias ventriculares, supraventriculares, pausas e bloqueios. As arritmias ventriculares são classificadas em isoladas, pareadas, bigeminadas, trigeminadas, em taquicardia ventricular e fenômeno R sobre T; já as supraventriculares são classificadas apenas em isoladas, pareadas e em surtos de taquicardia supraventricular.[30]

A última etapa na sistemática de análise de monitoramento Holter consiste na verificação do diário de atividades e sintomas do paciente,[30] buscando correlacionar esses dados com alterações eletrocardiográficas,[10] como arritmias ou alterações na FC.

Relatório do monitoramento Holter

O relatório do monitoramento Holter apresenta o horário do início do exame, a duração e a qualidade do registro, informações quanto à FC média, mínima e máxima horária e durante o período registrado (Figura 128.9).

O número total das arritmias supra ou ventriculares é apresentado, além do número a cada hora. As arritmias ventriculares também são classificadas segundo a sua complexidade, sendo numerados as taquicardias ventriculares e os pares. O número total e a cada hora de taquicardias supraventriculares também é demonstrado.

Os sistemas fornecem várias tabelas: a tabela geral com FC mínima, média e máxima, além do número de eventos ventriculares discriminados em batimentos isolados, pareados ou em surtos de TV, o número de pausas e o tempo analisado.

Os eventos supra e ventriculares também são mostrados em uma tabela bem discriminada em relação ao número de complexos ectópicos por hora. Além disso, traçados representativos são apresentados.

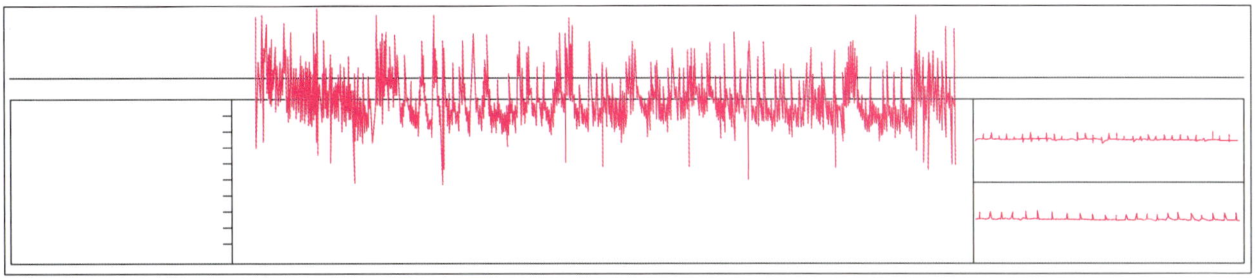

Figura 128.9 Relatório final do monitoramento Holter de gato sem definição racial. Observa-se gráfico da frequência cardíaca e tabelas horárias do número de complexo e das frequências cardíacas média, máxima e mínima.

Variações da frequência e do ritmo cardíacos em cães e gatos

Durante o monitoramento Holter, os cães normais apresentam grande variação da FC no decorrer do dia. Na literatura, há registro de FC variando de um mínimo de 17 bpm a um máximo de até 300 bpm em animais normais.[10] Além disso, quando a FC é menor, em períodos de repouso ou durante o sono, os cães podem apresentar arritmia sinusal bastante acentuada, pausas sinusais (ocasionalmente maiores que 5 segundos) e infrequentes BAV 2º grau.[10]

Os gatos normais parecem apresentar menor variação da FC durante o monitoramento Holter[3] do que os cães, todavia, em um grupo de gatos normais, a FC variou de um mínimo de 75 bpm a um máximo de 279 bpm.[31] Além disso, a arritmia sinusal também parece ser comum em gatos normais (Figura 128.3), também associada à bradicardia.[3,31,32]

Algumas extrassístoles supra e ventriculares podem ser observadas em indivíduos clinicamente normais.[10] Em relação à arritmia ventricular, complexos isolados e esporádicos podem ocorrer em cães[9,12,14,33] e em seres humanos[7] e em felinos normais,[3,31] porém a incidência das arritmias ventriculares aumenta com a idade, tanto em seres humanos[7] quanto em felinos[3,32] e em cães.[10] Extrassístoles frequentes parecem indicar alterações precoces da doença miocárdica em cães Boxer e Dobermann, entretanto ainda não se sabe qual o número de extrassístoles ventriculares considerado normal nas diferentes raças de cães ou em outras espécies, apesar de um grande número de extrassístoles ventriculares e/ou de TV paroxística ser preocupante.[10] Assim sendo, em cães da raça Dobermann[20] e da raça Boxer,[21] considera-se anormal mais de 100 extrassístoles ventriculares no período de 24 h.

Monitor de eventos

Outro tipo de monitoramento eletrocardiográfico é possível por meio de monitores de eventos,[34] em que se utiliza a tecnologia da memória circular que pode apenas reter a informação eletrocardiográfica temporariamente. O principal objetivo desse tipo de monitoramento eletrocardiográfico ambulatorial é o esclarecimento de sintomas;[11] entretanto, o proprietário deve ativar o monitor de eventos uma vez que observe o sintoma no animal.[34] Desta maneira, salva-se o exato segmento eletrocardiográfico na memória permanente do monitor. Vários episódios podem ser gravados durante dias e, então, decodificados ou enviados transtelefonicamente para centrais de decodificações. Existe também a possibilidade da utilização de um tipo de monitor de eventos implantado subcutaneamente, relatado por Willis *et al.*[35] em um gato com histórico de síncopes, que tem a desvantagem de necessitar de procedimento anestésico e cirúrgico. Tal método invasivo de monitoramento eletrocardiográfico foi utilizado em 23 cães com histórico de síncopes ou fraqueza auxiliando no diagnóstico da causa do sintoma em 57% (13/23) dos animais.[36]

O monitor de eventos tem atuação fundamental no esclarecimento de arritmias cardíacas não diagnosticadas, por meio do monitoramento Holter e/ou pelo eletrocardiograma de repouso, em pacientes com sintomas infrequentes.[37]

Referências

1. Miller MS, Tilley LP, Smith Jr FWK, Fox PR. Electrocardiography. In: Fox PR, Sisson D, Moïse NS, editors. Textbook of canine and feline cardiology. 2nd ed. Philadelphia: W.B. Saunders; 1999. p. 67-105.
2. Moïse NS, Defrancesco T. Twenty-four hour ambulatory electrocardiography (Holter monitoring). In: Bonagura JD, Kirk RW, editors. Current veterinary therapy. 12th ed. Philadelphia: W.B. Saunders; 1995. p. 792-99.
3. Ware WA. Twenty-four-hour ambulatory electrocardiography in normal cats. Journal of Veterinary Internal Medicine. 1999;3: p. 175-80.
4. Goodwin JK. Holter monitoring and cardiac event recording. Veterinary Clinics of the North America: Small Animal Practice. 1998;28: p. 391-1407.
5. Scancen BA, Meurs KM, Spier AW, Koplitz S, Baumwart RD. Temporal variabilitity of ventricular arrhythmias of Boxer dogs with arrhythmogenic right ventricular cardiomyopathy. Journal of Veterinary Internal Medicine. 2009;23(5): p. 1020-4.
6. Tilley LP. Essentials of canine and feline electrocardiography. 3. ed. Philadelphia: Lea & Febiger; 1992.
7. Moreira DAR. Arritmias cardíacas – clínica, diagnóstico e terapêutica. 1. ed. São Paulo: Artes Médicas; 1995.
8. Miller RH, Lehmkuhl LB, Bonagura JD, Beall MJ. Retrospective analysis of the clinical utility of ambulatory electrocardiographic (Holter) recordings in syncopal dogs: 44 cases (1991 – 1995). Journal of Veterinary Internal Medicine. 1999;13: p. 111-22.
9. Nogueira RB, Muzzi RAL, Herrera DS, Falco IR, Cavalcanti GAO. Avaliação do ritmo cardíaco em cães da raça Boxer saudáveis pela eletrocardiografia contínua (Holter). Arq Bras Med Vet Zootec. 2006;58: p. 133-6.
10. Ware WA. Practical use of Holter monitoring. Compendium on Continuing Education for the Practicing Veterinarian. 1998;20: p. 167-77.
11. Grupi CJ, Brito FS, Uchida AH. Eletrocardiografia de longa duração – o sistema Holter. In: Moffa PJ, Sanches PCR, editors. Tranchesi – Eletrocardiograma normal e patológico. São Paulo: Roca; 2001. p. 801-38.
12. Ullhoa HM, Houston BJ, Altrogge DM. Arrythmia prevalence during ambulatory electrocardiographic monitoring of beagles. American Journal of Veterinary Research. 1995;56: p. 275-81.
13. Crawford MH, Bernstein SJ, Deedwoania PC, DiMarco JP, Ferrick KJ, Garson Jr AG. *et al.* ACC/AHA Guidelines for ambulatory electrocardiography. Journal of the American College of Cardiology. 1999;34: p. 912-94.
14. Leomil Neto M, Larsson MHMA, Pereira L, Brito FS. Padronização da monitorização eletrocardiográfica por 24 h em cães. Arquivo Brasileiro de Medicina Veterinária e Zootecnia. 2002;54: p. 133-8.
15. Yamaki FL, Soares EC, Pereira GG, Oliveira VMC, Larsson MHMA. In: Monitorização eletrocardiográfica ambulatorial por 24 horas em cães com cardiomiopatia dilatada idiopática. Arq Bras Med Vet Zootec. 2007;59: p. 1417-24.
16. Yamaki FL, Soares EC, Pereira GG, Oliveira VMC, Larsson MHMA. Survival study and assessment of prognostic factors in dogs with idiopathic dilated cardiomyopathy. Journal of Veterinary Internal Medicine. 2008;22: p. 755.
17. Sosa E, Terzi R, Grupi CJ, Brito FS, De Paola AAV, Pimenta J. *et al.* Consenso SOCESP – SBC sobre eletrocardiografia pelo sistema Holter. Revista da Sociedade de Cardiologia do Estado de São Paulo. 1995;5: p. 232-5.
18. Fox PR, Moïse NS, Price RA, Petrie JP, Bond BR. Analysis of continuous ECG (Holter) monitoring in normal and cardiomyopathic cats in congestive heart failure. Journal of Veterinary Internal Medicine. 1998;12: p. 199.
19. Moïse NS. Diagnosis and management of canine arrhythmias. In: Fox PR, Sisson D, Moïse NS, editors. Textbook of canine and feline cardiology. 2. ed. Philadelphia: W.B. Saunders; 1999. p. 331-85.
20. Calvert CA. Diagnosis and management of ventricular tachyarrhythmias in Doberman Pinscher with cardiomyopathy. In: Bonagura JD, Kirk RW, editors. Current veterinary therapy. 12. ed. Philadelphia: W.B. Saunders; 1995. p. 799-806.
21. Meurs KM. Right ventricular arrhythmic cardiomyopathy: an update on Boxer cardiomyopathy. In: Proceedings of the North American Veterinary Conference. 2005; p. 122 3.
22. Meurs KM, Spier AW, Miller MW, Lhemkuhl L, Towbin JA. Familial ventricular arrhythmias in Boxers. Journal of Veterinary Internal Medicine. 1999;13: p. 437-9.
23. Calvert CA, Meurs KM. CVT update: Doberman Pinscher occult cardiomyopathy. In: Bonagura JD, Kirk RW, editors. Current veterinary therapy. 13. ed. Philadelphia: W.B. Saunders; 2000. p. 756-60.
24. Moïse NS, Meyers-Wallen V, Flahive WJ, Valentine BA, Scarlett JM, Brown CA. *et al.* Inherited ventricular arrhythmias and sudden death in German Shepard dogs. Journal of American College of Cardiology. 1994;24: p. 233-46.

25. Lehmkuhl LB, Bonagura JD. CVT update: canine subvalvular aortic stenosis. In: Bonagura JD, Kirk RW, editors. Current veterinary therapy. 12. ed. Philadelphia: W.B. Saunders; 1995. p. 822-6.
26. Goodwin JK, Lombard CW, Ginex DD. Results of continuous ambulatory electrocardiography in a cat with hypertophic cardiomyopathy. Journal of American Veterinary Medical Association. 1992;200(9): p. 1352-4.
27. Mason JW. A comparison of electrophysiologic testing with Holter monitoring to predict antiarrhythmic-drug efficacy for ventricular tachyarrythmias: electrophysiologic study *versus* electrocardiographic monitoring. New England Journal of Medicine. 1993;329: p. 445.
28. Moïse NS. CVT update: ventricular arrhythmias. In: Bonagura JD, Kirk RW, editors. Current veterinary therapy. 13. ed. Philadelphia: W.B. Saunders; 2000. p. 733-7.
29. Silva MAC. Fundamentos dos "softwares" de análise. Monitores de Holter. In: Souza OF, Pereira LS, editors. O sistema Holter e outros métodos nas arritmias cardíacas. Rio de Janeiro: Revinter; 2001. p. 7-11.
30. Souza OF, Pereira LS. Sistemática de análise. Forma de laudo. In: Souza OF, Pereira LS, editors. O sistema Holter e outros métodos nas arritmias cardíacas. Rio de Janeiro: Revinter; 2001. p. 13-24.
31. Yamaki FL, Larsson MHMA, Soares EC; Pereira GG; Yamato RJ; Sarraff AP. *et al.* Padronização de monitorização eletrocardiográfica ambulatorial (monitorização holter) por 24 horas de felinos clinicamente normais. Anais do Congresso Brasileiro da ANCLIVEPA, 24, 2003. Belo Horizonte: Minas Gerais; 2003.
32. Hanas S, Tidholm A, Egenvall A, Holst BS. Twenty-four hour Holter monitoring of unsedated healthy cats in the home environment. Journal of Veterinary Cardiology 2009;11: p. 17-22.
33. Meurs KM, Spier AW, Wright NA. *et al.* Use of ambulatory electrocardiography for detection of ventricular premature complexes in healthy dogs. Journal of American Veterinary Medical Association. 2001;218: p. 1291-2.
34. Côté E, Ettinger S J. Electrocardiography and cardiac arrhythmias. In: Ettinger SJ, Feldman EC, editors. Textbook of veterinary internal medicine. 6. ed. St. Louis: Elsevier Saunders; 2005. p. 1040-76.
35. Willis R, Mcleod K, Cusack J, Wotton P. Use of an implantable loop recorder to investigate syncope in a cat. Journal of Small Animal Practice. 2003;44: p. 181-3.
36. Mackie BA, Stepien RL, Kellihan HB. Retrospective analysis of an implantable loop recorder for evaluation of syncope, collapse, or intermittent weakness in 23 dogs (2004-2008). Journal of Veterinary Cardiology. 2010;12: p. 25-33.
37. Souza OF, Pereira LSM, Santos AIC, Perez CM. Monitor de eventos ("looper") no diagnóstico das arritmias cardíacas sintomáticas. In: Souza OF, Pereira LS, editors. O sistema Holter e outros métodos nas arritmias cardíacas. Rio de Janeiro: Revinter; 2001.

129 Exame Ecocardiográfico

Guilherme Teixeira Goldfeder, Maria Helena Matiko Akao Larsson

Introdução

O ecocardiograma (ECO) é a técnica diagnóstica não invasiva mais importante no diagnóstico das cardiopatias de cães e gatos.[1] Ela consiste no estudo das diversas estruturas cardíacas por meio de feixes de ultrassom, seguindo os mesmos princípios físicos do ultrassom abdominal para a formação da imagem.[2] O termo ecocardiograma foi proposto pelo American Institute of Ultrasound in Medicine para designar o exame de ultrassom do coração.[3]

A ecocardiografia tem papel fundamental na avaliação de pacientes com cardiopatias, porém as determinações de tamanho das câmaras cardíacas, massa ventricular, função ventricular, avaliação hemodinâmica e quantificação de valvopatias são as indicações mais frequentes na prática clínica.[4,5] Além de apoio diagnóstico, o exame fornece elementos para orientação terapêutica e avaliação prognóstica.[5]

Nos últimos anos, o ecocardiograma tornou-se uma técnica de imagem amplamente difundida, devido a sua versatilidade e portabilidade. Além disso, uma inovação técnica significativa foi introduzida, incluindo imagem harmônica, Doppler tecidual e uso de agentes de contraste, o que resultou em melhor qualidade de imagem e possibilitou a avaliação de novos parâmetros, como sincronia cardíaca, perfusão miocárdica e função diastólica.[4,6]

O ecocardiograma transtorácico convencional completo (ETT) inclui as imagens bidimensionais e em modo M, bem como as diversas modalidades de Doppler espectral e mapeamento de fluxo em cores, acrescidas do Doppler tecidual. O ecocardiograma transesofágico (ETE) expandiu o alcance diagnóstico do método, compensando limitações do acesso transtorácico, facilitando a utilização intraoperatória e o monitoramento de procedimentos intervencionistas na sala de hemodinâmica. O ecocardiograma sob estresse, isolado ou associado ao uso de contraste, aumentou as possibilidades de investigação da doença coronariana. O progresso tecnológico dos últimos anos tornou factível o eco tridimensional, embora ainda pouco disponível, com potencial adição diagnóstica ao exame convencional.[5]

Fundamentos do exame ecocardiográfico

As diversas técnicas utilizadas no exame ecocardiográfico baseiam-se na aplicação do ultrassom. Feixes de ondas acústicas de alta frequência, em uma faixa inaudível (2 a 10 MHz), são emitidos por transdutores e penetram tecidos de densidade variável nas chamadas janelas acústicas, que compreendem os locais onde é possível visibilizar o coração sem que haja interferência das costelas e dos pulmões, pois ambos são maus condutores dos feixes de ultrassom e impedem a análise do órgão. Ao incidir em interfaces de estruturas com diferentes densidades acústicas, as ondas parcialmente refletidas são captadas pelo mesmo transdutor e transformadas em sinal elétrico. No entanto, a quantidade que retorna para o transdutor varia segundo o ângulo de incidência. Uma reflexão ótima da onda de ultrassom ocorre em ângulo perpendicular (90°), e a pior ocorre quando há alinhamento paralelo entre o ultrassom e o tecido estudado (0°).[4,7]

O processamento eletrônico do sinal é realizado por computação, que analisa variações na intensidade e no tempo de transmissão das ondas, produzindo imagens planares bidimensionais dinâmicas em tempo real das estruturas cardíacas.[5]

À medida que o ultrassom penetra no corpo, a força do sinal é progressivamente reduzida, devido a fenômenos como reflexão, dispersão, refração e atenuação, que, em última análise, convertem a energia ultrassonográfica em calor, fato positivamente proporcional à frequência do transdutor. A profundidade de penetração do ultrassom para uma imagem adequada geralmente está limitada a aproximadamente 200 comprimentos de onda, o que faz com que um transdutor de 2 MHz alcance a profundidade de 20 cm, e um de 5 MHz, a profundidade de 6 cm. As fontes mais frequentes de atenuação durante o estudo ultrassonográfico são os pulmões e a existência de interposição de ar entre o transdutor e o coração, como no enfisema subcutâneo, no pneumomediastino ou no pneumopericárdio, causada por alta impedância acústica do ar, motivo pelo qual se usa gel de glicerina para a realização desses exames.[4]

As imagens bidimensionais podem ser obtidas utilizando o ultrassom refletido com frequência fundamental (igual à emitida) ou realçadas com análise de frequências harmônicas. A análise da variação entre as frequências do ultrassom emitido e refletido (efeito Doppler) possibilita a determinação das velocidades do fluxo sanguíneo, dando origem às diversas modalidades de estudo com Doppler.[6]

Modalidades ecocardiográficas

Modo M

A técnica unidimensional ou modo M (M de movimento) foi, por cerca de 20 anos, a única modalidade ecocardiográfica disponível,[3] tendo sido descrita pela primeira vez, em medicina veterinária, no ano de 1977 em equinos.[8]

Essa modalidade ecocardiográfica consiste na representação gráfica de profundidade × tempo, indicando a movimentação de estruturas ao longo de uma linha única, selecionada a partir da imagem bidimensional. É utilizada para medir os diâmetros das câmaras e avaliar a espessura ou mobilidade de estruturas cardíacas.[5]

Por se trabalhar com apenas uma dimensão, o traçado em modo M apresenta frequência de repetição de pulso limitada apenas pelo tempo necessário para o feixe de ultrassom percorrer até a máxima profundidade de interesse e voltar ao transdutor. Como exemplo, uma profundidade de 20 cm, a uma velocidade de propagação de 1.540 m/s, é alcançada em

0,26 m/s, tornando possível uma frequência de repetição de pulso de 3.850 pulsos por segundo. Atualmente, na prática clínica diária, os aparelhos de ecocardiografia trabalham com frequência de repetição de pulso em torno de 1.800 pulsos por segundo para estudos em modo M.[3,4,7]

Essa frequência extremamente alta possibilita a avaliação adequada de estruturas cardíacas que se movimentam com rapidez, como folhetos valvares, além de detectar vibrações de alta frequência, como ocorre na cúspide mitral e no septo interventricular quando há insuficiência aórtica. Estruturas que se movem continuamente, como o endocárdio ventricular, também são visibilizadas com maior resolução ao modo M.[3,7,8]

Apesar de o diagnóstico ter sido imensamente facilitado com o aparecimento das novas técnicas (bidimensional, Doppler, mapeamento de fluxo em cores etc.), em vez de desaparecer, novos modos de utilização da alta resolução temporal do modo M foram incorporados ao exame ecocardiográfico, como o modo M colorido, o modo M anatômico e as técnicas do Doppler tecidual e *strain rate,* associadas ao modo M, como será mostrado adiante.[3]

Modo B

O modo B (de brilho) é a espinha dorsal do exame ecocardiográfico.[6] Com ele se inicia o exame e a partir dele se aplicam as demais modalidades (modo M, Doppler convencional, tecidual).

Por essa técnica oferecer uma visão anatômica do coração, viabiliza o estudo acurado da morfologia cardíaca, sendo de extrema utilidade quando se trata de anomalias congênitas, pois, nesses casos, pode haver uma infinidade de alterações morfológicas e de conexão das estruturas cardíacas. É útil também na diferenciação entre trombos e massas intracardíacas e na análise de regiões de difícil acesso com o ecocardiograma unidimensional, como, por exemplo, a região apical.[2]

Com o surgimento da modalidade, tornou-se evidente a necessidade de padronização e sistematização de nomenclatura (como chamar os diferentes cortes ecocardiográficos), bem como a normatização da obtenção dos diferentes cortes ecocardiográficos bidimensionais. A terminologia e a orientação da imagem foram adaptadas da ecocardiografia humana.[8]

Cada imagem tomográfica (corte ecocardiográfico bidimensional) recebe um nome de acordo com a janela acústica (o local onde é posicionado o transdutor no tórax do paciente), o sentido do corte (o plano de imagem, seja longitudinal ou transversal) e a estrutura cardíaca melhor demonstrada em determinado corte. Os três planos ortogonais padrão[3] que indicam a direção do corte ecocardiográfico são determinados pelo eixo do coração em si (sendo o ventrículo esquerdo o principal ponto de referência), em vez de por outro ponto de referência corporal e/ou esquelético. São eles:

- Plano longitudinal: paralelo ao eixo longitudinal do ventrículo esquerdo e definido como uma linha imaginária do começo do ápice ventricular esquerdo
- Plano transversal: perpendicular ao corte longitudinal, resultando em uma imagem circular seccional do ventrículo esquerdo
- Plano sagital: perpendicular tanto ao eixo longitudinal quanto ao eixo transversal, resultando em um plano de imagem que se estende do ápice à base do coração, passando pelas quatro câmaras cardíacas (ventrículos e átrios).[3,8]

Doppler

A ecocardiografia com Doppler é uma modalidade de ultrassom que possibilita a mensuração das velocidades de fluxo sanguíneo nas diferentes câmaras cardíacas. Baseia-se na medida da diferença entre a frequência da onda emitida pelo ultrassom e a refletida pelas hemácias em movimento.[8]

A análise do fluxo cardíaco é feita pelas diversas técnicas de Doppler espectral (pulsado, contínuo e mapeamento de fluxo em cores), que avaliam variações das velocidades de fluxo em razão do tempo em áreas selecionadas na imagem bidimensional (variedade pulsátil) ou ao longo de um eixo (variedade contínua).[6]

O Doppler pulsátil tem melhor resolução espacial, mas não é capaz de estimar altas velocidades, como ocorre com o Doppler contínuo. O mapeamento de fluxo em cores analisa a distribuição espacial do fluxo sanguíneo mediante uma escala de cores, cujas imagens são sobrepostas às imagens bidimensionais construídas em escala de cinza. Fluxos que se aproximam do transdutor são representados pela cor vermelha, e os que se afastam, pela cor azul. Tonalidades e brilhos diferentes significam variações de velocidade.[5]

Ao Doppler espectral (pulsátil ou contínuo), as curvas de velocidades diastólicas das valvas atrioventriculares são bifásicas e positivas (anterógradas); apresentam um componente precoce (onda E), que reflete o enchimento protodiastólico passivo, e um componente tardio (onda A), que representa a contração atrial; e são codificadas em vermelho ao mapeamento de fluxo em cores (Figura 129.1 A e B). As curvas espectrais de velocidade sistólica das vias de saída dos ventrículos

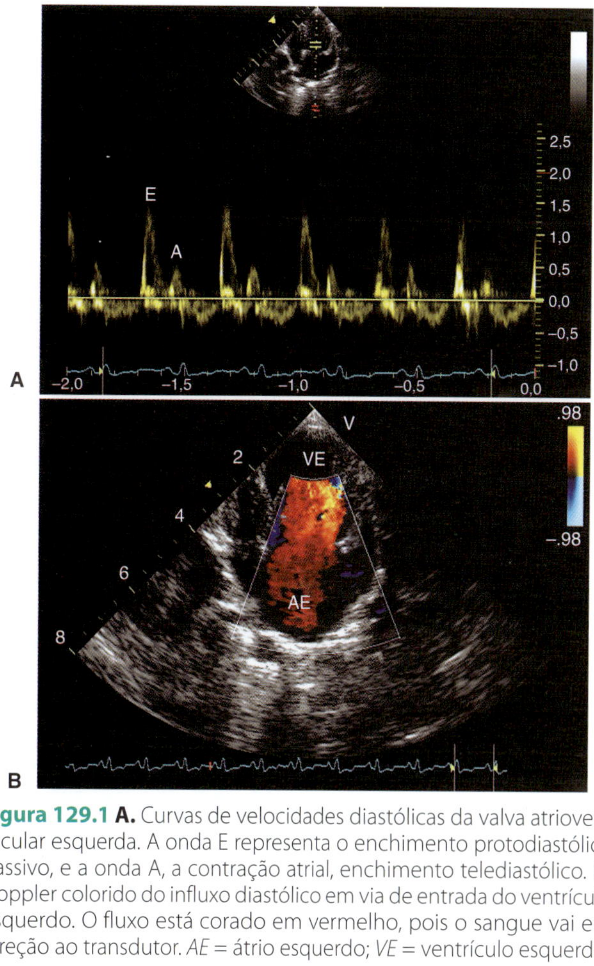

Figura 129.1 A. Curvas de velocidades diastólicas da valva atrioventricular esquerda. A onda E representa o enchimento protodiastólico passivo, e a onda A, a contração atrial, enchimento telediastólico. **B.** Doppler colorido do influxo diastólico em via de entrada do ventrículo esquerdo. O fluxo está corado em vermelho, pois o sangue vai em direção ao transdutor. *AE* = átrio esquerdo; *VE* = ventrículo esquerdo.

são unifásicas e negativas (retrógradas), por se afastarem do transdutor, e são codificadas em azul pelo mapeamento de fluxo em cores.[5] No Quadro 129.1, encontram-se os valores de normalidade para cães dos fluxos aórtico e pulmonar.

Quadro 129.1 Valores normais em cães dos fluxos das valvas aórtica e pulmonar.

	Petrus[31]	Kirbenger *et al.*[29]	Brown *et al.*[32]
Fluxo aórtico			
Velocidade máxima (m/s)	1,21 ± 0,19	1,57 ± 0,33	1,06 ± 0,21
Tempo de aceleração (ms)	38,80 ± 11,29	55 ± 15	
Tempo de ejeção (ms)	197,9 ± 24,77	182 ± 29	205 ± 15
Integral de velocidade (m)	0,141 ± 0,024		0,146 ± 0,029
Fluxo pulmonar			
Velocidade máxima (m/s)	0,95 ± 0,18	1,24 ± 0,20	0,84 ± 0,17
Tempo de aceleração (ms)	70,97 ± 18,87	80 ± 20	
Tempo de ejeção (ms)	203,9 ± 28,98	184 ± 28	219 ± 18
Integral de velocidade (m)	0,127 ± 0,023		0,131 ± 0,028

Medidas das dimensões das cavidades cardíacas

Recomenda-se, no mínimo, a descrição das medidas lineares das seguintes estruturas cardíacas: aorta, átrio esquerdo, ventrículo esquerdo (diâmetros diastólico, sistólico, espessura miocárdica diastólica do septo interventricular e da parede posterior) e diâmetro diastólico do ventrículo direito. Medidas adicionais deverão ser realizadas de acordo com eventuais achados patológicos. Os Quadros 129.2 e 129.3 mostram os valores de normalidade das diferentes estruturas cardíacas em cães e gatos.

Os aumentos discretos foram arbitrariamente calculados como intervalo de 2 a 3,3 desvios padrão da média, aumento moderado como 3,3 a 4 desvios padrão da média, e importante acima de 4 desvios padrão da média.[4]

As dimensões das cavidades em medicina veterinária são determinadas, na maioria das vezes, com o auxílio do modo M e, em alguns casos, diretamente pelo modo B.[10]

Ventrículo esquerdo

Para obtenção das medidas lineares do ventrículo esquerdo de maneira acurada, o registro deve ser feito na janela paraesternal.[3-8] Os cortes mais utilizados para as mensurações do ventrículo esquerdo são o corte paraesternal transversal direito ou esquerdo, na altura dos músculos papilares.[1] Uma boa imagem da cavidade ventricular esquerda é quando o ventrículo esquerdo aparece redondo e simétrico, e os músculos papilares aparecem iguais em tamanho e o septo interventricular não se apresenta achatado. A cavidade apresenta o formato de um cogumelo.[8]

É importante observar que medidas acuradas são obtidas apenas quando ocorre o alinhamento do cursor do modo M da forma mais perpendicular possível em relação ao eixo maior do ventrículo esquerdo.[3-8]

Além dos problemas técnicos, como o mau alinhamento do cursor do modo M, resultando em mensurações indevidas, existe a dificuldade em estabelecer valores normais para as mais diversas raças, tendo em vista os diferentes tipos de conformação torácica que os cães apresentam (Quadro 129.4).[1]

Quadro 129.2 Valores normais para cães pelo modo M de acordo com o peso.[15]

Peso (kg)	DIVEd (cm)	DIVEs (cm)	SIVd (cm)	PPVEd (cm)	AE (cm)	AO (cm)
3	2,4 (1,8 a 3,0)	1,3 (0,8 a 1,8)	0,58 (0,31 a 0,71)	0,5 (0,31 a 0,71)	1,2 (0,7 a 1,7)	1,3 (1,0 a 1,6)
5	2,7 (2,2 a 3,2)	1,6 (1,2 a 2,0)	0,62 (0,45 a 0,79)	0,54 (0,4 a 0,6)	1,4 (1,0 a 1,8)	1,5 (1,2 a 1,8)
7	3,0 (2,6 a 3,4)	1,8 (1,4 a 2,2)	0,65 (0,5 a 0,74)	0,57 (0,42 a 0,72)	1,5 (1,2 a 1,8)	1,6 (1,4 a 1,8)
10	3,2 (2,9 a 3,5)	2,00 (1,7 a 2,3)	0,7 (0,58 a 0,82)	0,62 (0,5 a 0,74)	1,6 (1,3 a 1,9)	1,8 (1,6 a 2,0)
15	3,7 (3,5 a 3,9)	2,4 (2,2 a 2,6)	0,76 (0,68 a 0,76)	0,68 (0,6 a 0,76)	1,8 (1,6 a 2,0)	2,0 (1,9 a 2,1)
20	4,1 (3,9 a 4,3)	2,8 (2,6 a 3,0)	0,82 (0,75 a 0,89)	0,74 (0,67 a 0,81)	2,0 (1,8 a 2,2)	2,3 (2,2 a 2,4)
25	4,5 (4,2 a 4,8)	3,1 (2,9 a 3,3)	0,87 (0,78 a 0,96)	0,79 (0,69 a 0,89)	2,1 (1,9 a 2,3)	2,4 (2,3 a 2,5)
30	4,8 (4,0 a 5,6)	3,4 (3,1 a 3,7)	0,92 (0,79 a 1,05)	0,84 (0,71 a 0,97)	2,3 (2,0 a 2,6)	2,6 (2,4 a 2,8)
35	5,2 (4,7 a 5,7)	3,7 (3,3 a 4,1)	0,97 (0,80 a 1,14)	0,89 (0,72 a 1,06)	2,5 (2,1 a 2,9)	2,8 (2,5 a 3,1)
40	5,5 (4,9 a 6,1)	3,9 (3,9 a 4,4)	1,02 (0,82 a 1,22)	0,93 (0,73 a 1,13)	2,6 (2,1 a 3,1)	3,0 (2,7 a 3,3)
50	6,0 (5,2 a 6,8)	4,4 (3,7 a 5,1)	1,10 (0,83 a 1,37)	1,02 (0,74 a 1,3)	2,8 (2,1 a 3,5)	3,3 (2,8 a 3,8)

AE = átrio esquerdo; AO = aorta; DIVEd = diâmetro interno do ventrículo esquerdo na diástole; DIVEs = diâmetro interno do ventrículo esquerdo na sístole; PPVEd = parede posterior do ventrículo esquerdo na diástole; SIVd = septo interventricular na diástole.

Quadro 129.3 Valores normais para gatos pelo modo M.

Gatos	Peso (kg)	Sedação	N	DIVEd (cm)	DIVEs (cm)	SIVd (cm)	SIVs (cm)	PPVEd (cm)	PPVEs (cm)	FE (%)	AO	AE	AE/AO	DIVDd
Moise *et al.*[22]	4,3 ± 0,5	Não	11	1,51 (1,10 a 1,90)	0,69 (0,25 a 1,1)	0,50 (0,36 a 0,56)	0,76 (0,52 a 1,00)	0,46 (0,36 a 0,56)	0,78 (0,58 a 0,98)	55 (35 a 75)	0,95 (0,65 a 1,30)	1,22 (0,86 a 1,6)	1,29 (0,83 a 1,75)	0,54 (0,34 a 0,74)
Sisson *et al.*[23]	4,7 ± 1,2	Não	79	1,5 (1,1 a 1,9)	0,72 (0,42 a 1,02)	0,42 (0,28 a 0,75)	0,67 (0,43 a 0,91)	0,41 (0,27 a 0,55)	0,68 (0,46 a 0,90)	52,1 (37,9 a 66,3)	0,95 (0,67 a 1,23)	1,17 (0,83 a 1,51)	1,25 (0,89 a 1,61)	0,46 (0,12 a 0,8)
Fox *et al.*[24]	3,9 ± 1,2	Quetamina	30	1,4 (1,14 a 1,66)	0,81 (0,49 a 1,13)	0,36 (0,2 a 0,52)		0,35 (0,25 a 0,45)		42,7 (26,5 a 58,9)	0,94 (0,72 a 1,16)	1,03 (0,75 a 1,31)	1,10 (0,74 a 1,46)	0,5 (0,08 a 0,92)

AE = átrio esquerdo; AO = aorta; DIVDd = diâmetro interno do ventrículo direito na diástole; DIVEd = diâmetro interno do ventrículo esquerdo na diástole; DIVEs = diâmetro interno do ventrículo esquerdo na sístole; FE = fração de encurtamento; PPVEd = parede posterior do ventrículo esquerdo na diástole; PPVEs = parede posterior do ventrículo esquerdo na sístole; SIVd = septo interventricular na diástole; SIVs = septo interventricular na sístole.

Quadro 129.4 Valores normais para cães pelo modo M de acordo com a raça.[9,11]

Raça	Peso (kg)	DIVEd (cm)	DIVEs (cm)	SIVd (cm)	SIVs (cm)	PPVEd (cm)	PPVEs (cm)	FE (%)	AE (cm)	AO (cm)
Beagle	8,9 (7,4 a 10,4)	2,63 (1,95 a 3,31)	1,57 (0,89 a 2,25)	0,67 (0,45 a 0,89)	0,96 (0,66 a 1,26)	0,82 (0,44 a 1,2)	1,14 (0,76 a 1,52)	40 (22 a 58)		
Teckel	9,5 (6,2 a 16,0)	2,84 (2,20 a 3,60)	1,88 (1,20 a 2,60)	0,70 (0,50 a 0,80)	0,95 (0,70 a 1,20)	0,68 (0,40 a 0,90)	1,01 (0,70 a 1,20)	40 (22 a 58)	1,82 (1,50 a 2,30)	1,63 (1,00 a 2,10)
Pointer Inglês	19,2 (16,4 a 22)	3,92 (3,44 a 44,0)	2,53 (2,05 a 3,01)	0,69 (0,47 a 0,91)	1,06 (0,86 a 1,26)	0,71 (0,57 a 0,85)	1,15 (0,89 a 1,41)	35,5 (27,5 a 43,5)	2,26 (1,86 a 2,26)	2,41 (2,07 a 2,75)
Boxer	28 (20,9 a 35,1)	4,0 (3,0 a 5,0)	27,8 (2,00 a 3,59)	0,9 (0,5 a 1,3)	1,3 (0,9 a 1,7)	1,0 (0,6 a 1,4)	1,5 (1,1 a 1,9)	33 (17 a 49)	2,30 (1,90 a 2,70)	2,20 (1,80 a 2,60)
Dobermann	3,6 (3,1 a 4,2)	4,68 (3,85 a 5,51)	3,08 (2,42 a 3,74)	0,96 (0,84 a 1,08)	1,43 (1,3 a 1,56)	0,96 (0,84 a 1,08)	1,41 (1,24 a 1,58)	34,2 (30,6 a 37,8)	2,66 (2,36 a 2,96)	2,99 (2,53 a 3,45)
Terra-Nova	61 (47 a 69,5)	5,0 (4,4 a 6,0)	3,55 (2,9 a 4,4)	1,15 (0,7 a 1,5)	1,5 (1,1 a 2,0)	1,0 (0,8 a 1,3)	1,5 (1,1 a 1,6)	30 (22 a 37)	3,00 (2,40 a 3,30)	2,99 (2,53 a 3,40)
Dogue-alemão	62 (52 a 75)	5,3 (4,4 a 5,9)	3,95 (3,4 a 4,5)	1,45 (1,2 a 1,6)	1,65 (1,4 a 1,9)	1,25 (1,0 a 1,6)	1,6 (1,1 a 1,9)	25 (18 a 36)	3,30 (2,80 a 4,6)	2,95 (2,80 a 3,40)
Greyhound	29,1 (25,4 a 32,8)	4,41 (4,00 a 4,90)	3,25 (25,5 a 39,5)	1,06 (0,72 a 1,4)	1,34 (0,82 a 1,86)	1,21 (0,87 a 1,55)	1,53 (1,09 a 1,97)	25,3 (12,7 a 37,9)		
Poodle miniatura	3,0 (1,4 a 9,0)	2,0 (1,6 a 2,8)	1,0 (0,8 a 1,6)	0,5 (0,4 a 0,6)	0,8 (0,6 a 1,0)	0,5 (0,4 a 0,6)	0,8 (0,6 a 1,0)	47 (35 a 57)	1,2 (0,8 a 1,8)	1,0 (0,8 a 1,3)
Golden Retriever	32 (23 a 41)	4,4 (3,7 a 5,1)	2,6 (1,8 a 3,5)	1,05 (0,8 a 1,3)	1,35 (1,0 a 1,7)	1,0 (0,8 a 1,2)	1,45 (1,0 a 1,9)	39 (27 a 55)	2,40 (2,00 a 3,40)	2,70 (1,60 a 3,20)
Afghan Hound	28,5 (17 a 36)	4,25 (3,3 a 5,2)	2,35 (2,0 a 3,7)	1,0 (0,8 a 1,2)	1,3 (0,8 a 1,8)	0,9 (0,7 a 1,1)	1,35 (0,9 a 1,8)	33 (24 a 48)	2,60 (1,80 a 3,50)	2,60 (2,00 a 3,40)

AE = átrio esquerdo; AO = aorta; DIVEd = diâmetro interno do ventrículo esquerdo na diástole; DIVEs = diâmetro interno do ventrículo esquerdo na sístole; FE = fração de encurtamento; PPVEd = parede posterior do ventrículo esquerdo na diástole; PPVEs = parede posterior do ventrículo esquerdo na sístole; SIVd = septo interventricular na diástole; SIVs = septo interventricular na sístole.

Átrio esquerdo e aorta

O átrio esquerdo (AE) e a aorta (AO) podem ter seus tamanhos estimados pelo modo M e pelo modo B em corte transversal (eixo curto) ou em corte longitudinal (eixo longo).[1,11]

Por muitos anos, o método mais comum de mensuração do átrio esquerdo e da aorta foi pelo modo M no corte paraesternal longitudinal esquerdo. Nesse método, o átrio esquerdo é medido no maior diâmetro atrial ao final da sístole, do topo da parede posterior aórtica ao topo do pericárdio (Figura 129.2), devido à espessura da parede atrial esquerda não ser muito bem visibilizada e o pericárdio fornecer consistente visibilidade atrial. A aorta tem seu diâmetro mensurado na diástole, sendo muito importante fazer a mensuração no nível das cúspides da valva aórtica, uma vez que estas servirão de referência para as medidas. De modo geral, apenas duas delas são observadas no modo M: a cúspide coronária direita e a não coronária.[8] A relação AE/AO deve ser de aproximadamente 1, mas, em muitos animais, o alinhamento do cursor é difícil, proporcionando mensurações sub ou superestimadas.

A medida linear do átrio esquerdo e da aorta pela ecocardiografia modo M é simples e conveniente, no entanto não é precisa, pois não apresenta estrutura tridimensionalmente simétrica. Adicionalmente, o aumento do átrio esquerdo, em geral, não ocorre de modo uniforme. Em contrapartida, as medidas do átrio esquerdo que levam em consideração sua forma bidimensional ou tridimensional têm se mostrado mais acuradas e reprodutíveis, quando comparadas à ressonância magnética e à tomografia computadorizada.[4]

O modo B eixo curto é o método mais utilizado atualmente. A relação AE/AO normal deve ser menor que 1,6, e as mensurações tanto da aorta como do átrio esquerdo devem

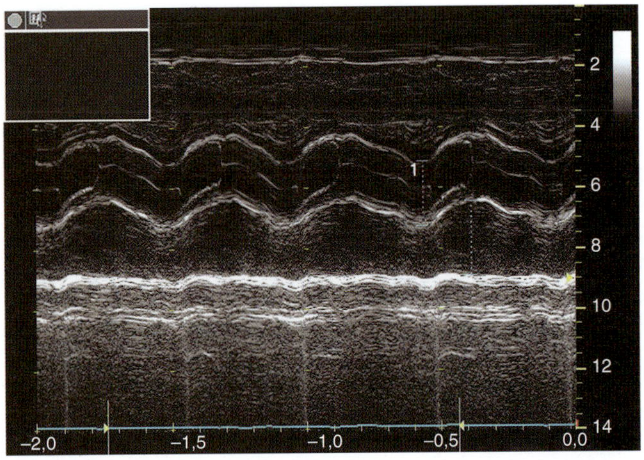

Figura 129.2 Mensuração do átrio esquerdo e da aorta na modalidade M pelo corte paraesternal longitudinal esquerdo. *AE* = átrio esquerdo; *AO* = aorta.

ser realizadas na diástole. Nesse método, não é possível observar as veias pulmonares, e o examinador deve atentar-se ao fato de o átrio esquerdo variar de tamanho durante a diástole (Figura 129.3).[1]

No eixo longo, a relação tem de ser menor que 2,5, e o diâmetro aórtico deve ser mensurado a partir da janela paraesternal, no eixo longitudinal, no nível da valva durante a diástole. Em gatos, nesse corte não é necessário realizar a relação AE/AO. Basta determinar o diâmetro do átrio esquerdo, que não pode ser maior que 1,6 cm.[1]

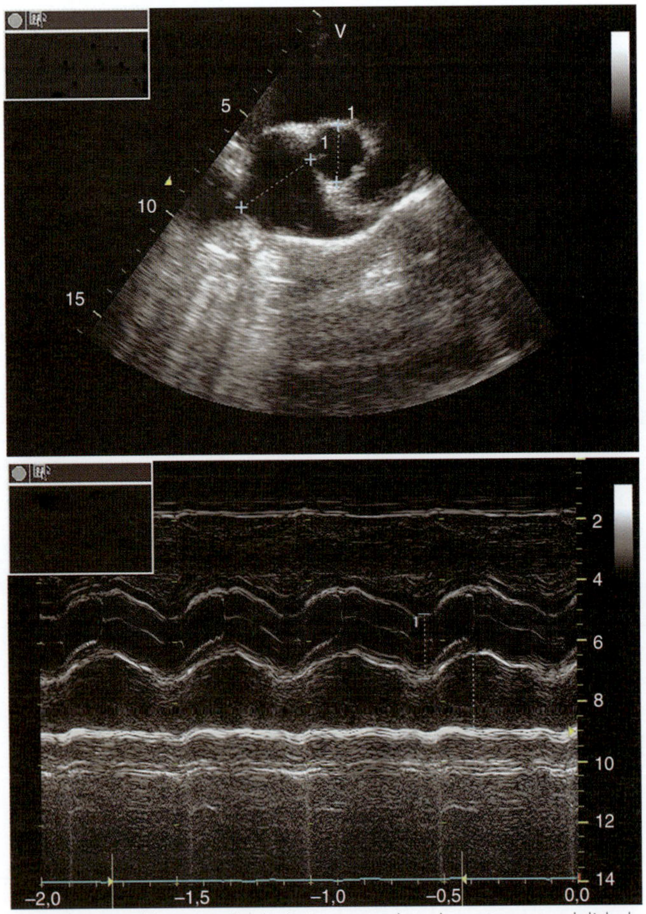

Figura 129.3 Mensuração do átrio esquerdo e da aorta na modalidade B pelo corte paraesternal transversal direito.

▪ Ventrículo direito

Para avaliar ecocardiograficamente o ventrículo direito, há necessidade de compreender as características anatômicas e fisiológicas, peculiares dessa cavidade cardíaca. Particularidades anatômicas complexas (uma "meia-lua" em formato crescente, infundíbulo e trabeculação proeminente) dificultam a análise precisa de suas dimensões e volumes, motivos pelos quais seus parâmetros ainda não estão bem estabelecidos.[3,4]

A espessura miocárdica do ventrículo direito pode ser medida pelo modo M ou pelo modo bidimensional, utilizando-se a janela paraesternal transversal ou apical com medida no pico da onda R do eletrocardiograma, no nível das cordas tendíneas da valva tricúspide.[4] O valor normal da espessura miocárdica é inferior à metade da espessura da parede do ventrículo esquerdo.[8]

A avaliação do diâmetro diastólico do ventrículo direito também pode ser feita no plano apical quatro câmaras ou no modo M pelo corte paraesternal transversal, tomando-se cuidado para evitar o encurtamento da cavidade.[3,8]

A avaliação do diâmetro interno do ventrículo direito, pelo modo M, deve ser feita no final da expiração e da diástole, medindo-se desde a face interna da parede anterior até o limite interno direito do septo interventricular.[3,8]

No modo B, a medida do diâmetro basal deve ser feita na diástole (Figura 129.4), logo abaixo da valva tricúspide (distância septo-parede livre), e os valores de normalidade são iguais ou menores que um terço do tamanho da cavidade ventricular esquerda normal na diástole (de acordo com o porte e o peso do animal).[4,8]

▪ Avaliação da função diastólica

A função diastólica normal é a habilidade do coração em se encher com pressões dentro dos valores normais. Ela é resultante da interação de complexos mecanismos e múltiplos fatores (complacências atrial e ventricular, rigidez ventricular, condições de pré e pós-carga, pressões atriais e ventriculares, interdependência dos ventrículos, pericárdio, frequência e ritmo cardíacos etc.).[5,8,12]

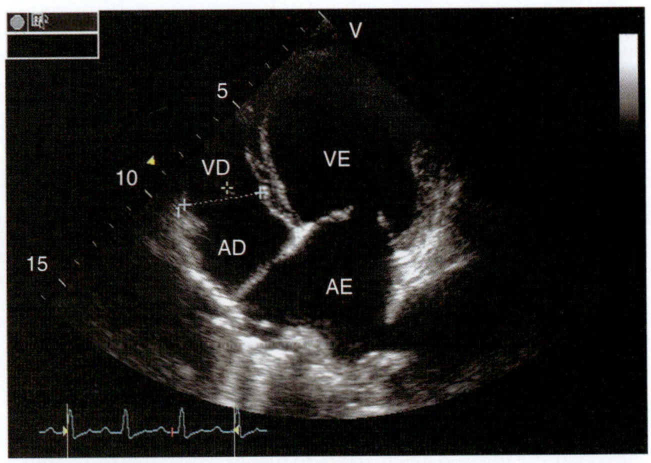

Figura 129.4 Mensuração do diâmetro diastólico do ventrículo direito na modalidade B pelo corte apical quatro câmaras. A medida é realizada no início do complexo QRS logo acima da abertura máxima das cúspides tricúspides. *AD* = átrio direito; *AE* = átrio esquerdo; *VD* = ventrículo direito; *VE* = ventrículo esquerdo.

O interesse despertado pela análise da disfunção diastólica isolada ou associado à disfunção sistólica se deve ao desenvolvimento de métodos não invasivos para investigação do enchimento diastólico do ventrículo esquerdo, utilizando o Doppler pulsátil do fluxo mitral como expressão indireta das variações de pressões intracavitárias. A disfunção diastólica ocorre em uma série de diferentes cardiopatias e influencia negativamente o prognóstico. Com a progressão da disfunção diastólica, o débito cardíaco se mantém elevado à custa do aumento das pressões de enchimento, porém acaba comprometido nas fases mais avançadas de disfunção diastólica.[5,12]

A avaliação inicial da função diastólica do ventrículo esquerdo pode ser realizada rotineiramente, de maneira simplificada e prática, pelo padrão de fluxo mitral no corte apical quatro câmaras. Os parâmetros rotineiramente obtidos do fluxo transvalvar mitral são o pico de velocidade da onda de enchimento precoce (onda E), o pico de velocidade da onda de enchimento atrial (onda A), a relação E/A e o tempo de desaceleração da onda E (TDE).[4,8,12] Os valores normais encontram-se nos Quadros 129.5 e 129.6.

Índice adicional de função diastólica é o tempo de relaxamento isovolumétrico (TRIV), definido como o intervalo de tempo entre o fechamento da valva aórtica e a abertura da valva mitral. O TRIV deve ser medido no plano apical cinco câmaras com o Doppler pulsátil ou contínuo. Com o Doppler pulsátil, a amostra de volume é colocada na via de saída do ventrículo esquerdo (VSVE), próxima ao folheto septal da valva mitral, para registrar simultaneamente o fluxo de via de saída e de entrada do ventrículo esquerdo.[4,8,12]

Uma das principais limitações da avaliação do fluxo transvalvar mitral como índice de disfunção diastólica é o fato de as velocidades serem dependentes de pré-carga. Assim, pacientes com alteração de relaxamento e aumento da pressão atrial esquerda podem apresentar aumento da velocidade da onda E e encurtamento do TRIV e prolongamento do TDE, com padrão de fluxo transvalvar mitral que se assemelha ao de indivíduos normais (pseudonormal). A diferenciação entre o fluxo normal e o pseudonormal pode ser feita pela análise do fluxo de veias pulmonares com restabelecimento do padrão de alteração de relaxamento, ou Doppler tecidual do anel mitral que é menos afetado pelas alterações de carga.[4,5]

A análise do fluxo de veias pulmonares (Quadro 129.7) constitui elemento que pode auxiliar na identificação da disfunção diastólica, principalmente quando a "onda A" retrógrada (Ar), decorrente da contração atrial, está aumentada e prolongada, refletindo o aumento da pressão atrial esquerda. Porém, nem sempre podem ser obtidas curvas de fluxos interpretáveis. A velocidade de propagação do fluxo mitral protodiastólico, avaliada pelo modo M colorido, é uma técnica usada em medicina humana, e ainda pouco estudada em medicina veterinária,[13] que parece sofrer pouca interferência da pré e pós-carga, com maiores índices de acurácia diagnóstica de disfunção diastólica. Em humanos, valores de propagação abaixo de 45 cm/s (idosos) e 55 cm/s (jovens) associam-se à disfunção diastólica, do tipo alteração do relaxamento, pseudonormal ou restritivo. Essa técnica pode ser útil em pacientes em ritmo sinusal ou fibrilação atrial, sendo menos sensível quando há função sistólica normal, cavidade ventricular esquerda pequena ou taquicardia (Figura 129.5).[5]

O Doppler tecidual tem a vantagem de ser menos sensível às variações de carga, portanto mais adequado para avaliação da função diastólica. As velocidades obtidas pelo Doppler tecidual no anel mitral podem ser utilizadas para avaliação da função diastólica do ventrículo esquerdo. A curva espectral do Doppler tecidual demonstra uma onda Sm de contração sistólica positiva, ou acima da linha de base, e duas ondas diastólicas negativas, ou abaixo da linha de base (ondas Em, relaxamento precoce e onda Am, contração atrial) (Figura 129.6). A velocidade da onda Em tem sido validada com um índice de relaxamento do ventrículo esquerdo, menos sensível a variações da pressão atrial. Embora a velocidade Em possa ser medida em qualquer região do anel, a maioria dos estudos tem utilizado a medida nas paredes septal e lateral para avaliação da função diastólica. Em pacientes com disfunção diastólica, a velocidade Em está diminuída, com relação Em/Am inferior a 1,0.[4,5,7,12]

A disfunção diastólica pode ser classificada em discreta, moderada e importante.

Quadro 129.5 Valores normais em gatos dos parâmetros de função diastólica pelo fluxo de via de entrada do ventrículo esquerdo.

Índices	Santilli e Bussadori[25]	Schober *et al.*[26]	Bright *et al.*[27]
Onda E (m/s)	0,67 ± 0,13	0,67 ± 0,14	0,70 ± 0,04
Onda A (m/s)	0,59 ± 0,14	0,33 ± 0,11	0,29 ± 0,04
Relação E/A	1,19 ± 0,30	2,27 ± 0,1	2,49 ± 0,28
TDE (ms)	59,9 ± 14,07	66 ± 13	120 ± 10
TRIV (ms)	55,4 ± 13,24	71 ± 17	45,7 ± 3,3

Onda A = componente telediastólico do influxo mitral; onda E = componente protodiastólico do influxo mitral; relação E/A = divisão entre os valores de velocidade das ondas E e A mitral; TDE = tempo de desaceleração da onda E mitral; TRIV = tempo de relaxamento isovolumétrico.

Quadro 129.6 Valores normais em cães dos parâmetros de função diastólica pelo fluxo de via de entrada do ventrículo esquerdo.

Índices	Pereira *et al.*[28]	Kirbenger *et al.*[29]	Yamamoto e Masuyama[30]
Onda E (m/s)	0,75 ± 0,117	0,91 ± 0,15	0,56 a 0,18
Onda A (m/s)	0,49 ± 0,062	0,63 ± 0,13	0,44 a 0,11
Relação E/A	1,53 ± 0,198	1,48 ± 0,31	1,30 a 0,30
TDE (ms)	89 ± 9,2	66 ± 13	
TRIV (ms)	0,080 ± 0,009	71 ± 17	

Onda E = componente protodiastólico do influxo mitral; onda A = componente telediastólico do influxo mitral; Relação E/A = divisão entre os valores de velocidade das ondas E e A mitral; TDE = tempo de desaceleração da onda E mitral; TRIV = tempo de relaxamento isovolumétrico.

Quadro 129.7 Valores normais em gatos do fluxo das veias pulmonares.

Índices	Boon[8]	Schober *et al.*[26]
Onda S (m/s)	0,34 a 0,62	0,25 ± 0,07
Onda D (m/s)	0,37 a 0,57	0,23 ± 0,04
Relação onda S/D	0,32 a 1,48	1,14 ± 0,32
Onda Ar (m/s)	0,17 a 0,29	0,10 a 0,39
Duração da onda Ar (ms)	43 a 69	
Relação onda A mitral/Ar	0,73 a 1,29	1,71 ± 0,31

Duração da onda Ar = tempo de duração do fluxo reverso atrial; relação onda A mitral/Ar = relação da duração da onda A mitral dividida pela onda Ar; onda Ar = fluxo reverso nas veias pulmonares proveniente da contração atrial; onda D = componente diastólico do fluxo das veias pulmonares; onda S = componente sistólico do fluxo das veias pulmonares.

DDVE × 100). É útil e prática, adequada para avaliação de ventrículos sem distorções geométricas ou alterações contráteis regionais,[5] com valores considerados normais acima de 28% em cães, e 39% em gatos.[14,15]

É importante lembrar que a fração de encurtamento não é a mensuração da contratilidade, mas sim da função cardíaca. As três condições que afetam a fração de encurtamento são a pré-carga, a pós-carga e a contratilidade. Cada uma delas isoladamente ou em conjunto pode afetá-lá.[8]

Quando se obtém uma fração de encurtamento baixa, isso pode ser secundário à pré-carga diminuída, ao aumento da pós-carga ou à diminuição da contratilidade. Em contrapartida, o aumento da pré-carga tende a aumentar a função, assim como a diminuição da pós-carga.[8]

A fração de ejeção envolve o cálculo de volumes ventriculares (volume diastólico final – volume sistólico final/volume diastólico final × 100) que podem ser obtidos de duas maneiras. Quando há ventrículos com geometria normal, a partir dos diâmetros diastólico (DD) e sistólico (DS) do ventrículo esquerdo, podem ser obtidos os volumes diastólico e sistólico com fórmulas matemáticas. A fórmula cúbica considera que o ventrículo apresenta forma de elipsoide de revolução, com os diâmetros transversais correspondendo à metade do diâmetro longitudinal da cavidade, produzindo simplificação em que o volume ventricular corresponde ao seu diâmetro anteroposterior elevado ao cubo ($DDVE^3$ – $DSVE^3/DDVE^3$). A fórmula de Teichholz leva em consideração o fato de os ventrículos dilatados ficarem mais redondos (p. ex., cardiomiopatia dilatada), tornando inadequada a aplicação da fórmula cúbica. Nesses casos, os volumes (V) derivados dos diâmetros ventriculares (D) devem ser corrigidos pela fórmula: $V = [7/(2{,}4 + D)]\ 3\ D$.[3] A função sistólica, assim obtida, avalia a dinâmica contrátil em uma única região (basal), que é extrapolada para o resto da cavidade ventricular, com resultados consistentes apenas em ventrículos com contratilidade uniforme sem segmentos contráteis anormais. Deve-se ressaltar que os valores normais de fração de ejeção são maiores pela fórmula cúbica (maior que 70%) do que pela fórmula de Teichholz (maior que 60%). No entanto, se a cavidade esquerda for deformada por um aneurisma ou se houver movimento paradoxal do septo interventricular ou, ainda, alteração contrátil da parede posterior, a avaliação isolada das medidas da porção basal será incorreta para representar a função global do ventrículo esquerdo. Nesses casos, os volumes para o cálculo da fração de ejeção devem ser obtidos a partir da planimetria da cavidade ventricular nos cortes bidimensionais apicais de duas e/ou quatro câmaras, utilizando o método de área-comprimento ou, ainda melhor, o método de Simpson (Figura 129.7), ambos disponíveis nos equipamentos ecocardiográficos atuais (valores normais maiores que 60%).[5]

Os volumes também podem ser obtidos a partir da reconstrução tridimensional *off-line*, utilizando a associação de cortes apicais (longitudinal), duas e quatro câmaras, ou ainda a partir do eco 3D em tempo real. A avaliação tridimensional

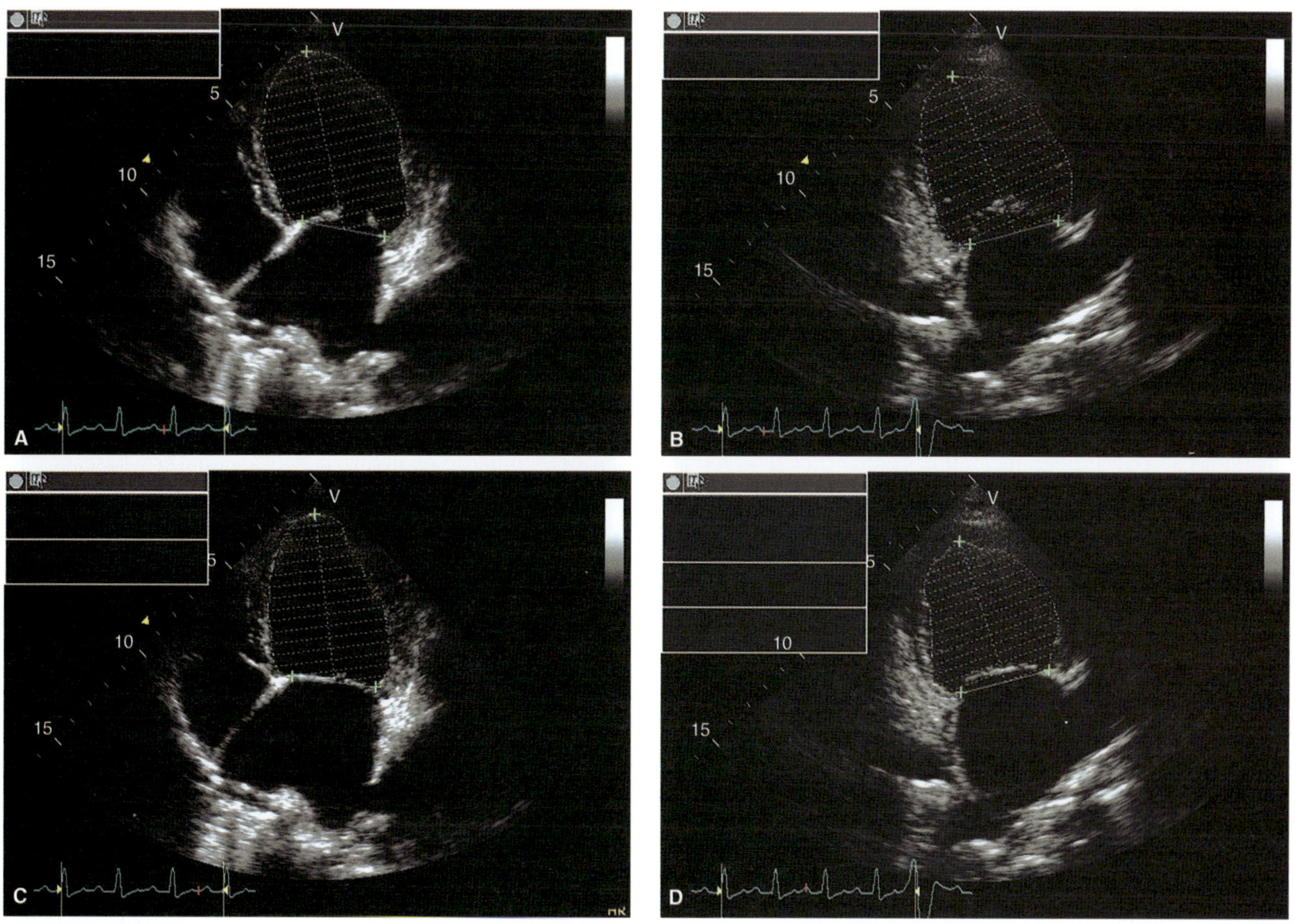

Figura 129.7 Estimativa dos volumes do ventrículo esquerdo, mediante o ecocardiograma bidimensional pelo método de Simpson, em um cão com cardiomiopatia dilatada. A cavidade visibilizada pelo corte apical (duas e quatro câmaras) é dividida em fatias transversais, cuja somatória de volumes corresponde ao volume do ventrículo. O cálculo da fração de ejeção é revalidado a partir dos volumes diastólico (**A** e **B**) e sistólico (**C** e **D**).

parece mais precisa do que a bidimensional ou modo M, especialmente em ventrículos deformados ou com comprometimento segmentar.[3–5]

Doppler tecidual

O Doppler tecidual consiste em uma modalidade da ecocardiografia capaz de avaliar as velocidades de contração miocárdica. O Doppler tecidual avalia as estruturas com velocidades mais baixas de deslocamento e com poder acentuado de reflexão, ao contrário do estudo Doppler convencional, que utiliza parâmetros que possibilitam a avaliação de estruturas refletoras fracas e com altas velocidades de deslocamento (como as hemácias sanguíneas).[13] De maneira simplista, pode-se dizer que o Doppler convencional traduz a somatória dos diferentes fenômenos hemodinâmicos que ocorrem no coração e que se revelam nas variações de pressões endocavitárias, enquanto o Doppler tecidual torna possível uma avaliação direta da função miocárdica no local em que é colocada a amostra a ser avaliada, traduzindo mais verdadeiramente a função ventricular.[3]

A introdução dessa nova técnica tem possibilitado o estudo da função ventricular sem a aparente interferência dos fatores de carga, viabilizando a avaliação do lusitropismo e inotropismo miocárdicos, isto é, da real função miocárdica. A aplicabilidade do Doppler tecidual e de suas técnicas derivadas – *tissue tracking*, *strain* e *strain rate* – tem sido validada na prática clínica veterinária em diversos trabalhos da literatura.[16]

O princípio físico do Doppler tecidual é o mesmo do Doppler convencional. Do mesmo modo que se mede a velocidade e o sentido da movimentação das hemácias pela variação da frequência do ultrassom emitido, no Doppler tecidual observa-se o deslocamento do miocárdio. Isso é possível porque o equipamento filtra as frequências altas e passa a refletir as frequências baixas. O músculo se movimenta com velocidade muito menor que a do sangue (0,05 a 0,1 m/s) e produz sinais com amplitude muito maior. Colocando-se a amostra do Doppler tecidual em determinado ponto do miocárdio, observam-se a direção e a velocidade daquele segmento em relação ao transdutor. O anel mitral desloca-se em direção ao ápice do ventrículo esquerdo na sístole, dando uma onda positiva S, e, afastando-se na diástole, produz duas ondas, E′ e A′ (ou Em e Am), correspondentes, respectivamente, à proto e à telediástole. As velocidades de deslocamento do músculo podem ser codificadas em cores e integradas ao ecocardiograma bidimensional (Eco2D) e/ou ao modo M. Semelhantemente ao mapeamento do fluxo em cores, quando o miocárdio se desloca em direção ao transdutor, ele é codificado em vermelho, e, quando se afasta, em azul. Ainda em relação à imagem do Doppler tecidual, a técnica oferece a observação simultânea de pontos diferentes do miocárdio durante e após a realização do exame (*off-line*). Uma rápida comparação qualitativa e quantitativa dos segmentos fornece elementos para imediata avaliação funcional do ventrículo esquerdo. Em pacientes hígidos, as velocidades máximas de movimentação dos segmentos do ventrículo esquerdo decrescem da base para o ápice ventricular, com certa proporcionalidade entre contração e relaxamento.[17]

Modalidades do Doppler tecidual

As seis modalidades do Doppler tecidual são:

- *Modo bidimensional em cores*: neste modo, cores são atribuídas às estruturas cardíacas conforme a direção e a intensidade da contração miocárdica (Figura 129.8 A e B). Este método possibilita melhor visibilidade de distúrbios da contração ventricular de maneira qualitativa e auxilia no posicionamento adequado da amostra-volume do Doppler pulsátil no segmento miocárdico a ser avaliado (Figura 129.8 C). Tem boa resolução espacial, porém com resolução temporal reduzida quando comparada ao modo M tecidual em cores[3–5]
- *Modo M em cores*: modo semelhante ao anterior e que acrescenta à variação da contração, conforme a mesma escala de cores do modo bidimensional, a análise em modo M, o que aumenta em muito a resolução temporal (Figura 129.8 D)[3-5]
- *Tissue tracking*: é a medida da integral da velocidade de movimentação do miocárdio e mostra, em cores, o deslocamento do miocárdio no sentido da base para o ápice ventricular. Quando não há deslocamento, não há cor. O músculo é codificado em cores, de acordo com seu grau de deslocamento, possibilitando avaliação instantânea de sua função contrátil longitudinal.[18,19] A cada faixa de deslocamento apical do músculo, associa-se uma cor (em um total de sete). As cores frias (violeta, azul e verde) associam-se a um deslocamento maior, enquanto as cores quentes (amarelo, laranja e vermelho), a um deslocamento menor[19]
- *Strain*: pode ser definido como a modificação da forma de um tecido (deformação) quando a ele é aplicada uma força. O *strain* avalia a intensidade de deformação que o miocárdio apresenta durante o ciclo cardíaco. Calculando-se a integral do *strain rate*, obtém-se a magnitude de deformação do músculo expressa em porcentagem. Simplificando, pode-se definir que *strain* linear é a relação entre a diferença da distância final (L) entre dois pontos e a distância inicial (Lo), dividida pela distância ou longitude inicial; o *strain rate* mede a velocidade como essa modificação ocorre, e o *strain* estima quanto, percentualmente, o miocárdio se modificou. Como nas modalidades técnicas anteriores, o *strain* miocárdico pode ser observado pelo mapeamento em cores ou quantificado em registro gráfico (Figura 129.9)[16,18,20]
- *Strain rate*: estima a variação da velocidade entre dois pontos do miocárdio. Como o músculo é praticamente incompressível, ele se deforma (*strain*) na sístole, encurtando-se no sentido longitudinal e engrossando no sentido radial, e, durante a diástole, ele se alonga no sentido longitudinal e diminui sua espessura no sentido radial. Embasado nesse aspecto fisiológico da musculatura, ao medir a variação da velocidade entre dois pontos do miocárdio (*strain rate*), pode-se inferir que, de fato, estão sendo analisados a contração e o relaxamento do miocárdio.[16] Nesta técnica, o equipamento obtém simultaneamente as velocidades de deslocamento entre dois pontos adjacentes, de maneira que o *strain rate* fornece a velocidade instantânea de deformação (*strain*) do segmento observado, independentemente do movimento de translação do coração. Na prática diária, sabe-se que, por meio dos cortes apicais, todos os segmentos do ventrículo esquerdo podem ser adequadamente avaliados pelo Eco2D. Como na direção longitudinal o miocárdio tem excursão três a quatro vezes superior à do espessamento sistólico (radial) do músculo, a via de acesso apical é utilizada de rotina. Quando há encurtamento da fibra (sístole), a curva espectral é negativa, indicando aproximação entre os dois pontos, e durante o alongamento (diástole) a curva é positiva, indicando afastamento entre os pontos. A codificação em cores pode ser vista ao Eco2D ou modo M. A cor amarela indica contração, e a azul, distensão. Se não houver diferença (gradiente) entre as velocidades, o segmento do músculo não apresenta deformação e é representado pela cor verde (Figura 129.10)[16,18,20]
- *Sincronização tecidual*: é uma nova técnica ecocardiográfica que codifica, em cores, os intervalos de tempo entre o início do QRS e o pico sistólico do Doppler tecidual em cada ponto do

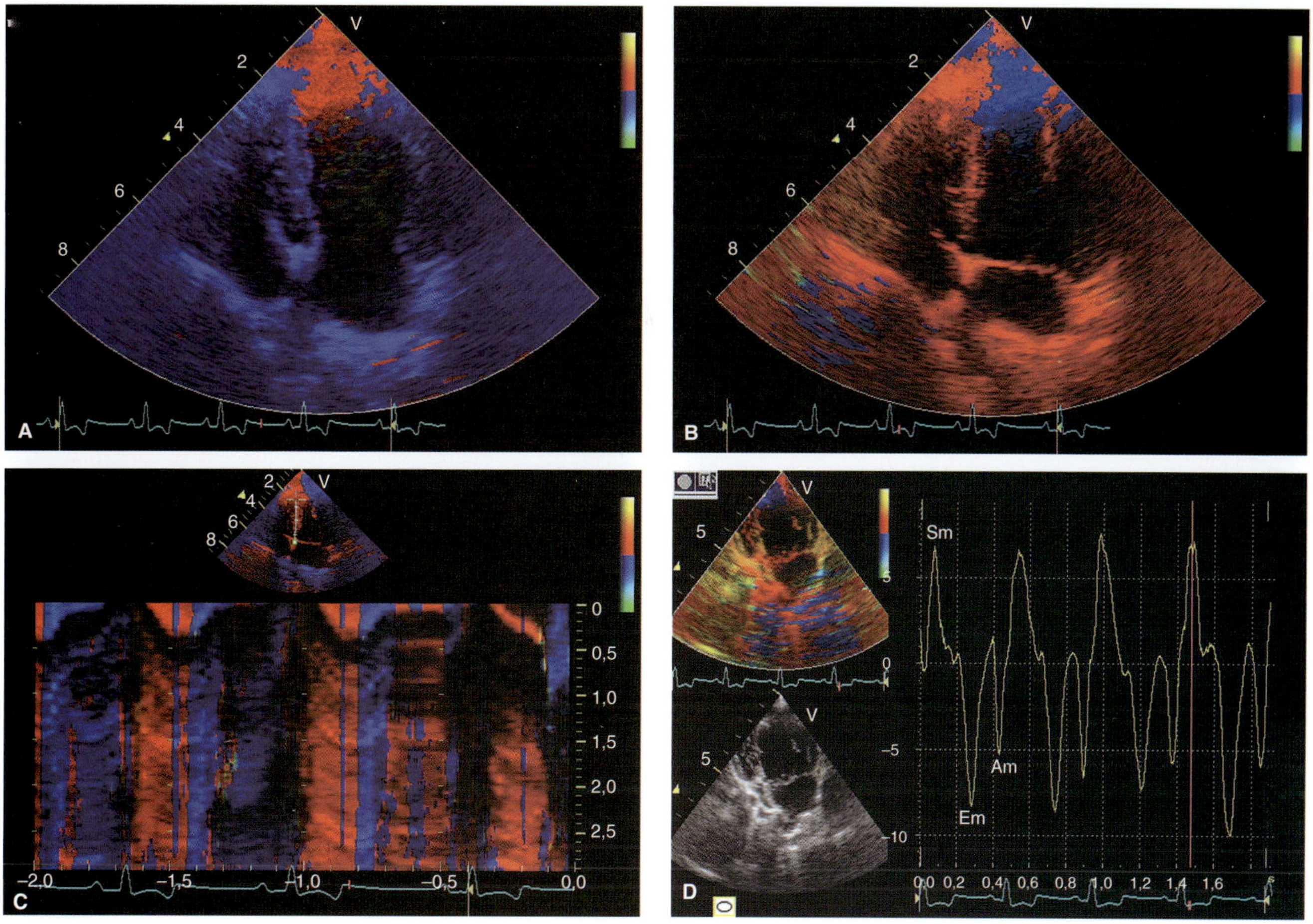

Figura 129.8 Doppler tecidual obtido nos formatos: bidimensional diástole (**A**), bidimensional sístole (**B**), espectral (**C**) e modo M curvo (**D**). Onda *Am* = contração atrial; *Em* = relaxamento precoce; onda *Sm* = contração sistólica.

miocárdio, possibilitando a visibilidade, em tempo real, dos segmentos dessincronizados pela superposição de imagens desses dados de tempo às imagens do eco bidimensional. Essa análise é possível em todos os segmentos miocárdicos, mas deve ser usada com cautela nos segmentos apicais. O princípio é bastante simples: quando o intervalo até o pico sistólico for normal, o miocárdio será representado em verde; quando estiver entre 150 e 300 ms, será representado em amarelo, e, quando estiver maior que 300 ms, em vermelho.[21] O resultado é muito interessante e pode ser visto na Figura 129.11.

Principais aplicações do Doppler tecidual

O Doppler tecidual pode ser aplicado para diagnóstico e acompanhamento de diversas formas de cardiopatia. Em medicina humana, seu uso está consagrado e indicado nas seguintes situações:

- Diagnóstico e prognóstico das doenças coronarianas
- Avaliação das funções ventriculares sistólica e diastólica
- Estimativa da pressão diastólica final do ventrículo esquerdo
- Diagnóstico diferencial entre restrição e constrição

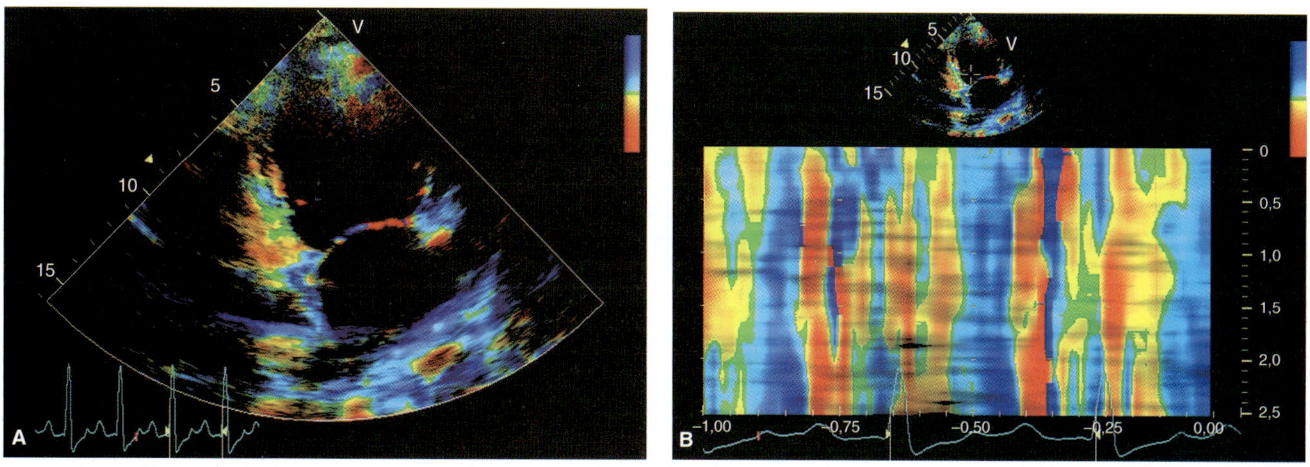

Figura 129.9 Porcentagem em gráfico (espectral) de deformação do músculo cardíaco pelo método de *strain*.

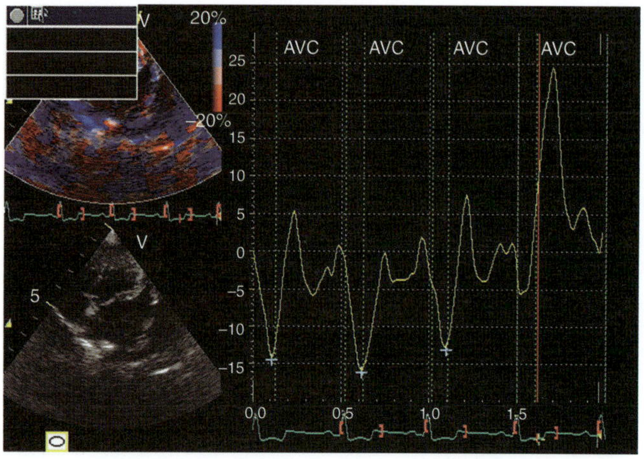

Figura 129.10 A. Corte apical de duas câmaras com mapa de cores do *strain rate*. **B.** Modo M com mapa de cores do *strain rate*. Amarelo = contração; azul = distensão; verde = ausência de deformidade.

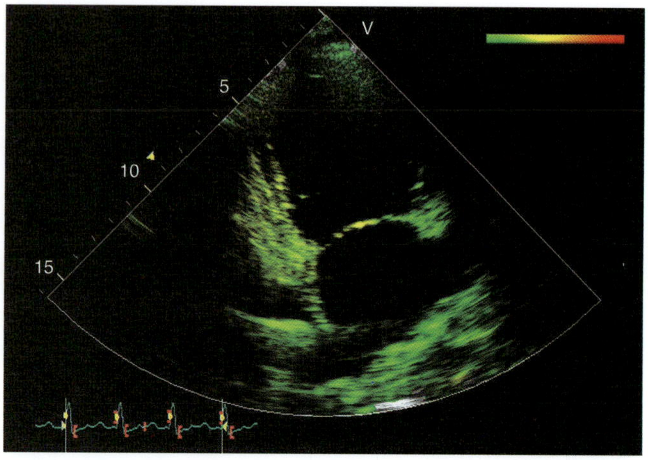

Figura 129.11 Medidas do intervalo entre o início do QRS e o pico sistólico das paredes inferior e anterior no nível do anel mitral pelo corte apical duas câmaras. Observa-se ativação normal e o músculo colorido em verde na parede anterior. Na parede inferior, observa-se um atraso no pico sistólico e o miocárdio colorido em amarelo, indicando dessincronia intraventricular.

- Arritmologia e terapia de ressincronização ventricular
- Identificação de rejeição em transplantes
- Diferenciação entre cardiomiopatia hipertrófica e hipertrofia do atleta
- Avaliação da função contrátil na insuficiência mitral.[19]

Em medicina veterinária, as indicações são mais restritas, com trabalhos dando maior ênfase na avaliação da função ventricular diastólica e sistólica[33] e no diagnóstico precoce das chamadas cardiopatias ocultas.[34,35] Trabalho recente, realizado no Serviço de Cardiologia do Hospital Veterinário da Universidade de São Paulo, com pacientes com doença valvar crônica de mitral e insuficiência cardíaca em estágio avançado, demonstrou que, além da disfunção diastólica, esses pacientes também demonstravam alteração na função sistólica, dado este que não foi possível obter com a análise ecocardiográfica convencional.[34]

Os Quadros 129.8 a 129.10 demonstram os valores normais em cães e gatos das velocidades miocárdicas longitudinais e as comparam com os valores obtidos em animais doentes.

Quadro 129.8 Comparação entre as médias das velocidades miocárdicas longitudinais obtidas pelo Doppler tecidual pulsátil (expressas em m/s), pelo corte apical quatro câmaras na região basal do septo e parede livre do ventrículo esquerdo em cães normais, com doença valvar crônica de mitral (DVCM) e cardiomiopatia dilatada (CMD).

	SIV				PLVE			
	Sm	**Em**	**Am**	**Em/Am**	**Sm**	**Em**	**Am**	**Em/Am**
Normais[33] (N = 30)	0,128 ± 0,037	0,091 ± 0,025	0,068 ± 0,017	1,404 ± 0,386	0,154 ± 0,047	0,119 ± 0,027	0,078 ± 0,021	1,580 ± 0,342
DVCM[34] (N = 30)	0,09 ± 0,03	0,09 ± 0,04	0,09 ± 0,03	1,03 ± 0,57	0,12 ± 0,05	0,11 ± 0,04	0,10 ± 0,04	1,35 ± 0,70
CMD[35] (N = 22)	0,063 ± 0,021	0,098 ± 0,035	0,074 ± 0,044	1,588 ± 0,678	0,093 ± 0,0334	0,125 ± 0,037	0,079 ± 0,034	1,792 ± 0,906

Am = onda A miocárdica; Em = onda E miocárdica; Em/Am = relação Em/Am; PLVE = parede lateral do ventrículo esquerdo; SIV = septo interventricular; Sm = onda S miocárdica.

Quadro 129.9 Comparação entre as médias das velocidades miocárdicas longitudinais obtidas pelo Doppler tecidual pulsátil (expressas em cm/s), pelo corte apical 4 câmaras na região basal do septo e parede livre do ventrículo esquerdo em felinos normais e com cardiomiopatia hipertrófica (CMH).

	SIV				PLVE			
	Sm	**Em**	**Am**	**Em/Am**	**Sm**	**Em**	**Am**	**Em/Am**
Normais (N = 10)	6,42 ± 1,85	2,89 ± 1,66	6,68 ± 1,52	1,49 ± 1,14	6,42 ± 2,31	5,64 ± 2,86	5,09 ± 2,15	0,48 ± 0,37
CMH[36] (N = 10)	5,64 ± 1,79	5,61 ± 4,05	5,31 ± 4,86	2,44 ± 2,67	4,94 ± 1,91	6,49 ± 2,65	3,13 ± 1,62	2,45 ± 1,23

Am = onda A miocárdica; Em = onda E miocárdica; Em/Am = relação Em/Am; PLVE = parede lateral do ventrículo esquerdo; SIV = septo interventricular; Sm = onda S miocárdica.

Quadro 129.10 Comparação entre as médias das velocidades miocárdicas longitudinais obtidas pelo Doppler tecidual pulsátil (expressas em m/s), pelo corte apical 4 câmaras na região basal do septo e parede livre do ventrículo esquerdo em cães Golden Retriever normais, portadores e afetados com distrofia muscular.

	SIV			PLVE		
	Sm	**Em**	**Am**	**Sm**	**Em**	**Am**
Normais[37] (N = 8)	0,149 ± 0,020	0,097 ± 0,018	0,070 ± 0,015	0,149 ± 0,039	0,138 ± 0,027	0,089 ± 0,024
Portadores[37] (N = 8)	0,114 ± 0,024	0,071 ± 0,013	0,094 ± 0,107	0,135 ± 0,028	0,114 ± 0,022	0,087 ± 0,015
Afetados[37] (N = 8)	0,103 ± 0,020	0,084 ± 0,010	0,052 ± 0,008	0,123 ± 0,025	0,131 ± 0,026	0,080 ± 0,013

Am = onda A miocárdica; Em = onda E miocárdica; PLVE = parede lateral do ventrículo esquerdo; SIV = septo interventricular; Sm = onda S miocárdica.

Referências

1. Fuentes VL. Ecocardiography and Doppler ultrasound. In: Tilley LP, Smith Jr FWK, Oyama MA, Sleeper MM, editors. Manual of canine and feline cardiology. St. Louis: Saunders Elsevier; 2008. p. 78-98.
2. Abduch MCD. Ecocardiografia. In: Carvalho CF. editor. Ultrassonografia em pequenos animais. São Paulo: Roca; 2004. p. 288-345.
3. Silva CES. Ecocardiografia – Princípios e aplicações clínicas. 1. ed. Rio de Janeiro: Revinter; 2007.
4. Mathias WJ. Manual de ecocardiografia. 1. ed. São Paulo: Tamboré; 2007.
5. Filho OG, Gil MA, Tatani SG. Ecocardiografia. In: Stefanini E, Timerman A, Serrano CV, editores. Tratado de cardiologia SOCESP. São Paulo: Manole; 2009. p. 366-406.
6. Feigenbaum H, Armstrong WF, Ryan T. Ecocardiografia. 6. ed. Rio de Janeiro: Guanabara Koogan; 2007.
7. Otto CM. Fundamentos de ecocardiografia clínica. 3. ed. São Paulo: Elsevier; 2005.
8. Boon JA. Manual of veterinary echocardiography. 1. ed. Maryland, Baltimore; 1998.
9. Brown D, Gaillot H. Heart. In: Penninck D, D' Anjou A, editors. Atlas of small animal ultrasonography. Oxford: Blackwell Publishing; 2008. p. 151-216.
10. Bélanger MC. Ecocardiography. In: Ettinger SJ, Feldman EC, editors. Textbook of veterinary internal medicine. Philadelphia: Saunders; 2005. p. 311-26.
11. Ware W. Overview of echocardiography. In: Ware W, editor. Cardiovascular disease in small animal medicine. London: Manson Publishing; 2007. p. 68-88.
12. Connolly HM, Oh JK. Ecocardiography. In: Libby P, Bonow RO, Zipes DP, Mann DL, editors. Braunwald's heart disease – A textbook of cardiovascular medicine. Philadelphia: Elsevier; 2007. p. 227-325.
13. Oyama MA, Advances in echocardiography. Veterinary Clinics of North America-Small Animal Practice. 2004;34: 083-104.
14. Brown D, Gaillot H. Heart. In: Penninck D, D' Anjou A, editors. Atlas of small animal ultrasonography. Oxford: Blackwell Publishing; 2008. p. 151-216.
15. Henik RA. Ecocardiografia e ultra-som Doppler. In: Tilley LP, Goodwin JK, editors. Manual de cardiologia para cães e gatos. São Paulo: Roca; 2002. p. 67-94.
16. Abraham TP, Nishimura RA. Myocardial strain: can we finally measure contractility? Journal American College Cardiology. 2001;37: 731-34.
17. Silva CES, Ferreira LDC, Peixoto LB, Monaco CG, Gil MA, Ortiz J. Study of the myocardial contraction and relaxation velocities through Doppler tissue imaging echocardiography. A new alternative in the assessment of the segmental ventricular function. Arquivos Brasileiros de Cardiologia. 2002;78: 200-5.
18. Silva CES, Ferreira LDC, Peixoto LB, Monaco CG, Gil MA, Ortiz J. *et al.* Avaliação da contratilidade segmentar na doença de Chagas utilizando a integral do gradiente intramiocárdico de velocidade (strain miocárdico) obtida pela ecocardiografia com Doppler tecidual. Arquivos Brasileiros de Cardiologia. 2005;84: 285-91.
19. Silva CES, Mônaco CG, Ferreira LDC, Gil MA, Peixoto LB, Ortiz O. Doppler tecidual, tissue tracking, strain rate e strain. Para que serve isso tudo? Revista Brasileira de Ecocardiografia. 2002;4: 17-27.
20. Edvardsen T, Gerber BL, Garot J, Bluemke DA, Lima JA, Smiseth OA. Quantitative assessment of intrinsic regional myocardial deformation by Doppler strain rate echocardiography in humans: validation against three-dimensional tagged magnetic resonance imaging. Circulation. 2002;106: 50-6.
21. Silva CES, Barretto ANP. Avaliação ecocardiográfica da terapia de ressincronização cardíaca. Arquivos Brasileiros de Cardiologia. 2005;84: 503-7.
22. Moise NS, Dietze AE, Mezza LE, Strickland D, Erb HN, Edwards NJ. Echocardiography, eletrocardiography, and radiography of cats with dilatation cardiomyopathy, hypertrophic cardiomyopathy, and hyperthyroidism. American Journal of Veterinary Research. 1986;47: 1476-86.
23. Sisson DD, Knight DH, Helinski C. Plasma taurine concentrations and M-mode echocardiographic measures in healthy cats and in cats with dilated cardiomyopathy. Journal of Veterinary Internal Medicine. 1991;5: 232-8.
24. Fox PR, Bond BR, Peterson ME. Echocardiographic reference values in healthy cats sedated with ketamine hydrochloride. American Journal of Veterinary Research. 1986;46: 1479-84.
25. Santilli RA, Bussadori C. Doppler echocardiographic study of left ventricular diastole in non-anaesthetized healthy cats. Veterinary Journal. 1998;153: 203-15.
26. Schober KE, Fuentes VL, Bonagura JD. Comparison between invasive hemodynamic measurements and noninvasive assessment of left ventricular diastolic function by use of Doppler echocardiography in healthy anesthetized cats. American Journal of Veterinary Research. 2003;64: 93-103.
27. Bright JM, Herrtage ME, Schneider JF. Pulsed Doppler assessment of left ventricular diastolic function in normal and cardiomyopathic cats. Journal of the American Animal Hospital Association. 1999;35: 285-91.
28. Pereira GG, Petrus LC, André LF, Santos ALF, Fernanda L,Yamaki FL, Larsson MHMA. Evaluation of left ventricular diastolic echocardiographic parameters in healthy dogs by pulsed-wave Doppler. Pesquisa Veterinária Brasileira. 2009;29: 291-4.
29. Kirbenger RM, Bland-van den Berg P, Grimbeek RJ. Doppler echocardiography in the normal dog: Part TT. Factors influencing blood flow velocities and a comparison between left and right heart blood flow. Veterinary Radiology Ultrasound. 1992;33: 380-6.
30. Yamamoto K, Masuyama TJT. Effects of heart rate on the left ventricular filling dynamics: Assessment from simultaneous recordings of pulsed Doppler transmitral flow velocity pattern and haemodynamic variables. Cardiovascular Research. 1993;27: 935-41.
31. Petrus LC. Avaliação dos fluxos das valvas aórtica e pulmonar com ecocardiografia Doppler pulsátil em cães clinicamente sadios [dissertação]. São Paulo: FMVZ-USP; 2006.
32. Brown DJ, Knight DH, King BR. Use of pulsed-wave Doppler echocardiography to determine aortic and pulmonary velocity and flow variables in clinically normal dogs. American Journal of Veterinary Research. 1991;52: 543-50.
33. Oliveira VMC, Prada DG, Vaz-Curado AP, Yamaki FL, Larsson MHMA. Measurement of left ventricular myocardial velocities by pulsed wave tissue Doppler in healthy dogs. Abstract 343 of the 34th WSAVA Congress; 2009 July 21-24; São Paulo. São Paulo: Brazil; 2009. p. 26-7.
34. Petrus LC, Goldfeder GT, Oliveira VMC, Soares EC, Larsson MHMA. Evaluation of left ventricular systolic and diastolic function using pulsed tissue Doppler in dogs with chronic mitral valve insufficiency. Abstract 217 of the ACVIM Forum; 2009 June 3-6; Quebec. Montreal: Canadian; 2009. p. 766-7.
35. Pereira GG, Goldfeder GT, Oliveira VMC, Prada DG, Yamaki FL, Larsson MHMA. Pulsed tissue Doppler evaluation in dogs with idiopathic dilated cardiomyopathy. Abstract 216 of the ACVIM Forum; 2009 June 3-6; Quebec. Montreal: Canadian; 2009. p. 766.
36. Pellegrino A, Yamato RJ, Pereira GG, Daniel AGT, Oliveira VMC, Larsson MHMA. Quantification of feline myocardial velocities by tissue Doppler imaging. Abstract 94 of the 34 th WSAVA Congress; 2009 July 21-24; São Paulo. São Paulo: Brazil; 2009. p. 26.
37. Yamato RJ. Avaliação ecocardiográfica com "Doppler" tecidual, "strain rate" e "strain" de cães da raça Golden Retriever com distrofia muscular (GRMD) [tese]. São Paulo: Faculdade de Medicina Veterinária, Universidade do Estado de São Paulo; 2009.

130
Marcadores Cardíacos

Paula Hiromi Itikawa, Maria Helena Matiko Akao Larsson

Introdução

Em 1998, os National Institutes of Health definiram os marcadores como "uma característica que é objetivamente mensurada e avaliada como indicador normal de processos biológicos, de processos patológicos ou como resposta farmacológica a uma intervenção terapêutica".[1] Na insuficiência cardíaca, por exemplo, os biomarcadores podem ser representados por características demográficas como idade e sexo, imagens cardíacas ou identificação de uma mutação genética. No entanto, os marcadores habitualmente são considerados como analitos circulantes no soro e no plasma.[2]

Os critérios para um marcador ser usado clinicamente são:[3]

- Facilitar o entendimento da doença e ajudar na melhora clínica
- Fornecer informações não disponíveis a partir de outro meio diagnóstico
- Ser prático para uso comercial e na rotina clínica.

As respostas neuroendócrinas que ocorrem no desenvolvimento da insuficiência cardíaca têm sido muito bem documentadas em pacientes humanos e, mais recentemente, em estudos com cães e gatos apresentando respostas similares. A compreensão desses sistemas complexos é vital para se entender os tratamentos modernos da insuficiência cardíaca, os quais se baseiam em conceitos de má adaptação das respostas neuroendócrinas, como ocorre no sistema renina-angiotensina-aldosterona. Isso faz com que a mensuração dos marcadores neuroendócrinos proporcione diagnóstico, prognóstico e informações terapêuticas que não são facilmente obtidas na avaliação clínica rotineira e mesmo com técnicas sofisticadas de imagem ou avaliação hemodinâmica.[4]

Na medicina veterinária, os marcadores cardíacos estão classificados em:[5]

- Marcadores de estresse do miócito: peptídios natriuréticos, adrenomedulina e ST2
- Marcadores de lesão de miócitos: troponina
- Marcadores neuro-humorais: endotelina e arginina vasopressina
- Marcadores da inflamação: proteína C reativa e fatores de necrose tumoral.

Marcadores de estresse do miócito

Os peptídios natriuréticos são os principais marcadores de estresse dos miócitos, mas eles não são os únicos. O estresse do miocárdio também está associado ao aumento da produção de adrenomedulina e de um receptor de interleucina solúvel, denominado ST2, que se refere ao nome do gene que o codifica. Porém, ainda não há estudos clínicos na medicina veterinária avaliando as concentrações desses dois últimos marcadores.[6]

Peptídios natriuréticos

Em 1981, descobriu-se que a injeção de extrato de átrio induzia a natriurese em ratos,[6] dando início às pesquisas sobre os peptídios natriuréticos.[7] A família dos peptídios natriuréticos é um grupo de peptídios filogénetica, funcional e estruturalmente relacionados em vertebrados, cuja principal função é a regulação da homeostase de líquidos.[8] Na natureza, são conhecidos cinco tipos de peptídios natriuréticos. São eles: o peptídio natriurético tipo A (ANP), o peptídio natriurético tipo B (BNP), o peptídio natriurético tipo C (PNC), o peptídio natriurético tipo dendroaspi (PND) e o peptídio natriurético tipo ventricular (PNV), sendo que o último só é expresso em peixes. O ANP, o BNP e o PNV são produzidos principalmente por cardiomiócitos; o PNC é expresso sobretudo no cérebro e no endotélio;[9] e o PND só foi encontrado no veneno da cobra *Green Mamba* (*Dendroaspis angusticeps*).[10]

O PNC é fator parácrino ou autócrino encontrado no sistema nervoso central, em células endoteliais, nos rins, no coração e nos condrócitos. Sua concentração plasmática é baixa e seu efeito primário é a venodilatação.[11] Por isso, os peptídios natriuréticos mais amplamente estudados em doenças cardiovasculares são o ANP e o BNP.[7,11]

ANP e BNP são elaborados a partir do ácido ribonucleico mensageiro cardíaco como longas sequências de peptídios denominados pré-proANP e pré-proBNP, respectivamente.[8] Após a remoção de um peptídio sinal, passam a ser denominados proANP e proBNP, que, em animais saudáveis, são armazenados em grânulos ligados à membrana nos átrios e ventrículos. Os proANP e proBNP são clivados em duas partes, a primeira, considerada como o hormônio maduro e ativo, chamados ANP e BNP, e seus respectivos fragmentos inertes amino ou N-terminal, chamados NT-proANP e NT-proBNP (Figura 130.1).[12]

O BNP é uma molécula com 32 aminoácidos que se origina do gene CNP3 e é expresso quase que exclusivamente no coração. A transdução do gene BNP é evocada por vários estímulos, como estiramento de cardiomiócitos e isquemia, que resultam na produção do pré-proBNP.[7] O BNP é sintetizado como um pré-pró-hormônio e processado na forma de pró-hormônio nos miócitos ventriculares, sofrendo, posteriormente, rápida remoção de um peptídio de 26 aminoácidos, formando, assim, o pró-peptídio com 108 aminoácidos, denominado pro-BNP_{1-108}. Este é clivado em duas partes pelas proteases séricas *corin*, expressa no miocárdio, ou *furin*, distribuída em vários tecidos e no soro, em um fragmento inativo com 76 aminoácidos, denominado Nt-$proBNP_{1-76}$ ou somente Nt-proBNP, e na molécula biologicamente ativa com 32-aminoácido, denominada BNP_{1-32} ou somente BNP.[7,11] O BNP e o Nt-proBNP são secretados na circulação em quantidades equimolares.[11]

O BNP, também conhecido por peptídio natriurético cerebral, foi originalmente identificado em extratos de cérebro porcino e também no cérebro humano, porém a principal fonte é os ventrículos cardíacos.[8] Em condições normais, o BNP é produzido principalmente nos átrios e, em menor quantidade, nos ventrículos, porém isso muda quando ocorre, por exemplo, sobrecarga de volume, fazendo com que a principal fonte de BNP seja os miócitos ventriculares.[5] O NT-proBNP e o BNP circulam no plasma, porém suas concentrações estão elevadas em pacientes com hipertrofia ventricular ou insuficiência cardíaca congestiva.[8]

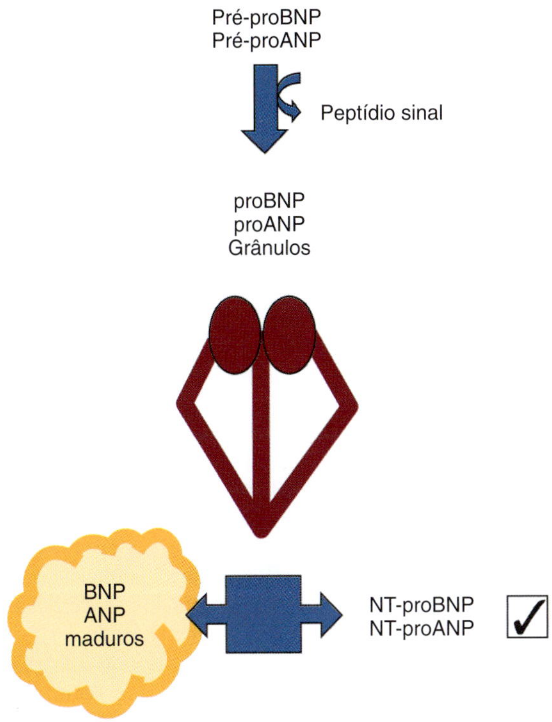

Figura 130.1 Mecanismo de síntese dos peptídios natriuréticos dos tipos B e A. ANP = peptídio natriurético tipo A; BNP = peptídio natriurético tipo B; NT-proANP = aminoterminal peptídio natriurético tipo A; NT-proBNP = aminoterminal peptídio natriurético tipo B; pré-proANP = pré-pró-peptídio natriurético tipo A; pré-proBNP = pré-pró-peptídio natriurético tipo B.

O ANP, também chamado de peptídio natriurético atrial, é produzido principalmente nas câmaras atriais. Vários hormônios e neurotransmissores, como a endotelina, arginina vasopressina e catecolaminas, estimulam diretamente a secreção do ANP. O aumento da tensão na parede atrial, refletindo o aumento do volume intravascular, consiste em estímulo dominante para a sua liberação. Os fragmentos de ANP e NT-proANP circulam no plasma, e suas concentrações estão aumentadas em pacientes com aumento do volume intravascular, como ocorre na insuficiência cardíaca.[8]

O ANP e o BNP têm ações fisiológicas geralmente opostas às exercidas pelo sistema renina-angiotensina-aldosterona[4] e suas vias de ação são realizadas, principalmente, pela ativação dos receptores do peptídio natriurético tipo A que induzem diurese e natriurese, por inibir o transporte tubular de sódio do ducto coletor renal, e medeiam a vasodilatação sistêmica e de arteríolas pulmonares, causando diminuição da resistência vascular e inibição da liberação de renina e aldosterona. Portanto, esses receptores podem ser encontrados nos pulmões, no coração, nos rins, nas adrenais, nos vasos e no sistema nervoso central.[7]

O ANP e o BNP são removidos da circulação por dois mecanismos principais: pelo receptor de peptídio natriurético tipo C, que os depura por internalização dos peptídios natriuréticos e posterior degradação lisossomal, ou pela enzima neutralizadora de endopeptidases que quebra os peptídios natriuréticos em fragmentos inativos. Os receptores apresentam maior atividade para o ANP, o que pode ser uma justificativa para a meia-vida maior do BNP.[4] A meia-vida do BNP é de 12,1 min em humanos e de apenas 90 s em cães. A meia-vida do NT-proBNP não tem sido estudada em cães, mas suspeita-se de que seja maior, pois o NT-proBNP é removido da circulação mais lentamente, por depender de órgãos com alto metabolismo.[5]

A sequência de aminoácidos do ANP é notadamente similar nas diferentes espécies. A mesma sequência de 28 aminoácidos é verificada nas espécies humana, canina, felina, bovina, suína e ovina.[13] Em contraste com a homologia demonstrada pelo ANP em diferentes espécies, a estrutura do BNP é variável nos diferentes mamíferos.[14] A sequência de aminoácidos do BNP em cães e gatos é diferente quando comparada com a humana.[4]

Em humanos, as concentrações plasmáticas de BNP estão associadas à gravidade da anormalidade cardíaca estrutural e funcional e ao prognóstico. No entanto, essa relação é modulada e pode ser influenciada por sexo, idade, função renal, massa corporal, hipoxemia, arritmia, uso de glicocorticoides e estado da tireoide, estados inflamatórios e doença multissistêmica grave, como em casos graves de trauma ou sepse.[2]

Na medicina veterinária, os peptídios natriuréticos têm sido validados como testes úteis no diagnóstico das cardiomiopatias ocultas,[14] da cardiomiopatia hipertrófica felina,[15-18] da doença degenerativa da valva mitral[19] e na distinção entre dispneia de origem cardíaca congestiva e respiratória.[20-22]

Estudos em cães com tosse e dispneia demonstraram que a mensuração de NT-proBNP é útil para diferenciar os animais com insuficiência cardíaca daqueles com doença respiratória primária.[20,22-24] Trabalho realizado com 46 cães[20] que apresentavam tosse e/ou dispneia revelou média significativamente maior de NT-proBNP em animais portadores de insuficiência cardíaca (> 1.400 pml/ℓ), quando comparados com a média daqueles com doença respiratória primária (< 800 pmol/ℓ). Porém, quando ocorrem valores intermediários aos descritos, a validade clínica do teste fica inconsistente, motivo pelo qual os autores concluíram que as concentrações plasmáticas de NT-proBNP devem ser interpretadas com cuidado, e os diagnósticos devem ser realizados associados a outros achados clínicos e exames radiográfico e ecocardiográfico.[20,25] Porém, estudo recente, em que foram avaliados 1.134 cães, sendo 974 cardiopatas, 37 com tosse e/ou dispneia de origem não cardíaca e 123 sadios, sugere que o valor de corte de 900 pmol/ℓ diferencia tosse e/ou dispneia secundária de insuficiência cardíaca nessa espécie.[24]

A concentração plasmática de ANP apresenta valores significativamente maiores em cães com insuficiência cardíaca descompensada quando comparados com animais cardiopatas assintomáticos. Entretanto, o ANP não diferencia cães com insuficiência cardíaca compensados dos clinicamente normais.[19,26] Um estudo recente avaliou a concentração plasmática de ANP em 78 cães com cardiopatia e 37 saudáveis e demonstrou que valores maiores que 25 pg/mℓ identificam cães portadores de cardiopatia, e que valores maiores que 100 pg/mℓ identificam cães com insuficiência cardíaca descompensada.[27] A concentração de ANP correlaciona-se com a dilatação de átrio esquerdo.[19,26]

A mensuração de NT-proBNP em felinos auxilia na identificação de animais cardiopatas assintomáticos[28] e na diferenciação da dispneia de origem respiratória daquela de origem cardíaca[21] e quando combinada com os testes diagnósticos convencionais auxilia na tomada de decisão na conduta clínica.[29] Os trabalhos também demonstram que há correlação positiva entre os valores séricos de NT-proBNP e os diferentes graus de hipertrofia,[15-17] bem como correlação moderada entre as medidas de parede e/ou septo de ventrículo esquerdo e a concentração de NT-proBNP plasmática em gatos da raça Maine Coon com cardiomiopatia hipertrófica.[18]

A mensuração de ANP em gatos portadores de cardiomiopatias ajuda a identificar os animais com insuficiência cardíaca,[30,31] porém, em gatos portadores de cardiomiopatia hipertrófica, a concentração plasmática de ANP não apresenta diferença quando comparada com a de animais normais.[32]

Marcadores de lesão de miócitos

Apesar da descoberta de uma variedade de marcadores da lesão dos miócitos em estudos com pacientes humanos, somente as troponinas cardíacas I e T têm sido amplamente utilizadas em pacientes veterinários.[33]

Troponinas

Troponinas são proteínas miofibrilares envolvidas na regulação da interação actina-miosina, ou seja, no controle da contração e do relaxamento dos miócitos. O complexo troponina cardíaca é composto por três subunidades: troponina C (na qual o cálcio se liga), troponina I (elemento inibitório da tropomiosina) e troponina T (elemento de ligação da troponina). Juntas, elas ajudam na regulação da excitação e contração das proteínas sarcoméricas. A troponina I normalmente está ligada ao filamento de actina pela troponina T, mas, quando ocorre uma lesão no sarcômero, ela se desliga e é liberada para dentro do citosol e do espaço extracelular. A troponina cardíaca T é uma proteína estrutural que faz a ligação entre o complexo troponina-tropomiosina e o filamento actina.[5] As musculaturas cardíaca e esquelética utilizam o complexo troponina para mediar a contração, mas essas isoformas são antigenicamente distintas.[34] A isoforma cardíaca da troponina I (cTnI) não é expressa em nenhum outro tecido.[35] No miócito cardíaco, as troponinas estão compartimentalizadas, contudo apenas 3 a 8% da cTnI e 6 a 8% da troponina cardíaca T estão livres no citosol. A lesão e a desintegração dos sarcômeros cardíacos causam a liberação das troponinas no espaço intersticial. Os linfáticos cardíacos retiram as troponinas, mas, caso a lesão tecidual seja grande, elas se infiltram na circulação sanguínea. Quando ocorre lesão discreta, o padrão de liberação pode ser bifásico, pois as troponinas no citosol são liberadas primeiro. Caso a lesão persista ou piore, a liberação das troponinas compartimentalizadas começa a acontecer, o que representa lesão irreversível para o sarcômero cardíaco.[5] Como as troponinas são proteínas intracelulares, normalmente não estão na corrente sanguínea,[33] porém, em cães e gatos clinicamente normais parece que há baixa concentração plasmática.[36]

A concentração das troponinas cardíacas na circulação sistêmica resulta do balanço entre a liberação pelo miocárdio, a liberação na circulação e a degradação pelas proteases encontradas no soro, porém as proteínas com peso molecular acima de 20 kDa, como a cTnI que tem 25 kDa, são removidas da circulação por órgãos com alta taxa metabólica, a exemplo do fígado, dos rins e do sistema reticuloendotelial. A meia-vida da cTnI na circulação de animais de laboratório e cães é de, aproximadamente, 6 h, dependendo do grau da lesão. Isso sugere que níveis elevados persistentes de cTnI indicam lesão miocárdica contínua. A meia-vida da troponina cardíaca T é de, aproximadamente, 2 h. As troponinas cardíacas são detectáveis no sangue normalmente 5 a 7 h após a lesão, com picos durante 1 e 2 dias, sendo dissipadas em 1 ou 2 semanas.[37]

A cTnI é um importante marcador cardíaco, altamente sensível e específico para o diagnóstico de infarto miocárdico em pacientes humanos. Por esse motivo, as concentrações de troponinas I e T são consideradas fatores prognósticos na insuficiência cardíaca.[38]

A estrutura da cTnI é altamente conservada entre as espécies.[36,39] Há diversos estudos na medicina veterinária que demonstram aumento na concentração plasmática da cTnI em diversas cardiopatias ou mesmo em doenças não relacionadas com o coração. Níveis aumentados de cTnI têm sido documentados na síndrome da dilatação-vólvulogástrica,[40,41] na infecção por *Ehrlichia canis*,[42] na babesiose,[43] na anemia hemolítica imunomediada,[44] na doença renal crônica[45] e no hemangiossarcoma,[46] porém não há consenso se essas doenças induzem aumento da cTnI por causarem lesão direta aos cardiomiócitos e/ou por causarem hipoxia ao miocárdio, devido a anemia secundária.

As pesquisas demonstram que a cTnI auxilia na diferenciação da dispneia de origem respiratória ou por insuficiência cardíaca,[23] no diagnóstico de diversas cardiopatias, como a cardiomiopatia arritmogênica do ventrículo direito em cães da raça Boxer,[47] na cardiomiopatia dilatada em cães da raça Dobermann,[48] e ajuda a determinar o prognóstico do paciente.[49] Em todos esses casos, os níveis séricos de cTnI estão relacionados positivamente com a existência e/ou gravidade da doença. Há ainda evidências de que cães sadios da raça Greyhound apresentam níveis séricos de cTnI maiores quando comparados com outras raças.[50]

Os valores de cTnI podem diferenciar os portadores de cardiomiopatia hipertrófica (CMH) dos gatos saudáveis e apresentam correlação positiva com os valores de parede posterior (ou livre) de ventrículo esquerdo durante a diástole.[51,52] A cTnI também pode diferenciar a dispneia em gatos, pois há aumento significativo em animais em que a dispneia é secundária à insuficiência cardíaca congestiva.[53] Estudo recente com gatos da raça Maine Coon demonstrou associação entre mutação do gene MYBCP3 e concentração plasmática de cTnI, concluindo que o valor de 0,015 ng/mℓ pode indicar a existência dessa mutação em gatos Maine Coon.[18]

Os valores considerados normais para as espécies canina e felina são, respectivamente, 0,02 ng/dℓ e 0,04 ng/dℓ.[36]

Marcadores neuro-humorais

A insuficiência cardíaca é reconhecida como um estado associado à alteração de concentrações circulantes de neuro-hormônios, cujas modificações ocasionam resultados negativos para esse tipo de insuficiência.[4] Os peptídios natriuréticos são classificados, também, como marcadores neuro-humorais.[33] Outro marcador neuro-humoral é a endotelina-1 (ET-1), hormônio produzido pelo endotélio vascular, que também foi avaliado em cães e gatos.[23,54,55] Em relação à arginina vasopressina, só existem trabalhos experimentais em cães.[5]

Endotelina

A endotelina (ET) é um peptídio formado por 21 aminoácidos, identificado, isolado e reconhecido como o mais potente vasoconstritor produzido pelo organismo.[56] A família da endotelina é composta por três peptídios: ET tipo 1 (ET-1), ET tipo 2 (ET-2) e ET tipo 3 (ET-3). O ET-1 causa constrição prolongada das artérias de médio e grande calibre, enquanto as outras isoformas também provocam vasoconstrição, porém com menor potência.[57] O ET-1 é sintetizado como um pré-pró-hormônio e é clivado para um peptídio com 30 aminoácidos chamado *big* ET-1. Após a liberação na corrente sanguínea, o *big* ET-1 é clivado, transformando-se no peptídio ativo de 21 aminoácidos, denominado ET-1 "maduro", ou somente ET-1, por ação da enzima conversora de endotelina.[58]

A forma predominante de ET produzida pelas células endoteliais e pelos miócitos cardíacos é a ET-1, que tem espectro amplo de ação, devido à existência de receptores com diferentes subtipos receptores de ET: subtipo A (RET-A), subtipo B (RET-B) e subtipo C (RET-C). Os RET-A e RET-B exercem efeito biológico complexo para manter o tônus vascular normal. A vasoconstrição dos músculos lisos, o aumento na contratilidade miocárdica e a secreção de aldosterona são os efeitos principais mediados pela estimulação do RET-A. Assim, estimulações crônicas do RET-A e aumento persistente nos níveis de ET-1 causam proliferação e hipertrofia dos músculos lisos vasculares e hipertrofia miocárdica, pois a ET-1 é uma das substâncias mitóticas responsáveis pelo remodelamento patológico da vasculatura e do coração, em resposta à hipertensão crônica e à insuficiência cardíaca. A vasodilatação, mediada pelo aumento na produção de óxido nítrico, e a secreção de aldosterona resultam na estimulação dos RET-B. Assim, o aumento na concentração plasmática de óxido nítrico inibe a síntese de ET-1.[58]

A concentração plasmática de ET-1 aumenta em pacientes humanos com insuficiência cardíaca congestiva, sendo correlacionada com o grau de alteração hemodinâmica e funcional.[59,60] Outros efeitos da endotelina incluem proliferação celular, constrição vascular de musculatura lisa, hipertrofia de miócitos cardíacos e ativação de fibroblastos cardíacos, que se associam às manifestações clínicas da insuficiência cardíaca e ao remodelamento patológico do coração.[61-64] Alguns estudos sugerem que a endotelina pode ser melhor indicadora de prognóstico quando comparada com os peptídios natriuréticos e,[61] ainda, que a elevação de seus valores pode ser encontrada em pacientes com insuficiência cardíaca.[59]

As sequências de aminoácidos da ET-1 são idênticas em cães, humanos, camundongos e ratos, porém há uma única troca de aminoácido na posição sete na ET-1 em gatos.[65] Um estudo analisou a imunorreatividade da ET-1 com o uso de *kit* diagnóstico humano entre três grupos de gatos: gatos normais (I), gatos com cardiomiopatia sem complicações (II) e gatos com cardiomiopatia e com insuficiência cardíaca e/ou tromboembolismo (III). Concluiu-se que houve imunorreatividade alta entre os grupos I e II e I e III, mas não entre os grupos II e III, ou seja, a ET-1 não foi capaz de diferenciar os cardiopatas com ou sem complicações.[54] Apesar desses resultados, ainda é imprescindível que outros estudos sejam realizados para se demonstrar o verdadeiro significado do aumento da imunorreatividade da endotelina em pacientes felinos.[66]

Verificou-se, em cães, que a ET-1 é útil para diferenciar dispneia de origem respiratória daquela secundária à insuficiência cardíaca.[23] Já maiores concentrações plasmáticas de *big* ET-1 predizem piores prognósticos para cães da raça Dobermann com cardiomiopatia dilatada.[14] Em contrapartida, não há diferença significativa dos níveis de ET-1, ao comparar cães saudáveis com cães com cardiopatias sem insuficiência cardíaca.[53]

Marcadores da inflamação

Vários estudos clínicos em animais cardiopatas avaliaram marcadores da inflamação, todavia em algumas circunstâncias apresentavam alterações significativas. Assim, há algumas evidências da estimulação inflamatória em pacientes com insuficiência cardíaca na medicina veterinária que podem, como nos seres humanos, representar um alvo terapêutico e um indicador de prognóstico. Porém, atualmente os estudos veterinários nessa área são prejudicados pela falta de ensaios espécie-específicos. Essa é uma limitação que deve ser superada para facilitar a pesquisa adicional nesse campo promissor.[33]

Considerações finais

Assim como na medicina humana, o uso dos marcadores cardíacos é uma ferramenta útil na prática clínica, principalmente nos países em que as mensurações de peptídios natriuréticos e troponina são realizadas comercialmente. Porém, aqui no Brasil, isso só é realizado na pesquisa científica, devido a limitação financeira e a falta de conhecimento e acesso dos clínicos veterinários a esses tipos de exame. Atualmente, muitos estudos focam nos exames múltiplos (*multimarker strategy*), ou seja, diversos marcadores são analisados com a mesma amostra, a fim de identificar, precocemente, os pacientes com maiores chances de piora do quadro clínico, aumentando, assim, os valores diagnóstico e prognóstico dos marcadores cardíacos.[33]

Referências

1. Atkinson AJ, Colburn WA, DeGruttola VG, DeMets DL, Downing GJ, Hoth DF *et al.* Biomarkers and surrogate endpoints: preferred definitions and conceptual framework. Clin Pharmacol Ther. 2001;69: 89-95.
2. Richards AM. What we may expect from biomarkers in heart failure. Heart Failure Clin. 2009;5: 463-70.
3. Morrow DA, Lemos JA. Benchmarks for the assessment of novel cardiovascular biomarkers. Circulation. 2007;115: 949-52.
4. Sisson DD. Neuroendocrine evaluation of cardiac disease. Vet Clin Small Anim. 2004;34: 1105-126.
5. Prosek R, Ettinger SJ. Biomakers of cardiovascular disease. In: Ettinger SJ, Feldman EC, editors. Textbook of veterinary internal medicine: diseases of the dog and cat. St. Louis: Saunders Elsevier; 2010. 1187-96.
6. Bold AJ, Boresnstein HB, Veress AT, Sonnenberg H. A rapid and potent natriuretic response to intravenous injection of atrial myocardial extract in rats. Life Sci. 1981;28: 89-94.
7. Kimmenade RR, Januzzi Jr JL. The evolution of the natriuretic peptides: Current applications in human and animal medicine. J Vet Cardiol. 2009;11: S9-21.
8. Levin ER, Gardner DG, Samson WK. Natriuretic peptides. N Engl J Med. 1998;339: 321-28.
9. Takei Y, Ogoshi M, Inoue K. A 'reverse' phylogenetic approach for identification of novel osmoregulatory and cardiovascular hormones in vertebrates. Front Neuroendocrinol. 2007;28: 143-60.
10. Schweitz H, Vigne P, Moinier D, Frelin C, Lazdunski M. A new member of the natriuretic peptide family is present in the venom of the green mamba (Dendroaspis angusticeps). J Biol Chem. 1992;267: 13928-932.
11. Krishnaswami A. The role of B-type and other natriuretic peptides in health and disease. Perm J. 2008;12: 32-43.
12. Tamura N, Ogawa Y, Yasoda A, Itoh, Saito Y, Nakao K. Two cardiac peptide genes (atrial natriuretic peptide and brain natriuretic peptide) are organized in tandem in the mouse and human genomes. J Mol Cell Cardiol. 1996;28: 1811-15.
13. Biondo AW, Liu ZL, Wiedemeyer CE, Morais HAS, Sisson DD, Solter PE. Genomic sequence and cardiac expression of atrial natriuretic peptide in cats. Am J Vet Res. 2002;63: 236-40.
14. O'Sullivan ML, O'Grady MR, Minors SL. Plasma big endothelin-1, atrial natriuretic peptide, aldosterone, and norepinephrine concentrations in normal Doberman Pinschers and Doberman Pinschers with dilated cardiomyopathy. J Vet Intern Med. 2007;21: 92-9.
15. Fox PR, Rush JE, Reynolds CA, DeFrancesco TC, Keene BW, Atkins CE, *et al.* Multicenter evaluation of plasma N-Terminal probrain natriuretic peptide (NT-pro BNP) as a biochemical screening test for asymptomatic (occult) cardiomyopathy in cats. J Vet Intern Med. 2011;25: 1010-16.
16. Tominaga Y, Miygawa Y, Toda N, Takemura N. The diagnostic of the plasma N-terminal pro-B-type natriuretic peptide concentration in asymptomatic cats with cardiac enlargement. J Vet Med Sci. 2011;73: 971-75.
17. Wess G, Daisenberger P, Mahling M, Hirschberger J, Hartmann K. Utility of measuring plasma N-terminal pro-brain natriuretic peptide in detecting hypertrophic cardiomyopathy and differentiating grades of severity in cats. Vet Clin Pathol. 2011;40: 237-44.
18. Itikawa PH. Determinação de biomarcadores cardíacos em gatos Maine Coon geneticamente testados para a mutação da cardiomiopatia hipertrófica [dissertação]. São Paulo: Faculdade de Medicina Veterinária e Zootecnia da Universidade de São Paulo; 2012.

19. Häggström J, Hansson K, Karlberg BE, Kvart C, Olsson K. Plasma concentration of atrial natriuretic peptide in relation to severity of mitral regurgitation in Cavalier King Charles Spaniels. Am J Vet Res 1994;55: 698-703.
20. Fine DM, Declue AE, Reineiro CR. Evaluation of circulating aminoterminal-pro-B-type natriuretic peptide concentration in dogs with respiratory distress attributable to congestive heart failure or primary pulmonary disease. J Am Vet Med Assoc. 2008;232: 1674-79.
21. Fox PR, Oyama MA, MacDonald K, Reynolds CA. Assessment of NT-proBNP concentration in asymptomatic cats with cardiomyopathy. J Vet Intern Med. 2008;22: 759.
22. Oyama MA, Rush JE, Rozanski EA, Fox PR, Reynolds CA, Gordon SG, et al. Assessment of serum N-terminal pro-B-type natriuretic peptide concentration for differentiation of congestive heart failure from primary respiratory tract disease as the cause of respiratory signs in dogs. J Am Vet Med Assoc 2009;235: 1319-25.
23. Prosek R, Sisson DD, Oyama MA, Solter PF. Distinguishing cardiac and noncardiac dyspnea in 48 dogs using plasma atrial natriuretic factor, b-type natriuretic factor, endothelin, and cardiac troponin-I. J Vet Intern Med 2007;21: 238-42.
24. Ettinger SJ, Farace G, Forney SD, Frye M, Beardow A. Evaluation of plasma N-terminal pro–B-type natriuretic peptide concentrations in dogs with and without cardiac disease. J Am Vet Med Assoc. 2012;240: 171.
25. Oyama MA, Singletary GE. The use of NT-proBNP assay in the management of canine patients with heart disease. Vet Clin Small Anim. 2012;40: 545-58.
26. Asano K, Masuda K, Okumura M, Kadosawa T, Fujinaga T. Plasma atrial and brain natriuretic peptide levels in dogs with congestive heart failure. J Vet Med Sci. 1999;61: 523-29.
27. Hori Y, Yamano S, Kanai K, Hoshi F, Itoh N, Higuchi S. Clinical implications of measurement of plasma atrial natriuretic peptide concentration in dog with spontaneous heart disease. J Am Vet Med Assoc. 2011;239: 1077-83.
28. Fox PR, Oyama MA, Macdonald K, Reynolds CA. Comparison of NT-pro-BNP concentration in cats with acute dyspnea from cardiac or respiratory disease. J Vet Intern Med. 2008;22: 759.
29. Singletary GE, Rush JE, Fox PR, Stepien RL, Oyama MA. Effect of NT-pro-BNP assay on accuracy and confidence of general practitioners in diagnosing heart failure or respiratory disease in cats with respiratory signs. J Vet Intern Med. 2012;26: 542-46.
30. Connolly DJ, Malhaes RJS, Syme HM, Boswood A, Fuentes VL, Chu L *et al.* Circulating natriuretic peptides in cats with heart disease. J Vet Intern Med. 2008;22: 96-105.
31. Zimmering TM, Hungerbuhler S, Meneses F, Simon D. Evaluation of the association between plasma concentration of N-terminal proatrial natriuretic peptide and outcome in cats with cardiomyopathy. J Am Vet Med Assoc. 2010;237: 665-72.
32. MacLean H, Abbot JA, Ward DL, Huckle WR, Sisson DD, Pyle RL. N-terminal atrial natriuretic peptide immunoreactivity in plasma of cats with hypertrophic cardiomyopathy. J Vet Intern Med. 2008;20: 284-89.
33. Boswood A. Biomarkers in cardiovascular disease: beyond natriuretic peptides. J Vet Cardiol. 2009;11: S23-32.
34. Adams JEIII, Bodor GS, Davila-Roman VG, Delmez JA, Apple FS, Ladenson JH *et al.* Cardiac troponin I. A marker with high specificity for cardiac injury. Circulation 1993;88: 101-6.
35. Cummins P, Perry SV. Troponin I from human skeletal and cardiac muscles. Biochem J. 1978;171: 251-59.
36. Sleeper MM, Clifford CA, Laster LL. Cardiac troponin I in the normal dog and cat. J Vet Intern Med. 2001;15: 501-3.
37. Goldmann BU, Christenson RH, Hamm CW, Meinertz T, Ohman EM. Implications of troponin testing in clinical medicine. Curr Control Trials Cardiovasc Med 2001; 2:75-84.
38. Horwich TB, Patel J, Maclellan WR, Fonarow GC. Cardiac troponin I is associated with impaired hemodynamics, progressive left ventricular dysfunction, and increased mortality rates in advanced heart failure. Circulation. 2003;108: 833-38.
39. Rishniw M, Barr SC, Simpson KW, Winand NJ, Wootton JAM. Cloning and sequencing of the canine and feline cardiac troponin I genes. Am J Vet Res. 2004;65: 53-8.
40. Schober KE, Cornand C, Kirbach B, Aupperle H, Oechtering G. Serum cardiac troponin I and cardiac troponin T concentrations in dogs with gastric dilatation-volvulus. J Am Vet Med Assoc. 2002;221: 381-88.
41. Burgener IA, Kovacevic A, Mauldin GN, Lombard KW. Cardiac troponins as indicators of acute myocardial damage in dogs. J Vet Intern Med 2006;20: 277-83.
42. Diniz PPVP, Morais HSA, Breitschwerdt EB, Schwartz DS. Serum cardiac troponin I concentration in dogs with ehrlichiosis. J Vet Intern Med. 2008;22: 1136-43.
43. Lobetti R, Dvir E, Pearson J. Cardiac troponins in canine babesiosis. J Vet Intern Med. 2002;16: 63-8.
44. Gow DJ, Gow AG, Bell R, Spratt D, Cash R, Ricketts S *et al.* Serum cardiac troponin I in dogs with primary immune-mediated haemolytic anaemia. J Small Anim Pract. 2011;52: 259-64.
45. Sharkey LC, Berzina I, Ferasin L, Tobias AH, Lulich JP, Hegstad-Davies RL. Evaluation of serum cardiac troponin I concentration in dogs with renal failure. J Am Vet Med Assoc. 2009;234: 767-70.
46. Chun R, Kellihan HB, Henik RA, Stepien RL. Comparison of plasma cardiac troponin I concentrations among dogs with cardiac hemangiosarcoma, noncardiac hemangiosarcoma, other neoplasms, and pericardial effusion of nonhemangiosarcoma origin. J Am Vet Med Assoc. 2010;237: 806-11.
47. Baumwart RD, Orvalho J, Meurs KM. Evaluation of serum cardiac troponin I concentration in Boxers with arrhythmogenic right ventricular cardiomyopathy. Am J Vet Res. 2007;68: 524-28.
48. Wess GJ, Simak MM, Hartmann K. Cardiac troponin I in Doberman Pinschers with cardiomyopathy. J Vet Intern Med. 2010;24: 843-49.
49. Spratt DP, Mellanby RJ, Drury N, Archer J. Cardiac troponin I: evaluation of a biomarker for the diagnosis of heart disease in the dog. J Small Anim Pract. 2005;46: 139-45.
50. LaVecchio D, Marin LM, Baumwart R, Iazbik MC, Westendorf N, Couto CG. Serum cardiac troponin I concentration in retired racing Greyhounds. J Vet Intern Med. 2009;23: 87-90.
51. Herndon WE, Kittleson MD, Sanderson K, Drobatz KJ, Clifford CA, Gelzer A, et al. Cardiac troponin I in feline hypertrophic cardiomyopathy. J Vet Intern Med. 2002;16: 558-64.
52. Connolly DJ, Cannata J, Boswood A, Archer J, Groves EA, Neiger R. Cardiac troponin I in cats with hypertrophic cardiomyopathy. J Feline Med Surg. 2003;5: 209-16.
53. Herndon WE, Rishniw M, Schrope D, Sammarco CD, Boddy KN, Sleeper MM. Assessment of plasma cardiac troponin I concentration as a means to differentiate cardiac and noncardiac causes of dyspnea in cats. J Am Vet Med Assoc. 2008;233: 1261-64.
54. Prosek R, Sisson DD, Oyama M, Biondo AW, Solter PF. Measurements of plasma endothelin immunoreactivity in healthy cats and cats with cardiomyopathy. J Vet Intern Med. 2004;18: 826-30.
55. Prosek R, Sisson DD, Oyama MA, Biondo AW, Solter PF. Plasma endothelin-1 immunoreactivity in normal dogs and dogs with acquired heart disease. J Vet Intern Med. 2004;18: 840-44.
56. Yanagisawa M, Kurihara H, Kimura S, Tomobe Y, Kobayashi M, Mitsui Y, et al. A novel potent vasoconstritor peptide produced by vascular endothelial cells. Nature 1988;332: 415.
57. Inoue A, Yanagisawa M, Kimura S, Kasuya Y, Miyauchi T, Goto K *et al.* The human endothelin family: Three structurally and pharmacologically distinct isopeptides predicted by three separate genes. Proc Nati Acad Sci. 1989;86: 2863-67.
58. Schober KE. Biochemical makers of cardiovascular disease. In: Ettinger SJ, Feldman EC, editors. Textbook of veterinary internal medicine: diseases of the dog and cat. Philadelphia: Elsevier Saunders; 2005. p. 940-48.
59. McMurray J, Ray SG, Abdullah I, Dargie HJ, Morton JJ. Plasma endothelin in chronic heart failure. Circulation. 1992;85: 1374-9.
60. Pacher R, Bergler-Klein J, Globits S, Teufelabauer H, Chuller M, Krauter *et al.* Plasma big endothelin-1 concentration in congestive heart failure patients with or without hypertension. Am J Cardiol. 1993;71: 1293-99.
61. Shubeita HE, McDonough PM, Harris AN, Knowlton KU, Glembotski CC, Brown JH *et al.* Endothelin induction of inositol phospholipid hydrolysis, sarcomere assembly, and cardiac gene expression in ventricular myocytes. A paracrine mechanism for myocardial cell hypertrophy. J Biol Chem, 1990;265: 20555-562.
62. Guarda E, Katwa LC, Myers PR, Tyagi SC, Weber KT. Effects of endothelins on collagen turnover in cardiac fibroblasts. Cardiovasc Res. 1993;27: 2130-34.
63. Bogoyevitch MA, Glennon PE, Andersson MB, Clerk A, Lazou A, Marshall CJ *et al.* Endothelin-1 and fibroblast growth factors stimulate the mitogen-activated protein kinase signaling cascade in cardiac myocytes. The potential role of the cascade in the integration of two signaling pathways leading to myocyte hypertrophy. J Biol Chem 1994;269: 1110-119.
64. Selvais PL, Robert A, Ahn S, Linden FV, Ketelslegers JM, Pouleur H *et al.* Direct comparison between endothelin-1, N-terminal proatrial natriuretic factor, and brain peptide as prognostic markers of survival in congestive heart failure. Journal of Cardiac Failure. 2000;6: 201-7.
65. Biondo AW, Ehrhartz EJ, Sisson DD, Bulmer BJ, Morias HAA, Solter PF. Immunohistochemistry of atrial and brain natriuretic peptides in control cats and cats with hypertrophic cardiomyopathy. Vet Pathol. 2003;40: 501-6.
66. Boswood A. Editorial: the rise and fall of the cardiac biomarker. J Vet Intern Med. 2004;18: 797-99.

131 Insuficiência Cardíaca Congestiva

Guilherme Gonçalves Pereira, Ronaldo Jun Yamato,

Maria Helena Matiko Akao Larsson

Introdução

A síndrome clínica denominada insuficiência cardíaca congestiva é uma das principais causas de óbito dos pacientes com doença cardíaca. Tal condição é ocasionada por uma falha do coração em realizar a função de bomba do sistema circulatório, levando a complexos mecanismos de ativação neuro-hormonal. O correto entendimento desses mecanismos é fundamental para a compreensão da evolução dessa síndrome, bem como das estratégias terapêuticas disponíveis.

Anatomia e fisiologia

Alguns conceitos de anatomia e fisiologia do sistema circulatório são importantes para o entendimento deste capítulo e serão revisados a seguir.

A função do sistema circulatório é realizar o transporte de diversos componentes. Dentre eles, podem-se destacar nutrientes (p. ex., glicose, oxigênio, ácidos graxos, aminoácidos), metabólitos (p. ex., CO_2, ácido láctico, compostos nitrogenados, calor), hormônios (p. ex., insulina, catecolaminas), eletrólitos (p. ex., sódio, potássio, cálcio, hidrogênio) e água. Para tanto, esse sistema é composto por um conjunto de vasos interligados em um circuito fechado, no qual todo sangue circulante passa pelo coração.

Em condições fisiológicas, todos os vasos do sistema arterial conduzem o sangue ejetado pelo coração, e todos os vasos do sistema venoso conduzem o sangue que retorna ao coração. O sistema arterial é caracterizado por alta pressão em seu interior, em razão das propriedades elásticas das grandes artérias e da capacidade de regulação das arteríolas, providas de grande quantidade de tecido muscular liso. O sistema venoso, por sua vez, é caracterizado por baixa pressão no seu interior, em razão da grande complacência das paredes venosas. Por esta razão, o sistema de veias acomoda a maior parte do sangue encontrado no sistema circulatório, exercendo o papel de reservatório. A interligação entre esses dois sistemas é realizada pelos capilares, que são os menores vasos do sistema circulatório. Estes, salvo em algumas regiões (p. ex., barreira hematencefálica), apresentam porosidades que possibilitam a troca de substâncias do meio intravascular para o extravascular, sendo o destino dos componentes transportados pelo sistema circulatório. Dessa maneira, esses vasos são conhecidos como "vasos de troca".

O coração é um órgão muscular composto por quatro câmaras, duas atriais e duas ventriculares, divididas por dois septos (atrial e ventricular) e quatro valvas, descritas adiante. Sua principal função é bombear o sangue através do sistema circulatório, garantindo que cumpra seu trajeto ao longo das artérias, veias e capilares.

Os átrios são as câmaras cardíacas que recebem o sangue vindo das grandes veias, porém o átrio direito comunica-se com as veias cavas caudal e cranial, e o átrio esquerdo, com as veias pulmonares. Essas câmaras têm a função de reservatório, acomodando o sangue residual do sistema circulatório, e também contribuem para o enchimento ventricular.

Os ventrículos, por sua vez, correspondem à maior parte da massa miocárdica, sendo responsáveis pela ejeção do sangue para as grandes artérias e, dessa maneira, fundamentais para a manutenção da função cardíaca. O ventrículo direito recebe o sangue vindo do átrio direito, que adentra sua cavidade através da valva atrioventricular direita (tricúspide) e o ejeta através da artéria pulmonar, durante a abertura das valvas pulmonares. Esse sangue será conduzido pelos ramos pulmonares até o pulmão, retornando ao átrio esquerdo através das veias pulmonares. Essa circulação é denominada *circulação pulmonar* ou *pequena circulação*. O ventrículo esquerdo recebe o sangue proveniente do átrio esquerdo, passando pela valva atrioventricular esquerda (mitral), e o ejeta para a artéria aorta, durante a abertura da valva aórtica. Essa artéria conduz o sangue, por meio de seus ramos, para os capilares encontrados em todos os órgãos e tecidos, e este retorna ao átrio direito por meio das veias cavas caudal e cranial. Esse trajeto é denominado *circulação sistêmica* ou *grande circulação*.

Definições

Para o entendimento da insuficiência cardíaca congestiva, faz-se necessário diferenciar três conceitos distintos: doença cardíaca (cardiopatia), insuficiência cardíaca e insuficiência cardíaca congestiva.

A *cardiopatia* diz respeito ao paciente que apresenta anormalidade cardíaca anatômica ou funcional (p. ex., doença valvar crônica degenerativa ou arritmia cardíaca). Essas anormalidades podem ou não resultar em comprometimento da função cardíaca, dependendo do grau de adaptação do sistema circulatório.

A *insuficiência cardíaca* é diagnosticada quando o coração ejeta volume inadequado de sangue, mesmo com adequado retorno venoso, resultando em aporte insuficiente de oxigênio para suprir a demanda metabólica tecidual. Em outras palavras, refere-se ao coração incapaz de manter adequada perfusão tecidual. Esse comprometimento da função de bomba cardíaca pode ser resultado da restrição ao enchimento ventricular, do comprometimento da contratilidade miocárdica, de arritmias cardíacas ou da sobrecarga de volume ou de pressão.

A *insuficiência cardíaca congestiva* é uma síndrome clínica caracterizada pelo aumento nas pressões venosa e capilar, em razão do comprometimento da função cardíaca, resultando em órgãos com vasos congestos, podendo haver extravasamento de líquidos para tecidos e cavidades (edemas e efusões).

Considerando-se as definições anteriores, pode-se concluir que nem todo animal com doença cardíaca apresenta insuficiência cardíaca, tampouco insuficiência cardíaca congestiva, sendo esta encontrada nas fases mais avançadas da doença cardíaca.

Muitas cardiopatias graves, entretanto, podem provocar insuficiência cardíaca sem insuficiência cardíaca congestiva. É o caso das arritmias cardíacas, por exemplo, que podem resultar em manifestações clínicas acentuadas de insuficiência cardíaca por baixo débito cardíaco, mesmo sem o desenvolvimento de congestão, podendo inclusive resultar em óbito.

■ Prevalência

A insuficiência cardíaca congestiva, como resultado final da progressão das diversas doenças cardíacas em cães e gatos, é uma síndrome bastante comum. Mesmo nos cães com doença valvar crônica degenerativa, caracterizada por evolução clínica variável e longo período assintomático, pode acometer entre 12 e 30% dos cães afetados.[1,2] Já nos felinos com cardiomiopatia hipertrófica, a insuficiência cardíaca congestiva pode ser considerada a segunda causa frequente de óbito, depois do tromboembolismo aórtico.[3]

■ Etiologia e fisiopatogenia

Diversas são as causas da insuficiência cardíaca congestiva. Doenças cardíacas adquiridas, primárias ou secundárias, e doenças cardíacas congênitas podem evoluir para insuficiência cardíaca congestiva. Entretanto, o mecanismo para o seu surgimento pode ser semelhante, independentemente da cardiopatia de base. Várias são as classificações adotadas para a insuficiência cardíaca e podem levar em conta a fisiopatologia, o lado do coração afetado e o débito cardíaco.

Dessa maneira, considerando a fisiopatologia, pode-se ter insuficiência cardíaca por *disfunção sistólica*, quando o coração não é capaz de ejetar volume suficiente de sangue, apesar do retorno venoso (pré-carga) adequado, ou insuficiência cardíaca por *disfunção diastólica*, quando o enchimento ventricular não é adequado.[4]

A disfunção sistólica pode ser resultado de insuficiência miocárdica (redução de contratilidade miocárdica), sobrecarga de volume por insuficiência valvar ou por desvios sanguíneos, ou ainda aumento da pós-carga, dificultando o adequado esvaziamento ventricular.

Na insuficiência miocárdica sistólica, o músculo cardíaco tem reduzida sua inerente capacidade de realizar contração, sem qualquer tipo de estiramento inicial. Em outras palavras, ele perde força durante a contração. Geralmente é decorrente de cardiomiopatias primárias ou secundárias (isquemias, miocardite, deficiências nutricionais, fármacos com toxicidade miocárdica, entre outras). Como resultado, a pressão sistólica ventricular, na fase de ejeção, não consegue ser mantida por tempo suficiente para o adequado esvaziamento ventricular, uma vez que o miocárdio tem menos força para tanto, resultando em menor volume ejetado (Figura 131.1).

Nas condições de sobrecarga volumétrica ventricular, como nas insuficiências valvares e nos desvios sanguíneos, entre elas a persistência do ducto arterioso e a comunicação interventricular, por exemplo, há aumento do volume diastólico nessa câmara cardíaca. A excessiva distensão das fibras miocárdicas poderá resultar no surgimento de lesões dos miócitos e em consequente perda da capacidade de retornar ao comprimento inicial, resultando em perda de contratilidade miocárdica e disfunção sistólica secundária.

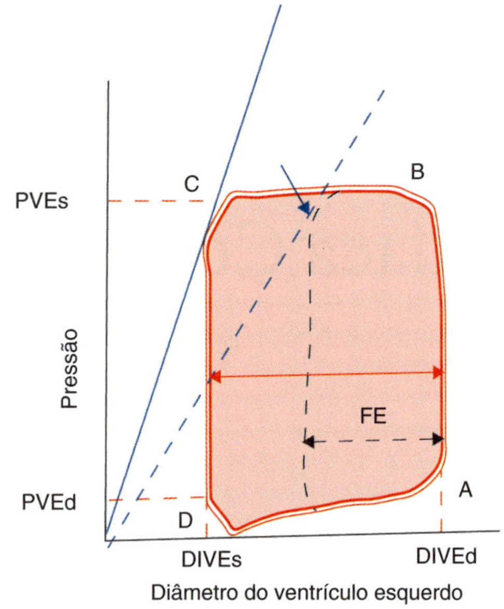

Figura 131.1 *Linha azul*: relação pressão × volume normal no ventrículo esquerdo ao final da sístole. *Linha preta* (*tracejada*): curva da variação da pressão e do diâmetro do ventrículo esquerdo ao longo do ciclo cardíaco em situação de insuficiência miocárdica. *Linha vermelha*: curva da variação da pressão e do diâmetro do ventrículo esquerdo ao longo do ciclo cardíaco. Note o deslocamento à direita da curva de pressão × volume (*linha azul tracejada*), indicando incapacidade miocárdica de manter a pressão sistólica de ejeção por período adequado, resultando em término precoce do período de ejeção e redução da fração de encurtamento. *A* = fechamento das valvas atrioventriculares (A-B: contração isovolumétrica); *B* = abertura das valvas semilunares (B-C: período de ejeção ventricular); *C* = fechamento das valvas semilunares (C-D: relaxamento isovolumétrico); *D* = abertura das valvas atrioventriculares (D-A: enchimento ventricular). *DIVEd* = diâmetro diastólico final do ventrículo esquerdo. *DIVEs* = diâmetro sistólico final do ventrículo esquerdo; *FE* = fração de encurtamento; *PVEd* = pressão diastólica final do ventrículo esquerdo; *PVEs* = pressão sistólica final do ventrículo esquerdo.

Por fim, o aumento de pós-carga, como o observado em pacientes com hipertensão arterial sistêmica ou pulmonar, exigirá que o ventrículo alcance pressão sistólica muito maior do que de costume para conseguir ejetar sangue para o leito arterial. Com isso, o ventrículo, mesmo que tenha miocárdio viável, não consegue manter essa pressão elevada por muito tempo, diminuindo o tempo de ejeção ventricular e o volume ejetado, resultando em disfunção sistólica. Esse tipo de disfunção é mais evidente quando acomete o ventrículo direito, uma vez que este tem menor capacidade de adaptação a sobrecargas pressóricas (Figura 131.2).

A disfunção diastólica pode ser definida como a incapacidade do ventrículo de realizar o enchimento adequado, com pressões regulares, ou seja, sem elevação excessiva da pressão ventricular. Os dois principais componentes responsáveis pela adequada função diastólica são o relaxamento e a distensibilidade ventricular.[5,6] Portanto, faz-se necessário um entendimento perfeito desses dois componentes para uma correta compreensão do funcionamento do ventrículo esquerdo durante a diástole.

O processo de relaxamento miocárdico é metabolicamente ativo, dependente da utilização de energia sob a forma de adenosina trifosfato, com o transporte do cálcio citoplasmático para o interior do sistema reticuloplasmático e o desligamento das uniões entre as proteínas contráteis. No coração normal, o relaxamento ventricular tem início no terço médio da sís-

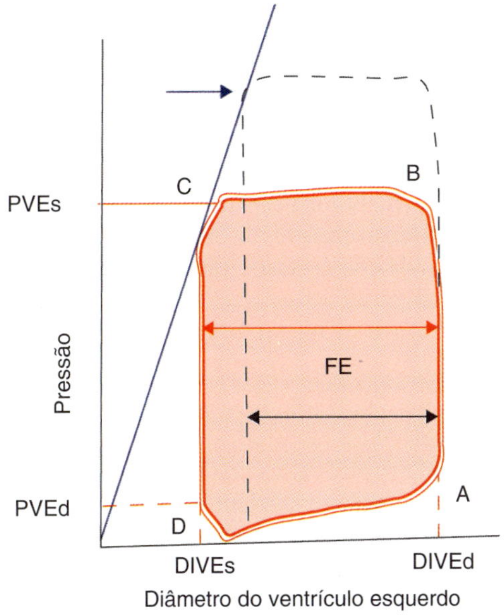

Figura 131.2 *Linha azul*: relação pressão × volume no ventrículo esquerdo ao final da sístole. *Linha preta* (*tracejada*): curva da variação da pressão e do diâmetro do ventrículo esquerdo ao longo do ciclo cardíaco em situação de elevada pós-carga. *Linha vermelha*: curva da variação da pressão e do diâmetro do ventrículo esquerdo ao longo do ciclo cardíaco. Note o término precoce do período de ejeção e a elevada pressão sistólica ventricular final (*seta azul*), com redução da fração de encurtamento. *A* = fechamento das valvas atrioventriculares (A-B: contração isovolumétrica); *B* = abertura das valvas semilunares (B-C: período de ejeção ventricular); *C* = fechamento das valvas semilunares (C-D: relaxamento isovolumétrico); *D* = abertura das valvas atrioventriculares (D-A: enchimento ventricular). *DIVEd* = diâmetro diastólico final do ventrículo esquerdo; *DIVEs* = diâmetro sistólico final do ventrículo esquerdo; *FE* = fração de encurtamento; *PVEd* = pressão diastólica final do ventrículo esquerdo; *PVEs* = pressão sistólica final do ventrículo esquerdo.

tole, prosseguindo até o terço inicial da diástole. Portanto, nos dois terços finais da diástole, o relaxamento já não exerce mais influência direta no enchimento ventricular. Em resumo, o relaxamento ventricular pode ser entendido como a taxa e a duração da redução pressórica no interior do ventrículo esquerdo, logo após a sístole.[6]

A distensibilidade do ventrículo esquerdo, por sua vez, é um processo passivo, independente do metabolismo, e tem importância durante os dois terços finais da diástole, correspondendo, basicamente, à capacidade da cavidade ventricular em aceitar determinado volume sanguíneo sem elevar, excessivamente, a pressão intracavitária. Assim, em condições normais, quando ocorre aumento do volume sanguíneo no interior do ventrículo esquerdo, a pressão intracavitária não aumenta muito. Esta apenas começará a subir, de maneira lenta, quando já houver um grande volume de sangue na cavidade. Entretanto, quando a distensibilidade da cavidade está diminuída, um pequeno incremento no volume já é suficiente para produzir um grande aumento na pressão intracavitária, que será diretamente proporcional ao volume já existente na cavidade.[6]

Uma vez estabelecida a insuficiência cardíaca, o resultado poderá ser o baixo débito cardíaco, quando o volume de sangue bombeado no leito arterial é extremamente reduzido (insuficiência de baixo débito), ou o acúmulo excessivo de sangue no leito venoso, resultando em aumento das pressões hidrostáticas venosa e capilar (insuficiência cardíaca congestiva).

A insuficiência cardíaca congestiva pode ser classificada de acordo com o lado do coração insuficiente e, por conseguinte, a circulação afetada. Dessa maneira, a insuficiência da bomba cardíaca esquerda, resultando em congestão na circulação pulmonar, é denominada insuficiência cardíaca congestiva esquerda. Da mesma maneira, a insuficiência da bomba cardíaca direita, resultando em congestão na circulação sistêmica, é denominada insuficiência cardíaca congestiva direita.

Outras classificações clínicas da insuficiência cardíaca levam em consideração o surgimento e a magnitude das manifestações clínicas apresentadas pelo paciente e serão discutidas mais adiante.

O desenvolvimento da insuficiência cardíaca cursa com a ativação de uma série de mecanismos neuro-hormonais, na tentativa de corrigir a deterioração do débito cardíaco e da pressão arterial sistêmica, decorrentes da falha da bomba cardíaca. Dentre eles, pode-se destacar a influência do sistema nervoso autônomo e a ativação do sistema renina-angiotensina-aldosterona.[4]

Sistema nervoso autônomo

O comprometimento da bomba cardíaca, seja qual for a causa, resulta em redução do volume ejetado pelo ventrículo em cada batimento cardíaco. Dessa maneira, a manutenção do débito cardíaco, definido de modo sucinto como o volume de sangue bombeado pelo coração no período de 1 min, ficará comprometida. Ainda há tendência de redução da pressão arterial sistêmica, uma vez que menor volume de sangue será ejetado para o leito arterial. Para que o débito seja adequado e não ocorra hipotensão, esse coração precisará bombear mais vezes por minuto para cumprir a meta de débito necessária para a manutenção da homeostasia. Em outras palavras, haverá aumento da frequência cardíaca, com a finalidade de manutenção do débito cardíaco e da pressão arterial sistêmica. A ativação do componente simpático do sistema nervoso autônomo é fundamental para esse ajuste. Essa ativação é mediada pelo estímulo de baroceptores situados na parede arterial. Estes são ativados quando há redução no estiramento da parede arterial, em razão do menor volume ejetado, enviando estímulo, por via aferente, até o centro vasomotor, encontrado no bulbo encefálico. Como resposta, há aumento do tônus simpático e liberação de norepinefrina, que deverá ser acoplada a receptores α_1, promovendo contração da musculatura lisa arteriolar e aumentando a resistência vascular periférica. O estímulo simpático também aumenta a automaticidade das células marca-passo do nó sinusal, aumentando a frequência cardíaca. Portanto, com o aumento da frequência cardíaca, haverá aumento no débito cardíaco e, associado ao ajuste da resistência vascular periférica, manutenção da pressão arterial sistêmica. Ainda, o aumento das catecolaminas circulantes contribui para o remodelamento miocárdico ventricular, resultando em hipertrofia e melhora da função miocárdica, com melhora no volume ejetado. Este mecanismo de *feedback* negativo é fundamental para a manutenção do equilíbrio cardiovascular, retardando o surgimento de insuficiência cardíaca congestiva (Figura 131.3).

Todavia, conforme a doença cardíaca evolui, o comprometimento do volume ejetado piora gradativamente. Assim, a ativação simpática é cada vez maior, tornando-se deletéria para o equilíbrio cardiovascular. O excessivo aumento da frequência cardíaca resulta em menor tempo de enchimento diastólico, o que contribui para a redução do volume ejetado. Da mesma maneira, o aumento excessivo da resistência vascular peri-

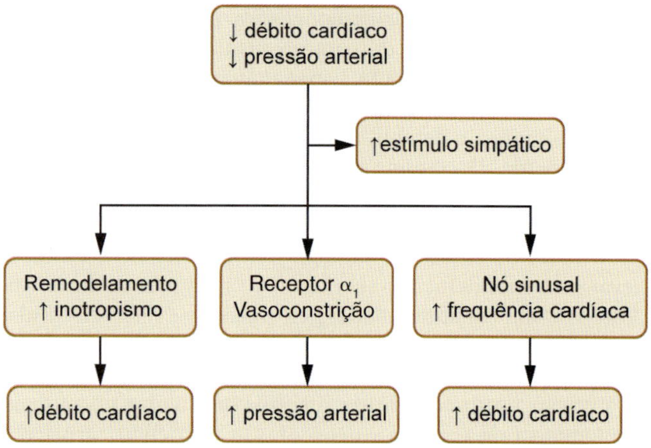

Figura 131.3 Esquema de *feedback* negativo de ativação do sistema nervoso simpático em resposta à redução do débito cardíaco e da pressão arterial, resultando em equilíbrio da pressão arterial e do débito cardíaco. Vale ressaltar que o restabelecimento do débito cardíaco, de maneira indireta, contribuirá para o equilíbrio da pressão arterial.

férica resultará em maior resistência ao esvaziamento ventricular (pós-carga), diminuindo o volume ejetado. Por fim, o aumento de catecolaminas, resultante da estimulação simpática, contribui para o surgimento de arritmias e para o remodelamento miocárdico, piorando a insuficiência miocárdica. Nesse cenário, portanto, surge um mecanismo patológico de *feedback* positivo, no qual o estímulo produzido pela redução do volume ejetado resultará em mais estímulos que contribuem para essa redução (Figura 131.4).

▪ Sistema renina-angiotensina-aldosterona

A redução no débito cardíaco em razão da falência da bomba cardíaca resulta em diminuição da perfusão em órgãos vitais, como rins, cérebro e o próprio coração. Todavia, particularmente nos rins, essa redução desencadeia a ativação de um complexo sistema de controle, denominado renina-angiotensina-aldosterona. Algumas células da região justaglomerular renal são sensíveis ao sódio. Sempre que ocorre redução na quantidade de sódio passando por essas células, há liberação de uma enzima chamada renina, produzida nessas células. A renina circulante vai catalisar a transformação do angiotensinogênio, produzido pelo fígado, em angiotensina I. Esta,

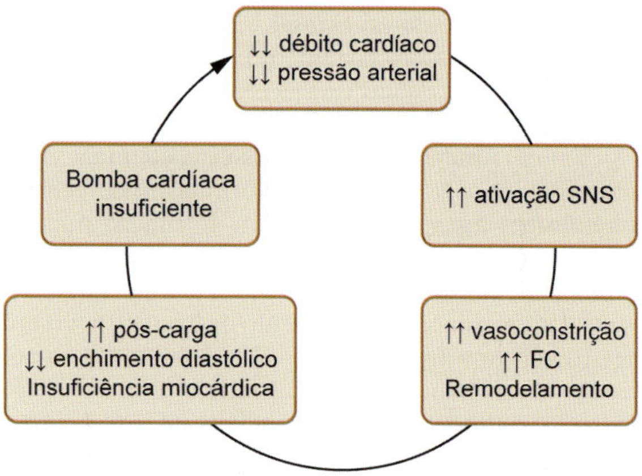

Figura 131.4 Esquema de *feedback* positivo patológico desencadeado por excessiva redução do débito cardíaco e da pressão arterial, resultando em piora dos mesmos. *FC* = frequência cardíaca; *SNS* = sistema nervoso simpático.

por sua vez, tem pequeno efeito vasoconstritor. Contudo, será transformada em angiotensina II pela enzima conversora de angiotensina, produzida por células endoteliais, principalmente no pulmão e no coração. A angiotensina II é a responsável por uma série de eventos que, em primeiro momento, serão responsáveis por uma adaptação do sistema circulatório à nova condição da bomba cardíaca, mas que posteriormente, em razão da ativação exacerbada desse mecanismo, acentuarão o desequilíbrio da homeostase circulatória e contribuirão para a instalação da insuficiência cardíaca congestiva. Dentre as ações conhecidas desse hormônio, destacam-se:

- *Ação vascular*: por ação direta sobre a musculatura lisa arteriolar, a angiotensina II promove vasoconstrição, acarretando aumento da resistência vascular periférica. Esse aumento na resistência é fundamental para a manutenção da pressão arterial, uma vez que o coração insuficiente ejeta menos sangue para o leito arterial. Entretanto, em razão desse efeito, contribui para o aumento da pós-carga, dificultando a ejeção ventricular no coração insuficiente. Essa vasoconstrição é mais acentuada nas arteríolas renais eferentes, aumentando a pressão de filtração glomerular
- *Ação nervosa central*: aumento da atividade de células osmorreceptoras do hipotálamo lateral, na região denominada centro da sede, é observado em razão de ação direta da angiotensina II, resultando em aumento da ingestão hídrica e da volemia
- *Ação no sistema nervoso autônomo*: a angiotensina II é capaz de promover aumento na liberação de norepinefrina em terminações nervosas simpáticas vasculares, potencializando seu efeito vasoconstritor
- *Remodelamento*: no processo de remodelamento miocárdico ocorre, dentre outras mudanças, apoptose e afastamento dos miócitos, perda de matriz extracelular e deposição de tecido colágeno, que contribuem para a insuficiência miocárdica. A angiotensina II, juntamente com outros hormônios, parece estar envolvida nesse processo. Isso acontece principalmente pela produção local desse hormônio, que não é feita pela enzima conversora de angiotensina (ECA), mas por enzimas denominadas quimases, produzidas localmente. Por fim, a angiotensina II também está envolvida com a hipertrofia vascular arteriolar, aumentando a resistência vascular periférica
- *Vasopressina*: este hormônio, também denominado hormônio antidiurético, tem sua liberação hipofisária aumentada por atividade da angiotensina II. Pela ação antidiurética, induz reabsorção de água nos túbulos renais, provocando aumento da volemia, e, pela ação vasoconstritora, aumento da resistência vascular periférica e pós-carga
- *Aldosterona*: dentre os principais efeitos da angiotensina II, destaca-se o estímulo à secreção de aldosterona pelo córtex adrenal. Esta, por sua vez, está envolvida em uma série de mecanismos que contribuem para o desenvolvimento da insuficiência cardíaca congestiva. O efeito mais importante da aldosterona é o aumento da reabsorção tubular renal de sódio; este incremento induz o aumento secundário da reabsorção hídrica, tanto por redução da osmolaridade do líquido tubular quanto por aumento da pressão osmótica do líquido extracelular, estimulando a liberação de hormônio antidiurético. Com isso, a aldosterona contribui para o aumento da volemia. O papel desse hormônio no remodelamento cardíaco e vascular vem ganhando cada vez mais importância. A indução da síntese de citocinas pró-inflamatórias e a indução de fibrose e o aumento de matriz extracelular são apontados como os mecanismos principais de remodelamento pela aldosterona

- *Radicais livres*: macrófagos e neutrófilos podem ser estimulados pela angiotensina II para a produção de radicais livres, que reagirão com a membrana lipídica celular, acelerando a morte celular e a fibrose.

Portanto, a ativação do sistema renina-angiotensina-aldosterona desempenha um papel crítico no desenvolvimento da insuficiência cardíaca congestiva. Nesse processo, o aumento da volemia e da pós-carga, bem como o remodelamento cardíaco e vascular, são os pontos-chave para o colapso circulatório decorrente dessa síndrome (Figuras 131.5 a 131.7).

Manifestações clínicas

Muitas manifestações clínicas de insuficiência cardíaca dependem do lado cardíaco comprometido. Outras resultam da insuficiência de baixo débito e não dependem do lado acometido.

Assim, as manifestações mais frequentes de insuficiência cardíaca congestiva direita em cães são ascite, derrame pleural e edema de membros; este último geralmente surge após o quadro de ascite, sendo, muitas vezes, encontrado em membros pélvicos, bilateralmente. Essas manifestações surgem apenas quando há elevada pressão venosa na circulação sistêmica, resultando em aumento da pressão hidrostática dos capilares sistêmicos e extravasamento de líquido para o espaço extravascular. Em felinos, a manifestação clínica de insuficiência cardíaca congestiva direita mais comum é o derrame pleural, enquanto ascite e edema de membros são bastante incomuns. Curiosamente, muitos felinos com falência da bomba cardíaca esquerda também desenvolvem efusão pleural. O mecanismo exato para essa ocorrência não está completamente esclarecido, mas especula-se sobre uma possível comunicação entre os capilares pleurais e a circulação de retorno pulmonar, ou provável influência da disfunção atrial, causando estase acentuada na circulação pulmonar e elevando a resistência ao esvaziamento ventricular direito, bem como aumento da pressão hidrostática dos capilares pleurais.

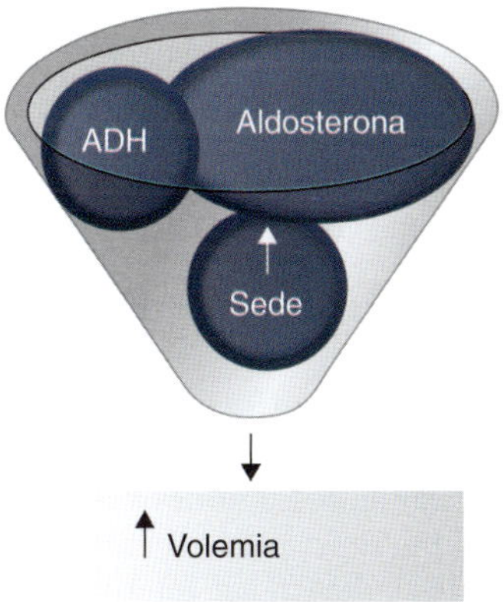

Figura 131.5 Principais fatores que contribuem para o aumento da volemia nos pacientes com insuficiência cardíaca congestiva, como resultado da ativação do sistema renina-angiotensina-aldosterona. *ADH* = hormônio antidiurético.

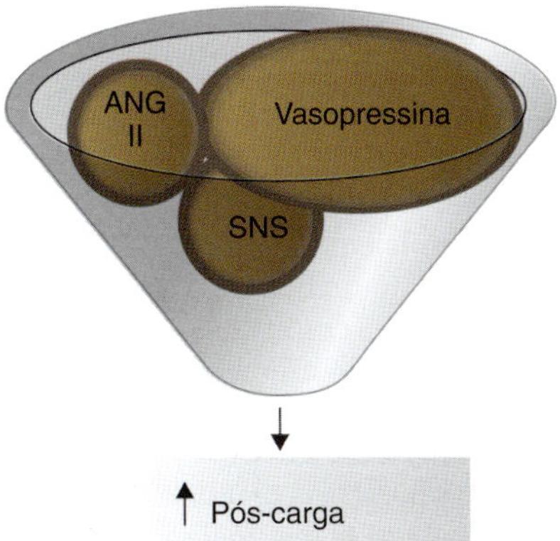

Figura 131.6 Principais fatores que contribuem para o aumento da pós-carga nos pacientes com insuficiência cardíaca congestiva, como resultado da ativação do sistema renina-angiotensina-aldosterona. *ANG* = angiotensina; *SNS* = sistema nervoso simpático.

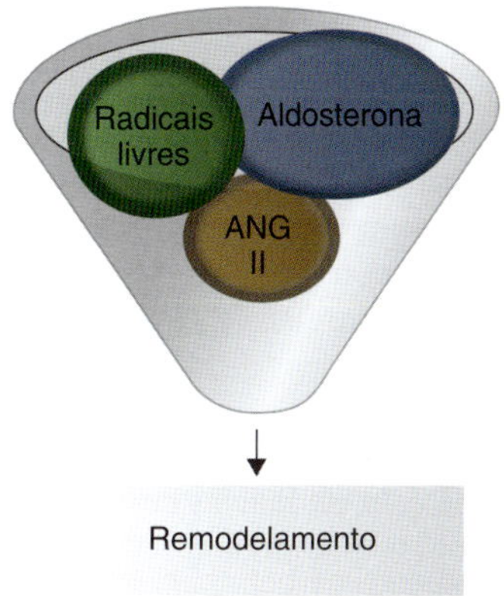

Figura 131.7 Principais fatores que contribuem para o remodelamento miocárdico nos pacientes com insuficiência cardíaca congestiva, como resultado da ativação do sistema renina-angiotensina-aldosterona. *ANG* = angiotensina.

Por sua vez, a insuficiência cardíaca congestiva esquerda tem como resultado o edema pulmonar. Esse quadro é resultado do aumento da pressão venosa pulmonar e consequente elevação da pressão hidrostática dos capilares pulmonares, favorecendo a saída de líquido para o espaço extravascular (parênquima pulmonar). Clinicamente, esses pacientes apresentam dispneia, ortopneia e tosse úmida, por vezes, com eliminação de secreção serossanguínea.

As manifestações de baixo débito cardíaco são resultado de perfusão inadequada para determinadas regiões, especialmente a musculatura esquelética e o sistema nervoso central. O resultado principal é o aporte inadequado de oxigênio para essas regiões. Na musculatura esquelética, esse quadro acentua a fadiga muscular, resultando em intolerância à atividade física. No sistema nervoso central, por sua vez, causa hipoxia nas células nervosas e consequente redução ou interrupção momentânea da atividade em determinadas regiões, ocasionando síncope. Em casos mais graves de insuficiência cardíaca por baixo débito, pode ser desencadeado quadro de choque cardiogênico.

A avaliação da gravidade da insuficiência cardíaca congestiva pode ser realizada mediante a classificação proposta pelo International Small Animal Cardiac Health Council (ISACHC), que atualmente parece ser a mais adequada para a utilização na prática da clínica cardiológica em pequenos animais. Esse comitê foi criado em maio de 1992, com a finalidade de estabelecer normas e procedimentos para o diagnóstico e o tratamento de cardiopatias que acometem os pequenos animais.[7]

A classificação da insuficiência cardíaca congestiva proposta pelo ISACHC é descrita a seguir:[7]

- Classe funcional I: o animal não apresenta manifestações clínicas de insuficiência cardíaca congestiva. Esta classe funcional é subdividida em:
  - Sinais de doença cardíaca, mas sem cardiomegalia (p. ex., sopro à ausculta cardíaca e radiografia do tórax ou ecocardiograma sem sinais de cardiomegalia)
  - Sinais de doença cardíaca, mas com cardiomegalia (p. ex., sopro à ausculta cardíaca e radiografia do tórax ou ecocardiograma com evidências de cardiomegalia)
- Classe funcional II: o animal apresenta manifestações clínicas de insuficiência cardíaca congestiva de grau leve a moderado. As manifestações clínicas da insuficiência cardíaca congestiva são evidentes em repouso ou com exercícios leves, comprometendo a qualidade de vida do animal
- Classe funcional III: o animal apresenta manifestações graves e evidentes de insuficiência cardíaca congestiva. Esta classe funcional engloba duas opções:
  - É possível realizar a terapia da insuficiência cardíaca congestiva em casa
  - É recomendado realizar a terapia da insuficiência cardíaca congestiva em ambiente hospitalar ou em unidades de terapia intensiva.

Diagnóstico

O exame físico criterioso do paciente com insuficiência cardíaca congestiva é, muitas vezes, bastante elucidativo. Todavia, os exames complementares em cardiologia veterinária vêm experimentando crescente evolução nos últimos anos, representando ferramentas diagnósticas valiosas.

Nos pacientes com insuficiência cardíaca congestiva esquerda, por vezes, o quadro de dispneia e tosse pode ser confundido com afecções respiratórias, assim como pode acontecer em pacientes com insuficiência cardíaca congestiva direita e derrame pleural. Da mesma maneira, pacientes com insuficiência cardíaca congestiva direita e ascite devem ter o diagnóstico diferencial realizado com afecções hepáticas, neoplasias abdominais, síndromes relacionadas com a hipoalbuminemia, dentre outros.

Os mecanismos fisiopatológicos da insuficiência cardíaca congestiva sempre devem ser levados em consideração na interpretação dos achados de exames clínicos e complementares. Dentre eles, o principal é o mecanismo de controle do sistema nervoso autônomo. Pacientes com insuficiência cardíaca congestiva estabelecida têm ativação exacerbada do tônus simpático, e a maneira mais fácil de evidenciar essa ativação é pelo aumento na frequência cardíaca. Deste modo, a determinação da frequência cardíaca pela auscultação cardíaca é um dado extremamente importante na interpretação clínica.

Dentre os exames complementares empregados no diagnóstico da insuficiência cardíaca congestiva, destacam-se o eletrocardiograma, o exame radiográfico de tórax, o ecocardiograma, a determinação da pressão arterial sistêmica, o Holter e, recentemente, a determinação sérica dos biomarcadores cardíacos. Essas ferramentas diagnósticas serão discutidas a seguir.

Eletrocardiograma

A principal utilidade do eletrocardiograma consiste na investigação do ritmo cardíaco e de anormalidades na condução elétrica. Sendo assim, seu emprego é de grande valia na determinação da atividade do sistema nervoso autônomo. Nos pacientes com insuficiência cardíaca congestiva, pode-se identificar taquicardia sinusal, indicando predomínio do componente simpático. Nesses casos, pode haver ritmo sinusal normal, mas geralmente com frequência cardíaca próxima ao limite superior fisiológico. Contudo, nos pacientes em que o ritmo de base é a arritmia sinusal, pode-se dizer que o componente parassimpático está predominando sobre o coração, indicando que o paciente em questão não está em insuficiência cardíaca congestiva. O surgimento de arritmias cardíacas é muito comum, podendo ser a causa da insuficiência cardíaca congestiva, como nas miocardiopatias arritmogênicas, ou consequência, em razão da estimulação miocárdica promovida pelas catecolaminas ou decorrente de lesões miocárdicas ocasionadas pelo processo de remodelamento. Dentre elas, podem-se destacar as taquiarritmias supraventriculares e ventriculares. Por fim, anormalidades de condução, mormente nos ramos intraventriculares, podem ocorrer em razão da hipertrofia ventricular, ocasionando bloqueios de ramo esquerdo ou direito.

Exame radiográfico de tórax

A avaliação por meio de exame radiográfico de tórax é extremamente útil para a identificação da insuficiência cardíaca congestiva e o estadiamento da doença cardíaca. Por meio desta ferramenta, é possível investigar se há congestão de vasos pulmonares, edema pulmonar e derrame pleural, aumento de câmaras cardíacas, além de ser importante no diagnóstico diferencial com afecções respiratórias.

Ecocardiograma

O exame ecocardiográfico é a principal ferramenta no diagnóstico da doença cardíaca. Por se tratar de exame ultrassonográfico do coração e dos grandes vasos, possibilita definir detalhes anatômicos, funcionais e hemodinâmicos. Os achados ecocardiográficos devem ser interpretados com os dados do exame físico e demais exames complementares para definição da existência de insuficiência cardíaca congestiva. Desta maneira, por exemplo, pacientes com ascite devem apresentar anormalidades ecocardiográficas em câmaras direitas que justifiquem o quadro congestivo. Se o mesmo paciente tiver alguma lesão apenas em valva mitral e sem arritmias cardíacas, provavelmente a ascite não será decorrente de insuficiência cardíaca congestiva direita.

Levando em consideração a anatomia e a fisiologia cardíacas, os átrios têm a função de reservatório. Por conseguinte, em um coração insuficiente, que não consegue executar adequadamente sua função de bomba, o sangue residual tende a ser acumulado na região dos átrios. Assim, antes do aumento de pressão venosa e do estabelecimento da insuficiência cardíaca congestiva, os átrios começam a dilatar. Portanto, a maioria dos pacientes em insuficiência cardíaca congestiva apresenta aumento do átrio correspondente (átrio esquerdo, na insuficiência cardíaca congestiva esquerda, ou átrio direito, na insuficiência cardíaca congestiva direita). A identificação do aumento atrial por meio do exame ecocardiográfico é de extrema importância no paciente com suspeita de insuficiência cardíaca congestiva (Figura 131.8).

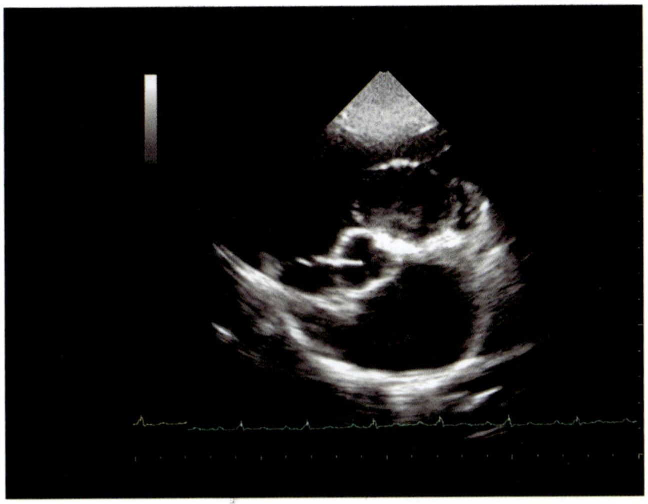

Figura 131.8 Exame ecocardiográfico de cão com insuficiência cardíaca congestiva em decorrência de miocardiopatia dilatada. O aumento do átrio esquerdo é evidente, uma vez que este deveria ter diâmetro semelhante ao da artéria aorta. (Gentilmente cedida pelo Prof. Dr. Guilherme Gonçalves Pereira.)

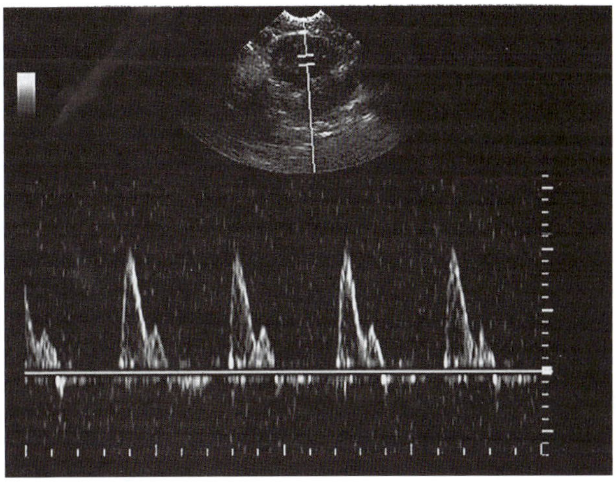

Figura 131.9 Fluxo diastólico mitral em felino com insuficiência cardíaca congestiva em decorrência de miocardiopatia hipertrófica. Geralmente, nos felinos com essa cardiopatia, o relaxamento miocárdico anormal resulta em menor velocidade da onda E quando comparada com a onda A (onda E < onda A). Neste paciente, contudo, em razão da maior pressão atrial esquerda, pode-se observar aumento da velocidade da onda E, sendo maior que o dobro da velocidade da onda A. (Gentilmente cedida pelo Prof. Dr. Guilherme Gonçalves Pereira.)

Alguns índices ecocardiográficos relacionados com o estudo Doppler da função diastólica podem sugerir quadro congestivo. Esses índices levam em consideração a pressão de enchimento do ventrículo esquerdo, uma vez que nos quadros congestivos a pressão e o volume de retorno venoso (pré-carga) estão aumentados. Lembrando-se do mecanismo de enchimento ventricular, a primeira fase acontece justamente por diferença de pressão entre átrios (repletos de sangue, portanto com maior pressão) e ventrículos (com menor pressão ao final da sístole). Portanto, essa primeira etapa é extremamente dependente da pressão atrial, sendo representada pela onda E no ecocardiograma. Conforme ocorre o enchimento ventricular, as pressões entre as duas câmaras se equiparam. Ocorre, então, a contração atrial, impulsionando o volume adicional de sangue para o ventrículo e completando o seu enchimento. Esse fluxo decorrente da contração atrial é representado pela onda A no ecocardiograma. Em um paciente com insuficiência cardíaca congestiva, a pré-carga está elevada, o que significa maior pressão atrial, maior pressão de enchimento ventricular e maior velocidade do fluxo de enchimento inicial. Portanto, o aumento na velocidade da onda E é bastante comum em animais com insuficiência cardíaca congestiva (Figura 131.9).[8]

Determinação da pressão arterial sistêmica

Com a evolução da insuficiência cardíaca congestiva, é comum o surgimento de hipotensão arterial sistêmica. Isso se deve ao fato de haver significativa deterioração da bomba cardíaca, um dos principais componentes responsáveis pela manutenção da pressão arterial. Inicialmente, durante o desenvolvimento da insuficiência cardíaca, os mecanismos neuro-hormonais adaptativos conseguem compensar a falha na bomba cardíaca e manter a pressão arterial adequada, aumentando a volemia, a resistência vascular periférica e a frequência cardíaca, conforme discutido anteriormente. A determinação da pressão arterial sistêmica de modo indireto, por meio de Doppler ou oscilometria, consiste na maneira mais prática de investigação na rotina clínica.

Do mesmo modo, alguns pacientes com insuficiência cardíaca congestiva podem apresentar outras doenças concomitantes, como doença renal crônica ou hiperadrenocorticismo, que resultam em elevação da pressão arterial sistêmica. Essa hipertensão arterial é responsável por elevar excessivamente a pós-carga e, consequentemente, agravar a insuficiência cardíaca congestiva. Os valores máximos toleráveis de pressão arterial sistêmica estão entre 150 mmHg (sistólica) e 95 mmHg (diastólica).[9]

Holter

A avaliação do ritmo cardíaco por meio do monitoramento eletrocardiográfico ambulatorial (sistema Holter) possibilita a identificação de arritmias cardíacas, sendo estas muito frequentes na insuficiência cardíaca. Por vezes, essas arritmias são responsáveis pela piora do quadro congestivo, como no caso das taquiarritmias supraventriculares, ou pelo desencadeamento de síncope e, até mesmo, resultam em óbito, como no caso das taquiarritmias ventriculares. Por meio do Holter também é possível estimar o grau de ativação do sistema nervoso simpático, mediante a determinação da variabilidade da frequência cardíaca. Quanto menor a variabilidade, maior a ativação simpática. Isso porque o estímulo simpático, além de aumentar a frequência cardíaca, torna o ritmo cardíaco mais regular. Em outras palavras, a variação no intervalo de tempo entre cada batimento cardíaco será menor. Em contrapartida, o estímulo parassimpático aumenta a variabilidade da frequência cardíaca, o que significa dizer que aumenta a variação no intervalo de tempo entre cada batimento cardíaco, como acontece na arritmia sinusal. Dessa maneira, é possível determinar qual dos componentes do sistema nervoso autônomo está predominando no controle cardíaco, sendo tal investigação bastante útil para a avaliação da gravidade da insuficiência cardíaca congestiva.[10] Portanto, a avaliação por esse método é fundamental para o ajuste da terapia da insuficiência cardíaca congestiva.

Biomarcadores cardíacos

A determinação dos biomarcadores cardíacos pode auxiliar no diagnóstico e na determinação da gravidade da insuficiência cardíaca congestiva. Dentre eles, podem-se destacar os via intravenosa e com o auxílio de bombas de infusão contínua. O nitroprussiato de sódio é um fármaco fotossensível e deve ser preparado, diluído em soluções cristaloides e conservado em recipientes protegidos da luz. A dose preconizada para o tratamento do edema pulmonar cardiogênico é de 2 a 5 μg/kg/min, podendo-se utilizar a dose máxima de 10 μg/kg/min.[15]

Dentre os efeitos colaterais mais frequentes do nitroprussiato de sódio, pode-se citar a hipotensão, porém existem relatos em seres humanos de intoxicação e morte por cianeto, produto da metabolização hepática do nitroprussiato de sódio, nas doses totais acima de 10 μg/kg.[15]

O cloridrato de hidralazina pode ser utilizado como segunda opção no tratamento do edema pulmonar cardiogênico, principalmente nos casos de endocardiose valvar mitral, quando o nitroprussiato de sódio não está disponível. Esse fármaco tem efeito potente na circulação arteriolar e não tem ação no sistema circulatório venoso, resultando em redução da resistência vascular sistêmica (pós-carga). A pressão arterial sistêmica também deve ser monitorada e iniciada após 1 ou 2 h a administração oral desse fármaco, pois este tem início de ação em 30 min com o pico de ação em 3 h. A dose recomendada é de 0,5 a 3,0 mg/kg por via oral, podendo ser iniciada a dose de 2,0 mg/kg por via oral nos casos de edema pulmonar cardiogênico em pacientes que não se encontram em terapia vasodilatadora prévia.[15,19] Nos casos em que os animais encontram-se em terapia com outros vasodilatadores, recomenda-se a dose inicial de 0,5 mg/kg por via oral, titulando-se essa dose conforme os valores de pressão arterial sistêmica obtidos durante o monitoramento da mesma.

A hidralazina não deve ser associada ao nitroprussiato de sódio, pois o risco de hipotensão grave nessas condições é muito alto. Os efeitos colaterais que os pacientes podem apresentar em decorrência do uso da hidralazina são hipotensão, anorexia, vômito, diarreia e quadro de insuficiência renal. A taquicardia pode ser observada em quadros de hipotensão grave.[15]

A decisão em instituir a terapia com os vasodilatadores no tratamento do edema pulmonar cardiogênico baseia-se sempre no monitoramento e na mensuração da pressão arterial sistêmica do paciente, evitando-se a utilização desses fármacos quando a pressão arterial sistêmica sistólica apresentar valores iguais ou menores que 100 mmHg.

Agentes inotrópicos positivos

Os agentes inotrópicos positivos são fármacos com a capacidade de aumentar a força de contração do miocárdio, ou seja, melhorar a função sistólica do coração. Em determinados casos de edema pulmonar cardiogênico, em que os animais apresentam como doença de base a miocardiopatia dilatada, que, por sua vez, caracteriza-se primariamente pela perda da função sistólica, a utilização desse grupo de fármacos se faz necessária no tratamento do edema pulmonar cardiogênico. Portanto, no edema pulmonar cardiogênico ocasionado pela miocardiopatia dilatada, os agentes inotrópicos positivos devem ser iniciados imediatamente após o diagnóstico, juntamente com os fármacos e procedimentos anteriormente citados. Em outras cardiopatias, em que a função sistólica não apresenta comprometimento significativo, a utilização desses fármacos pode ser reavaliada. Um dos principais parâmetros que se podem avaliar e que podem sugerir comprometimento importante da função sistólica é hipotensão arterial sistêmica (pressão arterial sistólica menor que 90 mmHg), que, por sua vez, pode ser originada por baixo débito cardíaco, confirmando a disfunção sistólica. Outras condições frequentemente observadas e que podem causar hipotensão sistêmica são a vasodilatação sistêmica e a hipovolemia.

O fármaco desse grupo indicado no tratamento do edema pulmonar cardiogênico é a dobutamina,[15,20] uma catecolamina sintética com efeitos basicamente β_1-adrenérgicos, potente ação inotrópica positiva, com início de ação em 2 min, e pico de ação em 10 min após a administração por via intravenosa. Em doses menores, o efeito inotrópico positivo é prevalente, sendo que a taquicardia e a vasoconstrição são observadas somente em doses mais altas. A dobutamina mediante a estimulação dos receptores β_1 aumenta a entrada de cálcio nos miócitos e estimula a liberação do cálcio sarcoplasmático, melhorando a contratilidade miocárdica. Estimula também o relaxamento miocárdico e aumenta a velocidade de condução do impulso no sistema de condução cardíaco, sendo que em doses mais altas desse fármaco o risco de taquiarritmias aumenta. A meia-vida da dobutamina é de aproximadamente 2 min, o que possibilita a sua titulação, devendo ser administrada em bombas de infusão contínua, sempre que possível.[15]

A dose inicial recomendada da dobutamina é de 2,5 μg/kg/min, sendo que esta pode ser aumentada e titulada até os efeitos benéficos serem observados no paciente. Porém, deve-se ressaltar que doses maiores podem estimular arritmias ventriculares, sendo extremamente prejudicial ao animal em edema pulmonar cardiogênico. É preciso lembrar que a dobutamina pode ter seus efeitos diminuídos, devido a um fenômeno que ocorre com os receptores beta em pacientes com insuficiência cardíaca congestiva crônica. O *down regulation* desses receptores, resumidamente, é a diminuição da resposta deles quando estimulados excessivamente e de maneira crônica. Devido a esse fenômeno, a ação da dobutamina pode diminuir e há relatos de que o *down regulation* dos receptores beta possa ocorrer em 48 h após o início da administração da dobutamina, exigindo, assim, doses maiores do fármaco e também aumento do risco de surgimento de taquiarritmias ventriculares.

Atualmente, é indicado o uso de fármacos com ação inotrópica positiva e também ação vasodilatadora, ou seja, os fármacos inodilatadores, no tratamento do edema pulmonar cardiogênico.[18] A pimobendana é a representante desse grupo de fármacos e tem efeitos inotrópicos positivos, por aumentar a afinidade do cálcio intracelular aos locais de ligação da troponina C, e efeitos vasodilatadores, por inibir a fosfodiesterase III.[21,22] Portanto, devido a esses efeitos, a pimobendana pode ser benéfica aos pacientes em edema pulmonar cardiogênico, porém recomenda-se o seu uso como alternativa à dobutamina, ou seja, não associada a ela. A dose preconizada da pimobendana é de 0,1 a 0,3 mg/kg a cada 12 h, por via oral.[22] Os efeitos colaterais desse fármaco são pouco observados, porém pode apresentar-se como pró-arrítmico.

Sedativos

Em alguns casos de animais com edema pulmonar cardiogênico, faz-se necessário o uso de fármacos, com a finalidade de reduzir a ansiedade do paciente.

A morfina é considerada um agente hipnoanalgésico amplamente utilizado em cães com edema pulmonar cardiogênico. Esse fármaco, além de efeito ansiolítico e analgésico, tem ação de vasodilatação venosa, sendo benéfico para o paciente. Porém, a morfina apresenta um efeito colateral frequente, que é o vômito, o qual desencoraja o seu uso por muitos profissionais pelo alto risco de causar pneumonia por aspiração. Além desse efeito colateral descrito, podem ser citadas também a depressão do sistema respiratório e do sistema nervoso e a broncoconstrição, porém são observadas com menor frequência.[23] A dose recomendada da morfina é de 0,1 a 0,5 mg/kg por via subcutânea ou intravenosa.[24]

Atualmente, o que se tem preconizado para a sedação dos animais em edema pulmonar cardiogênico é o bitartarato de butorfanol, também um agente hipnoanalgésico sem efeitos significativos na hemodinâmica cardíaca. Na experiência desses autores, o bitartarato de butorfanol apresenta efeitos ansiolíticos satisfatórios e não apresenta efeitos colaterais significativos. A dose recomendada é de 0,2 a 0,25 mg/kg por via intramuscular ou intravenosa. Como alternativa ao bitartarato de butorfanol, recomenda-se a associação de buprenorfina na dose de 0,01 mg/kg e acepromazina na dose 0,01 a 0,03 mg/kg por via subcutânea, intramuscular ou intravenosa.[18]

A abordagem desses pacientes após a resolução do quadro de edema pulmonar cardiogênico será discutida posteriormente.

Derrame pleural com comprometimento respiratório

O derrame pleural é uma das manifestações clínicas da insuficiência cardíaca congestiva direita mais frequentes. Nesse quadro clínico, o paciente geralmente encontra-se em quadro grave de dispneia, devido a esse tipo de derrame; portanto, o tratamento objetiva o alívio imediato da dispneia. Para tal, é necessária a intervenção imediata, que se baseia no aumento do aporte de O_2 ao animal, por métodos anteriormente citados, e a realização da toracocentese.

Para a realização do procedimento de toracocentese, é necessário realizar a tricotomia e a assepsia da região em que se introduzirá o cateter. A assepsia pode ser realizada com álcool a 70% e solução de iodo povidine. Geralmente, o tamanho do cateter intravenoso utilizado para esse procedimento varia entre os números 18, 16 ou 14, conforme o porte do animal. A introdução do cateter se faz entre o 7º e o 9º espaço intercostal no hemitórax direito ou esquerdo, em região média a ventral (Figura 131.12).

Alguns centros de atendimento veterinário dispõem de equipamento de ultrassom, podendo este ser de grande utilidade no auxílio para a realização da toracocentese.

Após a introdução do cateter na cavidade torácica do animal, aspira-se o conteúdo líquido com o auxílio de uma seringa ou aspirador ambulatorial, acoplado a um sistema constituído por uma torneira de 3 vias e um equipo macrogotas. Deve-se ressaltar que esse procedimento, quando realizado em gatos ou cães de pequenas raças, deve considerar a utilização de escalpes de tamanho 21 ou 23 e desconsiderar a utilização de aspiradores. Recomenda-se aspirar o máximo de conteúdo líquido possível; caso isso não seja possível, aspirar o conteúdo até o animal apresentar o padrão respiratório normal.

Após a realização da toracocentese, recomenda-se a prescrição de diuréticos para controlar ou evitar a recidiva do derrame pleural. A furosemida na dose de 2 a 4 mg/kg a cada 12 ou 8 h, associada à espironolactona na dose 1 a 2 mg/kg a cada 12 h, é indicada para esses pacientes com insuficiência cardíaca congestiva direita.

Ascite com comprometimento respiratório

A ascite é considerada um quadro emergencial quando o paciente apresenta a dispneia, sendo necessária a drenagem imediata desse líquido abdominal. Alguns pacientes apresentam inicialmente hiporexia ou anorexia, apesar de não serem classificados como emergenciais; essa situação requer atenção na decisão em realizar ou não a paracentese.

A paracentese é o procedimento realizado para a drenagem do líquido ascítico, que consiste na introdução do cateter intravenoso, geralmente de tamanho 16 ou 14, na região da linha branca abdominal. A introdução deve ser realizada a uma distância aproximada de 2 dedos em direção cranial ou caudal, a partir da cicatriz umbilical (Figura 131.13). Após prévia tricotomia e assepsia com álcool a 70% e iodo povidine, realiza-se a punção abdominal, o cateter é acoplado em um equipo macrogotas e o líquido abdominal é drenado por ação da gravidade, sem a necessidade de auxílio de sucção com seringa ou aspirador ambulatorial.

Existe uma grande discussão sobre a quantidade de líquido abdominal a ser drenada em cada procedimento, isso porque o líquido apresenta quantidades significativas de proteínas. É frequente observar o emagrecimento rápido, progressivo e com perda da massa muscular, quando esses pacientes iniciam o quadro de ascite. Acreditamos que a quantidade de líquido que deve ser drenada é a quantidade suficiente para causar o alívio respiratório e restabelecer o apetite do animal, bem como aumentar ao máximo o intervalo entre as drenagens. Uma vez que há conteúdo proteico na ascite, se esse líquido não for reabsorvido, essas proteínas não serão reabsorvidas e utilizadas pelo organismo do animal.

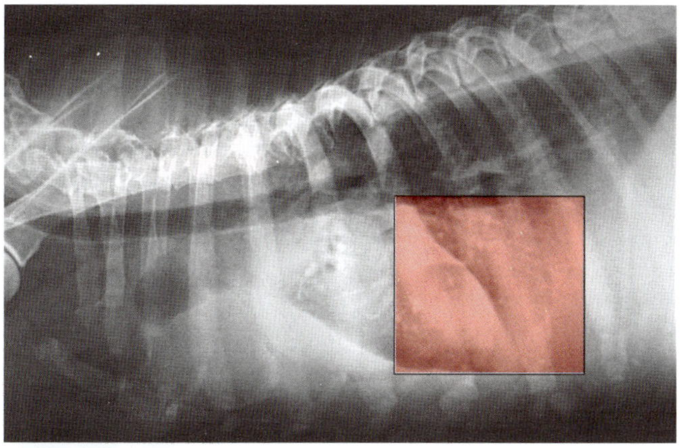

Figura 131.12 Esquema em radiografia do tórax do local ideal para introdução do cateter intravenoso para realização de toracocentese (destaque colorido). (Gentilmente cedida pelo Prof. Dr. Ronaldo Jun Yamato.)

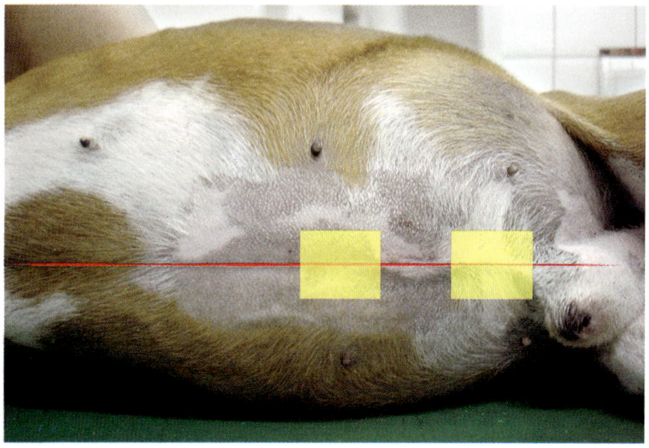

Figura 131.13 Foto de um cão com ascite indicando o local ideal para introdução do cateter intravenoso para realização da paracentese (*quadrados amarelos*). Linha branca abdominal (*reta vermelha*). (Gentilmente cedida pelo Prof. Dr. Ronaldo Jun Yamato.)

mida e eventualmente à hidroclorotiazida (bloqueio sequencial do néfron). O local de ação desse fármaco é no túbulo renal contornado distal e nos ductos coletores, inibindo a reabsorção de sódio sem a perda de potássio. A espironolactona também exerce efeito competidor com os receptores de aldosterona, e por esse motivo é considerada um fármaco antagonista da aldosterona, função discutida mais adiante.[15-17]

A principal indicação do uso da espironolactona nos pacientes cardiopatas está voltada para aqueles que apresentam a insuficiência cardíaca congestiva direita, no entanto o início da terapia diurética sempre é associado à furosemida. Pode-se utilizar também a espironolactona em pacientes com hipopotassemia de grau leve, a fim de evitar a progressão desse distúrbio eletrolítico.[15,16]

A dose da espironolactona também apresenta variação e é administrada somente por via oral; para os cães, é de 1 a 4 mg/kg, a cada 12 h, e, para os gatos, de 1 a 2 mg/kg, a cada 12 h.[15,16] Porém a espironolactona deve ser utilizada com cautela em gatos, pois existem relatos de que, nessa espécie animal, esse fármaco apresenta farmacodermia como efeito colateral, que se manifesta sob a forma de dermatite ulcerativa na região facial.[25] Dentre outros efeitos colaterais que a espironolactona pode causar, há a hiperpotassemia, portanto se indica a dosagem sérica de potássio para os pacientes.[15,16]

Vasodilatadores

Inibidores da enzima conversora da angiotensina

No grupo dos agentes vasodilatadores, podem ser incluídos os inibidores da enzima conversora da angiotensina (IECA), que apresentam como principal efeito bloquear a enzima responsável pela biotransformação da angiotensina I em angiotensina II. Os IECA têm efeito vasodilatador moderado e misto,[26] atuam em arteríolas e vênulas e inibem os efeitos deletérios na ativação crônica do sistema renina-angiotensina-aldosterona. Dentre eles, cita-se o aumento da reabsorção de sódio (aumento da pré-carga), a fibrose miocárdica, a apoptose dos miócitos e o remodelamento cardíaco.[4,12,13] Por esses motivos, os IECA apresentam grandes benefícios quando utilizados no tratamento da insuficiência cardíaca congestiva, promovendo a melhora das manifestações clínicas[27] e dos parâmetros hemodinâmicos,[28] com reflexos positivos e significativos na qualidade de vida, assim como no aumento da sobrevida dos animais cardiopatas.[29,30] É consenso mundial o início da utilização dos IECA na classe funcional II da insuficiência cardíaca congestiva, porém muito se discute sobre em qual momento deve-se iniciar o tratamento da insuficiência cardíaca com os IECA. Estudos demonstram evidências de que se o enalapril, na dose média diária de 0,46 mg/kg por via oral, for administrado na classe funcional I da insuficiência cardíaca congestiva (animais cardiopatas sem manifestações clínicas, mas com sinais de cardiomegalia ou remodelamento cardíaco), poderá ocorrer o retardo no aparecimento das manifestações clínicas da insuficiência cardíaca congestiva.[29-31] Entretanto, outro estudo conclui que o enalapril não apresenta evidências de redução na taxa de morbidade de cães cardiopatas.[19,31] Portanto, atualmente é difícil determinar em que momento da insuficiência cardíaca os IECA poderão apresentar seu benefício máximo no tratamento da insuficiência cardíaca congestiva. Para tal resposta, mais estudos são necessários, e avaliações com biomarcadores cardíacos associados às informações hemodinâmicas obtidas por ecocardiograma podem elucidar as respostas.

Os fármacos do grupo dos IECA utilizados em medicina veterinária são o enalapril, o benazepril, o ramipril e o lisinopril. Dentre estes, o enalapril, o benazepril e o ramipril necessitam de metabolização hepática (hidrolisação) para se tornarem farmacologicamente ativos, portanto considerados profármacos. Essa biotransformação ocorre geralmente no fígado, mas também pode ocorrer em menor proporção nos rins.[15,32] O lisinopril é a exceção dos IECA, pois não necessita da hidrolisação para se tornar ativo.[32]

A escolha dos IECA no tratamento da insuficiência cardíaca congestiva deve ser baseada em suas características farmacocinéticas, principalmente naquelas referentes a vias de eliminação, dose diária, biodisponibilidade e se é considerado profármaco (Quadro 131.1). Por exemplo, em pacientes que apresentam lesão renal, mas sem comprometimento da função renal, é recomendado selecionar um IECA que apresente dupla via de eliminação, como a hepática e renal, e não exclusivamente a via renal. Outro exemplo ocorre em animais que apresentam lesões hepáticas; sendo assim, é racional selecionarmos um IECA que não necessite de hidrolisação hepática e cuja via de eliminação seja exclusivamente renal. Pode-se ainda considerar a indisponibilidade do proprietário em administrar a medicação ao animal. Nesse caso, é favorável a escolha dos IECA com doses a serem administradas a cada 24 h. Deve-se ressaltar que, apesar das diferenças farmacocinéticas entre os IECA, o efeito hemodinâmico e cardioprotetor será benéfico com qualquer IECA.

Os efeitos colaterais observados pelo uso dos IECA não são frequentes, mas, dentre eles, é possível citar os distúrbios gastrentéricos, a hipotensão, a hiperpotassemia e a azotemia.[15,19,33]

A hipotensão pode ser observada no início do tratamento com os IECA, devido ao seu efeito de vasodilatação moderada, mas esse quadro é mais frequente no uso concomitante com outros vasodilatadores ou diuréticos. A associação de diuréticos e IECA é indicada nos pacientes cardiopatas e em insuficiência cardíaca congestiva, isso porque o uso prolongado da furosemida estimula o sistema renina-angiotensina-aldosterona, portanto os efeitos hipotensor e de induzir a azotemia nesses pacientes é maior. Assim, é necessária a mensuração constante da pressão arterial sistêmica e dos níveis séricos de ureia e creatinina.[18,19,33]

Quadro 131.1 Propriedades farmacocinéticas dos IECA utilizados em medicina veterinária.[33,34]

Fármaco	Profármaco	Via de eliminação	Biodisponibilidade	Dose (mg/kg) por via oral
Enalapril	Sim	Renal	Média	Cão: 0,5 a cada 12 ou 24 h Gato: 0,25 a 0,5 a cada 12 ou 24 h
Benazepril	Sim	Renal e hepática	Média a alta	Cão: 0,25 a 0,5 a cada 24 h Gato: 0,5 a 1,0 a cada 24 h
Ramipril	Sim	Renal	–	Cão: 0,125 a 0,5 a cada 24 h
Lisinopril	Não	Renal	Baixa a media	Cão: 0,5 a cada 24 h

A azotemia pode ser proveniente da ação vasodilatadora da arteríola renal eferente que os IECA exercem nessa região dos rins. Por esse motivo, a taxa de filtração glomerular pode diminuir, ocasionando a azotemia.[19] Esse efeito colateral pode ser observado nas primeiras semanas de tratamento, e, em alguns casos, é necessária a redução ou suspensão do IECA em quadros de azotemia grave. Nos pacientes em síndrome cardiorrenal, o uso dos IECA requer atenção redobrada, pois apesar de serem benéficos para controlar a hipertensão intraglomerular no doente renal crônico, eles podem agravar a condição da azotemia e da doença renal, portanto seu uso deve ser evitado em pacientes com azotemia grave.

O hiperpotassemia é um efeito colateral provável dos IECA, mas pouco frequente, exceto em algumas condições. Como os IECA bloqueiam a ação da aldosterona, a reabsorção de sódio é inibida, preservando os níveis de potássio. Sendo assim, em doenças como doença renal crônica e aguda, hipoadrenocorticismo e em associações a fármacos, como a espironolactona e o trilostano, os IECA devem ser evitados ou utilizados com cuidado, e os níveis séricos de sódio e potássio devem ser monitorados.[15,19] No entanto, entendemos que a associação aos fármacos citados não provoca quadros de hiperpotassemia significativa, desde que os fármacos sejam utilizados nas doses terapêuticas recomendadas.

Anlodipino

O anlodipino pertence ao grupo dos fármacos chamados de bloqueadores de canais de cálcio, que se caracterizam por inibirem o influxo de cálcio extracelular nos miócitos e nas células da musculatura lisa vascular, além de apresentarem ação nas células do nó atrioventricular, diminuindo a condução do impulso e aumentando o período refratário do potencial de ação, podendo ser indicados no tratamento de certas arritmias. No entanto, o anlodipino é um fármaco com ação predominantemente nas células da musculatura lisa vascular periférica, porém os efeitos nos miócitos e antiarrítmico são mínimos e sem ações hemodinâmicas.[15,19]

O anlodipino pode ser indicado como segunda opção no tratamento da insuficiência cardíaca congestiva, e sua utilização deve estar associada, na maioria dos casos, aos IECA. Não existem evidências de que o anlodipino como monoterapia tenha efeitos benéficos na redução da taxa de mortalidade em pacientes em classe funcional III, ocasionados pela cardiomiopatia dilatada. Porém o uso do anlodipino associado aos IECA pode ser de grande valia nos pacientes em estágios C ou D da endocardiose valvar mitral,[18] com o objetivo de redução da pós-carga e, secundariamente, da fração regurgitante mitral. Nos casos de hipertensão arterial sistêmica em gatos, o anlodipino é o vasodilatador de primeira escolha, sendo que o índice de sucesso terapêutico nessas condições é de aproximadamente 90%.

A farmacocinética e a farmacodinâmica do anlodipino fazem com que o pico de ação ocorra aproximadamente em 4 a 7 dias, porém esse período pode se prolongar por até 15 dias, e a sua meia-vida é de 30 a 20 dias. A dose do anlodipino recomendada para os cães é de 0,05 a 0,3 mg/kg a cada 24 ou 12 h, e para os gatos é de 0,625 mg por animal a cada 24 h.[24] É indicado o uso da menor dose no início do tratamento, podendo ser titulada conforme a necessidade.

A hipotensão, como efeito colateral do anlodipino, é frequente quando associada a outros vasodilatadores, portanto, quando houver a necessidade dessa associação, os valores da pressão arterial sistêmica deverão ser obtidos semanalmente. O monitoramento da função renal também é necessário, uma vez que o anlodipino causa vasodilatação da arteríola renal aferente e, quando associado aos IECA, que, por sua vez, dilatam a arteríola eferente, é alto o risco de diminuição do fluxo sanguíneo renal e da taxa de filtração glomerular, provocando insuficiência renal.

Hidralazina

A hidralazina é um potente vasodilatador arterial com ação direta na musculatura vascular e com o mecanismo de ação desconhecido. A sua indicação é baseada nos mesmos conceitos aplicados ao anlodipino, ou seja, redução da pós-carga em estágios D da endocardiose valvar mitral. Porém, é conhecido que o uso da hidralazina como terapia única na endocardiose mitral pode aumentar a retenção de líquido por aumento da frequência cardíaca e dos níveis séricos de aldosterona e angiotensina II. Então, esse fármaco deve ser evitado como monoterapia, e o seu uso deve sempre estar associado aos IECA.[15,19]

A dose preconizada da hidralazina é de 0,5 a 3 mg/kg a cada 12 ou 24 h, contudo a dose mínima é desejável no tratamento inicial ou quando associada a outro vasodilatador. A hidralazina alcança o pico de ação em até 3 h, sendo indicada a aferição da pressão arterial sistêmica nesse período, após seu uso. Em caso de valores da pressão arterial sistólica iguais a 100 mmHg ou inferiores, o uso da hidralazina deve ser suspenso ou evitado.[15,19]

O principal e frequente efeito colateral da hidralazina é a hipotensão, sendo esta deletéria ao paciente cardiopata, pois, como consequência, origina taquicardia reflexa, estimulação do sistema nervoso autônomo e do sistema renina-angiotensina-aldosterona. Portanto, o monitoramento da pressão arterial sistêmica após a instituição da terapia deve ser em até 3 h, e, em seguida, semanalmente. Se o paciente permanecer com os valores de pressão arterial sistólica acima de 100 mmHg, deverá ser monitorado mensalmente.[15,19]

A insuficiência renal pode ser outro inconveniente do uso da hidralazina. Devido ao seu potente efeito arteriodilatador, o fluxo sanguíneo renal pode diminuir, ocasionando insuficiência renal e, por esse motivo, o monitoramento da ureia e da creatinina sérica é indicado.

Sildenafila

O quadro de hipertensão arterial pulmonar secundária à insuficiência cardíaca congestiva nos cães é frequente, representando um fator importante na piora da classe funcional do paciente, com posterior piora na qualidade de vida e no tempo de sobrevida.

O citrato de sildenafila é um inibidor da fosfodiesterase V e apresenta efeito vasodilatador pulmonar específico; tem-se mostrado eficaz na redução da pressão da artéria pulmonar.[34,35] A fosfodiesterase é um grupo de enzimas que promove um nível aumentado e sustentado de guanosina monofosfato cíclico, mediador do óxido nitroso, que apresenta efeitos de vasodilatação.[34,36] O citrato de sildenafila é utilizado com sucesso no tratamento de cães com hipertensão arterial pulmonar, secundário às cardiopatias esquerdas ou às doenças pulmonares. Sildenafila apresenta efeitos benéficos, como redução à resistência vascular pulmonar e melhora da oxigenação arterial,[34,35,37,38] porém esse fármaco provoca a vasodilatação das arteríolas e não da artéria pulmonar proximal.[39] A dose inicial recomendada é de 0,5 a 1 mg/kg a cada 12 ou 8 h, contudo doses até 3 mg/kg a cada 8 h têm sido bem toleradas pelos pacientes. Diversos estudos demonstram melhora na qualidade de vida, porém há divergências quanto à melhora nos parâmetros ecocardiográficos que estimam a pressão arterial pulmonar. Os efeitos colaterais em cães e gatos ainda não foram relatados, mas a administração de doses mais altas deve ser acompanhada com monitoramento da pressão arterial sistêmica,[35] uma vez que esse fármaco pode apresentar efeito dose-dependente.

Inotrópicos

O principal representante dos agentes inotrópicos positivos até então eram os digitálicos, sendo a digoxina o fármaco utilizado no tratamento da insuficiência cardíaca congestiva, tanto em medicina veterinária como em medicina humana. A digoxina não apresenta efeito inotrópico potente, como se acreditava. Atualmente, a pimobendana é um agente inodilatador que tem substituído a digoxina quando se busca o efeito de inotropismo positivo nos pacientes cardiopatas com disfunção sistólica. Os efeitos da pimobendana serão discutidos mais adiante.

A digoxina inibe a ação da enzima de membrana ATPase sódio-potássio e, por consequência, diminui a atividade da bomba de sódio-potássio, fazendo com que a concentração de sódio intracelular aumente. A elevação da concentração do sódio intracelular estimula a troca do sódio intracelular pelo cálcio extracelular, possibilitando a elevação da concentração intracelular de cálcio nos miócitos. Com isso, existe maior disponibilidade de cálcio intracelular, o que promoverá as ligações nas pontes de actina e miosina, responsáveis pela contração miocárdica.[15,40] Esse mecanismo de ação também é observado quando em doses mais elevadas, porém terapêuticas, nas bombas de sódio e potássio localizadas nas células do sistema de condução cardíaco; portanto, esse efeito eletrofisiológico da digoxina resulta em diminuição da velocidade de condução do impulso atrioventricular e em redução da frequência de despolarização do nó sinusal.[40]

Entretanto, o efeito inotrópico positivo produzido pela digoxina é leve quando comparado a outros agentes inotrópicos positivos, como a pimobendana, porém atualmente a principal indicação da digoxina aplica-se ao controle das arritmias supraventriculares, como a fibrilação atrial.[22]

As doses descritas na literatura são variáveis, porém indicamos as seguintes:[24]

- Cães menores que 20 kg: 0,005 a 0,01 mg/kg a cada 12 h[24]
- Cães maiores que 20 kg: 0,22 mg/m^2 a cada 12 h[24]
- Gatos menores que 3 kg: 0,008 a 0,01 mg/kg a cada 48 h[24]
- Gatos com peso corpóreo entre 4 e 5 kg: 0,008 a 0,01 mg/kg a cada 24 ou 48 h[24]
- Gatos maiores que 6 kg: 0,008 a 0,01 mg/kg a cada 24 h.[24]

A digoxina deve ser administrada antes das refeições; quando se utilizar a formulação em elixir, recomenda-se a redução da dose em 10%.

Os efeitos colaterais da digoxina são frequentes e podem ser favorecidos nos quadros de insuficiência renal, hipopotassemia e uso concomitante com a furosemida. Anorexia, hiporexia, vômito, diarreia, bradiarritmias (bloqueios atrioventriculares) e taquiarritmias (ventriculares) são os efeitos colaterais mais comuns, e manifestações neurológicas, como letargia e ataxia, raramente são observadas na intoxicação digitálica.[15,22]

Inodilatadores

Pimobendana

Os agentes inodilatadores são fármacos com propriedades vasodilatadoras associadas ao efeito inotrópico positivo. Dentre os fármacos para uso em medicina veterinária, destaca-se a pimobendana, um inibidor da fosfodiesterase III e sensibilizadora de cálcio intracelular.[22,41]

A fosfodiesterase III tem a função de degradar o monofosfato de adenosina cíclico (cAMP) intracelular no miocárdio, que, por sua vez, é responsável pelo controle do influxo de cálcio (Ca^{++}) por meio dos canais de Ca^{++}, pela captação do Ca^{++} pelo retículo sarcoplasmático e pela sensibilização das proteínas contráteis à ação do Ca^{++}. Sendo assim, os inibidores da fosfodiesterase III promovem a elevação de cAMP intracelular do miocárdio e, dessa maneira, aumentam o influxo de Ca^{++}, diminuem a captação do Ca^{++} intracelular pelo retículo sarcoplasmático e aumentam a sensibilização das proteínas contráteis à ação do Ca^{++}. A pimobendana, em particular, aumenta a sensibilidade das proteínas que participam da atividade contrátil do miocárdio ao Ca^{++}, em especial da troponina C, aumentando o inotropismo miocárdico, independentemente das concentrações intracelulares de Ca^{++}. Assim, a função sistólica do miocárdio é otimizada sem a necessidade de aumento do consumo de O_2 e gasto excessivo de energia, ou seja, de adenosina trifosfato. Esse efeito é benéfico ao animal cardiopata, principalmente nas miocardiopatias com disfunção sistólica importante, pois funciona como miocardioprotetor, por não aumentar o trabalho do coração doente.[22,40]

Associado ao inotropismo positivo proporcionado pela pimobendana, o elevado nível de cAMP nas células vasculares causa o relaxamento da musculatura lisa vascular e consequente vasodilatação, diminuindo a resistência vascular sistêmica; esse efeito é importante e benéfico ao paciente em insuficiência cardíaca congestiva.[40] O efeito de vasodilatação proporcionado pela pimobendana também é observado no sistema arterial pulmonar.[41] Portanto, a pimobendana é considerada um fármaco com propriedades inotrópicas positivas e vasodilatadoras.

A pimobendana é indicada nos casos de miocardiopatias na forma dilatada nos cães e também na endocardiose valvar mitral canina, porém os estudos divergem quanto ao estágio da doença em que a pimobendana apresenta os efeitos benéficos. Esse fármaco tem demonstrado efeitos positivos quanto à qualidade de vida dos pacientes com miocardiopatia dilatada e endocardiose valvar mitral. Em Dobermanns com miocardiopatia dilatada em classe funcional II e III da insuficiência cardíaca congestiva, a pimobendana mostrou ser capaz de aumentar a sobrevida e melhorar a classe funcional da insuficiência cardíaca congestiva, quando comparado com placebo.[42] Estudos com endocardiose valvar mitral em estágio C demonstraram resultados semelhantes aos observados na miocardiopatia dilatada, ou seja, houve melhora significativa da classe funcional e do tempo de sobrevida nos animais tratados com a pimobendana quando comparado com o benazepril.[43] Entretanto, alguns estudos ainda divergem quanto aos seus benefícios em pacientes com endocardiose valvar mitral em estágio B,[44,45] pois estes demonstraram que, apesar da melhora dos índices hemodinâmicos mensurados ao ecocardiograma, houve sinais de progressão da doença, quando realizada a análise histológica das estruturas cardíacas. Concluiu-se então que existem evidências maléficas do uso da pimobendana nos estágios iniciais da endocardiose valvar mitral.[44] Há poucos relatos do uso da pimobendana em gatos, mas esse fármaco pode ser indicado na miocardiopatia hipertrófica ou nas não classificadas em estágios avançados e com disfunção sistólica evidente.[22]

Nos quadros de hipertensão arterial pulmonar secundária à endocardiose valvar mitral, o uso da pimobendana no tratamento desses pacientes apresentou evidências de melhora clínica e de parâmetros, como a velocidade máxima de regurgitação tricúspide mensurada pelo ecocardiograma e a dosagem sérica de peptídios natriuréticos cerebrais.[41]

Preconizamos o uso da pimobendana em animais na classe funcional III da insuficiência cardíaca congestiva, devido ao fato de a pimobendana ser um adjuvante na terapia do paciente em insuficiência cardíaca congestiva, nunca devendo ser usado como monoterapia. Observações clínicas que realizamos demonstram que os animais com endocardiose valvar mitral que recebem a pimobendana em estágio C ou D apresentam melhora significativa das manifestações clínicas e consequente qualidade de vida, assim como aumento do tempo de sobrevida. Porém, após um período aproximado de 6 meses a 1 ano, esses animais exibem recidivas de quadros congestivos de difícil controle, como, por exemplo, edema pulmonar, sendo o óbito observado em poucos dias.

A dose recomendada da pimobendana para os cães é de 0,1 a 0,3 mg/kg a cada 12 h, por via oral, e deve ser administrada antes das refeições.[22] Uma dose da pimobendana a cada 8 h é sugerida para os animais em estágio D da endocardiose valvar mitral, porém essa frequência de administração não é aprovada para o uso em cães.[18] Atualmente, a pimobendana não é autorizada para o uso em gatos e, por esse motivo, não existe dose estabelecida para essa espécie animal.

Os efeitos colaterais não são frequentes, mas podemos observar distúrbios gastrentéricos e arritmias supraventriculares e ventriculares.[22]

Betabloqueadores

O uso dos fármacos betabloqueadores, como agentes antiarrítmicos da classe II, inotrópicos negativos e lusiotrópicos positivos, já é consagrado pela literatura mundial. Porém, atualmente, os betabloqueadores têm sido utilizados no tratamento da insuficiência cardíaca congestiva, com o objetivo de inibir os efeitos deletérios do remodelamento cardíaco provocado pela ativação crônica dos mecanismos compensatórios na insuficiência cardíaca congestiva, principalmente a ativação do sistema nervoso autônomo simpático. Em pacientes humanos, está comprovado o efeito cardioprotetor dos betabloqueadores, nas miocardiopatias dilatadas idiopática e isquêmica, porém existe melhora da função sistólica e da capacidade aos exercícios e aumento do tempo de sobrevida.[26,46,47] Os betabloqueadores utilizados com o objetivo de cardioproteção são o carvedilol e o metoprolol. Destes, o carvedilol é o fármaco mais estudado em medicina veterinária.[48-52]

Carvedilol

O carvedilol é um betabloqueador não seletivo de 3ª geração completo, ou seja, realiza o bloqueio de receptores β_1, β_2 e α_1. Dessa maneira, causa, além dos efeitos demonstrados no Quadro 131.2, o de vasodilatação pelo bloqueio dos receptores α_1-adrenérgicos. Destaca-se ainda o efeito antioxidante do carvedilol, o que pode reduzir o estresse oxidativo[26,46,51] e evitar a perioxidação lipídica da membrana celular dos miócitos,[51] processos relacionados com a progressão da insuficiência cardíaca.[46]

A busca pelo efeito cardioprotetor em pacientes caninos e felinos tem sido motivo de alguns estudos na medicina veterinária, sendo que os resultados são controversos.

Estudo realizado por Oyama *et al.* incluiu 23 cães com o diagnóstico de cardiomiopatia dilatada em classe funcional IB da insuficiência cardíaca congestiva, porém 16 desses cães foram tratados com o carvedilol na dose de 0,3 mg/kg a cada 12 h, e 7 cães foram tratados com placebo. Parâmetros da função sistólica obtidos por ecocardiograma e indicadores da função neuro-humoral (biomarcadores) foram realizados. Esse estudo demonstrou que no período de 4 meses de tratamento com o carvedilol não houve melhora dos parâmetros avaliados quando comparados com o grupo placebo. Porém, algumas limitações podem ter influenciado esses resultados, como alta taxa de mortalidade ocorrida, tempo de estudo muito curto, dose do carvedilol utilizada e pequeno número de animais incluídos no estudo.[49]

Quadro 131.2 Efeitos do bloqueio dos receptores β em alguns órgãos.[55]

Órgão	Receptor	Efeito do betabloqueador
Coração	β_1 e β_2	Diminuição da frequência cardíaca Diminuição do inotropismo
Vasos periféricos	β_2	Vasodilatação
Pulmão	β_2	Broncoconstrição
Rins	β_1	Diminuição da secreção de renina

Resultados opostos foram observados em estudos realizados por Soares[48] e Leomil Neto *et al.*,[51] que avaliaram um total de 49 cães com cardiomiopatia dilatada, sendo que 25 cães foram tratados com o carvedilol na dose 0,3 mg/kg a cada 12 h, por um período de 6 meses. Nesses estudos, foi observada a melhora da fração de encurtamento e da fração de ejeção nesse grupo de animais, porém sem significância estatística quando comparado ao grupo controle. Nesse mesmo estudo, observou-se ainda que houve melhora da classe funcional da insuficiência cardíaca congestiva e escore clínico, com melhora da qualidade de vida e maior tempo de sobrevida.[48,51]

Na endocardiose valvar mitral, poucos estudos com o carvedilol têm sido realizados. Estes demonstram apenas resultados promissores em relação à melhora da classe funcional e da qualidadc dc vida, porém ainda sem dados concretos sobre o benefício do uso de carvedilol no tratamento da endocardiose valvar mitral em cães.[50]

A dose recomendada para o uso do carvedilol na miocardiopatia dilatada em cães é de 0,1 a 0,4 mg/kg a cada 12 h, por via oral, e deve ser titulada após 2 a 4 semanas de início do tratamento, até a dose de 0,6 mg/kg a cada 12 h por via oral.[26] Nos animais em classe funcional I da insuficiência cardíaca congestiva, o carvedilol é bem tolerado em doses mais altas de até 1,5 mg/kg a cada 12 h por via oral.[24] Doses de 0,3 a 1,1 mg/kg a cada 12 h têm sido bem toleradas na endocardiose valvar mitral em cães.[52] Na retirada dos betabloqueadores do tratamento da insuficiência cardíaca congestiva, devido a efeitos colaterais ou por outros motivos, deve-se realizar esse procedimento de maneira gradativa, a fim de evitar a hiperexpressão dos receptores β, que podem causar taquiarritmias com óbito do paciente.

O uso dos betabloqueadores deve ser evitado em animais na classe funcional II avançada e na III, devido ao seu efeito inotrópico negativo. Sendo assim, recomenda-se o controle dos sinais congestivos nos animais cardiopatas, para então reavaliar a possibilidade de prescrição dos betabloqueadores.[46] Dentre os efeitos colaterais frequentes dos betabloqueadores, é possível citar bradicardia, fraqueza, letargia, episódios de síncopes, cansaço fácil e aqueles relacionados com a insuficiência cardíaca congestiva, isso devido aos efeitos inotrópicos e cronotrópicos negativos dos betabloqueadores.

Antagonistas da aldosterona

A aldosterona é um hormônio esteroide que desenvolve um papel importante e deletério na evolução da insuficiência cardíaca congestiva. Produto final do sistema renina-angiotensina-aldosterona, esse hormônio, quando liberado de maneira crônica pela região do córtex adrenal, estimulará a apoptose dos miócitos, induzirá a síntese de citocinas pró-inflamatórias, a fibrose miocárdica e o aumento da matriz extracelular, sendo esses fatores os principais causadores do remodelamento cardíaco. Efeitos sobre a hemodinâmica do organismo também são observados, tais como o aumento da volemia (pré-carga) e a resistência vascular periférica (pós-carga).[53]

Atualmente é conhecido que a liberação de aldosterona depende do estímulo da angiotensina II, porém a formação desse peptídio não ocorre exclusivamente pela ativação do sistema renina-angiotensina-aldosterona, mas também por outra via, como a via das enzimas quimase-dependentes.[32,53] Por esse motivo, os níveis de angiotensina II e de aldosterona no paciente cardiopata voltam a se elevar após um período aproximado de 1 a 2 meses de tratamento com os IECA.[53]

A espironolactona é um fármaco da classe dos diuréticos, mas também com ação antagonista à aldosterona, pois compete com os receptores da aldosterona nos diversos locais de ação. Bernay *et al.* demonstraram em um estudo multicêntrico envolvendo 237 cães com endocardiose valvar mitral em classe funcional II da insuficiência cardíaca congestiva que a espironolactona, quando utilizada na dose de 2,0 mg/kg a cada 24 h por via oral, adicionada à terapia convencional com IECA, furosemida e digoxina, reduziu de modo significativo a taxa de morbidade e mortalidade desses animais, quando comparados com um grupo placebo. Portanto, a espironolactona parece ser uma boa opção no tratamento da insuficiência cardíaca congestiva em cães, com objetivo de cardioproteção, retardando os efeitos maléficos do remodelamento cardíaco.[54]

A utilização da espironolactona em gatos com miocardiopatia hipertrófica foi estudada por MacDonald e Kittleson, com o objetivo de melhorar a função diastólica em uma população de gatos da raça Maine Coon. Foram avaliados parâmetros ecocardiográficos convencionais e também parâmetros da ecocardiografia tecidual por meio do Doppler tecidual e ainda níveis séricos de aldosterona. Um grupo de 13 gatos foi tratado com a dose de 2 mg/kg a cada 12 h por via oral durante 4 meses e comparado com um grupo-controle. Os resultados obtidos nesse estudo demonstraram que, apesar de os níveis séricos de aldosterona se elevarem com o uso da espironolactona, a mesma não foi eficaz em melhorar os parâmetros avaliados no período de 4 meses. Foi observado, em quatro animais que receberam a espironolactona, o quadro de farmacodermia por dermatite ulcerativa facial, e eles foram excluídos desse estudo.[25]

A dose recomendada da espironolactona como fármaco cardioprotetor para os cães é de 2 mg/kg a cada 24 h.[54] Dentre outros efeitos colaterais que a espironolactona pode causar, há a hiperpotassemia, principalmente quando a espironolactona está associada a outros fármacos, como os IECA e o trilostano, ou condições como o comprometimento da função renal. Portanto, são indicados a dosagem sérica de potássio, ureia e creatinina e o exame de urina nesses pacientes.[16]

Dieta

Atualmente a restrição de sódio na dieta dos animais cardiopatas é indicada somente nos quadros congestivos, ou seja, na classe funcional III e, eventualmente, nas fases mais avançadas da classe funcional II da insuficiência cardíaca congestiva.

Um dos principais objetivos da dieta direcionada ao animal cardiopata, além da restrição de sódio, é fornecer níveis adequados de proteína e carboidratos com palatabilidade elevada, a fim de retardar ou evitar a perda de peso e a evolução para a caquexia cardíaca, quadro observado em estágios finais dos cardiopatas. No mercado *pet*, é possível encontrar algumas opções de rações terapêuticas que proporcionam esses objetivos, além de suprirem outras necessidades nutricionais, como níveis adequados de potássio, aminoácidos e ácidos graxos.

Recentemente, os ácidos graxos e, especificamente, o ômega-3, originado de óleo de peixe de águas marinhas e frias, têm sido utilizados na prevenção da perda de peso e da caquexia, além de existirem evidências de efeito antiarrítmico em cães da raça Boxer com arritmias ventriculares.[18,55]

Portanto, a dieta é um fator fundamental no tratamento do animal cardiopata, devendo a condição e o peso corpóreo ser avaliados e registrados em todas as consultas cardiológicas, pois a perda do peso e a diminuição do escore corporal podem ser fatores de mau prognóstico.

O prognóstico da insuficiência cardíaca congestiva depende da classe funcional em que o animal se encontre no momento do diagnóstico e também da cardiopatia de base. Resumidamente, o prognóstico das cardiopatias relacionadas com a classe funcional da insuficiência cardíaca congestiva está demonstrado no Quadro 131.3.

Quadro 131.3 Prognóstico da insuficiência cardíaca congestiva segundo a classe funcional e a cardiopatia de base.

Classe funcional da insuficiência cardíaca congestiva	Cardiopatia congênita	Cardiopatia adquirida
I	Bom a reservado	Bom
II	Reservado a mau	Reservado
III	Mau	Mau

Referências

1. Borgarelli M, Savarino P, Crosara S, Santilli RA, Chiavegato D, Poggi M *et al.* Survival characteristics and prognostic variables of dogs with mitral regurgitation attributable to myxomatous valve disease. Journal of Veterinary Internal Medicine. 2008;22(1): 120-8.
2. Borgarelli M, Crosara S, Lamb K, Savarino P, La Rosa G, Tarducci A *et al.* Survival characteristics and prognostic variables of dogs with preclinical chronic degenerative mitral valve disease attributable to myxomatous degeneration. Journal of Veterinary Internal Medicine. 2012;26(1): 69-75.
3. Rush JE, Freeman LM, Fenollosa NK, Brown DJ. Population and survival characteristics of cats with hypertrophic cardiomyopathy: 260 cases (1990-1999). Journal of American Veterinary Medical Association. 2002;220(2): 202-7.
4. De Morais HA, Schwartz DS. Pathophysiology of heart failure. In: Ettinger SJ, Feldman EC. Textbook of veterinary internal medicine. 6. ed. St. Louis: Elsevier Saunders, 2005. v. 2, p. 914-40.
5. Boon JA. Manual of veterinary echocardiography. Baltimore: Williams and Wilkins; 1998. 478 p.

6. Nishimura RA, Tajik AJ. Evaluation of diastolic filling of left ventricle in health and disease: Doppler echocardiography is the clinician's Rosetta Stone. Journal of American College Cardiology. 1997;30(1): 8-18.
7. Fox PR, Sisson D, Moïse NS. Appendix A. In: Fox PR, Sisson D, Moïse NS. Textbook of canine and feline cardiology: principles and clinical practice. Philadelphia: W. B. Saunders; 1999. p. 883-901.
8. Oyama MA. Advances in echocardiography. The Veterinary Clinic of North America: Small Animal Practice. 2004;34(5): 1083-104.
9. Brown S, Atkins C, Bagley R, Carr A, Cowgill L, Davidson M *et al.* Guidelines for the identification, evaluation and management of systemic hypertension in dogs and cats. Journal of Veterinary Internal Medicine. 2007;21(3): 542-58.
10. Oliveira MS, Muzzi RA, Araújo RB, Muzzi LA, Ferreira DF, Nogueira R *et al.* Heart rate variability parameters of myxomatous mitral valve disease in dogs with and without heart failure obtained using 24-hour Holter electrocardiogaphy. Veterinary Research. 2012;170(24): p. 622. Epub.
11. Oyama MA, Fox PR, Rush JE, Rozanski EA, Lesser M. Clinical utility of serum N-terminal pro-B-type natriuretic peptide concentration for identifying cardiac disease in dogs and assessing disease severity. Journal of American Veterinary Medical Association. 2008;232(10): 496-503.
12. Kittleson MD. Pathophysiology of heart failure. In: Kittleson MD, Kienle RD. Small animal cardiovascular medicine. 1. ed. St. Louis: Mosby; 1998. p. 136-48.
13. Sisson DD. Pathophysiology of heart failure. In: Ettinger SJ, Feldman EC. Textbook of veterinary internal medicine. 7. ed. St. Louis: Elsevier Saunders; 2010. v. 2, p. 1143-58.
14. Hopper K. Oxygen therapy. In: Ettinger SJ, Feldman EC. Textbook of veterinary internal medicine. 7. ed. St. Louis: Elsevier Saunders; 2010. v. 1, p. 516-8.
15. Kittleson MD. Management of heart failure. In: Kittleson MD, Kienle RD. Small animal cardiovascular medicine. 1. ed. St. Louis: Mosby; 1998. p. 149-94.
16. Kogika MM, Yamato RJ. Diuréticos. In: Spinosa HS, Górniak SL, Bernardi MM. Farmacologia aplicada à medicina veterinária. 4 ed. Rio de Janeiro: Guanabara Koogan; 2006. p. 321-9.
17. Giorgi DMA. Diuréticos. In: Batlouni M, Ramires JAF. Farmacologia e terapêutica cardiovascular. São Paulo: Atheneu; 1999. p. 117-43.
18. Atkins C, Bonagura J, Ettinger S, Fox P, Gordon S, Häggström J, Hamlin R, Keene R, Fuentes VL, Stepien R. Guidelines for the diagnosis and treatment of canine chronic valvular heart disease. Journal of Veterinary Internal Medicine. 2009;23: p. 1142-50.
19. Bulmer BJ. Angiotensin converting enzyme inhibitors and vasodilators. In: Ettinger SJ, Feldman EC. Textbook of veterinary internal medicine. 7. ed. St. Louis: Elsevier Saunders; 2010. v. 2. p. 1216-23.
20. Tárraga KM. Medicamentos que atuam no sistema cardiovascular: inotrópicos positivos e vasodilatadores. In: Spinosa HS, Górniak SL, Bernardi MM. Farmacologia aplicada à medicina veterinária. 4. Rio de Janeiro: Guanabara Koogan; 2006. p. 299-312.
21. Gun C, Mady C. Inotrópicos não digitálicos. In: Batlouni M, Ramires JAF. Farmacologia e terapêutica cardiovascular. São Paulo: Atheneu; 1999. p. 101-15.
22. Fuentes VL. Inotropes: inodilators. In: Ettinger SJ, Feldman EC. Textbook of veterinary internal medicine. 7. ed. St. Louis: Elsevier Saunders; 2010. v. 2. p. 1202-7.
23. Górniak SL. Hipnoanalgésicos e neuroleptoanalgesia. In: Spinosa HS, Górniak SL, Bernardi MM. Farmacologia aplicada à medicina veterinária. 4. Rio de Janeiro: Guanabara Koogan; 2006. p. 176-84.
24. Papich MG. Appendix I – Table of common drugs: approximate dosages. In: Bonagura JD, Twedt DC. Kirk's current veterinary therapy XIV. 14. ed. St. Louis: Saunders Elsevier; 2009. p. 1306-34.
25. MacDonald KA, Kittleson MD. Effect of spironolactone on diastolic function and left ventricular mass in Maine Coon cats with familial hypertrophic cardiomiopathy. Journal of Veterinary Internal Medicine. 2008;22: 335-41.
26. Keene BW, Bonagura JD. Management of heart failure in dogs. In: Bonagura JD, Twedt DC. Kirk's current veterinary therapy XIV. 14 ed. St. Louis: Saunders Elsevier; 2009. p. 769-80.
27. Woodfield JF. Controlled clinical evaluation of enalapril in dogs with heart failure: results of the cooperative veterinary enalapril study group the COVE study group. Journal of Veterinary Internal Medicine. 1995;9: 243-52.
28. Sisson DD. Acute and short term hemodynamic, echocardiography, and clinical effects of enalapril maleato in dogs with naturally acquired heart failure: results of the invasive multicenter prospective veterinary evaluation of enalapril study: the IMPROVE study group. Journal of Veterinary Internal Medicine. 2008;9: 234-42.
29. Atkins CE, Keene B. ACE-Inhibition in compensated naturally-occurring mitral insufficiency: effect on mortality (results of the VETPROOF Mortality Endpoint Determination: VETMED). Proc. BSAVA Congress; 2006; Birmingham, UK; 2006. p. 520.
30. Pouchelon JL, Jamet N, Gouni V, Tissier R, Serres F, Sampedrano CC, Castaignet M, Lefebvre HP, Chetboul V. Effect of benazepril on survival and cardiac events in dogs with asymptomatic mitral valve disease: a retrospective study of 141 cases. Journal of Veterinary Internal Medicine. 2008;22: 905-14.
31. Atkins CE, Häggström J. Pharmacologic management of myxomatous mitral valve disease in dog. Journal of veterinary cardiology. 2012;14: 165-84.
32. Batlouni M, Ramires JAF, Mello EP. Inibidores da enzima conversora da angiotensina. In: Batlouni M, Ramires JAF. Farmacologia e terapêutica cardiovascular. São Paulo: Atheneu; 1999. p. 287-303.
33. Ware WA. Management of heart failure. In: Ware WA. Cardiovascular disease in small animal medicine. London: Manson Publishing; 2007. p. 164-93.
34. Ware WA. Pulmonary hypertension. In: Ware WA. Cardiovascular disease in small animal medicine. 1 ed. London: Manson Publishing; 2007. p. 340-50.
35. Henik RA. Pulmonary hypertension. In: Bonagura JD, Twedt DC. Kirk's current veterinary therapy XIV. 14 ed. St. Louis: Saunders Elsevier; 2009. p. 697-702.
36. McLaughlin VV, Rich S. Hipertensão pulmonar. In: Zipes DP, Libby P, Bonow RO, Braunwald E. Braunwald – Tratado de doenças cardiovasculares. 7 ed. Rio de Janeiro: Elsevier; 2006. p. 1807-42.
37. Bach JF, Rozanski EA, MacGregor J, Betkowski JM, Rush JE. Retrospective evaluation of sildenafil citrate as a therapy for pulmonary hypertension in dogs. Journal of Veterinary Internal Medicine. 2006;20: 1132-5.
38. Kellun HB, Stepien RL. Sildenafil citrate therapy in 22 dogs with pulmonary hypertension. Journal of Veterinary Internal Medicine. 2007;21: 1258-64.
39. Fesler P, Pagnamenta A, Rondelet B, Kerbaul F, Naeije R. Effects of sildenafil on hypoxic pulmonary vascular function en dogs. Journal of Applied Physiology. 2006;101: 1085-90.
40. Silva MADS, Martinez Filho E. Digitálicos. In: Batlouni M, Ramires JAF. Farmacologia e terapêutica cardiovascular. São Paulo: Atheneu; 1999. p. 83-99.
41. Atkinson KJ, Fine DM, Thombs LA, Gorelick JJ, Durham HE. Evaluation of pimobendan and a N-terminal probrain natriuretic peptide in the treatment of pulmonary hypertension secondary to degenerative mitral valve disease in dogs. Journal of Veterinary Internal Medicine. 2009;23: 1190-6.
42. Fuentes VL, Corcoran B, French A, Schober KE, Kleemann R, Justus C. A duble-blind, randomized, placebo-controlled study of pimobendan in dogs with dilated. Journal of Veterinary Internal Medicine. 2002;16: 255-61.
43. Häggström J, Boswood A, O'Grady M, Jöns O, Smith S *et al.* Effect of pimobendan or benazepril hydrochloride on survival times in dogs with congestive heart failure caused by naturally occurring myxomatous mitral valve disease: the QUEST study. Journal of Veterinary Internal Medicine. 2008;22: 1124-35.
44. Chetboul V, Lefebvre HP, Sampedrano CC, Gouni V, Saponaro V, Serres F, Concordet D, Nicolle AP, Pouchelon JL. Comparative adverse cardiac effects of pimobendan and benazepril monotherapy in dogs with mild degenerative mitral valve disease: a prospective, controlled, blinded, and randomized study. Journal of Veterinary Internal Medicine. 2007;21: 742-53.
45. Kano N, Kuse H, Kawasaki M, Hara A, Kano R, Sasaki Y. Effects of pimobendan for mitral valve regurgitation in dogs. Journal of Veterinary Medical Science. 2007;69: 373-7.
46. Gordon SG. Beta blocking agents. In: Ettinger SJ, Feldman EC. Textbook of veterinary internal medicine. 7. ed. St. Louis: Elsevier Saunders; 2010. v. 2. p. 1207-11.
47. Batlouni M, Ramires JAF. Bloqueadores beta-adrenérgicos. In: Batlouni M, Ramires JAF. Farmacologia e terapêutica cardiovascular. São Paulo: Atheneu; 1999. p. 215-43.
48. Soares EC. Avaliação ecocardiográfica dos índices de função sistólica e diastólica de cães com cardiomiopatia dilatada idiopática submetidos ao tratamento com carvedilol. 2006. 164f. Tese (Doutorado em medicina veterinária). Faculdade de Medicina Veterinária e Zootecnia da Universidade de São Paulo, Universidade de São Paulo, São Paulo, 2006.
49. Oyama M, Sisson DD, Prosek R, Bulmer BJ, Luethy MW, Fuentes VL. Carvedilol in dogs with dilated cardiomyopathy. Journal of Veterinary Internal Medicine. 2007;21: 1272-9.

50. Santos MM, Tarasoutchi F, Mansur AP, Strunz CMC. Effects of carvedilol treatment in dogs with chronic mitral valvular disease. Journal of Veterinary Internal Medicine. 2007;21: 996-1001.
51. Leomil Neto M, Balieiro JCC, Pereira ECS, Pereira GG, Oliveira VM, Larsson MHMA. Clínica de cães com cardiomiopatia dilatada idiopática, tratados ou não com carvedilol. Ciência Rural. 2011;41: 653-9.
52. Gordon SG, Saunders AB, Haarlu CD, Boggess MM, Miller MW. Retrospective review of carvedilol administration in 38 dogs with preclinical chronic valvular heart disease. Journal of Veterinary Cardiology. 2012;14: 243-52.
53. Swift S. Aldosterone inhibitors. In: Ettinger SJ, Feldman EC. Textbook of veterinary internal medicine. 7. ed. St. Louis: Elsevier Saunders, 2010. v. 2. p. 1223-5.
54. Bernay F, Bland JM, Häggström J, Baduel L, Combes B, Lopez A, Kaltsatos V. Efficacy of spironolactone on survival in dogs with naturally occurring mitral regurgitation caused by myxomatous mitral valve disease. Journal of Veterinary Internal Medicine. 2010;24: 331-41.
55. Smith CE, Freeman LM, Rush JE, Cunningham SM, Biourge V. Omega-3 fatty acids in Boxer dogs with arrhythmogenic right ventricular cardiomyopathy. Journal of Veterinary Internal Medicine. 2007;21: 265-73.

Leitura sugerida

Schober KE, Hart TM, Stern JA, Li X, Samii VF, Zekas LJ, Scansen BA, Bonagura JD. Detection of congestive heart failure in dogs by Doppler echocardiography. Journal of Veterinary Internal Medicine. 2010;24: 1358-68.

Toyoshima Y, Kanemoto I, Arai S, Toyoshima H. A case of long term sildenafil in a young dog with pulmonary hypertension. Journal of Veterinary Medical Science. 2007;69: 1073-5.

Vital MABF, Acco A. Agonistas e antagonistas adrenérgicos. In: Spinosa HS, Górniak SL, Bernardi MM. Farmacologia aplicada à medicina veterinária. 4. Rio de Janeiro: Guanabara Koogan; 2006. p. 81-96.

132 Cardiopatias Congênitas em Cães e Gatos

Guilherme Gonçalves Pereira, Maria Helena Matiko Akao Larsson

Introdução

O estudo das cardiopatias congênitas em cães e gatos compreende as anormalidades anatômicas e funcionais no coração e nos grandes vasos, logo ao nascimento, que são decorrentes de falhas no desenvolvimento embriológico destas estruturas. Tais anormalidades congênitas podem ter caráter hereditário ou não, ou seja, enquanto mecanismos de transmissão genética podem estar envolvidos no desenvolvimento dessas anormalidades, outros fatores não genéticos também podem ser responsáveis, como a ação teratogênica de fármacos ou de agentes infecciosos. Para a melhor compreensão dos mecanismos fisiopatogênicos dessas cardiopatias, as anormalidades podem ser divididas em: estenoses valvares, displasias valvares e desvios sanguíneos. Muitas vezes o diagnóstico dessas anomalias torna-se um desafio, assim como o tratamento. Com o advento da ecocardiografia em medicina veterinária, o diagnóstico das cardiopatias congênitas, até então realizado principalmente por angiografia ou *post mortem*, tornou-se mais preciso, sendo a angiografia, atualmente, restrita aos procedimentos terapêuticos. Dentro desse contexto, ressalta-se que o diagnóstico precoce da cardiopatia congênita é fundamental para o sucesso da terapia. Ainda, a identificação dessas anomalias é importante para o controle do surgimento de malformações cardiovasculares em uma população, excluindo-se da reprodução os indivíduos portadores de alguma cardiopatia congênita com suspeita de caráter hereditário.

Estenose aórtica

Anatomia e fisiologia

A valva aórtica é composta por três válvulas semilunares. Durante a sístole ventricular o sangue é ejetado pelo ventrículo esquerdo através da sua via de saída (trajeto delimitado pela porção infundibular do septo interventricular e pela cúspide mitral septal). Neste momento as válvulas aórticas permanecem abertas, possibilitando o esvaziamento do ventrículo esquerdo. Ao final da sístole, a pressão sanguínea na artéria aorta promove o fechamento da valva aórtica, marcando o início da diástole ventricular. Essa movimentação valvar aórtica é fundamental para a adequada função hemodinâmica do ventrículo esquerdo.

Definição

A estenose aórtica pode ser definida como uma obstrução no trajeto do sangue entre a via de saída do ventrículo esquerdo e a artéria aorta. Esta obstrução pode ocorrer na via de saída do ventrículo esquerdo (estenose subaórtica), na valva aórtica (estenose valvar aórtica) ou acima da valva aórtica (estenose supravalvar aórtica).

Prevalência

Dependendo da população estudada a estenose aórtica pode ser a cardiopatia congênita mais frequente em cães.[1] Estudo retrospectivo dos casos atendidos no Serviço de Cardiologia do Hospital Veterinário da Universidade de São Paulo apontou a estenose aórtica como segunda cardiopatia congênita mais frequente em cães, sendo mais diagnosticada em cães das raças Poodle, Boxer, Pastor-alemão e Terrier Brasileiro.[2] Outros relatos apontam para predisposição maior em cães de porte grande, como o Golden Retriever, o Rottweiler e o Dogue-alemão.[3,4] Esta predisposição pode explicar a maior prevalência em populações caninas em que há grande número de animais de grande porte.[1] Os machos normalmente são maioria entre os cães acometidos, podendo alcançar uma proporção de 1,4:1.[2] A forma subvalvar (subaórtica) é a mais comum. Em gatos a prevalência desta anomalia é baixa.

Etiologia e fisiopatogenia

A estenose aórtica geralmente é o resultado de uma falha no desenvolvimento embrionário dos coxins endocárdicos do septo tronco-cone. Esses coxins endocárdicos são os responsáveis pela origem embrionária da valva aórtica. Nos cães e gatos, a enfermidade tem, geralmente, caráter congênito. Normalmente tem origem genética, sendo que o modo de transmissão parece ser autossômico dominante, envolvendo genes modificadores ou mecanismos poligênicos. Muitos animais não apresentam as lesões logo ao nascimento, desenvolvendo-as ao longo das primeiras 3 a 8 semanas de vida.

A estenose subvalvar pode ser causada pela existência de uma área de tecido fibroso logo abaixo da valva aórtica junto à via de saída do ventrículo esquerdo. Essa região pode ser uma delgada camada de tecido fibroso que circunda a região subvalvar (anel fibroso), ou uma extensa projeção fibrosa sobre a via de saída associada a cúspide mitral septal rígida (túnel fibroso). Outra forma de estenose subaórtica é caracterizada por projeção do septo infundibular, muscular ou fibromuscular, para a via de saída do ventrículo esquerdo. Em alguns casos, pode haver hipoplasia do anel aórtico resultando em estenose subvalvar.

A estenose valvar aórtica pode ser representada por fusão das comissuras valvulares, fazendo com que a valva aórtica seja bivalvular. A forma supravalvar, bastante incomum, é representada pela existência de tecido fibroso logo acima das válvulas aórticas.

A obstrução ao esvaziamento do ventrículo esquerdo promove aumento na pressão sistólica na cavidade ventricular (sobrecarga de pressão). Com a sobrecarga crônica de pressão, o miocárdio ventricular esquerdo passa a desenvolver hipertrofia concêntrica, mecanismo de adaptação que visa manter volume ejetado adequado. A hipertrofia concêntrica excessiva pode ser observada na maioria dos casos, sendo proporcional ao grau de estenose. Como resultado, esses pacientes começam a apresentar retardo no relaxamento miocárdico e disfunção diastólica. Pode ocorrer dilatação do átrio esquerdo de magnitude variável. Com o aumento na massa miocárdica há redução na perfusão, o que predispõe a morte dos miócitos e reposição por tecido colágeno. Existem anormalidades coronarianas secundárias, como proliferação de tecido conjuntivo e da musculatura lisa na túnica íntima, bem como degeneração da túnica média. Áreas de infarto e fibrose miocárdica são encontradas em grande quantidade. Dessa maneira, focos ectópicos ventriculares passam a ser frequentes, levando ao surgimento de arritmias ventriculares. Estas arritmias podem causar morte súbita, bastante comum nestes casos.

O movimento anterior sistólico da cúspide mitral septal pode ocorrer nos pacientes com estenose subaórtica. Isso acontece em razão da elevada velocidade do fluxo através da via de saída do ventrículo esquerdo, ocasionando o chamado efeito Venturi, em que a cúspide septal é sugada para a via de saída ventricular. Essa movimentação anormal piora a obstrução ao fluxo, aumentando a sobrecarga de pressão e diminuindo o volume ejetado.

O fluxo que atravessa a região obstruída perde o padrão laminar e assume um padrão turbulento, com velocidade elevada. O choque desse fluxo com a parede da aorta ascendente resulta em dilatação característica, conhecida como pós-estenose. Alguns pacientes podem apresentar insuficiência aórtica de grau variável.

A disfunção diastólica avançada, associada a insuficiência miocárdica, arritmias supraventriculares e insuficiência mitral secundária, pode levar ao quadro de insuficiência cardíaca congestiva esquerda. Hipotensão pode ser frequente devido ao menor débito cardíaco do ventrículo esquerdo. Ainda, os pacientes com estenose aórtica têm grande predisposição ao desenvolvimento de endocardite infecciosa, devido às lesões valvares com exposição do colágeno.

Manifestações clínicas

Muitos animais com estenose aórtica podem permanecer assintomáticos por tempo variável, principalmente os jovens. Nos casos mais graves os animais acometidos podem apresentar manifestações de baixo débito cardíaco, como intolerância ao exercício, síncope, fraqueza, ou até mesmo dispneia, nos casos de edema pulmonar. Há predisposição maior à morte súbita, podendo ocorrer mesmo naqueles pacientes assintomáticos.

Ao exame físico pode-se detectar um sopro sistólico de ejeção com intensidade variável no foco de valva aórtica, que, muitas vezes, pode propagar-se cranialmente e dorsalmente, inclusive para a região de crânio. Em alguns casos há propagação também para base cardíaca direita. Um sopro diastólico de pequena intensidade pode ser auscultado no foco da valva aórtica, em razão de insuficiência aórtica secundária. Muitas vezes o sopro pode aumentar de intensidade ao longo do tempo, uma vez que a estenose pode ter caráter progressivo. Por esta razão, alguns animais podem não apresentar sopro logo após o nascimento, vindo a desenvolvê-lo posteriormente.

Outros achados de exame físico incluem aumento no choque precordial em hemitórax esquerdo, na região correspondente ao ápice cardíaco, em decorrência da hipertrofia ventricular esquerda e pulso hipocinético e tardio, em razão da obstrução ao fluxo ejetado.

Eletrocardiograma

O eletrocardiograma de pacientes com estenose aórtica muitas vezes revela anormalidades compatíveis com sobrecarga do ventrículo esquerdo, como alargamento e aumento na amplitude da onda R, associado ou não ao desvio de eixo elétrico para a esquerda. Pode haver sobrecarga de átrio esquerdo. Anormalidades de repolarização ventricular, como desníveis de segmento ST e onda T com elevada amplitude, geralmente ocorrem em consequência da isquemia miocárdica. Arritmias ventriculares podem ser encontradas em muitos casos, sendo que as arritmias supraventriculares são menos frequentes. O monitoramento eletrocardiográfico ambulatorial (Holter) é indicado para esses pacientes, devido ao risco de morte súbita por arritmias ventriculares.

Exame radiográfico

Ao exame radiográfico, o coração pode ter dimensões normais ou revelar aumento de silhueta cardíaca em região correspondente ao átrio e ao ventrículo esquerdo, além de dilatação da artéria aorta, que pode ser identificada como um alargamento do mediastino na projeção ventrodorsal. Nos quadros mais avançados podem ser identificados congestão de veias pulmonares e edema pulmonar.

Ecocardiograma

O ecocardiograma pode identificar anel fibroso abaixo da valva aórtica, em alguns casos envolvendo a valva mitral (túnel fibroso). Uma projeção muscular ou fibromuscular pode avançar em direção à via de saída do ventrículo esquerdo (Figura 132.1). Essas anormalidades indicam estenose subaórtica. Na estenose valvar aórtica pode-se verificar fusão das comissuras valvulares ou válvulas aórticas rígidas, com movimentação inadequada. Hipertrofia concêntrica do ventrículo esquerdo de grau variável geralmente ocorre. Dilatação do tipo pós-estenose pode ser identificada na aorta ascendente.

Nos casos de obstrução subaórtica fixa, o movimento anterior sistólico da valva mitral pode ser observado em alguns casos, agravando a obstrução da via de saída do

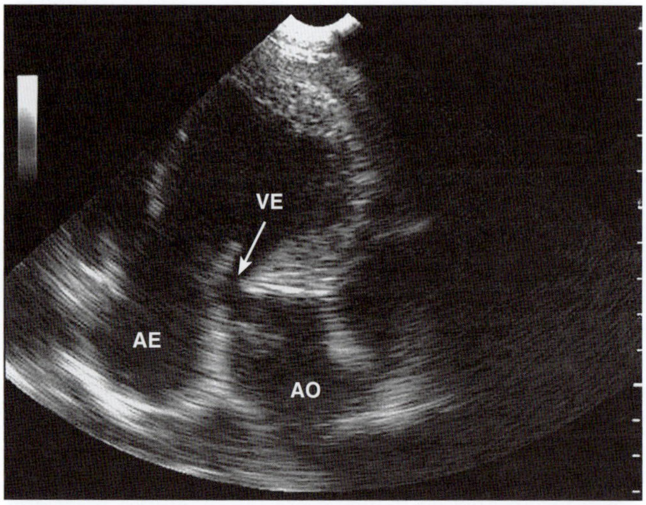

Figura 132.1 Imagem ecocardiográfica de cão com estenose subaórtica. *Seta* indica projeção muscular para via de saída do ventrículo esquerdo. *AE* = átrio esquerdo; *AO* = aorta; *VE* = ventrículo esquerdo. (Dognostic: Unidade Veterinária Especializada. Responsável: Guilherme Gonçalves Pereira.)

ventrículo esquerdo; ainda, a redução repentina do fluxo sistólico aórtico pode resultar em fechamento mesossistólico da valva aórtica.

O estudo Doppler revela fluxo sistólico turbulento na artéria aorta e na via de saída do ventrículo esquerdo (estenose subaórtica). O gradiente sistólico aórtico pode ser estimado para auxiliar na classificação da gravidade da estenose. Nas estenoses discretas o gradiente é inferior a 50 mmHg; nas estenoses moderadas o gradiente está entre 50 e 80 mmHg. Quando o gradiente é superior a 80 mmHg a estenose é considerada grave (Figura 132.2) e apresenta regurgitação aórtica discreta. A análise dos fluxos no interior do ventrículo esquerdo pode indicar disfunção diastólica com padrão de relaxamento miocárdico anormal, representado por inversão na relação E/A, aumento no tempo de desaceleração da onda E, aumento no tempo de relaxamento isovolumétrico (TRIV). Esse padrão é resultado da hipertrofia concêntrica do ventrículo esquerdo e da isquemia miocárdica.

Tais anormalidades podem não ser encontradas nos pacientes jovens, surgindo posteriormente, o que indica a necessidade de acompanhamento periódico desses pacientes para a exclusão do diagnóstico.

Tratamento

Atualmente a terapia mais preconizada para os pacientes com estenose aórtica é a medicamentosa, em detrimento da correção cirúrgica ou da dilatação por cateter-balão. Isso porque recentes estudos demonstraram que a sobrevida de pacientes com estenose subaórtica submetidos a correção cirúrgica é semelhante àquela observada nos pacientes submetidos a terapia conservadora.[5] Outro relato recente, comparando a valvuloplastia por cateter balão à terapia com atenolol, mostrou que apesar de haver melhora no gradiente de pressão aórtico com o procedimento intervencionista, não houve aumento na sobrevida entre os cães submetidos ao procedimento e aqueles apenas submetidos a terapia com atenolol.[6]

O objetivo da terapia medicamentosa é melhorar o relaxamento miocárdico, reduzir o trabalho cardíaco e a demanda miocárdica por oxigênio, além de controlar as arritmias ventriculares. Assim, a terapia com betabloqueadores, como o atenolol, é indicada para pacientes com hipertrofia concêntrica moderada ou importante, ou para aqueles que apresentam intolerância ao exercício e síncope. Também são indicados quando há significativa anormalidade do segmento ST ou arritmias ventriculares. Outra opção terapêutica seriam os bloqueadores do canal de cálcio, como o diltiazem. A diferença na resposta terapêutica entre betabloqueadores e bloqueadores do canal de cálcio não está bem esclarecida.

Pacientes com insuficiência cardíaca congestiva necessitam de terapia com furosemida, restrição sódica e, em alguns casos, pode haver a necessidade de suporte inotrópico (digoxina ou pimobendana), caso haja disfunção sistólica associada. É importante ressaltar que este tipo de suporte é contraindicado nos pacientes com estenose aórtica sem insuficiência cardíaca congestiva, uma vez que pode piorar a função diastólica, aumentando a morte celular e predispor ao surgimento de arritmias ventriculares. A utilização de vasodilatadores, como os inibidores da enzima conversora da angiotensina (ECA), também é contraindicada, salvo naqueles pacientes com insuficiência cardíaca congestiva, mesmo assim com muita cautela. Isso porque a vasodilatação arteriolar associada à obstrução fixa resulta em menor perfusão sistêmica, aumentando as manifestações de baixo débito cardíaco e podendo resultar em azotemia pré-renal.

A terapia antiarrítmica é indicada nos pacientes com arritmias ventriculares devido ao elevado risco de morte súbita. Por vezes essas arritmias diminuem, ou até mesmo cessam, após o início da terapia com betabloqueadores, em razão dos efeitos benéficos sobre o miocárdio. Todavia, muitas vezes há necessidade de associar fármacos como amiodarona, sotalol ou mexiletina para o adequado controle das arritmias ventriculares.

Em razão da predisposição ao desenvolvimento de endocardite infecciosa, a terapia com antibióticos deve ser avaliada criteriosamente nos pacientes submetidos a procedimentos de risco, como intervenções cirúrgicas e cateterismo prolongado, bem como naqueles afetados por outras comorbidades, como doença periodontal e piodermite ou submetidos a terapias imunossupressoras.

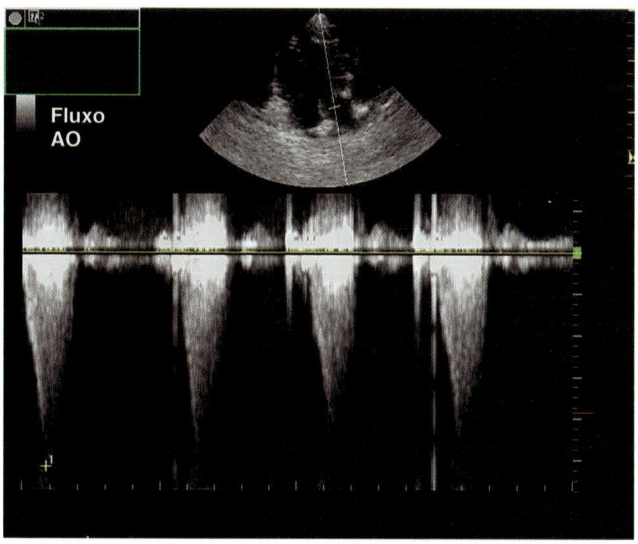

Figura 132.2 Registro em modo Doppler contínuo do fluxo aórtico em cão com estenose subaórtica. O gradiente de pressão de aproximadamente 107 mmHg indica importante obstrução. (Dognostic: Unidade Veterinária Especializada. Responsável: Guilherme Gonçalves Pereira.)

Estenose pulmonar

Anatomia e fisiologia

A valva pulmonar é composta por três válvulas semilunares. Durante a sístole ventricular direita, o sangue é ejetado do ventrículo direito para a artéria pulmonar, com a contração ventricular direita suas válvulas são abertas, viabilizando a saída de sangue para a artéria pulmonar. Após a sístole ventricular, a pressão do sangue na artéria pulmonar provoca o fechamento das válvulas pulmonares. Essa movimentação das válvulas pulmonares torna possível a adequada função hemodinâmica do ventrículo direito.

Definição

A estenose pulmonar pode ser definida como a obstrução no trajeto do sangue entre a via de saída do ventrículo direito e a artéria pulmonar. Essa obstrução pode ocorrer na via de saída do ventrículo direito (estenose subvalvar pulmonar), na valva pulmonar (estenose valvar pulmonar) ou acima da valva pulmonar (estenose supravalvar pulmonar).

Prevalência

A estenose pulmonar é uma cardiopatia congênita relativamente frequente em cães, podendo ser encontrada ocasionalmente em felinos, sendo a terceira cardiopatia congênita mais diagnosticada no Serviço de Cardiologia do Hospital Veterinário da Universidade de São Paulo.[2] A estenose valvar pulmonar é a forma mais comum, sendo que, em muitos casos, obstrução subvalvar secundária pode ser encontrada.[4] A forma subvalvar pode estar associada à tetralogia de Fallot. A estenose supravalvar é bastante rara e há evidente predisposição de algumas raças, dependendo da população estudada. A casuística do Serviço de Cardiologia do Hospital Veterinário da Universidade de São Paulo revelou que cães das raças Poodle, Pinscher, Yorkshire Terrier, Boxer e Buldogue Inglês são mais acometidos, havendo maior prevalência nas fêmeas, na proporção de 3:1.[2]

Etiologia e fisiopatogenia

A estenose pulmonar tem caráter genético em cães, sendo descrito o padrão de transmissão poligênico em Beagles com estenose valvar pulmonar; em gatos a etiologia é desconhecida. A forma subvalvar pode ser representada por hipertrofia infundibular, promovendo estreitamento da via de saída do ventrículo direito, sendo muitas vezes encontrada como resultado da hipertrofia miocárdica decorrente da estenose valvar pulmonar. Raramente, pode haver banda de tecido muscular ou fibromuscular entre a via de entrada e a via de saída do ventrículo direito, promovendo obstrução subvalvar pulmonar, condição conhecida como ventrículo direito em câmara dupla. A estenose valvar pulmonar pode ser representada por fusão das comissuras valvares, por displasia das válvulas pulmonares ou, na forma mais grave, por atresia da artéria pulmonar em que há obstrução completa da via de saída do ventrículo esquerdo. Ainda, a forma supravalvar é representada por uma banda de tecido fibroso acima das válvulas pulmonares.

Alguns cães com estenose pulmonar, principalmente das raças Buldogue Inglês e Boxer, podem apresentar anomalias nas artérias coronárias, caracterizada por coronária esquerda anômala, a qual circunda a valva pulmonar e a via de saída do ventrículo esquerdo, provavelmente contribuindo para a obstrução ao fluxo.

A estenose valvar pulmonar ocasiona aumento excessivo na pressão sistólica no interior do ventrículo direito. Como resultado dessa sobrecarga crônica de pressão, há hipertrofia concêntrica dessa cavidade, consequência de mecanismo adaptativo que auxilia na manutenção do volume ejetado. Entretanto, pode haver acentuada hipertrofia, de acordo com o grau de obstrução, levando à disfunção diastólica do ventrículo direito. O fluxo sistólico pulmonar assume padrão turbulento e com elevada velocidade, promovendo dilatação do tronco pulmonar do tipo pós-estenose. Insuficiência tricúspide secundária pode manifestar-se geralmente com pouca repercussão hemodinâmica. Em alguns casos pode haver displasia da valva tricúspide associada, principalmente em cães de grande porte, resultando em insuficiência tricúspide importante. O aumento atrial direito de grau variável pode ser encontrado quando há insuficiência tricúspide, mas também pode ocorrer devido à restrição ao esvaziamento atrial. O resultado desse conjunto de anormalidades é a redução no débito cardíaco do ventrículo direito, resultando em menor perfusão pulmonar. Insuficiência cardíaca congestiva direita é incomum, mas pode ocorrer nos pacientes com significativa insuficiência tricúspide concomitante.

Manifestações clínicas

Muitos animais com estenose pulmonar podem permanecer assintomáticos por bastante tempo. Normalmente as manifestações clínicas relacionadas são decorrentes do baixo débito cardíaco no ventrículo direito, como intolerância ao exercício e síncope; essas manifestações surgem frequentemente apenas na fase adulta. Morte súbita pode acometer pacientes com obstruções graves, havendo relato de ocorrência em até 30% destes pacientes.[7] Efusão pleural e ascite, decorrentes de insuficiência cardíaca congestiva direita, são manifestações pouco comuns. Ao exame físico, detecta-se um sopro sistólico de ejeção em foco da valva pulmonar, com intensidade variável, propagando-se dorsalmente e cranialmente. Sopro sistólico em foco de valva tricúspide pode ser auscultado em alguns pacientes. Aumento no choque precordial no hemitórax direito, decorrente da hipertrofia ventricular direita, bem como pulso jugular evidente são achados corriqueiros. Pode haver cianose, principalmente se houver desvio de sangue intracardíaco associado (p. ex., comunicação interatrial, forame oval patente, comunicação interventricular).

Eletrocardiograma

O achado eletrocardiográfico mais comum é a sobrecarga do ventrículo direito. Frequentemente são encontradas ondas S profundas nas derivações I, II e III, bem como nas precordiais (Figura 132.3), sendo o eixo elétrico

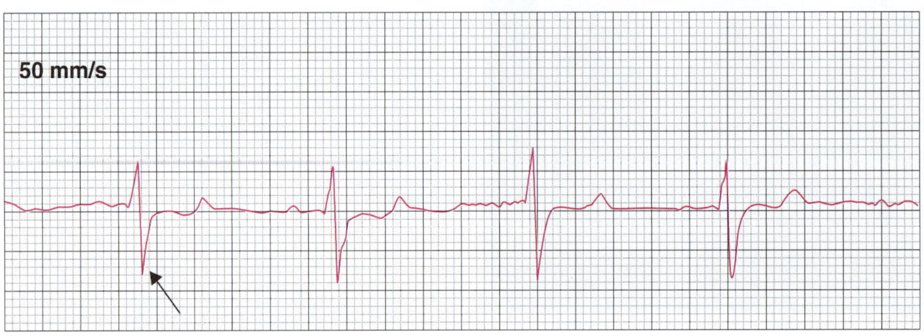

Figura 132.3 Eletrocardiograma de cão com estenose valvar pulmonar. É possível identificar onda S profunda (*seta*) em razão da sobrecarga ventricular direita. (Derivação II, velocidade 50 mm/s e sensibilidade: 1 cm = 1 mV). (Dognostic: Unidade Veterinária Especializada. Responsável: Guilherme Gonçalves Pereira.)

no plano frontal normalmente desviado para a direita. Ocasionalmente pode-se evidenciar aumento atrial direito. Arritmias são pouco frequentes, e são representadas por ectopias ventriculares, taquicardia supraventricular e fibrilação atrial.

▪ Exame radiográfico

Aumento ventricular direito e dilatação do tronco arterial pulmonar podem ser identificados ao exame radiográfico de tórax. Nos casos em que há acentuada obstrução ao fluxo pulmonar, podem-se encontrar lobos pulmonares com hipoperfusão.

▪ Ecocardiograma

O ecocardiograma revela anormalidades na valva pulmonar, geralmente representadas por espessamento e fusão das comissuras valvulares, válvulas alongadas e com pouca movimentação (Figura 132.4). Hipertrofia concêntrica do ventrículo direito pode ser facilmente identificada. Muitas vezes há estreitamento da via de saída do ventrículo direito, decorrente de hipertrofia infundibular secundária, podendo ocorrer obstrução dinâmica da via de saída do ventrículo direito.

A dilatação pós-estenótica do tronco pulmonar é identificada em modo bidimensional (Figura 132.5). O fluxo sistólico com velocidade elevada e padrão turbulento é registrado pelo Doppler na artéria pulmonar. A estenose pode ser classificada como discreta se o gradiente do fluxo pulmonar for inferior a 50 mmHg; caso o gradiente esteja entre 50 e 80 mmHg, a estenose é moderada (Figura 132.6). Por fim, quando o gradiente for superior a 80 mmHg a estenose é classificada como grave.[8,9] Alguns autores optam por classificar como graves as estenoses com gradientes acima de 100 mmHg.[10] Regurgitação tricúspide variável também pode ocorrer algumas vezes. A caracterização da morfologia das artérias coronárias é importante, principalmente nos cães das raças Boxer e Buldogue Inglês, para orientar o tipo de correção a ser realizada,[11] sendo que tal identificação pode também ser possível por angiocardiografia.

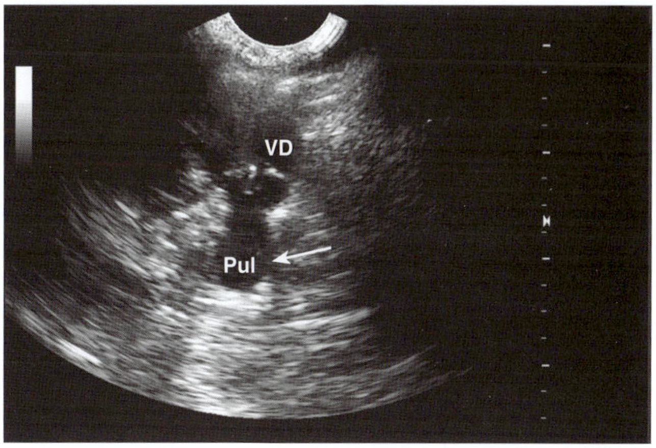

Figura 132.5 Imagem ecocardiográfica de cão com estenose valvar pulmonar. A dilatação pós-estenótica é visível (*seta*). *Pul* = artéria pulmonar; *VD* = ventrículo direito. (Dognostic: Unidade Veterinária Especializada. Responsável: Guilherme Gonçalves Pereira.)

▪ Tratamento

O tratamento da estenose pulmonar visa reduzir a sobrecarga de pressão sistólica no ventrículo direito, o que pode ser alcançado por meio de intervenção cirúrgica ou por cateterismo e dilatação por balão. Ao contrário do observado nos casos de estenose subaórtica, os pacientes com estenose pulmonar exibem resposta muito mais favorável quando submetidos a esses procedimentos, apresentando não só melhora na qualidade de vida, mas também no tempo de vida.[7,11] Em gatos com estenose subvalvar por hipertrofia infundibular relatou-se um aumento na sobrevida após dilatação por cateter-balão.[12] A correção cirúrgica com implante de um enxerto na via de saída do ventrículo direito e artéria pulmonar, promovendo aumento no diâmetro destas estruturas, parece ser a melhor opção para desobstrução do fluxo de sangue, porém o risco de complicações é elevado, assim como o índice de mortalidade que pode chegar a 25%.[13]

O tratamento medicamentoso pode ser realizado com betabloqueadores, pois reduzem a demanda miocárdica por oxigênio, diminuindo o risco de surgimento das arritmias ventriculares e, possivelmente, de morte súbita.

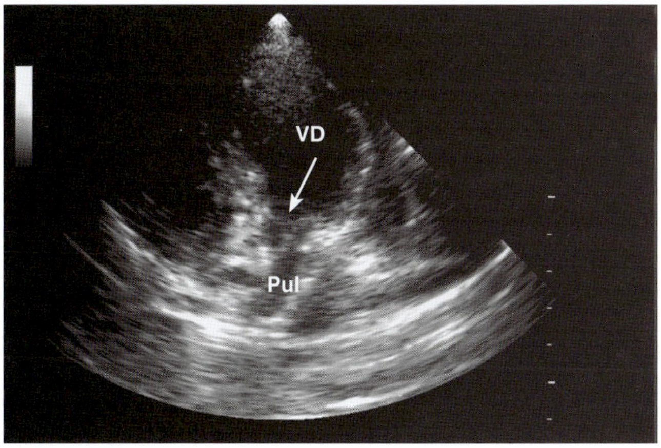

Figura 132.4 Imagem ecocardiográfica de cão com estenose valvar pulmonar. É possível identificar os folhetos valvares pulmonares longos e fusionados (*seta*). *Pul* = artéria pulmonar; *VD* = ventrículo direito. (Dognostic: Unidade Veterinária Especializada. Responsável: Guilherme Gonçalves Pereira.)

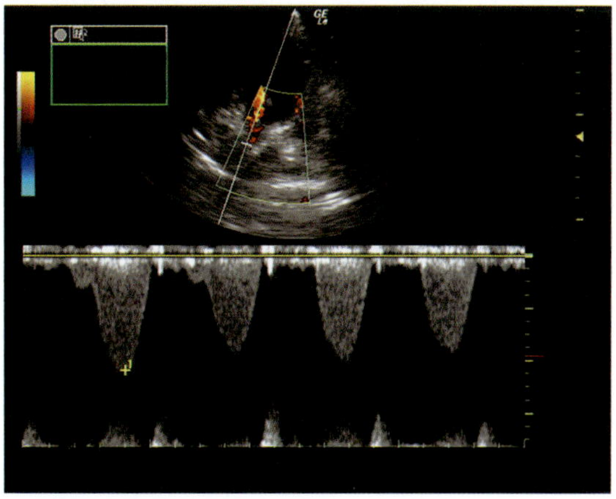

Figura 132.6 Registro em modo Doppler contínuo do fluxo arterial pulmonar em cão com estenose valvar pulmonar. O gradiente de pressão aproximado de 77 mmHg indica obstrução moderada. (Dognostic: Unidade Veterinária Especializada. Responsável: Guilherme Gonçalves Pereira.)

Displasia das valvas atrioventriculares

Anatomia e fisiologia

As valvas atrioventriculares estão localizadas na conexão entre os átrios e ventrículos. Assim, a valva atrioventricular esquerda (mitral) separa o átrio esquerdo do ventrículo esquerdo, bem como a valva atrioventricular direita (tricúspide) está localizada entre o átrio direito e o ventrículo direito. O aparelho valvar atrioventricular é composto pelo anel valvar, orifício que comunica os átrios aos ventrículos pelas cúspides ou válvulas, inseridas no anel valvar pelas cordoalhas tendíneas e pelos músculos papilares. As cordoalhas tendíneas conectam as válvulas aos músculos papilares. Durante a diástole, as válvulas atrioventriculares estão abertas, possibilitando o enchimento ventricular. Essa abertura acontece em dois tempos, sendo a primeira abertura decorrente do enchimento ventricular rápido (por diferença de pressão), e a segunda abertura decorrente do enchimento ventricular por contração atrial. No momento da sístole ventricular, a elevação na pressão ventricular decorrente da contração miocárdica promove o deslocamento dessas válvulas em direção ao anel valvar, até que haja o contato de seus bordos; nesse momento as cordoalhas tendíneas exercem uma tensão sobre as válvulas, impedindo que entrem nos átrios (prolapso). A contração dos músculos papilares é fundamental para o deslocamento adequado das cordoalhas tendíneas e, consequentemente, das válvulas. Esse fechamento impede o refluxo de sangue dos ventrículos para os átrios.

Definição e sinonímia

A displasia das valvas atrioventriculares é caracterizada pelo inadequado desenvolvimento do aparelho valvar atrioventricular, incluindo válvulas, cordoalhas tendíneas e músculos papilares.

Prevalência

Essa anomalia congênita é muito frequente entre as cardiopatias congênitas nos gatos, sendo mais incomum em cães. Considerando a casuística de cardiopatias congênitas atendidas no Serviço de Cardiologia do Hospital Veterinário da Universidade de São Paulo, a displasia de tricúspide mostrou-se a sexta mais frequente, sendo responsável por 5% do total. As raças Labrador e Poodle representaram a maior parte dos casos. Todavia, há relatos de predisposição também em raças como Golden Retriever, Pastor-alemão e Weimaraner, entre outras.[10] Os cães machos são mais acometidos. Em gatos parece ser a cardiopatia congênita mais comum.[10,14] A displasia de mitral é menos frequente e também mais encontrada em felinos.[15] Em cães, a displasia de mitral pode ser encontrada em cães de porte grande, como Bull Terrier, Pastor-alemão e Dogue-alemão.[9,10]

Etiologia e fisiopatogenia

Um padrão de transmissão genética para a displasia de tricúspide já foi identificado em cães da raça Labrador, sendo autossômico dominante e com penetrância reduzida, com o gene candidato localizado no cromossomo 9.[16] Entretanto, os mecanismos que levam à displasia da valva atrioventricular em cães e gatos ainda merecem maior investigação. As anormalidades no aparelho valvar envolvem vários de seus componentes. Assim, observam-se válvulas alongadas e com pouca movimentação, cordoalhas tendíneas curtas ou inexistentes, nesse caso com inserção direta da válvula no músculo papilar, além de fusão dos músculos papilares. Como resultado há insuficiência valvar levando a sobrecarga de volume e dilatação do átrio e do ventrículo correspondentes. Assim, na displasia da valva mitral observa-se dilatação de átrio e ventrículo esquerdos, bem como a displasia da valva tricúspide que resulta em dilatação de átrio e ventrículo direitos. Geralmente a dilatação atrial é bastante acentuada; aumento da pressão hidrostática capilar, consequente edema pulmonar na displasia de mitral e insuficiência cardíaca congestiva direita na displasia de tricúspide são frequentemente encontrados. A displasia das valvas atrioventriculares pode estar associada a outras anomalias congênitas, sendo que a displasia de mitral está mais frequentemente associada à estenose aórtica e ao defeito do septo ventricular, e a displasia de tricúspide pode ser encontrada associada à estenose pulmonar, ao defeito do septo ventricular, ao defeito do septo atrial e a tetralogia de Fallot. A displasia da valva tricúspide pode ser acompanhada de uma anormalidade no posicionamento do anel tricúspide, estando esse mais próximo do ápice cardíaco do que o habitual. Essa inserção baixa do anel tricúspide é denominada anomalia de Ebstein, nesse caso uma porção da cavidade ventricular direita, acima do anel tricúspide, apresenta comunicação direta com o átrio direito, dizendo-se que parte do ventrículo direito está "atrializado". Em casos mais raros, anormalidades na valva atrioventricular promovem estenose, levando a dificuldade no esvaziamento atrial, além de insuficiência valvar concomitante, acarretando excessiva dilatação atrial.

Manifestações clínicas

As manifestações clínicas decorrentes da displasia da valva atrioventricular dependem diretamente do volume regurgitante, sendo semelhantes àquelas encontradas na doença valvar crônica degenerativa. Tosse e dispneia geralmente acompanham o quadro de insuficiência cardíaca congestiva esquerda nos pacientes com displasia de mitral, podendo permanecer assintomáticos por um período longo. Os animais com displasia de tricúspide geralmente desenvolvem insuficiência cardíaca congestiva até o primeiro ano de vida. Em ambos os casos, pode haver manifestações de baixo débito cardíaco, como intolerância ao exercício e síncope.

Exame físico

Sopro sistólico de grau variável normalmente ocorre no foco da valva acometida. Entretanto, alguns animais com displasia valvar tricúspide discreta podem não apresentar sopro. A palpação abdominal pode revelar hepatomegalia e ascite em alguns animais com displasia da valva tricúspide, assim como pulso venoso jugular positivo (sistólico), decorrente das vibrações provocadas pelo jato regurgitante.

Exame radiográfico

Aumento da silhueta cardíaca, principalmente atrial, é achado frequente no exame radiográfico de tórax. Em pacientes com displasia da valva tricúspide, o aumento é na região correspondente às câmaras cardíacas direitas (Figura 132.7), muitas vezes acompanhadas de dilatação da veia cava caudal, hepatomegalia e efusão pleural. Na displasia da valva mitral o

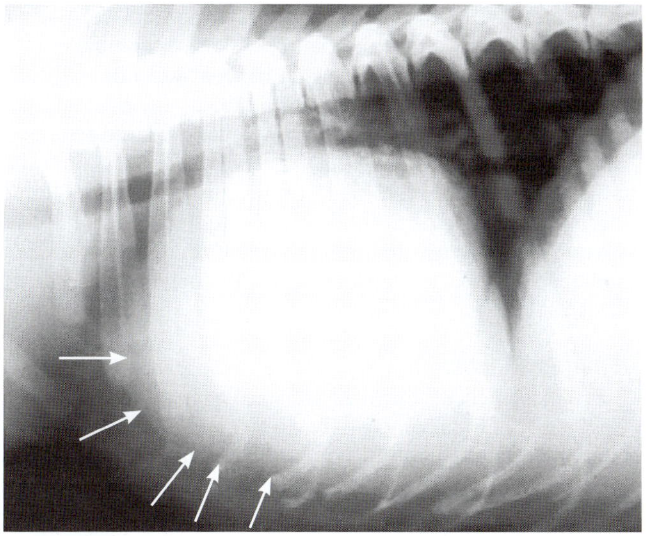

Figura 132.7 Imagem radiográfica em projeção lateral direita de cão com displasia da valva tricúspide, apresentando acentuado aumento da silhueta cardíaca, principalmente na área correspondente às câmaras cardíacas direitas (*setas*). (Serviço de Radiologia do HOVET/VCI, FMVZ-USP. Responsável: Profa. Dra. Ana Carolina F. P. Brandão.)

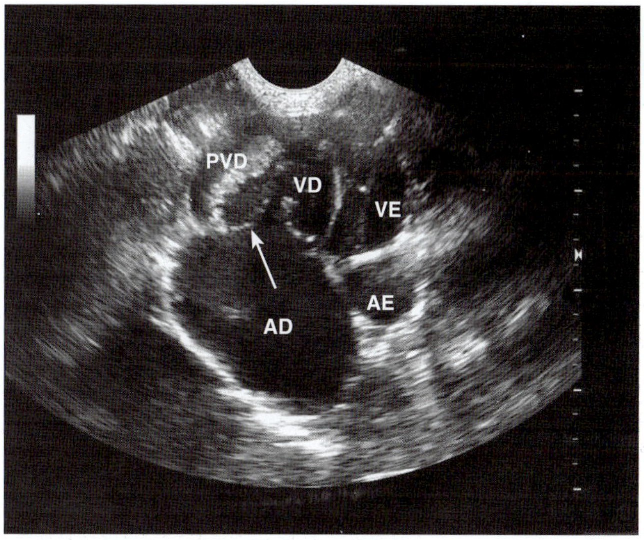

Figura 132.8 Imagem ecocardiográfica de cão com displasia valvar tricúspide e estenose valvar pulmonar. Note a cúspide atrioventricular direita alongada (*seta*) e a hipertrofia da parede do ventrículo direito (*PVD*). *AD* = átrio direito; *AE* = átrio esquerdo; *VD* = ventrículo direito; *VE* = ventrículo esquerdo. (Dognostic: Unidade Veterinária Especializada. Responsável: Guilherme Gonçalves Pereira.)

aumento é verificado na silhueta correspondente às câmaras cardíacas esquerdas, por vezes, acompanhado de congestão e edema pulmonares.

▪ Exame eletrocardiográfico

Arritmias atriais são bastante comuns em razão da acentuada dilatação atrial. Assim, complexos atriais prematuros, taquicardia supraventricular e fibrilação atrial são anormalidades frequentes. Pré-excitação ventricular associada à displasia de tricúspide pode apresentar-se em alguns cães da raça Labrador, uma vez que esses indivíduos muitas vezes apresentam vias elétricas acessórias comunicando átrio e ventrículo direitos. Tal condição facilita o surgimento de taquiarritmias supraventriculares por reentrada; arritmias ventriculares podem aparecer ocasionalmente. Ondas P bastante amplas, indicativas de aumento atrial direito, e critérios eletrocardiográficos de sobrecarga ventricular direita manifestam-se nos pacientes com displasia da valva tricúspide. Tanto nos cães quanto nos gatos a sobrecarga ventricular direita pode ser encontrada mais facilmente nas derivações pré-cordiais, sendo que o complexo QRS pode ter morfologia em M, com padrões RR, Rr, rR e rr em aproximadamente um quarto dos pacientes.[17] Da mesma maneira, ondas P longas, indicativas de aumento atrial esquerdo, e ondas R amplas, indicativas de sobrecarga ventricular esquerda, podem ocorrer nos pacientes com displasia da valva mitral.

▪ Exame ecocardiográfico

A movimentação anormal da valva atrioventricular é evidente na maioria dos casos em modo bidimensional. A válvula septal geralmente fica aderida ao septo ventricular, principalmente na displasia da valva tricúspide. As cordoalhas tendíneas são curtas, o que dificulta o deslocamento das válvulas em direção à posição habitual. As válvulas são longas, principalmente a septal, sendo que em alguns casos estão inseridas diretamente no músculo papilar, não havendo cordoalhas tendíneas (Figuras 132.8 e 132.9). Os músculos papilares podem apresentar fusão, por vezes existindo um único músculo papilar. Há dilatação acentuada do átrio correspondente à valva acometida, muitas vezes deslocando as demais câmaras cardíacas e alterando a topografia cardíaca. Hipertrofia excêntrica do ventrículo correspondente também se apresenta em razão da sobrecarga de volume. O estudo Doppler viabiliza a identificação de insuficiência valvar atrioventricular. Em raros casos pode haver estenose concomitante, detectada por turbulência diastólica na via de entrada ventricular. Pode haver inserção baixa do anel tricúspide (anomalia de Ebstein), sendo a porção superior do ventrículo direito atrializada (Figura 132.10).

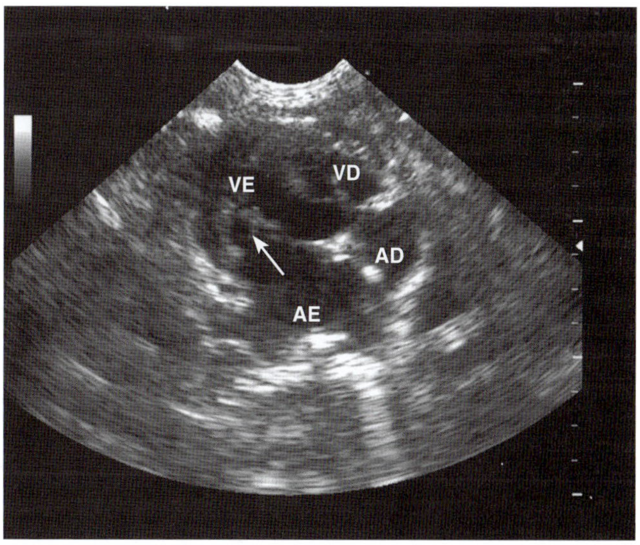

Figura 132.9 Imagem ecocardiográfica de felino com displasia valvar mitral. Note o prolongamento das cúspides da valva atrioventricular esquerda (*seta*). *AD* = átrio direito; *AE* = átrio esquerdo; *VD* = ventrículo direito; *VE* = ventrículo esquerdo. (Dognostic: Unidade Veterinária Especializada. Responsável: Guilherme Gonçalves Pereira.)

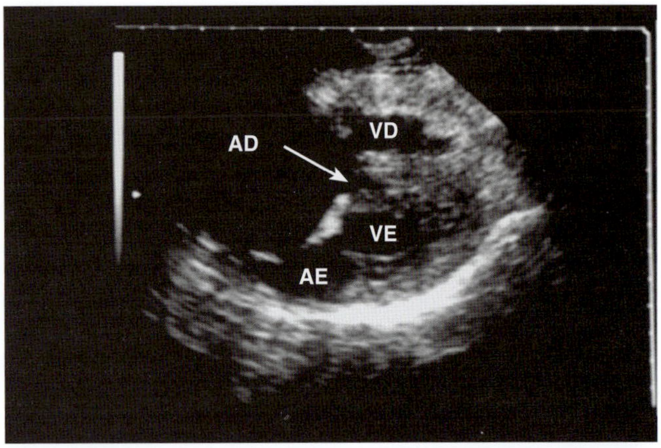

Figura 132.10 Imagem ecocardiográfica de cão com anomalia de Ebstein e estenose pulmonar. É possível notar a porção atrializada (*seta*) do ventrículo direito (*VD*) e a hipertrofia concêntrica, em razão da estenose pulmonar. *AD* = átrio direito; *AE* = átrio esquerdo; *VE* = ventrículo esquerdo. (Serviço de Cardiologia do HOVET/VCM, FMVZ-USP. Responsável: Profa. Dra. Maria Helena Matiko Akao Larsson.)

Tratamento

O controle da insuficiência cardíaca congestiva é o principal objetivo da terapia. Pode ser alcançado com o emprego de furosemida, inibidores da ECA e, em alguns casos, suporte inotrópico (digoxina). As arritmias supraventriculares devem ser controladas com antiarrítmicos apropriados. Muitos pacientes com fibrilação atrial dificilmente terão a reversão para ritmo sinusal, sendo que nesses casos a terapia visa ao controle da frequência cardíaca.

A correção cirúrgica por valvoplastia extracardíaca pode ser tentada. A correção intracardíaca ou o implante de próteses representam outras alternativas. Contudo, são procedimentos que demandam a execução por cirurgião experiente, bem como o emprego de circulação extracorpórea e ainda representam alto risco, custo elevado e são indicados apenas em animais que completaram o período de crescimento.

Desvios sanguíneos | Esquerda-direita

Persistência do ducto arterioso

Anatomia e fisiologia

O ducto arterioso, ou canal arterial, é um vaso que liga a artéria aorta descendente ao tronco da artéria pulmonar. Tem origem no sexto arco aórtico esquerdo, sendo que sua parede é constituída por abundante musculatura lisa. Esse canal possibilita a comunicação entre as circulações sistêmica e pulmonar. Durante o período fetal, há a passagem de sangue da artéria pulmonar para a artéria aorta (desvio direita-esquerda). Tal desvio é fundamental nesta fase, uma vez que o pulmão ainda não é funcional. Dessa maneira, o sangue oxigenado é transportado pela artéria pulmonar até a circulação sistêmica por meio do ducto arterioso, suprindo as necessidades metabólicas do feto. Logo após o nascimento, com os primeiros movimentos respiratórios, ocorre a expansão dos lobos pulmonares, resultando em vasodilatação das arteríolas pulmonares e redução na pressão arterial pulmonar. Em contrapartida, há aumento na pressão arterial sistêmica, resultando no desvio de sangue da aorta para a artéria pulmonar (desvio esquerda-direita). Nesse momento, o sangue, que passa pelo ducto arterioso, apresenta elevada concentração de oxigênio, o que representa um estímulo para inibição de prostaglandinas locais, tornando possível o fechamento do ducto arterioso. Esta oclusão só é possível pela existência da musculatura lisa na parede ductal. A contração dessa musculatura possibilita o fechamento funcional, sendo que posteriormente há desenvolvimento de fibrose no lúmen vascular, resultando no fechamento anatômico e transformação do ducto em ligamento fibroso.

Definição e sinonímia

A persistência do ducto arterioso é uma anomalia vascular congênita, definida como a falha no fechamento do ducto arterioso após o nascimento. Essa anomalia também é conhecida como ducto arterioso patente ou persistência do canal arterial.

Prevalência

Diversos estudos retrospectivos apontam a persistência do ducto arterioso como a anomalia congênita mais frequente em cães, assim como verificado na casuística do Serviço de Cardiologia do Hospital Veterinário da Universidade de São Paulo.[2,15] Acomete com maior frequência cães de porte pequeno e raças como Poodle, Bichon Frise, Yorkshire, Maltês, Cocker Spaniel, entre outras.[4] Uma exceção a este grupo de cães é o Pastor-alemão, que também apresenta predisposição para esta anomalia.[18] As fêmeas são mais acometidas que os machos, em proporções fêmeas:machos que variam de 1,7:1[2] a 3:1.[18] Em nossa casuística, a raça Poodle é a mais comumente acometida, seguida dos cães sem definição racial.[2]

Etiologia e fisiopatogenia

A persistência do ducto arterioso muitas vezes tem origem genética, com padrão de transmissão poligênica. Nesses pacientes a estrutura da parede ductal é anormal, apresentando pouca quantidade de musculatura lisa e maior proporção de fibras elásticas, tendo estrutura bastante semelhante àquela da parede aórtica. Por conta disso, acredita-se que nesses casos a parede vascular ductal represente uma continuação da parede aórtica. Devido à menor proporção de musculatura lisa, a resposta vasoconstritora é ruim, resultando no fechamento incompleto do ducto ou até mesmo em ausência completa de oclusão. Na maioria dos casos a porção ductal próxima à extremidade pulmonar apresenta maior quantidade de musculatura lisa em comparação à extremidade aórtica, resultando em orifício pulmonar com diâmetro menor em relação ao aórtico; assim, o ducto adquire formato de cone. Em alguns casos, a extremidade pulmonar também é bastante deficiente em musculatura lisa, originando um ducto com orifícios de diâmetros semelhantes e com paredes paralelas.

Sob pressões arteriais sistêmicas e pulmonares normais, a persistência do ducto arterioso resulta no desvio de sangue da aorta descendente para a artéria pulmonar (desvio esquerda-direita), sendo a forma mais comum de desvio. Isso ocorre porque a pressão arterial sistêmica é muito maior que a pressão arterial pulmonar, tanto na sístole quanto na diástole, resultando em fluxo contínuo através do ducto. Assim sendo, a circulação pulmonar recebe o sangue proveniente do ventrículo direito, mais um volume adicional proveniente do desvio. Com isso, há aumento na pré-carga no átrio esquerdo, o que significa sobrecarga de volume nas câmaras cardíacas esquerdas. Em razão desta sobrecarga de volume há dilatação de átrio e ventrículo esquerdos. Em casos avançados pode ocorrer insuficiência cardíaca congestiva esquerda, representada pelo aumento na pressão venosa pulmonar e edema pulmonar. Quanto maior o volume de sangue desviado, maior a repercussão nas câmaras cardíacas esquerdas. O diâmetro do orifício da extremidade pulmonar do ducto é que determina o volume desviado.

Alguns animais podem apresentar hipertensão arterial pulmonar excessiva a ponto de a pressão arterial pulmonar ser mais elevada do que a pressão arterial sistêmica. Nesses casos o sangue passa a ser desviado da artéria pulmonar para a artéria aorta, resultando em um desvio direita-esquerda (reverso). A maioria dos pacientes com desvio reverso apresenta anomalia vascular pulmonar concomitante representada por maior quantidade de fibras elásticas na vasculatura pulmonar em detrimento de tecido muscular liso (ver adiante em *Síndrome de Eisenmenger*). Essa alteração estrutural acarreta aumento na resistência vascular pulmonar, contribuindo para a elevação acentuada na pressão arterial pulmonar. Nesses animais a reversão do desvio acontece geralmente até os 6 meses de idade, podendo levar até 2 anos para que isso ocorra. Outros fatores, como sobrecarga crônica de volume, insuficiência cardíaca congestiva esquerda, surgimento de doenças respiratórias crônicas, estadia em regiões de grandes altitudes, entre outros, podem precipitar o desvio reverso em animais mais velhos.

Manifestações clínicas

Os pacientes com persistência do ducto arterioso podem apresentar manifestações clínicas variáveis. Alguns poucos podem até mesmo permanecer assintomáticos por anos ou, em raros casos, nunca apresentar manifestações clínicas relacionadas com esta anomalia. Porém, a maioria apresenta manifestações nos primeiros meses de vida. Geralmente o volume de sangue desviado é que determina o grau de repercussão hemodinâmica e, consequentemente, a gravidade das manifestações clínicas. Dessa maneira, pacientes com manifestações nos primeiros meses de vida apresentam grande volume desviado, assim como pacientes adultos assintomáticos normalmente apresentam desvio em pequeno volume.

Nos pacientes com desvio esquerda-direita, as manifestações mais frequentes são intolerância ao exercício, tosse, dispneia e retardo no crescimento. Alguns podem apresentar cianose e síncope. Sopro contínuo (em maquinaria) pode ser melhor auscultado em região craniodorsal do hemitórax esquerdo com grau variável, podendo ser propagado para os focos das valvas cardíacas no mesmo hemitórax. Sopro sistólico no foco da valva mitral pode ser identificado em alguns casos, como resultado de insuficiência mitral secundária. A auscultação pulmonar pode revelar estertores ou crepitação em campos pulmonares caudais e dorsais, indicando edema pulmonar cardiogênico. O pulso arterial normalmente é hipercinético e pode haver aumento no choque precordial no hemitórax esquerdo.

Os pacientes com desvio direita-esquerda geralmente apresentam síncope, convulsão, acentuada intolerância ao exercício e cianose diferencial. Esse tipo de cianose é caracterizado pela cianose das mucosas caudais, como peniana ou vaginal, ao passo que as mucosas craniais, como ocular e jugal, apresentam-se normocoradas (Figura 132.11). Isso ocorre devido ao ducto arterioso estar localizado na aorta descendente, após a saída das artérias braquicefálica e subclávia, responsáveis pela irrigação das mucosas craniais. Assim, o sangue que perfunde essas mucosas tem concentração muito menor de meta-hemoglobina (responsável pela cianose) do que aquele que atinge as mucosas caudais. O sopro contínuo não é auscultado nestes pacientes. Isso acontece porque a diferença de pressão entre as artérias pulmonar e aorta é muito pequena, fazendo com que quase não ocorra turbilhonamento de sangue através do ducto. Sopro sistólico em foco de valva tricúspide pode ser auscultado em alguns pacientes. Choque precordial acentuado pode ser percebido em hemitórax direito.

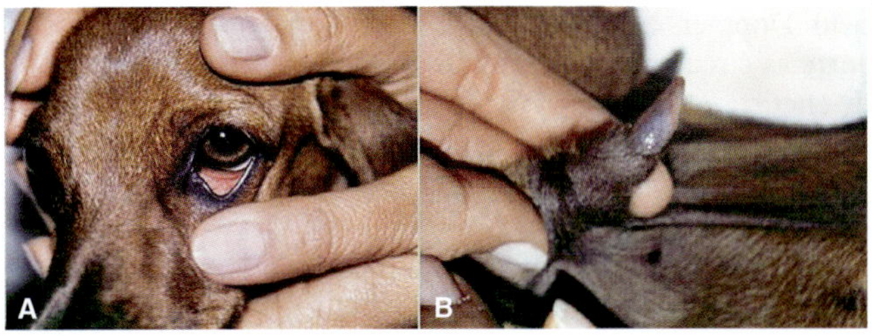

Figura 132.11 Cianose diferencial em cão com persistência do ducto arterioso e desvio reverso. **A.** Exposição de mucosa ocular que apresenta coloração rósea. **B.** Exposição de mucosa peniana, sendo possível verificar cianose. (Serviço de Cardiologia do HOVET/VCM, FMVZ-USP. Responsável: Profa. Dra. Maria Helena Matiko Akao Larsson.)

Ecocardiograma

O ecocardiograma é capaz de fornecer o diagnóstico definitivo da persistência do ducto arterioso (PDA), possibilitando identificar o ducto e determinar sua repercussão hemodinâmica. Na avaliação pela modalidade bidimensional (modo B), o ducto pode ser visibilizado em janela paraesternal esquerda cranial (Figura 132.12). Em muitos casos é possível identificar dilatação do átrio e do ventrículo esquerdos pelo modo B. A investigação Doppler do fluxo na artéria pulmonar revela fluxo contínuo proveniente do ducto. A determinação da velocidade do fluxo no ducto, por meio de Doppler contínuo, possibilita estimar a pressão arterial pulmonar. Graus variáveis de hipertensão arterial pulmonar podem ser encontrados, mesmo com desvio esquerda-direita. A pressão sistólica pulmonar pode ser estimada como a diferença entre a pressão arterial sistólica sistêmica, obtida por métodos diretos ou indiretos, e o gradiente de pressão do fluxo no ducto arterioso, registrado

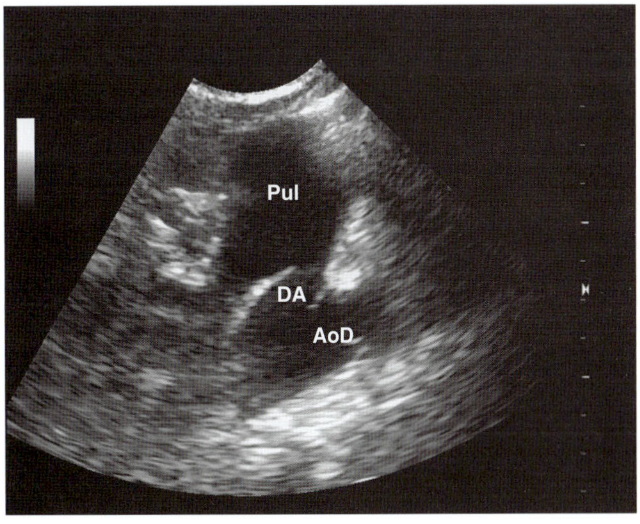

Figura 132.12 Ecocardiograma de paciente felino. É possível identificar o ducto arterioso (*DA*) comunicando a artéria aorta descendente (*AoD*) com a artéria pulmonar (*Pul*). (Dognostic: Unidade Veterinária Especializada. Responsável: Guilherme Gonçalves Pereira.)

pelo Doppler contínuo, que reflete a diferença de pressão entre as circulações sistêmica e pulmonar. Redução na fração de encurtamento é um achado frequente nos cães com persistência do ducto arterioso, resultado do excessivo aumento no volume diastólico final do ventrículo esquerdo. Pacientes com acentuada dilatação ventricular podem apresentar dilatação do anel mitral com insuficiência mitral secundária.

Nos casos de PDA reverso, a artéria pulmonar apresenta dilatação significativa e não há fluxo contínuo na artéria pulmonar. O mapeamento do fluxo ductal por Doppler colorido é bastante útil na determinação do sentido do desvio. Nos casos em que o ducto não pode ser visibilizado pode-se realizar o exame ultrassonográfico com auxílio de contraste de microbolhas em solução salina. Quando há desvio reverso, após a infusão da solução em uma veia periférica, as bolhas podem ser encontradas nas câmaras cardíacas direitas e na aorta abdominal, mas não nas câmaras cardíacas esquerdas, indicando desvio extracardíaco.

Eletrocardiograma

Sobrecarga de átrio e ventrículo esquerdos é comumente encontrada no eletrocardiograma. Em razão da dilatação atrial excessiva, arritmias supraventriculares podem ser identificadas, principalmente os complexos atriais prematuros e a fibrilação atrial. Arritmias ventriculares também podem ser identificadas, em razão do remodelamento ventricular. Sobrecarga ventricular direita, bem como aumento do átrio direito, pode ser encontrada em pacientes com desvio reverso.

Exame radiográfico

A avaliação torácica por meio do exame radiográfico pode revelar graus variáveis de cardiomegalia, principalmente nas áreas correspondentes ao átrio e ao ventrículo esquerdos. Congestão das veias pulmonares pode ser encontrada em pacientes com insuficiência cardíaca congestiva, assim como aumento da radiopacidade pulmonar, com padrão intersticial e alveolar em região hilar e lobos pulmonares caudais, indicando edema pulmonar cardiogênico.

Nos desvios direita-esquerda podem-se encontrar acentuada dilatação do tronco da artéria pulmonar e aumento da silhueta cardíaca direita. Em alguns desses pacientes, hipoperfusão pulmonar também pode ser evidenciada ao exame radiográfico.

Exames laboratoriais

Os achados de hemograma e bioquímica sérica são bastante inespecíficos nos pacientes com PDA com desvio esquerda-direita. Pode ocorrer azotemia pré-renal em alguns casos devido ao desvio de grande volume de sangue da aorta para a circulação pulmonar, resultando em menor perfusão renal. Os pacientes com PDA reverso podem apresentar eritrocitose, com hematócrito alcançando valores acima de 65%, nos casos mais graves.

Tratamento

De maneira geral, a correção cirúrgica ou a oclusão do ducto por cateterismo tem indicação na maioria dos casos de PDA com desvio esquerda-direita. Pacientes adultos que não apresentam remodelamento cardíaco compensatório (sem dilatação de cavidades esquerdas) podem ser acompanhados periodicamente antes que tais procedimentos sejam indicados. Nesses casos não há evidências de benefício da terapia medicamentosa. Pacientes com insuficiência cardíaca congestiva esquerda, antes de qualquer intervenção, devem receber terapia apropriada com utilização de um inibidor da ECA, furosemida e, muitas vezes, suporte inotrópico (digoxina), pois nesta fase muitos já apresentam disfunção sistólica significativa.

Nos pacientes com hipertensão arterial pulmonar e desvio direita-esquerda a correção cirúrgica é contraindicada, assim como a oclusão por cateterismo. Nesses pacientes o ducto funciona como uma válvula de escape em que o agravamento da hipertensão arterial pulmonar é evitado pela saída de sangue da artéria pulmonar para a artéria aorta, através do ducto arterioso. O fechamento dessa comunicação acarretaria elevação súbita e acentuada na pressão arterial pulmonar, com consequente aumento na pós-carga do ventrículo direito e redução brusca no débito da cavidade. Com isso o retorno venoso para o átrio esquerdo é drasticamente reduzido, podendo levar ao choque cardiogênico. Nos pacientes com PDA reverso, controle cuidadoso da pressão arterial sistêmica deve ser realizado, evitando que esses pacientes fiquem hipotensos, o que poderia facilitar a passagem de sangue da circulação pulmonar para a circulação sistêmica, aumentando o desvio; portanto, a utilização de vasodilatadores sistêmicos deve ser evitada. A conduta terapêutica mais adequada nesses pacientes é o controle das manifestações clínicas decorrentes da hiperviscosidade sanguínea. O objetivo é manter o hematócrito abaixo de 65%. Assim, todos os pacientes com valores acima do valor referido devem sofrer hemodiluição. Outras opções, como o uso de inibidores da fosfodiesterase V, como o citrato de sildenafila, na tentativa de reduzir a pressão arterial pulmonar, ou a terapia com mielossupressores, como a hidroxiureia, com o intuito de promover depressão medular e menor produção de eritrócitos, são alternativas possíveis, apesar de a eficácia terapêutica ainda não ser totalmente conhecida.

Defeito do septo ventricular

Anatomia e fisiologia

O septo ventricular divide os dois ventrículos, sendo as superfícies ventriculares direita e esquerda recobertas pelo endocárdio. É composto por uma porção muscular e outra porção membranosa. A primeira é composta por miocárdio ordinário e representa quase toda extensão do septo ventricular, desde o ápice cardíaco até próximo à base cardíaca. A porção membranosa é composta por uma membrana de tecido conjuntivo que conecta a porção muscular do septo ventricular à base cardíaca, localizada abaixo dos folhetos aórticos coronarianos direito e não coronariano, pelo lado esquerdo; e abaixo da cúspide septal da valva tricúspide, pelo lado direito. A existência desse septo ventricular íntegro tem fundamental importância na separação das circulações sistêmica e pulmonar, evitando a mistura de sangue entre as duas circulações.

Definição e sinonímia

O defeito do septo ventricular pode ser definido como falha na formação do septo ventricular, originando uma comunicação entre os dois ventrículos. Tal cardiopatia também pode ser denominada comunicação interventricular.

Prevalência

O defeito do septo ventricular é pouco frequente em cães, sendo sua prevalência maior em gatos.[14] Em nossa casuística no Serviço de Cardiologia do Hospital Veterinário da Universidade de São Paulo essa cardiopatia é a quinta mais frequente, representando 6% das cardiopatias congênitas em cães.[2] Alguns autores apontam prevalência de até 12% nessa espécie.[1] Não parece haver predisposição sexual, sendo que em nossa experiência mostrou-se mais frequente nas raças Yorkshire, Poodle e Terrier Brasileiro,[2] mas também é encontrado em outras raças, principalmente de pequeno porte. Nos gatos há relatos de prevalência em torno de 15% dentre as cardiopatias congênitas,[14] não havendo confirmação de predisposição racial.

Etiologia e fisiopatogenia

A etiologia do defeito de septo ventricular não está bem esclarecida. Nos cães da raça English Springer Spaniel foi relatado um padrão hereditário de transmissão dessa cardiopatia, sendo sugerido um padrão de herança autossômica dominante com penetrância incompleta ou caráter poligênico.[19]

A falha na formação do septo ventricular resulta em um orifício que comunica os dois ventrículos (comunicação interventricular), tornando possível a mistura (desvio) de sangue entre as circulações sistêmica e pulmonar. O defeito pode apresentar-se na região membranosa do septo ventricular (apresentação mais comum), na porção muscular ou na região supracristal (menos frequente). Na maioria dos casos ocorre um único defeito, porém são possíveis múltiplos orifícios. Quanto maior o diâmetro do defeito do septo, maior a repercussão hemodinâmica. Orifícios pequenos não levam a repercussão hemodinâmica significativa e também são denominados restritivos. Em alguns casos podem fechar-se com a proliferação de tecido conjuntivo fibroso. Por outro lado, grande volume de sangue pode ser desviado em defeitos amplos. Normalmente a resistência vascular sistêmica é maior que a resistência vascular pulmonar, resultando em pressão sanguínea sistêmica maior em relação à pressão sanguínea pulmonar. Como consequência, o desvio de sangue ocorre no sentido da circulação sistêmica para a circulação pulmonar, ou seja, uma parcela do sangue no ventrículo esquerdo é desviada para o ventrículo direito (desvio esquerda-direita). Dessa maneira, há aumento no volume de sangue ejetado através da artéria pulmonar, resultando em hiperperfusão pulmonar e aumento na pré-carga do lado esquerdo do coração (sobrecarga de volume). Como resultado ocorre hipertrofia excêntrica (dilatação) das câmaras cardíacas esquerdas. O aumento na pressão hidrostática nos capilares pulmonares pode levar ao edema pulmonar.

Manifestações clínicas

Muitos pacientes podem ser assintomáticos, principalmente aqueles com defeitos pequenos, uma vez que pouco volume de sangue é desviado. Todavia, a passagem de sangue por orifício pequeno produz grande aumento na velocidade do fluxo e turbulência, originando um sopro de intensidade elevada. Esse sopro é sistólico e melhor audível em hemitórax direito, próximo ao bordo esternal. Pacientes com defeitos maiores podem apresentar sopro de menor intensidade, pois há menor aceleração e turbulência no fluxo através do defeito. Entretanto, a grande sobrecarga de volume pode levar ao aumento no choque precordial em hemitórax esquerdo, resultado da dilatação ventricular esquerda. Um sopro sistólico de ejeção pode ser detectado em foco da valva pulmonar, decorrente do aumento no volume ejetado.

As manifestações mais frequentes são tosse, intolerância ao exercício e dispneia, muitas vezes relacionada com o quadro de edema pulmonar.

Eletrocardiograma

Aumento de átrio e ventrículo esquerdos pode ser encontrado no eletrocardiograma. Em grandes defeitos, o ventrículo direito também pode apresentar hipertrofia, resultando na existência de critérios eletrocardiográficos de sobrecarga do ventrículo direito.[20] Esse padrão também pode ser encontrado em pacientes com hipertensão arterial pulmonar ou com outros defeitos congênitos concomitantes. Alargamento e distúrbios de condução na onda Q são observados ocasionalmente, indicando despolarização anormal no septo ventricular.

Exame radiográfico

Ao exame radiográdico de tórax pode-se verificar aumento na silhueta cardíaca nas regiões correspondentes ao átrio e ao ventrículo esquerdos. Dilatação do tronco pulmonar, como resultado da sobrecarga de volume, também pode ser identificada. Pode haver congestão e edema pulmonar.

Exame ecocardiográfico

O exame ecocardiográfico é capaz de identificar o defeito de septo ventricular e caracterizar sua localização e sua dimensão, bem como o número de orifícios (Figura 132.13). Além disso, determina a repercussão hemodinâmica desse defeito. Na maioria das vezes os defeitos estão localizados na região superior do septo ventricular (membranosa), junto à via de entrada do ventrículo direito. Em raras ocasiões podem estar localizados acima da região membranosa (supracristal), junto à via de saída do ventrículo direito, logo abaixo dos folhetos pulmonares. Na forma muscular, podem estar localizados em qualquer ponto do miocárdio do septo ventricular. Defeitos pequenos ou restritivos geralmente são encontrados sem que haja remodelamento (dilatação) de câmaras cardíacas. Muitas vezes esses pequenos defeitos só são encontrados com o auxílio do mapeamento de fluxo em cores (Doppler colorido). O emprego de Doppler pulsado também pode auxiliar na identificação destes defeitos, sendo encontrado fluxo de alta velocidade à investigação dos fluxos no ventrículo direito, abaixo

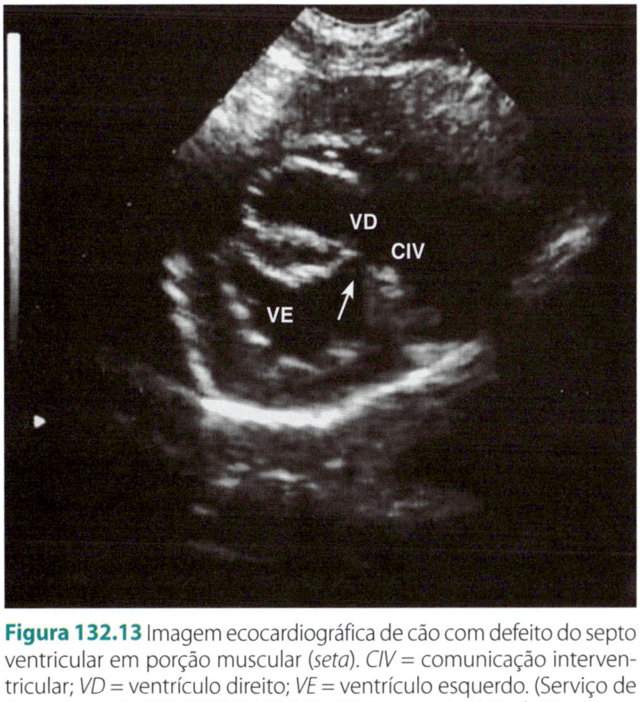

Figura 132.13 Imagem ecocardiográfica de cão com defeito do septo ventricular em porção muscular (*seta*). *CIV* = comunicação interventricular; *VD* = ventrículo direito; *VE* = ventrículo esquerdo. (Serviço de Cardiologia do HOVET/VCM, FMVZ-USP. Responsável: Profa. Dra. Maria Helena Matiko Akao Larsson.)

da cúspide septal da valva tricúspide. A determinação do gradiente de pressão do fluxo através da comunicação interventricular, por meio de Doppler contínuo, pode auxiliar a estimar a pressão sistólica na artéria pulmonar. Sob pressões arteriais normais o gradiente é de aproximadamente 100 mmHg. Esse valor reflete a diferença de pressão entre os ventrículos. Considerando as pressões sistólicas ventriculares semelhantes às pressões encontradas nas respectivas artérias e uma pressão arterial sistêmica de 120 mmHg (obtida por método indireto, como oscilométrico ou Doppler), a pressão sistólica no ventrículo direito seria a diferença entre a pressão do ventrículo esquerdo (120 mmHg) e o gradiente de pressão (100 mmHg), resultando em pressão sistólica estimada de 20 mmHg no ventrículo direito. Caso não haja obstrução ao fluxo de sangue do ventrículo direito para a artéria pulmonar (p. ex., estenose pulmonar), pode-se assumir que a pressão na artéria pulmonar está em torno de 20 mmHg. Dessa maneira, a investigação de hipertensão arterial pulmonar pode ser facilmente realizada. Quanto menor a velocidade do fluxo pelo defeito, menor o gradiente, indicando um aumento na pressão sistólica pulmonar. Nos defeitos grandes há equivalência entre as pressões nos dois ventrículos, sendo o gradiente de pressão bastante reduzido. Por conseguinte, a velocidade do fluxo pelo defeito é baixa. Nesses casos, a estimativa da pressão sistólica pulmonar não pode ser efetuada pela maneira descrita. Portanto, fluxos de baixa velocidade através da comunicação interventricular podem indicar hipertensão arterial pulmonar, se resultantes de grandes defeitos, ou ambos. A artéria pulmonar, por sua vez, pode apresentar dilatação na região do tronco pulmonar e nos ramos direito e esquerdo, com diâmetro constante em toda sua extensão, diferentemente do observado nos casos de dilatação pós-estenose. Essa dilatação está relacionada com a sobrecarga de volume e não está, necessariamente, associada à hipertensão pulmonar. A determinação da relação entre os volumes sistólicos nas artérias aorta e pulmonar (Qp:Qs) pode quantificar o desvio e sua repercussão hemodinâmica. Sob condições fisiológicas os volumes sistólicos nas duas circulações devem ser semelhantes (Qp:Qs próximo de 1), sendo que quando há comunicação interventricular o volume sistólico pulmonar é maior do que aquele ejetado para a circulação sistêmica. De qualquer maneira, ao ser encontrada dilatação de átrio e ventrículo esquerdos, pode-se entender que a repercussão hemodinâmica é importante, independente do cálculo desses índices. Essa dilatação pode ter magnitude variável, dependendo do volume de sangue desviado. Dilatação do ventrículo direito só é observada se o volume desviado for muito elevado, não sendo verificado na forma supracristal. Pode haver insuficiência aórtica, algumas vezes associada ao prolapso de um folheto valvar aórtico. Insuficiência mitral secundária pode manifestar-se nos pacientes com significativa dilatação ventricular.

Tratamento

Os pacientes com defeitos restritivos, em que não há dilatação de câmaras cardíacas, não devem ser submetidos a qualquer tipo de terapia. Na dilatação das câmaras cardíacas esquerdas, a utilização de inibidores da ECA deve ser considerada, pois reduzem a resistência vascular sistêmica e, consequentemente, o desvio esquerda-direita. Contudo, não devem ser utilizados nos pacientes com hipertensão arterial pulmonar significativa, pois a redução na pressão arterial sistêmica pode facilitar a reversão do desvio. Nos pacientes com insuficiência cardíaca congestiva esquerda, além dos inibidores da ECA, deve-se empregar um diurético (furosemida), sendo que em casos refratários pode ser necessário suporte inotrópico (digoxina).

A correção cirúrgica representa uma possibilidade de correção definitiva, porém envolve a utilização de circulação extracorpórea, cujos custos e riscos ainda são bastante elevados. Uma possibilidade é o implante de uma banda compressora ao redor da artéria pulmonar, aumentando a resistência ao esvaziamento do ventrículo direito e diminuindo o desvio esquerda-direita.

O emprego de procedimentos intervencionistas com a finalidade de implante de próteses intracardíacas é uma opção que oferece menos riscos, porém o custo ainda é elevado. Dentre as alternativas utilizadas, ressalta-se o implante de dispositivos em espirais e a fixação de próteses Amplatzer®, as quais contribuem para a oclusão definitiva do orifício, mormente na forma muscular.[21]

Qualquer procedimento corretivo é contraindicado nos pacientes com desvio reverso. O prognóstico é bom para os pacientes com pequenos defeitos e adultos assintomáticos, sendo que insuficiência cardíaca congestiva e desvio reverso indicam mau prognóstico.

Defeito do septo atrial

Anatomia e fisiologia

Durante o desenvolvimento embriológico do coração, ocorre a separação entre os átrios direito e esquerdo pela formação do septo atrial. Ele é dividido em septo *primum* e septo *secundum*. O primeiro desenvolve-se a partir da parede atrial dorsal e funde-se com os coxins endocárdicos, havendo perfurações, muitas vezes coalescentes, na sua porção superior, originando o chamado *ostium secundum*. Esse orifício é recoberto pelo desenvolvimento do septo *secundum*, à direita do primeiro, com origem na parede atrial dorsal, completando seu desenvolvimento com fusão junto ao coxim endocárdico. Um pequeno orifício normalmente persiste no septo *secundum*, denominado *forame ovale*, o qual é recoberto pela membrana do septo *primum*. Essa, por sua vez, funciona como uma válvula do *forame ovale*. Logo ao nascimento, essa comunicação é fechada, havendo sobreposição da parede do septo *primum* (fechamento funcional) e, posteriormente, havendo proliferação de tecido fibroso e fusão das estruturas (fechamento anatômico). Esse segmento do septo atrial é caracterizado por uma região mais delgada, denominada fossa oval. Na porção ventral, o coxim endocárdico origina o septo atrioventricular, que completa a separação atrial. O fechamento completo do septo atrial é importante para evitar a mistura de sangue entre as circulações sistêmica e pulmonar após o nascimento.

Definição e sinonímia

O defeito do septo atrial consiste na falha no processo embriológico de formação da estrutura. O termo comunicação interatrial também é utilizado para denominar a mistura do sangue entre os átrios, porém esse termo também engloba as falhas embriológicas, no desenvolvimento do septo atrioventricular, mesmo que o septo atrial esteja íntegro.

Prevalência

O conjunto de anomalias congênitas que resultam na comunicação interatrial, envolvendo tanto defeito do septo atrial quanto do septo atrioventricular, não é muito frequente em cães, sendo também incomum nos felinos.[9] Há relatos de que representam em torno do 0,7% das cardiopatias congênitas em cães.[15] Estudo retrospectivo das cardiopatias congênitas atendidas no Serviço de Cardiologia do Hospital Veterinário da Universidade de São Paulo apontou que 2% dos casos tinham o diagnóstico de defeito de septo atrial, representando a sétima cardiopatia congênita mais comum em cães. A raça Poodle foi a mais frequentemente afetada, sendo que em 50% dos casos o defeito do septo atrial foi diagnosticado em conjunto com outras anomalias cardíacas congênitas.[2] Em gatos, há relatos de que essa anomalia represente ao redor de 9% das cardiopatias congênitas.[14] Entretanto, há relato de ocorrência do defeito do septo atrial em torno de 37% dos casos de cardiopatias congênitas em cães e gatos, sendo a mais frequente em ambas as espécies. O mesmo estudo relatou que a raça Boxer era a mais comum entre os cães afetados e o doméstico de pelo curto a mais frequente entre os gatos.[22] Alguns autores apontam o defeito de septo atrial como a cardiopatia congênita mais frequente nos cães da raça Boxer.[3]

Etiologia e fisiopatogenia

O caráter genético do defeito de septo atrial não é completamente caracterizado em cães e gatos. Porém, genes candidatos já vêm sendo identificados e estudados nessas espécies.[23,24] O defeito do septo atrial pode acontecer por falha no septo *secundum* (defeito tipo *ostium secundum*), localizado na porção dorsal do septo atrial na região da fossa oval, por defeito no septo *primum* (defeito tipo *ostium primum*), localizado na porção ventral do septo atrial. Outra forma mais rara de defeito do septo atrial é chamada de defeito tipo *sinus venosus*, localizado dorsalmente e cranialmente à fossa oval, próximo à inserção da veia cava cranial. Ainda, a falha no fechamento anatômico do forame oval, condição conhecida como forame oval patente, não é considerada defeito do septo atrial propriamente dito, uma vez que o septo normalmente apresenta-se íntegro. Contudo, em condições de elevada pressão no átrio direito pode ocorrer o deslocamento da membrana do forame para o átrio esquerdo, possibilitando a passagem de sangue do átrio direito para o átrio esquerdo (desvio direita-esquerda). Por fim, a comunicação entre os átrios pode ser consequência do defeito no septo atrioventricular, também denominado defeito do canal atrioventricular, sendo que nesse caso geralmente há comunicação interventricular concomitante e anomalias nas cúspides das valvas atrioventriculares, originando uma valva atrioventricular única, que tem comunicação com os dois ventrículos. Nos cães a forma mais comum do defeito de septo atrial é o *ostium secundum*, enquanto nos felinos a forma mais comum é o defeito tipo *ostium primum*.[9] Com exceção da comunicação interatrial por forame oval patente, as demais normalmente resultam em desvio esquerda-direita, uma vez que a pressão no interior do átrio esquerdo é maior que a pressão no átrio direito. Como resultado da sobrecarga de volume, há acentuada dilatação do átrio direito e do ventrículo direito, além de dilatação da artéria pulmonar. Pode haver discreta dilatação do átrio esquerdo. Em muitas ocasiões os defeitos de septo atrial do tipo *ostium primum* e *ostium secundum* estão associados a outras anomalias congênitas, entre elas destacam-se algumas que resultam em aumento na pressão atrial direita, como estenose pulmonar e displasia da valva tricúspide.[22] Nesses casos frequentemente há desvio direita-esquerda. Dilatação importante do átrio esquerdo pode ser encontrada nos casos de desvio direita-esquerda ou nos casos de defeito do septo atrioventricular. O volume desviado depende diretamente do diâmetro do orifício septal. Defeitos de pequeno diâmetro geralmente só possibilitam a passagem de pequeno volume de sangue, sendo denominados restritivos. Quando grande volume de sangue é desviado, pode haver hiperperfusão pulmonar, com aumento na pressão hidrostática nos capilares pulmonares, congestão e edema pulmonar. Em casos avançados pode haver insuficiência miocárdica ventricular direita, em razão da excessiva dilatação ventricular por sobrecarga de volume, resultando em insuficiência cardíaca congestiva direita. O surgimento de hipertensão arterial pulmonar secundária ao aumento na resistência vascular pulmonar pode levar ao surgimento da fisiologia de Eisenmenger. Nos casos de defeito do septo atrioventricular, em razão da comunicação interventricular concomitante associada à insuficiência valvar atrioventricular, é frequente o surgimento de insuficiência cardíaca congestiva esquerda ou direita.

Manifestações clínicas

A maioria dos pacientes com defeito do septo atrial não apresenta manifestações clínicas. Os defeitos do tipo *ostium secundum* geralmente são mais bem tolerados em comparação com defeitos do tipo *ostium primum* ou do septo atrioventricular.[10] Esses podem apresentar dificuldade respiratória, distensão abdominal e tosse, associados à insuficiência cardíaca congestiva. Quando há outras anomalias congênitas associadas ao defeito de septo atrial é comum o surgimento de manifestações clínicas, dependendo do tipo de cardiopatia congênita relacionada. Síncope pode apresentar-se quando há anomalias concomitantes, como estenose pulmonar, displasia tricúspide, fisiologia de Eisenmenger e também naqueles com doença valvar crônica degenerativa da valva tricúspide e insuficiência tricúspide importante.

Exame físico

A passagem do sangue pelo defeito do septo atrial ocorre em velocidade baixa, não sendo suficiente para ocasionar um sopro. Um achado frequente é o sopro sistólico de ejeção em foco da valva pulmonar decorrente do excessivo volume ejetado por essa via. Pacientes com defeito do septo atrioventricular podem apresentar um sopro sistólico em foco da valva mitral decorrente da insuficiência mitral. Pode ocorrer cianose em pacientes com desvio direita-esquerda.

Eletrocardiograma

A maioria dos pacientes apresenta eletrocardiograma normal. Ondas P amplas e critérios de sobrecarga ventricular direita podem ocorrer.[20] Arritmias supraventriculares podem manifestar-se em razão da excessiva dilatação atrial, assim como defeitos na condução intraventricular, como o bloqueio de ramo direito, mormente nos pacientes com defeito do septo atrial do tipo *ostium primum*.

Exame radiográfico

As alterações radiográficas encontradas são bastante inespecíficas, incluindo aumento da silhueta de átrio e ventrículo direitos, dilatação da artéria pulmonar e aumento do calibre dos vasos pulmonares. Aumento atrial esquerdo pode ser observado quando há defeito do septo atrioventricular. Edema pulmonar pode ser identificado nos casos mais graves.

Exame ecocardiográfico

O exame ecocardiográfico é capaz de caracterizar a existência e o tipo de defeito de septo (Figura 132.14). Muitas vezes pode ser necessário o Doppler colorido para identificação do defeito, uma vez que a região da fossa oval pode originar falha na formação de ecos, mesmo em animais com septo íntegro. Ainda, esse recurso é útil na determinação do sentido do desvio de sangue. O fluxo através do defeito raramente é turbulento, apresentando baixa velocidade na maioria das vezes (Figura 132.15). A sobrecarga de volume resulta em dilatação do átrio direito e, em menor proporção, do átrio esquerdo.

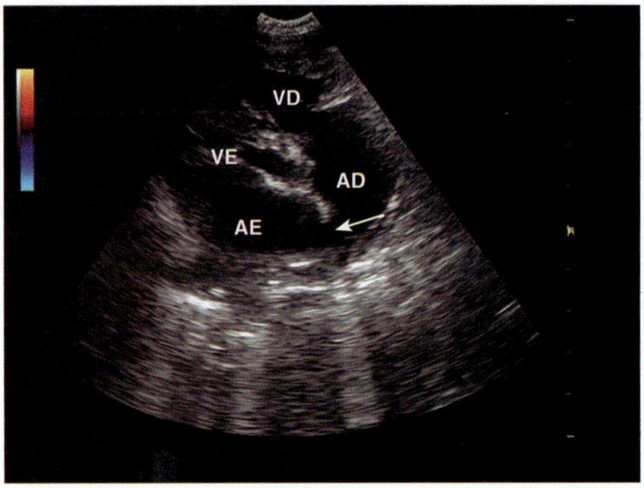

Figura 132.14 Imagem ecocardiográfica de cão com defeito do septo atrial do tipo *ostium secundum* (seta). *AD* = átrio direito; *AE* = átrio esquerdo; *VD* = ventrículo direito; *VE* = ventrículo esquerdo. (Dognostic: Unidade Veterinária Especializada. Responsável: Guilherme Gonçalves Pereira.)

Muitas vezes o átrio esquerdo pode ter dimensão normal, considerando que a excessiva pré-carga nessa cavidade é transferida para o átrio direito. Dilatação do ventrículo direito é comum, geralmente com movimento paradoxal do septo interventricular. A artéria pulmonar apresenta dilatação na região do tronco e dos ramos esquerdo e direito. A quantificação do desvio é possível por meio da determinação da relação entre os volumes ejetados pela artéria aorta e através da artéria pulmonar (Qp:Qs). Relação superior a 2:1 indica repercussão hemodinâmica significativa, sendo que relação acima de 2,5 é indicativa de necessidade de correção cirúrgica.[8]

Tratamento

A maioria dos pacientes com defeito do septo atrial isoladamente não necessita de terapia medicamentosa. Pacientes com insuficiência cardíaca congestiva devem receber terapia com inibidores da ECA, diuréticos e suporte inotrópico. A correção do defeito de septo atrial pode ser feita por intervenção cirúrgica. Fechamento por sutura pode ser feito, não havendo a necessidade de circulação extracorpórea. Tal procedimento é realizado com breve oclusão do fluxo pelas veias cavas. Defeitos maiores, por vezes, implicam sutura de membranas biológicas para o fechamento completo. Por fim, a oclusão pode ser realizada por cateterismo, por meio do implante de próteses. Tal alternativa representa menor risco e recuperação mais rápida, porém o custo é bastante elevado.

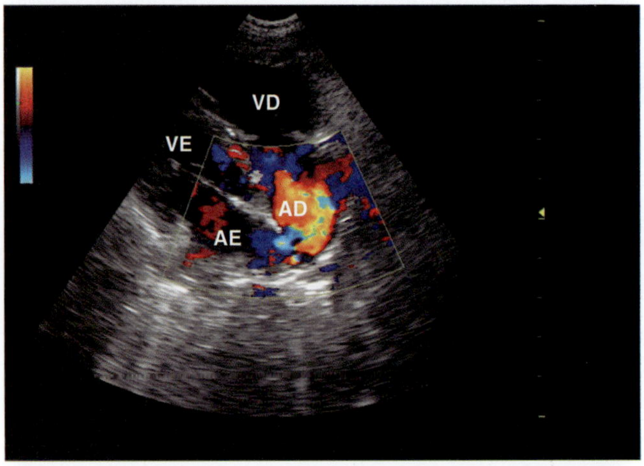

Figura 132.15 Mapeamento de fluxo em cores (Doppler colorido) sobre a região do septo atrial, indicando a passagem de sangue do átrio esquerdo (*AE*) para o átrio direito (*AD*) através do defeito de septo do tipo *ostium secundum*. *VD* = ventrículo direito; *VE* = ventrículo esquerdo. (Dognostic: Unidade Veterinária Especializada. Responsável: Guilherme Gonçalves Pereira.)

Desvios sanguíneos | Direita-esquerda

Tetralogia de Fallot

Anatomia e fisiologia

Durante o desenvolvimento embriológico do coração, o sistema tronco-cone é responsável pela origem das artérias aorta e pulmonar, bem como das vias de saída dos ventrículos esquerdo e direito. Com o desenvolvimento e o alinhamento do septo tronco-cone, ocorre a separação do tronco arterioso cardíaco, resultando na diferenciação entre as artérias aorta e pulmonar. Ainda possibilita a separação do cone arterioso em via de saída do ventrículo esquerdo e via de saída do ventrículo direito. O resultado desse processo é a adequada comunicação dos ventrículos com as grandes artérias, bem como o desenvolvimento de um caminho que viabilize a passagem do sangue dos ventrículos para as artérias aorta e pulmonar.

Definição e sinonímia

Tetralogia de Fallot é o nome dado ao conjunto de alterações cardíacas congênitas decorrentes da falha no desenvolvimento embriológico do septo tronco-cone, quais sejam: estenose pulmonar, hipertrofia concêntrica do ventrículo direito secundária, dextroposição da artéria aorta e defeito do septo ventricular em região subaórtica.

Prevalência

A casuística do Serviço de Cardiologia do Hospital Veterinário da Universidade de São Paulo aponta que a tetralogia de Fallot é a quarta cardiopatia congênita mais frequente em cães, representando 8% das cardiopatias congênitas nessa espécie, sendo que a raça Poodle foi a mais acometida.[2] Raças como Buldogue Inglês, Fox Terrier e Keeshond apresentam maior predisposição.[9] Em gatos sua ocorrência é bastante incomum.

Etiologia e fisiopatogenia

Uma base genética provavelmente está envolvida nos casos de tetralogia de Fallot. Um padrão de herança autossômica recessiva foi relatado em estudo genético com cães da raça Keeshond.[25] A tetralogia de Fallot é a principal causa de desvio direita-esquerda decorrente de cardiopatia congênita. Contudo, o volume desviado e o sentido do desvio dependem diretamente do grau de estenose pulmonar. Essa é decorrente do alinhamento inadequado do septo tronco-cone, levando ao deslocamento anterior do septo atrioventricular. Como consequência, ocorre obstrução na via de saída do ventrículo direito e dextroposição da artéria aorta. A pressão sistólica no interior do ventrículo direito é bastante elevada em razão da obstrução da via de saída. Com isso, ocorre hipertrofia concêntrica do ventrículo direito. Ainda, o defeito do septo ventricular, logo abaixo da artéria aorta (subaórtico), possibilita o desvio de sangue entre as circulações sistêmica e pulmonar. A elevada pressão sistólica ventricular direita, associada à comunicação direta de parte da artéria aorta com esta cavidade, possibilita a passagem de sangue do ventrículo direito para a circulação sistêmica (desvio direita-esquerda). Nesse caso, não há sobrecarga de volume no ventrículo esquerdo, pois em razão da localização do defeito de septo em região subaórtica e da dextroposição aórtica, o trajeto do sangue desviado não passa pelo ventrículo esquerdo, havendo passagem direta do ventrículo direito para a artéria aorta. Além disso, menor volume de sangue atinge a circulação pulmonar, diminuindo a captação de oxigênio nessa circulação. Como resultado, o sangue da circulação sistêmica apresenta menor concentração de oxigênio, ocasionando hipoxia tecidual, estímulo para produção de eritropoetina pelos rins e consequente eritrocitose. Em raras ocasiões, quando a estenose pulmonar é muito discreta, a pressão sistólica no ventrículo direito pode não ser elevada o suficiente para superar a pressão na circulação sistêmica. Nesses casos há desvio esquerda-direita, resultando em sobrecarga de volume nas câmaras cardíacas esquerdas, hiperperfusão pulmonar, congestão e edema pulmonar.

Outros defeitos congênitos podem se apresentar concomitantemente, como defeito do septo atrial (pentalogia de Fallot), hipoplasia da artéria pulmonar e hérnia diafragmática peritônio-pericárdica.[26]

Manifestações clínicas

A maioria dos pacientes com tetralogia de Fallot apresenta manifestações clínicas antes do primeiro ano de vida. Síncope, cianose generalizada, intolerância ao exercício e dispneia são as manifestações mais corriqueiras. Pacientes com hiperviscosidade sanguínea podem apresentar convulsão e até mesmo tromboembolismo arterial. Em raros casos, alguns animais podem permanecer assintomáticos.

Exame físico

A auscultação cardíaca revela sopro sistólico em foco da valva pulmonar, decorrente da estenose pulmonar e sopro sistólico em bordo esternal direito, proveniente do fluxo pela comunicação interventricular. Por vezes, quando de intensidade acentuada, a distinção entre os dois sopros pode ser difícil. Animais com estenose pulmonar importante e grande defeito do septo ventricular, com acentuada hiperviscosidade sanguínea, podem não apresentar sopro. Cianose das mucosas aparentes pode apresentar-se, mesmo estando o paciente em repouso.

Exame eletrocardiográfico

Geralmente manifestam-se critérios eletrocardiográficos de sobrecarga do ventrículo direito, como ondas S profundas no plano frontal e nas derivações pré-cordiais, além do desvio de eixo elétrico para a direita. Podem ocorrer arritmias ventriculares.

Exame radiográfico

Ao exame radiográfico de tórax pode-se identificar aumento da silhueta correspondente ao ventrículo direito, além de redução no padrão vascular pulmonar, decorrente da hipoperfusão pulmonar.

Ecocardiograma

O achado ecocardiográfico característico para o diagnóstico da tetralogia de Fallot é o deslocamento anterior do septo atrioventricular. A estenose pulmonar é representada por estreitamento da via de saída do ventrículo direito. Hipertrofia concêntrica do ventrículo direito pode ser identificada, sendo proporcional ao grau de estenose pulmonar (Figura 132.16). A artéria aorta encontra-se sobre o septo ventricular, deslocando-se sobre esse septo com movimento denominado *cavalgamento*, comunicando tanto com o ventrículo esquerdo quanto com o ventrículo direito. O defeito do septo ventricular é identificado junto à região perimembranosa, logo abaixo dos folhetos valvares aórticos (Figura 132.17). Ao mapeamento de fluxo por Doppler colorido, é possível identificar um fluxo sistólico turbulento, a partir da comunicação interventricular, saindo do ventrículo direito e entrando na artéria aorta, caracterizando o desvio direita-esquerda (Figura 132.18), além de fluxo turbulento na artéria pulmonar. O Doppler contínuo deve ser utilizado para identificar a velocidade e o gradiente de pressão do fluxo pulmonar, possibilitando estimar a gravidade da obstrução. Todavia, quando há um grande defeito do septo ventricular o grau de estenose pulmonar pode ser superestimado, uma vez que a pressão sistólica do ventrículo direito ficará próxima à pressão sistêmica (ao redor de 120 mmHg), elevando a velocidade do fluxo pulmonar. Normalmente não há dilatação da artéria pulmonar do tipo pós-estenose, pois o volume ejetado pelo ventrículo direito é bastante reduzido em razão do desvio. Caso a estenose pulmonar seja discreta,

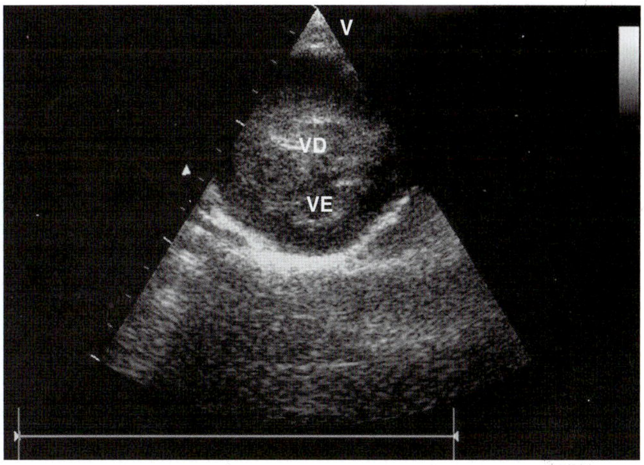

Figura 132.16 Imagem ecocardiográfica de cão com tetralogia de Fallot. É possível identificar acentuada hipertrofia concêntrica do ventrículo direito (*VD*). *VE* = ventrículo esquerdo. (Serviço de Cardiologia do HOVET/VCM, FMVZ-USP. Responsável: Profa. Dra. Maria Helena Matiko Akao Larsson.)

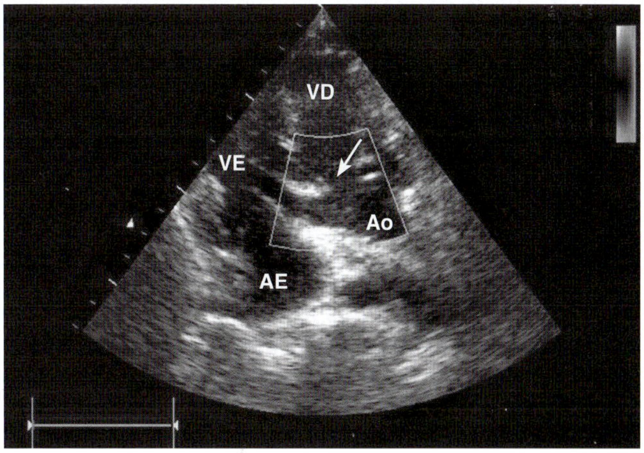

Figura 132.17 Imagem ecocardiográfica de cão com tetralogia de Fallot. É possível identificar o defeito do septo ventricular (*seta*) e a dextroposição da artéria aorta (*Ao*), que tem comunicação com ambos os ventrículos. *AD* = átrio direito; *AE* = átrio esquerdo; *VD* = ventrículo direito; *VE* = ventrículo esquerdo. (Serviço de Cardiologia do HOVET/VCM, FMVZ-USP. Responsável: Profa. Dra. Maria Helena Matiko Akao Larsson.)

marcantes são regurgitação, emagrecimento progressivo e, muitas vezes, pneumonia por aspiração de conteúdo alimentar. Raramente tais anomalias resultam em repercussão hemodinâmica. Muitas vezes pode haver associação entre estas anomalias vasculares, podendo incluir até mesmo a persistência do ducto arterioso.[37] Dentre elas, a mais comum é a persistência do quarto arco aórtico esquerdo, em que o ligamento arterioso interliga o arco aórtico (à direita) e a artéria pulmonar (à esquerda), promovendo estrangulamento esofágico. É comum em cães das raças Pastor-alemão, Dogue-alemão e Setter Irlandês.[4,37] O tratamento definitivo consiste na secção cirúrgica do ligamento arterioso.

Outra anomalia vascular arterial digna de nota é o defeito do septo aorticopulmonar (janela aorticopulmonar), caracterizada pela falha no desenvolvimento do tronco arterioso, promovendo separação incompleta das paredes aórtica e pulmonar. A fisiopatogenia dessa doença é semelhante àquela descrita para a persistência do ducto arterioso, com manifestações clínicas semelhantes, sendo bastante frequente o desenvolvimento da síndrome de Eisenmenger. Ainda, algumas malformações das artérias coronárias são descritas, porém a maioria só confere relevância clínica quando em associação à estenose pulmonar.[11]

Por fim, entre as anomalias vasculares venosas, a mais frequente é a persistência da veia cava cranial esquerda. Por vezes, a veia cava cranial contralateral (direita) pode não existir,[38] sendo possível anomalias vasculares concomitantes[37] ou até mesmo de outros defeitos cardíacos congênitos. Apesar de não resultar em qualquer distúrbio circulatório, tal anormalidade pode dificultar procedimentos envolvendo cateterismo, ou correção cirúrgica da persistência do quarto arco aórtico direito (ver seção *Fármacos utilizados no tratamento de manutenção da insuficiência cardíaca congestiva*, no Capítulo 131, *Insuficiência Cardíaca Congênita*).

Referências

1. Tidholm A. Retrospective study of congenital heart defects in 151 dogs. J Small Anim Pract. 1997; 38: 94-8.
2. Fernandez EL. Doenças cardíacas congênitas em cães: revisão de literatura e estudo retrospectivo da ocorrência no hospital veterinário da Faculdade de Medicina Veterinária e Zootecnia da Universidade de São Paulo. [Monografia]. São Paulo: Universidade de São Paulo, 2007.
3. Chetboul V, Trollé JM, Nicolle A, Sampedrano CC, Gouni V, Laforge H. *et al.* Congenital heart disease in the boxer dog: a retrospective study of 105 cases (1998-2005). J Vet Med A. 2006; 53:346-51.
4. Oyama M, Sisson DD, Thomas WP, Bonagura JD. Congenital heart disease. In: Ettinger SJ, Feldman EC. Textbook of veterinary internal medicine. 6ª ed. Elsevier: Saunders; 2005; p. 972-1021.
5. Orton EC, Herndon GD, Boon JA, Gaynor JS, Hackett TB, Monnet E. Influence of open surgical correction on intermediate-term outcome in dogs with subvalvular aortic stenosis: 44 cases (1991–1998). J Am Vet Med Assoc. 2000; 216:364–7.
6. Meurs KM, Lehmkuhl LB, Bonagura JD. Survival times in dogs with severe subvalvular aortic stenosis treated with balloon valvuloplasty or atenolol. J Am Vet Med Assoc. 2005; 227:420-4.
7. Johnson SM, Martin M, Edwards D, French A, Henley W. Pulmonic stenosis in dogs: balloon dilation improves clinical outcome. J Vet Intern Med. 2004; 18:656-62.
8. Boon JA. Congenital heart disease. In: Boon JA. Manual of veterinary echocardiography. 1st ed, Philadelphia: Lippincot Williams & Wilkins; 1998; p. 383-445.
9. MacDonald, KA. Congenital heart diseases of puppies and kittens. Vet Clin Small Anim. 2006; 36:503-31.
10. Bonagura JD, Lehmkuhl, LB. Congenital heart disease. In: Fox PR, Sisson D, Moïse NS. Textbook of canine and feline cardiology: principles and clinical practice. 2nd ed, Philadelphia: WB Saunders; 1999. 471-535.
11. Fonfara S, Martinez PY, Swift S, Copeland H, Lopez-Alvarez J, Summerfield N. *et al.* Balloon valvuloplasty for treatment of pulmonic stenosis in English Bulldogs with an aberrant coronary artery. J Vet Intern Med. 2010; 24:354-359.
12. Schrope DP. Primary pulmonic infundibular stenosis in 12 cats: natural history and the effects of balloon valvuloplasty. J Vet Cardiol. 2008; 10:33-43.
13. Orton EC, Monnet E. Pulmonic stenosis and subvalvular aortic stenosis: surgical options. Semin Vet Med Surg (Small Anim). 1994; 9:221-226.
14. Harpster N, Zook B. The cardiovascular system. In: Holzworth J. Diseases of the cat: medicine and surgery. Philadelphia: WB Saunders; 1987; 820-933.
15. Buchanan JW. Causes and prevalence of cardiovascular disease. In: Kirk RW, Bonagura JD. Kirk's Current Veterinary Therapy XI, Philadelphia: WB Saunders; 1992; p. 444-7.
16. Andelfinger G, Wright KN, Lee HS, Siemens LM, Benson DW. Canine tricuspid valve malformation: a model of human Ebstein anomaly, maps to dog chromossome 9. J Med Gen. 2003; 40:320-324.
17. Kornreich BG, Moise NS. Right atrioventricular valve malformation in dogs and cats: an electrocardiographic survey with emphasis on splintered QRS complexes. J Vet Int Med 1997; 11: 226-30.
18. Israël NV, French AT, McEwan JD, Corcoran BM. Review of left-to-right shunting patent ductus arteriosus and short term outcome in 98 dogs. J Small Anim Pract. 2002; 43:395-400.
19. Brown WA. Ventricular septal defects in the English Springer Spaniel. In: Bonagura JD, Kirk RW. Kirk's Current Veterinary Therapy XII. Small Animal Practice, Philadelphia: WB Saunders. 1995; p. 321-7.
20. Tilley LP. Essentials of canine and feline electrocardiography. 3rd ed, Philadelphia: Lea & Febiger; 1992; p. 106-7.
21. Margiocco ML, Bullmer BJ, Sisson DD. Percutaneous occlusion of a muscular ventricular septal defect with a Amplatzer® Muscular VSD occluder. J Vet Cardiol. 2008; 10:61-66.
22. Chetboul V, Charles V, Nicolle A, Sampedrano CC, Gouni V, Pouchelon JL. Retrospective study of 156 atrial septal defects in dogs and cats (2001-2005). J Vet Med. 2006; 53: 179-184.
23. Hyun C, Park I. Congenital heart diseases in small animals: Part II. Potential genetic aetiologies based on human genetics studies. Vet J. 2006; 171: 256-262.
24. Lee SA, Lee SG, Moon HS, Lavulo L, Cho KO, Hyun C. Isolation, characterization and genetics analysis of canine GATA4 gene in a family of Doberman Pinschers with an atrial septal defect. J Gen. 2007; 86:241-7.
25. Patterson DF, Pyle RL, Van Mierop L, Melbin J, Olson M. Hereditary defects of the conotruncal septum in Keeshond dogs: pathologic and genetic studies. Am J Cardiol. 1974; 34:187-205.
26. Pereira GG, Larsson MHMA, Stopiglia AJ, Unruh SM, Santos ALF. Hérnia peritônio-pericárdica e tetralogia de Fallot em um cão: relato de caso. Revista Oficial de Educação Continuada da Associação Nacional de Clínicos Veterinários de Pequenos Animais. 2004; 17.
27. Larsson MHMA, Pereira L, Jatene FB, Freitas RR, Barbusci LOD, Oliveira SM. *et al.* Clinical diagnosis and surgical treatment of tetralogy of Fallot in a dog: a case report. Arq Bras Med Vet Zootec. 2000; 52:433-6.
28. Oguchi Y, Matsumoto H, Masuda Y, Takashima H, Takashima K, Yamane Y. Balloon dilation of right ventricular outflow tract in a dog with tetralogy of Fallot. J Vet Med Sci. 1999; 61:1067-9.
29. Van Mierop LH, Patterson DF, Schnarr WR. Pathogenesis of persistent truncus arteriosus in light of observations made in a dog embryo with the anomaly. Am J Cardiol. 1978; 41:755-62.
30. Butto F, Lucas RV, Edwards JE Persistent truncus arteriosus: pathologic anatomy in 54 cases. Ped Cardiol. 1986; 7:95-101.
31. Serres F, Chetboul V, Sampedrano CC, Gouni V, Pouchelon JL. Ante-mortem diagnosis of persistent truncus arteriosus in an 8-year-old asymptomatic dog. J Vet Cardiol. 2009; 11:59-65.
32. Nicolle AP, Tessier-Vetzel D, Begon E, Carlos SC, Pouchelon JL, Chetboul V. Persistent truncus arteriosus in a 6-year-old cat. J Vet Med A. 2005; 52:350-3.
33. Chuzel T, Bublot I, Couturier L, Nicolier A, Rivier P, Mai W. *et al.* Persistent truncus arteriosus in a cat. J Vet Cardiol. 2007; 9:43-6.
34. Tobias AH, Thomas WP, Kittleson MD, Komtebedde J. Cor triatriatum dexter in two dogs. J Am Vet Med Assoc.1993; 202:285-90.
35. Johnson SM, Martin M, De Giovanni JV, Boswood A, Swift S. Management of cor triatriatum dexter by balloon dilatation in three dogs. J Small Anim Pract. 2004; 45:16-20.
36. Abduch MCD, Tonini PLJ, Barbusci LOD, Oliveira SM, Freitas RR, Aiello VD. Double-outlet right ventricle associated with discordant atrioventricular connection and dextrocardia in a cat. J Small Anim Pract. 2003; 44: 374-7.
37. Christiansen KJ, Snyder D, Buchanan JW, Holt DE. Multiple vascular anomalies in a regurgitant German Shepherd puppy. J Small Anim Pract. 2007; 48:32-5.
38. Fernandez del Palacio MJ, Bayon A, Aqut A. Dilated coronary sinus in a dog with persistent left cranial vena cava. Vet Radiol Ultrasound. 1997; 38:376-9.

133 Arritmias Cardíacas

Fernanda Lie Yamaki, Maria Helena Matiko Akao Larsson

Introdução

Arritmias ou disritmias cardíacas são irregularidades nos ritmos cardíacos[1] devido a alterações na formação e/ou condução do estímulo elétrico do coração.[2,3] Em geral, indicam uma anormalidade do ritmo, embora em cães, o termo arritmia sinusal seja utilizado para descrever a variação normal na frequência cardíaca associada à respiração.[1] As alterações do ritmo cardíaco podem sobrevir em corações normais,[2,4] constituir complicações ou expressões de cardiopatia,[2,4] ou mesmo traduzir repercussões cardíacas de desequilíbrios eletrolítico,[4] neurovegetativo,[2] hormonal[2] ou metabólico.[2] O exame clínico bastante cuidadoso do sistema cardiovascular possibilita, em alguns casos, o diagnóstico do tipo da arritmia,[2,3] porém somente a eletrocardiografia fornece os elementos para a interpretação correta do distúrbio em questão com segurança.[2,3,5,6] Por este motivo, Wilson afirmou que o eletrocardiograma é o supremo tribunal das disritmias.[2]

Considerações gerais

As arritmias cardíacas podem ocorrer por várias razões; embora algumas não apresentem consequências clínicas, outras levam a sérios comprometimentos hemodinâmicos[4,5] e morte súbita,[4,7] especialmente na presença de cardiopatia de base.[7-10] Para uma acurada decisão terapêutica, deve-se não apenas realizar um diagnóstico eletrocardiográfico correto, mas também considerar o contexto clínico.[5,7] Sabe-se que a frequência ventricular e a duração de uma arritmia, seu local de origem e o estado cardiovascular do paciente determinam primariamente as consequências eletrofisiológicas e hemodinâmicas de um distúrbio de ritmo particular.[5,11]

Complexos ventriculares prematuros ocasionais podem ser identificados em animais[12-16] e seres humanos saudáveis,[17] geralmente com bom prognóstico.[17] Entretanto, na vigência de cardiopatias estruturais, como cardiomiopatia dilatada (CMD) idiopática, CMD isquêmica, CMD arritmogênica do ventrículo direito, doença de Chagas, CMD hipertrófica, as arritmias ventriculares são mais prevalentes e o risco de morte súbita, muito maior.[8] Sabe-se que cães com cardiomiopatia apresentam alto risco de morte súbita, especialmente em cães das raças Dobermann e Boxer,[10,18] enquanto cães idosos de raças pequenas com doença degenerativa crônica de valva mitral também podem apresentar extrassístoles ventriculares isoladas, mas com baixa incidência de morte súbita.[5,18]

Além disso, arritmias bem rápidas (p. ex., taquicardia ventricular ou supraventricular sustentada) ou muito lentas (bloqueio atrioventricular com ritmo de escape ventricular lento ou instável) que comprometem o débito cardíaco e a perfusão coronariana podem causar isquemia miocárdica, deterioração da função sistólica cardíaca,[7,19] insuficiência cardíaca[19] e, algumas vezes, morte súbita.[7] Algumas vezes, entretanto, uma arritmia letal como fibrilação ventricular pode ocorrer sem arritmia sustentada prévia.[7]

Avaliação do paciente portador de arritmia cardíaca

Todo paciente portador de arritmias cardíacas deve ser submetido a uma avaliação clínica completa, incluindo correta identificação do paciente (espécie, raça, idade, sexo), obtenção do histórico completo do animal, realização de exame físico (do sistema cardiovascular e dos outros sistemas), de exame eletrocardiográfico[4,7,20] e de outros exames complementares (como exame radiográfico de tórax, ecocardiográfico, hemograma, perfil bioquímico) que forem necessários.

Durante a avaliação, deve-se atentar para indicativos de comprometimentos hemodinâmicos (p. ex., históricos de episódios de síncope ou fraqueza, indícios de insuficiência cardíaca congestiva [ICC]), de cardiopatia de base (como presença de sopro cardíaco, de cardiomegalia), de outras anormalidades (como febre, traumas, alterações no hemograma, pneumopatias ou indicativos de outras alterações extracardíacas), além de descobrir se o animal está recebendo algum medicamento.[7] Nesse momento, deve-se corrigir ou tratar quaisquer alterações possíveis.[7]

O registro e a correta interpretação do eletrocardiograma (ECG) são essenciais para a identificação da arritmia.[11] Eventualmente, pode ser necessário o registro de um ECG de longo período (como o monitoramento Holter),[3,7,9,20] ou da realização de alguns testes diagnósticos eletrocardiográficos (como a manobra vagal e o teste de atropinização) para a correta identificação da arritmia.[4,5]

Os barorreceptores são estruturas sensíveis a variações de pressão arterial, localizados no arco aórtico e nas artérias subclávias, cuja concentração maior está em uma estrutura denominada seio carotídeo, localizado na bifurcação da artéria carótida.[3] A partir dessa estrutura, origina-se um ramo do nono par craniano que transporta impulsos aferentes até o centro vasomotor.[3] Quando há elevação da pressão arterial, as mudanças na sua conformação espacial aumentam a intensidade de impulsos aferentes, seguida de diminuição da atividade simpática sobre o coração e sobre a circulação periférica, aumento do tônus parassimpático (vagal) sobre os nós sinusal e atrioventricular, átrios e ventrículos.[3] As consequências desse efeito são: redução da frequência sinusal, prolongamento da condução pelo nó atrioventricular (NAV) e redução da atividade automática de focos localizados nos átrios e junção atrioventricular.[3]

A manobra vagal é, portanto, útil no diagnóstico diferencial de taquiarritmias cardíacas, bem como para o tratamento de taquicardias supraventriculares.[7,21] Durante a obtenção do eletrocardiograma, a estimulação vagal tem grande valor auxiliar, pois com a compressão em movimentos circulares do seio carotídeo e a compressão do globo ocular (que obviamente está contraindicada nos pacientes com lesões oculares), por 5 a 10 segundos, o tônus vagal do coração aumenta.[3,5] A diminuição da frequência cardíaca (FC) e o aumento da refratariedade no nó ou NAV pela estimulação vagal da manobra[20,21] pode reduzir a taquicardia, permitindo que algumas de suas carac-

O marca-passo migratório (MPM) é um fenômeno normal e fisiológico em cães, não estando associado a condições patológicas e sem necessidade de tratamento;[5] consiste na variabilidade na onda P que, no geral, é cíclica e associada à AS, em que a amplitude da onda P aumenta com a FC maior (na inspiração) e diminui com FC menor (na expiração).[5,7] No cão, a origem da despolarização no coração não é fixa, podendo variar dentro do NS[6,26] ou entre o NS e o NAV,[26] por um mecanismo desconhecido,[5,6] o que resulta, eletrocardiograficamente, em alterações cíclicas na configuração da onda P que podem acompanhar a arritmia sinusal.[1,20]

Alterações na formação do impulso sinusal

Bradicardia sinusal

É um ritmo sinusal regular com FC menor que 70 bpm em cães (menor que 60 bpm em cães de raças gigantes) e menor que 120 bpm em gatos.[4,26] A bradicardia sinusal (BS) apresenta todos os critérios para RSN, exceto a FC que é baixa;[6] eventualmente, pode estar associado à estimulação parassimpática, resultando em ritmo regularmente irregular com baixa FC, a bradiarritmia sinusal (Figura 133.2). Em contraste com as demais bradiarritmias, a bradicardia sinusal geralmente não se acompanha de sintomas de baixo débito cardíaco, raramente necessitando de tratamento, mas na presença de sintomas (fraqueza ou síncope), o tratamento pode ser instituído com fármacos (atropina, glicopirrolato ou isoproterenol) ou com MP artificial.[5,6]

Pode estar associada à estimulação vagal[1,6,25,26] (pressão carotídea ou do globo ocular, ou aumento da pressão intracraniana),[6] à hipotermia,[4,6,25] ao hipotireoidismo,[6,25] à toxicidade por doenças sistêmicas (como insuficiência renal),[6] aos efeitos de fármacos (como tranquilizantes,[6] betabloqueadores,[4,6,25] digitálicos,[25] morfina,[6] anestésicos[4,6,25,26]), às lesões no sistema nervoso central;[6] ser fisiológica (durante o sono)[1] ou ser decorrente da síndrome do nó doente.[4,25] A bradicardia sinusal também pode ocorrer em alguns gatos com CMD ou durante insuficiência cardíaca em estágio terminal.[26]

Taquicardia sinusal

A taquicardia sinusal (TS) (Figura 133.3) é um ritmo sinusal regular em que os impulsos são gerados no NS em frequência maior que o normal,[4] com FC acima de 160 bpm em cães (de 180 bpm em cães de raças *toy* e de 140 bpm em cães de raças gigantes) e acima de 240 bpm em gatos.[6] Apresenta todos os critérios eletrocardiográficos do RSN, exceto em relação à FC.[6,26] Está associada a algumas condições fisiológicas, como exercício, estresse;[1,6,25] alterações patológicas, como febre,[1,4,6,25] hipertireoidismo,[1,4,6,25] choque,[1,6,4] anemia,[1,4,6] infecções,[6] insuficiência cardíaca congestiva,[1,4,6,25] hipoxia,[1,6] tamponamento cardíaco;[25] e ao efeito de alguns fármacos como atropina,[1,4,6,25] epinefrina,[1,6,25] metilxantinas.[1] O tratamento consiste em identificação e adequado tratamento da causa de base.[4,6,25]

Parada sinusal e bloqueio sinoatrial

Quando ocorre parada sinusal (PS), ou *sinus arrest*, e bloqueio sinoatrial (BSA) (Figura 133.4), há falha de formação do impulso dentro do NS[1] devido à depressão na automaticidade do NS, enquanto o BSA ocorre devido ao distúrbio de condução do impulso regularmente gerado no NS. Ambos apresentam o mesmo padrão eletrocardiográfico, sendo a diferenciação entre ambos bastante difícil.[6,20]

A FC pode ser variável, dependendo do mecanismo de base. Em relação ao ritmo, pode ser constantemente irregular (AS acentuada) ou irregular, com pausas demonstrando ausência de P-QRS-T.[26] As pausas apresentam, pelo menos, o dobro da duração do intervalo RR normal;[1,4,20] caso sejam múltiplos exatos do intervalo RR normal provavelmente trata-se de BSA.[6,26] Caso a pausa seja bastante longa, podem ocorrer complexos de escape juncional ou ventricular.[1,6,20]

PS intermitente pode ser normal em cães de raças braquicefálicas e pode estar associada a estimulação vagal, como pressão ocular e do seio carotídeo;[4,6] irritação do nervo vagal,[4] como manipulação cirúrgica, formação torácica ou cervical; distúrbios eletrolíticos; toxicidade por fármacos betabloqueadores,[1,4,6] quinidina, amiodarona e especialmente digitálicos;[1,4,6] e síndrome do nó doente.[4,6] Não requer tratamento em animais assintomáticos,[4,6] sendo que nos cães sintomáticos deve-se tratar a causa de base. O tratamento medicamentoso pode ser baseado em atropina, glicopirrolato, terbutalina, isoproterenol[6] ou metilxantinas.[22] Em alguns animais pode ser necessária a implantação de MP artificial.[6]

Taquiarritmias

Extrassístoles ou complexos prematuros

São complexos precoces que surgem antes do momento esperado para a próxima sístole, ao contrário dos escapes que são eventos tardios.[7] O mecanismo causador de extrassístoles, na maioria das vezes, é um foco ectópico com velocidade de despolarização maior que a sinusal,[25] sendo a reentrada e a

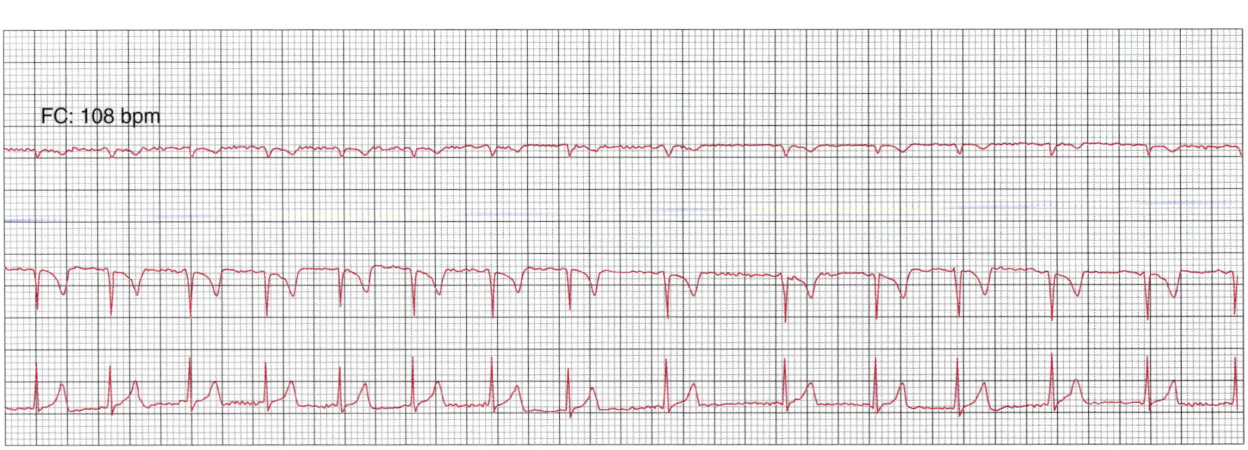

Figura 133.2 Registro de monitoramento Holter de felino saudável durante o sono. Observa-se bradiarritmia sinusal.

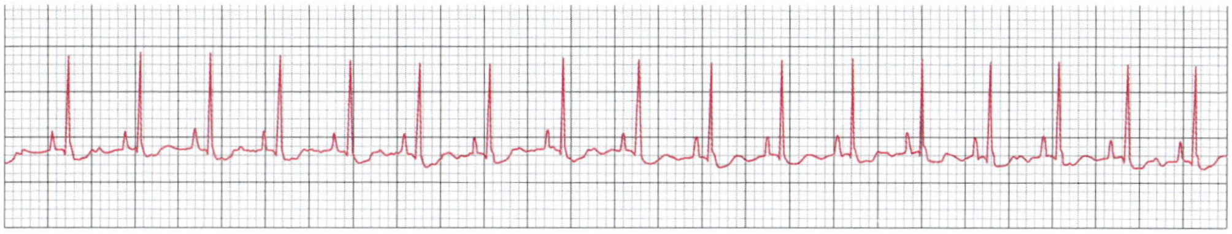

Figura 133.3 Registro de traçado eletrocardiográfico de cão em sensibilidade N (1 cm = 1 mV) e velocidade 25 mm/s. Observa-se presença de taquicardia sinusal.

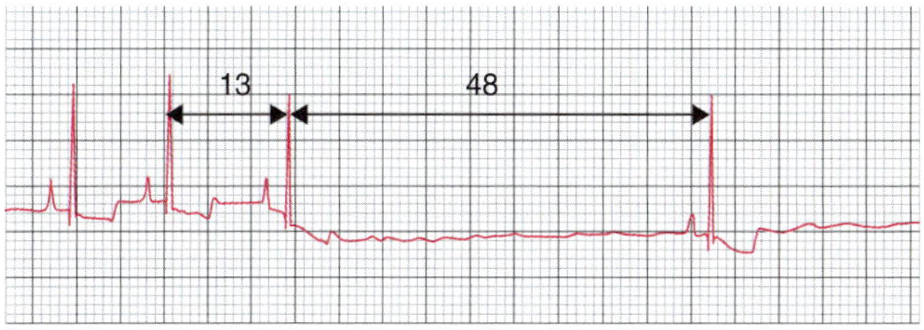

Figura 133.4 Registro de traçado eletrocardiográfico de cão em sensibilidade N (1 cm = 1 mV) e velocidade 25 mm/s. Observa-se parada sinusal.

atividade deflagrada menos frequente. As extrassístoles podem originar-se nos átrios (extrassístoles atriais ou complexos atriais prematuros), nos ventrículos (extrassístoles ventriculares ou complexos ventriculares prematuros) ou na junção AV (extrassístoles juncionais ou complexos juncionais prematuros).[7] Habitualmente, ocorre pausa ou intervalo maior após a extrassístole, que está relacionado com o período refratário das estruturas despolarizadas. A pausa é chamada de compensatória quando a soma dos intervalos pré e pós-extrassistólico é igual ao dobro da duração do ciclo cardíaco normal; esta coincidência significa que o NS não foi despolarizado pela extrassístole e manteve seu ritmo inalterado. Quando não há pausa, a extrassístole é denominada interpolada.

As extrassístoles podem ser classificadas de acordo com os seguintes critérios:

- Quanto à origem: supraventriculares ou ventriculares
- Quanto à frequência: isoladas e agrupadas, podendo ser bigeminadas, pareadas ou em salvas (três ou mais extrassístoles consecutivas)
- Quanto à morfologia: monomórficas ou polimórficas.

Extrassístoles supraventriculares ou complexos supraventriculares prematuros

São complexos precoces[25] (Figura 133.5) com QRS igual ao do ritmo normal (ou largos e bizarros no caso de bloqueios de ramo, de condução ventricular aberrante ou de pré-excitação ventricular), que podem[8,25] ou não serem precedidos por onda P[25] com morfologia diferente da onda P sinusal (onda P′); a onda P′ pode apresentar orientação normal (positiva nas derivações DI, DII, DIII e avF) ou com polaridade oposta (negativa em DI, DII, DIII e avF). Como não há critérios absolutos para diferenciar extrassístoles de foco ectópico atrial de juncional, é preferível denominar tais extrassístoles de supraventriculares (Figura 133.5).[25]

Os complexos atriais prematuros (CAP) originam-se em focos ectópicos nos átrios, cuja onda de despolarização originada pode ou não atingir os ventrículos e podem dar origem a taquicardia atrial, *flutter* atrial ou fibrilação atrial. Geralmente ocorrem em animais cardiopatas[4] (principalmente naqueles com aumento atrial,[1] em especial os animais com insuficiência valvar AV crônica,[25] cardiomiopatias,[1] doenças congênitas,[1] neoplasias atriais), embora possa ocorrer em animais idosos normais. Também podem ocorrer, secundariamente, à intoxicação digitálica,[4] anestesia geral e hipopotassemia.[6]

Os complexos juncionais prematuros (CJP) ocorrem devido ao disparo prematuro em foco ectópico juncional, sendo que o impulso despolariza os ventrículos, anterogradamente, e os átrios retrogradamente. A onda P′ pode localizar-se antes, após, ou ainda sobrepor-se ao complexo QRS, dependendo da localização do foco ectópico e da velocidade de condução acima e abaixo do foco juncional ectópico.[6] A onda P′ é quase sempre negativa em DII, embora nem sempre este seja um critério confiável no diagnóstico de CJP. Frequentemente está associada à intoxicação digitálica e às mesmas causas que determinam CAP.[6]

Extrassístoles ventriculares ou complexos ventriculares prematuros

São complexos precoces com QRS muito aberrante em relação ao ritmo de base não precedidos por ondas P, com impulso originado em foco abaixo do NAV,[4] ondas T amplas e com polaridade oposta à do QRS (Figura 133.6).[25] Geralmente são acompanhadas de pausa compensatória (Figura 133.6).[1] São denominadas pareadas quando ocorrem dois complexos ventriculares prematuros (CVP) após um ciclo normal, sendo que salva de três ou mais CVP é considerada taquicardia ventricular. Complexo de fusão é um batimento precoce resultante da estimulação ventricular dupla (uma supraventricular do ritmo de base e outra do foco ventricular ectópico), com morfologia intermediária entre o QRS de origem sinusal e a ectopia ventricular.[1]

A extrassístole ventricular (EV) é considerada a mais prevalente arritmia cardíaca na clínica diária em seres humanos[17] e em cães.[6] Pode estar associada a várias causas:[1,25] cardiopatias primárias[4,25] (ICC, miocardite traumática, cardiomiopatias, infarto do miocárdio, cardiomiopatia de Duchenne em Golden Retriever, cardiomiopatia arritmogência do ventrículo direito em Boxers,[1,7,18,20] arritmia ventricular familiar do Pastor-alemão[1,4,18]) ou secundárias (por hipoxia,[1,4] anemia,[1]

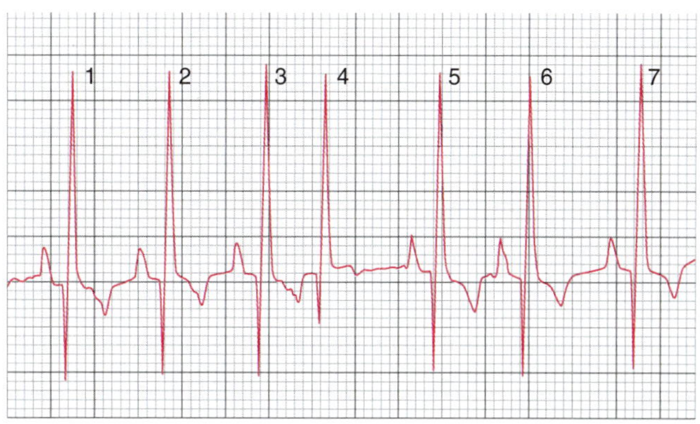

Figura 133.5 Registro de traçado eletrocardiográfico de cão em sensibilidade N (1 cm = 1 mV) e velocidade 25 mm/s. Observa-se arritmia sinusal com extrassístole supraventricular (4º complexo).

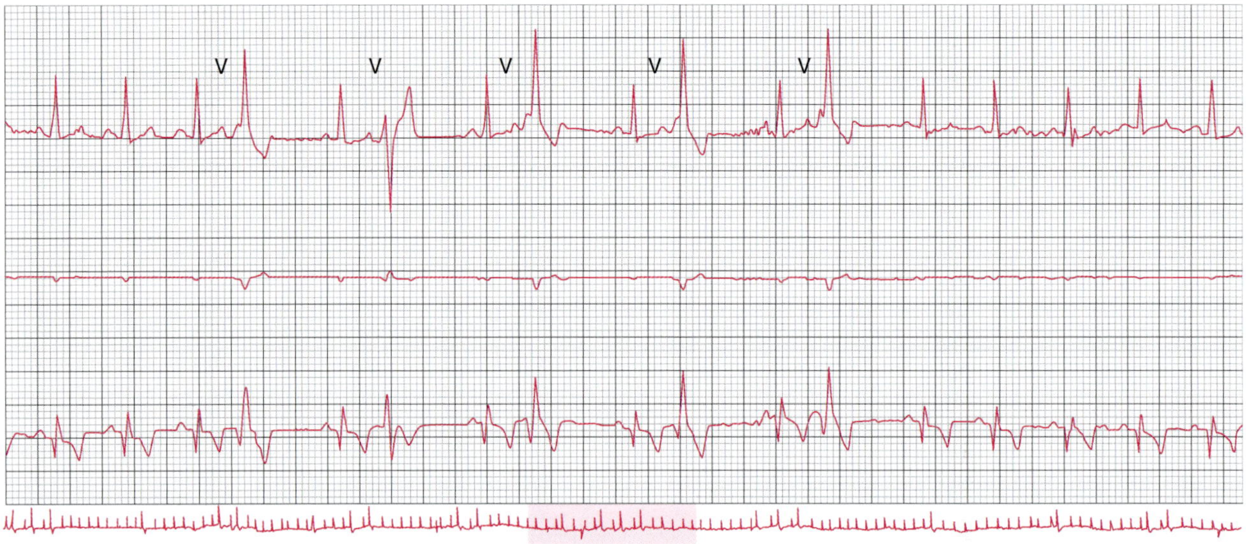

Figura 133.6 Registro de monitoramento Holter de cão em sensibilidade N (1 cm = 1 mV) e velocidade 25 mm/s. Observam-se extrassístoles ventriculares ou complexos ventriculares prematuros (marcados com V) polimórficos isolados em ciclo de bigeminismo ventricular (complexos sinusais intercalados com extrassístoles ventriculares isoladas).

piometra, síndrome da dilatação-vólvulo gástrico,[1,25] pancreatite,[1] doença de Lyme, erliquiose, neoplasias esplênicas, uremia,[1] parvovirose, distúrbios eletrolíticos)[3] e relacionadas com alguns fármacos (digitálico,[1] epinefrina, milrinone, agentes anestésicos,[1,25] atropina), podendo ocorrer em animais normais, sem causa aparente.[6,12,14-16] Segundo Yamaki *et al.*,[9] 97,5% dos cães com cardiomiopatia dilatada idiopática apresentaram EV durante o monitoramento Holter por 24 h.

Taquicardias

São ritmos cardíacos ou arritmias em que as frequências atrial e/ou ventricular são maiores que 160 bpm em cães (maiores que 140 bpm em cães de raças gigantes e que 180 bpm em cães de raça *toy*) e maiores que 240 bpm em gatos.[6] Quando o QRS é estreito ou tem a mesma morfologia do ritmo sinusal de base, as taquicardias são classificadas como supraventriculares. Quando o QRS é alargado, a taquicardia pode ser ventricular ou supraventricular com condução aberrante.[6]

Taquicardias supraventriculares

A bifurcação do feixe atrioventricular marca a divisão entre as áreas supraventricular e ventricular, já que a origem de um ritmo em relação a esse ponto de referência determina a morfologia do complexo QRS, na maioria dos casos como normal, ou seja, estreito nos ritmos originados cranialmente e largos e bizarros nos de origem distal a esse ponto.

As taquicardias supraventriculares (TSV) podem ser bastante regulares, como a taquicardia sinusal e a taquicardia atrial, ou muito irregulares, como a fibrilação atrial e a taquicardia atrial multifocal. Vários mecanismos causam TSV, incluindo a reentrada envolvendo uma via acessória ou o nó atrioventricular, foco ectópico automático no tecido atrial ou juncional, sendo que o mecanismo eletrofisiológico influencia a resposta à terapia antiarrítimica.[20] Um esquema de classificação útil no diagnóstico e no tratamento divide as taquiarritmias supraventriculares em atrial (que utiliza apenas o tecido atrial para início e manutenção da arritmia, como taquicardia, *flutter* e fibrilação atriais) e juncional (cuja junção atrioventricular seja um componente essencial para o início ou a manutenção da arritmia).[21]

As TSV rápidas frequentemente estão associadas a cardiopatia de base e acentuado comprometimento hemodinâmico.[20]

Taquicardia atrial

Taquicardia atrial (TA) (Figura 133.7) caracteriza-se por uma série de extrassístoles atriais que ocorrem em frequência maior que a do ritmo sinusal, podendo ser contínua (sustentada), ou intermitente (paroxística).[28] O ritmo é perfeitamente regular na maioria dos casos, embora também possa ser ligeiramente irregular.[6] O diagnóstico de TA sustentada é mais difícil do que de TA paroxística, pois a visibilização da onda P′ (geralmente positiva em DII) pode ser difícil ou até impossível. As causas da TA são as mesmas dos CAP,[1] além da síndrome de Wolff-Parkinson-White (WPW), sendo que seu impacto clínico depende da duração, da FC e da cardiopatia de base.[5] Assim como as extrassístoles atriais, a TA também precede, de modo geral, o desenvolvimento da fibrilação atrial (FA).

Fibrilação atrial

Fibrilação atrial (FA) é uma arritmia supraventricular (Figura 133.8) em que ocorre completa desorganização na atividade elétrica atrial, fazendo com que os átrios percam sua capacidade de contração,[20] não provocando a sístole atrial.[29]

É, particularmente, uma arritmia importante em cardiologia veterinária por ser relativamente comum[1,25,30,31] (14% de todas as arritmias caninas), ocorrendo em até 50% de cães com CMD.[28] Como certa massa crítica de átrio é necessária para sustentar a FA,[31] a maioria dos cães com tal arritmia apresenta significativa cardiopatia com acentuado aumento atrial.[20] Desta maneira, a FA geralmente é secundária a alguma cardiopatia como cardiomiopatia, endocardiose valvar AV, persistência de ducto arterioso, displasia de tricúspide, estenose pulmonar, defeito de septo ventricular e dirofilariose.

Alguns cães de médio ou grande porte podem apresentar FA transitoriamente, geralmente em associação a anestesia, hipotireoidismo, tamponamento cardíaco, doença gastrintestinal ou distensão atrial induzida por infusão de líquido.[20] Alguns cães de raças grandes ou gigantes (como Irish Wolfhound e Rottweiler),[5,28,30,31] aparentemente normais, podem apresen-

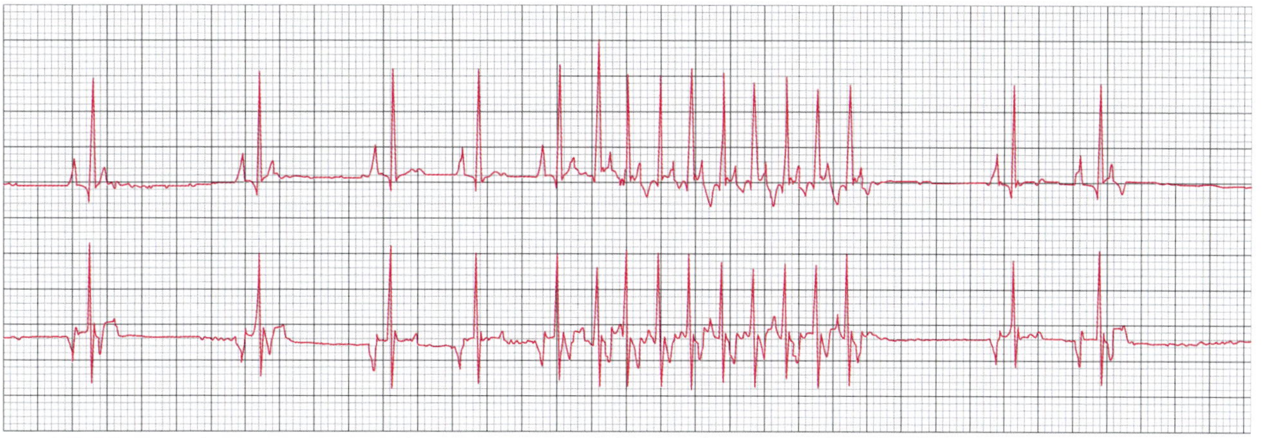

Figura 133.7 Registro de monitoramento Holter de cão em sensibilidade N (1 cm = 1 mV) e velocidade 25 mm/s. Observa-se episódio de taquicardia atrial paroxística.

tar FA idiopática espontaneamente, sendo os machos mais frequentemente afetados.[30] É possível que alguns desses casos representem FA familiar, similar ao que ocorre em seres humanos, além de não ter sido possível determinar se são animais destinados a desenvolver CMD secundariamente (à taquicardiomiopatia) ou se a FA é manifestação precoce da CMD idiopática.[30]

Em gatos, a frequência de ocorrência da fibrilação atrial é menor[1,25,32,33] e, geralmente, associada a acentuado aumento atrial[25] e mau prognóstico,[25] embora Connoly[34] tenha descrito o caso de um gato assintomático que apresentava fibrilação atrial na ausência de aumento atrial esquerdo. É uma taquiarritmia em que múltiplos focos atriais[20,28] ou numerosas microrreentradas[25,28,31] que produzem atividade supraventricular totalmente desorganizada e de frequência alta (de 300 a 600 bpm).[20] Como consequência, a atividade ventricular também se desorganiza, traduzindo-se por contrações ventriculares totalmente irregulares, pois, na realidade, ocorre bloqueio funcional de alta frequência atrial no NAV,[20] de maneira que apenas alguns estímulos atriais conseguem despolarizar os ventrículos.[28]

Eletrocardiograficamente, observa-se ausência de onda P,[4] ritmo bastante irregular com intervalo RR variável de um ciclo para outro (Figura 133.8), registro de atividade atrial irregular (ondas f: complexos irregulares, de baixa voltagem, registrados na linha base mais visíveis do final da onda T até o início do QRS), complexos QRS normais ou alargados (no caso de condução ventricular aberrante ou de bloqueio do feixe de His).[4,20]

Flutter atrial

É uma taquiarritmia rara em cão[25] em que a atividade atrial é mais organizada do que na FA, sendo que o mecanismo causador mais provável seja uma macrorreentrada que envolve a região ao redor da veia cava caudal, a *crista terminalis* e a veia cava cranial,[31] em vez de focos múltiplos. A frequência atrial é mais baixa do que na FA (muitas vezes maior que 300 bpm) e, como consequência, a atividade ventricular também é mais organizada. O *flutter* atrial (Figura 133.9) não é um ritmo estável, degenerando, frequentemente, para fibrilação atrial, embora também possa haver a conversão para ritmo sinusal.[20]

No ECG, pode-se observar registro de ondas F (de *flutter*) regulares e de aspecto serrilhado[30] sem intervalo isoelétrico,[29]

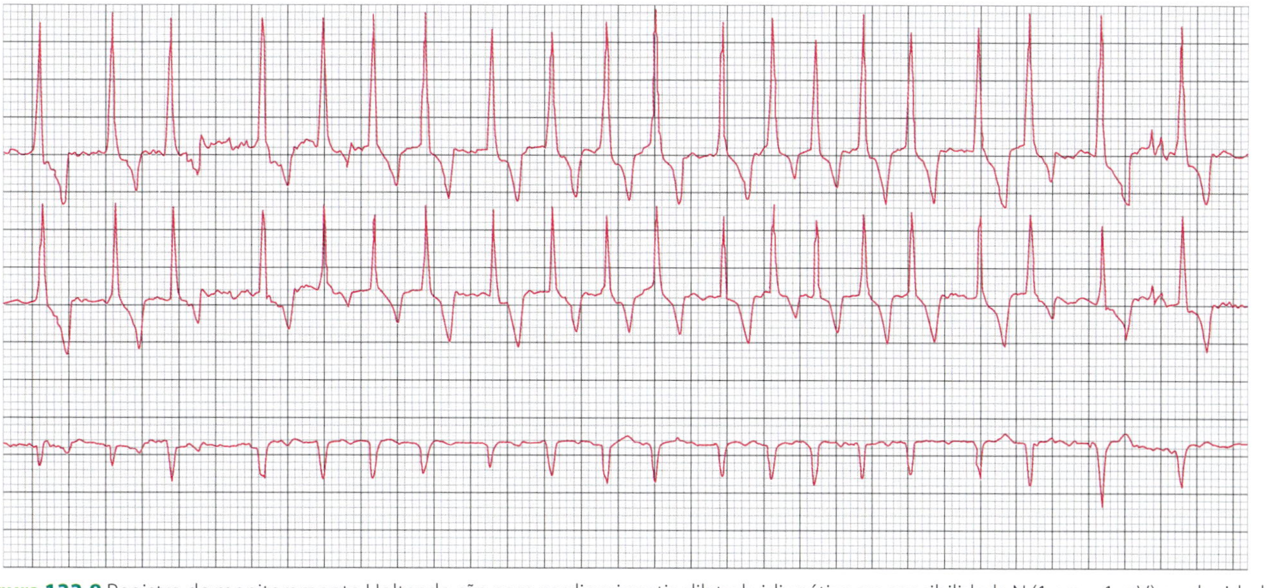

Figura 133.8 Registro de monitoramento Holter de cão com cardiomiopatia dilatada idiopática em sensibilidade N (1 cm = 1 mV) e velocidade 25 mm/s. Observa-se fibrilação atrial.

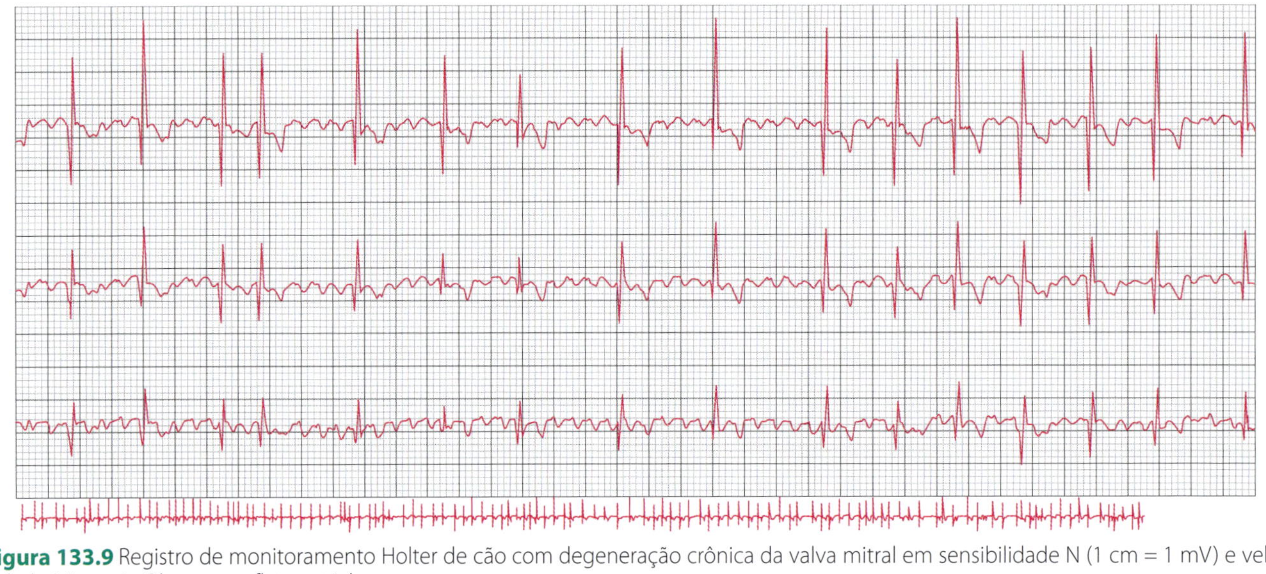

Figura 133.9 Registro de monitoramento Holter de cão com degeneração crônica da valva mitral em sensibilidade N (1 cm = 1 mV) e velocidade 25 mm/s. Observa-se *flutter* atrial.

complexos QRS estreitos, sendo que os intervalos RR podem ser constantes ou variáveis.[5] As causas e o tratamento do *flutter* atrial são os mesmos da FA,[28] sendo que o circuito do *flutter* atrial pode ser permanentemente interrompido por meio da ablação por radiofrequência.[5]

Taquicardias de origem ventricular

Taquicardia ventricular

São taquicardias de QRS largos em que a origem do estímulo situa-se nos ventrículos. As manifestações clínicas associadas à taquicardia ventricular dependem de frequência ventricular, duração da taquicardia e presença e extensão da cardiopatia de base.[25] Taquicardia ventricular (TV) muito rápida (geralmente com frequência cardíaca maior que 300 bpm) resulta em acentuada diminuição do débito cardíaco, que pode resultar em hipotensão e síncope (caso a taquicardia dure mais que seis a oito segundos), uma ocorrência comum em cães Boxer e Dobermann com cardiomiopatia, representando alto risco de morte súbita sem tratamento.[25]

Eletrocardiograficamente, caracteriza-se por três ou mais complexos QRS precoces, consecutivos e alargados (maior que 0,07 s), não precedidos de ondas P, com FC maior que 160 bpm em cães (que 180 bpm em cães de raças pequenas) e maior que 240 bpm em gatos.[5,28] As ondas P apresentam configuração normal, mas sem correlação a complexos QRS – dissociação AV – pois a frequência ventricular é maior que a sinusal.[4] A TV pode ser confundida com taquicardia supraventricular com aberrância de condução, sendo que a diferenciação pode ser feita pela presença de complexos de fusão, de complexos de captura (batimento sinusal que assume o ritmo sinusal normal) e da dissociação AV.[5,20] A TV pode ser monomórfica ou polimórfica, sustentada (com duração maior que 30 segundos – Figura 133.10) ou não sustentada (duração menor que 30 segundos).[25,31]

As causas da TV incluem as mesmas dos complexos ventriculares prematuros já citados, sendo detectados no monitoramento Holter por 24 h, de 45% dos 40 cães com cardiomiopatia dilatada idiopática avaliados.[9]

Ritmo idioventricular acelerado

Apresenta as mesmas características eletrocardiográficas que a TV, com exceção da frequência menor.[28] Os autores ainda divergem quanto à FC exata que demarca a diferença entre TV e ritmo idioventricular acelerado (RIA), variando entre 100 bpm[20] e 180 bpm,[25] mas é intermediária entre o ritmo idioventricular (menor que 70 bpm) e a TV. As causas do RIA são as mesmas que as da TV, embora a frequência ventricular menor leve a menor comprometimento de enchimento diastólico, assim, o RIA é mais bem tolerado. Assim sendo, o tratamento é direcionado à causa de base, sendo que a terapia antiarrítmica só é considerada quando o tratamento da causa de base não é eficaz em abolir a arritmia ou caso a frequência aumente preenchendo os critérios de TV.

Torção das pontas

É um tipo de TV polimórfica em que os complexos ondulados aumentam e diminuem com certo sincronismo ao redor da linha de base,[25,28] caracterizando um movimento serpentiforme ou em espiral. É rara em cães,[28] e está associada a condições patológicas que aumentam o intervalo QT,[25] como síndrome do QT longo em cães Dálmatas, hipopotassemia, hipocalcemia, toxicidade por medicamentos antiarrítmicos (particularmente quinidina e sotalol).[23,28] Tipicamente, a torção das pontas (*torsade de pointes*) é precedida por baixa FC com intervalo QT prolongado (maior que 0,25 s em cães), sendo desencadeada por extrassístole ventricular durante o período de repolarização ventricular (fenômeno R sobre T).[20]

Fibrilação ventricular

A fibrilação ventricular (FV) caracteriza-se por um padrão de despolarização ventricular caótico e desorganizado,[1,4] que envolve atividade elétrica ventricular completamente dessincronizada, com múltiplos circuitos reentrantes.[20] É a mais grave das arritmias, culminando na morte do paciente quando não tratada de imediato.[5] Hemodinamicamente, o paciente com FV apresenta colapso circulatório com parada cardíaca.[1,4] Eletrocardiograficamente, a FV consiste em ausência de P-QRS-T, com ondas erráticas e sem padrão de morfologia, amplitude e frequência variáveis. A FV pode surgir de maneira inesperada ou após algumas arritmias como TV polimórfica, bradiarritmias graves com bradicardia acentuada ou após CVP precoces (que incidem sobre a onda T – fenômeno R/T).[5]

A FV pode ser causada por doença grave, como trauma miocárdico, anoxia, distúrbio eletrolítico grave, além de estados avançados de choque.[5]

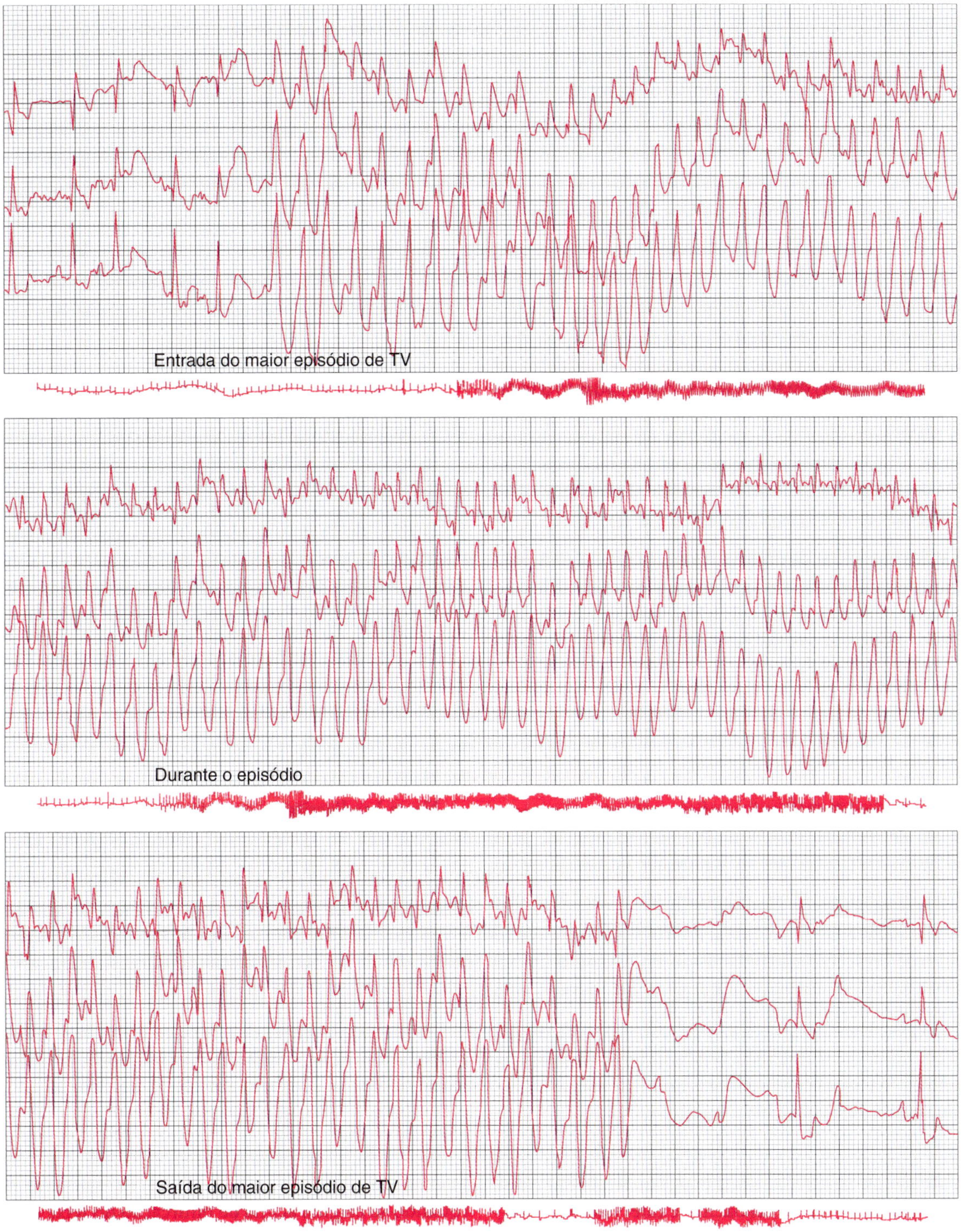

Figura 133.10 Registro de monitoramento Holter de cão Boxer com cardiomiopatia dilatada em sensibilidade N (1 cm = 1 mV) e velocidade 25 mm/s. Observa-se episódio de taquicardia ventricular (TV) sustentada.

▪ Bradiarritmias

A bradicardia sinusal e a parada sinusal são variedades da arritmia sinusal que determinam bradiarritmias e já foram citadas anteriormente.

Escapes

Os escapes são complexos tardios (ao contrário das extrassístoles, que são precoces), de origem não sinusal que surgem quando a frequência de estimulação do NS diminui muito, ou quando o estímulo sinusal é interrompido. Nessas condições, outra região do coração (quer localizada nos átrios, quer localizada nos ventrículos) assume o comando do ritmo cardíaco – fenômeno denominado escape. O escape pode ser atrial, juncional ou ventricular, sendo o juncional o mais frequente.

Eletrocardiograficamente, o escape é um fenômeno sempre tardio, iniciando-se após uma pausa, obrigatoriamente, maior que o intervalo RR de base. Caso não haja retorno ao ritmo de base após o escape, instala-se o ritmo de escape (atrial, juncional ou ventricular),[20] sendo que o ritmo de escape ventricular

embora, provavelmente, envolva degeneração idiopática do sistema de condução,[1] sendo diagnosticada quase exclusivamente em cães, especialmente em cadelas da raça Schnauzer miniatura, embora tenha sido descrita em outras raças como Cocker Spaniel, West Highland White Terrier, Teckel, Pug, além de animais sem definição racial.[5] Histologicamente, ocorre a fibrose do tecido nodal, associada a distúrbios vasculares como arterite nas microcoronárias.[5,28]

O diagnóstico eletrocardiográfico requer traçado contínuo longo (2 a 3 min) ou monitoramento Holter (Figura 133.16) para demonstrar todos os aspectos da síndrome: bradicardia sinusal (que representa vários níveis de resposta à mediação vagal),[22] BAV de 1º e 2º graus, pausas ventriculares prolongadas secundárias à parada sinusal (podendo estar acompanhadas de complexos de escape), e episódios paroxísticos de taquicardia supraventricular, embora em alguns casos somente a bradicardia sinusal esteja presente.[5,28]

Síncope induzida pela bradicardia consiste na manifestação clínica mais comum,[1] sendo que o tratamento medicamentoso com fármacos vagolíticos pode diminuir a frequência e a intensidade das crises, mas o tratamento definitivo requer o implante de marca-passo artificial. No caso do desenvolvimento de ICC, o tratamento com diuréticos e inibidores da enzima conversora da angiotensina deve ser instituído; mesmo nesses casos, a digitalização está contraindicada.[5,28]

Terapia antiarrítmica

A abordagem terapêutica baseia-se na correta interpretação eletrocardiográfica da arritmia, bem como nas determinações da causa dela (se possível), da natureza, da cardiopatia de base (se houver) e das consequências hemodinâmicas e eletrofisiológicas.[32] Portanto, antes da instituição de qualquer terapia antiarrítmica (AAR), é importante identificar e tratar, quando possível, qualquer fator predisponente (distúrbios eletrolíticos, desequilíbrio acidobásico, hipotermia, hipovolemia, hipoxia) envolvido na precipitação da arritmia,[5,28] a não ser que haja instabilidade hemodinâmica ou elétrica.[4] Na persistência da arritmia após a correção desses fatores, deve-se levar em conta o histórico, as manifestações clínicas, o exame físico, além de todos os dados disponíveis antes de se decidir pela utilização de medicamentos antiarrítimicos.[35] Desse

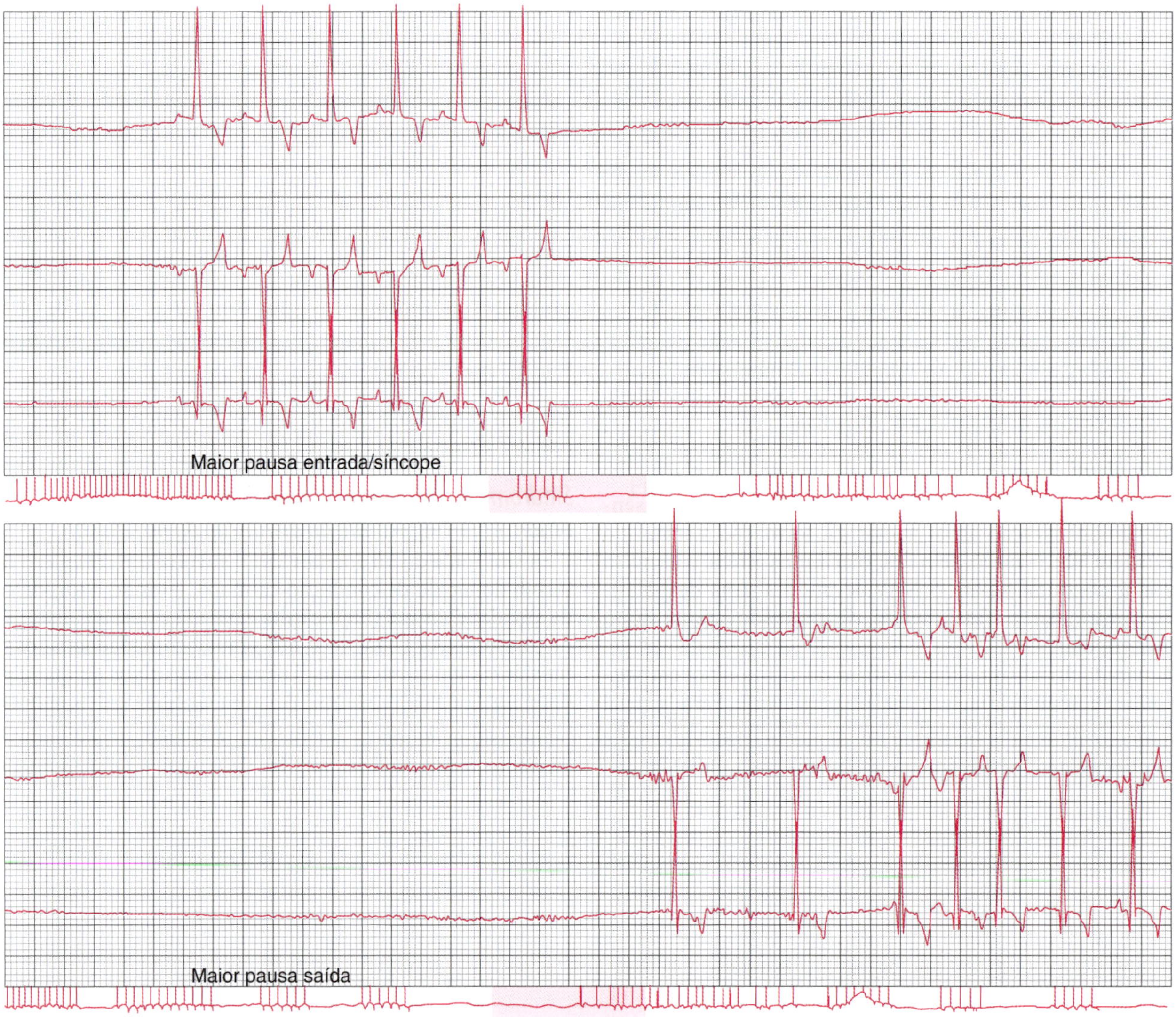

Figura 133.16 Registro de monitoramento Holter de cão da raça Schnauzer com síndrome do nó doente, em sensibilidade N (1 cm = 1 mV) e velocidade 25 mm/s. Observa-se pausa ventricular de 9 segundos, secundária a parada sinusal durante relato de síncope, complexos de escape juncionais e extrassístole supraventricular isolada (o antepenúltimo complexo).

modo, a decisão de tratar a arritmia deve ser baseada no comprometimento hemodinâmico e não apenas na frequência ou complexidade da arritmia. Apesar das arritmias ainda serem consideradas como fator de risco para eventos cardiovasculares, arritmias complexas assintomáticas não representam, necessariamente, aumento de risco para morte súbita.[5] Assim sendo, na ausência de sintomas, os potenciais efeitos colaterais, incluindo-se os efeitos pró-arrítmicos, devem ser levados em consideração. Quando da decisão terapêutica, deve-se considerar a cardiopatia de base, pois sabe-se que cães com endocardiose mitral apresentam baixo risco para morte súbita arritmogênica, ao contrário de cães com estenose subaórtica, ou Dobermann e Boxer com CMD que apresentem arritmias ventriculares.[28]

Ao se considerar a terapia medicamentosa antiarrítmica, devem-se definir os objetivos, dos quais o principal seria a restauração da estabilidade hemodinâmica.[7] Embora os objetivos iniciais incluam a conversão para o ritmo sinusal, a correção das causas de base e a prevenção das arritmias e morte súbita no futuro, a supressão de todos os batimentos anômalos, geralmente não é uma meta realista.[7] O sucesso na terapia implica a redução da frequência (entre 70 e 80%) ou na taxa repetitiva de batimentos ectópicos, levando, desse modo, a estabilidade hemodinâmica e ausência de manifestações clínicas.[7] Entretanto, mesmo com a aparente conversão ao ritmo sinusal, o risco de morte súbita por uma arritmia fatal ainda permanece.[7] Deve-se reconhecer, ainda, que resta muito a se estudar sobre a prevenção da morte súbita ou sobre o correto manejo dos pacientes portadores de arritmias cardíacas.[7]

A escolha da AAR ainda é empírica,[3,23] baseada em experiência clínica, sem haver base racional ou lógica para afirmar que determinado agente seja específico para tratar determinado tipo de arritmia, uma vez que não há, ainda, conhecimento profundo e detalhado dos mecanismos arritmogênicos, dos mecanismos de ação dos fármacos em nível celular (especialmente em relação às suas atividades antiarrítmicas propriamente ditas);[23] além da escassez de estudos clínicos duplos-cegos, randomizados e controlados na cardiologia veterinária. Entre tais estudos, pode-se citar o de Meurs *et al.*[36] em Boxers, que observou maior benefício com o sotalol; o trabalho de Gelzer *et al.*[37] em cães com fibrilação atrial crônica que concluiu melhor controle da FC com a combinação de digoxina e diltiazem. Gelzer *et al.*[38] relataram supressão mais eficaz de arritmias ventriculares em cães Pastores-alemães com doença hereditária arritmogênica com a associação de sotalol e mexiletina, em estudo laboratorial randomizado duplo-cruzado.

O conhecimento da eletrofisiologia celular permite que sejam compreendidos alguns dos mecanismos envolvidos na gênese das arritmias cardíacas, e a ação dos antiarrítmicos, em nível molecular, ajuda a compreender alguns dos mecanismos de ação dos antiarrítmicos na interrupção e na prevenção das arritmias.[23]

A classificação de Vaughan-Williams dos medicamentos antiarrítmicos (Quadro 133.1) é a mais utilizada por sua simplicidade, sendo baseada em critérios eletrofisiológicos obtidos em estudos experimentais[3] nos efeitos isolados em tecido cardíaco normal, sem incorporar conceitos clínicos do efeito antiarrítmico, como os efeitos no tecido doente,[5] e sem incluir medicamentos como digoxina, adenosina e agentes bloqueadores alfa-adrenérgicos.[5]

Quadro 133.1 Classificação de Vaughan-Williams dos medicamentos antiarrítmicos (Adaptada).

Classe	Ação	Medicamento
I	Bloqueadores de canais de sódio	–
IA	Depressão moderada fase 0	Quinidina
	Redução moderada da velocidade de condução	Procainamida
	Prolongamento de repolarização	–
IB	Mínima depressão fase 0	Lidocaína
	Encurtamento da repolarização	Mexiletina
IC	Depressão importante fase 0	Propafenona
	Redução importante da velocidade de condução	–
	Discreto efeito na repolarização	–
II	Betabloqueadores	Atenolol Propranolol
III	Prolongamento da repolarização	Amiodarona Sotalol
IV	Bloqueadores dos canais de cálcio	Diltiazem Verapamil

Medicamentos antiarrítmicos

Medicamentos antiarrítmicos do grupo I

São os medicamentos bloqueadores dos canais de sódio que reduzem a ascensão da fase zero do potencial de ação e que, de acordo com algumas diferenças em outras características eletrofisiológicas, foram subdivididos em classes IA, IB e IC, pois tais diferenças podem influenciar a eficácia do tratamento de determinada arritmia. O efeito da maioria destes agentes depende da concentração extracelular de potássio.[5,7]

Medicamentos classe IA

São bloqueadores dos canais rápidos de sódio que induzem depressão moderada da fase 0, redução moderada da velocidade de condução e prolongamento da repolarização. A redução da velocidade de condução e o prolongamento do período refratário podem causar a interrupção de arritmias dependentes de reentrada.[5] Os medicamentos desta classe são quinidina (protótipo desta classe)[39] e procainamida.[40]

Quinidina

A quinidina foi o primeiro antiarrítmico a ser utilizado na prática médica na cardiologia humana;[3] inicialmente era utilizado no tratamento contra a malária, sendo que logo suas propriedades antiarrítmicas foram observadas.[3]

Eletrofisiologicamente, causa bloqueio dos canais rápidos de sódio e dos canais de potássio. Atua predominantemente nos canais rápidos de sódio ativados (bloqueio tônico) e pouco sobre os canais inativados, com ação predominante sobre fibras com menores potenciais de repouso, especialmente sobre células parcialmente despolarizadas, como nas isquemias. Desse modo, promove redução da ascensão da fase zero do potencial de ação, com efeito dependente da frequência. O bloqueio dos canais de potássio causa discreto aumento da duração do potencial de ação, devido à redução da corrente de repolarização tardia, tanto na musculatura ventricular como nas fibras de Purkinje.[3] Apresenta ação vagolítica causada pelo bloqueio dos receptores muscarínicos (M_2), além de determinar bloqueio dos receptores α_1 e α_2-adrenérgicos, responsável pela vasodilatação periférica. Não age diretamente no nó sinusal, podendo causar taquicardia devido ao aumento da atividade simpática reflexa, secundária à vasodilatação periférica. Prolonga o período refratário atrial, o nó atrioventricular (quando o tônus vagal não é acentuado), o sistema His-Purkinje, a musculatura ventricular e das vias acessórias.

Os efeitos eletrocardiográficos incluem prolongamento do complexo QRS, dos intervalos QT[3,5] e PR[5] e discreto aumento da FC.

- *Farmacocinética e metabolismo*

O medicamento é bem absorvido quando administrado por via oral, com extensivo metabolismo hepático, sendo não intensivamente dependente do fluxo sanguíneo hepático; ainda não se sabe se o metabolismo do medicamento é alterado nas hepatopatias ou mesmo na insuficiência hepática grave.[7] Tem meia-vida de 6 h, em cães, e de cerca de 2 h em gatos. Como apresenta forte ligação às proteínas, a hipoalbuminemia grave predispõe aos seus efeitos tóxicos. A administração com cimetidina também predispõe à intoxicação, uma vez que diminui a velocidade de eliminação do medicamento. A quinidina pode predispor à toxicidade digitálica, pois diminui o seu *clearance* renal, além de competir com a digoxina pelos locais de ligação na musculatura esquelética.[7]

- *Indicações clínicas*

Atualmente a quinidina e outros medicamentos da classe IA têm utilidade limitada na prática clínica em pequenos animais.[5] A quinidina tem sido utilizada para o tratamento de arritmias ventriculares e, ocasionalmente, de taquiarritmias supraventriculares. Em cães de grande porte com fibrilação atrial de início recente e com função ventricular normal, a quinidina pode resultar em conversão ao ritmo sinusal, devendo-se ter cuidado em animais em insuficiência cardíaca ou com hiperpotassemia[7] e é contraindicada em animais com disfunção ventricular sistólica. A quinidina também está contraindicada em animais com bradicardia sinusal, com síndrome do nó doente, com bloqueio atrioventricular de 2º grau avançado ou com bloqueio atrioventricular total.[7]

- *Toxicidade e efeitos colaterais*

A toxicidade da quinidina ocorre como uma extensão dos seus efeitos eletrofisiológicos e hemodinâmicos. As durações do intervalo PR e do complexo QRS aumentam conforme aumentam os níveis plasmáticos. O desenvolvimento de prolongamento acentuado do intervalo QT, de bloqueio de ramo direito ou alargamento do QRS, em mais de 25% em relação ao nível pré-tratamento, sugerem toxicidade da quinidina. Em altas concentrações, pode causar vários bloqueios de condução e taquiarritmias ventriculares. *Torsade de pointes* e fibrilação ventricular podem desenvolver-se em decorrência da dispersão temporal aumentada da refratariedade miocárdica, que está implícita no prolongamento do intervalo QT.

Procainamida

Os efeitos fisiológicos da procainamida são semelhantes aos da quinidina,[3,5] determinando um bloqueio fásico dos canais de sódio (no estado inativo), dependente da frequência. A procainamida induz depressão do automatismo das fibras de Purkinje, prolonga o período refratário e a duração do potencial de ação da musculatura ventricular e das fibras de Purkinje. Nos átrios causa retardo na condução do estímulo, podendo ser utilizada no tratamento da fibrilação ou *flutter* atrial, além de promover o prolongamento de período refratário atrial e das vias acessórias,[3] sendo utilizada em cães com taquicardia ortodrômica por via acessória.[5] A procainamida apresenta propriedades vagolíticas, embora em menor intensidade que a quinidina, clinicamente pouco significativas.[41] A procainamida, recentemente, deixou de ser comercializada no Brasil, podendo ser adquirida apenas em empresas importadoras de medicamentos.

- *Farmacocinética e metabolismo*

Em cães, a meia-vida da procainamida é de cerca de três horas, o que dificulta a sua administração oral, pois para manter os níveis terapêuticos séricos, deve ser administrada a cada 6 h. A maior parte é metabolizada pelo fígado e eliminada pelos rins. Pode ser administrada por via oral ou por via parenteral, sendo que a administração intravenosa deve ser feita lentamente para prevenir o colapso circulatório pela vasodilatação periférica e pela diminuição da contratilidade miocárdica.[41]

- *Indicações clínicas*

Entre as indicações, podem-se citar: cães com extrassistolia ventricular, taquicardia ventricular, taquicardia supraventricular na síndrome de Wolff-Parkinson-White com QRS largo, em taquiarritmias supraventriculares. Pode ser utilizada em conjunto com outros medicamentos de classe I e betabloqueadores e em pacientes com arritmias refratárias.[5] Não é utilizada em gatos,[4,5] uma vez que não existem dados sobre farmacocinética nesta espécie.[41]

- *Toxicidade e efeitos colaterais*

Efeitos adversos são infrequentes e incluem anorexia, náuseas, êmese, febre, proarritmia, agranulocitose,[5] leucopenia, fraqueza, hipotensão e redução da contratilidade cardíaca.[4] Quando administrada concomitantemente a medicamentos da classe III, pode causar prolongamento do intervalo QT e aumento do risco de *torsade de pointes*.[3]

Medicamentos classe IB

Esta classe de medicamentos determina depressão mínima da fase 0 do potencial de ação e encurtamento da repolarização, tendo como representantes a lidocaína e a mexiletina.[3]

Lidocaína

Em concentrações terapêuticas, a lidocaína não exerce efeito sobre o potencial de repouso da membrana de fibras atriais, ventriculares ou de Purkinje, com ação depressora especialmente em fibras cuja condução rápida esteja comprometida, mas não em tecidos com a condução normal. Promove encurtamento do potencial de ação das fibras de Purkinje, acelera a repolarização e reduz a duração do período refratário efetivo. Também provoca a diminuição da inclinação da fase 4 da despolarização em fibras com automatismo anormal, e elimina os pós-potenciais tardios induzidos pelo digital, podendo ser utilizada no tratamento de arritmias causadas pela intoxicação digitálica. Tem pouco ou nenhum efeito sobre os tecidos atriais, o que explica sua ineficácia no tratamento das arritmias supraventriculares[3,39] e mínimo efeito sobre o nó atrioventricular. Não exerce qualquer ação sobre as fibras de resposta lenta dependente de cálcio, não interferindo com atividade automática do nó sinusal. Não apresenta efeito hemodinâmico ou inotrópico negativo, podendo ser administrada em pacientes com comprometimento da função ventricular.

- *Indicações clínicas*

A lidocaína apresenta pouca eficácia no tratamento de arritmias supraventriculares, mas é bastante efetiva no tratamento de arritmias ventriculares em cães e gatos; devendo ser considerada o medicamento de escolha em pacientes com insuficiência cardíaca compensada ou descompensada, embora deva ser utilizada cuidadosamente para evitar hipotensão. Arritmias ventriculares causadas por intoxicação digitálica ou por sensibilidade cardíaca às catecolaminas (halotano) respondem favoravelmente à administração de lidocaína.[39]

- *Farmacocinética e metabolismo*

Devido ao seu extenso metabolismo hepático de primeira passagem e acúmulo de metabólitos tóxicos, a lidocaína não pode ser utilizada por via oral.[39] A lidocaína é rapidamente metabolizada pelo fígado, sendo tal metabolismo hepático dependente do fluxo sanguíneo hepático; portanto, pacientes em insuficiência cardíaca apresentam metabolização mais lenta, necessitando de menores doses de lidocaína.[39] A administração concomitante com cimetidina ou propranolol predispõe à intoxicação, uma vez que causa redução do fluxo sanguíneo hepático, o que diminui o *clearance* da lidocaína.[39] O nível plasmático terapêutico varia de 2 a 4 μg/mℓ, sendo que os efeitos tóxicos podem ocorrer em níveis bem baixos como 5 a 9 μg/mℓ.[39]

- *Toxicidade e efeitos colaterais*

Em níveis terapêuticos, a lidocaína produz mínima depressão na contratilidade miocárdica. A administração intravenosa em *bolus* ou a infusão de grande dose do medicamento pode determinar redução discreta e transitória na contratilidade cardíaca e vasodilatação que podem resultar, respectivamente, em diminuição transitória do débito cardíaco e da pressão arterial sanguínea.[39] Administração lenta *in bolus* de doses terapêuticas, em cães com insuficiência cardíaca, não causa alterações no débito cardíaco, na pressão arterial ou na frequência cardíaca.[39]

O efeito colateral tóxico mais frequente, após a administração intravenosa de lidocaína, em cães e gatos, é a excitação do sistema nervoso central, sendo que agitação, desorientação, tremores musculares, nistagmo e convulsões tônico-clônicas generalizadas podem ser observadas. As convulsões são autolimitantes conforme o nível plasmático de lidocaína diminui. Os gatos são mais sensíveis que os cães aos efeitos colaterais neurológicos da lidocaína, devendo-se administrar cuidadosamente lidocaína em *bolus* nesses pacientes. A prevenção de convulsões induzidas pela lidocaína pode ser realizada com diazepam, na dose de 0,5 mg/kg. Cães e gatos inconscientes com miocardite traumática, em tratamento antiarrítmico com lidocaína, podem apresentar depressão ou parada respiratórias.[39]

Mexiletina

Os efeitos eletrofisiológicos são similares aos da lidocaína.[3,39] A mexilitina induz bloqueio, frequência-dependente, dos canais rápidos de sódio (predominantemente no seu estado inativado) com redução da velocidade de ascensão do potencial de ação ($V_{máx}$) da fase 0 das células atriais, ventriculares e de Purkinje, com diminuição do potencial de ação. Mesmo em baixas concentrações, a relação período refratário/duração do potencial de ação está aumentada, o que em associação à redução da velocidade de condução, pode suprimir as arritmias por reentrada, principalmente nas células isquêmicas. Os ritmos automáticos produzidos pelo digital são abolidos pela mexiletina. Não afeta o automatismo do nó sinusal em indivíduos saudáveis, embora possa causar bradicardia em pacientes com doença do nó sinoatrial. Não promove alterações na condução pelo nó atrioventricular e nos ventrículos ou no período refratário efetivo atrial e do nó atrioventricular. A condução infra-hissiana pode prolongar-se, sendo mais significativa naqueles com doença do sistema de condução infraventricular.

Ao eletrocardiograma, os intervalos PR e QRS não se modificam e o intervalo QT corrigido não se altera ou pode diminuir. Os efeitos da quinidina no prolongamento do intervalo QT podem ser revertidos por mexiletina.

A administração oral de mexiletina não influencia fração de ejeção, frequência cardíaca, pressão arterial e tolerância ao exercício.[3] Infelizmente este medicamento não é mais comercializado no mercado brasileiro, embora possa ser adquirido em importadoras especializadas em medicamentos.

- *Farmacocinética e metabolismo*

A mexiletina é rapidamente absorvida pelo trato gastrintestinal, sendo metabolizada pelo fígado e excretada pelos rins.[39] A excreção renal depende do pH urinário, o que determina grande variação na meia-vida de eliminação plasmática, de 4,5 a 7 h em cães, podendo ser ainda maior quando o pH é alcalino. A metabolização da mexiletina, assim como no caso da lidocaína, também é influenciada pelo fluxo sanguíneo hepático; desse modo, a administração concomitante de cimetidina diminui sua eliminação.[39]

- *Indicação clínica*

A mexiletina está indicada no tratamento de arritmias ventriculares, embora apresente pouca eficácia na prevenção de recorrência de taquicardias ventriculares em seres humanos, talvez em virtude do seu efeito pouco intenso na redução da velocidade de condução do impulso sobre tecidos onde ocorre a reentrada.[3]

- *Toxicidade e efeitos colaterais*

Cães em tratamento com mexiletina podem apresentar ansiedade ou depressão e letargia. A maioria dos efeitos colaterais pode ser minimizada com diminuição da dose e associação a betabloqueadores.[39]

Medicamentos classe IC

Os medicamentos desta classe causam depressão importante da fase 0 e redução importante da velocidade de condução com discreto efeito na repolarização.[3]

Propafenona

O principal efeito eletrofisiológico da propafenona é a depressão da fase 0 do potencial de ação, secundária à diminuição da $V_{máx}$, consequência do seu efeito frequência-dependente sobre os canais de sódio nos seus estados ativado e inativado (bloqueios tônico e fásico).[3] O efeito frequência-dependente é mais intenso sobre tecidos parcialmente despolarizados (em situações de isquemia). Em fibras isoladas de Purkinje, causa redução da amplitude do potencial de ação, bem como de sua duração, diminuindo o automatismo e a velocidade de condução. A propafenona bloqueia também canais de potássio e de cálcio.

In vivo, não causa alteração significativa da frequência sinusal, mas o tempo de recuperação do nó sinusal torna-se prolongado após administração oral, podendo causar bradicardia em pacientes com disfunção do nó sinusal. Promove aumento do período refratário funcional e efetivo dos átrios, nó atrioventricular e dos ventrículos. Diminui a excitabilidade ventricular, identificada pelo desvio para a direita da curva intensidade-duração, secundária ao prolongamento do período refratário ventricular. Além disso, causa aumento do limiar de estimulação ventricular, aspecto importante a ser considerado em pacientes portadores de marca-passo cardíaco artificial.[3] A condução pelo tecido atrial, junção atrioventricular e sistema de His-Purkinje também se prolonga, com aumento correspondente dos intervalos PA, AH e HV. A condução atrial é deprimida com frequências progressivamente maiores de estimulação, efeito semelhante ao da procainamida, sendo utilizada no tratamento de taquiarritmias atriais.

Ao eletrocardiograma, registra-se prolongamento do intervalo PR e da duração do complexo QRS, sem alteração do intervalo QT ou JT. O alargamento do intervalo PR e do complexo QRS apresenta boa correlação com sua ação antiarrítmica. Na síndrome de Wolff-Parkinson-White, a propafenona prolonga o período refratário efetivo anterógrado e retrógrado da via acessória e a sua velocidade de condução, reduzindo a frequência ventricular durante episódios de fibrilação atrial, bem como a frequência de complexos QRS com morfologia de pré-excitação máxima.[3]

Tem efeito betabloqueador não seletivo, de cerca de 1/40 do propranolol,[39] devido à semelhança de suas moléculas.[3] Em virtude deste efeito, pode causar a diminuição da frequência cardíaca em animais normais.[39] Seu efeito antagonista de cálcio corresponde a 1/75 em relação ao do verapamil.[3]

- *Farmacocinética e metabolismo*

A propafenona é absorvida lentamente após a administração oral, atingindo o pico de concentração sérica em 2 a 5 h após administração, sendo extensivamente metabolizada pelo fígado, e seus metabólitos apresentam vários graus de atividade de composto.[39]

- *Indicação clínica*

Propafenona é utilizada no tratamento de taquicardia supra ou ventricular, podendo ser efetiva na prevenção de fibrilação e *flutter* atrial paroxístico.[39]

- *Toxicidade e efeitos colaterais*

Concentrações terapêuticas de propafenona determinam diminuição mínima na pressão arterial e na contratilidade cardíaca, devendo-se ter cuidado com a sua utilização em pacientes com insuficiência cardíaca. Doses altas podem precipitar a insuficiência cardíaca em pacientes com doenças cardiovasculares preexistentes.

Entre os efeitos colaterais podem-se citar alterações neurológicas, fraqueza, depressão, náuseas e vômito. O potencial para bloqueio atrioventricular deve ser considerado, particularmente em pacientes com distúrbio de condução preexistente. A propafenona tem o potencial de produzir proarritmias em pacientes com hipopotassemia, ou em tratamento com altas doses de diuréticos de alça.[39]

Medicamentos antiarrítmicos do grupo II

São os medicamentos betabloqueadores, que inibem competitivamente a ação de catecolaminas sobre os receptores beta-adrenérgicos do coração.[3,42] Os receptores beta-adrenérgicos têm sido classificados em subtipos beta-1 e beta-2. Os receptores beta-1 estão primariamente localizados no miocárdio e medeiam o aumento na contratilidade, na frequência cardíaca, na velocidade de condução atrioventricular e na automaticidade em fibras especializadas. Os receptores beta-2 medeiam broncodilatação e vasodilatação, assim como a liberação de insulina e de renina,[7] embora também haja alguns receptores beta-2 no coração. A primeira geração de betabloqueadores (p. ex., o propranolol) não são seletivos e bloqueiam os receptores beta-1 e beta-2; a segunda geração (p. ex., o atenolol e o metoprolol) são relativamente β_1-seletivos; e a terceira geração (p. ex., o carvedilol) afeta receptores beta-1 e beta-2, mas também antagonizam receptores alfa-1 e podem ter outros efeitos.[7] Os betabloqueadores com relativas propriedades cardiosseletivas, como metoprolol, atenolol e esmolol, apresentam vantagens em pacientes com doenças broncoespásticas ou com diabetes melito insulinodependente. Como os efeitos clínicos (anti-hipertensivos e antiarrítmicos) só são obtidos em doses altas, a importância da cardiosseletividade é reduzida.[42]

Os betabloqueadores são utilizados no tratamento de cardiomiopatia hipertrófica, cardiopatias congênitas ou adquiridas com obstrução da via de saída ventricular, hipertensão sistêmica, tireotoxicose cardíaca, taquiarritmias supraventriculares e ventriculares (especialmente causadas por aumento do tônus simpático). Estudos recentes, em humanos, têm demonstrado que o tratamento prolongado de pacientes estáveis com IC (que podem tolerar o medicamento) com alguns betabloqueadores promove melhora da função cardíaca e aumento da sobrevida. Tais medicamentos diminuem a frequência cardíaca, aumentando o tempo de enchimento ventricular, diminuindo o consumo de oxigênio pelo miocárdio e aumentando o tempo de condução atrioventricular e a refratariedade.[7] Os betabloqueadores são utilizados, frequentemente, em conjunto com a digoxina para diminuir a frequência ventricular na fibrilação atrial,[7] uma vez que atuam em sinergia na depressão da condução atrioventricular. Não se recomenda a utilização de betabloqueadores e de bloqueadores de canais de cálcio simultaneamente, já que essa associação pode causar acentuada diminuição da frequência cardíaca e da contratilidade miocárdica.[7] Em gatos, medicamentos como propranolol ou atenolol são considerados de primeira escolha no tratamento de taquiarritmias supra ou ventriculares.[7] Em tratamentos prolongados, não se deve descontinuar o medicamento repentinamente, em virtude do aumento do número e da afinidade dos betarreceptores (*up-regulation*).[7]

Os betabloqueadores apresentam algumas propriedades farmacodinâmicas (cardiosseletividade, atividade estabilizadora de membrana, atividade simpaticomimética intrínseca) e farmacocinéticas (lipossolubilidade e hidrossolubilidade) variáveis, que não influenciam significativamente suas atividades antiarrítmicas, mas são importantes em relação à incidência de efeitos colaterais e podem ser minimizados de acordo com a solubilidade nos tecidos. Por exemplo, os lipossolúveis têm maior capacidade de atravessar a barreira hematencefálica, podendo produzir efeitos sobre o sistema nervoso central, cujos sintomas podem ser minimizados com a utilização de betabloqueadores hidrossolúveis.[3] A atividade estabilizadora de membrana está relacionada com a capacidade do agente de atuar como anestésico local (semelhante ao da quinidina) sobre o potencial de ação transmembrana e ocorre em altas doses, embora ainda não esteja claro se esta propriedade tenha qualquer valor clínico no tratamento de distúrbios do ritmo cardíaco.[42]

Do ponto de vista farmacocinético, os betabloqueadores podem ser divididos em duas categorias: os de metabolismo hepático e os excretados pelos rins. Os primeiros, como o propranolol e o metoprolol, são lipossolúveis e quase totalmente absorvidos pelo intestino, com biodisponibilidade bastante variável e meia-vida curta. Os hidrossolúveis, como o atenolol, têm absorção intestinal deficiente, sendo eliminados de modo quase inalterado pelos rins com menor variação na biodisponibilidade e meia-vida mais longa.[3,42]

Atividade simpaticomimética intrínseca é a capacidade que alguns betabloqueadores têm de apresentar atividade agonista adrenérgica parcial, permitindo que tais medicamentos causem redução apenas discreta da frequência cardíaca e menor depressão da função ventricular; embora leve, também há menor elevação do limiar para fibrilação ventricular.

Em uma metanálise de 71 estudos que avaliaram o efeito dos betabloqueadores na mortalidade de pacientes humanos pós-infarto agudo do miocárdio, avaliaram-se suas propriedades cardiosseletiva, simpaticomimética intrínseca, estabilizadora de membrana e lipofilidade. Os betabloqueadores que foram associados a menor mortalidade apresentaram características de seletividade beta-1, lipossolubilidade e ausência de atividade simpaticomimética intrínseca. Desse modo, ao se compararem os betabloqueadores mais comumente utilizados (propranolol, atenolol e metoprolol), o que apresentou efeito mais favorável na sobrevida foi o metoprolol.[43]

Propranolol

É considerado o protótipo dos betabloqueadores,[3,41,42] promovendo bloqueio dos receptores adrenérgicos beta-1 e beta-2.[5] Quimicamente, existem as formas l-propranolol, que apresenta atividade bloqueadora intensa e pequeno efeito anestésico local, e d-propranolol, com menor atividade betabloqueadora, mas com intensa atividade anestésica local (estabilizadora de membrana), sendo que na clínica é utilizada uma mistura racêmica em quantidades equimolares de d e l-propranolol.[42]

O propranolol tem sido amplamente utilizado em cães e gatos, embora atualmente outros betabloqueadores sejam mais comumente empregados.[7]

Seus efeitos eletrofisiológicos resultam da inibição competitiva da ação da epinefrina e da norepinefrina sobre os betarreceptores do coração e incluem a diminuição da ascensão da fase 4 do potencial de ação das células marca-passo do nó sinusal, marca-passos subsidiários atriais e da junção atrioventricular. Por sua ação sobre a fase 4, causando diminuição do automatismo celular, esse agente é benéfico no tratamento dos ritmos ectópicos atriais secundários a intoxicação digitálica,[3,42] hipertireoidismo, feocromocitoma e taquicardia sinusal inapropriada.[42] Tais efeitos, secundários à ligação com os betarreceptores, são reversíveis, podendo ser anulados por meio de estimulação com um agonista beta-adrenérgico, como o isoproterenol.[42]

Em doses altas, o propranolol reduz a $V_{máx}$ da fase 0 do potencial de ação, sem alteração do potencial de repouso, do mesmo modo que os agentes do grupo 1. No nó atrioventricular, causa aumento do período refratário funcional e retardo na sua condução. Esses efeitos podem ser menos intensos quando se utilizam betabloqueadores com atividade simpaticomimética intrínseca.

Em concentrações terapêuticas, o propranolol não altera o potencial de repouso, a amplitude do potencial de ação ou a $V_{máx}$ das fibras musculares dos átrios e ventrículos e das fibras de Purkinje. Em altas doses, entretanto, acelera a repolarização e encurta a refratariedade.

Farmacocinética e metabolismo

O propranolol é metabolizado no fígado em vários produtos de oxidação e seus conjugados que são eliminados na urina, sendo que entre tais produtos o 4-hidroxipropranolol apresenta atividades farmacológicas similares às do propranolol, podendo contribuir para o seu efeito.[39]

O metabolismo hepático do propranolol é rápido e extensivo, seu *clearance* não é afetado por alterações nas ligações com proteínas plasmáticas, mas é afetado pela alteração na taxa de fluxo sanguíneo hepático. Apenas uma pequena fração da dose oral escapa do metabolismo de primeira passagem,[7] atingindo a circulação sistêmica. Portanto, a biodisponibilidade oral é baixa, embora aumente desproporcionalmente conforme ocorre a saturação das enzimas hepáticas com o aumento da dose.[7]

Alterações no fluxo sanguíneo hepático em algumas condições fisiológicas (como após ingestão de alimentos), patológicos (como insuficiência cardíaca) ou a administração concomitante de outros medicamentos que afetem o débito cardíaco ou o fluxo sanguíneo hepático promovem alterações no *clearance* do propranolol.[39] Após a alimentação, o *clearance* do propranolol intravenoso aumenta em cerca de 52%, devido ao aumento do fluxo sanguíneo hepático, que se manteve elevado por cerca de 5 a 7 h. Mais ainda, o propranolol causa diminuição do fluxo sanguíneo hepático, o que acarreta diminuição de seu próprio *clearance*, como de outros medicamentos, a exemplo da lidocaína.[7,39]

A dose de propranolol necessária para suprimir arritmias induzidas por catecolaminas é de 0,1 a 1,0 mg/kg IV (sendo que doses maiores que 0,3 mg/kg são consideradas altas) e de 2 a 4 mg/kg por via oral (VO). A ingestão de alimentos não altera a absorção oral do propranolol, mas retarda, significativamente, a taxa de absorção com pico de concentração plasmática ocorrendo cerca de 60 a 158 min após a ingestão,[39] e aumenta o *clearance* do propranolol administrado intravenosamente, pois aumenta o fluxo sanguíneo hepático.[7]

A meia-vida do propranolol, no cão, é de apenas 1,5 h e de cerca de 0,5 a 4,2 h em gatos, embora o 4-hidroxipropranolol apresente atividades farmacológicas similares às do propranolol; deste modo, parece que a administração a cada 8 h parece ser adequada.[7] A concentração plasmática terapêutica varia de 40 a 85 ng/mℓ em seres humanos, devendo ser similar em cães e gatos.[39]

Indicação clínica

As arritmias cardíacas originam-se após a interação de vários fatores (anatômicos, metabólicos e eletrofisiológicos) e são moduladas pelo sistema nervoso autônomo. A modificação dessa influência pelos betabloqueadores deve ser avaliada tanto do ponto de vista sistêmico quanto regional. As catecolaminas atuam sistemicamente, estimulando o coração de diversas maneiras; já as alterações localizadas estão relacionadas com as diversas populações de beta-adrenorreceptores em várias regiões do coração, de tal modo que a estimulação adrenérgica pode causar efeitos de magnitudes distintas, resultando em dispersão das propriedades eletrofisiológicas cardíacas, instabilizando a atividade elétrica ventricular. Os betabloqueadores podem exercer seus efeitos por meio da redução dos efeitos sistêmicos das catecolaminas ou diminuindo a dispersão das propriedades eletrofisiológicas, minimizando assim o risco de arritmias ventriculares fatais.[3]

O propranolol é utilizado no tratamento da taquicardia sinusal e supraventricular (incluindo-se fibrilação atrial, *flutter* atrial e taquiarritmias na pré-excitação), de arritmias ventriculares, na cardiomiopatia hipertrófica, na hipertensão arterial sistêmica, no hipertireoidismo e no feocromocitoma. É mais eficaz no controle da frequência ventricular da fibrilação atrial quando associado à digoxina.[5] No tratamento de arritmias ventriculares refratárias, pode ser associado a medicamentos de classe I em cães (sendo que a combinação dos dois medicamentos é mais eficaz que qualquer um dos agentes sozinhos),[7] ou mesmo como agente único em gatos.[5]

Broncospasmos e história pregressa de asma são contraindicações ao tratamento com propranolol, sendo que os bloqueadores beta-1 seletivos podem ser utilizados em alguns destes pacientes. O fármaco é contraindicado em pacientes com disfunção sinusal, devido ao agravamento da bradicardia e pela inibição da atividade ectópica dos marca-passos subsidiários, atriais e da junção atrioventricular.[42]

Toxicidade e efeitos colaterais

O propranolol e outros medicamentos beta-adrenorreceptores-bloqueadores produzem diminuição dose-dependente na contratilidade cardíaca e na taxa metabólica. Diminuição na contratilidade cardíaca e na frequência cardíaca causam diminuição no volume sistólico, débito cardíaco, pressão arterial sanguínea e consumo miocárdico de oxigênio. Tais efeitos são particularmente pronunciados após administração intravenosa e devem ser levados em consideração durante a terapia oral, em pacientes com insuficiência cardíaca congestiva grave ou cardiomiopatia. Outros efeitos farmacológicos importantes do propranolol são dependentes de sua atividade bloqueadora não seletiva dos receptores beta-adrenérgicos, incluindo diminuição na liberação de renina, broncoconstrição, vasoconstrição e inibição na liberação de insulina.[39]

Concentrações tóxicas de propranolol produzem bradicardia, insuficiência cardíaca e hipotensão.[7,39] Broncospasmos e hipoglicemia podem ocorrer, embora sejam efeitos raros. Tais efeitos podem ser prevenidos pela infusão de catecolaminas (p. ex., dopamina ou dobutamina), que pode precipitar distúrbios de ritmo cardíaco. Depressão do sistema nervoso central e desorientação podem ocorrer durante o tratamento com propranolol e outros medicamentos betabloqueadores lipofílicos. Propranolol potencializa, acentuadamente, a depressão na condução atrioventricular produzida pelo digitálico, por medicamentos bloqueadores de canais de cálcio (como o verapamil) e por medicamentos de classe Ia. A administração concomitante de propranolol e de medicamentos bloqueadores de canais de cálcio produz reduções dramáticas na frequência cardíaca e na contratilidade cardíaca.[39]

A maioria dos efeitos colaterais desaparece com a suspensão do medicamento ou a redução da dose. A retirada abrupta do propranolol em pacientes com hipertensão arterial ou insuficiência cardíaca com arritmias ventriculares pode exacerbar e instabilizar o quadro clínico, que ocorre pelo aumento da densidade de betarreceptores cardíacos e sistêmicos, e aumenta a atividade adrenérgica após a retirada do medicamento.[42]

Atenolol

Atenolol é um β_1-bloqueador seletivo que, atualmente, é mais frequentemente utilizado que o propranolol em cães e gatos com cardiopatias,[7] uma vez que apresenta menos efeitos colaterais e requer menor frequência de administração.[39] É administrado com o objetivo de diminuir a frequência cardíaca, de alentecer a condução atrioventricular e para suprimir as despolarizações ventriculares prematuras.[7,39] O atenolol apresenta efeitos eletrofisiológicos e eletrocardiográficos similares aos do propranolol,[39] mas com diferentes propriedades farmacocinéticas.[41]

Farmacocinética e metabolismo

A meia-vida do atenolol é de cerca de 3 a 6 h[7,41] em cães, e de cerca de 3,5 h em gatos,[7,41] com biodisponibilidade de cerca de 90% quando administrado, por via oral nas duas espécies.[7,41] Sendo um betabloqueador hidrofílico, é excretado pela urina e a disfunção renal promove diminuição no seu *clearance*. Como o atenolol é pouco lipofílico, não atravessa prontamente a barreira hematencefálica, o que diminui o potencial para efeitos colaterais no sistema nervoso central.[39]

Indicação clínica

O atenolol é utilizado em cães e gatos, sendo que em cães é mais comumente prescrito associado à digoxina no tratamento de animais com fibrilação atrial para o controle da frequência ventricular[41] ou associado à mexiletina no tratamento de arritmias ventriculares, mas também no tratamento de taquiarritmias supraventriculares e na tentativa de prevenção de morte súbita, em pacientes com estenose subaórtica. É utilizado comumente em gatos para diminuir a movimentação sistólica anterior da valva mitral em animais com cardiomiopatia hipertrófica e no tratamento de taquiarritmias ventriculares.[41]

Toxicidade e efeitos colaterais

Embora possam ocorrer letargia e depressão, a frequência é menor que com propranolol,[39] uma vez que o atenolol é hidrofílico e não é capaz de ultrapassar a barreira hematencefálica.[7] Doses excessivas do atenolol podem causar bradicardia ou bloqueio atrioventricular.[39]

Esmolol

O esmolol é um agente β_1-bloqueador de ação ultracurta e de administração intravenosa.[41] Os efeitos eletrofisiológicos, eletrocardiográficos e hemodinâmicos do esmolol são semelhantes aos de outros betabloqueadores.[39]

Farmacocinética e metabolismo

O esmolol tem meia-vida menor que 10 minutos.[41] Apresenta a estrutura química de um agente betabloqueador com um grupo éster no núcleo fenoxipropanolamina que é rapidamente hidrolisado por esterases das hemácias. O maior metabólito do esmolol é o ASL-8123, cuja meia-vida no cão é de 2,1 h, e que apresenta 1/1.500 da atividade betabloqueadora do esmolol, o que é clinicamente insignificante.[41] Como o esmolol bloqueia apenas os receptores beta-1, causa aumento da resistência vascular periférica.[41]

Indicação clínica

Clinicamente, o esmolol é eficaz no tratamento da taquicardia sinusal,[39] na supressão da taquicardia supraventricular aguda[41] e no controle de arritmias ventriculares, que sejam iniciadas ou agravadas pelo aumento no tônus simpático,[39] sendo particularmente efetivo no tratamento de arritmias ventriculares causadas por outros fármacos (como halotano, tiobarbitúricos) que sensibilizem o miocárdio à ação das catecolaminas.[39]

Também pode ser administrado no controle da frequência cardíaca extremamente elevada (maior que 250 bpm), como em cães e gatos com fibrilação atrial e em gatos com cardiomiopatia hipertrófica, para diminuir a obstrução da via de saída do ventrículo esquerdo resultante da movimentação anterior sistólica da valva mitral.[41]

Toxicidade e efeitos colaterais

Assim como outros betabloqueadores, o esmolol deve ser administrado cuidadosamente em animais com insuficiência cardíaca ou com depleção de volume, para evitar hipotensão, congestão pulmonar e insuficiência cardíaca.[39] Como o esmolol é ácido, pode causar irritação, caso extravase da veia.[39]

Medicamentos antiarrítmicos do grupo III

As características comuns dos fármacos deste grupo são o prolongamento do potencial de ação e do período refratário sem diminuir a velocidade de condução.[5,7] São medicamentos úteis no tratamento de arritmias ventriculares refratárias, especialmente aquelas causadas por reentrada, além de apresentarem características antifibrilatórias.[42]

Amiodarona

A amiodarona produz efeitos antiarrítmicos pelo prolongamento da duração do potencial de ação e do período refratário efetivo em tecidos ventriculares e atriais.[42] Embora seja considerado um medicamento de classe III, apresenta propriedades antiarrítmicas das outras três classes. É um composto iodado que também apresenta propriedades alfa-1 e betabloqueadoras não competitivas, além de efeitos bloqueadores de canais de cálcio.[7]

Os efeitos betabloqueadores ocorrem logo após a administração, mas os efeitos máximos da classe III (prolongamento do potencial de ação e do intervalo QT) só são atingidos após semanas de administração crônica. Os efeitos bloqueadores de canais de cálcio podem inibir arritmias deflagradas pela diminuição de pós-despolarizações.[7] Doses terapêuticas promovem diminuição da frequência sinusal, da velocidade de condução atrioventricular, além de depressão mínima da contratilidade miocárdica e da pressão arterial.[7]

Experimentalmente em cães, o tratamento crônico com amiodarona promoveu prolongamento moderado do intervalo QT sem afetar a dispersão de repolarização ventricular;[43] é possível que a amiodarona apresente menor efeito pró-arrítmico devido ao seu efeito uniforme na repolarização dos ventrículos.[7]

Farmacocinética e metabolismo

A farmacocinética da amiodarona é complexa, sendo que apresenta longo período para atingir concentrações estáveis no miocárdio e em outros tecidos. Com a administração oral crônica, existe o acúmulo de um metabólito ativo, o desetilamiodarona.[7]

Indicação clínica

Em veterinária, a amiodarona tem apresentado crescente utilização clínica, podendo ser empregada no tratamento de arritmias supra ou ventriculares em cães, principalmente arritmias por reentrada devido à via acessória,[7] não sendo descrita em gatos.[7]

Toxicidade e efeitos colaterais

Utilização crônica de amiodarona tem sido associada a muitos efeitos colaterais potencialmente graves, em parte dose-relacionados,[44] que incluem microdepósito corneano, anormalidades da função tireoidiana, pneumonite e fibrose pulmonar, fotossensibilidade e pigmentação cutânea, alterações hepáticas e neuropatia periférica.[7] Quando aplicada intravenosamente, recomenda-se a administração lenta, por 10 a 20 min, pois pode causar hipotensão e bradicardia em virtude da liberação de histamina por conta do veículo polissorbato 80.[7,45]

A amiodarona reduz o *clearance* e aumenta as concentrações séricas da digoxina e do diltiazem.[7]

Sotalol

Sotalol é um betabloqueador não seletivo com efeitos antiarrítmicos de classe III, que prolonga o período refratário pelo bloqueio seletivo do componente rápido dos canais de potássio responsáveis pela repolarização. O efeito betabloqueador ocorre em função do isômero L e apresenta cerca de 30% do efeito do propranolol. O isômero D causa o prolongamento não uniforme do período de repolarização; observou-se aumento na mortalidade em estudos clínicos, em humanos, com este isômero isolado.[7] Assim sendo, na prática clínica utiliza-se uma mistura racêmica de ambos isômeros.

Farmacocinética e metabolismo

A biodisponibilidade do sotalol é alta, sendo a absorção intestinal diminuída com alimento. A meia-vida é de cerca de 5 h nos cães, sendo eliminado inalterado pelos rins e, portanto, disfunções renais aumentam o seu tempo de eliminação. Os efeitos betabloqueadores duram mais que a meia-vida plasmática.

Indicação clínica

Sotalol tem sido utilizado, eficazmente, no tratamento de cães de grande porte com taquiarritmias ventriculares persistentes com boa função miocárdica.[7] Também têm sido utilizado em gatos com taquiarritmias ventriculares graves.[20]

Toxicidade e efeitos colaterais

O sotalol pode piorar o quadro de insuficiência cardíaca na presença de doença miocárdica grave. Embora haja evidência experimental de que o sotalol apresente menor efeito inotrópico negativo que o propranolol e que possa até apresentar efeito inotrópico positivo leve (provavelmente em virtude de sua capacidade de prolongar a duração do potencial de ação, relacionado com o aumento do cálcio intracelular), tem sido associado à deterioração clínica em cães com disfunção miocárdica moderada a grave.[7]

Como qualquer antiarrítmico, o sotalol tem efeito pró-arrítmico, podendo inclusive levar a *torsade de pointes*.[7] Outros efeitos adversos incluem depressão, náuseas, vômito e diarreia.[7,20]

Medicamentos antiarrítmicos do grupo IV | Bloqueadores de canais de cálcio

Os bloqueadores de canais de cálcio formam um grupo diverso de medicamentos que apresentam a propriedade comum de diminuir o influxo de cálcio pelo bloqueio dos canais de cálcio transmembrana tipo L.[7] O cálcio é importante para as funções elétricas e mecânicas do coração e da vasculatura; desse modo os bloqueadores de canais de cálcio podem causar vasodilatação coronária e sistêmica, aumentar o relaxamento miocárdico e reduzir a contratilidade miocárdica.[46] Alguns medicamentos dessa classe apresentam efeitos antiarrítmicos, especialmente em tecidos, dependentes do influxo lento de cálcio, como os nós sinusais e atrioventricular.[46] Outras condições em que os bloqueadores de canais de cálcio são potencialmente úteis incluem cardiomiopatia hipertrófica, isquemia miocárdica e hipertensão arterial sistêmica.[7]

Diltiazem

É um derivado benzodiazepínico, apresentado sob a forma de cloridrato de diltiazem, que tem ação depressora da condutibilidade atrioventricular e da excitabilidade do nó sinusal, além de provocar o relaxamento da musculatura lisa de vasos.[20,46] Apresenta maior efeito no nó atrioventricular quando a FC é alta.[20]

Farmacocinética e metabolismo

Administrado por via oral apresenta apenas 43% de biodisponibilidade em cães, devido ao extenso efeito de primeira passagem, com pico de ação em 2 h e duração por 6 h. A meia-vida em cães é de 2 h, sendo mais longa com a administração por via oral a longo prazo, em virtude de sua circulação êntero-hepática. Em gatos, a meia-vida é de cerca de 2 a 3 h, com pico de concentração plasmática entre 30 e 90 min e com efeito durando cerca de 8 h. O nível terapêutico varia entre 50 e 300 mg/mℓ.

O diltiazem é metabolizado pelo fígado, havendo alguns metabólitos ativos. Fármacos que inibem o sistema enzimático hepático (como cimetidina) diminuem a metabolização do diltiazem.

Indicação clínica

É indicado no tratamento de taquiarritmias supraventriculares, sendo frequentemente utilizado em associação à digoxina para melhor controle da FC, em cães com fibrilação atrial, e também em gatos com cardiomiopatia hipertrófica.

Toxicidade e efeitos colaterais

Apesar de efeitos adversos serem incomuns em doses terapêuticas, alguns sintomas como anorexia, náuseas e bradicardia, outros efeitos gastrintestinais, neurológicos ou cardíacos podem ocorrer, raramente. Esporadicamente, alguns gatos podem apresentar aumento dos níveis de enzimas hepáticas.[20]

Outros medicamentos | Digitálicos

Os digitálicos ou glicosídios cardíacos representam um grande grupo de substâncias que encerram propriedades semelhantes e que podem ser derivadas de várias plantas, das quais podem ser citadas a *Digitalis purpurea* (digitoxina) e a *Digitalis lanata* (lanatosídeo C e digoxina).[47] Os digitálicos promovem diminuição na frequência sinusal, depressão da velocidade de condução atrioventricular, prolongamento do período refratário atrioventricular e melhora da condução intra-atrial.[39] Os mecanismos envolvidos nas ações dos digitálicos são complexos, já que exercem ação direta (subcelular) e indireta (mediada pelo eixo neuro-hormonal),[39,47] com propriedades farmacodinâmicas relacionadas com as ações inotrópica positiva, eletrofisiológica e sobre a musculatura lisa dos vasos.[47] Em nível subcelular, as ações inotrópicas positivas e eletrofisiológicas são dependentes do aumento da concentração de cálcio intracelular que, em grande parte, parece ocorrer pela inibição da enzima da membrana ATPase Na^+/K^+, com a consequente inibição da bomba sódio-potássio, que resulta em aumento do sódio intracelular.[39,47] Esta elevação estimula a troca do Na^+ pelo Ca^{++}, de modo que há saída do sódio e entrada do cálcio na célula.[47] Outros mecanismos responsáveis por tal aumento parecem ser o estímulo direto da liberação do íon pelo retículo sarcoplasmático e o aumento de seu influxo durante a fase de platô do potencial de ação.[47] Sob ação dos digitálicos há diminuição do potencial de repouso e também da fase 0, com consequente diminuição da velocidade de condução e do potencial de ação, ocorre também encurtamento da fase de platô (fase 2) sem alterações das fases 3 e 4. Assim, há redução da duração total do potencial de ação e do período refratário.[47]

Digoxina

Entre os digitálicos, a digoxina é a mais utilizada na cardiologia humana[47] e em cães.[39] A digoxina tem efeito inotrópico positivo, diminui o tamanho cardíaco e aumenta a perfusão miocárdica, o que explica, em parte, o aumento da condução intra-atrial e a abolição de arritmias ventriculares.[39]

Farmacocinética e metabolismo

A digoxina é bem absorvida por via oral (cerca de 65% do comprimido e 75% do elixir), havendo pouco efeito metabólico na primeira passagem pelo fígado. Cerca de 27% ficam ligados à albumina.[48] A meia-vida nos cães é de 23 a 39 h, com grande variabilidade entre pacientes. Digoxina tem estreita relação nível terapêutico/nível tóxico, portanto sua administração deve ser cuidadosamente monitorada pela mensuração de sua concentração plasmática, além de se preferir a utilização de doses mais conservadoras para prevenir a ocorrência de intoxicação.[39] É excretada primariamente pelos rins, devendo-se diminuir a sua dose na presença de insuficiência renal. O *clearance* renal da digoxina também é diminuído pela administração concomitante de furosemida, quinidina, propafenona, amiodarona e verapamil.[39] A hipopotassemia diminui a ligação da digoxina com a musculatura esquelética, aumentando sua concentração plasmática, predispondo à intoxicação.[39]

Indicação clínica

É mais comumente utilizada no tratamento de arritmias supraventriculares, principalmente no tratamento de cães com fibrilação atrial,[39] associada ou não a outros medicamentos, como diltiazem ou betabloqueadores.

Toxicidade e efeitos colaterais

Doses tóxicas de digitálicos causam despolarização celular e diminuição acentuada da velocidade de condução em fibras especializadas atriais e ventriculares e no NAV,[39] podendo induzir vários distúrbios de condução: BAV de 1º e 2º graus, potencialmente de 3º grau, bloqueio de ramo direito ou esquerdo e arritmias atriais ou ventriculares por reentrada.[39]

O acúmulo excessivo de cálcio intracelular pode resultar em anormalidades na cinética intercelular deste íon, causando oscilações no potencial de repouso transmembrana, pós-potenciais tardios e desenvolvimento de arritmias atriais e ventriculares. Os efeitos adversos mais comuns incluem depressão, inquietação, náuseas, vômito, anorexia e diarreia. A intoxicação digitálica pode ser tratada pela diminuição da dose ou a suspensão do medicamento, enquanto as arritmias induzidas pela intoxicação digitálica podem ser tratadas por lidocaína.[39]

A posologia dos medicamentos antiarrítimicos está disposta no Quadro 133.2

Tratamento das taquicardias supraventriculares

Os animais com complexos prematuros ocasionais não requerem tratamento antiarrítmico específico, devendo-se minimizar os fatores predisponentes quando possível.[7,21] Nos pacientes com taquiarritmias supraventriculares, a diferenciação em atrial ou juncional tem grande implicação clínica[21,49] já que, em geral, as taquiarritmias juncionais podem ser tratadas com apenas um medicamento (que atue em um dos componentes essenciais do circuito); enquanto as taquiarritmias atriais necessitam de dois medicamentos (um para diminuir a velocidade de condução atrioventricular e outro para terminar a arritmia propriamente dita).[21]

Quadro 133.2 Posologia dos medicamentos antiarrítmicos.

Medicamento	Cão	Gato
Amiodarona	10 mg/kg VO a cada 12 a 24 h por 7 a 10 dias; após, 5 a 8 mg/kg VO a cada 12 a 24 h 3 a 5 mg/kg IV *in bolus* lento por 10 a 20 min. Não exceder 10 mg/kg/h	Não encontrado
Atenolol	0,2 a 1,0 mg/kg VO a cada 12 a 24 h	6,25 a 12,5 mg/gato VO a cada 12 a 24 h
Atropina	0,01 a 0,04 mg/kg IV IM SC	0,01 a 0,04 mg/kg IV IM SC
Digoxina	< 20 kg: 0,01 mg/kg VO, a cada 12 h > 20 kg: 0,22 mg/m2 VO, a cada 12 h Digitalização rápida: 0,0055-0,011 mg/kg IV, a cada h, até fazer efeito	0,008 a 0,01 mg/kg, PO, a cada 48 h
Diltiazen	0,1 a 0,2 mg/kg IV *in bolus* Infusão contínua: 2 a 6 μg/kg/min 0,5 a 2,0 mg/kg VO a cada 8 h	0,1 a 0,2 mg/kg IV *in bolus* Infusão contínua: 2 a 6 μg/kg/min 1,75 a 2,4 mg/kg VO, a cada 8 h
Esmolol	50 a 500 μg/kg IV *in bolus* por 1 min Infusão contínua: 50 a 200 μg/kg/min	50 a 500 μg/kg IV *in bolus* lento por 1 a 2 min Infusão contínua: 50 a 200 μg/kg/min
Lidocaína	1 a 8 mg/kg IV *in bolus* lento Infusão contínua: 25 a 75 μg/kg/min	0,25 a 1,0 mg/kg IV *in bolus* lento por 3 a 5 min Infusão contínua: 10 a 40 μg/kg/min
Metoprolol	0,5 a 1,5 mng/kg VO, a cada 8 h	2 a 15 mg; gato, a cada 8 h
Mexiletina	5 a 8 mg/kg VO, a cada 8 a 12 h	Não recomendado
Procainamida	5 a 15 mg/kg IV *in bolus* por 5 a 10 min Infusão contínua: 10 a 50 μg/kg/min 6 a 20 (até 30) mg/kg IM a cada 4 a 6 h 10 a 26 mg/kg VO a cada 6 h	1,0 a 2,0 mg/kg *in bolus* lento Infusão contínua: 10 a 50 μg/kg/min 7,5 a 20 mg/kg IM a cada 6 a 8 h 2 a 5 mg/kg VO a cada 8 a 12 h
Propafenona	3 a 10 mg/kg VO a cada 8 h	Não encontrado
Propranolol	0,01 a 0,1 mg/kg IV *in bolus* lento 0,2 a 1,0 mg/kg VO a cada 8 h	0,01 a 0,1 mg/kg IV *in bolus* lento por 2 a 3 min 0,4 a 1,2 mg/gato VO a cada 8 a 12 h
Quinidina	5 a 20 mg/kg IM VO a cada 6 a 8 h	Não encontrado
Sotalol	0,5 a 3,5 mg/kg VO a cada 12 h	2 a 4 mg/kg (ou 10 a 20 mg/gato) VO a cada 12 h

VO = via oral; IV = intravenosa; IM = intramuscular; SC = subcutânea.

Em pacientes com TSV sustentada ou paroxística frequente, a realização de manobra vagal pode auxiliar no tratamento e no diagnóstico,[21] pois acarreta aumento do tônus vagal, diminuindo a frequência de disparo de impulsos do nó sinusal (reduzindo a frequência da taquicardia sinusal e permitindo a observação de ondas P normais, além de diminuição da frequência de algumas taquicardias atriais)[20] e prolongamento do tempo de condução e da refratariedade no nó atrioventricular (diminuindo transitoriamente ou bloqueando intermitentemente a condução atrioventricular, tornando ondas P anormais de um foco ectópico atrial automático visíveis).[20] Caso haja interrupção abrupta da TSV, com a manobra vagal, as possibilidades diagnósticas mais prováveis são taquicardia atrioventricular por reentrada, taquicardia ortodrômica ou taquicardia por reentrada no nó sinusal.[21] Infelizmente, o êxito da manobra vagal em terminar arritmias supraventriculares, mesmo as que utilizam o NS ou o NAV como componentes essenciais do circuito, é tipicamente baixo.[21] Não se pode ignorar que, embora raras, complicações como fibrilação ventricular podem ocorrer, sendo necessário cuidadoso monitoramento durante a realização do procedimento.[21]

Terapia intensiva das taquicardias supraventriculares

Na persistência da TSV, após a manobra vagal, em pacientes com comprometimento hemodinâmico, geralmente recomenda-se a administração de diltiazem intravenosamente,[20,21] embora um betabloqueador (como propranolol ou esmolol)[20,21] seja uma alternativa viável, tendo-se cuidado nos pacientes em insuficiência cardíaca. A lidocaína intravenosa pode ser eficaz em alguns casos de TSV causadas por via acessória ou por foco ectópico atrial,[20] ou em pacientes com fibrilação atrial de início recente, cujo mecanismo esteja relacionado com elevado tônus vagal,[21] embora seja mais comumente utilizada nos animais com arritmias ventriculares. Caso nenhuma das terapias anteriores seja bem-sucedida, pode-se tentar procainamida intravenosa.[20]

Alguns pacientes com TSV refratária (independente do NAV) podem responder ao sotalol ou à amiodarona. A adenosina é outro medicamento que atua lentificando a condução AV, e embora seja bastante utilizada em cardiologia humana, raramente é efetiva em cães, além de apresentar alto custo.[7,20,21] Outras alternativas terapêuticas incluem agentes de classe IC e a cardioversão de corrente direta sincronizada, quando disponível.[20]

Terapia crônica das taquicardias supraventriculares

Em cães com insuficiência cardíaca e em gatos com cardiomiopatia dilatada com extrassístoles atriais frequentes ou com taquicardia supraventricular paroxística, a digoxina é o medicamento de escolha,[4,7,20] já que possibilita a diminuição da velocidade de condução e o aumento da refratariedade atrioventricular,[21] juntamente com o tratamento padrão da insuficiência cardíaca (diuréticos e inibidores da enzima conversora da angiotensina).[20,25,48]

Caso a arritmia não seja adequadamente controlada com digoxina, pode-se associar um betabloqueador ou um bloqueador de canal de cálcio (diltiazem),[20,25] em virtude de suas propriedades vasodilatadoras, que parcialmente compensam os efeitos inotrópicos negativos, sendo que cães com insuficiência cardíaca parecem tolerar melhor o diltiazem.[21] Além disso, em uma pequena porcentagem dos casos, o diltiazem pode reverter a taquiarritmia atrial (presumivelmente relacio-

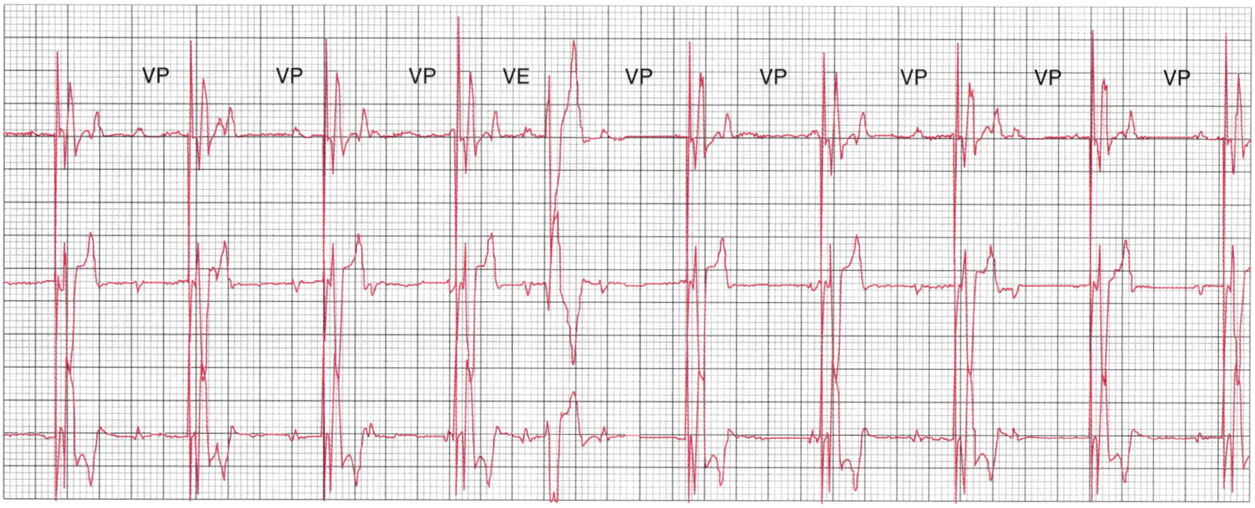

Figura 133.17 Registro de monitoramento Holter de cão da raça Bull Terrier com marca-passo artificial em sensibilidade N (1 cm = 1 mV) e velocidade 25 mm/s. Observam-se espículas de estimulação do marca-passo artificial (VP) e uma extrassístole ventricular (EV) isolada.

cardiopatias. Sempre que possível, deve-se corrigir as alterações possíveis, como os desequilíbrios eletrolíticos, além de descontinuar ou diminuir a dose dos medicamentos.[20,22]

Pacientes sintomáticos (fraqueza, intolerância ao exercício, síncope) com bradicardia sinusal ou bloqueio atrioventricular devem ser tratados com fármacos anticolinérgicos ou adrenérgicos. A resposta ao teste de atropina pode revelar a extensão da influência do tônus vagal e, portanto, a eficácia de um agente anticolinérgico por via oral.[20] Caso o paciente não apresente melhora da sintomatologia com a terapia farmacológica, a utilização de marca-passo artificial temporário ou permanente está indicada (Figura 133.17).

Os animais assintomáticos que apresentam bloqueio atrioventricular de 1º e 2º graus, com ocasionais ondas P não conduzidas, não necessitam de tratamento,[20] embora devam ser investigadas condições ou doenças que possam induzir tais alterações, como tônus vagal acentuado ou medicamentos que retardem a condução atrioventricular. Os pacientes com BAV de 2º grau avançado ou de 3º grau raramente apresentam melhora clínica com terapia anticolinérgica, indicando-se a implantação de marca-passo artificial. Terapia emergencial pode ser tentada com infusão contínua de dopamina ou isoproterenol com o objetivo de aumentar a frequência do escape ventricular, embora haja possibilidade de evoluir para taquiarritmias ventriculares. Alguns gatos com BAV completo podem sobreviver anos sem marca-passo artificial, mesmo quando apresentam insuficiência cardíaca ou cardiopatia de base.[20]

A causa mais frequente de parada ou silêncio atrial em cardiologia veterinária é a hiperpotassemia, que deve ser sempre um dos diagnósticos diferenciais, já que a sua correção normaliza o ritmo cardíaco.[20] Nos casos em que a dosagem sérica de potássio é normal, o tratamento de escolha é a implantação de marca-passo artificial. Como essa arritmia pode ocorrer em pacientes em estágio final, o prognóstico é ruim na presença de disfunção miocárdica ventricular.[20] A terapia farmacológica apresenta poucos benefícios nesses pacientes, mesmo assim um agente anticolinérgico, terbutalina por via oral ou infusão de dopamina ou isoproterenol, pode ser tentado. Obviamente, os medicamentos antiarrítmicos ventriculares estão contraindicados uma vez que podem suprimir os focos de escape.

Os animais com síndrome do nó doente podem apresentar melhora da sintomatologia clínica com a utilização de medicamentos anticolinérgicos, broncodilatadores, metilxantinas ou terbutalina, devendo-se lembrar de que a resposta aos anticolinérgicos nem sempre se correlaciona ao teste de atropinização. Nos pacientes que apresentam a síndrome taqui-bradi, os medicamentos que aumentam a FC podem piorar as taquiarritmias, e os antiarrítmicos supraventriculares podem agravar as bradiarritmias. A implantação de marca-passo artificial é a melhor opção terapêutica nos pacientes com sintomas graves e frequentes, sendo que os pacientes que permanecem sintomáticos em virtude das taquiarritmias devem, então, ser tratados com medicamentos antiarrítmicos.[20]

Referências

1. Goodwin JK. Eletrocardiografia. In: Tilley LP, Goodwin JK. Manual de cardiologia para cães e gatos. São Paulo: Roca; 2002; 347-76.
2. Moffa PJ. O eletrocardiograma nas disritmias mais frequentes. In: Moffa PJ; Sanches PCR. Eletrocardiograma normal e patológico. São Paulo: Roca; 2001; 223-328.
3. Moreira DAR. Arritmias cardíacas: clínica, diagnóstico e terapêutica. 1ª ed. São Paulo: Artes Médicas; 1995.
4. Carr AP, Tilley LP, Miller MS. Tratamento de arritmias cardíacas e distúrbios de condução. In: Tilley LP, Goodwin JK. Manual de cardiologia para cães e gatos. São Paulo: Roca; 2002; 347-76.
5. Côté E, Ettinger SJ. Electrocardiography and cardiac arrhythmias. In: Ettinger SJ, Feldman EC. Textbook of veterinary internal medicine. 6ª ed. St. Louis: Elsevier Saunders; 2005; 1040-76.
6. Tilley LP. Essentials of canine and feline electrocardiography. 3ª ed. Philadelphia: Lea & Febiger; 1992.
7. Ware WA. Doenças do sistema cardiovascular. In: Nelson RW, Couto CG. Medicina interna de pequenos animais. 4ª ed. São Paulo: Elsevier; 2010; (Pt1)1-174.
8. Souza OF, Pereira LSM, Barros Jr JJR. O Holter na estratificação de risco nas arritmias ventriculares. In: Souza OF, Pereira LS, editors. O sistema Holter e outros métodos nas arritmias cardíacas. Rio de Janeiro: Revinter; 2001; 7-11.
9. Yamaki FL, Soares EC, Pereira GG, Oliveira VMC, Larsson MHMA. Monitoramento eletrocardiográfica ambulatorial por 24-horas em cães com cardiomiopatia dilatada idiopática. Arq Bras Med Vet Zootec. 2007; 59:1417-24.
10. Yamaki FL, Soares EC, Pereira GG, Oliveira VMC, Larsson MHMA. Survival study and assessment of prognostic factors in dogs with idiopathic dilated cardiomyopathy. Journal of Veterinary Internal Medicine. 2008; 22:755.
11. Zipes DP. Arritmias específicas: diagnóstico e tratamento. In: Braumwald E. Tratado de medicina cardiovascular. 5ª ed. São Paulo: Roca; 1999; 682-750.
12. Ware WA. Twenty-four-hour ambulatory electrocardiography in normal cats. Journal of Veterinary Internal Medicine. 1999; 3:175-80.

13. Meurs KM, Spier AW, Wright NA *et al.* Use of ambulatory electrocardiography for detection of ventricular premature complexes in healthy dogs. Journal of American Veterinary Medical Association. 2001; 218:1291-2.
14. Leomil Neto M, Larsson MHMA, Pereira L, Brito FS. Padronização da monitorização eletrocardiográfica por 24 horas em cães. Arquivo Brasileiro de Medicina Veterinária e Zootecnia. 2002; 54:133-8.
15. Yamaki FL, Larsson MHMA, Soares EC, Pereira GG, Yamato RJ, Sarraff AP *et al.* Padronização de monitorização eletrocardiográfica ambulatorial (monitorização holter) por 24 horas de felinos clinicamente normais. 2003. Belo Horizonte. Anais.... Minas Gerais; 2003.
16. Hanas S, Tidholm A, E genvall A, Holst BS. Twenty-four hour Holter monitoring of unsedated healthy cats in the home environment. Journal of Veterinary Cardiology. 2009; 11:17-22.
17. Pereira LSM, Souza OF. Análise das extra-sístoles ventriculares. In: Souza OF, Pereira LS. O sistema Holter e outros métodos nas arritmias cardíacas. Rio de Janeiro: Revinter; 2001; 111-24.
18. Moïse NS, Gelzer ARM, Kraus MS. Ventricular arrhythmias in dogs. In: Bonagura JD, Ttwedt, D.C. Kirk's veterinary therapy. 14ª ed. Philadelphia: W.B. Saunders; 2009; 727-31.
19. Zipes DP. Gênese das arritmias cardíacas: considerações eletrfisiológicas. In: Braumwald E. Tratado de medicina cardiovascular. 5ª ed. São Paulo: Roca; 1999; 586-631.
20. Ware WA. Cardiovascular disease in small animal medicine. 1st ed. London: Manson Publishing Ltd.; 2007.
21. Wright KN. Assessment and treatment of supraventricular tachyarrhythmias. In: Bonagura JD, Ttwedt, D.C. Kirks veterinary therapy. 14th ed. Philadelphia: W.B. Saunders; 2009; 722-7.
22. Rishniw M, Thomas WP. Bradyarrhythmias. Bonagura JD, Kirk RW. Current veterinary therapy. 13th ed. Philadelphia: W.B. Saunders; 2000; 719-25.
23. Moreira DAR. Mecanismos eletrofisiológicos das arritmias cardíacas. In: Batlouni M, Ramires JA. Farmacologia e terapêutica cardiovascular. 2ª ed. São Paulo: Atheneu; 2004; 401-22.
24. Dangman KH. Electrophysiologic mechanisms for arrhythmias. In: Fox PR, Sisson D, Moïse NS, editors. Textbook of canine and feline cardiology. 2ª ed. Philadelphia: W.B. Saunders; 1999; 291-306.
25. Kittleson MD. Diagnosis and treatment of cardiac arrhythmias (disrhythmias). In: Kittleson MD, Kienle RD. Small animal cardiovascular medicine. St. Louis: Mosby; 1998; 449-94.
26. Miller MS, Tilley, LP, Smith Jr FWK, Fox PR. Electrocardiography. In: Fox PR, Sisson D, Moïse NS. Textbook of canine and feline cardiology. 2nd ed. Philadelphia: W.B. Saunders; 1999; 67-105.
27. Abbott JA. Heart rate and heart rate variability of healthy cats in home and hospital environments. Journal of Feline Medicine and Surgery. 2005. 7:195-202
28. Ettinger SJ, Bobinnec GL, Côte E. Electrocardiography. In: Ettinger SJ, Feldman EC, editors. Textbook of veterinary internal medicine. 5th ed. St. Louis: Elsevier Saunders; 2000; 1040-76.
29. Zimermman LI, Fenelon G, Martinelli Filho M, Grupi C, Atié J, Lorga Filho A. *et al.* Sociedade Brasileira de Cardiologia. Diretrizes Brasileiras da Fibrilação Atrial. Arq Bras Cardiol. 2009; 92 (5):1-39.
30. Gelzer ARM, Kraus MS. Management of atrial fibrilation. Veterinary Clinics of Norh America Practice. 2004; 34:1127-44.
31. Moïse NS. Diagnosis and management of canine arrhythmias. In: Fox PR, Sisson D, Moïse NS. Textbook of canine and feline cardiology. 2nd ed. Philadelphia: W.B. Saunders; 1999; 331-85.
32. Fox PR, Harpster NK. Diagnosis and management of feline arrhythmias. In: Fox PR, Sisson D, Moïse NS. Textbook of canine and feline cardiology. 2ª ed. Philadelphia: W.B. Saunders; 1999; 386-99.
33. Côte E, Harpster NK. Feline cardiac arrhythmias. In: Bonagura JD, Ttwedt, D.C. Kirk's veterinary therapy. 14th ed. Philadelphia: W.B. Saunders; 2009; 731-8.
34. Connoly DJ. A case of sustained atrial fibrillation in a cat with normal size left atrium at the time of diagnosis. Journal of Veterinary Cardiology. 2005; 7:137-42.
35. Zipes DP. Arritmias específicas: diagnóstico e tratamento. In: Braumwald E. Tratado de Medicina Cardiovascular. 5th ed. São Paulo: Roca; 1999; 682-750.
36. Meurs KM, Spier AW, Wright NA. Comparison of the effect of four antiarrhythmic treatments for familial ventricular arrhythmias in Boxers. Journal American Veterinary Medical Association. 2002; 218:522-7.
37. Gelzer ARM, Kraus MS, Rishniw M, Moïse NS, Pariaut R, Jesty SA Hemsley SA. Combination therapy with digoxin and diltiazem controls ventricular rate in chronic atrial fibrillation in dogs better than digoxin and diltiazem monotherapy: a randomized crossover study in 18 dogs. Journal of Veterinary Internal Medicine. 2009; 23:499-508.
38. Gelzer ARM, Kraus MS, Rishniw M, Hemsley, SA, Moïse NS. Combination therapy wiht mexiletine and sotalol suppresses inherited ventricular arrhythmias in German shepherd dogs better than mexiletine or sotalol monotherapy: a randomized cross-over study. Journal of Veterinary Cardiology. 2010; 12:93-106.
39. Muir WW. Richard AS, Moïse NS. Pharmacology and pharmacokinetics of antiarrhythmic drugs. In: Fox PR, Sisson D, Moïse NS. Textbook of canine and feline cardiology. 2ª ed. Philadelphia: W.B. Saunders; 1999. 307-330.
40. Darrieux F, Sosa E. Antiarrítmicos: grupo I. In: Batlouni M, Ramires JA. Farmacologia e terapêutica cardiovascular. 2nd ed. São Paulo: Atheneu; 2004; 401-22.
41. Kittleson MD. Drugs used in treatment of cardiac arrhythmias. In: Kittleson MD, Kienle RD. Small animal cardiovascular medicine. St. Louis: Mosby; 1998; 502-24.
42. Moreira DAR, Gizzi JC. Antiarrítmicos: grupo II e III. In: Batlouni M, Ramires JA. Farmacologia e terapêutica cardiovascular. 2nd ed. São Paulo: Atheneu; 2004; 401-22.
43. Merot J. *et al.* Effects of chronic treatment by amiodarone on transmural heterogeneity of canine ventricular repolarization *in vivo*: interactions with acute sotalol. Cardiovascular Research. 1999; 44:303.
44. Kraus MS, Thomason JD, Fallaw TL, Calvert CA. Toxicity in Doberman Pinschers with ventricular arrhythmias treated with amiodarone (1996-2005). Journal of Veterinary Internal Medicine. 2009; 23:1-6.
45. Cober RE, Schober KE, Hildebrandt N, Sikorska E, Rieses SC. Adverse effects of intravenous amiodarone in 5 dogs. Journal of Veterinary Internal Medicine. 2009; 23:657-61.
46. Pimenta J. Antiarrítmicos: grupo IV. In: Batlouni M, Ramires JA. Farmacologia e terapêutica cardiovascular. 2ª ed. São Paulo: Atheneu; 2004; 401-22.
47. Silva MAD, Fragata Filho AA, Martinez Filho E. Digitálicos. In: Batlouni M, Ramires JA. Farmacologia e terapêutica cardiovascular. 2nd ed. São Paulo: Atheneu; 2004; 85-98.
48. Kittleson MD. Management of heart failure. In: Kittleson MD, Kienle RD. Small animal cardiovascular medicine. St. Louis: Mosby; 1998; 149-94.
49. Wathen MS, Klein GJ, Yee R *et al.*, Classification and terminology of supraventricular tachycardia. Cardiol Clin. 1993; 11:109.
50. Carsson J, Miketic S, Windeler J, Cuneo A, Haun S, Mikus S *et al.* Randomized trial of rate-control *versus* rhythm-control in persistent atrial fibrillation: the Strategies for Treatment of Atrial Fibrilation (STAF) study. J Am Coll Cardiol. 2003; 41(10):1690-6.
51. Saunders AB, Miller MW, Gordon SG, Van de Wiele CM. Oral amiodarone therapy in dogs with atrial fibrillation. J Vet Intern Med. 2006; 20:921-6.
52. Calvert CA, Brown J. Influence of antiarrhythmia therapy on survival times of 19 clinically healthy Doberman Pinschers with dilated cardiomyopathy that experienced syncope, ventricular tachycardia, and sudden death (1985-1998). Journal of the American Hospital Association. 2004; 40:24-28.
53. Palermo V, Johnson MJS, Sala E, Brambilla PG, Martin MWS. Cardiomyopathy in Boxer dogs: a retrospective study of the clinical presentation, diagnostic findings and survival. J Vet Intern Med. 2011; 13:45-55.
54. AMERICAN HEART ASSOCIATION. Management of symptomatic bradycardia and tachycardia. Circulation. 2005; 112:(4)67-77.
55. Calvert CA, Meurs K M. CVT Update: Doberman Pinscher occult cardiomyopathy. In: Bonagura JD, Kirk RW. Current veterinary therapy. 13th ed. Philadelphia: W.B. Saunders; 2000; 756-60.
56. Smith CE, Freeman LM, Rush JE, Cunningham SM, Biourge, V. Omega-3 fatty acids in Boxer dogs with arrthythmogenic right ventricular cardiomyopathy. J Vet Inter Med. 2007; 21:265-73.
57. Nelson OL, Lahmers S, Schneider T, Thompson P. The use of an implantable cardioverter defibrillator in a Boxer dog to control clinical signs of arrhythmogenic right ventricular cardiomyopathy. J Vet Inter Med. 2006; 20:1232-7.

pulmonar.[15] Como resultado do aumento crônico das pressões atrial esquerda e venosa pulmonar, pode haver desenvolvimento de hipertensão arterial pulmonar, o que pode, a longo prazo, evoluir para insuficiência cardíaca direita.[15] Outras complicações do aumento exagerado do átrio esquerdo são a ruptura atrial, o que pode levar ao tamponamento cardíaco, além do desenvolvimento de taquiarritmias em virtude das mudanças ultraestruturais do miocárdio. As respostas neuro-hormonais induzem aumento do volume plasmático e do tônus vascular, piorando assim a congestão e a insuficiência valvar.[7]

A função ventricular esquerda mantém-se preservada em muitos cães, a não ser em estágios avançados, quando ocorre insuficiência cardíaca grave. Com o aumento da pré-carga provocada pela insuficiência valvar, ocorre maior estiramento das fibras cardíacas e com isso aumento da força de contração, de acordo com o mecanismo de Frank-Starling. A resistência ao esvaziamento ventricular está diminuída, pois o sangue é ejetado tanto para a aorta quanto para o átrio esquerdo. Esses mecanismos determinam movimento exagerado do ventrículo esquerdo (hipercinesia). A função sistólica ventricular está bem preservada e os animais podem se manter assim por muitos anos, mesmo em casos de doença valvar crônica importante. Porém, em virtude da sobrecarga de volume crônica, a contratilidade miocárdica reduz vagarosa, progressiva e inexoravelmente e a arteriosclerose pode piorar a situação, provocando múltiplos infartos miocárdicos.[15] Estudo comparando doença valvar mitral primária, em cães da raça Pastor-alemão e cães de raça pequena, mostrou predisposição maior de os cães com mais de 20 kg de apresentarem fração de encurtamento ventricular e índice de volume sistólico ventricular final reduzidos.[5] Outro estudo comprovou que o desempenho contrátil diminuído pode ser uma propriedade intrínseca da sobrecarga de volume induzido pela doença degenerativa crônica mitral, tanto em cães de raça grande como naqueles de raças pequenas, e a diminuição da função sistólica pode ser, em parte, causada pelo grau de hipertrofia ventricular inadequado.[16]

A doença valvar crônica tricúspide é geralmente bem tolerada na ausência de obstrução valvar pulmonar ou de hipertensão arterial pulmonar associada. Porém, como o ventrículo direito está acostumado a bombear o sangue para um sistema de baixa pressão, ele pode ser muito vulnerável à sobrecarga pressórica, sendo que pequenos aumentos na pressão arterial pulmonar podem causar grande redução no débito cardíaco ventricular direito. Em consequência à regurgitação tricúspide, há dilatação atrial e ventricular direitas, aumento da pressão atrial direita, ascite, efusão pleural, efusão pericárdica, hepatomegalia e esplenomegalia. Além disso, o aumento atrial direito pode induzir, mais facilmente, arritmias supraventriculares.[15]

Manifestações clínicas

A doença degenerativa crônica pode não provocar sintomas clínicos por anos, e alguns cães podem nunca desenvolver sinais de insuficiência cardíaca.[7] Os sintomas manifestam-se pela presença e grau de um ou mais dos seguintes eventos fisiopatológicos: aumento da pressão atrial e venosa pulmonar, resultando em angústia respiratória e tosse secundária ao edema pulmonar e à compressão do brônquio principal; redução do volume sistólico ventricular esquerdo ou direito, responsável por fraqueza, síncope e/ou intolerância ao exercício; insuficiência cardíaca congestiva direita, com formação de ascite e derrame pleural; edema pulmonar agudo fulminante ou fibrilação ventricular evoluindo para morte súbita.[15] Com isso, as principais queixas do proprietário são diminuição da capacidade de exercício, tosse e taquipneia ao esforço. À medida que a congestão e o edema pulmonar pioram, a frequência respiratória em repouso também aumenta.[7] Nos casos mais graves, os animais ficam geralmente ansiosos, não conseguem deitar para dormir, recusando-se a ficar em decúbito lateral e preferindo a posição esternal (posição ortopneica).[15] A tosse acontece principalmente à noite e pela manhã, assim como quando o animal se agita ou durante o exercício. O edema pulmonar grave provoca angústia respiratória e tosse, geralmente produtiva, podendo manifestar-se de maneira gradual ou súbita. Também é comum a manifestação de sintomas relacionados com o edema pulmonar, intercalados com períodos de insuficiência cardíaca compensada, o que pode acontecer por meses ou até mesmo anos.[7]

Episódios de fraqueza transitória ou síncope podem ocorrer secundariamente à presença de arritmias, tosse excessiva, redução do volume sistólico direito ou esquerdo ou esgarçamento atrial. Sinais de regurgitação tricúspide, muitas vezes subestimados por aqueles da regurgitação mitral, incluem ascite, efusão pleural com esforço respiratório associado e, raramente, edema tecidual periférico. Sinais de doença gastrintestinal podem acompanhar congestão esplênica.[7]

A regurgitação mitral geralmente é caracterizada por sopro holossistólico, constante, em intensidade variável, em frequência e mais audível na região do ápice no lado esquerdo, no nível do quinto espaço intercostal esquerdo, podendo propagar-se dorsal, caudal e cranialmente, bem como para o lado direito. Muitas vezes é difícil diferenciar se o sopro auscultado sobre a área cardíaca direita é secundário à propagação do sopro mitral ou devido à regurgitação tricúspide, ou ambos. Manifestações clínicas de doença cardíaca direita, como pulso venoso jugular, avaliação radiográfica ou ecocardiográfica compatíveis com insuficiência tricúspide, podem auxiliar na diferenciação. Sopro sistólico variando de grau I a VI sobre a área da valva mitral é geralmente o primeiro achado clínico dos cães com insuficiência valvar crônica de mitral. Em cães com a doença leve, o sopro pode ser auscultado de modo intermitente apenas no final da inspiração. Um estalo sistólico pode ser auscultado também antes do desenvolvimento do sopro e pode estar relacionado com a presença de prolapso da valva mitral. Arritmias cardíacas podem interromper a cadência predominante do coração, criando pausas anormais do ritmo e alterando a intensidade do sopro.[1] Aumentos súbitos da pressão atrial, como nos casos de ruptura de cordoalha tendínea, podem, também, alterar a intensidade do sopro, além de modificar sua característica, com o surgimento de sons conhecidos como *grito de gaivota*.

Os sons pulmonares podem ou não estar normais. Nos casos de ausência de quadro congestivo ou em cães com edema pulmonar de grau leve, não há alterações significativas à auscultação pulmonar. À medida que o edema pulmonar piora, surgem ruídos pulmonares inspiratórios (crepitação pulmonar), especialmente nos campos pulmonares ventrais. Edema pulmonar agudo manifesta-se, geralmente, por crepitação pulmonar inspiratória e expiratória, disseminada por todo o tórax. Cães com efusão pleural podem apresentar sons pulmonares abafados, principalmente na região ventral do tórax.[7] Animais com regurgitação mitral podem também apresentar crepitação pulmonar por doença respiratória crônica. Nesses casos, a presença de arritmia sinusal pode indicar ausência de insuficiência cardíaca, já que cães com débito cardíaco reduzido têm um aumento compensatório da frequência cardíaca.

- Estágio B2: pacientes assintomáticos que apresentam regurgitação valvar mitral hemodinamicamente significativa, evidenciada por achados radiográficos e ecocardiográficos de aumento do coração esquerdo
- Estágio C: pacientes com sintomas clínicos prévios ou atuais de insuficiência cardíaca associados a alteração estrutural do coração
- Estágio D: pacientes com doença cardíaca em estágio final com sinais de insuficiência cardíaca que são refratários à terapia principal. Esses pacientes necessitam de estratégias de tratamento especiais ou avançadas para se manterem confortáveis, independentemente da doença.

Tratamento

A maioria dos esquemas de tratamento de cães com regurgitação mitral é baseada em manifestações clínicas e achados radiográficos. As informações sobre tamanho do coração e grau de regurgitação fornecidas pela ecocardiografia em conjunto com história, exame físico, eletrocardiograma e radiografia de tórax permitem acesso mais cuidadoso à gravidade da doença e à necessidade de tratamento.

Os objetivos do tratamento específico são reduzir a gravidade da regurgitação mitral, prevenir ou aliviar a congestão pulmonar, manter o débito cardíaco, preservar as reservas cardiovasculares e prevenir ou manejar condições agravantes ou complicações. Portanto, os objetivos principais do tratamento são aumentar a sobrevida e melhorar a qualidade de vida.[1] A terapia utilizada é, basicamente, medicamentosa. A melhora da função valvar pela reposição ou reparo cirúrgico poderia impedir a evolução do processo degenerativo. Porém, nenhuma terapia é conhecida por inibir ou prevenir a degeneração valvar e a cirurgia não é técnica, econômica e eticamente possível em cães ou gatos.[15]

Pacientes assintomáticos

O tratamento de pacientes com doença degenerativa valvar crônica, sem sinais de insuficiência cardíaca descompensada, constitui-se em um grande dilema. Os inibidores da enzima conversora de angiotensina (inibidores da ECA) são frequentemente prescritos para cães com insuficiência valvar crônica de mitral antes do início de insuficiência cardíaca. Porém, não há evidências de que a administração de qualquer medicação a um paciente com doença valvar degenerativa crônica tenha papel preventivo no desenvolvimento e progressão dos sinais de insuficiência cardíaca, ou que aumente a sobrevida. Os proprietários cujos cães apresentam-se assintomáticos devem ser orientados com relação ao início das manifestações clínicas de insuficiência cardíaca e, no caso de animais reprodutores, alertar que a doença tem caráter genético importante envolvido. A doença deve ser monitorada a cada 3 a 12 meses, na dependência do grau de cardiomegalia. Além disso, cães com doença de grau discreto não precisam de restrição dietética ou de exercícios. Porém, exercícios muito exaustivos ou dietas com muito sal devem ser evitados.[15]

Pacientes sintomáticos

Diuréticos e restrição de sal

Restrição de sal, terapia diurética ou ambos devem ser utilizados aos primeiros sinais de insuficiência cardíaca congestiva (ICC), com intuito de eliminar o excesso de líquido retido no organismo e aliviar a congestão pulmonar. A ativação neuro-hormonal pode ser uma consequência desagradável do uso crônico de diuréticos, porém isso pode ser minimizado com o uso de doses mais baixas ou em associação a inibidores da ECA. O uso de dieta hipossódica pode diminuir a necessidade do uso de diuréticos e, consequentemente, reduzir a ativação neuro-hormonal.

Furosemida é o diurético de escolha para o tratamento da regurgitação mitral por ser efetivo e bem tolerado, tanto por cães quanto por gatos. Em casos menos graves, deve-se iniciar com a menor dose e manter aquela com a qual o animal apresente mínimos sinais de ICC (2 a 4 mg/kg, 1 a 3 vezes/dia). Para atingir diurese rápida, a furosemida pode ser administrada por via intravenosa, sendo que alguns animais não respondem às doses tradicionais (1 a 2 mg/kg), necessitando de doses mais altas (4 a 8 mg/kg) ou ainda de doses cumulativas administradas a intervalos frequentes.[7,28] A administração da furosemida em infusão contínua pode fornecer diurese melhor quando comparada à injeção em *bolus*. Ela pode ser diluída na concentração de 5 a 10 mg/mℓ em glicose 5%, solução fisiológica, lactato de Ringer ou água estéril.[28] Uma vez que a diurese tenha iniciado e a respiração melhore, a dosagem é reduzida para prevenir contração excessiva de volume e depleção de eletrólitos.[7,28] Nos casos de insuficiência cardíaca refratária, pode-se associar ao tratamento outros diuréticos com mecanismo de ação diferentes para obter um efeito sinérgico, a exemplo da hidroclorotiazida e da espironolactona, ambas com mecanismos de ação diferentes que podem auxiliar no tratamento, principalmente dos animais com regurgitação tricúspide e sintomas clínicos de ICC direita como ascite e efusão pleural.

Diurese excessiva associada à administração de inibidores da ECA pode induzir insuficiência renal funcional. Os diuréticos também devem ser utilizados com cuidado nos casos de sinais de baixo débito cardíaco (fraqueza, síncope, pulso hipocinético, membranas mucosas hipocoradas) ou nos estados de baixo enchimento ventricular como tamponamento cardíaco.[1]

Vasodilatadores

Dos vasodilatadores, os inibidores da enzima conversora da angiotensina (ECA) são as medicações mais utilizadas em cães no tratamento de insuficiência cardíaca classes II a IV, de acordo com a New York Heart Association (NYHA). Apesar de os inibidores da ECA não serem agentes vasodilatadores arteriolares puros, sua habilidade em modular a resposta neuro-hormonal da insuficiência cardíaca é vantajosa para uso a longo prazo, o que pode melhorar a tolerância a exercícios, tosse e o esforço respiratório.[7] Sabe-se que o tratamento dos pacientes com regurgitação mitral moderada a grave com maleato de enalapril pode retardar o surgimento dos sinais de insuficiência cardíaca em comparação aos cães que recebem placebo.[29] Além disso, o uso do inibidor da ECA em associação a outras medicações, como furosemida e digoxina, promove melhora clínica ou estabilização do quadro por tempo muito maior quando comparado aos cães com regurgitação mitral, cujo protocolo terapêutico não inclui o enalapril.[30] Como efeitos adversos podem ocorrer: insuficiência renal, hipotensão e hiperpotassemia. A insuficiência renal é a consequência mais séria do uso de inibidores da ECA, sendo que desidratação, hipotensão, insuficiência cardíaca grave, disfunção renal preexistente e tratamento com altas doses de diuréticos aumentam o risco de disfunção renal.[1] Portanto, monitorar constantemente a função renal por meio de dosagem sérica de ureia e creatinina e exames de urina é de extrema importância para o tratamento do paciente com insuficiência valvar crônica de mitral (ver *Fármacos utilizados no tratamento de manutenção da insuficiência cardíaca congestiva*, no Capítulo 131, Insuficiência Cardíaca Congestiva).

Outros vasodilatadores podem ser utilizados quando os inibidores da ECA não são tolerados ou não são suficientemente eficazes no controle dos sinais de insuficiência cardíaca. Agem reduzindo a pressão arterial sistêmica, facilitando a saída de sangue do coração pela artéria aorta e reduzindo, portanto, a regurgitação de sangue para o átrio esquerdo durante a sístole. Com isso há redução da pressão atrial esquerda e veias pulmonares, melhorando o quadro congestivo.

O anlodipino é um dos vasodilatadores que podem ser utilizados em cães. Trata-se de fármaco bloqueador dos canais de cálcio, com ação na musculatura lisa vascular e mínima ação na condução do impulso elétrico cardíaco, que reduz os sintomas e melhora a tolerância aos exercícios em humanos com insuficiência cardíaca congestiva. É eficaz em cães com insuficiência cardíaca complicada por hipertensão arterial sistêmica ou em pacientes normotensos. A pressão arterial reduz vagarosamente em cães com hipertensão (dose de 0,05 a 0,2 mg/kg) e atinge um nadir em seis a oito horas,[1] o que permite que os barorreceptores se adaptem à queda de pressão arterial, evitando com isso ativação simpática e taquicardia reflexa. O anlodipino pode ativar o sistema renina-angiotensina-aldosterona quando utilizado como monoterapia, porém esse efeito pode ser minimizado quando associado a um inibidor da ECA.[31]

A hidralazina é um vasodilatador arteriolar direto, que promove vasodilatação de maneira desconhecida e que tem se mostrado efetivo no tratamento, a curto prazo, de cães com regurgitação mitral crônica. Assim como o anlodipino, a redução na resistência vascular sistêmica pode diminuir o volume da insuficiência valvar mitral e promover aumento no volume sistólico. Porém, diferentemente do anlodipino, a hidralazina tem pico de ação mais rápido (cerca de 3 h após a administração), o que pode levar a taquicardia reflexa. Outros problemas encontrados com seu uso incluem dose variável necessária, sua tolerância com uso a longo prazo, hipotensão, anorexia e outros distúrbios gastrintestinais. Deve-se iniciar com a dose mais baixa (0,5 mg/kg/2 vezes/dia por via oral [VO]) e aumentar vagarosamente para uma dose de manutenção (1,0 a 2,0 mg/kg 2 vezes/dia).[1] Pacientes em tratamento com hidralazina devem ser periodicamente monitorados em relação à frequência cardíaca e à função renal.[15] Devido ao seu rápido início de ação, a hidralazina pode ser utilizada nos casos de edema agudo de pulmão, secundário à insuficiência valvar crônica de mitral, quando não for possível o uso de nitroprussiato, na dose de 2 mg/kg VO, 2 vezes/dia, em cães com pressão arterial sistólica acima de 100 mmHg.

Outros vasodilatadores utilizados na clínica cardiológica são aqueles do grupo dos nitratos, que incluem nitroglicerina, mononitrato e dinitrato de isossorbida e o nitroprussiato, os quais promovem vasodilatação pela formação de óxido nítrico. A nitroglicerina, o mononitrato e o dinitrato de isossorbida promovem, primariamente, venodilatação e redistribuição do volume de sangue circulante do coração e da vasculatura pulmonar para a circulação venosa sistêmica. Essa redução na pré-carga deve diminuir as pressões diastólicas finais ventricular, atrial e capilar pulmonares, aliviando assim o edema pulmonar. Porém, a eficácia dos nitratos na manutenção da insuficiência cardíaca é ainda incerta e pode ser prejudicada pelo fenômeno de tolerância aos nitratos, o que pode limitar o seu uso a longo prazo.[15] A nitroglicerina pode ser utilizada por via tópica, na forma de cremes ou adesivos transdérmicos, geralmente associada à furosemida e à oxigenoterapia, nos casos de edema agudo de pulmão. Infelizmente, essa alternativa terapêutica não está disponível em nosso meio. Já o mononitrato e o dinitrato de isossorbida são venodilatadores usados por via oral, de pouco uso em medicina veterinária, na dose de 0,5 a 2 mg/kg 2 vezes/dia (dinitrato) ou 0,25 a 2 mg/kg 2 vezes/dia (mononitrato). Eles são utilizados em casos de insuficiência cárdica refratária ou em combinação com hidralazina ou anlodipino em pacientes que não toleram inibidores da ECA. O nitroprussiato de sódio é um potente dilatador misto (arteriolar e venoso) por sua ação direta na camada muscular dos vasos.[28] Em pacientes com insuficiência cardíaca avançada, ele aumenta o débito cardíaco, diminui a pressão de enchimento ventricular e reduz o volume regurgitante da valva mitral.[32] A dose preconizada é de 0,5 a 1 μg/kg/min ou mais, se necessário; porém com o monitoramento cuidadoso da pressão arterial.[7] O nitroprussiato pode ser administrado com outros fármacos e deve ser protegido da luz.[7]

Inotrópicos positivos

O uso de inotrópicos positivos em cães com insuficiência valvar crônica de mitral é ainda controverso. Sabe-se que a contratilidade miocárdica nessa cardiopatia tende a diminuir com a evolução da doença. Porém, é ainda muito difícil avaliar o nível de contratilidade miocárdica e identificar, com precisão, o início de disfunção sistólica.[1] Além disso, o uso de um inotrópico positivo, como monoterapia, em pacientes com degeneração valvar pode levar ao aumento da pressão sistólica ventricular esquerda, o que poderia predispor à ruptura de cordoalha tendínea e piorar o quadro clínico. Portanto, na opinião dos autores, o inotrópico positivo deve ser utilizado juntamente com substâncias vasodilatadoras, o que reduziria a pressão sistólica ventricular, diminuindo o risco de ruptura de cordoalha.

Dos inotrópicos positivos, a digoxina é um velho conhecido em medicina veterinária, pois é dotada de potencial inotrópico positivo, porém fraco, que pode reduzir a gravidade da regurgitação antes da manifestação dos sinais de insuficiência miocárdica; retardar o início dos sinais de insuficiência miocárdica e/ou causar melhora dos sintomas a longo prazo.[1] Porém, o uso racional da digoxina (0,003 mg/kg VO, 2 vezes/dia) em cães com doença valvar crônica de mitral é baseado, primariamente, em sua ação como antagonista neuro-hormonal em vez de inotrópico positivo. A inibição da bomba Na^+, K^+-ATPase sensibiliza os barorreceptores, que podem diminuir a atividade do sistema nervoso simpático e a atividade do sistema renina-angiotensina-aldosterona.[15] Portanto, ela é sempre indicada quando a insuficiência cardíaca é complicada por frequência cardíaca elevada ou por taquiarritmias supraventriculares, como taquicardia supraventricular ou fibrilação atrial. O efeito cronotrópico positivo da digoxina permite melhora do enchimento ventricular e consequente aumento do volume sistólico. O controle ótimo da frequência cardíaca pode requerer a adição de outros medicamentos, como bloqueadores de canais de cálcio ou betabloqueadores.[1]

Outro inotrópico positivo liberado para uso em cães em vários países, mas ainda não no Brasil, é a pimobendana. Trata-se de medicação com duplo efeito de ação: aumenta a contratilidade miocárdica por aumentar a sensibilização do cálcio à troponina C e promove vasodilatação pela inibição da fosfodiesterase III.[33] Seu uso deve ser indicado nos casos de disfunção sistólica, pois se sabe que esses pacientes podem ser beneficiados com o uso de inotrópicos positivos.[34] Segundo vários autores, é um fármaco que melhora os índices de função sistólica cardíaca a curto prazo.[33,35,36] Novas evidências levam a acreditar que a pimobendana possa melhorar as manifestações clínicas provocadas pela doença valvar crônica de mitral, mesmo quando a função sistólica não está prejudicada.[34] Essa medicação, em associação à terapia convencional, pode aumentar o tempo de sobrevida por morte súbita ou mesmo por eutanásia, devido a doenças cardíacas, reduzindo o insucesso no tratamento de cães com insuficiência cardíaca congestiva secundária à doença valvar crônica de mitral, quando comparada ao uso do benazepril com a terapia convencional.[37] Porém, a pimobendana como monoterapia para pacientes com doença degenerativa crônica mitral assintomática pode causar aumento na área e pico de velocidade do jato regurgitante, hemorragias focais agudas, hiperplasia endotelial papilar e infiltração das cordoalhas tendíneas da valva mitral por glicosaminoglicanos,[35] efeitos esses não observados com o uso do benazepril como monoterapia.[35] Além disso, pode promover a redução do período refratário atrial, do nó atrioventricular e ventricular, sendo que sua administração intravenosa aumenta a incidência de fibrilação ventricular em um modelo canino de morte súbita, após infarto agudo do miocárdio.[34] Portanto, seu uso na doença degenerativa crônica valvar mitral deve ser criterioso e cuidadoso, reservando-se aos casos mais graves de insuficiência cardíaca congestiva. A dose preconizada para uso em cães é 0,1 a 0,3 mg/kg a cada 12 h, administrada sempre uma hora antes das refeições.[34]

A dobutamina pode ser utilizada por via intravenosa e exerce menor efeito sobre a frequência cardíaca e sobre a pós-carga, quando comparada à dopamina.[7] A dobutamina melhora o débito cardíaco por meio de aumento da função sistólica ventricular e diminuição da resistência vascular sistêmica.[22] Pode ser utilizada em combinação com um vasodilatador intravenoso como o nitroprussiato para estabilizar pacientes com insuficiência cardíaca grave. Esses dois medicamentos são administrados por infusão contínua intravenosa e são primariamente usados para tratar a insuficiência cardíaca crônica refratária ou o edema pulmonar agudo secundário à regurgitação mitral, principalmente nos casos de ruptura de cordoalha tendínea.[1]

Betabloqueadores

A inclusão de betabloqueadores para antagonizar os efeitos deletérios da ativação crônica do sistema nervoso simpático pode ser uma alternativa no tratamento da doença valvar crônica de mitral. Estudo realizado utilizando a adição de carvedilol (0,3 mg/kg a cada 12 h) ao tratamento convencional de cães com regurgitação mitral moderada a grave mostrou melhora no escore de qualidade de vida, redução da frequência cardíaca e da pressão arterial sistólica após 3 meses do uso da medicação.[38] Apesar de poucos trabalhos terem sido realizados com estas medicações, os resultados são animadores, necessitando de outros estudos para entender se os betabloqueadores podem ser introduzidos no tratamento dos pacientes com doença degenerativa crônica.

▪ Complicações

Ruptura de cordoalha tendínea

A ruptura da cordoalha tendínea, já alterada pela doença degenerativa, aumenta de maneira súbita o volume regurgitante e pode resultar em edema pulmonar agudo em cães compensados ou até mesmo assintomáticos. Algumas vezes, a ruptura de cordoalha pode ser um achado ecocardiográfico ou necroscópico, especialmente se houver ruptura de uma cordoalha de segunda ou terceira ordem.[7] A ruptura de cordoalha tendínea em geral ocorre secundariamente à degeneração mixomatosa, porém a colonização bacteriana também pode ser a causa dessa complicação.[18] As rupturas mais importantes são de cordoalhas de primeira ordem, as quais estão ligadas ao folheto septal; esses pacientes podem morrer rapidamente devido a sobrecarga de volume e edema pulmonar fulminante.[15] Isso acontece, em geral, em cães com sinais moderado a importante de insuficiência cardíaca (classe funcional II ou III pela classificação ISACHC), porém também pode ocorrer em cães assintomáticos com ou sem aumento atrial esquerdo.[19]

Ao exame físico, esses pacientes podem apresentar sopro de menor intensidade do que aquele da regurgitação mitral ou um som que se assemelha ao *grito de gaivota*. O tamanho do coração e a radiografia torácica podem não apresentar alterações dependendo do tempo em que ocorreu a ruptura de cordoalha. As radiografias torácicas podem mostrar padrão alveolar ou intersticial, com distensão das vias pulmonares, e esses pacientes necessitam de cuidados intensivos para estabilizar a condição, após o que se institui a terapia de manutenção para insuficiência valvar crônica.[15]

Ruptura atrial esquerda e tamponamento cardíaco

A ruptura atrial, secundária ao esgarçamento atrial, é uma complicação pouco comum da doença degenerativa valvar crônica.[1] Ocorre devido à dilatação atrial, que torna a parede desta cavidade mais fina e, portanto, mais suscetível ao aumento da pressão intracavitária, como nos casos de ruptura de cordoalha tendínea e trauma. A ruptura resulta em formação de hemopericárdio e tamponamento cardíaco e o animal pode morrer repentinamente. Os animais que sobrevivem ao evento inicial apresentam sintomas como ascite, síncope ou intensa intolerância aos exercícios. O exame físico pode evidenciar a presença de efusão pericárdica e de insuficiência valvar mitral. A ecocardiografia confirma a presença de efusão pericárdica, mas não da ruptura atrial.[15] O tratamento de qualquer cão com tamponamento cardíaco agudo envolve pericardiocentese, e, caso a hemorragia persista, toracotomia com pericardiectomia, e o reparo cirúrgico da ruptura é recomendado. Apesar disso o prognóstico nesses casos é ruim.[1]

Arritmias

As arritmias mais comumente observadas, nesses casos, são as supraventriculares, como batimentos supraventriculares prematuros, taquicardia supraventricular e fibrilação atrial, as quais estão relacionadas com o aumento exagerado do átrio esquerdo. As arritmias ventriculares podem acontecer, porém são menos comuns. A taquicardia com frequência cardíaca maior que 180 bpm pode ter significado hemodinâmico importante, pois pode contribuir para desenvolvimento ou piora do edema pulmonar, síncope ou ambos. Nesses casos, o tratamento deve ser direcionado ao tratamento do edema pulmonar e à redução da frequência cardíaca para níveis aceitáveis. Nos casos de arritmia supraventricular, a medicação de escolha é a digoxina. Caso ela não seja eficiente no controle das arritmias supraventriculares, pode-se fazer uso concomitante de outras medicações como bloqueadores de canais de cálcio (diltiazen: 0,5 a 1,5 mg/kg/3 vezes/dia/VO) ou betabloqueadores (atenolol 6,25 a 12,5 mg/kg 2 vezes/dia/VO; metoprolol 0,5 a 1,0 mg/kg/2 vezes/dia ou 3 vezes/dia), porém estas são medicações inotrópicas negativas que devem ser adicionadas com cuidado ao tratamento convencional, pois podem não ser bem toleradas pelos pacientes.[15] Alguns outros fármacos podem também ser utilizados nos casos de arritmias ventriculares ou, até mesmo, para arritmias supraventriculares, que são os antiarrítmicos da classe III, como amiodarona ou sotalol.

Na experiência dos autores, eles podem ser utilizados, porém em casos de alterações hemodinâmicas graves ou quando outros medicamentos não se mostraram eficientes no controle da frequência cardíaca.

Hipertensão arterial pulmonar com insuficiência cardíaca congestiva direita

Muitos pacientes podem desenvolver insuficiência cardíaca congestiva direita, por doença degenerativa crônica tricúspide ou por hipertensão arterial pulmonar secundária à doença degenerativa mitral crônica, ou ambos. Sabe-se que, quanto maior a incompetência da valva mitral, mais frequente e grave será a hipertensão arterial pulmonar, porém ela também pode ocorrer em cães assintomáticos.[39] A hipertensão arterial pulmonar pode acontecer pelo aumento crônico da pressão venosa pulmonar e atrial esquerda, como também em decorrência de doença respiratória crônica, a exemplo do colapso de traqueia, que nem sempre é diagnosticado radiograficamente.[39] Esses pacientes apresentam sintomas de baixo débito cardíaco como intolerância aos exercícios, mesmo leves, fraqueza, síncopes, ou sinais de insuficiência cardíaca congestiva direita como ascite, efusão pleural, congestões hepática e esplênica, distensão das veias jugulares com pulso anormal. A presença e o grau da hipertensão, bem como sua diferenciação de doença degenerativa valvar tricúspide pura, podem ser indiretamente quantificados pela ecocardiografia Doppler.

Os indivíduos com hipertensão pulmonar são difíceis de serem tratados. O aumento persistente da pressão atrial esquerda e das veias pulmonares é, em grande parte, responsável por esta condição clínica e a terapia deve ser direcionada para este fim. Porém, Chiavegato *et al.*[40] perceberam que, em cães com doença valvar mitral que apresentam gradiente de pressão sistólico atrial/ventricular direito maior ou igual a 48 mmHg, a hipertensão arterial pulmonar não melhora mesmo com a terapia direcionada a reduzir a carga atrial esquerda.

Ultimamente, tem-se utilizado para controle da hipertensão pulmonar, em medicina veterinária, um vasodilatador pulmonar, o citrato de sildenafila, que é um inibidor da fosfodiesterase 5, enzima localizada nas células musculares lisas do pênis e em outros órgãos como o pulmão, além de plaquetas.[41] Trata-se de fármaco que promove poucos efeitos colaterais em cães e a dose recomendada é 0,5 a 1,0 mg/kg, 2 ou 3 vezes/dia.[42-44] Alguns estudos já foram realizados com o uso desta medicação em cães e a principal característica apresentada pelos animais é a melhora dos sintomas associados à hipertensão pulmonar.[42,44,45] Porém, poucos estudos foram realizados com o uso desse fármaco na doença valvar crônica de mitral, embora a melhora clínica dos animais com hipertensão arterial pulmonar, por outras causas, sem evidência de efeitos colaterais importantes, seja bastante animadora.

Estudo realizado por Atkinson *et al.*[46] mostrou redução da velocidade de pico da regurgitação tricúspide, melhora nos índices de qualidade de vida e redução das concentrações séricas de NT-pró-BNP a curto prazo, com o uso da pimobendana em cães com hipertensão arterial pulmonar secundária à doença degenerativa valvar mitral. A terapia broncodilatadora pode ser iniciada com o uso de metilxantinas e agonistas seletivos β_2. A oxigenoterapia pode ser um bom caminho devido ao seu efeito vasodilatador pulmonar, porém seu uso prolongado é difícil em animais. O tratamento diurético agressivo pode ser necessário nos casos de ascite e derrame pleural, sendo que em casos de acúmulo de grande quantidade de líquido, a abdominocentese ou a toracocentese são necessárias.

Tratamento da doença cardíaca valvar crônica segundo o estágio da doença ou da insuficiência cardíaca

O Consensus Statements of the American College of Veterinary Internal Medicine (ACVIM)[27] também sugeriu o tratamento da doença valvar crônica segundo o sistema de classificação da doença e da insuficiência cardíaca.

▸ **Estágio A.** Nenhuma terapia medicamentosa ou dietética é recomendada nessa fase. Os animais diagnosticados com regurgitação mitral, com menos de 6 a 8 anos de idade, devem ser retirados da reprodução.

▸ **Estágio B1.** Não é recomendado tratamento dietético ou medicamentoso. Deve ser realizada a reavaliação radiográfica ou ecocardiográfica com estudo Doppler dentro de 12 meses (alguns autores recomendam avaliações mais frequentes em cães de raça grande).

▸ **Estágio B2.** A maioria dos autores recomenda o uso de inibidores da ECA, nesse estágio da doença, para todos os pacientes com aumento atrial esquerdo significante, tanto na avaliação inicial ou em avaliações sucessivas. Já com relação aos betabloqueadores, pouco ainda se sabe com relação ao seu uso em pacientes assintomáticos, sendo, portanto, a recomendação da maioria dos autores a sua não utilização nessa fase. Com relação ao tratamento dietético, recomenda-se leve restrição de sódio com dieta de alta palatabilidade e proteínas e calorias adequadas para manter a ótima condição corporal.

▸ **Estágio C.** Pode ser dividido em tratamento agudo (hospitalar) e crônico (domiciliar):

- Agudo:
  - Furosemida: a dose específica a ser utilizada em um cão com insuficiência cardíaca congestiva depende da gravidade dos sintomas. Doses mais altas ou mais baixas devem ser apropriadas a cada caso. Doses intravenosas em *bolus* ou em infusão contínua podem ser utilizadas em casos de animais pouco responsivos. Animais com edema pulmonar importante, não responsivo à administração em *bolus* de furosemida em 2 h, devem receber infusão contínua de furosemida na dose de 1 mg/kg/h. Manter acesso livre à água assim que iniciar a diurese
  - Pimobendana: na dose de 0,25 a 0,3 mg/kg VO, a cada 12 h, pode ser benéfica mesmo no uso agudo
  - Suplementação de oxigênio: pode ser necessária em gaiola de oxigênio com umidade e temperatura controladas ou cateter nasal
  - Procedimentos mecânicos como toracocentese ou abdominocentese: são necessários para melhorar ventilação ou a dificuldade respiratória
  - Sedação para reduzir a ansiedade: podem ser utilizados opioides ou agentes ansiolíticos associados a opioides, como butorfanol (0,2 a 0,25 mg/kg, por via intramuscular [IM] ou intravenosa [IV]) ou a combinação buprenorfina (0,0075 a 0,01 mg/kg) e acepromazina (0,01 a 0,03 mg/kg IV, IM ou subcutânea [SC]). Outros narcóticos como morfina e hidrocodona também podem ser utilizados
  - Nitroprussiato de sódio: em infusão contínua durante 48 h, pode ser útil nos quadros de edema pulmonar grave pouco responsivo ao tratamento
  - Inibidores da ECA: pouco se sabe sobre seu uso agudo, porém há evidências de que seu uso associado à furosemida, no tratamento do paciente com insuficiência cardíaca aguda, resulte em melhora substancial da pressão capilar pulmonar

  - Nitroglicerina: pode ser utilizada a cada 24 a 36 h, porém há controvérsias com relação à sua eficácia
- Crônico:
  - Furosemida: por via oral na dose que mantenha o paciente confortável, mesmo com o uso de outras medicações. Inicia-se ou pode-se continuar o uso de inibidores da ECA, com controle da concentração sérica e eletrólitos cerca de 3 a 7 dias após o início da medicação. Caso tenha iniciado, deve-se continuar o uso de pimobendana. A maioria dos autores concorda com o uso da espironolactona (0,25 a 2,0 mg/kg VO, a cada 12 a 24 h), nessa fase da doença, como antagonista da aldosterona e não com efeito diurético. A digoxina (0,0025 a 0,005 mg/kg, VO, a cada 12 a 24 h) pode ser utilizada em casos complicados por fibrilação atrial persistente com o intuito de reduzir a frequência de resposta ventricular, ou nos casos de insuficiência cardíaca que não apresentem contraindicação para seu uso
  - Betabloqueador: pode-se iniciar seu uso após a estabilização do quadro com um regime de medicação estável e o paciente comendo, aparentemente sentindo-se bem. Nesses casos, o uso dessa medicação é ainda controverso. Em pacientes já utilizando betabloqueadores, deve-se continuar sua utilização, com cuidado apenas nos sinais de baixo débito cardíaco como hipotensão ou bradicardia. Nos casos de fibrilação atrial, pode-se associar betabloqueador ou diltiazem ao tratamento para o controle da frequência cardíaca. Outros fármacos como supressores da tosse ou broncodilatadores podem ser utilizados
  - Evitar ou tratar a caquexia cardíaca: é importante nessa fase. Para isso, deve-se manter a ingestão adequada de calorias, controlar o peso do animal constantemente, usar estimulantes de apetite, se necessário, e evitar dietas com baixo teor de proteína. Além disso, deve-se promover restrição moderada de sódio e monitorar a concentração sérica de potássio, fazendo sua reposição na dieta nos casos de hipopotassemia. O monitoramento do magnésio sérico é importante, principalmente em animais com arritmia cardíaca, para avaliar a necessidade de suplementação. Podem-se utilizar também ácidos graxos ômega-3 em pacientes com redução de apetite, perda de massa muscular e arritmias.

▸ **Estágio D.** Também pode ser dividido em tratamento agudo (hospitalar) ou crônico (domiciliar):

- Agudo:
  - Furosemida: pode ser usada na ausência de insuficiência renal grave (creatinina sérica com concetração acima de 3 mg/dℓ), em *bolus* ou infusão contínua, até melhora do desconforto respiratório ou por, no máximo, 4 h
  - Acesso contínuo à água e quando iniciar diurese
  - Toracocentese ou abdominocentese, se necessário
  - Uso de suplementação de oxigênio como no estágio C, porém pode ser necessário o uso de ventilação mecânica para manter o animal confortável, permitir que as medicações ajam efetivamente e permitir que o átrio esquerdo acomode algum súbito aumento da pressão atrial, impedindo, assim, a falência respiratória
  - Uso mais vigoroso de vasodilatadores, como nitroprussiato de sódio (dose inicial: 0,5 a 1,0 mkg/kg/min), hidralazina (0,5 a 2,0 mg/kg,VO) ou anlodipino (0,05 a 0,1 mg/kg, VO). Cuidado para manter a pressão arterial sistólica acima de 85 mmHg ou a pressão arterial média acima de 60 mmHg, além de monitorar a concentração sérica de creatinina antes, 24 e 72 h depois da administração destas medicações
  - Quando o animal não puder aguardar o efeito da administração oral, redutores de pós-carga (nitroprussiato) e inotrópicos positivos (dobutamina), em conjunto ou separados, podem ser utilizados por 12 a 48 h para melhorar a condição hemodinâmica e controlar o edema pulmonar. Deve-se, nesses casos, controlar a pressão arterial e o eletrocardiograma
  - Alguns veterinários usam sildenafila (1 a 2 mg/kg, VO, a cada 12 h) para tratar edema pulmonar agudo, mesmo na ausência de hipertensão pulmonar
  - Uma minoria indica o uso de broncodilatadores no tratamento agudo nesta fase da doença
- Crônico:
  - Furosemida: a dose deve ser aumentada para diminuir o edema pulmonar e a retenção de líquido caso não haja disfunção renal, sendo que a dose necessária varia de animal para animal. Recomenda-se usar a espironolactona, mas os betabloqueadores não devem ser iniciados, a não ser que os sinais de insuficiência cardíaca estejam controlados
  - Associação da hidroclorotiazida a furosemida: pode ser utilizada, porém deve-se tomar cuidado com insuficiência renal aguda e distúrbios eletrolíticos. Alguns veterinários recomendam aumento da dose de pimobendana para 3 vezes/dia. Com relação à digoxina, as orientações para esta fase são as mesmas do estágio C. Alguns autores recomendam o uso de sildenafila (1 a 2 mg/kg VO, a cada 12 h) no tratamento da doença valvar, complicada por hipertensão arterial pulmonar. Quando iniciado, não se deve descontinuar o uso de betabloqueador, porém não descuidando da hipotensão e da bradicardia. Supressores da tosse e broncodilatadores podem ser utilizados nos casos de tosse persistente.

Os cuidados dietéticos são importantes somente no estágio C, sendo que redução ainda mais acentuada na administração de sódio deve ser feita sem comprometer o apetite ou função renal.

▪ Prognóstico

É muito difícil falar em prognóstico em cães com doença degenerativa crônica mitral. Em cães, ela é caracterizada por progressão lenta ao longo dos anos, com um número muito grande de cães afetados que, em virtude da idade, nunca chegam a manifestar sintomas de insuficiência cardíaca e podem morrer por outras causas. Nos casos de insuficiência cardíaca grave, o prognóstico a longo prazo é geralmente ruim (Figura 134.9). Alguns cães podem apresentar várias descompensações agudas na evolução da doença, mas que são passíveis de serem controladas com pequenas alterações do protocolo terapêutico, podendo manter-se estabilizados por tempo indeterminado.

Apesar de a insuficiência valvar crônica de mitral ser considerada uma condição benigna em cães, há algumas variáveis ecocardiográficas que podem identificar os animais com maior risco de morte. Além da presença de síncope, a relação átrio esquerdo/aorta maior do que 1,7 e a velocidade máxima da onda E mitral maior que 1,2 m/s são indicativas de pior prognóstico, em análises multivariadas. Outras análises sugerem que variáveis clínicas como idade, frequência cardíaca e classe da insuficiência cardíaca têm o potencial de identificar cães com maior risco de morte.[47]

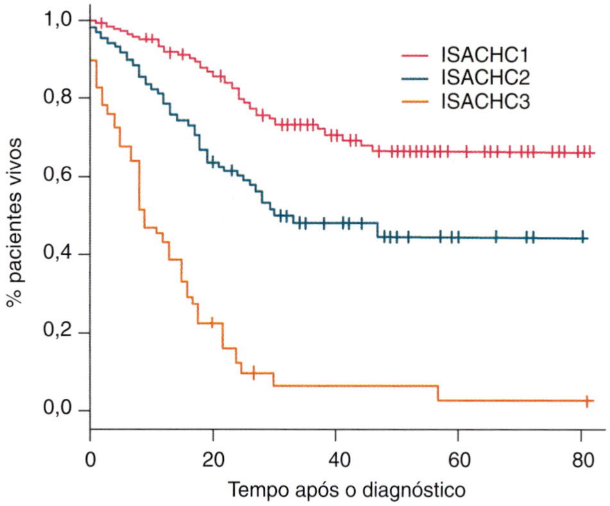

Figura 134.9 Tempo de sobrevida de acordo com classe funcional de insuficiência cardíaca I, II e III pelo International Small Animal Cardiac Health Council (ISACHC), quando se leva em consideração apenas a morte por cardiopatias. Mais de 70% dos cães em classe funcional I sobreviveram durante o período de observação. O tempo de vida média e o intervalo de confiança (95%) não puderam ser determinados; o tempo de sobrevida média dos cães em classe funcional II foi de 33 meses (menor tempo foi 26 meses); já os pacientes com classe funcional III tiveram sobrevida média de 9 meses após o diagnóstico (intervalo de confiança de 95%: 8 a 15 meses).[47]

Endocardite infecciosa

A endocardite infecciosa é uma doença sistêmica, geralmente fatal, causada por infecção bacteriana ou mais raramente fúngica do endocárdio valvar ou mural; pouco frequente em cães e rara em gatos.[1] A importância clínica da endocardite infecciosa reside no desafio diagnóstico, nas consequências causadas ao animal doente, nos obstáculos ao tratamento e na prevenção dessa enfermidade.[1,48]

Etiologia, epidemiologia e patogenia

A incidência da endocardite infecciosa em cães e gatos é pouco conhecida.[1] A incidência da endocardite em cães necropsiados varia de 0,06 a 6,6%.[15,48] A avaliação de dados clínicos em hospitais veterinários universitários mostra a incidência de 0,04 a 0,13%.[15] A incidência aumenta com a idade avançada e cães machos são mais acometidos do que fêmeas. Raças de médio e grande portes são mais suscetíveis, sendo que 85 a 90% dos casos ocorrem em cães com mais de 15 kg.[48] Algumas doenças cardíacas congênitas, como estenose subaórtica e, ocasionalmente, persistência de ducto arterioso, podem estar relacionadas com endocardite infecciosa.[15,48] Um número significativo de casos de endocardite ocorre em humanos com defeito de septo ventricular, prolapso de valva mitral, valva aórtica bicúspide, doença reumática etc. Em contraste, cães com estas doenças não parecem ser afetados. Casos de endocardite em cães com endocardiose valvar mitral são raros. As raças mais afetadas são: Pastor-alemão, Boxer, Golden Retriever e Labrador.[48]

Bacteriemia persistente ou transitória é necessária para ocorrer infecção endocárdica. Bacteriemias recidivantes podem ocorrer secundariamente às infecções de pele, cavidade oral, trato urinário, próstata, pulmões ou outros órgãos.[7] As possíveis rotas para a bactéria atingir e infectar a valva são: pelo contato direto da superfície endotelial, pela corrente sanguínea ou pelos capilares dentro da valva.[15] Os organismos identificados em cães e gatos com endocardite são: as coagulase-positivas *Streptococcus* sp., *Staphylococcus* sp., *Escherichia coli, Pseudomonas aeruginosa, Corynebacterium* spp. e *Erysipelothrix rhusiopathiae*. Recentemente, *Bartonella (B.)* sp. tem sido identificada como agente causador de endocardite, que não cresce nas culturas de sangue, cujo diagnóstico é feito por teste sorológico, *antemortem*, e por reação em cadeia pela polimerase (PCR), *post mortem*.[48,49] *Salmonella* spp., *Citrobacter* spp. e *Mycobacterium* spp. também já foram incriminados como agentes etiológicos de endocardite infecciosa em cão.[50]

Patologia e fisiopatologia

A lesão característica da endocardite infecciosa é uma vegetação. Em cães e gatos, assim como em humanos, a maioria das lesões desenvolve-se nas valvas aórtica ou mitral ou em ambas (Figuras 134.10 e 134.11). A valva tricúspide é pouco afetada e a pulmonar, raramente acometida.[1,48] A lesão ao endotélio valvar já foi relacionada com o trauma provocado por fluxo turbulento ou de alta velocidade. Em humanos, há relação direta entre a pressão de repouso normal das valvas cardíacas quando estão fechadas e a incidência de endocardite valvar (mitral > aórtica > tricúspide > pulmonar). Isso faz com que as bactérias sejam levadas mais facilmente a entrar em contato com o endotélio das valvas de maior pressão e, por mais tempo, além do maior risco de lesão dessas estruturas.[48]

A patogenia da endocardite inclui uma variedade de fatores, entre eles a integridade endotelial, a função hemostática, a imunidade do hospedeiro, as propriedades intrínsecas do microrganismo e a bacteriemia periférica. Primeiramente, há a formação de vegetação trombótica sem bactérias, vegetação essa composta por um agregado de fibrina, plaquetas, células vermelhas, células mononucleares (histiócitos e linfócitos) e leucócitos polimorfonucleares. A lesão do endotélio valvar é importante, pois não há adesão de bactérias a endotélios íntegros; assim sendo, na presença de bactérias, pode haver então a colonização da vegetação. O mecanismo como isso ocorre ainda é pouco conhecido. Sabe-se apenas que a fibronectina, produzida pelas células endoteliais, plaquetas e fibroblasto em resposta à lesão, parece ser importante nesse processo, já que a maioria dos agentes patogênicos que provocam endocardite apresenta receptores em sua superfície para essa glicoproteína. A dextrana produzida pelas bactérias também parece ter um papel importante para a sua aderência no complexo plaqueta-fibrina.[48] Necrose e destruição do estroma da valva ou da cordoalha tendínea pode acontecer rapidamente na endocardite infecciosa aguda, causando insuficiência valvar e falência cardíaca.[15]

Insuficiência cardíaca congestiva pode resultar da insuficiência valvar e da sobrecarga de volume. Como as valvas mitral e aórtica são geralmente afetadas, pode ocorrer congestão pulmonar e edema devido à insuficiência cardíaca esquerda. Insuficiência cardíaca desenvolve-se, rapidamente, em associação a destruição valvar importante, ruptura de cordoalha tendínea e devido ao acometimento de mais de uma valva ou devido à presença dos fatores predisponentes. A função cardíaca pode também estar comprometida em virtude da lesão miocárdica, como aquelas provocadas por embolização arterial coronária e formação de abscessos ou por extensão direta ao miocárdio, do processo infeccioso. Taquiarritmias atriais ou ventriculares podem acontecer. Endocardite na valva aórtica pode se estender para o nodo atrioventricular e provocar

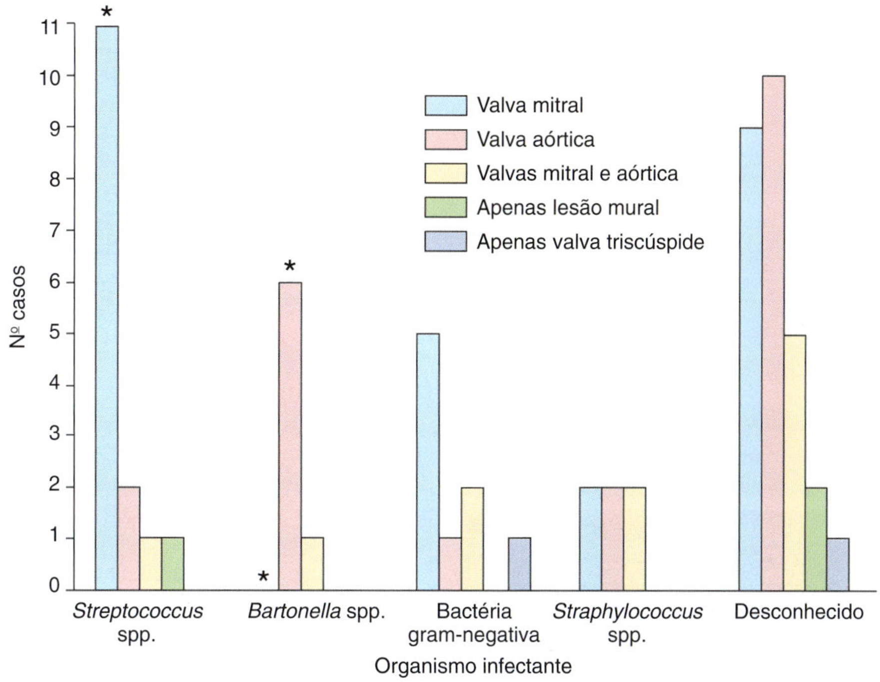

Figura 134.10 Grupos de organismos infectantes e valvas cardíacas envolvidas em 71 cães com endocardite infecciosa.[50]

bloqueio atrioventricular total ou parcial. As arritmias podem causar fraqueza, síncope e morte súbita ou contribuir para o desenvolvimento de insuficiência cardíaca congestiva.[7]

Fragmentos das lesões vegetativas podem se desprender e a embolização de outros locais do organismo pode causar infarto ou lesões metastáticas, que resultam em sintomatologia variada. Os êmbolos podem ou não ser sépticos. Artrite séptica, discoespondilite, infecções do trato urinário, infartos renais e esplênicos são comuns em animais afetados. A formação de abscessos locais, que resultam do tromboembolismo séptico, contribui para a recorrência de bacteriemia e febre. Osteopatia hipertrófica também já foi relacionada com endocardite infecciosa. Poliartrite estéril, glomerulonefrite e outras lesões em órgãos são comuns. Os testes para o fator reumatoide e o anticorpo antinuclear podem ser positivos.[7]

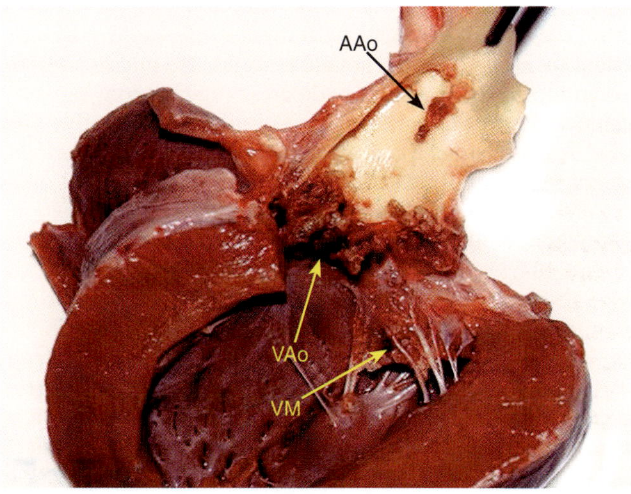

Figura 134.11 Vegetação secundária a endocardite bacteriana em valva aórtica (*VAo*), valva mitral (*VM*) e até mesmo parede da artéria aorta (*AAo*), em coração de cão Weimaraner, macho, com 5 anos. (Gentilmente cedida por R.J. Yamato.)

História e sintomas

O diagnóstico da endocardite infecciosa é difícil, pois a história e a sintomatologia são inespecíficas e os fatores predisponentes podem estar ausentes, dificultando a suspeita de endocardite infecciosa. As manifestações clínicas são variáveis e ocorrem em diferentes combinações. Geralmente são relatados: letargia, anorexia, fraqueza, febre (geralmente intermitente), perda de peso, distúrbios gastrintestinais e claudicação. Rigidez ou dor articular podem ser secundários à resposta imunomediada e a dor abdominal pode estar relacionada com infarto renal ou esplênico, embolização séptica ou formação de abscessos. Extremidades frias, cianóticas e necrose de pele podem ocorrer secundariamente à embolização grave, além de vários distúrbios neurológicos, caso o sistema nervoso central seja afetado.[15] O local mais comum de embolização é o rim, porém podem-se encontrar lesões embólicas em baço, ventrículo esquerdo, fígado, cérebro, intestinos e artéria ilíaca. Cães que apresentam claudicação secundária à endocardite podem exibir, além de poliartrite pela deposição de imunocomplexos, embolização nos ramos vasculares do músculo esquelético (Figura 134.12) apendicular ou sepse em uma articulação. Um local comum de embolização é a artéria subclávia direita. Se houver comprometimento importante da valva, especialmente da valva aórtica, pode haver sinais de insuficiência cardíaca e síncope secundariamente às arritmias. Fatores predisponentes que, em combinação com os sintomas, podem levar suspeita de endocardite infecciosa são: uso de fármacos imunossupressores, como corticoides; estenose aórtica; cirurgias recentes, especialmente da cavidade oral ou do trato gastrintestinal; uso de cateteres intravenosos, feridas contaminadas, abscessos e piodermite.[15]

Sinais de insuficiência cardíaca que ocorram em um animal com sopro de início súbito podem indicar a presença de dano valvar secundário à endocardite infecciosa. Porém, sopros podem também serem causados por doenças não infecciosas,

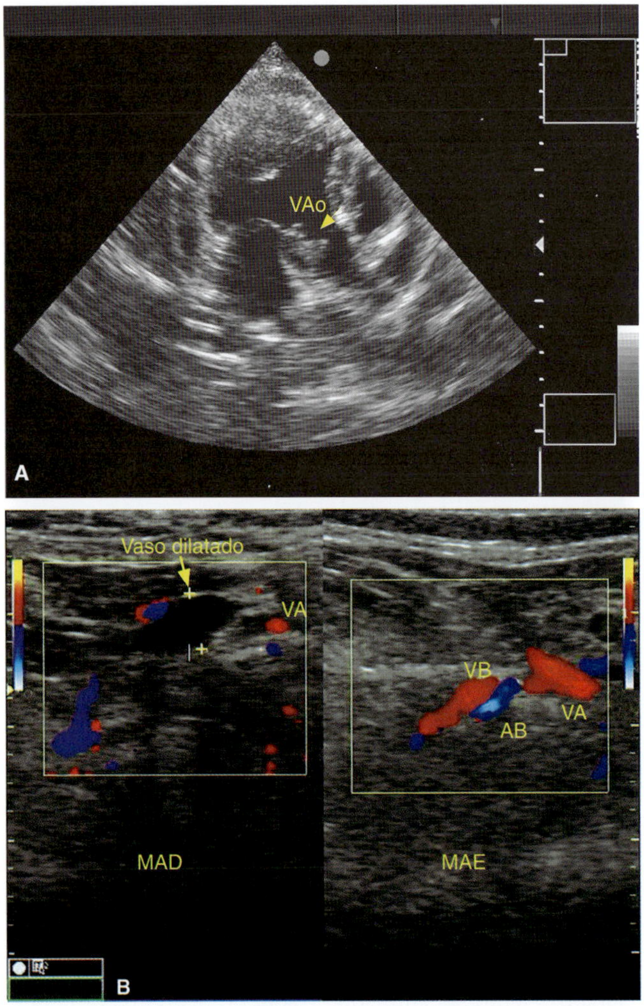

Figura 134.12 Exames complementares de imagem de cão da raça Boxer, 7 anos, macho, que apresentava apatia, hiporexia, claudicação e dor em membro anterior direito. **A.** Ecocardiograma bidimensional revelou espessamento irregular dos folhetos da valva aórtica (*VAo*), sugestivo de vegetação por endocardite (*seta*). **B.** Imagem dúplex Doppler demonstrando ausência de fluxo e aumento do calibre da artéria braquial (*B*); diminuição do fluxo em veia axilar (*VA*) em membro anterior direito (*MAD*). AB = artéria braquial; MAE = membro anterior esquerdo. (Imagem (**A**) gentilmente cedida por L.C. Petrus, do Setor de Ecocardiografia do Provet-Unidade Aratãs. Imagem (**B**) gentilmente cedida por C.F. Carvalho, do Setor de Ultrassonografia do Provet-Unidade Aratãs.)

como doença degenerativa ou miocardiopatia dilatada, uma doença congênita não diagnosticada previamente ou outras alterações não fisiológicas como febre e anemia. A endocardite infecciosa também pode ocorrer em animal que, previamente, já apresentava sopro devido a outra doença cardíaca. Nesse caso, uma mudança na característica do sopro ou em sua intensidade pode indicar dano valvar ativo. O início de um sopro diastólico na base do coração do lado esquerdo pode sugerir suspeita de endocardite infecciosa, principalmente em associação a febre ou outros sintomas descritos anteriormente.[7,48] Sopros sistólicos podem ocorrer causados pela destruição da valva mitral ou pela obstrução que a vegetação provoca na saída de sangue pela valva aórtica, porém são indicadores fracos de endocardite infecciosa, já que outras doenças, como a degenerativa mitral, podem causar sopro semelhante.[15]

▪ Diagnóstico

O diagnóstico *antemortem* da endocardite infecciosa é muito difícil, já que os sintomas podem ser confundidos com os de diversas outras enfermidades. Normalmente, a combinação de cultura de sangue positiva, associada ao achado ecocardiográfico de vegetação aderida à valva aórtica ou mitral, ou ambas, é um forte indicativo da condição mórbida. Na ausência de hemocultura positiva, uma tentativa de diagnóstico pode ser feita caso haja evidências clínicas e laboratoriais de infecção sistêmica, como febre e leucocitose associada ao envolvimento cardíaco e possíveis sinais de embolização.

Cultura de sangue

Culturas de sangue positivas são uma evidência crucial de endocardite infecciosa. Múltiplas amostras devem ser coletadas e quantidade maior da amostra de sangue pode significar maior eficiência diagnóstica. Devem ser usados meios de cultura para bactérias aeróbias e anaeróbias, apesar do número de bactérias anaeróbias isoladas da cultura de sangue de humanos estar reduzindo ao longo do tempo.[1,48] Culturas negativas são incomuns se realizadas de maneira correta, mas pode acontecer devido a antibioticoterapia recente, endocardite crônica, bacteriemia intermitente, infecção com organismos de crescimento lento ou endocardite não infecciosa.[7] Como alguns organismos têm o crescimento lento, uma cultura só pode ser considerada negativa após 10 dias de incubação da amostra. O mais comum é o crescimento rápido de culturas positivas em 12 h de incubação.[15]

Portanto, três coletas de pelo menos 10 mℓ devem ser realizadas em um período de 24 h, com intervalos de mais de uma hora e, de preferência, em locais diferentes para cada punção. Para evitar contaminação, a coleta deve ser realizada de maneira asséptica, com tosa e higienização cirúrgica do local onde será feita a punção e uso de luvas estéreis. O sangue coletado deve ser colocado em frascos destinados a esse fim, pré-aquecidos a 37°C e, posteriormente, incubados à mesma temperatura.[7,15,48]

Achados ecocardiográficos

A ecocardiografia tem um papel importante no diagnóstico de endocardite. A ecocardiografia bidimensional é usada para visibilizar a lesão primária da endocardite infecciosa e acessar as consequências dessa infeccção.[1] Nos cães e gatos, as valvas mitral e aórtica são as mais suscetíveis à infecção e, portanto, devem ser avaliadas com cuidado especial.[1] No início, as lesões por endocardite são lisas e nodulares,[17] apenas com espessamento discreto ou aumento da ecogenicidade da valva afetada.[1] À medida que a doença progride, elas podem se tornar irregulares,[17] com o desenvolvimento de vegetação que aparece como área de espessamento irregular do folheto ou como massa pedunculada que surge na extremidade da cúspide (Figura 134.12 A).[1] Na maioria dos casos, a valva infectada torna-se insuficiente quando o estroma valvar é destruído, ou quando a vegetação impede a coaptação normal dos folhetos.[1,17] Em algumas ocasiões, a massa vegetativa pode obstruir o orifício valvar, causando estenose funcional, e isso pode ser determinado pela ecocardiografia Doppler aplicando-se a equação de Bernoulli na velocidade de fluxo da valva afetada.[17]

As lesões podem se tornar menores quando o processo infeccioso se resolve, permanecendo apenas uma pequena cicatriz no local. Porém, as lesões frequentemente não desaparecem por completo e a insuficiência valvar, se existir, persiste, podendo até mesmo agravar-se.[17]

O tamanho das câmaras cardíacas pode ser normal, a não ser que haja insuficiência valvar hemodinamicamente importante. Endocardite aguda resulta em rápido desenvolvimento de insuficiência cardíaca, enquanto a endocardite crônica pode levar meses para progredir, antes do início dos sinais de falência cardíaca. Os efeitos hemodinâmicos da endocardite crônica são os mesmos daqueles vistos para doença valvar degenerativa que resulta em insuficiência valvar.[17]

Pequenas vegetações podem ser muito difíceis de diagnosticar, particularmente em animais obesos e muito pequenos. Além disso, no caso de acometimento da valva mitral, é difícil a diferenciação entre vegetação por endocardite infecciosa e nódulo degenerativo. Portanto, a avaliação ecocardiográfica seriada, em pacientes com suspeita de endocardite infecciosa, pode ajudar, já que alterações súbitas na ecogenicidade endocárdica mural ou valvar podem ser facilmente identificadas.[1,17]

Achados eletrocardiográficos

Os achados eletrocardiográficos são inespecíficos. Arritmias podem ocorrer em 50 a 75% dos cães com endocardite infecciosa.[1,15] As arritmias mais comumente diagnosticadas em casos de endocardite infecciosa são: complexos atriais prematuros isolados, taquiarritmias paroxísticas ou sustentadas, bloqueios de ramo e bloqueios atrioventriculares de 1º, 2º e 3º graus.[1] Arritmias mais sérias, como taquicardia ventricular sustentada e fibrilação atrial, não são comuns e são indicativas de prognóstico ruim.[1]

Achados radiográficos

Os achados radiográficos não adicionam nenhuma informação específica de endocardite infecciosa. Nos casos de endocardite infecciosa crônica, com insuficiência aórtica e mitral, sinais de aumento de câmaras cardíacas esquerdas podem ocorrer.

Outros achados laboratoriais

Anemia normocítica normocrômica, leucocitose com neutrofilia e desvio à esquerda, além de monocitose, são achados característicos do hemograma de animais com processo infeccioso. Outro achado de animais com endocardite infecciosa pode ser aumento da dosagem sérica de ureia, em virtude da embolização metastática. O exame de urina pode revelar piúria, bacteriúria e proteinúria. Além disso, a fosfatase alcalina sérica pode estar elevada devido ao aumento das endotoxinas circulantes e comprometimento da função hepática, o que pode causar hipoalbuminemia. A concentração da glicose sérica pode estar reduzida e os testes sorológicos para doenças imunomediadas, como o teste de Coombs, podem ser positivos.

▪ Tratamento

A terapia antimicrobiana é o carro-chefe do tratamento de pacientes com endocardite infecciosa. Os objetivos do tratamento são: esterilizar a lesão vegetativa, tratar as sequelas cardíacas adversas, bem como qualquer anormalidade sistêmica associada à infeccção.[1]

Terapia antibiótica

Antibióticos bactericidas com capacidade de penetrar na matriz de fibrina das vegetações devem ser administrados por, pelo menos, 2 semanas, porém o mais recomendado é de 6 a 8 semanas, para se certificar de que o microrganismo tenha sido totalmente destruído. O ideal é iniciar o tratamento com antibióticos intravenosos para atingir rapidamente o nível sérico bactericida mínimo. Apesar de o ideal ser aguardar o resultado da cultura e antibiograma do sangue para a escolha do antibiótico, muitas vezes a condição clínica do animal não permite tal espera. Portanto, pode-se iniciar o tratamento levando-se em consideração os principais microrganismos isolados de cães e gatos com endocardite, ou no caso de se conhecer a fonte do processo infeccioso, pode-se usar o antibiótico baseado no organismo que mais comumente é encontrado no respectivo processo. Para tanto, quando a suspeita é uma infecção por bactéria gram-positiva, pode-se utilizar um agente da família das penicilinas (ampicilina ou amoxicilina), penicilinas potencializadas (como ticarcilina clavulanada) ou cefalosporinas de primeira (como cefazolina) ou segunda geração. Quando a suspeita é uma bactéria gram-negativa, indica-se aminoglicosídio (amicacina ou gentamicina) ou fluoroquinolona (como enrofloxacino).[48] Uma cobertura ainda mais completa pode ser feita se adicionados antibióticos com atuação sobre microrganismos anaeróbios, como clindamicina ou metronidazol. Esse regime de tratamento também pode ser utilizado nos casos de cultura de sangue negativa com fortes indícios de endocardite infecciosa (Quadro 134.1).[1,7,15,48] O monitoramento do sedimento urinário é indicado em pacientes recebendo aminoglicosídios e estes devem ser descontinuados após 2 semanas de administração ou caso haja sinais de desenvolvimento de lesão renal.

Quando o resultado da cultura estiver disponível, o antibiótico adequado poderá ser escolhido e a terapia intravenosa agressiva continuada por 5 a 10 dias. Se o resultado da cultura for negativo, a decisão de continuar com a terapia antibiótica deve ser baseada na melhora clínica. Caso haja boa resposta do animal à terapia intravenosa, ela pode ser substituída pela terapia subcutânea ou oral após 5 a 10 dias. A duração da terapia deve ser de pelo menos 6 semanas com o medicamento adequado. Exames clínicos constantes, hemogramas e exames de urina devem ser realizados durante o período de tratamento.[15]

Terapia para insuficiência cardíaca e arritmias

A insuficiência cardíaca é uma causa comum de morte em pacientes com endocardite infecciosa. Os sinais de insuficiência cardíaca podem ser aliviados pela administração de diuréticos, glicosídios digitálicos, inibidores da enzima conversora de angiotensina e outros vasodilatadores.

As arritmias que comprometam a vida do animal ou que causem alterações hemodinâmicas devem ser tratadas com antiarrítmico adequado. Bloqueios atrioventriculares de segundo grau ou completos podem sugerir a colocação de marca-passo artificial, porém ele pode ser um problema, já que a presença do processo infeccioso no coração pode causar contaminação do eletrodo implantado e, consequentemente, complicações devastadoras.[1]

Infecções sistêmicas e sepse

Pacientes com choque séptico são particularmente difíceis de serem tratados. O tratamento inclui terapia antibiótica e tratamento de suporte. O uso de corticoides no tratamento de cães com sepse e endocardite infecciosa tem efeito adverso na sobrevida.[1,48]

▪ Prognóstico

O prognóstico a longo prazo é geralmente de reservado a ruim. Fatores que pioram o prognóstico são: diagnóstico e início da terapia tardios, presença de vegetação nas valvas

135 Cardiomiopatias em Cães

Elaine Cristina Soares, Maria Helena Matiko Akao Larsson

Definição

Segundo o relatório da Organização Mundial da Saúde (OMS) e da força-tarefa da Sociedade e Federação de Cardiologia Internacional, as cardiomiopatias são definidas como doenças do miocárdio associadas à disfunção cardíaca, sendo classificadas como dilatada, hipertrófica, restritiva e arritmogênica do ventrículo direito.[1] Nos cães prevalece a cardiomiopatia dilatada, caracterizada por dilatação das cavidades cardíacas e redução da contratilidade de um ou de ambos os ventrículos, sendo considerada a segunda causa mais importante de morbidade e mortalidade cardíaca em cães.[2]

Cardiomiopatia dilatada

Definição

Cardiomiopatia dilatada (CMD), antigamente denominada cardiomiopatia congestiva, é o termo usado para definir a doença miocárdica caracterizada por contratilidade reduzida e dilatação ventricular, envolvendo o ventrículo esquerdo ou ambos os ventrículos. A cardiomiopatia dilatada pode ser primária ou secundária; nos casos em que não se reconhece uma causa, o termo idiopático é utilizado. Por outro lado, quando uma causa específica é determinada, utiliza-se um termo que acompanhe a palavra cardiomiopatia, como, por exemplo, cardiomiopatia por deficiência de taurina.[1] Pode-se encontrar referência à raça acometida na classificação da cardiomiopatia, por exemplo, "cardiomiopatia do Boxer", o que permite associar manifestações clínicas particularmente encontradas em certas raças. Por definição o diagnóstico exclui pacientes com doenças isquêmicas, valvares, hipertensiva, congênita ou pericárdica.

Prevalência

A cardiomiopatia dilatada é a segunda causa mais importante de morbidade e mortalidade cardíaca em cães.[2] Acomete cães de porte grande e gigante, bem como algumas raças de porte médio, como o Cocker Spaniel Inglês e Americano, e Dálmatas. Raramente é diagnosticada em cães de pequeno porte, como o West White Highland Terrier. Estudo retrospectivo realizado na Faculdade de Medicina Veterinária da Universidade de São Paulo,[3] entre os anos de 1998 e 2000, mostrou que durante este período foram atendidos 33 animais com cardiomiopatia dilatada, diagnosticados por meio do exame ecocardiográfico; as raças acometidas foram Dogue-alemão (18%), Boxer (9%), Cocker Spaniel (6%), Pastor-alemão (6%), Fila-brasileiro (6%), Rottweiler (6%) e animais sem definição racial (6%), além de 12% de outras raças.

Na totalidade, verificou-se maior prevalência da doença entre os machos (71,1%), como descrito na literatura,[4,5] com idade média de 7 anos.

Segundo Soares,[6] as raças mais frequentemente acometidas são Cocker Spaniel e Dobermann (Quadro 135.1), que são tradicionalmente reconhecidas como portadoras da doença, sendo que a última é até mesmo utilizada como modelo para o estudo desta cardiopatia em medicinas humana e veterinária.[7] No referido estudo, a faixa etária dos animais variou de 2 a 16 anos, com média de 8 anos e desvio padrão de 2,9 anos.

Os dados de literatura são conflitantes no que diz respeito à predileção sexual. Estudos mais antigos mostram que machos são mais acometidos do que fêmeas, em proporção de aproximadamente 2:1; embora os relatos recentes continuem a mostrar que os machos são mais predispostos. O'Grady e Horne,[8] estudando cães da raça Dobermann, descreveram proporção menor, de 1,5:1, pois 50% eram machos e 33% fêmeas. O estudo retrospectivo realizado por Larsson *et al.*[3] refere que 70% dos animais atendidos eram machos e 30% fêmeas, o que também foi encontrado por Soares.[6] Por outro lado, Sisson *et al.*,[5] em estudo realizado com cães da raça Cocker Spaniel, não observaram predileção sexual.

Etiologia

Genética

Em seres humanos foi demonstrado que a cardiomiopatia dilatada tem origem em alterações genéticas, sendo que o caráter é do tipo autossômico dominante em 20% dos pacientes.[9] Existe outra forma familiar ligada ao cromossomo X, que modifica a proteína distrofina – componente do citoesqueleto do miócito.[10] Além destas, as formas autossômicas recessivas e a mitocondrial também foram observadas. A heterogeneidade genética da cardiomiopatia dilatada é ilustrada pela forma

Quadro 135.1 Distribuição amostral de cães com cardiomiopatia dilatada, segundo definição racial – São Paulo, 2002-2005.

Raça	Q*	%
Cocker	8	17,78
Dobermann	7	15,56
Boxer	6	13,33
Dogue-alemão	6	13,33
Old English Sheepdog	4	8,89
Pastor-alemão	4	8,89
Mastim-napolitano	3	6,67
Sem definição racial	3	6,67
Labrador	1	2,22
São-bernardo	1	2,22
Rottweiler	1	2,22
Weimaraner	1	2,22
Total	*45*	*100*

*Quantidade absoluta de animais. Fonte: Serviço de Cardiologia HOVET-USP. Responsável: Profa. Dra. Maria Helena Matiko Akao Larsson.

autossômica dominante com várias mutações em genes e *loci* e, embora diversas mutações já tenham sido identificadas, os mecanismos pelos quais as mutações causam a doença não estão bem esclarecidos. As mutações da actina, α-tropomiosina e desmina provavelmente determinam a doença por alteração da força de transmissão. As mutações da cadeia pesada de β-miosina cardíaca e na troponina T resultam na redução da geração de força pelo sarcômero. A distrofina dá o suporte estrutural, liga o sarcômero ao sarcolema e à matriz extracelular e está envolvida na sinalização, via síntese, de óxido nítrico. As mutações no promotor da distrofina levam à redução ou ausência de distrofina, o que está associado à CMD.

No caso do padrão autossômico recessivo, podem existir portadores silenciosos ou que não manifestam a doença. O padrão ligado ao cromossomo X, citado antes, pode ser do tipo dominante ou recessivo. Nesse padrão de herança, se um macho herdar o gene alterado no cromossomo X, ele manifestará a doença independentemente do modo de transmissão (autossômico ou recessivo). Se a doença for recessiva, uma fêmea precisará de dois genes para demonstrar a doença; se for dominante, a fêmea precisará de apenas uma cópia.[11] Na herança ligada ao cromossomo X não há transmissão de macho para macho. Esta forma de cardiomiopatia foi associada ao gene da distrofina no cromossomo X, em 1993. A distrofina é uma proteína citoesquelética, a qual acredita-se fornecer a estrutura ao aparato contrátil.

A herança mitocondrial, que causa a doença devido a mutação ou deleção pontual no genoma da mitocôndria,[12] ocorre apenas da mãe para os filhotes e todos eles têm risco de desenvolver a doença. A gravidade da doença está relacionada com o percentual de mitocôndrias anormais e, geralmente, está associada a distúrbios metabólicos e neurológicos.[11]

Acredita-se que a base genética da cardiomiopatia dilatada, em cães, também seja bastante importante, pois, primeiramente, a doença em cães parece mimetizar a forma humana da CMD familiar e, em segundo lugar, a CMD é mais comumente observada em certas raças de cães com algumas particularidades dentro de cada raça. Reconhece-se a origem familiar da CMD canina em, pelo menos, duas raças: Boxer e Dobermann.

Deficiências nutricionais

Taurina

A taurina é um aminoácido sulfúrico encontrado principalmente em coração, retina, sistema nervoso central e músculo esquelético, bem como em leucócitos e plaquetas. Participa da conjugação dos ácidos biliares de destoxificação de xenobióticos, via conjugação e excreção na bile.[13] No coração, vários mecanismos de ação da taurina foram propostos. Um deles é a osmorregulação, pois, embora pequena, a taurina é uma molécula bastante ativa osmoticamente. Outros mecanismos seriam a modulação do cálcio e a inativação de radicais livres. A taurina não é um aminoácido essencial no cão, diferente do que ocorre no gato. Um trabalho realizado na Universidade da Califórnia, em Davis, e no Animal Medical Center mostrou baixa concentração de taurina em 17% de 75 cães com CMD.[14] As concentrações plasmáticas de taurina não estavam diminuídas em raças que não são comumente acometidas pela CMD. Em contrapartida, todos os cães das raças Cocker Spaniel Americano, Golden Retriever e quatro cães sem definição racial apresentaram baixa concentração de taurina. Em outro estudo multicêntrico,[15] duplo-cego, randomizado e placebo-controlado (MUST), 11 cães da raça Cocker Spaniel Americano foram estudados; todos tinham baixa concentração plasmática de taurina (menor que 50 nmol/mℓ). O grupo de cães suplementados com taurina e carnitina apresentou melhora nos índices ecocardiográficos após 2 a 4 meses de tratamento, ao passo que no grupo placebo isso não foi observado. A melhora no desempenho miocárdico permitiu, até mesmo, que os fármacos utilizados para o tratamento da cardiopatia fossem interrompidos. Apesar dos resultados obtidos nesse estudo, a eficácia da suplementação de taurina em cães com cardiomiopatia dilatada ainda não está bem esclarecida, pois alguns cães com CMD e baixa concentração plasmática de taurina não melhoram após a suplementação com o aminoácido.[5]

L-carnitina

A carnitina é uma pequena molécula solúvel em água. No cão, a L-carnitina é sintetizada no fígado a partir dos aminoácidos lisina e metionina e está concentrada nos músculos esquelético e cardíaco de mamíferos, por meio de um mecanismo de transporte de membrana. Em cães normais a concentração plasmática de carnitina correlaciona-se bastante à concentração miocárdica, relação esta ausente em casos de CMD.[13]

A carnitina desempenha um papel crucial na oxidação dos ácidos graxos, de onde provêm aproximadamente 60% da energia fornecida ao coração. Atua, também, no metabolismo da glicose. Atualmente, a deficiência de carnitina no cão é classificada como:

- Deficiência de carnitina plasmática: caracterizada por baixa concentração de carnitina plasmática livre
- Deficiência de carnitina sistêmica: caracterizada por baixas concentrações de carnitina tecidual e plasmática livre
- Deficiência miopática de carnitina: caracterizada por baixas concentrações de carnitina miocárdica livre com concentrações de carnitina plasmática normal ou até elevada.

Assim, quando a carnitina plasmática está baixa, isso pode ser de utilidade para o diagnóstico da deficiência deste aminoácido. Porém quando está normal, não exclui a possibilidade de a cardiomiopatia ter ocorrido por deficiência de carnitina.

Viral

O papel dos vírus no desenvolvimento da cardiomiopatia dilatada em cães ainda é bastante incerto, excetuando-se os casos do parvovírus. Em seres humanos, o vírus relacionado com o desenvolvimento de insuficiência miocárdica mais frequentemente encontrado é o enterovírus (Coxsackie),[16] que pode causar insuficiência miocárdica por dois mecanismos: ou por seu efeito citotóxico direto ou por resposta imunológica secundária, desencadeada por múltiplos mecanismos como macrófagos, linfócitos T, autoanticorpos contra componentes celulares (miosina, membrana e canais), citocinas (interleucina1, fator necrose tumoral), com o encontro de anticorpos específicos contra estruturas cardíacas, reações citotóxicas humorais e celulares, presença de infiltrado celular com grande expressão de antígenos de histocompatibilidade e moléculas de adesão.

A infecção viral tem sido sugerida como precursora de CMD, no entanto tem sido difícil demonstrar, histopatologicamente, o aspecto dessa agressão. Com o emprego das técnicas de biologia molecular (reação em cadeia pela polimerase [PCR] e de hibridização), passou-se a encontrar grande associação desses casos à presença de fragmentos de RNA viral, corroborando o conceito de persistência viral.[16]

Os Dobermanns frequentemente apresentam atrofia focal do músculo cardíaco, focos de fibrose e vacúolos sarcoplasmáticos ocasionais. Também pode haver reposição por tecido fibrótico e gorduroso, sendo que as lesões mais graves localizam-se nos músculos papilares.[4]

Os Boxers apresentam alterações miocárdicas mais difusas e graves. Pode haver anormalidades ativas e crônicas. As ativas são menos frequentes e consistem em áreas focais de miocitólise, necrose de miofibrilas, hemorragia e infiltração de células mononucleares discretas. As alterações crônicas consistem em atrofia de miofibrilas e extensa infiltração gordurosa. O fato de muitos cães não apresentarem dano ou perda extensa de miócitos sugere que o processo cardiomiopático seja decorrente de alguma anormalidade estrutural ou bioquímica, que resultaria na redução da contratilidade sem destruição celular.[4]

Na doença de Chagas, frequentemente, observa-se anormalidade de nervos e gânglios autônomos, podendo ocorrer megaesôfago e megacólon. São bastante comuns lesões em nervos cardíacos, com evidência de denervação parassimpática cardíaca.[19]

Fisiopatologia

A fisiopatologia da doença baseia-se, primariamente, na presença do comprometimento da função miocárdica, ou seja, na diminuição progressiva da contratilidade, levando, consequentemente, à redução no débito cardíaco.[5]

O débito cardíaco reduzido induz a queda da pressão arterial sistêmica, detectada pelos barorreceptores, e a partir daí deflagra-se uma resposta caracterizada, inicialmente, pela vasoconstrição arteriolar. Esta é produzida pelo aumento da concentração de noreprinefrina circulante, angiotensina II, vasopressina e endotelina e por meio do aumento da descarga simpática. A formação de angiotensina é regulada pela renina, secretada pelas células justaglomerulares renais. O sistema simpático provoca aumento da contratilidade e da frequência cardíaca por meio da estimulação dos receptores β_1, o que faz com que o volume ejetado volte ao normal, enquanto a vasoconstrição aumenta a resistência arteriolar; respostas estas que, conjuntamente, regularizam a pressão arterial.

Essa resposta compensatória, no entanto, tem um tempo limitado. O coração se protege de um estímulo prolongado pelas catecolaminas e, após 24 a 72 h do início da resposta, os receptores β_1 passam por um processo de sub-regulação, fazendo com que o sistema simpático não seja mais tão eficaz. A partir daí o organismo encontra outros meios de compensar a diminuição do débito cardíaco.

A redução do débito leva ao aumento do volume e do diâmetro sistólico final, resultando em menor volume ejetado a cada ciclo cardíaco. Para compensar esta diminuição da função, ocorre o remodelamento ventricular, caracterizado por hipertrofia excêntrica, que representa uma resposta à sobrecarga de volume provocada pela retenção de sódio e água. Essa sobrecarga determina o estiramento dos miócitos, resultando na dilatação das cavidades cardíacas, cujos diâmetros e volume diastólico final ficam aumentados. Essa adaptação permite que o volume ejetado volte ao normal quando a doença é de grau leve a moderado.[4]

Quando o comprometimento miocárdico é grave, a ponto de sobrepujar a habilidade de compensação do sistema cardiovascular, ocorre aumento da pressão diastólica final, causando edema pulmonar. Caso o ventrículo direito também esteja comprometido, observa-se ascite e/ou efusão pleural. Nesta fase, o volume ejetado já está reduzido.

Embora a função sistólica reduzida seja o mais conhecido determinante da progressão clínica da CMD, observa-se que alguns pacientes humanos, com contratilidade bastante comprometida, apresentam apenas sintomatologia leve.[31] Aproximadamente 1/3 dos pacientes humanos que apresentam insuficiência cardíaca por causas diversas tem função sistólica normal, o que implica a disfunção diastólica como a principal anormalidade fisiopatológica nesses pacientes.[32] Sabe-se, também, que a função diastólica do ventrículo esquerdo é afetada pela disfunção sistólica.[33] O aumento dos volumes sistólico e diastólico, associado à disfunção sistólica, resulta em diminuição do recuo elástico e redução da complacência ventricular. O mecanismo da alteração do enchimento diastólico, presente na insuficiência cardíaca congestiva causada por CMD, tem sido estudado em modelos de insuficiência cardíaca induzida por marca-passo. Durante a fase inicial da insuficiência cardíaca congestiva, a principal alteração diastólica é o retardo do relaxamento do ventrículo esquerdo, com enchimento ventricular inicial reduzido. Conforme a insuficiência cardíaca congestiva progride, a pressão no interior das cavidades aumenta. Em fases mais avançadas, ocorre diminuição da complacência ventricular, pois a rigidez diastólica não é constante, mas aumenta com o volume ventricular; assim, existe relação curvilínea entre pressão e volume. Portanto, um paciente com curva pressão-volume específica terá maior mudança na pressão para um dado volume.[34] O ventrículo esquerdo mais rígido ou menos complacente, que determina a pressão diastólica maior para determinado volume de sangue, pode provocar edema pulmonar com qualquer grau de sobrecarga volumétrica. Segundo alguns autores,[35,36] em pacientes com CMD, a função diastólica está melhor correlacionada à classe funcional da insuficiência cardíaca do que à função sistólica.

A alteração da geometria ventricular promove a dilatação do anel mitral e/ou tricúspide, com consequente afastamento dos folhetos e regurgitação valvar. Além disso, o deslocamento dos músculos papilares também contribui para a insuficiência valvar, que também tem o seu papel no desenvolvimento das manifestações clínicas.

As arritmias são bastante frequentes e podem contribuir para o desenvolvimento da insuficiência cardíaca. Dentre elas, a mais prevalente é a fibrilação atrial, que geralmente está associada à alta frequência ventricular, que por diminuir o período de diástole, implica baixo débito cardíaco. Em cães doentes, acredita-se que a alta frequência cardíaca ajude a manter o débito; porém, sabe-se que a taquicardia persistente causa comprometimento miocárdico adicional. A fibrilação atrial pode induzir descompensação em seres humanos com cardiomiopatia dilatada.[37] Em Dobermanns, tanto a presença de fibrilação atrial quanto a insuficiência cardíaca congestiva bilateral estão associadas, significativamente, a tempos menores de sobrevida.[38] Arritmias ventriculares também são muito frequentes, especialmente em cães das raças Dobermann e Boxer, e estão relacionadas com alta taxa de morte súbita. Um fator importante da fisiopatologia desta doença é o aumento da demanda de oxigênio pelo miocárdio comprometido. O miocárdio de cães com CMD sofre hipoxia, decorrente principalmente do alto estresse de parede, fato que contribui para diminuir ainda mais a função miocárdica, além de predispor às arritmias, reduzindo então a taxa de sobrevida.[4]

Manifestações clínicas

A maioria dos estudos com CMD em veterinária utiliza cães da raça Dobermann como modelo. Nestes animais, caracterizam-se três fases distintas da doença:[2]

- Coração normal do ponto de vista morfológico e elétrico e sem manifestação clínica da doença
- Fase oculta, em que o coração é anormal, mas não são observadas manifestações clínicas
- O coração é anormal e com presença de sinais de insuficiência cardíaca congestiva ou baixo débito.

Acredita-se que outras raças apresentem comportamento semelhante em relação à história natural da doença, com exceção de que no Dobermann a progressão é muito mais rápida. Nos cães da raça Boxer, a doença tem algumas particularidades, que têm motivado alguns autores a classificarem-na como *cardiomiopatia arritmogênica do ventrículo direito*, devido à semelhança com a doença que acomete seres humanos, caracterizada por infiltração gordurosa ou fibroadiposa do ventrículo direito e, algumas vezes, também do ventrículo esquerdo.[39] Nessa raça também são identificadas três formas da doença, ou seja:

- Oculta: animal assintomático, com extrassístoles ventriculares prematuras ocasionais
- Taquiarritmias e síncope ou intolerância ao exercício
- Disfunção miocárdica, algumas vezes com evidência de insuficiência cardíaca congestiva.

De qualquer modo, a maioria das raças apresenta como manifestações clínicas típicas: dispneia, tosse e intolerância ao exercício, características de insuficiência cardíaca esquerda. Ascite e/ou efusão pleural podem estar presentes quando o ventrículo direito também é acometido.[2] Em muitos cães observam-se perda de peso acentuada, fraqueza e extremidades frias devido à hipoperfusão. Os achados do exame físico dependem bastante da fase em que a doença esteja. Assim, animais com cardiomiopatia oculta geralmente são normais ao exame físico. Pode-se identificar, algumas vezes, arritmia à auscultação. Conforme a doença progride os achados tornam-se mais evidentes.

A auscultação cardíaca frequentemente revela um sopro sistólico de intensidade baixa (grau 3/6), que é provocado pela insuficiência secundária das valvas atrioventriculares. Pode-se, também, auscultar ritmo de galope, detectado em animais com fibrilação atrial ou disfunção diastólica, que induz a produção de uma terceira e/ou quarta bulha cardíaca (B_3 e/ou B_4), bem como arritmias, a exemplo das extrassístoles.

Durante a auscultação pulmonar pode-se detectar a presença de estertores pulmonares, naqueles animais em edema ou hipofonese, tanto dos sons pulmonares quanto das bulhas cardíacas, naqueles com efusão pleural de grau moderado a importante.

O pulso femoral geralmente é hipocinético e rápido devido ao débito cardíaco diminuído. As mucosas podem estar pálidas, também em decorrência da hipoperfusão, ou cianóticas, nos casos de edema pulmonar e/ou efusão pleural importante. Nos cães com insuficiência cardíaca direita, pode-se observar abaulamento do abdome devido ao acúmulo de líquido peritoneal e ao aumento de volume dos órgãos, como fígado e baço. Nesses, ainda, pode-se notar pulso jugular positivo, que ocorre devido ao aumento da pressão em átrio direito e veias cavas.

Alguns animais podem se apresentar desidratados pela baixa ingestão de água e comida.

No caso da doença de Chagas, as manifestações clínicas da fase aguda incluem febre, dor muscular, hepatoesplenomegalia, miocardite com insuficiência cardíaca congestiva, efusão pericárdica e, ocasionalmente, meningoencefalite. A seguir, a doença passa para a fase latente, sem manifestações clínicas; contudo, existem evidências de cardiomiopatia pré-clínica progressiva. A fase crônica é caracterizada por uma variação de manifestações clínicas: desde assintomáticos, aqueles com apenas alterações eletrocardiográficas até indivíduos com cardiomegalia, insuficiência cardíaca congestiva, arritmias, tromboembolismo e até mesmo morte súbita.[19]

Diagnóstico

Radiografia torácica

As radiografias torácicas permitem a avaliação do tamanho da silhueta cardíaca e a detecção de edema pulmonar e/ou efusão pleural (Figura 135.1), determinando a gravidade deles. O achado mais comum é o aumento global da silhueta cardíaca (Figura 135.2), que pode variar de leve a importante, dependendo da gravidade da doença e da raça acometida. Assim, raças gigantes e os cães da raça Cocker Spaniel têm cardiomegalia bastante evidente, ao passo que os Dobermanns e os Boxers apresentam cardiomegalia considerada discreta a moderada.

O edema pulmonar cardiogênico em cães geralmente está localizado na região dorsal e peri-hilar, sendo, frequentemente, bilateral e simétrico (Figura 135.3). Porém alguns cães desenvolvem distribuição assimétrica ou ventral de edema cardiogênico.[40] Nos casos de congestão venosa pulmonar, podem-se encontrar veias pulmonares proeminentes. Na projeção lateral, as veias lobares craniais são mais largas e mais densas do que as artérias adjacentes e podem-se observar veias pulmonares tortuosas e dilatadas adentrando a face dorsocaudal do átrio esquerdo dilatado em cães com hipertensão venosa pulmonar crônica. Porém, a dilatação venosa pulmonar nem sempre é visibilizada em pacientes com insuficiência cardíaca esquerda.

Eletrocardiografia

O eletrocardiograma de cães com cardiomiopatia dilatada pode apresentar complexos QRS largos ou altos, indicativos de sobrecarga ventricular esquerda, onda P com duração aumen-

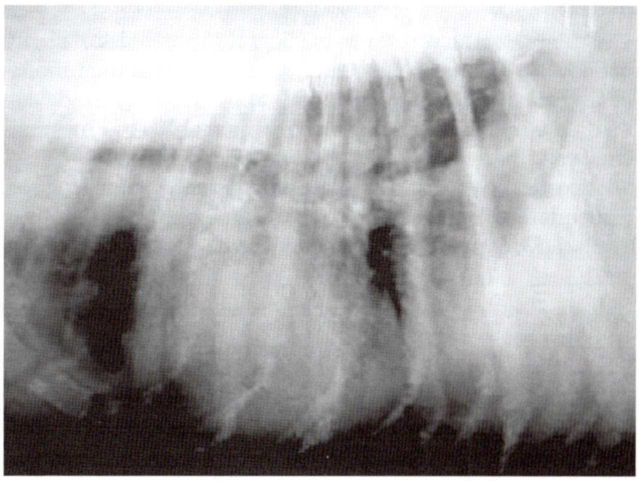

Figura 135.1 Radiografia lateral de um cão com edema pulmonar cardiogênico, caracterizado pela opacificação em região peri-hilar de campos pulmonares. (Fonte: Serviço de Cardiologia HOVET-USP. Responsável: Profa. Dra. Maria Helena Matiko Akao Larsson.)

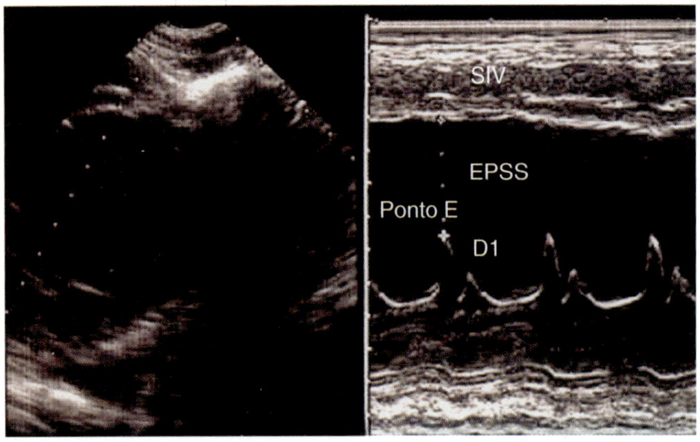

Figura 135.7 Ecocardiograma unidimensional no nível da valva mitral de um cão com cardiomiopatia dilatada, em que se observa a grande distância entre o ponto E da valva mitral e o septo intervencular. EPSS = distância E-septo; SIV = septo interventricular. (Fonte: Serviço de Cardiologia HOVET-USP. Responsável: Profa. Dra. Maria Helena Matiko Akao Larsson.)

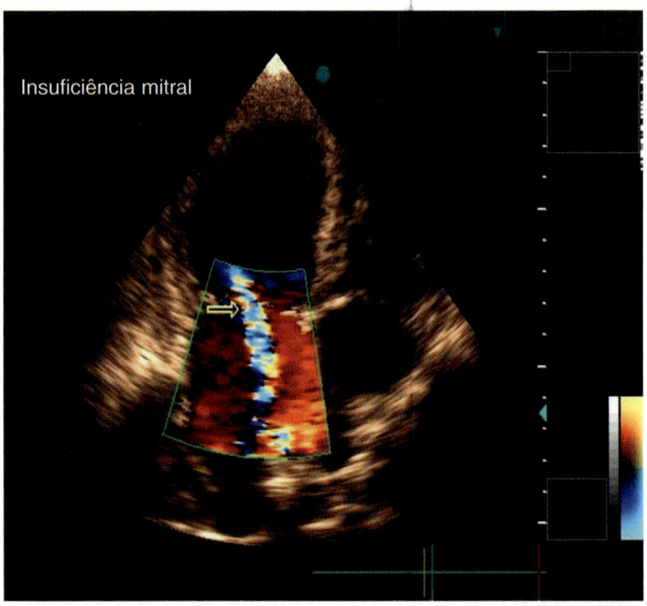

Figura 135.9 Ecodoppler em cores de um cão com cardiomiopatia dilatada em corte apical quatro câmaras, em que se pode observar fluxo regurgitante em átrio esquerdo durante a sístole ventricular. (Fonte: PROVET.)

obtenha pressão suficiente para a ejeção do sangue. O tempo de ejeção do ventrículo esquerdo (TEVE) está reduzido, pois o volume de sangue ejetado também é menor do que o normal. A relação PPE/TEVE, usada para atenuar a interferência da frequência cardíaca sobre os índices, está elevada. Contudo, esse valor não tem alta sensibilidade, pois a razão PPE/TEVE pode ser normal mesmo em corações insuficientes. Por outro lado, embora estes valores ainda sejam anormais após o início da terapia com inotrópicos positivos, eles melhoram e caminham em direção à normalidade.[49]

Outro índice, a velocidade de encurtamento circunferencial, que leva em consideração os diâmetros sistólico e diastólico e o tempo de ejeção do ventrículo esquerdo, também é menor nos casos de CMD. Com a modalidade Doppler do ecocardiograma pode-se detectar insuficiências mitral e tricúspide secundárias à dilatação do anel (Figura 135.9). No geral, o grau da insuficiência valvar varia de discreto a moderado, podendo ser importante nos casos de CMD associados à doença valvar degenerativa crônica. O Doppler também permite a determinação do volume ejetado, que multiplicado pela frequência cardíaca, resulta no débito cardíaco, diminuído nos casos de CMD.

A função diastólica é avaliada, principalmente, pelo fluxo transmitral. Observa-se a relação de velocidades E/A e o tempo de desaceleração da onda E. Nos casos de CMD pode-se ter o padrão de retardo de relaxamento, com relação E/A menor do que 1 e um tempo de desaceleração da onda E maior que 8,7 ± 9,2 ms[53] (Figura 135.10), ou o padrão restritivo, com relação E/A alta e tempo de desaceleração da onda E curto (Figura 135.11). O primeiro é descrito para pacientes em classe funcional I ou II e sem insuficiência valvar mitral, enquanto o segundo aparece mais associado a pacientes em classe funcional III ou IV ou com insuficiência mitral.[54] Outra maneira de avaliar a função diastólica é mensurar o tempo de relaxamento isovolumétrico (TRIV). Esta variável reflete a velocidade de relaxamento miocárdico e é mensurada pela fluxometria Doppler, como o período que vai do final do fluxo aórtico ao início do fluxo mitral.[34,52] Geralmente esta variável corre paralelamente ao tempo de desaceleração da onda E, estando prolongado nos casos de relaxamento anormal e abreviado nos casos de restrição ao enchimento. O Doppler tecidual é uma modalidade mais recente de ecocardiografia que

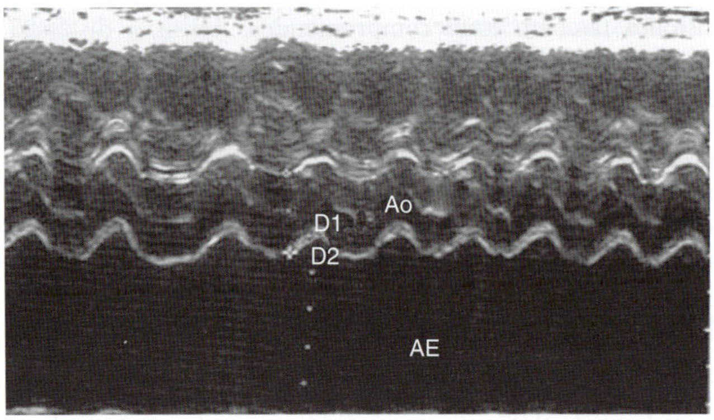

Figura 135.8 Ecocardiograma unidimensional no nível da aorta (*Ao*) e átrio esquerdo (*AE*) de um cão com cardiomiopatia dilatada. Observam-se a dilatação do átrio esquerdo e a abertura breve da valva aórtica durante a sístole. (Fonte: Serviço de Cardiologia HOVET-USP. Responsável: Profa. Dra. Maria Helena Matiko Akao Larsson.)

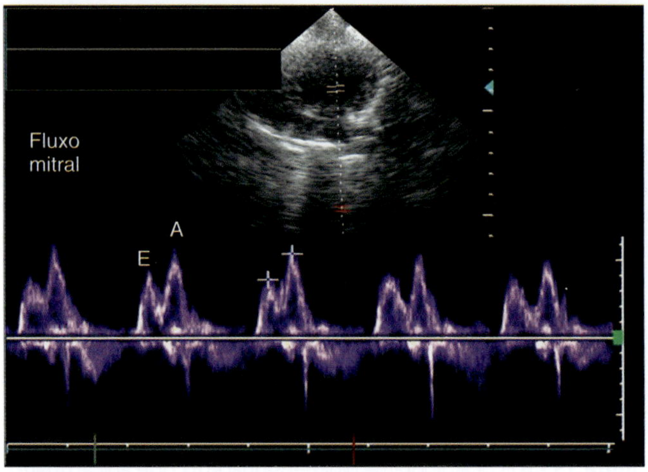

Figura 135.10 Ecocardiograma Doppler pulsado de fluxo mitral em que se observa onda E menor que a onda A. Padrão indicativo de retardo de relaxamento do ventrículo esquerdo. A = onda A do fluxo mitral; E = onda E do fluxo mitral. (Fonte: PROVET.)

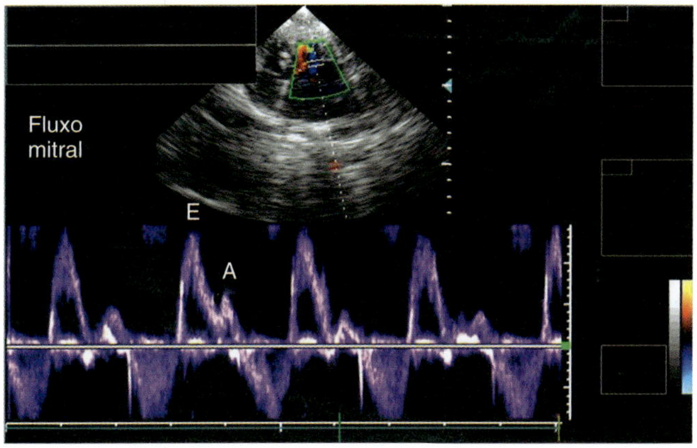

Figura 135.11 Ecocardiograma Doppler pulsado de fluxo mitral em que se observa onda E bem maior do que a onda A, caracterizando o padrão restritivo associado à redução de distensibilidade do ventrículo esquerdo. A = onda A do fluxo mitral; E = onda E do fluxo mitral. (Fonte: PROVET.)

permite a investigação da função miocárdica regional e global e a análise quantitativa do movimento radial e longitudinal do miocárdio em cães (Figura 135.12).

O Doppler tecidual tem-se mostrado mais sensível que a ecocardiografia convencional na detecção de disfunção da parede ventricular esquerda em cães da raça Golden Retriever com distrofia muscular.[55] Em um estudo envolvendo 14 cães com CMD, demonstrou-se importante alteração sistólica no movimento longitudinal e radial da parede livre do ventrículo esquerdo, representados por reduções nas velocidades e gradientes obtidos pelo Doppler tecidual. Além de disfunção sistólica, observou-se anormalidade diastólica, detectada pela redução na velocidade da onda Em radial e longitudinal e pela relação Em/Am invertida, apesar da normalidade das ondas E e A do fluxo transmitral.[56] Yamato[57] também verificou, em seu estudo com cães da raça Golden Retriever com distrofia muscular, que os índices de função miocárdica sistólica e diastólica estavam alterados, a despeito de o ecocardiograma convencional não apresentar anormalidades.

Marcadores bioquímicos

Os peptídios natriuréticos atrial (ANP) e cerebral (BNP) são sintetizados, principalmente, a partir dos átrios, sendo armazenados em grânulos. Aumentos abruptos dos níveis de

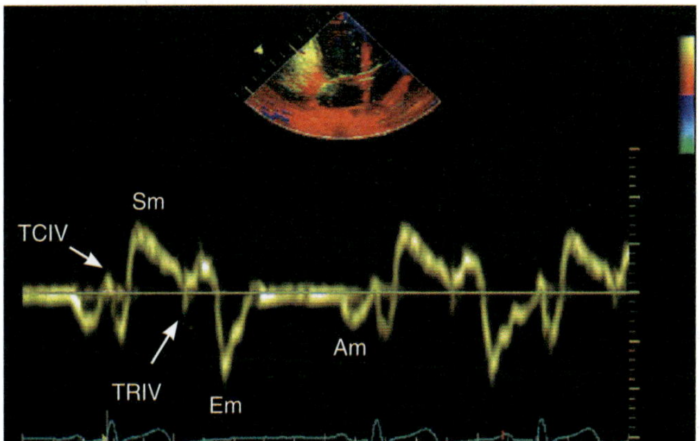

Figura 135.12 Ecocardiograma Doppler tecidual pulsado. Nesta modalidade podem-se registrar a onda correspondente ao movimento sistólico do miocárdio (*Sm*) e as ondas diastólicas (*Em* e *Am*), independentes de pré e pós-carga. (Fonte: Serviço de Cardiologia HOVET-USP. Responsável: Profa. Dra. Maria Helena Matiko Akao Larsson.)

ANP e BNP plasmáticos ocorrem por meio da liberação dos grânulos de armazenagem quando os átrios sofrem algum processo de estiramento. Esses peptídios agem via receptor de peptídio natriurético tipo A, induzindo natriurese e diurese por meio da inibição do transporte tubular de sódio no ducto coletor renal. Esse mesmo receptor provoca o relaxamento vascular de arteríolas sistêmicas e pulmonares, reduzindo a resistência vascular. Outras ações incluem a inibição da liberação de renina pelo rim e da liberação de aldosterona pelo córtex adrenal.

No geral, os peptídios natriuréticos são marcadores sensíveis de cardiopatia, sendo que seus níveis tendem a se correlacionar bastante à gravidade desta. O'Grady e O'Sullivan[2] demonstraram aumento nos níveis plasmáticos de ANP nos cães com cardiomiopatia dilatada, quando comparados aos de cães hígidos, permitindo o seu uso como preditores de sobrevida. O BNP, produzido também a partir dos miócitos ventriculares em resposta a cardiopatias com sobrecarga de volume ou de pressão, apresentou níveis plasmáticos elevados em animais cardiopatas, quando comparado aos de cães normais, sendo que aqueles em fase II e III de insuficiência cardíaca congestiva (ICC) (ISACHC) apresentaram valores significativamente maiores do que os que se encontravam na fase I.[58]

A troponina é uma proteína miofibrilar que medeia a interação entre a actina e a miosina em ambas as musculaturas esquelética e cardíaca. As isoformas cTnI e cTnT apresentam maior grau de especificidade para a musculatura cardíaca e são bastante estáveis em seres humanos e em cães. A concentração sérica de troponina cardíaca tem sido reconhecida com marcador bastante especifico e sensível para a detecção de dano miocárdico em seres humanos e a cTnI é considerada um preditor de sobrevida em cães com cardiomiopatia dilatada.[59] Spratt *et al.*[60] estudaram 35 cães com diversas cardiopatias congênitas e adquiridas e encontraram valores de cTnI significativamente elevados nos animais cardiopatas, quando comparados a cães normais, sendo que os níveis do marcador cardíaco variavam de acordo com a gravidade da doença. Os peptídios natriuréticos e a troponina cardíaca podem ser utilizados para a detecção de cardiomiopatia oculta. Oyama *et al.*[61] citam que a concentração sérica de BNP maior do que 6,21 pg/mℓ tem sensibilidade de 95,2% e especificidade de 61,9% para detectar cardiomiopatia oculta, enquanto as concentrações de ANP e cTnI apresentaram valores preditivos relativamente baixos.

Exames laboratoriais

O perfil renal pode mostrar concentrações séricas de ureia e creatinina elevadas, caracterizando azotemia pré-renal, que pode causar baixo débito cardíaco pela gravidade da cardiopatia ou por desidratação, que pode ser ocasionada pelo uso de diuréticos. É aconselhável mensurar os níveis séricos de eletrólitos como sódio e potássio, podendo-se observar hiponatremia devido à retenção excessiva de água – hiponatremia dilucional. Geralmente a retenção de água se dá pela ativação dos mecanismos compensatórios da IC. A hiponatremia é considerada um fator de mau prognóstico em seres humanos. A concentração sérica de potássio também pode estar baixa, principalmente nos cães que recebem grandes doses de diuréticos espoliadores deste eletrólito. O perfil hepático pode apresentar elevação discreta da fosfatase alcalina e da alanina aminotransferase (ALT), geralmente associadas à congestão hepática nos cães com insuficiência cardíaca direita.

Tratamento

Inotrópicos positivos

Digoxina

A digoxina age por meio da inibição da bomba de sódio e potássio, provocando elevação transitória na concentração intracelular de sódio próximo ao sarcolema, o que por sua vez leva ao influxo de cálcio através do mecanismo de troca sódio-cálcio. Como resultado ocorre elevação na concentração de cálcio citosólico, o que provoca o aumento da contratilidade, propriedade conhecida como inotropismo positivo.

Além do efeito inotrópico positivo, a digoxina reduz a frequência de despolarização do nó sinusal e a velocidade de condução através do nó AV por meio de ativação parassimpática. Esses efeitos parassimpaticomiméticos podem explicar algumas das manifestações de intoxicação digitálica, como náuseas, vômito e anorexia. A digoxina também provoca a inibição da descarga simpática, efeito este que ocorre antes de qualquer alteração hemodinâmica.[62]

A liberação de renina a partir dos rins também é inibida, pois a digoxina reduz a atividade da bomba de sódio renal, com efeito natriurético. A menor liberação de renina pode causar vasodilatação, contrapondo-se à vasoconstrição direta, provocada pela digoxina. Quanto aos efeitos hemodinâmicos, pode ocorrer redução na pressão venosa, o que pode ser explicado pela redução na descarga simpática secundária à melhora do débito cardíaco. O efeito direto da digoxina em veias e artérias é vasoconstrição discreta pelo aumento do cálcio intracelular. A meia-vida da digoxina é de 36 h; aproximadamente 1/3 do estoque corporal é eliminado diariamente, a maioria como digoxina não metabolizada através dos rins. Aproximadamente 30% é excretado por outras vias (fezes, metabolismo hepático) em pessoas com função renal normal. Em seres humanos digitalizados, aproximadamente 50% da digoxina se ligam aos receptores de músculo esquelético. Em aproximadamente 10% dos pacientes, a microbiota intestinal converte a digoxina a um metabólito inativo, a di-hidrodigoxina. Nesses pacientes o nível sanguíneo permanece baixo, a menos que a microbiota intestinal seja inibida por antibióticos, como eritromicina e tetraciclina. Em pacientes com insuficiência renal, a excreção é reduzida e a dose de manutenção deve ser mais baixa.[4,5]

Em seres humanos, a digoxina é indicada principalmente para indivíduos com insuficiência cardíaca congestiva crônica com fibrilação atrial.[62] É prescrita para a maioria dos cães com CMD, principalmente por seus efeitos inotrópicos positivos, embora não se observe aumento significativo na contratilidade miocárdica destes pacientes, e por suas ações neuro-humorais. Além disso, muitos animais com cardiomiopatia dilatada apresentam fibrilação atrial com alta resposta ventricular e a digoxina pode ser benéfica nestes casos pelo efeito cronotrópico negativo.

Estudos clínicos multicêntricos mostraram melhora das manifestações clínicas, traduzidas por maior capacidade de exercício e pela redução do risco de deterioração clínica da insuficiência cardíaca.[63-65] Não se observou efeito sobre a mortalidade.[66]

A dose inicial para cães que pesam menos de 20 kg varia de 0,003 mg/kg a 0,008 mg/kg a cada 12 h por via oral (VO). Naqueles com peso maior, deve-se usar dose baseada na superfície corpórea (0,22 mg/m^2 de superfície corpórea a cada 12 h VO). Os pacientes devem ser frequentemente reavaliados após a introdução da digoxina. Deve-se observar se houve ou não efeitos benéficos como redução da frequência cardíaca ou resolução da arritmia e melhora clínica, mas também se deve questionar o proprietário sobre manifestações de intoxicação digitálica, como anorexia, apatia, êmese e/ou diarreia. Deve-se fazer a mensuração sérica da digoxina 2 a 7 dias após o início do tratamento. A amostra deve ser obtida dentro de 6 a 8 h da última dose. Considera-se desejável um nível sérico entre 1 e 2 ng/mℓ. A concentração sérica maior do que 2,5 ng/mℓ deve ser considerada tóxica.[5]

Em qualquer caso de suspeita de intoxicação digitálica, deve-se suspender a medicação. O ideal é que se acompanhe com a mensuração da concentração sérica de digoxina, mas caso isto não seja possível, recomenda-se reiniciar com metade da dose original após 72 h, se as manifestações clínicas relacionadas com a intoxicação digitálica não estiverem mais presentes.

Dobutamina

A dobutamina é uma catecolamina sintética que estimula, predominantemente, os receptores beta-adrenérgicos ($\beta_1 > \beta_2 > \alpha$).[62] Exerce um importante efeito inotrópico com poucos efeitos colaterais indesejáveis sobre a frequência cardíaca e a pressão arterial. Em um estudo realizado em cães[67] com infarto do miocárdio experimental, observou-se que a dobutamina produzia elevações dose-dependentes na contratilidade miocárdica, aumento no débito cardíaco e volume ejetado, bem como melhora da perfusão coronariana, sem alteração da pressão arterial sistêmica. Na rotina clínica, a dobutamina pode ser usada no tratamento da insuficiência cardíaca aguda, devido à insuficiência miocárdica, até que os inotrópicos positivos orais façam efeito. Ela deve ser administrada sob a forma de infusão contínua, sendo que a concentração plasmática estável ocorre dentro de, aproximadamente, 8 h do início da infusão. Após a interrupção, a dobutamina é eliminada rapidamente, com meia-vida de 1 a 2 m.

A dose da dobutamina é de 5 a 20 μg/kg/min por via intravenosa (IV), sendo que doses maiores que esta podem induzir taquicardia. Como efeitos adversos, a dobutamina pode exacerbar arritmias ventriculares preexistentes e produzir outras.

Pimobendana

Pimobendana é um derivado benzimidazol-piridazinona com propriedade inotrópica positiva e vasodilatadora, também chamado de inodilatador. Age por meio da inibição da fosfodiesterase III, reduzindo então a quebra do monofosfato de adenosina cíclico (cAMP). Os efeitos vasculares da inibição da fosfodiesterase III são a dilatação arterial e venosa mediada pelo cAMP. O efeito inotrópico positivo é causado tanto pela inibição da fosfodiesterase III quanto pela sensibilização ao cálcio, interferindo na interação entre este íon e o complexo da troponina C, aumentando o grau de contração para uma dada concentração citosólica de cálcio.[2] Pimobendana também exerce efeitos neuro-hormonais, demonstrados em vários estudos. Os níveis de norepinefrina plasmática podem diminuir com o uso desse fármaco, possivelmente por reduzir o reflexo simpático. Apresenta, também, efeitos benéficos sobre as citocinas pró-inflamatórias e reduz os níveis do fator de necrose tumoral-α (TNF-α) e interleucina (IL)-1b.

Estudos realizados em seres humanos com insuficiência cardíaca demonstraram melhora na tolerância ao exercício.[68,69] Em medicina veterinária, um estudo comparando efeitos da pimobendana e da digoxina em cães com insuficiência cardíaca congestiva demonstrou que a classe funcional da IC, segundo a New York Heart Association (NYHA), foi significativamente melhor no grupo que recebeu pimobendana do que naquele que recebeu digoxina.[70] Outro estudo denominado PITCH envolveu 105 cães com cardiomiopatia dilatada ou doença degenerativa crônica de valva mitral.[71] Esses animais foram divididos em três grupos, que receberam, respectivamente, pimobendana e placebo, pimobendana e benazepril ou placebo e benazepril durante 28 dias. O maior percentual de cães que morreram ou que não responderam ao tratamento estava no grupo tratado com benazepril (34%), comparando-se ao grupo pimobendana (11%) ou ao grupo combinado (9%). Durante acompanhamento mais prolongado, observou-se que a média de sobrevida do grupo que recebeu benazepril foi de 42 dias, comparada a 217 dias do grupo pimobendana. Fuentes *et al.*[72] estudaram cães com cardiomiopatia dilatada das raças Dobermann e Cocker Spaniel Inglês. Observaram que no grupo de Dobermanns, em que pimobendana foi adicionada ao tratamento básico (digoxina, furosemida e maleato de enalapril), o tempo de sobrevida foi significativamente maior, ou seja, enquanto no grupo pimobendana a sobrevida foi de 329 dias, no grupo sem este fármaco o tempo de sobrevida foi de apenas 50 dias. Não foi observado efeito sobre o tempo de sobrevida dos animais da raça Cocker Spaniel.

Pimobendana não está disponível para venda no Brasil. Nos EUA, Europa e Japão é vendida sob o nome comercial Vetmedin® (Boehringer), em cápsulas de 1,25, 2,5 e 5 mg. A dose recomendada é de 0,1 a 0,3 mg/kg a cada 12 h, administrado, pelo menos, uma hora antes da refeição. Pode ser administrado com diuréticos, inibidores da enzima conversora da angiotensina (ECA) ou digoxina.

Inibidores da enzima conversora da angiotensina

O primeiro inibidor da ECA, o captopril, foi descrito em 1977. Desde então estes fármacos vêm sendo amplamente utilizados no tratamento da insuficiência cardíaca e hipertensão arterial sistêmica. Agem por meio da inibição da formação da angiotensina II do sistema renina-angiotensina-aldosterona, que desempenha um importante papel como mecanismo compensatório da insuficiência cardíaca. A angiotensina II tem diversos efeitos objetivando o aumento da perfusão tecidual comprometida pelo débito cardíaco reduzido. Assim ela é um vasoconstritor potente, estimula a liberação de aldosterona, a partir da glândula adrenal, e de vasopressina ou hormônio antidiurético (ADH) da hipófise e facilita os efeitos central e periférico do sistema nervoso simpático, além de preservar a filtração glomerular quando o fluxo renal está reduzido. Os inibidores da ECA podem ser classificados como vasodilatadores, pois observa-se dilatação arteriolar e venosa, consequente à redução da angiotensina II. Além disso, os inibidores da ECA reduzem as concentrações plasmáticas de aldosterona, com maior excreção de sódio e água. No entanto a habilidade de inibição da formação da aldosterona é limitada, perdendo-se no decorrer do tempo. Este fenômeno é denominado escape de *aldosterona*.[62]

Em seres humanos as principais indicações do uso de inibidores da ECA são insuficiência cardíaca, hipertensão, infarto agudo do miocárdio, proteção renal e cardiovascular. Do ponto de vista farmacológico, existem três classes de inibidores da ECA. A primeira é representada pelo captopril, ativo por si só e que pode formar metabólitos também ativos (classe I). A segunda categoria é composta por pré-fármacos, tendo como exemplo o enalapril, que só se torna ativo após a metabolização hepática (classe II). A terceira, o lisinopril, solúvel em água, não é metabolizado e excretado sem nenhuma modificação pelos rins (classe III).

Grandes estudos realizados com seres humanos portadores de insuficiência cardíaca demonstraram efeitos benéficos na redução de mortalidade com o uso dos inibidores da ECA.[19] Em veterinária os estudos mostraram que animais tratados com enalapril apresentaram melhor qualidade de vida do que o grupo placebo.[73,74] Outro fármaco, o benazepril, foi investigado no estudo denominado BENCH,[75] em que cães com cardiomiopatia dilatada e com doença valvar degenerativa crônica foram estudados, observando-se maior sobrevida no grupo de animais que recebeu benazepril, comparado ao grupo placebo. Na prática clínica, utiliza-se com maior frequência o maleato de enalapril, na dose de 0,25 a 0,50 mg/kg a cada 12 h, e o cloridrato de benazepril, na dose de 0,25 a 0,50 mg/kg a cada 24 h.

Os efeitos adversos dos inibidores da ECA incluem hipotensão, hiperpotassemia e azotemia. A hipotensão é manifestada por sonolência e apatia, recomendando-se redução da dose quando relatadas pelo proprietário. A hiperpotassemia pode ocorrer principalmente quando o inibidor da ECA é administrado em conjunto com diuréticos poupadores de potássio. Pode ocorrer aumento na concentração sérica de ureia e creatinina, particularmente nos animais que já apresentam algum grau de comprometimento renal ou que recebem grandes doses de diuréticos. A insuficiência cardíaca, por si só, causa redução do fluxo renal; nestas condições a constrição da arteríola eferente glomerular, que ocorre pela ação da angiotensina II, é crucial para a manutenção da taxa de filtração glomerular. Assim, o uso dos inibidores de ECA provoca a redução dessa taxa, aumentando a concentração de ureia e creatinina séricas. A tendência é a normalização ou estabilização dos valores no decorrer do tratamento, com alguns poucos casos evoluindo para insuficiência renal importante. Assim, deve-se sempre avaliar a função renal antes e após o início do tratamento, com especial atenção para os pacientes que apresentam baixo débito cardíaco, por disfunção sistólica importante do ventrículo esquerdo e para aqueles que recebem altas doses de diuréticos.

Betabloqueadores

Atualmente, em medicina humana, os betabloqueadores são reconhecidos como fármacos importantes para o tratamento da insuficiência cardíaca.[62] Durante muitos anos, os betabloqueadores foram contraindicados em pacientes com insuficiência cardíaca manifesta ou disfunção ventricular esquerda sistólica importante, ainda que assintomática. A contraindicação baseava-se na ação inotrópica negativa dos betabloqueadores e em seus efeitos hemodinâmicos agudos adversos. Entretanto, os avanços nos conhecimentos sobre a fisiopatologia da insuficiência cardíaca colocaram em destaque a importância da ativação de determinados sistemas neuro-hormonais responsáveis pela progressão e pelo agravamento da síndrome. Entre esses, desempenham papel crucial os sistemas nervoso simpático e renina-angiotensina-aldosterona.[4,5] Ainda, na insuficiência cardíaca ocorre desequilíbrio autônomo, em que os barorreceptores arteriais, localizados na aorta e carótidas, têm um papel importante. Em situações normais, o estímulo dos barorreceptores por elevação na pressão arterial causa a descarga vagal; porém, em pessoas e modelos animais de insuficiência cardíaca, a sensibilidade dos barorreceptores está diminuída. Este tipo de disfunção é responsável pela percepção de menor fluxo arterial e, portanto, a ocorrência da ativação adrenérgica é crônica, apesar de um volume intravascular adequado e até excessivo.[76]

A escolha de um betabloqueador deve ser baseada em sua farmacocinética e em suas propriedades, quais sejam: potência, atividade estabilizadora da membrana, cardiosseletividade, atividade simpaticomimética intrínseca e atividade bloqueadora alfa-adrenérgica.[77] A potência de um betabloqueador refere-se à magnitude da dose necessária para inibir os efeitos de um agonista adrenérgico. Entre os fármacos disponíveis, o carvedilol e o bisoprolol são os que apresentam maior índice de potência. A atividade estabilizadora da membrana é a capacidade que alguns fármacos (propranolol, acebutolol e pindolol) têm de atividade anestésica local da membrana no potencial de ação cardíaca. Essa propriedade, porém, aparece apenas em altas doses, acima das necessárias para atingir níveis plasmáticos terapêuticos. A cardiosseletividade refere-se à capacidade relativa de antagonizar os efeitos das catecolaminas em alguns tecidos, em doses menores do que as requeridas em outros. Assim, os betabloqueadores podem ser classificados em seletivos e não seletivos. Os bloqueadores β_1 são considerados cardiosseletivos porque o coração contém, predominantemente, receptores β_1 e poucos β_2. Já os não seletivos bloqueiam ambos os receptores. Exemplos de fármacos não seletivos são propranolol, carvedilol, pindolol, sotalol, timolol, nadolol e labetalol; os seletivos são atenolol, bisoprolol, esmolol, celiprolol e metoprolol. Os fármacos cardiosseletivos têm a vantagem de exercer pouca influência nos receptores β_2 dos brônquios, vasos periféricos e outros órgãos. Assim, dá-se preferência aos fármacos com essa característica, para uso em pacientes com doença respiratória. Deve-se lembrar, contudo, que a cardiosseletividade diminui ou desaparece em doses altas. Entre as medicações recentemente estudadas está o metoprolol, na dose de 0,1 a 0,2 mg/kg a cada 12 h. A dose é ajustada em 25 a 100% a cada 7 a 14 dias até a dose final de, aproximadamente, 1 mg/kg, ou até a manifestação dos efeitos colaterais. Como alternativa, opta-se pelo carvedilol.[76] O carvedilol tem sido bastante utilizado recentemente, pois além de exercer atividade bloqueadora alfa-adrenérgica, o que induz à redução da pós-carga, preservando o débito cardíaco e conferindo maior tolerabilidade,[5,19] também é dotado de capacidade antioxidante, reduzindo a lesão e a morte celular.[62,76] Assim, os efeitos antioxidantes do carvedilol podem contribuir para a melhora na função ventricular, protegendo o miocárdio e retardando o declínio da viabilidade miocárdica.[78,79]

Muitos estudos em seres humanos e em animais mostraram efeitos benéficos do carvedilol sobre as funções sistólica e diastólica, além de aumento da sobrevida de cães com cardiomiopatia dilatada. Em um estudo realizado entre os anos de 2002 e 2006, no Serviço de Cardiologia do HOVET-USP,[6] foram estudados 45 cães, sendo 20 tratados com carvedilol e 25 submetidos ao tratamento convencional, baseado em digitálicos e vasodilatadores, que foram acompanhados durante 1 ano ou até o óbito, avaliando-se, ecocardiograficamente, as funções sistólica e diastólica e a evolução da classe funcional da IC. Observou-se que os animais tratados com carvedilol apresentaram melhor evolução em termos de gravidade da IC (Figura 135.13), porém o maior tempo de sobrevida observado nesse grupo não foi estatisticamente significativo. Além disso, no grupo não tratado com carvedilol, houve aumento importante do diâmetro sistólico do ventrículo esquerdo, com o decorrer do tempo, o que não aconteceu no grupo tratado com carvedilol (Figura 135.14).

A dose inicial do carvedilol é de 0,2 mg/kg a cada 12 h, aumentando-se a cada 7 a 14 dias até a dose de 1 mg/kg, sempre atento aos efeitos colaterais.[76] Geralmente a dose é dobrada no primeiro e segundo ajustes, depois a dose é elevada em 25 a 75% a cada intervalo. Quando se opta pela utilização de betabloqueadores deve-se monitorar, periodicamente, a frequência cardíaca, a pressão arterial e a atividade do paciente, de preferência a cada 10 a 14 dias. Podem ocorrer bradicardia, fraqueza associada à hipotensão e piora das manifestações congestivas, sendo necessária a redução da dose.

Espironolactona

A aldosterona tem um importante papel na fisiopatologia da insuficiência cardíaca. Ela promove retenção de sódio e perda de magnésio e potássio, ativação simpática, inibição parassimpática, fibrose miocárdica e vascular, disfunção de barorreceptores, dano vascular e alteração na complacência arterial. A angiotensina II estimula a produção de aldosterona, cuja concentração cai no início do tratamento com os inibidores da enzima conversora da angiotensina; contudo, ocorre o chamado escape de aldosterona nos casos de tratamento prolongado com

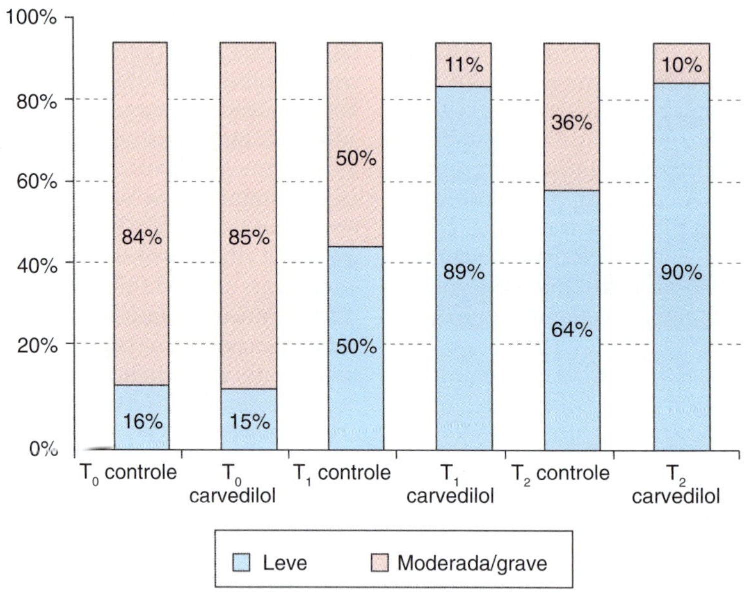

Figura 135.13 Distribuição dos cães com cardiomiopatia dilatada idiopática, não tratados (grupo A) e tratados (grupo B) com carvedilol, de acordo com a classe funcional, no tempos T_0, T_1, e T_2 – São Paulo, 2002-2005. (Fonte: Serviço de Cardiologia HOVET-USP. Responsável: Profa. Dra. Maria Helena Matiko Akao Larsson.)

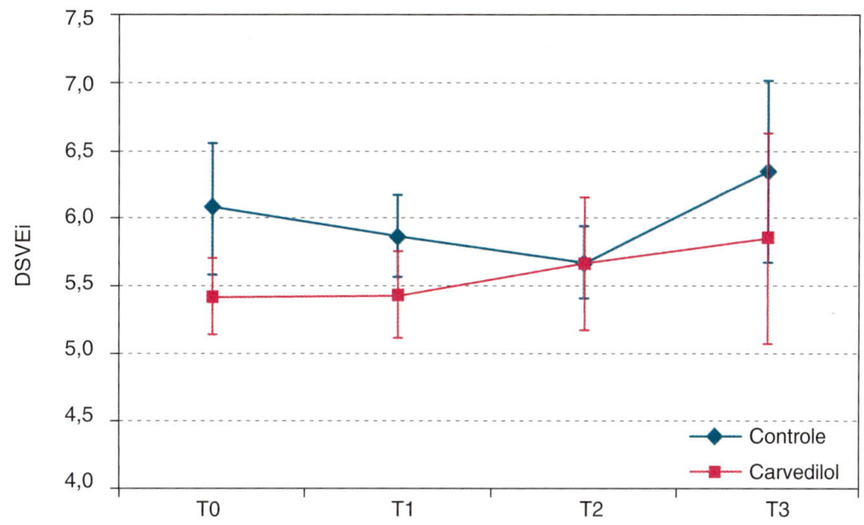

Figura 135.14 Perfis médios do diâmetro sistólico do ventrículo esquerdo inicial (DSVEi) entre os grupos no decorrer do tempo estudado – São Paulo, 2002-2005. (Fonte: Serviço de Cardiologia HOVET-USP. Responsável: Profa. Dra. Maria Helena Matiko Akao Larsson.)

esses fármacos. Como há correlação entre produção de aldosterona e mortalidade na insuficiência cardíaca, o uso de antagonistas da aldosterona é bastante lógico.

O estudo RALES,[80] que avaliou os efeitos da espironolactona sobre a morbidade e mortalidade de pacientes humanos com insuficiência cardíaca grave, revelou que a adição desse fármaco ao tratamento convencional reduziu, de modo substancial, a morbidade e a mortalidade entre esses pacientes. O benefício não se deu primariamente pelo efeito diurético, mas sim por impedir os efeitos prejudiciais da aldosterona sobre o miocárdio (*i. e.*, fibrose miocárdica). A dose utilizada para este propósito é de 0,625 mg/cão a cada 24 h. É aconselhável o acompanhamento da concentração sérica de potássio, pois há o risco de hiperpotassemia, principalmente em animais que também utilizam inibidores da ECA.

Pentoxifilina

Pacientes humanos com insuficiência cardíaca grave têm concentrações de citocinas plasmáticas duas vezes maiores do que pacientes com insuficiência moderada. Acredita-se que a ativação das citocinas contribua para a disfunção sistólica na IC. A administração de pentoxifilina, um agente imunomodulador, melhora a função de bomba devido à redução nas concentrações de citocinas plasmáticas, que geralmente estão elevadas nos casos de IC leve a moderada. O efeito benéfico da pentoxifilina sobre a IC pode ser parcialmente, devido à atenuação da apoptose induzida pela citocina. Sliwa *et al.*[81] demonstraram que a administração da pentoxifilina resulta na redução das concentrações de fator de necrose tumoral α (FNT-α) e FAS/Apo-1 e no aumento da fração de ejeção dentro de 1 mês, efeitos não observados no grupo placebo. Skudicky *et al.*,[82] ao estudarem pacientes humanos com cardiomiopatia dilatada idiopática, observaram que aqueles tratados com pentoxifilina tiveram melhora significativa na classe funcional quando comparados aos do grupo placebo, bem como melhora na fração de ejeção. A dose sugerida para cães é de 10 a 20 mg/kg a cada 8 h VO.

Diuréticos

Os diuréticos são utilizados apenas em casos em que haja sinais congestivos como edema pulmonar, derrames cavitários e edema subcutâneo. A furosemida é o mais utilizado e também considerado o mais eficaz. É um diurético de alça que age por meio da inibição do cotransportador Na/K/2Cl, que transporta cloreto através das células da porção ascendente da alça de Henle.[62] Esse local de ação é alcançado por via intraluminal, depois que o fármaco for excretado pelo túbulo proximal. Como efeito da inibição do cotransportador, cloreto, sódio, potássio e íons hidrogênio também permanecem no meio intraluminal e são eliminados na urina com possibilidade de causar efeitos colaterais como hiponatremia, hipocloremia, hipopotassemia e alcalose.

A potência da furosemida cai com o tempo, pois o tratamento crônico leva ao aumento da reabsorção de sódio associada à hipertrofia dos segmentos distais do néfron. A dose utilizada em cães varia de 2 a 4 mg/kg, 1 a 4 vezes/dia, ou até mesmo em dias alternados. Nos casos de edema pulmonar grave, administra-se a dose de 6 a 8 mg/kg, a cada 1 ou 2 h, IV. A dose e a frequência de administração devem variar de acordo com a evolução dos sinais congestivos.

Os diuréticos tiazídicos podem ser utilizados em associação à furosemida em casos de refratariedade dos sinais congestivos ou podem ser utilizados isoladamente, desde que esses sinais não sejam graves, pois sua eficácia é bem menor do que a dos diuréticos de alça. Eles agem inibindo a reabsorção de sódio e de cloreto em região mais distal do néfron. Podem aumentar a excreção ativa de potássio no túbulo distal. A clorotiazida e a hidroclorotiazida são os mais comumente usados em cães. Ambos são absorvidos após administração oral. A dose da clorotiazida é de 20 a 40 mg/kg, 2 vezes/dia, e da hidroclorotiazida é de 2 a 4 mg/kg, 2 vezes/dia. A espironolactona, já descrita anteriormente, também pode ser utilizada com a finalidade de maior excreção de sódio e água, desde que em dose maior, de 1 a 2 mg/kg, 2 vezes/dia.[4,5] Geralmente usada em associação a furosemida, diuréticos tiazídicos ou ambos, pois é pouco eficaz quando utilizada sozinha. Pode ser particularmente útil nos casos de insuficiência cardíaca direita, em que há aumento das concentrações de aldosterona sérica, devido à baixa metabolização pelo fígado congesto.

Antiarrítmicos

É bastante comum a ocorrência de complexos ventriculares prematuros em animais com cardiomiopatia dilatada, principalmente em Dobermanns e Boxers,[4,5] sendo sua ocorrência fator preditivo de risco de morte súbita ou menor sobrevida. Nesses casos, é recomendável intervir com terapia antiarrítmica. Aqueles cães que apresentam arritmias ventriculares graves (taquicardia ventricular não sustentada com frequência ventricular maior do que 200 bpm ou taquicardia ventricular sustentada) devem receber lidocaína por via intravenosa. Administra-se um *bolus* inicial de 2 a 4 mg/kg durante 1 a 3 min, seguido de infusão contínua de 40 a 100 μg/kg/min. A supressão crônica das arritmias ventriculares é controversa por diversas razões, incluindo a falta de provas sobre a eficácia e a falha em prevenir a morte súbita, o inotropismo negativo e as ações pró-arrítmicas da maioria dos antiarrítmicos. O objetivo do tratamento antiarrítmico é prevenir a morte súbita, eliminar a taquicardia ventricular e prevenir sintomas como síncope, intolerância ao exercício e alterações comportamentais.[83]

Uma das medicações disponíveis para o controle da taquicardia ventricular é a amiodarona, um antiarrítmico de classe III, utilizada na dose inicial de 10 mg/kg a cada 12 h por 7 dias, reduzindo-se então para 5 mg/kg a cada 12 h e, posteriormente, a cada 24 h.[4,5] A amiodarona é altamente hepatotóxica e pode produzir neutropenia, o que se resolve após a interrupção do tratamento. Recomenda-se o monitoramento mensal por meio do hemograma e do perfil hepático. Além disso, devem-se realizar radiografias torácicas a cada 3 meses para avaliação de fibrose pulmonar e um potencial efeito adverso. Outro antiarrítmico utilizado é o sotalol, que é um misto de agente betabloqueador com antiarrítmico da classe III. Devido ao inotropismo negativo, deve ser utilizado com cautela em animais com disfunção miocárdica moderada a importante. A dose inicial utilizada é de 1,5 a 2 mg a cada 12 h.[83] Deve-se avaliar a eficácia do tratamento antiarrítmico por meio de exames Holter seriados.

A fibrilação atrial também é bastante frequente nos animais com cardiomiopatia dilatada, o que contribui para a redução do débito cardíaco e para as manifestações congestivas. Essas alterações se devem à perda das contrações atriais sincronizadas e ao enchimento ventricular reduzido, resultante de frequência cardíaca muito elevada.

Como a reversão da fibrilação atrial em cães com CMD é difícil, o objetivo do tratamento é reduzir a frequência ventricular. Para isso, o fármaco mais comumente utilizado é a digoxina, na dose já descrita anteriormente neste capitulo. O objetivo é baixar a frequência cardíaca para 140 a 160 bpm e esse processo pode levar entre cinco e 7 dias. Caso a digoxina, isoladamente, não seja suficiente para o controle da frequência cardíaca, pode-se associar um betabloqueador ou bloqueador de canal de cálcio. O bloqueador de canal de cálcio mais comumente utilizado é o diltiazem, na dose de 1 a 1,5 mg/kg a cada 8 h. Entre os betabloqueadores, pode-se usar o atenolol, com dose inicial de 12,5 g a cada 24 h, em cães de grande porte; ou o metoprolol, na dose de 5 mg a cada 12 h.[76]

Tratamento das cardiomiopatias secundárias

Quando a cardiomiopatia é secundária à doença de Chagas, considera-se que o tratamento é bastante difícil, pois uma vez que ocorra a descompensação cardíaca há progressão rápida para a morte, que geralmente é decorrente de arritmia. Agentes antiparasitários como o benzimidazol e o itraconazol são eficazes para reduzir a parasitemia e são úteis no caso de doença aguda, sendo que não existem evidências que comprovem eficácia nas fases mais tardias.[18] Na leishmaniose o tratamento visa à eliminação das manifestações congestivas, ao aumento do inotropismo cardíaco e ao controle de arritmias graves que possam se desenvolver. Mais importante é a utilização do antiparasitário que vise eliminar o agente. Porém, deve-se lembrar que a leishmaniose é uma zoonose e que a recomendação é que todos os animais portadores sejam eutanasiados.[23]

O tratamento da CMD induzida pela doxorrubicina inclui os mesmos fármacos utilizados nos casos de CMD idiopática, além de cardioprotetores. Dentre estes, inclui-se o dexrazoxane, que é um quelante de metais essenciais necessários para a geração de radicais livres, e o carvedilol, já descrito neste capítulo. O uso do carvedilol justifica-se por sua ação na eliminação dos radicais livres e por inibir a peroxidação lipídica. Matsui *et al.*[27] demonstraram que o carvedilol pode proteger contra a cardiomiopatia induzida pela doxorrubicina em ratos. Fazio *et al.*[84] relataram quatro casos em que a cardiotoxicidade, reconhecidamente irreversível, foi revertida com o uso do carvedilol, sendo que em um dos casos observou-se a redução do tamanho da silhueta cardíaca em radiografia torácica após 6 meses de tratamento. Em cães cuja deficiência de taurina ou carnitina possa ter papel no desenvolvimento da cardiomiopatia dilatada, pode-se fazer a suplementação destes aminoácidos, a despeito de estes estarem presentes em rações comerciais. A dose recomendada de L-carnitina para cães de grande porte (25 a 40 kg) é de 2 g, 3 vezes/dia; e para cães pequenos (menos de 25 kg), 1 g, 3 vezes/dia, misturada ao alimento. Embora a melhora clínica possa ser observada somente 1 ou 2 semanas após início do tratamento, os índices ecocardiográficos de função sistólica melhoram somente após 3 a 4 meses.[13]

A taurina é utilizada na dose de 1 a 2 g, 2 vezes/dia ou 3 vezes/dia, para cães grandes (25 a 40 kg) e 500 a 1.000 mg, 3 vezes/dia, para cães com menos de 25 kg. Bélanger *et al.*[85] estudaram os efeitos da suplementação de taurina em cães da raça Golden Retriever com cardiomiopatia dilatada. Os autores utilizaram a dose de 50 mg a cada 12 h e observaram efeitos benéficos sobre a fração de encurtamento e diâmetro sistólico final do ventrículo esquerdo, após 3 a 6 meses de tratamento. Essa melhora permitiu a retirada de todas as outras medicações utilizadas, mantendo-se apenas a suplementação com taurina. O estudo de Kramer *et al.*[15] também demonstrou o beneficio da suplementação de taurina e carnitina em cães da raça Cocker Spaniel com cardiomiopatia dilatada.

Prognóstico

No geral, o prognóstico da cardiomiopatia dilatada idiopática é reservado, sendo que a média de sobrevida dos cães da raça Dobermann é menor que a de outras raças. Por outro lado, o Cocker Spaniel Inglês pode ter sobrevida de até 4 anos. Alguns trabalhos avaliaram indicadores prognósticos em diversas raças portadoras de CMD. Dentre estes indicadores, demonstrou-se que padrão restritivo do fluxo transmitral, classe funcional da IC, o volume sistólico final, fração de ejeção, edema pulmonar e efusão pleural,[86] arritmias ventriculares, perda de peso, dispneia e ascite, fibrilação atrial e a IC bilateral[48] são indicativos de prognóstico pior. Tidholm *et al.*[87] observaram tempo médio de sobrevida de 27 dias sendo que a taxa de sobrevida em 1 ano foi de 17,5%. Surpreendentemente, animais que apresentam início das manifestações clínicas mais jovens apresentaram menor sobrevida.

Estudo realizado na FMVZ-USP[6] revelou que, independentemente do tratamento adotado, as fêmeas, embora menos acometidas que os machos pela cardiomiopatia dilatada, apresentam menor taxa de sobrevida, o que acontece também com cães da raça Dobermann. A idade também se apresentou como um fator que interfere na sobrevida, ou seja, animais mais jovens sobrevivem por tempo menor que os mais velhos. Outro dado importante é que os indivíduos apresentados em classe funcional III e IV (moderada/grave) bem como aqueles que, ao ecocardiograma, revelam menor índice cardíaco (volume de ejeção corrigido × frequência cardíaca), têm prognóstico pior (Quadro 135.2).

Cardiomiopatia hipertrófica

Definição

A cardiomiopatia hipertrófica (CMH) é definida como a hipertrofia miocárdica sem dilatação ventricular, na ausência de estímulos que provoquem esta hipertrofia, como por exemplo, hipertensão arterial sistêmica ou estenose (sub)aórtica.[5] É uma doença comum em seres humanos e felinos, rara em cães. Em seres humanos a principal característica anatômica é o espessamento desproporcional do septo interventricular e fibras miocárdicas desorganizadas; já em cães geralmente observa-se um padrão simétrico de hipertrofia, sendo septo e parede igualmente acometidos. Liu *et al.*[88] descreveram o primeiro trabalho sobre cardiomiopatia hipertrófica primária em cães, que se assemelhava à observada em seres humanos. Nesse estudo a idade dos cães acometidos variava de 1 a 13 anos (média de 6 anos), sendo que a maioria eram machos. A doença acomete raças como Pastor-alemão, Dobermann, Airedale, Dogue-alemão, Boston Terrier, Poodle e Buldogue.

Patologia

Ao exame macroscópico, observa-se aumento da espessura do septo interventricular e/ou da parede livre do ventrículo esquerdo. A razão entre a espessura do septo e da parede livre em alguns cães pode ser maior do que 1,1; ou seja, o septo é mais espesso, o que caracteriza a hipertrofia assimétrica. Ainda, outros padrões de hipertrofia incluem a hipertrofia simétrica, aumento proporcional da espessura de septo interventricular e parede livre ou aumento da espessura apenas de algumas regiões do septo e parede. A cavidade ventricular esquerda torna-se reduzida, pois a hipertrofia é concêntrica enquanto o átrio esquerdo geralmente está dilatado. Em alguns casos o ventrículo direito também pode estar hipertrofiado. No exame histológico a principal característica é o desarranjo das fibras miocárdicas.[5,89]

Fisiopatologia

A fisiopatologia da cardiomiopatia hipertrófica está baseada, principalmente, na disfunção diastólica, resultante de relaxamento anormal e redução da distensibilidade do ventrículo esquerdo. O relaxamento ventricular é uma fase ativa da diástole, dependente de trifosfato de adenosina (ATP), e que envolve os mecanismos de recaptação de cálcio. Já a distensibilidade depende de propriedades físicas elásticas do miocárdio e encontra-se comprometida nos casos de maior rigidez deste músculo, o que acontece quando há hipertrofia concêntrica e substituição, em grande escala, de tecido muscular por tecido fibroso. Durante a disfunção diastólica, a pressão intraventricular aumenta, o que se reflete no átrio e, consequentemente, nas veias pulmonares. O aumento da pressão nas veias pulmonares aumenta a propensão ao desenvolvimento de edema pulmonar. Além disso, o enchimento ventricular durante a diástole fica comprometido, reduzindo assim o débito cardíaco.

A obstrução da via de saída do ventrículo esquerdo também contribui de modo importante para a fisiopatologia da cardiomiopatia hipertrófica. Ela ocorre durante o meio da sístole, determinando a formação de um fluxo sanguíneo rápido na região da via de saída. Esse fluxo turbulento gera forças, denominado de efeito Venturi, o que puxa o folheto septal da valva mitral em direção ao septo interventricular, piorando o processo obstrutivo. A hipertrofia dos músculos papilares, com alteração na geometria do aparelho valvar, também participa da geração desse efeito. Outra consequência do movimento do folheto septal da valva mitral é a regurgitação valvar, o que contribui adicionalmente para o aumento de pressão intra-atrial.[4,5,89] A hipertrofia miocárdica provoca aumento na demanda por oxigênio, que não é atendida, pois a vascularização miocárdica não supre o tecido muscular em excesso. A consequência é a isquemia miocárdica, que pode provocar arritmias.

Quadro 135.2 Estimativas e níveis descritivos do modelo de Cox, mostrando a influência das covariáveis sobre a taxa de sobrevida dos cães com cardiomiopatia dilatada idiopática, independentemente do tratamento instituído – São Paulo, 2002-2005.

Covariável	Coeficiente	DP (coef)	Exp (coef)	IC (exp(coef);90%	p-valor
Sexo	−1,801	0,451	0,165	[0,079;0,347]	0,0001
Raça (Dobermann)	2,097	0,736	8,145	[2,427;27,332]	0,0044
Raça (outras)	0,779	0,520	2,179	[0,927;5,124]	0,1300
Idade	−0,137	0,070	0,872	[0,778;0,978]	0,0500
CF I[a]	1,529	0,788	4,614	[1,263;16,858]	0,0520
CFII[b]	1,840	0,849	6,294	[1,558;25,435]	0,0300
CFIII[c]	2,678	0,856	14,562	[3,563;59,514]	0,0018
IC[d]	−0,457	0,199	0,633	[0,456;0,879]	0,0220

[a]Classe funcional I, segundo a New York Heart Association (NYHA); [b]classe funcional II, segundo a NYHA; [c]classe funcional III, segundo NYHA; [d]índice cardíaco.
Fonte: Serviço de Cardiologia HOVET-USP. Responsável: Profa. Dra. Maria Helena Matiko Akao Larsson.

Manifestações clínicas

Os cães acometidos podem ser assintomáticos ou apresentar manifestações de insuficiência cardíaca congestiva, como dispneia, tosse e cansaço. Também podem ocorrer síncope e morte súbita.[90]

Exame físico

A auscultação cardiopulmonar pode revelar um sopro sistólico, de grau leve a moderado, nos casos em que há obstrução da via de saída do ventrículo esquerdo e insuficiência mitral secundária. É possível também detectar um ritmo de galope, que se origina quando B_3 e/ou B_4 se tornam audíveis, o que ocorre nos casos de disfunção diastólica. Estertores crepitantes podem ser auscultados nos casos de edema pulmonar.

Radiografia torácica

As alterações radiográficas estão ausentes ou são bastante sutis em cães portadores de cardiomiopatia hipertrófica. A avaliação da silhueta cardíaca pode detectar aumento do átrio esquerdo, sem dilatação de ventrículos. Pode-se observar edema pulmonar ou sinais indicativos de congestão, como aumento do calibre das veias pulmonares.

Eletrocardiograma

O traçado eletrocardiográfico pode apresentar ondas R altas nas derivações DII e pré-cordiais, o que é indicativo de sobrecarga do ventrículo esquerdo, e onda P com duração maior que 0,04 s, sugerindo sobrecarga de átrio esquerdo. Bloqueios fasciculares (esquerdos), bloqueios atrioventriculares e complexos ventriculares prematuros também podem ser observados.[41]

Ecocardiograma

Observam-se vários graus de hipertrofia ventricular esquerda nos casos de cardiomiopatia hipertrófica. Dentre estes, incluem-se a hipertrofia simétrica, ou seja, maior espessura do septo interventricular e da parede livre de modo proporcional; a assimétrica, com maior espessura do septo do que da parede e vice-versa; e a hipertrofia focal, de algumas áreas do septo ou da parede. É bastante comum que ocorra hipertrofia da base do septo, o que geralmente provoca obstrução da via de saída do ventrículo esquerdo. Os diâmetros sistólico e diastólico do ventrículo esquerdo podem estar reduzidos, características de hipertrofia concêntrica, e o átrio esquerdo pode estar dilatado. As mensurações da espessura de septo e parede e do diâmetro das cavidades podem ser feitas por meio do modo uni ou bidimensional.

Quando há obstrução da via de saída do ventrículo esquerdo, pode-se registrar o movimento anterior sistólico da valva mitral, que, por conseguinte, é responsável pela insuficiência mitral secundária observada em alguns casos de cardiomiopatia hipertrófica. O fluxo transvalvar aórtico tem velocidade acima do limite máximo de normalidade, o que é representado por um fluxo em mosaico no Doppler colorido e formação de *aliasing* no Doppler espectral pulsado. Somente o Doppler contínuo permite a definição da curva e a medida da velocidade máxima e gradiente transvalvar. A função diastólica pode ser avaliada por meio do Doppler espectral a partir da análise do fluxo transmitral, ou seja, velocidade máxima de ondas E e A, relação E/A, tempo de desaceleração da onda E, bem como do tempo de relaxamento isovolumétrico. A cardiomiopatia hipertrófica é caracterizada por relação E/A diminuída, tempo de desaceleração e tempo de relaxamento isovolumétrico aumentados.[49]

Tratamento

O tratamento da cardiomiopatia hipertrófica depende da gravidade da hipertrofia, das consequências impostas ao átrio esquerdo e vasos pulmonares, da presença de processo obstrutivo da via de saída e de arritmias. Assim, o objetivo é atenuar a disfunção diastólica, eliminar sinais congestivos, reduzir os gradientes transvalvares, controlar arritmias e prevenir morte súbita. Os betabloqueadores podem ser utilizados com o objetivo de reduzir a obstrução da via de saída e melhorar a função sistólica. Dentre eles inclui-se o atenolol na dose de 0,5 a 1,5 mg/kg, 1 ou 2 vezes/dia. A dose deve ser frequentemente reajustada até que se observe melhora do gradiente ou efeitos adversos, como hipotensão ou bradicardia. Outro fármaco comumente utilizado é o bloqueador de canal de cálcio, diltiazem, na dose de 1 mg/kg, 3 vezes/dia; contudo, não é tão eficaz na redução do gradiente transaórtico, além de ter o inconveniente de a frequência de administração ser maior do que a dos betabloqueadores. Assim, o diltiazem é mais recomendado nos casos de CMH em que não há obstrução de via de saída.

Os sinais congestivos podem ser tratados com o uso de diuréticos, como a furosemida ou hidroclorotiazida, em doses já descritas neste capítulo. O uso de inibidores da ECA é bastante controverso, principalmente quando há processo obstrutivo, pois, como exercem ação vasodilatadora, podem levar ao aumento do gradiente transvalvar. Quando a CMH é do tipo não obstrutivo, é válido o uso desses fármacos quando já se observa o desenvolvimento de insuficiência cardíaca congestiva.[4,5]

Antiarrítmicos são utilizados em casos de arritmias ventriculares graves que provoquem sintomas ou que possam causar morte súbita. Dentre estes, utilizam-se a amiodarona e o sotalol, em doses também descritas anteriormente.

Referências

1. Richardson P, Mckenna W, Bristow M, Maisch B, Mautner B, O'Connel, J. *et al.* Report of the 1995 World Health Organization/International Society and Federation of Cardiology Task Force on the Definition and Classification of Cardiomyopathies. Circulation. 1996; 93:841-2.
2. O'Grady MR, O'Sullivan ML. Dilated cardiomyopathy: an update. Vet. Clin. North Am Small Animal Practice. 2004; 34:1187-207.
3. Larsson MHMA, Barbusci LOD, Soares EC, Yamato RJ. Estudo ecocardiográfico das cardiopatias mais freqüentemente diagnosticadas em espécimes caninos. Rev. Bras. Cienc. Vet. 2000; 7: 68. Suplemento. (Apresentado ao 21 Congresso Brasileiro de Clínicos Veterinários de Pequenos Animais, Rio de Janeiro, 2000).
4. Kittleson, MD, Kienle, RD. Primary myocardial disease leading to chronic myocardial failure (dilated cardiomyopathy and related diseases). In: Kittleson, MD, Kienle, RD. Small animal cardiovascular medicine. St Louis: Mosby, 1998. p. 319-46.
5. Sisson, D, O'Grady, MR, Calvert, CA. Myocardial diseases of dogs. In: Fox, PR, Sisson, D, Moise, NS. Textbook of canine and feline cardiology. 2. ed. Philadelphia: W.B Saunders, 1999. p. 581-619.
6. Soares EC. Avaliação ecocardiográfica dos índices de função sistólica e diastólica de cães com cardiomiopatia dilatada idiopática submetidos ao tratamento com carvedilol. [Tese]. São Paulo: Faculdade de Medicina Veterinária e Zootecnia, Universidade de São Paulo; 2006.
7. Smucker ML, Kaul S, Woodfield JA, Keith JC, Manning SA, Gascho JA. Naturally occurring cardiomyopathy in the Doberman Pinscher: a possible large animal model of human cardiomyopathy. J Am Coll Cardiol. 1990; 16:200-6.

8. O'Grady MR, Horne R. The prevalence of dilated cardiomyopathy in Doberman Pinschers: a 4.5 year follow-up. J Vet Int Med. 1998;12:199.
9. Albanesi FO, FM. Cardiomiopatias. Arq Bras Cardiol. 1998; 71(2):95-107.
10. Zachara E, Caforio AL, Carboni GP *et al.* The frequency of familial dilated cardiomyopathy in series of patients with idiopathic dilated cardiomyopathy. N Engl J Med. 1993; 326:77-82.
11. Meurs, KM. Insights into the hereditability of canine cardiomyopathy. Vet Clin North Am. 1998; 28(6):1449-57.
12. McMinn JR TR, Ross J. Hereditary dilated cardiomyopathy. Clin. Cardiol. 1995; 18:7-15.
13. Pion PD, Sanderson S, Kittleson M.D. The effectiveness of taurine and levocarnitine in dogs with heart disease. Vet Clin North Am. 1998; 28(6):1495-513.
14. Kramer GA, Kittleson MD, Fox PR *et al.* Plasma taurine concentration in normal dogs and dogs with heart disease. J Vet Int Med. 1995; 9:53-8.
15. Kramer GA, Keene B, Pion PD *et al.* Results of the Multicenter Spaniel Trial (MUST): Taurine and carnitine responsive dilated cardiomyopathy in American Cocker Spaniels with decreased plasma taurine concentration. J Vet Int Med. 1997;11:204-11.
16. Fujioka, S, Kitaura, Y, Ukimura, A, Deguchi, H, Kawamura, K, Isomura *et al.* Evaluation of viral infection in the myocardium of patients with idiopathic dilated cardiomyopathy. J Am Coll Cardiol. 2000; 36(6):1920-6.
17. Diniz, PPVP. Miocardite em cães com erliquiose monocitica [tese]. Botucatu: Faculdade de Medicina Veterinária e Zootecnia. Universidade Estadual Paulista Julio de Mesquita Filho; 2006.
18. Alves RO. Avaliações ecodopplercardiográficas, eletrocardiográfica computadorizada e dinâmica (sistema Holter) e clínico-patológica em cães com cardiomiopatia chagásica experimental [tese]. Jaboticabal: Universidade Estadual Paulista Julio de Mesquita Filho; 2003.
19. Wynne J, Braunwald E. The cardiomyopathies and myocarditides. In: Braunwald E, Zipes DP, Libby P. Heart disease. Philadelphia: W.B Saunders, 2001. 6th ed. 1751-806.
20. Andrade SG, Andrade ZA, Sadigursky M, Maguire JH. Experimental Chaga's disease in dogs. A pathologic and ECG study of the chronic indeterminate phase of the infection. Arch Pathol Lab Med. 1981;105:460-464.
21. Barr SC, Dennis VA, Klei TR, Norcross NL. Antibody and lymphoblastogenic responses of dogs experimentally infected with Trypanosoma cruzi isolates from North American mammals. Vet Immunol Immunopathol. 1991;29:267-283.
22. Lana M, Chiari E, Tafuri W.L. Experimental Chagas disease in dogs. Mem Inst Oswaldo Cruz. 1992;87:59-71.
23. Larsson CE, Otsuka M, Michalany NS, Ribeiro VM. Canine visceral leishmaniasis (kala-azar) reported cases in the city of São Paulo (Brazil). In: Anais do Congreso De La Association De Medicina Veterinária De Pequenos Animales, 23; Congreso Mundial De Medicina Veterinaria De Pequenos Animales, 22. 1998; Buenos Aires: Argentina; 1998. p. 801.
24. Torrent E, Leiva M, Segales J, Franch J, Peña T, Cabrera, B *et al.* Myocarditis and generalised vasculitis associated with leishmaniosis in a dog. J Small Anim Pract. 2005;46:549-52.
25. Falk T, Jönsson L. Ischaemic heart disease in the dog: a review of 65 cases. J Small Anim Pract. 2000;41:97-103.
26. Liu S, Tilley LP, Tappe JP, Fox PR. Clinical and pathologic findings in dogs with atherosclerosis: 21 cases (1970-1983). J Am Vet Med Assoc. 1986;189 (2):227-32.
27. Matsui H, Morishima I, Numaguchi Y, Toki Y, Okumura K, Hayakawa T. Protective effects of carvedilol against doxorrubicin-induced cardiomyopathy in rats. Life Sci. 1999;65:1265-74.
28. Kehoe R, Singer D, Trapani A *et al.* Adriamycin-induced cardiac dysrhythmias in an experimental model. Cancer Treat Rep. 1978;30:963-78.
29. Pereira RC. Avaliação do uso do ecocardiograma de estresse na detecção de cardiomiopatia em cães portadores de linfoma e tratados com dose terapêuticas de doxorrubicina [dissertação]. São Paulo: Faculdade de Medicina Veterinária e Zootecnia, Universidade de São Paulo; 2005.
30. Foster SF, Hunt GB, Thomas SP, Ross DL, Pearson MRB, Malik R. Tachycardia-induced cardiomyopathy in a young Boxer dog with supraventricular tachycardia due to an accessory pathway. Aust Vet J. 2006; 84(9):326-31.
31. Werner, GS, Schaefer, C, Dirks, R, Figulla, HR, Kreuzer, H. Doppler echocardiographic assessment of left ventricular filling in idiopathic dilated cardiomyopathy during a one-year follow-up: relation to the clinical course of disease. Am Heart J. 1993;126:1408-16.
32. Nishimura RA, Tajik AJ. Evaluation of diastolic filling of left ventricle in health and disease: doppler echocardiography is the clinician´s Rosetta stone. J Am Coll Cardiol. 1997; 30:8-18.
33. Oh JK, Appleton CP, Hatle LK, Nishimura RA, Seward JB, Tajik AJ. The noninvasive assesment of left ventricular diastolic function with two dimensional and doppler echocardiography. J Am Soc Echoc. 1997; 10:246-70.
34. Nishimura RA, Housmans MD, Hatle LK, Tajik AJ. Assesment of diastolic function of the heart: background and current applications of doppler echocardiography. Physiologic and pathophysiologic features. Mayo Clinic Proccedings. 1989; 64(Part I):71-81.
35. Rihal CS, Nishimura RA, Hatle LK, Bailey KR, Tajik A. J. Congestive heart failure/IV hipertrophy: systolic and diastolic dysfunction in patients with clinical diagnosis of dilated cardiomyopathy: relation to symptoms and prognosis. Circulation. 1994; 90(6):2772-9.
36. Vanoverscheld JJ, Raphael DA, Robert AR, Cosyns JR. Left ventricular filling in dilated cardiomyopathy: relation to functional class and hemodynamics. J Am Coll Cardiol. 1990; 15:1288-95.
37. Elliot P. Cardiomyopathy: diagnosis and management of dilated cardiomyopathy. Heart. 2000; 84:106-112.
38. Calvert CA, Pickus CW, Jacobs FJ, Brown J. Signalment, survival, and prognostic factors in Doberman Pinschers with end-stage cardiomyopathy. J Vet Int Med. 1997; 11(6):323-6.
39. Meurs K. Boxer dog cardiomyopathy: an update. Vet Clin North Am Small Animal Practice. 2004; 34 (5):1235-44.
40. Ware WA. Distúrbios do sistema cardiovascular. In: Nelson RW, Couto CG. Medicina interna de pequenos animais. 3ª ed. Rio de Janeiro: Elsevier, 2006. 1-202.
41. Tilley PT. Essentials of canine and feline electrocardiography. 3rd ed. Philadelphia: Lea & Febiger, 1992. 470 p.
42. Miller MS, Calvert CA. Special methods for analysis of arrhythmias. In: Tilley LP. Essentials of canine and feline electrocardiography. 3rd ed. Philadelphia: Lea & Febiger, 1992. p. 289-319.
43. Calvert CA. Long-term ambulatory electrocardiographic monitoring as an aid in the diagnosis of occult cardiomyopathy in Doberman Pinschers. Proceedings of the 9th ACVIM Forum. New Orleans: LA, 1991. p. 691-2.
44. Calvert CA. Diagnosis and management of ventricular tachyarrhythmias in Doberman Pinschers with cardiomyopathy. In: Bonagura JD, Kirk RW. Current veterinary therapy. 12th ed. Philadelphia: W.B Saunders, 1995. 799-806.
45. Moreira DAR. Arritmias cardiacas: clínica, diagnóstico e terapêutica. 1ª ed. São Paulo: Artes Médicas, 1995. p. 39-88.
46. Podrid PJ, Kowey PR. Arritmias cardíacas. 1ª ed. Rio de Janeiro: Medsi, 2000. 482p.
47. Sisson D, Thomas WP, Keene BW. Primary myocardial disease in the dog. In: Ettinger SJ, Feldman EC. Textbook of veterinary internal medicine: diseases of the dog and cat. 5th ed. Philadelphia: W.B. Saunders, 2000. p. 874-95.
48. Calvert CA, Pickus CW, Jacobs GJ, Brown J. Signalment, survival and prognostic factors in Doberman Pinschers with end-stage cardiomyopathy. J Vet Int Med. 1997; 11(6):323-6.
49. Boon J.A. Manual of veterinary echocardiography. Baltimore: Williams & Wilkins, 1998. 478 p.
50. Monnet E, Orton EC, Salman M, Boon J. Idiopathic dilated cardiomyopathy in dogs: survival and prognostic indicators. J Vet Int Med. 1995; 9:12-7.
51. Boon J.A. Veterinary echocardiography. 2nd ed. Wiley-Blackwell, 2011. 610 p.
52. Boon JA, Wingfield WE, Miller CW. Echocardiographic indices in the normal dog. Vet Radiol. 1983; 24(5): 214-21.
53. Morcerf FA. Ecocardiografia. 2ª ed. Rio de Janeiro: Revinter, 1996. 671p.
54. Weymann AE. Principles and practice of echocardiography. Philadelphia: Lea & Febiger, 1994.
55. Pereira GG, Goldfeder GT, Oliveira VCM, Prada DG, Yamaki FL, Larsson MHMA. Pulsed tissue Doppler evaluation in dogs with idiopathic dilated cardiomyopathy. J Vet Int Med. 2009; 23(3):748.
56. Chetboul V, Gouni V, Sampedrano CC, Tissier R, Puchelon JL. Assessment of regional systolic and diastolic myocardial function using tissue Doppler and strain imaging in dogs with dilated cardiomyopathy. J Vet Int Med. 2007; 21(4):719-30.
57. Yamato RJ. Avaliação ecocardiográfica com "Doppler"tecidual, "Strain Rate" e "Strain" de cães da raça Golden Retriever com distrofia muscular (GR-MD) [tese]. São Paulo: Faculdade de Medicina Veterinária e Zootecnia, Universidade de São Paulo; 2008.
58. Tvarijonaviciute MJ, Del Palacio F, Talavera J, Martinez JJ. Serum C-reactive protein and brain natriuretic peptide concentrations in dogs with cardiac diseases and congestive heart failure at different stages. J Vet Int Med. 2007; 21(6):14.
59. Oyama M, Sisson D. Cardiac troponin-I concentration in dogs with cardiac disease. J Vet Int Med. 2004; 18:831-9.
60. Spratt DP, Mellanby RJ, Drury N, Archer J. Cardiac troponin I: evaluation of a biomarker for the diagnosis of heart disease in the dog. J Small Anim Pract. 2005; 46(3):139-45.
61. Oyama M, Sisson D, Solter P. Prospective screening for occult cardiomyopathy in dogs by measurement of plasma atrial natriuretic peptide, B-type natriuretic peptide, and cardiac troponin-I concentrations. Am J Vet Res. 2007; 68(1):42-7.

62. Opie LH, Gersh BJ. Drugs for the heart. 5th ed. Philadelphia: W.B Saunders, 2001. 426p.
63. Packer M, Gheorghiade M, Young JB *et al.* Withdrawal of digoxin from patients wih chronic heart failure treated with angiotensin-converting-enzyme inhibitors. radiance study. N Engl J Med. 1993;329:1-7.
64. Young JB, Gheorghiade M, Uretsky BF *et al.* Superiority of "triple" drug therapy in heart failure: insights from the proved and radiance trials. Prospective Randomized Study of Ventricular Function and Efficacy of Digoxin. Randomized Assessment of Digoxin and Inhibitors of Angiotensin-Converting Enzyme. J Am Coll Cardiol. 1998; 32:686-92.
65. Uretsky BF, Young JB, Shahidi FE *et al.* Randomized study assessing the effect of digoxin withdrawal in patients with mild to moderate chronic congestive heart failure: results of the PROVED trial. Proved Investigative Group. J Am Coll Cardiol. 1993; 22:955-62.
66. The Digitalis Investigation Group. The effect of digoxin on mortality and morbidity in patients with heart failure. N Engl J Med. 1997; 336:525.
67. Willerson JT, Hutton I, Watson JT *et al.* Influence of dobutamine on regional myocardial blood flow and ventricular performance during acute and chronic myocardial ischemia in dogs. Circulation. 1976; 53:828.
68. Fuentes VL. Use of pimobendan in the management of heart failure. Vet Clin North Am. 2004; 34:1145-55.
69. Lubsen J, Just H, Hjalmarsson AC, Framboise D, Remme WJ, Heinrich-Nols J. *et al.* Effect of pimobendan on exercise capacity in patients wih heart failure: main results from the Pimobendan in Congestive Heart Failure (PICO) trial. Heart. 1996;76 (3):230-1.
70. Kleemann R, Lebobinnec G, Bruyère D, Justus C, Schmidt H. Clinical efficacy of Vetmedin in comparison to digoxin for the treatment of congestive heart failure in dogs. In: Proceedings of the Fourth European Congress of the Federation of European Companion Animal Veterinary Association. Bologna: Italy, 1998.
71. Lombard CW. Pimobendan in congestive heart failure. In: Proceedings of The Forum of the American College of Veterinary Internal Medicine. Lakewood: CO; 2003.
72. Fuentes VL, Corcoran B, French A, Schober KE, Kleemann R, Justus CA. Double-blind, randomized, placebo-controlled study of pimobendan in Dogs with dilated cardiomyopathy. J Vet Int Med. 2002; 16:255-61.
73. Cove Study Group. Controlled clinical evaluation of enalapril in dogs with heart failure: results of the Cooperaiva Veterinary Enalapril Study Group. J Vet Int Med. 1995; 9:243-52.
74. Improve Study Group. Acute and short-term hemodynamic, echocardiographic, and clinical effects of enalapril maleate in dogs with naturally acquired heart failure: results of the Invasive Multicenter Prospective Veterinary Evaluation of Enalapril study. J Vet Int Med. 1995; 9:234-42.
75. Bench Study Group. The effect of benazepril on survival times and clinical signs of dogs with congestive heart failure: results of a multicentes, prospective, randomized, double-blind, placebo-controlled, long-term clinical trial. J Vet Cardiol. 1999; 1:7-18.
76. Abbott J. Betablockade in the management of systolic dysfunction. Vet Clin North Am Small Animal Practice. 2004; 34(5):1157-70.
77. Batlouni M, Ramires JAF. Bloqueadores Beta-Adrenérgicos. In: Batlouni M, Ramires JAF. Farmacologia e terapêutica cardiovascular. 2ª ed. São Paulo: Atheneu, 2004. 195-220.
78. Dandona P, Karne R, Ghanim H, Hamouda W, Aljada A, Magsino CH. Carvedilol inhibits reactive oxygen species generation by leukocytes and oxidative damage to amino acids. Circulation. 2000; 101:122-4.
79. Feuerstein GZ, Ruffolo Jr RR. Carvedilol, a novel multiple action antihypertensive agent with antioxidant activity and the potential for myocardial and vascular protection. Eur Heart J. 1995; 16: 38-42.
80. Rales Study. Pitt B, Zannad F, Remme WJ *et al.* For the Randomized Aldactone Evaluation Study Investigators. The effect of spironolactone on morbidity and mortality in patients with severe heart failure. N Eng J Med. 1999; 341:709-17.
81. Sliwa K, Woodiwiss A, Candy G, Badenhorst D, Libhaber C, Norton G *et al.* Effects of pentoxifylline on cytoikine profiles and left ventricular performance in patients with decompensated congestive heart failure secondary to idiopathic dilated cardiomyopathy. Am J Cardiol. 2002; 90 (15):1118-22.
82. Skudicky D, Bergemann A, Sliwa K, Candy G, Sareli P. Beneficial effects of pentoxifylline in patients with idiopathic dilated cardiomyopathy treated with angiotensin-converting enzyme inhibitors and carvedilol. Circulation. 2001; 103(27):1083-8.
83. Stickland K. Advances in antiarrhythmic therapy. Vet Clin North Am. 1998; 28(6): 1515-45.
84. Fazio S, Palmieri EA, Ferravente B, Bone F, Biondi B, Saccà L. Doxorubicin-induced cardiomyopathy treated with carvedilol. Clin Cardiol. 1998; 21:777-9.
85. Bélanger MC, Ouellet M Queney G, Moreau M. Taurine-deficient dilated cardiomyopathy in a family of Golden Retrievers. J Am Anim Hosp Assoc. 2005; 41:284-91.
86. Monnet E, Orton CO, Salman M, Boon J. Idiopathic dilated cardiomyopath in dogs: survival and prognostic indicators. J Vet Int Med. 1995; 9(1):12-17.
87. Tidholm A, Svensson H, Sylvén C. Survival and prognostic factors in 189 dogs with dilated cardiomyopathy. J Am Anim Hosp Assoc. 1997; 33(3):364-8.
88. Liu SK, Maron BJ, Tilley LP. Canine hypertrophic cardiomyopathy. J Am Vet Med Assoc. 1979; 74:708-13.
89. Marks CA. Hypertrophic cardiomyopathy in a dog. J Am Vet Med Assoc. 1993; 203(7):1020-9.
90. Thomas WP, Mathewson J, Suter PF, Reed JR, Meierhenty EF. Hypertrophic obstructive cardiomyopathy in a dog: clinical, hemodynamic, angiographic, and pathologic studies. J Am Anim Hosp Assoc. 1984; 20:253-60.

136 Cardiomiopatia Hipertrófica Felina

Maria Helena Matiko Akao Larsson

■ Definição

A cardiomiopatia hipertrófica (CMH) é, atualmente, a cardiopatia mais frequentemente diagnosticada em felinos, e se caracteriza por hipertrofia ventricular esquerda, sem dilatação. Hipertrofia miocárdica secundária também pode ocorrer, porém não é considerada CMH. Consiste na principal cardiopatia em felinos, apresentando altas mortalidade e letalidade,[1,2] associando-se ao desenvolvimento de insuficiência cardíaca, tromboembolismo e morte súbita. É uma doença miocárdica genética e fenotipicamente heterogênea,[3,4] caracterizada por aumento da massa ventricular esquerda, tanto pelo aumento na espessura da parede quanto pelo desarranjo histológico de miócitos e miofibrilas.[5] A CMH é uma doença miocárdica primária, causada por defeito sarcomérico dentro dos cardiomiócitos.[6]

■ Prevalência

No estudo retrospectivo realizado por Fries, Heaney e Meurs,[7] com o objetivo de determinar a prevalência do gene MYBPC3, foram analisadas 3.110 amostras de zaragatoas orais ou sangue, obtidas de animais de 21 países e incluindo 17 raças de gatos. Os resultados indicaram que 100% das amostras positivas eram de gatos da raça Maine Coon e que a prevalência da mutação (heterozigotos ou homozigotos) é muito similar nos diversos países estudados, sugerindo uma taxa de 34% para gatos da referida raça. Nos EUA, vários autores afirmam que a prevalência de CMH felina é semelhante, independentemente da região geográfica, representando de 58 a 68% dos casos de cardiomiopatias.[6] No Serviço de Cardiologia do Hospital Veterinário da Faculdade de Medicina Veterinária, no período de agosto/1998 a dezembro/2010, foram atendidos e diagnosticados 134 casos de cardiomiopatias em felino, assim distribuídos: 104 de CMH, 16 de cardiomiopatia não classificada (CMNC), nove de cardiomiopatia restritiva (CMR) e cinco de cardiomiopatia dilatada (CMD).

■ Epidemiologia

Assim como em humanos, a CMH em felinos é uma afecção herdada em algumas raças, envolvendo gene autossômico dominante, a exemplo do Ragdoll, do Maine Coon e do Americano de pelo curto.[6] Existem outras raças predispostas, quais sejam: British Shorthair, Norvergian Forest, Turkish Van, Bengal, Siberian, Scotish Fold.[6] No Serviço de Cardiologia do Hospital Veterinário da Faculdade de Medicina Veterinária da Universidade de São Paulo, 104 casos de CMH foram mais comumente diagnosticados em gatos sem definição racial (57,7%), Persas (24,0%) e Siameses (14,4%) e outras raças (3,9%). A CMH é mais frequentemente diagnosticada em gatos de meia-idade e em machos,[8-10] embora possa ser observada em gatos com menos de 6 meses de idade bem como em outros com mais de 16 anos.[10]

Ainda segundo Kienle,[10] gatos Maine Coon desenvolvem doença grave, sendo que os machos afetados chegam a estágio terminal ao redor de 2 anos de idade, mais precocemente que as fêmeas.

■ Etiologia

Em felinos, a etiologia é desconhecida na maioria dos casos de CMH.[6] Em alguns gatos da raça Maine Coon, a CMH é uma afecção de herança autossômica dominante.[7] Redução na miomesina (proteína do sarcômero) e mutação no gene que codifica a proteína C ligante da miosina (MYBPC3) são alterações encontradas em gatos com CMH da referida raça.[11] O sequenciamento do DNA revelou uma simples troca no par de bases (G por C) no códon 31 (éxon 3) de gatos afetados. Essa mutação no MYBPC3 resulta em troca do aminoácido alanina por prolina na estrutura proteica, que acarreta na modificação estrutural e funcional da proteína[12] e se constitui na principal causa de CMH em humanos, ocorrendo em cerca de 14 a 26% dos casos de origem familial. A penetrância incompleta é comum neste tipo de mutação, tornando o diagnóstico ecocardiográfico mais difícil em indivíduos heterozigotos.[10] Segundo Chetboul *et al.*,[13] gatos da raça Maine Coon com CMH mimetizam os aspectos hereditários, a expressão fenotípica, a história natural e as características fisiopatológicas observadas na CMH humana de origem familial. A CMH também é bastante prevalente em outras raças como Ragdoll, American Shorthair e, provavelmente, na Persa; mas também é relatada em gatos sem definição racial.[14] A CMH tem maior probabilidade de ser hereditária, quando diagnosticada em animais de raça pura, embora possa acometer animais sem definição racial.[10]

Outras causas de hipertrofia miocárdica devem ser excluídas antes do diagnóstico de CMH.[15] Hipertensão arterial sistêmica e hipertireoidismo são as principais causas de hipertrofia miocárdica secundárias em felinos, e ambas devem ser excluídas para que se possa fazer o diagnóstico de CMH idiopática.[16] Outras causas secundárias de hipertrofia ventricular incluem estenose aórtica e acromegalia, além das doenças miocárdicas infiltrativas.[17]

■ Fisiopatologia

O espessamento miocárdico que ocorre na CMH causa aumento da rigidez ventricular e desenvolvimento de alterações no relaxamento. A fibrose e a estrutura celular miocárdica desorganizada também podem contribuir com o desenvolvimento de rigidez anormal do ventrículo.[18] Há alteração no enchimento ventricular esquerdo e pressões diastólicas aumentadas são necessárias devido à rigidez e à menor distensibilidade ventricular.[14,19] O relaxamento inicial (ativo) é mais lento ou incompleto, principalmente se houver isquemia miocárdica, aumentando o tempo de relaxamento isovolumétrico (TRIV) (Figura 136.1), o que diminui o preenchimento ventricular inicial e aumenta a importância da contração atrial.[20] Acredita-se que a disfunção diastólica seja a principal anormalidade observada na CMH.[21]

O átrio geralmente aumenta de tamanho, mas o volume ventricular esquerdo permanece normal ou diminuído.[22] Os gatos com CMH apresentam hipertrofia do septo interventricular e da parede livre do ventrículo esquerdo (VE). A hipertrofia é simétrica na maioria dos casos, mas alguns gatos apresentam hipertrofia septal assimétrica, enquanto em outros a hipertrofia é limitada à parede livre ou aos músculos papilares.[23] Alguns gatos também apresentam obstrução dinâmica do fluxo de saída do VE (CMH obstrutiva) durante a sístole, provocando um gradiente de pressão sistólico entre o ventrículo e a via de saída.[20] A obstrução do fluxo de saída durante a sístole aumenta o estresse de parede e a demanda miocárdica de oxigênio, promovendo o desenvolvimento de isquemia miocárdica.[24] A regurgitação mitral, exacerbada por forças que tendem a deslocar o folheto anterior em direção ao septo interventricular durante a ejeção (movimento anterior sistólico da valva mitral; fenômeno de Venturi), aumenta ainda mais o volume e a pressão atriais esquerdos, podendo ocasionar congestão e edema pulmonar.[25] Certo grau de insuficiência tricúspide também pode ser observado em casos de CMH.[20] Frequências cardíacas elevadas interferem ainda mais no enchimento ventricular esquerdo e podendo piorar a isquemia miocárdica, causando congestão venosa por encurtamento do período de enchimento diastólico.[26] A contratilidade, ou função sistólica, geralmente se encontra normal nos afetados, porém, alguns gatos apresentam disfunção sistólica regional secundária ao infarto ou à isquemia miocárdica;[6] átrio esquerdo dilatado predispõe à formação de trombo, que pode causar tromboembolismo sistêmico, quando deslocado. Estase sanguínea e átrio esquerdo aumentado de volume são considerados fatores de risco para tromboembolismo.[20]

Manifestações clínicas

Gatos com CMH podem apresentar-se clinicamente de várias formas, a saber: com manifestações sutis até sinais moderados a graves de insuficiência cardíaca (IC), com sinais de doença tromboembólica, ou, ainda, alguns mantêm-se totalmente assintomáticos.[10] Animais doentes geralmente apresentam manifestações de edema pulmonar que incluem taquipneia, intolerância ao exercício e dispneia; a observação de efusão pleural é menos frequente. Tosse, muitas vezes confundida com êmese, é raramente observada.[10] Síncope e, menos comumente, morte súbita também podem ser observadas.[27,28]

A maioria dos felinos com CMH apresenta sopro à auscultação, sopro este resultante de insuficiência mitral e/ou obstrução da via de saída do VE, embora em alguns casos, mesmo na hipertrofia ventricular importante, não se evidencie sopro cardíaco.[10,20] O sopro causado pela obstrução dinâmica da via de saída de VE varia de intensidade segundo o grau de obstrução.[20] Animais compensados, submetidos ao estresse devido à anestesia, cirurgia, fluidoterapia ou com doenças sistêmicas (febre ou anemia), podem descompensar tornando-se sintomáticos.[28] De modo geral, arritmias cardíacas são incomuns e o pulso femoral forte, a menos que o quadro esteja complicado com tromboembolismo aórtico distal. A auscultação pulmonar revela estertores pulmonares exacerbados e, quando ocorre edema pulmonar, cianose pode ser observada.

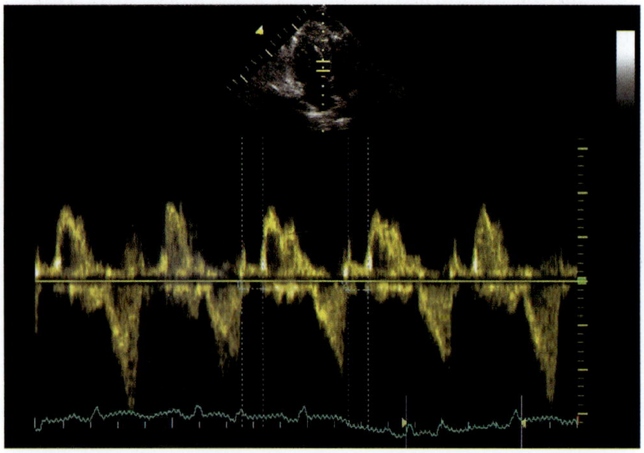

Figura 136.1 Exame ecodopplercardiográfico evidenciando tempo de relaxamento isovolumétrico (TRIV) aumentado em gato com cardiomiopatia hipertrófica. (Serviço de Cardiologia do VCM-HOVET-USP.)

Diagnóstico

Radiografia torácica

Cardiomegalia constitui-se na alteração radiográfica mais frequente em casos moderados e graves de CMH. Pode-se determinar a cardiomegalia pelo método do *vertebral heart size*; o aumento do átrio esquerdo (AE) é bem evidenciado na posição dorsoventral ou ventrodorsal, bem como o coração de São Valentim (*Valentine shape*) (Figura 136.2), ao passo que o aumento de VE é variável.[10,20,29]

A radiografia torácica pode evidenciar também edema pulmonar, mais frequentemente que derrame pleural.

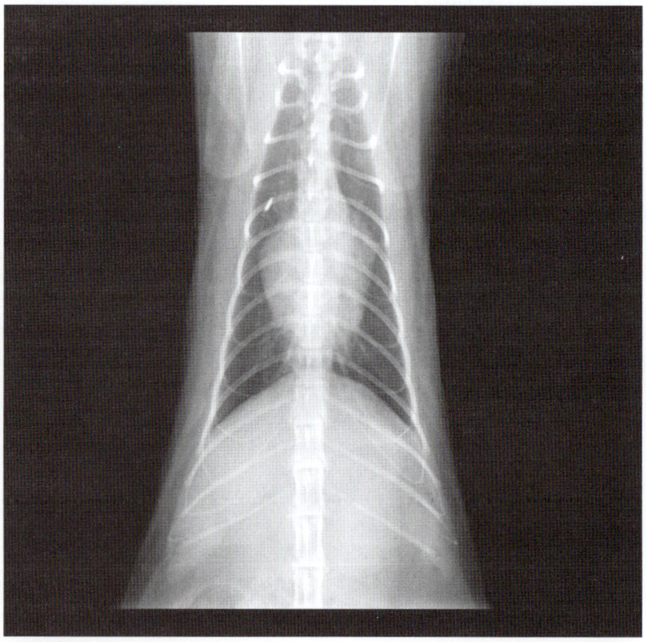

Figura 136.2 Radiografia torácica ventrodorsal de gato com cardiomiopatia hipertrófica evidenciando aumento de cavidades atriais (coração de São Valentim). (Serviço de Imagem do VCM-HOVET-USP.)

Eletrocardiograma

O eletrocardiograma é pouco sensível no diagnóstico de CMH felina, pois apesar de poder evidenciar aumento de AE e de VE, desvios do eixo para esquerda, arritmias supraventriculares e defeitos de condução intraventricular, essas alterações não são marcantes em muitos animais com CMH.[6,20] Dentre essas alterações eletrocardiográficas, o autor tem observado, mais comumente, os distúrbios de condução intraventricular, como bloqueio fascicular anterior e bloqueios de ramos direito (Figura 136.3) e esquerdo.

Ecocardiograma

Indubitavelmente, o ecocardiograma consiste no melhor meio diagnóstico para avaliação da anatomia e função cardíacas, constituindo-se no melhor meio diagnóstico não invasivo para a diferenciação de CMH de outras cardiomiopatias, pois permite a observação de áreas de hipertrofia na parede ventricular, no septo interventricular ou nos músculos papilares (Figuras 136.4 e 136.5), além de auxiliar na caracterização de anormalidades funcionais sistólicas ou diastólicas.[30]

A obstrução da via de saída de VE, devido à hipertrofia septal, é fácil de ser identificada na janela intercostal, eixo longo. O tecido septal espessado forma uma protuberância no trato da via de saída de VE e, consequentemente, turbulência do fluxo sanguíneo, que pode ser identificada na via de saída de VE ou na aorta proximal, usando o modo Doppler ou Doppler colorido. Nesses casos, o estudo com modo Doppler identifica, em geral, aumento na velocidade do fluxo aórtico (Figuras 136.6 e 136.7).

Animais com disfunção diastólica apresentam diminuição de relaxamento do VE, evidenciada pela redução da onda E do fluxo da valva mitral quando comparada com a velocidade da onda A (Figura 136.8). A técnica ultrassonográfica, denominada *Tissue Doppler Imaging* (TDI) ou Doppler tecidual, possibilita a quantificação do movimento miocárdico. Nos sistemas de imagem TDI, os sinais captados não passam pelo filtro (que elimina sinais de baixa frequência), tornando possível a mensuração de baixas velocidades compatíveis com a velocidade apresentada pelo miocárdio.[31] Enquanto a ecocardiografia tradicional utiliza o Doppler para quantificar a velocidade do fluxo sanguíneo no interior do coração e vasos, a ecocardiografia tecidual utiliza os mesmos conceitos para mensurar a velocidade do movimento miocárdico.[32]

Segundo Koffas *et al.*,[33] o TDI é capaz de detectar alterações funcionais sistólicas e diastólicas em determinados segmentos do miocárdio com áreas não hipertrofiadas da parede ventricular em gatos com CMH espontânea ou geneticamente determinada. A função diastólica é avaliada, principalmente, pela mensuração da velocidade de enchimento ventricular rápido (onda E) na região do anel mitral (Em). Gatos com CMH apresentam menores valores de Em quando comparados com gatos normais.[34] Gavaghan *et al.*[35] demonstraram, com ecocardiografia na modalidade TDI, que alguns gatos com CMH apresentam diminuição das velocidades miocárdicas sistólicas e diastólicas, diminuição nos gradientes de velocidade e prolongamento do tempo de relaxamento isovo-

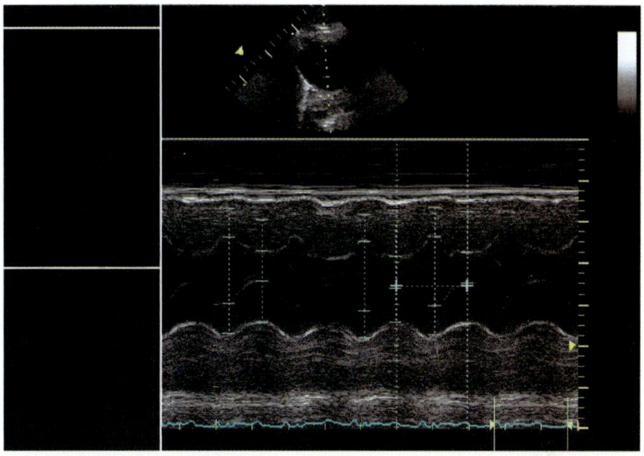

Figura 136.4 Exame ecocardiográfico em modo M evidenciando hipertrofia concêntrica de ventrículo esquerdo, de grau moderado, em gato com cardiomiopatia hipertrófica. (Serviço de Cardiologia do VCM-HOVET-USP.)

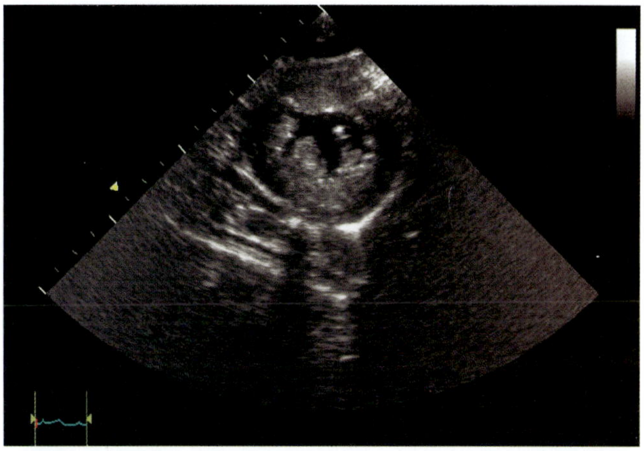

Figura 136.5 Exame ecocardiográfico em modo bidimensional mostrando hipertrofia concêntrica de ventrículo esquerdo em gato com cardiomiopatia hipertrófica. (Serviço de Cardiologia do VCM-HOVET-USP.)

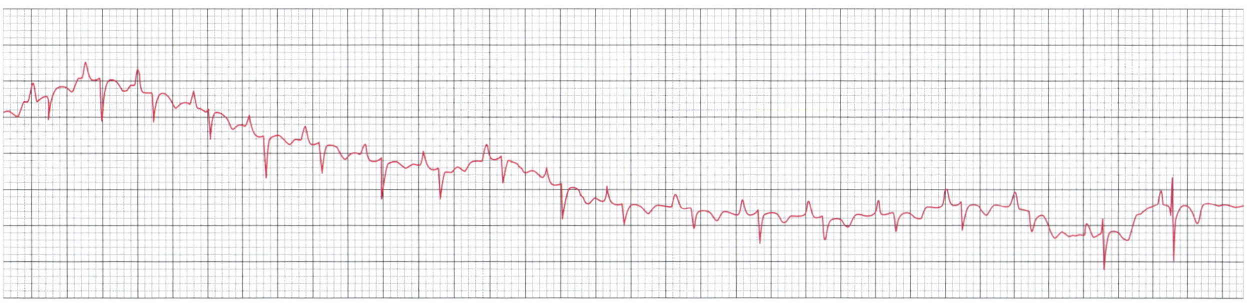

Figura 136.3 Eletrocardiograma de gato com cardiomiopatia hipertrófica, derivação II, 25 mm/s, sensibilidade 1 cm = 1 mV, mostrando bloqueio de ramo direito. (Serviço de Cardiologia do VCM-HOVET-USP.)

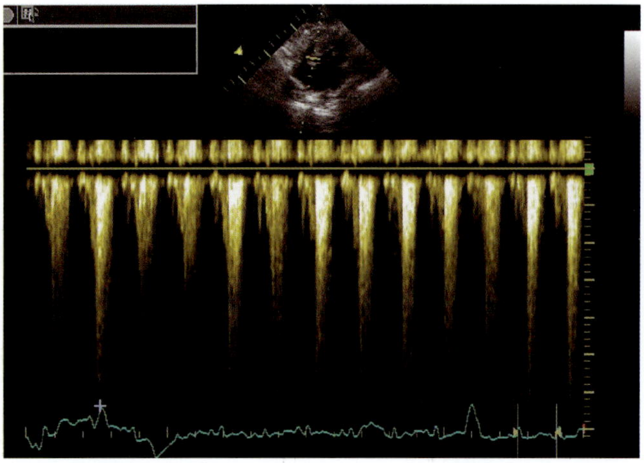

Figura 136.6 Exame ecodopplercardiográfico evidenciando aumento da velocidade do fluxo aórtico (obstrução de via de saída do ventrículo esquerdo) em gato com cardiomiopatia hipertrófica. (Serviço de Cardiologia do VCM-HOVET-USP.)

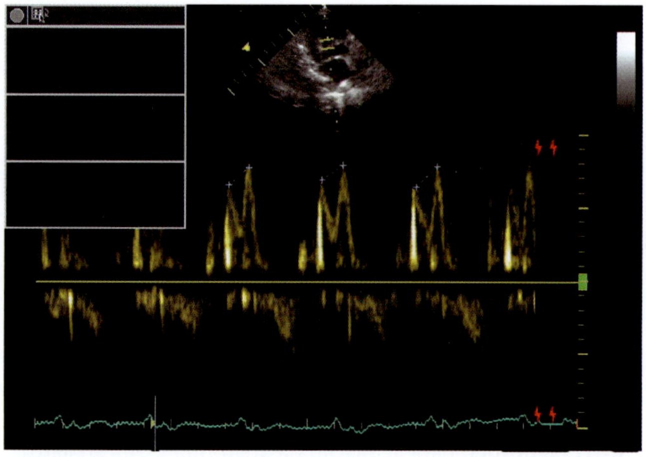

Figura 136.8 Exame ecodopplercardiográfico mostrando inversão das ondas E e A do fluxo da valva mitral, em gato com cardiomiopatia hipertrófica. (Serviço de Cardiologia do VCM-HOVET-USP.)

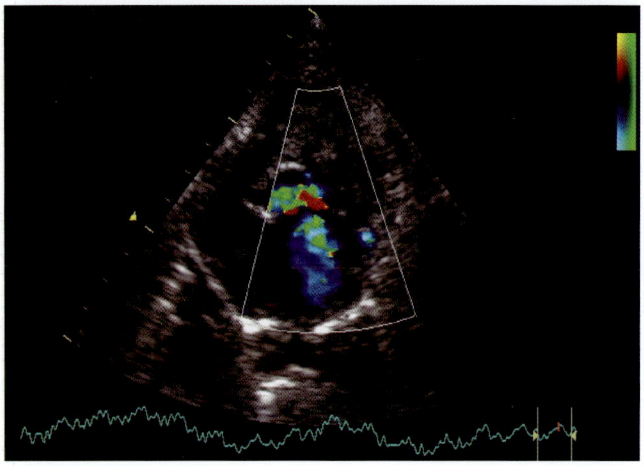

Figura 136.7 Exame ecodopplercardiográfico mostrando obstrução de via de saída de ventrículo esquerdo (*1*) e insuficiência valvar mitral (*2*) em gato com cardiomiopatia hipertrófica. (Serviço de Cardiologia do VCM-HOVET-USP.)

lumétrico quando comparados com gatos normais. As velocidades miocárdicas sistólicas e diastólicas, medidas por TDI, encontram-se reduzidas em pessoas que têm mutação causadora de cardiomiopatia hipertrófica, sem hipertrofia ventricular. Estas mesmas pessoas, avaliadas cerca de 2 anos depois, apresentaram hipertrofia ventricular esquerda. Assim, a utilização do TDI em humanos com CMH, permite avaliar disfunção diastólica antes mesmo do desenvolvimento de hipertrofia ventricular[15,36] e antes do desenvolvimento de manifestações clínicas.[37] TDI é capaz de detectar anormalidades sistólicas e diastólicas nos segmentos de parede ventricular esquerda antes mesmo do desenvolvimento de hipertrofia, em gatos com CMH e em gatos com hipertensão arterial.[38] Em humanos, Kato *et al.*[39] conseguiram diferenciar CMH idiopática de hipertrofia ventricular secundária à hipertensão arterial por meio do *strain rate*, que reflete alterações na contratilidade miocárdica e na propriedade lusinotrópica.[40]

Embora alguns estudos tenham demonstrado que a velocidade miocárdica Em no anel mitral, mensurada por TDI, é menor em Maine Coons homozigotos, para a mutação em relação aos Maine Coons heterozigotos, e nestes em relação aos gatos normais. De acordo com Sampedrano *et al.*,[11] o genótipo heterozigoto não está sempre associado à hipertrofia miocárdica ou às alterações diastólicas importantes; e os gatos sem a mutação no gene MYBPC3-A31P também podem desenvolver hipertrofia, sugerindo outras causas genéticas envolvidas. Uma diminuição significativa na relação E/A do segmento basal do septo interventricular foi observada em gatos Maine Coons heterozigotos para a mutação e sem hipertrofia, quando comparados com gatos normais sem hipertrofia, o que confirma a associação do genótipo heterozigoto com alterações regionais na função diastólica.[11] Segundo o estudo de McDonald *et al.*,[34] que avaliou parâmetros de TDI em gatos da raça Maine Coon normais ou portadores de mutação no MYBPC3 com ou sem hipertrofia ventricular, os valores de velocidade de Em (anel mitral) sofrem redução de acordo com presença ou ausência de hipertrofia. Gatos genotipicamente afetados, mas sem hipertrofia, apresentaram valores intermediários de Em entre gatos normais e gatos genotipicamente afetados e com hipertrofia, o que sugere que a fisiopatologia da CMH em Maine Coon é bastante similar à afecção dos humanos.

Velocidades de relaxamento miocárdico são reduzidas em pacientes humanos com CMH de origem familial, com ou sem hipertrofia ventricular,[41] e o TDI apresenta 100% de sensibilidade e 93% de especificidade na identificação de pacientes portadores de mutação para CMH e sem hipertrofia.[13] Portanto, o TDI é uma alternativa promissora que permite a diferenciação entre gatos normais e gatos afetados pela CMH.[33] No estudo de Chetboul *et al.*,[13] que avaliou parâmetros de ecocardiografia tecidual em gatos normais e afetados pela distrofia muscular hipertrófica, o TDI foi capaz de identificar disfunções longitudinais e radiais da parede ventricular esquerda, em gatos afetados ou apenas portadores da distrofia, demonstrando a alta sensibilidade do método em detectar anormalidades precoces.

Segundo Pellegrino,[42] gatos Maine Coon com CMH e sem manifestações clínicas de insuficiência cardíaca congestiva apresentam algumas alterações em índices de função sistólica e diastólica, obtidos por meio da ecocardiografia tecidual, nas modalidades Doppler tecidual pulsado, Doppler tecidual colorido e *strain*. Observou-se, também que os valores da ecocardiografia obtidos por essas modalidades, isoladamente, não permitem diferenciar, de forma fidedigna, gatos normais daqueles portadores de mutação, antes do desenvolvimento de hipertrofia biventricular.

▪ Marcadores cardíacos

Segundo Wilkins, Redondo e Brown,[43] os peptídios natriuréticos são liberados na circulação, como resultado do estresse miocárdio dos átrios – peptídio natriurético atrial (ANP) e ventrículos, peptídio natriurético ventricular (BNP). A pressão transmural constitui-se no estímulo primário para a liberação de ANP e, com a hipertrofia de miócitos, sua síntese torna-se elevada,[44] enquanto o aumento na concentração de BNP ocorre em pacientes com insuficiência cardíaca crônica, principalmente pelo estresse da parede ventricular e pelo aumento da pressão, pois os miócitos expressam e liberam peptídios natriuréticos em resposta ao aumento de pressão e sobrecarga de volume.[45] A sequência de aminoácidos do ANP é notadamente similar nas diferentes espécies; a mesma sequência de 28 aminoácidos é verificada em humanos, caninos, felinos, bovinos, suínos e ovinos. Assim, é possível utilizar *kits* humanos para mensuração de NT-proANP em cães e gatos.[46] Em contraste com a homologia demonstrada pelo ANP em diferentes espécies, a estrutura do BNP é completamente variável nos diferentes mamíferos.[47] A sequência de aminoácidos do BNP em cães e gatos é diferente quando comparada com a de humanos, por essa razão, os testes para mensuração do BNP humano não podem ser usados para cães e gatos.[48] Os peptídios natriuréticos medeiam diretamente a inibição da liberação de renina, pelos rins e da aldosterona pelo córtex da adrenal. Esses peptídios, quando liberados na circulação, estão conjugados com o seu respectivo amino ou N-terminal fragmentos e, por isso, são em geral chamados de NTpro-ANP e NTpro-BNP. Em geral, o ANP e o BNP são os marcadores mais sensíveis quando trata-se de doenças cardíacas.[48]

Fox *et al.*[45] realizaram um estudo com gatos normais e cardiopatas assintomáticos e detectaram aumento na concentração de NTpro-BNP no grupo de gatos cardiopatas, concluindo que a determinação de NTpro-BNP é uma ferramenta clínica importante para a avaliação de animais com cardiomiopatia assintomática. Em outro trabalho, Fox *et al.*[49] concluíram que esse marcador ajuda a diferenciar a dispneia de origem respiratória daquela de origem cardíaca. No estudo de Connoly *et al.*,[50] observou-se diferença na concentração de NTpro-ANP e, principalmente na de NTpro-BNP, quando da comparação de gatos normais com gatos cardiopatas assintomáticos e com gatos com insuficiência cardíaca. A maior detecção do aumento do NTpro-BNP pode ser justificada pelo remodelamento crônico do VE, resultante do aumento da pressão diastólica final. Esse fato também foi descrito por Biondo *et al.*,[26] que observaram maior concentração de BNP, mas não de ANP, a partir da imuno-histoquímica de corações de gatos com CMH. Segundo McLean *et al.*,[51] não há correlação entre a CMH e o aumento de ANP; porém, a maioria dos animais avaliados por esses autores era assintomática. Recentemente, Connoly *et al.*[50] e Zimmering *et al.*[52] concluíram que a determinação de NTpro-ANP pode ser usada para diferenciar cardiopatas com ou sem insuficiência cardíaca congestiva.

A troponina cardíaca I (cTnI) é uma proteína cardíaca miofibrilar intracelular, que é liberada na circulação quando existe perda da integridade de miócitos cardíacos, sendo, portanto, um marcador de morte celular e necrose. Quando da ocorrência de morte simultânea de um significativo número de miócitos cardíacos, há liberação de uma quantidade maior de troponina na circulação.[53] Segundo Sleeper, Clifford e Laster,[54] a estrutura da cTnI é altamente conservada entre as espécies e, portanto, os testes humanos para a troponina I podem ser utilizados em cães e gatos. Herndon *et al.*,[55] em um estudo utilizando análise fluorométrica para determinação de cTnI, concluíram que gatos com CMH apresentam aumento marcante na concentração de troponina plasmática quando comparados com gatos saudáveis.

A endotelina é um peptídio vasoconstritor potente e sua concentração plasmática aumenta em pacientes com insuficiência cardíaca congestiva (ICC), sendo que esse aumento se correlaciona com o grau de alteração hemodinâmica e funcional.[56] Outros efeitos da endotelina incluem proliferação celular, constrição vascular de musculatura lisa, hipertrofia de miócitos cardíacos e ativação de fibroblastos cardíacos, que se associam com as manifestações clínicas da IC e remodelamento patológico do coração.[57] Prosek *et al.*[58] validaram o uso de um *kit* ELISA humano em gatos, e demonstraram aumentos significativos na imunorreatividade em grupos de gatos com doenças cardíacas com ou sem sinais de IC, comparado com um grupo controle de animais sadios. Alguns estudos sugerem que a endotelina ou os marcadores da atividade do sistema endotelina são melhores indicadores de prognóstico que os peptídios natriuréticos.[59] Porém, mais estudos são necessários para demonstrar o verdadeiro significado do aumento da imunorreatividade da endotelina em pacientes felinos.[53]

▪ Tratamento

O tratamento de gatos com CMH baseia-se em:

- Melhorar o enchimento ventricular esquerdo
- Aliviar o quadro congestivo, controlar as arritmias
- Minimizar a isquemia
- Evitar o tromboembolismo.

Consegue-se melhorar o enchimento ventricular diminuindo a frequência cardíaca e promovendo relaxamento do VE. Furosemida é indicada no controle de edema pulmonar e derrame pleural, antiarrítmicos específicos são indicados em casos de arritmias cardíacas e o tromboembolismo é prevenido pela prescrição de terapia antitrombótica. Há duas classes de fármacos: os betabloqueadores e os bloqueadores de canais de cálcio, que se atribui a capacidade de melhorar tanto o enchimento ventricular como a *performance* cardíaca de gatos com CMH.[10] A escolha entre um betabloqueador e um bloqueador de cálcio deve ser baseada nas anormalidades específicas individuais e na resposta à terapia. Betabloqueadores são preferíveis em certas situações como infarto do miocárdio, obstrução da via de saída de VE, taquiarritmias e síncope e relativamente contraindicados quando de bradicardia e grave comprometimento da função contrátil.[20]

Dentre os betabloqueadores, o atenolol é o mais comumente preconizado na dose de 6,25 a 12,5 mg/gato, de 12 a 12 h, enquanto a dose de diltiazem é de 0,5 a 1,5 mg/kg, de 8 a 8 h, ou 3 mg/kg, 12 a 12 h. A dose de furosemida varia de acordo com o estágio de evolução da doença, isso é, se os sinais de insuficiência cardíaca são discretos, moderados ou graves, bem como a via de administração oral nos casos discretos e moderados e injetável naqueles graves. Em casos de derrame pleural, há de se realizar toracocentese para drenagem do líquido acumulado no espaço pleural.

Terapia anticoagulante deve ser indicada para gatos com evidência ecocardiográfica de contraste espontâneo, trombos intracardíacos ou para aqueles que tenham apresentado, previamente, quadro de tromboembolismo. As opções terapêuticas desses casos incluem: baixas doses de ácido acetilsalicílico

(3 a 8 mg/kg VO, 72 a 72 h; heparina sódica (200 a 250 U/kg SC, seguido de 200 a 300 U/kg SC, por 2 a 4 dias ou de acordo com a necessidade; heparina de baixo peso molecular (enoxaparina: 1 mg/kg SC, a cada 12 a 24 h ou delteparina: 100 U/kg SC, a cada 12 a 24 h).[20]

Prognóstico

O prognóstico de CMH baseia-se na apresentação clínica, nos achados ecocardiográficos e na resposta à terapia, isto é, na experiência clínica do profissional. Em animais assintomáticos com hipertrofia discreta a moderada do VE sem aumento de AE, o prognóstico é bom, com sobrevida média de 4 a 6 anos. De modo geral, gatos em insuficiência cardíaca secundária à CMH e aqueles com quadro de tromboembolismo aórtico têm mau prognóstico, sendo a sobrevida média após diagnóstico, respectivamente, de 3 e 2 meses.[10] Ainda, segundo Kienle,[10] os proprietários devem ser alertados quanto à possibilidade de morte súbita que, em alguns casos, constitui-se na primeira e única manifestação clínica da doença.

Referências

1. Koffas H, Dukes-McEwan J, Corcoran BM, Moran CM, French A, Sboros V *et al.* Peak mean myocardial velocities and velocity gradients measured by color M-mode tissue Doppler imaging in healthy cats. Journal of Veterinary Internal Medicine. 2003; 17:510-24.
2. Meurs KM, Sanchez X, David RM, Bowles NE, Towbin JA, Reiser PJ *et al.* A cardiac myosin binding protein C mutation in the Maine Coon cat with familial hypertrophic cardiomyopathy. Human Molecular Genetics. 2005; 14(23):3587-93.
3. Haggstrom J. Hypertrophic cardiomyopathy in cats- it used to be simple. Journal of Feline Medicine and Surgery. 2003; 5:139-141.
4. Baty CJ. Feline hypertrophic cardiomyopathy: an update. Veterinary Clinics of Small Animal. 2004; 34:1227-34.
5. Connolly DJ, Cannata J, Boswood A, Archer J, Groves EA, Neiger R. Cardiac troponin I in cats with hypertrophic cardiomyopathy. Journal of Feline Medicine and Surgery. 2003; 5:209-16.
6. Macdonald K, Myocaedial disease: feline. In: Ettinger SJ, Feldman EC. Textbook of Veterinary Internal Medicine. Saunders Elsevier: St Louis; 2010. 2:1328-41.
7. Fries R, Heaney AM, Meurs KM. Prevalence of the myosin-binding protein C mutation in Maine Coon cats. Journal of Veterinary Internal Medicine. 2008; 22:893-6.
8. Fox PR. Hypertrophic cardiopathy. Clinical and pathologic correlates. Journal of Veterinary Cardiology. 2003; 5:39-45.
9. Atkins CE, Gallo AM, Kurzman ID *et al.* Risk factors, vlinival signs, and survival in cats with clinical diagnosis of idiopathic hypertrophuc cardiomiopathy: 74 cases (1985-1989). Journal of American Veterinary Medical Association. 1992; 201:613-8.
10. Kienle RD. Feline cardiomiopathy. In: Tilley LP, Smith JR, FWK, Oyama MA, Sleeper MM. Manual of Canine and Feline Cardiology. Saunders Elsevier: St Louis. 2008; 151-75.
11. Sampedrano CC, Chetboul V, Mary J, Tissier R, Abitbol M, Serres F *et al.* Prospective echocardiography and tissue Doppler imaging screening of a population of Maine Coon cats tested for the A31P mutation in the myosin-binding protein C gene: a specific analysis of the heterozygous status. Journal of Veterinary Internal Medicine. 2009; 23:91-9.
12. Meurs KM, Norgard MM, Ederer MM, Hendrix KP, Kittleson MD. A substitution mutation in the myosin binding protein C gene in Ragdoll hypertrophic cardiomyopathy. Genomics. 2007; 90:261-4.
13. Chetboul V, Sampedrano CC, Gouni V, Nicolle AP, Pouchelon JL. Two-dimensional color tissue Doppler imaging detects myocardial dysfunction before occurrence of hypertrophy in a young Maine Coon cat. Veterinary Radiology and Ultrasound. 2006; 47(3):295-300.
14. Gundler S, Tidholm A, Häggström J. Prevalence of myocardial hypertrophy in a population of asymptomatic Swedish Maine coon cats. Acta Veterinaria Scandinavica. 2008; 50(22):1-6.
15. Oki T, Mishiro Y, Yamada H, Onose Y, Matsuoka M, Wakatsuki T *et al.* Detection of left ventricular regional relaxation abnormalities and asynchrony in patients with hypertrophic cardiomyopathy with hypertrophic cardiomyopathy with the use of tissue Dopper imaging. American Heart Journal. 2000; 139:487-502.
16. Simpson KE, Gunn-Moore DA, Shaw DJ, French AT, Dukes-McEwan J, Moran CM *et al.* Pulsed-wave Doppler tissue imaging velocities in normal geriatric cats and geriatric cats with primary or systemic diseases linked to specific cardiomyopathies in humans, and the influence of age and heart rate upon these velocities. Journal of Feline Medicine and Surgery. 2008; 8:1-12.
17. McDonald KA, Kittleson MD, Larson RF, Kass PH, Klose T, Wisner ER. The effect of ramipril on left ventricular mass, myocardial fibrosis, diastolic function, and plasma neurohormones in Maine Coon cats with familial hypertrophic cardiomyopathy without heart failure. Journal of Veterinary Internal Medicine. 2006. 20:1093-105.
18. McDonald KA, Kittleson MD, Kass PH. Effect of spironolactone on diastolic function and left ventricular mass in Maine Coon cats with familial hypertrophic cardiomyopathy. Journal of Veterinary Internal Medicine. 2008; 22:335-41.
19. Severino S, Caso P, Cicala M, Galderisi M, Simone L, D´Andrea D *et al.* Involvement of right ventricle in left ventricular hypertrophic cardiomyopathy: analysis by pulsed Doppler tissue imaging. European Journal of Echocardiography. 2000; 1:281-8.
20. Ware W. Myocardial diseases of the cat. In: ___Cardiovascular disease in small animal medicine. London: Manson Publishing Ltd; 2007. 300-19.
21. Koffas H, McEwan JD, Corcoran BM, Moran CM, French A, Sborost V *et al.* Colour M-mode tissue Doppler imaging in healthy cats and cats with hypertrophic cardiomyopathy. Journal of Small Animal Practice. 2008; 49:330-8.
22. Ferasin L. Feline myocardial disease. Journal of Feline Medicine and Surgery. 2008. Special sample issue. 3-13.
23. Kittleson MD, Meurs KM, Munro MJJ *et al.* Familial hypertrophic cardiomyopathy in Maine Coon cats: an animal model of human disease. Circulation. 1999; 99:3172-80.
24. Kittleson MD. Hyperrtophic cardiomyopathy. In: Kittleson MD, Kienle RD. Small Animal Cardiovascular Medicine. Mosby: St Louis, 1998. 347-362.
25. Fox PR. Feline Cardiomyopathies. In: Fox PR, Sisson D, Moise NS. Textbook of canine and feline cardiology- principles and clinical practice, 1999. 2ª ed. 621-78.
26. Biondo AW, Ehrhart EJ, Sisson DD, Bulmer BJ, De Moraes HAS, Solter PF. Immunohistochemistry of atrial and brain natriuretic peptides in control cats and cats with hypertrophic cardiomyopathy. Veterinary Pathology. 2003; 40:501-6.
27. Baty CJ, Malarkey DE, Atkins CE. *et al.* natural history of hypertrophic cardiomyopathy and aortic tromboembolism is a family of domestic shorthair cats. Journal of Veterinary Internal Medicine. 2001; 15:595-9.
28. Rush JE, Freeman LKM, Fenollosa NK *et al.* Population and survival characteristics of cats with hypertrophic cardiomyopaty: 260 cases (1990-1999). Journal of American Veterinary Medical Association. 2002; 220:202-7.
29. Bonagura JD. Cardiovascular diseases. In: Sherding RG. The Cat. Diseases and Clinical Management. 2ª ed. Churchill Livingstone: New York, 1994. 819.
30. Simpson KE, Devine BC, Gunn-Moore DA, French AT, Dukes-McEwan J, Koffas H *et al.* Assessment of the repeatability of feline echocardiography using conventional echocardiography and spectral pulse-wave Doppler tissue imaging techniques. Veterinary Radiology and Ultrasound. 2007; 48(1):58-68.
31. Hori Y, Yamano S, Iwanaga K, Kano T, Tanabe M, Uechi M *et al.* Evaluation of plasma C-terminal atrial natriuretic peptide in healthy cats and cats with heart disease. Journal of Veterinary Internal Medicine. 2008; 22:135-9.
32. Cardim N, Oliveira AG, Longo S, Ferreira T, Pereira A, Reis RP *et al.* Doppler tissue imaging: regional myocardial function in hypertrophic cardiomyopathy and athlete´s heart. Journal of American Society of Echocardiography. 2003; 16:223-32.
33. Koffas H, McEwan JD, Corcoran BM, Moran CM, French A, Sborost V *et al.* Colour M-mode tissue Doppler imaging in healthy cats and cats with hypertrophic cardiomyopathy. Journal of Small Animal Practice. 2008; 49:330-8.
34. McDonald KA, Kittleson MD, Kass PH, Meurs KM. Tissue Doppler imaging in Maine Coon cats with a mutation of myosin binding protein C with or without hypertrophy. Journal of Veterinary Internal Medicine. 2007; 21:232-7.
35. Gavaghan BJ, Kittleson MD, Fisher KJ, Kass PH, Gavaghan MA. Quantification of left ventricular diastolic wall motion by Doppler tissue imaging in healthy cats and cats with cardiomyopathy. American Journal of Veterinary Research. 1999; 60:1478-86.

36. Toro R, Perez-Isla L, Doxastaquis G, Barba MA, Gallego AR, Pintos G *et al.* Clinical usefulness of tissue Doppler imaging in predicting preclinical Fabry cardiomyopathy. International Journal of Cardiology. 2009; 132:38-44.
37. Abecasis J, Dourado R, Arroja I, Azevedo J, Silva A. Utility of tissue characterization in apical hypertrophic cardiomyopathy diagnosis. European Journal of Echocardiography, 2008. Case report. 1-4.
38. Sampedrano CC, Chetboul V, Gouni V, Nicolle AP, Pouchelon JL, Tissier R. Systolic and diastolic myocardial dysfunction in cats with hypertrophic cardiomyopathy or systemic hypertension. Journal of Veterinary Internal Medicine. 2006; 20:1106-15.
39. Kato TS, Noda A, Izawa H, Yamada A, Obata K, Nagata K *et al.* Discrimination of nonobstructive hypertrophic cardiomyopathy from hypertensive left ventricular hypertrophy on the basis of strain rate imaging by tissue Doppler ultrasonography. Circulation. 2004; 110:3808-14.
40. Paraskevaidis IA, Panou F, Papadopoulos C, Farmakis D, Parissis J, Ikonomidis I *et al.* Evaluation of left atrial longitudinal function in patients with hypertrophic cardiomyopathy: a tissue Doppler imaging and two-dimensional strain study. Heart. 2008. 95:483-9.
41. McDonald KA, Kittleson MD, Kass PH, Meurs KM. Tissue Doppler imaging in Maine Coon cats with a mutation of myosin binding protein C with or without hypertrophy. Journal of Veterinary Internal Medicine. 2007; 21:232-7.
42. Pellegrino, A. Ecocardiografia tecidual em gatos Maine Coon geneticamente testados para a cardiomiopatia hipertrófica [tese] São Paulo: Universidade de São Paulo, Faculdade de Medicina Veterinária e Zootecnia; 2010.
43. Wilkins MR, Redondo J, Brown LA. The matriuretic-peptide family. Lancet. 1997; 349:1307-10.
44. Yasue H, Yoshimura M, Sumida H, Kikuta K, Kugiyama K, Jougasaki M *et al.* Localization and mechanism of secretion of B-type natriuretic peptide in comparison with those of A-type natriuretic peptide in normal subjects and patients with heart failure. Circulation. 1994; 90:195-203.
45. Fox PR, Oyama MA, Macdonald K, Reynolds CA. Assessment of NTproBNP concentration in asymptomatic cats with cardiomyopathy (abstract). Journal of Veterinary Internal Medicine. 2008; 22:759.
46. Biondo AW, Liu ZL, Wiedemeyer CE, Morais HAS, Sisson DD, SOLTER PE. Genomic sequence and cardiac expression of atrial natriretic peptide in cats. American Journal Veterinary Research. 2002; 63:236-40.
47. Liu LZ, Wiedmeyer CE, Sisson DD, Solter PF. Cloning and characterization of feline brain natriuretic peptide. Gene. 2002; 292:183-90.
48. Sisson DD. Neuroendocrine evaluation of cardiac disease. Veterinary Clinics of North America: Small Animal Practice. 2004; 34:1105-26.
49. Fox PR, Oyama MA, Reynolds C, Rush JE, Defrancesco TC, Keene B *et al.* Utility of plasma N-terminal pro-brain natriuretic peptide (NT-proBNP) to distinguish between congestive heart failure and non-cardiac causes of acute dysnea in cats. Journal of Veterinary Cardiology. 2009; 11(1):S51-S61.
50. Connolly DJ, Magalhaes RJS, Syme HM, Boswood A, Fuentes VL, Chu L *et al.* Circulating natriuretic peptides in cats with heart disease. Journal of Veterinary Internal Medicine. 2008; 22:96-105.
51. Maclean H, Abbot JA, Ward DL, Huckle WR, Sisson DD, Pyle RL. N-terminal atrial natriuretic peptide immonoreactivity in plasma of cats with hypertrophic cardiomyopathy. Journal of Veterinary Internal Medicine. 2006; 20:284-9.
52. Zimmering TM, Meneses F, Nolte IJ, Simon D. Measurement os N-terminal proatrial natriuretic peptide in plasma of cats with and without cardiomyopathy. American Journal Veterinary Research. 2009; 70:216-22.
53. Boswood A. Editorial: The rise and fall of the cardiac biomarker. Journal of Veterinary Internal Medicine. 2004; 18:797-799.
54. Sleeper MM, Clifford CA, Laster LL. Cardiac troponin I in the normal dog and cat. Journal of Veterinary Internal Medicine. 2001; 15:501-3.
55. Herndon WE, Kittleson MD, Sanderson K, Drobatz KJ, Clifford CA, Gelzer A *et al.* Cardiac troponin I in feline hypertrophic cardiomyopathy. Journal of Veterinary Internal Medicine. 2002; 16:558-64.
56. Pacher R, Bergler-Klein J, Globits S, Teufelabauer H, Chuller M, Krauter A, Ogris E *et al.* Plasma big endothelin-1 concentration in congestive heart failure patients with or without hypertension. The American Journal of Cardiology. 1993; 71:1293-9.
57. Bogoyevitch MA, Glennon PE, Andersson MB, Clerk A, Lazou A, Marshall C *et al.* Endothelin-1 and fibroblast growth factors stimulate the mitogen-activated protein kinase signaling cascade in cardiac myocytes. The potential role of the cascade in the integration of two signaling pathways leading to myocyte hypertrophy. The Journal of Biological Chemistry. 1994; 269:1110-9.
58. Prosek R, Sisson DD, Oyama M, Biondo AW, SOLTER P F. Measurements of plasma endothelin immunoreactivity in healthy cats and cats with cardiomyopathy. Journal of Veterinary Internal Medicine. 2004; 18:826-30.
59. Selvais PL, Robert A, Ahn S, Linden FV, Ketelslegers JM, Pouleur H *et al.* Direct comparison between endothelin-1, N-terminal proatrial natriuretic factor, and brain peptide as prognostic markers of survival in congestive heart failure. Journal of Cardiac Failure. 2000; 6:201-7.

137 Afecções Pericárdicas e Neoplasias Cardíacas

Guilherme Gonçalves Pereira, Maria Helena Matiko Akao Larsson

Introdução

As doenças pericárdicas em cães e gatos são cada vez mais frequentes na rotina clínica veterinária. Isto muito se deve à maior precisão diagnóstica, com o emprego da ecocardiografia na medicina veterinária de pequenos animais. Por meio desta ferramenta, foi possível não apenas o diagnóstico precoce, mas a constatação, *antemortem*, de que grande parte das afecções pericárdicas está relacionada com a presença de neoplasias cardíacas. Por conseguinte, tais enfermidades serão tratadas neste mesmo capítulo.

Anatomia e fisiologia

O pericárdio é uma membrana que recobre o coração e é dividido em camadas: visceral, parietal e fibrosa. O pericárdio visceral é a camada interna, em contato direto com o miocárdio. Também é denominado epicárdio e constitui uma membrana serosa e fina. O pericárdio parietal representa uma camada intermediária de tecido serofibroso, também chamada de saco pericárdico. O pericárdio fibroso representa a camada externa, composta por uma grossa camada de fibras colágenas, unindo-se à camada adventícia dos grandes vasos da base cardíaca e ao ligamento frenicopericárdico, que une o ápice pericárdico ao diafragma.[1] O espaço entre o epicárdio e o saco pericárdico é conhecido como espaço pericárdico. Uma pequena quantidade de líquido pericárdico preenche este espaço em condições normais. Tal líquido tem função lubrificante, reduzindo o atrito do músculo cardíaco com o saco pericárdico, é pobre em proteínas e apresenta baixa celularidade.

Apesar de não ser essencial à vida, o pericárdio tem algumas funções conhecidas. A primeira é ligamentosa, ajudando o coração a manter posição fixa dentro do tórax. Ainda, o pericárdio exerce a função de membrana, protegendo o coração de agentes infecciosos e de células neoplásicas presentes nos tecidos adjacentes. Por fim, o pericárdio contribui para a atividade mecânica cardíaca, evitando a excessiva distensão ventricular diastólica e diminuindo o risco de ruptura cardíaca.[2]

Doenças pericárdicas congênitas

As doenças pericárdicas congênitas são pouco frequentes em cães e gatos. Dentre elas, destacam-se a hérnia diafragmática peritoniopericárdica, os cistos intrapericárdicos benignos e os defeitos ou falhas na formação do pericárdio.

Hérnia diafragmática peritoniopericárdica

Definição

A hérnia diafragmática peritoniopericárdica é a comunicação congênita entre o espaço pericárdico e a cavidade peritoneal.

Prevalência

A causa mais comum de anomalia pericárdica congênita em cães e gatos é a hérnia diafragmática peritoniopericárdica. No Brasil, dois casos foram descritos pela primeira vez em 1985, envolvendo um cão da raça Pastor-alemão, e outro sem definição racial, sendo instituída correção cirúrgica bem-sucedida em um dos pacientes.[3] É descrita, ainda, em cães das raças Weimaraner, Cocker Spaniel e Collie,[2,4,5] e em gatos da raça Persa.[6]

Etiologia e fisiopatogenia

A transmissão genética desta anomalia não é bem conhecida. Um gene autossômico recessivo pode estar envolvido na hérnia diafragmática peritoniopericárdica de felinos.[7] Muitas vezes pode estar associada a cardiopatias congênitas, como defeito do septo ventricular[4,5] e estenose pulmonar,[4] além da tetralogia de Fallot,[8] e a anomalias congênitas do esterno, como o *pectus excavatum*. A hérnia é caracterizada pela falha no desenvolvimento do septo transverso dorsolateral ou pela falha na união das membranas pleuroperitoneais laterais com a *pars sternalis* ventromedial,[2] permitindo a comunicação entre o espaço pericárdico e a cavidade peritoneal. Com isso, órgãos abdominais podem migrar para o espaço pericárdico, ficando envolvidos, juntamente com o coração, pelo saco pericárdico. Pela proximidade, os lobos hepáticos são deslocados mais frequentemente, seguidos por intestino delgado, baço e estômago. Alguns animais podem apresentar a comunicação, mas sem o deslocamento de órgãos. Posteriormente, em razão de condições que promovam aumento na pressão abdominal, como dilatação gástrica, gestação, neoplasias abdominais, entre outras, poderá haver o deslocamento destes órgãos para o interior do saco pericárdico. Por vezes, pode haver estrangulamento de algum órgão ou obstrução de alças intestinais. A enfermidade raramente apresenta-se acompanhada de efusão pericárdica ou até mesmo de insuficiência cardíaca congestiva direita.

Manifestações clínicas

Muitos animais permanecem assintomáticos por muito tempo ou até mesmo pelo resto da vida. As manifestações clínicas dependem do volume de líquido presente no saco pericárdico, dos órgãos deslocados e do grau de perfusão destes órgãos. Quando há grande volume deslocado para o saco pericárdico, alguns pacientes podem apresentar tosse e angústia respiratória. Êmese, disorexia e diarreia podem estar presentes em pacientes com deslocamento do estômago ou do intestino delgado. Em caso de estrangulamento hepático, pode ocorrer evolução para insuficiência hepática. Manifestações de insuficiência cardíaca congestiva direita são incomuns.

Ao exame físico, pode-se notar hipofonese ou ausência de bulhas cardíacas. O choque precordial geralmente está diminuído.

Diagnóstico

Exame radiográfico

O exame radiográfico de tórax pode revelar aumento global na silhueta cardíaca, decorrente da sobreposição de lobos hepáticos ou do baço sobre o coração. Em alguns casos, alças intestinais preenchidas por gás podem ser identificadas sobre a silhueta cardíaca. A realização da análise do trânsito intestinal, por meio do contraste de bário, pode auxiliar a identificação das alças intestinais no interior do saco pericárdico (Figura 137.1). Até mesmo a presença de cornos uterinos pode ser confirmada pelo exame radiográfico, desde que na presença de fetos em fase final de gestação[9] (Figura 137.2).

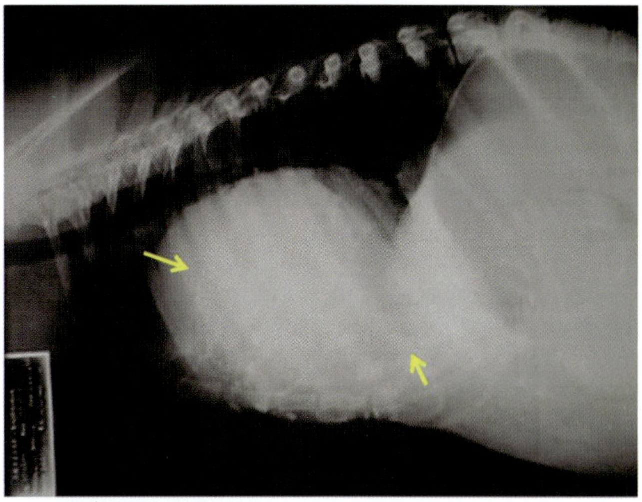

Figura 137.2 Radiografia torácica de cão, em projeção lateral esquerda, que apresentava hérnia diafragmática peritônio-pericárdica com migração de útero gravídico. É possível visibilizar os fetos no interior do saco pericárdico (*setas*). (Serviço de Diagnóstico por Imagem do HOVET/VCI, FMVZ-USP. Responsável: Profa. Dra. Ana Carolina F. P. Brandão.)

Exame eletrocardiográfico

Na maioria dos casos, o eletrocardiograma é normal. Dependendo do conteúdo deslocado para o saco pericárdico, pode haver complexos de baixa amplitude.

Exame ecocardiográfico

O diagnóstico ecocardiográfico é mais facilmente realizado quando os lobos hepáticos ou o baço estão envolvidos pelo saco pericárdico (Figura 137.3). O pericárdio é identificado distante do miocárdio, com o parênquima destes órgãos entre as duas estruturas. Geralmente estes órgãos moldam-se ao ápice cardíaco. Quando há o envolvimento de estômago ou de alças intestinais, principalmente com excessivo acúmulo de gás, a identificação pelo exame ecocardiográfico é limitada. Em alguns casos, pode-se encontrar acúmulo de líquido livre no interior do saco pericárdico (efusão pericárdica).

Terapia

A correção cirúrgica da hérnia diafragmática peritoniopericárdica é indicada sempre que implicar surgimento de manifestações clínicas, sendo também recomendada em animais jovens, mesmo assintomáticos.[3,10,11] Também é imperativa sempre que houver envolvimento do estômago ou de alças intestinais, bem como comprometimento dos vasos hepáticos.[2] Não há indicação cirúrgica nos casos envolvendo animais idosos assintomáticos, assim como naqueles que apresentam apenas omento e tecido adiposo no saco pericárdico.

▪ Cistos intrapericárdicos benignos

Definição

Os cistos intrapericárdicos são coleções líquidas delimitadas por uma fina membrana, localizados dentro do saco pericárdico.

Prevalência

Os cistos intrapericárdicos são extremamente raros, sendo descritos alguns casos em cães com menos de 3 anos.[12,13] Não há relatos desta afecção em gatos.

Etiologia e fisiopatogenia

Geralmente são compostos por hematomas císticos, recobertos por cápsula de tecido sem camada de células epiteliais ou endoteliais. Em alguns casos, podem ser compostos de tecido

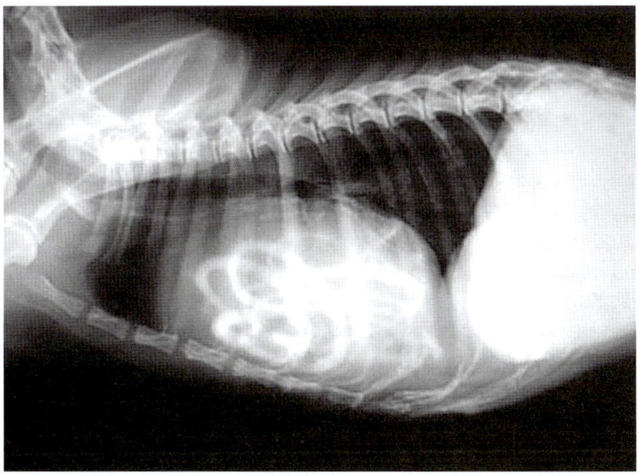

Figura 137.1 Radiografia torácica de cão, em projeção lateral direita, com emprego de contraste gastrintestinal, possibilitando a identificação de alças intestinais no interior do saco pericárdico (hérnia diafragmática peritoniopericárdica). (Serviço de Diagnóstico por Imagem do HOVET/VCI, FMVZ-USP. Responsável: Profa. Dra. Ana Carolina F. P. Brandão.)

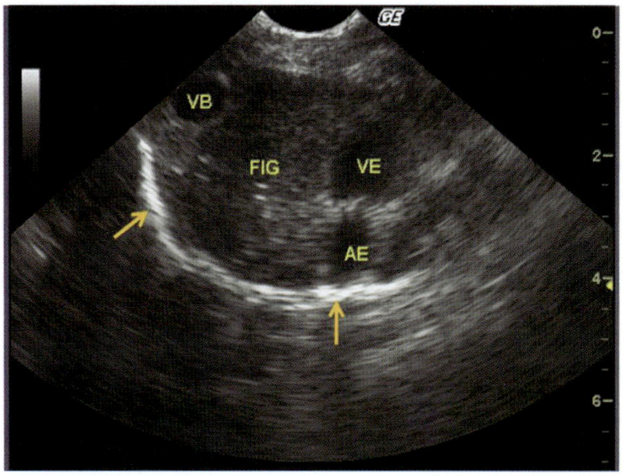

Figura 137.3 Ecocardiograma de felino em que é possível identificar o deslocamento do fígado para o interior do saco pericárdico. Note o pericárdio envolvendo tanto o coração quanto o fígado (*setas*). *AE* = átrito esquerdo; *VE* = ventrículo esquerdo *FIG* = fígado; *VB* = vesícula biliar. (Dognostic – Unidade Veterinária Especializada. Responsável: Guilherme Gonçalves Pereira.)

adiposo encapsulado, com extensa hemorragia e necrose. Os cistos pericárdicos congênitos verdadeiros são compostos por parede de células endoteliais, epiteliais ou mesoteliais, dependendo da origem.[10] Podem resultar em efusão pericárdica, com aumento na pressão no interior do saco pericárdico e comprometimento no enchimento das câmaras cardíacas direitas, o que é denominado tamponamento cardíaco (discutido com mais detalhes em *Efusão pericárdica*, adiante). Grandes cistos no lado direito do saco pericárdico, por si sós, podem exercer compressão significativa sobre as câmaras cardíacas direitas, causando congestão das veias cavas e aumento na pressão hidrostática nos capilares sistêmicos, resultando em ascite, efusão pleural e edema de membros.

Manifestações clínicas

As manifestações clínicas são consequência do tamponamento cardíaco, a saber: intolerância ao exercício, distensão abdominal pela presença de ascite, edema de membros e dispneia, em razão de efusão pleural ou pelo aumento de volume pericárdico.

Diagnóstico

O exame radiográfico de tórax normalmente revela aumento global da silhueta cardíaca. O eletrocardiograma pode apresentar complexos de baixa amplitude, além de desvio do eixo elétrico. Alternância elétrica não está presente, uma vez que o coração mantém posição fixa no saco pericárdico pela compressão imposta pelos cistos.[2] O ecocardiograma pode identificar facilmente os cistos no interior do saco pericárdico e, em alguns casos, efusão pericárdica associada. Em alguns casos, pode-se identificar compressão das câmaras cardíacas direitas.[14]

Tratamento

Pericardiocentese deve ser realizada sempre que o tamponamento cardíaco for identificado, além de punção do cisto, caso haja compressão cardíaca excessiva. A remoção cirúrgica dos cistos, junto com pericardiectomia, é a conduta mais apropriada para evitar recidiva.

Defeitos pericárdicos

O defeito ou falha na formação do saco pericárdico é uma anomalia congênita rara em cães e gatos. Consiste na ausência total (falha completa) ou de parte (defeitos ou perfurações) do saco pericárdico. Na maioria das vezes são congênitos, podendo haver perfurações adquiridas, ocasionalmente. Geralmente não causam alterações clínicas significativas e, em razão disto, muitas vezes o diagnóstico é realizado durante a necropsia. As perfurações pericárdicas podem levar ao surgimento de hérnia das cavidades cardíacas, principalmente átrios, podendo induzir à formação de trombos.[2]

Afecções pericárdicas adquiridas

Efusão pericárdica

Definição

O acúmulo excessivo de líquido no interior do saco pericárdico (entre os pericárdios visceral e parietal) é denominado efusão pericárdica ou derrame pericárdico.

Prevalência

A efusão pericárdica representa a principal afecção pericárdica adquirida em cães e gatos.[10,15] Dados compilados junto ao atendimento médico-veterinário da Universidade de Minnesota revelaram que, dentre 20.282 cães atendidos em todo hospital, houve 87 que apresentaram manifestações clínicas relacionadas com a efusão pericárdica, o que representa uma prevalência de 0,43%. Os cães, em sua maioria, eram de grande porte e apresentavam idade média de 9,7 anos. O Golden Retriever foi a raça mais acometida.[10] Em gatos, há um estudo revelando que, em 2.852 necropsias, foram encontrados 58 animais com efusão pericárdica.[15]

Etiologia e fisiopatogenia

A efusão pericárdica pode ser decorrente de doenças cardíacas, neoplasias e processos inflamatórios do miocárdio e do pericárdio. Pode ser primária ou decorrente de doenças sistêmicas.

Em cães, as neoplasias cardíacas, pericárdicas ou torácicas representam a causa mais frequente de efusão pericárdica. Dentre as neoplasias cardíacas mais frequentes nesta espécie, destaca-se o hemangiossarcoma.[16-20] As raças Pastor-alemão, Golden Retriever e Poodle[10,16,18] são as mais acometidas. Embora esta neoplasia tenha origem principalmente esplênica,[16] até 25% dos casos de hemangiossarcoma em cães podem envolver o coração, sendo primário ou secundário.[19] Parece haver risco maior de desenvolvimento dessa neoplasia em animais castrados.[18] Os chamados tumores da base cardíaca, localizados junto à inserção das grandes artérias e adjacentes aos átrios, também podem causar efusão pericárdica. Dentre eles, o mais comum é o quimiodectoma, sendo a segunda neoplasia mais frequente em cães.[17,18] As raças braquicefálicas apresentam predisposição maior, principalmente Boxer, Boston Terrier e Buldogue Inglês.[10,21] No Brasil, um dos primeiros relatos de quimiodectoma em cães data de 1976.[22] Outros tumores, como de tecido da tireoide e da paratireoide, também podem estar localizados na base cardíaca.[17] As neoplasias metastáticas também podem resultar em efusão pericárdica, sendo que em cães são menos comuns em relação às neoplasias primárias,[17,18,20] podendo representar até 36% das neoplasias cardíacas.[20] Dentre elas, pode-se destacar o linfoma, o fibrossarcoma, os carcinomas e o hemangiossarcoma.[17,18,20]

Dentre as neoplasias pericárdicas, destaca-se o mesotelioma,[23] podendo representar em torno de 5% dos casos de efusão pericárdica em cães.[10] Todavia, a dificuldade em chegar ao seu diagnóstico pode significar que sua ocorrência seja subestimada.[24] O primeiro caso de mesotelioma pericárdico e pleural, diagnosticado no Serviço de Cardiologia do HOVET-USP, data de 1994, em um Boxer, macho, de 7 anos de idade, em que se confirmou, efetivamente, o tipo da neoplasia por meio de reação imuno-histoquímica específica.[25]

A efusão pericárdica idiopática representa a segunda causa mais frequente de efusão pericárdica em cães,[10] sendo diagnosticada na ausência de tumores cardíacos ou de infecções que possam levar ao quadro. Acomete cães de porte grande, de meia-idade,[2,10,26,27] sendo a raça Golden Retriever mais frequentemente afetada,[10,27] podendo representar aproximadamente 23% dos casos de efusão pericárdica.[10] Entretanto, como o seu diagnóstico é realizado por exclusão, uma criteriosa investigação deve ser realizada, principalmente porque pode ser facilmente confundida com o mesotelioma pericárdico.[10,24] Alguns pesquisadores testaram, sem sucesso, a hipótese de etiologia imunomediada para a efusão pericárdica idiopática.[28]

A ocorrência de hemopericárdio, ou seja, a presença de sangue no interior do saco pericárdico, pode ser encontrada em cães com doença valvar degenerativa crônica mitral avançada, em que a acentuada dilatação do átrio esquerdo pode provocar ruptura da parede atrial.

Agentes infecciosos também podem resultar em pericardite e consequente efusão pericárdica, incluindo bactérias e fungos, como o *Coccidioides immitis*.[29,30] Recentemente, o RNA-vírus *influenza*, do tipo A, foi isolado de um cão com efusão pericárdica idiopática, o que remete a maior investigação sobre o papel deste agente na etiologia desta afecção.[31]

Em gatos, a principal causa de efusão pericárdica é a insuficiência cardíaca congestiva, principalmente decorrente de cardiomiopatias, podendo também resultar de peritonite infecciosa felina, neoplasias cardíacas, insuficiência renal crônica, trauma torácico, hérnia peritoniopericárdica, entre outras causas.[15,32,33]

Embora pouco frequente, um estudo apontou as neoplasias cardíacas como a segunda causa de efusão pericárdica em felinos.[33] Nesta espécie, as neoplasias cardíacas metastáticas são mais comuns do que as primárias, com destaque para o linfoma e para os carcinomas.[20,34]

A principal repercussão clínica da efusão pericárdica ocorre quando a pressão no interior do saco pericárdico aumenta de maneira excessiva, a ponto de superar a pressão diastólica final das câmaras cardíacas. Desta maneira, há compressão destas câmaras, resultando no comprometimento diastólico das mesmas. O menor volume diastólico resulta em diminuição do volume ejetado pelo ventrículo. O átrio direito e o ventrículo direito são as câmaras cardíacas normalmente acometidas pelo tamponamento cardíaco, devido à menor pressão no seu interior, em comparação com as câmaras cardíacas esquerdas. A presença de pouca quantidade de líquido no saco pericárdico geralmente não resulta em tamponamento cardíaco. Por esta razão, raramente é encontrado em gatos, uma vez que a quantidade de líquido pericárdico acumulado em consequência das cardiomiopatias é pequena.[32] Contudo, o que determina o surgimento do tamponamento cardíaco é a pressão, e não o volume, dentro do saco pericárdico, havendo influência direta da velocidade de acúmulo. Assim, o derrame agudo de determinada quantia de líquido pericárdico pode ser suficiente para o tamponamento, enquanto a mesma quantidade, acumulada de maneira lenta, pode promover elevação menor na pressão dentro do saco pericárdico. Isso porque o acúmulo crônico de líquido causa o remodelamento da membrana pericárdica, diminuindo a resistência oferecida pela sua expansão e permitindo que maior volume de líquido seja acomodado sem que a pressão seja elevada rapidamente. Como resultado da disfunção diastólica crônica, surge um quadro de insuficiência cardíaca direita. Diferentemente do observado em outras formas de insuficiência cardíaca, não se observa aumento nos níveis séricos de peptídio natriurético atrial (PNA).[35] O PNA normalmente é liberado pela distensão atrial, promovendo natriurese e reduzindo a pré-carga. Nos casos de efusão pericárdica, a parede atrial não está distendida, não havendo estímulo para liberação do PNA, promovendo rápido aumento no volume plasmático e estabelecimento do quadro congestivo. Outras respostas neuro-hormonais induzidas pela insuficiência cardíaca, como ativação do sistema nervoso parassimpático e do sistema renina-angiotensina-aldosterona, estão presentes, resultando em taquicardia e vasoconstrição.

Manifestações clínicas

As manifestações clínicas da efusão pericárdica normalmente estão relacionadas com o tamponamento cardíaco e, principalmente, a velocidade de acúmulo de líquido. A efusão pericárdica sem tamponamento cardíaco geralmente não resulta em manifestações clínicas. Frequentemente os pacientes com efusão pericárdica e tamponamento cardíaco apresentam intolerância ao exercício, disorexia, dificuldade respiratória, distensão abdominal e, ocasionalmente, tosse. Gatos podem apresentar apenas dificuldade respiratória ou manifestações relacionadas com a doença primária, que induziu a efusão pericárdica. Ao exame físico, pode-se notar taquicardia, bulhas cardíacas hipofonéticas ou ausentes,[36] redução no choque precordial à palpação torácica, distensão de veias periféricas e, à palpação abdominal, hepatomegalia. Variação na intensidade do pulso, sendo mais fraco durante a inspiração, pode estar presente, fenômeno conhecido como pulso paradoxal. O rápido acúmulo de líquido pericárdico (efusão pericárdica aguda) provoca a redução brusca no volume de sangue ejetado pelos ventrículos, resultando em manifestações de baixo débito cardíaco, como síncope, fraqueza acentuada, choque cardiogênico e até mesmo morte súbita. Pacientes com acúmulo lento de líquido no saco pericárdico (efusão pericárdica crônica) são aqueles atendidos com maior frequência, apresentando manifestações de insuficiência cardíaca congestiva direita, como ascite, efusão pleural e edema de membros, além de caquexia acentuada (Figura 137.4).

Exames complementares

Eletrocardiograma

Complexos de baixa amplitude normalmente estão presentes no eletrocardiograma, sendo encontrados em 53% dos cães com efusão pericárdica em determinado estudo.[26] Contudo, também podem ser decorrentes de outras condições, como efusão pleural, obesidade, hipotireoidismo, neoplasias torácicas, infarto do miocárdio, pneumotórax, pneumopatias e hipovolemia. A presença de alternância elétrica, caracterizada pela variação alternada nas amplitudes dos complexos QRS, é decorrente da movimentação pendular do coração, imerso no líquido pericárdico, sendo bastante sugestiva de efusão pericárdica. Todavia, há relato de que pode ser encontrada apenas em aproximadamente 38% dos cães com efusão pericárdica.[37]

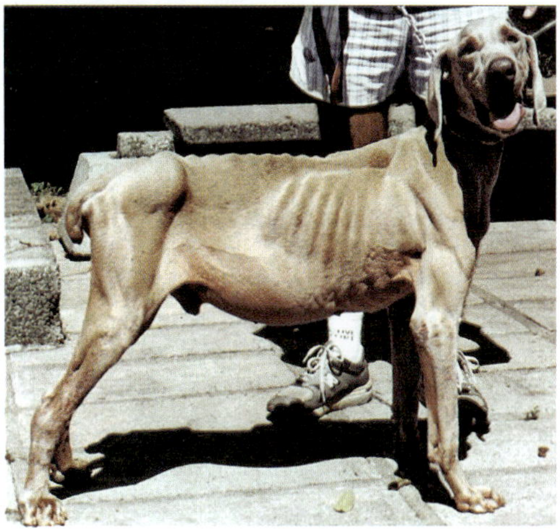

Figura 137.4 Cão com insuficiência cardíaca congestiva direita, apresentando acentuada caquexia e discreta distensão abdominal. (Serviço de Cardiologia do HOVET/VCM, FMVZ-USP. Responsável: Profa. Dra. Maria Helena Matiko Akao Larsson.)

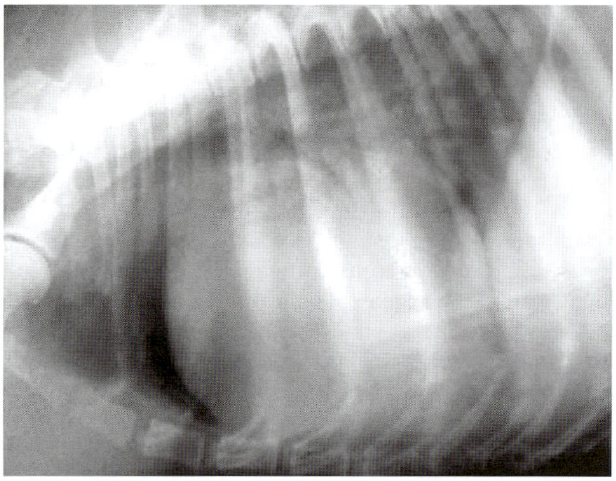

Figura 137.5 Radiografia torácica de cão com efusão pericárdica, em projeção lateral direita, em que é possível identificar aumento generalizado da silhueta cardíaca, com aspecto globoso. (Serviço de Diagnóstico por Imagem do HOVET/VCI, FMVZ-USP. Responsável: Profa. Dra. Ana Carolina F. P. Brandão.)

Taquicardia sinusal geralmente é o ritmo predominante, como resultado da ativação simpática secundária à redução no débito cardíaco. Elevação no segmento ST pode estar presente, principalmente nas afecções pericárdicas primárias.[38] As anormalidades do segmento ST, assim como a alternância e os complexos de baixa amplitude, podem desaparecer após a pericardiocentese. Arritmias ventriculares ou supraventriculares também podem ser encontradas, porém são pouco frequentes.

Exame radiográfico

O exame radiográfico do tórax normalmente revela aumento na silhueta cardíaca, com aspecto globoso e deslocamento dorsal da traqueia (Figura 137.5). Entretanto, não é um método com boa sensibilidade para o diagnóstico de efusão pericárdica, podendo apresentar por volta de 40% de falso-negativos, mormente nas ocasiões em que há pouco volume de líquido.[37] Ainda, na maioria das vezes, faz-se necessário o diagnóstico diferencial com cardiomegalia, que pode ser responsável pelo aumento na silhueta cardíaca ou estar associada à efusão pericárdica. Muitas vezes também é possível identificar efusão pleural, o que pode, em grandes quantidades, dificultar a visibilização da silhueta cardíaca. De qualquer maneira, o exame radiográfico é necessário para avaliação de anormalidades que possam desencadear a efusão pericárdica, como neoplasias torácicas, metástases ou infecções pulmonares.

Exame ecocardiográfico

O exame ecocardiográfico é o método não invasivo de escolha para o diagnóstico definitivo de efusão pericárdica, sendo capaz de identificar até mesmo pequenos derrames.[37] O líquido pericárdico é facilmente identificado como áreas anecogênicas entre o pericárdio e o miocárdio, não sendo encontrado acima dos átrios, pois, nesta região, o saco pericárdico apresenta maior aderência ao epicárdio, o que auxilia no diagnóstico diferencial com efusão pleural.[39] A magnitude do derrame pericárdico pode ser determinada, bem como sua repercussão, por meio da identificação do tamponamento cardíaco, sendo fundamental para orientar a decisão terapêutica. O tamponamento cardíaco pode ser identificado como diminuição nos diâmetros das cavidades cardíacas, principalmente átrio e ventrículo direitos, e movimentação anormal e colapso de suas paredes (Figuras 137.6 e 137.7).[37,39]

Por meio da ecocardiografia, é possível, em muitos casos, identificar a causa da efusão pericárdica, principalmente quando relacionada com a neoplasia cardíaca ou a doença cardíaca primária. Nos pacientes com efusão pericárdica, a identificação de neoformações cardíacas por meio do ecocardiograma está relacionada com menor sobrevida, comparando-se com pacientes com efusão pericárdica que não revelaram neoformações ao exame ecocardiográfico.[40] Em razão de as neoplasias cardíacas representarem a maior causa de efusão pericárdica em cães, é necessário que o coração seja avaliado cuidadosamente por todas as janelas paraesternais disponíveis, em busca de possíveis neoformações. A presença do líquido pericárdico facilita a identificação das neoplasias cardíacas, sendo que algumas pequenas estruturas podem passar despercebidas nos animais sem derrame pericárdico. Dentre as

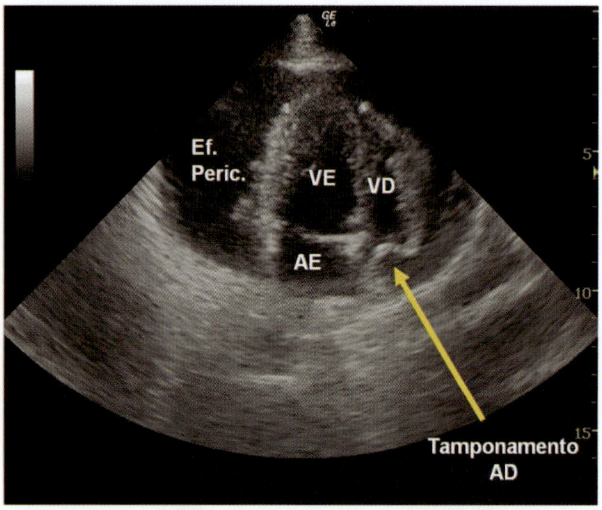

Figura 137.6 Ecocardiograma de cão com efusão pericárdica e tamponamento cardíaco (janela acústica paraesternal esquerda caudal, imagem apical quatro câmaras). *Ef. Peric.* = efusão pericárdica; *AD* = átrio direito; *AE* = átrio esquerdo; *VD* = ventrículo direito; *VE* = ventrículo esquerdo. (Dognostic – Unidade Veterinária Especializada. Responsável: Guilherme Gonçalves Pereira.)

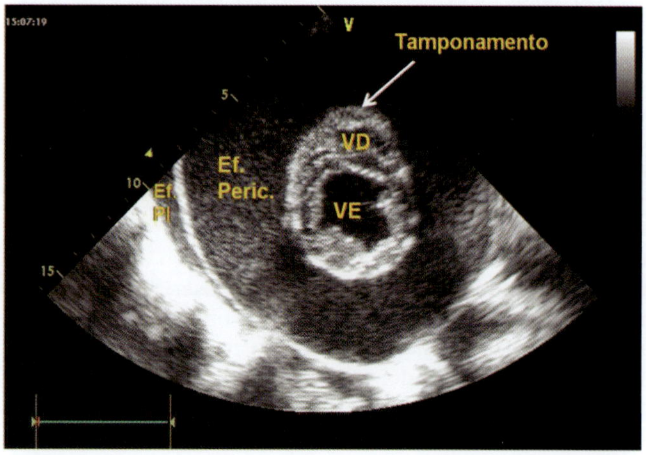

Figura 137.7 Ecocardiograma de cão com efusão pericárdica e tamponamento cardíaco (janela acústica paraesternal direita, imagem dos ventrículos na altura dos músculos papilares, no plano transverso). *Ef. Peric.* = efusão pericárdica; *Ef. Pl.* = efusão pleural; *VD* = ventrículo direito; *VE* = ventrículo esquerdo. (Serviço de Cardiologia do HOVET/VCM, FMVZ-USP. Responsável: Profa. Dra. Maria Helena Matiko Akao Larsson.)

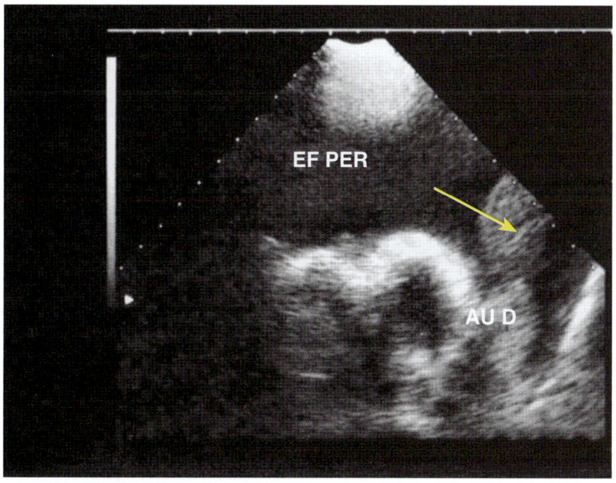

Figura 137.8 Ecocardiograma de cão com efusão pericárdica em decorrência de hemangiossarcoma cardíaco (janela acústica paraesternal esquerda cranial). Note a presença de neoformação aderida à parede auricular direita (*seta*). *AU D* = aurícula direita; *EF PER* = efusão pericárdica. (Serviço de Cardiologia do HOVET/VCM, FMVZ-USP. Responsável: Profa. Dra. Maria Helena Matiko Akao Larsson.)

neoplasias, o hemangiossarcoma, neoplasia cardíaca mais frequente em cães,[2,10] geralmente é encontrado como formações únicas ou múltiplas aderidas à parede atrial direita ou junto à região auricular direita, invadindo o espaço pericárdico ou a cavidade atrial[39] (Figura 137.8). O parênquima costuma apresentar áreas císticas, representadas por pequenas regiões hipoecogênicas. Muitas vezes, essas estruturas são pedunculadas e apresentam grande mobilidade, acompanhando o movimento da parede atrial. Mesmo uma pequena neoformação auricular pode ser suficiente para produzir o quadro de efusão pericárdica. Portanto, a visibilização cuidadosa da aurícula direita é fundamental para a investigação de hemangiossarcoma em cães com efusão pericárdica.

Outro achado comum em cães é a presença de tumores na região da base cardíaca, muitas vezes envolvendo a artéria aorta e estruturas adjacentes. Dentre eles, o encontrado com maior frequência é o quimiodectoma (quemodectoma ou quemorreceptoma), ou tumor de corpo aórtico. Normalmente identifica-se uma neoformação arredondada, adjacente à artéria aorta e ao átrio esquerdo (Figura 137.9). Dependendo das dimensões, pode envolver também a artéria pulmonar e veias de grande calibre. Outros tipos de neoplasias da base cardíaca, como a de tecido ectópico da tireoide, devem ser considerados, bem como o diagnóstico diferencial com trombos pericárdicos, cuja imagem ecocardiográfica pode mimetizar um tumor cardíaco. A presença de tumores intracardíacos não deve excluir o diagnóstico de quimiodectoma, uma vez que, embora incomum, esta neoplasia pode ter comportamento maligno.[41]

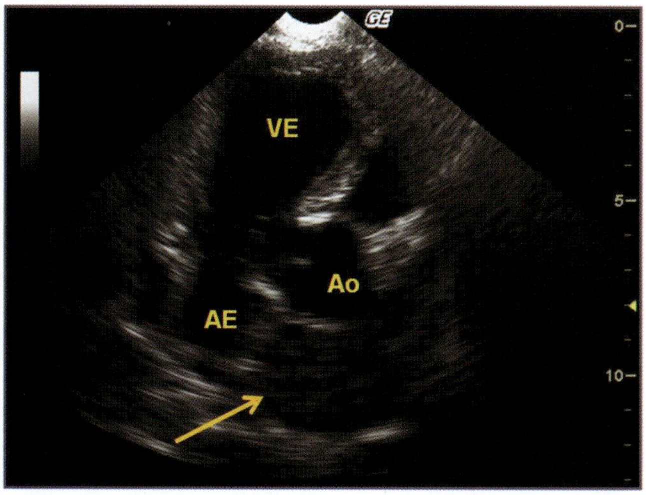

Figura 137.9 Ecocardiograma de cão com neoformação em base cardíaca (*seta*) (janela acústica paraesternal esquerda caudal, imagem apical da via de saída do ventrículo esquerdo [*VE*]). *Ao* = aorta; AE = átrio esquerdo. (Dognostic – Unidade Veterinária Especializada. Responsável: Guilherme Gonçalves Pereira.)

Algumas neoplasias cardíacas podem resultar em cardiomiopatia infiltrativa, como o linfoma. Por ser uma das principais causas de efusão pericárdica neoplásica em gatos, deve ser estabelecido o diagnóstico diferencial com cardiomiopatia hipertrófica, afecção cardíaca adquirida mais frequente nesta espécie.[34]

As neoplasias intracardíacas raramente causam o surgimento de efusão pericárdica, a menos que haja neoformações concomitantes em contato com o saco pericárdico.

A efusão pericárdica associada a doenças cardíacas raramente resulta em tamponamento cardíaco. Em cães com doença valvar degenerativa crônica mitral, a presença de tamponamento cardíaco pode sugerir ruptura atrial, sendo que, em muitos casos, coágulos sanguíneos podem estar presentes no interior do saco pericárdico, representados por estruturas hipoecogênicas e homogêneas, de grandes dimensões, comumente localizadas junto à parede ventricular esquerda e ao ápice cardíaco. Nos quadros crônicos, observa-se espessamento da membrana pericárdica, achado este que pode levar ao diagnóstico equivocado de neoplasia pericárdica.

Exames adicionais

A avaliação das características físico-químicas do líquido pericárdico não é conclusiva. Algumas análises revelaram haver certa diferença no pH do líquido pericárdico de origem neoplásica e não neoplásica, porém a grande variação nos valores encontrados impede a utilização deste parâmetro como meio de triagem diagnóstica.[42] A análise citológica pode ajudar a identificar células neoplásicas, porém, na maior parte dos casos, o líquido apresenta grande quantidade de eritrócitos, com aspecto sanguíneo ou serossanguíneo, dificultando a identificação dessas células (Figura 137.10). Nos casos de hemangiossarcoma ou tumores de base cardíaca, o diagnós-

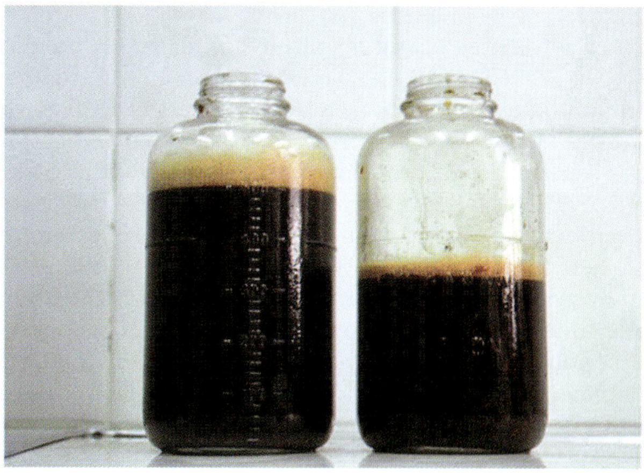

Figura 137.10 Líquido pericárdico com aspecto sanguíneo. (Serviço de Cardiologia do HOVET/VCM, FMVZ-USP. Responsável: Profa. Dra. Maria Helena Matiko Akao Larsson.)

tico diferencial com pericardite idiopática, por meio de análise e citologia do líquido, é bastante difícil. Muitas vezes são encontradas células mesoteliais reativas, que sugerem processo neoplásico, como o mesotelioma pericárdico. Contudo, estas células podem estar presentes apenas como resultado de um quadro de pericardite crônica, sendo que o diagnóstico do mesotelioma deve ser baseado no exame histopatológico da membrana pericárdica, muitas vezes em associação à evolução clínica.[24] No caso de linfossarcoma, a citologia pode ser conclusiva, bem como na presença de alguns agentes infecciosos.[2] A determinação da concentração sérica de troponina I pode auxiliar na distinção entre efusão pericárdica idiopática e efusão pericárdica decorrente de hemangiossarcoma, sendo que, no segundo caso, observa-se aumento nos níveis séricos de troponina I.[43] As concentrações de troponina I também estão elevadas no líquido pericárdico, porém estudo preliminar não conseguiu utilizar este método como triagem diagnóstica para a causa da efusão pericárdica.[44]

Muitos pacientes apresentam redução na contagem de eritrócitos e de plaquetas.[10,43] Elevação na atividade das enzimas hepáticas, assim como discreta azotemia pré-renal, também são achados frequentes.

Tratamento

Independentemente da causa, a efusão pericárdica com tamponamento cardíaco deve ser tratada com o mesmo procedimento: pericardiocentese. A terapia com diuréticos, nestes casos, não é recomendada antes da pericardiocentese, pois pode promover redução rápida na volemia, antes que haja redução suficiente no líquido pericárdico para reverter o tamponamento cardíaco. Desta maneira, com o coração tamponado e menor volemia, há redução maior no débito cardíaco, podendo até mesmo levar ao choque cardiogênico. A terapia com vasodilatadores arteriais sistêmicos, como os inibidores da enzima conversora da angiotensina (ECA), é contraindicada nestas condições, pois a redução da pós-carga não resultará em aumento no débito cardíaco, podendo, ainda, induzir menor perfusão tecidual. A pericardiocentese deve ser realizada, preferencialmente, com o animal em decúbito lateral esquerdo, posição que facilita a contenção física, ou em decúbito esternal. A punção deve ser efetuada pelo hemitórax direito, o que diminui o risco de laceração dos vasos coronários. Na presença de ascite ou efusão pleural, a pericardiocentese deve ser precedida de respectivas abdominocentese e toracocentese terapêuticas, com a finalidade de conferir maior conforto respiratório ao paciente no momento do procedimento. Animais inquietos podem ser submetidos à sedação. A prévia avaliação ecocardiográfica é fundamental para fornecer informações sobre a quantidade de líquido presente e o melhor ponto de punção. Geralmente o acesso é feito entre o terceiro e quinto espaços intercostais, na altura da articulação costocondral, depois de adequada tricotomia e antissepsia da região. A punção deve ser realizada preferencialmente com cateter, de tamanho variável, de acordo com o porte do animal. Este deve ser introduzido lentamente e, por vezes, uma sensação de arranhar pode ser percebida no contato da extremidade do mandril com o saco pericárdico. Contudo, pode não ser percebida caso a quantidade de líquido seja muito grande, pois nesses casos o saco pericárdico fica pressionado contra a pleura, não sendo possível perceber sua perfuração. O mandril deve ser retirado assim que houver refluxo do líquido pericárdico, mantendo-se o cateter no interior do saco pericárdico. O monitoramento eletrocardiográfico é fundamental durante o procedimento, uma vez que, caso ocorra contato da agulha com o miocárdio, extrassístoles poderão ser identificadas, alertando para que a agulha seja afastada. Ainda, o aspecto do líquido pericárdico na maioria dos casos assemelha-se ao aspecto do sangue. Desta maneira, no momento em que o líquido começa a ser aspirado, se o ritmo cardíaco permanecer normal, provavelmente não houve contato com o miocárdio. O líquido pode ser retirado com seringa e torneira de três vias ou com auxílio de aspirador a vácuo, tomando-se o cuidado de não exercer excessiva pressão de sucção (Figura 137.11). Conforme a efusão pericárdica diminui, a alternância elétrica, se presente, desaparece, os complexos começam a exibir aumento na amplitude e há redução na frequência cardíaca, indicando que houve melhora no volume ventricular ejetado e consequente redução na resposta autonômica simpática. A maior quantidade possível de líquido deve ser retirada. Quando a quantidade restante for mínima, pode não ser mais possível aspirar líquido, indicando que o procedimento deve ser encerrado. Complexos ventriculares prematuros podem surgir ao final do procedimento, uma vez que a pouca quantidade de líquido permite o contato do cateter com o miocárdio. Este achado também indica que há pouca quantidade restante de líquido. Uma amostra do líquido pericárdico deve ser separada para análise. Caso, no momento da aspiração, haja suspeita de punção cardíaca, deve-se realizar hematócrito do líquido aspirado e comparar com o hematócrito do sangue colhido por punção de veia periférica. O valor de hematócrito do líquido pericárdico normalmente é muito inferior ao valor do sangue periférico. Caso haja coágulos no líquido aspirado pela punção, o diferencial com punção cardíaca também deve ser realizado.

Complicações da pericardiocentese incluem: laceração de artérias coronárias, perfuração cardíaca, laceração de tumores cardíacos, com hemorragias resultantes, e surgimento de arritmias ventriculares. Na presença de arritmias ventriculares frequentes ou graves, como taquicardia ventricular sustentada, bigeminismo ou complexos ventriculares prematuros e polimórficos frequentes, os pacientes devem ter o ritmo cardíaco monitorado por algumas horas após o procedimento e, se necessário, ser submetidos à terapia antiarrítmica.

Após a pericardiocentese, a conduta terapêutica vai depender da causa de base, quando identificada. As manifestações de insuficiência cardíaca congestiva direita, como ascite, efusão pleural e edema de membros, se presentes,

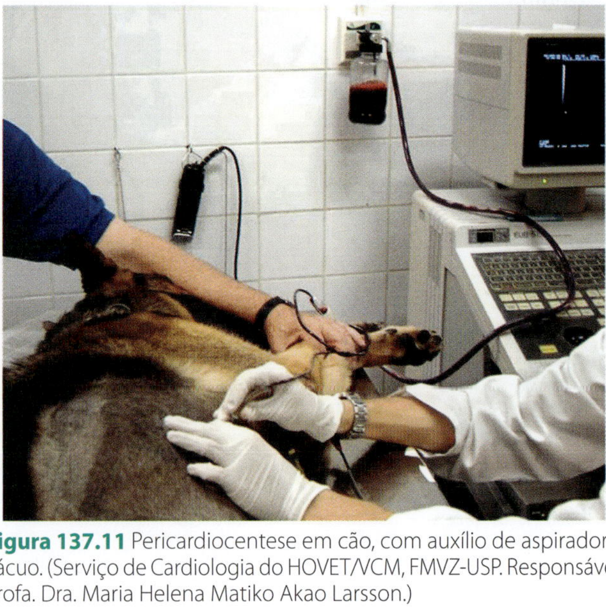

Figura 137.11 Pericardiocentese em cão, com auxílio de aspirador a vácuo. (Serviço de Cardiologia do HOVET/VCM, FMVZ-USP. Responsável: Profa. Dra. Maria Helena Matiko Akao Larsson.)

normalmente desaparecem espontaneamente após a pericardiocentese, não havendo a necessidade de terapia com diuréticos. Quando a efusão pericárdica é resultante de neoplasia, é comum a recidiva da efusão pericárdica, podendo ocorrer dias após a pericardiocentese. Nestes casos, há indicação da remoção cirúrgica do saco pericárdico (pericardiectomia), principalmente para aqueles pacientes com tumores de base cardíaca. A pericardiectomia pode aumentar a sobrevida nestes pacientes.[45] Todavia, quando a causa for hemangiossarcoma, raramente o diagnóstico é feito antes da presença de metástases, principalmente em baço e pulmão. Muitas vezes, o próprio hemangiossarcoma cardíaco já é metástase do hemangiossarcoma com origem em outro órgão. Portanto, nestes casos, a pericardiectomia, apesar de conferir melhora inicial na qualidade de vida, não aumenta a sobrevida,[46,47] que normalmente é inferior a 1 ano.[19,48] Entretanto, há relato de aumento na sobrevida, em casos de hemangiossarcoma primário em átrio direito, com a ressecção cirúrgica e posterior quimioterapia.[36]

A pericardiocentese pode ser o tratamento definitivo em alguns casos de efusão pericárdica idiopática, não havendo recidiva. Todavia, a pericardiectomia é a opção terapêutica de escolha nos casos de efusão pericárdica idiopática recidivante. Um estudo revelou que este procedimento aumenta a sobrevida nos pacientes em que o ecocardiograma não identificou tumores cardíacos.[40] Também há indicação de sua realização para auxiliar no diagnóstico diferencial de pericardite idiopática com processos neoplásicos.[24,47] O tratamento da efusão pericárdica idiopática com anti-inflamatórios não esteroides, assim como corticosteroides, é recomendado, apesar de não haver dados suficientes para comprovar a eficácia e a melhor maneira de instituir tal protocolo. O prognóstico para estes pacientes é bom, podendo chegar a uma sobrevida média em torno de 2 a 5 anos.[10,46]

Pericardite constritiva

Definição

A pericardite constritiva é determinada por espessamento, fibrose e consequente redução na distensibilidade miocárdica, resultando no comprometimento do enchimento ventricular (disfunção diastólica). Quando associada à efusão pericárdica, é denominada pericardite efusiva constritiva.

Etiologia e fisiopatogenia

Qualquer condição que induza a pericardite crônica pode evoluir para pericardite constritiva. Muitas vezes é uma complicação da efusão pericárdica idiopática, da pericardite infecciosa, da pericardite traumática por corpo estranho metálico e de metaplasia óssea do pericárdio.[30,48–50] A infecção por *Coccidioides immitis* parece ser uma causa comum de pericardite constritiva em cães de grande porte.[30,50] Há relato de pacientes com efusão pericárdica idiopática que desenvolveram a pericardite efusiva constritiva de 3 meses até 3 anos após o início da afecção pericárdica primária.[10] O pericárdio parietal normalmente está bastante aderido ao pericárdio visceral (epicárdio) e apresenta espessamento, representado por proliferação mesotelial e deposição de tecido conjuntivo fibroso, com infiltrado inflamatório de intensidade variável. Alguns pacientes podem ter também o envolvimento do pericárdio visceral.[30,48,50] Discreto acúmulo de líquido pode ser encontrado, em alguns casos, no saco pericárdico (pericardite efusiva constritiva).

A constituição rígida do saco pericárdico promove restrição ao enchimento ventricular, fazendo com que ocorra rápida equivalência das pressões ventriculares e atriais, ainda na fase inicial de enchimento ventricular. Esta disfunção diastólica resulta em redução no débito cardíaco, aumento atrial e insuficiência cardíaca congestiva. No caso de pericardite efusiva constritiva, a pequena quantidade de líquido presente no interior do saco pericárdico, associada à menor distensibilidade deste, é suficiente para promover tamponamento cardíaco. Isso pode ser observado em cães que, logo após a pericardiocentese, permanecem com pequena quantidade de líquido pericárdico, persistindo o tamponamento cardíaco.

Manifestações clínicas

As manifestações clínicas de insuficiência cardíaca congestiva direita são frequentes, como efusão pleural, ascite, distensão de veias jugulares, além de dificuldade respiratória, fraqueza, intolerância ao exercício, síncope e emagrecimento progressivo.[2,10,30,48–51] Há relato da presença de quilotórax em um cão com pericardite constritiva.[51] As bulhas cardíacas podem apresentar-se hipofonéticas, e sopro sistólico, de grau variável, pode estar presente, se houver doença cardíaca concomitante.[2]

Exames complementares

No eletrocardiograma podem estar presentes complexos de baixa amplitude e aumento na duração da onda P, sendo a taquicardia sinusal o ritmo predominante.[48] Efusão pleural e aumento da silhueta cardíaca, com aspecto globoso, podem ser identificados no exame radiográfico.[48,51] Ao ecocardiograma, pode-se notar redução no volume ventricular e padrão restritivo de enchimento ventricular, com rápida interrupção do fluxo inicial de enchimento ventricular, achatamento diastólico da parede ventricular esquerda, aumento atrial esquerdo e áreas de fibrose miocárdica.[39] Nos casos de pericardite efusiva constritiva, pequena coleção líquida pode ser encontrada entre a membrana pericárdica e o epicárdio, muitas vezes com grande quantidade de fibrina entre as duas estruturas, acompanhada de tamponamento do átrio direito e do ventrículo direito.[10,39] Na presença de efusão pericárdica, pode-se verificar espessamento da membrana pericárdica.[30,39,51] O diagnóstico diferencial entre pericardite constritiva e cardiomiopatia restritiva muitas vezes torna-se um desafio, uma vez que ambos acarretam fisiologia cardíaca restritiva, sendo necessária a avaliação cuidadosa, por meio de Doppler, dos fluxos mitral e das veias pulmonares, bem como avaliação da influência dos movimentos respiratórios sobre o tempo de relaxamento isovolumétrico.[52]

Tratamento

A pericardiectomia representa o procedimento terapêutico de escolha para a pericardite constritiva. A pericardiectomia parcial, com remoção do pericárdio parietal, está associada a evolução favorável e remissão da insuficiência cardíaca congestiva.[48,49] Quando também houver envolvimento epicárdico, há indicação de remoção do epicárdio, além do pericárdio parietal, havendo maior probabilidade da ocorrência de complicações, com a mortalidade transoperatória podendo chegar a 23%.[2,10,30] O tromboembolismo arterial pulmonar é a principal complicação após pericardiectomia nestes pacientes, podendo também ocorrer arritmias cardíacas e lesão de artérias coronárias.[2,48]

Referências

1. Fox PR, Moïse NS, Evans HE, Bishop SP. Cardiovascular anatomy. In: Fox PR, Sisson D, Moïse NS, editors. Textbook of canine and feline cardiology: principles and clinical practice. 2. ed. Philadelphia: WB Saunders; 1999. p. 13-24.
2. Sisson D, Thomas WP. Pericardial disease and cardiac tumors. In: Fox PR, Sisson D, Moïse SN, editors. Textbook of canine and feline cardiology: principles and clinical practice. 2. ed. Philadelphia: WB Saunders; 1999. p. 679-701.
3. Iwasaki M, Alvarenga J, Larsson MHMA, Pavanello EI. Hérnia peritônio-pericárdica em cães. Anais do VI Congresso Brasileiro de Clínicos Veterinários de Pequenos Animais, 1985. Porto Alegre-RS, Brasil, p. 14.
4. Eyster GE, Evans AT, Blanchard GL, Krahwinkel DJ, Chafee A, DeYoung D. *et al.* Congenital pericardial diaphragmatic hernia and multiple cardiac defects in a litter of collies. J Am Vet Med Assoc. 1977;170: 516-20.
5. Bellah JR, Spencer CP, Brown DJ, Whitton DL. Congenital cranioventral abdominal wall, caudal sternal, diaphragmatic, pericardial and intracardiac defects in cocker spaniel littermates. J Am Vet Med Assoc. 1989;194: 1741-6.
6. Neiger R. Peritoneopericardial diaphragmatic hernia in cats. Compendium Small Anim Med Pract Vet. 1996;18: 461-78.
7. Saperstein G, Harris S, Leipold HW. Congenital defects in domestic cats. Feline Practice. 1976;6: 18-43.
8. Pereira GG, Larsson MHMA, Stopiglia AJ, Unruh SM, Santos ALF. Hérnia peritônio-pericárdica e tetralogia de Fallot em um cão: relato de caso. Revista Oficial de Educação Continuada da Associação Nacional de Clínicos Veterinários de Pequenos Animais. 2004; 17.
9. Iwasaki M, Sterman FA, Fonseca AC. What is your diagnosis? Peritoneopericardial diaphragmatic hernia with herniation of mineralized fetuses. J Am Vet Med Assoc. 1999;214: 1775-6.
10. Tobias AH. Pericardial disorders. In: Ettinger SJ, Feldman EC, editors. Textbook of veterinary internal medicine. 6. ed. Elsevier Saunders; 2005. p. 1104-18.
11. Reimer SB, Kayles AE, Filipowicz DE, Gregory CR. Long-term outcome of cats treated conservatively or surgically for peritoneopericardial diaphragmatic hernia: 66 cases (1987-2002). J Am Vet Med Assoc. 2004;224: 728-32.
12. Marion J, Schwartz A, Ettinger SJ. Pericardial effusion in a young dog. J Am Vet Med Assoc. 1970;157: 1055-63.
13. Sisson D, Thomas WP, Reed J, Atkins CE, Gelberg HB. Intrapericardial cysts in the dog. J Vet Int Med. 1993;7: 364-9.
14. Less RD, Bright JM, Orton EC. Intrapericardial cyst causing cardiac tamponade in a cat. J Am Anim Hosp Assoc. 2000;36: 115-9.
15. Rush JE, Keene BW, Fox PR. Pericardial disease in the cat: a retrospective evaluation of 66 cases. J Am Anim Hosp Assoc. 1990;26: 39-46.
16. Brown NO, Patnaik AK, MacEwan EG. Canine hemangiosarcoma: a retrospective analysis of 104 cases. J Am Vet Med Assoc. 1985;186: 56-8.
17. Girard C, Hélie P, Odin M. Intrapericardial neoplasia in dogs. J Vet Diagn Invest 1999;11: 73-8.
18. Ware WA, Hopper DL. Cardiac tumors in dogs: 1982-1995. J Vet Int Med. 1999;13: 95-103.
19. Smith AN. Hemangiosarcoma in dogs and cats. Vet Clin North Am Small Anim Prac. 2003;33: 533-52.
20. Aupperle H, März I, Ellenberger C, Buschatz S, Reischauer A, Schoon HA. Primary and secondary heart tumours in dogs and cats. J Comp Pathol. 2007;36: 18-26.
21. Yates WD, Lester SJ, Mills JH. Chemoreceptor tumors diagnosed at the Western College of Veterinary Medicine 1967-1979. Can Vet J. 1980;21: 124-9.
22. Larsson MHMA, Guerra JL, Sinhorini IL. Estudos clínico e anatomopatológico de um quemorreceptoma em cão. Anais do XV Congresso Brasileiro de Medicina Veterinária, 1976, Rio de Janeiro-RJ, Brasil, 1976. p. 35-6.
23. McDonough SP, MacLachlan NJ, Tobias AH. Canine pericardial mesothelioma. Vet Pathol. 1992;29: 256-60.
24. Stepien RL, Whitley NT, Dubielzig RR. Idiopathic or mesothelioma-related pericardial effusion: clinical findings and survival in 17 dogs studied retrospectively. J Small Anim Pract. 2000;41: 342-7.
25. Larsson MHMA, Pereira L, Matera JM, Oliveira SM, Guerra JL, Longanato Filho A. Mesotelioma torácico em cão: relato de caso. Anais do XVII Congresso de Clínicos Veterinários de Pequenos Animais, 1995, Vitória-ES, Brasil, p. 67.
26. Berg RJ, Wingfield BW. Pericardial effusion in the dog: review of 42 cases. J Am Anim Hosp Assoc. 1984;20: 721-30.
27. Aronsohn, M. Cardiac hemangiosarcoma in the dog: a review of 38 cases. J Am Vet Med Assoc. 1985;187: 922-6.
28. Martin MW, Green MJ, Stafford Johnson MJ, Day MJ. Idiopathic pericarditis in dogs: no evidence for a immune-mediated aetiology. J Small Anim Pract. 2006;47: 387-91.
29. Fuentes VL, Long KJ, Darke PGG, Burnie AG. Purulent pericarditis in a puppy. J Small Anim Pract. 1991;32: 585-8.
30. Heinrizt CK, Gilson SD, Soderstrom MJ, Robertson TA, Gorman SC, Boston RC. Subtotal pericardectomy and epicardial excision for treatment of coccidioidomycosis-induced effusive-constrictive pericarditis in dogs: 17 cases (1999-2003). J Am Vet Med Assoc. 2005;227: 435-40.
31. Zini E, Glaus TM, Bussadori C, Borgarelli M, Santilli RA, Tarducci A. *et al.* Evaluation of the presence of selected viral and bacterial nucleic acids in pericardial samples from dogs with or without idiopathic pericardial effusion. Vet J. 2009;179: 225-9.
32. Hall J, Shofer F, Meir CK, Sleeper MM. J Vet Int Med. 2007;21: p. 1002-7.
33. Davidson BJ, Paling AC, Lahmers SL, Nelson OL. Disease association and clinical assessment of feline pericardial effusion. J Am Anim Hosp Assoc. 2008;44: 5-9.
34. Carter TD, Pariaut R, Snook E, Evans DE. Multicentric lymphoma mimicking decompensated hypertrophic cardiomyopathy in a cat. J Vet Int Med. 2008;22: 1345-7.
35. Stokhof AA, Overduim LM, Mol JA, Rijnberk A. Effect of pericardiocentesis on circulating concentrations of atrial natriuretic hormone and arginine vasopressin in dogs with spontaneous pericardial effusion. Eur J Endocrinol. 1994;130: 357-60.
36. Weisse C, Soares N, Beal MW, Steffey MA, Drobatz KJ, Henry CJ. Survival times in dogs with right atrial hemangiosarcoma treated by means of surgical resection with or without adjuvant chemotherapy: 23 cases (1986-2000). J Am Vet Med Assoc. 2005;226: 575-9.
37. Sarraf AP. Contribuição da ultrassonografia torácica na abordagem diagnóstica de cães com efusão pleural e/ou pericárdica. Dissertação de mestrado. Departamento de Clínica Médica da Faculdade de Medicina Veterinária e Zootecnia da Universidade de São Paulo, 2002.
38. Tilley LP. Essentials of canine and feline electriocardiography. 3. ed., Philadelphia: Lea & Febiger; 1992. p. 82-7.
39. Boon JA. Manual of veterinary echocardiography. 1. ed. Philadelphia: Lippincot Williams & Wilkins; 1998. p. 355-71.
40. Stafford Johnson M, Martin M, Binns S, Day MJ. A retrospective study of clinical findings, treatment and outcome in 143 dogs with pericardial effusion. J Small Anim Pract. 2004;45: 546-52.
41. Pereira GG, Leomil Neto M, Santos MM, Tako AV, Dagli MLZ, Larsson MHMA. *et al.* Quemodectoma maligno em cão: relato de caso. Anais do XXIV Congresso Brasileiro de Clínicos Veterinários de Pequenos Animais, Belo Horizonte, 2003.
42. De Laforcade AM, Freeman LM, Rozanski EA, Rush JE. Biochemical analysis of pericardial fluid and whole blood in dogs with pericardial effusion. J Vet Int Med. 2005;19: 833-6.
43. Shaw SP, Rozanski EA, Rush JE. Cardiac troponins I and T in dogs with pericardial effusion. J Vet Int Med. 2004;18: 322-4.
44. Linde A, Summerfield SM, Sleeper MM, Wright FB, Clifford CA, Melgarejo T. *et al.* Pilot study on cardiac troponin I levels in dogs with pericardial effusion. J Vet Cardiol. 2006;8: 19-23.
45. Vicari ED, Brown DC, Holt DE, Brockman DJ. Survival times of and prognostic indicators for dogs with heart base masses: 25 cases (1986-1999). J Am Vet Med Assoc. 2001;219: 485-7.
46. Aronsohn MG, Carpenter JL. Surgical treatment of idiopathic pericardial effusion in the dog: 25 cases (1978-1993). J Am Anim Hosp Assoc. 1999;35: 521-5.
47. Dunning D, Monnet E, Orton EC, Salman MD. Analysis of prognostic indicators for dogs with pericardial effusion: 46 cases (1985-1996). J Am Vet Med Assoc. 1998;212: 1276-80.
48. Thomas WP, Reed JR, Bauer TG, Breznock EM. Constrictive pericardial disease in the dog. J Am Vet Med Assoc. 1984;184: 546-53.
49. Wright KN, DeNovo RC, Patton Jr CS, Sackman JS, Wilkens B, Gompf RE. Effusive-constrictive pericardial disease secondary to osseous metaplasia of the pericardium in a dog. J Am Vet Med Assoc. 1996;209: 2091-5.
50. Shubitz LF, Matz ME, Noon TH, Reggiardo CC, Bradley GA. Constrictive pericarditis secondary to *Coccidioides immitis* infection in a dog. J Am Vet Med Assoc. 2001;218: 537-40.
51. Campbell SL, Forrester SD, Jhonston SA, Jacobson JD, Moon ML. Chylotorax associated with constrictive pericarditis in a dog. J Am Vet Med Assoc. 1995;206: 1561-4.
52. Hatle LK, Appleton CP, Popp RL. Differentiation of constrictive pericarditis and restrictive cardiomyopathy by Doppler echocardiography. Circulation. 1989;79: 357-70.

138 Dirofilariose Canina

Maria Helena Matiko Akao Larsson

Introdução

A dirofilariose canina, também conhecida como cardiopatia parasitária, é uma doença cosmopolita, mais prevalente em regiões tropicais e subtropicais, cujo hospedeiro definitivo é o cão. Canídeos selvagens, como raposa, coiote e lobo, gato doméstico, felídeos selvagens e homem constituem-se em hospedeiros acidentais do agente etiológico, o nematoide *Dirofilaria immitis*.[1] Além disso, as espécies não domésticas servem de reservatório da doença.[2]

Merece ser destacado que o primeiro caso de dirofilariose humana foi descrito no Brasil por Magalhães, no Rio de Janeiro, em 1887.[3]

Conforme dito anteriormente, a dirofilariose é uma doença cosmopolita, sendo conhecida e estudada em vários países: EUA, Japão, Itália, Austrália, Espanha, China, Grécia, entre outros.[2] No Brasil, os primeiros trabalhos datam da década de 60. Em São Paulo, o primorrelato coube a Mello *et al.*,[4] seguido por Larsson *et al.*[5] Até o final dos anos 1990, a dirofilariose constituía-se em diagnóstico relativamente frequente na rotina clínica; entretanto o uso de lactonas macrocíclicas, com ações endo e ectoparasiticidas, bem como a eficácia do dicloridrato de melarsomina, no tratamento adulticida da parasitose, resultaram em diminuição significativa de casos de dirofilariose, especialmente no estado de São Paulo.

Aspectos epidemiológicos

A dirofilariose canina afeta mais comumente animais entre 3 e 5 anos de idade, embora possa ser diagnosticada em cães com menos de 1 ano ou mais idosos. Cães machos são mais afetados que fêmeas em uma proporção de 3 a 4:1, bem como os cães de porte grande são mais suscetíveis que os de médio e pequeno portes, fatos provavelmente relacionados com a finalidade para que são criados. Cães machos, de porte grande, são aqueles criados como cães de guarda, geralmente mantidos fora do domicílio e, portanto, mais sujeitos às picadas de vetores, que se constituem em hospedeiro intermediário da *D. immitis*.[6,7]

O tipo de pelame, se curto ou longo, parece não estar relacionado, respectivamente, com maior ou menor risco de infecção.[6]

Algumas espécies de mosquitos não gostam de alimentar-se de sangue de gatos, além disso, esses espécimes são relativamente resistentes à infecção por *D. immitis* e necessitam de inoculação de uma carga maior de L_3 para apresentarem os sintomas da parasitose, fatos que talvez expliquem prevalência menor da infecção em gatos e número menor de parasitos adultos do que no cão.[7]

Patogenia

Para a adequada compreensão da fisiopatologia, bem como dos aspectos clínicos da doença, é importante conhecer o ciclo do parasito. Vermes adultos, localizados no ventrículo direito, liberam larvas de estágio 1 (L_1) na circulação periférica. Estas, ao serem ingeridas por um mosquito, sofrem duas mudas ($L_1 \rightarrow L_2$; $L_2 \rightarrow L_3$), nos túbulos de Malpighi do trato digestório do mosquito, o que leva de 1 a 2,5 semanas. A larva L_3, denominada larva infectante, sugada por um novo hospedeiro (cão), ao migrar pelo tecido subcutâneo, transforma-se em L_4, e esta em L_5 (adulto jovem). Os parasitos jovens atingem o sistema cardiovascular migrando através das artérias pulmonares periféricas dos lobos caudais. É necessário um período de 5 a 6 meses, pós-infecção, para que nova geração de L_1 possa ser detectada no sangue periférico, o que é indicativo da presença de vermes (fêmeas e machos) adultos no coração. Acredita-se que, no cão, o parasito adulto e as microfilárias tenham vida média, respectivamente, de 3 a 5 e 1 a 2 anos.[1,7]

Em felinos, o período pré-patente é 1 a 2 meses mais longo do que nos cães e a vida média do parasito adulto não ultrapassa 2 anos.[7]

O início das manifestações clínicas e a gravidade da doença estão diretamente relacionados com a quantidade de vermes adultos. Em gatos, o número de parasitos adultos, em média, é de três a seis.[7]

Segundo Calvert e Thomason,[7] até 50 parasitos, em um cão de 25 kg, todos ficam alojados nas artérias pulmonares; carga parasitária de 75 vermes associa-se à localização destes em átrio direito, enquanto a síndrome da veia cava é caracterizada por população de parasitos ≥ 100.

Por vezes, a migração aberrante do parasito causa sintomas relacionados com a sua localização, como globo ocular, sistema nervoso central, artéria femoral, tecido subcutâneo, cavidade peritoneal,[8,9] entre outras.

Embora a gravidade da doença esteja intimamente relacionada com a carga parasitária, segundo Ware,[6] parece que a interação hospedeiro-parasito é mais importante que o número de vermes, isoladamente, no desenvolvimento das manifestações clínicas. A resposta imune à presença dos parasitos parece ser modulada por bactérias endossimbiontes intracelulares, do gênero *Wolbachia,* albergadas pelos parasitos.[10,11]

A dirofilariose é uma causa importante de hipertensão pulmonar (*cor pulmonale*). A presença do parasito adulto nas artérias pulmonares produz lesões vasculares reativas, que desencadeiam o quadro de hipertensão pulmonar. À lesão vascular causada pela presença do parasito, aderem leucócitos ativados e plaquetas; fatores tróficos liberados estimulam a migração e a proliferação de células musculares lisas, dando origem às vilosidades endoteliais, que ocorrem 3 a 4 semanas após a chegada dos vermes adultos. Essas vilosidades causam o estreitamento do lúmen das artérias pulmonares menores. O dano endotelial incita o desenvolvimento de trombose e de reação tecidual perivascular. Infiltrados alveolares e intersticiais, decorrentes do edema periarterial grave, podem ser observados radiograficamente. Alguns animais podem apresentar consolidação pulmonar parcial, enquanto outros podem manifestar resposta mais intensa, piorando a doença pulmonar. Trombos e fragmentos de parasitos podem embolizar, causando fibrose. Lesões pulmonares parenquimatosas podem surgir em decorrência de fibrose, embolização arterial e pneumonite por hipersensibilidade. A redução da perfusão pulmonar, devido ao aumento da resistência pulmonar, aumenta a pressão arterial pulmonar, impondo sobrecarga pressórica ao ventrículo direito.[1,2]

As artérias pulmonares mais afetadas são as lobares, as acessórias e as caudais, que se caracterizam por perda da aparência normal de dicotomização, conforme vão diminuindo de calibre, dando um aspecto truncado às artérias que, somado à dilatação aneurismática e à oclusão periférica, passíveis de ocorrer, causam aspecto dilatado e tortuoso. A hipertensão pulmonar crônica leva ao desenvolvimento de insuficiência miocárdica direita com manifestação de insuficiência cardíaca congestiva direita.

■ Manifestações clínicas

Muitos animais, embora parasitados, permanecem assintomáticos. A dirofilariose compromete, principalmente, pulmões e coração (forma cardiopulmonar). Por vezes, é possível observar a forma hepática da doença, mais conhecida como síndrome da veia cava. Menos frequentemente, comprometimento renal e envolvimento cutâneo também podem estar associados à dirofilariose. Existe ainda a forma oculta da doença.[12-14]

Independentemente da forma clínica, a gravidade da doença está relacionada com o número de parasitos, com a duração do processo e com a resposta do hospedeiro.

As manifestações clínicas associadas à dirofilariose dependem da gravidade e da duração da infestação, mas muitos animais, embora parasitados, permanecem assintomáticos. Assim, os sintomas mais comumente associados à dirofilariose são: emagrecimento, intolerância ao exercício, tosse, letargia, dispneia, síncope e distensão abdominal.[1]

Ao exame físico, podem-se evidenciar perda de peso, reforço da 2ª bulha, insuficiência da valva tricúspide e ritmo de galope. Em caso de insuficiência cardíaca direita, distensão e pulsação da veia jugular acham-se presentes, além de distensão abdominal e hepatoesplenomegalia.[1]

Em gatos, as manifestações clínicas da dirofilariose são variáveis e podem ser transitórias e inespecíficas, sendo que alguns gatos não apresentam evidências da infestação. O surgimento dos sintomas geralmente está associado à chegada dos parasitos imaturos aos pulmões ou à morte dos vermes adultos.[6] Dispneia e/ou tosse paroxística constituem os sintomas respiratórios mais evidentes.[15,16] Êmese é relativamente comum e pode constituir a única manifestação clínica apresentada, não tendo relação alguma com a alimentação.[15]

A forma cardiopulmonar é a mais comumente diagnosticada, caracterizando-se por tosse, dispneia, intolerância ao exercício e hemoptise, sendo que a tosse pode ser exacerbada pelo exercício. Síncope também pode ser observada pós-exercício. Em uma fase mais crônica, os animais apresentam sinais de insuficiência cardíaca direita, principalmente hepatomegalia, ascite e caquexia.[1,2,6,7]

A forma hepática, também conhecida como síndrome da veia cava, é mais frequentemente observada em animais de 3 a 5 anos de idade, residentes em regiões de alta endemicidade, nas quais o hospedeiro (cão) recebe uma grande carga de L_3, em breve espaço de tempo, permitindo que inúmeros parasitos cheguem às cavidades cardíacas, ventrículo e átrio direitos, simultaneamente, causando obstrução das veias cavas. A síndrome da veia cava pode levar o animal ao óbito em 48 a 72 h. Anorexia, depressão, dispneia, palidez de mucosas, pulso hipocinético e icterícia constituem os sintomas associados a essa forma clínica da doença. Exames laboratoriais revelam azotemia, hemoglobinúria, bilirrubinúria e aumento da atividade das enzimas alanina aminotransferase (ALT) e fosfatase alcalina (FA). Ainda, a destruição intravascular de eritrócitos, em contato com os vermes, somada à incapacidade hepática de remover os pró-coagulantes resulta no quadro de coagulação intravascular disseminada.[1,7]

A forma renal é raramente diagnosticada, caracterizando-se por proteinúria intensa, em ausência de hematúria e leucocitúria; microfilariúria constitui-se em achado patognomônico dessa forma clínica da doença.

A forma cutânea, também denominada dermatite parasitária ou piogranulomatosa, manifesta-se por meio de pápulas ulceradas, nódulos e placas, de curso crônico e pruriginoso. Larvas e/ou parasitos podem ser observados nas lesões cutâneas, que se assemelham a abscessos; de modo geral, observa-se eosinofilia periférica e microfilaremia ausente.[18,19]

A forma oculta da dirofilariose, a mais dramática da doença, é causada pela destruição imunomediada das microfilárias e associa-se a pneumonite grave, síndrome da veia cava e quadro de insuficiência cardíaca congestiva.[7,13]

■ Diagnóstico

No diagnóstico da dirofilariose, são de suma importância as informações relativas à identificação do animal, especialmente no tocante a sua origem e locais que frequenta (regiões endêmicas).

Dentre os exames complementares, são importantes para a realização do diagnóstico da referida parasitose:

- Exame radiográfico de tórax: útil para observação do aumento da silhueta cardíaca, em especial do ventrículo direito, como também do tronco das artérias pulmonares (Figura 138.1), além da condição da vascularização pulmonar, evidenciando artérias lombares caudais dilatadas e tortuosas[19] (Figura 138.2)
- Pesquisa de microfilárias: microfilárias no sangue periférico podem ser detectadas por várias técnicas, das quais a mais conhecida é a de Knott modificada (Figura 138.3). É necessário lembrar que, nos casos da forma oculta, este exame laboratorial não se aplica
- Hemograma: pode revelar eosinofilia/basofilia, anemia arregenerativa e trombocitopenia. Eosinofilia/basofilia consiste em um dado laboratorial muito sugestivo de dirofilariose[20] e a trombocitopenia é resultante da migração das plaquetas para o tecido pulmonar, onde ficam aderidas à parede dos vasos pulmonares
- Testes imunológicos: atualmente, o diagnóstico de dirofilariose baseia-se na realização de testes imunológicos, dentre os quais o mais utilizado é o ensaio imunoabsorvente ligado à enzima (ELISA) para detecção de antígeno. Esta técnica se presta, principalmente, para o diagnóstico de formas ocultas da enfermidade. Entretanto, há condições em que o teste não consegue detectar o antígeno circulante do útero de fêmeas adultas, isto é, no caso de o paciente albergar apenas parasitos machos ou em caso de infestação por menos de três vermes (fêmeas) adultos.

Os exames eletrocardiográfico e ecocardiográfico têm importância secundária no diagnóstico de dirofilariose. O eletrocardiograma revela alterações, como aumento ventricular direito, desvio do eixo cardíaco no plano frontal para a direita,

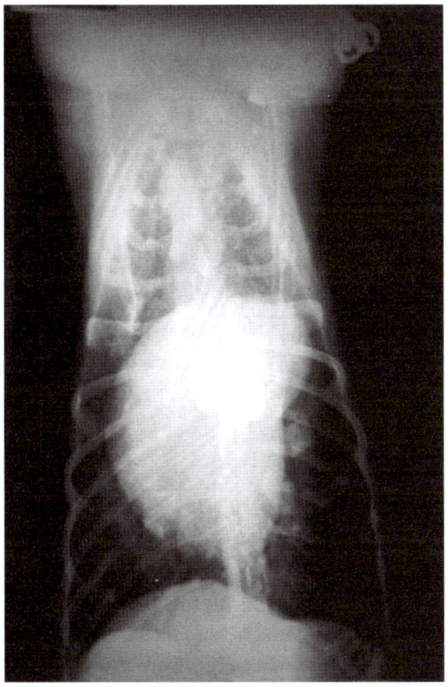

Figura 138.1 Radiografia torácica lateral de cão com dirofilariose, evidenciando aumento ventricular direito e tronco das artérias pulmonares. (Gentilmente cedida por Maria Helena Matiko Akao Larsson.)

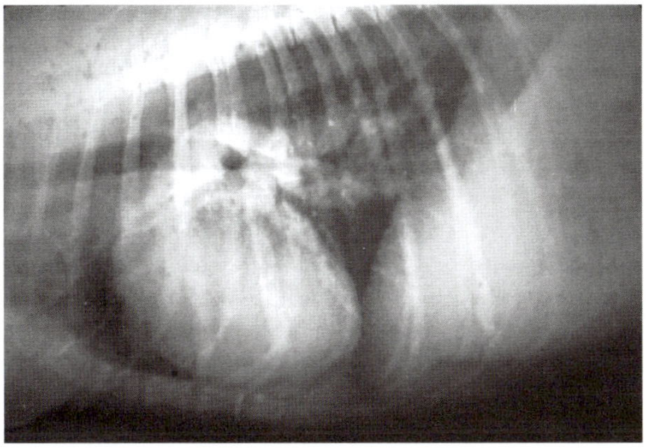

Figura 138.2 Radiografia torácica dorsoventral de cão com dirofilariose, evidenciando vascularização pulmonar com artérias lombares caudais dilatadas e tortuosas. (Gentilmente cedida por Maria Helena Matiko Akao Larsson.)

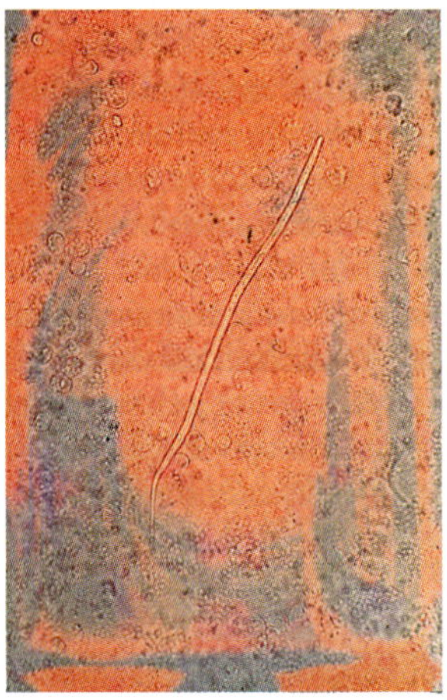

Figura 138.3 Lâmina evidenciando microfilária de *Dirofilaria immitis* pela técnica de Knott modificada. (Gentilmente cedida por Maria Helena Matiko Akao Larsson.)

apenas em fase avançada da enfermidade parasitária, enquanto pelo exame ecocardiográfico estruturas lineares (*D. immitis*) podem ser evidenciadas em casos de infestação maciça. Além disso, por meio do exame ecocardiográfico, pode-se diagnosticar hipertensão pulmonar secundária à dirofilariose.

■ Tratamento

O tratamento em casos de dirofilariose deve ser realizado em três etapas, a saber: tratamento adulticida, seguido do tratamento microfilaricida e, finalmente, tratamento preventivo.

Atualmente, o tratamento adulticida consiste na aplicação de dicloridrato de melarsomina (Immiticid®), na dose de 2,5 mg/kg, 1 vez/dia, durante 2 dias seguidos, por via intramuscular (músculo lombar). Trata-se de medicamento eficaz, com poucos efeitos colaterais, sendo o mais frequente a ocorrência de mialgia no local de aplicação. De acordo com a bula do medicamento, pode-se observar, raramente, outro efeito indesejável e mais grave, o edema pulmonar, que deve ser controlado com dimercaprol, na dose de 3 mg/kg.

Na experiência do autor no tocante à aplicação de Immiticid®, em mais de meia centena de casos, deparou-se, uma única vez, com caso de edema pulmonar pós-aplicação do referido adulticida. É preciso ressaltar que, na ocasião, não foi possível obter o antídoto, tendo o paciente evoluído ao óbito.

Em casos de pacientes com grande carga parasitária, aconselha-se realizar o tratamento adulticida em duas etapas: a primeira etapa consiste na aplicação de Immiticid® na dose de 2,5 mg/kg, uma única vez, e a segunda etapa, conforme descrito anteriormente, isto é, duas aplicações, com intervalo de 24 h, na mesma dose.

Sabe-se, desde 1995, que bactérias do gênero *Wolbachia* são endossimbiontes de parasitos filarídeos, desempenhando papel importante na patogênese e na resposta imune à filariose.[21] Segundo McCall *et al.*,[22] doxiciclina na dose de 10 mg/kg, a cada 12 h, durante 30 dias, por via oral (VO), tem efeito contra larvas migratórias e adultos jovens, bem como pode eliminar ou restringir a produção de microfilárias. Outro trabalho[23] revelou que animais parasitados por *D. immitis,* tratados com doxiciclina (20 mg/kg/dia, 30 dias, VO) 12 semanas antes da terapia adulticida associada ao tratamento mensal, por via oral, de 6 μg/kg de ivermectina, apresentam lesões pulmonares, em decorrência de parasitose, menos graves, além de ausência de trombose pulmonar.

O tratamento microfilaricida pode ser realizado por meio da administração de ivermectina (50 μg/kg) ou de milbemicina (500 mg/kg), embora estas sejam indicações extrabula. Anteriormente, o tratamento microfilaricida consistia na administração de levamisol[24] ou de iodeto de ditiazanina,[1] ambos protocolos longos, trabalhosos e com efeitos colaterais que, muitas vezes, justificavam a interrupção e o posterior abandono do tratamento.

O tratamento preventivo ou profilático pode ser realizado por meio da administração de lactonas macrocíclicas, como ivermectina, milbemicina, moxidectina e selamectina. A ivermectina deve ser prescrita na dose de 6 a 12 μg/kg, uma vez por mês, por via oral. A dose da milbemicina é de 0,5 a 1 mg/kg/mês, por via oral; para a moxidectina, a dose é de 3 μg/kg/mês, por via oral; e no caso de selamectina, a dose é de 6 mg/kg/mês, uso tópico. Estes fármacos têm algumas restrições, a saber: a ivermectina é contraindicada para Collies; a milbemicina é segura em Collies, porém não indicada para animais microfilarêmicos; e a moxidectina é segura tanto em Collies quanto em animais microfilarêmicos.

Referências

1. Atkins C. Heartworm disease. In: Ettinger SJ, Feldman EC. Textbook of veterinary internal medicine. St Louis: Elsevier Saunders; 2010. v. 2. p. 1353-80.
2. Kittleson MD. Heartworm infestation and disease. In: Kittleson MD, Kienle RD. Small animal cardiovascular medicine. St. Louis: Mosby; 1998. p. 370-401.
3. Magalhães PS. Descrição de uma espécie de filária encontrada no coração humano. Revista dos Cursos Práticos e Teóricos da Faculdade de Medicina do Rio de Janeiro. 1887;3:129-215.
4. Mello EBF, Nascimento VS, Gonçalves CA. Diagnóstico de filariose canina e sua incidência em cães de rua da cidade de São Paulo. In: Congresso Brasileiro de Medicina Veterinária. 1974;14(Anais):120-1.
5. Larsson MHMA, Hagiwara MK, Larsson CE, Amaral RC, Mirandola RMS, Yaduda PH. Prevalência de microfilárias em diferentes populações caninas. In: I Congresso Internacional da Língua Portuguesa; II Congresso Brasileiro de Clínicos Veterinários de Pequenos Animais e III Simpósio Nacional de Reprodução Animal, São Paulo. 1974;(Anais): p. 29.
6. Ware WA. Cardiovascular disease in small animal medicine. London: Manson Publishing; 2007. p. 351-71.
7. Calvert CA, Thomason JD. Heartworm disease. In: Tilley LP, Smith Jr FWK, Oyama MA, Sleeper MM. Manual of canine and feline cardiology. 4. ed. St Louis: Elsevier Saunders; 2008. p. 183-99.
8. Frank J, Nuter FB, Kyles AE. *et al.* Systemic arterial dirofilariosis in five dogs. Journal of Veterinary Internal Medicine. 1997;11(3):189-94.
9. Larsson CE, Larsson MHMA, Ogassawara S, Iwasaki M, Bruce L, HL C, Olandim MEL. *Dirofilaria immitis* na cavidade peritoneal, em *Canis familiaris*. Revista da Faculdade de Medicina Veterinária e Zootecnia da Universidade de São Paulo. 1987;24(1): p. 89-96.
10. Bazzocchi C, Genchi C, Paltrinieri S. *et al.* Immunological role of the endosymbionts of *Dirofilaria immitis*: the *Wolbachia* surface protein activates canine neutrophils with production of IL-9. Vet Parasitol. 2003;117:73-83.
11. Morchon R, Ferreira AC, Martin-Pacho JR. *et al.* Specific IgG antibody response against antigens of *Dirofilaria immitis* and its symbionts *Wolbachia* endosymbionts bacterium in cats with natural and experimental infections. Vet Parasitol, 2004;125:313-21.
12. Wong MM, Suter PF, Rhode EA, Guest MF. Dirofilariasis without circulating microfilariae: a problem in diagnosis. Journal of American Veterinary Medical Association. 1973;163(1):133-9.
13. Larsson MHMA, Preterote M, Mirandola RMS. Diagnóstico da dirofilariose oculta pelo teste de ELISA, em cães do Estado de São Paulo. Brazilian Journal of Veterinary Research and Animal Science. 1992;29(1):93-6.
14. Calvert CA, Rawlings CA. Canine heartworm disease. In: Tilley LP, Goodwin JK. Manual of canine and feline cardiology. 3. ed. Philadelphia: W.B. Saunders; 2001. p. 215-34.
15. Dillon AR. Clinical significance of feline heartworm disease. Vet Clin North Am Small Animal Practice. 1998;28:1547-65.
16. Dillon AR, Brawner WR, Robertson-Plouch. *et al.* Feline heartworm disease: correlations of clinical signs, serology, and other diagnostics-results of a multi-center study. Veterinary Therapy. 2000;1:176-82.
17. Scott D, Miller Jr WH, Griffin CE. Small animal dermatology. 6. ed. Philadelphia: W. B. Saunders; 2001. p. 423-516.
18. Gross TL, Ihrke PJ, Walder EJ, Affolter VK. Skin diseases of the dog and cat. 2. ed. Ames, Iowa: Blackwell; 2005. p. 200-34.
19. Larsson MHMA, Iwasaki M, Fernandes Filho A, D'errico AA, Ogassawara S, Dutra LF. Contribuição ao diagnóstico clínico da dirofilariose canina. Revista da Faculdade de Medicina Veterinária e Zootecnia da Universidade de São Paulo. 1987;24(1):47-59.
20. Larsson MHMA, Hagiwara MK, Mirandola RMS. Aspectos hematológicos da dirofilariose canina. In: VIII Congresso Brasileiro de Clínicos Veterinários de Pequenos Animais, Porto Alegre. Anais, p. 28, 1985.
21. Sironi M, Bandi C, Sacchi E *et al.* Molecular evidence for a close relative of the athropod endosymbiont *Wolbachia* in a filarial worm. Mol Biochem Parasitol. 1995;74:223-7.
22. McCall JW, Kramer l, Genchi C *et al.* Effects of doxycycline on early infections of *Dirofilaria immitis* in dogs. Vet Parasitol. 2011;176:261-7.
23. Kramer L, Grandi G, Passeri B, Gianelli P *et al.* Evaluation of lungs pathology in *Dirofilaria immitis* experimentally infected dogs treated with doxycycline or a combination of doxycycline and ivermectin before administration of melarsomine dihydrochloride. Vet Parasitol. 2011; 176:357-60.
24. Reche Junior A, Larsson MHMA, Meng MC, Oliveira SM, Fernandes Filho A. Avaliação da eficácia do cloridrato de levamisol no controle da dirofilariose canina. A Hora Veterinária. 1990;57(5):131-6.

139 Doenças Sistêmicas e seus Reflexos no Sistema Cardiovascular

Valéria Marinho Costa de Oliveira, Maria Helena Matiko Akao Larsson

Introdução

Muitas doenças sistêmicas, metabólicas e endócrinas têm efeitos reconhecidos sobre a função e a estrutura cardíacas, atuando de maneira direta ou indireta. Em alguns casos, os reflexos são relevantes clinicamente; em outros, as consequências cardiovasculares são sutis e de pouca importância. Este capítulo descreve as alterações cardiovasculares mais importantes, relatadas em decorrência de distúrbios sistêmicos que acometem cães e gatos.

Cor pulmonale

Cor pulmonale é a denominação que se dá à condição em que se desenvolve hipertrofia ventricular direita por aumento da resistência vascular pulmonar e consequente hipertensão pulmonar secundária a anormalidades, agudas ou crônicas, do pulmão e/ou sua função. O quadro agudo, decorrente de hipertensão pulmonar aguda, normalmente apresenta-se associado ao embolismo pulmonar agudo e causa sobrecarga com dilatação do ventrículo direito. O *cor pulmonale* crônico ocorre em casos de doenças pulmonares vasculares ou do parênquima pulmonar, de longa duração, causando hipertrofia e dilatação do ventrículo direito. Ambos podem resultar em insuficiência cardíaca direita. As causas mais comuns de *cor pulmonale* agudo no cão são o tromboembolismo pulmonar agudo e o embolismo por dirofilariose.[1] O *cor pulmonale* crônico em pequenos animais é normalmente consequência de doença pulmonar obstrutiva crônica, bronquiectasia, enfisema, asma, embolismo pulmonar crônico, processos pulmonares infiltrativos, colapso de traqueia, processos obstrutivos de traqueia (hipoplasia, estenose), malformações torácicas e insuficiência respiratória de origem neurológica.

O *cor pulmonale* pode desenvolver-se em decorrência de duas situações principais: obstrução mecânica de vasos arteriais pulmonares e/ou vasoconstrição dos mesmos.

A obstrução mecânica ocorre por obliteração, distorção ou ruptura dos vasos. As causas mais comuns são embolismo pulmonar, neoplasias pulmonares disseminadas, fibrose pulmonar e doenças parenquimatosas pulmonares graves.[2] Entre os animais de companhia, o embolismo pulmonar ocorre mais comumente em cães e pode ser causado por larvas de *Dirofilaria immitis*, êmbolos de gordura, ar, células tumorais, além de tromboembolismo pulmonar. A etiologia deste último inclui várias doenças, dentre as quais as mais frequentes são hiperadrenocorticismo, pancreatite, coagulação intravascular disseminada, anemia imunomediada, sepse, diabetes *mellitus* e glomerulonefropatias.[1-3] Em gatos, o tromboembolismo pulmonar é raramente diagnosticado. Nesta espécie, o *cor pumonale* associa-se mais frequentemente a processos neoplásicos, à anemia de causa não identificada e à pancreatite, mas também são descritos em casos de glomerulonefrite, encefalite, pneumonia, doença cardíaca e lipidose hepática.[4]

O segundo mecanismo envolve vasoconstrição reativa à hipoxia pulmonar (por meio do desequilíbrio da liberação de elementos vasoativos pelo endotélio) ou por substâncias vasoconstritoras liberadas pelas plaquetas, como histamina, serotonina, tromboxano.[5] As alterações vasculares podem acontecer rapidamente e piorar lentamente durante a evolução da doença primária. Ocorre diminuição do lúmen e remodelamento vascular pulmonar, com hipertrofia da média, espessamento da íntima, inflamação e fibrose dos vasos, tornando-os mais rígidos.[1,3] A vasoconstrição por hipoxia acontece em casos de embolismo pulmonar, doença pulmonar obstrutiva crônica, doenças intersticiais pulmonares crônicas, doenças neuromusculares, deformidades torácicas, síndrome da hipoventilação por obesidade, asma, bronquite, colapso de traqueia e outros processos que causam diminuição do diâmetro das vias respiratórias.[2] A acidose (metabólica ou respiratória) também tem um papel relevante na indução de vasoconstrição, agindo isolada ou sinergicamente, associada à hipoxia.

Ambos os mecanismos, obstrução e/ou vasoconstrição, causam diminuição da área vascular e consequente elevação da resistência vascular pulmonar, culminando em aumento da pós-carga e hipertrofia ventricular direita compensatória. Quando a capacidade de adaptação ventricular for excedida, ou se a resistência vascular pulmonar aumentar de modo agudo, a pressão diastólica ventricular se eleva e pode desenvolver-se insuficiência miocárdica direita ou regurgitação valvar tricúspide hemodinamicamente significativa antes que haja remodelamento ventricular direito. A distensão e a contratilidade atrial aumentam para manter a pressão de enchimento, mas uma vez que a capacidade compensatória do átrio direito seja ultrapassada, a pressão venosa sistêmica se eleva o suficiente para provocar sinais de insuficiência cardíaca direita.[6] Arritmias cardíacas ventriculares também podem ocorrer devido à isquemia miocárdica.[3]

Endocrinopatias

Disfunções da tireoide

O hormônio tireoidiano tem efeitos importantes no metabolismo de vários tecidos e o miocárdio é especialmente sensível à sua ação. Evidências sugerem que o hormônio ativo da tireoide, a tri-iodotironina (T3), exerce seus efeitos principalmente em nível celular, por meio da ativação da codificação de RNA mensageiro (mRNA) para proteínas específicas, via ligação a receptores nucleares específicos. Os efeitos de T3 são complexos e múltiplos, alguns estimulantes e outros inibitórios, e sua ação sobre o sistema cardiovascular ocorre de maneiras direta e indireta.[7]

São várias as ações diretas de T3 sobre o tecido cardíaco: aumento da transcrição de sódio-potássio-ATPases ligadas à membrana, elevação da taxa de despolarização do músculo cardíaco e diminuição da duração do potencial de ação; aumento da transcrição de cálcio-ATPase, elevação da eficiência da captação e liberação de cálcio pelo sistema retículo endoplasmático e aumento do número de canais de cálcio do tipo L no sarcolema; aumento da síntese de proteínas miocárdicas e aumento da expressão genética da isoenzima miosina-α de cadeia pesada (de atividade rápida de ATPase e normalmente sintetizada em menor quantidade).[1,3,7] O resultado final é o aumento da frequência cardíaca e da contratilidade ventricular. T3 também estimula diretamente a síntese do peptídio atrial natriurético e da troponina I. Contrariamente, diminui a expressão de genes relacionados com a síntese de miosina-β de cadeia pesada.[8] T3 melhora a função ventricular diastólica, associada à atividade aumentada da bomba Ca-ATPase do retículo endoplasmático. No entanto, o benefício na taxa de relaxamento, secundário a aumento de T3 circulante, pode ser anulado pela rigidez ventricular, em presença de hipertrofia ventricular significativa.[7]

O hormônio tireoidiano atua indiretamente sobre a função cardíaca, alterando a relação do sistema nervoso simpático com o miocárdio, aumentando a resposta deste ao primeiro. Acredita-se que o hormônio da tireoide aumente a atividade do sistema simpático-adrenal.[3] O resultado final é o aumento do inotropismo e do cronotropismo, bem como a alteração das propriedades diastólicas do músculo cardíaco.[7]

Além de seus efeitos diretos e indiretos sobre o miocárdio, os hormônios tireoidianos podem influenciar o débito cardíaco por meio de alterações na pré e na pós-carga, independentemente do tônus simpático. Experimentos realizados em ratos sugerem diminuição da complacência venosa.[7] A vasodilatação e a diminuição do fluxo renal mediadas pelo aumento de T3 causam diminuição da perfusão renal e ativação do sistema renina-angiotensina-aldosterona, com consequente aumento da absorção de sódio e água e aumento do volume sanguíneo.[8] A elevação dos níveis dos hormônios da tireoide produz aumento do consumo de oxigênio e consequente hipoxia tecidual relativa. Esta, associada à ação direta destes hormônios, induz o relaxamento da musculatura vascular periférica, determinando vasodilatação periférica.[7,8]

Os hormônios da tireoide alteram a excitabilidade cardíaca, sendo os átrios mais sensíveis que os ventrículos. O efeito arritmogênico atrial preferencial é consequência de vários fatores, dentre os quais se incluem maior densidade de β-receptores nessas câmaras e diferenças na inervação autonômica entre os átrios e os ventrículos.[7]

Hipotireoidismo

O hipotireoidismo é uma das endocrinopatias mais comuns em cães, porém rara em gatos.

Em seres humanos, o hipotireoidismo tem sido frequentemente associado a anormalidades cardiovasculares, como diminuição da contratilidade cardíaca, diminuição da taxa do relaxamento diastólico ativo (associado à diminuição da atividade da enzima Ca-ATPse do retículo endoplasmático), dilatação cardíaca, aterosclerose, hipertensão e, raramente, insuficiência cardíaca. Estudos têm demonstrado a correlação entre hipotireoidismo assintomático (nível elevado de hormônio tireoestimulante [TSH] e tiroxina [T4] livre normal) e disfunção diastólica, risco aumentado de insuficiência cardíaca e diminuição da capacidade de exercícios nos indivíduos afetados.[9] As manifestações cardiovasculares mais comuns do hipotireoidismo incluem alterações de frequência e ritmo cardíacos. Alterações dos níveis séricos de colesterol e de lipídios predispõem à aterosclerose e à fibrose miocárdica.[1]

Embora o risco aumentado para hipertensão, sobretudo diastólica, em humanos seja bem conhecido, este é um achado incomum em veterinária. O mecanismo do aumento da pressão arterial no hipotireoidismo não é bem conhecido; no entanto, algumas explicações possíveis são: queda da produção de agentes vasodilatadores pelo endotélio vascular em consequência à diminuição da taxa metabólica, mudanças estruturais na vasculatura tecidual e alteração da função nervosa autonômica.[7,10]

O hipotireoidismo constitui fator de risco para o desenvolvimento de aterosclerose em cães, provavelmente secundário à hipercolesterolemia. Essa é uma complicação raramente observada nesta espécie, no entanto pode potencialmente induzir outras alterações cardiovasculares, como disfunção ventricular esquerda e fibrilação atrial. Em cães, relata-se também doença pericárdica (efusão pericárdica) associada ao hipotireoidismo.[11]

Em humanos, as anormalidades de ritmo comumente observadas são as bradicardias e os bloqueios atrioventriculares. Raramente, pacientes acometidos de hipotireoidismo clínico desenvolvem episódios de *torsade de pointes*, associado ao aumento do intervalo QT corrigido.[7] Em cães, as anormalidades eletrocardiográficas mais comumente observadas no hipotireoidismo espontâneo são: complexos de baixa voltagem, inversão de onda T e bradicardia sinusal. Fibrilação atrial e outras arritmias são achados incomuns. É possível que estas arritmias se desenvolvam a partir da formação de placas ateromatosas coronárias. Muitas das anormalidades são reversíveis após o tratamento e aparentemente relacionam-se com a gravidade da doença.[3]

Em cães, embora a deficiência de hormônio tireoidiano relacione-se com diminuição da contratilidade miocárdica reversível após terapia, não há evidências de que o hipotireoidismo seja responsável pelo desenvolvimento de insuficiência cardíaca em animais sem alterações cardiológicas prévias. Os achados ecocardiográficos em cães incluem adelgaçamento da parede ventricular posterior e do septo interventricular, aumento do diâmetro sistólico final, fração de ejeção diminuída e alteração dos intervalos sistólicos e diastólicos.[1,3] Com o tratamento, estes parâmetros retornam ao normal.

Hipertireoidismo

O hipertireoidismo é uma das doenças endócrinas mais comumente diagnosticadas em gatos, mas é de observação rara em cães. Ao contrário do hipotireoidismo, o hipertireoidismo está comumente associado a manifestações cardíacas significativas.[3]

O excesso de hormônios tireoidianos aumenta a taxa metabólica e o consumo de oxigênio e diminui a resistência vascular periférica.[1] As alterações cardíacas são mediadas por efeitos diretos e indiretos dos hormônios tireoidianos sobre o coração e a vasculatura. As ações diretas sobre o miocárdio incluem o aumento da síntese proteica, da transcrição do subtipo de miosina de ação rápida, da taxa de ciclagem do cálcio pelo retículo endoplasmático, do número de canais lentos de cálcio sarcolêmicos, menor eficiência da conversão de energia química (trifosfato de adenosina [ATP]) para mecânica (força) do miocárdio, aumento da expressão e de β-receptores cardíacos, aumento da taxa de despolarização espontânea das células do nó sinusal e duração diminuída do potencial de ação.[3] Por outro lado, a atividade metabólica aumentada em outros tecidos resulta em um estado de alto débito cardíaco, em que o coração precisa atender a demanda tecidual elevada, resultante do excesso de hormônios tireoidianos circulantes. A diminuição da resistência vascular e o aumento do volume circulante (descrito em humanos, bovinos e gatos) causam aumento significativo do débito cardíaco.[7] Há evidências de que os níveis de catecolaminas não se relacionam com o estado adrenérgico resultante no quadro de hipertireoidismo, já que os níveis séricos dessas substâncias se encontram normais ou diminuídos. Isto sugere que a atividade simpática elevada esteja associada a um aumento do número e da atividade de β-receptores.[3,7]

A despeito da resistência vascular periférica diminuída em pacientes hipertireóideos, a hipertensão, principalmente sistólica, ocorre comumente.[3,7,8] O aumento da pressão arterial sistólica resulta primariamente do aumento da velocidade de ejeção ventricular e do aumento do volume de ejeção. Em alguns gatos, há elevação marcada de ambos os valores de pressão arterial sistólica e diastólica. Pode haver aumento da resistência vascular periférica em alguns gatos, resultante de fatores combinados, como idade, doença renal, atividade simpática aumentada e remodelamento vascular.[3]

A hipertrofia miocárdica é uma característica proeminente, mas não constante, no hipertireoidismo felino, atribuída ao efeito combinado do estado de alto débito cardíaco, tônus simpático aumentado, hipertensão sistêmica e estimulação direta da síntese de proteínas contráteis pelo hormônio tireoidiano. Pode haver progressão para o quadro de insuficiência cardíaca congestiva, especialmente na presença de cardiopatia de base. Adicionalmente, há diminuição da reserva de capacidade ao exercício.[3]

Numerosas alterações eletrocardiográficas são relatadas em gatos afetados, mas as mais frequentes são a taquicardia sinusal e o aumento da voltagem dos complexos QRS. Ocasionalmente, observam-se arritmias supraventriculares e ventriculares, distúrbios de condução intraventricular (bloqueios de ramos e bloqueios fasciculares) e bloqueio atrioventricular de primeiro grau.[1,3] Em humanos, é comum o desenvolvimento de fibrilação atrial,[7,8] mesmo em casos assintomáticos, caracterizados por baixos níveis de TSH e normais de T4 livre. Tanto a ação hormonal direta sobre o miocárdio como a influência do sistema nervoso simpático contribuem para o desenvolvimento de arritmias. A maioria delas resolve-se após tratamento.

Os felinos acometidos frequentemente mostram cardiomegalia generalizada nas radiografias torácicas. Em casos de insuficiência cardíaca, é possível observar achados consistentes com edema pulmonar e efusão pleural. No exame ecocardiográfico, podem estar presentes aumento biatrial, aumento do diâmetro da raiz da aorta, aumento do diâmetro diastólico do ventrículo esquerdo, diminuição do diâmetro sistólico do ventrículo esquerdo e aumento da fração de encurtamento. Em geral, a espessura miocárdica não é acentuadamente aumentada, exceto em casos de hipertensão importante. Embora pouco comum, há casos em que se observa aumento de ambos os diâmetros, sistólico e diastólico, e diminuição da fração de encurtamento, mimetizando cardiomiopatia dilatada.[1,3]

As manifestações cardiovasculares são sutis nos casos de tirotoxicose canina, apresentando-se variáveis e de modo insidioso. A insuficiência cardíaca é raramente observada. De modo geral, a frequência cardíaca encontra-se dentro dos limites normais e o eletrocardiograma costuma ser normal; por vezes, padrões de sobrecarga ventricular podem ser observados.[3]

Em geral, as anormalidades cardiovasculares observadas no hipertireoidismo são reversíveis após o tratamento, mesmo nos casos de insuficiência cardíaca grave.[1,3]

Disfunções da adrenal

Os glicocorticoides são produzidos na zona fasciculada do córtex adrenal, sendo o cortisol o mais potente dentre eles. O cortisol é gliconeogênico, diminui a lipogênese e aumenta a lipólise do tecido adiposo, tem atividade anti-insulínica, estimula a eritropoese e reduz a absorção de cálcio no trato intestinal, interferindo com a ação da vitamina D.[1,3,12] Tem vários efeitos sobre rins, coração, cérebro, vasos sanguíneos e volume sanguíneo.

O mecanismo exato pelo qual o cortisol induz a elevação da pressão arterial sistêmica ainda é incerto. Aceita-se a hipótese de que os hormônios esteroides ajam sobre os receptores renais tipo I de mineralocorticoides, retendo sódio e água.[13] Os glicocorticoides apresentam uma variedade de efeitos sobre o sistema do óxido nítrico, inibindo a síntese e o transporte transmembrana, reduzindo os níveis plasmáticos de nitratos/nitritos. O cortisol aumenta a concentração sérica de eritropoetina, por mecanismo ainda não elucidado. A eritropoetina tem efeito vasoconstritor direto, demonstrado *in vitro*, e aumenta a eritropoese.[13] O cortisol atua diretamente sobre o tecido miocárdico, por meio de receptores de glicocorticoides, aumentando a atividade das bombas de sódio e potássio (Na^+,K^+-ATPases) no nível dos cardiomiócitos.[14] A ação tecidual no coração também pode ocorrer por indução do aumento da resposta cardíaca à norepinefrina e à angiotensina II ou estimulação do sistema local do sistema renina-angiotensina.[15]

Os mineralocorticoides, dentre os quais o mais potente é a aldosterona, são secretados na zona glomerulosa do córtex adrenal. Seu efeito mais importante se dá sobre o transporte de íons em células renais, retendo sódio e eliminando potássio.[12] Assim, a aldosterona controla o volume de fluido extracelular, modulando a excreção de sódio e a absorção de potássio nos ductos coletores renais.[3] Além disso, atua diretamente no crescimento e remodelamento vascular e cardíaco.[3,13]

As células cromatofílicas da medula adrenal secretam as catecolaminas di-hidroxifenilanina (DOPA), dopamina, epinefrina e norepinefrina. A epinefrina compõe 80% das catecolaminas produzidas na medula adrenal e, embora existam variações interespécies, é a única catecolamina não sintetizada em outros tecidos, exercendo seus efeitos nos receptores α e β-agonistas nos vários órgãos e tecidos que os apresentam. A resposta tecidual à sua ação depende do número e do tipo de receptores presentes na membrana celular e a proporção de α e β-receptores no tecido em particular. Na musculatura lisa dos vasos sanguíneos, predominam α_1 e β_2-receptores, que provocam, respectivamente, vasoconstrição e vasodilatação; no entanto, quando há níveis elevados de catecolaminas plasmáticas, há predomínio da resposta α_1 mediada, resultando em vasoconstrição. No coração, a estimulação dos receptores β_1, presentes no nodo sinusal, átrios, nó atrioventricular, sistema de condução e ventrículos, resulta em aumento da frequência cardíaca, aumento da velocidade de condução e da contratilidade cardíaca.[14]

Hipoadrenocorticismo ou doença de Addison

O hipoadrenocorticismo caracteriza-se pela deficiência de secreção de mineralocorticoides e glicocorticoides pela glândula adrenal. É relativamente incomum em cães e rara em gatos.

A doença tem sido associada à diminuição da movimentação das paredes cardíacas, do trabalho cardíaco, do consumo de oxigênio e à redução da frequência cardíaca.[1] Estas manifestações cardíacas estão primariamente relacionadas com a diminuição do volume sanguíneo, mediada pela aldosterona, e à bradicardia secundária à hiperpotassemia.[3] Um estudo realizado em ovinos demonstrou que ocorre diminuição da resposta pressórica relacionada com aumento da produção de óxido nítrico, em casos de hipoadrenocorticismo.[16] Casos graves podem evoluir para choque, colapso e morte. O desenvolvimento de insuficiência miocárdica é raro, mas descrito em humanos, cães e gatos.[1,3]

As manifestações clínicas relacionam-se com depleção de volume. As radiografias torácicas podem revelar microcardia e hipoperfusão pulmonar.[1] Também é possível observar a diminuição do diâmetro da veia cava caudal e da silhueta hepática.[17]

As alterações eletrocardiográficas, provocadas pela hiperpotassemia, são características e podem ser dramáticas. No entanto, as anormalidades eletrocardiográficas não se correlacionam diretamente aos níveis séricos de potássio, pois há influência da hiponatremia, hipocalcemia e acidose. Possíveis achados incluem ondas T altas e simétricas, redução da amplitude de ondas P ou ausência destas, em casos de condução sinoventricular, aumento da duração do complexo QRS e complexos QRS de baixa amplitude. Pode haver bloqueio atrioventricular de primeiro, segundo e terceiro graus, além de fibrilação ventricular e assistolia. As alterações são reversíveis com o tratamento, seja ele emergencialmente direcionado à depleção de volume e hiperpotassemia, ou com a suplementação de mineralocorticoides e glicocorticoides.[1,3,17]

Hiperadrenocorticismo ou síndrome de Cushing

O hiperadrenocorticismo espontâneo é comum em cães idosos, mas raro em gatos. As manifestações clínicas estão associadas à exposição excessiva e crônica aos glicocorticoides.[1]

A síndrome de Cushing associa-se comumente ao desenvolvimento de hipertensão, provavelmente pelo aumento da sensibilidade vascular às catecolaminas e pela ativação, induzida pelo cortisol, do sistema renina-angiotensina-aldosterona, redução das prostaglandinas vasodilatadoras e aumento da secreção de mineralocorticoides, provocando retenção de sódio e água.[1,3,18]

Estudos mais recentes, no entanto, demonstram que a aldosterona não está ligada à iniciação e à perpetuação da hipertensão em cães com hiperadrenocorticismo, e que o aumento da sensibilidade às vasopressinas não é a causa principal de hipertensão em humanos acometidos.[19,20] Em decorrência da hipertensão, nesta espécie é comum ocorrer remodelamento cardíaco com hipertrofia concêntrica, disfunção diastólica e insuficiência cardíaca.[3,15]

A hiperlipidemia e a hipercolesterolemia resultantes do hiperadrenocorticismo provavelmente contribuem para o desenvolvimento de aterosclerose.[1]

Uma complicação grave e relativamente comum do hiperadrenocorticismo, em cães, é o desenvolvimento de tromboembolismo pulmonar. Animais doentes apresentam aumento do fibrinogênio e dos fatores de coagulação V e X.[3] Além disso, podem estar presentes outros fatores que predispõem ao tromboembolismo, como obesidade, hipertensão, aumento do hematócrito, sepse e períodos prolongados de decúbito.[18] O tromboembolismo pulmonar pode levar ao desenvolvimento de hipertensão arterial pulmonar aguda, *cor pulmonale* e insuficiência cardíaca congestiva direita.[1,3]

Feocromocitoma

O feocromocitoma acomete raramente cães e gatos.

As catecolaminas produzidas pelos feocromocitomas podem ser secretadas contínua ou episodicamente, principalmente após exercício ou estresse.[3,14] No coração, aumentam a frequência e a contratilidade cardíacas, elevando o débito cardíaco, via receptores β_1-adrenérgicos. Na vasculatura, sua ação predominante é vasoconstritora, mediada por α-receptores, que eleva a resistência vascular periférica. A alta taxa metabólica decorrente do excesso de catecolaminas circulantes aumenta o consumo e a demanda tecidual de oxigênio, provocando um quadro de alto débito cardíaco.[1] Além desses efeitos, ocorre a ativação do sistema renina-angiotensina-aldosterona (SRAA), mediada pela ação vasoconstritora em nível renal. O resultado final é o desenvolvimento de hipertensão arterial.

Em pacientes humanos jovens, os feocromocitomas primários podem desenvolver-se na superfície do coração, adjacente às artérias coronárias, tipicamente, próximo à origem das grandes artérias, no sulco atrioventricular, no septo interatrial ou projetando-se dentro dos átrios. Há risco de eventos isquêmicos coronários, devido à íntima relação do tumor com os vasos coronarianos, além de todos os sinais relacionados com a produção excessiva de catecolaminas.[21] Relata-se, ainda em humanos, o desenvolvimento de miocardite, cardiomiopatia reversível e insuficiência miocárdica. No eletrocardiograma, podem ser observados: inversão de onda T, encurtamento dos intervalos PR e QRS e alterações do segmento ST, taquicardia sinusal, além de outras arritmias.[1]

As manifestações cardíacas em animais de pequeno porte podem ser relacionadas com a invasão local da veia cava caudal, dos vasos renais, adrenais e hepáticos, e o excesso de liberação de catecolamina. O comprometimento da veia cava caudal pode levar ao aparecimento de ascite.[3] Os cães apresentam hipertensão em cerca de 40 a 50% dos casos, que tende a ser paroxística. Todas as complicações relacionadas com os danos da hipertensão em órgãos alvos (olhos, rins, cérebro e coração) podem estar presentes.[1,3,18]

Ao exame eletrocardiográfico, observa-se frequentemente a taquicardia sinusal. É também comum o relato de arritmias ectópicas e padrões sugestivos de sobrecarga ventricular esquerda.[3]

Ao ecocardiograma, é possível identificar hipertrofia miocárdica do tipo concêntrica, movimento anterior sistólico de valva mitral e, tipicamente, função normal.[1]

Hiperaldosteronismo ou doença de Conn

O hiperaldosteronismo primário é uma doença rara em cães e gatos.

O excesso de produção de aldosterona causa retenção de sódio e, consequentemente, de água, culminando em hipertensão. A expansão do fluido extracelular e do volume plasmático resultante é detectada pelos receptores da porção justaglomerular renal, enquanto o aumento de sódio é percebido na mácula densa. Consequentemente, ocorre inibição da síntese e da secreção de renina, o que determina queda do seu nível plasmático. Em adição à retenção de sódio, há excreção de potássio e diminuição das reservas intracelulares de potássio que culminam em hipopotassemia.[18]

As manifestações cardiovasculares estão relacionadas com o aumento da pressão arterial sistêmica sistólica e diastólica e a hipopotassemia, esta última mais marcante em gatos.[1,3,18] A primeira leva ao desenvolvimento de hipertrofia concêntrica do ventrículo esquerdo, que pode resultar em insuficiência cardíaca. Em humanos, descreve-se a ocorrência do remodelamento vascular que, em casos graves e de longa duração, não se reverte após o tratamento, relacionando-se, portanto, com o insucesso da correção dos valores de pressão arterial sistêmica nesses pacientes.[22] As alterações cardiovasculares relatadas em animais com hiperaldosteronismo incluem hipertensão, com resultante hipercinesia miocárdica, e hipertrofia concêntrica ventricular esquerda, identificadas durante o exame ecocardiográfico.[1] Várias alterações eletrocardiográficas são observadas secundariamente em sua maioria à hipopotassemia: taquicardia sinusal, taquicardia juncional, taquicardia ventricular não sustentada, distúrbios de condução atrioventricular, aumento da duração do QRS e do intervalo QT e ondas U proeminentes, além de padrões sugestivos de aumento ventricular esquerdo.[1,3]

Acromegalia

A acromegalia é mais comumente reconhecida em gatos, embora seja rara tanto em cães quanto em gatos. Na primeira espécie, seu aparecimento se associa, mais comumente, ao uso de progesterona. Já nos espécimes felinos, sua etiologia mais comum é o adenoma da glândula pituitária.[3]

O hormônio de crescimento influencia muitas atividades metabólicas e, quando em excesso, pode provocar manifestações cardiovasculares.[1] Os efeitos biológicos do excesso do hormônio de crescimento e das somatomedinas, por ele estimuladas, são intermediados pelo aumento da síntese e redução do catabolismo de proteínas, ou modulação na utilização e armazenamento de glicose. O hormônio de crescimento é um potente agente diabetogênico. Assim, a síndrome clínica mais comumente associada à acromegalia é o diabetes *mellitus*. Outras manifestações incluem proliferação óssea, de cartilagens, de tecidos moles e de órgãos internos, incluindo o coração.[1,3]

Humanos afetados podem apresentar cardiomegalia, miocardite e fibrose focal intersticial, aterosclerose coronariana, hipertensão, aumento da massa cardíaca, insuficiência cardíaca e arritmias.[1]

A alteração cardiovascular de maior prevalência relatada nos casos de hipersomatotropismo em gatos é a hipertrofia concêntrica de ventrículo esquerdo, que pode levar ao desenvolvimento de insuficiência cardíaca. No entanto, esta não é uma consequência comum. Descreve-se cardiomegalia, mas não insuficiência cardíaca, em cães acometidos.[1,3]

Diabetes mellitus

A insulina é produzida pelas células β pancreáticas e sua ação anabólica ocorre de vários modos: estimula a entrada de glicose para dentro das células, a glicogenólise e a lipogênese; opõe-se à gliconeogênese, à lipólise, à cetogênese e à secreção e efeitos do glucagon. A deficiência, absoluta ou relativa, de secreção pancreática de insulina produz intolerância à glicose, hiperglicemia, glicosúria e uma série de alterações sistêmicas e metabólicas, que incluem hiperlipidemia, hipercolesterolemia, hiperglucagonemia, lipidose hepática, cetose, acidose, perda de peso, hiperosmolaridade, neuropatia, retinopatias, glomerulonefropatias e doença cardiovascular.[1]

Em humanos, os diabetes *mellitus* tipos I e II têm sido vinculados ao incremento da incidência de morbidades associadas ao sistema cardiovascular, como hipertensão e doença coronariana ateroesclerótica, elevando o risco de infarto do miocárdio. Pensa-se que a combinação de doença coronária micro e macrovascular, hipertensão sistêmica, neuropatia autonômica e a ocorrência de derrames e trombose vascular periférica sejam responsáveis por doença cardíaca mais grave nos pacientes diabéticos. A doença coronariana microvascular é caracterizada por alterações histológicas típicas, que incluem hipertrofia dos miócitos, fibrose, acúmulo de glicoproteínas e proliferação microvascular coronariana endotelial e subendotelial. Esta é mais suave em pacientes que não apresentam doença coronariana macrovascular e hipertensão.[3] Vários mecanismos estruturais e metabólicos estão associados à disfunção diastólica e sistólica em diabéticos. Ocorrem alterações na integridade da membrana sarcolêmica, secundariamente à deposição de colesterol, e concentrações diminuídas de ácidos siálicos, que ameaçam a viabilidade do miócito e aumentam a concentração intracelular de cálcio. A atividade simpática elevada também pode contribuir para a disfunção cardíaca.[1] O diabetes, independentemente da presença de hipertensão sistêmica, está associado a aumento da espessura da parede e da massa cardíaca em humanos.[23]

Em cães e gatos diabéticos não tem sido demonstrado o risco aumentado de doença coronariana nem correlação desta doença a insuficiência cardíaca congestiva. Estudos experimentais realizados em cães, no entanto, revelam redução discreta na função sistólica ventricular esquerda e disfunção diastólica ainda mais suave e menos consistente. Embora não se relate o desenvolvimento de insuficiência cardíaca, a redução da capacidade cardíaca pode piorar a evolução de uma cardiopatia preexistente.[1,3]

As principais consequências cardiocirculatórias relatadas, especialmente em cães, são hipertensão arterial sistêmica e tromboembolismo pulmonar.[3] Em estudo *post mortem* em cães, o diabetes foi associado, entre outras doenças, à detecção de aterosclerose.[24] As possíveis causas são hipercolesterolemia, lipemia e glomerulonefropatia induzidas por esta doença.

Os mecanismos que envolvem o desenvolvimento de hipertensão são a vasculopatia e o aumento da resistência vascular periférica. Struble *et al.* detectaram hipertensão sistêmica em 46% dos cães diabéticos estudados. No entanto, Manczur *et al.* não observaram diferença significativa entre cães diabéticos e os saudáveis, ou seja, 26% dos cães diabéticos e 18% dos cães-controle apresentaram hipertensão sistólica moderada, sendo que em apenas um dos animais estudados apresentou hipertensão grave.[25,26]

As alterações eletrofisiológicas cardíacas relacionadas com o diabetes foram estudadas experimentalmente em cães. Estes apresentaram repolarização ventricular mais lenta e atenuação da reserva de repolarização, sugerindo risco elevado de arritmias cardíacas em pacientes diabéticos.[27]

Anormalidades eletrolíticas

Uma grande variedade de doenças, incluindo distúrbios gastrintestinais, doença renal e endocrinopatias podem causar anormalidades eletrolíticas.[28] O desequilíbrio significativo de qualquer eletrólito envolvido nos movimentos iônicos através do sarcolema pode induzir anormalidades eletrocardiográficas em cães e gatos, mesmo naqueles cujos corações são estruturalmente normais. No entanto, a gravidade das manifestações clínicas varia consideravelmente. Os desequilíbrios eletrolíticos de maior importância envolvem os íons cálcio, potássio e magnésio.[1,3]

Potássio

As células cardíacas absorvem potássio e liberam sódio para o meio extracelular para manter o potencial de repouso. As diferentes células cardíacas variam quanto a excitabilidade e condução em resposta ao potássio extracelular.

O nó sinusal e o feixe de His são mais resistentes ao aumento dos níveis de potássio que o miocárdio ventricular, que, por sua vez, é mais resistente que o miocárdio atrial. As alterações dos níveis séricos de potássio não induzem insuficiência cardíaca diretamente, mas determinam o aparecimento ou piora de arritmias, as quais podem relacionar-se com a insuficiência cardíaca.[1]

Hipopotassemia

A hipopotassemia ocorre quando a concentração sérica de potássio é menor que 3,5 mEq/ℓ. As causas de hipopotassemia podem ser classificadas em quatro categorias: hipopotassemia dilucional e diminuição do aporte (p. ex., fluidoterapia excessiva e anorexia em gatos, respectivamente); má distribuição transcelular (p. ex., alcalose); perda de potássio pelo trato gastrintestinal; e perda de potássio pela urina (p. ex., doença renal crônica, hiperaldosteronismo, uso de diuréticos). A fraqueza muscular e as anormalidades da condução cardíaca são resultantes da hiperpolarização da junção neuromuscular. As alterações eletrocardiográficas começam a surgir quando a concentração sérica de potássio é menor que 2,5 mEq/ℓ. As anormalidades incluem depressão do segmento ST; diminuição, achatamento ou inversão da onda T; aumento de amplitude da onda P; e prolongamento dos intervalos PR e QT. Podem ocorrer arritmias variadas, como bradicardia sinusal, contrações atriais prematuras, taquicardia atrial paroxística e dissociação atrioventricular. No entanto, a ocorrência de arritmias com risco de morte súbita, como a fibrilação ventricular, não é comum.[1,28,29]

Hiperpotassemia

A hiperpotassemia ocorre quando a concentração sérica de potássio excede 5,5 mEq/ℓ, enquanto a toxicidade miocárdica só acontece quando os níveis de potássio ultrapassam os 7,5 mEq/ℓ. Trata-se de condição grave, de risco elevado e de ocorrência relativamente comum. As principais causas de hiperpotassemia são: aumento do aporte de potássio, excreção renal de potássio diminuída e má distribuição transcelular. As morbidades que estão comumente associadas à elevação dos níveis séricos de potássio são: falência renal aguda, uropatia obstrutiva aguda, cetoacidose diabética não tratada, dano celular maciço (p. ex., síndrome da reperfusão após tromboembolismo arterial sistêmico), hipoadrenocorticismo, administração exagerada de infusões de cloreto de potássio e acidose metabólica grave. Alguns fármacos, como os inibidores de enzima conversora de angiotensina, trimetoprima-sulfa e agentes diuréticos poupadores de potássio (p. ex., espironolactona) podem causar hiperpotassemia.[1,28,29]

As manifestações eletrocardiográficas são diversas, relacionam-se em grande parte com a gravidade da hiperpotassemia e incluem: aumento da amplitude das ondas T, que se tornam espiculadas; diminuição da amplitude das ondas R; prolongamento do complexo QRS e dos intervalos PR e QT; depressão do segmento ST; diminuição da amplitude da onda P e aumento de sua duração. Conforme aumentam os níveis de potássio, ocorre alargamento progressivo do complexo QRS até substituição por uma curva bifásica.[29] As arritmias mais observadas são: bradicardia sinusal, ritmo sinoventricular lento (normalmente abaixo de 40 bpm com desaparecimento da onda P), bloqueio atrioventricular completo, batimentos ectópicos, *flutter* ventricular, fibrilação ventricular, e, finalmente, assistolia ventricular.[3,28,29]

▪ Cálcio

O íon cálcio exerce um papel muito importante na excitação e na contração das fibras do músculo cardíaco, assim como na manutenção da reatividade vascular.[1]

Hipocalcemia

Define-se a hipocalcemia como a concentração sérica total de cálcio menor que 8 mg/dℓ em cães, e 7 mg/dℓ em gatos, mas as manifestações clínicas normalmente ocorrem quando a concentração é menor que 6,5 mg/dℓ. Em termos de cálcio ionizado, a hipocalcemia ocorre em concentrações inferiores a 1,25 mmol/ℓ em cães, e 1,1 mmol/ℓ em gatos.

As condições mórbidas associadas ao desenvolvimento de hipocalcemia em cães e gatos incluem: doença renal crônica, hipoparatireoidismo, hipoalbuminemia, deficiência de vitamina D, hiperfosfatemia, pancreatite aguda, má absorção e tetania puerperal.[1,28]

A gravidade das manifestações clínicas depende da rapidez com que se desenvolveu a hipocalcemia. A diminuição da concentração de cálcio ionizado reduz a força de contração miocárdica, prejudicando, primariamente, o relaxamento do miocárdio ventricular. A hiperpotassemia e a hipopotassemia aumentam a suscetibilidade do músculo cardíaco à diminuição da concentração sérica de cálcio.[28]

A hipocalcemia prolonga a duração da fase 2 do potencial de ação. O eletrocardiograma costuma ser normal, mas pode haver prolongamento dos intervalos QT e ST, alternância na polaridade da onda T, taquicardia e ondas T amplas.[1,28,29]

Hipercalcemia

Níveis séricos de cálcio total acima de 12 mg/dℓ e de cálcio ionizado superior a 1,45 mmol/ℓ em cães e, respectivamente, 11 mg/dℓ e 1,4 mmol/ℓ em gatos indicam hipercalcemia.[1,28]

Na espécie canina, as causas mais comuns de hipercalcemia são o hiperparatireoidismo e as síndromes paraneoplásicas. Doenças granulomatosas, hiperparatireoidismo relacionado com doenças renais, metástases neoplásicas osteolíticas e hipoadrenocorticismo também podem ser causas da elevação dos níveis séricos de cálcio em cães. Gatos desenvolvem hipercalcemia mais frequentemente em associação às síndromes paraneoplásicas, mas também ao hiperparatireoidismo primário. Felinos também podem desenvolver hipercalcemia idiopática.[1,28]

As manifestações cardiovasculares relacionam-se, predominantemente, com alterações eletrocardiográficas, como depressão do segmento ST e encurtamento do intervalo QT. Quando grave, associa-se a distúrbios de condução intracardíaca, que se torna mais lenta, e bloqueio atrioventricular.

▪ Magnésio

As anormalidades cardiovasculares provocadas pelo desequilíbrio de magnésio podem ser atribuídas às relações que este íon apresenta com o cálcio e com o potássio. A hipermagnesemia interfere no influxo de cálcio e sua ação intracelular, produzindo um efeito inotrópico negativo. Pode encurtar o intervalo QT e tornar a condução cardíaca mais lenta.

A hipomagnesemia experimental está associada à necrose miocárdica focal e ao desenvolvimento de arritmias. Em humanos, a hipomagnesemia ocorre comumente em pacientes com insuficiência cardíaca anoréxicos e fazendo uso de diuréticos, complicando o quadro de insuficiência cardíaca. No entanto, os distúrbios do metabolismo de magnésio não precipitam o desenvolvimento de insuficiência cardíaca, exceto quando esta ocorre secundariamente a arritmias graves.[1]

Doença renal

O principal papel do rim é a regulação do fluido extravascular. Assim, anormalidades menores da função renal podem prejudicar a capacidade de manutenção do volume de fluido extracelular na faixa de normalidade.

Na espécie humana, pacientes com doença renal crônica têm probabilidade mais alta de morrer de doença cardiovascular do que de desenvolver doença renal.[30] Muitos dos pacientes que iniciam o tratamento por diálise apresentam doença coronariana, e grande parte deles apresenta alterações estruturais e funcionais de ventrículo esquerdo.[31]

A ativação do SRAA ocorre em muitas formas de doença renal. A angiotensina II promove dano endotelial e remodelamento vascular e miocárdico, além de ser um potente agente estimulador do sistema nervoso simpático. Estimula a produção de substâncias reativas ao oxigênio (ROS) e outros sistemas enzimáticos que causam o aumento da liberação de agentes inflamatórios, como citocinas, quimiocinas, moléculas de adesão, inibidor do plasminogênio 1 e depleção de óxido nítrico por superóxido. Estes eventos juntos promovem dano endotelial, remodelamento vascular e aterosclerose. Por sua vez, a aldosterona pode aumentar a fibrose miocárdica e a necrose do tecido cardíaco.

A angiotensina e a estimulação alfa-adrenérgica aumentam a reabsorção de sódio no túbulo proximal, por efeito direto no epitélio deste, e, secundariamente, por vasoconstrição renal. A aldosterona aumenta a reabsorção de sódio no ducto coletor. A água é reabsorvida juntamente com o sódio, e o efeito final é o aumento da volemia. A expansão do volume extracelular causa aumento da pressão de enchimento cardíaco, que, por sua vez, pode promover dilatação e remodelamento do coração. Há aumento do estresse de parede e isquemia endomiocárdica, que provoca lesão miocárdica.[32] A dilatação cardíaca também pode provocar insuficiência valvar mitral secundária, que pode contribuir para o desenvolvimento de hipertensão pulmonar e disfunção ventricular esquerda e direita. A sobrecarga de volume e o aumento da pré-carga aumentam a pressão miocárdica transmural. A insuficiência cardíaca que pode resultar deste processo, por sua vez, induz a ativação do SRAA, criando um ciclo vicioso. A hipertrofia ventricular esquerda pode causar disfunções diastólica e sistólica, arritmias e morte súbita. Além disso, a diminuição relativa do número de vasos capilares que ocorre nesta situação aumenta o risco de eventos isquêmicos.

Na doença renal, a retenção de sódio e a ativação do SRAA são os mecanismos mais importantes envolvidos no desenvolvimento da hipertensão, mas há também contribuição do sistema simpático.[33] A disfunção endotelial e o remodelamento vascular podem, igualmente, concorrer não apenas para as complicações vasculares, como para a manutenção da hipertensão em doentes renais crônicos.

É importante salientar que pacientes caninos e felinos hipertensos não apresentam hipertrofia ventricular esquerda substancial.[34] Em um estudo de cães com doença renal crônica, 13 dos 24 cães apresentavam hipertensão arterial sistêmica, e este grupo apresentou menor sobrevida que o grupo normotenso. Observou-se também correlação entre hipertensão e declínio da função excretória renal. No entanto, não está claro se a hipertensão é consequência ou causa da doença renal.[35] Em gatos, a prevalência de hipertensão na doença renal crônica é estimada em torno de 20%, embora outros estudos relatem até 65%.[36,37]

A disfunção endotelial, presente na doença renal, é reconhecida como um dos fatores iniciais que causa aterosclerose.[38] A redução da biodisponibilidade de óxido nítrico é um dos principais envolvidos na disfunção endotelial durante a doença renal crônica, devido à elevação do estresse oxidativo na parede vascular.[39] A dimetilarginina assimétrica (ADMA) é um inibidor competitivo da síntese de óxido nítrico, produzida por muitos tecidos e eliminada pelos rins, após metabolização pela enzima dimetilarginina-dimetilamino-hidrolase. Sua concentração encontra-se aumentada na doença renal crônica, mas não está claro se é capaz de reduzir a síntese de óxido nítrico *in vivo*. Em gatos renais crônicos, observou-se correlação positiva forte entre concentrações plasmáticas de ADMA e creatinina; no entanto, segundo Jepson *et al.*, não há correlação entre a pressão arterial sistêmica e ADMA e óxido nítrico.[36]

A deterioração da função renal pode induzir a dislipidemia e o acúmulo de toxinas urêmicas, que são capazes de causar estresse oxidativo e inflamação, que contribuem para a disfunção endotelial e o desenvolvimento de aterosclerose.

Em casos de doença renal aguda, a hiperpotassemia pode contribuir para o surgimento de arritmias, que podem causar parada cardíaca. A uremia não controlada afeta a contratilidade miocárdica, por meio do acúmulo de fatores depressores do miocárdio e de pericardite. A acidemia produz vasoconstrição pulmonar, que pode induzir o desenvolvimento de insuficiência cardíaca direita. A acidemia parece ter um efeito inotrópico negativo e, juntamente com anormalidades eletrolíticas, aumenta o risco de arritmias. Finalmente, a isquemia renal pode precipitar a ativação de inflamação e apoptose de células miocárdicas.[40]

A etiologia da anemia na doença renal crônica é complexa. A diminuição da eritropoese ocorre tanto pelo efeito supressor direto que as toxinas retidas exercem sobre a medula óssea, quanto pela diminuição da síntese de eritropoetina pelos rins ou pela presença dos inibidores de eritropoetina. Trata-se de complicação frequente em pacientes renais crônicos a partir do estágio 3 e, quando suficientemente grave, pode evoluir para insuficiência cardíaca.[41]

A uremia, aguda ou crônica, produz inflamação pericárdica em um terço dos pacientes humanos que se apresentam para diálise. A patogênese desta envolve o desenvolvimento de serosite secundária às toxinas urêmicas e, possivelmente, à sobrecarga de volume associada aos quadros mais crônicos. Em medicina veterinária, relata-se a associação de efusão pericárdica e uremia tanto em cães como em gatos.[1]

Doenças gastrintestinais

Pancreatite

A pancreatite provoca uma série de distúrbios sistêmicos e metabólicos. No entanto, raramente há problemas cardíacos relevantes.[1]

A pancreatite hemorrágica aguda pode causar hipertensão pulmonar, mas desconhece-se se esta é sustentada ou tem importância clínica em animais. A etiologia não está totalmente elucidada, no entanto, suspeita-se que seja secundária à liberação de substâncias vasoativas e à ação das enzimas proteolíticas que ganham acesso ao espaço vascular, promovendo dano endotelial e ativando a cascata de coagulação, que resulta em tromboembolismo pulmonar. Há também diminuição dos níveis de α-macroglobulina, o que resulta em deficiência de fibrinólise, caracterizando um estado de hipercoagulabilidade.[42]

A isquemia pancreática que ocorre nesta afecção também promove a liberação do peptídio FDM (fator depressor do miocárdio), que tem efeito inotrópico negativo sobre o tecido cardíaco, provocando queda do débito cardíaco. As enzimas pancreáticas também atuam danificando o miocárdio de maneira direta ou determinando a formação de trombos coronarianos.[1,3] Além desses fatores, os distúrbios eletrolíticos contribuem para o aparecimento de arritmias supraventriculares e ventriculares, distúrbios de condução e alterações no segmento ST do eletrocardiograma.

Síndrome vólvulo-dilatação gástrica

Esta é uma condição clinicocirúrgica, cujas manifestações clínicas são resultantes dos diversos distúrbios metabólicos e sistêmicos, secundários à dilatação e/ou torção gástrica, causando graves alterações na fisiologia cardiovascular, respiratória, renal e gastrintestinal. O índice de mortalidade é alto devido a disfunção cardíaca, hipovolemia, endotoxemia, choque e coagulação intravascular disseminada.[1,43]

As anormalidades cardíacas, que frequentemente acompanham esta síndrome, são mediadas por uma série de mecanismos. O aumento da pressão intra-abdominal provoca compressão das veias cava e porta, diminuindo o retorno venoso e reduzindo o débito cardíaco e a pressão arterial sistêmica. O aumento da pressão portal compromete a microcirculação gastrintestinal. Como consequência, há liberação do fator depressor do miocárdio pelo pâncreas, que, aliado à produção de radicais livres, induz isquemia miocárdica e o aparecimento de arritmias, bem como redução da contratilidade cardíaca, o que compromete ainda mais a função cardíaca. A diminuição da perfusão provoca a liberação de catecolaminas, que causam o desenvolvimento de vasoconstrição, taquicardia, aumento do consumo miocárdico de oxigênio, diminuição do tempo de perfusão coronariana e consequente isquemia subendocárdica, necrose e arritmias.[43]

As arritmias cardíacas são frequentes; cerca de 40% dos animais acometidos apresentam-nas e elas são observadas, geralmente, após a descompressão cirúrgica, em até 72 h.[1,3,43,44] As mais comuns são: extrassístoles ventriculares e atriais, taquicardia sinusal, taquicardia ventricular e fibrilação atrial. Bradiarritmias, embora incomuns, também podem ocorrer.[1,3,43] As arritmias cardíacas desaparecem após a resolução da síndrome.[43]

A relevância clínica das arritmias e a frequência das outras consequências cardíacas desta síndrome ainda não estão totalmente elucidadas e requerem mais investigações.[3] Em um estudo envolvendo a determinação das concentrações séricas de troponinas I e T em cães com dilatação-torção gástrica, observaram-se níveis elevados de troponina I em 87%, e de troponina T em 51% dos animas. As concentrações foram significativamente diferentes entre os grupos, aumentando de acordo com a gravidade das anormalidades eletrocardiográficas. Adicionalmente, observou-se que cães que vieram a óbito apresentaram concentrações séricas de troponinas mais altas que aqueles que sobreviveram à doença.[45]

Doenças neurológicas

Doença cardíaca neurogênica

Observa-se a associação entre necrose miocárdica multifocal e doença cerebral ou espinal em todas as espécies domésticas, exceto no gato. Em cães, lesões foram identificadas em afecções de natureza neurológica que incluem: trauma, protrusão de disco intervertebral, cinomose e neoplasia encefalomalácica. Na maior parte das vezes, o insulto neurológico é agudo e as lesões miocárdicas ocorrem após vários dias. O mecanismo proposto é o desequilíbrio autônomico, com exacerbação da atividade simpática. Nenhum caso de insuficiência cardíaca foi relatado.[1]

Anormalidades hematológicas

Anemia

A anemia, quando suficientemente grave, pode provocar insuficiência cardíaca até em indivíduos normais. Em pacientes humanos, é reconhecida como a causa mais comum do estado de alto débito cardíaco, por diminuição da viscosidade sanguínea (observada em casos em que a concentração de hemoglobina está abaixo de 7 g/ℓ) e hipoxia tecidual resultante.[1,3]

A hipoxia tecidual e a vasodilatação periférica causam queda da pressão arterial sistêmica, o que estimula o sistema nervoso simpático, culminando em taquicardia, vasoconstrição, redução do fluxo renal e, finalmente, retenção, pelos rins, de sódio e água. Secundariamente à diminuição do fluxo renal, ocorre a ativação do SRAA e do hormônio antidiurético. O resultado final é a elevação da volemia. O aumento de volume plasmático causa sobrecarga ventricular esquerda, o que aumenta o estresse da parede miocárdica. Por outro lado, a ativação do SRAA e a ativação do sistema nervoso simpático determinam o desenvolvimento de hipertrofia ventricular esquerda, resultando em morte celular miocárdica, por necrose ou apoptose. Todo esse processo pode culminar em insuficiência cardíaca. A hipoxia também provoca aumento do trabalho cardíaco e morte celular miocárdica, aumentando o estresse oxidativo. A anemia, por si só, pode piorar as funções cardíaca e renal e tornar os pacientes com insuficiência cardíaca resistentes à terapia.[46]

Sopro sistólico em todos os focos, ritmo de galope e choque precordial hiperdinâmico podem ser observados em animais com anemia moderada a importante.[1,2] Em cães anemia grave induzida experimentalmente (hematócrito médio de 15,3%), várias características ecocardiográficas relacionadas com o estado de alto débito cardíaco foram observadas: aumento das frações de encurtamento e de ejeção e do volume de ejeção, elevação da frequência cardíaca e do débito cardíaco, aumento da espessura do septo e da parede livre, diminuição da distância E-septo (medida da aproximação máxima entre a cúspide septal da valva mitral e o septo interventricular durante a diástole ventricular).[47]

Hiperviscosidade sanguínea

As duas alterações que mais comumente causam o aumento da viscosidade sanguínea são policitemia e hiperglobulinemia. Em humanos, é bem conhecida a associação entre hiperviscosidade e aumento da pós-carga como causa de insuficiência cardíaca de alto débito.

A policitemia, de qualquer origem (processos neoplásicos, hipoxemia ou produção excessiva de eritropoetina) eleva os níveis de oxigênio sanguíneo, o volume sanguíneo e o débito cardíaco. Em medicina veterinária, há poucas evidências de que a policitemia esteja relacionada com a ocorrência de complicações cardíacas. No entanto, a policitemia pode contribuir como fator desencadeante de disfunção cardíaca e no agravamento das manifestações clínicas em casos de doença congênita cianótica.[1,4] Identifica-se, frequentemente, quadro de policitemia secundário a cardiopatias congênitas cianóticas na rotina do serviço de Cardiologia do Hospital Veterinário da Universidade da Universidade de São Paulo, em especial nos casos de tetralogia de Fallot.[48]

Várias condições mórbidas resultam em aumento da concentração de globulinas, especialmente o mieloma múltiplo em cães. A hiperviscosidade também pode ocorrer por aumento de imunoglobulinas na displasia de células plasmáticas e outras síndromes neoplásicas. Em humanos, a hiperviscosidade resultante do mieloma múltiplo pode causar insuficiência cardíaca de alto débito. A disfunção cardíaca é provocada pelo aumento do volume sanguíneo e das pressões de enchimento, bem como pela isquemia miocárdica relativa, devido à perfusão coronariana prejudicada. A insuficiência cardíaca de alto débito também se desenvolve em pacientes com mieloma múltiplo sem hiperviscosidade e sem anemia ou anemia suave, mas o mecanismo ainda permanece obscuro.[1]

Obesidade

Atualmente, além do papel como reserva de energia, o tecido adiposo é reconhecido como um órgão endócrino complexo. O tecido adiposo libera uma variedade de fatores, chamados adipocinas, que regulam o metabolismo energético, a função cardiovascular, o estado reprodutivo e a função imunológica. Entre as adipocinas incluem-se componentes do SRAA, como o angiotensinogênio. Em indivíduos obesos, ocorre produção ou regulação anormal das adipocinas.[49] Além disso, o tecido adiposo é uma importante fonte de fator de necrose tumoral-α, interleucina-6, interleucina-1β e proteína C reativa. Incrimina-se a inflamação persistente de baixo grau, secundária à obesidade, como causa de doenças crônicas, como a osteoartrite, a doença cardiovascular e o diabetes *mellitus*.[50,51]

Na espécie humana, a obesidade está associada a numerosas comorbidades, entre as quais, a hipertensão arterial sistêmica, o diabetes *mellitus* tipo II, a dislipidemia, a apneia do sono obstrutiva, alguns tipos de câncer, além das doenças cardiovasculares. A obesidade exerce efeitos adversos sobre a estrutura e a função cardiovasculares, produz impacto importante em eventos cardiovasculares, como insuficiência cardíaca, doença coronariana, morte súbita e fibrilação atrial e está associada a sobrevida reduzida.[52]

Do ponto de vista hemodinâmico, o excesso de peso produz aumento no volume sanguíneo total e no débito cardíaco, provocado em parte pelas demandas metabólicas aumentadas. O aumento do débito cardíaco é atribuído principalmente ao aumento do volume de ejeção, porque a frequência cardíaca ou não se altera ou sofre apenas um pequeno incremento. Na condição de obesidade, a curva de Frank-Starling está desviada para a esquerda em consequência do aumento na pressão de enchimento e elevação do volume do ventrículo esquerdo, o que com o tempo causa dilatação das câmaras. A dilatação ventricular, por sua vez, aumenta o estresse de parede, que determina o aumento da massa miocárdica e, em última instância, o desenvolvimento de hipertrofia ventricular, caracteristicamente do tipo excêntrico, e frequentemente associada à disfunção sistólica. Além disso, a obesidade de longa duração está associada ao prejuízo da função diastólica. O aumento atrial esquerdo pode também ocorrer, não somente mediado por disfunção diastólica, mas também pelo processo de adaptação secundário à expansão do volume sanguíneo circulante. A dilatação atrial pode estar envolvida na predisposição que humanos obesos têm à fibrilação atrial. Os efeitos da hipertensão também podem contribuir para o aumento atrial esquerdo.[51] Ainda na espécie humana, há muito se reconhece a cardiomiopatia da obesidade relacionada com a infiltração de células gordurosas, alinhadas entre as fibras miocárdicas, que causam degeneração miocárdica, resultando em anormalidade da condução elétrica cardíaca. Quando há envolvimento do ventrículo direito, os nós sinusal e atrioventricular e o ramo direito podem ser substituídos por tecido gorduroso. Ocasionalmente, desenvolve-se um padrão de cardiomiopatia restritiva.

Embora a obesidade seja um fator de risco para doença cardiovascular em humanos, os pacientes com sobrepeso e obesos com insuficiência cardíaca têm maior sobrevida que pacientes normais ou abaixo do peso – o chamado paradoxo da obesidade.[52] Em cães, um estudo realizado por Slupe *et al.* mostrou resultados semelhantes em animais com doença valvar degenerativa ou com cardiomiopatia dilatada. Há uma série de possíveis explicações para o paradoxo da obesidade, mas não está claro se existe apenas uma associação ou se há uma relação de causa-efeito. Uma das hipóteses é de que as moléculas neuroendócrinas, incluindo-se citocinas e hormônios, tenham um papel cardioprotetor. Mas o ganho de peso pode ser apenas um indicador de melhor resposta ao tratamento, ou seja, cães que mantêm ou perdem peso podem ser aqueles que respondem menos ao tratamento. Finalmente, pode-se atribuir o paradoxo da obesidade à ausência de caquexia, mais do que propriamente o ganho de peso, em função dos já conhecidos efeitos que a caquexia produz sobre os pacientes em insuficiência cardíaca.[53]

Referências

1. Atkins CE. Cardiac manifestations of systemic and metabolic disease. In: Fox PR, Sisson D, Moise NS. editores. Textbook of canine and feline cardiology. Philadelphia: Saunders; 1999. p. 757-80.
2. Perry LA, Dillon AR, Bowers TL. Pulmonary hypertersion. Compend. 1999;12:226-32.
3. Kittleson MD. The effects of systemic disease on cardiovascular system. In: Kittleson MD, Kienle RD. editors. Small animal cardiovascular medicine. St. Louis: Mosby; 1998. p. 552-60.
4. Schermerhorn T, Pembleton-Corbett JR, Kornreich B. Pulmonary thromboembolism in cats. J Vet Intern Med. 2004;18:533-5.
5. Steele JF, Henik RA. Pulmonary hypertension. In: King LG. editor. Textbook of respiratory disease in dogs and cats. St. Louis: Saunders; 2004.
6. Campbell FE. Cardiac effects of pulmonary diseases. Vet Clin Small Anim. 2007;37:949-62.
7. Polikar R, Burger AG, Scherrer U, Nicod P. The thyroid and the heart. Circulation. 1993;87:1435-41.
8. Fadel BM, Ellahham S, Ringel MD, Lindsay Jr J, Wartofsky L, Burman KD. Hyperthyroid heart disease. Clin Cardiol. 2000;23:402-8.
9. Streeten DH, Anderson Jr GH, Howland T, Chiang R, Smulyan H. Effects of thyroid function on blood pressure. Recognition of Hypothyroid Hypertension. 1988;11:78-83.

10. Saito I, Ito K, Saruta T. Hypothyroidism as a cause of hypertension. Hypert. 1983;5:112-5.
11. Scott-Moncrieff JC. Clinical signs and concurrent diseases of hypothyroidism in dogs and cats. Vet Clin Small Anim. 2007;37:709-22.
12. Bruyette D. The adrenal glands. In: Khan CM, Line S. editors. The Merck veterinary manual. 9. ed. Philadelphia: National Publishing; 2005.
13. Whitworth JA, Mangos GJ, Kelly JJ. Cushing, cortisol, and cardiovascular disease. Hypert. 2000;36:912-6.
14. Pinedam MH, Dooley MP. MacDonald's veterinary endocrinology and reproduction. 5. ed. Iowa: Iowa State press; 2003.
15. Muiesan MA, Lupia M, SalvettI M, Grigoletto C, Sonino N, Boscaro M. *et al.* Cardiac anatomy and function in Cushing's syndrome. J Am Cardiol Col. 2003;41:12275-9.
16. Orbach P, Wood CE, Keller-Wood M. Nitric oxide reduces pressor responsiveness during ovine hypoadrenocorticism. Clin Experim Pharm Phisiol. 2002;28:459-62.
17. Melián C, Peterson ME. Diagnosis and management of naturally occurring hypoadrenocorticism in dogs. Waltham Focus. 1998;8:2-7.
18. Feldman EC, Nelson RW. Canine and feline endocrinology and reproduction. 3. ed. St Louis: Saunders; 2004.
19. Goy-Thollot, Péchereau D, Kéroack S, Dezempte JC, Bonnet JM. Investigation of the role of aldosterone in hypertension associated with spontaneous pituitary-dependent hyperadrenocorticism in dogs. Small Animal Practice. 2002;43:489-92.
20. Mcknight JA, Rooney DP, Whitehead H, Atkinson AB. Blood pressure responses to phenylephrine infusions in subjects with Cushing's syndrome. Jour Hum Hypert. 1995;9:855-8.
21. Osranek M, Bursi F, Gura GM, Young Jr WF, Seward JB. Echocardiographic features of pheochromocytoma of the heart. Amer Journ Cardiol. 2003;91:640-3.
22. Rossi GP, Bolognesi M, Rizzoni D, Seccia TM, Piva A, Porteri E. *et al.* Vascular remodeling and duration of hypertension predict outcome of adrenalectomy in primary aldosteronism patients. Hypertension. 2008;51:1366-71.
23. Bella JN, Devereux RB, Roman MJ, Palmieri V, Liu JE, Paranicas M *et al.* Separate and joint effects of systemic hypertension and diabetes mellitus on left ventricular structure and function in american indians (the strong heart study). Am J Cardiol. 2001;87:1260-5.
24. Hess RS, Kass PH, Van Winkle TJ. Association between diabetes mellitus, hypothyroidism or hyperadrenocorticism, and atherosclerosis in dogs. J Vet Int Med. 2003;17:489-94.
25. Struble AL, Feldman EC, Nelson RW, Kass PH. Systemic hypertension and proteinuria in dogs with diabetes mellitus. J Am Vet Med Assoc. 1998;213:822-5.
26. Manczur F, Jánosi E, Járosi L. Blood pressure measurement in diabetic dogs. Journ Vet Intern Med. 2006;20:1518.
27. Lengyel C, Virág L, Biró T, Jost N, Magyar J, Biliczi P. *et al.* Diabetes mellitus attenuates the repolarization reserve in mammalian heart. Cardiov Res. 2007;73:512.
28. Schaer M. Therapeutic approach to electrolyte emergencies Vet Clin Small Anim. 2008;38:513-33.
29. Tilley LP. Essentials of canine and feline eletrocardiography. Interpretation and treatment. 3. ed. Malvern: Lea and Febiger; 1992.
30. Schiffrin EL, Lipman ML, Mann JFE. Chronic kidney disease effects on the cardiovascular system. Circul. 2007;116:85-97.
31. Foley RN, Parfrey PS, Harnett JD. Clinical and echocardiographic disease in patients starting end-stage renal disease therapy. Kidney Int. 1995;47:186-93.
32. Schrier RW. Role of diminished renal function in cardiovascular mortality marker or pathogenetic factor? J Am Coll Cardiol. 2006;47:1-8.
33. Neumann J, Ligtenberg G, Klein II, Koomans HA, Blankestijn PJ. Sympathetic hyperactivity in chronic kidney disease: pathogenesis, clinical relevance, and treatment. Kidney Int. 2004;65:1568-76.
34. Nelson L, Reidesel E, Ware WA, Christensen WF. Echocardiographic and radiographic changes associated with systemic hypertension in cats. J Vet Intern Med 2002;16:418-25.
35. Wehner A, Hartmann K, Hirschberger J. Associations between proteinuria, systemic hypertensions and glomerular filtration rate in dogs with renal and non-renal diseases. Vet Rec. 2008;162:141-47.
36. Jepson RE, Syme HM, Vallance C, Elliott J. Plasma asymmetric dimethylarginine, symmetric dimethylarginine, L-arginine, and nitrite/nitrate concentrations in cats with chronic kidney disease and hypertension. J Vet Intern Med. 2008;22:317-24.
37. Syme HM, Barber PJ, Markwell PJ. Prevalence of systolic hypertension in cats with chronic renal failure at initial evaluation. J Am Vet Med Assoc. 2002;220:1799-804.
38. Endemann DH, Schiffrin EL. Endothelial dysfunction. J Am Soc Nephrol. 2004;15:1983-92.
39. Passauer J, Pistrosch F, Bussemaker E, Lassig G, Herbrig K, Gross P. Reduced agonist-induced endothelium-dependent vasodilation in uremia Schiffrin *et al.* Kidney disease and the cardiovascular system is attributable to an impairment of vascular nitric oxide. J Am Soc Nephrol. 2005;16:959-65.
40. Ronco C, Haapio M, House AA, Anavekar N, Bellomo R. Cardiorenal syndrome. Journ Americ Coll Cardiol. 2008;52:1527-39.
41. Polzin DJ, Osborne CA, Ross EA. Chronic kidney disease. In: Ettinger SJ, Feldman EC. Textboobk of veterinary internal medicine. 5. ed. Missouri: Elsevier Saunders; 2005. p. 1756-85.
42. Good LI, Manning AM. Thromboembolic disease: predispositions and clinical management. Comp Sm Anim Exot. 2003;25:600-74.
43. Monnet E. Gastric dilation-volvulus syndrome in dogs. Vet Clin Sm Anim Pract. 2003;33:987-1005.
44. Miller TL, Schwartz DS, Nakayama T, Hamlin RL. Effects of acute gastric distention and recovery on tendency for ventricular arrhythmia in dogs. J Vet Intern Med. 2000;14:436-44.
45. Schober KE, Cornand C, Kirbach B, Aupperle H, Oechtering G. Serum cardiac troponin I and cardiac troponin T concentrations in dogs with gastric dilatation-volvulus. Journ Amer Vet Medl Assoc. 2002;221:381-8.
46. Silverberg DS, Wexler D, Iaina A, Steinbruch S, Wollman Y, Schwartz D. Anemia, chronic renal disease and congestive heart failure–the cardio renal anemia syndrome: the need for cooperation between cardiologists and nephrologists. Int Urol Nephrol. 2006;38:295-310.
47. Spotswood TC, Kirberger RM, Koma LMPK, Thompson PN, Miller DB. Changes in echocardiographic variables of left ventricular size and function in a model of canine normovolemic anemia. Vet Radiol Ultras. 2006;47:358-365.
48. Fernandez EL. Doenças cardíacas congênitas em cães: revisão de literatura e estudo retrospectivo da ocorrência no hospital veterinário da Faculdade de Medicina Veterinária e Zootecnia da Universidade de São Paulo, no período entre 1998 e 2007. Monografia apresentada ao programa de aprimoramento profissional (Residência Médica Veterinária) da Faculdade de Medicina Veterinária e Zootecnia da Universidade de São Paulo, São Paulo, 2007.
49. Radin MJ, Sharkey LC, Holycross BJ. Adipokines: a review of biological and analytical principles and an update in dogs, cats, and horses. Vet Clin Pathol. 2009;38:136-56.
50. Laflamme DP. Understanding and managing obesity in dogs and cats. Vet Clin Small Anim. 2006;36:1283-95.
51. Poirier P, Giles TD, Bray GA, Hong Y, Stern JS, Pi-Sunyer FX, Eckel RH. Obesity and cardiovascular disease: pathophysiology, evaluation, and effect of weight loss. An update of the 1997 American Heart Association Scientific Statement on Obesity and Heart Disease From the Obesity Committee of the Council on Nutrition, Physical Activity, and Metabolism. Circul. 2006;113:898-918.
52. Lavie CJ, Milani RV, Ventura HO. Obesity and cardiovascular disease: risk factor, paradox, and impact of weight loss. Journ Am Coll Cardiol. 2009;53:1925.
53. Slupe JL, Freeman LM, Rush JE. Association of body weight and body condition with survival in dogs with heart failure. J Vet Intern Med. 2008;22:561-5.

140 Hipertensão Pulmonar

Ronaldo Jun Yamato, Maria Helena Matiko Akao Larsson

Anatomia e fisiologia

O sistema respiratório dos cães e gatos é constituído por narinas, cavidade nasal, cóanas direita e esquerda, faringe segmento nasal, faringe segmento oral, laringe, traqueia, brônquios principais direito e esquerdo, bronquíolos e pulmões.[1] Nos pulmões, a circulação sanguínea é realizada pelas câmaras cardíacas direitas, sendo esta denominada pequena circulação ou circulação pulmonar. O sangue com baixa saturação de oxigênio é recebido pelo átrio direito, através das veias cavas cranial e caudal, e progride em direção ao ventrículo direito, passando pelo aparelho valvar tricúspide, de onde circula para os pulmões através do aparelho valvar pulmonar e da artéria pulmonar. A artéria pulmonar bifurca-se em artérias pulmonares direita e esquerda, irrigando, desse modo, os lobos pulmonares direito e esquerdo, respectivamente.

As artérias pulmonares podem ser classificadas como vasos elásticos ou musculares, conforme a constituição da camada média. As artérias elásticas funcionam como condutores altamente distensíveis, geralmente com diâmetro maior que 1 mm. À medida que as artérias diminuem seu diâmetro, a camada elástica diminui sua espessura e a muscular aumenta, sendo esses vasos os responsáveis pelo controle da resistência vascular pulmonar. Tais vasos têm a capacidade de aumentar ou reduzir acentuadamente o seu diâmetro, dependendo da função endotelial, da influência neuro-hormonal, da velocidade do fluxo sanguíneo, da tensão do oxigênio e da ventilação alveolar. As arteríolas são vasos pré-capilares com diâmetro menor que 0,1 mm, compostos unicamente pela camada íntima e uma delgada lâmina elástica, contribuindo, assim, muito pouco para a resistência vascular pulmonar. Os capilares e os vasos linfáticos formam a microcirculação pulmonar.[2]

As veias e vênulas pulmonares apresentam parede delgada, funcionando como condutores complacentes. As artérias brônquicas são responsáveis pela irrigação das vias respiratórias, ramificam-se em uma rede capilar drenada pelas veias brônquicas, que, por sua vez, drenam parte para a circulação venosa sistêmica e parte para as veias pulmonares. Assim, a circulação brônquica constitui *shunt* fisiológico da direita para a esquerda. Em condições normais, o fluxo sanguíneo nesse sistema é muito reduzido, equivalente a 1% do débito cardíaco. Com isso, a quantidade de sangue com baixa saturação de oxigênio que chega ao átrio esquerdo é muito baixa. Todavia, na presença de algumas doenças pulmonares ou malformações cardiovasculares congênitas que causem cianose, o fluxo na circulação brônquica pode aumentar significativamente, ocasionando o *shunt* da direita para esquerda.[2]

O coração, o sangue e os pulmões têm como uma das funções realizar as trocas gasosas (oxigênio e gás carbônico) entre o ar inspirado e os tecidos. A distribuição do sangue pelo coração ao sistema circulatório capilar depende de inúmeros fatores, como volemia, retorno venoso e débito cardíaco.[3,4] No sistema capilar pulmonar, no nível dos alvéolos pulmonares, as trocas gasosas, de nutrientes e de metabólitos celulares ocorrem pelo mecanismo de Starling, o qual envolve forças como a pressão hidrostática e a oncótica, ou seja, o fluxo de fluidos é favorecido pela diferença de pressão hidrostática e oncótica entre o interstício pulmonar e o leito capilar.[3,4] Nos pulmões, a passagem das hemácias (eritrócitos) proporciona a oxigenação da hemoglobina e a depuração de metabólitos celulares e bactérias do sangue. Os pulmões, além de exercerem a função de oxigenador e filtro do sangue, exercem também a função de equilíbrio acidobásico do sangue, ao excretarem o dióxido de carbono.[5,6]

A circulação do sangue nos pulmões encontra baixa resistência, baixa pressão e alta capacitância ou complacência do leito vascular,[2,4–9] e isto se deve ao fato de que a pressão arterial pulmonar é aproximadamente de 1/8 a 1/12 da pressão arterial sistêmica,[2,6] ou seja, em um cão sadio, não sedado e ao nível do mar, a pressão sistólica na artéria pulmonar encontra-se entre 15 e 25 mmHg, a pressão diastólica final entre 5 e 10 mmHg e a pressão média entre 10 e 15 mmHg.[7–9] Segundo Henik (2009), os valores da pressão sistólica, diastólica e média na artéria pulmonar, obtidos mediante cateterização cardíaca em cães anestesiados com pentobarbital, são, respectivamente, 25 ± 5 mmHg, 10 ± 3 mmHg e 15 ± 5 mmHg.[10,11] A circulação sanguínea pulmonar é diretamente proporcional a três fatores, como a resistência vascular pulmonar, o débito cardíaco e a pressão capilar pulmonar.[2]

Os baixos valores da pressão na artéria pulmonar e da resistência vascular pulmonar facilitam o trabalho do ventrículo direito, permitindo deste modo um ótimo fluxo sanguíneo do ventrículo direito[8,11] e da artéria pulmonar para os pulmões, pois existe uma pequena diferença de pressão entre o ventrículo direito e a rede vascular pulmonar, cerca de 2 a 10 mmHg, que favorece a circulação sanguínea pulmonar.[11] A baixa pressão dentro da artéria pulmonar está diretamente relacionada com pressão venosa pulmonar, pressão intra-alveolar, pressão no átrio esquerdo, viscosidade do sangue, acidose, hipoxia, substâncias vasoativas, débito cardíaco do ventrículo direito e resistência vascular pulmonar. A pressão média na artéria pulmonar (PmAP) pode ser calculada pela seguinte equação: $PmAP = (RVP \times DC) + PCP$, sendo que qualquer anormalidade que possa elevar os valores de em um dos componentes desta equação pode ocasionar a hipertensão arterial pulmonar.[2,7]

A resistência vascular pulmonar pode ser definida como o grau de dificuldade que o sangue encontra em realizar a circulação pulmonar, podendo, portanto, refletir um conjunto de variáveis que inclui a área transversal de pequenas artérias musculares e arteríolas, viscosidade sanguínea, massa tecidual pulmonar, presença ou não de obstrução vascular pulmonar e edema perivascular.[7,8,11]

O leito vascular pulmonar apresenta alta distensibilidade, ou seja, grande complacência vascular, sendo que esta propriedade é diretamente influenciada pela variação da área transversal das arteríolas e pequenas artérias musculares no pulmão e pela pressão e pelo fluxo sanguíneo intravascular. Em situações de estresse ou exercícios, o aumento do fluxo sanguíneo pulmonar é acompanhado de pequeno aumento da pressão na artéria pulmonar, resultando em diminuição passiva da resistência vascular pulmonar. A redução na resistência vascular pulmonar ocorre devido à distensão dos vasos sanguíneos pulmonares (alta complacência vascular)[2,7,8,11] e também pelo recrutamento de vasos sanguíneos pulmonares que estão "inativos", quando em condição de repouso.[2,7] A relação entre o fluxo sanguíneo, a pressão e a resistência é descrita pela seguinte equação derivada da lei de Poiseuille:

$$R = \Delta P/Q = 8\,\eta l/\pi r^4$$

Em que: R = resistência, ΔP = diferença na pressão, Q = fluxo sanguíneo, η = viscosidade do fluido, l = comprimento do vaso e r = raio do vaso.

Deste modo, mudanças pequenas no raio do vaso irão causar grande impacto na resistência vascular pulmonar.[11]

A hipoxia alveolar resulta na vasoconstrição local, de modo que o fluxo sanguíneo é desviado para as áreas alveolares não afetadas ou melhor ventiladas do pulmão, melhorando assim a função de ventilação-perfusão pulmonar.[7-9,11] Este mecanismo é de extrema importância para os quadros de hipoxia aguda, porém a ativação crônica deste mecanismo pode ser deletéria e induzir hipertensão pulmonar.[7]

O endotélio vascular pulmonar tem importante função na regulação do tônus e remodelamento vascular pulmonar pela ação de alguns fatores neuro-humorais. Nos pulmões sem lesão, existe um equilíbrio entre as substâncias vasodilatadoras, como as prostaciclinas e o óxido nítrico, e as substâncias vasoconstritoras, tais como os tromboxanos, a endotelina e a angiotensina II.[7,8] As prostaciclinas, derivadas do ácido araquidônico, induzem o relaxamento muscular vascular, via adenilato monofosfato cíclico, e inibem ainda o crescimento das células da musculatura lisa vascular e a agregação plaquetária. O óxido nítrico é derivado da L-arginina pela ação da enzima óxido nítrico sintetase, promovendo também o relaxamento da musculatura lisa vascular, pelo aumento da produção intracelular de guanilato monofosfato cíclico. As endotelinas, além da vasoconstrição, estimulam a hipertrofia da musculatura lisa vascular, a produção de colágeno, a agregação plaquetária, além de serem dotadas de atividades pró-inflamatórias. A serotonina é considerada, também, um potente agente vasoconstritor que pode estimular a agregação plaquetária, assim como a hipertrofia da musculatura lisa vascular.[8]

Nos cães e gatos com pulmão normal, a hipertensão arterial pulmonar irá ocorrer quando 50 a 60% ou mais do leito capilar pulmonar for lesado.[7,8] Portanto, qualquer doença que acometa e altere uma das variáveis que determinam a resistência vascular pulmonar, o parênquima pulmonar e o endotélio vascular pulmonar pode levar ao desenvolvimento de hipertensão arterial.

Definição

A hipertensão arterial pulmonar não é considerada uma doença específica, mas a consequência hemodinâmica de vários fatores e de algumas doenças que causam o aumento da pressão na artéria pulmonar, ocasionando a insuficiência cardíaca e o óbito do animal.[2] A hipertensão arterial pulmonar, portanto, é definida como o aumento sustentado da pressão arterial pulmonar sistólica maior que 30 a 35 mmHg,[8,10] da pressão arterial pulmonar média maior que 25 mmHg e da pressão arterial pulmonar diastólica maior que 15 mmHg.[10]

Prevalência

A ocorrência da hipertensão arterial pulmonar é de difícil determinação, devido às manifestações clínicas não serem específicas e ainda existir a necessidade de maiores esclarecimentos sobre a patogenia da doença.[7] Porém, devido ao exame ecocardiográfico facilitar o diagnóstico da hipertensão arterial pulmonar, acredita-se que a ocorrência da hipertensão arterial pulmonar seja comum, principalmente quando associada a doenças cardiovasculares de caráter crônico.[7,8]

Estudos demonstram que a hipertensão arterial pulmonar ocorre com maior frequência em cães do que em gatos[8,10] e que não há predisposição sexual ou etária, ou seja, afeta machos e fêmeas na mesma proporção, em uma faixa etária que varia entre 2 meses e 17 anos.[10]

No Brasil, não foram publicados dados referentes à ocorrência da hipertensão arterial pulmonar em cães e gatos, porém o que se observa é que a hipertensão arterial pulmonar apresenta grande correlação com as cardiopatias que acometem o lado esquerdo do coração, principalmente as valvopatias, como a endocardiose valvar mitral.

Classificação, etiologia e fisiopatogenia

A hipertensão arterial pulmonar pode ser classificada em primária ou secundária, sendo que a hipertensão arterial pulmonar primária é de ocorrência rara em cães e gatos,[8,10-12] assim como em seres humanos.[2,5,11] A hipertensão arterial pulmonar primária é diagnosticada quando a sua etiologia não for identificada, podendo ser também chamada de idiopática. Por sua vez, a hipertensão arterial pulmonar secundária ocorre quando há o aumento na sobrecarga da circulação pulmonar ou o aumento da resistência vascular pulmonar.[8-12]

Atualmente, uma classificação foi proposta por Henik[10] para a utilização em medicina veterinária (Quadro 140.1), sendo ela adaptada da classificação proposta em Evian, na França, utilizada em medicina humana e que também foi atualizada no ano de 2003, no 3º Simpósio Mundial de Hipertensão Pulmonar, realizado na Itália.[13] Essa classificação tem como base os mecanismos fisiopatológicos e as manifestações clínicas recentemente estudados da hipertensão arterial pulmonar,[2,10,13] e tem como objetivo auxiliar na terapia desta referida condição mórbida.

A classificação proposta por Henik[10] é dividida em cinco categorias, conforme descrito a seguir.

▶ **Hipertensão arterial pulmonar.** Pode ocorrer quando se estabelece um desequilíbrio entre substâncias que causam a vasoconstrição ou a vasodilatação, resultando no aumento do tônus vasomotor, na proliferação de células da musculatura lisa endotelial, remodelamento vascular e trombose. Esta categoria inclui três subgrupos: hipertensão arterial pulmonar idiopática, hipertensão arterial pulmonar familiar e das doenças associadas à hipertensão arterial pulmonar com a localização da lesão em comum, como, por exemplo, os segmentos pré-capilares da vasculatura pulmonar.[10,13]

A etiologia da hipertensão arterial pulmonar idiopática é desconhecida, assim como a do subgrupo das doenças associadas à hipertensão arterial pulmonar, porém, neste último subgrupo, sabe-se que os achados morfológicos são aqueles similares em resposta à vasoconstrição arterial pulmonar.[10]

Quadro 140.1 Classificação clínica da hipertensão pulmonar em pacientes veterinários.

Hipertensão arterial pulmonar
Hipertensão arterial pulmonar idiopática
Doenças associadas à hipertensão pulmonar
• Dirofilariose (lesão vascular)
• Cardiopatias congênitas com desvio sanguíneo da esquerda para a direita
Hipertensão arterial pulmonar com doença cardíaca esquerda
Cardiomiopatia esquerda
Valvopatia esquerda
Hipertensão arterial pulmonar resultante de doenças pulmonares e/ou hipoxia
Doenças pulmonares intersticiais
Doença pulmonar obstrutiva crônica
Hipoventilação alveolar
Exposição crônica a altas altitudes
Doenças embólicas ou tromboembolismo
Tromboembolismo com obstrução da artéria pulmonar proximal ou distal
Embolismo pulmonar não trombótico
• *Dirofilaria immitis* (êmbolo parasitário)
• Neoplasias
• Corpo estranho
Outras causas
Compressão de vasos pulmonares
Linfadenopatias
• Neoplasias
• Mediastinite fibrosante
• Doenças granulomatosas

Quadro modificado de Henik.[10]

Fatores de risco para a hipertensão arterial pulmonar primária têm sido identificados em pacientes humanos, sendo que alguns desses fatores podem ser aplicados aos pequenos animais, fatores estes que incluem a hipertensão arterial sistêmica, a hipertensão portal e a moradia em altas altitudes, geralmente entre 3.000 e 5.000 m acima do nível do mar.[2,11]

No subgrupo das doenças associadas à hipertensão arterial pulmonar, incluem-se as cardiopatias congênitas com desvio da esquerda para a direita e as verminoses pulmonares, como a *Dirofilaria immits*[8,10,11] e o *Angiostrongylous vasorum*.[14]

A hipertensão arterial pulmonar familiar não foi descrita em medicina veterinária até o presente momento,[10,13] assim como as doenças do colágeno vascular, exposição a determinados fármacos e toxinas e a hipertensão persistente do recém-nascido têm a sua ocorrência questionada em animais.

▸ **Hipertensão arterial pulmonar com doença cardíaca esquerda.** Esta segunda categoria de hipertensão arterial pulmonar é a condição mais comumente observada em animais,[10,13] em que se incluem as valvopatias e cardiomiopatias que acometem o lado esquerdo do coração,[8,10,13] como, por exemplo, a endocardiose valvar mitral e a cardiomiopatia dilatada.

▸ **Hipertensão arterial pulmonar resultante de doenças pulmonares e/ou hipoxia.** Nesta categoria incluem-se as condições que proporcionam inadequada oxigenação do sangue arterial, ocasionando a hipertensão arterial pulmonar. As doenças pulmonares intersticiais, a doença pulmonar obstrutiva crônica, a hipoventilação alveolar e a exposição crônica a altitudes elevadas são situações que podem ser classificadas nesta terceira categoria de hipertensão arterial pulmonar.[10]

▸ **Doenças embólicas ou tromboembolismo.** Os êmbolos podem ser ocasionados por trombos ou não, sendo que o tromboembolismo pulmonar pode ser originado das endocrinopatias, como o hiperadrenocorticismo, ou cardiopatias, como a cardiomiopatia hipertrófica felina. Como causa de êmbolos não trombóticos, podem-se citar a *Dirofilaria immitis* e outros parasitos,[10,14] as neoplasias e os corpos estranhos. Nesta categoria, ao contrário do que se observa nas anteriores, nas quais a lesão afeta a microcirculação, a lesão pelas causas anteriormente citadas ocorre em segmentos maiores das artérias pulmonares.[10]

▸ **Outras causas.** Incluem-se nesta categoria diversas causas de hipertensão arterial pulmonar que não podem ser adaptadas nas categorias anteriores, sendo elas: as condições que podem exercer compressão da veia pulmonar central, como neoplasias, linfadenopatias, mediastenite fibrosante e doenças granulomatosas. Nos seres humanos, outras doenças são incluídas nesta categoria, mas cuja ocorrência em medicina veterinária é questionada; dentre elas, são citadas a sarcoidose, a histiocitose X e a linfangiomatose.[10]

Estudo retrospectivo, realizado por Johnson *et al.*, em 1999, com 53 cães, evidenciou que além da dirofilariose (5 dos 53 cães), a hipertensão arterial pulmonar pode ser secundária à endocardiose valvar mitral (16 dos 53 cães), ao tromboembolismo pulmonar (5 dos 53 cães), à cardiomiopatia dilatada (4 dos 53 cães), à fibrose pulmonar (3 dos 53 cães) e à pneumonia (3 dos 53 cães). Destes 53 cães, em cinco não foram identificadas as causas da hipertensão arterial pulmonar, sendo classificados como provável hipertensão arterial pulmonar primária ou idiopática, embora esta condição ainda não esteja bem caracterizada em medicina veterinária.[11,12]

A hipertensão arterial pulmonar primária apresenta baixa prevalência em seres humanos, estimando-se dois casos em 1 milhão,[2,5,11] o que faz desta forma de hipertensão arterial pulmonar um diagnóstico difícil e pouco provável em pacientes veterinários.[11] A etiologia e a patogenia desta forma de hipertensão arterial pulmonar em medicina veterinária são desconhecidas.[9] Segundo estudos conduzidos em medicina e observações realizadas em pessoas com a hipertensão arterial pulmonar primária, acredita-se que o principal fator para o desenvolvimento da hipertensão arterial pulmonar primária seja uma tendência vasoconstritora importante na vasculatura pulmonar. A vasoconstrição pulmonar possivelmente ocorre devido à disfunção endotelial,[9,11] que pela ação de catecolaminas, estimula a liberação de endotelina pelas células do endotélio vascular; esta endotelina tem um potente efeito vasoconstritor. A disfunção endotelial pode também ocasionar a diminuição da produção de fator de relaxamento derivado do endotélio, favorecendo mais ainda a vasoconstrição e agravando o quadro de hipertensão arterial pulmonar. Outra observação em seres humanos com hipertensão arterial pulmonar primária foi que a disfunção das células do endotélio pode estimular fatores locais pró-coagulantes,[11] ativação da cascata de coagulação[9] e ainda aumento da produção de fatores de von Willebrand, o que explicaria a formação de trombose nas pequenas artérias pulmonares, resultando em obstrução vascular.[11] Um mecanismo imune mediado também pode estar envolvido nos pacientes com hipertensão arterial pulmonar primária associada às doenças do colágeno vascular, como a esclerodermia, o lúpus eritematoso sistêmico e a artrite reumatoide.[9,11]

A hipertensão arterial pulmonar provoca sobrecarga de pressão no coração direito, resultando tanto na hipertrofia do tipo concêntrico, como no tipo excêntrico (dilatação), do ventrículo direito (Figuras 140.1 e 140.2). O grau de hiper-

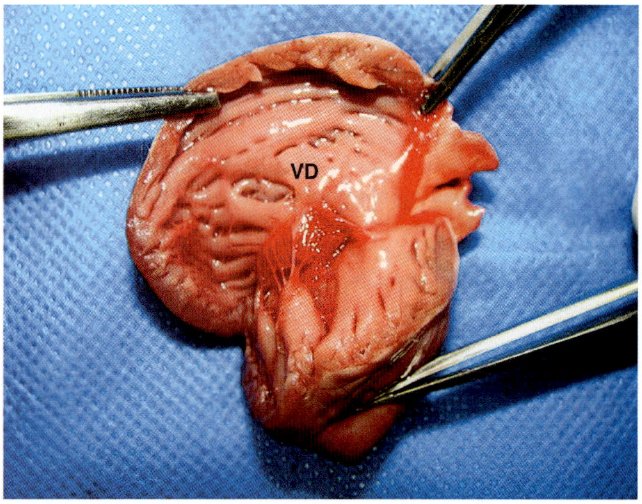

Figura 140.1 Coração de um cão da raça Yorkshire de 6 meses de idade, com dilatação do ventrículo direito (*VD*) devido à hipertensão arterial pulmonar secundária. (Fonte: Yamato, 2009.)

trofia varia, sendo que um importante aumento na espessura da parede ventricular é mais comum em animais jovens (Figuras 140.1 e 140.2). A pressão diastólica no ventrículo direito aumenta e a função do ventrículo direito se deteriora, induzindo hipertensão venosa sistêmica e, eventualmente, sinais de insuficiência cardíaca congestiva direita.[8]

Os mecanismos que envolvem a hipertensão arterial pulmonar secundária alteram os componentes, como a resistência vascular pulmonar, o débito cardíaco e a pressão capilar pulmonar, componentes estes que determinam a pressão média na artéria pulmonar. Estes componentes podem ser alterados por doenças ou condições, conforme apresentado no Quadro 140.1.

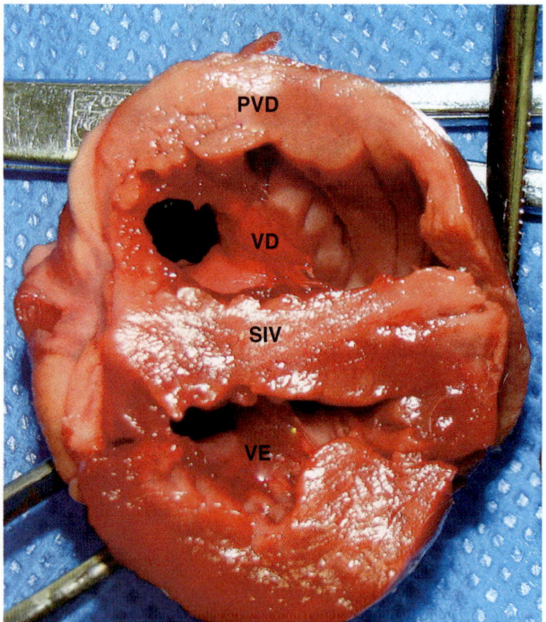

Figura 140.2 Coração de um cão da raça Yorkshire de 6 meses de idade, com hipertrofia miocárdica concêntrica da parede do ventrículo direito (*PVD*) e do septo interventricular (*SIV*) devido à hipertensão arterial pulmonar secundária. *VD* = ventrículo direito; *VE* = ventrículo esquerdo. (Fonte: Yamato, 2009.)

Seguem os três principais mecanismos que podem causar hipertensão arterial pulmonar secundária.[11]

▸ **Impedância da drenagem venosa pulmonar.** Neste mecanismo, a hipertensão arterial pulmonar ocorre devido a alterações estruturais ou funcionais do lado esquerdo do coração que irão impedir ou dificultar o fluxo sanguíneo que provém dos pulmões e vasos pulmonares para as câmaras cardíacas esquerdas. Consequentemente, a pressão venosa pulmonar aumenta de maneira contínua e permanente, em geral acima de 25 mmHg, que é transmitida de volta para as artérias pulmonares, causando vasoconstrição dos vasos sanguíneos pulmonares e a elevação passiva da pressão venosa pulmonar, favorecendo a hipertensão pulmonar. Quando isto ocorre, a diferença de pressão entre os sistemas arterial e venoso aumenta, embora o fluxo sanguíneo permaneça constante ou diminuído. As condições mais frequentes que podem resultar potencialmente em hipertensão arterial pulmonar, pelo mecanismo da impedância da drenagem venosa pulmonar, incluem a endocardiose valvar mitral, a cardiomiopatia dilatada, a cardiomiopatia hipertrófica, a cardiomiopatia restritiva, a hipertensão arterial sistêmica e a estenose valvar aórtica.[11] Estudos sugerem a existência de correlação positiva entre a progressão natural da endocardiose valvar mitral e a hipertensão arterial pulmonar, sendo que o quadro de hipertensão arterial pulmonar parece não regredir ou melhorar apesar da instituição de terapia com o objetivo de reduzir a sobrecarga volumétrica no átrio esquerdo.[18] Serres *et al.*, em 2006, também observaram uma correlação positiva entre o grau da hipertensão arterial pulmonar e a fase da endocardiose valvar mitral.[19]

Outras causas que também podem ser citadas, porém com menor ocorrência, são: estenose valvar mitral, *cor triatriatum*, estenose congênita das veias pulmonares, doença pulmonar veno-oclusiva e mediastinite fibrosante.[5,11] Este mecanismo pode também ser chamado de hipertensão arterial pulmonar pós-capilar.[7,10]

▸ **Aumento do fluxo sanguíneo pulmonar.** Este mecanismo ocorre geralmente em função de cardiopatias congênitas, como o defeito de septo interatrial, o defeito de septo interventricular e a persistência do ducto arterioso. Normalmente, estes defeitos resultam em comunicações entre a circulação sistêmica (esquerda) e a circulação pulmonar (direita), devido à pressão sanguínea da circulação sistêmica (120 mmHg) ser maior quando comparada à circulação pulmonar (20 a 25 mmHg). Quando o fluxo sanguíneo pulmonar dobra de volume, a resistência vascular pulmonar diminui na tentativa de manter a pressão da artéria pulmonar em níveis constantes, porém se o fluxo sanguíneo pulmonar aumenta quatro a seis vezes, a pressão na artéria pulmonar aumenta e a capacidade de reserva do leito vascular pulmonar é excedida. A resposta pulmonar ao aumento do fluxo sanguíneo é a vasoconstrição, mediada por várias substâncias endógenas vasoativas com a intenção de proteger a microvasculatura ou capilares pulmonares. O fluxo sanguíneo pulmonar aumentado induz a lesão e prolonga a vasoconstrição, acarretando o remodelamento vascular, que ocorrerá nas paredes das pequenas artérias pulmonares. Em determinadas situações, a pressão sanguínea da circulação na artéria pulmonar pode exceder a pressão da circulação sistêmica, revertendo o fluxo sanguíneo por meio da comunicação, originando, deste modo, um fluxo da direita para a esquerda. Isto ocorre mais frequentemente nas comunicações entre os ventrículos (defeitos de septo) ou entre as artérias aórtica e pulmonar (persistência do ducto arterioso), ocasionando, assim, lesões vasculares pulmonares graves e irreversíveis.[5,11] Este mecanismo e suas consequências são chamados de síndrome de Eisenmenger, que descreve uma série de anormalidades, incluindo o aumento da resistência vascular pulmonar com hipertensão pulmonar, proliferação e hipertrofia da musculatura lisa vascular e reversão do fluxo sanguíneo da direita para a esquerda.[5,7–9,11] Na clínica de pequenos animais, esta síndrome é diagnosticada na persistência do ducto arterioso e nos defeitos de septo atrial e ventricular.[7,9,11]

A síndrome de Eisenmenger ocorre, em geral, em animais antes dos 6 meses de idade e a gravidade das alterações na anatomia e fisiologia vasculares apresenta correlação positiva ao diâmetro da comunicação entre as circulações sistêmica e pulmonar, ou seja, quanto maior o diâmetro do defeito, maior a probabilidade de desenvolvimento da síndrome de Eisenmenger e reversão do fluxo sanguíneo.[11] As altitudes elevadas parecem favorecer o desenvolvimento da síndrome de Eisenmenger, pois a baixa tensão de oxigênio, associada à vasoconstrição, pode exacerbar a hipertensão pulmonar.[8,11]

O mecanismo de aumento do fluxo sanguíneo pulmonar pode também ser classificado como hipertensão arterial pulmonar pré-capilar.[7]

▶ **Aumento da resistência vascular pulmonar.** O aumento da resistência vascular pulmonar pode ocorrer por dois mecanismos que são resultantes da obstrução da vasculatura pulmonar ou de doenças crônicas do parênquima pulmonar. A embolização pulmonar é frequentemente citada como causa de hipertensão arterial pulmonar, cuja fisiopatologia envolve tanto a obstrução mecânica do vaso como a resposta vascular de vasoconstrição mediada por substâncias vasoativas.[11] O fluxo sanguíneo pulmonar anormal e a disfunção endotelial promovem a agregação plaquetária, a ativação da cascata de coagulação e a liberação de substâncias vasoativas, como a histamina, a serotonina, o tromboxano A_2 e a endotelina.[8,11] O óxido nítrico tem sua produção diminuída e a vasodilatação diminui, além disto, os barorreceptores nas paredes das artérias pulmonares contribuem com a vasoconstrição e o aumento da pressão na artéria pulmonar. Estes fatores promovem, mais adiante, a obstrução vascular,[8] e a hipertensão arterial pulmonar se desenvolve quando o trombo se organiza, incorpora-se na parede vascular e não ocorre a revascularização do local afetado. A progressão deste estágio é lenta, permitindo o desenvolvimento de hipertrofia ventricular direita e a compensação pelo aumento da resistência vascular pulmonar. Com a evolução e a progressão da trombose, mudanças que envolvem o leito vascular resultam em piora da hipertensão arterial pulmonar.[8,9,11]

O tromboembolismo pulmonar agudo apresenta alta taxa de mortalidade em medicina veterinária, porém em alguns casos pode ocorrer a resolução espontânea e o quadro não apresentar manifestações clínicas, mas nas condições em que ocorre a resolução parcial, o trombo localizado ou a recidiva do tromboembolismo pode causar doença crônica, com o remodelamento vascular e o desenvolvimento da hipertensão arterial pulmonar, da insuficiência cardíaca congestiva direita e o óbito do animal.[8]

A obstrução dos vasos pulmonares com aumento da resistência vascular pulmonar pode ocorrer também secundariamente a parasitoses, como dirofilariose[7–11] e esquistossomíase ou, ainda, a êmbolos de gordura, ar, fluido amniótico ou células tumorais.[11] Segundo estudo realizado por Uchida e Saida em 2005, os níveis séricos de endotelina-1 encontram-se elevados em cães com hipertensão arterial pulmonar secundária à dirofilariose, sugerindo o importante envolvimento deste hormônio na patogenia da doença.[22]

As doenças crônicas do parênquima pulmonar são causas que podem levar ao desenvolvimento da hipertensão arterial pulmonar, envolvendo também o mecanismo de aumento da resistência vascular pulmonar. Os mecanismos que podem estar envolvidos são o da hipoxia, induzindo vasoconstrição, embora a vasoconstrição reativa, secundária à acidose tecidual, também possa ocorrer concomitantemente,[11] o dos mediadores inflamatórios e o aumento da lesão vascular.[8] Em resposta, a artéria pulmonar desenvolve a hipertrofia da camada média muscular, fibrose da camada íntima e aumento da deposição de matriz extracelular,[8,11] alterações que sustentam e favorecem o estado hipertensivo pulmonar. As doenças pulmonares associadas a tais alterações incluem a bronquite crônica, o enfisema pulmonar e a fibrose pulmonar. As doenças crônicas pulmonares podem determinar o desenvolvimento da hipertensão arterial pulmonar por outros mecanismos adicionais, como a destruição da estrutura vascular pulmonar[8] e também da estrutura das vias e espaços aéreos, mecanismos estes comumente observados na doença obstrutiva pulmonar crônica.[11] Tanto a obstrução dos vasos pulmonares como a doença obstrutiva pulmonar crônica causam a diminuição da área transversal dos vasos do leito capilar pulmonar e consequente aumento na pressão arterial pulmonar.[8,9,11]

A hipertensão arterial pulmonar é considerada o fator mais importante que contribui ao desenvolvimento das manifestações clínicas em cães e gatos com dirofilariose. As lesões proliferativas da camada íntima das artérias pulmonares, obstrução dos vasos por vermes adultos mortos e inflamação do parênquima ao redor da vasculatura lesionada são os fatores que promovem e proliferam a hipertensão arterial pulmonar nesses animais.[8]

Outras condições, como o colapso de traqueia e a paralisia de laringe, podem estar associadas à hipoxia intermitente ou permanente, mas a ocorrência da hipertensão arterial pulmonar nestas condições não tem sido estudada ou relatada em medicina veterinária.[11] A hipertensão arterial pulmonar pode ainda desenvolver-se em outras situações, além das doenças respiratórias avançadas, como sepse,[11] hipercoagulabilidade, hiperviscosidade sanguínea[9,11] e em condições de baixo teor de oxigênio ambiental, como altitudes elevadas. Porém o aumento da produção de eritrócitos em altas altitudes é ausente no quadro de hipertensão arterial pulmonar leve e parece não apresentar importância clínica; entretanto, o aumento sérico de eritropoetina, de endotelina e de fator de crescimento vascular endotelial tem sido observado em cães que vivem nessas regiões.[8]

■ Manifestações clínicas

As manifestações clínicas da hipertensão arterial pulmonar são inespecíficas e estão associadas às doenças cardiopulmonares que causam a hipertensão arterial pulmonar, sendo difícil de serem identificadas e, geralmente, são discretas ou ausentes nos quadros leves de hipertensão arterial pulmonar.[7–9] Nos quadros mais graves da hipertensão arterial pulmonar, observam-se manifestações clínicas comuns àquelas associadas à insuficiência cardíaca congestiva direita, como aumento de volume abdominal (Figura 140.3), ascite (Figura 140.4), edema de membros, edema subcutâneo, distensão da veia jugular, dificuldade respiratória, cansaço fácil e caquexia. Outras manifestações, como taquipneia, tosse e hemoptise, podem estar associadas a doenças respiratórias. A síncope pode ser também observada como única manifestação em estágios avançados de hipertensão arterial pulmonar.[7–10,12]

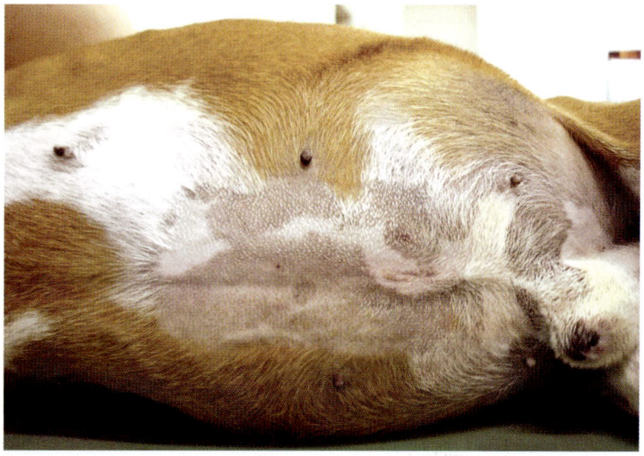

Figura 140.3 Cão da raça Boxer com aumento de volume abdominal devido a ascite e hipertensão arterial pulmonar secundária à cardiomiopatia dilatada. (Fonte: Yamato, 2005.)

A cianose de mucosas é observada na hipertensão arterial pulmonar em associação às cardiopatias congênitas com o fluxo sanguíneo da direita para esquerda, também chamadas de *shunt* reverso ou cardiopatias congênitas cianóticas (Figura 140.5) ou, ainda, em doenças respiratórias graves.[7]

As manifestações clínicas relacionadas com o tromboembolismo pulmonar podem ser difíceis de diferenciar daquelas relacionadas com as doenças cardiopulmonares. O início agudo, apenas, de dificuldade respiratória é a manifestação clínica clássica do tromboembolismo pulmonar; porém taquicardia, letargia, alteração no estado mental e, ocasionalmente, tosse e êmese também podem ser observadas nesses cães.[8] Gatos com tromboembolismo pulmonar podem apresentar letargia, anorexia, perda de peso e, ocasionalmente, êmese, tosse, desidratação, hipotermia e icterícia.[8,15]

A ausculta cardíaca pode revelar hiperfonese de segunda bulha em foco pulmonar e, quando associado às endocardioses valvares mitral e tricúspide, um sopro sistólico em foco mitral ou tricúspide pode ser audível.[7-11] Nas doenças respiratórias, estertores, sibilos e propagação de ruídos da traqueia e laringe podem estar presentes à auscultação pulmonar. Na presença de efusão pleural, as bulhas cardíacas poderão apresentar-se hipofonéticas.[10]

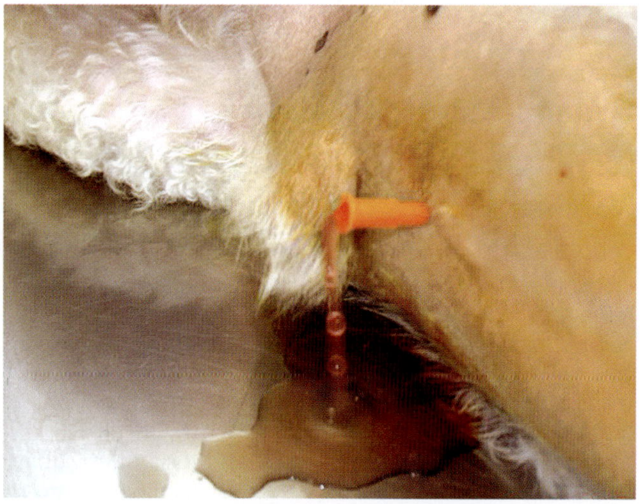

Figura 140.4 Cão da raça Poodle com ascite e hipertensão arterial pulmonar secundária à doença degenerativa valvar de mitral. (Fonte: Yamato, 2005.)

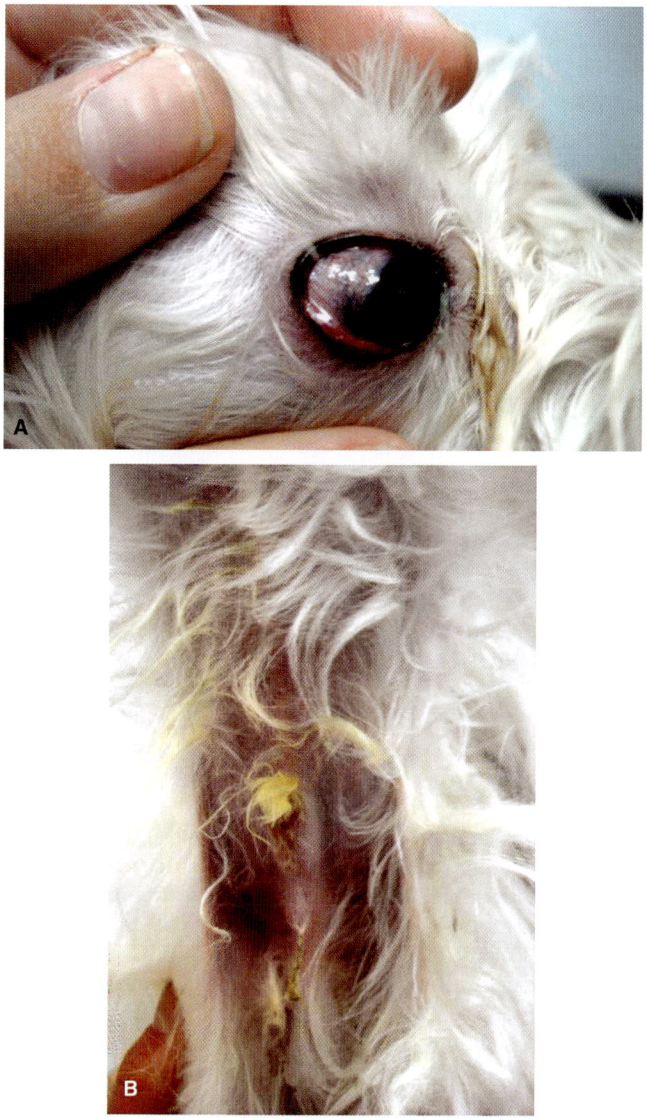

Figura 140.5 Cão da raça Maltês com cianose de mucosa ocular, esclera (**A**) e abdominal (**B**), com hipertensão arterial pulmonar secundária à cardiopatia congênita com *shunt* reverso. (Fonte: Yamato, 2005.)

Diagnóstico e exames complementares

O diagnóstico da hipertensão arterial pulmonar é um grande desafio, em função de este quadro clínico não apresentar manifestações patognomônicas e, ainda, ser a resultante hemodinâmica de vários fatores e de algumas doenças que causam o aumento da pressão na artéria pulmonar.

O exame considerado como padrão-ouro para o diagnóstico da hipertensão arterial pulmonar é o cateterismo do coração direito,[2,7] no qual um cateter de Swan-Ganz realiza mensurações do débito cardíaco do ventrículo direito, da pressão no átrio direito e no ventrículo direito, bem como na artéria pulmonar principal.[8] No entanto, estes animais apresentam um alto risco relacionado com o procedimento anestésico e o cateterismo, além de, no Brasil, somente nos centros de pesquisa ser possível a realização deste exame em medicina veterinária.

No Brasil, os exames complementares disponíveis para o auxílio no diagnóstico da hipertensão arterial pulmonar em medicina veterinária são aqueles relacionados com o sistema cardiovascular, dentre os quais se incluem o eletrocardiograma, o ecocardiograma, a radiografia do tórax e alguns exames laboratoriais de rotina, como o hemograma, a bioquímica sérica, o teste ELISA para a dirofilariose e a hemogasometria. No entanto, o ecocardiograma se destaca dentre os demais exames citados, devido à alta correlação observada entre os valores da pressão arterial pulmonar observada ao ecocardiograma e aqueles observados no exame considerado padrão-ouro.

▪ Eletrocardiograma

O eletrocardiograma tem por função realizar o diagnóstico de distúrbios do ritmo cardíaco, porém não é um exame sensível e específico para o diagnóstico da hipertensão arterial pulmonar. Em caso de hipertensão arterial pulmonar grave, ao eletrocardiograma, podem-se observar alterações que sugerem a sobrecarga das câmaras cardíacas direitas, como o desvio do eixo cardíaco elétrico médio para a direita e a presença de onda S profunda em derivação DII, que pode estar associada à hipertrofia importante do ventrículo direito, e a onda *P pulmonale* (muito ampla), que pode indicar aumento do átrio direito.[16] Taquicardia sinusal,[7] fibrilação atrial, taquiarritmias ventriculares e, menos frequentemente, bradicardia sinusal são as arritmias observadas e associadas à hipertensão arterial pulmonar.[8]

▪ Ecocardiograma

O ecocardiograma avalia a função hemodinâmica do coração e também a anatomia cardíaca, motivo pelo qual é o exame não invasivo de escolha para o auxílio no diagnóstico da hipertensão arterial pulmonar e de possíveis cardiopatias que possam estar envolvidas no desenvolvimento da hipertensão arterial pulmonar. Hipertrofia concêntrica e excêntrica do ventrículo direito, dilatação do tronco da artéria pulmonar e de seus ramos esquerdo e direito, retificação do septo interventricular (Figura 140.6) e movimento paradoxal do septo interventricular[17] são as alterações ecocardiográficas observadas na hipertensão arterial pulmonar. A retificação do septo interventricular pode indicar o aumento da pressão interventricular direita em decorrência da hipertensão arterial pulmonar.[17]

A pressão na artéria pulmonar pode ser estimada pela ecocardiografia Doppler, desde que não ocorra estenose valvar pulmonar congênita ou adquirida e, ainda, coexista insuficiência valvar tricúspide e/ou pulmonar. Na ausência da estenose pulmonar, a pressão sistólica no ventrículo direito é considerada a mesma que a pressão sistólica na artéria pulmonar, sendo estimada, aproximadamente, em 20 a 25 mmHg e, na presença de regurgitação tricúspide ou pulmonar, calcula-se o gradiente de pressão entre o ventrículo direito e o átrio direito, por meio da equação de Bernoulli modificada, descrita da seguinte maneira: $GP = 4 \times V^2$, em que "GP" é o gradiente de pressão e "V" é a velocidade máxima do fluxo regurgitante tricúspide ou pulmonar.[17] Deste modo, na regurgitação tricúspide, com o valor do gradiente de pressão obtido é possível calcular a pressão sistólica no ventrículo direito, já que o gradiente de pressão representa a diferença de pressão entre o ventrículo direito e o átrio direito. Estima-se que a pressão sistólica no átrio direito (AD) seja de 5 mmHg em átrios, sem dilatação, ou de 10 a 15 mmHg em condições de insuficiência cardíaca congestiva direita com dilatação do átrio direito. Portanto, para estimar a pressão sistólica no ventrículo direito (VD) e, consequentemente, a pressão sistólica na artéria pulmonar, realiza-se o seguinte cálculo, GP = Pressão no VD – Pressão AD ⟶ Pressão no VD = GP + Pressão no AD (Figura 140.7), sendo a pressão sistólica no VD igual à pressão sistólica na artéria pulmonar. Para a estimativa da pressão diastólica na artéria pulmonar, realizam-se os mesmos cálculos com os valores obtidos de gradiente de pressão na regurgitação valvar pulmonar. Considera-se, portanto, hipertensão arterial pulmonar de grau discreto aquela cujos valores de gradiente de pressão estão entre 35 e 50 mmHg e com velocidade máxima da regurgitação tricúspide de 2,9 a 3,5 m/s; hipertensão arterial pulmonar de grau moderado com valores de gradiente de pressão entre 51 e 75 mmHg com velocidade máxima da regurgitação tricúspide de 3,6 a 4,3 m/s; e hipertensão arterial pulmonar de grau importante com valores de gradiente de pressão maiores que 75 com velocidade máxima da regurgitação tricúspide superior a 4,3 m/s.[8,12,17]

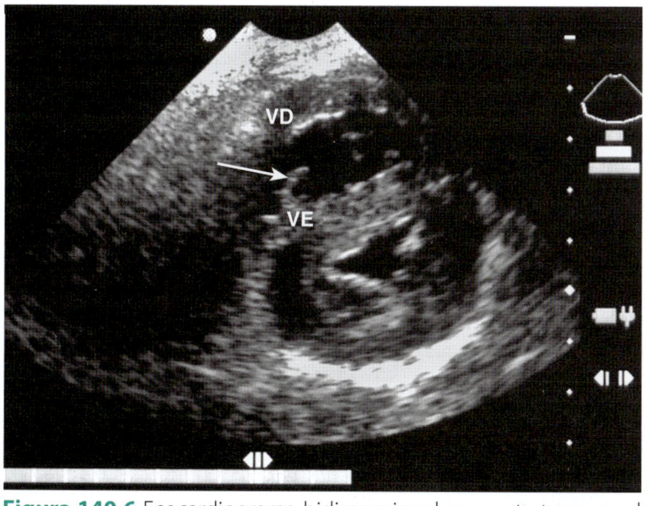

Figura 140.6 Ecocardiograma bidimensional em corte transversal do ventrículo esquerdo (*VE*) e do ventrículo direito (*VD*) obtido pela janela paraesternal direita, de cão da raça Lhasa Apso, de 6 anos de idade, com hipertensão arterial pulmonar, evidenciando dilatação e hipertrofia concêntrica do ventrículo direito com retificação do septo interventricular (*seta*). (Fonte: PROVET – Yamato, 2004.)

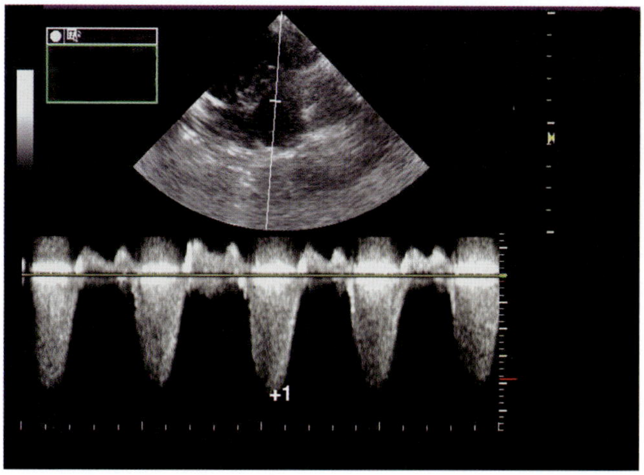

Figura 140.7 Estudo ecocardiográfico com Doppler contínuo do fluxo sanguíneo (regurgitação) através do aparelho valvar tricúspide de cão da raça Poodle de 13 anos de idade, com hipertensão arterial pulmonar secundária à doença degenerativa valvar de mitral, para a estimativa da pressão na artéria pulmonar. (Fonte: Cortesia de Pereira, 2008.)

Segundo estudo realizado em cães da raça West Highland White Terriers, na ausência da regurgitação tricúspide, mensurações obtidas pelo Doppler pulsado do fluxo transvalvar pulmonar, como o tempo de aceleração do ventrículo direito e a relação entre o tempo de aceleração e o tempo de ejeção do ventrículo direito podem apresentar bom valor preditivo para a hipertensão arterial pulmonar.[21] Outra alteração observada nesse estudo é que na hipertensão arterial pulmonar de grau importante, o fluxo sanguíneo na artéria pulmonar aumenta sua velocidade na fase de aceleração e diminui na fase de desaceleração, na qual é possível a observação de um chanfro no Doppler espectral (Figura 140.8).

Uma nova modalidade da ecocardiografia, o Doppler tecidual, que tem a finalidade de mensurar alterações nas velocidades e deformações do miocárdio atrial e ventricular e ainda identificar precocemente lesões miocárdicas, também tem sido utilizado no auxílio diagnóstico da hipertensão arterial pulmonar. Serres *et al.*, em 2007, demonstraram que o Doppler tecidual apresenta efetivo valor preditivo da hipertensão arterial pulmonar e que alterações na função sistólica e diastólica miocárdica podem ocorrer em discretos aumentos na pressão sistólica da artéria pulmonar.[20]

Radiografia do tórax

A radiografia torácica pode ser útil no diagnóstico de doenças pulmonares que causam hipertensão arterial pulmonar. A avaliação da silhueta cardíaca também pode indicar a presença ou não de cardiopatia, mas geralmente as alterações observadas e associadas à hipertensão arterial pulmonar são o aumento do ventrículo direito e a dilatação do tronco da artéria pulmonar. Nas cardiopatias do lado esquerdo, podem-se encontrar alterações que indiquem o aumento do átrio esquerdo, bem como alterações hemodinâmicas da vasculatura pulmonar, indicando congestão pulmonar ou, em casos mais graves, o edema pulmonar, que se caracteriza no cão, e na projeção laterolateral, pela opacificação dos lobos pulmonares nas regiões peri-hilar, caudal e dorsal. Na síndrome de Eisenmenger, é possível observar hipofluxo sanguíneo pulmonar ou, ainda, sinais de insuficiência cardíaca direita, como a efusão pleural.[7,8]

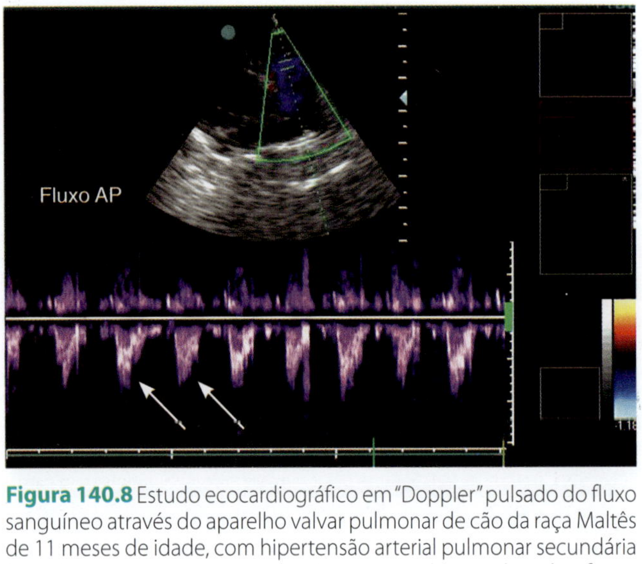

Figura 140.8 Estudo ecocardiográfico em "Doppler" pulsado do fluxo sanguíneo através do aparelho valvar pulmonar de cão da raça Maltês de 11 meses de idade, com hipertensão arterial pulmonar secundária à cardiopatia congênita com *shunt* reverso, evidenciando o chanfro na fase de desaceleração do fluxo pulmonar (*setas*). *AP* = artéria pulmonar. (Fonte: PROVET – Yamato, 2007.)

No tromboembolismo pulmonar, consolidações localizadas na periferia dos lobos pulmonares podem ser observadas, mas geralmente a radiografia nesta situação não apresenta nenhuma alteração.[8]

Exames laboratoriais

Os resultados obtidos nos exames laboratoriais geralmente podem sugerir ou estar associados à etiologia da hipertensão arterial pulmonar. Ao hemograma, o leucograma de estresse pode estar presente e a hipoxia crônica pode determinar o aumento do hematócrito e da concentração de hemoglobina, além de evidenciar hemácias nucleadas. Se a insuficiência cardíaca congestiva direita estiver presente, aumento na alanina aminotransferase pode ocorrer, devido à congestão passiva do fígado[8,10] ou, ainda, observar-se azotemia pré-renal. O teste ELISA pode ser indicado em casos suspeitos de dirofilariose associados à hipertensão arterial pulmonar.[8,10]

Tratamento

O tratamento da hipertensão arterial pulmonar em medicina veterinária tem como objetivo a identificação da causa de base e a remoção ou cura desta, e quando isto não for possível, o principal objetivo é focado na melhora da qualidade de vida e no aumento da sobrevida do paciente.

Alguns fármacos são utilizados no tratamento das doenças que causam a hipertensão arterial pulmonar, como diuréticos, digitálicos e broncodilatadores. Os diuréticos são benéficos nos animais com insuficiência cardíaca congestiva, pois reduzem a volemia, mas o uso excessivo e prolongado deste grupo de fármacos pode prejudicar a função do ventrículo direito, pois este depende da pré-carga e, consequentemente, da circulação pulmonar. Os digitálicos como a digoxina podem ser utilizados na tentativa de melhorar o débito cardíaco do ventrículo direito, porém a utilização nos animais com doença pulmonar obstrutiva crônica e hipertensão arterial pulmonar não é indicada, porque a pressão na artéria pulmonar pode aumentar em função do aumento do débito cardíaco, induzindo vasoconstrição pulmonar. Além disso, os efeitos pró-arrítmicos da digoxina podem ser exacerbados por acidose e hipoxia nos animais com a hipertensão arterial pulmonar. Os broncodilatadores do grupo das metilxantinas, como a teofilina, têm demonstrado efeitos benéficos em cães com hipertensão arterial pulmonar, tais como melhora da contratilidade diafragmática e redução da fadiga muscular respiratória, além de a broncodilatação e a melhora do gradiente de pressão intratorácico poderem reduzir a tendência do colapso das vias respiratórias em pacientes com bronquiectasias e colapso de traqueia.[8]

Nos casos de hipertensão arterial pulmonar grave, o tratamento emergencial é necessário e a suplementação com oxigênio é recomendada, observando-se benefícios como vasodilatação pulmonar, redução da acidose e da isquemia e melhora da função do ventrículo direito.[8] Na experiência dos autores deste capítulo, alguns animais, após a suplementação de oxigênio, apresentam melhora significativa da dificuldade respiratória, porém sofrem morte súbita quando da tentativa de retirada da suplementação de oxigênio. Portanto, recomenda-se cautela e monitoramento intensivo do paciente no processo de redução da suplementação de oxigênio.

Em medicina humana, uma série de fármacos e procedimentos é utilizada no tratamento da hipertensão arterial pulmonar; porém, somente algumas destas possibilidades terapêuticas têm sido aplicadas e estudadas em medicina veterinária, dentre as quais se destacam o uso de vasodilatadores e inibidores da fosfodiesterase-5. A utilização de fármacos do grupo dos prostanoides e agonistas de receptores de endotelina parece ter efeitos benéficos e promissores em pacientes veterinários, porém mais estudos são necessários para a consolidação dos mesmos em medicina veterinária.

Vasodilatadores, como os inibidores da enzima conversora de angiotensina, bloqueadores de canais de cálcio e hidralazina têm sido utilizados, principalmente nos animais com hipertensão arterial pulmonar secundária à doença cardíaca esquerda, e apresentam efeitos benéficos no controle da insuficiência cardíaca congestiva, porém como são vasodilatadores de ação sistêmica, não existem dados consistentes de que este grupo de fármacos possa melhorar a hipertensão arterial pulmonar.[8,10]

Os inibidores da fosfodiesterase-5 são vasodilatadores pulmonares específicos e têm-se mostrado eficazes na redução da pressão da artéria pulmonar.[8,10] A fosfodiesterase é um grupo de enzimas que promovem nível aumentado e sustentado de guanosina monofosfato cíclico, mediador do óxido nitroso, que apresenta efeitos de vasodilatação.[5,10] As fosfodiesterases apresentam distribuição em diversos tecidos, mas sua expressão é maior nos tecidos pulmonares.[10] Os fármacos do grupo dos inibidores da fosfodiesterase-5 que têm sido utilizados no tratamento de cães com hipertensão arterial pulmonar são sildenafila[2,10,23,25,26] e taladafila.[27] O citrato de sildenafila tem sido utilizado com sucesso no tratamento de cães com hipertensão arterial pulmonar secundária às cardiopatias esquerdas ou às doenças pulmonares.[10,23,25,26] A sildenafila apresenta efeitos benéficos, como a redução da resistência vascular pulmonar e a melhora da oxigenação arterial,[10,23,25,26] sendo que este fármaco causa vasodilatação de arteríolas e não da artéria pulmonar proximal.[24] A dose inicial recomendada é de 0,5 a 1 mg/kg a cada 12 ou 8 h, sendo que doses até 3 mg/kg a cada 8 h têm sido bem toleradas pelos pacientes. Os efeitos colaterais em cães e gatos ainda não foram relatados, mas a administração de doses mais altas deve ser acompanhada com monitoramento da pressão arterial sistêmica,[10] uma vez que este fármaco apresenta efeito dose-dependente.

Um cão da raça Papillon de 7 meses de idade, com o diagnóstico de hipertensão arterial pulmonar primária após avaliação ecocardiográfica, e manifestações clínicas de leve dificuldade respiratória aos exercícios, cianose durante excitação e fadiga após exercícios, foi tratado com o citrato de sildenafila na dose de 1 mg/kg a cada 12 h, sendo que houve evolução favorável das manifestações clínicas após 4 semanas de terapia. Os parâmetros ecocardiográficos realizados por meio do estudo Doppler, tais como a velocidade de regurgitação pulmonar e a pressão diastólica na artéria pulmonar, apresentaram melhora após 3 meses de tratamento.[23]

A taladafila foi utilizada no tratamento de um cão da raça Yorkshire com diagnóstico provável de hipertensão arterial pulmonar primária, apresentando melhora das manifestações clínicas, no período de 24 h, e melhora dos parâmetros ecocardiográficos, como a pressão sistólica na artéria pulmonar, após 7 dias de terapia.[27]

A eficácia do tratamento com os inibidores da fosfodiesterase-5 pode ser avaliada pela ecocardiografia, caracterizada pela diminuição na velocidade máxima de regurgitação tricúspide e pulmonar e respectivos gradientes pressóricos, pela melhora dos parâmetros avaliados pela ecocardiografia bidimensional, assim como pela melhora das manifestações clínicas.[8,10]

O prognóstico dos animais com a hipertensão arterial pulmonar é variável e depende da causa de base. Os animais com hipertensão arterial pulmonar secundária às cardiopatias adquiridas ou congênitas, com ou sem reversão do fluxo sanguíneo, apresentam prognóstico reservado, desde que as manifestações clínicas da insuficiência cardíaca sejam controladas. Os casos de hipertensão arterial pulmonar secundários ao tromboembolismo pulmonar, doenças pulmonares e neoplasias apresentam prognóstico mau, assim como os animais com hipertensão arterial pulmonar primária.

Referências

1. Harpster NK. Physical examination of the repiratory tract. In: King LG. Textbook of respiratory disease in dogs and cats. 1. ed. St. Louis: Saunders; 2004. p. 67-72.
2. Guimarães Filho FV, Carrasco HVCJ. Hipertensão pulmonar. In: Nobre F, Serrano Jr CV. Tratado de cardiologia SOCESP. 1. ed. São Paulo: Manole; 2005. p. 1115-34.
3. Hamlin RL. Normal cardiovascular physiology. In: Fox PR, Sisson D, Moïse NS. Textbook of canine and feline cardiology: principles and clinical practice. 1. ed. Philadelphia: W.B. Saunders; 1999. p. 25-37.
4. Guyton AC, Hall JE. A microcirculação e o sistema linfático: trocas de líquido no capilar, líquido intersticial e fluxo da linfa. In: Guyton AC, Hall JE. Tratado de fisiologia médica. Rio de Janeiro: Guanabara Koogan; 2002. p. 153-65.
5. McLaughlin VV, Rich S. Hipertensão pulmonar. In: Zipes DP, Libby P, Bonow RO, Braunwald E. Braunwald – Tratado de doenças cardiovasculares. 7. ed. Rio de Janeiro: Elsevier, 2006. p. 1807-42.
6. Husain AN, Kumar V. O pulmão. In: Kumar V, Abbas AK, Fausto N. Robbins e Contran Patologia – Bases patológicas das doenças. 7. ed. Rio de Janeiro: Elsevier; 2005. p. 781-812.
7. MacDonald KA, Johnson LR. Pulmonary hypertension and pulmonary thromboembolism. In: Ettinger SJ, Feldman EC. Textbook of veterinary internal medicine. 6. ed. St. Louis: Elsevier Saunders; 2005. p. 1284-8.
8. Ware WA. Cardiovascular disease in small animal medicine. 1. ed. London: Manson Publishing; 2007. p. 340-50.
9. Kittleson MD, Kienle RD. Small animal cardiovascular medicine. 1. ed. St. Louis: Mosby; 1998. Pulmonary arterial and systemic arterial hypertension. p. 433-48.
10. Henik RA. Pulmonary hypertension. In: Bonagura JD, Twedt DC. Kirk's Current Veterinary therapy XIV. 14. ed. St. Louis: Saunders Elsevier; 2009. p. 697-702.
11. Steele JL, Henik RA. Pulmonary hypertension. In: King LG. Textbook of respiratory disease in dogs and cats. 1. ed. St. Louis: Saunders; 2004. p. 498-9.
12. Johnson L, Boon J, Orton EC. Clinical characteristics of 53 dogs with Doppler – Derived evidence of pulmonary hypertension: 1992-1996. Journal of Veterinary Internal Medicine. 1999;13: 440-7.
13. Simonneu G, Galiè N, Rubin LJ, Langleben D, Seeger W, Domenighetti G. *et al.* Clinical classification of pulmonary hypertension. Journal of American College of Cardiology. 2004;43: 5s-12s.
14. Nicolle AP, Chetboul V, Vetzel DT, Sampedrano CC, Aletti E, Pouchelon JL. Severe pulmonary arterial hypertension due to Angiostrongylous vasorum in a dog. Canadian Veterinary Journal. 2006;47: 792-5.
15. Norris CR, Griffey SM, Samii VF. Pulmonary thromboembolism in cats: 29 cases (1987-1997). Journal of the American Veterinary Medical Association. 1999;215: 1650-4.
16. Tilley LP. Essentials of canine and feline eletrocardiography. 3. ed. Philadelphia: Lca and Febiger; 1995.
17. Boon JA. Manual of veterinary echocardiography. 1. ed. Baltimore: Williams and Wilkins; 1998.

18. Chiavegato D, Borgarelli M, D´Agnolo G, Santilli RA. Pulmonary hypertension in dogs with mitral regurgitation attributable to myxomatous valve disease. Veterinary Radiology and Ultrasound. 2009;50: 253-8.
19. Serres FJ, Chetboul V, Tissier R, Sampedrano CC, Gouni V, Nicolle AP. *et al.* Doppler echocardiography – derived evidence of pulmonary arterial hypertension in dogs with degenerative mitral valve disease: 86 cases (2001-2005). Journal of the American Veterinary Medical Association. 2006;11: 1772-8.
20. Serres FJ, Chetboul V, Gouni V, Tissier R, Sampedrano CC, Pouchelon JL. Diagnostic value of echo-doppler and tissue Doppler imaging in dogs with pulmonary arterial hypertension. Journal of Veterinary Internal Medicine. 2007;21: 1280-9.
21. Schober KE, Baade H. Doppler echocardiographic prediction of pulmonary hypertension in West Highland White Terriers with chronic pulmonary disease. Journal of Veterinary Internal Medicine. 2006;20: 912-20.
22. Uchida T, Saida K. Elevated endothelin – 1 expression in dogs with heartworm disease. Journal of Veterinary Medical Science. 2005;67: 1155-61.
23. Toyoshima Y, Kanemoto I, Arai S, Toyoshima H. A case of long term sildenafil in a young dog with pulmonary hypertension. Journal of Veterinary Medical Science. 2007;69: 1073-5.
24. Fesler P, Pagnamenta A, Rondelet B, Kerbaul F, Naeije R. Effects of sildenafil on hypoxic pulmonary vascular function en dogs. Journal of Applied Physiology. 2006;101: 1085-90.
25. Bach JF, Rozanski EA, MacGregor J, Betkowski JM, Rush JE. Retrospective evaluation of sildenafil citrate as a therapy for pulmonary hypertension in dogs. Journal of Veterinary Internal Medicine. 2006;20: 1132-5.
26. Kellun HB, Stepien RL. Sildenafil citrate therapy in 22 dogs with pulmonary hypertension. Journal of Veterinary Internal Medicine. 2007;21: 1258-64.
27. Serres FJ, Nicolle AP, Tissier R, Gouni V, Pouchelon JL, Chetboul V. Efficacy of oral taladafil, a new long acting phosphodiesterase – 5 inhibitor, for the short term treatment of pulmonary arterial hypertension in a dog. Journal of Veterinary Medicine Series A. 2006;53: 129-33.

TRATADO DE

MEDICINA INTERNA

de Cães e Gatos

Volume 2

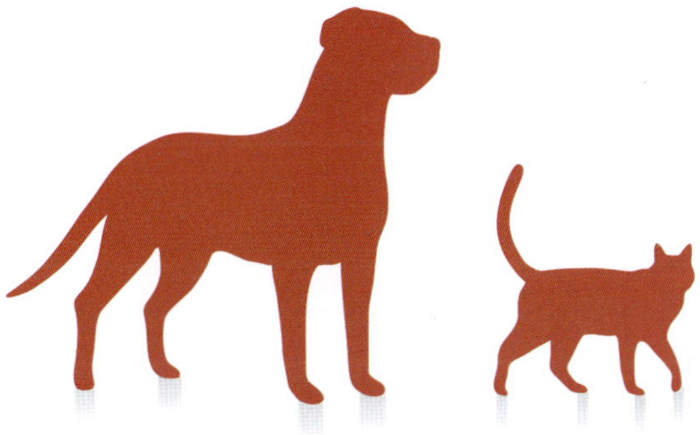

TRATADO DE MEDICINA INTERNA *de Cães e Gatos*

Márcia Marques Jericó

Médica-veterinária graduada pela Faculdade de Medicina Veterinária e Zootecnia da Universidade de São Paulo (FMVZ/USP). Mestre em Fisiologia pelo Instituto de Ciências Biomédicas da Universidade de São Paulo (ICB/USP). Doutora em Clínica Médica pela FMVZ/USP. Responsável técnica pelos atendimentos em Endocrinologia e Coproprietária dos Consultórios Veterinários Alto da Lapa. Professora da disciplina de Clínica Médica de Pequenos Animais da Faculdade de Medicina Veterinária da Universidade Anhembi Morumbi. Coordenadora do Serviço de Endocrinologia dos Hospitais Pet Care. Sócia-fundadora e Presidente da Associação Brasileira de Endocrinologia Veterinária (ABEV).

João Pedro de Andrade Neto

Médico-veterinário graduado pela Faculdade de Medicina Veterinária e Zootecnia da Universidade de São Paulo (FMVZ/USP). Bacharel em Ciências Biológicas pelo Instituto de Biociências da Universidade de São Paulo (IB/USP). Mestre em Fisiologia pelo Instituto de Ciências Biomédicas da Universidade de São Paulo (ICB/USP). Responsável técnico pelos atendimentos em Neurologia e Coproprietário dos Consultórios Veterinários Alto da Lapa.

Márcia Mery Kogika

Médica-veterinária graduada pela FMVZ/USP. Mestre em Patologia Experimental e Comparada e Doutora em Clínica Veterinária pela FMVZ/USP. Professora Associada do Departamento de Clínica Médica da FMVZ/USP. Responsável pelo Serviço de Clínica Médica de Pequenos Animais do Departamento de Clínica Médica do Hospital Veterinário da FMVZ/USP.

Volume 2

gen | ROCA

■ Os autores deste livro e a EDITORA ROCA empenharam seus melhores esforços para assegurar que as informações e os procedimentos apresentados no texto estejam em acordo com os padrões aceitos à época da publicação, *e todos os dados foram atualizados pelos autores até a data da entrega dos originais à editora.* Entretanto, tendo em conta a evolução das ciências da saúde, as mudanças regulamentares governamentais e o constante fluxo de novas informações sobre terapêutica medicamentosa e reações adversas a fármacos, recomendamos enfaticamente que os leitores consultem sempre outras fontes fidedignas, de modo a se certificarem de que as informações contidas neste livro estão corretas e de que não houve alterações nas dosagens recomendadas ou na legislação regulamentadora.

■ Os autores e a editora se empenharam para citar adequadamente e dar o devido crédito a todos os detentores de direitos autorais de qualquer material utilizado neste livro, dispondo-se a possíveis acertos posteriores caso, inadvertida e involuntariamente, a identificação de algum deles tenha sido omitida.

Publicado pela Editora Roca, um selo integrante do GEN | Grupo Editorial Nacional
Travessa do Ouvidor, 11
Rio de Janeiro – RJ – CEP 20040-040
Tels.: (21) 3543-0770/(11) 5080-0770 | Fax: (21) 3543-0896
www.grupogen.com.br | faleconosco@grupogen.com.br

■ Capa: Bruno Sales

Editoração eletrônica: Anthares

■ Ficha catalográfica

J54t

Jericó, Márcia Marques
Tratado de medicina interna de cães e gatos / Márcia Marques Jericó , Márcia Mery Kogika , João Pedro de Andrade Neto. - 1. ed. - [Reimpr.]. - Rio de Janeiro : Roca, 2019.
il.

ISBN 978-85-277-2643-6

1. Medicina veterinária - Manuais, guias, etc.. 2. Cão - Doenças. 3. Gato - Doenças. I. Título.

14-15360 CDD: 636.089
CDU: 636.09

Colaboradores

Adriana de Siqueira. Médica-veterinária graduada pela Universidade Federal do Paraná (UFPR). Graduada em Economia pela Universidade de São Paulo (USP). Mestre em Ciências pelo Programa de Patologia Experimental e Comparada da Faculdade de Medicina Veterinária e Zootecnia da Universidade de São Paulo (FMVZ/USP). Doutoranda em Ciências pelo Programa de Patologia Experimental e Comparada da FMVZ/USP.

Adriana Tomoko Nishiya. Docente na área de Cirurgia de Pequenos Animais na Universidade Anhembi Morumbi. Médica-veterinária graduada pela Universidade de São Paulo (USP). Mestre em Ciências pelo Instituto de Ciências Biomédicas da USP (ICB/USP). Doutoranda em Oncologia pela Faculdade de Medicina da USP (FMUSP).

Adriane Provasi. Médica-veterinária pela Universidade Estadual de Londrina (UEL). Psicóloga pela Universidade São Judas Tadeu. Mestre em Clínica Médica pelo Departamento de Clínica Veterinária da Faculdade de Medicina Veterinária e Zootecnia da Universidade de São Paulo (FMVZ/USP). Residência em Clínica Médica, Cirurgia e Reprodução de Grandes Animais pela UEL. Coordenadora da Residência em Medicina Veterinária e Professora da disciplina de Clínica Complementar ao Diagnóstico no Curso de Medicina Veterinária da Universidade Anhembi Morumbi (UAM).

Álan Gomes Pöppl. Professor Adjunto da disciplina de Clínica Médica de Cães e Gatos – Departamento de Medicina Animal da Universidade Federal do Rio Grande do Sul (UFRGS). Médico-veterinário graduado pela UFRGS. Mestre em Fisiologia pelo Departamento de Fisiologia do Instituto de Ciências Básicas da Saúde da Universidade Federal do Rio Grande do Sul (ICBS/UFRGS). Doutor em Ciências Veterinárias pelo Programa de Pós-graduação em Ciências Veterinárias da Universidade Federal do Rio Grande do Sul (PPGCV/UFRGS). Residência em Clínica e Cirurgia Geral (R1) pelo Hospital de Clínicas Veterinárias da Universidade Federal do Rio Grande do Sul (PPGCV/UFRGS). Coordenador da Equipe PetEndocrine.

Alaor Aparecido Almeida. Farmacêutico e Bioquímico graduado pela Faculdade de Medicina da Universidade Estadual Paulista "Júlio de Mesquita Filho" (FMB/Unesp) – Campus Botucatu. Mestre em Farmacologia e Doutor em Genética Toxicológica pelo Instituto de Biociências da Unesp (IBB/Unesp) – Campus Botucatu. Supervisor de Radioproteção do Laboratório de Cromatografia em Fase Gasosa (CEATOX) do IBB/Unesp.

Alberto Soiti Yoshida. Médico-veterinário. Bacharel em Direito. Mestre em Medicina Veterinária Legal pelo Departamento de Patologia Experimental da Faculdade de Medicina Veterinária e Zootecnia da Universidade de São Paulo (FMVZ/USP). Mestre em Direitos Difusos e Coletivos – Direito ambiental pela Universidade Metropolitana de Santos (UNIMES). Perito criminal do Instituto de Criminalística do Estado de São Paulo.

Alessandra Martins Vargas. Médica-veterinária graduada pela Faculdade de Medicina Veterinária e Zootecnia da Universidade de São Paulo (FMVZ/USP). Mestre em Ciências Humanas (Fisiologia) pelo Instituto de Ciências Biológicas da USP (ICB/USP). Sócia-fundadora da Associação Brasileira de Endocrinologia Veterinária (ABEVG) e membro da atual Diretoria Científica. Coordenadora e docente do curso de especialização em endocrinologia e metabologia da Associação Nacional de Clínicos Veterinários de Pequenos Animais (ANCLIVEPA-SP/UNICSUL). Sócia-fundadora da ENDOCRINOVET – Endocrinologia e Metabologia Veterinária.

Alessandro Rodrigues de Carvalho Martins. Graduado pela Universidade Católica Dom Bosco (UCDB), Campo Grande (MS). Residência em Anestesiologia pela Faculdade de Ciências Agrárias e Veterinárias da Universidade Estadual Paulista "Júlio de Mesquita Filho" (FCAV/UNESP) Jaboticabal. Especializado em Ventilação Mecânica no Adulto pelo Hospital Nossa Senhora das Lourdes. Doutor em Anestesiologia com ênfase em Ventilação Mecânica e Anestesista Veterinário do Laboratório de Investigações Médicas do Transplante de Fígado da Faculdade de Medicina da Universidade de São Paulo (USP) (LIM 37). Sócio proprietário da Ufape Veterinária Ltda.

Alexandre Aparecido M. S. Rego. Médico-veterinário formado pela Universidade Estadual de Londrina (UEL). Especialista e Mestre em Patologia Experimental e Comparada pela USP. Especialista em Perícia Médico-veterinária pelo Instituto de Medicina Social e de Criminologia de São Paulo (IMESC).

Alexandre Gonçalves Teixeira Daniel. Professor das disciplinas Semiologia e Clínica Médica de Pequenos Animais (ênfase em clínica médica de felinos) da Universidade Metodista de São Paulo (UMESP). Médico-veterinário Graduado pela Faculdade de Medicina Veterinária e Zootecnia da Universidade de São Paulo (FMVZ/USP). Residência em Clínica e Cirurgia de Pequenos Animais pela FMVZ/USP. Especialista em Medicina de Felinos pela Universidade Anhembi Morumbi (UAM). Mestre em Clínica Veterinária pela FMVZ/USP. Proprietário da Gattos (clínica especializada em medicina felina – SP).

Alexandre Lima de Andrade. Médico-veterinário pela Universidade Estadual de Londrina (UEL). Doutor em Cirurgia Experimental pela Faculdade de Medicina da Universidade Estadual Paulista "Júlio de Mesquita Filho" (UNESP) – Campus Botucatu. Mestre em Cirurgia Veterinária pela Faculdade de Ciências Agrárias e Veterinárias da Universidade Estadual Paulista "Júlio de Mesquita Filho" (FCAV/UNESP) – Campus de Jaboticabal. Professor Adjunto da Faculdade de Medicina Veterinária da Universidade Estadual Paulista "Júlio de Mesquita Filho" (FMVA/UNESP) – Campus Araçatuba. Assessor *ad hoc* da FAPESP e CNPq.

Alexandre Merlo. Médico-veterinário. Mestre em Clínica Veterinária pela Faculdade de Medicina Veterinária e Zootecnia da Universidade de São Paulo (FMVZ/USP). Gerente Técnico de Animais de Companhia da Zoetis Brasil.

Aline Machado de Zoppa. Professora de Cirurgia da Universidade Anhembi Morumbi (UAM). Mestre em Cirurgia pela Faculdade de Medicina Veterinária e Zootecnia da Universidade de São Paulo (FMVZ/USP). Cirurgiã e oncologista da Onco Cane.

Aline Santana da Hora. Médica-veterinária pela Universidade do Estado de Santa Catarina (UDESC). Mestre em Clínica Veterinária pela Faculdade de Medicina Veterinária e Zootecnia da Universidade de São Paulo (FMVZ/USP). Doutora em Ciências pela FMVZ/USP. Pós-doutoranda pelo Departamento de Medicina Veterinária Preventiva e Saúde Animal da FMVZ/USP.

Ana Augusta de Sousa. Médica-veterinária graduada pela Universidade federal de Minas Gerais (UFMG). Sócia-proprietária do Intensivet – Núcleo de Medicina Veterinária Avançada.

Ana Carolina Brandão de Campos Fonseca Pinto. Professora Associada do Departamento de Cirurgia da Faculdade de Medicina Veterinária e Zootecnia da Universidade de São Paulo (FMVZ/USP). Médica-veterinária graduada pela Universidade de São Paulo (USP). Mestre em Clínica Veterinária pela FMVZ/USP. Doutora em Cirurgia pela FMVZ/USP. Pós-doutora pela University of Tennessee at Knoxville (UTK – EUA).

Ana Claudia Balda. Professora Doutora de Clínica Médica de Pequenos Animais das Faculdades Metropolitanas Unidas (FMU). Coordenadora do Curso de Medicina Veterinária da FMU – orientação pedagógica. Médica-veterinária graduada pela Faculdade de Medicina Veterinária e Zootecnia da Universidade de São Paulo (FMVZ/USP). Mestre e Doutora em Clínica Veterinária com ênfase em Dermatologia Veterinária pela FMVZ/USP. Sócia-fundadora da Sociedade Brasileira de Dermatologia Veterinária (SBDV). Participa do atendimento dermatológico do CVAL/SP.

André Luis Selmi. Médico-veterinário pela Universidade Estadual Paulista Júlio de Mesquita Filho. Professor Doutor da Universidade Anhembi Morumbi (UAM). Sócio-fundador da Associação Brasileira de Ortopedia e Traumatologia Veterinária (OTV). Diplomado pelo Colégio Brasileiro de Cirugia e Anestesiologia Veterinária (CBCAV).

Andre Shih. Formado em Medicina Veterinária pela Universidade de São Paulo, com extensão na Universidade de Wisconsin – Escola de Medicina Veterinária da Madison. Trabalhou como médico-veterinário Critical Care no Fox Valley Animais Centro de Referência. Residência em Anestesiologia Veterinária na Universidade da Flórida. Professor Adjunto. Fellowship em Emergência e Cuidados do Paciente Crítico pela Universidade da Flórida. Área de pesquisa: Ressuscitação Cardiopulmonar e Monitorização Hemodinâmica Avançada.

Andrea Pires dos Santos. Graduada em Medicina Veterinária pela Universidade Federal de Santa Maria. Mestre em Clínica Médico-veterinária pela Universidade Federal de Santa Maria. Doutora em Patologia Clínica pela Universidade Federal do Rio Grande do Sul, com parte na Universidade de Purdue (EUA). Pós-doutora pela Universidade de Purdue. Experiência na área de Medicina Veterinária, com ênfase em Patologia Clínico-veterinária. Atua principalmente em Hematologia, Bioquímica Clínica, Hemostasia e Biologia Molecular, com linhas de pesquisa em Doenças Infecciosas e Hemoparasitas. Pós-doutoranda na Universidade de Purdue.

Andreia Oliveira Latorre. Médica-veterinária graduada pela Faculdade de Medicina Veterinária e Zootecnia da Universidade de São Paulo (FMVZ/USP). Mestre e Doutora em Toxicologia pela FMVZ/USP. Pós-doutora em Toxicologia pela FMVZ/USP e em Oncologia pelo A.C. Camargo Cancer Center.

Anna Carolina Barbosa Esteves Maria. Médica-veterinária graduada pela Universidade Metropolitana de Santos (UNIMES). Mestre e Doutoranda em Patologia Experimental e Comparada pela Faculdade de Medicina Veterinária e Zootecnia da Universidade de São Paulo (FMVZ/USP).

Anna Maria Schnabel. Médica-veterinária pela Faculdade de Medicina Veterinária da Universidade de Santo Amaro (UNISA). Residência em Clínica Médica de Pequenos Animais pela Universidade de Guarulhos (UNG). Especialista em Endocrinologia e Metabologia de Pequenos Animais pela Associação Nacional de Clínicos Veterinários de Pequenos Animais (ANCLIVEPA/SP). Diretora Clínica do Centro de Especialidades Vet4Pets.

Annelise Carla Camplesi. Professora Substituta das disciplinas Clínica das Intoxicações e Plantas Tóxicas e Enfermagem Veterinária – Departamento de Clínica e Cirurgia Veterinária da Faculdade de Ciências Agrárias e Veterinárias da Universidade Estadual Paulista "Júlio de Mesquita Filho" (FCAV/Unesp) – Campus Jaboticabal. Médica-veterinária graduada pela Faculdade de Ciências Agrárias e Veterinárias da Universidade Estadual Paulista (FCAV/Unesp) – Campus Jaboticabal. Mestre e Doutora em Clínica Veterinária com ênfase em Toxicologia Animal pela Faculdade de Medicina Veterinária e Zootecnia da Universidade Estadual Paulista (FMVZ/Unesp) – Campus Botucatu. Pós-doutoranda em Medicina Veterinária da FCAV/Unesp – Campus Jaboticabal.

Archivaldo Reche Junior. Professor Doutor do Departamento de Clínica Médica da Faculdade de Medicina Veterinária e Zootecnia da Universidade de São Paulo (FMVZ/USP). Responsável pelo Serviço de Pronto Atendimento Médico. Responsável Suplente pelo Serviço de Cardiologia da FMVZ/USP. Atendimento exclusivo de felinos – Clínica Veterinária Vetmasters, São Paulo/SP.

Arina Lázaro Rocheti. Bióloga formada pelo Centro Universitário Hermínio Ometto de Araras (UNIARARAS). Mestranda pelo Programa de Biociência Animal da Faculdade de Zootecnia e Engenharia de Alimentos da Universidade de São Paulo.

Aulus Cavalieri Carciofi. Doutor em Medicina Veterinária pela Faculdade de Medicina Veterinária e Zootecnia da Universidade de São Paulo (FMVZ/USP). Professor Assistente Doutor do curso de Medicina Veterinária da Faculdade de Ciências Agrárias e Veterinárias da Universidade Estadual Paulista (FCAV/UNESP). Professor Doutor do Departamento de Clínica e Cirurgia Veterinária da FCAV/Unesp. Chefe do Serviço de Nutrição e Nutrição Clínica de Cães e Gatos do Hospital Veterinário Governador Laudo Natel – FCAV/Unesp. Coordenador do Laboratório de Pesquisa em Nutrição e Doenças Nutricionais de Cães e Gatos da FCAV/Unesp.

Bruno Alonso Miotto. Médico-veterinário graduado pela Faculdade de Medicina Veterinária e Zootecnia da Universidade de São Paulo (FMVZ/USP). Doutorando pelo Departamento de Clínica Médica da FMVZ/USP.

Bruno Cogliati. Professor Doutor na área de Patologia Morfológica e Molecular – Departamento de Patologia da Faculdade de Medicina Veterinária e Zootecnia da Universidade de São Paulo (FMVZ/USP). Médico-veterinário graduado pela USP. Doutor em Patologia Experimental Comparada pela FMVZ/USP. Pós-doutor pelo Departamento de Gastroenterologia da Faculdade de Medicina da USP (FMUSP).

Bruno Testoni Lins. Especialista em Cirurgia pelo Colégio Brasileiro de Cirurgia Veterinária (CBCAV). Mestre em Cirurgia Veterinária pela Faculdade de Medicina Veterinária e Zootecnia da Universidade Estadual Paulista "Júlio de Mesquita Filho" (FMVZ/Unesp) – Campus Botucatu. Doutor em Ortopedia e Traumatologia pelo Instituto de Ortopedia e Traumatologia da Faculdade de Medicina da Universidade de São Paulo (IOT/FM/USP). AOVET Faculty.

Camila Michele Appolinario. Médica-veterinária graduada pela Universidade Estadual Paulista "Júlio de Mesquita Filho" (UNESP). Especialista em Sanidade em Animais de Produção pela Unesp. Mestre e Doutora em Medicina Veterinária pela Unesp.

Cáris Maroni Nunes. Médica-veterinária pela Universidade de São Paulo (USP). Pós-doutora em Medicina Veterinária Preventiva pelo Instituto de Investigaciones Biomédicas de la Universidad Autónoma de Mexico e em Epidemiologia Animal pela USP. Doutora e Mestre em Epidemiologia Experimental Aplicada às Zoonoses pela USP. Professora Adjunta da Universidade Estadual Paulista "Júlio de Mesquita Filho" (Unesp).

Carla Aparecida Batista Lorigados. Professora Doutora do Departamento de Cirurgia da Faculdade de Medicina Veterinária e Zootecnia da Universidade de São Paulo (FMVZ/USP). Médica-veterinária graduada pela FMVZ/USP. Mestre em Clínica Cirúrgica Veterinária pela FMVZ/USP. Doutora em Medicina Veterinária e Pós-doutora em Diagnóstico por Imagem pelo Departamento de Cirurgia da Faculdade de Medicina da FMVZ/USP.

Carlos Eduardo Larsson. Médico-veterinário pela Faculdade de Medicina Veterinária e Zootecnia da Universidade de São Paulo (FMVZ/USP). Sanitarista pela Faculdade de Saúde Pública da Universidade de São Paulo (FSP/USP). Pós-doutor em Clínica Veterinária pela Universitat Autónoma de Barcelona (UAB). Doutor e Mestre em Saúde Pública pela FSP/USP. Livre-docente e Professor Titular da área de Patologia Médica da FMVZ/USP. Docente das disciplinas Semiologia, Patologia Médica e Clínica Médica de Cães e Gatos do Departamento de Clínica Médica da FMVZ/USP. Assessor *ad hoc* CNPq e FAPESP. Orientador e Coordenador do Programa de Pós-Graduação em Clínica Veterinária (CAPES-MEC), respondendo pelas disciplinas Dermatologia Comparada e Micologia Clínica. Fundador do primeiro Serviço de Dermatologia (HOVET/USP) em escolas de veterinária latino-americano. Vice-Presidente do Conselho de Residência em Medicina Veterinária do HOVET/USP.

Carolina Dias Jimenez. Médica-veterinária pela Universidade Paulista (UNIP). Residência na Universidade Estadual de Londrina (UEL). Mestre pela Universidade Estadual Paulista "Júlio de Mesquita Filho" (UNESP) – Campus Botucatu. Médica-veterinária e proprietária da Clínica VILLACANI, São Paulo/SP. Atendimento neurológico no centro de especialidades PROVET, São Paulo/SP. Atendimento neurológico no Centro de Saúde Animal Jardins, São Paulo/SP.

Carolina Scarpa Carneiro. Médica-veterinária pela Faculdade de Medicina Veterinária e Zootecnia da Universidade de São Paulo (FMVZ/USP). Doutoranda do Departamento de Cirurgia da FMVZ/USP. Mestre em Cirurgia pela FMVZ/USP. Tesoureira-geral da Associação Brasileira de Oncologia Veterinária (ABROVET).

Carolina Zaghi Cavalcante. Professora da Pontifícia Universidade Católica do Paraná (PUCPR). Médica-veterinária graduada pela Universidade Federal do Paraná (UFPR). Especialista em Clínica Médica de Animais de Companhia pela PUCPR. Mestre em Clínica Veterinária pela Universidade de São Paulo (USP). Doutoranda em Fisiologia Endócrina e Metabólica na UFPR.

Carsten Bandt. Médico-veterinário pela Free University of Berlin, College of Veterinary Medicine (Alemanha). Residência em Medicina Interna de Pequenos Animais na Ludwig Maximilian University (Alemanha). Residência em Cuidados intensivos e Emergências na Tufts University (Estados Unidos). Professor Assistente da disciplina Emergência Médica, Departamento de Procedimentos Clínicos em Pequenos Animais da UF Healthy, College of Veterinary Medicine – University of Florida (Estados Unidos).

Ceres Berger Faraco. Médica-veterinária pela Universidade Federal do Rio Grande do Sul (UFRGS). Mestre e Doutora em Psicologia pela Pontifícia Universidade Católica do Rio Grande do Sul (PUCRS). Professora Doutora do Curso de Psicologia das Faculdades Integradas de Taquara (FACCAT). Presidente da Associação Médico-veterinária Brasileira de Bem-estar Animal (AMVEBBEA).

César Augusto Dinóla Pereira. Professor Titular da Universidade Anhembi Morumbi (UAM) e da Universidade de Santo Amaro (UNISA). Médico-veterinário graduado pela Universidade de São Paulo (USP). Mestre e Doutor em Microbiologia pelo Instituto de Ciências Biomédicas da Universidade de São Paulo (ICB/USP). Doutor em Microbiologia pelo ICB/USP.

César Augusto Martins Ribeiro. Médico-veterinário pelo Centro Universitário Barão de Mauá. Especialista em Clínica Médica de Pequenos Animais no Hospital Veterinário do Centro Universitário Barão de Mauá e em Medicina Veterinária de Emergência e Terapia Intensiva pela Academia Brasileira de Medicina Veterinária Intensiva (BVECCS). Professor do curso de Pós-graduação em Emergência e Cuidados Intensivos do Intensivet – Núcleo de Medicina Veterinária Avançada (São Paulo, Curitiba e Salvador). Instrutor dos cursos de habilitação ABC Trauma e ABC Cuidados intensivos da Sociedade Latino-americana de Emergência e Cuidados Intensivos (LAVECCS). Fundador do U.T.I. VET Centro Veterinário.

Cibele Figueira Carvalho. Mestre em Clínica Veterinária pela Faculdade de Medicina Veterinária da USP. Doutora em Radiologia pela Faculdade de Medicina da Universidade de São Paulo (USP). Membro do Colégio Brasileiro de Radiologia Veterinária.

Cínthia Ribas Martorelli. Médica-veterinária graduada pela Universidade de Guarulhos (UnG). Residência em Clínica

Médica de Pequenos Animais pela UnG. Mestre em Clínica Veterinária pela Faculdade de Medicina Veterinária e Zootecnia da Universidade de São Paulo (FMVZ/USP). Doutoranda do Programa de Clínica Veterinária da FMVZ/USP.

Clair Motos de Oliveira. Professora Doutora das disciplinas Obstetrícia e Ginecologia de Cães e Gatos – Departamento de Reprodução Animal da Faculdade de Medicina Veterinária e Zootecnia da Universidade de São Paulo (VRA/FMVZ/USP). Médica-veterinária graduada pela FMVZ/USP. Mestre e Doutora em Reprodução Animal pela FMVZ/USP. Coordenadora do Conselho de Estágio Curricular Obrigatório da FMVZ/USP. Responsável pelo Serviço de Obstetrícia e Ginecologia do Hospital Veterinário (HOVET) da FMVZ/USP.

Claudia Oliveira Domingos Schaeffter. Médica-veterinária graduada pela Faculdade de Medicina Veterinária e Zootecnia da Universidade de São Paulo (FMVZ/USP). Mestre e Doutora em Anatomia dos Animais Domésticos pela FMVZ/USP. Responsável Técnica pelo setor de Ultrassonografia do Núcleo Diagnóstico Veterinário (São Paulo).

Claudia Filoni. Médica-veterinária pela Universidade de São Paulo (USP). Mestre e Doutora em Patologia Experimental Comparada pela USP. Pós-doutoranda em Medicina Veterinária pelo Instituto de Biociências da Universidade estadual Paulista "Júlio de Mesquita Filho" (IB/Unesp). Pesquisadora junto ao Laboratório de Biologia Molecular e Celular do Curso de Medicina Veterinária da UNIP. Associada-fundadora do Instituto Brasileiro para Medicina da Conservação – TRÍADE.

Claudia Rodrigues Emilio de Carvalho. Médica-veterinária graduada pela Faculdade de Medicina Veterinária e Zootecnia da Universidade Estadual Paulista "Júlio de Mesquita Filho" (FMVZ/Unesp) – Campus Botucatu. Doutora em Ciências pelo Instituto de Pesquisas Energéticas e Nucleares (IPENCNEN/SP). Especialista em Oncologia Veterinária pelo Instituto Bioethicus. Atendimento em oncologia clínica, com experiência em quimioterapia, radioterapia de ortovoltagem e terapia fotodinâmica.

Claudio Corrêa Natalini. Médico-veterinário pela Universidade Federal Fluminense (UFF). Pós-doutor em Anestesiologia Animal pela Louisiana State University System (LSU SYSTEM – Estados Unidos). Doutorado em Comparative Anestesiology pela University of Minnesota (Estados Unidos). Mestre em Medicina Veterinária pela Universidade Federal de Santa Maria (UFSM). Especialista em Clínica Cirúrgica Animal pela Universidade Federal do Rio Grande do Sul (UFRGS) e em Toxicologia Animal pela Pontifícia Universidade Católica do Rio Grande do Sul (PUCRS).

Cláudio Roberto S. Mattoso. Professor colaborador do Centro de Ciências Agroveterinárias da Universidade do Estado de Santa Catarina (CAV/UDESC) – Lages. Médico-veterinário graduado pela Universidade Estadual Paulista "Júlio de Mesquita Filho" (Unesp). Mestre e Doutor em Patologia Animal pela Unesp.

Cristina Oliveira Massoco de Salles Gomes. Professora Doutora da disciplina de Farmacologia e Toxicologia Aplicada – Departamento de Patologia da Faculdade de Medicina Veterinária e Zootecnia da Universidade de São Paulo (FMVZ/USP). Mestre em Patologia Experimental e Comparada e Doutora em Ciências pela FMVZ/USP. Pós-doutora em Imunologia pela Cornell University College of Veterinary Medicine (EUA).

Cynthia de Assumpção Lucidi. Médica-veterinária graduada pela Universidade Federal Fluminense (UFF). Mestre em Patologia Clínica Veterinária pela Universidade Estadual Paulista "Júlio de Mesquita Filho" (Unesp) – Campus Botucatu. Candidata a PhD, Department of Pathobiology and Diagnostic Investigation, College of Veterinary Medicine, Michigan State University (EUA).

Daniel Moura de Aguiar. Professor Adjunto do Departamento de Clinica Médica-veterinária da Faculdade de Agronomia, Medicina Veterinária e Zootecnia da Universidade Federal de Mato Grosso (FAMEVZ/UFMT). Médico-veterinário graduado pela Universidade do Oeste Paulista (UNOESTE). Residência em Doenças Infecciosas dos Animais pela Universidade Estadual Paulista "Júlio de Mesquita Filho" (Unesp). Mestre em Ciências e Doutor em Medicina Veterinária pela Universidade de São Paulo (USP).

Daniel Soares Sanches. Médico-veterinário graduado pela Universidade Metodista de São Paulo. Mestre em Patologia Experimental e Comparada pela Faculdade de Medicina Veterinária e Zootecnia da Universidade de São Paulo (FMVZ/USP). Doutor em Patologia Experimental e Comparada FMVZ/USP. Atua na área de Patologia Animal no laboratório do Centro Veterinário de Anatomia Patológica (CVAP).

Denise Maria Nunes Simões. Médica-veterinária pela Faculdade de Medicina Veterinária e Zootecnia da Universidade de São Paulo (FMVZ/USP) – Hospital Veterinário da Faculdade de Medicina Veterinária e Zootecnia da Universidade de São Paulo (FMVZ-USP). Especialista em Clínica Médica pela FMVZ-USP. Residência em Clínica e Cirurgia de Pequenos Animais pela FMVZ/USP. Médica-veterinária do Hospital Veterinário da FMVZ/USP. Coordenadora do curso de Especialização em Endocrinologia e Metabologia pela Associação Nacional de Clínicos Veterinários de Pequenos Animais (ANCLIVEPA-SP). Sócia-fundadora e Diretora-científica da Associação Brasileira de Endocrinologia Veterinária (ABEV).

Denise Tabacchi Fantoni. Professora Titular do departamento de Cirurgia da Faculdade de Medicina Veterinária e Zootecnia da Universidade de São Paulo (FMVZ/USP), responsável pelo Serviço de Anestesia da USP. Médica-veterinária pela Universidade de São Paulo (USP). Doutora em Clínica Cirúrgica Veterinária pela Faculdade de Medicina Veterinária e Zootecnia da Universidade de São Paulo (FMVZ/USP). Mestre em Patologia Experimental e Comparada pela FMVZ/USP. Livre-docente pela USP. Professora Titular do Departamento de Cirurgia da FMVZ/USP.

Douglas dos Santos e Castro. Médico-veterinário graduado pela Universidade Castelo Branco (UCB). Mestre em Medicina Veterinária pela Universidade Federal Rural do Rio de Janeiro. Doutorando em Ciências Cardiovasculares pela Universidade Federal Fluminense (UFF). Pesquisador na Área de Anestesiologia do Laboratório de Pesquisa Animal Firmino Mársico Filho da UFF. Anestesista veterinário no Hospital Universitário de Medicina Veterinária Prof. Firmino Mársico Filho (HUVET).

Douglas Segalla Caragelasco. Médico-veterinário graduado pela Faculdade de Medicina Veterinária e Zootecnia da Universidade de São Paulo (FMVZ/USP). Mestre em Ciências pela FMVZ/USP.

Eduardo Roberto Alcântara Del-Campo. Médico-veterinário graduado pela Universidade de São Paulo (USP). Advogado graduado pela Pontifícia Universidade Católica de São Paulo (PUCSP). Mestre e Doutor em Direito Penal, com especialização em Medicina Legal, pela USP. Promotor de Justiça do Ministério Público do Estado de São Paulo (10º Promotor de Justiça da Infância e da Juventude da Capital).

Elaine Cristina Soares. Médica-veterinária pela Faculdade de Medicina Veterinária e Zootecnia da Universidade de São Paulo (FMVZ/USP). Mestre e Doutora em Clínica Veterinária pela FMVZ/USP. Cardiologista Veterinária da PETCOR – Cardiologia Veterinária e do Instituto Brasileiro de Diagnóstico e Especialidades Veterinárias (PROVET).

Elcio de Souza Leal. Médico-veterinário graduado pela Universidade Federal do Paraná (UFPR). Mestre em Virologia pela Universidade Federal do Rio Grande do Sul (UFRGS). Doutor em Biotecnologia pela Universidade de São Paulo (USP).

Élton Figueirôa Medeiros de Souza. Médico-veterinário pela Universidade Federal de Pernambuco (UFRPE). Certificado de Manobras Intensivas no Atendimento ao Trauma (MIAT). Diretor do Serviço de Emergências e Terapia Intensiva Veterinária do Instituto de Especialidades Veterinárias (IEV – Recife/PE). Residência em Cirurgia de Pequenos Animais pela UFRPE. Especialista em Medicina Veterinária Intensiva pela UFERSA/EQUALIS/BVECCS.

Eunice Akemi Kitamura. Professora Doutora do curso de Medicina Veterinária do Instituto Federal de Educação, Ciência e Tecnologia Catarinense (IFC), Campus Araquari – SC. Médica-veterinária graduada pela Universidade do Oeste Paulista (Unoeste). Residência em Clínica Médica de Pequenos Animais pela Universidade Estadual Paulista "Júlio de Mesquita Filho" (Unesp) – Campus Botucatu. Mestre em Clínica Veterinária pela Faculdade de Medicina Veterinária e Zootecnia da Universidade Estadual Paulista "Júlio de Mesquita Filho" (FMVZ/Unesp) – Campus Botucatu. Doutora em Clínica Veterinária pela FMVZ/Unesp – Campus Botucatu.

Fabiana Cecília Cassiano. Residente em Clínica Médica de Pequenos Animais do Hospital Veterinário da Faculdade de Medicina Veterinária e Zootecnia da Universidade de São Paulo (HOVET – FMVZ/USP).

Fabiano Granville Ponce. Docente da ESPM. Médico-veterinário graduado pela Universidade de São Paulo. Especialista em Cirurgia e Anestesia pela Universidade Estadual Paulista "Júlio de Mesquita Filho" (Unesp) – Campus Botucatu. Chefe de Internação do Hospital Veterinário Pompeia.

Fábio dos Santos Nogueira. Docente da disciplina Clínica Médica e Cirúrgica de Pequenos Animais – Curso de Medicina da Fundação Educacional de Andradina (FEA). Médico-veterinário graduado pelo Centro Regional Universitário de Espírito Santo do Pinhal (Unipinhal). Especialização em Oftalmologia e Microcirurgia Ocular. Mestre e Doutor em Clínica Veterinária pela Universidade Estadual Paulista "Júlio de Mesquita Filho" (Unesp) – Campus Botucatu. Sócio-proprietário do Hospital Veterinário Mundo Animal.

Fábio Okutani Kozu. Mestre em Técnica Operatória.

Fabiola Elizabeth Villanova. Doutora em Programa de Pós-graduação em Ciências pela Universidade de São Paulo (USP). Professora Adjunta da Universidade Federal do Pará.

Fabrício Lorenzini Aranha Machado. Docente das disciplinas Fisiologia e Práticas Veterinárias – Curso de Medicina Veterinária da Universidade Anhembi Morumbi (UAM). Médico-veterinário graduado pela Universidade de Santo Amaro (UNISA). Residência e Pós-graduação (*lato sensu*) em Clínica Médica pela UNISA. Mestre em Medicina Veterinária pelo Departamento de Clínica Médica da Faculdade de Medicina Veterinária e Zootecnia da Universidade de São Paulo (FMVZ/USP). Médico-veterinário do Serviço de Clínica Médica de Pequenos Animais do Hospital Veterinário da UAM. Atendimento especializado em Endocrinologia – NAYA Especialidades Veterinárias. Sócio-fundador e Tesoureiro-geral da Associação Brasileira de Endocrinologia Veterinária (ABEV).

Fernanda Auciello Salvagni. Médica-veterinária graduada pela Faculdade de Medicina Veterinária e Zootecnia da Universidade de São Paulo (FMVZ/USP). Doutoranda em Patologia Experimental e Comparada pela FMVZ/USP.

Fernanda de Assis Bueno Auler. Médica-veterinária graduada pela Faculdade de Medicina Veterinária da Universidade de Guarulhos (UnG). Mestre em Clínica Cirúrgica de Pequenos Animais pela Faculdade de Medicina Veterinária e Zootecnia da Universidade de São Paulo (FMVZ/USP). Doutoranda em Clínica Cirúrgica de Pequenos Animais pela FMVZ/USP.

Fernanda Lie Yamaki. Mestre e Doutora em Clínica Veterinária pela Faculdade de Medicina Veterinária e Zootecnia da Universidade de São Paulo (FMVZ/USP).

Fernanda Rodrigues Leomil. Docente da disciplina Diagnóstico por Imagem e Terapêutica – Pontifícia Universidade Católica de Minas Gerais (PUC Minas) – Campus Poços de Caldas. Mestre em Anatomia Veterinária pela Faculdade de Medicina Veterinária e Zootecnia da Universidade de São Paulo (FMVZ/USP).

Fernando Paiva. Professor Doutor Associado do Departamento de Patologia, Centro de Ciências Biológicas e da Saúde da Universidade Federal do Mato Grosso do Sul (UFMGS).

Fernando Carlos Pellegrino. Professor titular da disciplina de Anatomia, na Faculdade de Ciências Veterinária da Universidade de Buenos Aires (UBA – Argentina). Médico-veterinário graduado pela Universidade de Buenos Aires (UBA – Argentina). Especialista em Docência Universitária com ênfase em Ciências Veterinárias e Biológicas. Doutor pela UBA.

Flávia G. Braz da Cruz. Médica-veterinária graduada pela Universidade Federal Fluminense (UFF). Especialista em Dermatologia Veterinária de Pequenos Animais pelo SENAC/RJ. Mestre em Clínica Médica de Pequenos Animais com ênfase em Endocrinologia pela UFF. Sócia-fundadora e Conselheira Fiscal em exercício da Associação Brasileira de Endocrinologia Veterinária (ABEV). Sócia da Vet Care Clinica Veterinária (RJ).

Flávia Quaresma Moutinho. Docente da Faculdade do Sudoeste Paulista (FSP – Instituição Chaddad de Ensino). Médica-veterinária graduada pela Universidade de Marília (Unimar). Mestre e Doutora em Medicina Veterinária pela Faculdade de Medicina Veterinária e Zootecnia da Universidade Estadual Paulista "Júlio de Mesquita Filho" (FMVZ/Unesp) – Campus Botucatu.

Flávia Maria Tavares Manoel. Médica-veterinária pela Universidade Federal Fluminense (UFF). Mestre em Clínica Médica de Pequenos Animais pela UFF. Professora de Clínica Médica de Pequenos Animais do Instituto Federal Fluminense (IFF) e da Fundação Educacional D. André Arcoverde (FAA). Responsável pelo Setor de Endocrinologia da Clínica Veterinária Vet Care. Sócia-fundadora e Vice-presidente em exercício da Associação Brasileira de Endocrinologia Veterinária (ABEV).

Flávio Cesar Viani. Professor Titular do Centro Universitário Mont Serrat. Médico-veterinário graduado pela Universidade de São Paulo (USP). Mestre e Doutor em Ciências Biológicas, com ênfase em Microbiologia pela USP. Pós-doutor pelo Instituto de Ciências Biomédicas da Universidade de São Paulo (ICB/USP). Especialista em Saúde na Prefeitura Municipal de São Paulo.

Franz Naoki Yoshitoshi. Médico-veterinário pela Universidade Estadual Paulista "Júlio de Mesquita Filho" (Unesp) – Campus Araçatuba. Mestre em Cirurgia pela Faculdade de Medicina Veterinária e Zootecnia da Universidade de São Paulo (FMVZ/USP). Pós-graduação em Endoscopia Digestiva pela Yamaguchi University (Japão). Especialista em Cirurgia de Tecidos Moles pela ANCLIVEPA/UnicSul. Diretor da Endoscopet. Sócio-diretor da VETCO Diagnóstico e Especialidades Veterinárias.

Giovana Wingeter Di Santis. Médica-veterinária pela Universidade de Marília (Unimar). Especialista, Mestre e Doutora em Patologia Animal pela Faculdade de Medicina Veterinária e Zootecnia da Universidade Estadual Paulista "Júlio de Mesquita Filho" (FMVZ/Enesp). Professora Adjunta da Universidade Estadual de Londrina (UEL).

Gracy Canto Gomes Marcello. Docente da Universidade Castelo Branco. Médica-veterinária graduada pela Universidade Federal Fluminense (UFF). Residência em Patologia Clínica Veterinária pela Universidade Estadual Paulista (Unesp) – Campus Botucatu. Mestre e Doutora em Clínica Veterinária e Reprodução Animal pela UFF.

Guilherme Gonçalves Pereira. Professor Doutor do Programa de Mestrado da Universidade de Santo Amaro (UNISA). Médico-veterinário graduado pela Faculdade de Medicina Veterinária e Zootecnia da Universidade de São Paulo (FMVZ/USP). Mestre em Clínica Veterinária e Doutor em Ciências pela FMVZ/USP. Coordenador do curso de Pós-graduação *lato sensu* em Cardiologia Veterinária da ANCLIVEPA-SP/UNICSUL. Sócio-proprietário da NAYA Especialidades e VESP Especialidades Veterinárias. Responsável pelo Serviço de Cardiologia do Hospital Veterinário Pompeia.

Guilherme Teixeira Goldfeder. Médico-veterinário do Serviço de Cardiologia do Hospital Veterinário da Faculdade de Medicina Veterinária e Zootecnia da Universidade de São Paulo (FMVZ/USP). Presidente da Sociedade Brasileira de Cardiologia Veterinária (SBCV). Chefe da equipe de cardiologia dos Hospitais Pet Care. Coordenador do Serviço de Cardiologia do Centro Diagnóstico Kether.

Hamilton Lorena da Silva Júnior. Médico-veterinário pela Universidade de Marília. Área de atuação em Nutrição Clínica de Cães e Gatos. Gerente da América Latina de Produtos, da empresa Farmina Pet Foods.

Heidge Fukumasu. Médico-veterinário pela Faculdade de Medicina Veterinária e Zootecnia da Universidade de São Paulo (2003, FMVZ/USP). Doutor em Patologia Experimental e Comparada pela FMVZ/USP. Professor Doutor das disciplinas Biociência Animal e Biologia Molecular Aplicada ao Diagnóstico e Prognóstico em Medicina Veterinária da Faculdade de Zootecnia e Engenharia de Alimentos da Universidade de São Paulo (FZEA/USP). Membro titular da Comissão Técnica Nacional de Biossegurança (CTNBio) do Ministério de Ciência, Tecnologia e Inovação (MCTI).

Heidi Valquíria Ponge-Ferreira. Médica-veterinária pela Faculdade de Medicina Veterinária e Zootecnia da Universidade de São Paulo (FMVZ-USP), autônoma e perita.

Helena Ferreira. Professora Titular Aposentada das disciplinas Clínica I e Clínica II e Semiologia Veterinária – Departamento de Clínica Veterinária da Faculdade de Medicina Veterinária e Zootecnia da Universidade Estadual Paulista "Júlio de Mesquita Filho" (FMVZ/Unesp) – Campus Botucatu.

Helenice de Souza Spinosa. Professora Titular do Departamento de Patologia da Faculdade de Medicina Veterinária e Zootecnia da Universidade de São Paulo (FMVZ/USP). Médica-veterinária graduada pela FMVZ/USP. Mestre e Doutora em Fisiologia pela Universidade de São Paulo (USP).

Heloisa Justen Moreira de Souza. Professora Associada do Departamento de Medicina e Cirurgia da Universidade Federal Rural do Rio de Janeiro (UFRRJ).

Ingrid Menz. Doutora em Virologia com ênfase em Animais de Laboratório e Diagnóstico de Viroses pela Faculdade de Medicina Veterinária de Hannover (Alemanha). Gerente de Serviços Técnicos e Consultora Técnica em imunobiológicos e antiparasitários contra a Leishmaniose Visceral Canina – Zoetis. Presidente do Conselho Municipal de Proteção e Defesa Animal de Campinas. Integrante da Comissão de Ética no Uso de Animais (CEUA) do Instituto de Biologia da Universidade Estadual de Campinas (Unicamp). Membro da Comissão de Ética no Uso de Animais (CEUA) da Pontifícia Universidade Católica de Campinas (PUC-Campinas), como membro da ONG Associação Amigos dos Animais de Campinas (AAAC).

Irvênia Luiza de Santis Prada. Médica-veterinária pela Faculdade de Medicina Veterinária e Zootecnia da Universidade de São Paulo (FMVZ/USP). Mestre e Doutora em Anatomia dos Animais Domésticos e Silvestres pela FMVZ/USP. Professora Emérita da FMVZ/USP. Ocupa a cadeira nº 21 na Academia Paulista de Medicina Veterinária (APAMVET).

Italmar Teodorico Navarro. Doutor em Epidemiologia Experimental Aplicada às Zoonoses. Professor Associado do Departamento de Medicina Veterinária da Universidade Estadual de Londrina (UEL).

Ithana Monteiro Kosaka. Biomédica pela Universidade Estadual Paulista "Júlio de Mesquita Filho" (UNESP) – Campus Botucatu. Doutora em Epidemiologia Molecular e Mestre em Virologia pela Universidade de São Paulo (USP). Especialista de Produtos – Becton & Dickson Ind. Cir.

Jane Megid. Diretora e Professora Titular da Faculdade de Medicina Veterinária e Zootecnia da Universidade Estadual Paulista "Júlio de Mesquita Filho" (FMVZ/Unesp) – Campus Botucatu. Médica-veterinária graduada pela Universidade Estadual de Londrina (UEL). Especialista em Sanidade Animal e Saúde Pública pela Unesp e em Raiva pelo Institut Pasteur (IP – França). Mestre e Doutora em Epidemiologia Experimental Aplicada às Zoonoses pela Universidade de São Paulo (USP). Pós-doutora pelo Instituto Gulbenkian de Ciências (Portugal) e pelo Institut Pasteur de Paris (França).

Jayme Augusto Peres. Professor Adjunto da Universidade Estadual do Centro-oeste (UNICENTRO). Médico-veterinário graduado pela Universidade de Marília (UNIMAR). Residência médica e Mestrado em Clínica Veterinária com ênfase em Anatomia Patológica Veterinária, Doutor em Clínica Veterinária com ênfase em Toxicologia pela Universidade Estadual Paulista "Júlio de Mesquita Filho" (Unesp) – Campus Botucatu. Coordenador do Laboratório de Anatomia Patológica e desenvolvedor de projetos em Biomonitoramento Ambiental e Toxicopatologia na UNIMAR.

João Fabio Soares. Médico-veterinário graduado pela Universidade Federal de Santa Maria (UFSM). Mestre em Ciência Animal – Programa de Pós-graduação em Epidemiologia Experimental Aplicada às Zoonoses – Departamento de Medicina Veterinária Preventiva e Saúde Animal da Faculdade de Medicina Veterinária e Zootecnia da Universidade de São Paulo (VPS-FMVZ/USP). Doutor em Ciência Animal pela VPS-FMVZ/USP.

João Luis Garcia. Médico-veterinário pela Universidade Estadual de Londrina (UEL). Doutor em Epidemiologia Experimental Aplicada às Zoonoses pela Universidade de São Paulo (USP). Mestre em Ciência Animal pela UEL. Professor Associado do Departamento de Medicina Veterinária da UEL.

João Manoel de Castro. Médico-veterinário. Mestre e Doutor Medicina Veterinária, com ênfase em Epidemiologia Experimental e Aplicada às Zoonoses pela Faculdade de Medicina Veterinária e Zootecnia da Universidade de São Paulo (FMVZ/USP).

José Fernando Garcia. Médico-veterinário pela Faculdade de Medicina Veterinária e Zootecnia da Universidade de São Paulo (FMVZ/USP). Doutor em Reprodução Animal pela FMVZ/USP. Mestre em Ciências Veterinárias pela Universidade Federal do Rio Grande do Sul (UFRGS). Professor Adjunto da Universidade Estadual Paulista "Júlio de Mesquita Filho" (Unesp). Coordenador do Laboratório de Bioquímica e Biologia Molecular Animal da Unesp, Campus Araçatuba, integrante do Centro Colaborador da Agência Internacional de Energia Atômica (IAEA) para Genômica e Bioinformática Animal. Membro da International Society of Animal Genetics (ISAG) e da International Embryo Transfer Society (IETS).

João Ricardo da Mata. Médico-veterinário graduado pela Faculdade de Medicina Veterinária e Zootecnia da Universidade de São Paulo (FMVZ/USP). Advogado graduado pela Faculdade de Direito da Universidade de São Paulo (FD/USP). Procurador do Município de Guarulhos (SP). Assistente Técnico Judicial Veterinário.

Juan Carlos Duque Moreno. Docente do programa de Pós-graduação em Ciência Animal da Escola de Veterinária e Zootecnia da Universidade Federal de Goiás (UFG). Especialista em Anestesiologia Veterinária pelo Colégio Brasileiro de Cirurgia e Anestesiologia Veterinária. Mestre e Doutor em Cirurgia Veterinária pela Faculdade de Ciências Agrárias e Veterinárias da Universidade Estadual Paulista "Júlio de Mesquita Filho" (FCAV/Unesp) – Campus Jaboticabal. Anestesiologia, Controle da Dor e Emergências Médico-veterinárias de Animais em Risco – Departamento de Medicina Veterinária da Universidade Federal do Paraná (UFPR), setor de Ciências Agrárias.

Julia Maria Matera. Professora Titular do Departamento de Cirurgia da Faculdade de Medicina Veterinária e Zootecnia da Universidade de São Paulo (FMVZ/USP). Médica-veterinária graduada pela FMVZ/USP. Especialista em Homeopatia para Médicos-veterinários pela Associação Paulista de Homeopatia (APH). Doutora em Clínica para Pequenos Animais Domésticos pela Tierärztliche Hochschule Hannover (Alemanha). Pós-doutora pela Washington State University. Membro da Comissão de Ética e Bem-estar Animal do Conselho Regional de Medicina Veterinária de São Paulo (CRMV-SP). Consultora *ad hoc* do Conselho Nacional de Controle de Experimentação Animal (CONCEA) – Ministério da Ciência e Tecnologia.

Juliana Mariotti Guerra. Médica-veterinária graduada pela Faculdade de Medicina Veterinária e Zootecnia da Universidade de São Paulo (FMVZ/USP). Residência em Anatomia Patológica pela FMVZ/USP. Mestre pelo Departamento de Patologia da FMVZ/USP. Pesquisadora Científica do Núcleo de Patologia Quantitativa do Centro de Patologia do Instituto Adolfo Lutz.

Juliana Vieira. Médica-veterinária graduada pela Faculdade de Medicina Veterinária e Zootecnia da Universidade de São Paulo (FMVZ/USP). Graduanda em Medicina pela Faculdade de Medicina do ABC (FMABC). Mestre em Patologia Experimental e Comparada pela FMVZ/USP.

Júlio César Cambraia Veado. Professor Associado na Escola de Veterinária da Universidade Federal de Minas Gerais (UFMG). Médico-veterinário graduado pela Universidade Federal de Minas Gerais (UFMG). Mestre em Medicina Veterinária pela UFMG. Doutor em Science de La Vie e de La Santé pela Université Paris-Est Créteil Val-de-Marne (UPEC – França).

Karin Denise Botteon. Médica-veterinária graduada pela Universidade Estadual de Londrina (UEL). Residência em Clínica Médica de Pequenos Animais na Faculdade de Medicina Veterinária e Zootecnia da Universidade Estadual Paulista "Júlio de Mesquita Filho" (FMVZ/Unesp) – Campus

Botucatu. Mestre em Anestesiologia e Banco de Sangue pelo Departamento de Cirurgia Animal da Faculdade de Medicina Veterinária e Zootecnia da Universidade Estadual Paulista (FMVZ/USP).

Karina Velloso Braga Yazbek. Médica-veterinária graduada pela Universidade Paulista (UNIP). Residência em Cirurgia no Hospital Veterinário da Faculdade de Medicina Veterinária e Zootecnia da Universidade de São Paulo (HOVET/FMVZ/USP). Doutora pelo Departamento de Cirurgia da FMVZ/USP. Coordenadora do Curso de Especialização em Anestesiologia na Associação Nacional de Clínicos Veterinários de Pequenos Animais (ANCLIVEPA-SP). Sócia-proprietária da All Care Vet - Internação e Terapia Intensiva.

Katia Barão Corgozinho. Médica-veterinária pela Universidade Federal Fluminense (UFF). Especialista em Cirurgia de Pequenos Animais pela Faculdade de Medicina Veterinária e Zootecnia da Universidade Estadual Paulista "Júlio de Mesquita Filho" (FMVZ/Unesp) - Campus Botucatu. Mestre em Medicina Veterinária pela Universidade Federal Rural do Rio de Janeiro (UFRRJ). Doutora em Clínica Médica - Clínica e Reprodução Animal pela UFF. Pós-doutora em Clínica Cirúrgica Animal pela UFRRJ.

Kátia Cristina Kimura. Doutora em Patologia Experimental e Comparada pela Faculdade de Medicina Veterinária e Zootecnia da Universidade de São Paulo (FMVZ/USP). Professora na área da Patologia e Dermatologia do curso de Pós-graduação *Lato sensu* em Oncologia Veterinária da Universidade Anhembi Morumbi. Médica-veterinária pela Universidade Paulista (UNIP). Residência em Anatomia Patológica no Departamento de Patologia da FMVZ/USP. Mestre em Patologia Experimental e Comparada pela FMVZ/USP. Secretária-geral da Associação Brasileira de Oncologia Veterinária (ABROVET).

Katia Denise Saraiva Bresciani. Professora Adjunta das disciplinas de Enfermidades Parasitárias dos Animais e Parasitologia Veterinária da Universidade Estadual Paulista "Júlio de Mesquita Filho" (Unesp) - Campus Araçatuba. Médica-veterinária graduada pela Faculdade de Medicina Veterinária e Zootecnia da Universidade Estadual Paulista "Júlio de Mesquita Filho" (FMVZ/Unesp) - Campus Botucatu. Pós-doutora em Parasitologia pelo Instituto de Biociências da Unesp (IB/Unesp) - Campus Botucatu.

Khadine Kazue Kanayama. Médica-veterinária - Hospital Veterinário da Faculdade de Medicina Veterinária e Zootecnia da Universidade de São Paulo (HOVET/FMVZ-USP). Pós-graduação *lato sensu* em Clínica Médica pela FMVZ-USP e em Endocrinologia e Metabologia de Pequenos Animais pela Associação Nacional de Clínicos Veterinários de Pequenos Animais (ANCLIVEPA/SP).

Lara Borges Keid. Médica-veterinária pela Faculdade de Zootecnia e Engenharia de Alimentos da Universidade de São Paulo (FZEA/USP). Doutora em Epidemiologia Experimental Aplicada às Zoonoses e Mestre em Reprodução Animal pela USP. Professora Doutora do Departamento de Zootecnia da Faculdade de Zootecnia e Engenharia de Alimentos da Universidade de São Paulo.

Leandro Romano. Médico-veterinário pela Universidade de Guarulhos (UnG). Mestre em Cirurgia de Pequenos Animais pela Faculdade de Medicina Veterinária e Zootecnia da Universidade de São Paulo (FMVZ/USP). Especialista em Neurologia de Pequenos Animais pela Anclivepa-SP/ Anhembi Morumbi. Pesquisador do Instituto de Cirurgia Ortopédica e Neurocirurgia Veterinária - ICONE. Membro do Laboratório de Ortopedia e Traumatologia Comparada da FMVZ-USP.

Leonardo P. Brandão. Médico-veterinário graduado pela Faculdade de Medicina Veterinária e Zootecnia da Universidade de São Paulo (FMVZ/USP). Mestre e Doutor em Clínica Veterinária pela FMVZ/USP. Diretor de Unidade de Negócios Pets na empresa CevaBrasil.

Lilia Mara Mesquita Dutra. Biomédica graduada pela Universidade Federal do Pará (UFPA). Mestre e Doutora em Microbiologia pelo Instituto de Ciências Biomédicas da Universidade de São Paulo (ICB/USP). Gestora do Laboratório Labsupport Diagnóstico Veterinário.

Lilian Caram Petrus de Camargo. Médica-veterinária graduada pela Universidade Paulista (UNIP). Mestre e Doutoranda em Clínica Veterinária pela Faculdade de Medicina Veterinária e Zootecnia da Universidade de São Paulo (FMVZ/USP). Sócia-proprietária da Pet Cor Cardiologia Veterinária. Vice-presidente da Sociedade Brasileira de Cardiologia Veterinária (SBCV).

Lilian Rose Marques de Sá. Médica-veterinária pela Faculdade de Medicina Veterinária e Zootecnia da Universidade de São Paulo (FMVZ/USP). Mestre e Doutora em Patologia Experimental e Comparada pelo Departamento de Patologia da FMVZ/USP. Professora Doutora do Departamento de Patologia da FMVZ/USP, Laboratório de Gastrenterologia.

Lucas Campos de Sá Rodrigues. Médico-veterinário graduado pela Universidade Paulista (UNIP). Mestre em Patologia Experimental e Comparada pela Faculdade de Medicina Veterinária e Zootecnia da Universidade de São Paulo (FMVZ/USP). Doutor em Clínica Veterinária pela FMVZ/USP. Pós-doutorando em Oncologia pela Universidade de Wisconsin-Madison. Diretor-geral do Estima Hospital Veterinário e Pet&Cia. Diretor Social da Associação Brasileira de Oncologia Veterinária (ABROVET).

Lúcia da Conceição Andrade. Professora Associada da disciplina de Nefrologia, Departamento de Clínica Médica da Faculdade de Medicina da Universidade de São Paulo. Médica graduada pela Universidade de São Paulo (USP). Residência Médica na área de Nefrologia pela USP. Doutora em Nefrologia pela Faculdade de Medicina da Universidade de São Paulo (FMUSP). Pós-doutora pela University of Texas Medical Branch e University of Arkansas for Medical Science. Supervisora do Grupo de Injúria Renal Aguda do Hospital das Clínicas FMUSP. Colaboradora do grupo de nefrologia do Instituto de Infectologia Emílio Ribas.

Luciana Ahlf Bandini. Médica-veterinária graduada pela Faculdade de Medicina Veterinária da Universidade Estadual Paulista "Júlio de Mesquita Filho" (FMVA/Unesp) - Campus Araçatuba. Mestre em Ciências pelo Instituto de Ciências Biomédicas da Universidade de São Paulo (ICB/USP). Atua no Biotério do Departamento de Patologia Veterinária da Faculdade de Medicina Veterinária e Zootecnia da Universidade de São Paulo (VPT/FMVZ/USP).

Luciana Arioli Maschietto. Médica-veterinária pela Universidade de Santo Amaro (Unisa). Mestre em Clínica Médica de Pequenos Animais pela Faculdade de Medicina Veterinária e Zootecnia da Universidade de São Paulo (FMVZ/USP). Graduação em Medicina Veterinária pela Universidade de Santo Amaro. Sócia-fundadora e primeira tesoureira da Associação Brasileira de Endocrinologia Veterinária (ABEV).

Luciana da Silva Leal. Professora Adjunta do curso de Zootecnia da Universidade Estadual de Ponta Grossa (UEPG/PR). Médica-veterinária graduada pela Faculdade de Medicina Veterinária e Zootecnia da Universidade Estadual Paulista "Júlio de Mesquita Filho" (FMVZ/Unesp) - Campus Botucatu. Residência pela FMVZ/Unesp - Campus Botucatu. Mestre e Doutora em Medicina Veterinária pelo Departamento de Reprodução Animal e Radiologia Veterinária da FMVZ/Unesp - Campus Botucatu.

Luciana da Silva Ruiz. Mestre, Doutora e Pós-doutora em Microbiologia pelo Departamento de Microbiologia do Instituto de Ciências Biomédicas II da Universidade de São Paulo (ICB II/USP). Pesquisadora Científica I do Instituto Adolfo Lutz, regional Bauru. Experiência em pesquisa na área de Micologia Médica.

Luciana de Almeida Lacerda. Médica-veterinária pela Universidade Federal do Rio Grande do Sul (UFRGS). Pós-doutoranda em Patologia Clínica Veterinária pela UFRGS. Doutora em Patologia Clínica e Mestre em Hemoterapia Veterinária pela UFRGS.

Luciana Leomil. Biomédica graduada pela Universidade Estadual Paulista "Júlio de Mesquita Filho" (Unesp) - Campus Botucatu. Mestre em Ciências Biológicas, com ênfase em Microbiologia pela Universidade de São Paulo (USP). Doutora em Ciências Biológicas, com ênfase em Microbiologia (doutorado sanduíche) pelo Instituto de Ciências Biomédicas II da Universidade de São Paulo (ICB II/USP) e o Instituto Robert-Koch (Berlim). Pós-doutora em Ciências Biológicas, com ênfase em Biotecnologia pela Universidade Federal do Amazonas (UFAM). Pós-doutoranda em Microbiologia pelo Departamento de Biologia Marinha da Universidade Federal do Rio de Janeiro (UFRJ).

Luciana Neves Torres. Médica-veterinária pela Faculdade de Medicina Veterinária e Zootecnia da Universidade de São Paulo (FMVZ/USP). Mestre em Medicina Veterinária pela FMVZ/USP. Médica-veterinária do Serviço de Patologia do Hospital Veterinário da Faculdade de Medicina Veterinária e Zootecnia da Universidade de São Paulo (HOVET/FMVZ/USP).

Luciana Peralta Silva Gonçalves. Médica-veterinária pela Universidade Federal Fluminense (UFF). Mestre em Clínica e Reprodução Animal pela UFF. Sócia-fundadora da Associação Brasileira de Endocrinologia Veterinária (ABEV). Responsável pelo setor de Endocrinologia do Hospital Veterinário Vet Ypiranga (RJ).

Luciano Henrique Giovaninni. Médico-veterinário graduado pela Faculdade de Medicina Veterinária e Zootecnia da Universidade de São Paulo (FMVZ/USP). Mestre e Doutor em Clínica Médica-veterinária pela FMVZ/USP. Diretor Científico da Associação Nacional de Clínicos Veterinários de Pequenos Animais (ANCLIVEPA). Clínico Veterinário autônomo, com ênfase no atendimento em Nefrologia e Urologia em cães e gatos.

Luciano Pereira. Docente das disciplinas Fisiologia Animal, Semiologia e Clínica Médica de Pequenos Animais da Universidade Anhembi Morumbi. Médico-veterinário graduado pela Faculdade de Ciências Agrárias e Veterinárias da Universidade Estadual Paulista "Júlio de Mesquita Filho" (FCAV/Unesp) - Campus Jaboticabal. Residência na Universidade de São Paulo (USP). Mestre em Clínica de Pequenos Animais pela USP. Sócio-proprietário da clínica de especialidades veterinárias Naya (SP).

Ludmila Rodrigues Moroz. Docente da disciplina Patologia na Universidade Metropolitana de Santos (UNIMES). Médica-veterinária graduada pela Universidade Estadual de Londrina (UEL). Residência médica em Patologia Animal pela UEL. Mestre e Doutoranda em Clínica Cirúrgica Veterinária pela Faculdade de Medicina Veterinária e Zootecnia da Universidade de São Paulo (FMVZ/USP).

Luiz F. N. Panigassi. Médico-veterinário. Mestrando em Patologia Experimental e Comparada.

Marcela Malvini Pimenta. Médica-veterinária pela Pontifícia Universidade Católica de Minas Gerais (PUC Minas). Mestranda do Departamento de Clínica Médica da Faculdade de Medicina Veterinária e Zootecnia da Universidade de São Paulo (FMVZ/USP). Responsável pelo setor de Clínica Médica de Felinos do Intensivet - Núcleo de Medicina Veterinária Avançada.

Marcela Valle Caetano Albino. Médica-veterinária pela FMVZ/USP. Pós-graduação *lato sensu* e Residência em Clínica Médica de Pequenos Animais pela FMVZ/USP.

Marcelo Bittencourt Contieri. Graduado em Medicina Veterinária pela Universidade Paulista. Especialista em Medicina Legal Veterinária pelo IMESC. Especialista em Anatomia Patológica pela FMVZ/USP. Mestre em Patologia Experimental e Comparada pela FMVZ/USP. Ex-professor na Universidade Paulista de Campinas (2008) e na UniABC, em São Paulo (2012). Professor no Anhanguera Educacional, no Leme.

Marcelo Monte Mór Rangel. Físico e médico-veterinário PhD. Membro da European Society of Veterinary Oncology (ESVONC). Oncologia Clínica e Cirúrgica (Vet Câncer).

Marcelo Vasconcelos Meireles. Médico-veterinário pela Universidade Federal de Goiás (UFG). Professor Doutor do Departamento de Clínica, Cirurgia e Reprodução Animal da Faculdade de Odontologia de Araçatuba. Curso de Medicina Veterinária da Universidade Estadual Paulista Júlio de Mesquita Filho.

Marcia Aparecida Portela Kahvegian. Docente de Anestesiologia da Universidade Cruzeiro do Sul (UNICSUL). Médica-veterinária pela Universidade Bandeirante de São Paulo (UNIBAN). Especialista em Anestesiologia Veterinária pela Faculdade de Medicina Veterinária e Zootecnia da Universidade Estadual Paulista "Júlio de Mesquita Filho" (FMVZ/UNESP) – Campus Botucatu. Doutorado em Ciências pela Faculdade de Medicina da Universidade de São Paulo (FMUSP). Coordenadora do curso de especialização em Anestesiologia da ANCLIVEPA-SP. Integrante do Serviço de Anestesiologia do PROVET. Pesquisadora colaboradora do Setor de Anestesiologia da FMVZ/USP.

Márcio Antonio Brunetto. Residência em Nutrição e Nutrição Clínica de Cães Gatos pela FCAV/Unesp, 2003-2005. Mestrado em Medicina Veterinária, área de concentração Clínica Médica (Nutrição Clínica), pela FCAV/Unesp em 2006. Doutorado em Medicina Veterinária, área de concentração Clínica Médica (Nutrição Clínica), pela FCAV/Unesp, 2010. Coordenador do Laboratório de Pesquisa em Nutrição e Doenças Nutricionais de Cães e Gatos da FCAV/Unesp.

Marco Antonio Rodrigues Fernandes. Professor Assistente do Departamento de Dermatologia e Radioterapia da Faculdade de Medicina da Universidade Estadual Paulista (FMB/Unesp) – Campus Botucatu. Graduado em Física pela Faculdade Oswaldo Cruz (FOC). Especialista em Física Radiológica da Radioterapia pela Fundação Antônio Prudente (FAP). Mestre em Tecnologia do Combustível Nuclear e Reatores Nucleares. pelo Instituto de Pesquisas Energéticas e Nucleares (IPEN/CNEN – SP). Doutor em Tecnologia do Combustível Nuclear e Reatores de Po. pelo IPEN/CNEN – SP. Pós-doutor pela FMB/Unesp – Campus Botucatu.

Maria Alessandra Martins Del Barrio. Mestre em Clínica Veterinária pela Faculdade de Medicina Veterinária e Zootecnia da Universidade de São Paulo. Professora das Disciplinas de Clínica e Doenças de Pequenos Animais da Pontifícia Universidade Católica de Minas Gerais de Poços de Caldas.

Maria Alice Kuster A. Gress. Médica-veterinária pela Universidade Federal Fluminense (UFF). Mestre em Clínica, Cirurgia e Reprodução Animal pela UFF. Colaboradora na área de pesquisa em Anestesiologia – Laboratório de Pesquisa Animal Firmino Mársico Filho. Pós-graduação em Medicina Veterinária da UFF. Anestesista autônoma (Vet Clinic/RJ).

Maria Carmen Cioglia Dias Lima. Médica-veterinária graduada pela Universidade Federal de Minas Gerais (UFMG). Mestre em Medicina Veterinária pela UFMG.

Maria Carolina Farah Pappalardo dos Santos. Médica-veterinária graduada pela Universidade Estadual de Londrina (UEL). Intensivista da UTI Vetsupport. Responsável pelo serviço de Gastroenterologia da UTI Vetsupport e Provet.

Maria Cristina Nobre e Castro. Professora Adjunta da disciplina Clínica Médica de Pequenos Animais – Universidade Federal Fluminense (UFF). Doutora em Medicina Veterinária pela UFF.

Maria de Lourdes Aguiar Bonadia Reichmann. Assistente Técnica de Saúde do Instituto Pasteur, da Coordenadoria de Controle de Doenças, da Secretaria de Estado da Saúde de São Paulo. Professora Doutora em Medicina Veterinária.

Maria Denise Lopes. Professora Titular do Departamento de Reprodução Animal e Radiologia Veterinária da Faculdade de Medicina Veterinária e Zootecnia da Universidade Estadual Paulista "Júlio de Mesquita Filho" (DRARV/FMVZ/Unesp) – Campus Botucatu. Médica-veterinária graduada pela FMVZ/Unesp – Campus Botucatu. Mestre em Clínica e Cirurgia pela Universidade Federal de Minas Gerais (UFMG). Doutora em Fisiopatologia Médica pela FMVZ/Unesp – Campus Botucatu. Vice-diretora da FMVZ/Unesp – Campus Botucatu.

Maria Helena Matiko Akao Larsson. Médica-veterinária pela Faculdade de Medicina Veterinária e Zootecnia da Universidade de São Paulo (FMVZ/USP). Mestre em Saúde Pública pela FMVZ/USP. Doutora em Saúde Pública. Professora Titular da disciplina de Clínica Médica de Pequenos Animais da FMVZ/USP. Pós-doutora em Clínica Veterinária pela Tokio Univertity (Japão). Pós-doutora em Clínica Veterinária pela Ohio State University (EUA).

Maria Lucia Gomes Lourenço. Professora Assistente das disciplinas Clínica I e II e Semiologia Veterinária – Departamento de Clínica Veterinária da Faculdade de Medicina Veterinária e Zootecnia da Universidade Estadual Paulista "Júlio de Mesquita Filho" (FMVZ/Unesp) – Campus Botucatu.

Maria Lucia Zaidan Dagli. Professora Titular da FMVZ/USP. Médica-veterinária graduada pela Universidade de São Paulo (USP). Residência em Anatomia Patológica no Departamento de Patologia da Faculdade de Medicina Veterinária e Zootecnia da Universidade de São Paulo (FMVZ/USP). Mestre e Doutora em Patologia Experimental e Comparada pela USP. Pós-doutora pela International Agency for Research on Cancer (IARC/WHO – França). Presidente Cessante da Associação Latino-americana de Patologia Toxicológica. Vice-presidente da Associação Brasileira de Oncologia Veterinária (ABROVET). Coordenadora do Núcleo de Apoio a Pesquisa em Oncologia Veterinária (NAP-ONCOVET). Presidente da Comissão de Pós-graduação do Programa de Pós-graduação Interunidades em Biotecnologia da Universidade de São Paulo (PPIB/USP). Presidente substituta da Comissão Técnica Nacional de Biossegurança (CTNBio).

Mariana Faraone Waki. Médica-veterinária graduada pela Faculdade de Medicina Veterinária e Zootecnia da Universidade de São Paulo (FMVZ/USP). Mestre em Clínica Veterinária pela FMVZ/USP.

Mariana Fernandes Cavalcanti. Médica-veterinária graduada pela Escola de Veterinária da Universidade Federal de Minas Gerais (UFMG). Especialista em Oncologia pelo Hospital Albert Einstein – SP. Mestre em Patologia Geral pela Faculdade de Medicina da UFMG.

Mariane Bräscher Elizeire. Médica-veterinária graduada pela Faculdade de Veterinária da Universidade Federal do Rio Grande do Sul (UFRGS).

Marileda Bonafim Carvalho. Docente da Faculdade de Ciência Agrárias e Veterinárias da Universidade Estadual Paulista "Júlio de Mesquita Filho" (FCAV/Unesp). Médica-veterinária graduada pela Universidade Estadual Paulista (USP). Mestre em Medicina Veterinária – Clínica Médica pela Escola de Veterinária da Universidade Federal de Minas Gerais (UFMG). Doutora em Fisiologia pela Faculdade de Medicina de Ribeirão Preto (USP). Pós-doutora em Nefrologia e Urologia Veterinária pela University of Minnesota (EUA).

Marina Nassif Arena. Médica-veterinária graduada pela Faculdade de Medicina Veterinária e Zootecnia da Universidade de São Paulo (FMVZ/USP). Aprimoramento Profissional em Anestesiologia e Cirurgia de Pequenos Animais pelo Hospital Veterinário das Faculdades Metropolitanas Unidas (HOVET/FMU). Proprietária e Médica-veterinária do Centro Veterinário Oswaldo Cruz (São José dos Campos/SP).

Mauro José Lahm Cardoso. Docente das disciplinas Clínica Médica-veterinária e Semiologia Veterinária – Universidade Estadual do Norte do Paraná (UENP). Docente do curso de Mestrado Profissionalizante em Clínicas Veterinárias da Universidade Estadual de Londrina (UEL). Médico-veterinário graduado pela Universidade Federal de Santa Maria (UFSM). Mestre em Medicina Veterinária e Doutor em Clínica Veterinária pela Fsaculdade de Medicina Veterinária e Zootecnia da Universidade Estadual Paulista "Júlio de Mesquita Filho" (FMVZ/Unesp) – Campus Botucatu. Membro da Associação Brasileira de Endocrinologia Veterinária (ABEV).

Mauro Lantzman. Médico-veterinário graduado pela Faculdade de Medicina Veterinária e Zootecnia da Universidade de São Paulo (FMVZ/USP). Mestre em Reprodução Animal pela FMVZ/USP. Doutor em Psicologia Clínica pela Pontifícia Universidade Católica de São Paulo (PUCSP).

Melissa Sanches Giacon. Médica-veterinária graduada pela Universidade Anhembi Morumbi (UAM). Especialista em Endocrinologia e Metabologia em Pequenos Animais pela Associação Nacional de Clínicos Veterinários de Pequenos Animais (ANCLIVEPA/SP). Médica-veterinária atuante em Clínica Geral e Endocrinologia de Cães e Gatos – Hospital Veterinário Pet Care – Unidade Pacaembu. Médica-veterinária responsável pelo atendimento em endocrinologia de cães e gatos – Clínica Veterinária Callvet.

Michiko Sakate. Professora Adjunta aposentada da Faculdade de Medicina Veterinária e Zootecnia da Universidade Estadual Paulista "Júlio de Mesquita Filho" (FMVZ/Unesp) – Campus Botucatu.

Mitika Kuribayashi Hagiwara. Professora colaboradora sênior – Departamento de Clínica Médica da Faculdade de Medicina Veterinária e Zootecnia da Universidade de São Paulo (FMVZ/USP).

Moacir Leomil Neto. Professor Adjunto do curso de Medicina Veterinária da Pontifícia Universidade Católica de Minas Gerais (PUCMINAS) – Campus Poços de Caldas. Médico-veterinário graduado pela Universidade de São Paulo (USP). Aperfeiçoamento no Instituto do Coração (INCOR) da USP. Mestre e Doutor em Clínica de Pequenos Animais, com ênfase em Cardiologia, pela USP. Diretor da Regional de Minas Gerais da Sociedade Brasileira de Cardiologia Veterinária (SBCV). Sócio e Cardiologista da VESP – Especialidades Veterinárias (Campinas/SP).

Mônica Cristina Zandoná Meleiro. Doutora em Ciências pelo programa de Anatomia dos Animais Domésticos e Silvestres pela Faculdade de Medicina Veterinária e Zootecnia da Universidade de São Paulo. Mestre em Ciências da Saúde pelo Instituto de Ciências Biomédicas da Universidade de São Paulo.

Mônica Vicky Bahr Arias. Professora Associada da Universidade Estadual de Londrina (UEL), das disciplinas Técnica Cirúrgica e Clínica Cirúrgica de Animais de Companhia. Coordenadora do projeto de Ensino de Prática Hospitalar em Neurologia Veterinária. Médica-veterinária graduada pela UEL. Especialista em Cirurgia Veterinária pelo Colégio Brasileiro de Cirurgia e Anestesiologia Veterinárias. Especialista em Controle de Infecção em Serviços de Saúde no Hospital Universitário da UEL. Mestre e Doutora em Cirurgia pela Universidade de São Paulo (USP), com ênfase em Neurologia e Neurocirurgia.

Naida Cristina Borges. Professora Associada da Escola de Veterinária e Zootecnia da Universidade Federal de Goiás (EVZ/UFG). Mestre em Ciência Animal pela UFG. Doutora em Medicina Veterinária pela Faculdade de Ciências Agrárias e Veterinária da Universidade Estadual Paulista "Júlio de Mesquita Filho" (FCAV/Unesp) – Campus Jaboticabal. Pós-doutora em Ultrassonografia do Sistema Musculoesquelético de Bovinos pela Veterinary Medicine University (Áustria).

Natália Coelho Couto de Azevedo Fernandes. Pesquisadora Científica no Instituto Adolfo Lutz – Centro de Patologia. Médica-veterinária graduada pela Faculdade de Medicina Veterinária e Zootecnia da Universidade de São Paulo (FMVZ/USP). Aprimoramento em Anatomia Patológica pela FMVZ/USP. Mestrenda em Oncologia pela Faculdade de Medicina da USP (FM/USP).

Nereu Carlos Prestes. Professor Adjunto do Departamento de Reprodução Animal e Radiologia Veterinária da Faculdade de Medicina Veterinária e Zootecnia da Universidade Estadual Paulista "Júlio de Mesquita Filho" (FMVZ/Unesp) – Campus Botucatu. Médico-veterinário graduado pela FMVZ/UNESP – Campus Botucatu. Residência em Clínica Veterinária de Pequenos Animais. Mestre em Medicina Veterinária, com ênfase em Clínica pela FMVZ/Unesp – Campus Botucatu. Doutor em Genética Animal pelo Instituto de Biociências da Faculdade de Medicina Veterinária e Zootecnia da Universidade Estadual Paulista "Júlio de Mesquita Filho" (IBB/FMVZ/Unesp) – Campus Botucatu.

Néstor Alberto Calderón Maldonado. Médico-veterinário graduado pela Universidade La Salle (Colômbia). Especialista em Bioética pela Universidade El Bosque (Colômbia), Etologia Clínica e Bem-estar em Pequenos Animais pela UDCA (Colômbia) e pelo Cambridge e-Learning Institute (Inglaterra). Diplomado em Medicina, Cirurgia e Zootecnia de Cães e Gatos pela UNAM (México). Pesquisador e Professor na área de Bioética, Etologia Aplicada e Bem-estar Animal. Coordenador Executivo do Instituto Técnico de Educação e Controle Animal (ITEC). Presidente da Associação Veterinária Latino-americana de Zoopsiquiatria (AVLZ).

Nicole Regina Capacchi Hlavac. Médica-veterinária pela Universidade de Passo Fundo. Residência em Patologia Clínica Veterinária na Universidade Federal do Rio Grande do Sul (UFRGS). Mestre e Doutora em Ciências Veterinárias, com ênfase em Patologia Clínica, pela UFRGS. Professora Adjunta do Departamento de Anatomia, Patologia e Clínicas Veterinárias da Escola de Medicina Veterinária e Zootecnia da Universidade Federal da Bahia (UFBA).

Nilson Oleskovicz. Doutor em Cirurgia Veterinária pela FCAV/UNESP-Jaboticabal. Professor Associado da disciplina de Anestesiologia Veterinária no Centro de Ciências Agroveterinárias – CAV da Universidade do Estado Santa Catarina – UDESC.

Noeme Sousa Rocha. Professora Adjunta da disciplina Medicina Legal Veterinária – Faculdade de Medicina Veterinária e Zootecnia da Universidade Estadual Paulista "Júlio de Mesquita Filho" (FMVZ/Unesp) – Campus Botucatu. Médica-veterinária graduada pela Universidade Estadual do Maranhão (UEMA). Mestre e Doutora em Patologia pela Unesp.

Odilon Vidotto. Graduado em Medicina Veterinária pela UNESP-Jaboticabal. Mestre em Parasitologia pela USP. Doutor em Parasitologia pela USP. Pós-doutor pela Washington State University em Pullmann, USA. Professor Titular de Parasitologia e Doenças Parasitárias na Universidade Estadual de Londrina. Experiência na área de Parasitologia, com ênfase em carrapatos e doenças transmitidas por carrapatos, envolvendo protozoários e rickettsias. Atua principalmente com os seguintes agentes: Anaplasma marginale, Erhlichia spp., Babesia spp., Toxoplasma gondii, Neospora caninum nas espécies bovina, equina, canina e em seres humanos.

Patrícia Bonifácio Flôr. Mestre pelo Departamento de Clínica Cirúrgica da Faculdade de Medicina Veterinária e Zootecnia da Universidade de São Paulo (FMVZ/USP). Médica-veterinária contratada do Serviço de Anestesia do Hospital veterinário da Universidade de São Paulo (HOVET/USP).

Patrícia Regina Erdmann Mosko. Médica-veterinária graduada pela Universidade Federal do Paraná (UFPR). Pós-graduado em curso *lato sensu* em Clínica Médica de Animais de Companhia pela Pontifícia Universidade Católica do Paraná (PUCPR). Mestre em Ciência Animal pela PUCPR.

Patrícia da Silva Nascente. Professora Adjunta da Universidade Federal de Pelotas (UFPEL). Médica-veterinária graduada pela UFPEL. Mestre em Veterinária Preventiva, Doutora em Ciências Veterinárias e Pós-doutora pela UFPEL.

Patrícia Marques Munhoz. Professora Adjunta das disciplinas Inspeção de Produtos de Origem Animal, Epidemiologia e Saneamento (graduação) e Epidemiologia Aplicada à Medicina Veterinária (pós-graduação *lato sensu*, Programa de Residência Médico-veterinária) – Departamento de Medicina Veterinária da Universidade Estadual de Maringá (UEM) – Campus Regional de Umuarama/PR. Médica-veterinária graduada pela Universidade Estadual Paulista "Júlio de Mesquita Filho" (Unesp). Mestre em Inspeção Sanitária de Produtos de Origem Animal e Doutora em Toxicologia Animal pela Unesp.

Patrícia Mendes Pereira. Docente das disciplinas de Clínica Médica e Semiologia de Animais de Companhia, dos cursos de Pós-Graduação em Ciência Animal e de Residência em Clínica Médica de Animais de Companhia da Universidade Estadual de Londrina (UEL). Médica-veterinária graduada pela UEL. Mestre em Patologia Animal e Doutora em Medicina Veterinária, com ênfase em Clínica Médica, pela Faculdade de Ciências Agrárias e Veterinárias da Universidade Estadual Paulista "Júlio de Mesquita Filho" (FCAV/Unesp) – Campus Jaboticabal. Coordenadora do Projeto Vida – Banco de Sangue de Animais de Companhia e do Grupo de Medicina Transfusional, ambos na UEL. Membro da Comissão de Políticas Públicas da Prefeitura de Londrina sobre a guarda responsável de animais domésticos.

Paula Hiromi Itikawa. Médica-veterinária graduada pela Faculdade de Medicina Veterinária e Zootecnia da Universidade de São Paulo (FMVZ/USP). Especialista em Clínica Médica de Pequenos Animais pela FMVZ/USP. Mestre e Doutoranda em Clínica Veterinária pela FMVZ/USP.

Paulo César Maiorka. Professor Associado da Faculdade de Medicina Veterinária e Zootecnia da Universidade de São Paulo (FMZ/USP). Médico-veterinário graduado pela Universidade Federal de Santa Maria (RS). Residência em Patologia Animal pela Universidade Estadual Paulista (Unesp) – Campus Botucatu. Mestrado e Doutorado em Patologia Experimental e Comparada pela Universidade de São Paulo (USP).

Paulo Eduardo Brandão. Professor Doutor da Universidade de São Paulo (USP), atuando na área de Doenças Infecciosas de Animais. Médico-veterinário graduado pela USP. Mestre e Doutor em Epidemiologia Experimental Aplicada às Zoonoses pela USP. Pesquisador associado ao Coronavirus Research Group.

Priscila Viau Furtado. Médica-veterinária graduada pela Universidade Federal Rural de Pernambuco (UFRPE). Mestre e Doutora em Reprodução Animal pela Faculdade de Medicina Veterinária e Zootecnia da Universidade de São Paulo (FMVZ/USP). Responsável técnica pelo Laboratório de Dosagens Hormonais do Departamento de Reprodução Animal da FMVZ/USP. Coordenadora Geral do Laboratório de Hormônios do Instituto Brasileiro de Diagnóstico e Especialidades Veterinárias Ltda. (PROVET). Sócia-fundadora da Associação Brasileira de Endocrinologia Veterinária (ABEV).

Rafael Magdanelo Leandro. Docente da Universidade Anhembi Morumbi (UAM). Mestre pelo Departamento de Patologia da Faculdade de Medicina Veterinária e Zootecnia da Universidade de São Paulo (FMVZ/USP). Doutor pelo Departamento de Cirurgia da FMVZ/USP.

Ragnar Franco Schamall. Médico-veterinário. Mestre em Cirurgia pela Faculdade de Medicina da Universidade Federal do Rio de Janeiro. Professor do curso de Pós-graduação da Pontifícia Universidade Católica de Betim – MG e do Instituto Bioethicus de Botucatu, SP. Vice-Presidente da Sociedade Latinoamericana de Neurologia Veterinária 2011-2013. Membro da Sociedade Argentina de Neurologia Veterinária.

Raquel de Queiroz Fagundes. Médica-veterinária. Doutora pela Universidade de São Paulo (USP).

Regina Kiomi Takahira. Professora Adjunta do Departamento de Clínica Veterinária da Faculdade de Medicina Veterinária e Zootecnia da Universidade Estadual Paulista "Júlio de Mesquita Filho" (FMVZ/Unesp) – Campus Botucatu. Médica-veterinária graduada pela Faculdade de Medicina Veterinária e Zootecnia da Universidade de São Paulo (FMVZ/USP). Mestre e Doutora em Medicina Veterinária pela Unesp.

Renata Afonso Sobral. Graduada em Medicina Veterinária e Mestre em Cirurgia Veterinária pela Universidade Estadual Paulista "Júlio de Mesquita Filho". Residência em Cirurgia de Pequenos Animais. Doutora em Ciências pela Faculdade de Medicina da Universidade de São Paulo. Atuou como Professora Assistente em Técnica Cirúrgica e Clínica Cirúrgica de Pequenos Animais na Universidade Metodista de São Paulo de 1999 a 2005. Em 1999, iniciou as atividades do Serviço de Oncologia do Instituto Brasileiro de Especialidades

Veterinárias PROVET, pioneiro em São Paulo, no qual atuou como oncologista até fevereiro de 2012. No mesmo ano, inaugurou a Onco Cane Veterinária Ltda., clínica especializada no tratamento de câncer em cães e gatos, onde coordena uma equipe de oncologistas veterinários. É membro da Associação Brasileira de Oncologia Veterinária (ABROVET) desde a sua fundação, em julho de 2004.

Renata Beccaccia Camozzi. Médica-veterinária graduada pela Faculdade de Medicina Veterinária e Zootecnia da Universidade de São Paulo (FMVZ/USP). Residência em Clínica Médica de Pequenos Animais e Medicina de Felinos pela FMVZ/USP. Estágio no Serviço de Medicina Felina da Universidade de Edimburgo (Escócia).

Renata Navarro Cassu. Docente da Universidade do Oeste Paulista (UNOESTE). Médica-veterinária pela Universidade Estadual Paulista "Júlio de Mesquita Filho" (Unesp). Mestre e Doutora em Medicina pela Unesp.

Renata Osório de Faria. Professora Adjunta da Universidade Federal de Pelotas (UFPEL). Médica-veterinária graduada pela UFPEL. Especialista em Toxicologia Animal por Tutoria à Distância pela Pontifícia Universidade Católica do Rio Grande do Sul (PUCRS). Mestre em Veterinária pela UFPEL. Doutora em Ciências Veterinárias pela Universidade Federal do Rio Grande do Sul (UFRGS).

René Rodrigues Junior. Médico-veterinário pela Universidade de Alfenas.

Ricardo Duarte Silva. Professor Assistente da disciplina de Clínica Médica de Animais de Pequeno Porte do curso de Medicina Veterinária das Faculdades Metropolitanas Unidas (FMU). Médico-veterinário graduado pela Faculdade de Medicina Veterinária e Zootecnia da Universidade de São Paulo (FMVZ/USP). Mestre e Doutor em Clínica Veterinária pelo Departamento de Clínica Médica da FMVZ/USP. Sócio-fundador da Associação Brasileira de Endocrinologia Veterinária (ABEV).

Ricardo Souza Vasconcellos. Doutor em Medicina Veterinária pela Faculdade de Ciências Agrárias e Veterinárias da Universidade Estadual Paulista (FCAV/UNESP). Coordenador do Laboratório de Pesquisas em Nutrição e Doenças Nutricionais de Cães e Gatos "Prof. Dr. Flávio Prada" da FCAV/UNESP.

Rita de Cássia Collicchio Zuanaze. Docente das disciplinas Clínica Médica de Pequenos Animais, Semiologia Animal e Propedêutica Veterinária, no Curso de Medicina Veterinária da Faculdade de Jaguariúna (FAJ) – SP. Médica-veterinária pela Faculdade de Medicina Veterinária da Universidade Estadual Paulista "Júlio de Mesquita Filho" (FMVA/Unesp) – Campus Araçatuba. Especialista em Toxicologia Geral pelo Instituto de Biociências da Universidade Estadual Paulista (IBB/Unesp) – Campus Botucatu. Mestre em Medicina Veterinária pela Faculdade de Medicina Veterinária e Zootecnia da Universidade Estadual Paulista "Júlio de Mesquita Filho" (FMVZ/Unesp) – Campus Botucatu. Doutora em Medicina Veterinária pela FMVZ/Unesp – Campus Botucatu.

Rita de Cassia Maria Garcia. Doutora em Ciências pela Faculdade de Medicina Veterinária e Zootecnia da Universidade de São Paulo. Coordenadora Executiva do Instituto Técnico de Educação e Controle Animal (ITEC). Coordenadora do Programa de Proteção e Bem-Estar de Cães e Gatos (PROBEM) da Prefeitura de São Paulo.

Rodrigo Cardoso Rabelo. MV, TEM, FCCS & BLS Cert., MSc. DSc. Gerente do Departamento de Pacientes Graves – Intensivet MG/DF/SP.

Rodrigo Gonzalez. Médico-veterinário graduado pela Faculdade de Medicina Veterinária e Zootecnia da Universidade de São Paulo (FMVZ/USP). Residência em Clínica Médico-cirúrgica de Pequenos Animais no Hospital Veterinário da Faculdade de Medicina Veterinária e Zootecnia da Universidade de São Paulo (HOVET/FMVZ/USP). Mestre em Ciências pelo Instituto de Ciências Biomédicas da Universidade de São Paulo (ICB/USP).

Rodrigo Ubukata. Médico-veterinário graduado pela Universidade Metodista de São Paulo (Umesp). Mestre em Ciências pela Faculdade de Medicina Veterinária e Zootecnia da Universidade de São Paulo (FMVZ/USP). Médico-veterinário titular do Setor de Oncologia do PROVET – Medicina Veterinária Diagnóstica (São Paulo). Coordenador do Curso de Pós-graduação *Lato sensu* em Oncologia Veterinária da Universidade Anhembi Morumbi (UAM). Diretor da Associação Brasileira de Oncologia Veterinária (ABROVET). Membro da Veterinary Cancer Society (VCS).

Rodrigo Volpato. Médico-veterinário graduado pela Universidade Estadual Paulista "Júlio de Mesquita Filho" (Unesp) – Campus Botucatu. Especialista em Clínica e Cirurgia Veterinária pelo Centro Universitário de Rio Preto (UNIRP). Mestre em Medicina Veterinária pela Unesp – Campus Botucatu. Doutor em Biotecnologia Animal pela Unesp – Campus Botucatu.

Rogério Soila. Médico-veterinário graduado pela Faculdade de Medicina Veterinária e Zootecnia da Universidade Estadual Paulista "Júlio de Mesquita Filho" (FMVZ/Unesp) – Campus Botucatu. Coordenador Geral do Laboratório de Patologia Clínica e Responsável Técnico pelos setores de Endocrinologia, Imunologia e Avaliação Laboratorial de Doenças Neuromusculares do Instituto Brasileiro de Diagnósticos e Especialidades Veterinárias Ltda. (Provet).

Roberta Lemos Freire. Doutor em Epidemiologia Experimental Aplicada às Zoonoses. Professor Associado do Departamento de Medicina Veterinária da Universidade Estadual de Londrina.

Ronaldo Casimiro da Costa. Médico-veterinário pela Universidade Federal do Paraná (UFP). Mestrado em Cirurgia Veterinária pela Universidade Federal de Santa Maria. Residência em Neurologia e Neurocirurgia Veterinária no Ontario Veterinary College – University of Guelph. Doutorado (PhD) em Neurosciences no Ontario Veterinary College – University of Guelph. Diplomado pelo Colégico Americano de Medicina Interna Veterinária (American College of Veterinary Internal Medicine) – ACVIM, na especialidade de Neurologia. Professor da Universidade Federal do Paraná – Campus Palotina. Professor Adjunto I responsável pelas disciplinas de Clínica Médica de Pequenos Animais e Neurologia Veterinária.

Ronaldo Jun Yamato. Professor Doutor do curso de Pós-graduação *lato sensu* em Clínica Médica de Pequenos Animais da Universidade Metodista de São Paulo (UMESP). Professor Doutor e Coordenador do Curso de Pós-graduação *lato sensu* em Cardiologia Veterinária da Associação de Clínicos Veterinários de Pequenos Animais (ANCLIVEPA-SP). Coordenador e docente do curso de Capacitação em Ecocardiografia de Cães e Gatos da NAYA Cardiologia Veterinária. Médico-veterinário graduado pela Faculdade de Medicina Veterinária e Zootecnia da Universidade de São Paulo (FMVZ/USP). Mestre e Doutor em Clínica Médica pela FMVZ/USP. Sócio-proprietário da NAYA Clínica Veterinária (São Caetano do Sul) e da NAYA Especialidades – Cardiologia e Clínica Veterinária (São Paulo).

Ronaldo Lucas. Médico-veterinário graduado pela Faculdade de Medicina Veterinária e Zootecnia da Universidade de São Paulo (FMVZ/USP). Mestre e Doutor em Clínica Veterinária pela FMVZ/USP. Professor da disciplina de Clínica Médica de Pequenos Animais e Diretor do Hospital Veterinário da Universidade Anhembi Morumbi. Sócio proprietário da Dermatoclínica e sócio fundador da Sociedade Brasileira de Dermatologia Veterinária (SBDV).

Rosa Maria Barilli Nogueira. Docente do Mestrado em Ciência Animal e da graduação do curso de Medicina Veterinária da Universidade do Oeste Paulista (UNOESTE). Médica-veterinária graduada pela UNOESTE. Especialista em Clínica Médica de Pequenos Animais pela UNOESTE. Mestre em Medicina Veterinária pela Universidade Estadual Paulista "Júlio de Mesquita Filho" (Unesp). Doutora em Clínica Veterinária pela Unesp. Coordenadora do Curso de Medicina Veterinária da UNOESTE.

Rosemary Viola Bosch. Docente dos cursos de especialização *lato sensu*, da Associação Nacional de Clínicos Veterinários de Pequenos Animais (ANCLIVEPA/SP), nas áreas de Legislação, Ética, Responsabilidade Técnica, Responsabilidade Civil, Penal e Ética Aplicada à Medicina Veterinária. Colaboradora e docente da disciplina Deontologia em Medicina Veterinária, pela Faculdade de Medicina Veterinária e Zootecnia da Universidade de São Paulo (FMVZ/USP). Médica-veterinária e Zootecnista graduada pela FMVZ/USP. Pós-graduada em Medicina de Felinos pela ANCLIVEPA e em Perícia Médica-veterinária pelo Instituto de Medicina Social e Criminologia do Estado de São Paulo (IMESC). Mestre e Doutora em Ciências pela FMVZ/USP. Pós-doutoranda na área de Toxinologia pelo Laboratório de Bioquímica e Biofísica do Instituto Butantan. Médica-veterinária autônoma, atuando com clínica e cirurgia de pequenos animais, cultivo celular, biologia celular, experimentação animal, consultorias, perícias e pareceres.

Samanta Rios Melo. Médica-veterinária graduada pela Faculdade de Medicina Veterinária e Zootecnia da Universidade de São Paulo (FMVZ/USP). Mestre em Clínica Cirúrgica pela FMVZ/USP. Doutoranda em Clínica Cirúrgica pela FMVZ/USP.

Samantha Ive Miyashiro. Médica-veterinária graduada pela Faculdade de Medicina Veterinária e Zootecnia da Universidade de São Paulo (FMVZ/USP). Especialista em Patologia Clínica Veterinária, Mestre em Clínica Médica e Doutora em Ciências pela FMVZ/USP.

Sandra Maria de Oliveira. Médica-veterinária graduada pela Faculdade de Medicina Veterinária e Zootecnia da Universidade de São Paulo (FMVZ/USP). Mestre em Cirurgia pela FMVZ/USP. Responsável Técnica pelo setor de Radiologia do Núcleo Diagnóstico Veterinário (SP).

Sandra Mastrocinque. Docente do Curso de Medicina Veterinária do Centro Universitário Barão de Mauá (UNIMAUÁ). Médica-veterinária graduada pela Universidade de São Paulo (USP). Mestre e Doutora em Clínica Cirúrgica Veterinária pela USP.

Sergio Catanozi. Biólogo graduado pela Universidade de Santo Amaro (UNISA). Médico-veterinário graduado pela Universidade Anhembi Morumbi (UAM). Mestre e Doutor em Fisiologia Humana pelo Instituto de Ciências Biomédicas da Universidade de São Paulo (ICB/USP). Pesquisador do Laboratório de Lípides (LIM 10) da Faculdade de Medicina da Universidade de São Paulo (FM/USP).

Sérgio dos Santos Souza. Médico-veterinário pela Universidade Paulista (UNIP). Docente da Universidade Anhembi Morumbi (UAM). Mestre em Medicina Veterinária pela Faculdade de Medicina Veterinária e Zootecnia da Universidade de São Paulo (FMVZ/USP).

Sérvio Túlio Jacinto Reis. Médico-veterinário graduado pela Universidade Federal de Viçosa (UFV). Especialista em Medicina Veterinária Legal pelo Instituto Brasileiro de Pós-graduação e Educação Continuada (Inbrapec/SP). Mestre em Perícias Criminais Ambientais pela Universidade Federal de Santa Catarina (UFSC). Perito Criminal Federal do Departamento de Polícia Federal. Fundador e Presidente da Associação Brasileira de Medicina Veterinária Legal – ABMVL.

Silvana Lima Górniak. Professora Titular do Departamento de Patologia da Faculdade de Medicina Veterinária e Zootecnia da Universidade de São Paulo (FMVZ/USP). Médica-veterinária graduada pela USP. Especialista em Patologia Experimental e Comparada pela USP. Mestre em Patologia Experimental pela USP. Doutora em Patologia Experimental e Comparada pela USP.

Sílvia Franco Andrade. Professora Titular do Curso de Medicina Veterinária da Universidade do Oeste Paulista (UNOESTE), das disciplinas Clínica Médica de Pequenos Animais, Farmacologia e Terapêutica. Médica-veterinária graduada pela Universidade de Alfenas (UNIFENAS). Mestre e Doutora em Medicina Veterinária pela Universidade Estadual Paulista "Júlio de Mesquita Filho" (Unesp) – Campus Botucatu. Doutora em Medicina Veterinária pela Unesp – Campus Botucatu. Pós-doutora em Oftalmologia pela Escola Paulista de Medicina (UNIFESP). Especialista em Clínica Médica de Pequenos Animais pela UNOESTE e em Oftalmologia Veterinária pela Associação Nacional de Clínicos Veterinários de Pequenos Animais (Anclivepa-SP). Chefe do setor de Clínica Médica de Pequenos Animais do Hospital Veterinário da UNOESTE.

Sílvia Regina Ricci Lucas. Professora Doutora do Departamento de Clínica Médica da Faculdade de Medicina Veterinária e Zootecnia da Universidade de São Paulo (FMVZ/USP). Médica-veterinária graduada pela USP. Doutora em Ciências (Fisiopatologia Experimental) pela USP.

Silvia Renata Gaido Cortopassi. Professora Livre-docente do Departamento de Cirurgia da Faculdade de Medicina Veterinária e Zootecnia da Universidade de São Paulo (FMVZ/USP).

Silvio Luís Pereira de Souza. Doutor em Epidemiologia Experimental e Aplicada a Zoonoses pela Faculdade de Medicina Veterinária e Zootecnia da Universidade de São Paulo. Professor da Faculdade de Medicina Veterinária da Universidade Anhembi Morumbi.

Simone Gonçalves Rodrigues Gomes. Docente da Faculdade de Medicina Veterinária da Universidade de Santo Amaro (UNISA). Médica-veterinária graduada pela Faculdade de Medicina Veterinária e Zootecnia da Universidade de São Paulo (FMVZ/USP). Residência em Clínica e Cirurgia e Doutorado pela FMVZ/USP. Responsável pelo HEMOVET – Laboratório e Centro de Hemoterapia Veterinária.

Stelio Pacca Loureiro Luna. Professor Titular da disciplina Anestesiologia Veterinária – Departamento de Cirurgia e Anestesiologia Veterinária da Faculdade de Medicina Veterinária e Zootecnia da Universidade Estadual Paulista "Júlio de Mesquita Filho" (FMVZ/Unesp) – Campus Botucatu. Médico-veterinário graduado pela Unesp. Doutor em Medicina Veterinária pela Universidade de Cambridge (Inglaterra).

Sylvia de Almeida Diniz. Médica-veterinária formada pela Universidade de Santo Amaro (UNISA). Mestrado em Patologia Experimental e Comparada da Universidade de São Paulo (USP). Responsável Técnica pelos atendimentos em Clínica Geral e coproprietária dos Consultórios Veterinários Alto da Lapa.

Tarso Felipe Teixeira. Professor Doutor da Universidade Objetivo UNIP/SJC e do Centro Universitário Itajubá (FEPI). Médico-veterinário graduado pela Universidade de Guarulhos (UNG). Doutor em Ciências, com ênfase em Patologia Experimental Comparada – Faculdade de Medicina Veterinária e Zootecnia da Universidade de São Paulo (FMVZ/USP). Primeiro secretário da Associação Brasileira de Oncologia Veterinária (ABROVET).

Tatiana Ranieri. Médica-veterinária formada pelo Centro Universitário Anhanguera. Mestranda pelo Programa de Patologia Experimental e Comparada da Faculdade de Medicina Veterinária e Zootecnia da Universidade de São Paulo (FMVZ/USP).

Teresinha Luiza Martins. Graduada pela Universidade Estadual Paulista Júlio de Mesquita Filho (UNESP-Jaboticabal). Doutora em Ciências pela Faculdade de Medicina da Universidade de São Paulo. Colaboradora do serviço do Ambulatório da Dor e Cuidados Paliativos da FMVZ-USP. Anestesista Autônoma.

Thaís Andrade Costa Casagrande. Docente do curso de Mestrado profissional em Biotecnologia Industrial da Universidade Positivo e Professora das disciplinas de Anatomofisiologia e Fisiologia Humana do curso de Biomedicina. Médica-veterinária graduada pela Universidade Federal do Paraná. Residência Clínica Médica e Cirúrgica de Animais de Companhia pela Pontifícia Universidade Católica do Paraná (PUCPR). Doutorado em Ciências, com ênfase em Cirurgia Veterinária, pela Faculdade de Medicina Veterinária e Zootecnia da Universidade de São Paulo (FMVZ/USP).

Valéria Marinho Costa de Oliveira. Médica-veterinária graduada pela Faculdade de Ciências Agrárias e Veterinárias "Júlio de Mesquita Filho" (FCAV/Unesp) – Campus Jaboticabal. Mestre em Ciências pela Faculdade de Medicina Veterinária e Zootecnia da Universidade de São Paulo (FMVZ/USP).

Vanessa Pimentel de Faria. Médica-veterinária pela Universidade de Brasília (UnB). Mestrado em Medicina Veterinária pela Universidade Federal Rural do Rio de Janeiro, (UFRRJ).

Vitor Márcio Ribeiro. Professor Adjunto da Pontifícia Universidade Católica de Minas Gerais (PUCMG), nas disciplinas Clínica Médica de Cães e Gatos; Doenças Infectocontagiosas de Cães e Gatos e Extensão Rural. Médico-veterinário graduado pela Universidade Federal de Minas Gerais (UFMG). Mestre em Medicina Veterinária e Doutor em Parasitologia pela UFMG. Presidente da Comissão de Ética no Uso de Animais da PUC Minas (CEUA PUC Minas). Diretor técnico da VISIOVET Diagnóstico Veterinário. Diretor clínico da Clínica Veterinária Santo Agostinho. Responsável pelo serviço de Neurologia do Hospital Veterinário da PUC Minas. Presidente do BRASILEISH – Grupo de Estudos Sobre Leishmaniose Animal. Conselheiro da ANCLIVEPA Minas Gerais e Segundo-secretário da Associação Brasileira de Neurologia Veterinária (ABNV).

Viviani De Marco. Docente da graduação e da pós-graduação *Strictu sensu* da Universidade de Santo Amaro (UNISA). Médica-veterinária graduada pela Faculdade de Medicina Veterinária e Zootecnia da Universidade de São Paulo (FMVZ/USP). Residência em Clínica Médica de Pequenos Animais pela FMVZ-USP. Mestre em Clínica Médica de Pequenos Animais pela FMVZ/USP. Doutora em Endocrinologia pela Faculdade de Medicina da Universidade São Paulo (FM/USP). Sócia-proprietária e responsável pelo Serviço de Endocrinologia de Cães e Gatos da Naya Especialidades Veterinárias. Sócia-fundadora da Associação Brasileira de Endocrinologia Veterinária (ABEV).

Wagner Sato Ushikoshi. Docente das disciplinas Função e Disfunção e Clínica Médica de Pequenos Animais – Curso de Medicina Veterinária da Universidade Anhembi Morumbi (UAM). Médico-veterinário pela Universidade de São Paulo (USP). Mestre em Clínica Médica-veterinária pela USP. Revisor Técnico da Revista Clínica Veterinária. Atendimento especializado em Neurologia de Cães e Gatos – NAYA Especialidades Veterinárias.

Willian Marinho Dourado Coelho. Docente das disciplinas Imunologia, Laboratório Clínico, Microbiologia, Parasitologia, Virologia e Patologia – Curso de Medicina Veterinária da Faculdade de Ciências Agrárias de Andradina (FCAA), e nas disciplinas de Tecnologia em Desenvolvimento e Produção de Vacinas, Imunologia e Parasitologia – Curso de Biotecnologia da FCAA. Médico-veterinário graduado pela Fundação Educacional de Andradina – Faculdade de Ciências Agrárias de Andradina (FEA/FCAA). Mestre em Ciência Animal e Doutor em Medicina Veterinária pela Faculdade de Medicina Veterinária da Universidade Estadual Paulista "Júlio de Mesquita Filho" (FMVZ/UNESP) – Campus Araçatuba e Campus Jaboticabal. Pós-doutor pela

Universidade Estadual Paulista "Júlio de Mesquita Filho" (Unesp) – Campus Araçatuba.

Ylanna Kelner Burgos. Médica-veterinária graduada pela Universidade Federal Rural do Semiárido (UFERSA). Doutora em Ciências Biológicas, com ênfase em Microbiologia pelo Instituto de Ciências Biomédicas da Universidade de São Paulo (ICB/USP), com Doutorado Sanduíche pela Bundesinstitut für Risikobewertung (Alemanha). Pós-doutora em Ciências Biológicas pela Bundesinstitut für Risikobewertung (Alemanha).

Yonara de Gouveia Cordeiro. Médica-veterinária formada pela Universidade Federal do Paraná (UFPR). Mestranda pelo Programa de Patologia Experimental e Comparada da Faculdade de Medicina Veterinária e Zootecnia da Universidade de São Paulo.

Yudney Pereira da Motta. Médico-veterinário graduado pela Universidade do Oeste Paulista (UNOESTE). Residência em Clínica Médica de Pequenos Animais e Especialização em Clínica e Cirurgia de Pequenos Animais pela UNOESTE. Mestre e Doutor em Clínica Veterinária pela Faculdade de Medicina Veterinária e Zootecnia da Universidade Estadual Paulista "Júlio de Mesquita Filho" (FMVZ/Unesp) – Campus Botucatu.

Yuri Tani Utsunomiya. Médico-veterinário graduado pela Faculdade de Medicina Veterinária da Universidade Estadual Paulista "Júlio de Mesquita Filho" (FMVA/Unesp) – Campus Araçatuba. Mestre e Doutorando em Medicina Veterinária pela Faculdade de Ciências Agrárias e Veterinárias da Universidade Estadual Paulista "Júlio de Mesquita Filho" (FCAV/Unesp) – Campus Jaboticabal.

Yves Miceli de Carvalho. Professor da disciplina Nutrição de Cães e Gatos no curso de Pós-graduação (EAD) da Pontifícia Universidade Católica do Paraná (PUCPR). Médico-veterinário graduado pela Universidade de Marília (UNIMAR). Mestre em Nutrição Animal, pela Faculdade de Medicina Veterinária e Zootecnia da Universidade de São Paulo (FMVZ/USP) – Campus Pirassununga. Especialista em Homeopatia pelo Instituto Homeopático François Lamasson (São Paulo) e em Nutrição Clínica de Cães e Gatos pela Escola Nacional de Medicina Veterinária de Alfort (Paris). Membro do Comitê Técnico e do Conselho Técnico da Associação Brasileira de Produtos para Animais de Estimação (ABINPET). Membro da comissão do Colégio Brasileiro de Nutrição Animal (CBNA). Diretor geral e proprietário da YM Vet Consulting – Empresa de Consultoria em Nutrição Animal. Diretor geral e proprietário da Nano Vet – Nanotecnologia em Medicina Veterinária.

Agradecimentos

Aos nossos mestres, que nos orientaram e nos inspiraram a exercer uma medicina veterinária cada vez melhor. Aos nossos colegas de trabalho, alunos, pacientes (cães e gatos) e seus proprietários. A convivência com todos eles nos ensinou e aprimorou o respeito que temos pela medicina e pelo sentimento em relação aos animais.

A todos os colaboradores, pois foi o trabalho em conjunto que concretizou esta obra. Aos coordenadores de parte: Cáris Maroni Nunes, César Augusto Dinola Pereira, Clair Motos de Oliveira, Denise Maria Nunes Simões, Heidi Valquíria Ponge-Ferreira, Karina Velloso Braga Yazbek, Leonardo P. Brandão, Maria Helena Matiko Akao Larsson, Maria Lucia Gomes Lourenço, Maria Lucia Zaidan Dagli, Michiko Sakate, Ricardo Duarte Silva, Rodrigo Cardoso Rabelo, Rosemary Viola Bosch, Silvio Luís Pereira de Souza, Simone Gonçalves Rodrigues Gomes e Yves Miceli de Carvalho. A elaboração e a organização de cada parte materializou e nomeou nosso objetivo.

Aos autores e coautores dos capítulos, que se dedicaram com afinco frente aos inúmeros compromissos do dia a dia.

A Maria Del Pilar Payá, nosso contato inicial para o convite deste Tratado, que acreditou na realização dessa importante obra para o segmento da medicina interna de cães e gatos. Sua paciência e perseverança foram fundamentais.

Aos nossos familiares, pela compreensão, pelo incentivo e pelo apoio incondicional, o que nos motivou a ir sempre em busca do idealismo e do sonho de deixar um legado de conhecimento.

Márcia Marques Jericó
João Pedro de Andrade Neto
Márcia Mery Kogika

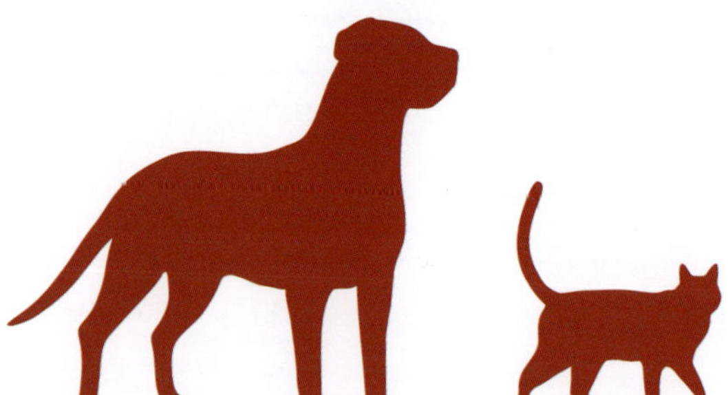

Prefácio

A clínica de pequenos animais encontra-se em desenvolvimento e expansão, e, ao longo dos anos, observa-se a necessidade de verticalização dos conhecimentos para a melhor atuação do profissional. Por isso, inúmeros artigos científicos pautados em pesquisas de ponta vêm sendo publicados, mostrando a grande preocupação com o aprimoramento profissional.

Com o intuito de fornecer em uma única obra literária as informações relativas a diferentes especialidades da medicina interna de cães e gatos, foi proposta a edição deste livro, que reúne diversos autores de diferentes especialidades da área, abordando os assuntos pertinentes à prática da medicina interna veterinária. Este livro também tem como objetivo alcançar os futuros profissionais, acadêmicos, que terão a oportunidade de obter conhecimento para sua formação. Por se tratar de um livro nacional, as situações abordadas estão voltadas para a realidade do país, pois a maioria dos livros até então acessíveis são americanos ou europeus, os quais podem não refletir a realidade brasileira.

Esta obra foi produzida não só com o propósito de abranger os diversos assuntos compreendidos na medicina interna de cães e gatos, mas também de auxiliar os alunos e profissionais que porventura procurem o livro em situações inesperadas do dia a dia. Assim, foram contemplados assuntos como: doenças dos sistemas cardiovascular, digestório, urinário, endócrino, respiratório, nervoso e reprodutivo; equilíbrio eletrolítico e acidobásico; neonatologia; doenças infecciosas e parasitárias; oncologia; toxicologia; medicina intensiva; princípios da imunologia e imunoprofilaxia; e manejo e controle da dor. Além disso, por que não informar sobre as bases e os avanços na biologia molecular de pequenos animais? De maneira inovadora e pioneira, o Tratado também aborda a responsabilidade profissional e a medicina legal. Finalmente, todos os fármacos e posologias recomendados ao longo dos diversos capítulos foram compilados em um índice terapêutico – Apêndice 1, Dosagens e Indicações.

Há muito tempo, fomos convidados para organizar este Tratado. Ao enxergar a dimensão do projeto, observamos que a obra deveria ser realizada com a colaboração de muitos profissionais com a mesma meta – a união de forças e de esperança para concretizar os anseios de todos. Lembramos que os organizadores deste livro convivem desde a graduação em medicina veterinária, além de terem atuado e se aprimorado no mesmo Hospital Veterinário Escola. Deste então, eles solidificaram a grande amizade e o profundo respeito pessoal e profissional que sustentaram a concretização desta trajetória tão longa da realização do propósito original.

A confecção deste Tratado, um projeto tão ambicioso, não seria possível sem os colaboradores competentes e respeitados que vislumbraram o mesmo objetivo proposto pelos organizadores. Assim, para cada uma das áreas de conhecimento abordadas, houve um coordenador de parte, que foi o maior responsável por todo o desnovelar dos capítulos, ao escolher os temas e os autores para cada um. A atuação desses coordenadores foi ímpar, como também a dos colaboradores.

Esperamos que esta obra atenda as necessidades e os anseios dos leitores, para a prática e a aplicação dos conhecimentos, e proporcione desenvolvimento e reconhecimento do profissionalismo impecável que vem sendo aprimorado na clínica de cães e gatos.

É com muito orgulho que apresentamos este resultado final! Esperamos que vocês, leitores, sintam a mesma emoção ao ter contato com o conteúdo desta obra.

Márcia Marques Jericó
João Pedro de Andrade Neto
Márcia Mery Kogika

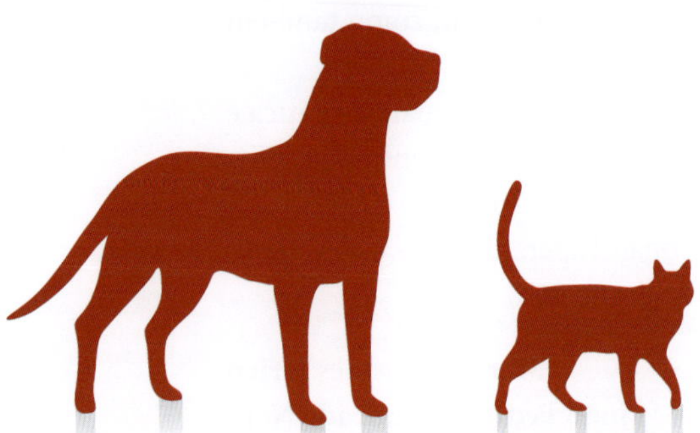

Sumário

Volume 1

Volume 2

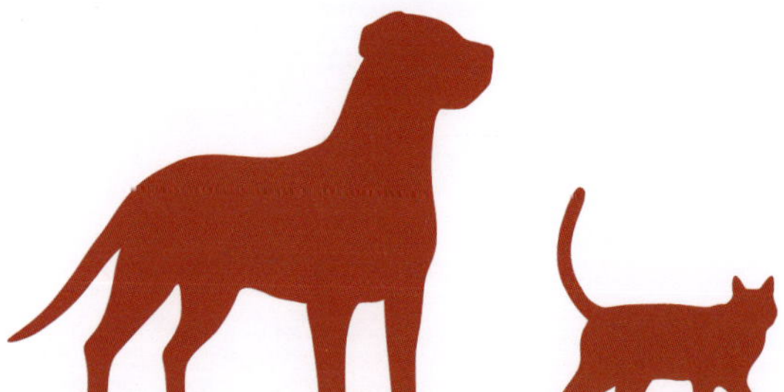

TRATADO DE

MEDICINA INTERNA de Cães e Gatos

Volume 2

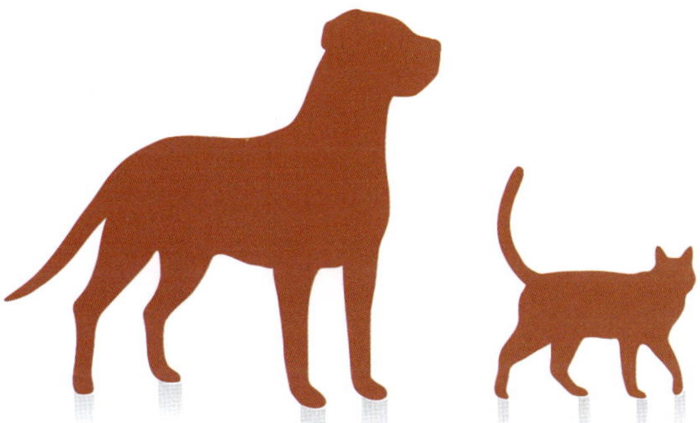

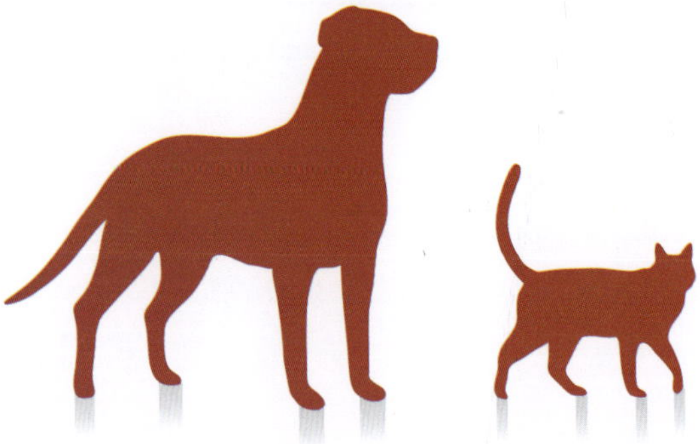

Parte 15

Sistema Respiratório

Denise Maria Nunes Simões

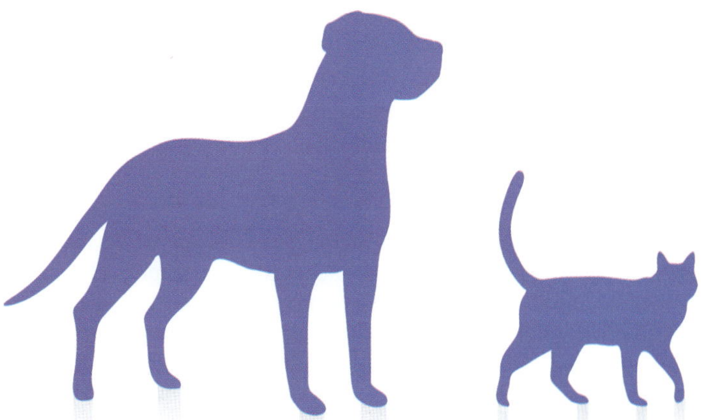

Seção A
Procedimentos Diagnósticos do Sistema Respiratório

141 Laringotraqueo-broncoscopia

Fernanda de Assis Bueno Auler, Franz Naoki Yoshitoshi

■ Introdução

A laringotraqueobroncoscopia é considerada um procedimento de excelência indicado para o diagnóstico, e também terapêutico para afecções que acometem o trato respiratório anterior e posterior.[1] Inicialmente, sua principal indicação era a desobstrução das vias respiratórias anteriores, devido a corpos estranhos. A possibilidade de visibilizar as vias respiratórias, de maneira pouco invasiva, estendeu seu emprego, principalmente, para auxiliar no diagnóstico de afecções respiratórias.[2–4] Esta técnica promove visibilização direta de laringe, traqueia e brônquios, favorecendo sua avaliação interna, além de ser técnica segura e minimamente invasiva,[5,6] possibilitando, sob orientação visual, a coleta de material para lavado broncoalveolar (LBA), citologia e biopsia, complementando o diagnóstico.[2] A laringotraqueobroncoscopia foi empregada em medicina veterinária na década de 1970 e vem sendo atualmente muito utilizada na prática clínica para o diagnóstico de afecções que afetam a árvore traqueobrônquica de cães e gatos.[3,4]

■ Indicações

São inúmeras as indicações para a laringotraqueobroncoscopia, sendo todas elas baseadas em manifestações clínicas, como tosse crônica, cianose, hemoptise, dificuldade respiratória, broncopneumonia crônica, infiltrado pulmonar não específico, suspeita de proliferação tecidual e, também, alterações anatômicas congênitas ou adquiridas. Além de ser útil para a retirada de corpos estranhos, este procedimento auxilia na remoção de secreções nas vias respiratórias e em intubações seletivas ou complicadas comuns em medicina humana.[1–3,6–8] Quanto às contraindicações estão envolvidos os animais com distúrbio de coagulação ou trombocitopenia, hipoxemia grave, cardiopatia ou arritmias instáveis e uremia.[3,6,9] São imprescindíveis antes da realização da laringotraqueobroncoscopia exames de imagem, como radiografia de tórax (e da região cervical, dependendo do tipo de afecção) e, se possível, tomografia ou ressonância magnética, além de hemograma completo e exames bioquímicos, como avaliação das funções renal e hepática.[3,6]

As principais complicações relativas ao exame são hemorragia, hipoxia, hipertensão pulmonar, pneumotórax (nos casos de biopsia) e estimulação reflexa excessiva, podendo levar a laringospasmo ou broncospasmo e tosse.[1,5,7] Também devem ser considerados os riscos inerentes à sedação e à anestesia.[3]

■ Equipamentos e técnica

A laringotraqueobroncoscopia exige treinamento adequado e investimento.[2,3,6,9] O broncoscópio é utilizado para avaliar laringe, traqueia e brônquios, podendo ser rígido ou flexível (fibroendoscópio ou videoendoscópio). Os aparelhos são normalmente fabricados para uso humano, limitando seu tamanho e dificultando sua utilização em animais pela diversidade de raças e espécies, sendo necessário o emprego de endoscópios de diâmetros e comprimentos variados, que possam estar de acordo com o porte do paciente. Além do endoscópio, são necessários outros equipamentos acessórios, como fonte de luz, aspirador cirúrgico, câmera, monitor, impressora, vídeo ou gravador de DVD e também instrumentais endoscópicos, como pinças rígidas, pinças flexíveis, fórceps para biopsia, pinças para remoção de corpos estranhos, escova de citologia, cateteres para aspiração e lavado traqueal e broncoalveolar. Em medicina veterinária, a utilização do equipamento ideal ainda é muito discutida. O modelo rígido tem como vantagem um investimento inicialmente menor que o modelo flexível, e qualidade de imagem melhor quando comparada ao fibroendoscópio.[3,9] Os endoscópios flexíveis possibilitam melhor mobilidade e maior visibilidade das vias respiratórias, mas a principal diferença está na qualidade de imagem entre o fibroendoscópio e o videoendoscópio. O fibroendoscópio transmite a imagem por meio de fibras ópticas, necessitando de câmera acoplada para digitalização da imagem, com qualidade de imagem inferior. Já o videoendoscópio possibilita visibilização com excelente qualidade de imagem, devido a uma microcâmera no interior do aparelho, a qual produz imagem eletrônica, mas o custo deste equipamento é bem mais elevado. O diâmetro dos equipamentos é variado e deve estar de acordo com o tamanho do animal. Os mais indicados são de 2 a 4 mm para gatos ou cães pequenos, sendo de 2,5 mm o ideal para evitar a obstrução de ar. O canal de trabalho é relativamente proporcional ao diâmetro do aparelho, sendo assim, quanto menor o diâmetro do endoscópio, menor será o canal de trabalho, podendo dificultar a coleta de material e a passagem de instrumentos. Os aparelhos de 6 a 10 mm de diâmetro são indicados para cães de médio e grande porte.[2,3,6,9]

Para este procedimento ser realizado com segurança, o paciente deverá estar sob anestesia geral, a qual deve ser rápida e com mínimos efeitos cardiovasculares. A administração de oxigênio deve ser realizada antes, durante e depois do procedimento para evitar hipoxia.[3] O protocolo anestésico pode ser variado, conforme o estado geral do paciente e a duração do exame, podendo haver ou não pré-medicação, sendo a anestesia injetável ou inalatória. Anestésico local pode ser utilizado para minimizar o estímulo laríngeo. Em cães de pequeno porte e gatos fica limitada a passagem do endoscópio pela sonda endotraqueal. Na maioria dos casos, após a indução anestésica, o paciente é intubado e permanece sob anestesia inalatória e monitoramento cardiovascular. O paciente é posicionado para o exame e, quando estabilizado, a sonda endotraqueal é retirada e o endoscópio é introduzido. Quanto ao decúbito, o mais indicado é o esternal, que minimiza a ocorrência de atelectasia, evitando hipoxia,[6] porém também são indicados os decúbitos lateral e dorsal.[9] Alguns gatos, por serem muito sensíveis ao estímulo vagal, podem, durante a broncoscopia, vir a óbito devido à parada cardíaca aguda.[9] Após o exame todos os pacientes, dependendo da técnica empregada, devem ser novamente intubados ou permanecer com a sonda endotraqueal e serem mantidos sob oxigenação até a recuperação da anestesia.

▪ Laringe

A laringe funciona como esfíncter na extremidade cranial da árvore traqueobrônquica, protegendo as vias respiratórias posteriores, regulando o fluxo respiratório e sendo responsável pela vocalização.[9] Para realizar a laringoscopia, o paciente pode ser posicionado em decúbito esternal, lateral ou dorsal. O exame endoscópico inicia-se, primeiramente, com a avaliação de orofaringe, tonsilas, palato mole, glote passando pelo lúmen glótico e, finalmente, evidenciando laringe e algumas de suas estruturas, como aritenoides, processos cuneiformes, pregas aeriepiglóticas e pregas vocais[3,6,8–11] (Figuras 141.1 e 141.2).

A mucosa normal da laringe é róseo-clara e vascularizada e, algumas vezes, pode se observar secreção em pequena quantidade sobre a laringe.[6] Em casos de edema a mucosa pode se tornar esbranquiçada e a vascularização pode estar pouco definida. Os sáculos laríngeos podem estar evertidos, o que pode caracterizar um processo crônico. O movimento normal das cartilagens aritenoides é simétrico e consiste na abdução e na adução durante a inspiração e a expiração.[3,6,9,10] Alterações na movimentação podem indicar paralisia laríngea. Entretanto, é importante estar ciente de que a anestesia geral causa depressão sobre os movimentos das aritenoides, podendo dificultar a interpretação diagnóstica;[3,6,9] portanto, a anestesia deve ser superficial ou considerar o uso de substâncias antagonistas. Outra técnica seria avaliar primeiramente todo o trajeto traqueobrônquico, finalizando com o exame da laringe, a fim de aguardar plano anestésico mais superficial. Cães e gatos que apresentam paralisia laríngea normalmente exibem diminuição na abdução durante a inspiração, podendo ser bilateral ou unilateral.[6,9] Além da coloração da mucosa e da movimentação das aritenoides, é possível visibilizar alterações das tonsilas, orofaringe, prolongamento de palato, alterações na epiglote, aritenoides, proliferações teciduais ou corpos estranhos (Figuras 141.3 e 141.4).[10,11]

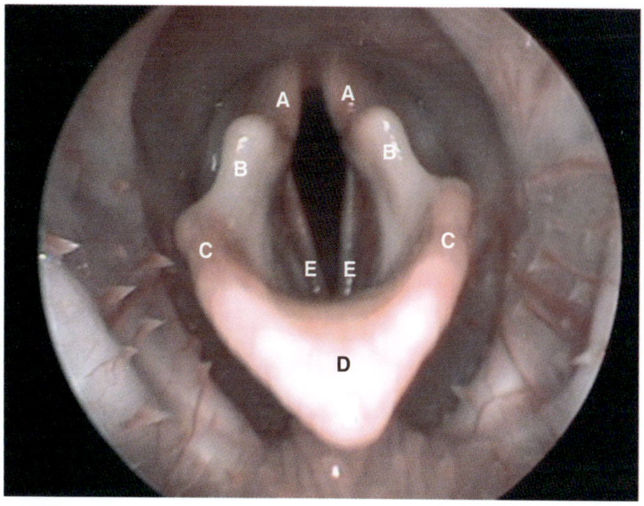

Figura 141.1 *A.* Processos cuneiformes. *B.* Processos corniculados. *C.* Pregas aeriepiglóticas. *D.* Epiglote. *E.* Pregas vocais.

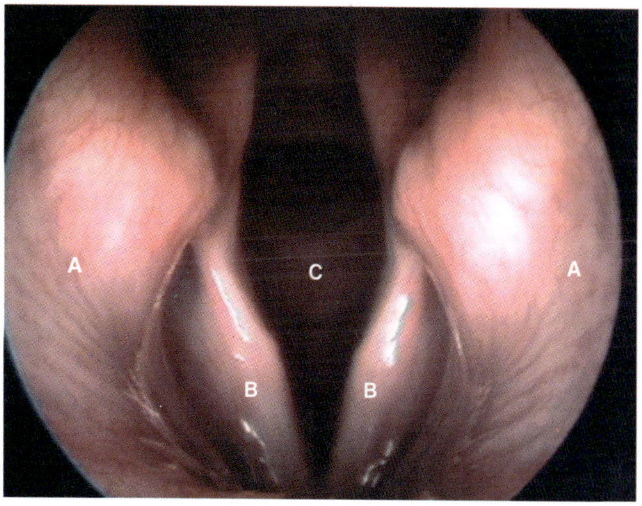

Figura 141.2 *A.* Aritenoide direita e esquerda. *B.* Pregas vocais. *C.* Traqueia.

▪ Traqueia

Após a visibilização da laringe, o endoscópio é introduzido adentrando a porção cervical, que se estende da laringe até a altura da primeira costela e a porção torácica, com início na altura da primeira costela até sua bifurcação denominada carina, de onde se divide em brônquios principais (Figura 141.5).[2,3,6–9] A traqueia é o órgão de continuidade da laringe, que se estende em formato tubular e flexível da cartilagem cricoide até a carina.[12] São cerca de 35 a 45 anéis cartilaginosos em formato de C, conectados por ligamentos fibroelásticos, possibilitando tal flexibilidade. Sua abertura dorsal é ligada por uma membrana, que consiste em músculo traqueal, mucosa e adventícia.[13] A mucosa normal da traqueia é róseo-clara e é possível visibilizar sua vascularização; porém, em casos em que há edema, a mucosa pode apresentar coloração mais esbranquiçada e sua vascularização não é observada claramente. Durante o exame é importante avaliar se há hiperemia, achatamento dos anéis traqueais, além do tipo e da quantidade de secreções, corpos estranhos e proliferações teciduais (Figuras 141.6 e 141.7). Em alguns casos é possível evidenciar pequenos nódulos esbranquiçados que podem caracterizar processo crônico.[3,6,9]

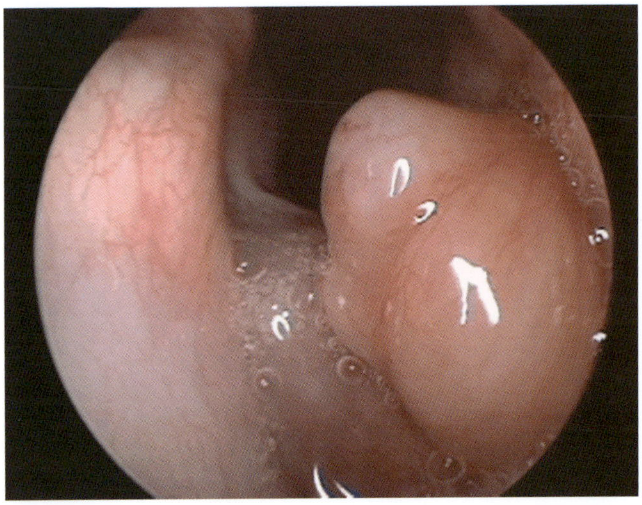

Figura 141.3 Proliferação tecidual em aritenoide do lado esquerdo.

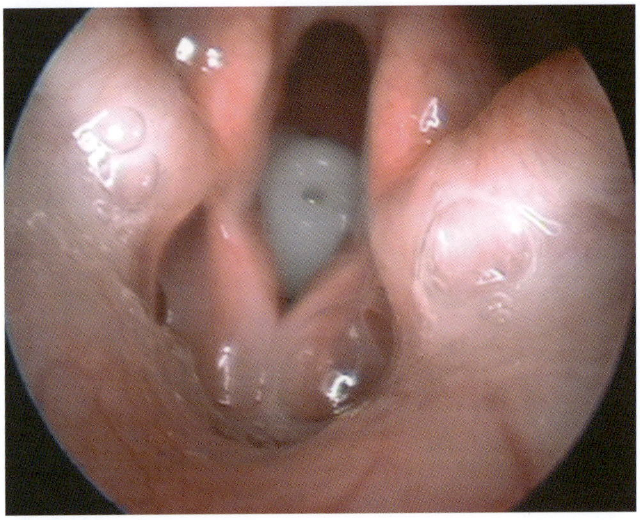

Figura 141.4 Corpo estranho localizado na laringe e entrada da traqueia.

▪ Brônquios

A técnica broncoscópica depende do tipo de aparelho utilizado e o decúbito em que o paciente estará posicionado.[9] Para realizar este exame é muito importante estar familiarizado com a anatomia transbrônquica,[2,3,6,9] e sua nomenclatura é bem descrita no cão.[2,14] O pulmão do lado esquerdo é menor e se divide em dois lobos: cranial e caudal. O lado direito é dividido em quatro lobos: cranial, médio, caudal e intermediário.[15] Após avaliar as traqueias cervical e torácica, o broncoscópio é cuidadosamente introduzido pela carina, adentrando os brônquios principais direito ou esquerdo.[2,3,9] O endoscópio deve ser manipulado por todos os brônquios lobares, porém não deve ser introduzido sem segurança. É muito importante respeitar as limitações e condições do animal; por isso, este exame deve ter sempre uma equipe formada por anestesista experiente e auxiliar. Na maioria das vezes, inicia-se a avaliação pelo lado direito. Em casos normais, a partir do brônquio principal direito, são visibilizados os orifícios correspondentes aos lobos médio, caudal, intermediário e parte do cranial. O broncoscópio é introduzido em direção aos segmentos distais, iniciando a avaliação do brônquio intermediário e, em seguida, do brônquio caudal. O aparelho é retraído e posicionado para ser introduzindo no brônquio médio e no cranial. Após avaliação do lado direito, o broncoscópio é posicionado sobre a carina e inserido no lado esquerdo. Do brônquio principal esquerdo, nos casos normais, é possível visibilizar os orifícios correspondentes ao lobo caudal e suas subdivisões em lateral dorsal e ventral. Conforme o aparelho vai avançando, os orifícios ficam mais evidentes. Após o retorno, o equipamento é posicionado para ser introduzido no brônquio cranial esquerdo.[2,9,16] Finalizando a avaliação brônquica, o aparelho é novamente posicionado sobre a carina, vem sendo retraído e, novamente, são reavaliadas estruturas como traqueia e laringe.[3,9,16] A mucosa da árvore brônquica normal é de coloração róseo-clara e pode haver muco em pouca quantidade.[2,9] Durante a avaliação broncoscópica é possível avaliar o tipo, estimar a quantidade e a coloração de secreções, hiperemia e colapso (Figura 141.8) ou dilatação brônquica, corpos estranhos e proliferações teciduais.

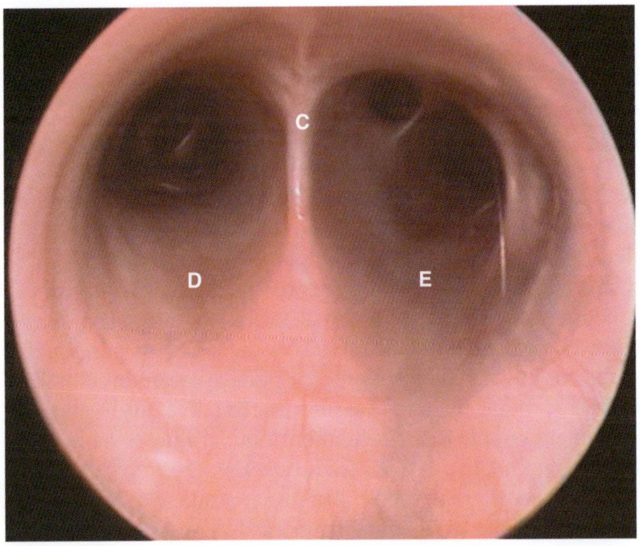

Figura 141.5 Imagem da carina (*C*) e entrada para brônquios principais direito (*D*) e esquerdo (*E*).

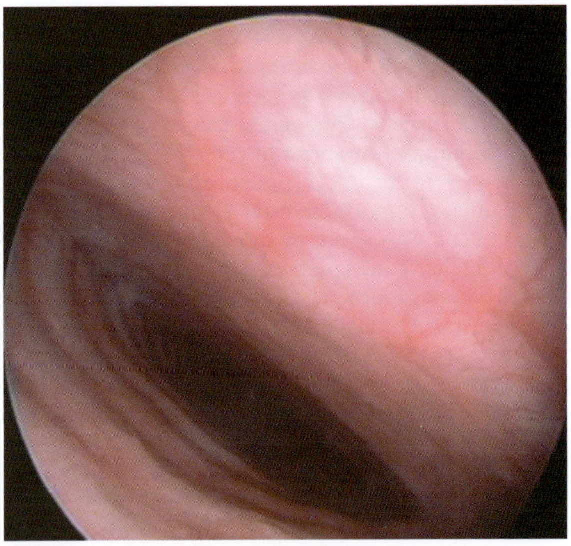

Figura 141.6 Imagem de traqueia de cão com achatamento em anéis ou colapso traqueal grau IV.

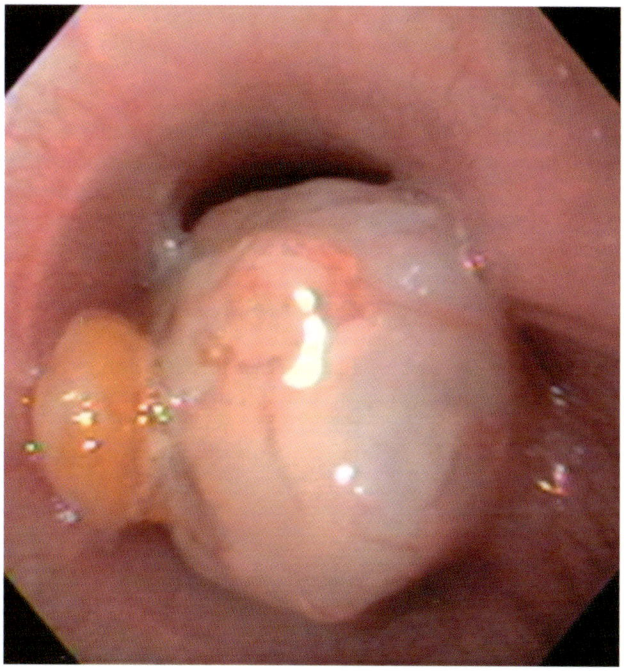

Figura 141.7 Imagem de proliferação tecidual intraluminal em traqueia de cão.

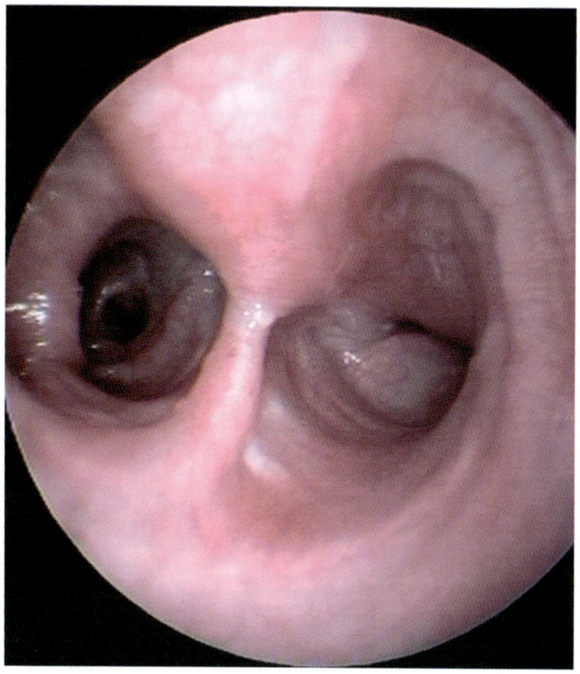

Figura 141.8 Imagem de colapso brônquico esquerdo.

■ Referências

1. Kuenh NF, Hess RS. Bronchoscopy. In: King, LG. Textbook of respiratory disease in dogs and cats. 1st ed. St. Louis: Saunders; 2004. p. 112-8.
2. Johnson LR. Small animal bronchoscopy. Vet Clin North Am Small Anim Pract. 2001;31(4):691-795.
3. Mckiernan BC. Bronchoscopy. In: McCarthy, TC. Veterinary endoscopy for the small animal practioner. 1st ed. St. Louis: Elsevier; 2005. p. 201-27.
4. Passos RFB, Aquino JO, Oliveira GGS, Sanchez RC, Maniscalco CL. Viabilidade da inspeção traqueobrônquica por videoendoscopia em cães. Braz J Vet Res Anim Scie. 2004;41:343-8.
5. Negri EM, Pedreira WL. Lavado bronco alveolar e biopsia transbrônquica. In: Pedreira L, Jacomeli M. 1ª ed. São Paulo: Atheneu; 2005. p. 163-72.
6. Miller CJ. Approach to the respiratory patient. Vet Clin North Am Small Anim Pract. 2007;37(5):861-78.
7. Roudebush P. Tracheobroncoscopy. Vet Clin North Am Small Anim Pract. 1990;20:1297-314.
8. Manson RA, Johnson LR. Tracheal collapse. In: King, LG. Textbook of respiratory disease in dogs and cats. 1st ed. St. Louis: Saunders; 2004. p. 346-55.
9. Venker-van Haagen AJ. Ear nose, throat, and tracheobronchial diseases in dogs and cats. 1st ed. Hannover: Schlütersche Verlagsgesellsshaft; 2005. p. 121-207.
10. Sasaki CT, Kim YH. Anatomy and physiology of the larynx. In: Snow JR. Ballenger JJ. Ballenger's otorhinolaryngology head e neck surgery. 16th ed. Hamilton: BC Decker; 2003. p. 1090-109.
11. Lusk RP. Congenital anomalies of the larynx. In: Snow JR, Ballenger JJ. Ballenger's otorhinolaryngology head e neck surgery. 16th ed. Hamilton: BC Decker; 2003. p. 1048-72.
12. Fingland RB. Traqueia. In: Bojrab MJ. Técnicas atuais em cirurgia de pequenos animais. 3ª ed. São Paulo: Roca; 2005. p. 323-32.
13. Ettinger SJ, Kantrowitz B, Brayley K. Doenças da traqueia. In: Ettinger SJ, Feldman E. Tratado de medicina interna veterinária. 5ª ed. 2. Rio de Janeiro: Guanabara Koogan; 2004. p. 1096-112.
14. Amis T, McKiernan BC. Systematic identification of endobronchial anatomy during bronchoscopy in the dog. Am J Vet Res. 1986;47:2649-65.
15. Hare WCD. Sistema respiratório do carnívoro. In: Sisson e Grossman: anatomia dos animais domésticos. vol. 2. 5ª ed. Rio de janeiro: Guanabara Koogan; 1986. p. 1465-80.
16. Padrid PA, McKiernan BC. Tracheobronchoscopy of the dog and cat. In: Tams TR (editor). Small animal endoscopy. 2nd ed. St. Louis: Mosby; 1999.

142 Lavado Broncoalveolar por Broncoscopia

Fernanda de Assis Bueno Auler, Franz Naoki Yoshitoshi

Introdução

O lavado broncoalveolar (LBA) é considerado uma técnica diagnóstica muito utilizada para coletar amostras provenientes de brônquios e alvéolos. Dependendo de sua indicação, o material coletado pode ser encaminhado para cultura e avaliação citológica, seu benefício se torna maior quando associado à biopsia transbrônquica.[1-4] Contudo, deve-se respeitar um padrão durante a coleta do LBA para não se perder a positividade diagnóstica, a segurança do método e a capacidade comparativa dos dados.[3,5] É instilada solução fisiológica aquecida e estéril no interior dos brônquios em quantidade suficiente para trazer material rico em células e outros componentes da árvore brônquica e dos alvéolos. O LBA é comumente utilizado em conjunto com a broncoscopia, porém existem técnicas descritas sem a utilização do procedimento endoscópico.[2] Como vantagens, a broncoscopia possibilita visibilização direta das vias respiratórias, viabilizando, assim, a escolha do local para realização do LBA, a aspiração de maior volume do fluido instilado, bem como secreções já existentes, além de ser técnica segura e minimamente invasiva. É possível realizar a coleta de citologia esfoliativa e biopsia durante o mesmo procedimento. As células coletadas por meio do LBA são representadas de acordo com sua localização nas vias respiratórias.[6]

Técnica

Para realização do LBA por broncoscopia, o aparelho deve estar desinfetado ou esterilizado conforme as instruções do fabricante. Deve-se ter cuidado no momento de sua inserção, a fim de evitar a contaminação pela cavidade oral.[7] O endoscópio é inserido e posicionado no interior do segmento brônquico específico ou do local previamente selecionado de acordo com os exames de imagem ou pelo exame broncoscópico inicial, que deve ser realizado sempre anteriormente ao LBA, pois a solução salina instilada pode interferir na visibilidade adequada. Quando não for possível determinar o local, o lavado deve ser realizado em ambos os lados e, de preferência, no lobo médio direito e na porção caudal do lobo cranial esquerdo.[1,8] Alguns autores sugerem que seja feito o lavado de todos os segmentos lobares para obter maior quantidade de material e, consequentemente, aumentar a possibilidade diagnóstica;[2] porém, isso nem sempre é possível, devido às condições do paciente.

Existem algumas técnicas descritas para a realização do lavado por meio do broncoscópio, entre elas: instilar a solução diretamente pelo canal de trabalho estéril e aspirar pela mesma seringa o conteúdo; por meio da utilização de um frasco coletor próprio (broncocoletor), conectado por um tubo de silicone no broncoscópio, onde o fluido é instilado, também pelo canal de trabalho, e aspirado por este, ficando o lavado retido no coletor; instilar solução salina por meio de cateter endoscópico estéril, o qual será inserido pelo canal de trabalho do aparelho e a solução será aspirada por meio deste.

O volume de solução salina a ser instilado ainda não foi padronizado tanto em medicina veterinária como em medicina humana. Para pacientes humanos são instilados cerca de 100 a 300 mℓ em cada lobo.

Em cães, alguns autores recomendam instilar 2 a 5 mℓ/kg em cada segmento pulmonar; independentemente da quantidade do volume, o conteúdo deve ser aspirado antes de realizar novas coletas e as seringas já devem estar preparadas.[8] Outros autores recomendam entre 10 e 20 mℓ, dependendo do tamanho do paciente e, se possível, repetir o procedimento de lavagem.[2] Para cães com menos de 8 kg ou gatos, autores indicam 10 mℓ em cada lobo; se possível, deve-se repetir a lavagem após a aspiração cerca de quatro a cinco vezes.[2] Cerca de 40 a 90% da solução instilada normalmente são recuperados. Em gatos, alguns autores recomendam instilar de 3 a 5 mℓ/kg de solução fisiológica aquecida e aplicar por via subcutânea 0,01 mg de terbutalina, 2 a 3 vezes/dia, com início de 12 a 24 h antes do exame, a fim de limitar a dessaturação da hemoglobina durante o procedimento. A dose final deve ser aplicada entre 2 e 4 h antes da coleta.[4]

O fluido não aspirado, tanto em cães como em gatos, é reabsorvido na maioria dos casos.[2,8,9] O volume em *bolus* é limitado pelo volume pulmonar, para evitar barotrauma.[2] Em veterinária são raras as complicações referentes ao LBA, porém são citados barotrauma, estimulação reflexa, infiltrados pulmonares secundários, tosse, febre, bacteriemia, hemorragia e infecção.

Referências

1. McKiernan BC. Bronchoscopy. In: McCarthy TC. Veterinary endoscopy for the small animal practioner. 1st ed. St. Louis: Elsevier; 2005. p. 201-27.
2. Hawkins EC. Bronchoalveolar lavage. In: King LG. Textbook of respiratory disease in dogs and cats. 1st ed. St. Louis: Saunders; 2004. p. 118-28.
3. Negri EM, Pedreira Jr W. Lavado broncoalveolar e biópsia transbrônquica. In: Wilson L. Pedreira Jr; Marcia Jacomelli (Org.). Broncoscopia diagnóstica e terapêutica. 1a ed. São Paulo: Atheneu, 2005, v. 1, p. 163-74.
4. Johnson LR, Drazenovich T. Flexible bronchoscopy and bronchoalveolar lavage in 68 cats. J Vet Intern Med. 2007;21:219-25.
5. Klech H, Hutter C. Clinical guidelines and indications for bronchoalveolar lavage: Report of the European Society of Pneumology Task Group of BAL. Eur Respir J. 1990;3:937.
6. Hawkins EC, Denicola DB, Kuehn NF. Bronchoalveolar lavage in the evaluation of pulmonary disease in the dog and cat. J Vet Intern Med. 1990;4:267-74.
7. Venker-van Haagen, AJ. Ear, nose, throat, and tracheobronchial diseases in dogs and cats. 1st ed. Hannover: Schlütersche Verlagsgesellsshaft; 2005. p. 121-207.
8. Padrid, PRN. Pulmonary diagnostics. Vet Clin North Am Small Anim Practic. 2000;30(6):1187-204.
9. Miller CJ. Approach to the respiratory patient. Vet Clin Small Anim. 2007;37:861-78.

143 Testes Diagnósticos e Procedimentos para a Cavidade Pleural

Denise Maria Nunes Simões, Khadine Kazue Kanayama

Introdução

As alterações encontradas na cavidade pleural em cães e gatos podem ocorrer em função de acúmulo de líquido (efusão pleural), ar (pneumotórax) ou, até mesmo, existência de órgãos abdominais (ruptura diafragmática) e massas no espaço pleural.

As manifestações clínicas relacionadas com as doenças da cavidade pleural originam-se da dificuldade na expansão normal dos pulmões.

Nas doenças da cavidade pleural ocorre o desenvolvimento de hipoxemia; portanto, medidas emergenciais necessárias devem ser adotadas antes de se aplicarem métodos diagnósticos.[1] No paciente instável, o primeiro passo para o sucesso da terapia é sua estabilização por meio da suplementação de oxigênio e da diminuição da ansiedade. A oxigenoterapia pode ser realizada por diferentes métodos (saco plástico, máscara, colar elisabetano, cateter nasal, gaiola de oxigênio, entre outros) e a escolha de uma dessas opções está na dependência da tolerabilidade do paciente[2] (Figuras 143.1 a 143.4). Após a estabilização, outros procedimentos podem ser realizados com finalidade diagnóstica.

O exame físico, utilizando-se auscultação e percussão torácica, possivelmente complementado por ultrassonografia, pode auxiliar a determinar se existe líquido, ar, massa ou órgãos na cavidade pleural.

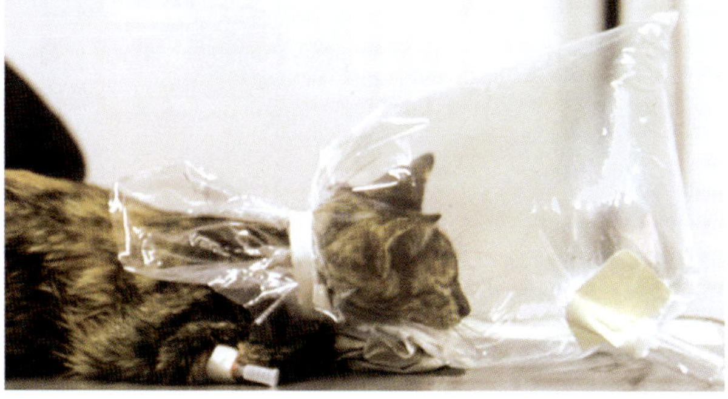

Figura 143.1 Realização de oxigenoterapia em gato (saco plástico). (Cedida por Ricardo Duarte.)

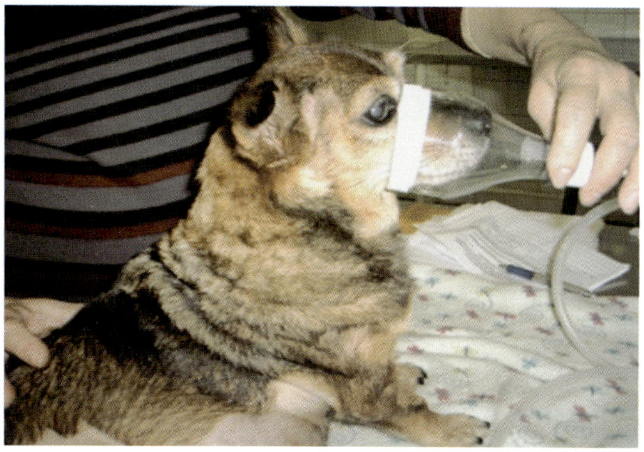

Figura 143.2 Realização de oxigenoterapia em cão (máscara). (Cedida pelo Serviço do Pronto Atendimento Médico de Pequenos Animais do Hospital Veterinário da Faculdade de Medicina Veterinária e Zootecnia da Universidade de São Paulo.)

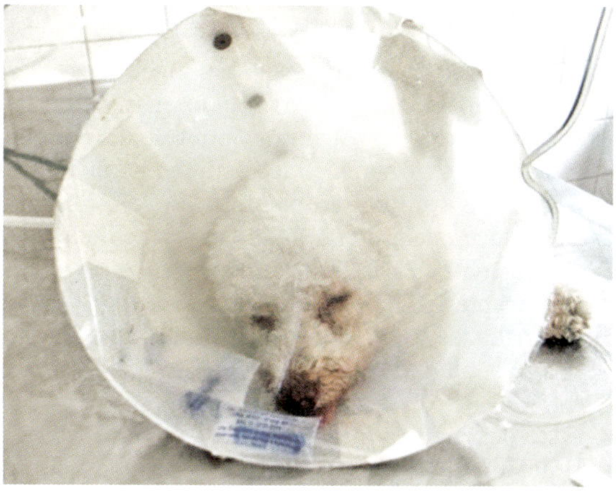

Figura 143.3 Realização de oxigenoterapia em cão (colar elisabetano). A fonte de oxigênio é colocada dentro do colar. Há aberturas na porção superior para a saída de ar quente. Gelo para resfriar o ambiente interno. (Cedida pelo Serviço do Pronto Atendimento Médico de Pequenos Animais do Hospital Veterinário da Faculdade de Medicina Veterinária e Zootecnia da Universidade de São Paulo.)

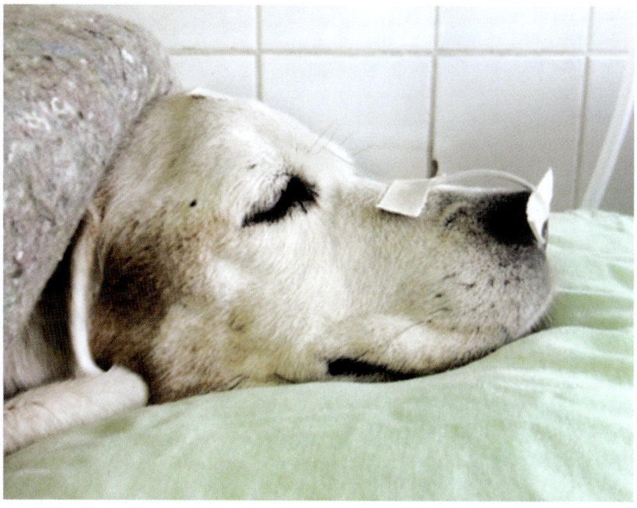

Figura 143.4 Realização de oxigenoterapia em cão (cateter nasal). (Cedida pelo Serviço do Pronto Atendimento Médico de Pequenos Animais do Hospital Veterinário da Faculdade de Medicina Veterinária e Zootecnia da Universidade de São Paulo.)

Exames de imagem para avaliação da cavidade pleural

Radiografia torácica

No exame radiográfico da cavidade pleural podemos evidenciar alterações tanto da pleura quanto da cavidade pleural.[3] Em condições normais, a pleura não é visível por meio radiográfico, não sendo possível a distinção individual dos lobos pulmonares. Essas alterações incluem o espessamento pleural, a efusão pleural e o pneumotórax. O espessamento pleural assume o aspecto de uma linha delgada de densidade líquida entre os lobos pulmonares. O líquido pleural é visível no exame radiográfico, após o acúmulo de aproximadamente 50 a 100 mℓ de fluido na cavidade pleural, dependendo do porte do animal. À medida que o líquido se acumula, os lobos pulmonares sofrem retração e as bordas ficam arredondadas (Figura 143.5). O líquido confunde-se com o coração e o diafragma, mascarando suas margens. Quanto mais o líquido se acumular, mais anormalmente denso o parênquima pulmonar aparecerá, em consequência da expansão incompleta, e, eventualmente, ocorre o colapso dos lobos pulmonares. A avaliação radiográfica criteriosa das estruturas intratorácicas, incluindo pulmões, coração, diafragma e mediastino, não pode ser efetuada em animais com efusão pleural até que o líquido seja removido. Esse procedimento geralmente aguarda a estabilização do paciente e, preferencialmente, deve ser realizado após a toracocentese. As projeções laterais, direita e esquerda, devem ser avaliadas, além da projeção ventrodorsal, a fim de melhorar a sensibilidade de detecção de massas e metástases (Figura 143.6).

No caso de ruptura diafragmática, pode-se evidenciar perda do detalhe da cavidade torácica e da linha diafragmática, indefinição da silhueta cardíaca, deslocamento de campos pulmonares, colapso de lobo pulmonar, efusão pleural, fraturas de costelas e deslocamento de alças intestinais repletas de gases, além de outras estruturas da cavidade abdominal, tais como fígado, baço e estômago, para a cavidade torácica[4,5] (Figura 143.7).

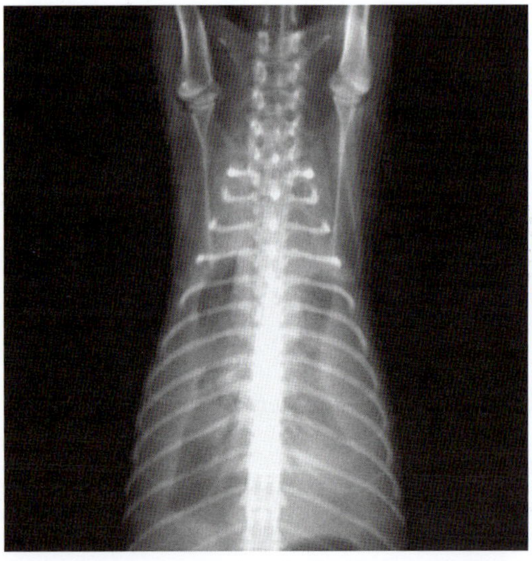

Figura 143.5 Projeção ventrodorsal: efusão pleural com acentuada retração pulmonar. (Cedida pelo Serviço de Diagnóstico por Imagem do Hospital Veterinário da Faculdade de Medicina Veterinária e Zootecnia da Universidade de São Paulo.)

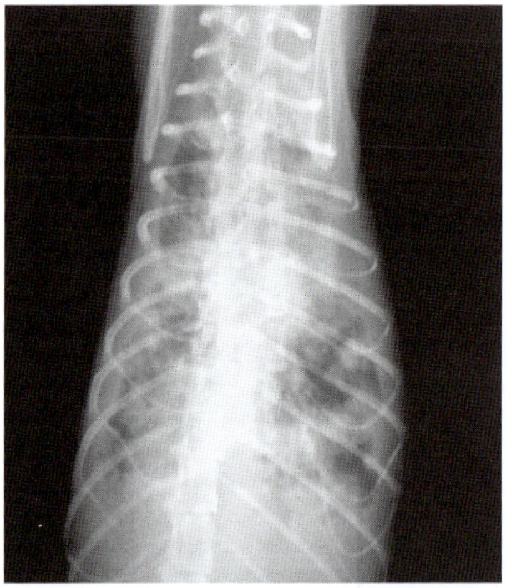

Figura 143.6 Projeção ventrodorsal: efusão pleural e nódulos no parênquima pulmonar. (Cedida pelo Serviço de Diagnóstico por Imagem do Hospital Veterinário da Faculdade de Medicina Veterinária e Zootecnia da Universidade de São Paulo.)

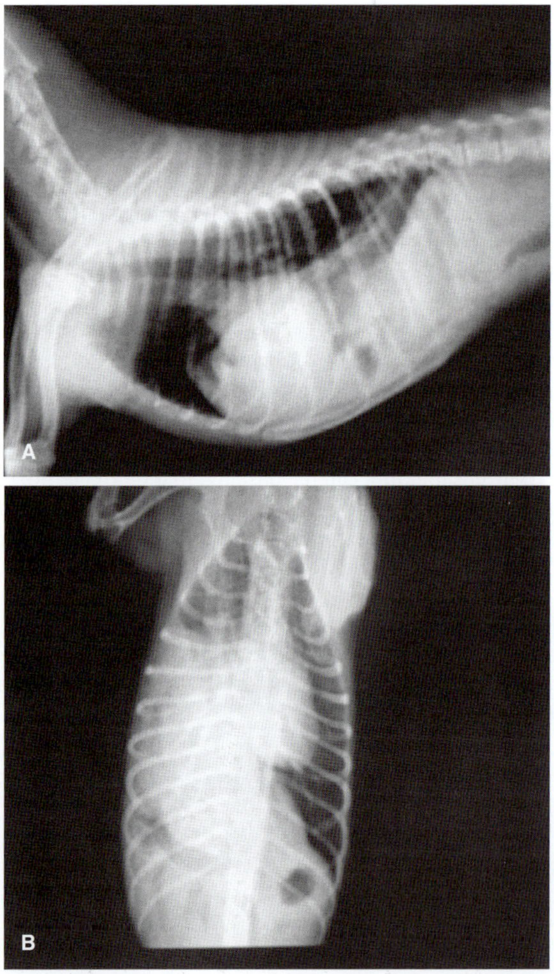

Figura 143.7 Nas projeções laterolateral (**A**) e ventrodorsal (**B**) há descontinuidade do diafragma com protrusão do fígado, segmentos intestinais para a porção caudal do hemitórax direito, com deslocamento dorsolateral esquerdo da silhueta cardíaca e compressão parcial do campo pulmonar mediocaudal direito. (Cedida pelo Serviço de Diagnóstico por Imagem do Hospital Veterinário da Faculdade de Medicina Veterinária e Zootecnia da Universidade de São Paulo.)

O pneumotórax pode ser diagnosticado pela radiografia simples; porém, a causa muitas vezes não pode ser determinada por esse exame, com exceção do pneumotórax traumático.[3] Deve-se sempre lembrar que no paciente dispneico a radiografia torácica deve ser realizada somente após sua estabilização, por meio da toracocentese. No caso do pneumotórax, em que existe ar livre no espaço pleural, pode-se observar densidade ar sem vasos ou vias respiratórias entre os lobos pulmonares e a parede torácica, o que caracteriza hemitórax brilhante e transparente. Esses achados radiográficos dependem do volume de ar intrapleural.[4] O coração geralmente fica elevado acima do esterno, com densidade ar entre essas estruturas[6] (Figura 143.8). A projeção em decúbito lateral é a mais recomendada, pois, geralmente, o pneumotórax é bilateral, mas, no caso de ser unilateral, a projeção dorsoventral é a mais importante, principalmente porque este posicionamento favorece a respiração, reduzindo o desconforto durante o exame. As projeções laterais podem auxiliar na identificação de pequenos volumes de ar intrapleural. As exposições, ao final da expiração, acentuam os achados do pneumotórax.[4]

Os linfonodos esternais estão localizados junto ao esterno, próximo à entrada torácica, na altura da primeira à terceira vértebra (Figura 143.9). O aumento do linfonodo é observado nas projeções laterais e tem aspecto de lesão expansiva discreta. Os linfonodos hilares estão localizados na base do coração, em torno da carina traqueal. O infarto é observado como opacidade generalizada de tecidos moles na região peri-hilar, sendo mais facilmente identificado em projeção lateral.[6]

As mudanças radiográficas na torção do lobo pulmonar (TLP) são variáveis, dependendo do volume de fluido pleural, da existência ou não de doença preexistente e da duração da torção. O achado mais consistente é a efusão pleural acompanhada por lobo pulmonar opacificado. Inicialmente, há broncogramas aéreos no lobo torcido, que, eventualmente, desaparecem com o lúmen brônquico preenchido por sangue e fluido. A ocorrência de lobo pulmonar radiopaco não inflado que persiste após a remoção do fluido pleural deveria aumentar as suspeitas de TLP. As radiografias posicionais utilizando feixe de raios X horizontal (decúbito lateral ou ventrodorsal verticalmente) são geralmente úteis.[7]

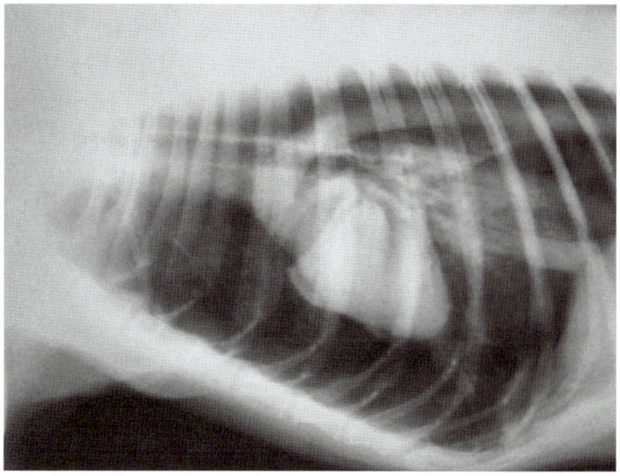

Figura 143.8 Projeção laterolateral: grande quantidade de ar no espaço pleural, evidenciando o coração elevado. (Cedida pelo Serviço de Diagnóstico por Imagem do Hospital Veterinário da Faculdade de Medicina Veterinária e Zootecnia da Universidade de São Paulo.)

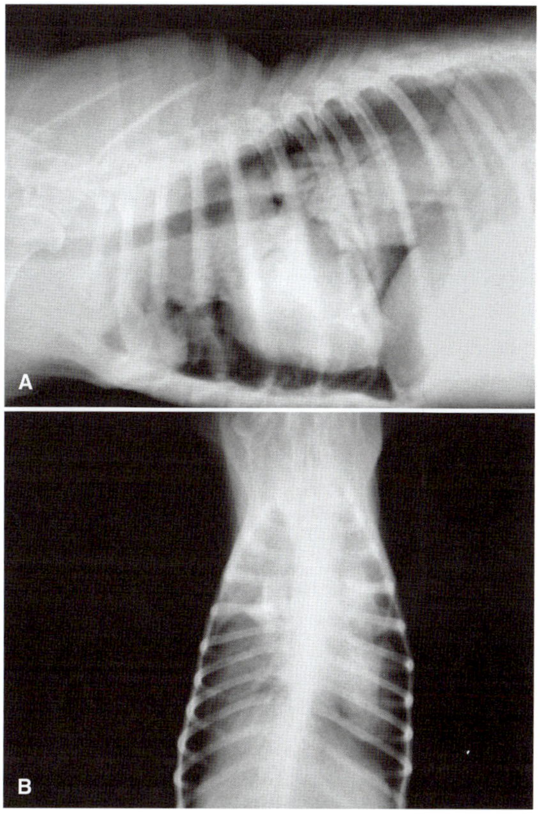

Figura 143.9 Aumento de linfonodo esternal. Existência de ar no espaço pleural. **A.** Projeção laterolateral. **B.** Projeção ventrodorsal. (Cedida pelo Serviço de Diagnóstico por Imagem do Hospital Veterinário da Faculdade de Medicina Veterinária e Zootecnia da Universidade de São Paulo.)

Ultrassonografia torácica

A ultrassonografia está indicada na avaliação diagnóstica de cães e gatos com efusão pleural, na avaliação da pleura e na pesquisa de massas, ruptura diafragmática, torção de lobo pulmonar e cardiopatia, em que avaliamos a função cardíaca, a função e as lesões valvares, as anormalidades cardíacas congênitas e a ocorrência de efusão pericárdica. Pode ser utilizada para o diagnóstico de pneumotórax e é indicada como ferramenta de triagem rápida em pacientes extremamente dispneicos.[8,9] Ela também pode ser usada para guiar as biopsias e direcionar a posição do escalpe ou cateter durante o procedimento de toracocentese.[6,9,10]

O animal deve ser posicionado preferencialmente em decúbito lateral ou esternal. O decúbito dorsal é indicado apenas para pacientes estáveis. O transdutor pode ser posicionado utilizando a janela intercostal ou borda trans-hepática.[9] O líquido pleural funciona como uma janela acústica e, por esta razão, a ultrassonografia deve ser realizada antes da drenagem torácica (Figura 143.10). Se houver efusão pleural e ela for anecoica, pode-se tratar de transudato, transudato modificado ou efusão quilosa. Se for ecogênica, existem células, fibrinas e/ou proteínas; pode tratar-se de provável exsudato, efusão hemorrágica ou efusão neoplásica.[9]

O espessamento da pleura é representado por uma superfície irregular e pode ser indicativo de pleurite, doença pleural neoplásica ou casos de efusões pleurais crônicas.[4]

Em casos de suspeita de ruptura diafragmática, a ultrassonografia do tórax pode avaliar a integridade do diafragma e do abdome cranial, por meio da qual é possível definir as bordas de estruturas de tecidos moles, tais como baço e fígado,

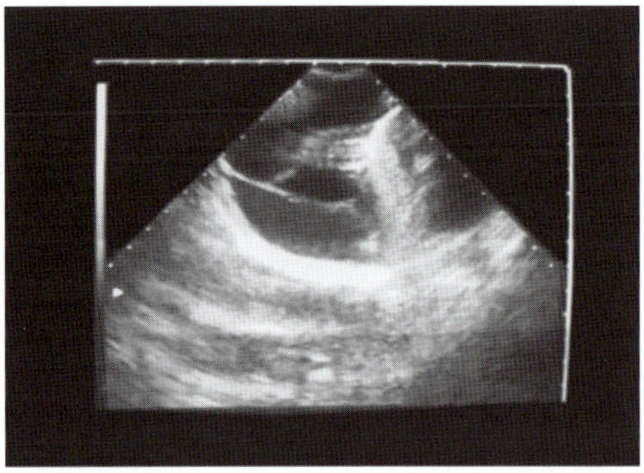

Figura 143.10 Ultrassonografia torácica de gato. Ocorrência de efusão pleural. Visibilização do ligamento frênico. (Cedido pelo Serviço de Diagnóstico por Imagem do Hospital Veterinário da Faculdade de Medicina Veterinária e Zootecnia da Universidade de São Paulo.)

que atravessam o diafragma.[4,11] A descontinuidade do diafragma ou margem cranial irregular ou assimétrica hepática é um achado comum em animais com ruptura diafragmática. O deslocamento dos órgãos abdominais para a cavidade torácica confirma o diagnóstico e, normalmente, estes são visibilizados lateralmente ao coração. É extremamente importante diferenciar um pulmão consolidado ("hepatização") do fígado.[9]

Tomografia

A tomografia computadorizada (TC) tornou-se uma importante ferramenta para a avaliação diagnóstica dos distúrbios da cavidade pleural e do mediastino. Para a realização desse exame, os animais, geralmente, devem ser submetidos à anestesia geral e posicionados em decúbito ventral ou dorsal, a fim de evitar a ocorrência de atelectasia.[3] As indicações diagnósticas da TC são as mesmas da radiografia e da ultrassonografia torácica. As maiores vantagens da TC sobre a radiografia torácica incluem: melhor distinção de contraste e melhor caracterização e delineamento de estruturas e lesões, o que ajuda a diferenciar estruturas sólidas, císticas, calcificadas e vasculares, gordura e formas de cortes que eliminam as sobreposições de estruturas mediastinais.[12]

Toracocentese

A toracocentese é o procedimento realizado para a drenagem do líquido pleural, com finalidade diagnóstica e evacuadora, promovendo conforto respiratório ao paciente. Esse procedimento deve ser realizado antes do exame de imagem radiográfica do tórax nos animais com desconforto respiratório e suspeita de efusão pleural. A drenagem da efusão, mesmo que em volume pequeno, pode melhorar significativamente a capacidade ventilatória do animal, favorecendo sua manipulação com maior segurança.[4] Antes da toracocentese deve ser feita tricotomia ampla em ambos os hemitórax, seguida de antissepsia adequada. O animal deve ser posicionado na posição de decúbito esternal ou em estação, podendo haver a necessidade, em alguns casos, de sedação para diminuir a ansiedade ou facilitar sua manipulação. Pode ser feita, ainda, anestesia local de lidocaína a 2%, infiltrando-se cerca de 1 a 2 mℓ no tecido subcutâneo e nas camadas musculares. Em cães de porte pequeno e gatos, podemos utilizar o escalpe ou *butterfly* (21 a 23G) ou cateter (22 a 24G) para drenagem do fluido. Nos cães de grande porte, o tamanho do cateter pode ser 16 a 18G. A posição para colocação do escalpe ou cateter é geralmente do sétimo ao nono espaço intercostal do lado direito ou esquerdo, abaixo da junção costocondral.[13] A colocação é feita em um ângulo de 90° e, no caso do escalpe, após a perfuração da pleura, posiciona-se o mesmo paralelo às costelas, a fim de que não ocorra lesão do parênquima pulmonar após a retirada do líquido, o que poderia desencadear a formação iatrogênica de hemotórax ou pneumotórax. Já o cateter pode ser mantido na mesma angulação de entrada, pois o material que fica em contato com o tecido pulmonar é não traumático. É importante lembrar que se deve evitar a colocação do escalpe ou cateter próximo à face caudal do espaço intercostal, devido à existência da artéria intercostal, além da veia e do nervo. Acopla-se o escalpe ou o cateter a uma torneira de três vias, que, em uma de suas extremidades, estará unida a uma seringa de 10 ou 20 mℓ e, na outra, acopla-se um equipo que está conectado a um frasco de soro vazio. Esse procedimento facilita a drenagem do líquido, sem que ocorra a entrada de ar do meio externo para a cavidade torácica, e ainda possibilita a mensuração do volume de fluido retirado (Figura 143.11). Podem-se também utilizar os sugadores a vácuo (Figura 143.12). Nos distúrbios de sangramento (coagulopatias), a toracocentese é contraindicada. Se a efusão hemorrágica é a causa do grande desconforto respiratório, o benefício excede o risco de hemorragia. Deve-se, quando possível, corrigir o distúrbio de coagulação primeiro, realizando a transfusão de plasma ou de sangue total fresco e a aplicação de vitamina K. A toracocentese também pode ser indicada nos quadros de pneumotórax (acúmulo de ar no espaço pleural): o animal deve ficar posicionado em decúbito lateral direito ou esquerdo e, geralmente, coloca-se o cateter nas porções mais dorsais do tórax ou no local mais indicado pelo exame de imagem (radiografia torácica). A confirmação de que o local para a realização do procedimento está correto é a retirada de ar pela seringa sem nenhum tipo de resistência. O término da toracocentese será indicado quando ocorrer resistência durante a tração do êmbolo da seringa, associada à melhora do padrão respiratório.

Toracoscopia e toracotomia

A toracoscopia é utilizada como ferramenta diagnóstica e terapêutica em medicina humana e veterinária. Ela fornece acesso minimamente invasivo da cavidade torácica, com magnificação das estruturas e das mudanças patológicas associadas.[14,15]

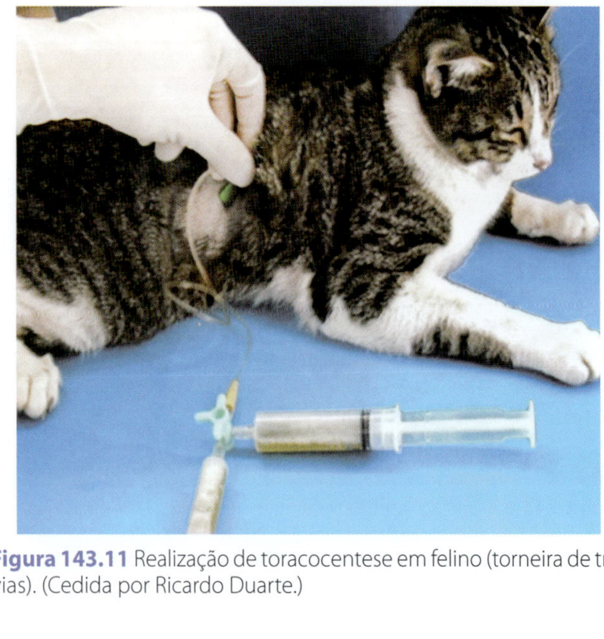

Figura 143.11 Realização de toracocentese em felino (torneira de três vias). (Cedida por Ricardo Duarte.)

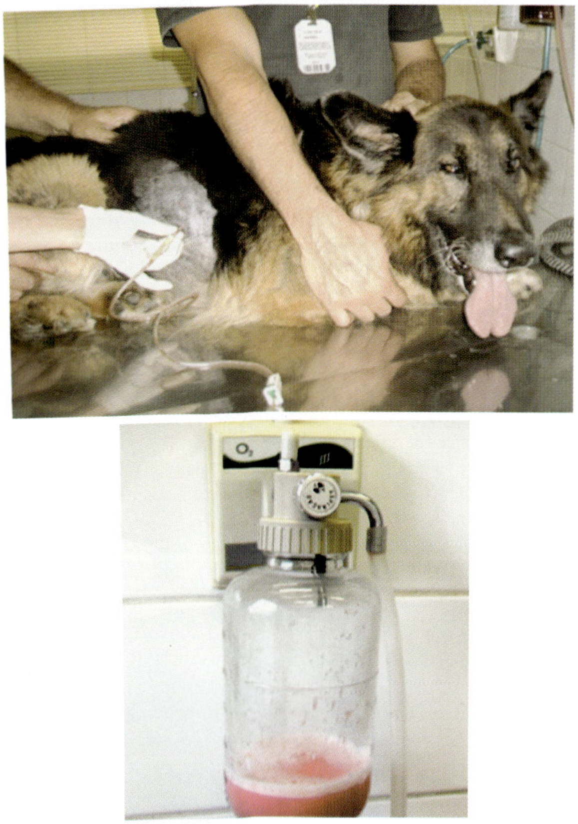

Figura 143.12 Realização de toracocentese em cão com sugador a vácuo. (Cedida pelo Serviço do Pronto Atendimento Médico de Pequenos Animais do Hospital Veterinário da Faculdade de Medicina Veterinária e Zootecnia da Universidade de São Paulo.)

Suas indicações incluem investigação (exploração e biopsia) e tratamento das doenças pleurais, mediastinais, pulmonares e pericárdicas.

As principais indicações da toracoscopia relacionadas com as doenças pleurais são: nas efusões pleurais recorrentes, cuja causa não puder ser estabelecida por meio de exame citológico ou de cultura; no pneumotórax espontâneo (diagnóstico, etiologia, localização e correção); no piotórax (diagnóstico, etiologia, lavagem da cavidade pleural, desbridamento de fibrina e material necrosado); no quilotórax (diagnóstico, inspeção, ligadura do ducto torácico e pericardectomia); na administração de talco (pleurodese); nas rupturas de diafragma (avaliação diafragmática e reparação); nas massas pleurais, mediastinais e linfonodos (diagnóstico e biopsia); e na torção de lobo pulmonar (diagnóstico e tratamento).[14–17] As contraindicações para esse procedimento estão associadas a trauma agudo e a situações em que o paciente não puder ser submetido à anestesia geral.[16]

As possíveis complicações incluem hemorragias, pneumotórax, complicações anestésicas e trauma pulmonar. Nesses casos, pode haver necessidade de realização de toracotomia.[17]

A toracotomia é a incisão cirúrgica da parede torácica, que pode ser realizada pela incisão entre as costelas (toracotomia intercostal ou lateral) ou pela abertura do esterno (esternotomia). A escolha da técnica depende da doença principal e das estruturas que precisam ser visibilizadas. A toracotomia exploratória é utilizada somente nos casos em que a causa da efusão pleural não pode ser encontrada por meio de exames laboratoriais, exames de imagem e/ou toracoscopia.[18]

Pleurodese

É definida como a produção de adesão entre a pleura parietal e a visceral. No ser humano é o tratamento de escolha para pneumotórax espontâneo e efusão pleural neoplásica, sendo geralmente realizado por abrasão mecânica (AM) ou esclerosantes químicos. Há pouca informação quantitativa para avaliação da eficácia da pleurodese em cães, mas ela pode ser realizada para tratamento de pneumotórax em cães com a infusão de sangue total autólogo.[19]

Para muitos pacientes com completa expansão pulmonar, a pleurodese fornece um tratamento paliativo eficaz da dispneia para casos de efusão pleural decorrentes de neoplasia. Entre as medicações aprovadas para a realização desse procedimento está o talco livre de asbestos. A administração de talco intrapleural está associada a resposta inflamatória sistêmica. Febre e dor torácica são achados clínicos comuns após pleurodese com talco e podem indicar resposta inflamatória apropriada. Complicações pulmonares graves incluem pneumonite e insuficiência respiratória aguda, bem como síndrome do desconforto respiratório agudo (SDRA).[20]

Sondas torácicas

A colocação do tubo ou cateter torácico é simples, de baixo custo e promove melhor drenagem, além de ser bem tolerada pelo animal. O animal é posicionado preferencialmente em decúbito esternal. A escolha do tamanho do tubo é baseada na largura do espaço intercostal do paciente, no diâmetro do brônquio principal ou na viscosidade do fluido pleural.

O uso de cateter de Teflon® apresenta algumas vantagens, tais como ser de material rígido e, portanto, resistente à compressão, o que facilita sua recolocação quando uma torção ocorre, e possibilitar a utilização de cateteres de diâmetros menores, mesmo com fluidos pleurais viscosos contendo fibrina.[21] Outros tipos de materiais têm sido frequentemente utilizados para os tubos torácicos que se mostram mais duráveis, mais flexíveis e que não determinam reação tecidual. Os tipos de plásticos flexíveis com um mandril para servir como guia são amplamente utilizados.

O tubo torácico deve entrar na pele por dois ou mais espaços intercostais (EIC), caudalmente ao local em que o tubo entra na cavidade torácica, a fim de minimizar o surgimento do pneumotórax, devido ao escape de ar ao redor do tubo. O local cirúrgico é preparado e uma pequena incisão é feita no terço dorsal do décimo ou do décimo primeiro EIC. O tubo é deslocado cranialmente, por meio de um túnel subcutâneo, e direcionado para dentro do espaço pleural, na altura do oitavo EIC. O tubo é avançado na direção cranioventral, paralela à parede torácica, por uma distância de 12 a 18 cm.[22]

Referências

1. Rozanski E, Chan DL. Approach to the patient with respiratory distress. Vet Clin Small Anim Pract. 2005;35:307-17.
2. Tseng LW, Waddell LS. Approach to the patient in respiratory distress. Clin Tech Small Anim Pract. 2000;15(2):53-62.
3. Johnson EG, Wisner ER. Advances in respiratory imaging. Vet Clin Small Anim Pract. 2007;37:879-900.
4. Fossum TW. Doenças pleurais e extrapleurais. In: Ettinger SJ, Feldman EC. Tratado de Medicina Interna Veterinária. vol. 2. Rio de Janeiro: Guanabara Koogan; 2004. p. 1159-73.
5. Minihan AC, Berg J, Evans KL. Chronic diaphragmatic hernia in 34 dogs and 16 cats. J Am Anim Hosp Assoc. 2004;40(1):51-63.

6. Nelson RW, Couto CG. Testes diagnósticos para a cavidade pleural. In: Nelson RW, Couto CG. Medicina interna de pequenos animais. 3ª ed. Rio de Janeiro: Elsevier; 2006. p. 311-21.
7. Hawkins EC, Fossum TW. Pleural effusion. In: Bonagura JD, Twedt DC. Kirk's current veterinary therapy XIV. St. Louis: Elsevier; 2009. p. 675-84.
8. Lisciandro GR, Lagutchik MS, Mann KA, Voges AK, Tiller Fosgate GT, Tiller EG *et al.* Evaluation of a thoracic focused assessment with sonography for trauma (TFAST) protocol to detect pneumothorax and concurrent thoracic injury in 145 traumatized dogs. J Vet Emerg Crit Care. 2008;18(3):258-69.
9. Larson MM. Ultrasound of the thorax (noncardiac). Vet Clin Small Anim Pract. 2009;39:733-45.
10. Miller CJ. Approach to the respiratory patient. Vet Clin Small Anim Pract. 2007;37:861-78.
11. Shaw SP. Thoracic trauma. In: Bonagura JD, Twedt DC. Kirk's current veterinary therapy XIV. St.Louis: Elsevier; 2009. p. 86-7.
12. Yoon J, Feeney DA, Cronk DE, Anderson KL, Ziegler LE. Computed tomographic evaluation of canine and feline mediastinal masses in 14 patients. Vet Radiol Ultrasound. 2004;45(6):542-6.
13. Hawkins EC. Rescuing patients in respiratory distress [abstract]. In: Proceedings of the North American Veterinary Conference (NAVC); 2006; Florida, Orlando; 2006. v. 20. p. 1297-9. Disponível em: http://www.ivis.org. Acesso em: 01 maio de 2008.
14. Kovac JR, Ludwing LL, Bergman PJ, Baer KE, Noone KE. Use of toracoscopy to determine the ethiology of pleural effusion in dogs and cats: 18 cases (1998-2001). Je Am Vet Med Assoc. 2002;221(7):990-4.
15. Monnet E. Interventional thoracoscopy in small animals. Vet Clin Small Anim Pract. 2009;39:965-75.
16. Schmiedt C. Small animal exploratory thoracoscopy. Vet Clin Small Anim Pract. 2009;39:953-64.
17. Radlinsky MG. Complications and need for conversion from thoracoscopy to thoracotomy in small animals. Vet Clin Small Anim Pract. 2009;39:977-84.
18. Fossum TW, Hedlund CS, Johnson AL, Schulz KS, Seim HB, Willard MD *et al.* Surgery of the lower respiratory system: lungs and thoracic wall. In: Fossum TW, Hedlund CS, Johnson AL, Schulz KS, Seim HB, Willard MD *et al.* Small animal surgery. 3rd ed. St. Louis: Elsevier; 2007. p. 867-95.
19. Merbl Y, Kelmer E, Shipov A, Golani Y, Segev G, Yudelevitch S *et al.* Resolution of persistent pneumothorax by use of blood pleurodesis in a dog after surgical correction of a diaphragmatic hernia. J Am Vet Med Assoc. 2010;237(3):299-303.
20. Antevil JL, Putnam Jr. JB. Talc pleurodesis for malignant effusions is preferred over the pleurx catheter (proposition). Ann Surg Oncol. 2007;14(10):2698-9.
21. Frendin J, Obel N. Catheter drainage of pleural fluid collections and pneumothorax. J Small Anim Pract. 1997;38(6):237-42.
22. Barrs VR, Beatty JA. Feline pyothorax – new insights into an old problem: part 2. Treatment recommendations and prophylaxis. Vet J. 2009;179(2):171-8.

144 Testes Diagnósticos e Procedimentos para a Cavidade Torácica

Denise Maria Nunes Simões

Anatomia

O sistema respiratório é composto por pulmões e vias respiratórias, a fim de que o ar seja conduzido a locais específicos para a troca gasosa dentro dos pulmões. Apesar de o ar poder entrar pela cavidade nasal ou pela cavidade oral, somente a primeira é considerada um componente do trato respiratório. A cavidade nasal é a porção mais cranial da via respiratória e se estende das narinas até as cóanas, sendo dividida em direita e esquerda pelo septo nasal. A cavidade nasal, juntamente com os turbinados nasais, tem a função principal de aquecimento e umidificação do ar inspirado, bem como de remoção de corpos estranhos. As demais estruturas anatômicas do trato respiratório incluem nasofaringe, laringe, traqueia, brônquios ou árvore brônquica, que se bifurcam em direito e esquerdo. O brônquio principal direito dá origem aos brônquios do lobo cranial direito, do lobo acessório ou intermediário, do lobo médio e do lobo caudal direito. Enquanto isso, o brônquio principal esquerdo divide-se em dois brônquios: um dá origem às porções caudal e cranial do lobo cranial esquerdo e o outro supre o lobo caudal esquerdo. Dentro de cada lobo, o brônquio lobar divide-se em brônquios segmentares ou terciários. Esses brônquios são subdivididos e ramificados até bronquíolos, que darão origem aos ductos alveolares, aos sacos alveolares e ao alvéolo pulmonar. Esses três últimos compartimentos fazem a transferência do oxigênio do ar inspirado para os capilares alveolares e a remoção do dióxido de carbono.[1]

Definição e manifestações clínicas

As doenças do parênquima pulmonar geralmente resultam em hipoxemia, devido à difusão prejudicada, ao desvio da direita para esquerda (*shunting*) e à ventilação/perfusão inadequada. As manifestações clínicas incluem respiração de boca aberta, respiração paradoxal, cianose, narinas dilatadas, tosse, engasgo, dispneia, ansiedade e posição ortopneica. Outras alterações podem incluir hemoptise, febre, taquipneia, fraqueza, depressão, anorexia, secreção nasal mucopurulenta, taquicardia e dor. O exame físico irá depender da origem do processo da doença.[2]

Exame físico da cavidade torácica

O exame do paciente na sala de atendimento começa com a observação cuidadosa de sua respiração e de seu padrão respiratório. Após esse procedimento, faz-se a palpação torácica para definir a posição do choque de ponta, determina-se a ocorrência de qualquer ronco respiratório e avalia-se a existência de massas ou deformidades da parede torácica. O ronco é um estertor proeminente ou alto, que se origina na traqueia ou em um brônquio de calibre maior. Ele é bem audível na auscultação, mas pode ser sentido pela palpação da parede torácica como vibração palpável ou frêmito.[1]

A auscultação da cavidade torácica também deve incluir a entrada do tórax. Os sons inspiratórios aumentados podem originar-se dentro da traqueia intratorácica ou do brônquio, bem como ser referidos do trato respiratório anterior, que pode incluir faringe, laringe ou traqueia extratorácica (Figura 144.1). Quando esses sons inspiratórios aumentados são mais altos no tórax, sua origem é provavelmente intratorácica; ao passo que se eles forem menos audíveis, sua origem é extratorácica (entrada do tórax e traqueia cervical). A auscultação torácica deve ser iniciada por um exame completo do coração, bilateral, seguido do exame de todos os campos pulmonares. Nos cães, a auscultação pode ser facilitada mantendo-se a boca do animal fechada e ocluindo-se ou não uma das narinas. Os sons respiratórios em cães e gatos normais na inspiração são suaves e baixos e na expiração são ainda mais suaves e mais baixos, podendo mesmo estar ausentes. Esses são os chamados sons broncovesiculares. Os sons anormais ou adventí-

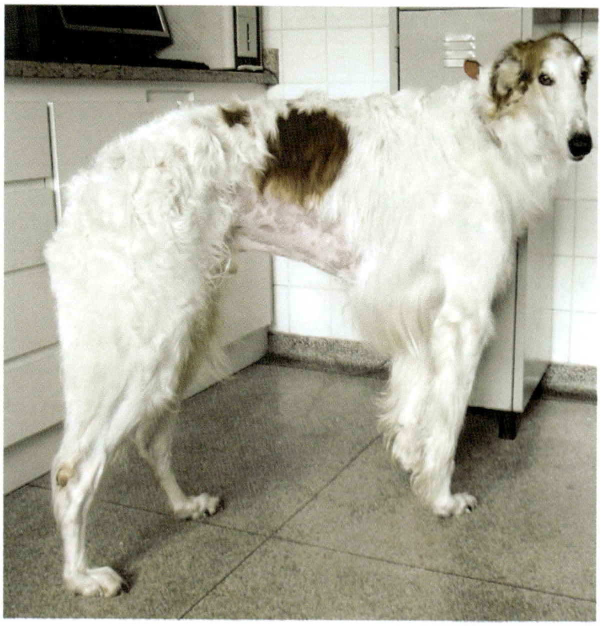

Figura 144.1 A auscultação do trato respiratório começa com o estetoscópio sobre a traqueia. O estetoscópio é posicionado para avaliar os campos pulmonares cranioventral, central e dorsal, respectivamente. (Cedida pela Faculdade de Medicina Veterinária e Zootecnia da Universidade de São Paulo.)

cios são chamados de estertores, ronco, chiado ou sibilo e podem ou não estar associados a alterações na duração e no esforço inspiratório ou expiratório.[1]

Os estertores são definidos como pequenos roncos e podem ser úmidos ou secos. Os estertores úmidos são caracterizados por sons inspiratórios graves, finos e crepitantes, geralmente mais audíveis na região peri-hilar e tipicamente encontrados em pacientes com edema pulmonar, hemorragia ou pneumonia. Esses animais apresentam algum grau de desconforto respiratório. Os estertores secos são caracterizados por crepitações inspiratórias com sons produzidos mais graves que os úmidos. São achados precoces em pacientes com doenças de vias respiratórias agudas e crônicas (p. ex., bronquite e asma) e podem ser acompanhados pelo aumento do esforço expiratório. Esses sons tendem a ser distribuídos por todos os campos pulmonares, mas sua distribuição pode variar, dependendo das condições respiratórias. Ambos os estertores, úmidos e secos, são considerados descontínuos, enquanto o ronco e o chiado são sons contínuos. Os chiados e roncos são sons das vias respiratórias que ocorrem secundariamente ao estreitamento das vias respiratórias traqueobronquiais, geralmente em um brônquio. As alterações bronquiais responsáveis pelos sons anormais podem ser decorrentes de aumento de secreção ou outro fluido, inflamação, mudança estrutural ou compressão dinâmica da via respiratória. O ronco e o chiado são mais comumente observados durante a expiração, mas podem aparecer também na inspiração.[1]

A percussão torácica é outro meio semiológico de importante auxílio para o exame de pacientes com doenças na cavidade torácica, sendo designada para determinar a densidade, por meio de movimentos de batidas sobre a superfície do dedo ou pelo uso de um plexímetro. O exame é realizado preferencialmente com o animal em estação, em ambos os hemitórax, nas direções caudocranial e dorsoventral. A proposta é determinar se os sons timpânicos criados pela percussão da parede torácica são normais, aumentados ou diminuídos. As causas de alterações desses sons são efusão pleural, ruptura diafragmática, massas intratorácicas e consolidação de lobos pulmonares.[1]

Diagnóstico diferencial

As doenças do parênquima pulmonar incluem pneumonia (p. ex., bacteriana, por aspiração), neoplasia, contusão pulmonar, edema pulmonar (cardiogênico e não cardiogênico), dirofilariose, tromboembolismo pulmonar, entre outras.[2]

Manejo inicial do paciente

O manejo inicial do paciente com dispneia, devido à doença do parênquima pulmonar, inclui a suplementação com oxigênio e a manutenção do paciente em um ambiente livre de estresse. Na impossibilidade de manipulação do paciente, devido ao intenso desconforto respiratório, haverá a necessidade da realização de sedação, que poderá auxiliar no aumento da eficiência da troca gasosa, na redução da demanda de oxigênio e na diminuição da ansiedade. O tipo de terapia a ser instituída dependerá da doença de base (p. ex., no tratamento da pneumonia: broncodilatadores, nebulização, fluidoterapia, antibióticos de amplo espectro, entre outros). Em pacientes muito instáveis, que não respondem à suplementação com oxigênio e à terapia empírica, a intubação e a ventilação com pressão positiva podem ser necessárias para sobrepujar a hipoxemia, reduzir o esforço respiratório e possibilitar a realização dos testes diagnósticos.[2]

O histórico do paciente pode fornecer informações úteis sobre possíveis etiologias do desconforto respiratório e direcionar a terapia.

Exames de imagem e procedimentos

Radiografia torácica

O exame radiográfico é realizado para verificar a doença suspeitada, identificar a extensão e a localização da lesão, detectar anormalidades adicionais, avaliar o curso da doença e selecionar alternativas de exames de imagem. O adequado posicionamento do paciente, a intensidade da radiação, as projeções e o tempo de exposição são fatores importantes, os quais influenciam a qualidade da imagem e, consequentemente, o diagnóstico acurado. A radiografia é um dos mais importantes testes diagnósticos; entretanto, ela somente deve ser realizada se o animal encontrar-se estável.[2]

Os achados radiográficos apresentam variações, dependendo da doença que causa o desconforto respiratório (Quadro 144.1).

Um critério alternativo de alterações radiográficas, com base na localização das lesões, também pode ser utilizado como diagnóstico diferencial das diferentes doenças do parênquima pulmonar (Quadro 144.2).

Ultrassonografia torácica

O exame ultrassonográfico do tórax é possível de ser realizado quando os lobos pulmonares aerados normalmente tornam-se consolidados, colapsados ou deslocados pela efusão pleural ou pela massa. A ultrassonografia torácica é útil para esclarecer as seguintes anormalidades, vistas na radiografia torácica: efusão pleural (quantidade e característica), possível massa mediastinal, diferenciar massa de parede torácica de massa pulmonar, diferenciar consolidação pulmonar de massa, guiar aspiração ou biopsia de efusão pleural e massas torácicas.[5] Os dois primeiros tópicos já foram descritos nos capítulos 143, *Testes Diagnósticos e Procedimentos para a Cavidade Pleural*, e 155, *Distúrbios do Mediastino*.

Massa originada da parede torácica pode ser identificada pela ultrassonografia com base em sua localização, envolvimento de costela, forma e movimento respiratório. A aparência ultrassonográfica das massas varia de acordo com a composição do tecido (p. ex., sólida ou cavitária). As massas pulmonares são diferenciadas das massas da parede torácica pelo movimento sincrônico com a respiração e o deslizamento destas contra a parede torácica.

A consolidação pulmonar está tipicamente associada à doença inflamatória (p. ex., pneumonia), ao edema pulmonar e à hemorragia grave. O colapso de um lobo pulmonar ocorre secundariamente a grande quantidade de efusão pleural, obstrução brônquica, decúbito lateral prolongado ou torção de lobo pulmonar. As áreas de consolidação ou colapso pulmonares são diferenciadas das massas pulmonares por forma, delineamento da borda e características de ecotextura.

Quadro 144.1 Achados radiográficos torácicos de doenças que causam desconforto respiratório.[3]

Doenças do parênquima pulmonar	Achados radiográficos
Pneumonia	
Aspiração	Padrão intersticial a alveolar (geralmente, distribuição alveolar, mas nem sempre) Possivelmente, megaesôfago ou massa mediastinal, que predispõe à pneumonia por aspiração
Bacteriana	Padrão intersticial a alveolar Broncopneumonia (ventral), pneumonia hematógena (difusa)
Fúngica	Padrão miliar difuso ou intersticial nodular Linfadenopatia hilar
Parasitária	Padrão alveolar e brônquico misto Densidade nodular difusa (aelurostrongilose em gatos) Cistos preenchidos por ar e/ou pneumotórax (paragonimíase em cães e gatos)
Contusão	Padrão intersticial irregular, localizado ou alveolar Fratura das costelas Efusão pleural (hemotórax) Hérnia diafragmática Pneumotórax
Infiltrado pulmonar com eosinófilos	Padrão brônquico intenso Infiltrado alveolar irregular
Neoplasia pulmonar	
Primária	Nódulo pulmonar grande único
Metastática	Nódulos pulmonares pequenos e múltiplos
Linfoma	Massa mediastinal (cão e gato) Densidade intersticial linear Linfadenopatias hilar e esternal
Tromboembolismo pulmonar	Pode ser normal Aumento ventricular direito Efusão pleural Infiltrado alveolar irregular Hiperluminosidade pulmonar Vasos pulmonares periféricos de tamanho reduzido

Tomografia computadorizada torácica

A tomografia computadorizada (TC) da região torácica é indicada quando anormalidades são vistas ou suspeitadas nas imagens radiográficas e informações adicionais são necessárias sobre a extensão e a exata localização da lesão. Algumas das alterações de parênquima pulmonar, em que a TC pode ser de grande auxílio, são massas pulmonares, infiltração de parênquima, doença de vias respiratórias, suspeita de torção de lobo pulmonar, bolha pulmonar e avaliação da vasculatura pulmonar.

Broncoscopia

A broncoscopia é uma ferramenta diagnóstica útil para a avaliação de doenças respiratórias agudas ou crônicas de cães e gatos e, ocasionalmente, para o tratamento.[6,7] A broncoscopia possibilita ao clínico visualmente avaliar o lúmen e a parede da traqueia, a carina, o brônquio principal (direito e esquerdo) e uma extensão variável dos brônquios segmentares secundários e terciários (Figura 144.2). Ela também possibilita a coleta de amostras de tecido (biopsia) e fluido (lavagem broncoalveolar) para análise citológica e cultura, bem como a recuperação de corpos estranhos aspirados. No Quadro 144.3 estão representadas as diversas indicações para a realização da broncoscopia.[7]

Os pacientes considerados de alto risco para a realização da broncoscopia são aqueles com insuficiência cardíaca ou arritmias instáveis ou aqueles com insuficiência respiratória associada a hipoxemia moderada a grave. A hemorragia pode ser uma complicação após a realização da biopsia e os animais imunocomprometidos podem ter maior risco de infecção após o procedimento. Os animais obesos e aqueles com doença pulmonar extensa ou grave podem piorar após o procedimento, devido à hipoventilação, ao colapso de vias respiratórias menores ou ao acúmulo de secreções.[6]

É necessária a anestesia geral para a realização da broncoscopia e o animal é posicionado em decúbito esternal com a cabeça ligeiramente elevada. A intubação do animal deve ser feita com sonda endotraqueal estéril e de diâmetro que permita a passagem da fibra flexível do endoscópio.

Quadro 144.2 Comparação dos padrões pulmonares tradicionais e localização para determinar o diagnóstico diferencial.[4]

	Padrão tradicional			Localização				
Diagnóstico diferencial	**Alveolar**	**Brônquico**	**Intersticial**	**Cranioventral**	**Caudodorsal**	**Difuso**	**Multifocal**	**Focal**
Pneumonia	X	X	X	X				
Hemorragia	X		X	X	X	X		
Infarto	X		X					X
Neoplasia primária	X	X	X				X	X
Neoplasia metastática			X			X	X	X
Atelectasia	X		X	X	X	X		
Edema cardiogênico	X	X	X		X	X		
Edema não cardiogênico	X	X	X		X	X		
Fibrose		X	X			X		
Abscesso			X				X	X
Granuloma			X				X	X

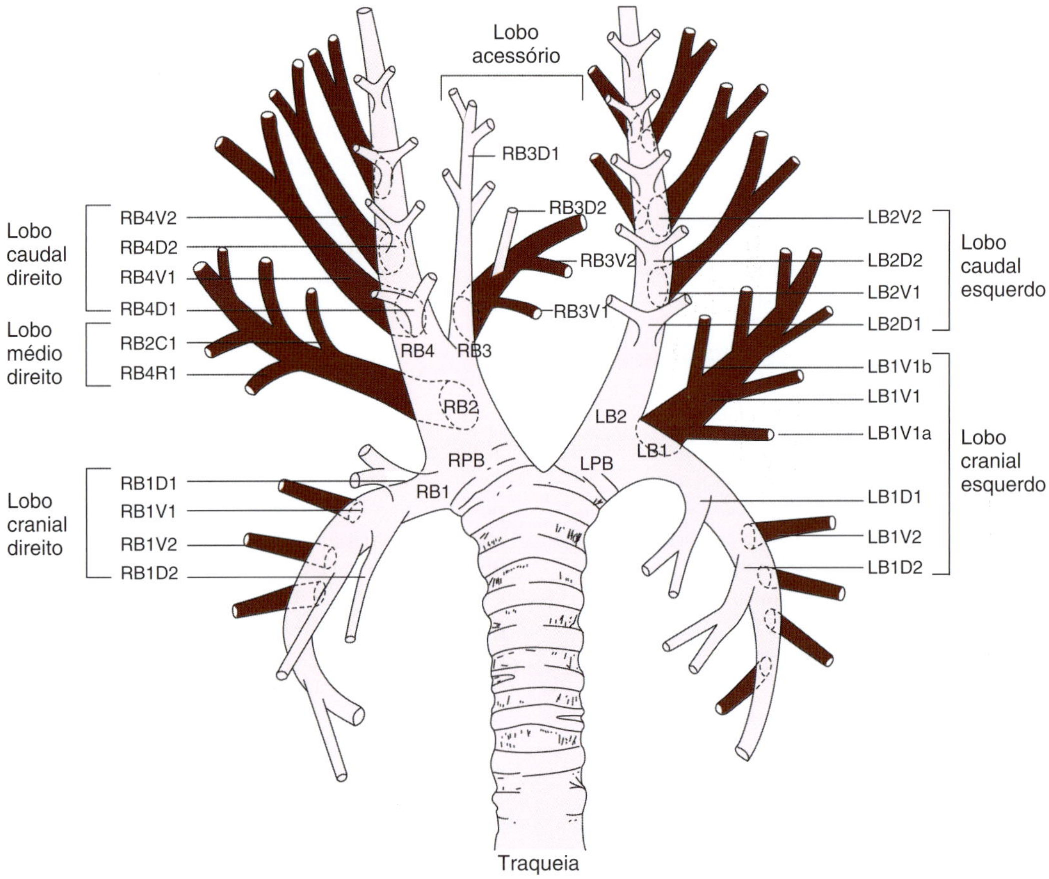

Figura 144.2 Anatomia broncoscópica do cão.[8]

É muito importante que a ventilação e a oxigenação do paciente sejam realizadas adequadamente, o que requer períodos de pausa no procedimento.

▪ Lavado transtraqueal

O lavado transtraqueal (LTT) é um método diagnóstico utilizado em pacientes que apresentam tosse ou desconforto respiratório decorrente de doenças das vias respiratórias ou do parênquima pulmonar. O LTT é recomendado para cães de médio e grande porte que sejam cooperativos e dóceis. O animal permanece acordado durante o procedimento e fica contido em decúbito esternal, com a cabeça discretamente inclinada para cima. Realizam-se tricotomia e antissepsia da região e aplica-se anestesia local para a introdução do cateter. O volume de fluido infundido é proporcional ao tamanho do paciente (5 a 20 mℓ de solução salina a 0,9%, estéril).

Quadro 144.3 Indicações da broncoscopia.[6,7]

Tosse	Fístula broncoesofágica
Corpo estranho	Constrição
Trauma traqueal	Inalação de fumaça
Colapso traqueal ou brônquico	Obter lavado para cultura microbiológica
Bronquite crônica	Lavado broncoalveolar
Infiltrados pulmonares	Biopsia transbrônquica do tecido pulmonar
Pneumonia recorrente	Aspiração de linfonodo transbrônquico
Hemoptise	Chiados ou estridor
Neoplasia	Torção de lobo pulmonar
Discinesia ciliar	Aspiração de conteúdo gástrico ou substâncias tóxicas
Avaliação e colocação de *stent*	

Após a infusão da solução, o animal começa a tossir; caso isso não ocorra, recomenda-se estimular a tosse por tapotagem. Recupera-se o líquido infundido para o exame citológico e de cultura. As complicações desse procedimento são raras, mas incluem laceração traqueal, enfisema subcutâneo e pneumomediastino.[9,10]

▪ Lavado endotraqueal

O lavado endotraqueal (LET) é uma técnica diagnóstica que requer um curto período de anestesia geral para propiciar a intubação. Essa técnica também pode ser chamada de lavado broncoalveolar não broncoscópico.

Utiliza-se uma sonda endotraqueal estéril, deixando o animal em decúbito esternal ou lateral (o lado mais gravemente afetado para baixo). Uma sonda estéril é inserida por dentro do tubo endotraqueal e é acoplada a uma seringa preenchida com solução fisiológica a 0,9%, estéril. O animal deve ser oxigenado por pelo menos 10 min antes de iniciar o procedimento, o qual deve ser interrompido a cada nova infusão de fluido para novamente ser oxigenado. No cão, o volume total de fluido infundido é de aproximadamente 50 a 75 mℓ, sendo 25 mℓ de solução salina em cada infusão. No gato, utiliza-se o volume de 5 mℓ/kg para cada infusão, em um total de três instilações. Imediatamente após a infusão do fluido é feita a sucção com a mesma seringa. Após o término da lavagem, administra-se oxigênio 100% no tubo endotraqueal.[11]

As desvantagens dessa técnica incluem inabilidade do paciente em tossir e possibilidade de contaminação orofaringiana no momento da intubação (existência da *Simonsiella* sp.).[10]

Lavado broncoalveolar

O lavado broncoalveolar (LBA) é um procedimento diagnóstico para coleta de amostras de células e material dos alvéolos e de vias respiratórias menores. As amostras podem ser obtidas de uma região anatômica específica, com o auxílio do endoscópio; portanto, este procedimento é indicado na investigação de doenças localizadas ou em ocasiões em que outras técnicas de coletas broncoscópicas seriam úteis. O LBA é indicado para pacientes que não apresentam desconforto respiratório com doença pulmonar envolvendo vias respiratórias menores, alvéolos ou interstício. Ele não deve ser realizado em animais cujo desconforto respiratório persista, apesar da suplementação de oxigênio.[11]

O LBA é tipicamente realizado após exame visual, mas antes de qualquer procedimento de coleta de material, por escova ou biopsia, a fim de evitar a alteração de resultados pela ocorrência de hemorragia iatrogênica.[10,11] Recomenda-se realizar a pré-oxigenação do animal com oxigênio 100% por vários minutos antes da realização do LBA.

O sucesso da coleta de amostras de fluido requer a infusão de um volume adequado de fluido. Para cães com peso menor que oito quilogramas e para todos os gatos recomenda-se utilizar quatro infusões de 10 mℓ de solução salina a 0,9%, estéril, por local de interesse. Outros autores sugerem utilizar um volume total de 15 a 75 mℓ por cão, dividido em duas ou mais alíquotas.[10]

Um volume suficiente de LBA pode ser recuperado para a realização de vários tipos de análises. As análises de rotina na clínica veterinária consistem em citologia, cultura bacteriana e, algumas vezes, cultura fúngica ou de micoplasma. Uma grande variabilidade ocorre entre cães e gatos saudáveis com referência à contagem de células do fluido do LBA (Quadro 144.4). Os indícios de que a amostra apresenta qualidade excelente são a espuma que há no topo do fluido e o volume de fluido recuperado superior a 50% do volume instilado. Após o término da lavagem, administra-se oxigênio 100% no tubo endotraqueal.[11]

A ventilação com pressão positiva suave utilizando o Ambu pode facilitar a abertura dos alvéolos colapsados. Observa-se o paciente após a descontinuação da suplementação de oxigênio e, se palidez das mucosas for verificada, reinstitui-se a administração de oxigênio. Se animal apresentar mucosas róseas pode-se descontinuar a suplementação. É normal auscultar crepitações por até 24 h após o LBA. Evidências radiográficas de fluido e atelectasia devem se resolver dentro de 2 dias.[11]

Quadro 144.4 Tipos de células do lavado broncoalveolar por broncoscopia de cães e gatos saudáveis.

Células	Lavado broncoalveolar (cão) Média ± DP	Lavado broncoalveolar (gato) Média ± EP
CCNT (μℓ)	200 ± 86	337 ± 194
Macrófilos (%)	70 ± 11	78 ± 15
Neutrófilos (%)	5 ± 5	5 ± 5
Eosinófilos (%)	6 ± 5	16 ± 14
Linfócitos (%)	7 ± 5	0 ± 1

CCNT = contagem de células nucleadas totais; DP = desvio padrão; EP = erro padrão.

Aspirado por agulha fina

O aspirado por agulha fina (AAF) é uma técnica extremamente útil, que é facilmente realizada na clínica veterinária. Ela fornece amostras para análise citológica e cultura microbiológica, sendo uma ferramenta valiosa no diagnóstico de muitas doenças intratorácicas. Ela geralmente é utilizada para obter amostras de massas mediastinais e de parede torácica, mas pode também ser indicada para massas e nódulos pulmonares e doenças difusas do interstício pulmonar.[12]

O AAF pode ser realizado com o auxílio da ultrassonografia, que favorece a localização precisa da agulha e identifica e evita as estruturas vasculares, por fluoroscopia, por tomografia ou às cegas. Em todas as técnicas, o animal deve ser posicionado em decúbito esternal. No caso da técnica às cegas, a agulha (25 a 27 G) deve ser introduzida entre o sétimo e o nono espaço intercostal. Fazem-se movimentos de vaivém várias vezes antes da sucção gentil, que é aplicada com uma seringa.[13]

As contraindicações mais importantes para a realização do AAF são coagulopatias (principalmente trombocitopenias ou trombocitopatias), função pulmonar comprometida gravemente, hipertensão pulmonar e bolhas pulmonares.[12]

As limitações da citopatologia do AAF incluem recuperação celular insuficiente, devido ao tamanho pequeno da amostra; pouca ou mínima esfoliação de certos tipos celulares; necrose ou falha na obtenção de amostra representativa. Outra limitação é sua inabilidade de fornecer informação sobre mudanças na arquitetura, incluindo bronquiectasia, enfisema, fibrose ou lesões vasculares.[13]

Avaliação citológica

A interpretação das amostras obtidas pelos diferentes procedimentos diagnósticos discutidos anteriormente varia significativamente, dependendo da maneira específica da sua coleta e do nível que o pulmão está sendo amostrado. A categorização dos achados citológicos pode auxiliar o clínico a limitar as etiologias potenciais para os distúrbios pulmonares. Recomenda-se transportar as amostras de fluido no gelo e realizar a citocentrifugação dentro de 30 a 60 min para obter ótimos resultados. A coloração Wright-Giemsa é a técnica de escolha para a avaliação das amostras do trato respiratório.[14]

Os achados citológicos normais do LTT e LET são células epiteliais, neutrófilos, eosinófilos, linfócitos ou macrófagos e muco. A descrição citológica deve incluir a celularidade estimada, a contagem diferencial e a descrição morfológica das células encontradas. O tipo celular predominante é o neutrófilo, mas, em gatos normais, podemos encontrar acima de 25% de eosinófilos. Algumas bactérias podem ser encontradas, mas bactérias intracelulares, especialmente de uma população monomórfica, e elementos fúngicos devem ser levados em consideração. As células neoplásicas são de particular importância, mas deve-se ter cuidado na diferenciação entre os agrupamentos de células epiteliais hiperplásicas *versus* metaplasia escamosa e neoplasia verdadeira.[10]

A citologia do LBA difere das anteriores, pois a amostra de células é proveniente de segmentos mais profundos do trato respiratório. A porcentagem e a morfologia celular são geralmente consideradas mais importantes. O macrófago alveolar é a célula mais comumente encontrada (> 70%). O surfactante é um achado normal nas amostras do LBA e determina um aspecto espumoso ao fluido. Diagnósticos possíveis pelo LBA incluem infecções por bactérias, fungos, vírus, parasitas e protozoários, inflamação não infecciosa, linfoma e carcinoma.[10]

Hemogasometria arterial

A análise da função pulmonar requer uma amostra de sangue arterial, que irá auxiliar na diferenciação entre hipoventilação e outras causas de hipoxemia, determinar a necessidade de suplementação com oxigênio e monitorar a resposta ao tratamento.[3,15] A hemogasometria é a medida das pressões parciais de dióxido de carbono (Pco_2) e oxigênio (Po_2) no sangue. A Pco_2 e a Po_2, no sangue arterial, define a ventilação alveolar por minuto e a habilidade dos pulmões para oxigenar o sangue, respectivamente.[16]

As amostras de sangue arterial para análise são coletadas da artéria femoral, embora a artéria podal dorsal possa ser usada em cães de porte grande. Os valores normais para Po_2 e Pco_2 em cães e gatos respirando em uma sala variam de 90 a 100 e 35 a 45 mmHg, respectivamente.[3]

O termo hipoxemia refere-se à diminuição da Po_2 (< 60 mmHg), enquanto hipoxia refere-se à redução geral na distribuição de oxigênio quer por hipoxemia ou por diminuição do débito cardíaco. Todos os animais com Po_2 abaixo de 60 mmHg devem receber suplementação com oxigênio.[3]

Existem cinco causas comuns de hipoxemia: hipoventilação, diminuição da fração oxigênio inspirado (FIo_2), difusão prejudicada, ventilação-perfusão inadequada (V:Q) e desvio pulmonar (*shunt*) da direita para a esquerda. A hipoventilação é a hipoxemia devido ao aumento da Pco_2 e, em geral, se resolve com a ventilação, assim como a hipoxemia causada por baixa FIo_2. A difusão prejudicada nos animais pode ser causada por doença intersticial difusa, enfisema grave ou vasculite. A suplementação de oxigênio pode auxiliar, quando associada ao tratamento da doença primária. V:Q inadequada implica que a ventilação e a perfusão dos alvéolos não estão proporcionais. Aumento na ventilação sem apropriada perfusão resulta em V:Q > 1, encontrada no tromboembolismo pulmonar e no enfisema grave. Diminuída ventilação para os alvéolos ainda perfundidos resulta em V:Q < 1, encontrada em casos de edema, pneumonia e contusões pulmonares. A suplementação com oxigênio pode melhorar, dependendo da gravidade da V:Q inadequada. No desvio pulmonar (*shunt*) da direita para a esquerda, V:Q se aproxima do zero e há pouca ou nenhuma ventilação em áreas do pulmão com adequada perfusão. As causas comuns desse quadro são edema pulmonar grave, consolidação pulmonar devido a pneumonia, atelectasia e defeitos cardíacos congênitos (p. ex., defeito septal ventricular grave).[15]

Acidose respiratória

O evento primário na acidose respiratória é o aumento na $Paco_2$ (hipercapnia). As causas comuns desse processo são doenças pulmonares (aguda ou crônica), doenças neurológicas, fármacos (agentes anestésicos, opioides), doenças neuromusculares e doença pleural. A terapia para pacientes com acidose respiratória geralmente é a ventilação mecânica.[15]

Alcalose respiratória

O evento primário na alcalose respiratória é a diminuição na Pco_2 (hipocapnia). As causas comuns desse evento são doenças pulmonares e estimulação direta do centro respiratório (intermação, sepse, doenças do sistema nervoso central). A terapia está diretamente relacionada com a principal, pois não há terapia eficaz.

Oximetria de pulso

A oximetria de pulso é um método não invasivo que estima a porcentagem de oxigenação da hemoglobina (Spo_2) e a frequência cardíaca. É utilizada para avaliar e monitorar pacientes com desconforto respiratório e determinar a necessidade de suplementação com oxigênio. Os valores de Spo_2 devem ser mantidos entre 92 e 96% durante a suplementação de oxigênio, a fim de prevenir a hipoxemia. O oxímetro pode ser colocado, na clínica de pequenos animais, na língua ou na região de mucosas, tais como labial, vaginal e prepucial, na orelha e na cauda.[3,17]

Referências

1. Harpster NK. Physical examination of respiratory tract. In: King LG. Textbook of respiratory disease in dogs and cats. St. Louis: Elsevier; 2004. p. 67-72.
2. Lee JA, Drobatz KJ. Respiratory distress and cyanosis in dogs. In: King LG. Textbook of respiratory disease in dogs and cats. St. Louis: Elsevier; 2004. p. 1-12.
3. Forrester SD, Moon ML, Jacobson JD. Diagnostic evaluation of dogs and cats with respiratory distress. Comp Cont Educ Pract Vet. 2001;23(1): 56-69.
4. Nykamp SG, Scrivani PV, Dykes NL. Radiographic signs of pulmonary disease: an alternative approach. Comp Cont Educ Pract Vet. 2002;24(1):25-35.
5. Saunders MH, Keith D. Thoracic imaging. In: King LG. Textbook of respiratory disease in dogs and cats. St. Louis: Elsevier; 2004. p. 72-93.
6. Rha JY, Mahony O. Bronchoscopy in small animal medicine: indications, instrumentation, and techniques. Clin Tech Small Anim Pract. 1999;14(4):207-12.
7. Kuehn NF, Hess RS. Bronchoscopy. In: King LG. Textbook of respiratory disease in dogs and cats. St. Louis: Elsevier; 2004. p. 112-8.
8. Amis TC, McKiernan BC. Systematic identification of endobronchial anatomy during broncoscopy in the dog. Am J Vet Research. 1986;47(12): 26-55.
9. Nelson RW, Couto CG. Diagnostic tests for the lower respiratrory tract. In: Nelson RW, Couto CG. Small animal internal medicine. St. Louis: Elsevier; 2009. p. 252-84.
10. Creevy KE. Airway evaluation and flexible endoscopic procedures in dogs and cats: laryngoscopy, transtracheal wash, tracheobronchoscopy, and bronchoalveolar lavage. Vet Clin Small Anim. 2009;39(5):869-80.
11. Hawkins EC. Bronchoalveolar lavage. In: King LG. Textbook of respiratory disease in dogs and cats. St. Louis: Elsevier; 2004. p. 118-28.
12. Cole SG. Fine needle aspirates. In: King LG. Textbook of respiratory disease in dogs and cats. St. Louis: Elsevier; 2004. p. 135-7.
13. DeBerry JD, Norris CR, Samii VF, Griffey SM, Almy FS. Correlation between fine-needle aspiration cytopathology and histopathology of the lung in dogs and cats. J Am Anim Hosp Assoc. 2002;38:327-36.
14. McCullough S, Brinson J. Collection and interpretation of respiratory cytology. Clin Tech Small Anim Pract. 1999;14(4):220-6.
15. Day TK. Blood gas analysis. Vet Clin Small Anim. 2002;32:1031-48.
16. Haskins SC. Interpretation of blood gas measurements. In: King LG. Textbook of respiratory disease in dogs and cats. St. Louis: Elsevier; 2004. p. 181-93.
17. Hendrics JC. Pulse oximetry. In: King LG. Textbook of respiratory disease in dogs and cats. St. Louis: Elsevier; 2004. p. 193-7.

Seção B
Doenças do Trato Respiratório

145
Doenças em Cavidade Nasal e Seios Paranasais

Fernanda de Assis Bueno Auler, João Pedro de Andrade Neto, Franz Naoki Yoshitoshi

Anatomia e fisiologia

O nariz é considerado a porção rostral do trato respiratório anterior, constituído por: parte externa do nariz, ossos, cartilagens móveis e cavidades nasais.[1] A cavidade nasal é estreita e alongada, sendo seu comprimento relativo ao tipo de conformação craniana, como braquicefálicos, mesaticefálicos ou dolicocefálicos.[2] A cavidade nasal divide-se longitudinalmente na linha mediana em dois lados simétricos pelo septo nasal, que é constituído rostralmente por cartilagem e por osso caudalmente, tendo como limite anterior o orifício nasal, estendendo-se até o meato nasofaríngeo.[3,4] O septo nasal cartilaginoso se estende rostralmente da placa perpendicular do etmoide aos ossos incisivos, e a parte óssea da placa perpendicular do etmoide ao vômer.[2] As cavidades nasais são ocupadas por conchas que se projetam da parede lateral e aproximam-se ao septo nasal,[2] constituídas por cartilagem e estruturas finamente ossificadas, recobertas por mucosa e divididas em: concha dorsal, concha ventral e concha etmoidal.[3] As conchas ventrais estão localizadas rostralmente e podem ser denominadas maxiloturbinados, as conchas dorsais menores são conhecidas como nasoturbinados dorsais e as conchas etmoidais como etmoturbinados.[3,4] Os meatos nasais caracterizam câmaras longitudinais, formadas pelo espaço entre as conchas nasais,[2,3] e dividem-se em meato nasal comum ventral, médio e dorsal, sendo o ventral maior que os outros dois, do qual se estende até o meato nasofaríngeo, penetrando na nasofaringe através das cóanas.[2] A placa cribriforme é a porção fenestrada do osso etmoide, a qual separa a cavidade nasal da craniana e apresenta, em sua composição, fibras do nervo olfatório.[4] Os seios paranasais são estruturas ocas da cavidade nasal, que se conectam às passagens respiratórias e são descritos como parte do sistema respiratório, sendo constituídos por: recesso maxilar, seios frontal e esfenoidal.[5] Os seios frontais, por serem maiores, são as estruturas com significado clínico nos casos de sinusites, podendo estar relacionados apenas com drenagem deficiente ou extensão da lesão por toxina fúngica ou formação tumoral.[4,5] As cavidades nasais são amplamente circundadas e protegidas por ossos, que incluem: osso frontal, maxila, ossos nasais, ossos incisivos, vômer e ossos palatinos.[2,4]

Além da olfação, a cavidade nasal tem a importante função de modificar o ar inspirado antes que este se apresente às vias respiratórias posteriores. O ar é aquecido, passando sobre mucosa muito vascularizada, umidificado pela vaporização das lágrimas e pela secreção nasal serosa, e limpo pelo contato com a secreção de numerosas glândulas mucosas dispersas.[6] As conchas nasais (um sistema turbinado), ricamente providas de nervos e vasos sanguíneos, servem para aumentar a área de superfície das passagens nasais. Essa grande área é importante para filtração, umidificação e aquecimento do ar inspirado.[7] Uma área olfatória especializada é localizada na região das conchas nasais ventrais e dos etmoturbinados. Neuroepitélio especializado dá origem aos nervos olfatórios (nervo craniano I), os quais transmitem informações olfatórias ao encéfalo por meio da placa cribriforme. A proximidade da cavidade nasal caudal e da placa cribriforme do encéfalo faz com que seja necessária extrema cautela na realização de lavagens nasais, biopsias ou cirurgia.[7] A cavidade nasal é revestida por um epitélio pseudocolunar ciliado, o qual contém abundantes glândulas serosa e mucosa. Mucosa de revestimento, situada no epitélio ciliado, serve para prender poeira, pólen e bactérias que impactam nela. Essas secreções são normalmente levadas pela ação ciliar à nasofaringe e, então, engolidas.[7] A estimulação do sistema nervoso simpático da cavidade nasal diminui a secreção nasal e causa alargamento da passagem nasal, diminuindo a resistência respiratória, enquanto a estimulação do sistema parassimpático tem o efeito oposto, aumentando a secreção nasal e causando vasodilatação, que reduz a passagem nasal, aumentando a resistência respiratória.[1]

Respiração ofegante é o principal método de termorregulação em pequenos animais expostos a calor ou exercício. Com a substituição rápida de ar úmido sobre as superfícies de evaporação, as passagens nasais e a boca com ar seco e fresco, a respiração ofegante aumenta a perda de evaporação de calor. Durante essa respiração ofegante, as capacidades mecânicas do sistema respiratório são dedicadas ao fluxo de ar eficiente através das vias respiratórias anteriores para maximizar o resfriamento evaporativo. A perda evaporativa é reforçada por aumento simultâneo no fluxo sanguíneo lingual e nasal (até 7 vezes). Secreções das glândulas nasais laterais aumentam em até 40 vezes, sendo sugerido que o papel dessas glândulas seja análogo ao das glândulas sudoríparas em humanos.[8] Geração adicional de calor pelo trabalho muscular é evitada pela respiração ofegante mediante movimento rítmico que se aproxima da frequência de ressonância do sistema respiratório, visto que as propriedades elásticas dos pulmões e do tórax permitem a expansão e a contração a este ritmo com um mínimo de trabalho externo.[8]

Histórico do paciente e manifestações clínicas

Devido à dificuldade diagnóstica conclusiva de afecções nasais apenas com exame físico e anamnese, são indicados exames complementares, exames de imagem e rinoscopia nos pacientes com manifestações clínicas compatíveis com doenças nasais e/ou sinonasais, apresentados de maneira aguda, crônica ou sem resposta ao tratamento.[5,9] Algumas vezes, o quadro clínico apresentado pode ser pouco específico, sendo acompanhado de mal-estar, letargia, perda de apetite e perda de peso. Pode ser relevante determinar se as manifestações clínicas apresentadas são referentes à doença nasal primária com envolvimento sistêmico ou se são referentes à doença nasal secundária.[9] Hemograma completo, perfis bioquímicos, coagulograma ou teste de coagulação, aferição de pressão, dosagem de hormônios tireoidianos, testes alérgicos, pesquisa sorológica para fungos e pesquisa de hemoparasitose são exames complementares que podem ser realizados sem a necessidade de anestesia, auxiliando na exclusão de outras afecções.[10] Durante a anamnese, deve-se avaliar a evolução e a progressão da doença, os lados envolvidos, se há ou não secreção nasal e o seu tipo, e a ocorrência de epistaxe, dor, incômodo nasal e o quadro respiratório.[9] Ao exame físico, deve-se observar se há secreção nasal, crostas, lesões epiteliais e despigmentação. Caso o animal permita, deve ser realizada inspeção da cavidade oral, que pode direcionar o diagnóstico clínico ou até mesmo presumir se a doença nasal é secundária a periodontite.[1,4,9]

A anestesia geral é necessária na maioria dos exames radiográficos, na tomografia de cabeça e na rinoscopia. Por isso, indica-se a realização prévia de exames pré-anestésicos, como hemograma completo, perfil bioquímico e avaliação cardiológica. Testes de coagulação, reação cruzada e possível transfusão sanguínea devem ser considerados, devido à capacidade de invasão do método do exame, principalmente no caso de rinoscopia e biopsia, sendo provável algum grau de hemorragia.[4]

Exames de imagem

Exames de imagem da cavidade nasal e dos seios paranasais são métodos diagnósticos úteis na avaliação de pacientes com sinais de doença nasal, sendo o objetivo permitir visibilizar a ocorrência de lise óssea, efeito de massa e extensão da lesão.[4,11,12] O exame radiográfico simples de cabeça é o primeiro a ser indicado nesses casos, por ser de fácil acesso, baixo custo e, algumas vezes, sem a necessidade de anestesia. No entanto, a visibilização de lesões por meio do exame radiográfico pode ser imprecisa devido à sobreposição de estruturas, o que dificulta a interpretação diagnóstica, a avaliação da extensão e o envolvimento de estruturas relacionadas com a afecção presente.[4,11] A tomografia computadorizada de cabeça e a ressonância magnética apresentam vantagens em relação à radiografia convencional, pois permitem, por meio de cortes transversais, avaliar detalhadamente a cavidade nasal, os seios paranasais e as estruturas anatômicas envolvidas com melhor definição que a radiografia.[4,11,13-15]

Rinoscopia e sinoscopia

A utilização da rinoscopia é relativamente recente em medicina veterinária e vem contribuindo imensamente no diagnóstico e na terapêutica de afecções nasais dos animais domésticos. Extensas cirurgias exploratórias em cavidades nasais e seios paranasais eram realizadas com o intuito de concluir o diagnóstico, antes do emprego da rinoscopia. Apesar de o acesso e a exposição das cavidades nasais ser maior por meio de rinotomia cirúrgica, este procedimento também pode ser limitado, e a morbidade e a mortalidade associadas ao acesso cirúrgico são maiores, principalmente quando comparada à rinoscopia.[16] A endoscopia do trato respiratório anterior é indicada em todos os casos com quadros clínicos de início agudo ou crônico, em que não se permite diagnosticar apenas por meio do exame físico, de imagem e naqueles pacientes que não respondem ao tratamento empírico.[17,18] Geralmente a rinoscopia é realizada após todos os exames laboratoriais e de imagem cumpridos, sendo indicada com o intuito de confirmar o diagnóstico ou de modo terapêutico.[9] Duas técnicas são aplicadas para realizar a rinoscopia em pequenos animais. A primeira seria pelo acesso rostral à cavidade nasal, denominada rinoscopia anterior, que permite visibilização e inspeção de septo nasal, dos meatos nasais dorsal, médio e ventral, e das conchas nasais dorsal e ventral, e dos etmoturbinados (Figuras 145.1 e 145.2). A segunda técnica é realizada por meio da retroflexão do endoscópio flexível, que permite a visibilização direta da nasofaringe, e denomina-se rinoscopia posterior ou nasofaringoscopia (Figura 145.3).[4,19] O tamanho do paciente influi, e muito, na avaliação da nasofaringe pela rinoscopia anterior, em que, na maioria dos casos, a inspeção da nasofaringe não ocorre.[9] Portanto, para um exame mais completo realizam-se as duas técnicas. Durante o procedimento de rinoscopia, devem ser avaliados a ocorrência e o tipo de secreção, a inflamação das conchas nasais, a ocorrência de pólipos, proliferações teciduais, corpos estranhos,[19,20] placas fúngicas e alterações anatômicas significativas, bem como verificar se há envolvimento uni ou bilateral.[1,9] Além

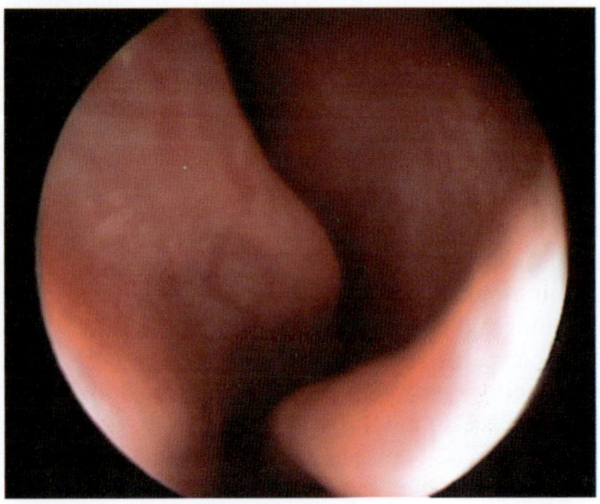

Figura 145.1 Imagem rinoscópica de cavidade nasal esquerda normal de cão, em que são visibilizados conchas nasais de maxiloturbinados e meatos nasais comum dorsal, médio e ventral.

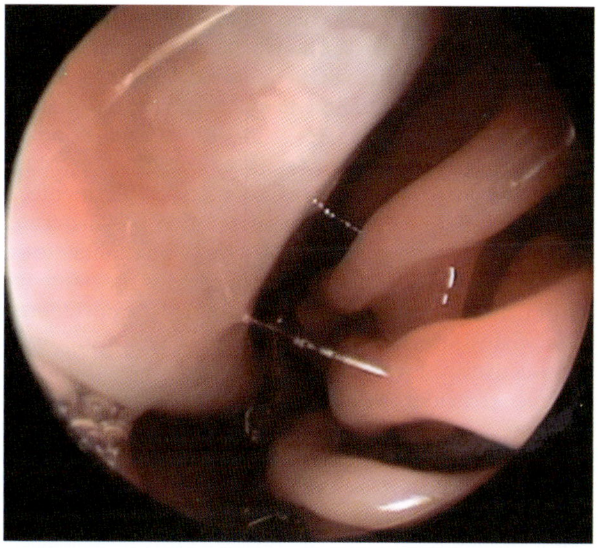

Figura 145.2 Imagem rinoscópica de cavidade nasal esquerda de cão, em que são visibilizados edema e secreção mucoide em conchas nasais de etmoturbinados e meatos nasais comum dorsal, médio e ventral.

de ser uma excelente ferramenta diagnóstica, a rinoscopia é um procedimento seguro e minimamente invasivo.[4,16,18,21] É ainda útil como terapêutica em casos de remoção de corpos estranhos e coleta de material para citologia e exame histopatológico sob orientação visual.[1,4,16] A rinoscopia pode ser realizada por meio de endoscópio de fibra óptica rígida ou flexível. No entanto, o tamanho do animal e a dimensão da cavidade nasal podem impor algumas limitações ao exame, sendo necessário utilizar mais de um tipo de equipamento.[17] Em cães de médio e grande porte, a acessibilidade é maior. Independentemente do tamanho do paciente ou do uso do equipamento, a rinoscopia não permite a visibilização de toda a extensão da cavidade nasal, mas grande parte dela pode ser avaliada. Sua desvantagem é não trazer informações precisas quanto à extensão da lesão. Outra limitação é quanto à ocorrência de secreção mucopurulenta espessa ou sanguinolenta, que pode prejudicar o exame. Outra desvantagem é o custo elevado na obtenção e na manutenção dos equipamentos.[4,9] O acesso ao seio frontal mediante rinoscopia, normalmente, só é possível na ausência de etmoturbinados ou alterações anatômicas que facilitem o acesso a esta região. A realização de sinoscopia comumente é feita por meio de acesso invasivo, necessitando de acesso percutâneo e trepanação de 3 a 5 mm de diâmetro no seio frontal envolvido.[1,4,9,16]

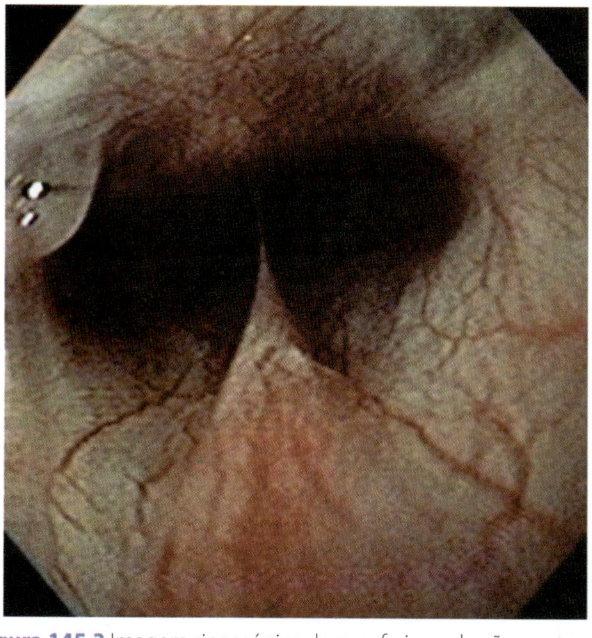

Figura 145.3 Imagem rinoscópica de nasofaringe de cão, em que é visibilizada secreção mucoide do lado direito.

Principais doenças nasais e paranasais

As manifestações clínicas das afecções nasais são muito semelhantes, independentemente do tipo de doença. São caracterizadas por:

- Secreção nasal anormal de aspecto mucoide, mucopurulento e/ou sanguinolento, que pode ser uni ou bilateral
- Esternutações
- Episódios de epistaxe
- Distrição respiratória
- Tosse
- Halitose
- Deformação facial
- Lesões em plano nasal.

Alguns autores classificam as doenças nasais e paranasais de acordo com suas causas, que podem ser primárias ou secundárias. São consideradas causas de afecção primária: alergias, infecções causadas por bactérias ou fungos e neoplasias. Consideram-se causas secundárias: trauma, corpo estranho, parasitas e afecções periodontais.[4]

Espirros frequentemente precedem o início do corrimento nasal eminente. A gravidade e a frequência dos espirros podem diminuir com o tempo, ao passo que o corrimento nasal frequentemente piora em gravidade e ocorrem mudanças nas suas características.[22]

Rinites

Rinite alérgica

Rinite alérgica (imunomediada) é uma condição incomum em cães[7] e gatos.[23] A rinite alérgica é geralmente considerada uma resposta à hipersensibilidade nasal e dos seios nasais aos antígenos presentes no ar.[23] As causas alérgicas são pouco específicas e geralmente são associadas a pacientes que apresentam doença nasal crônica. São também relacionadas como causa de rinite inflamatória.[24] Em humanos é de ocorrência comum, associada à produção sazonal de pólen.[7] Reações de hipersensibilidade imediata secundária a anticorpos IgE medeiam os sintomas da rinite alérgica e da conjuntivite. A rinite alérgica humana difere da rinite alérgica em cães, porque a maioria dos pacientes humanos apresenta reação de hipersensibilidade tipo 1 e eosinofilia tecidual. Eosinófilos são incomuns em cães.[7] Em felinos, a doença pulmonar alérgica (asma brônquica) é comumente reconhecida, mas há pouca evidência da existência de rinite alérgica descrita na literatura veterinária nessa espécie. Mesmo sabendo que a asma felina é caracterizada por aumento de resposta das vias respiratórias posteriores a vários estímulos antigênicos, sua manifestação é tipicamente de doença do trato respiratório posterior mais do que envolvimento das vias respiratórias anteriores ou nasais.[25] Vem sendo considerada doença, porém, ainda pouco estabelecida.[24]

Secreções nasais mucopurulentas, geralmente bilaterais, esternutações e até episódios de epistaxe estão entre as principais manifestações clínicas.[24] Cães e gatos com rinite alérgica apresentam espirros e/ou secreção nasal serosa ou mucopurulenta. Os sinais podem ser agudos ou crônicos. Esses sinais podem piorar em certas épocas do ano ou em condições como contato com fumaça de cigarro, após introdução de marca nova de areia sanitária para gatos, novos perfumes, agentes de limpeza, móveis ou tecidos na casa.[23]

Remover o alergênio causador do ambiente do animal ou da dieta é o tratamento ideal para a rinite alérgica. Se isso não for possível, utilizam-se corticosteroides ou anti-histamínicos para a melhora do quadro clínico.[26] Dentre os anti-histamínicos, temos a clorfeniramina, que pode ser administrada oralmente, na dose de 4 a 8 mg/cão, 2 ou 3 vezes/dia, ou 2 mg/gato, 2 ou 3 vezes/dia. O anti-histamínico de segunda geração cetirizina pode ter mais sucesso em gatos.[23] Os glicocorticoides são utilizados se os anti-histamínicos não forem efetivos (prednisona, 0,25 mg/kg, 2 vezes/dia, até resolução dos sintomas).[23]

O prognóstico para cães e gatos com rinite alérgica é excelente se o alergênio puder ser eliminado. Caso contrário, o prognóstico para o controle é bom, mas a cura é improvável.[23]

Rinite viral

Em cães, o vírus da cinomose canina (VCC), que é um *Paramyxovirus*, é o vírus mais abundante no exsudato respiratório de pacientes infectados.[7] Durante infecção natural, o VCC se espalha via aerossolização e colonização do epitélio das vias respiratórias anteriores. Ele se multiplica em macrófagos e tecido linfoide regional.[7] Após 14 dias pós-infecção, cães com títulos adequados de anticorpos eliminam o vírus e não mostram nenhum sintoma da doença. Em cães com estado imunológico deficitário, propagação viral a numerosos tecidos ocorre, incluindo pele e epitélio dos sistemas gastrintestinais, respiratório e urogenital. Inicialmente, os sintomas da doença respiratória anterior são evidentes e manifestados por corrimento oculonasal.[7] A gravidade do curso clínico depende da idade do animal no momento da infecção, padrão de patogenicidade para diferentes cepas virais e resposta imune. Infecção do sistema respiratório posterior resulta em pneumonia, que pode não ser clinicamente evidente. Sintomas neurológicos podem desenvolver-se em 1 a 3 semanas após recuperação dos sinais sistêmicos ou até meses mais tarde.[27]

O diagnóstico definitivo do VCC depende da detecção do antígeno viral ou ácido nucleico em amostras *antemortem* ou *post mortem*, isolamento viral e sorologia. Testes de reação em cadeia pela polimerase com transcriptase reversa (RT-PCR) são altamente sensíveis e específicos para a detecção do VCC em casos clínicos; testes sorológicos, no entanto, podem ser falso-negativos em cães que não apresentam resposta imune, devido aos efeitos imunosssupressores causados pela infecção do VCC.[27] O tratamento de infecções das vias respiratórias anteriores associadas ao VCC é principalmente de suporte. Os olhos e as narinas deverão estar livres das secreções. Quando houver suspeita de infecção bacteriana secundária, tratamento com antibióticos de amplo espectro são indicados. Boas escolhas iniciais incluem ampicilina (11 a 20 mg/kg por via intravenosa ou oral, 3 vezes/dia) e cloranfenicol (15 a 20 mg/kg via oral, 3 a 4 vezes/dia). Se ocorrer progressão dos sintomas em outros sistemas que não sejam respiratórios, estes deverão ser tratados com medidas de suporte apropriadas, como fluidoterapia, antieméticos etc.[7]

Calicivírus felino (CVF) e herpes-vírus felino (HVF), também denominado vírus da rinotraqueíte felina, são as duas principais causas da infecção da doença das vias respiratórias anteriores em gatos.[28] Atualmente, mais de 90% das infecções das vias respiratórias anteriores felinas são causadas por esses dois vírus.[25] Em geral, a doença é mais comumente vista em gatos agrupados (gatis ou criatórios), particularmente em gatos filhotes assim que perdem seus anticorpos maternos.[28] O modo de transmissão desses dois vírus é por contato direto entre os gatos. Os gatos tornam-se infectados mediante contato com outros gatos com infecção ativa ou portadores e fômites. Gatos jovens, estressados ou imunossuprimidos são mais suscetíveis.[23] Embora esses dois vírus sejam eliminados em secreções ocular, nasal e faringiana por várias semanas após a infecção, a transmissão via secreção é mínima. Por causa de seu pequeno volume corrente (tidal), gatos não produzem aerossóis efetivos, alcançando pequenas distâncias.[25]

CVF é um RNA-vírus pertencente à família Caliciviridae. Os gatos podem ser infectados com este vírus pelas vias conjuntivais, oral e nasal.[28] Este vírus se replica principalmente nos tecidos respiratórios e orais, embora algumas cepas possam ter predileção por pulmões e outras têm sido encontradas dentro de macrófagos nas membranas sinoviais das articulações. A característica patológica mais insistente da infecção pelo CVF é a ulceração oral.[28]

HVF é um DNA-vírus, membro da família Herpesviridae. Este vírus primariamente tem como alvo um número de tecidos nas vias respiratórias anteriores, incluindo palato mole, tonsilas, turbinados, conjuntivas e, algumas vezes, traqueia. Embora rara, viremia tem sido relatada e doença generalizada pode ser vista, particularmente em filhotes de gatos ou indivíduos imunossuprimidos.[28] A maior incidência da infecção por HVF e mortalidade está em filhotes entre 6 e 12 semanas de idade. Este é o período quando os anticorpos colostrais de procedência materna estão diminuindo abaixo dos níveis de proteção.[25]

Reação inflamatória intensa dos turbinados resulta em necrose e ulceração da mucosa. Em gatos jovens em crescimento há reação osteolítica grave com reabsorção do osso turbinado. Corrimento oculonasal resulta em produção excessiva de muco, exsudação de fibrina, supuração e eliminação de debris necróticos. Invasão bacteriana secundária à área necrosada é comum.[25] O HVF pode também causar úlcera de córnea, abortamento e morte neonatal.[23] Infecção por HVF causa doença conjuntival e respiratória anterior mais consistente e grave do que o CVF, particularmente em animais suscetíveis mais jovens.[28]

O diagnóstico é normalmente realizado com base em histórico e achados do exame físico. Testes específicos incluem teste de imunofluorescência, procedimentos de isolamento do vírus, reação em cadeia pela polimerase (PCR) e titulação de anticorpos séricos.[23]

Na maioria dos gatos, essas doenças são autolimitantes e o tratamento dos gatos com sinais agudos inclui cuidados de suporte apropriados. A hidratação e as necessidades nutricionais devem ser providas quando necessário. Muco seco e exsudato de face e narinas devem ser limpos.[23] Vacinação contra essas duas viroses diminuíram a morbidade e a mortalidade, mas não eliminaram essas doenças. Elas protegem os gatos em desenvolvimento de doença grave, mas não de infecção.[26] Vacina contra CVF protege o gato, mas há subtipos do vírus contra os quais a vacina não proporciona nenhuma proteção.[1] Em relação ao HVF, deve-se lembrar que não existe nenhuma vacina que possa proteger contra a infecção por herpes-vírus virulento, e que esse vírus poderá se tornar latente e ser reativado durante períodos de estresse intenso, causando sintomas em gatos vacinados.[26]

A antibioticoterapia para tratamento de infecção secundária é indicada em gatos com sintomas mais graves. O antibiótico inicial de escolha é a ampicilina (22 mg/kg/três vezes/dia) ou a amoxicilina (22 mg/kg/2 a 4 vezes/dia), porque são mais eficazes, estão associadas a poucas reações adversas e podem ser administradas em filhotes.[23]

Rinite bacteriana

Infecção bacteriana primária em cavidade nasal é rara em cães e gatos,[7,25] porém infecções secundárias são comuns.[7] Rinite bacteriana aguda causada por *Bordetella bronchiseptica* ocorre ocasionalmente em gatos e raramente em cães. É possível que *Mycoplasma* possa agir como patógeno nasal primário.[23] Rinite bacteriana é mais frequentemente uma complicação secundária de rinite viral, parasitária ou fúngica; trauma; corpo estranho nasal; aspiração nasal de comida ou líquidos; neoplasia; doença dentária; fístula oronasal; ou broncopneumonia bacteriana.[7] As bactérias que habitam a cavidade nasal em animais saudáveis têm crescimento rápido, quando a doença altera as defesas normais da mucosa.[23] Em cães, infecção bacteriana primária específica ocorre dentro de narinas (geralmente unilateral) e parte rostral adjacente da cavidade nasal.[1] O trato respiratório anterior de gatos saudáveis é normalmente povoado com microbiota bacteriana significativa, incluindo *Streptococcus* sp., *Staphylococcus* sp., *Bacillus* sp. e vários coliformes e anaeróbios. Cultura de lavado broncoalveolar obtida de gatos saudáveis normais confirma que os brônquios principais em gatos não são estéreis, embora a concentração de bactérias seja baixa.[25]

Sintomas são indistinguíveis dos sintomas de outras causas de rinite. Esses sintomas são espirros, respiração fungosa e corrimento mucopurulento. Dependendo do problema de base, o corrimento nasal pode ser uni ou bilateral.[7]

Uma vez que a rinite bacteriana é incomum no cão e no gato, uma investigação completa deverá ser realizada para determinar a causa de base. Isso inclui exame oral completo para descartar se há fístulas oronasais, fenda palatina ou doença dentária significativa, bem como exame citológico e cultura do exsudato, radiografias nasais, exame rinoscópico das cavidades nasais e biopsia.[7] Rinoscopia revela inflamação nas narinas e caudalmente às lesões, enquanto a mucosa da concha e a cavidade nasal estarão normais.[1] As culturas bacterianas de *swabs* ou biopsias de mucosas nasais coletadas na parte posterior da cavidade nasal podem ser realizadas. A cultura bacteriana indica o crescimento de bactérias da microbiota nasal, incluindo *Staphylococcus*, *Streptococcus*, *Escherichia coli*, *Proteus*, *Pasteurella*, *Corynebacterium*, *Bordetella* e *Pseudomonas*.[24] O crescimento de muitas colônias de uma ou duas espécies de organismos pode representar infecção importante. O crescimento de muitos organismos diferentes ou pequeno número de colônias provavelmente representa a microbiota normal. Se a suspeita for *Mycoplasma* sp., deve-se colocar as amostras em meio de transporte apropriado para cultura em que serão usados métodos específicos de isolamento.[23]

O tratamento consiste na utilização de antibióticos de amplo espectro sistemicamente ou na utilização de soluções oftálmicas com vitamina A aplicadas várias vezes ao dia para evitar a formação de crostas dolorosas.[1] A antibioticoterapia é eficaz, havendo algumas bactérias, como *Chamydophila* sp., *Mycoplasma* sp. ou *Bartonella* sp., as quais também podem estar presentes na patogênese da rinite linfoplasmocitária.[1,4,9,24] Administração sistêmica de antibióticos (ampicilina, 11 a 20 mg/kg por via intravenosa ou oral, 3 vezes/dia; penicilina G 22.000 UI/kg por via intravenosa ou intramuscular, 4 vezes/dia) é efetiva contra infecções causadas por *Streptococcus*, *E. coli* e *Pasteurela*. Cefalosporinas de primeira geração também podem ser efetivas.[7] Outros antibióticos utilizados são trimetoprima-sulfadiazina (15 mg/kg 2 vezes/dia), cloranfenicol (50 mg/kg 4 vezes/dia para cães; 10 a 15 mg/kg 2 vezes/dia para gatos) ou clindamicina (5,5 a 11 mg/kg 2 vezes/dia). Doxiciclina (5 a 10 mg/kg 2 vezes/dia, seguida por *bolus* de água) ou cloranfenicol são normalmente eficazes contra *Bordetella* sp. e *Mycoplasma* sp.[23] A azitromicina (5 a 10 mg/kg 1 vez/dia, por 3 dias e, então, a cada 72 h) pode ser prescrita para gatos difíceis de serem medicados.[23] Os antibióticos são utilizados durante 1 semana. Se uma resposta benéfica for observada, o fármaco é continuado por um mínimo de 4 a 6 semanas.[23] Terapia de suporte é também importante no manejo bem-sucedido de casos de rinite bacteriana. As narinas deverão ser limpas externamente. Hidratação sistêmica adequada e bom suporte nutricional são importantes. Nebulização (20 min, 4 vezes/dia) pode auxiliar na mobilização de secreções e no alívio das passagens nasais obstruídas; descongestionantes nasais (fenilefedrina, oximetazolina) têm demonstrado melhora no fluxo de ar, aumentando a drenagem e diminuindo a produção de secreções, mediante seu efeito adrenérgico, que promove vasoconstrição.[7]

Rinite fúngica

Infecção fúngica é causa comum de doença nasal no cão e no gato.[29] Aspergilose sinonasal é comum em cães,[30] ao passo que em gatos a criptococose é mais comum.[10] *Aspergillus* e *Penicillium* são organismos micóticos saprofíticos que são onipresentes no ambiente.[31] O *Aspergillus* spp. é o principal agente envolvido nos casos de rinite fúngica,[8] enquanto a penicilose nasal é rara.[7] A colonização do fungo nas passagens nasais ocorre seguida da inalação de esporos do ambiente[29] ou associada à existência de corpo estranho nasal, afecções nasais preexistentes, trauma ou imunossupressão.[10] Comumente, esta afecção se inicia na cavidade nasal e se estende para os seios frontais, tornando-se afecção sinonasal decorrente da endotoxina produzida pelo fungo, responsável, também, pela necrose e pela destruição dos turbinados e etmoturbinados, sendo o *A. fumigatus* a espécie mais comum.[32] *A. niger*, *A. nidulans* e *A. flavus* também têm sido encontrados nessa localização.[29] Este tipo de afecção não é raro nos cães e as manifestações clínicas são secreção nasal profusa serosa a hemorrágica, uni ou bilateral, com períodos alternados de epistaxe, crostas, ulceração nas narinas acompanhada ou não de despigmentação.[1,10,32,33] Criptococose causada por *Cryptococcus neoformans* é a infecção micótica sistêmica mais comum de gatos, mas rara em cães. Estudos recentes sugerem que algumas cepas do organismo possam preferencialmente localizar-se na cavidade nasal, independentemente da porta de entrada.[29] O *Cryptococcus neoformans* é um fungo saprofítico com distribuição mundial. Acredita-se que a infecção nasal ocorra por inalação de pequenos organismos de leveduras do meio ambiente. Ocorre, principalmente, em gatos acometidos por doenças virais, como vírus da leucemia felina (FeLV) e vírus da imunodeficiência dos felinos (FIV), ou imunocomprometidos, com manifestações clínicas como secreção nasal, dificuldade respiratória alta, esternutações e episódios de epistaxe.[10] Alguns animais exibem dor nasal, friccionando ou passando a pata na face.[29]

Os cães afetados com aspergilose nasal têm idade variada entre 6 meses e 15 anos, contudo, a maioria ocorre em cães jovens a meia-idade (1 a 7 anos).[1] A doença é incomum em cães com menos de 1 ano de idade.[31] Aspergilose e penicilose nasal têm sido diagnosticadas em muitas raças diferentes. Cães de raças dolicocefálicas e mesocefálicas são mais suscetíveis à infecção, enquanto raças braquicefálicas são raramente afetadas.[7] Golden Retriever e Pastor-alemão apresentam maior prevalência. Machos parecem ter um risco maior que fêmeas. Há poucos relatos de aspergilose nasal em gatos.[29] Em gatos, a criptococose ocorre em animais com idade entre 1 e 13 anos com média de 5,2 anos. Não há predisposição sexual ou racial.[29]

As manifestações clínicas nas infecções fúngicas são associadas a lesões em cavidade nasal e seios nasais, como espirros e corrimento nasal mucopurulento, piossanguinolento ou hemorrágico, que são mais evidentes. O corrimento nasal pode iniciar-se unilateralmente, e se torna bilateral no decorrer da doença.[29] Infecções fúngicas, principalmente nos casos de criptococose, induzem à formação de proliferações granulomatosas que obstruem a passagem aérea no interior da cavidade nasal de gatos (Figura 145.4), que podem ser confundidas com neoplasia, e levam à dificuldade ao respirar, acompanhada de estridores respiratórios. No cão, essa formação é mais comum em plano nasal, acompanhada de linfadenopatia regional. Destruição e deformação da cavidade nasal ocorrem com infecções fúngicas crônicas, principalmente na aspergilose. A dor secundária ao envolvimento periostal está presente em alguns pacientes afetados.[29] Exoftalmia ou dor na abertura bucal sugere extensão da infecção atrás da órbita.[29] Sinais de envolvimento do SNC são pouco comuns, mas podem ocorrer se a infecção violar a placa cribriforme ou passar por via hematogênica;[29] nesses casos de doença avançada, podem ocorrer meningite fúngica e convulsões. Hiporexia, ulceração e despigmentação nasal, estertor, estridor ou respiração com a boca aberta também poderão ser notados.[34] A sintomatologia clínica da aspergilose sinonasal comumente é caracterizada por corrimento nasal mucopurulento abundante, epistaxe, dor e despigmentação do plano nasal abaixo da narina onde escorre a secreção, da qual é um sinal característico.[1] Apatia e depressão são comuns quando o seio frontal estiver envolvido.[1] Estudos hematológicos de rotina e perfil bioquímico são geralmente normais em pacientes com rinite fúngica, embora alguns pacientes apresentem eosinofilia e linfopenia.[29] Estudos de imagem devem preceder a rinoscopia devido à coleta de biopsia, que pode resultar em hemorragia, podendo modificar imagens de lesões sutis em obscuras, resultando em áreas focais de aumento de opacidade.[30] O exame radiográfico deve ser realizado com o paciente anestesiado, a fim de se obter posicionamento correto.[29,30] Deve-se incluir várias projeções, incluindo com a boca aberta.[29] Os achados radiográficos típicos de aspergilose nasal canina têm sido definidos como perda da arquitetura dos turbinados, em especial rostralmente, e espessamento do osso nasal. Envolvimento do osso frontal é variável e é frequentemente identificado como densidade de tecidos moles dentro dos seios fontais.[35] Se disponíveis, tomografia computadorizada e ressonância magnética fornecem requintadamente definição detalhada das estruturas e lesões intranasais.[29] Até agora, o melhor método para diagnosticar aspergilose sinonasal é a visibilização direta das placas fúngicas por rinoscopia ou sinoscopia (Figura 145.5). Curetagem das placas na cavidade nasal no momento da rinoscopia pode ser realizada.[29] Elementos fúngicos no exame citológico ou histopatológico por meio de biopsia da mucosa nasal ou sinusal conclui o diagnóstico.[30] Culturas microbiológicas deverão ser interpretadas com cautela, porque alguns fungos patogênicos podem ser isolados de animais normais ou animais com outras doenças e porque infecções bacterianas secundárias podem mascarar a ocorrência ou acompanhar a doença fúngica.[29] Aproximadamente 40% de cães normais têm cultura positiva tanto para *Aspergillus* sp. quanto para *Penicillium* sp.[7]

A terapia de aspergilose sinonasal é tópica ou sistêmica.[29] Tratamento oral sistêmico com agentes antifúngicos não é invasivo, mas requer administração prolongada por sua eficiência ser fraca a moderada. Esse modo de tratamento é mais caro, e os efeitos colaterais, como hepatotoxicidade, anorexia ou vômitos, são comumente descritos.[30] O tratamento tópico é geralmente realizado com enilconazol ou clotrimazol e aparentemente mais efetivo quando comparado ao sistêmico.[29] No entanto, para a realização desse procedimento, deve-se ter certeza de que a placa cribriforme esteja intacta. Esse tratamento pode ser realizado de maneira invasiva e não invasiva. No procedimento invasivo, com o animal anestesiado,

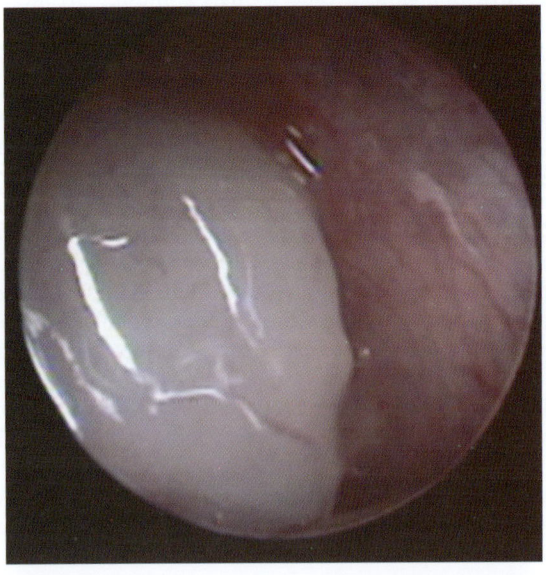

Figura 145.4 Imagem rinoscópica de cavidade nasal direita de gato, em que é visibilizada proliferação tecidual, diagnosticada posteriormente, por meio de exame histopatológico, como criptococose.

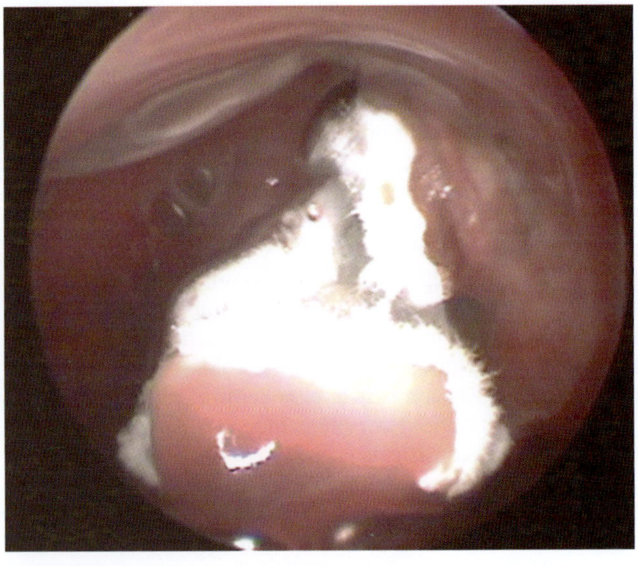

Figura 145.5 Imagem rinoscópica de cavidade nasal direita de cão após destruição de conchas; placas fúngicas em topografia de seio frontal.

são posicionados cateteres colocados por acesso cirúrgico, ou seja, por uma abertura pequena próxima aos seios frontais ou por trepanação clássica.[29] Esses cateteres ficam fixos para que o proprietário realize a medicação em casa. Quando se utiliza o procedimento menos invasivo, também é necessária a anestesia geral. Nesse procedimento realiza-se lavagem instilando solução de clotrimazol a 1%, em que se faz a administração da medicação por meio de sondas do tipo Foley posicionadas em ambas cavidades nasais e na nasofaringe.[30] Primeiramente, deve-se introduzir a sonda Foley número 24 (pode variar de acordo com o tamanho do paciente) com o animal em decúbito lateral, pela cavidade oral, e posicioná-la caudalmente ao palato duro; posteriormente, o balão da sonda é inflado com solução fisiológica, com o objetivo de ocluir a passagem de medicamento para dentro da cavidade oral. Deve-se sempre proteger o local com gazes e tampões para que a medicação não seja aspirada ou deglutida quando o paciente despertar da anestesia. É aconselhável palpar e sentir a porção insuflada da sonda pelo palato mole, para se ter certeza de que posicionamento desta esteja correto. Seguindo com o reposicionamento do animal em decúbito dorsal, são posicionadas as demais sondas (geralmente número 12) nas cavidades nasais direita e esquerda, insuflando os balões para que fiquem fixas (Figura 145.6). Aproximadamente, 50 mℓ da solução medicamentosa são instilados nas sondas das cavidades nasais e, para não refluir o medicamento, faz-se apreensão por meio pinças hemostáticas, ocluindo o lúmen da sonda. O paciente deve permanecer nesse mesmo decúbito, por cerca de 1 h. Após esse período, modifica-se o decúbito em lateral direito, lateral esquerdo, esternal e, novamente, em dorsal, posicionando a cabeça angulada em cerca de 90°, para a saída do excesso da medicação. O paciente permanece em cada decúbito cerca de 15 min. Para finalizar o procedimento, faz-se lavagem pelas sondas das cavidades nasais com solução fisiológica, as quais são removidas, e o animal permanece em decúbito esternal com a cabeça inclinada ventralmente. Esse procedimento é bem tolerado, mas pode ser necessário mais de uma vez, principalmente se o paciente ainda mantiver o quadro clínico ou se na rinoscopia, realizada como controle, em cerca de até 30 dias, ainda estiverem presentes placas fúngicas. Quando se faz a opção pela colocação de tubos fixos, a administração da medicação deve ser realizada 2 vezes/dia, durante 2 semanas, o que é suficiente.[1] Enilconazol (10 mg/kg) é diluído com igual volume de água imediatamente antes do uso. A dose é dividida igualmente e instilada em cada lado da cavidade nasal, 2 vezes/dia, durante 7 a 10 dias.[29] A cabeça do animal deverá ser posicionada para baixo durante a aplicação do medicamento, a fim de melhorar a distribuição do fármaco na cavidade nasal.[29] Complicações comuns da aplicação tópica incluem remoção prematura dos cateteres, necessitando de nova anestesia para recolocação destes, enfisema subcutâneo pós-operatório transitório, inapetência e ptialismo após a administração do antifúngico.[34]

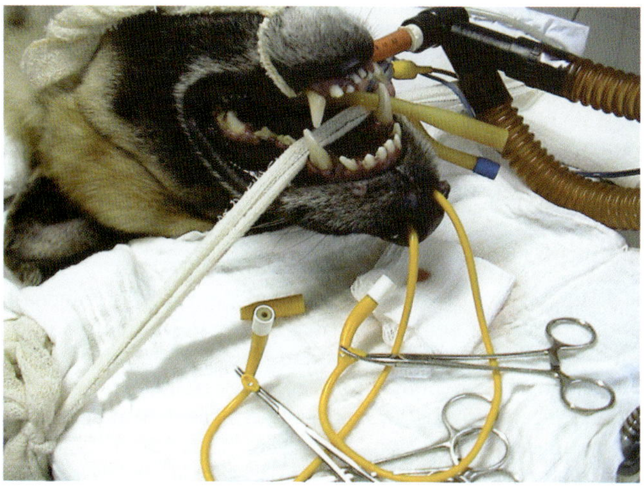

Figura 145.6 Cão em decúbito dorsal durante tratamento para aspergilose nasal, utilizando lavagem com clotrimazol a 1%.

Tratamentos sistêmicos para aspergilose nasal com uso de fluconazol ou itraconazol têm sido descritos, mas os resultados não são tão satisfatórios quanto os do tratamento tópico. Entretanto, se houver lesões na placa cribriforme ou adjacências do seio frontal, o risco de o tratamento tópico alcançar a órbita ou o encéfalo é grande, e, nesses casos, o tratamento sistêmico é preferido.[1] Tratamento sistêmico com tiabendazol (10 mg/kg via oral, 2 vezes/dia) ou cetoconazol (5 a 10 mg/kg via oral, 2 vezes/dia), por 6 a 8 semanas, tem mostrado cura clínica em aproximadamente 50% dos casos. Itraconazol tem sido utilizado em humanos e cães apresentando aspergilose com bons resultados.[29] Itraconazol (10 mg/kg via oral, 1 vez/dia) e fluconazol (2,5 mg/kg via oral, 2 vezes/dia) apresentam eficácia em torno de 70% dos pacientes tratados.[30]

Se ocorrer criptococose nasal, cetoconazol, itraconazol ou fluconazol deverão ser administrados durante 8 semanas.[1] Tratamento com cetoconazol (10 mg/kg via oral, 1 a 2 vezes/dia) parece ser altamente eficaz no tratamento da criptococose nasal em gatos. Itraconazol (10 mg/kg via oral, 1 vez/dia) e fluconazol também têm sido utilizados com base em estudos clínicos e experimentais em humanos, gatos e animais de laboratório.[29] Gatos respondem favoravelmente à terapia com fluconazol (50 mg/gato via oral, 2 vezes/dia). A duração do tratamento pode variar de 2 a 6,5 meses.[34] Se houver comprometimento do sistema nervoso central (SNC), prefere-se o fluconazol, pela propriedade de penetração excelente no sistema nervoso.[29] Em gatos com doença renal, pode-se substituir o fluconazol pelo itraconazol (média de 13,8 mg/kg/dia, por um período aproximado de 8,5 meses).[34]

Rinite inflamatória

Rinite crônica idiopática, também denominada rinite linfocítica plasmocítica, é caracterizada por infiltrados inflamatórios vistos nas biopsias das mucosas nasais.[23] Geralmente, observam-se no exame citológico ou histopatológico infiltrados linfoplasmocitários na mucosa nasal,[36] embora não seja incomum encontrar inflamação predominantemente neutrofílica.[23] Suspeita-se de rinite inflamatória em casos crônicos de rinite, sendo que uma de suas principais causas é a exposição a alergênios e substâncias irritativas. A patogênese da rinite linfoplasmocitária é desconhecida, embora tenha sido descrita como doença imunomediada.[36] É provável que seja uma resposta estereotipada crônica a múltiplos fatores precipitantes.[22] Aeroalergênios inalados e irritantes provavelmente desempenham um papel primário no desenvolvimento da doença.[22] A condição tende a afetar cães dolicocefálicos e mesaticefálicos de grande porte, jovens e de meia-idade, embora Dachshund e Whippet sejam frequentemente afetados.[22] A secreção nasal mucoide crônica ou mucopurulenta é o sinal clínico mais comum e é tipicamente bilateral.[23] Em um estudo abrangendo 37 cães com rinite linfoplasmocítica, 76% eram cães de grande porte e a média de idade foi de 8 anos (1,5 a 14 anos); corrimento nasal foi unilateral em 42% dos casos, enquanto corrimento nasal bilateral foi de 58%. Biopsia bilateral desses animais revelou alterações inflamatórias unilaterais em apenas 4 cães (11%), enquanto os demais apresentaram comprometimento bilateral.[37]

Pelo exame radiográfico, nem sempre alterações são visibilizadas. Entretanto, podem estar presentes alterações como aumento de opacidade uni ou bilateral dentro das passagens aéreas. Os seios paranasais podem ou não estar envolvidos. Os achados tomográficos são tipicamente brandos, embora casos variem em gravidade e lateralidade. Eles podem incluir processo não destrutivo bilateral com espessamento da mucosa mínimo ou marcante e acúmulo de fluido nasal. Ocasionalmente poderá ocorrer envolvimento dos seios frontais com alterações mínimas a moderadas.[35]

O tratamento é extremamente frustrante, raramente alcançando a cura. Corticosteroides sistêmicos ou tópicos são raramente efetivos no controle dos sintomas e, na realidade, podem piorá-los. Recomendam-se doses imunossupressoras com prednisolona. Uma resposta positiva é esperada em 2 semanas, reduzindo-se a dose para a menor dose eficaz. Se não houver resposta à terapia inicial, outros fármacos imunossupressores como azatioprina podem ser adicionados ao regime inicial de tratamento.[23] Administração de antibióticos com imunomoduladores eficazes combinados com agentes anti-inflamatórios não esteroides podem ser úteis em alguns cães. Entre eles, temos a doxiciclina (3 a 5 mg/kg via oral, 2 vezes/dia) ou azitromicina (5 mg/kg via oral, 1 vez/dia), em combinação com piroxicam (0,3 mg/kg via oral, 1 vez/dia).[22] Outros tratamentos descritos incluem o uso de anti-histamínicos ou itraconazol.[23]

Rinite parasitária

A rinite parasitária é rara no cão e é comumente associada ao ácaro nasal *Pneumonyssoides caninum* ou ao nematoide nasal *Capillaria boehmi*.[4,38] Em gatos há relatos de infestação por larvas de *Cutereba simulans*.[39] O *Pneumonyssoides caninum* é um pequeno ácaro branco de aproximadamente 1 mm de tamanho,[23] que habita cavidade nasal, nasofaringe e seios frontais.[40] Este parasita é comum em cães da Noruega e da Suécia. Tem sido descrito em cães nos EUA, Austrália, Irã e Grécia; desse modo, suspeita-se de distribuição global.[1] A maioria das infestações é clinicamente silenciosa, mas alguns cães podem apresentar sintomas moderados a graves.[33] Característica clínica é a ocorrência de espirros, normalmente violentos. Agitação da cabeça, bater com as patas no focinho, secreção nasal crônica e epistaxe também podem ocorrer.[23] Outro sintoma relatado é a perda da olfação.[40] A visão do ácaro pela rinoscopia conclui o diagnóstico.[4,38] Além da rinoscopia, pode-se realizar lavagem nasal retrógrada; normalmente, eles se encontram nos seios frontais e na cavidade nasal caudal.[23] Para o tratamento contra o ácaro, utiliza-se a milbemicina oxima (0,5 a 1 mg/kg via oral, 7 a 10 dias;[1] 0,5 a 1 mg/kg, 1 vez/semana, por 3 semanas)[40] ou a ivermectina (0,2 mg/kg por via subcutânea, de 3 em 3 semanas),[1] mas não é seguro para certas raças,[23] como o Collie.[40] Outra possibilidade terapêutica é a utilização de selamectina, na dose de 6 a 24 mg/kg, a cada 2 semanas, topicamente, por 3 tratamentos, que tem mostrado ser efetiva, mas alopecia pode se desenvolver em doses maiores.[40]

A capilariose nasal é causada por um nematódeo, *Capillaria boehmi*, um parasita algumas vezes encontrado em traqueia e brônquios de humanos e animais.[1] O verme adulto é pequeno, fino e branco, vive na mucosa da cavidade nasal e dos seios frontais de cães. Os adultos põem ovos que são deglutidos e passados nas fezes.[23] Os sintomas da capilariose nasal são espirros e secreção nasal mucopurulenta, com ou sem hemorragia.[23] *Capillaria boehmi* pode ser diagnosticada pela identificação de nematódeos adultos ou ovos no lavado nasal, ovos em exame fecal e por amostras de biopsia nasal.[7] Tratamento da capilariose é realizado com fembendazol (50 mg/kg via oral, 1 vez/dia, por 10 dias,[7] ou 25 a 50 mg/kg, 2 vezes/dia, durante 7 a 10 dias)[23] ou ivermectina (0,2 mg/kg via subcutânea, em dose única).[23] Deve-se realizar exames fecais repetidos, além da resolução dos sintomas para considerar o tratamento bem-sucedido.[23]

Contudo, reinfecção poderá ocorrer, provavelmente como resultado de um ambiente contaminado.[7] Por causa da dificuldade de diagnóstico, acredita-se que o uso empírico da ivermectina seja recomendado no tratamento de rinite crônica, quando outras causas comuns estiverem descartadas.[7] Qualquer cão em contato direto com o animal acometido também deve ser tratado.[23]

Rinite secundária a afecção dentária

Descrição da incidência de rinite crônica secundária a doença dentária em pequenos animais é bastante variável, de rara até muito comum. Esta discrepância é provavelmente devida à falta de consciência da prevalência e das manifestações diferentes da doença dentária até recentemente.[41]

A doença nasal secundária à afecção dental pode levar à produção de secreção nasal uni ou bilateral, com aspecto mucoso, mucopurulento ou purulento.[1] A iniciação e a progressão da doença periodontal em humanos e cães, principalmente, resultam de depósitos dentários brandos, com colonização de grande números de bactérias na junção do dente e da gengiva.[41] Dois tipos de doença periodontal são reconhecidos: gengivite, que é uma inflamação reversível da gengiva sem perda de osso ao redor do dente; e periodontite, que é inflamação mais profunda, resultando em danos permanentes aos tecidos periodontais (gengiva, cemento, ligamento periodontal e osso alveolar).[41] Doenças periodontais não tratadas podem progredir em bolsas periodontais profundas, as quais podem invadir a cavidade nasal ou o seio maxilar, causando fístula oronasal (comunicação com a cavidade nasal) ou oroantral (comunicação com o seio maxilar) e rinite crônica secundária.[41] A infecção e a inflamação originam-se do abscesso periapical ou de gengivite grave, associados à erosão óssea do maxilar ou dos dentes pré-maxilares. Os dentes comumente envolvidos são canino superior, quarto pré-molar superior e primeiro molar superior, devido ao tamanho e à conformação de suas raízes. O envolvimento dental pode estar relacionado com toda a cavidade oral superior. A doença periodontal grave pode levar a reabsorção óssea, fístula pela maxila, permitindo a passagem de material infectado para o interior da cavidade alveolar até a cavidade nasal.[1] A incidência de rinite secundária a doença dentária vem decrescendo com o aumento dos cuidados, higiene e tratamentos bucais periódicos que vêm ocorrendo em pequenos animais.[7]

Pólipos nasofaríngeos

Pólipos nasofaríngeos são proliferações focais da mucosa, as quais não são neoplásicas, mas inflamatórias, consistindo em uma extremidade arredondada ligada por uma haste.[1] Essas formações benignas ocorrem mais frequentemente em filhotes e gatos jovens[23] e raramente em cães.[1] A maioria dos acometimentos ocorre em gatos jovens, indicando possível etiologia congênita.[42] Essas massas não neoplásicas nascem na tuba auditiva ou na orelha média de gatos, e crescem para dentro da nasofaringe ou do canal auditivo externo, ou ambos.[42]

Raramente são encontradas nos seios nasais.[1] Podem se estender para dentro do canal auditivo externo, da orelha média, da faringe e da cavidade nasal, e ser uni ou bilaterais.[42]

Os pólipos nasofaríngeos são crescimentos polipoides rosados, que normalmente surgem de um broto.[23] Infecção bacteriana causa hipertrofia focal da mucosa, levando à formação desses pólipos, que consistem em acúmulos focais de edema e proliferação de tecido conjuntivo da submucosa, com infiltrado inflamatório variável de eosinófilos, plasmócitos e linfócitos.[1] Eles são compostos de tecidos de granulação cobertos por uma camada epitelial colunar ciliada ou escamosa estratificada, as quais estão frequentemente ulceradas.[40] As causas de pólipos inflamatórios em gatos são desconhecidas. Tem sido proposto que eles resultem de defeitos congênitos ou doença da orelha média inflamatória crônica, provavelmente causada por infecção das vias respiratórias anteriores.[40]

Achados do histórico estão dependentes da direção do crescimento do pólipo.[40] Os sintomas podem ser nasais, óticos ou ambos.[42] Sintomas de pólipos nasais são rinite obstrutiva com dispneia, perda da olfação, corrimento nasal após espirros[1] e estertor respiratório.[23] Crescimento de pólipo dentro da nasofaringe obstrui o fluxo normal de ar da nasofaringe à laringe. A drenagem fisiológica de secreções respiratórias é também interrompida se a massa se tornar grande o suficiente.[42] Gatos com pólipo nasofaríngeo podem ter histórico de respiração ruidosa e difícil, corrimento nasal, disfagia, pouco ganho de peso ou perda de peso. Ocasionalmente, animais muito afetados podem apresentar síncopes.[40] Dispneia inspiratória é o principal efeito dessa obstrução.[1] Inicialmente, nenhum corrimento nasal ocorre, mas após longo intervalo inflamação secundária pode causar rinite.[1] Rinite serosa se desenvolve, a qual pode resultar no desenvolvimento de rinite mucopurulenta. Massa na nasofaringe torna a deglutição desconfortável para os animais afetados.[42] Sintomas óticos incluem sinais de otite externa ou otite média/interna, como inclinação da cabeça, nistagmo ou síndrome de Horner.[23]

O diagnóstico de pólipos nasais é feito por rinoscopia.[1] O pólipo é visto como massa avermelhada na cavidade nasal. A biopsia revela-o como sendo de tecido inflamatório.[26] A avaliação completa de gatos com pólipos também inclui exame otoscópico profundo e radiografia ou tomografia computadorizada da bula óssea para determinar a extensão do envolvimento.[23] A maioria dos gatos com pólipos apresenta otite média detectável radiograficamente como osso espessado ou opacidade aumentada dos tecidos moles da bula.[23] Pólipos em área faringiana podem ser visibilizados por meio de radiografia laterolateral, revelando massa no meio da nasofaringe.[1] Avaliação histopatológica do pólipo deverá ser realizada para confirmar o diagnóstico e eliminar a possibilidade de ser linfossarcoma ou criptococose.[40]

Pólipos são removidos da faringe agarrando-se no pedúnculo ou no corpo do pólipo e aplicando-se tração no início delicadamente e depois aumentando sua intensidade.[42] Pode-se realizar osteotomia ventral da bula quando o pólipo estiver ligado na orelha média.[42] A osteotomia da bula deve ser considerada em gatos com evidência radiográfica ou de tomografia computadorizada de envolvimento de bula óssea.[23] Os proprietários deverão ser informados da ocorrência de síndrome de Horner temporária após a extração. Isso se resolve entre 1 e 3 semanas.[40] Raramente, a rinotomia é necessária para a remoção completa dos pólipos.[23] Há relato de sucesso no tratamento apenas com tração, particularmente quando seguida por tratamento com prednisolona em dose imunossupressora associada à amoxicilina.[23]

O prognóstico é excelente, mas pode ocorrer recidiva dessa doença.[23] Proliferação de pólipos em cães pode reaparecer após 1 ou 2 anos, mas cães e gatos com somente um pólipo raramente apresentam recidiva.[1]

▪ Corpo estranho nasal

As cavidades nasais do cão e do gato são responsáveis pelo aquecimento e pela umidificação do ar que passa através delas e também pela remoção de partículas inaladas. O reflexo de espirro é uma maneira muito importante e geralmente muito efetiva para expelir corpo estranho da narina; contudo, ocasionalmente, o corpo estranho pode se alojar nas narinas externas ou nos turbinados nasais, causando inflamação crônica.[43] A incidência é baixa. Alguns corpos estranhos identificados são aresta de grama, galhos, espinhos, espinhos de ouriço, projéteis, pedras, anzóis e agulhas.[43] Devido à natureza vascular dos maxiloturbinados e das membranas das mucosas da cavidade nasal rostral, epistaxe é frequentemente causada por danos mecânicos do corpo estranho à vasculatura.[43] Em gatos, o corpo estranho tende a ocorrer com menos frequência do que em cães.[25]

Objetos podem adentrar a cavidade nasal rostralmente através das narinas ou caudalmente pela nasofaringe, o que ocorre durante engasgo, vômito ou regurgitação do material pelo palato duro na cavidade oral, alojando-se nas cóanas.[9,19] As manifestações clínicas apresentam-se de maneira aguda; porém, a cronicidade pode estar presente quando não ocorrer o diagnóstico.[1,9] Corpo estranho na cavidade nasal leva à produção de exsudato, em geral mucopurulento ou purulento de odor fétido, em geral, unilateral. A secreção bilateral pode estar presente se houver dois corpos estranhos ou se este estiver posicionado na nasofaringe.[9] Outros sintomas e achados do exame físico que têm sido descritos são meneios de cabeça, coçar o focinho com a pata, bufar, aumento dos linfonodos mandibulares e, possivelmente, ferimento de entrada.[43]

Testes diagnósticos para pacientes com suspeita de corpo estranho nasal incluem radiografia, rinografia contrastada, rinoscopia, tomografia computadorizada e, se necessário, rinotomia.[43] O diagnóstico radiográfico de corpo estranho nasal depende do fato de o objeto ser radiopaco. Corpo estranho nasal crônico pode resultar em evidência radiográfica de opacidade de tecido conjuntivo aumentada unilateralmente ou rinite destrutiva local.[35] Tomografia computadorizada parece ser mais sensível e específica de estudos radiográficos para diagnóstico de corpo estranho nasal.[7]

O tratamento de corpo estranho nasal depende da localização e do acesso dentro da cavidade nasal. Corpo estranho localizado na passagem nasal rostral (anzol ou espinho de ouriço são os mais comuns) pode frequentemente ser removido utilizando-se pinça jacaré pequena através das narinas. Se não for possível, rinotomia e exploração cirúrgica poderão ser necessárias. Antibióticos deverão ser utilizados após o procedimento cirúrgico.[7]

▪ Trauma

Objetos pontiagudos e afiados podem causar lesão traumática nos seios frontais.[26] O osso frontal em cães e gatos é relativamente espesso e fornece boa proteção; então, uma fratura nele implica golpe muito forte na cabeça.[1] Trauma em felinos tende a ocorrer menos comumente do que em cães.[25]

Trauma de grande impacto em nariz pode causar hemorragia grave com efeitos de choque hemorrágico.[1] Podem estar associados sinais de choque, fraqueza muscular, demência e coma.[1] Fraturas dos ossos maxilar e nasal podem deslocar fragmentos ósseos para o interior da cavidade nasal e inviabilizar sua função. Estes fragmentos devem ser removidos, a fim de evitar infecção secundária, levando à necrose das conchas.[5] Trauma em seios frontais normalmente é secundário a perfuração ou batida muito forte.[1]

Exame clínico completo deverá ser realizado para sinais de choque, como taquicardia, hipotensão (pulso fraco, tempo de preenchimento capilar prolongado), respiração rápida, dilatação das pupilas, hipotermia, fraqueza muscular e depressão ou mesmo coma e outras fraturas ou ferimentos.[1] Fraturas em ossos nasais não requerem tratamento imediato, a não ser que haja suspeita de danos cerebrais.[1] Quando fragmentos ósseos estiverem presentes nos seios frontais, eles deverão ser removidos. Como com qualquer corpo estranho, é provável que ocorram sequestros de pequenos fragmentos ósseos.[26] Cirurgia deverá ser realizada com atenção aos procedimentos sépticos. Antes da tentativa de reconstrução do osso frontal, é importante examinar a potência do ducto nasofrontal e aliviar qualquer obstrução.[26] Suturas herméticas do subcutâneo, incluindo periósteo, seguido do fechamento da pele impedem o desenvolvimento de enfisema subcutâneo. Administração de antibióticos por 3 semanas e a limitação da atividade durante este período evitam complicações pós-cirúrgicas.[26] Danos traumáticos graves no nariz quase sempre causam obstrução temporária, muitas vezes sendo necessária a realização de traqueostomia.[26] A quantidade de sangue perdida, embora frequentemente mínima, parece significativa, porque se torna angustiante para os proprietários. Tratamento envolve sedação do paciente e, se necessário, administração intranasal de epinefrina diluída (1:100.000) para levar à vasoconstrição local.[7]

Neoplasia

As neoplasias intranasais e sinonasais ainda são um desafio para a medicina veterinária, pois caracterizam doença agressiva e com poucas chances de cura.[44–46] Neoplasia intranasal representa 59 a 82% de todos os tumores do trato respiratório em cães,[47] e abrange aproximadamente 1% de todos os tumores caninos, sendo 60% de origem epitelial. Desses, 31,5% são adenocarcinomas.[7] Em gatos, os tumores sinonasais são menos comuns quando comparados com os cães.[48] Os sintomas mais comuns desses tumores sinonasais são epistaxe, corrimento nasal, convulsões, espirros e dispneia.[7]

A maioria dos tumores nasais é de caráter maligno em ambas as espécies. Eles são primariamente invasivos localmente e infrequentemente metastatizam.[25,47] Em cães, a cavidade nasal é mais afetada do que seios paranasais e 80% são de caráter maligno com prognóstico reservado a ruim. Tumores de células epiteliais, como carcinoma, adenocarcinoma e carcinoma de célula escamosa, são os tipos de neoplasias mais encontrados nestes casos. Geralmente, não promovem metástase, devido a seu crescimento rápido e invasivo.[44–46] Na espécie felina, mais de 90% são considerados malignos. Tumores originados do plano nasal são comuns em gatos,[35] sendo o linfoma nasal e o carcinoma espinocelular as neoplasias mais comuns.[1,25,45] No momento do diagnóstico inicial, metástases são raras.[31] Geralmente, não promove metástase, devido a seu crescimento rápido e invasivo. Mais tarde, no curso da doença, metástases podem ser vistas em aproximadamente 41% dos casos. A ocorrência de metástases parece ser menor entre os animais com tumores não epiteliais.[31] Os locais mais comuns de metástases são linfonodos regionais e pulmões. Locais menos comuns incluem ossos, rins, fígado, pele e encéfalo.

Na espécie canina, os tumores nasais mais frequentes são carcinoma das células escamosas e adenocarcinoma, enquanto condrossarcoma, osteossarcoma, linfossarcoma e tumor venéreo primário são menos frequentes.[1] Tumores felinos mais comuns são linfomas e neoplasias epiteliais (carcinoma, adenocarcinoma e carcinoma das células escamosas). Menos frequentemente descritos são sarcomas (fibrossarcomas, osteossarcomas, condrossarcomas), mastocitomas, melanomas, plasmocitomas, neuroblastomas olfatórios e tumores benignos, como hemangiomas, condromas e neurofibromas.[48] Carcinoma das células escamosas tem sido relacionado com exposição à luz ultravioleta e falta de pigmento protetor. É classicamente visto em gatos velhos levemente pigmentados. Esses tumores invasivos são precedidos de curso prolongado da doença (meses a anos) e progridem ao longo dos seguintes estágios: (1) crostas e eritema; (2) erosões superficiais com úlceras; e, finalmente, (3) lesões erosivas invasivas profundas. Em gatos, esses tumores geralmente se originam na superfície externa cornificada do plano nasal, ao passo que, em cães, eles frequentemente ocorrem na membrana mucosa das narinas ou plano externo.[49]

Os cães machos com média de idade de 10 anos (2 a 16 anos)[47] e dolicocefálicos são mais acometidos, e as raças de porte médio a grande têm maior risco de desenvolver esta afecção.[45] Há predomínio de machos em relação às fêmeas (1,3:1 até 3:1) na espécie canina, o qual pode representar padrões comportamentais em oposição à influência hormonal.[47] Cães com sarcomas são mais novos do que cães com carcinoma.[47] Raças caninas com aumento do risco de neoplasia nasais são Airdale Terriers, Basset Hound, Pastor-inglês, Scottish Terrier, Collie, Pastor de Shetland, Pointer-alemão de pelo curto.[47] Tem sido postulado, mas não provado, que cães dolicocefálicos ou cães vivendo em áreas urbanas, como resultado de filtração de poluentes, podem ter alto risco.[49] Cães apresentam estrutura turbinante membranosa muito complexa com grande superfície, quando comparados a outras espécies. A função das estruturas nasais como filtro eficiente pode resultar em aumento da exposição aos carcinógenos ambientais transportados pelo ar. Nesse sentido, cães braquicefálicos com malformações associadas e estenose nasal tipicamente apresentam respiração com a boca aberta, com diminuição resultante da exposição de turbinados nasais a carcinógenos ambientais potenciais.[47] Gatos afetados são geralmente machos velhos com média de idade de 8 a 10 anos,[31] apesar de relatos em animais com 3 anos de idade.[47]

Doenças dentro dos seios nasais e paranasais causam sintomas comuns.[31] A maioria dos animais com neoplasia nasal apresenta variedade de manifestações clínicas, as mais comuns são secreções nasais mucopurulentas e sanguinolentas, epistaxe, esternutações, esternutações reversas, distrição respiratória e deformidade facial ou em plano nasal,[45] resultante de erosão óssea e extensão subcutânea do tumor.[48] Animais idosos com história progressiva e intermitente de corrimento nasal/epistaxe inicialmente unilateral têm forte suspeita de apresentarem neoplasia intranasal. Deformação facial aumenta significativamente o risco de doença nasal de origem neoplásica.[7] Em raras ocasiões, animais com tumor envolvendo a região nasal pode apresentar apenas sintomas neurológicos (p. ex., convulsões, mudança de comportamento, paresia, andar em círculos e obnubilação) causados pela invasão direta da abóbada craniana. Contudo, a ausência de sintomas neurológicos não descarta a extensão de um tumor no crânio, porque muitos cães com tumores nasais que se estendem para dentro do encéfalo não apresentam sintomas aparentes.[48] Em gatos há variação nos sintomas, dependendo da localização. Gatos com tumores nasais mais comumente apresentam corrimento nasal e espirros, enquanto gatos com tumores nasofaríngeos apresentam frequentemente respiração estertorosa e mudança na fonação.[42]

Suspeita-se de neoplasia nasal em cães ou gatos velhos que exibem deformidade facial, epífora e epistaxe unilateral.[31] Atenção deverá ser dada para contagem de plaquetas, coagulação apropriada em locais de punção venosa e hematúria, hemorragia retinal ou hemorragias petequiais.[48] Culturas bacterianas positivas de corrimento nasal estão presentes em mais de 60% dos pacientes com tumores nasais, associados a massas tumorais necróticas.[7] Embora a tendência de tumores nasais metastatizarem seja baixa, radiografia torácica deverá ser obtida para descartar essa possibilidade.[7] Se o paciente apresentar epistaxe, um perfil de coagulação deverá ser realizado antes do procedimento de biopsia nasal.[7] Sintomas como epistaxe terão como diagnósticos diferenciais rinite bacteriana, rinite linfocítica plasmocítica, doenças hemorrágicas, corpo estranho, hipertensão e anomalias do desenvolvimento.[48]

Um número de técnicas tem sido descrito para obtenção de citologia ou amostras de biopsia tecidual da cavidade nasal. Entre elas temos lavados nasais, citologia e ou biopsia às cegas ou assistida por rinoscopia.[47] Biopsia ou aspirados de linfonodos são positivos em aproximadamente 10% dos casos e deverão ser considerados quando houver aumento dos linfonodos regionais.[31]

A rinoscopia posterior é útil para tumores localizados na região de nasofaringe (Figura 145.7).[47] Quando se utiliza o endoscópio flexível, a nasofaringe deverá ser examinada para a existência de qualquer alteração. Para esta técnica, a introdução do endoscópio é pela cavidade oral e depois se faz a retroflexão do endoscópio acima do palato mole, do qual é então direcionado para a frente do paciente, a fim de localizar qualquer tumor ou outras anormalidades no aspecto mais cranial da área nasofaríngea.[31] Na rinoscopia anterior também há boa visibilidade do tumor, geralmente recoberto por algum tipo de secreção (Figura 145.8).

Diagnóstico de neoplasia nasal requer biopsia, mas características de imagem de neoplasia nasal podem levar a diagnóstico presuntivo com alto grau de confiança.[35] Sinais radiográficos de neoplasia nasal incluem erosão dos ossos faciais e osso vômer, além de destruição do padrão turbinado normal com aumento da opacidade de tecidos moles dentro das passagens nasais. Envolvimento do seio frontal aparece como densidade água substituindo as cavidades normais cheias de ar; é frequentemente identificado secundariamente a obstrução da abertura nasofrontal ou extensão direta do tumor para dentro de um ou ambos os seios frontais.[35]

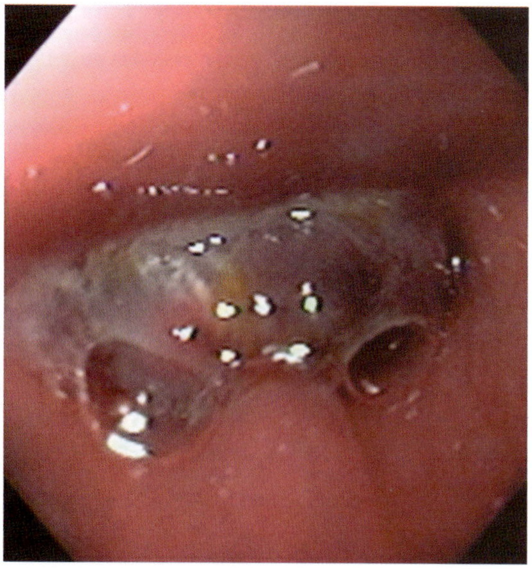

Figura 145.7 Imagem de neoplasia obstruindo cóanas direita e esquerda de cão, visibilizada por rinoscopia posterior.

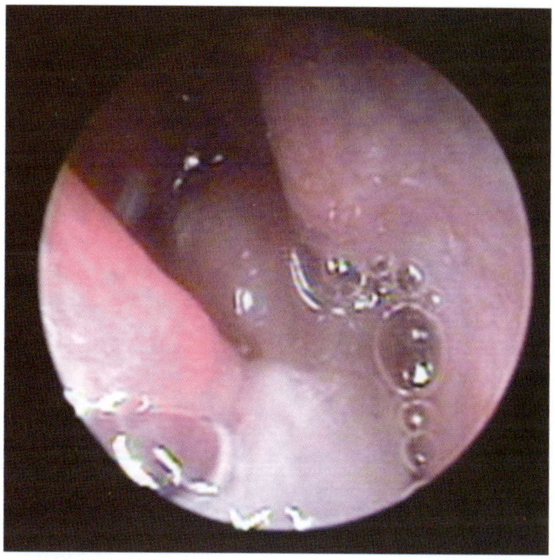

Figura 145.8 Imagem de neoplasia em cavidade nasal direita de cão, visibilizada por rinoscopia anterior.

O exame de tomografia computadorizada fornece mais informações a respeito da localização do tumor e da extensão da destruição do que imagens radiográficas de rotina,[31] sendo muito mais sensível do que os exames radiográficos convencionais para a detecção de anormalidades das vias respiratórias e do crânio atribuídas à neoplasia em cães. A tomografia computadorizada permite avaliação mais completa da cavidade nasal, endoturbinados, ectoturbinados, espaço retrobulbar, placa cribriforme, seios frontais e estruturas associadas à remoção de sobreposição de estruturas adjacentes.[35] Alguns achados tomográficos têm sido correlacionados ao diagnóstico de tumores em cães com doença nasal, incluindo destruição dos ossos etmoides, destruição dos ossos circunjacentes às cavidades nasais, tecido conjuntivo anormal no espaço retrobulbar, hiperostose da maxila lateral e áreas irregulares de densidade aumentada dentro de tecido mole de opacidade anormal.[48]

Sem tratamento, a expectativa de vida é de aproximadamente 3 meses. A eutanásia acaba sendo a escolha do proprietário poucos meses depois da progressão da doença.[44-46] Uma vez que tumores nasais não metastatizam, a terapia é direcionada para controle da doença localizada.[31] As manifestações clínicas podem ser aliviadas por uma variedade de tratamentos sintomáticos, incluindo antibióticos, anti-inflamatórios esteroides e não esteroides.[48] Excisão cirúrgica isoladamente não é considerada uma opção efetiva para tratamento de tumores em cães e gatos, porque invasão óssea ocorre no início da patogênese da doença e o tumor é frequentemente localizado perto do encéfalo e dos olhos. Geralmente, a cirurgia é indicada quando associada à radioterapia.[31] Sem tratamento, o tempo médio de vida é de 95 dias. Cães com epistaxe apresentam prognóstico pior do que cães sem epistaxe. Com a cirurgia isoladamente, o tempo varia de 3 a 6 meses de sobrevida, enquanto, se associada à irradiação com ortovoltagem de baixa energia, ela fornece o melhor êxito clínico em relação ao tempo de sobrevida quando comparada a outros tratamentos. Terapia com megavoltagem de alta energia como modalidade isolada de tratamento tem se tornado o tratamento de escolha para tumores caninos sinonasais (8 a 19,7 meses de sobrevida).[48] Criocirurgia tem sido utilizada para tratar tumores nasais após curetagem nasal ou radioterapia. Ao utilizar ortovoltagem, a redução cirúrgica é necessária para a redução do volume do tumor, uma vez que há falta de penetração de radiação pela ortovoltagem. Utilizam-se 40 a 50 Gy, distribuídos em 10 a 12 frações administradas à superfície da pele. Radiação por megavoltagem tem penetração adequada para potencialmente tratar tumores sem intervenção cirúrgica adjuvante. Recomenda-se 41,8 a 54 Gy, 3 vezes/semana, usando 10 a 12 frações, durante 4 semanas, com obtenção de sobrevida média entre 12,8 a 20,7 meses.[31] Em relação aos carcinomas das células escamosas, tumores superficiais podem ser conduzidos efetivamente por praticamente qualquer método, incluindo criocirurgia, *lasers*, fototerapia, quimioterapia com carboplatina intralesional isoladamente ou associada a radioterapia, hipertermia e irradiação. Esse tipo de tumor tem bom prognóstico para doença inicial não invasiva. Doenças em estágios avançados podem ser curadas com cirurgia agressiva, mas respondem pobremente à maioria dos outros tratamentos.[49] Exposição limitada ao sol ou tatuagem podem auxiliar na proteção pigmentar, prevenindo ou impedindo o curso da doença pré-neoplásica.[49]

■ Referências

1. Venker-van Haagen A. Ear, throat, and tracheobonchial disease in dogs and cats. Hannover: Schlutersche Verlagsgesellschaft & Co. KG; 2005.
2. Hare WCD. Sistema respiratório do carnívoro. In: Getty R (editor). Anatomia dos animais domésticos. vol. 25. ed. Rio de Janeiro: Guanabara Koogan; 1986. p. 1465-80.
3. Evans HE. The respiratory system. In: Miller's anatomy of the dog. Philadelphia: W.B. Saunders; 1993. p. 463-493.
4. Davidson AP, Mathews KG, Koblik PD, Théon A. Doenças do nariz e dos seios nasais. In: Ettinger SJ, Feldman EC. Tratado de medicina interna veterinária: doenças do cão e do gato. 5ª ed. Rio de Janeiro: Guanabara Koogan; 2004. p. 1059- 82.
5. Bedford PGC. Afecções do focinho. In: Ettinger SJ, Feldman EC. Tratado de medicina interna veterinária: moléstias do cão e do gato. São Paulo: Manole; 1997. p. 786-805.
6. Dyce KM, Sacck WO, Wensing CJG. Tratado de anatomia veterinária. 2ª ed. Rio de Janeiro: Guanabara Koogan; 1996.
7. Van Pelt DR, McKiernan BC. Pathogenesis and treatment of canine rhinitis. Vet. Clin. North Am. Small Anim. Pract. 1994; 4:789-806.
8. Hackner SG. Panting. In: King LG (editor). Textbook of respiratory disease in dogs and cats. Missouri: Saunders; 2004.
9. McCarthy TC. Rhinoscopy: the diagnostic approach to chronic nasal disease. In: McCarthy TC. Veterinary Endoscopy. St. Louis: Elsevier Saunders; 2005. p. 137-200.
10. Johnson LR, Drazenovich TL, Herrera MA, Wisner ER. Results of rhinoscopy alone or in conjuction with sinuscopy with aspergilosis: 46 cases (2001-2004). J Am Vet Assoc. 2006; 228(5):738-42.
11. Lefebvre J, Kuehn NF, Wortinger A. Computed tomography as an aid in the diagnosis of chronic nasal disease in dog. J Small Anim Pract. 2005; 46:280-5.
12. Saunders J, Clercx C, Snaps F, Sullivan M, Duchateau L, van Bree HJ *et al.* Radiographic, magnetic resonance imaging, computed tomographic, and rhinoscopic features of nasal aspergillosis in dogs. J Am Vet Assoc. 2004;225:1703-12.
13. Thrall DE, Robertson IA, McLeod DA, Heidner GL, Hoppes PJ, Page RL. A comparison of radiographic and computed tomographic findings in 31 dogs with malignant nasal cavity tumors. Vet Radiol. 1989;30:59-65.
14. Withrow SJ. Tumors of the respiratory system. In: Macewen G. Clinical veterinary oncology. Philadelphia: J. B. Lippincott; 1989. p. 215-33.
15. Burk RL. Computed tomographic imaging of nasal disease in 100 dogs. Vet Radiol Ultrassonography 1992;33:177- 92.
16. McCarthy TC, McDeirman SL. Rhinoscopy. Vet Clin North Am Small Anim Pract. 1990;20(5):1265-90.
17. Ford RB. Endoscopy of the upper respiratory tract of the dog and cat. In: Tams TR. Small Animal Endoscopy. St. Louis: Mosby Company; 1990. p. 297-307.
18. Elie M, Sabo M. Basics in canine and feline rhinoscopy. Clin Tech Small Anim Pract. 2006;21(2):60-3.
19. Willard MD, Radlinsky MA. Endoscopy examination of choanae in dogs and cats: 118 cases. J Am Vet Assoc. 1999;215(9):1301-5.
20. Nelson R, Couto CG. Medicina interna de pequenos animais. 2ª ed. Rio de Janeiro: Guanabara Koogan; 2001. p. 177-86.
21. Forbes Lent SE, Hawkins EC. Evaluation of rhinoscopy and rhinoscopy-assisted mucosal biopsy in diagnosis of nasal disease in dogs: 119 cases (1985-1989). J Am Vet Med Assoc. 1992;201:1425-9.
22. Kuehn NF. Rhinitis in the dog. In: Bonagura JD, Twedt DC (editors). Kirk's current veterinary therapy. 14th ed. Saunders: Missouri; 2009. p. 609-16.
23. Hawkins EC. Distúrbios do sistema respiratório. In: Nelson RW, Couto CG (editors). Medicina interna de pequenos animais. 4ª ed. Rio de Janeiro: Elsevier; 2010. p. 207-349.
24. Windsor RC, Johnson LR. Canine chronic inflamatory rhinits. Clin Tech Small Animal Pract. 2006;21(2):76-81.
25. Van Pelt DR, Lappin MR. Pathogenesis and treatment of feline rhinitis. Vet Clin North Am Small Anim Pract. 1994;24:807-23.
26. Venker-van Haagen AJ, Herrtage ME. Diseases of the nose and nasal sinuses. In: Ettinger SJ, Feldman EC (editors). Textbook of veterinary internal medicine. Philadelphia: Saunders; 2010. p. 1030-40.
27. Crawford PC, Sellon RK. Canine viral diseases. In: Ettinger SJ, Feldman EC (editors). Textbook of veterinary internal medicine. Philadelphia: Saunders; 2010. p. 958-71.
28. Radford AD, Gaskell RM, Dawson S. Feline viral upper respiratory disease. In: King LG (editor). Textbook of respiratory disease in dogs and cats. Missouri: Saunders; 2004. p. 271-83.
29. Wolf AM. Fungal diseases of the nasal cavity of the dog and cat. Vet Clin North Am Small Anim Pract. 2007;37:829-43.
30. Peeters D, Clercx C. Update on canine sinonasal aspergillosis. Vet Clin North Am Small Anim Pract. 2007;37:901-16.
31. Ogilvie GK, La Rue SM. Canine and feline nasal and paranasal sinus tumors. Vet Clin North Am Small Anim Pract. 1992;22:1133-44.
32. Benitah N. Canine nasal aspergillosis. Clin Tech Small Anim Pract. 2006;21(2):82-8.
33. Saunders J, van Bree H. Comparsion of radiography and computed tomography for the diagnosis of canine nasal aspergillosis. Vet Radiol Ultrassonography 2003;44(4):414-19.
34. Matheus KG. Fungal rhinitis. In: King LG (editor). Textbook of respiratory disease in dogs and cats. Missouri: Saunders; 2004. p. 284-93.
35. Johnson EG, Wisner ER. Advances in respiratory imaging. Vet Clin North Am Small Anim Pract. 2007;37:879-900.
36. Burgener DC, Slocombe RF, Zerbe CA. Lymphoplasmacytic rhinitis in 5 dogs. J Am Anim Hosp Assoc. 1987;23:565.
37. Windsor RC, Johnson BSLR, Herrgesell EJ, De Cock HEV. Idiopathic lymphoplasmacytic rhinitis in dogs: 37 cases (1997-2002). J Am Vet Med Assoc. 2004; 224:1952-7.
38. King RR, Greiner EC, Ackerman N, Woodard JC. Nasal capillariasis in a dog. J Am Vet Med Assoc. 1990; 26:381-5.
39. Glass EN, Cornetta AM, DeLahunta A *et al.* Clinical and clinicopathologic features in 11 cats with cuterebra larvae myiasis of the central nervous system. J Vet Intern Med. 1998;12:365-8.
40. Hunt GB, Foster SF. Nasopharyngeal disorders. In: Bonagura JD, Twedt DC (editors). Kirk's current veterinary therapy. 14th ed. Saunders: Missouri;2009. p. 622-6.
41. Marretta SM. Chronic rhinitis and dental disease. Vet Clin North Am Small Anim Pract. 1992;22:1101-17.
42. Holt DE. Nasopharyngeal polyps. In: King LG (editor). Textbook of respiratory disease in dogs and cats. Missouri: Saunders; 2004. p. 328-32.
43. Aronson LR. Nasal foreign bodies. In: King LG (editor). Textbook of respiratory disease in dogs and cats. Missouri: Saunders; 2004. p. 302-4.
44. Sharp NJH, McEntee M, Gilson S, Thrall D. Nasal cavity and frontal sinuses. Problems in Vet Med. 1991;3(2):170-87.
45. Lana SE, Withrow SJ. Tumors of the respiratory system – nasal tumors. In: Withrow SJ, Mac Ewen EG (editors). Small animall oncology. 3rd ed. Philadelphia: Saunders; 2001. p. 370-7.
46. Elliot MK, Mayer MN. Radiation therapy for tumors of the nasal cavity and paranasal sinuses in dogs. The Canine Vet J. 2009;50:309-12. Disponível em: http://www.ncbi.nlm.nih.gov/pmc/articles/PMC2643460/. Acesso em: 18 nov 2010.
47. McEntee MC. Neoplasms of the nasal cavity. In: King LG (editor). Textbook of respiratory disease in dogs and cats. Missouri: Saunders; 2004. p. 293-301.
48. Turek MM, Lana SE. Canine nasosinal tumors. In: Withrow SJ, Vail DM. Withrow & MacEwen's small animal clinical oncology. 4th ed. Saunders Elsevier: Missouri; 2007. p. 525-39.
49. Withrow SJ. Cancer of the nasal planum. In: Withrow SJ, Vail DM. Withrow & MacEwen's small animal clinical oncology. 4th ed. Saunders Elsevier: Missouri; 2007. p. 511-39.

146 Síndrome dos Braquicefálicos

Luciano Pereira, Ronaldo Jun Yamato

▪ Introdução

A síndrome braquicefálica, também denominada síndrome das vias respiratórias dos braquicefálicos, caracteriza-se por anormalidades anatômicas congênitas das vias respiratórias anteriores, identificadas por alterações como estenose dos orifícios nasais, prolongamento do palato mole e hipoplasia traqueal. Estas ocorrem de maneira isolada ou combinadas, podendo ser agravadas por complicações secundárias, como edema e eversão dos sacos laríngeos, além de colapso laríngeo. A consequência dessas malformações anatômicas é a evolução para complicações de graus variados das funções das vias respiratórias.

Em todo o mundo, a popularidade das raças braquicefálicas aumentou exponencialmente com cruzamentos seletivos de cães e gatos com focinhos cada vez mais curtos, levando a problemas respiratórios mais complexos e com manifestações clínicas de maior gravidade.

As raças de maior ocorrência incluem Shih Tzu, Lhasa Apso, Maltês, Boxer, Buldogues Inglês e Francês, Cavalier King Charles Spaniel, Pequinês, Pug e Boston Terrier, e alguns gatos de face curta, como Persa e Himalaio.[1,2]

As anomalias ou malformações anatômicas de maior ocorrência estão representadas pelo prolongamento do palato (próximo a 100% dos casos) e a estenose das narinas (50% dos animais acometidos).[3]

Algumas raças apresentam padrões característicos e com provável envolvimento hereditário, como na raça Buldogue Inglês, em que a hipoplasia traqueal e o colapso laríngeo podem acometer até 50% dos animais.

▪ Características fisiopatológicas

▪ Orifícios nasais estenosados

A estenose dos orifícios nasais pode ser facilmente visibilizada quando há diminuição do orifício nasal externo, mas a estenose do vestíbulo nasal é de difícil identificação pelo exame externo.[4]

Os animais com orifícios nasais estenosados apresentam deslocamento medial da asa da narina, colapsando e fechando o espaço aéreo e, em situações mais graves, a respiração passa a ser totalmente dependente da cavidade oral. Estes animais apresentam esforço inspiratório maior e com padrão de dispneia de grau leve a importante. Esta anormalidade apresenta-se em aproximadamente 48% das raças braquicefálicas.[5]

▪ Hipoplasia de traqueia

A hipoplasia da traqueia é caracterizada por significativo estreitamento ao longo de toda a extensão traqueal. Os anéis traqueais cartilaginosos tendem a ser menores e mais rígidos que o normal, inclusive se sobrepondo dorsalmente, de modo que praticamente não existe o músculo dorsal.[6]

Algumas raças, como o Buldogue Inglês, apresentam padrões característicos e com provável envolvimento hereditário para esta anomalia congênita. A ocorrência da hipoplasia de traqueia na raça Buldogue Inglês pode chegar a 50% dos animais desta raça.

▪ Prolongamento do palato mole

Esta malformação congênita é a mais frequentemente observada dentro das anomalias que compõem a síndrome dos braquicefálicos, com ocorrência de 80% nas raças predispostas.[2,7]

Os cães com prolongamento do palato apresentam interferência da respiração como resultado do seu avanço além da borda da epiglote e, como consequência, a obstrução da laringe (Figura 146.1).[2] Esta obstrução mecânica determina vibração do tecido pela passagem de ar na inspiração, com a produção de graus variados de estridores respiratórios, bem como edema inflamatório da laringe.

▪ Sáculos laríngeos evertidos

Esta afecção da laringe representa uma alteração secundária dentro da síndrome dos braquicefálicos. Sua prevalência dentro das raças predispostas é de 49%, ocorrendo particularmente nos casos de obstrução crônica das vias respiratórias superiores e com perda progressiva na função de suporte das cartilagens laríngeas (Figura 146.2).[3,8,9] Os sáculos laríngeos, por apresentarem baixa resistência de sustentação, podem ser facilmente evertidos quando há pressão negativa no interior das vias respiratórias nas crises respiratórias.

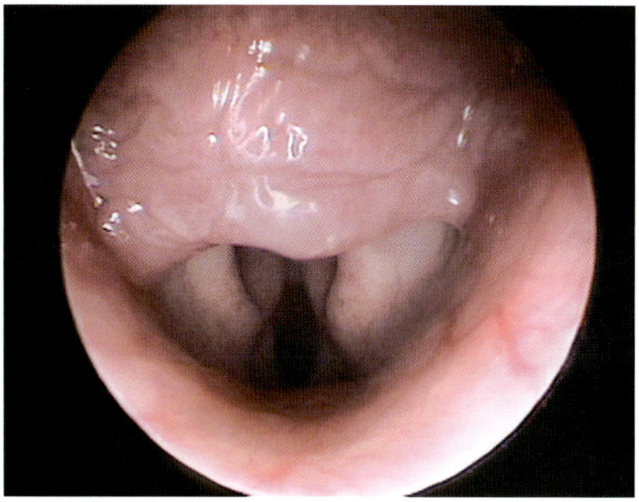

Figura 146.1 Palato mole prolongado em cão da raça Pug. (Imagem: Franz Naoki Yoshitoshi.)

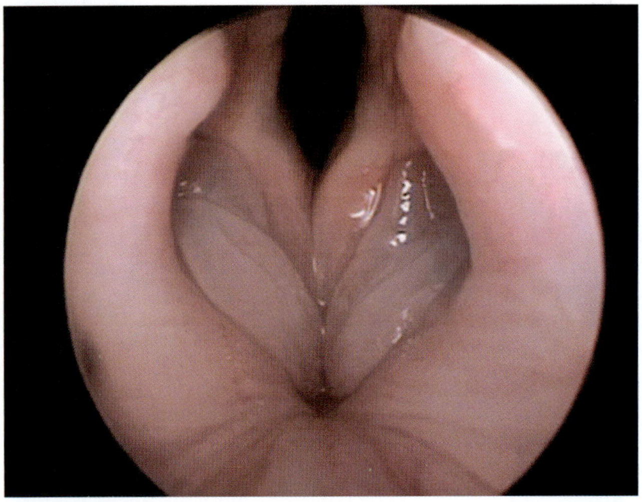

Figura 146.2 Eversão dos sacos laríngeos em cão da raça Pug. (Imagem: Franz Naoki Yoshitoshi.)

Sinais e sintomas

Os sinais e sintomas clínicos dependem da intensidade da oclusão do fluxo aéreo nas vias respiratórias superiores, podendo variar de discretos a importantes, incluindo:

- Respiração ruidosa
- Estridores e estertores
- Tosse
- Alteração vocal
- Tentativas de vômito
- Engasgos
- Espirros reversos
- Intolerância ao exercício
- Dispneia
- Mucosas pálidas ou cianóticas
- Síncope.

Nos casos mais graves, podem evoluir para edema pulmonar devido à redução da pressão intratorácica.[2] Os sintomas podem ser precipitados e/ou mesmo exacerbados, em decorrência de exercícios, excitação e temperaturas ambientais elevadas.[2]

Uma das complicações secundárias da síndrome são as alterações digestivas. Com o aumento do esforço respiratório inspiratório, particularmente nos animais com obstrução total das narinas, podemos ter dilatação esofágica e gástrica como resultado da aerofagia. Nestes animais são ainda comuns, além da flatulência, distúrbios de deglutição, regurgitação ou vômitos. A deglutição de ar em grande quantidade pode levar à distensão crônica do trato digestório. Alguns estudos mostraram relação positiva entre afecções obstrutivas das vias respiratórias e hérnia hiatal ou refluxo gastroesofágico em cães.[10] Existe provável correlação entre esta síndrome respiratória e as gastropatias hipertróficas do piloro, congênitas ou adquiridas, comumente observadas em raças braquicefálicas.[11]

A hipertensão pulmonar é outra complicação encontrada nesta síndrome respiratória, particularmente em casos crônicos, com evolução para quadros de *cor pulmonale*, com dilatação e hipertrofia compensatória do ventrículo direito. Os animais com hipertensão pulmonar com progressão para insuficiência cardíaca congestiva são raros, mas quando esta complicação está presente, ela se caracteriza pela ocorrência de ascite ou efusão pleural.

A termorregulação apresenta-se comprometida em muitos animais braquicefálicos. Esses animais, em sua maioria, não conseguem regular sua temperatura corporal, podendo haver hipertermia, que invariavelmente se agrava, dependendo da temperatura ambiental, particularmente nos períodos de primavera e verão em regiões de clima tropical. A justificativa para esta piora em temperaturas ambientais elevadas está no recente conhecimento da função de termorregulação exercida pelas narinas dos cães.[4]

Os cães não se refrescam utilizando apenas a superfície da língua e a respiração para dissipar o calor. Na cavidade nasal desses animais existem cornetos ramificados extremamente finos, sendo o maior destes o corneto nasal ventral (*concha nasalis ventralis*), revestido por um epitélio respiratório, olfatório e também por uma superfície mucosa de grandes dimensões e altamente vascularizada. Quando o fluxo de ar inspirado passar por essa estrutura previamente umidificada por uma glândula existente apenas nos cães, o sangue contido nessa mucosa será arrefecido por meio de evaporação. Assim, esse órgão tem, nos cães, além das funções olfatória e respiratória, uma terceira função vital: termorregulação.[4]

Diagnóstico

O diagnóstico da síndrome braquicefálica baseia-se no histórico de obstrução das vias respiratórias superiores em raças sabidamente predispostas.

A anamnese associada ao exame físico detalhado pode, na maioria dos casos, confirmar definitivamente as principais alterações da síndrome. A estenose dos orifícios nasais, por exemplo, pode ser facilmente diagnosticada durante um simples exame físico de rotina; com o animal acordado ou mesmo sedado é feita a avaliação direta de palato mole, faringe, laringe e traqueia.

A endoscopia das vias respiratórias anteriores (Figuras 146.2 e 146.3) e o exame radiográfico podem ser indicados para a confirmação do diagnóstico e para a avaliação da gravidade desta síndrome. Outros exames complementares, como eletrocardiografia e ecocardiografia, são fundamentais para a identificação das complicações cardíacas secundárias a esta síndrome.

Exame radiográfico

Representa o exame definitivo para o diagnóstico de hipoplasia traqueal. Acentuada diminuição do diâmetro traqueal desde a cartilagem cricotiróidea até a região da carina, estendendo-se ocasionalmente até os grandes brônquios, é o achado radiográfico característico deste anomalia congênita respiratória.[2]

O índice ou raio traqueotorácico é o método de determinação do diâmetro traqueal para a avaliação de alterações do lúmen traqueal em cães com hipoplasia traqueal. Este índice deve ser avaliado com restrições nos animais em crescimento, uma vez que existe aumento desproporcional entre o lúmen traqueal em relação à medida do tórax nesta fase de vida.[12]

Para o cálculo deste índice, utiliza-se a relação entre o diâmetro interno da traqueia no nível da entrada do tórax, dividido pela distância entre a borda ventral da primeira vértebra torácica e a borda dorsal do manúbrio. O valor de normalidade deverá ser igual ou superior a 0,16.[2] É importante ressaltar que este índice traqueobrônquico deve ser obrigatoriamente interpretado conjuntamente com os dados de anamnese e exame físico, uma vez que é possível encontrarmos animais braquicefálicos com índices muito baixos sem qualquer indicativo de doença respiratória.[6] Um dado que reforça esta afirmação é comprovado nos cães da raça Buldogue, que apresentam média do índice de 0,116 (abaixo da normalidade), sem diferenças significativas deste índice entre cães com ou sem doença respiratória.[13]

A avaliação radiográfica da silhueta cardíaca em cães braquicefálicos também deve ser sempre interpretada conjuntamente com o exame físico do sistema cardiovascular e, algumas vezes, associado ao exame ecocardiográfico, uma vez que estes animais podem ser erroneamente diagnosticados como portadores de doença cardíaca quando é avaliado unicamente o exame radiográfico. Muitos parâmetros radiográficos que seriam indicativos de cardiomegalia em cães dolicocefálicos podem ser achados normais em várias raças braquicefálicas, como valores de velocidade de hemossedimentação (VHS) superiores a 10,5 de escore vertebral e silhueta cardíaca com aspecto globoso nas várias projeções radiográficas.[14]

Eletrocardiografia

O ritmo cardíaco de maior ocorrência é a arritmia sinusal, que, em casos mais graves, evolui para a parada sinusal. Os dados do eletrocardiograma podem ainda evidenciar o aumento da amplitude da onda P, sugerindo sobrecarga atrial direita.

Outras alterações presentes no eletrocardiograma são compatíveis com a sobrecarga do ventrículo direito, caracterizado por um desvio do eixo elétrico médio à direita, ondas S identificáveis nas derivações I, II, III e a VF, e aumento da profundidade da ondas S nas derivações I maior que 0,5 mV.[15]

Exame ecocardiográfico

As alterações encontradas são decorrentes da evolução de *cor pulmonale*, em consequência de hipertensão pulmonar oriunda da hipoxia tecidual pulmonar em casos mais graves.

Hipertrofia concêntrica ventricular direita, insuficiência tricúspide secundária e aumento do átrio direito constituem as principais alterações evidenciadas ao exame ecocardiográfico.

Tratamento

O tratamento consiste na correção cirúrgica das alterações anatômicas, como estenose das narinas e palato mole prolongado, visando à desobstrução das vias respiratórias superiores. Além disso, é interessante atenuar ou evitar os fatores que intensificam o quadro clínico, como exercícios, excitação e superaquecimento.[16]

Nos casos graves de obstrução respiratória, indica-se a realização de traqueostomia.[12]

A cirurgia de correção da estenose das narinas deve ser realizada o mais breve possível, uma vez que o prognóstico é sempre melhor nos animais operados antes do primeiro ano de vida.[17]

Alguns fármacos e procedimentos clínicos podem ajudar na melhora dos sinais e sintomas, em particular no controle hipertermia corporal.

Cães com eversão dos sacos laríngeos podem ser tratados com o uso de glicocorticoides, como hidrocortisona intravenosa, nos casos agudos, e prednisona, nos casos inflamatórios crônicos.

Em cães hiperexcitados e com angústia respiratória, o uso de ansiolíticos como o tartarato de butorfanol (0,01 a 0,02 mg/kg) pode ser uma alternativa importante na melhora do padrão respiratório em momentos de crise.

Em dias quentes, particularmente nos animais com palato mole prolongado, ingerir água e tomar banhos gelados pode ajudar no controle da hipertermia corporal.

Em casos que apresentam como complicação secundária hipertensão pulmonar, o uso de fármacos como furosemida, inibidores de enzima conversora de angiotensina e citrato de sildenafila pode minimizar a cianose e os sinais de insuficiência cardíaca congestiva direita.

Referências

1. Walker T. The importance of breathing in brachycephalic airway syndrome. Anim Critic Care Emerg Serv. 2006. p. 1-2.
2. Vadillo AC. Síndrome braquicefálica e paralisia laríngea em cães. In: Alonso JAM. Enfermidades Respiratórias em Pequenos Animais. São Caetano do Sul: Interbook; 2007. p. 93-8.
3. Lorinson D, Bright RM, White RAS. Brachycephalic airway obstruction syndrome – a review of 118 cases. Can Pract. 1997;22:18-21.
4. Oechtering G. Síndrome braquicefálica – novas informações sobre uma antiga doença congênita. Vet Focus. 2010;20(2):2-9.
5. Fossum TW, Duprey LP. Cirurgias do Trato Respiratório Superior. In: Cirurgia de pequenos animais, 3ª ed. São Paulo, Roca, 2005, p. 726-9.
6. Coyne BE, Fingland RB. Hypoplasia of the tracheal in dogs: 103 cases (1974-1990). J Am Vet Med Assoc. 1992;201:768-72.
7. Monnet E. Brachycephalic airway disease. In: Slatter DH (ed.). Textbook of Small Animal Surgery. Philadelphia: W. B. Saunders, 2003. p. 808-13.
8. Hobson HP. Brachycephalic syndrome. Seminars in Vet Med Surg Small Anim. 1995;10:109-14.
9. Hedlund CS. Larynx. 4th ed. Philadelphia: Lea & Febiger; 1996.
10. Lecoindre P, Richard S. Digestive disorders associated with the chronic obstructive respiratory syndrome of brachycephalic dogs: 30 cases (1999-2001). Revue Méd Vét. 2004;155:141-6.
11. Burbidge HM, Goulden BE, Dickson LR. Surgical relief of severe laryngeal malformation in an English Bulldog. New Zealand Vet J. 1988;36:29-31.
12. Hendricks CJ. Brachycephalic airway syndrome. In: King LG. Respiratory disease in dogs and cats. St. Louis: Sauders; 2004. p. 310-8.
13. Harvey CE, Fink E. Tracheal diameter: analysis of radiographic measurements in brachycephalic and non brachycephalic dogs. J Am Anim Hosp Assoc. 1982;18:570-6.
14. Schelling CG. Radiology of the heart. In: Tilley LP, Goodwin JK. Manual of canine and feline cardiology. 3rd ed. Philadelphia: Saunders; 2001. p. 17-42.
15. Goodwin JK. Electrocardiography. In: Tilley LP, Goodwin JK. Manual of canine and feline cardiology. 3rd ed. Philadelphia: Saunders; 2001. p. 43-70.
16. Camacho AP. Síndrome das vias respiratórias braquicefálicas [abstract]. In: Anais do 6º Congresso Paulista de Clínicos Veterinários de Pequenos Animais; 2006. São Paulo, Brasil; 2006.
17. Carvalho AD, Araújo ACP, Gaiga LH, Cavalcante RL. Síndrome braquicefálica – estenose de narinas em cão. Acta Scientiae Vet. 2010;38(1):69-72.

Leitura sugerida

Allen DG, Mackin A. Cor pulmonale. In: Tilley LP, Goodwin JK. Manual of canine and feline cardiology. 3rd ed. Philadelphia: Saunders; 2001. p. 197-214.

Bedford PGC. Afecções do focinho. In: Ettinger SJ, Feeldman EC. Tratado de medicina interna veterinária: moléstias do cão e do gato. 4ª ed. v. 1. São Paulo: Manole; 1997. p. 791-2.

Bright RM, Sackman JE, Denovo C, Toal C. Hiatal hernia in the dog and cat: a retrospective study of 16 cases. J Small Anim Pract. 1990;31:244-50.

Buchanan JW, Bücheler J. Vertebral scale system to measure canine heart size in radiographs. J Am Vet Med Assoc. 1995;206:194-9.

Charter, M E; Renaud-farrell, S. Holter monitoring: It doesn't miss a beat. Veterinary Technician. 2004; 25(9):626.

Doxey S, Boswood A. Differences between breeds of dog in a measure of heart rate variability. Vet Record. 2004;154:713-7.

Ettinger SJ, Brayley KA. Afecções da traqueia. In: Ettinger SJ, Feeldman EC. Tratado de medicina interna veterinária: moléstias do cão e do gato. 4ª ed. v. 1. São Paulo: Manole; 1997. p. 1064-79.

Fingland RB. Diagnóstico e tratamento cirúrgico das doenças obstrutivas da via respiratória superior. In: Birchard SJ, Sherding RG. Manual Saunders: clínica de pequenos animais. São Paulo: Roca; 1998. p. 617-26.

Gabay A. Eletrocardiografia. In: Belerenian GC, Mucha C, Camacho AA. Afecções cardiovasculares em pequenos animais. São Caetano do Sul: Interbook; 2003. p. 46-50.

Goodwin JK. Special diagnostic techniques for evaluation of cardiac disease. In: Tilley LP, Goodwin JK. Manual of canine and feline cardiology. 3rd ed. Philadelphia: Saunders; 2001. p. 99-112.

Haagen AJV. Moléstias da garganta. In: Ettinger SJ, Feeldman EC. Tratado de medicina interna veterinária: moléstias do cão e do gato. 4ª ed. v. 1. São Paulo: Manole; 1997. p. 809-14.

Harvey CE. Upper airway obstruction surgery. 3. Everted laryngeal saccule surgery in brachycephalic dogs. J Am Animal Hosp Assoc. 1982;18: 545-7.

Lamb CR, Wikeley H, Boswood A, Pfeiffer DU. Use of breed specific ranges for the vertebral heart scale as an aid to the radiographic diagnosis of cardiac disease in dogs. Vet Record. 2001;148:701-11.

Leonard HC. Collapse of the larynx and adjacent structures in the dog. J Am Vet Med Assoc. 1960;137:360-3.

Martínez R. Síncope. In: Belerenian GC, Mucha C, Camacho AA. Afecções cardiovasculares em pequenos animais. São Caetano do Sul: Interbook; 2003. p. 200-3.

Nelson RW, Couto CG. Distúrbios da laringe. In: Nelson RW, Couto CG. Medicina interna de pequenos animais. 2ª ed. Rio de Janeiro: Guanabara Koogan; 2001. p. 192-5.

Ohara VYT. Abordagem ao paciente cardiopata. In: Belerenian GC, Mucha C, Camacho AA. Afecções cardiovasculares em pequenos animais. São Caetano do Sul: Interbook; 2003. p. 34-9.

Orsher RJ. Brachycephalic airway disease. In: Bojrab, MJ. Disease mechanisms in small animal surgery. Philadelphia: Lea & Febiger; 1993. p. 369-70.

Ramirez EY, Palanca IM, Pablo-blanco JB et al. Arritmias cardíacas no cão e gato. In: Belerenian GC, Mucha CJ, Camacho AA. Afecções cardiovasculares em pequenos animais. São Paulo: Interbook, 2003. p. 230-59.

Rudorf H, Lane JG, Wotton PR. Everted laryngeal saccules: ultrasonographic findings in a young Lakeland terrier. J Small Anim Pract. 1999; 40:338-9.

Suter PF, Colgrove DJ, Ewing GO. Congenital hypoplasia of the canine trachea. J Am Anim Hosp Assoc. 1972;8:120-7.

Wykes PM. Brachycephalic airway obstructive syndrome. Problems in Vet Med. 1991;3:188-97.

147 Doenças da Laringe

João Pedro de Andrade Neto

Anatomia e fisiologia

A laringe é um órgão tubular,[1] musculocartilaginoso,[2] relativamente curto e largo;[3] situa-se medianamente, fazendo conexão entre a faringe e a traqueia.[1] Ela está situada em posição superficial, ventralmente à primeira e à segunda vértebra cervical. Está relacionada dorsalmente com a faringe e o esôfago, lateralmente com o músculo esternotireóideo e com a glândula salivar mandibular, e ventralmente com o músculo esterno-hióideo.[3] A laringe serve como via de passagem de ar, auxilia na vocalização e previne a inspiração de corpo estranho para a traqueia.[2] A função valvular da laringe, por intermédio da epiglote, é vital, uma vez que é pela sua entrada que todas as substâncias engolidas devem passar pelo seu curso através da faringe oral e da faringe laringiana até o esôfago.[2]

A parede da laringe é formada por cartilagens que se articulam entre si por meio de ligamentos e músculos e, rostralmente, com o hioide.[1] As cartilagens da laringe formam a estrutura básica desse órgão.[1] O esqueleto da laringe consiste em três cartilagens únicas (ímpares) e três conjuntos (pares) de cartilagens no cão, e três cartilagens únicas (ímpares) e um conjunto (par) de cartilagem no gato.[3] A cartilagem laríngea apresenta um estreitamento devido às pregas vocais, sendo revestida por epitélio pavimentoso estratificado, que continua na mucosa traqueal. Sua abertura cranial é incompletamente fechada pela epiglote durante o ato de deglutição. Caudalmente, ela continua com os anéis cartilagíneos da traqueia, sem alteração do seu diâmetro.[1] Informações sensoriais da laringe terminam no trato solitário e no núcleo do trato solitário no tronco encefálico. Células do núcleo do trato solitário projetam-se para a formação reticular e o núcleo ambíguo.[4] A atividade motora da faringe e da laringe tem origem no núcleo ambíguo, localizado no bulbo; os dois terços rostrais desse núcleo estão envolvidos na deglutição por meio de impulsos motores através dos nervos glossofaríngeo e vago. O núcleo ambíguo caudal controla os músculos esofágicos e laringianos por meio dos nervos vago e acessório do vago e dos ramos do nervo vago (nervo laringiano recorrente).[5]

As cartilagens da laringe são: cricoide, tireoide e epiglótica (ímpares) e aritenoide (par). As cartilagens cuneiformes (par) estão presentes no cão, mas não no gato.[3] Os músculos extrínsecos da laringe consistem em músculos tíreo-hióideo, hipoepiglótico e esternotireóideo. Os músculos intrínsecos são: cricotireóideo, cricoaritenóideos dorsal e lateral, aritenóideo transverso e tireoaritenóideo (vocal e vestibular).[3] Os músculos extrínsecos têm a função de movimentação da laringe como um todo, enquanto os músculos intrínsecos atuam no mecanismo de fonação.[1] A cartilagem tireoide é a maior cartilagem da laringe. Tem duas abas laterais unidas ventralmente. Em sua porção caudal, encontramos a cartilagem cricoide, que é um anel fechado, ligando-se à traqueia. Na porção anterior, a cartilagem tireoide se liga à cartilagem epiglótica, enquanto as cartilagens aritenoides encontram-se lateral e dorsalmente.[2] A articulação cricoaritenoide permite que as duas cartilagens aritenoides, por meio de um movimento basculante lateral, ampliem a glote durante a inspiração. Na expiração, os dois ângulos das pregas vocais da aritenoide aproximam-se novamente.[1]

Durante o ato de deglutição, a epiglote evita a introdução de alimento e líquido nas vias respiratórias.[1] À deglutição, a laringe é puxada para frente e a epiglote se inclina algo para trás, por vir contra a raiz da língua, formando uma cobertura parcial à entrada da laringe. Alimentos sólidos são rapidamente levados sobre a entrada da laringe pelos músculos faringianos, enquanto os líquidos são desviados pela epiglote através dos recessos piriformes do assoalho faríngeo.[2] Durante a respiração, ocorrem dilatação rítmica (inspiração) e constrição (expiração) da glote.[1] A dilatação da glote ou abdução ocorre após contração do músculo cricoaritenóideo dorsal e a constrição da glote ou adução ocorre devido ao músculo cricoaritenóideo lateral.[1,2]

A glote participa também na ocorrência do espirro e da tosse. Em ambos os casos, ela é inicialmente ocluída e, após o aumento de pressão do ar expirado, repentinamente aberta. A glote é temporariamente ocluída também no caso da pressão do ventre por ocasião da micção, da defecação e, principalmente, do processo de parto.[1]

História e exame físico

Características do histórico em animais com doença laringiana estão mais frequentemente associadas à obstrução das vias respiratórias. Mudanças no latido ou no miado, indicando perda da função das pregas vocais, são frequentemente o primeiro sinal da doença de que os proprietários se lembram, bem como tosse seca e dispneia com sons respiratórios evidentes.[4] Respiração com estridor e barulhenta associada à intolerância a exercícios sugere fortemente a possibilidade de doença laringiana. Questões adicionais são realizadas sobre a condição geral do animal, apetite, sede, atividade física, resistência e mudanças em seus hábitos, as quais, associadas ao exame físico, podem levar à impressão completa da condição do paciente.[4]

O procedimento para examinar um paciente com doença laringiana depende, em grande parte, do grau em que sua respiração estiver prejudicada. Em pacientes em estado de dispneia grave ou em dificuldade respiratória aumentando rapidamente, intubação laringotraqueal de emergência precede o exame físico.[6] Colocação de tubo de traqueostomia temporária pode ser necessária para a respiração adequada durante a recuperação anestésica. Quando a dispneia não for o sintoma predominante, o exame físico começa com a escuta da tosse ou o estridor espontâneo do paciente. Normalmente, observa-se dispneia inspiratória, mas, em obstrução mais grave, a dispneia será inspiratória e expiratória.[6] Se os sons relatados pelos proprietários forem produzidos em certas circunstâncias, estas circunstâncias deverão, se possível, ser reproduzidas para fins de avaliação clínica (p. ex., esforço leve ou exercícios).[6]

Avalia-se a laringe cuidadosamente à palpação, para verificar assimetria e presença de desconforto.[7] Se ocorrer irritação grave, tosse seca e intensa é produzida imediatamente após essa palpação.[6] Depois desta avaliação inicial, realiza-se exame da função laringiana com o animal submetido a anestesia ou sedação. Em animais normais, observa-se a abdução ativa das cordas vocais durante a inspiração, mas não em pacientes com paralisia laringiana.[7]

Diagnóstico

O diagnóstico de alterações da laringe pode ser obtido por radiologia, laringoscopia ou ultrassonografia. A ultrassonografia constitui uma modalidade de imagem não invasiva para avaliação da faringe e da laringe. Pode-se avaliar a movimentação laringiana, sendo útil para o diagnóstico de paralisia da laringe.[8]

Imagens de raios X são úteis na identificação de corpo estranho radiodenso, como agulhas e alterações ósseas adjacentes. Geralmente, obtém-se projeção lateral de laringe, nasofaringe e traqueia cervical cranial. A coluna vertebral interfere na projeção dorsoventral ou ventrodorsal.[8] Radiografias de tórax são indicadas em qualquer animal com suspeita de neoplasia ou diagnóstico de obstrução grave das vias respiratórias anteriores.

Inspeção direta da laringe via cavidade orofaringiana (laringoscopia) é o teste diagnóstico mais informativo.[6] A laringoscopia permite a visibilização de laringe e faringe, avaliando-se anormalidades estruturais e função laringiana.[8] Deve ser realizada sob anestesia superficial com barbitúricos de curta duração, a fim de permitir avaliação da função laringiana, sem pré-medicação.[6] Em gatos, os movimentos laringianos também são observados quando ocorrer perda de resistência para abrir a boca durante indução anestésica. A laringe do gato deverá ser examinada com um mínimo de manipulação da mucosa laringiana, porque esta é propensa ao desenvolvimento de edema.[6] Outro protocolo anestésico utilizado é a associação de propofol e pré-medicação com medetomidina (intravenosa [IV] em cães e intramuscular [IM] em gatos). Se os movimentos laringianos estiverem ausentes e a profundidade da anestesia puder ser a causa, a curta duração do propofol é vantajosa, porque, quando se iniciar a recuperação anestésica, podemos realizar essa inspeção.[4] Em raças braquicefálicas, o comprimento do palato mole é avaliado e a laringe é examinada por inversão da mucosa dos ventrículos laringianos. Em animais com massas na laringe, determina-se a extensão da lesão e obtêm-se amostras para exame histopatológico.

Afecções da laringe

Paralisia da laringe

A paralisia da laringe refere-se à incapacidade das cartilagens aritenoides em abduzir durante a inspiração, criando obstrução das vias respiratórias extratorácicas (anteriores).[8] É uma doença respiratória comum uni ou bilateral, que primariamente afeta cães idosos de grande porte.[9] Contudo, uma forma congênita ocorre em certas raças como Bouvier de Flandes, Husky Siberiano e Malamute-do-Alasca. Em Dálmata, Rottweiler e Great Pireneans, polineuropatia complexa com paralisia laringiana tem sido descrita.[9,10]

Paralisia laringiana congênita foi descrita em várias raças, mas é observada com mais frequência em Bouvier de Flandres (Holanda), Husky Siberiano puro e mestiço, Dálmata (EUA e Canadá), Bull Terrier (Grã-Bretanha),[11] Rottweiler (EUA),[12] Pastor-alemão de pelo branco[13] e, recentemente, em Pirenean Mountain Dog (Bélgica)[10] e Leonberger Dog.[13] Em Bouvier de Flandres é de caráter hereditário, como modo de herança autossômica dominante, resultando em perda de células neuromotoras no núcleo ambíguo,[11] responsáveis pela inervação dos músculos intrínsecos da laringe e, consequentemente, atrofia muscular desses músculos devido à degeneração secundária ou walleriana dos nervos laringianos recorrentes[15]. A característica clínica da doença em Bouviers jovens é principalmente devido à disfunção dos abdutores da laringe (músculos cricoaritenóideos dorsais), podendo ocorrer uni ou bilateralmente. Um estudo envolvendo 105 cães mostrou prevalência de machos em relação às fêmeas (74 e 26%, respectivamente). O início dos sintomas clínicos relatados pelos proprietários ocorreu entre 4 e 6 meses de idade. Esses sintomas clínicos foram estridor inspiratório, dispneia ou esforço, cianose (durante os períodos de dispneia grave) e vômitos.[15] Em Husky, a doença é similar à do Bouvier de Flandres.[11] Três cães mestiços Husky Siberianos com Malamutes-do-Alasca apresentaram dispneia inspiratória episódica e estridor durante 4 a 8 semanas e intolerância a exercícios. Achados histopatológicos mostraram depleção de motoneurônios, degeneração neuronal e gliose moderada no núcleo ambíguo, mas não havia lesões nas raízes e nos segmentos periféricos dos nervos laringianos recorrentes.[16] Em Bull Terrier está associada à doença muscular.[11]

Rottweiler, Dálmata e Pyrenean Mountain Dog apresentam paralisia laringiana associada à polineuropatia denominada paralisia laringiana-polineuropatia complexa (PL-PNC). Cinco Rottweilers de 3 ninhadas diferentes desenvolveram estridor respiratório com 11 a 13 semanas de idade. O exame físico mostrou tetraparesia e paralisia laringiana em todos os cães e catarata lenticular bilateral em 4 animais.[12] Atrofia muscular neurogênica foi encontrada em músculos apendiculares distais ou laringianos intrínsecos, além de alterações degenerativas em nervos periféricos e nervos laringianos recorrentes. Esta condição de mau prognóstico é, provavelmente, de natureza hereditária.[12] Em Dálmata, a condição está associada à axonopatia distal generalizada e é autossômica recessiva.[11] O início dos sintomas clínicos ocorreu em torno de 2 a 6 meses.[17] Além da paralisia de laringe, a maioria apresentou megaesôfago. Outras alterações observadas foram hiporreflexia dos reflexos espinais, atrofia dos músculos dos membros ou fasciculações, paralisia facial ou lingual, hiperextensão de membros e hipermetria.[18] Em descrição de 14 Dálmatas com esta afecção, 13 apresentaram megaesôfago associado. Polineuropatia generalizada difusa, devido à degeneração axônica, foi observada em nervos apendiculares periféricos e laringianos intrínsecos com atrofia neurogênica desses músculos. Nessa raça o prognóstico é reservado a mau.[17] Em cães da raça Pyrenean Mountain Dog, megaesôfago estava associado à paralisia laringiana em todos os animais. A idade de início variou de 2,5 a 6 meses. Os cães apresentaram vários graus de envolvimento dos sistemas respiratório, gastrintestinal e neurológico. Sintomas relatados foram estridor inspiratório, disfonia, dispneia, intolerância a exercícios, vômitos ou regurgitação, anormalidades de marcha (principalmente nos membros pélvico), fraqueza, déficits proprioceptivos e atrofia muscular. Nenhuma anormalidade foi encontrada no tronco encefálico. Degeneração axônica foi encontrada especialmente nos nervos laringianos recorrentes.[10] Modo de herança autossômica recessiva foi suspeitado pela análise de *pedigree*. Todos os animais morreram ou foram eutanasiados até a idade de 2 anos. Os achados histopatológicos apoiam o diagnóstico de doença degenerativa, PL-PNC sensorimotora similar à dos cães Rottweilers.[10] Em Rottweiler, registrou-se também uma afecção com comprometimento de sistema nervoso central e grave atrofia da musculatura intrínseca da laringe, denominada vacuolização neuronal e degeneração espinocerebelar. Animais de vários países, inclusive do Brasil,[19,20] apresentaram como característica principal estridor respiratório, fraqueza generalizada e ataxia. Esta disfunção laringiana era decorrente do comprometimento do nervo laringiano lateral.[21] A marca dessa doença é o achado histopatológico de vacúolos intraneuronais primariamente em tronco encefálico, cerebelo e substância cinzenta da medula espinal.[20] Dois cães Boxer e um mestiço apresentaram uma doença quase idêntica[20,22] (ver o Capítulo 225, *Doenças Degenerativas*).

Polineuropatia simétrica distal espontânea ocorreu em Leonberger Dogs com idade variando de 1 a 9 anos. Exame histopatológico mostrou atrofia muscular neurogênica associada à neuropatia axônico-periférica. Os sintomas relatados foram fraqueza, intolerância a exercícios com marcha com passo alto em membros pélvicos, perda ou mudança do tom do latido, dispneia, marcada atrofia da musculatura distal dos membros, diminuição dos reflexos dos nervos espinais e cranianos e movimentos fracos ou ausentes das musculaturas laringiana e faringiana. As análises dos *pedigrees* dos cães envolvidos sugeriram doença hereditária relacionada com o cromossomo X.[14] Quatro cães da raça Pastor-alemão de pelagem branca, 3 machos e 1 fêmea, apresentaram paralisia de laringe, sendo 3 bilaterais e 1 unilateral. Megaesôfago concorrente foi encontrado em um cão, apoiando a possibilidade de polineuropatia.[13] A idade de início em dois animais foi de 4 a 6 meses. Os outros dois cães foram levados ao hospital veterinário com mais de 1 ano de idade, referindo alteração respiratória há vários meses. Os sintomas dos quatro animais foram disfonia, estridor respiratório e cianose durante exercícios prolongados em tempo quente.[13]

Paralisia laringiana adquirida é causada por danos no nervo laringiano recorrente ou nos músculos laringianos intrínsecos decorrentes de polineuropatia, polimiopatia, trauma ou massas intra ou extratorácicas,[9] mas a forma mais comum é a idiopática.[23] Dentre as causas da polineuropatia podemos incluir hipotireoidismo com concorrente paralisia laringiana e polirradiculoneurite.[5] Penetração de corpo estranho, intubação endotraqueal e trauma cirúrgico após tireoidectomia bilateral, presumivelmente por lesão dos nervos laringianos recorrentes ou lesão cirúrgica ou elétrica (eletrocautério), também são causas de paralisia laringiana adquirida.[24] Em gatos, a paralisia da laringe tem sido descrita secundariamente à neoplasia do nervo vago e à intoxicação por chumbo ou associada à doença neuromuscular progressiva.[24]

Tem sido descrita principalmente em cães de meia-idade a idosos de raças de grande porte e gigantes como São-bernardo, Chesapeake Bay Retriever e Setter Irlandês[18] e, especialmente, em Labrador,[8] mas cães de pequeno porte e *toys* ou de médio porte também são afetados. Cães machos e castrados são mais frequentemente afetados do que as fêmeas.[18] Ocorre entre 1,5 a 13 anos e reflete angústia respiratória (principalmente inspiratória), caracterizada por intolerância a exercícios, alteração da fonação, estridor laringiano progressivo, dispneia, cianose durante o período de dispneia grave e colapso com obstrução completa das vias respiratórias.[18] Gatos machos e castrados também são mais afetados, como resultado de infiltração linfomatosa no nervo vago.[18] Em trabalho envolvendo 16 gatos, a média de idade do início dos sintomas clínicos foi de 245 dias. Não houve predileção racial e sexual. Os sintomas clínicos evidentes foram taquipneia ou dispneia, disfagia, perda de peso, alteração na vocalização, tosse e letargia. Doze gatos apresentaram paralisia laríngea bilateral enquanto em outros quatro animais a paralisia foi unilateral.[5]

Sintomas clínicos são disfunção da musculatura laringiana e subsequente obstrução das vias respiratórias anteriores durante a inspiração.[11] Esses sintomas são alteração da fonação, engasgos ou tosse, especialmente durante o ato de comer ou beber.[11] Obstrução moderada das vias respiratórias anteriores é agravada por edema laringiano e inflamação secundária ao fluxo de ar turbulento na laringe.[26] Paralisia laringiana unilateral resulta em dispneia inspiratória e ruído inspiratório, ao passo que a paralisia laringiana bilateral leva a episódios de engasgos, cianose, dispneia inspiratória grave e colapso.[5] A maioria dos pacientes se apresenta com angústia respiratória aguda, apesar da natureza crônica e progressiva dessa enfermidade. A descompensação é frequentemente o resultado de exercício, excitação ou altas temperaturas ambientais, acarretando um ciclo de aumento do esforço respiratório.[8]

O diagnóstico é obtido por ultrassonografia ou laringoscopia. A investigação ultrassonográfica acuradamente indica presença de paralisia e confirma a natureza uni ou bilateral da doença. Achados indicativos de paralisia laringiana incluem assimetria ou ausência do motilidade dos processos cuneiformes, movimentos aritenoides anormais, movimentos paradoxais, deslocamento caudal da laringe e colapso de laringe.[27] A função laringiana é avaliada pela laringoscopia, quando o animal estiver em plano superficial de anestesia.[26] O melhor protocolo anestésico utilizado para essa avaliação é a administração do tiopental intravenoso; se utilizada acepromazina com ou sem opioide como medicação pré-anestésica, o uso de isofluorano administrado por máscara é recomendado.[28] Na paralisia laringiana, as cartilagens aritenoides e as cordas vocais permanecem fechadas durante a inspiração e abrem discretamente durante a expiração.[8] Outra modalidade diagnóstica é a laringoscopia transnasal, que consiste na passagem de um videoendoscópio pela narina esquerda, após sedação intramuscular e anestesia tópica. A abertura laríngea é observada durante respiração espontânea. A vantagem dessa técnica é a avaliação da função laringiana sem uso de anestesia geral.[29] Uma vez que a paralisia laringiana for diagnosticada, um exame neurológico completo, que inclui função faringiana e esofágica, deverá ocorrer para avaliar problemas concorrentes ou de base.[26] Radiografia torácica deverá ser indicada para identificar pneumonia por aspiração ou doença metastática.[26] A temperatura retal deverá ser obtida, e todos os cães deverão ser avaliados para sintomas de insolação como hemorragias petequiais associadas a coagulação intravascular disseminada, ofegação, colapso, membranas mucosas congestas e anormalidades no estado mental, independentemente da temperatura corpórea no momento da avaliação. O principal meio de perda de calor em cães é a evaporação pela ofegação. Cães afetados por sintomas agudos de paralisia laringiana são mais suscetíveis à hipertermia decorrente da falta de dissipação de calor pelo trato respiratório obstruído.[23]

Em animais com angústia respiratória é indicado tratamento médico emergencial para aliviar a obstrução das vias respiratórias anteriores.[8] Suplementação de oxigênio deverá ser fornecida, auxiliando na redução da hipoxia.[23] Cateter intravenoso deverá ser colocado para administração de fluidos e medicamentos.[23] Cães cianóticos, gravemente dispneicos ou com hipoxia ($Spo_2 < 95\%$), apesar da suplementação com oxigenoterapia, podem requerer intubação e anestesia em plano superficial até se resolver o edema laringiano. Se um período de várias horas ou mais for esperado, um tubo de traqueostomia deverá ser colocado para evitar exacerbação do edema laringiano, devido ao uso do tubo endotraqueal, e para evitar período prolongado de anestesia.[23] Utilizam-se para sedação acepromazina (0,005 a 0,02 mg/kg IV) e butorfanol (0,2 a 0,4 mg/kg IV) ou outros sedativos.[23] Anti-inflamatórios como dexametasona (0,1 a 0,5 mg/kg) ou succinato sódico de prednisolona (0,5 a 1 mg/kg) podem ser administrados pela via intravenosa se a suspeita for edema laringiano.[23] Após a estabilização e a avaliação diagnóstica detalhada, a cirurgia é, em geral, o tratamento de escolha.[8] O objetivo da cirurgia é fornecer abertura adequada para o fluxo de ar, mas não tão ampla a ponto de o animal ficar predisposto à aspiração e ao desenvolvimento de pneumonia.[8] Cirurgia corretiva de paralisia laringiana pode estar associada a altas taxas de complicações pós-cirúrgicas e de mortalidade.[30] Pneumonia por aspiração pós-cirúrgica é a complicação mais comum em cães submetidos à cirurgia;[30,31] ocorre mais frequentemente nas primeiras semanas, embora esses cães tenham o risco de apresentar essa complicação pelo resto da vida.[2] Cães podem vir a óbito por essa complicação após 1 ano da cirurgia.[30] Outras complicações pós-cirúrgicas menores são tosse ou engasgos não resolvidos, intolerância a exercícios contínua, vômitos e formação de edema.[31] Várias técnicas de laringoplastia foram descritas, incluindo procedimento de lateralização da aritenoide (retroligadura), laringectomia parcial e laringoplastia encastelada.[8] O procedimento de escolha é a lateralização aritenoide unilateral, técnica mais recomendada que a lateralização aritenoide bilateral e a laringectomia parcial.[26] Na lateralização aritenoide bilateral é mais provável que ocorra o desenvolvimento de complicações e menor possibilidade de sobrevivência em relação às outras técnicas.[30] Estudo retrospectivo em 100 cães submetidos à cirurgia de lateralização aritenoide unilateral mostrou melhora da qualidade de vida dos animais durante os primeiros 6 meses pós-cirúrgicos em torno de 87,7%. Cães com menos de 10 kg apresentaram mais complicações respiratórias do que cães com mais de 10 kg.[32] Fatores que estão associados a alto risco de morte ou ao desenvolvimento de complicações são idade, colocação de traqueostomia temporária, anormalidades do trato respiratório concomitantes, doença esofágica associada, megaesôfago pós-cirúrgico, doença neoplásica ou neurológica concomitante.[30] Apesar das complicações pós-cirúrgicas, os proprietários relatam melhora na qualidade de vida, mas a média de sobrevida é de 12 meses após a cirurgia segundo pesquisa.[31]

Se a cirurgia não for uma opção, a condução médica consiste na administração de doses anti-inflamatórias de glicocorticoide de curta ação (p. ex., prednisona, 0,5 mg/kg, 2 vezes/dia, inicialmente) e repouso para reduzir a inflamação secundária e o edema de faringe e laringe, além de melhorar o fluxo de ar.[8] Cães apresentando sintomas clínicos leves ou cães assintomáticos deverão ser conduzidos de maneira conservadora, reduzindo estresse, excitação e exposição à temperatura ambiental elevada, bem como redução de peso, se necessário. Os proprietários deverão ser informados de que a paralisia laringiana é geralmente progressiva e muitos cães necessitam de cirurgia assim que os sintomas clínicos se tornarem mais graves ou a qualidade de vida for afetada.[23] Animais com dispneia moderada frequentemente responderão a oxigenoterapia, sedação com maleato de acepromazina e terapia com corticoide, além de líquidos.

Laringite

Laringite é um processo inflamatório da laringe comum em cães e gatos.[26] Caracteriza-se pela vermelhidão da mucosa devido à dilatação dos capilares e à infiltração leucocitária.[4] A laringite aguda caracteriza-se por tosse contínua.[26] Pode ser uma doença isolada ou um dos sintomas de uma doença infecciosa sistêmica.[4] A causa mais comum é decorrente de agentes infecciosos, como traqueobronquite infecciosa canina, comumente denominada tosse dos canis, ou de agentes do complexo respiratório felino, no caso de gatos.[26] *Bordetella bronchiseptica* está frequentemente associada à doença respiratória e sua predileção pelo epitélio aéreo ciliado resulta em associação comum a laringite, traqueíte e pneumonia.[33] Estomatite crônica tem sido associada a esta doença.[34] Doenças bacterianas/virais causam inflamação em laringe, traqueia e, algumas vezes, mucosa brônquica. Os sintomas clínicos estão relacionados com laringite aguda e traqueíte. Esses sintomas podem persistir por 3 semanas ou mais.[6] Outras causas de laringite são intubação endotraqueal, picada de insetos, penetração de corpo estranho ou trauma por mordeduras, lesões por estrangulamento ou coleiras e atropelamento por automóveis,[26] alergia ou pode ser idiopática.[4] Também pode ocorrer em cães irritação local da laringe causada por latido ou ofegação contínua durante um dia.[6] Em picadas de insetos pode ocorrer edema grave de laringe, levando a aumento rápido de dispneia inspiratória e expiratória, bem como estridor. O progresso é imprevisível e pode ter risco de morte. Nesse caso, a administração de corticosteroide, preferencialmente intravenoso, é o primeiro passo; intubação e traqueostomia deverão ser realizadas se ocorrer piora da dispneia.[6] Penetração de corpo estranho (agulha, osso de peixe ou vareta) pode levar a um abscesso laringiano, mas isso é um achado raro.[6]

Traqueobronquite infecciosa canina (TBI) é o resultado de coinfecção de *B. bronchiseptica* com o vírus da *parainfluenza* canina ou adenovírus canino tipo 2 (CAV-2, *canine adenovirus type 2*).[15] Reovírus, herpes-vírus e vírus da *influenza* também podem estar implicados nessa doença infecciosa de natureza múltipla.[35] CAV-2 é um DNA-vírus da família Adenoviridae, enquanto o vírus da *parainfluenza* canina (CPiV, *canine parainfluenza virus*) é um RNA-vírus pertencente à família Paramyxoviridae.[36] Ambos os vírus são transmitidos pela exposição oronasal mediante contato direto de secreções respiratórias contaminadas por vírus e fômites ambientais, assim como inalação de gotículas de aerossóis produzidas por espirro ou tosse. Os sintomas clínicos típicos são tosse seca com mímica de vômito e corrimento nasal seroso ou mucoso.[36] Muitas vezes, o único sintoma desta afecção é tosse paroxística em cão saudável.[26] Os sintomas clínicos são tosse seca e áspera, algumas vezes associada a hiporexia e ingestão de líquidos, podendo evocar tosse e levar o animal a ligeira desidratação. A voz do cão afetado poderá estar áspera. A doença geralmente é autolimitante em 3 semanas. Complicações podem levar à bronquite e mesmo à broncopneumonia com febre, bem como mal-estar.[4]

As duas principais doenças respiratórias virais em gatos são causadas pelo vírus da rinotraqueíte felina (FHV-1, *feline herpesvirus type 1*) e pelo calicivírus felino (FCV, *feline calicivirus*),[34] raramente resultando em tosse seca e sim em respiração com estridor, causada por edema da mucosa laringiana.[26] FHV-1 é um DNA-vírus pertencente à família Herpesviridae, responsável por doença viral febril e altamente contagiosa.[37] Nessa espécie, os sintomas estão frequentemente associados a outros sintomas clínicos, como febre, corrimentos ocular e nasal, tosse ou espirros, ptialismo, desidratação e perda de peso. Exame físico nesses gatos pode também revelar presença de úlceras orais ou linguais.[33] Sintomas clínicos são de comprometimento das vias respiratórias anteriores, com corrimento oculonasal, conjuntivite, espirros e, algumas vezes, hipersalivação e tosse. Ocasionalmente, podem ocorrer pneumonia e doença generalizada.[34] FCV é um RNA-vírus pertencente à família Picornaviridae, que se multiplica na região da laringe. É eliminado pelas mucosas nasal e conjuntival, sendo transmitido por meio de gotículas. Os sintomas são mais brandos do que os da rinotraqueíte felina, com ligeiras secreções nasal e lacrimal (conjuntivite serosa). Pode ocorrer elevação da temperatura durante alguns dias.[38] Uma vez que FCV tem número grande de cepas diferentes, há alguma variação em relação aos sintomas clínicos. Algumas cepas podem produzir pneumonia intersticial, enquanto outras cepas parecem ser assintomáticas.

Infiltração não neoplásica da laringe com células inflamatórias pode ocorrer em cães e gatos, causando proliferação irregular, hiperemia e edema da laringe. Esta afecção, denominada laringite obstrutiva[8] ou doença inflamatória obstrutiva,[26] apresenta aspecto grosseiramente neoplásico durante a laringoscopia. Diferencia-se da neoplasia apenas na avaliação histopatológica de amostras de biopsia.[8] Os infiltrados podem ser granulomatosos, piogranulomatosos ou linfocítico-plasmocíticos.[8] A causa de base desta afecção é desconhecida. Vírus da imunodeficiência felina e vírus da leucemia felina não têm sido encontrados em associação a esta doença.[26] O complexo granuloma eosinofílico parece ser uma possível etiologia de base nessa espécie, levando à formação de massa inflamatória laringiana.[33]

Devido à inflamação da laringe, ocorrerá tosse, que é alta, estridente, semelhante ao grasnar de ganso. Ocasionalmente, o animal estará febril, letárgico ou inapetente.[26] Quando a irritação for grave, tosse paroxística frequentemente leva a engasgos. O cão tenta latir e o gato tenta ronronar, mas isso também provoca tosse seca característica.[6]

Laringite em cães e gatos frequentemente tem excelente prognóstico.[33] O tratamento da laringite varia de acordo com a causa de base, assim como em relação à gravidade da inflamação. Em cães com *B. bronchiseptica* ou laringite secundária ao abuso da voz ou intubação, a doença é frequentemente autolimitante e se resolve com o tempo.[33] Se a laringite ocorrer secundariamente a picada de inseto, uso de corticoides durante a fase aguda é o tratamento de escolha no controle de inflamação e do subsequente edema, os quais, se não forem tratados, podem levar a obstrução das vias respiratórias anteriores e morte.[33] A TBI também é frequentemente autolimitante, mas a gravidade da tosse, combinada com a possibilidade de pneumonia complicando a doença, justifica o tratamento.[26]

Deve-se manter o cão em repouso e evitar excitação.[6] Como a ingestão de água provoca tosse e vômitos, os cães tendem a evitar o bebedouro. Contudo, a ingestão de água ativa as glândulas, que umedecem a mucosa laringiana, diminuindo a irritação; então, água deverá ser administrada oralmente (20 mℓ para cão de 15 kg), várias vezes ao dia, de acordo com a frequência da tosse.[4] Doxiciclina (5 a 10 mg/kg VO, 1 vez/dia) é o fármaco de escolha contra *B. bronchiseptica*. Não há indicação para corticoidoterapia,[6] embora a administração de anti-inflamatórios corticoides possa ser efetiva para diminuir edema laringiano.[15] Se não ocorrer pneumonia, antitussígenos, como butorfanol ou hidrocodona, são efetivos para diminuir a intensidade da tosse.[26] Tosse excessiva deverá ser tratada com sedativos, especialmente durante a noite.[4] Fenobarbital será satisfatório na dose de 2 mg/kg, 1 ou 2 vezes/dia, dependendo do efeito.[4] Um ambiente úmido e a ingestão adicional de água diminuem a irritação da mucosa e, consequentemente, a tosse.[6] Em gatos, o objetivo do tratamento é manter a hidratação, o estado nutricional do animal e utilizar antibióticos efetivos contra infecções bacterianas secundárias.[4] Portanto, o tratamento para gatos com doenças do complexo respiratório felino consiste em antibioticoterapia, fluidos parenterais e terapia sintomática.[6] Animais com laringite obstrutiva podem responder à terapia com glicocorticoides, como prednisona ou prednisolona,[8] e, ocasionalmente, ressecção cirúrgica do tecido proliferativo é indicada.[26] O prognóstico, nesses casos, é reservado, com alta taxa de mortalidade durante o período de diagnóstico inicial e o período de tratamento.[26] Abscessos deverão ser incisionados e drenados, seguidos de um período curto de antibioticoterapia.[6]

Vacinas contra o FHV-1 não previnem completamente a infecção, mas são efetivas na redução dos sintomas clínicos. Vacina contra FCV protege o gato, mas há subtipos do vírus contra os quais a vacina não proporciona nenhuma proteção.[4]

Trauma da laringe

Há poucas referências originais na literatura veterinária abordando trauma laringiano; deste modo, a escassez de informações veterinárias específicas enfatiza a raridade do trauma de laringe em pacientes veterinários.[39] Trauma de laringe pode ser intrínseco ou extrínseco. A causa mais comum do trauma intrínseco é a intubação brusca de um paciente para anestesia ou exame broncoscópico. Intubação por longo período ou repetidas vezes causa trauma da mucosa, dos processos aritenoides e das pregas vocais, resultando em hiperemia, edema e ulceração da mucosa laringiana, além da produção de tecido de granulação. A obstrução resultante pode não se tornar aparente até que o animal seja extubado ou semanas após a cicatrização.[40] Corpo estranho mais tipicamente se aloja na região faringiana e esôfago do que laringe, mas varetas, agulhas, material de plantas e osso têm sido extraídos da laringe de cães e gatos.[40]

Trauma extrínseco da laringe devido a acidentes automobilísticos é raro em cães, porque a laringe é anatomicamente bem protegida. Asfixia pela coleira, mordedura por cão e lesões por arma de fogo são consideradas causas da maioria dos traumas laringianos extrínsecos.[40] Trauma acidental de laringe pode causar situação de risco de morte quando hemorragia e edema impedem o fluxo normal de ar.[6] Ferimentos penetrantes causados por mordedura por outro animal, faca ou projétil podem envolver a laringe e outras estruturas cervicais. As lesões podem ser mais extensivas do que aparentam em relação às feridas na pele. Enfisema subcutâneo é o sinal mais importante de trauma grave de doença laringiana penetrante.[4]

Trauma iatrogênico inclui complicações após cirurgia laringiana e danos dos nervos laringianos. Uma das principais complicações temidas é a formação de membrana laringiana, que é um tecido cicatricial, estreitando a passagem aérea laringiana. Essa membrana ocorre quando a mucosa da parte glótica é interrompida. Estenose resultante dessa membrana é difícil de ser tratada, porque novo tecido cicatricial frequentemente se forma quando a membrana inicial é removida.[6]

Em cães, geralmente, a causa mais comum é mordedura por outro cão, enquanto em gatos a lesão ocorre, em geral, longe da vista do proprietário e, dessa maneira, as circunstâncias e o tempo exato em que ocorreu o trauma são com frequência desconhecidos.[4] Estreitamento do lúmen laringiano causado por esmagamento, fraturas de cartilagens, hemorragia e inchaço devido à inflamação ou ao edema resulta em aumento da resistência ao fluxo de ar. Sangue no lúmen laringiano secundário ao trauma pode ser aspirado para dentro dos pulmões, aumentando o risco de pneumonia subsequente. Obstrução do fluxo de ar pode também resultar no desenvolvimento de edema pulmonar não cardiogênico, exacerbando a troca gasosa anormal.[39] Os sintomas clínicos que sugerem trauma de laringe são dispneia associada a hematomas e lesões na pele no pescoço.[4] Perfuração da mucosa pode ocasionar enfisema subcutâneo.[6]

Manejo inicial depende do grau de comprometimento respiratório e da gravidade das lesões concorrentes. Um jogo de traqueostomia e uma variedade de tubos endotraqueais, incluindo tubos de pequeno diâmetro e tubos sem balão inflável, deverão estar facilmente acessíveis. Cateter intravenoso deverá ser colocado com um mínimo de contensão. O animal deverá ser anestesiado levemente e a laringe deve ser rapidamente inspecionada usando um laringoscópio. Um tubo de diâmetro pequeno ou sem balão inflável poderá ser utilizado em animais com deformação grave da laringe ou fraturas secundárias à lesão por esmagamento.[39] Exploração cirúrgica do trauma laringiano começa com incisão média ventral e longa da pele acima da laringe e da traqueia. O objetivo da cirurgia é explorar a área para determinar a integridade de traqueia, faringe e esôfago.[4]

Neoplasia da laringe

Tumores primários da laringe em cães e gatos ocorrem raramente.[26] Mais comumente são tumores originados de tecidos adjacentes à laringe, como carcinoma de tireoide e linfoma que podem comprimir, invadir ou deslocar as estruturas laríngeas normais.[8] Em cães, os tumores laringianos mais comuns são tumores epiteliais malignos e rabdomiomas.[26] Outros tumores laringianos benignos relatados além do rabdomioma são condroma, mixocondroma, fibropapiloma, liomioma, lipoma e oncocitoma.[41] Tumores laringianos malignos são rabdomiossarcoma, linfossarcoma, plasmocitoma extramedular, condrossarcoma, carcinoma indiferenciado, adenocarcinoma, melanoma maligno, mastocitoma, mioblastoma de células granulares, carcinoma das células escamosas,[41] osteossarcoma e outros sarcomas.[8] Rabdomiossarcoma pode ser localizado e se desenvolver por um período longo. O oncocitoma canino geralmente se desenvolve como massa bem circunscrita, embora possa se tornar muito grande e protrair para o ventrículo da laringe. Histologicamente, ele é composto por camadas de células epitelioides grandes com citoplasma granular e acidófilo, como visto na submucosa. Elas são divididas em lóbulos pelo estroma fibrovascular. Áreas de hemorragia e necrose são comuns, fazendo com que o hemangiossarcoma seja um importante diferencial, mas a mucosa da borda geralmente está intacta.[42] Nenhuma síndrome paraneoplásica é comumente associada a tumores laringianos.[42]

Em gatos, linfossarcoma é o mais comum, seguido do carcinoma das células escamosas.[26] Além desses tumores, adenocarcinoma[41,43] e carcinomas indiferenciados têm sido descritos nessa espécie.[43]

Há maior incidência de tumores laringianos em cães e gatos machos do que em fêmeas.[44] A maioria dos animais é idosa, sendo a média de idade de 7 (4 a 12 anos)[41] a 8 anos,[26] embora o oncocitoma ocorra em cães jovens adultos.[43] Em gatos, a idade média é de 11 anos (3 a 16 anos).[41] Os sintomas clínicos de neoplasia de laringe são similares àqueles de outras doenças laríngeas e incluem respiração ruidosa, estridor, esforço inspiratório, cianose, síncope e alteração no latido ou miado.[8] Lesões expansivas podem também ocasionar disfagia concomitante, pneumonia por aspiração ou massas visíveis ou palpáveis na parte ventral do pescoço.[8]

O diagnóstico dos tumores pode ser obtido pela palpação em casos de massas extralaringianas. Tumores laringianos primários podem ser identificados por meio de laringoscopia, radiologia, ultrassonografia ou tomografia computadorizada.[8] Exames de imagem têm valor diagnóstico na determinação da extensão da doença e na presença de metástases.[26] Raios X simples servem para avaliação inicial e diagnóstico, fornecendo informação a respeito do tamanho e da extensão. Geralmente aparecem com densidade semelhante à de tecidos moles, distintos e lobulados.[41] Se necessário, administração oral de bário pode fornecer informação adicional pelo esboço do esôfago.[41] O diagnóstico definitivo deverá ser feito pela histopatologia e não com base na aparência grosseira somente, pois os achados podem ser decorrentes de doença granulomatosa.[26] Os tumores laringianos geralmente podem ser biopsiados sob visibilização direta; pequenas amostras ou apenas a citologia podem fornecer resultados falso-negativos.[43] A biopsia é mais bem obtida via orofaringe sob anestesia geral. Deve-se ter cuidado para minimizar hemorragia ou inflamação e inchaço pós-operatório. Após o procedimento de biopsia, a dexametasona pode ser útil.[42] Tanto a tomografia computadorizada quanto a ressonância magnética mostram excelentes detalhes anatômicos, fornecendo informação útil acerca da invasão da cartilagem, da invasão da base da língua ou outras extensões extralaringianas, além do *status* dos linfonodos. Contudo, a laringe dos gatos é pequena e essas técnicas podem não fornecer informações detalhadas dessas estruturas ou distinguir linfonodos pequenos. Esses exames de imagem deverão ser considerados como complementares e não substituem exame físico e laringoscopia.[4]

O tratamento depende do tipo de tumor identificado histologicamente. Tumores benignos devem ser removidos cirurgicamente.[6] Com exceção do rabdomioma em cães, os outros tumores são muito invasivos localmente e têm potencial metastático.[43] Carcinomas de células escamosas frequentemente invadem os tecidos laringianos rapidamente e, em geral, são inoperáveis sem a remoção de grande parte da laringe ou ressecção laringiana total.[6] Na retirada de rabdomiossarcoma raramente ocorre recidiva.[6] Várias técnicas são descritas para a retirada cirúrgica de tumores laringianos: hemilaringectomia segmental, laringectomia total, *flap* miocutâneo *rotary door* ou *flap* miocutâneo ampliado, que consiste na colocação de um retalho a partir da região cervical ventral.[40] Laringectomia completa e a traqueostomia permanente podem ser consideradas em alguns casos específicos.[8] Gatos com comprometimento respiratório grave, secundário ao linfossarcoma, responderão bem à quimioterapia.[26] Dependendo da sua resposta à radiação, tumores invasivos podem ser tratados com radioterapia para preservar a função laringiana.[43] Linfoma deverá ser tratado com radiação em cães e gatos.[30]

Tumores benignos têm bom prognóstico se a ressecção completa for bem-sucedida; neoplasias laringianas malignas têm mau prognóstico.[26]

Referências

1. Konig HE, Liebich HG. Aparelho respiratório. In: Konig HE, Liebich HG (editors). Anatomia dos animais domésticos. São Paulo: Artmed; 1999. p. 81-102.
2. Dyce KM, Sack OW, Wensing CJG. Tratado de anatomia veterinária. 2ª ed. Rio de Janeiro: Guanabara Koogan; 1996.
3. Hare WCD. Sistema respiratório do carnívoro. Getty R (editor). Sisson & Grossman Anatomia dos animais domésticos. 5ª ed. Rio de Janeiro: Guanabara Koogan; 1986. p. 1465-80.
4. Venker-van Haagen AJ. Ear, throat, and tracheobonchial disease in dogs and cats. Hannover: Schlutersche Verlagsgesellschaft & Co.; 2005.
5. Lorenz MD, Kornegay JN. Handbook of veterinary neurology. Saunders: Missouri; 2004. p. 297-322.
6. Venker-van Haagen AJ. Disease of the larynx. Vet Clin North Am Small Anim Pract. 1992;22:1155-72.
7. McGorum BC, Dixon PM, Radostits OM, Abbott JA. Exame clínico do trato respiratório. In: Radostitis OM, Mayhew IGJ, Houston DM. Exame clínico e diagnóstico em veterinária. Rio de Janeiro: Guanabara Koogan; 2002. p. 231-69.
8. Hawkins EC. Distúrbios do sistema respiratório. In: Nelson RW, Couto CG (editores). Medicina Interna de pequenos animais. 4ª ed. Rio de Janeiro: Elsevier; 2010. p. 207-349.
9. Macphail CM, Monnet E. Laryngeal diseases. In: Bonagura JD, Twedt DC, editors. Kirk's current veterinary therapy. Missouri: Saunders. 14th ed. 2009; p. 627-30.
10. Gabriel A, Poncelet L, Van Ham L, Cierck C, Braund KG, Bhatti S, et.al. Laryngeal paralysis-polyneuropathy complex in young related Pyrenean mountain dogs. J Small Anim Pract. 2006;47:144-9.
11. Turnwald GH. O sistema respiratório In: Hoskins JD. Veterinary pediatrics. 3rd ed. Philadelphia: W. B. Saunders Co.; 2001. p. 79-104.
12. Mahony OM, Knowles KE, Braund KG, Averill Jr. DR, Frimberger AE. Laryngeal paralysis-polyneuropathy complex in young rottweilers. J Vet Int Med. 1998;12:330-7.
13. Ridyard AE, Corcoran BM, Tasker S, Willis R, Welsh EM, Demetrtou JL *et al.* Spontaneous laryngeal paralysis in four white-coated German shepherd. J Small Anim Pract. 2000;41:558-61.
14. Shelton GD, Podell M, Poncelet L, Schatzberg S, Patterson E, Podell HC *et al.* Inherited polyneuropathy in Leonberger dogs: a mixed or intermediated form of Charcot-Marie-Tooth disease? Muscle & Nerve 2003;27:471-7.
15. Venker-van Haagen AJ, Hartman W, Goedegebuure SA. Spontaneous laryngeal paralysis in young Bouviers. J Am Anim Hosp Assoc. 1978:14;714-20.
16. Polizopoulou Z, Koutinas AF, Papadopoulos GC, Saridomichelakis MN. Juvenile laryngeal paralysis in three Siberian husky X Alaskan malamute puppies. Vet Rec. 2003;153:624-7.
17. Braund KG, Shores A, Cochrane S, Forrester D, Kwiecien JM, Steiss JE. Laryngeal paralysis polyneuropathy-complex in young dalmatians. Am J Vet Res. 1994;55:534-42.
18. Braund KG. Clinical syndromes in veterinary neurology. 2nd ed. St. Louis: Mosby; 1994. p. 227-8.
19. Andrade-Neto JP, Jardim LS, Alessi AC. Neuronal vacuolation in young rottweilers. The Veterinary Record. 1998:116.
20. Dewey CW. Encephalopaties: disorders of the brain. In: Dewey CW.A Practical Guide to Canine & Feline Neurology. 2nd ed. Iowa: Wiley-Blackwell; 2008. p. 115-220.
21. De Lahunta A, Summers BA. The laryngeal lesion in young dogs with neuronal vacuolation and spinocerebellar degeneration. Vet Pathol. 1998;35:316-7.
22. Geiger DA, Miller AD, Cutter-Schatzberg K, Shelton GD, de Lahunta A, Schatzberg SJ. Encephalomyelopathy and polyneuropathy associated with neuronal vacuolation in two Boxer littermates. Vet Pathol. 2009; 46:1160-5.
23. Millard RP, Tobias KM. Laryngeal paralysis in dogs. Comp Cont Ed Vet. 2009;31(5):212-9.
24. Holt DE, Brockman D. Laryngeal paralysis. In: King LG (editor). Textbook of respiratory disease in dogs and cats. Missouri: Elsevier; 2004. p. 319-28.
25. Schachter S, Norris CR. Laryngeal paralysis in cats: 16 cases (1990-1999). J Am Vet Med Assoc. 2000;219:1100-3.
26. Parnell NK. Diseases of the throat. In: Ettinger SJ, Feldman EC (editors). Textbook of veterinary internal medicine. 7th ed. Missouri: Saunders-Elsevier; 2010. p. 1040-7.
27. Rudorf H, Barr FJ, Lane JG. The role of ultrasound in the assessment of laryngeal paralysis in the dog. Vet Radiol Ultras. 2001;42:338-43.
28. Jackson AM, Tobias K, Long C, Bartges J, Harvey R. Effects of various anesthetic agents on laryngeal motion during laryncoscopy in normal dogs. Vet Surg. 2004;33:102-6.
29. Radlinsky MAG, Mason DE, Hodgson D. Transnasal laryngocopy for the diagnosis of laryngeal paralysis in dogs. J Am Anim Hosp Assoc. 2004;40:211-5.
30. McPhail CM, Monnet E. Outcome of and postoperative complications in dogs undergoing surgical treatment of laryngeal paralysis: 140 cases (1985-1998). J Am Vet Med Assoc. 2001;218:1949-56.
31. Hammel SP, Hottinger HA, Novo RE. Posoperative results of unilateral arytenoid lateralization for treatment of idiopathic laryngeal paralysis in dogs: 39 cases (1996-2002). J Am Vet Med Assoc. 2006;228:1215-20.
32. Snelling SR, Edwards GA. A retrospective study of unilateral arytenoids lateralization in the treatment of laryngeal paralysis in 100 dogs (1992-2000). Austr Vet J. 2003;81:464-8.
33. Costello M. Laryngitis. In: King LG (editor). Textbook of Respiratory Disease in Dogs and Cats. Missouri: Elsevier; 2004. p. 335-8.
34. Gaskell RM, Dawson S, Radford A. Other feline viral diseases. In: Ettinger SJ, Feldman EC (editors). Textbook of Veterinary Internal Medicine. Philadelphia: Saunders; 2010. p. 946-51.
35. Bauman G. Traqueobronquite infecciosa do cão – tosse dos canis. In: Beer J (editor). Doenças infecciosas em animais domésticos. São Paulo: Roca; 1999. p. 145-8.
36. Crawford PC, Sellon RK. Canine viral diseases. In: Ettinger SJ, Feldman EC (editors). Textbook of Veterinary Internal Medicine. Philadelphia: Saunders; 2010. p. 958-71.
37. Liebermann H. Rinotraqueíte feline. In: Beer J (editor). Doenças infecciosas em animais domésticos. São Paulo: Roca; 1999. p. 315-6.
38. Liebermann H. Calicivírus felino. In: Beer J (editor). Doenças infecciosas em animais domésticos. São Paulo: Roca; 1999. p. 29.
39. Holt DE. Laryngeal trauma. In: King LG (editor). Textbook of respiratory disease in dogs and cats. Missouri: Elsevier; 2004. p. 332-5.
40. Nelson AW. Laryngeal trauma and stenosis. In: Slatter D (editor). Textbook of Small Animal Surgery. 3rd ed. Philadelphia: Saunders; 2003. p. 845-57.
41. Clifford CA, Sorenmo KU. Tumors of the larynx and trachea. In: King LG (editor). Textbook of respiratory disease in dogs and cats. Missouri: Elsevier; 2004. p. 339-45.
42. Morris J, Dobson J. Oncologia em Pequenos Animais. São Paulo: Roca; 2007.
43. Withrow SJ. Cancer of the larynx and trachea. In: Withrow SJ, Vail DM. Withrow & MacEwen's Small animal clinical oncology. Missouri: Saunders Elsevier. 4th ed. 2007; p. 515-7.
44. Greenfield CL. Respiratory tract neoplasia. In: Slatter D (editor). Textbook of small animal surgery. 3rd ed. Philadelphia: Saunders; 2003. p. 2474-87.

Leitura sugerida

Schaller O. Nomenclatura anatômica veterinária ilustrada. São Paulo: Manole; 1999.

148 Doenças de Traqueia e Brônquios em Gatos

Archivaldo Reche Junior, Fabiana Cecília Cassiano

Traqueia

Doenças específicas da traqueia são incomuns em gatos. Ao contrário do cão, a traqueíte é raramente diagnosticada e, quando ocorre, provavelmente é secundária à infecção viral do trato respiratório anterior.[1]

Outros processos traqueais relatados em gatos incluem parasitas, trauma, corpo estranho, traqueíte não infecciosa, neoplasias e, muito raramente, colapso de traqueia.[1]

Parasitas traqueais

A forma adulta do nematóideo *Capillaria aerophila* pode alojar-se sob o epitélio traqueal de gatos, causando tosse seca, a qual pode ser estimulada pela palpação traqueal. Porém, muitos gatos permanecem assintomáticos.[1] O diagnóstico pode ser realizado por demonstração de ovos nas fezes ou no fluido de lavado traqueobrônquico. O febendazol (25 a 50 mg/kg, 2 vezes/dia/10 dias) é o tratamento de escolha.[1]

Traqueíte não infecciosa

A traqueíte é a inflamação da porção epitelial da traqueia, podendo ser primária ou secundária. É rara em gatos e quando ocorre normalmente está relacionada com infecção respiratória. Afecção alérgica das vias respiratórias posteriores também pode ter a traqueíte como consequência.[2]

A traqueíte primária pode ocorrer devido à inalação de fumaça ou outros gases nocivos.

A maioria dos animais é assintomática, mas pode haver manifestação de tosse e miado rouco. Quando isso ocorre, o tratamento pode ser realizado com antitussígenos e expectorantes. Ocasionalmente, o tratamento a curto prazo com corticoides pode ser realizado. Caso a tosse esteja cronificada, o tratamento com nebulização (inalador ou vapor quente do chuveiro) pode ser instituído. Porém, não se deve esquecer de tratar a causa base do processo, se possível.[2]

Trauma traqueal

O trauma traqueal ocorre quando aplicação de força causa perfuração ou compromete a integridade estrutural da traqueia.[3] Pode resultar de lesões compressivas ou penetrantes,[1] como mordedura de outros animais ou projéteis de arma de fogo.[4] Os resultados são principalmente obstruções, lacerações e rupturas, sendo a última constantemente associada a enfisema subcutâneo.[1,3,5,6]

Em gatos, especificamente, a ruptura intratorácica de traqueia tem sido associada a trauma contuso, principalmente quando há hiperextensão da cabeça ou do pescoço (p. ex., em atropelamentos). A carina traqueal é relativamente fixa, o que facilita a ocorrência de ruptura em casos de hiperextensão, normalmente próxima e cranialmente à essa.[5] A ruptura de traqueia intratorácica tem sido esporadicamente relatada na literatura, com 11 casos de 1972-1999, sendo mais comum em gatos jovens, já que estes sofrem atropelamentos com maior frequência, se comparados a gatos adultos.[5]

Superinsuflação do *cuff* de tubos traqueais, colocação imprópria do tubo, não desinsuflação do *cuff* antes da retirada ou reposicionamento do tubo e lesões traqueais pelo uso de bisturi são iatrogenias citadas como causas de trauma traqueal em gatos.[3] A superinsuflação do *cuff* também pode causar estenose iatrogênica de traqueia, na qual o gato apresenta dispneia progressiva após o procedimento cirúrgico.[1]

Na ruptura traqueal, uma fina membrana de camada adventícia normalmente permanece intacta, o que mantém a via de transporte aéreo patente.[5] Acredita-se que a lesão traqueal ainda permita que o ar chegue até o pulmão, mas impeça parcialmente sua saída, o que explica o aspecto de campos pulmonares superinsuflados nas radiografias.[5] As manifestações clínicas incluem taquipneia, dispneia, intolerância ao exercício, respiração com boca aberta e cianose. Em estudo de Lawrence *et al.*,[5] gatos que sofreram ruptura de traqueia iniciaram a manifestação de dispneia em um período que variou de 1 a 28 dias após o trauma, sendo que a maioria demorou aproximadamente 10 dias para demonstrar desconforto respiratório. O encontro de enfisema subcutâneo durante o exame físico é um forte indício da ocorrência de trauma traqueal.[3] Os testes diagnósticos mais indicados são radiografias do tórax e pescoço em projeção laterolateral.[3] Apesar de enfisema subcutâneo e pneumomediastino estarem frequentemente presentes, sua ausência pode dificultar o diagnóstico radiográfico de ruptura traqueal.[1] Em alguns casos, faringoscopia, laringoscopia, esofagoscopia e traqueobroncoscopia podem ser necessárias para confirmar o diagnóstico.

Animais com dispneia grave podem beneficiar-se de sedação ou anestesia para realização dos exames. Segundo Lawrence *et al.*,[5] o uso de protocolos anestésicos adequados é de extrema importância, sendo que os autores recomendam medicação pré-anestésica com opioide de curta duração, como fentanila, oximorfina ou butorfanol, em conjunto com diazepam; pré-oxigenação via máscara facial, se o gato permitir; rápida indução com propofol ou tiopental; e manutenção com isofluorano e 100% de oxigênio. A intubação traqueal deve ser feita com extrema cautela e utilizando-se sonda com diâmetro substancialmente menor que o lúmen traqueal.[3]

A correção cirúrgica de ruptura traqueal deve ser realizada assim que possível, pois outras lesões estenóticas e degenerativas poderão se desenvolver e prejudicar a correção cirúrgica posterior.[5] O melhor acesso cirúrgico, no caso de ruptura da traqueia intratorácica, seria por toracotomia lateral direita, na altura do quarto espaço intercostal.[5] A técnica envolve colocação de tubo intratraqueal estéril via toracotomia e ressecção do segmento desvitalizado, com anastomose dos segmentos proximal e distal.[3,5] No caso de trauma traqueal resultando apenas em pequenas lacerações, estas devem ser debridadas e suturadas com fio absorvível monofilamentado.[3] Em gatos com trauma traqueal secundário à intubação, tanto o tratamento cirúrgico quanto o conservador foram relatados.[7,8] O tratamento conservador envolve repouso em gaiola, suplementação de oxigênio, sedativos e monitoramento respiratório. O tratamento cirúrgico é potencialmente indicado quando há dispneia grave. O sucesso do tratamento depende grandemente do procedimento emergencial e da manutenção anestésica, sendo que, na maioria dos casos em que a traqueia foi reparada, os animais voltaram a respirar normalmente.[3] Em casos de estenose traqueal, o tratamento envolve ressecção cirúrgica e anastomose. No entanto, o prognóstico é ruim, pois muitos gatos morrem por complicações após o procedimento cirúrgico.[1] Nos casos de trauma traqueal resultando em obstrução, deve-se intervir rapidamente, já que é uma condição de risco para o paciente. Nestes casos, a traqueostomia é indicada emergencialmente, muito embora gatos tenham grande risco de complicações com o uso de tal técnica.[6] As principais complicações pós-cirúrgicas traqueais são redução do diâmetro e hemiplegia laríngea.[5]

No caso de ruptura traqueal, não é recomendado o tratamento conservativo, pois as manifestações respiratórias podem piorar posteriormente.[5] Segundo Lawrence *et al.*,[5] caso o gato receba a devida atenção clínica e a correta aplicação da técnicas cirúrgicas e anestésicas, o prognóstico para ruptura traqueal é excelente.

Neoplasias traqueais

A neoplasia traqueal é rara em gatos, mas deve ser considerada no diagnóstico diferencial de dificuldade respiratória envolvendo o trato respiratório anterior.[1] As neoplasias mais frequentes incluem linfomas e carcinomas.[9] Linfomas e timomas anteriores no mediastino podem causar compressão traqueal secundária, sendo frequentemente acompanhados de efusão pleural, o que deteriora a função respiratória.[1,10]

Traqueobronquite infecciosa

A traqueobronquite infecciosa é muito mais comum em cães, nos quais é conhecida como "tosse dos canis", do que na espécie felina.[11] No gato, o patógeno que desempenha maior papel na doença é a *Bordetella bronchiseptica*, principalmente em filhotes.[11]

A *Bordetella bronchiseptica* é um cocobacilo aeróbio gram-negativo, transmitida por aerossol de secreções respiratórias e fômites contaminados, como potes de alimentação e mãos humanas. A bactéria possui vários mecanismos intrínsecos para driblar as respostas imunes do hospedeiro.[12] A patogênese envolve colonização da superfície das células epiteliais ciliadas pela *B. bronchiseptica*, onde são liberadas exotoxinas e endotoxinas que impedem o correto funcionamento do epitélio respiratório, comprometendo, portanto, a habilidade do hospedeiro contaminado de eliminar a infecção.[12,13]

Apesar de ser residente da cavidade oral e do trato respiratório de gatos e ter sido isolada em filhotes (e, ocasionalmente, em gatos adultos) com manifestações clínicas de doença do trato respiratório, o verdadeiro papel da *B. bronchiseptica* como agente primário da doença em gatos ainda não foi completamente elucidado.[11] Portanto, a vacinação contra tal bactéria só é recomendada em ambientes com muitos gatos, onde se acredita que a bactéria possa estar envolvida com as manifestações de doença respiratória nos animais (especialmente tosse).[11]

Em gatos, a principal manifestação clínica da infecção é a tosse. Muitos relatos de infecção respiratória grave associada a *B. bronchiseptica* envolvem filhotes que vivem em contato com muitos outros gatos. No entanto, há pouca literatura descrevendo os fatores de risco da infecção e a incidência na população geral de gatos.[11] Pesquisas sorológicas mostraram taxas de soropositividade variando de 30 a 85% em ambientes com múltiplos gatos.[14] No entanto, a presença de anticorpos contra o agente no sangue não é indicativo de infecção ativa.[11]

A *B. bronchiseptica* é, em geral, resistente a penicilina, cefalosporinas e ampicilina e, em geral, sensível a tetraciclinas, enrofloxacino, amoxicilina + ácido clavulânico, cloranfenicol e gentamicina.

Rinotraqueíte infecciosa

A rinotraqueíte é causada principalmente pelo herpes-vírus felino (FHV-1), porém as manifestações clínicas mais frequentes são secreções oculonasais, conjuntivite, esternutação e, apenas em alguns casos, observa-se tosse devido à traqueíte.[15]

Brônquios

Doenças brônquicas em felinos são comuns, porém muitas permanecem com etiologia indefinida.[1] A dificuldade em se estabelecer diagnóstico definitivo leva a uma nomenclatura confusa para descrição das doenças dos brônquios em felinos. Muitas vezes, o diagnóstico só será confirmado após avaliação da resposta do animal ao tratamento.[1]

Bronquiectasia

Bronquiectasia é a destruição patológica do tecido elástico e muscular da parede brônquica, levando a dilatação e distorção anormal crônica dos brônquios.[16] Várias condições congênitas e adquiridas em gatos são descritas como causadoras de um ciclo de infecção e inflamação crônica das vias respiratórias, resultando em bronquiectasia.[17]

O dano às células epiteliais leva a metaplasia e perda ciliar, resultando em disfunção do aparato mucociliar. Como consequência, há acúmulo de muco, exsudato e microrganismos nas vias respiratórias distais. Pode ocorrer inclusive obstrução das vias respiratórias devido ao acúmulo de muco, hemorragia, células inflamatórias, tecido necrótico ou até em decorrência do aumento de linfonodos adjacentes.[17]

A perda da função mucociliar predispõe infecções secundárias, que propagam o ciclo vicioso de dano e produção de muco.[18]

Apesar de bronquite alérgica felina (asma felina) e bronquite crônica serem muito comuns em gatos, a bronquiectasia raramente é encontrada em associação a essas doenças.[18] Em estudo retrospectivo avaliando gatos com diagnóstico histológico de bronquiectasia, somente 12 casos foram encontrados em um período de 12 anos.[19]

Apesar de a bronquiectasia no gato ser uma sequela rara de doença broncopulmonar, as doenças secundárias mais comumente observadas incluem bronquite crônica, neoplasia e broncopneumonia.[19]

Um estudo de gatos com bronquiectasia relatou idade média de 12 anos, aparente predisposição pela raça Siamesa e maior frequência em gatos machos.[19] Somente 5 dos 12 gatos com bronquiectasia apresentaram manifestações clínicas da doença, que incluíram tosse, taquipneia e dispneia.[19]

A bronquiectasia pode ser diagnosticada por radiografia torácica, broncografia, tomografia computadorizada, broncoscopia e análise histopatológica.[18]

Como a alteração é irreversível, o objetivo do tratamento é controlar as manifestações clínicas para permitir melhor qualidade de vida ao animal e desacelerar a progressão da doença.[16] Porém, em pacientes com bronquiectasia focal, a remoção cirúrgica do lobo pulmonar afetado pode ser curativa.[17,19]

É importante pesquisar a existência de doença secundária a bronquiectasia e tratá-la, caso exista.[18] O tratamento de infecções bacterianas recorrentes é essencial para quebrar o ciclo da resposta inflamatória do hospedeiro e a consequente destruição da parede brônquica.[18] A umidificação das vias respiratórias ajuda a liberar as secreções e previne a obstrução.[19] Se a afecção secundária for inflamatória (p. ex., asma felina), o uso de fármacos anti-inflamatórios, como os corticosteroides, é indicado.[18]

Doença brônquica felina | Asma felina e bronquite crônica

O termo geral doença brônquica felina normalmente é utilizado para se referir a qualquer doença nas vias respiratórias distais à bifurcação traqueal. No entanto, também pode ser utilizado para enfermidades inflamatórias das vias respiratórias sem etiologia definida.[20] As doenças brônquicas inflamatórias felinas incluem a asma e a bronquite crônica.[20,21] Apesar de as manifestações clínicas serem muito similares entre as duas doenças, ainda é controverso se a bronquite crônica e asma felina são duas condições diferentes ou se compartilham a mesma fisiopatologia com diferentes perfis inflamatórios, já que a bronquite crônica possui citologia de lavado broncoalveolar frequentemente neutrofílico, enquanto a asma é frequentemente caracterizada por maior número de eosinófilos, mesmo com grande número de neutrófilos concomitantes.[22–24] Clinicamente, observa-se que na bronquite crônica a manifestação de tosse é constante, enquanto na asma é intermitente.[20] Porém, as doenças brônquicas felinas não são síndromes homogêneas, e suas características clinicopatológicas e radiográficas podem ser variáveis entre os indivíduos.[25]

A bronquite crônica e a asma felina são as doenças respiratórias mais comuns em gatos.[20] Apesar de a asma e a bronquite crônica apresentarem diferentes prognósticos e protocolos terapêuticos, é difícil realizar uma clara distinção entre elas; portanto, os termos gerais doença das vias respiratórias posteriores felina e doença brônquica felina têm sido utilizados para ambas.[21]

Existem relatos na literatura de que o brometo de potássio possa induzir doença brônquica potencialmente fatal em gatos, portanto seu uso deve ser evitado.[27]

Asma felina

A asma felina de ocorrência natural é reconhecida como entidade clínica desde 1906, por Hill.[28] A literatura pode referir-se à doença por outros nomes além de asma felina, como bronquite,[29] síndrome asma felina,[1] bronquite alérgica, doença brônquica felina[25] ou doença das vias respiratórias posteriores felina.[30] Neste capítulo iremos nos referir à doença pelo termo asma felina, que é o mais comum na prática clínica.

A asma é uma das doenças respiratórias mais comuns em gatos, atingindo 1% da população de gatos da América do Norte.[2] Em estudo de Swift *et al.*,[31] a asma foi uma das causas respiratórias mais frequentes de dispneia em gatos, correspondendo a 7% dos 90 casos. A doença caracteriza-se por inflamação das vias respiratórias posteriores sem causa óbvia,[29] presumidamente de etiologia alérgica.[1] Há limitação reversível do fluxo de ar, causada por hiper-reatividade das vias respiratórias, aumento da produção de muco e hipertrofia de músculo liso como consequência da inflamação das vias respiratórias posteriores.[20] Apresenta-se clinicamente como tosse, espirros, intolerância ao exercício e dificuldade respiratória,[29] principalmente durante a expiração, devido ao adelgaçamento do lúmen de brônquios menores.[1] Há acúmulo de muco e broncoconstrição, o que afeta a função pulmonar, impedindo o influxo de ar.[32]

Gatos jovens e de meia-idade são mais comumente afetados. Em estudo de Foster *et al.*,[25] a média de idade dos gatos afetados foi de 9 anos. Dye *et al.*[33] demonstraram não existir diferença em gatos jovens e idosos quanto à gravidade da doença. Parece existir predisposição para a ocorrência de doenças brônquicas entre os gatos Siameses, além de ser a raça em que a doença mostrou-se mais grave e progressiva,[23,26,33] apesar de que gatos de qualquer raça são suscetíveis.[29]

O gato é a única espécie animal que desenvolve asma com características similares às dos humanos, com inflamação eosinofílica, broncoconstrição espontânea e remodelamento das vias respiratórias.[23,33,34] Existe a hipótese de que a asma possa ser causada por vários fatores ambientais comuns entre essas duas espécies.[34] Por isso, é possível que informações a respeito de causas, mecanismos e tratamento da asma felina sejam relevantes também para a doença humana.[34]

A asma é associada a substancial morbidade e ocasional mortalidade em gatos; portanto, requer avaliação completa do paciente, diagnóstico diferencial e tratamento vigoroso.[2,33]

Patogenia

Acredita-se que a asma felina seja uma reação de hipersensibilidade tipo I, acionada pela inalação de alergênios e com provável predisposição genética.[2] A doença é caracterizada pelo acúmulo localizado de células inflamatórias nas vias respiratórias, particularmente eosinófilos e linfócitos ativados, sendo que os eosinófilos aparentemente são as células primariamente efetoras na fisiopatologia da asma em gatos, assim como em humanos.[29] A alergia é uma desregulação do sistema imune, na qual uma substância que deveria ser considerada inócua (alergênio) causa uma resposta Th2 alergênio-específica. As células Th2 são derivadas das células *T helper* CD4+ *naïve* (Th0), que desempenham papel central nas respostas imunes celulares e humorais. A células Th2 secretam citocinas implicadas na resposta alérgica, como interleucina-4 (IL-4), IL-5, IL-6 e IL-10.[18] Após a exposição ao alergênio, os níveis de imunoglobulina E (IgE) específicos aumentam no soro, sendo a base do diagnóstico nos testes dérmicos e sorológicos.[18] A IgE alergênio-específica circula no sangue até realizar uma ligação estável com a superfície de mastócitos. Quando há reexposição ao alergênio, a IgE ligada ao mastócito envia estímulos químicos para sua degranulação, com consequente liberação de mediadores, como eicosanoides e citocinas na circulação, causando broncoconstrição, aumento de permeabilidade vascular, hipersecreção de muco e recrutamento de eosinófilos para as vias respiratórias.[20,34]

A serotonina é um mediador mastocitário primário, que aparentemente contribui para a contração do músculo liso das vias respiratórias no gato.[35] No entanto, ainda não foi estabelecido se a serotonina exerce papel importante na doença de ocorrência natural.[29]

Apesar de se considerar os eosinófilos as células primárias na fisiopatologia da asma felina, evidências sugerem que estas células podem, na verdade, modular a atividade de uma variedade de tipos celulares, como, por exemplo, células Th2, Th1 e, ainda, podem atuar como apresentadores de antígeno mediante da expressão de complexo de histocompatibilidade principal (MHC) II na superfície.[20] Portanto, ainda são necessários mais estudos acerca das características patofisiológicas específicas da asma em gatos.[20]

Entende-se por alergênio qualquer substância capaz de gerar resposta alérgica, sendo que pode penetrar no corpo por via respiratória (inalado) ou digestiva (ingerido). O papel de alergênios e de substâncias irritantes não específicas na patogênese da asma felina ainda não é completamente conhecido; no entanto, sabe-se que podem exacerbar ou iniciar a inflamação e a obstrução de vias respiratórias. Fatores estimulantes incluem alergênios, ar poluído e aerossóis.[29] Entre os alergênios mais comuns citam-se poeira doméstica, poeira com ácaros, capim-bermuda, novo substrato da caixa sanitária (principalmente perfumados), fumaça de cigarro, produtos de limpeza perfumados ou pólens sazonais.[18,29,34] Interessantemente, alguns dos alergênios citados (principalmente, poeira, ácaros e polens) também estão implicados na asma alérgica humana.[36] A similaridade dos alergênios e respostas sugere que asma pode manifestar-se ao mesmo tempo no humano e no gato que compartilham o mesmo ambiente.[34]

Em gatos, infecções virais, bacterianas, por *Mycoplasma* spp. ou parasitos nas vias respiratórias também são potenciais inicializadores da resposta inflamatória exacerbada das vias respiratórias.[29] A relação entre infecção do trato respiratório anterior e asma permanece incerta, embora um estudo tenha identificado que 25% dos gatos avaliados para sinais de asma também possuíam manifestações clínicas compatíveis com infecção do trato respiratório anterior.[33] Sinais de infecção do trato respiratório anterior em gatos com asma também foram notados em estudos de Foster *et al.*,[25] Corcoran *et al.*[24] e Moise *et al.*,[23] e relação temporal entre infecção viral do trato respiratório anterior (rinite) e o desenvolvimento de asma foi notada em estudo de Dye *et al.*[33] O estudo[33] revelou a presença de infecção do trato respiratório posterior por *Mycoplasma* spp., porém, como o trato respiratório não é estéril, a significância das culturas positivas é questionável.[25]

Manifestações clínicas

As manifestações clínicas podem variar de tosse intermitente até dificuldade respiratória grave, que são atribuídas à obstrução das vias respiratórias devido à inflamação brônquica, com subsequente constrição da musculatura lisa, edema epitelial e hipertrofia e hiperatividade das glândulas mucosas.[33] Vômitos após episódios de tosse paroxística foram relatados em 10 a 15% dos casos.[23,24] A tosse é iniciada devido à estimulação de receptores por excesso de muco ou mediadores inflamatórios em vias respiratórias inflamadas e constritas.

A tosse é mais comum em gatos com doenças em vias respiratórias do que com doenças pulmonares parenquimatosas ou insuficiência cardíaca congestiva devido à presença dos receptores de tosse nas vias respiratórias, mas não nos alvéolos.[37] Além disso, pelo fato de o coração felino ser mais horizontalizado na caixa torácica, dificilmente a cardiomegalia estimulará os receptores de tosse da traqueia e brônquios.

As manifestações normalmente são crônicas ou lentamente progressivas, embora gatos com exacerbações graves possam apresentar-se com manifestações agudas (crise asmática), como respiração com boca aberta, dispneia e cianose devido à broncoconstrição. Isso pode ocorrer devido à exposição aguda a potenciais alergênios ou substância irritantes.[18,29]

Inicialmente de natureza aguda, os episódios podem tornar-se recorrentes e regulares, frequentemente com sibilo expiratório audível, inspiração ruidosa, tosse episódica, dispneia e taquipneia com esforço expiratório, desta vez sem evento inicial associado.[2]

Perda de peso pode ser aparente em gatos sofrendo de asma crônica, no entanto, gatos com atividade restrita devido à dificuldade respiratória podem apresentar-se com sobrepeso.[29]

A obstrução grave das vias respiratórias posteriores em gatos com asma pode levar à hiperinsuflação (aprisionamento de ar) do pulmão, pois o ar não é completamente exalado pelas vias estreitadas. Isso aumenta significantemente a pressão intralumial e, se persistir por muito tempo, pode levar a bronquiectasia e enfisema.[29] A completa obstrução de um brônquio principal pode causar atelectasia do lobo pulmonar correspondente, pois o ar é impedido de entrar ou sair e o ar residual é reabsorvido.[29]

A inflamação crônica pode levar à doença permanente em alguns gatos.[38]

Diagnóstico

Não há um teste específico padrão-ouro que permita diagnóstico definitivo da asma felina.[1] Dados adquiridos por meio de exame físico, radiografia torácica, broncoscopia e lavagem broncoalveolar têm sido utilizados para dar suporte ao diagnóstico no dia a dia da clínica.[20]

Ao exame físico podem ser detectados: fase de expiração longa, sibilos e crepitação audível à auscultação pulmonar, tórax com aspecto de "barril" devido ao acúmulo de ar e reflexo de tosse positivo à palpação traqueal.[33]

No leucograma, 20% dos gatos apresentam eosinofilia;[33] além disso, pode haver leucograma de estresse e, no hemograma, aumento de hematócrito devido à hipoxemia crônica.[29]

Exame de fezes deve ser realizado para excluir vermes pulmonares como *Paragonimus kellicotti*, *Aerulostrongylus abtrusus*, *Eucoleus aerophilla* ou *Capillaria*.[26,29] Além disso, em áreas endêmicas, o teste sorológico para *Dirofilaria immitis* deve ser realizado.[26]

Achados radiográficos incluem padrão brônquico e intersticial clássico (Figura 148.1), com excesso de muco e atelectasia de lobo pulmonar, frequentemente do lobo médio direito,[2] além de diminuição de lúmen de brônquios

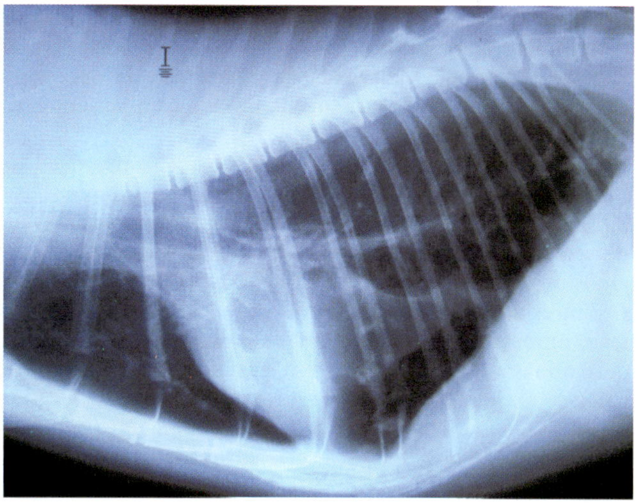

Figura 148.1 Radiografia de felino com bronquite asmática em decúbito lateral. Observe densificação de paredes brônquicas, interstício pulmonar e consolidação de lobo médio.

e inflamação.[29] O acúmulo de ar resulta em pulmões hiperlucentes e hiperinsulflados, além de diafragma verticalizado.[2] Muitas vezes há presença de mineralização da parede brônquica.[2]

Na tomografia computadorizada, verifica-se adelgaçamento de paredes brônquicas, brônquios preenchidos por muco, regiões atelectásicas do pulmão e hiperinsuflação pulmonar.[2] A ecocardiografia pode auxiliar na distinção de doença cardíaca.[2]

O teste plasmático da porção N-terminal do peptídio cerebral natriurético (NT-proBNP) recentemente foi identificado como um poderoso teste para diferenciar síndromes de estresse respiratório de origem cardíaca ou respiratória em gatos.[2]

Na avaliação citológica do lavado endotraqueal broncoalveolar, frequentemente, há evidências de inflamação de vias respiratórias, com grande número de neutrófilos e eosinófilos.[29] Em estudo de Foster *et al.*,[25] 13 de 26 casos de doença brônquica felina possuíram predominância de neutrófilos na citologia de lavado broncoalveolar, e 8 gatos tinham mais de 60% de eosinófilos. Porém, os resultados da citologia do lavado são particularmente confusos e controversos, uma vez que gatos "saudáveis" foram relatados com mais de 25% de eosinófilos.[39] No entanto, o estudo definiu gatos "saudáveis" como aqueles "livres de qualquer manifestação clínica da doença", sendo que é bem conhecido em humanos com asma que a inflamação das vias respiratórias pode persistir na ausência de sintomas.[40,41] Portanto, Reinero *et al.*[34] concluem que, embora a inflamação das vias respiratórias seja uma característica significativo da asma felina, não existem estudos que interpretem a magnitude da eosinofilia nos lavados.

Nos testes de função pulmonar, pode-se evidenciar resistência na fase de expiração, compatível com doença pulmonar obstrutiva.[29]

Ao exame histopatológico, inflamações brônquicas eosinofílica e neutrofílica e com presença de células T CD4+, além de hiperplasia do músculo liso, são achados comuns em gatos com asma.[18,29]

Um método de diagnóstico considerado recentemente seria a avaliação de lesão oxidativa por meio da análise do condensado de ar expirado.[20]

Métodos de diagnóstico imunológico para determinação de aeroalergênios ambientais têm sido utilizados, como o teste intradérmico e a avaliação de IgE alergênio-específica sérica.[18] O teste intradérmico, que envolve a injeção intradérmica de determinado alergênio liofilizado, havia sido considerado previamente como método padrão-ouro para teste da alergia; no entanto, poucos estudos foram publicados para sustentar tal afirmação.[42]

A determinação sérica de IgE envolve a comparação da quantidade de IgE no sangue do paciente antes e após a sensibilização à um alergênio específico. Este teste tem a vantagem de ser minimamente invasivo e necessitar de somente uma amostra de sangue.[42]

Em estudo de Lee-Fowler *et al.*[42] foi demonstrado que o teste intradérmico possui grande sensibilidade e o teste de determinação sérica de IgE tem grande especificidade em gatos com asma experimental. Portanto, o teste intradérmico funciona como um bom teste de triagem, enquanto a determinação sérica de IgE específica seria adequada para selecionar alergênios para terapia.[42] Tal fato é importante para avaliação de terapia imunológica alergênio-específica em gatos com asma de ocorrência natural. A terapia imunológica pode ser a resposta para curar a asma felina.[42]

É importante destacar que, devido às vias respiratórias hiper-responsivas e ao frágil estado do gato, a manipulação para a realização de qualquer exame pode causar estresse respiratório grave. Por isso, extrema cautela é sempre necessária na contenção dos animais.[2]

O diagnóstico da asma felina deve ser feito pela exclusão de outras reconhecidas causas de sinais respiratórios e interseção de fatores clínicos com resultados laboratoriais, em conjunto com a resposta à terapia, e não por constatações isoladas.[1,34]

Tratamento

Inflamação, acúmulo de secreções, edema, infiltrado celular e constrição da musculatura lisa nos brônquios causam menor passagem de ar, o que leva às manifestações clínicas. Portanto, uma terapia que leve a aumento no diâmetro brônquico pode melhorar dramaticamente o fluxo de ar e reduzir as manifestações clínicas.[29]

Apesar de as estratégias de tratamento serem didaticamente divididas para doenças aguda e crônica, algumas medidas básicas são aplicáveis a ambos os casos. Por exemplo, o controle de peso para garantir uma conformação corpórea ideal é vital,[2] uma vez que gatos obesos possuem menor expansão torácica. Estudos em humanos determinaram que a obesidade infantil aumenta a probabilidade de doença asmática concomitante,[43] o que é pertinente considerar em medicina veterinária, uma vez que a asma humana possui muitas características em comum com a asma felina e a incidência de obesidade está crescendo entre os gatos.[20]

Outra medida geral seria retirar o gato de ambientes hiperalergênicos e minimizar os alergênios inalados. O proprietário pode utilizar filtros de limpeza de ar e evitar fumar dentro de casa.[2] É importante também que seja realizada a profilaxia para dirofilariose em áreas endêmicas, além de vermifugação contra vermes pulmonares utilizando agentes seguros e eficazes, como o febendazol, o que contribui para o diagnóstico diferencial.[2]

Tratamento da doença aguda | Broncospasmo

Em gatos com dificuldade respiratória exacerbada devido à crise asmática, o tratamento deve ser emergencial[29] e a manipulação extremamente cuidadosa.[2] É importante a colocação de cateter intravenoso imediatamente, pois permite a administração de medicamentos da maneira menos estressante.[29] Testes diagnósticos e manipulação excessiva devem ser evitados nesse momento.[2]

Caso o gato apresente grande ansiedade e estresse, a sedação com tramadol ou buprenorfina pode ser benéfica, porém sempre atentando para a depressão respiratória.[2] Inicialmente, deve ser instituída terapia broncodilatadora, por exemplo, terbutalina, um agonista β_2-adrenérgico, na dose de 0,01 mg/kg, por via intravenosa (IV), intramuscular (IM) ou subcutânea (SC).[2] A terbutalina pode ser repetida em uma hora, se necessário, e pode ser administrada mais de 6 vezes/dia até obter-se controle das manifestações clínicas.[2] Os β_2-agonistas causam alívio rápido da broncoconstrição devido à sua ação direta no relaxamento do músculo liso que reveste brônquios e bronquíolos.[29] Efeitos adversos potenciais incluem taquicardia, agitação, tremores, hipopotassemia e hipotensão devido à leve ação β_1-agonista.[20,29]

A atropina é um broncodilatador efetivo, no entanto, seus efeitos anticolinérgicos podem causar taquicardia e estímulo de produção de muco brônquico, o que pode piorar a obstrução de vias respiratórias.

A epinefrina também é um potente broncodilatador, porém só deve ser utilizada em gatos em fase terminal ou naqueles nos quais a doença cardíaca foi excluída, pois sua ação em receptores beta-1 pode causar arritmias, vasoconstrição e hipertensão sistêmica.

A aminofilina tem atividade broncodilatadora mais fraca do que a terbutalina e não é recomendada em situações emergenciais, segundo Bay *et al.*[29] Porém, Kerins *et al.*[1] recomendam aminofilina, na dose de 5 mg/kg IV, para pacientes com cianose aguda, juntamente com oxigênio e dexametasona na dose de 0,2 a 2,2 mg/kg IV ou IM. Após a terapia com broncodilatadores, é esperada uma resposta positiva depois de 30 a 45 min, indicada pela diminuição da frequência respiratória e do esforço. Em gatos que não respondem bem neste período, outra dose de broncodilatador deve ser aplicada juntamente com corticoide de ação rápida, como dexametasona, na dose de 0,2 a 0,5 mg/kg IV ou IM,[2] embora Kerins *et al.*[1] indiquem dexametasona na dose de 0,2 a 2,2 mg/kg IV ou IM.

É importante destacar que o uso combinado destes fármacos pode interferir em análises laboratoriais futuras; portanto, seu uso está somente indicado em gatos que não responderam ao tratamento de broncodilatação e sedação.[2] Se o gato permanecer gravemente dispneico, intubação e ventilação com pressão positiva com 100% de oxigênio pode ser necessária, inclusive para se proceder com testes diagnósticos, a fim de investigar outras causas de dispneia.[29] O uso de betabloqueadores (p. ex., propranolol e atenolol) não é indicado.[2]

Se o gato permitir a colocação de cateter nasal, este é utilizado para fornecer oxigênio intranasal.[2] A insistência em se utilizar máscara facial de oxigênio em um gato que resiste à sua colocação pode ser prejudicial, pois vai aumentar a ansiedade do animal.[2]

A nebulização com albuterol, um agonista β_2-adrenérgico, é um excelente método para conseguir broncodilatação em gatos em crise aguda. Este pode ser administrado por máscara facial especial para gatos, com espaçador (Figura 148.2).

Uma a duas sessões são realizadas a cada 30 a 60 min, enquanto o gato apresentar manifestações de broncospasmo.[2]

Caso o gato continue a deteriorar sua situação clínica ou falhe em responder a todos os tratamentos citados anteriormente, epinefrina pode ser administrada na dose total de 0,1 mg por gato, SC, IV ou IM, porém arritmias cardíacas podem ser uma consequência.[2]

Gatos com diagnóstico prévio de asma e com crises constantes podem receber tratamento emergencial em casa. Uma injeção de terbutalina ou uma dose inalada de albuterol podem ser administradas pelo proprietário. No entanto, se o gato não apresentar melhora em 15 a 30 min, o animal deve ser levado imediatamente a uma emergência veterinária.[29]

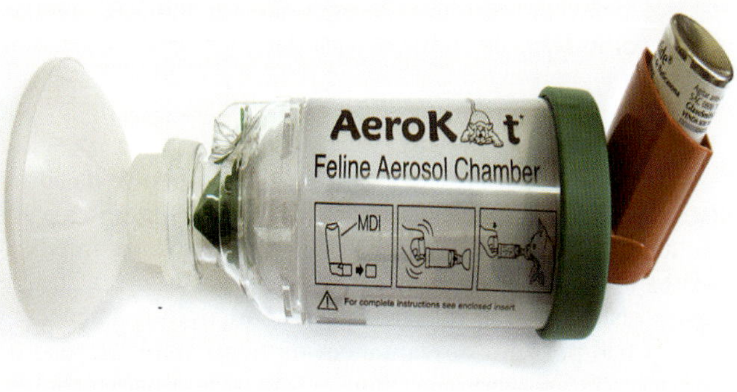

Figura 148.2 Espaçador para uso de medicamentos inalados – Aerokat® (www.aerokat.com).

Tratamento de doença crônica

O tratamento crônico da asma envolve a combinação de fármacos e manejo ambiental.[2,29] Bay *et al.*[29] recomendam seguir esquema adaptado da medicina humana, que consiste em quatro componentes:

- Mensurar a função pulmonar para conhecimento da gravidade da asma no paciente e para monitorar a terapia
- Estabelecer medidas de controle ambiental para evitar ou eliminar fatores que precipitam ou exacerbam sintomas de asma (como, por exemplo, penas, fumaça de cigarro, *sprays* em aerossol, poeira do granulado sanitário)[1]
- Utilizar terapia farmacológica por períodos prolongados para reverter e prevenir inflamação das vias respiratórias
- Educar o proprietário.

É importante reduzir a exposição do gato a alergênios ambientais e substâncias potencialmente irritantes, já que estes são importantes fatores de risco para iniciar ou exacerbar a asma em felinos.[29] Pode-se tentar isolar temporariamente o gato em um cômodo onde os alergênios estão minimizados para avaliar o grau de influência de determinado alergênio na manifestação da doença. É recomendável também mudar o granulado sanitário do gato, visando eliminar poeira e perfumes, o que pode ajudar na remissão das manifestações clínicas.[29] Em alguns casos, a remoção do alergênio pode reduzir ou abolir a necessidade de terapia crônica.[1]

Quanto há necessidade de utilizar medicamentos, um dos tratamentos mais efetivos e confiáveis são os corticosteroides por via oral e por longos períodos, pois são responsáveis por reduzir a inflamação brônquica.[29]

A terapia com glicocorticoides é indicada apenas para gatos cujas manifestações clínicas ocorram pelo menos 2 vezes/semana.[20] Felizmente, a maioria dos gatos é relativamente resistente aos efeitos adversos dos corticosteroides, que podem ser utilizados com segurança por longos períodos.

Alguns efeitos colaterais relatados incluem poliúria, polidipsia, polifagia, alopecia, atopia, ganho de peso, cicatrização retardada e aumento da suscetibilidade à infecção.[20]

Recomenda-se o uso de prednisolona oral na dose de 1 a 2 mg/kg, 2 vezes/dia, durante 7 a 10 dias, sendo que a dose pode ser gradualmente reduzida em 2 a 3 meses em gatos responsivos ao tratamento.[2,20,29] Kerins *et al.*[1] recomendam a prednisolona na dose de 0,5 a 1 mg/kg por via oral (VO), 2 vezes/dia. Não foram relatados benefícios no uso de corticoides orais de ação longa.[29]

O acetato de metilprednisolona (Predi-medrol®) pode ser administrado na dose de 10 a 20 mg/gato IM ou SC, a cada 2 a 4 semanas, para gatos que não permitem a medicação oral.[2,29] Porém, como esse medicamento é administrado a cada 14 a 21 dias, gatos aparentemente tornam-se resistentes a ele após certo tempo.[2] A administração sistêmica de glicocorticoides é contraindicada em gatos com diabetes *mellitus*, doença cardíaca (como cardiomiopatia hipertrófica) ou infecção ativa. Nestes casos, é preferível optar pelo tratamento com inalação de corticoides.[21]

Apesar de o uso de glicocorticoides por via oral ainda ser umas das bases do tratamento da asma felina, estudo de Cocayne *et al.*[44] mostraram que 70% dos gatos que tiveram resolução das manifestações clínicas como tosse, sibilos ou dispneia episódica com terapia utilizando altas doses de glicocorticoides por via oral ainda apresentaram sinais de inflamação neutrofílica ou eosinofílica na análise do lavado broncoalveolar. Isso mostra que não se deve correlacionar a resolução das manifestações clínicas à resolução total da inflamação das vias respiratórias. Os autores citam, ainda, que a diminuição da dose dos glicocorticoides baseando-se na resolução das manifestações pode ser prematura, uma vez que a inflamação subclínica ainda pode estar presente, causando inflamação e remodelamento das vias respiratórias, o que é prejudicial a longo prazo.[44]

Os broncodilatadores parecem ser mais úteis em pacientes com agudização de sintomas causada pela broncoconstrição (crise), mas também podem ser utilizados no tratamento crônico para reduzir a dose dos corticosteroides ou quando somente o uso desses não causa remissão satisfatória das manifestações clínicas.[29] Derivados de metilxantinas (como teofilina e aminofilina) podem ser utilizados, pois, além de causarem broncodilatação, inibem a degranulação de mastócitos e diminuem a constrição da musculatura lisa.[29] A teofilina é utilizada por via oral na dose de 6 a 10 mg/kg, 2 ou 3 vezes/dia,[20,29] ou preparações orais de longa ação na dose de 20 a 25 mg/kg VO, a cada 24 h.[30] A aminofilina pode ser administrada na dose de 6,6 mg/kg VO, 2 vezes/dia.[1] Efeitos adversos ao uso de metilxantinas incluem taquiarritmias, aumento da secreção gástrica e estimulação do sistema nervoso central.[20] Outro tipo de broncodilatadores são os agonistas β_2-adrenérgicos, pois esses aliviam as manifestações clínicas associadas a broncospasmo. O sulfato de terbutalina pode ser utilizado na dose de 0,1 a 0,2 mg/kg VO, a cada 8 a 12 h cronicamente para gatos cujas manifestações clínicas são de difícil controle. Os efeitos adversos incluem taquicardia, estimulação do sistema nervoso central, tremores e hipopotassemia.

Portanto, esse tipo de medicação deve ser usado com cautela em animais com doença cardíaca, diabetes *mellitus*, hipertireoidismo, hipertensão e convulsões.[20]

A cipro-heptadina também é indicada, pois é antagonista de serotonina, um mediador oriundo de mastócitos que parece contribuir para a constrição da musculatura lisa dos brônquios.[35] A dose de 1 a 4 mg/gato VO, 2 vezes/dia, pode ser utilizada em gatos que não respondem a altas doses de corticoides e broncodilatadores.[2] Efeitos colaterais possíveis incluem letargia e aumento de apetite. É importante atentar que vários dias podem ser necessários para o fármaco atingir concentrações plasmáticas suficientes para produzir melhora clínica do paciente.[29]

A ciclosporina, um potente inibidor da ativação de células T, pode ser efetiva em gatos com asma, uma vez que tais células participam juntamente com os eosinófilos na inflamação das vias respiratórias,[18,29] sendo indicada principalmente para gatos não responsivos aos outros tratamentos ou em fase terminal de doença brônquica. Estudos em gatos com asma induzida recomendam a dose inicial de 3 mg/kg VO, 2 vezes/dia (Sandimmun neoral®).[45,46] Preferencialmente deve ser administrada refeição rica em gordura na mesma hora de administração de ciclosporina, para aumentar sua biodisponibilidade.[29] Porém, mais estudos precisam ser realizados para determinar a eficácia e segurança do uso de ciclosporina na asma felina.[20]

Os leucotrienos são mediadores inflamatórios que contribuem na fisiopatologia da asma por meio de contração da musculatura lisa brônquica, aumento de permeabilidade vascular, estímulo à secreção de muco, quimiotaxia de eosinófilos e diminuição da função mucociliar. Por isso, existe a hipótese de que antagonistas de receptores destas substâncias possam reduzir as manifestações clínicas de felinos asmáticos. Um estudo[47] sobre a eficácia de bloqueadores de leucotrienos foi realizado em gatos com asma induzida experimentalmente; no entanto, não foram encontrados benefícios na terapia. Portanto, estudos duplos-cegos adicionais são necessários em gatos com asma adquirida naturalmente.[48] Por este motivo, o uso dessa classe de fármacos não é indicado para bronquite ou asma felina no momento.[2,29] Segundo Venema *et al.*,[20] antileucotrienos, anti-histamínicos e antisserotoninérgicos não são considerados alternativas seguras e eficientes para o tratamento da asma felina.

A interleucina-5 (IL-5) é uma citocina secretada por células T e participa da fisiopatologia da asma por meio de migração de eosinófilos e hiper-reatividade brônquica.[49] No entanto, mais estudos clínicos são necessários antes da recomendação de substâncias anti-interleucina-5 no tratamento da asma felina.[29]

Imunoterapia

Atualmente, a única terapia com possível caráter curativo para doenças alérgicas como a asma felina é a imunoterapia alergênio-específica.[42] A imunoterapia envolve a administração de concentrações graduais do alergênio implicado na doença do paciente por um período de semanas a meses.[50] A terapia alergênio-específica objetiva normalizar a resposta imune de células efetoras e reestabelecer a tolerância periférica ao alergênio.[50] Este tipo de tratamento mostrou-se eficiente na maioria dos gatos tratados,[51] assim como para evitar os alergênios que possam causar a condição.[34]

A imunoterapia rápida é uma terapia intensa que envolve a hipossensibilização de um indivíduo a um alergênio específico em um período de horas a dias, em vez de semanas ou meses, como na imunoterapia tradicional. Sua intenção é curar a alergia de um indivíduo em um curto período de tempo.[50] Em estudo de Reinero *et al.*[50] sobre a imunoterapia rápida na asma felina houve decréscimo da inflamação eosinofílica das vias respiratórias de gatos tratados, em comparação aos não tratados, e poucos efeitos colaterais foram notados. Em concordância, um estudo realizado por Lee-Fowler *et al.*[42] demonstraram eficácia na redução da inflamação eosinofílica em gatos com asma induzida experimentalmente e tratados por meio de imunoterapia rápida subcutânea e intranasal.

No entanto, a limitação atual para o uso desta terapia na asma felina é a dificuldade em se estabelecer o alergênio específico responsável pela síndrome em cada animal.[42,48] Alguns estudos tentaram estabelecer o alergênio específico causador da inflamação brônquica em gatos. Por exemplo, Norris *et al.*[52] observaram que gatos com asma experimental desenvolveram respostas imunes local e sistêmica (mediadas por IgE e IgA) contra um único alergênio, o capim-bermuda. Testes sorológicos para IgE alergênio-específica podem ser um método promissor para identificação dos alergênios específicos e monitoramento da resposta à imunoterapia.[20]

Em conjunto com a mensuração sorológica de IgE, o teste intradérmico pode ser utilizado no diagnóstico da doença alérgica das vias respiratórias, podendo ser usado principalmente como teste de triagem para detectar sensibilização ao alergênio.[20]

Terapia inalatória

A terapia por aerossóis é desejável como método de administração de fármacos, pois limita a absorção sistêmica e age diretamente na fonte do problema.[48] A inalação de medicamentos em gatos tem a vantagem de uso de maiores doses e menor risco de efeitos adversos sistêmicos dos glicocorticoides, mas possui a desvantagem da necessidade do uso de máscaras ou espaçadores (Figura 148.2), equipamentos aos quais maioria dos gatos não é tolerante, principalmente em situações de estresse respiratório agudo.[29] A morte por complicações devido ao tratamento é de menor ocorrência com medicamentos inalatórios em comparação com o uso de glicocorticoide por via oral.[25]

Medicamentos inalatórios recomendados incluem albuterol (Aerolin®), salmeterol (broncodilatador) e/ou propionato de fluticasona (corticosteroide) (Flixotide®, 50 a 100 μg/dose).[2,29,53]

Para a realização de inalação de medicamentos podem ser utilizados espaçadores pediátricos ou espaçadores específicos para gatos (Figura 148.2).[29] É recomendado que o gato realize 7 a 10 inspirações com máscara envolvendo o nariz e boca.[53]

Em estudo de Cohn *et al.*,[21] diferentes doses de fluticasona (44, 110 e 220 μg) foram administradas por meio de inalação para gatos com asma induzida, sendo que se observou eficiente redução da eosinofilia e, portanto, da inflamação das vias respiratórias em todas as dosagens.

Devido à sua baixa biodisponibilidade oral, a fluticasona não está associada aos efeitos adversos que podem ocorrer com o uso de prednisolona por longos períodos.[53]

A mesma dose de fluticasona utilizada para crianças asmáticas (250 μg) foi utilizada por meio de inalação em gatos com asma e bronquite crônica por Kirschvink *et al.*,[22] que observaram eficiente controle da resposta inflamatória eosinofílica da asma e na neutrofílica da bronquite. Além disso, não foram observados efeitos adversos após 2 semanas de tratamento.

Em gatos com doença asmática moderada, prednisolona na dose de 1 a 2 mg/kg, 2 vezes/dia, pode ser administrada concomitantemente à terapia com glicocorticoide inalado nos primeiros 10 a 14 dias, para permitir que a fluticasona tenha o período de tempo necessário para atingir seu efeito máximo.[20]

Terapia em aerossol de broncodilatadores também pode ser usada como prevenção à broncoconstrição, que pode ocorrer durante procedimentos diagnósticos, como broncoscopia e coleta de líquido broncoalveolar.[48]

A inalação com N-acetilcisteína, um medicamento com propriedades mucolíticas e antioxidantes, não é indicada para gatos com asma, pois leva a limitação da função das vias respiratórias e efeitos adversos, como aumento da resistência à passagem do ar. Tal efeito é particularmente indesejável no gato asmático, cujas vias respiratórias já têm predisposição de sofrer hiper-reatividade e estreitamento devido à inflamação.[32]

É recomendável alertar o proprietário que a terapia com glicocorticoides inalados é onerosa, particularmente quando se compara ao tratamento com prednisolona oral.[48]

Outras opções de tratamento

Outras terapias anti-inflamatórias, como uso de ácido graxo ômega 3 poli-insaturado, têm sido utilizadas na abordagem de dermatite atópica e podem ser benéficas para o tratamento da asma felina, pois competem com o ácido araquidônico pela lipo-oxigenase, resultando em redução da produção de eicosanoides pró-inflamatórios.[20]

Antibióticos raramente são recomendados no tratamento de gatos com doença brônquica, pois raramente há infecção bacteriana respiratória concomitante.[29] No entanto, se houver crescimento massivo de bactérias ou crescimento de *Mycoplasma* spp. na cultura de aspirado traqueobrônquico, o uso de doxiciclina na dose de 5 mg/kg VO, 2 vezes/dia, por 3 semanas, é indicado.[2,29]

Antileucotrienos, anti-histamínicos e antisserotoninérgicos aparentemente não são alternativas seguras e efetivas à terapia com glicocorticoides na asma felina.[20] Portanto, não são indicados como monoterapia para tal enfermidade, mas podem ser usados como tratamentos complementares ao uso de corticoides.[20]

O tripeptídio feG (Phe-Glu-Gly) é uma molécula que presumidamente reduz a expressão das moléculas do complexo de histocompatibilidade principal (MHC, *major histocompatibility complex*), em geral, induzida pela alergia. Em estudo de DeClue *et al.*,[54] a administração de feG para gatos asmáticos reduziu significativamente o grau de inflamação eosinofílica nas vias respiratórias, em comparação ao placebo. Tais resultados favoráveis não foram notados com tratamento crônico, sugerindo que a administração de feG seja mais válida como método de prevenir manifestação aguda de asma quando a exposição a um alergênio for provável.[55] No entanto, a realização de mais estudos sobre o uso de feG em gatos com asma de ocorrência natural são necessários antes de se indicar o tratamento.[20]

O monitoramento do paciente para avaliação da resposta clínica a todo o tratamento é primordial para garantir seu sucesso. A terapia efetiva deve eliminar ou reduzir significativamente as manifestações clínicas.

Se não houver melhora em 1 a 2 semanas com o tratamento instituído, recomenda-se reavaliar o diagnóstico de doença brônquica.[29] É importante também verificar se o proprietário está conseguindo realizar as medicações em casa, conforme prescrito. Se forem excluídas outras doenças, recomenda-se a tentativa de injeção de acetato de metilprednisolona e mensuração da função pulmonar, se disponível.[29]

Bronquite crônica

A bronquite crônica é uma condição progressiva causada por inflamação idiopática das vias respiratórias, que leva a produção excessiva de muco e tosse crônica.[1] É clinicamente difícil diferenciá-la da asma felina e, portanto, muitas vezes, ambas as doenças são referidas como "doença brônquica felina".[29]

O diagnóstico é feito por exclusão de outras causas de tosse crônica, como neoplasia pulmonar e broncopneumonia, pois os resultados dos testes diagnósticos normalmente são inespecíficos.[1]

A bronquite crônica é comumente associada a fibrose, levando a uma resposta menos favorável ao tratamento, que é composto basicamente pela combinação de corticosteroides e broncodilatadores (ver *Doença brônquica felina | Asma felina e bronquite crônica*, item *Tratamento*), sendo que a antibioticoterapia pode ser indicada de acordo com os resultados de cultura e antibiograma.[1]

Prognóstico

O prognóstico geralmente é bom quanto à vida, sendo que alguns gatos podem ter as doses de medicamentos reduzidas sem aparente volta das manifestações clínicas. Uma pequena porcentagem de gatos pode sucumbir devido a broncoconstrição grave e aguda, especialmente quando o tratamento emergencial não for instituído.[29]

Referências

1. Kerins AM, Breathnach R. The respiratory system. In: Chandler EA, Gaskell RM, Gaskell CJ (editors). Feline medicine & therapeutics. 3rd edition. Oxford: Blackwell Publishing; 2004. p. 329-32.
2. Ettinger SJ. Diseases of trachea and upper airways. In: Ettinger SJ, Feldman EC (editors). Textbook of veterinary internal medicine. 7th edition. St. Louis: Saunders Elsevier; 2010. p. 1085-6.
3. Holt DE. Tracheal trauma. In: King LG (editor). Textbook of respiratory disease in dogs and cats. St. Louis: Saunders; 2004. p. 359-63.
4. Kellager REB, White RAS. Tracheal rupture in a dog. J Small Animal Pract. 1987;28:29.

5. Lawrence DT, Lang J, Culvenor J *et al.* Intrathoracic tracheal rupture. J Feline Medicine and Surgery 1999;1:43-51.
6. Guenther-Yenke CL, Rozanski EA. Tracheostomy in cats: 23 cases (1998-2006). J Feline Medicine and Surgery 2007;9:451-7.
7. Hardie EM, Spodnick GJ, Gilson SD *et al.* Tracheal rupture in cats: 16 cases. J Am Vet Med Assoc. 1999;214:508-12.
8. Wong WT, Brock KA. Tracheal laceration from endotracheal intubation in a cat. Veterinary Record. 1994;34(24):622-4.
9. Carlisle CH, Biery DN, Thrall DE. Tracheal and laryngeal tumours in the dog and cat: literature review and 13 additional patients. Veterinary Radiology. 1991;32:229-35.
10. Carpenter JL, Holzworth J. Thymoma in 11 cats. J Am Vet Med Assoc. 1982;181:248-51.
11. Ford RB. Infectious Tracheobronchitis. In: King LG. Textbook of respiratory disease in dogs and cats. St. Louis: Saunders; 2004. p. 364-72.
12. Keil DJ, Fenwick B. Role of *Bordetella bronchiseptica* in infectious tracheobronchitis in dogs. J Am Vet Assoc. 1998;212(2):200-7.
13. Bemis D.A. *Bordetella* and *Mycoplasma* respiratory infections in dogs and cats. Vet Clinic of North Am Small Animal Pract. 1992;22(5):1173-86.
14. Hoskins JD, Willians J, Roy AF *et al.* Isolation and characterization of *Bordetella bronchiseptica* from cats in southern Louisiana. Vet Immunol Immunopathol. 1998;65:173-6.
15. Gaskell R.M., Dawson S., Radford A. Other feline viral diseases. In: Ettinger SJ, Feldman EC (editors). Textbook of Veterinary Internal Medicine. 7th edition. St. Louis: Saunders Elsevier. 2010, p. 2785-6.
16. Swartz M. Bronchiectasis. In: Fishman A (editor). Fishman's pulmonary diseases and disorders. New York: McGraw-Hill; 1998.
17. Hamerslag K, Evans S, Dubielzig R. Acquired cystic bronchiectasis in the dog: a case history report. Vet Radiol. 1982;23:64-8.
18. Norris Reinero C, Decile K, Berghaus R, Willians K, Leutenegger C, Walby W *et al.* An experimental model of allergic asthma in cats sensitized to housedust mite or Bermud agrass allergen. International Archives in Allergy and Immunology. 2004;135:117-31.
19. Norris CR, Samii V. Clinical, radiographic, and pathologic features of bronchiectasis in cats: 12 cases (1987-1999). J Am Vet Med Assoc. 2000;216:530-4.
20. Venema C, Patterson C. Feline asthma: what's new and where might clinical practice be heading? J Feline Medicine and Surgery 2010;12:681-92.
21. Cohn LA, DeClue AE, Cohen RL, Reinero CR. Effects of fluticasone propionate dosage in an experimental model of feline asthma. J Feline Medicine and Surgery. 2010;12:91-6.
22. Kirschvink N, Leemans J, Delvaux F, Snaps F, Jaspart S, Evrard B *et al.* Inhaled fluticasone reduces bronchial responsiveness and airway inflammation in cats with mild chronic bronchitis. J Feline Medicine and Surgery. 2006;8:45-54.
23. Moise NS, Wiedenkeller D, Yeager AE, Blue JT, Scarlett J. Clinical, radiographic, and bronchial cytologic features of cats with bronchial disease: 65 cases (1980-1986). J Am Vet Med Assoc. 1989; 194(10):1467-73.
24. Corcoran B, Foster D, Fuentes V. Feline asthma syndrome: a retrospective study of the clinical presentation in 29 cats. J Small Animal Practice. 1995;36:481-8.
25. Foster SF, Allan GS, Martin P, Robertson ID, Malik R. Twenty-five cases of feline bronchial disease (1995-2000). J Feline Medicine and Surgery. 2004;6(3):181-8.
26. Adamama-Moraitou KK, Patsikas MN, Koutinas AF. Feline lower airway disease: a retrospective study of 22 naturally occurring cases from Greece. J Feline Medicine and Surgery. 2004;6:227-33.
27. Boothe DM, George KL, Couch P. Disposition and clinical use of bromide in cats. J Am Vet Med Assoc. 2002;221:1131-5.
28. Hill J. Diseases of respiratory organs. In: Jenkins WR (editor). The diseases of the cat. New York: The Library of Congress, 1906. p. 11-21.
29. Bay JD, Johnson LR. Feline bronchial disease/asthma. In: King LG (editor). Textbook of respiratory disease in dogs and cats. St. Louis: Saunders, 2004. p. 388-96.
30. Dye JA, McKiernan BC, Jones SD *et al.* Sustained-release theophylline pharmacokinetics in the cats. J Vet Pharmacol Therapy 1989;12:133-40.
31. Swift S, Dukes-McEwan J, Fonfara S, Loureiro JF, Burrow R. Aetiology and outcome in 90 cats presenting with dyspnea in a referral population. J Small Animal Practice. 2009;50:466-73.
32. Reinero CR, Lee-Fowler TM, Dodam JR, Cohn LA, DeClue AE, Guntur VP. Endotracheal nebulization of N-acetylcysteine increases airway resistance in cats with experimental asthma. J Feline Medicine and Surgery. 2011;13:69-73.
33. Dye JA, McKiernan BC, Rozanski EA *et al.* Bronchopulmonary disease in the cat: historical, physical, radiographic, clinicopathologic, and pulmonary functional evaluation of 24 affected and 15 healthy cats. J Vet Internal Med. 1996;10(6):385-400.
34. Reinero CR, DeClue AE, Rabinowitz P. Asthma in humans and cats: is there a common sensitivity to aeroallegens in shared environments? Environmental Research. 2009;109:634-40.
35. Padrid PA, Mitchell RW, Ndukwu IM *et al.* Cyproeptadine-induced attenuation of type-I immediate-hypersensivity reactions of airway smooth muscle from immune-sensitized cats. Am J Vet Residence. 1995;56(1):109-15.
36. Adler T, Beall G, Heiner D, Sabharwal DC, Swanson K. Immunological and clinical correlates of bronchial challenge responses to Bermuda grass pollen extracts. J Allergy and Clinical Immunology. 1985;75:31-6.
37. Korpas J, Tomori Z. Cough and other respiratory reflexes. In: Herzog H (editor). Progress in respiration research. v. 12. Basel: S. Karger; 1979.
38. Howard EB, Ryan CP. Chronic obstructive pulmonary disease in the domestic cats. Califonian Vet. 1982;6:7-11.
39. Padrid PA, Feldman BF, Funk KA, Samitz EM, Cross CE. Feline broncho-alveolar lavage: results of cytologic, microbiologic, and biochemical analysis from 24 clinically health cats. Am J Vet Res. 1991; 52:1300-7.
40. Obase Y, Shimoda T, Kawano T, Saeki S, Tomari S, Izaki K *et al.* Bronchialhy perresponsiveness and airway inflammation in adolescents with asymptomatic childhood asthma. Allergy. 2003;58(3):213-20.
41. Reinero CR, DeClue AE, Rabinowitz P. Asthma in humans and cats: is there a common sensitivity to aeroallegens in shared environments? Environm Res. 2009; 109:634.
42. Lee-Fowler TM, Cohn LA, DeClue AE, Spinka CM, Renero CR. Evaluation of subcutaneous *versus* mucosal (intranasal) allergen-specific rush immunotherapy in experimental feline asthma. Vet Immunol Immunopathol. 2009;129:49-56.
43. Ahmad N, Biswas S, Bae S, Meador KES, Huang R, Singh KP. Allergen-specific IgE determination in an experimental model of feline asthma. Vet Immunol Immunopathol. 2009;132:46-52.
44. Cocayne CG, Reinero CR, DeClue AE. Subclinical airway inflammation despite high-dose oral corticosteroid therapy in cats with lower airway disease. J Feline Med Surg. 2011; 13:558-63.
45. Mitchell RW, Cozzi P, Ndukwu IM *et al.* Differential effects of cyclosporine A after acute antigen challenge in sensitized cats *in vivo* and ex vivo. British J Pharmacol. 1998;123:1198-204.
46. Padrid PA, Cozzi P, Leff AR. Cyclosporine A innibits airway reactivity and remodeling after chronic antigen challenge in cats. Am J Respiratory Critical Care Med. 1996;154:1812-8.
47. Reinero CR, Decile KC, Byerly JR *et al.* Effects of drug treatment on inflammation and hyperactivity of airways and on immune variables in cats with experimentally induced asthma. Am J Vet Residence 2005;66: 1121-7.
48. Rozanski AE, Bach JF, Shaw SP. Advances in Respiratory Therapy. Vet Clinics of North America Small Animal Practice 2007;37:963-974.
49. Weller P. The immunobiology of eosinophils. North England J Med. 1991;324:1110-8.
50. Reinero CR, Buerly JR, Berhaus RD *et al.* Rush immunotherapy in an experimental model of feline allergic asthma. Vet Immunol Immunopathol. 2006;53:110-41.
51. Prost C. Treatment of feline asthma with allergen avoidance and specific immunotherapy: experience with 20 cats. Rev Fr Allergol Immunol Clin. 2008;48(5):409-13.
52. Norris CR, Byerly JR, Decile KC, Berghaus RD, Walby WF, Schelegle ES *et al.* Allergen-specific IgG and IgA in serum and bronchoalveolar lavage fluid in a model of experimental feline asthma. J Vet Immunol Immunopathol. 2003;96:119-27.
53. Padrid P. Feline asthma: diagnosis and treatment. Vet Clinics of North America Small Animal Practice. 2000;30(6):1279-93.
54. DeClue AE, Schooley E, Nafe LA, Reinero CR. feG-COOH blunts eosinophilic airway inflammation in a feline model of allergic asthma. Inflammation Research. 2009;58:457-62.
55. Eberhardt JM, DeClue AE, Reinero CR. Chronic use of the immunomodulating tripeptide feG-COOH in experimental feline asthma. Vet Immunol Immunopathol. 2009;132:175-80.

Leitura sugerida

Padrid P. Chronic bronchitis and asthma in cats. In: Bonagura JD, Twedt DC (editors). Current veterinary therapy XIV. Philadelphia: WB Saunders; 2009. p. 650-8.

Wegener CD, Gundel RH, Reilly P *et al.* Intercelullar adhesion molecule-1 (ICAM-1) in the pathogenesis of asthma. Science. 1990;247:456-9.

149 Doenças de Traqueia e Brônquios em Cães

Khadine Kazue Kanayama

Anatomia da traqueia

A traqueia é um órgão circular constituído por uma série de anéis de cartilagem rígidos em formato de C e seu lúmen é mantido aberto durante todas as fases da respiração pelos anéis traqueais cartilaginosos que se conectam uns aos outros por ligamentos anulares fibroelásticos conduzidos longitudinalmente que permitem a flexibilidade. A porção dorsal dos anéis cartilaginosos é incompleta e constituída pelo músculo traqueal disposto transversalmente e pelo tecido conjuntivo. A traqueia serve principalmente para conduzir o ar em direção às vias respiratórias posteriores, por meio de um sistema de baixa resistência. A árvore mucociliar do epitélio traqueal consiste em cílios microscópicos que se movimentam em direção à cavidade oral auxiliando na remoção de secreções e detritos das vias respiratórias posteriores. Os nervos sensoriais que revestem o epitélio traqueal e a laringe auxiliam a estimular o reflexo da tosse.[1] A traqueia inicia-se na região da cartilagem cricoide, ocupa a região cervical, adentra o mediastino anterior e termina na região do ângulo esternal, onde se divide para formar os brônquios.[2]

Traqueobronquite infecciosa canina

Etiologia

As doenças infecciosas respiratórias em cães são um desafio constante devido às causas multifatoriais como o envolvimento de vários patógenos e fatores ambientais especialmente entre cães alojados em grupo, tais como lojas de animais, animais de reprodução, animais internados em canis, abrigos, centros de pesquisa ou clínicas veterinárias. Geralmente é diagnosticada como traqueobronquite infecciosa canina ou, mais comumente, como "tosse dos canis" devido à natureza altamente contagiosa. As vias respiratórias anteriores estão infectadas por agentes únicos ou, na maioria dos casos, agentes múltiplos. É considerada cada vez mais como uma infecção complexa, mas a doença geralmente não é fatal. Os principais agentes virais envolvidos são o adenovírus canino tipo 2 (CAV tipo 2), o vírus da parainfluenza (VPI) e o herpesvírus canino tipo 1 (CHV tipo 1), além da bactéria *Bordetella bronchiseptica*, que também pode estar associada.[3-7] Os agentes infecciosos normalmente atuam sequencialmente ou em sinergia, porém nem todos patógenos envolvidos podem estar presentes em todos os surtos.[8] Estudos recentes demonstram o envolvimento de agentes emergentes como coronavírus canino respiratório (CRcoV), pneumovírus canino (CnPnV), vírus da influenza canina (CIV), coronavírus canino pantrópico (CCoV), *Streptococcus equi* subsp. *zooepidemicus* (*S. zooepidemicus*) e *Mycoplasma cyno* considerados importantes agentes etiológicos.[9,7] O CRCoV é antigenicamente e geneticamente distinto do coronavírus canino entérico (CCoV), e é encontrado em América do Norte, Europa e Japão.[3,5,7,10,11] As infecções por *Streptococcus equi* subsp. *zooepidemicus* causam infecções mistas mais graves com morte súbita dentro de 24 a 48 h após as primeiras manifestações clínicas, e, ocasionalmente, esta deterioração súbita é observada sem quaisquer sinais anteriores.[3,7,8]

Na doença respiratória infecciosa canina, como os agentes infecciosos envolvidos são diversos e em evolução, o papel de novos microrganismos deve ser avaliado a fim de permitir o desenvolvimento de ferramentas de diagnóstico e vacinas eficazes apropriadas.[8]

Características clínicas

Os agentes apresentam tropismo preferencial pelos tecidos respiratórios caninos, especialmente os das vias respiratórias anteriores. Os sintomas respiratórios são consistentes com os danos das células epiteliais de laringe, traqueia, brônquios e, ocasionalmente, do trato respiratório posterior.[12] A principal fonte de contaminação é via aerossol ou contato direto. A manifestação clínica mais importante é a tosse, que pode ser frequente, do tipo produtivo (mais comum) ou improdutivo, de início súbito e que se desenvolve de 3 a 5 dias após exposição recente a outros animais. Normalmente é autolimitante. Pode ser agravada após agitação, exercício físico ou palpação da traqueia. Alguns pacientes podem apresentar ainda secreção nasal, anorexia, febre, esternutação, conjuntivite e mímica de vômito após a tosse, mas a maioria não apresenta manifestações clínicas sistêmicas importantes.[4,8,9] As formas complicadas são mais comuns em cães filhotes imunocomprometidos, e em situações que envolvam o tecido pulmonar por infecções bacterianas secundárias que se sobrepõem a infecção viral. Nesses casos a tosse é geralmente associada a descargas mucoides a mucopurulentas. A condição pode evoluir para broncopneumonia e, nos casos mais graves, ao óbito.[10,12] Os surtos de vírus da cinomose canina (CDV) normalmente são também caracterizados por sintomas respiratórios, porém mais graves e podem ser acompanhados de manifestações clínicas associadas aos sistemas nervoso central e gastrintestinal.[8]

Diagnóstico

O diagnóstico da traqueobronquite infecciosa canina é baseado nas evidências circunstanciais, elaborado a partir de dados fornecidos pelo proprietário durante a anamnese, como tosse de início súbito, histórico recente de contato com outros animais sintomáticos ou animais alojados em grupo. O exame físico normalmente não demonstra alterações dignas de nota. Os exames complementares como hemograma e radiografia torácica normalmente são inespecíficos, não apresentando alterações dignas de nota. O exame citológico da secreção traqueal obtida por lavado traqueobrônquico pode revelar neutrófilos e bactérias, mas normalmente é desnecessário. São indicados para pacientes que apresentam manifestações clínicas sistêmicas e progressivas como anorexia, diarreia, coriorretinite, febre, convulsões e perda de peso, que podem estar associadas a doenças mais graves como cinomose e pneumonia bacteriana (Figura 149.1).[13,14]

Tratamento

Quando a doença é simples, ela normalmente é autolimitante e tende a se resolver em torno de 7 dias de maneira espontânea, independentemente de qualquer tratamento instituído. São indicadas medidas que minimizem a agitação e exercícios, já que a tosse pode ser exacerbada. Caso o paciente apresente a forma não complicada da traqueobronquite infeciosa canina e se a tosse persistente for do tipo improdutivo, esta pode ser tratada com antitussígenos como a codeína (0,25 mg/kg por via oral a cada 6 a 12 h) ou o butorfanol (0,5 mg/kg/por via oral a cada 6 a 12 h), indicados como terapia única ou em associação a broncodilatadores como aminofilina, teofilina, terbutalina e albuterol, fármacos que também auxiliam na supressão da tosse por evitarem o broncospasmo (doses no Quadro 149.1). Os antitussígenos não são recomendados em casos de tosse produtiva ou pneumonia concomitante. Os pacientes se beneficiam do uso de aparelhos de inalação e nebulizadores utilizando solução salina ou em associação a agentes mucolíticos, sendo eficazes em cães que apresentem excessivo acúmulo de secreções traqueais e brônquicas.[12-14]

Nos casos não complicados normalmente não há necessidade do uso de antibióticos, já que a doença normalmente é autolimitante e tende a se resolver espontaneamente. Alguns autores recomendam a terapia profilática devido ao papel da bactéria *Bordetella bronchiseptica* na infecção. A terapia antimicrobiana é recomendada nas formas complicadas em que o paciente apresenta manifestações clínicas sistêmicas ou quando o trato respiratório posterior parece estar envolvido. O ideal é que a escolha dos fármacos esteja baseada nos resultados de cultivo bacteriano ou testes de sensibilidade. Como as possíveis bactérias envolvidas frequentemente estão presentes nos cílios das células epiteliais respiratórias há a necessidade de escolher um antibiótico que atinja o epitélio brônquico como a doxiciclina (indicada quando há a suspeita de envolvimento do micoplasma), cloranfenicol, fluroquinolonas, cefalosporinas e azitromicina, administrados no mínimo por 10 dias a 15 dias.[13,14] Não há um consenso entre os autores sobre o uso de corticoides. Se utilizados, podem suprimir a tosse por sua ação antinflamatória, mas seu uso deve ser indicado apenas em casos de traqueobronquite infecciosa simples. Se as manifestações clínicas não se resolverem dentro de um prazo de 15 dias ou o paciente apresentar piora clínica progressiva, este deve ser reavaliado e aventada a possibilidade de associação a doenças mais graves como pneumonia bacteriana, cinomose ou associação a outros agentes.[7,13,14]

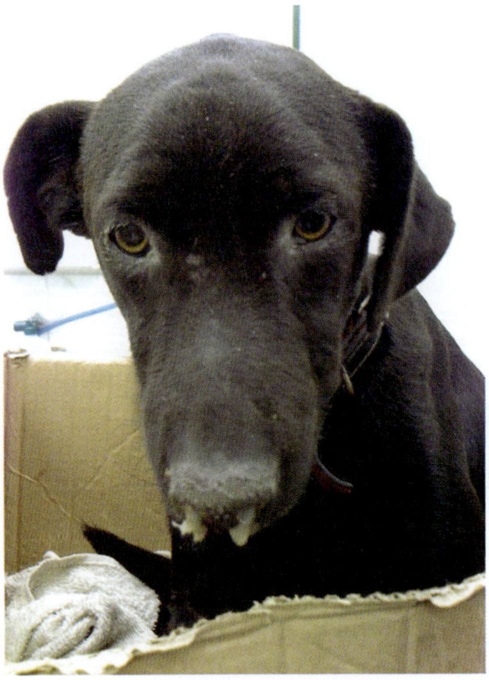

Figura 149.1 Paciente canino, sem raça definida, com 4 meses de idade, apresentando secreção nasal purulenta associada a cinomose e pneumonia bacteriana (Fonte: Hospital Veterinário da Faculdade de Medicina Veterinária e Zootecnia da Universidade de São Paulo.)

Quadro 149.1 Broncodilatadores utilizados nas doenças respiratórias em cães.

Fármaco	Mecanismo de ação	Dose (cão)
Aminofilina	Mecanismo específico não conhecido	11 mg/kg/3 vezes/dia
Teofilina	Mecanismo específico não conhecido	9 a 10 mg/kg/2 vezes/dia a 3 vezes/dia
Terbutalina	Receptor agonista β_2-adrenérgico	0,625 a 5 mg/cão/2 vezes/dia a 3 vezes/dia
Albuterol	Receptor agonista β_2-adrenérgico	0,02 a 0,05 mg/kg/2 vezes/dia a 3 vezes/dia

Prognóstico e prevenção

O prognóstico para a traqueobronquite infeciosa não complicada é excelente. As medidas preventivas que auxiliam a redução da propagação dos agentes infecciosos incluem programas completos de vacinação, limpeza completa e desinfecção de canis após surtos de doença respiratória, manutenção da higiene das mãos após o manuseio de animais doentes, quarentena de cães recém-chegados, isolamento dos animais doentes ou suspeitos, evitar exposição do animal a outros cães, evitar superpopulação de animais, nutrição adequada, higiene dos animais e manutenção de ambiente ventilado.[3]

Várias vacinas polivalentes oferecem proteção contra CAV tipo 2, VPI, CHV tipo 1 e *Bordetella bronchiseptica*, patógenos esses conhecidos; no entanto, apesar do uso de vacinas de rotina, surtos de doenças respiratórias ainda ocorrem em cães, sugerindo o papel de outros patógenos na traqueobronquite infecciosa canina.[7]

Colapso de traqueia

Etiologia

A etiologia do colapso de traqueia não é conhecida, mas sabe-se que o tipo de doença adquirida é o mais comum e em geral acomete animais de idade média a idade avançada. Há relatos de animais jovens com lesões congênitas. O colapso de traqueia é caracterizado por estreitamento ou deformidade da traqueia, em que a membrana traqueal dorsal prolapsa para dentro do lúmen. Isso ocorre por deficiência ou ausência de sulfato de condroitina e glicosaminoglicanos alterando a matriz orgânica dos anéis traqueais. Estes se tornam hipocelulares, perdem a eficiência em reter água, o que leva à diminuição da capacidade de manter a rigidez funcional, causando enfraquecimento e achatamento dos anéis da traqueia. Fatores como compressão extrínseca, inflamação crônica e alterações nas fibras elásticas da membrana traqueal dorsal e dos ligamentos anulares também foram considerados possíveis causas contribuintes para o desenvolvimento do colapso.[15-18]

A traqueia pode se apresentar colapsada apenas na região cervical, mas na maioria das vezes, as regiões cervical e torácica estão acometidas. Devido ao esforço respiratório que os animais acometidos apresentam, ocorre colapso dinâmico da membrana da traqueia dorsal para dentro do lúmen e, consequentemente, irritação e inflamação da mucosa, insuficiência do aparelho mucociliar e aumento do risco de extensão do colapso traqueal para os brônquios e região de carina.[22] Quando os brônquios principais também estão envolvidos, a condição é denominada traqueobroncomalacia. A broncomalacia é reconhecida em pessoas e cães. É um defeito dos brônquios principais e outras vias respiratórias menores fundamentadas por cartilagem que provoca estreitamento e perda de dimensões luminais nas vias respiratórias intratorácicas e redução na capacidade de eliminar as secreções.[19,20]

O colapso de traqueia pode estar associado a diversas outras condições como bronquite crônica, doença cardíaca crônica (como insuficiência da valva mitral), traumatismo traqueal, obesidade, aumento do tecido adiposo mediastinal e massas torácicas.[14]

Características clínicas

O colapso traqueal é uma das causas mais comuns de obstrução das vias respiratórias nos cães de raças pequenas e é uma causa frequente de morbidade e mortalidade.[17,21] A idade média do diagnóstico inclui animais de meia-idade a idosos, embora cães jovens possam ser diagnosticados em casos de lesão congênita. As raças de pequeno porte e miniatura (*toys*), como Chihuahua, Lulu-da-pomerânia, Poodle Miniatura, Shih Tzu, Lhasa Apso e Yorkshire Terrier são as mais acometidas. Não há predisposição sexual.[14,16,19,23]

O colapso de traqueia pode causar síndrome de angústia respiratória. Normalmente os pacientes apresentam histórico de tosse crônica e paroxística, de alta sonoridade, muitas vezes descrita pelo proprietário como um "grasnar de ganso" ou um engasgo, como se o animal quisesse eliminar algo. Esse sintoma pode ser exacerbado após agitação, compressão da traqueia (coleiras) e após a ingestão de água e alimento. O agravamento da doença pode conduzir a taquipneia, intolerância ao exercício e desconforto respiratório que tendem a ocorrer durante esforço físico, estresse térmico ou em condições úmidas. Cianose e síncope também podem ocorrer devido a obstrução completa das vias respiratórias, síncope vagal ou hipertensão pulmonar.[16,18,23,24]

Durante a realização do exame físico, caso o paciente se apresente com agitação extrema ou em angústia respiratória, este pode manifestar cianose, distrição respiratória inspiratória e febre. A avaliação da temperatura corporal é fundamental em animais com sintomas de obstrução das vias respiratórias, pois a hipoventilação está associada a diminuição da capacidade de dissipar o calor. A hipertermia grave pode ser fatal e pode exigir terapia de refrigeração específica. O exame físico completo deve ser realizado uma vez que a estabilidade do paciente seja alcançada.[17] Em pacientes estáveis, o padrão respiratório é frequentemente normal, mas alguns pacientes podem apresentar aumento do esforço respiratório devido ao colapso das vias respiratórias. O colapso traqueal cervical geralmente provoca dificuldade respiratória na inspiração, enquanto o colapso intratorácico resulta em esforço expiratório. Alguns pacientes podem apresentar tosse que imita um "grasnar de ganso" durante a consulta, e esta manifestação clínica pode ser provocada com a palpação da traqueia na região da entrada do tórax. A auscultação sobre a traqueia pode revelar ruídos como estridores na inspiração e expiração devido ao estreitamento do diâmetro traqueal extratorácico e devem ser diferenciados de outras causas de obstrução das vias respiratórias anteriores. A ausculta pulmonar pode variar com a ocorrência de murmúrio vesicular, ruídos crepitantes, estridores, estertores e sibilos.[18] A auscultação cardíaca pode revelar sopro em foco mitral associado à regurgitação mitral. Pacientes com colapso das vias respiratórias frequentemente apresentam doença cardíaca esquerda concomitante.[19] A palpação abdominal pode revelar hepatomegalia ocorrendo em uma grande porcentagem dos pacientes. Em alguns animais pode estar associada à deposição de gordura no fígado, mas a associação entre hepatomegalia e colapso de traqueia não está elucidada de maneira clara.[14]

Diagnóstico

O diagnóstico é baseado em identificação, achados de anamnese, exame físico e exames complementares. Os exames radiográficos para a avaliação da traqueia colapsada devem ser realizados em projeções dorsoventral e lateral das regiões cervical e torácica (Figura 149.2). Por ser um processo dinâmico, a avaliação deve ser feita durante as fases de inspiração e expiração. O segmento do colapso traqueal cervical é melhor observado durante a inspiração, devido à pressão negativa intrapleural expandir o lúmen das vias respiratórias intratorácicas, enquanto a pressão luminal cervical torna-se negativa. Assim, a traqueia cervical tende a entrar em colapso na inspiração. Em contraste o colapso traqueal torácico é melhor avaliado durante a expiração, quando a pressão intrapleural aumenta, tornando-se positiva. Uma vez que a pressão intrapleural exceda a pressão de abertura das vias respiratórias, o gradiente de pressão sobre a parede da traqueia torácica pode levar ao colapso de traqueia torácica em cães predispostos.[16,17,19] Normalmente a região envolvida pelo colapso envolve cerca de um terço do segmento do comprimento da traqueia, e é caracterizada por membrana traqueal dorsal que se invagina para o lúmen traqueal, observada por radiopacidade de tecido mole ao longo da margem dorsal da traqueia.[14] A radiografia torácica é indicada também para a avaliação de outras anormalidades bronquiais, do parênquima pulmonar ou cardíaca.[17]

A traqueoscopia revela diminuição do diâmetro dorsoventral da traqueia, colapso intratorácico, deformidade/achatamento dos anéis traqueais, mucosa traqueal hiperêmica e, eventualmente, exsudato mucopurulento pode estar presente.[14] É realizada com o paciente em anestesia geral e esta abordagem é mais indicada em casos nos quais não há diagnóstico definitivo estabelecido ou em candidatos ao tratamento cirúrgico.[13]

A fluoroscopia é um estudo dinâmico em tempo real da função respiratória, o que permite a avaliação da traqueia de maneira contínua ao longo de todas as fases da respiração, bem como durante a tosse. Com base nos achados da fluoroscopia, este exame pode revelar a magnitude do colapso e

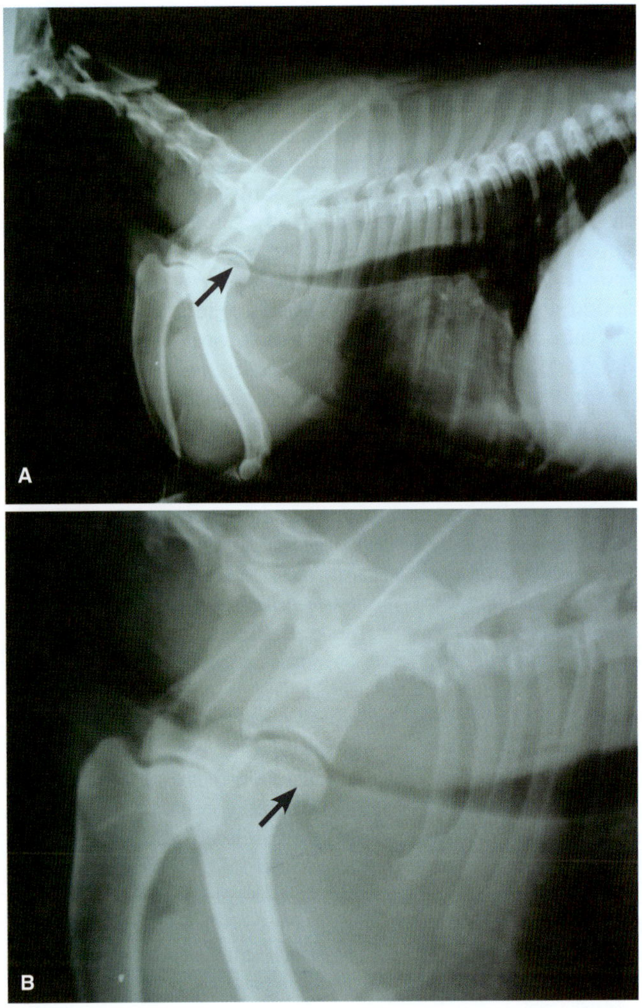

Figura 149.2 A. Exame radiográfico demonstrando o colapso traqueal (*seta*) em um cão da raça Yorkshire Terrirer. **B.** Detalhe do colapso traqueal. (Fonte: Hospital Veterinário da Faculdade de Medicina Veterinária e Zootecnia da Universidade de São Paulo – Serviço de Imagem, 2013.)

auxiliará na colocação de possível *stent* posteriormente, mas esta técnica só está disponível em universidades e grandes hospitais de referência.[17]

Apesar de pouco utilizada, a ultrassonografia também pode auxiliar a avaliação da movimentação dinâmica da traqueia, assim como a fluoroscopia. A vantagem da ultrassonografia é que este exame não expõe o animal à radiação, podendo ser realizada com pouca ou nenhuma sedação. O exame ultrassonográfico pode identificar simples alterações no formato da traqueia, de modo a caracterizar a lesão no momento do colapso. Embora limitado ao colapso traqueal cervical, é uma técnica complementar útil para discriminar um diagnóstico radiográfico ambíguo do colapso traqueal.[21]

Os diagnósticos diferenciais de colapso de traqueia incluem tonsilite, paralisia de laringe (relatada em até 60% dos cães com colapso traqueal), estenose de narinas ou traqueia, eversão de sacos laríngeos, prolongamento de palato mole, corpo estranho traqueal e outras causas de tosse crônica.[14]

Tratamento

A terapia para o colapso de traqueia é dividida em abordagem aguda e terapia crônica. A abordagem aguda é indicada para animais que se apresentam em distrição respiratória. É uma emergência médica e requer intervenção terapêutica rápida para estabilização do paciente, sendo fundamental para alcançar resultados positivos antes mesmo do diagnóstico definitivo.[17] Estresse, ansiedade e agitação do animal devem ser minimizados rapidamente, bem como o veterinário deve acalmar o proprietário, já que o estresse transmitido pelo proprietário ao animal pode piorar a agitação e a clínica do paciente. Em alguns casos, há a necessidade de retirar o proprietário durante o atendimento emergencial agudo.[14] A avaliação inicial de todos os animais que se apresentam em caráter de emergência começa com a triagem; a manipulação do paciente deve ser delicada e direcionada à estabilização, enfocando os principais sistemas do organismo (cardiovascular, respiratório e sistema nervoso central).[17] O fármaco de escolha para iniciar a sedação é o butorfanol injetável (0,05 a 0,1 mg/kg por via subcutânea [SC] a cada 4 a 6 h), pois é um fármaco que apresenta também potente ação antitussígena. Pode ser utilizado como agente único ou associado à acepromazina (0,01 a 0,1 mg/kg SC a cada 4 a 6 h). Outros fármacos injetáveis como morfina e diazepam também podem ser utilizados.[14,18] Para os pacientes que se apresentam em distrição respiratória e cianose, é necessário o suprimento de uma fonte de oxigênio umidificado e a colocação de acesso venoso para aplicação de fármacos emergenciais. Alguns pacientes necessitam de intubação endotraqueal. Muitas vezes há hesitação em prosseguir com a indução da anestesia e intubação endotraqueal por causa da preocupação de que extubação do paciente possa ser difícil, podendo estar associada a sinais graves. Embora esta seja uma preocupação válida, a prioridade do procedimento é preservar a vida. Uma vez que o paciente esteja fisiologicamente estável, com via respiratória permeável, as tentativas de extubação podem ser feitas para recuperar lentamente o paciente com o tratamento médico concomitante. Se essas tentativas falharem, o paciente pode ser anestesiado novamente, reintubado e este animal poderá ser um candidato à realização de um procedimento que irá proporcionar via respiratória permeável a longo prazo, como a colocação de um *stent* autoexpansível.[17] Os cães devem ser mantidos em um ambiente fresco e arejado, pois como dito, pacientes com obstrução das vias respiratórias anteriores são predispostos a hipertermia. Devido ao esforço respiratório, podem ocorrer ainda edema traqueal e inflamação da laringe, e nesses casos preconiza-se o uso de corticoides de ação rápida.[18] O início da terapia com dexametasona (0,04 mg/kg por via intravenosa), pode ajudar a gerenciar a inflamação e contribuir para a melhora das manifestações clínicas. Os broncodilatadores (Quadro 149.1) são indicados por diminuírem os espasmos das vias respiratórias menores, reduzirem a pressão intratorácica e a tendência das vias respiratórias maiores a entrarem em colapso. Adicionalmente estes fármacos melhoram a depuração mucociliar e diminuem a fadiga diafragmática.[14,18]

A terapia crônica é indicada para pacientes estáveis e envolve basicamente a diminuição da ansiedade com o uso de antitussígenos, broncodilatadores (Quadro 149.1), nebulização ou inalação com solução salina, evitar contato com fatores alérgicos, identificação e tratamento de doenças concomitantes. A terapia deve ser individualizada para cada paciente.

Os antitussígenos são indicados quando a infecção e a inflamação foram tratadas de maneira adequada. Estes fármacos reduzem a irritação crônica e inibem a tosse; incluem o butorfanol (0,5 mg/kg por via oral a cada 6 a 12 h) e a codeína (0,25 mg/kg por via oral a cada 6 a 12 h). Ao tratar um animal com supressores de tosse, recomenda-se começar com um intervalo de dosagem frequente e, gradualmente, prolongar o tempo entre cada administração, até que a dose eficaz mais baixa seja utilizada em intervalo mais longo. Os efeitos secundários destes fármacos incluem sedação, constipação intestinal e desenvolvimento de tolerância ao fármaco.[13,18]

O uso de glicocorticoides na terapia crônica deve ser eventual, pois apesar de aliviarem os sintomas pelo seu efeito anti-inflamatório, eles podem contribuir para o ganho de peso, além de propiciar a ocorrência de respiração ofegante, o que provoca pressão adicional sobre o sistema respiratório.[13,16,18] Quando recomendados devem ser utilizados em uma dose anti-inflamatória de prednisona (0,5 mg/kg, por via oral a cada 12 h) ou esteroides inalados (propionato de fluticasona, 110 μg, administrado por máscara (Figura 149.3), durante 5 a 7 dias. Corticoides inalatórios em vez dos de ação sistêmica podem ser utilizados para minimizar os efeitos colaterais.[18]

Como um complemento ao tratamento médico crônico, mudanças ambientais devem ser instituídas para manter o animal em um ambiente fresco com umidade mínima. Deve-se evitar que o paciente apresente aumento de temperatura corpórea (passeios em horários quentes do dia ou que permaneça dentro o carro, por exemplo). A redução de peso em pacientes obesos é extremamente benéfica ao aumentar a complacência da parede torácica por redução de tecido adiposo torácico e intra-abdominal, diminuindo consequentemente a tosse e a dificuldade respiratória. Recomenda-se ainda a utilização de coleira peitoral em vez de coleira cervical, o que reduz a estimulação direta por compressão da traqueia. A maioria dos pacientes se beneficia da terapia medicamentosa crônica desde que o proprietário desempenhe todas essas recomendações.[13,18,25]

Como dito, o tratamento médico é a terapia de escolha e a reparação cirúrgica é considerada apenas para pacientes que não se beneficiam da terapia crônica medicamentosa ou que apresentam quadros muito graves de colapso traqueal. Essa indicação deve ser feita após ampla investigação das outras causas de tosse e possíveis comorbidades, além da consideração de todos os possíveis efeitos adversos.[16]

O principal objetivo da cirurgia é restaurar o diâmetro normal traqueal sem interromper o fluxo mucociliar.[16] Os métodos cirúrgicos relatados em literatura incluem a aplicação de membrana traqueal dorsal, próteses de anéis traqueais extraluminais e dispositivos intraluminais. As próteses extraluminais de polipropileno são indicadas para colapso traqueal cervical. Apesar do sucesso da estabilização extraluminal, com uma taxa de recuperação de 75 a 85%, este procedimento é invasivo, pois o método requer cirurgia aberta, o que pode levar a complicações adicionais, tais como tosse persistente, paralisia laríngea iatrogênica, dispneia e óbito. Paralisia laríngea pós-operatória pode ocorrer como um problema em potencial por causa da lesão do nervo laríngeo recorrente, e se estridor ou distrição respiratória inspiratória ocorrerem após a colocação dos anéis extraluminais, a lateralização da laringe é geralmente necessária. Se o suprimento sanguíneo for comprometido, a necrose traqueal também pode ser evidenciada a longo prazo. Se colapso traqueal intratorácico for diagnosticado e não responder clinicamente ao tratamento medicamentoso, a colocação de um dispositivo intraluminal de nitinol autoexpansível (liga de níquel-titânio) do tipo *stent* pode ser considerada. O nitinol é um material flexível e elástico e tem propriedades físicas semelhantes às da cartilagem da traqueia.[23] Após a implantação do *stent* no interior do lúmen traqueal, este dispositivo se adapta gradualmente ao tamanho do lúmen. Os *stents* intraluminais foram relatados com excelentes resultados a curto e longo prazo. As vantagens deste processo, em comparação com a estabilização cirúrgica, são de que este procedimento não é considerado invasivo, não necessita de cuidados intensivos após o implante, e é rápido, dependendo da habilidade do clínico. No entanto, os *stents* podem estar associados a várias complicações que incluem tosse, traqueíte bacteriana, espasmo da laringe, perfuração da mucosa traqueal, desenvolvimento de tecido de granulação obstrutivo, fratura e migração do dispositivo.[16–18,24,25]

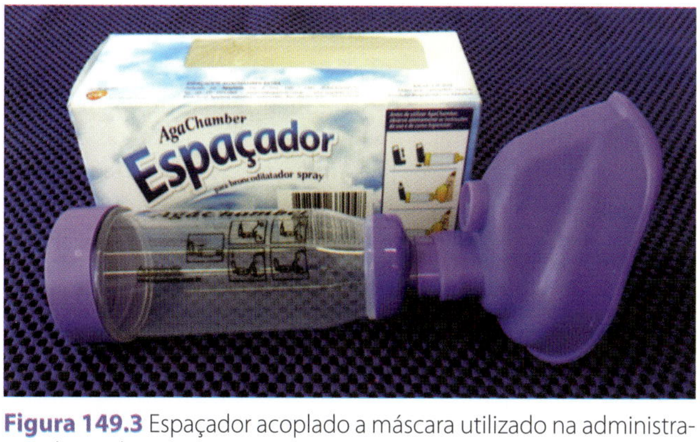

Figura 149.3 Espaçador acoplado a máscara utilizado na administração de medicamentos inalados.

Hipoplasia de traqueia

Etiologia

Os primeiros relatos de hipoplasia traqueal foram diagnosticados como estenose traqueal difusa. A terminologia posteriormente alterada para hipoplasia traqueal é definida como anomalia congênita rara caracterizada por defeito resultante do crescimento inadequado dos anéis traqueais. A hipoplasia normalmente envolve toda a traqueia, com lúmen uniformemente estreitado da laringe à carina, pela sobreposição de extremidades dos anéis e membrana traqueal dorsal estreita ou ausente.[2,26] Normalmente é observada em animais braquicefálicos jovens e pode estar associada a um cenário maior, conhecido como a síndrome das vias respiratórias dos cães braquicefálicos, sendo a hipolasia de traqueia o defeito considerado menos comum, ocorrendo em 13% dos casos. É de suma importância o reconhecimento precoce de outras anormalidades anatômicas primárias que incluem narinas estenóticas, palato mole alongado (encontrados na síndrome), além de defeitos cardíacos (incluindo a estenose subaórtica) e megaesôfago, o que permitiria ao clínico fazer as primeiras recomendações para a gestão médica e cirúrgica, podendo auxiliar na qualidade de vida dos animais afetados.[27,28]

Características clínicas

Por ser uma doença congênita, as manifestações clínicas aparecem no início da vida em graus variados, dependendo da intensidade da hipoplasia. É relatada com mais frequência em raças braquicefálicas tais como o Buldogue, Boston Terrier e Boxer; dentre essas raças, os Buldogues são os mais acometidos. As raças não braquicefálicas previamente relatadas com hipoplasia traqueal incluem Cavalier King Charles Spaniel, Basset Hound, Pastor-alemão, Weimaraner, Labrador Retriever e Rottweiler.[14,26]

A tosse é um sintoma comum e pode ser exacerbada após atividade física ou excitação, tornando-se intensa ao longo do dia. Pela diminuição do diâmetro traqueal há aumento da resistência das vias respiratórias, levando ao desenvolvimento de intolerância ao exercício, estridor respiratório, possível cianose e distrição respiratória. Alguns pacientes podem apresentar tosse produtiva, febre e crepitação à auscultação pulmonar, associada à broncopneumonia.[2] Porém, ao contrário do pressuposto inicial de que a hipoplasia traqueal predisponha cães a infecção do trato respiratório secundária e broncopneumonia, uma série de casos publicados demonstrou que a pneumonia ocorreu em uma minoria da população de cães com hipoplasia traqueal.[26] Apesar disso, hipoplasia traqueal tem sido considerado um indicador de prognóstico negativo quando ocorre em associação a síndrome das vias respiratórias dos braquicefálicos ou broncopneumonia.[27]

Se o paciente estiver estável e tranquilo, o exame físico pode não demonstrar alterações dignas de nota. Eventualmente a palpação da traqueia pode revelar sensibilidade dolorosa, reflexo de tosse positivo ou traqueia de pequeno calibre. A auscultação cardiopulmonar normalmente não revela alterações, exceto havendo malformação cardíaca congênita associada.[14] Pacientes em angústia respiratória podem apresentar aumento da frequência respiratória, mucosa de coloração cianótica ou pálida, hipertermia, distrição respiratória e posição ortopneica.[28]

Diagnóstico

O diagnóstico de hipoplasia traqueal congênita é baseado em um alto grau de suspeição mediante dados de identificação, principalmente animais jovens braquicefálicos, sendo a idade média do diagnóstico em torno de 5 meses de idade, relatos de anamnese, achados de exame físico e exames complementares. Os exames radiográficos realizados em projeções dorsoventral e lateral do tórax e laterais da região cervical fornecem o diagnóstico definitivo, que é estabelecido quando o diâmetro do lúmen da traqueia é inferior a duas a três vezes a largura do segmento da terceira costela e menor que o lúmen da região caudal da laringe.[26] O exame radiográfico deve ser avaliado com cautela em pacientes muito jovens cujo lúmen traqueal ainda não atingiu o diâmetro de um animal adulto, bem como essa avaliação minuciosa deve ser realizada em animais em crise muito sintomáticos. Nesses casos o diâmetro do lúmen traqueal pode estar diminuído pela inflamação e pelo acúmulo de exsudato e/ou muco que revestem a traqueia inflamada, mimetizando radiograficamente lúmen traqueal menor.[14] Há ainda a possibilidade de realização de endoscopia via broncoscópio flexível pediátrico e fluoroscopia. A tomografia computadorizada e a ressonância magnética são exames que permitem a formação de imagens em reconstrução tridimensional, fornecendo informações precisas sobre a área da seção transversal da traqueia, bem como a extensão da lesão. Auxiliam também na avaliação do mediastino e tórax por completo, o que pode apoiar o diagnóstico de malformações congênitas associadas. Apesar disso, não são realizados rotineiramente devido ao custo e à necessidade de sedação ou anestesia do paciente.[2,27]

Tratamento

O tratamento dos pacientes com hipoplasia traqueal bem como seu prognóstico dependerão da existência de defeitos congênitos cardíacos concomitantes, do grau de hipoplasia e da ocorrência de outros defeitos congênitos associados que possam causar uma condição obstrutiva concomitante do trato respiratório anterior. Muitos animais com hipoplasia traqueal de intensidade discreta a moderada podem viver normalmente e com qualidade de vida, necessitando eventualmente de terapia sintomática com o uso de antibióticos e broncodilatadores. Em cães normais o teor de proteoglicano da cartilagem da traqueia aumenta com a idade, enquanto o conteúdo de água diminui, o que conduz a diminuição do relaxamento e aumento da rigidez da cartilagem traqueal, o que pode contribuir para a expansão da traqueia hipoplásica quando o animal amadurece. A falta de variabilidade na composição da cartilagem ao longo do comprimento da traqueia pode explicar por que pode haver melhoria uniforme do diâmetro luminal ao longo de toda a traqueia.[2,27] Deve-se se evitar desenvolvimento de broncopneumonia, ganho excessivo de peso corporal e acasalamento de pacientes acometidos. Os proprietários devem ainda ser orientados a evitar estresse e agitação, além de preconizar-se o uso de coleiras peitorais.[14]

Em humanos há ampla variedade de abordagens terapêuticas para o tratamento da estenose traqueal congênita. Estes procedimentos têm sido realizados isoladamente ou em combinação, incluindo traqueoplastia, dilatação por balão, ressecção com anastomose extremidade a extremidade e utilização de enxertos com cartilagem costal ou de pericárdio.[29]

Obstrução traqueal

Etiologia

As obstruções traqueais podem ocorrer secundariamente a etiologias diversas. Em cães, elas podem acontecer devido a formações traqueais intraluminais como tumores traqueais primários, corpos estranhos, nódulos, granulomas, parasitas (*Spirocerca lupi*, *Oslerus osleri*, *Onchocerca* sp.), abscessos e pólipos que podem causar obstrução dinâmica da traqueia.[30,31] As formações extraluminais na região cervical e região mediastinal cranial também podem causar obstrução devido a compressão e deslocamento da traqueia, como timoma e tumores esofágicos.

Os tumores traqueais primários obstrutivos são considerados raros em cães e gatos. Podem ser malignos e benignos e abrangem osteossarcoma, condrossarcoma, fibrossarcoma, mastocitoma, carcinoma de células escamosas, linfoma (Figura 149.4), plasmocitoma e liomioma.[32-35]

O diagnóstico diferencial mais comum para as massas cervicais craniais em cães inclui neoplasia de tireoide, paratireoide, das glândulas salivares, mandibular, linfoadenomegalia de linfonodos mandibulares, retrofaríngeos ou cervical superficial, abscesso ou granulomas, sialoadenites e, com menor frequência, rabdomiossarcoma de laringe, sarcoma de esôfago secundário a infestação por *Spirocerca lupi*, tumores do corpo carotídeo, cistos, formação tímica ectópica e carcinoma do ducto tireoglosso.[36]

Os corpos estranhos traqueais não são considerados comuns, mas também podem causar obstrução intraluminal. Quando são pequenos o suficiente podem atravessar a bifurcação traqueal e causar pneumonia por aspiração. Quando são grandes podem se instalar na região da carina.[14]

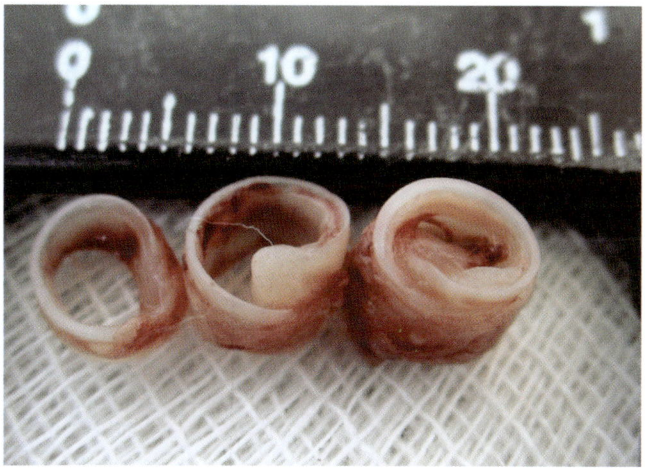

Figura 149.4 Anéis traqueais retirados após intervenção cirúrgica de paciente felino que apresentava obstrução traqueal devido a neoplasia de crescimento intraluminal. O diagnóstico histopatológico foi compatível com linfoma. (Fonte: Hospital Veterinário da Faculdade de Medicina Veterinária e Zootecnia da Universidade de São Paulo.)

Características clínicas

A idade da ocorrência de obstrução traqueal é variável. A ocorrência de corpos estranhos é mais frequente em animais jovens e filhotes, enquanto os tumores traqueais não apresentam predisposição de idade, sexo ou raça, com a exceção de predisposição para o osteocondroma que pode acometer animais jovens de 3 a 11 meses de idade.[31,33]

A obstrução da via respiratória principal é frequentemente associada a morbidade significativa. Independentemente da sua natureza, lesões obstruindo as vias respiratórias causam bloqueio impedindo a passagem do ar. As manifestações clínicas apresentadas dependem do grau de obstrução. Os sintomas aparecem após a oclusão de metade do lúmen traqueal. Os animais acometidos podem ter história aguda ou crônica, progressiva ou intermitente de obstrução das vias respiratórias anteriores, incluindo distrição respiratória, estridor, intolerância ao exercício, tosse e cianose.[31,33]

Alguns pacientes podem apresentar tosse durante o atendimento clínico e à inspeção do animal pode ser observado um padrão respiratório do tipo inspiratório obstrutivo com estridores. Em casos de obstruções maiores, os pacientes podem apresentar distrição respiratória e posição ortopneica. O exame físico deve ser direcionado, evitando ao máximo a manipulação desnecessária do paciente para que não ocorra agravamento de sua condição clínica. Caso o paciente apresente lesão traqueal obstrutiva intraluminal, o paciente pode emitir um estridor alto que pode ser mais audível durante a auscultação da traqueia. A região da traqueia pode ser palpada delicadamente a fim de avaliar possíveis aumentos de volume nessa região.[14]

Diagnóstico

O diagnóstico destas afecções é uma questão desafiadora para o veterinário. A suspeita de obstrução traqueal é embasada nos dados de anamnese e exame físico, e são suficientes para indicar a obstrução das vias respiratórias anteriores; no entanto, é difícil distinguir se a lesão é intratorácica ou extratorácica, necessitando ser confirmada por exames de imagem. A radiografia é o primeiro exame de escolha e as projeções dorsoventrais e laterais devem ser realizadas de acordo com a tolerância do paciente ao posicionamento. No caso das massas intraqueais as radiografias de região cervical e tórax podem fornecer imagem da massa nas vias respiratórias com o ar intraluminal servindo como meio de contraste (Figura 149.5). No entanto, o diagnóstico pode ser difícil quando as lesões não obstruírem gravemente as vias respiratórias.[31] As massas extraluminais podem ser visibilizadas nas radiografias causando obstrução da traqueia por diminuição do diâmetro do lúmen por compressão ou causar seu deslocamento. Os corpos estranhos não radiopacos podem não ser visibilizados se ocorrer deslocamento dos mesmos muito distalmente ao brônquio, resultando em atelectasia do lobo obstruído.[14]

Em alguns casos a traqueobroncoscopia pode ser indicada para diferenciar a causa da obstrução traqueal quando a radiografia torácica não especificar, principalmente em casos de corpos estranhos radiolucentes. Além de estabelecer um diagnóstico definitivo, a traqueobroncoscopia (Figura 149.6) auxilia na coleta de material para citologia e exame histopatológico e na remoção de corpos estranhos e massas.[14]

Tratamento

O tratamento a ser definido vai depender da etiologia de base. Nos casos em que o paciente se apresente em distrição respiratória, este pode ser beneficiado com sedação (butorfanol, acepromazina), suplementação de oxigênio, e, em alguns casos faz-se necessário a anestesia do paciente para realização de traqueostomia distal à lesão obstrutiva. Como descrito, a broncoscopia auxilia tanto no diagnóstico como na terapia, assessorando na remoção de corpos estranhos e massas. No caso de tumores grandes, tumores que exibam crescimento intra e extraluminal e tumores aderidos, a ressecção cirúrgica pode ser indicada (Figura 149.7).[14,33] O sucesso do tratamento dos tumores traqueais ainda não foi descrito em medicina veterinária. No entanto, casos semelhantes em medicina humana têm sido tratados com sucesso mediante uso de quimioterapia agressiva, radioterapia e cirurgia.[34]

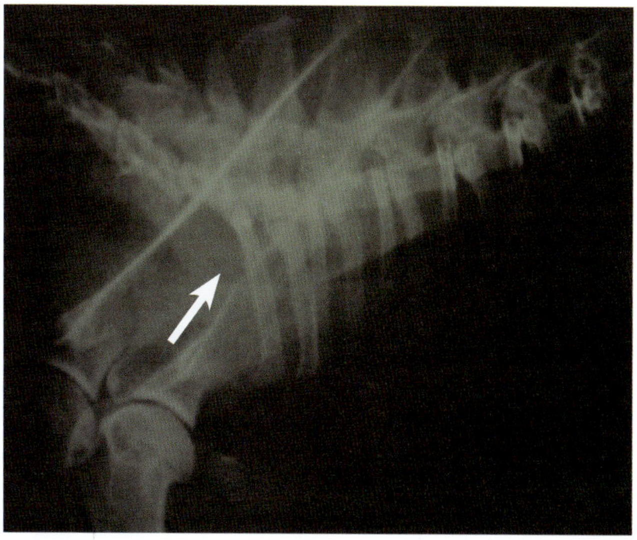

Figura 149.5 Radiografia da região cervical de um paciente felino que apresentava área de radiopacidade com densidade água, abaulada, ocluindo o lúmen da traqueia na região cervicotorácica (*seta*), medindo aproximadamente 1,0 × 0,5 cm de diâmetro, compatível com obstrução traqueal intraluminal. (Fonte: Hospital Veterinário da Faculdade de Medicina Veterinária e Zootecnia da Universidade de São Paulo.)

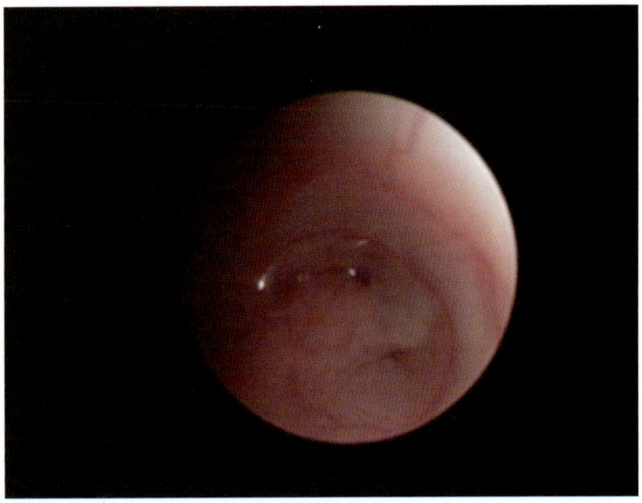

Figura 149.6 Traqueoscopia de um paciente felino que apresentava distrição respiratória de padrão obstrutivo inspiratório e radiografia cervical compatível com obstrução traqueal intraluminal. (Fonte: Hospital Veterinário da Faculdade de Medicina Veterinária e Zootecnia da Universidade de São Paulo.)

Traumatismo traqueal

Etiologia

O traumatismo traqueal, embora incomum, normalmente está associado a feridas por mordedura na região cervical secundárias a brigas e mais raramente relacionado com causas iatrogênicas como nos lavados traqueobrônquicos e laceração inadvertida da traqueia durante a punção da veia jugular. Nos casos de traumas nessa região pode-se observar enfisema subcutâneo adjacente ou em uma extensão maior, pois o ar escapa da traqueia perfurada e adentra o tecido.[14]

As mordidas são amplamente reconhecidas como sendo um desafio de gestão à medida que produzem uma combinação de tensão, forças de tração e compressão que se manifestam como lacerações de tecidos, rasgos e perfurações.[37,38]

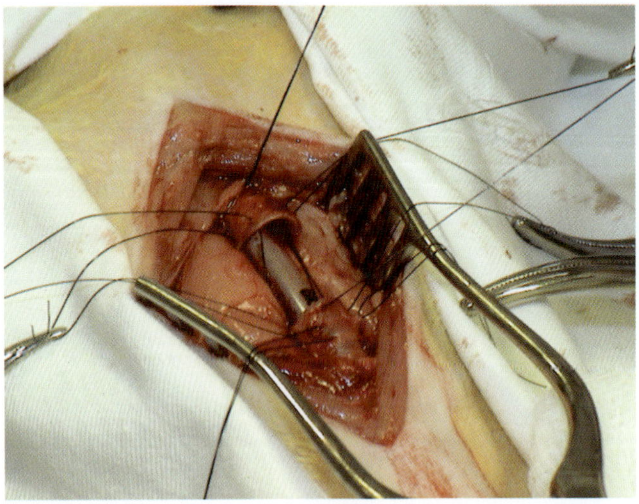

Figura 149.7 Acesso cirúrgico para realização de traqueostomia em paciente felino que apresentava obstrução traqueal intraluminal devido a linfoma traqueal. (Fonte: Hospital Veterinário da Faculdade de Medicina Veterinária e Zootecnia da Universidade de São Paulo.)

As mordidas cervicais estão associadas a maiores taxas de mortalidade e complicações devido às possíveis estruturas que podem ser acometidas nessa região, além de, normalmente, estarem associadas a lesões das vias respiratórias.[38]

Nos seres humanos há muitos relatos de estenose traqueal ou danos, incluindo ruptura que ocorre secundariamente a necrose devido à pressão causada pelo excesso de insuflação do balão do tubo endotraqueal. A vasculatura traqueal é sensível à pressão exercida pelo tubo endotraqueal e esta pressão pode reduzir ou obstruir os capilares na parede da traqueia, provocando necrose isquêmica da mucosa ou cartilagem. A hipotensão (pressão arterial média de cerca de 50 mmHg) também é um fator adicional para redução no fluxo sanguíneo traqueal em cães, além de os produtos químicos utilizados pra limpeza dos tubos traqueais poderem contribuir para as lesões na traqueia. Os problemas surgem devido a longos períodos de intubação (definidos como intubação por mais de 24 h), o que raramente é encontrado em anestesia veterinária.[39]

Características clínicas

A laceração do ligamento anular pode produzir secundariamente enfisema subcutâneo na região peritraqueal ou ao logo de todo o corpo, que pode ser evidenciado durante a palpação do paciente, identificado pela sensação de crepitação do tecido. O paciente pode ainda apresentar dor e incômodo local. Em casos graves pode manifestar distrição respiratória, cianose e posição ortopneica.[14]

Diagnóstico

O diagnóstico é baseado no histórico de brigas, venopunção ou realização de lavado traqueobrônquico recente e nos achados de exame físico. Uma lesão da via respiratória não pode ser descartada com base na ausência de ferida penetrante. É importante que a lesão seja prontamente identificada e tratada. A observação de dor local na região cervical associado a enfisema subcutâneo detectado ao exame físico deve aumentar a preocupação com lesões nas vias respiratórias. Na suspeita recomenda-se que a região seja tricotomizada para avaliar uma possível lesão por mordedura.[14,38]

As radiografias torácica e cervical devem ser consideradas em todos os animais que sofreram mordida na região do pescoço e/ou que apresentam feridas com ar nos planos fasciais. O exame radiográfico pode demonstrar enfisema subcutâneo, separação focal do lúmen traqueal durante a inspiração e estreitamento durante a expiração. O pneumomediastino pode estar presente. A broncoscopia avalia o ponto e a extensão da lesão.[14,37,38]

Tratamento

Alguns pacientes podem ser beneficiados com a traqueostomia temporária. Em casos de rupturas de grande extensão, indica-se exploração cirúrgica completa via linha média cervical ventral, a fim de identificar e reparar a traqueia lacerada. O manejo para a involução do enfisema subcutâneo envolve o repouso do paciente, que deve permanecer restrito à gaiola. Nos casos graves em que há contínuo extravasamento de ar, pode ser indicado o uso de agulhas de grande calibre para auxiliar na drenagem do ar, além do uso de bandagens elásticas compressivas que envolvam a área afetada, tomando-se o cuidado de não restringir mecanicamente a respiração.[14,38]

Para os pacientes com histórico de trauma, fazem-se necessário o uso de analgésicos, a exploração das feridas para avaliar sua extensão, o desbridamento de tecidos desvitalizados e a limpeza abundante com soro fisiológico estéril, bem como o uso de antibióticos sistêmicos.[14,37,38,40]

Oslerus osleri

Etiologia

O *Oslerus osleri*, anteriormente classificado como *Filaroides osleri*, é um nematoide metastrôngilo que apresenta distribuição cosmopolita. É um parasita pulmonar capaz de causar doença respiratória em canídeos domésticos e selvagens.[41-43]

A transmissão ocorre por via direta pela ingestão de larvas de primeiro estágio via saliva e secreções de vias respiratórias. O parasita não apresenta hospedeiro intermediário e infecção intrauterina não ocorre. Os ovos e larvas infectadas de primeiro estádio são transportados pelo aparelho mucociliar a partir da bifurcação traqueal para a orofaringe, onde serão ingeridos e eliminados pela saliva ou, em menor grau, pelas fezes. Acredita-se que a transmissão fecal-oral possa ocorrer, mas com caráter menos infeccioso, já que as larvas nas fezes muitas vezes se encontram mortas. Em cães domésticos, o modo mais provável de transmissão é por meio de secreções respiratórias, enquanto em canídeos selvagens, os filhotes se infectam quando consomem alimentos regurgitados pelos pais contaminados pelo parasita. Após a ingestão, as larvas de primeiro estágio sofrem muda e migram através da parede do intestino e se deslocam para o átrio direito por intermédio dos vasos linfáticos ou circulação porta-hepática. A partir do lado direito do coração, as larvas entram pelos capilares pulmonares e alvéolos, e depois migram para o tecido traqueobrônquico na região da carina e se desenvolvem no pulmão do cão. Após um período pré-patente de 10 a 21 semanas, a fêmea do parasita deposita ovos embrionados no lúmen traqueal e estes então eclodem em larvas de primeiro estágio. Dentro de 2 a 3 meses, o parasita estimula resposta granulomatosa, produzindo lesão nodular contendo parasitas.[41-43]

Características clínicas

Considerando os modos de transmissão, não é surpreendente que a infecção ocorra normalmente em animais jovens com idade inferior a 2 anos de idade, principalmente em animais que vivem em canis, embora todas as faixas etárias sejam suscetíveis. A infestação pode persistir em animais adultos, porém normalmente sem efeito fisiopatológico na maioria dos casos. Segundo a literatura não há predileção por sexo ou raça,[42] mas talvez os Greyhounds sejam mais acometidos.[14,40]

Os pacientes acometidos normalmente apresentam manifestações clínicas discretas não progressivas e nem todos os animais que desenvolvem nódulos são sintomáticos. Alguns cães apresentam sintomas moderados a graves. O sintoma mais comum apresentado é a tosse crônica, que pode ser dos tipos improdutivo ou produtivo, com eliminação de secreção mucosa de coloração branca a sanguinolenta, caracterizada por um ruído traqueobrônquico grosseiro associado à mímica de vômito ao final. Alguns cães podem manifestar sibilos, prostração e ocasionalmente intolerância a exercícios. Respiração ofegante e distrição respiratória são observadas em estágios avançados. Raramente pneumonia bacteriana, pneumotórax ou pneumomediastino ocorrem.[42,44]

Diagnóstico

O diagnóstico é baseado em identificação, histórico clínico do paciente e exame físico, no qual, durante a palpação da traqueia, pode ser observada sensibilidade, porém nem sempre vista em todos os pacientes. A auscultação cardíaca não revela alterações dignas de nota e a ausculta pulmonar pode revelar ruídos respiratórios como roncos, sibilos ou crepitação pulmonar.[14]

O exame radiográfico pode evidenciar nódulos semicirculares de aproximadamente 2 a 10 mm, pouco definidos, prolongando-se para o interior do lúmen. Em alguns casos as massas intraluminais podem não ser visíveis na radiografia. Outra alteração radiográfica observada é o aumento do padrão bronquiolar. A broncoscopia permite a visibilização da lesão traqueal caracterizada por nódulos de 1 a 5 mm de coloração esbranquiçada, bem como a oportunidade de obter material para exame citológico e auxiliar na coleta por biopsias. O exame citológico por escovação ou evidência histopatológica de *O. osleri* são o padrão-ouro de diagnóstico. Resultados de materiais de biopsia podem revelar ovos, larvas ou tecido inflamatório crônico granulomatoso. Eventualmente larvas e ovos são detectados nas fezes.[14,42]

As dificuldades inerentes ao diagnóstico dos *Filaroidis* em cães domésticos podem resultar em diagnósticos subestimados. Apesar de a infecção de cães por *O. osleri* ser considerada incomum ela deve ser incluída nos diagnósticos diferenciais como causa de traqueobronquite.[41,42]

Tratamento

Recomenda-se a terapia com anti-helmínticos que é geralmente eficaz. Os critérios para o tratamento bem-sucedido incluem: desaparecimento das manifestações clínicas como tosse e dispneia, interrupção da produção de larvas e resolução dos nódulos da traqueia e brônquios. Na maioria dos casos, há resolução dos sintomas dentro de 1 ou 2 semanas de tratamento, apesar de a resolução dos nódulos submucosos demorar semanas a meses. Várias classes de agentes anti-helmínticos, principalmente os benzimidazóis e as lactonas macrocíclicas, têm sido utilizadas (Quadro 149.2). A ivermectina pode ser utilizada tomandose cuidado em algumas raças, especialmente em cães da raça Collie. Doses mais elevadas geralmente apresentam o melhor resultado, porém podem aumentar o risco de vômitos. O albendazol é evitado quando possível devido ao risco de toxicidade para a medula óssea. A maioria dos animais responde bem ao tratamento médico.[41,42] Alguns destes medicamentos requerem período prolongado de tratamento, a fim de produzir a remissão clínica, aumentando o risco de efeitos adversos.[43]

A cirurgia pode ser considerada em casos de obstrução grave das vias respiratórias, no entanto esta medida pode ser desnecessária, já que grandes massas poderão regredir com o tratamento médico.[42]

Anatomia dos brônquios

Os brônquios se ramificam em brônquios lobares. No lado esquerdo do tórax, o brônquio esquerdo dá origem aos brônquios lobares, correspondendo aos lobos pulmonares

Quadro 149.2 Anti-helmínticos utilizados no tratamento de *Oslerus osleri*.

Anti-helmíntico	Dose	Duração (dias)	Via
Albendazol	9,5 mg/kg/dia	55	Oral
Febendazol	50 mg/kg/dia	10 a 26	Oral
Oxfendazol	10 mg/kg/dia	28	Oral
Tiabendazol	32 a 70 mg/kg/dia	5 a 24	Oral
Tiabendazol + Levamisol	32 mg/kg/dia	10	Oral
Levamisol	40 a 120 mg/dia	10 a 30	Oral
Ivermectina	0,3 mg/kg	3 a 4 doses a cada 21 dias	SC
Doramectina	0,2 mg/kg	Dose única	SC

SC = subcutânea.

cranial esquerdo e caudal esquerdo. No outro hemitórax, o brônquio direito dá origem aos brônquios lobares, correspondendo aos lobos pulmonares cranial direito, médio direito, acessório e caudal direito. Cada brônquio lobar se ramifica em brônquios segmentares, que então se submetem a mais ramificações para formar os bronquíolos menores. Os bronquíolos dão origem aos ductos alveolares, aos sacos alveolares e aos alvéolos.[1]

Bronquite crônica canina

A bronquite crônica canina é definida como tosse que ocorre diariamente, por dois ou mais meses consecutivos na ausência de qualquer outra causa identificada. Existem muitas causas de base possíveis para a tosse em cães, portanto, é extremamente importante a exclusão das outras causas antes de se estabelecer um diagnóstico definitivo de bronquite crônica. Pode também coexistir com outras doenças cardiopulmonares, tais como regurgitação mitral ou colapso das vias respiratórias, ou ainda levar a hipertensão pulmonar (*cor pulmonale*) e bronquiectasia à medida que a doença progride.[13,14,40]

Presume-se que a bronquite crônica canina seja consequência de um processo inflamatório de longa data iniciado por infecção, alergia, inalação de substâncias irritantes ou toxinas, resultado em alterações inflamatórias das vias respiratórias posteriores, mais precisamente dos brônquios, incluindo a inflamação neutrofílica e evidente aumento da produção de muco. O espessamento da parede brônquica e malacia podem contribuir para obstrução do fluxo de ar e piorar o desenvolvimento da inflamação. A resposta inflamatória também perpetua tosse e contribui para o declínio progressivo da função pulmonar.[15,45]

Características clínicas

A bronquite crônica ocorre mais comumente em animais de meia-idade a idosos e de raças pequenas. As raças mais comumente afetadas incluem Terriers, Poodle e Cocker Spaniel. Em alguns cães, especialmente os cães de raças pequenas, a tosse, que é a manifestação clínica mais comum, é aceita como normal por muitos proprietários e uma avaliação mais aprofundada não é investigada até que os sintomas estejam mais avançados. A tosse caracteriza-se por ser crônica progredindo de maneira lenta por meses a anos sem a associação a sintomas de doença sistêmica como anorexia, perda de peso ou letargia. À medida que a doença progride, torna-se evidente a intolerância ao exercício, seguida de crises incessantes de tosse e possível angústia respiratória pelo esforço expiratório acentuado devido ao colapso das vias respiratórias intratorácicas. Pode ser do tipo seco ou produtivo, paroxístico, constante ou intermitente, podendo ter relação ou não com alimentação e atividade física. Durante a anamnese, o proprietário deve ser questionado sobre as características da tosse e evolução, análise das condições ambientais como, por exemplo, exposição do paciente a fumantes, contato com possíveis substâncias irritantes, alergênios ou toxinas, outros contactantes assintomáticos e medicações previamente utilizadas, bem como a resposta clínica à terapia.[13,45,46]

Um exame físico completo deve ser realizado com ênfase sobre o sistema cardiopulmonar na tentativa de identificar sinais da doença. A ausculta dos pulmões pode fornecer informações de acometimento das vias respiratórias posteriores, embora uma variedade de resultados deva ser prevista, variando de sons pulmonares normais a sons ásperos, além de crepitações ou sibilos expiratórios. Pacientes em districão respiratória podem manifestar um padrão respiratório com marcado esforço expiratório devido a estreitamento e colapso das vias respiratórias maiores intratorácicas. A arritmia respiratória é um achado auscultatório comum em cães com bronquite crônica, devido ao tônus vagal aumentado. Tosse geralmente é induzida por palpação da traqueia, o que é útil para melhor caracterizar a tosse e para excluir outras condições que poderiam ser confundidas com tosse, tais como espirro reverso. Febre ou outros sinais sistêmicos podem sugerir outras doenças associadas, como, por exemplo, pneumonia.[13,45]

Diagnóstico

O diagnóstico baseia-se na avaliação das características clínicas e na exclusão dos diagnósticos diferenciais que englobem todas as causas de tosse crônica como tumores pulmonares, derrame pleural, disfunção das vias respiratórias anteriores, doença pulmonar intersticial e insuficiência cardíaca congestiva. Dentre os tumores de pulmão são frequentes os adenocarcinomas brônquicos, e, como tal, eles crescem em torno dos brônquios. Nesses casos muco e detritos podem fluir para dentro do lúmen das vias respiratórias e causar tosse. O derrame pleural é uma causa menos frequente de tosse, mas pode provocar tosse por irritação do diafragma ou por causa da compressão das vias respiratórias associada a colapso pulmonar. As disfunções das vias respiratórias anteriores incluem paralisia da laringe, colapso de traqueia, estenose traqueal e síndrome dos braquicefálicos. A doença pulmonar intersticial mais frequentemente causa taquipneia e intolerância ao exercício, embora a tosse possa estar presente em alguns cães. Na insuficiência cardíaca congestiva é esperado o desenvolvimento de tosse devido ao aumento do átrio esquerdo que pode comprimir a traqueia e o brônquio principal.[45]

Embora as radiografias de tórax possam muitas vezes confirmar a suspeita de bronquite crônica, radiografias normais não descartam a doença crônica das vias respiratórias. O exame radiográfico pode evidenciar espessamento da parede brônquica em corte longitudinal. Características adicionais consistentes com bronquite crônica incluem obesidade, bronquiectasia, infiltração peribronquial e calcificação bronquial, e, menos comumente, hiperinflação e formações de lesões circulares não vasculares em corte transversal conhecidas como *donuts* (rosquinhas, anéis). As radiografias de tórax também são úteis para excluir outras condições que causem tosse. Embora a cardiomegalia do lado direito seja vista em cães com doença crônica das vias respiratórias associada a hipertensão pulmonar e/ou *cor pumonale*, esse achado muitas vezes frequente em raças de pequeno e médio porte tem sido observado em casos de insuficiência valvar crônica de mitral concomitante com aumento de átrio esquerdo.[14,47]

Outros exames podem ser realizados, como fluoroscopia e tomografia computadorizada, que fornecem melhores detalhes das vias respiratórias em comparação às radiografias torácicas de rotina. A broncoscopia, se disponível, é a técnica de escolha para avaliar e visibilizar as vias respiratórias, podendo demonstrar mucosas com superfícies irregulares e espessadas, hiperemia dos vasos, muco excessivo e colapso parcial dos brônquios durante a expiração. A broncoscopia permite ainda a coleta de material para realização de citologia e cultura bacteriana, exames úteis para caracterizar ainda mais a bronquite crônica ou excluir outras causas de tosse. A análise citológica do lavado broncoalveolar de um cão com bronquite crônica tipicamente revela a predominância de infiltrado neutrofílico com muco excessivo, pequeno número de linfócitos, eosinófilos, células caliciformes, células ciliadas e células epiteliais; números variáveis de macrófagos alveolares também são comumente observados. Se uma amostra apresentar marcada eosinofilia, broncopneumopatia eosinofílica ou infecção parasitária devem ser consideradas. A cultura bacteriana é comumente realizada em associação à citologia das vias respiratórias para descartar causa infecciosa de tosse. A detecção de números reduzidos de bactérias é comum e não reflete infecção verdadeira, já que as vias respiratórias inferiores não são estéreis. Os resultados de culturas bacterianas positivas devem ser avaliados em conjunto com a clínica do paciente. A associação de um exame citológico à existência de vários neutrófilos degenerados com bactérias intracelulares concomitante a uma cultura bacteriana positiva fornece informação útil para o tratamento desse paciente. A ultrassonografia não é um exame útil para avaliação de bronquite.[45,46,48]

Outros procedimentos diagnósticos são indicados para descartar outras causas potenciais de tosse crônica e a escolha de outros exames complementares depende das manifestações clínicas adicionais e dos resultados dos testes diagnósticos discutidos anteriormente. A análise adicional inclui a avaliação cardiológica (ecocardiograma e pesquisa de dirofilariose), exame coproparasitológico de fezes para avalição de possíveis parasitas pulmonares e avaliação sistêmica geral com a realização de hemograma com contagem de plaquetas, painel bioquímico geral e exame de urina.[13]

▪ Tratamento

O diagnóstico precoce bem como o tratamento da doença estão associados a melhor resultado do que esperar até que a tosse seja intratável. Os objetivos da terapia dos pacientes com bronquite crônica estão direcionados ao alívio sintomático e incluem redução da inflamação, restrição da tosse e melhora da intolerância ao exercício. O tratamento também previne ou retarda a progressão da doença e o remodelamento das vias respiratórias associadas.[45]

Acredita-se que a irritação crônica das vias respiratórias por condução de substâncias inaladas seja um fator-chave na manutenção da bronquite crônica; com isso, todos os poluentes ambientais devem ser eliminados. Os proprietários devem ser orientados a não fumar dentro de casa, bem como o fumante não deve ser a pessoa a medicar o paciente, e a limitar a exposição dos cães a quaisquer substâncias irritantes como perfumes, talcos, incensos, produtos químicos, poeira ou poluição do ar. Devem ser motivados a melhorar a qualidade do ar em sua casa, com a higiene de tapetes, móveis, cortinas, limpeza e substituição frequente dos filtros de ar. A exposição dos pacientes a animais potencialmente doentes em viagens, parques, *pet shops* e canis deve ser limitada para evitar o desenvolvimento de possíveis doenças infecciosas. Ambientes muito úmidos podem desenvolver fungos e bolores, fatores que podem agravar o quadro, devendo ser considerados.[45,48]

É essencial a manutenção da hidratação das vias respiratórias para facilitar a limpeza mucociliar. Deve-se garantir adequada hidratação sistêmica e preconiza-se a inalação, visto que as partículas de ar com o uso do inalador conseguem adentrar mais profundamente as vias respiratórias menores. Para pacientes que não aceitam a inalação indica-se que o paciente permaneça por um período dentro de um banheiro com vapor ou em um recinto fechado com um vaporizador, pois essas medidas podem promover alívio sintomático, já que as gotículas de ar eliminadas são maiores e não penetram tão profundamente nas vias respiratórias. Indica-se também a realização de fisioterapia pulmonar (tapotagem) no sentido caudocranial em ambos os hemitórax para estimular a tosse e a eliminação de secreções, preferencialmente após a inalação.[13]

A obesidade deve ser tratada agressivamente, pois agrava os quadros de tosse e da função pulmonar. Coleiras peitorais devem ser indicadas em vez de coleiras cervicais e episódios de latidos excessivos devem ser reduzidos com a modificação do comportamento apropriado, pois estímulos como agitação e estresse podem exacerbar os sintomas, devendo ser evitados. Os proprietários devem ser orientados a inicialmente realizar caminhadas curtas com os pacientes, nos horários em que a temperatura for mais amena e adequada, como no início da manhã ou ao final do dia.[14,45]

A terapia medicamentosa inclui diversos fármacos, mas os medicamentos a serem prescritos devem ser avaliados de acordo com as necessidades individuais de cada paciente e o ideal é que sejam iniciados um de cada vez para avaliar o fármaco ou a combinação mais eficaz. Os glicocorticoides são indicados por reduzirem a inflamação, o que ameniza a tosse. Podem apresentar potenciais efeitos adversos, incluindo suscetibilidade aumentada a infecções em animais debilitados, tendência à obesidade, hepatomegalia e fraqueza muscular, que pode adversamente prejudicar a ventilação, e maior predisposição ao desenvolvimento de tromboembolismo pulmonar; por conseguinte os glicocorticoides de curta ação são os mais indicados. Podem ser administrados por via oral ou por via inalatória. A prednisona é mais comumente utilizada e é administrada em doses de 1 a 2 mg/kg/dia inicialmente e em seguida reduzida para doses menores e eficazes que controlem as manifestações clínicas. Caso o paciente responda satisfatoriamente, a dose deve ser diminuída em 25% a cada 2 a 3 semanas, até que, de maneira ideal, chegue-se à dose mais baixa possível. A redução deve ser gradual para permitir a normalização do eixo hipotálamo-hipófise-adrenal. As formulações inalatórias têm sido amplamente utilizadas e são preferidas em vez dos esteroides sistêmicos, uma vez que apresentam a vantagem de permitir a absorção direta, resultando em elevada concentração local do fármaco em ambos os tecidos pulmonares centrais e periféricos, enquanto a concentração no plasma se mantém baixa, diminuindo assim os efeitos sistêmicos. A maioria dos cães é facilmente treinada a tolerar uma máscara facial. A fluticasona na dose de 10 a 20 mg/kg pode ser borrifada na máscara facial acoplada a um espaçador (Figura 149.3) e utilizada 2 vezes/dia. O dipropionato de beclometasona é aproximadamente 30 a 50 vezes mais potente em melhorar o controle do que a prednisona oral. Pode ser utilizado na dose de 250 mg, 2 vezes/dia, mantendo-se o paciente no espaçador até que realize de cinco a dez movimentos respiratórios.[15,45,49]

Os broncodilatadores são comumente prescritos. A teofilina tem sido relatada a ter efeitos não específicos que poderiam ter benefício na bronquite, como diminuição da fadiga dos músculos respiratórios, aumento da depuração mucociliar e liberação de mediadores inflamatórios como os mastócitos. A teofilina de liberação lenta pode ser administrada a uma dose de 10 mg/kg/por via oral a cada 12 h. Como efeitos adversos pode causar sintomas gastrintestinais, arritmia cardíaca, ansiedade e inquietação. Alguns fármacos como as fluroquinolonas e o cloranfenicol podem retardar a depuração da teofilina, predispondo à ocorrência de toxicidade se a dose não for reduzida a um terço ou metade da dose preconizada.[45]

Fármacos simpatomiméticos como a terbutalina (1,25 a 5 mg/cão por via oral a cada 8 a 12 h) e o sulfato de salbutamol (albuterol, 0,02 a 0,05 mg/kg por via oral a cada 8 a 12 h, iniciando com a menor dose) são broncodilatadores β_2-adrenérgicos seletivos com menores efeitos cardíacos. Os potenciais efeitos adversos incluem agitação, tremores, hipotensão e taquicardia. Atuam principalmente no músculo liso das vias respiratórias, resultando em relaxamento dentro de 1 a 5 min.[13]

Os antibióticos são necessários em cães com exacerbação aguda da bronquite crônica e suspeita de infecção associada. A doxiciclina é uma boa opção para cães com bronquite crônica, assim como a azitromicina, pois esses fármacos além das propriedades antimicrobianas, apresentam também efeitos anti-inflamatórios. As quinolonas apresentam boa penetração nas vias respiratórias e podem ser úteis em bronquite crônica, embora o uso excessivo desta classe de fármaco leve a um aumento da resistência bacteriana.[14,45]

Os supressores da tosse devem ser prescritos de maneira cautelosa porque a tosse é um mecanismo importante de defesa para a remoção da secreção das vias respiratórias. Contudo, a tosse contínua e exaustiva promove piora da inflamação, o que resulta em mais tosse, promovendo um ciclo contínuo de inflamação e possível colapso brônquico. A terapia pode ser instituída quando a inflamação for aceitavelmente controlada. Os antitussígenos (Quadro 149.3) são úteis para melhorar a qualidade de vida dos pacientes, fornecendo algum alívio, facilitando a ventilação e diminuindo a ansiedade. Os antitussígenos opioides são mais eficazes do que os não opioides e as doses podem ser tituladas para cima conforme a necessidade. Alguns pacientes podem desenvolver tolerância aos fármacos e o efeito colateral normalmente está relacionado principalmente com sedação excessiva.[45]

Quadro 149.3 Antitussígenos opioides e não opioides utilizados para o tratamento de bronquite crônica em cães.

Fármaco	Dose	Comentários
Opioides		
Butorfanol	0,25 a 1,1 mg/kg/a cada 8 a 12 h	Caro; titular dose para cima
Hidrocodona	0,2 a 0,3 mg/kg a cada 6 a 12 h	–
Tramadol	2 a 5 mg/kg a cada 8 a 12 h	Menos eficaz, baixo custo
Não opioides		
Gabapentina	2 a 5 mg/kg a cada 8 h	Eficácia não estabelecida
Metocarbamol	15 a 30 mg/kg a cada 12 h	Eficácia não estabelecida

Doenças pulmonares crônicas resultam em hipertensão pulmonar, em parte, devido à vasoconstrição pulmonar hipóxica, levando a hipertrofia medial permanente, além da liberação de mediadores inflamatórios e agentes vasoconstritores. Cães com bronquite crônica podem desenvolver hipertensão pulmonar, mas a porcentagem é desconhecida. Deve ser considerada em cães com bronquite que apresentam síncope ou intolerância grave ao exercício. Em casos de hipertensão pulmonar documentada por ecocardiograma preconiza-se a associação a sildenafila ou outros inibidores competitivos da fosfodiesterase do tipo 5. A dose oral recomendada para sildenafila é de 2 a 5 mg/kg cada 8 h. Os efeitos colaterais de doses superiores são hipotensão e sildenafila não deve ser combinado com nitratos.[45]

Prognóstico

O curso clínico de bronquite crônica é variável. É uma doença crônica que pode ser controlada. Na maioria dos cães, há alterações permanentes nas vias respiratórias no momento do diagnóstico, e a doença não pode ser curada. O tratamento médico adequado geralmente melhora as manifestações clínicas ou retarda a progressão do dano brônquico. Quadros periódicos de recidivas de tosse são comuns e exigem ajustes no protocolo de tratamento, tais como aumento temporário do uso de glicocorticoides ou adição de broncodilatadores, antibióticos ou antitussígenos, até melhora dos sintomas. A bronquite não controlada pode conduzir a bronquiectasia, predisposição a infecções secundárias e risco para o desenvolvimento de hipertensão pulmonar devido a hipoxia crônica e/ou remodelamento vascular.[14,40,45]

Bronquite alérgica

Etiologia

A infiltração das vias respiratórias ou do parênquima pulmonar por eosinófilos já foi descrita em cães como infiltração pulmonar de eosinófilos, eosinofilia pulmonar, pneumonia eosinofílica e broncopneumopatia eosinofílica, no entanto, até o momento, não está claro o método de classificação existente.[50,51]

Infiltrado inflamatório pulmonar com eosinófilos inclui uma série de doenças diferentes com muitas apresentações clínicas de discretas a graves, de fugazes a crônicas e de autolimitantes a por vezes fatais. Todas essas doenças apresentam manifestações relacionadas com a reação de hipersensibilidade imunológica.[50]

A broncopneumopatia eosinofílica (BPE) é uma doença caracterizada por infiltração eosinofílica do pulmão e da mucosa brônquica demonstrada pela análise citológica do fluido broncoalveolar ou exame histológico da mucosa brônquica. Embora a causa exata da BPE seja desconhecida, há a suspeita de hipersensibilidade a alergênios inalados. Muitas vezes os fatores antigênicos envolvidos não são identificados e em alguns casos a doença é considerada idiopática. Os agentes suspeitos incluem fungos ou bolores, substâncias, bactérias e parasitas. Acredita-se que a exposição antigênica persistente resulte em irritação crônica da traqueia e mucosas dos brônquios, promovendo inflamação, com eventual descamação epitelial, hiperplasia das glândulas mucosas e obstrução das vias respiratórias. Estas mudanças prejudicam o transporte mucociliar e predispõem a infecções bacterianas.[51–54]

Características clínicas

Os cães afetados com BPE são geralmente adultos jovens (4 a 6 anos de idade). A idade no início da doença varia de 3 meses a 13 anos, e o intervalo entre o início da doença e o diagnóstico varia de 3 semanas a 6 anos. A predisposição racial inclui os cães de grande porte como Huskie Siberiano, Malamute-do-alasca, Labrador Retriever, Rottweiler e Pastor-alemão, bem como raças pequenas como Fox, Jack Russell Terrier e Dachshund. Com relação ao sexo, as fêmeas aparentemente são mais frequentemente afetadas do que os cães do sexo masculino.[50,51,53]

Na apresentação inicial, tosse é considerada a manifestação clínica mais comum, ocorrendo em 95 a 100% dos casos. A tosse geralmente é ruidosa, persistente e frequentemente é seguida por engasgos e mímicas de vômito, podendo ser confundida com um distúrbio do trato digestório. Outros sintomas frequentemente relatados incluem dificuldade respiratória, intolerância a exercícios, secreção nasal serosa, mucoide ou mucopurulenta. Pode estar associada à rinite eosinofílica concomitante em alguns casos. De maneira geral, os pacientes acometidos não apresentam manifestações clínicas sistêmicas. O prurido, com ou sem lesões de pele, é outra queixa clínica ocasionalmente relatada. Ao exame físico, a ausculta torácica pode ser normal, mas aumento dos sons pulmonares, sibilos e crepitação podem ser encontrados.[50,52]

Diagnóstico

A BPE pode ser suspeitada com base nas manifestações clínicas e no histórico de tosse responsiva ao uso de corticoides. O diagnóstico baseia-se em achados radiológicos, broncoscopia, citologia do lavado broncoalveolar e exame histopatológico, além da exclusão das outras causas de infiltração eosinofílica das vias respiratórias posteriores. O diagnóstico da BPE deve ser confirmado antes do início do tratamento, pois como os corticoides são necessários a longo prazo para controlar as manifestações clínicas, eles podem acabar mascarando o quadro clínico.[51]

As anormalidades hematológicas incluem leucocitose em 30 a 50% dos casos, a eosinofilia em 50 a 60%, neutrofilia em 25 a 30% e basofilia em 0 a 55%. A ausência de eosinofilia periférica não exclui o diagnóstico de BPE.[50–52]

Os exames radiográficos podem revelar difusos infiltrados de intensidade variável (alveolar, intersticial e brônquico). Outras doenças pulmonares podem apresentar essas mesmas anormalidades, sendo necessária a utilização de outras ferramentas diagnósticas para a diferenciação, em especial o lavado broncoalveolar. O espessamento peribrônquico é uma lesão frequente (ocorrendo em aproximadamente 20% dos casos), bem como espessamento marcado das paredes brônquicas, infiltração alveolar (identificada em até 40% dos casos) e bronquiectasia nos casos crônicos. O escore de gravidade radiográfica correlaciona-se significativamente à contagem total de células no lavado broncoalveolar caracterizada por ocorrência marcada de eosinófilos.[50,51]

O exame de broncoscopia é particularmente útil porque permite a observação de achados macroscópicos típicos como moderada a grande quantidade de secreções purulentas, alterações da mucosa com moderado a grave espessamento, aparência irregular ou polipoide, hiperemia das vias respiratórias e, com menos frequência, colapso das vias respiratórias durante a expiração concêntrica. A broncoscopia permite ainda a coleta de material (biopsias da mucosa) para exame histopatológico.[52] Os achados histopatológicos são classificados de acordo com a gravidade e a existência de infiltrado inflamatório eosinofílico: grau 1 (discreto), grau 2 (moderado) e grau 3 (grave). Hiperplasia, metaplasia escamosa, ulceração epitelial, micro-hemorragia, hemossiderina em macrófagos, colagenólise e fibrose também podem ser vistas no grau 3.[51]

O material coletado via lavado broncoalveolar deve ser imediatamente centrifugado com a finalidade de obter amostras citológicas de boa qualidade. Alternativamente, a coleta do material pode ser realizada com o auxílio de uma escova de cateter inserida através do canal do broncoscópio. A avaliação do lavado broncoalveolar é considerada um fator determinante para caracterizar a doença já que há predomínio maior de eosinófilos na contagem absoluta e relativa, representando o maior grupo celular. O aumento dos eosinófilos é tão marcante que os valores relativos de macrófagos, linfócitos e mastócitos diminuem, e os valores de neutrófilos e células epiteliais se mantêm no mesmo nível, mesmo que as suas contagens absolutas estejam elevadas. Os eosinófilos representam um papel importante na patogênese da broncopneumonia eosinofílica, pois são capazes de secretar grandes quantidades de mediadores inflamatórios que podem causar graves danos aos tecidos. Indica-se ainda a realização de cultura bacteriana e fúngica das amostras obtidas.[50,51,53]

Preconiza-se ainda a realização de exames coproparasitológicos, já que helmintos parasitas estão implicados em reações broncopulmonares eosinofílicas por infecção primária ou por migração através dos tecidos do pulmão durante o desenvolvimento. Um exame fecal negativo por qualquer método não é determinante, sendo aconselhável a realização de exames seriados em pacientes suspeitos, bem como a utilização de terapia antiparasitária.[51]

Tratamento

A ausência total das manifestações clínicas é rara e a terapia deve ser prolongada por meses. O proprietário deve ser orientado a assumir a responsabilidade e participar ativamente no cuidado do paciente.[52]

A bronquite eosinofílica é caracterizada por tosse responsiva a corticoide, logo, o tratamento de escolha é à base de corticoides orais como prednisona ou prednisolona. O tratamento pode ser iniciado a uma dose de 1 mg/kg administrado por via oral a cada 12 h durante 7 dias. Após este período, a frequência de administração pode ser reduzida para 1 mg/kg administrado por via oral a cada 24 h, durante 7 dias (segunda semana). A terceira semana pode ser iniciada com a administração do medicamento em dias alternados, e se o paciente estiver bem controlado clinicamente, a dose pode ser gradualmente reduzida, bem como a frequência de administração, de acordo com a resposta do paciente, permanecendo com uma dose mínima de manutenção por um período. Caso o animal permaneça estável durante a terapia de manutenção, o fármaco pode ser suspenso, porém recidivas dos sintomas podem ocorrer dentro de semanas ou meses após a interrupção do fármaco, mas alguns cães parecem não apresentar recidivas em tão pouco tempo.[51]

A maioria dos cães exibe excelente resposta à terapia com corticoides, no entanto, os efeitos colaterais associados ao hipercortisolismo podem ser um fator limitante para a manutenção crônica da terapia. Nestes casos, os corticoides inalatórios podem ser benéficos. São administrados por meio de inalação (os mesmos corticoides indicados na terapia do colapso traqueal e bronquite crônica) utilizando um espaçador de baixa resistência ligado a uma máscara facial (Figura 149.3). Esses medicamentos exibem a vantagem de fornecer altas concentrações do fármaco diretamente nas vias respiratórias, atenuando os efeitos colaterais sistêmicos. Novas abordagens terapêuticas estão sendo estudadas, incluindo o uso de terapia com ciclosporina e fármacos imunomoduladores.[51]

Os antibióticos são indicados em casos de infecções bacterianas secundárias ou nos casos de cultura bacteriana positiva. É difícil avaliar se infecção bacteriana dos brônquios ou pulmão desempenha um papel importante na doença broncopulmonar eosinofílica em cães, pois em literatura a maioria dos pacientes tratados com antibióticos que apresentaram melhora clínica fazia uso concomitante de corticoides.[52]

O prognóstico para cães com BPE geralmente é bom, porque a resposta à corticoterapia oral é excelente na maioria dos casos, embora os efeitos colaterais sistêmicos dos esteroides possam ser limitantes.[51]

Bronquiectasia

Etiologia

A bronquiectasia é um termo utilizado para definir a dilatação irreversível de brônquios de diâmetro médio com acúmulo de secreções após perda da integridade estrutural das paredes brônquicas. É uma afecção rara em cães, com prevalência de 0,05 a 0,08%.[54]

De maneira geral, todas as vias respiratórias maiores encontram-se dilatadas, mas ocasionalmente é localizada. Este achado é uma consequência secundária e não específica à exposição crônica das vias respiratórias a inflamação, infecções e obstrução das vias respiratórias. As causas de inflamação crônica das vias respiratórias que podem ocasionar a bronquiectasia incluem broncopneumopatia eosinofílica, parasitas pulmonares, dirofilariose, aspergilose, pneumopatias alérgicas e inalação de fumaça. As causas infeciosas estão relacionadas com pneumonia bacteriana e as obstrutivas com neoplasias e colapso da traqueia. Pode ainda estar associada a certas anormalidades congênitas como discinesia ciliar primária. A inflamação crônica conduz à destruição das estruturas de suporte (muscular e elástica) das vias respiratórias. Os tecidos pulmonares adjacentes exercem uma força contrátil que distende os brônquios, mantendo-os dilatados.[13,14,55,56]

Características clínicas

A bronquiectasia é mais corriqueira em cães de idade média a avançada com histórico de inflamação crônica das vias respiratórias ou em caninos jovens com discinesia ciliar primária. As raças mais relatadas que apresentam predisposição a essa condição incluem Cocker Spaniel Americano, West Highland White Terrier, Husky Siberiano e o Pastor de Shetland.[14]

A manifestação clínica mais comum relatada na anamnese é a tosse produtiva ou improdutiva, mímica de vômito prosseguindo a tosse, e alguns pacientes podem apresentar histórico recidivante de pneumonia. Alguns pacientes podem manifestar ainda hemoptise, taquipneia e distrição respiratória. O exame físico caracteriza-se por crepitação pulmonar, produzindo ruídos grosseiros, ásperos e sibilos expiratórios. A ausculta cardíaca pode ser dificultada devido ao ruído respiratório. A secreção nasal purulenta pode ser vista em discinesia ciliar primária ou pneumonia.[14]

Diagnóstico

O achado radiográfico clássico é a dilatação permanente dos brônquios com acúmulo de secreção. As mudanças de tamanho e formato (sacular ou cilíndrico ao longo do eixo do comprimento) no lúmen e anormal estreitamento na periferia são achados considerados clássicos. Não é incomum a observação dos padrões radiográficos mistos, brônquico, intersticial e alveolar, no entanto, as radiografias podem ser insuficientes para o diagnóstico de bronquiectasia de grau leve.[14,55]

A tomografia computadorizada fornece achados mais precoces do que as radiografias torácicas devido à formação de imagem mais precisas e visibilização prontamente dos brônquios e bronquíolos. A broncoscopia é o método mais confiável, considerado padrão-ouro para determinar o diagnóstico de bronquiectasia. Em humanos é relatado apresentar sensibilidade entre 84 e 90% para determinar o diagnóstico. Este exame pode identificar dilatação bronquial, hiperemia, irregularidade da mucosa, acúmulo de secreção e extensão da doença. O lavado broncoalveolar é caracterizado por inflamação com neutrófilos e monócitos. As amostras podem indicar inflamação supurativa e todas as amostras devem ser encaminhadas para a realização de cultura (para bactérias aeróbias e anaeróbias) e antibiograma.[14,54-56]

Quatro padrões de bronquiectasia foram descritos: cilíndrico (o mais comum em cães, gatos e pessoas), sacular, cística e varicoso. O padrão cilíndrico é devido a dilatação uniforme e perda do afilamento distal dos brônquios maiores; a bronquiectasia sacular tem aparência de "cacho de uva" resultante das saculações circunscritas das paredes brônquicas em sua porção terminal, e os brônquios de tamanho intermediário são os mais afetados; o padrão cístico é encontrado em estágios mais avançados da bronquiectasia sacular, envolvendo principalmente os brônquios terminais. A bronquiectasia varicosa, o único padrão não relatados em cães e gatos, ocorre devido à dilatação dos brônquios com constrições circunferenciais, resultando em uma aparência de "frisado".[54]

O reconhecimento da bronquiectasia como um componente de sequela de doença pulmonar subjacente é importante porque os pacientes com esta condição apresentam maior risco em desenvolver infecções pulmonares de repetição, devido à diminuição do transporte mucociliar.[56]

Tratamento

Não há cura para a bronquiectasia e o tratamento é crônico. A terapia inclui o uso de antibióticos de maneira intermitente, por longos períodos ou uso contínuo baseado em resultados de cultura e antibiograma. Os fármacos preconizados são os mesmos indicados para a terapia de bronquite crônica, colapso traqueal e traqueobronquite, com exceção dos antitussígenos que, por inibirem a tosse, agravam o acúmulo de secreção. Orienta-se ainda a terapia complementar com inalação e fisioterapia pulmonar.[14,40]

Referências

1. Miller CJ. Approach to the respiratory patient. Veterinary Clinics of North America Small Animal Practice. 2007; 37(5):861-78.
2. Sandu K, Monnier P. Congenital tracheal anomalies. Otolaryngologic Clinics of North America. 2007; 40(1):193-217.
3. Erles K, Brownlie J. Canine respiratory coronavirus: an emerging pathogen in the canine infectious respiratory disease complex. Veterinary Clinics of North America Small Animal Practice. 2008; 38(4):815-25.
4. Mochizuk, M, Yachi A, Ohshima T, Ohuchi A, Ishida T. Etiologic study of upper respiratory infections of household dogs. Journal of Veterinary Medical Science. 2008; 70(6):563-9.
5. An DJ, Jeoung HY, Jeong W, Chae S, Song DS, Oh JS, Park BK. A serological survey of canine respiratory coronavirus and canine influenza virus in Korean dogs. Journal of Veterinary Medical Science. 2010; 72(9):1217-9.

6. Kawakami K, Ogawa H, Maeda K, Imai A, Ohashi E, Matsunaga S, Tohya Y, Ohshima T, Mochizuki M. Nosocomial outbreak of serious canine infectious tracheobronchitis (kennel cough) caused by canine herpesvirus infection.. Journal of Clinical Microbiology. 2010; 48(4):1176-81.
7. Priestnall SL, Mitchell JA, Walker CA, Erles K, Brownlie J. New and Emerging Pathogens in Canine Infectious Respiratory Disease. Veterinary Pathology. 2013.
8. Erles K, Dubovi EJ, Brooks HW, Brownlie J. Longitudinal study of viruses associated with canine infectious respiratory disease. Journal of Clinical Microbiology. 2004; 42(10):4524-9.
9. Mitchell JA, Cardwell JM, Renshaw RW, Dubovi EJ, Brownlie J. Detection of canine pneumovirus in dogs with canine infectious respiratory disease. Journal of Clinical Microbiology. 2013; 51(12):4112-9.
10. Ellis JA, Mclean N, Hupaelo R, Haines DM. Detection of coronavirus in cases of tracheobronchitis in dogs: a retrospective study from 1971 to 2003. Canadian Veterinary Journal. 2005; 46(5):447-8.
11. Knesl O, Allan FJ, Shields S. The seroprevalence of canine respiratory coronavirus and canine influenza virus in dogs in New Zealand. New Zealand Veterinary Journal. 2009; 57(5):295-8.
12. Decaro N, Martella V, Buonavoglia C. Canine adenoviruses and herpesvirus. Veterinary Clinics of North America Small Animal Practice. 2008; 38(4):799-814.
13. Nelson RW, Couto CG. Small animal internal medicine. 4rd ed. St. Louis, Missouri, 2009. p. 285-301.
14. Ettinger SJ, Feldman EC. Textbook of veterinary internal medicine. 7 ed. St. Louis: Missouri, 2010. p 1066-96.
15. Padrid P. Use of inhaled medications to treat respiratory diseases in dogs and cats. Journal of the American Animal Hospital Association. 2006; 42(2):165-9.
16. Sun F, Usón J, Ezquerra J, Crisóstomo V, Luis L, Maynar M. Endotracheal stenting therapy in dogs with tracheal collapse. Veterinary Journal. 2008; 175(2):186-93.
17. Beal MW. Tracheal stent placement for the emergency management of tracheal collapse in dogs. Topics in Companion Animal Medicine. 2013; 28(3):106-11.
18. Maggiore AD. Tracheal and airway collapse in dogs. Veterinary Clinics of North America Small Animal Practice. 2014; 44(1):117-27.
19. Johnson LR, Pollard RE. Tracheal collapse and bronchomalacia in dogs: 58 cases (7/2001-1/2008). Journal Veteterinary Internal Medicine. 2010; 24(2):298-305.
20. Adamama-Moraitou KK, Pardali D, Day MJ, Prassinos NN, Kritsepi-Konstantinou M, Patsikas MN, Rallis TS. Canine bronchomalacia: a clinicopathological study of 18 cases diagnosed by endoscopy. Veterinary Journal. 2012; 191(2):261-6.
21. Eom K, Moon K, Seong Y, Oh T, Yi S, Lee K, Jang K. Ultrasonographic evaluation of tracheal collapse in dogs. Journal Veteterinary Scienci. 2008; 9(4):401-5.
22. (Ettinger; Maggiore, 2014)
23. Durant AM, Sura P, Rohrbach B, Bohling MW. Use of nitinol stents for end-stage tracheal collapse in dogs. Veterinary Surgery. 2012; 41(7):807-17.
24. Kim JY, Han HJ, Yun HY, Lee B, Jang HY, Eom KD, Park HM, Jeong SW. The safety and efficacy of a new self-expandable intratracheal nitinol stent for the tracheal collapse in dogs. Journal Veteterinary Scienci. 2008; 9(1):91-3.
25. Woo HM, Kim MJ, Lee SG, Nam HS, Kwak HH, Lee JS, Park IC, Hyun C. Intraluminal tracheal stent fracture in a Yorkshire terrier. Canadian Veteterinary Journal. 2007; 48(10):1063-6.
26. Reed SD, Evans DE. Tracheal hypoplasia with a discrete subaortic septal ridge in a Rottweiler puppy. Journal of Veterinary Diagnostic Investigation. 2009; 21(1):117-9.
27. Clarke DL, Holt DE, King LG. Partial resolution of hypoplastic trachea in six english bulldog puppies with bronchopneumonia. Journal American Animal Hospital Associaction. 2011; 47(5):329-35.
28. Meola SD. Brachycephalic airway syndrome. Topics in Companion Animal Medicine. 2013; 28(3):91-6.
29. Oue T, Kamata S, Usui N, Okuyama H, Nose K, Okada A. Histopathologic changes after tracheobronchial reconstruction with costal cartilage graft for congenital tracheal stenosis. Journal Pediatric Surgery. 2001; 36(2):329-33.
30. Papaioannou N, Psalla D, Papadopoulos E, Adamama-Moraitou KK, Petanidis T, Rallis T, Vlemmas I. Obstructive, granulomatous tracheitis caused by Onchocerca sp. in a dog. Journal of Veterinary Medicine. A, Physiology, Pathology, Clinical Medicine. 2004; 51(7-8):354-7.
31. Adamama-Moraitou KK, Pardali D, Prassinos NN, Papazoglou LG, Makris D, Gourgoulianis KI, Papaioannou N, Rallis TS. Analysis of tidal breathing flow volume loop in dogs with tracheal masses. Australian Veteterinary Journal. 2010; 88(9):351-6.
32. Hill JE, Mahaffey EA, Farrell RL. Tracheal carcinoma in a dog. Journal of Comparative Patholology. 1987; 97(6):705-7.
33. Mahler SP, Mootoo NF, Reece JL, Cooper JE. Surgical resection of a primary tracheal fibrosarcoma in a dog. Journal Small Animal Practice. 2006; 47(9):537-40.
34. Jones ID, Klein A. What is your diagnosis? Large air-way neoplasia (undifferentiated sarcoma) resulting in obstruction of the distal trachea. Journal Small Animal Practice. 2007; 48(3):177-9.
35. Jelinek F, Vozkova D. Carcinoma of the trachea in a cat. J Comp Pathol. Journal of Comparative Patholology. 2012; 147(2-3):177-80.
36. Faisca P, Henriques J, Dias TM, Resende L, Mestrinho L. Ectopic cervical thymic carcinoma in a dog. Journal Small Animal Practice. 2011; 52(5):266-70.
37. Risselada M, De Rooster H, Taeymans O, Van Bree H. Penetrating injuries in dogs and cats. A study of 16 cases. Veterinary and Comparative Orthopaedics and Traumatology. 2008; 21(5):434-9.
38. Jordan CJ, Halfacree ZJ, Tivers MS. Airway injury associated with cervical bite wounds in dogs and cats: 56 cases. Veterinary and comparative orthopaedics and traumatology. ; 26(2):89-93, 2013.
39. Alderson B, Senior JM, Dugdale AH. Tracheal necrosis following tracheal intubation in a dog. Journal Small Animal Practice. 2006; 47(12):754-6.
40. (Feldman, 2010)
41. Yao C, O'Toole D, Driscoll M, Mcfarland W, Fox J, Cornish T, Jolley W. Filaroides osleri (Oslerus osleri): two case reports and a review of canid infections in North America. Veterinary Parasitology. 2011; 179(1 a 3):123-9.
42. Reagan JK, Aronsohn MG. Acute onset of dyspnea associated with Oslerus osleri infection in a dog. Journal of Veterinary Emergency and Critical Care (San Antonio). 2012; 22(2):267-72.
43. Verocai GG, Schock DM, Lejeune M, Warren AL, Duignan PJ, Kutz SJ. Oslerus osleri (metastrongyloidea; filaroididae) in gray wolves (Canis lupus) from Banff National Park, Alberta, Canada. Journal of Wildlife Diseases. 2013; 49(2):422-6.
44. Outerbridge CA, Taylor SM. Oslerus osleri tracheobronchitis: treatment with ivermectin in 4 dogs. Canadian Veterinary Journal. 1998; 39(4):238-40.
45. Rozanski E. Canine chronic bronchitis. Veterinary Clinics of North America Small Animal Practice. 2014; 44(1):107-16.
46. Mantis P, Lamb CR, Boswood A. Assessment of the accuracy of thoracic radiography in the diagnosis of canine chronic bronchitis. Journal Small Animal Practice. 1998; 39(11):518-20.
47. Bolognin M, Kirschvink N, Leemans J, De Buscher V, Snaps F, Gustin P, Peeters D, Clercx C. Characterisation of the acute and reversible airway inflammation induced by cadmium chloride inhalation in healthy dogs and evaluation of the effects of salbutamol and prednisolone. Veterinary Journal. 2007; 179(3):443-50.
48. Nikula KJ, Green FH. Animal models of chronic bronchitis and their relevance to studies of particle-induced disease. Inhalation Toxicology. 2000; 12(4):123-53.
49. Bexfield NH, Foale RD, Davison LJ, Watson PJ, Skelly BJ, Herrtage ME. Management of 13 cases of canine respiratory disease using inhaled corticosteroids. Journal Small Animal Practice. 2006; 47(7):377-82.
50. Rajamäki MM, Järvinen AK, Sorsa T, Maisi P. Clinical findings, bronchoalveolar lavage fluid cytology and matrix metalloproteinase-2 and -9 in canine pulmonary eosinophilia. Veterinary Journal. 2002; 163(2):168-81.
51. Clercx C, Peeters D. Canine eosinophilic bronchopneumopathy. Veterinary Clinics of North America Small Animal Practice. 2007; 37(5):917-35.
52. Clercx C, Peeters D, Snaps F, Hansen P, Mcentee K, Detilleux J, Henroteaux M, Day MJ. Eosinophilic bronchopneumopathy in dogs. Journal Veterinary Internal Medicine. 2000; 14(3):282-91.
53. Rajamäki MM, Järvinen AK, Sorsa T, Maisi P. Collagenolytic activity in bronchoalveolar lavage fluid in canine pulmonary eosinophilia. Journal Veterinary Internal Medicine. 2002; 16(6):658-64.
54. Meler E, Pressler BM, Heng HG, Baird DK. Diffuse cylindrical bronchiectasis due to eosinophilic bronchopneumopathy in a dog. Canadian Veteterinary Journal. 2010; 51(7):753-6.
55. Marolf A, Blaik M, Specht A. A retrospective study of the relationship between tracheal collapse and bronchiectasis in dogs. Veterinary Radiology & Ultrasound. 2007; 48(3):199-203.
56. Cannon MS, Johnson LR, Pesavento PA, Kass PH, Wisner ER. Quantitative and qualitative computed tomographic characteristics of bronchiectasis in 12 dogs. Veterinary Radiology & Ultrasound. 2013; 54(4):351-7.
57. Clercx C, Peeters D, German AJ, Khelil Y, Mcentee K, Vanderplasschen A, Schynts F, Hansen P, Detilleux J, Day MJ. An immunologic investigation of canine eosinophilic bronchopneumopathy. Journal Veterinary Internal Medicine. 2002; 16(3):229-37.
58. Tsugawa C, Kimura K, Muraji T, Nishijima E, Matsumoto Y, Murata H. Congenital stenosis involving a long segment of the trachea: further experience in reconstructive surgery. Journal of Pediatric Surgery. 1988; 23(5):471-5.
59. Weese JS, Stull J. Respiratory disease outbreak in a veterinary hospital associated with canine parainfluenza virus infection. Canadian Veterinary Journal. 2013; 54(1):79-82.

150 Pneumonia Bacteriana

Denise Maria Nunes Simões

Pneumonia

Definição

Doença pulmonar inflamatória causada por diversos agentes etiológicos (bactérias, vírus, fungos e parasitas), por aspiração de fluidos ou alimentos, por infiltrado de células inflamatórias ou de origem idiopática. É uma doença que causa um quadro de hipoxemia (Figuras 150.1 e 150.2).[1]

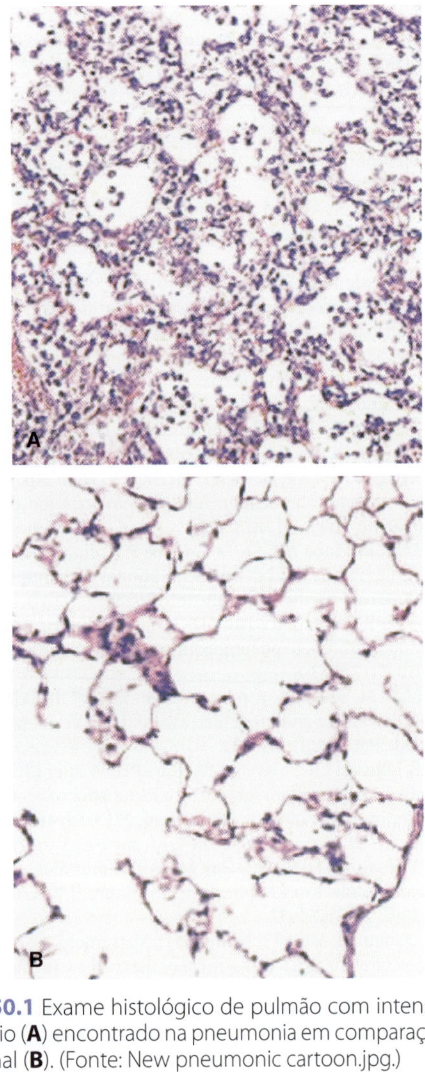

Figura 150.1 Exame histológico de pulmão com intenso infiltrado inflamatório (**A**) encontrado na pneumonia em comparação com pulmão normal (**B**). (Fonte: New pneumonic cartoon.jpg.)

Fisiopatologia da hipoxemia

O termo hipoxemia refere-se à oxigenação insuficiente do sangue, necessária para realizar os requerimentos metabólicos. A pneumonia determina hipoxemia, cuja causa é determinada por razão ventilação (V): perfusão (Q) inadequada. A baixa razão V/Q determina que áreas do pulmão podem ser perfundidas, mas não são bem ventiladas.[2,3]

Patogênese | Mecanismos de defesa

A junção broncoalveolar é o local de maior vulnerabilidade no trato respiratório posterior, especialmente pelo dano causado por partículas inaladas e vapores, incluindo gotas contendo agentes infecciosos. Esse é o local de maior depósito de pequenas partículas (0,5 a 3 mm no diâmetro) capazes de atingirem o pulmão profundamente. O epitélio bronquiolar não é protegido pela camada mucosa das vias respiratórias maiores e/ou por um sistema eficaz de macrófagos alveolares. O material facilmente forma um tampão no lúmen bronquiolar.[4,5]

Defesas físicas

As defesas físicas do trato respiratório incluem os padrões de fluxo de ar e as barreiras anatômicas por onde o ar deve passar antes de atingir os pulmões; reflexos protetores, incluindo tosse e espirro; a barreira epitelial e os mecanismos do *clearance* mucociliar. As vias respiratórias anteriores removem muitas partículas inaladas. O fluxo de ar turbulento resulta na retenção de partículas na superfície da mucosa da cavidade nasal e da nasofaringe. O fechamento da glote protege as vias respiratórias durante a deglutição. A presença de substâncias irritantes que escapam das barreiras iniciais dispara o reflexo de espirro ou a tosse, resultando na expulsão das partículas das vias respiratórias. O aparato do *clearance* mucociliar remove as partículas implantadas, incluindo os microrganismos. O próprio epitélio é composto de uma variedade de tipos de células, cada qual com funções distintas. As células epiteliais estão ligadas por *tight junctions*, que formam um selo de proteção e excelente barreira física contra a entrada de patógenos. O epitélio pseudoestratificado ciliar também oferece proteção, pois esses cílios batem de maneira direcional coordenada para deslocar o muco, que contém partículas aderidas, para fora do trato respiratório.[5]

Defesas imunológicas inatas

Quando ocorre falha nas barreiras físicas na eliminação de partículas e agentes, a resposta imunológica funciona como a próxima linha de defesa. Essas defesas não requerem contato prévio com o patógeno para serem eficazes, mas também não conferem proteção futura. Essas defesas incluem os componentes químicos antimicrobianos secretados do epitélio e de outras células locais (defensinas, lactoferrina, lisozima e catelicidinas), a cascata inflamatória e seu complemento, as células fagocitárias e *killer*. Além disso, o epitélio respiratório e as glândulas da submucosa produzem e modificam a superfície líquida das vias respiratórias. As maiores células fagocitárias da defesa inata são os neutrófilos e os macrófagos. Essas células ligam-se a, ingerem e destroem os potenciais patógenos. O sistema imune inato é responsável por fornecer uma resposta imediata ao contato inicial com o patógeno.[5]

Defesas imunológicas adaptativas

Os agentes infecciosos que escapam das defesas físicas e inatas enfrentam as defesas imunológicas adaptativas. A resposta dessas defesas requer vários dias para maturação, dife-

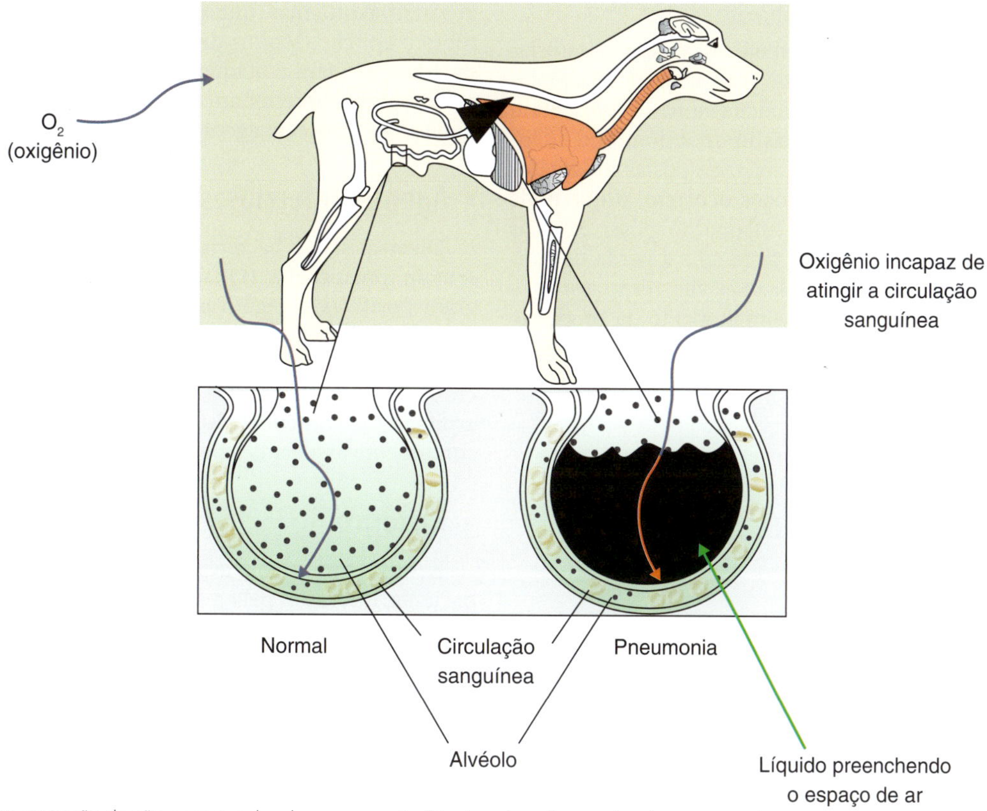

Figura 150.2 Representação de cão com quadro de pneumonia. (Fontes: dawghousedogdaycare.wordpress.com e new pneumonic cartoon. Jpg.)

renciação e expansão clonal dos linfócitos T efetores e dos plasmócitos (linfócitos B produtores de anticorpos). Esse mecanismo de defesa é altamente específico para patógenos e resulta em memória imunológica, o que auxilia na proteção do hospedeiro mais eficazmente durante uma próxima exposição ao agente. Essas defesas adaptativas abrangem a imunidade celular (IC) e a humoral (IH). A IC é adequada para responder a patógenos intracelulares e a IH é importante na prevenção da infecção e na resolução de determinadas infecções estabelecidas. A imunoglobulina A (IgA) é a mais importante nas vias respiratórias anteriores e protege a superfície da mucosa pelo bloqueio da adesão epitélio-agente e por facilitar o *clearance* mucociliar de agentes aglutinados e também por neutralizar agentes e toxinas locais. As imunoglobulinas (IgM e IgG) assumem maior importância no parênquima pulmonar. Ambas são opsoninas eficazes, que facilitam o mecanismo fagocitário de agentes e ativam a cascata do complemento.[5]

Falhas da defesa

Falhas da defesa respiratória

Apesar de o trato respiratório ter vários mecanismos de defesa contra os patógenos, as infecções podem acontecer. As anormalidades sistêmicas e das defesas respiratórias específicas predispõem a infecções respiratórias. Uma ampla variedade de condições (p. ex., diabetes *mellitus*, uremia, infecções por retrovírus em gatos), uso de medicamentos (p. ex., glicocorticoides, quimioterápicos) e, mais raramente, o estado de imunodeficiência congênita (p. ex., defeito de função dos neutrófilos, deficiências de imunoglobulinas) resultam em comprometimento imunológico sistêmico. Frequentemente, os defeitos nas defesas respiratórias (falhas nos mecanismos protetores mecânicos e físicos) são relatados.[5]

Falhas das defesas físicas

A quebra significativa e sustentada da primeira e mais importante barreira para a infecção respiratória, as defesas mecânicas e físicas, frequentemente leva à infecção. Podemos citar, por exemplo, intubação prolongada, paralisia de laringe, lesão dos turbinados nasais devido à neoplasia, corpo estranho, infecção fúngica, complexo respiratório felino, dano epitelial das vias respiratórias por fungos (aspergilose), inflamação (asma), inalação de substâncias tóxicas (fumaça) ou aspiração de substâncias cáusticas (p. ex., ácido gástrico). Os defeitos de função mucociliar frequentemente levam à infecção. Essa função pode ser comprometida pelo dano do epitélio das vias respiratórias, por alterações na característica do muco ou por alterações no movimento ciliar. A má função dos cílios pode ser decorrente de dano adquirido ou de defeito congênito. A inalação de toxinas, tais como as encontradas no cigarro, bem como as produzidas por agentes infecciosos (p. ex., *Bordetella bronchiseptica*), lesionam os cílios. A discinesia ciliar primária (DCP) é uma síndrome descrita em muitas raças de cães e, ocasionalmente, em gatos, a qual resulta em pneumonia, sinusite e rinite bacteriana recorrente, devido a anormalidades ultraestruturais dos cílios.[5]

Falhas das imunidades inata e adaptativa

As falhas das imunidades inata e adaptativa, congênitas ou adquiridas, levam a infecções de múltiplos sistemas, em vez da infecção isolada do sistema respiratório. As infecções repetidas com patógenos oportunistas devem ser prontamente consideradas como defeito imunológico. A deficiência de imunoglobulina A (IgA) é uma imunodeficiência congênita que tem sido descrita em várias raças de cães (Pastor-alemão, Irish Wolfhound e Weimaraner).[5]

Lesão causada pelas defesas respiratórias

O trato respiratório, especialmente as vias respiratórias anteriores, está em contato contínuo com as partículas inaladas. Muitas dessas partículas são inócuas e não representam uma resposta agressiva dos sistemas imunes, inato ou adaptativo. Quando esses sistemas falham, as respostas inflamatória e imunológica a antígenos inócuos ocorrem, o que pode determinar a doença. Embora a inflamação possa auxiliar na eliminação da infecção, a lesão tecidual e a perda da função são propriedades inerentes a ela. Nas vias respiratórias, a inflamação pode levar à irritação com aumento da produção de muco, espirro, tosse ou broncoconstrição. Nos pulmões, a inflamação pode levar a troca gasosa inadequada e insuficiência respiratória.[6]

Pneumonia bacteriana

Definição

A pneumonia bacteriana é a inflamação das vias respiratórias posteriores, secundária à infecção bacteriana. A broncopneumonia bacteriana é caracterizada pela inflamação originária da junção broncoalveolar.[6]

Incidência

A pneumonia bacteriana é a doença infecciosa do parênquima pulmonar mais comum em cães e pouco frequente em gatos.

Em estudo retrospectivo foi observada baixa incidência de pneumonia causada por agentes infecciosos em gatos, mas dentre as causas infecciosas a infecção bacteriana era a mais comum, e os agentes aeróbios representavam a grande maioria, sendo os mais frequentes o *Streptococcus* spp. e a *Pasteurella* spp. Em seguida, vieram as infecções virais (coronavírus) e as causadas por fungos (*Cryptococcus* sp.).[1]

Etiologia e fatores de risco

Os fatores de risco que contribuem para maior morbidade da doença incluem estado imunitário, idade dos animais, estado nutricional inadequado, distúrbios congênitos (megaesôfago, discinesia ciliar) e ambientais (abrigos de animais, saneamento e ventilação), exposição a agrupamentos de cães e coinfecção (outras doenças respiratórias associadas, tais como complexo respiratório felino, cinomose). A pneumonia por aspiração é comumente associada a megaesôfago, à miastenia *gravis* e à paralisia de laringe. As infecções sistêmicas e locais (bacteriemia, flebite ou periodontite), apesar de pouco frequentes, também são um fator de risco para a pneumonia bacteriana.[6,7]

Mecanismos de ação dos patógenos

Os agentes infecciosos apresentam mecanismos de ação para tentar invadir o hospedeiro e enganar o sistema imunológico. Existe a produção de endotoxinas, as quais diminuem a qualidade e a quantidade de surfactante, que tem um papel muito importante na defesa alveolar *in situ*. O surfactante apresenta ação antibacteriana contra *Staphylococcus* e algumas bactérias gram-negativas. Esses agentes também podem produzir exotoxinas, que apresentam efeito prejudicial direto sobre o epitélio. Muitos desses agentes têm proteínas de adesão, que facilitam o ataque ao epitélio do trato respiratório, e outros, ainda, apresentam uma cápsula de polissacarídio, que inibe a fagocitose do agente.[6]

Agentes infecciosos

Diversas são as bactérias isoladas de cães e gatos que apresentam pneumonia (Quadro 150.1). As bactérias aeróbias gram-positivas e negativas são comumente encontradas. Os agentes anaeróbios são menos comumente relatados. Em geral, os quadros de pneumonia apresentam infecção polimicrobiana. A pneumonia bacteriana que se desenvolve após a aspiração de conteúdo gástrico ou infecção oportunista é mais comumente associada a bactérias gram-negativas.[7]

Histórico

É muito importante avaliar detalhadamente o histórico do paciente, iniciando pela resenha do animal (idade, raça, sexo), dados do início e da evolução do quadro respiratório (período de tempo: dias, semanas; agudo ou crônico; recidivante), fatores de risco associados, primoinfecção ou reinfecção, tratamentos anteriores, tempo de terapia e resposta ao tratamento instituído. Por meio dessas informações, os clínicos podem compreender melhor a doença e direcionar a escolha dos meios diagnósticos e da terapia.

Manifestações clínicas e alterações no exame físico

As manifestações clínicas são variáveis e dependem da gravidade do quadro, do estado imunológico do animal e da presença de doenças concorrentes. Os cães e gatos com pneumonia bacteriana podem apresentam alterações respiratórias e/ou sistêmicas (Quadro 150.2).[6]

O reflexo da tosse é desencadeado por estímulo inflamatório, por meio do qual ocorre a liberação de mediadores inflamatórios (taquicininas e substância P), que são detectados por receptores presentes na árvore brônquica e que, via nervo vago, chegam até o centro da tosse presente no tronco encefálico para desencadear o reflexo.

O exame físico do paciente é baseado na avaliação dos parâmetros vitais (pulso, frequências cardíaca e respiratória), na aferição da temperatura, no tempo de preenchimento capilar, na inspeção para a avaliação do padrão respiratório e da coloração

Quadro 150.1 Patógenos comumente associados a pneumonia bacteriana em cães e gatos.[7]

Cão	Gato
Bordetella bronchiseptica	*Pausteurella* spp.
Staphylococcus spp.	*Bordetella bronchiseptica*
Streptococcus spp.	*Streptococcus equi*
Enterococcus spp.	*Streptococcus zooepidemicus*
Escherichia coli	*Pseudomonas* spp.
Pseudomonas spp.	*Mycoplasma* spp.
Pausteurella spp.	
Klebsiella spp.	
Bacteroides	

Quadro 150.2 Manifestações clínicas comumente associadas a pneumonia bacteriana em cães e gatos.[6]

Cão	Gato
Tosse	Infecção do trato respiratório anterior
Corrimento nasal	Corrimento nasal
Taquipneia/desconforto respiratório	Desconforto respiratório grave
Manifestações sistêmicas	Manifestações sistêmicas
• Febre	• Febre (variável)
• Anorexia	• Anorexia
• Letargia	• Letargia
• Perda de peso	• Dor à palpação abdominal
• Desidratação	

das mucosas, na auscultação cardiopulmonar para identificação ou não de sopros cardíacos e/ou sons pulmonares anormais e na avaliação completa dos demais sistemas (geniturinário, ototegumentar, neurológico, locomotor, gastrintestinal).

No exame físico do animal com pneumonia podemos observar taquipneia e esforço respiratório aumentado. O padrão respiratório é classificado como restritivo, caracterizado pelo aumento da frequência respiratória (taquipneia) e pela diminuição da profundidade, o que acarreta respiração rápida e superficial. As crepitações podem estar presentes nos pacientes com pneumonia, mas a ausência delas não exclui a doença. Também podem ser identificados pela auscultação pulmonar os sons broncovesiculares aumentados ou os chiados. A ausência de sons respiratórios normais ou assimetria marcante de sons respiratórios entre o lado direito e o esquerdo é um achado clínico adicional, que sustenta o diagnóstico de pneumonia bacteriana com consolidação pulmonar. A tosse pode ser estimulada pela compressão da traqueia cervical. A evidência de corrimento ocular e/ou nasal em animal com letargia pode sugerir alteração no trato respiratório posterior. A febre pode ou não estar presente em animais com pneumonia.[7]

Diagnóstico

O diagnóstico de pneumonia na medicina veterinária é baseado na combinação dos sintomas, dos achados radiográficos, da citologia e do isolamento da bactéria pela cultura. O padrão-ouro de diagnóstico em qualquer espécie é a confirmação histológica.[6]

Radiografias torácicas

O exame radiográfico é fundamental para estabelecer o diagnóstico em cães e gatos. Os achados radiográficos clássicos de broncopneumonia bacteriana incluem distribuição cranioventral da doença alveolar (Figura 150.3).[6] As características radiográficas da broncopneumonia são variáveis e se caracterizam em difusa, padrão pulmonar broncointersticial para densidade alveolar parcial ou completa até consolidação.[7] Uma diversidade de padrões radiográficos pode ser observada com a broncopneumonia, especialmente em gatos.[6,7] Distribuição multifocal, alterações alveolares e intersticiais irregulares podem ser evidentes, e até mesmo nódulos grandes, similares àqueles observados em doença pulmonar metastática, podem ser identificados nos gatos com pneumonia.[7] As lesões presentes em lobos caudais podem sugerir disseminação por via hematógena ou infecção inalada.

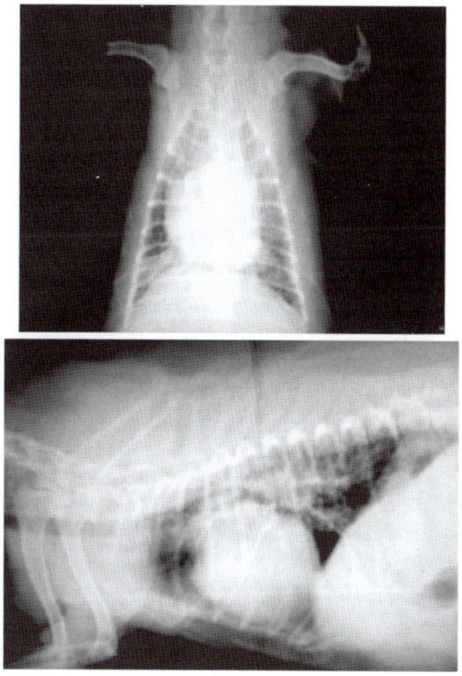

Figura 150.3 Aumento globoso da silhueta cardíaca (margem direita) com desvio dorsal da traqueia. Campos pulmonares poucos insuflados com opacificação intersticioalveolar difusa e generalizada. Espessamento de paredes de brônquios. (Fonte: Faculdade de Medicina Veterinária e Zootecnia da Universidade de São Paulo.)

A presença de ar no esôfago pode simplesmente significar aerofagia, mas a persistente dilatação esofágica pode indicar distúrbio esofágico principal, tal como megaesôfago ou miastenia *gravis*.

Isolamento bacteriano

Embora os resultados de cultura e antibiograma realizados de amostras coletadas pelos diferentes tipos de lavado do trato respiratório (lavado transtraqueal [LTT], lavado endotraqueal [LET], lavado broncoalveolar [LBA]) forneçam uma excelente diretriz para a escolha do tratamento antimicrobiano, muitos animais são tratados empiricamente na prática clínica. Isso acontece por várias razões, incluindo o risco inerente associado aos lavados realizados em animais com desconforto respiratório, nos casos de primoinfecção ou quando os sintomas ou achados radiográficos não sugerem pneumonia bacteriana.[7] Além disso, o processamento da amostra para cultura (crescimento, identificação e antibiograma) leva aproximadamente 5 a 7 dias.

A amostra coletada pelo lavado deve ser examinada citologicamente. Os leucócitos com bactérias intracelulares confirmam o diagnóstico de pneumonia bacteriana; entretanto, a ausência de bactérias não exclui a doença. Contagem de neutrófilos elevada, especialmente com mudanças degenerativas, é consistente com inflamação ativa. A presença de grande quantidade da bactéria *Simonsiella* sp. na cultura indica contaminação da região da orofaringe durante o procedimento de coleta (Figura 150.4).[7]

Os macrófagos alveolares são vistos em cães e gatos saudáveis, bem como em animais com pneumonia.[6]

A utilização da coloração pelo Gram pode auxiliar a direcionar a escolha da terapia antimicrobiana.

A cultura para agentes anaeróbios é indicada especialmente em animais com abscessos pulmonares.

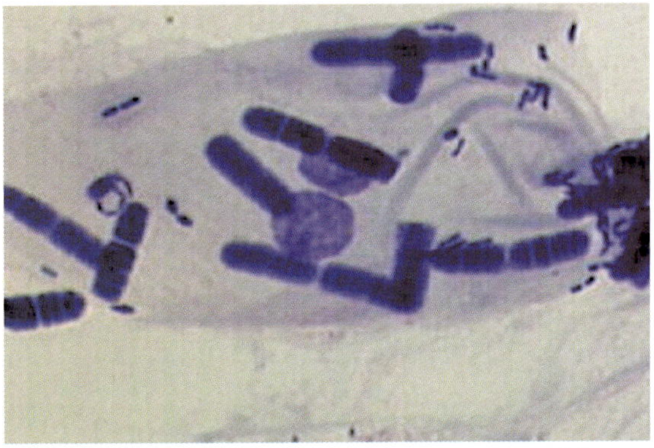

Figura 150.4 *Simonsiella* sp. (Fonte: www. axiomvetlab.com.)

Estudo correlacionou a evidência histológica de pneumonia aos resultados de cultura quantitativa obtida por diferentes métodos de coleta de material do trato respiratório posterior de gatos (Quadro 150.3).[8]

Outro autor sugere que as culturas aeróbias quantitativas maiores que $1{,}7 \times 10^3$ UFC/mℓ são consistentes com infecção do trato respiratório posterior em cães.[9]

Outros exames

No hemograma de pacientes com pneumonia bacteriana podemos encontrar leucograma normal, quadro de leucocitose por neutrofilia com ou sem desvio à esquerda e presença de toxicidade neutrofílica moderada a intensa ou até mesmo leucopenia (em pacientes com quadros graves). Nos gatos gravemente doentes podemos observar anemia decorrente da inflamação. A hipoalbuminemia ocorre nos animais crônica e gravemente doentes devido à produção de proteínas de fase aguda e ao aumento da permeabilidade vascular, que leva à perda de albumina para o interstício.[6]

Quadro 150.3 Correlação histológica de pneumonia a cultura quantitativa obtida dos diferentes métodos.[8]

UFC/mℓ	Método de obtenção do material
10^3 ou >	Escova estéril
10^4 ou >	Líquido de LBA
10^5 ou >	Aspirado endotraqueal

LBA = lavado broncoalveolar.

Tratamento

Oxigenoterapia

A suplementação de oxigênio tem função fundamental no tratamento da hipoxemia e da insuficiência respiratória, mas a resposta do paciente à terapia varia significantemente, dependendo da causa principal do comprometimento respiratório. É um método simples de aumentar a fração de oxigênio inspirado (Fio_2) na tentativa de elevar a pressão parcial de oxigênio (Pao_2) e a saturação de hemoglobina, o que determina aumento da distribuição de oxigênio aos tecidos.[10]

Os sintomas de desconforto respiratório e hipoxemia podem incluir ansiedade, cabeça e pescoço estendidos, respiração de boca aberta, membros anteriores abduzidos, esforços respiratório e abdominal aumentados, bem como taquipneia. A cianose pode ser um indicador pouco sensível de hipoxemia, pois ela não está evidente até que a Pao_2 seja menor do que 50 mmHg e por não poder ser detectada em pacientes com anemia grave. Os sintomas de hipoxia podem incluir taquicardia, incoordenação, distúrbio gastrintestinal e inquietação.[10]

Existem diversas técnicas de administração de oxigênio e a escolha de uma delas dependerá da aceitação do paciente com desconforto respiratório. Podemos utilizar máscaras, que são uma técnica útil e eficaz para períodos curtos de suplementação de oxigênio. A velocidade de fluxo de 1 ℓ/min pode ser adequada para cães de porte pequeno e para cães de porte grande a velocidade é de 5 a 10 ℓ/min. Outro método é a suplementação direta de oxigênio com auxílio de mangueira. É menos eficaz que a máscara, mas pode ser mais bem tolerada por animais dispneicos. A velocidade de fluxo recomendada é de 2 a 5 ℓ/min com a mangueira posicionada a uma distância de 2 a 4 cm do nariz ou da boca. O oxigênio nasal é utilizado para pacientes que tolerem sua colocação e que requeiram vários dias de oxigenoterapia. Os pacientes com sintomas de doença do trato respiratório anterior ou cães braquicefálicos não devem ser considerados para a utilização dessa técnica. A velocidade do fluxo nasal deve ser baixa, 50 a 100 mℓ/kg/min. O colar elizabetano também pode ser utilizado como forma de suplementação de oxigênio. Deve-se administrar um fluxo alto de oxigênio por pelo menos 1 a 2 min para preencher rapidamente o espaço e, então, manter a uma velocidade de 0,75 a 1 ℓ/min. A gaiola de oxigênio é um compartimento fechado com mecanismos para regular a concentração de oxigênio, a temperatura ambiental, a umidade e a eliminação do CO_2 expirado. Em geral, o fluxo de oxigênio na gaiola deve fornecer uma Fio_2 de 40 a 60%.[10]

O suporte ventilatório é geralmente requerido para pacientes com insuficiência ventilatória ou falha de oxigenação pulmonar devido à doença pulmonar. Os pacientes com requerimento de Fio_2 por períodos longos, fadiga ou parada respiratória, coma, pressão intracraniana aumentada ou falha em responder a suplementação de oxigênio podem requerer a ventilação com pressão positiva.[10]

O oxigênio que o paciente recebe deve ser umidificado, caso contrário, causa ressecamento das mucosas e prejudica o *clearance* mucociliar. Além disso, aumenta a viscosidade das secreções, causa degeneração do epitélio respiratório e aumenta o risco de infecção.

Fluidoterapia

A fluidoterapia é utilizada em pacientes com doenças pulmonares para tratar hipoperfusão, desidratação e distúrbios acidobásicos e eletrolíticos.[11] Ela também é comumente indicada para pacientes adípsicos e anoréxicos.[6]

Inflamação, febre e perda de fluido não perceptível (dor) sugerem a necessidade de manter a hidratação do paciente com pneumonia bacteriana. Os pacientes que se tornam desidratados podem apresentar esvaziamento alveolar e *clearance* mucociliar diminuídos. A fluidoterapia intravenosa deve ser monitorada cuidadosamente em pacientes com pneumonia bacteriana, com o objetivo de evitar a super-hidratação. Este quadro é mais decisivo nos pacientes com infecção pulmonar difusa, na qual a permeabilidade capilar pulmonar aumentada pode estar presente. Em muitos animais, o fluido deve ser administrado na velocidade de manutenção somente, caso contrário, a hiper-hidratação pode causar comprometimento da função pulmonar.[7]

Antibioticoterapia

O critério mais importante para a seleção de um antibiótico é a identificação do agente infeccioso, mas o tratamento é iniciado em qualquer paciente com suspeita de pneumonia bacteriana, mesmo na ausência de diagnóstico microbiológico. A decisão de se iniciar a terapia empírica é justificada quando o risco do paciente associado ao período de tempo requerido para o resultado da cultura representa um potencial prejuízo na qualidade de vida.[6] Na primoinfecção (cães), podemos utilizar, empiricamente, a cefalexina, na dose de 20 a 40 mg/kg, a cada 8 h, ou a amoxicilina associada ao ácido clavulânico, na dose de 22 mg/kg, a cada 8 h.

A escolha da via de administração do antibiótico depende do estado do paciente, com base em doença clínica, apetite e pouca ou nenhuma necessidade de terapia de suporte. Os antibióticos em suspensão são mais recomendados para uso em filhotes e adultos de pequeno porte. A utilização de antibióticos por via intravenosa e a fluidoterapia concomitantes são necessários para pacientes com doença avançada. A associação de dois ou mais antibióticos é indicada em pacientes gravemente comprometidos, em especial quando os testes de suscetibilidade bacteriana não são exequíveis. A dose de antibiótico deve ser aumentada nos pacientes leucopênicos, pois há evidências que sugerem correlação entre os leucócitos circulantes diminuídos e os macrófagos alveolares diminuídos. No Quadro 150.4 estão sumarizadas as recomendações para a administração empírica de antibióticos em cães e gatos com suspeita de pneumonia bacteriana.[6]

O uso de fluorquinolonas nas doenças respiratórias é indicado por várias razões, que incluem penetração excelente no sistema respiratório, acúmulo no líquido do revestimento epitelial e nos macrófagos e amplo espectro de ação contra muitos organismos gram-negativos e *Mycoplasma*. Como as fluorquinolonas não são eficazes contra espécies de *Streptococcus* ou anaeróbios, elas devem ser combinadas com outros antibióticos, como amoxicilina. Considerações importantes para os clínicos quanto ao uso das fluorquinolonas incluem os efeitos colaterais reconhecidos, como a cegueira, que tem sido relatada em gatos em associação ao uso de enrofloxacino, e a potencial anormalidade associada à cartilagem em animais de raças grandes e gigantes em fase de crescimento. O uso concomitante de ciprofloxacino ou enrofloxacino e teofilina reduz o metabolismo da teofilina, o que pode desencadear toxicidade, em decorrência do aumento da concentração plasmática do fármaco.[12]

Quadro 150.4 Opções para tratamento empírico de pneumonia bacteriana em cães e gatos.[6]

Tratamento de primeira escolha (pneumonia não complicada)	Tratamentos alternativos (pneumonia grave com complicações)
Cães	
Doxiciclina, 5 mg/kg VO (recomenda-se suspensão para filhotes), a cada 12 h	Enrofloxacino, 5 mg/kg VO, a cada 12 h (uso restrito em filhotes)
Sulfonamida/trimetroprima, 15 mg/kg VO ou SC, a cada 12 h	Enrofloxacino, 5 mg/kg VO, a cada 12 h + Amoxicilina + ácido clavulânico, 15 mg/kg VO, a cada 12 h
Cefalexina, 22 a 44 mg/kg VO, a cada 8 h	Enrofloxacino, 5 a 10 mg/kg IV, a cada 12 h + Imipeném, 3 a 10 mg/kg IV, a cada 8 h
	Cloranfenicol, 50 mg/kg VO, IV ou SC, a cada 6 h
Gatos	
Azitromicina, 5 a 10 mg/kg VO, 1 vez/dia	Clindamicina, 10 a 15 mg/kg VO, a cada 12 h
Amoxicilina + ácido clavulânico, 15 mg/kg VO, a cada 12 h	Cloranfenicol, 50 mg/kg (total) VO ou IV, a cada 12 h
Cefalexina, 22 a 44 mg/kg VO, a cada 8 h	
Sulfonamida/trimetoprima, 15 mg/kg VO ou SC, a cada 12 h	Ticarcilina + clavulanato, 30 a 50 mg/kg IV, a cada 8 h

IV = intravenosa; SC = subcutânea; VO = via oral.

A azitromicina é eficaz contra organismos gram-positivos e *Mycoplasma* spp., tem alguma atividade contra gram-negativos e eficácia satisfatória contra anaeróbios. A dose recomendada é de 5 a 10 mg/kg, 1 vez/dia, durante 5 a 7 dias.[12]

Não existe uma recomendação padrão para a duração da terapia com antibióticos para a pneumonia bacteriana, mas, nos filhotes, pode ser necessário administrar por somente 5 a 7 dias. Nos animais adultos, com sintomas recorrentes de pneumonia associados a um distúrbio principal, como o megaesôfago, o período de tratamento pode se estender para 1 mês ou mais. A decisão de descontinuar a terapia antimicrobiana está baseada na atividade do paciente, no apetite e na evidência de resolução da pneumonia estabelecido pelas radiografias torácicas frequentes. Geralmente, o tratamento é mantido por 1 a 2 semanas seguidas da resolução das lesões radiográficas. Recomenda-se que as radiografias torácicas sejam realizadas 2 semanas após a descontinuidade do tratamento para confirmar se a pneumonia não recidivou.[6]

Broncodilatadores

O uso de broncodilatadores na pneumonia bacteriana é controverso. Metilxantinas (teofilina) e broncodilatadores β-agonistas (terbutalina, albuterol) têm sido utilizados no tratamento auxiliar de animais com pneumonia bacteriana. Os benefícios propostos pela utilização das metilxantinas incluem aumento do fluxo de ar, melhora da atividade ciliar, aumento do componente seroso das secreções bronquiais, inibição da degranulação de mastócitos e diminuição da perda microvascular, além do aumento da força do músculo diafragmático.[8,13] A teofilina de liberação prolongada é fornecida para cães na dose de 10 mg/kg, por via oral, a cada 12 h, e para gatos, na dose de 15 mg/kg (comprimidos) e 9 mg/kg (cápsulas), por via oral, a cada 24 h, preferencialmente à noite.[12] Os efeitos colaterais da teofilina em cães são taquicardia, estimulação do sistema nervoso central (agitação e excitação) e vômito. Nos gatos, os sintomas mais comuns são salivação e vômito. Esses efeitos colaterais são dose-dependentes e podem ser evitados pelo ajuste da dose.[13]

Fluidificantes

A N-acetilcisteína tem a função de quebrar as ligações de dissulfeto no muco da via respiratória espessada e é um precursor da glutationa, um antioxidante contra radicais livres associados à inflamação. Os pacientes com fibrose pulmonar podem se beneficiar de seu uso. A dose por via oral utilizada é de 5 mg/kg, 3 vezes/dia.[13]

A N-acetilcisteína administrada por aerossol ou inoculação direta na traqueia é um irritante e pode causar reflexo de bronconstrição.[8]

Os benefícios desse fármaco não têm sido demonstrados na literatura clínica veterinária.[6]

Nebulização

A nebulização é a distribuição de gotas de água para as vias respiratórias posteriores para aumentar a hidratação do sistema mucociliar.[6] Ela tem pouco efeito no paciente desidratado e é comumente realizada com nebulizador ultrassônico, que produz gotas minúsculas de água que atingem os bronquíolos e os alvéolos.[10]

A nebulização de salina, 10 a 15 mℓ, administrada acima de 15 a 20 min, 2 a 3 vezes/dia, parece fornecer alívio ao paciente com pneumonia bacteriana e pode facilitar o *clearance* das secreções acumuladas nas vias respiratórias posteriores. Os antibióticos podem ser administrados por nebulização. Os fármacos utilizados são pouco absorvidos pela mucosa respiratória e, geralmente, não são recomendados para uso sistêmico, devido ao seu risco de toxicidade. Como exemplos temos a gentamicina (50 mg em 5 mℓ de solução salina, 2 vezes/dia), a canamicina (250 mg em 5 mℓ de solução salina, nebulizada 2 vezes/dia) e a polimixina B (333.000 unidades em 5 mℓ de solução salina, 2 vezes/dia). O pré-tratamento com albuterol inalado pode reduzir a irritação e, consequentemente, a constrição brônquica.[10]

Fisioterapia pulmonar

A tapotagem torácica é uma forma de fisioterapia destinada a estimular o reflexo da tosse. Uma técnica realizada eficazmente consegue mobilizar as secreções das vias respiratórias.[6]

O posicionamento das mãos (discretamente encurvadas) é importante, de modo que exista um espaço de ar entre elas e a parede torácica do animal. Movimentos firmes sobre a parede torácica devem ser realizados, de tal modo que deverão produzir um som semelhante ao galope de cavalo. Podemos utilizar uma única mão de cada lado para os animais de pequeno porte e gatos ou ambas do mesmo lado do tórax para cães de médio e grande porte. Pode ser feito um hemitórax de cada vez ou alternando os lados no mesmo procedimento. No momento em que o animal começa a tossir há a mobilização das secreções (Figura 150.5).

Os pacientes em decúbito devem ser alternados de posição (decúbito lateral direito, decúbito esternal e decúbito lateral esquerdo), a cada 1 a 2 h, e sustentados de maneira correta várias vezes ao dia. Esse tipo de procedimento é recomendado para evitar a atelectasia, que pode exacerbar a insuficiência respiratória.[6]

Outros tratamentos

Expectorantes

Os expectorantes, como o iodeto de potássio, aumentam a fluidez das secreções respiratórias por diversos mecanismos e são frequentemente utilizados como adjuvantes no tratamento da tosse.[13] O uso de expectorantes apresenta valor questionável para cães e gatos.

Glicocorticoides, supressores da tosse e diuréticos são contraindicados em pacientes com pneumonia bacteriana.[14]

Falha da terapia

O clínico deve ficar atento à resposta do paciente à terapia, especialmente naqueles em que a terapia empírica foi utilizada. A deterioração do animal em tratamento, que pode ocorrer dentro de 24 h, é capaz de culminar na morte do paciente, caso este não seja manejado adequada e prontamente.[7] Determinado grupo de animais pode não responder à terapia instituída, e os que apresentam maior fator de risco são os pacientes pediátricos, geriátricos e aqueles com imunossupressão concomitante, mas há também uma pequena parcela de animais que pareciam estar em boa condição.[6] É importante considerar que as alterações primárias (neoplasia pulmonar, regurgitação recorrente com aspiração, discinesia ciliar, paralisia de laringe e infecção com microrganismos atípicos) podem ser a razão da falha na terapia. Outro motivo seria a escolha de um antibiótico ineficaz. Devemos considerar, ainda, a presença de patógenos virais e fúngicos associados, a consolidação de lobos pulmonares, os abscessos pulmonares, o diagnóstico incorreto e o desenvolvimento de sepse.[6]

A ultrassonografia torácica pode ser útil para identificar o foco da infecção, como lobo consolidado ou abscessos. A lobectomia pulmonar pode ser uma opção de terapia para cães e gatos nos casos refratários, devido à presença de consolidação pulmonar e pneumonias crônicas.[6]

A broncopneumonia grave pode desencadear síndrome do desconforto respiratório agudo (SDRA) ou choque séptico em cães e gatos.

Os pacientes que não respondem à terapia inicial instituída e que não apresentam um distúrbio primário devem receber terapia antimicrobiana agressiva, preferencialmente administrada por via parenteral até que o organismo determinante da infecção seja identificado.[7]

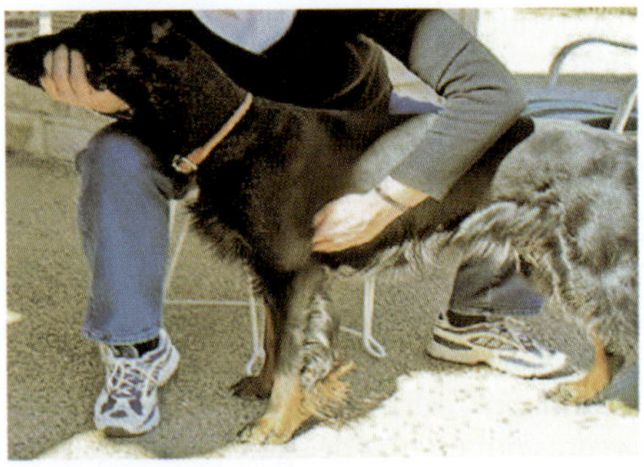

Figura 150.5 Fisioterapia pulmonar (tapotagem).

Abscessos pulmonares

Os abscessos pulmonares podem originar-se de broncopneumonia grave, corpos estranhos, trauma, infecções parasitárias ou neoplasias. As lesões cavitárias e nodulares podem ser visíveis no exame radiográfico e, na imagem ultrassonográfica, observam-se estruturas preenchidas por líquido. O tratamento para abscesso pulmonar é a intervenção cirúrgica, pois existe risco de ruptura e consequente desenvolvimento de piotórax (Figura 150.6).[6]

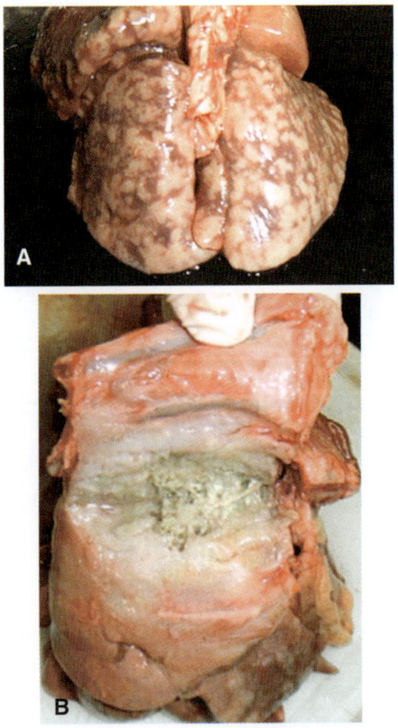

Figura 150.6 A. Pulmão com diversos pontos esbranquiçados por toda a superfície pulmonar. **B.** Ao corte do tecido pulmonar, presença de material caseoso em cão com abscesso pulmonar. (Fonte: Faculdade de Medicina Veterinária e Zootecnia da Universidade de São Paulo.)

Prognóstico

O prognóstico é bom nos casos em que o paciente com pneumonia bacteriana responde adequadamente à terapia apropriada. É mais reservado nos animais cujo problema principal predisponha à recidiva das infecções.[14] Pode ser considerado reservado a mau nos pacientes debilitados e imunossuprimidos.

■ Referências

1. Macdonald ES, Norris CR, Berghaus RB, Griffey SM. Clinicopathologic and radiographic features and etiologic agents in cats with histologically confirmed infectious pneumonia: 39 cases (1991-200). J Am Vet Med Assoc. 2003;223(8):1142-50.
2. Lee JA, Drobatz KJ. Respiratory distress and cyanosis in dogs. In: King LG. Textbook of respiratory disease in dogs and cats. St. Louis: Elsevier; 2004. p. 1-12.
3. Rozanski E, Chan DL. Approach to the patient with respiratory distress. Vet Clin Small Anim Pract. 2005;35:307-17.
4. Harpster NK. Physical examination of respiratory tract. In: King LG. Textbook of respiratory disease in dogs and cats. St. Louis: Elsevier; 2004. p. 67-72.
5. Reinero CR, Cohn LA. Intersticial lung diseases. Vet Clin Small Anim Pract. 2007;37:845-60.
6. Brady AC. Bacterial pneumonia in dogs and cats. In: Bonagura JD, Twedt DC. Kirk's current veterinary therapy XIV. St. Louis: Elsevier; 2009. p. 412-21.
7. Ford RB. Bacterial pneumonia. In: Bonagura JD, Twedt DC. Kirk's current veterinary therapy XIV. St. Louis: Elsevier; 2009. p. 658-62.
8. Padrid PA, Feldman BF, Funk K, Samitz EM, Reil D, Cross CE. Cytologic, microbiologic, and biochemical analysis of lavage bronchoalveolar fluid obtained from 24 healthy cats. Am J Vet Res. 1991;52(8):1300-7.
9. Peeters DE, McKiernan BC, Weisiger RM, Schaeffer DJ, Clercx C. Quantitative bacterial cultures and cytological examination of bronchoalveolar lavage specimens in dogs. J Vet Intern Med. 2000;14(5):542-5.
10. Tseng LW, Drobatz KJ. Oxygen supplementation and humidification. In: King LG. Textbook of respiratory disease in dogs and cats. St. Louis: Elsevier; 2004. p. 205-13.
11. Hughes D. Fluid therapy in animals with lung disease. In: King LG. Textbook of respiratory disease in dogs and cats. St. Louis: Elsevier; 2004. p. 262-7.
12. Rozanski EA, Bach JF, Shaw SP. Advances in respiratory therapy. Vet Clin Small Anim Pract. 2007;37:963-74.
13. Boothe DM. Drugs affecting the respiratory system. In: King LG. Textbook of respiratory disease in dogs and cats. St. Louis: Elsevier; 2004. p. 229-52.
14. Nelson RW, Couto CG. Disorders of the pulmonary parenchyma and vasculature. In: Nelson RW, Couto CG. Small animal internal medicine. 4th ed. St. Louis: Elsevier; 2009. p. 302-22.

151 Pneumonia Viral

Denise Maria Nunes Simões, Ricardo Duarte Silva

Definição

A pneumonia viral é definida como a inflamação de epitélio alveolar, interstício pulmonar e endotélio capilar pulmonar, resultado de uma infecção viral primária. Os processos inflamatórios na pneumonia viral também envolvem as vias respiratórias terminais, o que determina um quadro de bronquiolite.[1]

Muitas infecções virais de cães e gatos comumente causam doenças do trato respiratório anterior (p. ex., laringotraqueítes, complexo respiratório felino, "tosse dos canis"). As doenças de parênquima e vias respiratórias posteriores causadas por agentes virais são raras, mas podem ocorrer em pacientes imunocomprometidos.

Diferentemente das infecções respiratórias bacterianas, a doença respiratória viral é causada predominantemente por patógenos primários e, por conseguinte, costumam ser contagiosas.[2]

Etiologia

Os agentes virais que desencadeiam o quadro de pneumonia variam entre as espécies e sua localização geográfica, mas, como no homem, podem variar conforme a idade e o estado imunológico do paciente.

O acesso do agente infeccioso ao hospedeiro é feito por meio da rota inalada e orofaríngea. O parênquima pulmonar pode ser afetado pela invasão direta do epitélio respiratório por meio das vias respiratórias ou secundariamente a um quadro de viremia. A transmissão transplacentária também tem sido descrita. No Quadro 151.1 estão representados os agentes infecciosos virais em cães e gatos.[1]

Quadro 151.1 Agentes infecciosos virais em cães e gatos.[1]

Cão	Gato
Vírus da cinomose*	Herpesvírus*
Adenovírus tipo II*	Calicivírus*
Vírus da *parainfluenza**	Poxvírus*
Retrovírus	Vírus da imunodeficiência felina
Parvovírus	Vírus da leucemia felina
Herpes-vírus	Vírus da peritonite infecciosa felina
Coronavírus	Vírus da *influenza*
Vírus da *influenza*	

*Mais comuns.

Fisiopatologia

A evidência epidemiológica sugere que a maioria das infecções virais de pulmão em animais é assintomática. A imunização efetiva promovida pela vacinação também minimiza a morbidade das infecções O vírus pode se replicar primariamente no trato respiratório sem a disseminação ou em locais extrapulmonares antes de se disseminar para o epitélio respiratório. Os pulmões apresentam os sistemas imunes, inato e adquirido, com a função de defesa e resposta contra a infecção viral. O mecanismo de *clearance* mucociliar retira as partículas virais que estão aprisionadas na camada fluida da superfície das vias respiratórias para fora do pulmão. As imunoglobulinas podem neutralizar os vírus pela prevenção da fixação e da penetração. A fixação do complemento pode causar a lise dos vírus envelopados maiores. Outro mecanismo de defesa são as interferonas, que podem inibir a replicação viral, promover a degradação do RNA mensageiro e inibir o início da síntese proteica. Os linfócitos também são essenciais para produzir a resposta antiviral máxima. Os macrófagos alveolares são as células fagocíticas incumbidas de manter os espaços alveolares livres de debris e microrganismos potencialmente prejudiciais, além de ser uma fonte importante de citocinas e quimiocinas. Quando as defesas antivirais são inadequadas, demoradas ou excessivamente ativadas, a pneumonia viral pode ocorrer. A lesão inicial causada pelo vírus no trato respiratório (brônquico, bronquiolar e de células alveolares) leva ao influxo de neutrófilos. A lesão direta e a posterior resposta inflamatória levam à descamação de células epiteliais e o lúmen dessas regiões fica preenchido por células descamadas, macrófagos, neutrófilos e mononucleares. O dano tecidual também promove a perda de fluido rico em proteína para o espaço de ar (broncopneumonia).[1,2]

As lesões na pneumonia viral são difusas, em comparação com a distribuição cranioventral das lesões da pneumonia bacteriana.

A gravidade e a duração da doença, frequentemente, dependem de uma quantidade do vírus distribuído no trato respiratório.

A pneumonia viral não complicada geralmente determina doença moderada e autolimitante, mas a infecção bacteriana secundária é uma complicação muito comum, o que resulta no aumento da morbidade e da mortalidade. Os agentes infecciosos bacterianos e virais agem sinergicamente no pulmão. Os patógenos virais podem prejudicar significativamente as defesas antibacterianas pulmonares.

Epidemiologia

A pneumonia viral é uma doença de animais jovens, provavelmente devido à exposição viral antes do processo de imunização e quando já ocorreu a queda dos anticorpos protetores maternais.

Os fatores ambientais e de manejo contribuem de modo preponderante nas doenças respiratórias virais, como, por exemplo, a superpopulação, os ambientes pouco ventilados e o estresse.

Diagnóstico

O diagnóstico das pneumonias virais é baseado no histórico clínico do paciente, nas manifestações clínicas, nos exames laboratoriais, nos testes sorológicos, no isolamento do agente e nos achados histopatológicos.

Diagnóstico diferencial

O diagnóstico diferencial para as pneumonias virais inclui condições que podem produzir lesão alveolar difusa ou pneumonia intersticial aguda. Essas condições estão listadas no Quadro 151.2.[1]

Pneumonia viral em cães

Cinomose

O vírus da cinomose é o agente mais comumente associado à pneumonia viral debilitante e crônica em cães. A exposição ocorre via aerossol e perdigotos. O vírus replica-se no tecido linfoide (tonsilas e linfonodos bronquiais). Após a replicação viral ocorre a viremia e a distribuição do agente pelos tecidos linfoides periféricos. O vírus, que é epiteliotrófico, invade uma ampla variedade de tecidos e tipos celulares. A infecção bacteriana secundária é muito comum após a infecção pelo vírus da cinomose.

Histórico e manifestações clínicas

Na anamnese evidencia-se imunização desatualizada, acesso à rua, contato com outro animal com sintomas respiratórios, gastrintestinais ou neurológicos. Os sintomas incluem alterações respiratórias (tosse, corrimento nasal e/ou ocular, dispneia), alterações gastrintestinais (vômito e diarreia), emagrecimento, desidratação, alterações neurológicas (mioclonias, convulsões, perda de visão) e alterações cutâneas (impetigo, piodermite, hiperqueratose de coxim e focinho).

Testes diagnósticos

O diagnóstico da doença é baseado no histórico e nas manifestações clínicas. No leucograma, a linfopenia pode aparecer dependendo da cepa viral e do tempo de decurso da infecção.

Quadro 151.2 Diagnóstico diferencial dos infiltrados pulmonares multifocais/difusos agudos.[1]

Causas não infecciosas (cães e gatos)	Causas infecciosas
Toxinas inaladas, por exemplo, cigarro Toxinas ingeridas, por exemplo, *paraquat* (herbicida) Reação adversa aos fármacos Pneumonite Toxinas metabólicas/endógenas Edema pulmonar cardiogênico: ICCE Edema pulmonar não cardiogênico: • SARA • Edema pulmonar neurogênico • Obstrução de vias respiratórias anteriores Doença autoimune (lúpus eritematoso)	Pneumonia bacteriana/por micoplasma/por micobacteriose/micótica/por protozoários Pneumonia viral (cão): • Vírus da cinomose • Adenovírus canino tipo II • Vírus da *parainflueza* tipo II Pneumonia viral (gatos): • Herpes-vírus felino • Calicivírus • Poxvírus

ICCE = insuficência cardíaca congestiva esquerda; SARA = síndrome da angústia respiratória aguda.

A radiografia torácica pode mostrar inicialmente um padrão intersticial difuso, que progride para padrões alveolar e brônquico difusos, caso a broncopneumonia secundária bacteriana se desenvolva.[1]

O diagnóstico definitivo pode ser feito por imuno-histoquímica, isolamento do vírus, ou reação em cadeia pela polimerase (PCR).

Tratamento

A terapia de suporte e sintomática é indicada para o controle da doença (ver o item *Tratamento* do Capítulo 150, *Pneumonia Bacteriana*).

Prognóstico

O prognóstico para cinomose é reservado a mau e a pneumonia frequentemente ocorre nos casos mais graves.

Adenovírus canino tipo 2

Outro viral agente que pode causar alterações respiratórias em cães. O CAV-2 é o agente causal da hepatite infecciosa canina, considerada uma doença comum e altamente contagiosa. Nos casos mais graves, bronquiolite e pneumonia intersticial podem ocorrer. A coexistência com o vírus da cinomose tem sido relatada.[1] A infecção por CAV-2 é adquirida pela inalação de gotas aerossolisadas. O vírus prolifera dentro do trato respiratório sem a disseminação para locais extrapulmonares e é eliminado nas secreções respiratórias, podendo persistir dentro do pulmão por até 1 mês sem sintomatologia.

Histórico e manifestações clínicas

Os animais que desenvolvem pneumonia por adenovírus geralmente apresentam histórico de exposição a outros cães no canil ou em aglomerações de animais dentro de um período de 1 mês. Os sintomas incluem febre discreta, secreção oculonasal, tosse e perda de peso.

Testes diagnósticos

O diagnóstico da pneumonia por adenovírus é baseado no histórico e nos sintomas. A radiografia torácica revela padrão broncointersticial e, se a pneumonia bacteriana se desenvolver, aparece um infiltrado alveolar cranioventral. Os esfregaços nasal e ocular e a citologia de tonsilas podem fornecer diagnóstico viral específico. Os corpúsculos de inclusão do CAV-2 são basofílicos e localizados no núcleo. O diagnóstico definitivo pode ser realizado por isolamento do vírus e metodologias de anticorpo marcado. Os testes de hemaglutinação, de fixação de complemento e observação do efeito citopatogênico (ECP) em cultura celular canina podem indicar a presença de partículas virais patogênicas, mas a identificação específica é feita pelo teste de neutralização viral (NV). Como o vírus persiste no trato respiratório por várias semanas após a recuperação, sua identificação pode indicar a recomendação de um período maior de isolamento do animal dos demais.[1]

Tratamento

O tratamento médico para pneumonia causada por adenovírus é de suporte. Geralmente, os cães com pneumonia frequentemente apresentam poucos sintomas sistêmicos quando comparados aos cães com cinomose. Os casos mais graves são aqueles com infecção conjunta pelo vírus da cinomose e pneumonia bacteriana secundária. O uso de ribavirina para esses animais não apresenta resultados consistentes.

Prognóstico

O prognóstico para cães com doenças respiratórias causadas por adenovírus é favorável.

Vírus da parainfluenza canina

A *parainfluenza* canina está entre uma das causas de tosse virais em canis. A transmissão do vírus ocorre por inalação de gotas aerossolisadas. O vírus replica-se no trato respiratório e é disseminado na secreção respiratória, causando infecção local.

Histórico e manifestações clínicas

É geralmente diagnosticada em animais jovens e naqueles com histórico recente de exposição a locais de aglomeração de animais (canis, feiras e competições). Os sintomas são característicos de rinite e traqueobronquite, com conjuntivite e broncopneumonia, sendo esta última manifestação encontrada mais raramente.

Testes diagnósticos

As radiografias torácicas revelam um padrão broncointersticial. O agente causa infecção localizada do trato respiratório e da conjuntiva. A citologia do lavado broncoalveolar (LBA) e do transtraqueal demonstra infiltrado de células misto (neutrófilos e linfócitos). Os corpúsculos de inclusão são citoplasmáticos. O isolamento do vírus pode ser realizado por inoculação de ovos de galinhas embrionários. Como o vírus apresenta uma proteína hemaglutinina, o teste de inibição da hemaglutinação pode ser utilizado para a identificação do vírus.[1]

Tratamento

A terapia nos animais doentes é semelhante à dos animais infectados por adenovírus.

Prognóstico

O prognóstico para a doença causada pelo vírus da *parainfluenza* é excelente, se não for complicado pela presença de outros agentes virais ou acompanhado de pneumonia bacteriana secundária.

Pneumonia viral em gatos

Os agentes infecciosos primários do trato respiratório anterior dos felinos (TRAF) (herpes-vírus tipo 1 [HVF-1], calicivírus e *Chlamydophila felis* [previamente chamada de *Chlamydia psittaci*]) agem sozinhos ou em combinação.[1,3]

Herpes-vírus felino tipo 1

O HVF-1 está associado à rinotraqueíte, sendo as manifestações oculares as mais graves da doença. A exposiçao ao vírus é feita pela rota oronasal ou conjuntival, e a transmissão ocorre por via direta (gato a gato). Após a inoculação primária, ocorre a rápida replicação do vírus dentro das células epiteliais, que induz citólise. Raramente ocorre a disseminação do vírus, mas a extensão e a gravidade da doença podem ser agravadas por infecção concorrente com o vírus da leucemia felina (FeLV) ou da imunodeficiência felina (FIV). O período de incubação varia de 2 a 10 dias.[1,3]

Histórico e manifestações clínicas

A doença pode se manifestar em animais suscetíveis recentemente expostos ou ocorre recrudescimento da infecção em gatos portadores submetidos a uma condição de estresse ou de imunossupressão.

O curso da doença é autolimitante acima de um período de 1 a 3 semanas. As manifestações clínicas típicas da doença são ceratoconjuntivite e doença de vias respiratórias anteriores. Os gatos apresentam febre, letargia, espirro, corrimento oculonasal e, ocasionalmente, hipersalivação. Nas fêmeas gestantes que adquirem a infecção, pode haver abortamento. A pneumonia pode se desenvolver nos pacientes mais jovens e causar tosse. Nos animais jovens pode ocorrer dano do epitélio do trato respiratório e osteólise dos ossos turbinados nasais, o que irá determinar um quadro de rinite e sinusite bacteriana recorrente.

Testes diagnósticos

O diagnóstico é baseado no histórico e nas manifestações clínicas. Os exames laboratoriais de rotina (hemograma, perfil bioquímico e urina) não apresentam alterações significativas e específicas. As radiografias torácicas podem mostrar padrão broncointersticial. O isolamento do vírus pode ser obtido do esfregaço da região orofaríngea, nasal ou conjuntival. Outros testes sorológicos, tais como ELISA e soroneutralização, podem ser realizados.[1,3]

Tratamento

Os quadros de gatos com pneumonia causada por HVF-1 são considerados graves e a mortalidade está associada a desidratação, má nutrição e infecção bacteriana secundária. O suporte nutricional, a fluidoterapia e o uso de antibióticos de amplo espectro são pontos importantes na terapia do paciente.

A escolha do antibiótico é baseada na sua atividade contra a *Chlamydia*, o *Mycoplasma* e a *Bordetella* spp. As tetraciclinas são a primeira escolha de tratamento. Em gatinhos, a hipoglicemia pode estar presente e deve ser monitorada, sendo que a reposição de glicose deve ser realizada juntamente com a fluidoterapia.

Prognóstico

O prognóstico dos gatos infectados por HVF-1 é variável. Os gatinhos que adquirem a infecção pelo vírus e desenvolvem a síndrome do definhamento dos filhotes é reservado. Os gatos que desenvolvem manifestações clínicas de vias respiratórias anteriores têm baixa mortalidade e alta morbidade. O processo da doença pode se tornar crônico, principalmente em locais de superpopulação. Quando o quadro progride para pneumonia, o prognóstico é desfavorável.[1]

Calicivírus felino

O calicivírus felino (CVF, *feline calicivirus*) é uma causa comum de doença do trato respiratório anterior, mas, em casos graves, pode resultar em pneumonia. O contato do gato com o vírus é feito por via direta com outros animais e menos comumente por inalação de aerossóis. Existe somente um sorotipo e múltiplos subtipos. Algumas cepas apresentam maior tropismo pelos pneumócitos do que outras. A coinfecção entre vírus da imunodeficiência felina (FIV) e CVF aumenta a gravidade da doença.[1,3]

Histórico e manifestações clínicas

O histórico e as manifestações são geralmente semelhantes aos do HVF-1. Acomete mais comumente os filhotes e está associado à aglomeração de muitos animais. Os gatinhos, introduzidos em um ambiente contaminado, iniciam o quadro de manifestações clínicas relacionadas com as vias respiratórias anteriores dentro de dias a semanas do contato. O principal sintoma é a perda de apetite em decorrência de formações de úlceras na cavidade oral, que são extremamente dolorosas (Figura 151.1).

Espirros, febre discreta, secreções ocular e nasal, rinite e conjuntivite também são característicos dessa doença. Nos casos de pneumonia, os gatos podem apresentar tosse e dispneia. O CVF não causa queratite, assim como o HVF-1 raramente desenvolve úlceras na cavidade oral.[1]

Testes diagnósticos

O diagnóstico de CVF é difícil sem os testes específicos, porque os sintomas são semelhantes aos de outras doenças respiratórias de gatos, especialmente a rinotraqueíte felina viral. A constatação de estomatite pode sugerir CVF. Testes específicos incluem cultura de vírus, reação em cadeia pela polimerase e imuno-histoquímica.

Tratamento

Não existe tratamento específico para CVF. Podem-se usar antibióticos para as infecções bacterianas secundárias e imunomoduladores. Cuidados de enfermagem e de reidratação são usados para gatos desidratados e anoréticos. Muitas vezes, a estomatite é de difícil tratamento. Antibióticos, corticosteroides e exodontias têm sido utilizados com sucesso variável.[2]

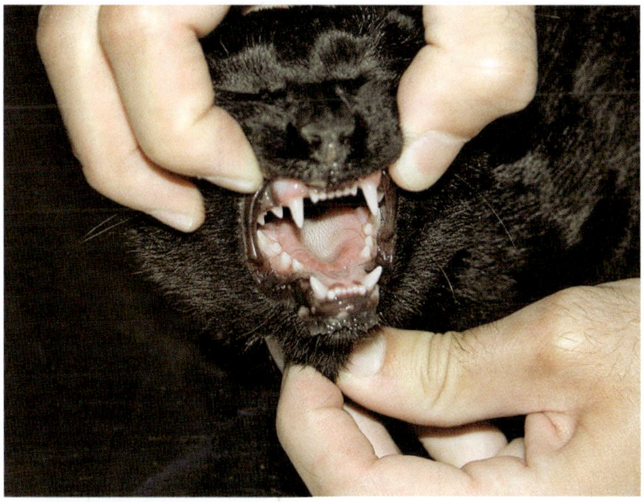

Figura 151.1 Lesão ulcerativa em borda de língua de gato (CVF). (Fonte: Ricardo Duarte – arquivo pessoal.)

Vírus da influenza

Até recentemente, os gatos eram considerados imunes ao vírus da gripe. Agora, a infecção natural de gatos com gripe aviária tem sido reconhecida na Ásia e na Europa, sendo que os primeiros relatos vieram da Tailândia, onde a gripe aviária H5N1 infectou tigres e leopardos alojados em um zoológico, os quais se infectaram após ingerirem aves contaminadas.[2]

Histórico e manifestações clínicas

A maioria dos animais permanece bem quando expostos a baixas cargas virais. Porém, quando a exposição é grande, sintomas inespecíficos, como febre, depressão, conjuntivite e secreção nasal, costumam estar presentes. Também pode haver o desenvolvimento de pneumonia grave, com hemorragia e necrose multifocais, além de encefalite supurativa, com convulsões e ataxia.

Diagnóstico e tratamento

Embora existam causas mais prováveis de afecções respiratórias nos gatos (herpes-vírus, calicivírus, pneumonia bacteriana), deve-se estar atento à possibilidade de infecção por gripe felina. Infecções documentadas em aves na região, febre alta e acesso ao ar livre tornam a situação possível. O diagnóstico pode ser por isolamento viral, a partir de amostras de orofaringe ou retal, espécimes de necropsia ou PCR com transcriptase reversa (RT-PCR). Diagnóstico sorológico, imuno-histoquímica e hemaglutinação podem ser utilizados. O tratamento seria em grande parte de suporte, embora a instituição de tratamento em gato com infecção confirmada seja questionável, considerando o potencial zoonótico da doença.[2]

Referências

1. Mellema MS. Viral pneumonia. In: King LG. Textbook of respiratory disease in dogs and cats. St. Louis: Elsevier; 2004. p. 431-45.
2. Cohn LA. Pulmonary parenchymal disease. In: Ettinger SJ, Feldman EC. Textbook of veterinary internal medicine. St. Louis: Elsevier; 2010. p. 1097-119.
3. Greene CE. Infectious diseases of the dog and cat. 3rd ed. Philadelphia: Saunders; 2006.

152 Pneumonias Parasitárias

Denise Maria Nunes Simões, Ricardo Duarte Silva, Melissa Sanches Giacon

Introdução

Vários parasitas podem causar doença pulmonar. As infecções ocorrem como resultado da ingestão da forma infectante, geralmente com o hospedeiro intermediário, que subsequentemente migra para os pulmões. Uma resposta inflamatória geralmente ocorre com os pulmões, causando sintomas em alguns animais infectados, mas não em todos. O diagnóstico definitivo é feito por meio da identificação de ovos ou larvas ou da amostra do trato respiratório ou fezes. O prognóstico, na maioria dos casos, é bom.

Certos parasitas intestinais, especialmente o *Toxocara canis,* também podem causar pneumonias transitórias em animais jovens. Além disso, infecções com *Dirofilaria immitis,* que vive primariamente no coração ou na artéria pulmonar, podem resultar em doença pulmonar grave mediante inflamação e trombose. O *Toxocara canis* migra pelos pulmões dos cães após a infecção. Neste estágio, em geral, não são observados sinais e sintomas, mas, em infecções maciças, os sinais pulmonares podem resultar da lesão provocada por larvas em migração e da reação inflamatória contra estas larvas. Tosse e dispneia geralmente são observadas em filhotes de cães com idade inferior a 6 semanas. O exame fecal pode revelar ovos característicos, mas as larvas iniciam a migração antes da excreção dos ovos. A eosinofilia periférica pode estar presente. Outros parasitas intestinais que migram pelos pulmões como parte de seu ciclo evolutivo incluem *Ancylostoma caninum* e *Strongyloides stercoralis.* Sinais transitórios, como tosse, podem ser observados. Nenhum tratamento específico é recomendado para o envolvimento pulmonar.

Por outro lado, muitas parasitoses relevantes em cães e gatos têm os pulmões e as vias respiratórias como destino final. As pneumonias parasitárias podem ser confundidas com broncopneumonia eosinofílica, abscessos pulmonares e neoplasias[1] (Quadro 152.1).

Capillaria aerophila

Capillaria aerophila, também conhecido como *Eucoleus aerophila*, é um pequeno nematoide que habita traqueia e brônquios de cães e gatos. Os sintomas se desenvolvem em poucos animais infectados, e a doença é comumente identificada pela descoberta dos ovos durante o exame fecal. Em raros casos ocorre desenvolvimento de sinais de bronquite alérgica. As radiografias torácicas são geralmente normais, apesar de poder ser visto um padrão brônquico. O fluido do lavado traqueal pode mostrar inflamação eosinofílica. O diagnóstico é feito pelos ovos no líquido do lavado traqueal ou exame de amostras fecais.

O tratamento de escolha é fembendazol (50 mg/kg por via oral [VO], a cada 24 h, durante 14 dias). Levamisol (8 mg/kg VO, por 10 a 20 dias) também tem sido usado com sucesso em cães. Ivermectina tem sido sugerida para tratamento, mas uma dose eficaz não foi estabelecida. O prognóstico é excelente.

Quadro 152.1 Principais parasitoses pulmonares de cães e gatos.

Parasita	Espécies acometidas	Sinais e sintomas	Achados radiográficos	Diagnóstico	Tratamento
Capillaria aerophila	Cães e gatos	Bronquite alérgica (raro)	Normais ou padrão brônquico	Ovos no líquido do lavado traqueal, exame fecal	Fembendazol (50 mg/kg VO, 1 vez/dia, por 14 dias); levamisol (8 mg/kg VO, 1 vez/dia, por 10 a 20 dias)
Paragonimus kellicotti	Mais comum em gatos	Tosse, dispneia, bronquite, pneumotórax	Lesão sólida/massa cavitária pulmonar Padrão brônquico intersticial (reticular ou nodular) ou alveolar	Ovos na amostra fecal, líquido do lavado traqueal	Fembendazol, 25 a 50 mg/kg, 2 vezes/dia, por 10 a 14 dias; praziquantel, 25 mg/kg, 3 vezes/dia, por 3 dias
Aelurostrongylus abstrusus	Gatos	Bronquite	Bronquites, padrão miliar difuso ou intersticial nodular	Identificação da larva na amostra fecal pela técnica de Baermann, amostra do lavado traqueal	Fembendazol, 25 a 50 mg/kg, 1 vez/dia, por 10 a 14 dias; Glicocorticoides e broncodilatadores (em casos sintomáticos)
Filaroides hirthi	Cães	Pneumonia intersticial subclínica, tosse, dispneia (ocasional)	Padrão intersticial miliar, difuso ou nódulos focais	Larva ou ovos larvados na amostra de lavado traqueal ou nas fezes pelo método de flotação em sulfato de zinco	Fembendazol, 25 a 50 mg/kg, 1 vez/dia, por 14 a 21 dias; ivermectina, 400 μg/kg VO ou SC, a cada 2 semanas, totalizando 3 doses
Crenosoma vulpis	Cães	Traqueobronquite, broncopneumonia, espirros e secreção nasal	Padrão broncointersticial	Larvas no líquido de lavado traqueal ou em amostras fecais pela técnica de Baermann	Dietilcarbamazina, 80 mg/kg VO, 2 vezes/dia, por 3 dias; levamisol, 8 mg/kg VO, em dose única; Fembendazol, 50 mg/kg VO, 1 vez/dia, por 3 dias

SC = subcutânea; VO = via oral.

■ Paragonimus kellicotti

Paragonimus kellicotti é um pequeno trematódeo. Caramujos e camarão-de-água-doce são hospedeiros intermediários necessários; portanto, a doença limita-se aos animais residentes na região dos grandes lagos, no meio-oeste e no sul dos EUA. Os parasitas adultos vivem em cistos dentro do parênquima pulmonar, com conexão a uma via respiratória para permitir a passagem dos ovos. Uma reação granulomatosa local pode ocorrer ao redor dos parasitas adultos, resultando em lesão pulmonar.

A infecção é mais comum em gatos do que em cães. Alguns animais não apresentam sintomas iniciais. Quando os sintomas estão presentes, eles podem ser os mesmos daqueles vistos em animais com bronquite alérgica, como tosse e sibilos. Alternativamente, sinais de pneumotórax espontâneo podem ser decorrentes da ruptura de cistos.

A anormalidade radiográfica é representada por lesão sólida ou massa cavitária, mais comumente observada no lobo caudal direito. Outra anormalidade vista pode ser um padrão brônquico, intersticial (reticular ou nodular) ou alveolar, dependendo da gravidade da resposta inflamatória.

O diagnóstico definitivo é feito por meio da identificação dos ovos na amostra fecal ou no líquido do lavado traqueal. Múltiplas amostras fecais devem ser examinadas na suspeita da doença, já que os ovos nem sempre estão presentes. Em alguns casos, o diagnóstico presuntivo é necessário.

O fembendazol é o fármaco usado para tratamento, na dose de 25 a 50 mg/kg, a cada 12 h, por 10 a 14 dias, assim como o praziquantel, na dose de 25 mg/kg, a cada 8 h, por 3 dias. A toracocentese deve ser usada para estabilizar animais com pneumotórax. Se o ar continua a se acumular no espaço pleural, pode ser necessário colocar dreno torácico para realização de sucção até que o vazamento possa ser fechado. Raramente, a intervenção cirúrgica é necessária.

A resposta ao tratamento é monitorada pela radiografia torácica e pelo exame coproparasitológico periódico. O tratamento pode ser repetido em alguns casos. O prognóstico é excelente.

■ Aelurostrongylus abstrusus

O *Aelurostrongylus abstrusus* é um pequeno verme que infecta as vias respiratórias menores e o parênquima pulmonar nos felinos. Caramujos ou lesmas são os hospedeiros intermediários. Muitos gatos com infecção não apresentam sintomas, e aqueles que manifestam costumam ser jovens. Os sintomas geralmente são de bronquite felina. As anormalidades vistas na radiografia incluem bronquites, apesar de um padrão miliar difuso ou intersticial nodular estar presente em alguns gatos. O exame do líquido do lavado traqueal pode revelar inflamação eosinofílica.

O diagnóstico definitivo é feito mediante identificação da larva, que pode estar presente na amostra fecal, usando a técnica de Baermann, ou na amostra obtida pelo lavado traqueal. Múltiplas amostras fecais devem ser examinadas em casos suspeitos, já que a larva nem sempre está presente.

O tratamento recomendado é o fembendazol, na dose de 25 a 50 mg/kg, a cada 24 h, por 10 a 14 dias. A resposta ao tratamento é monitorada pela radiografia torácica e pelo exame fecal periódico. O tratamento pode ser repetido em alguns casos.

A terapia anti-inflamatória isolada com glicocorticoides geralmente resolve os sintomas. Entretanto, a eliminação da doença parasitária subjacente é o tratamento principal. Além disso, a terapia com glicocorticoides pode interferir na eficácia do fármaco antiparasitário. Broncodilatadores podem aliviar os sintomas sem interferir na ação dos fármacos antiparasitários. O prognóstico nos animais com a infecção é excelente.

■ Filaroides hirthi

Filaroides hirthi é um pequeno nematódeo que vive no parênquima pulmonar (bronquíolos e alvéolos) de cães, causando pneumonite intersticial difusa, podendo esta ser eosinofílica, mononononuclear ou granulomatosa. As larvas são expectoradas, deglutidas e excretadas nas fezes. O desenvolvimento larval fora do cão não é necessário, e a autoinfecção por coprofagia pode aumentar a carga parasitária dentro do animal.

Os sintomas geralmente são de pneumonia intersticial subclínica, mas, ocasionalmente, os cães afetados apresentam sinais agudos ou crônicos de tosse ou dispneia. Fatalidades têm sido relatadas em infecções graves, especialmente em cães imunocomprometidos tratados com corticosteroides e de raças *toy*.

As radiografias torácicas podem revelar padrão intersticial miliar, difuso ou nódulos focais. O diagnóstico definitivo é baseado no achado da larva, dos ovos larvados na amostra de lavado traqueal ou nas fezes. O método mais indicado é o de flotação em sulfato de zinco, sendo mais eficiente que o método de Baermann.

O tratamento pode ser feito com fembendazol, na dose de 50 mg/kg, a cada 24 h, por 14 a 21 dias, ou ivermectina, 400 μg/kg VO ou VS, repetida a cada 2 semanas, em um total de 3 doses.

■ Crenosoma vulpis

O *Crenosoma vulpis* é um verme que habita a traqueia, os brônquios e os bronquíolos de cães. As larvas são expectoradas, deglutidas e excretadas nas fezes. Os moluscos atuam como hospedeiros intermediários. Os cães apresentam sinais de traqueobronquite, podendo ocorrer broncopneumonia, espirros e secreção nasal.

A radiografia torácica, em geral, revela um padrão broncointersticial, que pode ser indistinguível de outras causas de bronquite crônica. Achados hematológicos incluem eosinofilia, basofilia ou monocitose.

O diagnóstico é estabelecido mediante identificação das larvas no líquido do lavado traqueal ou em amostras fecais examinadas pela técnica de Baermann. As larvas têm caudas retas, ao contrário daquelas de *Filaroides* spp.

Os fármacos utilizados para o tratamento são dietilcarbamazina (80 mg/kg, a cada 12 h, durante 3 dias), levamisol (8 mg/kg VO, em dose única) e fembendazol (50 mg/kg VO, a cada 24 h, durante 3 dias).

Pneumonias fúngicas

As pneumonias fúngicas ou infecções micóticas podem ser pulmonares primárias ou secundárias (oportunistas). As infecções micóticas primárias são causadas por *Histoplasma capsulatum*, *Blastomyces dermatitidis*, *Coccidioides immitis*, *Cryptococcus neoformans* e *Aspergillus* sp. As infecções secundárias estão associadas à condição de imunossupressão.

As manifestações clínicas estão associadas à localização do agente fúngico no trato respiratório e, quando os agentes fúngicos encontram-se alojados no trato respiratório posterior, tosse, taquipneia, dispneia e intolerância ao exercício são frequentemente observadas. As alterações hematológicas não são específicas, mas, nos achados bioquímicos, os animais podem apresentar hipoalbuminemia, hipergamaglobulinemia e hipocalcemia. O padrão radiográfico depende do agente etiológico envolvido e da resposta imunológica do animal. Os exames de imagem radiográfica podem revelar um padrão misto, intersticial, alveolar ou bronquiolar. Consolidação pulmonar lobar, lesões cavitárias ou nodulares, linfadenopatia hilar, efusão pleural ou pleurite e pneumotórax são outros achados encontrados no animal com infecção micótica.

Os métodos diagnósticos das infecções fúngicas utilizados dependem do agente envolvido e compreendem sorologia (coccidioidomicose e criptococose), citologia de material obtido por lavado traqueal ou broncoalveolar (LBA), aspirado de agulha fina do parênquima pulmonar, líquido pleural coletado por toracocentese e histologia de material obtido por biopsia. Recomenda-se a utilização de colorações específicas para fungos, tais como ácido periódico de Schiff, Grocott – metinamina prata, Wright, mucicarmin de Mayer. O diagnóstico definitivo é obtido por meio de cultura fúngica.

Histoplasmose

O agente etiológico da histoplasmose é o *Histoplasma capsulatum*, um fungo dimórfico, presente no solo (micélio de vida livre) ou no tecido do hospedeiro. Ele é endêmico nos vales dos rios Mississippi, Missouri e Ohio. O animal adquire o fungo pela inalação do micélio infectante e esse agente será fagocitado pelos macrófagos alveolares, onde haverá a replicação intracelular. A infecção pode ficar limitada ao trato respiratório ou se disseminar por via hematógena ou linfática. O período de incubação da doença é de 12 a 16 dias. As características da doença se encontram resumidas no Quadro 152.2.

Quadro 152.2 Características clínicas da histoplasmose em cães e gatos.

Características	Canina	Felina
Idade	Jovens	Qualquer idade, mais comum em fêmeas
Sintomas	Tosse, dispneia	Dispneia, taquipneia, tosse
Localização	Neutrófilos, monócitos e eosinófilos	
Radiografia torácica	Pneumonia intersticial, alveolar, brônquica Nódulos < 5 mm → linfonodos Consolidação pulmonar Efusão pleural	Infiltrado intersticial difuso ou miliar
Diagnóstico	Fixação de complemento, imunodifusão em ágar-gel, sorologia Definitivo: identificação do agente mononuclear (mais comum) e dos granulócitos Cultura, citologia e histologia	Sorologia, citologia e histologia 12,5% associado (FeLV)
Tratamento	Cetoconazol, itraconazol, anfotericina B (lipídico)	Cetoconazol, itraconazol, anfotericina B (lipídico)

FeLV = vírus da leucemia felina.

Blastomicose

É uma doença fúngica causada pelo *Blastomyces dermatidis*, um fungo dimórfico, saprófito de vida livre, encontrado geograficamente nas regiões próximas a rios da América do Norte. A infecção ocorre pela inalação de conidióforos aerossolizados, que são posteriormente depositados nos alvéolos e fagocitados por macrófagos alveolares. A blastomicoce determina uma inflamação piogranulomatosa intensa e o período de incubação varia de 5 a 12 semanas. As características da doença se encontram resumidas no Quadro 152.3.

Quadro 152.3 Características clínicas da blastomicose em cães e gatos.

Características	Canina	Felina
Idade	Jovens, caça (rios)	Jovens (rara). Abissínio e Havana > risco
Sintomas	Tosse, angústia respiratória e intolerância ao exercício (inflamação piogranulomatosa)	Angústia respiratória, tosse
Localização	Restrita ao pulmão (88%), fagocitada pelo macrófago alveolar	Restrita ao pulmão
Radiografia torácica	Padrão intersticial, nodular miliar, multifocal, → linfonodo esternal, hilar, efusão pleural, pneumotórax	Nódulos pulmonares, padrão intersticial, efusão pleural
Diagnóstico	Sorologia, citologia, exame histológico	Sorologia, citologia, exame histológico, positivo para FeLV (10%)
Tratamento	Itraconazol, anfotericina B (lipídico)	Difícil avaliar

As radiografias torácicas mostram padrão intersticial difuso, podendo ser observada linfadenopatia hilar em aproximadamente 70% dos casos, além de efusão ou espessamento pleural em 47% dos animais infectados. O diagnóstico definitivo ocorre por avaliação citológica e identificação do microrganismo do líquido do lavado traqueal ou por sorologia. Outras amostras podem sem coletadas, como biopsias pulmonares, líquido de lavados broncoalveolares e líquido pleural. As características da doença bem como o tratamento estão resumidos no Quadro 152.4.

Coccidioidomicose

A coccidioidomicose é causada pelo agente etiológico *Coccidioides immitis*, encontrado em regiões de Califórnia, Arizona, Utah, Novo México, Nevada e Texas. Os animais apresentam sinais de lesão do trato respiratório inferior, com progressão lenta.

Criptococose

O *Cryptococcus neoformans* geralmente infecta cavidade nasal, olhos, pele ou encéfalo dos gatos e sistema nervoso central ou olhos dos cães. É a infecção fúngica sistêmica mais

Quadro 152.4 Características clínicas da coccidioidomicose em cães e gatos.

Características	Canina	Felina
Idade	Machos jovens Boxer, Dobermann	Qualquer idade
Sintomas	Respiratórios (assintomáticos ou autolimitantes) Disseminação: imunidade celular inadequada	Respiratórios (25%) Dermatológicos (56%)
Localização	Trato respiratório, pele etc.	Pele, entre outros tecidos
Radiografia torácica	Padrão intersticial (nódulos) Padrão misto ⟶ linfonodo hilar	Linfonodo hilar, efusão pleural
Diagnóstico	Sorologia, citologia e exame histológico	Sorologia, citologia e exame histológico
Tratamento	Anfotericina B, cetoconazol e itraconazol (6 a 12 meses)	Cetoconazol, itraconazol e fluconazol (terapia prolongada)

comum em felinos. A via de transmissão é por inalação. Os sintomas dos tratos respiratórios anterior e posterior são comuns; no entanto, pode ocorrer um estado de portador inaparente. Na maioria dos casos, as radiografias torácicas estão normais e as alterações, como formações nodulares, são observadas em necropsia[3] (Quadro 152.5).

Quadro 152.5 Características clínicas da criptococose em cães e gatos.

Características	Canina	Felina
Idade	Jovens (< 4 anos) Dobermann, Pastor-alemão e Dogue-alemão	Qualquer idade, machos são mais predispostos
Sintomas	Tosse seca, pneumonia isolada (rara)	Positivo para FIV e FeLV: > risco
Radiografia torácica	Linfonodo hilar Pequenos múltiplos nódulos	Sem alterações
Diagnóstico	*Antemortem*: raro Cultura	Citologia, sorologia e cultura
Tratamento	Azóis Itraconazol, cetoconazol	Azóis e anfotericina B, cetoconazol, itraconazol

FIV = vírus da imunodeficiência dos felinos; FeLV = vírus da leucemia felina.

■ Leitura sugerida

Ettinger SJ, Feldman EC. Tratado de medicina interna veterinária. 5ª ed. Rio de Janeiro: Guanabara Koogan; 2004. p. 1127-30.

Richard W, Nelson C, Couto G. medicina interna de pequenos animais. 3ª ed. Rio de Janeiro: Elsevier; 2006. p. 292-3.

—. Small animal internal medicine. 4th ed. St. Louis: Mosby Elsevier; 2009. p. 307.

Sherding RG. Respiratory parasites. In: Bonagura JD, Twedt DC. Kirk's current veterinary therapy XIV. St. Louis: Saunders Elsevier; 2009. p. 667-71.

153 Cavidade Pleural | Manifestações Clínicas e Classificação dos Líquidos Pleurais

Denise Maria Nunes Simões, Khadine Kazue Kanayama

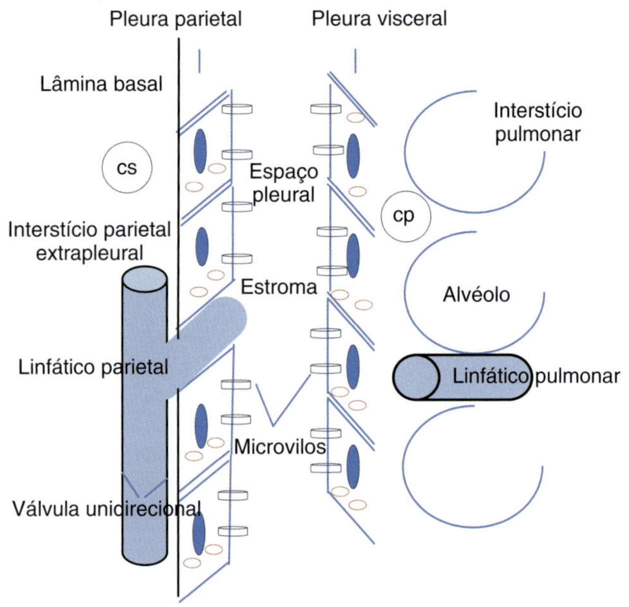

Figura 153.1 Esquema morfofuncional do espaço pleural. *cp* = capilar pulmonar; *cs* = capilar sistêmico.[5]

Efusão pleural

Definição

A efusão pleural é o acúmulo anormal de líquido dentro da cavidade torácica, mais especificamente no espaço pleural. É uma anormalidade comum na espécie felina e pode representar a manifestação sutil de uma doença grave ou uma emergência médica.[1]

As condições mais frequentemente encontradas em associação a acúmulo de líquido pleural nos gatos são quilotórax (idiopático ou secundário à drenagem linfática diminuída), piotórax (séptico), neoplasia intratorácica (principalmente, linfoma mediastinal), cardiomiopatia hipertrófica e peritonite infecciosa felina (PIF).[2] Em cães, as causas mais frequentes são piotórax, efusão pericárdica idiopática, presença de massas no mediastino cranial, quilotórax (principalmente idiopático) secundário a metástase pulmonar e cardiomiopatia dilatada.[3]

Anatomia e fisiologia do espaço pleural

A superfície de revestimento de pulmões, diafragma e mediastino é chamada de pleura visceral, ao passo que o revestimento interno da parede torácica é referido como pleura parietal (Figura 153.1). A superfície é fenestrada, ou seja, apresenta orifícios, tanto no cão quanto no gato. Isso significa que o ar e o líquido não viscoso que se desenvolvem unilateralmente podem distribuir-se igualmente para ambos os hemitórax. Os distúrbios inflamatórios, causados por inflamação ou neoplasias, geralmente produzem um líquido espesso e a pleura inflamada pode determinar que a superfície pleural fique efetivamente selada e o líquido pode somente acumular-se de um único lado.[4] Há uma pequena quantidade de líquido transudativo livre (cerca de 3 mℓ) dentro da cavidade pleural, que é formada e reabsorvida dentro do espaço pleural de maneira contínua e dinâmica. O líquido pleural tem como principal função a lubrificação da superfície pleural, para prevenir o atrito, mas também atua como meio de transporte.[4]

A dinâmica do líquido pleural é estimada ser 0,15 mℓ/kg/h. O líquido é produzido na pleura parietal e reabsorvido pelos linfáticos dessa mesma pleura. A velocidade de fluxo dos linfáticos da pleura pode aumentar em resposta a aumento na filtração do líquido pleural. Tal controle é muito eficiente, com aumento de 10 vezes mais na velocidade de filtração, o que resultaria somente em aumento de volume de líquido pleural de 15%. Quando a filtração excede o fluxo linfático pleural máximo, a efusão pleural ocorre.[5,6] A formação da efusão cavitária é, portanto, dependente das forças da lei de Starling, da permeabilidade vascular e da drenagem linfática. A força hidrostática (pressão positiva), tal como aquelas geradas pelas pressões sanguíneas pulmonar e sistêmica (Figura 153.2), tende a forçar a saída do líquido do leito capilar. A pressão oncótica, determinada primariamente pela albumina intravascular, tende a manter o líquido dentro da vasculatura. A permeabilidade vascular afeta o movimento de células, proteínas e sangue total da árvore vascular. Geralmente, ela está aumentada em decorrência da inflamação e determina o tamanho das moléculas que podem deixar os vasos sanguíneos, bem como a velocidade de escape. E, por último, a drenagem linfática governa o escape das grandes moléculas.[4,7–9] Essas alterações podem ocorrer isoladamente ou em associação.

Fisiopatogenia

Existem cinco processos patológicos que são responsáveis pela formação das efusões: transudação, exsudação, hemorragia, linforragia e processos múltiplos. A *transudação* está relacionada com o aumento da pressão hidrostática ou a diminuição da pressão oncótica. O acúmulo de líquido pode ocorrer também quando a drenagem linfática encontrar-se prejudicada. Os transudatos são pobres em proteínas (< 2 g/dℓ), particularmente se a hipoproteinemia estiver presente e a hipoalbuminemia for marcante (albumina sérica < 1,5 g/dℓ), mas a transudação pode criar um transudato rico em proteína. Esse último tipicamente ocorre quando a pressão plasmática hidrostática aumenta nos pulmões devido à congestão venosa em decorrência da ICC.[9] A *exsudação* está associada à formação de um exsudato e ocorre devido ao aumento da permeabilidade vascular e à vasodilatação causada pelos mediado-

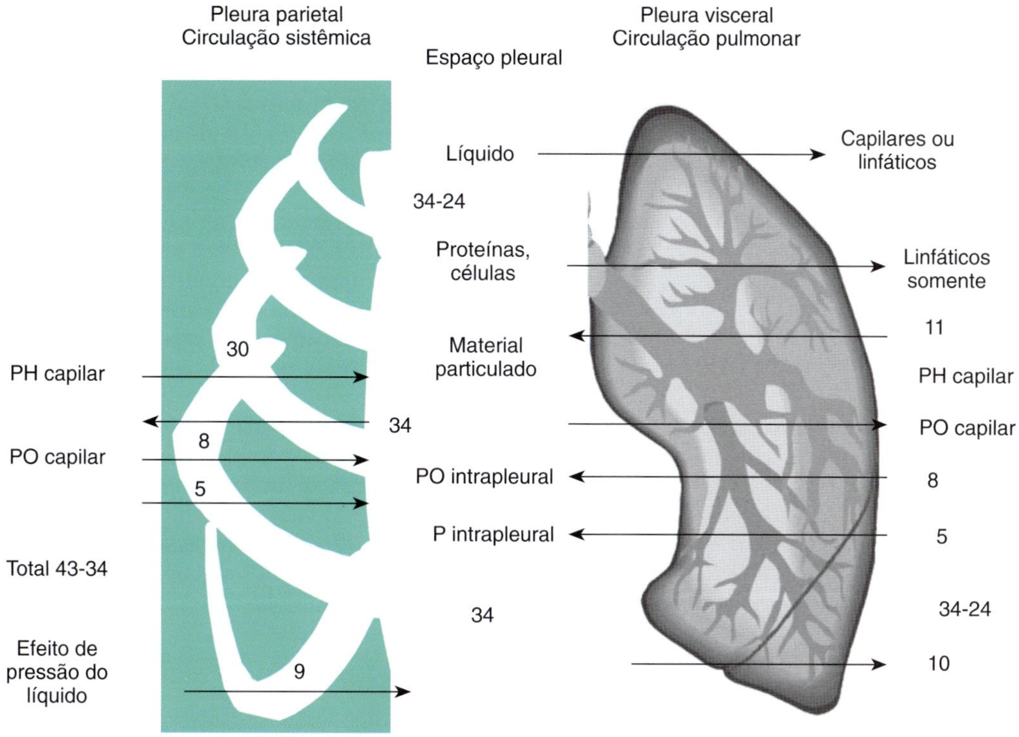

Figura 153.2 Representação esquemática das pressões (cmH_2O) envolvidas na formação do líquido pleural. *PH* = pressão hidrostática; *PO* = pressão oncótica; *P* = pressão.[7]

res inflamatórios. A exsudação de líquido rico em proteínas é acompanhada de migração de leucócitos (principalmente neutrófilos). Se a inflamação envolve os vasos sanguíneos (vasculite), esses vasos tornam-se muito permeáveis às proteínas plasmáticas. Os exsudatos podem ser decorrentes de causas infecciosas (bacterianas, fúngicas, virais e protozoários) ou não infecciosas (tecido necrótico, corpo estranho estéril, ou líquido corpóreo irritante, tal como a bile).[9] A *hemorragia* pode ocorrer devido ao dano vascular associado à inflamação e, sendo ela a causa primária para a efusão, podemos chamá-la de efusão hemorrágica. Ela, geralmente, corresponde a 20% do seu volume em sangue. Os vasos linfáticos tentam reabsorver a água, o soluto e os eritrócitos; portanto, o volume e a composição da efusão mudam com o tempo.[9] A *linforragia* é o termo usado para o escape de linfa dos vasos sanguíneos e pode ser decorrente de causa traumática ou não traumática. A efusão linforrágica não traumática ocorre quando há estase de linfa, hipertensão linfática, alteração da função da válvula linfática devido aos vasos linfáticos dilatados e aumento da permeabilidade dos vasos linfáticos. A efusão pode ser classificada como quilosa ou com base na presença ou ausência de quilomícrons na efusão. A efusão quilosa é produzida quando a linfa rica em quilomícrons extravasa dos vasos linfáticos e entra na cavidade pleural para formar o quilotórax.[9] Os *processos múltiplos* são decorrentes da associação de mais de um processo patológico já citado, como, por exemplo, um processo neoplásico, que pode induzir hemorragia, necrose e inflamação tecidual associada à exsudação, e drenagem linfática prejudicada.[9]

Avaliação laboratorial

As efusões pleurais podem ser avaliadas laboratorialmente por meio de análises física, química e citológica do líquido pleural, além da estimativa da concentração de proteína total do líquido (refratometria ou método bioquímico), da mensuração do hematócrito e da concentração de eritrócitos.[8]

A análise física do líquido é feita utilizando-se alguns critérios, tais como, cor, transparência ou turbidez, odor, coágulos ou grumos e fibrina. As características físicas do líquido variam, dependendo da causa da efusão.[8]

A análise química do líquido não é feita rotineiramente, mas, em casos selecionados e na dependência da suspeita diagnóstica, ela pode ser solicitada. Pode ser feita a dosagem de triglicerídios e colesterol, de eletrólitos, de proteínas (proteína total e albumina) e, ocasionalmente, de outras substâncias.[9]

No exame citológico é feita a contagem diferencial de células nucleadas e a concentração total de células nucleadas (CTCN), que inclui a presença de células mesoteliais e outras células nucleadas.

As características físicas, a proteína total e a CTCN são utilizadas para classificar os líquidos como transudatos puros, transudatos modificados ou exsudatos.[10]

O hematócrito e a concentração de eritrócitos são parâmetros mensurados quando a coloração do líquido é rósea a avermelhada, o que indica a presença de eritrócitos. Quando a hemorragia é o fator que mais contribui para a formação da efusão, o hematócrito do líquido pode aproximar-se do hematócrito do sangue do animal. Com a cronicidade da efusão, ocorre diminuição do valor do hematócrito, pois os eritrócitos são absorvidos pelos vasos linfáticos e os gradientes de pressão oncótica alterados promovem o movimento do líquido do interstício para cavidade torácica.

Classificação do líquido

Transudatos puros

Os transudatos puros são líquidos claros, incolores, com baixa concentração de proteína (menor que 1,5 g/dℓ) e de células nucleadas (menor do que 1.500 cél./μℓ) e com densidade < 1,013.[8] Outros autores consideram o valor da concentração de proteína e a concentração de células nucleadas < 3 g/dℓ e < 500 cél./μℓ[11] e < 2,5 g/dℓ, 1.500 cél./μℓ, respectivamente, e com densidade < 1,017.[12] Os tipos celulares básicos são poucos neutrófilos não degenerados e células mononucleares grandes (macrófagos e células mesoteliais isoladas e em grumos). As efusões transudativas resultam mais comumente da estase venosa e menos frequentemente da hipoalbuminemia e da obstrução linfática.[11] Os transudatos são formados como resultado do aumento da pressão hidrostática, da diminuição da pressão oncótica ou da obstrução linfática.[13]

Transudatos modificados

A presença de líquido transudativo na cavidade torácica causa aumento de pressão, o que é irritante para as células mesoteliais do revestimento do espaço, as quais se proliferam e se desprendem para a efusão. Essas células mesoteliais desprendidas morrem e liberam substâncias quimiotáticas que atraem pequeno número de fagócitos na efusão para a remoção dos debris celulares. O resultado é um aumento moderado em ambos, proteína total (3 a 5 g/dℓ) e concentração de células nucleadas (< 5.000 cél./μℓ), sendo caracterizado como um transudato modificado. As características do líquido podem mudar o suficiente para que o líquido seja classificado como exsudato.[11] Os valores da concentração de proteína e da concentração de células nucleadas dos transudatos modificados podem variar, segundo autores, entre 2,5 a 7,5 g/dℓ e 1.000 a 7.000 cél./μℓ[8] e entre 2,5 a 5 g/dℓ e 500 a 10.000 cél./μℓ, respectivamente, e a densidade entre 1,017 a 1,025.[12]

Os transudatos modificados apresentam coloração variada (leitosa, vermelha, branca, marrom ou amarela), dependendo da causa. Os neutrófilos não degenerados, as células mononucleares grandes (macrófagos e células mesoteliais isoladas e em grumos) e os linfócitos pequenos são as células mais frequentes. As causas correlacionadas aos transudatos modificados são as doenças cardiovasculares, a neoplasia, a contaminação com sangue periférico e a perda de linfa com nível de proteína elevado.

Exsudatos

Os exsudatos apresentam coloração variada (âmbar, branca, vermelha), com aumento de turbidez, concentração de proteína elevada (3 a 7 g/dℓ) e número elevado de células nucleadas (> 7.000 cél./μℓ).[8] Segundo outros autores, os valores da concentração de proteína e da concentração de células nucleadas variam entre 3 e 7 g/dℓ e até 100.000 cél./μℓ[11] e > 3 g/dℓ e > 5.000 cél./μℓ, respectivamente, e densidade > 1,025.[12] A formação dos exsudatos ocorre devido à inflamação associada ao dano vascular (incluindo o linfático); desta maneira, tanto o hemotórax quanto o quilotórax são classificados como exsudatos, com base nas características físicas e na patogênese.

Os exsudatos podem ser divididos em inflamatórios e não inflamatórios. As efusões inflamatórias são classificadas de acordo com as características de inflamação, como aguda, subaguda ou crônica ativa e crônica. Nos quadros agudos, os neutrófilos (degenerados ou não) predominam e, nos quadros subagudos, há neutrófilos e macrófagos. Já na inflamação crônica, os macrófagos são as células predominantes. Por serem altamente irritativas para a cavidade, as efusões inflamatórias apresentam certo grau de hiperplasia das células mesoteliais reativas.[11]

Nos exsudatos sépticos, as contagens de células nucleadas são muito elevadas (p. ex., 50.000 a mais de 100.000 cél./μℓ), com o predomínio dos neutrófilos degenerados e tóxicos. As bactérias podem ser comumente observadas no interior de neutrófilos e macrófagos, bem como no meio extracelular.[13]

O aumento da formação de fibrina ocorre nos exsudatos inflamatórios crônicos, devido ao aumento da permeabilidade capilar e da descamação das células mesoteliais, bem como da deflagração de ambas as vias da cascata da coagulação. Além disso, a presença crônica do líquido pleural pode levar à diminuição da fibrinólise decorrente da lesão direta às células mesoteliais, diminuindo sua atividade fibrinolítica e a diluição do fator ativador local de plasminogênio.[14]

As causas associadas aos exsudatos são os processos inflamatórios, as rupturas de abscessos e a peritonite infecciosa felina (PIF).[14]

A PIF pode ser classificada como um exsudato inflamatório, com base na presença de proteína total extremamente alta, o que se reflete similarmente na proteína sérica, apesar de apresentar líquido de baixa celularidade.

Os diagnósticos diferenciais em animais com exsudatos assépticos incluem a PIF, a neoplasia, a ruptura diafragmática crônica, a torção de lobo pulmonar e os exsudatos sépticos em processo de resolução.[13]

Efusão quilosa

A efusão quilosa é considerada um exsudato não inflamatório e é resultado da perda de linfa para a cavidade torácica (quilotórax). A neoplasia linfoide e o acúmulo de linfa são causas comuns dessa efusão e podem ser diferenciadas microscopicamente. Os linfócitos neoplásicos são geralmente grandes ou intermediários, com citoplasma basofílico, cromatina finamente pontilhada e nucléolo evidente. Os acúmulos não neoplásicos consistem predominantemente em linfócitos típicos e presença de formas reativas.[9] O líquido pleural, normalmente, é de coloração branco-leitosa, que não se torna transparente após a centrifugação, mas pode apresentar outras variações de cor, dependendo do tipo de conteúdo de gordura na dieta e da presença de hemorragia concomitante (Figura 153.3). A concentração de proteína do líquido é moderadamente aumentada (3,5 a 4,5 g/dℓ), mas de baixa celularidade. A efusão quilosa é um líquido irritante, que, com a cronificação do processo, pode conter moderado número de células mesote-

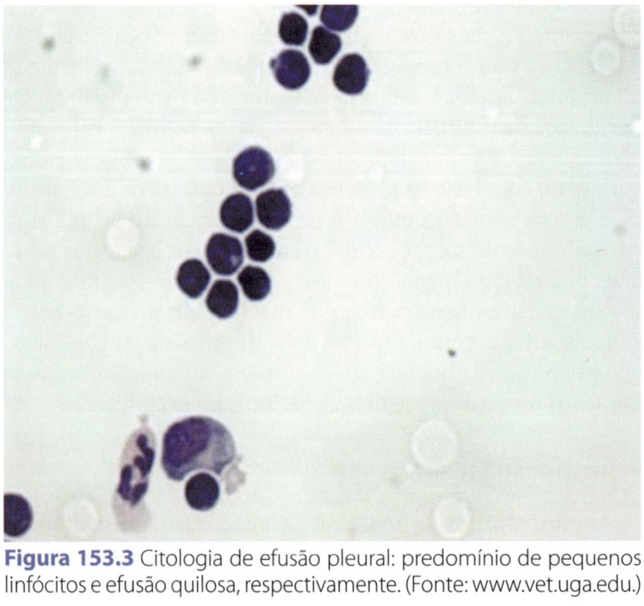

Figura 153.3 Citologia de efusão pleural: predomínio de pequenos linfócitos e efusão quilosa, respectivamente. (Fonte: www.vet.uga.edu.)

liais reativas e outras células inflamatórias, bem como a presença de eosinófilos.[11] A concentração de triglicerídio é maior na efusão do que no soro e a relação colesterol:triglicerídios é mais baixa (< 1).

Efusão hemorrágica

A efusão hemorrágica apresenta coloração que varia de vermelha a serossanguinolenta, dependendo do tempo de formação do exsudato e da extensão da hemorragia. A presença de eritrócitos na amostra da efusão pode ser decorrente de causa iatrogênica (durante a coleta) ou hemorragia. A citologia é necessária para diferenciar o exsudato hemorrágico verdadeiro de uma amostra contaminada no momento da coleta. O exsudato hemorrágico contém predominantemente eritrócitos, com menor número de células nucleadas. O indicador mais significativo da hemorragia verdadeira é a presença de macrófagos ativados contendo eritrócitos fagocitados (eritrofagocitose), mas ainda podemos observar os cristais de hematoidina ou a presença de hemossiderina.[7-9,11] Se o hematócrito do líquido for maior do que 3%, a hemorragia por qualquer causa pode ser um fator significativo que contribui para a efusão.[9] Outra observação importante é a presença ou não de plaquetas. O exsudato hemorrágico verdadeiro é isento de plaquetas, mas elas são comumente observadas em amostras contaminadas (no esfregaço do líquido fresco).

Efusão neoplásica

As características da efusão podem variar de somente células neoplásicas raras entre muitas células inflamatórias a concentrações extremamente elevadas de células neoplásicas. Elas podem ser acompanhadas por hemorragia ou inflamação, mas geralmente não são inflamatórias. O líquido pode ser claro, turvo ou hemorrágico. As células neoplásicas que podem ser detectadas nas efusões incluem linfócitos, células de carcinoma, células mesoteliais, mastócitos e melanócitos (Figura 153.4). As células esfoliativas do carcinoma geralmente têm características pleomórficas, como nos tecidos, mas pode ser difícil diferenciar as células de carcinoma das células mesoteliais neoplásicas ou altamente reativas encontradas em efusões não neoplásicas. Os sarcomas tipicamente não esfoliam ou causam efusões, mas os hemangiossarcomas podem romper-se e causar efusão hemorrágica.[9]

O nível de proteína total na efusão neoplásica é elevado, mas a concentração de células nucleadas é altamente variável.

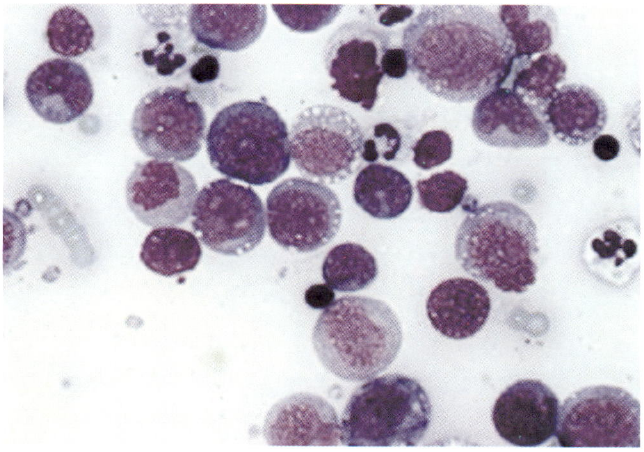

Figura 153.4 Linfoblastos (linfoma). (Fonte: www.vet.uga.edu.)

Manifestações clínicas

As manifestações clínicas associadas à efusão pleural variam em função da etiologia, da rapidez do acúmulo e do volume do líquido. A maioria dos animais não demonstra sintomas até que ocorra significativo prejuízo à ventilação. Na efusão pleural, a intolerância ao exercício é um sintoma precoce, mas, com a progressão da doença, ocorre desconforto respiratório evidente.[13]

O desconforto respiratório é o sintoma mais comum observado, sendo caracterizado por um padrão restritivo (taquipneia e diminuição da complacência). Associado a esse padrão respiratório, também podemos observar movimento abdominal exagerado.[14] Outros sintomas, tais como cianose, respiração com a boca aberta, posição ortopneica e tosse, também são observados. A tosse pode ser o resultado da irritação causada pela efusão ou relacionada com a doença principal (p. ex., cardiomiopatia, neoplasia torácica)[1,10] (Figura 153.5). Os achados adicionais encontrados nos pacientes com efusão pleural podem incluir febre, depressão, anorexia, perda de peso, mucosas pálidas, arritmias, sepse, sopros, ascite e efusão pericárdica.

Exame físico

O exame físico dos pacientes com efusão pleural deve incluir a avaliação minuciosa dos sistemas cardíaco e respiratório. A percussão torácica pode revelar hiporressonância na presença de quantidade moderada a grave de líquido pleural (cães). A compressão torácica deve ser realizada em todos os felinos com suspeita de efusão pleural. Diminuição perceptível na compressibilidade do tórax anterior ocorre em muitos gatos com massas mediastínicas craniais. A auscultação torácica pode revelar ruídos cardíacos e pulmonares abafados, especialmente na região ventral. As anormalidades cardiovasculares, tais como sopros e arritmias, podem estar presentes em alguns animais. Outras alterações no exame físico podem estar relacionadas com anormalidades sistêmicas.[10]

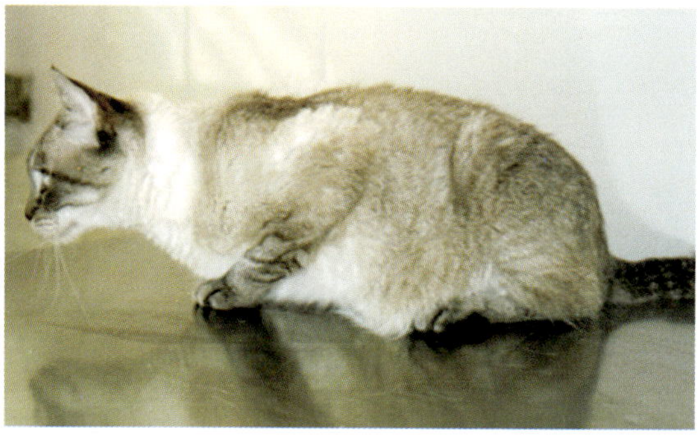

Figura 153.5 Gato em posição ortopneica em decorrência do desconforto respiratório.

Referências

1. Hawkins EC, Fossum TW. Pleural effusion. In: Bonagura JD, Twedt DC. Kirk's current veterinary therapy XIV. St. Louis: Elsevier; 2009. p. 675-84.
2. Davies C, Forrester SD. Pleural effusion in cats: 82 cases (1987 to 1995). J Small Anim Pract. 1996;37(5):217-24.
3. Mellanby RJ, Villiers E, Herrtage ME. Canine pleural and mediastinal effusions: a retrospective study of 81 cases. J Small Anim Pract. 2002;43:447-51.

4. Padrid P. Canine and feline pleural disease. Vet Clin North Am Small Anim Pract. 2000;30(6):1295-307.
5. Miserocchi G. Physiology and pathophysiology of pleural fluid turnover. Euro Resp J. 1997;10(1):219-25.
6. Gao ZC, Xue PL, Zhang Y, Shen DH, Wang J, He Q. Potential role of human visceral pleura in pleural fluid turnover. Chinese Med J. 2006;119(3):250-4.
7. Forrester SD, Troy CG, Fossum TW. Pleural effusion: pathophysiology and diagnostic considerations. Comped Contin Educ Pract Vet. 1988;10(2):121-36.
8. Tontis D. Pleural and peritoneal fluid analysis. In: Proceedings of 29th World Congress of the World Small Animal Veterinary Association (WSAVA), 2004, oct 6-9, Rhodes, Greece, Blackwell Publishing, p. 271-9. Disponível em http://www.vin.com/proceedings. Acesso em 01 de maio de 2008.
9. Scott MA, Stockham SL. Cavitary effusions in the dog & cat: formation, analysis & classification. In: Proccedings of the 26th American College Veterinary Internal Medicine; 2008. San Antonio, EUA. p. 590-4.
10. Fossum TW. Doenças pleurais e extrapleurais. In: Ettinger SJ, Feldman EC. Tratado de medicina interna veterinária. vol. 2. 5ª ed. Rio de Janeiro: Guanabara Koogan; 2004. p. 1159-73.
11. Rebar AH, De Nicola DB. Cytology of body fluids. In: Proceedings of the North American Veterinary Conference (NAVC); 2007. Florida, EUA. p. 247-51. Disponível em http://www.ivis.org. Acesso em 01 de maio de 2008.
12. Raskin RE. Maximizing diagnostic yield from pleural effusion specimens. In: Proceedings of the 25th American College Veterinary Internal Medicine; 2007. Seattle, EUA. p. 705-7.
13. Nelson RW, Couto CG. Manifestações clínicas da doença mediastinal e da cavidade pleural. In: Nelson RW, Couto CG. Medicina interna de pequenos animais. 3ª ed. Rio de Janeiro: Elsevier; 2006. p. 305-9.
14. Hawkins EC. Rescuing patients in respiratory distress. In: Proceedings of the North American Veterinary Conference (NAVC); 2006, v. 20, p. 1297-9. Florida, EUA. Disponível em http://www.ivis.org. Acesso em 01 de maio de 2008.

154 Distúrbios da Cavidade Pleural

Denise Maria Nunes Simões, Khadine Kazue Kanayama

Quilotórax

Definição

É uma doença complexa caracterizada pelo acúmulo de linfa na cavidade pleural.

Etiologia

A causa do quilotórax anteriormente era conhecida como resultado da ruptura do ducto torácico secundária ao trauma; entretanto, isso agora parece ser uma causa rara em animais. As causas do quilotórax não traumático são: linfangiectasia sistêmica, inflamação e obstrução do fluxo linfático. Os vasos linfáticos dilatados podem se formar em resposta ao fluxo linfático aumentado ou à diminuição da drenagem linfática para dentro do sistema venoso devido a pressões venosas elevadas. Todas as doenças e os processos que aumentam a pressão venosa sistêmica podem causar o quilotórax, como as doenças cardíacas (insuficiência cardíaca congestiva direita e esquerda [ICCD e ICCE], cardiomiopatias, efusão pericárdica, anormalidades cardíacas congênitas e dirofilariose), neoplasias mediastínicas (linfoma e timoma) e trombos ou granulomas na veia cava cranial.[1,2] A torção do lobo pulmonar (TLP) é uma enfermidade rara em cães e gatos. A torção acontece quando o lobo pulmonar rotaciona em torno do pedículo broncovascular de modo irreversível. As veias facilmente se obliteram e as artérias mantêm seu fluxo para o interior do pulmão, resultando em grave congestão e consolidação, associadas à efusão pleural. A etiologia da TLP é desconhecida e acredita-se que esteja associada a efusão pleural, pneumotórax, trauma, pneumonia ou manipulação cirúrgica, com aumento de ar ou fluido ao redor do lobo, predispondo à sua rotação.[3]

Na maioria dos animais, apesar da tentativa diagnóstica, a etiologia principal pode não ser determinada; nesse caso, estabelece-se o diagnóstico de quilotórax idiopático.[4,5]

Frequência

Todas as raças podem ser acometidas, mas suspeita-se de predisposição racial em cães da raça Afghan Hound (quilotórax congênito) e Shiba. Entre os felinos, as raças orientais (Himalaio e Siamês) parecem apresentar prevalência maior. O quilotórax pode acometer animais de qualquer idade, mas nos gatos pode ser mais frequente em animais idosos, sendo secundária à neoplasia.[5]

Manifestações clínicas e achados no exame físico

Os animais com quilotórax, geralmente, apresentam temperatura corpórea normal, a menos que estejam muito agitados ou gravemente deprimidos. Os achados adicionais podem incluir tosse, sons cardíacos abafados, depressão, anorexia, perda de peso, palidez de mucosas, arritmias, sopros e efusão pericárdica. A tosse é geralmente a primeira e, ocasionalmente, a única anormalidade notada pelo proprietário até o animal tornar-se dispneico.[6] Um importante achado no exame físico nos animais com ICCD ou massa mediastinal é a distensão venosa jugular. Essas afecções causam a compressão da veia cava cranial.[7]

Diagnóstico

O diagnóstico é baseado em histórico, manifestações clínicas, achados do exame físico e de imagem e achados laboratoriais (Capítulo 153, *Cavidade Pleural | Manifestações Clínicas e Classificação dos Líquidos Pleurais*). A efusão quilosa será confirmada pelas provas laboratoriais (análise física, bioquímica e citológica, já descritas anteriormente) após sua drenagem pela toracocentese (Figura 154.1). É muito importante fazer o diagnóstico diferencial de todas as doenças que causam as efusões quilosas. O diagnóstico clínico do quilotórax idiopático é feito após a exclusão das demais causas de efusão quilosa.

Nos pacientes com cardiomiopatia associada ao quilotórax, recomenda-se a realização de radiografias torácicas, o eletrocardiograma (ECG), o ecocardiograma (ECO) e a mensuração da pressão arterial, bem como os testes para dirofilariose e a dosagem de tiroxina (T4) total em gatos com hipertrofia ventricular secundária ao hipertireoidismo.[7]

O diagnóstico da TLP é realizado por meio de radiografias torácicas, onde se pode visibilizar um ou mais lobos pulmonares consolidados, mas a ultrassonografia e a tomografia torácica têm sido mais utilizadas atualmente.[3]

Nos animais em que, após a retirada do fluido quiloso, não se consegue a reexpansão dos lobos pulmonares ou naqueles animais em que a angústia respiratória persiste diante de uma quantidade mínima de fluido pleural, devemos suspeitar de pleurite fibrosante, cujo diagnóstico é difícil. Os lobos atelectásicos, ao exame radiográfico, podem ser confundidos com neoplasia pulmonar primária ou metastática, torção de lobo pulmonar ou linfadenopatia hilar.[2,5]

Tratamento

O tratamento está direcionado para a causa de base e, se ela for tratada eficazmente, a efusão pleural geralmente se resolve. Entretanto, a completa resolução pode levar vários meses, necessitando de toracocenteses intermitentes para o controle da efusão.[6]

O tratamento de gatos com cardiomiopatia e quilotórax é sintomático e está direcionado a controlar a doença cardíaca, com uso de terapias apropriadas para melhora do débito cardíaco e diminuição da pressão venosa.[8]

As terapias específicas (p. ex., radioterapia, quimioterapia, terapia antifúngica e cirurgia) devem ser instituídas de acordo com os achados.[8]

A terapia dietética pode auxiliar no tratamento dos animais com quilotórax crônico.[2] Uma dieta comercial com baixa gordura é preferida sobre uma dieta caseira, pois ela pode diminuir a quantidade de gordura na efusão, melhorando a habilidade do animal para reabsorver o fluido da cavidade torácica.

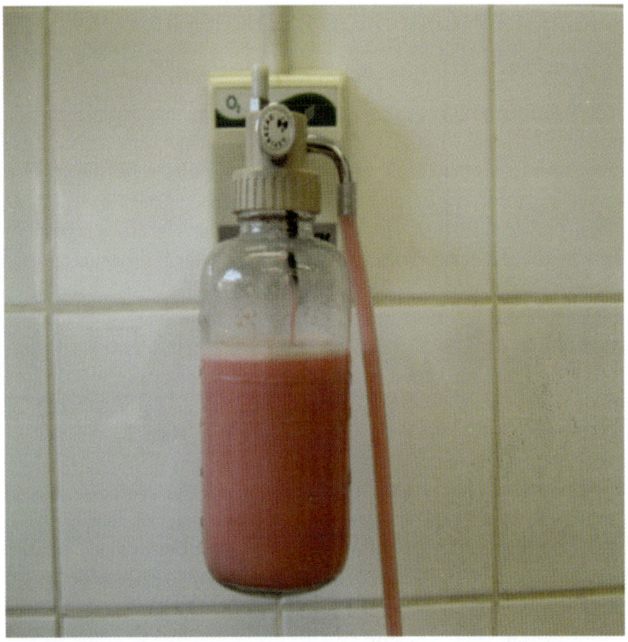

Figura 154.1 Efusão quilosa. (Cedida pelo Serviço de Pronto Atendimento Médico de Pequenos Animais do Hospital Veterinário da Faculdade de Medicina Veterinária e Zootecnia da Universidade de São Paulo.)

O uso de óleo rico em triglicerídios de cadeia média (TCM) já foi recomendado como um suplemento alimentar para animais com quilotórax, mas ensaios clínicos realizados em cães demonstraram que o TCM é absorvido pelos vasos linfáticos intestinais e, portanto, tem pouco benefício para cães com quilotórax.[9]

A suplementação com uma benzopirona (50 a 100 mg/kg, por via oral, 3 vezes/dia) pode ser indicada na terapia de animais com quilotórax.[5,10] A rutina é uma substância nutracêutica derivada da flavona, extraída de uma planta. O exato mecanismo de ação é desconhecido, entretanto, tem sido proposto que a rutina reduz a perda dos vasos sanguíneos, aumenta a remoção da proteína pelos vasos linfáticos, aumenta a quantidade de macrófagos nos tecidos e sua ação fagocítica, além de aumentar a proteólise e a remoção da proteína dos tecidos. O último desses mecanismos parece ser o mais provável e eficaz, embora os outros mecanismos envolvidos com os macrófagos também sejam um importante fator contribuidor.[9-12] Se após 5 a 10 dias de tratamento médico não ocorrer melhora, a intervenção cirúrgica é a opção de escolha.

Os análogos da somatostatina têm sido usados com sucesso para pacientes humanos com quilotórax traumático ou pós-operatório (diminuem o fluxo linfático do ducto torácico). O mecanismo pelo qual o quilotórax não traumático pode se beneficiar desse tratamento não é claro; entretanto, a resolução de fluido pleural tem sido relatada em gatos com quilotórax idiopático, no qual a octreotida tem sido administrada. A octreotida (sandostatina, 10 μg/kg, por via subcutânea, a cada 8 h, por 2 a 3 semanas) é um análogo sintético da somatostatina, que tem meia-vida prolongada e efeitos colaterais mínimos. O tratamento prolongado (acima de 4 semanas) deve ser evitado, pois tem sido associado à formação de cálculo na vesícula biliar no ser humano.[5]

Não existe um tratamento específico altamente eficaz para o quilotórax idiopático em cães e gatos, mas essa condição pode resolver-se espontaneamente após várias semanas ou meses.

As intervenções cirúrgicas para o tratamento dessa condição requerem alto nível de *expertise* para alcançar o sucesso desejado e, mesmo assim, os resultados podem não ser totalmente satisfatórios.[13] Elas são indicadas para os pacientes que não apresentam doenças concorrentes ou que não obtiveram uma resposta satisfatória com o tratamento clínico.[2]

As opções cirúrgicas para o quilotórax idiopático incluem: desvio pleuroperitoneal passivo, desvio pleuroperitoneal ativo ou pleurovenoso, ligadura do ducto torácico (LDT) associada a exame contrastado (linfangiografia mesentérica), pleurodese, omentalização e pericardectomia parcial associada à LDT (técnica mais recomendada).[13-15]

Piotórax

Definição

O piotórax é definido como acúmulo de material purulento séptico (exsudato séptico) dentro do espaço pleural. Outros termos menos comuns incluem pleurite purulenta, empiema torácico e empiema. Em medicina veterinária, o piotórax permanece como uma doença de curso insidioso e de manifestação crônica, que requer um diagnóstico e um tratamento imediato para o sucesso do resultado.[16]

Características

O piotórax acomete, predominantemente, animais jovens (média de idade: 4 a 5 anos), embora essa afecção possa afetar animais de qualquer idade.[17] Não há predisposição racial ou sexual em gatos[18] e cães, mas algumas raças de caça, como Labrador, Springer Spaniels e Border Collies são relatadas com maior frequência por seus hábitos de vida junto à natureza.[17,19,20] Há probabilidade 3,8 vezes maior de gatos com piotórax serem provenientes de um ambiente com vários gatos, quando comparados a um grupo-controle.[21] Uma explicação alternativa para o aumento do risco de piotórax nesses ambientes pode ser relatado pelo maior risco do desenvolvimento de infecções virais do trato respiratório anterior (TRA). As infecções do TRA têm sido reconhecidas como um evento predisponente em 15 a 26% dos casos de piotórax felino.[22]

Etiologia e fisiopatologia

O desenvolvimento do piotórax ocorre devido a mudanças na permeabilidade capilar e na função linfática prejudicada. Por meio dos mediadores, tais como cininas e histaminas, e a temperatura corpórea aumentada, as condições inflamatórias da pleura danificam o revestimento endotelial dos capilares. Essas aumentam a permeabilidade e o coeficiente de filtração dos capilares. O resultado final é um aumento do influxo de fluidos, proteínas, células e macromoléculas no espaço pleural. Adicionalmente, o aumento do fluxo sanguíneo local, associado à inflamação, pode aumentar a pressão hidrostática capilar e favorecer o movimento de fluido adicional no espaço pleural. A obstrução do fluxo linfático altera a dinâmica do fluido pleural de duas maneiras: a drenagem do fluido pode ser impedida quando inflamação, edema e deposição de fibrina levam ao espessamento da pleura parietal; e o ponto de drenagem linfática maior nos cães e gatos e a reabsorção diminuída da proteína podem ocorrer quando o sistema de drenagem linfática é bloqueado.[16,17]

Evidências sugerem que a distribuição parapneumônica é comumente a via mais comum de infecção do espaço pleural (gatos) e poderia acontecer se a inoculação do pulmão ocorreu durante a mordida. As vias possíveis de infecção em cães e gatos incluem extensão a estruturas adjacentes (broncopneumonia, discoespondilite), ruptura esofágica (p. ex., *Spirocerca lupi* [cão], mediastinite ou infecção subfrênica), inoculação direta (trauma penetrante, migração de corpo estranho), iatrogênicas (toracocentese ou cirurgia torácica), migração parasitária via hematógena ou linfática de um foco séptico.[17,18]

As bactérias isoladas da maioria dos casos de piotórax são polimicrobianas (bactérias anaeróbias facultativas e obrigatórias), similares à microbiota orofaringiana felina normal.[23] A microbiota orofaringiana pode chegar ao espaço pleural por diversas vias, mas a aspiração é a via mais significativa.[18] Diversas bactérias têm sido associadas ao piotórax canino. As bactérias anaeróbias obrigatórias ou um conjunto de anaeróbias obrigatórias com aeróbias facultativas são as causas mais comumente relacionadas em cães e gatos.[17]

O bastonete gram-negativo facultativo mais comumente isolado de gatos com piotórax é a *Pasteurella* spp. (63% das culturas de piotórax felino).[23] Nos cães, as bactérias mais comumente isoladas são *Escherichia coli*, *Pasteurella* spp. e organismos filamentosos como *Actinomyces* spp. e *Nocardia* spp. [17,24] Outros organismos identificados em cães e gatos incluem *Bacteroides* spp., *Fusobacterium* spp., *Peptostreptococcus* spp., *Clostridium* spp., *Porphyromonas* spp., *Prevotella* spp., *Enterobacter* spp., *Klebsiella* spp., *Staphylococcus* spp. e *Streptococcus* spp. [17] (Quadro 154.1).

Histórico e achados clínicos

O histórico e os achados clínicos não são específicos. A dispneia, a inapetência, a perda de peso e a letargia são os achados mais comumente relatados, afetando aproximadamente 80% dos casos.[21-23] A efusão pleural e a atelectasia causam um padrão respiratório restritivo com respiração superficial e os animais adotam uma posição ortopneica. A condição corpórea ruim, a desidratação e as anormalidades na auscultação (sons pulmonares anormais ou sons cardíacos abafados) são também comuns.[21-23] A tosse é relatada em 14 a 30% dos casos, refletindo pleurite ou pneumonia concorrente.[22,23] A pirexia tem sido relatada em 28 a 50% dos casos.[22,23] A hipotermia pode ocorrer e deve ser um alerta ao clínico para a possibilidade de sepse grave, particularmente quando acompanhada por bradicardia.[21]

Quadro 154.1 Agentes infecciosos associados ao piotórax.[17,18]

Tipo/local	Agentes
Bactérias anaeróbias facultativas e obrigatórias	Bacteroidaceae (*Bacteroides* spp., *Porphyromonas* spp., *Prevotella* spp.), *Fusobacterium* spp., *Peptostreptococcus* spp., *Clostridium* spp., *Actinomyces* spp., *Eubacterium* spp., *Propionibacterium* spp., *Filifactor villosus*, *Pasteurella multocida*, *Streptococcus* spp., *Mycoplasma* spp. e *Staphylococcus spp.*
Bactérias entéricas	Gram-negativas: *Escherichia coli*, *Salmonella* spp., *Klebsiella* spp., *Proteus* spp.
Bactérias não entéricas	Gram-negativa: *Pseudomonas* spp.
Protozoário	*Toxoplasma gondii* (gato)
Fungos	*Cryptococcus* spp., *Candida albicans* e *Blastomyces dermatitidis*

Diagnóstico

O diagnóstico do piotórax é realizado pela combinação do histórico e dos achados no exame físico, pela avaliação radiográfica e pelo exame do fluido pleural.[17] Ele é confirmado pela identificação de um exsudato séptico.[6]

As mudanças sutis relativamente observadas na manifestação dos sintomas podem explicar, parcialmente, porque 10 a 33% dos casos de piotórax examinados no *post mortem* não haviam sido diagnosticados no *antemortem*.[21]

Os resultados dos exames de hematologia, bioquímica, urina e teste para retrovírus (no caso de gatos) não são cruciais para o diagnóstico de piotórax, mas devem fazer parte dos exames complementares mínimos para o manejo do paciente.

A infecção por *Spirocerca lupi* deve ser incluída no diagnóstico diferencial de piotórax canino em regiões endêmicas.[16,25]

Hematologia

A leucocitose por neutrofilia com desvio à esquerda é o achado hematológico mais comum (36 a 73%), mas a ausência dessas mudanças não exclui o diagnóstico de piotórax.[22,23] A neutropenia com desvio à esquerda degenerativo ocorre na sepse avançada e quando há sequestro de neutrófilos no espaço pleural. Mudanças tóxicas nos neutrófilos são, em geral, identificadas no exame de esfregaço.[26] Anemia discreta a moderada é observada[22,23] e pode também estar associada à doença inflamatória, sendo esta classificada como não regenerativa, geralmente, normocítica e normocrômica, e, ocasionalmente, microcítica e hipocrômica. A resolução do quadro de anemia decorrente de um quadro inflamatório é variável e depende da causa de base. A terapia com suplementação de ferro nesse quadro não é recomendada, pois o ferro representa um fator de crescimento essencial para a proliferação de tecidos e de microrganismos. A ativação do sistema imune por antígenos de origem diversa e trauma pode estimular a produção de citocinas, que reduzem a produção de eritropoetina (EPO) e seu efeito sobre as células precursoras na medula óssea.[26]

Bioquímica

As anormalidades mais comumente observadas na bioquímica sérica são hipoalbuminemia, hiperglobulinemia, hipo ou hiperglicemia, hiponatremia, hipocloremia, hipocalcemia, elevação moderada de aspartato aminotransferase (AST) e bilirrubina.[21,23] A hipoalbuminemia é um achado comum na sepse, atribuída à permeabilidade vascular aumentada e à síntese hepática diminuída, devido ao desvio positivo para a síntese de proteína de fase aguda.[27]

Teste para retrovírus

Dados sobre a condição dos vírus da leucemia felina (FeLV) e da imunodeficiência felina (FIV) de gatos com piotórax são limitados. A associação entre infecção de FIV e piotórax não tem sido comprovada nos gatos, tampouco como um evento predisponente ou como um indicador prognóstico.[18]

Exames de imagem

O exame radiográfico deve ser realizado somente após a estabilização do paciente e a toracocentese terapêutica. Geralmente, ele irá auxiliar na verificação do grau da efusão pleural, na determinação do envolvimento unilateral ou bilateral e na avaliação de massas pulmonares ou mediastinais, bem como em caso de pneumotórax, pneumomediastino, corpo estranho, pneumonia e atelectasia. O aspecto da efusão na radiografia torácica depende de volume, característica e distribuição do fluido.[17]

A ultrassonografia torácica pode auxiliar na identificação de consolidação pulmonar no caso de massas mediastinais, abscessos ou neoplasias nodulares pulmonares, na avaliação da quantidade de líquido pleural e auxiliar na identificação do melhor local para a realização da toracocentese terapêutica.[17,20]

Tanto a tomografia computadorizada como a ressonância magnética não são exames realizados de rotina para o diagnóstico de piotórax, mas podem auxiliar na determinação da extensão da infecção, avaliar se há fluidos pleurais e identificar causas subjacentes.[17,28]

Análise da efusão pleural

O fluido pleural característico de piotórax é opaco e floculento, pode ser hemorrágico e apresentar odor fétido. A coloração é extremamente variável (Figura 154.2). As demais características já foram discorridas no Capítulo 143, *Testes Diagnósticos e Procedimentos para a Cavidade Pleural*. É necessário que se proceda com a coleta do material do fluido pleural para análise citológica (avaliação da existência de neutrófilos degenerados e de bactérias intracelulares e extracelulares) e cultura e antibiograma.[17]

Tratamento

A estabilização inicial do paciente é o ponto-chave da terapia, em que a insuficiência respiratória, a sepse ou a síndrome da resposta inflamatória sistêmica podem contribuir para a morte do animal com piotórax. A saturação de hemoglobina < 90% nos pacientes na sala indica hipoxemia grave, e a suplementação de oxigênio nasal umidificado deve ser indicada. É importante também identificar e corrigir os distúrbios hidreletrolíticos. Além disso, o controle de hipoglicemia, hipotermia e hipotensão é necessário na sepse grave.[21]

A terapia agressiva é iniciada imediatamente após o diagnóstico do piotórax para minimizar a formação de aderências, que interferem na drenagem e diminuem a probabilidade de sucesso no tratamento médico.[6]

O tratamento de piotórax inclui terapia de suporte, antibióticos de amplo espectro por via parenteral e drenagem torácica do fluido pleural (toracocentese, dreno torácico ou toracotomia).[17] A toracocentese no piotórax deve ser realizada do lado do hemitórax acometido e, nos alguns casos em que o processo se instalou bilateralmente, deve ser feita em ambos os hemitórax. O mesmo se aplica para a colocação dos tubos torácicos (Capítulo 143, Testes Diagnósticos e Procedimentos para a Cavidade Pleural). As radiografias devem ser realizadas após a colocação do tubo para acessar a posição de drenagem e identificar doença pulmonar primária. As complicações da colocação do tubo torácico podem incluir pneumotórax, falha de drenagem devido ao posicionamento incorreto do tubo, à torção ou à adesão do tubo, ao edema ou ao abscesso subcutâneo e ao abscesso da parede torácica no local da inserção de drenagem.[22]

A lavagem torácica intermitente é recomendada por muitos pesquisadores[22,29] e seus benefícios incluem: facilitar a drenagem do exsudato, prevenir a obstrução do tubo torácico por exsudatos espessos, desbridamento hidráulico da pleura, incluindo quebra das aderências e diluição das bactérias e dos mediadores inflamatórios.[19] Espera-se recuperação de 75% ou mais da solução de lavagem instilada, mas, se pequenos volumes de fluido são recuperados, a radiografia e/ou a ultrassonografia são indicadas para investigar as complicações do tubo torácico ou a identificação de bolsas de fluido devido às aderências. Após a colocação do tubo torácico, sucção e lavagem intermitente devem ser realizadas a cada 4 h nas primeiras 24 a 48 h ou, pelo menos, 2 a 3 vezes/dia. O volume e o aspecto do fluido aspirado são úteis para guiar a frequência de sucção e lavagem. Utiliza-se para a lavagem solução fisiológica a 0,9% aquecida na temperatura corpórea, a qual pode ser seguramente infundida no tubo torácico, no volume de 10 a 25 mℓ/kg por lavagem,[22,29] devendo permanecer 5 a 10 min na cavidade pleural antes de ser drenada.[17] O volume de fluido de lavagem não deve exceder 25 mℓ/kg. A hipopotassemia (gatos) é uma complicação potencial da lavagem da cavidade torácica.[22] O tubo geralmente é removido após 4 a 6 dias, segundo alguns critérios: redução da efusão pleural até alcançar aproximadamente 2 mℓ/kg/dia; resolução da efusão pleural, detectada por radiografia ou ultrassonografia torácica; resolução citológica da infecção (por ausência de microrganismos e redução da quantidade de neutrófilos degenerados e de macrófagos).

O uso de fibrinolítico (estreptoquinase e uroquinase) na terapia adjunta do piotórax não tem sido comprovado quanto à sua eficácia. A analgesia é recomendada após a colocação do tubo torácico. A infiltração de anestésico local (p. ex., 1% de lidocaína ou 0,25% de bupivacaína) deve ser usada antes de se colocar o tubo, mesmo em paciente anestesiado.

A toracotomia exploratória pode ser indicada no momento do diagnóstico de piotórax se houver a detecção de abscessos pulmonares ou mediastinais ou se a efusão for

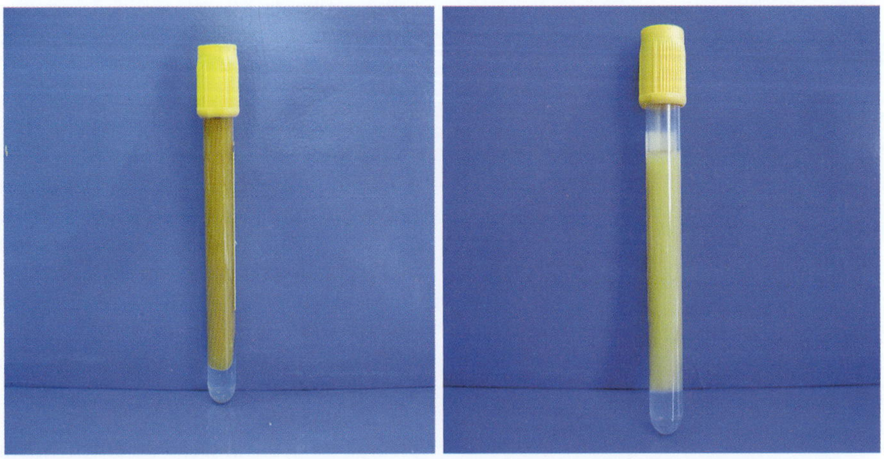

Figura 154.2 Variações de coloração no piotórax. (Cedida pelo Serviço de Pronto Atendimento Médico de Pequenos Animais do Hospital Veterinário da Faculdade de Medicina Veterinária e Zootecnia da Universidade de São Paulo.)

detectada extensivamente na ultrassonografia ou na radiografia torácica pós-drenagem.[21,23] Ela também é indicada se ocorrer falha no tratamento médico (determinada pela persistência de efusão localizada ou generalizada 3 a 7 dias após a realização da drenagem) e se houver o desenvolvimento de pneumotórax ou de obstrução da drenagem causada por aderência pleural.[23] Os objetivos da toracotomia exploratória são remover o fluido e o tecido infectado ou necrótico, debridar a superfície pleural, identificar e remover qualquer corpo estranho, proceder à lavagem da cavidade pleural para diminuir a quantidade de bactérias e favorecer a penetração dos antibióticos, além de quebrar a fibrina ou as aderências fibrosas que possam estar isolando áreas da cavidade torácica e assegurar o adequado posicionamento do tubo torácico. A lobectomia pulmonar ou a pericardectomia subtotal podem ser indicadas caso estes tecidos se encontrem espessados ou abscedados.[17]

A toracoscopia é um procedimento minimamente invasivo, não utilizado de rotina em medicina veterinária, mas tem sido usado para tratar a efusão pleural séptica no ser humano. As vantagens de sua utilização são: possibilitar a exploração da cavidade torácica, desfazer as aderências, realizar a completa drenagem da cavidade torácica e otimizar a colocação do tubo torácico.[17]

A terapia antimicrobiana inicial deve ser de amplo espectro, já que múltiplos organismos podem estar envolvidos.[17] Ela pode ser empírica ou baseada na citologia do fluido pleural e deve ser modificada, se necessário, após o resultado da cultura e do antibiograma. Os critérios utilizados para a escolha do antibiótico são: bactericida ou bacteriostático, espectro de ação, terapia combinada, dose, via, frequência e duração de administração. Os antibióticos devem ser idealmente eficazes tanto contra bactérias facultativas quanto contra anaeróbios obrigatórios.[19] Os anaeróbios são, inerentemente, resistentes aos aminoglicosídios. A geração mais nova das fluoroquinolonas, a cefalexina e outras cefalosporinas têm baixa atividade e somente ação intermediária contra os anaeróbios obrigatórios, respectivamente. A penicilina e seus derivados são realmente eficazes contra os anaeróbios obrigatórios não produtores de betalactamase. Os antibióticos eficazes contra muitos anaeróbios produtores de betalactamase, tais como o grupo de *Bacteroides fragilis*, incluem as penicilinas potencializadas, tais como amoxicilina-ácido clavulânico, ticarcilina-ácido clavulânico e metronidazol. Deve-se tomar cuidado com o uso crônico ou altas doses do metronidazol com a finalidade de prevenir possíveis intoxicações. Os sintomas neurológicos associados à possível intoxicação com metronidazol incluem déficit de propriocepção, nistagmo e inclinação lateral da cabeça. A ampicilina apresenta espectro semelhante ao da amoxicilina, podendo ser utilizada sozinha ou combinada com o metronidazol.[20] A terapia empírica com um aminoglicosídio (gentamicina ou amicacina) ou uma fluorquinolona tem sido recomendada para o tratamento de piotórax em gatos causado por agente bacteriano gram-negativo facultativo.[30] As fluoroquinolonas utilizadas em medicina veterinária são enrofloxacino, orbifloxacino, ciprofloxacino, danofloxacino, marbofloxacino, difloxacino e pradofloxacino. *Pasteurella* spp. é suscetível à penicilina e aos seus derivados, como também às fluoroquinolonas e aos aminoglicosídios, mas é resistente à ação da cefalexina e de outras cefalosporinas de terceira geração.[19]

Nas fases iniciais, os antibióticos devem ser administrados, preferencialmente, por via parenteral, sendo a via intravenosa (IV) de primeira escolha, seguida pelas vias intramuscular (IM) ou subcutânea (SC). Os antibióticos utilizados empiricamente para o tratamento do piotórax contra os diversos agentes microbianos estão representados no Quadro 154.2.

O tratamento de infecções por anaeróbios associados a tecidos desvitalizados requer doses elevadas de antimicrobianos administrados por longos períodos. Existe o risco de recidiva, se a terapia for descontinuada prematuramente. Uma vez que a melhora clínica do paciente seja observada e ele já se alimente bem, os antibióticos por via itravenosa podem ser substituídos pelos de via oral. A duração da terapia antimicrobiana para piotórax é longa (maior que 6 semanas).[17,22,23]

As radiografias torácicas devem ser realizadas 1 a 2 semanas após a liberação hospitalar, e o término da terapia antimicrobiana aguarda a completa resolução da infecção.

Prognóstico

O prognóstico para o piotórax é muito variável, dependendo do método de tratamento utilizado, do estado imunológico do paciente, da idade do animal e da ocorrência de doenças concomitantes. Ele será bom se o quadro for identificado precocemente e tratado de maneira intensiva.[31]

Efusão neoplásica

Etiologia

Qualquer neoplasia intratorácica pode resultar em efusão pleural por meio de obstrução da drenagem linfática ou venosa, inflamação, infecção secundária ou hemorragia. Os tipos de efusão incluem transudatos modificados, exsudatos

Quadro 154.2 Antibióticos utilizados no tratamento de piotórax contra diversos agentes microbianos.

Antibiótico	Dose (cão)	Dose (gato)
Penicilina G potássica/sódica	20.000 a 40.000 UI/kg, por via intravenosa, 6 h	40.000 UI/kg, por via oral, 6 h
Metronidazol	10 mg/kg, por via intraveosa ou oral, 8 h	10 mg/kg, por via intravenosa ou oral, 8 h
Amoxicilina	22 a 33 mg/kg, por via intravenosa, intramuscular ou subcutânea; 8 h	10 a 20 mg/kg, por via intravenosa, subcutânea ou oral; 12 h
Ticarcilina + ácido clavulânico	20 a 50 mg/kg, por via intravenosa, 6 a 8 h	40 mg/kg, por via intravenosa, 6 h
Ampicilina + sulbactam	50 mg/kg, por via intravenosa, 6 a 8 h	50 mg/kg, por via intravenosa, 6 a 8 h
Amoxicilina + ácido clavulânico	22 mg/kg, por via oral, 8 a 12 h	12 a 20 mg/kg, por via oral, 8 h
Ampicilina	20 a 40 mg/kg, por via intravenosa, intramuscular ou subcutânea; 6 a 8 h	7 a 11 mg/kg, por via intravenosa, intramuscular ou subcutâea; 8 a 12 h
Clindamicina	5 a 11 mg/kg, por via intravenosa, subcutânea ou oral; 12 h	5 a 11 mg/kg, por via intravenosa, subcutânea ou oral; 12 h
Ceftriaxona	15 a 50 mg/kg, por via intramuscular ou intravenosa	25 a 50 mg/kg, por via intravenosa ou intramuscular, 12 h

e efusões hemorrágicas. O termo efusão neoplásica deve ser utilizado apenas quando se identifica a existência de células neoplásicas no fluido.[1]

As efusões podem estar associadas a tumores primários, como os de células redondas (principalmente o linfoma mediastinal), o mesotelioma pleural e o hemangiossarcoma, e a tumores metastáticos (carcinoma metastático).[1,6,32]

O mesotelioma é um tumor maligno raro em cães e gatos, originado do revestimento de células do mesoderma da superfície pleural, peritoneal ou pericárdica[33] (Figura 154.3). O mesotelioma é altamente metastático e pode invadir o diafragma e implantar-se em estruturas abdominais.[31]

O mesotelioma ocorre em cães idosos, com média de idade de 8 anos, mas já foi descrito em animais jovens. Os cães das raças Bouvier de Flandres, Irish Setter e Pastor-alemão parecem ter maior risco do desenvolvimento do tumor. Ele é mais comum em machos do que em fêmeas. A exposição aos asbestos, tal como no ser humano, também pode ser um fator que contribui significativamente para o desenvolvimento de mesotelioma em cães. Outra provável causa é a exposição a certas substâncias químicas (p. ex., pentaclorofenol, usado como herbicida, germicida e fungicida).[34]

O hemangiossarcoma pode se disseminar pela cavidade torácica, metastático de uma neoplasia abdominal, geralmente proveniente do baço.

Manifestações clínicas

Os sintomas nesses pacientes, muitas vezes, são secundários ao líquido, que se acumula rapidamente após a toracocentese, e não ao crescimento do tumor por si só na pleura, nos pulmões ou na parede torácica.[2]

A dispneia é um sintoma frequente, secundário à efusão pleural ou à existência de uma grande massa ocupando o espaço pleural. A efusão é o resultado da exsudação de fluido da superfície do tumor ou da obstrução linfática. Ela determina desconforto respiratório, tosse, taquipneia e intolerância ao exercício.

Diagnóstico

A análise citológica da efusão pleural pode auxiliar o diagnóstico, mas nem sempre a existência das células neoplásicas é evidenciada, já que algumas neoplasias que determinam a formação de efusão pleural não são esfoliativas.[1] Nesses casos há apenas a caracterização de um líquido inflamatório crônico. A diferenciação entre hiperplasia de célula mesotelial e mesotelioma pode ser difícil ou impossível.

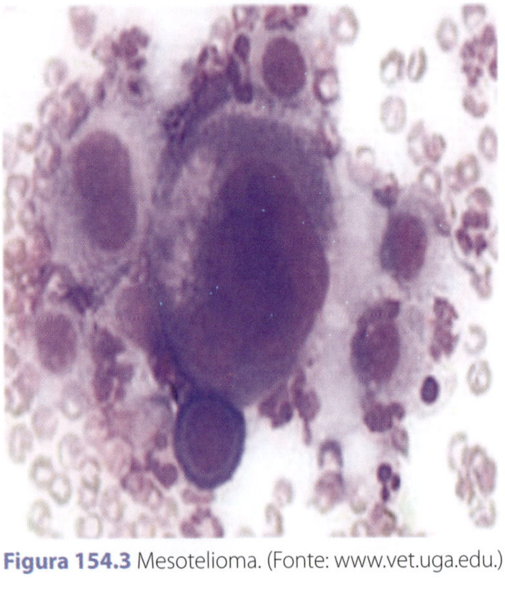

Figura 154.3 Mesotelioma. (Fonte: www.vet.uga.edu.)

Para o diagnóstico definitivo de neoplasia associada à efusão pleural, a combinação de achados de exames de imagem (após realização de toracocentese), citologia do fluido e do aspirado com agulha fina da massa torácica deve ser realizada.[33] As células mesoteliais reativas podem parecer malignas, mas a citologia do fluido geralmente não fornece o diagnóstico definitivo.[31] Muitas vezes, todos esses exames não são conclusivos para o diagnóstico e deve-se realizar uma biopsia por meio de toracotomia ou toracoscopia.[2] O mesotelioma localizado deve ser considerado como um possível diagnóstico diferencial para a síndrome da veia cava.[35]

Tratamento

O tratamento das efusões pleurais neoplásicas deve ser direcionado ao controle do tumor primário. Quando não existe tratamento sistêmico eficaz e os sintomas relacionados com a efusão predominam, o tratamento da efusão pode ser indicado com a finalidade de prolongar a vida do animal.

O linfoma mediastinal apresenta maior incidência em gatos do que em cães. O tratamento é baseado em protocolos quimioterápicos combinados. A resposta ao tratamento é variável, mas, caso ela ocorra, há significativa resolução do desconforto respiratório em 48 a 72 h.[6]

A cisplatina, a mitoxantrona e a carboplatina intracavitárias têm sido descritas em cães para reduzir a efusão pleural de várias causas.[31]

O mesotelioma em gatos pode ser tratado com a carboplatina intracavitária, que não tem sido associada à toxicidade pulmonar e tem potencial para ser eficaz como infusão intracavitária.[33] A cisplatina não é recomendada para administração em gatos devido à toxicidade pulmonar aguda.[6]

Ambos, tratamentos médico e cirúrgico, têm sido instituídos como terapia para o mesotelioma em cães. A excisão cirúrgica geralmente não é fácil de ser realizada, pois o tumor é, em geral, multifocal, invasivo localmente e sofre metástase com facilidade por via linfática ou implantação. Pode ser realizada a toracocentese ou a pericardiocentese para aliviar o desconforto respiratório. A pericardectomia parcial ou total pode ser paliativa nos pacientes com efusão pericárdica, podendo prolongar a sobrevida desses animais. Os protocolos quimioterápicos com mitoxantrona e doxorrubicina tem resultado em completa remissão. A cisplatina intracavitária comumente é o tratamento de escolha para o mesotelioma canino.[34]

A cirurgia citorredutiva pode ser usada para massas grandes antes da terapia intracavitária.[31]

A pleurodese tem sido proposta para controlar as efusões neoplásicas em cães e gatos, mas técnicas eficazes não foram estabelecidas.[6]

Prognóstico

O prognóstico geralmente é de reservado a mau e está dependente da possibilidade de tratamento cirúrgico, quimioterápico e/ou radioterápico, para proporcionar qualidade de vida e aumento da sobrevida. O prognóstico é mau para o mesotelioma primário ou para doenças metastáticas da pleura.[31]

Hemotórax

Etiologia

O hemotórax em medicina veterinária está mais frequentemente associado ao resultado da ruptura traumática de vasos sanguíneos, embora possa estar associado a fatores não traumáticos, incluindo torção de órgãos, distúrbios de coagulação ou erosão da parede de um vaso por processos inflamatórios, neoplásicos ou tóxicos, e a casos de dirofilariose.[36]

As efusões hemorrágicas associadas ao trauma podem estar relacionadas com complicações pós-cirúrgicas e com lesão traumática em órgãos internos. Quanto mais vascularizado for o parênquima do órgão, mais suscetível à hemorragia ele será, como é o caso do pulmão e do coração. As alterações de coagulação também podem causar hemotórax em pequenos animais, como em doenças que envolvem coagulopatias e intoxicações por antagonistas da vitamina K (p. ex., intoxicação por dicumarínicos).[1]

Manifestações clínicas

O animal com hemotórax, além da dispneia em decorrência do líquido que se acumula rapidamente, pode apresentar intensa letargia e prostração, taquipneia e mucosas hipocoradas em decorrência da anemia (Figura 154.4). A angústia respiratória aguda causada pelo hemotórax pode ser o único sintoma. Dependendo da gravidade da hemorragia, o animal pode apresentar sintomas de choque hipovolêmico (pulso fraco, taquicardia, taquipneia, vasoconstrição periférica, hipotermia, extremidades frias e tempo de refil capilar prolongado).[37]

Diagnóstico

O diagnóstico de hemotórax baseia-se em histórico, dados de anamnese, exame físico, análise do líquido pleural, exames laboratoriais e de imagem.

Quando estamos diante de uma efusão hemorrágica é muito importante que façamos a diferenciação entre um sangramento iatrogênico e um sangramento ativo agudo e crônico (Capítulo 153, *Cavidade Pleural | Manifestações Clínicas e Classificação dos Líquidos Pleurais*).

Os exames de imagem podem auxiliar na identificação de massas, contusões pulmonares, entre outras alterações.

Tratamento

O objetivo do tratamento do paciente com hemotórax é controlar a hemostasia, proporcionar um conforto respiratório e dar qualidade de vida. O tratamento de suporte, tais como a fluidoterapia, o controle da hipotensão com fármacos vasoativos, a oxigenoterapia e o monitoramento do paciente, devem ser realizados para a estabilização do quadro do animal.

É recomendada, quando necessário e após a realização do hemograma e das provas de coagulação, a reposição dos hemocomponentes (papa de hemácias, plaquetas e plasma) e a suplementação de vitamina K_1, caso o quadro de intoxicação por dicumarínico (rodenticida) seja suspeitado (Figura 154.5). A dose utilizada para cães e gatos de vitamina K_1 é de 2,5 mg/kg/dia, por via subcutânea, durante 2 a 4 semanas.[38] Em situações em que o quadro de hemorragia na cavidade torácica não seja possível de ser controlado, a opção cirúrgica (toracotomia exploratória) será indicada.

Prognóstico

O prognóstico é variável, na dependência da causa principal.

Peritonite infecciosa felina

Etiologia

A peritonite infecciosa felina (PIF) é causada pela mutação ocorrida no coronavírus entérico (RNA-vírus). Os coronavírus, que são capazes de infectar os monócitos, podem causar

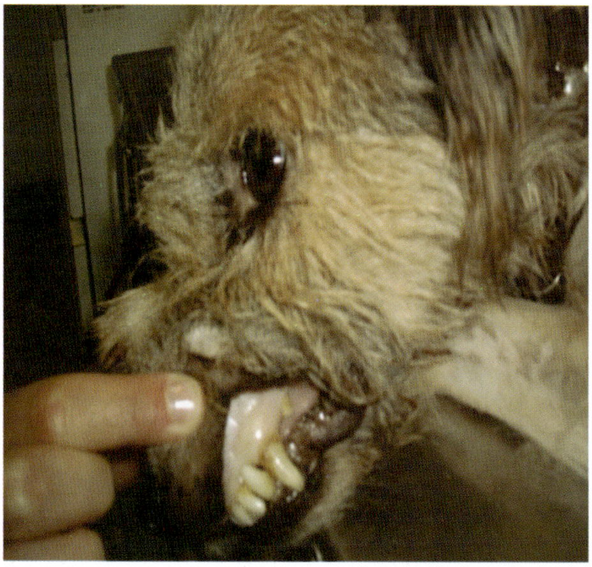

Figura 154.4 Canino com mucosa hipocorada secundária à anemia associada ao hemotórax. (Cedida pelo Serviço de Pronto Atendimento Médico de Pequenos Animais do Hospital Veterinário da Faculdade de Medicina Veterinária e Zootecnia da Universidade de São Paulo.)

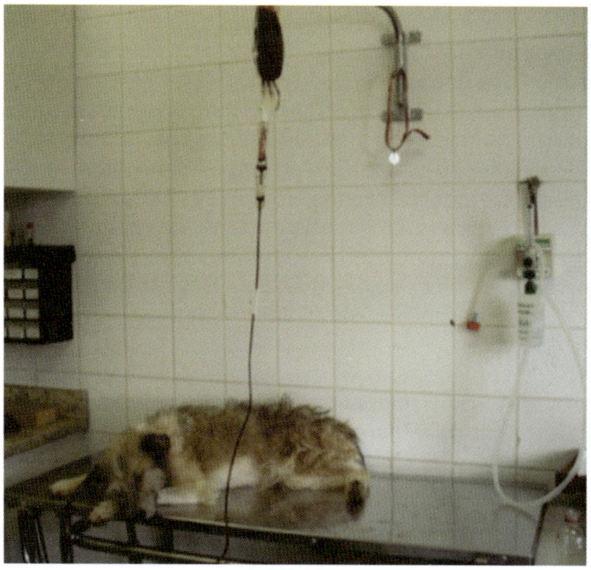

Figura 154.5 Transfusão sanguínea em cão com hemotórax e anemia secundária à coagulopatia. (Cedida pelo Serviço de Pronto Atendimento Médico de Pequenos Animais do Hospital Veterinário da Faculdade de Medicina Veterinária e Zootecnia da Universidade de São Paulo.)

viremia e disseminação sistêmica, resultando potencialmente na PIF. A maioria dos casos de PIF ocorre em ambientes de aglomerações de gatos (gatis e criatórios). A forma da PIF, efusiva ou não efusiva, irá se manifestar dependendo do tipo de resposta imunológica celular fraca e parcial, respectivamente. A forma efusiva é caracterizada por vasculite devido à deposição de imunocomplexos e o derrame do líquido pode ocorrer em espaço pleural, cavidade peritoneal, saco pericárdico e espaço subcapsular dos rins.[39]

Patogênese

A infecção por coronavírus felino (CoVF) ocorre por via oral, geralmente pelo contato com a caixa sanitária de gatos infectados pelo vírus. O CoVF é altamente infeccioso e, em ambiente doméstico com vários gatos, acima de 90% dos felinos irão fazer soroconversão (2 a 21 dias após a infecção). O vírus é eliminado nas fezes e, por si só, não causa maior dano, mas a reação imune do próprio gato desencadeia as consequências fatais. Ao redor de 14 dias após a mutação ter ocorrido, o vírus distribui-se por macrófagos e afeta todo o organismo, sendo encontrado em ceco, intestino, cólon, linfonodos intestinais, baço, fígado e sistema nervoso central (SNC).[40]

A infecção pode ser inaparente ou acompanhada de sintomas do trato respiratório anterior ou diarreia. Os gatos podem eliminar o vírus após 2 a 3 meses da infecção, enquanto alguns animais tornam-se persistentemente infectados (portadores sãos).

A doença clínica associada ao vírus da PIF pode ser influenciada por vários fatores, incluindo virulência da cepa, carga viral, via de infecção, estado imune do hospedeiro, fatores do hospedeiro determinados geneticamente, idade e outras infecções concorrentes.[40]

Manifestações clínicas

A PIF é uma doença que acomete gatos jovens (menos de 1 ano de idade) e idosos, pois o sistema imune está em desenvolvimento e imunocomprometido, respectivamente.

As manifestações clínicas da PIF são variáveis, dependendo dos órgãos afetados, incluindo fígado, rins, pâncreas, olhos e SNC. Os sintomas e os achados patológicos que ocorrem na PIF são uma consequência direta da vasculite e da falência de órgãos resultantes do dano dos vasos sanguíneos que os nutrem.

Os achados no exame físico podem revelar desconforto respiratório, taquipneia, cianose, abafamento de sons cardíacos na auscultação (efusão pleural), aumento de volume abdominal (efusão abdominal), coriorretinite, uveíte, icterícia, anemia, linfonodomegalia mesentérica, entre outros.

Diagnóstico

Os gatos com sintomas inespecíficos, tais como anorexia, perda de peso, depressão e febre de origem desconhecida recorrente ou resistente ao tratamento com antibióticos, devem ser incluídos no diagnóstico diferencial para PIF.

O teste diagnóstico *in vivo* é necessário para o manejo adequado dos gatos doentes. A análise de dados clínicos (histórico, idade, sintomas) e achados laboratoriais auxiliam no diagnóstico. As alterações encontradas em gatos com PIF não são específicas e são detectáveis em gatos com muitas outras doenças.

Hematologia

As alterações hematológicas não são específicas. Os leucócitos podem estar diminuídos ou aumentados, embora linfopenia e neutropenia sejam um achado frequente (leucograma de estresse). A anemia é um achado comum em gatos com PIF, caracterizada como regenerativa, devido à anemia hemolítica imunomediada secundária ou não regenerativa decorrente de inflamação crônica. A trombocitopenia pode ser encontrada como resultado da coagulação intravascular disseminada (CID).[40]

Bioquímica

O achado laboratorial mais consistente nos gatos com PIF é um aumento na concentração sérica de proteína total. Cerca de 50% dos gatos com efusão e 70% dos gatos sem efusão apresentam hiperproteinemia por hiperglobulinemia, principalmente gamaglobulinas.[40] Outros parâmetros laboratoriais, como, por exemplo, enzimas hepáticas, bilirrubina, ureia, creatinina, podem estar aumentados na dependência do grau e da localização do dano no órgão.

Análise do líquido pleural

Os gatos com PIF efusiva geralmente apresentam fluido de coloração amarelada, denso e com grande quantidade de fibrina. As efusões geralmente apresentam nível de proteína de 3,5 g/dℓ, que é considerado o valor de corte para diagnóstico de PIF. Uma relação albumina:globulina < 0,8 pode sugerir PIF.

A citologia dos fluidos que eram sugestivos da doença apresentava neutrófilos degenerados, linfócitos, macrófagos e células mesoteliais, bem como precipitado proteico granular.[27]

A análise da efusão, quando ocorre, permanece uma das mais confiáveis ferramentas diagnósticas (Capítulo 153). A detecção do RNA viral nos fluidos corpóreos utilizando o ensaio *nested-PCR* poderia sugerir a existência do vírus da PIF, mas resultados falso-negativos e falso-positivos podem ocorrer usando sangue ou efusão. A análise semiquantitativa da proteína do fluido tem sido considerada um teste conclusivo somente para testes efusivos.

Outros testes

Outros exames laboratoriais podem ser utilizados na tentativa de auxiliar o diagnóstico de PIF, tais como reação de polimerização em cadeia pela transcriptase reversa (RT-PCR, do inglês *reverse transcriptase polymerase chain reaction*) em efusão, sangue ou fezes; detecção do complexo antígeno-anticorpo (ELISA), detecção do antígeno CoVF na efusão pelo método de imunofluorescência e imuno-histoquímica no tecido.[40]

Exame histopatológico

A histologia é considerada o único exame diagnóstico para a PIF, e somente a detecção do antígeno viral por técnicas imuno-histológicas fornece o diagnóstico etiológico definitivo.

Tratamento e prognóstico

A PIF clínica é causada pela resposta inflamatória e imunomediada do gato ao CoVF. A terapia é direcionada para a supressão dessas respostas, geralmente, com corticosteroides. Esse fármaco promove a supressão da resposta imune não seletivamente, ou seja, tanto a resposta imune celular quanto a humoral, mas o que se deseja é manter a resposta celular, pelo menos na PIF efusiva.

O uso de interferona felina e prednisolona pode determinar a recuperação ou a remissão por meses em alguns gatos, mas também não foi possível demonstrar um efeito sobre o tempo de sobrevida ou qualidade de vida em outros gatos com PIF. A interferona apresenta propriedades antivirais, estimula a atividade natural das células *killer* e aumenta a expressão de antígenos do complexo de histocompatibilidade maior classe I.[41]

Um número de outros fármacos apresenta, teoricamente, uma aplicação no tratamento de gatos com PIF, mas eles devem ser usados com cautela, pois não foram ainda aprovados para gatos.

Prevenção e manejo

A prevenção da PIF é extremamente difícil. O manejo da PIF deve ser direcionado a minimizar o impacto da população, fazer o diagnóstico acurado e o suporte individual dos gatos afetados. Existem diferentes estratégias que devem ser adotadas, dependendo do ambiente e da quantidade de animais presentes. Medidas diferenciadas serão empregadas no caso de gatis e criatórios, em comparação com locais em que exista um único animal.

Pneumotórax

Definição

O pneumotórax é uma anormalidade comum da cavidade pleural em cães e gatos, sendo caracterizado pela existência de ar no espaço pleural.[39,42] Nos animais hígidos, a cavidade pleural apresenta pressão negativa, o que possibilita a expansão dos pulmões. Se ocorrer a comunicação do ar (atmosférico ou dos pulmões) com a cavidade pleural, os pulmões tornam-se colapsados.[39]

Classificação

A classificação do pneumotórax é baseada na condição do tórax (aberto ou fechado) e na etiologia (traumático, tensional, espontâneo ou iatrogênico).[42]

O pneumotórax aberto ocorre quando há comunicação livre entre o ambiente externo e o espaço pleural, possibilitando o influxo de ar para o interior do espaço pleural quando o animal inspira, colabando os pulmões. No pneumotórax fechado (tipo mais comum) ocorre ruptura direta de pulmão ou brônquios e, consequentemente, extravasamento de ar para a cavidade pleural.[2]

A causa mais comum de pneumotórax em cães e gatos é a traumática. Os dados de anamnese e os achados no exame físico auxiliam a suspeita diagnóstica.[39,43] O traumatismo contuso ou penetrante do tórax é a causa mais frequente e se caracteriza pela ruptura da parede torácica (acidentes automobilísticos, fraturas de costelas, feridas por mordeduras, armas de fogo ou materiais perfurantes e cortantes) e pela laceração direta pulmonar ou da árvore brônquica (secundária à compressão torácica com a glote mantida fechada).

O pneumotórax tensional desenvolve-se quando a ruptura de via respiratória, parênquima pulmonar ou parede torácica funciona como uma válvula unidirecional. Isso leva a perda progressiva de ar e elevação da pressão intrapleural, causando rápida deterioração do paciente, o que pode ser fatal. Os animais apresentam angústia e dispneia grave e progressiva, fraqueza, respiração superficial e parede torácica em forma de barril. A radiografia torácica mostra grande quantidade de ar livre e deslocamento do diafragma caudalmente.[44]

O pneumotórax espontâneo é definido como o acúmulo de ar no espaço pleural, que não está associado à lesão traumática do trato respiratório ou da parede torácica. É uma condição rara de ocorrer em cães, mas tem sido descrito em maior frequência em cães da raça Husky Siberiano. O pneumotórax espontâneo pode ser secundário ao parasitismo (p. ex., *Dirofilaria immitis*), à pneumonia viral e bacteriana, à neoplasia e ao abscesso pulmonar, e primário pela ruptura de bolhas de ar dentro da pleura visceral ou pela ruptura de sáculos alveolares confluentes. Cerca de um terço dos cães com pneumotórax espontâneo tem pneumotórax tensional.[44]

A ocorrência de pneumotórax iatrogênico pode estar associada a complicações resultantes de procedimentos diagnósticos e terapêuticos, como, por exemplo, toracocentese (laceração do parênquima pulmonar), aspiração por agulha fina, aspiração transtraqueal, broncoscopia e biopsia pulmonar transbroncoscópica, ventilação mecânica, biopsia hepática transtorácica, bloqueio de nervo intercostal, traqueostomia, aplicação de cânulas venosas centrais e colocação de marca-passo. Se após a realização desses procedimentos o paciente apresentar desconforto respiratório, taquicardia, hipotensão ou cianose, a formação de pneumotórax deve ser suspeitada.[2]

Frequência

O pneumotórax traumático é mais frequente em cães jovens, sendo os machos mais acometidos do que as fêmeas. Essa maior incidência, provavelmente, deve-se ao fato de cães jovens e machos apresentarem estilo de vida livre, sendo mais propensos a traumatismos. Os gatos também podem ser acometidos, mas em menor proporção do que os cães. É observado mais frequentemente em cães de grande porte e com tórax profundo.[2]

Manifestações clínicas e achados de exame físico

As manifestações clínicas associadas ao pneumotórax podem variar dependendo da etiologia, mas, em geral, são as mesmas da efusão pleural, caracterizadas por desconforto respiratório agudo com esforço inspiratório e expiração curta e sem esforço.[2,39]

Os achados de exame físico associados ao pneumotórax incluem desconforto respiratório de grau variado, porém visível à inspeção, com padrão respiratório restritivo, cianose (hipoxemia), hipofonese de sons pulmonares, principalmente na porção dorsal, onde os sons podem estar diminuídos a ausentes. Nos casos associados a trauma, pode-se evidenciar enfisema subcutâneo à palpação do tórax e, na percussão, o tórax mostra-se ressonante.[2]

Diagnóstico

O diagnóstico é baseado no histórico (trauma ou doenças prévias), nas manifestações clínicas, nos achados dos exames físico e de imagem.[2]

O diagnóstico do pneumotórax pode ser confirmado por meio de radiografia torácica, toracocentese diagnóstica, tomografia computadorizada, ultrassonografia torácica, toracoscopia e toracotomia exploratória.[28,39] Informações detalhadas podem ser obtidas no Capítulo 143, *Testes Diagnósticos e Procedimentos para a Cavidade Pleural*.

Tratamento

O tratamento do pneumotórax vai depender da causa do problema, da ocorrência ou não de complicações e do grau de desconforto respiratório.[39] Inicialmente, a abordagem clínica consiste em avaliar a existência e o grau de desconforto respiratório. Se presente, a remoção do acúmulo de ar por meio de toracocentese é indicada.[2]

Cães e gatos com pneumotórax traumático recente podem ser manejados de modo conservador, mantendo-se o paciente em repouso, com restrição de espaço físico, fornecimento de oxigênio, realização de toracocenteses periódicas e uso de analgésicos.[39] Deve-se realizar o acompanhamento do paciente por monitoramento clínico e exames de imagem. Caso ocorra rápida piora do paciente e do padrão respiratório, a colocação de sonda torácica seguida de drenagem deve ser instituída.[2,39] Informações detalhadas podem ser obtidas no Capítulo 143 *Testes Diagnósticos e Procedimentos para a Cavidade Pleural*. No caso de ferida de tórax aberto, deve-se fazer a correção cirúrgica imediatamente.[2]

Em pacientes com pneumotórax espontâneo, as possibilidades terapêuticas são variáveis na dependência da estabilidade do paciente. Se o animal encontra-se estável, ou seja, assintomático, sem desconforto respiratório, febre ou efusão pleural, pode permanecer em observação. Caso o animal apresente desconforto respiratório, a toracocentese terapêutica deve ser realizada para a remoção do ar pleural e a expansão dos pulmões. Com recidivas frequentes da dispneia, indica-se a colocação de sonda torácica com sucção contínua. Outra opção terapêutica seria a pleurodese.[2,39] Recentemente, a toracoscopia tem sido usada para localizar com sucesso e retirar cirurgicamente os lobos pulmonares afetados com pneumotórax espontâneo primário.[44]

O tratamento do pneumotórax tensional deve ser realizado imediatamente pela toracocentese, seguida da colocação de tubo torácico por toracoscopia para sucção contínua ou intermitente do ar. A válvula (Heimlich) pode ser usada como alternativa para a sucção contínua (Figura 154.6). Uma toracotomia exploratória para o tratamento definitivo deve ser considerada somente após essas medidas terem falhado para estabilizar o animal.[44]

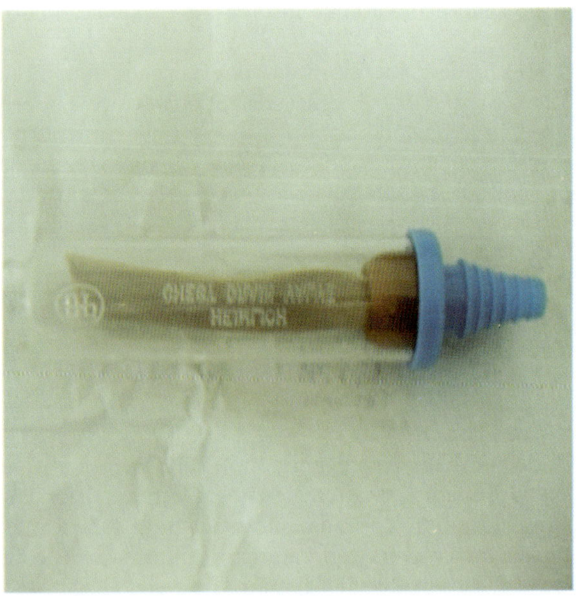

Figura 154.6 Válvula de Heimlich. (Arquivo pessoal.)

Ruptura diafragmática

Definição

É a ruptura parcial ou total do diafragma, de modo que os órgãos abdominais possam migrar para a cavidade torácica.[45]

A ruptura diafragmática é uma sequela comum de acidentes automobilísticos. Muitas dessas rupturas são diagnosticadas logo após o incidente traumático e subsequente reparação cirúrgica. A maioria dos casos de ruptura diafragmática é aguda, mas uma pequena quantidade delas pode ser crônica.[46]

Atualmente, a ruptura diafragmática traumática não apresenta predisposição racial e nem sexual. A duração dessa afecção pode variar de horas a anos. Muitas são diagnosticadas semanas após o trauma.[45]

Os defeitos diafragmáticos podem ser congênitos ou adquiridos, embora o último seja o mais comum, tipicamente por trauma.

Fisiopatogenia

O aumento abrupto da pressão intra-abdominal após um golpe potente na parede abdominal leva os pulmões a rapidamente se esvaziarem (se a glote estiver aberta), produzindo grande gradiente de pressão pleuroperitoneal. Esse gradiente de pressão que ocorre entre o tórax e o abdome pode causar a ruptura do diafragma. A ruptura ocorre no ponto mais fraco do diafragma, geralmente a porção muscular. A localização e o tamanho da ruptura dependem da posição do animal no momento do impacto e da localização da víscera.[45]

Manifestações clínicas e achados no exame físico

Os sintomas de animais com ruptura diafragmática recente estão associados ao choque (mucosas pálidas ou cianóticas, taquipneia, taquicardia e/ou oligúria). Arritmias cardíacas podem ocorrer. Outros sintomas irão depender de quais órgãos foram herniados. O fígado é o órgão mais comumente encontrado na cavidade torácica e essa condição está associada ao hidrotórax, devido à oclusão do sistema venoso.[47]

As manifestações clínicas que podem estar associadas à ruptura diafragmática crônica incluem tosse, taquipneia, dispneia, vômito, letargia, anorexia e perda de peso. Os achados no exame físico de animais com ruptura diafragmática crônica são sons pulmonares e cardíacos diminuídos, dispneia, perda de peso e caquexia, taquipneia, icterícia, choque, letargia e depressão.

Muitos animais apresentam movimento abdominal paradoxal durante a respiração (abdome é sugado na inspiração) e, além disso, o abdome pode parecer vazio na palpação.[48]

Os achados cirúrgicos que são considerados indicativos de cronicidade incluem ausência de contusão ou hematoma na parede ou diafragma, ausência de sangue na cavidade torácica ou abdominal, existência de aderências maduras entre os tecidos herniados e de fibrose.[46]

Diagnóstico

O diagnóstico de ruptura diafragmática é baseado em dados da anamnese, em exames físico e de imagem (radiografia torácica e ultrassonografia). Na radiografia torácica, padrões de gás gástrico ou de intestino na cavidade torácica (atravessando o plano do diafragma) tornam o diagnóstico simples. A ocorrência de efusão pleural ou tecido pode prejudicar a visibilização da cúpula diafragmática completamente.[48]

Os métodos alternativos para o diagnóstico de ruptura diafragmática incluem exame contrastado com bário e celiografia de contraste positivo. O principal diagnóstico diferencial considerado para essa alteração radiográfica é massa pulmonar.[47]

A ruptura diafragmática traumática aguda pode escapar da detecção, pois os proprietários podem não saber do incidente traumático ocorrido, pois a condição pode ser assintomática e o diagnóstico radiográfico definitivo pode ser difícil para estabelecer. Por essa razão, todos os animais que sofrem trauma automobilístico e trauma penetrante de tórax e abdome devem ser radiografados no momento da avaliação inicial para triagem de ruptura diafragmática aguda, bem como outras lesões torácicas.[46]

▪ Tratamento

O tratamento inicial do paciente com ruptura diafragmática é a estabilização do estado cardiovascular e respiratório. Os pacientes com grave desconforto respiratório frequentemente têm grande porcentagem do seu conteúdo abdominal no tórax. Nesses casos, a ventilação mecânica pode ser necessária para corrigir a hipoxemia. A correção cirúrgica da ruptura diafragmática, em geral, deve ser realizada logo que o paciente se encontre estável.[48]

As principais indicações para a emergência cirúrgica incluem desconforto respiratório grave não aliviado por toracocentese e administração de oxigênio, estômago na cavidade torácica e obstrução do trato gastrintestinal. O animal com dispneia grave pode desenvolver fadiga muscular e evoluir para insuficiência respiratória. Esses animais podem necessitar de intubação e ventilação controlada para estabilização antes da cirurgia. A complicação pós-operatória mais comum é o pneumotórax. Outras complicações transitórias de ruptura diafragmática (crônica) são anemia secundária à perda de peso, febre e arritmias cardíacas. A ruptura diafragmática crônica geralmente é mais difícil para reduzir e reparar do que a aguda. Poderá haver a necessidade de realizar lobectomia do fígado ou do pulmão parcial ou completa ou enterectomia e anastomose do trato intestinal.[46]

▪ Prognóstico

A ruptura diafragmática crônica pode ter mortalidade mais alta do que a aguda; entretanto, o prognóstico é, em ambos, bom a excelente com a cirurgia. A recorrência da ruptura é rara com a utilização da técnica adequada.[45]

▪ Referências

1. Alleman AR. Abdominal, thoracic, and pericardial effusions. Vet Clin Small Anim Pract. 2003; 33:89-118.
2. Fossum TW. Doenças pleurais e extrapleurais. In: Ettinger SJ, Feldman EC. Tratado de medicina interna. vol. 2. 5ª ed. Rio de Janeiro: Guanabara Koogan AS; 2004. p. 1159-73.
3. Calixto R, De Souza HJM, Corgozinho KB. Quilotórax associado à torção de lobo pulmonar em gata. Acta Scientiae Veterinariae. 2007; 35(2):233-7.
4. Fossum TW, Forrester SD, Swenson CL, Miller MW, Cohen ND, Boothe HW *et al.* Chylothorax in cats: 37 cases (1969-1989). J Am Vet Med Assoc. 1991; 198(4):672-8.
5. Fossum TW. Chylothorax. In: August JR. Feline internal medicine. vol. 5. St. Louis: Elsevier; 2006. p. 369-74.
6. Hawkins EC, Fossum TW. Pleural effusion. In: Bonagura JD, Twedt DC. Kirk's current veterinary therapy XIV. 14th ed. St. Louis: Elsevier; 2009. p. 675-84.
7. Fossum TW, Miller MW, Rogers KS, Bonagura JD, Meurs KM. Chylothorax associated with right-sided heart failure in five cats. J Am Vet Med Assoc. 1994; 204(1):84-9.
8. Fossum TW. Chylothorax in cats: is there a role for surgery? J Fel Med Surg. 2001; 3(2):73-9.
9. Birchard SJ, Smeak DD, McLoughlin MA. Treatment of idiopathic chylothorax in dogs and cats. J Am Vet Med Assoc. 1998; 212(5):652-7.
10. Thompson MS, Cohn LA, Jordan RC. Use of rutin for medical management of idiopathic chylothorax in four cats. J Am Vet Med Assoc. 1999; 215(3):345-8.
11. Gould L. The medical management of idiopathic chylothorax in a domestic long-haired cat. Canadian Vet J. 2004; 45(1):51-4.
12. Kopko SH. The use of rutin in a cat with idiopathic chylothorax. Canadian Vet J. 2005; 46(8):729-31.
13. Fossum TW, Mertens MM, Miller MW, Peacock JT, Saunders A, Gordon S *et al.* Thoracic duct ligation and pericardectomy for treatment of idiopathic chylothorax. J Vet Internal Med. 2004; 18(3):307-10.
14. Carobbi B, White RAS, Romanelli G. Treatment of idiopathic chylothorax in 14 dogs by ligation of the thoracic duct and partial pericardiectomy. Vet Record 2008; 163:743-5.
15. Bussadori R, Provera A, Martano M, Morello E, Gonzalo-Orden JM, La Rosa G *et al.* Pleural omentalisation with en bloc ligation of the thoracic duct and pericardiectomy for idiopathic chylothorax in nine dogs and four cats. Vet J. 2010;17 de junho [publicação eletrônica anterior à impressão].
16. Scott JA, Macintire DK. Canine pyothorax: pleural anatomy and pathophysiology. Compendium on Continuing Education for the Practicing Veterinarian. 2003; 25(3):172-8.
17. Macphail CM. Medical and surgical management of piothorax. Vet Clin North Am Small Anim Pract. 2007; 37(5):975-88.
18. Barrs VR, Beatty JA. Feline pyothorax – New insights into an old problem: part 1. Aetiopathogenesis and diagnostic investigation. Vet J. 2009; 179(2):163-70.
19. Barrs VR, Beatty JA. Feline pyothorax – New insights into an old problem: part 2. Treatment recommendations and prophylaxis. Vet J. 2009; 179(2):171-8.
20. Johnson MS, Martin MWS. Successful medical treatment of 15 dogs with pyothorax. J Small Animal Pract. 2007; 48:12-6.
21. Waddell LS, Brady CA, Drobatz KJ. Risk factors, prognostic indicators, and outcome of pyothorax in cats: 80 cases (1986-1999). J Am Vet Med Assoc. 2002; 221(6):819-24.
22. Barrs VR, Allan GS, Martin P, Beatty JA, Malik R. Feline pyothorax: a retrospective study of 27 cases in Australia. J Feline Med Surgery 2005; 7(4):211-22.
23. Demetriou JL, Foale RD, Ladlow J, Mcgrotty Y, Faulkner J, Kirby BM. Canine and feline pyothorax: a retrospective study of 50 cases in the UK and Ireland. J Small Anim Pract. 2002; 43(9):388-94.
24. Mellanby RJ, Villiers E, Herrtage ME. Canine pleural and mediastinal effusions: a retrospective study of 81 cases. J Small Anim Pract. 2002; 43:447-51.
25. Klainbart S, Mazaki-Tovi M, Auerbach N, Aizenberg I, Bruchim Y, Dank G *et al.* Spirocercosis-associated pyothorax in dogs. Vet J. 2007; 173:209-14.
26. Ottenjann M, Weingart C, Arndt G, Kohn B. Characterization of the anemia of inflammatory disease in cats with abscesses, pyothorax, or fat necrosis. J Vet Inter Med. 2006; 20(5):1143-50.
27. Paltrinieri S, Parodi MC, Cammarata G. *In vivo* diagnosis of feline infectious peritonitis by comparison of protein content, cytology, and direct immunofluorescence test on peritoneal and pleural effusions. J Vet Diag Investig. 1999; 11(4):358-61.
28. Johnson EG, Wisner ER. Advances in respiratory imaging. Vet Clin Small Anim Pract. 2007; 37:879-900.
29. Padrid P. Canine and feline pleural disease. Vet Clin North Am Small Anim Pract. 2000; 30(6):1295-307.
30. Walker AL, Jang SS, Hirsh DC. Bacteria associated with pyothorax of dogs and cats: 98 cases (1989-1998). J Am Vet Med Assoc. 2000; 216(3):359-63.
31. Nelson RW, Couto CG. Doenças virais polissistêmicas. In: Nelson RW, Couto CG. Medicina interna de pequenos animais. 3ª ed. Rio de Janeiro: Elsevier; 2006. p. 1235-47.
32. Hahn KA, Axiak SM. Pulmonary neoplasia In: Bonagura JD, Twedt DC. Kirk's current veterinary therapy XIV. St. Louis: Elsevier; 2009. p. 354-5.
33. Sparkes A, Murphy S, Mcconnell F, Smith K, Blunden AS, Papasouliotis K *et al.* Palliative intracavitary carboplatina therapy in a cat with suspected pleural mesothelioma. J Feline Med Surg. 2005; 7(5):313-6.

34. Kavula LA, Latimer KS, Bain PJ. Mesothelioma in dogs. In: Veterinary Clinical Pathology Clerkship Program. College of Veterinary Medicine. Athens: University of Georgia; 2007. Disponível em www.vet.uga.edu/vpp/clerk/kavula/. Acesso em 12/09/2010.
35. Espino L, Vazquez S, Faílde D, Barreiro A, Miño N, Goicoa A. Localized pleural mesothelioma causing cranial vena cava syndrome in a dog. J Vet Diagn Invest. 2010; 22(2):309-12.
36. Sierra E, Rodríguez F, Herráez P, Fernández A, Espinosa de los Monteros A. Post-traumatic fat embolism causing haemothorax in a cat. Vet Rec. 2007; 161(5):170-2.
37. Malouin A, Siverstein D. Shock. In: Bonagura JD, Twedt DC. Kirk's current veterinary therapy XIV. 14th ed. St. Louis: Elsevier; 2009. p. 2-8.
38. Murphy MJ. Rodenticides. Vet Clin North Am Small Anim Pract. 2002; 32(2):469-84.
39. Greene CE, Hartmann K, Calpin J. Antimicrobial drug formulation. Appendix 8. In: Greene CE. Infectious disease of the dog and cat. 3rd ed. St. Louis: Elsevier; 2006. p. 1186-333.
40. Hartmann K. Feline infectious peritonitis. Vet Clin North Am Small Anim Pract. 2005; 35(1):39-79.
41. Addie DD, Ishida T. Feline infectious peritonitis: therapy and prevention. In: Bonagura JD, Twedt DC. Kirk's current veterinary therapy XIV. St. Louis: Elsevier; 2009. p. 1295-9.
42. Sobel KE, Williams JE. Pneumothorax secondary to pulmonary thromboembolism in a dog. J Vet Emerg Crit Care 2009; 19(1):120-6.
43 Rozanski E, Chan DL. Approach to the patient with respiratory distress. Vet Clin Small Anim Pract. 2005; 35:307-17.
44. Valentine AK, Smeak DD. Pneumothorax. In: Bonagura JD, Twedt DC. Kirk's current veterinary therapy XIV. St. Louis: Elsevier; 2009. p. 1295-9.
45. Fossum TW, Hedlund CS, Johnson Al, Schulz KS, Seim HB, Willard MD *et al.* Surgery of the lower respiratory system: pleural cavity and diafragm In: Fossum TW, Hedlund CS, Johnson Al, Schulz KS, Seim HB, Willard MD *et al.* Small animal surgery. 3rd ed. St. Louis: Elsevier; 2007. p. 903-6.
46. Minihan AC, Berg J, Evans KL. Chronic diaphragmatic hernia in 34 dogs and 16 cats. J Am Anim Hosp Assoc. 2004; 40(1):51-63.
47. White JD, Tisdall PL, Norris JM, Malik R. Diaphragmatic hernia in a cat mimicking a pulmonary mass. J Feline Med Surg. 2003; 5(3):197-201.
48. Shaw SP. Thoracic trauma. In: Bonagura JD, Twedt DC. Kirk's current veterinary therapy XIV. St. Louis: Elsevier; 2009. p. 86-7.

155 Distúrbios do Mediastino

Denise Maria Nunes Simões, Khadine Kazue Kanayama

Introdução

O mediastino é a porção central da cavidade torácica; separa fisicamente os hemitórax direito e esquerdo.[1]

A doença mediastinal caudodorsal e, em particular, aquela que causa efeito de massa, primariamente envolvem o esôfago. As anormalidades incluem corpo estranho em regiões endêmicas para nódulos de *Spirocerca lupi* e transformação neoplásica, megaesôfago preenchido por líquido ou alimento, hérnia de hiato, intussuscepção gastresofágica, neoplasia primária e metastática e divertículo esofágico. Efeito de massa mediastinal caudodorsal também pode ser decorrente de hérnia paraesofágica, ruptura diafragmática, abscesso ou hematoma, neoplasia de origem de corpo vertebral ou neural, migração de corpo estranho e mediastinite secundária à perfuração esofágica. As causas vasculares de massa mediastinal caudodorsal incluem aneurisma aórtico, geralmente secundário à migração da larva de *Spirocerca lupi* e veia ázigo marcadamente distendida, secundária a veia cava caudal pré-hepática ausente ou *shunt* porto-ázigo.[2]

Mediastino

Anatomia

O mediastino, considerado incompleto nos cães, anatomicamente é um espaço virtual localizado centralmente entre as cavidades pleurais esquerda e direita, onde sua porção cranial é delimitada pela entrada do tórax, caudalmente pelo diafragma, dorsalmente pela coluna torácica e ventralmente pelo esterno. Ele contém numerosas estruturas vitais, incluindo coração, traqueia, esôfago, grandes vasos, linfáticos, linfonodos mediastínicos e esternais, brônquios do tronco principal, nervo vago e timo. O mediastino comunica-se cranialmente com o plano fascial cervical por meio da entrada de tórax e com o espaço retroperitoneal por meio do hiato aórtico. Essas comunicações facilitam a disseminação de doenças entre essas áreas.[1,3]

Manifestações clínicas

As manifestações clínicas relacionadas com as doenças mediastínicas são inespecíficas, dependentes da localização e do tamanho das lesões e das alterações vasculares periféricas presentes. Os sintomas mais comuns relacionados com as doenças mediastinais são as alterações respiratórias secundárias à compressão das vias respiratórias ou do parênquima pulmonar. Podemos incluir como manifestações clínicas alteração da fonação, tosse, síndrome de Horner, estridores respiratórios, disfagia, regurgitação, desconforto respiratório (associado às massas mediastinais, à dor, à efusão pleural ou ao pneumotórax), síndrome da veia cava (edemas simétricos de cabeça, pescoço e membros torácicos secundários às obstruções venosa e linfática devido à presença de massas dos mediastinos ventral e cranial), além de sintomas associados à doença sistêmica ou multicêntrica (p. ex., anorexia, emagrecimento, poliúria).[1]

Diagnóstico

A avaliação diagnóstica do mediastino inclui anamnese, exames de imagem (radiografia, ultrassonografia e tomografia) e endoscopia. O mediastino, por estar localizado no interior do tórax, não é facilmente acessado durante o exame físico.[1]

Exames de imagem para avaliação do mediastino

Radiografia torácica

O exame radiográfico é a técnica de imagem não invasiva de escolha para avaliação do mediastino (tamanho, forma, posição e opacidade), avaliação das estruturas internas e avaliação das doenças mediastínicas. Entretanto, muitas vezes, a avaliação do mediastino é difícil, devido ao fato de todas as estruturas apresentarem densidade de tecido mole, não havendo contraste, com exceção da traqueia, que se apresenta repleta de ar.[1]

As projeções radiográficas dorsoventrais e ventrodorsais avaliam melhor as doenças mediastinais do que as projeções laterais.[2] As alterações radiográficas mais comuns observadas no mediastino são deslocamento mediastínico, pneumomediastino, alargamento difuso ou focal do mediastino e alterações envolvendo as estruturas dentro do mediastino.[1,4]

O deslocamento mediastínico envolve o posicionamento anormal do mediastino, identificado radiograficamente por uma diferença de tamanho entre os dois hemitórax, e o deslocamento lateral de estruturas, como, por exemplo, o coração e a traqueia. Essa alteração pode estar associada à presença de massa intratorácica ou à insuflação irregular dos pulmões.[1]

O pneumomediastino é caracterizado pelo acúmulo de ar no mediastino, que fornece um meio de contraste às estruturas de tecido mole adjacentes. Devido a esse contraste com o ar livre no mediastino, algumas estruturas que em condições normais não poderiam ser avaliadas passam a ser vistas, como é o caso do esôfago, do ramo principal do arco aórtico, da veia cava cranial e da porção externa da traqueia. As radiografias de pneumomediastino mostram áreas de hipertransparência nos campos pulmonares com deslocamento de mediastino, diafragma e silhueta cardíaca (Figura 155.1).

O alargamento do mediastino se refere ao aumento de tamanho do mediastino. Pode ser difuso (associado a inflamação, edema, hemorragia, infiltração tumoral ou gordura, presença de efusão pleural) ou focal (associado a neoplasias, cistos, abscessos e granulomas).[1,4]

As anormalidades mais comuns envolvendo as estruturas caudais dentro do mediastino são megaesôfago e ruptura diafragmática.[1,4]

Os exames radiográficos contrastados são métodos diagnósticos auxiliares na avaliação de estruturas internas do mediastino que não podem ser avaliadas pelas radiografias simples.[1]

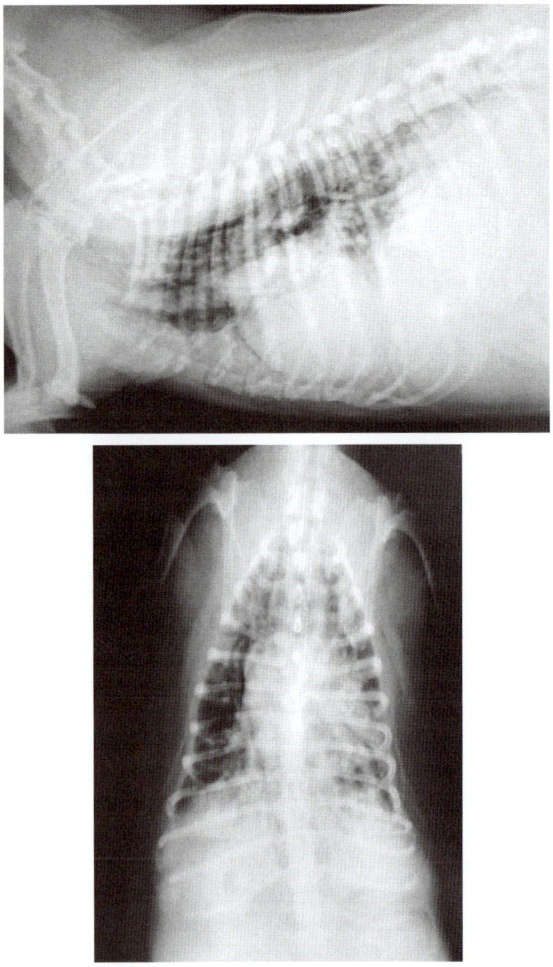

Figura 155.1 Opacificação do interstício alveolar difusa e generalizada. Discreto espessamento de paredes de brônquios e dilatação de lúmen de brônquios (regiões hilar e peri-hilar). Conteúdo gasoso moderado no mediastino cranial, individualizando estruturas vasculares (pneumomediastino). (Cedida pelo Serviço de Diagnóstico por Imagem do Hospital Veterinário da Faculdade de Medicina e Zootecnia da Universidade de São Paulo.)

Ultrassonografia

A ultrassonografia torácica, muitas vezes, não oferece imagem satisfatória do mediastino normal, devido à presença de ar nos pulmões, o que dificulta a transmissão de ondas sonoras. As principais indicações para avaliação do mediastino incluem identificação de massas mediastinais, diferenciação entre efusão pleural e massa mediastinal, realização de citologia transtorácica por aspirado com agulha fina ou biopsia, identificação da presença de ruptura diafragmática.[1,4,5]

Além da identificação de massa mediastínica, a ultrassonografia auxilia na definição de sua arquitetura interna (sólida, cística, cavitária, presença de coleção líquida e sua ecogenicidade) e na vascularização.[1]

Tomografia computadorizada

A tomografia computadorizada (TC) é o teste-ouro, pois fornece uma análise tridimensional e mais detalhada das estruturas mediastínicas.[1] As indicações para o exame tomográfico são as mesmas do exame radiográfico.

Para a avaliação do mediastino, a TC é indicada se uma anormalidade precisa ou possível for encontrada na radiografia torácica. Uma segunda indicação mais comum é procurar por anormalidade clinicamente suspeita, mas não detectada na radiografia torácica. Além disso, a TC fornece o estadiamento acurado do tumor. A localização, o número de massas, as características atenuantes, o melhor contraste e as anormalidades extramediastinais associadas são importantes na definição da etiologia da massa mediastinal. A TC é o melhor exame de imagem para localizar e revelar a exata extensão das anormalidades mediastinais. Podem ser realizadas aspiração por agulha fina e biopsia percutânea de massas guiadas pela TC. O maior erro interpretativo está centrado na presença ou ausência de invasão da veia cava cranial.[6] A TC consegue delimitar o tamanho das lesões e das margens, avaliar o deslocamento de estruturas e a presença de infiltrações adjacentes (acometimento de linfonodos e metástases), bem como auxiliar no melhor planejamento cirúrgico.[1,7]

■ Pneumomediastino

▪ Definição

O pneumomediastino refere-se à presença de ar livre ou gás dentro dos limites do mediastino, geralmente secundário a ruptura ou laceração de traqueia, brônquios ou alvéolos.[3]

▪ Classificação

Assim como o pneumotórax, o pneumomediastino pode ocorrer de maneira espontânea, traumática ou iatrogênica.[1,4]

O pneumomediastino pode resultar de uma variedade de defeitos nas vias respiratórias, no pulmão, na orofaringe, no esôfago, no espaço retroperitoneal ou no plano fascial do pescoço, bem como de feridas penetrantes, infecção com organismos produtores de gás ou lesões iatrogênicas, tais como intubação traumática, *cuff* do tubo endotraqueal superinsuflado, ventilação com pressão positiva, procedimentos de lavagem transtraqueal, dilatação esofágica e venipunção de jugular. O pneumomediastino espontâneo já foi relatado em cães de corrida da raça Greyhound. A tosse paroxística típica da infecção por *B. bronchiseptica* poderia resultar nas mudanças do gradiente de pressão, as quais levam a desenvolvimento da ruptura de alvéolos e subsequente pneumomediastino.[3]

▪ Fisiopatogenia

Aumento na pressão intra-alveolar ou diminuição na pressão intersticial perivascular pode criar um gradiente que leva à ruptura alveolar. Doença de parênquima pulmonar preexistente predispõe o indivíduo à ruptura alveolar. Se o ar dos alvéolos rompidos entrar na adventícia perivascular ou peribrônquica, a diferença de pressão entre o mediastino e o parênquima pulmonar periférico forçará o ar a cortar caminho pelos tecidos conjuntivos e, eventualmente, pelo mediastino. Como a porção cranial do mediastino é contínua com o plano fascial cervical, a extensão de ar livre do mediastino para os tecidos subcutâneos pode ocorrer. A pressão mediastinal aumentada devido à presença de ar livre ou gás pode também romper a pleura mediastinal, causando pneumotórax.[3]

▪ Manifestações clínicas

Os animais com pneumomediastino apresentam dispneia, cansaço fácil, intolerância ao exercício, cianose, tosse (seca, paroxística) e enfisema subcutâneo.

Diagnóstico

O diagnóstico de animais com suspeita de pneumomediastino é feito por histórico, exame físico e exames de imagem (radiografia torácica, ultrassonografia e tomografia).

O exame fecal, com as técnicas de flotação com sulfato de zinco, bem como de Baerman, deve ser realizado para investigar a possibilidade de doença pulmonar parasitária resultando em pneumomediastino.[3]

Tratamento

O tratamento deve ter como objetivo a causa de base, uma vez que o pneumomediastino não necessita de terapia específica. O pneumomediastino espontâneo em ambos, homem e animais, é geralmente autolimitante. Portanto, ele é, em geral, tratado conservadoramente, com resolução espontânea ocorrendo acima de 2 semanas. Recomenda-se apenas o repouso com restrição de espaço físico para facilitar a vedação natural da laceração. Se ocorrer piora do quadro clínico e aparecimento ou piora do enfisema subcutâneo, o que significa fonte ativa de ar mediastinal, recomenda-se a toracotomia exploratória para ambos, diagnóstico e tratamento.[3]

Massa mediastinal

As massas mediastinais são comuns em cães e gatos e incluem neoplasias primárias e metástases envolvendo estruturas internas do mediastino. As linfadenopatias, os granulomas, os abscessos, os cistos e os hematomas são considerados massas mediastinais de origem não neoplásica.[1,4]

Os tumores mediastinais em cães e gatos incluem tumor neurogênico, tumor paraespinal, tumor ectópico de tireoide ou paratireoide, timoma, tumor de base de coração e linfoma.[6]

Os dois diferenciais mais comuns para massas mediastinais são timoma e linfoma. O timoma é um tumor de ocorrência rara em cães e gatos, originado no epitélio tímico e infiltrado com linfócitos. Existe, portanto, a dificuldade de diferenciação entre timoma e linfoma. A porção epitelial do tecido tímico é a considerada neoplásica. Os timomas benignos são não invasivos e bem encapsulados, enquanto os timomas malignos são invasivos localmente e agressivos. Carcinoma ectópico de tireoide e quemodectoma também podem ocorrer, mas são menos comuns.[8] O quemodectoma é um tumor de base de coração envolvendo grandes vasos (aorta e carótida).[1]

O carcinoma ectópico de tireoide geralmente origina-se da base do coração e, então, comprime ou invade estruturas do mediastino cranial, em vez de originar-se primariamente dele. A formação do tecido de tireoide acessório é comum durante o desenvolvimento da glândula em cães. O tecido de tireoide ectópico tem comportamentos fisiológico e patológico idênticos ao da glândula tireoide normal. Os carcinomas de tireoide podem originar-se do tecido de tireoide ectópico na língua, na traqueia distal, na entrada do tórax, no mediastino cranial, no pericárdio, na aorta descendente e na base do coração. A porcentagem de metástase dos carcinomas de tireoide é variável e depende do tamanho do tumor e da sua capacidade de invasibilidade.[9]

As massas mediastinais podem causar desconforto respiratório devido ao deslocamento dos pulmões e à diminuição da expansão pulmonar, secundária à efusão pleural. Nos gatos, algumas massas mediastinais podem ser palpadas durante a compressão discreta do tórax anterior.

Frequência

A incidência de massa mediastinal é baixa em cães e gatos. A média de idade para aparecimento dessas formações é de 9 anos no cão e 10 anos no gato. Os gatos que apresentam linfoma mediastinal geralmente são jovens (média de idade de 2 anos) e positivos para o vírus da leucemia felina (FeLV).[8]

Os carcinomas mediastinais craniais afetam mais comumente cães de meia-idade a idosos e de raças de porte grande.[9]

Manifestações clínicas e achados no exame físico

Os sintomas de animais com massas mediastinais incluem tosse, taquipneia, dispneia, síndrome da veia cava anterior, fraqueza muscular ou megaesôfago causado por miastenia *gravis* (síndrome paraneoplásica associada ao timoma). Os achados do exame físico incluem edema marcante de cabeça e pescoço ou membros torácicos (síndrome da veia cava) (Figura 155.2). Os sons pulmonares podem estar diminuídos devido à compressão dos pulmões pela massa ou associados à efusão pleural. A linfonodomegalia periférica pode estar presente em cães com linfoma. A síndrome de Horner, de ocorrência rara, pode dever-se à compressão dos nervos simpáticos ascendentes.[8] Alguns animais com quemodectoma podem apresentar ainda disfagia, desconforto respiratório (associado à efusão pericárdica e/ou pleural) e insuficiência cardíaca.[1]

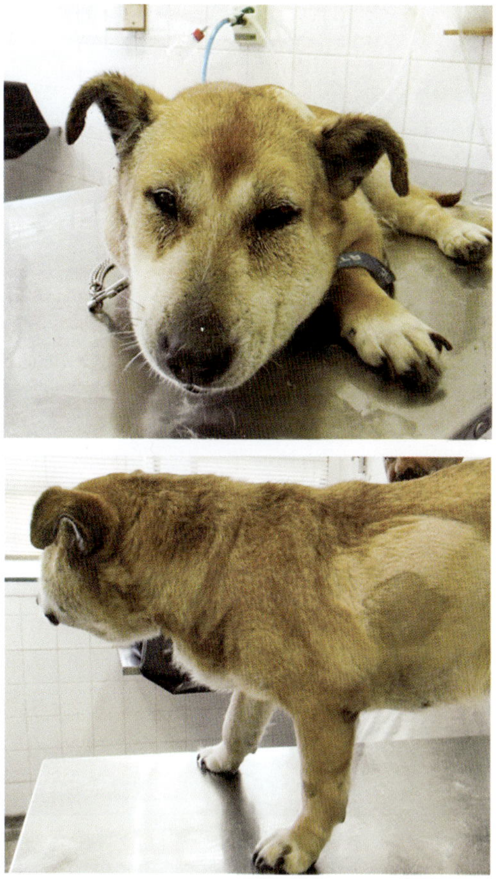

Figura 155.2 Edema de face, pescoço e membros torácicos (síndrome da veia cava) em animal com suspeita de massa mediastinal. (Cedida pelo Serviço de Pronto Atendimento Médico de Pequenos Animais do Hospital Veterinário da Faculdade de Medicina e Zootecnia da Universidade de São Paulo.)

Diagnóstico

O diagnóstico de animais com suspeita de massas mediastinais é feito por meio de histórico, exame físico, exames laboratoriais (bioquímico, sorologias, citologias para identificação das células neoplásicas da massa obtida via aspiração com agulha fina ou em amostras do líquido pleural), exames de imagem (radiografia torácica, ultrassonografia e tomografia) e biopsia.[8]

A cintigrafia nuclear é particularmente útil na identificação de carcinomas de tireoide ectópicos e pode também fornecer uma indicação da probabilidade de esses tumores responderem ao tratamento com iodo radioativo ou radioterapia.[9]

Em gatos com linfoma mediastinal é importante que se realize a sorologia para o vírus da imunodeficiência (FIV) e para o vírus da leucemia felina (FeLV) como fator prognóstico.

A hipercalcemia em associação ao linfoma mediastinal é comum, com uma frequência de incidência de 25 a 50% nos cães. A citologia de timoma geralmente pode revelar linfócitos maduros e, algumas vezes, mastócitos, ao passo que no linfoma frequentemente revela linfoblastos. A obtenção de um diagnóstico definitivo com a citologia é difícil e a biopsia deve ser considerada.

A imuno-histoquímica é recomendada para o diagnóstico definitivo de tumores de base de coração e dos tipos celulares dos carcinomas de tireoide ectópicos.[9]

De maneira geral, as massas mediastinais são identificadas radiograficamente por opacificação de tecido mole no mediastino anterior (Figura 155.3). Essa identificação é prejudicada na presença de efusão pleural concomitante. Nesses casos, deve-se realizar a toracocentese previamente ao exame radiográfico e à análise do líquido pleural. No caso da ultrassonografia, a presença da efusão pleural é útil na identificação de massas, na avaliação da extensão e na determinação do possível acometimento de estruturas adjacentes. Informações adicionais podem ser obtidas no Capítulo 143, *Testes Diagnósticos e Procedimentos para a Cavidade Pleural*.[1,4]

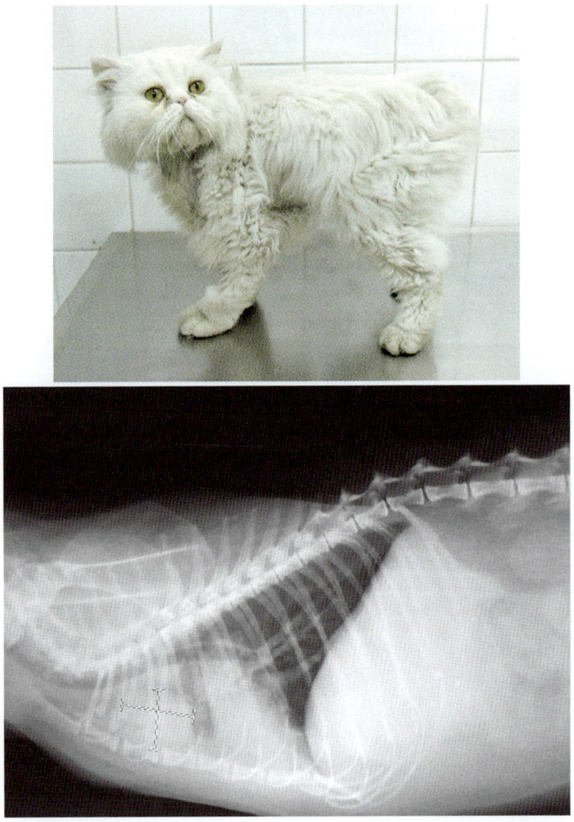

Figura 155.3 Gato Persa, com 2 anos de idade, FeLV-positivo, com massa mediastinal (projeção laterolateral) deslocando o coração caudalmente e a traqueia dorsalmente, com presença discreta de efusão pleural. (Cedida pelo Serviço de Pronto Atendimento Médico de Pequenos Animais e Serviço de Diagnóstico por Imagem do Hospital Veterinário da Faculdade de Medicina e Zootecnia da Universidade de São Paulo.)

O diagnóstico diferencial para massas mediastinais inclui abscessos, granuloma, linfadenopatia, hematoma, tecido de tireoide ectópico e cisto.

Tratamento

A terapia específica (p. ex., radioterapia, quimioterapia, terapia antifúngica, cirurgia) deve ser instituída de acordo com os achados. A excisão cirúrgica é o tratamento de escolha para o timoma e pode ser curativa. A radioterapia é usada se a remoção cirúrgica não tiver sido completa. A quimioterapia para o componente maligno (epitelial) do timoma não tem se mostrado eficaz em cães e gatos.

O fator clínico mais importante na decisão da remoção cirúrgica em cães com carcinoma de tireoide baseia-se no fato de o tumor ser não invasivo e móvel ou invasivo e aderido. Outro critério utilizado para a ressecção cirúrgica é quanto à origem celular (folicular ou medular). Os carcinomas de tireoide de origem celular medular são geralmente bem encapsulados e mais fáceis de remover.[9]

Prognóstico

O prognóstico para o timoma benigno retirado cirurgicamente e sem miastenia *gravis* é bom. O prognóstico é ruim para gatos com linfoma mediastinal e FeLV-positivo.

No caso do carcinoma ectópico da tireoide, o prognóstico é bom a reservado, caso ele não seja invasivo e móvel, mas é mau se for invasivo e aderido.

Cisto mediastinal

Os cistos localizados no mediastino cranial podem originar-se de várias tecidos, os quais podem incluir paratireoide, tireoglosso (tecido tireoidiano), timo e pleura. Os cistos de paratireoide são caracterizados histologicamente por epitélio colunar pseudoestratificado e contêm material proteináceo. Os cistos tireoglossos são compostos por epitélio de multicamadas tireoidogênico, que frequentemente tem folículos contendo coloide; e os cistos branquiais tímicos são compostos por epitélio ciliado encontrado no timo. Embora a avaliação histológica seja necessária para confirmar a origem do cisto, os achados clínicos podem ser úteis. Dispneia, efusão pleural e aspiração de fluido do tipo mucinoso com ou sem células inflamatórias têm sido relacionados com cisto branquial tímico, além de sua aparência multilobulada (gato). O cisto de aparência multicística tem sido relacionado com linfangiomas e timomas císticos.[10]

O fluido do conteúdo dos cistos é classificado como acelular ou pouco celular, contendo neutrófilos, hemácias, plaquetas, linfócitos pequenos e/ou macrófagos em combinações variadas.

Manifestações clínicas

As manifestações clínicas em animais que apresentam cistos mediastinais podem ser inaparentes, ou seja, achados incidentais, bem como podem apresentar sintomas de dispneia, muitas vezes relacionados com a presença de efusão pleural. Essa efusão pleural poderia ser decorrente do rompimento dos cistos, resultando em reação inflamatória crônica grave, hemorragia e edema. Esses sintomas mais graves parecem estar mais relacionados com os cistos branquiais tímicos.[10]

Diagnóstico

O diagnóstico é baseado em sintomas, histórico e achados nos exames físico e de imagem (radiografia e ultrassonografia).

A identificação radiográfica do cisto é variável e ele pode mimetizar uma lesão do tipo massa sólida.[1] Recomenda-se realizar três projeções (laterolateral [LL], direita e esquerda, e ventrodorsal [VD]). O cisto é mais bem visibilizado na projeção ventrodorsal. A aparência radiográfica do cisto pode variar de opacidade de tecido mole com margem bem definida discreta, opacidade cranial ao coração até aumento de opacidade de tecido mole pouco definido no mediastino torácico cranial. Em alguns animais pode haver deslocamento da silhueta cardíaca. Apesar da visibilização da estrutura pela imagem radiográfica, a ultrassonografia (US) é importante para diferenciar cisto de massa sólida. A US identifica uma estrutura de parede fina, ovaloide a bilobada anecoica, com realce distal e diminuição de tamanho após a aspiração. Alternativamente, a aspiração guiada por outros métodos (fluoroscopia) poderia também ser útil.[10]

Tratamento

O cisto mediastinal benigno apresenta bom prognóstico com drenagem transtorácica com agulha.

A cirurgia para a remoção dos cistos tem sido relatada e recomendada para cistos funcionais (p. ex., paratireoide), nos casos em que determinam compressão traqueal ou vascular e nos casos de cisto branquial tímico.

Mediastinite

A mediastinite é a inflamação do mediastino associada à perfuração esofágica ou traqueal e às infecções que se estendem ao mediastino cranial, como infecções do tecido mole cervical, infecções do pericárdio, do parênquima pulmonar ou do espaço pleural.[1]

A mediastinite granulomatosa pode ser causada por agentes bacterianos, como *Actinomyces*, *Corynebacterium* e *Nocardia*, ou por fungos, como *Blastomyces*, *Cryptococus*, *Histoplasma* e *Coccidioides*.[1]

Manifestações clínicas

As manifestações clínicas relacionadas com a mediastinite incluem taquipneia (relacionada com a dor), desconforto respiratório, tosse, edema de cabeça e pescoço, febre, regurgitação e alteração da fonação.[1]

Diagnóstico

O diagnóstico é baseado em sintomas, histórico, achados no exame físico e achados nos exames de imagem (radiografia e ultrassonografia). Radiograficamente, a inflamação do mediastino manifesta-se como alargamento mediastínico focal ou difuso.[1]

Tratamento

O tratamento da mediastinite deve ser baseado em eliminar a causa de base, sendo associado a terapia de suporte e antimicrobiana e à colocação de sondas torácicas nos casos de mediastinite infecciosa. O tratamento cirúrgico é indicado para a remoção de abscessos e granulomas mediastínicos.[1]

Referências

1. Biller DS. Doença do mediastino. In: Ettinger SJ, Feldman EC. Tratado de medicina interna. vol. 2. 5ª ed. Rio de Janeiro: Guanabara Koogan AS; 2004. p. 1152-8.
2. Kirberger RM, Dvir E, Van der Merwe LL. The effect of positioning on the radiographic appearance of caudodorsal mediastinal masses in the dog. Veterinary Radiology & Ultrasound. 2009;50(6):630-4.
3. Stephens JA, Parnell NK, Clarke K, Blevins WE, DeNicola D. Subcutaneous emphysema, pneumomediastinum, and pulmonary emphysema in a young schipperke. J Am Anim Hosp Assoc. 2002;38:121-4.
4. Nelson RW, Couto CG. Manifestações clínicas da doença mediastinal e da cavidade pleural. In: Nelson RW, Couto CG. Medicina interna de pequenos animais. 3ª ed. Rio de Janeiro: Elsevier; 2006. p. 305-9, 1083-6.
5. Miller CJ. Approach to the respiratory patient. Vet Clin Small Anim Pract. 2007;37:861-78.
6. Yoon J, Feeney DA, Cronk DE, Anderson KL, Ziegler LE. Computed tomographic evaluation of canine and feline mediastinal masses in 14 patients. Radiology & Ultrasound. 2004;45(6):542-6.
7. Johnson EG, Wisner ER. Advances in respiratory imaging. Vet Clin Small Anim Pract. 2007;37:879-900.
8. Hahn KA, Axiak SM. Pulmonary neoplasia. In: Bonagura JD, Twedt DC. Kirk's current veterinary therapy XIV. St. Louis: Elsevier; 2009. p. 354-5.
9. Liptak JM, Kamstock DA, Dernell WS, Ehrhart EJ, Rizzo AS, Withrow SJ. Cranial mediastinal carcinomas in nine dogs. Veterinary and Comparative Oncology. 2008;6(1):19-30.
10. Zekas LJ, Adams WM. Cranial mediastinal cysts in nine cats. Veterinary Radiology & Ultrasound. 2002;43(5):413-8.

156 Tromboembolismo Pulmonar

Denise Maria Nunes Simões

■ Definição

Tromboembolismo pulmonar (TEP) é a obstrução de um ou mais vasos pulmonares por um trombo. O termo tromboembolismo pulmonar abrange tanto a formação de um trombo local (trombose pulmonar primária) como a translocação de um trombo formado em qualquer outra parte do sistema vascular (embolia pulmonar).[1] Ele é um evento dinâmico, em que o trombo pode sofrer lise, fragmentação ou crescimento.

■ Fisiologia

O êmbolo pode consistir em tecido, agregado de células, bactéria, gordura, parasitas, pelos, corpos estranhos e coágulo sanguíneo.[1] O trombo obstrui mecanicamente o fluxo sanguíneo arterial, libera fatores humorais e estimula reflexos neurogênicos. Os fatores humorais são liberados por plaquetas ativadas na superfície do trombo. Alterações subsequentes das funções respiratória e hemodinâmica são responsáveis pelas manifestações clínicas. Esses trombos podem representar condições que variam de incidental, doença clinicamente insignificante a embolismo massivo e morte.[2]

■ Incidência

A ocorrência do TEP em pequenos animais é desconhecida. Muitos casos de TEP são identificados na necropsia, mas outros não são visibilizados *post mortem*, pois a lise do trombo rapidamente ocorre após a morte (dissolução de 50% dentro de 3 h).[2] É muito importante reconhecer as condições que determinam o surgimento de trombos e os riscos para o tromboembolismo, a fim de que se possa diagnosticar e adotar medidas profiláticas. A taxa de mortalidade do TEP não é certa, mas provavelmente significativa. A sobrevida do paciente depende de diagnóstico rápido e terapia apropriada instituída imediatamente.[3]

■ Etiologia

A trombose depende de três fatores de risco: lesão endotelial, estase sanguínea e alterações nos constituintes do sangue que favorecem a trombose (hipercoagulabilidade). O conceito é conhecido como tríade de Virchow. A lesão endotelial tem sido associada a insultos infecciosos, imunológicos e tóxicos, e pode desencadear o início das vias de coagulação (intrínseca ou extrínseca). O dano endotelial pode resultar da quimiotaxia de macrófagos e neutrófilos e de fagocitose, quando produtos celulares são liberados no espaço extracelular (mediadores inflamatórios).[4] A hipercoagulabilidade refere-se a um defeito quantitativo ou qualitativo no sistema da coagulação (trombocitose, hiperagregação plaquetária, ativação excessiva ou remoção diminuída dos fatores de coagulação, deficiência de anticoagulantes naturais [antitrombina, proteína C] ou defeito na fibrinólise). A causa desse estado de hipercoagulabilidade em cães e gatos está associada a distúrbios adquiridos (multifatorial), nos quais a doença sistêmica principal desencadeia o quadro de trombose. O Quadro 156.1 lista as diversas condições associadas ao TEP em cães e gatos.

■ Fisiopatologia

A fisiopatologia do trombo venoso envolve mais de uma anormalidade na tríade de Virchow. O leito vascular filtra o sangue venoso; consequentemente, o trombo na circulação venosa torna-se aprisionado na vasculatura pulmonar. A capacidade de reserva da vasculatura pulmonar é grande, portanto pequenas oclusões são toleradas. Se um grande número de oclusões ocorre em pulmão e coração já doentes, as consequências são significativas, determinando alterações pulmonares e/ou hemodinâmicas.[2]

O TEP pode induzir várias alterações no sistema pulmonar, resultando em hipoxemia, hiperventilação e dispneia. A hipoxemia arterial é secundária à relação ventilação-perfusão (V:Q) anormal dentro dos pulmões afetados. A V:Q inadequada ocorre devido à broncoconstrição, à produção reduzida de surfactante e ao desenvolvimento de atelectasia e edema pulmonar. As alterações hemodinâmicas estão na dependência da magnitude da obstrução e na presença ou não de doenças nos sistemas pulmonar e cardiovascular. Há uma substancial capacidade de reserva na vasculatura pulmonar e, quando essa capacidade é excedida, a resistência vascular aumenta. A oclusão vascular pulmonar importante leva à hipertensão arterial pulmonar e ao aumento da pós-carga do ventrículo direito (VD), que se dilata e se torna insuficiente. Essas alterações do VD determinam alterações também no ventrículo esquerdo (redução do enchimento), que levam à diminuição no retorno venoso e no débito cardíaco.[1]

Quadro 156.1 Condições mórbidas associadas ao tromboembolismo pulmonar em cães e gatos.[2]

Cães	Gatos
Nefropatia com perda proteica	Nefropatia com perda proteica
Doença cardíaca	Enteropatia com perda proteica
Pancreatite	Doença cardíaca
Anemia hemolítica imunomediada	Pancreatite
Hipercortisolismo	Anemia hemolítica imunomediada
Diabetes *mellitus*	Hipercortisolismo
Aterosclerose	Sepse/trauma
Procedimentos cirúrgicos grandes	Peritonite infecciosa felina

Manifestações clínicas

Os sintomas do TEP são variáveis e inespecíficos. A gravidade dos sintomas reflete a magnitude de comprometimento dos sistemas respiratório e cardíaco e a habilidade de compensação desses sistemas à lesão (reserva fisiológica pulmonar). As manifestações clínicas podem variar de moderadas a graves e as mais comuns são dispneia, taquipneia e depressão. Os animais ainda podem apresentar tosse ou hemoptise ou ambos, cianose, síncope, colapso, choque e morte súbita.[1,2]

No exame físico, podemos evidenciar sons pulmonares anormais nos animais com edema pulmonar, hemorragia e broncoconstrição. Os sons pulmonares e cardíacos, nas porções ventrais do tórax, podem encontrar-se abafados devido à presença de efusão pleural. Na auscultação cardíaca, a taquicardia com desdobramento de segunda bulha pode ser notada ou a segunda bulha alta associada à hipertensão pulmonar. Podem ser encontrados sinais compatíveis com insuficiência cardíaca direita (distensão da jugular, ascite) ou esquerda (qualidade do pulso periférico fraco, palidez, tempo de preenchimento capilar prolongado).[1,2]

Diagnóstico

O diagnóstico de TEP é muito difícil. Ele pode mimetizar muitas outras alterações do parênquima pulmonar, como, por exemplo, pneumonia, edema pulmonar, hemorragia, neoplasia, entre outras. Os achados clínicos geralmente são inespecíficos e é necessária a utilização de técnicas mais invasivas e não disponíveis.

O diagnóstico é baseado na anamnese, em que o histórico de sintomas respiratórios de início súbito, sem evidência anterior de doença respiratória, pode ser uma forte suspeita para o TEP. Outro dado importante do histórico do paciente é a presença de doenças preexistentes que possam determinar um estado de hipercoagulabilidade ou, até mesmo, a realização recente de um procedimento cirúrgico de grande extensão, como, por exemplo, mastectomia.

Os exames complementares que devem fazer parte da abordagem inicial do paciente são: radiografias torácicas, hemogasometria arterial e exames laboratoriais de rotina (hematológicos e bioquímicos). Caso os resultados dos exames solicitados sugiram o TEP ou descartem outras doenças, devem-se realizar outros exames subsidiários: avaliação cardíaca (ecocardiograma), determinação da concentração de dímeros D e testes para avaliação do estado de hipercoagulabilidade, quando for possível.

Radiografia torácica

Os pacientes com TEP podem ou não apresentar alterações radiográficas visíveis (o que não exclui o diagnóstico de TEP) e, quando presentes, elas não são específicas. Os padrões radiográficos encontrados mais comumente são região pulmonar hipovascular e infiltrado pulmonar. A região pulmonar hipovascular mostra-se com áreas de radioluscência e representa a trama vascular reduzida distal à oclusão do trombo. Esse padrão é mais bem visibilizado nas projeções ventrodorsais ou dorsoventrais. O infiltrado pulmonar mostra-se como áreas de hemorragia e atelectasia ou infarto, em que o padrão alveolar é o mais frequente, mas pode haver um padrão intersticial ou misto. Eles podem ser solitários ou múltiplos e podem acometer mais de um lobo pulmonar. O local de maior ocorrência dos infiltrados é no lobo caudal direito. Podem ocorrer mudanças nos vasos pulmonares, que se mostram mais evidentes. A cardiomegalia pode ocorrer, mas a presença de efusão pleural é rara em cães e gatos.[1,2]

Hemogasometria arterial

A hemogasometria pode auxiliar no diagnóstico e no manejo desses pacientes, mas as alterações encontradas não são específicas da doença. As alterações mais comuns são: aumento no gradiente de tensão de oxigênio arterial-alveolar, hipoxemia e hipocapnia. A hipoxemia secundária ao TEP pode ser fracamente responsiva à terapia com oxigênio. A presença de resultado normal de hemogasometria também não exclui a doença.[1,2]

Exames laboratoriais

Esses exames apresentam valor limitado para o diagnóstico, nos quais a constatação de alterações pode significar inflamação, hipoxemia ou estresse. Os exames bioquímicos e hematológicos podem ser úteis para identificar as condições predisponentes (Quadro 156.1).

Ecocardiograma

O ecocardiograma (ECO) pode mostrar alterações consistentes com TEP. Raramente, ele demonstra o trombo, mas sim as mudanças que sugerem a doença e a hipertensão pulmonar. Essas alterações incluem: dilatação do ventrículo direito, da artéria pulmonar ou da veia cava inferior; baixa contratilidade ventricular direita; regurgitação da tricúspide; e movimento anormal da parede septal.[2,3] Se as alterações no ECO não forem demonstradas, isso não exclui o TEP.

Dímeros D

O dímero D tem sido uma ferramenta importante no diagnóstico de TEP no homem. Ele é o produto de degradação da fibrina, quando esta é lisada pela plasmina (específica para coagulação ativa e fibrinólise). Devido à sua meia-vida curta (ao redor de 5 h), o dímero D só é utilizado para a detecção de TEP agudo. Em medicina veterinária, sua utilidade pode ser similar. O resultado negativo não exclui o completamente o TEP, mas o resultado positivo deve estar associado a outros achados clínicos.[2,3]

Teste para avaliar hipercoagulabilidade

Se a hipercoagulabilidade for realmente detectada, ela indica que o tromboembolismo (TE) é possível e, quando associado a outros achados clínicos, pode ajudar a direcionar o diagnóstico. Um dos métodos utilizados para essa avaliação é a tromboelastografia (TEG), que fornece informação sobre o estado de coagulação e a fibrinólise. A TEG pode auxiliar a predizer o prognóstico e direcionar a decisão clínica para utilização de um anticoagulante.[5]

A avaliação do fibrinogênio também pode ser realizada e, quando existe aumento marcante (presente em alguns casos de pancreatite e sepse), pode sugerir hipercoagulabilidade, mas muitos animais com TEP não apresentam esse aumento.

O teste de atividade ou concentração de antitrombina pode auxiliar em alguns casos. A deficiência de antitrombina pode estar relacionada com o risco trombótico.

Exames específicos para diagnóstico de tromboembolismo pulmonar

A cintigrafia pulmonar tem sido utilizada em cães e gatos no auxílio diagnóstico de TEP. O princípio da técnica é que a oclusão de vasos pulmonares por trombo resulta em áreas do pulmão que continuam a ser ventiladas, apesar da ausência de perfusão.

A angiografia pulmonar seletiva continua sendo o teste-ouro para o diagnóstico do TEP no homem, mas, por necessitar de anestesia geral, limita seu uso na prática veterinária, por constituir um risco ao paciente.

Tratamento

Os objetivos do tratamento incluem terapia de suporte direcionada para os sistemas respiratório e cardiovascular, prevenção da propagação e recorrência do trombo e da trombólise.

Sistemas respiratório e cardiovascular

A suplementação de oxigênio deve ser realizada em pacientes com dispneia e quando a pressão arterial parcial de oxigênio (Pao_2) for menor do 70 mmHg ou a saturação arterial de oxigênio (Sao_2) for menor do que 92%. Ela tem a finalidade de dilatar os vasos pulmonares, melhorar a hemodinâmica, reduzir a hipertensão pulmonar e melhorar a função ventricular direita.

A metilxantina, tal como a teofilina, tem função broncodilatadora, causa vasodilatação pulmonar, melhora a contratilidade do diafragma em cães e reduz a fadiga muscular.

Vários estudos têm demonstrado os efeitos benéficos da sildenafila (um específico inibidor da fosfodiesterase tipo 5) em pacientes com hipertensão pulmonar. Em cães, esse fármaco produz vasodilatação arterial pulmonar seletiva, atenuando, portanto, a hipertensão pulmonar. Os efeitos colaterais desse medicamento incluem hipotensão sistêmica e vômito. Se associada à heparina, pode aumentar o risco de hemorragia.[1]

Prevenção de propagação e recorrência do trombo

O paciente com TEP tem a tendência de formar novos trombos e a prevenção dessas novas ocorrências deve ser feita.

Anticoagulantes

Os anticoagulantes, de maneira geral, não destroem o trombo já existente, mas são indicados para inibir a propagação e prevenir a recorrência de trombose venosa. Eles estão descritos a seguir.

▸ **Heparina não fracionada (HNF).** É o fármaco de escolha para o TEP. Ela é composta de mucopolissacarídios de pesos moleculares variados. O mecanismo de ação primário é a potencialização da atividade da antitrombina, levando à inativação da fibrina (fator IIa) e de outros fatores da coagulação. Outros efeitos da heparina são reduzir a viscosidade do sangue, diminuir a função plaquetária, aumentar a permeabilidade vascular e aumentar a fibrinólise. O sucesso da terapia com heparina depende do monitoramento da resposta anticoagulante e da titulação da dose para cada paciente. A dose de heparina indicada é de 80 a 100 unidades/kg por via intravenosa, seguida por velocidade de infusão contínua de 18 unidades/kg/h. O tempo de pró-trombina (TP) é analisado seis horas após o início da terapia e sua avaliação é feita dependendo do resultado dos ajustes de dose. A via subcutânea de administração não é recomendada para casos de TEP agudo, somente na impossibilidade de acesso venoso. A dose utilizada por essa via é de 200 unidades/kg, a cada seis horas, com ajustes da dose baseados no TP. Nos gatos parece não haver correlação do TP com a concentração de heparina no plasma.[2]

▸ **Heparina de baixo peso molecular (HBPM).** São moléculas menores e essa característica determina seus efeitos, tais como maior biodisponibilidade por via subcutânea, meia-vida mais prolongada, resposta antitrombótica previsível, menor efeito sobre a função plaquetária e a permeabilidade vascular, o que a torna mais segura (hemorragias). A dose inicial recomendada para cães é de 150 unidades/kg, a cada 8 a 12 h, por via subcutânea, e 100 unidades/kg, a cada 8 h, para gatos.[2]

Antiplaquetários

Os antiplaquetários inibem a agregação plaquetária, prevenindo a formação do tampão plaquetário primário. As plaquetas ativadas no trombo venoso causam liberação de serotonina, difosfato de adenosina (ADP) e tromboxano A_2, o que determina bronco e vasoconstrição, bem como hipertensão pulmonar. O ácido acetilsalicílico é um inibidor da ciclo-oxigenase e, portanto, previne a formação de várias prostaglandinas. Nos cães, a dose utilizada é de 0,5 mg/kg, a cada 24 h, e nos gatos é de 81 mg/gato, a cada 3 dias, ou na dose mais baixa de 5 mg/gato, a cada 3 dias.[2]

As tienopiridinas (p. ex., clopidogrel) têm sido utilizadas mais amplamente no homem pelos seus efeitos (maior potência, início de ação mais rápido e menor efeitos colaterais). Não existem muitos estudos desses medicamentos em medicina veterinária.

Trombólise

Os agentes trombolíticos são ativadores do plasminogênio, que resultam na produção de plasmina e na subsequente dissolução do trombo de fibrina. O objetivo da terapia trombolítica é restaurar rapidamente a circulação. Essa terapia é indicada para pacientes que não sobreviveriam sem a rápida reperfusão (hemodinamicamente instáveis). As contraindicações do uso dessas medicações são: sangramento interno, hipertensão, cirurgias ou biopsias de órgãos recentes (dentro de 2 a 3 semanas) e ulceração gastrintestinal. Como exemplos desses agentes trombolíticos, podemos citar a estreptoquinase, a uroquinase e o ativador de plasminogênio tecidual. O uso dessas medicações em medicina veterinária ainda é muito limitado e existe grande variação no protocolo de doses.[2]

No Quadro 156.2 estão listados os fármacos que podem ser utilizados como terapia no TEP.

Prevenção

A frequência de mortalidade é alta e muitos animais morrem rapidamente, mesmo antes de o diagnóstico ser confirmado. A prevenção deve ser direcionada para os três aspectos

Quadro 156.2 Terapia utilizada em tromboembolismo pulmonar (TEP) em cães e gatos.

Fármaco	Mecanismo de ação	Indicação do TEP	Dose (cão)	Dose (gato)	Via	Frequência
Dobutamina	Inotrópico positivo	Insuficiência do miocárdio, choque cardiogênico	1 a 10 μg/kg/min	1 a 3 μg/kg/min	IV, IC	–
Sildenafila	Vasodilatador pulmonar	Hipertensão pulmonar	0,3 a 3 mg/kg	–	VO	A cada 6 a 8 h
Metilxantinas (teofilina, (aminofilina)	Broncodilatador	Broncoconstrição	9 a 11 mg/kg	2 a 5 mg/kg	IV	Dose única
Alteplase	Trombolítico (PA-t)	Trombólise	0,4 a 1 mg/kg, a cada 1 h, 4 a 10 doses, acima de 1 a 2 dias	0,25 a 1 mg/kg/h; dose total, 1 a 10 mg/kg	IV, IC	–
Estreptoquinase	Trombolítico	Trombólise	90.000 U, acima de 30 min; então, 45.000 U/h, IC, acima de 6 a 12 h	90.000 U, acima de 20 min; então, 45.000 U/h, IC, acima de 2 a 24 h	IV, IC	Não repetir dentro de 6 meses
Uroquinase	Trombolítico	Trombólise	4.400 U, acima de 10 min; então, 4.400 U	–	IV	–
Dalteparina	Anticoagulante parenteral (HBPM)	Terapia de TEP agudo, manutenção	150 U/kg	150 U/kg	SC	A cada 6 h (em cães); a cada 4 h (em gatos)
Enoxaparina	Anticoagulante parenteral (HBPM)	Terapia de TEP agudo, manutenção	0,8 mg/kg	1,5 mg/kg	SC	A cada 6 h (tanto em cães quanto em gatos)
HNF	Heparina anticoagulante parenteral	Terapia de TEP agudo Tromboprofilaxia durante terapia de indução (varfarina)	250 U/kg 18 U/kg/h; 200-500 U/kg	175 a 475 U/kg 18 U/kg/h 200 a 500 U/kg	IV	A cada 6 h (em cães); a cada 6 a 8 h (em gatos) IC, a cada 8 h
Varfarina	Anticoagulante oral	Anticoagulante (manutenção)	0,2 mg/kg; então, 0,05 a 0,1 mg/kg	0,1 a 0,2 mg/kg	IV, IC, SC	A cada 24 h
Ácido acetilsalicílico	Antiplaquetário oral	Tromboprofilaxia	0,5 mg/kg	5 mg (dose total)	VO	A cada 24 h (em cães), a cada 72 h (em gatos)
Clopidrogel	Antiplaquetário oral	Tromboprofilaxia	?	18,75 mg/kg	VO	A cada 24 h

HBPM = heparina de baixo peso molecular; HNF = heparina não fracionada; IC = infusão contínua; PA-t = ativador de plasminogênio tecidual; VO = via oral; IV = intravenosa; SC = subcutânea.

da tríade de Virchow, que incluem: minimizar a estase vascular com a manutenção de adequada perfusão; minimizar a lesão vascular com a manipulação apropriada dos cateteres venosos e alterar a via do sistema hemostático com o uso adequado de fármacos.

Terapia profilática

A profilaxia pode ser realizada com os seguintes fármacos: heparina subcutânea, varfarina e HBPM. A dose recomendada de heparina para pequenos animais é de 100 a 200 unidades/kg, a cada 8 a 12 h, por via subcutânea. Esse protocolo não requer monitoramento laboratorial. A varfarina é utilizada para paciente ambulatorial e tem como mecanismo de ação inibir a ativação de fatores dependentes da vitamina K. Devido à meia-vida desses fatores, a varfarina não tem efeito imediato; portanto, a terapia com heparina deve ser iniciada conjuntamente. A dose inicial de varfarina é de 0,05 a 0,1 mg/kg, a cada 24 h, para cães e gatos. É feito o monitoramento da terapia com a avaliação do TP. A HBPM é uma alternativa para a varfarina. Fármacos antiplaquetários em dose ultrabaixa também são utilizados como terapia profilática.[2]

Referências

1. Goggs R, Benigni L, Fuentes VL, Chan DL. Pulmonary thromboembolism. J Vet Emerg Crit Care. 2009;19(1):30-52.
2. Hackner SG. Pulmonary thromboembolism. In: Bonagura JD, Twedt DC. Kirk's current veterinary therapy XIV. St. Louis: Saunders Elsevier; 2009. p. 689-97.
3. Nelson OL. Use of the D-dimer assay for diagnosing thromboembolic disease in the dog. J Am Anim Hosp Assoc. 2005;41(3):145-9.
4. McGuire NC, Visky A, Daly CM, Behr MJ. Pulmonary thromboembolism associated with Blastomyces dermatitidis in a dog. J Am Anim Hosp Assoc. 2002;38:425-30.
5. Sinnott VB, Otto CM. Use of thromboelastography in dogs with immune-mediated hemolytic anemia: 39 cases (200 a 2008). J Vet Emerg Crit Care 2009;19(5):484-8.

Parte 16

Doenças do Trato Urinário Superior

Márcia Mery Kogika

157 Exame de Urina

Regina Kiomi Takahira

Introdução

O sistema urinário frequentemente é avaliado diante de uma diversidade de manifestações clínicas associadas a ele (p. ex., hematúria, polaciúria, poliúria, incontinência) ou de sintomas sistêmicos (como vômito, diarreia, emagrecimento). Embora as afecções do sistema urinário possam acometer animais de qualquer idade, as doenças renais são mais frequentes em animais mais velhos, especialmente em pacientes felinos, nos quais foram observadas em 30% ou mais dos gatos acima de 15 anos de idade.[1] A alta incidência destas condições evidencia a necessidade da avaliação precoce dos animais com suspeita de alguma nefropatia ou distúrbios do sistema urinário. Neste contexto, a avaliação laboratorial é uma das ferramentas mais úteis para a rotina do clínico de pequenos animais.

O exame de urina avalia muito mais que o sistema renal e urinário, sendo, portanto, considerado um exame de triagem em diversas condições clínicas. Apesar disso, sua importância é menosprezada na avaliação de animais com suspeita de doença renal, pois muitas vezes ele é preterido em relação aos exames de bioquímica sérica. O exame de urina pode fornecer informações complementares aos exames bioquímicos, visto que, além da avaliação funcional, ele permite avaliação estrutural do sistema urinário, detectando a doença renal em estágios iniciais.[2] Em algumas situações, os resultados do exame de urina também podem auxiliar no esclarecimento da etiologia da doença renal. Esta ferramenta diagnóstica, aliada a um exame clínico completo e a outros exames complementares que também incluem os de imagem, microbiológicos e sorológicos, tem grande importância para o estabelecimento do diagnóstico, manejo, estratégia de tratamento e monitoramento do paciente.

Anatomia e fisiologia

O sistema urinário compreende rins, ureteres, bexiga e uretra. Os rins recebem um grande volume de sangue por dia, correspondendo a cerca de 20% do débito cardíaco.[3] O número de néfrons, a unidade funcional do rim, varia de acordo com o tamanho do animal, sendo cerca de 175.000, em gatos e de 300.000 a 700.000, em cães.[4,5] Os rins dos gatos apresentam maior proporção de néfrons justaglomerulares em relação aos dos cães. Os segmentos tubulares desses néfrons adentram mais profundamente a camada medular e, portanto, têm maior capacidade de concentração urinária, de modo que felinos com doença renal mostram menor frequência de poliúria e isostenúria que os cães.[6,7]

A grande variedade de funções que os rins exercem explica a diversidade de manifestações clínicas associadas à doença renal. Embora a composição da urina sofra a influência de diversos órgãos, os rins são responsáveis pela excreção de produtos do metabolismo e pela regulação do equilíbrio hídrico, eletrolítico e acidobásico. Assim a urina é produzida por processos de filtração e posterior modificação do filtrado, nos túbulos renais, por reabsorção e secreção de substâncias.

Filtração glomerular

Nem todo o volume sanguíneo que chega aos rins é efetivamente filtrado. Cerca de 20 a 30% do fluxo plasmático renal compõem o filtrado glomerular, correspondendo à taxa de filtração glomerular (TFG).[2] O fluxo de sangue através dos rins é regulado pelo sistema renina-angiotensina-aldosterona. Quando a pressão sanguínea declina, a renina (enzima produzida nos rins) provoca a produção de aldosterona (pelo córtex da adrenal), a qual aumenta a reabsorção de sódio e água e a retenção de água, elevando a pressão. Ocorre o oposto com a elevação da pressão.

A perfusão renal se mantém praticamente estável em animais sadios, apesar das variações na pressão sanguínea. Este equilíbrio é o resultado do controle da vasoconstrição ou vasodilatação das arteríolas glomerulares aferentes e eferentes, garantindo pressão hidrostática constante no glomérulo.[8] Animais com doença renal ou variações extremas na pressão arterial podem não conseguir manter tal equilíbrio.

O potencial para que uma substância passe pela barreira de filtração glomerular do plasma para o filtrado glomerular depende de seu tamanho molecular e de sua carga elétrica, de modo que a albumina, que tem tamanho molecular próximo ao limiar da barreira de filtração (aproximadamente 69.000 dáltons e 3,5 nm de diâmetro) e carga negativa, não é esperada na urina de gatos e de grandes animais. Uma pequena quantidade pode ser encontrada na urina de cães. Esta albuminúria pode representar doença subclínica ou variação da espécie.[9] Glicose, proteínas de menor peso molecular e outros peptídios e aminoácidos passam livremente pela barreira glomerular, porém sua concentração é baixa na urina, devido à reabsorção tubular. A hemoglobina é uma molécula de baixo peso molecular, porém ela normalmente não alcança o filtrado glomerular, pois em geral está ligada à haptoglobina, que é uma proteína transportadora de maior peso molecular, de modo que a hemoglobinúria somente será notada depois que as moléculas de haptoglobina forem saturadas.

Reabsorção e secreção tubular

O volume de filtrado glomerular diário excede em muitas vezes o volume do líquido extracelular total do animal. Porém, a grande capacidade de reabsorção tubular é responsável pela conservação da água no organismo, além de reabsorção e conservação de eletrólitos, glicose e outras substâncias.[3] A reabsorção de água se dá em todos os segmentos do néfron, exceto na alça ascendente de Henle. Cerca de 1% do filtrado glomerular é efetivamente eliminado da urina e o restante é reabsorvido pelos túbulos.[10]

O túbulo contornado proximal é o segmento que apresenta a maior atividade metabólica, pois é responsável pela maioria dos processos de reabsorção e secreção renais. Neste segmento dá-se a reabsorção de substâncias essenciais como água, glicose, aminoácidos e eletrólitos por meio de transporte passivo e ativo. No transporte ativo, proteínas transportadoras transferem as substâncias através das membranas celulares de volta ao sangue. No transporte passivo, as substâncias fluem através das membranas como resultado das diferenças de concentração e/ou das cargas elétricas.

A secreção tubular é um processo ativo que promove a excreção de substâncias não filtradas pelo glomérulo e permite a regulação do equilíbrio acidobásico por intermédio da secreção de íons H^+. Já os íons bicarbonato (HCO_3^-) são filtrados livremente pelo glomérulo e são reabsorvidos principalmente no túbulo contornado proximal. Os rins são dos órgãos mais importantes para a regulação do equilíbrio acidobásico do organismo.

A concentração da urina se torna possível pelo denominado mecanismo de contracorrente. Cerca de 75% da água do ultrafiltrado são reabsorvidos passivamente pelos túbulos proximais em razão de uma diferença de gradiente osmótico. A concentração de solutos não se altera muito neste segmento, mas o volume de fluido tubular diminui acentuadamente. A secreção de Na^+, Cl^- e ureia pelas células tubulares da porção descendente da alça de Henle promove a máxima concentração do fluido tubular em sua porção inferior. Em seguida, o fluido tubular alcança o segmento diluidor do néfron (ramo ascendente da alça de Henle), que é relativamente impermeável à água, mas transporta ativamente Cl^- e Na^+ do fluido tubular para o fluido intersticial. Desse modo, o fluido tubular perde soluto e o fluido intersticial torna-se mais hipertônico, o que permite a manutenção da tonicidade medular. O túbulo contornado distal apresenta mínima permeabilidade à água e a reabsorção de Na^+ e Cl^- continua a reduzir a osmolalidade do fluido tubular. A concentração da urina é determinada pela permeabilidade à água do túbulo distal em resposta ao hormônio antidiurético (ADH).[9] Isto demonstra que tanto a diluição quanto a concentração da urina dependem de néfrons funcionais e, assim, um animal com insuficiência renal irá produzir urina com osmolalidade semelhante à do plasma.

Os rins também apresentam atividade de biossíntese de hormônios e substâncias importantes para a homeostasia do organismo, como renina, eritropoeitina, prostaglandinas e vitamina D_3.

Algumas particularidades anatômicas e fisiológicas de cães e gatos devem ser levadas em consideração ao se analisarem os resultados do exame de urina. Além das diferenças na capacidade de concentração urinária, os felinos apresentam limiares de excreção renal de glicose e de bilirrubina maiores que os de cães, de modo que glicosúria e bilirrubinúria mostram maior importância clínica que nos cães.

Definição e sinonímia

O exame de urina (urinálise ou uroanálise) é um teste diagnóstico de baixo custo que consiste na avaliação físico-química e microscópica desse material biológico. Sua composição sofre influência da função renal, da integridade das vias urinárias (ureteres, bexiga, uretra), do sistema genital e do metabolismo e integridade de outros órgãos como o fígado, as adrenais, e de sistemas como o circulatório e o muscular. O exame de urina de rotina pressupõe coleta e análise de uma amostra de urina aleatória, porém a análise de amostras seriadas ou a coleta da urina formada durante um intervalo de tempo podem ser necessárias para a avaliação quantitativa.

Etiologia e fisiopatogenia

O sistema urinário pode ser acometido por distúrbios inflamatórios, infecciosos, obstrutivos, isquêmicos, tóxicos, neoplásicos, de malformação ou rupturas que podem ocorrer em todas as suas estruturas, além de diversas alterações sistêmicas que podem interferir na função renal. O termo *doença renal* implica a existência de lesão renal, sem referência a etiologia, gravidade ou alteração funcional. A insuficiência renal é caracterizada pela falha de os rins atenderem às demandas metabólicas, de excreção, secreção e reabsorção. A International Renal Interest Society (IRIS) propôs um sistema de classificação da doença renal crônica em quatro estágios, associados aos achados clínicos e laboratoriais.[7] Algumas disfunções renais podem ter caráter transitório ou reversível, ou ser secundárias às alterações renais primárias, contribuindo para a incapacidade do órgão. É o caso da perda da tonicidade medular que ocorre secundariamente à falência renal ou à diurese prolongada observada nos casos de insuficiência renal crônica (IRC) e hiperadrenocorticismo. As doenças do trato urinário inferior dos cães e dos gatos abrangem as afecções da bexiga e da uretra e mostram peculiaridades distintas entre as espécies. Além dos processos descritos, os distúrbios obstrutivos constituem um desafio clínico relevante.

Manifestações clínicas

A necessidade de um exame de urina pode se originar de manifestações clínicas como poliúria, polidipsia, disúria, urina de coloração ou odor alterado, dor lombar ou em qualquer situação em que se suspeite de doença do trato urinário. Entretanto, o exame de urina também pode ser utilizado como um teste de triagem clínica diante de sintomas clínicos inespecíficos ou para avaliação de outros sistemas e órgãos, pois sua composição pode evidenciar diversas alterações sistêmicas.

Comentários gerais sobre o exame de urina

Os procedimentos laboratoriais e as análises realizadas durante o exame de urina podem variar de laboratório para laboratório, porém é imprescindível que se adote uma padronização da metodologia. Os componentes de um exame de urina de rotina são exames físico, químico e do sedimento. Exames adicionais como razão proteína:creatinina urinária, detecção da microalbuminúria, testes de excreção fracionada, citologia do lavado vesical e exames microbiológicos podem ser solicitados, quando indicado. As particularidades dos procedimentos técnicos não serão discutidas neste capítulo.

As amostras de urina colhidas logo pela manhã apresentam vantagens sobre aquelas colhidas aleatoriamente a qualquer hora do dia, pois elas tendem a ser mais concentradas e, portanto, com maior chance de exibir substâncias ou elementos de significado clínico em concentração suficiente.

A urina pode ser obtida por micção natural, cistocentese ou cateterização. O método de coleta deve ser informado e registrado para a interpretação dos resultados do exame. Algumas bactérias, células epiteliais e leucócitos podem ser encontrados em urinas colhidas por micção natural, mesmo que se tomem as medidas preventivas para evitar a contaminação da genitália externa e se desprezem os primeiros jatos. A urina obtida por cateterismo e cistocentese pode conter hemácias decorrentes de hemorragia iatrogênica durante a coleta. A coleta da urina do chão ou de outras superfícies não é aceitável, exceto quando a superfície for preparada e limpa para tal fim, como em coleta de urina de felinos a partir das caixas sanitárias sem areia ou com granulado de vidro limpo. Neste caso, a amostra não poderá ser utilizada para fins de cultivo microbiológico.

O melhor método de coleta para o exame de urina e para o cultivo bacteriano é a cistocentese. Porém, se a urina colhida por cateterismo ou micção natural for cultivada, o número e o tipo de bactérias devem ser levados em conta para diferenciar infecção de contaminação.[11]

O exame deve ser preferencialmente realizado em amostra fresca, em até uma hora após a coleta ou micção. Se não for possível dentro deste prazo, a urina deve ser armazenada refrigerada.[12] O armazenamento prolongado pode promover deterioração de células, dissolução de cilindros, proliferação bacteriana, alteração de algumas características físico-químicas, como densidade, turbidez e pH, e a formação de cristais *in vitro*[9,13,14] Além da refrigeração, alguns conservantes, como formaldeído, clorofórmio, timol, tolueno e agentes antimicrobianos ou acidificantes foram propostos, todavia estes se prestam somente à preservação morfológica do sedimento, pois todos eles provocam algum tipo de alteração na composição química da urina. A exposição à luz por tempo prolongado pode causar degradação da bilirrubina e do urobilinogênio presentes na amostra.[9,12] O melhor recipiente para o acondicionamento da urina é a própria seringa utilizada para a coleta ou frascos de coleta próprios, hermeticamente fechados.

Exame físico

O exame físico consiste em avaliação de volume, coloração, aspecto e densidade da urina. Alguns laboratórios também incluem a análise do odor, embora esta esteja caindo em desuso.

O volume produzido pelo animal pode ter relação com a função renal ou com fatores extrarrenais e, normalmente, tem relação inversa com a densidade urinária, exceto em diurese osmótica. O volume urinário anotado no laudo representa apenas o volume submetido à análise, não o volume de urina produzido pelo animal. Esta informação serve para indicar se a amostra enviada foi suficiente para uma análise quantitativa completa. O volume mínimo exigido varia de laboratório para laboratório, mas costuma ser de, no mínimo, 5 mℓ.

A coloração da urina de um cão ou gato sadio varia do amarelo-claro ao amarelo-escuro (Quadro 157.1) e geralmente demonstra correlação com sua concentração. Alguns laboratórios adotam denominações específicas para as variações do amarelo, como amarelo-citrino ou amarelo-ouro. Entretanto, qualquer que seja a nomenclatura utilizada, ela serve para refletir a intensidade da cor. As urinas mais claras costumam ser menos concentradas que as escuras. Outras colorações estão associadas a pigmentos ou estruturas anormais na urina. Nem sempre é possível identificar a composição da urina pela sua coloração, sendo importante fazer o exame químico e do sedimento. Urina de coloração acastanhada pode representar bilirrubinúria, hemoglobinúria ou mioglobinúria, por exemplo. As alterações de coloração mais comuns e os elementos responsáveis por elas encontram-se no Quadro 157.2 e na Figura 157.1.

Quadro 157.1 Resultados esperados no exame de urina de cães e gatos sadios.

Análise	Resultado
Coloração	Amarelo-claro a amarelo-escuro
Aspecto	Límpido a discretamente turvo
Densidade	1,015 a 1,045 (cães); 1,035 a 1,060 (gatos)
pH	5,5 a 7,5
Proteína,* glicose, cetona, bilirrubina* e sangue oculto	Negativo
Hemácias por cga	< 5
Leucócitos por cga	< 5
Cilindros	Raros cilindros hialinos
Bactérias**	Raras
Células epiteliais**	Ausentes a raras
Cristais	Fosfato triplo, oxalato de cálcio e outros

cga = campo de grande aumento (400×). *Cães com urina concentrada podem apresentar reações – a + para proteína e bilirrubina (especialmente machos). **Dependente do método de coleta.

Quadro 157.2 Principais interpretações para as alterações de coloração mais comuns na urina de cães e gatos.

Coloração	Interpretação	Observações
Vermelha	Presença de hemácias, hemoglobina ou mioglobina	A fita reagente não diferencia as três condições (Figura 157.6)
Acastanhada	Presença de hemácias, hemoglobina, mioglobina ou bilirrubina	A exposição prolongada ao ar promove a oxidação da hemoglobina ou mioglobina e a alteração da coloração original
Enegrecida	Presença de hemoglobina ou mioglobina oxidada	Indica hemoglobinúria ou miglobinúria aguda e intensa
Alaranjada	Presença de bilirrubina ou medicamentos do complexo B	A exposição prolongada à luz pode degradar a bilirrubina presente

Observação: necessita-se da avaliação do sedimento, do hemograma ou de outras análises bioquímicas mais específicas para confirmação da causa da alteração de coloração.

A avaliação do aspecto ou transparência da urina deve ser feita em amostras frescas, pois o armazenamento sob refrigeração quase sempre resulta em precipitação de cristais e turvação da urina. A urina de cães e gatos costuma ser límpida a discretamente turva. A turbidez da urina (Figura 157.1 A e C) indica presença de células, cilindros, bactérias e/ou cristais, mas a diferenciação desses elementos só pode ser obtida por análise microscópica do sedimento.

A densidade da urina, mais referida como densidade relativa ou simplesmente densidade urinária, é um dos parâmetros mais importantes para a interpretação do exame, seja para avaliar a capacidade de concentração urinária, seja para dimensionar a importância de outros achados como proteinúria ou outras alterações químicas e do sedimento. Ela indica o grau de concentração de solutos, especialmente de eletrólitos e de ureia e creatinina na urina, porém a presença de grande quantidade de glicose ou proteína resulta em aumento da densidade, podendo superestimar a capacidade renal de concentração urinária. A densidade deve ser avaliada com refratômetro de urina calibrado para tal, nunca pelo método da fita reagente, que produz resultados equivocados. A refratometria é um método bastante acurado, pois o índice de refração apresenta alta correlação com a densidade da urina. A densidade verdadeira não se altera após a centrifugação da amostra, pois ela depende apenas dos elementos dissolvi-

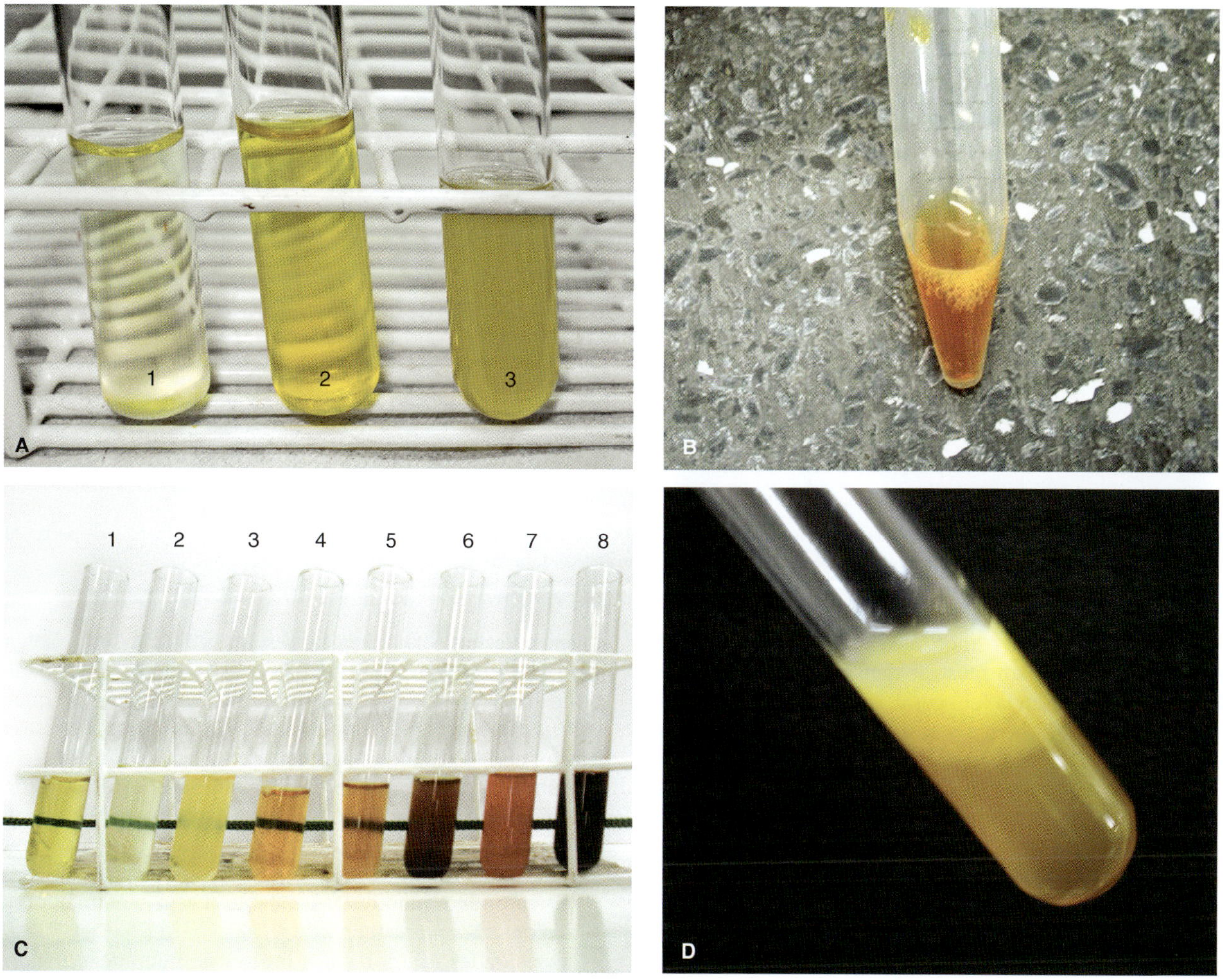

Figura 157.1 Características macroscópicas da urina de cães e gatos. **A.** Urinas com coloração normal (tubo 1) e aspecto discretamente turvo (tubo 2) e turvo (tubo 3: precipitação de cristais causada pela refrigeração da amostra). **B.** Urina com coloração alaranjada de cão com bilirrubinúria e icterícia. Notar a pigmentação alaranjada da espuma. **C.** Diferentes aspectos e colorações de urina. Notar o aspecto turvo (não visibilização do cordão verde) das amostras dos tubos 3, 6, 7 e 8. Colorações normais (diferentes intensidades do amarelo: tubos 1 a 5), acastanhada (6), avermelhada (7) e enegrecida (8). **D.** Lipidúria intensa em urina de felino apresentando bilirrubinúria e icterícia devido à lipidose hepática.

dos, porém, cristais ou pigmentos em excesso podem dificultar e até mesmo alterar a leitura da densidade. Deste modo, a avaliação da densidade depois da centrifugação é medida recomendada.

Os intervalos de referência (Quadro 157.1) para a densidade urinária disponíveis na literatura referem-se a animais com hidratação normal, porém o rim de um animal sadio apresenta amplitude bem maior de resultados possíveis para a densidade, partindo de valores próximos a 1,001 até cerca de 1,060, em cães e > 1,080, em gatos.[9] Filhotes de cães e gatos podem ter menor concentração e maior volume de produção urinária em relação aos adultos. A osmolalidade urinária e plasmática aumenta com a idade, alcançando valores de adultos por volta de 11 semanas de idade, em cães e de 13 a 19 semanas, em gatos. Não se sabe se isso se deve à menor capacidade de concentração ou à quantidade de água presente na dieta nessa fase da vida.[15]

A concentração de solutos na urina produzida pode ser descrita como hiperestenúria, isostenúria ou hipostenúria, de acordo com a sua osmolalidade em relação ao plasma. O rim sadio deve ser capaz não apenas de concentrar, mas também de diluir a urina.

Uma das questões primordiais na interpretação do exame de urina é se uma densidade considerada diminuída representa, de fato, a inabilidade do rim em concentrar a urina ou se esta diminuição é resultante de fatores externos. Os principais mecanismos para densidade reduzida, e poliúria acompanhante, incluem deficiência de ADH (diabetes insípido central), não responsividade tubular renal ao ADH (diabetes insípido nefrogênico), diurese osmótica, hidratação excessiva e perda da hipertonicidade medular renal. Mais de um mecanismo pode estar envolvido na patogenia da diminuição da densidade observada em doenças poliúricas de cães e gatos (Quadro 157.3). A densidade urinária é influenciada por muitas variáveis e a sua interpretação depende de uma análise conjunta de outras informações clínicas e laboratoriais como o estado de hidratação do animal e a composição da urina (Figura 157.2).

De modo geral, uma densidade > 1,030 em cães e > 1,040 em gatos indica que a capacidade de concentração renal está preservada, sendo esta uma resposta à ação do ADH diante de aumento da osmolalidade do plasma ou da hipovolemia. Por outro lado, densidade abaixo dos limites citados em um animal desidratado sugere incapacidade de concentração da urina, que pode ter origem renal ou extrarrenal (Quadro 157.3).

Quadro 157.3 Principais distúrbios associados à poliúria em cães e gatos, e mecanismos envolvidos em sua patogenia.

Distúrbio	Mecanismos
Diabetes insípido central*	*A*. Administração exógena de ADH sintético deve corrigir o defeito
Diabetes *mellitus**	*C*. Glicose em excesso inibe a absorção de água nos túbulos, promovendo diurese osmótica
Insuficiência renal aguda	*B*. Azotemia concomitante é diagnóstica, porém, inicialmente, os animais apresentarão oligúria nessa fase
Insuficiência renal crônica	*B, C, D*. O defeito tubular é o mecanismo principal, mas a alta concentração de ureia no fluido tubular (diurese osmótica) e o fluxo tubular aumentado (inibindo a reabsorção de solutos e diminuindo a tonicidade medular) podem contribuir, parcialmente, para a poliúria
Hiperadrenocorticismo*	*B*. A patogenia não está completamente esclarecida, mas o cortisol parece promover redução da resposta tubular ao ADH
Hipoadrenocorticismo	*A, D*. A patogenia ainda não está esclarecida, mas a hiponatremia e a hipocloremia parecem inibir o estímulo à produção do ADH e diminuir a liberação de Na^+ e Cl^- para a alça de Henle, comprometendo a manutenção da tonicidade medular
Insuficiência hepática	*D*. Diminuição da síntese de ureia pode levar a redução da concentração medular da ureia e, portanto, a menor tonicidade medular
Diurese pós-obstrutiva	*C*. Alta concentração de ureia (devido à azotemia pré-renal) no fluido tubular inibe a reabsorção de água e promove diurese osmótica transitória. Defeitos tubulares podem estar envolvidos
Polidipsia psicogênica*	*E*. A privação hídrica deve corrigir a poliúria
Piometra	*B*. Os túbulos renais ficam refratários ou fracamente responsivos ao ADH sob ação de endotoxinas bacterianas

A = Deficiência de ADH; *B* = diminuição da resposta ao ADH nos túbulos renais; *C* = diurese osmótica; *D* = redução da tonicidade medular renal; *E* = hidratação excessiva; ADH = hormônio antidiurético. *O fluxo tubular aumentado e prolongado pode prejudicar a reabsorção de sódio, cloro e ureia e causar redução da tonicidade medular, que também pode contribuir para a poliúria.

Animais com diurese osmótica, como a causada pelo diabetes *mellitus*, costumam mostrar densidade urinária dentro do intervalo de referência (em geral, entre 1,020 e 1,035), pois solutos em excesso inibem a reabsorção passiva de água, mas conferem tonicidade ao filtrado. Os estágios iniciais de falência renal, hiperadrenocorticismo e diabetes insípido também podem resultar em densidades urinárias dentro do intervalo de referência.

A denominada faixa de isostenúria (1,008 a 1,012), em que a urina apresenta osmolalidade semelhante ao filtrado glomerular, e portanto plasmática, pode indicar ausência de capacidade de concentração e diluição, sugerindo falência renal. Esta condição pode ser confirmada pela verificação de azotemia concomitante, contudo, no estágio inicial da doença renal crônica (estágio I), o cão apresenta poliúria sem azotemia. Os gatos demoram mais tempo para perder a capacidade de concentração e demonstram poliúria com menor frequência que os cães. A oligúria também pode estar presente nesse estágio inicial. No estágio terminal da doença renal (estágio IV), o animal pode voltar a apresentar oligúria devido à perda de grande número de néfrons, porém a azotemia será evidente. É importante lembrar que animais saudáveis e animais com distúrbios extrarrenais, como piometra e hiperadrenocorticismo, também podem manifestar isostenúria sem azotemia, ou azotemia de origem pré-renal.

Densidades inferiores aos limites de referência, incluindo a faixa de hipostenúria (< 1,008), geralmente estão associadas à deficiência do ADH (diabetes insípido central), à inibição

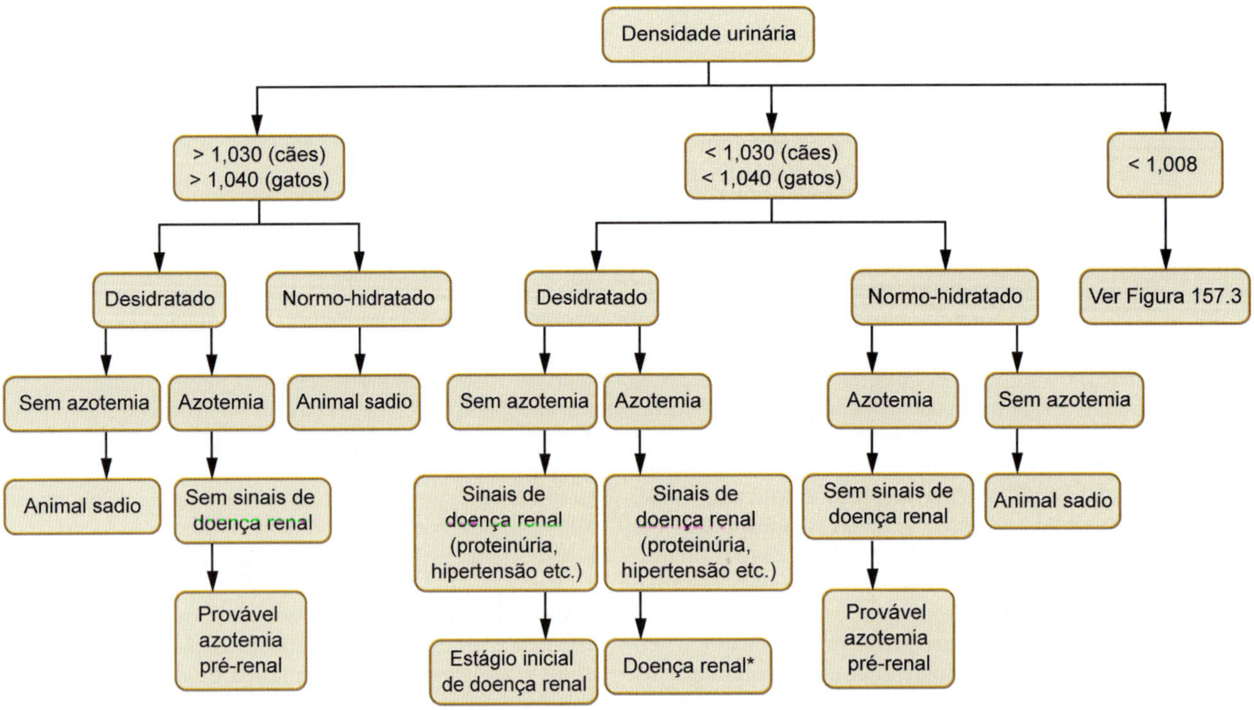

Figura 157.2 Algoritmo simplificado para interpretação da densidade urinária. *Doença renal com perda suficiente de néfrons para indicar insuficiência renal.

de sua ação (hiperadrenocorticismo, piometra, diabetes insípido nefrogênico), à diminuição da tonicidade da medula (insuficiência hepática) ou a outras condições como administração de fluidos intravenosos, diuréticos e polidipsia psicogênica. Não se espera urina hipostenúrica em animais com insuficiência renal, pois isso indicaria capacidade de diluição renal preservada.

A prova de privação hídrica é um teste de avaliação da função tubular que consiste na mensuração seriada da densidade urinária de um animal sem acesso à água. Ela é indicada a animais com hipostenúria persistente de causa indeterminada, em casos de suspeita de diabetes insípido central ou nefrogênico e polidipsia psicogênica. A aplicação do teste em animais desidratados e azotêmicos é contraindicada e perigosa. Além do mais, isso indicaria que o animal já falhou no teste de concentração. O grau de desidratação e a densidade urinária são monitorados e a bexiga deve ser esvaziada após cada análise. O teste deve continuar até que o animal perca entre 3 e 5% do peso vivo por desidratação ou a urina apresente densidade superior a 1,030, o que pode ocorrer em poucas horas ou apenas nos dias seguintes. Pode-se administrar DDAVP (ADH sintético, 5 μg, por via subcutânea [SC]) a animais que falharam no teste para a diferenciação entre o diabetes insípido central e o nefrogênico. Os rins devem responder ao ADH em diabetes insípido central, mas não no nefrogênico. Animais que apresentem perda da tonicidade medular também não irão responder à privação hídrica ou ao ADH. A estes casos recomenda-se o teste de privação hídrica lenta, para permitir que a medula restabeleça sua tonicidade.[9] Deve-se proceder à retirada gradual de cerca de 10% do volume de água por dia de animais em boas condições de saúde e com acesso à ração seca à vontade. A interpretação dos resultados está ilustrada na Figura 157.3.

Exame químico

O exame químico de rotina é realizado pelo método da fita reagente, em que as alterações de cor nos blocos ou nas tiras reagentes indicam as concentrações das substâncias em questão. Pigmentos como hemoglobina, mioglobina e bilirrubina em grande quantidade podem interferir na leitura das alterações de cor em várias reações da fita reagente. Algumas marcas de fitas e equipamentos de leitura apresentam mecanismos de compensação para esse tipo de interferência, mas a intensidade das reações de cor deve ser considerada apenas uma análise semiquantitativa. Os resultados da análise da fita reagente podem ser bastante diferentes da verdadeira concen-

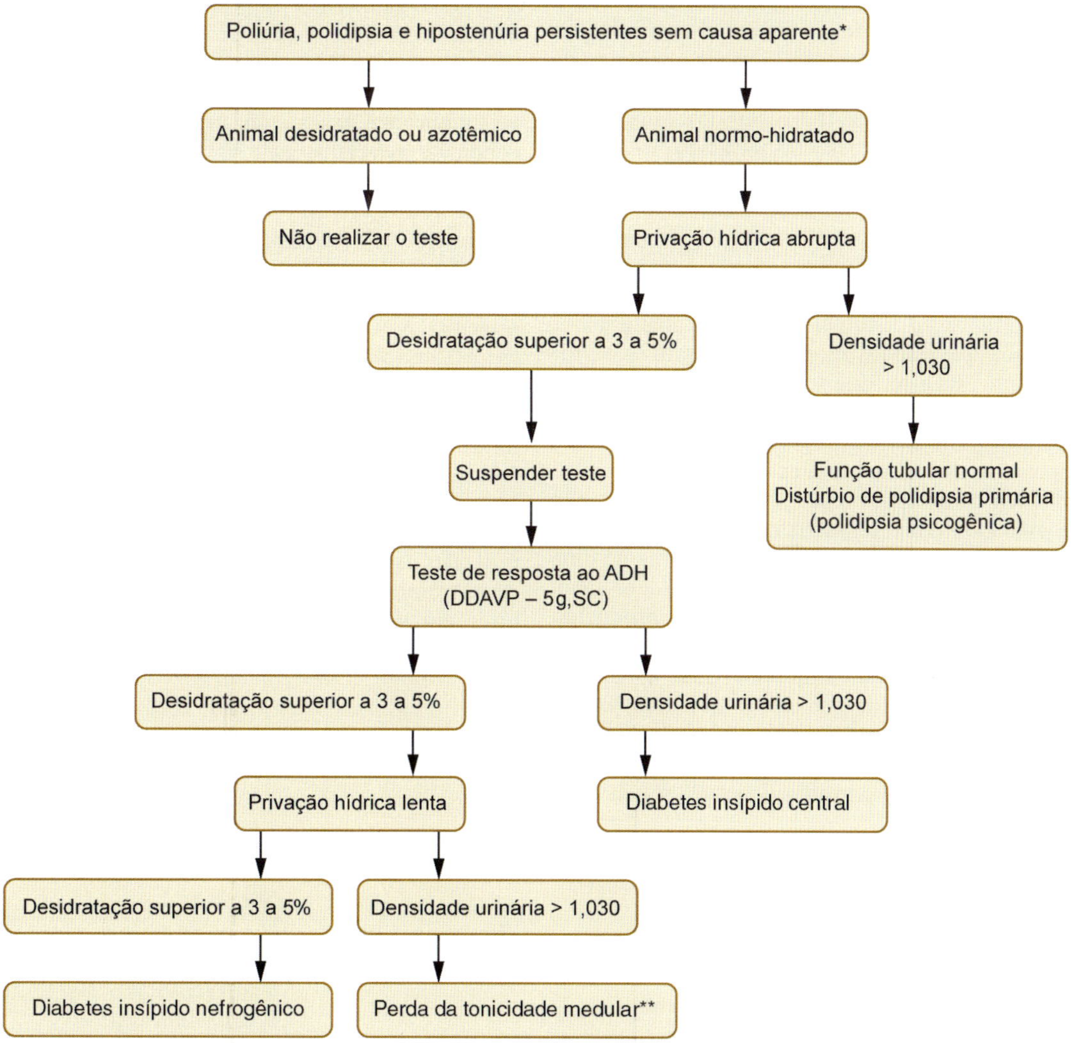

Figura 157.3 Algoritmo para interpretação das provas de privação hídrica abrupta, privação hídrica lenta e teste de resposta ao ADH. *ADH* = hormônio antidiurético; *DDAVP* = acetato de desmopressina (ADH sintético); *SC* = via subcutânea. *Descartar hiperadrenocorticismo, hipoadrenocorticismo, insuficiência hepática, piometra, administração de diuréticos e corticoides etc. **Animais com polidipsia psicogênica podem responder apenas à privação hídrica lenta devido à perda de tonicidade medular concomitante.

tração da substância em questão. Uma reação 1+ de proteína indica haver proteína suficiente para apresentar uma reação 1+ (30 mg/dℓ), mas não o suficiente para uma reação 2+ (100 mg/dℓ), ou seja, tanto pode haver concentração de cerca de 20 mg/dℓ quanto concentração de cerca de 100 mg/dℓ, pois esta avaliação é apenas uma estimativa e não deve ser considerada rigidamente para o monitoramento da progressão do caso. Além disso, a interpretação de qualquer achado no exame químico não depende apenas da quantidade da substância excretada, mas também do volume de urina formado.

pH

O pH da urina de cães e gatos tende a ser ácido, variando de 6,0 a 7,5, mas os rins são capazes de produzir urina com pH entre 4,5 e 8,5, já que eles são um dos principais órgãos responsáveis pelo equilíbrio acidobásico do organismo. As alterações do pH podem advir tanto de condições renais quanto extrarrenais, como o pH do sangue e a dieta. O pH urinário auxilia na identificação dos cristais e da composição de eventuais urólitos e com frequência é manipulado terapeuticamente, para dissolver ou prevenir a formação de urólitos, ou como antissépticos urinários. A observação do pH também deve ser considerada na interpretação do exame de urina, visto que algumas estruturas de importância diagnóstica, como as hemácias e os cilindros, tendem a se desintegrar em pH alcalino.

As infecções do trato urinário costumam estar associadas a pH alcalino, mas isso só ocorre quando há envolvimento de bactérias produtoras de urease, como *Staphylococcus* e *Proteus*. Porém, a maioria das infecções do trato urinário é causada por *Escherichia coli* e, portanto, apresenta pH ácido.[16] As principais causas de alteração do pH urinário encontram-se no Quadro 157.4.

Proteína

A urina de cães sadios pode conter pequena quantidade de proteína.[17] A quantificação da proteinúria tem ganhado maior importância desde que estudos recentes indicaram que proteinúria persistente está associada a maior morbidade e mortalidade em cães e gatos com doença renal, em relação direta entre intensidade e gravidade e a progressão da doença. Ainda não foi comprovado se a proteinúria em si é apenas um indicador prognóstico da doença, ou se ela própria é um agente causador de lesão glomerular ou tubular.[18]

A análise de rotina pela fita reagente fornece somente uma estimativa da concentração de proteína na urina. Além disso, também se deve levar em conta o volume de urina produzido diariamente. Assim, um animal com proteinúria de 30 mg/dℓ e poliúria e urina com densidade diminuída pode apresentar maior perda diária de proteína que um animal com proteinúria de 100 mg/dℓ e oligúria. O cálculo da perda diária de proteína (em miligramas) pode ser feito pela multiplicação do volume total de urina (em mℓ) produzido em 24 h pela concentração da proteína na urina (em mg/dℓ) dividido por 100 (p. ex., concentração de proteína de 80 mg/dℓ em um animal com produção de 650 mℓ de urina/dia: perda de 520 mg de proteína urinária por dia).

A fita reagente é mais sensível à albumina que às globulinas e não detecta a proteína de Bence-Jones (cadeias leves de imunoglobulina). Para a correta quantificação da proteinúria devem ser utilizados métodos quantitativos específicos, com adequado limiar de detecção. Reagentes para determinação da concentração de proteínas séricas não devem ser empregados. A determinação da razão proteína:creatinina urinária demonstrou alta correlação aos estudos de excreção de 24 h e tem sido a modalidade mais usada para a quantificação da proteinúria em pequenos animais. Valores superiores a 0,5, em cães, e superiores a 0,4, em gatos, são considerados aumentados.[18-20]

Há várias formas de classificação da origem das proteinúrias.[9,18,20] Aqui serão classificadas em pré-renal, renal (glomerular e tubular) e pós-renal (Quadro 157.5). A proteinúria pré-renal, também denominada extrarrenal, surge por aumento da pressão hidrostática, como em exercício intenso, mas também pode decorrer do aumento da concentração sérica de proteínas de baixo peso molecular, como hemoglobina, mioglobina e cadeias leves de imunoglobulina. Ela não provoca hipoproteinemia e geralmente é transitória.

A lesão glomerular é a principal causa de proteinúria renal e é responsável por razões proteína:creatinina urinária maiores que 2,0, em cães e maiores que 1,0, em gatos.[18] A principal proteína perdida é a albumina, e os animais podem apresentar hipoproteinemia significativa (Figura 157.4). As principais condições associadas a ela são glomerulonefrite e amiloidose, e podem ser observados cilindros hialinos. Se um número suficiente de glomérulos for destruído, irá se instalar azotemia.

Proteinúria de origem tubular decorre da falha de reabsorção das proteínas de baixo peso molecular e de pequena quantidade de albumina, mas os animais não apresentam hipoalbuminemia. A razão proteína:creatinina urinária geralmente está entre 0,5 e 1,0, e os cilindros granulosos podem ser formados em decorrência da degeneração celular tubular. Ela pode estar associada à glicosúria com normoglicemia e à perda de eletrólitos e outros aminoácidos, e está normalmente associada à lesão tubular aguda de origem hipóxica, tóxica ou a alterações tubulares congênitas, como a síndrome de Fanconi. O aumento da atividade da gamaglutamil transferase urinária e a detecção de proteínas de peso molecular inferior ao da albumina por meio de eletroforese da urina em dodecil sulfato de sódio-eletroforese em gel de poliacrilamida (SDS-PAGE) também têm sido associados às lesões tubulares em várias condições.[21,22]

Quadro 157.4 Principais condições associadas à alteração do pH urinário em cães e gatos.

Ácido	Alcalino
Acidose respiratória ou metabólica	Alcalose respiratória ou metabólica
Cetoacidose diabética	Infecção por bactérias urease-positivas
Catabolismo proteico aumentado	Armazenamento prolongado da urina
Medicamentos (ácido ascórbico, furosemida)	Medicamentos (bicarbonato, lactato)

Quadro 157.5 Principais causas de proteinúria em cães e gatos.

Origem	Causa	Condições associadas
Pré-renal	Extrarrenal	Exercício intenso, convulsões, hipertermia, hemoglobinúria, mioglobinúria, proteinúria de Bence-Jones
Renal*	Glomerular	Glomerulonefrite Amiloidose
	Tubular	Lesões tubulares agudas adquiridas (tóxica, hipóxica ou isquêmica) ou congênitas
Pós-renal	Extrarrenal	Doença do trato urinário inferior (DTUI), cistites bacterianas, prostatite, urólitos, neoplasias vesicais ou genitais, piometra, presença de líquido seminal

*Neoplasias e inflamações intersticiais renais também podem causar proteinúria.

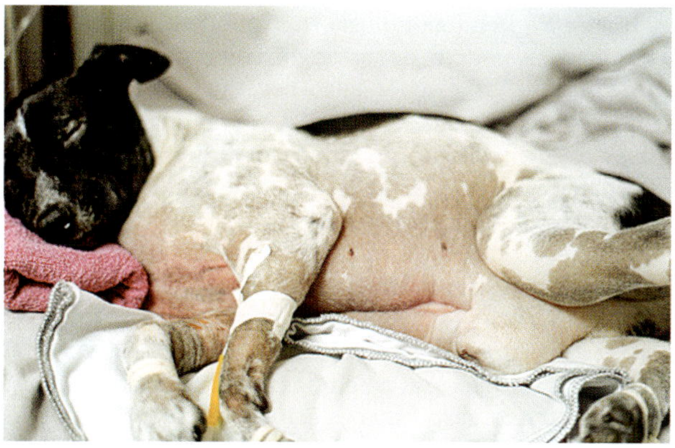

Figura 157.4 Edema generalizado (anasarca) decorrente de intensa hipoproteinemia e hipoalbuminemia causada por proteinúria glomerular em cão com síndrome nefrótica.

Doenças inflamatórias e infiltrativas do rim, como pielonefrite ou neoplasias, também podem causar proteinúria devido à transudação de proteínas através dos capilares peritubulares.

Os processos inflamatórios e as hemorragias do trato genital ou urinário inferior podem provocar proteinúria de grande magnitude, alcançando razões proteína:creatinina maiores que 2,0.[23,24] Um estudo mais recente demonstrou que, quando existe piúria sem hematúria evidente, a albumina urinária não se eleva, e mesmo quando a piúria está associada a bacteriúria e hematúria, a razão proteína:creatina pode não aumentar.[25] Apesar disso, é importante que outras informações clínicas, como os exames de imagem e o exame completo do sedimento, sejam utilizadas em conjunto com a razão proteína:creatinina para diferenciar a origem da proteinúria.[9]

Mais recentemente, técnicas imunológicas (teste imunoenzimático [ELISA] e nefelometria) foram desenvolvidas ou validadas para a quantificação de concentrações diminutas de albumina na urina de cães e gatos, como um indicador de fator de risco para a progressão da doença renal. A denominada microalbuminúria refere-se a concentrações de albumina urinária entre 1 mg/dℓ e 30 mg/dℓ (o limiar inferior de detecção das fitas reagentes) quando a densidade da amostra é normalizada para 1,010. A concentração normal para albumina urinária normalizada (Alb_{un}) é considerada, portanto, menor que 1 mg/dℓ em cães e gatos.[26] Outros autores utilizam a razão albumina:creatinina urinária como parâmetro, considerando-se valores inferiores a 0,03 como referência para cães sadios.[27,28]

Proteinúria ou albuminúria por si sós não podem ser tidas como indicadores confiáveis de doença renal. Proteinúria, albuminúria ou microalbuminúria persistente que não pode ser explicada por alterações pré-renais ou pós-renais é que confere esta interpretação.[18] Em animais com doença renal crônica diagnosticada, entretanto, a detecção da microalbuminúria tem sido avaliada para estabelecer prognósticos e monitorar o tratamento e a progressão da doença.[28,29]

Glicose

Uma pequena quantidade de glicose pode ser encontrada na urina de cães e gatos saudáveis, porém em concentrações muito baixas para ser detectada pelos métodos de rotina. O primeiro passo da interpretação da glicosúria é a determinação da concentração da glicose sanguínea (Figura 157.5). Em condições de hiperglicemia, a capacidade de reabsorção tubular pode ser ultrapassada. O limiar de excreção renal de glicose é maior em felinos (cerca de 290 mg/dℓ) do que em cães (180 a 220 mg/dℓ).[30]

A hiperglicemia persistente observada em diabetes *mellitus* não controlado está associada à glicosúria. Hiperadrenocorticismo e feocromocitoma também podem causar um estado hiperglicêmico persistente; entretanto, em condições de hiperglicemia transitória ou intermitente, como na administração de corticoides ou de fluido contendo solução glicosada, o animal pode não estar hiperglicêmico por ocasião da obtenção da amostra de urina devido ao esvaziamento tardio da bexiga. Da mesma maneira, a mensuração da glicose urinária não deve ser utilizada para adequar a dose de insulina a animais diabéticos, pois a relação entre glicemia e glicosúria é bastante variável.[12]

Felinos estressados raramente apresentam glicosúria, apesar de os níveis séricos quase sempre ultrapassarem os 300 mg/dℓ. Situações de estresse prolongado podem, entretanto, resultar em glicosúria. As manifestações clínicas e a hiperglicemia

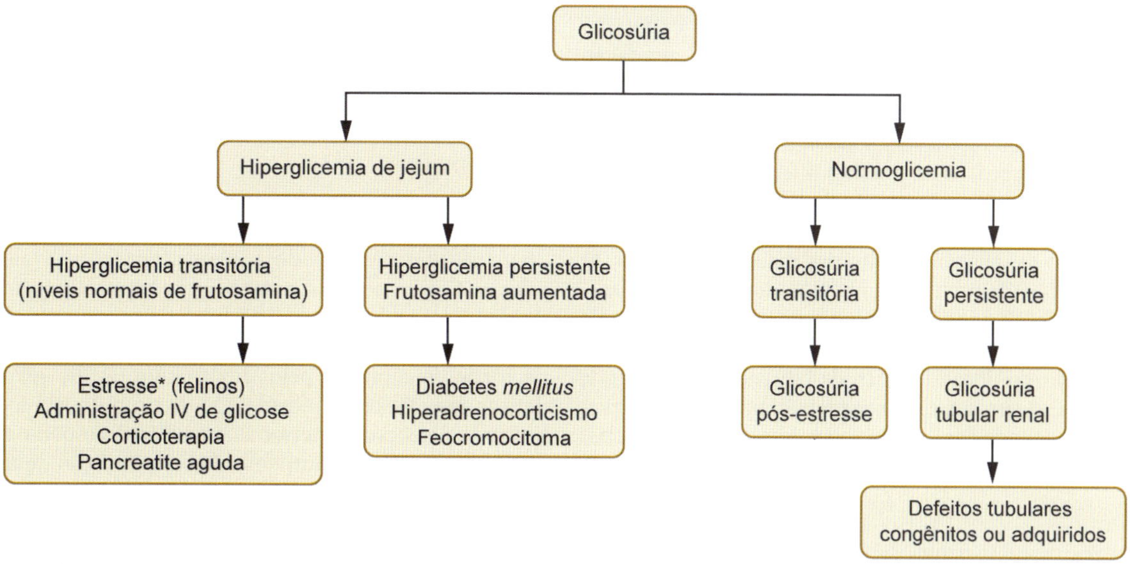

Figura 157.5 Algoritmo simplificado para interpretação da glicosúria. *Condição incomum. A hiperglicemia por estresse pode ultrapassar o limiar de reabsorção tubular, porém normalmente apresenta duração muito curta para causar glicosúria significativa.

persistente devem estar presentes nos casos de diabetes *mellitus*, mas, se houver dúvida, podem-se dosar os níveis séricos de frutosamina ou reavaliar a presença de glicosúria.[31]

Glicosúria de origem renal caracteriza-se por glicosúria persistente sem hiperglicemia. Ela indica incapacidade de reabsorção tubular que pode ser causada por doenças renais congênitas, como a síndrome de Fanconi e a glicosúria renal primária, ou adquiridas, como as lesões tubulares e a necrose tubular aguda induzida por isquemia, toxinas ou fármacos, como os aminoglicosídios e anfotericina B.

Glicose em excesso no fluido tubular irá causar diurese osmótica e poliúria, mas não se espera densidade urinária diminuída devido à alta concentração de solutos (glicose) no fluido tubular.

Cetona

Os corpos cetônicos abrangem acetona, acetoacetato e ácido β-hidroxibutírico. Eles são produzidos em condições de déficit de energia que resultem em maior mobilização e catabolismo de lipídios ocasionados pelo consumo inadequado de carboidratos, hipoglicemia prolongada (insulinoma) ou incapacidade de utilização da glicose endógena (diabetes *mellitus* não controlado). O acúmulo de corpos cetônicos no sangue (cetonemia) resulta em cetonúria, caso a capacidade de reabsorção tubular seja ultrapassada, pois eles são livremente filtrados pela barreira glomerular. A fita reagente é mais sensível à cetona e ao acetoacetato que ao ácido β-hidroxibutírico, que é produzido em maior quantidade. Assim, uma reação positiva para cetona está associada a elevação significativa de cetona no sangue. Se a cetose estiver associada à acidose, então se estará diante de um quadro de cetoacidose, cujo achado confere um prognóstico mais reservado ao diabetes *mellitus*.

Bilirrubina

Cães sadios, especialmente os machos, podem apresentar bilirrubinúria em urinas concentradas (principalmente se > 1,040), talvez pela capacidade de os rins caninos converterem a hemoglobina em bilirrubina. A bilirrubinúria (Figura 157.1 B) com frequência precede a icterícia em cães. Por outro lado, espera-se bilirrubinúria em felinos sadios. Ou seja, gatos com bilirrubinúria (Figura 157.1 D) sempre estarão com hiperbilirrubinemia e quase sempre ictéricos. Este comportamento também se deve à diferença entre os limiares de excreção renal da bilirrubina nas duas espécies. A exposição da urina desprotegida à luz ultravioleta promove a degradação da bilirrubina a uma velocidade de cerca de 50% a cada hora.

Embora se considere que apenas a bilirrubina conjugada, que é hidrossolúvel e não está ligada à albumina, passe livremente pelo glomérulo íntegro, não é possível diferenciar a origem da hiperbilirrubinemia pela ocorrência de bilirrubinúria. Apesar de as icterícias de origem hepática e pós-hepática (colestase) serem responsáveis pelas bilirrubinúrias mais significativas, as icterícias de origem hemolítica também podem causar bilirrubinúria. Isto se deve a que a bilirrubina conjugada também pode se elevar consideravelmente em anemias hemolíticas. A correta interpretação do significado clínico da bilirrubinúria depende de outros achados clínicos e laboratoriais, como anemia, elevação sérica da atividade das enzimas hepáticas, presença de cristais de urato de amônio no sedimento, entre outros.

Sangue oculto

O teste para sangue oculto da fita reagente detecta a fração heme presente nas moléculas de hemoglobina e mioglobina. Uma reação positiva para sangue oculto pode estar associada a hematúria, hemoglobinúria ou mioglobinúria. Reações falso-positivas podem decorrer do contato com o hipoclorito de sódio e as reações falso-negativas podem acontecer em urinas com densidade elevada, contaminadas com ácido ascórbico, formaldeído, ou que não foram adequadamente homogeneizadas, pois as hemácias sedimentam rapidamente no fundo do tubo.

A diferenciação entre hematúria, hemoglobinúria e mioglobinúria deve ser preferencialmente obtida por interpretação de outros achados clínicos e laboratoriais (Figura 157.6). O teste de precipitação com sulfato de amônio, eventualmente utilizado para diferenciar a hemoglobinúria da mioglobinúria, pode resultar em classificações errôneas, e outros testes mais específicos (imunológicos, eletroforéticos ou espectrofotométricos) não estão disponíveis para exames de rotina.[32]

Necessita-se de quantidade superior a 5 hemácias por microlitro para que a fita reagente mostre reação positiva, de modo que o exame microscópico do sedimento será capaz de identificar a hematúria. Hemoglobinúria proveniente de hemólise intravascular ocorrerá somente após a saturação da haptoglobina, sua proteína carreadora, pois somente a hemoglobina livre é capaz de passar pela barreira glomerular. Se a hemólise for suficiente, o animal deverá apresentar anemia. Se houver hemólise extravascular significativa concomitante e tempo de evolução suficiente também podem ser detectadas bilirrubinúria e/ou icterícia. A mioglobinúria surgirá mais rapidamente que a hemoglobinúria, pois ela não se liga a nenhuma proteína transportadora, e assim o plasma pode não exibir alteração de coloração por ocasião da detecção da mioglobinúria. A ruptura de hemácias *in vitro* pode promover a liberação de hemoglobina na urina depois de sua formação.

Sais biliares

O teste de precipitação do enxofre para detecção de sais biliares na urina (teste de Hay) é, apesar de simples e antigo, um teste sensível realizado na intenção de detectar o aumento da concentração sérica dos ácidos biliares, a forma não dissociada dos sais biliares.[33] Há aumento dos ácidos biliares em insuficiência hepática, colestase e desvios portossistêmicos congênitos ou adquiridos. O aumento transitório (pós-prandial) em alguns casos de desvio portossistêmico pode fazer com que os sais biliares não estejam presentes em amostras aleatórias de urina. Resíduos de detergente nos tubos de teste podem originar resultado falso-positivo. Apesar de suas limitações, sais biliares na urina por vezes são responsáveis por trazer à tona a suspeita de comprometimento hepático na avaliação clínica de triagem.

Outras análises

As reações da fita reagente para leucócitos, urobilinogênio e nitrito têm sido cada vez menos relatadas nas análises de urina de rotina, devido à inconsistência ou à falta de correlação clínica de seus resultados.[9] O urobilinogênio deriva da degradação bacteriana da bilirrubina no intestino e sua excreção na urina decorre do acúmulo no sangue por incapacidade de captação pelos hepatócitos. A fita reagente não detecta reduções da concentração do urobilinogênio, pois seu limite de detecção é inferior à concentração esperada na urina de animais sadios. O aumento da concentração de urobilinogênio na urina costuma ser associado a distúrbios hemolíticos, porém seu achado não é consistente.

A reação de nitrito foi bastante utilizada para identificar uma possível infecção bacteriana. Algumas, porém nem todas, bactérias gram-negativas reduzem o nitrato em nitrito,

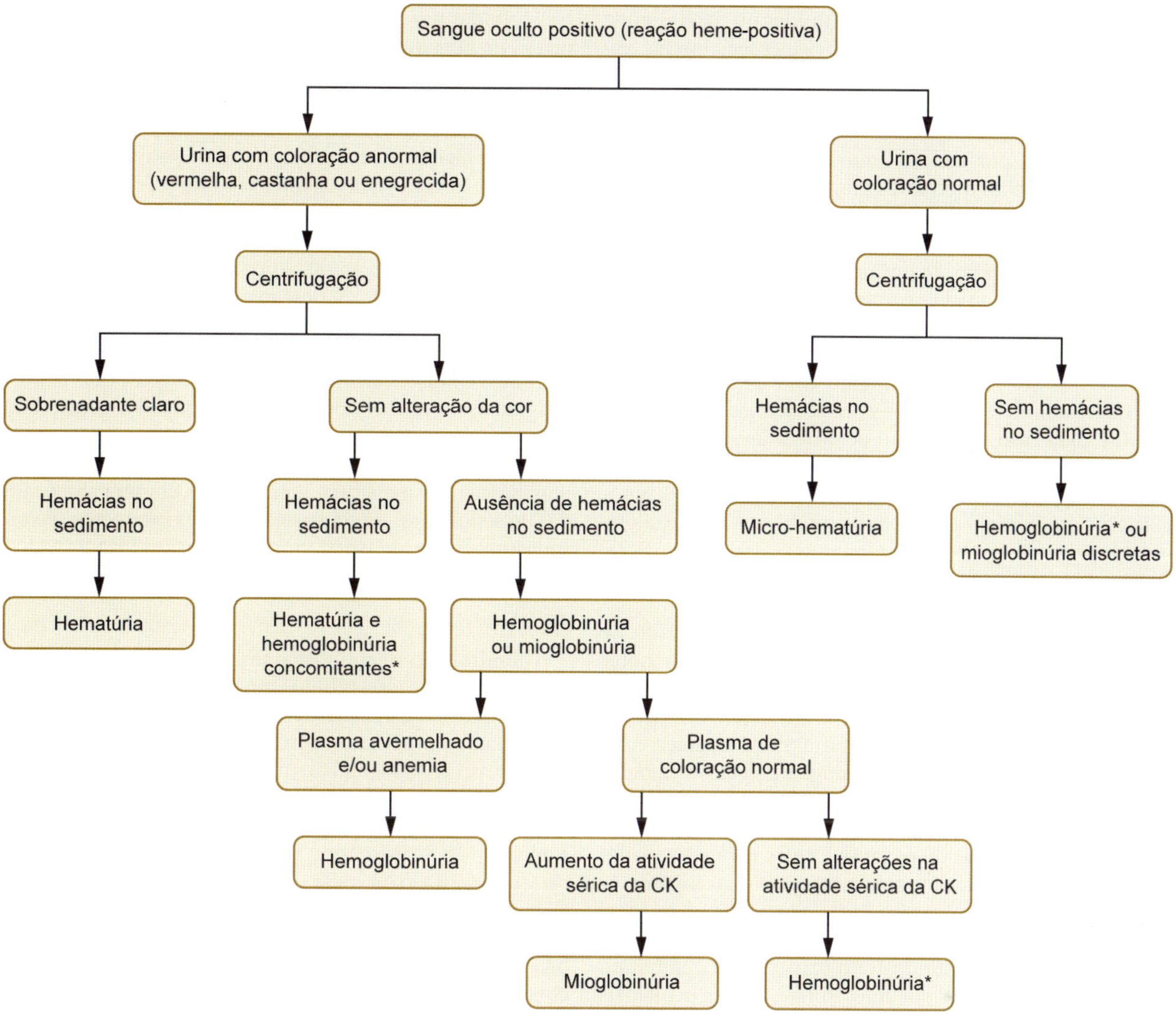

Figura 157.6 Algoritmo simplificado para interpretação da reação de sangue oculto positivo na urina. *Pode decorrer da lise *in vitro* de hemácias na urina (urina de densidade muito baixa ou pH alcalino). *CK* = creatinoquinase.

causando reação positiva na fita reagente. A falta de consistência nos resultados fez com que o teste tenha deixado de fazer parte do exame de urina de rotina.[11] Já a reação de esterase leucocitária das fitas reagentes não é adequada para a detecção de piúria, devido aos resultados falso-negativos e falso-positivos em cães e gatos, respectivamente. O diagnóstico de piúria deve ser obtido pelo exame microscópico do sedimento urinário.[12]

A excreção fracionada (EF) de uma substância corresponde à fração de excreção urinária de uma substância em relação à creatinina. Se ela for filtrada e em seguida não for reabsorvida nem excretada, como ocorre com a creatinina, a EF será igual a 1,0. Pode-se empregar a EF para avaliar o estado de equilíbrio ou não de substâncias como cálcio, fósforo, sódio e potássio no organismo. Apesar da interferência de fatores externos como a dieta, seu valor diagnóstico tem sido estudado em animais.[34]

▪ Exame do sedimento

O exame microscópico do sedimento urinário é primordial para a compreensão e interpretação do exame de urina como um todo. A correta interpretação de alguns dos resultados da análise físico-química como coloração, densidade, aspecto, e as reações positivas para proteína ou sangue oculto dependem do conhecimento da composição do sedimento urinário. A avaliação do sedimento permite, entre outras interpretações, diferenciar um quadro de hematúria de uma hemoglobinúria, ou identificar a origem da proteinúria.

O procedimento para avaliação do sedimento deve ser padronizado. Um volume padrão de urina homogeneizada (geralmente 5 mℓ) é transferido para um tubo cônico e centrifugado a 450 giros por 5 min. O sobrenadante é descartado ou utilizado para outras análises e um volume padrão (0,5 mℓ) do sedimento é homogeneizado e observado entre lâmina e lamínula à microscopia óptica em menor (100×) e maior (400×) aumento, para identificação e quantificação das estruturas celulares, cilindros, cristais, bactérias e outros elementos. Os resultados são expressos de modo semiquantitativo em escores (ausentes, raras, + a +++) ou em quantidade média de células por campo de grande aumento, sempre de maneira padronizada pela equipe técnica. Pode haver pequenas variações da técnica entre laboratórios diferentes.

Na análise de rotina, o sedimento costuma ser avaliado em preparações úmidas, não coradas. Este tipo de exame permite a avaliação adequada da maioria das amostras, desde que feita apropriadamente por um técnico capacitado. Entretanto, a coloração do sedimento em amostras úmidas ou fixadas pode ser útil em algumas condições específicas, especialmente em suspeita de neoplasias e na identificação de microrganismos.

Coleta e conservação adequadas da amostra de urina são fundamentais para a qualidade do exame do sedimento. Amostras colhidas por micção natural podem sofrer contaminação por secreções do trato genital. Armazenamento prolongado propicia a degeneração de estruturas de importância diagnóstica e favorece a precipitação de cristais.

O sedimento urinário de animais saudáveis pode conter alguns tipos celulares, cristais e outros elementos sem maiores significados clínicos. Do mesmo modo que os demais componentes do exame de urina, a interpretação dos achados do sedimento deve ser feita em conjunto com os resultados do exame físico-químico da urina e com as demais observações clínicas de cada caso. A detecção de proteinúria, mesmo que expressiva, sem as informações dos achados microscópicos, pode levar à interpretação errônea de sua origem. A presença de cilindros granulosos, por exemplo, pode sugerir que a origem da proteinúria seja renal.

Hemácias

Animais sadios podem mostrar pequena quantidade de hemácias no sedimento (< 5/campo de 400×). Pode-se notar hematúria ao exame macroscópico (Figura 157.1 C) ou apenas ao exame microscópico (Figura 157.7 A), quando é denominada micro-hematúria. A hematúria macroscópica nem sempre pode ser distinguida de hemoglobinúria ou mioglobinúria. Hemácias lisadas podem não ser detectadas ao exame microscópico. A lise das hemácias pode ser um fenômeno *in vivo* (anemia hemolítica) ou *in vitro*. Urinas com densidades muito baixas e/ou pH alcalino frequentemente causam hemólise.

Hemácias íntegras em maior quantidade podem ter origem em qualquer segmento do trato urinário, ou genital, no caso de amostras colhidas por micção natural. As principais causas de hematúria em cães e gatos incluem processos traumáticos, inflamatórios, infecciosos, neoplásicos e parasitários (Quadro 157.6).

A interpretação da provável origem da hematúria deve levar em consideração os resultados do exame completo de urina e do exame clínico. A hematúria observada no início do processo de micção tende a ter origem no trato genital ou na uretra, ao passo que as que ocorrem ao final sugerem lesão na porção dorsal ou dorsolateral da bexiga (urólitos, pólipos). A presença de sangue durante toda a micção pode ter origem em rins, ureter ou bexiga, estar associada a lesões graves de próstata ou uretra, com refluxo do sangue para a bexiga, ou ainda a distúrbios hemostáticos (trombocitopenias e coagulopatias). A descarga de sangue independente da micção pode se originar na uretra ou no sistema genital, como próstata, útero ou vagina.[35]

A morfologia das hemácias tem sido utilizada em medicina humana para diferenciar as hematúrias de origem glomerular das não glomerulares. Hemácias dismórficas, fragmentadas e pequenas foram associadas à passagem pelas paredes dos capilares glomerulares. O valor diagnóstico deste achado ainda é questionável em humanos e ainda não há comprovação de seu valor em animais.[36]

Leucócitos

Animais sadios podem ter pequena quantidade de leucócitos no sedimento (< 5/campo de 400×). A presença significativa de leucócitos na urina (piúria) está associada à inflamação em qualquer segmento do trato urinário ou genital, em amostras colhidas por micção natural. A piúria pode estar acompanhada de hematúria (Figura 157.7 A) e proteinúria. Bactérias sugerem a natureza infecciosa da reação inflamatória, desde que a urina tenha sido colhida de maneira asséptica e avaliada rapidamente. Processos inflamatórios assépticos como os causados por neoplasias ou urólitos podem se apresentar com um quadro de hematúria mais intensa que a piúria.

Células epiteliais

A urina de cães e gatos sadios pode apresentar raras células epiteliais oriundas da descamação de túbulos renais, pelve, ureteres, bexiga, uretra e células escamosas da uretra distal e vagina, em urinas obtidas por micção natural. A diferenciação dos tipos celulares nem sempre é possível ao exame a fresco e alguns laboratórios optam por quantificá-las genericamente como células epiteliais, células caudadas (da pelve) e células descamativas (Figura 157.7 B a D). As células prostáticas e as neoplásicas são mais bem identificadas em preparações coradas do sedimento. As células neoplásicas raramente são observadas no exame de urina; pode ser preciso lavado vesical ou citologia aspirativa por agulha fina guiada por ultrassom.

Cilindros

Cilindros são estruturas compostas de matriz proteica formadas no lúmen dos túbulos renais, o que lhes confere o formato cilíndrico característico. A matriz proteica é constituída primariamente pela mucoproteína de Tamm-Horsfall, secretada pelas células epiteliais tubulares dos segmentos médios e distais do néfron. Os cilindros são classificados em hialinos, epiteliais, granulosos, céreos, hemáticos, leucocitários e mistos, de acordo com sua composição e têm importância diagnóstica para a caracterização da eventual lesão renal (Figura 157.8 A a D).

A eliminação intermitente dos cilindros não permite estabelecer correlação direta entre sua quantidade e a gravidade da condição. Grande quantidade de cilindros geralmente indica doença renal ativa e aguda, que pode ou não ser reversível.[12] A ausência de cilindros não descarta a possibilidade de lesão tubular renal.

Os cilindros hialinos podem ser observados em animais com doença renal de gravidade variável, mas também aparecem em animais sadios e em casos de proteinúria extrarrenal. Os cilindros epiteliais estão associados à degeneração e necrose das células epiteliais tubulares renais. Os granulosos são formados pela precipitação de proteinas na matriz de mucoproteinas Tamm-Horsfall e incorporação destas células epiteliais degeneradas. Alguns autores consideram a presença de raros cilindros granulosos como um achado normal.[9,12] Outros elementos podem se incorporar aos cilindros, como cristais, bactérias e pigmentos como a hemoglobina e a bilirrubina. Cilindros hemáticos e leucocitários indicam que a origem destas células é renal, sugerindo, portanto, hemorragia ou inflamação renal.

O tipo de cilindro reflete o tempo de permanência no lúmen tubular, não a gravidade da lesão. Assim, os cilindros vão se transformando de epiteliais em granulosos grosseiros, granulosos finos e, finalmente, em cilindros céreos. O achado deste último tipo caracteriza, portanto, estase tubular mais prolongada.[12]

Bactérias

A urina da bexiga é isenta de bactérias, mas pode haver contaminação pelas bactérias da microbiota natural do trato urinário inferior e genital, ou até mesmo da pele. A correta identificação de bactérias no sedimento deve ser feita por um

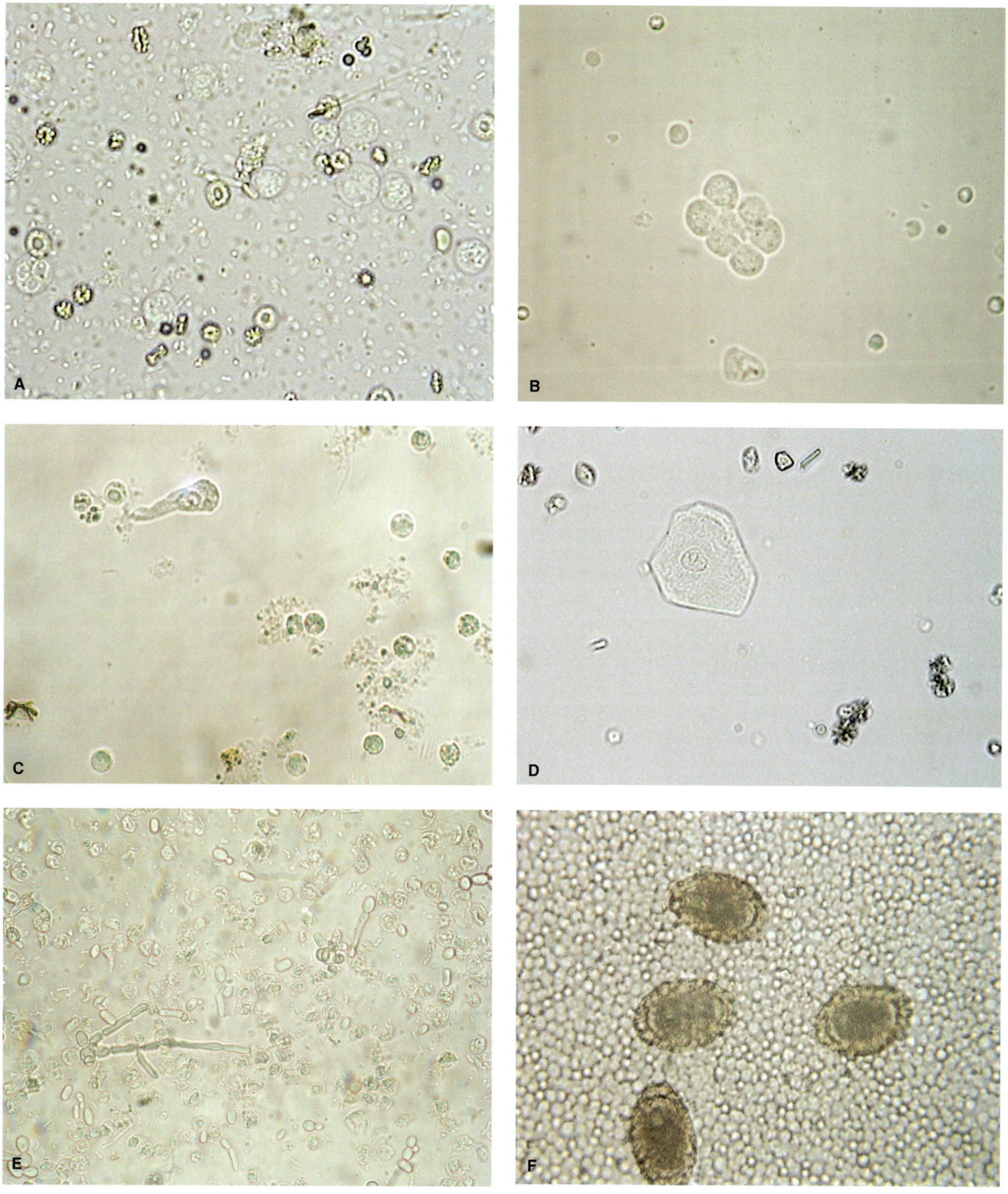

Figura 157.7 Sedimentos urinários não corados. **A.** Hemácias (*setas*), leucócitos, bactérias. **B.** Aglomerado de células epiteliais. **C.** Leucócitos e célula epitelial caudada (*seta*). Possível origem da pelve renal. **D.** Célula descamativa em formato hexagonal característico. **E.** Leveduras em urina de cão diabético. **F.** Ovos de *Dyoctophyma renale* e grande quantidade de hemácias no fundo da lâmina (aumento de 400×).

Quadro 157.6 Principais causas de hematúria em cães e gatos.

Causa	Origem	Observações
Iatrogênica	Bexiga e uretra	Causada por cistocentese ou cateterismo traumáticos
Estro	Trato genital	Em urinas colhidas de cadelas por micção natural
Trauma	Qualquer localização	Traumas acidentais ou cirúrgicos
Urolitíase	Qualquer localização	Distúrbios de micção (disúria, anúria) e dor à palpação renal podem estar associados
Doença renal	Renal	Glomerulonefrite, lesão tubular aguda
Cistite hemorrágica asséptica	Bexiga	Associada à administração de ciclofosfamida
Infecção	Qualquer localização*	Geralmente está associada à presença de leucócitos, bactérias* e proteinúria
Neoplasia	Qualquer localização*	A realização de lavado vesical, citologia aspirativa por agulha fina e exames por imagem pode ser necessária
Distúrbios hemostáticos	Qualquer localização	Associados a trombocitopenias, coagulopatias etc.
Dioctophyma renale	Renal	A presença dos ovos do parasita é diagnóstica

A ausência de visibilização de bactérias no exame do sedimento não descarta a possibilidade de infecção. *Inclusive no trato genital, se a urina for colhida por micção espontânea.

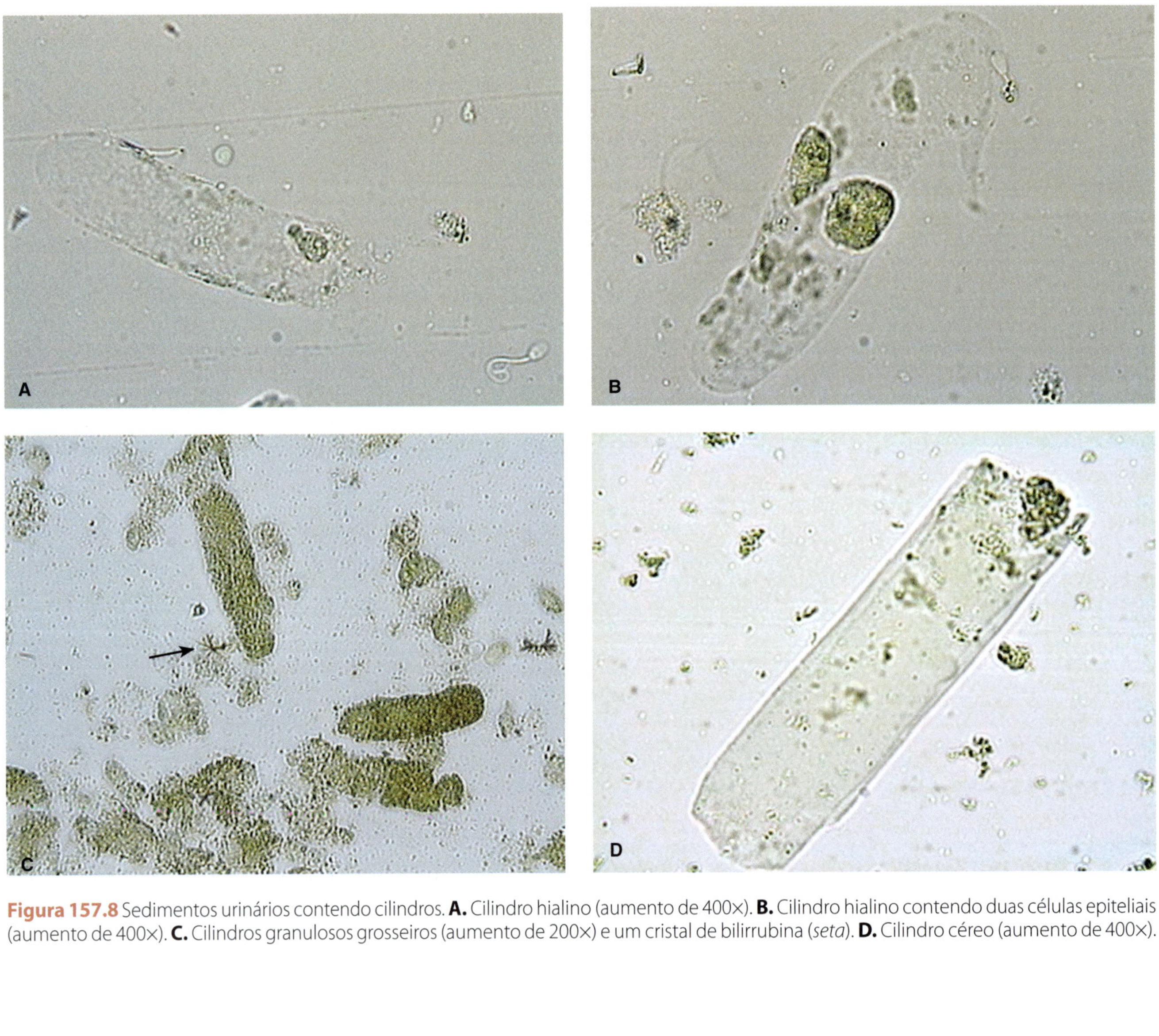

Figura 157.8 Sedimentos urinários contendo cilindros. **A.** Cilindro hialino (aumento de 400×). **B.** Cilindro hialino contendo duas células epiteliais (aumento de 400×). **C.** Cilindros granulosos grosseiros (aumento de 200×) e um cristal de bilirrubina (*seta*). **D.** Cilindro céreo (aumento de 400×).

técnico treinado. Ainda assim, qualquer resultado positivo ou negativo deve ser interpretado com cautela, pois cristais amorfos podem ser confundidos com cocos e uma grande quantidade de bactérias precisa estar presente para que possam ser visibilizadas com segurança. Os bastões são identificados mais facilmente que os cocos, devido ao tamanho maior e formato diferenciado. A cultura da urina visa confirmar a existência de infecção bacteriana, identificar o tipo bacteriano em questão e estabelecer a sensibilidade aos antimicrobianos.

O método de coleta deve ser levado em consideração ao se interpretar o resultado da análise. O acondicionamento inadequado ou prolongado da amostra pode levar ao crescimento bacteriano exacerbado *in vitro* e à interpretação errônea do achado. As infecções bacterianas significativas geralmente são acompanhadas de leucócitos, hemácias (Figura 157.7 A) e proteinúria.

Fungos, parasitas e outros microrganismos

Leveduras e fungos raramente são observados na urina de cães e gatos. Na maioria das vezes, sua presença está associada a animais com diabetes *mellitus* e glicosúria persistente, já que a glicose favorece a proliferação desses microrganismos. Eles podem ser identificados como estruturas arredondadas ou em forma de hifas (Figura 157.7 E), com ou sem brotamentos. Colorações de preparados fixados e cultivo podem ser necessários para a classificação do microrganismo.

Dyoctophyma renale (Figura 157.7 F) é o parasita patogênico mais identificado em urina de cães. A presença de grande quantidade de hemácias é um achado comum em infecções por *D. renale*. Normalmente, vê-se uma quantidade significativa de ovos que apresentam casca espessa. Outros parasitas que podem ser identificados na urina são *Capilaria plica* e *Capilaria felis*. Parasitas contaminantes como *Demodex* sp. também podem ser encontrados ao exame microscópico.

Cristais

Cristais no sedimento urinário não indicam urólitos. Entretanto, diante de urólitos, os cristais observados podem elucidar a composição do cálculo e auxiliar na estratégia terapêutica medicamentosa. A maioria dos cristais da urina de cães e gatos não tem significado clínico, enquanto outros apresentam elevado valor diagnóstico (Quadro 157.7 e Figura 157.9 A a F). Seu aparecimento depende, em grande parte, do pH da urina. O armazenamento prolongado da urina, mesmo sob refrigeração, propicia a precipitação de cristais, cuja presença, em tal situação, mesmo de cristais considerados patológicos, não tem significado clínico. Os cristais de estruvita (fosfato triplo ou fosfato amoníaco magnesiano) (Figura 157.9 A) são os mais comuns na urina de animais sadios ou com doenças do trato urinário inferior e são o principal componente dos urólitos.[37] Há uma relação entre cristalúria e a ocorrência de doença do trato urinário inferior (DTUI) em gatos, porém não se pode afirmar se os cristais participem do desenvolvimento do processo inflamatório observado nos animais, ou se eles ocorrem secundariamente à alteração do pH da urina.[38]

O aparecimento de urólitos compostos, com composição do núcleo diferente da porção externa, torna necessária uma avaliação de todas as suas camadas para que a estratégia terapêutica seja realizada de modo eficiente.

Outras estruturas

Gotículas de gordura em pequena quantidade constituem um achado comum em felinos, que estocam triglicerídios nas células tubulares renais, mas também podem resultar do uso de lubrificantes no momento da cateterização. A lipidúria macroscópica (Figura 157.1 D) é rara e pode estar associada a distúrbios endócrinos ou metabólicos. Os espermatozoides são achados esperados, principalmente na urina de cães colhida por micção natural, porém presença concomitante de líquido seminal acarreta proteinúria pós-renal. O muco não é comumente observado na urina de pequenos animais e está mais associado à inflamação do trato urinário ou genital.

Considerações finais

Apesar dos constantes avanços das técnicas diagnósticas, o exame de urina ainda é uma das ferramentas diagnósticas mais úteis na clínica veterinária. Como todo exame laboratorial, ele requer cuidados quanto a coleta e acondicionamento das amostras e interpretação sistemática em conjunto com os dados clínicos e resultados de outros exames diagnósticos. Neste sentido, além do exame clínico, a avaliação da bioquímica sérica, os exames de diagnóstico por imagem, a análise da composição dos urólitos, os exames microbiológicos, as provas funcionais e as técnicas de quantificação e fracionamento eletroforético das proteínas urinárias complementam e se fazem complementar pelo exame de urina. Indicadores prognósticos derivados destas análises têm sido propostos e o monitoramento mais completo dos casos clínicos tem contribuído para o aumento da sobrevida e da qualidade de vida dos portadores de doenças renais. O diagnóstico precoce quase sempre favorece a eficácia do tratamento.

Quadro 157.7 Principais cristais encontrados na urina de cães e gatos e seu significado clínico.

Cristal	pH da urina	Significado clínico*
Fosfato triplo (estruvita)	Alcalino	Achado ocasional em animais sadios
Fosfato amorfo	Alcalino	Achado ocasional em animais sadios e com hematúria
Oxalato de cálcio	Ácido	Achado ocasional em animais sadios. A forma mono-hidratada sugere intoxicação por etilenoglicol
Bilirrubina	Ácido	Indica aumento sérico da bilirrubina
Tirosina, leucina	Ácido	Raro. Sugere doença hepática
Cistina	Ácido	Pode estar associado à cistinúria (distúrbio metabólico), associado ou não a urólitos. Sugere doença hepática
(Bi)urato de amônio	Geralmente ácido	Comum em Dálmatas. Sugere doença hepática ou desvio portossistêmico
Urato amorfo e ácido úrico	Geralmente ácido	Comum em Dálmatas. Sugere doença hepática ou desvio portossistêmico

*A observação isolada de cristalúria não tem significado clínico, porém, diante de urolitíase concomitante, o tipo de cristal pode indicar a composição do urólito.

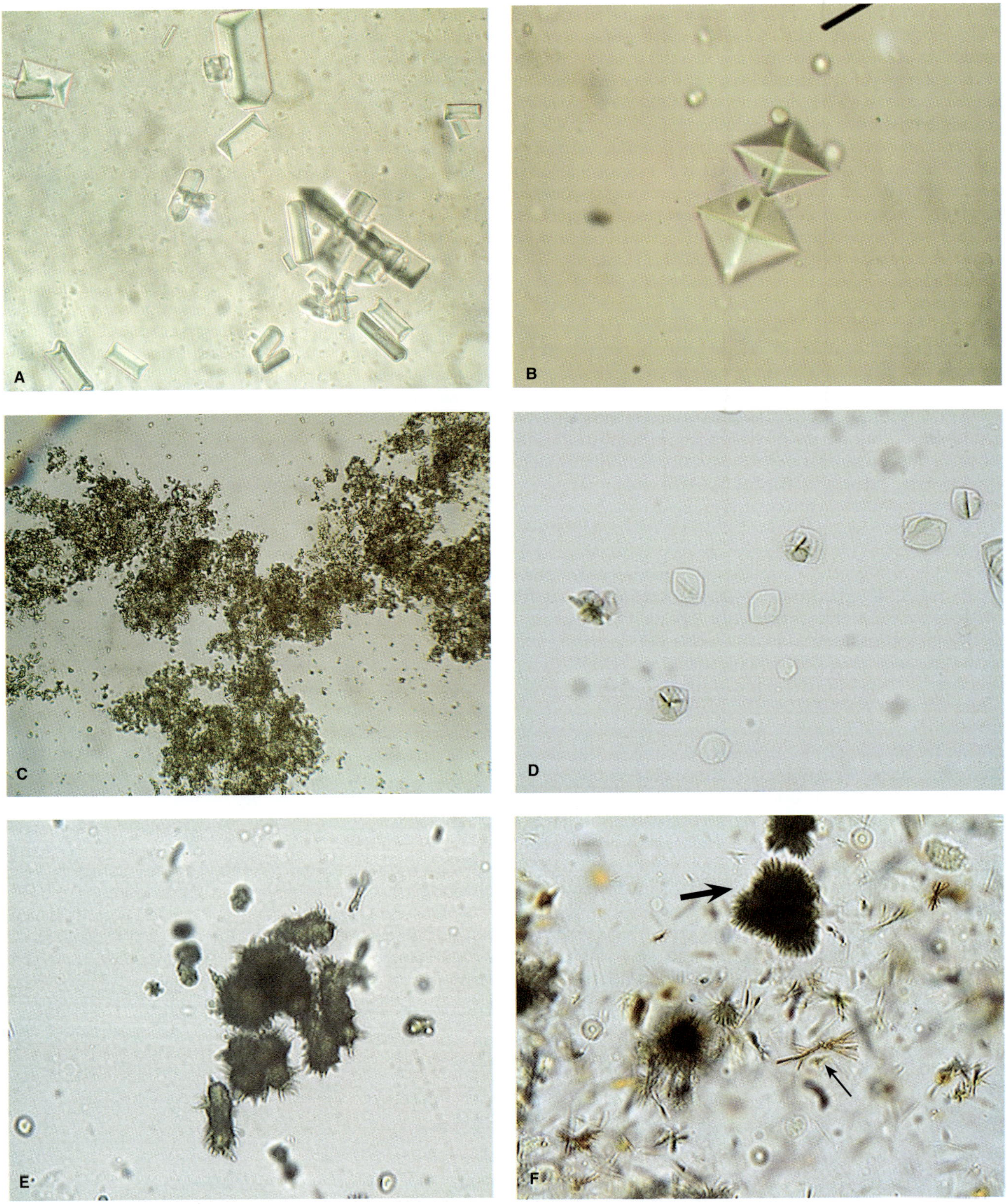

Figura 157.9 Sedimentos urinários não corados. **A.** Cristal de fosfato triplo ou fosfato amoníaco-magnesiano (estruvita). **B.** Cristal de oxalato de cálcio. **C.** Cristal de fosfato amorfo. **D.** Cristais de ácido úrico em cão com doença hepática. **E.** Cristais de (bi)urato de amônio em cão com doença hepática. **F.** Cristais de tirosina, de coloração enegrecida (*seta grossa*), e de bilirrubina, de coloração alaranjada (*seta fina*) em cão com doença hepática (aumento de 400×).

Referências

1. Krawiec DR, Gelberg HB. Chronic renal disease in cats In: Kirk RW, Bonagura JD. editors. Current veterinary therapy X – Small Animal Practice. Philadelphia: Saunders; 1989. p. 1170-3.
2. Braun JP, Lefebvre HP. Early detection of renal disease in the canine patient. Eur J Comp Anim Pract. 1993; 15:59-64.
3. Verlander JW. Fisiologia renal. In: Cunningham JG, Klein BG. Tratado de fisiologia veterinária. Rio de Janeiro: Elsevier; 2007. p. 531-70.
4. Brown SA, Barsanti JA. Finco DR. Determinants of glomerular ultrafiltration in cats. Am J Vet Res. 1993; 54:970-5.
5. Finco DR, Duncan JR. Relationship of glomerular number and diameter to body size of the dog. Am J Vet Res. 1972; 33:2447-50.
6. Osborne CA, Fletcher TF. Applied anatomy of the urinary system with clinicopathologic correlation. In: Osborne CA, Finco DR. Canine and feline nephrology and urology. Philadelphia: Williams & Wilkins; 1995. p. 3-28.
7. Polzin DJ, Osborne CA, Ross S. Chronic kidney disease. In: Ettinger SJ, Feldman EC. Textbook of veterinary internal medicine. St Louis: Elsevier Saunders; 2005. p. 1756-85.
8. Brown SA, Finco DR, Navar LG. Impaired renal autoregulatory ability in dogs with reduced renal mass. J Am Soc Nephrol. 1995; 5:1768-74.
9. Stockham SL, Scott MA. Urinary system. In: Stockham SL, Scott MA, editors. Fundamentals of veterinary clinical pathology. Iowa: Blackwell Publishing; 2008. p. 415-94.
10. Reece WO. The urinary system. In: ___ Functional anatomy and physiology of domestic animals. 2nd ed. Philadelphia: Lippincott Williams & Wilkins; 2005. p. 269-311.
11. Grauer FG. Urinary tract disorders. In: Nelson GC, Couto CG, editors. Small animal internal medicine. St Louis: Mosby; 2009. p. 660-6.
12. Osborne CA, Stevens JB, Lulich JP, Lulich LK, Bird KA, Koehler LA *et al.* A clinician's analysis of urinalysis. In: Osborne CA, Finco DR. Canine and feline nephrology and urology. Philadelphia: Williams & Wilkins; 1995. p. 136-205.
13. Albasan H, Lulich JP, Osborne CA, Lekcharoensuk C, Lrich LK, Carpenter KA. Effects of storage time and temperature on pH, specific gravity, and crystal formation in urine samples from dogs and cats. J Am Vet Med Assoc. 2003; 222:176-9.
14. Steinberg E, Drobatz K, Aronson L. The effect of substrate composition and storage time on urine specific gravity in dogs. J Small Anim Pract. 2009; 50:536-9.
15. Gordon JM, Kutzler MA. The urinary system. In: Peterson ME, Kutzler MA. Small animal pediatrics – the first 12 months of life. St Louis: Elsevier Saunders; 2011. p. 391-404.
16. Ling GV, Norris CR, Franti CE, Eisele PH, Johnson DL, Ruby AL *et al.* Interrelations of organism prevalence, specimen collection method, and host age, sex, and breed among 8,354 canine urinary tract infections (1969-1995). J Vet Intern Med. 2001; 15:341-7.
17. Barsanti JA, Finco DR. Protein concentration in urine of normal dogs. Am J Vet Res. 1979; 40:1583-8.
18. Lees GE, Brown SA, Elliott J, Grauer GE, Vaden SL. Assessment and management of proteinuria in dogs and cats: 2004 ACVIM Forum Consensus Statement (small animal). J Vet Intern Med. 2005; 19:377-85.
19. Grauer GF, Thomas CB, Eicker SW. Estimation of quantitative proteinúrias in the dog, using the urine protein-creatinine ratio from a random voided sample. Am J Vet Res. 1985; 46:2116-9.
20. Grauer GF. Proteinuria. In: Ettinger SJ, Feldman EC. Textbook of veterinary internal medicine. St Louis: Elsevier Saunders; 2005. p. 114-6.
21. Heiene R, Moe L, Mølmen G. Calculation of urinary enzyme excretion, with renal structure and function in dogs with pyometra. Res Vet Sci. 2001; 70:129-37.
22. Santin F, Moutinho FQ, Amaral AS, Takahira RK. Acompanhamento laboratorial da função renal de cães sadios tratados experimentalmente com doses terapêuticas de anfoterecina B. Ciência Rural. 2006; 36:1816-23.
23. Fettman MJ. Comparison of urinary protein concentration and protein/creatinine ratio vs routine microscopy in urinalysis of dogs: 500 cases (1987-1988). J Am Vet Med Assoc. 1989; 195:972-6.
24. Bagley RS, Center SA, Lewis RM. The effect of experimental cystitis and iatrogenic blood contamination on the urine protein/creatinine ratio in the dog. J Vet Intern Med. 1991; 5:66-70.
25. Vaden SL, Pressler BM, Lappin MR, Jensen WA. Effects of urinary tract inflammation and sample blood contamination on urine albumin and total protein concentrations in canine urine samples. Vet Clin Pathol. 2004; 33:14-9.
26. Lees GE. Early diagnosis of renal disease and renal failure. Vet Clin Small Anim. 2004; 34:867-85.
27. Whittemore JC, Miyoshi Z, Jensen WA, Radecki SV, Lappin MR. Association of microalbuminuria and the urine albumina-to-creatinine ratio with systemic disease in cats. J Am Vet Med Assoc. 2007; 230:1165-9.
28. Bacic A, Kogika MM, Barbaro KC, Iuamoto CS, Simões DMN, Santoro ML. Evaluation of albuminuria and its relationship with blood pressure in dogs with chronic kidney disease. Vet Clin Pathol. 2010; 39:203-9.
29. Jepson RE, Brodbelt D, Vallance C, Syme HM, Elliott J. Evaluation of Predictors of the Development of Azotemia in Cats. J Vet Intern Med. 2009; 23:806-13.
30. Feldman EC, Nelson RW. Diabetes mellitus. In: ___ Canine and feline endocrinology and reproduction. WB Saunders: Philadelphia; 1996. p. 339-91.
31. Nelson, R.W. Disorders of the endocrine pancreas. In: Nelson, G.C., Couto, C.G. (eds.) Small animal internal medicine. 4th ed. Mosby: St Louis; 2009. Capítulo 52. p. 764-809.
32. Adams EC. Differentiation of myoglobin and hemoglobin in biological fluids. Ann Clin Lab Sci. 1971; 1:208-21.
33. Allen GD. The determination of the bile salts in urine by means of the surface tension method. J Biol Chem. 1915; 22:505-24.
34. Lefebvre HP, Dossin O, Trumel C, Braun JP. Fractional excretion tests: a critical review of methods and applications in domestic animals. Vet Clin Pathol. 2008; 37:4-20.
35. Forrester SD. Diagnostic approach to hematuria in dogs and cats. Vet Clin Small Anim 2004; 34: 849-66.
36. Crop MJ, de Rijke YB, Verhagen PC, Cransberg K, Zietse R. Diagnostic value of urinary dysmorphic erythrocytes in clinical practice. Nephron Clin Pract. 2010; 115: 203-12.
37. Oyafuso MK, Kogika MM, Waki MF, Prosser CS, Cavalcante CZ, Wirth VABF. Canine urolithiasis: quantitative evaluation of mineral composition of 156 uroliths. Ciência Rural. 2010; 40:102-8.
38. Reche Jr A, Hagiwara MK, Mamizuka E. Clinical study of lower urinary tract disease of domestic cats of São Paulo. Braz J Vet Res Anim Sci. 1988; 35:69-74.

158 Insuficiência Renal Aguda

Marileda Bonafim Carvalho

Anatomia e fisiologia renal aplicada

O parênquima renal é constituído pelo córtex, localizado imediatamente abaixo da cápsula renal, e pela medula, que é dividida em zona externa, em contato direto com o córtex, e em zona interna, que se estende até a pelve renal. Compondo o parênquima renal existem unidades denominadas néfrons e um sistema vascular ímpar, arranjados convenientemente em meio ao interstício escasso.

O néfron, unidade funcional do rim, tem um polo de filtração denominado corpúsculo renal, constituído de glomérulo e cápsula de Bowman, e túbulos que terminam em conexão com o ducto coletor. Os túbulos são compostos de diversos segmentos que se distinguem por seus aspectos morfológicos e funcionais. Partindo da cápsula de Bowman, tem início o túbulo contornado proximal composto de três segmentos (S1, S2 e S3). Segue-se a alça de Henle, que termina onde está localizada a mácula densa. A partir desse ponto tem início o néfron distal, que compreende o túbulo contornado distal, o túbulo conector e o ducto coletor cortical e medular.[1]

A arquitetura da vasculatura renal é marcada por particularidades que viabilizam um processo fisiológico admirável, que vai muito além da simples perfusão sanguínea. O sangue arterial, que chega ao rim pela artéria renal, segue pelas artérias interlobares, através da medula, e chega às artérias arqueadas localizadas na interface corticomedular. Dessas, emergem as artérias interlobulares que, ao longo de trajeto perpendicular em direção à superfície renal, dão origem às arteríolas aferentes. Cada arteríola aferente supre uma rede capilar glomerular que conflui para uma arteríola eferente que, por sua vez, dá origem à rede capilar peritubular (os *vasa recta*, que seguem o mesmo trajeto das alças de Henle, e os capilares intertubulares). O arranjo de duas arteríolas em série, separadas por uma rede capilar, propicia a condição ideal para que ocorra a ultrafiltração. Uma vez que a perfusão sanguínea peritubular é feita pela rede capilar pós-glomerular, as funções tubulares de reabsorção e secreção são favorecidas. O sangue que deixa os capilares peritubulares segue pela rede venosa que compreende veias interlobulares, veias arqueadas e veias interlobares, que são drenadas pela veia renal.[1]

O fluxo sanguíneo renal basal é de aproximadamente 20% do volume-minuto cardíaco, quantidade muito superior à da maioria dos demais órgãos. O sangue que chega aos rins segue diretamente para os capilares glomerulares. Somente depois desta passagem obrigatória, o parênquima renal é suprido por sangue levado pelos capilares peritubulares. O córtex renal recebe cerca de 90% desse sangue e os 10% restantes são distribuídos na medula, sendo que somente 1 a 2% chegam à papila (anatomicamente denominada crista medular no rim monopiramidal, como é o caso de cães e gatos). O maior aporte de sangue para o córtex serve tanto aos propósitos da filtração glomerular e trabalho tubular como também ao atendimento das demandas metabólicas. O córtex é dependente do metabolismo aeróbico, o que o torna particularmente sensível à privação de oxigênio, enquanto a medula tem menor necessidade de oxigênio, uma vez que seu metabolismo é principalmente anaeróbico. Não obstante, a isquemia medular pode resultar em lesões graves, especialmente na medula interna e papila, onde o fluxo sanguíneo é muito pequeno.[1]

Função glomerular

O glomérulo, suprido pela arteríola aferente e drenado pela arteríola eferente, é um tufo capilar de constituição e função únicas no organismo. Ele produz o ultrafiltrado, líquido primário que será transformado em urina nos túbulos. Em contato interno direto com o mesângio e recobertos externamente pelos podócitos, os capilares glomerulares dispõem de estruturas físicas e funcionais apropriadas para regular a taxa de filtração de acordo com as necessidades de cada momento. Tal regulação é dependente da ação de substâncias vasoativas, a maioria produzida nos rins, e dos mecanismos de autorregulação glomerulotubular e tubuloglomerular.[1,2] Entretanto, os mecanismos autorregulatórios deixam de ser efetivos quando a pressão arterial média fica menor que 80 mmHg (hipotensão).[3] A força que determina a filtração glomerular é dada pela diferença entre a pressão hidráulica transcapilar, que favorece a filtração, e a pressão oncótica, que se opõe. A taxa de filtração glomerular (TFG) resulta do produto do coeficiente de ultrafiltração glomerular e da média da pressão efetiva de filtração ao longo da rede capilar. O coeficiente de ultrafiltração glomerular, por sua vez, é o produto da permeabilidade hidráulica da parede capilar e da área de superfície disponível para filtração, em parte controlados pelo mesângio e pelos podócitos. A pressão oncótica efetiva é igual à diferença entre a pressão oncótica do plasma dentro do capilar glomerular e a pressão oncótica do filtrado glomerular dentro do espaço de Bowman. A pressão hidráulica transcapilar efetiva é igual à diferença entre a pressão hidráulica dentro do capilar glomerular e a pressão hidráulica dentro do espaço de Bowman que, por sua vez, é praticamente idêntica à do túbulo contornado proximal.[1] Por conseguinte, qualquer impedimento para o fluxo tubular faz cessar a filtração glomerular. Esta condição é observada quando o lúmen tubular é obstruído por cilindros, células, cristais ou inflamação (tubular ou peritubular).[1,2]

Função tubular

Ao passar pelos seguimentos tubulares, o filtrado glomerular vai sendo gradualmente transformado até que esteja pronta a urina, o produto final. Para tanto, as células tubulares reabsorvem algumas substâncias do filtrado que retornam ao sangue através dos capilares peritubulares. Ainda como parte do processo, as células tubulares secretam, para o líquido tubular, substâncias provenientes do sangue ou de seu próprio metabolismo. No lúmen tubular permanecem as substâncias que devem ser excretadas. Estes passos constituem a síntese da formação de urina e, embora pareçam simples, envolvem uma dinâmica altamente complexa, da qual depende a homeostase do meio interno, imprescindível para a manutenção da vida.[2]

As reabsorções de sódio e água em cada segmento tubular são fundamentais para o processo que determina o volume e, em grande parte, a composição da urina.

O túbulo contornado proximal, que desempenha as transformações iniciais do filtrado glomerular, realiza reabsorção osmótica de cerca de dois terços a três quartos do volume filtrado inicial. Neste segmento ocorre reabsorção ativa de sódio, além de reabsorção de cloro, bicarbonato, potássio, fosfato e de vários compostos orgânicos presentes no filtrado (como glicose, vitaminas, aminoácidos e proteínas). Enquanto compostos como a glicose e os aminoácidos podem retornar íntegros para a circulação, as proteínas de baixo peso molecular devem ser metabolizadas no epitélio tubular, para que os aminoácidos resultantes retornem, então, à circulação.[1] Nas membranas basolaterais das células do túbulo contornado proximal existem sistemas de transporte ativo de bases e ácidos orgânicos do sangue para dentro das células tubulares, de onde as substâncias seguem para o lúmen tubular. Muitos fármacos são secretados por esta via, o que pode explicar eventuais problemas relativos à farmacocinética em caso de lesão tubular.[2] Considerando a dimensão qualiquantitativa do processo de reabsorção do túbulo contornado proximal, é possível antever modificação da composição e aumento do volume do líquido luminal se houver lesão das células tubulares. Em função da especificidade de cada segmento tubular, as falhas oriundas do túbulo contornado proximal não podem ser compensadas e, fatalmente, haverá modificação patológica da urina final.

Após a passagem pelo túbulo contornado proximal, o líquido tubular adentra a alça de Henle, onde os movimentos de água e solutos resultam em diluição e acidificação. Esse processo é fundamental para a hipertonicidade da medula renal dada pelo efeito multiplicador de contracorrente. Os ajustes finais na composição do líquido tubular, necessários para manter a homeostase, são feitos no néfron distal. Embora somente 10 a 15% do total de cloreto de sódio filtrado sejam absorvidos neste segmento sob as ações de mineralocorticoides e da vasopressina (hormônio antidiurético), o néfron distal tem muita importância para o controle da excreção renal de sal. A regulação final da tonicidade da urina é dada por reabsorção de água no ducto coletor medular, sob ação da vasopressina.[1] Os ajustes finais das quantidades de sódio e de água feitos pelo néfron distal, embora pareçam pequenos, são partes do mecanismo de regulação da homeostase hidrossalina. Por tal razão, estão sob controle dos mineralocorticoides e da vasopressina, de modo a garantir a eliminação dos excessos ou a preservação do que for necessário. Nas lesões renais tubulointersticiais não há resposta adequada aos estímulos hormonais e a perda de água e sódio pode ser suficientemente grande para produzir desidratação e hipovolemia.

Assim, os rins são órgãos efetores essenciais para a homeostase da água e dos solutos provenientes do metabolismo ou do meio externo. Dentre outras funções, os rins também são locais de síntese de diversas substâncias, incluindo hormônios que agem no metabolismo de cálcio e fósforo, na eritropoese e no controle da pressão arterial sistêmica. A população de néfrons em cada rim é de aproximadamente 190.000, no gato, 400.000, no cão e 1.000.000, no homem.[1] O número de néfrons, em cada espécie, é cerca de 70% superior ao necessário para o desempenho funcional básico. Portanto, a perda parcial de néfrons por doença ou trauma nem sempre traz prejuízo imediato para o organismo. Contudo, existem condições mórbidas que podem comprometer a totalidade de néfrons e provocar falha funcional, com redução crítica da capacidade de manter a homeostase. Quando tais eventos ocorrem de forma abrupta, a condição é denominada insuficiência renal aguda.

Definições e sinonímias

A criação dos termos médicos é imperativa para viabilizar e uniformizar os procedimentos científicos geradores das informações necessárias à prevenção, tratamento e controle das condições que perturbam ou ameaçam a vida. Entretanto, à luz dos avanços científicos, amplia-se o conhecimento e, como consequência, criam-se e modificam-se os conceitos e termos médicos. Quanto maior o avanço em determinada área, tanto maior será a produção de termos e conceitos novos que irão, invariavelmente, coexistir na literatura por muitas décadas até que, finalmente, possam ser descartados os obsoletos. Guardadas as particularidades inerentes aos pacientes e aos aspectos técnicos das profissões, a medicina veterinária e a medicina, sem dúvida, são beneficiadas pela uniformização de suas linguagens e demais ferramentas médicas e científicas. Em nefrologia, apesar da existência de termos e conceitos fisiológicos praticamente "imutáveis" desde a década de 1930, o mesmo não ocorre em relação à fisiopatologia e ao diagnóstico. As questões mais críticas estão relacionadas, direta ou indiretamente, com os termos e os conceitos para caracterização da insuficiência renal aguda. O uso de nomenclatura imprópria e conflitante com os aspectos morfológicos, funcionais e linguísticos já dura, no mínimo, quatro décadas, no mundo todo. Considerando que os termos e os conceitos modernos têm sido criados por cientistas que usam língua não latina, o problema agrava-se para quem deve usar a língua portuguesa. Termos que originalmente já guardavam imperfeições podem ser traduzidos ou versados para o português de modo que passam a veicular um novo "erro" de conceito. Assim, parece prudente, ao ler um livro-texto ou um artigo científico, considerar atentamente o conceito descrito pelo autor, independentemente do termo que tenha sido elegido para expressá-lo. No texto que se segue abordam-se alguns dos termos e conceitos relevantes para este capítulo, incluindo os que estão, até o momento, bem estabelecidos e os que ainda são polêmicos. Não há pretensão de oferecer um padrão para normatizar a linguagem, tarefa que só pode ser executada por um fórum de especialistas, mas apenas o intuito de trazer alguma notícia sobre a miríade de propostas e opiniões que ainda carecem de padronização e validação em nefrologia.

Os processos fisiológicos que caracterizam a atividade renal compreendem dois grupos funcionais distintos, ambos destinados à manutenção da homeostase, ou seja, da capacidade de manter o organismo em equilíbrio estável a despeito das alterações exteriores. A produção de urina, que é a manifestação mais óbvia do trabalho renal, é viabilizada por meio de funções complexas desempenhadas pelos néfrons, com a finalidade de manter o balanço de água e eletrólitos e de excretar os resíduos do metabolismo. Concomitantemente, os rins são secretores de hormônios envolvidos na regulação da pressão arterial sistêmica, da eritropoese e do balanço de cálcio e fósforo. Ademais, os rins têm habilidade para modificar, momento a momento, suas respostas funcionais por meio da secreção de substâncias autacoides implicadas nos processos de autorregulação, em atendimento aos estímulos hormonais, nervosos e outros relacionados com a composição do sangue. Qualquer condição que determine redução da filtração glomerular a ponto de comprometer o trabalho dos néfrons, acarreta incapacidade funcional. A partir do momento em que o déficit funcional renal resulta em quebra da homeostase, fica caracterizada a condição denominada *insuficiência renal*.

Independentemente do tipo de doença renal que tenha causado as lesões e do grau de comprometimento glomerular, tubular ou intersticial, a insuficiência renal é marcada por diminuição da TFG. O impacto imediato do déficit funcional, que caracteriza a insuficiência renal, se faz notar sobre a capacidade de manter o equilíbrio hidreletrolítico e de excretar os resíduos do metabolismo. Outras consequências são observadas somente em processos de longa duração e, em geral, ocorrem tardiamente.[4,5]

Uma questão importante para assegurar a padronização dos termos aqui empregados refere-se à diferença entre *insuficiência renal* (do inglês *renal failure* ou *kidney insufficiency*) e *falência renal* (relacionada com o inglês *end-stage kidney disease*). A palavra *falência* encerra o conceito de falecimento, ou seja, interrupção completa e definitiva das funções reguladoras da homeostase e, portanto, o termo *falência renal* fica mais bem empregado para pacientes que só poderão permanecer vivos se houver terapia de substituição ou transplante renal, sendo, então, equivalente a *doença renal terminal*. Já o termo *insuficiência renal* pressupõe uma condição na qual o órgão, de modo temporário ou mesmo definitivo, apresenta perda parcial de suas funções reguladoras da homeostase. Clinicamente, distinguem-se a insuficiência renal aguda e a insuficiência renal crônica.[4,5] A forma aguda pode evoluir para cura ou para a forma crônica, que é irreversível e progressiva, e ambas as formas podem evoluir para falência renal. Apesar de a insuficiência renal aguda estar associada a grande risco de morte, existe possibilidade de cura desde que o paciente seja plenamente assistido e a causa seja passível de eliminação ou controle.

Insuficiência renal aguda (IRA), por definição, é uma síndrome resultante de diminuição abrupta e persistente da TFG, cujas manifestações incluem aumento progressivo das concentrações séricas de ureia e creatinina.[4–7] Como se pode verificar em diversas publicações de medicina humana, e também de medicina veterinária, a denominação *insuficiência renal aguda* tem sido empregada para definir uma condição que pode ser classificada como pré-renal (resposta funcional do rim estruturalmente normal, nos casos de hipoperfusão), renal intrínseca (decorrente de lesão do parênquima renal) ou pós-renal (diminuição da TFG em consequência de obstrução do trato urinário).[4,8,9] Contudo, diversos outros textos reservam a classificação de pré-renal, renal intrínseca e pós-renal somente para definir as causas de azotemia.[5] O termo *azotemia*, por sua vez, indica aumento das concentrações séricas de substâncias nitrogenadas não proteicas, especificamente a ureia e a creatinina. Trata-se de um achado laboratorial cujas causas possíveis devem ser investigadas por avaliação clínica do paciente e dos exames complementares que se fizerem necessários (Quadro 158.1). Pode existir azotemia (pré-renal e pós-renal) sem que haja doença renal e pode existir doença renal sem que haja azotemia. As diferentes causas de azotemia podem coexistir; portanto, a detecção de azotemia renal intrínseca não exclui a existência de azotemia pré ou pós-renal ou vice-versa.[5]

A IRA, tanto em humanos quanto em cães e gatos, embora possa decorrer de diversos tipos de doença renal, tem como causa mais frequente a lesão tubular aguda resultante de agressão isquêmica ou tóxica. Este tipo de afecção renal tem sido denominada *necrose tubular aguda* (NTA), ou *nefrose* (isquêmica ou química). Possivelmente por sua importância como doença renal generalizada que, quando já estabelecida, invariavelmente culmina em IRA, são comuns os textos médicos que tratam NTA e IRA como sinônimos. Contudo, em função de que a IRA pode decorrer de diversos outros tipos de doenças ou lesões renais (Quadro 158.2) as quais requerem cuidados médicos específicos diferentes dos recomendados para a NTA, o ideal é considerar os dois termos de maneira distinta.

Propôs-se nova nomenclatura para tratar, de modo coletivo, as afecções que afetam agudamente os rins de seres humanos.[10] A tendência atual indica o uso do termo *lesão renal aguda* (LRA) – do inglês, *acute kidney injury* (AKI) – para designar os distúrbios renais complexos, com causas e condições de apresentação muito variadas, cujas manifestações clínicas vão desde aumento discreto e persistente da concentração sérica de creatinina até insuficiência renal anúrica.[9] A condição denominada LRA, por definição, exclui os casos de azotemia pré-renal e pós-renal, uma vez que a existência de lesão de parênquima renal é obrigatória.[9] Entretanto, até o momento não existe uma definição plenamente aceita e os termos LRA e IRA têm sido utilizados praticamente como sinônimos e, quase sempre, como substitutos para necrose tubular aguda, fato que ainda gera alguma dificuldade para a compreensão.[9,10] Quanto ao termo *necrose tubular aguda*, mais especificamente a forma isquêmica, existe a proposta de que seja substituído por LRA, pois, como identificado em biopsias renais de humanos, necrose franca de célula

Quadro 158.1 Classificação e caracterização da azotemia (aumento das concentrações séricas de creatinina e ureia).

Tipos de azotemia	Mecanismo envolvido	Causas mais comuns	Manifestações clínicas e laboratoriais
Pré-renal	Diminuição da TFG por déficit hemodinâmico (pressão arterial média < 60 mmHg) Rins morfologicamente normais e capazes de desempenhar suas funções	Desidratação, insuficiência cardíaca congestiva, choque hipovolêmico ou séptico, redução da pressão coloidosmótica	Azotemia leve ou moderada (creatinina sérica < 4 mg/dℓ e ureia sérica < 170 mg/dℓ) Sódio urinário < 20 mEq/ℓ Excreção fracionada de sódio < 1% Oligúria fisiológica Densidade urinária alta (cão > 1,035; gato > 1,040) Pode variar se houver comorbidade
Renal intrínseca	Alterações morfológicas e funcionais de ambos os rins	Diminuição da TFG em decorrência de lesão renal (insuficiência renal aguda ou crônica)	Azotemia varia de acordo com o tempo e tipo de evolução (de leve a grave) Uremia* aguda ou crônica, geralmente presente Os demais parâmetros variam de acordo com a doença renal de base e as comorbidades
Pós-renal	Retenção de urina Rins morfologicamente normais e capazes de desempenhar suas funções	Obstrução ou ruptura de ambos os ureteres ou da bexiga Obstrução uretral	Azotemia varia de leve até grave, dependendo do tempo de evolução. Pode haver uremia Ausência ou alteração da micção de acordo com a causa

TFG = taxa de filtração glomerular. *Uremia: constelação de sinais adversos decorrentes de insuficiência renal avançada ou das outras causas de azotemia grave. Azotemia é um dos inúmeros sinais de uremia.

Quadro 158.2 Causas de insuficiência renal aguda em cães e gatos.

Causa	Decorrente de
Lesão renal aguda (sinonímia: necrose tubular aguda ou nefrose)	Isquemia, nefrotoxina, isquemia e nefrotoxina
Nefrite intersticial aguda	Leptospirose, reação de hipersensibilidade a medicamentos, doenças sistêmicas (lúpus eritematoso, síndrome paraneoplásica), imunomediada (sem causa detectável)
Pielonefrite aguda	Infecção bacteriana do parênquima renal
Glomerulonefrite aguda	Doenças sistêmicas (infecciosas, parasitárias, inflamatórias), imunomediada, idiopática
Doenças oclusivas dos vasos renais	Vasculites, doenças infecciosas, reação de hipersensibilidade (medicamentos e outros), doença imunomediada, doença polissistêmica (poliarterite nodosa e outras), tromboembolia, vasculites, hipercoagulabilidade (síndrome nefrótica, hiperadrenocorticismo, diabetes *mellitus*, neoplasias, doenças imunoproliferativas)
Outras causas	Hipercalcemia, obstrução tubular por precipitação de cristais, hiperfosfatemia (fosfato de cálcio), sulfonamidas e outros, avulsão renal bilateral

tubular é encontrada raramente, o que torna impróprio o uso da palavra "necrose".[9] Em medicina veterinária, as publicações mais recentes estão aderindo a essa nova nomenclatura e, do mesmo modo, fica claro que os critérios de utilização do termo não estão plenamente estabelecidos.[3,11,12]

A insuficiência renal é um processo dinâmico passível de modificação ao longo do tempo, mesmo nos casos agudos. Os pacientes sob risco e aqueles com IRA já estabelecida podem ser classificados de acordo com a gravidade da condição, de modo a tornar possível a padronização de critérios para prevenção, intervenção terapêutica e estabelecimento do prognóstico. Para seres humanos, o grupo de trabalho denominado Acute Dialysis Quality Initiative definiu um sistema de classificação para IRA, descrita pela acronímia RIFLE (*risk of renal dysfunction, injury of the kidney, failure or loss of kidney function, and end-stage of kidney disease*). Desde então, os pesquisadores têm aplicado o sistema RIFLE para a avaliação clínica da IRA, embora a classificação não tenha sido concebida, originalmente, com este propósito. O sistema RIFLE já passou por retificação e, atualmente, está em processo de substituição. O novo sistema, proposto pelo grupo denominado Acute Kidney Injury Network (AKIN), emprega o termo LRA, já mencionado, visando definir uma nova nomenclatura e também a estabelecer um sistema de classificação dos casos agudos.[10] O sistema emprega a forma de estágios, que guarda semelhança estrutural com o sistema de estágios existente para a doença renal crônica. Em medicina veterinária, embora exista menção ao RIFLE, acredita-se que não seja útil para a nefrologia de cães e gatos.[11] Mas já existe uma primeira proposta para a veterinária, que consiste em um esquema arbitrário de estadiamento para a LRA (*staging system for acute kidney injury in dogs and cats*).[3] A utilidade de tais sistemas classificatórios para a medicina veterinária depende, entretanto, de ratificação por grupos de especialistas e, posteriormente, de validação pelo uso científico e clínico.

No presente texto, dá-se enfoque à insuficiência renal aguda de causa renal intrínseca, ou seja, à condição de diminuição grave da TFG determinada por lesão renal propriamente dita.

Emprega-se o termo *IRA* para designar o distúrbio funcional de aparecimento abrupto, independentemente da causa e do tipo de alteração morfológica dos rins. O termo *LRA* é usado para designar qualquer das alterações morfológicas graves, de instalação aguda em ambos os rins, que resultam em perturbação funcional, independentemente da causa ou doença renal envolvida. Para os casos específicos de distúrbios renais causados por isquemia ou nefrotoxinas são empregados os termos *LRA isquêmica* e *LRA tóxica*, respectivamente. Os termos *necrose tubular aguda* e *nefrose* foram citados nos subtítulos apenas como uma referência, para facilitar o cotejamento com outros textos durante este período de transição e busca de nomenclatura apropriada.

Aspectos epidemiológicos

A IRA tem taxas altas de morbidade e mortalidade em cães, gatos e humanos. De acordo com a causa determinante da doença renal de base, alguns grupos de indivíduos podem ser mais suscetíveis. As lesões renais com potencial para desencadear IRA afetam principalmente pacientes com idade avançada ou com algumas condições clínicas preexistentes, como:[3]

- Acidose
- Desequilíbrio hidreletrolítico
- Desidratação
- Diabetes *mellitus*
- Doença cardiovascular
- Doença hepática
- Doença renal preexistente
- Febre alta e persistente
- Hiperadrenocorticismo
- Hipoalbuminemia
- Hipotensão
- Hipovolemia
- Idade avançada
- Paciente cirúrgico
- Paciente em terapia intensiva
- Septicemia
- Síndrome da hiperviscosidade.

A LRA induzida por isquemia ou por nefrotoxina representa a grande maioria dos casos de IRA. Embora haja consenso sobre a importância da insuficiência renal na prática veterinária, existem pouquíssimas publicações que tratam dos aspectos epidemiológicos da IRA em cães e gatos. De acordo com um estudo retrospectivo de 29 cães que desenvolveram IRA durante hospitalização, a morbidade foi maior entre os idosos e a causa mais frequente foi LRA determinada por medicamentos com potencial nefrotóxico.[13] Já em outro estudo que incluiu 99 cães com IRA adquirida tanto antes quanto durante a hospitalização, as causas isquêmicas foram as mais frequentes.[14] Em gatos, em um estudo de 32 casos de IRA, a nefrotoxicidade foi apontada como a causa mais frequente.[15]

A questão relativa às taxas de mortalidade em decorrência de IRA é muito complexa e ainda difícil de ser respondida para pacientes veterinários. Os dados obtidos em estudos de medicina humana não são comparáveis com os de medicina veterinária, por diversos motivos. Primeiramente, sabe-se que os números de pacientes humanos submetidos a cirurgias complexas ou tratados em unidade de terapia intensiva (UTI) são incomparavelmente maiores do que os de pacientes veterinários com acesso a esses recursos. Cirurgias complexas, terapia intensiva e prolongamento da vida de paciente em estado crítico, de certo modo, aumentam a probabilidade de haver LRA e a própria chance de óbito.[16] Sob condições mais específicas de análise, por exemplo, a mortalidade pode chegar a 73% em humanos com sepse ou a 81% quando a IRA se apresenta em pacientes que já estejam há mais de 1 semana na UTI.[16] Quando considerados pacientes humanos que necessitam de internação, mas não se encontram em estado crítico, a comparação entre aqueles que têm e os que não têm LRA revela que a condição renal implica risco de morte sete vezes maior e que as necessidades de hospitalização por período superior a 1 semana ou de transferência para UTI são quatro vezes maiores.[17] Em 75,9% dos pacientes com LRA que não estejam em estado crítico são diagnosticadas duas ou mais comorbidades e os diagnósticos das condições clínicas primárias mais frequentes são de problemas circulatórios (30,5%), condições relacionadas com doenças infecciosas (18%) e trauma, envenenamentos e outros (33%).[17]

Um segundo fator que interfere drasticamente nos resultados relativos ao número de pacientes humanos que sobrevivem a um episódio de IRA é a possibilidade de manter, por tempo indefinido, indivíduos que tenham tido falência renal. A possibilidade de realizar três sessões de hemodiálise por semana, além dos demais tratamentos e suporte especializado, durante anos, é uma realidade para humanos que vivem em centros urbanos desenvolvidos, mas não para cães e gatos. Portanto, para os humanos, a mortalidade de pacientes de UTI com LRA está muito mais relacionada com as comorbidades e à idade avançada do que à própria IRA.[16] Estudo retrospectivo de 29 casos de cães que desenvolveram IRA durante hospitalização revelou sobrevivência de 38% dos pacientes.[13] Outro estudo retrospectivo de 99 cães com IRA, que incluiu todas as categorias de pacientes, apontou 43% de sobrevivência.[14] Em gatos com IRA a sobrevivência pode ser de 53%, como apontado por estudo retrospectivo de 32 pacientes.[15] Os dados disponíveis sobre morbidade e mortalidade de pacientes veterinários com IRA constam de poucos estudo retrospectivos provenientes de centros de referência e, portanto, não refletem a situação geral que se apresenta na prática veterinária. No que tange ao uso das taxas de mortalidade para o estabelecimento de prognóstico, ainda deve ser destacado que, diferentemente do que se passa na medicina, os dados de pacientes veterinários incluem tanto morte natural quanto eutanásia realizada por falta de recursos ou por conveniência dos proprietários.

Etiologia e fisiopatologia

A IRA é caracterizada por diminuição abrupta e persistente da TFG, que resulta em desequilíbrio hidreletrolítico e acúmulo de resíduos do metabolismo, sinalizado por azotemia que pode ser estabelecida em poucas horas ou dias. A deterioração rápida, grave e persistente da função renal resulta em comprometimento sistêmico que se traduz por uremia aguda. Embora a IRA seja potencialmente reversível, o risco de morte é alto.

Qualquer tipo de agente ou condição clínica grave que tenha potencial para causar lesão renal extensa e grave em poucas horas ou dias pode dar início à condição denominada IRA. As lesões iniciais podem ser predominantemente tubulares, túbulointersticiais, glomerulares ou vasculares. A lesão renal mais diagnosticada como causa da IRA é a lesão tubular aguda isquêmica ou tóxica (antes referida como necrose tubular aguda ou nefrose), mas a condição pode sobrevir de doenças tubulointersticiais (nefrite intersticial aguda e pielonefrite aguda), glomerulonefrite aguda ou doenças oclusivas dos vasos renais (Quadro 158.2).[3,5–7,18] Algumas doenças, envenenamentos ou intoxicações desencadeiam IRA multifatorial tanto no que se refere ao número de fatores desencadeantes, quanto aos tipos e localizações das lesões renais (Quadro 158.3). Em muitos casos clínicos de IRA, o tipo e a abrangência das lesões renais são tão particulares que a terminologia existente não se aplica à condição. Para estes casos têm sido adotados termos que contemplam a causa da lesão (p. ex., nefropatia hipercalcêmica; nefrite da doença de Lyme; IRA isquêmica), ou o nome da lesão predominante (p. ex., necrose papilar) ou, ainda, é feita simplesmente a descrição das diversas lesões renais encontradas.[19]

Lesão renal aguda isquêmica ou tóxica | Necrose tubular aguda ou nefrose

A LRA, determinada por fatores isquêmicos, fatores químicos ou por ambos, caracteriza-se pela associação de lesão tubular e distúrbio hemodinâmico intrarrenal, que culmina em diminuição da TFG suficientemente intensa para causar IRA. A LRA isquêmica decorre da redução da perfusão sanguínea renal determinada por fator hemodinâmico pré-renal ou intrarrenal. A LRA tóxica resulta de distúrbio do metabolismo celular determinado por fator químico exógeno ou endógeno. Muitas vezes, a preexistência de déficit hemodinâmico serve como fator predisponente para ocorrência ou agravamento das lesões tóxicas. Esta combinação de fatores de lesão tubular é particularmente relevante para pacientes que já se encontram sob cuidados médicos e se devem tomar todas as precauções para prevenir tal situação. Outra condição que merece destaque em nefrologia é a possibilidade de haver LRA em pacientes que já tenham doença renal crônica (DRC).[3,11,12] As condições ou substâncias implicadas como causa de LRA isquêmica ou tóxica em cães e gatos são muitas (Quadro 158.4).

A característica mais marcante da patogenia da LRA isquêmica ou tóxica relaciona-se com o fato de que as alterações atingem somente alguns segmentos específicos dos túbulos renais, embora os fatores desencadeantes não tenham, eles próprios, especificidade por sítio de ação. A suscetibilidade celular aos agentes agressores depende da particularidade funcional do epitélio de cada segmento exposto.[8]

Quadro 158.3 Causas de insuficiência renal aguda multifatorial em cães ou gatos.

Causa	Fatores implicados em lesões renais
Babesiose	Hipoxia anêmica, hipovolemia, hemoglobinúria e mioglobinúria
Borreliose	Glomerulonefrite imunomediada, necrose tubular difusa, nefrite intersticial linfocítico-plasmocítica
Leptospirose	Nefrite tubulointersticial, lesão vascular e coagulopatia
Piometra	Glomerulopatia e lesão tubular
Veneno de cobra (*Vipera aspis*)	Necrose tubular aguda, hipercelularidade glomerular e lise mesangial
Veneno de cobra (geral)	Isquemia renal, coagulopatia
Vitamina D (intoxicação por)	Nefropatia hipercalcêmica (necrose e mineralização tubular)

Quadro 158.4 Causas de lesão renal aguda (LRA)* em cães e gatos.

LRA isquêmica (diminuição da perfusão sanguínea renal)	LRA tóxica (LRA por nefrotoxinas)
Choque	*Substâncias de uso médico para tratamento ou diagnóstico*
Hipovolêmico	Antimicrobianos (aminoglicosídios, cefalosporinas, polimixinas, sulfonamidas, tetraciclinas, anfotericina B)
Hemorrágico	Anestésicos inalatórios (metoxiflurano, enflurano)
Hipotensivo	Anti-helmíntico
Séptico	Contraste radiográfico (lesão isquêmica e tóxica)
Diminuição do débito cardíaco	Quimioterápicos (cisplatina, metotrexato, doxorrubicina)
Insuficiência cardíaca congestiva	*Pigmentos endógenos*
Arritmia cardíaca	Hemoglobina (hemólise causada por leptospirose, borreliose, babesiose, veneno de cobra e outros)
Tamponamento cardíaco	Mioglobina (rabdomiólise induzida por babesiose, exercício físico extenuante, isoniazida)
Diminuição da volemia e do fluxo plasmático renal	*Venenos de origem animal*
Desidratação grave	Veneno de cobra
Anestesia profunda com cirurgia de longa duração	Veneno de abelha (ataque por enxame)
Hipertermia ou hipotermia prolongada	*Vegetais/alimentos tóxicos*
Queimadura cutânea extensa	Lírios (algumas variedades de lírio e de plantas com flores semelhantes ao lírio)
Síndrome de hiperviscosidade sanguínea (policitemia, mieloma múltiplo)	Uvas frescas ou uvas-passas
Distúrbio vascular renal bilateral	Cogumelos
Oclusão vascular intrarrenal (trombose, microtrombose)	*Compostos orgânicos*
Trombose das artérias renais	Clorofórmio
Avulsão renal	Etilenoglicol
Distúrbio hemodinâmico renal causado por medicamentos	Herbicidas
Anti-inflamatórios não esteroides (AINE)	Pesticidas
Inibidores da enzima conversora de angiotensina	Tetracloreto de carbono
	Outros solventes
	Melamina
	Metais pesados
	Arsênio
	Cádmio
	Chumbo
	Cromo
	Mercúrio
	Tálio

*Sinonímia: necrose tubular aguda; nefrose isquêmica ou nefrose tóxica.

Independentemente da causa, uma vez estabelecido o distúrbio celular inicial, interrompe-se a geração de energia para o transporte ativo de sódio. Assim, fica impossível manter o equilíbrio entre as concentrações eletrolíticas intra e extracelulares. Há diminuição da concentração de potássio e aumento da concentração de sódio do meio intracelular, além de despolarização da membrana. Nesta condição, as células perdem a habilidade de manter a estabilidade de volume e surge edema celular (osmose) e, mesmo que a causa inicial seja eliminada e haja restabelecimento do volume celular, persistem diversos defeitos funcionais desencadeados pelos movimentos iônicos. A despolarização da membrana resulta em aumento do influxo de cálcio ionizado e depleção de cálcio das mitocôndrias, que perdem o íon para o citosol. O aumento da concentração intracelular de cálcio, juntamente com a falta de energia, causa desarranjo da arquitetura do citoesqueleto. Outro problema observado tanto em hipoxia quanto em lesão tóxica é a acidose celular por aumento do consumo de tampões e por falha da extrusão de hidrogênio.[4,8] Os eventos que se seguem à agressão inicial levam à perda de propriedades funcionais e estruturais que culminam com a morte celular (necrose). Além da morte celular iniciada pelo processo de osmose, também ocorre eliminação celular por apoptose (morte celular programada), principalmente na fase de reparação tecidual, embora os dois processos coexistam.[20] As figuras de necrose de células tubulares têm ocorrência modesta e são restritas à região medular externa. Já a morte celular por apoptose é um achado consistente em túbulos proximais e distais, tanto em LRA isquêmica quanto na tóxica, em humanos.[9] A apoptose é importante durante a nefrogênese e também tem destaque em casos de lesão renal tais como as que acontecem em LRA e glomerulonefrite aguda. As respostas biológicas às lesões renais implicam, em primeira instância, infiltração e proliferação celular que devem ser corrigidas para viabilizar a remodelagem que se segue à agressão. Por meio da apoptose são removidos leucócitos, excessos de células mesangiais, miofibroblastos intersticiais e células epiteliais tubulares. Este processo é benéfico, contudo a apoptose também tem o lado negativo. Pode haver eliminação indesejável de células renais nativas quando a atividade apoptótica persiste de maneira leve, porém duradoura, no período pós-inflamatório. Na ausência de regeneração celular, a apoptose persistente resulta em atrofia tubular, hipocelularidade e fibrose intersticial ou esclerose glomerular.[20] Este evento indesejável está relacionado, em muitos casos, com deficiência ou incapacidade funcional irreversível, e algumas vezes progressiva, observadas em pacientes que sobrevivem a um episódio de LRA.

A IRA resultante da LRA deve-se à diminuição acentuada da TFG decorrente de quatro mecanismos que podem agir separada ou conjuntamente: vasoconstrição intrarrenal, redução do coeficiente de ultrafiltração glomerular, obstrução tubular e extravasamento de filtrado glomerular para o interstício.[4,6,8]

Os mecanismos vasoconstritores envolvidos na LRA provavelmente dependam primariamente da ativação do sistema renina-angiotensina intrarrenal. Mas, diversos outros fatores são relevantes em todo o processo, principalmente após o restabelecimento do fluxo sanguíneo renal no caso da LRA isquêmica. A epinefrina e a adenosina podem promover vasoconstrição em sítios renais específicos, embora causem vasodilatação em outros órgãos.[8] A patogênese provavelmente envolva constrição arteriolar aferente com possível dilatação arteriolar eferente, redução do coeficiente de ultrafiltração glomerular por contração mesangial e redução da pressão hidráulica efetiva.[22] Esta, por sua vez, deve-se à obstrução tubular determinada por inflamação (tubular ou peritubular) e acúmulo de material sólido no lúmen (cilindros, células, cristais) que resultam em interrupção do fluxo luminal; fator marcante da LRA isquêmica.[8,9,19] Os cilindros são elementos importantes da fisiopatologia da LRA e a detecção de cilindrúria auxilia o diagnóstico. A proteína de Tamm-Horsfall, normalmente secretada pelo ramo ascendente espesso da alça de Henle, será mais abundantemente convertida em polímero, semelhante a gel, devido ao aumento da concentração luminal de sódio no néfron distal, que ocorre na LRA isquêmica ou tóxica. A inclusão de fragmentos celulares ou de células epiteliais descamadas na matriz formada pelo polímero dá origem aos cilindros que causam obstrução tubular e são tipicamente encontrados na urina de pacientes com LRA.[9]

Nos casos de IRA desencadeados por medicamentos, deve-se diferenciar LRA isquêmica ou tóxica de nefrite intersticial aguda induzida por reação de hipersensibilidade a medicamentos, abordada, neste capítulo, no item sobre doença tubulointersticial aguda.

Lesão renal aguda isquêmica

A isquemia renal é uma causa muito comum de LRA. O grau e o tempo de duração do estado de hipoperfusão sanguínea renal, necessários para causar LRA, variam bastante entre os indivíduos e em função da existência de condições predisponentes. Alguns pacientes podem resistir a períodos prolongados de isquemia renal grave, desenvolvendo somente azotemia pré-renal, enquanto outros apresentam LRA em decorrência de alterações moderadas da pressão sanguínea. A LRA isquêmica pode surgir quando houver diminuição persistente da perfusão sanguínea renal em consequência de distúrbios circulatórios sistêmicos desencadeados por redução do volume sanguíneo, diminuição do débito cardíaco, hipotensão arterial sistêmica, hiperviscosidade sanguínea, lesões da vasculatura renal ou alteração da hemodinâmica renal induzida por medicação (Quadro 158.4).[4-6,18]

As células epiteliais tubulares, principalmente as do túbulo contornado proximal e as do ramo ascendente da alça de Henle, têm atividades de transporte muito intensas e taxa metabólica alta e, portanto, são muito sensíveis às reduções dos suprimentos de oxigênio e de substrato para obtenção de energia. As fontes de energia metabólica para os rins são obtidas por extração de substratos presentes no sangue arterial, tais como ácidos graxos, corpos cetônicos, glutamina, lactato, citrato e glicose. O túbulo contornado proximal ainda tem como fonte adicional de energia os substratos obtidos por reabsorção luminal. Por outro lado, o túbulo contornado proximal é muito mais suscetível à anoxia em função da extensa reabsorção do íon sódio, que se faz por transporte ativo mediado pela Na^+,K^+-ATPase, induzido pelo trifosfato de adenosina (ATP) celular proveniente do metabolismo oxidativo. Embora os rins também possam obter energia por glicólise e descarboxilação oxidativa anaeróbica, o transporte de sódio e, consequentemente, o de água e solutos, está relacionado diretamente com o consumo renal de oxigênio.[4,8] Em oposição à forte demanda cortical por oxigênio, 50 a 70% do metabolismo medular são anaeróbicos. Entretanto, a medula renal está sujeita à lesão isquêmica mesmo que a diminuição do fluxo sanguíneo medular seja relativamente pequena. Nos casos de isquemia renal aguda, imediatamente após restabelecimento da perfusão sanguínea (reperfusão), a liberação de superóxidos causa deterioração das membranas capilares, que provoca isquemia medular secundária.[22] Este evento também contribui para a vasoconstrição intrarrenal que resulta em diminuição da TFG e do fluxo tubular.

Sob condições que não excedam a capacidade fisiológica de preservação anatômica e funcional, a redução do fluxo sanguíneo renal causa diminuição da TFG e, por consequência, da carga de sódio filtrado. Como resultado, há redução do consumo de oxigênio para transporte de sódio e, mesmo que o fluxo sanguíneo seja reduzido a um sexto do normal, será mantida a integridade das células.[8]

Porém, a hipoperfusão acentuada e prolongada pode dar início à lesão celular. A TFG pode diminuir rápida e progressivamente nas primeiras horas que se seguem à lesão inicial e permanecer reduzida, apesar do aumento da perfusão sanguínea renal que ocorre nas horas subsequentes.[22] Após um episódio isquêmico, os rins apresentam alteração dos padrões regionais de fluxo sanguíneo.[9] A distribuição e o arranjo dos *vasa recta* através da medula renal e os efeitos do mecanismo de contracorrente criam um *shunt* de oxigênio na medula externa, fazendo com que a tensão de oxigênio na papila seja bem menor do que a existente no sistema venoso. Em caso de déficit circulatório, a baixa tensão de oxigênio nessa área pode atingir nível crítico e os néfrons de alça longa são os primeiros a ter a função interrompida. Paralelamente, há congestão e estase nos vasos da medula externa, possivelmente relacionadas com o edema celular determinado pela hipoxia, que persistem mesmo depois de haver aumento do fluxo sanguíneo cortical durante a reperfusão pós-isquêmica.[9] Nos capilares dessa região há perda de plasma para o interstício, hemoconcentração e agregação dos eritrócitos. Essa condição medular piora a hipoxia e prolonga a agressão e morte celular no segmento S3 do tubular proximal e no ramo ascendente espesso da alça de Henle.[9] Quando o fluxo sanguíneo renal é restabelecido, a perfusão capilar da medula externa continua sendo muito pequena, possivelmente pelo empilhamento e aprisionamento dos eritrócitos, enquanto a perfusão dos *vasa recta* da medula interna pode permanecer inalterada ou até aumentar. Nesse momento há restabelecimento da concentração de oxigênio o que resulta em uma segunda onda de lesão renal, caracterizando a lesão de reperfusão. O mecanismo implicado nas alterações hemodinâmicas está relacionado com a lesão endotelial que resulta em aumento de substâncias vasoconstritoras, como a endotelina e diminuição de vasodilatadores, como o óxido nítrico. Mas, provavelmente, o papel das alterações microvasculares seja mais relevante do que o das alterações macro-hemodinâmicas, uma vez que aumento do fluxo sanguíneo renal total determinado por vasodilatadores tais como a dopamina não melhoram a TFG em IRA.[9] O resultado é redução pós-isquêmica da TFG e manutenção da congestão vascular que confere coloração vermelha à medula externa (Figura 158.1).[8]

Quanto às alterações morfológicas, a LRA isquêmica caracteriza-se pelo predomínio de lesões tubulares, com áreas focais de necrose e apoptose celular e frequente ruptura de membrana basal do epitélio tubular (*tubulorrhexis*).[6] As alterações incluem achatamento e perda da bordadura em escova das células tubulares proximais, perdas focais de células tubulares, dilatação de segmentos de túbulo proximal, cilindros em túbulo distal e áreas de regeneração tubular.[9] Podem existir episódios sucessivos de isquemia antes que se instale a IRA. Este quadro é caracterizado pela presença de áreas tubulares focais com figuras de mitose (processo de regeneração tubular) mesclados com necroses recentes.[6]

As lesões afetam segmentos pequenos dos túbulos; a maior parte do epitélio tubular se apresenta normal e nem todos os néfrons são atingidos. A área mais atingida é a *pars recta* do

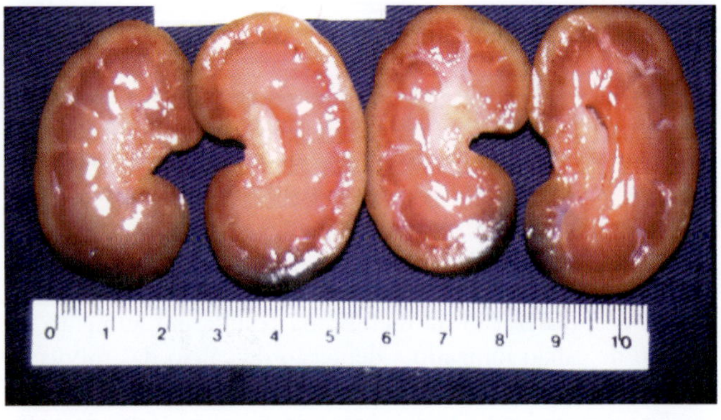

Figura 158.1 Rins de cão com lesão renal aguda isquêmica, na fase de extensão, com anúria persistente e óbito. Notar faixa vermelha na medula externa, próximo à junção corticomedular, decorrente de congestão vascular e empilhamento de eritrócitos.

túbulo proximal.[6] Alterações de capilares peritubulares abrangendo congestão, lesão endotelial e acúmulo de leucócitos também fazem parte das alterações morfológicas. Entretanto, apesar da diminuição da TFG, não há alteração morfológica dos glomérulos, exceto quando existe doença glomerular prévia.[9]

Lesão renal aguda isquêmica induzida por medicamentos

Anti-inflamatório não esteroide

As lesões renais causadas pelos anti-inflamatórios não esteroides (AINE) constituem uma exceção, uma vez que se trata de efeitos produzidos por medicamentos, mas com mecanismo primário inteiramente hemodinâmico. Ou seja, existe inicialmente uma alteração funcional cujos efeitos que mais se destacam são as reduções da TFG e do fluxo sanguíneo renal; as lesões sobrevêm em decorrência de isquemia. Os AINE são medicamentos de uso corrente em medicina veterinária porque suas propriedades anti-inflamatórias e analgésicas podem ser úteis para uma variedade muito grande de condições clínicas ou cirúrgicas. Em cães, AINE podem causar ulcerações e hemorragias gastrintestinais ou, eventualmente, lesão hepática. Mas esses não são os únicos efeitos adversos possíveis; alguns pacientes podem desenvolver LRA, tanto por sobredosagem como pelo emprego de doses terapêuticas. A ação farmacológica dos AINE é exercida por meio de inibição da ciclo-oxigenase (COX), enzima envolvida na produção de prostaglandinas e outros mediadores inflamatórios e sinalizadores de dor. As prostaglandinas, além da ação pró-inflamatória, que constitui o alvo primário da medicação, participam de diversas funções fisiológicas em todo o organismo.[3,19]

Nos rins de mamíferos as prostaglandinas são moduladores fisiológicos do tônus vascular e dos processos de reabsorção de água e sódio. As ações locais específicas exercidas pelas prostaglandinas nos rins são garantidas pela distribuição conveniente das isoformas COX-1 e COX-2 no córtex e na medula. A isoforma COX-1, responsável pela produção de prostaglandina para regulação de fluxo sanguíneo, está presente em endotélio, glomérulo e ducto coletor, enquanto a COX-2, envolvida com a produção de mediadores inflamatórios, é encontrada na mácula densa e em células do interstício medular. Nas situações em que existe ativação do sistema renina-angiotensina-aldosterona nos rins, com vistas à adequação de volume, há aumento da síntese local de prostaglandinas, de modo a garantir a manutenção do fluxo sanguíneo renal e da TFG. Este mecanismo é particularmente importante nas situações em que a função renal depende da regulação hemodinâmica glomerular feita pela prostaglandina (desidratação, hipovolemia, insuficiência cardíaca congestiva, restrição de sal na dieta, uso de diurético, cirrose hepática, hipertensão, anestesia em paciente com redução do volume sanguíneo, síndrome nefrótica, DRC, e a própria IRA já instalada). Nestes casos, a limitação dos efeitos vasodilatadores das prostaglandinas, causada pela administração de AINE, resulta em prevalência da vasoconstrição renal determinada pela ativação do sistema renina-angiotensina-aldosterona.[3,19] Consequentemente, a administração de AINE, mesmo em dose terapêutica, a pacientes sob tais circunstâncias pode desencadear LRA. Os anti-inflamatórios mais recentes, que agem por inibição específica da COX-2, podem ter menos efeitos adversos em seres humanos. Contudo, existem algumas diferenças importantes quanto à distribuição renal e expressão das isoformas COX-1 e COX-2, se comparados cães e humanos. Essa característica dos cães os torna igualmente suscetíveis aos AINE convencionais e aos inibidores seletivos de COX-2.[3,19]

A distribuição e o arranjo dos *vasa recta* através da medula renal, dentre outras características, fazem com que a tensão de oxigênio na medula interna seja bem menor do que a existente no sistema venoso e, em caso de déficit circulatório, a baixa tensão de oxigênio nessa área pode atingir nível crítico, especialmente na papila.[8] A constituição unipapilar e a distribuição medular das isoformas de COX torna os cães particularmente suscetíveis à isquemia medular e o uso de AINE pode causar necrose papilar (Figura 158.2).[3,4,19]

Inibidor da enzima conversora de angiotensina e bloqueador de receptor de angiotensina

Os tratamentos com inibidor da enzima conversora de angiotensina (IECA) e com bloqueadores do receptor de angiotensina (BRA) podem causar IRA por alteração da hemodinâmica glomerular, hipoperfusão renal e lesão tubular por isquemia. Esses fármacos provocam diminuição da resposta de vasoconstrição da arteríola eferente mediada pela angiotesina II, o que resulta em redução da resistência arteriolar eferente, da pressão capilar glomerular e da TFG. Como consequência, ocorre azotemia aguda e possível LRA.[3] O potencial nefrotóxico de IECA e BRA pode ser aumentado em caso de depleção de sódio, uso de diurético ou insuficiência cardíaca congestiva, e agravado se houver, concomitantemente, DRC ou uso de AINE.[3,18] Na prática, não são raros os casos de IRA em cães cardiopatas recém-submetidos a tratamento com IECA ou BRA, furosemida e dieta hipossódica.

Lesão renal aguda tóxica

As células tubulares também estão sujeitas a alterações metabólicas letais desencadeadas por substâncias que podem interferir negativamente em seus processos bioquímicos. Tais substâncias, em função de seu potencial para causar lesões que acometem especificamente as células renais, são coletivamente denominadas nefrotoxinas. A grande maioria destas substâncias exerce seu efeito indesejável por atingir concentrações renais muito altas. As células tubulares reabsorvem sódio do filtrado glomerular e, por conseguinte, água, fazendo com que haja concentração dos outros solutos do líquido tubular. A reabsorção de

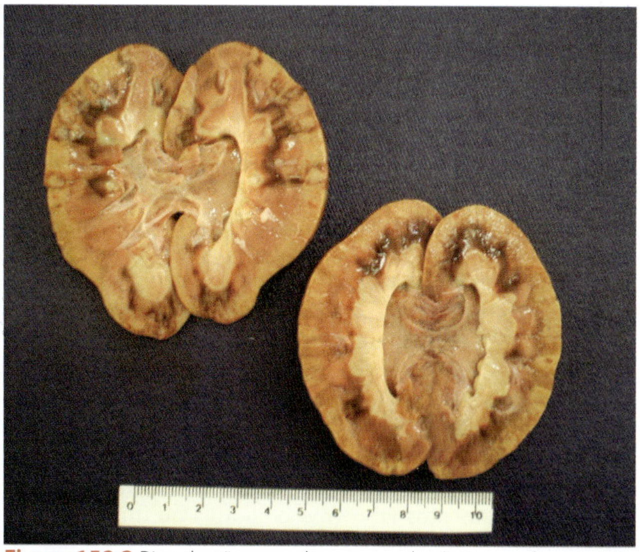

Figura 158.2 Rins de cão com doença renal crônica e sobreposição de lesão renal aguda isquêmica associada à administração de anti-inflamatório não esteroide e desidratação. Notar alteração circulatória cortical e medular e necrose papilar (faixa esbranquiçada envolvendo crista renal e medula interna).

sódio também produz transporte acoplado de solutos orgânicos, incluindo as substâncias nefrotóxicas. Os mecanismos tubulares podem, assim, aumentar muitíssimo a concentração de substâncias tóxicas nos túbulos, ampliando seu potencial deletério. Tal concentração de nefrotoxinas pode resultar tanto em distúrbio bioquímico celular como em precipitação de cristais e interrupção do fluxo luminal. A LRA tóxica pode ser causada por substâncias de uso médico para diagnóstico ou tratamento, pigmentos endógenos, venenos de origem animal, vegetais tóxicos, compostos orgânicos ou metais pesados (Quadro 158.4).[4–8,18,19]

A lesão renal causada por substância de uso médico com potencial nefrotóxico tem início com uma reação química entre o fármaco, ou um de seus metabólitos, e algum constituinte celular. O fármaco pode chegar às células renais ainda sob sua forma química original ou como um composto intermediário estável. O composto intermediário reativo, que está envolvido com as lesões, será formado pelo metabolismo celular renal a partir da molécula original ou por ativação do composto intermediário.[8]

Os mecanismos de transporte e sistemas enzimáticos das células tubulares renais são muitos e há diferenças marcantes quanto às suas ocorrências nos segmentos tubulares. Essa grande variedade faz com que muitos xenobióticos encontrem uma via adequada de transporte e um modo de serem inseridos no metabolismo celular renal em algum dos segmentos tubulares. Eventualmente o resultado é deletério, não só pelas características químicas inerentes ao fármaco, mas também pela quantidade excessiva (sobredosagem), que acaba por esgotar as possíveis defesas celulares, ou por já haver dificuldade gerada por desequilíbrios hidreletrolíticos ou hipoperfusão. O túbulo contornado proximal é o segmento com a maior e mais variada atividade metabólica e, portanto, o mais sujeito aos efeitos das nefrotoxinas. Contudo, algumas substâncias causam lesões especificamente no néfron distal.[2,4,8] Muitas vezes, as lesões renais por medicamentos são consequência da própria ação farmacológica prevista, que acaba por constituir agressão em função da intensidade e duração (sobredosagem ou diminuição do volume de distribuição). Entretanto, as lesões podem sobrevir como resultado da combinação com efeito de outro medicamento administrado simultaneamente ou da existência prévia de distúrbio renal.

Lesão renal aguda tóxica causada por antibióticos

Os *aminoglicosídios* são os antibióticos que mais se destacam como causa de IRA. Dentre eles, a neomicina tem o maior potencial para causar lesão renal e a estreptomicina o menor, embora a nefrotoxicidade seja um efeito adverso de todos os aminoglicosídios. A neomicina, por ser muito nefrotóxica, não é administrada por via parenteral, mas pode ser utilizada por via oral para esterilização intestinal, pois a absorção é mínima. Contudo, tal segurança deixa de existir se o paciente já for insuficiente renal.[6] Considerando os aminoglicosídios indicados ao uso parenteral, a ocorrência de LRA está relacionada com a dose e ao tempo de duração da administração do fármaco e à condição do paciente. O risco de LRA em pacientes sob tratamento com aminoglicosídios é maior com idade avançada, insuficiência renal preexistente, retração de volume circulante, doença hepática e administração simultânea de outros medicamentos tais como cefalotina ou furosemida.[6,23] Os aminoglicosídios são excretados principalmente por via urinária. Uma vez no filtrado glomerular, são reabsorvidos pelas células do túbulo contornado proximal, onde atingem concentrações altas e causam os efeitos tóxicos. As alterações celulares incluem distúrbios da função mitocondrial e da síntese de proteínas, perda da integridade lisossomal e alteração estrutural das membranas fosfolipídicas.[23] A redução da TFG, que se segue, pode decorrer tanto das anormalidades tubulares quanto de mecanismos hemodinâmicos. A gentamicina em doses baixas afeta a filtração glomerular por diminuição da perfusão glomerular (constrição arteriolar) e redução do coeficiente de ultrafiltração glomerular. Em doses altas, os fatores de obstrução tubular e extravasamento de conteúdo tubular contribuem para a redução da função renal.[23]

As *cefalosporinas*, incluindo as de segunda e terceira gerações, podem causar LRA se forem administradas em superdoses, mas a ocorrência é rara.[4,6,18] Entretanto, a cefalotina aumenta a nefrotoxicidade dos aminoglicosídios e, portanto, tal associação deve ser evitada. As cefalosporinas também podem ocasionar IRA por lesão renal distinta das que caracterizam a LRA tóxica, como é o caso da cefaloridina e da cefalotina, que podem causar nefrite intersticial aguda.[6]

A *anfotericina B*, administrada em doses altas, pode causar LRA por efeito acumulativo.[4,18] As lesões atingem principalmente os túbulos distais e também ocorre vasoconstrição intrarrenal. Em decorrência das alterações funcionais tubulares, pode haver espoliação de potássio com desenvolvimento de hipopotassemia, acidose tubular renal e defeitos de concentração urinária antes mesmo que seja detectada azotemia. O quadro clínico da LRA causada pela anfotericina B é do tipo não oligúrico e, embora as lesões possam regredir em 1 a 2 meses após a interrupção da administração do fármaco, o déficit funcional permanente não é raro.[6]

As *tetraciclinas* podem induzir elevação da concentração sérica de ureia, por aumento da produção, sem alteração da TFG, em pacientes com DRC em estágio 2 ou mais avançado. Entretanto, em alguns casos, as tetraciclinas da provocam LRA nesses pacientes.[6]

Lesão renal aguda tóxica causada por contraste radiográfico

A lesão renal por contrastes radiográficos iodados (diatrizoatos, iodotalamatos e iodoipuratos) pode ocorrer após aplicação venosa, arterial ou oral.[4–6,18] Os riscos de haver LRA são maiores em insuficientes renais crônicos, em pacientes com nefropatia diabética, principalmente se houver desidratação, e em casos de hiponatremia. Os sinais podem aparecer em 1 ou 2 dias após a exposição. Os mecanismos fisiopatológicos da IRA induzida por radiocontrastes não são bem conhecidos, mas incluem isquemia renal, lesão direta de células epiteliais renais e obstrução tubular renal por precipitação de proteínas.[6] Em cães, a aplicação intravenosa de contraste radiográfico está associada a vasoconstrição renal e o problema pode ser minimizado se forem utilizados contrastes com osmolalidade baixa.[7]

Lesão renal aguda tóxica causada por solventes orgânicos e metais pesados

O *tetracloreto de carbono*, um solvente para limpeza, se inalado, absorvido pela pele ou ingerido, pode causar LRA por acometimento grave de túbulo contornado proximal. A ingestão de *etilenoglicol*, um anticongelante, causa necrose e degeneração celular, predominantemente do túbulo contornado proximal. Ambos os solventes orgânicos citados são associados a quadro agudo de intoxicação, cujos sinais neurológicos, dentre outros, geralmente antecedem as manifestações de IRA.[4,6,18]

Os *metais pesados*, tais como mercúrio, bismuto e arsênico, são causas conhecidas de LRA, mas as intoxicações por esses agentes não são comuns.[6] A *cisplatina*, um quimioterápico usado para combate ao câncer, contém o metal pesado platina, que é citotóxico.[4,6,18,22]

Lesão renal aguda tóxica causada por pigmentos endógenos

A precipitação de pigmentos heme no lúmen tubular está associada ao desenvolvimento de IRA em casos de hemoglobinúria ou mioglobinúria. Mas, o desenvolvimento de LRA parece depender de fatores predisponentes tais como desidratação, choque, acidose ou anemia.[6] Há mioglobinúria em lesões musculares agudas e extensas (rabdomiólise), com liberação de conteúdo celular para o plasma e a hemoglobinúria resulta de hemólise intravascular com liberação de hemoglobina livre na circulação.[4,6,18] As lesões por pigmentos endógenos também já foram observadas em cães com IRA, como consequência de babesiose (hemoglobinúria) ou de intoxicação por isoniazida (mioglobinúria por rabdomiólise decorrente de convulsão).[19]

Lesão renal aguda tóxica causada por melamina e ácido cianúrico

Melamina, uma substância de uso industrial empregada na produção de plástico, produtos de limpeza, fertilizantes e pesticidas, dentre outros, é uma molécula com grande quantidade de nitrogênio (66% de sua massa). Embora não tenha valor nutritivo, a melamina tem sido adicionada a produtos destinados à alimentação humana ou animal, a fim de adulterar os resultados de testes de teor proteico. O ácido cianúrico, também empregado na indústria como componente de alvejantes, desinfetantes e herbicidas, tem sido encontrado em produtos destinados ao consumo humano e animal. A coexistência de melamina e ácido cianúrico no alimento ingerido resulta na precipitação tubular de cristais de cianurato de melamina, e a ação lesiva é muito maior do que a da melamina ou do ácido cianúrico isoladamente. Já ocorreram dois surtos de insuficiência renal aguda, em cães e gatos, relacionados com a ingestão de ração adulterada pela adição de melamina aos componentes vegetais. O primeiro foi na Ásia, em 2004, atingindo cerca de 6.000 animais e o segundo, em 2007, nos EUA, pode ter afetado mais de dez mil. Em ambos os surtos foram detectados quadro clinicolaboratorial clássico de uremia e sinais histopatológicos indicativos de LRA.[24] Em análises de tecidos de animais afetados detectaram-se melamina e ácido cianúrico. Diferentemente do que acontece na maioria dos casos de LRA por nefrotoxinas, as lesões causadas por cianurato de melamina afetam somente os túbulos renais distais, determinando necrose, dilatação tubular e acúmulo intratubular de cristais.[3,24]

Curso clínico e manifestações da lesão renal aguda isquêmica ou tóxica

O curso clínico da LRA compreende três fases distintas – indução (iniciação), manutenção e recuperação. Além das três fases, classicamente descritas, foi proposta a inclusão da fase de "extensão", que pode ocorrer em LRA causada por isquemia seguida de reperfusão.[9]

O padrão temporal das alterações funcionais e estruturais da LRA, que permite a classificação nas três fases principais, é particularmente caracterizado nas lesões desencadeadas por isquemia.[3,9] Contudo, o curso clínico da LRA tóxica também tem sido descrito do mesmo modo. Ocorre que, imediatamente após o primeiro evento desencadeado pelas nefrotoxinas, caracterizado por lesão de células tubulares, seguem-se alterações hemodinâmicas resultantes de lesão endotelial secundária ao processo de resposta inflamatória. Assim, os fenômenos de hipoxia estarão presentes tanto em LRA tóxica quanto em LRA isquêmica, embora os tipos e a distribuição das lesões primárias predominantes possam variar de acordo com a toxina.

Fase de indução da lesão renal aguda

Clinicamente, o processo tem início no momento em que o agente agressor isquêmico ou tóxico, encontrando-se suficientemente intenso, desencadeia os eventos que resultarão em LRA. A fase de indução pode durar horas ou dias e compreende o período em que o paciente está sujeito ao fator agressor. As lesões, conquanto já iniciadas, ainda não se desenvolveram completamente, mas as funções renais começam a declinar.[3–5,9] A fase de indução é caracterizada por depleção de ATP intracelular e predomínio de lesões subletais das células epiteliais tubulares e das células endoteliais. Tem início a produção de espécies reativas do metabolismo de oxigênio e dos mecanismos inflamatórios. Nessa fase também já são ativados os mecanismos citoprotetores.[9]

Durante a fase de indução, o paciente pode permanecer assintomático, a menos que a causa esteja relacionada com outra condição mórbida predisponente ou desencadeante. Neste caso, o paciente apresentará as manifestações clínicas e laboratoriais pertinentes ao problema primário e, não raramente, tais sinais poderão mascarar, pelo menos temporariamente, as manifestações da IRA. O processo pode ser interrompido ou minimizado no início da fase de indução mas, se não for possível, segue-se a fase de manutenção, que caracteriza a LRA estabelecida.[3,4,6] Também pode haver a fase de "extensão" imediatamente após a de indução.[9]

Fase de "extensão" da lesão renal aguda

A fase de "extensão" (observada na LRA isquêmica), que se segue à fase de indução da LRA isquêmica, caracteriza-se por amplificação do processo determinado pela agressão inicial, em decorrência de isquemia prolongada seguida de reperfusão. Sob tal circunstância, ao retornar o fluxo sanguíneo cortical, tem início o processo regenerativo, mas, também, os túbulos sofrem morte celular como resultado da "lesão de reperfusão" secundária à formação de radicais livres. Contudo, lesão endotelial e disfunção da vasculatura renal parecem ter um papel ainda mais relevante do que a reperfusão no desencadeamento da fase de extensão. Apesar do restabelecimento da perfusão, a medula renal permanece com intensa redução do fluxo sanguíneo. A persistência da hipoxia, mais precisamente na medula externa ou área próxima à junção corticomedular, parece ser a causa principal do agravamento das lesões. Como consequência, dá-se a morte de células epiteliais de outros segmentos tubulares, com descamação e obstrução tubular, lesão endotelial com perda celular e aumento da vasoconstrição, e ampliação do processo inflamatório. Embora haja agravamento das lesões e redução progressiva da TFG, o diagnóstico nesta fase da LRA ainda é considerado precoce, pois viabiliza intervenção terapêutica ativa.[9]

Fase de manutenção da lesão renal aguda

Na fase de manutenção, as lesões do parênquima renal já estão estabelecidas, a TFG se mantém baixa, o que resulta em azotemia progressiva e uremia.[4,6,9] Tanto o epitélio tubular quanto o endotélio experimentam, simultaneamente, lesão (necrose e apoptose) e regeneração celular. O equilíbrio entre estes dois eventos determinará a gravidade e a duração dessa fase.[9] Comumente, a fase de manutenção tem duração de 1 a 2 semanas, mas este período pode variar de alguns dias até 4 a 6 semanas. O volume de urina produzido nessa fase é influenciado tanto pela causa da LRA como pela gravidade das lesões. Alguns pacientes apresentam LRA anúrica ou oligúrica, enquanto outros produzem volume de urina maior, caracterizando o quadro denominado LRA não oligúrica. As medidas terapêuticas que tenham sido adotadas na fase de indução e as utilizadas durante a fase de manutenção podem modificar substancialmente a produção de urina. De modo geral, pacientes com lesões de gravidade moderada, com nefrotoxicidade por aminoglicosídios e aqueles que receberam diuréticos potentes durante a fase de indução são do tipo não oligúrico. Nos casos de oligúria, ou mesmo anúria, a condição pode ser revertida para LRA não oligúrica, se a causa for removida ou controlada, se o estado geral do paciente for favorável e se a intervenção terapêutica for apropriada.[4,6–8]

O volume de urina do paciente não oligúrico é um aspecto muito relevante para as considerações clínicas. Em muitos pacientes, a urina eliminada alcança o volume normal ou até atinge proporções poliúricas, enquanto os sinais de uremia seguem inalterados ou pioram. Este tipo de apresentação clínica, observada na maioria das vezes, é associado à lesão do túbulo contornado proximal. Enquanto o epitélio não for regenerado, este segmento tubular deixa de fazer a reabsorção adequada de água (75% no túbulo contornado proximal normal) e, mesmo com um número insuficiente de néfrons funcionantes, o volume de urina fica alto.

Durante a fase de manutenção, as taxas do aumento progressivo das concentrações séricas de ureia e creatinina (azotemia) e da produção de ácidos fixos (acidose metabólica), estão relacionadas com as causas da LRA e às complicações metabólicas da IRA. Nos pacientes hipermetabólicos em decorrência de sepse, trauma extenso ou queimaduras, o aumento da ureia sérica pode ser mais rápido e relativamente maior.[6] Em rabdomiólise com LRA secundária à mioglobinúria, há liberação de creatinina, fósforo e potássio da musculatura esquelética, o que resulta em aumento rápido da creatinina sérica, além de hiperpotassemia grave e hiperfosfatemia. Em muitos casos de IRA ocorre hipocalcemia, entretanto a tetania hipocalcêmica não é comum. É possível que as crises tetânicas sejam prevenidas por redução da irritabilidade neuromuscular dada pela acidose e hipermagnesemia. O estado de acidose também pode reduzir a quantidade de cálcio ligado à albumina, e aumentar a fração de cálcio ionizado. Outra consequência do estado catabólico é a liberação do potássio intracelular, que pode provocar hiperpotassemia, independentemente da causa da LRA ou das fontes exógenas de potássio.[6]

O conjunto de alterações da composição dos líquidos do organismo, marcada por faltas e excessos decorrentes da grave redução da TFG e das falhas funcionais tubulares, resulta no desenvolvimento de uremia.[5] Os primeiros sinais da uremia aguda são anorexia, náuseas e vômito. As ulcerações gastrentéricas são comuns e pode haver melena. Em ocorrências mais graves, principalmente se o paciente já tiver gastrite, defeito funcional plaquetário ou estiver sob tratamento com AINE[19], o sangramento das úlceras pode causar a morte (Figura 158.3).[5,19] O sistema circulatório não é afetado diretamente pelas toxinas urêmicas, mas se houver sobrecarga de volume pode surgir insuficiência cardíaca congestiva e hipertensão. Algumas vezes ocorrem arritmias cardíacas consequentes a distúrbio eletrolítico ou por intoxicação em pacientes sob tratamento com digitálicos. Raramente se observa pericardite. As manifestações neurológicas vão de letargia a estupor, além de coma e convulsão. Pode existir anemia nos casos de perda de sangue pelo sistema digestório, principalmente se houver defeito funcional de plaquetas.[5]

As infecções são causas comuns de morte em IRA, especialmente com trauma ou curso clínico longo. Os pacientes urêmicos são muito mais suscetíveis às infecções, inclusive do próprio sistema urinário, e seus processos de cicatrização de feridas e de reparação de fraturas são pouco eficientes, fatos que complicam a recuperação de muitos dos pacientes com LRA.[5,6]

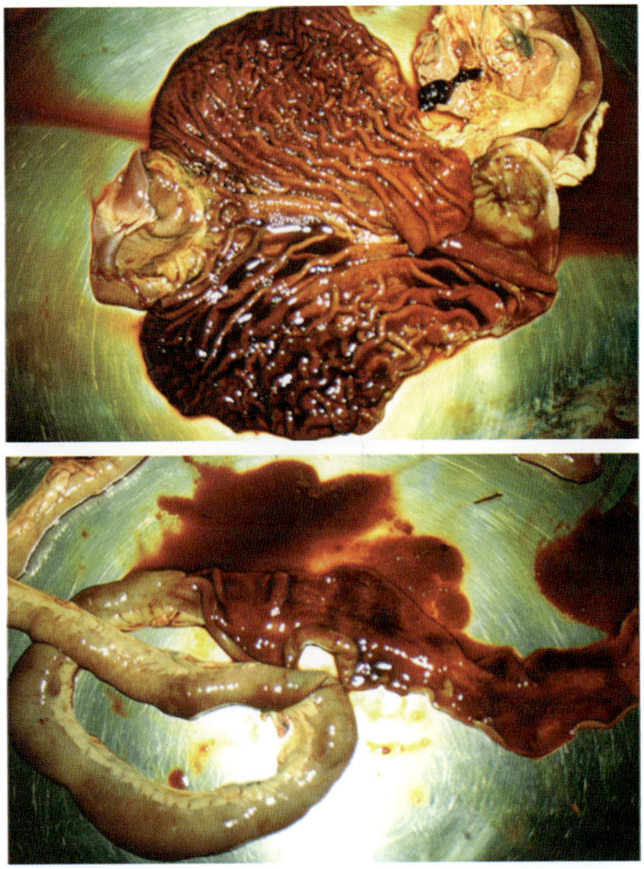

Figura 158.3 Hemorragia em estômago e intestino de cão devido à insuficiência renal aguda associada à administração de anti-inflamatório não esteroide. A hemorragia aguda determinou o óbito por choque hipovolêmico.

Fase de recuperação da lesão renal aguda tóxica ou isquêmica

A LRA tóxica ou isquêmica é um processo potencialmente reversível e a fase de recuperação se caracteriza por regeneração celular e reparo tubular com aumento progressivo da TFG em direção à normalidade.[6,9] O tempo de reparação tubular varia entre poucos dias a 2 semanas, mas pode ser maior dependendo da gravidade das lesões. Durante a fase ativa das lesões (fase de manutenção), a TFG está intensamente reduzida e, na medida em que se dá a reparação tubular (fase de recuperação), vai havendo diminuição de NaCl no líquido tubular apresentado à mácula densa, o que é a sinalização para aumentar a TFG.[8]

A melhora rápida e progressiva da função renal manifesta-se por diminuição na taxa de aumento das concentrações séricas de ureia e creatinina, seguida de queda destes valores. No início da fase de recuperação ainda existem disfunções tubulares e glomerulares e, assim, o balanço hidreletrolítico continua a merecer atenção máxima.[6,7] Nos acometimentos de LRA inicialmente anúrica ou oligúrica decorrente de perda celular intensa (necrose e apoptose do epitélio tubular), conforme vai sendo solucionado o processo de obstrução, em cada túbulo individualmente, restabelece-se o fluxo luminal. Contudo, por não ter sido completada, ainda, a regeneração celular, há falha de reabsorção de água e sódio. Estes eventos vão acontecendo em número cada vez maior de néfrons e, como consequência, o paciente apresenta aumento progressivo do volume urinário, caracterizando a "fase diurética" da LRA. Naqueles que desenvolveram uremia grave e acúmulo de água, sódio e ureia durante a fase de manutenção, a diurese subsequente pode ser excessiva e comprometedora.[6–8]

Havendo progressão satisfatória dos processos de restauração tubular em combinação com o restabelecimento da TFG em direção à normalidade, verifica-se que o paciente começa a produzir urina cada vez mais adequada às necessidades do organismo. Desaparecem a azotemia e as manifestações clínicas da uremia; aumenta a disposição geral e o paciente volta a ter apetite. A urina, antes volumosa e com densidade baixa, gradativamente fica mais concentrada. Contudo, nos casos mais graves, o processo de reparação pode ser lento e, muitas vezes, incompleto marcado por perdas de microvasculatura e túbulos.[4,6–9] Após a alta, sinais de melhora adicional da função renal podem ser observados durante os meses subsequentes. Apesar da recuperação da capacidade de manter a homeostase, muitos pacientes ficam com a TFG persistentemente abaixo do valor normal em razão da perda de néfons. Também são comuns os déficits moderados e permanentes das capacidades de concentrar e de acidificar a urina.[4,6–9]

Doença tubulointersticial aguda

Dentre as doenças renais caracterizadas morfologicamente como tubulointersticiais, destacam-se, como causas de IRA, a pielonefrite aguda e a nefrite tubulointersticial aguda ou, simplesmente, nefrite intersticial aguda (NIA). Enquanto a pielonefrite tem como causa a infecção bacteriana do parênquima renal, a NIA pode ser determinada por uma variedade relativamente ampla de agentes causais ou se apresentar como enfermidade idiopática (Quadro 158.3).[4,6,18]

Nefrite intersticial aguda

NIA pode ser parte das manifestações de algumas enfermidades infecciosas ou de doenças imunomediadas ou, ainda, decorrer de reações adversas a medicamentos.[3,6,22,25,26] De modo geral, as causas sistêmicas (infecciosas ou imunomediadas) desencadeiam doença renal por retenção de antígenos ou complexo antígeno-anticorpo nos glomérulos. Porém, em alguns casos, a deposição se faz em componentes tubulares ou intersticiais, onde desencadeiam lesões de curso crônico ou, mais raramente, NIA e possível IRA, como observado em lúpus.[6,26] A infecção por leptospira constitui uma exceção, pois além das várias alterações sistêmicas que podem trazer consequências renais, o microrganismo infecta preferencialmente o parênquima renal. Há evidências de que no homem a maioria das nefrites intersticiais de causa conhecida são induzidas por medicamentos, embora as doenças infecciosas tenham sido as principais causas diagnosticadas no passado.[6] Em cães, a leptospirose é uma causa comum de NIA e deve ser considerada nas ocorrências de IRA.[19,25] Por outro lado, a incidência de NIA provocada por reação de hipersensibilidade a medicamentos em cães e gatos permanece como uma interrogação. Provavelmente, a escassez de relatos em medicina veterinária se deva à falta de diagnóstico e à possível confusão com necrose tubular aguda (LRA). De fato, existem medicamentos, como por exemplo AINE, diuréticos, sulfas, antibióticos, dentre muitos outros, que podem causar LRA isquêmica ou tóxica, como também NIA por reação de hipersensibilidade.[3,4,18,25,26] A questão do diagnóstico diferencial entre as duas doenças pode ser fundamental para alguns pacientes que poderiam ser beneficiados por tratamento específico.

Todas as formas de nefrites tubulointersticiais são caracterizadas por processo imunomediado que desencadeia reação inflamatória intersticial e tubular em menor escala. As lesões imunomediadas têm como alvo a membrana basal, as células tubulares ou a matriz extracelular. As células implicadas com maior frequência nas reações iniciais são as do túbulo contornado proximal, mas em alguns pacientes ficam comprometidas células do ramo ascendente da alça de Henle e do túbulo contornado distal (provável relação com a proteína de Tamm-Horsfall). As reações imunes contra componentes renais estão relacionadas com antígenos exógenos tais como medicamentos e produtos de agentes infecciosos. Os mecanismos imunopatogênicos envolvem respostas imunes com diferentes graus de participação tanto humoral quanto celular. Em cada caso, o tipo e a localização das lesões tubulointersticiais estão relacionadas com a natureza do antígeno e a sua distribuição no parênquima renal (matriz extracelular, superfície celular, membrana basal etc.).[26] Assim, a distribuição das lesões intersticiais é bem variada e o comprometimento tubular pode ser generalizado ou afetar apenas determinado segmento. Portanto, o conjunto de lesões pode diferir muito de um caso para outro.

Essa doença se caracteriza morfologicamente por edema, infiltração celular no interstício renal (difusa ou multifocal), lesões tubulares e ausência de fibrose. O infiltrado celular, composto de linfócitos, monócitos e eosinófilos, circunda os túbulos e pode haver ruptura da membrana basal. Nos túbulos são observadas áreas de necrose, regeneração celular e atrofia. No lúmen tubular podem ser encontrados cilindros leucocitários e, ocasionalmente, cilindros hemáticos de sangue oriundo do interstício. Nas ocorrências de IRA determinada por NIA, há diminuição da TFG, entretanto, a patogênese não está bem definida, pois os glomérulos e vasos costumam estar normais.[6] É possível que a filtração glomerular seja reduzida por fatores como edema intersticial, obstrução tubular e liberação de agentes vasoativos.[22]

Nefrite intersticial aguda induzida por medicamentos

As lesões da nefrite intersticial causadas por medicamentos não são mediadas por toxicidade direta como ocorre em LRA tóxica, mas sim por reação de hipersensibilidade. Qualquer medicamento tem potencial para causar reação de hipersensibilidade com envolvimento renal, mas os mais implicados em humanos são alguns antimicrobianos e diuréticos (Quadro 158.5).[26] As reações de hipersensibilidade aos medicamentos são classicamente representadas por aquelas

Quadro 158.5 Medicamentos já descritos como causa de nefrite tubulointersticial em humanos.

Antibióticos	Penicilina, meticilina, ampicilina, amoxicilina, cefalosporinas, sulfonamidas, tetraciclinas, eritromicina, kanamicina, gentamicina
Analgésicos e anti-inflamatórios não esteroides	Ácido acetilsalicílico, paracetamol, ibuprofeno, carprofeno, naproxeno, flunexima-meglumina, fenilbutazona, fenacetina
Diuréticos	Tiazida, furosemida, triantereno
Outros	Alopurinol, captopril, cimetidina, diazepam, D-penicilamina, fenobarbital, losartana, omeprazol

causadas pela meticilina.[6,26] As sulfas, embora conhecidas como causa potencial de insuficiência renal determinada por precipitação de cristais nos túbulos renais, também podem acarretar NIA por reação de hipersensibilidade, com manifestações similares às determinadas pela meticilina. Os diuréticos em geral causam IRA por distúrbios inicialmente pré-renais, mas as tiazidas e a furosemida têm maior potencial para causar NIA por reação de hipersensibilidade, conquanto as ocorrências sejam raras.[6]

A gravidade da NIA induzida por medicamentos é variável. Pode haver de simples anormalidade do sedimento urinário até desenvolvimento de IRA. Os mecanismos imunes por meio dos quais os fármacos ou um de seus metabólitos induzem a NIA podem variar de acordo com o agente, conforme tem sido demonstrado em modelos experimentais. A substância pode:

- Ligar-se a um componente normal da membrana basal tubular e agir como um hapteno
- Mimetizar um antígeno normalmente presente na membrana basal tubular ou no interstício e induzir resposta imune
- Ligar-se à membrana basal ou depositar-se no interstício e agir como um antígeno
- Induzir a produção de anticorpos e a formação de imunocomplexos circulantes que seriam depositados no interstício.[26]

As características histológicas de NIA induzida por medicamentos, descritas cuidadosamente em humanos e em modelos experimentais, podem ser referências para exame de amostras provenientes de pacientes veterinários. O infiltrado inflamatório intersticial pode ser difuso, mas geralmente se apresenta em padrão focal distribuído principalmente no córtex interno e na medula externa. Os elementos predominantes são células T e monócitos/macrófagos, mas também são encontrados plasmócitos, eosinófilos e poucos neutrófilos. Eventualmente, o infiltrado dá origem a granulomas não necróticos. Também se encontra lesão denominada tubulite, caracterizada pela infiltração de células T através da membrana basal tubular. As lesões tubulares variam desde grau leve até necrose celular extensa e rompimento de membrana basal, além de haver aumento do espaço entre túbulos por edema intersticial. Os glomérulos e outros vasos sanguíneos parecem normais à microscopia óptica comum.[26]

Curso clínico e manifestações

Ainda não existem dados específicos sobre a NIA por medicamentos em cães e gatos. Este tipo de doença surge quando o paciente apresenta reação adversa a um medicamento administrado de acordo com as recomendações terapêuticas e, portanto, requerem-se muitos relatos bem investigados até que se possam identificar os sinais que caracterizam a doença. Para nortear o clínico em suspeita da NIA por medicamento, sugerem-se os dados obtidos de modelos experimentais e de pacientes humanos, como se segue.

As manifestações clínicas de NIA induzida por medicamentos têm início cerca de 3 semanas ou mais após o começo do tratamento, ou logo depois, se utilizado um medicamento que já tenha sido administrado ao paciente em outra ocasião. As lesões renais podem ser leves e sem consequências imediatas, mas também podem ser graves e resultar em NIA estabelecida e IRA. As manifestações da insuficiência renal são as mesmas observadas em outras doenças renais agudas, mas os sinais inerentes à doença renal, no caso a NIA, variam tanto em função da causa (tipo de medicamento) quanto das respostas individuais dos pacientes.[6,26] Sabe-se que, nas reações de hipersensibilidade aos antibióticos, os sinais de NIA podem persistir dias ou semanas após a suspensão da medicação.[6] Assim, é possível receber um paciente com sinais da doença e que já não esteja recebendo qualquer medicação há algumas semanas. Ou seja, nessa situação, o histórico pode vir a ser a única pista sobre a causa da disfunção renal.

Em seres humanos, alguns casos são marcados por sinais extrarrenais da reação de hipersensibilidade ao medicamento, que incluem febre, erupções cutâneas e dores articulares. Contudo, a maioria dos pacientes apresenta somente um ou nenhum destes sinais, restando apenas o histórico de exposição ao fármaco coincidindo com os da doença renal e da uremia. Independentemente dos sinais manifestados e do histórico, o diagnóstico definitivo é feito por biopsia.[26]

As manifestações clínicas da NIA induzida por medicamentos podem ser dor renal, febre persistente e redução do volume de urina.[22,26] Entretanto, estes sinais são muito variáveis e nem sempre se manifestam conjuntamente. A urinálise é importante para o diagnóstico de NIA e os achados são piúria, hematúria, eosinofilúria e proteinúria leve. Cilindros leucocitários podem aparecer na urina.[22,26] Em NIA induzida por AINE, contudo, a proteinúria pode ser grave, pois existe lesão glomerular mínima.[26] Para humanos, se os eosinófilos constituem mais que 10% do número total de leucócitos encontrados no sedimento urinário, aumenta a probabilidade de ser NIA induzida por medicamento. A identificação de eosinófilos ao exame de sedimento urinário requer coloração específica da lâmina.[26] Não há relatos sobre a importância da eosinofilúria para o diagnóstico de NIA induzida por medicamentos em cães e gatos.

Nefrite intersticial aguda induzida por leptospira

Leptospirose, doença infecciosa que pode provocar a morte, é uma zoonose importante pela ampla possibilidade de contágio humano, uma vez que acomete animais de companhia, de rebanho e silvestres. Principalmente em zonas endêmicas ou sob surto epidêmico, a leptospirose é uma causa frequente de IRA em cães, no mundo todo.[6,19] Os gatos, embora sejam mais resistentes, também podem adquirir a doença e desenvolver NIA e IRA.[25] A leptospirose em cães pode ser causada por diversos sorovares patogênicos (*canicola, icterohaemorrhagiae, bratislava, grippotyphosa, hardjo, pomona, australis, ballum* e *autumnalis)* de espiroquetas do gênero *Leptospira* das espécies *L. interrogans* e *L. kirscheneri*.[19,25] A infecção pode ser assintomática ou originar enfermidade caracterizada por alterações do sangue e vasos sanguíneos, fígado e rins em proporções e combinações variadas. A maioria dos cães com leptospirose apresenta a forma renal com ou sem alteração de outros órgãos.[19,25] As lesões renais são clássicas de NIA e comumente os sinais de IRA são precedidos pelas manifestações sistêmicas da leptospirose.

Curso clínico e manifestações

Os cães são reservatório natural para o sorovar canicola e também servem de hospedeiro secundário para muitos outros sorovares de leptospira. Após infecção, o cão pode permanecer assintomático ou desenvolver quadro clínico de leptospirose, que varia em intensidade e abrangência de acordo com o sorovar envolvido e o *status* imunológico do paciente.[19] O quadro de IRA comumente é precedido e acompanhado pelas manifestações sistêmicas da leptospirose (febre, apatia, inapetência, dores no corpo, leucocitose e, eventualmente, hemorragias petequiais), muitas das quais podem ser agravadas pela uremia (Figura 158.4). Os pacientes perdem peso rapidamente por desidratação e também por hipercatabolismo grave (Figura 158.5 A e B) A duração das manifestações clínicas

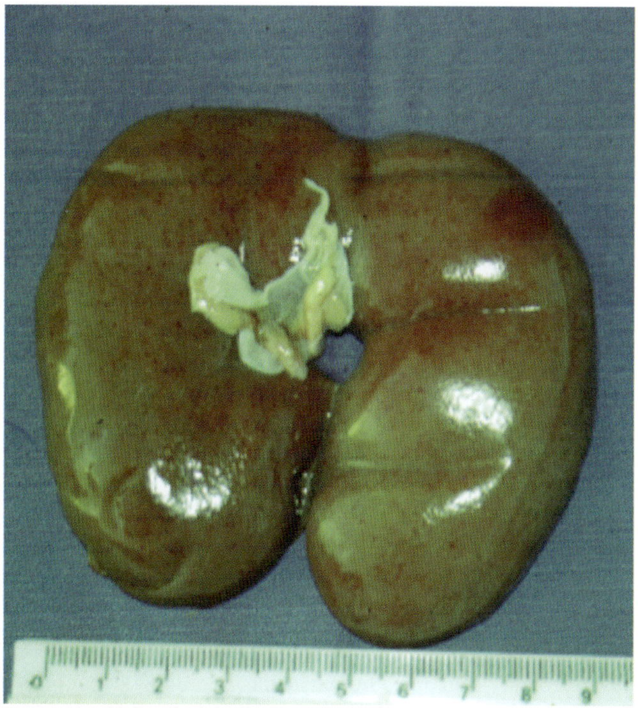

Figura 158.4 Rim de cão com nefrite intersticial aguda causada por leptospirose. Notar hemorragia puntiforme (petéquias) distribuída na superfície renal (cápsula renal removida).

varia de 1 a 3 semanas. O quadro de icterícia, com muita frequência lembrado como um dos sinais mais relevantes da leptospirose, na verdade ocorre em um percentual relativamente pequeno de cães afetados pela doença em nosso meio.

As manifestações clínicas mais observadas em cães com leptospirose são comuns a outras enfermidades que também causam IRA. Assim, recomenda-se sempre o diagnóstico etiológico. O emprego de testes sorológicos é muito difundido e os resultados são excelentes.

O prognóstico é reservado pois, embora a enfermidade possa causar a morte, a maioria dos pacientes tratados adequadamente recupera as funções renais normais.[6,19] Todavia, é possível que haja lesão permanente e déficit funcional renal, além de outras sequelas da leptospirose. Em alguns pacientes, as lesões vasculares são muito graves e pode haver necrose de língua e, eventualmente, morte súbita por tromboembolia mesmo após a recuperação da função renal.

Pielonefrite aguda

A pielonefrite aguda, eventualmente denominada apenas nefrite, é causada por infecção dos rins.[3] Ainda que seja uma doença renal tubulointersticial bastante comum, dificilmente resulta em IRA.[4,6,25] Em parte, isso se deve a que a pielonefrite aguda costuma ser unilateral. No entanto, pielonefrite aguda em paciente com doença renal preexistente culmina em IRA.[5,6]

A maioria das pielonefrites é causada pela *Escherichia coli*, mas também são diagnosticadas infecções do trato urinário por bactérias dos gêneros *Staphylococcus*, *Streptococcus*, *Proteus*, *Pseudomonas*, *Enterococcus* e *Klebsiella*. Muito raramente são descritas infecções por fungos. Os agentes infecciosos podem atingir o parênquima renal por via ascendente, a partir do trato urinário inferior ou do trato genital, ou por via hematógena. A pielonefrite aguda se caracteriza por inflamação intersticial e necrose celular de distribuição difusa ou multifocal.[3,25] Diferindo dos demais tipos de NIA, o infiltrado celular do interstício renal em pielonefrite aguda é constituído principalmente de polimorfonucleares.[6] Podem surgir abscessos que, eventualmente, resultem em deformidade renal se forem suficientemente grandes (Figura 158.6).

As pielonefrites são mais comuns em indivíduos que apresentem algum fator predisponente ao acesso de bactérias e à colonização do urotélio. Esses fatores são defeitos anatômicos do trato urinário, distúrbios da micção, cateterização urinária, terapia imunossupressora, diabetes *mellitus*, hiperadrenocorticismo, insuficiência renal crônica, urolitíase, infecção do trato urinário inferior e outros.[3,25]

Curso clínico e manifestações

A semelhança entre as diversas formas de nefrite tubulointersticial é grande, o que dificulta a diferenciação clínica.[25] Os pacientes com pielonefrite aguda apresentam dor renal, febre

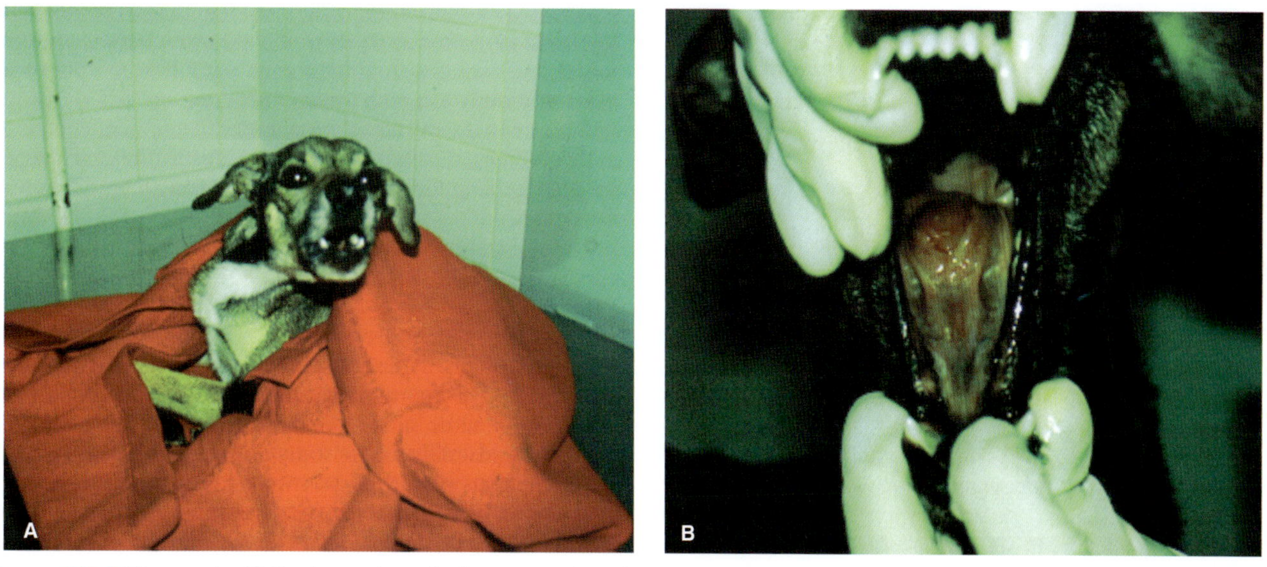

Figura 158.5 Cão com insuficiência renal aguda decorrente de nefrite intersticial aguda causada por leptospirose. Notar perda de massa muscular que torna a cabeça e a área de escápula mais angulosas (paciente adequadamente hidratado) (**A**) e perda de toda a porção livre da língua após necrose (**B**).

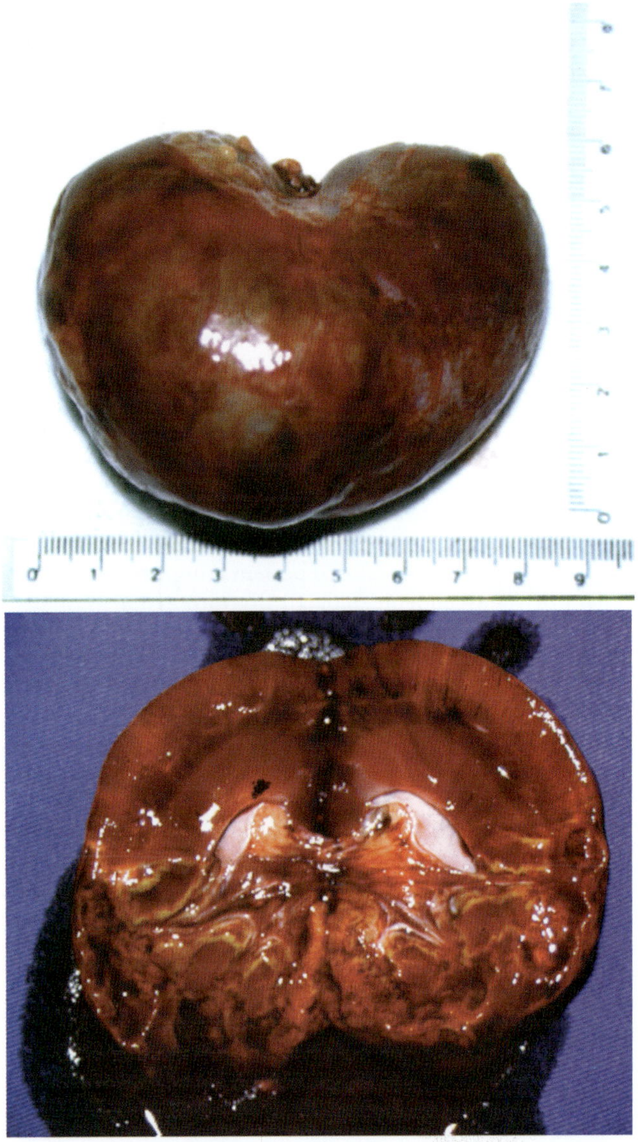

Figura 158.6 Pielonefrite aguda em rim de cão com insuficiência renal aguda. Notar abscesso e hiperemia intensa. O paciente foi a óbito por choque séptico.

e leucocitose, mas estes sinais também ocorrem em leptospirose e em reações de hipersensibilidade aos medicamentos. A piometra, afecção muito comum em cadelas, marcada por leucocitose, frequentemente resulta em IRA e, portanto, também deve ser considerada no diagnóstico diferencial de pielonefrite. Algumas vezes, o paciente com pielonefrite aguda mostra quadro clínico muito grave em decorrência de septicemia e o óbito é provável.

Glomerulopatias e outros distúrbios da vasculatura renal

Qualquer alteração vascular persistente que diminua intensamente o fluxo sanguíneo renal e cause redução abrupta e persistente da TFG pode resultar em IRA. Os problemas vasculares renais podem ser restritos aos capilares glomerulares (glomerulopatias) ou estar relacionados com oclusões vasculares determinadas por êmbolos, trombos ou vasculites na rede arterial.

Glomerulopatias

As doenças glomerulares podem ser primárias, idiopáticas ou secundárias a um grande número de doenças sistêmicas (infecciosas, parasitárias, inflamatórias, endócrinas, metabólicas, neoplásicas e familiais). O curso clínico pode ser agudo ou crônico e as consequências possíveis incluem síndrome nefrótica e insuficiência renal.[27] As lesões glomerulares primárias podem provocar IRA de modo direto ou indireto. De acordo com a classificação morfológica, que é a mais usada para cães e gatos, as glomerulopatias que podem ser causa direta de IRA são as formas agudas de glomerulonefrite proliferativa (GNP) e glomerulonefrite membranoproliferativa (GNMP).[27] Na maioria das vezes, a GNMP é induzida por doença infecciosa persistente e a GNP é secundária a diversas doenças sistêmicas.[27] As glomerulopatias de curso agudo podem resultar em IRA por redução da TFG devido à vasoconstrição intrarrenal e à diminuição do coeficiente de ultrafiltração glomerular.[6]

Algumas doenças infecciosas ou inflamatórias têm sido relacionadas com a doença glomerular aguda e IRA, muitas vezes de curso fatal. São citadas a glomerulopatia por reação imune observada na infecção por *Borrelia burgdorferi* e a glomerulonefrite grave que surge em leishmaniose. Também há descrição da síndrome denominada vasculopatia cutânea e glomerular do Greyhound, cujas lesões renais são semelhantes às da síndrome hemolítico-urêmica, relatada em seres humanos, causada por uma cepa de *E. coli* produtora da toxina Shiga.[3] Embora não haja citação detalhada, a glomerulopatia por lesão mínima observada em erliquiose aguda também está incluída como possível causa de IRA.[3]

Em humanos, é bem descrito o quadro de GNP difusa aguda pós-estreptocócica, denominado síndrome nefrítica (diferenciar de síndrome nefrótica), caracterizado por hematúria glomerular reconhecida pela presença de cilindros hemáticos, diminuição da TFG, oligúria, hipertensão, proteinúria leve e azotemia.[6] Contudo, não existem informações consistentes sobre as etiologias e formas de apresentação clínica da GNP em cães e gatos.[27]

As doenças descritas como glomerulonefrite membranosa, glomerulonefrite por lesões mínimas e amiloidose renal, além das já mencionadas GNMP e GNP, podem ser crônicas. Uma característica marcante dessas doenças glomerulares é a proteinúria intensa. Em muitos casos, a perda de proteínas plasmáticas é suficientemente intensa para causar síndrome nefrótica.[27] Tromboembolia é uma complicação comum da síndrome nefrótica consequente à perda urinária de proteínas plasmáticas de baixo peso molecular. A deficiência de antitrombina III, provocada pela perda urinária, resulta em hipercoagulabilidade e os próprios rins, já doentes, podem ser alvo dos trombos.[28] Nesses casos, pode haver IRA por trombose renal como consequência direta da síndrome nefrótica e não da doença glomerular preexistente.[6,27]

Curso clínico e manifestações

Além dos sinais relacionados com a insuficiência renal, o paciente com glomerulonefrite aguda (GNA) apresenta redução do volume de urina e pode haver hipertensão arterial.[27] Há redução da excreção de sódio e água. A retenção de sódio, que complica o quadro de GNA, parece resultar da combinação entre diminuição da carga filtrada, devido à insuficiência glomerular, e manutenção ou aumento da reabsorção de sódio pelo túbulo distal. Os mecanismos não estão bem estabelecidos, entretanto, como demonstrado em cães, parecem envolver fatores intrarrenais e não hormônios circulantes.[22]

Os pacientes com GNA grave apresentam modificação do sedimento urinário, devido à passagem de proteínas e células para o filtrado glomerular. Eritrócitos e cilindros são encontrados à sedimentoscopia.[22,27]

Doenças oclusivas dos vasos renais

Os vasos sanguíneos renais podem ser obstruídos por êmbolos ou trombos e também estão sujeitos às vasculites. A etiologia das tromboses inclui lesão endotelial, anormalidades do fluxo sanguíneo e hipersensibilidade ou falha dos mecanismos hemostáticos.[3,28] As oclusões trombóticas bilaterais agudas que comprometem a circulação de áreas renais extensas ou os glomérulos, assim como a vasculite renal, podem resultar em IRA. Em pequenos animais, as causas mais comuns das condições trombóticas são as lesões de endotélio vascular por agentes infecciosos ou por deposição vascular de imunocomplexos.[28] Mas a trombose também pode ser uma complicação da síndrome nefrótica decorrente de glomerulopatia crônica, e de doenças tais como hiperadrenocorticismo, diabetes *mellitus*, enteropatia com perda de proteína, neoplasias e doenças mieloproliferativas.[28]

A vasculite, caracterizada por inflamação e necrose de vasos sanguíneos, é um fator importante em muitas doenças de cães e gatos, e em algumas síndromes pode ocorrer IRA.[3] Os vasos alvos da vasculite renal diferem, dependendo da síndrome presente. Podem estar implicadas as artérias interlobulares e arqueadas, capilares e vênulas, somente capilares peritubulares, ou capilares glomerulares.[6] Vasculites podem ser secundárias a doenças infecciosas, reações a medicamentos ou a doenças tais como o lúpus eritematoso, mas em muitos casos tem causa desconhecida.[29] A vasculite por hipersensibilidade, que envolve mecanismos imunomediados, é a forma mais comum nos animais. Esta síndrome acomete muitos órgãos, mas há predomínio das formas cutâneas. Quando os rins estão comprometidos, são afetados os capilares glomerulares. Raramente existem lesões cutânea e renal simultaneamente.[29] Poliarterite nodosa é uma doença polissistêmica, de causa desconhecida, associada à vasculite necrosante. Além de outros órgãos, os rins são afetados e as manifestações da síndrome podem incluir IRA.[29] As arterites podem ser secundárias a doenças infecciosas, reações a medicamentos ou a doenças tais como o lúpus eritematoso, e assim ter etiologia conhecida, mas muitas vezes a causa é desconhecida.[6,29]

Curso clínico e manifestações

Estenose arterial, oclusão parcial por êmbolo ou trombo e vasculite de vasos de calibre grande ou médio acarretam manifestações semelhantes às da azotemia pré-renal e a urinálise não mostra alterações significativas. As vasculites de vasos pequenos, além dos distúrbios isquêmicos, podem originar inflamação glomerular com achados de sedimentoscopia semelhantes aos da glomerulonefrite proliferativa aguda.[22] Outros sinais podem ser apresentados pelo paciente de acordo com os demais órgãos ou sistemas também envolvidos. Tanto em tromboses de artérias quanto em vasculites, dor na região do flanco pode ser o único sinal manifestado pelo paciente na fase inicial, e o diagnóstico definitivo requer arteriografia renal.[6,28]

As veias renais podem sofrer oclusão por trombos e nos acometimentos bilaterais agudos a IRA é uma possibilidade. Os sinais podem ser dor na região do flanco e geralmente há hematúria e proteinúria, mas o diagnóstico definitivo requer venografia renal.[6,28]

▪ Outras causas

A hipercalcemia pode causar IRA por vasoconstrição intrarrenal por efeito direto do cálcio sobre a vasculatura renal. Adicionalmente, há diminuição da capacidade tubular de reabsorção de sódio e da responsividade do ducto coletor à vasopressina, resultando em natriurese e diurese com possibilidade de retração de volume. O quadro de IRA pode ser revertido pela reposição de volume e correção da hipercalcemia.[6] Em algumas circunstâncias existe ainda hiperfosfatemia grave, que resulta em precipitação intratubular de fosfato de cálcio, aumentando a possibilidade de ocorrer IRA.[6] Em cães e gatos, as causas mais frequentes de aparecimento de hipercalcemia com desenvolvimento de IRA estão relacionadas com a ingestão acidental ou administração de superdose de vitamina D (Figura 158.7).[19]

Alguns medicamentos podem causar IRA por precipitação intratubular. As sulfonamidas são mais apontadas, mas outros fármacos também podem obstruir os túbulos. Hidratação adequada do paciente, durante o tratamento, pode prevenir a precipitação.[6]

▪ Diagnóstico

O primeiro desafio para o veterinário, ao examinar um paciente com sinais de IRA, é o de levantar a hipótese de que os rins possam estar envolvidos no problema. Isto se deve à falta de especificidade das manifestações clínicas de IRA ou à aparente dissociação entre as manifestações e a incapacidade funcional dos rins. De fato, o paciente com insuficiência renal manifesta os sinais de síndrome urêmica que traduzem as dificuldades funcionais de diversos tecidos, órgãos e sistemas em razão de quebra da homeostase provocada pela incapacidade renal. Os sinais da síndrome urêmica são de natureza sistêmica e estão relacionados com as alterações da composição dos líquidos orgânicos.[5]

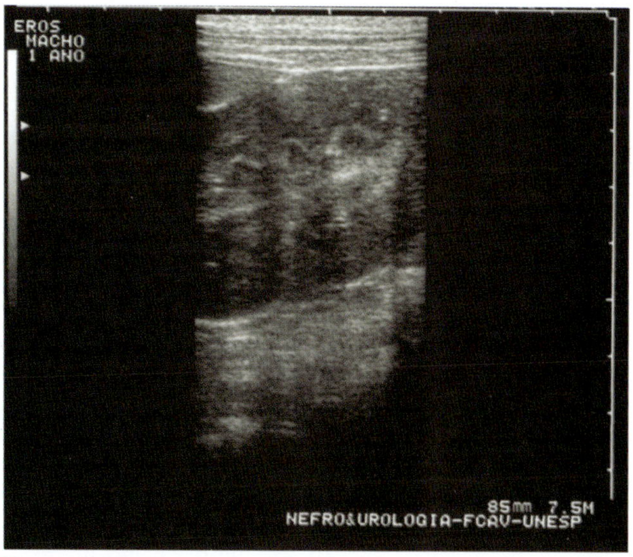

Figura 158.7 Ultrassonografia de rim de cão Labrador Retriever, de 1 ano de idade, com insuficiência renal aguda. Havia histórico de administração de vitamina D a intervalos de 15 dias. Notar a nefrocalcinose medular e tubular, caracterizada por áreas hiperecoicas e sombras acústicas discretas.

Além dos sinais da síndrome urêmica, as demais manifestações clínicas e laboratoriais apresentadas pelo paciente podem variar amplamente em função da causa ou do tipo de doença renal aguda, das complicações, da preexistência de DRC e das possíveis comorbidades. Considerando o conjunto de informações, achados clínicos e laboratoriais do paciente com surto de azotemia, é possível categorizar o quadro como:

- Insuficiência circulatória – azotemia pré-renal
- IRA – azotemia renal
- IRA complicada por insuficiência circulatória – azotemia renal e pré-renal
- Agravamento abrupto de DRC – azotemia renal
- DRC complicada por insuficiência circulatória – azotemia renal e pré-renal
- Retenção urinária – azotemia pós-renal.[3]

Para o paciente com uremia aguda de causa renal, o plano diagnóstico deve abranger:

- Identificação imediata de condições que requeiram tratamento de urgência
- Identificação do tipo e da etiologia da doença renal em curso
- Investigação de possíveis comorbidades e fatores agravantes.

No momento da admissão do paciente, a avaliação deve incluir histórico, exame físico e exames complementares essenciais – urinálise, avaliação do débito urinário, estimativa das excreções urinárias de sódio e de proteína, perfil bioquímico sérico e hemograma. O diagnóstico por imagem, sempre indicado, pode ser feito de imediato ou nas horas subsequentes. Devem ser realizados outros exames que se fizerem necessários para cada caso em particular, de modo a caracterizar melhor a condição do paciente (p. ex., testes de função renal, hemogasometria; testes de coagulabilidade, perfil bioquímico sérico para avaliação hepática e muscular etc.), investigar a etiologia (p. ex., cultura de urina, exame toxicológico, sorologia para leptospirose, biopsia renal etc.) ou para diagnosticar comorbidades (p. ex., ecocardiografia).[3-5,12,30,31]

Histórico

O relato mais frequente é o de aparecimento súbito de sinais que se agravam rapidamente. O período decorrido desde o início dos sinais costuma ser menor que 1 semana. Comumente são mencionados os sinais típicos de uremia aguda: inicialmente apatia e anorexia, que seguem acompanhadas de vômito (mais comum em cães) e diarreia (geralmente leve), fraqueza e perda rápida de peso por desidratação.[3,5] Outros sinais menos comuns como síncope, bradicardia, dispneia, ataxia ou convulsão podem ser observados.[3] Pacientes com enfermidades renais ou extrarrenais preexistentes podem mostrar outros sinais e alguma dificuldade para se precisar o momento exato das manifestações relacionadas com o surto urêmico.

Às vezes, as informações apontam unicamente para a condição primária desencadeante (p. ex., histórico de diabetes, sinais neurológicos e gastrentéricos sugestivos de intoxicação, alterações indicativas de piometra, procedimento cirúrgico) sem qualquer referência aos sinais de doença renal, que serão revelados somente pelo exame médico. Outras vezes, os dados sobre as manifestações que motivaram a consulta são sugestivos de insuficiência renal (p. ex., anúria, hálito urêmico), mas não há pistas sobre uma possível causa. Eventualmente, a IRA é determinada por lesão renal idiopática ou a causa já não está presente e nem deixou sinais. Porém, tendo em vista que se houver uma causa primária vigente (como desidratação, doença infecciosa ou imunomediada, uso de substância nefrotóxica) o tratamento, obrigatoriamente, deve incluir medidas para sua extinção ou controle, a investigação criteriosa é imprescindível. O histórico dos últimos 30 dias sobre os possíveis fatores etiológicos da IRA pode ser decisivo. Igualmente, o conhecimento sobre a existência de doenças crônicas (renal ou extrarrenal) e tratamentos de longa duração é útil para a interpretação de sinais aparentemente conflitantes. Os pacientes com DRC são muito sujeitos à ocorrência de crise urêmica por descompensação ou mesmo por sobreposição de LRA, e a anamnese deve ser direcionada, também, para investigar essa possibilidade. Nesse caso, podem ser obtidas informações indicativas de DRC preexistente (p. ex., poliúria/polidipsia) e relato de intercorrência recente (como outra doença, administração de medicamento, qualquer causa de desidratação, hipovolemia ou hipotensão). Além das informações fornecidas pelo responsável, se já existir registro médico ou se tratar de paciente internado, a revisão do prontuário é necessária, inclusive para acessar resultados anteriores de exame físico e testes laboratoriais.[3,5,18,30]

Raramente o informante relata oligúria ou anúria, pois estas alterações podem não ocorrer (doença renal não oligúrica) ou já ter desaparecido (progressão para fase não oligúrica) antes da manifestação clara de uremia. Entretanto, em pacientes que já se encontrem sob tratamento médico e estejam sob risco de desenvolver LRA, será fácil detectar qualquer diminuição da produção de urina. Histórico de tentativas repetidas de micção sem eliminação de urina (iscúria), por outro lado, é muito comum e geralmente está relacionado com a obstrução do trato urinário inferior e não à doença renal. Deve-se destacar que o informante dificilmente fará qualquer reclamação do trato urinário, uma vez que o paciente com IRA não apresenta disúria e a urina, na maioria das vezes, tem aspecto e volume aparentemente normais. As exceções podem ser observadas nos casos de insuficiência renal decorrente de doenças como pielonefrite aguda ou nefrite intersticial aguda por leptospirose, que podem cursar com alterações macroscópicas da urina. Com LRA decorrente de hemoglobinúria ou mioglobinúria, e mais raramente com glomerulonefrite aguda, pode ser referida urina avermelhada ou amarronzada.[32]

Exame físico

O exame físico deve ser completo e visar não somente ao diagnóstico da doença renal em curso e das manifestações da uremia, mas também à detecção de outras enfermidades que possam ser a causa das lesões renais, ou uma comorbidade que contribua para o agravamento do quadro clínico geral. Ao exame físico devem ser avaliadas as condições cardiocirculatórias, a pressão arterial sistêmica e o estado de hidratação.[3,11] Em sua maioria, os pacientes com IRA apresentam-se desidratados à primeira consulta (diminuição do turgor cutâneo e da umidade das mucosas, taquicardia, alteração do pulso, aumento do tempo de reperfusão capilar, hipotensão). Mas se houver histórico de fluidoterapia vigente, poderão existir sinais de hiper-hidratação (mucosas úmidas, secreção nasal serosa, aumento de turgor cutâneo, edema periférico, aumento de peso, taquipneia, hipertensão, abafamento de bulhas cardíacas, dispneia, ascite, quemose).[3,11] As reduções de volume plasmático surgidas em desidratações e as insuficiências circulatórias podem resultar em azotemia pré-renal ou, mesmo, causar LRA por isquemia.[4,31] Muitas vezes, os pacientes estão urêmicos em decorrência de problema pós-renal e nem sempre há sinais evidentes ou informações consistentes. Sempre devem ser investigadas as possibilidades de obstrução parcial ou total das vias urinárias inferiores, muito comuns em cães e gatos, ou de ruptura dos ureteres, da bexiga ou da uretra.[3,5,30]

Quando os rins são palpáveis (gatos e alguns cães), pode-se perceber dor renal, mas a ausência desse sinal não exclui a possibilidade de haver doença renal aguda. Dor renal leve ou moderada pode acompanhar LRA, NIA e GNA. A dor renal intensa, por vezes acompanhada de ligeiro arqueamento do dorso, é mais comum em pielonefrite aguda ou NIA por leptospirose que, em geral, cursam com febre e leucocitose. Contudo, as chamadas "dores no flanco" que podem indicar doença renal são facilmente confundidas com dores agudas originárias de problemas de coluna ou de doença inflamatória intestinal idiopática.[3]

Em pacientes com LRA, os dados da anamnese ou do prontuário podem revelar a causa desencadeante das lesões renais, mas nem sempre. Ao exame físico, devem ser investigados sinais externos de acidente com animais peçonhentos ou odores indicativos de contato com substância tóxica eventualmente impregnada nos pelos. Sinais sistêmicos sugestivos de doença infecciosa, doença autoimune ou sinais de reação de hipersensibilidade são observados, eventualmente, ao exame físico completo.[30]

Os pacientes com IRA quase sempre têm condição corporal boa e pelame normal, apesar dos sinais de desidratação, fato que favorece o diagnóstico de processo agudo. Contudo, em IRA sobreposta a DRC preexistente, a condição corporal pode ser ruim.[3] Mas, ressalte-se, existem outras causas para deterioração da condição corporal a serem consideradas (idade avançada, subnutrição, doenças crônicas debilitantes).

Exames e testes complementares

Para os exames laboratoriais, a primeira coleta de amostras deve ser feita antes do início do tratamento para avaliação básica rápida, sendo recomendada uma segunda coleta assim que o paciente estiver adequadamente hidratado e em estado mais apropriado para completar a investigação. Esta conduta permite a diferenciação entre as alterações hidreletrolíticas decorrentes das causas pré-renais e as das causas renais intrínsecas que, em geral, coexistem com a IRA. Ao longo do tratamento devem ser repetidos os exames essenciais para orientar a terapia, identificar complicações e verificar a evolução clínica da IRA. Deve ser evidenciado que é conveniente reservar alíquotas das amostras iniciais de soro e urina para outros exames que se fizerem necessários.

Urinálise

A urinálise é um exame essencial, pois traz informações sobre os rins e também sobre possíveis comorbidades, envolvidas ou não com a IRA. A densidade urinária é relevante para interpretação dos achados sedimentoscópicos, para o diagnóstico diferencial entre azotemia pré-renal e renal (Quadro 158.1) e para o diagnóstico da doença renal em curso.[3,11,12,30,33] Em LRA, a densidade urinária é baixa mesmo que houver desidratação. O uso desta informação como ferramenta diagnóstica, entretanto, não é simples. A densidade urinária de indivíduos normais pode atingir valores realmente extremos (cães: 1,001 a 1,065; gatos: 1,001 a 1,080) para garantir a homeostase de água nas mais diversas condições.[30,32] Para a rotina diagnóstica, contudo, os valores de densidade urinária ≥ 1,035, para cães e ≥ 1,040, para gatos constituem os limites indicativos de que os rins estão em condição de concentrar adequadamente a urina. Valores menores do que os do filtrado glomerular (< 1,008 a 1,012) são indicativos de que os rins são capazes de diluir a urina para excretar excesso de água livre. Para interpretar adequadamente a densidade urinária é preciso, portanto, considerar o estado de hidratação do paciente durante o período em que a urina foi produzida. Se houver desidratação, a densidade urinária deverá ser alta, caso contrário, o paciente estará padecendo de incapacidade renal de produzir urina concentrada.[32] A possibilidade de haver causa extrarrenal de produção de urina pouco concentrada deve ser considerada (uso de corticoide ou diurético, dieta hipossódica, diabetes insípido, insuficiência hepática).[33] A maioria dos pacientes com IRA estabelecida produz urina isostenúrica (1,008 a 1,012) e a minoria produz urina hiperestenúrica (> 1,012). É possível que os pacientes com urina hipertônica tenham mais lesões glomerulares do que tubulares. Mas, independentemente da distribuição das lesões, a TFG é significativamente mais alta em pacientes não oligúricos que nos oligúricos, pois existe correlação positiva entre o volume de urina produzida e a TFG.[22]

Os testes bioquímicos feitos com tiras reagentes podem indicar alterações decorrentes da doença renal ou de outras enfermidades implicadas na etiologia da IRA. Em LRA pode haver glicosúria normoglicêmica e proteinúria leve. Proteinúria mais acentuada pode ocorrer nas doenças com predomínio de lesão glomerular ou do componente inflamatório.[3,14,32] Outras alterações bioquímicas podem ser indicativas de doenças implicadas como condição predisponente ou como causa da LRA.[3,32]

Os achados da sedimentoscopia, com destaque para a cilindrúria, são altamente relevantes para o diagnóstico de doença renal aguda e para a identificação de elementos que possam estar relacionados com a causa das lesões. Os cilindros granulosos são os mais frequentes em qualquer uma das doenças renais agudas e, embora indiquem lesão renal, não são específicos quanto à causa. Mas, os cilindros celulares e os hialinos, quando presentes, podem auxiliar na identificação do tipo de lesão renal existente. Os cilindros epiteliais indicam lesão tubular e são mais comuns em LRA tóxica ou isquêmica; os cilindros leucocitários são encontrados em doenças tubulointersticiais com componente inflamatório grave; os cilindros hemáticos aparecem mais em glomerulopatias, mas também podem ocorrer em lesões tubulointersticiais; os cilindros hialinos surgem em doenças glomerulares. Qualquer quantidade de cilindros celulares (epitelial, hemático ou leucocitário) ou a presença de pelo menos um cilindro granuloso por campo, é indicativa de lesão renal.[30–32] Por outro lado, ausência de cilindros em amostra de urina não exclui a possibilidade de haver lesão aguda de parênquima renal. Em cães com IRA, é possível que somente um em cada três pacientes apresente cilindrúria à avaliação inicial.[12,14] Em LRA tóxica ou isquêmica, tipicamente, a eliminação de cilindros varia ao longo das fases da doença em função do momento de restabelecimento do fluxo tubular de cada néfron. Em alguns pacientes, podem ser identificados cristais relacionados com a substância nefrotóxica (endógena ou exógena) que tenha desencadeado as lesões renais. Tais cristais não são encontrados rotineiramente na urina e, assim, podem não ser identificados corretamente. Contudo, uma vez reconhecidos, desempenham papel decisivo no diagnóstico.[30–32] Em intoxicações por etilenoglicol, encontram-se cristais de oxalato de cálcio em abundância.[3,12,32] Em algumas intoxicações por melamina-ácido cianúrico os cristais de cianurato de melamina, que tipicamente aparecem nos túbulos renais, também podem ser encontrados ao exame do sedimento urinário.[3]

Encontrando-se sinais e sintomas clínicos ou laboratoriais sugestivos de infecção urinária, deve ser feito exame microbiológico da urina (cultura e antibiograma), a partir de amostra coletada no dia da admissão, antes do início do tratamento com antibiótico.

Perfil bioquímico sérico

Em função da redução da TFG e da reabsorção tubular, que caracterizam a IRA, ocorrem alterações das concentrações séricas de dezenas de substâncias. Destas, algumas são essenciais para o estabelecimento do diagnóstico de IRA, e para a determinação das possíveis causas e complicações existentes. O perfil bioquímico sérico inicial deve incluir creatinina, ureia, sódio, potássio, cálcio, fósforo, proteína total, albumina, bicarbonato, glicose, bilirrubina e transaminases hepáticas. A evolução clínica da IRA é muito rápida e a composição química do sangue pode mudar em questão de horas. Assim, algumas avaliações devem ser repetidas diariamente para caracterizar a condição clínica e orientar a intervenção terapêutica.[3]

As variações das concentrações séricas de creatinina e ureia constituem o indicador mais simples e fundamental da filtração glomerular. A concentração plasmática de creatinina é bem estável em indivíduos sadios e varia em relação inversa com a TFG. Embora a creatinina sérica possa superestimar a TFG se houver perda de massa muscular ou hiper-hidratação, ela é reconhecida como o biomarcador mais fidedigno dentre os que são prontamente disponíveis para a prática clínica. Diferentemente da creatinina, a concentração sérica de ureia varia amplamente sob a influência de diversos fatores extrarrenais, mas, apesar de não ser um bom marcador da filtração glomerular, sua utilidade como dado acessório à creatinina é notória. A concentração de ureia no plasma, que resulta das taxas de geração e excreção e do volume de distribuição, é uma variável dependente do metabolismo de proteínas endógenas e exógenas, da função hepática, do estado de hidratação, da produção de urina e da TFG.[3,33] Embora existam algumas diferenças dos valores adotados por laboratórios ou grupos de especialistas, os valores de referência para normalidade de creatinina sérica podem variar de 0,4 a 1,5 mg/dℓ, para os cães e de 0,8 a 1,8 mg/dℓ, para os gatos e os de ureia sérica podem variar de 15 a 65 mg/dℓ, para cães e de 30 a 75 mg/dℓ, para gatos. Caracteristicamente, a IRA estabelecida é marcada por aumento rápido e progressivo das concentrações séricas de creatinina e ureia. Contudo, o diagnóstico de IRA não pode ser excluído se não houver azotemia, pois, uma vez ocorrida a lesão renal, podem ser necessários cerca de 4 dias para que as concentrações séricas de creatinina ultrapassem os limites de normalidade.[3,11,12] Por outro lado, aumentos abruptos da creatinina sérica, mesmo que não seja superado o limite superior dos valores de referência, são fortes indicativos de IRA. Para detecção de tais aumentos são necessárias mensurações seriadas da creatinina sérica, procedimento este que fica indicado aos pacientes com risco de sofrer LRA ou com suspeita de já terem sido afetados. Para a mensuração seriada ser útil, as mostras devem ser coletadas sob as mesmas condições (paciente em jejum; mesma hora do dia) e analisadas no mesmo laboratório e pelo mesmo método. Mesmo que os valores de creatinina estejam dentro dos limites de referência, aumento repentino de pelo menos 0,4 mg/dℓ é indicativo de diminuição da TFG.[33] Eventualmente, ocorre alguma inconsistência entre aumentos relativos das concentrações séricas de ureia e creatinina. No insuficiente renal com sangramento gastrentérico, a ureia sérica pode ter aumento desproporcional. E o inverso pode acontecer em pacientes com lesão muscular extensa e liberação de quantidades grandes de creatinina na circulação. Alguns medicamentos também podem interferir tanto no paciente com função renal normal quanto no insuficiente renal. As cefalosporinas tais como cefoxitina, cefaloridina, cefalotina e cefacetrila podem causar aumento espúrio da concentração sérica de creatinina. Nesses casos, não há redução da TFG e o aumento da creatinina sérica não deve ser interpretado como IRA.[6] As tetraciclinas podem determinar aumento na concentração sérica de ureia de pacientes com insuficiência renal crônica, sem que haja alteração da TFG ou da concentração sérica de creatinina.[6]

Com insuficiência renal, a incapacidade de regulação da excreção de íons e eletrólitos pode refletir-se diretamente nas concentrações séricas de fosfato, potássio, sódio, cálcio e bicarbonato. Nos casos agudos, as variações são mais intensas que as observadas em DRC e estão associadas a manifestações e consequências mais graves. Com IRA, há aumento da concentração sérica de fósforo e, frequentemente, os valores ultrapassam o limite de referência, caracterizando a hiperfosfatemia. Tem-se observado hiperfosfatemia no momento da admissão em, pelo menos, 75% dos cães e gatos com IRA.[3] Em alguns casos também existe hipocalcemia que, talvez, possa estar relacionada com o aumento abrupto do fósforo sérico.[14] A concentração sérica de cálcio está normal na maioria dos pacientes, aumentada em IRA induzida por hipercalcemia e pode estar reduzida em IRA induzida por etilenoglicol.[11] Hipocalcemia aparece em cerca de 25% dos cães com IRA e pode chegar a 50% nas intoxicações por etilenoglicol.[3] Não há correlação entre a magnitude da azotemia e a taxa de mortalidade em cães ou gatos, ou seja, o paciente pode sobreviver mesmo que mostre valores muito altos de creatinina e ureia séricas, ou ir a óbito apesar de estar com azotemia leve ou moderada.[14,15] Contudo, o quadro de azotemia grave associada a hipocalcemia e perda urinária de proteína parece estar relacionado com a incapacidade de recuperação de cães com IRA.[14] O sódio sérico pode estar normal, elevado ou reduzido, em função da causa, das perdas por vômito ou diarreia e dos tratamentos que já possam ter sido feitos.[11] A concentração sérica de potássio é diretamente influenciada pelo volume de urina eliminado, pela existência de vômito e pelo volume e composição das soluções empregadas na fluidoterapia. Hiperpotassemia em IRA, no momento da admissão, está relacionada principalmente com anúria ou oligúria. Contudo, a perda de potássio por vômitos persistentes pode impedir que o potássio sérico aumente de maneira crítica.[3,12] Em gatos com IRA, de acordo com estudo retrospectivo de casos clínicos, para cada unidade (mEq/ℓ) de potássio acima do intervalo de referência (3,9 a 5,3 mEq/ℓ), a chance de sobrevivência diminuiu 57%.[15] Havendo hiperpotessemia com azotemia, deve-se fazer diagnóstico diferencial entre retenção urinária (obstrução ou ruptura de trato urinário) e hiperadrenocorticismo.[11] Com IRA já estabelecida (fase de manutenção), geralmente ocorre acidose metabólica de grau moderado ou grave.[11,12] A concentração sérica de bicarbonato tende a diminuir em função do agravamento do quadro de IRA.[3] As concentrações séricas de proteína total e de albumina podem estar reduzidas em paciente com IRA decorrente de problemas preexistentes como, por exemplo, síndrome nefrótica ou insuficiência hepática, ou estar aumentadas devido à desidratação. O prognóstico de sobrevivência piora se houver hipoalbuminemia, como observado em gatos.[15]

Hemograma

O hemograma não tem papel diretamente relacionado com o diagnóstico de IRA, mas pode auxiliar no diagnóstico da doença renal de base e de possíveis comorbidades e complicações. A IRA geralmente não cursa com anemia, a menos que tenha havido perda de sangue por hemorragias intensas, episódios de hemólise intravascular (envenenamentos, leptospirose, reação idiossincrásica e outros) ou DRC preexistente.[3,5,12] Alterações do número de eritrócitos, do hematócrito e da concentração de hemoglobina podem ser observadas em consequência de hemoconcentração decorrente de desidratação, fato que pode mascarar perda aguda de sangue ou anemias preexistentes. De modo análogo, os estados de hiper-hidratação ocasionados por excesso de administração de líquidos a pacientes oligúricos ou anúricos podem causar diminuição espúria dos parâmetros eritrocitários.[3] Como a desidratação, ou mesmo a hiper-hidratação, são problemas comuns em IRA, o acompanhamento dos valores de hematócrito, juntamente com o de proteína sérica total, é muito útil.

O leucograma pode estar normal, revelar neutrofilia e linfopenia relativas oriundas de uremia ou leucocitose relacionada com a causa da lesão renal.[11,12,26] Leucocitose com neutrofilia em pacientes com IRA é sugestiva de pielonefrite aguda, de nefrite intersticial aguda por leptospirose ou de doença renal com lesões glomerulares e tubulares decorrente de piometra. Com nefrite intersticial aguda por reação de hipersensibilidade a medicamentos pode haver eosinofilia.[26]

Diagnóstico por imagem

O objetivo do diagnóstico por imagem é verificar o tamanho e a forma dos rins e a possível existência de alterações do parênquima ou da pelve renal, de ruptura de vias urinárias ou de obstrução do fluxo urinário. De modo geral, as lesões agudas de parênquima renal não cursam com sinais que possam ser detectados ao exame por imagem. Contudo, existem algumas exceções, além de o prognóstico e a conduta terapêutica poderem ser fortemente modificados se forem detectados sinais de impedimento do fluxo urinário, DRC ou alguma comorbidade extraurinária.

As avaliações radiográficas e ultrassonográficas oferecem informações complementares e ambas são indicadas à avaliação de casos de IRA. A radiografia abdominal não contrastada é útil para avaliar a forma e o tamanho dos rins e identificar urólitos radiopacos. A urografia excretora pode evidenciar pielectasia e facilitar a localização de obstruções das vias urinárias, contudo, dificilmente será efetiva em pacientes com IRA, em função da diminuição da TFG e da dificuldade de concentrar a urina, além de ser contraindicada a paciente desidratado.[3,11] A ultrassonografia é útil para detectar alterações do parênquima e da pelve renal e impedimentos de fluxo ureteral, mas na maioria dos pacientes com a doença os rins têm aparência normal ou apresentam alterações discretas e inconclusivas.[11,12] Às vezes pode haver acúmulo subcapsular de líquido (processo inflamatório, infecção e linfoma). Podem-se encontrar alterações inespecíficas como aumento da ecogenicidade cortical e medular, redução da diferenciação corticomedular, pielectasia e aumento do tamanho dos rins. Um achado tido como indicativo de LRA por etilenoglicol é a "bordadura" medular hiperecoica.[11] Trata-se de uma banda hiperecoica, contínua ou interrompida, com trajeto paralelo à junção corticomedular, localizada na medula externa. Porém, a "bordadura" medular hiperecoica também é detectada em diversas outras situações, incluindo LRA por outras causas, nefrocalcinose, peritonite infecciosa felina e nefrite intersticial crônica, além ser um achado sem significado clínico em alguns animais.

Para doenças oclusivas dos vasos renais (estenose, trombose ou vasculite), o diagnóstico definitivo requer arteriografia ou venografia renal.[6,28] Mas as alterações regionais do fluxo sanguíneo renal durante a fase de desenvolvimento e reparação das lesões podem ser verificadas por ultrassonografia com Doppler duplo.[3] Os exames mais complexos, como tomografia computadorizada e ressonância magnética, requerem anestesia geral, são onerosos e não têm vantagem sobre a ultrassonografia para diagnóstico de doença renal aguda em cães e gatos.[11]

Biopsia renal

Quando indicado, podem ser obtidos fragmentos de parênquima renal para avaliação histopatológica por biopsia percutânea guiada por ultrassom. A técnica é rápida e de baixo risco, mesmo para pacientes com IRA. Os achados morfológicos indicam tipo, localização, distribuição e gravidade das lesões, viabilizando o diagnóstico da doença renal em curso, mas não são bons preditores de evolução clínica e desfecho em pacientes com IRA, uma vez que a reversibilidade não é, necessariamente, relacionada com a extensão e gravidade das lesões. A histopatologia renal tem aplicabilidade clínica restrita, pois, na grande maioria dos casos, pouco acrescenta aos resultados de exames e testes de rotina no que concerne às informações necessárias para tratamento do paciente. Em alguns casos específicos, entretanto, os resultados da histopatologia podem ser decisivos para o estabelecimento da causa da doença renal aguda e para o diagnóstico de lesão crônica (DRC preexistente), além de constituir ferramenta auxiliar para tomada de decisão sobre a conveniência de manter ou não o paciente que se encontre em estado crítico.[3,11,12,30]

▪ Testes e outros marcadores de função renal

Avaliação e monitoramento da produção de urina

A quantificação da produção de urina é parte de destaque nos procedimentos de avaliação e monitoramento do paciente com IRA. Apesar de ser um dos procedimentos mais importantes em IRA, a mensuração do débito urinário tem sido negligenciada em veterinária, o que possivelmente contribua para aumentar as taxas de mortalidade.[11] Os dados sobre volume e taxa de produção de urina são úteis para estabelecimento de diagnóstico e prognóstico e são essenciais para a definição da intervenção terapêutica e para o acompanhamento da resposta ao tratamento. O paciente com IRA pode apresentar anúria, oligúria, volume de urina normal ou poliúria. Seja qual for o caso, a condição comumente muda ao longo do tempo, em função da própria evolução da enfermidade e dos efeitos do tratamento. Anúria não responsiva à fluidoterapia não é comum no paciente veterinário com IRA, mas oligúria pode ser observada com mais frequência tanto em LRA como em glomerulonefrites, nefrites tubulointersticiais e distúrbios vasculares renais.[4,31] O prognóstico é de óbito para pacientes com oligúria ou anúria resistente ao tratamento.[14,15] Os casos de poliúria, muito frequentes, são característicos do período de diurese da LRA, que ocorre na fase de manutenção e no início da recuperação. Mas, embora a poliúria seja comum em LRA, outras causas podem coexistir: uso de diurético, diabetes insípido, polidipsia psicogênica ou diminuição da resposta ao hormônio antidiurético (ADH) por hipotonicidade medular (dieta hipossódica, DRC preexistente) ou interferência na ligação ADH-receptor (hiperpotassemia, glicocorticoide endógeno ou exógeno, endotoxina de *E. coli*).[4,31]

Para avaliar a produção de urina deve ser medido o volume produzido em 24 h, mas é possível estimar a produção por período mais curto, levando em conta o débito urinário. A média normal para a taxa de excreção de urina é de 1 a 2 mℓ/kg/h (taxa < 0,27 mℓ/kg/h indica oligúria e < 0,08 mℓ/kg/h indica anúria).[4,31] Para o monitoramento contínuo da produção de urina, o paciente pode ficar em gaiola metabólica ou ser submetido a cateterizações vesicais intermitentes. Contudo, para pacientes em estado crítico ou em fluidoterapia, é preferível o procedimento de cateterização vesical transuretral e coleta contínua de urina em sistema fechado.[4] Além da verificação da taxa de produção de urina, a determinação do volume total produzido a cada 4 a 6 h é imperativa para o cálculo das perdas a serem repostas pela fluidoterapia.[7]

Estimativa da taxa de filtração glomerular

Para os casos em que a concentração sérica de creatinina não seja elucidativa e a condição exija avaliação mais acurada, indica-se a mensuração do *clearance* de um marcador da filtração glomerular. A mensuração da TFG é a maneira mais efetiva para avaliar a perda de função renal, principalmente pelo fato de as concentrações séricas de creatinina não terem correlação linear à TFG. Existem vários métodos para determinar ou estimar a TFG. O mais simples e acessível para a prática clínica é o *clearance* de creatinina, mas há muita variação entre os indivíduos e, portanto, o intervalo de referência é grande. A mensuração do *clearance* de creatinina, então, será útil somente se for feita de forma seriada para comparação do indivíduo com ele mesmo.[33]

Estimativa das excreções urinárias de sódio e de proteína

A quantificação das excreções urinárias de sódio e proteína pode auxiliar na investigação das causas de IRA. As análises podem ser feitas em urina de 24 h, entretanto, a estimativa feita em amostras pontuais são mais rápidas e eficientes para a avaliação inicial. Ambas as análises podem ser feitas sempre que forem requeridos outros exames bioquímicos e urinálise, inclusive para evitar duplicação de coletas e de exames bioquímicos. Contudo, para as análises de sódio e de proteína, as amostras devem ser coletadas após 12 h de jejum (comumente, os pacientes com IRA já estão em jejum prolongado em função da anorexia).

O aumento da excreção fracionada de sódio (EF_{Na}) é considerado um sinal diagnóstico definitivo para diferenciar IRA de causa intrínseca de azotemia pré-renal. A EF_{Na} é normal (< 1%) em azotemia pré-renal, elevada em LRA, e pode estar reduzida em GNA.[4,1127,31] Para avaliar a EF_{Na}, a técnica requer coletas simultâneas de urina (recém-produzida) e de sangue (soro).[32] Nas duas amostras, de urina (U) e de soro (S), são feitas dosagens de sódio (Na) e creatinina (cr) e os resultados são aplicados à fórmula:

$$EF_{Na}\ (\%) = [(U_{Na} \times S_{cr})/(U_{cr} \times S_{Na})] \times 100$$

As doenças renais agudas causam proteinúria por falha de reabsorção no túbulo contornado proximal (LRA), por aumento da secreção de proteínas pelo urotélio em decorrência de inflamação (NIA) ou por aumento da filtração glomerular de proteínas (lesão glomerular).[32] De modo geral, as doenças que causam IRA são caracterizadas por proteinúria leve. Porém, em alguns casos pode haver proteinúria moderada ou intensa, como, por exemplo, em NIA induzida por AINE, GNA e trombose venosa.[26–28] A avaliação mais precisa da proteinúria requer coleta de urina de 24 h, mas a razão proteína/creatinina, em amostra isolada, oferece um índice alternativo bastante prático e útil[4,33]. É necessária uma amostra de urina recém-produzida, na qual são feitas as dosagens de proteína e creatinina.

Marcadores precoces de lesão renal aguda

Enzimúria

As células do epitélio tubular proximal possuem algumas enzimas, localizadas na bordadeira em escova e nos lisossomos, cujas eliminações pela urina podem aumentar muito se houver lesão epitelial aguda extensa. Assim, durante a fase de indução da LRA, quando ainda não estarão presentes os sinais e sintomas clínicos e laboratoriais investigados na rotina, as lesões tubulares podem ser sinalizadas por enzimúria. Portanto, aumento da concentração urinária da enzima tubular pode servir como marcador precoce de lesão tubular.[7,12,31] As enzimas mais citadas como marcadores potenciais de LRA em humanos e animais de laboratório são N-acetilglicosamina, betaglicuronidase e gamaglutamil transferase urinária. Entretanto, até o momento, por diversas razões, a enzimúria só tem tido aplicação experimental.[7,31,33] Primeiro, não existem valores de referência e a interpretação exige análises antes e após a agressão celular. Segundo, mesmo sob condições controladas existem resultados falso-positivos, quando há lesão glomerular e filtração de enzimas presentes no plasma, e falso-negativos, quando já foram depletados os estoques de enzimas tubulares.[7] E, por fim, até o momento, apesar de haver alguns relatos sobre o assunto na literatura médica e veterinária, não existem *kits* comerciais de provas colorimétricas de baixo custo, como os disponíveis para análise de soro, que sejam indicados ou validados para amostras de urina. Várias pesquisas e testes para validação de *kit* específico para cães vêm sendo desenvolvidas e, eventualmente, a enzimúria poderá vir a ser utilizada clinicamente como biomarcador precoce de lesão tubular renal.

Cistatina C

Molécula pequena produzida por todas as células nucleadas, é um inibidor da cisteína proteinase não glicosilada, que vem sendo considerado como biomarcador para a filtração glomerular. A cistatina C, em tese, seria um marcador precoce, já que sua concentração plasmática pode aumentar em pacientes com IRA antes que seja possível caracterizar a azotemia. Contudo, resultados recentes de pesquisas revelam não haver vantagem da cistatina C sobre a creatinina para avaliação da função renal de cães.[33]

■ Prognóstico

De modo geral, o prognóstico da IRA varia entre reservado e mau, pois a evolução clínica depende da doença renal em curso, da gravidade das lesões renais, das características e condição médica prévia do paciente e dos recursos disponíveis para diagnóstico precoce e tratamento efetivo. A mortalidade por LRA depende fundamentalmente da natureza da causa primária e do número e gravidade dos problemas coexistentes. A mortalidade é alta para LRA precipitada por trauma extenso, procedimento cirúrgico, sepse, insuficiência cardíaca ou insuficiência hepática; é relativamente menor para nefrotoxicidade sem outras complicações. Para doenças glomerulares ou tubulointersticiais, o prognóstico é reservado, mas a variação é mais ampla. O prognóstico é ruim para todos os casos, independentemente da causa primária, se houver complicações tais como infecção secundária, hemorragia gastrentérica, insuficiência de outros órgãos ou doença renal crônica preexistente. Também, independentemente da causa primária, o prognóstico é melhor para os pacientes jovens e para as apresentações não oligúricas.[4,6-8]

Prevenção da lesão renal aguda isquêmica ou tóxica

O paciente com IRA requer tratamento intensivo e oneroso e, embora a condição seja potencialmente reversível, o prognóstico é reservado ou ruim, porque o risco de óbito e a possibilidade de haver perda funcional irreparável persistem, a despeito dos recursos terapêuticos que venham a ser utilizados. Portanto, a prevenção, quando possível, deve ser sempre considerada.

A identificação dos pacientes com risco de desenvolver IRA é muito importante, uma vez que existem medidas preventivas, especialmente para agressões tóxicas ou isquêmicas que possam resultar em LRA.[4,6,7,18,31] Havendo ingestão de substâncias tóxicas de origem industrial ou vegetal, podem ser feitas manobras para remoção do que restar no trato digestório. A administração de antídoto é possível em alguns casos de envenenamento e em acidente ofídico. Considerando os mecanismos do estabelecimento da LRA tóxica, fluidoterapia e diurese podem prevenir ou minimizar as lesões. Pacientes internados em estado crítico e os que vão ser submetidos a anestesias de longa duração são mais sujeitos à hipoperfusão sanguínea renal. Nesta condição há redução da TFG, aumento da reabsorção tubular de água e diminuição aguda da produção de urina. O monitoramento da produção de urina e da pressão arterial sistêmica permite identificação precoce da hipoperfusão e execução de manobras que melhorem a hemodinâmica.[31]

A *fluidoterapia*, dentre todas as medidas possíveis para proteção renal, é a que melhor se destaca pelos bons resultados. A manutenção do paciente em excelente estado de hidratação não só auxilia na prevenção da IRA por isquemia renal, como também do desenvolvimento de IRA durante administração de substâncias que sejam potencialmente nefrotóxicas.[3,6,31] O mesmo se dá em relação aos pigmentos endógenos, pois em pacientes com hemoglobinúria ou com mioglobinúria a hidratação vigorosa pode prevenir o desenvolvimento de LRA.[6]

Diuréticos, em associação a fluidoterapia, são indicados, em medicina, para prevenir IRA em pacientes de risco. Essa combinação parece conferir proteção funcional por meio de melhora das condições hemodinâmicas e redução da obstrução tubular. Mesmo quando não seja possível evitar a LRA, o tratamento prévio pode minimizar a diminuição da TFG e reduzir o tempo de recuperação. Em animais com LRA induzida experimentalmente, tanto o manitol quanto a furosemida são efetivos para prevenir queda acentuada na TFG, quando administrados antes da agressão tóxica ou isquêmica. A furosemida pode não ser efetiva para alguns casos, ao passo que o manitol parece ter um efeito benéfico uniforme.[3,6] Entretanto, a eficiência de um ou do outro diurético parece variar de acordo com a causa da agressão renal. Em cães, a inclusão de fluidoterapia antes e durante as sessões de tratamento com cisplatina confere proteção aos rins, e a administração conjunta de furosemida confere proteção adicional.[21] Ainda quanto aos diuréticos, em especial a furosemida, os pacientes de risco que apresentem distúrbios hemodinâmicos e estejam sob tratamento com diurético não estarão protegidos se sobrevier um fator de agressão isquêmica ou tóxica. Pelo contrário, estarão mais suscetíveis, o que exige outras medidas preventivas, tais como fluidoterapia e adequação das doses e dos medicamentos na medida do possível. Naturalmente, o mais apropriado é buscar uma alternativa para o novo medicamento que deva ser introduzido. Por exemplo, havendo necessidade de usar um aminoglicosídio, será menos prejudicial prescrever amicacina, e não gentamicina. Se for preciso controle da dor, será preferível empregar um analgésico de ação central a um inibidor de prostaglandinas, e assim por diante.

É possível que a concentração de *proteína da dieta* tenha alguma influência sobre a suscetibilidade aos fatores isquêmicos ou tóxicos de LRA. Após digestão e absorção de proteínas presentes na dieta, ocorre aumento da concentração plasmática de aminoácidos, o que resulta em aumento da TFG e da quantidade de proteína filtrada pelos glomérulos e ofertada para o túbulo contornado proximal. Tais efeitos são maiores quanto maior for a quantidade de proteína da dieta. Com relação a esses eventos biológicos, existem evidências experimentais (ratos) de que, se os rins estiverem condicionados a uma dieta com baixa concentração de proteína por pelo menos 1 semana, haverá proteção contra agressões isquêmicas ou tóxicas (gentamicina). A explicação possível seria que a baixa ingestão de proteína resultaria em diminuição da atividade renal, com redução da TFG, do metabolismo tubular e da reabsorção tubular da nefrotoxina.[4] Por outro lado, o mesmo benefício foi observado em ratos condicionados a uma dieta com concentração alta de proteína e que passaram para dieta com baixa concentração de proteína quando iniciado o tratamento com gentamicina.[4] Mas outros estudos em cães indicam que a ingestão de dieta com alto teor de proteína diminui a nefrotoxicidade e aumenta o *clearance* de gentamicina; provavelmente porque a ingestão de quantidades grandes de proteínas aumenta a TFG e a filtração de proteínas plasmáticas, as quais competiriam pela reabsorção tubular com a nefrotoxina. Contudo, deve-se ressaltar que cães com insuficiência renal prévia podem ser prejudicados se for aumentada a ingestão de proteína.[7] Assim, os dados disponíveis são contraditórios e de aplicação clínica questionável, já que qualquer das manobras exigiria que o paciente tivesse bom apetite para aceitar a dieta antes do início do tratamento. Outra advertência deve ser feita quanto à possível ausência de benefício e ao potencial para aumentar o risco de lesão renal, se forem consideradas as nefrotoxinas em geral. Na verdade, o número de substâncias classificadas como nefrotoxinas é bem grande e os mecanismos envolvidos nas induções das lesões tubulares são muito variados e podem demandar medidas preventivas distintas. A questão da proteinúria induzida pela dieta com alto teor proteico, embora transitória, pode contribuir para aumentar a ocorrência de apoptose de células do epitélio tubular.[20] Assim, não se recomenda extrapolar, em todas as situações similares (exposição a nefrotoxinas), uma observação experimental feita com desafio por gentamicina em animais sadios.

Tratamento

O protocolo de tratamento da IRA é complexo porque requer ajustes frequentes, além de variar em função da causa das lesões, das complicações e das possíveis comorbidades.

Como regra geral, esse tratamento requer a observação de dois princípios básicos: (1) deve ser instituída terapia específica para eliminar ou controlar a causa; e (2) a terapia de suporte deve ser considerada como essencial para todos os casos.

Outros aspectos ou fatores devem ser considerados, como:

- Qualquer que seja a causa da IRA, a abordagem terapêutica deve ser norteada pelo monitoramento contínuo do paciente em relação aos aspectos físicos (produção de urina, peso corporal, hidratação, pressão arterial, sinais gastrentéricos e neurológicos) e aos resultados dos exames complementares (concentrações séricas de eletrólitos e creatinina, hematócrito, proteína total sérica e indicadores do balanço acidobásico)
- A fluidoterapia é a base fundamental do tratamento da IRA e, juntamente com o restabelecimento do fluxo urinário, constitui intervenção essencial para todos os casos
- A terapia de suporte varia de acordo com o quadro clínico inicial e com a evolução. A cada momento, deve priorizar as necessidades imediatas – renais e hemodinâmicas –, de modo a evitar lesão renal adicional ou o óbito e propiciar reparação dos tecidos
- Uma vez confirmado o diagnóstico de IRA, devem ser ajustadas as doses dos medicamentos excretados por via renal que estejam sendo, ou que venham a ser, administrados ao paciente durante o período
- Qualquer fármaco, principalmente os conhecidos como causa de lesão renal, distúrbio circulatório ou nervoso, só pode ser administrado ao paciente com IRA se houver indicação específica e for imprescindível no momento.

Terapia específica para combater a causa

Em alguns casos não é possível estabelecer a etiologia da lesão renal que resultou em IRA. Contudo, sempre que a causa for evidenciada ou houver suspeita razoável, o tratamento específico, quando disponível, deve ser instituído.[3,4,7,11,12,18]

A restauração da volemia e a correção dos distúrbios hemodinâmicos são imperativos nos casos de LRA isquêmica, além de essenciais para prevenir lesões adicionais em qualquer outra situação. Havendo LRA tóxica por medicamentos ainda em uso, o tratamento deve ser suspenso.

Em doenças renais infecciosas tais como pieleonefrite e nefrite intersticial por leptospirose, antibióticos apropriados devem ser iniciados imediatamente. A dosagem, contudo, requer ajustes em conformidade com a capacidade renal de excreção ao longo do período de tratamento. Enquanto houver qualquer sinal de insuficiência renal, deve-se preferir os antibióticos com o menor potencial nefrotóxico.

Os corticoides, como regra geral, não têm serventia para o tratamento de IRA, contudo, existem poucos casos nos quais o tratamento para combater a causa das lesões renais deve incluir a corticoterapia. À NIA por reação de hipersensibilidade a medicamento indica-se prednisona (1 mg/kg/dia).[26] Para síndrome de vasculite por hipersensibilidade, que pode ser causa de IRA, o tratamento com doses imunossupressoras de glicocorticoide, com ou sem associação a antibióticos, tem dado bons resultados.[29] Os glicocorticoides também são recomendados para poliarterite nodosa, que é uma doença polissistêmica, de causa desconhecida, associada à vasculite necrosante e possível IRA.[29]

Os anticoagulantes são tratamento de eleição para embolia unilateral da artéria renal e podem também ser a única escolha viável para a ocorrência bilateral. Trombos das artérias renais, consequentes a trauma, são mais bem tratados por cirurgia, mas o prognóstico é mau.[6] Porém, para trombos nas veias renais, o tratamento conservador somado a anticoagulantes pode dar resultados desejáveis e as cirurgias não são recomendadas.[6,28]

Terapia de suporte

Cuidados com a hidratação | Fluidoterapia

Com IRA, o paciente encontra-se em desequilíbrio hidreletrolítico decorrente da incapacitação funcional renal para realizar, na medida necessária, a eliminação dos excessos e a retenção do que deve ser preservado. Os distúrbios resultantes da dificuldade renal são, ainda, agravados pela diminuição ou ausência de ingresso de água e alimentos, e aumento das perdas ocasionadas por vômitos e, eventualmente, diarreias. Enquanto perdurarem as causas de desequilíbrio de volume e composição dos líquidos orgânicos, a fluidoterapia será essencial para manter a vida.

A desidratação acomete a grande maioria dos cães e gatos com IRA estabelecida e, consequentemente, o objetivo inicial da fluidoterapia é reposição de volume. Alguns pacientes também apresentam alterações das concentrações séricas de eletrólitos e acidose metabólica, que podem constituir ameaça à vida, exigindo intervenção terapêutica imediata. Superados os problemas iniciais e estando completada a reidratação, a fluidoterapia deve ser replanejada com vistas à manutenção da homeostase de água e eletrólitos. Nessa segunda etapa do tratamento, o monitoramento do paciente continua sendo essencial para que possam ser atendidas as necessidades por meio da adequação do volume e da composição das soluções empregadas na fluidoterapia a cada dia.

Ao ser iniciado o atendimento, a fluidoterapia para reidratação deve ser planejada tendo como base o estado de hidratação aferido pelo exame físico e pelas informações obtidas à anamese. Até que não estejam disponíveis os resultados laboratoriais relativos às concentrações séricas de eletrólitos e à gasometria, só é possível estimar o déficit de volume (água). Sob tal condição, a reposição de volume deve ser feita pela administração intravascular de solução de NaCl a 0,9%, que tem concentração apropriada de sódio (154 mEq/ℓ), e é isenta de potássio.[3,11,12] O cálculo do volume a ser administrado é feito com base no peso corporal e inclui o percentual de desidratação estimado e as perdas insensíveis previstas para o período de fluidoterapia, conforme exemplo apresentado no Boxe *Fluidoterapia | Fórmulas e exemplo para cálculo de reposição de volume para o paciente desidratado*. A fim de garantir a perfusão sanguínea renal de modo a evitar lesão isquêmica adicional, é aconselhável que a reposição de volume seja feita em um período de 4 a 8 h. A qualquer momento, desde que existam evidências laboratoriais e manifestações clínicas de distúrbio grave, a solução de NaCl a 0,9% poderá ser modificada ou substituída para melhor atender às necessidades. Todavia, se a condição não for de urgência, será mais prudente aguardar até que esteja completada a reidratação com a solução de NaCl a 0,9%, quando, então, a composição dos líquidos orgânicos terá alcançado estabilidade e, possivelmente, estará mais próxima da normalidade. Durante a reidratação, procede-se ao monitoramento da produção de urina e, ao término da administração do volume calculado, o paciente deve ser reavaliado por exames físico e laboratorial. Com base nos resultados deve-se fazer outro cálculo para estabelecer a fluidoterapia para as horas subsequentes (ver Boxe *Fluidoterapia | Fórmulas e exemplo para cálculo de reposição de volume para o paciente desidratado*).

Fluidoterapia | Fórmulas e exemplo para cálculo de reposição de volume para o paciente desidratado.

Cálculo para volume de reidratação a ser completada em 6 h
Exemplo: cão de 20 kg com 7% de desidratação.
1. Déficit de volume (desidratação):
Razão centesimal do percentual de desidratação × peso corporal (kg) = volume (ℓ)

$$\frac{7}{100} \times 20 = 1{,}4\ \ell = 1.400\ \text{m}\ell$$

2. Perda insensível (20 mℓ/kg/dia) prevista para o período de 6 h:
Perda estimada(mℓ)/h × peso corporal (kg) × tempo de reidratação = volume (mℓ)

$$\frac{10}{24} \times 6 = 100\ \text{m}\ell$$

3. Volume total a ser administrado em um período de 6 h:
Déficit existente (mℓ) + perda insensível prevista (mℓ) = volume total (mℓ)

$$1.400 + 100 = 1.500\ \text{m}\ell$$

Após a reidratação, inicia-se a fluidoterapia de manutenção. Para esta segunda etapa, o cálculo de volume baseia-se nas perdas insensíveis previstas para o período (20 a 22 mℓ/kg/dia), acrescentando-se os volumes mensuráveis (urina e eventuais vômitos ou diarreia) que tenham sido perdidos nas 4 a 6 h anteriores, como exemplificado no Boxe *Fluidoterapia de manutenção | Fórmulas e exemplo para cálculo de volume a ser administrado ao paciente que já foi reidratado.*[6,7,11,12]

Para as ocasiões em que não for possível instalar ou manter sonda de demora e não houver outro meio de mensurar o débito urinário, modifica-se a base de cálculo. O volume de fluidoterapia de manutenção passa a ser 44 a 66 mℓ/kg/dia, desde que a produção de urina pareça normal ou aumentada (paciente não oligúrico), com adição das perdas mensuráveis oriundas de vômito e diarreia.[11] Se a concentração sérica de sódio estiver próxima ao limite superior ou houver hipernatremia, fica recomendada solução com NaCl a 0,45% e glicose a 2,5%.[11,12] Especialmente para gatos, para prevenir hipernatremia, pode-se administrar solução com 0,45% de sódio em 2,5% de glicose preparada a partir de solução de Ringer com lactato.[11] Por outro lado, se verificado que o paciente, cão ou gato, se encontra em estado não oligúrico, uma solução poli-iônica como a de Ringer com lactato é mais indicada.[11,7] A concentração sérica de potássio deve ser reavaliada com frequência para ajustar a suplementação.[12] É importante salientar que o paciente com IRA não pode receber fluidoterapia constituída unicamente por solução glicosada a 5%. Este tipo de solução, isenta de sódio, é indicado somente aos casos que requeiram administração de água livre (p. ex., em hipernatremia grave – concentração sérica de sódio > 170 mEq/ℓ). Em IRA, principalmente, os rins não estão aptos a fazer *clearance* de água livre e pode haver edema cerebral por excesso de água.

A taxa de administração para fluidoterapia deve ser adequada para cada finalidade – correção de hipovolemia grave, reidratação ou manutenção da hidratação (Boxe *Taxas de administração intravenosa para fluidoterapia de paciente com insuficiência renal aguda, de acordo com a condição/necessidade clínica*). Para administrar as soluções hidratantes de acordo com a taxa requerida, em sistema não automático, podem ser calculadas as gotas/min necessárias para a taxa de infusão, conforme exemplo apresentado no Boxe *Como converter taxa de infusão em gotas/min*. No tratamento de urgência de paciente hipovolêmico, fica indicada a taxa mais alta que puder ser suportada (Boxe *Taxas máximas de infusão intravenosa para fluidoterapia de urgência*). Para reidratação, usa-se taxa intermediária e para fluidoterapia de manutenção as taxas devem ser menores e orientadas pelo débito urinário de modo a evitar hiper-hidratação. Embora seja divulgada a ideia de que a administração mais rápida, para obter hiper-hidratação leve, possa melhorar a TFG, não existe comprovação do benefício. De acordo com dados recentes, a sobrecarga por fluidoterapia está associada a efeitos adversos e diminuição da sobrevivência em humanos com IRA. Apesar de não haver tais dados sobre pacientes veterinários, é provável que ocorra algo semelhante com cães e gatos.[11]

Fluidoterapia de manutenção | Fórmulas e exemplo para cálculo de volume a ser administrado ao paciente que já foi reidratado.

Cálculo para volume de manutenção para cada período de 6 h
Exemplo: cão de 20 kg, previamente reidratado, com poliúria e vômito, mas sem diarreia. Resultado do monitoramento nas 6 h precedentes: 800 mℓ de produção de urina e três vômitos de, aproximadamente, 125 mℓ.
1. Perdas mensuráveis ocorridas no período anterior de 6 h:
Produção de urina (mℓ) + vômito (mℓ) + diarreia (mℓ) = volume (mℓ)

$$800 + 375 + 0 = 1.175\ \text{m}\ell$$

2. Perda insensível (20 mℓ/kg/dia) prevista para o período vindouro de 6 h:
Perda estimada(mℓ)/h × peso corporal (kg) × tempo de reidratação = volume (mℓ)

$$\frac{20}{24} \times 6 = 100\ \text{m}\ell$$

3. Volume total a ser administrado em um período de 6 h:
Déficit por perda mensurável (mℓ) + perda insensível prevista = volume total (mℓ)

$$1.175 + 100 = 1.275\ \text{m}\ell \longrightarrow 1{,}3\ \ell$$

Taxas de administração intravenosa para fluidoterapia de paciente com insuficiência renal aguda, de acordo com a condição/necessidade clínica.

Choque hipovolêmico:
- 3 mℓ/kg/min* nos primeiros 20 min; continuar com a taxa para desidratação.

Desidratação:
- 10 a 15 mℓ/kg/h para reidratação rápida; diminuir se necessário.

Manutenção:
- 5 mℓ/kg/h – seria a taxa ideal
- 10 mℓ/kg/h – infusão mais rápida para facilitar a administração, se necessário.

*Para taxas altas, a infusão deve ser feita na veia jugular e pode ser preciso bomba de infusão ou administração simultânea em dois vasos. Usar somente solução isotônica de cloreto de sódio (NaCl a 0,9%).

Como converter taxa de infusão em gotas/min.

Fórmula para o cálculo e exemplo:

(Taxa de infusão × peso corporal)/60 × gotas dispensadas pelo equipo = gotas/min

Em que: taxa de infusão = o valor calculado em mℓ/kg/h; peso corporal = valor em quilogramas; gotas dispensadas pelo equipo = número de gotas necessárias para totalizar 1 mℓ.
Exemplo: cão de 12 kg de peso corporal, que deve receber fluidoterapia em taxa de 10 mℓ/kg/h, por intermédio de um equipo que dispensa 15 gotas para totalizar 1 mℓ.

$$\frac{10 \times 12}{60} \times 15 = 30\ \text{gotas/min}$$

Taxas máximas de infusão intravenosa para fluidoterapia de urgência.

As taxas máximas são:

- Cães: 90 mℓ/kg durante uma hora não causam problemas
- Gatos: 40 a 50 mℓ/kg/h, no máximo.

Observação: a infusão deve ser reduzida, ou mesmo interrompida, se houver sinal de edema pulmonar ou aparecimento de secreção nasal.

A fluidoterapia deve ser mantida enquanto persistirem ausência ou diminuição da ingestão de alimentos e as alterações de produção de urina, pois a recuperação da função renal, após eliminação ou controle da causa, ocorre de maneira lenta e gradativa. No período de recuperação vão desaparecendo os sinais e sintomas clínicos e laboratoriais de uremia, e a produção de urina modifica-se, a cada dia, em direção à normalidade. Portanto, a reposição hidreletrolítica requerida deverá diminuir na mesma proporção, até o momento em que a fluidoterapia já não seja mais necessária. Alguns pacientes, contudo, não recuperarão completamente a capacidade de concentrar a urina e outros, adicionalmente, permanecerão azotêmicos. Nestes casos, a decisão de inciar a redução gradativa da fluidoterapia deverá ser feita com base na melhora do estado geral e apetite do paciente, apesar da persistência de poliúria e azotemia.

Cuidados para evitar hiper-hidratação

Uma vez que o paciente tenha sido hidratado, a fluidoterapia deve ser cuidadosamente monitorada para evitar sobrecarga.[3,6,12] Obviamente, o risco de hiper-hidratação é maior para o paciente anúrico ou oligúrico, mas em LRA não oligúrica também pode haver sobrecarga de volume. Por definição, o paciente não oligúrico tem volume de urina normal ou elevado. Entretanto, a quantidade de urina produzida resulta, principalmente, da falha de reabsorção tubular e da incapacidade de regulação. Na verdade, os rins não estarão aptos a preservar água e tampouco a responder apropriadamente à expansão de volume. Por conseguinte, a fluidoterapia com volume excessivo pode resultar em edema pulmonar tanto no paciente oligúrico quanto no paciente não oligúrico.[6] O monitoramento do débito urinário constitui ferramenta essencial para prevenir a hiper-hidratação. Depois de completada a hidratação, o débito urinário do paciente não oligúrico sob fluidoterapia deverá variar entre 2 e 5 mℓ/kg/h (valor < 2 mℓ/kg/h indicará oligúria relativa).[11,12] O monitoramento do peso corporal é muito útil para identificar retenção de líquido. Em IRA, em função da falta de ingestão de alimentos e do estado de catabolismo ou hipercatabolismo, espera-se perda diária de peso corporal. Portanto, se o paciente ganhar ou mesmo mantiver o peso corporal, fica caracterizado excesso de ingresso e retenção de líquidos. Em seres humanos adultos com IRA, estima-se que seja perdido 0,5 kg de peso corporal por dia, em função do catabolismo dos tecidos.[6]

Cuidados adicionais para restabelecer a diurese | Diuréticos

Há evidências de que os diuréticos são úteis para:

- Prevenir LRA em pacientes de alto risco
- Reverter os quadros iniciais de LRA
- Controlar os casos de pacientes com LRA estabelecida.

Os diuréticos de escolha para tratamento são a furosemida e o manitol, cuja indicação mais frequente em veterinária tem sido a conversão do estado de oligúria para o de não oligúria. Entretanto, sempre cabe uma advertência – os diuréticos só podem ser administrados a pacientes adequadamente hidratados que continuem sob fluidoterapia para prevenir retração subsequente de volume e lesão renal adicional.[3,7,11,12]

A promoção de diurese pela associação de diurético com fluidoterapia, em paciente já hidratado, deve resultar em desobstrução tubular, favorecimento da filtração glomerular e, consequentemente, restabelecimento do fluxo tubular. Contudo, ainda está por ser esclarecido se os diuréticos realmente exercem uma função benéfica em IRA estabelecida ou se eles apenas se comportam como indicadores das chances de sobrevida. O fato é que a oligúria persistente está associada a risco de morte mais alto do que o da não oligúria, mas o uso de diurético parece não modificar tal previsão.[7]

A furosemida, um diurético de alça, é mais utilizada pela facilidade de administração e por ser considerada mais segura, inclusive para tratamento repetido e uso prolongado. Por outro lado, o manitol pode ser mais efetivo como diurético além de ter outros efeitos desejáveis, mas sua administração é mais trabalhosa e mais restrita. Ambos os diuréticos promovem a desobstrução tubular e, por conseguinte, aumento do fluxo tubular e da TFG, o que resulta em incremento da excreção de água, eletrólitos e solutos acumulados. O manitol pode ser mais efetivo para remoção de cilindros intratubulares do que o diurético de alça, além de, possivelmente, reduzir o edema das células tubulares e vasculares lesadas, por ser osmoticamente ativo. Adicionalmente, o manitol promove aumento discreto do fluxo sanguíneo renal e da taxa de filtração glomerular, age como antioxidante, reduz o aumento de cálcio intramitocondrial e pode induzir aumento benéfico do peptídio natriurético atrial.[7,11] Deve-se ressaltar, contudo, que o manitol é contraindicado não só à anúria, mas também a pacientes hiper-hidratados, pois há risco de distúrbios hemodinâmicos sistêmicos e edema pulmonar; a furosemida é contraindicada à LRA causada por gentamicina, por estar relacionada com o aumento da nefrotoxicidade deste aminoglicosídio, e os dois diuréticos podem ser causa de lesão renal.[7] Os protocolos de administração de furosemida ou manitol mais indicados a pacientes com IRA estão no Quadro 158.6.

A dopamina, substância vasoativa antes considerada um bom coadjuvante para promoção da diurese, na verdade tem resultados imprevisíveis sobre a hemodinâmica renal e pode desencadear complicações circulatórias sistêmicas graves.[4] Afora os efeitos indesejáveis, não há confirmação de que a dopamina resulte nos benefícios esperados, o que contraindica seu uso em IRA de cães e gatos.[7,11]

Correção da acidose

A falha da excreção renal de H^+ resulta em acidose metabólica, que é parcialmente recompensada pela eliminação pulmonar de CO_2 e minimizada pela eliminação de ácido clorídrico com o vômito. Comumente, a acidose leve ou moderada (bicarbonato sérico > 15 mEq/ℓ) é corrigida pela reidratação. Assim, não é necessário tratamento com bicarbonato, a não ser em acidose metabólica grave ou persistente (pH < 7,2 ou CO_2 total < 12 mEq/ℓ ou bicarbonato < 14 mEq/ℓ), mais comum em pacientes oligúricos. A reposição de bicarbonato, entretanto, pode acarretar complicações tais como acidose paradoxal do líquido cefalorraquidiano, hipernatremia, hiperosmolalidade, alcalose metabólica e diminuição da concentração sérica de cálcio ionizado. Portanto, para maior segurança, o déficit de bicarbonato deve ser avaliado com base na concentração sérica de bicarbonato e na hemogasometria. Quando o tratamento for indicado, a meta deve ser a minimização do déficit e não a correção. O objetivo da terapia alcalinizante é alcançar

Quadro 158.6 Diuréticos indicados para promover diurese em insuficiência renal aguda oligúrica não responsiva à reidratação.

Fármaco	Indicações de uso e dosagem
Furosemida (contraindicada se houver desidratação)	Dose geral para promover diurese: Cão: 2,2 a 4,4 mg/kg; VO, IV, IM ou SC, 1 a 3 vezes/dia Gato: 2,2 mg/kg; VO, IV, IM ou SC, 1 a 3 vezes/dia
	Oligúria (produção de urina < 0,27 mℓ/kg/h) persistente após reidratação: Cão: 2 a 6 mg/kg IV; se em 30 min não for iniciada produção de urina maior que 1 mℓ/kg/h, a dose pode ser repetida. Outras repetições podem ser feitas desde que o somatório das doses não ultrapasse 12 mg/kg. Para manter a diurese obtida, repetir a dose inicial a cada 6 a 8 h. A manutenção também pode ser feita por infusão contínua na taxa de 0,25 a 1,0 mg/kg/h por mais 24 a 48 h. Monitoramento da produção de urina e manutenção do equilíbrio hidreletrolítico são imperativos durante todo o procedimento
Manitol (contraindicado se houver anúria, desidratação, hiper-hidratação ou doença pulmonar)	Oligúria (produção de urina < 0,27 mℓ/kg/h) persistente após reidratação: Cão: 0,25 a 1 g/kg, em solução a 20 ou 25% IV, em *bolus* lento; se em 30 a 60 min for iniciada produção de urina maior que 1 mℓ/kg/h, a aplicação pode ser continuada com *bolus* IV de 0,25 a 0,5 g/kg a cada 4 a 6 h, ou pela infusão contínua na taxa de 1 a 2 mg/kg/min por mais 24 a 48 h. Monitoramento da produção de urina e manutenção do equilíbrio hidreletrolítico são imperativos durante todo o procedimento. Se não houver a diurese esperada em 60 min após a primeira aplicação, pode ser feita uma segunda e última tentativa, com 0,25 a 0,5 g/kg Não havendo resultado, outras aplicações são contraindicadas, pois podem existir expansão do volume extracelular, hemodiluição, hipervolemia e toxicidade pelo manitol

VO = via oral; IV = via intravenosa; IM = via intramuscular; SC = via subcutânea.

pH sérico de aproximadamente 7,2 e bicarbonato sérico de 14 a 16 mEq/ℓ.[3,6,7,11] O cálculo do déficit de bicarbonato pode ser feito pela fórmula:

$$\text{Bicarbonato requerido (mEq)} = 0{,}3 \times \text{peso corporal (kg)} \times \text{déficit de base (mEq/}\ell\text{)}$$

Em que o déficit de base é dado por: bicarbonato desejado – bicarbonato mensurado.

A administração da dose calculada deve ser feita em duas etapas: a primeira metade intravenosa (IV), lenta, ao longo de 30 min, e a metade restante ao longo de 2 a 4 h. O bicarbonato de sódio pode ser adicionado à solução de hidratação que não contenha cálcio.[3,11]

A condição de acidose metabólica é muito dinâmica e pode haver mudança brusca da composição sanguínea, em função das trocas entre os compartimentos intra e extracelular, em resposta aos demais tratamentos em curso. Portanto, durante a terapia alcalinizante deve ser feito monitoramento, pois o uso desnecessário ou excessivo de bicarbonato de sódio pode resultar em sobrecarga de volume, insuficiência cardíaca congestiva, hipernatremia e precipitar tetania.[6,7,11]

Correção do desequilíbrio eletrolítico

As concentrações séricas de eletrólitos dos pacientes com IRA estabelecida podem estar normais inicialmente e variar ao longo do tempo, em função da capacidade tubular renal, da acidose, das perdas de líquidos (vômito e diarreia) e da fluidoterapia. Portanto, as intervenções devem-se basear em resultados laboratoriais, tendo em mente que a reidratação inicial com solução de NaCl a 0,9% muda substancialmente a distribuição e, por conseguinte, a concentração sérica dos eletrólitos, em direção à normalidade. Os pacientes que ficam oligúricos ou anúricos por tempo prolongado podem ser prejudicados tanto pela administração excessiva de soluções hidratantes e outros medicamentos, quanto por reposição insuficiente da água e dos eletrólitos perdidos (vômito, diarreia e perdas insensíveis). Por outro lado, os pacientes em fase não oligúrica e os poliúricos estão mais sujeitos às retrações de volume extracelular e depleção de eletrólitos (especialmente sódio e potássio), principalmente se for mantido o uso de diurético.[3,7,11,12]

Potássio

Os pacientes com anúria ou oligúria prolongada podem desenvolver hiperpotassemia e consequente comprometimento das funções cardíacas.[3,11,12] As alterações possíveis incluem distúrbios de condução e do ritmo cardíaco, fibrilação e assistolia. O eletrocardiograma (ECG) é indicado não só ao diagnóstico de comprometimento cardíaco, como também ao monitoramento da resposta ao tratamento de urgência. As manifestações da hiperpotessemia no ECG podem incluir bradicardia, ausência de onda P e, nos casos mais graves, onda T espiculada e ritmo sinoventricular.[12]

A hiperpotassemia leve (potássio sérico < 6 mEq/ℓ) não é preocupante, pois pode ser resolvida pela reidratação com solução de NaCl a 0,9%, que favorece o restabelecimento do equilíbrio eletrolítico e acidobásico. Nos casos de hiperpotassemia moderada (potássio sérico de 6 a 7 mEq/ℓ) o problema poderá ser resolvido, temporariamente, por meio de intervenções que favoreçam a mudança do potássio do compartimento extracelular para o intracelular. Isto pode ser obtido pela associação de fluidoterapia com solução isotônica isenta de potássio e furosemida na dose de 1 a 2 mg/kg IV, a cada 6 h, em pacientes não oligúricos. Para efeito mais rápido ou para os casos em que não for possível promover a diurese, a troca de compartimento pode ser apressada pela administração de glicose e insulina (1 unidade de insulina regular IV, por quilograma de peso corporal, seguida de 2 g de glicose para cada unidade de insulina intravenosa, em *bolus*). A insulina ativa a Na^+,K^+-ATPase favorendo, assim, a captação celular de potássio. Em hiperpotassemia intensa (potássio sérico > 8 mEq/ℓ), principalmente se houver associação com hiponatremia, hipocalcemia e acidose, há risco iminente de morte em decorrência das alterações cardíacas. Então, a aplicação de gliconato de cálcio a 10% (0,5 a 1 mℓ/kg de peso corporal IV, em 10 a 15 min) poderá conferir proteção imediata, apesar de transitória, ao coração. A injeção lenta de gliconato de cálcio a 10% não altera a concentração sérica de potássio, mas modifica o efeito da hiperpotassemia sobre o coração. Em resposta ao tratamento, há aumento do limiar do potencial de excitação cardíaca, correção da bradicardia e normalização do eletrocardiograma (Quadro 158.7).[3,11,12]

Independentemente das estratégias que possam ser usadas para minimizar os efeitos nocivos da hiperpotassemia do paciente com IRA, a restauração da homeostase de potássio só

Quadro 158.7 Intervenções para controle temporário da hiperpotassemia ou de suas consequências, em pacientes anúricos ou com retenção urinária.

Medicação ou procedimento (tempo de ação)	Efeito sobre o potássio sérico	Dosagem
Glicose hipertônica e insulina (efeito tem início em 30 min e dura várias horas)	O potássio fica retido nas células (glicogênio)	Cães: insulina regular 5 U/kg IV, combinada com 2 g de glicose/U de insulina Gatos: insulina regular 0,5 U/kg IV, combinado com 2 g de glicose/U de insulina Cães: 0,5 a 1 g de glicose/kg, sem insulina, também é benéfico
Gliconato de cálcio (efeito cardíaco imediato com duração de 10 a 15 min)	Nenhum	Cães: gliconato de cálcio (10%), ± 0,5 a 1 mℓ/kg, em 10 a 20 min IV (monitorar com ECG)
Bicarbonato de sódio quando houver acidose (efeito tem início em poucos minutos)	O potássio é deslocado para o espaço intracelular	Cães e gatos: repor 1/2 do déficit calculado* Com déficit não conhecido: 2 a 3 mEq/kg IV, em 30 min (se não houver diabetes cetoacidótico)
Poliestireno sulfonato de sódio (requerem-se horas ou dias para início do efeito)	Pode ser conseguida remoção quase completa do potássio em excesso	Cães: 2 g de resina/kg VO, enema de retenção (até 6 a 8 g/kg, em casos graves), dividido em três doses diárias**
Diálise (efeito imediato)	É possível remover quase todo o excesso de potássio	Iniciar sem potássio no líquido de diálise

IV = via intravenosa; ECG = eletrocardiograma; VO = via oral. *O cálculo é feito pelo déficit sérico de bicarbonato multiplicado pelo volume estimado de água corporal total. **Uso oral: misturar 3 a 4 mℓ de sorbitol/grama de resina evita constipação intestinal. Enema de retenção: preparar uma solução (3 a 4 mℓ de água para cada grama de resina) ou usar suspensões prontas. Não adicionar catárticos; o enema deve permanecer no cólon por pelo menos 30 min.

será obtida quando for restaurada a homeostase dos demais íons e eletrólitos envolvidos na distribuição dos líquidos intra e extracelulares e no potencial de membrana celular. Portanto, pode ser preciso repetir os procedimentos de urgência enquanto perdurar a hiperpotassemia. Ademais, se a quantidade total de potássio no organismo estiver acima do normal, o excesso deverá ser removido. Para tanto, a única forma natural é a eliminação de potássio na urina. Nos casos de hiperpotassemia intensa e anúria ou oligúria persistentes e refratárias ao tratamento médico, a única opção é a remoção do excesso de potássio por meio de hemofiltração ou diálise. Contudo, deve ser ressaltado que tal condição é rara, uma vez que em IRA o mais provável é que ocorra balanço de potássio normal ou negativo (falta de ingresso devido à anorexia e perda por vômito e diarreia).

Em LRA não oligúrica pode haver hipopotassemia a qualquer momento, desde que a perda de potássio seja maior que o ingresso (balanço negativo). A perda excessiva por aumento da excreção urinária de potássio é mais comum no período de poliúria que se segue à retenção de líquido e substâncias osmoticamente ativas. Outras causas de perda de potássio são uso excessivo de furosemida, falta de ingestão de alimentos, vômitos e diarreia. Comumente, as concentrações séricas de potássio estão normais ou há hipopotassemia leve. Os sintomas clínicos, contudo, só aparecem quando o potássio sérico for < 2,5 mEq/ℓ. Em hipopotassemia com manifestação clínica podem ocorrer fadiga, fraqueza muscular, anorexia, vômito, disritmia cardíaca e adinamia gastrintestinal. Se o potássio perdido não for reposto pela alimentação, fica indicada a suplementação que deve ser feita sob monitoramento para evitar hiperpotassemia.[3,11] O fornecimento de potássio por fluidoterapia pode prevenir, ou mesmo reverter, a hipopotassemia.

Sódio

A concentração sérica de sódio geralmente está normal ou com alteração leve que será rapidamente corrigida pela fluidoterapia. Entretanto, se houver perda de líquido hipotônico, ocorrerá hipernatremia hipovolêmica (sódio sérico > 156 mEq/ℓ, em cães e > 161 mEq/ℓ, em gatos). As causas da perda de água em excesso sobre o sódio, em IRA, são vômito, diarreia e produção de urina em volume normal ou aumentado. O paciente pode chegar para o primeiro atendimento já com este quadro clínico. A fluidoterapia com solução de NaCl a 0,9% administrada no primeiro momento do atendimento, antes que estejam disponíveis os resultados de exames laboratoriais, não acarretará piora do quadro, pois a solução é isotônica. Contudo, se for necessário administrar bicarbonato de sódio, haverá agravamento da hipernatremia e, portanto, a concentração sérica de sódio deve ser avaliada antes desse procedimento.[7] Para corrigir a hipernatremia, a hidratação pode ser feita, temporariamente, com solução contendo NaCl a 0,45% e glicose a 2,5%.[7,11,12]

Em alguns pacientes pode ocorrer hiponatremia, principalmente em função do tipo de solução empregada na fluidoterapia e do uso de diurético. O déficit pode ser corrigido lentamente com ajuste da terapia hidreletrolítica. Porém, será preciso tratamento específico se houver manifestação neurológica (demência progressiva ou convulsão).[11]

Cálcio, fósforo e magnésio

Comumente, a concentração sérica de cálcio está normal em pacientes com IRA. Em poucos casos, contudo, pode haver hipocalcemia resultante da diurese promovida pela administração de solução de NaCl a 0,9% e furosemida. Esta condição não requer tratamento imediato, a menos que haja manifestação neurológica.[6,11] Eventualmente, pode ser detectada hipercalcemia à avaliação inicial. Este achado, quase sempre relacionado com a neoplasia ou intoxicação por vitamina D, deve ser investigado como provável causa da LRA.[7]

A ocorrência de hiperfosfatemia, que é comum em IRA oligúrica, pode vir acompanhada de hipermagnesemia;[3,7,11,12] entretanto, ambas as condições são revertidas naturalmente assim que ocorre diurese. Contudo, antiácidos que contenham magnésio devem ser evitados, para prevenir o agravamento da hipermagnesemia.[6] Administração de hidróxido de alumínio junto com a alimentação para prevenir hiperfosfatemia, como é indicado à DRC, não tem aplicação imediata em IRA. Seu uso, entretanto, pode ser considerado para pacientes que passem da condição aguda para a crônica.

Controle das manifestações do sistema digestório

As primeiras manifestações clínicas de IRA são anorexia, náuseas e vômito decorrentes da ação central de toxinas urêmicas e da gastrite urêmica, cuja patogênese inclui hiperacidez gástrica. Estes sinais serão abrandados à medida que houver resposta ao tratamento específico para a causa da IRA e à fluidoterapia. Neste ínterim, outras intervenções são indicadas para prevenir perdas por vômito e melhorar a condição gástrica com vista à redução da náuseas e dos vômitos, ao restabelecimento do apetite e à minimização do desconforto. Alguns pacientes respondem bem ao tratamento com medicamentos que diminuam a produção de ácido gástrico. A maioria, porém, necessita da adição de antiemético de ação central para que os vômitos sejam controlados.[3,11] Enquanto houver vômito, toda medicação deve ser injetável e também ficam suspensos alimentos e água por via oral. Na Quadro 158.8 são apresentados os fármacos mais utilizados para pacientes urêmicos.

O tratamento para redução da produção de ácido gástrico é efetivo para controlar a gastrite, as erosões e ulcerações gástricas ou duodenais, a esofagite e os vômitos desencadeados pela gastrite. Podem ser utilizados os antagonistas de receptor H_2 (ranitidina, cimetidina, famotidina), ou os inibidores de bomba de prótons (omeprazol, pantoprazol, lansoprazol). Para o tratamento inicial, os fármacos mais usados são cimetidina e ranitidina, cujos efeitos são mais conhecidos e pela possibilidade de aplicação parenteral.[3,11]

Se os vômitos não forem controlados pelo tratamento da gastrite, ficam indicados os antieméticos de ação central. Metoclopramida, o fármaco mais empregado, é um antagonista de dopamina que age por bloqueio de receptores dopaminérgicos centrais e periféricos e atua diretamente no centro do vômito e nos quimiorreceptores da zona de gatilho. Além da ação antiemética, a metoclopramida tem efeito pró-cinético, que facilita o esvaziamento do estômago. Outros antieméticos de ação central que podem ser usados em pacientes com IRA são ondansetrona, dolasetrona, maropitant e derivados fenotiazínicos (clorpromazina, acepromazina).[3,11] Destes, o maropitant tem apresentado resultados muito eficientes em cães e gatos urêmicos, embora esteja liberado somente para cães.[3]

A anorexia do animal com IRA pode persistir muitos dias ou semanas. As consequências da anorexia e da má nutrição incluem aumento do catabolismo proteico e agravamento da uremia, perda de massa muscular e fraqueza, imunossupressão, alteração do metabolismo de medicamentos e diminuição da capacidade de síntese e reparação dos tecidos.[3,11] A partir de 3 dias sem ingestão de alimentos, o animal pode ser considerado malnutrido e fica justificada a instituição de suporte nutricional.[3] Enquanto persistirem os vômitos, fica contraindicado qualquer tipo de alimentação por sonda ou tubo, mas pode ser feito suporte nutricional por via parenteral. O fornecimento de solução de glicose (a 10%) e de aminoácidos por via parenteral pode aumentar as chances de sobrevida dos pacientes que não estejam comendo. Embora não haja evidência científica de que a alimentação parenteral completa melhore o desfecho clínico dos pacientes com IRA, este procedimento pode ser considerado para pacientes com curso clínico longo, especialmente se o tratamento for baseado em terapia de substituição renal.[3,11,12] Quando já não houver vômito e o apetite começar a retornar, deve ser iniciada alimentação oral à base de proteína de alto valor biológico e outras fontes de caloria. Não há dieta comercial que tenha sido elaborada para atender às necessidades específicas de cães ou gatos com IRA, mesmo porque a anorexia é parte do problema. Há quem defenda o uso de ração terapêutica para DRC.[3] Contudo, a prática tem demonstrado que tanto cães quanto gatos com IRA recusam esse tipo de alimento. Para a reintrodução da alimentação oral é importante lembrar que se trata de paciente convalescente e, geralmente, com pouco apetite. Durante essa fase o alimento, oferecido em porções pequenas, deve ser de fácil digestão e, principalmente, muito palatável. O sucesso do programa de reintrodução da alimentação depende, em grande parte, do atendimento às necessidades e preferências do paciente, a cada momento.

Cuidados com a hipertensão

Pode haver hipertensão em animais com IRA, principalmente se existirem anúria ou oligúria e sobrecarga de volume (hiper-hidratação), mas não é comum. Se ocorrer, o tratamento deve incluir diminuição da taxa de administração

Quadro 158.8 Medicamentos para tratamento da gastrite e controle dos vômitos em insuficiência renal aguda.

Mecanismo de ação	Medicamento	Dosagem (cães)	Dosagem (gatos)
Inibidor de produção de ácido gástrico (antagonista de receptor H_2)	Ranitidina	0,5 a 2 mg/kg IV, VO, a cada 8 a 12 h	0,5 a 2,5 mg/kg IV, IM, SC, VO, a cada 12 h
	Cimetidina	5 a 10 mg/kg IV, IM VO, a cada 4 a 6 h	5 a 10 mg/kg IV, IM, VO, a cada 6 a 8 h
	Famotidina	0,5 a 1 mg/kg IV, IM, VO, a cada 12 a 24 h	0,25 a 0,5 mg/kg SC, VO, a cada 24 h
Inibidor de produção de ácido gástrico (inibidor de bomba de prótons)	Omeprazol	0,5 a 1 mg/kg, VO, a cada 24 h	0,7 mg/kg VO, a cada 24 h
	Pantoprazol	0,5 a 1 mg/kg IV, em 15 min, a cada 24 h	0,5 a 1 mg/kg IV, em 15 min, a cada 24 h
	Lansoprazol	0,6 a 1 mg/kg IV, a cada 24 h	–
Antiemético de ação central	Metoclopramida	0,1 a 0,5 mg/kg IM, SC, VO, a cada 6 a 8 h ou infusão de 0,01 a 0,02 mg/kg/h	0,2 a 0,4 mg/kg SC, VO, a cada 6 a 8 h ou infusão de 0,01 a 0,02 mg/kg/h
	Ondansetrona	0,1 mg/kg VO, a cada 12 a 24 h ou 0,1 a 0,2 mg/kg IV lento, a cada 8 a 12 h	0,1 mg/kg VO, a cada 12 a 24 h ou 0,1 a 0,2 mg/kg IV lento, a cada 8 a 12 h
	Dolasetrona	0,5 mg/kg IV, SC, VO, a cada 24 h	0,5 mg/kg IV, SC, VO, a cada 24 h
	Maropitant	2 mg/kg VO, a cada 24 h, por 2 dias ou 1 mg/kg SC, a cada 24 h, por 5 dias	0,5 mg/kg SC, a cada 24 h, por 5 dias*
Derivados fenotiazínicos com efeito antiemético	Clorpromazina	0,2 a 0,5 mg/kg IM, SC, a cada 6 a 8 h	0,2 a 0,5 mg/kg IM, SC, a cada 8 h
	Acepromazina	0,01 a 0,05 mg/kg IM SC, a cada 8 a 12 h	–

IV = via intravenosa; VO = via oral; IM = via intramuscular; SC = via subcutânea. *Maropitant não está liberado para gatos (dosagem recomendada por Cowgill e Langston).[3]

de líquidos e aplicação de furosemida. Em hipertensão grave, pode ser administrado anti-hipertensivo parenteral (como nitroprussiato de sódio, hidralazina) sob monitoramento criterioso da pressão arterial. A metabolização do nitroprussiato resulta na formação de substâncias tóxicas, de eliminação renal, que podem causar sinais neurológicos gravíssimos (p. ex., convulsão e coma). Para o paciente hiper-hidratado e anúrico, a diálise para remoção de excesso de água pode ser uma opção. Entretanto, se a anúria não for revertida para não oligúria, o prognóstico é muito ruim, independentemente da remoção do excesso de água. Em humanos com IRA, o uso de medicamento anti-hipertensivo tem sido associado a complicações neurológicas graves ou piora da função renal.[11]

Terapia de substituição renal

A indicação mais comum à terapia de substituição renal (TSR), em nefrologia de cães e gatos, é a IRA, quando os pacientes não respondem ao tratamento médico. Tais condições podem ser identificadas clinicamente como sobrecarga intensa de volume, distúrbio eletrolítico e ácido-base grave, uremia muito intensa, hiperpotassemia e anúria não responsivas ao tratamento.[3,11] Com o tratamento médico convencional de pacientes com IRA, afora os fatores inerentes à doença e ao paciente, podem ocorrer problemas em consequência de falha diagnóstica ou de inadequação do tratamento instituído. A TSR, embora possa propiciar a recuperação de pacientes que não teriam sobrevivido com o tratamento médico, também pode resultar em agravamento do quadro e morte por complicações inerentes à técnica e aos procedimentos adotados.

Ainda não estão estabelecidos os indicadores clínicos e laboratoriais que evidenciem o momento adequado para dar início à TSR em cães e gatos. Acredita-se, entretanto, que quando os sinais da síndrome urêmica forem muito graves e a concentração sérica de creatinina for ≥ 10 mg/dℓ, já existirão disfunções de outros órgãos e a TSR não poderá ser útil para garantir a sobrevivência. Portanto, a indicação de TSR deve ser feita quando as condições clínicas e laboratoriais do paciente ainda forem favoráveis.[3]

Outra questão limitante aventada por especialistas relaciona-se à dificuldade técnica e logística de oferecer o tipo de TSR mais adequado para cada paciente. A exemplo do que existe na medicina, as modalidades de intervenção incluem hemofiltração, diálise peritoneal e hemodiálise, que podem ser feitas de forma contínua ou intermitente, ou pela combinação sequencial de ambas.[3] A decisão sobre o que é apropriado para cada caso depende do diagnóstico da causa de IRA, da condição vigente, das complicações e comorbidades existentes e das características do paciente.

A TSR não é tratamento curativo, mas pode ser útil para eliminação dos excessos de água, eletrólitos e toxinas urêmicas que ameaçam a vida. Assim, é indicada para manter vivo o paciente com anúria ou oligúria persistente ou que não responda à fluidoterapia e demais medicações, enquanto não houver reparação renal.[3,11] Em estudo retrospectivo de 32 casos de gatos com IRA, relatou-se que, de oito gatos que receberam diálise como parte do tratamento, cinco morreram, um foi submetido a eutanásia e dois receberam alta com azotemia persistente.[15]

O tempo necessário para recuperação das funções renais varia muito em função de causa e gravidade das lesões renais, dentre outros inúmeros fatores (como idade, estado nutricional, comorbidades, adequação da terapia de suporte etc.). Em pacientes sob tratamento médico convencional, são necessárias 2 a 4 semanas para comprovação de recuperação da função renal ou da impossibilidade de manter a vida. Este período será estendido se for adotada a TSR. Em alguns casos, principalmente em LRA tóxica, a TSR deverá ser mantida por 2 a 6 meses para que haja recuperação parcial ou completa das funções renais.[3]

Referências

1. Osborne CA, Fletcher TF. Applied anatomy of the urinary system with clinicopathologic correlation. In: Osborne CA, Finco DR, editors. Canine and feline nephrology and urology. Baltimore: Williams & Wilkins; 1995. p. 3-28.
2. Weinstein AM. Sodium and chloride transport, proximal nephron. In: Seldin DW, Giebisch G, editors. The kidney, physiology and pathophysiology. 2nd ed. New York: Raven Press; 1992. p. 1925-73.
3. Cowgill LD, Langston C. Acute kidney insufficiency. In: Bartges J, Polzin DJ. Nephrology and urology of small animals. Ames: Wiley-Blackwell; 2011. p. 472-523.
4. Grauer GF, Lane IF. Acute renal failure: ischemic and chemical nephrosis. In: Osborne CA, Finco DR, editors. Canine and feline nephrology and urology. Baltimore: Williams-Wilkins; 1995. p. 441-59.
5. Polzin DJ, Osborne CA. Pathophysiology of renal failure and uremia. In: Osborne CA, Finco DR, editors. Canine and feline nephrology and urology. Baltimore: Williams-Wilkins; 1995. p. 335-67.
6. Lieberthal W, Levinsky NG. Acute clinical renal failure. In: Seldin DW, Giebisch G, editors. The Kidney, physiology and pathophysiology. 2nd ed. New York: Raven Press; 1992. p. 3181-225.
7. Grauer GF. Management of acute renal failure. In: Elliott J, Grauer GF, editors. BSAVA Manual of canine and feline nephrology and urology. 2nd ed. Gloucester: British Small Animal Veterinary Association; 2007. p. 215-22.
8. Beck F, Thurau K, Gstraunthaler G. Pathophysiology and pathobiochemistry of acute renal failure. In: Seldin DW, Giebisch MD, editors. The kidney: physiology and pathology. 2nd ed. New York: Raven Press; 1992. p. 3157-79.
9. Devarajan P. Update on mechanisms of ischemic acute kidney injury. J Am Soc Nephrol. 2006; 17:1503-20.
10. Mehta RL, Kellum JA, Shah SV, Molitoris BA, Ronco C, Warnock DG, Levin A. Acute kidney injury network: report of an initiative to improve outcomes in acute kidney injury. Crit Care. 2007; 11(2):R31.
11. Ross L. Acute kidney injury in dogs and cats. Vet Clin Small Anim. 2011; 41:1-14.
12. Chew DJ, Dibartola SP, Schenck PA. Canine and feline nephrology and urology. 2nd ed. St. Louis: Elsevier-Saunders; 2011. p. 63-144.
13. Behrend EN, Grauer GF, Mani I, Groman RP, Salman MD, Greco DS. Hospital-acquired acute renal failure in dogs: 29 cases (1983-1992). J Am Vet Med Assoc. 1996 Feb 15; 208(4):537-41.
14. Vaden SL, Levine J, Breitschwerdt EB. A retrospective case-control of acute renal failure in 99 dogs. J Vet Intern Med. 1997 Mar-Apr; 11(2):58-64.
15. Worwag S, Langston CE. Acute intrinsic renal failure in cats: 32 cases (1997-2004). JAVMA. 2008 Mar 1; 232(5):728-32.
16. Waikar SS, Liu KD, Chertow GM. Diagnosis, epidemiology and outcome of acute kidney injury. Clin J Am Soc Nephrol. 2008; 3:844-61.
17. Barrantes F, Feng Y, Ivanov O, Yalamanchili HB, Patel J, Buenafe X *et al.* Acute kidney injury predicts outcomes of non-critically ill patients. Mayo Clin Proc. 2009 May; 84(5):410-6.
18. Cowgill LD, Francey T. Acute uremia. In: Ettinger SJ, Feldman EC, editors. Veterinary internal medicine. St. Louis: Elsevier Saunders, 6th ed. 2005. p. 1731-51.
19. Stokes JE, Forrester SD. New and unusual causes of acute renal failure in dogs and cats. Vet Clin Small Anim. 2004; 909-22.
20. Hughes J. Life and death in the kidney: prospects for future therapy. Nephrol Dial Transplant. 2001; 16:879-82.
21. Martins MR, Daleck CR, Carvalho MB, Calado EB, Zilloto L, Francisco MMS. Avaliação da função renal de cães sob dois protocolos para administração da cisplatina. Acta Cirúrg. Bras. 2003; 18(4):314-9.
22. Narins RG, Krishna, GG, Riley-Jr LJ. Assessment of renal function: characteristics of the functional and organic forms of acute renal failure. In: Seldin DW, Giebisch MD, editors. The kidney: physiology and pathology. 2nd ed. New York: Raven Press; 1992. p. 3063-84.

23. Humes HD, Weinberg JM, Knauss C. Clinical and pathophysiologic aspects of aminoglycoside nephrotoxicity. Am J Kidney Dis. 1982; 2:5-29.
24. Brown CA, Jeong K-S, Poppenga RH, Puschner B, Miller DM, Ellis AE *et al.* Outbreaks of renal failure associated with melamine and cyanuric acid in dogs and cats in 2004 and 2007. J Vet Diagn Invest. 2007; 19(5):525-31.
25. Finco DR, Brown CA. Primary tubulo-interstitial diseases of the kidney. In: Osborne CA, Finco DR, editors. Canine and feline nephrology and urology. Baltimore: Williams-Wilkins; 1995. p. 386-91.
26. Rossert J. Drug-induced acute interstitial nephritis. Kidney Int. 2001; 60:804-17.
27. Vaden SL. Glomerular disease. In: Ettinger SJ, Feldman EC, editors. Veterinary internal medicine. 6th ed. St. Louis: Elsevier-Saunders; 2005. p. 1786-800.
28. Green RA, Thomas JS. Hemostatic disorders, coagulopathies and thrombosis. In: Ettinger SJ, Feldman EC, editors. Textbook of veterinary internal medicine. 4th ed. Philadelphia: Saunders; 1995. p. 1946-63.
29. Suter PF, Fox PR. Peripheral vascular disease. In: Ettinger SJ, Feldman EC, editors. Textbook of veterinary internal medicine. 4th ed. Philadelphia: Saunders; 1995. p. 1068-81.
30. Carvalho MB. Semiologia do sistema urinário. In: Feitosa FLF, editor. Semiologia veterinária, a arte do diagnóstico. 2ª ed. São Paulo: Roca; 2008. p. 389-409.
31. Grauer GF. Early detection of renal damage and disease in dogs and cats. Vet Clin Small Anim. 2005; 35:581-96.
32. Osborne CA, Stevens JB, Lulich JP, Ulrich LK, Bird KA, Koehler LA, Swanson LL. A clinician's analysis of urinalysis. In: Osborne CA, Finco DR, editors. Canine and feline nephrology and urology. Baltimore: Williams & Wilkins; 1995. p. 136-205.
33. Heiene R, Lefebvre HP. Assesment of renal function. In: Elliott J, Grauer GF, editors. BSAVA Manual of canine and feline nephrology and urology. 2nd ed. Gloucester: British Small Animal Veterinary Association; 2007. p. 117-25.

159 Doença Renal Crônica

Márcia Mery Kogika, Mariana Faraone Waki, Cínthia Ribas Martorelli

Anatomia e fisiologia

O rim é um órgão pareado, localizado no espaço retroperitoneal, envolvido por tecido gorduroso, opostamente aos músculos sublombares e lateral à coluna vertebral. Cada rim é constituído por um polo cranial e outro caudal, com bordas mediais e laterais e superfícies dorsais e ventrais. Na borda medial do rim localiza-se o hilo, o qual se comunica com diversas estruturas, como os ureteres, a artéria renal, a veia renal, os vasos linfáticos e os nervos.[1–3] Em cães, o rim direito localiza-se entre as vértebras T13-L2. Já na espécie felina, o rim direito está posicionado próximo às vértebras L1-L4, enquanto o rim esquerdo, a L2-L5.[3]

Em cães e gatos, o rim é unilobar (ou unipiramidal), composto de um grupo de néfrons e recoberto de uma cápsula fibrosa; o parênquima é formado por uma região medular e outra cortical. Nos pequenos animais, a proporção corticomedular é de aproximadamente 1:2 ou 1:3.[1,3]

O conhecimento do suprimento sanguíneo normal dos rins é importante para compreender a fisiopatologia.[1] A irrigação sanguínea renal se dá pela artéria renal e esta posteriormente se ramifica no parênquima renal em artéria interlobar (a qual irá suprir o lobo renal, a junção corticomedular e a região cortical) e, por fim, em capilares glomerulares.[1,3] A parede capilar é revestida por endotélio fenestrado para permitir a passagem de água e de outras moléculas de baixo peso molecular. A membrana basal glomerular (MBG) é outra estrutura que oferece resistência à filtração de macromoléculas. O terceiro componente do processo de filtração é a camada epitelial, constituída pelos podócitos.[1]

Os podócitos apresentam processos podais primários e secundários que cobrem as células endotelias glomerulares e a célula mesangial intraglomerular. A MBG é a estrutura que promove a separação entre podócitos, células endoteliais e células mesangiais. Assim, a MBG origina-se da fusão de podócitos e da lâmina basal da célula endotelial. As células mesangiais estão localizadas nas regiões intra e extraglomerular, e associadas ao aparelho justaglomerular.[3]

A unidade funcional do rim é o néfron, o qual é composto de glomérulo, túbulo contorcido proximal (TCP), alça de Henle, túbulo contornado distal (TCD) e ducto coletor.[4] Cães e gatos têm cerca de 500.000 e 200.000 néfrons por rim, respectivamente.[5] A urina é formada no interior de cada néfron em três etapas:

- Filtração glomerular
- Reabsorção tubular
- Secreção tubular, reguladas por hormônios de origem renal e não renal.[4]

O mecanismo pelo qual a parede do capilar glomerular inibe a passagem de macromoléculas não está totalmente elucidado.[1] Geralmente, substâncias com peso molecular maior que 70.000 dáltons não atravessam a parede capilar glomerular. Além disso, a carga elétrica da molécula é outro fator determinante para sua passagem. Durante o processo de filtração, células sanguíneas e diversas proteínas plasmáticas são retidas no interior do capilar e prosseguem para a arteríola eferente.[3,4]

A taxa de filtração glomerular (TFG) por néfron é definida como o processo unitário de filtração glomerular, o qual é influenciado por quatro importantes fatores. A diferença de pressão hidráulica por meio das paredes glomerulares é o primeiro fator, seguido pela concentração de proteínas plasmáticas (pressão oncótica), pelo fluxo plasmático glomerular e pelo seu coeficiente de ultrafiltração. Ainda, o controle da pressão hidráulica intraglomerular é regulado pelas arteríolas aferentes e eferentes.[1,5]

A barreira de filtração glomerular é formada pelas seguintes estruturas: podócitos, endotélio fenestrado e membrana basal, a qual é constituída por colágeno do tipo IV.[1,3] A célula mesangial é responsável pela produção de matriz mesangial, que desempenha papel fundamental no suporte do tufo glomerular.[1,3,6] Ademais, o ultrafiltrado glomerular (composto de água, bicarbonato, eletrólitos, glicose, proteínas de baixo pelo molecular e albumina) alcança o espaço de Bowman e segue para o TCP.[1,3] Nos túbulos renais, a composição do filtrado glomerular é modificada de acordo com a redução do volume, com os seguintes objetivos:

- Manutenção do equilíbrio hídrico
- Manutenção do equilíbrio eletrolítico
- Homeostasia acidobásica
- Excreção de produtos nitrogenados.

Diversos mecanismos influenciam a função tubular: função glomerular, composição do sangue e ação de hormônios.[3,4]

O equilíbrio hídrico é regulado pelos rins, por sua capacidade de concentrar ou diluir a urina, dependente da ingestão de água, da sudorese e da presença ou não de perdas gastrintestinais (êmese e diarreia). Contudo, pode haver hiper-hidratação e desidratação mesmo quando a função renal se encontra normal.[4,5]

Outra função importante dos rins é o controle do equilíbrio eletrolítico. Em relação ao sódio, cerca de 99% do sódio presente no filtrado glomerular são reabsorvidos pelos túbulos. O equilíbrio do sódio é dado pelos seguintes eventos:

- Ingestão e excreção urinária
- Ação de aldosterona, a qual aumenta a reabsorção e a excreção tubular de sódio, sob estímulo do sistema renina-angiotensina-aldosterona (SRAA)
- Pressão osmótica
- Sistema nervoso simpático (SNS)
- Prostaglandinas (PG)
- Peptídio natriurético atrial (PNA).

Vale lembrar que o sódio está implicado na regulação da pressão arterial sistêmica.[4,5]

O potássio, assim como o sódio, é filtrado no glomérulo e cerca de 60 a 90% deste íon são reabsorvidos no túbulo proximal e, o restante, na alça de Henle. A secreção ocorre nas células do túbulo distal, e a sua difusão é de maneira passiva. Os fatores que aumentam a secreção de potássio no túbulo distal são aldosterona, glicocorticoides, supressão dos níveis de hormônio antidiurético (ADH), catecolaminas e insulina. Os rins, em condições normais, adaptam-se ao aumento da ingestão de potássio.[4,5,7]

O cálcio é controlado, primariamente, pela glândula paratireoide e, por último, pelos rins; assim, os rins estão envolvidos também na manutenção da homeostasia do cálcio. O aumento da reabsorção tubular de cálcio pode ser desencadeado pela ação do paratormônio ou hormônio paratireóideo (PTH), por hipocalcemia, alcalose metabólica e/ou hiperfosfatemia.[5,8] Entretanto, a reabsorção é menor se houver hipercalcemia, acidose metabólica, depleção de fósforo e hipermagnesemia.[5]

Além disso, os rins desempenham importante papel na regulação do equilíbrio de fósforo, pois constituem a via primária de sua excreção, a qual é resultante da diferença da filtração glomerular e da reabsorção tubular de fósforo.[5,8,9] Os fatores que influenciam a excreção de fósforo são anormalidades no equilíbrio acidobásico, no metabolismo de vitamina D, no hormônio do crescimento (GH) e nas alterações do volume corporal.[4]

O cloro, após ser filtrado, é reabsorvido passivamente nos túbulos. Sua concentração plasmática está relacionada com o nível plasmático de bicarbonato. Cerca de 80% do magnésio são filtrados, enquanto 20 a 30% são reabsorvidos pelo túbulo proximal e, principalmente, na porção ascendente da alça de Henle. Além disso, o PTH também pode interferir na absorção de magnésio.[4,10]

O rim é o principal órgão responsável pela manutenção do equilíbrio acidobásico, pois apresenta capacidade de gerar bicarbonato a fim de equilibrar o pH sanguíneo em caso de acidose metabólica, que é uma alteração frequentemente observada em cães e gatos com doença renal crônica (DRC). Todos os segmentos do néfron contribuem para a formação de íons bicarbonato, os quais são utilizados para a manutenção do equilíbrio acidobásico.[5]

Os compostos nitrogenados não proteicos excretados pelos rins incluem ureia, creatinina, ácido úrico, alantoína e muitas outras substâncias/aminoácidos.[4,5,7] A ureia apresenta-se no filtrado glomerular na mesma concentração que no plasma e, ainda, alguns segmentos do néfron são permeáveis à ureia, a qual se difunde para o interstício e para a alça de Henle, porém com ADH difunde-se para o ducto coletor. Assim, quando o fluxo urinário está normal, cerca de 60% da ureia são filtrados e reabsorvidos. O aumento do fluxo urinário causa menor reabsorção e maior excreção, e como resultado pode haver diminuição na concentração sérica de ureia, sem alterar a TFG, uma vez que o aumento do fluxo urinário pode ser promovido pela administração de fluidoterapia parenteral e de diurético, que causam poliúria. Apesar de a concentração plasmática de ureia e creatinina ser equivalente à do filtrado glomerular, a creatinina não será reabsorvida nos túbulos. Os cães da raça Dálmata podem excretar ácido úrico e alantoína, sendo o produto final do metabolismo de purinas.[4]

Ainda os rins atuam na regulação hormonal, pois têm capacidade de sintetizar diversos hormônios e substâncias vasoativas, as quais têm efeitos endócrinos, autócrinos e parácrinos, como a vitamina D e a eritropoetina, que irão atuar a distância, diferentemente de algumas substâncias que atuam no interior do próprio órgão (p. ex., a angiotensina II e as prostaglandinas). Ademais, os rins estão sob ação de outros hormônios extrarrenais, incluindo PTH, ADH e aldosterona.[5]

Outra estrutura renal importante é o aparelho justaglomerular, formado por quatro componentes:

- Arteríola aferente
- Arteríola eferente
- Mácula densa
- Mesângio extraglomerular; esta estrutura é responsável pela produção de renina, que estimula a produção de angiotensina I a partir do angiotensinogênio.

A seguir, por ação da enzima conversora de angiotensina (ECA), ocorre a conversão de angiotensina I em angiotensina II e, como esta causa constrição da arteríola aferente para manutenção do fluxo sanguíneo renal, estimula a secreção de aldosterona (a fim de aumentar a reabsorção de sódio), como também a secreção de ADH.[1,5]

Definição

Até o presente momento tem-se utilizado os termos *doença renal, insuficiência renal* e *falência renal* para descrever o processo patológico que acomete os rins. Em 1999, Brown propôs uma revisão para tais terminologias, a fim de classificar a doença renal crônica em estágios de acordo com o tempo de evolução, com o intuito de fornecer subsídios adequados para instituição de terapia durante o curso da doença.[11] Entretanto, os termos "insuficiência renal" e "falência renal" ainda não estão bem definidos e, a partir disso, a DRC foi classificada em estágios, determinados pela International Renal Interest Society (IRIS).[7,12] Assim, pode-se dizer que existe falência renal crônica (FRC) quando os mecanismos compensatórios não conseguem mais manter as funções de regulação de eletrólitos, água, homeostasia acidobásica, peptídios e síntese de hormônios.[13]

Falência renal crônica ocorre nos estágios finais da DRC, quando há perda de aproximadamente mais de três quartos ou dois terços dos néfrons de ambos os rins para os cães e gatos, respectivamente. Falência renal aguda (FRA) é resultado do declínio abrupto da função renal.[14]

A DRC pode ser definida como:

- Lesão renal existente por pelo menos 3 meses, com ou sem diminuição da taxa de TFG na dependência do estágio
- Com redução da TFG em mais de 50% e que seja persistente por pelo menos 3 meses, acompanhada de mecanismos compensatórios, a fim de preservar a função renal.

Entretanto, na rotina clínica, a TFG pode ser apenas indiretamente avaliada pelas concentrações séricas de ureia e creatinina que, quando alteradas, já indicam a perda de pelo menos três quartos a dois terços do número de néfrons para as espécies canina e felina, respectivamente.[15,16]

Prevalência

A doença renal crônica é comum em cães e gatos de idade avançada e pode ser considerada uma causa de mortalidade.[17] A prevalência estimada de DRC é de 0,5 a 1,5%, na espécie canina e de 1 a 3% nos felinos; dentre estes, 10% dos cães e 30% dos gatos têm mais de 15 anos de idade ao diagnóstico.[13,16]

A DRC é considerada uma das doenças renais mais comuns nestas espécies, e acomete os animais independentemente de raça e idade.[18] Nos cães, 18% com DRC têm menos de 4 anos de idade, 17% encontram-se na faixa etária de 4 a 7 anos, 20% entre 7 e 10 anos e 45% acima de 10 anos. Assim, a prevalência em cães na faixa etária de 7 a 10 anos é na proporção de 12,5 para 1.000 cães; entre 10 e 15 anos de idade, a proporção é de 24 para 1.000 e, em cães idosos (acima de 15 anos), de 57 para 1.000.[18] Já na espécie felina, a DRC acomete 37% dos gatos com menos de 10 anos, 31% daqueles entre 10 e 15 anos e 32%, mais de 15 anos de idade.[16,18] Ainda, em estudo realizado com 1.000 gatos, observou-se que a prevalência de DRC entre animais com 10 a 15 anos de idade é de 77 por 1.000, e entre gatos com mais de 15 anos a prevalência é de 153 por 1.000. As raças felinas mais acometidas incluem Maine Coonn, Abissínio, Siamês, Russian Blue e Burnese.[16,18] Em comparação com as espécies, a prevalência de DRC nos felinos é aproximadamente duas a três vezes maior que em cães.[19]

Assim, observa-se que a DRC pode ter importância para morbidade e mortalidade de cães e gatos. Historicamente, a doença renal crônica nos animais não era detectada precocemente, e somente era determinado o diagnóstico quando eles apresentavam manifestações clínicas de uremia; infelizmente, encontravam-se em estágios mais avançados devido à falência renal e, portanto, tinham prognóstico mau.[20] Com o evoluir do entendimento da fisiopatogenia da doença, o diagnóstico precoce tem sido o foco principal da afecção e, deste modo, procura-se instituir medidas terapêuticas e de manejo a fim de diminuir a velocidade de progressão, proporcionando-lhes maior tempo e qualidade de vida.

Etiologia e fisiopatogenia

A doença renal crônica resulta da perda gradativa e irreversível de néfrons, que culmina no comprometimento das funções metabólica, endócrina e excretória dos rins.[7,11,16] A etiologia da DRC é diversa e pode ter origem familial, congênita ou adquirida. Contudo, na maioria das vezes, a causa que incitou a lesão renal, que implicou a progressão da DRC, não é totalmente conhecida.[7,16,18] Assim, a DRC caracteriza-se pela perda progressiva e irreversível dos néfrons e tem evolução insidiosa. Sua etiologia é multifatorial, podendo ter sido desencadeada por diversas causas potenciais e de diferentes origens:

- Glomerular (glomerulopatias, amiloidose, imunomediada, doença de Cushing, diabetes *mellitus* e doenças infecciosas – doença periodontal, imunodeficiência felina, panleucopenia, calicivirose, ehrlichiose, leishmaniose, piometra)
- Tubular (nefrotoxinas, infecções – virais, como adenovírus tipo 1, bacterianas, como pielonefrite e leptospirose; síndrome de Fanconi, glicosúria renal primária, acidose tubular renal, diabetes insípido nefrogênico, processos inflamatórios e isquêmicos)
- Intersticial (pielonefrite, cálculo renal, leptospirose)
- Vascular (diabetes *mellitus*)
- Alterações bioquímicas (cistinúria)
- Doença renal familial.[7,11,14,18]

Outras causas podem estar implicadas no desencadeamento da DRC, tais como neoplasias, hipercalcemia, hidronefrose, hipertensão arterial sistêmica primária e, também, sequela de progressão após insuficiência renal aguda (IRA).[13] No entanto, nem sempre é possível identificar a causa que desencadeou a lesão renal no momento do diagnóstico da DRC.[20]

Em um estudo prévio, que teve como objetivo identificar a causa de base da DRC em 37 cães azotêmicos, verificaram-se as seguintes causas por biopsia renal: nefrite tubulointersticial crônica (58%), glomerulopatia (28%) e amiloidose (6%). Paralelamente, em um estudo com gatos, observaram-se diferentes proporções das alterações encontradas: nefrite tubulointersticial (70%), glomerulopatia (15%), linfoma (11%) e amiloidose (2%).[18]

Independentemente da causa primária, a DRC pode ser composta de lesão glomerular, tubular, intersticial ou vascular, ou comprometer vários segmentos simultaneamente. No local da lesão e da perda do néfron, o tecido renal será substituído por tecido conjuntivo fibroso e a evolução poderá atingir meses a anos.[14,17,21]

A dificuldade em detectar a causa primária da DRC se deve a três fatores envolvidos na compensação da função renal e que estão relacionados com a progressão da doença:

- Os componentes do néfron apresentam interdependência funcional
- Os mecanismos compensatórios (morfológico e funcional) dos rins são limitados, independentemente da causa inicial
- Néfrons viáveis tentarão compensar (hiperfunção) a função daqueles néfrons que foram perdidos.[14]

Então, esses mecanismos estão associados à autoperpetuação da lesão renal, em que uma lesão inicial em determinado componente do néfron irá comprometer outras estruturas posteriormente, estabelecendo o caráter progressivo da DRC.[7,16,18] A exemplo das doenças que estão localizadas apenas no glomérulo, eles podem depois causar a redução da perfusão capilar peritubular, com consequente atrofia, acarretando degeneração e necrose das células epiteliais tubulares; dessa maneira, pode haver comprometimento ou lesão das células epiteliais dos túbulos.[5,13,18] Ainda, em decorrência da perda de proteínas de origem glomerular por glomerulopatia, a grande quantidade de proteína no filtrado tubular leva à sobrecarga de reabsorção desta pelas células tubulares do segmento proximal do néfron e, consequentemente, a comprometimento e perda deste néfron, justificando a perpetuação da lesão renal e a velocidade de progressão da DRC, desencadeada também por processos inflamatório e/ou fibrótico.[5,13,18] Durante a lesão do parênquima renal, pode ocorrer infiltração de macrófagos no interstício e estes desempenharem papel fundamental no desenvolvimento de lesão tubular; isso também pode decorrer da sobrecarga de proteína no fluido tubular devido à lesão glomerular.[5,13,18]

Com a diminuição do número de néfrons ao longo da evolução da DRC, nos néfrons remanescentes surgem hiperfiltração, hipertensão e hipertrofia glomerular em decorrência do aumento do fluxo sanguíneo intraglomerular; consequentemente, favorece o desenvolvimento de glomeruloesclerose, por promover maior passagem transcapilar de macromoléculas para o mesângio; posteriormente, ocorre proliferação de células mesangiais e acúmulo de matriz mesangial, que podem contribuir para a promoção de glomeruloesclerose. Ademais, acúmulo de lipídios no mesângio também estimula a proliferação mesangial.[9,13]

No geral, as alterações encontradas nos exames histopatológicos realizados em animais com DRC são inespecíficas, pois se trata de lesões que foram evoluindo progressivamente por perda gradativa dos néfrons e, assim, podem ser observadas nefrite tubulointersticial linfoplasmocítica de grau variado, fibrose, hipertrofia do epitélio tubular, mineralização intersticial e da membrana basal tubular e glomeruloesclerose.[13]

Com a perda de néfrons, há redução da TFG e, em consequência, nota-se aumento das concentrações séricas de ureia e creatinina, apenas marcadores bioquímicos que, indiretamente, avaliam a retenção dos compostos nitrogenados não proteicos (toxinas urêmicas) no sangue, os quais deveriam ser eliminados do organismo por excreção renal. O acúmulo desses compostos nitrogenados não proteicos é denominado *azotemia*, e é visto, portanto, quando há perda de pelo menos 60 a 70% dos néfrons funcionantes para as espécies felina e canina, respectivamente. Mesmo com a perda de néfrons, é possível observar valores de ureia e creatinina normais, provavelmente em virtude da hipertrofia compensatória dos néfrons remanescentes.[9,13,16] É importante lembrar que, uma vez existindo azotemia, isso já indica ter havido perda considerável de néfrons (mais de três quartos em cães e de dois terços, em felinos); tem-se como objetivo, então, manter o paciente nessa condição por meses a anos, com boa qualidade de vida, procurando-se minimizar todos os fatores que possam acarretar perda mais acelerada dos néfrons remanescentes.[9,13,16]

Assim, durante a evolução da DRC, ocorrerá comprometimento das funções renais de maneira progressiva; algumas funções poderão ser alteradas precocemente ou não, e a intensidade também pode variar. Quando há comprometimento mais intenso de várias funções renais, os animais podem evoluir com manifestações clínicas mais evidentes, e o conjunto de sintomas é chamado de *síndrome urêmica* ou *uremia*, que se caracteriza por uma síndrome tóxica e polissistêmica, com alterações em diferentes sistemas do organismo (trato gastrintestinal, sistemas nervosos central e periférico, sistema cardiorrespiratório, sistema endócrino) e por alteração do equilíbrio acidobásico, do metabolismo de cálcio e fósforo, do equilíbrio eletrolítico (sódio e potássio), do sistema hematológico e hemostático, além de comprometimento nutricional.[7,9,11,18] Portanto, o comprometimento das várias funções dos rins será insidioso e apenas quando culminar em intensa alteração funcional o animal irá apresentar manifestações clínicas que o proprietário identificará, e então procurará assistência médico-veterinária. Entretanto, sabe-se atualmente que os marcadores laboratoriais e os de imagem, e não somente os sintomas clínicos, poderão auxiliar na detecção precoce do comprometimento das funções dos rins e, desse modo, favorecer a instituição de medidas terapêuticas cabíveis, na tentativa de diminuir a velocidade de progressão da doença.[9,13,16]

Em relação às consequências *gastrintestinais* decorrentes da uremia, sabe-se que ocorre aumento da circulação de gastrina, uma vez que os rins são responsáveis por 40% da metabolização desse hormônio, originando um quadro denominado gastropatia urêmica, em que são observadas alterações microscópicas como atrofia glandular, edema de lâmina própria, infiltração de mastócitos e arterite submucosa. As concentrações elevadas de gastrina estimulam a secreção gástrica de HCl e a liberação de histamina, a qual pode provocar ulceração gastrintestinal com posterior necrose isquêmica da mucosa.[7,18]

A gastropatia urêmica também pode decorrer de outros fatores:

- Estresse associado à doença
- Ação de bactérias urease-positivas com consequente erosão da mucosa gastrintestinal causada pela amônia
- Lesões vasculares isquêmicas
- Refluxo biliar por incapacidade de fechamento adequado do piloro, promovido pela ação direta da gastrina.[7,18]

Ainda como consequências gastrintestinais, podem ser citadas a estomatite urêmica e a necrose da borda da língua para os casos em que existir descompensação ou crise da DRC por acúmulo ou aumento abrupto de toxinas urêmicas na circulação sanguínea.[7,18]

Diarreia (hemorrágica ou não) também é manifestação clínica secundária à enterocolite urêmica, e que se manifesta principalmente nos animais em estágios mais avançados, com uremia intensa. Entretanto, nos gatos, a diarreia é menos observada, sendo que a constipação intestinal é mais comum, pois em geral os gatos com DRC não tratados apresentam desidratação em consequência da poliúria que surge, principalmente, em estágios mais avançados da doença; assim, há absorção de água mais intensa no nível do cólon, tornando as fezes mais ressecadas; ainda, a constipação intestinal pode decorrer do uso oral de quelantes de fósforo.[7,18]

Ao paciente doente renal crônico, na dependência do grau de uremia, esta poderá causar alterações na *hemostasia* devido, principalmente, a trombocitopatia ou tromboastenia (disfunção plaquetária) adquirida, caracterizada por anormalidades na interação entre as plaquetas e os vasos sanguíneos.[13] O número de plaquetas encontra-se, geralmente, dentro do valor de referência. Assim, observam-se comprometimento da agregação plaquetária associada a menor síntese de tromboxano A_2, anormalidade na mobilização intracelular de cálcio e aumento intracelular de monofosfato de adenosina cíclico (cAMP).[18] Ocorre maior liberação de prostaciclina e de óxido nítrico, os quais têm a capacidade de impedir a adesão das plaquetas ao endotélio.[18] Outras alterações que podem ser notadas no sistema hematológico incluem disfunção dos linfócitos e granulócitos, anemia hipoproliferativa, neutrofilia e linfopenia.[22]

A *anemia*, especificamente, consequência da DRC, caracteriza-se por ser do tipo normocítico, normocrômico e não regenerativo, sendo que, em geral, a intensidade é proporcional à perda de néfrons e ao declínio da função renal.[16,18,23] A etiologia da anemia em DRC é multifatorial. Os mecanismos envolvidos incluem:

- Diminuição do tempo de vida das hemácias, como pela presença das toxinas urêmicas, do aumento do estresse oxidativo etc.
- Perda de sangue (pelo trato gastrintestinal)
- Deficiência nutricional (aporte) dos elementos implicados na eritropoese
- Deficiência de ferro
- Atuação de substâncias que são capazes de inibir a eritropoese, a exemplo das toxinas urêmicas e possivelmente o PTH
- Diminuição na síntese de eritropoetina (EPO)
- Mielofibrose.[18]

Atualmente, a deficiência de EPO parece ser a principal causa de anemia em DRC, uma vez que as células endoteliais do capilar peritubular e os fibroblastos intersticiais são os maiores sítios de síntese de EPO; a expressão da EPO nas células endoteliais é limitada para as regiões mais profundas da córtex renal e da superfície da medular.[18,23] Quando o número de hemácias ou do hematócrito apresenta valor normal, a produção de EPO pelos rins é baixa.[23] Ainda, a EPO atua estimulando a produção de células sanguíneas da medula óssea por meio do aumento do tempo de vida de alguns precursores eritroides. Os rins são responsáveis pela produção de cerca de 90% da EPO sistêmica, porém a expressão de mRNA da EPO pode ser observada em outros locais, como em fígado, baço, pulmão, cérebro e testículos. Entretanto, estes locais não são suficientes para compensar a deficiência de EPO quando a síntese renal está diminuída ou comprometida.[16,18,23] Com o desenvolvimento da anemia, mecanismos compensatórios serão ativados: diminuição da resistência vascular periférica, aumento do débito cardíaco e elevação do nível de 2,3-difosfoglicerato (2,3-DPG).[18]

Com a evolução da DRC pode-se ter outras complicações como *hiperparatireoidismo secundário renal* (a verticalização deste assunto encontra-se no Capítulo 160, *Hiperparatireoidismo secundário renal*), hipertensão arterial sistêmica (HAS), acidose metabólica, proteinúria e hipopotassemia, que atuam também como fatores adicionais para a lesão e o comprometimento de mais néfrons, entre outras.[24]

Hiperfosfatemia é uma consequência da retenção de fósforo na circulação devido à diminuição progressiva da TFG que evolui com a perda de néfrons, sendo, portanto, um dos fatores responsáveis pelo desenvolvimento do hiperparatireoidismo secundário renal, pois acarreta aumento da síntese de paratormônio por causar diminuição da fração do cálcio iônico (Ca^{++}).[8,9,25] Ainda, a hiperfosfatemia atua inibindo a ativação da enzima 1-alfa-hidroxilase renal e, consequentemente, diminuindo a ativação da vitamina D (calcitriol) e a concentração de cálcio iônico.[8,26]

Na tentativa de restabelecer a concentração normal de cálcio iônico no sangue, o PTH atua por meio de três mecanismos:

- Maior reabsorção de cálcio pelas alças de Henle, no túbulo distal e no túbulo coletor
- Maior reabsorção óssea de cálcio
- Síntese de vitamina D ativa (calcitriol) a partir do 25-hidroxicolecalciferol nos rins (Figuras 159.1 e 159.2).[27,28]

O PTH atua principalmente nos ossos e nos rins. Na DRC, este hormônio, apesar de ser importante para o metabolismo de cálcio e fósforo, é considerado também uma toxina urêmica, pois promove elevação na concentração intracelular de cálcio; uma vez que esse processo se torna contínuo, ocorre inibição da oxidação mitocondrial e da produção de ATP, o que contribui para disfunção e morte celular.[8,9]

Uma das consequências importantes do hiperparatireoidismo secundário renal, e que compromete a perda de mais néfrons, é o desenvolvimento de calcificação metastática que contribui para maior morbidade e mortalidade de pacientes com DRC, pois os estudos indicam que o controle do hiperparatireoidismo está relacionado com menor velocidade de progressão da DRC.[8,28] Os mecanismos de hipercalcemia na presença de menor concentração de cálcio iônico não estão bem estabelecidos; no entanto, podem estar relacionados com a formação de complexos de cálcio com ânions inorgânicos e orgânicos.[9,26,29] No estudo de Cortadellas *et al.* ficou demonstrado que, em cães com DRC, o hiperparatireoidismo renal secundário é frequente e, inclusive, pode já estar presente no estágio I, sugerindo a hipótese de que a diminuição da excreção renal de fósforo, e consequente retenção sérica, se inicia nos estágios mais precoces da DRC.[8] Corroborando Cortadellas *et al.*, Giovaninni *et al.* observaram que gatos com DRC também podem apresentar, nos estágios iniciais da doença (estágios II e III), aumentos das concentrações séricas de PTH e cálcio iônico.[30] Elliott verificou que uma dieta com restrição fosfórica, para gatos com DRC nos estágios iniciais da doença, pode retardar sua progressão, como também retardar a elevação dos valores de PTH sérico.[31]

Assim, a etiologia do hiperparatireoidismo secundário renal é multifatorial e está associada a hipocalcemia, hiperfosfatemia e diminuição da concentração sérica de calcitriol.[9,28,32]

Hipertensão arterial sistêmica (HAS) pode ocorrer secundariamente à DRC, não sendo, nesse caso, a hipertensão arterial primária ou essencial que causaria lesão renal, como se observa com maior frequência em humanos.[33] Em cães e gatos com DRC, sendo o rim responsável pelo controle da pressão sanguínea a longo prazo, por meio da regulação da excreção de sódio e água, da natriurese e da ação do SRAA, a perda da regulação da pressão sanguínea promove a instalação de HAS, estabelecida pelos seguintes mecanismos:

- Ativação do SRAA
- Retenção de sódio
- Expansão do volume plasmático
- Ativação do sistema nervoso simpático
- Diminuição de substâncias vasodilatadoras
- Aumento do débito cardíaco
- Aumento da resistência vascular periférica
- Aumento da concentração sérica de PTH
- Tratamento ou administração de eritropoetina recombinante humana.[34]

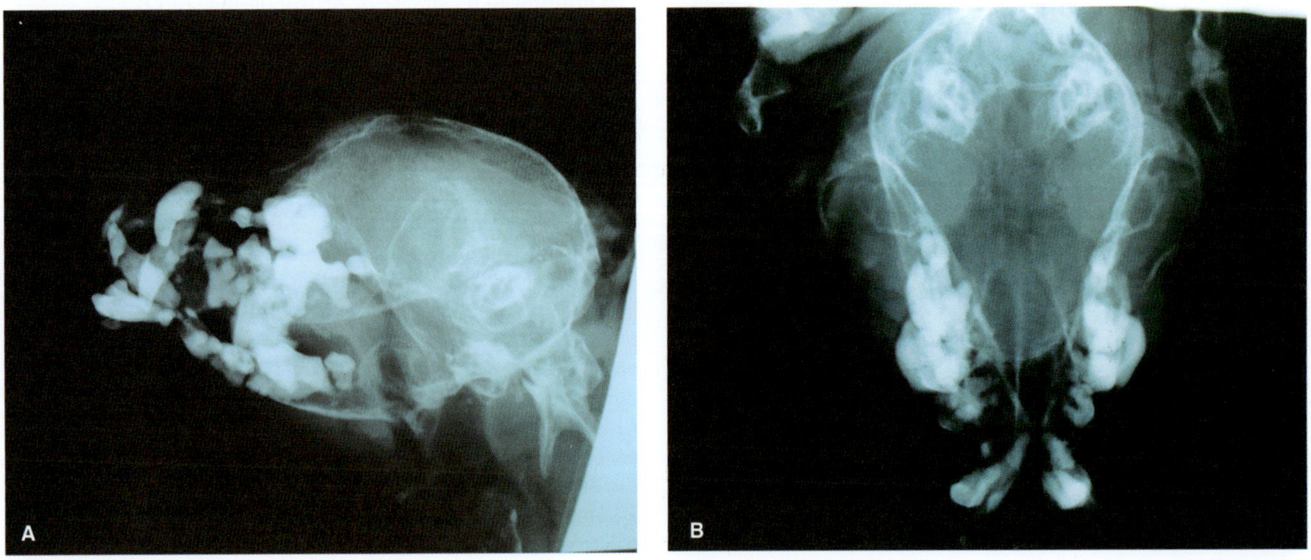

Figura 159.1 A. Imagem radiográfica, laterolateral, de descalcificação óssea decorrente de hiperparatireoidismo secundário renal em cão da raça Pinscher. **B.** Imagem dorsoventral do mesmo cão. (Cortesia do Serviço de Clínica Médica de Pequenos Animais/Diagnóstico por Imagem do Hospital Veterinário da Faculdade de Medicina Veterinária e Zootecnia da Universidade de São Paulo.)

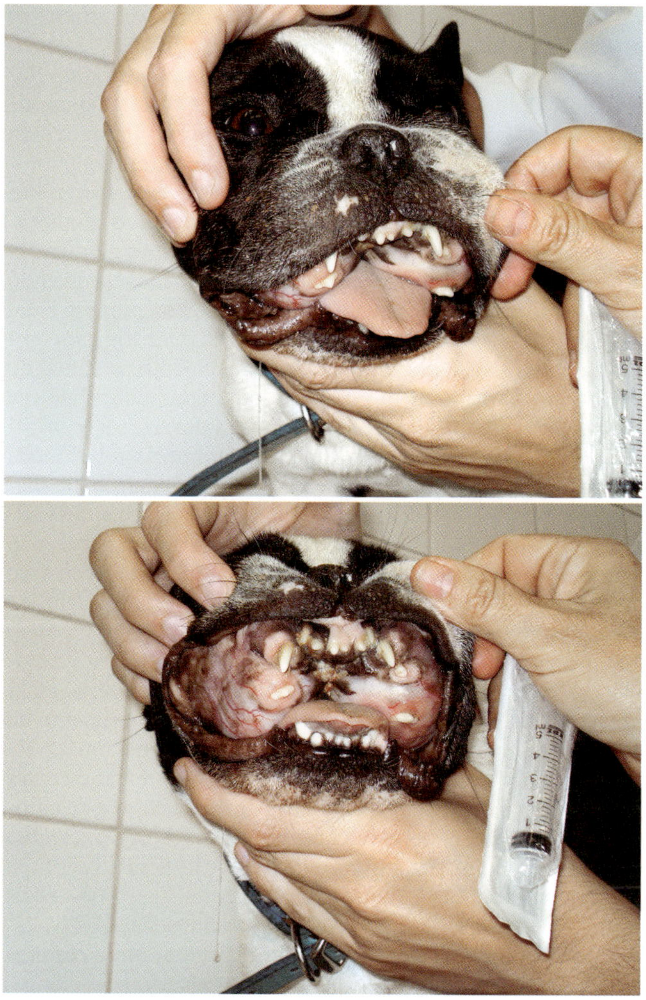

Figura 159.2 Osteodistrofia fibrosa decorrente de hiperparatireoidismo secundário renal em cão da raça Buldogue Francês. (Cortesia do Serviço de Clínica Médica de Pequenos Animais do Hospital Veterinário da Faculdade de Medicina Veterinária e Zootecnia da Universidade de São Paulo.)

Ademais, a HAS *per se* pode causar lesão isquêmica nos glomérulos e nos túbulos, como também outras alterações sistêmicas (hipertrofia do ventrículo esquerdo, isquemia miocárdica, descolamento de retina, hifema, hemorragia de retina, encefalopatia hipertensiva, demência e hemorragia cerebrovascular.[34] Observa-se que a HAS crônica pode estar envolvida no desenvolvimento de glomeruloesclerose, com consequente atrofia glomerular, degeneração tubular e fibrose intersticial e que, posteriormente, causa a perda gradativa do número de néfrons funcionais, contribuindo, assim, para a hiperfiltração nos néfrons remanescentes, promovendo mais lesões glomerulares e tubulares, as quais colaboram para o aumento da velocidade de progressão da DRC.[35,36] Em estudos prévios com cães doentes renais crônicos, em que foi avaliada a associação entre HAS e lesão em glomérulos, observou-se correlação positiva entre a pressão arterial sistêmica e a razão proteína:creatinina urinária. Entretanto, esses estudos avaliaram observações ou dados pontuais e não longitudinais.[37,38]

Sabe-se, ainda, que com a perda gradativa de néfrons ocorrem hipertensão e lesão dos glomérulos nos néfrons remanescentes, pois estes recebem um volume maior de sangue para filtração por néfron, já que o volume de sangue a ser filtrado pelos rins continua o mesmo.[7] Este processo de hiperfiltração renal pode acarretar aumento da pressão hidrostática e causar a passagem de proteínas pela barreira glomerular, culminando em *proteinúria renal*. O processo *per se* de progressão da doença renal provoca também infiltração de células inflamatórias nos glomérulos e interstício, causando a glomeruloesclerose.[39] A proteinúria renal pode indicar lesão glomerular e/ou tubular.[18,20] A proteinúria glomerular consiste na perda urinária de proteínas de alto peso molecular, como a albumina (69 kDa). Já a proteinúria tubular é caracterizada por proteínas na urina que apresentam baixo peso molecular (menor que 69 kDa), e que deveriam ter sido reabsorvidas no segmento proximal do néfron.[40,41]

Outro fator importante na progressão da DRC é a presença de lesão tubulointersticial, possivelmente por consequência da proteinúria, uma vez que as proteínas filtradas pelo glomérulo podem lesar as células tubulares, levando a ruptura lisossomal, lesão tubular pela ação de componentes do sistema complemento, estresse oxidativo, maior síntese de citocinas, além dos efeitos promovidos por fatores de crescimento, como o fator de crescimento tumoral beta (TGF-β).[17,42] Deste modo, as células tubulares podem ser diferenciadas em miofibroblastos, os quais estão envolvidos no desenvolvimento da fibrose renal. Também, as células tubulares ficam suscetíveis a hipoxia crônica e necrose, com consequente autoperpetuação da lesão tubular.[43–45]

É importante ressaltar que, para a determinação da origem da proteinúria, esta deve ser embasada no histórico, no exame físico e nos exames complementares (aferição da pressão arterial sistêmica, hemograma, perfil bioquímico sérico, exame de urina – avaliação de aspectos físicos, químicos e de sedimento urinário –, urocultura, razão proteína:creatinina urinária [RPC], razão albumina:creatinina urinária [RAC] por teste espécie-específico – ensaio imunoenzimático [ELISA] e biopsia renal) Ainda, é necessário investigar a possibilidade de a proteinúria renal ocorrer de maneira secundária, ou seja, como consequência de doenças que causam glomerulopatias, como as de origem infecciosa, inflamatória, metabólica e neoplásica, pois nessas condições sabe-se que, resolvida a doença de base, haverá grande possibilidade de a proteinúria ser debelada.[41,46]

Ainda é importante estar atento a outras causas de proteinúria renal transitória, tais como aqueles relacionadas com fatores fisiológicos, a exemplo da febre e do exercício físico intenso, e também ao uso de alguns medicamentos.[41,46,47]

Diferentes métodos podem ser utilizados para detectar proteinúria. A fita reagente é um deles, porém não apresenta altas sensibilidade e especificidade, pois seu limite de detecção é de 30 mg/dℓ, principalmente para albumina. Além disso, podem-se obter frequentes resultados falso-positivos ou negativos, porque alguns fatores podem interferir como pH alcalino, presença de hematúria, piúria e/ou bacteriúria. A densidade urinária deve ser considerada, uma vez que pequena quantidade de proteína em amostra de urina diluída é um achado significativo.[46,47]

Outro método para detectar proteinúria é o teste com ácido sulfossalicílico (SSA), contudo não é específico e pode apresentar resultados falso-positivos. Por isso, a fim de encontrar um teste mais específico, foi estabelecido o uso da RPC, a qual substitui a necessidade da análise da urina excretada pelo período de 24 h e visa identificar a macroproteinúria.[46] Nos pacientes não azotêmicos (RPC entre 0,5 e 1, em cães, e 0,4 e 1, em gatos), a proteinúria deve ser monitorada e avaliada quanto à persistência e à progressão. Havendo RPC maior ou igual a 1, deve-se investigar a origem da proteinúria, a qual pode ser pré-renal, renal ou pós-renal. A proteinúria renal ainda é classificada como funcional ou patológica, categorizada como de origem ou perda glomerular, tubular ou intersticial.[15,17,46]

A *proteinúria pré-renal* pode ser definida como perda urinária anormal de proteínas que atravessam a parede do capilar glomerular, as quais normalmente não estão presentes na urina como, por exemplo, a hemoglobina, a mioglobina e a proteína de Bence-Jones. Quanto à *proteinúria pós-renal*, ela se origina do trato urinário inferior ou extraurinário (genital). A proteinúria pós-renal urinária é identificada pela presença de proteínas oriundas de processos exsudativos ou hemorrágicos que afetam as vias urinárias (pelve renal, ureter, bexiga urinária, uretra e, nos machos, provenientes da próstata). Existe proteinúria pós-renal extraurinária quando se detectam proteínas derivadas de secreções do trato genital e/ou do aparelho genital externo durante a micção ou coleta da urina.[17,41,46,47]

A *proteinúria renal* é ocasionada por uma anormalidade no processo de filtração ou de reabsorção de proteínas presentes no filtrado glomerular e que têm origem plasmática. Esta categoria de proteinúria pode ser classificada como patológica (persistente, indicativa de lesão renal estrutural e/ou funcional) ou funcional (transitória, ausência de lesão renal), sendo que esta última ocorre em resposta a uma alteração renal fisiológica por febre, exercício físico intenso e estresse, como já citado.[41] Por outro lado, a proteinúria patológica pode ser classificada de acordo com a origem, ou seja, de acordo com o local envolvido na perda dessas proteínas: glomerular, tubular e/ou intersticial. Quando há lesões que promovem alterações na permeabilidade da parede do capilar glomerular, instala-se a proteinúria glomerular, composta de proteínas de alto peso molecular, uma vez que em condições normais essas proteínas não ultrapassariam a barreira glomerular.[7,16,17,41,46,48] Em contrapartida, a proteinúria de origem tubular decorre de lesão das células do epitélio tubular que compromete a reabsorção adequada de proteínas, presentes normalmente no filtrado glomerular, e que se caracterizam por baixo ou médio peso molecular.[7,16,17,41,46–48] Por último, a *proteinúria intersticial* é originada de lesões ou de doenças inflamatórias como a nefrite intersticial aguda, devido ao consequente extravasamento de proteínas para o espaço urinário através dos capilares peritubulares.[41,46]

Sendo assim, a RPC deve ser sempre avaliada na ausência de inflamação e/ou de hemorragia do trato urinário, para que não haja interpretações errôneas, ou seja, de falso-positivos. Excluindo-se todas as possibilidades que possam detectar proteinúria de causas extrarrenais, para os pacientes azotêmicos que apresentam valores de RPC acima de 0,5 ou 0,4 (para cães e gatos, respectivamente), estes podem ser considerados proteinúricos, mas se deve confirmar se esse valor persiste também em outras amostras de urina (a serem avaliadas em 3 ou mais ocasiões) obtidas em intervalos de, no mínimo, 2 semanas.[41] Os animais com RPC entre 0,2 e 0,5 (cães) e 0,2 e 0,4 (gatos) devem ser investigados e monitorados para confirmar se a proteinúria é de origem renal, uma vez que este intervalo é tido como limítrofe.[15,41,46] Os valores de RPC inferior a 0,2 denotam ausência de proteinúria.[15]

A proteinúria deve ser avaliada quanto à qualidade, pois a identificação das proteínas poderá auxiliar na identificação da origem da proteinúria renal, se glomerular ou tubular. Esses dados são importantes para a preconização adequada da terapia. Assim, além da RPC, a determinação da RAC (razão albumina urinária:creatinina urinária) seria de grande valia, porque possibilitaria identificar a albumina, bem como a magnitude da perda, se microalbuminúria (RAC = 0,03 a 0,3) ou macroalbuminúria (RAC > 0,3). O método para a determinação de albumina urinária é o ensaio imunoenzimático (ELISA) espécie-específico.[41,46,49,50]

Microalbuminúria pode ser definida como albumina na urina com valores entre 1 e 30 mg/dℓ; além disso, ela é considerada como detecção precoce de alteração funcional dos glomérulos, lembrando que concentrações inferiores a 30 mg/dℓ de albumina não são detectadas pelo método da química seca com a fita reagente de urina.[46] A detecção de microalbuminúria persistente pelo método ELISA espécie-específico pode, portanto, auxiliar no diagnóstico precoce de lesão glomerular, passível de ser secundária à hipertensão intraglomerular ou por disfunção endotelial ou glomerulopatia envolvendo podócitos, células mensangiais e colágeno da membrana basal glomerular.[17,46,47] Ainda, microalbuminúria pode indicar comprometimento das células tubulares do segmento proximal do néfron, pois normalmente pequena quantidade de albumina está presente no filtrado glomerular e esta deveria ser reabsorvida no referido segmento; a microalbuminúria relacionada com a lesão tubular é suscitada em estudos de nefropatia diabética e em algumas doenças renais.[51–53] Portanto, a microalbuminúria também foi associada a doenças inflamatórias não infecciosas, metabólicas e doenças cardíacas em cães, ou seja, de ocorrência secundária.[46] A microalbuminúria foi definida para cães no intervalo das RAC de 0,03 a 0,3.[49,50]

Outra complicação frequente associada à DRC é a *acidose metabólica* crônica que resulta, inicialmente, da excreção renal inadequada de íons hidrogênio ou pelo comprometimento da reabsorção de bicarbonato pelas células tubulares renais. Na sequencia da evolução da DRC, os néfrons remanescentes intensificam a excreção de H^+ pela geração ou síntese de amônia (amoniagênese) pelas células dos túbulos renais, causando, ao longo do tempo, exaustão e degeneração dessas células, e consequente perda de néfrons.[34,54,55] Assim, esses processos contribuem para o desenvolvimento de acidose metabólica.[9,56] Além disso, a perda de bicarbonato e a retenção de cloretos podem ocasionar a acidose hiperclorêmica.[9,28]

Em doença renal crônica, os fatores que determinam a reabsorção de bicarbonato ainda não estão bem definidos, porém vários mecanismos já são conhecidos; a expansão do fluido extracelular pode causar diminuição da reabsorção de bicarbonato; a reabsorção de bicarbonato pode ser influenciada pela perda de sódio e por diferentes concentrações de bicarbonato no fluido tubular, como também pelo funcionamento inadequado dos túbulos proximais, os quais são responsáveis pela reabsorção da maior parte desses íons, que pode decorrer de uma doença de origem familial e/ou adquirida.[56–58]

Além disso, a uremia *per se* pode ser considerada mais um mecanismo que diminui a reabsorção de bicarbonato, relatado em pacientes humanos, provavelmente em decorrência do aumento da concentração sérica de paratormônio ou pela redução da reabsorção do sódio.[57,58] A uremia também pode acarretar diminuição da excreção de amônia.[55]

Como um mecanismo de defesa para retardar o desenvolvimento de acidose, os cães têm maior capacidade de reabsorção de bicarbonato pelas células tubulares dos rins quando comparados com os felinos; desse modo, a acidose metabólica em cães ocorre, em geral, com maior frequência nos estágios mais avançados da DRC (3 e 4) e, em felinos, esta alteração já pode ser observada nos estágios iniciais, como no estágio 2.[30,59] Elliot e Watson e Polzin recomendam a hemogasometria para avaliar o equilíbrio acidobásico já no estágio 2 da DRC de ambas as espécies.[19,30,60]

Outro fator importante que pode influenciar a reabsorção de bicarbonato e a regulação da síntese de amônia renal é o íon potássio.[59,61,62] Havendo hipopotassemia, o volume normal de fluido extracelular favorece maior reabsorção de bicarbonato, e também promove o aumento da amoniogênese pelas células tubulares, uma vez que a depleção de potássio estimula a sua entrada nas mitocôndrias e causa aumento da atividade enzimática de glutamase e glutamato-desidrogenase.[58] O sistema tampão de amônia favorece também a formação de bicarbonato, o qual será utilizado no tamponamento de íons hidrogênio.[63] Portanto, a combinação da reabsorção tubular do bicarbonato filtrado e da excreção de íons hidrogênio com amônia e tampões urinários, principalmente fosfatos, colabora com a manutenção do equilíbrio acidobásico.[13]

Com a progressão da DRC, a excreção de íon hidrogênio é mantida pelo aumento da excreção de amônio pelos néfrons remanescentes. Contudo, nos estágios mais avançados da disfunção renal, não é mais possível ocorrer o aumento da amoniogênese renal e se observa a instalação de acidose metabólica crônica e intensa.[54,55] O aumento da amoniogênese ocorre proporcionalmente à perda de néfrons. Contudo, a fração livre da amônia é altamente reativa, promovendo mais efeitos adversos – principalmente inflamatórios, pois ativa a cascata do sistema complemento. Por outro lado, foi comprovado que a suplementação com bicarbonato resulta em redução da inflamação tubulointersticial.[64]

Pode ocorrer associação entre os efeitos deletérios do *estresse oxidativo* e a nefrotoxicidade induzida pela amônia, que favorece o desenvolvimento de lesão intersticial e tubular pela ativação não imunológica do complemento, com liberação de vários mediadores de lesão renal, incluindo citocinas, resultando em lesão adicional e promoção de fibrose.[65]

A acidose crônica pode causar desmineralização progressiva da medula óssea, calciúria, hipopotassemia e aumento do catabolismo proteico na musculatura esquelética, exacerbando a azotemia.[34]

A avaliação dos eletrólitos séricos e urinários pode trazer subsídios para o melhor entendimento do processo de disfunção renal. A fração de excreção renal de potássio é influenciada pela aldosterona e pela dieta, variáveis importantes que estão envolvidas na evolução da DRC.[66] Particularmente nos felinos, a hipocalemia ou hipopotassemia ocorre com mais frequência devido a alguns fatores. A hipopotassemia pode estar associada a alterações funcionais e/ou estruturais dos rins, como também a ingestão de dieta com déficit de potássio causaria inflamação e fibrose tubulointersticial e poderia estar associada ao desenvolvimento da DRC em gatos; alguns gatos com DRC desenvolvem periodicamente hipopotassemia ao longo da doença.[7,13]

Intensa hiperfosfatemia acarreta aumento da concentração plasmática de tampões fracos e pode também resultar em acidose metabólica; a causa mais importante de acidose hiperfosfatêmica reconhecida é a falência renal.[67] Hipomagnesemia é outro achado comum em clínica de pequenos animais, principalmente secundária à perda de magnésio por via renal. A perda gastrintestinal pode exacerbar a hipomagnesemia. Entretanto, a importância clínica desse achado não é bem conhecida, assim como o esquema de suplementação em cães, mas vale lembrar que a depleção de magnésio colabora com a depleção de potássio nos animais com DRC.[10,68]

É interessante lembrar que se observa, atualmente, um número crescente de gatos com DRC e concomitante urolitíase renal e/ou ureteral, e este fato talvez possa justificar a recente frequência maior de felinos jovens-adultos com DRC.[13] A prevalência de urólitos no trato urinário superior dos felinos tem aumentado nos últimos anos e, muitas vezes, pode estar acompanhada de hipercalcemia.[13,69]

Ademais, a DRC pode ser originada por malformação renal (ver Capítulo 163, *Doença Renal Familial em Cães e Gatos*).[15]

Manifestações clínicas

As manifestações clínicas estarão na dependência do grau de comprometimento das funções dos rins, e os animais podem ser assintomáticos; a detecção de lesão renal pode ser possível somente pelos exames complementares, ou seja, pela avaliação dos marcadores de lesão renal – laboratoriais e de imagem. Há possibilidade de que, mesmo existindo disfunção renal e de acordo com sua evolução, o organismo tenha se adaptado ao aumento gradativo das toxinas urêmicas e o animal ainda não apresente manifestações clínicas evidentes.[70]

Uma vez que a DRC é resultante da redução gradual no número de néfrons funcionais, o primeiro indício do comprometimento da função renal no cão é a perda da capacidade renal em concentrar a urina; assim, poliúria e polidipsia compensatória serão as primeiras manifestações clínicas observadas nesses pacientes, sendo proporcional a magnitude do comprometimento das estruturas renais, ou seja, de dois terços do número de néfrons.[20,24] Em felinos, pela característica de os néfrons apresentarem grande capacidade de concentração urinária, a poliúria é observada nos estágios mais avançados, quando já ocorreu a perda de três quartos do número de néfrons.[9,13,14,16]

Cães e gatos com DRC são classificados segundo as recomendações da International Renal Interest Society (IRIS), que se baseia nos valores séricos de creatinina e em marcadores de lesão renal (Quadro 159.1) e associam a estes a manifestação clínica.[12] Assim, de acordo com o estágio da DRC, podem aparecer manifestações clínicas. Nos estágios I e II da DRC, o animal geralmente é assintomático, e os cães podem ou não apresentar apenas poliúria e polidipsia; no entanto, os marcadores de lesão renal auxiliam no diagnóstico nesses estágios, tais como perda da capacidade de concentrar urina, presença de proteinúria renal e também de alterações de imagens e, eventualmente, hipertensão arterial sistêmica.[11,14,20,70,71]

No estágio I da DRC, o animal não apresenta azotemia, já no estágio II pode-se dizer que a azotemia é discreta, com os valores de creatinina sérica entre 1,4 e 2 mg/dℓ, para cães e 1,6 e 2,8 mg/dℓ, para gatos.[18,70] No estágio II, os gatos podem ter manifestações clínicas como perda do apetite, emagrecimento e êmese; nesse estágio II é importante descartar a possibilidade de outras doenças concomitantes que possam ser as responsáveis pelo quadro clínico apresentado, tais como pielonefrite e nefrolitíase.[18,70]

No estágio III a azotemia é moderada, os valores de creatinina sérica estão entre 2,1 e 5 mg/dℓ, para cães, e 2,9 e 5 mg/dℓ, para gatos; neste estágio, a progressão da DRC costuma

Quadro 159.1 Classificação da doença renal crônica em cães e gatos segundo a classificação da IRIS.

Estágios	Cães (creatinina mg/dℓ)	Gatos (creatinina mg/dℓ)
I	< 1,4*	< 1,6*
II	1,4 a 2*	1,6 a 2,8*
III	2,1 a 5	2,9 a 5
IV	> 5	> 5

IRIS = International Renal Interest Society. *Marcadores de lesão renal presentes. Fontes: IRIS;[12] Polzin;[7] Waki *et al.*;[70] Chew *et al.*[13]

estar relacionada com a autoperpetuação da doença e os sintomas são inespecíficos e incluem, além de poliúria e polidipsia (cães), apetite caprichoso, discreto emagrecimento, vômitos esporádicos.[18,70] No entanto, a manifestação clínica mais evidente ocorre com maior frequência no estágio IV, em que a concentração de creatinina sérica está acima de 5 mg/dℓ tanto em cães como em gatos.[18,70] O estágio IV refere-se à evolução final da doença, com diminuição marcante do número de néfrons, comprometendo a maioria das funções do rim.[18,70] As manifestações clínicas são decorrentes do comprometimento de vários sistemas: gastrintestinal, neuromuscular, ósseo, hematopoético e cardiovascular.[15,60,70]

As manifestações clínicas do trato gastrintestinal são inapetência, anorexia, vômito, diarreia e perda de peso, a qual também pode advir da ação catabólica decorrente da uremia, a exemplo da acidose metabólica.[15,60,70] Ainda, vômitos podem causar desidratação e exacerbar a azotemia pré-renal.[16,18] As alterações do sistema neuromuscular relacionam-se com encefalopatias e neuropatias devidas ao quadro de uremia e mais frequentes nos estágios III e IV, e as manifestações clínicas mais observadas são letargia, fraqueza, ataxia e tremores musculares.[7,16]

Quanto às manifestações clínicas do sistema cardiovascular pode-se citar a HAS como a mais frequente; no entanto, estudos mais recentes relatam que a prevalência de HAS em cães e gatos com DRC não é tão alta como o que foi descrito anteriormente na literatura. Observa-se, na atualidade, que esta estimativa seja em torno de 20 a 30%, após avaliação da pressão arterial segundo o consenso de hipertensão em cães e gatos.[72-74]

Outras manifestações que o animal venha a apresentar estarão relacionadas com o grau de comprometimento da função renal, ou com as doenças concomitantes.[7,16]

Diagnóstico | Exames complementares

O diagnóstico da DRC é embasado no histórico, na anamnese, nos achados do exame físico e dos exames laboratoriais. Os exames de imagem podem auxiliar na detecção da causa, tal como a presença de pielonefrite e de cálculo renal.[9]

A DRC também pode ser diagnosticada pela alteração microscópica ou macroscópica detectada por biopsia renal ou visibilização direta, ou por alterações nos marcadores de lesão renal, detectadas por exames bioquímicos séricos e de urina ou por exames de imagem e outros exames complementares que avaliem indiretamente as funções dos rins.[15]

No que tange à avaliação da bioquímica sérica, por não ser possível na rotina clínica avaliar diretamente a TFG, as determinações das concentrações séricas de ureia e creatinina consistem em avaliação indireta, pois se pressupõe que quando há acúmulo ou aumento dos compostos nitrogenados não proteicos no sangue (toxinas urêmicas), existe também aumento sérico da ureia e da creatinina. A ureia é excretada pelos rins, mas é reabsorvida ao longo dos néfrons, além de ser influenciada por fatores extrarrenais: pré-renais, tais como a ingestão de alimentos com alto teor de proteína, desidratação/hipovolemia, que diminui o fluxo de sangue para os rins filtrarem; pós-renais, por obstrução do fluxo urinário. Por outro lado, a creatinina não é reabsorvida ou secretada em quantidade significativa ao longo dos néfrons e pode ser considerada a melhor variável para avaliar indiretamente a TFG. Entretanto, como a origem da creatinina é a creatina proveniente da massa muscular, os animais com perda muscular ou atividade muscular diferente devem ser avaliados de acordo com a massa muscular no momento da determinação de creatinina sérica.[13]

O teste de depuração da creatinina endógena poderia ser empregado para avaliação da TFG, mas há limitação deste teste em condições clínicas, pois a melhor conduta seria obter a urina formada em período de 24 h, para que o valor obtido fosse mais fidedigno.[13] Há estudos, porém, sugestivos de que a avaliação em intervalos menores de mensuração e obtenção de urina também poderia ser considerada; sabe-se a dificuldade, durante a rotina clínica, de manter os animais cateterizados ou sondados, ou mesmo em gaiola metabólica, como também de realizar adequadamente a lavagem da bexiga urinária no início e no término do teste para obter o volume de urina apropriado.[13] Devido a tais dificuldades, o teste de depuração de creatina endógena ou exógena é mais frequente em estudos experimentais. Alguns estudos em cães têm avaliado e validado outros testes, como a mensuração sérica de cistatina C e a depuração ou *clearance* de ioexol; esses testes são empregados em estudos experimentais e necessitam, portanto, de mais verticalização e análise para que seu emprego seja factível na rotina da clínica veterinária.[13,38,75] A depuração de insulina é considerada o teste padrão-ouro ou *gold standard*, mas somente em estudos experimentais.[76]

Como já comentado nos itens anteriores, os rins desempenham um papel importante na excreção de fosfato/fósforo e, assim, a mensuração da concentração sérica de fósforo poderá avaliar indiretamente a função de excreção renal nos estágios da DRC. Como o fósforo está estreitamente relacionado com o metabolismo de cálcio, as determinações das concentrações séricas de cálcio total e de cálcio iônico devem fazer parte da avaliação.[77]

Têm grande importância as mensurações dos eletrólitos (potássio, sódio, cloreto), pois a hipopotassemia é mais observada em felinos com DRC associada à perda urinária ou à diminuição de ingestão, como também pode indicar excesso de suplementação de potássio, ou perda da capacidade renal de excretar o potássio (oligúria), indicando mau prognóstico.[7] A avalição do sódio sérico é importante para o monitoramento da fluidoterapia, e para os animais com poliúria; igualmente a mensuração de cloro/cloreto, para não só orientar a composição do fluido a ser administrado, mas avaliar as perdas (hipocloremia) ou acúmulo (hipercloremia) que poderão influenciar o equilíbrio acidobásico.[7,78]

A hemogasometria é fundamental, porque poderá determinar a presença ou não de acidose metabólica, o tipo (com aumento ou não do *anion gap*) e a magnitude do desequilíbrio, além de identificar as alterações mistas do equilíbrio acidobásico quando ocorrem, principalmente, manifestações clínicas concomitantes que causam perdas de bicarbonato, HCl etc.[7,78]

Atinente ao exame de urina, como a DRC se caracteriza pela perda gradativa de néfrons, haverá maior possibilidade de observarem-se apenas isostenúria e poucos elementos presentes no sedimento urinário. Bacteriúria poderá ser detectada, preconizando-se o monitoramento periódico, pois devido à isostenúria há possibilidade de instalação de infecção do trato urinário, que deve ser identificada e tratada para evitar complicações futuras, principalmente de a infecção ascender para os rins e evoluir para pielonefrite, afetando os néfrons remanescentes.[7,13]

Pode-se detectar proteinúria, mas como comentado no item sobre fisiopatologia da DRC, ela deve ser investigada empregando-se os testes mais sensíveis e específicos, como as determinações da razão proteína:creatinina urinária e da razão albumina:creatinina urinária pelo método quantitativo espécie-especifico, confirmadas pela avaliação sequencial, para que medidas terapêuticas possam ser adequadamente indicadas.[41] A eletroforese de proteínas urinárias poderá trazer subsídios para identificar os pesos moleculares das proteínas e, assim, sugerir a origem ou segmento do néfron comprometido que causou a perda daquelas proteínas; atualmente, esta variável laboratorial somente é realizada em estudos científicos e ainda não é empregada rotineiramente na clínica.[40]

O hemograma faz parte da avaliação do paciente com DRC, pois será possível estabelecer o tipo de anemia presente (por diminuição da síntese de eritropoetina ou por causas outras, multifatoriais); a série branca em geral se caracteriza pelo leucograma de estresse devido à retenção de cortisol no sangue, pois este deveria ser excretado pelos rins.[24]

Os exames de imagem trazem informações importantes acerca do tamanho dos rins, formato e parênquima, como também para a avaliação óssea do crânio nos casos de hiperparatireoidismo secundário renal. Com a doença renal crônica, dependendo do estágio, poderão ou não ocorrer alterações nos exames ultrassonográficos ou radiográficos. Com o evoluir da afecção, devido à fibrose no parênquima renal, na imagem ultrassonográfica poderá ser visibilizada pouca definição do limite corticomedular.[18,24]

Tratamento

A terapia da DRC será apresentada segundo os estágios da doença, mas é importante ressaltar que dentro do mesmo estágio o animal poderá apresentar variações de alterações clínicas e laboratoriais de acordo com o grau de comprometimento da função renal e das alterações sistêmicas e, portanto, a terapia deverá ser sempre individualizada. Deste modo, a magnitude do comprometimento das estruturas renais e da função renal é o que determina as variações das manifestações clínicas.[20]

A seguir, apresentam-se os principais aspectos que devem ser considerados em cada um dos estágios da doença, mas vale ressaltar, novamente, que o tratamento individualizado deve ser sempre considerado conforme o monitoramento laboratorial e o quadro clínico apresentado.

Estágio I

Neste estágio os animais não apresentam azotemia renal, mas haverá alterações dos marcadores de lesão renal que indicam a existência de lesão e de comprometimento da função renal. Assim, podem-se observar proteinúria, cilindrúria, isostenúria, alterações na imagem (ultrassonográfica e radiográfica) dos rins e, eventualmente, hipertensão arterial sistêmica.[11,14,20,70,71] O aumento da pressão arterial sistêmica em cães e gatos geralmente tem origem secundária, pois a hipertensão sistêmica essencial ou primária é rara, sendo esta mais frequente em humanos.[18,33,74,79–81]

Quando o animal apresenta proteinúria, para se estabelecer a terapia é importante determinar se esta é transitória ou persistente, e a confirmação deve ser realizada após avaliações seriadas ou sequenciais com intervalos de 2 a 4 semanas, por três vezes consecutivas.[41] Além disso, é importante estar atendo aos métodos laboratoriais que podem acarretar resultados falso-positivos e/ou negativos.[41,46,82,83] Nesse sentido, caso a proteinúria decorra de glomerulopatia secundária a doenças como as de origem infecciosa, por exemplo, a terapia deve ser direcionada para a causa de base e, assim, a proteinúria poderá ser debelada.[41,82,83]

Quando da detecção de proteinúria renal, persistente, mas sem a possibilidade de identificação de uma causa primária que pudesse ter incitado a lesão em glomérulos, ou a glomerulopatia, a indicação de terapia antiproteinúrica, neste momento, seria alicerçada no consenso baseado em estudos em ratos e no homem. Estudos indicaram que a perda de proteínas pela barreira glomerular acarretaria formação de filtrado glomerular com altas concentrações de proteínas e, assim, haveria sobrecarga na função das células tubulares do segmento proximal do néfron para a reabsorção desse excesso de proteínas; esse processo acarretaria diversas reações inflamatórias que causariam fibrose intersticial e atrofia tubular, colaborando para a progressão da doença renal crônica já instalada.

Assim, o controle da magnitude da proteinúria poderia ser benéfico, segundo estudos experimentais, sendo então justificada a administração dos inibidor da enzima conversora de angiotensina (IECA) (Quadro 159.2), que causaria a dilatação da arteríola eferente e, consequentemente, diminuição da pressão hidrostática glomerular e diminuição de perda de proteínas através da barreira glomerular.[18,82,86]

Entretanto, o sucesso do tratamento da proteinúria com IECA ainda merece discussões, pois, segundo a medicina baseada em evidências, o grau atualmente de indicação da terapia é 4, ou seja, ainda há um fraco suporte para recomendação, pois o uso atual baseia-se em experiência clínica e em informações obtidas de outras espécies, com justificativa da fisiopatologia.[19,28] A proteinúria no estágio I da DRC geralmente tem uma causa de base primária que deve ser sempre investigada e elucidada para que medidas terapêuticas possam ser indicadas, como também se deve identificar se a causa é secundária; quando possível e indicado, a biopsia renal deve ser aventada.[87]

Em cães, não há estudos de monitoramento prolongado durante a terapia antiproteinúrica; como farmacologicamente esperado, o uso de IECA causa diminuição da intensidade da

Quadro 159.2 Fármacos frequentemente utilizados na terapia de cães e gatos com doença renal crônica.

Medicamento	Dose, via de administração e intervalo
Ranitidina	1 a 2 mg/kg VO ou SC, 2 ou 3 vezes/dia
Famotidina	0,5 mg/kg VO, SC ou IM, 1 ou 2 vezes/dia
Metoclopramida	0,2 a 0,5 mg/kg VO ou SC, 2 ou 3 vezes/dia
Ondansetrona	0,1 a 1 mg/kg VO, 2 vezes/dia 0,1 a 0,2 mg/kg IV, até 4 vezes/dia
Omeprazol	Cães: 0,5 a 1 mg/kg VO, 1 vez/dia Gatos: 0,7 mg/kg VO, 1 vez/dia
Hidróxido de alumínio	10 a 30 mg/kg VO, 2 ou 3 vezes/dia (junto com a alimentação)
Sulfato ferroso	Cães: 100 a 300 mg VO, 1 vez/dia Gatos: 50 a 100 mg VO, 1 vez/dia
Eritropoetina	50 a 100 UI/kg, 2 a 3 vezes/semana
Anlodipino	Cães: 0,1 a 0,6 mg/kg VO, 1 ou 2 vezes/dia Gatos: 0,625 a 1,25 mg/gato VO, 1 vez/dia
IECA – benazepril	0,25 a 0,5 mg/kg VO, 1 vez/dia
IECA – enalapril	0,25 a 0,5 mg/kg VO, 1 ou 2 vezes/dia

VO = via oral; SC = via subcutânea; IM = via intramuscular; IV = via intravenosa; IECA = inibidor da enzima conversora de angiotensina.

proteinúria, mas não há publicações científicas de estudos, principalmente em curso natural da doença, que atestem ser a terapia favorável a prolongar o tempo de evolução, ou seja, que a perda de néfrons seja mais lenta. Em felinos, há mais estudos publicados e com tempo de observação de curso natural da doença durante a terapia antiproteinúrica, porém sem evidência estatística. E particularmente para a espécie felina em comparação com a canina, a frequência de doenças glomerulares é menor.[18,47]

Assim, é importante, no estágio I da DRC, identificar as doenças de base que possam acarretar lesão renal secundária (hiperadrenocorticismo, doenças infecciosas – piodermite bacteriana crônica, ehrlichiose, vírus da imunodeficiência dos felinos etc.) e comprometer o resultado da proteinúria.[41,46,47,82]

A proteinúria é considerada patológica quando é intensa e persistente. O reconhecimento do grau de perda de proteína urinária é determinado, na rotina clínica, pela razão proteína:creatinina urinária. Conforme apresentado no Quadro 159.3, consideram-se anormais, para o estágio I da DRC em animais não azotêmicos, valores acima de 1. Na literatura, recomenda-se que animais com valores superiores a 2 devam ser tratados, pois há grande indício de perda de proteína de origem por comprometimento glomerular (perda de albumina através dos glomérulos). Entretanto, sabe-se que os estudos ainda são poucos e requerem maior tempo de observação dos casos tratados.[41,46,47,82] Ademais, não é realizada na rotina clínica a determinação quantitativa da albumina urinária, pois esta poderia trazer maior precisão quanto à real perda de albumina através dos glomérulos.

Ainda no estágio I da DRC, é importante evitar situações que possam levar a desidratação e hipotensão e, se houver evolução concomitante com hipertensão arterial sistêmica, esta deve ser confirmada após várias mensurações em intervalos semanais ou quinzenais quando não houver lesão em órgãos-alvo. A terapia anti-hipertensiva deverá ser instituída, havendo lesão em órgãos-alvo, já na primeira mensuração da pressão arterial quando os valores forem superiores a 180 mmHg.[70,74] O tratamento da hipertensão arterial sistêmica será apresentado, com detalhes, no estágio II da DRC.

Diversos estudos atribuem resultados favoráveis no controle da DRC em cães ao uso de ácidos graxos ômega-3, pela redução da hipercolesterolemia, supressão da inflamação e da coagulação (por interferir com a produção de substâncias pró-inflamatórias e pró-coagulantes, prostaglandinas, tromboxanos e leucotrienos), diminuição da pressão sanguínea, influência positiva na hemodinâmica renal, ação antioxidante e limitação da calcificação intrarrenal.[16,18,88] Deste modo, recomendam-se ácidos graxos ômega-3 a pacientes do estágio 1 da DRC, principalmente quando estes são proteinúricos. Entretanto, a dose adequada ainda não foi estabelelecida e estudos clínicos, a longo prazo, deverão ser conduzidos.[16,28]

Quadro 159.3 Interpretação dos valores da razão proteína:creatinina urinária (RPC) para cães e gatos.

RPC	Interpretação
0,2	Não há proteinúria
0,2 a 0,4 (gato) 0,2 a 0,5 (cão)	Proteinúria limítrofe – questionável
> 0,4 (gato) > 0,5 (cão)	Proteinúria que deve ser investigada em gatos e cães azotêmicos
> 1	Proteinúria que deve ser investigada em cães ou gatos não azotêmicos

Adaptado de Polzin.[19]

Estágio II

No estágio II da DRC deve-se prestar mais atenção às situações que possam causar desidratação e, uma vez esta instalada, a fluidoterapia por via oral ou parenteral deve ser instituída de acordo com a gravidade e particularidade de cada caso clínico. Deve-se verificar se há proteinúria, hipertensão arterial sistêmica, hiperparatireoidismo secundário renal, acidose metabólica, alterações eletrolíticas e doenças concomitantes.[16,70]

No que concerne à proteinúria, como o animal no estágio II se encontra com discreta azotemia, conforme a literatura, valores da razão proteína:creatinina urinária superiores a 0,5 e 0,4 para cães e gatos, respectivamente, devem ser tratados.[46,47,87] Novamente, ressalta-se a importância da confirmação de proteinúria persistente e patológica por métodos sensíveis e específicos, como também da quantificação da albuminúria, pois a terapia com IECA podem trazer efeitos colaterais importantes, como diminuição da taxa de filtração glomerular, intensificando a azotemia; ainda, os animais poderão desenvolver hiperpotassemia.[46,47,87] Há referências que indicam que a terapia antiproteinúrica deve ser iniciada quando a razão proteína:creatinina urinária for superior a 2; a dose e a frequência dos fármacos encontram-se na Quadro 159.2.

É importante ressaltar que, instituída a terapia com o IECA, as concentrações séricas de ureia, creatinina e potássio devem ser sequencialmente mensuradas, pois devido à possibilidade de o IECA causar vasodilatação da arteríola eferente, poderão ocorrer diminuição da TFG e azotemia, e, por conseguinte, piora do quadro clínico. Com animais com proteinúria e azotêmicos deve-se ter muita cautela na administração dos IECA, pois uma vez presente a azotemia renal, isso já indica que há menos de 25 ou 33% dos néfrons funcionantes, e que qualquer alteração na TFG poderá causar acúmulo das toxinas urêmicas e desencadear crise urêmica. Deve-se considerar o uso de IECA quando a creatinina sérica for inferior a 3 mg/dℓ e a RPC > 3.[7,13,19]

Confirmada a hipertensão arterial, a terapia anti-hipertensiva recomendada seria aquela de fármacos associados para os cães, ou seja, o IECA (enalapril, benazepril) com bloqueadores de canal de cálcio (anlodipino) (Quadro 159.2). É importantíssimo, também, que durante a terapia os níveis de azotemia sejam monitorados, pois caso haja comprometimento marcante da azotemia após a terapia, recomenda-se que a dose do IECA seja reavaliada ou, mesmo em determinadas situações, suspensa.[16,87] Os felinos mostram boa resposta somente com a administração de anlodipino, considerado o fármaco de eleição. A pressão arterial sistêmica deve ser monitorada durante a terapia, o que deve ser realizado em ambiente calmo, evitando qualquer estresse para o paciente.[70,74]

Quanto ao hiperparatireoidismo secundário renal, na rotina clínica, inicia-se a investigação pela avaliação das concentrações séricas de fósforo; o aumento destas poderia indicar, indiretamente, hiperparatireoidismo secundário renal.[8,9,25] Entretanto, para que a avalição seja fidedigna, a mensuração sérica do paratormônio seria a mais adequada, pois há situações em que o PTH está aumentado e a concentração sérica de fósforo encontra-se no intervalo de normalidade, ou em que o aumento sérico de fósforo ainda esteja na faixa de normalidade para a espécie, pois não há valores basais normais, para fins de comparação, de quando o animal era normal ou saudável. Assim, é interessante ressaltar que valores de fósforo sérico no limite superior de normalidade podem ser, para aquele paciente, um valor anormal, e então a mensuração do PTH é que irá identificar o hiperparatireoidismo secundário renal; este fato tem sido descrito em estudos com felinos.[28,30,60] Dieta terapêutica com baixos teores de fósforo deve ser preconizada para o controle da concentração sérica de fósforo, que deve ser mantido entre 2,7 e 4,5 mg/dℓ.[16,60,70] Se somente com a dieta não for possível manter os níveis de fósforo nos valores recomendados, preconiza-se o emprego de quelantes de fósforo que devem ser administrados junto com o alimento: hidróxido de alumínio seria o mais recomendado (dose 10 a 30 mg/kg, 2 ou 3 vezes/dia), por não se observar nos animais os efeitos colaterais descritos em humanos com terapia prolongada da DRC; o clínico deve sempre estar atento, pois pode haver variação individual.[70]

Apesar de não ser rotineira a mensuração sérica dos metabólitos da vitamina D, de acordo com a fisiopatologia, existe a possibilidade de redução da síntese de vitamina D ativa (1,25-di-hidroxicolecalciferol ou calcitriol) já no estágio II da DRC e, assim, alguns estudos preconizaram iniciar a suplementação.[7,13] Por ser recomendada baixa dose de vitamina D ativa (calcitriol), é necessária a manipulação do fármaco, mas, pelo fato de o veículo ser oleoso, há grande dificuldade na manipulação de concentrações precisas em cada cápsula e isto tem sido um fator limitante importante para o uso na rotina. Ressalte-se que, na administração do calcitriol, devem ser monitoradas as concentrações séricas de fósforo, cálcio iônico e PTH, sendo tal administração contraindicada aos pacientes com hiperfosfatemia. A maioria dos estudos em cães e gatos indica que o déficit de vitamina D ativa ocorra principalmente nos estágios III e IV da DRC; entretanto, alguns estudos detectaram que certos cães e gatos no estágio II já apresentavam hiperfosfatemia, supostamente, de maneira indireta, suscitando a possibilidade de déficit de calcitriol.[8,30]

O controle da acidose metabólica crônica também é um fator significativo para o retardo da progressão ou da perda de néfrons do paciente com DRC. Como os animais não apresentam manifestação clínica específica devido à acidose, a hemogasometria deve ser realizada a cada 4 a 6 meses. Com o paciente estabilizado e recebendo a dieta escolhida, caso as concentrações do bicarbonato sanguíneo estejam inferiores a 18 mEq/ℓ e 16 mEq/ℓ para cães e gatos, respectivamente, recomenda-se a administração de bicarbonato oral ou de citrato de potássio, principalmente para os felinos que já necessitam também de suplementação de potássio.[19,59,70] É importante que haja monitoramento por hemogasometria, para que não ocorra alcalose metabólica. A dose inicial de bicarbonato para suplementação oral é de 0,5 a 1 mEq/kg/dia ou 8 a 12 mg/kg a cada 8 a 12 h; recomenda-se a administração de uma solução preparada com um litro de água e 84 g de bicarbonato em pó, que resulta em concentração de 1 mEq/mℓ, sendo a dose de 1 a 1,5 mℓ/10 kg de peso VO.[59,70] A dose deve ser fracionada para evitar os efeitos gástricos do bicarbonato.[19,59,70]

A hipopotassemia também pode estar presente no estágio II da DRC e observa-se, principalmente em felinos, maior predisposição devido à diminuição da ingestão de potássio e aumento da perda urinária do eletrólito. Também é descrita a possibilidade de ativação do sistema renina-angiotensina-aldosterona em decorrência de dieta hipossódica.[28] A hipopotassemia crônica compromete a função dos rins e das musculaturas cardíaca e esquelética, e as manifestações clínicas surgem quando a concentração de potássio for inferior a 2,5 mEq/ℓ. O gliconato de potássio é a escolha para reposição ou suplementação oral de potássio, pois é mais palatável (1 a 2 mEq/kg/dia).[34] O citrato de potássio também pode ser administrado (40 a 60 mg/kg/dia, divididos em duas a três administrações).[89] Se necessária a suplementação parenteral de potássio devido a manifestação clínica grave, para os casos de discreta hipopotassemia no estágio II recomenda-se a administração de solução de cloreto de potássio, pela via subcutânea, juntamente com o fluido, mas estar atento, pois a concentração máxima do potássio no fluido a ser administrado é de até 35 mEq/ℓ; em geral, observa-se hipopotassemia mais intensa nos estágios III e IV.[90] Recomenda-se que a avaliação sérica do potássio deva ser a cada 3 ou 4 meses e as concentrações devem oscilar entre 3,5 e 5,5 mEq/ℓ.[19]

A hipertensão arterial sistêmica, que poderá ocorrer em qualquer estágio da DRC, também deve ser estreitamente acompanhada; principalmente, deve-se certificar de que ela realmente esteja presente e não se trate de falso-positivo, como em consequência de estresse, administração de grande volume de fluido por via parenteral, uso de eritropoetina etc. Uma vez definida a presença de HAS, o objetivo é manter a pressão arterial sistólica inferior a 160 mmHg, para minimizar os riscos de lesão em órgãos como rins, retina, sistema nervoso central (SNC) e coração. Quando os animais apresentarem pressão arterial sistólica superior a 180 mmHg em repetidas mensurações, mas sem ainda evidente lesão em órgãos-alvo, recomenda-se que seja instituída a terapia; caso a pressão arterial oscile e seja persistente entre os valores de 150 e 179 mmHg, representando risco discreto a moderado, também se deve atentar para a instituição da terapia. Quando se detecta lesão em órgãos-alvo, não é necessária a comprovação da persistência do aumento da pressão arterial e a terapia deve ser iniciada.[5,16,34,74]

É importante ressaltar que a diminuição da pressão arterial deve ser lenta e gradativa; oscilações significativas poderão acarretar lesão renal adicional, pois os rins podem ter já comprometido a capacidade de autorregulação que envolve os tônus das arteríolas aferentes e eferentes. Deve-se evitar também o desenvolvimento de hipotensão (pressão arterial sistólica – PAS < 120 mmHg) e, assim, é essencial o monitoramento sequencial da pressão arterial ao longo da terapia. Poderá ocorrer também, por alteração hemodinâmica pela terapia, o aumento das concentrações séricas de ureia, creatinina e potássio no período de 5 a 7 dias; de acordo com os resultados, devem ser reavaliados o ajuste das doses dos fármacos anti-hipertensivos e a escolha destes.[5,16,34,74] Há limitada evidência do uso de dieta hipossódica para controle da pressão arterial, pois também se relata para cães e gatos que dietas muito restritas em sódio podem acarretar ativação do sistema renina-angiotensina-aldosterona, perpetuando a hipertensão arterial.[13]

Novamente, é importante lembrar que as doenças concomitantes em geral causam, secundariamente, hipertensão arterial e, portanto, elas devem ser identificadas, controladas e tratadas.

Estágio III

No estágio III, há grande possibilidade de os animais se mostrarem desidratados, ou com maior probabilidade de se desidratar pois, em geral, manifestam poliúria mais intensa, principalmente os da espécie canina, em que o comprometimento da função renal de reabsorção de água ou manutenção do equilíbrio hídrico encontra-se instalado antes mesmo da taxa de filtração glomerular. Nesses casos, além da hidratação por via oral, será necessário repor o déficit hídrico pela via parenteral, e poderá ser por via subcutânea, por ser considerada terapia de manutenção. A escolha da composição do fluido dependerá da correção do déficit de eletrólitos, como também do equilíbrio acidobásico; poderá ser a solução fisiológica (NaCl a 0,9%) ou a solução de lactato de Ringer de sódio, ou apenas a solução de Ringer. O cálculo para o volume (mℓ) de reposição pode ser baseado na equação em que se considera o peso do animal (kg) × % de desidratação × 10.[91] Na sequência, verificar, de acordo com cada caso clínico – a determinação é individual –, a administração de volume de manutenção associado ou não às perdas hídricas.

Observa-se que, nos últimos anos, a conduta da fluidoterapia para pacientes com DRC tem-se modificado, pois ao longo dos tempos se verificou que a administração de fluido não tem como objetivo, na terapia de manutenção, reduzir a azotemia; se os valores séricos de ureia e creatinina estiverem diminuindo, isso pode sugerir que a fluidoterapia esteja causando hemodiluição, pois, pela fisiopatologia da DRC, com a redução gradativa do número de néfrons, não haveria a possibilidade de ocorrer aumento da taxa de filtração glomerular. Ainda é importante lembrar que o excesso de fluido e o excesso de sódio poderão comprometer a hemodinâmica, causando ou favorecendo a hipertensão arterial sistêmica, como também causar hipertensão glomerular e lesão, evolução futura para esclerose glomerular e consequente perda de mais um néfron. Segundo a terminologia em inglês, *do not flush the animal*, a fluidoterapia tem como objetivo principal repor o déficit hídrico, e a terapia de manutenção, somente quando necessária e na dependência do quadro clínico, para manter o balanço hídrico, principalmente em animais que tenham tendência a menor ingestão de água, como também por perdas gastrintestinais e por fatores ambientais de menor oportunidade para acesso à água.[7,16,19,28]

No estágio III é importante avaliar em conjunto as principais alterações esperadas em decorrência da perda das várias funções dos rins, pois somente a fluidoterapia não estabilizará ou evitará a progressão da doença. Nesse raciocínio, é relevante avaliar a presença de acidose metabólica, hipertensão arterial sistêmica, hipopotassemia, proteinúria, hiperparatireoidismo secundário renal, anemia, sintomas gastrintestinais (náuseas, vômito, diarreia), intoxicação por fármacos por acúmulo devido à menor depuração renal etc.[7,13,16]

Atinente à acidose metabólica, caso a disfunção renal esteja avançada, a administração oral apenas de bicarbonato de sódio não poderá controlar o desequilíbrio acidobásico e, ainda, não haverá aceitação e sucesso na administração oral em animais com sintomas gastrentéricos. Portanto, nesse momento, haverá necessidade de reposição por via parenteral, mas esta deverá ser estreitamente monitorada por hemogasometria (avaliação do pH e do bicarbonato sanguíneo) em períodos frequentes.[7,16] Recomenda-se a administração de bicarbonato de sódio, por via intravenosa, quando os valores de bicarbonato forem inferiores a 12 mEq/ℓ, e a dose deve ser calculada com base nos valores de bicarbonato sanguíneo; a dose inicial deverá ser a metade ou um terço da dose total do déficit calculado.[90,92] Para o cálculo do déficit de bicarbonato, recomenda-se a utilização do valor inferior de normalidade para a espécie, evitando-se, assim, o possível desenvolvimento de alcalemia. Ainda, é importante controlar a velocidade de infusão do fluido com o bicarbonato, e bicarbonato não deve ser adicionado às soluções de Ringer ou de Ringer com lactato, pois poderá precipitar em presença de sais de cálcio nas composições das soluções citadas.[91,92]

O controle e a terapia para hipertensão arterial sistêmica seguem o que foi apresentado para o estágio II, sendo que no estágio III é importante ressaltar a identificação de fatores adicionais que possam agravar ou favorecer o desenvolvimento da hipertensão arterial, tais como hiper-hidratação e uso de alguns fármacos, como já observado com o emprego da eritropoetina recombinante humana.[5,16]

No tocante ao hiperparatireoidismo secundário renal, os animais no estágio III, devido ao maior comprometimento da excreção renal de fósforo, tendem a apresentar hiperfosfatemia marcante e somente dietas terapêuticas com menor teor de fósforo – cerca de 75% a menos quando comparadas com uma dieta de manutenção – não são passíveis de controlar os níveis séricos.[28] Assim, a hiperfosfatemia persistente é um fator que provoca déficit de vitamina D ativa (calcitriol) e estímulo para a síntese de paratormônio.[7,13] A reposição profilática do calcitriol no estágio III também é discutida para cães que ainda não apresentam aumento intenso da concentração de fósforo sérico, mas estes cães já podem mostrar aumento sérico do paratormônio. Para gatos, ainda não há estudos que evidenciem o benefício do calcitriol profilaticamente ou para aqueles com aumento sérico do paratôrmonio, pois ainda não há estudos de observação prolongada em curso natural da doença que possam confirmar o sucesso da terapia.[16,28]

Deve-se ater que, para administração do calcitriol, os animais não devem estar hiperfosfatêmicos (indicado quando concentração sérica for inferior a 6 mg/dℓ; ideal de 4,5 a 5,5 mg/dℓ) e a dose inicial recomendada é de 2,5 ng/kg/dia, por via oral; o PTH sérico dever ser mensurado antes e após a terapia, no período de 2 a 4 semanas; a dose do calcitriol deverá ser ajustada de acordo com o valor da concentração de PTH sérico. Se necessário, a dose poderá ser aumentada para 3,5 ng/kg/dia e sempre monitorada com a mensuração do PTH sérico, como também pela concentração sérica de cálcio iônico, e não ultrapassar a dose de 4,5 a 5 ng/kg/dia. Aos animais que desenvolverem hipercalcemia durante a terapia com o calcitriol, evitar administrá-lo quando o estômago ainda contiver alimento, pois isso poderá favorecer maior absorção intestinal do cálcio; sugere-se, na literatura, que a administração seja em dias alternados ou semanal, protocolo também chamado de "pulsoterapia", que consiste na administração de altas doses de calcitriol em intervalos menos frequentes, e que parece, desse modo, estimular o aumento do número de receptores da vitamina D, tornando-os mais responsivos ao calcitriol.[16,28] Ainda cabe lembrar a dificuldade da manipulação do calcitriol em pequenas doses, pois sendo o veículo oleoso, a concentração do fármaco em cada cápsula pode não ser precisa.

Quanto à hipopotassemia, esta é mais evidente em gatos, mas cães com intensa poliúria e com diminuição na ingestão de potássio também necessitam de reposição do eletrólito. A suplementação oral de potássio é recomendada conforme já descrito no estágio II. No estágio III, em razão da maior gravidade da doença, a administração oral poderá ser impossível devido ao quadro gastrentérico que os animais apresentem em decorrência da uremia e, assim, preconiza-se a administração parenteral pela via subcutânea, ficando a via intravenosa reservada somente para quando o déficit causar manifestação clínica importante e for preciso correção rápida.[16,19,28,89]

Para tratamento da proteinúria no estágio III, a recomendação é aquela indicada aos animais no estágio II, novamente ressaltando a importância de monitorar a azotemia e a concentração sérica de potássio toda vez que for instituída a terapia com IECA. Lembrar que os estudos conduzidos até o presente momento não demonstram evidência científica de alto grau que possa assegurar que a terapia antiproteinúrica, à semelhança do homem, possa retardar a evolução da DRC ou a perda de néfrons.[19,28] Segundo Chew *et al.*, o uso de IECA é recomendado quando as concentrações de creatinina sérica forem inferiores a 3 mg/dℓ e a RPC > 3.[13]

A dieta no estágio III da DRC, do ponto de vista da ingestão de proteína, é de grande importância pelo fato de a origem da proteína gerar ou não maior quantidade de compostos nitrogenados não proteicos, ou seja, toxinas urêmicas. Há, portanto, recomendação de redução dos teores de proteínas, mas sempre de acordo com o NRC (National Research Council on Animal Nutrition), e que sejam de alto valor biológico. É importante também ficar atento aos gatos com DRC que requerem indicações nutricionais mais específicas que os cães, pois são carnívoros e a diminuição da ingestão de proteína poderá provocar mobilização endógena ou catabolismo proteico endógeno e o produto de degradação culminar em piora da uremia, além de causar perda de massa muscular e comprometimento da qualidade de vida. A alimentação também deverá conter fibras que possam atuar como substrato para bactérias que utilizam a ureia como fonte de crescimento, além de ácidos graxos (ômega-3) para reduzir inflamação.[16,34]

Poderá haver anemia nas fases mais avançadas do estágio III, cuja causa poderá ser multifatorial e, então, é importantíssimo o reconhecimento do tipo de anemia presente. Fatores nutricionais, dietéticos, parasitários (ancilostomíase), infecciosos (ehrlichiose, babesiose) etc. devem ser excluídos antes de se iniciar a terapia com eritropoetina e esta ser indicada quando a anemia for mais intensa (hematócrito < 12 a 15%).[13] Por ser a eritropoetina recombinante humana, esta pode causar efeitos colaterais, como formação de anticorpos, e comprometer a eritrogênese/eritropoese. O ferro deve ser suplementado, antes e durante a terapia, para assegurar estoque de ferro; dose para cães e gatos é de 100 a 300 mg/dia e de 50 a 100 mg/dia, respectivamente, quando da administração da eritropoetina, pois haverá maior demanda de ferro para a formação de novas hemácias.[93] O ferro não deverá ser administrado com a alimentação ou outros medicamentos que possam causar interação e comprometer a absorção no trato gastrintestinal. Devem-se evitar oxidantes, como a cebola e o alho, como palatabilizantes, pois estes poderão causar oxidação das hemácias que já se encontram alteradas, com redução do tempo de vida devido ao meio urêmico. O PTH também é considerado uma toxina urêmica que pode comprometer a eritropoese.[7,13]

O tratamento com eritropoetina disponível seria com a recombinante humana (50 a 100 UI/kg, 2 a 3 vezes/semana), mas não é aprovado para uso em animais, pois pode apresentar efeitos colaterais, tais como hipertensão sistêmica, hiperpotassemia, convulsões, além da produção de anticorpos antieritropoetina no período de 30 a 90 dias após a administração.[13] A darbepoetina, ainda não disponível no Brasil, parece ter ação melhor no sentido de não causar a produção de anticorpos.[7,13,15] O monitoramento do hematócrito durante a terapia é importante para evitar policitemia, como também para diminuir a dose da eritropoetina quando alcançado o valor esperado do hematócrito (35 a 40% e 30 a 35%, para cães e gatos, respectivamente), passando a administração para 2 vezes/semana, e assim diminuindo gradativamente.[7,13,15] A suplementação com vitaminas hidrossolúveis, do complexo B (ácido fólico etc.), também é indicada.[18] No atinente às vitaminas do complexo B, sua suplementação também é indicada aos animais com poliúria pois, sendo hidrossolúveis, há perda importante dessas vitaminas pela urina.[18]

O tratamento considerado sintomático pode trazer benefícios para os pacientes urêmicos, pois há comprometimento do estado geral por náuseas, vômitos, diarreia e redução do apetite. A estes casos podem-se recomendar bloqueadores de H_2 (ranitidina, famotidina), antieméticos (metoclopramida, ondansetrona, meropitant) e protetores de mucosa (sucralfato). Ainda, deve-se ater ao recálculo da dose de fármacos que são excretados pela via renal, para evitar a superdosagem.[7]

Estágio IV

A evolução final da DRC compreende o estágio IV, quando o número de néfrons está muito reduzido e existe comprometimento de várias funções dos rins. O tratamento da desidratação (reposição e manutenção com fluidoterapia), o controle da hiperfosfatemia (manter as concentrações de fósforo < 6 mg/dℓ, tanto para cães como para gatos),[15,60] da acidose metabólica, da anemia são os mesmos descritos para o estágio III. Nutrição enteral e/ou parenteral pode ser indicada, na tentativa de manter o balanço nitrogenado positivo.

Na fase final e durante as crises urêmicas, a oligúria e a hiperpotassemia podem ser observadas de modo mais evidente. É preciso compreender que se trata da fase em que é remota a preservação da função renal pelos néfrons remanescentes. A hemodiálise em crise urêmica poderia ser proposta, mas com a ciência de ocorrer melhora somente temporária, pois haverá novamente acúmulo das toxinas urêmicas, uma vez que os néfrons remanescentes não são em número nem em capacidade suficientes para recuperar a função renal.

Para transplante renal com o intuito e esperança de obter novamente a função renal, os estudos publicados não são uniformes quanto ao momento da sua indicação e isso compromete a análise retrospectiva e prospectiva dos casos. É importante ressaltar que, após o procedimento, ainda há possibilidade de ocorrer rejeição (em gatos, descrita em 13,1% dos casos); o tempo de sobrevida observado foi de 59% depois de 6 meses e de 41% após 3 anos do procedimento, tempo este semelhante ao verificado em gatos que receberam somente a terapia de manutenção, à base de dieta balanceada e medicamentos.[94] A terapia de imunossupressão (ciclosporina e corticosteroides) pós-transplante pode predispor ao desenvolvimento de infecções (toxoplasmose, peritonite infecciosa felina) e neoplasias (linfoma).[95] Também há necessidade de se avaliar o aspecto ético em relação ao doador.[96] Portanto, este procedimento ainda é merecedor de muita discussão, análise e reflexão.

Assim, nas fases mais avançadas do estágio IV, o tratamento da crise urêmica assemelha-se à terapia intensiva da insuficiência renal aguda.

Prognóstico

A expectativa de vida entre as espécies é diferente em doença renal crônica. Os gatos diagnosticados com DRC nos estágios II e III têm expectativa de vida aproximada de 1 a 3 anos após o diagnóstico; em cães, a expectativa é de 6 a 12 meses quando o diagnóstico da doença é obtido no estágio III.[18] O diagnóstico da DRC em gatos geralmente ocorre nos estágios mais precoces (estágios I e II); em cães, quando existem manifestações clínicas mais evidentes, como poliúria, polidipsia, comprometimento do apetite, vômitos, diarreia etc., em geral estes estão presentes nos estágios mais avançados da doença, e a progressão da doença renal pode ser mais rápida levando à falência renal e a manifestações clínicas de uremia.[97,98]

Segundo Boyd *et al.*, os gatos com DRC em estágios III e IV, depois do diagnóstico, apresentam média de sobrevida de 778 dias e de 103 dias, respectivamente.[98] Em um estudo comparativo, observaram que o tempo de vida após o diagnóstico é diferente entre as espécies: os felinos em estágio II apresentam uma progressão mais lenta da doença (meses a anos) e em cães (no mesmo estágio) a evolução é mais rápida (semanas a meses).[11,19]

Referências

1. Newman SJ, Confer AW, Panciera RJ. Urinary system. In: Mcgavin MD, Zachary JF. Pathologic basis veterinary disease. 4th ed. St. Louis (MO): Mosby Elsevier; 2007. p. 613-91.
2. Evans HE, Christensen GC. Urogenital system. In: Evans HE, editor. Miller's anatomy of the dog. Philadelphia: WB Saunders; 1990. p. 514.
3. Clarkson CE, Fletcher TF. Anatomy of the kidney and proximal ureter. In: Bartges J, Polzin DJ. Nephrology and urology of small animals. 1st ed. Iowa, EUA: Wiley-Blockwell, 2011.
4. Finco DR. Evaluation of renal functions. In: Osborne CA, Finco DR. Canine and feline Nephrology and urology. Philadelphia: William & Wilkins; 1995. p. 216-29.
5. Brown S. Physiology of the kidney. In: Bartges J, Polzin DJ. Nephrology and urology of small animals. 1st ed. Ames, Iowa, USA: Blackwell Publishing; 2011. p. 10-7.
6. Zatz, R. Fisiopatologia renal. São Paulo: Editora Atheneu; 2002. Disponível em: <http://www.fm.usp.br/bases/2008/Proteinuria.doc>. Acesso em: 14 ago 2011.
7. Polzin DJ. Chronic kidney disease. In: Ettinger SJ, Feldman, EC. Textbook of veterinary internal medicine. 7th ed. V. 2. St. Louis: Elsevier Saunders; 2010. p. 1990-2021.
8. Cortadellas O, Del Palacio MJF, Talavera J, Bayón A. Calcium and phosporus homeostasis in dogs with spontaneous chronic kidney disease at differents stages of severity. J Veter Internal Med. 2010; 24:73-9.
9. Polzin DJ, Osborne CA, Jacob F, Ross S. Insuficiência renal crônica. In: Ettinger SJ, Feldman EC. Tratado de medicina interna veterinária. Rio de Janeiro: Guanabara Koogan; 2004. p. 1721-49.
10. Bateman SW. Magnesium: a quick reference. Veter Clin North Amer: Small Anim Pract. 2008; 38:467-70.
11. Brown S. Evaluation of chronic renal disease: a staged approach. Compend Contin Educ Pract Veter. 1999; 21:752.
12. IRIS Staging of CKD, 2009. Disponível em: http://www.iriskidney.com/guidelines/en/staging_ckd.shtml. Acesso em: 07 abr 2010.
13. Chew DJ, DiBartola SP, Schenck PA. Canine and feline nephrology and urology. Clinical evaluation of the urinary tract. 2nd ed. Elsevier Saunders; 2011. p. 32-62.
14. Grauer GF. Insuficiência renal aguda e doença renal crônica. Manifestações clínicas dos distúrbios urinários. Capítulo 44. Parte 5. In: Nelson RW, Couto GC. Medicina interna de pequenos animais. São Paulo e Rio de Janeiro: Elsevier Editora Ltda; 2010. p. 647-62.
15. Polzin DJ. Diagnosing & staging kidney disease in dogs and cats, 2008. Disponível em: <www.chicagovma.org/pdfs/ceprograms/CVMA%20Notes.pdf>. Acesso em: 10 out 2011.
16. Polzin DJ. Chronic kidney disease. In: Bartges J, Polzin DJ. Nephrology and urology of small animals. 1st ed. Ames, Iowa, USA: Blackwell Publishing; 2011. p. 433-71.
17. Grauer GF. Canine glomerulonephritis: new thoughts on proteinuria and treatment. J Small Anim Pract. 2005; 46:469-78.
18. Polzin DJ, Osborne CA, Ross S. Chronic kidney disease. In: Ettinger SJ, Feldman EC. Textbook of veterinary internal medicine. 6th ed. V. 2. St. Louis: Elsevier Saunders; 2005. p. 1756-85.
19. Polzin D. Investigating proteinuric kidney disease. Veter Med. 2007; 102(12):784-5.
20. Lees GE. Early diagnosis of renal disease and renal failure. Veter Clin North Am: Small Anim Pract. 2004; 34:867-85.
21. Finco DR, Brown SA, Brown CA, Crowell WA, Cooper TA, Barsanti JA. Progression of chronic renal disease in the dog. J Veter Internal Med. 1999; 13:516-28.
22. Ross L. Renal manifestations of systemic disease. In: Bartges J, Polzin DJ. Nephrology and urology of small animals. 1st ed. Ames, Iowa, USA: Blackwell Publishing; 2011. p. 531-7.
23. Nangaku M, Eckardt K. Pathogenesis of renal anemia. Semin Nephrol. 2006; 26:261-8.
24. McGrotty Y. Diagnosis and management of chronic kidney disease in dogs and cats. Compain Anim Pract. 2008; 30:502-7.
25. Lazaretti P, Kogika MM, Hagiwara MK, Lustoza MD, Mirandola RMS. Concentração sérica de paratormônio intacto em cães com insuficiência renal crônica. Arq Bras Med Vet Zootec. 2006; 58:489-94.
26. Kogika MM, Lustoza MD, Notomi MK, Wirthl VABF, Mirandola RMS, Hagiwara MK. Serum ionized calcium in dogs with chronic renal failure and metabolic acidosis. Vet Clin Pathol. 2006; 35(4):441-5.
27. Fucagawa M, Kaname S, Igarashi T, Ogata E, Kurokawa K. Regulation of parathyroid hormone synthesis in chronic renal failure in rats. Kidn Intern. 1991; 39:874-81.
28. Polzin DJ, Ross S, Osborne CA. Calcitriol. In: Bonagura JD, Twedt DC. Kirk´s current veterinary therapy XIV. 14th ed. St. Louis (MO): Saunders-Elsevier; 2009, p. 892-5.
29. Schenck PA, Chew DJ. Determination of calcium fractionation in dogs with chronic renal failure. Am J Vet Residence. 2003; 64:1181-4.
30. Giovaninni LH, Kogika MM, Lustoza MD, Wirthl VABF, Coelho BM, Reche JR. Avaliação do equilíbrio ácido-base em gatos com doença renal crônica. Ciência Rural (submetido para apreciação em 2010).
31. Elliot J. Prolonging the life of the feline renal failure patient. Waltham Focus. 2000; 10(3):10-4.
32. Tan AO, Levine BS, Mazess RB, Kyllo DM, Bishop CW, Knutson JC *et al.* Effect supression of parathyroid hormone by 1-alfa-hydroxy vitamin D2 in hemodyalisis with moderate to severe secondary hyperparathyroidism. Kidn Intern. 1997; 51:317-23.
33. Wilcox CS, Tisher CC. Manual de nefrologia e hipertensão. 5ª ed., São Paulo: Novo Conceito, 2008.
34. Elliott D, Lefebvre H. Chronic renal disease: the importance of nutrition. In: Pibot P *et al.* Encyclopedia of canine clinical nutrition. France: Aniwa SAS on Behalf of Royal Canin. 2006. p. 252-82.
35. Bartges JW, Willis AM, Polzin DJ. Hypertension and renal disease. Vet Clin North Am: Small Anim Pract. 1996; 26:1331-45.
36. Finco DR. Association of systemic hypertension with renal injury in dogs with induced renal failure. J Vet Internal Med. 2004; 18: 289-94.
37. Jacob F, Polzin DJ, Osborne CA, Neaton JD, Lekcharoensuk C, Allen TA *et al.* Association between initial systolic blood pressure and risk of developing a uremic crisis or of dying in dogs with chronic renal failure. J Am Vet Med Assoc. 2003; 222:322-9.
38. Wehner A, Hartmann K, Hirschberger J. Associations between proteinuria, systemic hypertension and glomerular filtration rate in dogs with renal and non-renal diseases. Vet Record. 2008; 162:141-7.
39. Li B, Morioka T, Uchiyama M, Oite T. Bone marrow cell infusion ameliorates progressive glomerulosclerosis in an experimental rat model. Kidn Internat. 2006; 69(2): 323-30.
40. Rego ABAS, Kogika MM, Santoro ML, Hagiwara MK, Mirandola RMS. Eletroforese das proteínas urinárias de cães normais e de cães com doença renal, em gel de sódio-dodecil-sulfato poliacrilamida (SDS-PAGE). Uberlândia-MG: Vet Not. 2001; 7(2):65-72.
41. Lees GE, Brown SA, Elliot J, Grauer GF, Vaden S. L. Assessment and management of proteinuria in dogs and cats: 2004 ACVIM Forum Consensus State. J Vet Internal Med. 2005; 19(3):377-85.
42. Morita Y, Nomura A, Yuzawa Y, Nishikawa K, Hotta N, Shimizu F, Matsuo S. The role of complement in the pathogenesis of tubulointerstitial lesions in rat mesangial proliferative glomerulonephritis. J Am Soc Nephrol. 1997; 8(9):1363-72.
43. Ng T, Yang W, Chen Z, Yang A, Mu W, Nikolic-Paterson DJ *et al.* Tubular epithelial-myofibroblast transdifferentiation in progressive tubulointerstitial fibrosis in 5/6 nephrectomized rats. Kidn Internat. 1998; 54:864-76.
44. Abbate M, Zoja C, Rottoli D, Corna D, Perico N, Bertani T, Remuzzi G. Antiproteinuric therapy while preveting the abnormal protein traffic in proximal tubule abrogates protein-and complement – dependent interstitial inflammation in experimental renal disease. J Am Soc Nephrol. 1999; 10:804-13.
45. Nangaku M. Mechanisms of tubulo-interstitial injury in the kidney: final common pathways to end-stage renal failure In: Internal Med. 2004; 43(1):9-17.
46. Grauer GF. Proteinuria: measurement and interpretation. Topics Comp Anim Med. 2011; 26(3):121-7.
47. Littman M. Protein-iosing nephropathy in small animals. Vet Clin North Am: Small Anim Pract. 2011; 41:31-62.
48. Syme H, Elliot J. Proteinuria and microalbuminúria. In: Bartges J, Polzin DJ. Nephrology and urology of small animals. 1st ed. Ames, Iowa, USA: Blackwell Publishing; 2011. p. 410-4.

49. Sabharwal RK, Singh P, Arora MM, Somani BL, Ambade V. Incidence of microalbuminuria in hypertensive patients. Indian J Clin Biochem. 2008; 23:71-5.
50. Bacic A, Kogika MM, Barbaro KC, Luamoto CS, Simões DMN, Santoro ML. Evaluation of albuminuria and its relationship with blood pressure in dogs with chronic kidney disease. Vet Clin Pathol. 2010; 39(2):203-9.
51. Russo LM, Osicka TM, Brammar GC, Candido R, Jerums G, Comper WD. Renal processing of albumin in diabetes and hypertension in rats. Am J Nephrol. 2003; 23:61-70.
52. Russo LM, Sandoval RM, McKee M, Osicka TM, Collins AB, Brown D, Molitoris BA. The normal kidney filters nephrotic levels of albumin retrieved by proximal tubule cells: Retrieval is disrupted in nephrotic states. Internat Soc Nephrol. 2007; 71:504-13.
53. Smets PMY, Meyer E, Maddens BEJ, Duchateau L, Daminet S. Urinary markers in healthy young and aged dogs and dogs with chronic kidney disease. J Vet Internal Med. 2010; 24:65-72.
54. Schwartz WB, Hall FW, Halys RM, Relman AS. On the mechanism of the acidosis in chronic renal disease. J Clin Investig. 1959; 38:39-52.
55. Buerkert J, Martin D, Trigg D. Segmental analysis of the renal tubule in buffer production and net acid formation. Am J Physiol. 1983; 244(4):442-54.
56. Zatz, R. Bases fisiológicas da nefrologia. 1ª ed. São Paulo: Atheneu, 2011.
57. Arruda JAL, Carrasquillo T, Cubria A, Rademacher DR, Kurtizman NA. Bicarbonate reabsorption in chronic renal failure. Kidn Internat. 1976; 9:481-8.
58. Schmidt RW, Bricker NS, Gavellas G. Bicarbonate reabsorption in the dog with experimental renal disease. Kidn Internat. 1976; 10:287-94.
59. Polzin DJ, Osborne CA. Pathophysiology of renal failure and uremia. In: Osborne CA, Finco DR. Canine and feline nephrology and urology. Philadelphia: William & Wilkins; 1995. p. 335-67.
60. Elliot J, Watson ADJ. Chronic kidney disease: staging and management. In: Bonagura JD, Twedt DC. Kirk's current veterinary therapy XIV. St. Louis: Saunders-Elsevier; 2009. p. 883-91.
61. Tollins JP, Hostetter MK, Hostetter TH. Hypokalemic nephropathy in the rat role of ammonia in chronic tubular injury. J Clin Investig. 1987; 79(5):1447-58.
62. Kogika MM, Morais HA. Hyperkalemia: a quick reference. Vet Clin North Am: Small Anim Pract. 2008; 38:477-80.
63. Guyton CA, Hall JE. Fundamentos de Guyton. Tratado de fisiologia médica. 10ª ed. São Paulo: Guanabara Koogan; 2002.
64. Hostetter HT. Progression of renal disease and hypertrophy. In: Annual Reviews Physiology, vol. 57, 1995, p. 263-78.
65. Rustom R, Grime S, Costigan M, Maltby P, Hughes A, Taylor W *et al.* Oral sodium bicarbonate reduces proximal renal tubular peptide catabolism, ammoniagenesis, and tubular damage in renal patients. Renal Failure. 1998; 20(2):371-82.
66. Waldrop JE. Urinary electrolytes, solutes, and osmolality. *In*: Veterinary Clinics of North America: Small Animal Practice, vol. 38, 2008, p. 503-512.
67. Morais HA, DiBartola SP. Acid-base disorders. In: Bonagura JD, Twedt DC. Kirk's current veterinary therapy XIV. St. Louis: Saunders Elsevier; 2009. p. 54-61.
68. Willard M. Therapeutic approache to chronic electrolyte disorders. Vet Clin North Am: Small Anim Pract. 2008; 38:535-41.
69. Midkiff AM, Chew DJ, Randolph JF, Center SA, DiBartola SP. Idiopathic hypercalcemia in cats. J Vet Internal Med. 2000; 14:619-26.
70. Waki MF, Martorelli CR, Mosko PE, Kogika MM. Classificação em estágios da doença renal crônica em cães e gatos – abordagem clínica, laboratorial e terapêutica. Ciência Rural. 2010; 40(10):2226-34.
71. Polzin DJ. Treating canine kidney disease: an evidence-based approach, NAVC – North America Veterinary Conference Proceedings 2006.
72. Buranakarl C, Ankanaporn K, Thammacharoen S, Trisiriroj M, Maleeratmongkol T, Thongchai P, Panasjaroen S. Relationships between degree of azotaemia and blood pressure, urinary protein:creatinine ratio and fractional excretion of electrolytes in dogs with renal azotaemia. Vet Research Commun. 2007; 31(3):245-57.
73. Syme HM, Markwell PJ, Pfeiffer D, Elliott J. Survival of cats with naturally occurring chronic renal failure is related to severity of proteinuria. J Vet Internal Med. 2006; 20:528-35.
74. Brown S, Atkins C, Bagley R, Carr A, Cowgill L, Davidson M *et al.* Guidelines for the identification, evaluation, and management of systemic hypertension in dogs and cats. J Vet Internal Med. 2007; 21:542-58.
75. DiBartola SP. Clinical approach and laboratory evaluation of renal disease. In: Ettinger SJ, Feldman EC. Textbook of veterinary internal medicine. 7th ed. Saunders-Elsevier; 2010. p. 1955-69.
76. Sturgess CP, Dunning MD. Clinical utility of plasma inulin clearance as a measure of glomerular filtration rate in dogs. J Vet Internal Med. 2012; 26(3):800.
77. Schenck PA, Chew DJ. Electrolyte and acid-base disorders. Calcium: total or ionized? Advances in fluid, electrolyte, and acid-base disorders. Vet Clin North Am: Small Anim Pract. 2008; 38(3):407-502.
78. Morais AH, Constable PD. Strong ion approach to acid-base disorders. In: DiBartola SP. Fluid, electrolyte, and acid-base disorders in small animal practice. 3rd ed. Saunders-Elsevier; 2006, p. 310-21.
79. Brown SA, Crowell WA, Brown CA, Barsanti JA, Finco, DR. Pathophysiology and management of progressive renal disease. Vet J. 1997; 154:93-109.
80. Littman MP. Spontaneous systemic hypertension in dogs. Abstract. Sci. Proceeding Br Small Animal Veterinary Association Congress, 1991, p. 119.
81. Littman MP. Spontaneous systemic hypertension in 24 cats. J Vet Internal Med. 1994; 8:79.
82. Grauer GF. Measurement, interpretation, and implication of proteinuria and albuminuria. Vet Clin North Am: Small Anim Pract. 2007; 37:283-95.
83. Grauer GF. Proteinuria: measurement and interpretation. Topics Compan Anim Med. 2011; 26(3):121-7.
84. Schwarz A, Krause PH, Kunzendorf U, Keller F, Distler A. The outcome of acute interstitial nephritis: risk factor for the transition from acute to chronic interstitial nephritis. Clin Nephrol. 2000; 54:179.
85. Comper WD, Russo LM. The glomerular filter: an imperfect barrier is required for perfect renal function. Curr Op Nephrol Hypert. 2009; 18:336-42.
86. Brewster U, Perazella MA. The renin-angiotensin-aldosterone system and the kidney: effects on the kidney disease. Am J Med. 2004; 116:263-72.
87. Grauer GF. Proteinuria: implications for management. In: Bonagura JD, Twedt DC. Kirk's current veterinary therapy XIV. St. Louis: Saunders-Elsevier; 2009, p. 860-3.
88. Martorelli CR, Kogika MM. Benefícios da suplementação de ácidos graxos essenciais – ômega 3 em cães com DRC. Total Alimentos, 2009. Disponível em: <http://www.familiamax.com.br/incentivo-a-pesquisa6/vencedores-2009.php>. Acesso em: maio 2012.
89. May SN, Langston CE. Managing chronic renal failure. Compendium Veterinary, article 2. 2006, p. 853-64.
90. Langston C. Managing fluid and electrolyte disorders in renal failure. Vet Clin North Am: Small Anim Pract. 2008; 38: 677-97.
91. Benesi FJ, Kogika MM. Fluidoterapia. In: Spinosa HS, Górniak SJ, Bernardi MM. Farmacologia aplicada à medicina veterinária. 5ª ed. São Paulo: Guanabara Koogan; 2011. p. 739-61.
92. Chew DJ, Gieg JA. Fluid therapy during iIntrinsic renal failure. In: Dibartola, SP. Fluid, electrolyte and acid-base disorders in small animal practice. St. Louis: Saunders Elsevier; 2006. p. 518-40.
93. Cowgill LD. Medical management of the anemia of chronic renal failure. In: Osborne CA, Finco DR. Canine and feline nephrology and urology. USA: Williams & Wilkins; 1995. p. 539-54.
94. Adin CA, Gregory CR, Kyles AE, Cowgill L. Diagnostic predictors of complications and survival of renal transplantation in cats. Vet Surg. 2001; 30:515-21.
95. Bernsteen L, Gregory CR, Kyles AE, Wooldridge JD, Valverde CR. Renal transplantation in cats. ClinTech Small Animl Pract. 2000; 15(1):40-5.
96. Katayama M, McAnulty JE. Renal transplantation in cats: techniques, complications and immunosuppression. Compendium. 2002; 24(11):874-82.
97. Brown SA. Doenças não infecciosas do sistema urinário em pequenos animais. In: Merck: Manual Merck de veterinária. 9ª ed. São Paulo: Roca; 2008. p. 1082-99.
98. Meyer HP. The diagnosis and treatment of chronic renal failure in the dog & cat. In: World Small Animal Veterinary Association (WSAVA) Annual Congress Proceedings Highlights, 2004.

Leitura sugerida

Boyd LM, Langston C, Thompson K, Zivin K, Imanishiet M. Survival in cats with naturally occurring chronic kidney disease. J Vet Internal Med. 2008; 22(5):1111-7.

160 Hiperparatireoidismo Secundário Renal

Luciano Henrique Giovaninni

Introdução

Doença renal crônica (DRC) frequentemente é diagnosticada nas espécies felina e canina, caracterizada por lesões estruturais irreversíveis e pela perda contínua de néfrons funcionais e, por consequência, da função dos rins, observando-se a progressão da doença para estágios mais graves.[1] Além disso, a DRC caracteriza-se pelo acometimento de diferentes sistemas (polissistêmica), e muitas das alterações metabólicas que decorrem da DRC contribuem para a progressão da doença; infelizmente, as alterações bioquímicas só se manifestam quando dois terços a três quartos do tecido renal apresentam-se sem funcão; os sintomas podem não estar evidentes até os estágios mais graves da doença.[1,2] Daí a importância de se detectar precocemente os fatores que contribuem para a deterioração progressiva da função renal.[2]

O hiperparatiroidismo é uma das consequências bastante observadas em cães e gatos com DRC, denominado hiperparatireoidismo secundário renal (HPTSR), que, por comprometer o metabolismo de cálcio e fósforo, pode acarretar desmineralização óssea e mineralização de tecidos moles, inclusive do tecido renal, favorecendo perda ainda maior de néfrons; além disso, maiores concentrações séricas de paratormônio (PTH) são incriminadas como uma das mais deletérias toxinas urêmicas, o que faz com que muitas das manifestações clínicas da síndrome urêmica sejam atribuídas ao HPTSR.[1,3,4]

HPTSR geralmente acomete os pacientes humanos que apresentam DRC, mesmo nas fases inicias da doença, relatando-se que, quando a taxa de filtração glomerular declina 50%, esses doentes já demonstram alterações histológicas ósseas decorrentes do HPTSR.[5] Por isso, para eles se sugere o controle precoce do HPTSR, mesmo para aqueles com valores séricos normais de cálcio e fósforo.[5]

Em cães acometidos por DRC, o HPTSR tem sido correlacionado à calcificação metastática (inclusive renal) e à hiperplasia da paratireoide.[1] Em felinos relata-se frequência de 84% de HPTSR, e esta frequência aumenta em consequência do grau de comprometimento da função renal, chegando a 100% nos animais considerados em estágio grave da DRC, nos quais se podem observar hiperplasia da paratireoide e osteodistrofia renal.[3] HPTSR pode ser visto em felinos que não apresentam outras alterações que avaliem a homeostase do cálcio.[3,6]

Desse modo, na abordagem ao doente renal crônico, a identificação do HPTSR é de suma importância, a fim de manter a qualidade de vida do doente e minimizar a progressão da doença.

Paratormônio

O PTH é sintetizado pelas glândulas paratireoides e excretado pelos rins, estando presente em todos os vertebrados terrestres, podendo sofrer proteólise tanto no interior das paratireoides quanto no fígado ou nos rins.[7–9] Desse modo, na circulação sanguínea, a molécula do PTH pode ser encontrada sob quatro formas:[9–11]

- Molécula intacta, polipeptídio composto de 84 aminoácidos, denominado PTH intacto (PTHi), responsável pela bioatividade; por isso é descrito como o de maior relevância clínica
- Fragmento aminoterminal, também denominado n-terminal, correspondendo aos aminoácidos de 1 a 34 do PTHi
- Fragmento intermediário
- Fragmento carboxila-terminal, também chamado de c-terminal.

As condições estruturais necessárias para a atividade biológica do PTHi residem na porção aminoterminal da molécula; a sequência de aminoácidos do PTHi já foi descrita para caninos, bovinos, suínos, ratos, frangos e humanos, havendo muita semelhança entre a porção aminoterminal desse polipeptídio nas diferentes espécies de mamíferos.[4,9,12]

A função do PTHi é manter as concentrações séricas de cálcio dentro dos valores fisiológicos, principalmente nas situações de hipocalcemia. O principal estímulo para a secreção desse hormônio é a hipocalcemia iônica, e um decréscimo de 10% nos valores séricos de cálcio iônico possibilitam secreção de PTHi próxima ao limite máximo. Hipocalcemia iônica súbita de 2 a 3% pode elevar a secreção de PTH em até 400%.[10,12] O PTHi atua pelos seguintes mecanismos:[10–12]

- Promovendo a reabsorção tubular renal de cálcio, o que leva à diminuição da excreção urinária de cálcio. Os receptores renais para PTHi expressam-se nas membranas apical e basolateral das alças ascendentes finas corticais, túbulos contorcidos distais e túbulos coletores
- Promovendo a reabsorção óssea de cálcio e fósforo pelo aumento do número e da função dos osteoclastos e pela inibição da atividade dos osteoblastos
- Inibindo a absorção renal do fósforo pelos túbulos proximais, nos quais ocorre a absorção renal de 70% do fósforo presente no filtrado glomerular. Desse modo, o PTHi atua sobre os ossos, resultando na liberação de fósforo e sobre os túbulos proximais renais, promovendo a excreção urinária desse eletrólito
- Induzindo à hidroxilação renal da vitamina D, e a consequente síntese de calcitriol, que por sua vez promove a absorção intestinal de cálcio. Além disso, sugere-se a ação intestinal direta do PTH, favorecendo a absorção intestinal de cálcio.

A meia-vida do PTHi é menor que cinco minutos, sendo encontrado em baixas concentrações na corrente sanguínea, diferentemente dos fragmentos intermediário e carboxila-terminal, que também são excretados pelo sistema urinário e, apesar de não exibirem atividade biológica, têm meia-vida e concentrações plasmáticas maiores que o PTHi.[9] Desse modo, devido às baixas concentrações séricas e à reduzida vida média, o PTHi necessita de secreção contínua pelas paratireoides, mesmo com normocalcemia, apresentando secreção basal próxima de 25% da secreção máxima e, mesmo em hipercalcemia intensa, não há inibição da secreção do PTHi.[12]

Vitamina D

As fontes de vitamina D para os mamíferos são:[10,12]

- Vitamina D_3: pode advir da dieta de origem animal ou mesmo ser produzida na pele, a partir da luz solar, neste caso denominada colecalciferol. Cães e gatos têm produção cutânea ineficiente de vitamina D_3, o que faz com que ocorra sua dependência dietética nestas espécies animais
- Vitamina D_2: chamada de ergocalciferol, advinda da dieta de origem vegetal.

No organismo dos mamíferos, a vitamina D (Figura 160.1 A) pode ser sequencialmente hidroxilada (Figura 160.2), formando diferentes metabólitos, dos quais os fisiologicamente mais importantes são: 25-hidroxivitamina D_3, denominada calcidiol (Figura 160.1 B); 24,25-di-hidroxivitamina D_3 (Figura 160.1 C); 1,25-di-hidroxivitamina D_3 (Figura 160.1 D), chamada de calcitriol ou 1,25-di-hidroxicolecalciferol.[10–12]

O calcidiol (Figura 160.1 B) é produzido no fígado a partir da hidroxilação da vitamina D (Figura 160.1 A) pela 25-hidroxilase (Figura 160.2), mecanismo que sofre influência apenas da concentração sanguínea do próprio metabólito (autorregulação); apesar de o calcidiol ser o metabólito da vitamina D que se encontra em maior concentração na circulação sanguínea, não exerce ação significativa sobre o metabolismo do cálcio e fósforo.[10,12]

Nos túbulos renais proximais, o calcidiol (Figura 160.1 B) pode ser hidroxilado pela ação da enzima 24R-hidroxilase ou da enzima 1α-hidroxilase (Figura 160.2), formando a 24,25-di-hidroxivitamina D_3 (Figura 160.1 C) ou o calcitriol (Figura 160.1 D), respectivamente, na dependência das necessidades orgânicas de cálcio.[10,11] A 24,25-di-hidroxivitamina D_3 tem sido citada como uma forma inativa da vitamina D, e o calcitriol é tido como a forma ativa da vitamina D.[10–12]

A modulação da atividade das enzimas 1α-hidroxilase ou 24R-hidroxilase nos túbulos proximais renais (Figura 160.2) é exercida diretamente pelas concentrações séricas de PTHi, fósforo e calcitriol; e indiretamente pelas concentrações séricas de cálcio ionizado. Nos casos de hipofosfatemia, hipocalcemia ionizada, diminuição das concentrações séricas de calcitriol, ou aumento das concentrações séricas de PTHi, ocorre a indução da atividade da 1α-hidroxilase e consequente formação de calcitriol (Figuras 160.1 D e 160.2); já nas situações de hiperfosfatemia, hipercalcemia ionizada ou aumento das concentrações séricas de calcitriol há inibição da ação da 1α-hidroxilase e indução da atividade da 24R-hidroxilase, favorecendo a síntese da 24,25-di-hidroxivitamina D_3 (Figuras 160.1 C e 160.2).[10–12]

O calcitriol apresenta atividade biológica aproximadamente 1.000 vezes maior que a da vitamina D e 500 vezes maior que o calcidiol, fato que se relaciona com a capacidade de ligação do calcitriol a receptores específicos de membrana celular, denominados receptores para vitamina D (RVD), localizados em ossos, rins, paratireoides e intestinos. Estes receptores mostram diferentes concentrações e polimorfismo genético de acordo com o tecido em que se encontram, o que, possivelmente, se deva à importância de ação do calcitriol no respectivo tecido.[10,12]

A principal ação do calcitriol é de induzir a absorção intestinal de cálcio, resultando na disponibilidade de cálcio para o metabolismo.[10,11] Além disso, o calcitriol age nos rins, modulando a ação da 1α-hidroxilase e controlando a reabsorção renal de cálcio e fósforo; no tecido ósseo age favorecendo a ação do PTHi.[12] Nas paratireoides, o calcitriol controla a produção do PTHi e também parece atuar em outros aspectos fisiológicos, como crescimento, diferenciação celular, secreção hormonal, proliferação de células T e produção de citocinas.[3,10–12]

Fisiopatologia

Em DRC, devido à menor excreção do fósforo pelos rins comprometidos, frequentemente se observa hiperfosfatemia (Figura 160.3), que favorece a hipocalcemia ionizada tanto pela formação dos complexos séricos entre fosfato e cálcio (lei da equação das massas), como pela inibição da atividade da 1α-hidroxilase, favorecendo a formação da 24,25-di-hidroxivitamina D (Figuras 160.1 C e 160.2) e diminuindo a formação do calcitriol (Figuras 160.1 D e 160.2).[1,13] Além disso, em DRC, a formação de calcitriol pelos túbulos renais também está reduzida devido à lesão no parênquima renal (Figura 160.3).[1,13]

Assim, há tendência à diminuição da concentração sérica de calcitriol, e, consequentemente, menores taxas de absorção intestinal e óssea de cálcio, o que favorece a hipocalcemia ionizada, que é o principal estímulo para a secreção do PTHi pelas glândulas paratireoides (Figura 160.3). Além disso, como o calcitriol é o principal responsável pela regulação da síntese do PTHi, em DRC observa-se menor supressão para a síntese de PTHi.[3,11,14,15]

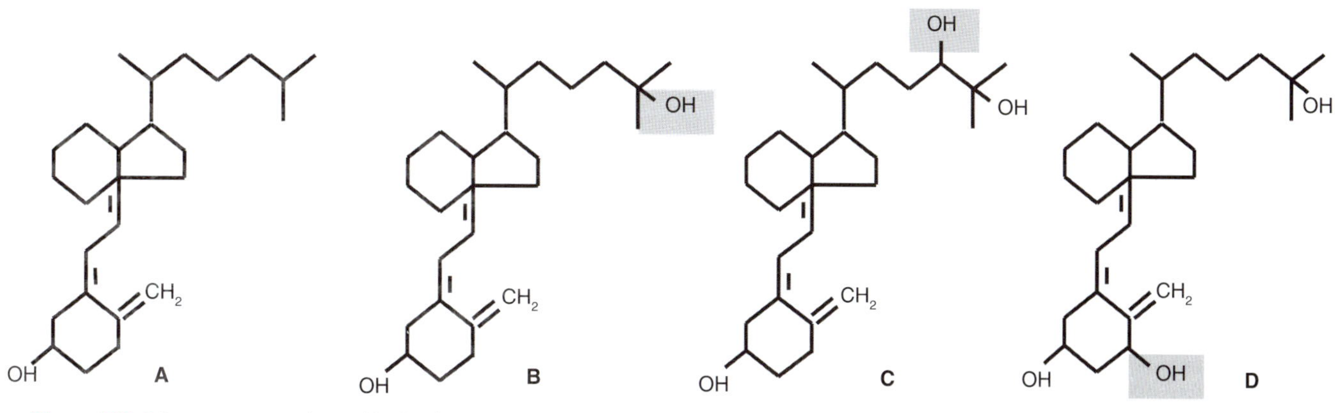

Figura 160.1 Representação das moléculas de vitamina D (**A**), 25-hidroxivitamina D_3, também denominada calcidiol (**B**), 24,25-di-hidroxivitamina D_3 (**C**), e 1,25-di-hidroxivitamina D_3, também chamada de 1,25-di-hidroxicolecalciferol ou calcitriol (**D**). O sombreamento em cinza representa a diferença estrutural de cada molécula, em decorrência da hidroxilação (OH).

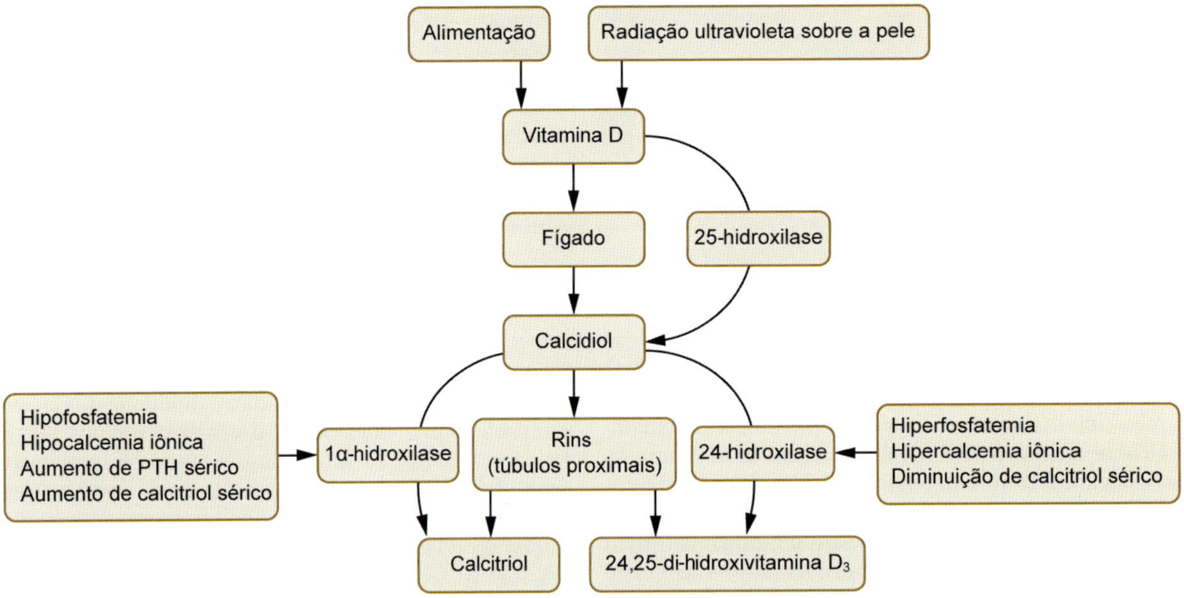

Figura 160.2 Representação da sequência de hidroxilação da vitamina D, formando diferentes metabólitos. O calcidiol é sintetizado no fígado a partir da hidroxilação da vitamina D pela 25-hidroxilase. Nos túbulos renais proximais o calcidiol pode ser hidroxilado pela ação da enzima 24R-hidroxilase ou da enzima 1α-hidroxilase, formando a 24,25-di-hidroxivitamina D_3 ou o calcitriol, respectivamente. A modulação da atividade das enzimas 1α-hidroxilase ou 24R-hidroxilase nos túbulos proximais renais é exercida diretamente pelas concentrações séricas de paratormônio intacto (PTHi), fósforo e calcitriol; e indiretamente pelas concentrações séricas de cálcio ionizado.

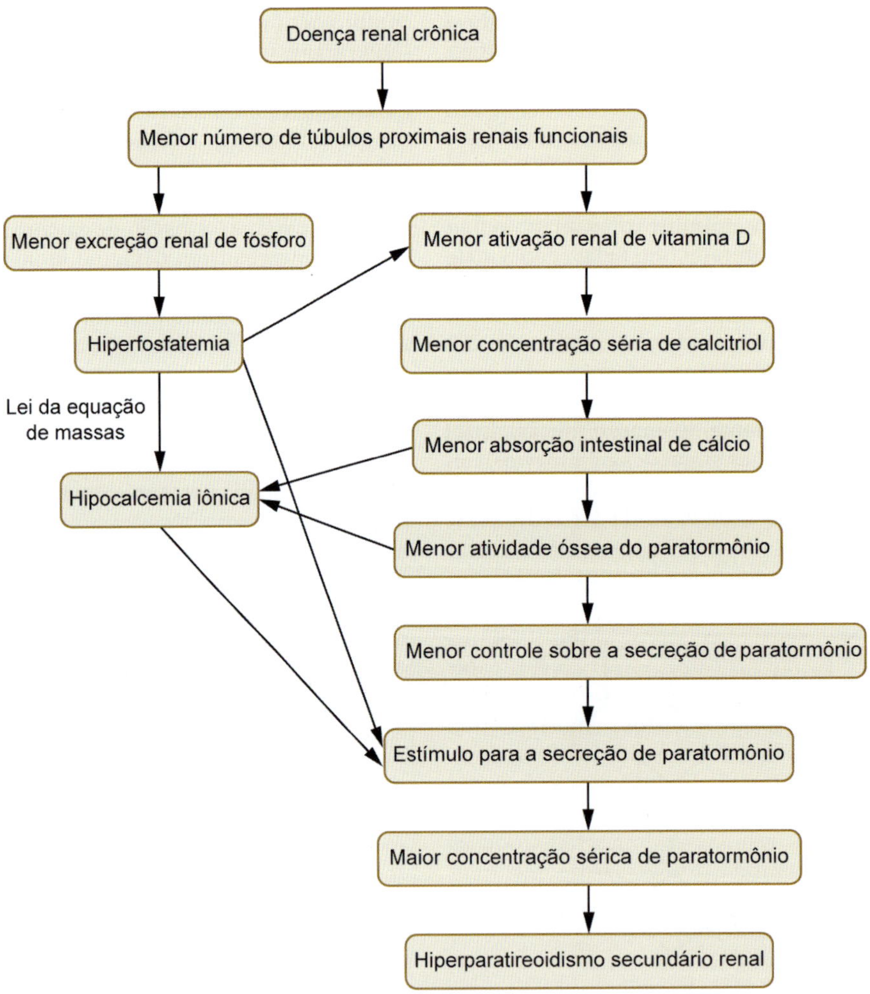

Figura 160.3 Representação esquemática da sequência de eventos que favorecem o hiperparatireoidismo secundário renal. Notar que a hiperfosfatemia é um evento importante nessa fisiopatologia.

Em pacientes com doença renal crônica, em que há tendência para o desenvolvimento gradativo e persistente de hipocalcemia e redução das concentrações séricas de calcitriol, há favorecimento de hipersecreção de PTHi e hiperplasia das paratireoides, ou seja, as paratireoides tornam-se menos responsivas aos efeitos inibitórios do cálcio iônico e do calcitriol séricos.[3,15] Desse modo, com a progressão da DRC, o quadro inicial de hiperparatireoidismo secundário renal pode evoluir para um estado de aparente autonomia glandular, tradicionalmente denominado hiperparatireoidismo terciário, que se assemelha ao hiperparatireoidismo primário, havendo tendência, neste caso, à hipercalcemia devida, principalmente, às altas concentrações séricas de PTHi.[3,7,16]

Concentrações séricas elevadas de PTH são consideradas um dos principais fatores que propiciam a síndrome urêmica, o que se deve à capacidade do PTH em provocar diversos distúrbios orgânicos, além de ser responsável pelo desequilíbrio no metabolismo de cálcio em pacientes com DRC.[1,4,7,17] Além disso, atribuem-se ao excesso de PTH sérico em cães com DRC a inibição da eritropoese e o aumento da fragilidade osmótica eritrocitária.[18] Demonstrou-se que o PTHi e o fragmento aminoterminal têm efeito cronotrópico positivo, o que parece favorecer o desenvolvimento da miocardiopatia observada nos mamíferos com uremia.[19] Ainda, a alta frequência com que se encontra doença cardiovascular precoce em pacientes humanos com DRC tem sido correlacionada a diversos fatores de risco, dentre os quais as concentrações séricas elevadas de cálcio, fósforo e PTH, que parecem favorecer a calcificação arterial coronariana e a gravidade da aterosclerose notada nesses pacientes. Alguns autores atribuem a disorexia vista em DRC aos aumentos séricos de PTH.[14,20]

Diagnóstico

O diagnóstico do HPTSR só pode ser efetivamente feito pela identificação de concentrações séricas elevadas de PTHi, recomendando-se ensaios imunorradiométricos ou imunoquimioluminométricos, que identificam apenas a molécula intacta de PTH, testes menos suscetíveis à identificação de valores falsamente elevados, diferentemente do que ocorre quando o PTH é dosado pelo radioimunoensaio, que também identifica os fragmentos carboxiterminal e intermediários da molécula de PTH, que não têm atividade biológica, mas existem em concentrações elevadas na DRC.[3,21,22]

Deste modo, necessitar-se-ia de metodologia realizada por laboratórios adaptados e autorizados, que, na maioria das vezes, são indisponíveis na rotina clínica veterinária. Entretanto, em cães ou gatos, a concentração sérica de fósforo, cuja metodologia de mensuração é simples, mostra correlação positiva moderada à concentração sérica de PTH, ou seja, é possível estimar o HPTSR nos casos de DRC em que se observa hiperfosfatemia, o que facilita a abordagem na rotina clínica.[3,23,24] A hiperfosfatemia é considerada um componente importante na etiologia do HPTSR, uma vez que favorece a redução dos níveis séricos de calcitriol e de cálcio ionizado, induzindo à secreção de PTH (Figura 160.3).[1,3,10-13]

Em doença renal crônica o cálcio sérico, tanto o total quanto o iônico, pode estar diminuído, aumentado ou mesmo com valores inalterados (para maior detalhamento, recomenda-se a leitura do Capítulo 110, *Cálcio e Fósforo*. A hipocalcemia pode ser responsável por tetania, convulsões, ataxia e astenia em casos de DRC.[25] Entretanto, a hipocalcemia pode estar presente de modo assintomático nesses doentes, contribuindo para a secreção de PTH e para o HPTSR.[25]

Considera-se a DRC como uma das principias causas de hipercalcemia em pequenos animais, o que se deve à progressão do HPTSR com a consequente secreção autônoma das paratireoides, bem como à menor eliminação do PTH e de seus metabólitos pelos rins.[11,16,25,26] A hipercalcemia é responsável por uma série de alterações nas funções celulares de diferentes sistemas (digestório, cardiovascular, nervoso e renal).[13] Além disso, as concentrações intracelulares de cálcio iônico são dez mil vezes menores que as concentrações séricas; e caso as concentrações intracelulares não se mantenham nesses valores fisiológicos, há toxicidade celular, favorecendo a morte celular.[12]

As concentrações séricas de cálcio total e de cálcio ionizado, em cães ou gatos acometidos por DRC, não têm forte correlação, ou seja, um paciente com hipercalcemia total sérica pode estar com concomitante normocalcemia ou hipocalcemia ionizada sérica. Então, como as atividades biológicas do cálcio são regidas pelo cálcio ionizado sérico, quando se fizer necessária a avaliação da real condição do metabolismo de cálcio em cães ou gatos com DRC, recomenda-se a mensuração da fração ionizada.[27]

Abordagem terapêutica

As alterações no metabolismo de cálcio e fósforo são frequentes em cães e gatos com DRC, e tais alterações se associam a aumento da mortalidade e morbidade e a pior prognóstico para os doentes.[12,27] Ainda, diferentes autores demonstraram que o controle do HPTSR aumentou a longevidade dos cães e gatos com DRC.[6,27]

O calcitriol tem propriedades antiproliferativas, diminui a transcrição genética do PTH e inibe a proliferação celular das paratireoides. Como em DRC há tendência à diminuição das concentrações séricas de calcitriol, observa-se o favorecimento de evolução do HPTSR para hiperplasia e hipertrofia das paratireoides, denominada hiperparatireoidismo terciário renal, uma condição geralmente refratária às intervenções medicamentosas; nesses casos, a remoção das paratireoides pode ser necessária para a normalização das concentrações séricas de PTHi.[16,27] A manutenção das concentrações séricas de calcitriol em valores considerados normais, no curso da doença, é de suma importância.[27] Ainda, em DRC há menor excreção renal de fosfato, e mantida a ingestão deste elemento, há tendência à hiperfosfatemia, frequentemente observada nos animais com DRC.[1,3,6,14,24,27]

Os objetivos do manejo terapêutico do HPTSR são:[6,27]

- Controlar a hiperfosfatemia
- Restaurar as concentrações séricas de calcitriol
- Normalizar as concentrações séricas de cálcio.

Para o controle da hiperfosfatemia em cães e gatos com DRC recomendam-se dietas restritas em quantidades de fósforo e proteínas, a fim de que as concentrações séricas de fosfato fiquem, no mínimo, abaixo de 6 mg/dℓ, sendo o ideal que essas concentrações estejam entre 4,5 e 5,5 mg/dℓ.[6,27] As rações formuladas para cães ou gatos com DRC, que apresentam, no mínimo, 75% menos fosfato que as dietas formuladas para a manutenção de cães ou gatos hígidos, geralmente normalizam as concentrações séricas de fosfato na maioria dos pacientes com DRC com azotemia leve (estágio II, segundo a classificação proposta pela International Renal Interest Society [IRIS]), e em alguns casos de DRC com azotemia moderada (estágio III, segundo para o controle da hiperfosfatemia em DRC com azotemia intensa (estágio IV, IRIS).[27]

Quando o manejo dietético não é suficiente para a normalização das concentrações séricas de fósforo, deve-se iniciar a administração de medicamentos que diminuam a absorção intestinal de fósforo, chamados de quelantes intestinais de fósforo – medicamentos que liberam cátions que se ligam ao fósforo, impedindo a absorção intestinal desse elemento.[6,27] Rotineiramente, emprega-se hidróxido de alumínio ou carbonato de cálcio, administrados junto com as principais refeições.[6,27]

Ambas as doses, do hidróxido de alumínio ou do carbonato de cálcio, são de 30 a 90 mg/kg/dia divididas em duas ou três vezes e administradas a cada 8 ou 12 h, junto às principais refeições, sendo ajustadas segundo as concentrações séricas de fósforo apresentadas.[27] Cabe salientar que o carbonato de cálcio é uma boa opção para pacientes em que se observe hipocalcemia, principalmente iônica; entretanto, o medicamento não deve ser utilizado quando se identifica hipercalcemia, iônica ou total, bem como quando se faz uso de medicamento com calcitriol, pois o carbonato de cálcio pode disponibilizar o cálcio para absorção intestinal, que é induzida pelo medicamento com calcitriol, favorecendo hipercalcemia.

Como os quelantes intestinais de fósforo podem favorecer a absorção dos cátions que compõem o medicamento, por exemplo, o cálcio (no caso do carbonato de cálcio) ou o alumínio (no caso do hidróxido de alumínio), predispondo a efeitos colaterais, como hipercalcemia, em medicina humana usa-se o sevelâmer (Renagel®), um polímero catiônico (polialilamina hidroclorada) que, por ser livre de alumínio ou cálcio, não libera estes cátions, minimizando as possibilidades de efeitos colaterais. Entretanto, em medicina veterinária, como este medicamento não parece ser mais efetivo que os tradicionais quelantes intestinais de fósforo, e ainda é bem mais caro, pouco se utiliza o sevelâmer.[27,28]

Os benefícios do calcitriol em cães e gatos com DRC devem ser investigados, entretanto a hipótese da supressão da secreção do PTHi e de ativação dos receptores de vitamina D parecem ser os mecanismos pelos quais o calcitriol possa auxiliar o controle do HPTSR em cães e gatos.[27] Assim, com base nas informações inerentes à fisiopatologia do HPTSR, a utilização de medicamentos com calcitriol pode favorecer a qualidade de vida, o apetite e a disposição dos cães e gatos com DRC, tendo o aumento da sobrevida pelo uso do calcitriol já sido comprovado em cães portadores de DRC com azotemia moderada ou grave (estágios III e IV, respectivamente, segundo a classificação da IRIS). Contudo, isso ainda não foi comprovado em gatos com DRC, em qualquer estágio, bem como em cães portadores de DRC não azotêmica, ou com azotemia leve (estágios I e II da IRIS, respectivamente).[27,29]

Desse modo, o calcitriol é indicado a cães portadores de DRC com azotemia moderada ou grave (estágios III e IV da IRIS, respectivamente), mesmo quando as concentrações séricas de PTHi se encontrem em valores considerados normais.[27] Já nos outros estágios da DRC em cães, bem como em gatos com DRC em qualquer estágio, os estudos não excluem, nem confirmam, os benefícios de seu uso.[27,29]

Antes do início da utilização do calcitriol, devem ser obtidas as concentrações séricas de cálcio iônico, fósforo e PTHi, pois como o calcitriol induzirá absorção intestinal de cálcio, há tendência para hipercalcemia e, se houver hiperfosfatemia, ocorrerá aumento do produto cálcio e fósforo, favorecendo a calcificação metastática e, consequentemente, a progressão da DRC. A dose de calcitriol deve ser ajustada até que as concentrações séricas de PTHi estejam dentro dos valores considerados normais.[27]

Recomenda-se iniciar com 2,5 ng/kg de calcitriol a cada 24 h, por via oral, realizando-se mensurações séricas de PTHi, fosfato e cálcio iônico a cada 2 ou 4 semanas, sequencialmente. Caso as concentrações séricas de PTHi ainda estejam elevadas, sequencialmente aumenta-se a dose de calcitriol para 3,5, 4,5 e 5 ng/kg (a cada 24 h). Com a dose de 5 ng/kg, o acompanhamento das concentrações séricas de cálcio iônico é essencial, devido à predisposição para hipercalcemia que, se confirmada, deve requerer redução da dose de calcitriol.[27] Para reduzir a ocorrência de hipercalcemia, o calcitriol pode ser administrado pela manhã, em jejum, o que favorece menor absorção intestinal de cálcio.[27]

Quando a hipercalcemia for persistente, pode ser utilizada a terapia intermitente com calcitriol, que envolve sua administração em doses mais altas mas em intervalos maiores, o que favorece menos a hipercalcemia. Isso porque o calcitriol tem meia-vida de até 6 h, bem como promove a absorção intestinal de cálcio pela ação nos enterócitos que acabaram de deixar as criptas de Lieberkühn, ou seja, a capacidade destas células em absorver o cálcio decorre da exposição ao calcitriol nessa fase de maturação celular. Assim, a exposição de enterócitos jovens à ação do calcitriol fica limitada quando as frequências de administração do medicamento são menores, promovendo menor absorção intestinal de cálcio.[27] A terapia intermitente com calcitriol é de 5 a 10 ng/kg, por via oral, administrados em dias alternados; uma vez que o HPTSR tenha sido controlado com a terapia intermitente com calcitriol, sugere-se que se passe a doses menores diárias, já comentadas.

Ainda, os casos mais crônicos de HPTSR, nos quais há tendência à hiperplasia das paratireoides, podem estar associados à menor expressão celular dos RVD nessas glândulas, não resultando na redução das concentrações séricas de PTHi no início da terapia com calcitriol.[27] Entretanto, como o calcitriol induz a expressão celular desses receptores, a terapia prolongada, com calcitriol pode apresentar resultados.[27]

É importante salientar que as concentrações de calcitriol nos medicamentos disponíveis para uso em humanos (Rocaltrol®: cápsulas de 0,25 μg ou 0,5 μg) é bem superior às doses recomendadas para cães e gatos (até 10 ng/kg na dose intermitente), ou seja, o medicamento disponível para humanos, devido ao risco de superdosagem, só deve ser utilizado em cães ou gatos após adequada manipulação farmacêutica, com ajuste da concentração.[27]

Devido à predisposição para hipercalcemia com o uso do calcitriol, em medicina humana têm-se empregado medicamentos ativadores seletivos de RVD, como o paricalcitol, que interferem pouco nas concentrações séricas de cálcio ou fósforo e favorecem o controle do HPTSR nesses doentes, com menos efeitos colaterais que o calcitriol. Outra classe de medicamentos que tem sido utilizada em medicina humana é a dos calcimiméticos, como o cinacalcete. Este medicamento atua ligando-se aos receptores de cálcio das paratireoides, aumentando a sensibilidade desses receptores ao cálcio extracelular, o que acaba por favorecer o controle da síntese e secreção de PTH. Entretanto, na atualidade não há estudos disponíveis que respaldem a utilização desses medicamentos em cães ou gatos.

Perspectivas futuras

Diferentes estudos têm proposto o envolvimento do fator de crescimento de fibroblastos 23 (FGF-23) na patogênese do HPTSR.[30–34] O FGF-23 é uma fosfatonina secretada por osteoblastos e osteócitos, que desempenha papel fisiológico importante na regulação do metabolismo de fósforo e vitamina D, pois atua induzindo fosfatúria e inibindo 1α-hidroxilase na presença de hiperfosfatemia. Além disso, em seres humanos e gatos tem-se observado que o FGF-23 sérico já se encontra elevado no início do curso de DRC, mesmo antes de detectada qualquer anormalidade nos valores séricos de cálcio, fósforo e PTH. A concentração sérica de FGF-23 aumenta ainda mais conforme diminui a taxa de filtração glomerular, observando-se associação entre os valores séricos elevados de FGF-23 e o desenvolvimento de hiperparatireoidismo secundário, hipertrofia de ventrículo esquerdo e mortalidade, o que sugere que o FGF-23 possa ter um papel importante no desenvolvimento do HPTSR.[30–33]

No entanto, ainda não se pode afirmar que o FGF-23 seja um alvo para terapia, pois pode ser apenas um marcador de taxa de redução da filtração glomerular, necessitando-se de mais pesquisas para elucidar o envolvimento do FGF-23 na fisiopatologia da DRC.[30–33]

Referências

1. Polzin DJ, Osborne CA, Bartges JW, James KM, Churchill JA. Insuficiência renal crônica. In: Ettinger SJ, Feldman EC. Tratado de medicina interna veterinária. 4 ed. V. 2. São Paulo: Manole Ltda.; 1997. p. 2394-431.
2. Elliott J, Barber PJ. Feline chronic renal failure: clinical findings in 80 cases diagnosed between 1992 and 1995. J Small Anim Pract. 1998; 39(2):78-85.
3. Barber PJ, Elliot J. Feline chronic renal failure: calcium homeostasis in 80 cases diagnosed between 1992-1995. J Small Anim Pract 1998; 39: 108-16.
4. Slatopolsky E, Martin K, Hruska K. Parathyroid hormone metabolism and its potential as a uremic toxin. Am J Physiol. 1980; 239:1-12.
5. Gomes CP, Silva MIB, Duarte MEL, Dorigo D, Lemos CCS, Bregman R. Bone disease in patients with chronic kidney disease under conservative management. Sao Paulo Med J. 2005; 123(2):83-8.
6. Elliott J. Prolonging the life of the feline renal failure patient. Waltham Focus 2000; 10(3):10-4.
7. Barber PJ. Disorders of the parathyroid glands. J Fel Med Surg. 2004; 6(4): 259-69.
8. Toribio RE, Kohn CW, Chew DJ, Capen CC, Rosol TJ. Cloning and sequence analysis of the complementary DNA for feline preproparathyroid hormone. Am J Vet Res. 2002; 63(2):194-7.
9. Barber PJ, Elliot J, Torrance AG. Measurament of feline intact parathyroid hormone: Assay validation and sample handling studies. J Small Anim Pract. 1993; 34:614-20.
10. Greco D, Stabenfeldt GH. Endocrinologia. In: Cunningham JG. Tratado de fisiologia veterinária. 2 ed. Rio de Janeiro: Guanabara Koogan; 1999. p. 345-59.
11. Ramasamy I. Recent advances in physiological calcium homeostasis. Clin Chem Lab Med. 2006; 44(3):237-73.
12. Schenck PA, Chew DJ, Nagode LA, Rosol TJ. Disorders of calcium: hypercalcemia and hypocalcemia. In: DiBartola SP. Fluid, electrolyte, and acid-base disorders in small animal practice. 3rd ed. St. Louis: Saunders; 2006. p. 122-94.
13. Krueger JM, Osborne CA. Nachreiner RF, Refsal KR. Hypercalcemia and renal failure, etiology, pathophysiology, diagnosis, and treatment. Vet Clin North Am Small Anim Pract. 1996; 26:1417-45.
14. Weller RJ, Cullen J, Dagle GE. Hyperparathyroid disorder in dog: primary, secondary and cancer-associated (pseudo). J Small An Pract. 1985; 26(6): 329-41.
15. Chew DJ, DiBartola SP. Manual of small animal nephrology and urology. 3rd ed. New York: Churchill Livingstone. 1986. p. 79-100.
16. Galbraith SC, Quarles LD. Tertiary hyperparathyroidism and refractory secondary hyperparathyroidism. Primer on the metabolic bone disease and disorders of mineral metabolism. 3rd ed. Philadelphia: Lippincott-Raven; 1996. p. 193-8.
17. Nagode LA, Chew DJ, Steinmeyer CL. The use of low doses of calcitriol in the treatment of renal secondary hiperparathyroidism. In: Annual Waltham/OSU Symposium for the Treatment of Small Animal Disease Endocrinology, 15. 1991, Ohio. Proceedings –Vernon, CA.: Kal Kan Foods, 1991. p. 49-63.
18. Murphy MBP, Pierce KR, Lowry SR, Fisher JW. Role of parathyroid hormone in the anemia of chronic terminal renal dysfunction in dogs. Am J Vet Res. 1989; 50(11):1898-905.
19. Smogorzewski M, Masrry SG. Uremic cardiomyopathy: role of parathyroid hormone. Kidney Int. 1997; 52(62):12-4.
20. Rasouli M, Kiasari A.M. Serum calcium and phosphorus associate with the occurrence and severity of angiographically documented coronary heart disease, possibly through correlation with atherogenic (apo)lipoproteins. Clin Chem Lab Med. 2006; 4(1):43-50.
21. Hauache OM. Diagnóstico laboratorial do hiperparatiroidismo primário. Arq Bras Endoc Metab. 2002; 46(1):79-85.
22. Bolliger AP, Graham PA, Richard V, Rosol TJ, Nachreiner RF, Refsal KR. Detection of parathyroid hormone-related protein in cats with humoral hypercalcemia of malignancy. Vet Clin Pat. 2008; 31(1):3-8.
23. Lazaretti P, Kogika MM, Hagiwara MK, Lustoza MD, Mirandola RMS. Concentração sérica de paratormônio intacto em cães com insuficiência renal crônica. Arq Bras Med Vet Zoot. 2006; 58(4):489-94.
24. Pusoonthornthum R, Pusoonthornthum P, Krishnamra N. Calcium-phosphorus homeostasis and changes in parathyroid hormone secretion in cats with various stages of spontaneous chronic renal failure. Comp Clin Pat. 2010; 19: 287-93.
25. Feldman EC. Disorders of the parathyroid glands. In: Ettinger SJ, Feldman EC. Textbook of veterinary internal medicine, 4th ed. V. 2 Philadelphia: W.B. Saunders; 1995. p. 1437-61.
26. Meuten DJ, Armstrong PJ. Moléstias da paratiróide e metabolismo do cálcio. In: Ettinger SJ. Tratado de medicina interna veterinária. 3ª ed. São Paulo: Manole; 1992. p. 1683-705.
27. Polzin DJ, Ross S, Osborne CA. Calcitriol. In: Bonagura JD, Twedt DC. Kirk's current veterinary therapy XIV. St. Louis, Missouri: Saunders Elsevier; 2009. p. 892-5.
28. Sesso R, Ferraz MB. Avaliação crítica do sevelamer no tratamento da hiperfosfatemia em pacientes com insuficiência renal crônica. Rev Assoc Med Bras. 2003; 49(1):103-8.
29. Hostutler RA, DiBartola SP, Chew DJ, Nagode LA, Schenck PA, Rajala-Schultz PJ *et al.* Comparison of the effects of daily and intermittent-dose calcitriol on serum parathyroid hormone and ionized calcium concentrations in normal cats and cats with chronic renal failure. J Vet Intern Med. 2006; 20(6):1307-13.
30. Oliveira RB, Moysés RMA. FGF-23: state of the art. J Bras Nefrol. 2010; 32(3):323-31.
31. Wesseling-Perry K. FGF-23 in bone biology. Pediatr Nephrol. 2010; 25:603-8.
32. Finch NC, Geddes RF, Syme H, Elliott J. Fibroblast growth factor 23 (FGF-23) concentrations in cats with early nonazotemic chronic kidney disease (CKD) and in healthy geriatric cats. J Vet Intern Med. 2013; 27:227-33.
33. Geddes RF, Finch NC, Elliott J, Syme HM. Fibroblast growth factor 23 (FGF-23) in feline chronic kidney disease. J Vet Intern Med. 2013; 27(2):234-41.
34. Williams TL, Elliott J, Syme HM. Fibroblas't growth factor 23 (FGF-23) concentrarions after treatment oh hyperthyroidism (HTM) in cats with variable renal function. Proc. ACVIM Forum, Denver, USA. J Vet Intern Med. 25:632-767.

161 Glomerulopatias

Carolina Zaghi Cavalcante, Patrícia Regina Erdmann Mosko, Cínthia Ribas Martorelli

Anatomia e fisiologia

Os rins são órgãos que exercem múltiplas funções orgânicas a fim de promover a manutenção da homeostase hídrica, acidobásica e eletrolítica. Além disso, atuam como um filtro e recebem aproximadamente 25% do débito cardíaco, além de excretarem resíduos metabólicos. Ainda, os rins têm a capacidade de sintetizar hormônios, tais como a eritropoetina e a renina, e recebem influência de substâncias vasoativas como angiotensina II, prostaglandinas e de outros hormônios como o paratormônio (PTH).[1,2]

Para a realização de todas estas funções, o rim é composto de uma variedade de células altamente especializadas e organizadas de maneira específica, formando a unidade funcional do rim, chamada néfron. O néfron é composto de:

- Glomérulo: localizado no córtex renal, é onde ocorre a filtração renal do sangue
- Túbulos: localizados no córtex e na medula renal (com segmentos distintos), com função essencialmente de reabsorção e secreção de substâncias.

Os túbulos unem-se ao sistema de ductos coletores, na região do córtex renal, onde acontecem as alterações finais da composição do líquido tubular e sua transformação em urina.[1]

Os glomérulos são formados por extensa rede de capilares, compostos de três camadas:

- Endotélio capilar: composto de células endoteliais
- Membrana basal: composta de três lâminas acelulares
- Epitélio visceral: composto de células viscerais.

Existem, ainda, células mesangiais e a matriz mesangial, com funções específicas citadas adiante. Este conjunto constitui a barreira de filtração, conforme ilustrado na Figura 161.1. Esta barreira é totalmente permeável à água e a pequenos solutos, e retém células e macromoléculas como as proteínas; o que passa por ela é chamado de ultrafiltrado glomerular, sendo este semelhante ao plasma.[3] O sangue adentra os capilares glomerulares através da arteríola aferente, e a fusão desses capilares glomerulares origina a arteríola eferente; os capilares ou tufo glomerular são envolvidos por uma camada de células epiteliais denominada cápsula de Bowman. O líquido ou filtrado formado no tufo glomerular direciona-se ao espaço de Bowman ou espaço urinário, de onde é conduzido aos túbulos renais.[1]

A estrutura dos capilares é importante para determinar a taxa e a seletividade da filtração glomerular. Como já mencionado, a parede do capilar é formada por três camadas: o endotélio capilar, a membrana basal e o epitélio visceral. As células endoteliais são constituídas de numerosas fenestras. Já a membrana basal é acelular, sendo formada por glicoproteínas

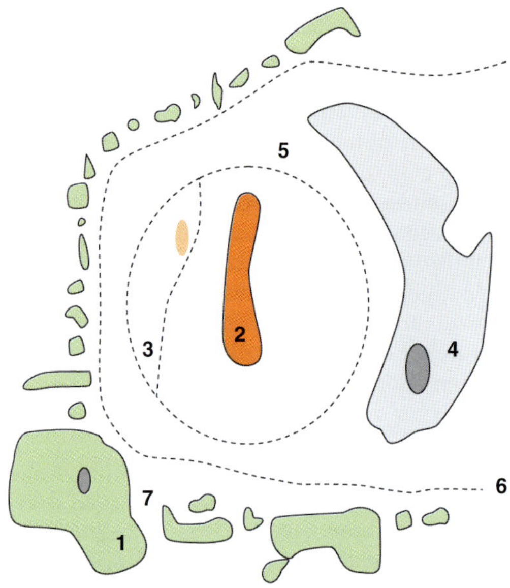

Figura 161.1 Esquema ilustrativo da barreira de filtração glomerular. 1 = célula epitelial visceral – podócito; 2 = eritrócito; 3 = célula endotelial fenestrada; 4 = célula mesangial; 5 = matriz mesangial; 6 = membrana basal glomerular; 7 = poros de filtração.

com diferentes tipos de colágenos, proteoglicanos, laminina, fibronectina e entactina. A terceira camada, o epitélio visceral, é formada por células denominadas podócitos, as quais apresentam prolongamentos citoplasmáticos denominados processos podais dos capilares individuais.[1] Existem ainda as células mesangiais, com formato irregular e localizadas entre o lúmen capilar e as células endoteliais. Sua função é fagocitar e eliminar debris do mesângio e ancorar a membrana basal glomerular, além de apresentar propriedade contrátil, que auxilia na modulação da filtração local.[1]

O principal determinante para a passagem de moléculas através da membrana glomerular é o tamanho ou peso molecular. Os poros dessa membrana têm tamanho aproximado de 60.000 a 70.000 dáltons. Algumas macromoléculas são filtradas e acredita-se que essa propriedade decorra da seleção pela carga elétrica das moléculas e da barreira glomerular. Assim, todas as três camadas são carregadas negativamente, com capacidade de repelir moléculas com carga negativa, como a albumina, mesmo que a molécula apresente peso molecular de 69.000 dáltons.[2,4]

Ainda a filtração glomerular é modulada pela conformação anatômica da membrana e sua carga elétrica, como também por propriedades autorregularadoras do próprio glomérulo. Assim, existem três teorias que podem justificar a existência desta autorregulação:

- Teoria miogênica: as células são dotadas de musculatura lisa, capazes de se contrair e conferir resistência ao fluxo
- Teoria metabólica: as alterações do fluxo desencadeiam a produção de metabólitos com efeitos vasculares
- Teoria da retroalimentação: observa-se o monitoramento contínuo da mácula densa quanto à concentração de cloreto de sódio do fluido tubular que atinge a alça de Henle, controlando a vasoconstrição ou vasodilatação da arteríola aferente.

Deste modo, cada néfron é capaz de manter o equilíbrio da hemodinâmica da microcirculação renal e impedir que alterações na pressão arterial interfiram diretamente na filtração glomerular a curto prazo.[5,6]

Definição e sinonímia

O termo *glomerulopatia* define um conjunto de doenças que acometem as funções e a estrutura do glomérulo renal. Assim, as doenças glomerulares primárias podem ser definidas como um grupo de doenças em que o glomérulo é a única ou a principal estrutura acometida.[7] Além disso, as doenças glomerulares podem resultar em doença renal crônica em cães.[8,9]

Geralmente, as doenças glomerulares estão associadas à presença de complexos imunes na parede capilar glomerular. Entretanto, podem ocorrer outras anormalidades no glomérulo, tais como defeito genético no colágeno tipo IV, alteração hemodinâmica (como hipertensão intraglomerular) e depósito amiloide no glomérulo.[8] Segundo Littman, as lesões glomerulares podem ter origem familial ou adquirida.[4] As lesões adquiridas são resultantes de formação ou depósito de imunocomplexos no glomérulo (como glomerulonefrite membranosa, membranoproliferativa e proliferativa) ou de alterações sistêmicas que afetam o glomérulo (como amiloidose, glomeruloesclerose segmentar focal e glomerulopatia com mínimas alterações).[9]

Em resumo, existem basicamente dois tipos de doenças glomerulares: as glomerulopatias mediadas por imunocomplexos, também denominadas glomerulonefrite, e as glomerulopatias secundárias às alterações sistêmicas, representadas principalmente pela amiloidose renal.[10]

A glomerulonefrite é responsável por mais de 50% dos casos que progridem para doença renal crônica. Diferentes imunocomplexos podem se depositar no glomérulo, como imunoglobulina A (IgA), imunoglobulina G (IgG) e imunoglobulina M (IgM), associados ou não a um componente do sistema complemento (C3), embora os antígenos sejam raramente identificados. Ainda, a deposição de imunocomplexos promove diversos efeitos deletérios ao glomérulo, como inflamação, a qual é representada pela glomerulonefrite e desencadeada por diferentes mediadores químicos, células inflamatórias, ativação plaquetária, bem como do sistema complemento e do sistema renina-angiotensina-aldosterona (SRAA), e resposta humoral e celular, os quais influenciam a fagocitose mesangial.[4] Além disso, as lesões glomerulares são categorizadas dependentemente do quanto de cada glomérulo foi acometido (segmentar ou global) e de quantos glomérulos foram lesados (focal ou difuso), e da presença de infiltrado inflamatório ou proliferação das células mesangiais.[4]

Segundo Yhee *et al.*, a terminologia *glomerulonefrite* pode ser definida como degeneração ou inflamação do glomérulo renal, caracterizada por alterações proliferativas ou não na membrana basal glomerular associadas à degeneração hialina.[2] Em relação às alterações histológicas encontradas, pode-se observar proliferação celular, expansão da matriz mesangial e espessamento da parede capilar.[7]

Existem diferentes formas de glomerulonefrite e estas são consideradas entidades específicas, tais como glomerulonefrite membranosa, proliferativa, membranoproliferativa e mesangioproliferaiva. Outra doença glomerular, porém menos comum, é a nefrite hereditária.[10]

A perda de proteínas plasmáticas, principalmente albumina, pela urina, associada a sedimento urinário inativo, é a principal característica das glomerulopatias, embora possa existir glomerulopatia sem proteinúria na espécie canina.[10]

Em medicina humana, doenças renais denominadas proteinúricas são caracterizadas histologicamente por microscopia óptica, imuno-histoquímica e microscopia eletrônica. Esta caracterização é preconizada para identificar, na maioria dos casos, a causa que incitou a doença, como também para definir o protocolo terapêutico e estabelecer o prognóstico. Em medicina veterinária, a classificação histológica utilizada é baseada apenas nos achados de microscopia óptica, que fornece pouco suporte para a caracterização correta das doenças. Assim, as glomerulopatias geralmente são classificadas como idiopáticas.[11] Por este motivo, recentemente um grupo de pesquisa foi formado para ampliar os conhecimentos nessa área. O grupo, WSAVA (World Small Animal Veterinary Association) Renal Standardization Project, tem como objetivo receber amostras de todas as regiões do mundo para assim estabelecer uma rede internacional de cooperação em diagnóstico dos cães proteinúricos (www.wsava.org). De modo geral, a classificação atual é embasada nas alterações observadas à microscopia óptica e abrange as glomerulopatias descritas a seguir.

Glomerulonefrite membranosa ou nefropatia membranosa

Caracteriza-se por proteinúria intensa e pelo depósito de imunocomplexos, principalmente IgG, na porção subepitelial da membrana basal glomerular, distante dos capilares glomerulares, juntamente com espessamento da membrana basal glomerular (MBG), e consequente lesão glomerular. As alças dos capilares se tornam espessadas, porém apresentam celularidade normal.[2] Nesse tipo de glomerulonefrite, a lesão glomerular é causada por mecanismos dependentes do sistema complemento e não por infiltrado de células inflamatórias. Além disso, o depósito de imunocomplexos no glomérulo geralmente é secundário a outras doenças caracterizadas por estimulação antigênica crônica, tais como doenças infecciosas, inflamatórias, neoplásicas e até reações adversas provenientes da administração de certos medicamentos.[11] Imunocomplexos na parede do capilar glomerular podem estimular a proliferação celular glomerular e o espessamento da parede capilar, e como resultado ocorrem hialinização e esclerose glomerular. Alterações irreversíveis no glomérulo comprometem a função glomerular com posterior redução da taxa de filtração glomerular, azotemia e falência renal.[8]

A glomerulonefrite membranosa é caracterizada por proteinúria intensa e, por isso, pode ser frequente o desenvolvimento de síndrome nefrótica, a qual foi previamente identificada em 30% dos cães que apresentavam proteinúria. O tempo de sobrevida pode variar de 4 dias a 3 anos. Em relação aos gatos, foi interessante observar que aqueles que tinham depósito apenas de IgG e/ou C3 evoluíram com sobrevida menor quando comparados com aqueles em que havia depósito de IgA ou IgM.[4,7]

Glomerulonefrite proliferativa

Este tipo também é conhecido como glomerulonefrite endocapilar ou mesangial, sendo semelhante ao que ocorre em pacientes humanos com lúpus eritematoso sistêmico, nefropatia por IgA ou glomerulonefrite pós-infecção. A proliferação mesangial é definida pela presença de quatro ou mais células mononucleares ou mesangiais por área, geralmente associada à expansão da matriz mesangial. Ao exame por imunofluorescência e microscopia eletrônica, observa-se depósito granular fino de IgG e/ou IgM na região subepitelial da MBG e no mesângio.[4]

Glomerulonefrite membranoproliferativa

Ao exame histológico do parênquima renal, observa-se hipercelularidade e espessamento da parede capilar da membrana basal glomerular. Com o auxílio da microscopia eletrônica pode-se classificá-la em diferentes tipos. A glomerulonefrite membranoproliferativa tipo I caracteriza-se pelo depósito de imunocomplexos na região subendotelial da membrana basal glomerular; a do tipo III é definida pelo depósito adicional no mesângio ou na porção subepitelial da membrana basal glomerular. No que concerne à do tipo II, ela é caracterizada pelo depósito de material denso na membrana basal glomerular, e não está associada a doenças infecciosas.[7,8] Ainda, o depósito granular de imunocomplexos (IgA, IgG, IgM ou combinação destas) torna a membrana basal glomerular espessada.[4] Os glomérulos apresentam-se com alta celularidade devido ao aumento do número de células endoteliais e/ou mesangiais comparados com os do rim normal.[2] Este tipo de glomerulonefrite tem sido associado ao uso de sulfa, a doenças neoplásicas, inflamatórias e a uma variedade de doenças infecciosas, como infecção bacteriana crônica (bartonelose, brucelose, endocardite), hemoparasitoses (babesiose, ehrlichiose, doença de Lyme), doenças virais (leucemia felina, imunodeficiência felina, peritonite infecciosa felina e adenovírus canino) e doenças parasitárias (dirofilariose).[4]

Glomerulonefrite mesangioproliferativa

Caracteriza-se por hiperplasia das células mesangiais, geralmente associada ao aumento da matriz mesangial.[8,13] A IgA é o principal componente implicado nesta doença, sendo denominada nefropatia por IgA. Em um estudo com cães, doenças entéricas e hepáticas foram associadas a aumento de IgA circulante e nefropatia por IgA.[4,7]

Glomeruloesclerose

A glomeruloesclerose pode ser primária (defeito genético) ou secundária à hipertensão arterial sistêmica, ao hiperadrenocorticismo (endógeno ou exógeno) e às lesões glomerulares de outras origens. É caracterizada por lesão glomerular avançada associada à redução do parênquima renal funcional, representada por declínio progressivo da função renal. Por meio de microscopia observam-se hiperplasia das células mesangiais e expansão da matriz mesangial, que são secundárias à hialinização e à esclerose com adesão à cápsula de Bowman. A proteinúria notada em glomeruloesclerose geralmente é de intensidade moderada.[7,12]

Um subtipo deste tipo de doença glomerular é a glomeruloesclerose segmentar focal, considerada uma das principais causas de síndrome nefrótica e da progressão da doença renal crônica para o estágio terminal em pacientes humanos. Histologicamente, é caracterizada por áreas de esclerose glomerular e colapso do tufo glomerular, sendo ambas focais e segmentares, ou seja, apenas alguns glomérulos são afetados e somente um segmento do glomérulo é atingido, respectivamente. Outros achados são hialinose segmentar e depósito de imunoglobulina, principalmente IgM e C3. Além disso, o principal achado laboratorial é a proteinúria, a qual é seguida pelo desenvolvimento de síndrome nefrótica e perda progressiva da função renal.[13]

O desenvolvimento de glomeruloesclerose segmentar focal está relacionado com a alteração de podócitos (como fusão dos processos podais), seguida de liberação de citocinas com consequente esclerose glomerular.[13] Além disso, a fusão dos processos podais promove redução da permeabilidade glomerular e proteinúria por conseguinte, e o grau de lesão nesse componente do glomérulo está correlacionado à concentração sérica de albumina em pacientes humanos com síndrome nefrótica.[14] O infiltrado inflamatório promove deposição de matriz mesangial e colapso do glomérulo. Posteriormente, ocorre lesão tubular, em que as células tubulares podem ser diferenciadas em células mesenquimais, que contribuem para o estabelecimento de fibrose. A esclerose glomerular pode ser consequência da hipertensão arterial sistêmica e da formação exacerbada de matriz mesangial.[13]

Nos cães, a forma secundária de glomeruloesclerose segmentar focal pode ocorrer em doenças renais com perda de néfrons, como nefrectomia unilateral e obesidade. Após a perda de néfrons instala-se a hipertrofia compensatória dos glomérulos remanescentes, resultando em aumento do volume e da pressão glomerular e, por último, hipertensão sistêmica, juntamente com colapso capilar e esclerose mesangial.[13]

Amiloidose

Embora seja pouco frequente em pequenos animais, trata-se de uma doença progressiva que geralmente evolui para doença renal crônica e se caracteriza pelo depósito extracelular de proteína amiloide AA, uma proteína de fase aguda inflamatória sintetizada pelo fígado em resposta à lesão, e esta proteína pode se depositar em diversos órgãos (principalmente fígado e baço) além dos rins.[7] Amiloidose reativa costuma estar associada à proteinúria grave secundária ao depósito amiloide glomerular.[4]

Na histopatologia dos rins, a substância amiloide é refringente à luz polarizada quando corada com vermelho congo. A deposição extracelular de material proteico no glomérulo ocorre primariamente nas células mesangiais e, eventualmente, na região subendotelial.[15,16] Porém, a biopsia da medula renal não é indicada em virtude do risco de hemorragia. Observou-se que em cães da raça Shar-pei há elevação da concentração sérica de interleucina-6 associada à amiloidose.[4]

Glomerulopatia com mínimas alterações

Esse tipo de glomerulopatia é caracterizado por proliferação mesangial discreta a moderada, associada a anormalidades nos podócitos. Ademais, pode ser causada por ehrlichiose, com típica proteinúria grave (decorrente da perda da carga elétrica negativa da membrana basal glomerular) e posterior desenvolvimento de síndrome nefrótica.[4] Para confirmação do diagnóstico, a microscopia eletrônica é prioritária. Além disso, esse tipo de doença glomerular, juntamente com a glomeruloesclerose, são pouco reconhecidas em medicina veterinária.[4,12]

Outras glomerulopatias

Existem diversos tipos de nefropatias colágeno-fibróticas e glomerulopatias com envolvimento de fibronectinas em pacientes humanos, sendo denominada glomerulonefropatia colágeno-fibrótica. Tal nefropatia caracteriza-se por significativa infiltração e acúmulo de colágeno do tipo III ou de fibronectina no mesângio, na matriz mesangial e no subendotélio dos capilares glomerulares. Em medicina veterinária, existem poucos relatos desse tipo de glomerulopatia, que já foi descrita nas espécies canina, felina, suína e em primatas. O acúmulo de colágeno nos glomérulos com glomeruloesclerose já foi relatado em três cães da raça Terra-nova.[4,17]

A origem da deposição de colágeno tipo III nos glomérulos não é totalmente conhecida, porém se pressupõe que possa ser formado *in situ* ou a partir de mecanismos extrarrenais, como doença sistêmica associada a uma anormalidade no metabolismo de colágeno. Os cães com glomerulopatia colágeno-fibrótica geralmente apresentam proteinúria, assim como os humanos. Pelo exame ultraestrutural dos rins observaram-se espessamento da membrana basal glomerular e lesão de podócitos secundária à deposição de colágeno. Ainda, os podócitos são responsáveis pela regulação da permeabilidade dos capilares glomerulares, por isso lesão nessas células resulta em proteinúria grave.[17]

Prevalência

A frequência da doença glomerular é alta em cães, variando de 43 a 90%, e aumenta de acordo com a idade. Os gatos também podem desenvolvê-la, contudo é menos usual.[7,9] Em cães, a idade mais comum no momento do diagnóstico é aproximadamente 8 anos.[18] Em um estudo prévio com cães foi demonstrado que 90% dos pacientes que exibiam ou não manifestação clínica proveniente de doença renal apresentavam lesão glomerular. Já entre os cães com doença renal crônica, 52% tinham lesão glomerular.[4]

Devido à dificuldade do emprego de métodos diagnósticos mais elaborados, tais como microscopia eletrônica, imunofluorescência e imuno-histoquímica, a prevalência dos tipos de glomerulopatia não é precisa em medicina veterinária.[4] Glomerulonefrite e amiloidose são as glomerulopatias mais descritas em pequenos animais. A glomerulonefrite pode acometer cães jovens, adultos ou idosos, porém é mais comum em animais de meia-idade e idosos.[12] A idade média dos felinos com glomerulonefrite é de 4 anos, sendo 75% machos; contudo, não parece haver predisposição racial. Quanto ao sexo não existe predisposição para doenças glomerulares.[4,10,18]

Antigamente, acreditava-se que a glomerulonefrite membranosa fosse a doença glomerular mais comum em cães.[13] Porém, em estudos mais recentes, verificou-se que a glomerulonefrite membranoproliferativa é a forma mais comum de doença glomerular em cães, acometendo 20 a 60% dos casos, porém é rara na espécie felina.[4,7] Em contrapartida, em estudo realizado no ano de 2010, notou-se que a glomerulonefrite aguda proliferativa é a mais comum em cães, seguida de glomerulonefrite membranoproliferativa e membranosa.[2] A glomerulonefrite membranoproliferativa é rara na espécie felina.[4,7,12]

Já a glomerulonefrite membranosa, também denominada nefropatia membranosa, é a doença glomerular mais comum em felinos (46%), principalmente nas fêmeas, e atinge 10 a 45% dos casos de glomerulonefrite relatados em cães (ocupando o segundo lugar entre as doenças glomerulares mais comuns em cães). A idade média de cães e gatos acometidos é de 8 e 3,6 anos, respectivamente.[4,7,12]

A glomerulonefrite mesangioproliferativa é responsável pelo acometimento de 2 a 16% das lesões glomerulares em cães na idade média entre 7 e 9 anos,[19] enquanto a prevalência de glomerulonefrite proliferativa na espécie canina é de 2 a 16%. Por último, a prevalência de glomeruloesclerose também aumenta de acordo com a idade do animal.[4] Ademais, em um estudo com cães com DRC, detectou-se glomeruloesclerose segmentar focal concomitante com amiloidose renal em 2,9% dos casos.[10]

Quanto à amiloidose, relata-se frequência de 25% em cães, sendo rara em gatos. A amiloidose reativa é a forma mais comum em cães e gatos, mais frequente em animais idosos, e as fêmeas são as mais acometidas.[7,15]

Nos cães da raça Shar-pei e nos gatos abissínios, a amiloidose pode ter origem familial, em que se observa o depósito de substância amiloide na região medular renal, ou seja, extraglomerular.[7] Na raça Shar-pei, a idade média ao diagnóstico é de 4,1 anos, 25 a 43% exibem proteinúria, e 64% apresentam algum tipo de lesão glomerular.[4] Outras raças de cães com maior risco são Beagles e Collies, geralmente com mais de 5 anos de idade no momento do diagnóstico.[4,7,15]

Em relação à síndrome nefrótica, observou-se que apenas 15% dos pacientes caninos a apresentam em decorrência da hipoalbuminemia consequente à proteinúria, além de hipercolesterolemia e de edema.[16] Já em pacientes da espécie felina, a síndrome nefrótica é considerada mais frequente (62 a 75%).[4] Há hipoalbuminemia em 60 a 70% dos cães com glomerulonefrite e amiloidose, respectivamente.[15] Síndrome nefrótica é mais frequente em cães com amiloidose, nefropatia membranosa e nefrite hereditária devido à proteinúria intensa, que é característica dessas afecções.[8] Corroborando outro estudo, a síndrome nefrótica foi detectada em 15 a 41% dos casos. Ademais, edema periférico ou ascite foram vistos em apenas 3,7% dos cães com glomerulonefrite.[4]

Etiologia e fisiopatogenia

Em cães e gatos, a maior parte das glomerulopatias é mediada por mecanismos imunogênicos. O depósito de imunocomplexos é responsável pela lesão glomerular inicial e pelo desenvolvimento de proteinúria. Este depósito pode surgir por três maneiras diferentes:

- Por depósito de imunocomplexos solúveis na membrana basal glomerular, o que acontece na maior parte das doenças infecciosas e inflamatórias
- Pela formação *in situ* de imunocomplexos sobre a membrana basal glomerular, com a formação de anticorpos antimembrana glomerular, a qual também é chamada de glomerulonefrite imunomediada primária
- Pela formação *in situ* de imunocomplexos sobre a membrana basal glomerular, porém com anticorpos não específicos que reagem com antígenos "inseridos" na membrana ou antígenos semelhantes ao alvo, presentes na membrana.

Isto pode ocorrer por afinidade bioquímica ou elétrica. Este tipo de formação de anticorpos *in situ* já foi relatado em dirofilariose canina, pois os antígenos da dirofilária têm afinidade pela membrana e se depositam nesse local, onde serão reconhecidos e atingidos pelo sistema imune.[20]

As principais doenças relacionadas com a formação e deposição desses imunocomplexos, característicos das glomerulonefrites em cães e gatos, são de origem infecciosa, inflamatória, neoplásica, idiopática, familial e hormonal, tais como hiperadrenocorticismo (espontâneo ou iatrogênico) e diabetes *mellitus*. Em cães, as principais doenças infecciosas implicadas são: ehrlichiose, leishmaniose, brucelose, piometra, septicemia, endocardite bacteriana, dirofilariose e outras infecções bacterianas crônicas como piodermite e gengivite. Em gatos observam-se outras doenças, como leucemia viral felina, imunodeficiência viral felina, peritonite infecciosa felina, infecções bacterianas crônicas e poliartrite causada por micoplasma. Em relação às doenças inflamatórias, nos cães as principais são pancreatite, lúpus eritematoso sistêmico, prostatite, hepatite, doença inflamatória intestinal, bem como doenças de caráter imunomediado. Paralelamente, nos gatos as principais doenças inflamatórias incluem pancreatite, lúpus eritematoso sistêmico, dermatopatias crônicas e também outras doenças imunomediadas.[20] Quanto a origem neoplásica, Pressler *et al.* demonstraram que existe relação significativa entre doenças glomerulares e linfoma e osteossarcoma.[21]

A lesão glomerular promove liberação de mediadores inflamatórios, associada à mobilização de macrófagos no local da lesão, e estimula a produção de citocinas pró-inflamatórias, substâncias vasoativas, fatores de crescimento, proteases e proteínas de matriz celular, as quais contribuem com a progressão da lesão no glomérulo. Além disso, a ativação do sistema renina-angiotensina-aldosterona causa alterações hemodinâmicas e não hemodinâmicas. As consequências das alterações hemodinâmicas abrangem hipertensão glomerular, secundária a vasoconstrição da arteríola eferente e hipertensão sistêmica, decorrente da estimulação persistente do SRAA, o mais importante dos sistemas regulatórios renais. A angiotensina e a aldosterona apresentam propriedades pró-inflamatórias e estimulam a proliferação celular e a fibrogênese. Ademais, outros fatores determinantes da lesão glomerular incluem ativação do sistema complemento e da cascata de coagulação, agregação plaquetária e depósito de fibrinas na região glomerular.[20]

A ativação e a agregação plaquetária ocorrem secundariamente à lesão endotelial e à deposição de imunocomplexos. As plaquetas, por sua vez, agravam a lesão, pois estimulam a liberação de substâncias vasoativas e inflamatórias e também são capazes de liberar fatores de crescimento com consequente proliferação das células endoteliais. Assim, a resposta glomerular manifesta-se por meio de proliferação celular e espessamento da membrana basal, e se a agressão persistir ocorrerá hialinização e esclerose glomerular, sendo este fato importante, pois a proliferação de células mesangiais, associada à expansão de matriz mesangial, é fator responsável pelo desenvolvimento de glomeruloesclerose.[20]

Proteinúria glomerular é a causa mais comum de proteinúria e pode decorrer de alterações nos sistemas de poros, da perda de cargas fixas eletronegativas ou da combinação dos dois mecanismos resultante da lesão na membrana glomerular e da presença de hipertensão intraglomerular. Sabe-se que a proteinúria, por seu turno, pode promover lesões tanto glomerulares quanto tubulares, colaborando, assim, para a perda progressiva dos néfrons. As lesões glomerulares surgem quando as proteínas plasmáticas que atravessam a parede do capilar glomerular ficam retidas no tufo glomerular, estimulam a proliferação celular mesangial, resultando no aumento da síntese de matriz mesangial. As lesões tubulares ocorrem pelo contato das proteínas com as células tubulares, levando a aumento da produção de fatores quimiotáticos inflamatórios, induzindo a apoptose precoce dessas células, acarretando obstrução tubular e ruptura lisossomal, ativando lesões pelo sistema complemento e peroxidases, bem como aumentando a produção de citocinas e fatores de crescimento locais.[8,16]

Havendo lesão irreversível em muitos néfrons, tornando-os não funcionais, existe diminuição da taxa de filtração glomerular, podendo levar à azotemia. Como consequência, ocorre hiperfiltração pelos néfrons viáveis remanescentes que, associada à hipertensão glomerular e sistêmica, e aos mecanismos compensatórios, contribui para hialinização e esclerose glomerular, com perda adicional de néfrons levando a doença renal crônica ou maior velocidade de progressão da doença renal crônica preexistente.[8]

Em proteinúrias maciças, ou de alta intensidade, em que a perda supera a capacidade hepática de reposição, pode ocorrer hipoalbuminemia (concentração sérica de albumina inferior a 1,5 mg/dℓ); nesse caso, há redução da pressão oncótica sistêmica e, por consequência, perda de líquidos para o terceiro espaço. O fígado, por sua vez, aumenta a síntese de lipoproteínas, elevando a concentração plasmática de colesterol e causando hipercolesterolemia.[5]

Nas proteinúrias glomerulares, há também perda urinária de antitrombina III, um cofator da heparina com peso molecular aproximado de 65.000 dáltons. Trata-se de uma proteína inibitória do processo de coagulação, sobretudo dos fatores II, IX, X, XI e XII e que exerce ação regulatória sobre a produção de fibrinogênio e trombina. Sua falta contribui para a gênese de tromboses vasculares. Adicionalmente, a hipoalbuminemia e a hiperfibrinogenemia podem aumentar a agregação plaquetária e contribuir para o estado de hipercoagulabilidade sanguínea.[8,22]

Para o desenvolvimento da amiloidose é necessário que haja inflamação crônica, com produção de substância amiloide AA de maneira prolongada. O depósito de substância amiloide está diretamente ligado à concentração sérica dessas proteínas. As doenças inflamatórias relacionadas com o desenvolvimento da amiloidose são infecções fúngicas sistêmicas (como blastomicose e coccidiomicose), doenças inflamatórias crônicas ou doenças imunomediadas (como pancreatite crônica e lúpus eritematoso sistêmico), infecções bacterianas crônicas (osteomielite, pielonefrite, artrite supurativa, broncopneumonia, estomatite crônica, entre outras) e infecções parasitárias crônicas (como dirofilariose).[23] A amiloidose pode também se associar a processos inflamatórios ou neoplásicos assintomáticos, e ser concomitante a outras doenças, como neutropenia cíclica, discinesia ciliar ou infecção recorrente do sistema respiratório em cães.[24]

Amiloidose em cães das raças Shar-pei, Beagles, English Foxhounds e em gatos Abissínios geralmente inicia-se na região medular renal, caracterizada por ausência de proteinúria. Ademais, sabe-se que nos cães Shar-pei, a amiloidose renal se associa a elevação da concentração sérica de interleucina-6.[4,9] Em outros cães, a amiloidose renal é caracterizada por estimulação crônica de macrófagos com consequente produção de interleucina-1, interleucina-6 e fator de necrose tumoral, os quais resultam na produção hepática de precursores amiloides, favorecendo a perpetuação da amiloidose nos rins.[11] O depósito da proteína amiloide AA é nos rins, mas pode surgir em órgãos como fígado, baço, glândulas adrenais e no trato gastrintestinal, e não se sabe o que provoca o tropismo dessa proteína por estes tecidos especificamente.[24]

Manifestações clínicas

A manifestação clínica é variável, e dependente da magnitude da proteinúria e da presença ou não de doença renal (Quadro 161.1).[15,18] Geralmente, os animais com manifestações clínicas têm idade média de 10 anos. Entretanto, as manifestações clínicas poderão surgir no estágio inicial da doença quando a glomerulopatia for de origem familial.[9]

Quadro 161.1 Manifestações clínicas associadas às glomerulopatias.

Alteração presente	Manifestações clínicas possíveis
Proteinúria discreta	Assintomático Perda de peso Perda de massa muscular Má qualidade de pelagem Letargia Manifestações relacionadas com doenças inflamatórias ou infecciosas de base
Proteinúria moderada	Assintomático Perda de peso Perda de massa muscular Má qualidade de pelagem Letargia Manifestações relacionadas com doenças inflamatórias ou infecciosas de base
Proteinúria intensa	Assintomático Perda de peso Perda de massa muscular Má qualidade de pelagem Letargia Manifestações relacionadas com doenças inflamatórias ou infecciosas de base
Síndrome nefrótica	Ascite Edema de membros Derrame pleural Anasarca
Tromboembolia	Dispneia e dor aguda
Hipertensão arterial sistêmica	Risco de acidente vascular cerebral Risco de descolamento de retina e hemorragia ocular Hipertrofia ventricular esquerda concêntrica
Síndrome urêmica	Poliúria Polidipsia Anorexia Vômito

Adaptado de Grant e Forrester.[12]

Em estudo prévio realizado com cães com doença glomerular, as manifestações clínicas mais comuns foram anorexia, perda de peso e vômito, os quais provavelmente decorram da uremia, uma vez que glomerulopatia é uma causa potencial de doença renal crônica. Sendo assim, a doença glomerular em geral apresenta manifestação clínica inespecífica e, quando existe comprometimento de mais de três quartos do número de néfrons, pode evoluir para doença renal crônica e uremia e, assim, manifestar poliúria, polidipsia, anorexia e vômito. Não é comum o desenvolvimento de insuficiência renal aguda em animais com glomerulopatia.[15,18]

Na espécie felina, a doença renal crônica está associada principalmente à glomerulonefrite membranosa.[13] Entretanto, a maioria dos animais com doença glomerular é assintomática, e proteinúria pode ser detectada durante exame de triagem. Porém, alguns animais podem apresentar manifestações clínicas relacionadas com uma doença primária de origem inflamatória, infecciosa ou neoplásica.[10]

A manifestação clínica resultante de proteinúria discreta a moderada geralmente é inespecífica e inclui perda de peso e letargia. Contudo, havendo proteinúria intensa, juntamente com nível sérico de albumina inferior a 1,5 mg/dℓ, a manifestação clínica é mais evidente, caracterizada por edema e/ou ascite.[12]

Edema ou ascite em glomerulopatias pode resultar da combinação entre redução da pressão plasmática oncótica e hiperatividade da aldosterona (como em hiperaldosteronismo primário), com consequente retenção de sódio. Contudo, podem existir mecanismos extrarrenais, independentes da aldosterona, que podem colaborar para a retenção de sódio.[12] Além disso, hipertensão arterial e/ou vasculite secundária a doenças inflamatórias, infecciosas ou imunomediadas podem aumentar o risco de edema ou derrame.[4]

Em cães e gatos com glomerulopatia, uma outra manifestação clínica possível é a dispneia aguda, que pode ser causada por tromboembolia pulmonar. Tromboembolia associada à síndrome nefrótica pode resultar de uma série de anormalidades hemostáticas. A trombocitose associada à hipoalbuminemia, a qual induz hipersensibilidade plaquetária, promove maior adesão e agregação plaquetárias, sendo proporcional à magnitude da hipoalbuminemia. Além disso, perda urinária de antitrombina III, que apresenta tamanho e carga similares aos da albumina, também contribui para o desenvolvimento de hipercoagulobilidade sanguínea. O sistema arterial pulmonar é o local mais comum de doença tromboembólica em cães com doença glomerular. Esses cães geralmente apresentam dispneia, porém as anormalidades radiográficas são discretas.[4,16] Lesão vascular espontânea causada por vasculite, hipertensão ou iatrogênica por venopunção também pode iniciar a formação de trombos.[4]

De modo geral, cães e gatos com doença glomerular podem mostrar proteinúria, hipoalbuminemia e hipercolesterolemia.[4] A proteinúria patológica persistente pode promover síndrome nefrótica, resultante de alguns fatores como diminuição da pressão plasmática oncótica, hipercolesterolemia, hipertensão sistêmica, hipercoagulobilidade sanguínea, redução da massa muscular e perda de peso.

A síndrome nefrótica é definida pela presença concomitante de proteinúria, hipoproteinemia (hipoalbuminemia), hipercolesterolemia, edema ou ascite, os quais são secundários ao acúmulo de fluido extravascular.[12,25] Paralelamente, as glomerulopatias com maior risco de desenvolvimento de síndrome nefrótica são amiloidose, glomerulonefrite membranosa e glomerulopatia de mínimas alterações, devido à proteinúria grave.[25]

Ainda, outras complicações podem ser concomitantes à tromboembolia pulmonar, tais como hipertensão sistêmica e hipercoagulobilidade sanguínea. Assim, a hipertensão arterial sistêmica é estabelecida por diferentes mecanismos:

- Ativação do SRAA
- Diminuição da produção de prostaglandinas vasodilatadoras
- Maior responsividade à vasopressina.

Em diversas doenças glomerulares, já foi relatada hipertensão (glomerulonefrite imunomediada, glomeruloesclerose e amiloidose). Logo, o controle da pressão arterial é importante para o manejo da doença glomerular.[12,16] Em um estudo com cães com doença glomerular, 84% dos animais apresentavam hipertensão sistêmica. Anormalidades na retina, como descolamento, hemorragia e cegueira caracterizam a manifestação clínica da hipertensão sistêmica. Na maioria dos casos, a hipertensão é secundária à doença renal crônica. A hipertensão arterial sistêmica pode ser propagada para os capilares glomerulares, resultando em hipertensão intraglomerular, a qual pode exacerbar a perda de proteínas plasmáticas. Além disso, pode haver autoperpetuação da hipertensão sistêmica, promovida por glomeruloesclerose e aumento da resistência periférica total como resultado de anormalidades vasculares como arteriosclerose e aterosclerose.[4,26]

Na amiloidose renal, a manifestação clínica depende dos órgãos acometidos, da quantidade de amiloide presente e da reação dos órgãos comprometidos frente à deposição de amiloide. Em cães e gatos, os depósitos de amiloide nos rins evoluem para doença renal progressiva. Entretanto, esses depósitos em outros tecidos geralmente não causam manifestação clínica.[15]

Diagnóstico

O diagnóstico das doenças glomerulares deve ser embasado na detecção de proteinúria, assim como na identificação de sua causa primária ou secundária. Em cães clinicamente normais, pequenas quantidades de proteína na urina são consideradas normais, porém quantidades altas se tornam deletérias.[27]

Proteinúria é definida por quantidade anormal de proteína na urina, que pode ser classificada de acordo com o local da perda de proteína ou com os mecanismos causadores, tais como causas pré-renal, renal ou pós-renal. Observa-se proteinúria pré-renal quando existe maior concentração plasmática de proteínas, as quais ultrapassam a barreira glomerular. As proteínas de origem pré-renal que podem ser encontradas na urina são hemoglobina, mioglobina e os fragmentos de imunoglobulinas (proteína de Bence-Jones).[28]

A proteinúria de origem renal pode ser classificada como funcional ou patológica. Proteinúria renal funcional é definida como uma alteração renal fisiológica em resposta a um fenômeno transitório, como exercício intenso ou febre, assim não é atribuída à presença de lesão renal. Proteinúria renal patológica (glomerular, tubular e intersticial) é persistente e indicativa de alteração funcional e/ou estrutural nos rins, independentemente de sua magnitude e duração. Proteinúria glomerular pode ser secundária à alteração na permeabilidade seletiva da parede capilar glomerular, e é caracterizada pela perda de proteínas de alto peso molecular, como a albumina. Já a proteinúria tubular decorre de lesões que comprometem a reabsorção tubular de proteínas, as quais apresentam tipicamente baixo peso molecular, com exceção da albumina, que também pode ser encontrada nesse tipo de proteinúria. Por último, a proteinúria intersticial é causada por lesões inflamatórias ou outras doenças como a nefrite intersticial aguda, que induzem exudação de proteínas para o espaço urinário. Além disso, proteinúria renal pode indicar doença renal crônica mesmo antes do desenvolvimento de azotemia ou agravamento da lesão renal preexistente.[28]

Define-se proteinúria persistente depois da detecção de proteína na urina em três ou mais mensurações laboratoriais, e estas devem ser realizadas com intervalo mínimo de 15 dias. A proteinúria persistente é considerada um fator de progressão da DRC, independentemente da causa inicial que acarretou a lesão no parênquima renal.[16,28]

Proteinúria pós-renal é definida como perda de proteínas provenientes de outras estruturas que se encontram após a pelve renal, sendo classificada em urinária e extraurinária. A proteinúria pós-renal urinária deriva de processos exsudativos ou hemorrágicos da pelve renal, ureter, bexiga urinária ou uretra. Já a proteinúria pós-renal extraurinária decorre de processos exsudativos ou hemorrágicos oriundos do trato genital ou da genitália externa.[28]

A mensuração da concentração de proteína na urina pode ser realizada por métodos semiquantitativos e quantitativos. O método semiquantitativo inclui o uso das fitas reagentes, entretanto este método pode apresentar resultados falso-positivos e falso-negativos, não sendo indicado para o diagnóstico de proteinúria; assim, deve ser utilizada apenas como método de triagem.[27] A avaliação quantitativa da proteína urinária também pode ser realizada por métodos turbidimétricos, de ligação a corantes e químicos. O azul brilhante de Coomassie é um método de ligação a corantes que pode ser indicado e que permite detectar concentrações de proteína de até 0,25 mg/dℓ, sendo considerado o mais sensível.[29]

A determinação da concentração de proteína urinária pode não refletir a magnitude da proteinúria, devido a flutuações no volume da urina e à influência dos ritmos circadianos; por isso, indica-se a coleta das amostras de urina em período de 24 h.[27] No entanto, Rego referiu que tais coletas requerem procedimentos como o uso de gaiola metabólica, passagem repetida ou fixação de cateter uretral, que, além de trabalhosos e onerosos, predispõem o animal a infecções iatrogênicas.[30]

Em estudo prévio, observou-se a existência de alta correlação entre o valor de excreção de proteína urinária em 24 h e a razão proteína:creatinina urinária (RPC) de amostras de urinas aleatórias, uma vez que a creatinina é produzida em taxa constante, é livremente filtrada pelo glomérulo e não é secretada e nem reabsorvida pelos túbulos renais. Ao se dividir a concentração de proteína urinária (mg/mℓ) pela concentração de creatinina (mg/mℓ), o efeito de volume de urina sobre a concentração de proteína em uma amostra de urina é anulado.[31]

A mensuração da concentração de proteína urinária deve ser realizada para determinar a RPC. Esta razão pode ser influenciada pelo método de coleta da urina, pela dieta, pela presença de hemorragias, inflamação e por exercícios.[32] Em cães, o valor normal da RPC urinária preconizado seria menor que 0,5, enquanto valores acima de 1,0 são considerados anormais ou patológicos.[8] Ainda foi relatado que valores da RPC superior a 2,0 são importantes indicadores de doença glomerular, concordando com Littman.[4] Polzin referiu que as magnitudes da perda proteica urinária no paciente azotêmico e no não azotêmico são diferentes.[33] No paciente azotêmico, os valores da razão proteína:creatinina urinária superiores a 0,5 e a 0,4 indicam proteinúria patológica em cães e gatos, respectivamente. Já no paciente não azotêmico, verifica-se proteinúria patológica com valores de RPC acima de 1,0.

A eletroforese em gel de poliacrilamida é um método qualitativo e tem sido empregado para identificar as proteínas na urina de acordo com o peso molecular e, assim, auxiliar a identificação do segmento do néfron implicado na perda urinária de proteínas. Este método apresenta alta especificidade e sensibilidade na determinação das proteínas na urina, pois fornece informações sobre o peso molecular. A perda de proteínas por comprometimento do segmento tubular, principalmente do túbulo contorcido proximal, caracteriza-se pela detecção de proteínas de baixo peso molecular; quanto à perda de proteínas no glomérulo, observa-se proteína de alto peso molecular que, na maioria das vezes, corresponde à albumina, identificando, portanto, a localização do segmento do néfron comprometido e também o prognóstico da DRC.[34]

Outra possibilidade de avaliação da proteinúria é a determinação de microalbuminúria, que se refere a um tipo e grau de proteinúria representada por quantidade anormal de proteína em amostra de urina, que não é detectada pelos testes convencionais de dosagem.[30] Em cães, a microalbuminúria é definida como a concentração de albumina urinária entre 1 e 30 mg/dℓ. Concentração urinária de albumina acima do valor citado também é anormal e é denominada macroalbuminúria.[28]

Em medicina humana, a microalbuminúria geralmente está presente em pacientes com nefropatia diabética, hipertensão arterial sistêmica e glomerulopatias, as quais apresentam caráter progressivo e lesão na barreira de filtração glomerular, com consequente perda de proteína na urina. Mardell e Sparkes defendem que a albuminúria sugira a existência de lesão glomerular precocemente, que não pode ser detectada por meio do cálculo de RPC; portanto, pode ser considerado um marcador de prognóstico negativo.[35]

Microalbuminúria pode ser encontrada em aproximadamente 25% dos pacientes caninos e felinos, e sua prevalência aumenta com a idade. Cerca de 36% dos cães manifestam-na entre 9 e 11 anos; 49% têm mais de 12 anos de idade e cerca de 65% dos gatos têm mais de 16 anos. Entretanto, o significado clínico da microalbuminúria ainda não é conhecido. Sabe-se que lesão glomerular promove proteinúria, a qual pode alterar todo o néfron.[4,10]

A excreção de albumina na urina é influenciada pelo ritmo circadiano, em que ocorre a liberação de albumina na urina em 24 h. Este método é considerado de eleição para a detecção de microalbuminúria. No entanto, similarmente ao que acontece com a proteína urinária, a concentração de albumina deve ser ajustada quanto às diferenças no volume e na concentração das amostras de urina, sendo utilizada como alternativa a razão albumina urinária:creatinina urinária (RAC). O cálculo da RAC é empregado para monitorar o tratamento clínico de pequenos animais e de seres humanos.[30]

Em medicina humana, a quantificação da albumina na urina pode ser obtida por outras técnicas, como radioimunoensaio, nefelometria, imunoturbidimetria e ensaios imunoenzimáticos (ELISA). Entretanto, o método mais usado para a determinação da albumina urinária em cães é o ELISA de captura.[30,36] Atualmente, existem tiras comerciais específicas para a determinação semiquantitativa da microalbuminúria em cães (E.R.D. HealthScreen®). Kogika *et al.* avaliaram, pelo método semiquantitativo, a microalbuminúria em cães com diabetes *mellitus* e observaram frequência de resultados negativos em 52,9% (n = 27) e altos positivos em 17,6% (n = 9) de um total de 51 cães diabéticos.[37]

O exame de urina deve ser realizado para avaliação do sedimento urinário, pois a presença de piúria ou hematúria poderá resultar em proteinúria não glomerular clinicamente significativa.[3] Cilindros granulosos ou hialinos são altamente sugestivos de doença renal. Havendo leucócitos é necessário realizar urocultura e antibiograma. Para amostras de urina que contêm apenas proteína e poucos elementos no sedimento urinário, recomenda-se a determinação da RPC. Após a confirmação de proteinúria, deve-se fazer outros exames complementares a fim de identificar demais doenças que possam levar à proteinúria.[3,20]

No hemograma, as alterações geralmente observadas são inespecíficas. De acordo com Center *et al.*, em estudo com 41 cães com doença glomerular, cerca de 18 animais (44%) apresentaram anemia regenerativa e, 11 (27%), leucocitose por neutrofilia.[38]

Na avaliação do perfil bioquímico, a hipoalbuminemia é uma das principais alterações característica da síndrome nefrótica, a qual é resultante da perda constante de albumina pela urina e que não excede a sua produção hepática.[39] Dislipidemia é um achado comum em glomerulopatias. O termo *dislipidemia* pode ser definido como aumento da concentração sanguínea de colesterol ou triglicerídios, ou ambos, e atua como um fator contribuinte para a progressão da doença. Estas alterações se devem à proteinúria e à redução da pressão oncótica, com correlação direta ao grau da hipoalbuminemia.[39]

Autores afirmam que a hipercolesterolemia associada à hipoalbuminemia pode ocorrer por diminuição do catabolismo proteico e por aumento da síntese hepática de lipoproteínas e de proteínas. O resultado é acúmulo de lipoproteínas ricas em colesterol, as quais, devido ao tamanho, não atravessam a parede do capilar glomerular facilmente e, assim, promovem lesão dos capilares glomerulares.[4,12,25] Center *et al.* relataram que 76% dos cães com doença glomerular apresentaram hipercolesterolemia.[38]

Por fim, as doenças glomerulares podem aumentar o risco de aterosclerose, que está associada a hipercolesterolemia, hiperlipidemia, aumento da agregação plaquetária e hipercoagulobilidade.[16,18]

A doença glomerular pode acarretar declínio da taxa de filtração glomerular por perda de nefróns, bem como da área de superfície de filtração glomerular, desenvolvendo azotemia como consequência. Grant e Forrester relataram que 49 a 53% dos cães com glomerulopatia encontravam-se azotêmicos.[12]

Exames radiográfico e ultrassonográfico da região abdominal são fundamentais para avaliar o tamanho, a forma e a ecogenicidade dos rins, com o intuito de verificar doenças subjacentes.[3,20]

Nos casos de tromboembola pulmonar, o exame radiográfico geralmente está sem alterações; entretanto, apesar de infrequentes, podem-se observar anormalidades como derrame pleural e vasos pulmonares com diferentes diâmetros.[40] Em estudo radiográfico de 21 cães com tromboembolia pulmonar, confirmada por exame necroscópico, foi visto padrão alveolar em todos os cães.[41] Assim, para obtenção do diagnóstico definitivo de tromboembolia pulmonar, são necessárias a cintigrafia pulmonar e a angiografia pulmonar.[41]

Biopsia renal é indicada aos casos de proteinúria persistente com origem renal de causa desconhecida. Este exame possibilita a identificação das diferentes formas de doenças glomerulares, bem como a classificação das glomerulonefrites, a fim de estabelecer o prognóstico dos pacientes. A biopsia renal deve ser considerada após a realização de exames complementares menos invasivos. Para isso é necessário que seja feito o coagulograma, pois a biopsia é contraindicada a pacientes com tendências hemorrágicas, pielonefrites, hidronefrose, abscesso renal, rim solitário, pacientes anúricos e a portadores de neoplasias malignas unilaterais com alto potencial metastático.[8] As principais complicações do procedimento são hemorragias, hematúria, hidronefrose, isquemia ou infarto renal.[42]

A técnica da biopsia limita-se ao tecido cortical, evitando estruturas vitais como medula e pelve renal. O método depende da condição geral do paciente, da experiência do profissional que irá realizar a técnica e dos riscos e benefícios ao paciente naquele momento. A biopsia cirúrgica, por laparotomia, apresenta desvantagens como a necessidade de anestesia geral e possível piora da hipoproteinemia. Contudo, as vantagens são visibilização direta de anormalidades físicas, possibilidade de se conseguir grande quantidade de tecido e rápida detecção e correção de hemorragias. Por outro lado, a biopsia percutânea pode ser guiada ou não pelo ultrassom. Porém, a visibilização dos rins pelo exame ultrassonográfico é necessária para evitar lesão em estruturas vitais e para detectar hemorragias. Em geral, para esta técnica é preciso anestesia de curta duração, devido à rapidez do procedimento.[42]

Por último, em 2011, Littman propôs uma nova divisão em quatro estágios para classificar a apresentação clínica das glomerulopatias em cães e gatos. O primeiro estágio caracteriza-se por proteinúria glomerular persistente, a qual surge antes da manifestação clínica típica de doença renal, mas também pode ser resultante de causas sistêmicas, como doenças infecciosas, inflamatórias, neoplásicas, endócrinas ou hipertensivas. Nesse estágio, os animais podem ter febre, poliartrite, vasculite, uveíte e citopenias. Já no estágio 2, a RPC se mostra persistentemente aumentada, associada à hipercolesterolemia, portanto, esses pacientes podem apresentar azotemia (poliúria e polidipsia) e hipertensão arterial sistêmica. No estágio 3, polidipsia e poliúria são mais evidentes. Por fim, no estágio 4, os animais podem apresentar isostenúria, poliúria, polidipsia, vômito, perda de peso e outras manifestações clínicas resultantes de doença renal, como desidratação. Ainda é provável que ocorra glicosúria e/ou acidose tubular renal secundária à lesão tubular combinada com redução da reabsorção de glicose e de bicarbonato.[4]

Tratamento

Glomerulonefrite

O objetivo do tratamento da glomerulonefrite é remover o estímulo antigênico e minimizar os mecanismos imunopatogênicos.[8] A terapia específica para a doença de base, quando a causa subjacente é conhecida, pode incluir antibióticos para infecções bacterianas ou por riquétsias; antiparasitários para o tratamento da dirofilariose; quimioterápicos para as neoplasia.[4] Geralmente, não é possível a eliminação do estímulo antigênico, pois muitas vezes não se pode identificá-lo.[8] Em um estudo retrospectivo com 106 cães com glomerulonefrite, 43% não apresentavam doença identificável concomitante e em 19% o diagnóstico foi neoplasia.[18] Ainda, frequentemente são identificadas infecções, poliartrite, hepatite, anemia imunomediada e hiperadrenocorticismo, sendo assim necessária a terapia apropriada para cada uma das enfermidades.[8,18]

O tratamento para cães com glomerulonefrite deve ser individualizado, uma vez que a terapia empregada irá depender do estágio da doença. A princípio, animais com proteinúria transitória não necessitam de tratamento. Entretanto, deve-se considerar a terapia específica para pacientes com proteinúria patológica renal persistente, quando a causa não puder ser identificada, revertida, ou quando a causa já tiver sido eliminada, mas a proteinúria persistir. Segundo Grauer, pacientes não azotêmicos com proteinúria patológica renal e persistente devem receber terapia com inibidores da enzima conversora de angiotensina (IECA), ácido acetilsalicílico, dieta restrita em proteínas, entretanto com alto valor biológico, e mantendo as recomendações do National Research Council Committee on Animal Nutrition (NRC), como também suplementação com ácidos graxos.[20] Segundo Littman, devem-se tratar pacientes não azotêmicos quando a RPC for maior ou igual a 2, e pacientes azotêmicos com RPC maior ou igual a 0,5 (cães) e 0,4 (gatos).[4]

Inibidores da enzima conversora de angiotensina

Inibidores da enzima conversora de angiotensina (IECA) promovem regressão da proteinúria, por diminuição da pressão intraglomerular pelo controle da arteríola eferente; como há diminuição da conversão para a angiotensina II, este fato reduz a ação pró-inflamatória desta, resultando em mecanismos anti-inflamatórios e de proteção renal.[43] Ademais, segundo Grauer a redução da produção de angiotensina e de aldosterona minimiza a fibrose renal.[8]

Um estudo comparou os efeitos do tratamento com enalapril e com placebo de cães com diagnóstico de glomerulonefrite idiopática. Assim, observou-se redução da magnitude da proteinúria e retardo da manifestação clínica naqueles animais que receberam enalapril (0,5 mg/kg a cada 12 ou 24 h). Ambos os grupos receberam ácido acetilsalicílico, associado à dieta restrita em proteínas, fósforo e sódio. Logo, a utilização de baixas doses de ácido acetilsalicílico foi benéfica nos dois grupos; entretanto, a utilização da dieta foi controversa na progressão da DRC.[43] Segundo Grauer, o enalapril ou o benazepril podem ser utilizados na dose de 0,5 a 1 mg/kg, a cada 24 h.[44]

Anti-inflamatórios

A redução da inflamação glomerular é benéfica para tratamento das glomerulonefrites. A excreção urinária de tromboxano e a sobrevida plaquetária reduzida exercem importantes papéis na patogênese da glomerulonefrite.[3]

O tratamento com os inibidores da sintetase tromboxano diminuem a magnitude da proteinúria, a proliferação das células glomerulares, a infiltração dos neutrófilos, a deposição de fibrinas e a agregação plaquetária.[8] Na ausência de um inibidor especifico do tromboxano, o ácido acetilsalicílico é utilizado para redução da agregação plaquetária; é um inibidor da ciclo-oxigenase, com ação por acetilação irreversível de seu local enzimático ativo, e um inibidor não específico da sintetase.

Imunossupressor

A patogenia da glomerulonefrite não está bem elucidada. É discutido se há necessidade de suprimir o sistema imune nessa condição. Imunossupressores tais como corticosteroides, azatioprina, clorambucila, ciclofosfamida e ciclosporina têm sido empregados clínica ou experimentalmente em glomerulonefrites. Entretanto, os agentes imunossupressores não trazem benefícios na redução da proteinúria associada à glomerulonefrite idiopática em cães, como se observa em humanos.[3]

Os pacientes humanos que apresentam glomerulonefrite com alterações mínimas mostram redução da proteinúria de aproximadamente 80 a 90% quando tratados com corticosteroide. Segundo Littman, os esteroides são benéficos para pacientes humanos com nefropatia por IgA,[4] Nos casos de glomerulonefrite membranosa, a utilização de agentes citotóxicos promove maior redução da proteinúria. Segundo Center *et al.*, em um estudo retrospectivo de cães com glomerulonefrite idiopática, o tratamento com corticosteroides aparentemente foi prejudicial, com consequente azotemia e a piora da proteinúria.[38]

Um estudo com nove cães normais, que receberam tratamento com prednisona na dose de 2,2 mg/kg por via oral (VO), a cada 12 h durante 42 dias, demonstrou que eles tiveram proteinúria significativa e alterações glomerulares.[45] O uso de corticosteroides no tratamento rotineiro das glomerulonefrites está contraindicado, exceto em doenças esteroide-dependentes, como lúpus eritematoso sistêmico.[8]

Terapia de suporte

A terapia de suporte é baseada no controle da hipertensão arterial sistêmica, na redução de edema/ascite/derrame e na tendência de desenvolvimento de tromboembolia.

Hipertensão arterial sistêmica

A HAS é identificada em aproximadamente 80% dos pacientes com glomerulopatias. O principal objetivo do tratamento é reduzir a pressão arterial aos níveis de normalidade para evitar lesão em órgãos-alvo e corrigir alterações preexistentes, dentre elas a proteinúria. A terapia anti-hipertensiva baseia-se em um conjunto de ações, pois em cães raramente a monoterapia é suficiente para o controle.[23]

O tratamento para HAS inclui vasodilatadores como os inibidores da enzima conversora de angiotensina, bloqueadores de canal de cálcio e bloqueadores dos receptores da aldosterona.[23,42]

IECA são os medicamentos de primeira escolha para o tratamento da hipertensão em cães com proteinúria, por diminuição da pressão intraglomerular. Para gatos hipertensos com DRC, a terapia de eleição é o besilato de anlodipino, o qual apresenta propriedades diuréticas e natriuréticas que colaboram para o controle da pressão arterial e, na maioria das vezes, a monoterapia é suficiente para esses pacientes.[3,8]

O tratamento para HAS deve ser introduzido com um único medicamento anti-hipertensivo na dose mais baixa e eficaz, para que esta seja aumentada gradualmente de acordo com a necessidade e com o monitoramento da pressão sanguínea. Havendo hipotensão, a dose deve ser reduzida, pois a hipotensão pode promover azotemia pré-renal e precipitar o aparecimento de crise urêmica; por isso a concentração sérica de ureia e creatinina deve ser monitorada durante o tratamento anti-hipertensivo.[3]

Em humanos, a primeira recomendação para o controle da HAS é a dieta hipossódica, mas isto ainda é controverso em medicina veterinária. Alguns estudos indicam que a pressão arterial em cães e gatos somente é sensível à ingestão de sal se as concentrações ingeridas forem muito altas ou se houver comorbidade.[22]

Tromboembolia

O tratamento consiste em prevenção, reduzindo o colesterol sérico e a perda de proteínas urinárias e promovendo a manutenção da hidratação. A utilização rotineira de anticoagulantes (ácido acetilsalicílico, heparina, derivados cumarínicos e dextrana) é considerada medida de prevenção da tromboembolia.[40]

O ácido acetilsalicílico inibe a produção das prostaglandinas endoteliais e a formação de tromboxano A_2. No entanto, em baixas doses não ocorre inibição das prostaglandinas, provocando inibição da agregação plaquetária e diminuindo o dano à superfície endotelial.[46] Segundo Littman, a agregação plaquetária é parte do processo inflamatório que aumenta o dano renal, e a inibição destes fatores reduz proteinúria e fibrose.[4] O mesmo autor relatou que uma dose antitrombótica é importante para todos os animais com hipoalbuminemia, devido ao risco de tromboembolia. A dose mais baixa para inibição da função plaquetária, em cães, parece ser de 1 mg/kg/dia e, em gatos, de 5 mg/gato a cada 72 h.

Heparina previne a proliferação do estado trombótico, e depende da antitrombina III como cofator, sendo esta deficiente nos pacientes com doenças glomerulares. A heparina pode ser administrada por via subcutânea, na dose de 150 a 250 UI/kg, a cada 8 ou 12 h. A precaução é evitar o uso intramuscular devido à possibilidade de hematomas, e avaliar o risco de hemorragias.[46] Segundo Littman, a heparina não é muito eficaz para pacientes com glomerulonefrite, pois a mesma depende da antitrombina III, que é baixa nesses pacientes devido à perda urinária.[4]

A varfarina é um derivado cumarínico que inibe a ativação hepática da vitamina K. Terapia com varfarina prolonga o tempo de ativação parcial da tromboplastina e o tempo de protrombina. A dosagem recomendada é de 0,05 a 0,1 mg/kg a cada 24 h.[46] O tempo de protrombina deverá ser monitorado e a dose ajustada, de modo que o tempo seja mantido a 1,5 vez o nível basal.[3]

Estreptoquinase e uroquinase são fármacos trombolíticos que desempenham efeito na formação do plasminogênio, sendo de ampla utilização em medicina humana.[4,46]

Edema e ascite

O acúmulo excessivo de líquido extracelular é evidenciado por edema subcutâneo e/ou derrame pleural ou peritoneal. Edema leve e transitório que não esteja causando prejuízo ao paciente deve ser tratado somente com restrição de sódio na dieta. Em casos de edema moderado a grave com derrames, recomendam-se diuréticos e paracentecese. Furosemida (2 a 4 mg/kg, a cada 12 ou 24 h) é um diurético de alça efetivo para controle do edema em cães com síndrome nefrótica.[39]

Dieta

As recomendações dietéticas incluem restrição moderada de proteínas, de sódio e de fósforo. Os benefícios clínicos da dieta com restrição proteica são representados pela diminuição de toxinas urêmicas (derivadas do metabolismo proteico), redução da hipertensão e da hiperfiltração glomerular, a fim de retardar a progressão da DRC.[39]

Segundo Grant e Forrester, a restrição de proteínas na dieta é capaz de minimizar a magnitude da proteinúria com posterior aumento da concentração sérica de albumina em humanos com síndrome nefrótica.[42] Para a dieta de cães com DRC, recomenda-se cerca de 2 a 3 g/kg/dia de proteínas com alto valor biológico. Em um estudo com 23 cães com doença renal crônica, avaliaram-se três diferentes dietas: hiperproteicas, normoproteica e hipoproteica, e se observou que a dieta hipoproteica diminui a morbidade e a mortalidade associada à síndrome urêmica, resultando em redução dos níveis séricos de ureia quando comparados com os pacientes que receberam altos níveis de proteína na dieta.[47]

Grauer descreveu que em pacientes não azotêmicos, com RPC entre 1 e 3 e com alteração primária desconhecida, a dieta com restrição de proteínas é necessária.[44] O mesmo autor afirmou que pacientes azotêmicos com RPC acima de 0,5, para cães, e 0,4, para gatos, devem fazer uso também de dieta com restrição de proteínas.

Aos cães com DRC, a suplementação com ácidos graxos ômega-3 proporciona diversos benefícios e suas ações incluem:

- Diminuição do nível sérico de colesterol nos casos de hipercolesterolemia
- Supressão do processo inflamatório e da coagulação, pois são capazes de interferir na produção de substâncias pró-inflamatórias e pró-coagulantes, e também prostaglandinas, tromboxanos e leucotrienos
- Redução da pressão sanguínea
- Efeito positivo na hemodinâmica renal
- Ação antioxidante
- Limitação da calcificação do parênquima renal.

É capaz, ainda, de atuar sobre o metabolismo lipídico, contra a hipertrofia e a hipertensão intraglomerular, e sobre metabolismo dos eicosanoides urinários.[48]

Em humanos com doença renal crônica, a suplementação causa decréscimo na proteinúria.[42] A suplementação de ácidos graxos ômega-3 também diminui a concentração sanguínea de triglicerídios e a agregação plaquetária em pacientes humanos com síndrome nefrótica, além de promover redução da mortalidade e minimizar as anormalidades estruturais observadas ao exame histopatológico.[3]

▪ Amiloidose

O tratamento da amiloidose é baseado na identificação do processo inflamatório ou neoplásico subjacente, o qual deve ser tratado; entretanto, a terapia dificilmente não altera o curso da amiloidose em cães e gatos com doença renal crônica.[3]

Colchicina prejudica a liberação da proteína amiloide A pelos hepatócitos, mediante sua ligação aos microtúbulos, e interfere na produção do fator favorecedor de amiloide, e assim, promove a estabilização da função renal em pacientes com síndrome nefrótica que não apresentam uremia. Contudo, pode mostrar efeitos colaterais: vômito, diarreia e náuseas.[3] A dose recomendada é de 0,01 a 0,03 mg/kg a cada 24 h.[7]

O dimetilsulfóxido (DMSO) pode beneficiar alguns pacientes com amiloidose por meio da atenuação do processo inflamatório e da fibrose intersticial, com consequentes diminuição da proteinúria e melhora da função renal.[7,24] Entretanto, a administração de DMSO pode resultar em náuseas e em odor desagradável causado pelo sulfeto de dimetila. Em decorrência, pode causar anorexia, oligodipsia e azotemia pré-renal.[24] Contudo, a administração de DMSO para tratamento da amiloidose é controversa, uma vez que a resposta benéfica é observada em um número limitado de cães.[7] A dose recomendada é de 90 mg/kg, 3 vezes/semana.

▪ Prognóstico

O prognóstico para cães com glomerulonefrite é variável e deve ser estabelecido com base nas alterações funcionais dos rins, na gravidade da proteinúria, na resposta à terapia estabelecida e nos achados histopatológicos observados à biopsia renal. Assim, significa que quanto maiores as alterações funcionais, sobretudo associadas à azotemia, maior será a magnitude da proteinúria. Ademais, existe correlação positiva entre lesões renais (vistas ao exame histopatológico) e a resposta terapêutica inadequada e um prognóstico ruim.

Atualmente, sabe-se que a doença glomerular tem caráter progressivo e pode levar à DRC, porém também se espera resolução terapêutica e até mesmo remissão espontânea. De qualquer modo, a velocidade de progressão da DRC pode ser reduzida, sobretudo quando o diagnóstico e o protocolo terapêutico foram estabelecidos precocemente e de maneira adequada.

▪ Referências

1. Verlander JW. Filtração glomerular, In: Cunningham JC; Klein BG. 4 ed. Tratado de fisiologia veterinária. Barcelona: Elsevier; 2009. p. 527-36.
2. Yhee J, Chi-Ho Y, Kim JK, Im KS, Chon, SK, Sur, JH. Histopathological retrospective study of canine renal disease in Korea, 2003-2008. J Vet Sci. 2010; 4:277-83.
3. Vaden SL. Glomerular disease. In: Ettinger SJ, Feldman EC. Textbook of veterinary internal medicine. St. Louis: Elsevier; 2005, p. 1786-800.
4. Littman MP. Protein-losing nephropathy in small animals. Vet Clin North Am. 2011; 41:31-62.
5. Zatz R. Distúrbios da filtração glomerular. Fisiopatologia renal. 2 ed. São Paulo: Ed. Atheneu, 2002.
6. Hadad SJ, Boim MA, Schor N. Fisiopatologia do glomérulo. In: Schor N, Biom MA, dos Santos OFP. Insuficiência renal aguda: fisiopatologia clínica tratamento. São Paulo: Sarvier; 1997. p. 9-12.
7. Vaden SL, Brown CA. Glomerular diseases In: Bonagura JD, Twedt D. Kirks's current veterinary therapy XIV. Philadelphia: Saunders Elsevier; 2009. p. 863-8.
8. Grauer GF. Canine glomerulonephritis: new thoughts on proteinuria and treatment. J Small Anim Pract. 2005; 46:469-78.
9. Vaden SL. Glomerular diseases In: Ettinger SJ, Feldman EC. Textbook of veterinary internal medicine, vol. 2. 7 ed. Canada: Saunders; 2010. p. 2021-36.
10. Finco DR, Brown SA, Brown CA, Crowell WA, Cooper TA, Barsanti JA. Progression of renal chronic in the dog. J Vet Intern Med. 1999; 13:516-28.
11. Acierno MJ, Labato A, Stern LC, Mukherjee J, Jarowski RM, Ross L. A. Serum concentrations of the third component of complement in healthy dogs and dogs with protein-losing nephropathy. Am J Vet Res. 2006; 67:1105-9.
12. Grant DC, Forrester SD. Glomerulonephritis in dogs and cats. Compend Contin Educ Vet. 2001; 23:739-47.
13. Aresu L, Zanatta R, Luciani L, Trez D, Castagnaro M. Severe renal failure in a dog resembling human focal segmental glomeruloesclerosis. J Compend Pathol. 2010; 143:190-4.
14. Bohman S, Jaremko G, Bohlin A, Berg A. Foot process fusion and glomerular filtration rate in minimal change nephrotic syndrome. Kidney Internat. 1984; 25:696-700.
15. Dibartola SP, Tarr MJ, Parker AT, Powers JD, Pultz JA. Clinicopathologic findings in dogs with renal amyloidosis: 59 cases (1976-1986). J Am Vet Med Assoc. 1989; 195:358-64.
16. Grauer GF. Management of glomerulonephritis. In: Elliot JA, Grauer GF. BSAVA Manual of canine and feline nephrology and urology. 2nd ed. British Small Animal Veterinary Association. Gloucester: England; 2007.
17. Kammie J, Yasuno K, Ogihara K, Nakamura A, Tamahara S, Fujino Y *et al.* Collagenofibrotic glomerulonephropathy with fibronectin deposition in a dog. Vet Pathol. 2009; 46:688-92.
18. Cook AK, Cowgill LD. Clinical and pathological features of protein-losing glomerular disease in the dog: a review of 137 cases (1985-1992). J Am Anim Hosp Assoc. 1996; 31:313-22.
19. Macdougall DF, Cook T, Steward AP, Cattell V. Canine chronic renal disease: prevalence and types of glomerulonephritis in the dog. Kidney Internat. 1986; 29:1144-51.
20. Grauer GF. Glomerulonephropathies. In: Nelson RW, Couto CG. Small animal internal medicine. 4th ed. St. Louis: Mosby Elsevier, 2009. p. 637-44.
21. Pressler BM, Proulx DA, Williams LE, Jenses WA, Vaden SL. Urine albumin concentration is increased in dogs with lymphoma or osteossarcoma. NCSU Raleigh, 2003.
22. Brown SA. Primary diseases of glomerular. In: Osborne CA, Finco DR. Canine and feline nephrology and urology. Baltimore: Willians & Wilkins; 1995. p. 368-85.
23. Bartges JW, Osborne CA. Canine and feline renal biopsy. In: Osborne CA, Finco DR. Canine and feline nephrology and urology. Baltimore: Willians &Wilkins; 1995. p. 277-302.
24. DiBartola SP. Renal amyloidosis. In: Osborne CA, Finco DR. Canine and feline nephrology and urology. Baltimore: Willians & Wilkins; 1995. p. 400-15.
25. Klosterman ES, Moore GE, Brito GJF, DiBartola SP, Groman RP, Whittemore JC *et al.* Comparison of signalament, clinicopathologic findings, histologic diagnosis, and prognosis in dogs with glomerular disease with or without nephrotic syndrome. J Vet Intern Med. 2011; 25:206-14.
26. Brown S, Atkins C, Bagley R, Carr A, Cowgill L, Davidson M *et al.* Guidelines for identification, evaluation, and management of hypertesion systemic in dogs and cats. J Vet Intern Med. 2007; 21:542-58.
27. Finco DR. Urinary protein loss. In: Osborne CA, Finco, DR. Canine and feline nephrology and urology. Baltimore: Willians & Wilkins, 1995. p. 211-15.
28. Lees GE, Brown SA, Elliot J, Grauer GF, Vaden SL. Assessment and management of proteinuria in dogs and cats: 2004 ACVIM Forum Consensus Statement (Small Animal). J Vet Intern Med. 2005; 19:377-85.
29. Hohnadel DC. Urine protein total. In: Kaplan LA, Pesce AJ. Clinical chemistry – Theory analysis and correlation. 2nd ed. Ohio: Mosby; 1989. p. 1060-5.
30. Rego ABAS. Microalbuminúria em cães com insuficiência renal crônica: relação com pressão sanguínea sistêmica (tese de doutorado). São Paulo: Universidade de São Paulo, Faculdade de Medicina Veterinária e Zootecnia; 2006.
31. White V, Olivier NB, Reimann K, Johson, C. Use of protein to creatinina in a single urine specimen for quantification of canine proteinuria. J Am Vet Med Assoc. 1984; 185:882-5.
32. Hurley KJ, Vaden SL. Evaluation of urine protein content in dogs with pituitary-dependent hyperadrenocorticism. J Am Vet Med Assoc. 1998; 212:369-73.
33. Polzin D. 11 Guidelines for conservatively treating chronic kidney disease. Vet Med. 2007; 102:788-99.

34. Rego AB, Kogika MM, Santoro ML, Hagiwara MK, Mirandola RM. Eletroforese das proteínas urinárias de cães normais e de cães com doença renal em gel de sódio-dodecil-sulfato poliacrilamida (SDS-PAGE). Vet Notíc. 2001; 7:65-72.
35. Mardell EJ, Sparkes AH. Evaluation of a comercial in-house test kit for the semi-quantitative assessment of microalbuminúria in cats. J Feline Med Surg. 2006: 8: 269-78.
36. Pressler BM, Vaden SL, Jensen WA, Simpson D. Detection of canine microalbuminuria using semiquantitative tests strips designed for use with human urine. Vet Clin Pathol. 2002; 31:55-60.
37. Kogika MM, Cavalcante CZ, Simões DMN, Kanashiro MO, Prosser CS *et al.* Microalbuminuria in dogs with diabetes mellitus. J Vet Intern Med. 2007; 21:647.
38. Center SA, Smith CA, Wilkinson E, Erb HN, Lewis RM. Clinicopathologic, renal immunofluorescent, and light microscopic features of glomerulonephritis in the dog: 41 cases (1975-1985). J Am Vet Med Assoc. 1987; 190:81-90.
39. Relford RL, Lees GE. Nephrotic syndrome in dogs: diagnosis and treatment. Compend Contin Educ Vet. 1996; 18:279-93.
40. Baty CJ, Hardie EM. Pulmonary thromboembolism: diagnosis and treatment. Current veterinary therapy XI. Philadelphia: WB Saunders Company; 1992. p. 137-42.
41. Fluckiger MA, Gomez JA. Radiographic findings in dogs with spontaneous thrombosis or embolism: A retrospective radiographic review of 21 dogs with pulmonary thrombosis or embolism. Vet Radiol. 1984; 25:124.
42. Grant DC, Forrester SD. Glomerulonephritis in dogs and cats: diagnostic and treatment. Compend Contin Educ Vet. 2001; 23:798-804.
43. Grauer GF *et al.* Effects of enalapril *versus* placebo as a treatment for canine idiopathic glomerulonephritis. J Vet Inter Med. 2000; 14:526-33.
44. Grauer GF. Proteinuria: Implications for Management. In: Bonagura, J. D.; Twedt, Philadelphia: Saunders Elsevier; 2009. p. 860-3.
45. Waters CB, Adams LG, Scott-Moncrieff C, DeNicola D, Snyder PW, White M *et al.* Effects of glucocorticoid on urine protein-to-creatinine ratios and renal morphology in dogs. J Vet Inter Med. 1997; 11:172-7.
46. Rasedee A. Hemostatic abnormalities in nephrotic syndrome. Vet Clin North Am. 1988: 18:105-13.
47. Polzin DJ, Osborne CA, Hayden DW, Stevens JB. Influence of reduce protein diets on morbidity, mortality, and renal function in dogs with induced chronic renal failure. Am J Vet Resid. 1983; 45:506-17.
48. Wheeler DC, Nair DR, Persaud JW, Jeremy JY, Chappell ME, Varghese Z, Moorhead JF. Effects of dietary fatty acids in an animal model of focal glomerulosclerosis. Kidney Internat. 1991; 39:930-7.

162 Doenças Tubulointersticiais

Maria Cristina Nobre e Castro

■ Anatomia e fisiologia

O processo de formação da urina se inicia com a ultrafiltração glomerular seguida do intenso processamento desse filtrado pelos túbulos, por intermédio dos mecanismos de reabsorção e secreção tubular.[1] As quantidades de substâncias reabsorvidas ou secretadas dependem de fatores como a capacidade fisiológica dos túbulos, necessidades do organismo em relação à substância, e alterações funcionais decorrentes de doenças.[2]

A reabsorção tubular de substâncias como sódio, potássio, fosfato, bicarbonato, glicose e aminoácidos ocorre de modo ativo e requer energia.[2] Cerca de 65% da carga filtrada são reabsorvidos no túbulo proximal.[1] Macromoléculas podem ser reabsorvidas por um tipo especial de transporte ativo: a endocitose. No túbulo contornado proximal, o transporte de macromoléculas é representado principalmente pela reabsorção de proteínas filtradas pelo glomérulo.[3] Cerca de dois terços de toda a água e sódio filtrados pelos glomérulos são reabsorvidos ao longo do túbulo proximal.[4] A reabsorção passiva de água se dá em vários segmentos do néfron, secundariamente ao gradiente osmótico criado pelo transporte ativo de solutos.[2] A alça de Henle tem grande importância para concentração da urina, participando da criação do mecanismo contracorrente pela criação de um interstício medular hipertônico.[5] Alguns hormônios podem influenciar a reabsorção tubular. O hormônio antidiurético (ADH) altera a permeabilidade das células tubulares distais e dos ductos coletores à água; a aldosterona estimula a reabsorção de sódio e a secreção de potássio pelas células tubulares; o paratormônio ou hormônio paratireóideo (PTH) estimula a reabsorção de cálcio e inibe a reabsorção de fósforo.[2]

Além dos processos de reabsorção, o mecanismo de secreção tubular é importante e se caracteriza pelo transporte de substâncias do espaço peritubular (vasos e interstício) para o lúmen tubular.[3] Esse mecanismo é significativo para a manutenção do equilíbrio acidobásico, para excreção de substâncias endógenas, como o ácido úrico, e de fármacos, como a penicilina e outros antibióticos, potássio e outros íons orgânicos. No túbulo proximal ocorre secreção ativa de alguns fármacos, e no túbulo distal também há secreção relevante de H^+ (importante para o mecanismo de acidificação urinária) e potássio.[2,4]

O interstício renal é limitado pelas membranas basais dos vasos e túbulos, envolvendo-os. O interstício não só fornece suporte estrutural como também funciona como modulador de trocas que ocorrem ao longo dos vasos capilares e túbulos. É importante para o mecanismo de *feedback* tubuloglomerular e produz substâncias autacoides e hormônios de ação local, como adenosina e prostaglandinas, e sistêmica, como a eritropoetina.[5]

■ Glicosúria renal

Normalmente, não há glicose na urina, pois toda a carga filtrada de glicose é reabsorvida no túbulo proximal. Em hiperglicemia por diabetes *mellitus*, a quantidade de soluto apresentada aos túbulos ultrapassa a capacidade máxima de transporte tubular por saturação dos sistemas específicos de transporte, o que determina o aparecimento de glicose na urina, o mesmo podendo ocorrer em hiperglicemia por estresse em gatos.[2,6] Em cães, essa capacidade é ultrapassada quando a glicose sérica é de 180 a 220 mg/dℓ e, em gatos, de 260 a 310 mg/dℓ.[6] Pode haver também diminuição anormal na capacidade máxima de transporte pelas células tubulares. Nesses casos, mesmo com quantidades normais de glicose sérica, haverá perda de glicose na urina pelo defeito tubular de reabsorção.[1,6] Esse defeito de transporte tubular, denominado glicosúria renal, tem sido relatado em algumas raças como doença congênita (glicosúria renal primária), mas pode ocorrer de modo adquirido, em casos de doença renal aguda, na dependência da magnitude de lesão tubular presente, e também em doença renal crônica.[7,8] Porém, a glicosúria renal está mais associada a defeitos tubulares de reabsorção de outras substâncias, como aminoácidos e eletrólitos. A ocorrência de defeitos múltiplos de transporte tubular é denominada "síndrome de Fanconi".[9,10]

■ Aminoacidúria

Alguns aminoácidos são reabsorvidos pelos mesmos mecanismos de transporte, enquanto outros têm mecanismos específicos de reabsorção. Raramente há aminoacidúria generalizada com perda de cistina, lisina, ornitina e arginina, sendo mais comuns deficiências específicas de transporte. Cistinúria surge por deficiência na reabsorção de cistina, podendo acarretar cristalização desse aminoácido na urina, com possibilidade de formação de cálculos urinários.[1,2,11] A formação dos cálculos se dá preferencialmente na urina ácida, uma vez que a cistina é menos solúvel nesse pH.[12] Em estudo de análise de cálculos no período de 1981-2007, os cálculos de cistina representaram 1% dos casos, em cães e 0,1% dos casos de urolitíase, em gatos.[13] Geralmente, esse defeito é hereditário, ocorre em raças específicas e com maior frequência em machos. As raças mais relatadas são Buldogue Inglês (18%), mestiços (6%), Dachshunds (6%), Staffordshiren Bull Terriers (6%), Mastiffs (6%) e Chihuahuas (6%). A magnitude da cistinúria é variável e pode diminuir com a idade. A idade de apresentação de litíase por cistina varia de 1 a 7 anos, porém nem todos que têm cistinúria vão formar cálculos. O diagnóstico é feito pela presença de cristais de cistina na urina.[11] Apesar da perda urinária, os pacientes não demonstram manifestações clínicas de deficiência de cistina.[14]

Mais raramente pode haver perda concomitante de carnitina em pacientes com cistinúria. A excreção prolongada de carnitina na urina pode, eventualmente, acarretar cardiomiopatia por depleção desse aminoácido.[15] Um estudo demonstrou carnitinúria em três de cinco cães que apresentavam cistinúria. Nesses pacientes, apesar dos níveis séricos de taurina abaixo da normalidade, não se observou taurinúria. Porém, como a cistina é o precursor desse aminoácido, cistinúria pode prejudicar a síntese de taurina.[14]

Síndrome de Fanconi

Síndrome de Fanconi é definida como um defeito generalizado e não seletivo do túbulo proximal. Observa-se diminuição da reabsorção de vários aminoácidos, glicose e fosfato, podendo ainda cursar com deficiência na reabsorção de bicarbonato (causando acidose tubular), ácido úrico, potássio, cálcio, proteína tubular e ausência de resposta do rim ao hormônio antidiurético (diabetes insípido nefrogênico).[1,15,16] Em cães, são descritos dois padrões de aminoacidúria na síndrome de Fanconi. A forma mais comum é a aminoacidúria generalizada, com perda de aminoácidos ácidos, básicos e neutros, porém há casos em que predomina o defeito na reabsorção tubular de cistina e, em menor proporção, de metionina, glicina e alguns aminoácidos dibásicos.[17,18]

Em humanos e em cães, a origem dessa síndrome pode ser idiopática ou adquirida. A forma idiopática familial é mais relatada na raça Basenji, porém há citações em outras raças como Norvegian Elkhound, Shetland Sheepdog, Schnauzers Whippet e Yorkshire Terrier.[9,15,19-22] A forma adquirida pode decorrer de lesão tubular por toxinas ou fármacos, ou ainda de lesões isquêmicas.[1] Em humanos, as causas adquiridas mais comumente citadas são intoxicação por metais pesados (chumbo, cádmio, urânio e mercúrio), antibióticos (tetraciclina vencida, gentamicina e cefalosporina), cisplatina, azotioprina, agentes químicos (ácido maleico, nitrobenzeno, lisol), mieloma múltiplo, tumores mesenquimais, hiperparatireoidismo, hipovitaminose D, doença de Wilson (hepatopatia por acúmulo de cobre), transplantes renais, dentre outras.[16] Em cães, a forma adquirida já foi relatada como consequência de lesão renal por gentamicina, doses altas de amoxicilina, hipoparatireoidismo primário, intoxicação por etilenoglicol, em casos com suspeita de pielonefrite, e intoxicações de origem desconhecida.[10,15,18,20,23-25] A síndrome de Fanconi também tem sido associada a casos de hepatopatia por acúmulo de cobre (primária ou secundária) em diferentes raças.[26,27] A síndrome de Fanconi foi diagnosticada em quatro cães que consumiam diariamente petiscos à base de carne de frango desidratada (*chicken jerky*). Outras causas foram descartadas para glicosúria com normoglicemia, aminoacidúria e acidose metabólica. Os animais apresentavam-se azotêmicos. O tratamento foi de suporte e sintomático; três cães tiveram melhora completa e um cão manteve a azotemia resultando no diagnóstico de doença renal crônica.[28]

As manifestações clínicas descritas incluem poliúria e polidipsia decorrentes da diurese osmótica causada pela glicosúria e/ou diabetes insípido concomitante, anorexia, perda de peso, desidratação e, em casos graves, sinais de uremia.[9,17,28] Em humanos, alterações ósseas são comumente citadas devido a hipofosfatemia, hipocalcemia e acidose metabólica. Em crianças, pode ocorrer raquitismo e, em adultos, osteomalacia e fraturas espontâneas.[16] Essas alterações ósseas não são comumente relatadas em cães, porém já foram descritas. Dois cães da mesma ninhada da raça Border Terrier, com 10 semanas de vida, foram diagnosticados com síndrome de Fanconi e displasia renal, e apresentavam lesões ósseas semelhantes às encontradas em crianças com síndrome de Fanconi.[29] A hipopotassemia pode determinar sintomas clínicos relacionados com a fraqueza muscular, tanto em pacientes humanos quanto em cães.[9,15,16] Nos casos adquiridos, outras manifestações clínicas relacionadas com a causa primária podem ser estar presentes.

Obtém-se o diagnóstico da síndrome de Fanconi com testes que documentem a perda urinária excessiva de proteínas, aminoácidos, sódio, fosfato, potássio, bicarbonato e ácido úrico. As alterações urinárias que podem ser observadas são glicosúria persistente com normoglicemia, cetonúria, isostenúria, urina alcalina e aminoacidúria. As anormalidades sanguíneas que podem ser encontradas incluem hipofosfatemia, hipopotassemia, hipocalcemia, hipobicarbonatemia. Pode existir azotemia em casos mais graves, quando houver extensa lesão renal.[9,16,17,19]

A síndrome de Fanconi idiopática não tem cura. O tratamento é sintomático e muitos pacientes progridem para doença renal crônica, em meses ou anos.[9] Os casos adquiridos geralmente são transitórios e pode haver resolução das alterações clínicas e laboratoriais, com o tratamento da doença primária, em semanas ou meses de tratamento; por esse motivo, deve-se proceder à investigação diagnóstica detalhada para elucidar e tratar a possível causa da lesão tubular nos pacientes com essa síndrome, evitando a progressão para doença renal crônica.[18,25-29] Menos comumente, casos fatais são descritos.[17,22,29] As perdas de glicose, aminoácidos e proteínas são importantes para o diagnóstico, porém não acarretam consequências clínicas que requeiram intervenção terapêutica específica.[20]

Acidose tubular renal

Acidose tubular renal (ATR) é uma síndrome clínica caracterizada por acidose hiperclorêmica, com taxa de filtração glomerular e intervalo aniônico (*anion gap*) normais, que ocorre secundariamente a uma anormalidade na acidificação renal.[16] Em insuficiência renal, a acidose costuma estar associada à diminuição da taxa de filtração glomerular e ao aumento do intervalo aniônico devido ao acúmulo de fosfatos, sulfatos e outros ânions orgânicos. Normalmente, para regulação do equilíbrio acidobásico, o rim deve reabsorver quantidades adequadas de bicarbonato, secretar íons hidrogênio, reabsorver sódio, produzir novo bicarbonato, responder adequadamente à aldosterona e produzir amônia.[16,30] A amônia (NH_3), produzida no túbulo proximal a partir da glutamina, funciona como um tampão, juntamente com seu íon amônio (NH_4^+), sendo essa formação importante para excreção de hidrogênio no túbulo distal.[31] Para cada bicarbonato reabsorvido, um íon hidrogênio é secretado. Cerca de 85% do bicarbonato são reabsorvidos no túbulo proximal, 10% no porção espessa da alça de Henle e os restantes no túbulo distal e ducto coletor.[1]

Em humanos, três tipos de acidose tubular são descritos: acidose tubular renal proximal ou tipo II, acidose tubular renal distal ou tipo I e acidose tubular renal distal hiperpotassêmica ou tipo IV.[16] Em cães descrevem-se apenas ATR proximal e distal.

Assim como acontece com outros solutos, existe capacidade máxima tubular para reabsorção de bicarbonato. Nos cães normais, essa capacidade reabsortiva é mantida até valores plasmáticos de bicarbonato de 24 a 26 mEq/ℓ. Somente acima desses valores o cão normal elimina bicarbonato na urina. A ATR proximal se caracteriza pela diminuição do limiar renal para a reabsorção do bicarbonato. Nos cães com ATR proximal o limiar de reabsorção de bicarbonato é reduzido para

12 a 20 mEq/ℓ. À medida que a concentração de bicarbonato sérico diminui, a carga filtrada reduz-se a um nível que o túbulo defeituoso pode reabsorver e o equilíbrio é recuperado, desde que o túbulo distal esteja intacto para a produção de bicarbonato. Desse modo, haverá produção de urina ácida pela eliminação de íons hidrogênio, o que é adequado para a situação de acidose. Se o bicarbonato sérico estiver acima da capacidade máxima do túbulo defeituoso, haverá menor reabsorção e perda de bicarbonato na urina. Logo, nesse caso, haverá produção de urina alcalina, apesar da acidose metabólica. A bicarbonatúria determina aumento da secreção distal de potássio, podendo acarretar hipopotassemia, que pode ainda ser agravada pela liberação de aldosterona em decorrência da hipovolemia.[16,30]

A ATR proximal primária é rara. Geralmente essa anormalidade está associada a outros defeitos tubulares, como na síndrome de Fanconi hereditária ou adquirida.[9,10] Antibióticos, quimioterápicos, toxinas, condições associadas à hipocalcemia, como hipoparatireoidismo, deficiência de vitamina D e doença renal crônica podem causar ATR proximal. As manifestações clínicas possíveis são aquelas citadas para a síndrome de Fanconi, além dos sinais relacionados com a causa primária. A acidose crônica está relacionada com alterações ósseas em humanos, mas não é comumente descrita em cães. Faz-se o diagnóstico pela observação de urina ácida (pH < 5,5 a 6) na presença de acidose hiperclorêmica. Uma vez que a ATR isolada é menos frequente, outras alterações como glicosúria e aminoacidúria auxiliam o diagnóstico.[30] O tratamento deve ser direcionado para a resolução da causa primária. A acidose pode requerer terapia com bicarbonato. Porém, à medida que os níveis séricos de bicarbonato aumentam com a terapia, o limiar máximo de reabsorção do túbulo defeituoso é atingido, levando a maior perda urinária, o que acarreta a necessidade de doses maiores. Pode-se precisar de doses superiores a 10 mEq/kg/dia. A terapia com bicarbonato pode agravar as perdas urinárias de potássio, e muitos pacientes necessitam da reposição concomitante de gliconato de potássio.[9,16,30,32]

Na ATR distal, o defeito básico consiste na incapacidade do túbulo distal em estabelecer gradientes adequados de secreção de íons hidrogênio e, consequentemente, de acidificar o pH urinário.[16] A ART distal é progressiva e pode provocar acidose grave. A incapacidade em produzir o bicarbonato pode surgir por diversas alterações. Defeito na reabsorção de sódio no túbulo distal acarreta alterações na voltagem do lúmen tubular e consequente acúmulo de hidrogênio e potássio nas células, o que determina acidose metabólica e hiperpotassemia. Pode haver também defeito (congênito ou adquirido) na bomba H^+ ATPase e, nesse caso, o H^+ não é bombeado para fora da célula, promovendo acidose e também aumento da excreção de potássio. Há também a possibilidade de alteração na permeabilidade da membrana das células tubulares distais. Os íons H^+ secretados para o lúmen pela bomba H^+-ATPase retornam para as células distais devido ao aumento anormal da permeabilidade da membrana, deixando de ser excretado. Esse H^+ utiliza o hidróxido formando água e, em condições normais, o hidróxido é utilizado para formação de bicarbonato. Essa alteração de permeabilidade das membranas celulares também facilita a perda de potássio.[30]

A ATR distal já foi relatada em três cães que apresentavam anemia hemolítica imunomediada, condição já conhecida em humanos.[34]

Os sintomas clínicos podem estar relacionados com a acidose crônica, como hiporexia, náuseas, perda de peso, sinais neurológicos, fraqueza muscular quando há hipopotassemia, e sinais relacionados com as causas primárias nos casos adquiridos.[30,35] ATR distal foi descrita em um gato como consequência de pielonefrite por *Escherichia coli*.[33] As alterações ósseas graves relatadas em humanos, decorrentes da reabsorção óssea de cálcio e fosfato, não são citadas em cães e gatos.[16] Além da hipercalciúria, a urina alcalina diminui a solubilidade do cálcio e do fosfato na urina, predispondo à formação de cálculos renais e nefrocalcinose. Hipocitratúria pode ocorrer e aumenta a possibilidade de nefrolitíase, pois o citrato é considerado um inibidor para formação de urólitos de cálcio. É possível também haver formação de urólitos de estruvita.[30] O diagnóstico da ATR distal é obtido com acidose metabólica hiperclorêmica e urina alcalina (pH > 6), em contraposição à ATR proximal, em que o pH urinário geralmente está menor que 6. O bicarbonato sérico costuma estar abaixo de 10 a 12 mEq/ℓ. A visualização do sedimento urinário pode revelar cristais. Pode ocorrer tanto hipo quanto hiperpotassemia. O diagnóstico também pode incluir o teste de desafio com bicarbonato e/ou amônia. A ATR distal não está relacionada com a síndrome de Fanconi, como a ATR proximal; logo, não se espera encontrar glicosúria e/ou aminoacidúria. O tratamento requer suplementação com bicarbonato, porém a dose necessária em geral não ultrapassa 3 mEq/kg/dia. As litíases devem ser tratadas adequadamente.[30,32]

Diabetes insípido nefrogênico

Diabetes insípido (DI) é uma doença que compromete o metabolismo da água e se caracteriza por poliúria, com eliminação de urina diluída, e polidipsia. Pode decorrer da deficiência do hormônio antidiurétco (diabetes insípido central), mas também da insensibilidade, parcial ou completa, dos receptores renais a esse hormônio (diabetes insípido nefrogênico).[16,36]

O DI nefrogênico raramente é primário e há raros relatos de casos. Em cães da raça Husky foi descrito um caso da doença com caráter familial.[37]

O diabetes insípido nefrogênico (DIN) adquirido é mais observado em cães e gatos e ocorre pela interferência na ação do ADH com os receptores renais, ou pela perda de hipertonicidade da região medular renal, que é essencial para o mecanismo de concentração urinária. Toxinas bacterianas, principalmente *Escherichia coli* em casos de piometra, competem com o ADH pelos receptores celulares nas membranas celulares renais. Esse mecanismo também pode surgir em casos de pielonefrite, abscessos prostáticos e septicemia.[37] Alguns fármacos ou toxinas (lítio, dexametasona, dopamina, anfotericina B, rifampicina, ciclofosfamida, metotrexato, colchicina, agentes de contraste, mesalazina e outros), hipopotassemia, hipercalcemia, hiperaldosteronismo hipoadrenocorticismo e hiperadrenocorticismo já foram relacionados com o DIN.[15,35-39] Há também a possibilidade de alteração dos receptores de ADH em casos de neoplasia. DIN foi relatado em associação a leiomiossarcoma intestinal em cão.[39]

As manifestações clínicas de poliúria e polidipsia aparecem logo após o nascimento em casos de DIN congênito, porém, nos adquiridos, podem surgir em qualquer idade, pois são dependentes da causa primária.[38] Raramente a poliúria determinará desidratação evidente, porque a perda inicial de água estimula o mecanismo de sede, acarretando polidipsia.[16] Nos casos induzidos por toxinas ou fármacos, desidratação e insuficiência renal subsequente podem aumentar os riscos de intoxicação grave.[38]

A hipostenúria, observada no exame de urina, é o único achado laboratorial específico. O teste de privação hídrica, com posterior aplicação de ADH, pode ser realizado para diferenciar os casos de DI central, DI nefrogênico primário e polidipsia primária. O teste só deve ser feito depois de se descartar outras causas de poliúria e polidpsia e possíveis causas adquiridas de DIN. Antes do início do teste, pode-se fazer um preparo que consiste em medir a quantidade total de água ingerida em 24 h e, em seguida, promover a diminuição gradual da ingestão hídrica até que o animal esteja ingerindo apenas 100 mℓ/kg/24 h, ou apresente sede exagerada. Esse processo pode ser feito por 3 a 5 dias, e é útil para minimizar as dúvidas no diagnóstico quando há perda da hipertonicidade da medular renal. Em seguida, o paciente é mantido em jejum hídrico e alimentar. A cada duas horas, o animal deve ser pesado e a densidade urinária mensurada. A privação hídrica é interrompida quando o paciente demonstrar sintomas clínicos de desidratação, ou a densidade urinária atingir valores iguais ou superiores a 1,030, ou após perda de 3 a 5% de peso, o que geralmente leva de 3 a 10 h. A urina é novamente coletada, a densidade urinária mensurada e se deve também proceder à dosagem sérica de eletrólitos, ureia e creatinina. Quando a densidade urinária mensurada atingir valores acima de 1,030 significa que houve secreção adequada de ADH e resposta renal à ação do hormônio; logo, o diagnóstico é polidipsia primária. A incapacidade de concentração urinária indica DI central ou nefrogênico. O paciente é mantido em jejum e, em seguida, o ADH é aplicado (vasopressina: 2 a 5 U/animal). A urina é coletada 30, 60 e 120 min após a aplicação. Nos casos de DI central a densidade urinária apresenta aumento de 50 a 60% em comparação com o exame inicial. Em DI nefrogênico, a urina mantém-se diluída, apesar do ADH. É importante que outras causas de poliúria e polidipsia (doença renal crônica, hiperadrenocorticismo, piometra) sejam descartadas antes do exame.[34,37]

DIN congênito não tem cura, e a sobrevivência do paciente depende da integridade do mecanismo da sede e, consequentemente, do livre acesso à água.[40] A instituição de dieta com restrição de sódio e proteína pode ser benéfica pela diminuição da quantidade de soluto que é diariamente apresentada ao rim para excreção urinária, reduzindo a quantidade de água que seria eliminada. O uso de diuréticos tiazídicos também pode contribuir para redução do volume urinário e pode ser indicado quando a poliúria é intensa e inaceitável para o proprietário.[35] O mecanismo exato de ação não é claro, mas a depleção de sódio determinada pelo diurético causa diminuição da volemia, do fluxo renal e da taxa de filtração glomerular. Como a taxa reabsortiva do túbulo proximal está normal ou até elevada, a quantidade de fluido apresentada à porção espessa da alça de Henle e demais segmentos distais diminui, e a quantidade de urina produzida pode ser reduzida em até 50%. A dose preconizada de clorotiazida é de 20 a 40 mg/kg, 2 vezes/dia, em associação a dieta restrita em sódio.[37,40]

O tratamento do DIN adquirido deve ser direcionado para a resolução da causa primária.[37]

Nefropatia tóxica tubulointersticial

As causas mais frequentes de lesão ao componente tubulointersticial dos rins estão relacionadas com fármacos e toxinas.[41] A fisiologia e a anatomia renal explicam a suscetibilidade desse órgão às lesões tóxicas e isquêmicas. Os rins dos cães recebem normalmente 20% do débito cardíaco, o que representa um fluxo sanguíneo renal de 20 mℓ/kg/min, ou um fluxo plasmático renal de 12 mℓ/kg/min. A região cortical recebe aproximadamente 90% desse sangue. Esse fluxo intenso é necessário para a manutenção das funções do órgão, e para a correta nutrição e oxigenação das células renais.[2] Por esse motivo, a superfície endotelial glomerular é constantemente exposta a substâncias tóxicas presentes na circulação. Os processos de metabolização renal também podem potencializar a toxicidade de algumas substâncias pela dissociação das proteínas carreadoras, ou por metabolização em subprodutos tóxicos às células tubulares. Os mecanismos de concentração urinária realizados pelos túbulos renais podem expor as células renais a níveis extremamente elevados de algumas toxinas e os mecanismos de transporte tubular facilitam a entrada de toxinas nas células desse epitélio.[42] Os mecanismos de transporte dependem de sistemas enzimáticos intracelulares de produção de energia e a interferência nesses sistemas determina lesão celular. As lesões nefrotóxicas podem surgir por redução do fluxo sanguíneo renal, por lesão direta à membrana celular, ou por interferência nos mecanismos enzimáticos. Os agentes tóxicos podem aderir a locais da membrana luminal ou basolateral ou, ainda, às organelas intracelulares. A função celular é rompida pela lesão de membrana e do sistema de transporte, havendo interferência na produção de energia celular com geração de radicais livres de oxigênio que causam lesão de estruturas intracelulares, que culminará em morte celular.[42,43]

Na maioria das vezes, as nefropatias induzidas por fármacos causam lesões em túbulos e interstício e, raramente, lesões vasculares e glomerulares.[44]

Em virtude da grande capacidade de reserva funcional dos rins, essas lesões renais podem cursar apenas como uma doença renal, sem interferência na função renal. Dependendo da quantidade de parênquima renal afetado e da gravidade e duração das lesões, poderá ou não ocorrer progressão para a síndrome de insuficiência renal aguda.[45]

Geralmente, o diagnóstico da lesão renal nefrotóxica só é feito quando já existir comprometimento da função renal. Atualmente, em medicina humana intensiva, um novo critério para diagnóstico da lesão renal aguda (*RIFLE criteria*) visa facilitar a detecção precoce da lesão antes da progressão para as fases mais tardias, em que o paciente apresenta quadro de insuficiência e alto risco de morte.[46] Critério semelhante foi proposto em medicina veterinária com o estadiamento da lesão renal aguda (IRA) em cinco estágios de acordo com a creatinina sérica. No estágio 1 da IRA o paciente apresenta níveis de creatinina normais, porém há evidências de lesão renal por meio do diagnóstico por imagem, ou urinálise, ou ainda o aumento de 0,3 mg/dℓ nos níveis séricos de creatinina em 48 h. Dessa maneira, pretende-se identificar a perda da função renal mais precocemente.[35] Novos marcadores estão sendo investigados para a detecção da lesão renal, pois a dosagem de creatinina sérica, o método mais utilizado para avaliação da função renal, é um marcador pouco sensível para lesão, pois se eleva significantemente apenas quando a taxa de filtração glomerular diminui para valores 30 a 50% abaixo do normal.[42] Os marcadores NGAL (*neutrophil gelatinase-associated lipocalin*), interleucina-18, cistatina C, dentre outros, têm sido estudados em humanos como indicadores de lesão renal precoce.[47] Cistatina C é uma proteína de baixo peso molecular produzida constantemente em todas as células nucleadas. É livremente filtrada pelos glomérulos e não é reabsorvida ou secretada pelos túbulos. Porém, é quase totalmente metabolizada pelas células dos túbulos proximais. Portanto, em pacientes saudáveis a quantidade de cistatina C na urina é mínima ou ausente. Consequentemente, redução da taxa de filtração glomerular determina aumento nos níveis séricos dessa proteína. Essa alteração ocorre mais cedo que o aumento de creatinina. Os níveis urinários de cistatina C também são indicados para avaliação de lesão renal, quantificando a gravidade da lesão tubular.[48] O teste humano para dosagem de cistatina C já foi validado para cães. Foram estudados 60 cães apresentando diferentes doenças. A correlação entre os valores da enzima e da taxa de filtração glomerular medida pelo *clearance* plasmático de creatinina exógena (CPCE) foi avaliada. A correlação entre cistatina C e *clearance* de creatinina foi mais alta quando comparada com a correlação à creatinina.[49]

As lesões renais causadas por fármacos e toxinas podem decorrer de nefrite tubular aguda, nos casos em que a substância determina uma reação alérgica, levando a inflamação intersticial e lesão tubular. Também pode haver necrose tubular aguda, quando há toxicidade direta da substância no epitélio tubular, sem inflamação.[44]

Toxicidade de fármacos anti-infecciosos

Vários antibióticos têm potencial nefrotóxico. Os aminoglicosídios (gentamicina, tobramicina, amicacina, netilmicina) são bactericidas e extremamente eficazes contra infecções por bactérias gram-negativas. Esses fármacos apresentam fraca ligação com as proteínas plasmáticas e são excretados livremente pela filtração glomerular. Em seguida, uma pequena parte da carga filtrada liga-se a receptores celulares do epitélio do túbulo proximal e é carreada para o interior das células por pinocitose. Esse mecanismo de transporte tem como consequência o acúmulo desse fármaco no córtex renal, que pode ser de 10 a 100 vezes superior à sua concentração plasmática. Os mecanismos de nefrotoxicidade da gentamicina ainda não estão totalmente esclarecidos. Interferências na função de lisossomos, mitocôndrias e produção de radicais livres de oxigênio podem estar envolvidas.[42,50] A lesão nefrotóxica da gentamicina em cães é dependente da dose e da duração do tratamento.[51] Existem vários fatores de risco para nefrotoxicidade por gentamicina que devem ser observados e evitados. O tempo de tratamento deve ser o mínimo necessário. Já se comprovou que dose única diária é suficiente para atingir níveis séricos adequados para o tratamento das infecções por bactérias gram-negativas suscetíveis a esse antibiótico, com mínima ou nenhuma ocorrência de nefrotoxicidade.[52] O uso concomitante de outros fármacos como furosemida, anti-inflamatórios não esteroides, e/ou presença de desidratação, hipopotassemia, acidose e hipotensão também podem potencializar a nefrotoxicidade.[42,51] Estudo com cães demonstrou que a utilização dos antioxidantes vitamina E e silimarina foi benéfica para reduzir a nefrotoxicidade da gentamicina.[50] Os relatos de nefrotoxicidade por gentamicina têm sido menos frequentes nas últimas décadas, provavelmente pela maior conscientização dos médicos-veterinários.[53] Apesar de rara, pode haver absorção cutânea de gentamicina, determinando níveis séricos nefrotóxicos. Lesão renal aguda e fatal ocorreu em um gato tratado com gentamicina tópica em ferida cutânea aberta. Os níveis séricos desse antibiótico atingiram cinco vezes a concentração terapêutica. Por tal motivo, a dose de gentamicina em formulações tópicas aplicada em lesões que apresentam solução de continuidade não deve ultrapassar a dose terapêutica recomendada.[54] A paromomicina é outro aminoglicosídio que pode ser usado na forma tópica, como pomada, e em formulações orais. A forma oral, apesar de pouco absorvida pelo sistema digestório, já foi relacionada com lesão renal aguda reversível, quando utilizada para tratamento de tricomoníase ou criptosporidiose entérica em quatro gatos.[55]

Penicilinas (ampicilina e oxacilina) também podem exercer nefrotoxicidade nas células tubulares, pois são excretadas pelo sistema tubular transportador. Normalmente, a lesão é reversível com a interrupção do tratamento.[42]

As cefalosporinas são consideradas potencialmente nefrotóxicas, porém os casos de insuficiência renal relatados foram relacionados com a cefaloridina, que não é mais utilizada.[42,51]

As fluoroquinolonas podem, raramente, causar lesão renal por precipitação do fármaco ou metabólitos com magnésio e proteínas, causando lesão tubular, porém, casos de nefrite intersticial aguda são relatados em humanos tratados com ciprofloxacino.[42]

Outros antibióticos, como vancomicina, carbapenéns, tetraciclinas e sulfonamidas, e o antifúngico anfotericina B também apresentam potencial nefrotóxico.[56]

Anti-inflamatórios não esteroides

Os anti-inflamatórios não esteroides (AINE) estão entre os fármacos mais prescritos em medicina humana e veterinária. Estão indicados para efeitos analgésicos, anti-inflamatórios e antineoplásicos.[57] Além das indicações terapêuticas, algumas características dos AINE os tornam fármacos amplamente empregados, tais como rápido início de ação e efeito duradouro, facilidade de administração oral ou parenteral, ausência de efeitos imunossupressores e possibilidade de uso prolongado.[58]

O mecanismo de ação dos AINE é basicamente o bloqueio da expressão celular da enzima ciclo-oxigenase (COX) nas membranas celulares. Essa enzima converte o ácido araquidônico em prostaglandinas, prostaciclina e tromboxano.[44] Existem dois tipos de COX. A enzima COX-1, presente em praticamente todos os tecidos, é considerada constitutiva e está relacionada com a produção de prostaglandinas importantes para a homeostasia de diversos sistemas como rins, trato digestório e atividade plaquetária.[53,58] A COX-2 é produzida por estímulos pró-inflamatórios, como endotoxinas bacterianas, citocinas e fatores de crescimento e determina a produção de prostaglandinas inflamatórias. Porém, ela também é importante para a função de manutenção da homeostasia em alguns órgãos como rins, cérebro, ovários e útero.[58]

As prostaglandinas (PG) participam de diversos processos fisiológicos importantes nos rins. Em condições de redução da perfusão renal, prostaglandina E_2 (PGE_2) e prostaciclina (PGI_2) determinam a vasodilatação das arteríolas aferentes para manutenção da perfusão renal adequada na presença de vasoconstrição sistêmica.[57]

As PG também são importantes para liberação de renina pelas células justaglomerulares. A renina estimula a liberação de aldosterona, importante para secreção tubular de potássio. Consequentemente, as PG participam da homeostase de potássio.[58] A excreção de NaCl também sofre regulação pelas PG, pois desempenham atividade natriurética. Prostaglandinas induzem queda da reabsorção de NaCl e ureia, diminuindo o gradiente osmótico da região medular intersticial, facilitando a excreção de água, além de antagonizar os efeitos do hormônio antidiurético.[59,60]

O uso de AINE seletivos para COX-2 diminuiu em até 50% os riscos de efeitos adversos gastrintestinais em humanos, quando comparados com os não seletivos, e é provável que o mesmo ocorra em cães. Porém, não há evidências de que a seletividade para COX-2 reduza o potencial nefrotóxico desses fármacos em humanos e em cães.[58] Quando comparados com os humanos, os cães são mais suscetíveis a lesão renal aguda pelo uso de AINE, tanto seletivos quando não seletivos para COX-2. Fatores como anatomia renal, distribuição dessa enzima no tecido e expressão da COX-2 em pacientes desidratados são alguns dos relacionados com essa maior toxicidade. As células intersticiais são as mais afetadas.[53] Os mecanismos de nefrotoxicidade dos AINE ainda não estão totalmente esclarecidos e podem não estar relacionados exatamente com a seletividade para COX-1 ou COX-2. Doença renal crônica pode ser agravada com AINE. A utilização concomitante de outros fármacos nefrotóxicos como a gentamicina deve ser evitada. Também se deve evitar o uso conjunto desses fármacos com os corticosteroides ou outros AINE, e em pacientes desidratados ou com alterações de coagulação.[57,58]

Os anti-inflamatórios que já foram relacionados com a lesão renal em cães incluem ácido acetilsalicílico, carprofeno, flunixino-meglumina, naproxeno, fenilbutazona, meloxicam e, principalmente, ibuprofeno.[56,57,61]

Nenhuma alteração na função renal foi encontrada em estudo para avaliação dos efeitos renais do meloxicam em oito cães sadios submetidos à hipotensão pelo uso associado dos anestésicos acepromazina, tiopental e isoflurano. Nesse estudo, a função renal foi avaliada por urinálise, razão fosfatase alcalina:creatinina urinárias e dosagens bioquímicas, e a taxa de filtração glomerular foi avaliada por cintigrafia.[62]

Em relato de 16 casos, lesão renal aguda foi relacionada com o uso de AINE em pré e pós-operatório de cirurgias para castração de gatos jovens. Os anti-inflamatórios utilizados (na forma injetável e/ou oral) foram meloxicam (n = 9), carprofeno (n = 5), meloxicam e carprofeno (n = 1) e cetoprofeno (n = 1). Porém, os animais, cuja idade variava de 3 a 8 meses, não foram submetidos a exames pré-operatórios e não foram monitorados quanto à pressão arterial durante a anestesia, além de terem sido empregadas doses acima das recomendadas em alguns dos casos citados.[61]

Nenhuma alteração renal foi encontrada com a administração crônica dos anti-inflamatórios flunixino-meglumina, cetoprofeno, etodolac, carprofeno e meloxicam em cães. Foram avaliados 36 cães e a duração do tratamento com cada fármaco foi de 90 dias. Não houve alteração nos valores séricos de ureia e creatinina, assim como na densidade urinária, antes, durante e depois do tratamento.[63]

O meloxicam também mostrou-se seguro a longo prazo em gatos com osteoartrite. Quarenta gatos diagnosticados com essa doença, com média de idade de 12,9 ± 4,2 anos, foram submetidos ao tratamento oral com doses de 0,01 a 0,03 mg/kg/dia de meloxicam. Nenhuma alteração na função renal foi observada durante o estudo. A progressão da doença renal crônica, em três gatos que já tinham essa doença antes do início do tratamento, não ocorreu de maneira mais rápida quando comparados com gatos do grupo-controle, apesar de o número pequeno de animais nessa situação não ter permitido análise estatística.[64]

O diagnóstico da lesão renal aguda induzida por AINE deve ser obtido a partir de histórico, anamnese e exames físico e laboratorial. Os sinais de ulcerações gastrintestinais são comuns e geralmente surgem antes da manifestação da lesão renal. A avaliação laboratorial pode revelar azotemia.[56,57,65] A densidade urinária pode estar normal, elevada ou reduzida, dependendo do grau de desidratação e comprometimento renal.[65]

O tratamento dos animais com lesão renal aguda por AINE é sintomático e de suporte e pode haver recuperação em 5 a 10 dias. A administração do fármaco deve ser suspensa e instituída fluidoterapia. Diuréticos são contraindicados, uma vez que a oligúria não é comumente observada. Em geral, o prognóstico é favorável quando outros fatores de risco tais como desidratação, doença cardíaca e/ou renal, insuficiência hepática, hipotensão, sepse e uso concomitante não estão presentes. Além desses fatores deve-se ter cautela com a utilização concomitante de outros fármacos como diuréticos, corticosteroides e anestesias.[35,57]

Intoxicação por uvas ou passas

Intoxicações por ingestão de uvas e/ou passas causando lesão renal aguda têm sido relatadas em cães desde 1998. Os casos ocorreram nos EUA e no Reino Unido.[53,66] A toxicidade foi relacionada com a ingestão de uvas frescas ou secas (passas), claras ou escuras. A quantidade ingerida foi maior ou igual a 3 g/kg (matéria seca). Os pacientes podem apresentar apenas os sinais gastrintestinais (vômitos, diarreia), e a lesão renal aguda pode surgir em 24 a 72 h após a ingestão.[56] Em relato de 10 casos, observou-se anúria em sete dos animais intoxicados. Os achados histopatológicos revelaram necrose tubular aguda, principalmente em túbulo proximal, associada à ausência de lesão da membrana basal. Em cinco casos verificou-se regeneração tubular, o que indica a possibilidade de recuperação se a anúria for revertida e o paciente, mantido estabilizado.[67] Outro estudo mostrou as características da intoxicação por uvas/passas em 43 cães. As raças comumente envolvidas foram Labrador (13/43), Golden Retriever (4/43), e os sem raça definida (4/43). A idade dos pacientes variou de 0,6 a 13 anos (média de 4 anos) e o peso, de 1 a 48 kg (média de 25 kg). Desses animais, 28 ingeriram passas e, 13, uvas. A gravidade dos casos não foi relacionada com a quantidade de uvas ou passas ingeridas. O sintoma mais comum foi vômito (100%), seguido de letargia (77%), anorexia (72%) e diarreia (51%). Houve redução da produção urinária em 49% dos pacientes. Além da azotemia presente em todos os animais, 95% deles apresentavam produto cálcio/fósforo elevado. A hiperfosfatemia foi observada em 90% dos casos e a hipercalcemia em 62,5%. O tratamento preconizado foi de suporte e sintomático, incluindo indução da diurese com furosemida, dopamina, manitol ou combinação desses medicamentos. Fez-se diálise peritoneal em dois pacientes e hemodiálise em um. Vinte e três cães sobreviveram, 5 morreram e 15 foram submetidos à eutanásia. À histopatologia realizada em 16 casos, a alteração mais encontrada foi degeneração difusa dos túbulos renais, principalmente de túbulos proximais.[68] O princípio tóxico que acarreta a lesão renal nesses casos ainda é desconhecido. Algumas possibilidades são contaminação dos produtos com toxinas como a ocratoxina, altas concentrações de vitamina D ou compostos similares, contaminação com pesticidas, metais pesados ou outra toxina presente no ambiente ou na própria uva/passa.[35,56,66]

Nem todos os cães que ingerem uvas ou passas desenvolvem lesão renal aguda, porém medidas preventivas como indução da êmese, administração de carvão ativado e fluidoterapia devem ser consideradas quando um paciente é atendido com histórico de ingestão recente de uvas ou passas.[68]

Intoxicação por lírios

Desde 1989, a intoxicação por lírios tem sido considerada causa de lesão renal aguda em gatos. Em estudo de 36 casos de lesão renal aguda em gatos, as nefrotoxinas foram responsáveis por 56% deles, e a intoxicação por lírios foi a causa mais comum.[68]

As espécies *Lilium* spp. e *Hemerocallis* spp. devem ser consideradas potencialmente tóxicas para felinos. Outras plantas, como o copo-de-leite e o lírio-da-paz, também conhecidas como lírios, não são consideradas tóxicas.[56] Essas plantas não são da família Liliaceae. Ambas contêm cristais de oxalato que são irritantes à orofaringe e ao trato gastrintestinal. Os gatos que ingerem essas plantas podem apresentar estomatite, o que, naturalmente, limita a ingestão de grandes quantidades. Por esse motivo, não é comum lesão renal induzida pelos cristais presentes na planta.[70]

Todas as partes dos lírios são tóxicas, embora as flores tenham maior potencial tóxico. A dose mínima para causar lesão renal não foi estabelecida, mas casos de intoxicação após ingestão de uma única flor ou oito folhas já foram citados. A toxina ainda não foi elucidada.[35,70] O grau de toxicidade pode ser influenciado por características individuais como absorção intestinal e presença de doença renal.[53] Em estudo de um centro americano de referência em intoxicações, 301 casos de intoxicação por lírio foram identificados, sendo que 83% foram em gatos.[71]

Na maioria das vezes, as manifestações clínicas iniciais estão relacionados com o sistema gastrintestinal e surgem rapidamente após a ingestão da planta. Vômitos, anorexia, adinamia e ptialismo são relatos comuns. A lesão renal aguda ocorre entre 24 e 96 h depois do consumo da planta. O paciente pode apresentar anorexia, vômitos, diarreia, apatia, fraqueza muscular. Desidratação também decorre da poliúria que, em geral, acontece nas primeiras 12 h. Acredita-se que a desidratação contribua para que o paciente entre na fase anúrica da doença.[72] Em seguida, oligúria ou anúria podem ser observadas, além dos sinais de desidratação, sensibilidade renal à palpação e renomegalia.[56,70] Sinais neurológicos também são citados: ataxia, convulsões, tremores e depressão.[53,71]

A lesão renal decorre principalmente de necrose tubular, especialmente nos túbulos proximais. Cilindros granulosos ou hialinos e restos celulares se acumulam nos túbulos. A membrana basal é preservada. Frequentemente notam-se sinais de regeneração tubular.[53]

Obtém-se o diagnóstico pelo histórico de ingestão da planta e sintomas. Os achados da urinálise incluem isostenúria, glicosúria, proteinúria e cilindrúria e a bioquímica sérica revela azotemia. Geralmente, a creatinina sérica está bem mais elevada que a ureia. Há possibilidade de essa desproporção não ser real, e sim por interferência de algum metabólito da planta no teste de creatinina.[70] Pode haver hiperfosfatemia e hiperpotassemia. Hipercalcemia não é comum. O hemograma pode mostrar hematócrito elevado devido à desidratação, porém quase sempre está normal.[53,70]

O tratamento é sintomático e de suporte. Descontaminação gastrintestinal e fluidoterapia para indução da diurese até 6 h após a ingestão da planta podem evitar o desenvolvimento de lesão renal aguda. Recomendam-se indução de vômito, administração de adsorventes como carvão ativado, catárticos, e indução da diurese em animais com oligúria.[53,70] O índice de mortalidade dos gatos intoxicados por lírios é alto em decorrência da lesão renal aguda. Um relato cita a recuperação do paciente após terapia intensiva de suporte e hemodiálise.[73] As observações em necropsias revelam sinais de regeneração tubular, sugerindo que a recuperação do epitélio seja possível, desde que instituída terapia intensiva.[70]

Referências

1. Guyton AC, Hall JE. Textbook of medicine physiology. 9th ed. Philadelphia: Saunders; 1998. 1147p.
2. Finco DR. Applied physiology of the kidney. In: Osborne CA, Finco DR, editors. Canine and feline nephrology and urology. Baltimore: Lea & Febiger; 1995a. p. 29-46.
3. Seguro AS, Kudo LK, Helou CMB. Função tubular. In: Riella MC, editor. Princípios de nefrologia e distúrbios hidroeletrolíticos. 4ª ed. Rio de Janeiro: Guanabara Koogan; 2003. p. 37-48.
4. Seguro AS, Magaldi AJB, Helou CMB, Malnic G, Zatz R. Processamento de água e eletrólitos pelos túbulos renais. In: Zatz R, editor. Fisiopatologia renal. São Paulo: Atheneu; 2000. p. 71-96.
5. Riella LV, Ribeiro LA, Riella MC. Anatomia renal. In: Riella MC, editor. Princípios de nefrologia e distúrbios hidroeletrolíticos. 4ª ed. Rio de Janeiro: Guanabara Koogan; 2003. p. 1-19.
6. Feldman EC, Nelson RW. Canine diabetes mellitus. In: _______,editor. Canine and feline endocrinology and reproduction. 3rd ed. St. Louis: Saunders; 2004. p. 486-538.
7. Osborne CA, Stevens JB, Lulich JP, Ulrich LK, Bird KA, Koehler LA, Swanson LL. A clinician's analysis of urinalysis. In: Osborne CA, Finco DR, editors. Canine and feline nephrology and urology. Baltimore: Lea & Febiger; 1995. p. 136-205.
8. Reine NJ, Langston CE. Urinalysis interpretation: how to squeeze out the maximum information from a small sample. Clin Tech Small Anim Pract. 2005; 20:2-10.
9. Finco DR. Congenital, inherited, and familial renal diseases. In: Osborne CA, Finco DR, editors. Canine and feline nephrology and urology. Baltimore: Lea & Febiger; 1995b. p. 471-83.
10. Hostutler RA, DiBartola SP, Eaton KA. Transient proximal renal tubular acidosis and Fanconi syndrome in a dog. J Am Vet Med Assoc. 2004; 224:1611-4.
11. Koehler LA, Osborne CA, Buettner MT, Lulich JP, Behnke R. Canine uroliths: frequently asked questions and their answers. Vet Clin North Am Small Anim Pract. 2008; 39:161-81.
12. Palatto V, Wood M, Grinden C. Urine sediment from a Chihuahua. Vet Clin Pathol. 2005; 34:425-8.
13. Osborne CA, Lulich JP, Forrester D, Albasan H. Paradigm changes in the role of nutrition for the management of canine and feline urolithiasis. Vet Clin North Am Small Anim Pract. 2008; 39:127-41.
14. Sanderson SL, Osborne CA, Lulich JP, Bartges JW *et al.* Evaluation of urinary carnitina and taurine excretion in 5 cystinuric dogs with carnitine and taurine deficiency. J Vet Intern Med. 2001; 15:94-100.
15. Kerl ME. Renal tubular diseases. In: Ettinger SJ, Feldman E, editors. Textbook of Veterinary internal medicine. 6th ed. Philadelphia: Saunders; 2005. p. 1824-8.
16. Zunino D. Tubulopatias hereditárias. In: Riella MC, editor. Princípios de nefrologia e distúrbios hidroeletrolíticos. 4ª ed. Rio de Janeiro: Guanabara Koogan; 2003. p. 557-79.
17. Escolar E, Perez-Alenza D, Diaz M, Rodriguez A. Canine Fanconi syndrome. J Small Anim Pract. 1993; 34:567-70.
18. Abraham LA, Tyrrel D, Charles JA. Transient tubulopathy in a racing greyhound. Aust Vet J. 2006; 84:398-401.
19. Yearley JH, Hancock DD, Mealey K. Survival time, lifespan, and quality of life in dogs with idiopathic Fanconi syndrome. J Am Vet Med Assoc. 2004; 225:377-83.
20. Brown SA. Fanconi's syndrome: inherited and acquired. In: Kirk RW, Bonagura J. editors. Current veterinary therapy X: small animal practice. Philadelphia: Saunders; 1989, p. 1163-5.
21. Mackenzie CP, Broak VD. The Fanconi syndrome in a Whippet. J Small Anim Pract. 1982; 23:469-74.
22. McEwan NA, MaCartney L. Fanconi's syndrome in a Yorkshire Terrier. J Small Anim Pract. 1987; 28:737-42.
23. Bark H, Perk R. Fanconi syndrome associated with amoxicillin therapy in the dog. Canine Pract. 1995; 20(3):19-22.
24. Freeman LM, Breitschwerdt EB, Keene BW. Fanconi's syndrome in a dog with primary hipoparathyroidism. J Vet Intern Med. 1994; 8:349-54.
25. Jamieson PM, Chandler ML. Transient renal tubulopathy in a Labrador retriever. J Small Anim Prac. 2001; 42:546-9.
26. Appleman EH, Cianciolo R, Mosenco AS, Baunds ME, Al-Ghazlat S. Transient acquired Fanconi syndrome associated with copper storage hepatopathy in 3 dogs. J Vet Intern Med. 2008; 22:1038-42.
27. Hill TL, Breitschwerdt EB, Cecere T, Vaden S. Concurrent hepatic copper toxicosis and Fanconi's syndrome in a dog. J Vet Intern Med. 2008; 22:229-32.

28. Hooper AN, Roberts BK. Fanconi syndrome in four non-basenji dog exposed to chicken jerky treats. J Am Anim Hosp Assoc. 2011; 47:178-87.
29. Darrigrand-Haag RA, Center SA, Randolph JF, Lewis RM, Wood PA. Congenital Fanconi's syndrome associated with renal dysplasia in two Border Terriers. J Vet Intern Med. 1996; 10:412-9.
30. Riordan R, Schaer M. Tubular acidosis. Compend Contin Educ Pract Vet. 2005; 27:513-29.
31. Zatz R, Malnic G. Distúrbios do equilíbrio ácido-base. In: Zatz R, editor. Fisiopatologia renal. São Paulo: Atheneu; 2000. p. 209-44.
32. DiBartola SP. Metabolic acid-base disorders. In: ____, editor. Fluid therapy in small animal practice. 2nd ed. Philadelphia: Saunders; 2000. p. 211-61.
33. Watson JA, Culvenor DJ, Rothwell TL. Distal renal tubular acidosis in a cat with pyelonephritis. Vet Rec. 1986; 119:65-8.
34. Shearer LR, Boudreau AE, Holowaychuk MK. Distal renal tubular acidosis and immune-mediated hemolytic anemia in 3 dogs. J Vet Intern Med. 2009; 23:1284-8.
35. Bartges J, Polzin D. Nephrology and urology of small animals. West Sussex: Blackwell; 2011. 904p.
36. Nichol SR. Diabetes Insipidus. In: Kirk RW, Bonagura J, editors. Current veterinary therapy X: small animal practice. Philadelphia: Saunders; 1989. p. 973-8.
37. Feldman EC, Nelson RW. Water metabolism and diabetes Insipidus. In: ______, editor. Canine and feline endocrinology and reproduction. 3rd ed. St. Louis: Saunders; 2004. p. 2-44.
38. Garofeanu CG, Mathew W, Rosas-Arellano P, Henson G, Garg AX, Clark WF. Causes of reversible nephrogenic diabetes Insipidus: a systematic review. Am J Kidney Dis. 2005; 45:626-37.
39. Cohen M, Post GS. Nephrogenic diabetes insipidus in a dog with intestinal leiomyosarcoma. J Am Vet Med Assoc. 1999; 215:1618-820.
40. Seguro CA, Zatz R. Distúrbios da tonicidade do meio interno: regulação do balanço de água. In: Zatz R, editor. Fisiopatologia renal. São Paulo: Atheneu; 2000. p. 189-208.
41. Beck LH, Salant DJ. Glomerular and tubulointerstitial diseases. Prim Care Clin Office Pract. 2008; 35:265-96.
42. Burdmann EA, Junior JMV, Vidal EC. Nefropatia tóxica e tubulointersticial. In: Riella MC, editor. Princípios de nefrologia e distúrbios hidroeletrolíticos. 4ª ed. Rio de Janeiro: Guanabara Koogan; 2003. p. 450-89.
43. Grauer GF, Lane IF. Acute renal failure: ischemic and chemical nephrosis. In: Osborne CA, Finco DR, editors. Canine and feline nephrology and urology. Baltimore: Lea & Febiger; 1995. p. 441-59.
44. Markowitz GS, Perazella MA. Drud-induced renal failure: a focus on tubulointerstitial disease. Clin Chim Acta. 2005; 351:31-47.
45. Polzin DJ, Osborne CA. Pathophysiology of renal failure and uremia. In: Osborne CA, Finco DR, editors. Canine and feline nephrology and urology. Baltimore: Lea & Febiger; 1995. p. 335-67.
46. Kellum JA. Acute kidney injury. Crit. Care Med. 2008; 36:S141-S145.
47. Ronco C, House AA, Haapio M. Cardiorenal syndrome: refining the definition of a complex symbiosis gone wrong. Intens Care Med. 2008; 34:957-62.
48. Bagshaw SM, Gibney N. Conventional markers of kidney function. Crit Care Med. 2008; 36:S152-S158.
49. Wehner A, Hartmann K, Hirschberger J. Utility of serum cystatin C as a clinical measure of renal function in dogs. J Am Anim Hosp Assoc. 2008; 44:131-8.
50. Varzi HN, Esmailzadeh S, Morovvati H, Avizeh R, Shahriari A, Givi ME. Effect of slymarin and vitamin E on gentamicin-induced nephrotoxicity in dogs. J Vet Pharm Therap. 2007; 30:477-81.
51. Kraje AC. Helping patients that have acute renal failure. Vet Med. 2002; 97:461-74.
52. Albarellos G, Montoya L, Ambros L, Kreil V, Hallu R, Rebuelto M. Multiple once-daily dose pharmacokinetics and renal safety of gentamicin in dogs. J Vet Pharmacol Therap. 2004; 27:21-5.
53. Stokes JE, Forrester SD. New and unusual causes of acute renal failure in dogs and cats. Vet Clin North Am Small Anim Pract. 2004; 34:909-22.
54. Mealey KL, Boothe DM. Nephrotoxicocis associated with topical administration of gentamicin in a cat. J Am Vet Med Assoc. 1994; 204:1919-21.
55. Gookin JL, Rivieri JE, Gilger BC, Papich MG. Acute renal failure in four cats treated with paromomycin. J Am Vet Med Assoc. 1999; 215:1821-23.
56. Stokes JE, Bartges JW. Causes of acute renal failure. Comp Contin Educ Pract Vet. 2006; 28:387-97.
57. Forrester SD, Troy GC. Renal effects of nonsteroidal anti-inflammatory drugs. Comp Contin Educ Pract Vet. 1999; 21:910-9.
58. Lascelles BDX, McFarland JM, Swann H. Guidelenes for safe and effective use of NSAIDs in dogs. Vet Therap 2005; 06:237-49.
59. Rubin SI. Nonsteroidal anti-inflammatory drugs, prostaglandins, and kidney. J Am Vet Med Assoc. 1986; 188:1065-8.
60. Thomas MC, Harris DCH. Renal effects of cyclo-oxygenase-2 inhibition. Nephrol. 2002; 7:281-6.
61. Robson M, Chew D, Aalst S. Intrinsic acute renal failure associated with non-steroidal anti-inflammatory drug (NSAID) use in juvenile cats undergoing routine desexing-16 Cases 1998-2005. Proceedings of American College of Veterinary Internal Medicine Forum- ACVIM; 2006 May 31- June 03; Louisville. Kentucky; 2006. Disponível em: http://www.vin.com/Members/Proceedings/Proceedings.plx?CID=acvim2006&PID=pr13223&O=VIN.
62. Boström IM, Nyman G, Hoppe A, Lord P. Effects of meloxican on renal function in dogs with hypotension during anaesthesia. Vet Anaesth Analg. 2006; 33:62-9.
63. Luna SPL, Basílio AC, Steagall PVM, Machado LP, Moutinho FQ, Takahira RK, Brandão CVS. Evaluation of adverse effects of long-term oral administration of carprofen, etodolac, flunixin meglumine, ketoprofen and meloxican in dogs. Am J Vet Res. 2007; 68: 258-64.
64. Gunew MN, Menrath VH, Marshall RD. Long-term safety, efficacy and palatability of oral meloxican at 0.01-0.03mg/kg m for treatment of osteoarthritic pain in cats. J Fel Med Surg. 2008; 10:235-41.
65. Potter M, MacIntire DK. NSAID toxicity in dogs. Comp Contin Educ Pract Vet. 2008, 10:8-12.
66. Gwaltney-Brant S, Holding JK, Donaldson CW, Eugib PA, Khan SA. Renal failure associated with ingestion of grapes or raisins in dogs. J Am Vet Med Assoc. 2001; 218:1555-6.
67. Morrow CMK, Valli VE, Volmer P, Eugib PA. Canine renal pathology associated with grape or raisin ingestion: 10 cases. J Vet Diagn Invest. 2005; 17:223-31.
68. Eugib PA, Brady MS, Gwaltney-Brand SM, Khan SA, Mazaferro EM, Morrow CMK. Acute renal failure in dogs after the ingestion of grapes or raisins: a retrospective evaluation of 43 dogs (1992-2002). J Vet Intern Med. 2005; 19:663-74.
69. Worwag S, Langston CE. Acute intrinsic renal failure in cats: 32 cases (1997-2004). J Am Vet Med Assoc. 2008; 232:728-32.
70. Tefft K. Lily nephrotoxicity in cats. Comp Contin Educ Pract Vet. 2004; 26:149-5.
71. Milewsky LM, Khan S.A. An overview of potentially life-threatening poisons plants in dogs and cats. J Vet Emerg Crit Care. 2006; 16:25-33.
72. Hall JO. Lily toxicosis. In: August JR, editor. Consultations in feline internal medicine 4. Philadelphia: Saunders; 2001. p. 308-10.
73. Berg IMR, Francey T, Segev G. Resolution of acute kidney injury in a cat after Lily (*Lilium lancifolium*) intoxication. J Vet Intern Med. 2007; 21:857-9.

163 Doença Renal Familial em Cães e Gatos

Cínthia Ribas Martorelli, Márcia Mery Kogika

Embriologia

A embriologia renal compreende o desenvolvimento de três órgãos com função excretória: pronéfrons, mesonéfrons e metanéfrons. Os pronéfrons são formados por túbulos pronéfricos e estes, posteriormente, se transformam em mesonéfrons, denominados ductos mesonéfricos, os quais atuarão como um órgão excretor. Além disso, uma parte dos ductos mesonéfricos se diferencia em epidídimo e ducto deferente, nos machos. Nas fêmeas, a mesma estrutura diferencia-se em ducto vestigial de Gartner. Ainda, o tecido mesonéfrico gera o ducto mülleriano, que irá formar o oviduto e o útero em fêmeas, porém em machos a mesma estrutura torna-se vestigial. Por fim, tanto nos machos quanto nas fêmeas, o crescimento da porção caudal dos ductos mesonéfricos atua como um "broto" (ou coto) para o desenvolvimento do ureter, o qual é sincronizado com o desenvolvimento de túbulos subjacentes ao tecido metanéfrico.[1]

O desenvolvimento tubular acontece a partir do tecido metanéfrico. Em contrapartida, os glomérulos são formados por capilares sanguíneos, os quais invaginam para a porção final da estrutura tubular. Assim, o tecido metanéfrico é o responsável pelo desenvolvimento da maior parte do tecido renal. Na maturidade, o mesonéfron é a estrutura que origina os ureteres, a pelve renal e os ductos coletores, enquanto o restante do sistema tubular, assim como o espaço de Bowman, derivará do tecido metanéfrico.[1]

A divisão repetida do coto ureteral, juntamente com o desenvolvimento de túbulos metanéfricos, promove a formação de várias gerações de néfrons durante o desenvolvimento fetal dos rins. Assim, nos recém-nascidos das espécies canina e felina, a nefrogênese é incompleta e, por isso, estruturas imaturas podem ser observadas na área subcapsular. Deste modo, algumas anomalias renais podem estar relacionadas com a organogênese.[1]

Definição

Uma doença dita *familial* é aquela que ocorre em animais com algum grau de parentesco com maior frequência do que a esperada ao acaso. Ainda, a doença de origem familial pode ter componente hereditário na sua etiologia e, dessa maneira, todos os indivíduos da família serão acometidos.[1–3] As doenças *congênitas* estão presentes desde o nascimento e podem ser geneticamente determinadas ou causadas pela exposição a fatores ambientais adversos durante o período neonatal.[2,4]

Doença renal crônica (DRC) é definida pela presença de lesão estrutural e/ou alteração funcional de um ou ambos os rins, que persiste um período de aproximadamente 3 meses ou mais.[5] A prevalência estimada de DRC em cães é de 0,5 a 1,5%, e esta é inferior em animais jovens. Os primeiros casos de nefropatia juvenil foram identificados no ano de 1957, ocasião em que foi descrita a hipoplasia renal cortical em cães da raça Cocker Spaniel caracterizada, histologicamente, por esclerose glomerular associada à redução do número de glomérulos.[6,7]

A velocidade de progressão e a gravidade da DRC variam entre as diferentes doenças renais familiais, porém em geral são fatais e a terapia é limitada ao tratamento de manutenção da doença renal crônica.[2–4]

As doenças renais familiais mais frequentes em cães e gatos são amiloidose renal, displasia renal, hipoplasia renal, glomerulopatia primária, doença renal policística, glomerulonefrite imunomediada e síndrome de Fanconi.[4,7,8] Nos gatos, a doença renal familial é mais frequente em Abissínios, ao passo que a doença renal policística é mais comum em gatos Persas ou cruzamentos de Persa. Na maioria dos casos não existe predisposição sexual. Contudo, em cães da raça Samoieda, a doença renal ocorre associada a uma alteração no cromossomo X.[2]

A canina é a segunda espécie entre os mamíferos com maior ocorrência de doenças hereditárias; cerca de 370 doenças já foram reconhecidas como hereditárias. Nesse total, estão inclusas diferentes doenças que apresentam predisposição racial ou maior prevalência em determinada raça ou família de cães. Sabe-se, ainda, que essas doenças são dependentes do genótipo, e aproximadamente 200 tipos de doenças genéticas caninas são considerados mendelianos simples (monogênicas) e que 70% demonstram um padrão autossômico recessivo.[8]

A manifestação clínica das doenças renais de origem familial surge em animais jovens (3 meses a 3 anos de idade) e decorre da evolução da DRC, independentemente da doença renal específica, e assim costuma ser notada nos estágios mais avançados da DRC.[4] Portanto, de modo geral, as manifestações clínicas da DRC nos animais jovens ocorrem de maneira insidiosa, o que muitas vezes dificulta o estabelecimento do diagnóstico precoce.[3,9] Assim, a manifestação clínica está na dependência de tipo, gravidade e extensão da lesão renal. Em estágio mais avançado da doença renal, as principais manifestações clínicas são anorexia, perda de peso ou retardo no crescimento, letargia, poliúria, polidipsia e vômito. Outras manifestações possíveis são diarreia, pelagem opaca, halitose e noctúria. Ainda, ao exame físico podem-se notar desidratação, palidez de mucosas, estomatite e lesões ulcerativas decorrente da uremia. Havendo hiperparatireoidismo secundário renal, a osteodistrofia fibrosa também pode ser observada. Ademais, hematúria, disúria e dor abdominal podem acompanhar os casos de telangiectasia renal ou cistadenocarcinoma multifocal renal.[1,3]

Classificação

A doença renal de origem familial pode ocorrer em diferentes raças de cães, embora cães de raça mista também sejam acometidos. Em relação às raças de cães, seguem alguns exemplos de relato de doença renal familial: agenesia renal em Beagle; displasia renal em Lhasa Apso e Shih Tzu; nefrite hereditária (ou síndrome de Alport) em Samoieda, Cocker Spaniel Inglês, Doberman, Rotweiller, Bull Terrier, Bullmastiff e Dálmata; nefropatia tubulointersticial em cães Elkhound; síndrome de Fanconi nas raças Basenji, Irish Terrier, Whippet e Dálmata; e glomerulonefrite membranoproliferativa em Bernese Mountain.[2,10,11] Além disso, existem diversas doenças renais em que a origem hereditária ainda não foi totalmente esclarecida, como nas raças Wheaten Terrier de pelo macio, Bedlington Terrier, Keeshound, Malamute-do-alasca, Schnauzer miniatura e Pastor-alemão e, assim, muitas vezes, são denominadas simplesmente nefropatia juvenil.[7,11]

Portanto, cães que apresentam predisposição racial para o desenvolvimento de doença renal familial devem ser avaliados, desde jovens, com o intuito de detectar precocemente possível evolução da doença e, deste modo, possibilitar a instituição de medidas terapêuticas que possam retardar a progressão da afecção e proporcionar boa qualidade de vida. Algumas raças com predisposição para doenças glomerulares de origem familial e imunomediada manifestam a doença renal de maneira mais evidente, principalmente quando evoluem concomitantemente com algum processo infeccioso, tais como com a doença de Lyme, em cães da raça Golden Retriever, a leishmaniose em American Foxhound e a erliquiose nos Pastores-alemães. Ademais, glomerulopatia imunomediada também pode estar associada ao uso de alguns medicamentos, tais como sulfa em Doberman, ou decorrente de outros tipos de hipersensibilidades.[12, 13]

Na maior parte das doenças renais familiais, a *origem primária* da doença não é totalmente conhecida.[3,4] Entretanto, tem-se o conhecimento de que algumas anomalias renais estão relacionadas com uma falha na organogênese, provavelmente por defeito na formação dos ductos mesonéfricos, ou até mesmo nos metanéfrons. Assim, a nefrogênese incompleta pode ocasionar agenesia, displasia ou hipoplasia renal.[1] Em contrapartida, nas nefropatias juvenis cuja origem hereditária não foi totalmente comprovada, estas são caracterizadas por DRC e geralmente não estão associadas a um processo inflamatório renal primário. Ainda em referência à doença familial, outras afecções podem ocorrer de modo concomitante, como lesões no miocárdio de cães da raça Montanhês-de-berna e Weimaraner, caracterizadas por arterite associada a infiltrado inflamatório, com consequente isquemia e distrofia das células cardíacas. No caso dos rins, com a evolução crônica do processo, eles podem apresentar mineralização, fibrose intersticial e esclerose glomerular.[12]

Algumas raças caninas como Samoieda, Cocker Spaniel inglês, Bull Terrier, Dálmata e Bullmastiff apresentam um tipo de nefropatia juvenil resultante de defeito genético na membrana basal glomerular, e esta afecção tem merecido destaque em medicina humana, pois é comparada e utilizada como modelo de nefrite hereditária ligada ao cromossomo X, tanto àquela de caráter autossômico recessivo como à autossômica dominante em humanos.[2]

Outras alterações como hiperplasia ou proliferação adenomatoide dos ductos coletores medulares, associada à persistência do mesênquima na medula renal, são detectadas com maior frequência nos cães das raças Lhasa Apso, Shih Tzu, Wheaten Terrier de pelo macio, Poodle standard, Chow Chow e Schnauzer miniatura.[2]

A nefropatia com perda de proteínas está associada a mutações genéticas que definem a presença de uma ou mais moléculas anormais no podócito ou na membrana basal glomerular, com capacidade para alterar a função de permeabilidade e a integridade da barreira de filtração, permitindo maior passagem de imunocomplexos circulantes, o que pode acarretar proteinúria. Embora ainda não estejam esclarecidas em cães e gatos, já foram identificadas mais de 100 diferentes mutações no *NPHS1*, que é o gene da nefrina; mais de 40 mutações no *NPHS2*, sendo este o gene para a podocina; e diversas mutações em outros genes incluindo *NPHS3, ACTN4, CD2AP, TRPC6, WT1, LAMB2, NEOH 1-3*, diferentes genes mitocondriais, *MYH9* e outros.[13]

Anormalidades genéticas nos podócitos têm sido associadas a diferentes formas de expressão fenotípica (com consequente proteinúria de intensidade variável). Ao exame histopatológico pode-se observar desde pequenas alterações até glomeruloesclerose segmental grave, pois se trata de uma anormalidade hereditária, a qual é autossômica recessiva com baixa, média ou alta penetrância. Em genética, o termo *penetrância* pode ser definido como o grau do efeito produzido na população estudada por um gene. Algumas dessas mutações genéticas podem causar anormalidades extrarrenais. Por fim, a expressão de um fenótipo é complexa, pois não está associada apenas a uma ou mais mutações genéticas, mas também pode existir interação entre elas.[13]

De acordo com os fatos mencionados, propõe-se neste capítulo apresentar as doenças renais familiais de acordo com a seguinte *classificação* (Quadro 163.1):

- Alterações estruturais e/ou morfológicas, incluindo aplasia, displasia e agenesia renal, rins supranumerários, doença renal policística e telangiectasia renal (p. ex., em cães da raça Pembroke Welsh Corgis)
- Nefropatias com perda urinária de proteínas, que englobam as glomerulopatias primárias, como glomerulonefrite, síndrome de Alport e amiloidose renal
- Tubulopatias primárias, como síndrome de Fanconi, glicosúria renal primária, acidose tubular renal, cistinúria, carnitinúria, xantinúria, hiperuricosúria e diabetes insípido nefrogênico
- Outras doenças renais familiais, como o cistadenocarcinoma multifocal renal, e também as doenças renais que acometem de modo particular os cães da raça Poodle standard e Weimaraner. Portanto, no decorrer do texto segue explanação mais detalhada sobre elas.

Posteriormente, segue uma relação das mutações genéticas responsáveis pelo desenvolvimento das doenças renais de origem familial (Quadro 163.2).

Para o *diagnóstico* de doença renal familial é necessário exclusão de outras condições que também podem causar doença renal, tais como:

- Nefrite aguda por leptospirose
- Nefropatia tóxica (por etilenoglicol, colecalciferol ou fármacos)
- Pielonefrite bacteriana
- Hidronefrose.[8]

Ainda são importantes a interpretação cuidadosa do histórico, dos achados ao exame físico, da manifestação clínica, do exame de urina, dos exames de imagem (ultrassonografia e radiografia) e a determinação da pressão arterial sistêmica (PAS), para assim estabelecer um diagnóstico ou aventar uma suspeita clínica. Entretanto, a confirmação do diagnóstico deve ser obtida por biopsia renal e exame histopatológico. Ainda, para as glomerulopatias fazem-se necessários microscopia eletrônica e estudos imunopatológicos.[4]

Quadro 163.1 Doenças renais de origem familial de acordo com predisposição racial em cães e gatos.

Doença renal	Raças caninas	Raças felinas
Alterações estruturais e/ou morfológicas		
Displasia renal	Airedale Terrier, Malamute-do-alasca, Beagle, Bedlington Terriers, Border Terrier, Boxer, Bulldog Inglês, Chow Chow, Collie, Dogue-alemão, Great Pyrinées, Golden Retriever, Irish Wolfhound, Wheaten Terrier de pelo macio, Cavalier King Charles Spaniel, Rhodesian Ridgeback, Lhasa Apso, Labrador Retriever, Schnauzer miniatura, Old English Sheepdog, Pequinês, Samoieda, Shih Tzu, Poodle standard, Yorkshire Terrier, Keeshond, Rotweiller e Dutch Kooiker	Persa
Aplasia renal	Doberman Pinscher e Beagle	
Hipoplasia renal	Cocker Spaniel	
Agenesia renal	Doberman Pinscher, Shetland Sheepdog e Beagle	
Rins supranumerários	Bulldog Inglês	–
Doença renal policística	Bull Terrier, Carin Terrier, West Highland White Terrier e Blue Merle Collie	Persa e cruzamentos, Ragdolls, Siamês, Exotic shorthair, Selkirk Rex e Scottish Folds
Telangiectasia renal	Pembroke Welsh Corgi	–
Nefropatia com perda de proteínas		
Glomerulonefrite	Wheaten Terrier de pelo macio, Bernese Mountain, Brittany Spaniel, Rotweiller e Bullmastiff	–
Síndrome de Alport (nefrite hereditária)	Samoieda, English Cocker Spaniel, Bull Terrier, Dálmata, Doberman, Bullmastiff, Terra-nova, Rottweiler, Pembroke Welsh Corgi e Beagle	–
Amiloidose renal	Shar-pei, English Foxhound e Beagle	Siamês e Abissínio
Tubulopatias primárias		
Síndrome de Fanconi	Basenjii, Yorkshire Terrier, Whippet, Norwegian Elkhound, Schnauzer e Shetland Sheepdog	–
Cistinúria	Basenjii, Basset Hound, Dachshund, Australian Cattle Dog, Australian Shepherd, Bullmastiff, Chihuahua, Bulldog Inglês, Irish Terrier, Mastiff, Scottish Deerhound, Terra-nova, Scottish Terrier, American Staffordshire Terrier e Welsh Corgi	–
Carnitinúria	Basenjii, Basset Hound, Dachshund, Australian Cattle Dog, Australian Shepherd, Bullmastiff, Chihuahua, Bulldog Inglês, Irish Terrier, Mastiff, Scottish Deerhound, Terra-nova, Scottish Terrier, American Staffordshire Terrier e Welsh Corgi	–
Hiperuricosúria	Dálmata, Bulldog Inglês e Black Russian Terrier	–
Hiperxantinúria ou xantinúria	Cavalier King Charles Spaniel e Dachshund de pelo duro	–
Glicosúria renal primária	Scottish Terriers, Basenji e Norwegian Elkhounds	–
Acidose tubular renal	Greyhound, Basenjii e raças mistas	–
Diabetes insípido nefrogênico	Pastor-alemão	–
Outras doenças renais familiais		
Cistadenocarcinoma multifocal renal	Pastor-alemão, Golden Retriever e Boxer	–
Doença renal familial	Poodle standard	–
Nefropatia juvenil	Weimaraner	–

Adaptado de Lees[4] e Lyons *et al.*[23]

Além disso, esses animais devem ser avaliados quanto aos exames laboratoriais: perfil bioquímico sérico e hematológico, dosagem sérica de eletrólitos, exame de urina e urocultura. Também é importante o estadiamento da doença renal crônica segundo a International Renal Interest Society (IRIS), para instituir terapia e para estabelecer o prognóstico.[14]

Para cães de algumas raças ou de famílias que tenham risco de desenvolver doença renal secundária a uma anormalidade primária, recomenda-se uma investigação diagnóstica em que a detecçao de proteinúria persistente pode ser um achado importante nos exames de triagem. Os animais doentes devem ser identificados e retirados da reprodução para, assim, minimizar a transmissão da doença. Além disso, o diagnóstico precoce das doenças renais de origem familial é muito importante, uma vez que nos estágios mais tardios da DRC é difícil a identificação da lesão renal inicial, devido a anormalidades secundárias, tais como inflamação, fibrose e mineralização.[4]

Conceitos de genética e utilização de testes genéticos

Genética é a ciência que estuda a hereditariedade, a qual está associada à identificação de características que são transmitidas dos pais para os filhos por meio do processo de reprodução, e essas características estão contidas em um código químico: o DNA. O *ácido desoxirribonucleico* (DNA) é a identidade genética permanente, assim, é o responsável pela determinação do traço hereditário de um organismo vivo.[15]

Os *genes* atuam como a unidade básica de herança, e estão contidos nos cromossomos. Cada gene apresenta um conjunto específico de instruções para a produção de determinado tipo de proteína. Este processo ocorre de modo coletivo, e são as diferentes proteínas que determinam uma característica biológica observada no animal, também chamada de *fenótipo*.[15]

Quadro 163.2 Doença renal familial e padrão de hereditariedade/mutação em cães e gatos.

Doença renal familial	Hereditariedade/mutação genética
Anormalidades estruturais e morfológicas	
Displasia renal	Shih Tzu: autossômica recessiva
Aplasia renal	Desconhecida
Hipoplasia renal	Desconhecida
Agenesia renal	Desconhecida
Rins supranumerários	Desconhecida
Doença renal policística	Autossômica dominante
Telangiectasia renal	Desconhecida
Nefropatia com perda de proteínas	
Glomerulonefrite	Autossômica recessiva
Síndrome de Alport (nefrite hereditária)	Samoieda: ligada ao cromossomo X, Bull Terrier: autossômica dominante Cocker Spaniel: autossômica recessiva Dálmata: autossômica dominante Bullmastiff: autossômica recessiva
Amiloidose renal	Autossômica recessiva
Tubulopatias primárias	
Síndrome de Fanconi	Desconhecida
Cistinúria	Autossômica recessiva
Carnitinúria	Desconhecida
Hiperuricosúria	Autossômica recessiva
Xantinúria	Autossômica recessiva
Glicosúria renal primária	Desconhecida
Acidose tubular renal	Desconhecida
Diabetes insípido nefrogênico	Desconhecida
Outras doenças renais familiais	
Cistadenocarcinoma multifocal renal	Autossômica dominante
DR familial em cães da raça – Poodle standard	Desconhecida
DR familial em cães das raças – Poodle e Weimaraner	Desconhecida

DR = doença renal. Adaptado de Chew, DiBartola e Schenck.[3]

Normalmente cada animal herda dois pares completos de genes, um conjunto completo de cromossomos de cada um dos pais. Os cães, por exemplo, têm 39 pares iguais de cromossomos (78 no total), e seus genes são conservados ou mantidos; 39 cromossomos são provenientes do pai, e o par semelhante a este, com 39, é proveniente da mãe. Deste modo, para qualquer característica genética, cada um dos pais contribuirá com uma versão do gene para determinada característica. Essas versões de genes, chamadas de *alelos,* podem ser idênticas ou eles poderão ter alelos diferentes. Se forem idênticos, o animal será *homozigoto* para aquele gene. Se as versões forem diferentes, o animal será *heterozigoto* para aquele gene. Além disso, se dois alelos forem idênticos, pode-se obter o mesmo genótipo. Ainda, o efeito de um alelo pode mascarar o outro alelo, processo que pode ser chamado de *dominância incompleta*. A associação de alelos é conhecida como *genótipo*. Esse genótipo, em combinação com fatores ambientais, como nutrição, é o que determina o fenótipo dos filhos.[15]

O *teste genético* é um exame que permite analisar DNA, RNA, cromossomos, proteínas e alguns metabólitos, com o objetivo de detectar material genético que possa estar envolvido no desenvolvimento de doenças genéticas e/ou hereditárias. A análise genética baseada no DNA revela muitas informações, como a identidade individual do animal, a paternidade, o *pedigree*, a similaridade genética e a uniformidade de linhagem sanguínea, em que cada animal mostra sua própria identidade. Ainda, os testes genéticos podem ser utilizados para o diagnóstico e também como preditivos, a fim de confirmar uma suspeita clínica, principalmente existindo manifestação clínica característica da doença em questão. Sendo assim, esses testes também são importantes para os programas de melhoramento genético animal. Em medicina veterinária, os testes genéticos são destinados apenas a doenças monogênicas; isso é um fator limitante à prevenção, contudo têm sua importância, uma vez que o conhecimento da condição genética é capaz de impedir que doenças autossômicas recessivas sejam transmitidas para a criação.[15]

Entretanto, os resultados dos testes podem ser ambíguos e não conclusivos, pois nem todos os traços são detectados pelos testes genéticos; muitos traços de interesse podem ter origem complexa, com vários genes que podem contribuir mais ou menos para o fenótipo final. O fenótipo também pode variar, e esta variação pode ser causada por penetração parcial ou incompleta de determinada mutação. Assim, acima de tudo é muito importante que o médico-veterinário exponha o risco/benefício da procriação de determinado cão ou gato.[15]

Grande parte das doenças que atingem os cães tem causa genética conhecida, e para isso é necessário o conhecimento de uma tela do genoma inteiro do *pedigree* dos cães que apresentam predisposição familial para as doenças renais em questão. Porém, o genoma canino ainda não está bem elucidado; até o presente momento sabe-se que o cão tem 38 pares de cromossomos, sendo a maior parte deles pequenos e acrocêntricos, o que dificulta a análise citogenética.[15]

Para determinar o genoma, é necessário conhecer o mapa dos cromossomos. Um mapa genético é o registro da distância que existe entre marcadores cuja medida varia em função da recombinação genética. Marcador é um segmento pequeno do DNA, que varia entre um par de cromossomos combinados.[15]

Por fim, o conhecimento da predisposição racial, do estágio da doença no qual ocorre expressão do gene, é essencial para esclarecer a genética canina. Atualmente, os testes genéticos têm sido utilizados para os seguintes objetivos:

- Definir a identidade do animal
- Determinar a data de nascimento
- Identificar animais pela raça
- Conhecer comportamento e características
- Diagnosticar displasia coxofemoral em cães
- Seleção de crias de interesse.

Entretanto, para o futuro, os testes genéticos objetivam:

- Triagem genética para determinadas características
- Identificar presença de doenças genéticas
- Seleção genética de animais que demonstrem boa linhagem, para assim obter animais melhores geneticamente e, portanto, mais saudáveis.[15]

Genética em doenças renais de origem familial ou congênita

O defeito genético dominante é aquele que está presente em indivíduos homozigotos e heterozigotos. Entretanto, o defeito é considerado recessivo quando está apenas nos indivíduos homozigotos. Ainda, o fenômeno chamado de *penetrância incompleta* ocorre quando uma característica que, aparentemente, é dominante, mas não é expressa em todos os indivíduos que apresentam o gene em questão. Já as características referidas como *autossômicas* são originadas de genes não provenientes de cromossomos sexuais, e estão presentes em ambos os sexos.[1]

Doenças causadas por defeitos nos genes que constituem o cromossomo X (fêmea) não são expressas da mesma maneira em ambos os sexos, porém as características podem ser dominantes ou recessivas. Assim, uma fêmea com uma característica dominante ligada ao sexo tem 50% de chance de transmitir tal característica para a sua prole (machos ou fêmeas). Contudo, os machos afetados são capazes de transmitir tal característica para todas as fêmeas da ninhada, mas não para os machos. Uma característica ligada ao sexo, quando recessiva, afetará todos os machos da prole. Nesse caso, é raro o acometimento de fêmeas, a menos que elas sejam homozigotas, mas esta é uma condição rara.[1]

Doenças renais de origem familial

Anormalidades estruturais e/ou morfológicas

Displasia, aplasia, hipoplasia e agenesia renal

As anormalidades estruturais e/ou morfológicas que acometem os rins primeiramente podem ser classificadas em três categorias:

- Agenesia: quando glomérulos e túbulos estão ausentes
- Hipoplasia: quando há redução do tamanho dos rins com menor número de néfrons
- Displasia.

Esta classificação foi embasada nas alterações encontradas ao exame histopatológico, as quais foram caracterizadas principalmente por inibição precoce do crescimento do blastema metanéfrico.[16]

O termo *displasia renal* refere-se à anormalidade estrutural resultante de diferenciação anormal e à presença de estruturas que não costumam estar na nefrogênese, com consequente desenvolvimento anormal do parênquima renal.[4] A displasia pode ser uni ou bilateral, e é considerada uma causa de DRC em cães com idade entre 1 e 2 anos. Esta doença familial foi primeiro descrita em cães da raça Cocker Spaniel como hipoplasia cortical renal bilateral.[2,11]

Displasia e aplasia renal acometem filhotes de cães de diversas raças, entretanto são raras na espécie felina.[7,17] As raças caninas e felinas com predisposição estão listadas no Quadro 163.3.

Aparentemente, os cães machos são mais acometidos do que as fêmeas, e a manifestação clínica da doença geralmente é observada até os 5 anos de idade. Relata-se alta prevalência de displasia renal em cães das raças Lhasa Apso e Shih Tzu, sugerindo a existência de etiologia familial. O padrão hereditário ainda não foi bem estabelecido, mas provavelmente seja ocasionada por um padrão autossômico recessivo. Nos cães da raça Cocker Spaniel, a displasia renal também tem carácter hereditário.[6,17]

Segundo Kawate *et al.*, a *etiologia* da displasia e da aplasia renal tem caráter hereditário. Entretanto, a hereditariedade e a fisiopatologia da displasia renal ainda não estão totalmente conhecidas.[16]

Quadro 163.3 Predisposição racial para displasia renal nas espécies canina e felina.

Espécie	Predisposição racial
Canina	Airedale Terrier, Malamute-do-alasca, Beagle, Bedlington Terriers, Boxer, Buldogue Inglês, Chow Chow, Collie, Dogue-alemão, Great Pyrinées, Golden Retriever, Irish Wolfhound, Wheaten Terrier de pelo macio, Cavalier King Charles Spaniel, Rhodesian Ridgeback, Lhasa Apso, Labrador Retriever, Schnauzer miniatura, Old English Sheepdog, Pequinês, Samoieda, Shih Tzu, Poodle standard, Yorkshire Terrier, Keeshond, Rotweiller e Dutch Kooiker
Felina	Persa e cruzamentos de Persa

Adaptado de Greco;[7] Kerl;[9] Brum *et al.*[11]

Existem algumas causas que podem se associar ao desenvolvimento de displasia renal, como panleucopenia felina e herpes-vírus canino. Em filhotes de cães infectados pelo herpes-vírus, foram demonstradas lesões glomerulares e tubulares compatíveis com o diagnóstico de displasia renal.[1,11]

Ainda, a displasia renal é considerada uma doença complexa, com fenótipo variado em que o padrão de hereditariedade não corresponde ao modelo mendeliano. Recentemente, em um estudo experimental com camundongos, observou-se que a deficiência de COX-2 (ciclo-oxigenase-2) está relacionada com anormalidades renais, embora geralmente esteja relacionada com a ocorrência de lesão e consequente processo inflamatório.[18] Posteriormente, em outro estudo com cães a mesma correlação entre a COX-2 e as alterações renais também puderam ser notadas. Dessa maneira, a deficiência de COX-2 pode ser uma das causas de displasia renal nessa espécie.[18]

O sequenciamento do gene *COX-2* do cão não demonstrou uma alteração localizada exatamente no códon de COX-2, porém foram encontradas pequenas inserções e deleções nos elementos regulatórios que controlam a expressão de COX-2. Além disso, foi demonstrada em cães da raça Lhasa Apso correlação estatística significativa entre esses alelos mutantes e a displasia renal. O estudo também foi realizado com outras raças caninas, como Pastor-alemão, verificando-se que todos os cães com displasia renal apresentam uma ou duas cópias dos alelos mutantes de *COX-2*. Assim, nos cães com displasia renal, um padrão de hereditariedade incomum para esta doença pode ser atribuído a tais alelos (alelo 1/WT, alelo 2/WT e alelo 3/WT), ou até mesmo, por haver mudança na expressão de *COX-2*.[18]

Além do padrão familial, a displasia renal nos cães das raças Poodle standard, Golden Retriever, Malamute-do-alasca e Chow-chow também pode ser de origem congênita.[11]

O *diagnóstico de displasia renal* deve ser embasado no assinalamento familial ou, em raças normalmente acometidas pela afecção, na manifestação clínica, nas alterações laboratoriais e, por fim, nos achados histopatológicos da biopsia renal.[7]

Nos cães com displasia renal, macroscopicamente podem-se observar rins pequenos e irregulares com adelgaçamento da região cortical e aderência da cápsula renal ao parênquima.[17] Ademais, ao exame histopatológico renal, as lesões microscópicas são caracterizadas por diferenciação não sincronizada nos néfrons, ou seja, persistência do mesênquima, geralmente localizado no interstício medular. Alterações menos frequentes estão relacionadas com os ductos metanéfricos persistentes, ao epitélio tubular atípico e à metaplasia disontogênica.

Podem-se, assim, notar diversas alterações como fibrose periglomerular, esclerose glomerular, glomérulos imaturos, persistência de ductos metanéfricos.[16]

Ainda se verificam outras alterações secundárias: hipertrofia e hiperplasia do tufo glomerular compensatória, bem como dos túbulos (também referida como hiperplasia adenomatoide dos túbulos), fibrose intersticial, nefrite tubulointersticial, pielonefrite, mineralização distrófica, atrofia glomerular cística, túbulos microcísticos e lipidose glomerular.[2,7,18] Hipertrofia glomerular pode estar presente e atuar como mecanismo compensatório. Entretanto, o número de lóbulos, néfrons e cálices geralmente está normal.[7,19]

Em estudos diferentes com raças caninas distintas, como Golden Retriever, Malamute-do-alasca, Shetland Sheepdog, Doberman, Beagle, King Charles Cavalier e Wheaten Terrier de pelo macio, os achados histopatológicos foram os mesmos, os quais são compatíveis com o diagnóstico de displasia renal.[1,2,7] Entretanto, em um cão da raça King Charles Cavalier relatou-se displasia renal associada à agenesia do rim direito.[20]

Outro estudo indicou a ocorrência concomitante de displasia renal e síndrome de Fanconi congênita em dois cães da raça Border Terrier, caracterizada pelo comprometimento da reabsorção tubular de aminoácidos, glicose, fósforo e bicarbonato.[7] Em um estudo retrospectivo com cães da raça Cocker Spaniel com diagnóstico histológico de displasia renal, eles foram submetidos a exame ultrassonográfico, que mostrou rins de tamanhos reduzidos. Em alguns cães a definição corticomedular foi distinta e associada à presença do adelgaçamento da região cortical dos rins. Em outros cães foi observada ecogenicidade renal elevada com pouca definição corticomedular e as arteríolas renais apresentavam índice de resistividade aumentado. Entretanto, a imagem ultrassonográfica era semelhante àquela encontrada em quaisquer rins fibróticos (ecogenicidade elevada e definição corticomedular reduzida) e não pode ser diferenciada daquela de doença inflamatória crônica ou de doença renal crônica em estágios mais avançados. Portanto, para confirmar a suspeita diagnóstica de displasia renal são necessários exames ultrassonográfico abdominal e histológico dos rins. Pouco se sabe sobre os aspectos ultrassonográficos do rim que podem ser encontrados em cães com displasia renal. Em outros estudos mais antigos com cães da raça Golden Retriever foram observados rins diminuídos, definição corticomedular reduzida e moderada dilatação das pelves renais.[19–21]

Em alguns casos, a displasia pode resultar de alteração morfológica renal devido às estruturas multi e policísticas, como também ser secundária à hidronefrose, que ocorre durante o desenvolvimento embrionário dos rins. Em outros, encontra-se hipoplasia segmental sem cistos, associada à ecogenicidade elevada.[21]

Em felinos, o primeiro caso de displasia renal unilateral relatado datou de 2009: no exame histopatológico do tecido renal acometido foram observadas diminuição do número de glomérulos, presença de tecido mesenquimal e túbulos primitivos no córtex e na medula renal.[17]

Displasia renal bilateral é caracterizada pela persistência do mesênquima e desenvolvimento tubular atípico.[17]

Muitas vezes, os rins de menor tamanho por causa primária estão associados a anormalidades do trato urinário como, por exemplo, a atresia ureteral e a obstrução no estágio inicial do desenvolvimento. Vale lembrar que os ureteres são formados do ducto mesonéfrico (ducto de Wolffian). Assim, a interação entre a origem ureteral e o blastema metanéfrico induz o processo de maturação dos néfrons, e o glomérulo renal se desenvolve aproximadamente 58 dias após a implantação. Portanto, deve-se considerar que a obstrução ureteral pode ser um fator importante na patogenia das doenças congênitas que comprometem os rins.[16] Ainda, outras anomalias do sistema urinário podem se associar à displasia renal, tais como a ectopia ureteral.[21]

Além disso, outra ferramenta diagnóstica é o teste genético para pesquisa de displasia renal, porém sua validade ainda é incerta.[4] A displasia renal pode ser detectada por meio do teste pois se refere a uma doença hereditária de caráter dominante e com penetrância incompleta, o que significa que os animais que apresentam uma ou duas cópias da mutação responsável têm maior risco de desenvolver a doença e/ou transmiti-la para a prole. Atualmente, tal teste vem sendo realizado por uma equipe de médicos-veterinários no Canadá (DOGenes Inc.) (*site* http://www.dogenes.com/).[22]

O teste genético para displasia renal é capaz de apontar quais os animais considerados portadores (sendo que estes têm apenas uma cópia da mutação), como também aqueles que são homozigotos, ou seja, apresentam duas cópias da mutação para displasia renal, e por fim, o animal considerado normal, porque não tem nenhuma cópia da mutação. Cães portadores e homozigotos podem ser assintomáticos, porém são capazes de transmitir a mutação para seus filhotes. Dessa maneira, o emprego do teste genético pode auxiliar na eliminação da doença da criação.[22]

O *prognóstico* para os animais portadores de displasia renal é mau.[11] A terapia fica restrita ao tratamento de manutenção da doença renal crônica (ver Capítulo 159, *Doença Renal Crônica*).

Outra anormalidade morfológica que deve ser revisada é a *aplasia renal*, a qual pode ser definida como uma forma generalizada e mais grave de displasia em que não se observa o desenvolvimento de um ou ambos os rins e o ureter pode estar presente ou não.[9] A aplasia unilateral é ainda compatível com a vida, diferentemente da aplasia bilateral.[16] Existe predisposição familial para aplasia renal em cães da raça Beagle e Doberman, nas quais foram encontradas diversas lesões glomerulares, tais como acentuação lobular das alças dos capilares glomerulares, aumento da matriz mesangial, hipercelularidade, formação fibroepitelial crescente, aderências intraglomerulares e fibrose periglomerular.[2]

Outra anormalidade mencionada na classificação é a *hipoplasia renal*. Os rins hipoplásicos são compostos de néfrons histologicamente normais, porém com redução do parênquima renal ou das unidades funcionais.[7] Assim, o termo pode ser definido como o desenvolvimento incompleto ou anormal dos rins, que pode ser uni ou bilateral. A *prevalência* de hipoplasia renal é maior nos cães da raça Cocker Spaniel de ambos os sexos. A idade média no momento do diagnóstico varia de 6 a 24 meses.[17]

A *etiologia* proposta para a ocorrência de hipoplasia renal abrange fibrose renal, displasia renal ou nefropatia juvenil progressiva, mas sua natureza primária ainda não é conhecida.[2]

A *manifestação clínica* depende do envolvimento de ambos os rins.[9] O *diagnóstico* baseia-se em assinalamento, histórico e sintomatologia clínica. Entretanto, a biopsia renal e o exame histopatológico dos rins são necessários para confirmação do diagnóstico.[17]

Em cães da raça Cocker Spaniel Inglês com nefropatia de origem familial foram observadas diversas alterações estruturais, como espessamento da região cortical dos rins associado à hipoplasia renal.[8] As alterações laboratoriais são as mesmas verificadas em cães com displasia renal, pois são características de DRC independentemente de sua etiologia.[7]

Por fim, a *agenesia renal* ocorre quando ambos os rins são acometidos e, geralmente, resulta em morte perinatal. Nos casos de agenesia unilateral, o animal pode permanecer assintomático em virtude da hipertrofia compensatória do rim contralateral. Em contrapartida, a agenesia renal bilateral é fatal. Existem relatos de agenesia renal em humanos, nas espécies canina e felina. Embora seja uma doença rara, pode causar outras alterações no trato urinário. Tem etiologia genética e teratogênica, devido à anormalidade no coto ureteral ou no blastoma metanéfrico.[7,8]

Portanto, a agenesia renal é considerada uma doença hereditária por um defeito autossômico recessivo, sendo fatal quando homozigoto. Nos cães que apresentam agenesia unilateral renal, não há estruturas como o ureter, a artéria renal, o trígono vesical referente ao lado ipsilateral.[17] Na maioria dos casos observa-se que a agenesia é no rim esquerdo.[19]

Em cães e gatos, a agenesia renal é uma condição rara, pois geralmente é fatal nos primeiros dias de vida, já que não é possível formar urina. Há relato desta doença em cães da raça Shetland Sheepdog, tendo-se sugerido causa hereditária.[3,19]

Devido ao comprometimento da função renal já no período pré-natal, as *manifestações clínicas* observadas não são patognomônicas e, por isso, muitas vezes obtém-se o diagnóstico apenas durante a necropsia.[3] Segundo Finco, a não visibilização do rim em exames de imagem não é suficiente para afirmar e estabelecer o diagnóstico de agenesia renal, pois a visibilização do órgão pode ser difícil em radiografia simples.[1] Outros exames complementares utilizados para confirmação do diagnóstico incluem o exame radiográfico contrastado, o ultrassonográfico abdominal, a tomografia computadorizada e a ressonância magnética. Ademais, fêmeas doentes podem apresentar disgenesia nos cornos uterinos e no ducto ovariano.[19]

Pelo exame radiográfico contrastado é possível determinar o tamanho do rim por meio da visibilização da opacidade renal, bem como seu formato e localização. Um exame mais específico, tomografia computadorizada, permite avaliar o parênquima renal em mais detalhes, porém, os exames de imagem já empregados na rotina podem também detectar informações semelhantes que não influenciam a conduta clínica e terapêutica.[19]

Rins supranumerários

Rins supranumerários são uma condição rara em que o animal tem um rim com pelve e ureteres separados dos dois rins naturais. Nessa condição, esses rins apresentam-se como estruturas fora do tecido renal, não existindo conexão com o parênquima dos rins definitivos. Acredita-se que o rim embrionário se dividiu antes de encontrar o coto ureteral correspondente. Podem ser uni ou bilaterais. Em geral, o rim supranumerário (também chamado de acessório) está abaixo e é menor que o rim normal do mesmo lado, e ainda exibe suprimento sanguíneo próprio. O ureter supranumerário pode ser encontrado com o ureter normal do mesmo lado ou desembocar separadamente da bexiga urinária. Contudo, os rins acessórios (um ou mais) na maioria dos casos mostram comprometimento de suas funções.[7]

Em medicina veterinária existe apenas relato dessa doença em cães da raça Buldogue Inglês, e pode existir um componente familial para sua ocorrência.[3]

Doença renal policística

Doença renal policística (DRP) é uma doença hereditária considerada autossômica dominante caracterizada pela formação de cistos renais, hepáticos e pancreáticos. Resulta de uma mutação no gene *PKD1* em 85% dos acometimentos. Esse gene se localiza no cromossomo 16p13.3, e apenas 15% dos casos são causados por mutação no gene *PKD2*, o qual está localizado no cromossomo 4q21-23.[20–22]

Em humanos, foram reconhecidas três formas diferentes de DRP, e aproximadamente 90% dos pacientes exibem mutação no gene *PKD1* (localizada no cromossomo 16p13.3), enquanto cerca de 15% são referidos com defeito genético em *PKD2* (no cromossomo 4q21-23), embora em alguns casos o defeito genético ainda não tenha sido identificado. Além disso, observou-se que a DRP relacionada com o *PKD1* tem pior prognóstico com maior velocidade de progressão do que quando relacionada com *PKD2*, uma vez que cerca de 10% dos humanos acometidos têm doença renal crônica em estágio avançado causada pela doença renal policística. Para aqueles indivíduos cujo defeito genético não é conhecido, a doença é referida como DRP do tipo 3.[23–25] A DRP tem duas formas nos pacientes humanos; a primeira é caracterizada por transmissão autossômica dominante e a segunda tem transmissão autossômica recessiva. Porém, ambas as formas mostram diferente transmissão hereditária, diferente manifestação clínica e distintas alterações clinicomorfológicas. A primeira forma citada de DRP é transmitida com caráter autossômico dominante simples, tem incidência elevada, quase 100%. É uma das doenças hereditárias mais frequentes em seres humanos.[2,4]

Nos gatos Persas, a DRP é hereditária e também de caráter autossômico dominante. Contudo, sua etiologia ainda não foi totalmente elucidada em cães e gatos.[25] Foram propostos dois possíveis mecanismos etiológicos. O primeiro se trata da transformação de células epiteliais hiperplásicas em pólipos e dilatação dos túbulos, e o segundo mecanismo refere-se a um defeito na membrana subepitelial tubular, caracterizado pela sua fragilidade, com consequente dilatação. Também foi proposta a não união de porções dos néfrons.[2]

Em cães a DRP pode ter causa congênita, em que o uso de certos medicamentos durante a gestação pode ser o principal responsável pelo seu desenvolvimento, assim como foi demonstrado em ratos. Um caso semelhante foi relatado em cão da raça Blue Merle Collie.[25]

Na espécie felina, a DRP também é considerada uma doença autossômica dominante, com penetrância variável. A apresentação clínica da doença dá-se de modo semelhante ao que é demonstrado em humanos, por isso o gato é um modelo de estudo para DRP no homem. Além disso, ensaios genéticos são realizados com gatos com DRP objetivando desenvolver uma terapia genética apropriada.[23,24]

A raça felina mais acometida é a Persa. Nos EUA, cerca de 38% dos gatos da raça Persa são positivos para DRP. Em estudos prévios fez-se a análise de *linkage* por genotipagem em 43 microssatélites derivados de felinos em sete *genealogias (pedigrees)* para DRP, demonstrando-se significativo *linkage* entre a DRP felina e o marcador (microssatélite) FCA476, o qual está no gene *PKD1* (10Cr) no cromossomo E3.[23]

Posteriormente, o gene PKD1 felino foi identificado. A amplificação da reação em cadeia pela polimerase (PCR) e a análise da sequência identificou uma transversao C > A ocasionando interrupção no *códon* (OPA) no éxon 29 do gene *PKD1* felino. Esta mutação foi identificada em gatos heterozigotos, incluindo as raças Persa, Ragdoll, Siamesa, Exotic shorthair, Selkirk Rex e Scottish Folds. Nos homozigotos essa alteração não foi detectada, sugerindo que a mutação seja embrionária e letal. Portanto, a DRP é resultante de uma mutação de interrupção, e a análise do DNA permite identificar os gatos que irão desenvolver DRP no futuro.[23] A mutação foi encontrada em gatos heterozigotos da raça Persa ou cruzamento de Persa por meio de PCR. A mutação causa restrição enzimática no local da mutação por MLY1, produzindo dois fragmentos de 316 e 243bp. Entretanto, os gatos heterozigotos com mutação podem apresentar produto de amplificação digerido e também não digerido.[25]

A velocidade de crescimento dos cistos é variável entre um rim e outro em um mesmo gato, entre os pais e descendentes acometidos ou entre as linhagens genéticas. Além disso, a DRP tem propriedade de induzir hipertrofia renal e perda progressiva da função renal, resultando em DRC. Os múltiplos cistos se localizam bilateralmente e aumentam de tamanho ao longo da vida do animal. Os cistos podem variar de um milímetro até mais de um centímetro. Ainda, os cistos podem se situar em outros órgãos, como fígado e útero.[25]

Em cães, a DRP foi relatada pela primeira vez em 1994, na raça Bull Terrier, e parece ser hereditária e dominante. Nesses cães, o estágio inicial da doença é caracterizado principalmente por lesões glomerulares, tais como espessamento da membrana basal glomerular e da cápsula de Bowman, aderência entre os capilares glomerulares e a cápsula de Bowman e espessamento da membrana basal tubular.[1] O diagnóstico foi estabelecido com o auxílio do exame ultrassonográfico e biopsia renal. Todos os cães acometidos apresentaram múltiplos cistos nos rins, proteinúria, hematúria e piúria. Acredita-se que a DRP na espécie canina seja uma doença hereditária autossômica dominante.[1,25] Ao exame histopatológico renal, os cistos podem ser delimitados por células epiteliais do néfron original.[25]

Quanto às raças de cães e gatos que podem desenvolver a DRP estão cães Cairn Terrier, Beagle, Bull Terrier, West Highland White Terrier e gatos Persa e cruzamentos com Persa.[25]

Os cistos podem estar presentes desde o nascimento e seu tamanho aumenta conforme a idade. Podem-se observar até 200 cistos por rim, cuja origem e aspecto histológico são variáveis, pois podem surgir em diferentes locais do néfron. Ainda podem ser vistos focos de proliferação de células epiteliais, os quais podem ser a origem dos cistos, porque consequentemente induzem obstrução e dilatação dos canais e túbulos, transformando-se em cistos. O ritmo de proliferação epitelial pode estar aumentado em 30 vezes nos gatos com DRP e essa multiplicação celular ocorre de modo intermitente.[25]

Em gatos com DRP, os rins estão aumentados e irregulares e o desenvolvimento da doença renal pode acontecer após vários anos. Inicialmente, os cistos são pequenos e localizados na região medular do rim e, posteriormente, difundem-se para o córtex renal, causando renomegalia progressiva.[25]

Lesões hepáticas, como fibrose hepatobiliar, podem ser observadas em cães com DRP, porém não são frequentes. No que se refere aos gatos, dá-se o óbito antes do desenvolvimento de lesão hepática, que está associada à idade.[25] Cães da raça Cairn Terrier e Beagle, e gatos da raça Persa ou de cruzamento com Persa, podem desenvolver cistos biliares hepáticos. No fígado, os cistos são formados graças à proliferação do epitélio tubular, onde as estruturas biliares estão aumentadas em número e em diâmetro. Contudo, as estruturas vasculares e os hepatócitos permanecem normais e pode ser detectada fibrose nas áreas portais.[3]

As *complicações* decorrentes da DRP incluem infecção, hemorragia e hipertensão sistêmica. O tecido intersticial renal ou os cistos podem estar infectados, sendo importante verificar a evolução concomitante de pielonefrite. A hemorragia, manifestada pela hematúria, pode ocorrer secundariamente a um traumatismo ou exercício físico. Quando se verifica hipertensão sistêmica, em geral o quadro clínico tem mau prognóstico. Os cistos maiores podem comprimir os vasos renais e comprometer a hemodinâmica e, assim, os néfrons remanescentes.[4] Segundo Pedersen *et al.*, a hipertensão arterial sistêmica (HAS) em gatos com DRP está relacionada com a idade e com o grau de extensão de cistos renais.[24]

A *manifestação clínica* decorre da DRC e irá depender do grau de comprometimento do parênquima renal.[25] Outros achados são distensão abdominal e renomegalia. A distensão abdominal pode ser atribuída ao aumento de tamanho do fígado ou dos rins, em que se comprovam múltiplos cistos nos rins e até mesmo no fígado. A progressão da DRP é também influenciada por diversos fatores que colaboram para o aumento da extensão da lesão renal, com perda de néfrons: hipertensão sistêmica e infecção do trato urinário.[25]

Para o *diagnóstico*, é importante saber que os achados laboratoriais são compatíveis com DRC. O exame ultrassonográfico é indicado para estabelecer o diagnóstico de DRP a partir de 7 semanas de idade, com transdutor de alta frequência (7 MHz), pois apresenta alta sensibilidade e especificidade, além de ser um método não invasivo, os cistos são visibilizados como estruturas anecoicas e regulares.[25] Considerando-se que o córtex renal é mais ecogênico quando comparado com a região medular do rim, a identificação de cistos na medula renal é mais complexa do que na região cortical renal. Podem-se observar irregularidade no parênquima e alterações na estrutura renal quando a doença está em estágio avançado. O diagnóstico é estabelecido quando três cistos ou mais são identificados, e estão distribuídos em ambos os rins, principalmente quando associados ao histórico familial de ocorrência da doença. Além disso, a sensibilidade do exame ultrassonográfico é de 75% em gatos com 16 semanas de idade, porém a sensibilidade é maior (91%) nos felinos com 36 semanas.[25]

Assim, de acordo com os fatos citados, gatos da raça Persa sempre devem passar por exame ultrassonográfico antes de serem submetidos ao acasalamento. Um teste genético para DRP felina é uma ferramenta auxiliar para prevenção da perpetuação da doença.[23] É importante saber que resultados falso-positivos podem ocorrer ao se identificar um único cisto renal, o qual, muitas vezes, pode ser considerado um achado acidental.[25]

No estágio inicial da doença, os rins apresentam tamanho normal e superfície lisa. À medida que os cistos crescem, nota-se renomegalia. Com a evolução da doença, a superfície renal pode-se tornar irregular e os ductos coletores, espessados. Em alguns casos, esses achados podem ser identificados com o auxílio do exame radiográfico. No estágio precoce da doença (entre 6 e 8 semanas), o parênquima renal pode parecer normal ou mostrar pequenos cistos que variam de 1 a 2 mm. Conforme a doença progride, os cistos aumentam de tamanho e se observa maior ecogenicidade nas interfaces, consequente à calcificação. O nefrograma desses gatos pode ter aspecto mosqueado em razão de múltiplos e pequenos cistos e, além disso, o contorno fica irregular e a cápsula e os divertículos renais podem estar alterados no seu contorno.[23]

O diagnóstico diferencial para renomegalia em felinos deve incluir hidronefrose, pielonefrite, nefrite granulomatosa secundária à peritonite infecciosa felina, linfoma renal, pseudocisto perinéfrico, cisto perirenal e DRP. Para os cães, o diagnóstico diferencial abrange neoplasia, nefrite, abscesso e hematoma.[24,25]

O exame histopatológico do tecido renal obtido de biopsia do órgão é mais um exame complementar ao diagnóstico diferencial de DRP. Os cistos geralmente estão localizados na região cortical associados à fibrose na região medular. Demonstrou-se, em cães e gatos, que a maior parte dos cistos renais tem origem de dilatações nos túbulos. Já aqueles que são derivados de glomérulos, em geral são cistos mais regulares e localizados no interior do tufo glomerular. Nesse caso, a compressão do tufo glomerular pode resultar em sua atrofia, seguida de obstrução do fluxo sanguíneo, anoxia e esclerose glomerular.[25]

Ressonância magnética e tomografia computadorizada são outras modalidades de diagnóstico de DRP; entretanto, a ultrassonografia já fornece informações importantes para o diagnóstico.[24,25]

O diagnóstico precoce de DRP em gatos é importante para a instituição de medidas terapêuticas a fim de retardar a progressão da doença. Por exemplo: acasalamento de um gato Persa com DRP, no qual a doença tem caráter hereditário; 50% de sua descendência irá desenvolver DRP. Em virtude da manifestação clínica tardia, muitos gatos portadores podem se reproduzir antes do estabelecimento do diagnóstico. Assim, o diagnóstico precoce associado à castração de gatos portadores colabora para a redução da ocorrência da DRP em gatos Persas e afins, pois a maneira mais simples de eliminar a transmissão do gene é esterilizar os animais portadores ou acometidos. Assim, é importante o desenvolvimento de programas de reprodução em que a DRP esteja ausente e controlada, para melhora da "saúde genética" da raça Persa e das suas raças aparentadas ou mistas.[25]

Telangiectasia em cães da raça Pembroke Welsh Corgi

Lesões múltiplas vasculares em rins e outros órgãos já foram descritas em cães da raça Pembroke Wesh Corgi.[4] Embora até o presente momento não existam informações genealógicas para esta doença, acredita-se que sua origem seja familial. Ademais, ela pode ser o resultado do desenvolvimento anômalo de vasos sanguíneos.[1]

Geralmente, a principal manifestação clínica é a hematúria, porém alguns animais podem apresentar sensibilidade renal.[1] Ambos os rins estão comprometidos e se podem notar diversos nódulos avermelhados a enegrecidos, de diferentes tamanhos, com aspecto grosseiro na cápsula dos rins. Alguns nódulos podem ser císticos e conter sangue. Tais nódulos estão localizados principalmente na região medular, próximos à junção corticomedular. Ainda, podem-se observar coágulos na pelve renal. Ao exame histopatológico, essas lesões são identificadas como espaços cavernosos preenchidos com sangue e revestidos de endotélio.[1,2,6]

Os animais com telangiectasia renal podem desenvolver hidronefrose concomitante, e esta pode ser, na maioria dos cães doentes, secundária à obstrução ureteral. Além disso, as lesões nodulares também podem ser vistas em outros órgãos como baço, duodeno, mediastino, parede da cavidade torácica, espaço retroperitoneal e sistema nervoso central.[2,4]

Nefropatia com perda de proteínas

As nefropatias com perda urinária de proteínas podem ser definidas pela presença de proteinúria, hipoalbuminemia, hipercolesterolemia e, na maioria das vezes, azotemia. Sabe-se existir predisposição racial para o desenvolvimento da doença, como glomerulonefrite membranosa em cão Bernese Mountain e síndrome de Alport em cães da raça Samoieda.[26,27]

Geralmente, as causas genéticas implicadas no desenvolvimento de nefropatia com perda de proteínas são resistentes ao tratamento com esteroides. Na espécie canina, muitas raças são predispostas, tais como Basenji, Beagle, Bernese mountain, Boxer, Bull Terrier, Bullmastiff, Dálmata, Doberman, English Cocker Spaniel, Golden Retriever e Greyhound. As alterações genéticas podem estar envolvidas com disfunção dos podócitos, os quais interferem no desenvolvimento normal e na manutenção da estrutura e da função da membrana basal glomerular.[27]

Glomerulonefrite

Nas glomerulonefrites, diferentes mutações genéticas podem comprometer a integridade da barreira de filtração glomerular, como também facilitar a deposição de imunocomplexos, os quais irão causar proteinúria. Embora ainda não esteja totalmente elucidado, até o momento já foram identificadas mais de 100 mutações no gene *NPHS1*, sendo ele o responsável pela nefrina; cerca de 40 mutações no gene *NPHS2*, responsável pela podocina; e outras mutações em outros genes, como *NPHS3*, *ACTN4*, *CD2AP*, *TRPC6*, *WT1*, *LAMB2*, o complexo NEPH 1 a 3, diversos genes mitocondriais MYH9 e outros. Tais anormalidades genéticas estão relacionadas com diferentes formas de expressão fenotípica. O exame histopatológico renal de animais com as mutações citadas podem demonstrar desde mínimas alterações até glomeruloesclerose.[27]

As causas genéticas das glomerulonefrites/glomerulopatias primárias geralmente não respondem à corticoterapia. Os defeitos genéticos podem estar associados a podocitopatias, as quais causam efeitos deletérios no desenvolvimento e na manutenção normal da estrutura e da função da membrana basal glomerular.[27]

Os cães acometidos costumam ser jovens, o que irá depender da expressão fenotípica, da penetrância incompleta e do padrão de hereditariedade. Contudo, o defeito genético específico ainda não está definido para a maior parte das raças caninas. Para esse conhecimento, é necessário mais estudo utilizando o DNA de animais com fenótipo bem caracterizado, bem como estudo do genoma, sendo este seguido de sequenciamento genético. Além disso, é preciso conhecer os marcadores ideais para a identificação dos defeitos genéticos em questão.[27]

Em cães da raça Wheaten Terrier de pelo macio foi relatada nefropatia de origem familial com proteinúria. Nesses cães, os achados laboratoriais são característicos de síndrome nefrótica, porém a lesão renal foi identificada como glomerulonefrite membranoproliferativa e membranosa. Portanto, a doença renal familial nessa raça pode se manifestar na forma de displasia renal ou de glomerulonefrite membranoproliferativa, e aqueles cães que apresentavam displasia renal tinham idade inferior a 3 anos; em contrapartida, a faixa etária dos cães com glomerulonefrite compreendia de 2 a 11 anos.[2,27] Entretanto, o padrão de hereditariedade ainda não foi esclarecido, pois ainda não se conhece o gene responsável pela mutação.[4,27]

De modo geral, os animais acometidos exibem manifestação clínica e alterações laboratoriais características da DRC. Ao exame histopatológico veem-se lesões sugestivas de glomerulonefrite membranosa ou membranoproliferativa, as quais progridem para esclerose glomerular, associada a fibrose periglomerular e alterações tubulointersticiais secundárias. Já foram encontrados depósitos de imunoglobulinas, como IgA, IgM e componentes do sistema complemento com o uso de imunofluorescência.[4]

Este tipo de glomerulonefrite também foi relatado em cães da raça Rotweiller, Doberman, Bullmastiff e Bernese Mountain. Ao exame histopatológico dos rins observaram-se espessamento irregular das membranas basais glomerulares e atrofia glomerular cística, associada a anormalidades secundárias: fibrose intersticial, atrofia tubular, formação de cilindros hialinos, mineralização de capilares glomerulares e da membrana basal tubular.[1,2,28] Essas lesões renais são compatíveis com o diagnóstico de glomerulonefrite membranoproliferativa de origem familial, atribuída à formação de imunocomplexos *in situ*. À microscopia eletrônica, verifica-se espessamento da membrana basal com irregularidade da lâmina densa, demonstrando que a doença resulta de uma alteração metabólica na síntese da membrana basal glomerular.[1] Além disso, esses cães podem desenvolver glomeruloesclerose, caracterizada por proteinúria e perda progressiva da função renal.[28]

Paralelamente, em humanos e camundongos a glomeruloesclerose de origem familial é decorrente de mutações nos genes *cd2ap* e *actn4*, e ambos são responsáveis pela codificação de proteínas estruturais. Ainda, o gene *actn4* tem alta expressão nos podócitos glomerulares.[28]

Síndrome de Alport

A síndrome de Alport ou nefrite hereditária em humanos consiste em um grupo de doenças glomerulares hereditárias que progridem para o estágio terminal da doença renal crônica. Este tipo de nefrite compreende um conjunto de alterações genéticas no colágeno do tipo IV, que é o principal componente estrutural da membrana basal dos capilares glomerulares.[5]

Doença renal caracterizada por proteinúria é indicativa de doença glomerular, incluindo as glomerulopatias de caráter hereditário ou adquirido. A glomerulopatia de origem familial já foi relatada em diversas raças caninas (Samoieda, Cocker Spaniel Inglês, Bull Terrier, Dálmata, Rottweiler, Doberman, Terra-nova e raças mistas).[8]

Em geral, esses cães evoluem com proteinúria associada à doença renal progressiva, sem hematúria e sem comprometimento dos olhos e da audição, alterações estas observadas em humanos.[8,27,29]

O colágeno do tipo IV é composto de heterotrímeros de diferentes tipos de cadeias numeradas de 1 a 6 (COL4A1-COL4A6), os quais codificam seis cadeias do colágeno tipo IV: α1 a α6. Os genes estão distribuídos em três pares: *COL4A1-COL4A2*, *COL4A3-COL4A4* e *COL4A5-COL4A6*. Em humanos, eles estão localizados nos cromossomos 13, 2 e X, respectivamente. Na membrana basal estão presente três heterotrímeros: α1-α1-α2; α3-α4-α5 e α5-α5-α6. Os heterotrímeros formam uma rede tridimensional complexa juntamente com outros constituintes da membrana basal, como laminina, entactina/nidogen e proteoglicanos. A rede α1-α1-α2 é predominante no desenvolvimento da MBG até o desenvolvimento de capilares, quando é substituída por α3-α4-α5.[30]

Assim, a síndrome de Alport é estabelecida quando há ruptura ou anormalidade na rede α3-α4-α5. Diversas mutações de genes de codificação (*COL4A3*, *COL4A4* e *COL4A5*) promovem uma deficiência não mecânica na membrana basal glomerular. Nos pacientes humanos já foram encontrados mais de 350 mutações que afetam o gene *COL4A5* no cromossomo X, o qual codifica a cadeia α5 do colágeno do tipo IV.[27,30]

Anormalidades na expressão glomerular do colágeno tipo IV têm sido encontradas em diferentes formas de síndrome de Alport:

- Síndrome de Alport ligada ao cromossomo X causada por mutação no gene *COL4A5*
- Síndrome de Alport autossômica recessiva em humanos
- Síndrome de Alport ligada a um defeito no cromossomo X espontânea, bem como na forma autossômica recessiva e dominante
- Síndrome de Alport autossômica recessiva em camundongos, decorrente de mutações no gene *COL4A3*.[29]

No colágeno tipo IV presente na membrana basal glomerular encontra-se um domínio identificado como NC1. Uma parte deste domínio inclui o antígeno Goodpasture, o qual está implicado no desenvolvimento de anticorpos em humanos. Nos cães Samoieda, o estudo deste domínio sugere a existência de alterações estruturais renais desde o nascimento, sendo que a membrana basal se torna vulnerável à elevação da pressão capilar glomerular.[1]

Sendo assim, a síndrome de Alport resulta de mutações genéticas em certos membros da família de proteínas do colágeno do tipo IV (α3, α4 e α5). Centenas de mutações no gene *COL4A5*, o qual codifica a cadeia α5, já foram descritas na síndrome de Alport. Além disso, mutações nos genes *COL4A4* e *COL4A3*, que codificam as cadeias α4 e α3, respectivamente, foram encontradas nessa síndrome em sua forma autossômica recessiva. Já a forma autossômica dominante decorre de mutações heterozigotas nos genes *COL4A3* ou *COL4A4*, porém raramente é observada em pacientes humanos.[13,31,32]

Em estudos prévios, mostrou-se que mutações nas cadeias de proteína α3, α4 e α5 têm a propriedade de prevenir a expressão de algumas dessas cadeias na MBG. Além disso, pode ocorrer uma interação entre essas cadeias e serem depositadas na MBG. As cadeias α3, α4 e α5 na MBG são substituídas pelas cadeias α1 e α2, as quais normalmente desaparecem da MBG durante o estágio de maturação do glomérulo e são mais suscetíveis à degradação proteolítica.[32,33]

A morfogênese glomerular é caracterizada pelo aparecimento e pelo desaparecimento de diferentes tipos de colágeno IV e isótopos de laminina a partir do desenvolvimento da membrana basal glomerular. Na fase inicial do desenvolvimento, a MBG é composta de α1 (IV) e α2 (IV) e laminina-1 (heterotrímeros $\alpha1\beta1\gamma1$). Posteriomente, a MBG é constituída pelas cadeias α1, α2, α3, α4 e α5, e também pela laminina-11 ($\alpha5\beta2\gamma1$). Já no estágio de maturação do glomérulo, a MBG é composta predominantemente das cadeias α3, α4 e α5 e laminina-11. Nos glomérulos maturos de seres humanos, a laminina-1 não está presente. O motivo pelo qual ocorrem essas substituições durante a fase de desenvolvimento não é conhecido.[33]

Outras proteínas que compõem a matriz extracelular, como o colágeno tipos IV e V e cadeia α2 da laminina, são expressas na MBG de pacientes com síndrome de Alport. Não está totalmente elucidado como a propriedade seletiva da MBG é perdida e como se dá o desenvolvimento de falência renal.[32,33]

Nos cães das raças Samoieda e Cocker Spaniel Inglês, a doença glomerular de origem familial é estudada como modelo de nefrite hereditária para o estudo da doença em humanos, pois a progressão é semelhante nas duas espécies, sendo similar a síndrome de Alport descrita em humanos; particularmente os cães machos da raça Samoieda, os quais apresentam rápida progressão da doença, diferentemente do observado nas demais raças. Ainda, nos cães machos da raça Samoieda, a manifestação clínica decorrente da uremia surgee por volta dos 6 meses de idade.[1]

Síndrome de Alport ligada ao cromossomo X

Em medicina humana, a síndrome de Alport ligada ao cromossomo X representa 80% dos casos, por isso foram desenvolvidos dois modelos caninos. O primeiro foi com cães da raça Samoieda, nos quais a síndrome de Alport ocorre como resultado da substituição de G para T no éxon 35 do gene *COL4A5*, trocando um códon de glicina para um códon de parada. O segundo modelo foi com cães SRD (sem raça definida), no Texas, a partir da deleção do éxon 9 do gene *COL4A5*, que cria um *frameshift* e um códon de parada no éxon 10. Os dois modelos caninos exibiram alterações estruturais da MBG, bem como na expressão das cadeias de colágeno do tipo IV na MBG, que são indistinguíveis daqueles achados encontrados em humanos com síndrome de Alport.[27,29,32]

Já em medicina veterinária, têm-se observado alguns casos de síndrome de Alport na espécie canina, principalmente em cães das raças Samoieda, Cocker Spaniel Inglês, Bull Terrier e Dálmata (Quadro 163.4).[31] Nos cães, a doença também é caracterizada por defeitos genéticos, os quais estão ligados ao cromossomo X. Assim, a síndrome de Alport em cães da raça Samoieda está associada a uma mutação genética geralmente localizada no éxon 35 do gene *COL4A5*, com consequente produção de um códon prematuro.[4,27] Outras raças caninas que também foram descritas como portadoras de síndrome de Alport (Doberman e Rotweiller) desenvolveram doença renal proteinúrica antes de completar 1 ano de idade.[8]

Ademais, o soro de pacientes humanos com síndrome de Alport tem sido utilizado para estudar tal nefrite nos cães da raça Samoieda, pois apresenta anticorpos que reagem principalmente com a cadeia α3 e se liga à MBG normal. Observa-se coloração segmental da MBG nas fêmeas jovens e heterozigotas.[5]

Síndrome de Alport autossômica recessiva

A síndrome de Alport na sua forma autossômica recessiva está presente em 15% dos pacientes humanos com tal afecção. O modelo deste estudo foi com cães da raça Cocker Spaniel Inglês, os quais apresentam glomerulopatia progressiva decorrente do defeito hereditário autossômico recessivo. A doença renal familial nessa raça tem caráter progressivo e mau prognóstico. Não se relatada predisposição sexual e sua manifestação costuma surgir entre 6 e 24 meses de idade.[5]

Portanto, cães da raça Cocker Spaniel Inglês manifestam uma forma de nefrite hereditária semelhante à síndrome de Alport em humanos. A doença decorre de perda das cadeias α3 e α4 associada à menor expressão da cadeia α5 na MBG.[56] Nesses cães a doença foi estudada por meio de anticorpos monoespecíficos, os quais estão envolvidos na determinação da distribuição das cadeias de colágeno do tipo IV na membrana basal renal.[5] Entretanto, a mutação responsável pela síndrome nessa raça canina não está totalmente esclarecida.[32]

Proteinúria foi o achado laboratorial mais frequente não apenas nos cães (macho e fêmea) da raça Cocker Spaniel Inglês, mas também nos Samoieda com nefrite hereditária, em que a gravidade e a progressão da doença em questão são semelhantes em machos e fêmeas.[5]

Após a morte dos animais, fez-se exame histopatológico dos rins e foram encontrados alguns glomérulos aderidos à cápsula de Bowman, assim como expansão mesangial, espessamento da membrana basal, dos capilares glomerulares e infiltração de células linfoides e mononucleares. Paralelamente, realizou-se exame imuno-histoquímico e se notou ausência de rotulagem para α3 e α4 na membrana basal glomerular e tubular; apenas a cadeia α5 e α6 foi identificada na MBG. A expressão de α5 foi totalmente ausente na membrana basal da maior parte dos túbulos, porém esteve presente na membrana basal da cápsula de Bowman e na parede das arteríolas renais de cães afetados, diferentemente do que acontece com os humanos.[5]

A total ausência da expressão de α3 e α4 nos rins dos cães doentes da raça Cocker Spaniel Inglês é compatível com a forma recessiva da nefrite hereditária, assim como ocorre em humanos e camundongos. Porém, o achado de que α5 não é expressa no rim dos cães afetados levanta a hipótese de que o gene *COL4A5* não é mutável nessa raça canina, e por isso talvez a doença se deva a mutações nos genes *COL4A3* e *COL4A4*, similarmente à doença na forma recessiva em humanos. Por fim, a nefrite hereditária nessa raça canina provavelmente ocorra pela falta da expressão renal de α3 e α4. No entanto, nos cães machos da raça Samoieda a expressão renal das cadeias α3, α4 e α5 está diminuída.[5]

Outras raças de cães também são acometidas pela síndrome de Alport (Cairn Terrier, Bernese Mountain e Doberman). Assim, nos cães machos (homozigotos) da raça Cairn Terrier a doença evolui rapidamente e de modo grave, diferentemente do que ocorre nas fêmeas (heterozigotas). Como em cães da raça Samoieda, as alterações iniciais surgem na MBG, tal como sua divisão multilaminar, contribuindo para o desenvolvimento de proteinúria, hematúria e lesão renal progressiva.[34] Na raça Bernese Mountain foram encontradas diversas alterações glomerulares como esclerose mesangial e intersticiais de grau variado. Acredita-se que a suscetibilidade dessa raça à glomerulonefrite seja uma característica hereditária ou até mesmo causada por um defeito autossômico recessivo.[35]

Síndrome de Alport autossômica dominante

Por último, a síndrome de Alport na forma autossômica dominante é bem caracterizada em cães da raça Bull Terrier, em que a transmissão da doença se dá de modo vertical.[31] Contudo, a mutação responsável pela doença ainda não foi identificada, pois a MBG de cães afetados não apresenta alterações na expressão das cadeias de colágeno do tipo IV, porém a mutação heterozigota nos genes *COL4A3* ou *COL4A4* é uma possível causa.[5,31,32] Ademais, a expressão renal de α3 e α5 parece normal quando estudada utilizando-se anticorpos monoespecíficos.[8] Nesses cães, o maior determinante do comprometimento renal é a lesão tubulointersticial progressiva. Outras raças já relatadas são Dálmata, Doberman e Cairn Terrier.[31]

Quadro 163.4 Características da síndrome de Alport em raças caninas.

Raça	Genética	Mutação	Proteinúria	Doença renal terminal
Samoieda	Cromossomo X	G por T no éxon 35 do gene *COL4A5*, originando um códon de parada prematuro	4 meses	8 a 10 meses
Cocker Spaniel	Autossômica recessiva	Ausência de expressão renal de α3 e α4 (genes *COL4A3* e *COL4A4*)?	5 a 8 meses	12 a 18 meses
Bull Terrier	Autossômica dominante	Mutação heterozigota nos genes *COL4A3* ou *COL4A4*?	Desconhecida	Anos
Dálmata	Autossômica dominante	Alteração em *COL4A3* e *COL4A4*?	Desconhecida	18 meses

Adaptado de Littman;[27] Hood *et al.*[31] e Kashtan.[32]

A síndrome de Alport autossômica dominante pode ser distinguida da nefrite hereditária autossômica dominante pela presença de anormalidades hematológicas, causadas por mutações no gene *MYH9*, sendo este o gene responsável pela codificação de miosina não muscular de cadeia pesada.[31]

O tempo de sobrevida é maior nos cães Bull Terriers com nefrite hereditária autossômica dominante, com relato de até 10 anos de idade.[5]

Em cães da raça Dálmata também foi descrita a síndrome de Alport na forma autossômica dominante, similar à dos cães da raça Bull Terrier. Neles, a avaliação histológica da MBG parece ser normal enquanto feto. Porém, em cães adultos observam-se hialinose glomerular segmentar, esclerose glomerular, inflamação tubulointersticial e fibrose. Ultraestruturalmente há vacúolos e lamelação da MBG. Todas as cadeias de colágeno ($\alpha 1$ a $\alpha 5$) estão presentes na MBG e na cápsula de Bowman. Ainda, a glicosúria renal pode acompanhar o estágio mais avançado da glomerulopatia, o que indica disfunção tubular que pode ter como causa a sobrecarga de proteína originária do glomérulo no fluido tubular e, assim, causar lesões tubulares. Também se encontra isostenúria, pois a capacidade de concentração renal foi comprometida durante o curso da doença renal. Em contrapartida, nas cadelas da raça Cairn Terrier, não é comum a ocorrência de glicosúria e baixa densidade urinária.[5]

A síndrome de Alport é causada não apenas por defeitos genéticos no colágeno tipo IV, mas também por alterações em outros compostos glicoproteicos da MBG, tais como laminina, nidogen e agrin. As moléculas de laminina são trímeros constituídos pelas cadeias α, β e γ. Existem pelo menos 11 cadeias distintas de laminina (cinco α, três β e três γ), e assim podem formar pelo menos 12 diferentes trímeros de laminina. O trímero dominante da MBG é a laminina-11 ($\alpha 5\beta 2\gamma 1$). O mesângio apresenta laminina-1 ($\alpha 1\beta 1\gamma 1$) e laminina-2 ($\alpha 2\beta 1\gamma 1$), e por isso estuda-se a expressão da laminina na síndrome de Alport. Análise da expressão glomerular de laminina $\beta 1$, $\beta 2$ e $\gamma 1$ na síndrome de Alport ligada ao cromossomo X e na forma autossômica recessiva não está totalmente esclarecida, porém já foi observada a expressão de laminina $\beta 1$ na MBG em glomérulos com esclerose. Sendo assim, não se pode afirmar que a síndrome de Alport seja causada por mutações no *locus* que codifica a laminina. Entretanto, é possível que anormalidades genéticas no colágeno do tipo IV promovam alterações na expressão de laminina na MBG, provavelmente por estimular a expressão das cadeias de laminina normalmente encontradas em associação com as cadeias $\alpha 1$ e $\alpha 2$ do colágeno do tipo IV; isso pode ser comum para diferentes formas de síndrome de Alport em diversas espécies, uma vez que o defeito genético no colágeno do tipo IV está constantemente presente na síndrome de Alport, independentemente da espécie e da herança.[29] Assim, a ausência das cadeias $\alpha 3$, $\alpha 4$ e $\alpha 5$ pode estimular a re-expressão de laminina-1 nas células endoteliais e nos podócitos de modelos animais. Esta anormalidade na MBG, característica de glomérulos imaturos, pode promover obliteração dos processos podais.[33]

Para o diagnóstico de todas as formas de síndrome de Alport deve-se identificar a manifestação clínica, pesquisar o histórico familial da doença, alterações laboratoriais, exame histopatológico dos rins e a demonstração de lesões ultraestruturais na MBG.[5,8]

Os achados histológicos são caracterizados por espessamento da membrana basal e/ou calcificação, hipercelularidade mesangial, glomeruloesclerose focal, atrofia tubular, fibrose periglomerular e intersticial e, eventualmente, evolução para o estágio final da doença renal. Nos estágios mais avançados podem-se observar atrofia glomerular cística, inflamação tubulointersticial, mineralização distrófica e dilatação tubular. Entretanto, muitas anormalidades encontradas podem derivar de processos secundários, como inflamação e fibrose.[8] Embora os achados do exame microscópico não sejam específicos para o diagnóstico, pode haver confirmação pelo exame ultraestrutural da membrana basal glomerular.[27,32] Já por meio de microscopia eletrônica, é possível observar espessamento anormal da membrana basal glomerular e ruptura da lâmina densa, geralmente associado à deposição intramembranosa de material denso. À microscopia óptica, a síndrome de Alport pode ser mal interpretada como um tipo de glomerulonefrite ou como hipoplasia cortical renal.[27] As alterações histológicas detectadas nos rins dos cães são similares àquelas observados em humanos.[8]

Os achados do exame microscópico não são específicos, contudo a microscopia eletrônica é o exame indicado para confirmar a suspeita diagnóstica.[8,10,48] Assim, o diagnóstico de glomerulonefrite membranoproliferativa depende da demonstração dessa deposição de complexos imunes por microscopia eletrônica e técnicas de imunofluorescência. Esses depósitos não são considerados um fator necessário para o desenvolvimento da síndrome de Alport, todavia a lesão na membrana basal glomerular caracterizada por divisão de suas lamelas é uma alteração ultraestrutural patognomônica para essa doença familial. Por isso, a confirmação do diagnóstico é obtida pelo exame ultraestrutural do rim.[8,27,31]

Com a progressão da doença ocorre redução da taxa de filtração glomerular, verificando-se aumento da concentração sérica de ureia, creatinina, fósforo e amilase, associado à proteinúria. Pode haver hipoalbuminemia, o que reflete a perda urinária de proteínas excedendo a capacidade hepática de sua síntese. Alguns cães doentes podem apresentar hipercolesterolemia, a qual muitas vezes é acompanhada de proteinúria e edema, caracterizando a síndrome nefrótica, porém esta é observada somente no estágio mais avançado da doença renal.[28]

Até o momento ainda não existe uma terapia eficaz.[56] No entanto, está sendo feito um teste de triagem por sequenciamento do DNA para as raças Samoieda e Cocker Spaniel Inglês, a fim de estabelecer o diagnóstico precoce e intervenção terapêutica logo na fase inicial da doença.[28] Ademais, como resultado dos avanços na pesquisa genética molecular, existe a possibilidade do emprego da terapia com genes somáticos para uma variedade de doenças hereditárias, inclusive a síndrome de Alport, pois já foram identificados os genes implicados na doença. Com base no conhecimento da presença de anormalidades no colágeno tipo IV, as quais são desencadeadas por defeito em genes já conhecidos, a terapia com gene visa substituir o gene anormal por um normal que permita sintetizar proteína *in vivo*. Os genes substitutos apresentam maior eficiência e podem corrigir o defeito genético da síndrome de Alport em cães.[30]

Amiloidose renal

Amiloidose renal é uma doença caracterizada por depósito amiloide extracelular, que tem sido descrito como uma condição primária, ou também secundária a doenças inflamatórias crônicas. Além disso, a deposição de material amiloide é irreversível e promove alteração morfológica e funcional.[36]

Amiloidose primária é uma doença genética e hereditária de caráter autossômico recessivo.[37] Já a secundária ocorre em consequência a outras doenças, sendo a mais frequente.

O órgão mais afetado é o rim, seguido de baço e fígado, e o cão é a espécie animal acometida com maior frequência pela amiloidose renal.[37] Amiloidose renal e a febre recorrente de origem desconhecida são características da febre do Mediterrâneo familial, as quais também foram descritas em cães da raça Shar-pei.[36]

Amiloidose renal em cães é uma doença crônica progressiva caracterizada pela deposição extracelular de material proteico no glomérulo, e é observada em aproximadamente 23% dos cães com doença glomerular.[38,39] O amiloide é primariamente depositado na região mesangial e, eventualmente, na região subendotelial. Em virtude da proteinúria intensa, muitos animais podem desenvolver síndrome nefrótica.[39] As síndromes amiloides são classificadas de acordo com a distribuição dos depósitos (localizados ou sistêmicos) e a natureza da proteína fibrila responsáveis. As síndromes localizadas geralmente acometem um órgão e não são comuns em pequenos animais. Nos gatos, observa-se amiloidose das ilhotas pancreáticas, e nos cães idosos o depósito amiloide pode ser encontrado no cérebro e no pulmão.[2]

A amiloidose renal de origem familial ou hereditária ocorre em gatos Abissínios e em cães da raça Shar-pei. Nestes, ela também é conhecida como síndrome de inchaço do jarrete, caracterizada por febre, aumento de volume da articulação társica e amiloidose renal. Os animais com amiloidose geralmente apresentam manifestação clínica na faixa etária entre 1 e 6 anos e, na espécie felina, as fêmeas são mais acometidas.[37]

Nos cães, a amiloidose é uma das doenças glomerulares mais comuns, vista em cerca de 30% dos casos de doença glomerular, ao passo que em gatos seu desenvolvimento é raro. Na frequência mencionada, a amiloidose reativa deve ser levada em consideração, pois é a forma mais comum de amiloidose em cães e gatos, mais frequente em animais idosos. Cães da raça Shar-pei apresentam maior risco de desenvolvimento da doença. Outras raças caninas já relatadas são Beagle e Foxhound Inglês. Gatos Abissínios são os felinos com maior predisposição racial. Tais relatos sugerem a existência de fatores hereditários que favorecem a deposição amiloide nos rins.[39]

Nos cães da raça Foxhound Inglês, pode-se observar renomegalia e necrose papilar. Ao exame histopatológico renal, encontrou-se depósito amiloide na região glomerular e intersticial, confirmado pela imuno-histoquímica. Verificou-se ainda esclerose glomerular e espessamento da cápsula da Bowman, associado a um infiltrado linfocítico periglomerular e intersticial. Ademais, os depósitos de amiloide eram sensíveis à oxidação por permanganato, sugerindo a presença de proteína amiloide AA.[2]

Quando a deposição amiloide é hereditária, este está associado ao caráter autossômico recessivo, porém sua fisiopatogenia não está totalmente esclarecida. Nos gatos Abissínios a amiloidose familial é detectada entre 1 e 5 anos de idade; nos cães Shar-pei, o diagnóstico é feito por volta dos 4 anos de idade.[37]

A amiloidose primária é uma doença genética e hereditária de caráter autossômico recessivo.[37] Contudo, sua fisiopatogenia ainda não está totalmente elucidada. Sabe-se que o interstício medular renal é o primeiro local onde ocorre depósito de amiloides. Nos gatos Abissínios, os depósitos surgem entre 9 e 24 meses de idade, e geralmente evoluem para doença renal crônica nos três primeiros anos de vida; a deposição amiloide pode ser moderada e o animal ser assintomático por anos.[2] A dificuldade em saber o modo de herança se deve à gravidade e à evolução, que são variáveis entre os gatos, porém se acredita que a doença seja hereditária de caráter autossômico recessivo; contudo, ainda são necessários estudos para diferenciar o padrão de hereditariedade simples ou poligênico.[4,36]

A manifestação clínica é resultante da doença renal crônica e dependerá dos órgãos acometidos, da quantidade de amiloide presente e da reação dos órgãos comprometidos pela deposição. Em cães e gatos, os depósitos de amiloide no parênquima renal causam a evolução para doença renal crônica, ou seja, progressiva, e culminam na manifestação de sintomas associadas à uremia. Os depósitos em outros tecidos não costumam causar alterações importantes para o desenvolvimento de sintomas clínicos.[2]

Em um estudo com cães da raça Shar-pei verificou-se que os animais evoluíram com poliúria e polidipsia, vômito, anorexia e apatia.[37] Paralelamente, nos gatos Abissínios a doença pode-se manifestar por perda de peso, polidipsia, poliúria, letargia e anorexia crônica e a gravidade da doença pode variar. A maioria dos gatos desenvolve a doença renal crônica com 1 ano de idade.[2]

O diagnóstico da amiloidose renal familial é baseado na raça, na manifestação clínica, em exames laboratorias e na biopsia renal. Dessa maneira, proteinúria, hipoalbuminemia, hipercolesterolemia são achados laboratoriais que podem ser encontrados em cães Shar-pei com amiloidose renal, e são dependentes do grau de comprometimento glomerular. Segundo Rivas *et al.*, a amiloidose renal pode se associar a quadros febris recidivantes, além de elevada concentração sérica de interleucina-6 e hipergamaglobulinemia.[36]

Já os gatos Abissínios podem apresentar azotemia, hiperfosfatemia, acidose metabólica, hiperglicemia, anemia não regenerativa, isostenúria e cilindrúria. Proteinúria é um achado variável e sua gravidade depende do envolvimento glomerular. Na eletroforese de proteínas séricas pode-se encontrar hiperglobulinemia com elevação de α_2-globulina.[2]

O depósito amiloide pode ser detectado por diferentes técnicas de coloração, tal como a com vermelho congo, observada com luz polarizada. O amiloide tem afinidade com essa coloração. Essa é a técnica mais prática para detectar a substância amiloide. A coloração não tem nenhuma especificidade química, e é dependente da disposição das moléculas. Pela técnica, a substância amiloide, o tecido elástico e os grânulos eosinofílicos ficam vermelhos, e os núcleos ficam azuis. As preparações, quando observadas com luz polarizada, apresentam birrefringência, exibindo cor verde para a substância amiloide.[17]

O exame histopatológico dos rins de cães com amiloidose mostra cilindros proteicos no interior dos túbulos, infiltrado linfoplasmocitário, fibrose multifocal, mineralização dos túbulos na região medular e grande quantidade de material eosinofílico homogêneo no interior dos glomérulos e no interstício medular. Material proteico positivo à coloração de vermelho congo pode ser evidenciado no interior dos glomérulos e no interstício medular dos rins.[37] O depósito amiloide nesses cães geralmente compromete dois terços dos glomérulos, o que é semelhante em gatos Abissínios com amiloidose familial.[2]

Nesses gatos, a idade do diagnóstico varia entre 1 e 5 anos de idade, e os primeiros depósitos surgem aproximadamente entre 9 e 24 meses, quase sempre promovendo doença renal crônica até os 3 anos de idade.[2]

Os principais achados histopatológicos em gatos Abissínios são amiloidose medular, necrose papilar, nefrite tubulointersticial crônica e amiloidose glomerular. Cerca de 80% dos gatos com a afecção têm depósito nos glomérulos desencadeando a proteinúria. O depósito amiloide intersticial na região medular prejudica o fluxo sanguíneo da papila renal, provocando necrose papilar e fibrose intersticial medular secundária associada à inflamação mononuclear.[2]

Os depósitos amiloides não estão restritos aos rins, pois podem ser encontrados em outros órgãos, como glândulas adrenais e tireoide, baço, estômago, intestino, coração, fígado e língua, porém não parecem contribuir para a síndrome clínica da doença renal crônica.[2]

Nos gatos Abissinios foi demonstrada a existência de caráter hereditário, porém o defeito hereditário ainda não foi bem elucidado.[2]

Tubulopatias primárias

As tubulopatias podem ser classificadas em congênita ou adquirida e também complexa (quando há alteração na produção de energia e na integridade da célula tubular renal) ou isoladas. As doenças tubulares herdadas são decorrentes da perda de uma proteína de transporte ou de um erro metabólico. Os defeitos tubulares podem acometer os túbulos em parte ou como um todo, comprometendo sua função. Dessa maneira, a função tubular deve ser avaliada por exames complementares, tais como perfil bioquímico, hemogasometria e exame de urina.[9]

As consequências das tubulopatias incluem alterações no metabolismo de nitrogênio, eletrólitos, carboidratos, minerais, bem como no metabolismo hídrico e acidobásico. Assim, a manifestação clínica irá depender do segmento tubular acometido. Já a terapia das tubulopatias será embasada na reposição da substância perdida na urina.[9]

As tubulopatias primárias aqui abordadas são: síndrome de Fanconi, cistinúria, carnitinúria, hiperuricosúria, xantinúria, glicosúria renal primária, acidose tubular renal e diabetes insípido nefrogênico.

Síndrome de Fanconi

A síndrome de Fanconi é uma doença caracterizada por defeito no túbulo proximal com consequente reabsorção deficiente e perda urinária excessiva de diversos componentes, tais como água, glicose, fosfato, sódio, potássio, cálcio, aminoácidos, bicarbonato, proteínas com peso molecular de até 50.000 dáltons e outros solutos.[40]

Nos cães da raça Basenji foi identificado um defeito no túbulo proximal com consequente doença renal de origem familial e/ou hereditária.[1] A síndrome de Fanconi tem sido descrita em cães de modo semelhante à que ocorre em humanos. A doença tem origem familial nos cães da raça Basenji.[40] Outras raças de cães com relato de síndrome de Fanconi incluem Border Terrier, Elkhounds noruegueses, Whippet, Yorkshire Terrier, Shetland Sheepdog e um cão de raça mista. Não se sabe sobre a existência de predisposição de sexo para a ocorrência dessa síndrome.[1]

De modo geral, a síndrome de Fanconi é sugestiva de uma doença renal de origem familial, entretanto também pode ser causada por:

- Substâncias tóxicas, as quais alteram o metabolismo intracelular, como metais pesados (chumbo, mercúrio, cobre, ácido maleico)
- Fármacos, como cefalosporinas, tetraciclina vencida, gentamicina, salicilato e cisplatina, sendo que estes impossibilitam o transporte adequado pelas células tubulares renais
- Outras causas como malignidades (mieloma múltiplo), gamopatias monoclonais, hiperparatireoidismo, síndrome nefrótica, amiloidose, hipopotassemia, deficiência de vitamina D, bem como nefrite intersticial resultante da deposição de anticorpos na membrana basal dos túbulos renais.[1]

A eliminação da possibilidade de exposição a agentes nefrotóxicos, a ausência de alterações nas concentrações séricas de aminoácidos ou evidência histológica de lesão nos túbulos renais podem representar a forma familial da síndrome de Fanconi.[1,40]

A síndrome de Fanconi familial está associada a alterações hereditárias do metabolismo relacionadas com a transdução de energia para as membranas celulares ou anormalidade na estrutura das membranas como um evento primário ou secundário.[40] Portanto, a fisiopatogenia, independentemente da etiologia, baseia-se em dois mecanismos. O primeiro é a diminuição da capacidade de reabsorção tubular; o segundo se deve à incapacidade do metabolismo intracelular das células tubulares em produzir energia adequada para permitir o transporte de substâncias.[40]

O túbulo proximal é o local onde ocorre reabsorção ativa de glicose, vitaminas, sódio, potássio, cálcio, fósforo e bicarbonato. No túbulo distal também se dá a reabsorção de pequena quantidade de glicose. Desse modo, pela detecção da substância perdida pela urina pode-se identificar o segmento tubular acometido.[40]

Os animais doentes apresentam reabsorção anormal e fracional de diversos solutos, como glicose, fosfato e aminoácidos. A aminoacidúria compreende a perda de todos os aminoácidos pela urina, contudo, em alguns casos há apenas cistinúria comprometendo a reabsorção de metionina, glicina e aminoácidos dibásicos. Além disso, pode haver menor reabsorção de bicarbonato, sódio, potássio e ácido úrico. Ademais, o transporte de aminoácidos nos rins depende do transporte de energia no córtex renal: um defeito na membrana epitelial responsável pelo transporte resultará em aminoacidúria.[40] Assim, existem dois padrões de aminoacidúria nos cães com síndrome de Fanconi: o primeiro se refere a um aumento generalizado de todos os aminoácidos, e o segundo padrão é quando há maior excreção de cistina, metionina, glicina e alguns aminoácidos dibásicos.[33]

Nos cães Basenji, o comprometimento da reabsorção pode resultar de um defeito na membrana, ou do metabolismo ou comprometimento do transporte de sódio, ou pela ocorrência de maior refluxo célula-lúmen de aminoácidos. Nas células com bordadura em escova dos túbulos renais, observou-se redução da capacidade de captação da glicose, a qual é dependente de sódio; entretanto, a captação de cistina permanece intacta.[18]

Outra característica da síndrome de Fanconi é glicosúria com normoglicemia. A glicosúria pode desempenhar um papel importante na fisiopatogenia dessa doença, pois promove a excreção de fosfato (fosfatúria) e de aminoácidos.[40]

A hipofosfatemia é mais um dos possíveis achados em indivíduos com síndrome de Fanconi. Normalmente, apenas 10 a 20% de fosfato são excretados na urina. Entretanto, na síndrome de Fanconi ocorre maior excreção urinária de fosfato (hiperfosfatúria), o que resulta em hipofosfatemia. Além disso, a hiperfosfatúria nesses casos pode decorrer de um defeito no transporte tubular de fosfato no nível das células com membrana em bordadura de escova. Em cães da raça Whippet, a síndrome se manifesta por glicosúria e normoglicemia, aminoacidúria e hiperfosfatúria e hipofosfatemia.[40] Ainda, os cães com síndrome de Fanconi podem apresentar concomitante diabetes insípido nefrogênico, o que promove diminuição da capacidade de concentrar urina, que pode ser anterior ao aparecimento de glicosúria.[40]

Em humanos, sabe-se que a síndrome de Fanconi hereditária ou familial é causada por diferentes defeitos metabólicos, como a síndrome de Lowe, uma síndrome oculocerebrorrenal cuja patogenia não é totalmente conhecida. Os defeitos metabólicos podem ser causados por alterações energéticas. Primeiramente, a síndrome de Fanconi pode estar associada ao acúmulo de galactose 1-fosfato a partir da deficiência da atividade enzimática de galactose 1-fosfato uridiltransferase. Outro defeito metabólico é a tirosinemia. A doença de Wilson é mais um dos defeitos metabólicos implicados no desenvolvimento de síndrome de Fanconi, e se refere a um distúrbio familial do metabolismo de cobre. Cistinose também pode estar associada, e geralmente é observada no início do quadro. A doença pode, ainda, estar relacionada com um tipo de doença de estoque de glicogênio.[40]

De modo geral, os cães doentes demonstram manifestações clínicas com a idade média de 7 anos: poliúria, polidipsia, perda de peso e pelagem opaca.[1,4] Ao exame físico verificam-se desidratação e fraqueza muscular.[40]

O diagnóstico de síndrome de Fanconi em cães é estabelecido com glicosúria e aumento variável na fração de excreção de fosfato, sódio, potássio e aminoácidos.[33]

Laboratorialmente, cães com síndrome de Fanconi podem apresentar hipofosfatemia, hipotassemia, hipobicarbonatemia, cetonúria, glicosúria (havendo euglicemia), proteinúria discreta a moderada e baixa densidade urinária.[1,4,40] A reabsorção fracional de aminoácidos encontra-se alterada, pois nos cães saudáveis são reabsorvidos 97 a 100% do total. Já nos cães com síndrome de Fanconi, a fração de reabsorção está entre 50 e 96%.[40] Nessa fase, esses cães podem apresentar acidose metabólica associada, geralmente do tipo hiperclorêmica, uma vez que a reabsorção de bicarbonato pelo túbulo proximal está diminuída. Posteriormente, pode ocorrer hipopotassemia, o que justifica a fraqueza muscular. Por fim, na fase mais avançada da doença podem-se detectar azotemia e hiperfosfatemia. A azotemia está presente à medida que a doença renal progride.[1]

Uma outra alteração que pode ser encontrada emcães com síndrome de Fanconi é a acidose metabólica, possivelmente por comprometimento da reabsorção de bicarbonato ou pela redução da secreção de íon hidrogênio com posterior acidose tubular renal.[40]

Apesar de incomuns, já se relataram alterações ósseas decorrentes da síndrome em dois cães da raça Border Terrier, semelhantes às lesões que aparecem em crianças com a doença. Nos pacientes humanos, hiperfosfatúria é o principal fator responsável pelo aparecimento de lesões ósseas. Nos cães, acredita-se que a hipofosfatemia seja causada principalmente pela hiperfosfatúria. Além disso, foram encontrados valores elevados de PTH, provavelmente em resposta à hipocalcemia, o que pode favorecer a exacerbação da fosfatúria. Hipofosfatemia pode comprometer a formação de adenosina trifosfato, o que pode prejudicar a reabsorção do fósforo no segmento do túbulo proximal. Ademais, o hiperparatireoidismo pode aumentar a reabsorção óssea osteoclástica. Por fim, a reabsorção alterada de vitamina D no túbulo proximal contribui para a ocorrência de anormalidades ósseas com a síndrome de Fanconi.[40]

Os animais acometidos podem ir a óbito por insuficiência renal aguda, causada por necrose papilar ou pielonefrite. Ainda, a necrose papilar aguda pode resultar da desidratação e da acidose metabólica.[40]

As anormalidades vistas ao exame histopatológico renal de cães das raças Basenji e Norwegian Elkhound são atrofia tubular e fibrose intersticial. Uma característica típica dessa doença é a presença de núcleos dilatados e hipercromáticos nas células tubulares renais (cariomegalia da célula tubular renal), principalmente nos estágios iniciais da doença.[1,9] No estágio mais avançado da doença renal, o achado histopatológico predominante é a fibrose intersticial nas regiões cortical e medular dos rins.[1,9]

A análise das células com bordadura em escova pode indicar que o transporte de sódio dependente de glicose foi comprometido nos cães doentes. Entretanto, a relação entre o defeito funcional e o desenvolvimento de doença renal terminal ainda não está bem elucidada.[1]

Faz-se o diagnóstico diferencial de síndrome de Fanconi entre hepatopatias, doença renal crônica, diabetes *mellitus*, diabetes insípido nefrogênico, hiperadrenocorticismo e polidipsia psicogênica. Além disso, é essencial a avaliação de depuração renal a fim de identificar os defeitos na reabsorção de eletrólitos e aminoácidos para diferenciar o diagnóstico de síndrome de Fanconi e de glicosúria renal primária.[40]

A terapia deve ter a finalidade de repor a substância que está sendo perdida em excesso pela urina, associada à nutrição adequada para reverter a perda de peso, aumentar a concentração sérica de glicose e de fósforo para os valores de normalidade.[40] Além disso, o tratamento deve ter como objetivos: controle da acidose metabólica, tratamento de infecções do trato urinário, tratamento sintomático da DRC (ver explanação mais detalhada no Capítulo 159, *Doença Renal Crônica*).[1] Por fim, o prognóstico de cães com síndrome de Fanconi é mau, porém a progressão da doença renal depende da gravidade da disfunção renal.[1]

Cistinúria

Cistina é um aminoácido formado da oxidação de grupos sulfídricos de duas moléculas de cistina. O termo *cistinúria* pode ser definido como presença de cálculo de cistina na urina.[11] A cistinúria é considerada uma doença hereditária renal de transporte, caracterizada pela excreção elevada de cistina na urina.[41]

No período de 1970 a 1990, foram descritos 134 casos de obstrução uretral por cálculos de cistina na Suécia. Nessa época, a doença foi detectada principalmente em cães machos da raça Dachshund, Basset Hound e Pembroke Welsh Corgi. A maioria dos cães (53%) apresentava entre 3 e 5 anos de idade, e a recidiva foi frequente nesses animais.[41]

Entretanto, até o presente, cerca de 70 raças caninas já foram descritas com cálculos de cistina: Basenji, Basset Hound, Dachshund, Australian Cattle Dog, Australian Shepherd, Bullmastiff, Chihuahua, Buldogue Inglês, Irish Terrier, Mastiff, Scottish Deerhound, Terra-nova, Scottish Terrier, American Staffordshire Terrier e Pembroke Welsh Corgi.[1] Os machos são mais afetados.[9]

A prevalência de cálculos de cistina ou cistinúria variou de 1 a 3,8%, nos EUA.[42] Em contrapartida, a prevalência de cálculos de cistina em cães da Europa é em torno de 22%.[43] Cistinúria é causada por um defeito hereditário localizado no túbulo proximal: ocorre reabsorção de aminoácidos não essenciais.[11] Juntamente com a cistina, também pode haver excessiva excreção urinária de aminoácidos dibásicos como arginina, lisina e ornitina em alguns pacientes. Porém, nem sempre a cistinúria está associada à aminoacidúria dibásica, e vice-versa. Assim, os aminoácidos que serão excretados na urina dependem principalmente de qual sistema de transporte está deficiente.[41] A cistina é um aminoácido relativamente insolúvel e, como resultado, surge formação de cálculos de cistina em urina com pH ácido.[9]

Em estudos com pacientes humanos foram identificados dois tipos de sistema de transporte para a cistina. O primeiro se refere ao sistema alto-constante-Michaelis (K_m) e, o segundo, ao baixo-constante-Michaelis. Assim, quando o defeito está localizado no baixo-K_m ocorrerá excreção excessiva de cistina e de aminoácidos dibásicos; o defeito situado no sistema alto-K_m resulta apenas em maior excreção urinária de cistina. Ademais, pode existir aminoacidúria dibásica sem estar associada à cistinúria, possível consequência de um defeito no sistema de transporte dibásico, o qual não apresenta relação com a cistina. Assim, em humanos e cães, o padrão de aminoacidúria pode variar: alguns cães podem apresentar cistinúria sem aminoácidúria dibásica, e outros podem ter apenas aminoacidúria dibásica, ou ambas ocorrerem concomitantemente.[41]

Assim, em humanos, a cistinúria pode ser classificada em três diferentes tipos. A cistinúria tipo I é caracterizada por um padrão autossômico recessivo, e os indivíduos heterozigotos apresentam concentração urinária de aminoácidos normal, enquanto indivíduos homozigotos têm excreção excessiva de cistina, lisina, arginina e ornitina pela urina. O tipo II e o tipo III mostram padrão autossômico recessivo com penetrância incompleta, e esses indivíduos irão excretar grande quantidade de cistina, lisina, arginina e orinitina na urina, associada à propensão à formação de cálculos de cistina. Na espécie canina, a cistinúria pode ocorrer da mesma maneira, porém existem diferentes padrões de hereditariedade.[9]

Nos cães de raça Terra-nova e Labrador Retriever há cistinúria do tipo I na sua forma mais grave (recessivo). Desse modo, nos cães Terra-nova foi identificada uma mutação no éxon 2 do gene *SLC3A1*, assim como nos pacientes humanos. O teste genético para esta mutação permite que criadores selecionem animais saudáveis para produção de proles normais. A mutação genética nos cães da raça Labrador Retriever é semelhante àquela encontrada os cães da raça Terra-nova. Em outras raças, a expressão de cistinúria ou a formação de cálculo é pouco relatada, o que demonstra a heterogeneidade genética.[9,42,44] Até o momento, não existe relato de cistinúria dos tipos II e III na espécie canina.[42,43]

Diferentemente dos humanos, os cães com cistinúria são predispostos ao aparecimento de carnitinúria. Essa diferença pode ser explicada, pois os rins dos humanos apresentam propriedade de sintetizar a carnitina, e os cães podem ter diminuição da concentração plasmática de carnitina. Em contrapartida, a cistinúria nos cães geralmente não predispõe à taurinúria, porém, como a cistina é um precursor aminoácido para a síntese de taurina, é importante monitorá-los para prevenir a deficiência de carnitina ou de taurina.[41]

Para estabelecer o diagnóstico fazem-se necessários exames laboratoriais, sendo possível encontrar cristalúria de cistina ao exame de urina; os exames de imagem, como a radiografia, permitem definir o tamanho, o formato e a radiopacidade dos cálculos; outros exames de imagem auxiliares para o diagnóstico são o ultrassom abdominal e a uretrocistografia.[28]

Quando há suspeita de cistinúria, mas ela não é identificada, pode-se utilizar um método para aumentar a chance de detecção: coloca-se ácido acético glacial, com posterior refrigeração e centrifugação, a fim de aumentar a formação de cristais em pH ácido.[42]

Para os cães da raça Terra-nova existe um teste genético que permite a identificação da mutação em questão, o qual demonstra que a cistinúria nesses cães é geneticamente heterogênea. Além disso, o homólogo canino da cistinúria tipo I dos humanos oferece a possibilidade de ser usado como modelo animal para estudo das melhores medidas terapêuticas para cistinúria e outras doenças renais tubulares.[44]

Carnitinúria

A carnitina é um aminoácido não essencial que contém enxofre, o qual atua como um cofator enzimático essencial para o transporte que gera ácidos graxos a partir do citosol para a matriz mitocondrial.[9] Ainda, pode ser definida como um aminoácido derivado, sintetizado dos percussores aminoácidos metionina e lisina.[41]

A carnitina desempenha diferentes e importantes funções no organismo, pois promove o transporte de ácidos graxos de cadeia longa. No coração, os ácidos graxos de cadeia longa são considerados como a fonte de energia mais importante para que ocorram a contratilidade e o relaxamento cardíaco de maneira adequada. Assim, a deficiência de carnitina ocasiona cardiomiopatia dilatada em humanos, cães e *hamsters*. Do mesmo modo que a cistina, a carnitina é filtrada pelo glomérulo e sua reabsorção acontece no túbulo proximal, a qual é dependente do sistema de transporte de sódio. Além disso, a carnitinúria pode estar associada à cistinúria.[9,41]

Na maioria dos casos, cistinúria e carnitinúria são concomitantes. Os cães com cistinúria que apresentam alteração na reabsorção de aminoácidos podem excretar grande quantidade de carnitina na urina caso sejam alimentados com dieta rica em gordura. Assim, se a excreção ou perda de carinitina na urina for prolongada pode haver deficiência de carnitina, o que irá predispor ao desenvolvimento de cardiomiopatia.[9]

Hiperuricosúria

Hiperuricosúria pode ser definida como quantidade significativa de ácido úrico na urina. Um dos produtos do metabolismo de proteínas é o ácido úrico. A porção purina dos ácidos nucleicos é metabolizada em hipoxantina e xantina e, pela ação da xantina oxidase, forma-se o ácido úrico. De modo geral, quando se refere a mamíferos, o ácido úrico é metabolizado em alantoína pela ação da enzima ácido úrico oxidase. Posteriormente, a alantoína será excretada por via renal.[9]

A hiperuricosúria nos animais é caracteriza por alteração no metabolismo ou na excreção de purinas, sendo mais comum em algumas raças devido a maior predisposição genética para formação de cálculos de urato. Desse modo, as raças caninas mais acometidas são Dálmata, Buldogue Inglês e Black Russian Terrier.[9]

O ácido úrico é secretado pelos rins (via glomerular) e reabsorvido no túbulo contorcido proximal; contudo, nos cães Dálmata essa reabsorção é deficiente. Ainda, esses cães apresentam secreção ativa no túbulo distal, em consequência de um defeito no transporte.[9]

A doença ou defeito tem causa hereditária com característica autossômica recessiva nos cães da raça Dálmata. O gene urato oxidase é o responsável pela hiperuricosúria nos pacientes humanos. Em contrapartida, tal gene é uma causa excluída para o desenvolvimento de hiperuricosúria em cães Dálmata. Assim, sabe-se que em uma pequena região do genoma encontram-se 19 possíveis genes ditos como responsáveis pelo defeito genético que promove a hiperuricosúria. Tal defeito genético foi observado em outras raças caninas como Buldogue Inglês e Black Russian Terrier.[9]

A manifestação clínica geralmente se dá em cães jovens ou de meia-idade. Nos cães Dálmata, os machos são mais predispostos à formação de cálculo de urato do que as fêmeas.[9]

Hiperxantinúria ou xantinúria

Xantinúria é uma doença hereditária bem reconhecida em pacientes humanos.[45] Contudo, a ocorrência de cálculo de xantina é rara em pequenos animais.[9]

A xantinúria congênita foi relatada em cães da raça Cavalier King Charles Spaniel assim como em Dachshund de pelo duro. Ainda, descreveu-se xantinúria em um gato macho doméstico de pelo curto, porém sua causa nesta espécie ainda não é bem estabelecida.[9,45]

Da mesma maneira que o ácido úrico, as xantinas são derivadas de dietas que contêm purinas. A xantina é metabolizada em ácido úrico por meio da ação da enzima xantina oxidase, Ainda, a redução da conversão enzimática promove maior excreção urinária de xantina.[9,45]

Xantinúria é causada pela deficiência da enzima xantina oxidase. Pode ocorrer de duas maneiras: a primeira é denominada xantinúria clássica, pela deficiência isolada da enzima xantina oxidase; a segunda forma decorre da deficiência de três enzimas diferentes, devido à ausência congênita de um cofator que contém molibdênio (xantina oxidase, sulfito oxidase e aldeído oxidase).[45]

Independentemente da forma de apresentação, a xantinúria é transmitida por um padrão de hereditariedade de caráter autossômico e recessivo.[45]

Glicosúria renal primária

A glicosúria renal primária (GRP) é rara e há alguns relatos em humanos e em algumas raças caninas, como Scottish Terriers, Basenjis e Norwegian Elkhounds. Em ambas as espécies, ela ocorre sem lesão morfológica renal, associada à normoglicemia, e é causada por anormalidades nos mecanismos de transporte enzimático.[9]

Normalmente, a glicose é filtrada livremente pelo glomérulo para ser reabsorvida no túbulo proximal por mecanismo de difusão em um cotransporte com sódio. O mecanismo de transporte tem capacidade limitada. Assim, quando a concentração sérica de glicose excede 180 a 220 mg/dℓ na espécie canina e 260 a 310 mg/dℓ na espécie felina, surgirá glicosúria; defeitos no túbulo proximal secundário, alteração tubular ou doença hereditária podem ocasionar glicosúria sem hiperglicemia.[9]

O desenvolvimento de glicosúria renal é consequente à deficiência de transporte ou ao comprometimento da reabsorção de glicose. Dessa maneira, a proteinúria originada de distúrbio no túbulo proximal é promovida por sua incapacidade reabsortiva. Em um estudo realizado com cães sem raça definida, demonstrou-se que apenas a inibição da reabsorção de glicose no túbulo proximal não resulta em glicosúria, e sugere que possa existir um outro defeito no transporte de glicose no túbulo distal que seja responsável por ela.[9]

Em decorrência da glicosúria ocorre a diurese osmótica, e como consequência observa-se que a excreção de alguns elementos como cálcio, fósforo, magnésio, ácido úrico e potássio fica comprometida.[9]

A glicosúria renal primária pode estar associada à doença renal congênita, toxicidade, hipoparatiroidismo ou síndrome de Fanconi idiopática.[33]

Assim, a glicosúria persistente desencadeia manifestações clínicas tais como poliúria e polidipsia; entretanto, elas podem ser assintomáticas. Em alguns casos, a glicosúria renal primária pode ser manifestação de síndrome de Fanconi.[9,33] A poliúria pode estar associada a diferentes formas de doença renal primária, como também a condições renais secundárias, diabetes insípido, aumento da perfusão renal, diurese osmótica e polidipsia psicogênica. Outros achados são perda de peso, pelagem seca, desidratação.[33]

Infelizmente, não existe cura para a glicosúria renal primária, contudo o prognóstico a longo prazo geralmente é bom, desde que a ingestão de fluido seja adequada e haja controle de infecções urinárias.[9]

Acidose tubular renal

O termo *acidose tubular renal* (ATR) descreve uma doença tubular rara e que promove acidose metabólica hiperclorêmica.[9] A ATR de origem familial foi descrita nas raças caninas Basenjii, Greyhound e em raças mistas.[33]

Existem três tipos de acidose tubular renal de acordo com o segmento tubular comprometido. Assim, ATR do tipo I acomete o túbulo distal e este se torna deficiente para promover a excreção do íon hidrogênio. Já a ATR do tipo II (clássica) é caracterizada pelo comprometimento do túbulo proximal, e como consequência não é capaz de prevenir a perda de bicarbonato; este tipo de alteração pode ser observado em associação com síndrome de Fanconi. Por fim, a ATR do tipo IV ocorre secundariamente a um defeito no túbulo distal, em que se observa hiperpotassemia e hipoaldosteronismo ou deficiência de aldosterona.[9]

A doença pode surgir isolada ou concomitante com outro defeito tubular, como a síndrome de Fanconi. A ATR pode estar presente em virtude da diminuição da concentração plasmática de bicarbonato, secundária a sua não reabsorção tubular. Além disso, a excreção de hidrogênio pelo túbulo distal auxilia a prevenção de acidemia. Em pacientes humanos, essa excreção de hidrogênio também colabora para prevenir desmineralização óssea, a qual é uma consequência da acidose tubular renal distal.[9]

A ATR distal compromete o processo de acidificação urinária decorrente da secreção deficiente de hidrogênio pelo túbulo distal. Como resultado, os rins se tornam incapazes de acidificar a urina como resposta à acidose metabólica sistêmica. Do mesmo modo que nos pacientes humanos com ATR distal, os gatos acometidos podem apresentar pielonefrite.[9]

O *diagnóstico* de acidose tubular renal deve ser embasado na presença de urina com pH básico ou neutro e de acidose metabólica hiperclorêmica. A identificação e a exclusão de outro defeito tubular associado auxilia no diagnóstico, como a detecção de glicosúria, normoglicemia e aminoacidúria.[9]

O *tratamento* da acidose tubular renal tem como objetivos:

- Controle da acidose metabólica
- Tratamento da infecção urinária
- Tratamento de suporte da doença renal crônica.

A correção da acidose metabólica pode ser difícil, uma vez que com essa doença existe grande perda urinária de bicarbonato.[9]

Diabetes insípido nefrogênico

Há diabetes insípido nefrogênico quando os túbulos renais não conseguem interagir com o hormônio antidiurético (ADH), também chamado de vasopressina. A ocorrência de diabetes insípido nefrogênico congênito foi relatada em cães das raças Pastor-alemão e Poodle miniatura.[9,46,47]

O principal estímulo para produção de ADH é a hiperosmolaridade plasmática; este é o princípio para a realização do teste de privação de água. A privação de água induz a formação de um plasma com alta osmolaridade em cães normais, o que irá estimular a síntese e a liberação de ADH e, assim, diminuir o fluxo urinário. Portanto, a falta de resposta pelos túbulos frente ao ADH caracteriza o diabetes insípido nefrogênico. Entretanto, é importante ter cautela no teste de jejum hídrico para não causar desidratação e azotemia. Tanto a deficiência do ADH quanto a diminuição da resposta dos receptores no túbulo distal e ducto coletor ao ADH podem ser totais ou parciais. Entretanto, nos casos em que exista defeito na síntese ou na secreção desse hormônio, caracterizarão diabetes insípido central.[9,46]

Em humanos, o diabetes insípido nefrogênico hereditário é causado por mutações em um gene do cromossomo X, que é responsável pela codificação do receptor V2 da vasopressina, ou também em um gene autossômico que codifica a aquaporina-2.[46]

Outros tipos de doença renal estrutural familial

Cistadenocarcinoma multifocal renal

As neoplasias renais primárias são raras em pequenos animais. Os cistadenocarcinomas renais geralmente são multifocais e bilaterais e têm predisposição familial em algumas raças de cães. Além disso, o cistadenocarcinoma renal se associa ao liomioma uterino e a um quadro cutâneo nomeado dermatofibrose nodular, representado por múltiplos nódulos cutâneos constituídos de fibras colágenas.[47,48]

O primeiro caso relatado foi no ano de 1967 em um cão da raça Pastor-alemão. Outras raças caninas referidas são Golden Retriever e Boxer.[4,47]

O cistadenocarcinoma renal provavelmente se trate de doença hereditária de caráter autossômico dominante.[2,47] Em humanos, a doença se associa a uma alteração genética dada por uma translocação entre os cromossomos 3 e 8.[47] Para cães da raça Norwegian elaborou-se um mapeamento genético do cromossomo 5 (CFA5), a fim de identificar e investigar o defeito genético responsável pela doença, o que permitiu a caracterização de novos marcadores microssatélites. Assim, foi possível identificar uma pequena região cromossômica que coincide com o *locus* humano chamado de Birt-Hogg-Dubé, oriundo de uma síndrome cancerosa, sugerindo que o mesmo gene possa ser responsável pelo fenótipo característico da doença em humanos e cães. Ademais, foi encontrada uma mutação no éxon 7 do cão, que causa mutação em aminoácidos presentes em proteínas codificadas. A partir disso, observou-se forte evidência para tal mutação ser homozigota e fatal.[48]

Os cães com cistadenocarcinoma renal são suscetíveis à necrose da papila renal.[47]

Os liomiomas uterinos estão presentes desde o nascimento nos cães acometidos. O cistadenocarcinoma renal pode gerar metástase em cerca de 50% dos casos, atingindo linfonodos, principalmente o esternal cranial para-aórtico, e pulmões.[47]

A dermatofibrose nodular também é uma doença considerada autossômica dominante.[47] Existem duas teorias para explicar a associação entre dermatofibrose nodular e cistadenocarcinoma renal. A primeira defende que o quadro cutâneo seja uma síndrome paraneoplásica proveniente de fatores de crescimento, como o TGF-alfa e o TGF-beta, produzidos pelo cistadenocarcinoma renal. Já a segunda teoria sugere que os quadros, cutâneo e renal, ocorram de maneira independente, porém relacionados e ligados a um defeito hereditário em comum. A dermatofibrose nodular sempre existe nos cães com cistadenocarcinoma renal; os nódulos surgem nos animais com 4 a 9 anos de idade. Os nódulos cutâneos geralmente são firmes, com formato esférico ou oval, tamanho variável e acometem, principalmente, a região dos membros e da cabeça.[47]

A manifestação clínica irá depender do estágio da DRC. Em geral, quando a DRC está em estágios mais avançados, existe associadamente piora dos nódulos cutâneos e do liomioma uterino.[47] Hematúria aparece em cerca de 20% dos casos, enquanto a azotemia atinge aproximadamente 50% desses cães. As lesões renais costumam estar associadas a nódulos cutâneos e subcutâneos, originando um quadro dermatológico nomeado dermatofibrose. Além disso, podem apresentar neoplasia uterina (liomiomas).[2]

O diagnóstico de cistadenocarcinoma renal pode ser obtido com auxílio de exame radiográfico, ultrassonografia (para visibilização dos cistos renais) e tomografia computadorizada, pela qual é possível observar renomegalia. Na maioria dos pacientes, o diagnóstico é confirmado à necropsia.[47] O tempo entre o diagnóstico e a morte do animal varia de 3 a 34 meses. Para o diagnóstico de dermatofibrose nodular é necessário o exame histopatológico da pele.[48]

Ao exame histopatológico dos rins é possível observar proliferação epitelial. Já os nódulos cutâneos são compostos de fibras colágenas densas hiperplásicas.[41] A fibrose presente nos rins pode promover obstrução dos túbulos renais, com expansão e formação de cistos contornados por células epiteliais tubulares.[48]

O tratamento do cistadenocarcinoma renal deve ser direcionado à terapia de suporte para DRC.[48] Ainda, o quadro cutâneo (dermatofibrose nodular) não responde ao tratamento com corticosteroides. As fêmeas acometidas por liomioma uterino devem ser castradas. O prognóstico é reservado devido à natureza progressiva dessa doença.[48]

Doença renal familial em cães da raça Poodle standard

Foi reconhecida a existência de uma nefropatia em Poodles standard jovens. A doença geralmente se manifesta entre 3 meses e 2 anos de idade, e ambos os sexos são afetados. Além disso, a nefropatia apresenta maior predisposição sexual para fêmeas.[1]

A ocorrência da nefropatia nessa raça sugere existir um defeito genético. A manifestação clínica e as anormalidades laboratoriais são características de DRC.[1,2]

Os achados histopatológicos são condizentes com atrofia glomerular císticas, com grande quantidade de glomérulos imaturos, principalmente nos cães com 3 a 4 meses de idade. As alterações tubulares são compatíveis com dilatação e atrofia tubular. Ainda, pode-se detectar mineralização da membrana basal tubular. No interstício renal geralmente veem-se áreas de fibrose. Pode-se verificar infiltrado inflamatório mononuclear intersticial, principalmente em cães com idade mais avançada.[1]

Nefropatia juvenil em cães da raça Weimaraner

A nefropatia no Weimaraner é similar àquela que ocorre nos cães Schnauzer miniatura. Ao exame histopatológico observam-se lesões tubulares (atrofia, mineralização, diminuição do número de túbulos, presença de cilindros hialinos e granulosos), lesões glomerulares (anormalidades na cápsula de Bowman, atrofia cística, redução no número de glomérulos, glomérulos imaturos, proteína e fibrina no espaço de Bowman e esclerose) e lesões intersticiais (fibrose medular e cortical com inflamação mononuclear).[12]

Considerações finais

Em virtude dos fatos mencionados, faz-se necessário o diagnóstico precoce e diferencial de doença renal de origem familial para que medidas terapêuticas possam ser instituídas, uma vez que, independentemente da etiologia, o animal desenvolverá doença renal crônica. O tratamento das doenças renais de origem familial é semelhante ao da doença renal crônica de origem adquirida, mas se deve ater a um tratamento diferenciado para animais que apresentem perda urinária acentuada e significativa de aminoácidos. Assim, explanação mais detalhada sobre o manejo terapêutico de DRC segue no capítulo 159, sobre doença renal crônica em cães e gatos. Além disso, o reconhecimento da doença renal de origem familial em pequenos animais permite a seleção dos animais doentes e, talvez, dos familiares, a fim de afastá-los da reprodução para prevenir a transmissão hereditária da doença em questão.

Referências

1. Finco DR. Congenital, inherited and familial renal diseases In: Osborne CA, Finco DR. Canine and feline nephrology and urology. Philadelphia: Lea & Febiger; 1995. p. 471-83.
2. DiBartola SP. Doença renal familiar em cães e gatos. In: Ettinger SJ, Feldman EC. Tratado de medicina interna veterinária. Vol. 2. 5ª ed. Rio de Janeiro: Guanabara Koogan; 2004. p. 1789-90.
3. Chew DJ, DiBartola SP, Schenck PA. Canine and feline nephrology and urology. 2nd ed. EUA: Elsevier Saunders; 2011. p. 197-217.
4. Lees GE. Familial renal disease in dogs. In: Ettinger SJ, Feldman EC. Veterinary internal medicine. Vol. 2. Canada: Saunders Elsevier; 2011. p. 2058-61.
5. Polzin DJ. Chronic kidney disease in small animals. Vet Clin North Am: Small Anim Pract. 2011; 41(1):15-30.
6. Brown S, Atkins C, Carr AR, Cowgill L, Davidson M, Egner B *et al.* Guidelines for the Identification, evaluation, and management of systemic hypertension in dogs and cats. J Vet Intern Med. 2007; 21:542-58.
7. Greco DS. Congenital and inherited renal disease of small animals. Vet Clin North Am Small Anim Pract. 2001; 31(2):393-9.
8. Wakamatsu N, Surdy K, Carmichael KP, Brown CA. Histologic and ultrastructural studies of juvenile onset renal disease in four Rottweiler dogs. Vet Pathol. 2007; 44:96-100,
9. Kerl ME. Renal tubular diseases. In: Ettinger SJ, Feldman EC. Veterinary internal medicine. Vol. 2. Canada: Saunders Elsevier. 2011. p. 2062-8.
10. Lazaretti P, Kogika MM, Hagiwara MK, Lustoza M.D, Mirandola RMS. Concentração sérica de paratormônio intacto em cães com insuficiência renal crônica. Arq Bras Med Vet Zootec. 2006; 58(4):489-94.
11. Brum KB, Juliano RS, Souza MA, Fleury LFF, Damasceno AD. Renal dysplasia in a Boxer dog: case report. Arq Bras Med Vet Zootec. 2008; 60(5):1084-8.
12. Schoofs SR, Ducatelle R. Juvenile nephropathy in a Weimaraner dog. J Small Animal Pract.1997; 38:115-8.
13. Littman MP. Protein-iosing nephropathy in small animals.Vet Clin Small Anim. 2011; 41:31-62.
14. Waki MF, Martorelli CR, Erdmann PM, Kogika MM. Classification into stages of chronic kidney disease in dogs and cats – clinical, laboratorial and therapeutic approach. Ciência Rural. 2010; 40(10):1-9.
15. Otto PG. Genética básica para veterinária. 3ª ed. São Paulo: Roca; 2000.
16. Kawate T, Kawamura R, Uchida T, Takahashi K, Hasegawa T, Futamata H, Takeda S. Histochemical analysis of renal dysplasia with ureteral atresia. Acta Histoch Cytoch. 2009; 42(3):65-71.
17. Azizi S, Kheirandish R, Yazdanpour H. Histpathologic features of a unilateral renal dysplasia in a cat (*Felis domestica*). Compen Clin Pathol. 2010; 19:445-7.
18. Whiteley MH, Bell JS, Rothman DA. Novel allelic variants in the canine cyclooxgenase-2 (Cox-2) promoter are associated with renal dysplasia in dogs. Plos One. 2011; 6(2): 1-7.
19. Diez-Prieto I, Rodriguez BG, Granja MAR, Rábano MJC, Garcia CCP. Diagnosis on renal agenesis in a beagle. J Small Anim Pract. 2001; 42:599-602.
20. Morita T, Michimae Y, Sawada M, Uemura T, Araki Y, Haruna A, Shimada A. Renal dysplasia with unilateral renal agenesis in a dog. J Compen Pathol. 2005; 133:64-7.
21. O'Leary CA, Mackay BM, Malik R, Edmondston JE, Robinson WF, Huxtable CR. Polycystic kidney disease in Bull Terriers: an autosomal dominant inherited disorder. Austr Vet J. 1999; 77(6):361-6.
22. Renal dysplasia (DOGenes Inc.). Disponível em: < http://www.dogenes.com/>. Acesso em: 12/04/2011 às 15:32:44.
23. Lyons LA, Biller DS, Erdman CA, Lipinski MJ, Young AE, Roe BA *et al.* Feline polycystic kidney disease mutation identified in PKD1. J Am Soc Nephrol. 2004; 15:2548-55.
24. Pedersen KM, Pedersen HD, Häggström J, Koch J, Ersboll AK. Increased mean arterial pressure and aldosterone-to-renin ratio in Persian cats with polycystic kidney disease. J Vet Intern Med. 2003; 17:21-7.
25. Domanjko-Petric A, Cotman M. Polycystic kidney disease: a review and occurrence in Slovenia with comparison between ultrasound and genetic testing. J Feline Med Surg. 2008; 10:115-19.
26. Littman MP, Dambach DM, Vaden SL, Giger U. Familial protein-losing enteropathy and protein-losing nephropathy in soft-coated Wheaten Terrier: 222 cases (1983-1997). J Vet Intern Med. 2000; 14:68-80.
27. Littman MP. Protein-losing nephropathy in small animals. Vet Clin North Am. 2011; 41:31-62.
28. Casal ML, Dambach DM, Meister T, Jezyk PF, Patterson DF, Henthorn PS. Familial glomerulonephropathy in the Bullmastiff. Vet Pathol. 2004; 41:319-25.
29. Clifford E, Kashtan Youngki K, Lees GE. Thorner PS, Virtanen I, Frey H, Miner. Abnormal glomerular basement membrane laminins in murine, canine, and human Alport syndrome: aberrant laminin a2 deposition is species independent. J Am Soc Nephrol. 2001; 12:252-60.
30. Rheault MN, Kren SM, Thielen BK, Mesa HA, Crosson JT, Thomas W *et al.* Mouse model of X-linked Alport syndrome. Am Soc Nephrol. 2004; 15:1466-74.
31. Hood JC, Huxtable C, Naito I, Smith C, Sinclair R, Savige J. A novel model of autosomal dominant Alport syndrome in Dalmatian dogs. Nephrol Dial Transplant. 2002; 17:2094-8.
32. Kashtan CE. Animal models of Alport syndrome. Nephrol Dial Transplant. 2002; 17: 1359-61.
33. Abrahamson DR, Prettyman AC, Robert B, St. John PL. Laminin-1 reexpression in Alport mouse glomerular basement membranes. Kidney Internat. 2003; 63:826-34.
34. Bell RJ, Lees GE, Murphy KEX. Chromosome inactivation patterns in normal and X-linked hereditary nephropathy carrier dogs. Cytogen Genome Resid. 2008; 122:37-40.
35. Minkus G, Breuer W, Reusch C, Leuterer G, Brem G, Hermanns W. Familial nephropathy in Bernese Mountain dogs. Vet Pathol. 1994; 31:421-28.
36. Rivas AL, Tintle L, Meyers-Wallen V, Scarlett JM, Tassel CP, Quimby FW. Inheritance of renal amyloidosis in chineses Shar-pei dogs. J Heredity. 1993; 84:438-42.
37. Sonne L, Oliveira EC, Santos AA, Pavarini SP. Junior PSB, Amtoniassi NAB *et al.* Amiloidose sistêmica do tipo AA em um canino Shar-pei chinês. Acta Scient Vet. 2008; 36(1):47-50.
38. Vaden SL. Glomerular disease. Topics in Companion Animal Medicine. 2011, vol. 26(3):128-34.
39. Vaden SL, Brown CA. Glomerular diseases. In: Bonagura JD, Twedt D. Kirks's current veterinary therapy XIV. USA: Saunders Elsevier; 2009. p. 863-8.
40. Roth KS, Foreman JW, Segal S. The Fanconi syndrome and mechanisms of tubular transport dysfunction. Kidney Internat. 1981; 20:705-16.
41. Sanderson SL, Osborne CA, Lulich JP, Bartges JW, Pierpont ME, Ogburn PN *et al.* Evaluation of urinary carnitine and taurine excretion in 5 cystinuric dogs with carnitine and taurine deficiency. J Vet Intern Med. 2001; 15:94-100.
42. Pallato V, Wood M, Grindem C. Urine sediment from a Chihuahua. Vet Clin Pathol. 2005; 34(4):425-8.
43. Matos AJF, Mascarenhas C, Magalhães P, Pinto JP. Efficient screening of the cystinuria-related C663T *Slc3a1* nonsensemutation in Newfoundland dogs by denaturinghigh-performance liquid chromatography. J Vet Diagn Investig. 2006; 18:102-5.
44. Henthorn PS, Liu J, Gidalevich T, Fang J, Casal ML, Patterson DF. Canine cystinuria: polymorphism in the canine SLC3A1 gene and identification of a nonsense mutation in cystinuric Newfoundland dogs. Human Genetic. 2000; 107:295-303.
45. Zuilen CD, Nickel NF, Dijk TH, Reijngoud DJ. Xanthinuria in a family of Cavalier King Charles Spaniels. Vet Quart. 1997; 19:172-4.
46. Deen PMT, Aubel RAMH, Os CH. Urinary content of aquaporin 1 and 2 in nephrogenic diabetes insipidus. J Am Soc Nephrol. 1996; 7(6):836-41.
47. Lium B, Moe L. Hereditary multifocal renal cystadenocarcinomas and nodular dermatofibrosis in the German Shepherd dog: macroscopic and histopathologic changes. Vet Pathol. 1985; 22:447-55.
48. Lingaas F, Comstock KE, Kirkness EF, Sorensen A, Aarskaug T, Hitte, C *et al.* A mutation in the canine BHD gene is associated with herediary multifocal renal cystadenocarcinoma and nodular dermatofibrosis in the German Shepherd dog. Human Molec Genetics. 2003: 12(23):3043-53.

164 Indicações à Hemodiálise

Márcia Mery Kogika, Lúcia da Conceição Andrade

Introdução

Este capítulo tem como objetivo apresentar as principais indicações à hemodiálise em medicina veterinária, como também em medicina humana para fins de comparação, e assim fornecer subsídios para melhor entendimento da finalidade e da expectativa da terapia. Não serão abordados especificamente os detalhes das técnicas dialíticas, mas se ressalta que o procedimento deve ser realizado por profissional qualificado e experiente, pois deve envolver estreito monitoramento para evitar complicações, como a síndrome do desequilíbrio da diálise, que advém da diminuição abrupta da osmolalidade sanguínea devido à remoção de osmoles (principalmente ureia), e que pode causar alterações neurológicas, além de outras complicações como hipotensão, hemorragia por uso de heparina, trombose, alterações do cálcio sérico, dos equilíbrios eletrólitico e acidobásico e do estresse oxidativo, deficiências de carnitina e taurina, infecções etc.[1]

Indicações à hemodiálise em medicina veterinária

A primeira hemodiálise em cão datou de 1913, e somente na última década tem-se discutido com mais seriedade suas adequadas indicações e a necessidade de habilidade e de conhecimento técnico do procedimento, que não se restringe somente à circulação extracorpórea do sangue e sua filtração, mas também a todo o envolvimento que compromete o organismo.[2]

Trata-se de terapia de substituição temporária da função renal, extracorpórea, indicada a controlar as alterações bioquímicas, hidreletrolíticas e acidobásicas decorrentes da uremia. Entretanto, a indicação ao procedimento não está direcionada ao tratamento da alteração laboratorial *per se*, ou seja, apenas da azotemia ou do aumento das concentrações séricas de ureia e creatinina, pois a hemodiálise não é uma terapia que possa curar ou regenerar as lesões renais ou recuperar a perda dos néfrons, mas sim um procedimento que poderá manter a homeostasia enquanto se aguarda o retorno da função renal pela regeneração dos néfrons e retorno da função.[1,2]

Uma frase escrita pelo Professor Larry Cowgill, da Universidade da Califórnia, pioneiro em hemodiálise nos EUA, dizia:[3]

> Enquanto o procedimento não cura os rins lesionados, a hemodiálise mantém a vida enquanto os rins com lesão aguda recuperam-se. A hemodiálise pode, também, atuar como substituta dos rins permanentemente lesados. (...) O objetivo é ajudar a manter a vida do animal de estimação até que seus sistemas orgânicos retornem ao normal, ou que ele seja resistente o suficiente para ser submetido a terapia de correção do problemas de base.

A terapia de substituição renal extracorpórea inclui as chamadas hemodiálise intermitente (IH – *intermittent hemodialysis*) e a terapia de substituição renal contínua (CRRT – *continuous renal replacement therapy*). A *hemodiálise intermitente* caracteriza-se por rápidos fluxos de sangue e do dialisado, e o procedimento perdura algumas horas e é realizado em intervalos de 3 a 4 vezes/semana, na dependência do caso clínico, e utiliza o princípio da difusão; uma das complicações significativas, pelo fato de o procedimento alterar rapidamente os componentes do sangue, é a possibilidade de surgirem alterações agudas no paciente.[1] Já a *terapia de substituição renal contínua*, como a própria designação a descreve, é feita de maneira lenta e emprega, principalmente, os princípios de difusão e convecção.[4] Para fins de comparação, a taxa de fluxo do dialisado na terapia de substituição renal contínua é de até 6 ℓ/h e, na hemodiálise intermitente, o fluxo é de 20 a 60 ℓ/h. Até o momento, não há como provar cientificamente qual o método mais adequado e eficaz, mas as indicações devem ser baseadas em vários fatores que envolvem o paciente urêmico em questão.[1] A terapia de substituição renal contínua, apesar de mimetizar a função renal de depurar lentamente as substâncias tóxicas, requer sedação do animal, e também leva à hipotermia e à diminuição do cálcio iônico pelo uso de alguns anticoagulantes, mas este procedimento parece interferir menos nas oscilações da pressão arterial quando comparado com a hemodiálise intermitente.[4]

Assim, a primordial indicação à hemodiálise, para a determinação do prognóstico, está alicerçada no entendimento e no conhecimento da etiologia que causou ou que está causando a disfunção renal, ou seja, do reconhecimento dos possíveis mecanismos que acarretaram a perda da função renal e se esses mecanismos comprometeram ou não estruturas primordiais que possam ter afetado a regeneração dos néfrons.

Portanto, com base nos conceitos mencionados, a principal indicação à hemodiálise seriam os casos de insuficiência renal aguda (IRA) em que a azotemia e a uremia decorressem de lesão em néfrons preexistentes, e cuja reposta ao tratamento intensivo conservador não tivesse sido adequada e o animal tivesse evoluído para oligúria e sem resposta a terapia medicamentosa/fluidoterapia. Assim, esse fato indica que a lesão renal, como também o número de néfrons comprometidos, foi extensa e que não possibilitou, ainda, o tempo necessário para que ocorresse a recuperação ou a regeneração dos néfrons. Desse modo, as principais alterações que persistiram e que foram, portanto, refratárias mesmo com a instituição de terapia intensiva, consistem na persistência de oligúria/anúria, hiper-hidratação, hiperpotassemia, hiper ou hiponatremia, acidose metabólica e azotemia.[1,5]

Quanto aos agentes etiológicos implicados na insuficiência renal aguda de cães e gatos, os de causas infecciosas, tóxicas e isquêmicas são os principais. Assim, é de suma importância o conhecimento específico dos mecanismos de lesão renal (fisiopatologia) relacionados com esses agentes etiológicos, para que desse modo se possa ter melhor entendimento do desenvolvimento da lesão renal e, consequentemente, da possibilidade ou não de regeneração das células do epitélio tubular e recuperação da função, e que esta possa ocorrer durante o período da hemodiálise.[6,7]

Sabe-se que a causa isquêmica de lesão renal pode, potencialmente, levar à lesão da membrana basal tubular, e o comprometimento desta estrutura poderá interferir em nutrição, viabilidade e regeneração das células tubulares, afetando sobremaneira a regeneração dos néfrons. A lesão renal de etiologia tóxica, além de comprometer as células tubulares renais, tem a gravidade e a extensão dependentes da quantidade da substância tóxica. A lesão poderá também estar em associação à causa isquêmica por consequência da ação vasoconstritora do próprio tóxico e que poderá acarretar, por conseguinte, lesão da membrana basal tubular, comprometendo ainda mais a regeneração daqueles néfrons.[6,7]

No que tange à lesão renal por causa infecciosa, inicialmente não há envolvimento da membrana basal tubular; ela compromete as células dos túbulos renais e o interstício, e a membrana basal tubular geralmente está preservada, possibilitando a regeneração das células tubulares/néfrons. Entretanto, dependendo da virulência e da quantidade do agente infeccioso, como também da extensão e intensidade da lesão renal, além do desenvolvimento de hipovolemia e diminuição da perfusão renal por desidratação, estes poderão se somar e causar isquemia e, desse modo, comprometer a membrana basal tubular.[6,7]

Assim, de acordo com os mecanismos de lesão renal associados a diferentes etiologias da insuficiência renal aguda, gravidade e extensão da lesão, observa-se variação quanto a prognóstico, letalidade e mortalidade quando da indicação da hemodiálise. Segundo estudo com cães submetidos à hemodiálise devido à insuficiência renal aguda, verificou-se sobrevivência maior (80%) em cães que apresentavam IRA de etiologia infecciosa, e sobrevivência menor para aqueles casos relacionados com as etiologias hemodinâmicas e metabólicas (40%) e tóxicas (20%).[8] No que tange aos estudos em felinos com IRA e também submetidos à hemodiálise, semelhante resultado foi obtido, ou seja, a sobrevivência foi maior quando a causa era de origem infecciosa (60%) e somente 20% sobreviveram com etiologia tóxica.[9]

Particularmente em relação aos felinos, hoje a maior frequência de indicação à hemodiálise é no pré-operatório de obstrução ureteral, a fim de que o animal tenha condições adequadas para o procedimento cirúrgico. Vale ressaltar que o diagnóstico de urolitíase com obstrução ureteral tem aumentado na rotina da clínica de felinos.[6,10] Assim, a hemodiálise tem melhorado o prognóstico desses casos e obtido sucesso em 75% dos pacientes.[9] Ainda a gatos, a hemodiálise é recomendada como procedimento pré-cirúrgico do transplante renal em pacientes azotêmicos e com manifestações clínicas de uremia.[1,2] O transplante renal é um assunto que ainda merece muitas discussões no meio científico/acadêmico e não será abordado especificamente neste capítulo.

Apesar de a principal indicação à hemodiálise estar relacionada com a IRA de etiologia infecciosa, estudos de IRA por leptospirose em cães, realizados na University of Minnesota e na University of California, demonstraram não ter havido diferença na evolução do quadro clínico quanto às terapias que foram empregadas (tratamento intensivo de fluidoterapia e suporte medicamentoso *versus* hemodiálise). Isto é, a hemodiálise foi indicada a 53% dos casos de leptospirose na University of California, e na University of Minnesota somente foram feitas a terapia medicamentosa de suporte e a administração de fluido para as correções hidreletrolítica e acidobásica, e eutanásia e óbito ocorreram em 18 e 14%, respectivamente; entretanto, a prevalência dos sorovares foi diferente.[11] Este fato, portanto, suscita a discussão de que a terapia medicamentosa com administração de fluido de maneira intensiva e monitorada também possa trazer bons resultados, pois o sucesso de qualquer terapia estará na dependência do momento em que o procedimento foi iniciado, ou seja, de acordo com a evolução da doença/quadro clínico e dos mecanismos de lesão renal causados pelo agente etiológico implicado, além de fatores adicionais que possam agravar o quadro clínico.[12]

Assim, a ponderação também deve ser aplicada ao momento da hemodiálise durante o curso da evolução da doença; é de suma importância a avaliação do paciente como um todo e não só apenas pelos valores das concentrações séricas de ureia e creatinina. Portanto, é fundamental identificar e analisar a gravidade do comprometimento orgânico e verificar as possibilidades do benefício da terapia no momento da evolução da doença e do quadro clínico em que o animal se encontra.

No geral, independentemente da terapia – hemodiálise ou terapia intensiva monitorada (fluido e medicamentos) –, sempre se observa melhor evolução ou bom prognóstico para os cães que não apresentavam persistente oligúria, hiperpotassemia, acidose metabólica intensa etc. Relata-se que a taxa de mortalidade vista no procedimento de hemodiálise é de 50 a 60%, tanto em medicina humana como em medicina veterinária, e esta informação deve ser levada ao conhecimento dos proprietários, para que não haja expectativas além das possibilidades da situação clínica.[13–15]

A segunda indicação mais frequente à filtração extracorpórea do sangue seria a hemofiltração, que tem o intuito de filtrar o sangue para retirar ou depurar as substâncias tóxicas, como nos casos de intoxicação por medicamentos (anti-inflamatório não esteroide, enrofloxacino em gatos, quimioterápicos etc.) ou ingestão de substâncias tóxicas, por exemplo, de plantas como a flor lírio para os gatos, que apresenta grande potencial de nefrotoxicidade.[16] Há sucesso da hemofiltração quando o procedimento é realizado em até 6 h após a ingestão do tóxico e cabe ao proprietário estar atento à procura mais rápida do atendimento médico-veterinário para que se tenha um bom prognóstico. Enquanto a hemodiálise utiliza um conceito de difusão, a hemofiltração utiliza o conceito de convecção e a membrana empregada tem poros bem maiores do que a membrana usada para hemodiálise, com alto coeficiente de permeabilidade e, portanto, passam por esses poros solutos de alto peso molecular, diferentemente do que ocorre na hemodiálise.[17]

Quanto às outras indicações à hemodiálise, a hiper-hidratação seria um estado clínico que merece intervenção rápida por comprometer a vida, e em geral decorre da administração de volume e frequência excessiva de fluido, pelo fato de o animal estar em oligúria ou anúria ou, ainda, pela associação dos fatores descritos.[2]

Quanto à indicação da terapia à doença renal crônica (DRC) em cães e gatos, o procedimento a longo prazo da hemodiálise não é apropriado e ainda se observa que, nessas espécies, a manutenção da estabilidade é bem-sucedida com fluidoterapia monitorada para controle dos desequilíbrios hidreletrolítico e acidobásico, dieta balanceada, terapia de suporte etc. (ver mais informações no Capítulo 159, *Doença Renal Crônica*).[6] Particularmente a espécie felina apresenta melhor evolução com a terapia da manutenção da DRC quando comparada com a espécie canina, pois a fisiopatologia da DRC nessas espécies tem característica peculiar, possivelmente aliada a capacidade funcional dos néfrons, mecanismos adaptativos e compensatórios etc.[18] Cabe lembrar que os seres humanos com DRC geralmente evoluem com oligúria, tendendo à hiper-hidratação, e não com poliúria, como se vê em cães e gatos, que tendem a manifestar desidratação.[18,19]

Durante a crise urêmica ou na fase de agudização ou descompensação da DRC, a hemodiálise poderia ser indicada com o intuito de diminuir as concentrações séricas de toxinas urêmicas,[2,6] mas em geral cães e gatos encontram-se desidratados e a reposição volêmica, aliada ao tratamento dos desequilíbrios associados à doença, pode trazer benefícios e equilibrar novamente o paciente, mas a resposta estará sempre na dependência da fase ou estágio de evolução da DRC, ou seja, do número de néfrons existentes e da sua capacidade funcional, que não seria possível avaliar, em um primeiro momento, somente pela magnitude das concentrações séricas de ureia e creatinina, sendo que seria ncessária a determinação da taxa de filtração glomerular (TFG) ou do *clearance*, avaliação esta ainda limitada na rotina da clínica de cães e gatos.[6]

Indicações à hemodiálise em medicina humana

As indicações à hemodiálise em doença renal crônica costumam ser muito bem estabelecidas em medicina humana. Entretanto, para a lesão renal aguda, ainda existe uma grande discussão sobre qual seria o melhor momento para se iniciar a diálise.

Em doença renal crônica, em geral, quando o paciente se encontra no estágio V (*clearance* menor que 15 mℓ/mim), já poderia ser indicada a diálise. Entretanto, a decisão irá depender de vários fatores, objetivos e subjetivos. Os parâmetros objetivos descritos a seguir são modulados pela percepção, pelo paciente, da sua qualidade de vida. Além disso, recentemente, um trabalho demonstrou que iniciar precocemente a diálise em pacientes em estágio V não se associou à melhora da sobrevida ou à diminuição das complicações.[20]

Indicações à diálise

As indicações para diálise são:

- Pericardite ou pleurite (urgência em diálise)
- Encefalopatia urêmica ou neuropatia, com possíveis confusão mental, tremores, redução do nível de consciência e até convulsões
- Sangramentos, pois a uremia diminui a adesividade plaquetária
- Sobrecarga hídrica e edema pulmonar
- Hipertensão com resposta insatisfatória aos anti-hipertensivos
- Acidose metabólica refratária ao tratamento com bicarbonato
- Persistentes distúrbios refratários ao tratamento médico, tais como hiperpotassemia, hipercalcemia, hipocalcemia e hiperfosfatemia
- Perda de peso
- Persistência de náuseas e vômitos.

Entretanto, a decisão de se iniciar a diálise, excluindo causas emergenciais, será determinada entre o paciente e o médico. Muitos pacientes chegam estáveis ao *clearance* de 7 mℓ/min, com boa diurese, executando as atividades de rotina – trabalhando, se alimentando, com pressão arterial controlada e em total controle dos distúrbios hidreletrolítico e acidobásico. Muitas vezes, contudo, veem-se pacientes com *clearance* de 15 mℓ/min que já se encontram urêmicos, com perda de peso ou magros, com total descontrole do metabolismo ósseo. Estes devem iniciar logo a diálise. O paciente deve chegar à diálise com peso e pressão arterial controlados, mantendo-se sem acidose, com anemia controlada, com níveis de fósforo, cálcio e paratormônio (PTH) adequados. O acompanhamento médico para o tratamento conservador é fundamental.

Muitos pacientes subestimam os sintomas, pois vão gradativamente se acomodando a eles e diminuem o grau de senso de bem-estar.

Medidas quantitativas da doença renal crônica

As medidas mais utilizadas, adotadas em todo o mundo, são estimativa da filtração glomerular (GFR) e avaliação do estado nutricional.

Estimativa da filtração glomerular

Vários testes estão disponíveis. Antigamente utilizava-se apenas a medida de creatinina sérica. Entretanto, esta não depende somente da filtração glomerular, mas também da massa muscular. Pacientes mais musculosos, homens, podem ter concentração sérica de creatinina maior e ter a mesma filtração glomerular que pacientes com creatinina sérica menor.[21,22]

Pode-se superestimar a filtração glomerular em desnutridos, pois nestes a creatinina sérica pode não se elevar muito, mesmo quando a filtração glomerular está reduzida.

Com certeza, o *clearance* de creatinina é mais adequado do que apenas a dosagem da creatinina sérica para estimativa da filtração glomerular. Porém, o *clearance* de creatinina também apresenta falhas, pois geralmente superestima a filtração glomerular devido à secreção tubular de creatinina. O padrão-ouro da medida da filtração glomerular é a medida do *clearance* de inulina; contudo, é apenas utilizado em estudos e é inviável na prática clínica. Em um estudo com pacientes que apresentavam creatinina sérica normal (< 1,5 mg/dℓ), as medidas de *clearance* de inulina eram em torno de 20 a 25 mℓ/min/1,73 m², mostrando que, apesar da creatinina normal, a filtração estava extremamente baixa.[22] Outro estudo avaliou 80 pacientes com doença renal crônica com medidas de filtração em torno de 22 mℓ/min, cujo *clearance* de creatinina foi duas vezes maior que o de inulina, mostrando que o *clearance* de creatinina superestima a filtração glomerular.[21] Lembrar que a filtração glomerular normal em um adulto é de 80 a 120 mℓ/min.

As fórmulas em geral preconizadas para a medida da filtração glomerular na prática clínica são:

- Cockcroft-Gault
- MDRD: *modification of diet in renal disease*.

A equação de Cockcroft-Gault é:

$$\text{CCr, em m}\ell\text{/min} = \frac{(140 - \text{idade}) \times \text{peso do paciente [kg]}}{\text{Creatinina plasmática [mg/d}\ell\text{]} \times 72}$$

Esta formula é a mais utilizada, pois leva em conta o aumento da creatinina com o aumento do peso, e o declínio da produção de creatinina com o aumento da idade. Se mulher, deve-se multiplicar por 0,85 (pois mulher tem menos massa muscular).

A equação simplificada da MDRD é:

$$\text{GFR, em m}\ell\text{/min, por 1,73 m}^2 = 186{,}3 \times (\text{creatinina plasmática exp}[-1{,}154]) \times (\text{idade exp}[-0{,}203]) \times (0{,}742\text{, se mulher}) \times (1{,}21\text{, se afrodescendente})$$

Em que: exp = exponencial.

Os estágios da doença renal crônica são:

- Lesão renal com GFR normal: *clearance* > 90 mℓ/min/1,73 m^2
- DRC leve (laboratorial): *clearance* entre 60 e 89 mℓ/min/1,73 m^2
- DRC moderada (clínica): *clearance* entre 30 e 59 mℓ/min/1,73 m^2
- DRC grave (pré-dialítica): *clearance* entre 15 e 29 mℓ/min/1,73 m^2
- DRC dialítica (uremia): *clearance* < 15 mℓ/min/1,73 m^2.

Estimativa do estado nutricional

A nutrição do paciente nefropata é fundamental. Vários estudos demonstram que a desnutrição em portadores de doença renal crônica é fator de maior mortalidade e morbidade.[23-26]

Em geral, quando se inicia a diálise, há melhora significativa do apetite e do estado nutricional.[27] Atualmente, a recomendação é para iniciar a diálise de pacientes crônicos quando houver sintomas e sinais de uremia. A diálise deve ser avaliada considerando-se sintomas, sinais e estimativa da filtração glomerular.

Início da diálise e síndrome do desequilíbrio

Ao se iniciar a primeira diálise, uma importante complicação é a síndrome do desequilíbrio. Esta síndrome está relacionada com a redução rápida da osmolalidade plasmática devido à diminuição da ureia (redução abrupta decorrente da diálise). Mesmo após o término da diálise, a concentração de ureia no intravascular é menor que a concentração de ureia no intracelular, em razão da grande retirada decorrente do processo de diálise e da demora no equilíbrio entre os dois compartimentos. Esta variação de osmolalidade extra e intracelular pode causar aumento do influxo de água para a célula, levando a edema cerebral. Portanto, a primeira diálise deve ser realizada com pouca eficiência, ou seja, para que não cause diminuição de mais de 40% da ureia. Os pacientes mais afetados pela síndrome do desequilíbrio são os hepatopatas, crianças, idosos e pacientes que já tenham comprometimento neurológico. A síndrome do desequilíbrio pode causar confusão mental, cefaleia, torpor e até morte cerebral.

Lesão renal aguda

Se já existe controvérsia sobre indicação à diálise em doença renal crônica, em lesão renal aguda a discussão é ainda maior.

Várias são as situações clínicas responsáveis pelo surgimento da lesão renal aguda. As principais categorias são representadas pelas lesões isquêmicas, ação de substâncias nefrotóxicas, doenças vasculares (pequenos e grandes vasos), doenças glomerulares e intersticiais e sepse. Atualmente, a principal causa é a sepse.

Ao contrário do que se vê em doença renal crônica, na lesão aguda o paciente tem muito mais dificuldade para adaptação às alterações causadas pela insuficiência renal, pois elas ocorreram rapidamente. Portanto, existe menor tolerância à sobrecarga de volume e à hiperpotassemia. Os sintomas urêmicos podem aparecer com níveis séricos de ureia bem menores do que na doença renal crônica, na qual o paciente foi lentamente, ao longo de anos, se adaptando à perda de função renal.

São inúmeras as modalidades de terapia renal substitutiva utilizadas, como a hemodiálise intermitente, a hemodiálise ou hemofiltração contínua, as terapias híbridas e a diálise peritoneal. Apesar de todas as técnicas, a mortalidade por IRA permanece alta nos pacientes em estado criticamente enfermo (mortalidade maior que 50%).

As indicações clássicas para se iniciar a diálise na IRA são:

- Sobrecarga de volume
- Hiperpotassemia (níveis de potássio sérico > 6,5 mEq/ℓ) ou elevações rápidas dos níveis séricos
- Sinais de uremia, como pericardite, neuropatia ou qualquer alteração do nível de consciência
- Acidose metabólica refratária ao tratamento (pH < 7,1)
- Intoxicações por substâncias ou alguns alcoóis.

Se o início precoce ou profilático da diálise teria algum benefício para morbidade e sobrevida, este ainda é controverso; entretanto, com certeza, o início da diálise deve ser antes do aparecimento dos sintomas e dos sinais de lesão renal aguda. Os pacientes falecem por complicações como infecções, sangramentos ou outras condições.[28]

Recentemente, muitos estudos têm avaliado a relação entre o início da diálise e a evolução dos pacientes. Vários deles demonstram melhora na evolução, incluindo melhora na sobrevida quando o início da diálise é mais precoce.[29-32]

Sobrecarga de volume

Muitos trabalhos demonstraram associação entre o grau de sobrecarga de volume no início da diálise e risco de mortalidade. Na verdade, a melhora da sobrevida com início precoce se deveria aos pacientes ainda se encontrarem com a volemia adequada quando se inicia logo a diálise. O que vemos, principalmente em terapia intensiva, é um balanço positivo muito grande e este está fortemente associado a maior mortalidade.[33-36]

Quanto maior balanço positivo, maior o risco de mais permanência em ventilação mecânica, maior edema de alças intestinais, rins, cérebro e anasarca. Este maior ganho de edema generalizado aumenta muito a morbidade e a mortalidade, principalmente em pacientes criticamente enfermos.

Melhor modalidade para paciente com lesão renal aguda

Qual seria a melhor modalidade para o paciente com lesão renal aguda? Como já dito, existem várias modalidades:

- Hemodiálise intermitente
- Hemodiálise ou hemofiltração contínua
- Terapias híbridas como a SLED (*sustained low-efficiency dialysis*)
- Diálise peritoneal.

Em pacientes que se encontram com grande instabilidade hemodinâmica, têm sido utilizados os métodos contínuos (hemodiálise ou hemofiltração contínua). Nesses métodos, o fluxo de sangue e de dialisado são menores e, principalmente, a taxa de ultrafiltração (mℓ/h) é menor do que em hemodiálise intermitente. Um importante componente de instabilidade hemodinâmica no paciente em estado crítico é a taxa de ultrafiltração.

Pacientes estáveis hemodinamicamente ou com pouca necessidade de fármaco vasoativo podem realizar a hemodiálise intermitente ou mesmo a SLED (um método intermediário entre a hemodiálise intermitente e a hemodiálise lenta).

A hemodiálise intermitente em geral ocorre em 3 a 4 h, o fluxo de sangue é maior que 250 mℓ/min e o fluxo de dialisado é em torno de 500 a 800 mℓ/min. O paciente terá que perder o volume programado, portanto, em 3 a 4 h.

Já na SLED os fluxos não são tão elevados (fluxo de sangue entre 180 e 250 mℓ/min, fluxo de dialisado 100 a 300 mℓ/min, tempo de diálise de 6 a 12 h). Assim, o paciente poderá perder o volume programado em maior tempo, levando a uma taxa de ultrafiltração menor que a taxa de ultrafiltração da hemodiálise intermitente.

Trabalhos já demonstraram que não há diferença de morbidade e mortalidade entre os métodos SLED e hemodiálise contínua em pacientes críticos, pois a taxa de ultrafiltração na SLED também seria adequada. Também existe uma grande controvérsia, na literatura, sobre os métodos contínuos e intermitentes, pois os trabalhos ainda não mostram diferenças de morbidade e mortalidade entre esses métodos em pacientes críticos.[37–41]

Há, ainda, uma grande discussão a respeito da quantidade de diálise oferecida ao paciente com IRA. Alguns estudos demonstram melhora na morbidade e na mortalidade quando há quantidade maior de diálise oferecida ao paciente, todavia este tema também é controverso.[42–46]

Como se pode verificar, existe um campo bastante incerto sobre o início, o método e a quantidade de diálise ao paciente com IRA. Entretanto, é importante lembrar que esse paciente tem menor tolerância à insuficiência renal, pois as alterações foram agudas e não houve tempo para adaptação do organismo. Atualmente, grandes esforços estão sendo feitos para diminuir a inaceitável alta mortalidade de pacientes com lesão renal aguda.

Considerações finais

A indicação à hemodiálise deve ser baseada na fisiopatologia da doença renal, da evolução clínica e da manifestação segundo o comprometimento das funções dos rins. Sabe-se existirem particularidades da evolução de doença e insuficiência renal nas diferentes espécies, e este capítulo teve a finalidade de apresentar, de maneira sucinta, as indicações para fornecer subsídios para o melhor entendimento da preconização do procedimento nas diferentes espécies.

Referências

1. Langston C. Acute uremia. In: Ettinger SJ, Feldman, E.C, editors. Textbook of veterinary internal medicine. 7th ed. V. 2. St. Louis: Elsevier Saunders; 2010. p. 1969-84.
2. Cowgill LD, Francey T. Hemodialysis. In: DiBartola SP, editor. Fluid, electrolytes, and acid-base disorders in small animal practice. 3rd ed. St. Louis: Elsevier Saunders; 2006. p. 650-77.
3. UC Davis News Service on april 26, 2002. Kidney dialysis for sick pets comes to Southern California, 2002. Disponível em: <http://www.vetmed.ucdavis.edu/whatsnew/article.cfm?id=1167>. Acesso em: 26 maio 2013.
4. Acierno MJ. Continuous renal replacement therapy in dogs and cats. Vet Clin North Am. Small Anim Pract. 2011; 41:135-46.
5. Ross L. Acute kidney injury in dogs and cats. Vet Clin North Am Small Anim Pract. 2011; 41:1-14.
6. Chew DJ, DiBartola SP, Schenck PA. In: Canine and feline nephrology and urology. 2nd ed. St. Louis: Elsevier Saunders; 2011. p. 1-526.
7. Grauer GF, Lane IF. Acute renal failure: ischemic and chemical nephrosis. In: Osborne CA, Finco DR. Canine and feline nephrology and urology. 2nd ed. St. Louis: Elsevier Saunders; 1995. p. 1-526.
8. Francey T, Cowgill LD. Use of hemodialysis for the management of acute renal failure in the dogs: 124 cases (1990-2001) – Research Abstract Program of the 20th Annual ACVIM Forum Dallas, TX, May 29-June 1 2002,. J Vet Intern Med. 2002;16:352.
9. Pantaleo V, Francey T, Fischer LD, Cowgill LD. Application of hemodialysis for the management of acute uremia in cats: 119 cases (1993-2003) – Research Abstract Program of the 22nd Annual ACVIM Forum Minneapolis, MN, June 9-12, 2004. J Vet Intern Med. 2004; 18:418.
10. Lekcharoensuk C, Osborne CA, Lulich JP *et al.* Trends in frequency of calcium oxalate uroliths in the upper urinary tract in cats. J Am Anim Hosp Assoc. 2005; 41:39-46.
11. Sykes JE, Bryan J, Armstrong PJ. Comparison of clinical findings associated with canine leptospirosis between two teaching hospitals – Research Abstract Program of the 25th Annual ACVIM Forum Seattle, WA, June 6-9, 2007. J Vet Intern Med. 2007; 21:624.
12. Segev G. Outcome prediction of acute kidney injury in dogs and cats. Israel J Vet Med. 2011; 66:82-8.
13. Clarkson MR, Friedewald JJ, Eustace JA *et al.* Acute kidney injury. In: Brenner BM, editor. The kidney. 8th ed. Philadelphia: Saunders Elsevier; 2008. p. 943-86.
14. Segev G, Kass PH, Francey T. A novel clinical scoring system for outcome prediction in dogs with acute kidney injury managed by hemodialysis. J Vet Intern Med. 2008; 22: 301-8.
15. Worwag S, Langston CE. Feline acute intrinsic renal failure: 32 cats (1997-2004). J Am Vet Med Assoc. 2008; 232:728-32.
16. Berg RJM, Francey T, Segev G. Resolution of acute renal injury in a cat after lily intoxication. J Vet Intern Med. 2007; 21:857-9.
17. Monaghan KN, Acierno MJ. Extracorporeal removal of drugs and toxins. Veterinary Clinics of North America Small Animal Practice. 2011; 41: 227-38.
18. Polzin DJ. Chronic kidney disease. In: Ettinger SJ, Feldman EC, editors. Textbook of veterinary internal medicine. 7th ed. St. Louis: Elsevier Saunders; 2010, p. 1990-2020.
19. Sharfuddin AA, Weisbord SD. Acute kidney injury. In: Breener and Rector. The kidney, 9th ed. St. Louis: Elsevier Saunders; 2011. p. 1044-100.
20. Cooper BA, Brabley P, Bulfone L *et al.* A Randomized, Controlled trial of early *versus* late initiation of dialysis. New Engl J Med. 2020; 363:609-19.
21. Shemesh O, Golbetz H, Kriss JP, Myers BD. Limitations of creatinine as a filtration marker in glomerulopathic patients. Kidney Internat. 1985; 28:830-8.
22. Levey AS. Measurement of renal function in chronic renal disease. Kidney Internat. 1990; 38:167-84.
23. Acchiardo SR, Moore LW, Latour PA. Malnutrition as the main factor in morbidity and mortality of hemodialysis patients. Kidney Internat. 1983; 16(Suppl):S199-S203.
24. Lowrie EG, Lew NL. Death risk in hemodialysis patients: the predictive value of commonly measured variables and an evaluation of death rate differences between facilities. Am J Kidney Dis. 1990; 15:458-82.
25. USRDS. Patient selection to peritoneal dialysis *versus* hemodialysis according to comorbid conditions – Comorbid conditions and correlations with mortality risk among 3,399 incident hemodialysis patients. Am J Kidney Dis. 1992; 20:32-8.
26. Owen WF Jr, Lew NL, Liu Y *et al.* The urea reduction ratio and serum albumina concentration as predictors of mortality in patients undergoing hemodialysis. New England Journal of Medicine. 1993; 329: 1001-6.
27. Pupim LB, Kent P, Caglar K *et al.* Improvement in nutritional parameters after initiation of chronic hemodialysis. Am J Kidney Dis. 2002; 40:143-51.
28. Palevsky PM. Dialysis modality and dosing strategy in acute renal failure. Semin Dialysis. 2006; 19:165-70.
29. Gettings LG, Reynolds HN, Scalea T. Outcome in post-traumatic acute renal failure when continuous renal replacement therapy is applied early vs. late. Intens Care Med. 1999; 25:805-13.
30. Demirkiliç U, Kuralay E, Yenicesu M *et al.* Timing of replacement therapy for acute renal failure after cardiac surgery. J Card Surg. 2004; 19:17-20.
31. Elahi MM, Lim MY, Joseph RN *et al.* Early hemofiltration improves survival in post-cardiotomy patients with acute renal failure. Europ J Cardio-Thorac Surg. 2004; 26:1027-31.
32. Liu KD, Himmelfarb J, Paganini E *et al.* Timing of initiation of dialysis in critically ill patients with acute kidney injury. Clin J Am Soc Nephrol. 2006; 1:915-9.
33. Comparison of Two Fluid-Management Strategies in Acute Lung Injury. The National Heart, Lung, and Blood Institute Acute Respiratory Distress Syndrome (ARDS) Clinical Trials Network. New England Journal of Medicine. 2006; 354: 2564-75.
34. Calfee CS, Matthay MA. Nonventilatory treatments for acute lung injury and ARDS. Chest. 2007; 131:913-20.
35. Bouchard IJ, Soroko SB, Chertow GM *et al.* Program to Improve Care in Acute Renal Disease (PICARD) Study Group. Fluid accumulation, survival

and recovery of kidney function in critically ill patients with acute kidney injury. Kidney Internat. 2009; 76:422-7.
36. Grams ME, Estrella MM, Coresh J *et al.* The National Heart, Lung, and Blood Institute Acute Respiratory Distress Syndrome Network. Fluid balance, diuretic use, and mortality in acute kidney injury. Clin J Am Soc Nephrol. 2011; 6:966-73.
37. Kellum JA, Angus DC, Johnson JP *et al.* Continuous *versus* intermittent renal replacement therapy: a meta-analysis. Intens Care Med. 2002; 28:29-37.
38. Tonelli M, Manns B, Feller-Kopman D. Acute renal failure in the intensive care unit: a systematic review of the impact of dialytic modality on mortality and renal recovery. Am J Kidney Dis. 2002; 40:875-85.
39. Rabindranath K, Adams J, Macleod AM, Muirhead N. Intermittent *versus* continuous renal replacement therapy for acute renal failure in adults. Cochrane Database System Review 2007, CD003773, 53p.
40. Bagshaw SM, Berthiaume LR, Delaney A, Bellomo R. Continuous *versus* intermittent renal replacement therapy for critically ill patients with acute kidney injury: a meta-analysis. Crit Care Med. 2008; 36:610-7.
41. Pannu N, Klarenbach S, Wiebe N *et al.* Renal replacement therapy in patients with acute renal failure: a systematic review. J Am Med Assoc. 2008; 266:793-805.
42. Tolwani AJ, Campbell RC, Stofan BS *et al.* Standard *versus* high-dose C VVHDF for ICU-related acute renal failure. J Am Soc Nephrol. 2008; 19:1233-8.
43. Jun M, Heerspink HJ, Ninomiya T *et al.* Intensities of renal replacement therapy in acute kidney injury: a systematic review and meta-analysis. Clin J Am Soc Nephrol. 2010; 5:956-63.
44. van Wert R, Friedrich JO, Scales DC *et al.* High-dose renal replacement therapy for acute kidney injury: Systematic review and meta-analysis. Crit Care Med. 2010; 38:1360-9.
45. Bellomo R, Cass A *et al.* Renal Replacement Therapy Study Investigators. Intensity of continuous renal-replacement therapy in critically ill patients. New Engl J Med. 2009; 361:1627-38.
46. Andrade L, Cleto S, Seguro AC. Door-to-dialysis time and daily hemodialysis in patients with leptospirosis: impact on mortality. Clin J Am Soc Nephrol. 2007; 2:739-44.

Parte 17

Doenças do Trato Urinário Inferior

Márcia Mery Kogika

165 Urolitíase em Cães e Gatos

Mariana Faraone Waki, Márcia Mery Kogika

▪ Anatomia e fisiologia

O trato urinário inferior é um sistema orgânico especializado no armazenamento e na liberação periódica de urina, formado pela bexiga urinária e pela uretra. Um par de ureteres fibromusculares transporta, pelo curso retroperitoneal, a urina produzida pelos rins até a bexiga urinária, na qual a urina permanece armazenada; pela uretra, ela é eliminada para o meio externo.[1-3]

Os ureteres desembocam de forma oblíqua no trígono vesical da bexiga urinária, formando a válvula vesicoureteral, a qual exerce um importante papel de proteção ao impedir que a urina volte para os ureteres e para a pelve renal,[2,3] constituindo, desse modo, um fluxo urinário unidirecional.[1,3] A bexiga urinária é constituída de musculatura lisa, camada mucosa (composta de um epitélio de transição), camada submucosa e serosa.[3] É também protegida e recoberta por uma camada de glicosaminoglicanas, a qual, quando ausente, aumenta a permeabilidade da parede da bexiga, tornando-a mais suscetível a infecções.[3]

A composição singular da urina é mantida por uma grande variedade de processos estruturais e funcionais, como o transporte ativo de sódio da urina realizado pela aldosterona, o qual sugere que exista uma semelhança funcional entre os túbulos distais do rim e a bexiga urinária. Esses canais são regulados também por outros hormônios, como prostaglandinas (PG), uroquinase e calicreína.[1]

Além disso, ao preservar a composição urinária, o trato urinário inferior atua também na conservação do equilíbrio hídrico e eletrolítico do organismo, na tentativa de protegê-lo de doenças como a pielonefrite e a hidronefrose.[1]

Deste modo, o sistema urinário foi projetado para formar uma urina hiperosmolar (concentrada) e, assim, eliminar resíduos do organismo na forma líquida.[4] Alguns desses resíduos, especialmente minerais, podem precipitar e predispor à formação de cristais, os quais podem ser retidos no sistema urinário e se combinar com a matriz orgânica e/ou outros minerais, crescer e, consequentemente, formar cálculos, caso não sejam excretados.[5,6] Entretanto, alguns tipos de cristais podem ser encontrados normalmente na urina dos animais, como cristais de estruvita, fosfato amorfo e oxalato.[7] Em pH ácido, observam-se preferencialmente os cristais de ácido úrico, oxalato de cálcio e cistina; já em pH alcalino, os cristais de estruvita, fosfato de cálcio, carbonato de cálcio e fosfato amorfo.[7] Contudo, deve-se levar em consideração o tempo decorrido após a coleta da urina, bem como o período de armazenamento em temperatura ambiente ou sob refrigeração, já que a cristalúria pode desenvolver-se *in vitro*.[7]

Deste modo, a presença de urólito é capaz de desorganizar a função normal do trato urinário,[1] resultando em processo inflamatório[5] e, consequentemente, predispondo à ocorrência de outras doenças do sistema urinário.[2,5]

▪ Definição

A urolitíase é a formação de cálculos urinários a partir de cristais menos solúveis na urina, tanto em condições fisiológicas como também patológicas. Entretanto, não deve ser considerada uma doença isolada do trato urinário, mas sim uma afecção multifatorial,[1] na qual fatores hereditários, congênitos ou decorrentes de processos patológicos adquiridos – como infecção do trato urinário (ITU), causada por bactérias produtoras de urease – podem aumentar o risco de precipitação de alguns metabólitos na urina.[8]

Fatores como dieta, diminuição da ingestão de água, alteração do pH urinário, falta de inibidores na urina ou mesmo a presença de promotores de cristalização também podem exceder a solubilidade de um soluto em particular, predispondo à formação de cristais, os quais podem se agregar e crescer.[5,9] O pH urinário sofre influência de diversos fatores, como dieta, intervalo pós-prandial, estresse, estado fisiológico (p. ex., animal em crescimento), como também do método de análise laboratorial, como o uso de fitas reagentes (colorimétrico) ou de pH-metria.[10] Além disso, termos como areia, cristais, granulações, pedras, cálculos e urólitos podem ser empregados na tentativa de descrever os precipitados da urina. Muitas vezes, a escolha do termo está relacionada com o tamanho do cálculo.[1]

A formação do urólito pode ocorrer em qualquer local do sistema urinário, embora alguns sejam claramente originários do trato urinário inferior ou de microcálculos dos túbulos coletores renais. Em geral, o início da formação do urólito é desconhecido.[2] De acordo com a localização do urólito, pode-se denominá-lo de maneiras diferentes, como nefrólito, ureterólito, urocistólito, entre outros.[1]

Os urólitos podem ser encontrados com maior frequência na bexiga urinária ou na uretra; apenas 5% são encontrados na pelve renal e nos ureteres.[2,5] Além disso, especialmente os cães de raças pequenas são mais acometidos que os felinos.[10]

Os urólitos podem ser classificados, de acordo com a sua composição mineral, como cálculos simples, mistos ou compostos.[5] Detalhes dessa classificação serão abordados nos próximos itens.

▪ Prevalência

A urolitíase pode ser detectada em cerca de 3% dos cães e gatos atendidos em clínicas veterinárias.[10,11] Entretanto, especificamente para os gatos acometidos por afecções do trato urinário superior, essa frequência é maior, atingindo patamares de cerca de 25%.[11]

Pode-se considerar que a ITU e a incontinência urinária são as doenças do trato urinário mais frequentes nos cães, estando a urolitíase na terceira posição.[1,10-13] A urolitíase não deve ser considerada uma doença isolada, já que, na maioria das vezes, decorre de uma consequência, ou seja, é a causa ou o somatório de outras doenças.[14] Nos gatos, a cistite idiopática é a doença mais frequente do sistema urinário inferior; a urolitíase é a segunda.[10]

A interação de determinantes de origem familial, congênita ou de processos patológicos adquiridos pode aumentar progressivamente o risco de formação de urólitos.[14,15] Outros fatores, como raça, sexo, idade, alterações anatômicas ou funcionais do trato urinário, alterações metabólicas, infecções urinárias, dieta e pH urinário, podem ser destacados por terem diferentes influências no desenvolvimento ou na prevenção dos diversos tipos de urólitos.[10,16]

Animais que têm o hábito de ingerir diariamente menor volume de água tendem a produzir urina mais concentrada, o que os predispõe à urolitíase por favorecer a precipitação dos minerais e a formação de cristais.[9]

O conhecimento desses fatores já é uma vantagem para a determinação do diagnóstico precoce e para o planejamento adequado da terapia a ser instituída, a qual pode atuar, por exemplo, por meio de modificação de dieta na tentativa de minimizar a formação e a recidiva do urólito. Assim, é importante lembrar que a detecção do urólito constitui apenas o início de um processo em que se requer análise minuciosa para a definição da composição mineral do urólito e, portanto, para a definição do diagnóstico e instituição das medidas terapêuticas adequadas.[1]

Etiologia e fisiopatogenia

O início da formação de um urólito é denominado nucleação. Consiste na formação de um ninho de cristal que é dependente da supersaturação da urina,[1,11] pois a urina, principalmente dos cães, é uma solução complexa que, mesmo em condições de supersaturação, permite a permanência dos sais presentes em solução. Entretanto, essa supersaturação pode tender a formar sólidos (precipitados) por meio dos sais dissolvidos, o que se denomina cristalúria.[1] Nessa condição, pode-se dizer que os solutos estão presentes na urina em concentrações muito mais altas que o normal.[3] Os urólitos podem se formar a partir da agregação desses cristais e por sua excreção inadequada.[5]

O grau de saturação urinária está intimamente relacionado com a magnitude da excreção renal de cristaloides, como também do pH urinário e de inibidores de cristalização presentes na urina. Diversas teorias já foram propostas para explicar o início da formação dos urólitos. Cada teoria, a ser apresentada a seguir, enfatiza um único fator. Entretanto, é importante ressaltar que uma teoria não exclui a outra;[1] em todas, para que haja a formação do urólito, é necessária a permanência do chamado "ninho de cristal" no trato urinário por algum período.[11]

Teoria da precipitação-cristalização

A teoria da precipitação-cristalização enfatiza que a supersaturação da urina com cristaloides é o principal agente envolvido na litogênese.[1,11,17] Além disso, essa teoria considera que a nucleação do urólito é um processo físico-químico de precipitação de cristais na urina que se encontra supersaturada ou concentrada, e ainda afirma que a formação do núcleo pode ocorrer independentemente da matriz pré-formada.[1,11]

A produção de urina excessivamente saturada com cristais passíveis de formar urólitos induz, espontaneamente, o processo de nucleação. Se essa saturação se mantiver assim e o ninho permanecer no trato urinário, seu crescimento será favorecido e, nesse processo de crescimento, a matriz de mucoproteína pode se incorporar ao urólito.[1,11]

Os seguintes fatores podem estar associados à manutenção da supersaturação urinária com cristaloides:

- Maior excreção renal de cristais em decorrência de aumento da filtração glomerular, elevação da secreção tubular ou redução da reabsorção tubular desses, a exemplo da hipercalciúria
- Maior reabsorção tubular de água, na tentativa de manter o equilíbrio hídrico corpóreo; consequentemente, aumento da concentração urinária
- pH urinário que pode favorecer a cristalização.[1,11]

Essa teoria estabelece uma boa explicação para a formação de urólitos de cistina, urato, fosfato de amônio e magnésio. Além disso, pode ser aplicada a pacientes que apresentam hipercalciúria, hiperoxalúria, hiperuricosúria ou a mistura desses fatores na formação do urólito de oxalato.[1,11]

Teoria da matriz nucleada

Nessa teoria, a matriz orgânica é considerada o determinante primário da litogênese,[1,11] pois acredita-se que a matriz orgânica seja de mucoproteínas e que apresente propriedades para a ligação com os cristais.[11] Com essa propriedade, a matriz pré-formada permite o crescimento do urólito pela precipitação e o agrupamento dos cristais, o que a torna uma hipótese análoga à formação óssea e à necessidade por matriz orgânica.[1,11]

No entanto, o real papel da matriz orgânica na formação dos urólitos ainda não está bem estabelecido. Sabe-se que, pela análise de diversos cálculos em humanos, parece existir similaridade na composição da sua matriz. Ademais, outros estudos que contradizem essa teoria justificam a presença da matriz orgânica no urólito pela capacidade de adsorção desta durante o crescimento dos urólitos.[1,11]

Teoria da cristalização-inibição

A teoria da cristalização-inibição apresenta como principal determinante a formação de urólitos de composição mineral de fosfato de cálcio e de oxalato de cálcio em condições em que há menor quantidade ou ausência de inibidores orgânicos e inorgânicos da cristalização.[18] Descreve-se que algumas substâncias poderiam atuar na inibição da cristalização dos sais de cálcio, tais como citrato, magnésio, pirofosfatos inorgânicos, nefrocalcina, mucoproteína de Tamm-Horsfall, glicosaminoglicanas e mucopolissacarídios.[11]

Crescimento do urólito

Pode-se dizer que nenhuma das três teorias citadas é completamente aceita e que, realmente, a causa mais provável de nucleação e formação de cristal é a precipitação de urina supersaturada, pois nem sempre é necessária a presença de matriz orgânica para a precipitação. Além disso, o papel exercido pelos inibidores da cristalização é mais importante durante o crescimento do urólito, não em sua nucleação.[1,11]

Um ou mais tipos de minerais podem se depositar e, em seguida, formar camadas ou mesmo se misturar e participar da composição dos urólitos. Como citado anteriormente, o início do desenvolvimento do urólito pode ser desconhecido; no entanto, cristais biológicos, metabólitos de fármacos e corpos estranhos, como fios de sutura e pelos, podem estar presentes na nucleação desses urólitos.[3,19] Além disso, para a ocorrência de nucleação homogênea, é necessário maior grau de saturação urinária do que para nucleação heterogênea.[11]

Depois de constituído o ninho do cristal, este pode ser eliminado da urina ou permanecer retido no trato urinário; deste modo, pode ocorrer seu crescimento. Não se conhece exatamente os mecanismos associados ao crescimento, mas acredita-se que possam ser por agregação mineral, crescimento do cristal ou crescimento epitaxial.[1,11]

Agregação mineral

A teoria da agregação mineral se baseia na suposição de que substâncias presentes na urina podem inibir maior agregação de cristais nucleados, já que, como pedra, um cristal pode se ligar a outro, formando um aglomerado. Esses agregados podem ser identificados por meio da análise do sedimento urinário.[1,11]

Essa teoria afirma haver diferença entre a cristalúria simples, a qual ocorre na maioria dos animais normais,[1,7,11] e o fenômeno da agregação de cristal da formação de pedra.[1,11] O crescimento do cristal não ocorre na presença de inibidores da agregação; contudo, quando estes se apresentam com função prejudicada ou deficiente, há crescimento por meio da agregação de cristais. Substâncias como glicosaminoglicanas, citratos, pirofosfatos e difosfatos atuam como inibidores de agregação,[1,11] como também íons metálicos (em especial o magnésio), extratos de plantas e vegetais, peptídios sintéticos e diversos corantes.[20]

Crescimento do cristal

A teoria do crescimento do cristal fortalece a ideia de que, constituído o ninho, este pode crescer e se desenvolver, formando uma pedra do mesmo material (cristal). Para que esse crescimento aconteça, é necessária supersaturação urinária contínua, a qual pode ser mais baixa que a da formação do cristal, já que este foi pré-formado e serve como molde para a precipitação adicional de cristais.[1,11]

Crescimento epitaxial

A teoria do crescimento epitaxial baseia-se no crescimento de um tipo de cristal sobre a superfície de outro. Para isso, é preciso que as características físicas dos cristais permitam o alinhamento adequado de um tipo de cristal com o outro, ou seja, deve haver alinhamento regular entre eles.[1,11] Deste modo, é possível explicar como um urólito pode ter composição mista, como, por exemplo, um ninho de fosfato de cálcio pode permitir o crescimento epitaxial de oxalato de cálcio.[1,11]

Dependendo da composição e da distribuição dos componentes minerais, o urólito pode ser formado em camadas: núcleo (região central), pedra, parede e cristais de superfície

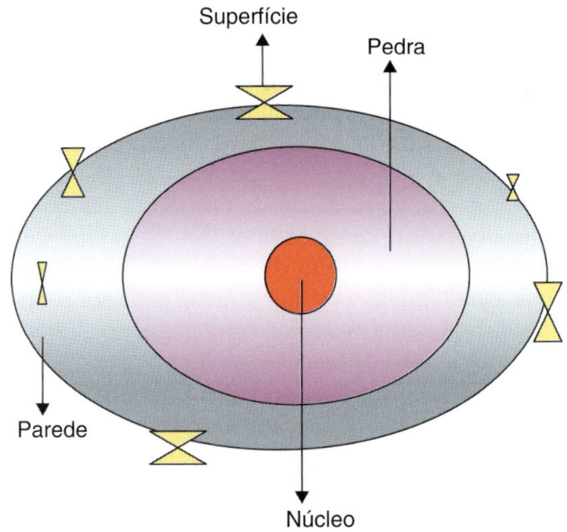

Figura 165.1 Esquema demonstrando as camadas do urólito.

(Figura 165.1). As camadas concêntricas são comuns e representam a evolução da deposição do mineral, pois dependem da composição da urina, a qual varia diariamente.[15,19]

Com isso, utilizando como base o tipo e a quantidade de mineral, na presença ou ausência de camadas de composição mineral diferentes, os urólitos podem ser classificados como *simples*, *compostos* ou *mistos*.

Os urólitos *simples* apresentam predomínio de um mesmo mineral (≥ 70%) em uma ou duas de suas camadas. Os urólitos *compostos* apresentam 70% ou mais de dois ou mais minerais *distintos em camadas diferentes*. Os urólitos *mistos* apresentam camadas com diversos tipos de minerais, sem que ocorra a predominância de um mesmo mineral (< 70%).[6,21,22] Exemplos estão apresentados no Quadro 165.1.

Não se sabe o tempo necessário para a formação espontânea de um urólito. Em um experimento com cães em que foi induzida a formação de urólitos de estruvita, estes puderam ser detectados, por meio de exame radiográfico, após um intervalo de 15 dias. Os mesmos autores induziram em 15 dias a dissolução de urólitos de estruvita de ocorrência natural em cães.[14,23] Com isso, pode-se acreditar que a formação dos urólitos de estruvita deve ocorrer em questão de dias a semanas e não meses a anos.[1]

Comportamento biológico dos urólitos

Os urólitos podem se localizar nos diferentes segmentos do trato urinário e ainda se dissolver espontaneamente, crescer ou mesmo permanecer inativos. Desta maneira, nem sem-

Quadro 165.1 Classificação dos urólitos de acordo com a composição mineral e segundo as camadas.[6]

Núcleo	Pedra	Parede	Cristais de superfície	Classificação
Mineral ausente	100% estruvita	90% estruvita 10% carbonato	Mineral ausente	Simples
Mineral ausente	50% estruvita 50% carbonato	30% estruvita 70% carbonato	Mineral ausente	Simples
80% estruvita 10% carbonato 10% urato ácido de amônio	80% estruvita 20% carbonato	95% estruvita 5% carbonato	5% estruvita 95% carbonato	Simples*
Mineral ausente	95% estruvita 5% carbonato	20% estruvita 75% carbonato 5% oxalato de cálcio	Mineral ausente	Composto
100% urato ácido de amônio	100% estruvita	80% estruvita 20% carbonato	Mineral ausente	Composto
Mineral ausente	60% estruvita 40% carbonato	55% estruvita 45% carbonato	Mineral ausente	Misto

*A superfície de cristal não é considerada uma camada verdadeira. Por isso, este é um cálculo simples, apesar de ter porcentagem maior de outro mineral em uma camada diferente.

pre o animal com urolitíase apresenta manifestações clínicas.[1,11] Quadros como disúria, ITU, obstrução urinária parcial ou total e formação de pólipos podem, porém, ser sequelas potenciais de urólitos que permaneceram no trato urinário.[1,11]

A ITU é diagnosticada com grande frequência em cães com urolitíase. Na maioria das vezes, pode ser a causa da formação, especificamente, de urólitos de estruvita. Vale ressaltar que qualquer urólito pode contribuir para a persistência e a disseminação de infecção urinária,[1,9,11] já que o urólito por si pode traumatizar a mucosa vesical interna, prejudicar a eliminação completa da urina e ainda ocasionar o sequestro de microrganismo para o interior da bexiga urinária.[1]

Para explicar melhor a fisiopatogenia de cada tipo de cálculo, eles serão apresentados, individualmente, de acordo com a composição mineral.

Tipos de cálculos segundo a composição mineral

Cálculos de estruvita

Durante décadas, a estruvita foi o tipo de urólito mais encontrado em cães e gatos, correspondendo a 60 a 70% dos cálculos em cães e mais de 95% dos encontrados em gatos. Hoje, entretanto, observa-se progressivamente o aumento da frequência dos cálculos de oxalato de cálcio e a diminuição da composição de estruvita para ambas as espécies.[9] Mesmo assim, a estruvita ainda é considerada o tipo de maior ocorrência em cães.[3]

Os cálculos de estruvita podem se apresentar em formato esférico, elipsoide ou tetraédrico, em pequena ou em grande quantidade e de diferentes tamanhos.[9] Quando solitários, podem apresentar projeções (espículas) em sua superfície.[3] Ademais, são compostos de 100% de magnésio, amônio e fosfato[3,11] e, em alguns casos, podem conter porcentagens variadas de fosfato de cálcio ou carbonato fosfato de cálcio.[3] Sabe-se que 95% dos cálculos de estruvita encontrados estão localizados na bexiga urinária e apenas 5% no trato urinário superior.[3]

A formação da maioria dos cálculos de estruvita em cães é induzida por ITU;[9] por isso, eles são conhecidos como "cálculos da infecção" ou "cálculos da urease", enzima produzida por determinadas bactérias.[3] Em geral, as cadelas são as mais acometidas. Uma das teorias que justifica essa maior predisposição das fêmeas em desenvolver esse tipo de cálculo decorre da sua natureza anatômica (uretra mais curta), possibilitando a facilidade de ascensão de bactérias no trato urinário.[3,5,9,10,24]

Relata-se que 95% dos cálculos de estruvita são decorrentes da ITU[9] e, muitas vezes, a infecção é causada por *Staphylococcus* sp., produtora de urease, uma das principais bactérias envolvidas na ITU de cães. A presença dessa bactéria predispõe à formação de cálculo de estruvita, pois a urease é capaz de clivar a ureia, presente em abundância na urina, em amônia, a qual sofre hidrólise e possibilita a combinação de amônio com magnésio e fosfato, os quais são provenientes da dieta.[3,5,9,10,11] Outras bactérias produtoras de urease e que podem também estar envolvidas na formação do urólito de estruvita seriam *Proteus* sp., *Klebsiella* sp., *Enterococcus* sp e *Ureaplasma* sp. [10,22]

Deste modo, tem-se a formação de cristais, que podem se agregar e formar cálculos. O amônio é capaz de lesar o epitélio da bexiga urinária ao agir nas glicosaminoglicanas, contribuindo ainda mais para a perpetuação da infecção urinária e prolongando a permanência desses microcálculos formados no trato urinário. Além disso, tem-se um aumento do pH urinário pela hidrólise da amônia, diminuindo ainda mais a solubilidade desses cristais na urina.[3,5]

Raças como Cocker Spaniel, Labrador Retriever, Schnauzer miniatura, Poodle miniatura, Bichon Frisé, Shih Tzu e Lhasa Apso parecem ser as mais acometidas.[3,5,10] No caso do Cocker Spaniel, a predisposição pode estar relacionada com o fator familial em formar esses cálculos.[9,10] A faixa etária desses cães acometidos varia de 5 a 6 anos, mas os cálculos também podem ser observados em cães idosos (6 a 10 anos), como ocorre no Labrador Retriever.[10] Já nos felinos, as raças mais acometidas pelo urólito de estruvita ou de tampões ou concreções uretrais são os Himalaios, os Persas e os sem raça definida (SRD), na idade aproximada de 7 anos (± 3,5 anos).[10]

Os cálculos de estruvita também podem coexistir na ausência de ITU e, nesses casos, são chamados de cálculos estéreis. A verdadeira patogenia da formação desse tipo de urólito ainda é desconhecida; entretanto, acredita-se que a presença de urina concentrada associada a um alto grau de supersaturação urinária possa contribuir para a ocorrência desses cálculos, principalmente em felinos e em alguns cães.[5] Ademais, outra possibilidade seria a sua origem metabólica;[9,11] contudo, o pH alcalino *per se* já pode contribuir para a formação desse tipo de cálculo.[5] Além disso, a dieta em cães e, principalmente, em felinos pode ser mais um determinante para a formação desses cálculos.[3,5,10,11]

Cálculos de oxalato de cálcio

O oxalato de cálcio é um componente mineral comum de cálculos compostos. Pode ser encontrado de duas formas: mono-hidratada e di-hidratada. A mono-hidratada é mais frequente em cães.[3,5] A única diferença importante entre as duas formas é que a di-hidratada é mais facilmente fragmentada pelas ondas de choque, nos procedimentos de litotripsia, que a mono-hidratada. Esses cálculos normalmente são radiopacos e, na maioria das vezes, são pequenos e múltiplos, localizados na bexiga urinária.[3] Entretanto, esse é o tipo de urólito encontrado com maior frequência na pelve renal e nos ureteres de cães e gatos.[9,11]

Como citado anteriormente, a frequência de cálculos de oxalato de cálcio vem crescendo tanto em cães quanto em gatos e também nos humanos;[3,9] no entanto, a fisiopatologia da formação dos cálculos de oxalato de cálcio ainda não está completamente elucidada, mas costuma estar relacionada com animais cuja concentração de cálcio na urina é mais elevada.[3,5,10] Além disso, sabe-se que alterações no equilíbrio entre concentrações de minerais (cálcio e oxalato) na urina e de inibidores de cristalização estão associadas à inibição ou ao crescimento de cálculos de oxalato de cálcio.[11,25]

Deste modo, ao comparar, individualmente, cães clinicamente normais de uma mesma raça, observa-se que os cálculos de oxalato de cálcio se formam nos indivíduos que apresentam concentrações urinárias de cálcio e oxalato mais altas e baixas concentrações urinárias de potássio e fósforo.[10]

Os urólitos de oxalato de cálcio são observados com maior frequência em cães machos (68%) que em fêmeas (32%). Acredita-se que isso decorra da ação do estrógeno, o qual diminui a excreção de oxalato e aumenta a de citrato.[3,24] Os machos acometidos são geralmente idosos (8 a 12 anos), não castrados e de raças pequenas. Uma das possibilidades para explicar esse fato seria que os animais de pequeno porte, principalmente os de raças pequenas, produzem volume urinário menor e de alta concentração devido à menor ingestão de água, o que predisporia à formação desse cálculo.[3,9,10]

Esse tipo de cálculo está raramente relacionado com ITU, mas o urólito pode predispor à infecção por alterar o sistema de defesa do organismo na bexiga urinária.[3,10]

Atualmente, há relatos de que o urólito de oxalato de cálcio pode se formar em qualquer pH urinário, não somente em pH ácido.[9,10,25]

Na raça Schnauzer, observou-se a particularidade de alguns cães apresentarem maior absorção de cálcio intestinal e, portanto, maior excreção urinária de cálcio. Esse é mais um fator que pode contribuir para que o Schnauzer seja uma das raças com maior predisposição a desenvolver o urólito de oxalato de cálcio.[9,10,25] Outras raças também predispostas à formação desse tipo de cálculo são Lhasa Apso, Yorkshire, Bichon Frisé, Lulu-da-Pomerânia, Shih Tzu, Maltês, Poodle miniatura e Chihuahua.[3,9]

Podem contribuir para a formação desse tipo de cálculo fatores como:[3,5,9,10,11,25]

- Dietas com alto teor de cálcio, vitamina D ou C
- Doenças que contribuam para a hipercalcemia (linfoma e hiperparatireoidismo primário) ou mesmo para a mobilização de cálcio (hiperadrenocorticismo, tratamento prolongado com glicocorticoides)
- Dietas com alto teor de oxalato
- Animais que apresentem hipercalciúria, a qual pode ser pós-prandial, por deficiência de reabsorção de cálcio pelos túbulos, por aumento da absorção intestinal (como no Schnauzer), por desmineralização óssea ou também secundária a hipercalcemia.

Em felinos, um terço dos animais com cálculos de oxalato de cálcio apresentam hipercalcemia idiopática. Esse fator, portanto, constitui uma importante causa de formação e crescimento desse urólito no trato urinário.[9,26]

A hiperoxalúria pode ser outro fator que contribui para a formação do urólito de oxalato de cálcio, em virtude da metabolização de acido ascórbico e glicina pelo fígado ou do uso de dietas ricas em proteínas.[3,11] Sabe-se que a hiperoxalúria ocorre tanto em gatos como em cães, mas ainda não foi observada juntamente com os cálculos de oxalato de cálcio, como é relatada nos humanos.[3]

Alguns estudos já demonstraram que animais alimentados apenas com dietas secas, principalmente aquelas com o intuito de acidificar o pH urinário, apresentam maior risco de formar cálculos de oxalato de cálcio.[9,10] Em felinos, acredita-se que esse seja o principal fator para a formação desses cálculos;[9,27] nessa espécie, os machos das raças Persa, Himalaia, Ragdoll e Havana Brown são os mais acometidos.[9,10]

Cálculos de urato

Os cálculos de urato e de xantina pertencem à família de cálculos de purina que ocorrem naturalmente em cães e são produtos do metabolismo de ribonucleotídios de purina. As substâncias mais encontradas são urato de amônio e sais de ácido úrico.[3,5,11,25]

Em geral, esses cálculos são pequenos, arredondados ou ovoides, de coloração verde-amarronzada e, na maioria das vezes, múltiplos; já os cálculos de xantina apresentam cor mais amarelo-amarronzada.[3]

Os cálculos de urato podem ser considerados o terceiro tipo de cálculo mais frequente em cães. No entanto, na rotina, poucos urólitos são submetidos à análise[25] e os analisados costumam ser provenientes de procedimentos cirúrgicos de cistotomia. Isso poderia justificar o menor número de análise desse tipo de urólito.[3]

Os cálculos de urato são observados com grande frequência na urina de cães da raça Dálmata e também podem ser encontrados em cães com doenças hepáticas ou com desvio portossistêmico.[3,5,7,10] A predisposição para os cães com doenças hepáticas formarem esse tipo de urólito é explicada pela presença de maiores concentrações de amônia e ácido úrico na urina, uma vez que a metabolização desses dois componentes está prejudicada. Isso não significa, contudo, que todos os animais com esse tipo de doença terão urolitíase.[3,9,11] Os cães acometidos encontram-se na faixa etária entre 4 e 5 anos; os machos costumam ser mais predispostos que as fêmeas.[3,10,11] A justificativa em relação aos machos poderia ser o comprimento e o calibre da uretra, o que os predispõe a manifestações clínicas de obstrução uretral e, portanto, maior facilidade na identificação dos animais acometidos.[9]

Já em relação aos cálculos de xantina, ocorrem em animais que foram tratados com alopurinol e não são cálculos de ocorrência natural. A xantina é um metabólito intermediário da conversão de purina em ácido úrico. A enzima responsável por essa etapa é a xantina oxidase, a qual é inibida pelo uso de alopurinol.[3,5] Em humanos, os cálculos de xantina podem ocorrer de forma natural por haver deficiência dessa enzima no organismo. Isso ainda não foi comprovado em animais; no entanto, acredita-se que possa ocorrer nas raças King Charles Cavalier e Dachshund.[3]

A formação dos cálculos de urato pode ser favorecida por dietas com alto teor de purinas e seus precursores, com a consequente produção de urina de pH mais ácido. Deste modo, a urina alcalina pode prevenir a formação desse tipo de cálculo por dois mecanismos: aumento da solubilidade do ácido úrico e diminuição da produção de íons amônio.[3] As ITU por bactérias urease-positivas também predispõem à formação desse cálculo, por produzirem íons amônio por meio da hidrólise da ureia; contudo, a ITU também pode ser apenas consequência da presença do cálculo na bexiga urinária.[3,5]

Em relação aos Dálmatas, predisposição genética foi relatada nessa raça, que apresenta deficiência do transporte de urato e também diminuição da reabsorção de ácido úrico nos túbulos proximais, sendo o ácido úrico excretado em maior quantidade na urina. Entretanto, relata-se que apenas 25% dos machos dessa raça desenvolverão urolitíase.[3,5,10,11,25] No atinente à raça Buldogue Inglês, suspeita-se que também possa existir a mesma herança genética para a formação desse tipo de cálculo.[3,5,25]

Outro fator que também pode contribuir para a formação desse tipo de urólito é a diminuição da concentração de glicosaminoglicanas na urina. Quando presentes, elas se combinam com os sais de urato, diminuindo assim sua cristalização.[5] Raças como Yorkshire, Schnauzer miniatura, Shih Tzu e Black Russian Terrier também foram relatadas por apresentarem, com grande frequência, o referido tipo de cálculo urinário.[3,25]

Já nos felinos, a frequência de urólito de urato é menor. No entanto, ele também é considerado o terceiro tipo de cálculo mais frequente nessa espécie.[10,25] A Siamesa parece ser a raça mais acometida.[25] A patogenia desse tipo de cálculo em gatos ainda não está totalmente elucidada.[10,25] No Canadá, maior atenção vem sendo focalizada para os gatos da raça Egyptian Maus, pois se observa aumento da frequência nessa raça.[10]

Cálculos de sílica

Os cálculos de sílica são diagnosticados com baixa frequência nos animais, correspondendo a aproximadamente 1% dos cálculos submetidos a análise na América do Norte.[3,5,10] Os cães acometidos normalmente apresentam apetite "depravado", o que possibilita a ingestão de terra, ou são submetidos a dieta com altos teores de cereais, como soja e arroz.[3,5,10,11] Em geral, os cães encontram-se na faixa etária de 4 a 10 anos e os machos são os mais acometidos.[3,5]

A maioria dos trabalhos que relataram a ocorrência desse tipo de cálculo observou que as raças mais acometidas eram Pastor-alemão, Old English Sheepdog, Golden e Labrador Retriever.[3,5] Já em humanos, o uso crônico de antiácidos que contêm magnésio pode contribuir para a formação desse tipo de cálculo.[3]

Cálculos de cistina

A cistinúria pode decorrer da deficiência do transporte de cistina pelos túbulos renais e pode ser a causa primária da formação desse tipo de cálculo. A solubilidade da cistina na urina é baixa e dependente do pH urinário.[3,5,8,11] Geralmente, a deficiência de absorção tubular também envolve a de outros aminoácidos, como glicina, carnitina, arginina, ornitina e lisina.[5,10] Entretanto, nem todos os cães cistinúricos desenvolverão urolitíase.[10,11] Em alguns casos, a diminuição da absorção tubular de carnitina pode levar à deficiência desse aminoácido no organismo.[10]

A maioria dos cálculos de cistina é pura; no entanto, minerais como estruvita, oxalato de cálcio, cálcio apatita, urato e sílica podem ser encontrados em cálculos compostos ou mistos de cistina. Os urólitos de cistina costumam ser pequenos, múltiplos e de coloração vermelho-amarronzada. São cálculos muitas vezes envolvidos em processos de obstrução uretral.[3]

Os urólitos de cistina são mais observados em cães machos na faixa etária de 3 a 6 anos, principalmente da raça Dachshund. Entretanto, cães das raças Basset Hound, Tibetan Espanhol, Buldogue Inglês, Yorkshire, Irish Terrier, Chihuahua, Mastiff e Rotweiller também podem ser acometidos.[3,5] Estudos têm demonstrado que raças como Terra-nova, Buldogue Inglês, Rotweiller e Dachshund podem apresentar herança genética ou mutação ligada ao sexo para a formação desse tipo de urólito, mas pesquisas ainda estão sendo realizadas para essa elucidação.[10] Ademais, a ITU pode ocorrer secundariamente a esse cálculo, e não parece ser um fator primário para a sua formação.[3,5]

Cálculos de fosfato de cálcio

Os cálculos de fosfato de cálcio são incomuns em cães e gatos. São compostos, principalmente, de hidroxiapatita e bruxita em cães;[3,10,11] nos gatos, a hidroxiapatita e o carbonato de apatita são os mais comuns.[10] A hidroxiapatita é um componente comum na composição de urólitos de estruvita e de oxalato de cálcio ou de uma parede desses cálculos, quando compostos ou mistos, ou seja, o cálculo de fosfato de cálcio raramente é encontrado como um cálculo simples (composição pura) em cães e gatos.[3,10,11] Ainda nessas espécies, o carbonato de cálcio não ocorre como o único componente de um urólito, diferentemente do que pode ser observado em equinos e coelhos.[11]

Os cálculos de bruxita são pequenos, múltiplos, de formato arredondado ou piramidal; já os de hidroxiapatita apresentam-se de formas mais variadas. São cálculos radiopacos passíveis de visibilização por exame radiográfico simples.[3]

As raças mais acometidas por esse tipo de cálculo são Yorkshire, Schnauzer miniatura, Bichon Frisé, Shih Tzu, Lulu-da-Pomerânia, Poodle miniatura e Cocker Spaniel.[3,10,11] Os machos são mais acometidos que as fêmeas, tanto em cálculos de hidroxiapatita quanto de bruxita, e a faixa etária mais predisposta ao desenvolvimento desse tipo de cálculo é de 4 a 10 anos.[3,11] Em relação aos cálculos de carbonato de cálcio, as fêmeas são mais acometidas que os machos e se encontram na faixa etária de 4 a 12 anos.[11]

A localização preferencial desses cálculos é na bexiga urinária.[11] Muitas vezes, ocorre obstrução uretral por serem cálculos de tamanho pequeno.[3]

Os fatores que contribuem para a formação desse tipo de cálculo são o pH urinário, a concentração de cálcio e fosfato e também a presença ou ausência de inibidores de cristalização na urina, pois, quando a urina está muito alcalina, a solubilidade da hidroxiapatita é diminuída, podendo possibilitar a cristalização e posterior formação do cálculo. Deste modo, as dietas recomendadas para inibir a formação de urólitos de oxalato de cálcio podem predispor à formação desse outro tipo de urólito.[3,10]

Animais que apresentam hiperparatireoidismo primário têm maior predisposição para a formação desse cálculo, pois apresentam hipercalcemia, hipofosfatemia, hiperfosfatúria, hipercalciúria e pH urinário mais alcalino.[3,10]

Em humanos, já foi relatado que a acidose tubular renal pode também predispor à formação deste tipo de cálculo. Em cães, no entanto, isso ainda não foi comprovado.[3]

Cálculos incomuns

Alguns cálculos podem apresentar, em sua composição, substâncias como fármacos e seus metabólitos, os quais, normalmente, aderem à superfície do cálculo pré-formado. A sulfonamida é a mais encontrada nos urólitos de cães. Recentemente, foram relatados alguns casos de urólitos com ciprofloxacino, primidona e tetraciclina.[3,10] Em relação ao ciprofloxacino, tem sido, em anos recentes (2001 a 2009), um componente comum dos cálculos analisados de cães (58 urólitos) recebidos no Centro de Análise de Urólitos de Minnesota (EUA).[28]

Cálculos compostos ou mistos

Cálculos compostos ou mistos são aqueles que apresentam em sua composição diferentes minerais (como descrito anteriormente). Para o tratamento, é importante que o veterinário tenha conhecimento da composição mineral do urólito nas diferentes camadas, para assim preconizar a melhor terapia a ser instituída, seja para dissolução ou para remoção cirúrgica.[3,10]

Além disso, nos últimos anos, a porcentagem de achados de fios de sutura como componentes dos cálculos analisados vem crescendo. Esse tipo de urólito é classificado como composto, pois o fio de sutura é um componente e nenhum outro mineral terá sua composição; deste modo, é considerado uma camada.[3]

Manifestações clínicas

As manifestações clínicas dependerão da localização, do número e do tamanho dos cálculos, independentemente do tipo ou da composição,[5,10,11] e da existência concomitante de ITU.[10]

Conforme citado anteriormente, a maioria dos cálculos está localizada na bexiga urinária. Deste modo, as manifestações clínicas apresentadas pelo animal costumam estar relacionadas com a cistite, em que é possível observar hematúria, polaciúria, disúria, estrangúria, incontinência urinária e micção em local inapropriado.[1-3,5,10] O grau de lesão da mucosa é variável de acordo com a forma, o número e o tamanho do urólito e a presença ou não de ITU.[3,5]

O animal pode apresentar outras complicações decorrentes da permanência desse urólito no trato urinário, como retenção de urina nos casos de obstrução uretral parcial ou total, hiperplasia da mucosa vesical e, posteriormente, formação de pólipos e desenvolvimento de infecções urinárias complicadas, pois as bactérias podem colonizar a superfície do cálculo.[5]

Os cálculos menores podem se deslocar para a uretra e, no caso de machos, causar obstrução parcial e/ou total, o que acarretará outras manifestações, como distensão da bexiga urinária, disúria, estrangúria, como também depressão, anorexia e vômito decorrente de uremia pós-renal. Nos exames laboratoriais, observam-se azotemia, hiperfosfatemia e hiperpotassemia.[2,5] Nessas situações, é importante que a intervenção ocorra o mais rápido possível, pois poderá haver ruptura da uretra ou mesmo da bexiga urinária. O animal poderá também apresentar uroperitônio ou aumento de volume na região do períneo por acúmulo de urina no subcutâneo, oriunda da ruptura da uretra, o que pode acarretar necrose local da pele e piora da azotemia pós-renal.[3,5]

Caso o cálculo esteja localizado na pelve renal, o animal pode ser assintomático ou apresentar hematúria microscópica, ou ainda desenvolver pielonefrite crônica.[5] Quando da presença de nefrolitíase bilateral, esta pode ser uma causa importante de lesão do parênquima renal e acarretar o desenvolvimento de doença renal crônica. No caso de cálculo ureteral, na dependência de obstrução total ou parcial, ou ainda de o urólito ter localização unilateral ou bilateral, o animal também pode ser assintomático ou apresentar hematúria, dor abdominal ou manifestação de síndrome urêmica, dependendo do comprometimento da função renal. No exame de imagem, podem-se observar hidronefrose,[2,5] pionefrose,[9] associadas ou não a uremia.

Diagnóstico

O diagnóstico de urolitíase em cães e gatos deve se basear no histórico do animal (anamnese), no exame físico (alguns cálculos podem ser palpados – consistência dura ou sensação de crepitação quando da presença de pequenos e múltiplos cálculos), nos achados dos exames complementares laboratoriais – por exemplo, presença de cristalúria associada ao valor do pH urinário e bacteriúria (sempre levando em consideração o método de coleta da amostra, o momento da coleta da amostra em relação à ingestão do alimento etc.) – e nos exames radiográficos e/ou ultrassonográficos.[3,5,9,10]

Na anamnese, deve-se avaliar o volume, a coloração e o odor da urina; a frequência de micção; se o animal manifesta algum sinal de dor durante a micção; a quantidade de água ingerida durante o dia; se apresenta micção em local inapropriado ou, ainda, incontinência urinária. Em alguns casos, os proprietários podem relatar a presença de "areia" ou concreções na urina, o que pode ser um indício de pequenos urólitos ou de maior concentração de cristais.[3]

Em relação aos exames laboratoriais, recomenda-se, inicialmente, a realização de exame de urina e urocultura, bem como do perfil bioquímico sérico renal e hepático, principalmente nos casos de suspeita de disfunção hepática e predisposição para a formação de cálculos de urato de amônio.[1,3]

No exame de urina, é importante observar o método de coleta, o tempo decorrido após a coleta e como essa amostra foi armazenada antes de ser processada. A avaliação do pH urinário deve ser realizada o mais rápido possível. A simples presença de cristais não deve ser interpretada como sendo, necessariamente, a composição mineral do urólito em questão, pois aquela amostra de urina pode estar supersaturada e sob a influência da dieta recentemente ingerida.[1,11] Também é importante lembrar que, de acordo com o período da coleta da amostra de urina, seja após jejum ou pós-prandial, haverá variação fisiológica de pH compatível com o momento da coleta, o que pode não estar diretamente relacionado com a composição do urólito ou com o fator que desencadeou a formação do urólito.[1,11]

Os exames de imagem são importantíssimos para a definição do diagnóstico de urolitíase, pois determinam a localização, o tamanho e o número de cálculos[1] (Figura 165.2). Os cálculos de fosfato de cálcio, oxalato de cálcio, estruvita e sílica podem ser facilmente visibilizados pelo exame radiográfico por serem radiopacos.[1,9,11] Por outro lado, os cálculos de urato de amônio costumam ser radiotransparentes, mas podem apresentar a camada mais externa radiopaca, o que facilita a sua visibilização em radiografia simples.[11]

O exame radiográfico deve abranger desde o diafragma até a porção final da uretra.[1,3] Se o cálculo apresentar dimensões inferiores a 3 a 4 mm e não for suficientemente radiopaco, sua visibilização pelo exame simples ou não contrastado poderá ser prejudicada, como também pelo exame ultrassonográfico.[1,3,9]

O exame ultrassonográfico é considerado mais sensível e menos específico para a identificação de urólitos quando comparado ao exame radiográfico. A indicação da ultrassonografia seria para detectar possíveis obstruções ureterais pela visibilização de hidroureter, hidronefrose e dilação de pelve.[9] Ela também pode ser indicada para detectar pequenos cálculos que não são passíveis de identificação na imagem radiográfica.[1,3,9,11]

Após o diagnóstico de urolitíase, é importante identificar o tipo e a composição do cálculo para a indicação da melhor terapia. Para tanto, enquanto o cálculo permanecer no paciente, ou seja, sem a possibilidade de análise físico-química, recomenda-se avaliar de modo a estimar a composição pelos dados da anamnese, do exame físico, dos exames laboratoriais (urina e bioquímica sérica) e de imagem. Uma vez que seja possível a obtenção do cálculo, será então de suma importância a análise qualitativa e quantitativa, pois deste modo será possível determinar a melhor terapia de cura e, principalmente, de prevenção.[14,29,30]

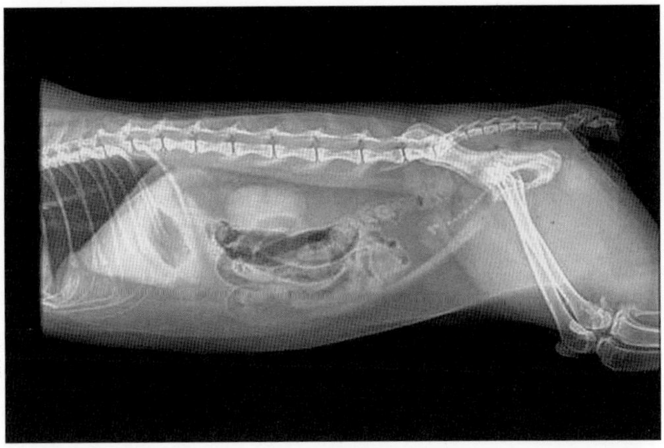

Figura 165.2 Imagem radiográfica de felino SRD de 6 anos de idade, atendido no Serviço de Clínica Médica de Pequenos Animais do HOVET FMVZ-USP, apresentando cálculos na bexiga urinária e no canal uretral.

A análise qualitativa do urólito *per se* não permite determinar a porcentagem ou a concentração dos diferentes minerais presentes nas diferentes camadas.[19] Muitas vezes, esse método não detecta alguns minerais, como sílica,[28,29] xantina[28] e cistina,[28] e alguns fármacos que podem estar presentes nos cálculos,[19] como também quando a concentração de qualquer componente for inferior a 20%.[31] Já os métodos físicos, que possibilitam a análise quantitativa, permitem identificar com maior precisão as substâncias e a disposição destas dentro dos urólitos, fornecendo melhores informações para diagnóstico, prognóstico e terapia.[14,29,30]

Com a análise quantitativa, é possível classificar os urólitos em simples, mistos ou compostos, conforme comentado anteriormente.[1,31,32] Os métodos para a análise quantitativa incluem cristalografia óptica, espectroscopia infravermelha, difratometria de raios X e outros.[19,29,32]

Na cristalografia óptica, uma parte de cada camada do cálculo identificada é retirada, triturada ou macerada e analisada em microscopia de luz polarizada, enquanto a amostra permanece imersa em um líquido cujo índice de refração é conhecido. Esse procedimento permite que os minerais presentes tenham suas porcentagens determinadas, mesmo em concentrações mínimas. É um método rápido de análise.[32,33]

O método de espectroscopia infravermelha permite diferenciar os diversos tipos de uratos (urato de amônio, urato de sódio, ácido úrico e xantina), os dois tipos de oxalato de cálcio (mono e di-hidratado), bem como os de fosfato (bruxita, apatita e fosfato de cálcio). Por meio da difratometria de raios X, é possível identificar quantidades mínimas de cristais. Esse método é mais eficaz para a análise de componentes inorgânicos presentes do urólito.[32,33]

Tratamento

A preconização da terapia para urolitíase deve ser baseada na fisiopatologia da formação do cálculo. Assim, há duas possibilidades:

- Tratamento clínico, que tem como objetivo promover a dissolução do cálculo ou impedir seu crescimento (quando possível)
- Tratamento cirúrgico, quando o urólito envolvido não for passível de dissolução; quando o paciente se apresenta com obstrução e não for possível a realização de outras intervenções, que não cirúrgicas, para a retirada do cálculo; ou, ainda, quando o animal apresenta cálculos refratários ao tratamento clínico e cujo tamanho possa impossibilitar a eliminação pela uretra.[1,34]

Caso a opção seja pelo tratamento cirúrgico, há uma grande preocupação de que todos os urólitos e seus fragmentos sejam removidos para, assim, evitar a possibilidade de recidiva, a qual é bastante frequente após a intervenção cirúrgica pelo fato de a causa não ter sido removida ou resolvida. Com o intuito de diminuir a possibilidade de permanência de algum urólito ou fragmento, recomenda-se a realização de exame radiográfico momentos antes e depois do ato cirúrgico.[1,5,9] Além disso, no caso de procedimento cirúrgico, a condição clínica geral pré-cirúrgica do paciente é muito importante, pois será necessário submeter o animal a anestesia geral e a um procedimento invasivo.[5]

O tratamento clínico consiste na tentativa de obter subsaturação ou diluição da urina com cristaloides calculogênicos, o que pode ser controlado mediante a alteração da composição da dieta e, principalmente, da ingestão de água. Pode-se também recomendar o uso de medicações que modifiquem o pH urinário e aumentem o volume urinário.[1,33] Entretanto, para assegurar que a terapia possa ter sucesso, são importantíssimos o envolvimento e o comprometimento do proprietário para a condução adequada das recomendações médicas. É necessário paciência e cooperação, pois o período de terapia pode ser longo (alguns meses). Deve-se ressaltar que a terapia de dissolução só é indicada para alguns tipos de urólitos passíveis de dissolução, tais como de estruvita, urato ou cistina.[5] Também é importante lembrar a possibilidade de existência de cálculos compostos, cujo núcleo é constituído de mineral passível de dissolução, mas cuja camada externa é de composição não passível de dissolução, a exemplo da composição do oxalato de cálcio.[3,9,21]

No caso de preconização de procedimentos não cirúrgicos para a remoção do urólito, o paciente não deve apresentar ITU, pois, na manipulação para a tentativa de desobstrução uretral ou mesmo na tentativa de dissolução, a infecção pode se disseminar e causar maior dano ao trato urinário, a exemplo de pielonefrite, doença renal crônica (DRC) e até mesmo septicemia.[1]

Métodos não cirúrgicos de remoção do urólito

Obtenção do urólito via sonda uretral

A obtenção do urólito por meio de cateterismo uretral via sonda foi um procedimento, a princípio, preconizado com o objetivo de obter uma amostra do cálculo para posterior análise quantitativa. No entanto, quando o tamanho dos cálculos permite que todos sejam retirados, esse procedimento pode ser uma opção terapêutica.[1] Por não necessitar de anestesia, é uma técnica muito utilizada em animais considerados de alto risco.[1,3,22]

Caso o animal não apresente repleção vesical, a bexiga deve ser preenchida e distendida com solução salina e, logo após, é necessário palpar e procurar movimentar o conteúdo vesical para que os cálculos que se encontram depositados fiquem em suspensão e possam, assim, ser drenados pela sonda uretral.[3,9]

Uro-hidropropulsão miccional

A uro-hidropropulsão miccional permite a retirada de urólitos maiores que os da técnica anteriormente comentada. Nesta, o posicionamento do animal e a força da gravidade auxiliam na retirada do cálculo.[1] O animal é posicionado com a coluna vertebral em um ângulo de 25° com uma linha imaginária traçada perpendicularmente ao chão, de modo que, quando a bexiga urinária é palpada e pressionada, a micção é estimulada e ocorre a saída ou a remoção dos cálculos. Em geral, esse procedimento é realizado com o animal alerta, ou seja, sem anestesia ou sedação;[3] no entanto, a anestesia pode ser útil, pois promove o relaxamento da uretra e facilita a progressão dos urólitos.[1,3,9]

É importante que, antes do procedimento, seja realizado o exame radiográfico, com o intuito de verificar o número de cálculos presentes na bexiga urinária, para que posteriormente seja confirmado o sucesso do procedimento com a eliminação de todos os cálculos. Caso todos os urólitos não sejam expelidos no primeiro procedimento, pode-se realizar outra distensão da bexiga na tentativa de expelir os cálculos remanescentes. Infelizmente, os procedimentos repetidos podem causar complicações e o animal pode apresentar hematúria, como também ITU iatrogênica.[1,3]

Uro-hidropropulsão retrógrada

A uro-hidropropulsão retrógrada é uma tentativa de desobstrução uretral por meio da lavagem da bexiga urinária. Para a realização dessa técnica, é necessário que o animal seja submetido à anestesia geral e também à cistocentese, a fim de diminuir a repleção e pressão intravesical.[3,9]

Uma sonda uretral, do maior calibre possível, deve ser introduzida pela uretra distal. Sua extremidade deve ficar posicionada após o osso peniano, enquanto se pressiona a região da uretra perineal ou a região pélvica (somente por palpação retal). Na sequência, introduz-se pela sonda, na proporção de 2:1, solução salina estéril e lubrificante à base de água estéril, com rapidez para evitar seu retorno para o meio exterior. Nesse momento, deve-se fazer uma compressão ao redor da sonda, próximo à uretra peniana. Enquanto a técnica é realizada, deve-se palpar a bexiga urinária quanto à sua distensão, pois pode ser necessária a realização de outra cistocentese até que sejam removidos todos os cálculos que estão obstruindo parcialmente a uretra. Nos procedimentos subsequentes, não será mais necessário o uso de lubrificante nas soluções a serem injetadas, pois a uretra já estará totalmente lubrificada.[3]

Litotripsia

A litotripsia é o processo de fragmentação dos urólitos em tamanhos menores, que possam ser facilmente eliminados do trato urinário pela micção ou pelas técnicas anteriormente apresentadas.[1,9]

Existem diferentes tipos de litotripsia:

- A litotripsia a *laser* é a mais aplicada em medicina humana. Nos casos experimentais em cães, não se observou a mesma eficácia para a retirada dos fragmentos e estudos ainda estão sendo realizados
- A litotripsia eletro-hidráulica consiste em choques hidráulicos para fragmentar os urólitos. O procedimento necessita de um cistoscópio e dura aproximadamente 1 h com a retirada dos fragmentos
- Na litotripsia extracorpórea, as ondas de choque são direcionadas para a região de nefrólitos e ureterólitos.

Nos casos de cistólitos, a fragmentação pode não ser uniforme, já que esses urólitos podem se deslocar no interior da bexiga urinária. Talvez esse procedimento possa ser adequado para cadelas de pequeno porte ou miniatura, pois o *laser* pode não ser de fácil aplicação e a litotripsia extracorpórea pode ser uma opção menos invasiva.[3,22] Entretanto, ainda é necessária a avaliação adequada dos casos individualmente, e não a generalização da técnica como um protocolo de terapia. Além disso, deve-se também estar atento às complicações que possam surgir devido à lesão de tecidos adjacentes.

Tratamento de acordo com a composição mineral do cálculo

Cálculo de estruvita

O urólito de estruvita, composto de fosfato de magnésio e amônio, é passível de dissolução. A preconização da terapia deve ser alicerçada no conhecimento da origem de sua formação. Conforme comentado anteriormente, a ITU é a principal causa do desenvolvimento do urólito de estruvita, principalmente em cães. Assim, o tratamento clínico também deve ser direcionado ao controle adequado da infecção urinária, além de manter a urina acidificada em virtude da dieta a ser fornecida, a chamada dieta calculolítica, a qual pode ser comercial e/ou caseira e deve conter baixos teores de fosfato e magnésio.[1,3,5,11] Além disso, a manutenção de urina não saturada é primordial para evitar a formação e agregação de cristais, bem como para colaborar na sua dissolução. Portanto, o estímulo para a ingestão de maior quantidade de água deve ser assegurado e monitorado.[1,3,11]

Assim, inicialmente, são de suma importância o controle da ITU e a ingestão adequada de água. No caso de machos, deve-se ater ao maior risco de obstrução uretral durante a terapia de dissolução, pois, com a diminuição do tamanho dos urólitos, estes podem progredir para a uretra. Deste modo, o monitoramento pelo exame radiográfico e/ou ultrassonográfico deve ser considerado durante a terapia.[3]

Em relação aos antimicrobianos, a escolha deve se basear na urocultura e no antibiograma, sendo a dose indicada de acordo com o peso do animal e as características farmacocinéticas e farmacodinâmicas, segundo os dados existentes em medicina veterinária[1,3,5,11] (ver Capítulo 166, *Infecção do Trato Urinário de Cães*).

A terapia antimicrobiana deve ser mantida até a dissolução ou eliminação completa do urólito, pois a bactéria pode estar presente e viável nas camadas mais internas do cálculo. Caso a terapia antimicrobiana seja suspensa antes da erradicação do agente, poderá haver reincidência da infecção. Nesse momento, talvez já tenha se desenvolvido resistência bacteriana e a dissolução completa do cálculo pode estar comprometida.[1,3,11]

É importante que a terapia antimicrobiana seja monitorada. Recomenda-se a realização de urocultura 5 a 7 dias após o início da terapia, com o intuito de verificar a eficácia do antibiótico e avaliar o pH urinário.[3] A antibioticoterapia deve ser, então, mantida até a dissolução do cálculo e, pelo menos, até 1 mês (3 a 4 semanas) após a remoção ou dissolução do urólito.[3,10] Outra urocultura deve ser realizada 5 a 7 dias após o término da antibioticoterapia.[3]

O uso de acidificantes urinários, como ácido fosfórico e cloreto de amônio, tem como objetivo manter o pH urinário próximo de 6. Esses acidificantes, contudo, só são recomendados para o tratamento de cálculos de estruvita de origem estéril, ou seja, não relacionados com a ITU, ou quando a dieta calculolítica não puder ser empregada, ou quando esta não tiver sido aceita pelo animal.[1,10] O uso crônico de acidificantes pode causar acidose metabólica crônica e possibilitar o desenvolvimento de alteração no metabolismo ósseo e calciúria, favorecendo, consequentemente, a formação de cálculos compostos com outros minerais.[9,10]

O objetivo da dieta calculolítica é reduzir a concentração urinária de ureia (e, por conseguinte, de amônia), fósforo e magnésio. Em animais submetidos a essa dieta, foi possível observar, nos exames laboratoriais, redução acentuada dos níveis séricos de nitrogênio ureico e diminuição mais discreta dos valores séricos de magnésio e fósforo, como também de albumina. Isso salienta que essa dieta com baixo teor de proteína deve ser utilizada por um período curto, de até 1 mês, após a dissolução dos cálculos.[1,3] Além disso, caso essa dieta seja administrada por longo período, poderá haver predisposição do animal a má nutrição e hipertensão sistêmica, pois a dieta calculolítica também contém maiores teores de sódio.[35] Desse modo, após a dissolução do cálculo, o animal deve receber uma dieta de manutenção, não mais a terapêutica. Deve-se também ficar atento ao controle dos fatores predisponentes, tais como a ITU, bem como assegurar a ingestão de água e a oportunidade de maior frequência de micção. É importante ressaltar que a dieta calculolítica pode também diminuir o pH urinário e predispor à formação de outro tipo de cálculo, como o oxalato de cálcio, principalmente quando a urina encontra-se saturada ou hipersaturada ou concentrada.[3,5]

Em casos de dietas caseiras, a escolha dos ingredientes deve ser realizada com cautela, pois é necessário evitar alimentos com alto teor proteico (não exceder 15 a 20%), baixa quantidade de fibras para diminuir a perda de água pelas fezes e baixo teor de fósforo, e aumentar os níveis de NaCl na dieta para aumentar a ingestão hídrica.[35,36] Deste modo, recomenda-se evitar vísceras e carne vermelha, dando preferência para o peito de frango (pois apresenta menor teor de fósforo quando comparado a vísceras e carne vermelha), com arroz, cenoura e sal.

Os inibidores de urease têm seu uso muito restrito em veterinária. Considerando-se que a etiologia principal do urólito de estruvita em cães tem como principal causa a ITU, observa-se a combinação de terapia dietética e aumento da ingestão de água com a antibioticoterapia. Além disso, estudos relataram que o uso de inibidor de urease pode acarretar diversos efeitos colaterais, como anemia hemolítica, anorexia, vômitos, hiperbilirrubinemia e bilirrubinúria.[1,3]

Em felinos, os cálculos de estruvita, em geral de origem estéril ou não associados a ITU, são passíveis de serem dissolvidos pela dieta terapêutica.[27] A dissolução do urólito ocorre em cerca de 1 mês, devendo a administração ser estendida por mais 1 mês após a completa dissolução.[9,10] Caso se constate a ocorrência de ITU, a antibioticoterapia deve ser mantida por mais 1 mês após a completa dissolução e um novo exame de urina deve ser realizado com o mesmo intervalo (1 mês) após o término da terapia.[10]

A prevenção da urolitíase por estruvita baseia-se, principalmente, no controle da ITU, monitorado com exames periódicos de urina, radiográficos e ultrassonográficos. Quando o cálculo de estruvita é de origem estéril, pode ser necessário maior período de administração de dieta calculolítica e, novamente, tem-se a preocupação com a formação de outros cálculos de diferente composição mineral, principalmente quando não é assegurada a baixa saturação da urina.[1,3,9] Além disso, a recidiva dos cálculos estéreis é mais alta que a dos induzidos por infecções.[1,3,10]

Cálculo de oxalato de cálcio

Os cálculos de oxalato de cálcio, como comentado anteriormente, não são passíveis de dissolução. Deste modo, o tratamento clínico/medicamentoso/dietético não apresenta sucesso. Será necessária a retirada do cálculo, por meios cirúrgicos ou não. Após a remoção, novas imagens radiográficas devem ser realizadas para se certificar de que todos os urólitos foram retirados e, assim, diminuir as possibilidades de recidivas.[1,3,10] Mesmo após a remoção de todos os cálculos, em cães, há possibilidade de recidiva em mais de 50% dos casos, observados em um período de 3 anos após o diagnóstico inicial;[3,10] em gatos, há 7,1% de recidivas após 23 meses.[10]

Especificamente nos gatos, de acordo com os estudos atuais, observa-se a possibilidade de associação do cálculo de oxalato à hipercalcemia idiopática, detectada em 35% dos gatos com urolitíase. Trata-se, portanto, de um fator adicional predisponente para ocorrência e recidiva desses tipos de cálculos.[9,10,37]

Medidas preventivas para evitar a formação do cálculo de oxalato de cálcio baseiam-se no manejo do animal, como aumentar a ingestão hídrica, adicionar água à ração seca do animal, alimentar o animal com dietas úmidas, ingestão de dietas que acarretem a formação de urina tendendo a alcalina e que evitem maior excreção renal de cálcio e oxalato. Entretanto, na realidade, não se sabe ao certo qual seria a dieta ideal para evitar os cálculos de oxalato de cálcio,[1,3] pois a formação do cálculo de oxalato de cálcio é multifatorial. O ideal seria que as dietas não promovessem acidose metabólica nem apresentassem oxalato na urina em excesso.[1] Além disso, as dietas devem conter vitamina B_6, pois sabe-se que a deficiência desta pode promover a produção endógena de oxalato.[9]

Sabe-se que dietas restritas em cálcio e/ou oxalato, em vez de prevenirem esse tipo de cálculo, elevam as possibilidades de recidivas, pois a restrição de cálcio na dieta incrementa a absorção de oxalato intestinal e, assim, aumenta a excreção urinária. Do mesmo modo, dietas restritas em fósforo também aumentam a absorção de cálcio intestinal e, consequentemente, levam à calciúria.[1,3,11]

O controle da dieta tem como objetivo diminuir a acidúria, a concentração urinária e a formação de cristais. Para ter certeza de que os objetivos estejam sendo alcançados, o ideal é monitorar o exame de urina a cada 2 a 4 semanas e avaliar a cristalúria, o pH e a densidade urinária, de acordo com o momento da coleta de amostra de urina após alimentação ou jejum, para verificar se a dieta empregada está sendo adequada.[1]

Algumas medicações podem ser recomendadas com o intuito de prevenir recidivas, como hidroclorotiazida, na dose de 2 mg/kg por via oral (VO), a cada 12 h, para cães que apresentam cristais de oxalato de cálcio persistentes na urina ou nos casos de recorrência da urolitíase, mesmo utilizando dietas úmidas.[1,3,5,33] Para os gatos, a eficácia e segurança desse fármaco é questionável.[10] O citrato de potássio, na dose de 50 a 75 mg/kg VO, a cada 12 h, visa diminuir a supersaturação do oxalato de cálcio na urina, assim como a vitamina B_6, como já relatado. No entanto, ainda não há dados evidentes que apontem a eficácia dessa suplementação.[1,3,5]

Além disso, é importante monitorar o animal por meio de exames radiográficos e ultrassonográficos abdominais a cada 6 meses, para detectar precocemente as possíveis recidivas enquanto os cálculos apresentam pequenas dimensões; como citado anteriormente, os animais podem ser assintomáticos.[1,3] A retirada de pequenos cálculos pode ser possível mediante uro-hidropropulsão, por exemplo, sem a necessidade de intervenção cirúrgica nesse momento.[3,9]

Cálculo de urato

Os cálculos de urato são passíveis de dissolução. No entanto, dependendo do estado clínico do paciente, esta pode não ser a melhor opção, devendo-se realizar a remoção do cálculo, cirurgicamente ou não.[3]

Em cães sem anomalias portovasculares, recomenda-se que a dissolução seja conduzida com a combinação de dieta calculolítica, administração de inibidores da enzima xantina oxidase, alcalinização da urina e tratamento da ITU.[1,11]

A modificação da dieta tem como objetivo diminuir a concentração urinária de íons hidrogênio, de amônio e de ácido úrico, assim como alcalinizar a urina (pH próximo de 7) e aumentar o volume urinário para a obtenção de urina diluída ou não saturada.[1,3,11,25,34] Para que essas recomendações sejam alcançadas, a dieta deverá ter baixos teores de purinas e seus precursores; além disso, deve-se evitar fonte de proteína de origem animal na formulação da ração, como carne, peixe e vísceras, também evitadas nas dietas caseiras.[3] Essas recomendações também valem para felinos com urólitos de urato,[10] mas é preciso estar atento porque essa espécie necessita de maiores teores de proteína quando comparada aos cães.

Para alcalinizar a urina desses cães, pode-se administrar citrato de potássio, em comprimidos revestidos, na dose de 50 a 150 mg/kg VO, a cada 12 h, ou bicarbonato de sódio, na dose de 25 a 50 mg/kg VO, a cada 12 h,[3] ou 10 a 90 mg/dia, dependendo do porte do animal.[1] No entanto, deve-se evitar o pH urinário de 7,5, pois poderá ocorrer predisposição à formação do urólito de fosfato de cálcio.[1,3] Além disso, essa medicação deve ser usada com muita cautela, sempre monitorando o equilíbrio acidobásico do animal.

Inibidores da xantina oxidase também podem ser indicados, mas com cautela para evitar a formação de cálculos de xantina. A dose de alopurinol a ser administrada é de 15 mg/kg VO, a cada 12 h, não coincidente com a alimentação. No caso de cães que apresentam, concomitantemente, doença renal crônica, a dose deve ser menor.[1,3,9,34] Em relação aos felinos, essa medicação não deve ser usada, pois ainda não existem estudos que a atestem para a espécie.[10,25]

No caso de cães com desvio portossistêmico, a correção cirúrgica dessas anomalias deve diminuir a hiperuricíúria e a hiperamoniúria; consequentemente, acredita-se que haverá resolução da urolitíase. No entanto, ainda são necessários mais estudos que possam demonstrar, após acompanhamento por longo período, que os pacientes realmente apresentaram a resolução do problema. Sabe-se que o uso de alopurinol nesses animais apresenta menor eficácia, pois a biotransformação hepática está prejudicada.[1,3,5,11]

Como também mencionado para os outros urólitos de composição mineral variada, a eficácia da terapia deve ser monitorada por exames laboratoriais para acompanhar o valor do pH urinário, a concentração urinária, a ocorrência de ITU, a presença de cristais no sedimento urinário e a concentração sérica de ureia.[1,3]

Ademais, as recidivas por esse tipo de cálculo são frequentes, de 33 a 50% após 1 ano, mesmo com o uso de dieta. Caso nenhuma dieta seja empregada, a recidiva pode ocorrer em 3 a 6 meses.[10] Portanto, deve-se assegurar a recomendação de dietas com baixo teor de purina. Cães da raça Dálmata podem exibir comprometimento do metabolismo das purinas, apresentando maior formação de ácido úrico e não de alantoína. Assim, não se deve administrar a dieta mencionada apenas como medida de prevenção para cães dessa raça que nunca apresentaram quadros de urolitíase.[1,3,10]

Em relação aos cálculos de xantina, não há tratamento clínico, sendo necessária a remoção desses cálculos. Para evitar a formação do urólito, deve-se ter cautela com o uso dos inibidores da xantina oxidase.[10]

Cálculo de sílica

Ainda não são conhecidos protocolos eficazes para a dissolução dos cálculos de sílica. Deste modo, esses cálculos devem ser retirados.[1,3,10] Além disso, não se sabe qual é o efeito do pH urinário na solubilidade da sílica, de modo que não se recomendam condutas terapêuticas que visam mudar o pH urinário.[9]

A prevenção desse tipo de cálculo baseia-se no uso de dietas de melhor qualidade, evitando altas concentrações de vegetais, como casca de soja e glúten de milho. Ademais, a ingestão hídrica deve ser estimulada, como já mencionado para a terapia de todos os tipos de cálculos.[1,3,5,10]

Cálculo de cistina

Os cálculos de cistina podem ser tratados por meio da tentativa de diminuir a concentração urinária de cistina e aumentar sua solubilidade na urina, o que pode ser alcançado com o uso de dietas com menores concentrações de proteínas e pela alcalinização da urina.[1,3,5,10,11] No entanto, com a alcalinização do pH, há maior predisposição à formação de cálculos de estruvita.[9]

Assim, cuidados com a redução da proteína na dieta devem ser tomados, pois pode ocorrer deficiência de carnitina em alguns animais.[1,3,10] Para evitar isso, suplementações de carnitina, na dose de 50 a 100 mg/kg VO, 3 vezes/dia, e de taurina, na dose de 500 mg VO, 2 vezes/dia, podem ser recomendadas.[10]

Vale ressaltar que já foram descritos casos em que a dissolução do cálculo por cistina ocorreu espontaneamente, sem o uso de dietas.[3]

A medicação 2-mercaptopropionilglicina já foi utilizada para diminuir a concentração de cistina na urina, por resultar em um composto mais solúvel. No entanto, o uso desse fármaco, na dosagem de 20 mg/kg VO, a cada 12 h, por um período de 2 a 3 meses, resultou em vários efeitos adversos, como agressividade, miopatia, proteinúria, anemia, trombocitopenia, lesões cutâneas e aumento das enzimas hepáticas. Seu uso não é recomendado.[1,3,9,10]

Cálculo de fosfato de cálcio

Alguns estudos demonstraram que o tratamento do hiperparatireoidismo primário pela retirada da paratireoide resultou na dissolução desses cálculos.[1,3] No entanto, esse não é um diagnóstico muito frequente, nem um tratamento de rotina. Além disso, por se tratar de urólitos pequenos, pode ocorrer obstrução uretral. Nessa situação, a remoção, por métodos cirúrgicos ou não, deve ser preconizada.[1,3,10]

As condições predisponentes, como hipercalcemia, hiperfosfatúria, hipercalciúria e produção inapropriada de urina alcalina, devem ser diagnosticadas e tratadas. De qualquer maneira, a ingestão de água deve ser estimulada.[13,5,11,34]

Cálculos mistos ou compostos

Nos casos de urólitos mistos e compostos, a primeira opção seria o uso de dietas de dissolução, pois, caso a camada mais externa do cálculo seja passível de dissolução, ocorreria a diminuição do tamanho e, posteriormente, o cálculo poderia ser removido por técnicas não cirúrgicas. No entanto, se a camada mais externa for de um componente que não possa ser dissolvido, a remoção cirúrgica será o único procedimento a ser recomendado.[1] Após a remoção cirúrgica, o cálculo deve ser analisado de maneira qualitativa e quantitativa, o que possibilitará a identificação da composição mineral das diferentes camadas do cálculo e da composição do núcleo. Isso permite o conhecimento da origem do cálculo e, a partir de então, a tentativa de evitar a recidiva.[1,11]

Referências

1. Lulich JP, Osborne CA, Bartges, JW, Lekcharoensuk C. Distúrbios do trato urinário inferior dos caninos. In: Ettinger SJ, Feldman EC. Tratado de medicina interna veterinária. v. 2. Rio de Janeiro: Guanabara Koogan; 2004.
2. Newman SJ, Confer AW, Panciera RJ. Urinary system. In: McGavin MD, Zachary JF. Pathologic basis veterinary disease. 4. ed. St. Louis: Mosby Elsevier; 2007.
3. Adams LG, Syme MH. Canine ureteral and lower urinary tract diseases. In: Ettinger SJ, Feldman EC. Textbook of veterinary internal medicine. 7. ed. St. Louis: Saunders Elsevier; 2010.
4. Senior DF; Finlayson B. Initiation and growth of uroliths. Veterinary Clinics of North America: Small Animal Practice. 1986; 16(1):19-26.
5. Nelson RW, Couto GC. Small animal internal medicine. 4. ed. St. Louis: Elsevier Saunders; 2009.

6. Oyafuso MK, Kogika MM, Waki MF, Prosser CS, Cavalcante CZ, Wirthl VABF. Urolitíase em cães: avaliação quantitativa da composição mineral de 156 urólitos. Ciência Rural. 2010; 40(1):102-8.
7. Chew DJ, DiBartola ST. Interpretation of canine and feline urinalysis. Clinical handbook. St. Louis: Series Nestlé Purina; 2004.
8. Godoi DA, Zanutto MS. Urolitíase canina por cistina: revisão de literatura. Clínica Veterinária. 2010; 88:74-8.
9. Chew DJ, DiBartola SP, Schenck PA. Canine and feline nephrology and urology. 2. ed. St. Louis: Elsevier Saunders; 2011.
10. Houston DM, Moore A, Elliott DA, Biourge VC. Stone disease in animals. In: Rao BN, Preminger GM, Kavanagh JP. Urinary tract stone disease. London: Springer-Verlag; 2011.
11. Osborne CA, Luylich JP, Bartges JW, Unger LK, Thumchai R, Koehler LA *et al.* Canine and feline urolithiases: relationship of etiopathogenesis to treatment and prevention. In: Osborne CA, Finco DR. Canine and feline nephrology and urology. 1. ed. Baltimore: Williams & Wilkins; 1995.
12. Sosnar M, Bulkova T, Ruzicka M. Epidemiology of canine urolithiasis in the Czech Republic from 1997 to 2002. Journal of Small Animal Practice. 2005; 46(4):177-84.
13. Camargo CP. Aspectos clínicos e epidemiológicos de urolitíases em cães e gatos assistidos pelo serviço de nefrologia e urologia da UNESP de Jaboticabal [dissertação]. Jaboticabal: Universidade Estadual Paulista Júlio de Mesquita Filho, Faculdade de Ciências Agrárias e Veterinárias; 2004.
14. Osborne CA, Polzin DJ, Lulich JP, Kruger JM, Johnston GR, O'Brien TD, *et al.*. Relationship of nutritional factors to the cause, dissolution, and prevention of canine urolithss. Veterinary Clinics of North America: Small Animal Practice. 1989;1 9(3):583-619.
15. Osborne CA, Clinton CW. Urolithiasis: terms and concepts. Veterinary Clinics of North America: Small Animal Practice. 1986; 16(1):3-17.
16. Osborne CA, Lulich JP, Polzin DJ, Sanderson SL, Koehler LA, Ulrich LK *et al.* Analysis of 77.000 canine uroliths. Perspectives from the Minnesota Urolith Center. Veterinary Clinics of North America: Small Animal Practice. 1999; 29(1):17-38.
17. Bartges JW, Kirk CA. Interpreting and managing crystalluria. In: Bonagura JD, Twedt DC. Kirk's current veterinary therapy. 14. ed. St. Louis: Saunders Elsevier; 2009.
18. Atmani F, Lacour B, Drueke T, Audon M. Isolation and purification of a new glycoprotein from human urine inhibiting calcium oxalate crystallization. Urological Research. 1993; 21(1):61-6.
19. Ulrich LK, Bird KA, Koehler LA, Swanson L. Urolith analysis: submission, methods, and interpretation. Veterinary Clinics of North America: Small Animal Practice. 1996; 26(2):393-400.
20. Ryall RL. The possible roles of inhibitors, promoters, and macromolecules in the formation of calcium kidneys stones. In: Rao BN, Preminger GM, Kavanagh JP. Urinary tract stone disease. London: Springer-Verlag; 2011.
21. Ulrich LK, Osborne CA, Cokley A, Lulich JP. Changing paradigms in the frequency and management of canine compound uroliths. Veterinary Clinics of North America: Small Animal Practice. 2008; 39:41-53.
22. Lulich JP, Osborne CA, Albasan H. Canine and feline urolithiasis: diagnosis, treatment, and prevention. In: Bartges J, Polzin DJ. Nephrology and urology of small animals. West Sussex: Wiley-Blackwell; 2011.
23. Osborne CA, Lulich JP, Bartges JW, Felice LJ. Medical dissolution and prevention of canine and feline uroliths: diagnosis and therapeutic caveats. The Veterinary Record. 1990; 127:369-73.
24. Vrabelova D, Silvestrini P, Ciudad J, Gimenez JC, Ballesteros M, Puig P *et al.* Analysis of 2735 canine uroliths in Spain and Portugal. A retrospective study. Reserch in Veterinary Science. 2011; 91(2):208-11.
25. McCue J, Langston C, Palma D, Gisselman K. Urate urolithiasis. Compendium: Continuing Education for Veterinarians. 2009; (3):468-75.
26. Waki MF, Martorelli CR, Caragelasco DS, Kogika MM. Hipercalcemia idiopática em gato – relato de caso. In: Proceedings of the III Congresso Paulista de Clínicos Veterinários de Pequenos Animais. October 18-20, 2011. São Paulo; 2011.
27. Buffinton CAT, Chew DJ. Calcium oxalate urolithiasis in cats. Journal of Endourology. 1999; 13(9):659-63.
28. Lulich J, Osborne CA, Kemp S, Ulrich L, Buettner M, Davidson S *et al.* Ciprofloxacin urolithiasis: a newly recognized disease in dogs. In: Proceedings of the American College of Veterinary Internal Medicine Forum. Denver; 2011.
29. Bovee KC, Mcguire T. Qualitative and quantitative analysis of uroliths in dogs: definitive determination of chemical type. Journal of the American Veterinary Medical Association. 1984; 185(9):983-7.
30. Koehler LA, Osborne CA, Buettner MT, Lulich JP, Behnke R. Canine uroliths: frequently asked questions and their answers. Veterinary Clinics of North America: Small Animal Practice. 2008; 39:161-81.
31. Ruby AL, Ling, GV. Methods of analysis of canine uroliths. Veterinary Clinics of North America: Small Animal Practice. 1986; 16(2):293-301.
32. Moore A. Quantitative analysis of urinary calculi in dogs and cats. Veterinary Focus. 2007; 17(1):22-7.
33. Shubert G. Urinary stone analysis. In Rao BN, Preminger GM, Kavanagh JP. Urinary tract stone disease. London: Springer-Verlag, 2011.
34. Robinson MR, Norris RD, Sur RL, Preminger GM. Urolithiasis: not just a 2-legged animal disease. Journal of Urology. 2008; 179:46-52.
35. Osborne CA, Polzin DJ, Lulich JP, Kruger JM, Johnston GR, O'Brien TD *et al.* Relationship of nutritional factors to the cause, dissolution, and prevention of canine uroliths. Clinical Nutrition. 1989; 19:583-619.
36. Stevenson AE, Rutgers C. Nutritional management of canine urolithiasis. In: Pibot P, Biourge V, Elliot DA. Encyclopedia of canine clinical nutritional. Roma: Aniwa; 2008.
37. Midkiff AM, Chew DJ, Randolph JF, Center SA, DiBartola SP. Idiopathic hypercalcemia in cats. Journal Veterinary Internal Medicine. 2000; 14:619-26.

166 Infecção do Trato Urinário de Cães

Márcia Mery Kogika, Mariana Faraone Waki

Anatomia e fisiologia

O trato urinário inferior é composto do segmento caudal dos ureteres, que desembocam na bexiga urinária, seguido da uretra, que é o meio de comunicação entre o sistema urinário e o ambiente externo.[1]

O ureter é um tubo circular constituído de musculatura lisa pelo qual a urina é transportada da pelve renal para a bexiga urinária.[2] Quando o ureter está distendido, seu diâmetro pode atingir dimensões aproximadas de 0,6 a 0,9 cm, dependendo do processo patológico e do porte do animal.[2] Nos machos, os ureteres encontram-se posicionados dorsalmente aos vasos espermáticos internos; nas fêmeas, localizam-se dorsalmente à artéria uterina ovariana.[2]

O trígono vesical corresponde ao local de desembocadura dos ureteres e adentra a parede da bexiga urinária de forma oblíqua, posição esta que colabora para que o sentido do fluxo urinário seja unidirecional, ou seja, funciona como uma válvula, na tentativa de impedir que a urina retorne para os rins.[1]

A bexiga urinária é um órgão constituído de tecido muscular e, conforme o volume em seu interior, pode apresentar tamanho e posições variadas.[2] Quando vazia, encontra-se com formato piriforme e com as paredes espessadas, localizando-se na cavidade pélvica; quando repleta, situa-se na região hipogástrica.[1,3] A bexiga urinária é dividida em três porções: a região do ápice, a região do colo ou a região do corpo vesical.[1,2] O peritônio recobre a região mais cranial do órgão e a região caudal é recoberta pelas aponeuroses pélvicas.[1,2]

O trato urinário inferior recebe suplemento sanguíneo a partir da artéria ilíaca interna, e a veia pudenda interna é responsável por drenar o sangue do plexo venoso da bexiga urinária.[1,2] Ademais, esse órgão recebe inervação simpática e parassimpática dos nervos hipogástrico e pélvico.[2]

A uretra é a continuação da porção do colo da bexiga urinária, pela qual a musculatura se dispõe de forma circular, formando um esfíncter que regula o fluxo urinário.[1]

O epitélio de transição reveste a pelve renal, os ureteres, a bexiga urinária e a uretra. Esse tecido é de fácil distensão,[1] pois, à medida que esses órgãos se esvaziam, o lúmen em seu interior torna-se reduzido e as paredes, espessadas. Por outro lado, quando a bexiga urinária encontra-se dilatada, o lúmen é maior e as paredes tornam-se adelgaçadas. Esse epitélio apresenta ainda uma característica bacteriostática, devido à camada de glicosaminoglicanas locais que inibem a adesão de bactérias ao epitélio.[1] A lâmina própria é constituída por uma espessa camada de tecido conjuntivo que se estende do peritônio até a cúpula vesical, localizada entre a camada epitelial e o músculo liso.[1,2]

Nos machos, a uretra pélvica é longa e se estende da bexiga urinária até o arco isquiático. Neste local, é circundada pela próstata[3] e os condutos deferentes desembocam juntamente com os ductos das glândulas acessórias. A uretra pélvica é circundada pelo músculo uretral estriado, que corresponde à continuação do músculo bulbocavernoso, o qual se estende até a uretra peniana.[3] Ainda nos machos, observa-se, entre o epitélio de revestimento e o músculo, um tecido que circunda o tecido cavernoso. Esse tecido é formado por um complexo venoso, também chamado de corpo cavernoso da uretra, que continua até o pênis e se estende até a porção cranial da glande; em sua porção caudal, encontra-se o bulbo peniano. Na fêmea, a uretra se estende do orifício uretral interno no colo da bexiga urinária até o orifício externo no vestíbulo que se localiza entre o assoalho da pelve e a vagina, sendo evidenciada por uma elevação no assoalho.[1,3]

Os principais mecanismos de defesa do organismo para evitar a instalação da infecção do trato urinário (ITU) são micção, estruturas anatômicas, barreira da mucosa, propriedades antimicrobianas da urina e propriedades específicas do parênquima renal. Em relação às principais anormalidades, destacam-se os processos que interferem na micção e na imunidade.[4–6]

No que concerne aos mecanismos de defesa do hospedeiro em relação às ITU, há fatores inerentes que atuam na defesa e na resistência às infecções. Dentre esses fatores, podem-se citar a micção pelo esvaziamento adequado do volume urinário, que corresponde ao meio mais natural e importante de defesa, como também a frequência de micções. O peristaltismo, que assegura o fluxo unidirecional da urina no sistema urinário, e a presença de microbiota bacteriana na uretra distal também são fatores importantes que colaboram para a defesa do trato urinário. Também devem ser considerados importantes mecanismos de defesa a composição da urina (urina concentrada e com alto teor de ácidos orgânicos inibe o crescimento bacteriano etc.), os mecanismos de defesa do epitélio urinário e as respostas imunológicas locais, pois estes, de maneira geral, evitam a adesão e colonização bacteriana do trato urinário.[4–8]

Os microrganismos, como bactérias gram-positivas e *Mycoplasma* spp., são encontrados, principalmente, na região da uretra distal como pertencentes à microbiota.[4] Essa microbiota apresenta características que inibem a adesão de microrganismos patogênicos à mucosa da bexiga urinária e raramente pode ser considerada um dos agentes causais de infecção desse sistema.[4]

A urina também apresenta características antibacterianas, que incluem alta osmolaridade ou densidade, variação de pH (valores extremos) e alta concentração de substâncias inibidoras, como ureia e ácidos orgânicos. Essas características podem ser consideradas mecanismos inibidores do crescimento de bactérias.[7–9] Nos felinos, especificamente, a concentração da urina exerce papel importante na defesa do trato urinário, já que essa espécie apresenta maior capacidade de concentrar a urina. Deste modo, observa-se que a frequência de ITU nessa espécie é mais baixa.[7,10] Observa-se, assim, que a urina *per se* tem propriedades antibacterianas importantes que atuam nos mecanismos de defesa para o hospedeiro. Apresenta ação bacteriostática e, em algumas situações, pode apresentar características bactericidas, dependendo de sua composição. A combinação entre pH baixo e altas concentrações de ureia e de ácidos orgânicos fracos constitui um potente inibidor do crescimento bacteriano.[6,9,10]

Em relação às estruturas anatômicas do trato urinário envolvidas na defesa do organismo, a zona de pressão da uretra, principalmente na região do meato urinário, é uma particularidade importante para impedir a entrada dos microrganismos pela uretra. O uroepitélio, o comprimento da uretra, a valva ureterovesical, o peristaltismo uretral e ureteral que assegura o fluxo unidirecional da urina, bem como a presença do fluido prostático que tem ação antibacteriana, colaboram para a defesa do organismo.[4,6,11]

Dentre os processos que podem interferir na micção e tornar o organismo suscetível à ITU, destacam-se:

- Obstrução mecânica do fluxo urinário pela presença, por exemplo, de urolitíase ou de estenose na uretra e/ou nos ureteres, que acarreta retenção urinária
- Comprometimento do fluxo de urina na uretra em decorrência, por exemplo, de bexiga urinária herniada
- Estenoses e obstruções da uretra devido a prostatopatias (abscesso, cisto e neoplasia) e neoplasias do uroepitélio.

A retenção urinária pode, ainda, decorrer de outras etiologias, como nos casos de atonia vesical, ocasionada pelo comprometimento da inervação da bexiga urinária. Alterações anatômicas de origem congênita (ureter ectópico, persistência de úraco etc.) ou adquirida (uretrotomia, divertículo vesical etc.), alterações do uroepitélio (lesões por trauma, metaplasia, neoplasia etc.), alterações da composição da urina (glicosúria, densidade urinária baixa etc.) podem também favorecer a multiplicação bacteriana. O comprometimento da imunidade também deve ser considerado, podendo ocorrer de forma congênita ou adquirida (hiperadrenocorticismo, hipotireoidismo, leucemia e imunodeficiência dos felinos) ou iatrogênica (corticoidoterapia, quimioterapia).[4,6,11]

Além disso, o epitélio da uretra proximal e da distal apresenta diferenças estruturais que também atuam como mecanismos de defesa. O epitélio da uretra proximal apresenta-se com pregas (micropregas) e o da distal apresenta microvilosidades. As micropregas impedem a passagem das bactérias e, com o esvaziamento da bexiga urinária, essas bactérias são direcionadas para o exterior do trato urinário.[4]

A infecção bacteriana se instala quando esse microrganismo apresenta condições favoráveis para a adesão ao epitélio da bexiga urinária. Nessa condição, a mucosa pode encontrar-se normal ou alterada, a exemplo dos casos de ausência ou falha da camada superficial que é formada por glicosaminoglicanas, como também nos casos de diminuição da imunidade local etc. Em condições normais, a reepitelialização vesical ocorre rapidamente, em 24 h, logo após a ocorrência da lesão.[4]

As glicosaminoglicanas apresentam característica hidrofílica e formam uma camada de água. Assim, tendem a formar uma barreira entre o epitélio e a urina, o que pode justificar, em parte, a razão pela qual a parede da bexiga urinária é tão resistente a constantes substâncias irritantes contidas na urina.[7] A mucosa da bexiga urinária apresenta outros mecanismos de defesa, como a propriedade antibacteriana, que consiste na secreção local de imunoglobulinas G e A (IgG e IgA). Esse mecanismo ainda não está completamente elucidado;[4-6] porém, acredita-se que a bactéria que se encontra envolvida por anticorpos perca parte de sua capacidade de adesão ao uroepitélio.[6]

Processos neoplásicos, urolitíase e substâncias químicas irritantes podem causar a lesão da parede da bexiga urinária, ocasionando sua esfoliação e, assim, predispondo a novas infecções.[4,6]

Devem-se considerar, ainda, as doenças que evoluem com manifestações clínicas como poliúria e polidipsia, que podem resultar na formação de urina com baixa densidade urinária (diluída). Nesses casos, a atividade antibacteriana da urina pode ser comprometida, aumentando-se, assim, a predisposição à ITU. A doença renal crônica é um exemplo do fator de diluição da urina (isostenúria) que pode favorecer o crescimento bacteriano, além de diminuir a concentração urinária do antibiótico por meio da redução da excreção renal do fármaco em decorrência da diminuição da taxa de filtração glomerular.[10]

Definição

O termo ITU se refere à colonização microbiana de qualquer segmento do trato urinário que normalmente é estéril, com exceção da uretra distal, que já apresenta uma colônia residente, ou seja, uma microbiota própria.[5,7,12] A ITU, por definição, ocorre quando bactérias podem ser isoladas na urina oriunda dos rins, ureteres ou da bexiga urinária. Em animais clinicamente normais, a urina deve ser estéril do ponto de vista bacteriológico.[13] A infecção pode se instalar na superfície da mucosa, em contato com o lúmen, localizar-se em regiões mais profundas da parede vesical ou estar em ambas as localizações.[5]

A infecção ocorre quando existe uma falha, temporária ou permanente, dos mecanismos de defesa do organismo, o que permite adesão, multiplicação e persistência de um número suficiente de bactérias virulentas em um ou mais segmentos do trato urinário.[12,14,15]

Normalmente, os principais microrganismos envolvidos na ITU são bactérias oriundas da microbiota intestinal, bem como aquelas de origem da pele e, ainda, aquelas oriundas do sistema genital, do prepúcio ou até da microbiota da uretra distal.[5,12,15] Fungos e vírus também podem colonizar ou infectar o trato urinário, mas ocorrem com menor frequência.[12,14] A microbiota bacteriana do trato geniturinário consiste, predominantemente, em *Escherichia coli*, *Staphylococcus aureus*, *Streptococcus* sp., *Corynebacterium* sp., *Flavobacterium* sp., *Haemophilus* sp., *Klebsiella* sp., *Mycoplasma* sp. e *Ureaplasma* sp.[7,12,16,17]

Assim, considerando-se que as principais fontes de infecção do trato urinário nos cães consistem em bactérias oriundas da uretra distal, do segmento tegumentar ou do intestinal, observam-se como principais agentes envolvidos na ITU, simples ou complicada, *Escherichia coli* (normal ou hemolítica), *Enterococcus* sp., *Staphylococcus* sp., *Streptococcus* sp., *Proteus* sp., *Klebsiella* sp., *Pseudomonas* sp., *Pasteurella* sp., *Corynebacterium* sp. e *Enterobacter* sp. [5,12,18]

A adesão e a colonização bacteriana podem se restringir a uma localização: nos rins, acarretam pielonefrite; nos ureteres, causam as ureterites; na bexiga urinária, a cistite; na uretra, a uretrite. Em virtude da proximidade e da contiguidade das estruturas, a infecção pode se estender para a próstata (prostatite) e, eventualmente, para a vagina (vaginite). A infecção também pode ocorrer em dois ou mais segmentos de maneira concomitante, ou seja, em diferentes localizações.[4,12,14]

Os termos anteriormente citados destinam-se a indicar a localização da infecção urinária. Qualquer região inicialmente envolvida tem potencial para infectar outros segmentos adjacentes ou o trato urinário como um todo.[4,19] Com base nessa possibilidade, o termo ITU parece ser mais apropriado que os termos que possam indicar a localização propriamente dita, já que há grande potencial de infecção para todos os segmentos do trato urinário.[19]

Como a infecção pode comprometer qualquer uma dessas localizações, é interessante identificar o segmento anatômico que foi comprometido, ou seja, se está relacionado com o trato urinário superior ou inferior, pois as manifestações clínicas podem ou não ocorrer ou não ser evidentes, dependendo da infecção.[12,14] Cabe lembrar que a localização da ITU é relativamente difícil, sendo necessária a realização de exames complementares para o diagnóstico.[13]

Frequência

A ITU representa a causa mais comum de infecção em pequenos animais, especialmente na espécie canina.[13,19,20] Pode ser classificada como simples, recorrente e refratária.[13,20]

As infecções bacterianas do trato urinário são mais frequentes nos cães[10,12,13] que nos gatos. Cães adultos são mais acometidos na faixa etária de 6 a 10 anos;[5] nos felinos, a frequência também aumenta com a idade.[10,11,14] A maioria das ITU nos cães envolve inflamação da uretra e da bexiga urinária, denominada uretrocistite; porém, a ascensão da bactéria pelos ureteres e, por contiguidade, para os rins pode ocasionar complicações ou o comprometimento do trato urinário superior, caracterizando, portanto, sequela potencial de ITU inferior.[6,10]

A ITU é um quadro relativamente frequente na rotina de atendimento clínico dos cães[21] e requer terapia antimicrobiana adequada.[12,13,16] Apesar da dificuldade na determinação da frequência de ITU nos cães, relatou-se que 14% destes podem apresentar ITU em qualquer momento da vida.[5,13,19] As cadelas são mais predispostas que os machos,[12,14,18] o que pode decorrer da maior proximidade, nas fêmeas, do trato geniturinário com a região anal.[14,22] Além disso, a uretra das fêmeas é mais curta que a dos machos, o que favorece a ascensão das bactérias.[8,12] Ainda em relação às cadelas, observa-se que a castração pode aumentar a predisposição à ITU.[7,23]

Alguns estudos descreveram que a frequência da ITU nos cães é de 5 a 17%.[12,16] Estima-se que 10% dos cães atendidos nas clínicas veterinárias possam apresentar ITU e que sejam, ainda, assintomáticos, pois a procura pelo atendimento médico-veterinário foi motivada por outros problemas não relacionados com o sistema urinário.[5,13,23] Estima-se que, entre todas as afecções que acometem os cães, a ITU é observada em 2 a 3%.[5,14] Nos cães, ao se comparar a frequência de ITU por bactérias com a ITU por outros agentes infecciosos, nota-se baixa frequência de infecções por micoplasma, clamídia ou fungos.[10,23] A ITU causada por fungo em cães e gatos apresenta frequência menor que 1%,[12,24] assim como a de causa viral.[25]

No que tange à espécie felina, a frequência de ITU é mais baixa, correspondendo a 0,1 a 1%.[5,14] Em geral, a ITU está associada a um problema ou a uma causa que desencadeou o comprometimento dos mecanismos de defesa do hospedeiro. Observa-se que a origem iatrogênica é a mais citada, a exemplo dos casos de uso de imunossupressores, procedimentos inadequados durante a cateterização uretral, intervenções cirúrgicas etc. Gatos com idade superior a 10 anos são os mais acometidos por, possivelmente, apresentarem doenças crônicas que possam comprometer os mecanismos de defesa, a exemplo da isostenúria na doença renal crônica, em que a urina diluída pode favorecer o crescimento bacteriano.[5,14,26] Para os felinos, ainda, a doença inflamatória do trato urinário inferior ou a cistite intersticial é a mais frequente.[5]

Etiologia e fisiopatogenia

Escherichia coli é a bactéria mais associada à ITU nos cães e responde por 37 a 45% dos casos. Segundo dados do Ohio State University Microbiology Laboratory compilados dos anos de 2000 a 2007, 31% de *Escherichia coli* são representados pela cepa normal ou regular e 18% pelo tipo hemolítico.[5,7] As bactérias gram-positivas (*Staphylococcus* sp., *Streptococcus* sp. e *Enterococcus* sp.) são identificadas em 25 a 30% dos casos.[6,7]

Nos cães, a infecção por apenas uma bactéria é mais frequente (aproximadamente 75% dos casos). As infecções com o envolvimento de mais de uma bactéria costumam estar associadas a causas mais evidentes, como alterações anatômicas ou funcionais do trato urinário.[5,12]

A instalação da ITU decorre de um desequilíbrio entre o agente infeccioso e a resistência do hospedeiro. Os mecanismos de defesa do hospedeiro são importantes para a determinação da progressão da infecção, para o êxito do tratamento e para a prevenção de novas infecções.[12,14]

A maioria dos patógenos do sistema geniturinário pode adentrar o trato urinário e ascender pela uretra até a bexiga urinária. Isso, segundo Polzin,[19] corresponde a aproximadamente 95% das infecções, pois em condições normais há bactérias presentes na uretra distal e na região externa periuretral.[27] Outros relatos descrevem que a maioria das bactérias patogênicas do trato urinário é originária da microbiota intestinal, da microbiota do trato geniturinário inferior ou da microbiota cutânea.[5,10,13,26]

Para que haja adesão e colonização dos microrganismos, é importante considerar os fatores de virulência da bactéria envolvida, bem como a magnitude da área acometida e, finalmente, as falhas dos mecanismos de defesa do hospedeiro, para que o conjunto culmine na instalação da infecção urinária.[6,27]

As bactérias podem apresentar características chamadas de fatores de virulência. Algumas destas incluem maior habilidade de sobreviver e crescer na urina, diferentes mecanismos estruturais para aderir à mucosa do trato urinário, facilidade para se tornar mais resistente ao tratamento instituído, habilidade para aumentar a permeabilidade vascular e a inflamação local, inibindo, assim, a ação dos macrófagos (células de defesa do hospedeiro).[4,6,13,19]

A betalactamase constitui mais um fator de virulência produzido por algumas bactérias, atuando no aumento da sua resistência à ação de alguns antibióticos, como penicilinas e cefalosporinas.[4,19] Outras bactérias que sintetizam a urease possibilitam a hidrólise da ureia em amônia e esta, por sua vez, é capaz de lesar a camada de glicosaminoglicanas, causando a lesão da mucosa da bexiga urinária e do epitélio tubular renal, permitindo assim a adesão de novas ou de outras bactérias.[4,6,19]

A aerobactina, outro fator de virulência, pode ser secretada por algumas bactérias. Essa substância tem a capacidade de extrair o ferro do hospedeiro, o que torna possível a sobrevivência da bactéria, bem como a secreção de polissacarídios que impedem que a bactéria seja fagocitada pelas células de defesa do hospedeiro.[6,13,26] O estudo para identificação de fatores de virulência, em sua grande maioria, foi realizado na bactéria *Escherichia coli.*

Uma vez que a infecção se instala na bexiga urinária, as bactérias podem se multiplicar, ascender pelo ureter e alcançar a pelve e o parênquima renal. A ascensão das bactérias é facilitada quando o refluxo vesicoureteral está presente, o que pode ocorrer nos casos de lesão do trato urinário ou em animais jovens normais em crescimento, com idade inferior a 8 a 10 meses. Nessas situações, observa-se o retorno da urina da bexiga urinária para os ureteres devido ao comprometimento muscular dos ureteres, seja pela lesão propriamente dita da mucosa ou ainda pelo incompleto desenvolvimento da função da musculatura lisa, este último nos casos dos animais em crescimento.[27] Ademais, as bactérias podem ascender pelos ureteres pelo movimento browniano contra o fluxo urinário.[5]

No que tange à infecção da medula renal, essa região é muito mais suscetível quando comparada ao córtex renal, pois a região medular apresenta baixo fluxo sanguíneo renal e alta osmolalidade intersticial, que impedem a resposta inflamatória e a presença de anticorpos. Esse local é chamado de região imunologicamente deserta.[5]

As principais alterações do hospedeiro que podem predispor ou perpetuar a infecção do trato urinário são atonia vesical (pelo aumento do volume residual), cistite crônica (mucosa vesical espessada, pois a bactéria pode localizar-se em camadas mais profundas em que a ação do antimicrobiano é dificultada), ureter ectópico, cistite enfisematosa, piometra, metrite, neoplasia vesical ou de uretra, cistite polipoide, pielonefrite, prostatite, urolitíase, persistência de úraco, fístula uretral, estenose uretral, anormalidades na vulva, estenose vestibulovaginal e fixação prolongada de sonda uretral.[5,28]

Os fatores iatrogênicos ou metabólicos que predispõem à ITU são quimioterapia, corticoidoterapia, diabetes *mellitus*, hiperadrenocorticismo, imunossupressão, doença renal crônica (principalmente em gatos) e hipertireoidismo (em gatos).[5,12,28]

A ITU pode ser classificada como aguda ou crônica, ou também como simples ou complicada, e deve ser reconhecida, pois será a base para as medidas terapêuticas e determinação do prognóstico.[4,12,28] Para essa análise, principalmente nos casos crônicos, é importante o reconhecimento da evolução do quadro clínico e a avaliação dos exames complementares sequenciais ou seriados, principalmente dos resultados das uroculturas ao longo do período.[9] Essa avaliação trará subsídios importantes para a classificação da ITU e, consequentemente, para a orientação adequada da terapia.[4,5,12,29]

As infecções simples são transitórias e autolimitantes, decorrentes de alteração reversível dos mecanismos de defesa do hospedeiro. Não há evidência de alteração estrutural, anatômica ou funcional. A terapia antimicrobiana é bem-sucedida e a manifestação clínica pode estar ausente em 48 h.[5,12]

As infecções complicadas são recorrentes, classificadas como persistentes, reincidentes, reinfecções e, ainda, superinfecções.[5,12,26,28,29]

As infecções persistentes ocorrem quando a bactéria originalmente reconhecida ainda persiste, mesmo durante a terapia antimicrobiana. Portanto, na maioria das vezes, esse fato está relacionado com a falha na escolha do antimicrobiano ou na sua administração (dose, frequência, interação com outros medicamentos prejudicando a absorção intestinal etc.). Observa-se, assim, o comprometimento da ação e da eficácia do antimicrobiano.[5,12,26,28,29]

A ITU reincidente refere-se à constatação de crescimento bacteriano na urina após 1 a 2 semanas do término da terapia antimicrobiana. Essa bactéria seria a mesma originalmente isolada, com base na qual se determinou, inicialmente, a preconização da terapia. Vale ressaltar que, ao término da terapia, a urocultura era negativa.[12,29] Isso demonstra que o crescimento bacteriano foi inibido durante a terapia, mas que, após cessar a administração do antimicrobiano, pelo fato de as bactérias não terem sido totalmente eliminadas, elas voltaram a colonizar e a se multiplicar. Em geral, a ITU reincidente está associada à não eliminação completa da bactéria, tanto pelo insucesso da ação do antimicrobiano quanto pelo seu acesso inadequado ao local da infecção. Deve-se, ainda, considerar a presença de causas predisponentes que tenham comprometido os mecanismos de defesa e permitido o sequestro da bactéria em algum segmento do trato urinário ou mesmo a sua reinoculação, a exemplo das bactérias que ainda estavam presentes na próstata, no urólito, no pólipo vesical etc.[5,6,28,29]

A reinfecção do trato urinário refere-se a casos isolados de infecção, ou seja, novas infecções que ocorrem de modo recidivante. Em geral, está associada à presença de causas predisponentes que comprometem os mecanismos de defesa. Embora a terapia inicial tenha sido eficiente na erradicação da infecção, ocorre um novo episódio de ITU, em virtude da presença de fatores predisponentes que favorecem a reinfecção bacteriana. Nesse caso, a constatação da bacteriúria ocorre meses após o término da antibioticoterapia e, em geral, identifica-se outra bactéria, caracterizando um novo episódio de infecção. Portanto, é importante a identificação das causas predisponentes e sua correção adequada.[5,9,19,29]

As superinfecções são variações de reinfecções ou de infecções persistentes em que diferentes organismos colonizam, ao mesmo tempo, o trato urinário. Essas situações são evidentes quando há comprometimento dos mecanismos de defesa, como grave alteração anatômica do sistema urinário, fixação de cateter uretral, procedimentos cirúrgicos etc.[9,12] Superinfecções também podem ser aquelas nas quais ocorre o crescimento de uma nova infecção juntamente com a antibioticoterapia.[29]

Observa-se maior prevalência de ITU em cães das raças Pastor-alemão, Poodle miniatura, Labrador, Teckel, Dobermann e Schnauzer.[5] A Figura 166.1 apresenta, de maneira resumida, a classificação das infecções.

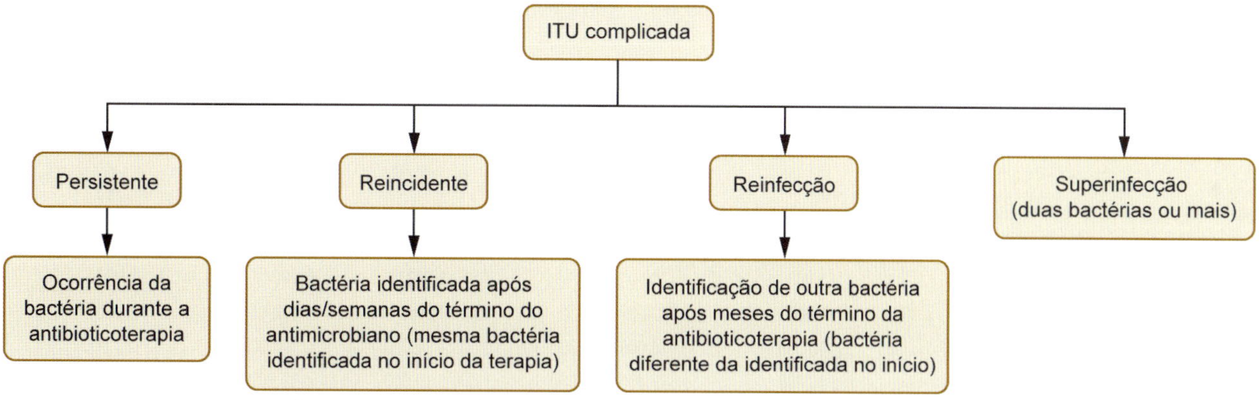

Figura 166.1 Classificação da infecção do trato urinário (ITU) complicada.

Manifestações clínicas

Cães e gatos com ITU podem ou não apresentar manifestações clínicas. Quando presentes, os sintomas são variados e dependem da interação entre virulência, quantidade de patógeno, presença ou ausência de predisposição, resposta do organismo à infecção e duração da infecção.[5,12–14,17]

A infecção e a inflamação do trato urinário inferior normalmente resultam em manifestações clínicas como polaciúria, estrangúria ou disúria com hematúria macroscópica (presente ao final da micção) ou microscópica.[5,10,14,17,19] O animal também pode apresentar micções em locais inapropriados[14] e urina com odor pútrido.[13] Quando a infecção está localizada no trato urinário superior, o animal pode apresentar hipertermia; entretanto, na maioria das vezes, o decurso se dá com normotermia. Em casos mais graves, observa-se dor na região renal (flanco), hematúria e poliúria com polidipsia compensatória (nos casos de pielonefrite e insuficiência renal).[12–14,17]

Se a infecção estiver associada a outra condição predisponente, como diabetes *mellitus*, hipercortisolismo endógeno ou neoplasia da bexiga urinária, outras manifestações clínicas inerentes a essas condições podem ocorrer de modo concomitante.[14,17]

É importante lembrar que cães e gatos podem evoluir com ITU de maneira assintomática.[5,6,12,13]

Diagnóstico

Cerca de 80% dos cães e a maioria dos gatos com ITU, como já comentado, não apresentam manifestações clínicas evidentes. Dessa maneira, o diagnóstico deve se basear no histórico clínico e em exames complementares, com avaliação do sedimento urinário e dos resultados da urocultura.[5,6,12,13,17]

É muito importante atentar ao método de coleta da urina para que a interpretação dos resultados seja a mais adequada e fidedigna. A amostra de urina deve ser obtida de modo asséptico, para que a contaminação seja minimizada.[6,13]

No exame de urina, os achados sugestivos de infecção urinária incluem bacteriúria, hematúria e piúria. A interpretação quanto à presença de células de transição ou de descamação das vias urinárias é controversa, pois, em condições normais, essas células podem estar presentes no sedimento urinário e indicam reposição ou reepitealização normal do uroepitélio. Deve-se atentar aos casos em que a urina se encontra diluída (isostenúria ou hipostenúria), pois, devido à interferência da diluição, a ausência de bacteriúria e piúria não descarta a possibilidade de existência de ITU.[10] Segundo relatos, a bacteriúria pode ser encontrada em 69% dos casos e a piúria em 60%.[30] A presença de proteinúria em urina de pH mais alcalino deve ser interpretada e analisada com atenção. A real origem da proteinúria deve ser identificada, pois poderá ocorrer interferência (falso-positivo) na sua detecção pela técnica de química seca (tiras reagentes).[10]

A confirmação do diagnóstico de ITU deve ser baseada na cultura da urina, sempre com atenção ao método de coleta da urina, para que a interpretação do crescimento do número de colônias por volume de urina seja adequada, evitando-se diagnósticos falso-positivos (Quadro 166.1). É importante ressaltar que, caso seja embasado somente nas manifestações clínicas e na presença de elementos do exame de urina que sugiram a presença de inflamação e infecção, o diagnóstico poderá ser superestimando ou errôneo.[4,12,14,19]

A urocultura, considerada padrão-ouro para o diagnóstico da ITU, tem o intuito de identificar a bactéria originalmente responsável pela infecção. Deve-se utilizar uma amostra de urina em que o paciente não tenha sido submetido à antibioticoterapia; entretanto, caso o animal já esteja recebendo o antimicrobiano, será necessário descontinuar a terapia por 3 a 5 dias para obter a amostra de urina para a urocultura.[4,14]

Considerando-se que a ITU pode ocorrer concomitantemente com outras afecções e, em geral, é ocasionada pelas deficiências no sistema imune ou condições que comprometam os mecanismos de defesa (p. ex., diabetes *mellitus*, doença renal crônica, incontinência urinária, hipercortisolismo endógeno, urolitíase, entre outras), é de suma importância que essas afecções ou condições sejam identificadas, pois qualquer fator que possa predispor à ITU deve ser tratado ou afastado.[10,28]

Tratamento

Para o tratamento da infecção simples do trato urinário, a escolha do antimicrobiano pode ser realizada sem os dados da urocultura e do antibiograma, pois se trata, em geral, de uma infecção transitória cujo desenvolvimento foi desencadeado por alterações reversíveis dos mecanismos de defesa do hospedeiro e que são evidentes e identificadas. Assim, caso não se tenha administrado o antimicrobiano nas últimas 4 a 6 semanas, a escolha do antimicrobiano deve se basear naquele que apresentar maior excreção renal e, portanto, que resulte em alta concentração urinária.[4,5,12] Em geral, os antimicrobianos mais recomendados são amoxicilina e sulfa com trimetoprima, considerando-se que *Escherichia coli* seria a bactéria mais frequentemente envolvida; há pouca evidência da necessidade da associação da amoxicilina ao clavulanato na infecção simples.[7] O período de tratamento recomendado é de 2 semanas para cães e cadelas. Em vista da possibilidade de a bactéria

Quadro 166.1 Identificação de infecção do trato urinário de cães e gatos na urocultura de acordo com o método de coleta de urina e o número de unidades formadoras de colônia por mililitro de urina.

	Significativo		Suspeito		Contaminação	
Método de coleta	**Cão**	**Gato**	**Cão**	**Gato**	**Cão**	**Gato**
Cistocentese	≥ 1.000	≥ 1.000	100 – 1.000	100 – 1.000	≤ 100	≤ 100
Cateterização	≥ 10.000	≥ 1.000	1.000 – 10.000	100 – 1.000	≤ 1.000	≤ 100
Micção espontânea	≥ 100.000	≥ 10.000	10.000 – 90.000	1.000 – 10.000	≤ 10.000	≤ 1.000
Compressão manual	≥ 100.000	≥ 10.000	10.000 – 90.000	1.000 – 10.000	≤ 10.000	≤ 1.000

Adaptado de Osborne e Lees.[4]

adentrar a próstata e causar reincidência da ITU, preconiza-se a administração por 3 a 4 semanas.[4-7] O ideal seria, após 5 a 7 dias do término da antibioticoterapia, realizar a urocultura para a confirmação da resolução da infecção.[5,12] No fórum do American College of Veterinary Internal Medicine em 2012, no que tange à infecção do trato urinário simples, foi apresentado um estudo em que os cães com ITU simples foram tratados com altas doses de enrofloxacino (20 mg/kg/24 h) durante 3 dias, e foi observada a cura em 83% dos animais e a urocultura foi negativa após 7 dias do término da antibioticoterapia.[31]

Quanto à terapia para as infecções complicadas ou recorrentes do trato urinário, o período mínimo de administração do antimicrobiano costuma ser de 6 a 8 semanas. Esse tratamento deve se basear na urocultura e no antibiograma, sendo também imprescindível a identificação das causas relacionadas com a origem e/ou a persistência da infecção, ou seja, as causas predisponentes.[4,5,7]

No que concerne à infecção classificada como persistente, isto é, quando a bactéria original é ainda identificada em uroculturas durante a terapia com o antimicrobiano, há a indicação de que houve falha no uso do antimicrobiano originalmente preconizado. Assim, devem-se analisar todos os fatores que possam estar envolvidos:

- A escolha do antimicrobiano não foi adequada, por exemplo, por não apresentar alta excreção renal e, consequentemente, não atingir concentração terapêutica no local da infecção (bexiga urinária), e/ou o antimicrobiano indicado não atuou adequadamente para o tipo de bactéria (gram-positivo ou gram-negativo)
- A dose recomendada não foi calculada adequadamente em relação ao peso do animal, ou foi inapropriada para o intervalo de dose recomendado do fármaco, ou ainda o intervalo de administração das doses foi inadequado
- A possibilidade de comprometimento da absorção intestinal do antimicrobiano por conta de interação com fármacos ou presença de alimento. É importante conhecer a ação de cada antimicrobiano em relação às suas características farmacocinéticas e farmacodinâmicas.[5,12,29]

Diante dessas possibilidades, a terapia, nesse momento, deverá estar direcionada ao uso adequado do antimicrobiano, assegurando-se sua melhor ação e eficácia.[5,7,12,29]

Ainda sobre a ITU do tipo persistente, caso a bactéria isolada durante a terapia antimicrobiana ainda apresente a mesma suscetibilidade ao antimicrobiano inicialmente administrado, recomenda-se continuar sua administração, mas é importante verificar a existência dos fatores que foram mencionados e que poderiam causar a falha do uso do antimicrobiano, corrigindo-os nessa etapa.[5,7,12] Também é preciso investigar a existência de outros fatores predisponentes relacionados com o hospedeiro, como a existência concomitante de infecções na próstata ou nos rins, pois a escolha do antimicrobiano deverá basear-se naquele que também atinja altas concentrações nos tecidos ou parênquimas citados.[4,5,7,12,29] No caso de pielonefrite, recomenda-se a administração de quinolonas ou de sulfa associada à trimetoprima. Quanto à sulfa, deve-se estar atento aos efeitos colaterais do fármaco em casos de terapia por longo período. Na prostatite crônica, indicam-se, além dos antimicrobianos já citados, a eritromicina e a clindamicina.[32]

Para verificar a eficácia da terapia quanto ao antimicrobiano que está sendo administrado, recomenda-se a realização da urocultura 5 dias após o início da terapia. Caso o resultado seja negativo, indicando o sucesso da escolha, deve-se continuar com a terapia até completar, no mínimo, 6 a 8 semanas.[5,6,12] Entretanto, antes do término do período de administração, ou seja, antes de cessar a terapia, também é recomendada a realização da urocultura 7 a 5 dias antes, para assegurar que a urocultura será negativa no momento da suspensão do antimicrobiano.[5,6,12,13]

Para as infecções do trato urinário classificadas como reincidentes, quando a mesma bactéria ainda for isolada *dias* após o término da antibioticoterapia, se a nova urocultura e o antibiograma indicarem que aquele mesmo antimicrobiano inicialmente administrado é sensível, recomenda-se novamente a sua administração, devendo-se atentar à escolha de antimicrobianos que apresentem alta excreção renal e sem efeitos colaterais, bem como aos possíveis fatores associados à falha do uso do antimicrobiano. O tempo de administração do antimicrobiano deve ser, pelo menos, de 6 a 8 semanas. A urocultura, à semelhança do que foi descrito na terapia da ITU persistente, deve ser realizada durante a administração do antimicrobiano, a partir do quinto dia de tratamento, para avaliar se o antimicrobiano está sendo adequado. Esse procedimento seria como um teste de sensibilidade do antimicrobiano *in vivo*, pois a urocultura é realizada enquanto o animal está recebendo o antimicrobiano. É importante também verificar a existência de causas predisponentes e, na dependência destas, o tempo de tratamento poderá perdurar por mais 4 a 6 semanas. É de suma importância, entretanto, determinar a correção dos fatores predisponentes, se possível.[4,5,7,12,29]

Nos casos em que a reincidência da infecção ocorre após *semanas*, mas no intervalo de menos de 1 mês da suspensão do antimicrobiano, e a causa predisponente ainda não pôde ser identificada e corrigida, recomenda-se a instituição de um antimicrobiano diferente por um período maior que 6 semanas, na dependência da causa predisponente.[5,12] A escolha do antimicrobiano também deve se basear na urocultura e no antibiograma; caso a bactéria seja resistente a um antimicrobiano que apresente características farmacocinéticas e farmacodinâmicas que evidenciem alta excreção renal e, portanto, que possa atingir alta concentração urinária, esse antimicrobiano poderá ser administrado em dose terapêutica maior e com maior frequência de administração (p. ex., a cada 8 h). Isso possibilita a recomendação de antimicrobianos que apresentaram resistência na avaliação *in vitro*, mas que, devido às propriedades farmacológicas (alta excreção renal), podem atuar de maneira eficaz *in vivo*. Também é importante ressaltar que o resultado do antibiograma baseou-se na concentração inibitória mínima plasmática (concentração predeterminada dos antimicrobianos nos "discos" utilizados no antibiograma). Não se recomenda que a antibioticoterapia para ITU seja administrada somente a cada 24 h, pois há necessidade de manutenção de níveis constantes do antibiótico na urina/bexiga urinária e a administração deverá ocorrer, pelo menos, a cada 12 ou 8 h.[4,7,33]

Ainda na infecção reincidente, se, após cada momento da suspensão do antimicrobiano, ocorrer o isolamento da mesma bactéria, ou seja, se a reincidência for observada com frequência e, ainda, a causa predisponente ainda não puder ser identificada e/ou corrigida, recomenda-se a instituição de terapia de manutenção após 4 a 6 meses em que o antimicrobiano foi administrado a cada 12 ou 8 h. A terapia de manutenção, também denominada profilática, baseia-se na administração do antimicrobiano a cada 24 h e a dose refere-se ao cálculo de metade a um terço da dose diária recomendada. O momento da administração do antimicrobiano deve coincidir com o período em que o animal apresente maior possibilidade de reter a urina na bexiga urinária, a exemplo do período noturno. A terapia profilática deve ser monitorada mensalmente por meio de urocultura, mas também é preciso ficar atento à possibilidade de desenvolvimento de resistência bacteriana.[4,5,33,34]

Quanto ao tratamento da ITU por reinfecção, ou seja, quando ocorre outra ITU em que outra bactéria é isolada – sendo esta, portanto, diferente daquela do episódio anterior –, a terapia deve ser baseada na urocultura e no antibiograma, pelo período mínimo de 6 a 8 semanas. Dependendo da causa predisponente, o tempo de terapia pode variar, devendo ser individualizado caso a caso. É importantíssimo que as causas predisponentes sejam identificadas para o estabelecimento do prognóstico. Caso se determine a impossibilidade de correção da causa predisponente, pode-se recomendar a terapia profilática ou de manutenção. Como já mencionado, a administração do antimicrobiano é diária (metade a um terço da dose diária, administrada a cada 24 h), observando-se o momento da administração de 6 a 12 h antes do período em que o animal estará "confinado", ou seja, sem a possibilidade de apresentar várias micções, para assim assegurar a maior permanência e ação do antimicrobiano no sistema urinário. A duração recomendada da terapia profilática ou de manutenção é, em média, de 4 a 6 meses, e o monitoramento realizado mensalmente pela urocultura. Caso o resultado da urocultura seja sempre negativo, recomenda-se a suspensão da terapia, pois poderá ocorrer o desenvolvimento de resistência antimicrobiana e de toxicidade do antimicrobiano.[12,34]

O tratamento da ITU superior requer o uso de antimicrobianos que resultem em alta concentração plasmática e menor excreção renal, característica oposta ao recomendado para a ITU inferior, em que o antimicrobiano deve ter alta excreção renal para atingir maiores concentrações urinárias. A alta concentração plasmática do fármaco assegura que concentrações adequadas do antimicrobiano possam alcançar o parênquima renal, pelo fluxo sanguíneo renal; nos casos de pielonefrite, as quinolonas seriam as mais indicadas (Quadro 166.2).[4,12]

Quadro 166.2 Média da concentração urinária observada segundo a dose administrada e a via de administração de diferentes fármacos.

Fármaco	Dose (mg/kg, cada 8 h)	Via de administração	Média da concentração urinária (μg/mℓ)
Amicacina	15 (diária)	SC	342 (± 143)
Amoxicilina	12	VO	202 (± 93)
Ampicilina	25	VO	309 (± 55)
Cefalexina	35	VO	500
Cloranfenicol	35	VO	124 (± 40)
Enrofloxacino	2,5	VO	40 (± 10)
Penicilina G	35.000 U	VO	295 (± 211)
Trimetoprima-sulfadiazina	26	VO	55 (± 19)
Cefovecina	8 (a cada 14 dias)	SC	–

SC = via subcutânea; VO = via oral. Adaptado de Osborne e Lees.[4]

É importante lembrar que, no antibiograma, as concentrações dos discos dos antimicrobianos utilizados baseiam-se na concentração mínima que inibe o crescimento bacteriano, de acordo com a maioria dos antimicrobianos observados para o plasma humano. Assim, assume-se que seja semelhante para o plasma do cão.[4,14] Deve-se verificar a existência de discos específicos para os antibiomicrobianos de uso em medicina veterinária, como enrofloxacino e cefovecina.

Considerando-se que, no antibiograma, a concentração inibitória mínima é baseada na plasmática e que vários antimicrobianos apresentam alta excreção renal e, portanto, podem atingir alta concentração urinária e não a plasmática, essa característica farmacocinética e farmacodinâmica pode favorecer a indicação de fármacos que apresentaram resultados, no teste de suscetibilidade da bactéria no antibiograma, como resistente ou intermediário, possibilitando, assim, a indicação da terapia para ITU, principalmente no que se refere ao segmento inferior. Portanto, a sensibilidade da bactéria *in vivo* pode ser diferente daquela observada no ensaio *in vitro*,[4,14] em virtude das propriedades farmacológicas e do local da infecção em questão. Para o tratamento da ITU do segmento inferior (uretrocistite), recomenda-se que a concentração urinária seja pelo menos quatro vezes a concentração inibitória mínima. Vários antimicrobianos com alta excreção renal podem atingir concentrações urinárias 10 a 100 vezes superiores que a concentração plasmática.[4,5,14]

A maioria das ITU é tratada com o uso de penicilinas, sintéticas ou não, associadas a clavulanato, como também com cefalosporina de primeira geração (cefalexina) e sulfa associada à trimetoprima.[4,5,12] Deve-se atentar ao uso de sulfa com trimetoprima pela possibilidade de causar ceratoconjuntivite seca, citopenias, hepatopatias e poliartrite imunomediada. A sulfa não é recomendada para cães em tratamento de dissolução de cálculo urinário, pois pode precipitar-se na superfície do cálculo e, assim, comprometer sua dissolução.[4,5,7]

As quinolonas, em geral, são recomendadas para o tratamento de bactérias resistentes e devem ser reservadas quando os outros antimicrobianos não forem eficazes. O ciprofloxacino apresenta melhor ação contra *Pseudomonas* sp. [5,12] (Quadro 166.3). Não se deve administrar quinolonas para cães em crescimento (menos de 6 a 18 meses de idade, na dependência da raça). É necessário ter cautela quanto à administração de enrofloxacino para os felinos, pois tem-se observado o desenvolvimento de cegueira em alguns gatos, sobretudo quando o medicamento é administrado em doses altas ou quando os animais apresentam disfunções renais e/ou hepáticas que possam comprometer o metabolismo e a excreção do fármaco.[5,7]

As cefalosporinas de terceira geração (ceftiofur) são indicadas na UTI de cães em que os outros antimicrobianos não atuaram de maneira adequada contra *Escherichia coli* ou *Proteus* sp. Sua administração, contudo, é somente parenteral.[5,12] A cefovecina, também de terceira geração, é administrada por via parenteral a cada 14 dias. Seu uso é recente e há poucos trabalhos publicados sobre o estudo clínico abrangendo um grande número de casos de ITU.[5,21]

Não se recomenda a administração de acidificantes urinários que poderiam ter o intuito de impedir o crescimento bacteriano. A administração de acidificantes poderia causar acidose metabólica crônica, como também, no caso do uso de vitamina C (ácido ascórbico), a predisposição em alguns cães para a formação de urólito de oxalato de cálcio. A alimentação *per se* com

Quadro 166.3 Principais antimicrobianos recomendados para o tratamento da infecção do trato urinário em cães e gatos, segundo a bactéria.

Bactéria	Antimicrobiano
Enterobacter sp.	Sulfa + trimetoprima
Escherichia coli	Amoxicilina + ácido clavulânico Ceftiofur Cloranfenicol Enrofloxacino Sulfa + trimetoprima
Klebsiella sp.	Amoxicilina + ácido clavulânico Cefalosporina (1ª geração) Sulfa + trimetoprima
Proteus sp.	Amoxicilina Ampicilina Ceftiofur
Pseudomonas sp.	Ciprofloxacino Enrofloxacino Tetraciclina
Staphylococcus sp.	Amoxicilina + ácido clavulânico Cefalosporina (1ª geração) Clindamicina Cloranfenicol
Streptococcus sp. *Enterococcus* sp.	Amoxicilina Ampicilina

Adaptado de Kogika *et al.*[35]

base em fonte de proteína animal poderá conferir a produção de urina mais ácida, como também a dieta úmida poderá evitar a formação de urina concentrada. Com um volume de urina maior, poderá ocorrer aumento da frequência de micção, favorecendo um dos importantes mecanismos de defesa.[5]

Outras terapias que têm sido comentadas, mas ainda sem comprovação científica para uso em cães e gatos, seriam as do extrato de *cranberry*, do suco de *cranberry* e de glicosaminosglicanas. Nenhum estudo clínico de relevância científica foi realizado para demonstrar sua real eficácia em medicina veterinária; há somente relatos de apresentações em conclaves científicos. No caso da cistite em mulheres, o suco de *cranberry* pode prevenir a ITU, mas não erradica a ITU preexistente.[5,12,36]

A Quadro 166.4 traz uma lista dos antimicrobianos e o respectivo pH urinário em que se observa sua maior eficácia.

Doses e medicamentos

A Quadro 166.5 traz uma lista geral de antimicrobianos e suas doses.

Quadro 166.4 Melhor ação ou atividade do antimicrobiano de acordo com o pH urinário.

Ácido	Alcalino	Ácido ou alcalino
Clortetraciclina	Canamicina	Ácido nalidíxico
Nitrofurantoína	Eritromicina	Cefalosporina
Oxitetraciclina	Estreptomicina	Cloranfenicol
Penicilina G	Gentamicina	Sulfonamidas
Tetraciclina	Quinolonas	

Adaptado de Osborne e Lees.[4]

Quadro 166.5 Antimicrobianos e doses recomendadas para a infecção do trato urinário em cães hidratados e com função renal normal.

Fármaco	Dose (mg/kg)	Intervalo (h)	Via de administração
Amicacina	10	12	SC
Amoxicilina	6 a 20	8 a 12	VO
Amoxicilina + ácido clavulânico	12,5 a 25	12	VO
Ampicilina	20 a 40	8	VO
Cefalexina	10 a 30	6 a 12	VO
Ceftiofur	2,2 a 4,4	24	SC
Ciprofloxacino	5 a 15	12	VO, IV
Clindamicina	11	24	VO, IV
Cloranfenicol	40 a 50	8	VO
Doxiciclina	3 a 5 ou 10	12 ou 24	VO, IV
Enrofloxacino	5,0	12	VO
Gentamicina	2 a 4	6 a 8	SC
Metronidazol	15	12	VO
Penicilina G			
Benzatina	24.000 UI/kg	48	IM
Sódica	20.000 a 40.000 UI/kg	6 a 8	IM, IV, SC
Procaína	20.000 a 40.000 UI/kg	12 a 24	IM, SC
Nitrofurantoína	5	8	VO
Tetraciclina	20	8	VO
Trimetoprima + sulfonamida	15	12	VO

SC = via subcutânea; VO = via oral; IV = via intravenosa; IM = via intramuscular. Adaptado de Kogika *et al.*[35]

Referências

1. Fletcher TF, Clarkson CE. Anatomy of the lower urogenital tract. In: Bartges J, Polzin DJ. Nephrology and urology of small animals. 1. ed. Iowa: Wiley-Balckwell; 2011.
2. Evans H, Chritensen G. The urogenital system. In: Evans H. Miller's anatomy of the dog. Philadelphia: WB Sauders; 1990.
3. Ellenport CR. Aparelho urogenital do carnívoro. In: Getty R. Anatomia dos animais domésticos. 5. ed. Rio de Janeiro: Interamericana; 1981.
4. Osborne CA, Lees GE. Bacterial infections of the canine and feline urinary tract. In: Osborne CA, Finco DR. Canine and feline nephrology and urology. Baltimore: Williams & Wilkins; 1995.
5. Chew DJ, DiBartola SP, Schenck PA. Canine and feline nephrology and urology. 2. ed. Saint Louis: Elsevier Saunders; 2011.
6. Senior D. Urinary tract infection – bacterial. In: Bartges J, Polzin DJ. Nephrology and urology of small animals. 1. ed. Iowa: Wiley-Balckwell; 2011.
7. Barsanti JA. Genitourinary infections. In: Greene CE. Infectious diseases of the dog and cat. 3. ed. St. Louis: Saunders Elsevier; 2006.
8. Newman SJ, Confer AW, Panciera RJ. Urinary system. In: McGavin MD, Zachary JF. Pathologic basis veterinary disease. 4. ed. St. Louis: Mosby Elsevier, 2007.
9. Seguin MA, Vaden SL, Altier C, Stone E, Levine JF. Persistent urinary tract infections and reinfections in 100 dogs (1989 – 1999). Journal Veterinary Internal Medicine. 2003; 17:622-31.
10. Nelson RW, Couto GC. Small animal internal medicine. 4. ed. St. Louis: Elsevier Saunders; 2009.
11. Lulich JP, Osborne CA, Bartges JW, Lekcharoensuk C. Distúrbios do trato urinário dos caninos. In: Ettinger SJ, Feldman EC. Tratado de medicina interna veterinária. 5. ed. Rio de Janeiro: Guanabara Koogan; 2004.
12. Pressler B, Bartges JW. Urinary tract infections. In: Ettinger SJ, Feldman EC. Textbook of veterinary internal medicine. 7. ed. St. Louis: Elsevier Saunders; 2010.
13. Ling GV. Infecções bacterianas do trato urinário. In: Ettinger SJ, Feldman EC. Tratado de medicina interna veterinária. 5. ed. Rio de Janeiro: Guanabara Koogan; 2004.

14. Bartges JW. Diagnosis of urinary tract infections. Veterinary Clinics of North America: Small Animal Practice. 2004; 34:923-33.
15. Labato MA. Uncomplicated urinary tract infection. In: Bonagura JD, Twedt DC. Kirk's current veterinary therapy. 14. ed. St. Louis: Saunders Elsevier; 2009.
16. Kogika MM, Fortunato VAB, Mamizuka EM, Hagiwara MK, Pavan MFP, Grosso SNA. Etiologic study of urinary tract infection in dogs. Brazilian Journal Veterinary Research Animal Science. 1995; 32(1):31-6.
17. Bartges J. Clinical signs of lower urinary tract disease In: Bartges J, Polzin DJ. Nephrology and urology of small animals. 1. ed. Iowa: Wiley-Balckwell; 2011.
18. Ling GV, Norris CR, Franti CE, Eisele PH, Johnson DL, Ruby AL *et al.* Interrelations of organism prevalence, specimen collection method, and host age, sex, and breed among 8354 canine urinary tract infections (1969-1995). Journal Veterinary Internal Medicine. 2001; 15:341-7.
19. Polzin DJ. Therapy of canine and feline urinary tract infections with enrofloxacino. Supplement to Compendium on Continuing Education for the Practicing Veterinarian. 1999; 21(12):65-72.
20. Torres SMF, Diaz SF, Nogueira SA, Jessen C, Polzin DJ, Gilbert SM *et al.* Frequency of urinary tract infection among dogs with pruritic disorders receiving long-term glucocorticoid treatment. Journal of the American Veterinary Medical Association. 2005; 227(2):239-43.
21. Passmore CA, Sherington J, Stegemann MR. Efficacy and safety of cefovecin (Convenia™) for the treatment of urinary tract infection in dogs. Journal of Small Animal Practice. 2007; 48:139-44.
22. Lees GE. Bacterial urinary tract infections Veterinary Clinics of North America: Small Animal Practice. 1996; 14(3):297-304.
23. Littman MP. Diagnosis of Infectious disease of the urinary tract. In: Bartges J, Polzin DJ. Nephrology and urology of small animals. Iowa: Wiley-Balckwell; 2011.
24. Preesler B. Fungal urinary tract infection. In: Bartges J, Polzin DJ. Nephrology and urology of small animals. Iowa: Wiley-Balckwell; 2011.
25. Kruger JM, Osborne CA, Wise AG, Scansen BA, Maes RK. Viruses and urinary tract disease. In: Bartges J, Polzin DJ. Nephrology and urology of small animals. Iowa: Wiley-Balckwell; 2011.
26. Barsanti JA. Urinary tract catheterization & nosocomial infections in dogs & cats. In: Proceedings of the American College of Veterinary Internal Medicine Forum. June 3-6, 2009. Quebec, Montreal; 2009.
27. Sobel JD. Pathogenesis of urinary tract infection: role of host defenses. In: Infectious Diseases Clinics of North America. 1997; 11(3):531-49.
28. Norris CR, Williams BJ, Ling GV, Franti CE, Johnson, Ruby AL. Recurrent and persistent urinary tract infections in dogs: 383 cases (1969-1995). Journal of American Animal Hospital Association. 2000; 36(6):484-92.
29. Polzin D. Difficult urinary tract infection. In: Proceedings of 56 esimo Congresso Internazionale Multisala/Società Culturale Italiana Veterinari per Animali de Compagnia. June 1-3, 2007. Rimini; 2007.
30. Forrester SD, Troy GC, Dalon MN, Huffman JW, Holtzman G. Retrospective evaluation of urinary tract infection in 42 dogs with hyperadrenocorticism or diabetes mellitus or both. Journal of Veterinary Medicine. 1999; 6:557-60.
31. Westropp JL, Chew D, Sykes JE. Novel treatment strategies for uncomplicated UTI's in dogs. In: Proceedings of the American College of Veterinary Internal Medicine Forum. New Orleans; 2012.
32. Threlfall WR, Chew DJ. Diagnosis and treatment of canine bacterial prostatitis. Supplement to Compendium on Continuing Education for the Practicing Veterinarian. 1999; 21(12):73-87.
33. Kogika MM. Recommendations for management of urinary tract infection in dogs. Proceedings of World Small Animal Veterinary Association Congress. São Paulo; 2009.
34. Lulich JP, Osborne CA. Urine culture as a test for cure: why, when and how. Veterinary Clinics Small Animal Practice. 2004; 34:1027-41.
35. Kogika MM *et al.* Uso de antimicrobianos na clínica de cães e gatos – guia prático. Pfizer; 2003.
36. Raz R, Chazan B, Dan M. Cranberry juice and urinary tract infection. Clinical Infectious Diseases. 2004; 38:1413-9.

167

Doença do Trato Urinário Inferior dos Felinos | Cistite Intersticial

Archivaldo Reche Junior, Renata Beccaccia Camozzi

Introdução

O termo doença do trato urinário inferior felino (DTUIF) - antigamente síndrome urológica felina (SUF) - descreve uma série de manifestações clínicas relacionadas com a inflamação da bexiga urinária e/ou da uretra,[1] independentemente da causa. Hoje, os termos SUF, cistite idiopática felina, doença idiopática do trato urinário inferior (DITUI) e, mais recentemente, cistite intersticial felina são utilizados nos casos de doença do trato urinário em que se desconhece a causa da inflamação das vias urinárias inferiores.[2,3]

Os sintomas da DTUIF raramente indicam uma doença em particular, uma vez que a resposta do trato urinário às lesões é limitada.[4] Seja qual for a causa de base, tais sintomas são muito similares, o que impossibilita o diagnóstico da doença de origem a partir apenas da observação deles. As manifestações clínicas incluem hematúria (macro ou microscópica), disúria/estrangúria, polaciúria, periúria e/ou obstrução uretral completa ou incompleta.

Embora infecções do trato urinário (ITU), neoplasias, *plugs* uretrais, urólitos, malformações anatômicas, alterações comportamentais, alterações neurológicas e traumatismos possam causar manifestações de DTUIF, em 60 a 85% dos gatos a causa da inflamação não é identificada e a doença é designada como idiopática. Embora ainda não haja uma etiologia definida, muitos estudos apresentam semelhanças dessa doença com a cistite intersticial da mulher.[3]

A DTUIF pode ser classificada em obstrutiva ou não obstrutiva, de acordo com a presença ou ausência de obstrução uretral, respectivamente. A uropatia obstrutiva correlaciona-se ao comprimento e ao diâmetro da uretra, sendo, portanto, mais comum nos machos, que têm uretra mais longa e estreita, e rara nas fêmeas. Já a não obstrutiva não apresenta predisposição sexual. Como possíveis causas de DTUIF não obstrutiva, podem-se citar, em ordem de ocorrência, cistite idiopática não obstrutiva (65%), urólitos (15%), anormalidades anatômicas/neoplasia/outros (10%), alterações comportamentais (< 10%) e infecção bacteriana (< 2%).[4] Como causas de DTUIF obstrutiva, têm-se cistite idiopática obstrutiva (29 a 53%), *plugs* uretrais (23 a 59%), urólitos (10 a 18%) e urólitos associados a infecções bacterianas (2%).[4,5]

A DTUIF pode ocorrer em gatos de qualquer sexo e idade, mas na maioria dos casos ocorre entre 2 e 6 anos, sendo incomum em animais com menos de 1 ano e com mais de 10 anos. Essa síndrome é mais observada em animais com sobrepeso, sedentários, sem acesso à rua, alimentados com ração seca e que, geralmente, vivem em colônias.

No Brasil, praticamente não existem estudos clínicos ou epidemiológicos sobre a DTUIF; o clínico brasileiro depende totalmente dos dados da literatura estrangeira.[6] Em estudos norte-americanos,[7,8] a prevalência da doença varia de 1,5 a 8%, ao passo que a incidência da DTUIF varia de 0,34 a 0,64%.[7-9]

Grande parte dos casos de DTUIF não obstrutiva é autolimitante e se resolve em 5 a 10 dias. No entanto, 30 a 70% dos gatos acometidos apresentam recidivas dos sintomas,[9] os quais geralmente diminuem em frequência e gravidade com o passar dos anos.[4]

A taxa de mortalidade relatada varia de 6 a 36% para os felinos com DTUIF, sendo a hiperpotassemia e a uremia as causas mais comuns de óbito nos pacientes obstruídos.[9]

Anatomia e fisiologia

A bexiga urinária, órgão cujo objetivo é o armazenamento de urina, localiza-se na cavidade pélvica quando vazia e, quando repleta, desvia-se cranialmente para a cavidade abdominal. A inervação sensorial da bexiga urinária provém dos nervos hipogástricos e pélvicos e de suas conexões centrais no corno dorsal da coluna lombar e sacra.[10]

A uretra do gato constitui-se em um tubo fibromuscular cujo objetivo é transportar a urina da bexiga urinária para o exterior, durante a micção. No entanto, quando a urina está armazenada na bexiga, a uretra funciona como uma válvula, impedindo o fluxo urinário.

Na fêmea, a uretra é mais curta e larga e tem trajeto mais linear quando comparada à dos machos. Nestes, a uretra corre caudalmente pelo assoalho pélvico, é circundada pelas glândulas bulbouretrais e realiza um trajeto caudoventral para adentrar o pênis. Quanto mais próxima ao pênis, mais estreito o seu diâmetro e maior é o risco de obstrução uretral.

Fisiopatogenia

A etiologia das doenças do trato urinário dos felinos é multifatorial, complexa e, muitas vezes, indeterminada.[11,12] O diagnóstico constitui um grande desafio para o profissional. Sendo assim, na maioria das vezes em que um gato é apresentado ao clínico com manifestações de DTUIF, a causa de base não é identificada.

Durante mais de 30 anos, as pesquisas falharam em identificar uma etiologia específica para a inflamação do trato urinário inferior dos felinos.[4] No entanto, as hipóteses mais recentes sugerem que múltiplas anormalidades da bexiga urinária, do sistema nervoso central e do eixo hipotálamo-hipófise-adrenal possam levar às manifestações clínicas da DTUIF. Entre as hipóteses mais aceitas para explicar a inflamação vesical na DITUI, incluem-se inflamação neurogênica, com a participação de mastócitos e defeito na camada superficial da mucosa urinária de glicosaminoglicanas,[13] e infecções virais.[14]

Inflamação neurogênica

A inflamação direta ou indiretamente mediada por neurotransmissores é reconhecida como de origem neurogênica. O uroepitélio vesical encontra-se sob a camada muscular e repousa sobre uma camada de glicosaminoglicanas, responsável por inibir a adesão bacteriana e proteger o uroepitélio dos constituintes nocivos da urina[13] (Figura 167.1). Se houver comprometimento dessa camada ou do uroepitélio vesical, os constituintes nocivos da urina poderão entrar em contato com os neurônios sensoriais localizados na submucosa, resultando em inflamação neurogênica vesical (Figura 167.2). Os gatos com DITUI parecem apresentar diminuição significativa da excreção urinária de glicosaminoglicanas,[15] assim como as mulheres com cistite intersticial, demonstrando diminuição qualitativa e quantitativa dessa camada e, portanto, maior suscetibilidade à inflamação vesical por ação dos componentes urinários nas camadas subepiteliais.

A recrudescência ou o agravamento das manifestações clínicas em situações de estresse sugere o envolvimento do sistema nervoso simpático (SNS) na fisiopatogenia da DTUIF. A evidenciação do aumento de fibras simpáticas na bexiga urinária de gatos com DITUI sugere a provável participação do SNS na patogenia da doença.[16]

Qualquer alteração brusca no manejo ambiental, viagens, introdução de novos animais ou moradores na propriedade, participações em exposições e até mesmo mudanças climáticas podem ser consideradas situações estressantes para alguns gatos.[16]

Os neurônios que inervam a bexiga urinária são compostos, primariamente, de fibras amielinizadas (fibras C)[13] que, uma vez ativadas, podem levar à liberação de neuropeptídios (p. ex., substância P), acarretando dor intrapélvica, vasodilatação intramural, aumento da permeabilidade vascular e da parede vesical, edema da submucosa, contração da musculatura lisa e degranulação de mastócitos. Este último evento resulta na liberação de uma série de mediadores inflamatórios (como histamina, heparina, serotonina, citocinas, prostaglandinas) que podem, então, exarcebar os efeitos das fibras C.[4] A liberação de tais substâncias constitui a base fisiológica para o aparecimento de petéquias em região subepitelial da bexiga em pacientes humanos, fato também observado nos gatos com cistite idiopática felina.[17,18]

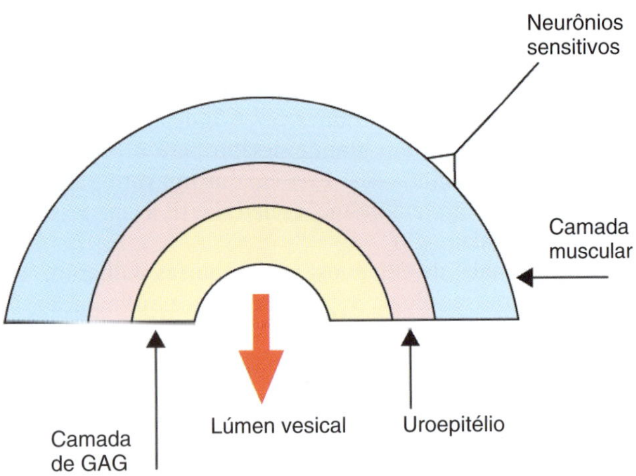

Figura 167.1 Representação esquemática da parede vesical normal. O uroepitélio e a camada de glicosaminoglicanas (GAG) protegem as demais camadas da bexiga contra os agentes nocivos da urina. Adaptada de Hostutler, Chew e DiBartolla.[13]

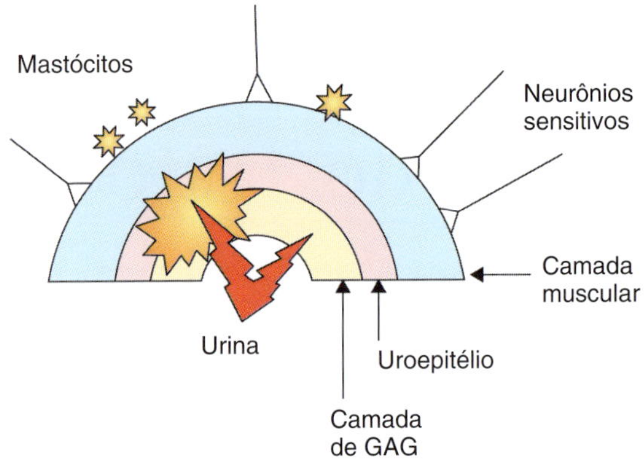

Figura 167.2 Representação esquemática da parede vesical na doença do trato urinário inferior de felinos. Este esquema demonstra a perda de integridade da camada de glicosaminoglicanas (GAG) e do uroepitélio, o que leva a recrutamento de neurônios sensoriais, ativação de mastócitos e alterações no sistema nervoso, acarretando os sintomas da cistite intersticial felina. Adaptada de Hostutler, Chew e DiBartolla.[13]

As terminações nervosas podem ser ativadas tanto em resposta a um estímulo central (p. ex., estresse) como por desencadeadores locais (p. ex., pH urinário ácido e altas concentrações de potássio, magnésio e cálcio urinários).

O *locus ceruleus* e o núcleo paraventricular, localizados respectivamente na ponte e no hipotálamo, têm sido recentemente relacionados com a patogenia da DTUIF, uma vez que estão envolvidos no controle das atividades periféricas do SNS.[3,13] A norepinefrina é o principal neurotransmissor produzido e liberado pelas células que compõem o *locus cerulus*, e o hormônio liberador de corticotropina (CRH) é o principal componente do núcleo paraventricular.[12] O *locus ceruleus* é responsável pela estimulação excitatória da bexiga urinária e é ativado quando esta sofre distensão.[13]

A avaliação imuno-histoquímica do complexo *locus ceruleus* de gatos com DITUI, na fase quiescente ou assintomática da doença, demonstrou aumento bastante significativo da imunorreatividade para a enzima tirosina hidroxilase (TH-IR),[18] sugerindo aumento da síntese de catecolaminas. Segundo os autores do referido estudo, pode existir uma população de felinos que apresente hiperatividade do SNS que, aliada a outros fatores predisponentes, poderia determinar o aparecimento ou mesmo o agravamento das manifestações clínicas da doença urinária felina.[18]

Além disso, os adrenorreceptores α_2 também parecem ter papel importante no desenvolvimento da cistite idiopática. Esses receptores estão presentes centralmente no *locus ceruleus* e na medula espinal, onde inibem, respectivamente, a liberação de catecolaminas e a transmissão do estímulo doloroso para o cérebro, e perifericamente na mucosa vesical, onde parecem regular o fluxo sanguíneo. A dessensibilização dos adrenorreceptores α_2 centrais em decorrência do estímulo crônico e excessivo de liberação de catecolaminas pela bexiga foi relatada[19] e pode resultar na potencialização da resposta inflamatória[9,13] (Figura 167.3).

Infecções virais

Em contrapartida à teoria da inflamação neurogênica da vesícula urinária está a teoria do envolvimento de infecções virais na etiopatogenia da DITUI. No final dos anos 1960 e início da década de 1970, o calicivírus felino (CVF), o vírus formador de sincício (VFS – um tipo de retrovírus) e o gama-

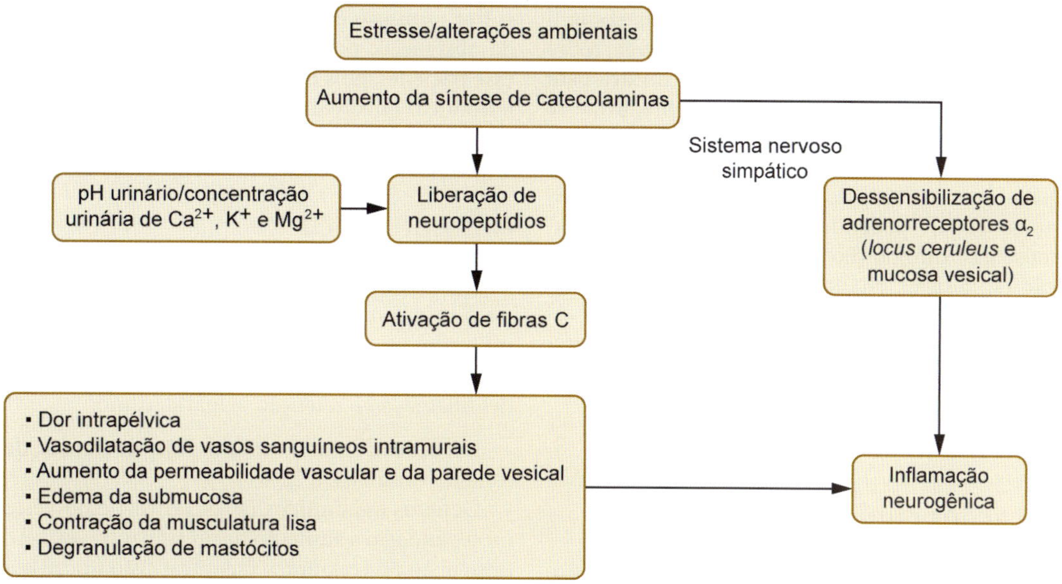

Figura 167.3 Ideograma da inflamação neurogênica da doença do trato urinário inferior felino.

herpes-vírus (GHV) foram isolados da urina e de tecidos de gatos com DTUIF, sugerindo o envolvimento desses agentes na etiopatogenia da doença.[14]

Ao infectar gatos sadios com o CVF em um estudo,[20] 80% dos animais desenvolveram obstrução uretral; porém, após o quarto dia da infecção, não foi mais possível o isolamento desse agente, mas sim do VFS. Esse fato levou os pesquisadores à hipótese de que o CVF não era um agente primário, mas que ele incitava vírus latentes no trato urinário a induzir a obstrução uretral.

Na tentativa de provar o envolvimento do VFS na etiopatogenia das DTUIF, esse vírus foi inoculado em animais hígidos. Em alguns estudos, isso resultou em obstrução uretral; em outros, nenhuma manifestação clínica foi observada após inoculação intraperitoneal, intramuscular, intra-articular ou subcutânea do agente. Entretanto, a frequência relativamente alta com que o VFS tem sido isolado de gatos com DTUIF e a prevalência de anticorpos contra tal agente, tanto em animais sadios quanto naqueles com manifestações da doença, sugerem um importante papel no desenvolvimento da cistite idiopática.[14]

O GHV também foi inoculado em bexigas urinárias de gatos, machos e fêmeas, hígidos e livres de patógenos.[21] Os resultados desse estudo indicaram que esse agente foi capaz de estabelecer infecções persistentes de baixo grau ou latentes. No entanto, trabalhos anteriores demonstraram que as manifestações clínicas de DTUIF não são comumente associadas a infecções persistentes por herpes-vírus.

Além disso, a inabilidade em isolar esse vírus de gatos com doença do trato urinário de ocorrência natural ou em induzir manifestações clínicas de DTUIF em gatos hígidos exclui o GHV como agente primário da cistite idiopática.[14]

Conclui-se que, embora vários estudos sugiram a participação desses agentes no desenvolvimento da doença, ainda há escassez de estudos que provem o real papel desses vírus como causadores da cistite idiopática dos felinos.[14]

▪ Obstrução uretral

As causas mais comuns de obstrução uretral incluem *plugs* uretrais e cristais (geralmente de estruvita); porém, urólitos, estenose uretral, massas extraluminais, neoplasias, inflamação da mucosa uretral ou espasmos musculares também são possíveis causas.

A maioria dos *plugs* contém grandes quantidades de matriz (mucoproteínas, muco e debris inflamatórios) e minerais. O muco é secretado em excesso pela mucosa da bexiga e da uretra em resposta a um estímulo irritante ou inflamatório. A matriz do *plug* pode ser formada também por debris celulares, sangue, células inflamatórias e mucoproteína de Tamm-Horsfall proveniente das células tubulares renais[22] (Figura 167.4).

A obstrução é mais comum em machos, cuja uretra é mais longa e estreita, e costuma ocorrer na extremidade do pênis ou caudalmente à glândula bulbouretral e entre a bexiga e a próstata,[22] onde a uretra possui diâmetro luminal menor. Contudo, pode ocorrer em qualquer parte do órgão.

Independentemente do motivo, a obstrução prolongada resulta em azotemia pós-renal, alterações hídricas que prejudicam a perfusão tecidual e alterações eletrolíticas e acidobásicas graves, como acidose metabólica, hiperpotassemia, hiperfosfatemia e hipocalcemia.[23]

A acidose metabólica decorre da inabilidade em excretar íons hidrogênio pelo sistema urinário. Quando intensa (pH < 7,2), provoca efeitos deletérios nos sistemas cardiovascular (p. ex., arritmias e diminuição da contratilidade cardíaca) e nervoso (p. ex., depressão e coma), levando ao aumento da frequência respiratória como mecanismo compensatório.[24] A acidose láctica secundária ao baixo débito cardíaco pode contribuir para a piora desse quadro.

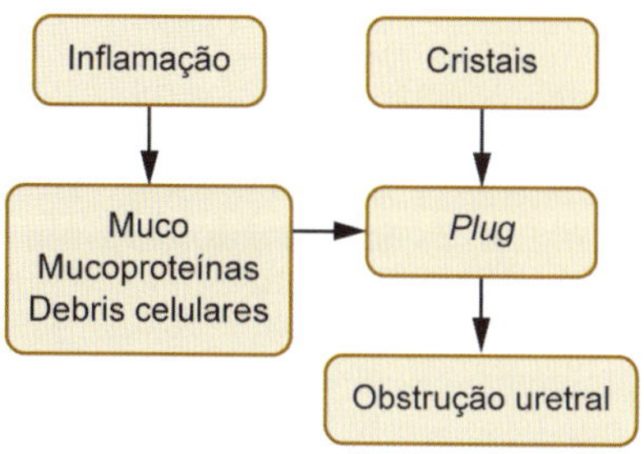

Figura 167.4 Esquema representando a formação do *plug* uretral.

A hiperpotassemia é a alteração eletrolítica mais comum na obstrução uretral. Resulta tanto da diminuição da excreção renal como da translocação do potássio do espaço intra para o extracelular em resposta à acidose. Clinicamente, pode-se observar fraqueza muscular generalizada e alterações hemodinâmicas em decorrência de alterações no sistema de condução cardíaca. A baixa concentração de cálcio iônico piora os efeitos da hiperpotassemia,[25] podendo ocasionar hiperexcitabilidade neuromuscular, diminuição da contratilidade cardíaca e vasodilatação periférica.[26] No entanto, a acidose melhora a hipocalcemia.

Por fim, a hiperfosfatemia decorre da redução da depuração renal de fósforo e pode contribuir para o desenvolvimento da hipocalcemia e da acidose metabólica.[27]

Manifestações clínicas

As manifestações clínicas do gato com DITUI são, basicamente, as mesmas das outras DTUIF, e podem incluir hematúria, disúria/estrangúria, polaciúria, periúria e obstrução uretral completa ou incompleta.

A periúria corresponde às alterações de eliminação da urina, isto é, micção em locais inadequados, aos quais o animal não está habituado. Essa é a queixa mais frequente dos proprietários de gatos com DITUI. Em 50% dos casos de animais com periúria como única queixa, o diagnóstico da DITUI foi determinado por uroendoscopia.[28]

As manifestações clínicas associadas à obstrução uretral incluem estrangúria/disúria ou incapacidade de urinar, vocalização, lambedura excessiva da região perineal, pênis congesto estendendo-se do prepúcio e manifestações de uremia pós-renal, como letargia, anorexia, êmese, fraqueza, diarreia, desidratação, hipotermia, acidose e hiperventilação, bradicardia e distúrbios eletrolíticos (hiperpotassemia) (Quadro 167.1). Os achados mais comuns do exame físico envolvem bexiga urinária extremamente repleta à palpação abdominal, aumento da frequência respiratória, pulso periférico fraco, além do animal apresentar bradi ou taquicardi, hipo ou hipertermia.

Em relação ao tempo de evolução dos sintomas, nos casos iniciais de DITUI, em que não há obstrução uretral, a resolução das manifestações clínicas ocorre em aproximadamente 5 a 10 dias, com ou sem tratamento. O animal obstruído pode sofrer remissão espontânea do quadro, dependendo da causa da obstrução; no entanto, maior atenção deve ser voltada a esse paciente, pois frequentemente há graves alterações hidreletrolíticas envolvidas.

Quadro 167.1 Manifestações clínicas dos gatos com doença idiopática do trato urinário inferior.

Sem obstrução uretral	Com obstrução uretral
Periúria	Disúria/estrangúria ou incapacidade de urinar
Hematúria	Vocalização
Disúria/estrangúria	Lambedura da genitália
Polaciúria	Pênis congesto
Lambedura da genitália	Sintomas de uremia pós-renal
	Letargia
	Anorexia
	Êmese e diarreia
	Desidratação
	Hipotermia
	Taquipneia
	Bradicardia/taquicardia

Adaptado de Ware.[9]

Diagnóstico

Os termos cistite intersticial felina, doença idiopática do trato urinário inferior e cistite idiopática felina só podem ser utilizados se os métodos diagnósticos falharem em determinar outras causas possíveis de DTUIF, as quais incluem as causas de inflamação e retenção urinária, como:

- Infecções do trato urinário, cuja ocorrência, de origem bacteriana, varia de 2 a 22%
- Defeitos anatômicos (p. ex., divertículo vesical congênito ou secundário a aumento de pressão intravesical decorrente de obstrução uretral, úraco patente e cisto uracal)
- Neoplasias (sendo o carcinoma de células transicionais a mais frequente)
- Causas neurológicas, devido a alterações na inervação do músculo detrusor da vesícula urinária (p. ex., hipotonia ou atonia vesical)
- *Plugs* ou espasmos uretrais, os quais impedem a eliminação de urina
- Causas comportamentais, que respondem por menos de 10% das DTUIF.[4]

O diagnóstico da DITUI baseia-se, portanto, em anamnese – incluindo tempo de evolução da doença, epidemiologia e manifestações clínicas –, exame físico e exames complementares. Estes últimos devem ser realizados após a estabilização do quadro do paciente e incluem exame de urina com avaliação do sedimento, cultura e antibiograma da urina e exame diagnóstico por imagem, como radiografia simples e contrastada (urografia excretora e uretrocistografia retrógrada) do trato urinário, ultrassonografia e uroendoscopia (uretroscopia e cistoscopia). No caso de obstrução uretral, é importante valer-se de glicemia, hemogasometria e eletrólitos (cálcio iônico, potássio, sódio, cloreto e fósforo) e, se possível, pressão arterial sistêmica e eletrocardiografia para avaliação dos efeitos cardiovasculares das alterações metabólicas.

Se houver suspeita de doença concomitante (p. ex., doença renal crônica) ou mesmo para avaliação do estado geral do paciente – principalmente se houver obstrução uretral –, outros testes devem ser realizados, como hemograma e bioquímica sérica. Caso contrário, esses testes não fornecem informações importantes a respeito da DTUIF.

Anamnese e manifestações clínicas

As queixas do proprietário podem incluir hematúria, disúria/estrangúria, polaciúria, periúria e obstrução uretral completa ou incompleta. A periúria é a manifestação mais comum dos gatos com DITUI. O tempo de evolução dos sintomas também pode ser útil no diagnóstico. Os casos iniciais de DITUI têm autorresolução em aproximadamente 5 a 7 dias, com ou sem tratamento. Outras doenças, como urolitíase e ITU bacteriana, apresentam decurso mais prolongado e podem ser progressivamente graves caso a terapia adequada não seja instituída.

Epidemiologia

A idade é um fator epidemiológico importante ao se considerar o diagnóstico. Gatos de meia-idade com manifestações de DTUIF apresentam grande probabilidade de terem a forma idiopática da inflamação vesical. Já em animais com menos de 1 ano de idade, pensa-se mais comumente em defeitos anatômicos congênitos. Em relação aos gatos com mais de 10 anos de idade com sintomas de DTUIF, 50% têm ITU bacteriana[29] e menos de 5% têm cistite idiopática.

Não há predisposição sexual em gatos com DITUI não obstrutiva.

Exame de urina

Nenhum achado é patognomônico de DTUIF e de nenhuma outra doença do trato urinário inferior. Na forma idiopática, o exame de urina pode identificar hematúria e proteinúria, cuja gravidade pode variar substancialmente ao longo do dia ou do período de evolução da doença. A ausência de hematúria não exclui o diagnóstico de DTUIF. No sedimento urinário, é possível encontrar poucos leucócitos e a cristalúria é variável. Se esta última for observada na ausência de urólitos e de *plugs* uretrais, não haverá significado patológico, uma vez que os cristais *per se* não danificam o uroepitélio.[13] Frequentemente, a cristalúria é apenas um artefato de refrigeração e de tempo de armazenamento.

A presença de bactérias muitas vezes é apenas um resultado falso-positivo devido à técnica laboratorial, pois algumas partículas, como pequenos cristais ou debris celulares, apresentam movimentos brownianos e podem ser confundidas com bactérias. A cultura da urina na cistite idiopática é negativa (p. ex., ausência de crescimento ou < 1.000 unidades formadoras de colônias/mℓ em urinas colhidas por cistocentese). A densidade urinária deve ser maior que 1,025 em gatos alimentados com dieta úmida e maior que 1,035 em gatos alimentados com ração seca.[13]

Radiografias

Envolvem os exames radiográficos simples e contrastados (urografia excretora e uretrocistografia retrógrada). Aproximadamente 85% dos exames radiográficos de gatos com DITUI são normais.[13] O espessamento difuso ou focal da parede vesical é observado em alguns casos, e o contraste pode ser visibilizado entremeando-se à parede em alguns poucos animais.

Ao examinar radiologicamente as vias urinárias de gatos que apresentavam sintomas de DTUIF, mais da metade dos animais apresentou espessamento da parede vesical, sugerindo uma inflamação crônica da bexiga.[3] As radiografias contrastadas são indicadas nos gatos com manifestações recorrentes ou prolongadas e podem ser úteis para evidenciar cálculos radiotransparentes, divertículos uretrais e neoplasias, assim como espessamento da parede vesical, estenoses ou obstruções uretrais.[13]

Ultrassonografia

Geralmente não fornece informações relevantes sobre a DTUIF, exceto o espessamento da parede vesical, que é frequente. A ultrassonografia é menos invasiva que as radiografias contrastadas, mas é menos sensível na detecção de pequenas lesões, fornecendo menos informações sobre a uretra. No entanto, esse exame é importante para o diagnóstico diferencial de pólipos vesicais, cálculos e neoplasias, uma vez que fornece informações sobre a espessura da parede, se a bexiga urinária estiver suficientemente distendida.

Uroendoscopia

Esse meio de diagnóstico por imagem permite a visibilização da mucosa uretral e vesical. Possibilita a visibilização de cálculos não evidenciados na ultrassonografia ou radiografia, defeitos anatômicos e massas vesicais, além de estenoses, constrições, *plugs* e cálculos uretrais. Dessa maneira, é útil para o diagnóstico diferencial de outras DTUIF.

A uroendoscopia tanto de fêmeas quanto de machos uretrostomizados é preferencialmente realizada com um cistoscópio pediátrico rígido. Por ser mais facilmente manipulado, o cistoscópio pediátrico rígido permite a obtenção de informações mais precisas do que o uretroscópio flexível, geralmente utilizado em machos não uretrostomizados.[13]

No exame cistoscópico da bexiga de felinos com DITUI, observou-se edema de mucosa e presença de petéquias na lâmina própria.[30] As petéquias não são observadas em todos os animais com cistite idiopática e podem ser vistas em gatos assintomáticos submetidos recentemente a algum episódio de estresse.[31] Outros achados da DITUI incluem debris no lúmen vesical e aumento da vascularidade. A gravidade das lesões não parece se correlacionar às manifestações observadas pelo proprietário; no entanto, a cistoscopia raramente volta a ser realizada uma vez que o diagnóstico da cistite idiopática esteja feito.

A presença de edema de mucosa e de petéquias também foi observada em humanos com cistite intersticial. Alguns autores consideram tais achados patognomônicos de cistite intersticial[32] e outros os consideram achados inespecíficos, já que também podem estar presentes em cistites bacterianas e tumores vesicais.[33] Levando em conta tais discrepâncias, Reche e Hagiwara[3] consideram que, por mais que a cistoscopia seja um método diagnóstico pouco invasivo, as informações obtidas são inespecíficas e, portanto, de pouca valia no diagnóstico da doença. Por outro lado, esse exame constitui um importante meio para a coleta de material para a análise histopatológica e deve ser levado em consideração nos animais com DTUIF recidivante.

Histopatologia

São raras as publicações disponíveis sobre a histopatologia da DITUI. Nos poucos trabalhos em que a análise histopatológica da bexiga de gatos com DITUI foi realizada, observou-se pronunciado edema da lâmina própria, infiltrado inflamatório mononuclear, aumento do número de mastócitos na mucosa vesical, pregueamento epitelial, petéquias subepiteliais e inflamação perineural.[17,29,34] A análise morfométrica das bexigas dos gatos com DITUI confirmou significativo espessamento da mucosa e da camada muscular da bexiga dos gatos com DITUI em relação aos gatos sem a doença.[17]

Tratamento

A maioria dos casos de DITUI é autolimitante e se resolve em 5 a 7 dias, com ou sem tratamento. No entanto, o tratamento é indicado, pois a DITUI causa dor e estresse ao animal, podendo ocasionar obstrução uretral, autotraumatismos perineais e alterações comportamentais, como perda do aprendizado do uso da liteira.[14]

O tratamento também pode ser preventivo, isto é, ser posto em prática quando o proprietário detecta manifestações prodrômicas ou quando sabe que o animal passará por alguma situação estressante[4] (p. ex., ida ao veterinário, alterações no ambiente, presença de outro gato no ambiente). Esses sintomas podem durar horas a dias, e incluem auto-higienização perineal mais frequente e/ou intensa ou alterações comportamentais (p. ex., agressividade), provavelmente em decorrência da dor.

O manejo da DITUI depende de diversos fatores, como se é o primeiro episódio da doença ou se houve recidiva, se o animal está obstruído ou não, o estado clínico do animal, entre outros. Sendo assim, cada caso deve ser avaliado individualmente e a terapia instituída deve ser voltada para o animal em questão.

Paciente não obstruído

Redução do estresse

O estresse exerce papel importante na fisiopatogenia da cistite idiopática. Alterações repentinas na dieta, superlotação de animais, estresse do proprietário,[4] mudanças bruscas no manejo ambiental, viagens, introdução de novos animais ou mesmo moradores na propriedade, participações em exposições e até mesmo mudanças climáticas podem ser consideradas situações estressantes para alguns gatos.[15]

Estudo realizado por Buffington *et al.*[15] sobre a avaliação de alterações multimodais no ambiente de gatos com DITUI demonstrou significativa redução nas manifestações clínicas da doença, além de melhora de alguns aspectos comportamentais dos gatos, bem como dos sintomas de doenças de outros sistemas. Algumas alterações ambientais e de manejo que podem ser realizadas incluem:

- Evitar a punição do gato
- Enriquecer o ambiente com estruturas para o gato escalar, arranhar e se esconder
- Estimular o hábito de caça e as atividades físicas, utilizando ponteiras a *laser* e escondendo o alimento
- Aumentar a interação do proprietário com o animal – alguns animais gostam de ser acariciados, ao passo que outros preferem não ser muito afagados
- Identificar e solucionar problemas de interação entre animais que vivem em colônias – número, tipo e localização das liteiras e dos potes de ração e água, por exemplo
- Manter a liteira limpa e sem cheiro, ter uma liteira a mais que o número de animais, principalmente em colônias de gatos
- Distribuir os potes de comida e de água, e ter um pote a mais que o número de animais, principalmente em colônias de gatos
- Colocar a liteira e os potes de água e de alimento em locais calmos, não de passagem.

É importante que as alterações sejam introduzidas lenta e progressivamente para que o animal se adapte, sem que isso aumente ainda mais o estresse.

Um trabalho randomizado, duplo-cego, placebo-controlado[35] utilizando feromônio facial felino (FFF – Feliway®) no manejo da DTUIF, embora não tenha obtido diferenças estatísticas entre o tratamento dos grupos com FFF e com placebo, relata diminuição da gravidade das manifestações clínicas e redução das recidivas da DITUI. Esse produto pode ser utilizado como parte do manejo do gato com cistite idiopática, em combinação com alterações ambientais e alimentares e o aumento da ingestão hídrica.

Alteração alimentar e aumento da ingestão hídrica

As mudanças dietéticas podem afetar a concentração, o volume, o conteúdo mineral e o pH urinário. Embora sempre tenha sido dada maior atenção à alteração do pH e da concentração de cálcio e magnésio na urina, não há comprovação científica de que os cristais de estruvita danifiquem o uroepitélio ou piorem a cistite preexistente. Sendo assim, acredita-se que o fator mais importante do manejo alimentar seja o aumento da ingestão hídrica, para que a urina formada seja mais diluída e, consequentemente, a concentração dos agentes nocivos seja menor.

Deve-se, por isso, estimular a ingestão hídrica. Isso pode ser obtido colocando-se mais recipientes espalhados pelo ambiente, de superfície ampla e/ou água corrente, como fontes próprias para animais, ou aumentando a concentração de sal na dieta. A própria ração úmida já contém concentração maior de água; portanto, espera-se que a ingestão hídrica de animais alimentados com essa dieta seja maior.

Ao se considerar a dieta do gato, três pontos devem ser ponderados: constância, consistência e composição.[13]

▸ **Consistência.** Refere-se à concentração de água do alimento. Um estudo demonstrou que gatos alimentados com a formulação úmida de uma ração apresentaram taxa de recidiva das manifestações clínicas de 11% em até 1 ano, ao passo que os alimentados com a formulação seca da mesma ração apresentaram 39% de recidiva durante o mesmo período.

▸ **Constância.** Refere-se a minimizar as alterações na dieta do gato. Se a ração úmida é considerada melhor para o animal, a mudança deve ser por escolha dele. Ou seja, é importante que, durante o período de transição entre as dietas seca e úmida, ambas estejam disponíveis em potes separados, para que o gato se acostume à nova alimentação aos poucos e, gradativamente, prefira uma à outra.

▸ **Composição.** Refere-se ao conteúdo nutricional. Alimentos que acidifiquem muito a urina podem levar à ativação de fibras nervosas sensoriais no uroepitélio.[13] A dieta ideal para gatos com DITUI ainda não foi identificada e não há rações comerciais desenvolvidas para o tratamento da cistite idiopática.

O aumento da concentração de NaCl na alimentação também pode ser realizado com o objetivo de obter uma urina mais diluída. Acredita-se que, contanto que o gato tenha acesso ilimitado à água, ele é capaz de tolerar uma dieta com alto teor de sódio. O limite da concentração de sódio para um felino saudável é de 1,5% da matéria seca; no entanto, não se conhece o limite seguro para pacientes com doença renal, hipertensão arterial sistêmica e demais afecções.[37]

A alimentação com alto teor de NaCl deve ser considerada em gatos com cistite idiopática se as manifestações clínicas continuarem após a redução do estresse e da mudança para dieta úmida. Não se deve oferecer esse tipo de dieta a nefropatas e gatos hipertensos. É importante o monitoramento constante da função renal e pressão arterial sistêmica em animais alimentados com dietas com altas concentrações de sal.[37]

Terapia medicamentosa

Deve-se considerar o uso de medicamentos para gatos cujas manifestações clínicas permanecem mesmo após o manejo ambiental, a redução do estresse, o aumento da ingestão hídrica e o manejo dietético adequado. O uso dos fármacos a longo prazo deve ser reservado aos animais com persistência dos sintomas ou recidivas frequentes.

Amitriptilina

Antidepressivos tricíclicos, como a amitriptilina, têm se mostrado benéficos no tratamento tanto da cistite intersticial da mulher quanto da DTUIF. Isso se deve às suas propriedades anticolinérgicas (em virtude da inibição da recaptação de serotonina), anti-inflamatórias (por conta da estabilização de mastócitos), analgésicas (por meio da diminuição da transmissão nervosa pelas fibras C sensoriais), anti-α-adrenérgicas e antidepressivas.

A amitriptilina não se mostra eficaz no tratamento a curto prazo, mas períodos mais prolongados de terapia mostram efeitos benéficos.[38] O intervalo da dose varia de 2,5 a 12,5 mg por via oral (VO), 1 vez/dia, mas em geral inicia-se o tratamento com 2,5 mg VO, 1 vez/dia. A dosagem deve ser aumentada gradativamente até que se observe melhora das manifestações clínicas e um efeito tranquilizante sobre o animal. Caso não sejam observados resultados favoráveis em até 4 meses, o medicamento deve ser gradativamente reduzido até ser suspenso.[13]

Em virtude da potencial hepatotoxicidade da amitriptilina, o perfil bioquímico hepático deve ser realizado antes e 1, 2 e 6 meses após o início do tratamento com esse fármaco. Os efeitos colaterais incluem sonolência, retenção urinária devido às propriedades anticolinérgicas e aumento da atividade das enzimas hepáticas.[13]

Suplementação com glicosaminoglicanas

Teoricamente, as glicosaminoglicanas administradas por via oral são excretadas na urina, atingindo assim o uroepitélio; podem, portanto, repor a camada comprometida de glicosaminoglicanas que compõem a mucosa vesical.[4,13] Consequentemente, haveria diminuição da permeabilidade vesical e da inflamação neurogênica. Não há comprovação científica da diminuição da gravidade ou da taxa de recidiva da DTUIF; entretanto, as glicosaminoglicanas parecem exercer efeitos analgésicos e anti-inflamatórios e podem ser levadas em consideração no tratamento de gatos com cistite grave, associadas a outros tratamentos.

O polissulfato de pentosana é um polímero semissintético administrado parenteralmente, na dose de 3 mg/kg, nos dias 1, 2, 5 e 10 e, depois, a cada 5 a 10 dias. Os possíveis efeitos colaterais incluem tempo de sangramento prolongado, inapetência e resistência à insulina.[13]

Analgésicos e anti-inflamatórios

O uso desses agentes tem sido recomendado no manejo do desconforto e da dor dos gatos com DITUI, principalmente durante os episódios de crise. Os fármacos que podem ser usados para o manejo da dor inicial incluem butorfanol (0,2 a 0,4 mg/kg VO, 3 vezes/dia, durante 3 a 4 dias), tramal (2 a 4 mg/kg, 2 vezes/dia),[39] dipirona (25 mg/kg, 1 vez/dia, ou 12,5 mg/kg, 2 vezes/dia) e meloxicam (0,1 mg/kg VO, 1 vez/dia, por 3 a 4 dias, ou uma dose mais baixa de 0,025 mg/kg VO, 1 vez/dia, por 7 a 10 dias).

Não há evidências de que os corticoides proporcionem algum efeito benéfico para os gatos com cistite idiopática.

▪ Paciente com obstrução uretral

A obstrução uretral é uma das emergências mais comuns do sistema urinário. Se não for tratada rapidamente, pode causar alterações hidreletrolíticas e acidobásicas graves, que podem culminar na morte do animal. Se persistir por 24 h, resulta em uremia pós-renal, com consequente aumento da retropressão, prejuízo da filtração glomerular, do fluxo sanguíneo renal e da função tubular.[40]

A terapia baseia-se na correção da azotemia e das alterações hidreletrolíticas e acidobásicas e no restabelecimento do fluxo urinário.

Fluidoterapia

A fluidoterapia IV é indicada especialmente nos gatos com azotemia e hiperpotassemia; portanto, é importante a mensuração sérica de ureia, creatinina e potássio, quando possível. A administração subcutânea de solução eletrolítica balanceada pode ser realizada nos felinos com obstrução recente, que estejam clinicamente bem e com uremia discreta ou ausente.[9]

Os animais com obstrução uretral, principalmente os que ficaram obstruídos tempo suficiente para que ocorressem alterações eletrolíticas e acidobásicas, apresentam com frequência diurese pós-obstrucional uma vez que a azotemia tenha sido corrigida. Isso é muito importante na determinação do volume na fluidoterapia, pois esta é, geralmente, bem maior que o fluxo requerido para um animal sem tais alterações.[27] A terapia de manutenção (aproximadamente 60 a 70 mℓ/kg/dia) e o tratamento de reposição (litros a serem administrados = porcentagem de desidratação × peso corporal [em kg]) devem ser administrados em 24 h por via intravenosa (IV), para evitar prejuízo da função renal. A mensuração do débito urinário a cada 4 a 6 h é importante, pois oferece suporte para a correta reposição hídrica.[9]

No passado, o fluido de escolha era a solução salina (NaCl 0,9%), em virtude da ausência de potássio; no entanto, ela pode contribuir para a acidose metabólica observada nesses pacientes (acidose hiperclorêmica). Os trabalhos mais recentes demonstram que uma solução eletrolítica balanceada, mesmo que contenha potássio, não interfere nos parâmetros eletrolíticos e acidobásicos.[41] A solução de Ringer com lactato é uma opção segura para os gatos com obstrução uretral. Atenção aos pacientes cardiopatas, em que o volume da fuidoterapia deverá ser mais baixo e o fluido de escolha deverá conter baixas concentrações de sódio.

Conforme a necessidade e o grau de uremia inicial, os valores séricos de ureia, creatinina e potássio devem ser monitorados para avaliação da resposta ao tratamento e da necessidade de terapias adicionais. Se a diurese pós-obstrutiva for intensa, poderá ocorrer hipopotassemia e isso deverá ser corrigido. Se persistir uma intensa hematúria, o hematócrito do animal também deverá ser monitorado.

Correção da hipocalcemia

A administração por via intravenosa de 5 a 15 mg/kg de gliconato de cálcio a 10%, em 5 a 15 min (0,5 a 1 mℓ/kg),[42] corrige a deficiência de cálcio iônico. No entanto, na maior parte dos casos, não haverá necessidade de suplementação porque, com o restabelecimento da função renal, haverá normalização espontânea dos níveis séricos de cálcio.

Correção da hiperpotassemia

A correção da hiperpotassemia pode ser realizada de diferentes modos. Em primeiro lugar, recomenda-se a fluidoterapia intensa (60 mℓ/kg/h); caso não ocorra o efeito adequado, ou seja, se a hiperpotassemia permanecer muito intensa (> 8 mEq/ℓ), parte-se para um tratamento mais agressivo.

A administração por via intravenosa de insulina regular promove a translocação da glicose do espaço extra para o intracelular, transportando o potássio concomitantemente. Sendo assim, é importante administrar glicose 50% logo após a insulina, para que não ocorra hipoglicemia, pois a ação da insulina IV pode durar 2 a 4 h. A glicose pode ser fornecida em *bolus* (2 a 4 mℓ/U de insulina diluída 1:1 em solução de NaCl a 0,9%), imediatamente após a administração de insulina (0,1 a 0,5 U/kg IV) e/ou ser suplementada como glicose a 2,5% no fluido (50 mℓ de glicose a 50%/ℓ de fluido).[43]

A administração de bicarbonato de sódio (total de bicarbonato de sódio [mEq] necessário para corrigir o pH para 7,4 = 0,3 × déficit de base × peso corporal [kg]) diminui a hiperpotassemia por trocar o potássio extracelular por íons de hidrogênio intracelular. A terapia com bicarbonato de sódio auxilia no tratamento da acidose metabólica, mas é contraindicada em pacientes com pH ≥ 6,9, pois exacerba a hipopotassemia, leva à diminuição da metabolização do lactato e pode ocasionar alcalose iatrogênica. Os efeitos dessa terapia são observados em 30 a 60 min e persistem por horas.

Por fim, a administração por via intravenosa de gliconato de cálcio a 10% (0,5 a 1 mℓ/kg em 5 a 15 min)[42] trata os efeitos cardiovasculares da hiperpotassemia, mas não diminui os níveis séricos de potássio. O benefício da administração do gliconato de cálcio é imediato[43] e, durante a administração, deve-se monitorar a frequência cardíaca com o ECG. Se ocorrer bradicardia ou diminuição do intervalo QT, deve-se descontinuar temporariamente a infusão. Essa opção de tratamento deve ser feita se houver arritmia que comprometa a vida.[42]

Restabelecimento do fluxo urinário

Uma vez que o paciente esteja hemodinamicamente estável, deve-se instituir a terapia específica para alívio da obstrução uretral. Em ordem de prioridade, os procedimentos recomendados para o restabelecimento da patência uretral em um macho obstruído são:

- Massagem da uretra distal
- Suave compressão vesical com o objetivo de esvaziar a bexiga
- Colocação de um cateter urinário e retrolavagem uretral
- Combinações dos três primeiros procedimentos
- Exames de imagem para determinar se a obstrução é intramural, mural ou extramural
- Se for absolutamente necessário, intervenções cirúrgicas.

Em alguns felinos, a obstrução uretral pode ser corrigida por meio da simples massagem peniana, com o objetivo de eliminar *plugs* ou pequenos cálculos. Caso isso não seja suficiente, pode-se, suavemente, comprimir a bexiga urinária na tentativa de atingir o mesmo objetivo. Se o fluxo urinário não for reestabelecido, o próximo passo será a hidropropulsão vesical, com a injeção de solução salina estéril a 0,9% por meio de um cateter uretral. O objetivo é dissolver ou fragmentar o material que esteja ocluindo a uretra (coágulo, *plug,* urólito etc.) ou, ainda, deslocá-lo para o interior da bexiga.

A colocação dessa sonda é desconfortável e dolorida para o animal; portanto, requer sedação. No entanto, a escolha dos agentes anestésicos/sedativos dependerá do estado clínico e dos exames laboratoriais do animal. A cateterização uretral só poderá ser realizada em animais cujo quadro clínico permita a sedação.

A anestesia epidural é uma boa escolha para os pacientes obstruídos, uma vez que proporciona boa anestesia local com mínimos efeitos sistêmicos. A lidocaína (5 mg/kg), associada ou não à morfina (0,1 mg/kg), diluída até o volume de 0,26 mℓ/kg, pode ser utilizada para essa técnica. Se o paciente estiver agitado, pode-se realizar, antes da anestesia epidural, sedação com acepromazina (0,05 mg/kg) associada a diazepam (0,5 mg/kg) ou butorfanol (0,4 mg/kg). Caso o clínico opte pelo butorfanol, a anestesia epidural deverá ser realizada sem morfina. A utilização de propofol (5 mg/kg IV) e agentes inalatórios, em vez da anestesia epidural, também pode ser eficaz.

A assepsia é fundamental para a sondagem uretral e a hidropropulsão vesical, a fim de prevenir infecções iatrogênicas do trato urinário. Uma variedade de cânulas e cateteres está disponível para o procedimento, mas a Tom-cat® (Kendall Co., Mansfield, MA), feita de polipropileno, é preferível por ser rígida, não ser metálica e ter a extremidade aberta e lisa, evitando a lesão da mucosa uretral. A utilização de lubrificantes auxilia a progressão da sonda. Sob circunstância alguma o cateter deve ser forçado através da uretra, pois isso pode causar ruptura iatrogênica ou até inflamação e consequente estenose do lúmen uretral.

Se a hidropropulsão não for possível, pode-se realizar a cistocentese para diminuir a pressão intravesical e permitir a retroexpulsão do tampão para a bexiga. Concomitantemente à hidropropulsão, o pênis deve ser retraído caudalmente a fim de tornar linear a flexura normal presente na uretra felina. Ao sondar uma fêmea, é importante saber que a uretra se localiza no assoalho do vestíbulo vaginal e ali se encontram dois pequenos recessos de fundo cego.[44] Estabelecida a patência, a bexiga urinária deve ser lavada repetidas vezes com solução salina a 0,9% estéril aquecida.

No tônus uretral, há o envolvimento tanto de fibras musculares lisas quanto esqueléticas. Portanto, nos casos de espasmo dessa musculatura, o uso de antiespasmódicos pode ser benéfico. Por esse motivo, há autores[4,27] que recomendam a utilização de dantroleno e prazosina, concomitantemente, por 7 a 14 dias após a desobstrução ou por períodos mais longos ou intermitentes, com posterior redução gradativa das dosagens.

Algumas vezes, é necessária a colocação de sondas "de espera" em felinos que sofreram obstrução. Nesses casos, a Tom-cat® não deve ser levada em consideração, mas sim sondas preferencialmente de borracha ou, como segunda opção, de plástico. Esse procedimento é necessário se:

- O fluxo urinário for insatisfatório após a desobstrução uretral
- Houver hematúria ou cristalúria intensas, com risco de reobstrução
- Houver suspeita de ruptura de uretra, com risco de extravasamento de urina para a cavidade abdominal e consequentente inflamação, infecção e/ou necrose dos tecidos
- Houver quantidade excessiva de debris que não possam ser removidos por meio de repetidas lavagens vesicais.

A atonia do detrusor é comum em felinos obstruídos por mais de 24 h e está associada à distensão excessiva da bexiga urinária. Nesses casos, a bexiga deve ser comprimida manualmente 4 a 6 vezes/dia para a eliminação de urina. Caso a compressão não possa ser realizada pelo menos 4 vezes/dia, também há a necessidade da colocação de uma sonda de espera.[9]

O cateter de escolha é o de borracha, de tamanho 3 a 5 French (Kendall e Co.). A colocação prévia desse cateter no congelador por 30 min facilita a sua progressão. A sonda de espera não pode ser muito longa, devendo chegar até o colo vesical, tanto para evitar o risco de que ela forme um nó dentro da bexiga, obrigando à intervenção cirúrgica para a sua remoção, quanto para evitar a lesão da mucosa do trato urinário. A capacidade de aspirar urina indica a colocação apropriada do cateter.

A sonda deve permanecer fixada pelo menor tempo possível, em média de 24 a 48 h (máximo de 72 h) ou, em casos de ruptura uretral, de 7 a 10 dias. Um sistema de coleta de urina fechado deve ser acoplado ao cateter, possibilitando a análise diária do sedimento urinário e pesquisa de bactérias e leucócitos, uma vez que as infecções urinárias são comuns nesses pacientes. É importante que o gato permaneça com colar elisabetano durante todo o tempo de permanência da sonda.

A antibioticoterapia durante a permanência do cateter de espera no animal não é recomendada, devendo ser instituída somente após a retirada da sonda, para que não haja seleção de microrganismos resistentes. A cultura e o antibiograma da urina devem ser realizados 5 a 7 dias após a retirada da sonda de espera, especialmente se forem utilizados corticosteroides nesses pacientes.

Insucesso da sondagem uretral

Nos gatos em que a sondagem não for possível, o manejo terapêutico é de grande valia para a melhora e estabilização do quadro clínico do animal, de modo a permitir cateterização futura. O paciente deve ser hospitalizado para a realização de cistocentese denominada como terapêutica 2 vezes/dia, por no máximo 3 dias, além de monitoramento dos níveis eletrolíticos (com intervalo variando de a cada 4 h a 1 vez/dia, dependendo do estado geral do paciente), eletrocardiograma contínuo e mensuração de pressão arterial sistêmica.[27] As alterações eletrocardiográficas de um paciente com hiperpotassemia incluem bradicardia, ondas achatadas, intervalo PR prolongado, complexos QRS largos, ondas T espiculadas e arritmias.

Deve-se associar o uso de analgésicos, como o butorfanol (0,2 a 0,4 mg/kg) ou o tramal (2 a 4 mg/kg, 2 vezes/dia)[39] e a dipirona (25 mg/kg, 1 vez/dia, ou 12,5 mg/kg, 2 vezes/dia), antibióticos e antiespasmódicos de musculatura lisa, como acepromazina (0,1 mg/kg, por via intramuscular [IM], 1 vez/dia), prazosina (0,25 a 1 mg/gato VO, a cada 8 a 12 h) e fenoxibenzamina (0,5 a 1 mg/kg VO, a cada 12 h) ou de musculatura esquelética, como dantroleno (0,5 a 2 mg/kg VO, a cada 12 h ou 0,5 a 1 mg/kg IV). Todos os relaxantes musculares podem causar hipotensão e o dantroleno pode ser hepatotóxico.[4]

Após 3 dias de manejo intensivo, deve-se tentar uma nova sondagem. Nessa ocasião, o quadro clínico do animal estará melhor, pois a uremia estará mais controlada. Caso a sondagem não seja possível novamente, o animal deverá ser encaminhado para a uretrostomia perineal (Figura 167.5). A penectomia deve ser evitada, pois pode acarretar estenose cicatricial, dermatite periuretral, fístulas retouretrais, hérnia perineal, infecções urinárias crônicas e incontinência urinária.

A uretrostomia perineal, embora não seja necessária com frequência, é indicada especialmente em gatos machos com obstruções recidivantes, para diminuir a chance de morte por uremia pós-renal. No entanto, a realização dessa técnica cirúrgica proporcionará a solução de apenas um dos sintomas da DTUIF, pois não reduz a recidiva dos sintomas da doença e, ainda, leva ao aumento da incidência de infecções do trato urinário.

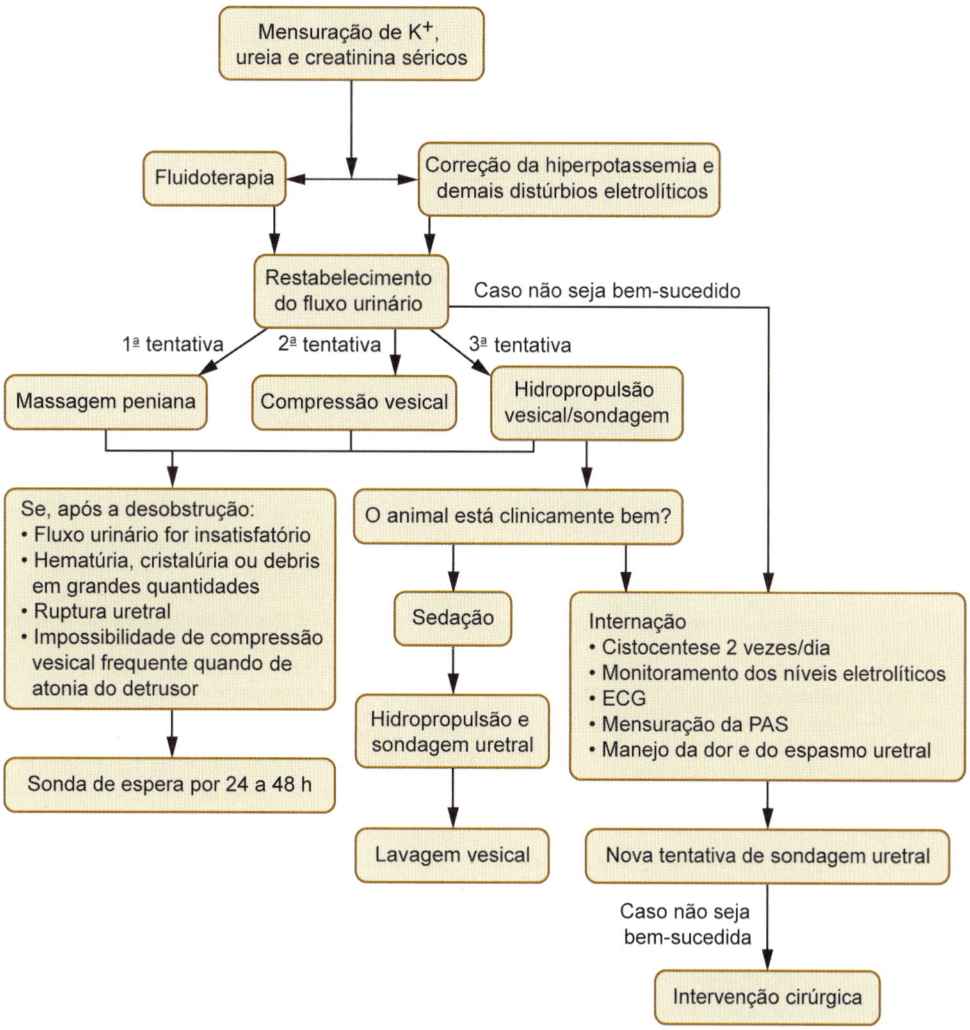

Figura 167.5 Fluxograma de tratamento do paciente felino com obstrução uretral. ECG = eletrocardiograma; PAS = pressão arterial sistêmica.

Prognóstico

O prognóstico para os gatos com DITUI não obstrutiva é bom, uma vez que os sintomas se resolvem espontaneamente em 5 a 10 dias e a doença raramente traz riscos para a vida do animal. Já no caso da uropatia obstrutiva, o prognóstico varia de reservado a mau, pois as consequências da uremia e hiperpotassemia persistentes podem ter efeitos deletérios sobre o animal, consistindo nas principais causas de morte. Além disso, repetidas cateterizações podem levar a infecções do trato urinário inferior e pielonefrite ascendente. A doença renal crônica também constitui uma importante complicação da doença.

As taxas de recidiva em machos com uropatia obstrutiva foram relatadas em até 45% dentro de 6 meses[45] e 39% dentro de 1 ano nos gatos com uropatas não obstrutivas.[46] As taxas de mortalidade variam de 6 a 36% nos animais com DTUIF.[9]

Referências

1. Krueger JM, Osborne CA, Goyal SM, Wickstrom SL. Cinical evaluation of cats with lower urinary tract disease. J Am Vet Med Assoc. 1991; 199:211-16.
2. Osborne, CA *et al.* Feline urologic syndrome, feline lower urinary tract disease, feline interstitial cystitis: What's in a name? J Am Vet Med Assoc. 1999; 214(10):1470-80.
3. Reche Jr A, Hagiwara MK. Semelhanças entre a doença idiopática do trato urinário inferior dos felinos e a cistite intersticial humana. Ciência Rural, Santa Maria. 2004; 34(1):315-21.
4. Gunn-Moore DA. Feline lower urinary tract disease. J Feline Med Surg. 2003; 5:133-8.
5. Gerber B, Eichenberger S, Reusch CE. Guarded long-term prognosis in male cats with urethral obstruction. J Feline Med Surg. 2008; 10:16-23.
6. Reche Jr A, Hagiwara MK, Mamizuka E. Estudo clínico da doença do trato urinário inferior em gatos domésticos de São Paulo. Braz J Vet Res Anim Sci São Paulo. 1998; 35(2):69-74.
7. Thumchai R, Lulich JP, Osborne CA *et al.* Epizoologic evaluation of urolithiasis in cats: 3498 cases (1982-1992). J Am Vet Med Assoc. 1996; 208:547-51.
8. Ross LA. Feline urologic syndrome: understanding and diagnosing this enigmatic disease. Vet Med Int. 1990; 85(11):1194-222.
9. Ware WA. Feline lower urinary tract inflammation. In: Nelson RW, Couto CG. Small animal internal medicine. 3.ed. Missouri: Mosby; 2003.
10. Groat WC, Yoshimura N. Pharmacology of the lower urinary tract. Annu Rev Pharmacol Toxicol. 2001; 41:691-721.
11. Chew DJ *et al.* Management of nonobstructive lower urinary tract disease in cats. A supplement to compendium on continuing education for the practicing veterinarian. 1997; 19(3):53-61.
12. Osborne CA, Kruger JM, Lulich JP. Feline lower urinary tract disorders: definition of terms and concepts. Vet Clin North Am Small Anim Pract. 1996; 26(2):169-79.
13. Hostutler RA, Chew DJ, DiBartolla SP. Recent concepts in feline lower urinary tract disease. Vet Clin Small Anim. 2005; 35:147-70.
14. Krueger JM, Lulich JP. Changing paradigms of feline idiopathic cystitis. Vet Clin Small Anim. 2008; 39:15-40.
15. Buffington CA, Blaisdell JL, Binns Jr *et al.* Decreased urine glucosaminoglycan excretion in cats with interstitial cystitis. J Urol. 1996; 155:1801-4.
16. Buffington CAT, Westropp JL, Chew DJ, Bolus RR. Clinical evaluation of multimodal modification (MEMO) in the management of cats with idiopathic cystitis. J Feline Med Surg. 2006; 8:61-8.
17. Reche Jr A, Hagiwara MK. Histopatologia e morfometria da bexiga de gatos com doença idiopática do trato urinário inferior (DITUI). Ciência Rural, Santa Maria. 2001; 31(6):1045-9.
18. Reche Jr A, Buffington CA. Increased tyrosine hydroxylase immunoreactivity in the *locus* coerulus of cats with interstitial cystitits. J Urol. 1998; 159(3):1045-8.
19. Petrovaara A, Kauppila T, Jyvasjarvi E *et al.* Involvement of supraspinal and spinal segmental alpha-2-adrenergic mechanisms in the medetomidine-induced antinociception. Neuroscience. 1991; 44:705-14.
20. Rich LJ, Fabricant CG, Gillespie JH. Virus induced urolithiasis in male cats. Retratação em: Krueger JM, Lulich JP. Changing paradigms of feline idiopathic cystitis. Vet Clin Small Anim. 2008; 39:15-40.
21. Kruger JM, Osborne CA, Goyal *et al.* Herpesvirus induced urinary tract infection in SPF cats given methylprednisolone. Am J Vet Res. 1990; 51:878-85.
22. Osborne CA, Lulich JP, Kruger JM *et al.* Feline urethral plugs etiology and pathophysiology. Vet Clin North Am Small Anim Pract. 1996; 26:233-53.
23. Lee JL, Drobatz KJ. Characterization of the clinical characteristics, electrolytes, acid-base, and renal parameters in male cats with urethral obstruction. J Vet Emerg Crit Care. 2003; 134(4):227-33.
24. Rose BD, Post TW. Introduction to disorders of potassium balance. In: Clinical physiology of acid-base and electrolyte disorders. 5. ed. New York: McGraw-Hill; 2001. p. 718-25. Retratação em: Rieser MT. Urinary tract emergencies. Vet Clin Small Anim. 2005; 35:359-73.
25. Rose BD, Post TW. Hyperkalemia. Retratação em: Clinical physiology of acid-base and electrolyte disorders. 5. ed. New York: McGraw-Hill; 2001. Retratação em: Rieser MT. Urinary tract emergencies. Vet Clin Small Anim. 2005; 35:359-73.
26. Zaloga GP, Robert PR. Calcium, magnesium, and phosphorus disorders. Retratação em: Shoemarker WC, Ayres SM, Grenvik *et al.*, editors. Textbook of critical care. Philadelphia: WB Saunders; 2000.
27. Rieser MT. Urinary tract emergencies. Vet Clin Small Anim. 2005; 35:359-73.
28. Scrivani PV, Chew DJ, Buffington CA *et al.* Results of double-contrast cystography in cats with idiopathic cystitis, nonobstructive lower urinary tract disease and their association with pathogenesis. J Am Vet Med Assoc. 1997; 211:741-8.
29. Jones B, Sanson RL, Morris RS. Elucidating the risk factors of feline urologic syndrome. NZ Vet J. 1997; 45:100-8.
30. Buffington CAT, Chew DJ. Presence of mast cells in submucosa and detrusor of cats with idiopathic lower urinary tract disease. J Vet Intern Med. 1993; 7(2):126.
31. Chew DJ, Buffington CAT, Kendall MS *et al.* Amitriptyline treatment for severe recurrent idiopathic cystitis in cats. J Am Vet Med Assoc. 1998; 213:1282-6.
32. Messing EM, Stamey TA. Interstitial cystitis: early diagnosis, pathology and treatment. Urology. 1978; 12(4):4-7. Retratação em: Reche Jr A, Hagiwara MK. Semelhanças entre a doença idiopática do trato urinário inferior dos felinos e a cistite intersticial humana. Ciência Rural, Santa Maria. 2004; 34(1):315-21.
33. Johansson SL, Fall M. Clinical features and spectrum of light microscopic changes in interstital cystitis. J Urol. 1990; 143(6):1118-24. Retratação em: Reche Jr A, Hagiwara MK. Semelhanças entre a doença idiopática do trato urinário inferior dos felinos e a cistite intersticial humana. Ciência Rural, Santa Maria. 2004; 34(1):315-21.
34. Caston HT. Stress and the feline urological syndrome. Feline Practice. 1973; 4:14-22.
35. Gunn-Moore DA, Cameron ME. A pilot study using feline facial pheromone for the management of feline idiopathic cystitis. J Feline Med Surg. 2004; 6:133-8.
36. Markwell PJ, Buffington CA, Chew DL *et al.* Clinical evaluation of commercially available urinary acidification diets in the management of idiopathic cystitis in cats. J Am Vet Med Assoc. 1999; 214:362-5.
37. Forrester SD, Roudebush P. Evidence-based management of feline lower urinary tract disease. Vet Clin Small Anim. 2007; 37:533-58.
38. Kraijer M, Fink-Gremmels J, Nickel RF. The short-term clinical efficacy of amitriptyline in the management of idiopathic feline lower urinary tract disease: a controlled clinical study. J Fel Med and Surg. 2003; 5:191-6.
39. Plumb DC. Plumb's Veterinary Drug Handbook. 6. ed. Iowa: Blackwell Publishing; 2008.
40. Osborne CA *et al.* Afecções do trato urinário inferior dos felinos. In: Ettinger SJ, Feldman EC. Tratado de medicina interna veterinária: doenças do cão e do gato. 5. ed. Rio de Janeiro: Guanabara Koogan; 2004.
41. Cole SG, Drobatz KJ. Influence of crystalloid type on acid-base and electrolyte status in cats with urethral obstruction [resumo]. In: Proceedings of the Nineth International Veterinary Emergency and Critical Care Symposium, New Orleans. 2004. p. 766.
42. Abrams-Ogg A. The cat with acute depression, anorexia or dehydration. In: Rand J. Problem-based feline medicine. 1. ed. London: Elsevier Saunders; 2006.
43. Phillips SL, Polzin DJ. Clinical disorders of potassium homeostasis: hyperkalemia and hypokalemia. Vet Clin North Am Small Anim Pract. 1998; 28(3):545-64.
44. Michell AR, Watkins PE. Urinary system. An introduction to veterinary anatomy and physiology. Br Small Anim Vet Assoc. 1993; 7:82-6.
45. Bovee KC, Reif JS, Maguire TG *et al.* Recurrence of feline urethral obstruction. J Am Vet Med Assoc. 1979; 174:93-6.
46. Barker J, Povey RC. The feline urolithiasis syndrome: a review and an inquiry into the alleged role of dry cat food in its aetiology. J Small Anim Pract. 1973; 14:445-57.

168 Neoplasias do Sistema Urinário | Rins e Bexiga

Rodrigo Ubukata, Sílvia Regina Ricci Lucas

Introdução

As neoplasias do sistema urinário representam um grupo de doenças que podem acometer os diversos segmentos do sistema, com diferentes tipos histológicos e causadas por diferentes anormalidades genéticas, além de fatores ambientais. Não são tão comuns, mas têm sido diagnosticadas com maior frequência, tanto pelo aumento da população de animais quanto pelo aumento da longevidade e desenvolvimento de técnicas diagnósticas. As neoplasias de bexiga urinária respondem pela maior parte dos casos, ao passo que as neoplasias primárias de ureteres são extremamente raras.

As manifestações clínicas de cães e gatos com neoplasias do sistema urinário são muito similares às de outras enfermidades do sistema, caracterizando-se pelo mesmo conjunto de sintomas. Por isso, a hipótese de neoplasia deve ser aventada no diagnóstico diferencial, sobretudo nos animais idosos. Deve-se atentar ao fato de que a maioria das neoplasias é maligna, sendo importante realizar o diagnóstico precocemente e estadiar de modo adequado, pois é alta a probabilidade de metástases na evolução da doença.

Neoplasias renais primárias

Incidência e etiologia

Neoplasias renais primárias em cães são diagnosticadas com pouca frequência. Não existem estudos no Brasil sobre a prevalência. As neoplasias podem surgir a partir do tecido epitelial ou mesenquimal renal ou de tecido embrionário de origem mista.[1]

Em estudo retrospectivo envolvendo diversas instituições norte-americanas, 82 cães com neoplasia primária renal foram analisados. Quarenta e nove foram diagnosticados com carcinoma, incluindo carcinoma renal (n = 16), carcinoma de células de transição (n = 9), adenocarcinoma tubular (n = 7), adenocarcinoma tubulopapilar (n = 6), adenocarcinoma renal (n = 5), carcinoma tubular renal (n = 4), carcinoma renal de células claras (n = 1) e cistadenocarcinoma papilar (n = 1). Em 28 cães, obteve-se o diagnóstico de sarcoma, incluindo hemangiossarcoma (n = 12), sarcoma renal (n = 7), liomiossarcoma (n = 4), fibro-histiocitoma maligno (n = 3), sarcoma fusocelular (n = 1) e fibroliomiossarcoma (n = 1). Cinco cães apresentaram nefroblastomas. Em cães com diagnóstico de carcinoma, não houve diferença entre machos e fêmeas; já no caso dos sarcomas, machos foram menos acometidos que fêmeas, particularmente as castradas. A idade média foi de 8,1 anos, independentemente do tipo histológico da neoplasia, embora o nefroblastoma particularmente possa ocorrer em animais jovens. Quanto às raças, foram mais acometidos animais sem definição racial, seguidos de Cocker Spaniel, Labrador, Rottweiler, Golden Retriever, Pastor-alemão e Poodle.[1]

Em gatos, o linfoma é a neoplasia renal mais frequente; entretanto, deve-se considerá-lo uma doença sistêmica, já que se trata de uma neoplasia hematopoética, mais que uma neoplasia renal primária.[2] Estudo retrospectivo com 19 casos de neoplasia primária renal em gatos revelou que os tipos histológicos mais frequentes foram o carcinoma tubular renal (n = 11), carcinoma de células de transição (n = 3), carcinoma tubulopapilar (n = 2), nefroblastoma (n = 1), hemangiossarcoma (n = 1) e adenoma (n = 1). A idade média foi de 11 anos (variação de 6 a 16 anos) e, embora tenham sido encontrados mais machos acometidos que fêmeas, nenhuma predisposição estatisticamente relevante foi demonstrada. As raças representadas foram o gato doméstico de pelo curto (n = 12), gato doméstico de pelo longo (n = 2), Himalaio (n = 3), Persa (n = 1) e Manx (n = 1). As neoplasias ocorreram unilateralmente em 18 dos 19 gatos,[3] diferentemente do que se observa nos casos de linfoma.

Nenhum fator etiológico foi descrito em gatos com neoplasias renais. Em cães, estudo realizado para determinar se a mutação do gene de von Hippel-Lindau estaria associado ao processo de oncogênese em casos de carcinomas renais, assim como em humanos, demonstrou que a baixa prevalência de mutação desse gene sugere que o desenvolvimento dessas neoplasias difere entre as duas espécies, apesar da similaridade entre os tumores.[4] Entretanto, sabe-se que outros genes podem estar envolvidos no processo, como o *FLCN* nos casos de cães com cistadenocarcinoma renal associado a dermatofibrose nodular, pois em seres humanos com a síndrome de Birt-Hogg-Dubé (doença similar) estudos sugerem que esse gene possa atuar como supressor de tumor, mas ainda não se tem uma definição precisa sobre seu papel nesse processo.[5,6]

Manifestações clínicas

Animais com neoplasias renais apresentam sintomas inespecíficos, como perda de peso, anorexia e letargia. Em cães, outros sintomas incluem hematúria, presença de massa abdominal à palpação, polidipsia, poliúria, êmese, dor à palpação e mudanças de comportamento.[1] Em gatos com tumores renais primários – excluindo-se, portanto, os linfomas –, os sintomas também são inespecíficos, mas relatam-se sinais neurológicos consequentes a policitemia, dor abdominal, cegueira e distrição respiratória.[3] Em gatos com linfoma, a renomegalia costuma ser evidente e, embora os rins não necessariamente apresentem o mesmo tamanho, ambos estão acometidos (Figuras 168.1 e 168.2). Esses animais geralmente são negativos em testes sorológicos para retroviroses.

Com relação às síndromes paraneoplásicas, a dermatofibrose nodular é a mais observada, principalmente no Pastor Alemão com cistadenocarcinoma renal.[7] Policitemia (possivelmente resultante do aumento da produção de eritropoetina),[8] febre e hipercalcemia também são relatadas.[9]

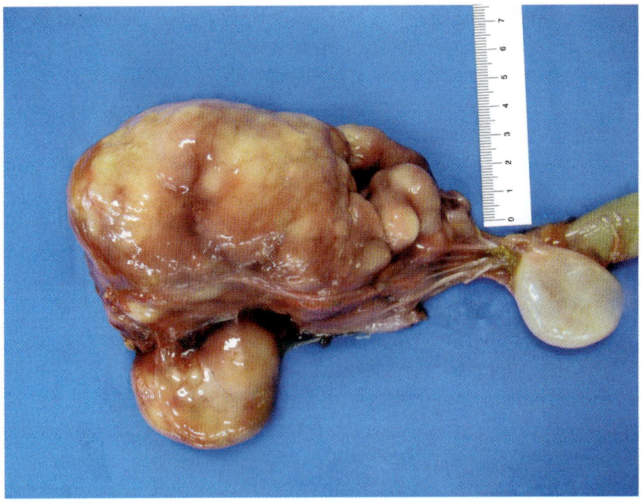

Figura 168.1 Aspecto macroscópico de linfoma renal em gato sem raça definida, macho, 5 anos. (Fonte: Serviço de Clínica Médica HOVET/FMVZ-USP.)

Leucocitose por neutrofilia (reação leucemoide) consequente à produção de fator estimulante de colônia e hipoglicemia também foram descritas.[10,11]

Osteopatia hipertrófica foi descrita em cão com carcinoma renal com metástases disseminadas (pulmão, vértebras torácicas, costelas e adrenal direita) e em cão com carcinoma de células de transição de pelve renal sem evidências de metástases.[12,13] As síndromes paraneoplásicas em gatos com neoplasias renais são raras.[9]

Diagnóstico

O exame citológico de material obtido por punção aspirativa com agulha fina é um método simples, rápido, seguro, de baixo custo e pode definir o tipo de neoplasia.[14] Entretanto, o padrão-ouro para o diagnóstico definitivo das neoplasias renais é o exame histopatológico.

Alterações observadas em avaliações hematológicas são inespecíficas tanto em cães quanto em gatos.[1,3] Em cães, anemia, leucocitose, linfopenia, trombocitopenia e monocitose

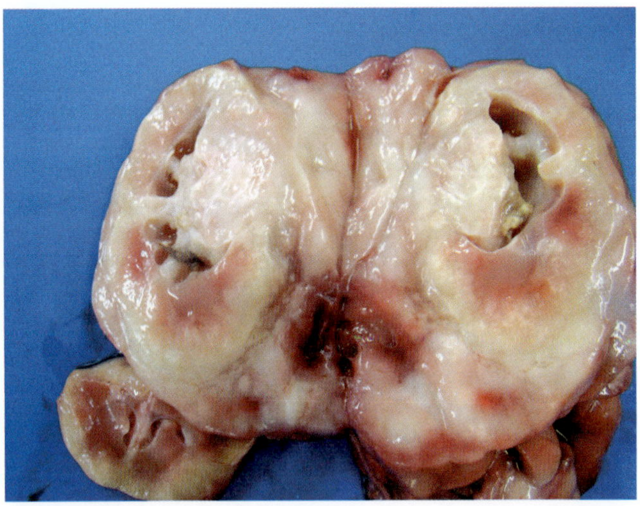

Figura 168.2 Aspecto macroscópico de linfoma renal em gato sem raça definida, macho, 5 anos. (Fonte: Serviço de Clínica Médica HOVET/FMVZ-USP.)

são as alterações mais observadas.[1] Em gatos, a anemia parece ser a alteração mais frequente.[3,15] Os achados das análises bioquímicas séricas também são inespecíficos, sendo a azotemia a anormalidade mais comum.[1,3,15] Ressalta-se que, em gatos com neoplasias renais não linfomatosas – acometendo, portanto, apenas um dos rins –, a azotemia pode ser um componente pré-renal.[3]

Em cães, o exame de urina revela proteinúria e hematúria em igual frequência. A piúria pode ser observada em casos de infecção secundária às neoplasias renais.[1] A hematúria também foi observada na maioria dos exames de urina realizados em gatos com neoplasias renais e pode levar à suspeição da doença; entretanto, é um achado inespecífico[3,15] e pode se confundir com sintomas de doença do trato urinário inferior.

Os locais mais frequentes de metástases, no caso de neoplasias renais, são os pulmões e os próprios órgãos abdominais; portanto, para o estadiamento clínico da doença, são necessárias radiografias torácicas, em duas ou três posições, e ultrassonografia abdominal. Em cães, a ocorrência de metástases é da ordem de 69% para carcinomas, 88% para sarcomas e 75% nos nefroblastomas.[1] Em gatos, a ocorrência de metástases relatada nas neoplasias renais é variável, de 27 a 64%.[3,15]

Na ausência de detecção de metástases, além dos exames já citados, tomografia computadorizada e urografia excretora podem ser necessárias para o planejamento cirúrgico, caso seja essa a indicação de tratamento. Determinar a taxa de filtração glomerular do rim contralateral, geralmente por meio de cintigrafia, é muito importante quando se considera a nefrectomia. Em alguns casos, o rim alterado e que tem indicação para nefrectomia é aquele que mantém a função renal dentro da normalidade.

Tratamento e prognóstico

A nefrectomia é o tratamento de escolha para neoplasias unilaterais, nos casos em que não foram detectadas metástases. A cirurgia pode incluir a remoção do ureter e de tecido retroperitoneal se a neoplasia se estender além da cápsula renal e invadir tecidos ao redor.[16]

Estudo comparando a quimioterapia antineoplásica adjuvante em cães nefrectomizados não demonstrou aumento de sobrevivência estatisticamente significativo em relação aos animais submetidos apenas à nefrectomia. Limitações desse estudo, além do número de animais, referem-se à utilização de diversos agentes antineoplásicos sem protocolos de tratamento padronizados. Dentre os fármacos utilizados, destacam-se a doxorrubicina associada ou não a ciclofosfamida, carboplatina, mitoxantrona ou paclitaxel como agentes únicos e a combinação de carboplatina, mitoxantrona e piroxicam ou carprofeno isolado.[1] Do mesmo modo, em gatos, a eficiência da quimioterapia adjuvante e imunoterapia ainda não foi estabelecida.[3] Nas duas espécies, os linfomas renais, como doença sistêmica, são tratados com quimioterapia antineoplásica com base no uso de vincristina, doxorrubicina, ciclofosfamida e prednisona.

O prognóstico para pacientes com neoplasias renais ainda não está claramente definido, mas na opinião dos autores varia de reservado a mau, considerando-se que a maioria dos casos é atendida em estado avançado de evolução. A exceção seriam as neoplasias benignas e o nefroblastoma, nos quais a nefrectomia pode levar à cura.

Neoplasias da bexiga urinária

Neoplasias da bexiga urinária devem ser consideradas no diagnóstico diferencial em cães e gatos com doença do trato urinário inferior, principalmente nos animais idosos, uma vez que, apesar de pouco frequente, o câncer de bexiga urinária apresenta mau prognóstico.

Incidência e etiologia

A idade média dos cães com neoplasias de bexiga urinária é de 10 anos.[17,18] Em estudo retrospectivo, a ocorrência foi de 0,47% em cães com mais de 7 anos de idade (20 casos em 4.231), 0,57% em cães com mais de 10 anos (12 casos de 2.101) e 2,4% em cães com mais de 15 anos (3 casos de 123), sugerindo que o risco para esse tipo de neoplasia aumente com a idade.[17] Em gatos, a idade varia de 6,5 a 18,5 anos (média de 15,2 anos).[15]

Cães sem raça definida são os mais acometidos. Entre as raças puras, Airedale Terrier, Beagle e Scottish Terrier foram as mais observadas.[18] Entre os gatos, os domésticos de pelo curto, os domésticos de pelo longo e os Siameses são as raças descritas como de maior ocorrência.[15]

A proporção de casos da doença entre fêmeas e machos é de 1,95:1. Atribui-se a essa maior predisposição das fêmeas o fato de machos urinarem com mais frequência, diminuindo assim o tempo de contato entre o epitélio vesical e carcinógenos que podem estar presentes na urina.[18,19] Do mesmo modo, fêmeas obesas retêm carcinógenos ambientais lipofílicos, o que as predispõe ao desenvolvimento do processo.[19] O aumento do risco em machos e fêmeas castrados ainda não foi justificado.[19] Os relatos de casos ainda são insuficientes para estabelecer se existe predisposição sexual em felinos; contudo, em estudo com 20 casos, 65% eram machos castrados.[15]

Em estudo retrospectivo com 115 casos de neoplasias vesicais em cães, as neoplasias benignas corresponderam a 3% dos casos. Os 97% restantes corresponderam aos casos malignos. Neoplasias de origem epitelial são as mais comuns e 87% correspondem a carcinoma de células de transição (Figuras 168.3 e 168.4). Adenocarcinoma, carcinoma de células escamosas e carcinomas indiferenciados também foram descritos.

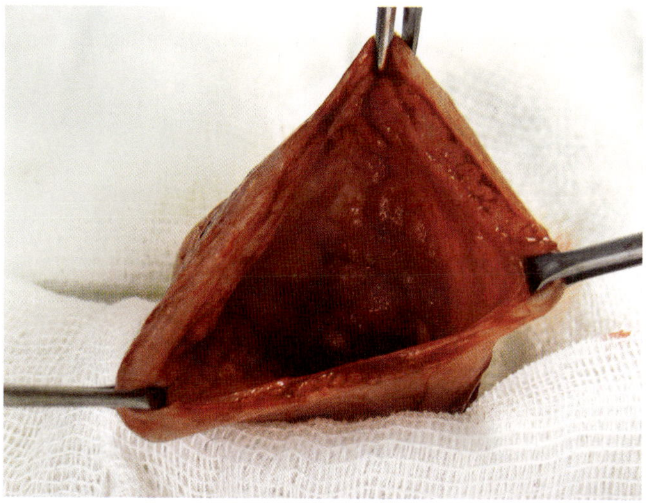

Figura 168.3 Aspecto intraoperatório de carcinoma de células de transição em bexiga urinária (parede ventral) de cão Beagle, macho, 13 anos. (Fonte: Serviço de Oncologia Veterinária – PROVET.)

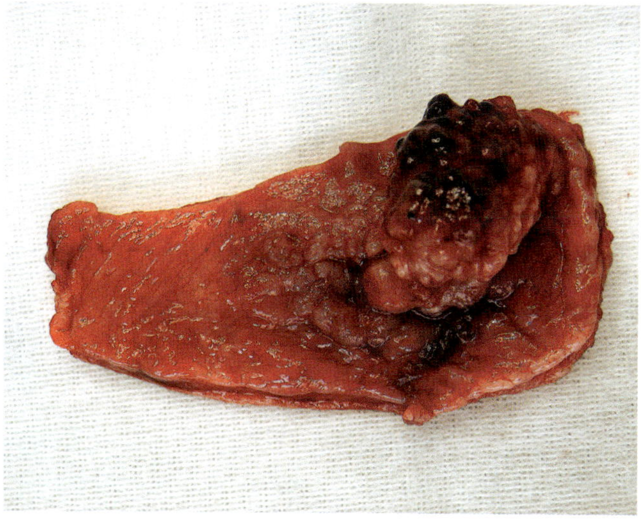

Figura 168.4 Aspecto macroscópico do carcinoma de células de transição após ressecção. (Fonte: Serviço de Oncologia Veterinária – PROVET.)

Nesse mesmo estudo, neoplasias mesenquimais malignas (Figura 168.5) e benignas foram incomuns e os tipos histológicos foram o liomiossarcoma e o liomioma.[18] Tumores metastáticos na bexiga urinária também são observados e o mais comum é o adenocarcinoma prostático.[17]

Considerando-se o carcinoma de células de transição – a neoplasia mais frequentemente descrita –, um estudo com 102 cães demonstrou que, além da bexiga urinária, a uretra está envolvida em 56% dos casos e a próstata em 29% dos machos. No momento do diagnóstico, 14% dos animais apresentavam metástases e, na necropsia, metástases distantes foram detectadas em 50% dos casos. Nos cães, a localização mais frequente é a região do trígono, o que pode levar à obstrução do trato urinário.[20]

Em gatos, o carcinoma de células de transição também é o tipo histológico mais observado.[15] Hemangiomas, hemangiossarcomas, fibromas e fibrossarcomas são as outras neoplasias descritas. Linfoma afetando a bexiga urinária em cães e gatos também foi descrito.[15,21] Com relação à localização, no caso de carcinoma de células de transição, lesões distantes do trígono parecem ser mais frequentes no gato do que no cão, o que leva à menor ocorrência de invasão da uretra nos felinos.[15]

A etiologia das neoplasias de bexiga urinária é multifatorial. Fatores de risco foram identificados e incluem exposição a inseticidas tópicos e herbicidas, obesidade e uso de ciclofos-

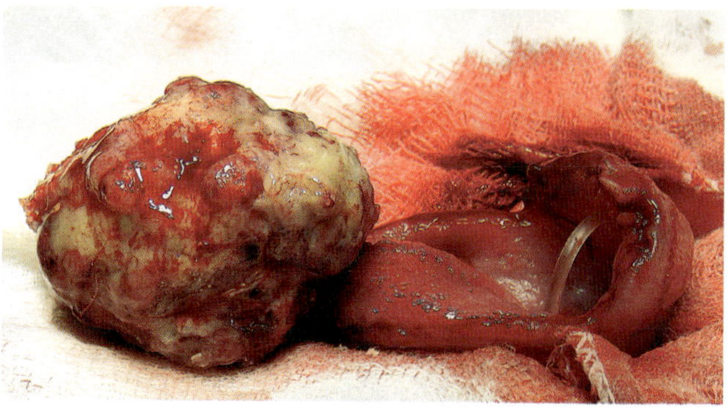

Figura 168.5 Aspecto intraoperatório de sarcoma pleomórfico (tumor mesenquimal maligno) em bexiga urinária (parede ventral) de cão Pequinês, macho, 9 anos. (Fonte: Serviço de Oncologia Veterinária – PROVET.)

famida.[19,22,23] Acredita-se que os metabólitos da ciclofosfamida (acroleína) poderiam contribuir com um efeito carcinogênico para a ocorrência dessa neoplasia em cães,[19] embora existam apenas poucos casos descritos.

Estudo recente demonstrou que a proteína survivina, membro da família de inibidores de apoptose, com alta expressão em carcinomas de células de transição de bexiga urinária e outras malignidades em seres humanos, também está presente em carcinomas de células de transição na espécie canina, mas não no urotélio normal da bexiga urinária, podendo ser um dos mecanismos envolvidos no processo e provável alvo terapêutico a ser estudado.[24]

Manifestações clínicas

Neoplasias que obstruem a uretra podem causar anúria.[17] Na ausência de obstrução, hematúria, disúria e estrangúria são sintomas presentes em pacientes com neoplasias vesicais;[17,18] entretanto, esses sintomas são associados com muito mais frequência à infecção do sistema urinário do que ao câncer.[17] Muitos animais com câncer vesical apresentam infecção urinária concomitante, inclusive os gatos.[15] Portanto, uma resposta favorável, com controle temporário dos sintomas, é obtida com antibioticoterapia, o que faz com que essas neoplasias sejam diagnosticadas mais tardiamente.

Nos gatos, é difícil diferenciar clinicamente as neoplasias vesicais de outras anormalidades do sistema urinário, como a doença do trato urinário inferior felino ou infecções do trato urinário. A hematúria é o sintoma mais frequente; estrangúria e polaciúria também podem ocorrer. Sintomas inespecíficos, como anorexia e prostração, também são relatados, e 50% dos gatos podem ter insuficiência renal crônica.[15]

Ao exame físico, a palpação abdominal pode revelar massa na bexiga urinária; entretanto, neoplasias vesicais nem sempre são detectadas dessa forma. Exame retal deve ser realizado em cães machos e fêmeas para possível identificação de neoplasias que se estendem para o interior da uretra e para avaliar linfonodomegalia sublombar (ilíaca).[17,19] Nesses casos, a uretroscopia pode ser indicada para o diagnóstico dos carcinomas que avançam do trígono para a uretra.

Associados a essas neoplasias, foram relatados em cães hipercalcemia, caquexia, hiperestrogenismo e osteopatia hipertrófica como síndromes paraneoplásicas mais observadas.[18]

Diagnóstico

O primeiro exame laboratorial solicitado é o exame de urina. Em cerca de 30% dos casos, as células neoplásicas podem ser identificadas no sedimento urinário.[18] Quando o exame de urina tiver por objetivo a identificação de células neoplásicas, o ideal é que seja colhida a primeira urina do dia, que deve conter maior quantidade de células esfoliadas. Células epiteliais neoplásicas de transição têm núcleo excêntrico e aumento da relação núcleo:citoplasma; entretanto, o diagnóstico citológico não deve ser usado como conclusivo, pois o epitélio de transição hipoplásico pode resultar em diagnóstico falso-positivo.[17] No exame de urina observam-se também hematúria, piúria, proteinúria e/ou presença de bactérias.[18] A urina deve ser colhida por micção espontânea ou por meio de cateter, devendo-se evitar a cistocentese.

Todos os cães com mais de 8 anos de idade e sintomas relacionados com o trato urinário devem ter o sedimento urinário avaliado cuidadosamente. Após o exame de urina, exame ultrassonográfico para avaliação da bexiga urinária é fundamental. Cães com infecção urinária recorrente ou que não respondem ao tratamento com antibiótico adequado devem ser avaliados ultrassonograficamente ou por exame radiográfico contrastado (uretrocistografia – Figura 168.6).[17] O exame ultrassonográfico parece ser superior ao radiográfico para detectar massas na bexiga urinária. Exceções são as lesões mineralizadas, que podem atenuar as ondas sonoras, e as uretrais, que, pela localização anatômica, não permitem uma boa janela acústica para avaliação.[19]

Um teste de triagem para detecção de antígeno tumoral na urina em casos de carcinoma de células de transição da bexiga foi disponibilizado comercialmente. Segundo um estudo realizado com 20 cães com neoplasia e 19 controles, a sensibilidade do teste foi de 90% e a especificidade de 78%. Falsos resultados positivos ocorreram na presença de hematúria, proteinúria e glicosúria, que são achados comuns nas afecções do trato urinário, sugerindo a necessidade de avaliação cuidadosa tanto da indicação quanto da interpretação do teste.[25]

Com relação à avaliação hematológica e bioquímica sérica, os achados são inespecíficos e, dentre as alterações mais observadas, estão neutrofilia (com ou sem desvio à esquerda), anemia (regenerativa ou não regenerativa), aumento de enzimas hepáticas (fosfatase alcalina e alanina aminotransferase), aumento de ureia e de cálcio sérico.[18]

A identificação do tipo celular da neoplasia requer avaliação histológica de material que pode ser obtido por cistotomia, cistoscopia ou cateterização (Figura 168.7).[17,19] Coletas de material para citologia e/ou histopatológico por métodos percutâneos devem ser evitadas pelo risco de semeadura da neoplasia para outros locais (p. ex., cavidade abdominal).[19] Identificado o tipo neoplásico, segue-se com os exames de imagem para pesquisa de metástases, como radiografias torácicas, de coluna e ultrassonografia abdominal.[17-19] Os locais mais frequentemente descritos como acometidos por metástases de neoplasias de bexiga urinária são os pulmões, os linfonodos sublombares e, mais raramente, os ossos (principalmente vértebras lombares e pelve).[18]

Tratamento e prognóstico

O tratamento das neoplasias de bexiga urinária pode ser paliativo (para conforto do animal), com uso de antibióticos

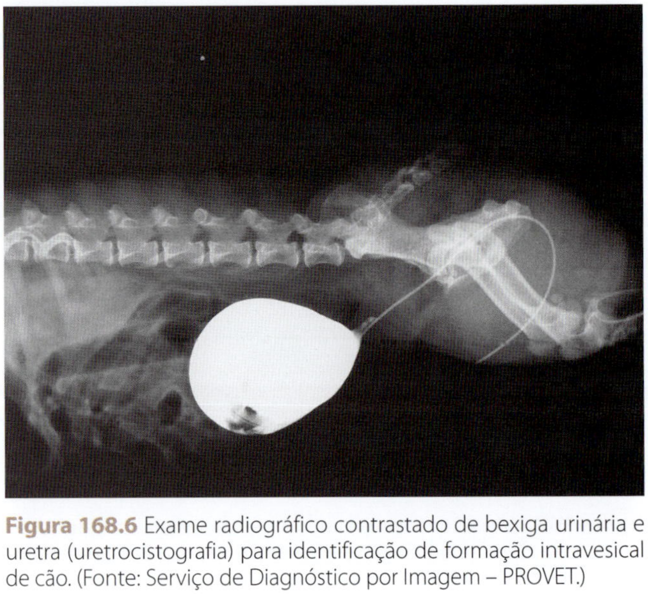

Figura 168.6 Exame radiográfico contrastado de bexiga urinária e uretra (uretrocistografia) para identificação de formação intravesical de cão. (Fonte: Serviço de Diagnóstico por Imagem – PROVET.)

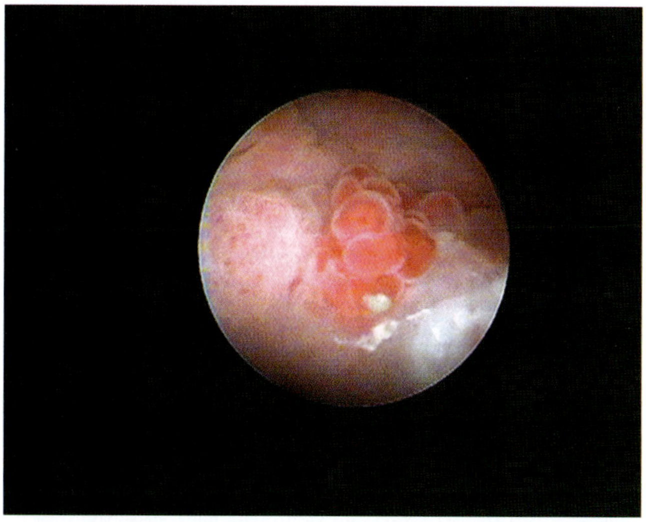

Figura 168.7 Cistoscopia de canino para coleta de exame histopatológico (carcinoma de células de transição). (Fonte: Serviço de Endoscopia e Vídeocirurgia – PROVET.) (Imagem cedida pelo médico-veterinário Franz Naoki Yoshitoshi.)

para tratar infecções urinárias, remoção cirúrgica de parte do tumor e quimioterapia antineoplásica sistêmica ou intravesical; ou curativo, no qual se elimina e previne a recidiva do tumor. Para se estabelecer a estratégia terapêutica, a neoplasia deve ser estadiada, de acordo com a Organização Mundial da Saúde[26] (Quadro 168.1). Em geral, a cura só é obtida nos casos de neoplasias benignas.[17]

Assim como em outras neoplasias, a remoção de todo ou pelo menos parte do tumor da bexiga urinária é o principal objetivo. Entretanto, isso nem sempre é possível, em virtude da localização anatômica (mais frequente na região do trígono) ou do diagnóstico em estágio muito avançado, quando compromete todo o órgão.[17,19] Animais com neoplasias localizadas fora da região do trígono podem ser submetidos a cistectomia parcial, lembrando que a neoplasia tem características infiltrativas e a localização fora da região do trígono não é o único pré-requisito para indicação do procedimento cirúrgico.

Recentemente, uma técnica cirúrgica foi descrita em cães para ressecção de tumores invasivos de bexiga urinária. A técnica consiste na remoção de todo o colo da bexiga urinária, incluindo o trígono e a uretra proximal, aliviando assim os sintomas de obstrução que podem ocorrer e evitando a incontinência urinária e a necrose da parede vesical, pela preservação da vascularização dorsal do órgão e sua inervação.[27]

Quadro 168.1 Sistema de estadiamento clínico TNM para neoplasias da bexiga urinária.

T: neoplasia (tumor) primária	N: linfonodo regional	M: metástase a distância
T_{is}: carcinoma *in situ* T_0: sem evidência de neoplasia T_1: neolasia papilar superficial T_2: neoplasia invadindo a parede da bexiga urinária T_3: neoplasia infiltrando órgãos adjacentes (próstata, útero, vagina, pelve)	N_0: sem envolvimento de linfonodo regional N_1: linfonodo regional envolvido N_2: linfonodos regional e adjacentes envolvidos	M_0: sem evidência de metástase a distância M_1: presença de metástase a distância

A quimioterapia antineoplásica sistêmica pode ser utilizada para diminuir o potencial metastático e/ou recidivas; no entanto, como ainda não se estabeleceu um protocolo padrão e o carcinoma de células de transição é considerado pouco responsivo, os resultados são inconsistentes.[19] Dentre os antineoplásicos mais utilizados, destacam-se doxorrubicina, cisplatina (contraindicada para gatos) e carboplatina. Estudo recente demonstrou a sensibilidade do carcinoma de células de transição à vimblastina.[28]

Inibidores da ciclo-oxigenase não seletivos ou seletivos (inibidores de COX-2) podem ser utilizados para o tratamento. O piroxicam (inibidor de COX) é utilizado como tratamento paliativo para cães com carcinoma de células de transição.[19] Acredita-se que as ciclo-oxigenases estejam envolvidas na transformação maligna, principalmente nos carcinomas de células de transição.[29] Administra-se piroxicam para cães na dose de 0,3 mg/kg por via oral (VO), 1 vez/dia. Apesar de bem tolerado, cuidados devem ser observados no que se refere à toxicidade gastrintestinal, particularmente ulcerações. Se êmese, melena e anorexia ocorrerem, deve-se suspender o medicamento e instituir tratamento de suporte até que os sintomas de toxicidade se resolvam. Se o piroxicam for reinstituído, a administração concomitante de protetores de mucosa gastrintestinal deve ser recomendada. Em gatos, um estudo com piroxicam em animais sadios demonstrou que a dose de 0,3 mg/kg, a cada 24 h, por 10 dias é bem tolerada.[30] Em outro estudo, em gatos com carcinoma de células de transição da bexiga, a mesma dose foi administrada a cada 48 h, sem muitos efeitos colaterais.[15] Em cães, inibidores seletivos de COX-2, a exemplo de deracoxibe[31] e firocoxibe, parecem ter os mesmos efeitos do piroxicam. Estudos mais profundos sobre seus efeitos terapêuticos estão sendo realizados.

Também em cães, protocolo quimioterápico combinando carboplatina (300 mg/m^2, a cada 3 semanas) e piroxicam (0,3 mg/kg, 1 vez/dia) demonstrou remissão de carcinoma de células de transição em 40% dos pacientes submetidos a esse tratamento, mostrando melhores resultados que o tratamento exclusivo com antineoplásicos.[32]

A radioterapia (teleterapia) em doses fracionadas pós-cirurgia, associada ou não à quimioterapia ou mesmo à radioterapia intraoperatória, continua sendo estudada. Existem dificuldades em se manter a padronização do campo de radiação pela variação de tamanho da bexiga e também relacionadas com a sensibilidade dos órgãos adjacentes à radiação, podendo ocorrer efeitos tardios como estenose de ureter e fibrose da bexiga.

O prognóstico para cães e gatos com câncer de bexiga urinária é considerado mau.[17] A mediana de sobrevivência de cães com carcinoma de células de transição após o diagnóstico é de 6 meses.[19] A mediana para gatos é de cerca de 8 meses.[15] A sobrevida é menor com a invasão da uretra e metástases.

Neoplasias de uretra

As neoplasias de uretra são pouco frequentes e as mais relatadas são os carcinomas de célula de transição e de células escamosas, embora também existam relatos de hemangiossarcoma e adenocarcinoma.[33-35] Muitas vezes, as neoplasias se estendem da bexiga urinária até a uretra e, nesse caso, o prognóstico é pior. As neoplasias uretrais devem ser cuidadosamente diferenciadas de processos inflamatórios como as uretrites proliferativas.[36] O diagnóstico diferencial depende de uretroscopia com a coleta de material para biopsia.[36,37]

Nos casos de carcinoma de células de transição, uma vez que o diagnóstico tenha sido estabelecido, a sensibilidade aos antineoplásicos e inibidores de COX é similar àquela observada nas neoplasias de bexiga urinária. Entretanto, independentemente da resposta e considerando que os animais podem apresentar obstrução aguda, o tratamento paliativo pode ser fundamental para a desobstrução da uretra e o conforto do animal. Algumas técnicas têm sido utilizadas, como a colocação de *stent* e a ablação endoscópica com *laser*. No caso dos *stents*, a colocação pode ser guiada por fluoroscopia, tendo o *stent* diâmetro máximo até 10% superior ao diâmetro da uretra.[38] O *stent* pode ser utilizado tanto em cães quanto em gatos.[38,39]

Na ablação por *laser*, utiliza-se o fibroscópio, que é guiado por ultrassom. É uma técnica minimamente invasiva e libera o fluxo urinário local de imediato. O uso do ultrassom permite a determinação precisa do local de aplicação do *laser*, diminuindo as chances de complicações secundárias.[40]

■ Referências

1. Bryan JN, Henry CJ, Turnquist SE, Tyler JW, Liptak JM, Rizzo SA *et al.* Primary renal neoplasia of dogs. J Vet Intern Med. 2006; 20:1155-60.
2. Mooney SC, Hayes AA, Matus RE, MacEwen EG. Renal lymphoma in cats: 28 cases (1977-1984). J Am Vet Med Assoc. 1987; 191:1473-7.
3. Henry CJ, Turnquist SE, Smith A, Graham JC, Thamm DH, O'Brien M *et al.* Primary renal tumours in cats: 19 cases (1992-1998). J Feline Med Surg. 1999; 1:165-70.
4. Pressler BM, Williams LE, Ramos-Vara JA, Anderson KI. Sequencing of the von Hippel-Lindau gene in canine renal carcinoma. J Vet Intern Med. 2009; 23:592-7.
5. Jónasdóttir TJ, Mellersh CS, Moe L, Heggeb R, Gamlem H, Ostrander EA *et al.* Genetic mapping of a naturally occruing hereditary renal cancer syndrome in dogs. Proc Natl Acad Sci USA. 2000; 97(8):4132-7.
6. Lingaas F, Comstock KE, Kirkness EF, Sorensen A, Aarskaug T, Hitte C *et al.* A mutation in the canine BHD gene is associated with hereditary multifocal renal cystadenocarcinoma and nodular dermatofibrosis in the German shepherd dog. Hum Mol Genet. 2003; 12(23):3043-53.
7. Lium B, Moe L. Hereditary multifocal renal cystadenocarcinomas and nodular dermatofibrosis in the German shepherd dog: macroscopic and histopathologic changes. Vet Pathol 1985; 22:447-55.
8. Peterson ME, Zanjani ED. Inappropriate erythropoietin production from a renal carcinoma in a dog with polycythemia. J Am Vet Med Assoc. 1981; 179:995-6.
9. Morrison WB. Cancers of the urinary tract. In: Morrison WB, editor. Cancer in dogs and cats: medical and surgical management. Wyoming: Teton New Media; 2002.
10. Lappin MR, Latimer KS. Hematuria and extreme neutrophilic leukocytosis in a dog with renal tubular carcinoma. J Am Vet Med Assoc. 1988; 192:1289-92.
11. Battaglia L, Petterino C, Zappulli V, Castagnaro M. Hypoglicemia as a paraneoplastic syndrome associated with renal adenocarcinoma in a dog. Vet Res Commun. 2005; 29:671-5.
12. Chiang YC, Liu CH, Ho SY, Lin CT, Yeh LS. Hypertrophic osteopathy associated with disseminated metastases of renal cell carcinoma in the dog: a case report. J Vet Med Sci. 2007; 69:209-12.
13. Grillo TP, Brandão CVS, Mamprim MJ, De Jesus CMN, Santos TC, Minto BW. Hypertrophic osteopathy associated with renal pelvis transitional cell carcinoma in a dog. Can Vet J. 2007; 48:745-7.
14. Borjesson DL. Renal cytology. Vet Clin Small Anim. 2003; 33:119-34.
15. Wilson HM, Chun R, Larson VS, Kurzman ID, Vail DM. Clinical signs, treatments, and outcome in cats with transitional cell carcinoma of the urinary bladder: 20 cases (1990-2004). J Am Vet Med. Assoc. 2007; 231:101-6.
16. Tillson M, Tobias KM. Kidneys. In: Tobias KM, Johnston SA, editors. Veterinary surgery small animal. St Louis: Elsevier Saunders; 2012.
17. Krawiec DR. Canine bladder tumors: the incidence, diagnosis, therapy, and prognosis. Vet Med. 1991; 86:47-54.
18. Norris AM, Laing EJ, Valli VEO, Withrow SJ, Macy DW, Ogilvie GK *et al.* Canine bladder and urethral tumors: a retrospective study of 115 cases (1980-1985). J Vet Inter Med. 1992; 6:145-53.
19. Mutsaers AJ, Widmider WR, Knapp DW. Canine transitional cell carcinoma. J Vet Intern Med. 2003; 17:136-44.
20. Knapp DW, Glickman NW, DeNicola DB *et al.* Naturally-ocurring canine transitional cell carcinoma of the urinary bladder: a relevant model of human invasive bladder cancer. Urol Oncol. 2000; 5:47-59.
21. Benigni L, Lamb CR, Corzo-Menendez N, Holloway A, Eastwood JM. Lymphoma affecting the urinary bladder in three dogs and a cat. Vet Radiol Ultrasound. 2006; 47:592-6.
22. Weller RE, Wold AM, Dyjido A. Transitional cell carcinoma of the bladder associated with cyclophosphamide therapy in a dog. J Am Anim Hosp Assoc. 1979; 5:733-6.
23. Macy DW, Withrow SJ, Hoopes J. Transitional cell carcinoma of the bladder associated with cyclophosphamide administration. J Am Anim Hosp Assoc. 1983; 19:965-9.
24. Rankin WV, Henry CJ, Turnquist SE, Turk JR, Beissenherz ME, Tyler JW *et al.* Identification of survivin, an inhibitor of apoptosis, in canine urinary bladder transitional cell carcinoma. Vet Comp Oncol. 2008; 6:141-50.
25. Billet JPHG, Moore AH, Holt PE. Evaluation of a bladder tumor antigen test for the diagnosis of lower urinary tract and malignancies in dogs. Am J Vet Res. 2002; 63:370-3.
26. Owen LN. TNM Classification of tumors in domestic animals. Geneva: World Health Organization; 1980.
27. Saulnier-Troff FG, Busoni V, Hamaide A. A technique for resection of invasive tumors involving the trigone area of the bladder in dogs: preliminary results in two dogs. Vet Surg. 2008; 37:427-37.
28. Arnold EJ, Childress MO, Fourez LM, Tan KM, Stewart PL, Bonney PL *et al.* Clinical trial of vinblastine in dogs with transitional cell carcinoma of the urinary bladder. J Vet Inter Med. 2011; 25:580-8.
29. Knottenbelt C, Mellor D, Nixon C, Thompson H, Argyle DJ. Cohort study of COX-1 and COX-2 expression in canine rectal and bladder tumours. J Small Anim Pract. 2006; 47:196-200.
30. Heeb HL, Chun R, Kock DE *et al.* Multiple dose pharmakocinetics and acute safety of piroxicam and cimetidine in the cat. J Vet Pharmacol Ther. 2005; 28:447-52.
31. McMillan SK, Boria P, Moore GE, Widmer WR, Bonney PL, Knapp DW. Antitumor effects of deracoxib treatment in 26 dogs with transitional cell carcinoma of the urinary bladder. J Am Vet Med Assoc. 2011;239:1084-9.
32. Boria PA, Glickman NW, Schmidt BR, Widmer WR, Mutsaers AJ, Adams LG *et al.* Carboplatin and piroxicam therapy in 31 dogs with transitional cell carcinoma of the urinary bladder. Vet Comp. Oncol. 2005;3:73-80.
33. Davies JV, Read HM. Urethral tumours in dogs. J Small Anim Pract. 1990;31:131-6.
34. Mellanby RJ, Chantrey J, Baines EA, Ailsby R, Herrtage ME. Urethral hemangiosarcoma in a boxer. J Small Anim Pract. 2004;45:154-6.
35. Tarvin G, Patnaik A, Greene R. Primary urethral tumors in dogs. J Am Vet Med Assoc. 1978;172:931-3.
36. Hostutler RA, Chew DJ, Eaton KA, DiBartola SP. Cystoscopic appearance of proliferative urethritis in 2 dogs before and after treatment. J Vet Intern Med. 2004;18:113-6.
37. Salinardi BJ, Marks SL, Davidson JR, Senior DF. The use of a low-profile cystostomy tube to relieve urethral obstruction in a dog. J Am Anim Hosp Assoc. 2003;39:403-5.
38. Newman RG, Mehler SJ, Kitchell BE, Beal MW. Use of a balloon-expandable metallic stent to relieve malignant urethral obstruction in a cat. J Am Vet Med Assoc. 2009:234;236-9.
39. Weisse C, Berent A, Todd K, Clifford C, Solomon J. Evaluation of palliative stenting for management of malignant urethral obstructions in dogs. J Am Vet Med Assoc. 2006;229:226-34.
40. Cerf DJ, Lindquist EC. Palliative ultrasound-guided endoscopic *laser* diodo ablation of transitional cell carcinomas of the lower urinary tract in dogs. J Am Vet Med Assoc. 2012;240:51-60.

169 Afecções Prostáticas em Cães

Mariana Faraone Waki, Márcia Mery Kogika

O tema deste capítulo encontra-se nesta parte porque comumente as afecções prostáticas estão associadas ao trato urinário inferior. Outras informações mais detalhadas podem ser consultadas no Capítulo 176, *Principais Doenças do Trato Reprodutivo de Cães*.

Anatomia e fisiologia

A próstata é uma estrutura glandular muscular,[1-3] constituindo a única glândula sexual acessória do cão. Apresenta formato bilobado e sua localização depende de seu tamanho, podendo estar em região mais caudal do abdome ou na cavidade pélvica.[2] O peritônio recobre apenas a superfície craniodorsal da glândula.[4] Cada lobo é subdividido por trabéculas em lóbulos, nos quais glândulas tubulares estão organizadas. Por meio de microductos, a secreção prostática é drenada para a uretra. A glândula é demarcada dorsalmente pelo reto, ventralmente pela sínfise pubiana, cranialmente pela bexiga urinária, lateralmente pela parede abdominal e envolve completamente a uretra proximal. Uma cápsula fibromuscular circunda a glândula, que é dividida ao meio por uma rafe mediana e pode ser identificada por meio de palpação retal.[5-7] Nos gatos, a próstata é um órgão de tamanho menor, de localização mais distal e não circunda completamente a uretra;[1] nessa espécie, as afecções prostáticas são raras quando comparadas aos cães.

No cão e no gato, o corpo da próstata é amplo, de coloração amarelada e constituído por uma estrutura densa. Ao corte transversal, a próstata, quando desenvolvida dentro da normalidade, é ovoide ou esférica, apresentando glândulas tubuloalveolares que se difundem a partir da abertura uretral. Os alvéolos secretores contêm dobraduras de epitélio primárias e secundárias que se projetam ao lúmen alveolar. Os ductos da próstata são circundados por um estroma fibromuscular e revestidos por um epitélio cuboide a cilíndrico.[8] Já os ductos excretores são revestidos por um epitélio de transição que se comunica com a uretra.[9]

Histologicamente, a próstata é constituída de tecido glandular, cujos ductos desembocam no segmento prostático da uretra, e também por fibras musculares que a circundam, além de apresentar componentes epiteliais e estromais (músculo liso, fibroblastos e colágeno).[10] A artéria responsável pela irrigação sanguínea da próstata é a artéria prostática, que se origina da artéria pudenda interna[7] e supre todas as necessidades dos tecidos prostáticos. As veias prostática e uretral drenam o sangue venoso de volta para a veia ilíaca interna.

A inervação da glândula prostática envolve os nervos hipogástrico e pélvico. Os neurônios do nervo hipogástrico, pertencentes ao sistema nervoso simpático, estimulam a musculatura lisa contrátil e o epitélio secretor. O nervo pélvico fornece apenas inervação colinérgica parassimpática à musculatura lisa, exercendo assim pouca influência sobre o epitélio secretor.[10]

O desenvolvimento e o crescimento da glândula, como também a produção do fluido prostático, são andrógeno-dependentes.[8] Ao nascimento, o animal apresenta a próstata localizada na cavidade abdominal; o posicionamento da glândula na cavidade pélvica só ocorre após a involução do úraco remanescente, o que se dá, em geral, por volta dos 2 meses de idade.[5,11,12]

A orquiectomia em cães adultos pode ocasionar redução do volume prostático, atrofia de elementos do estroma e de tecido glandular e diminuição da habilidade de metabolizar andrógenos.[8,13] A partir de 3 semanas após a castração, o tamanho da próstata, comparado com seu tamanho original, diminui 50%; depois de 9 semanas, a involução pode ser de 70%.[14] O principal andrógeno que regula o crescimento prostático é a 5α-di-hidrotestosterona (5α-DHT), um metabólito da testosterona formado na presença da enzima 5α-redutase.[4]

A função precisa da glândula prostática ainda não foi completamente elucidada, mas seu papel principal é secretar o líquido seminal que contém fosfatase ácida, ácido cítrico e enzimas proteolíticas que são responsáveis pela liquefação do sêmen coagulado, fazendo parte da primeira e da terceira fração do ejaculado canino. A produção do líquido seminal é estimulada a partir de controles hormonais e do sistema nervoso. Com o estímulo sexual, a quantidade de secreção tende a aumentar.[15] O ejaculado canino é composto de três frações:

- Fração pré-espermática: originária da próstata, é transparente e acelular
- Fração espermática: produzida pela cauda do epidídimo, onde os espermatozoides são armazenados
- Fração prostática: líquido transparente, em grande volume, que atua como meio de propulsão para os espermatozoides.[16]

Definição

Doenças prostáticas, afecções prostáticas e prostatopatias são as diferentes formas de denominar as doenças infecciosas ou não infecciosas que acometem a glândula prostática, principalmente em cães, e que são relativamente frequentes na clínica veterinária de pequenos animais. A etiologia e a patogenia dessas doenças são diferentes, apesar de apresentarem manifestações clínicas semelhantes. Esse entendimento é importante para a conduta diagnóstica adequada e indicação da terapia.

Prevalência

Afecções prostáticas são mais frequentes em cães, quando comparados a felinos ou qualquer outra espécie doméstica, e podem estar relacionadas com o contínuo crescimento prostático durante a vida do cão.[17] Cães de meia-idade a idosos não castrados são os mais acometidos por essas afecções.[2,17]

A prevalência de doenças prostáticas relatada em cães é de aproximadamente 2,5%, aumentando com a idade. As manifestações clínicas são constatadas na idade média de 8,9 anos.[18] As doenças prostáticas ocorrem independentemente da raça, mas cães de grande porte, como Pastor-alemão e Dobermann, apresentam prevalência maior. Entretanto, nenhuma relação foi estabelecida para justificar essa ocorrência.[3,16,18]

A glândula prostática na espécie canina pode ser vulnerável a diversos processos que culminam, geralmente, em manifestações clínicas semelhantes, dificultando-se, assim, a definição do diagnóstico correto. Portanto, é de suma importância o reconhecimento das manifestações clínicas, como também o conhecimento da anatomia do órgão e a indicação de exames complementares adequados para auxiliar o diagnóstico das prostatopatias.[2]

As afecções prostáticas mais observadas nos cães são hiperplasia prostática benigna (HPB), prostatite bacteriana crônica, metaplasia escamosa, prostatite bacteriana aguda, abscesso prostático, cisto prostático e cisto paraprostático, neoplasia prostática e cálculo prostático.[18] É importante ressaltar que diferentes afecções prostáticas podem ocorrer ou estar presentes simultaneamente.

Etiologia e fisiopatogenia

Hiperplasia prostática benigna

A HPB, que ocorre em machos não castrados, inicia-se antes dos 3 anos de idade em razão da hiperplasia glandular que se desenvolve fisiologicamente com o avançar da idade. Espera-se, portanto, que a HPB possa ser uma consequência natural do envelhecimento e de mecanismos endócrinos.[2,11,17] A alteração decorre do aumento tanto do número de células (hiperplasia) quanto do seu tamanho (hipertrofia). Desta maneira, observa-se aumento global do tamanho e do peso da próstata.[2,11,17] É uma afecção que acomete tanto o homem quanto os cães idosos.[2] O cão é a única espécie doméstica conhecida por apresentar essa alteração prostática.[6]

É importante ressaltar que, com o avançar da idade, 95% dos cães não castrados com mais de 9 anos poderão apresentar HPB, e muitos deles não apresentarão manifestações clínicas.[2] A patogenia ainda não está completamente elucidada; entretanto, sabe-se da existência de uma alteração da relação entre os hormônios testosterona e estrógeno. Assim, a próstata torna-se mais sensível à di-hidrotestosterona, estimulando o desenvolvimento da hiperplasia glandular, principalmente das células basais dos ácinos.[2,13,17]

O estrógeno pode causar aumento do número de receptores de andrógenos no tecido prostático e, com isso, favorecer a formação de metabólitos com atividade de radicais livres que lesionam a próstata e alteram sua resposta hormonal.[11,14] Além disso, a próstata com HPB apresenta maior capacidade de metabolizar andrógenos, principalmente 5α-DHT, a partir da testosterona, e o seu tamanho pode estar relacionado com esse fato, uma vez que a 5α-DHT interage com os receptores da glândula e estimula seu crescimento.[17] A progressão da doença pode ser mais rápida quando há o envolvimento concomitante de processos inflamatórios.[17]

No início da evolução da HPB, a hiperplasia observada é glandular. Ela pode evoluir para hiperplasia cística, com a formação de cistos no interior do parênquima, de modo que a próstata apresenta um aspecto de colmeia.[2] No interior desses cistos, pode haver acúmulo de líquido serossanguinolento e, com o aumento da vascularização, há predisposição à drenagem desse líquido pela uretra, resultando em secreção peniana sanguinolenta.[14]

Metaplasia escamosa

A metaplasia escamosa é causada pelo aumento da concentração sérica de estrógeno, que induz à transformação das células epiteliais prostáticas, alterando a morfologia do epitélio colunar normal para um epitélio escamoso (metaplasia escamosa), diminuindo assim a secreção do fluido prostático. Essa síndrome pode decorrer da administração de estrógeno (iatrogênica) ou do aumento relativo da concentração estrogênica sérica de cães idosos, à medida que se tem um declínio da secreção de andrógenos,[11,19] ou ainda resultar da secreção desse hormônio devido a sertolinoma.[19]

As consequências da metaplasia escamosa ainda não estão bem estabelecidas, mas esse quadro pode predispor à formação de cistos em virtude da dilatação do ácino prostático que foi induzido secundariamente pelo estrógeno, em consequência da metaplasia escamosa,[20] e com isso aumentar a predisposição à prostatite e à neoplasia.[13,21]

Prostatite bacteriana aguda e crônica

A prostatite é uma inflamação da próstata, geralmente causada por infecção bacteriana, cuja evolução clínica pode ser aguda ou crônica. A prostatite bacteriana crônica é a forma mais observada nos cães e, em casos graves, pode evoluir para um processo supurativo com formação de abscessos. A infecção bacteriana geralmente ocorre pela via ascendente (através da uretra),[9] mas também pode ter origem hematógena.[14,16,18]

A próstata, originalmente, é um órgão asséptico. Quando se instala a infecção, indica-se alteração do mecanismo de defesa da glândula, impedindo o movimento retrógrado de bactérias.[14,16,18] Além disso, as bactérias originadas de cistites podem também colonizar a próstata e causar prostatite aguda ou crônica. Também é interessante ressaltar que, por ocorrer normalmente o refluxo do fluido prostático para a bexiga urinária, há a possibilidade de manutenção da infecção do trato urinário.[2]

A prostatite bacteriana aguda ocorre quando há envolvimento de grande extensão do parênquima prostático, processo esse de evolução rápida e com o desenvolvimento de quadro clínico com comprometimento sistêmico importante. As principais bactérias envolvidas são *Escherichia coli*, *Mycoplasma*, *Staphylococcus* spp., *Klebsiella* spp., *Proteus mirabilis*, *Pseudomonas* spp. e *Brucella canis*.[14,16,22] Especificamente, *Brucella canis* relaciona-se com infecções testiculares e epididimárias e com manifestações clínicas relativas a esses órgãos.[20]

No estudo de Krawiec e Heflin,[18] foram avaliados 177 animais, dos quais 165 não eram castrados. Nesse grupo, o diagnóstico de prostatite bacteriana (crônica ou aguda) foi o mais observado e a faixa etária dos animais acometidos era de aproximadamente 8,2 anos. A prostatite crônica, pela sua característica de não causar o desenvolvimento de sintomas evidentes, é relativamente mais difícil de ser diagnosticada, pois muitos cães apresentam manifestações clínicas vagas ou são assintomáticos; portanto, deve-se ter cautela na interpretação dos sintomas para evitar avaliação errônea.[2] A apresentação clínica mais comum em cães com prostatite bacterina crônica é a presença concomitante de infecção do trato urinário (ITU) recorrente ou de disfunções uretrais.[14,16] As infecções prostáticas fúngicas são incomuns nos cães, mas, quando ocorrem, podem ser causadas por *Blastomyces dermatitidis* e *Cryptococcus neoformans*. Além disso, existem relatos que indicam que o vírus da cinomose pode também infectar o epitélio prostático.[23]

Abscesso prostático

O abscesso prostático é definido como uma coleção localizada de material purulento em uma cavidade formada pela desintegração de tecido.[15] Essa afecção costuma estar associada a uma sequela da prostatite bacteriana crônica.[14,16,18]

Os abscessos prostáticos apresentam grande potencial de evoluir para peritonite quando ocorre sua ruptura, comprometendo a vida do animal.[10]

Como citado anteriormente, afecções prostáticas não são frequentes em gatos. Quando estão presentes, o animal pode se apresentar prostrado, anorético, com vômitos e constipação intestinal, como relatado em um caso de gato de pelo curto, castrado, o qual apresentava abscesso prostático. Nesse caso, na ultrassonografia abdominal, foi visibilizada massa imediatamente caudal à bexiga urinária, que media aproximadamente 2,2 cm, e o animal foi submetido a cirurgia com omentalização do abscesso.[24]

Cistos prostáticos (verdadeiros) e paraprostáticos

Os cistos prostáticos são constituídos de uma cápsula revestida de epitélio com conteúdo líquido ou semissólido. Em sua maioria, não causam grandes problemas ao organismo; entretanto, quando ocorre crescimento dos cistos ou mesmo quando estes são infectados por bactérias, podem evoluir para abscessos e também obstruir as estruturas de drenagem da glândula.[15]

A fisiopatogenia dos cistos é incerta.[17] Normalmente, eles são associados à HPB e podem ser formados após a obstrução dos canalículos, causando acúmulo de líquido prostático.[14] Estes podem ser classificados como cistos de retenção (verdadeiros).[19]

Os cistos prostáticos desenvolvem-se quando há lesão do parênquima e o local é preenchido por líquido, formando regiões cavitárias. Normalmente, existe comunicação desses cistos com a uretra; assim, o cão pode apresentar secreção peniana serossanguinolenta e não associada à micção.[2]

Os cistos paraprostáticos são observados ao redor ou fora do limite do parênquima prostático. Ocorrem, em geral, pela persistência de estruturas do *uterus masculinus* em fundo cego, estrutura embrionária esta derivada do sistema remanescente dos ductos de Müller. Também é descrito que os cistos paraprostáticos podem ser decorrentes de um cisto preexistente em que houve intenso aumento de tamanho.[5]

Os cistos paraprostáticos costumam ser grandes e facilmente palpáveis, com localização craniolateral ou caudal à bexiga urinária.[18] Por meio de pedúnculos, eles aderem à próstata[2] e podem causar manifestações clínicas quando apresentam crescimento importante e que pode levar ao comprometimento mecânico dos órgãos abdominais.[25]

Neoplasia prostática

A neoplasia prostática é rara, com frequência de aproximadamente 5 a 7% dentre todas as afecções prostáticas que acometem o cão.[26] A idade média de diagnóstico ocorre na faixa dos 10 anos,[18] quando o animal apresenta manifestações clínicas mais evidentes. Em geral, os sintomas estão associados ao comprometimento de outros órgãos devido à metástase.[14,16,19]

Os tumores prostáticos podem ter origem de tecido epitelial (carcinoma), tecido muscular liso (liomiossarcoma) ou estruturas vasculares (hemangiossarcoma).[27] O adenocarcinoma de próstata e o carcinoma de células de transição da uretra prostática são os tumores prostáticos diagnosticados com maior frequência nos cães. O adenocarcinoma costuma ser observado em cães entre 8 e 10 anos, sendo esporadicamente encontrado em cães jovens.[2]

A orquiectomia parece não resultar em efeito de proteção ou prevenção para o desenvolvimento de neoplasia prostática, pois os cães castrados apresentam prevalência semelhante à dos não castrados. A diferença observada é que a maioria dos cães não castrados apresenta evidências histológicas de HPB juntamente com a neoplasia.[2] Considerando esse fato, a testosterona pode não exercer papel importante no desenvolvimento da neoplasia prostática e de sua patogenia. Possivelmente no cão, em contraste com o homem, andrógenos de outras fontes possam representar um importante fator etiológico.[23]

Cálculos prostáticos

Os cálculos prostáticos são raros na espécie canina e seu significado é desconhecido. Em geral, os cálculos são apenas achados, com tamanhos relativamente pequenos e muitas vezes numerosos.[23] Na maioria dos casos, os cálculos estão localizados no interior de um ou mais cistos,[23] podendo causar obstruções, levando ao desenvolvimento de cistos prostáticos e mesmo a infecções secundárias, como a prostatite supurativa.[10,28]

Manifestações clínicas

Animais com afecções prostáticas apresentam manifestações clínicas semelhantes, pois, em sua maioria, as afecções causam aumento do tamanho da próstata e inflamação.[25]

As manifestações clínicas mais comuns das doenças prostáticas incluem tenesmo, secreção sanguinolenta pelo orifício uretral independente do ato de micção e infecção do trato urinário recorrente.[7,9,14,18,19,25] Algumas manifestações não específicas podem também estar presentes, como febre, dor à palpação abdominal e prostração, na dependência do processo.[2,25] Obstrução uretral, infertilidade e incontinência urinária também podem estar presentes, mas a ocorrência é menos comum.[25]

Algumas manifestações clínicas podem ser específicas de cada afecção prostática. A seguir serão comentadas algumas dessas particularidades.

Hiperplasia prostática benigna

Cães com HPB costumam ser assintomáticos. Com a progressão da doença, pode ocorrer maior crescimento da glândula e o animal pode apresentar tenesmo ou quadro semelhante à hematúria, que ocorre no início da micção.[2,13,18,25] Ao contrário do que ocorre no homem, o cão não apresenta retenção urinária ou disúria evidente.[25]

Ao exame físico, o animal aparenta estar clinicamente normal, exceto pela palpação retal, por meio da qual se constata o aumento do tamanho da glândula (prostatomegalia), normalmente de maneira simétrica e sem sensibilidade à palpação.[17]

Metaplasia escamosa

As manifestações clínicas da metaplasia escamosa são mínimas, exceto pela ocorrência de secreção sanguinolenta uretral ou suposta hematúria no início da micção. Podem também ser observados sintomas decorrentes do hiperestrogenismo, como alopecia, hiperpigmentação e ginecomastia, a chamada síndrome de feminilização do macho.[9,17,19]

Prostatite bacteriana aguda e crônica

As manifestações clínicas associadas à prostatite variam com o curso da doença. Alterações sistêmicas estão mais associadas ao quadro agudo, como anorexia, prostração, hipertermia, êmese, sensibilidade abdominal, dificuldade de locomoção, secreção prepucial, hematúria, polaciúria e edema prepucial ou escrotal.[2,18]

Nas infecções crônicas, as manifestações clínicas sistêmicas ocorrem com menor frequência e estão associadas a infecção do trato urinário recorrente.[2,18] Em casos mais graves, quando a prostatite bacteriana crônica está associada à formação de abscesso prostático, este eventualmente pode se romper e ocasionar manifestações de peritonite e até septicemia (choque séptico).[11,20]

Abscesso prostático

As manifestações clínicas geralmente variam de acordo com o tamanho do abscesso e quando a infecção se torna sistêmica. Tenesmo e disúria podem estar associados a abscessos de grande volume; a presença de secreção prepucial purulenta e sanguinolenta é um achado relativamente comum nesses animais.[2]

Em sua maioria, cães com abscessos prostáticos são assintomáticos. As manifestações clínicas mais evidentes, infelizmente, estão associadas à ruptura desse abscesso, como citado anteriormente, o que pode evoluir para o choque séptico.[11,20]

Cistos prostáticos (verdadeiros) e paraprostáticos

As manifestações clínicas dos cães acometidos por cistos prostáticos ou paraprostáticos são relacionadas com a presença de grande massa em região abdominal caudal. Os cães podem apresentar anorexia, prostração, distensão abdominal, hematúria e/ou disúria, constipação intestinal e tenesmo.[10,18] Relata-se que incontinência urinária, disúria e retenção urinária estão mais frequentemente associadas aos cistos prostáticos e paraprostáticos quando comparadas a outras afecções prostáticas. O exame de urina, na maioria das vezes, encontra-se dentro da normalidade ou apenas com presença de hematúria. Quando os cistos causam o comprometimento de outros órgãos, pode-se observar azotemia e leucocitose por neutrofilia.[10]

Neoplasias prostáticas

As manifestações clínicas associadas à neoplasia prostática dependem do momento da realização do diagnóstico, do grau de malignidade e da ocorrência de metástase. As mais comuns incluem perda de peso, anorexia, hematúria, estrangúria, tenesmo, constipação intestinal, disquezia e comprometimento de membros pélvicos.[10]

Nos cães acometidos por neoplasias prostáticas, alterações na defecação ocorrem em 45% dos casos, e anorexia e perda de peso em 35% e 40%, respectivamente; ainda, nesses casos poderão ocorrer também outras manifestações relacionadas com o sistema urinário.[29]

Metástases em linfonodos regionais e ossos de membros pélvicos podem ocorrer e, em geral, estão associadas a dor e déficits neurológicos nesses locais.[14,19]

Na palpação retal, a próstata encontra-se sensível, de consistência firme, irregular, assimétrica e nodular. O aumento de volume da próstata nem sempre é frequente e as manifestações clínicas podem surgir antes desse crescimento. Essa alteração é mais frequente em cães não castrados.[2,10]

Cálculos prostáticos

Os cálculos prostáticos, como citado anteriormente, são achados acidentais. Nessa situação, a maioria dos cães acometidos é assintomática.[28]

Diagnóstico

O diagnóstico das afecções prostáticas, além das informações de anamnese e exame físico, também se baseia nos exames complementares que, com as informações obtidas em conjunto, auxiliam na determinação do diagnóstico. Os principais exames solicitados são exame do fluido prostático (cultura e citologia), exame de urina, radiografia, ultrassonografia e biopsia prostática.

Exames complementares

Em geral, exames laboratoriais, como hemograma e perfil bioquímico sérico, encontram-se normais. Contudo, quando se constatam discretas alterações, estas podem ser úteis para o diagnóstico definitivo. Alguns outros exames, como citológico, microbiológico ou histopatológico, podem ser necessários para o diagnóstico.[9]

Exame do fluido prostático

A citologia e a cultura do fluido prostático são exames complementares úteis para auxiliar na diferenciação das afecções prostáticas, como HPB, prostatite bacteriana e neoplasia prostática. Deve-se ter cautela na obtenção do fluido prostático, como também durante o procedimento, e não possibilitar a passagem da bactéria para a bexiga urinária, uma vez que é possível ocorrer refluxo do fluido prostático para a bexiga urinária causando, posteriormente, cistite. O refluxo do fluido prostático para a bexiga urinária pode ocasionar alterações no resultado do exame de urina.[4]

As técnicas mais comuns, simples e eficazes para a coleta de amostra para citologia são por meio de fluido ejaculado, aspiração prostática ou massagem prostática seguida de cateterização uretral, ou ainda a avaliação da secreção uretral, a qual pode ser considerada menos eficaz.[10,30] A celularidade do material obtido a ser examinado dependerá da técnica de coleta empregada.[30]

Em uma amostra de fluido prostático considerado normal, alguns leucócitos e eritrócitos podem ser encontrados, juntamente com pequena quantidade de células epiteliais escamosas.[2,31] Uma pequena quantidade de organismos contaminantes pode estar presente em associação a essas células epiteliais escamosas. Além disso, podem ser encontrados espermatozoides em grande quantidade e algumas células originárias da uretra.[30]

Na avaliação dos microrganismos, é necessário muito cuidado para interpretar os resultados, pois é possível relacionar grande quantidade de bactérias gram-negativas, associada à presença de leucócitos degenerados, com possível infecção prostática.[2,30] Para a complementação desses achados, recomenda-se a realização de cultura bacteriana quantitativa do fluido prostático para diferenciar os patógenos bacterianos dos contaminantes oriundos da uretra.[14]

▪ Fluido prostático pelo ejaculado

No ejaculado, a terceira fração corresponde ao fluido prostático propriamente dito e deve ser coletada separadamente do restante do fluido.[14] Esse líquido límpido é relativamente acelular e pode ser analisado por meio citológico, como também encaminhado para cultura. Os animais que apresentam sensibilidade na próstata relutarão a esse procedimento de coleta de sêmen.[14]

▪ Aspiração prostática por agulha fina

A aspiração do parênquima prostático por agulha fina deve ser realizada com o auxílio da ultrassonografia, com a finalidade de guiar para o local mais adequado, identificando as áreas em que existam anormalidades do parênquima.[32] Quando os cães apresentam manifestações clínicas compatíveis com prostatites agudas, como febre, dor à palpação retal e leucograma com características inflamatórias, deve-se ter cautela antes da preconização dessa técnica, pois pode-se induzir prejuízos ao cão e desencadear peritonite.[32]

Deve-se tomar cuidado durante a realização da aspiração por agulha fina, pois o gel utilizado no procedimento do exame ultrassonográfico pode ocasionar a contaminação da amostra coletada.[30] Para evitar essa contaminação, o excesso de gel deve ser retirado da pele antes da realização da aspiração.[32]

A aspiração do parênquima prostático pode ser indicada tanto para a coleta de fluido (ver *Fluido prostático pelo ejaculado*, anteriormente) como para a coleta de tecido (estruturas celulares), e também com o intuito de drenar o conteúdo de lesões císticas do interior ou do exterior da próstata.[2]

O tecido aspirado pode ser utilizado para a realização de citologia. Trata-se de um ótimo exame para a avaliação das afecções prostáticas.

▪ Massagem prostática

A massagem prostática e a cateterização vesical são utilizadas quando o exame ultrassonográfico não está disponível.[30] São técnicas de grande valia para a identificação de células neoplásicas. Procede-se à cateterização ou sondagem até a uretra prostática, guiada por palpação retal. A aspiração é realizada simultaneamente à massagem prostática, com o auxílio de um cateter e uma seringa. A quantidade de fluido obtida é pequena e uma solução salina pode auxiliar nessa técnica.[30] Alguns autores recomendam massagem da próstata previamente à palpação indireta da uretra (cateterização ou sondagem uretral).[12,21]

▪ Secreção proveniente do meato uretral

A secreção observada oriunda do meato uretral é um achado frequente nas prostatopatias e pode ser decorrente de doença prepucial, incontinência urinária, uretropatia ou mesmo prostatopatia.[4] Os achados do exame citológico, o pH e a densidade de fluido/secreção, em comparação com os resultados do exame de urina coletado por cistocentese, podem ser elucidativos para descartar, principalmente, a causa de incontinência urinária como sendo a origem da secreção uretral.[14]

A coleta da amostra pode ser realizada com a retração do prepúcio, obtendo-se as gotas da secreção sobre uma lâmina de vidro. Nessa amostra, a cultura bacteriana não traz informações fidedignas acerca do agente patógeno envolvido, pois poderá ocorrer interferência ou contaminação de bactérias da flora distal da uretra.[4]

▪ Radiografia

O exame radiográfico é o exame de primeira escolha para avaliação de posição, tamanho e formato da glândula prostática[2,14] pelas projeções laterais e ventrodorsais; entretanto, apresenta valor limitado para o diagnóstico de doenças prostáticas específicas e deve ser complementado com outros exames.[2]

O tamanho normal da próstata não deve exceder 50% da largura da entrada da pelve na projeção ventrodorsal.[2] O aumento prostático de mais de 90% da distância da borda do sacro pubiano pode indicar a presença de neoplasia, abscesso ou cisto prostático.[2] As densidades radiopacas observadas no interior da próstata podem ser decorrentes de cálculos no lúmen da uretra prostática ou de mineralização do parênquima.[4]

A cistografia contrastada torna possível a identificação da bexiga urinária, ao passo que uretrocistografia retrógrada possibilita a visibilização do segmento da uretra prostática. O diâmetro da uretra prostática, que pode variar tanto nos casos de próstata normal quanto nas alterações da glândula, é um método limitado para determinar qual a doença presente.[2] Contudo, no caso de neoplasia prostática, pode-se observar na imagem radiográfica a presença de irregularidades na superfície da mucosa ou de refluxo uretroprostático anormal, sugestivos dessa afecção, e também avaliar o comprometimento (metástases) de linfonodos regionais (sublombares e ilíacos), alterações ósseas de vértebras lombares e pélvicas, como também o comprometimento pulmonar.[2,4,33]

As possíveis alterações radiográficas de metástases prostáticas nos ossos são processos osteolíticos, osteoblásticos, como também a mistura dos dois processos, conforme citado anteriormente em relação aos linfonodos regionais, às vértebras lombares e ao pulmão. No entanto, órgãos como fígado, rins, baço e cérebro também são acometidos. Além disso, a presença de massa na bexiga urinária pode indicar células neoplásicas nesse tecido.[33]

Cães com aumento evidente de volume prostático podem ser submetidos a urografia excretora com a finalidade de avaliar a permeabilidade ureteral, em especial aqueles que apresentam alguma manifestação de comprometimento renal.[2] A radiografia contrastada pode, ainda, ser utilizada para localizar estruturas císticas da glândula prostática ou paraprostática.[2]

Quando houver evidências de neoplasia prostática, as radiografias torácicas e abdominais devem ser realizadas para descartar a ocorrência de metástases em outras regiões.[2,7,19]

▪ Ultrassonografia

A ultrassonografia é um excelente método para avaliação da glândula prostática, muito mais preciso que a radiografia.[20] A técnica permite a melhor visibilização da arquitetura interna do parênquima, bem como das estruturas adjacentes ao órgão e das estruturas prostáticas císticas.[2]

A próstata pode ser avaliada quanto ao contorno, ao tamanho, à simetria, à ecogenicidade e às cavitações,[4] devendo apresentar parênquima de ecogenicidade homogênea, ser simétrica e com margens lisas.[2,4]

Os achados anormais nas prostatopatias incluem cavitações no parênquima, como também alterações focais, multifocais ou difusas e, ainda, alterações de tamanho e bordas irregulares.[4] Em casos de inflamação, hiperplasia ou neoplasia, ocorre perda da imagem de aspecto homogêneo da próstata, observando-se áreas focais ou multifocais de ecogenicidade elevada ou diminuída.[2] No caso de cistos, áreas anecoicas são detectadas no parênquima prostático.[2,34]

Biopsia prostática

A biopsia prostática é considerada um método diagnóstico importante, padrão-ouro para diagnosticar as afecções prostáticas. É recomendada quando os meios diagnósticos não invasivos, previamente realizados, apresentaram resultados inconclusivos, ou mesmo quando o quadro clínico não regrediu após a instituição da terapia.[2] Deve ser indicada quando existir necessidade premente de diagnóstico.[34]

A biopsia pode ser obtida por via percutânea ou por meio de procedimento cirúrgico. Assim como o aspirado, a forma percutânea deve ser evitada quando houver suspeita de abscesso prostático; as vias percutâneas indicadas seriam a perirretal ou a transabdominal. O instrumento de biopsia é guiado, no caso da perirretal, pela palpação retal; para a via transabdominal, é orientado pelo transdutor utilizado no procedimento ultrassonográfico.[2] Para a realização do procedimento por qualquer dessas vias, o animal deve ser sedado.

A biopsia cirúrgica é realizada em conjunto com a laparotomia exploratória. Pode ser executada com a utilização de uma agulha do tipo Tru-Cut® ou por uma pequena ressecção do lobo prostático. Como indicado anteriormente, esse material deve ser avaliado por um profissional especializado em histopatologia da área veterinária.[2]

Complicações comuns e, portanto, esperadas após o procedimento são hematúria transitória, orquite e edema escrotal. Complicações mais graves podem ocorrer ao longo da passagem do instrumento/agulha de biopsia e, quando presentes, geralmente evoluem para peritonite, podendo haver também possível disseminação de células neoplásicas.[2]

Afecções prostáticas

Hiperplasia prostática benigna

O diagnóstico de HPB baseia-se na identificação de aumento do tamanho da próstata sem a ocorrência de nenhuma outra doença prostática.[3] O diagnóstico definitivo só pode ser confirmado com a realização de biopsia. Os dados referentes a anamnese, exame físico e avaliação do exame do fluido prostático podem pressupor o diagnóstico, o qual pode ser conclusivo caso ocorra resposta à terapia (diagnóstico terapêutico).[2]

No exame radiográfico, observa-se aumento de volume ou tamanho da próstata e esta pode apresentar-se deslocada de sua origem, comprometendo também a posição topográfica dos órgãos adjacentes à glândula, como a bexiga urinária localizada em posição mais cranial e o segmento intestinal (reto) em região mais dorsal à sua origem. Nessa afecção, a glândula não se encontra tão assimétrica como se observa nos casos de neoplasia e de doença prostática cística.[13]

No exame ultrassonográfico, há perda da ecogenicidade homogênea do parênquima, observando-se áreas hipoecoicas focais ou multifocais; o tamanho da próstata encontra-se aumentado e observam-se áreas cavitárias sugestivas de cistos em regiões marginais da próstata.[19]

Nos casos de HPB, constata-se no exame citológico a presença de células epiteliais isoladas ou agrupadas de diferentes modos. Em geral, a aparência dessas células é bem semelhante à das células epiteliais observadas em uma próstata normal, talvez diferindo apenas no tamanho, sendo um pouco maiores. Além disso, a celularidade está aumentada.[30]

Prostatite bacteriana aguda

O diagnóstico baseia-se na anamnese, em que se constata um quadro clínico de evolução aguda e comprometimento do estado geral. No exame físico, a próstata costuma estar sensível quando da realização da palpação retal e, geralmente, não há alteração de seu tamanho.[2,25] No caso de formação de abscesso juntamente com a prostatite aguda, é possível palpar assimetria e aumento do tamanho do órgão, como também áreas flutuantes.[25] Entretanto, o animal em geral reluta ao procedimento de palpação retal e mesmo à aferição da temperatura retal. Pode haver febre. O animal evita a locomoção ou apresenta alteração na marcha, assumindo posições que possam aliviar a dor proveniente da região prostática. Pode-se observar secreção serossanguinolenta proveniente do meato da uretra de maneira contínua ou intermitente.[2]

No eritrograma, é possível encontrar leucocitose por neutrofilia com presença de granulações tóxicas nos neutrófilos e monocitose nos animais com infecções agudas.[25] O exame de urina pode revelar piúria, hematúria e bacteriúria.[12] No exame ultrassonográfico, é possível constatar aumento discreto da ecogenicidade da glândula.[2] No exame radiográfico, podem-se observar aumento do tamanho da próstata e, raramente, mineralização.[2,4] Em alguns casos, é possível observar sinais de peritonite local como uma imagem fosca abaixo do colo da bexiga urinária.[4]

Quando é possível a coleta do fluido prostático, nos casos de prostatite bacteriana aguda, observa-se grande número de neutrófilos degenerados, normalmente com a bactéria em seu interior.[30]

Prostatite bacteriana crônica

Em geral, o cão não apresenta quadro clínico evidente, sendo, muitas vezes, assintomático. Nos antecedentes mórbidos, observa-se histórico de infecção recorrente do trato urinário.[2,21,25] Eventualmente, pode-se relatar a presença de secreção peniana serossanguinolenta ou de hematúria observada ao início da micção. Na palpação retal, a próstata pode apresentar tamanho variado, de normal a aumentado.[3,4] Na palpação indireta com o uso de sonda uretral, constata-se que, quando a sonda encontra-se localizada na uretra prostática, pode ocorrer o aparecimento de secreção de aspecto turvo e de coloração avermelhada no interior da sonda; com o progredir da sonda para a bexiga urinária, observa-se a mudança do aspecto do fluido para o fluxo normal de urina. Esses achados confirmam que tal secreção foi proveniente da próstata.

Quanto aos exames de imagem na prostatite bacterina crônica, o exame ultrassonográfico evidencia o aumento da ecogenicidade de padrão difuso.[4] No exame radiográfico, quando da detecção de prostatomegalia, pode-se observar a mineralização na glândula.[2,4] No exame de urina, é possível constatar alterações compatíveis com infecção do trato urinário pela presença de piúria e bacteriúria em amostras de urina coletadas por cistocentese.[3,4]

Na cultura do fluido prostático, ocorre o crescimento de uma única espécie bacteriana. Quando o número de unidades formadoras de colônia é superior a 10.000 bactérias/mℓ, esse achado corresponde à correlação positiva a 80 a 90% dos casos de infecção.[4] A biopsia da próstata pode auxiliar no diagnóstico de prostatite; no entanto, conforme comentado anteriormente, há grande possibilidade de complicações[2,13] e, caso haja abscesso prostático, esse procedimento deve ser evitado.[4]

É importante ressaltar que a prostatite bacteriana crônica, como também a aguda, pode ocorrer de modo concomitante, ou seja, associada a qualquer outra afecção prostática.

Metaplasia escamosa

Apesar da menor frequência de casos, constata-se prostatomegalia no exame de imagem (radiografia e ultrassonografia), com áreas cavitárias hipoecoicas sugerindo a presença de cistos ou abscessos. No exame citológico, é possível observar aumento do número de células escamosas com ou sem sinais de inflamação.[17] A biopsia pode confirmar o diagnóstico de metaplasia escamosa.[30] Ademais, é importante ressaltar que os cães podem também apresentar quadro clínico compatível com síndrome de feminilização do macho, como também afecções neoplásicas em testículos (sertolinoma) ou, na anamnese, histórico de administração de fonte exógena de estrógeno por longo período.

Abscesso prostático

O diagnóstico de abscesso prostático normalmente ocorre pelas informações obtidas da anamnese (histórico de infecção recorrente do trato urinário, prostatite bacteriana crônica e outras doenças prostáticas – HPB, metaplasia escamosa, neoplasia prostática etc.). O exame ultrassonográfico, em associação à cultura do fluido prostático, pode trazer subsídios para o diagnóstico mais preciso.[2] Constatam-se, na imagem ultrassonográfica, diversas áreas cavitárias hipoecoicas e anecoicas no parênquima prostático. Contudo, pela ecogenicidade, dificilmente é possível afirmar sobre o diagnóstico diferencial de abscesso, cisto ou mesmo hematomas.[3]

Na palpação retal, o animal pode ou não apresentar sensibilidade. Caso o abscesso esteja localizado na região mais periférica da glândula, ele poderá ser palpado e a consistência observada será flutuante.[2] É importante enfatizar que os abscessos podem ser isolados sem contato direto com a glândula; assim, o resultado da cultura do fluido prostático pode não ser adequado, pois resultará em falso-negativo.[22]

Cistos prostáticos e paraprostáticos

Os cistos prostáticos costumam ser diagnosticados por meio de ultrassonografia, pois este é o método adequado para diferenciar os cistos verdadeiros dos paraprostáticos.[4] Caso o cisto seja pequeno, o contorno da próstata pode não estar alterado. A palpação retal e o exame radiográfico não são os procedimentos mais indicados para o diagnóstico dos cistos;[2] no entanto, a radiografia contrastada pode ser útil para diferenciar o cisto paraprostático da prostatomegalia propriamente dita.[4] Durante a palpação abdominal, caso o cisto paraprostático seja muito grande, essa avaliação poderá sugerir a presença do cisto, mas o exame ultrassonográfico será primordial para a confirmação do diagnóstico.[2]

Neoplasia prostática

O diagnóstico de neoplasia prostática é realizado após a confirmação histopatológica, como também pela existência de manifestações clínicas e metástases.[2] A biopsia prostática guiada por ultrassom, palpação retal ou laparotomia permite a avaliação adequada do padrão histopatológico. Foram descritos cinco níveis de adenocarcinoma da próstata e, em geral, os cães não castrados apresentam o nível menos diferenciado.[2]

O carcinoma prostático pode ser estabelecido pela identificação de células neoplásicas na avaliação do líquido prostático e/ou na biopsia do parênquima prostático.[4] Nos demais exames, como o hemograma, 50% dos cães acometidos pelo carcinoma prostático podem apresentar leucocitose por neutrofilia e a anemia pode ser detectada em 25% dos cães, sendo classificada como regenerativa ou arregenerativa. Na avaliação do perfil bioquímico sérico, a fosfatase alcalina pode estar aumentada em 70% dos casos. Nem sempre a causa é conhecida, mas pode estar associada a metástases hepáticas. Outras alterações, como hipocalcemia, hipercalcemia e hipoalbuminemia, podem ser encontradas, mas com menor frequência.[4]

No exame radiográfico, os achados mais comuns são prostatomegalia, mineralização, aumento de linfonodos regionais e evidências de metástases no pulmão e na coluna vertebral.[2] Na ultrassonografia, os achados são similares, mas também incluem áreas hiperecoicas focais a difusas, mineralização e perda do contorno normal da próstata. Vale ressaltar que a próstata encontra-se totalmente assimétrica e pode ser observada na palpação retal.[2]

Cálculos prostáticos

O achado de cálculos prostáticos é acidental. Normalmente, eles são visibilizados em radiografias abdominais realizadas para o diagnóstico de outras afecções.[4,28]

■ Tratamento

Na maioria das afecções prostáticas, a castração é recomendada como tratamento, pois a retirada do estímulo hormonal pode favorecer a diminuição do tamanho da próstata, promovendo a sua regressão e, assim, minimizando as manifestações clínicas. Entretanto, como já mencionado, não haverá involução da próstata nos casos de neoplasia prostática, e a castração só trará resultados nas afecções em que o tamanho da próstata for dependente de andrógeno.[2,4]

▪ Hiperplasia prostática benigna

O tratamento de escolha para a HPB é a orquiectomia bilateral. A involução da glândula inicia-se poucos dias após a intervenção cirúrgica.[2,4,17] Entretanto, esse procedimento não seria o de primeira opção para os cães reprodutores e, nessa situação, haveria a necessidade de optar por outras alternativas ou tratamentos medicamentosos.[4]

O uso de estrógenos de administração oral ou parenteral já foi preconizado para o tratamento da HPB com o intuito de diminuir o tamanho da glândula. Entretanto, essa terapia pode causar o desenvolvimento de outra afecção prostática, a metaplasia escamosa, e predispor à formação de cistos, abscessos e infecções bacterianas.[2,13,14,17] Além disso, o uso prolongado de estrógenos pode causar mielotoxicidade, ou seja, supressão da medula óssea, levando a anemia, trombocitopenia ou pancitopenia.[3]

Há relatos de que, com o uso de acetato de megestrol e acetato de medroxiprogesterona, constatou-se a recidiva, ou seja, o retorno do tamanho aumentado da próstata 10 a 24 meses após o tratamento.[4,19] Os referidos estrógenos atuam na diminuição da concentração sérica de testosterona por meio da inibição da enzima 5α-redutase.[4] Nos EUA, essas medicações não são autorizadas para uso em cães machos. Atualmente, a medicação que tem sido relativamente eficaz para o tratamento da HPB canina é a finasterida (Proscar®), que atua como inibidor da enzima 5α-redutase, causando a atrofia dos compartimentos glandular e estromal da próstata e, assim, reduzindo o peso e o volume da glândula.[4] Durante a terapia com finasterida, observa-se diminuição do volume de sêmen; entretanto, sua qualidade não é comprometida.[2,4,17]

A dose de finasterida atualmente recomendada é de 0,1 a 0,5 mg/kg por via oral (VO), a cada 24 h, por 16 semanas.[2] Duas semanas após o final desse tratamento, a próstata dos cães pode ou não retornar ao tamanho anterior ao tratamento,[2,4,25] mas já foi relatada a possibilidade de aumento da próstata após a suspensão da medicação. Nos EUA, a finasterida não é autorizada para uso em medicina veterinária; em humanos, há relatos de apresentar potencial teratogênico.[17]

Apesar dos vários tratamentos medicamentosos disponíveis para HPB, nenhum deles se mostrou tão eficaz quanto a castração.[19] Ainda são necessários mais estudos para verificar os efeitos colaterais e as complicações que podem ser causadas após a administração prolongada dos fármacos.

Metaplasia escamosa

A indicação para o tratamento da metaplasia escamosa seria a descontinuidade do uso de estrógenos, quando de fonte exógena, ou da castração do cão, quando a fonte de estrógeno é de origem endógena por neoplasia testicular, a exemplo do sertolinoma.[19,25] Deve-se ressaltar que alguns desses animais podem ser criptorquídicos; assim, quando da intervenção cirúrgica para a castração, recomenda-se localizar e retirar também o testículo ectópico.[25]

Alguns autores recomendam que, caso os cães sejam reprodutores, a castração seja unilateral, quando a neoplasia estiver localizada em apenas um testículo.[25]

Prostatite bacteriana aguda e crônica

As estratégias de tratamento para as prostatites devem ser centradas em uma terapia antimicrobiana apropriada, juntamente com outros tratamentos de suporte.[3,25]

Na prostatite aguda, o antimicrobiano, a princípio, terá maior facilidade para alcançar o tecido prostático, pois a barreira hematoprostática nessa situação está alterada, diferentemente do que ocorre na prostatite crônica.[4,35] Recomenda-se o uso inicial do antimicrobiano por via intravenosa (IV) e, após melhora do quadro clínico, administrar por via oral. Nesse momento, contudo, o antimicrobiano deverá ser selecionado entre aqueles que ultrapassam a barreira hematoprostática. A terapia antimicrobiana deve ser realizada por um período de 30 dias; após o término da terapia, recomenda-se reavaliação no período de 3 a 7 dias e, novamente, quando se completarem 30 dias sem a medicação.[16,35]

A terapia para prostatite bacteriana crônica deve levar em consideração a combinação de um tratamento que reduza a prostatomegalia decorrente da HPB, tal como a castração, e a terapia antimicrobiana, baseada na cultura bacteriana do fluido prostático, sempre que possível.[3] Para a seleção do antimicrobiano, deve-se considerar a existência da barreira hematoprostática. Há diferença da concentração de íons hidrogênio no sangue, interstício e fluido prostático. Deve-se estar atento, também, às características do epitélio acinar prostático (barreira lipoproteica) e da ligação dos antimicrobianos à proteína plasmática. A concentração hidrogeniônica (pH) do sangue e do interstício da próstata do cão é de 7,4 e o pH do fluido prostático do cão é 6,4.[35] No cão, diferentemente do homem, a infecção da próstata acarreta o desenvolvimento de fluido prostático ácido; assim recomenda-se o uso de antibióticos básicos (maior pKa), como eritromicina (10 a 20 mg/kg VO, 3 vezes/dia), oleandromicina, clindamicina (5,5 a 33 mg/kg VO, 2 vezes/dia) e trimetoprima (30 mg/kg VO, 2 vezes/dia).[2,4,36] Quando o fluido prostático é alcalino, recomendam-se antibióticos ácidos como carbenicilina (22 a 33 mg/kg VO, 2 vezes/dia).[37] A solubilidade lipídica do antibiótico é também fator importante para o transporte do fármaco através do epitélio prostático (trimetoprima, quinolonas, carbenicilina). Deve-se, ainda, considerar a ligação do fármaco às proteínas séricas; quanto maior a ligação, menos o fármaco estará disponível para penetrar no epitélio prostático. Exemplos de fármacos fortemente ligados a proteínas são clindamicina, cloranfenicol (25 a 50 mg/kg VO, 3 vezes/dia) e ácido nalidíxico. O fator lipossolubilidade do fármaco parece ser o mais importante. Há relatos que comprovam que a eficácia das quinolonas (enrofloxacino, 5 mg/kg VO ou subcutâneo [SC], 2 vezes/dia) é maior no fluido prostático de pH alcalino, a exemplo do homem. O tempo de administração dos antimicrobianos na terapia da prostatite crônica deve ser, no mínimo, de 6 a 8 semanas.[35] Em alguns casos, é necessário um período maior que 2 meses; nessas situações, a cultura do fluido prostático deve ser reavaliada durante o tratamento.[3] Outros autores preconizam tratamento por 4 a 6 semanas, com exames laboratoriais e ultrassonográficos antes, durante e ao final do tratamento para melhor avaliação da terapia.[2,3,12,38]

Assim, o antimicrobiano de escolha para prostatite bacteriana crônica deve apresentar alta lipossolubilidade, baixa ligação com proteínas plasmáticas e baixo pKa, permitindo a difusão da forma não ionizada do fármaco pela membrana lipídica da próstata.[3,12,35,36] Os antimicrobianos que apresentam facilidade para penetrar na cápsula prostática são cloranfenicol, sulfametoxazol-trimetoprima e enrofloxacino.[4,16,36] A dose recomendada de cloranfenicol seria aquela no valor superior da variação de dose, pois esta apresenta alta ligação proteica. Deve-se alertar que uso prolongado de sulfametoxazol-trimetoprima pode causar anemia e ceratoconjuntivite seca.[4] O enrofloxacino, como apresenta baixo peso molecular, alcança ou penetra com maior facilidade o parênquima prostático.[4,39]

Abscesso prostático

O tratamento recomendado para os abscessos prostáticos é a intervenção cirúrgica, com colocação de dreno, ou a marsupialização da próstata ou a prostatectomia parcial.[2] O prognóstico dos abscessos prostáticos é de reservado a mau; relata-se baixa taxa de sobrevida (de aproximadamente 1 ano) após o tratamento em 50% dos animais que foram tratados.[4]

A drenagem do abscesso, em muitos casos, é necessária, guiada por ultrassom ou durante ato cirúrgico,[2] juntamente com a terapia antimicrobiana descrita no tópico anterior.[3] Todos os tratamentos mencionados apresentam risco ou complicações como incontinência urinária, peritonite, choque séptico e óbito.[2,4]

Cistos prostáticos e paraprostáticos

O tratamento mais eficiente para cistos prostáticos e paraprostáticos é a remoção cirúrgica, com ou sem prostatectomia parcial.[2,4,17] Caso não seja possível a remoção total do cisto, recomenda-se a marsupialização da próstata.[25] A drenagem do cisto também pode ser realizada guiada por ultrassom ou cirurgicamente; entretanto, esses procedimentos podem causar complicações como infecção bacteriana.[2,4]

A castração pode auxiliar na resolução dos cistos prostáticos, mas não se conhecem os benefícios quanto ao cisto paraprostático;[2,4] portanto, mais estudos necessitam ser realizados.

Neoplasia prostática

O tratamento das neoplasias prostáticas em cães é frustrante.[4] Nenhuma terapia tem mostrado prolongamento da expectativa de vida dos animais acometidos.[2] Infelizmente, muitos dos diagnósticos são determinados tardiamente, quando já existem metástases; assim, as possibilidades de tratamento são escassas.[19] A avaliação periódica do animal é de grande valia para orientação nas decisões terapêuticas pelo clínico.

Os protocolos de quimioterapia utilizados até então não apresentaram grande sucesso para o tratamento das neoplasias prostáticas.[2,4] A radioterapia de feixe direcional externo pode proporcionar benefícios a curto prazo para esses pacientes, mas o tempo de sobrevida após essa terapia ainda é curto (114 dias).[4,26,29]

A prostatectomia pode ser realizada como tentativa de tratamento, mas o cão frequentemente desenvolve incontinência urinária e as metástases já podem estar presentes. O tempo de sobrevida mais longo relatado foi de 9 meses após o referido procedimento.[4]

Cálculos prostáticos

Os cálculos prostáticos são raros e não existe nenhuma informação de que devam ser tratados como afecção primária.[10]

Referências

1. Wallace MS. Diagnosis and medical management of canine prostatic disease. In: Proceedings for the Atlantic Coast of Veterinary Conference 2001. O'Fallon: Veterinary Software Pub.; 2001.
2. Smith J. Canine prostatic disease: a review of anatomy, pathology, diagmosis, and treatment. Theriogenology. 2008;70(3):375-83.
3. Sirinarumitr K. Medical treatment of benign prostatic hypertrophy and protatitis in dogs. In: Bonagura JD, Twedt DC. Kirk's current veterinary therapy. 14. ed. St. Louis: Saunders Elsevier; 2009.
4. Kustritz MR, Klausner JS. Doenças prostáticas. In: Ettinger SJ, Feldman EC. Tratado de medicina interna veterinária. 5. ed. São Paulo: Guanabara Koogan; 2004.
5. Evans H, Chritensen G: The urogenital system. In: Evans H (editor). Miller's anatomy of the dog. Philadelphia: WB Saunders; 1990.
6. Hamilton D. Anatomy of mammalian male accessory reproductive organs. In: Lamming G (editor). Marshall's physiology of reproduction. New York: Churchill Livingstone; 1990.
7. Kutzler M, Yeager A. Prostatic diseases. In: Textbook of veterinary internal medicine. Philadelphia: WB Saunders; 2005.
8. Lee C. Role of androgen in prostate growth and regression: stromal-epithelial interactions. Prostate suppl. 1996;6:52.
9. Henson KL. Sistema reprodutor masculino: próstatas e testículos. In: Raskin RE, Meyer DJ (editors). Altas de citologia de cães e gatos. São Paulo: Roca; 2003.
10. Basinger RR, Lee RC, Hardle EM, Spaulding K. Próstata. In: Slatter D (editor). Manual de cirurgia de pequenos animais. São Paulo: Manole; 1998.
11. Olson P. Disorders of the canine prostate. In: Proceedings of the Annual Meeting of the Society of Theriogenology. Denver; 1984.
12. Dorfman M, Barsanti J. Diseases of the canine prostate gland. Compendium on Continuing Education. 1995;17:791.
13. Rogers KS, Wantschek L, Lees GE. Diagnostic evaluation of the canine prostate. Compendium on Continuing Education Practice Veterinary. 1986;8:799.
14. Barsanti JA, Finco DR. Medical management of canine prostatic hyperplasia. In: Kirk RW (editor). Current veterinary therapy. 12. ed. Philadelphia: WB Saunders, 1995.
15. Blood DC, Studdert VP. Dicionário de veterinária. Rio de Janeiro: Guanabara Koogan; 2002.
16. Johnston SD, Root-Kustritz MV, Olson PNS. Canine and feline theriogenology. Philadelphia: Saunders; 2001.
17. Parry NMA. The canine prostate gland: Part 1, non-inflamatory diseases. UK Vet. 2007;12(1):1-5.
18. Krawiec DR, Heflin D. Study of prostatic disease in dogs: 177 cases (1981- 1986). Journal of the American Veterinary Medical Association. 1992;200:1119.
19. Gobello C, Corrada Y. Noninfectious prostatic diseases in dogs. Compendium. 2002;24(2):99-108.
20. Johnston SD, Kamolpatana K, Root-Kustritz MV, Johnston GR. Prostatic disorders in the dog. Animal Reproduction Science. 2000;60-61:405-15.
21. Mussel C, Melo FR, Blume H, Mulinari F. Métodos de diagnóstico para detecção de prostatopatias caninas. Ciência Rural (online); 2010.
22. Ling GV, Branan JE, Ruby AL, Johnson DL. Canine prostatic fluid: techniques of collection, quantitative bacterial culture, and interpretation of results. Journal of the American Veterinary Medical Association. 1983;183:201-6.
23. Jones TC, Hunt RD, King NW. Sistema genital. In: Jones TC, Hunt RD *et al.* (editors). Patologia veterinária. Barueri: Manole; 2000.
24. Mordecai A, Liptak JM, Hofstede T, Stalker M, Kruth S. Prostatic abscess in a neutered cat. American Animal Hospital Association. 2008;44:90-4.
25. Nelson RW, Couto GC. Small animal internal medicine. Veterinary Clinics of North America: Small Animal Practice. 4. ed. St. Louis, Elsevier Saunders; 2009.
26. Memon MA. Common causes of male dog infertility. Theriogenology. 2007;68:322-8.
27. Hedlund KL. Sistema reprodutor masculino: próstata e testículos. In: Raskin RE, Meyer DJ (editors). Atlas de citologia de cães e gatos. São Paulo: Roca; 2003.
28. Feeney D, Johnston G. Urogenital imaging: a practical update. Seminars in Veterinary Medicine and Surgery. 1986;1:144.
29. Bell FW, Klausner JS, Hayden DW, Feeney DA, Johnston SD. Clinical and pathology features of prostatic adenocarcinoma in sexually intact dogs: 31 cases (1970-1987). Journal of the American Veterinary Medical Association. 1991;199:1623.
30. Kraft M, Brown HM, Leroy BE. Cytology of the canine prostate. Irish Veterinary Journal. 2008;61(5):320-4.
31. Powe JR, Canfield PJ, Martin PA. Evaluation of the cytologic diagnosis of canine prostatic disorders. Veterinary Clinical Pathology. 2004;33:150-4.
32. Zinkl JG. Cytology of the male reproductive tract. In: Cowell L, Tyler RD, Meinkoth JM. Diagnostic cytology and hematology of the dog and cat. 2. ed. St. Louis: Mosby; 1999.
33. Leroy BE, Northrup N. Prostate cancer in dogs: comparative and clinical aspects. The Veterinary Journal. 2009;2:149-62.
34. Kustritz MVR. Colletion of the tissue and culture samples from the canine reproductive tract. Theriogenology. 2006;66:567-74.
35. Threlfall WR, Chew DJ. Diagnosis and treatment of canine bacterial prostatitis. Supplement to Compendium on Continuing Education for the Practicing Veterinarian. 1999;21(12):73-87.
36. Papich MG, Reviere JE. Cloranfenicol e derivados, macrolíticos, lincosamidas e antimicrobianos diversos. In: Adams RH. Farmacologia e terapêutica em veterinária. 8. ed. Rio de Janeiro: Guanabara Koogan; 2003.
37. Vaden SL, Reviere JE. Penicilinas e antibióticos betalactâmicos. In: Adams RH. Farmacologia e terapêutica em veterinária. 8. ed. Rio de Janeiro: Guanabara Koogan; 2003.
38. Francey T. Prostatic diseases. In: Ettinger SJ; Feldman EC. Textbook of veterinary internal medicine. 7. ed. St. Louis: Saunders Elsevier; 2010.
39. Papich MG, Reviere JE. Fármacos antimicrobianos fluorquinolônicos. In: Adams RH. Farmacologia e terapêutica em veterinária. 8. ed. Rio de Janeiro: Guanabara Koogan; 2003.

170 Incontinência Urinária

Luciano Henrique Giovaninni, Douglas Segalla Caragelasco

Introdução

Define-se incontinência urinária como a perda involuntária de urina[1,2] em decorrência de diferentes causas, quer sejam comportamentais, endócrinas, infecciosas ou relacionadas com as funções de armazenamento (acarretando extravasamento) ou esvaziamento (ocasionando retenção) de urina, funções essas atribuídas à bexiga urinária e à uretra, ou ainda associadas a anormalidades anatômicas dessas estruturas ou dos ureteres. Assim, o diagnóstico acurado é importante para que a terapia adequada seja utilizada, pois mesmo nesses casos não há garantias de que o problema seja resolvido.[1,3,4] As causas mais comuns de incontinência urinária são a bexiga hiper-reflexiva (urge-incontinência) ou a incompetência do esfíncter uretral.[3,4]

Apesar de geralmente não acarretarem risco à vida, os casos de incontinência urinária em que o manejo terapêutico falha e o sintoma permanece são frustrantes ao proprietário, fazendo com que os pacientes acometidos sejam mantidos isolados no quintal ou mesmo que se solicite a eutanásia.[1] A incontinência urinária pode, ainda, estar associada às infecções do trato urinário, tanto inferior quanto superior, situações que merecem maior atenção devido à piora do prognóstico.

Anatomia do trato urinário inferior e fisiologia da micção

A bexiga urinária é constituída por duas partes: o corpo, que corresponde à maior porção cranial da bexiga, é onde se armazena a urina; o colo é a extensão caudal do corpo, que se afunila, direcionando-se à uretra.[5] Na porção posterior da bexiga, junto ao colo vesical, há o trígono vesical, cujo formato lembra o de um triângulo invertido, no qual o vértice inferior corresponderia ao orifício da bexiga que, a partir do colo vesical, passa para a uretra posterior, enquanto os dois ureteres, ao penetrarem na bexiga, corresponderiam aos dois vértices superiores do triângulo. Anatomicamente, o trígono pode ser identificado pela mucosa de aspecto liso, em contraste com o restante da mucosa vesical, que é pregueada.[6]

A bexiga urinária é predominantemente constituída por musculatura lisa, denominada musculatura detrusora ou músculo detrusor, cujas fibras se distribuem em todas as direções e fundem-se umas às outras, criando vias elétricas de baixa resistência. Isso favorece a propagação do potencial de ação por todo o músculo detrusor, causando a contração de toda a bexiga de uma só vez. Assim, o detrusor é o principal responsável pela contração que leva ao esvaziamento da bexiga.[6]

No colo vesical, o músculo detrusor se entrelaça com grande quantidade de tecido elástico. Graças a isso, a musculatura nessa região passa a ser denominada esfíncter uretral interno, cujo tônus faz com que o colo vesical e a uretra posterior não tenham urina, proporcionando o armazenamento de urina somente na bexiga urinária, sem que ocorra extravasamento.[6]

A uretra posterior projeta-se pelo diafragma urogenital, cuja camada muscular é denominada esfíncter externo da bexiga. Este é constituído por musculatura esquelética voluntária, o que permite o controle sobre o ato miccional, mesmo quando os controles involuntários estão atuando para esvaziar a bexiga.[6]

A micção é o processo pelo qual a bexiga urinária elimina a urina produzida pelos rins. A bexiga armazena urina progressivamente até que o seu acúmulo exerça a distensão do músculo detrusor, levando ao reflexo neurológico denominado reflexo de micção, desencadeando o desejo consciente de urinar.[2,7]

Desse modo, o armazenamento e a eliminação da urina dependem da atividade coordenada da musculatura, tanto estriada quanto lisa, da bexiga urinária, da uretra e dos esfíncteres vesical e uretral. A coordenação da atividade desses órgãos é mediada por um complexo circuito neural que envolve vias distribuídas pelo cérebro, medula espinal e sistema nervoso periférico,[5,8] constituído pela combinação da ação de inervações somáticas e autonômicas,[7,8] mediada por múltiplos neurotransmissores.[5]

Assim, a bexiga urinária e a uretra atuam como uma unidade funcional. Em condições normais, há uma relação de reciprocidade entre a atividade do músculo detrusor e a atividade no esfíncter uretral; por exemplo, durante a fase de armazenamento de urina, o músculo detrusor fica relaxado e o esfíncter uretral contraído, mantendo a continência.[8] As afecções do sistema nervoso, assim como fármacos, podem causar disfunções que se refletem na micção, comprometendo tanto a fase de armazenamento de urina quanto a de esvaziamento da bexiga.[8]

Os nervos que coordenam as funções de preenchimento e esvaziamento vesical são o pélvico, o pudendo e o hipogástrico[2,7] (Figura 170.1).

As porções sensoriais e motoras do nervo pélvico, que se originam da medula espinal sacral, do primeiro segmento (S1) até o terceiro segmento (S3), fornecem a inervação parassimpática para a bexiga, responsável, principalmente, pela contração do detrusor (esvaziamento da bexiga). A porção sensorial é responsável pela informação de enchimento da bexiga, atuando quando os receptores de distensão associados às fibras do músculo detrusor são ativados. A ação da porção motora dessa inervação parassimpática ocorre durante a fase de esvaziamento.[7] O músculo detrusor também recebe inervação simpática (beta-adrenérgica), via nervo hipogástrico, proveniente do primeiro ao quarto segmento da medula espinal lombar (L1-L4), sendo responsável pelo relaxamento muscular e pelo enchimento da bexiga. O esfíncter ureteral interno recebe inervação simpática (alfa-adrenérgica), via nervo hipogástrico, e as fibras sensoriais desse nervo detectam, principalmente, o grau de distensão da parede vesical. O esfíncter uretral externo recebe inervação somática, via nervo pudendo, proveniente de S1-S3.[5,10] Os sinais de distensão provenientes da uretra distal, transmitidos por esse nervo, são os principais

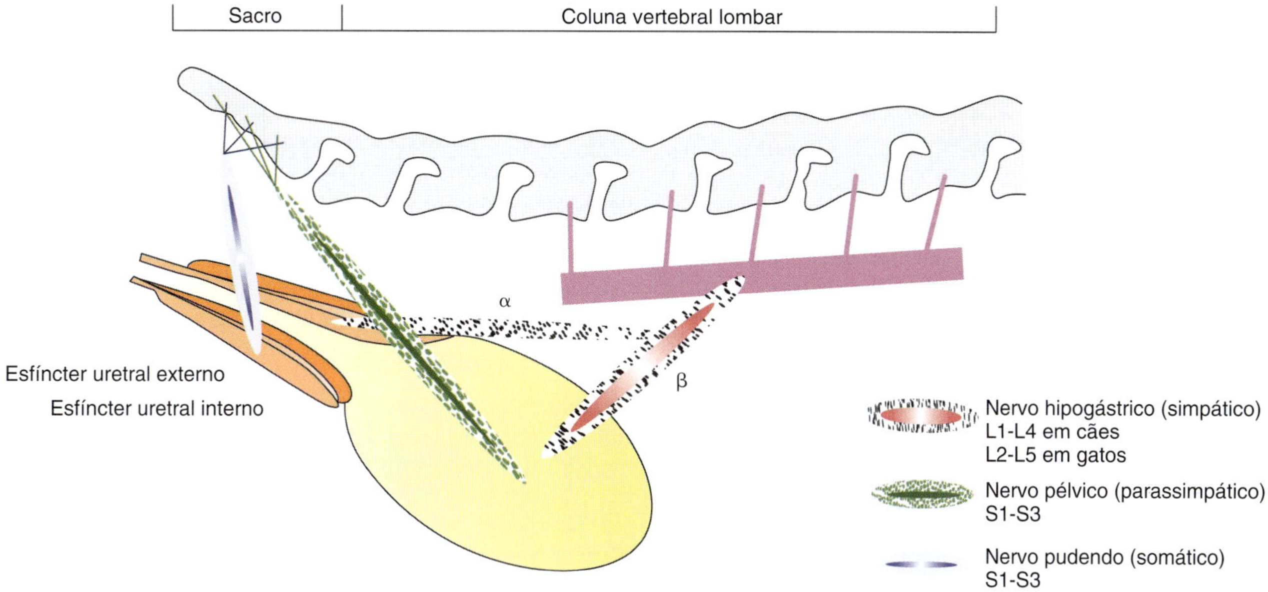

Figura 170.1 Inervação do trato urinário inferior. (Adaptada de Lane e Fischer.[9])

responsáveis pelos reflexos que favorecem o esvaziamento da bexiga e, em se tratando de fibras nervosas somáticas, exercem o controle voluntário desse esfíncter.[2,7] (Figura 170.1).

Assim sendo, quando a bexiga urinária se encontra cheia, os receptores de pressão do músculo detrusor enviam sinais sensoriais, os quais são conduzidos pelo nervo pélvico até os segmentos sacrais da medula espinal, retornando à bexiga pelas fibras parassimpáticas existentes nesse mesmo nervo.[7] Quando a pressão na bexiga atinge determinado patamar – em humanos, essa pressão é de 10 cmH_2O –, essa via aferente dispara o reflexo de fibras eferentes colinérgicas parassimpáticas do nervo pélvico e, depois, para o músculo detrusor, que se contrai. Isso eleva ainda mais a pressão e favorece a contração adicional, levando ao aumento abrupto da pressão dentro da bexiga e ao crescimento das descargas aferentes que, quando levadas aos centros corticais do cérebro, dão a sensação de plenitude vesical e da necessidade de urinar.[11]

Uma vez iniciado, o reflexo da micção é "autorregenerativo", isto é, a contração inicial da bexiga ativa ainda mais os receptores, ocasionando maior aumento dos impulsos sensoriais da bexiga e uretra posterior, determinando maior contração reflexa da bexiga. O ciclo repete-se várias vezes até que a bexiga alcance grau acentuado de contração. A seguir, caso não se proceda à micção, o reflexo começa a se esgotar e o ciclo regenerativo do reflexo de micção cessa, permitindo a rápida redução da contração vesical. Em outras palavras, o reflexo de micção é um só ciclo, que se inicia com a rápida e progressiva elevação da pressão, seguida por um período de pressão mantida e retornando à pressão tônica basal da bexiga. Assim, havendo o reflexo da micção sem ser acompanhado de esvaziamento da bexiga, o controle neurológico desse reflexo geralmente permanece em estado de inibição durante, pelo menos, alguns minutos, antes que ocorra outro reflexo de micção. Todavia, à medida que a bexiga fica mais cheia, o reflexo de micção ocorre com frequência e intensidade maiores.[4,7]

Quando o reflexo da micção é ativado, também ocorre o estímulo do nervo pudendo, o que inibe a contração do esfíncter uretral externo. Se essa inibição for mais potente que os sinais constritores voluntários, ocorrerá a micção.[7]

A micção é regulada, tanto voluntária quanto involuntariamente, pelas fibras eferentes dos centros superiores na ponte e no córtex cerebral (em especial o lobo frontal anterior).[11] Todavia, ainda mais importante é a micção voluntária poder ser iniciada pela contração dos músculos abdominais, o que aumenta a pressão da urina na bexiga, permitindo a entrada de urina no colo vesical e na uretra posterior, com consequente distensão dessas paredes. Isso causa a excitação dos receptores de estiramento, estimulando o reflexo de micção e, simultaneamente, inibindo o esfíncter uretral externo.[7]

A inervação, a densidade de receptores, sua distribuição na bexiga urinária e, principalmente, sua contratilidade podem mudar significativamente em períodos de alteração dos níveis hormonais, como puberdade, gravidez e anestro.[8]

Diagnóstico

Anamnese

É importante que se obtenha o histórico completo do animal, incluindo idade em que se realizou a castração, idade na qual se identificou a manifestação da incontinência urinária, antecedentes mórbidos (principalmente aqueles relacionados com os sistemas geniturinário e neurológico), histórico de trauma físico, terapias prévias (corticoides ou diuréticos) e uma descrição detalhada de como a incontinência urinária se manifesta. É importante questionar se a incontinência é contínua ou intermitente, se o animal apresenta micção consciente, se a incontinência ocorre quando o animal está em decúbito (deitado ou dormindo) ou quanto o animal está acordado e se locomovendo.[2,3]

Fatores como raça, porte e corte de cauda podem estar associados à incontinência urinária.[5] Raças como Old English Sheep Dog, Pinscher, Pastor-alemão, Boxer, Weimaraner, Rottweiler e Setter Irlandês parecem ser mais predispostas,[4] bem como cães com peso acima de 20 quilos ou que foram submetidos a caudectomia ou ovariossalpingo-histerectomia.[1]

Também é importante que se diferencie a incontinência urinária propriamente dita de polaciúria, poliúria ou periúria, uma vez que o proprietário pode se confundir no relato. Nesses casos, a afecção primária deve ser investigada.[1,3]

Exame físico

Um exame físico completo deve ser feito, com atenção particular aos sistemas geniturinário e neurológico.

Deve-se avaliar a micção do animal (postura ao urinar e características do jato de urina) e o volume residual de urina (sondagem uretral após a micção), que normalmente é de 0,2 a 0,4 mℓ/kg.[3] À palpação abdominal, a bexiga urinária deve ser avaliada, antes e após a micção, observando-se distensão, tônus e possibilidade de se estimular a micção.[2,3] Ao toque retal, deve-se avaliar a próstata, o tônus anal, a uretra pélvica e, se possível, a região do trígono vesical.[3]

Exames complementares

É importante a realização de hemograma, perfil sérico bioquímico e eletrolítico, exame de urina, urocultura e antibiograma, exames de imagem, bem como a mensuração da pressão arterial sistêmica. Esses exames permitirão a diferenciação das etiologias relacionadas com a incontinência urinária.[1-3]

Na maioria dos casos, o hemograma e os perfis séricos bioquímico e eletrolítico apresentam-se dentro dos limites normais. Entretanto, esses parâmetros são úteis na elucidação dos casos de incontinência urinária associados à manifestação clínica de poliúria e polidipsia, como insuficiência renal crônica, diabetes melito, hiperadrenocorticismo e hipercalcemia.[1,2]

A urocultura (qualitativa e quantitativa) pode apresentar evidências de infecção, assim como o exame de urina, que também pode sugerir afecções inflamatórias ou neoplásicas da bexiga urinária. Recomenda-se que, para a realização de urocultura, a urina seja colhida por cistocentese, exceto nos casos com distensão excessiva da bexiga urinária.[3]

O exame ultrassonográfico abdominal permite a obtenção de informações a respeito da espessura da parede, da regularidade da mucosa e do formato da bexiga urinária, bem como do formato e tamanho da próstata e dos linfonodos regionais, podendo evidenciar a presença de urólitos ou neoplasias. O exame radiográfico, simples e contrastado, permite a avaliação de possíveis anormalidades anatômicas das estruturas do trato urinário, bem como a presença de urólitos.[2]

Alguns autores recomendam a utilização de testes urodinâmicos, como cistometria e perfilometria por pressão uretral, que se baseiam na premissa de que, na manutenção da continência urinária, a pressão uretral tem de ser maior que a pressão intravesical durante a fase de armazenamento.[1] Entretanto, o valor diagnóstico desses testes em medicina veterinária ainda é questionável, necessitando-se de mais estudos e validação das técnicas.[1]

Etiologia

A integridade funcional e estrutural de todo o trato urinário é importante para a manutenção da continência urinária. Nos casos de incontinência, costuma-se observar o comprometimento da uretra, seja da musculatura lisa ou mucosa, da vascularização ou mesmo do tecido conjuntivo que a circunda. Entretanto, outras anormalidades, como a posição da bexiga urinária, da uretra ou dos ureteres,[1] bem como afecções que acarretem poliúria ou polaciúria,[3] também são fatores de risco. Há de se considerar também as afecções que acometem o sistema nervoso, acarretando comprometimento funcional da bexiga, da uretra e, consequentemente, incontinência urinária.

Deste modo, optamos por classificar a etiologia da incontinência urinária em neurogênica ou não neurogênica.

Causas neurogênicas

Incluem as afecções que acometem o neurônio motor inferior ou superior,[3] ou seja, os segmentos da medula espinal, lombar ou sacral e do nervo pélvico ou pudendo. Abrangem doenças do disco intervertebral, síndrome da cauda equina, luxação sacroilíaca, fratura ou luxação sacrococcígea e neoplasias.[2] Nesses casos, a bexiga urinária está repleta e a incontinência é contínua,[2,3] o que se manifesta quando a pressão intravesical excede a resistência uretral.[3]

Nos casos de incontinência urinária por causas neurogênicas, lesões ou déficits neurológicos serão identificados. Nas lesões do neurônio motor inferior (quinto corpo vertebral lombar ou abaixo), a bexiga urinária é facilmente esvaziada por compressão manual; já nos casos de lesões do neurônio motor superior (acima do quinto corpo vertebral lombar), o esvaziamento da bexiga urinária por compressão manual é difícil.[2,3]

Ao exame neurológico, deve-se avaliar o reflexo perineal pelo pinçamento da pele da região do períneo, que acarreta contração do esfíncter anal e ventroflexão da cauda, bem como o reflexo bulboespojoso (compressão do bulbo peniano ou vulvar, que leva à contração do esfíncter anal). Nos casos em que há comprometimento dos segmentos sacrais, nota-se a perda desses reflexos, evidenciando-se comprometimento do nervo pudendo.[2,3]

Há ainda a dissenergia reflexa (dissenergia detrusor-uretral), observada nos casos em que a contração detrusora ocorre na ausência do relaxamento dos esfíncteres uretrais. Essa causa é de difícil identificação, mas pode estar associada às lesões neurológicas. Nesses casos, o animal costuma eliminar a urina normalmente no início da micção, seguindo-se disúria, observada por interrupção do fluxo urinário. A eliminação de urina por compressão manual é difícil, mas a sondagem uretral é realizada com facilidade.

O tratamento e o prognóstico da incontinência urinária neurogênica dependerão da causa de base.[2]

Causas não neurogênicas

Esfíncter uretral incompetente

Também denominada incontinência urinária responsiva a reposição hormonal, a incontinência urinária de repouso é considerada a causa mais comum de incontinência não neurogênica em cães, acometendo principalmente fêmeas castradas de meia-idade (idade média de 8 anos).[2,3]

Nesses casos, a incontinência urinária costuma ser intermitente, manifestada quando o cão está deitado, em repouso ou dormindo.

Diferentes condições estruturais e fisiológicas podem contribuir para o desenvolvimento dessa condição. Aproximadamente 20% das cadelas castradas desenvolvem incontinência urinária durante a vida.[2,12] Destas, 75% manifestam o sintoma até 3 anos após a cirurgia.[13] Aventa-se que, com a remoção dos ovários, ocorre deficiência de estrógeno e consequente elevação crônica da secreção dos hormônios foliculoestimulante (FSH) e luteinizante (LH), os quais podem interferir na capacidade funcional do esfíncter uretral.[13,14] A deficiência de estrógeno, que também pode decorrer do envelhecimento, parece interferir no colágeno da bexiga urinária, bem como reduzir a quantidade e responsividade dos receptores alfa-adrenérgicos desse órgão, ou mesmo reduzir o tônus da musculatura uretral.[2]

Posicionamento ou morfologia anormal da bexiga urinária (Figura 170.2), uretra ou vagina, bem como obesidade, podem contribuir para a falha funcional desses órgãos e o desenvolvimento de manifesteções clínicas.[2,12]

Espasticidade aumentada (hiper-reflexia) do músculo detrusor

Essa condição caracteriza-se pela incapacidade de controlar a micção quando aumenta a vontade de urinar.[2,3] Decorre de processos infecciosos, neoplásicos ou de urolitíases, acarretando polaciúria, disúria, estrangúria, periúria e, eventualmente, hematúria.[1,3] No tratamento desses casos, é importante a identificação da afecção de base. A infecção bacteriana urinária é a causa mais comum em cães e a doença idiopática do trato urinário inferior é a causa mais comum em felinos.[2,3]

Defeitos congênitos

Ureter ectópico é uma das anormalidades congênitas que acarreta incontinência urinária. Predominante em cadelas,[3] a inserção ureteral de um ou dos dois ureteres não se faz no trígono vesical, levando à manifestação de gotejamento contínuo ou intermitente de urina.[2,15] A inserção ureteral atípica pode ocorrer no colo vesical, na uretra proximal, medial ou distal, na vagina ou no útero.[16]

O ureter ectópico pode ser classificado em extramural, caso no qual a inserção ocorre diretamente na uretra, na vagina ou no útero, e intramural, quando a inserção ocorre na bexiga urinária, em localização diferente do trígono.[16]

A causa específica do ureter ectópico permanece desconhecida. Entretanto, suspeita-se de envolvimento genético, pois pode-se observá-lo em mais de um caso de uma mesma ninhada, em diferentes raças de cães, assim como a transmissão familial.[16]

Incontinência urinária por gotejamento, contínuo ou intermitente, observada desde o nascimento ou a partir do desmame, é o sintoma mais descrito nos casos de ureter ectópico, embora a micção normal também possa ser observada.[3,16] A intensidade da incontinência urinária não pode ser considerada na identificação do tipo de ureter ectópico, nem quanto à localização, nem se é unilateral ou bilateral.[16]

Em geral, ao exame físico, não se identificam anormalidades, exceto pela possibilidade de pelame úmido, com dermatite secundária, na região perivulvar ou prepucial, decorrente do extravasamento de urina.[16]

O diagnóstico diferencial deve incluir anomalias estruturais ou funcionais do trato urinário inferior, como infecção do trato urinário, urolitíase, disfunções endócrinas, renais ou hepáticas e neoplasias, uma vez que a incontinência urinária em um paciente jovem não é suficiente para a confirmação do diagnóstico.[16]

Exame radiográfico simples e contrastado é recomendado para o diagnóstico de ureter ectópico (Figura 170.3). A radiografia simples fornece informações quanto a tamanho, formato e posicionamento de bexiga urinária e rins; a urografia excretora informa localização, tamanho e morfologia dos ureteres, bem como localização da inserção ureteral.[16]

A uretrocistoscopia permite a visibilização direta das estruturas do trato urinário inferior, como a mucosa da bexiga urinária, e a identificação do local de desembocadura dos orifícios ureterais, possibilitando diagnóstico e classificação mais precisos do ureter ectópico.[16] Entretanto, tal procedimento requer equipamento específico, seja cistoscópio rígido ou flexível, de acordo com o sexo e o tamanho do paciente. Além disso, há necessidade de profissional capacitado para o procedimento, o que resulta por encarecer, mas não inviabilizar, o procedimento.

Outras alterações congênitas associadas à incontinência urinária incluem estenoses vaginais, persistência do úraco, fístulas uretrorretais ou uretrovaginais e pseudo-hermafroditismo feminino.[3]

Obstrução uretral

Pode decorrer de processo anatômico ou funcional. A obstrução uretral funcional pode ser observada nos casos de prostatopatias, uretrites, edema uretral e espasmos do músculo uretral. Às vezes, a perfilometria de pressão uretral é necessária para a diferenciação da etiologia.[3] Em geral, a obstrução uretral anatômica decorre de neoplasias (uretrais ou de tecidos próximos) ou urolitíases, em cães, e de tampões uretrais em felinos.[3]

É importante salientar que, na persistência da obstrução uretral, levando à distensão contínua do detrusor, pode-se observar atonia vesical, com consequente diminuição da capacidade de contração detrusora.

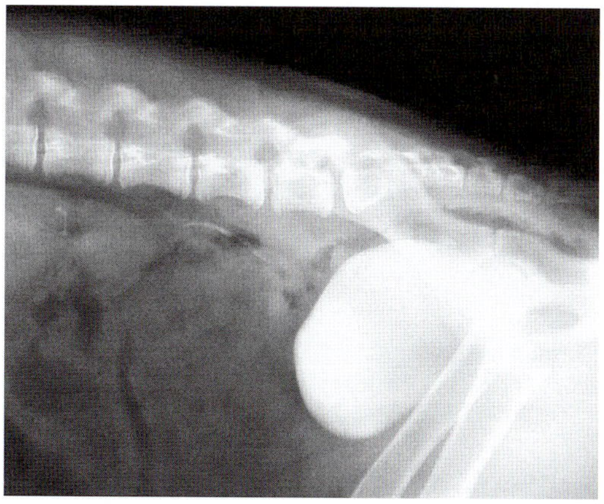

Figura 170.2 Bexiga urinária em posição na região pélvica de cão com incontinência urinária. (Gentilmente cedida por Jamie Williams, MS, DVM, Diplomate American College of Veterinary Radiology.)

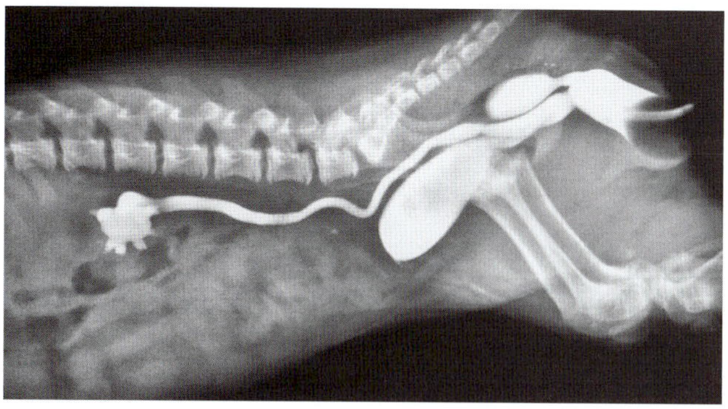

Figura 170.3 Ureter ectópico com hidroureter e hidronefrose em cadela com incontinência urinária. (Imagem gentilmente cedida por Jamie Williams, MS, DVM, Diplomate American College of Veterinary Radiology.)

Tratamento

A terapia (Quadro 170.1) objetiva o manejo da contratilidade da bexiga urinária, bem como do tônus do esfíncter uretral, para aumentá-los ou diminuí-los, ou seja, reduzir a retenção urinária (melhorar o esvaziamento) ou controlar a eliminação da urina (melhorar o armazenamento) – daí a importância de identificar, precisamente, a etiologia envolvida.

Nos casos em que se pretenda aumentar a contratilidade detrusora (diminuir a retenção urinária), é importante a redução prévia do tônus uretral, geralmente iniciando-se com medicamentos que causem o relaxamento da musculatura lisa, seguidos de medicamentos que relaxem a musculatura estriada uretral.[13]

A ação alfa-adrenérgica ocasiona o aumento do tônus da musculatura lisa da bexiga; contrariamente, o bloqueio dos receptores alfa-adrenérgicos relaxa essa musculatura. Medicamentos com ação α-antagonista podem acarretar hipotensão e sedação; por exemplo, prazosina[3,13] e derivados fenotiazídicos, como acepromazina.[13] A utilização de fenoxibenzamina também é recomendada pela literatura,[3,13] mas esse medicamento não está disponível em território brasileiro.

O relaxamento da musculatura estriada uretral pode ser obtido com a utilização de benzodiazepínicos, como diazepam[3,13] ou alprazolam,[13] que têm o emprego limitado devido ao efeito sedativo que apresentam. Como esses medicamentos exibem, quando administrados por via oral, duração de ação muito curta (em torno de 2 h), recomenda-se administrá-los por via oral, quando se pretender passear com o cão, o que favoreceria o relaxamento da musculatura estriada uretral e, consequentemente, da micção, no momento do passeio.[3,13] Para o relaxamento da musculatura estriada da uretra,

Quadro 170.1 Medicamentos utilizados na terapia da incontinência urinária, segundo mecanismos de ação e possíveis efeitos colaterais e contraindicações.

Medicamento	Mecanismo de ação	Possíveis efeitos colaterais e contraindicações	Dose
Favorecimento do relaxamento uretral			
Acepromazina	α-antagonista, relaxante da musculatura lisa	Hipotensão e sedação Evitar em casos de hipovolemia, convulsões, cardiopatia ou gestação	0,02 a 0,1 mg/kg IM ou IV, a cada 12 ou 24 h 0,5 a 2 mg/kg VO
Alprazolam	Relaxante da musculatura estriada (benzodiazepínico)	Sedação, excitação paradoxal Evitar em hepatopatas, nefropatas ou gestantes	0,125 a 0,25 mg VO, a cada 12 h, em felinos
Baclofeno	Relaxante da musculatura estriada	Letargia, alterações gastrentéricas, prurido Evitar em gestantes ou epilépticos	1 a 2 mg/kg VO, a cada 8 h, em cães Não recomendado para gatos
Dantroleno	Relaxante da musculatura estriada	Letargia, sedação, alterações gastrentéricas, hepatotoxicidade Evitar em cardiopatas, hepatopatas ou gestantes	1 a 5 mg/kg VO, a cada 8 ou 12 h, em cães 0,5 a 2 mg/kg VO, a cada 8 h, em felinos
Diazepam	Relaxante da musculatura estriada (benzodiazepínico)	Sedação, excitação paradoxal Para gatos (VO), pode causar necrose hepática Evitar em gestantes, nefropatas ou hepatopatas	2 a 10 mg VO, a cada 8 h, em cães 1 a 2,5 mg/kg VO, a cada 8 h, em felinos
Prazosina	α-antagonista, relaxante da musculatura lisa	Hipotensão, sialorreia, sedação, êmese, diarreia Evitar em gestantes, cardiopatas ou nefropatas	1 mg/15 kg VO, a cada 8 ou 12 h, em cães 0,25 a 0,5 mg VO, a cada 12 ou 24 h, em felinos
Favorecimento da contração detrusora			
Betanecol	Parassimpaticomimético	Sialorreia, êmese, diarreia e cólicas Evitar em casos de obstrução intestinal ou uretral, úlceras gastrintestinais, gestantes e epilepsia	5 a 25 mg VO, a cada 8 h, em cães 1,25 a 5 mg VO, a cada 8 h, em felinos
Cisaprida	Procinético Pode aumentar a liberação de acetilcolina	Diarreia, cólicas abdominais Evitar nos casos de obstrução intestinal ou gestantes e reduzir a dose na insuficiência hepática	0,5 mg/kg VO, a cada 8 h, em cães 1,25 a 5 mg VO, a cada 8 a 12 h, em felinos
Neostigmina	Anticolinesterásico (parassimpaticomimético indireto)	Náuseas, êmese, sialorreia, hipotensão, excitação Evitar em casos de obstrução intestinal ou uretral, epilépticos, gestantes e úlceras gastrintestinais	0,04 mg/kg, IM, a cada 6 h
Piridostigmina	Anticolinesterásico (parassimpaticomimético indireto)	Náuseas, êmese, diarreia, sialorreia, hipotensão, letargia Evitar em gestantes, lactantes, epilépticos e casos de obstrução intestinal ou uretral	1 a 3 mg/kg VO, a cada 8 ou 12 h
Propranolol	Betabloqueador	Bradicardia, arritmias, letargia, hipotensão, convulsões Evitar em gestantes	0,2 a 1 mg/kg, VO, a cada 8 h
Aumento do tônus uretral			
Cipionato de testosterona	Hormônio reprodutivo. Pode ser utilizado na terapia da incontinência urinária por insuficiência do esfíncter uretral em machos	Prostatomegalia, adenomas perianais, agressividade Evitar em cadiopatas, nefropatas e hepatopatas	1 a 2,2 mg/kg, IM, a cada 30 ou 60 dias, em cães
Deslorrelina	Análogo de GnRH. Atua na hipófise, reduzindo a síntese e secreção de FSH e LH, melhorando a capacidade funcional da uretra, nos casos de incontinência urinária por incapacidade uretral	Não demonstrou efeitos colaterais a curto prazo	5 a 10 mg por cão
Efedrina	Agonista alfa-adrenérgico	Hipertensão arterial, inquietação, irritabilidade, agressividade, taquicardia, pressão intraocular aumentada, glicogenólise hepática, anorexia. Evitar em cardiopatas, gestantes, lactantes, portadores de diabetes melito e hipertensão	1 a 2 mg/kg, VO, a cada 8 h, em cães 2 a 4 mg/kg, VO, a cada 8 h, em felinos

(Continua)

Quadro 170.1 Medicamentos utilizados na terapia da incontinência urinária, segundo mecanismos de ação e possíveis efeitos colaterais e contraindicações. (*Continuação*)

Medicamento	Mecanismo de ação	Possíveis efeitos colaterais e contraindicações	Dose
Leuprolida	Análogo de GnRH. Atua na hipófise, reduzindo a síntese e secreção de FSH e LH, melhorando a capacidade funcional da uretra, nos casos de incontinência urinária por incapacidade uretral	Não demonstrou efeitos colaterais a curto prazo Evitar em gestantes	11,25 mg por cão
Premarin®	Estrógenos conjugados, aumentam a capacidade funcional uretral por elevarem a responsividade dos receptores alfa-adrenérgicos Aumentam a vascularização uretral Particularmente eficazes no controle da incontinência urinária por incapacidade uretral	Mielossupressão, alopecia, alteração de comportamento e sinais de estro Evitar em machos, felinos e cadelas prenhes	0,02 mg/kg, VO, a cada 24 h, por 5 a 7 dias, então a cada 2 a 3 dias, conforme necessidade, em cães
Pseudoefedrina	Agonista alfa-adrenérgico	Como para efedrina	0,2 a 0,4 mg/kg, VO, a cada 8 ou 12 h, em cães
Favorecimento da complacência detrusora			
Oxibutinina	Anticolinérgico	Boca seca, ptialismo e alterações gastrintestinais, retenção urinária Evitar em casos de convulsão, glaucoma, obstrução gastrintestinal, nefropatia, hepatopatia, arritmias cardíacas ou hipertensão	0,5 a 1,25 mg, dose total, dividida a cada 8 ou 12 h VO, em cães de pequeno porte e felinos 2,5 a 3,75 mg, dose total, dividida a cada 8 ou 12 h VO, em cães de grande porte
Imipramina	Antidepressivo tricíclico, com efeito anticolinérgico, α e β-agonista	Boca seca, ptialismo e alterações gastrintestinais, retenção urinária, mielossupressão Evitar em casos de convulsão, glaucoma, obstrução gastrintestinal, gestação, nefropatia, hepatopatia ou arritmias cardíacas	5 a 15 mg, VO, a cada 12 h, em cães 2,5 a 5 mg, VO, a cada 12 h, em felinos
Amitriptilina	Antidepressivo tricíclico, com efeito anticolinérgico	Boca seca, ptialismo e alterações gastrintestinais, sedação, êmese, diarreia, convulsões Evitar em epilépticos, hepatopatas e portadores de ceratoconjuntivite seca, diabetes melito, glaucoma, arritmias cardíacas e tumores de adrenal	1 a 2 mg/kg, a cada 12 ou 24 h VO

FSH = hormônio foliculoestimulante; IM = intramuscular; IV = intravenosa; LH = hormônio luteinizante; VO = via oral.

pode-se recomendar dantroleno ou baclofeno, que também estão sujeitos à manifestação de diferentes efeitos colaterais.[13]

Nos casos de obstrução uretral, funcional ou anatômica, a terapia deve ser direcionada para a causa de base; entretanto, pode-se indicar a administração de medicamentos que favoreçam o relaxamento da musculatura uretral, lisa ou estriada.

O aumento da contratilidade detrusora se faz pelo estímulo parassimpático ou pela antagonização dos receptores β-adrenégicos (simpático). O estímulo parassimpático pode ser obtido pela utilização do betanecol, agente parassimpaticomimético cuja eficácia terapêutica ainda é questionável,[17] e pode estar associado à manifestação de sialorreia, êmese, diarreia e cólicas até 1 h após a administração.[3] A neostigmina e a piridostigmina são anticolinesterásicos que também aumentam a atividade parassimpática.

Como betabloqueador, pode-se utilizar o propranolol. Agentes procinéticos, como cisaprida, também podem estimular a contratilidade detrusora.[17]

Quando não se alcança a eficácia terapêutica medicamentosa e há retenção urinária, como nos casos de lesões medulares espinais, pode ser necessária a realização de compressão manual da bexiga ou cateterização uretral.[3,13] Nesses casos, é importante a realização periódica (inicialmente a cada 4 dias) de exames de urina e de urocultura, se houver evidências de infecção urinária.[3]

Nos casos em que o objetivo da terapia for a redução do extravasamento de urina (favorecer o armazenamento), a terapia deve ser direcionada para o aumento da resistência uretral e também para incrementar a função de armazenamento da bexiga urinária (acomodação detrusora).[13]

Para a melhora da função vesical de armazenamento, indicam-se os agentes anticolinérgicos; para o aumento da resistência uretral, podem ser administrados agonistas alfa-adrenérgicos ou hormônios reprodutivos, que também têm efeito sobre a continência urinária.[13]

Agentes anticolinérgicos são eficazes nos casos de bexiga hiper-reativa (urge-incontinência), geralmente notada nos casos de cães e gatos que eliminam urina em movimento.[3,13] Vale lembrar que, nesses casos, a terapia de alteração primária deve ter prioridade. Costuma-se usar oxibutinina, mas medicamentos como amitriptilina, imipramina e antidepressivos tricíclicos também apresentam efeitos anticolinérgicos. Os efeitos colaterais desse grupo de medicamentos incluem boca seca, ptialismo e alterações gastrintestinais.[13] A duloxetina, inibidora da recaptação de serotonina e norepinefrina, pode melhorar a atividade da musculatura estriada uretral e a capacidade vesical, tendo se mostrado eficaz na terapia de incontinência urinária por estresse em mulheres; contudo, não foi testada em cães e gatos.[13]

A abordagem terapêutica para aumento da resistência uretral é realizada nos casos de incompetência do esfíncter uretral, considerada a principal causa de incontinência urinária em cães. Agonistas alfa-adrenérgicos, como fenilpropanolamina, efedrina e pseudoefedrina, demonstraram aumentar o tônus uretral em 85%, 74% e 82% dos casos, respectivamente.[2] Entretanto, efeitos colaterais, como hipertensão arterial, inquietação, irritabilidade, agressividade, taquicardia, pressão intraocular aumentada, glicogenólise hepática e anorexia, são manifestações esperadas com a utilização desses medicamentos.[2,3,13,16] A utilização da fenilpropanolamina está proibida em território brasileiro (Anvisa, Resolução nº 96, de 08/11/00); a efedrina e a pseudoefedrina têm a utilização controlada (Anvisa, Resolução nº 63, de 27/09/07), por serem substâncias precursoras de entorpecentes e/ou psicotrópicos.

Outra opção terapêutica com o objetivo de elevar a resistência uretral é a reposição de estrógenos, os quais aumentam a responsividade dos receptores alfa-adrenérgicos e a vascularização uretral. A reposição hormonal é particularmente eficaz no controle da incontinência urinária de cadelas castradas.[13] Além disso, atua por *feedback* negativo na hipófise, diminuindo as concentrações séricas de FSH e LH, melhorando a capacidade funcional da uretra.[12] Os efeitos colaterais esperados incluem supressão da medula óssea, alopecia, alteração de comportamento e sinais de estro.[2,13,18] A utilização de estrógenos deve ser evitada em cães e cadelas que apresentem histórico ou predisposição racial para o desenvolvimento de doenças imunomediadas, e não é bem tolerada pelos felinos.[12] Cerca de 80% dos cães tratados com estrógenos são responsivos e apresentam algum tipo de melhora.[17,19]

O dietilestilbestrol, análogo sintético do estrógeno, é citado como opção terapêutica pela literatura mundial, com bons resultados relatados.[2,3,13,18] Entretanto, esse medicamento não está disponível no Brasil.

Os estrógenos conjugados (Premarin®) também são recomendados, apresentando resultados satisfatórios. Pode ocorrer indução da supressão da medula óssea; assim, o proprietário deve ser informado antes da instituição da terapia.[13] Indica-se também o monitoramento da terapia com a realização de hemogramas seriados.

O cipionato de estradiol (E.C.P®) apresenta alto potencial de indução de supressão de medula óssea; por isso, não é recomendado na terapia da incontinência urinária.[13]

Cipionato de testosterona e metiltestosterona também são citados para utilização em cães machos, relatando-se poucos efeitos colaterais, dentre os quais o aumento prostático.[2] Assim, esses medicamentos não devem ser utilizados na terapia da incontinência urinária por insuficiência do esfíncter uretral em machos que foram castrados devido a doenças responsivas à testosterona, como hiperplasia prostática benigna ou adenomas perianais.[12] Em virtude do efeito anabólico, a utilização desse medicamento é controlada no Brasil, o que dificulta sua utilização na prática clínica.

A terapia com análogos do hormônio liberador de gonadotrofina (GnRH – leuprolida e deslorrelina), que atuam na hipófise, reduzindo a síntese e secreção de FSH e LH e melhorando a capacidade funcional da uretra, tem se mostrado uma alternativa interessante para os casos de incontinência urinária por incapacidade uretral,[12,13] não tendo mostrado efeitos colaterais a curto prazo.[13]

É importante ressaltar que, caso haja melhora do quadro clínico, ela só permanecerá durante a terapia. Considerando-se a possibilidade de efeitos colaterais dos medicamentos ao longo da terapia, o proprietário deve estar ciente de que não haverá cura completa, mas sim o controle, na medida do possível.

A literatura apresenta sugestões para pacientes com incompetência uretral que não respondem à terapia farmacológica; por exemplo, injeção periuretral de colágeno por uretroscopia, que apresentou resultados satisfatórios em alguns casos.[1,18] Para a terapia do ureter ectópico, o procedimento de eleição é o cirúrgico, valendo-se da possibilidade de utilização de injeção de colágeno por uretroscopia em alguns casos.[1]

Nos casos de incontinência urinária de repouso em que a terapia medicamentosa não for satisfatória ou em que a terapia com agonistas alfa-adrenérgicos ou estrógenos esteja associada a efeitos colaterais, pode-se optar pela colpossuspensão quando for constatada alteração da posição da bexiga urinária, cujo objetivo é o reposicionamento do trato urinário inferior, na região intra-abdominal. Isso tenderia a aumentar a força de oclusão no colo da bexiga urinária e controlar a incontinência urinária, em virtude do posicionamento do colo da bexiga em uma região de maior pressão.[20] O reposicionamento da bexiga urinária em sua região anatômica característica melhorou a função uretral em 90% dos animais; houve remissão dos sintomas em 50% e os outros 40% apresentaram diminuição da intensidade e frequência da incontinência.[14,21-24]

Referências

1. Byron JK, Chew DJ, McLoughlin MA. Urinary incontinence: treatment with injectable bulking agents. In: Bonagura JD, Twedt DC. Kirk's current veterinary therapy. 14. ed. St Louis: Saunders Elsevier; 2009.
2. Adams LG, Syme HM. Canine uretral and lower urinary tract diseases In: Ettinger SJ, Feldman EC. Textbook of veterinary internal medicine. 6. ed. St. Louis: Elsevier Saunders; 2005.
3. Grauer FG. Distúrbios da micção. In: Nelson RW, Couto CG. Manual de medicina interna de pequenos animais. Rio de Janeiro: Elsevier; 2006.
4. Noel S, Claeys S, Hamaide A. Acquired urinary incontinence in the bitch: Update and perspectives from human medicine. Part 1: The bladder component, pathophysiology and medical treatment. The Veterinary Journal. 2010;186:10-7.
5. Fowler CJ, Griffiths D, Groat WC. The neural control of micturition. Nature Reviews Neuroscience. 2008;9:453-66.
6. Cunningham JG, Klein BG. Tratado de fisiologia veterinária. 4. ed. São Paulo: Elsevier; 2008.
7. Guyton AC. Tratado de fisiologia médica. 9. ed. Rio de Janeiro: Guanabara; 1997.
8. Andersson K, Wein AL. Pharmacology of the lower urinary tract: basis for current and future treatments of urinary incontinence. Pharmacological Reviews. 2004;56:581-631.
9. Lane FI, Fischer JR. Urinary incontinence: medical management. In: Proceedings of the American College of Veterinary Internal Medicine Forum. Denver; 2011.
10. Claeys S, Noel S, Hamaide A. Acquired urinary incontinence in the bitch: Update and perspectives from human medicine. Part 3: The urethral component and surgical treatment. The Veterinary Journal. 2010;186:25-31.
11. Johnson LR. Fundamentos de fisiologia médica. 2. ed. Rio de Janeiro: Guanabara; 2000.
12. Reichler IM, Jochle W, Piche CA, Roos M, Arnold S. Effect of a long acting GnRH analogue or placebo on plasma LH/FSH, urethral pressure profiles and clinical signs of urinary incontinence due to Sphincter mechanism incompetence in bitches. Theriogenology. 2006;66:1227-36.
13. Lane IF, Westropp JL. Urinary incontinence and micturition disorders: pharmacologic management. In: Bonagura JD, Twedt DC. Kirk's current veterinary therapy. 14. ed. St Louis: Saunders Elsevier; 2009.
14. Reichler IM, Hubler M, Jochle W, Trigg TE, Piche CA, Arnold S. The effect of GnRH analogs on urinary incontinence after ablation of the ovaries in dogs. Theriogenology. 2003;60:1207-16.
15. Ling Wang G, Banie L, Ning H, Shindel AW, Fandel TM, Lue TF *et al.* Treatment of stress urinary incontinence with adipose tissue-derived stem cells. Cytotherapy. 2010;12:88-95.
16. McLoughlin MA, Chew DJ. Diagnosis and surgical management of ectopic ureters. Clinical Techniques in Small Ammal Practice. 2000;15:17-24.
17. Janszen BPM, Van Laar PH, Bergman JGHE. Treatment of urinary incontinence in the bitch: a pilot field study with Incurin®. Veterinary Quarterly. 1997;19(1):S42.
18. Barth A *et al.* Evaluation of long-term effects of endoscopy injection of collagen into the urethras submucosa for treatment of urethral sphincter incompetence in female dogs: 40 cases (1993-2000). Journal of American Veterinary Medical Association. 2005;226:73-6.
19. Mandigers PJJ, Nell T. Treatment of bitches with acquired urinary incontinence with oestriol. The Veterinary Record. 2001;149:764-7.
20. Rawlings C, Barsanti JA, Mahaffey MB, Bement S. Evaluation of colposuspension for treatment of incontinence in spayed female dogs. Journal of American Veterinary Medical Association. 2001;219:770-5.
21. Holt PE. Long-term evaluation of colposuspension in the treatment of urinary incontinence due to incompetence of the urethral sphincter mechanism in the bitch. The Veterinary Record. 1990;127:537-42.
22. Holt PE. Urinary incontinence in the bitch due to sphincter mechanism incompetence: surgical treatment. Journal of Small Animal Practice. 1985;26:237-46.
23. Rawlings C. Colposuspension as a treatment for urinary incontinence in spayed dogs. Journal of the American Animal Hospital Association. 2002;38:107-10.
24. Rawlings C, Mahaffey MB, Chernosky A, Huzella L. Immediate urodynamic and anatomic response to colposuspension in female Beagles. American Journal of Veterinary Research. 2000;61(11):1353-7.

Parte 18

Doenças do Sistema Genital e Reprodutor

Clair Motos de Oliveira

171 Importância da Anamnese, do Exame Físico e dos Procedimentos Diagnósticos em Ginecologia e Obstetrícia Veterinária

Clair Motos de Oliveira

Introdução

O diagnóstico médico envolve três elementos básicos: a história obtida do "paciente", os sinais observados no exame físico e os resultados da investigação complementar. Uma abordagem que integre os três elementos para um diagnóstico acurado é fundamental. Embora o "paciente" do médico-veterinário seja o animal, é importante o estabelecimento da relação entre o profissional e o proprietário do animal, outro elemento importante no processo de diagnóstico e tratamento médico. Essa relação deve ser baseada no conhecimento e na habilidade de comunicação entre as pessoas, assim como no respeito aos padrões éticos que determinam a conduta dos participantes dessa relação.

Anamnese

Etimologicamente, a palavra anamnese vem do grego *anamnesis* e significa recordar.[1] A anamnese, na prática clínica, consiste na rememoração dos eventos pregressos relacionados com a saúde e na identificação das manifestações atuais, no intuito principal de fazer entender, com a maior precisão possível, a história da doença atual que traz o "paciente" à consulta. A anamnese mantém a posição de ser a mais importante fonte de informação.[2] Enganam-se os que insistem em buscar o diagnóstico essencialmente no exame físico ou, pior ainda, baseando-se apenas nos exames complementares. As informações obtidas pelo médico durante a anamnese não poderão ser obtidas de nenhuma outra fonte.[3] É frequente se observar a inquietante preocupação dos iniciantes em medicina veterinária em fazer o exame físico antes de se preocuparem em obter uma boa anamnese que os irá nortear na pesquisa dos sinais físicos e orientar sobre quais exames complementares devem ser solicitados.[4]

A anamnese marca o primeiro contato do veterinário com o proprietário do animal, possibilita o registro das manifestações clínicas que motivaram a consulta, direciona para onde se deve fazer o exame físico mais detalhado e informa dados paralelos que são imprescindíveis à formulação do diagnóstico correto.[5] Na anamnese, o proprietário do animal toma parte ativa na consulta, fornecendo os dados espontaneamente. O médico, no entanto, precisa orientar tal informação, a fim de coletar os elementos realmente úteis, mas deve evitar interromper o relato, pois ao fazer isso pode obscurecer indícios importantes ou outros problemas que poderiam ter contribuído para as razões que motivaram a consulta.

Na anamnese é importante saber o que perguntar e como perguntar, deve-se adequar as perguntas para que o proprietário as entenda e responda corretamente, pois algumas vezes os termos técnicos não são compreendidos e este, por receio, acaba fornecendo informação incorreta. A organização e o registro dos dados obtidos relativos a anamnese, exame físico, dados laboratoriais, lista de problemas, elaboração do diagnóstico e evolução médica do "paciente" devem estar claramente anotados no prontuário do animal, para que todos tenham acesso a essas informações, quando necessário.

Com a finalidade de clareza nas informações e de estabelecer uma ordem na exposição dos diferentes fatos informados, é de praxe desenvolver-se a anamnese por etapas. A anamnese começa com a identificação e a "queixa principal", geralmente o sinal-chave para o diagnóstico, em torno do qual giram todas as informações complementares da história clínica. A seguir, inquire-se sobre a "história da doença atual" propriamente dita. A anamnese é complementada pelos "antecedentes fisiológicos, familiais, epidemiológicos e patológicos", que investigam fatos pretéritos ou presentes do "paciente", precursores da enfermidade ou a sua ligação com a doença atual.

Etapas da anamnese

Identificação

Os principais elementos da identificação na anamnese geral são: idade, raça, porte e procedência do animal.

O conhecimento da idade da fêmea forma o cenário para a queixa e a abordagem do caso. Evidentemente, os problemas e a abordagem variam nas diferentes fases da vida do animal (puberdade, adulto, idoso).

A raça é um dado importante, pois fatores anatômicos e algumas doenças são particularidades de determinadas raças.

A procedência do animal também pode ser um fator orientador quanto à possibilidade de doenças que poderão influenciar a gestação ou a fertilidade.

Queixa principal

Sucintamente, registrar o(s) motivo(s) que levou(aram) o proprietário do animal a procurar auxílio médico.

Após a anamnese geral, inicia-se o questionário especializado. A inter-relação de ginecologia e da obstetrícia é inegável na clínica diária. Assim, é preciso apurar o passado ginecológico e obstétrico da "paciente", pormenorizado a seguir.

História da doença atual

Consiste na descrição cronológica e organizada dos fatos que levaram o proprietário do animal a consultar o médico-veterinário, incluindo dados anteriores sobre a doença atual e tratamentos feitos previamente para o entendimento da evolução da doença.

História clínica pregressa

É importante conhecer a história de doença clínica no passado, principalmente se houver alguma endocrinopatia.

História cirúrgica

Inclui as operações, as datas em que foram realizadas e se houve complicações.

História familial

O histórico familial deve fazer parte da anamnese. Quando possível, deve incluir dados sobre os ancestrais mais próximos porque algumas doenças têm caráter genético.

Fármacos recebidos

O veterinário deve descrever todos os fármacos que foram ou estão sendo utilizados quando as manifestações começaram. É importante dar atenção ao uso de hormônios, corticoides e outros compostos que possam influenciar o sistema reprodutivo.

História ginecológica

Antecedentes do ciclo estral

Idade do primeiro estro, intervalo entre os ciclos, duração, volume e característica do corrimento, irregularidades e data do último estro são os dados a serem obrigatoriamente registrados na anamnese obstétrica e ginecológica. O ciclo estral tem início geralmente entre 6 e 12 meses de idade, em cadelas de portes pequeno e médio, e em até 24 meses de idade em algumas raças de porte grande. Nas gatas, entre 6 e 12 meses ou assim que alcançarem condição corporal de animal adulto. O intervalo varia de 3 a 12 meses nas cadelas e nas gatas depende de ovulação e fertilização (sem ovulação, 8 a 10 dias). Lembrar que no primeiro ciclo estral de cadelas a fase proestro pode ser longa e durar de 30 a 40 dias ou mais e que as cadelas idosas podem não mostrar sinais externos de estro, mas continuam ciclando.

Antecedentes sexuais

Os antecedentes sexuais são importantes, pois algumas doenças podem ser transmitidas sexualmente; alguns animais podem mostrar comportamento sexual diferente do esperado durante o ciclo estral. É preciso registrar se houve cobertura (monta natural ou não), corrimento genital atual ou não (quantidade, aspecto, período em que apareceu) ou alteração em glândulas mamárias (aumento, secreção, massa).

História obstétrica

No processo de obtenção da história obstétrica é importante documentar se a fêmea é nulípara ou não, a quantidade de gestações, partos, tipo de nascimento e quaisquer complicações.

Revisão de sistemas

É a última parte da história clínica, quando o examinador irá revisar todos os sinais específicos ligados aos diversos aparelhos, sistemas e regiões do corpo. Algum aspecto relevante não informado ou não valorizado na história da doença atual ou pregressa poderá aparecer na revisão de sistemas.

Exame físico

Avaliação geral

Como parte de qualquer exame, seja por um problema específico, um exame de rotina ou uma consulta de retorno por um problema diagnosticado anteriormente, é necessário pesar o animal, medir a temperatura corporal, observar as mucosas, verificar o estado de hidratação, edema, palpar os linfonodos e aferir a pressão arterial (dado importante, porém pouco avaliado). O exame do tórax deve incluir inspeção visual para detectar lesões cutâneas e assimetria dos movimentos. A ausculta e a percussão dos pulmões são importantes para excluir distúrbios pulmonares primários (principalmente em felinos). O exame do coração inclui percussão para determinar o tamanho e ausculta para detectar arritmias e/ou sopros relevantes.

Exame das glândulas mamárias

O exame das glândulas mamárias deve ser um componente rotineiro do exame físico. Embora não seja um exame realizado com frequência, essa avaliação deveria fazer parte do exame geral do animal, bem como ser ensinado ao proprietário como examinar as glândulas mamárias do animal, principalmente após o ciclo estral. Deve-se avaliar se há alteração cutânea, secreção mamilar, massas, nódulos ou sensibilidade.

Exame do abdome

A inspeção deve detectar irregularidades de contorno. A ausculta deve ser efetuada depois da inspeção, mas deve preceder a palpação porque esta pode alterar as características dessa região, mas fica dificultada por acuidade auditiva do examinador, espessura do panículo adiposo e quantidade de líquido. A palpação deve avaliar o animal em estação e em decúbito, mas fica restrita se o animal for muito obeso, agitado, sentir dor ou for bravo. A palpação de todo o abdome, de início suavemente e depois com mais firmeza, se houver necessidade, deve detectar rigidez, defesa voluntária, massas e hipersensibilidade. Uma área dolorida deve ser deixada por último e examinada durante a palpação profunda; caso contrário, todo o abdome contrai-se voluntariamente. A percussão deve ser feita para detectar existência de líquido.

Exame vaginal

A avaliação vaginal pode ser realizada por:

- Exame digital: sempre com luvas esterilizadas e lubrificadas, com *espéculo* (lubrificado e as valvas colocadas no sentido dorsal e ventral da vagina até o local desejado e, então, girado e aberto, minimizando o desconforto)
- Exame com vaginoscópio, também lubrificado: quando o exame digital vaginal não puder ser realizado, faz-se o exame pela via retal. É mais fácil avaliar algumas estruturas da região pélvica por exame digital retal.

Genitália externa

Deve ser examinada por inspeção e palpação. Deve ser avaliada quanto a tamanho, forma, consistência, ferimentos, cicatrizes e massas.

Procedimentos diagnósticos no consultório

Alguns procedimentos diagnósticos podem ser realizados no consultório, porque não exigem equipamentos complicados ou anestesia geral.

O espécime para cultura é obtido usando-se um aplicador com ponta de algodão estéril (*swab*) na área suspeita e, em seguida, transferindo-se o material suspeito para um meio de transporte ou cultura apropriado. Os laboratórios fornecem um *kit* pré-acondicionado.

O pH vaginal pode ser avaliado com fitas para medir pH. Em cadelas, durante o ciclo estral, o pH vaginal sofre modificações dependentes do hormônio circulante, sendo ácido por causa da ação estrogênica (proestro/estro) e neutro ou alcalino nas outras fases (diestro/anestro).[6,7]

A citologia vaginal pode ser utilizada para avaliar ação estrogênica, acompanhar resposta do epitélio a tratamentos hormonais, avaliar se há células sugestivas de neoplasias e infecções.[8,9]

A biopsia vulvar ou vaginal pode ser feita, com o uso de anestésico local, retirando-se uma amostra com um *punch* cutâneo, bisturi ou pinça para biopsia. Em geral, o sangramento discreto é controlado aplicando-se pressão no local, mas algumas vezes sutura pode ser necessária.

Outros procedimentos rotineiros devem ser considerados e incluem hemograma, quantidade de plaquetas, glicemia, exame de urina, urocultura e cariotipagem.

Outros exames específicos

Exames laboratoriais diagnósticos específicos podem ser indicados para algumas doenças, como brucelose, herpes-vírus, micoplasma, ureaplasma.[10-13]

Exames diagnósticos por imagem

Existem alguns procedimentos radiológicos comuns, que podem ser úteis ao diagnóstico das doenças pélvicas. As radiografias simples mostram lesões calcificadas e indicam outras massas pélvicas, que obscurecem ou deslocam as alças intestinais. O uso de contraste também está indicado para ajudar a delinear massas ou malformações pélvicas. Clister opaco, radiografias contrastadas do trato gastrintestinal, urografia excretora, cistografia e vaginograma também podem ser úteis na elucidação de massas ou malformações pélvicas.

A ultrassonografia registra ondas sonoras de alta frequência, à medida que se refletem das estruturas anatômicas. É um procedimento simples e indolor. Essa modalidade de exame é particularmente útil para os pacientes nos quais um exame abdominal e pélvico adequado é difícil. A ultrassonografia tem muitas indicações na área obstétrica e ginecológica e abrange o diagnóstico de gestação inicial, anormalidades da gestação, massas abdominais uterinas e pélvicas, tumores, cistos e folículos ovarianos.

A tomografia computadorizada TC é uma técnica de diagnóstico por imagem que fornece imagens bidimensionais com alta resolução. A TC registra imagens em corte transversal ao longo do corpo a intervalos muito curtos, de modo que é possível obter vários "cortes" do corpo.

Os contrastes podem ser administrados por via oral, intravenosa ou retal para delinear os sistemas gastrintestinal e urinário e ajudar a diferenciar essas estruturas dos órgãos reprodutivos pélvicos.

Concluindo, dos três elementos básicos, anamnese, exame físico e investigação complementar, a anamnese é, ainda hoje, considerada o elemento mais importante da clínica, havendo maior concordância do diagnóstico inicial obtido por meio de anamnese com o diagnóstico definitivo do que aquele feito principalmente com o exame físico e o laboratorial.[14,15] Esses dados não diminuem a importância de exame físico e dos exames complementares, mas ressaltam que anamnese, exame físico e investigação complementar têm limitações dependentes da etapa da investigação médica e do contexto clínico específico; entretanto, uma abordagem que integre os três elementos é importante para o diagnóstico correto.

Referências

1. Ramos JR. Anamnese. In: Semiotécnica da observação clínica. São Paulo: Sarvier; 1977a.
2. López M. Introdução ao diagnóstico clínico. In: López M, Laurentys-Medeiros J. Semiologia médica: as bases do diagnóstico clínico. 2. ed., Rio de Janeiro: Atheneu; 1986.
3. Schechter G, Godwin HA, Novack DH. Refocusing on history-taking skills during internal medicine training. Am J Med. 1996;101:210-6.
4. Sandller G. Costs of unnecessary tests. BMJ. 1979;2:21-4.
5. Sackett DL, Rennie D. The science of the art of the clinical examination. JAMA. 1992;19:2650-2.
6. Oliveira CM, Costa EO, Silva JAP. Flora aeróbica in fêmeas caninas hígidas durante o ciclo estral. Avaliação da sensibilidade aos antimicrobianos. Rev Bras Med Vet. 1998;20(2):78-84.
7. Oliveira CM, Costa EO, Silva JAP. O pH vaginal em fêmeas caninas hígidas durante o ciclo estral. Rev Bras Med Vet. 1998;20(1):32-4.
8. Olson PN, Thrall MA, Wykes PM *et al.* Vaginal cytology. Part I. A useful tool for staging the canine estrous cycle. Comp Cont Ed. 1984a; 6(4):288-97.
9. Olson PN, Thrall MA, Wykes PM *et al.* Vaginal cytology. Part II. Diagnosing canine reproductive disorders. Compend Contin Educ Pract Vet 1984b;6(4):385-90.
10. Escobar GI, Boeri EJ, Ayala SM *et al.* The feasibility of using antigens prepared with rough Brucella strains for diagnosis of canine brucellosis. Rev Argent Microbiol. 2010; Jan-Feb;42(1):35-40.
11. Smith KC. Herpesviral abortion in domestic animals. Vet J. 1997;153: 253-68.
12. L'Abee-Lund T M, Sørum H, Heiene R *et al.* Mycoplasma canis and urogenital disease in dogs in Norway. Vet Rec. 2003; 153:231-5.
13. Harasawa R, Imada Y, Kotani H *et al.* Ureaplasma canigenitalium SP. Nov., isolated from dogs. Int J Syst Bacteriol. 1993; 43(4):640-4.
14. Hampton JR, Harrison MJG, Mitchell JRA *et al.* Relative contributions of history-taking, physical examination, and laboratory investigation to diagnosis and management of medical outpatients. BMJ. 1975;2:486-9.
15. Roshan M, Rao AP. A study on relative contributions of the history, physical examination and investigations in making medical diagnosis. JAPI. 2000;48(8):771-5.

172 Radiologia do Sistema Genital e Reprodutor

Ana Carolina Brandão de Campos Fonseca Pinto,

Carla Aparecida Batista Lorigados

■ Introdução

O exame radiográfico é uma ferramenta diagnóstica que, ainda hoje, quando já se dispõe de outras ferramentas mais elaboradas e complexas, como a ultrassonografia, a tomografia computadorizada, a ressonância magnética e a medicina nuclear, apresenta excelente relação custo-benefício para avaliações panorâmicas, de triagem e complementares da cavidade abdominal. No que diz respeito ao sistema genital, atualmente a ultrassonografia é a modalidade de imagem que acaba por oferecer uma avaliação mais pormenorizada. Todavia existem afecções nas quais a radiografia contribuirá sobremaneira para o estabelecimento do diagnóstico definitivo.

Este capítulo tem como objetivo explorar e ilustrar a importância do exame radiográfico como ferramenta diagnóstica na avaliação do sistema genital das fêmeas e dos machos. O exame radiográfico primariamente possibilita a avaliação de radiopacidade, tamanho, forma, número e relação topográfica/localização dos órgãos abdominais. No entanto, vários órgãos que compõem o sistema genital, tanto das fêmeas como dos machos, não são individualizados pelo exame radiográfico simples, devido ao seu tamanho e/ou radiopacidade em relação às estruturas adjacentes. Por outro lado, quando cursam afecções que promovem o aumento de seu tamanho, alterações de sua forma, radiopacidade ou de sua localização, inclusive de órgãos adjacentes, o exame radiográfico acaba por incrementar o diagnóstico.

Antes que aspectos relacionados com as afecções passíveis de serem diagnosticadas pelos raios X sejam apresentados, vale ressaltar que para o exame ser explorado com todo o seu potencial, a qualidade técnica deve ser a ideal. A adequada qualidade técnica é aquela cuja seleção dos parâmetros tensão (kVp), corrente e tempo (mAs) no aparelho possibilite a obtenção de radiografias com baixo contraste e que, portanto, ofereçam maior quantidade de tonalidades de cinza na cavidade abdominal, propiciando melhor distinção entre as estruturas abdominais.[1]

O posicionamento do animal é um elemento fundamental para a obtenção de radiografias de qualidade diagnóstica. Centralizar a região meso-hipogástrica e evitar que os membros pélvicos estejam sobrepostos às áreas de pesquisa facilita muito a interpretação das imagens.

O preparo do paciente, sempre que possível, também é uma questão importante. Recomenda-se que o estômago, o cólon e o reto estejam vazios, evitando assim a superposição desses órgãos preenchidos por conteúdo em regiões de interesse para a avaliação radiográfica. Assim os animais devem ser submetidos a jejum prévio e, quando necessário, a enema para o esvaziamento do cólon e reto.[1] Existem situações nas quais técnicas simples e de custo acessível, como a de compressão abdominal, ou técnicas contrastadas do sistema urinário, como a urografia excretora, a uretrocistografia retrógrada, a cistografia e a vaginouretrografia retrógrada, complementam as informações do exame simples, de modo a possibilitar o estabelecimento do diagnóstico. Cabe ressaltar que essas técnicas contrastadas fazem uso de meios de contraste iodados e não causam artefatos na imagem ultrassonográfica, caso esta modalidade de exame seja realizada posteriormente.

■ Sistema genital e reprodutor feminino

Os órgãos que constituem o sistema genital e reprodutor feminino são os ovários, as tubas uterinas, o útero, a vagina, o vestíbulo e a vulva.

Nos carnívoros, o ovário, de formato arredondado ou ovalado, situa-se na extremidade de cada corno uterino. Topograficamente, localiza-se na região dorsal do abdome, caudal ao polo caudal dos rins. Não é possível avaliar esse órgão radiograficamente. Afecções que podem aumentar o seu volume, em casos de neoplasias ovarianas, podem ser suspeitadas com base em sua topografia e no deslocamento de órgãos adjacentes. Neoplasias ovarianas podem ocasionalmente conter áreas calcificadas. Há relatos de teratomas e teratocarcinomas ovarianos contendo fragmentos ósseos e dentes, identificados radiograficamente.[2] Muitas vezes, dependendo das proporções da formação, é muito difícil determinar seu órgão de origem. Deve-se ressaltar que a avaliação ultrassonográfica é a mais indicada para a avaliação dos ovários.

Na cadela e na gata, o útero é formado por um corpo e dois cornos uterinos. O corpo uterino é um segmento curto, localizado dorsal à bexiga urinária e ventral ao cólon descendente. O corpo se bifurca em dois cornos uterinos imediatamente craniais à bexiga urinária, e seguem de modo tubular, retilíneo e divergente, estendendo-se até a região mesogástrica do abdome. Em condições normais, o corpo e os cornos uterinos não são visualizados em radiografias simples.[2–4] A radiopacidade do útero normal não gravídico é a mesma dos segmentos intestinais, de tecidos moles, e não pode ser diferenciada radiograficamente. Seu diâmetro na cadela é metade do diâmetro de uma alça do intestino delgado (aproximadamente 1 cm).[2] Sua identificação só é possível com o aumento de volume do órgão, seja por condições mórbidas ou na gestação. A realização de radiografias abdominais sob compressão, utilizando-se pás, colheres de madeira ou balão de borracha preenchido com ar, pode ser de grande valia na tentativa de se isolar o órgão em questão (Figura 172.1).

O aspecto do útero gravídico em radiografias simples, ou seja, tamanho, formato e radiopacidade, são variáveis principalmente com o estágio da gestação. Na cadela, o aumento dos cornos uterinos pode ser identificado aproximadamente entre 30 e 35 dias após a fecundação.[5] Algumas vezes, aumentos localizados de formato esférico, correspondentes aos sacos gestacionais, podem ser identificados entre 30 e 40 dias de gestação.[5] A maneira mais comum de serem identificados é com aspecto tubular, radiopacidade de tecidos moles homogênea, detectados aproximadamente entre 38 e 45 dias de gestação.[5] A visibilização radiográfica da mineralização dos fetos é possível a partir de 41 dias de gestação[2] (Figura 172.2), embora aos 45 dias essa ossificação seja mais evidente[5] (Figuras 172.3 e 172.4). Os ossos do metacarpo e do metatarso são os últimos a sofrerem ossificação, por volta de 59 dias de gestação na espécie canina, indicando gestação quase a termo.[6] Na gata, o útero gravídico é detectado por radiografia aproximadamente entre 25 e 35 dias de gestação e a mineralização fetal, entre 35 e 45 dias.[7] A maneira mais precisa de se estimar a quantidade de fetos é a partir de radiografias, com mais de 45 dias na cadela[5] e entre 35 e 45 dias na gata.[7] A contagem da quantidade de fetos é realizada melhor identificando-se as calotas cranianas.

Embora o exame radiográfico não seja o de eleição para avaliar a viabilidade fetal, o bom alinhamento das estruturas ósseas do esqueleto axial e apendicular dos fetos (vértebras, costelas, membros e ossos do crânio) deve ser analisado para diferenciar um feto viável de um feto morto.[2-4] Em condições normais, o feto assume um posicionamento esticado ou ligeiramente curvado, dependendo da quantidade de fetos.

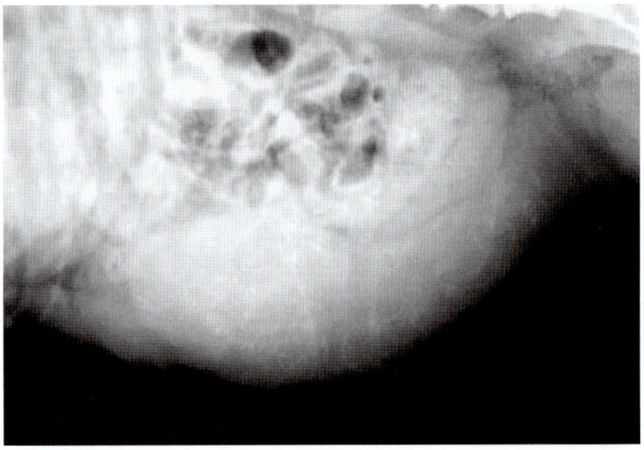

Figura 172.2 Radiografia da cavidade abdominal de um animal da espécie canina, fêmea, em projeção laterolateral, apresentando aumento das dimensões de cornos uterinos, nos quais se observa presença de fetos em estágio inicial de ossificação. (Cedida pelo Serviço de Diagnóstico por Imagem – HOVET, FMVZ/USP.)

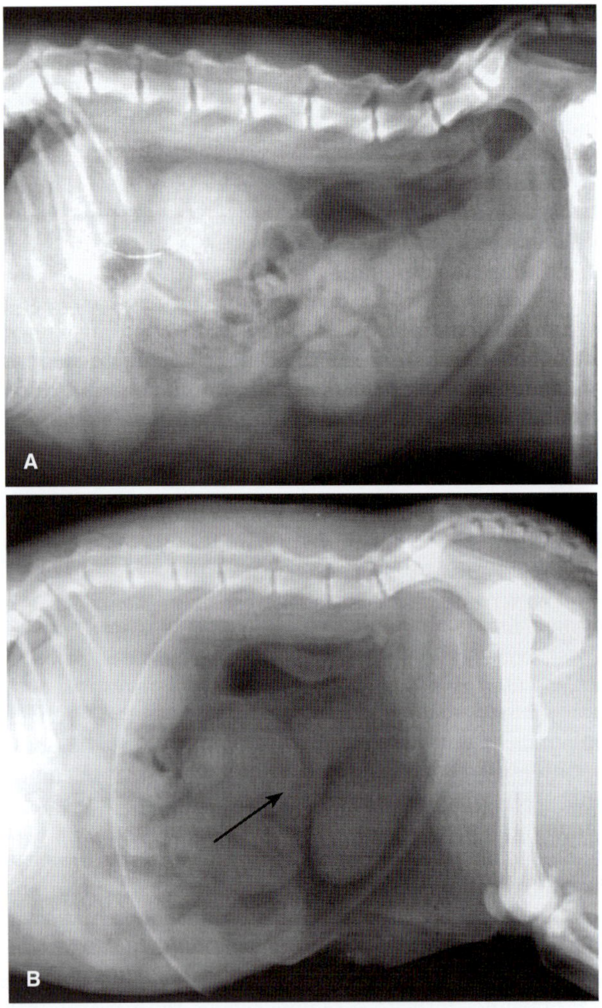

Figura 172.1 Radiografias da cavidade abdominal em projeção laterolateral de um animal da espécie canina, fêmea, sem (**A**) e com (**B**) a técnica de compressão abdominal. A compressão com o balão promove afastamento das estruturas abdominais e redução da sobreposição entre elas. Neste caso pôde-se comprovar o aumento do tamanho uterino (*seta*). (Cedida pelo Serviço de Diagnóstico por Imagem – HOVET, FMVZ/USP.)

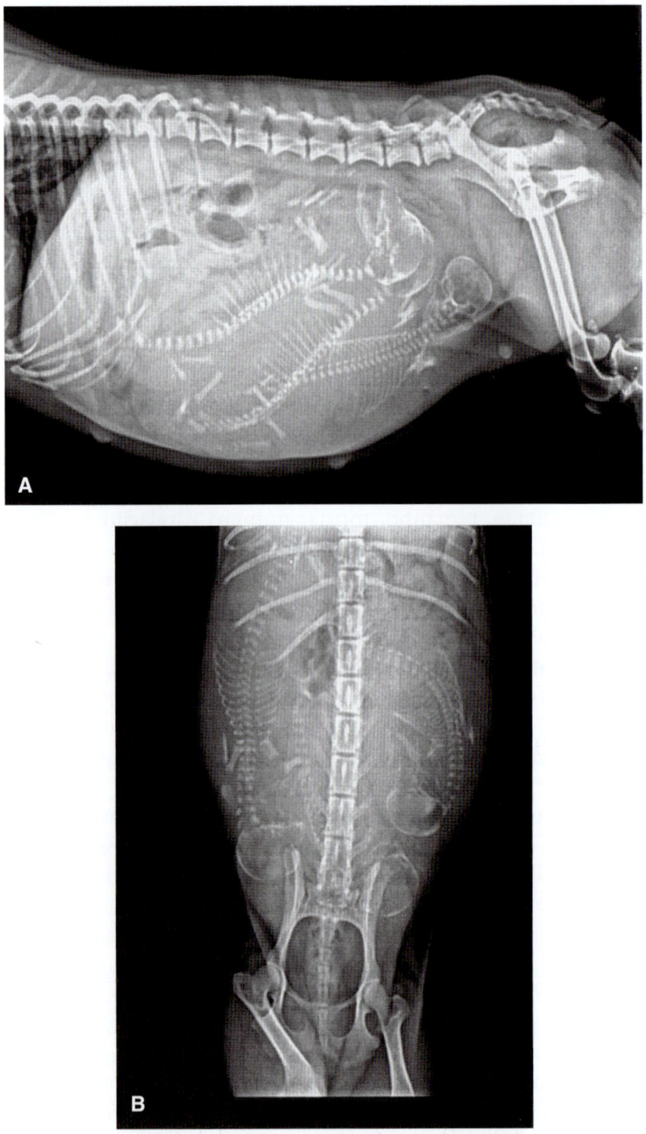

Figura 172.3 Radiografias da cavidade abdominal de um animal da espécie canina, fêmea, em projeções laterolateral (**A**) e ventrodorsal (**B**), nas quais se observam três fetos a termo. (Cedida pelo Serviço de Diagnóstico por Imagem – HOVET, FMVZ/USP.)

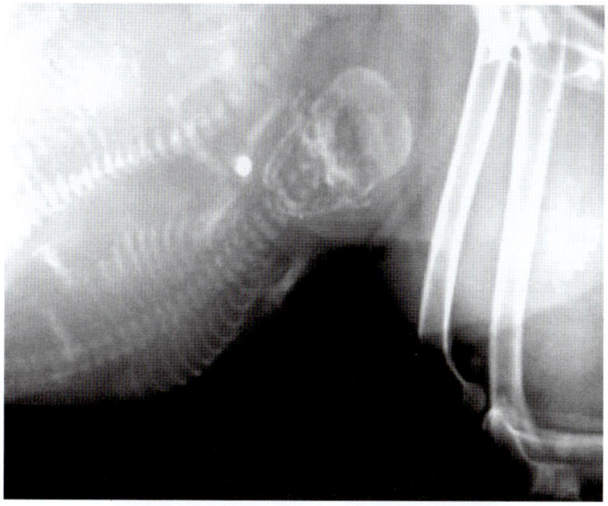

Figura 172.4 Radiografia da cavidade abdominal de um animal da espécie canina, fêmea, em projeção laterolateral aproximada, ilustra um feto a termo no qual se observam detalhes das estruturas ósseas, dentre elas os alvéolos dentários. (Cedida pelo Serviço de Diagnóstico por Imagem – HOVET, FMVZ/USP.)

Em casos precoces de morte fetal nenhuma alteração radiográfica será detectada. Contudo, em fases mais tardias, há várias alterações radiográficas que indicam morte fetal. O exame radiográfico tem relevância no estabelecimento das diferentes sequências de morte fetal, sendo possível a definição de fetos macerados, fetos enfisematosos e fetos mumificados.

A existência de gás no interior do útero (fisometra) e/ou do feto indica morte fetal.[2–4] Esse gás é proveniente da putrefação dos tecidos fetais e/ou de bactérias produtoras de gás e é denominado feto enfisematoso (Figura 172.5). Às vezes, ar livre na cavidade peritoneal (pneumoperitônio) pode estar associado a fetos enfisematosos, sendo um forte indicativo de ruptura uterina[3] (Figura 172.6).

O desalinhamento e a desestruturação do esqueleto fetal também são indicativos de morte fetal. Esse desalinhamento pode ser mais discreto, observando-se apenas sobreposição dos ossos da calota craniana (sinal de *Spalding*)[4] ou bastante acentuado, com estruturas ósseas fetais desorganizadas no interior do útero (Figuras 172.7 e 172.8). Essa última condição é conhecida como fetos macerados.

Fetos mumificados apresentam radiograficamente radiopacidade óssea mais elevada, acentuadamente curvados[2–4] (Figura 172.9). Podem estar localizados em topografia uterina ou fora do órgão (Figura 172.10). Pequenas rupturas uterinas podem ocorrer durante o parto e algum feto se deslocar para a cavidade peritoneal, ocorrer a reabsorção da parte orgânica e restar apenas a matriz óssea fetal. Algumas vezes, podem ser encontrados como um achado incidental.

Outra indicação do exame radiográfico na prática veterinária é na avaliação de retenção fetal após o término do trabalho de parto.[3] Uma única projeção laterolateral do abdome é suficiente para detectar se há ou não feto remanescente, embora não seja possível avaliar sua viabilidade.

É importante lembrar que a visibilização radiográfica de útero aumentado de volume, na ausência de mineralização fetal, pode indicar tanto uma gestação em seu curso inicial, como uma condição mórbida. Mais comumente, piometra, hemometra, mucometra, hidrometra, hiperplasia endometrial cística, torção uterina levam ao aumento difuso dos cornos uterinos e radiograficamente poderão ser identificados como

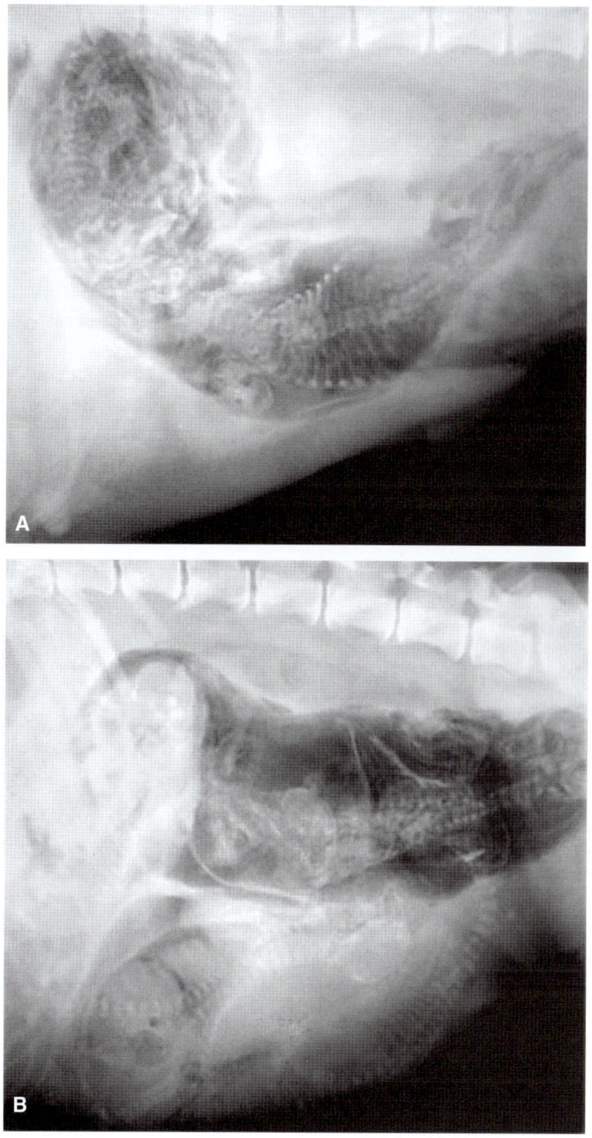

Figura 172.5 Radiografias da cavidade abdominal de dois animais da espécie canina, fêmeas, em projeção laterolateral, apresentam estruturas fetais envoltas por gás, caracterizando morte fetal (fetos enfisematosos). (Cedida pelo Serviço de Diagnóstico por Imagem – HOVET, FMVZ/USP.)

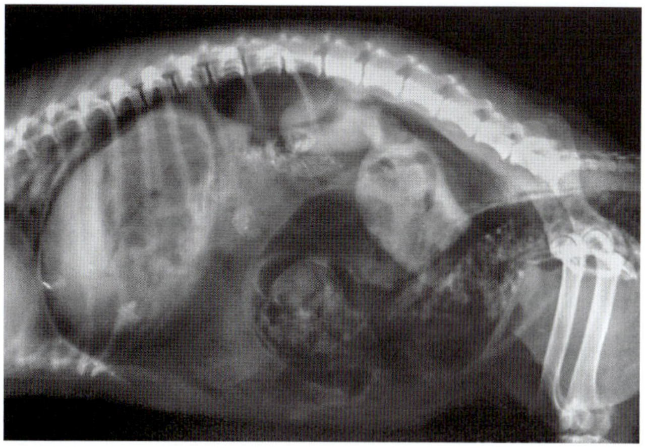

Figura 172.6 Radiografia do abdome de um animal da espécie canina, fêmea, em projeção laterolateral, mostra presença de gás no interior do corno uterino e do feto que se insinua no canal pélvico (feto enfisematoso). Há ar livre no espaço peritoneal (pneumoperitônio), indicando ruptura uterina. (Cedida pelo Serviço de Diagnóstico por Imagem – HOVET, FMVZ/USP.)

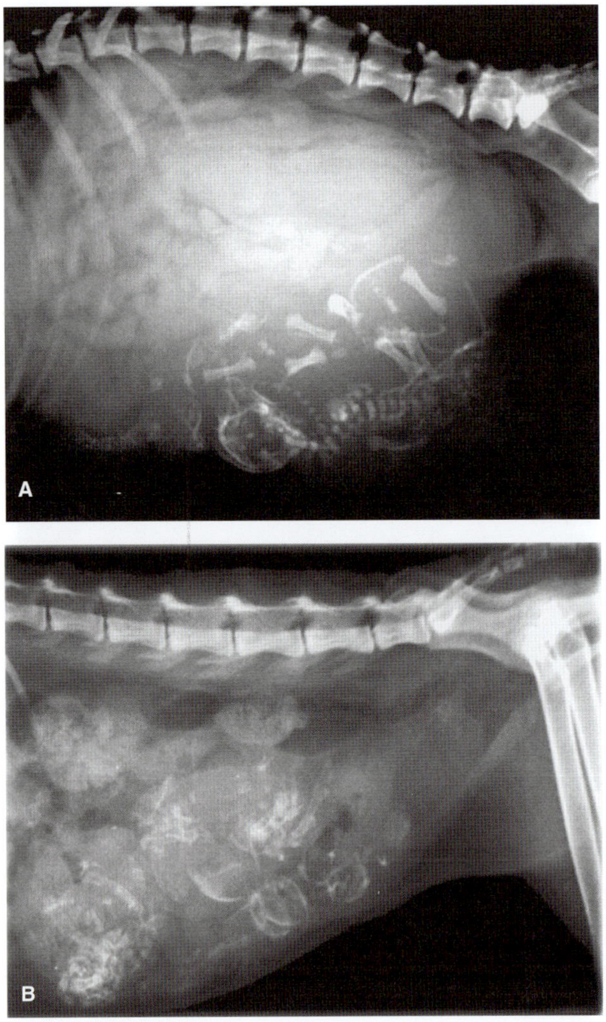

Figura 172.7 Radiografias da cavidade abdominal em projeção laterolateral, de duas fêmeas, uma da espécie canina (**A**) e uma da espécie felina (**B**), apresentando estruturas fetais desestruturadas, caracterizando morte fetal (fetos macerados). (Cedida pelo Serviço de Diagnóstico por Imagem – HOVET, FMVZ/USP.)

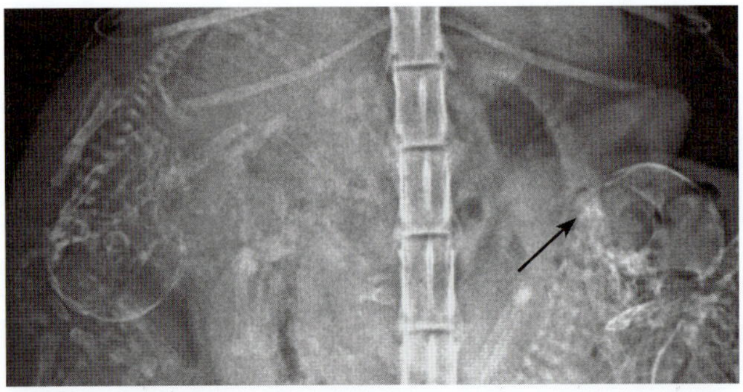

Figura 172.8 Radiografia magnificada da cavidade abdominal de um animal da espécie felina, em projeção ventrodorsal, na qual se observam fetos que apresentam sobreposição dos ossos da calota craniana – sinal de Spalding (*setas*), indicando morte fetal. (Cedida pelo Serviço de Diagnóstico por Imagem – HOVET, FMVZ/USP.)

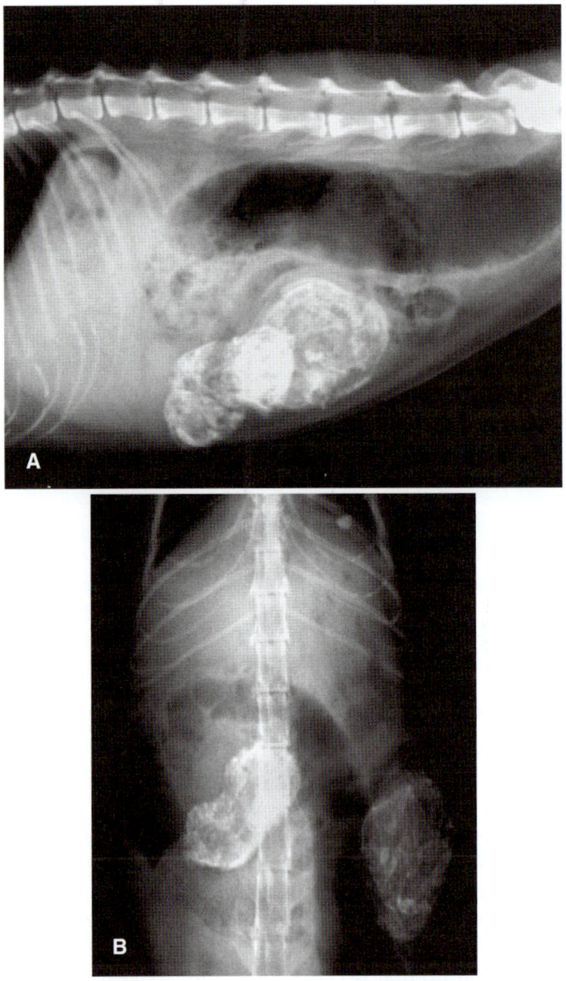

Figura 172.9 Radiografias em projeção laterolateral (**A**) e ventrodorsal (**B**) da cavidade abdominal de um animal da espécie felina, fêmea. Notam-se estruturas fetais encurvadas, de radiopacidade aumentada, caracterizando morte fetal (fetos mumificados). (Cedida pelo Serviço de Diagnóstico por Imagem – HOVET, FMVZ/USP.)

estruturas tubulares de radiopacidade de tecidos moles homogênea, de tamanho variável[2–4] (Figura 172.11). O aumento uterino localizado pode ser compatível com inúmeras doenças, incluindo neoplasias, piometra localizada, abscesso, granuloma de coto.[3] Radiograficamente, a piometra localizada pode mimetizar neoplasia uterina (Figura 172.12). De modo menos comum, o gás pode ser identificado no interior do útero, na piometra enfisematosa.[8]

O deslocamento do útero normal para conteúdos herniários[9,10] ou em eventrações não é comum. O ligamento largo do útero, embora propicie certa mobilidade ao órgão,[11] acaba limitando seu deslocamento. As fêmeas são mais predispostas a hérnias inguinais, pois seu canal inguinal é mais curto e mais largo que o dos machos. O deslocamento do útero aumentado de volume, seja por uma afecção ou gestação, para uma hérnia inguinal é um achado mais frequente[2] (Figura 172.13).

As causas associadas à distocia são variadas, podendo ser inerentes à mãe e/ou aos fetos. A utilização da radiografia para avaliar essa condição restringe-se à avaliação de apresentação fetal, tamanho dos fetos[3] e alterações relacionadas com o coxal que possam comprometer o canal pélvico, como fraturas antigas ou angústia pélvica, como sequela de doenças nutricionais.

Quanto à vagina, embora seja um órgão mais bem avaliado por meio de inspeção e de vaginoscopia, a vaginouretrografia retrógrada é um exame radiográfico contrastado que possibilita a visibilização dessa região. Em condições normais, a vagina, o vestíbulo e a uretra são preenchidos pelo meio de contraste iodado.[13] Ocasionalmente, o contraste pode preencher os cornos uterinos.[2] Ao ser preenchida pelo contraste,

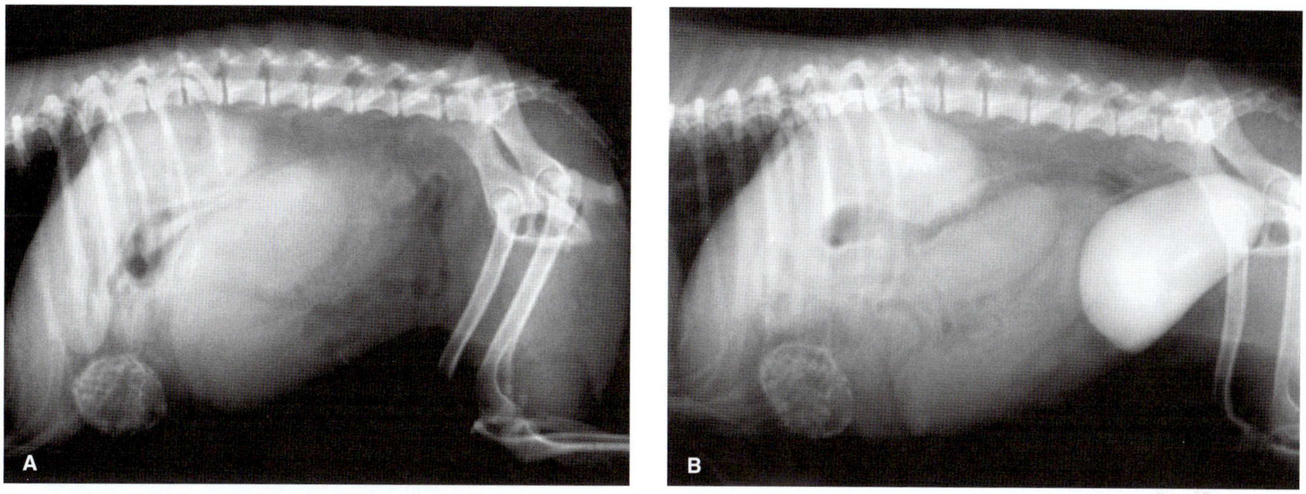

Figura 172.10 Radiografias convencionais da cavidade abdominal de um animal da espécie canina, fêmea, em projeção laterolateral, simples (**A**) e contrastada (**B**) – urografia excretora. Observa-se estrutura fetal livre na cavidade abdominal, encurvada, caracterizando morte fetal (feto mumificado). Os cornos uterinos encontram-se aumentados de volume, de radiopacidade homogênea de tecidos moles. (Cedida pelo Serviço de Diagnóstico por Imagem – HOVET, FMVZ/USP.)

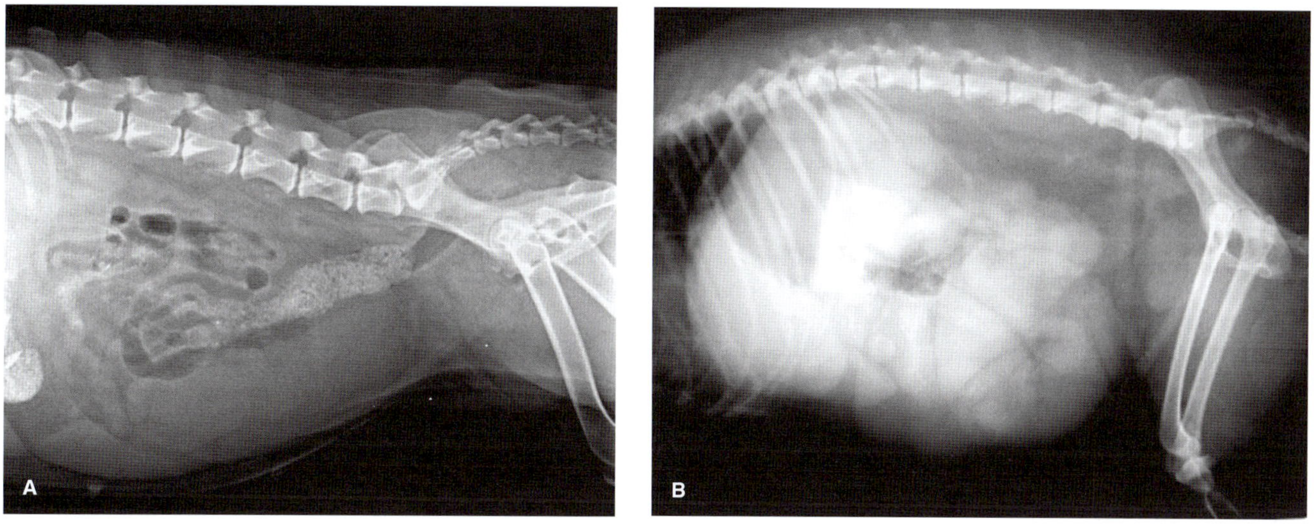

Figura 172.11 Radiografias da cavidade abdominal de dois animais da espécie canina, fêmeas, em projeção laterolateral, apresentando aumento das dimensões de cornos uterinos com radiopacidade homogênea de tecidos moles. (Cedida pelo Serviço de Diagnóstico por Imagem – HOVET, FMVZ/USP.)

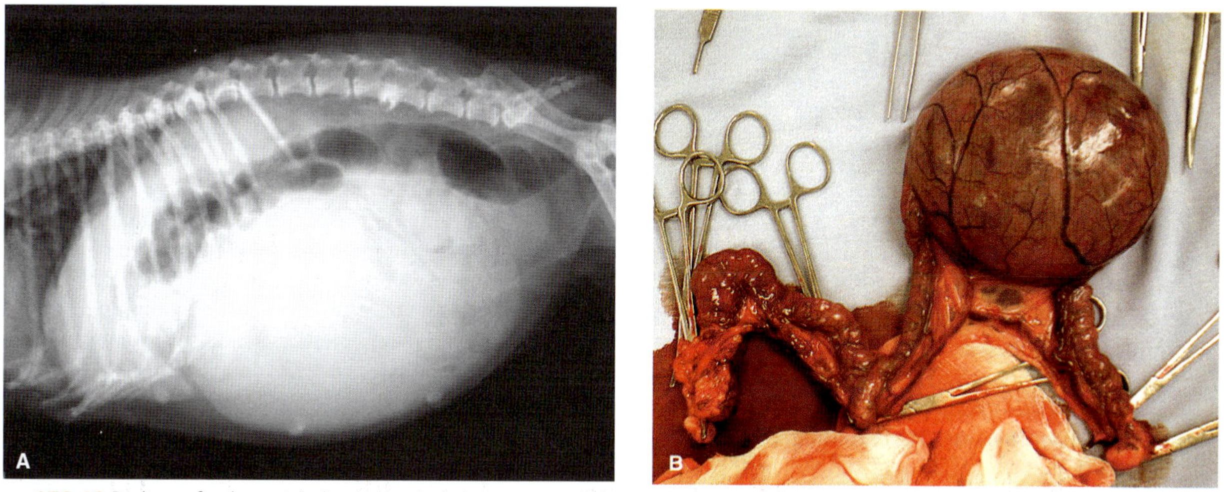

Figura 172.12 Radiografia da cavidade abdominal de um animal da espécie canina, fêmea, em projeção laterolateral. A imagem mostra uma grande formação de radiopacidade homogênea de tecidos moles, que desloca as alças intestinais cranial e dorsalmente (**A**). A formação observada ao exame radiográfico correspondia a uma piometra localizada (**B**). O animal foi submetido a exame ultrassonográfico antes do procedimento cirúrgico.

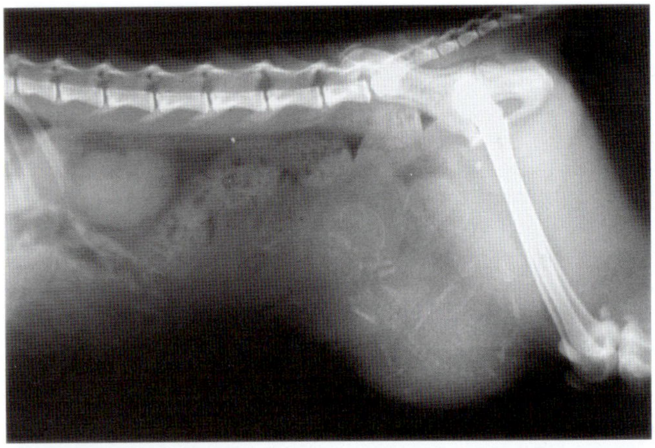

Figura 172.13 Radiografia da cavidade abdominal de um animal da espécie felina, fêmea, em projeção laterolateral, na qual se observam aumento de volume em região inguinal e estruturas fetais sobrepostas, caracterizando histerocele inguinal gravídica. (Cedida pelo Serviço de Diagnóstico por Imagem – HOVET, FMVZ/USP.)

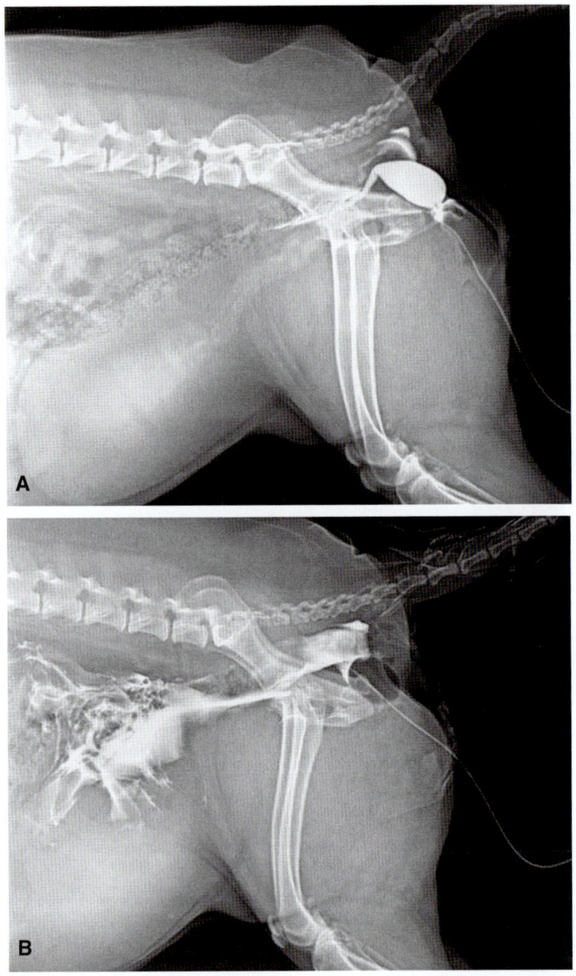

Figura 172.14 Radiografias contrastadas – vaginografia em projeção laterolateral da região caudal do abdome de uma fêmea da espécie canina, na qual se observa ruptura da vagina e extravasamento do contraste para a cavidade abdominal. (Cedida pelo Serviço de Diagnóstico por Imagem – HOVET, FMVZ/USP.)

a vagina se expande, apresentando formato fusiforme, com margens regulares, lisas, e discreto estreitamento pode ser observado na junção entre o vestíbulo e a vagina, cranial ao orifício uretral. Esse exame tem sido indicado no caso de massas vaginais, fístula retovaginal, estenoses, rupturas (Figura 172.14) e também na pesquisa de ureter ectópico, principalmente quando há a suspeita de inserção ureteral na vagina.[2–4]

O exame radiográfico também pode contribuir com o estabelecimento do diagnóstico das complicações pós-operatórias de cirurgias do trato genital como a ovariossalpingo-histerectomia (OSH), assim aderências, reações e formações de granulomas associados a fios cirúrgicos, infecções e suas repercussões podem ser observadas. Em casos mais graves em que se pode notar a ocorrência de fístulas na pele a fistulografia pode ser uma ferramenta importante na determinação do trajeto fistuloso e sua possível extensão para a cavidade abdominal.

Sistema genital e reprodutor dos machos

Atualmente, o potencial do exame radiográfico do sistema genital e reprodutor dos machos está especialmente relacionado com a possibilidade de avaliação panorâmica dos órgãos com ele relacionados e sua inter-relação com as estruturas adjacentes, que podem se apresentar também alteradas e aumentar o valor diagnóstico de alguns achados radiográficos.

Os órgãos que formam o sistema genital e reprodutor dos machos são os testículos, o epidídimo, o pênis e a as glândulas anexas. O cão tem as glândulas ampolares e a prostática, o gato tem a próstata, e as bulbouretrais são vestigiais.[11]

Os testículos e o epidídimo são avaliados melhor por exame ultrassonográfico. Todavia, o exame radiográfico também pode contribuir para a avaliação de machos que apresentem criptorquidismo uni ou bilateral com suspeita de transformação neoplásica desses testículos na cavidade abdominal pela observação de massa intra-abdominal de radiopacidade de tecidos moles no exame radiográfico.

A próstata nos carnívoros é bilobada, mais arredondada em sua região ventral e pouco mais achatada dorsalmente.[14] No cão, o segmento prostático da uretra atravessa a glândula em sua região central. Localiza-se imediatamente caudal à bexiga urinária e ventral ao cólon e reto. No gato, há uma longa porção da uretra entre o colo vesical e a próstata, a uretra pré-prostática, a uretra prostática não é completamente envolvida por essa glândula em sua região ventral.[14] A próstata no gato não é visibilizada em radiografias abdominais, devido ao seu pequeno tamanho.[14]

Radiograficamente, aspectos como tamanho, radiopacidade e posicionamento da próstata podem ser avaliados. Também a observação de proliferação periosteal nas últimas vértebras lombares e linfonodomegalias sublombares pode ser de grande valia, especialmente quando se suspeita de acometimento neoplásico da próstata.[15]

No cão, a próstata em condições normais apresenta-se em localização intrapélvica, de formato esférico, radiopacidade homogênea de tecidos moles e tamanho que pode ser bastante variável. Mensurar a próstata não é uma tarefa fácil, frente à grande variação de raças, idade, *status* reprodutivo.[14,15] Cães da raça Scottish Terrier podem apresentar uma glândula prostática até quatro vezes maior que outras raças de mesmo porte.[14] A próstata aumenta de volume com a idade, devido ao estímulo androgênico, em animais castrados normalmente ela tem um tamanho reduzido, podendo não ser identificada. Suas dimensões (comprimento e altura), nos cães não castrados, não devem ultrapassar em projeção laterolateral 70% da distância entre o púbis e o promontório do sacro,[16] e em projeção radiográfica ventrodorsal, 50% do diâmetro do canal pélvico.[15] Há autores que relatam que a mensuração do comprimento é um indicador melhor de prostatomegalia em relação à altura e que essa medida pode ser comparável àquela obtida por exame ultrassonográfico.[17]

Sua localização pode também variar em condições normais, dependendo da repleção da bexiga urinária. A próstata pode se deslocar cranialmente, quando a bexiga urinária está repleta (intra-abdominal), não devendo este achado ser confundido com prostatomegalia. Quando a bexiga está vazia, a próstata localiza-se mais caudalmente (intrapélvica).[14]

Aumentos de tamanho da glândula prostática podem representar hiperplasia prostática benigna, prostatite, abscesso, cisto, cisto paraprostático, neoplasia[15,18] (Figuras 172.15 e 172.16). O aumento do volume prostático pode ser simétrico (difuso) ou assimétrico (focal) ou uma combinação dos dois.[15] Embora isto não seja uma regra, aumentos simétricos estão mais relacionados com hipertrofia e prostatites, enquanto aumentos assimétricos estão associados a neoplasias, cistos ou abscessos.[15] A uretrografia retrógrada pode auxiliar a diferenciar esse aumento ao favorecer a visibilização do posicionamento da uretra prostática em relação à glândula, lembrando que na espécie canina e, em condições normais, sua posição é centralizada na glândula. Além disso, pode-se avaliar estenose ou irregularidades da superfície mucosa da uretra, que podem ser indicativas de processos inflamatórios ou invasão neoplásica,[15] principalmente quando associadas a aumentos de volume prostático. Deve-se diferenciar essa alteração de uma pequena irregularidade que pode ser observada normalmente na parede dorsal da uretra no centro da próstata, que representa o colículo seminal, região de inserção dos ductos deferentes.[14,15] O extravasamento do meio de contraste para os ductos prostáticos (Figura 172.17), algumas vezes, pode ser observado em animais com próstatas normais.[14,15] Contudo, a existência de cavidades preenchidas por contraste no interior do parênquima prostático não deve ser considerada normal, podendo representar lesões cavitárias associadas a cistos, abscessos ou neoplasias que se comunicam com a uretra prostá-

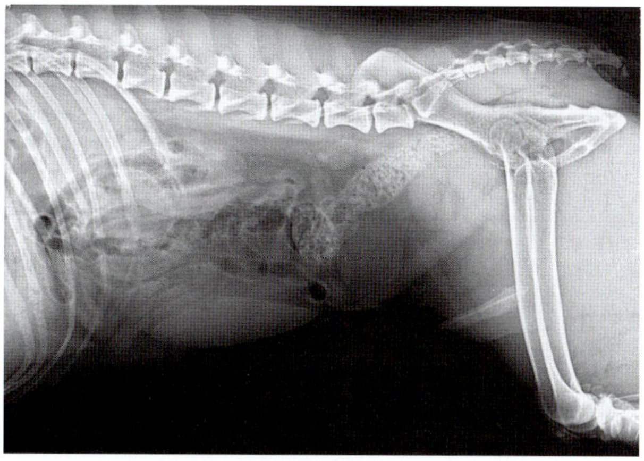

Figura 172.15 Radiografia da cavidade abdominal de um animal da espécie canina, macho, em projeção laterolateral, ilustra aumento da próstata que se apresenta projetada cranialmente. (Cedida pelo Serviço de Diagnóstico por Imagem – HOVET, FMVZ/USP.)

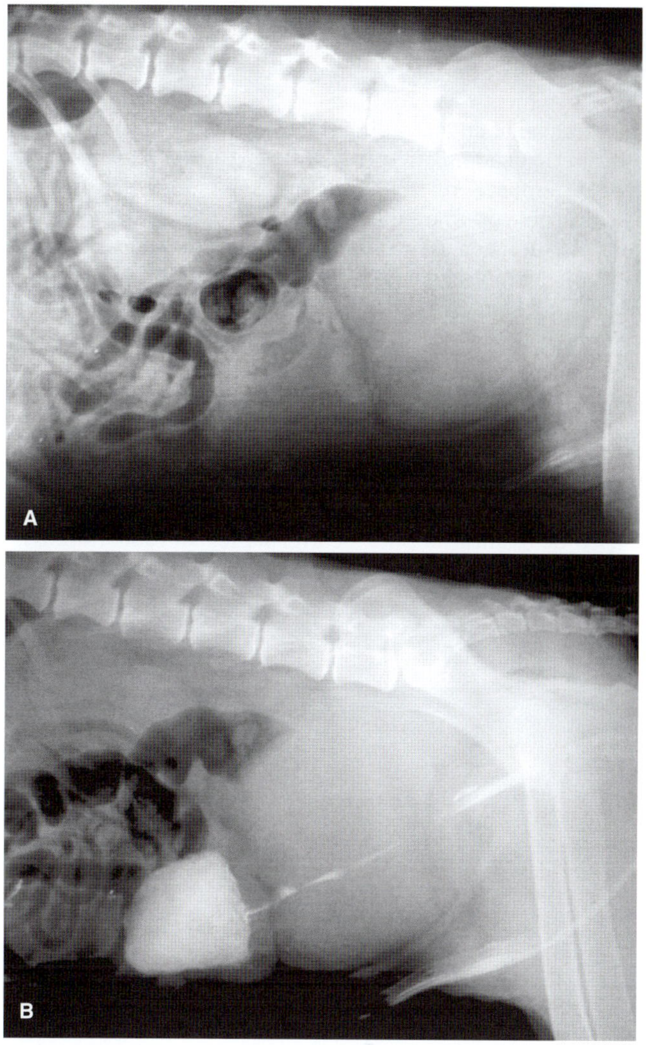

Figura 172.16 Radiografias da cavidade abdominal de um animal da espécie canina, macho, em projeção laterolateral, simples (**A**) e contratada – uretrocistografia retrógrada (**B**) ilustra acentuado aumento assimétrico da próstata, deslocando a bexiga urinária cranialmente. Observe a diminuição do diâmetro da uretra prostática (estenose).

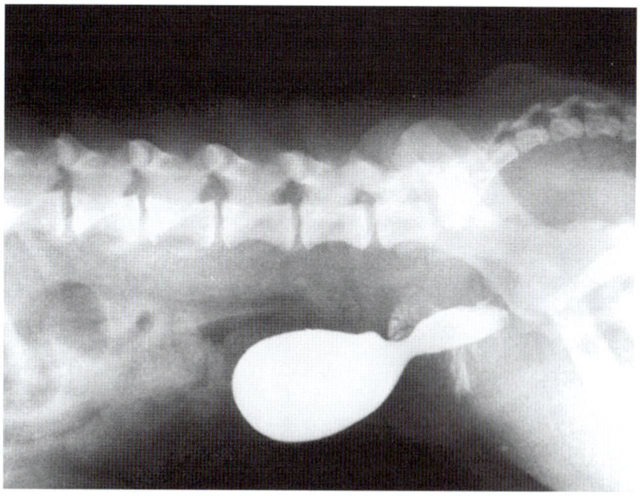

Figura 172.17 Radiografia contrastada (uretrocistografia), magnificada, da cavidade abdominal de um animal da espécie canina, macho, em projeção laterolateral, ilustrando próstata extrapélvica, aumentada de tamanho e extravasamento de contraste para os canalículos prostáticos. (Cedida pelo Serviço de Diagnóstico por Imagem – HOVET, FMVZ/USP.)

tica.[15,18] A próstata é um órgão que pode sofrer deslocamento de sua topografia habitual, fazendo parte do conteúdo herniário nos casos de hérnias perineais (Figura 172.18).

O incremento na radiopacidade da próstata é um achado mais frequente do que a diminuição de radiopacidade e pode estar relacionado com processos infecciosos ou neoplásicos.[14,15] Embora raramente observadas radiograficamente, calcificações do parênquima prostático estão associadas, com mais frequência, a processos neoplásicos do que a prostatites,[14] contudo o diagnóstico definitivo é fornecido pelos exames citológicos ou histológicos. A osteopatia hipertrófica associada ao adenocarcinoma prostático, sem ocorrer metástase pulmonar, já foi descrita.[19] Um grau variado de calcificação da parede de cistos paraprostáticos pode ocorrer, levando a um aspecto radiográfico de "casca de ovo".[20]

No que diz respeito ao pênis, aumentos de tamanho, calcificações, lise ou fratura do osso peniano (Figura 172.19) podem ser avaliados ao exame radiográfico simples.[21] Às vezes, um núcleo de ossificação pode ocorrer na região caudal do osso peniano, não devendo ser confundido com cálculo uretral ou fratura.[21] Cabe ressaltar que com os novos sistemas de radiografia digital, o osso peniano se torna passível de observação também nos felinos, o que pode confundir a avaliação radiográfica por seu diminuto tamanho e, algumas vezes, por sua radiopacidade.[22] Alterações na regularidade da mucosa uretral, obstruções ou lacerações da mesma podem ser observadas à uretrocistografia. Nos casos de ruptura da uretra peniana, o contraste extravasado pode ser identificado em tecido subcutâneo adjacente ou no interior do corpo esponjoso do pênis, por onde passa a uretra (Figura 172.20).

Considerações finais

Deve-se ressaltar que a indicação de uma modalidade diagnóstica por imagem diante da suspeita de alterações que possam envolver órgãos do sistema genital e reprodutor deve ser realizada criteriosamente, evitando assim a realização de exames inadequados que só irão onerar o proprietário, retardar o diagnóstico e expor o paciente e os demais envolvidos nos exames, muitas vezes, a procedimentos desnecessários.

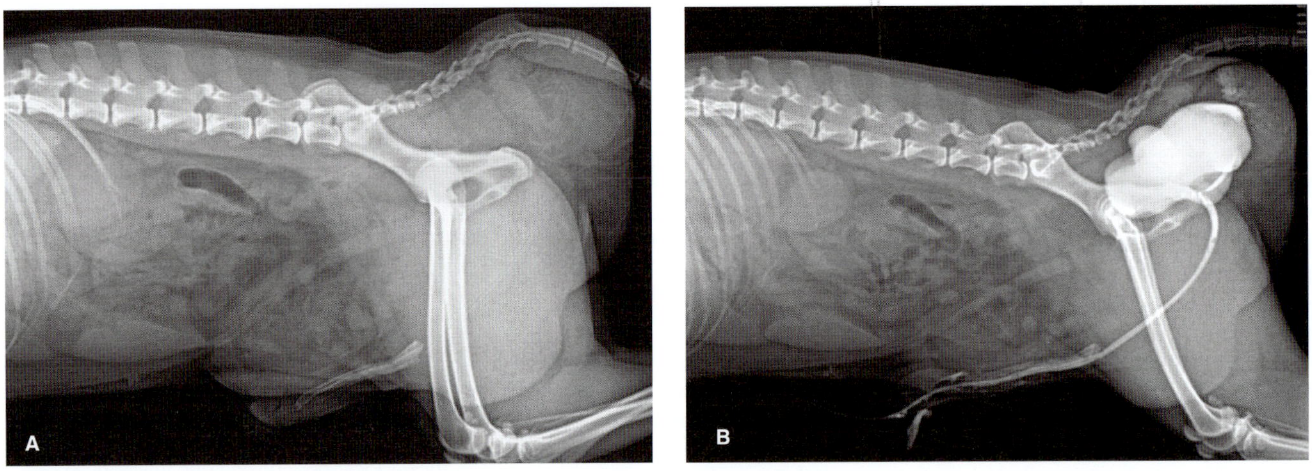

Figura 172.18 Radiografias simples (**A**) e contrastada – uretrocistografia retrógrada (**B**) da cavidade abdominal caudal de um animal da espécie canina, macho, em projeção laterolateral, na qual se observa aumento de volume em região perineal, com deslocamento caudal da próstata e da bexiga urinária. (Cedida pelo Serviço de Diagnóstico por Imagem – HOVET, FMVZ/USP.)

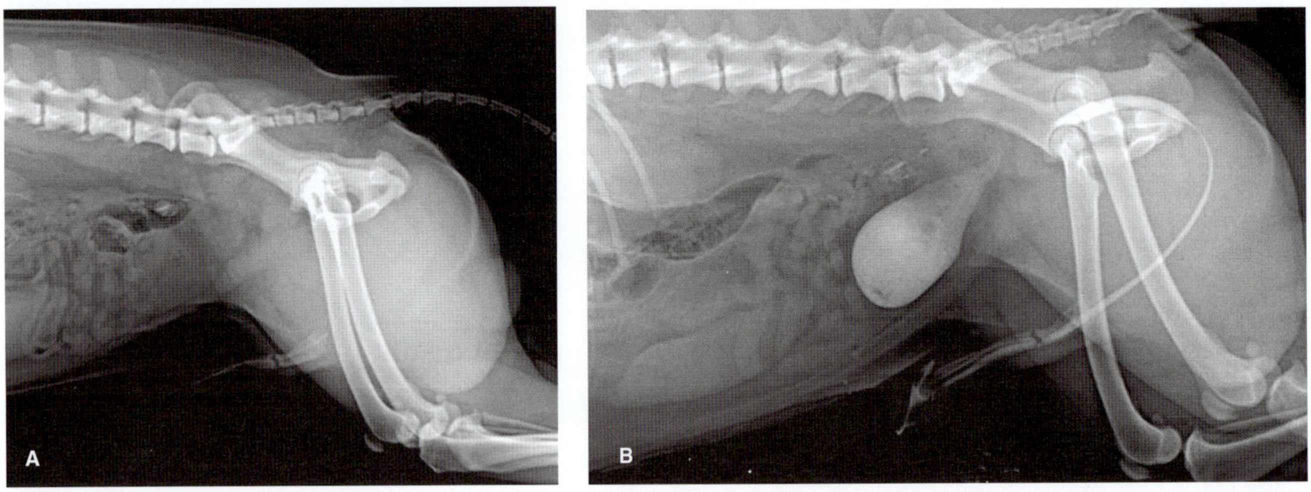

Figura 172.19 Radiografias simples (**A**) e contrastada – uretrocistografia retrógrada (**B**) em projeção laterolateral da região caudal do abdome de um animal da espécie canina, macho, que apresenta fratura do osso peniano sem evidências de ruptura uretral. (Cedida pelo Serviço de Diagnóstico por Imagem – HOVET, FMVZ/USP.)

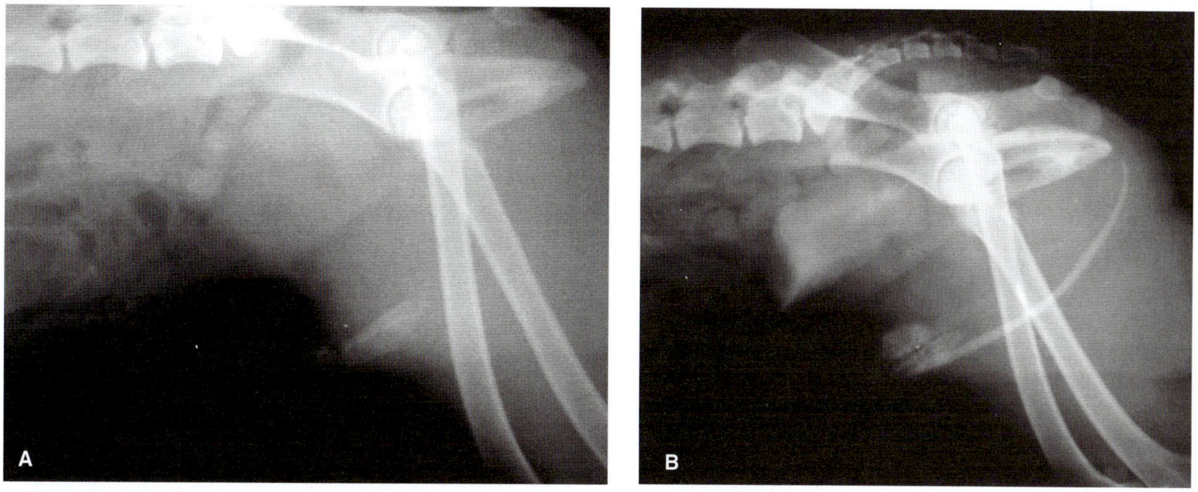

Figura 172.20 Radiografias simples (**A**) e contrastada – uretrocistografia retrógrada (**B**) em projeção laterolateral da região caudal do abdome de um animal da espécie canina, macho, que apresenta fratura do osso peniano. Há extravasamento do contraste para o interior do corpo esponjoso do pênis, indicando ruptura uretral. (Cedida pelo Serviço de Diagnóstico por Imagem – HOVET, FMVZ/USP.)

Referências

1. McConell J. Fraser abdominal radiography. In: O'Brien R, Barr F. (eds.) Manual of canine and feline abdominal imaging. London: BSAVA; 2009. p. 5-17.
2. Gawain H. The female reproductive system. In: O'Brien R, Barr F. (eds.) Manual of canine and feline abdominal imaging. London: BSAVA; 2009. p. 222-36.
3. Feeney D A, Johnston RG. The uterus, ovaries and testes. In: Thrall DE. (ed.) Textbook of veterinary diagnostic radiology. 5. ed. Missouri: Saunders Elsevier; 2007. p. 738-49.
4. Kealy J K, McAllister H, Graham JP. The abdome. In: Kealy JK, McAllister H, Graham JP. Diagnostic radiology and ultrasonography of the dog and cat. Missouri: Saunders Elsevier; 2011. p. 23-198.
5. Rendano VJ. Radiographic evaluation of fetal development in the bitch and fetal death in the bitch and queen. In: Kirk R W. (ed.) Current veterinary therapy VIII. Philadelphia: Saunders; 1983. p. 947.
6. Miles K. Imaging pregnant dogs and cats. The Compendium on Continuing Education. 1995;17:1217-20.
7. Boyd JS. Radiographic identification of the various stages of pregnancy in domestic cats. J Small An Pract. 1971;12: 501-4.
8. Hernadez JL, Besso JG, Rault DN. Emphysematous pyometra in a dog. Vet Radiol & Ultras. 2003;44:196-8.
9. Iwasaki M. Sterman FA, Pinto ACBCF. What is your diagnosis? J Amer Vet Med Assoc. 1999; 214:1-3.
10. Oliveira ST, Mendonça CS, Faria MAR. Histerocele inguinal com gestação em cadela – relato de dois casos. ClínVet. 2000; 25:27-31.
11. Dyce K M, Sack WO, Wensing CJG. Pelve e órgãos reprodutores dos carnívoros. In: Dyce K M, Sack WO, Wensing CJG. Tratado de anatomia veterinária. Rio de Janeiro: Elsevier, 2002. p. 425-42.
12. Smeak DD. Abdominal hernias. In: Slatter D. (ed.) Textbook of small animal surgery. Philadelphia: Saunders; 1993. p. 433-54.
13. Allen W E, France CA contrast radiographic study of the vagina and uterus of the normal bitch. J Small An Pract. 1985;26:153-6.
14. Costelo M. The male reproductive system. In: O'Brien R, Barr F. (eds.) Manual of canine and feline abdominal imaging. London: BSAVA; 2009. p. 237-45.
15. Lattiner JC, Essman SC. The prostate. In: Thrall DE. (ed.) Textbook of veterinary diagnostic radiology. Missouri: Saunders Elsevier; 2007. p. 729-37.
16. Feeney DA, Johnston GR, Klausner JS *et al.* Canine prostatic disease-comparison of radiographic appearance with morphologic and microbiologic findings: 30 cases (1981-1985). J Amer Vet Med Assoc. 1987; 190:1018-34.
17. Atalan G, Barr F, Holt PE. Comparison of ultrasonographic and radiographic measurements of canine prostate dimensions. Veterinary Radiology & Ultrasound. 1999;40:408-12.
18. Johnston GR, Feeney DA, Rivers B, Walter PA. Diagnostic imaging of the male canine reproductive organs. Veterinary clinics of North America. Small An Pract. 1991;21:553-89.
19. Rendano T V, Slauson DO. Hypertrophic osteopathy in a dogwith prostatic adenocarcinoma and without toracic metastasis. J Amer An Hospital Assoc. 1982; 18: 905-9.
20. Zekas LJ, Forrest LJ, Swainson S *et al.* Radiographic diagnosis: mineralized paraprostatic cyst in a dog. Vet Radiol & Ultras. 2004;45:310-11.
21. Farrow CS. Scrotal, testicular and penile disease. In: Farrow CS. Veterinary diagnostic imaging the dog and cat. v.1. Missouri: Mosby; 2003. p. 716-18.
22. Piola V, Posch B, Aghte P *et al.* Radiographic characterization of the os penis in the cat. Vet Radiol & Ultras. 2011;52:270-2.

173 Ultrassonografia dos Sistemas Genitais e Reprodutores Feminino e Masculino

Claudia Oliveira Domingos Schaeffter

▪ Feminino

A ultrassonografia é método amplamente utilizado para avaliação dos ovários e do útero. As tubas uterinas normalmente são muito pequenas para serem visibilizadas, e vagina e vulva, por serem de difícil abordagem ultrassonográfica intrapélvica, são mais bem avaliadas durante exame físico.

Atualmente, equipamentos de ultrassonografia mais sofisticados e a disponibilidade de transdutores de alta frequência proporcionam melhor detalhamento de pequenas estruturas, porém, mesmo o ultrassonografista habilidoso pode encontrar dificuldade na localização do ovário e na avaliação completa de cornos uterinos de cadelas ou gatas, principalmente as de porte muito pequeno.

Animais submetidos à ultrassonografia abdominal devem ter preparo prévio que inclui jejum alimentar de 8 h. A bexiga urinária repleta durante a realização do exame facilita a visibilização do corpo uterino e início dos cornos uterinos.

Animais obesos e com grande quantidade de gases em alças intestinais podem ser pacientes de difícil localização dos ovários e cornos uterinos normais.

▪ Ovários

Aspecto normal

Os ovários se apresentam como estruturas ovaladas, hipoecogênicas, localizadas em proximidade ao polo caudal dos rins e medem aproximadamente 2 cm de comprimento na cadela e menos de 1 cm de comprimento na gata.[1] Embora cadelas de grande porte apresentem ovários ligeiramente maiores que as cadelas de pequeno porte, a diferença média[2] tem sido descrita como menor que 0,2 cm.

O aspecto ultrassonográfico dos ovários é variável durante as diferentes fases do ciclo estral. Estudos demonstram alterações discretas de tamanho, formato e ecotextura, porém, afirmam ser difícil e trabalhoso o estabelecimento do período exato da ovulação na cadela.[2,3]

Doenças ovarianas

Cistos ovarianos

Os cistos ovarianos têm aspecto ultrassonográfico de fácil caracterização, apresentando paredes finas, conteúdo anecogênico homogêneo e reforço acústico posterior. Podem variar em dimensão, ser únicos ou múltiplos e uni ou bilaterais. A diferenciação ultrassonográfica dos vários tipos de cistos não é possível; folículos grandes e corpos lúteos podem ser confundidos com cistos ovarianos e a relação com as manifestações clínicas é fundamental para o estabelecimento do adequado diagnóstico.[1] Com grande frequência ovários policísticos (Figura 173.1) são identificados em associação a alterações uterinas, como hiperplasia endometrial cística e piometra.

Neoplasias ovarianas

As neoplasias ovarianas (tumores epiteliais, tumores de cordão sexual e estroma gonádico e tumores de células germinativas) não podem ser diferenciadas ultrassonograficamente apesar de os teratomas e teratocarcinomas terem tendência a se tornar muito grandes e conter calcificações.[1]

Ovários de dimensões aumentadas, ecotextura heterogênea, com componentes císticos e complexos, podem sugerir neoplasia. A determinação de origem ovariana pode ser mais difícil se a formação alcançar grandes proporções e o diagnóstico deve ser feito por exclusão. Deve haver preocupação na investigação de disseminação local ou regional, verificando se há ou não implantação peritoneal, coleções de fluidos e nódulos em outros órgãos abdominais.[4]

Granulomas ovarianos

Os granulomas de pedículo ovariano podem ser encontrados em cadelas com ovário-histerectomia antecedente. Podem variar em dimensão e normalmente apresentam ecotextura grosseira, podendo ou não estar associados à existência de cistos. Pontos hiperecogênicos entremeados habitualmente representam pontos de sutura. As complicações secundárias ao granuloma de pedículo ovariano incluem a oclusão de ureter adjacente seguida de hidronefrose[5] e, menos frequentemente, obstrução de alça intestinal.

▪ Útero

Aspecto normal

O útero não gravídico pode ser de difícil identificação nas cadelas e normalmente não é visibilizado em gatas.

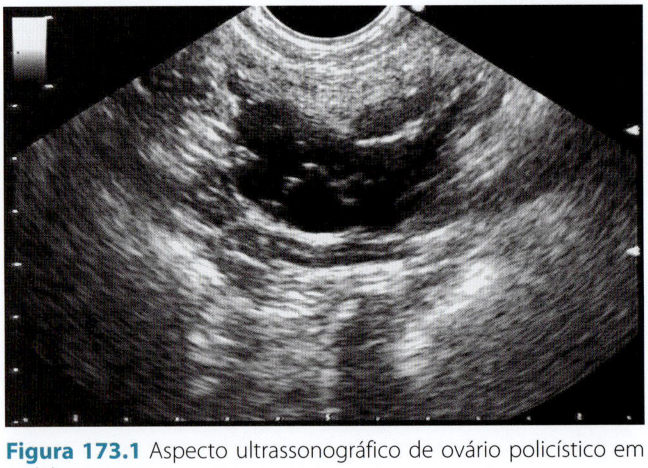

Figura 173.1 Aspecto ultrassonográfico de ovário policístico em cadela.

O corpo uterino é visibilizado com mais frequência, uma vez que se localiza dorsalmente à bexiga urinária e esta, quando repleta, pode funcionar como janela acústica. Os cornos uterinos podem ser visibilizados ocasionalmente próximo aos ovários.

Essas informações devem ser levadas em consideração pelo médico-veterinário solicitante de ultrassonografia abdominal quando o objetivo for estabelecer a existência ou não de útero e ovários em animais sem histórico anterior, como os recolhidos de rua. A não localização destes órgãos não exclui, ainda que remota, a possibilidade de não estarem sendo visibilizados na ocasião de realização do exame ultrassonográfico.

O útero normal tem aspecto hipoecogênico homogêneo e seu tamanho pode variar de acordo com o tamanho do animal, quantidade de gestações anteriores e fase do ciclo estral. Em termos práticos, as variações são discretas. Em cadelas de grande porte é considerado normal o útero de até 1 cm de diâmetro. Em animais em estro pode-se observar discreto aumento de tamanho de diâmetro uterino associado a diminuição difusa de ecogenicidade.

Gestação

A ultrassonografia é considerada método ideal para diagnóstico e acompanhamento das gestações em cadelas e gatas. A disponibilidade atual de equipamentos de alta definição de imagem traz a possibilidade de diagnóstico precoce.

Ainda existem controvérsias em relação ao período exato para diagnóstico inicial da gestação, principalmente porque é difícil estabelecer a data exata de concepção nas cadelas.[1,5]

As referências mais utilizadas para estabelecimento do período gestacional utilizam a quantidade de dias após o pico de hormônio luteinizante (LH) nas cadelas e a quantidade de dias após cobertura nas gatas.[5] Em termos práticos, estas informações nem sempre estão disponíveis a proprietários e ultrassonografistas. Quando a data de cobertura for conhecida e não houver sinais ultrassonográficos de gestação, pode-se descartar essa possibilidade 30 a 33 dias após cobertura nas cadelas e 15 a 20 dias após cobertura nas gatas.[1]

É consenso que a ultrassonografia não pode estabelecer a quantidade precisa de fetos, mas que o melhor período para esta determinação se encontra entre o 28º e o 35º dia de gestação.[6] Por ser um exame dinâmico e de abordagem segmentada, o ultrassonografista encontra dificuldades em estabelecer qual feto já foi ou não contado. Esta dificuldade é menor em gestações com quantidade reduzida de fetos e maior em cadelas com mais de seis ou sete fetos.

Habitualmente, o proprietário é informado da quantidade aproximada de fetos e deve ser orientado a realizar radiografia abdominal em período final de gestação, se a intenção for conhecer o a quantidade absoluta de fetos.

O aspecto ultrassonográfico do desenvolvimento fetal canino e a determinação da idade gestacional têm sido descritos por vários autores.[1,4–8]

Cornos uterinos, com vesículas gestacionais representadas por estruturas milimétricas, arredondadas, com conteúdo anecogênico, são considerados sinais iniciais de gestação (Figura 173.2). O embrião pode ser identificado entre o 23º e o 25º dia na cadela e entre o 16º e o 18º dia na gata.[1,5]

A viabilidade fetal pode ser estabelecida no mesmo período em que o embrião é identificado pela visibilização dos batimentos cardíacos. A frequência cardíaca fetal deve ser aproximadamente o dobro da frequência materna[9] e o aumento ou diminuição do batimento cardíaco pode indicar estresse fetal. O movimento fetal é observado entre o 33º e o 35º dia.[8]

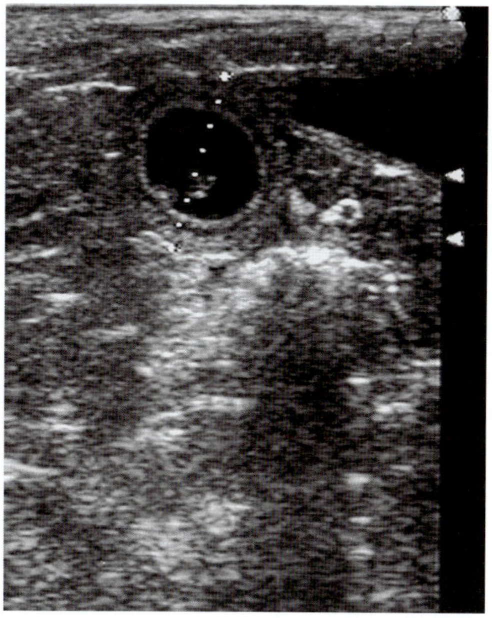

Figura 173.2 Aspecto ultrassonográfico de vesícula gestacional de aproximadamente 18 dias em cadela.

A partir do 30º dia de gestação, o feto se desenvolve rapidamente. É possível identificar cabeça e corpo, e, após alguns dias, os membros (Figura 173.3).[8] A calcificação do esqueleto fetal ocorre entre o 33º e o 39º dia, quando principalmente cabeça e coluna passam a ser identificadas como estruturas hiperecogênicas produtoras de sombra acústica.[7]

A bexiga e o estômago são os primeiros órgãos abdominais a serem identificados, entre o 35º e o 39º dia, e têm aspecto anecogênico. As quatro câmaras cardíacas são visibilizadas por volta do 40º dia (Figura 173.4). Aproximadamente no mesmo período, o pulmão se torna mais ecogênico que o fígado. Rins e olhos são visibilizados entre o 39º e o 47º dia, e as alças intestinais observadas mais tarde, entre o 57º e o 63º dia.[8]

A mensuração ultrassonográfica fetal no cão e no gato já foi descrita por vários autores.[5,7,8,10] O diâmetro do saco gestacional é mensurado até aproximadamente o 40º dia no cão, sendo

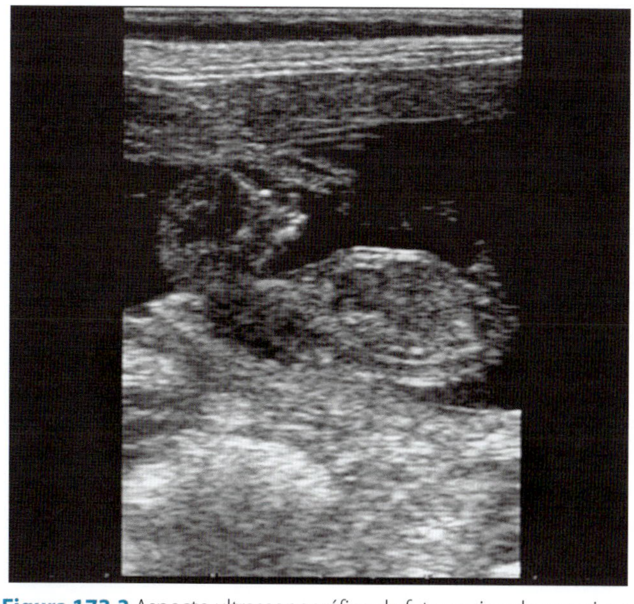

Figura 173.3 Aspecto ultrassonográfico de feto canino de aproximadamente 35 dias.

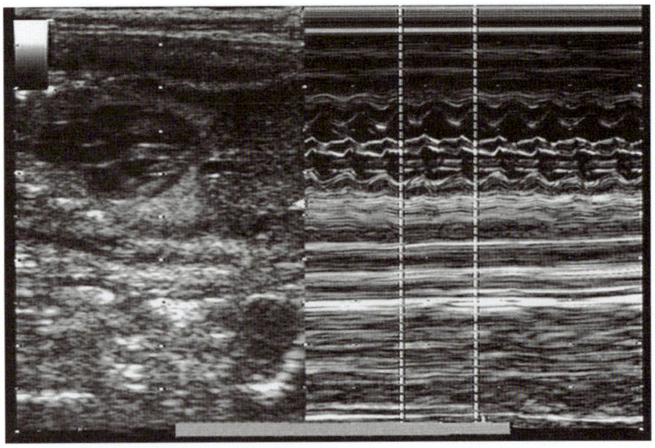

Figura 173.4 Aspecto ultrassonográfico em Modo B e Modo M, demonstrando atividade cardíaca fetal.

considerado o mais acurado indicador de idade gestacional entre o 20º e o 37º dia. Do 38º ao 60º dia, o diâmetro da cabeça do feto é o indicador mais acurado de idade gestacional.[8]

Essas fórmulas devem ser utilizadas com bom senso e sempre de maneira comparativa às informações do desenvolvimento fetal. De maneira geral são bastante fiéis quando houver conhecimento da data de cobertura, mas também têm sido utilizadas para estabelecimento do período gestacional e data provável do parto em situações em que a gestação não havia sido programada.

Útero pós-parto

O aspecto ultrassonográfico da involução uterina foi descrito detalhadamente tanto na cadela como na gata. Tem duração de 3 a 4 semanas nas cadelas e de aproximadamente 24 dias nas gatas.[11-13]

O útero pós-parto recente tem aspecto ultrassonográfico característico e de fácil identificação. Apresenta-se aumentado, com conteúdo líquido heterogêneo correspondente aos restos das membranas fetais e materna (Figura 173.5). Os locais de placentação são ovais, hiperecogênicos e maiores que o útero interplacentário. Com o progresso da involução, a parede uterina vai se tornando mais fina e o conteúdo luminal, mais homogêneo.

Após a involução, o útero volta a ter aspecto ultrassonográfico normal, podendo até não ser mais identificado.

Gestação anormal

A ultrassonografia contribui para o diagnóstico de inúmeras situações passíveis de ocorrer durante gestações anormais.

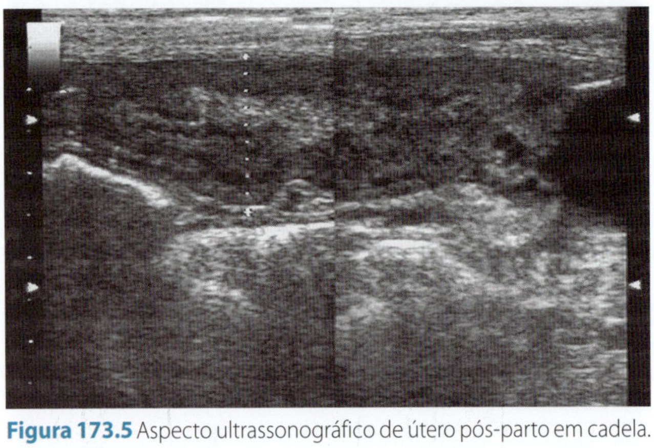

Figura 173.5 Aspecto ultrassonográfico de útero pós-parto em cadela.

As alterações mais frequentes são a reabsorção fetal (quando há morte embrionária até o 25º dia de gestação) e o aborto (morte fetal após o 35º de gestação).[14]

A reabsorção fetal é representada principalmente por redução do tamanho do saco gestacional e ausência de batimentos cardíacos. Pode acontecer em apenas um concepto com diagnóstico facilitado pela comparação com conceptos próximos ou, ocasionalmente, ocorrer em todos os conceptos como diagnóstico acidental, sem que o proprietário tivesse conhecimento da gestação.

A morte fetal depois de 35 dias resulta em aborto, mas geralmente não afeta toda a ninhada.[14] Os fetos mortos perdem rapidamente o aspecto ultrassonográfico normal e são eliminados em poucos dias.[5]

A morte fetal próxima ao parto ou durante o parto é facilmente reconhecida pela ausência tanto de batimentos cardíacos como de movimentos fetais. Em 1 ou 2 dias após morte, os órgãos fetais torácicos e abdominais passam a ser de difícil identificação e somente as estruturas ósseas hiperecogênicas são visibilizadas (Figura 173.6). Restos esqueléticos fetais podem ser achados acidentais durante exame ultrassonográfico abdominal e a realização de exame radiográfico pode contribuir para o diagnóstico, principalmente quando não existirem informações disponíveis a respeito de cobertura.

A diminuição da frequência cardíaca fetal é indicativa de sofrimento. Embora a frequência cardíaca fetal normal esteja estabelecida como sendo o dobro da frequência cardíaca materna, não foram encontrados trabalhos em literatura compilada que estabeleçam um valor ou uma relação para associação da bradicardia ao estresse por hipoxia. Fetos considerados bradicárdicos, principalmente se a gestação não se encontrar a termo, devem ser monitorados e esta informação fornecida por ultrassonografia deve ser utilizada em conjunto com outras informações disponíveis.

Algumas anormalidades fetais podem ser diagnosticadas por ultrassonografia, mas raros são os relatos em pequenos animais.[15] Em nossa rotina foram observados fetos com efusão pleural e grave hidronefrose, porém, concordamos com a literatura disponível de que a importância do reconhecimento de anormalidades fetais em medicina veterinária não é tão notável quanto em medicina humana.[5]

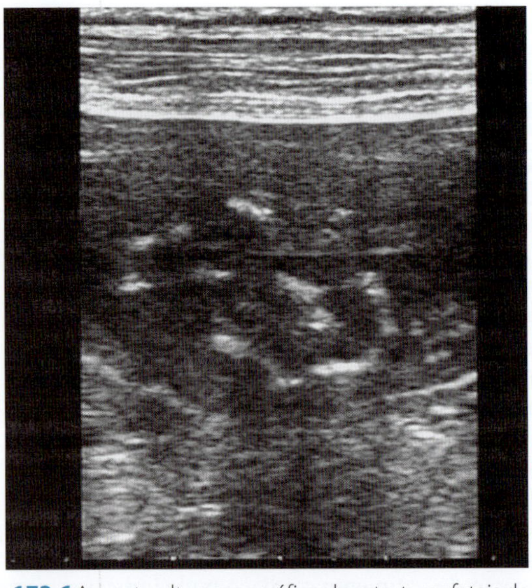

Figura 173.6 Aspecto ultrassonográfico de estruturas fetais desarranjadas em útero de cadela.

Hiperplasia endometrial cística

A hiperplasia endometrial cística precede a piometra em cadelas com mais de 6 anos, enquanto cadelas mais jovens podem desenvolver piometra sem hiperplasia endometrial cística associada.[16] Tem aspecto ultrassonográfico caracterizado pelo aumento de diâmetro uterino, geralmente discreto a moderado, com endométrio espessado e com cistos (Figura 173.7). Pode haver conteúdo líquido (anecogênico) intraluminal que, quando infectado, resulta em piometra.

Piometra

A ultrassonografia é o método ideal para o diagnóstico de piometra. Os cornos uterinos apresentam aumento de volume que pode variar enormemente e o conteúdo líquido pode ser anecogênico ou hipoecogênico. As paredes podem variar em espessura e regularidade (Figura 173.8).

Os diagnósticos diferenciais para cornos uterinos preenchidos por líquido incluem hidrometra, mucometra e hemometra. Apesar de a literatura sugerir possibilidade de diferenciação entre essas condições, levando em consideração a ecogenicidade do fluido (anecogênico: hidrometra e mucometra; ecogênico: hemometra e piometra),[1] em termos práticos, isso não é viável.

A piometra de coto uterino pode ser diagnosticada durante o exame ultrassonográfico como estrutura arredondada ou ovalada, de conteúdo anecogênico, localizada entre a bexiga urinária e o cólon. Nestas situações é importante que seja feita uma varredura completa da região topográfica correspondente aos ovários para verificação de granuloma em pedículo ovariano ou resquício de ovário muitas vezes associado à existência de cistos.

Neoplasia

As neoplasias uterinas (liomiomas, liomiossarcomas e adenocarcinomas) são descritas como raras em cadelas e gatas. Tem aspecto variável e inespecífico, e podem estar associadas a acúmulo líquido em lúmen.[1]

As formações vaginais podem ser visibilizadas a partir do momento que são deslocadas da região pélvica para a abdominal. Em função da localização, podem comprimir o colo vesical e causar retenção urinária.

Assim como em outros órgãos, a diferenciação ultrassonográfica entre processos benignos e malignos e entre tipos tumorais não é possível.

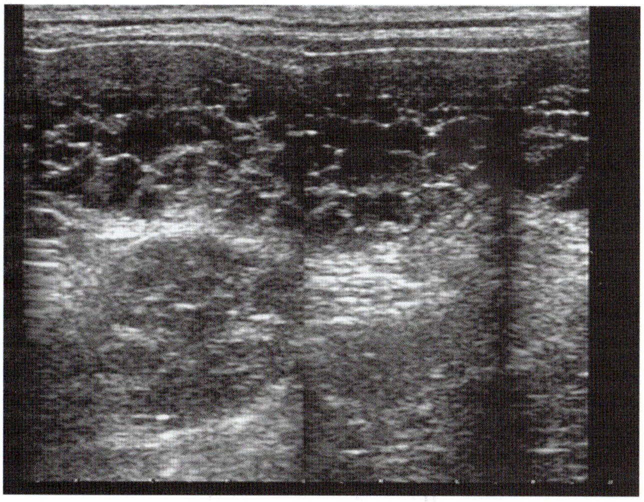

Figura 173.7 Aspecto ultrassonográfico de hiperplasia endometrial cística em cadela.

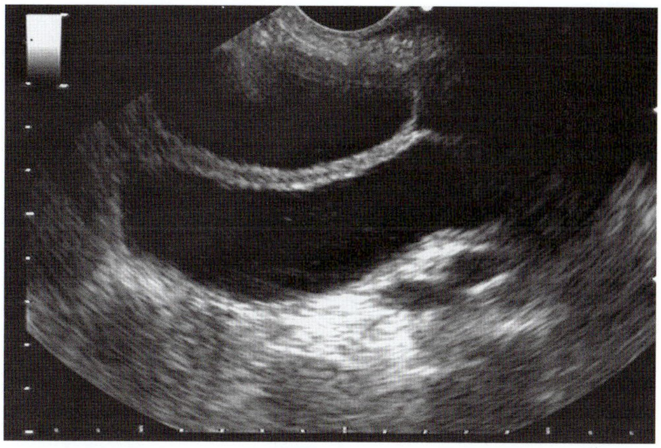

Figura 173.8 Aspecto ultrassonográfico sugestivo de piometra. Aumento de volume de cornos uterinos com conteúdo anecogênico.

Masculino

A ultrassonografia é método valioso na avaliação das doenças da próstata e dos testículos de cães. Ocasionalmente, o pênis pode ser avaliado para investigação de sua integridade e identificação de alterações em uretra. O uso desse método no sistema reprodutor de gatos fica praticamente restrito à busca por testículos ectópicos e, mesmo assim, raramente.

As indicações para a realização do exame ultrassonográfico do sistema reprodutor masculino incluem avaliação andrológica em reprodutores, identificação de testículos ectópicos, dificuldade em urinar ou defecar, dor ou desconforto abdominal, escrotal ou peniano, formação em abdome caudal, hérnia perineal, sintomas de desequilíbrio hormonal (hiperestrogenismo), trauma escrotal ou peniano e palpação escrotal anormal.[24]

Tanto a próstata como os testículos habitualmente são de fácil abordagem ultrassonográfica. A bexiga urinária repleta, durante a realização do exame, funciona como janela acústica para visibilização da próstata, além de se poder deslocá-la levemente da região pélvica para a região abdominal caudal.

Os testículos devem ser avaliados com transdutores de alta frequência que permitam obtenção de imagens superficiais de qualidade satisfatória.

Próstata

A próstata normal tem aspecto ultrassonográfico bastante conhecido.[17–19] Pode variar em localização, tamanho e aspecto, em função da idade, doenças anteriores e se o cão é castrado ou inteiro.

Habitualmente, o cão jovem inteiro apresenta próstata de contornos definidos, parênquima homogêneo ou discretamente grosseiro e hipoecogênica (Figura 173.9). Ao corte longitudinal, apresenta formato ovalado e com o uso de transdutores de alta frequência, a uretra prostática pode ser visibilizada como fina linha central hiperecogênica. Ao corte transversal, apresenta aspecto bilobado e a uretra aparece como estrutura arredondada, hiperecogênica localizada na região central da glândula, mais facilmente visibilizada em abordagem próxima à margem caudal.

O tamanho e a posição da próstata normal podem variar com a idade e com o fato de o animal ser castrado ou não. Habitualmente, em cães castrados a glândula prostática tem

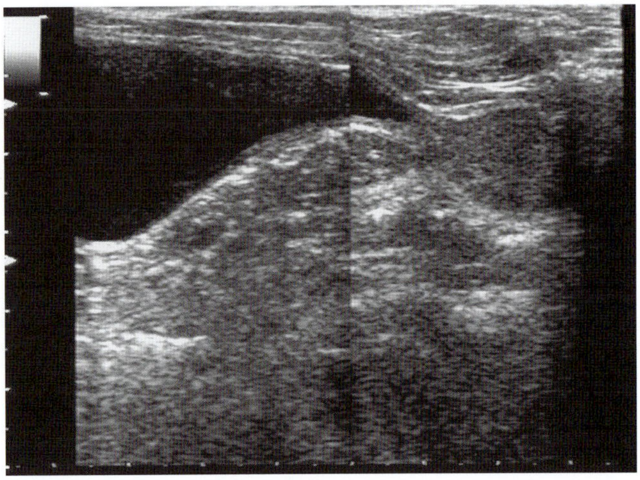

Figura 173.9 Aspecto ultrassonográfico da próstata de cão jovem.

tamanho menor e ecogenicidade reduzida em relação ao cão adulto inteiro (Figura 173.10).

Em cães não castrados, o tamanho da próstata tem correlação positiva ao tamanho do corpo e com a idade,[20,21] mas não estão estabelecidos valores de normalidade para o tamanho da próstata dos cães de diferentes raças, tamanho, peso e idade. Poucos estudos correlacionam o tamanho da próstata à raça. Os cães da raça Scottish Terrier são descritos como tendo a maior próstata entre todas as raças.[22] Estudo com cães da raça Pastor-alemão, com idade entre 1 e 7 anos, e pesando entre 27 e 48 kg, descreve os valores médios para a glândula prostática como 3,59 cm de comprimento, 3,45 cm de altura e 4,63 cm de largura.[23]

As medidas obtidas durante o exame ultrassonográfico, principalmente quando sugerem discreta variação, devem ser correlacionadas a outros aspectos ultrassonográficos e informações de anamnese e exame físico.

Hiperplasia prostática benigna

A hiperplasia prostática benigna é caracterizada pelo aumento da próstata que ocorre espontaneamente em cães com mais de 4 anos de idade. Com frequência é um achado acidental durante o exame físico, porém os aumentos importantes podem causar dificuldade em micção e defecação.[19,24]

Ao exame ultrassonográfico, a próstata se encontra com aumento de tamanho que pode variar de discreto a grave, e ser simétrico ou assimétrico. Os contornos devem permanecer bem definidos. Habitualmente tem parênquima homogêneo ou discretamente grosseiro, e ecogenicidade normal a levemente aumentada. Os cistos, normalmente de pequenas proporções, podem ser encontrados distribuídos pelo parênquima prostático (Figura 173.11). As calcificações não são achados associados frequentes. A linfonodomegalia sublombar não deve ocorrer.

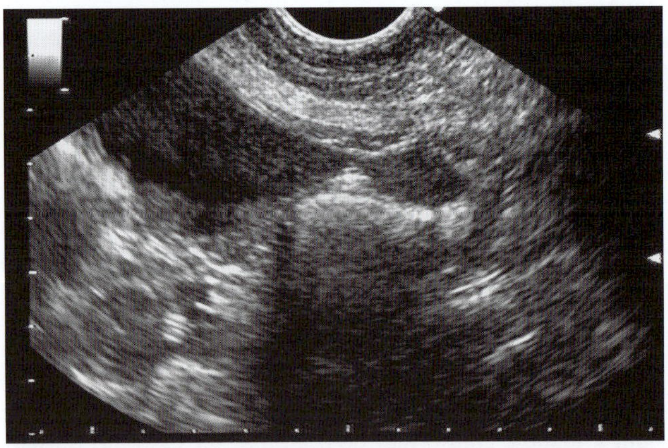

Figura 173.10 Aspecto ultrassonográfico da próstata de cão castrado.

Havendo alterações mais significativas em relação a ecotextura e ecogenicidade, deve ser considerada a possibilidade de associação da hiperplasia prostática benigna a prostatite. Nestas situações, é comum encontrar sinais de cistite concomitante.

A ultrassonografia pode servir de guia para procedimentos necessários ao diagnóstico definitivo, como citologia ou biopsia e cultura.

Prostatite

A infecção prostática bacteriana pode ser um processo agudo ou crônico. Normalmente está associada à infecção ascendente do trato urinário, embora possa ocorrer infecção descendente do trato urinário ou extensão de doenças testiculares ou epididimais.[19]

A próstata pode ter tamanho normal ou aumentado. As variações de ecotextura e ecogenicidade tendem a ser mais evidentes do que nos casos de hiperplasia prostática benigna. A ecotextura é heterogênea, com áreas mal definidas de maior ou menor ecogenicidade. Podem estar associados cistos de diâmetros variados e áreas cavitárias com conteúdo anecogênico ou hipoecogênico que podem ser abscessos (Figura 173.12).

Em alguns casos de prostatite aguda, pode ser observado aumento de ecogenicidade de gordura ou pequeno acúmulo líquido em periferia da glândula, enquanto a mineralização distrófica pode ser um achado nos processos crônicos.[24] A linfonodomegalia sublombar reacional pode ser encontrada.

A ultrassonografia pode ser utilizada como método para avaliação da próstata após tratamento, principalmente quando houve castração e há expectativa de redução do tamanho da glândula.

Cistos paraprostáticos

Os cistos paraprostáticos são remanescentes embriológicos dos ductos de Müller e ocorrem predominantemente em cães mais velhos de grande porte.[25]

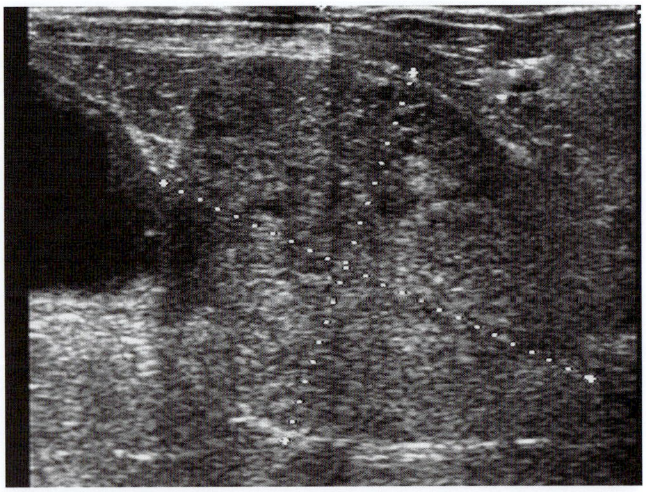

Figura 173.11 Aspecto ultrassonográfico de hiperplasia prostática benigna em cão.

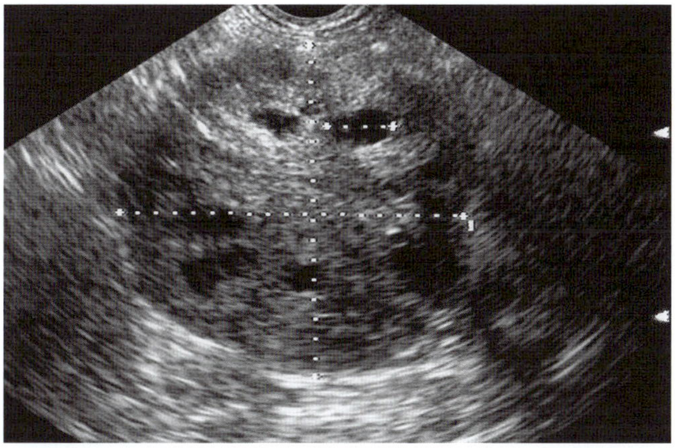

Figura 173.12 Aspecto ultrassonográfico de prostatite em cão.

São caracterizados por localização em margem da glândula e, embora possam variar em tamanho, normalmente são muito grandes, quando diagnosticados como causadores do quadro clínico investigado. Inicialmente podem ser confundidos com a bexiga urinária, uma vez que apresentam paredes finas e conteúdo anecogênico (Figura 173.13). Pode haver variações desse aspecto, principalmente em processos crônicos, quando houver infecção bacteriana associada ou doença prostática preexistente.

Quando pedunculados à margem cranial da próstata, podem comprimir região de colo vesical e trígono, causando obstrução urinária e até hidronefrose.

Neoplasia

A neoplasia prostática tem aspecto ultrassonográfico variável e pode acontecer mesmo em cães castrados. Assim como em outros órgãos, esse método não tem possibilidade de diferenciar o processo benigno do maligno e não há correlação entre os diferentes tipos tumorais e o aspecto ultrassonográfico.

Os achados ultrassonográficos incluem próstata aumentada, de contornos irregulares e ecotextura heterogênea. Este aumento pode ser assimétrico, sendo encontrados frequentemente pontos hiperecogênicos sugerindo mineralização (Figura 173.14).

Extensão das lesões para uretra ou colo vesical e linfonodos regionais aumentados são achados sugestivos de neoplasia prostática.[19]

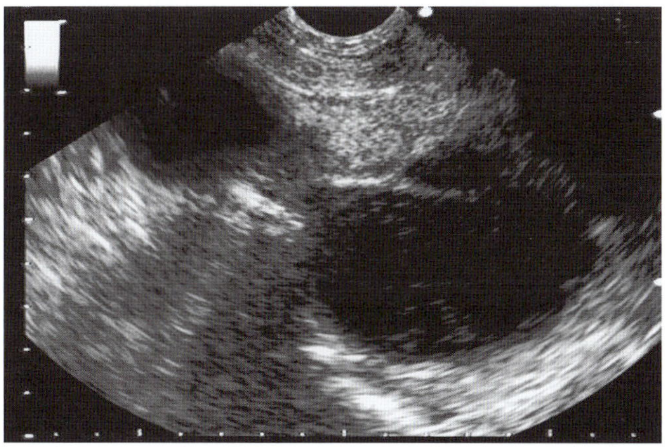

Figura 173.13 Aspecto ultrassonográfico de cisto paraprostático em cão.

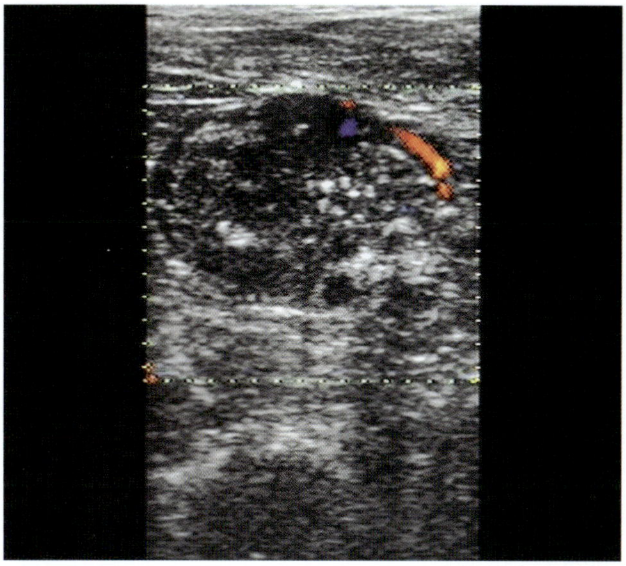

Figura 173.14 Aspecto ultrassonográfico de adenocarcinoma prostático em cão.

Testículos

Os testículos normais são hipoecogênicos, de ecotextura homogênea, envolvidos por fina linha hiperecogênica que representa a túnica albugínea. Em corte longitudinal, uma linha central hiperecogênica caracteriza o mediastino.

A cabeça e cauda do epidídimo estão localizadas nos polos cranial e caudal dos testículos, respectivamente, enquanto o corpo tem localização dorsal. O cordão espermático pode ser acompanhado desde a cabeça do epidídimo até o anel inguinal e é caracterizado por inúmeras estruturas vasculares tortuosas do plexo pampiniforme.[24] O mapeamento por Doppler colorido pode ser utilizado para avaliar a vascularização dessa região.

A detecção de anormalidade testicular justifica o exame dos órgãos abdominais para evidência de lesões metastáticas ou doenças sistêmicas. Os testículos também devem ser avaliados quando se suspeita de doença prostática ou quando ela já existe.[19]

Criptorquidismo

Habitualmente o testículo ectópico apresenta dimensões e ecogenicidade reduzidas. Transdutores de alta frequência, como os de 10 MHz e 12 MHz, têm proporcionado identificação segura do testículo ectópico, que pode estar localizado em cavidade abdominal ou em região inguinal (Figura 173.15). Quando em cavidade abdominal, costumam estar próximos à bexiga urinária, o que pode facilitar o diagnóstico. Ocasionalmente, o ultrassonografista pode não localizar um suposto testículo ectópico, principalmente se este estiver atrofiado e/ou próximo a segmentos intestinais com conteúdo gasoso e fezes.

Orquite

A orquite e a epididimite podem ocorrer separada ou simultaneamente no cão, causadas por infecção por via hematógena, inflamação em trato urinário ou próstata ou por trauma em bolsa escrotal. O aspecto ultrassonográfico pode variar muito, e inclui desde alterações de ecogenicidade dos testículos e/ou epidídimos até formações heterogêneas associadas à ocorrência de abscessos.[26,27]

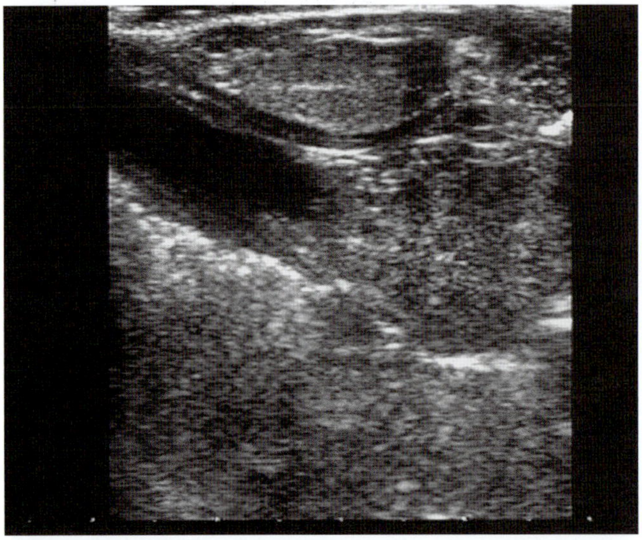

Figura 173.15 Aspecto ultrassonográfico de testículo ectópico localizado em região inguinal em cão.

Embora, em alguns casos, possa haver semelhanças com processos neoplásicos, é comum, nas orquites, ocorrer acúmulo de fluido extratesticular e espessamento de bolsa escrotal.

Torção

O testículo torcido apresenta aumento de tamanho e redução de ecogenicidade, aumento do epidídimo e do cordão espermático e ausência de vascularização ao mapeamento por Doppler colorido. O comprometimento do fluxo vascular é informação importante na diferenciação entre torção e orquite/epididimite.

Neoplasia

As neoplasias testiculares são frequentes, porém, apresentam aspecto ultrassonográfico variado e inespecífico. A correlação entre o tipo tumoral e a aparência ultrassonográfica se torna ainda mais difícil, porque podem ocorrer tumores mistos.

O aspecto ultrassonográfico das neoplasias testiculares pode variar de pequeno nódulo arredondado a grande formação complexa com perda de arquitetura testicular (Figura 173.16).[28]

Os tumores de células de Leydig e de células intersticiais são achados acidentais em cães mais velhos, podendo ocorrer bilateralmente, e normalmente são benignos.[24]

Os seminomas e tumores de células de Sertoli podem afetar um testículo ectópico e alcançar grandes dimensões quando estão intra-abdominais. São descritos como mais agressivos, podendo causar alterações hormonais e metástases.[19,24]

Pênis

A ultrassonografia pode complementar informações de exame radiográfico simples e contrastado na avaliação da porção distal do pênis. Transdutores de alta frequência favorecem a diferenciação entre tecidos moles e o osso peniano. A uretra é visibilizada somente quando dilatada.

Entre as possibilidades de diagnóstico são descritos cálculos uretrais (Figura 173.17), fratura ou neoplasia do osso peniano e estenose ou neoplasia de uretra.[24]

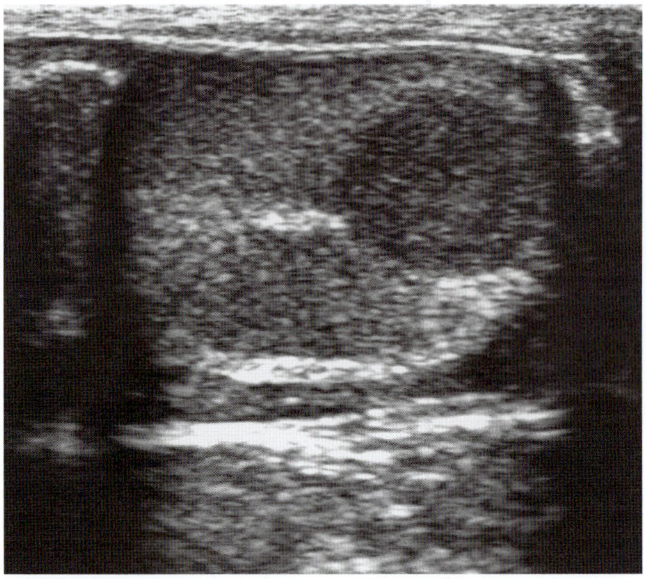

Figura 173.16 Aspecto ultrassonográfico de neoplasia testicular em cão.

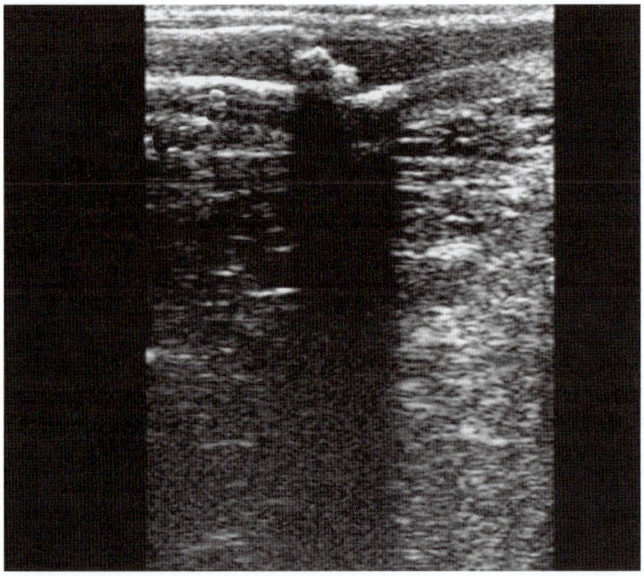

Figura 173.17 Aspecto ultrassonográfico de cálculo em uretra peniana.

Ainda que a ultrassonografia possa contribuir para localização de cálculo em uretra peniana, não substitui o exame radiográfico convencional.

Considerações finais

A ultrassonografia se consolidou como método fundamental na avaliação do sistema reprodutor. Em associação a procedimentos intervencionistas, funciona como guia, auxiliando a coleta segura de material para análise citológica e histopatológica, assim como nas drenagens percutâneas.

Apesar da disponibilidade atual de equipamentos de excelente resolução de imagem, a ultrassonografia deve ser utilizada de maneira criteriosa e adequada.

■ Referências

1. Hecht S. Female Reproductive Tract. In: Penninck DG, D'Anjou MA. Atlas of small animal ultrasonography. Blackwell Publishing; 2008. p. 397-416.
2. Wallace SS, Mahaffey MB, Miller DM *et al.* Ultrasonographic appearance of the ovaries of dogs during the follicular and luteal phases of the estrous cycle. Am J Vet Res. 1992;53:209-15.
3. Silva LCM, Onclin K, Verstegen JP. Assessment of ovarian changes around ovulation in bitches by ultrasonography, laparoscopy and hormonal assays. Vet Radiol Ultrasound 1996; 37:313-20.
4. Feeney, DA, Johnston GR. Útero, ovários e testículos. In: Thrall, DE. Diagnóstico de Radiologia Veterinária. Rio de Janeiro: Elsevier; 2010. p. 738-49.
5. Mattoon JS, Nyland TG. Ovários e útero. In: Ultrassom diagnóstico em pequenos animais. São Paulo: Roca; 2005. p. 235-53.
6. Bondestam S, Alitalo I, Karkkainen M. Real-time ultrasound pregnancy diagnosis in the bitch. J Small Anim Pract. 1983;24:145-51.
7. England GCW, Allen WE, Porter DJ. Studies on canine pregnancy using B-mode ultrasound: development of the conceptus and determination of gestacional age. J Small Anim Pract. 1190;31:324-9.
8. Yeager AE, Mohammed HO, Meyers-Wallen V *et al.* Ultrasonographic appearance of the uterus, placenta, fetus, and fetal membranes throughout accurately timed pregnancy in beagles. Am J Vet Res. 1992;53:342-51.
9. Barr FJ. Pregnancy diagnosis and assessment of fetal viability in the dog: A review. J Small Anim Pract. 1988;29:647-56.
10. Beck KA, Baldwin CJ, Bosu WTK. Ultrasound prediction of parturition in the queen. Vet Radiol. 1990;31:32-5.
11. Yeager AE, Concannon PiV. Serial ultrasonographic appearance of postpartum uterine involution in beagle dogs. Theriogenol. 1990; 34:523-33.
12. Pharr JW, Post K. Ultrasonography and radiography of the canine postpartum uterus. Vet Radiol Ultrasound 1992; 33:35-40.
13. Ferretti LM, Newel SM, Graham JP, Roberts GD. Radiographic and ultrasonographic evaluation of the normal feline postpartum uterus. Vet Radiol Ultrasound 2000;41:287- 91.
14. England GCW. Ultrasonographic assessment of abnormal pregnancy. Vet Clin North Am Anim Pract. 1998;28:849-68.
15. Allen WE, England GCS, White KB. Hydrops foetalis diagnosed by real time ultrasonography in a Bichon Frise bitch. J Small Anim Pract. 1989; 30:465.
16. Feldman EC. O complexo hyperplasia endometrial cística/piometra e infertilidade em candelas. In: Ettinger, SJ, Feldman, EC. Tratado de medicina interna veterinária – Doença do cão e do gato. v. 2. Rio de Janeiro: Guanabara Koogan; 2004, p. 1632-49.
17. Cartee RE, Rowles T. Transabdominal sonographic evaluation of the canine prostate. Vet Radiol. 1983;24:156-64.
18. Feeney DA, Johnston GR, Walter PA. Ultrasonography of the kidney and prostate gland. Problems in Vet Med. 1991;3:619-46.
19. Mattoon JS, Nyland TG. Próstata e testículos. In: Ultrassom diagnóstico em pequenos animais. São Paulo: Roca; 2005. p. 255-71.
20. Ruel Y, Barthez PY, Mailles A, Begon D. Ultrasonographic evaluation of the prostate in healthy intact dogs. Vet Radiol Ultrasound. 1998:39:212-16.
21. Atalan G, Holt PE, Barr FJ. Ultrasonographic estimation of prostatic size in canine cadavers. Res Vet Sci.1999:67:7-15.
22. O'Shea JD. Studies on the canine prostate gland. Factors influencing its size and weight. J Comp Pathol. 1962;72:321-31.
23. Schaeffter COD. Aspectos ultrassonográficos da próstata de cães da raça Pastor Alemão. 2000. 96f. Tese (Doutorado em Medicina Veterinária). Faculdade de Medicina Veterinária e Zootecnia da Universidade de São Paulo, São Paulo.
24. Hecht S. Male reproductive tract. In: Penninck DG, D'Anjou MA. Atlas of small animal ultrasonography. Blackwell Publishing; 2008. p. 417-43.
25. Stowater JL, Lamb CR. Ultrasonographic features of paraprostatic cysts in nine dogs. Vet Radiol Ultrasound. 1989;30:232-9.
26. Pugh CR, Konde LJ. Sonographic evaluation of canine testicular and scrotal abnormalities: A review of 26 case histories. Vet Radiol Ultras. 1991; 32:243-50.
27. Ober CP, Spaulding K, Breitschwerdt EB, Malarkey DE, Hegarty BC. Orchitis in two dogs with Rocky Mountain spotted fever. Vet Radiol Ultras. 2004;45:458-65.
28. Johnston GR, Feeney DA, Johnston SD *et al.* Ultrasonographic features of testicular neoplasia in dogs: 16 cases (1980-1988). J Am Vet Med Assoc. 1991;198:1779-84.

174 Patologias da Gestação, Parto Distócico e Puerpério Patológico em Cadelas e Gatas

Nereu Carlos Prestes, Luciana da Silva Leal

Introdução

Cadelas

A duração da gestação nas cadelas é de 63 dias em média, podendo variar de 58 a 66 dias (63,9 ± 0,2 dia). A raça, a linhagem e a quantidade de fetos podem também influenciar a duração da gestação. Inicia-se com a fertilização que ocorre na ampola do oviduto, sendo necessário um ovócito secundário que alcança este estágio aproximadamente 108 h após a ovulação, quando acontece a segunda divisão meiótica. Os embriões permanecem no oviduto por 6 a 12 dias até alcançarem o estágio de mórula tardia ou blastocisto inicial (64 células) para posteriormente migrarem para o útero.[1–3]

Outros autores afirmaram que oócitos/embriões de cadelas requerem longa permanência na tuba, quando comparadas a outras espécies de animais domésticos; 8 a 10 dias para cadelas *versus* 2 dias, em porcas, e 3 a 4 dias na vaca e camundongo fêmea. Além disso, o desenvolvimento embrionário e período pré-implantação são particularmente longos nessa espécie.[4] Nesse período receberão nutrientes contidos no saco vitelínico, reservas nos ovócitos e secreções uterinas conhecidas como histiotrofos, não se utilizando da glicose, mas sim dos ácidos láctico e cítrico.[2,3]

Os embriões flutuam no corno uterino ipsilateral à ovulação durante 6 dias, crescendo de 0,3 mm até 2,0 mm para se implantarem definitivamente entre 17 e 21 dias após a fecundação, distribuindo-se pelos dois cornos independentemente de que lado provieram originalmente (Figura 174.1).[4,5]

O útero apresenta locais de implantação de cerca de 1 cm de diâmetro, exibindo edema inflamatório onde se estabelecem as conexões placentárias materno-fetais, histologicamente classificadas como endoteliocoriais, constituídas de quatro folhetos: o endotélio materno, o córion, o mesênquima e o endotélio fetal. A placenta é zonária, formando uma cinta completa na cadela e incompleta na gata, apresentando a interface materno-fetal lamelar com projeções interdigitando-se com o septo materno. A partir do 45º dia da gestação até o seu final, a complexidade da organização lamelar e a densidade dos capilares aumenta drasticamente, correspondendo ao período de maior necessidade de nutrientes para completar a expansão corporal dos fetos[6] (Figura 174.2).

Não existe um mecanismo de reconhecimento materno da gestação, assim como não há diferença nos níveis de progesterona entre a cadela gestante e a não gestante. Os níveis plasmáticos de progesterona produzida exclusivamente pelos corpos lúteos são essenciais para a manutenção da gestação, mas nas fêmeas não gestantes esta condição impede o início do novo ciclo, uma vez que este hormônio inibe o eixo hipotálamo-hipófise. Durante a gestação, a progesterona é necessária de maneira contínua, atuando na diferenciação endometrial, na secreção de suas glândulas e na manutenção da integridade endometrial, promovendo a fixação placentária e suprimindo a contratilidade uterina.[1,5,7–9]

A duração da gestação na cadela é variável, pois não se tem de modo prático, pelos métodos semiológicos convencionais, como precisar o momento da ovulação, aliado ao fato de que o sêmen do cão, uma vez depositado no trato genital da fêmea, apresenta alta durabilidade e viabilidade, acrescido ao tempo exigido para que o ovócito I evolua para ovócito II fecundável e o exato instante da ocorrência do pico pré-ovulatório de hormônio luteinizante (LH).[1,5,7–10]

Gatas

As gatas apresentam particularidades que as distinguem dos demais mamíferos. A ovulação ocorre 48 a 52 h após o pico de LH, estimulada por várias cópulas para chegar ao nível sérico ideal. A gata apresenta, portanto, ovulação induzida

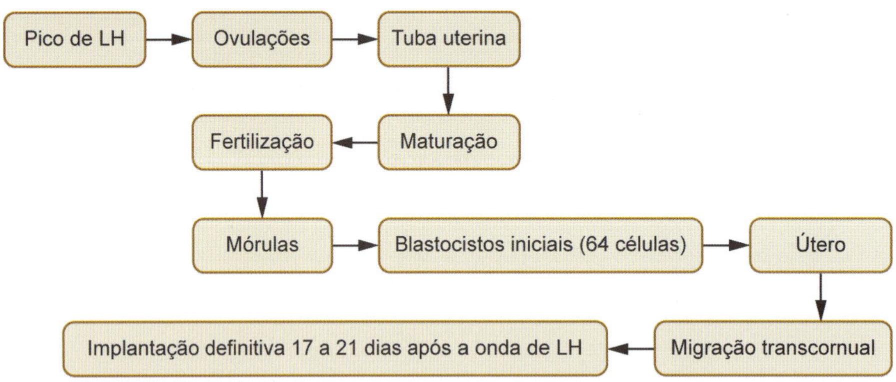

Figura 174.1 Súmula dos eventos sequenciais desde o pico de hormônio luteinizante (LH) pré-ovulatório até a implantação.

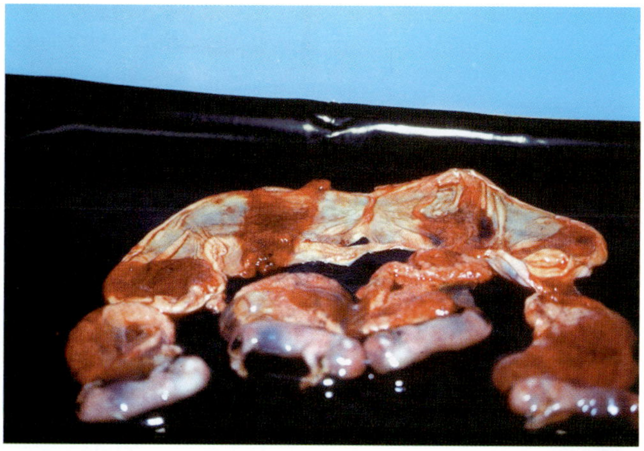

Figura 174.2 Peça anatômica de útero de cadela gestante. Evidencia-se a placenta zonária, com seus locais de implantação e fetos imaturos.

pela cobertura. Após a ovulação, os ovócitos em metáfise II permanecem no oviduto, onde ocorre a fecundação por aproximadamente 30 h. O índice de ovulação é de 2 a 21 ovócitos com médias de 4,5 ± 0,4 e 5,6 ± 1,9, enquanto nas cadelas, a taxa de ovulação varia de 5,7 ± 0,3 a 7,7 ± 0,6.[4]

Cinco a 6 dias após a fecundação alcançam o útero como mórulas compactas e no oitavo dia estarão na forma de blastocisto, movendo-se livremente pelos cornos uterinos buscando uma distribuição igualitária dos embriões previamente à implantação, que se inicia 12 ou 13 dias após a cobertura. Histologicamente, a placenta da gata é endoteliocorial e macroscopicamente classificada como zonária. A duração da gestação varia entre 64 e 67 dias, mantida pelos corpos lúteos e consequente produção de progesterona; 48 a 72 h após a primeira cobertura, os níveis plasmáticos desse progestógeno são superiores a 1 ng/mℓ, alcançando valores máximos acima de 25 ng/mℓ entre 13 e 21 dias, seguindo-se um lento declínio até o final da gestação.[1,5,8–12]

As principais funções da progesterona são a supressão da atividade contrátil do endométrio e a estimulação de sua atividade secretora, atuando sinergicamente com o estrógeno no crescimento mamário e adquirindo atividade imunossupressora em algumas espécies. O período gestacional nas gatas é mais bem definido, uma vez que a ovulação é induzida pela cópula.[1,5,11]

Mudanças fisiológicas de cadelas e gatas

A principal observação da suposta gestação é o ganho de peso que, nas cadelas, acontece entre 30 e 40 dias, evoluindo até o final da gestação, ocorrendo mais cedo nas gatas, pois os animais requerem a ingestão de maior quantidade de energia e proteína. Devido à distensão uterina paulatina, há notável e progressiva compressão sobre o diafragma, resultando na adoção de uma postura de conforto, a "posição de cão sentado" para facilitar os movimentos respiratórios. Os animais gestantes manifestam taquipneia compensatória. Devido à dilatação vascular abdominal e uterina pode ser encontrado livre volume variável de transudato fisiológico. Alguns animais podem exibir micção frequente, pois a bexiga urinária tem pouco espaço para a distensão de armazenamento.[1,5,9]

O diagnóstico de gestação pela ausência de estro utilizado para outras espécies não é válido para as cadelas, pois o intervalo interestro é idêntico para as fêmeas gestantes e não gestantes. A falha do retorno ao estro após 45 dias, nas gatas, pode ser indicativa de prenhez, embora nesse período a gestação positiva possa ser facilmente identificada pela aparência física. Outras maneiras de identificar a gestação incluem alterações comportamentais, palpação abdominal, auscultação dos batimentos cardíacos fetais que têm frequência dobrada em relação à materna, radiografia, testes endócrinos e ultrassonografia como métodos rotineiramente utilizados.[1,5,9,13]

Envoltórios e líquidos fetais de cadelas e gatas

Nas cadelas e gatas, pelo fato de serem mamíferos superiores eutérios, o embrião realiza trocas com o organismo materno pela placenta. A célula-ovo original é minúscula e praticamente desprovida de vitelo. Desse modo, os anexos fetais desempenham funções diferentes daquelas exercidas nas espécies ovíparas. O saco vitelínico é vestigial, o âmnio e alantoide protegem o feto de choques mecânicos e desidratação, armazenam parte da urina fetal, auxiliam na dilatação e lubrificação do parto, desempenham papel bactericida e evitam aderências.[10,14]

Pelas características dos líquidos fetais, entre os seus constituintes é possível reconhecer e proceder a determinações bioquímicas analíticas de proteínas totais, ureia, creatinina, cloretos, fósforo, potássio, cálcio, magnésio e glicose que estão bem determinados em cadelas, havendo sincronia entre os líquidos amnióticos e alantóideo para manter o equilíbrio hidreletrolítico.[15–18]

As células existentes nos fluidos fetais são consideradas elementos em suspensão e resultantes da esfoliação natural da superfície fetal e dos pulmões. A análise da citologia do líquido amniótico é utilizada em medicina humana para a avaliação e caracterização epidermal dos fetos em gestação avançada e diagnóstico citogenético.[10,15–18]

A avaliação citológica dos fluidos fetais de cadelas no momento da cesariana, pela coloração hematoxilina-Shorr, demonstrou quatro tipos celulares:

- Células imaturas profundas
- Células medianamente maturas intermediárias
- Células maduras não cornificadas (nucleadas)
- Células hipermaduras anucleadas cornificadas (escamas), relacionadas com a maturidade fetal. Em amostras com mais de 90% de células hipermaduras é possível afirmar maturidade fetal.[10,15–18]

Envoltórios, líquidos fetais, cordão umbilical e vesícula vitelínica representam uma fonte alternativa de células-tronco mesenquimais.

Parto normal de cadelas e gatas

O exato mecanismo endócrino do parto não está bem definido para cadelas e gatas, mas ao que tudo indica não difere muito entre essas duas espécies. O trabalho de parto nas cadelas pode demorar de 4 a 24 h ou mais, dependendo de condições fisiológicas, ambientais, interferência humana e tamanho da ninhada. Nas gatas, costuma ser mais rápido. Nas últimas 8 a 24 h antes da expulsão há aumento dos níveis de cortisol fetal. As concentrações de progesterona declinam nos últimos 30 dias da gestação em cadelas, sofrendo queda acentuada em 12 a 40 h prévias ao parto, sendo aparentemente resultante da liberação de prostaglandina produzida no endométrio uterino em resposta à secreção de cortisol fetal. No entanto, não está bem determinado como age o cortisol na produção de esteroides, uma vez que não se verifica aumento significativo dos níveis de estrógeno que se mantêm constantes no transcurso da prenhez, iniciando um declínio de sua concentração 2 dias antes do parto. A concentração de prolactina aumenta nos dias que antecedem o parto, sendo coincidente com o declínio da progesterona[1,5,9] (Figura 174.3).

Na gata, a concentração de progesterona é alta durante a gestação, declinando no período final, sendo abrupta a queda antes do parto a níveis não detectáveis. O estrógeno aumenta ligeiramente no pré-parto imediato.[1,5,9]

Patologias da gestação

Muitos fármacos e toxinas podem causar morte fetal ou anormalidades congênitas. Dentre as mais conhecidas destacam-se corticoides, estrógeno, prostaglandina, griseofulvina, pesticidas, mercuriais, anticoncepcionais e substâncias anestésicas.[19,20] Os fatores genéticos são responsáveis por anomalias originárias dos cromossomos autossômicos e sexuais (Figuras 174.4 e 174.5).

Cadelas

Alguns eventos fisiológicos acontecem durante a gestação, podendo ser interpretados como anormalidade. As cadelas exibem anemia normocítica normocrômica devido à redução do volume plasmático, eventual redução do apetite e possível corrimento vulvar mucoide.

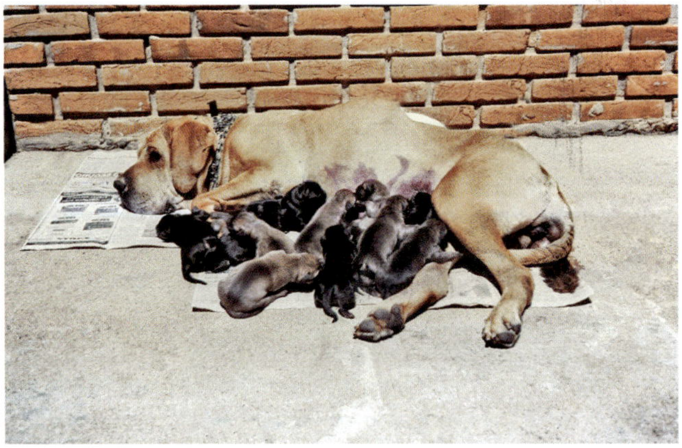

Figura 174.3 Cadela ao final de um parto normal. Nota-se a ocorrência de corrimento loquial sendo expelido pela vulva.

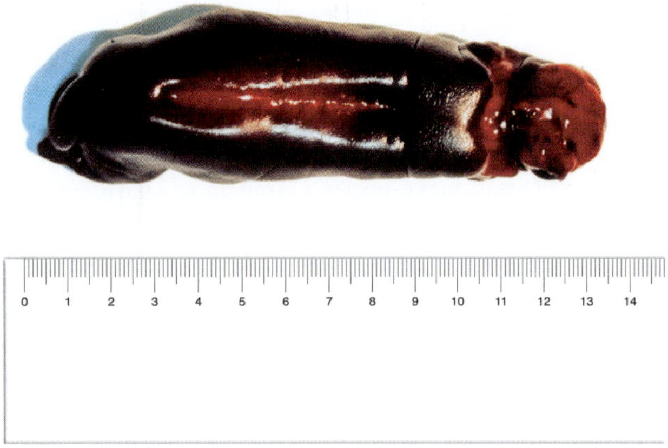

Figura 174.4 Anomalia congênita em filhote de cadela. Note a ausência de calota craniana e o defeito na coluna vertebral.

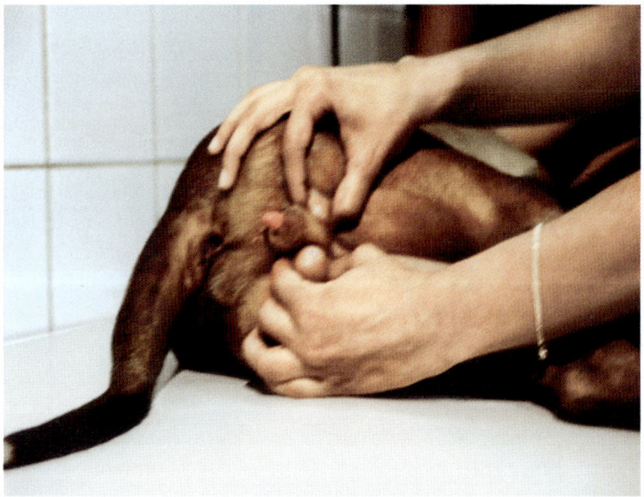

Figura 174.5 Cão adulto da raça Pit Bull pseudo-hermafrodita masculino. Podem ser observados dois testículos lateralmente à vulva e a exposição de um pênis atrofiado pela abertura vulvar.

Falha na concepção

Muitos técnicos admitem que a falha em conceber, a despeito de uma cobertura efetiva, seja decorrente de contaminação bacteriana vaginal ou prepucial. Culturas bacterianas demonstraram que 99% das bactérias isoladas desses locais são comensais e seu tratamento é desnecessário e contraindicado por redundar em resistência bacteriana ou contaminação por fungo oportunista. A principal razão para a falha na concepção reside em cobertura no momento inapropriado, exigindo o emprego dos mais variados métodos para confirmar a proximidade da ovulação.[1,5,9,13]

Pseudogestação (pseudociese)

É um distúrbio endócrino, no qual a fêmea não gestante comporta-se como se estivesse prenhe, em trabalho de parto ou recém-parida, observado em cadelas principalmente e nas gatas após cobertura infértil ou estímulo vaginal artificial durante o cio.

As cadelas apresentam aumento de peso e do volume abdominal, impaciência, preparo do ninho, edema das mamas com produção láctea e adoção de objetos ou filhotes de outras cadelas recém-paridas.

Os sinais podem regredir espontaneamente, porém pode ser necessário o uso de antibiótico e anti-inflamatório preventivo das mastites, compressas de água fria nas mamas, redução da ingestão de ração e aplicação de antiprolactínicos.

Cadelas com consecutivas pseudogestações apresentam risco de desenvolvimento de piometra futura[21] (Figura 174.6).

Absorção embrionária

A real frequência de sua incidência é desconhecida. A diferença entre a quantidade de ovócitos liberados e a de filhotes nascidos é um bom indicador e admite-se que a reabsorção de um ou dois embriões aconteça em 10% das gestações, tendo como causas principais as anormalidades embrionárias, ambiente inadequado, agentes infecciosos e a competição pelo espaço no interior do útero.[1,5,9,13]

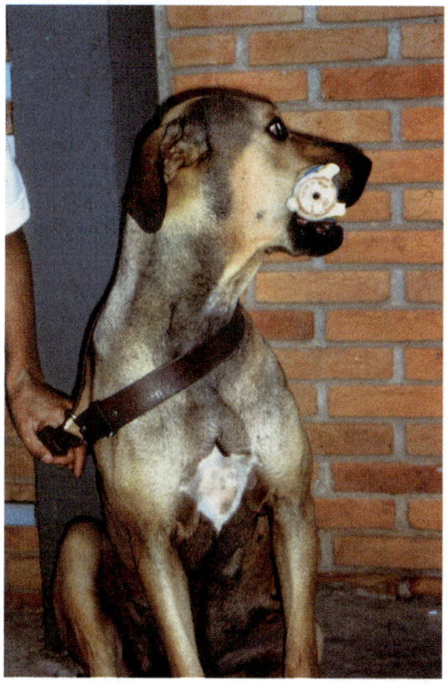

Figura 174.6 Cadela com pseudogestação adotando um objeto.

Abortamento infeccioso

O abortamento consiste na expulsão de fetos imaturos, com corrimento vulvar vermelho-escuro ou esverdeado abundante. Na maioria das vezes, não se observam contrações uterinas e abdominais similares às do parto normal. As causas são os defeitos congênitos, agentes infecciosos, traumatismo, medicamentos que provoquem contrações da musculatura uterina e doenças sistêmicas maternas. O exame de raios X e a ultrassonografia podem ser utilizados como auxiliares do diagnóstico. Uma vez desencadeada a expulsão, cabe ao profissional utilizar medicamentos ecbólicos, no intuito de esvaziar o conteúdo uterino. O uso de progesterona na tentativa de manter a gestação é contraindicado, pois leva ao fechamento cervical, podendo provocar toxemia grave pela retenção de fetos inviáveis com todas as suas implicações. Exames sorológicos e microbiológicos devem ser realizados de amostras colhidas dos fetos, lóquios e sangue materno. A expulsão de produtos vivos, mas inviáveis à sobrevida no período final da gestação, caracteriza um parto prematuro.[1,5,9]

Dos agentes infecciosos causadores de abortamento, parto prematuro ou morte logo após o parto, destacam-se:[1,5,9,22]

- *Brucella canis*: a via de infecção mais comum é venérea, provocando abortamento entre 45 e 55 dias da gestação, podendo causar reabsorção embrionário-fetal ou o nascimento de produtos mortos ou natimortos
- *Toxoplasma gondii*: raramente provoca abortamento em cadelas, contudo tem muita importância para a saúde dos profissionais e a saúde pública
- Herpes-vírus canino: as manifestações dependem do momento gestacional em que ocorre a infecção. No início da prenhez resulta em morte e mumificação fetal, e no período final ocorre parto prematuro com expulsão de filhotes que não sobrevivem
- Vírus da disenteria canina: não se conhece sua frequência natural, porém em condições experimentais, os animais manifestam doença clínica, inclusive os filhotes nascidos
- Adenovírus canino: a infecção resulta no nascimento de filhotes mortos ou vivos que vêm a óbito logo após o parto.

Abortamento espontâneo

No abortamento espontâneo deve-se proceder a um rigoroso diagnóstico diferencial com as outras possíveis causas desse evento. Repetições da casuística indicam comprometimento uterino ou placentário, ou distúrbios de funcionamento do corpo do útero, sendo necessária a concentração de 6 nmol/ℓ ou 2 ng/mℓ de progesterona para a manutenção da gestação em cadelas. A aplicação de progesterona exógena nos animais problemáticos pode redundar em masculinização dos filhotes fêmeas e criptorquidismo nos machos, podendo interferir no desencadeamento fisiológico do parto normal, prolongando a gestação além do prazo, com consequente morte fetal. Nos casos de insuficiência lútea comprovada pela dosagem hormonal específica, a suplementação de progesterona de curta duração pode ser efetuada por via oral.[1,5,9,22]

Diabetes mellitus

Durante a gestação, algumas cadelas podem manifestar um quadro de diabetes tipo II reversível e passageiro devido à liberação de antagonistas da insulina. Para estes animais, recomenda-se a castração como maneira definitiva para prevenir a prenhez. Para outros autores, essa doença em cadelas gestantes poderia estar relacionada com insensibilidade à insulina ou intolerância aos açúcares mediada pela progesterona, sendo o abortamento uma manifestação comum. Em outros animais, nas ovelhas em especial, o diabetes pode influir no peso dos produtos, resultando em fetos maiores e mais pesados, requerendo cesariana. Esta possibilidade deve ser considerada para as cadelas, bem como a possibilidade da transmissão hereditária desse distúrbio; por essa razão indica-se a castração dessas fêmeas.[1,5,9]

Por outro lado, algumas cadelas podem exibir hipoglicemia no final da gestação que prontamente se reverte pela suplementação intravenosa de glicose. A acetonemia decorrente de utilização da gordura corporal como fonte energética é rara nas cadelas, sem sinais patognomônicos como aqueles que se manifestam na toxemia da prenhez em pequenos ruminantes ou acetonemia clássica que acomete as vacas.[10]

Hipoglicemia

Esta condição é pouco frequente em cadelas gestantes, de etiologia incerta, sendo surpreendente a sua manifestação, pois durante a fase progesterônica, as concentrações de glicose estão normalmente elevadas. Pode ocorrer hipoglicemia associada a hipocalcemia no final da gestação e alguns autores preconizam a aplicação de açúcar e cálcio em associação.[1,5,9]

Torção de útero

A torção uterina consiste no rolamento do órgão sobre seu eixo longitudinal, obliterando parcial ou totalmente a passagem dos fetos, ocorrendo geralmente no final da gestação ou durante o início do parto. É uma condição rara nas cadelas e gatas, afetando um dos cornos uterinos, de difícil diagnóstico clínico, mesmo com o auxílio de ultrassonografia e raios X, com giro para a esquerda ou direita e em graus variáveis.[9,10,12,23,24]

Os sinais de dor e desconforto abdominal são claros logo após a torção e normalmente o diagnóstico definitivo só é realizado por laparotomia exploratória objetivando a cesariana devido à não expulsão dos fetos.[10]

Graus variáveis de desvitalização uterina e morte fetal são achados frequentes, variando com o tempo de evolução do processo. Na maioria dos casos, a cesariana radical (com ovariossalpingo-histerectomia [OSH]) é a solução mais indicada.

Para os grandes animais, as causas estão bem determinadas. Para as cadelas e gatas supõe-se que os pesos dos fetos ao longo dos cornos uterinos, fatores mecânicos, tais como contrações e rolamento do animal, possam contribuir para a torção. De qualquer maneira, é um evento raro, até porque no interior do abdome de cadelas ou gatas gestantes não há espaço que permita ao útero girar 180°[10,12,23] (Figura 174.7).

Histerocele gravídica

Trata-se de uma hérnia cujo conteúdo é o útero gravídico, ocorrendo em pontos anatômicos específicos, como na região inguinal, umbilical e diafragmática e, neste último caso, ocorre em cadelas e gatas vítimas de atropelamento. Os sinais são variáveis, com aumento de volume local, podendo-se palpar os fetos no subcutâneo. Nas hérnias diafragmáticas, o desconforto respiratório é evidente. O anel herniário pode dilatar-se pela laceração muscular, evoluindo para eventração.[1,5,10]

Nas hérnias diafragmáticas, por sua gravidade, é necessária intervenção cirúrgica de urgência com sérios riscos na manutenção da gestação, em virtude da causa e do protocolo anestésico exigido. Nos casos de histerocele inguinal ou umbilical, a avaliação deve ser individual, levando-se em consideração volume, viabilidade fetal, tempo gestacional, redutibilidade do conteúdo, entre outros aspectos. A possibilidade de colocação de faixa compressiva, suspensório ou outro artifício deve ser considerada para dar maior conforto à gestante. Ao parto, espera-se que ocorra atonia uterina primária, com necessidade de cesariana, sendo este o momento utilizado para a herniorrafia.[1,5,10,12]

A opção pela OSH concomitante dependerá do médico-veterinário, da gravidade do processo, do risco futuro a uma nova gestação, do risco cirúrgico imediato, porém o proprietário deve ser esclarecido sobre a possibilidade da transmissão hereditária dessa propensão, justificando-se a castração dos animais.[1,5,10,12] Evisceração uterina é uma condição rara, porém pode necessitar de urgente intervenção (Figura 174.8).

Ruptura uterina

É um acidente de rara ocorrência durante o parto normal, acometendo mais as cadelas que as gatas, mas quando há feto(s) remanescente(s) no útero por longo período eles se tornam enfisematosos, ocorre necrose da parede uterina com possibilidade de ruptura e peritonite, sendo de ocorrência frequente em animais de proprietários negligentes que demoram em procurar auxílio profissional.

A ruptura uterina, se ocorrer durante o parto, pode ser decorrente de distocia, uso de dose excessiva de ocitocina em distocia de causa fetal não constatada, traumatismo ou uso inadequado de fórceps ou pinças na tentativa de remover um feto. Há dor abdominal com possível distensão e rápida deterioração do estado geral da parturiente. Recomenda-se laparotomia com tratamento de suporte.[1,5,9,10]

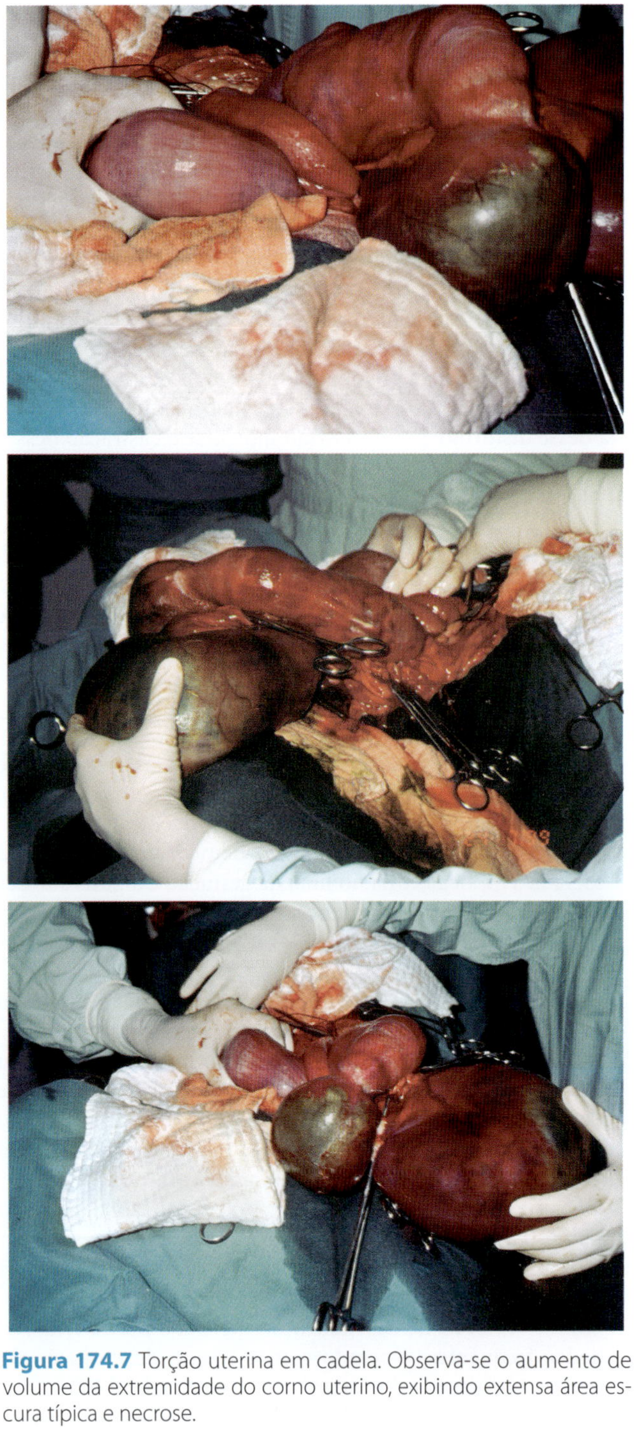

Figura 174.7 Torção uterina em cadela. Observa-se o aumento de volume da extremidade do corno uterino, exibindo extensa área escura típica e necrose.

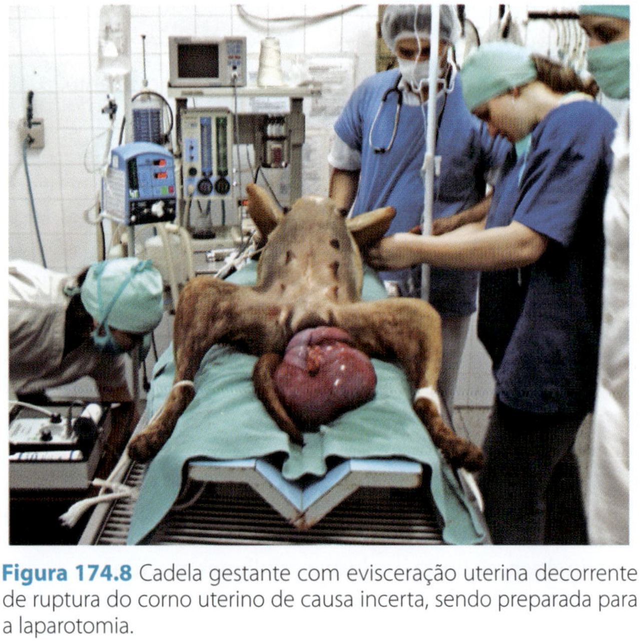

Figura 174.8 Cadela gestante com evisceração uterina decorrente de ruptura do corno uterino de causa incerta, sendo preparada para a laparotomia.

Tipos especiais de gestação

Superfecundação

Caracteriza-se pela fecundação de mais de um ovócito por um ou diferentes machos, podendo ocorrer nas cadelas e com menor frequência nas gatas, constatando-se após o parto o nascimento de filhotes de diferentes raças com características fenotípicas distintas. É corriqueira sua observação em animais sem raça definida (SRD) errantes.[10,12,23,25]

Superfetação

Acontece quando há fertilização de ovócitos em cios diferentes pela possibilidade de manifestação de ovulação durante a prenhez em algumas espécies. Ao parto, nota-se o nascimento de fetos maturos e imaturos, sendo uma condição rara em cadelas e gatas.[10,12,23,25]

Gestação múltipla patológica

Ocorre quando a quantidade de fetos ultrapassa aquela considerada normal para a espécie ou raça. De modo geral, as cadelas de pequeno porte gestam de 2 a 4 filhotes e as de grande porte de 6 a 10, enquanto na gata são de 2 a 5 por cria. A causa é a aptidão hereditária para ovulações múltiplas somada a fatores ambientais, nutricionais ou tratamentos hormonais.

Pela exagerada distensão uterina, observam-se as seguintes manifestações: taquipneia, distúrbios digestórios, alteração cardiorrespiratória, edema e transudato cavitário, enfraquecimento da gestante, distúrbios metabólicos, decúbito permanente, atonia uterina primária ou ruptura uterina[10,12,23,25] (Figura 174.9).

Hidropisia dos envoltórios fetais

Ocorre no interior dos envoltórios fetais, tendo como causas gerais distúrbios nutricionais, torção do cordão umbilical, desequilíbrio hidreletrolítico ou doenças renais do feto. Esta condição é raramente observada em cadelas e gatas, mas quando se manifesta determina atonia uterina pela excessiva distensão do órgão e o(s) feto(s) exibirá(ão) anasarca[10] (Figura 174.10).

Gestação extrauterina ou ectópica

Define-se como prenhez ectópica quando o feto se encontra fora da cavidade uterina. Na espécie humana a sede mais comum são as trompas, constituindo a gravidez tubária, respondendo por mais de 95% de todas as ectopias gestacionais, podendo ainda acontecer no ovário ou cavidade abdominal.[10,12,23,25]

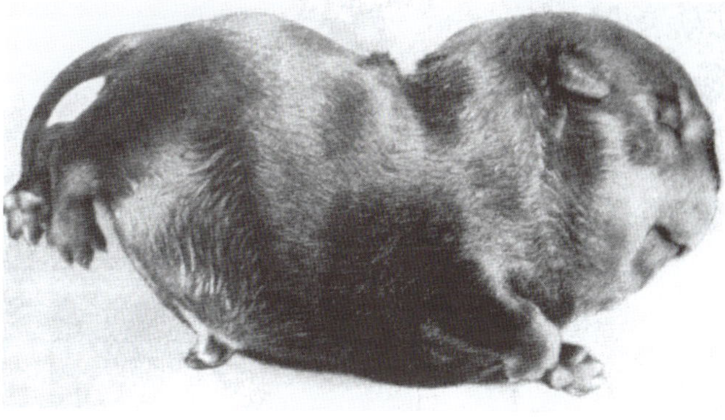

Figura 174.10 Aspecto típico de um produto em anasarca associada à hidropisia dos envoltórios fetais.

Na mulher, o evento não é raro, acontecendo uma vez em cada 100 a 150 gestações devido à inflamação crônica das tubas. Pode haver hemorragia intraperitoneal, dor intensa por ruptura da tuba, reabsorção fetal ou, se ocorrer morte fetal em fase gestacional avançada, poderá ficar retido, ser calcificado ou mumificado, formando um litopédio (*líthos* = pedra). Nas cadelas, assim como em outros animais domesticados, não há similaridade dessa afecção com a da espécie humana. As gestações ectópicas dos animais são secundárias à ruptura da parede uterina, na maioria das vezes provocadas por acidentes ou outros processos traumáticos. Nas gestações iniciais, ocorre reabsorção e quando houve calcificação fetal visibilizada ao exame de raios X por volta do 40º dia, haverá calcificação ou mumificação fetal. A morte da gestante pode ocorrer, se houver hemorragia interna grave e, se ocorrer ruptura uterina no final da gestação, recomenda-se laparotomia exploratória[10,12,23,25] (Figura 174.11).

Gatas

As gatas expressam manifestações fisiológicas à medida que a gestação progride, havendo aumento do volume abdominal. Pode ser constatada a liberação de discreta quantidade de muco pela vulva, contudo essa secreção pode não ser observada pelo hábito do animal lamber-se constantemente.

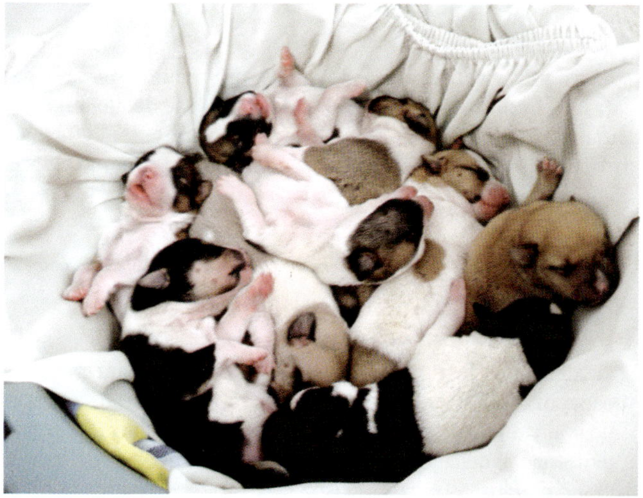

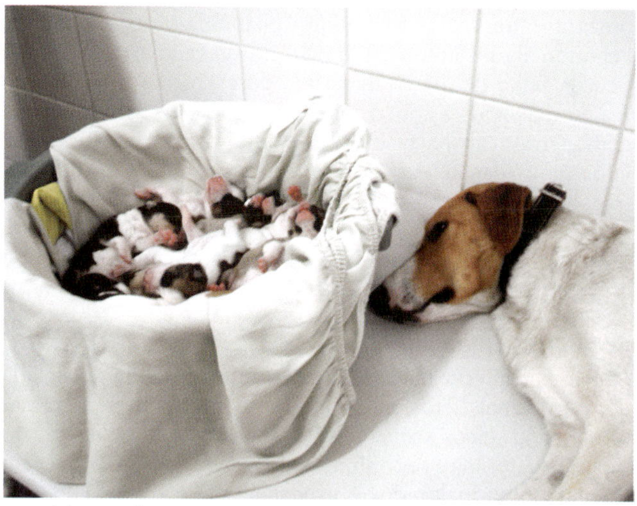

Figura 174.9 Filhotes de cadela recém-nascidos, cuja mãe era de porte médio e exibia os sinais típicos de gestação múltipla patológica.

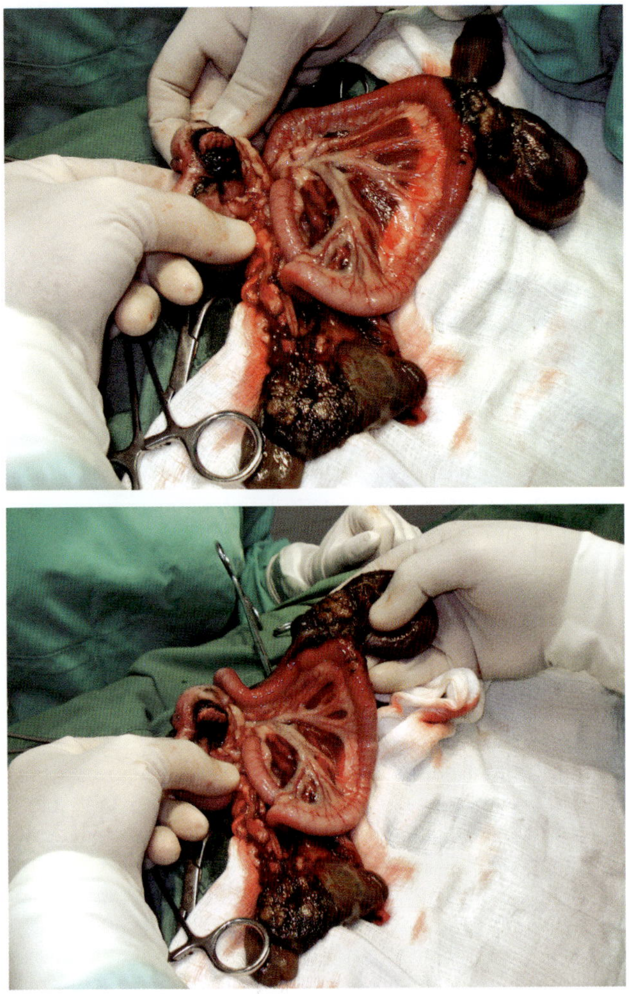

Figura 174.11 Gestação ectópica. Achado em laparotomia exploratória.

Falha na concepção

A causa mais importante para as gatas é a baixa concentração de LH após a cobertura para estimular a ovulação. O tempo entre a cobertura e a ovulação é dependente da qualidade e da intensidade das reações fisiológicas da fêmea em resposta à cobertura, que influi sobremaneira nas concentrações de LH. O momento da cobertura durante a fase do cio redunda na liberação de ovócitos mais ou menos maduros e, portanto, com maior ou menor probabilidade de fertilização. Segundo alguns autores, um método alternativo de diagnóstico da falha de ovulação seria a dosagem de progesterona 7 a 10 dias após a cobertura e, se estes níveis forem baixos, demonstram ausência de tecido lúteo e, por conseguinte, falha na ovulação. Para estes animais é indicada a administração de gonadotrofina coriônica humana (hCG, 500 UI), que simularia a liberação do LH, resultando em ovulação. De modo geral é possível afirmar que as gatas constituem uma espécie de alta fecundidade e prolificidade.[1,5,9]

Reabsorção embrionária

Pode acontecer mais frequentemente a reabsorção isolada de um ou mais fetos, que pode ser evidenciada por exames ultrassonográficos sequenciais de gatas gestantes. As causas são multifatoriais e se confundem com aquelas que provocam abortamento, incluindo-se aspectos infecciosos, genéticos, nutricionais e ambientais.

Muitos aspectos são negligenciados rotineiramente porque não se instituem, em medicina veterinária, exames pré-natais aos moldes da espécie humana, por essa razão não há dados estatisticamente fidedignos dessa ocorrência nos pequenos animais domésticos.[1,5,9]

Abortamento infeccioso

Pode ocorrer por:

- Vírus da leucemia felina: este agente pode causar várias doenças no trato reprodutor, como abortamento, reabsorção embrionária precoce ou nascimento de filhotes portadores. O vírus pode atravessar a placenta, resultando em contaminação bacteriana secundária induzida pela imunossupressão viral, e em consequente expulsão de fetos prematuros mortos. A prevenção é realizada mediante vacinação
- Herpes-vírus felino: este tipo viral é transmitido por via respiratória e cerca de 80% dos gatos expostos permanecem cronicamente infectados, provocando abortamento na metade da gestação, podendo ser confirmada a contaminação pelo isolamento do vírus em cultura, pelas lesões placentárias e por corpos de inclusão nuclear no esfregaço nasal ou conjuntival detectados pelo método de imunofluorescência indireta. Só a vacina garante proteção. Já o vírus da peritonite infecciosa felina provoca abortamento mais precoce ou endometrite, parto prematuro e doenças do trato respiratório superior
- Toxoplasmose: *Toxoplasma gondii* raramente provoca abortamento em gatas, porém alguns filhotes podem nascer contaminados por este protozoário
- Clamidiose: *Chlamydia psittaci* pode causar abortamento em gatos, embora muitos aspectos da etiologia e transmissão ainda sejam ignorados. Títulos de anticorpos altos devem ser interpretados com cuidado, podendo ser apenas uma resposta a agentes oportunistas.[1,5,9]

Abortamento espontâneo

Muitos casos de abortamento espontâneo são consequência de ambiente uterino inadequado. Alguns autores creditam o evento aos baixos níveis plasmático de progesterona. A administração de progesterona de maneira preventiva deve ser cuidadosamente ponderada, pois pode induzir masculinização dos fetos fêmeas e criptorquidismo nos machos; além disto, esse hormônio pode interferir no desencadeamento do parto, podendo prolongar a gestação e ocorrer morte intrauterina dos fetos, redundando em mumificação ou maceração, exigindo intervenção cirúrgica.[1,5,9]

Hipocalcemia

Ao contrário da cadela, a tetania é raramente observada nas gatas no período pré-parto ou mesmo na fase de aleitamento. Uma vez diagnosticada, a aplicação intravenosa lenta de 2 a 5 mℓ de gliconato de cálcio a 10%, com monitoramento da frequência cardíaca, reverte o quadro clínico.[1,5,9]

Distocia

É definida classicamente como dificuldade para parir ou incapacidade de expulsar naturalmente os filhotes através do canal do parto sem assistência ou auxílio, sendo mais frequente nas cadelas que nas gatas, podendo ter incidência de 100% em algumas raças. O risco de distocia é maior nas raças puras, quando comparadas aos animais SRD.[1,5,9,10,26,27]

Constata-se na rotina ambulatorial, principalmente em cadelas de mínimo porte mantidas dentro de casa ou apartamento, maior incidência da necessidade de intervenção profissional durante o parto, em razão de excessiva artificialização ambiental alterando o comportamento instintivo natural desses animais esperado para o parto. Atonia uterina primária é o evento mais evidenciado, aliada à inabilidade materna com possível rejeição dos filhotes.

Procedimentos iniciais

Diante da distocia em cadela ou gata, uma criteriosa anamnese inquiridora ou espontânea é um requisito fundamental para definir o procedimento a ser executado. Muitas vezes, o proprietário, para se eximir de responsabilidade ou sensação de culpa, distorce datas e horários. No caso específico das gatas, a data precisa da cobertura não é observada algumas vezes, pois o animal sai do domicílio no período do cio. O profissional deve filtrar a informação e utilizar seu conhecimento e experiência para fazer um diagnóstico preciso. Inicia-se pela aferição da temperatura retal e procede-se ao exame obstétrico externo e interno específico.

O exame externo consiste em inspeção, palpação e exame geral da parturiente. Observam-se distensão abdominal, comportamento, contrações abdominais e uterinas perceptíveis, glândula mamária e o conjunto vulva/períneo, caracterizando a secreção pela quantidade, cor e odor. Palpa-se o abdome, procurando estimar tônus uterino, quantidade de fetos, grau de distensão e possíveis movimentos fetais indicativos de viabilidade. O clínico não deve subestimar o estetoscópio como modo de auscultar batimento cardíaco fetal que alcança 180 a 240 bpm, decrescendo com o grau de depressão dos produtos.

O exame interno específico é feito com o dedo enluvado e lubrificado para detectar obstruções, verificar se há feto na vagina e precisar a apresentação anterior ou posterior do feto disposto no canal pélvico ou corpo uterino. Se durante a manobra digital pela vagina, a cadela reagir com contrações reflexas, isto deve ser encarado como um bom indicador de resposta contrátil uterina e, muitas vezes, apenas utilizando-se esse recurso há a expulsão do feto pelo estímulo ao reflexo de Ferguson. Deve ser lembrado que as gatas são relutantes ao toque digital vaginal e, quando possível e estritamente necessário, utiliza-se o dedo mínimo.

Exames complementares podem ser realizados por raios X e, de maneira mais apropriada, pelos recursos do ultrassom.

As distocias podem ser de causa materna ou fetal, podendo ocorrer sua associação. As distocias maternas mais comuns em cadelas e gatas são: inércia uterina primária completa ou incompleta, inércia uterina secundária e estreitamento do canal do parto com dilatação insuficiente da via fetal mole ou dura. São pouco frequentes torção uterina, prolapso vaginal e/ou uterino, hidropisia dos envoltórios fetais e obstruções. Os animais desnutridos e com histórico de atropelamento anteriormente sofrido merecem especial atenção à via fetal dura. Os tumores vaginais podem constituir uma barreira mecânica para a evolução do parto normal. Os mais comuns são o tumor venéreo transmissível e o liomioma[28] (Figuras 174.12 a 174.16).

A aplasia segmentar de corno uterino é uma condição rara diagnosticada na realização da cesariana[29] (Figura 174.17).

As distocias de causa fetal incluem defeitos na estática fetal (apresentação anterior, posterior e transversa), malformações, fetos absolutos ou relativos grandes, assim como morte fetal e sua possibilidade de evolução com *rigor mortis*, fetos enfisematosos ou macerados, com frequência muito parecida em cadelas e gatas. A insinuação de dois fetos simultaneamente no corpo do útero também deve ser considerada, surgindo muitas vezes duas vesículas fetais pela vulva[1,5,9,26,27] (Figuras 174.18 a 174.20).

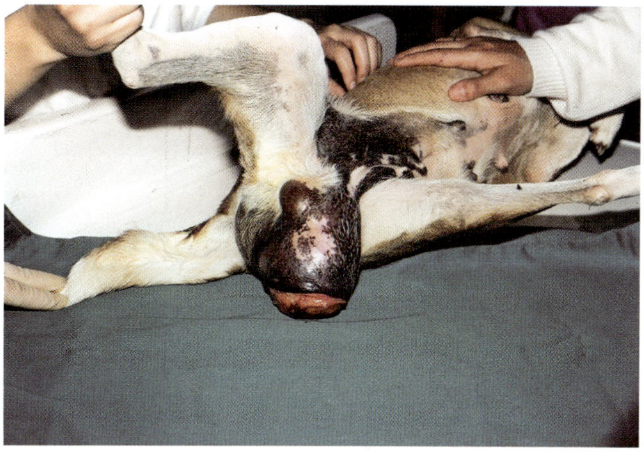

Figura 174.12 Tumor vaginal em cadela criando uma barreira mecânica à progressão de um parto normal.

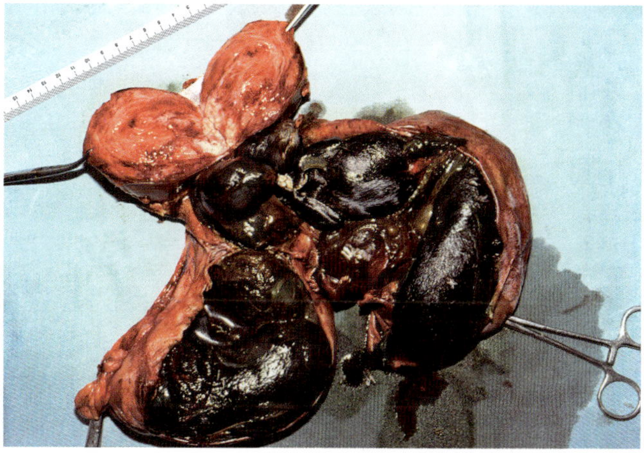

Figura 174.13 Feto em início de putrefação em função do bloqueio da evolução do parto por tumor de corpo uterino em cadela.

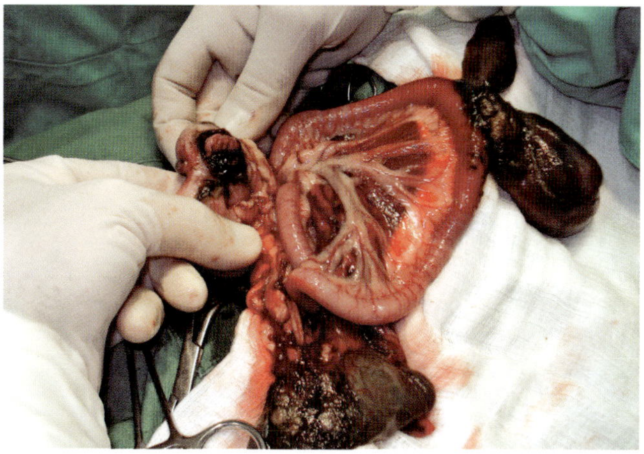

Figura 174.14 Prolapso de corpo uterino em cadela durante o parto. Note a vesícula fetal insinuada e retida.

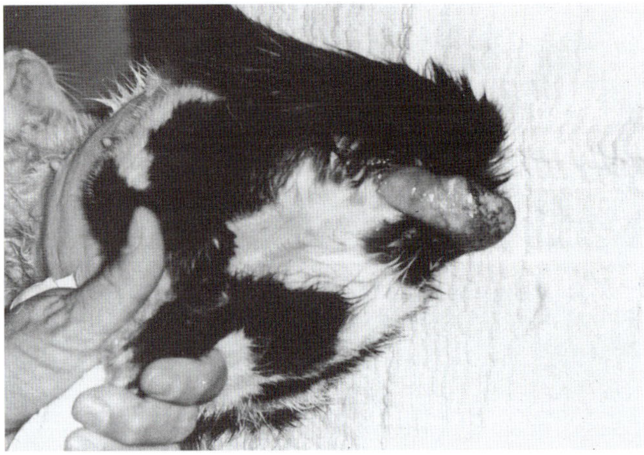

Figura 174.15 Prolapso de corpo uterino em gata no início do trabalho de parto.

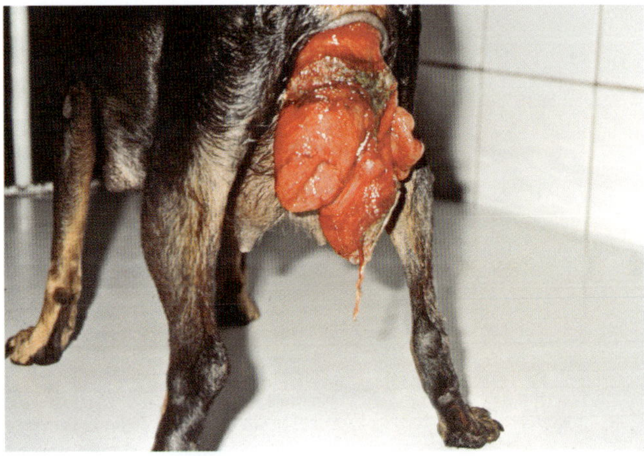

Figura 174.16 Prolapso parcial de dois cornos uterinos em cadela, podendo ser visibilizada a área de implantação placentária.

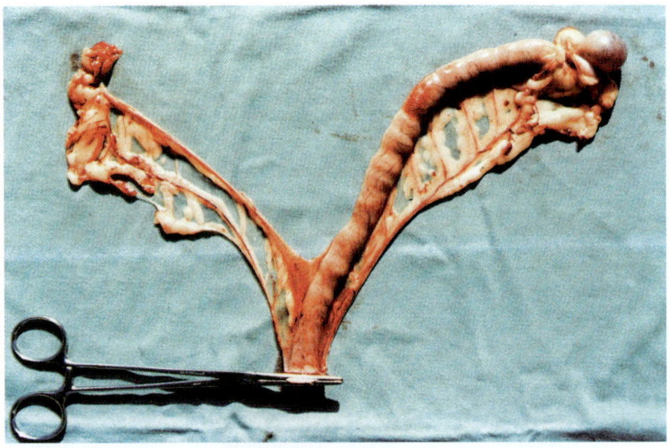

Figura 174.17 Peça cirúrgica removida de ovariossalpingo-histerectomia (OSH) de conveniência, em que se observa agenesia de um dos cornos uterinos.

▪ Intervenção

Para cadelas e gatas é mais fácil responder à pergunta "como intervir?" do que "quando intervir?"

A intervenção no parto nessas espécies é restrita ao estímulo às contrações, cuidadosa tração dos fetos, eventual episiotomia, discutível uso de fórceps e cesariana como

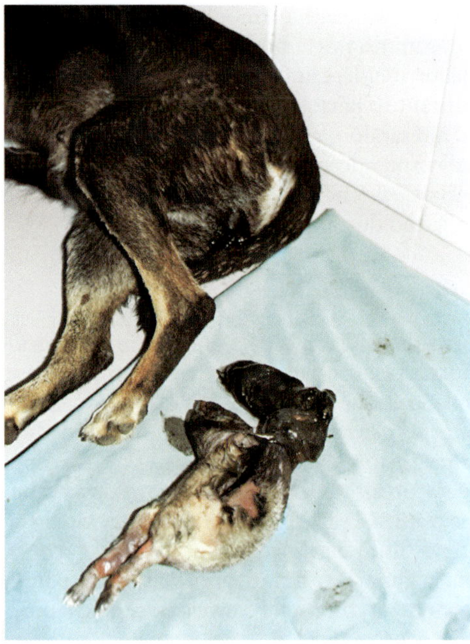

Figura 174.18 Distocia de causa fetal com flexão de cabeça e pescoço. Feto removido com tração manual.

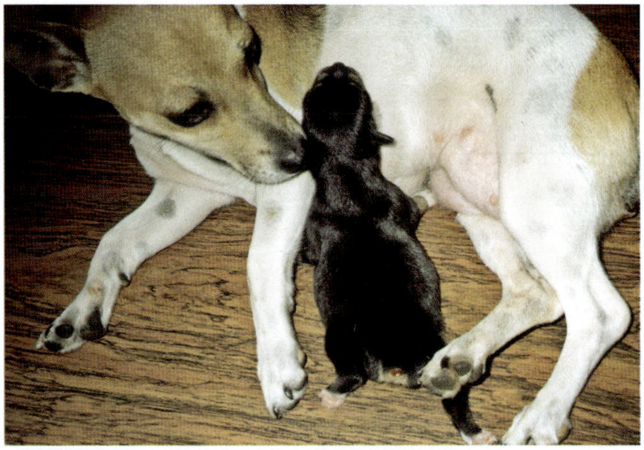

Figura 174.19 Síndrome do feto único em cadela, sendo o produto um feto absoluto grande.

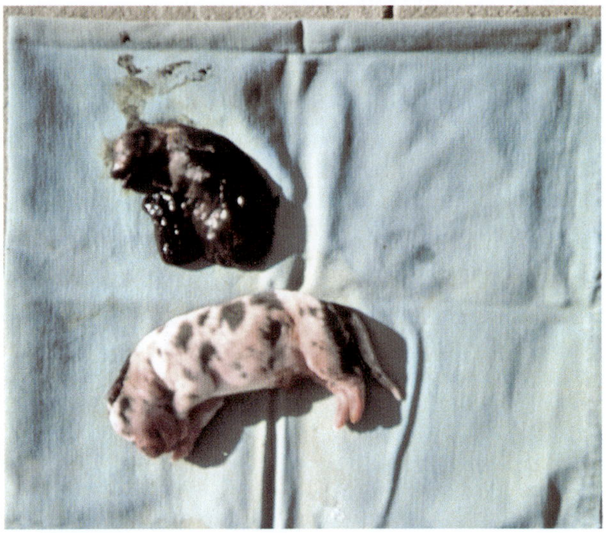

Figura 174.20 Feto mumificado acompanhado de feto normal, ambos expulsos durante o parto de uma cadela.

modo de terminar um parto (Figuras 174.21 a 174.27). Pequenas correções de distocia da estática fetal podem ser feitas com os dedos em cadelas com tamanho compatível para a realização dessa manobra obstétrica. De maneira generalista, é possível afirmar que o momento decisivo é marcado pela ruptura das bolsas ou vesículas fetais. As gatas, pelo fato de a ovulação ser induzida, têm um período gestacional mais bem definido, quando comparadas às cadelas e sua fisiologia peculiar de estro, ovulação e fecundação.[26,27]

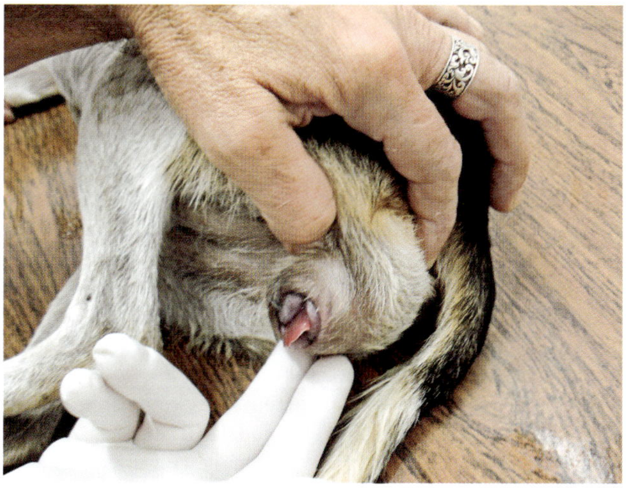

Figura 174.21 Feto retido no canal do parto devido a estreitamento vulvar.

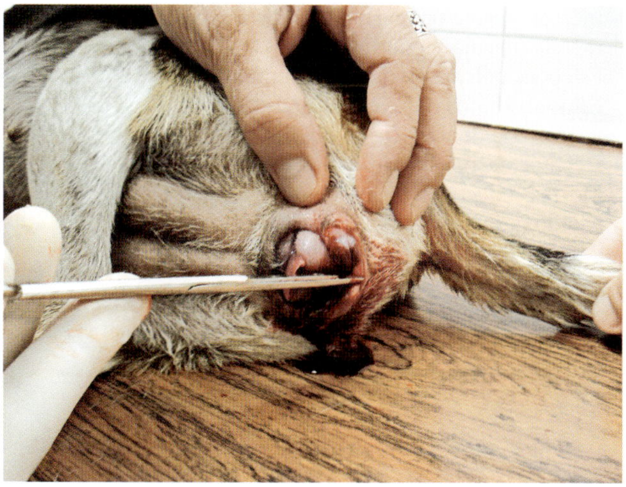

Figura 174.22 Procedimento ambulatorial de episiotomia.

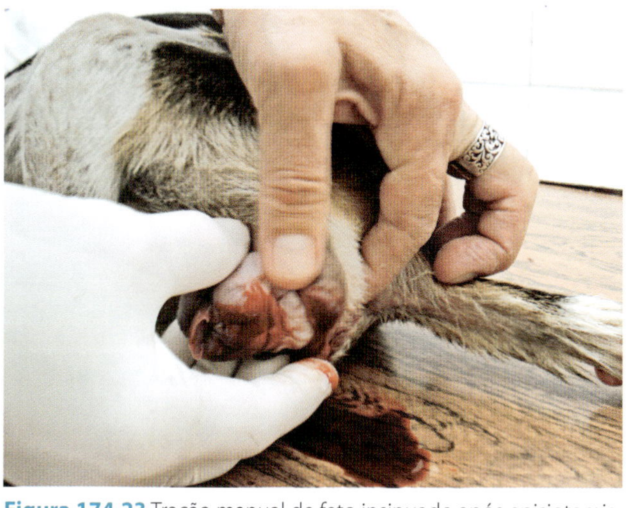

Figura 174.23 Tração manual de feto insinuado após episiotomia.

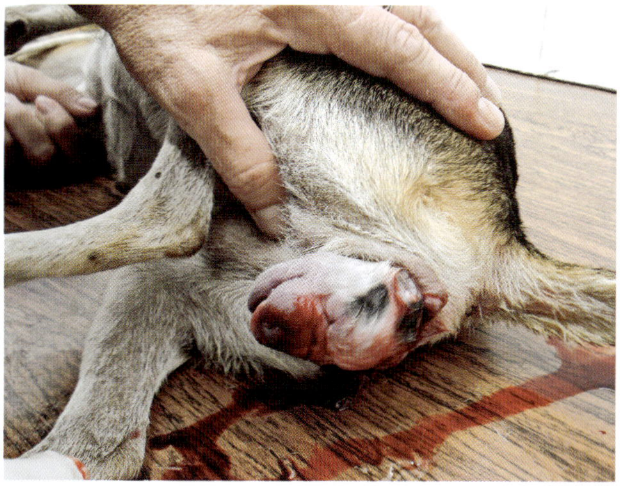

Figura 174.24 Feto exteriorizado pela vulva após episiotomia.

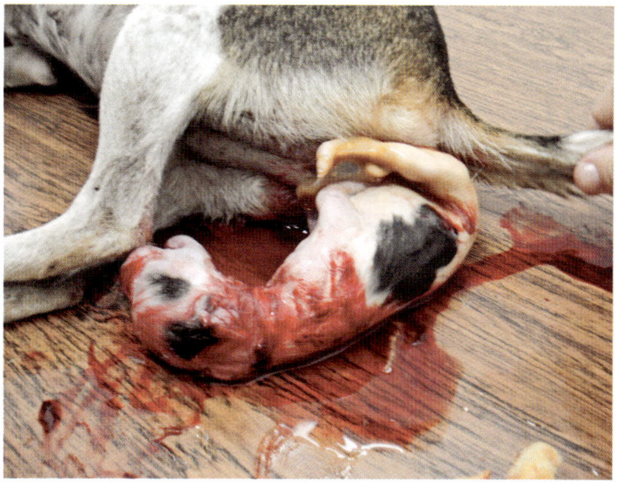

Figura 174.25 Feto sendo expulso após episiotomia.

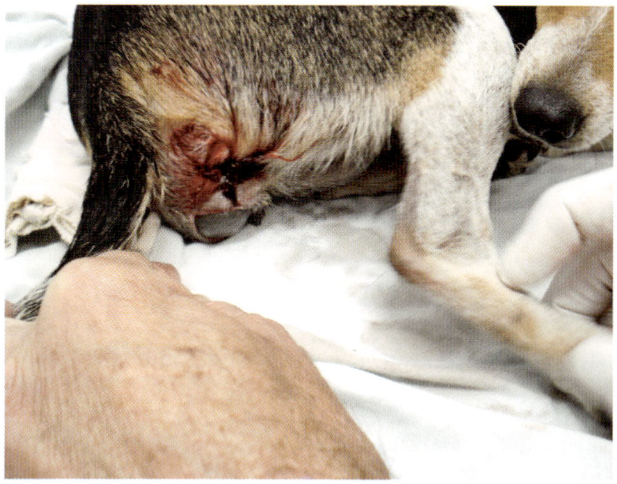

Figura 174.26 Exposição das bolsas correspondentes ao segundo filhote de cadela submetida à episiotomia.

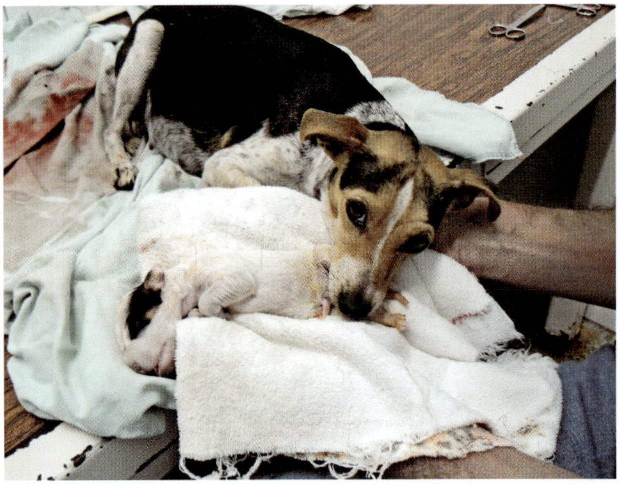

Figura 174.27 Primeiros cuidados maternos da cadela submetida à episiotomia com o filhote.

Inércia uterina

Pode ser classificada em:[1,5,8,9,14,30]

- Primária: é quando o útero falha em se contrair em resposta aos estímulos endógenos típicos do parto. Pode acontecer em síndrome do feto único, excesso de líquidos fetais, fetos absolutos ou relativos grandes, distúrbio nutricional, infiltração de gordura, disfunção hormonal ou doenças sistêmicas, entre outros
- Secundária: decorre da exaustão do miométrio, causada pela obstrução do canal do parto por dilatação insuficiente, tumores, fetos retidos na via fetal externa ou distocia fetal intrauterina. Na maioria dos casos, o útero não reage à medicação e um exame minucioso prévio é necessário para evitar possível ruptura da parede uterina.

Como terapia para a inércia uterina primária, preconiza-se a injeção intravenosa (IV) lenta de gliconato de cálcio a 10% na dose de 2 a 20 mℓ para cadelas, e de 2 a 5 mℓ para gatas, em volume variável com o porte do animal, adicionado ou não a 5 a 20 mℓ de glicose a 10 a 20%. Se esta tentativa inicial fracassar, pode-se repetir o cálcio ou aplica-se 1 a 5 UI IV de ocitocina para cadelas e 0,5 UI IV ou intramuscular (IM) para gatas (Figura 174.28).

Não havendo a expulsão de todos os filhotes, recorre-se à cesariana. Em primíparas agitadas é possível ocorrer inibição nervosa voluntária das contrações por estresse psicológico, podendo ser necessária a aplicação de uma dose baixa de tranquilizante.

Observa-se alguma inibição das contrações em animais recém-chegados ao ambulatório, que permanecem atentos ao ambiente e pessoal estranho. Sempre que possível, o auxílio às contrações deve ser realizado no local onde o animal vive, cuja resposta é mais efetiva. O excesso de curiosos no local pode também ter efeito retardatário durante a fase expulsiva.

Em alguns animais, a ocitocina induz contrações prolongadas que podem ocasionar descolamento precoce da placenta, estenose cervical ou ruptura uterina. Ergotaminas de longa duração não devem ser utilizadas durante o parto.

O emprego do fórceps em cadelas e gatas é limitado e desencorajado por se tratar de um procedimento sem controle visual e com indicações restritas. O uso de pinças hemostáticas para fracionar um feto deve ser abolido.

Em geral, os profissionais recorrem à cesariana como modo de finalizar um parto distócico em cadelas e gatas.

São indicações gerais para cesariana (Figuras 174.29 e 174.30):

- Inércia uterina primária completa não responsiva ao tratamento
- Inércia uterina primária parcial, refratária à medicação
- Inércia uterina secundária
- Estenose pélvica ou da via fetal mole
- Fetos absolutos ou relativos grandes
- Excesso ou deficiência de líquidos fetais
- Defeitos de apresentação, posição ou atitude
- Morte ou decomposição fetal
- Estado geral ou doença da parturiente
- Partos demorados por negligência do proprietário
- Profilática, quando o caso requer.

Principais distúrbios puerperais

A total involução uterina requer cerca de 90 dias para se completar e restabelecer o ciclo estral. Os locais placentários têm aspecto rugoso e granular, com acúmulo de muco sanguí-

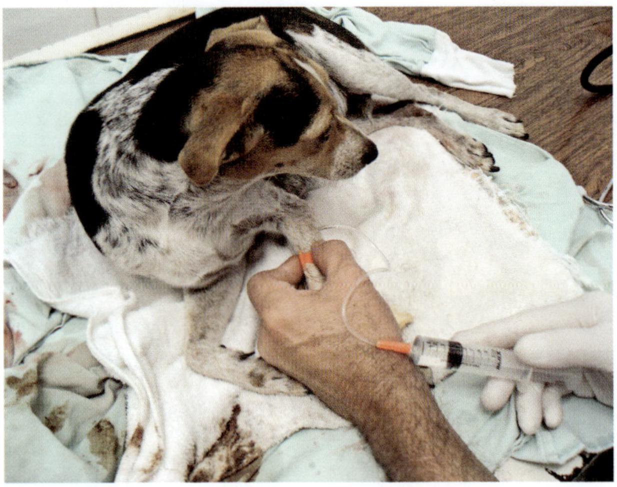

Figura 174.28 Aplicação intravenosa lenta de gliconato de cálcio a 10% adicionado a glicose a 50% para estimular contrações uterinas em cadelas.

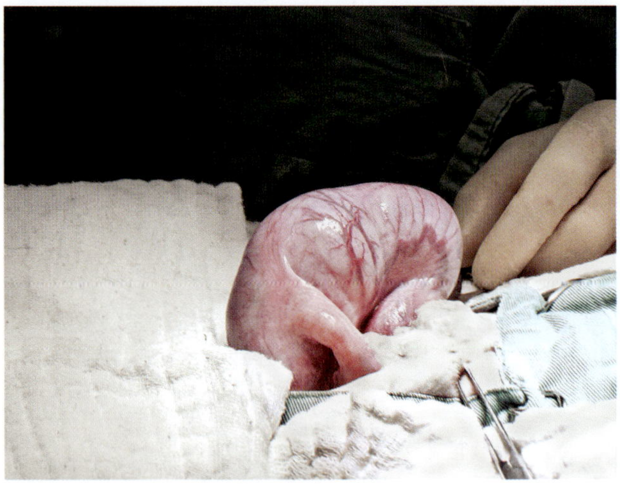

Figura 174.29 Útero de gata gestante sendo exposto da cavidade abdominal durante cesariana.

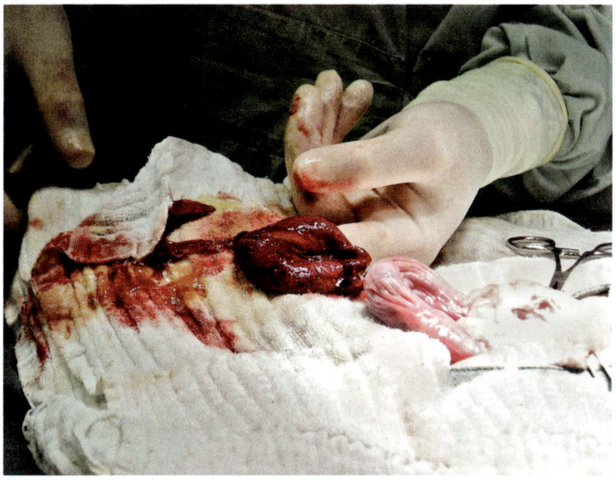

Figura 174.30 Placenta zonária de gata sendo removida do corno uterino gestante durante a realização de cesariana.

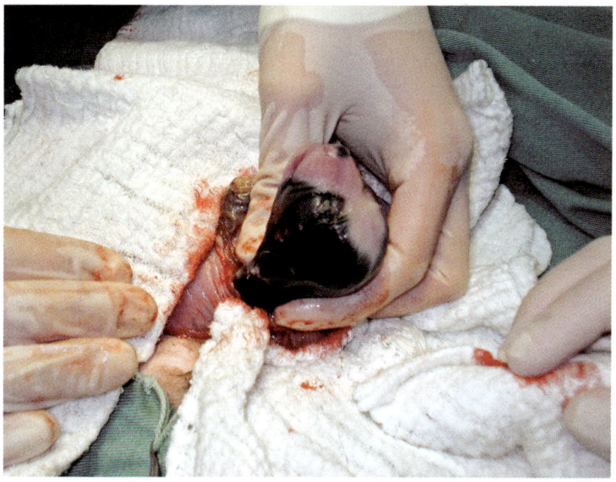

Figura 174.31 Remoção de filhote de gato por meio da incisão do corno uterino durante a cesariana.

neo durante a primeira semana. Na quarta semana diminuem de tamanho, aparecendo como áreas nodulares recobertas por muco claro. Na sétima semana, apresentam-se como manchas de coloração marrom. Histologicamente, na primeira semana pós-parto, os locais placentários são recobertos por massa necrótica de colágeno e eosinófilos, desfazendo-se completamente na nona semana.[1,5,8,9]

O proprietário deve ser alertado para observar as cadelas e gatas no período pós-parto, principalmente em relação ao comportamento materno e cuidados dispensados aos neonatos. É esperada a permanência constante da parturiente junto aos filhotes, executando movimentos suaves, posicionando-se em decúbito lateral para facilitar o acesso da ninhada às tetas, saindo apenas para urinar e defecar, porém vigilante, retornando de imediato. Esta atitude persiste por cerca de 2 semanas.[10,31-34]

Pode ocorrer redução do apetite no pós-parto imediato, aumento da temperatura até 40°C, refletindo a inflamação puerperal normal, incluindo o aumento do volume mamário devido ao edema inicial e produção de leite.[1,5,8,9,35]

O lóquio inicial é de coloração vermelha, evoluindo para achocolatado mucoso, diminuindo de volume paulatinamente, desaparecendo em 2 ou 3 semanas em resposta à involução uterina estimulada pela ocitocina endógena liberada pelo reflexo neuroendócrino da mamada.[1,5,9]

Nas gatas, durante a expulsão da placenta e envoltórios, há corrimento vaginal marrom, passando a avermelhado ou amarelo-âmbar. A involução uterina é mais rápida que nas cadelas, tanto que gatas recém-paridas não lactantes manifestam cio após 20 a 30 dias pós-parto.[1,5,9]

O comportamento materno é instintivo, iniciando-se no momento do parto, podendo ser influenciado negativamente por excessiva interferência humana, dor ou trauma na fase de expulsão e anestésicos. Matar e comer os filhotes é um comportamento extremo, porém algumas cadelas ingerem eventualmente um filhote que morreu ou o colocam longe dos outros produtos. É comum as cadelas e gatas levarem os filhotes cuidadosamente com a boca de um local para outro sem um motivo plausível. Nas cadelas agressivas ou nervosas indica-se o uso de benzodiazepínicos[1,5,9,30,32,34] (Figuras 174.31 e 174.32).

Durante um episódio de estresse, a liberação de epinefrina pode causar vasoconstrição, dificultando a entrada de ocitocina na glândula mamária, dificultando a ejeção do leite e, portanto, a mamada. Se os filhotes estão quietos e quentes, é indicativo de que estão satisfeitos[1,5,9] (Figuras 174.33 e 174.34).

Espera-se das cadelas e gatas a lambedura da região perineal e umbilical dos filhotes, estimulando a defecação e a micção.

Para fêmeas muito agitadas, preconiza-se a acepromazina (0,01 a 0,02 mg/kg), com mínima interferência sobre a prolactina ou sedação nos neonatos devido a sua eliminação pelo leite.[1,5,9]

Prolapso uterino

Considerando-se a forma, a disposição anatômica e o sistema de fixação representado pelo ligamento largo do útero e pedículo ovariano, o prolapso uterino não ocorreria nas espécies canina e felina. Contudo, embora aconteça raramente, já foi evidenciado inúmeras vezes e, contrariando relatos internacionais, é mais frequente em cadelas do que em gatas, podendo ser parcial ou total. É provável que a causa principal seja o esforço expulsivo no momento do parto ou processos irritativos que provocam contrações exageradas e vigorosas. Entre os principais fatores responsáveis pelo prolapso uterino

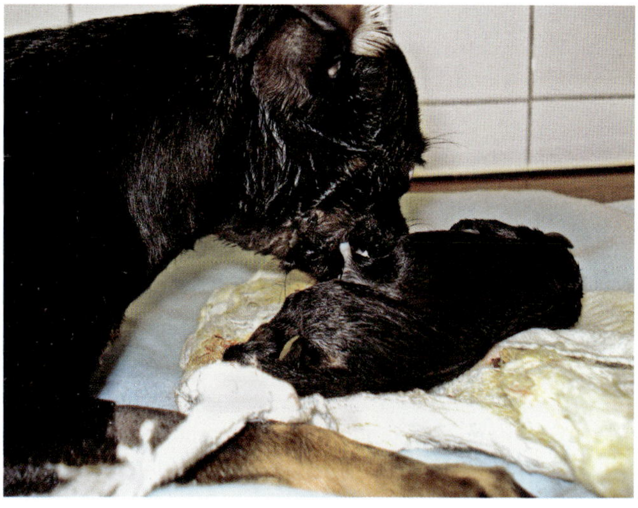

Figura 174.32 Cadela seccionando o cordão umbilical de um filhote após parto normal.

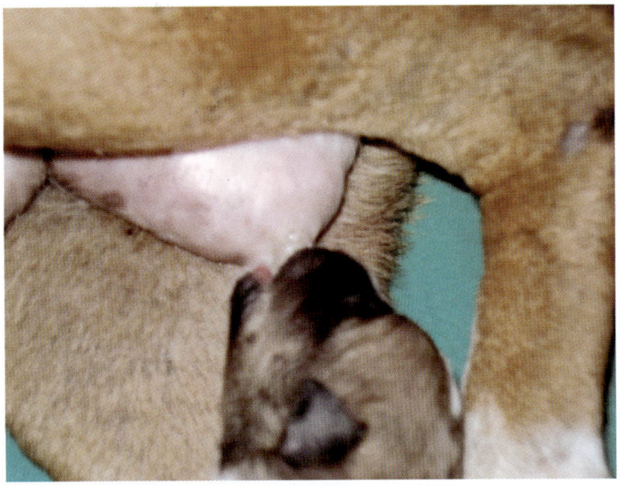

Figura 174.33 Amamentação de filhote canino.

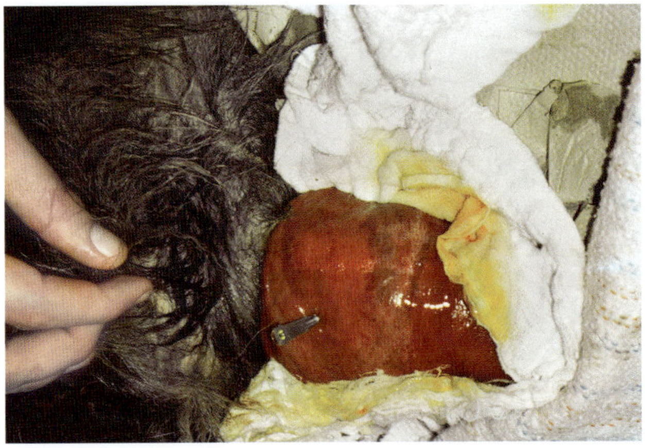

Figura 174.35 Prolapso de corpo do útero com deslocamento da bexiga urinária para o interior do mesmo.

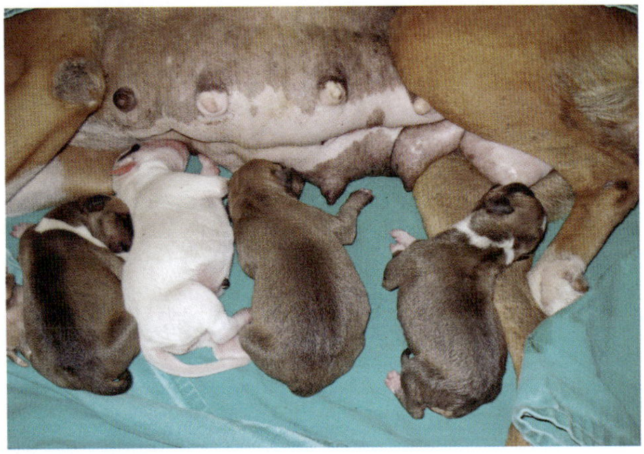

Figura 174.34 Neonatos sendo amamentados por cadela imediatamente após a cesariana.

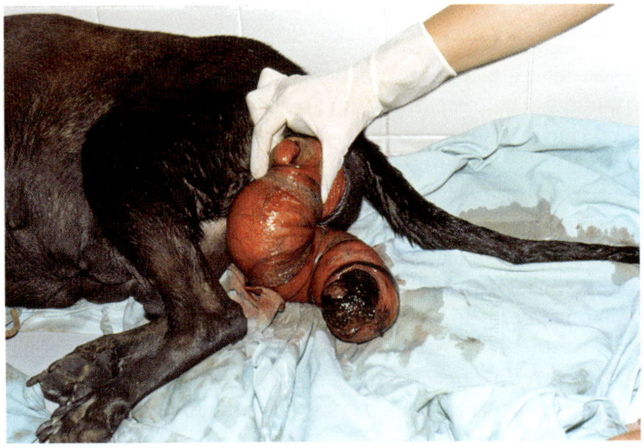

Figura 174.36 Prolapso total de um corno uterino durante trabalho de parto em cadela.

destacam-se ainda: dificuldade de parição, falta de exercício durante a prenhez, flacidez dos ligamentos uterinos após múltiplas gestações, segundo estágio do parto prolongado, separação incompleta da placenta ou produto relativamente grande.[36,37] É uma condição que exige laparotomia imediata, pois pode ocorrer ruptura dos ligamentos com hemorragia interna exigindo ovário-histerectomia. Nos prolapsos parciais, fetos podem ficar retidos intraútero, exigindo meticuloso exame obstétrico e tratamento planejado. Tentativas de redução manual por via vaginal, como preconizado para grandes animais, são desaconselhadas. As alças intestinais ou a bexiga urinária podem se interiorizar no útero prolapsado (Figuras 174.35 e 174.36).

Subinvolução dos locais placentários

A completa involução uterina acontece 12 semanas após o parto. Suspeita-se de subinvolução dos locais em que houve contato entre o cório fetal e o endométrio uterino na vigência de corrimento vaginal sanguinolento durante 6 semanas pós-parto. A etiologia não é clara e as cadelas não manifestam sinais ou sintomas, afetando particularmente as primíparas, sem comprometer a fertilidade futura do animal. Na maioria dos casos há resolução espontânea. Deve ser feito diagnóstico diferencial com hemoparasitose. Preconiza-se a administração de antibiótico preventivo de metrite e derivados do *ergot* para estimular a retração uterina com consequente vasoconstrição, evitando o risco de anemia. A ovário-histerectomia é indicada nas hemorragias não responsivas ao tratamento ou à ocorrência de metrite grave[1,5,9,10,12] (Figuras 174.37 e 174.38).

Hemorragia

O sangramento vaginal excessivo pós-parto pode indicar laceração uterina, vaginal, ruptura vascular ou distúrbios da coagulação sanguínea.

Se o tratamento sintomático com uterotônicos e anti-hemorrágicos não der resultado, a transfusão sanguínea seguida de laparotomia exploratória é o recurso derradeiro. Em casos de hemorragia após cesariana radical (com OSH), deve-se suspeitar de rejeição ao fio utilizado na ligadura do corpo uterino e instituir imediata laparotomia.[1,5,9,10,12]

Retenção placentária ou fetal

A retenção de placenta é rara nas gatas, podendo acontecer em cadelas, contudo, não constitui uma condição grave e não apresenta a mesma fisiopatologia que envolve a similar condição nos grandes animais, podendo ser diagnosticada pela palpação abdominal, raios X e ultrassonografia. O tratamento com gliconato de cálcio e ocitocina é efetivo, podendo-se instituir cobertura antibiótica preventiva. Ergotamina deve ser

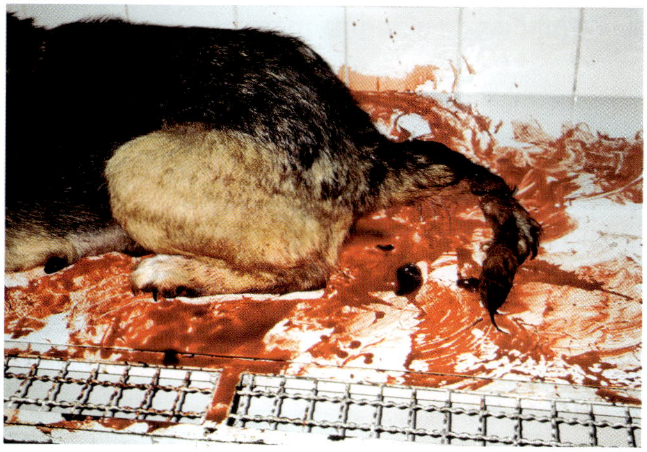

Figura 174.37 Hemorragia profusa em cadela por via vaginal após realização de cesariana devido a hemoparasitose associada a atonia uterina, exigindo nova intervenção para a realização de ovariossalpingo-histerectomia.

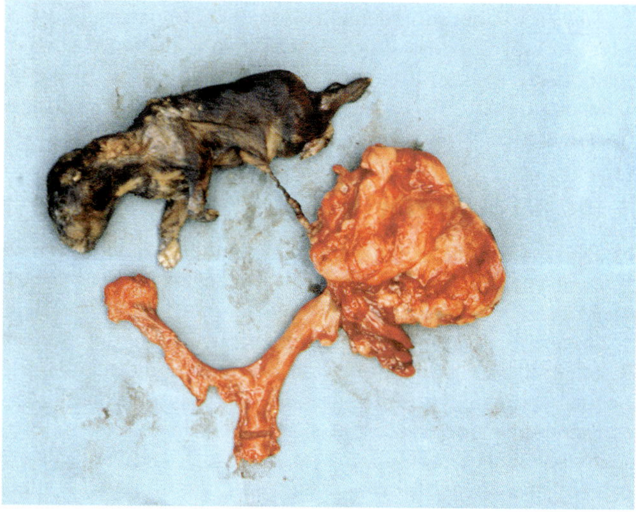

Figura 174.39 Feto em mumificação retido no útero de cadela.

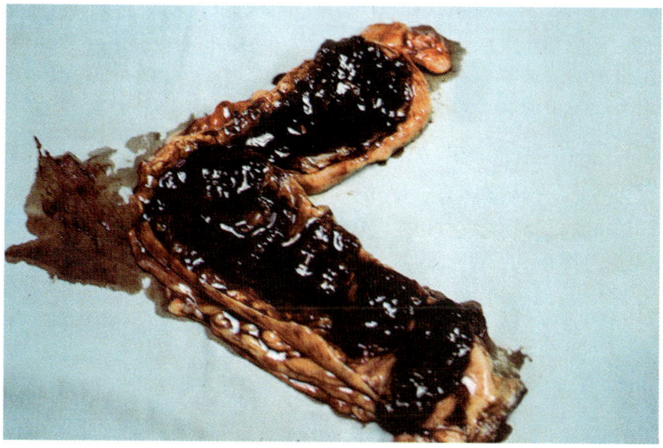

Figura 174.38 Peça cirúrgica com conteúdo sanguinolento no interior do útero.

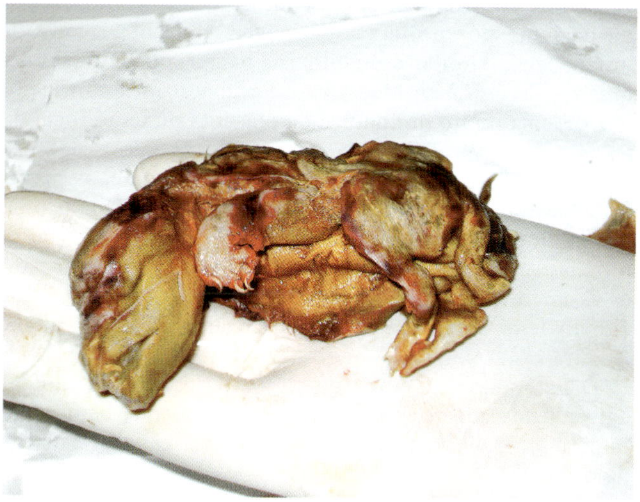

Figura 174.40 Feto em início de mumificação removido do útero de cadela gestante durante a realização de cesariana.

evitada, pois pode levar ao fechamento prematuro da cérvice. Fetos retidos devem ser removidos do útero pelo estímulo às contrações ou cesariana. Exame obstétrico digital, via vaginal, pode ser realizado nas suspeitas de feto retido no canal do parto, podendo este ser tracionado com fórceps.

Fetos retidos no útero morrerão, entrando em *rigor mortis* e, se não houver intervenção, acumulam gás no subcutâneo e órgãos cavitários, tornando-se enfisematosos, evoluindo para putrefação com liquefação dos tecidos moles, exalando odor característico com expulsão de pelos e ossos. Esta condição é de ocorrência comum em gatas que recebem inadvertidamente injeção de anticoncepcional estando prenhes[1,5,9,10,12,20] (Figuras 174.39 e 174.40).

▪ Metrite aguda

Metrite aguda é uma infecção bacteriana ascendente, provocada por microrganismos gram-negativos que afetam o útero no período pós-parto, aproveitando-se da cérvice aberta, podendo ser consequência de manipulação obstétrica, fetos retidos ou puerpério patológico. A citologia vaginal revela neutrófilos degenerados, hemácias, bactérias e debris celulares. Ao exame de sangue, há leucocitose com desvio à esquerda.[1,5,28,38–40]

Os sinais e sintomas incluem: febre, desidratação, apatia, anorexia, queda na produção láctea e secreção vaginal purulenta. Reposição de eletrólitos, administração de antibiótico sistêmico e medicamentos uterotônicos são preconizados. As metrites negligenciadas podem evoluir para piometra, exigindo ovário-histerectomia[1,5,28,38–40] (Figura 174.41).

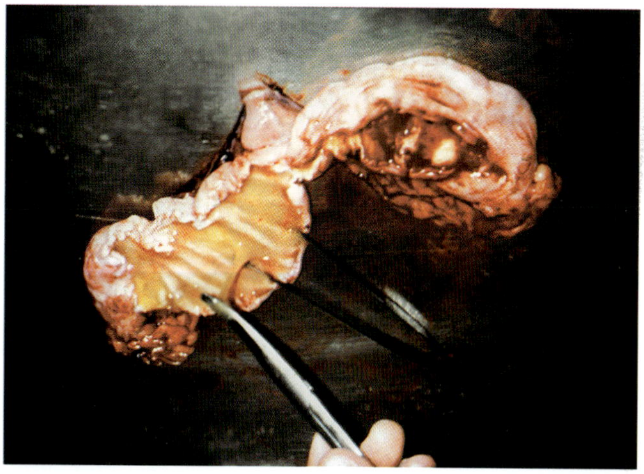

Figura 174.41 Peça cirúrgica de cadela com conteúdo mucopurulento no útero.

Deve ser lembrado que nas condições patológicas do útero, as toxinas produzidas são liberadas pelo leite, assim como a maioria dos resíduos de medicamentos aplicados na mãe com reflexos no bem-estar dos filhotes, podendo levar à síndrome do leite tóxico.[30,33,34]

Tetania puerperal

Esta manifestação, também denominada eclâmpsia, é uma hipocalcemia que ocorre com mais frequência no final da gestação e início da lactação.

O termo eclâmpsia deve ser evitado, pois caracteriza a toxemia gravídica na espécie humana com elevação da pressão arterial, proteinúria e edema, acompanhados frequentemente por transtornos gastrintestinais e do sistema nervoso central (SNC). Em algumas pacientes adquire caráter grave, evoluindo para estado comatoso franco. Outras têm episódios convulsivos graves, com possíveis lesões no fígado, rins, miocárdio, placenta e muitas vezes no cérebro. Admite-se como causa a sensibilização da paciente por proteínas de origem placentária ou por um antígeno similar a uma toxina bacteriana, com subsequente reação de choque, devido à liberação do antígeno por descolamento prematuro da placenta ou lesão focal da mesma.

Nas cadelas, de maneira totalmente diferente, as manifestações clínicas iniciais incluem inquietação, sialorreia, progredindo para fasciculação muscular, prostração e pirexia. A causa advém da perda de cálcio materno para o desenvolvimento esquelético dos fetos, perda de cálcio no leite associada a dieta deficiente nesse mineral[30] (Figura 174.42).

Dietas muito ricas em cálcio, ao contrário, podem redundar em reduzida absorção intestinal desse elemento, bem como inibir a secreção de paratormônio responsável pela regulação do metabolismo cálcico.

A administração por via intravenosa de gliconato de cálcio a 10% (5 a 10 mℓ) é efetiva na supressão dos sintomas, tendo-se o cuidado de proceder à injeção lentamente, monitorando a frequência cardíaca. Muitas cadelas regurgitam durante a aplicação devido à contração da musculatura lisa. Repetidas injeções de cálcio nas manifestações de tetania ao final da gestação podem eventualmente induzir contrações uterinas antes da completa fase preparativa do parto. Suplementação oral ou subcutânea nessa condição constitui procedimento de menor risco.[1,5,9,30]

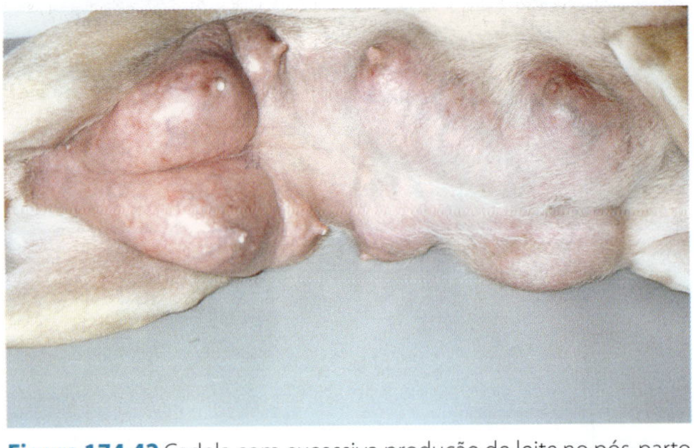

Figura 174.42 Cadela com excessiva produção de leite no pós-parto imediato, estando sujeita à mastite e hipocalcemia.

Patologias da glândula mamária

A produção de leite é dependente de constituição anatômica e desenvolvimento glandular, qualidade e quantidade de alimento disponível e ingestão de água. Entre as morbidades podem ser observados:

- Congestão: o aumento de volume e o edema fisiológico pré-parto acometem principalmente as cadelas que exibem aumento da temperatura local e corporal, assim como sensibilidade dolorosa, afetando a produção de leite. Os animais acometidos podem apresentar reversão espontânea ou ser necessária aplicação de antibiótico preventivo, anti-inflamatório e compressas de água fria. É importante observar se o teto não está obliterado ou invaginado e possíveis ferimentos ou dermatoses[10]
- Agalactia: é a falta completa ou insuficiente produção láctea causada pelo subdesenvolvimento glandular, distúrbios de ejeção, fatores nutricionais e/ou comportamentais, mastites anteriores ou doenças sistêmicas, exigindo tratamento e suplementação alimentar aos filhotes[10]
- Mastite: não é comum nas cadelas e gatas e está associada a retenção láctea e precária condição sanitária ambiental. As mamas apresentam-se aumentadas de volume e com alteração no aspecto da secreção, que pode ser serosa, purulenta ou sanguinolenta. Nos casos extremos, evolui para necrose e abscessos[10]
- Hiperplasia mamária benigna: manifesta-se em gatas jovens, ciclando, gestantes ou naquelas submetidas a tratamento hormonal prolongado com estrógenos. Ocorre aumento exagerado das glândulas, edema e extrema sensibilidade dolorosa. Sugerem-se OSH e terapia com antiprolactínicos nas fêmeas portadoras (Figuras 174.43 e 174.44).

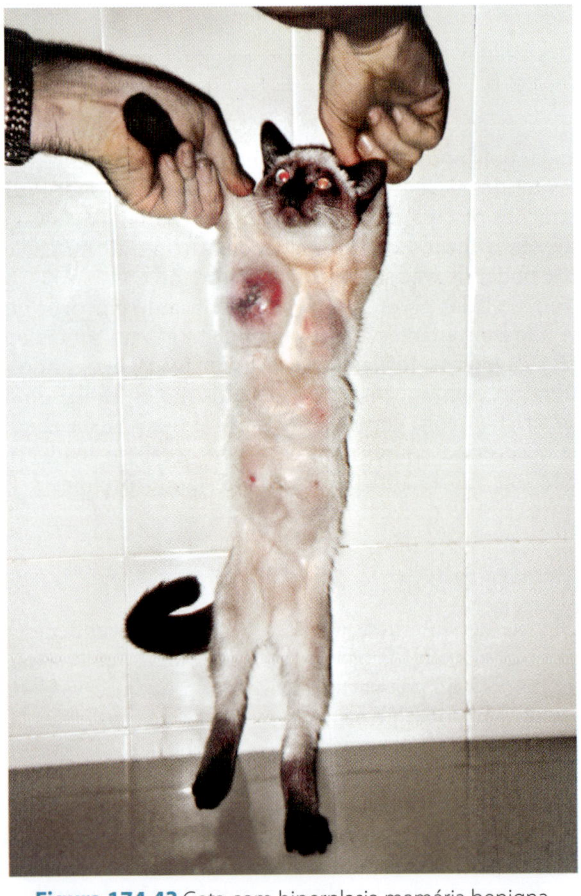

Figura 174.43 Gata com hiperplasia mamária benigna.

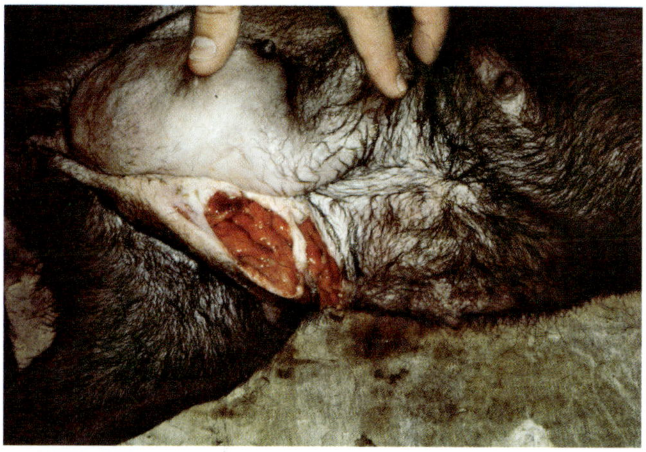

Figura 174.44 Mama de cadela com mastite que ulcerou devido à contaminação.

Referências

1. England GCW. Pregnancy diagnosis, abnormalities of pregnancy and pregnancy termination. In: Simpsom G, England G, Harvey M. (eds.) Manual of small animal reproduction and neonatology. Cheltenham: BSAVA; 1998. p. 113-25.
2. Tsutsui T, Hori T, Endo S, Hayama A, Kawakami E. Intrauterine transfer of early canine embryos. Theriogenol. 2006;66:1703-5.
3. Tsutsui T, Hori T, Kirihara N *et al.* Relation between mating or ovulation and the duration of gestation in dogs. Theriogenol. 2006 66:1706-8.
4. Reynaud K, Fontbonne A, Marseloo N *et al.* In vivo canine oocytes maturation, fertilization and early embryogenesis: A review. Theriogenol. 2006;66:1685-93.
5. Lacroix CFE. Gestación en la perra. In: Gobello C. (ed.) Temas de reproducción de caninos y felinos por autores latinoamericanos. Buenos Aires: Grafica Latina; 2004. p. 191-201.
6. Miglino MA, Ambrósio CE, Martins DS *et al.* The carnivore pregnancy: The development of the embryo and fetal membranes. Theriogenol. 2006;66:1699-702.
7. Freitas EP, Lopes MD, Prestes NC *et al.* Influência do status reprodutivo das doadoras, sobre a quantidade e qualidade de ovócitos na espécie canina. Rev Bras Reprod Anim. 2004;28:48-53.
8. Linde-Forsberg C, Eneroth A. Parturition. In: Simpsom G, England G, Harvey M. (eds.) Manual of small animal reproduction and neonatology. Cheltenham: BSAVA; 1998. p. 127-42.
9. Wallace MS, Davidson AP. Abnormalities in pregnancy, parturition, and the periparturient period. In: Ettinger SJ, Feldman EC. (eds.) Textbook of veterinary internal medicine: diseases of the dog and cat. Philadelphia: WB Saunders Company; 1995. p. 1614-24.
10. Prestes NC, Landim-Alvarenga FC. Obstetrícia veterinária. 1.ed. Rio de Janeiro: Guanabara Koogan; 2006.
11. Tebet JM, Bicudo SD, Prestes NC *et al.* Sazonalidade reprodutiva em gatas domésticas – levantamento retrospectivo de ocorrências obstétricas registradas nos arquivos da FMVZ – Botucatu. Rev Bras Reprod Anim. 1997;21: 27-9.
12. Toniollo GH, Vicente WRR. Manual de obstetrícia veterinária. 1. ed. São Paulo: Varela; 1993.
13. England GCW, Russo M. Ultrasonographic characteristics of early pregnancy failure in bitches. Theriogenol. 2006;66:1694-8.
14. Martin I, Prestes NC, Ferreira JCP *et al.* Estudo da correlação entre o peso dos neonatos, envoltórios e líquidos fetais com o peso total de cadelas gestantes submetidas à cesariana. ARS Veterinária. 2005:21:281-6.
15. Barreto CS, Souza FF, Macedo LP *et al.* Cytology of canine amniotic and alantoidean fluids. In: Verstegen LJ, Onclin K, Linde-Forsberg C. (eds.) Anais of Third EVSSAR European Congress; 2002; Liége: Belgium; 2002. p. 166-7.
16. Barreto CS, Souza FF, Prestes NC. Avaliação bioquímica dos fluidos amniótico e alantoideano de cadelas entre 30 e 40 dias de gestação. Rev Port de Ciênc Vet. 2006; 101:215-17.
17. Martins LR, Prestes NC, Lopes MD. Análise comparativa dos componentes bioquímicos no líquido amniótico de fetos e soro de cadelas. ARS Vet. 2004; 20:115-22.
18. Martins LR, Prestes NC. Ensaio sobre exame citológico do líquido amniótico de cadelas (Cannis familiaris) colhido no momento da cesariana. ARS Vet. 2003;19:294-9.
19. Prestes NC, Leal LS, Jorge P *et al.* Pseudo-hermafroditismo masculino canino – Relato de três casos. Vet e Zootec. 2005;12:14-9.
20. Prestes NC. Anticoncepcionais em medicina veterinária: indicações e efeitos colaterais – revisão. Ciência An. 2001;10:118-21.
21. Landim-Alvarenga FC, Bicudo SD, Prestes NC *et al.* Diagnóstico ultrassonográfico de piometra em cadelas. Braz J Vet Res An Science. 1995;32:105-8.
22. Megid J, Ribeiro MG, Moraes CCG *et al.* Brucelose canina – relato de caso. Arq Inst Biol. 2002;69:103-6.
23. Grunert E, Birgel EH. Obstetrícia veterinária. 3. ed. Porto Alegre: Sulina, 1989.
24. Prestes NC. Semiologia do sistema reprodutor feminino. In: Feitosa FLF. (ed.) Semiologia veterinária – A arte do diagnóstico. São Paulo: Roca; 2008. p. 307-20.
25. Bicudo SD, Prestes NC, Cesario MD *et al.* Superfetação em gata da raça Siamesa In: CBRA. (ed.) Anais do VII Congresso Brasileiro de Reprodução Animal; 1987; Belo Horizonte: Brasil; 1987. p. 32.
26. Prestes NC. Como e quando intervir no parto de cadelas. Rev Educ Cont CRMV-SP. 2001; 4:60-4.
27. Prestes NC. Manejo Clínico do parto. Braz J Vet Res An Sci. 2003;40:96-8.
28. Moya CF, Lopes M D, Prestes NC *et al.* Tumor venéreo transmissível canino: revisão de literatura e descrição de caso. MEDVEP Rev Cient Med Vet. 2005; 3:138-44.
29. Prestes NC, Bicudo SD, Alvarenga FCL *et al.* Aplasia segmentar de um corno uterino associada à piometra em cadela. Vet Not.1997; 3:133-4.
30. Machado LHA, Prestes NC, Brisola ML. Hormonal profile and calcium metabolism in bitches during gestation and puerperal period. Vet e Zootec. 2007;14:260-70.
31. Barreto CS, Prestes NC. Imunidade e nutrição neonatal canina. MEDVEP Rev Cient Med Vet. 2004;2:57-60.
32. Leal LS, Prestes NC, Oba E. Cuidado com o neonato canino e felino – revisão. MEDVEP Rev Cient Med Vet. 2005; 3:116-21.
33. Miagava K, Prestes NC, Fagliari JJ. Determinação da concentração de imunoglobulinas do colostro e soro sanguíneo de cadelas por eletroforese em gel de poliacrilamida In: UNESP (ed.) CD dos Anais do XVIII Congresso de Iniciação Científica; 2006; Botucatu: Brasil; 2006.
34. Prestes NC. Manejo higiênico-sanitário do neonato. Braz J Vet Res An Scien. 2003;40:98-9.
35. Ribeiro MG, Lopes MD, Prestes NC *et al.* Mastite infecciosa canina. Relato de quatro casos e revisão de literatura. Clin Ve. 2005; V:64-72.
36. Leal LS, Oba E, Prestes NC *et al.* Prolapso uterino em gata – relato de três casos. Clín Vet. 2003; 56-8.
37. Prestes NC. Hiperplasia e prolapso vaginal: alterações reprodutivas em fêmeas jovens. In: Anclivepa-SP (ed.) Anais do IV Congresso Paulista de Clínicos Veterinários de Pequenos Animais; 2004; São Paulo: Brasil; 2004. p. 112-3.
38. Lopes MD, Prestes NC, Paes AC *et al.* Aspectos microbiológicos da secreção uterina e da urina de animais com piometra canina. Rev Bras Reprod Anim. 2002; 26:123-4.
39. Siqueira AK, Ribeiro MG, Lopes MD *et al.* Virulence factors in Escherichia coli strains isolated from urinary tract infection and pyometra cases and from feces of healthy dogs. Res Vet Science. 2009;86:206-10.
40. Siqueira AK, Ribeiro MG, Salerno T *et al.* Perfil de sensibilidade e multirresistência em linhagens de Escherichia coli isoladas do trato urinário, piometra e fezes de cães. Arq Bras Med Vet Zootec. 2008;60:1263-6.

175 Afecções do Sistema Genital da Fêmea e Glândulas Mamárias

Clair Motos de Oliveira

Sistema genital

Considerações gerais

Os sistemas genital e urinário de animais adultos são anatômica e funcionalmente independentes. Contudo, durante o desenvolvimento, estão diretamente relacionados, já que o seu desenvolvimento depende da expressão de genes comuns que estão envolvidos na formação dos dois sistemas.[1] A complexidade das etapas de desenvolvimento desses animais é evidenciada pela separação incompleta dos sistemas genital e urinário, observada em algumas anomalias congênitas. A diferenciação sexual do sistema genital ocorre em uma sequência essencialmente progressiva: genética, gonádica, ductal e genital. O sexo genético é determinado no momento da fecundação pelo complemento dos cromossomos sexuais XY (masculino) e XX (feminino). Entretanto, há um período indiferenciado, quando não foi imposta a diferenciação preferencial para um sexo às estruturas primordiais assexuadas. Quando a influência do sexo genético tiver sido expressa na gônada indiferenciada, o sexo gonádico estará estabelecido. O gene *SRY*, localizado no cromossomo Y, é considerado o candidato mais provável para a codificação genética do fator de determinação testicular (FDT), que desencadeia os eventos que resultam na diferenciação da gônada em testículo, com produção subsequente do hormônio antimülleriano (HAM) e da testosterona, que influencia o desenvolvimento da masculinidade somática.[2] As fêmeas não têm o gene *SRY*, mas em humanos, a gônada indiferenciada parece depender de dois cromossomos X para transformar-se em ovário. O estabelecimento do sexo ductal masculino ou feminino depende da presença ou ausência, respectivamente, dos produtos testiculares (HAM e testosterona) e da sensibilidade dos tecidos a esses produtos. A estimulação pela testosterona influencia a persistência e a diferenciação dos ductos mesonéfricos "masculinos", enquanto o hormônio antimülleriano estimula a regressão dos ductos paramesonéfricos "femininos". A ausência desses hormônios em condição normal determina a persistência dos ductos müllerianos, ou seja, a iniciação do desenvolvimento do útero e das tubas uterinas. Mais tarde, o sexo genital desenvolve-se de acordo com a ausência ou presença do androgênio. Desse modo, a gônada indiferenciada é dirigida para a "femininização" somática, a menos que seja influenciada por fatores masculinizantes (cromossomo Y, hormônio antimülleriano e esteroides androgênicos).[2]

Na embriologia do sistema genital, a crista urogenital forma a crista gonádica, que dá origem a gônada indiferenciada, cordão nefrogênico, ductos mesonéfrico e paramesonéfrico. A gônada indiferenciada forma ovário ou testículo; o cordão nefrogênico forma o rim; do ducto paramesonéfrico formam-se tuba uterina, útero, cérvice e vagina cranial e, do mesonéfrico, ureter, ducto genital masculino e vesícula seminal. O seio urogenital, derivado do endoderma, forma a bexiga, uretra, próstata e glândulas bulbouretrais, no macho, e vagina caudal, glândulas vestibulares e vestíbulo, na fêmea. A junção dos ductos paramesonéfricos com o seio urogenital forma o hímen; do tubérculo genital formam-se clitóris, corpo cavernoso e esponjoso do pênis, albugínea e osso peniano; a protuberância genital forma o escroto e a prega urogenital forma a uretra peniana e a vulva.[3]

O estímulo hormonal cíclico acarreta mudanças na aparência macroscópica e microscópica dos órgãos genitais. O epitélio vaginal sofre fenômenos de proliferação, diferenciação e descamação sob influência de estímulos hormonais. Comprovadamente o estrógeno tem efeito altamente maturativo sobre o epitélio vaginal e as células imaturas das camadas mais profundas do epitélio vaginal se transformam em células superficiais diferenciadas ou maduras em quantidade que variam de acordo com a duração da ação estrogênica. O epitélio vaginal sob ação da progesterona apresenta proliferação da camada intermediária e as células do tipo intermediário carregadas de glicogênio predominam, há produção de muco espesso e o epitélio torna-se infiltrado por leucócitos. as células de descamação da vagina podem ser identificadas no esfregaço e utilizadas para diagnóstico funcional e de afecções.[4] O pH vaginal também é influenciado pelos hormônios circulantes durante o ciclo estral, sendo ácido na fase proliferativa, o que favorece o equilíbrio da microbiota vaginal normal, e neutro ou alcalino na fase secretória e no anestro.[5]

Afecções da vulva e da vagina

Os distúrbios da vulva e vagina são comuns na prática obstétrica e ginecológica, podendo causar sintomas significativos ou ser assintomáticos e detectados apenas durante o exame físico do animal. Por essas razões, o conhecimento detalhado da fisiopatologia vulvar e vaginal é importante do ponto de vista clínico, visando ao diagnóstico e ao tratamento desses distúrbios. Algumas vezes é difícil diferenciar as afecções da vulva das afecções do vestíbulo e vagina porque as estruturas anatômicas são contíguas e podem ser afetadas pelo mesmo processo. A avaliação de pacientes com sinais vulvares ou vaginais requer história e exame físico detalhados, já que doenças sistêmicas e afecções de pele podem acometer a genitália secundariamente.

Afecções da vulva

Hipoplasia e estenose

O subdesenvolvimento de um tecido ou órgão é chamado de hipoplasia, que no caso da vulva, é descrita como vulva pequena ou infantil. Pode ser congênita ou adquirida (secundária à ovário-histerectomia). A estenose vulvar pode resultar da fusão anormal do tecido vulvar (congênita ou adquirida) ou por tumefação. O estreitamento da vulva por hipoplasia ou por estenose causa problema para a fêmea destinada à reprodução, no momento da cobertura ou no parto. O tratamento no caso de prenhez é a cesariana programada ou episiotomia durante o parto. Na estenose grave que compromete a saída da urina, o tratamento também é cirúrgico.[1]

Retração

A retração da vulva ocorre quando ela é envolvida por pele perivulvar, podendo ou não ser hipoplásica. A patogênese da retração da vulva não está provada, mas se aceita que a castração precoce possa levar ao desenvolvimento do quadro em alguns animais, assim como obesidade, pelo aumento o número de pregas perivulvares.[6,7] Esses animais apresentam com frequência vaginite e dermatite perivulvar, consequente à lambedura constante da região, que além de traumatizar o tecido deixa a região úmida, favorecendo o crescimento de bactérias; esses animais podem apresentar, ainda, urovagina e incontinência urinária, pois a urina não é eliminada completamente. A resolução da vaginite e dermatite perivulvar após a vulvoperineoplastia sugere que a retração da vulva seja um fator predisponente ao desenvolvimento da doença.[7]

Edema

O tegumento frouxo da vulva predispõe ao desenvolvimento de edema. O quadro pode ocorrer no terço final da gestação, por ação estrogênica, obstrução vascular ou linfática, traumatismo, reação alérgica por agentes que provocam irritação local ou induzem a sensibilidade de contato ou, mais raramente, por doenças sistêmicas como insuficiência cardíaca congestiva e síndrome nefrótica. O tratamento tem como base a abordagem da causa primária e, nos casos fisiológicos, deve-se apenas aguardar a resolução espontânea (Figura 175.1).

Hematoma e abscesso

A vulva tem irrigação sanguínea abundante que se origina de vasos pudendos, se houver ruptura de um vaso, pode haver sangramento significativo e formação de hematoma, por causa da natureza distensível dos tecidos vulvares. Após o traumatismo deve-se comprimir delicadamente a região para controlar o sangramento. Se o sangramento continuar e o hematoma aumentar, a região deve ser incisada e o(s) vaso(s), ligado(s). O uso de antimicrobianos deve ser determinado de acordo com o caso, dependendo do evento desencadeante e da contaminação da área. Os abscessos devem ser drenados, a região lavada com solução fisiológica e instituído tratamento antimicrobiano.

Neoplasias

As neoplasias não são frequentes e muitas vezes a vulva está envolvida por processos neoplásicos primários da vagina e/ou vestíbulo. Primariamente, as neoplasias que acometem a vulva com maior frequência são as benignas: liomioma, lipoma, adenoma sebáceo, enquanto as malignas incluem liomiossarcoma, mastocitoma, carcinoma, tumor venéreo transmissível, linfoma, melanoma. A vulva ainda pode ser acometida secundariamente por neoplasia cutânea ou mamária.[8]

O diagnóstico inclui inspeção, palpação, biopsia aspirativa, incisional ou excisional. Os exames por imagem são importantes para avaliar se existe(m) metástase(s). Geralmente o tratamento é a exérese das formações benignas ou vulvectomia nas malignas. A radioterapia é indicação para os tumores responsivos nos quais não é possível a exérese. O prognóstico é bom nos casos em que os tumores são benignos, e mau nos malignos pela possibilidade de recorrência local ou metástases distantes.[9]

Anomalias do desenvolvimento

O desenvolvimento anormal da vulva, embora pouco frequente, ocorre. O diagnóstico é feito por inspeção e palpação, importantes para verificar se existem outras alterações, seguidas por exames de imagem, para avaliação de alterações internas e associadas à determinação do cariótipo do animal. O tratamento cirúrgico está indicado em alguns casos de anormalidade do desenvolvimento durante o período neonatal ou puberdade e, em outros, a reconstituição pode ser postergada para depois da puberdade.[10]

Nas gatas, as alterações que acometem a vulva são mais raras e muitas vezes têm origem traumática (Figura 175.2).

Afecções da vagina

O primeiro sinal de irritação vaginal é a lambedura constante da vulva, resultado do contato com o corrimento genital. Qualquer variação da descarga genital fisiológica deve ser avaliada. O corrimento genital é considerado anormal, se houver aumento de volume, odor detectável ou alteração de consistência ou cor.

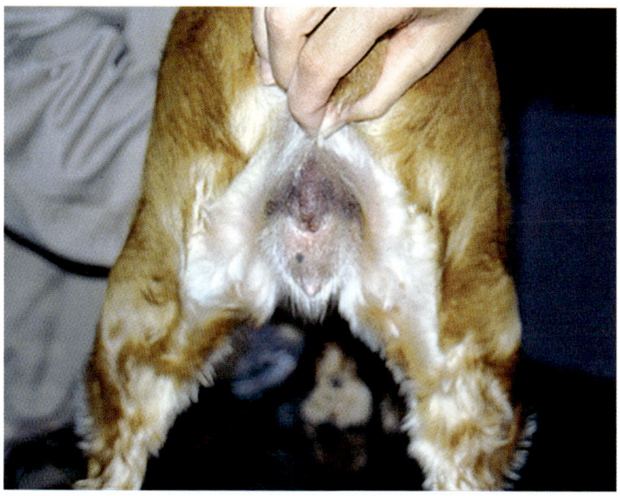

Figura 175.1 Edema de vulva por ação estrogênica.

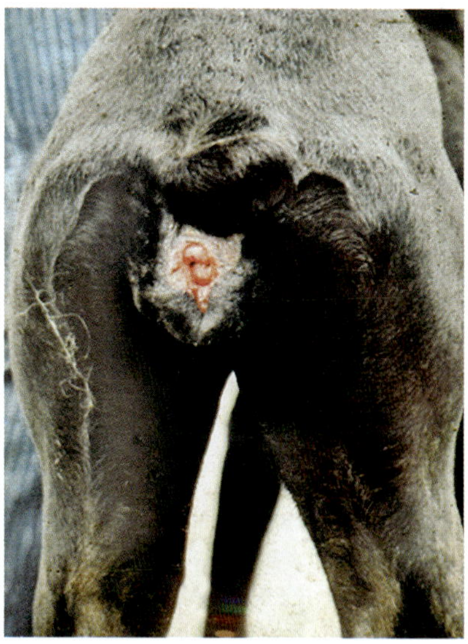

Figura 175.2 Malformação vulvoperineal.

Infecções bacterianas | Vaginite

Inflamação e infecção da vagina são comuns em cadelas e mais raras em gatas (talvez porque a ação estrogênica, mais frequente nesses animais, mantenha o equilíbrio da microbiota). Normalmente, a microbiota vaginal é mista, composta por bactérias oriundas da pele ou intestino. A distribuição da população bacteriana normal varia com a fase do ciclo estral, assim como o pH, que também sofre influência hormonal.[5,11]

A vaginite pode acometer fêmeas em qualquer idade, ovário-histerectomizadas ou não. Vários fatores podem predispor ao quadro, como ausência dos ovários, corpos estranhos, traumatismo, malformação vulvovaginal, doenças sistêmicas, de pele, do trato urinário, compostos irritantes utilizados no animal ou no ambiente.

Manifestações clínicas, exame clínico, diagnóstico e tratamento

As alterações incluem lambedura constante da vulva, os pelos da região perivulvar podem estar unidos ou úmidos, edema ou ferimento pela lambedura constante e corrimento pode ou não estar presente. O exame da vagina deve incluir a vaginoscopia para avaliar coloração da mucosa (geralmente hiperêmica), presença de vesículas, úlceras, hipertrofia dos folículos linfoides, malformações, corpo estranho, restos fetais ou neoplasia. A citologia vaginal não fecha o diagnóstico, apenas auxilia, uma vez que não diz a origem do corrimento, que pode ser vaginal, uterino ou de vias urinárias. O quadro citológico é formado por células intermediárias, parabasais, neutrófilos em degeneração e bactérias, mas deve-se levar em consideração a fase do ciclo estral em que o animal se encontra, pois os leucócitos são abundantes no início do diestro, mas diminuem drasticamente, à medida que o diestro evolui. Na vaginite, o estado geral do animal é bom e normalmente os exames laboratoriais não estão alterados. A cultura e a sensibilidade do agente aos antimicrobianos são importantes para medicar o animal corretamente, principalmente na vaginite recorrente. Em virtude da proximidade da vagina e vias urinárias, a urinálise está indicada para os animais com histórico de alteração na micção, pois alguns animais também podem apresentar cistite causada pelo mesmo agente. Outros agentes, como *Mycoplasma*, *Ureaplasma*, *Brucella* e herpes-vírus, também podem causar vaginite.[12,13]

O diferencial deve ser feito com infecção uterina ou do coto uterino e das vias urinárias.

A elaboração do diagnóstico de vaginite deveria, obrigatoriamente, ter complementação com exames que incluíssem mensuração do pH vaginal e, principalmente, estudo simplificado da microbiota vaginal. Infelizmente, o valor dado a esses exames na prática diária tem sido relativamente pequeno. A determinação do pH vaginal pode ser feita, utilizando-se fita colorimétrica de mudança da acidez, que pode variar de 1 em 1 unidade de pH ou de 0,3 em 0,3 unidade (mais fidedigna). Coloca-se a fita em contato com a mucosa no terço médio superior ou lateral da vagina por um tempo não inferior a 30 s, para que a fita fique umedecida. Comparar a cor com o padrão oferecido pelo laboratório.

O tratamento visa aliviar os sintomas e restabelecer o equilíbrio da microbiota vaginal. Geralmente a vaginite nas cadelas impúberes tem resolução espontânea após o primeiro ciclo estral, por causa da ação estrogênica no epitélio vaginal. Se o animal estiver próximo do estro pode-se adotar conduta expectante e acompanhar a evolução da doença.

Se o pH vaginal for alcalino pode-se tentar acidificar a região. Alguns animais respondem bem a esse tratamento (vitamina C 100 a 500 mg/animal a cada 8 h, por 15 a 20 dias e/ou lavagem da "vulva e vestíbulo" com *Lactobacillus acidophilus* (diluído em água previamente fervida; estes migram para a vagina e acidificam o local)[14] ou utilizar antimicrobianos sistêmicos, preferencialmente após cultura e antibiograma. Se a vaginite for secundária a outras doenças, deve-se tratar a causa primária também. Nas cadelas, o tratamento com duchas ou cremes vaginais que contenham antibiótico ou antisséptico não é eficaz, porque a anatomia da região dificulta a deposição do medicamento na vagina, além de poder causar irritação local e piorar o quadro. O uso de cremes ou pomadas contendo estrogênio pode auxiliar, uma vez que o hormônio modifica o pH vaginal, favorecendo o restabelecimento da microbiota local; entretanto, além da dificuldade anatômica, não se deve esquecer que os cães são sensíveis à ação dos estrogênios (em humanos o estrogênio aplicado por via vaginal é absorvido pela circulação sistêmica).[15] Resultado animador foi observado pela autora, com o uso de pomada de progesterona natural. O creme é aplicado sobre a pele, em local onde o animal não possa retirar o medicamento. Nas fêmeas ovário-histerectomizadas que receberam o tratamento, não se observou aumento de estrógeno circulante (dados não publicados).

Neoplasias

As neoplasias vaginais são o segundo tumor mais frequente do sistema reprodutor de fêmeas depois da neoplasia mamária. É pouco comum em gatas. Acomete geralmente animais acima de 6 anos de idade, exceção feita ao tumor venéreo transmissível (TVT), que pode acometer fêmeas adultas em qualquer idade. A maior porcentagem desses tumores é benigna e inclui liomioma, fibropapiloma (pólipo), fibroma, fibroliomioma, sendo mais frequente o liomioma. Outras neoplasias vaginais benignas são lipoma, adenoma sebáceo, histiocitoma, melanoma benigno, mixoma e mixofibroma. Pode ocorrer como massa solitária ou múltipla, pedunculada (pólipo) ou séssil, de crescimento intra ou extraluminal, localizada na vagina cranial ou caudal. A incidência de neoplasias malignas é menor e inclui liomiossarcoma, adenocarcinoma, hemangiossarcoma, osteossarcoma, mastocitoma, carcinoma epidermoide e carcinoma de células escamosas com possibilidade de metástases distantes.[16]

Manifestações clínicas, exame clínico, diagnóstico e tratamento

As manifestações observadas dependem da localização e das dimensões da massa. Os observados comumente são: corrimento genital, lambedura constante da vulva, disúria, disquezia, hematúria, cistite, poliúria/polidipsia. O tumor localizado em vagina caudal pode se exteriorizar ou crescer em direção ao períneo, enquanto o tumor de localização cranial pode causar aumento de volume abdominal como resultado do crescimento da massa e/ou retenção de urina. Os tumores pequenos ou exteriorizados normalmente não causam sinais sistêmicos graves, exceto vaginite e desconforto. Naqueles de grandes dimensões, localizados em vagina cranial ou caudal, pode-se observar retenção fecal e retenção urinária que pode levar à lesão renal[17] (Figuras 175.3 a 175.6).

Os tumores localizados na região caudal da vagina são geralmente diagnosticados pelo exame digital da vagina e, se necessário, inspeção com o auxílio de instrumentos. Para o diagnóstico de massa localizada em região cranial, a palpação abdominal e o exame digital vaginal ou preferencialmente retal são suficientes. Deve-se avaliar também a região pélvica e os linfonodos regionais. Os exames de imagem com raios X (uretrocistografia, cistografia, clister opaco) ou ultrassonografia são importantes para confirmar a localização, observar alterações causadas em outros órgãos ou metástases distantes.

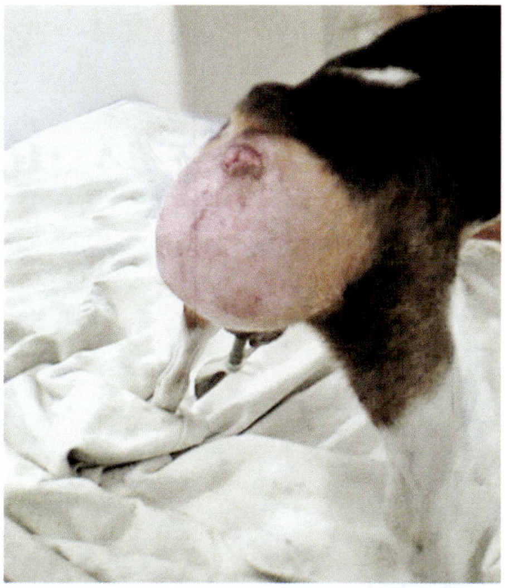

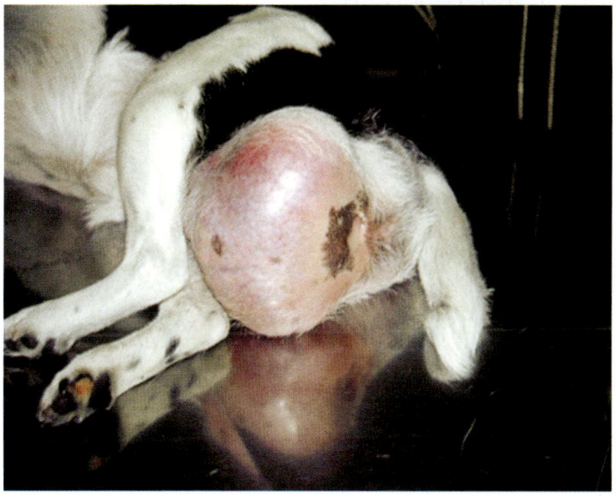

Figura 175.3 Neoplasia localizada em vagina caudal.

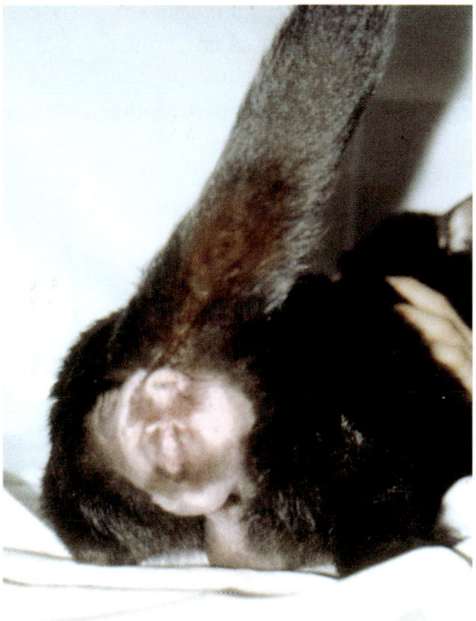

Figura 175.4 Neoplasia vaginal em gata.

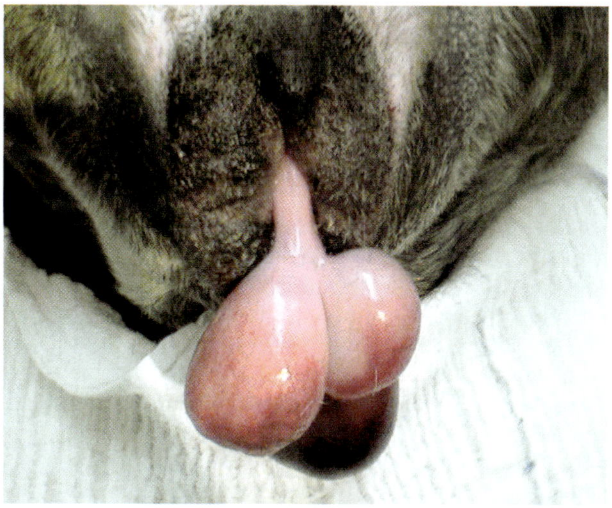

Figura 175.5 Pólipo vaginal.

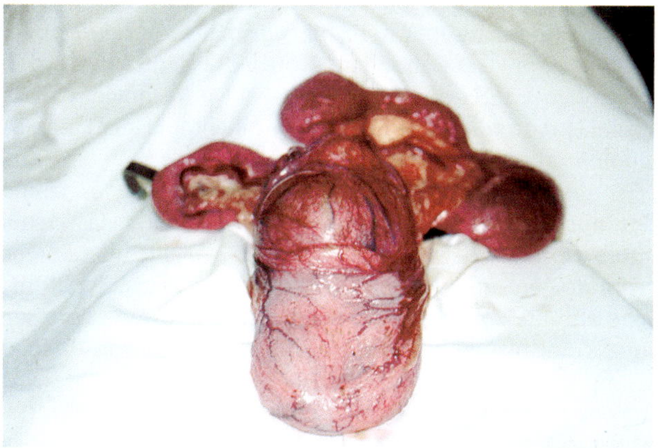

Figura 175.6 Neoplasia localizada em vagina cranial.

A citologia aspirativa pode ser utilizada na suspeita de malignidade. O diagnóstico definitivo é dado pelo exame histopatológico. O diagnóstico diferencial deve ser feito com prolapso vaginal parcial, neoplasia uretral, prolapso uterino parcial, abscesso ou hematoma.

A exérese é o tratamento de escolha para os tumores benignos.[17] Os pólipos podem ser excisados no consultório sob anestesia local, enquanto os sésseis ou os pediculados próximos ao óstio uretral são excisados sob anestesia geral. O acesso cirúrgico para os tumores pequenos, localizados em vagina caudal, é vaginal; naqueles em que se torna impossível a exérese por via vaginal, tem-se acesso à vagina pelo períneo e, nos tumores localizados em vagina cranial, o acesso é pela via abdominal. O uso de cateter na bexiga urinária, durante a cirurgia, é obrigatório para evitar lesões na uretra. Nos tumores malignos, o tratamento é mais complicado em função da invasão do tecido periférico, e inclui a vaginectomia parcial ou vulvovaginectomia com uretrostomia perineal e linfonodectomia. Não há indicação cirúrgica, se houver metástases distantes. Em humanos, os protocolos de tratamento incluem 5-fluoruracila, cisplatina e radioterapia. O prognóstico é bom naqueles casos nos quais os tumores são benignos, mas reservado ou mau naqueles malignos, por causa de recorrência local ou metástases.

Aproximadamente 30% dos liomiomas vaginais expressam receptores hormonais principalmente para progesterona; isso talvez explique o crescimento de alguns tumores após o estro.[18,19]

Tumor venéreo transmissível

Dos tumores vulvovaginais, o TVT é o mais frequente em nosso meio. É um tumor de células redondas de origem incerta e acomete principalmente a genitália externa e, com menor frequência, as regiões extragenitais de cães sexualmente ativos.

A célula neoplásica é transmitida de indivíduo para indivíduo durante a cópula, mas pode ser transmitida também pelo hábito de cheirar ou lamber. A transferência é facilitada pela presença de lesões em mucosa genital ou extragenital.[20] Embora as metástases não sejam frequentes, o acometimento de linfonodos e da pele regional pode acompanhar o quadro, assim como metástases distantes. O crescimento do tumor começa entre 15 e 60 dias depois da implantação. O TVT pode ter crescimento lento ou ser rápido, invasivo e com metástases.

Há diferenças na linhagem celular do TVT que influenciam o seu comportamento biológico. O TVT classificado como plasmocitoide apresenta porcentagem maior de células ovoides, com citoplasma abundante, núcleo excêntrico e é mais agressivo; o TVT linfocitoide apresenta porcentagem maior de células redondas com núcleo central, citoplasma escasso e vacúolos, cromatina frouxa e figuras de mitose.[21]

Estudos imunológicos têm demonstrado que as células do tumor em fase de crescimento são diferentes das células tumorais em fase de regressão, o tipo celular que inicialmente é redondo com microvilosidades passa para transicional fusiforme durante a regressão; as células em regressão expressam antígenos de histocompatibilidade tipos I e II e, além disso, os tumores em regressão têm número maior de linfócitos T que parecem estar envolvidos em diferenciação celular e regressão do tumor.[22,23]

Manifestações clínicas, exame clínico, diagnóstico e tratamento

O tumor pode estar localizado em vulva, vestíbulo, vagina caudal, sendo menos frequente em vagina cranial e raro no útero.

Os sintomas clínicos variam de acordo com a localização que pode ser intra ou extravaginal. A massa pode ser única ou múltipla, geralmente é friável, sangra com facilidade e pequenos fragmentos podem se destacar durante a palpação do tumor. Se a perda sanguínea for grande ou crônica pode causar anemia.

Para se chegar ao diagnóstico associa-se o histórico ao exame macroscópico da lesão e a citologia. A impressão sobre lâmina *imprint*, citologia esfoliativa com *swab* ou citologia aspirativa com agulha fina revelam uma população de células redondas ou ovoides, com relação núcleo/citoplasma pequena, vacúolos citoplasmáticos, figuras de mitose, nucléolo(s) proeminente(s), anisocariose. Nos casos de localização extragenital, o diagnóstico clínico pode ser mais difícil, dependendo da localização anatômica do tumor (Figuras 175.7 e 175.8).

A quimioterapia é eficaz e o sulfato de vincristina, o fármaco de primeira escolha.[24] A vincristina é administrada por via intravenosa (IV) semanalmente, na dose de 0,5 a 0,7 mg/m^2 de superfície corporal ou 0,0125 a 0,025 mg/kg. O período de remissão completa é variável (4 a 16 aplicações), mas esta pode não ocorrer, se houver resistência. Alguns fatores podem interferir na resposta ao tratamento, como períodos quentes e úmidos do ano, subdose, interrupção do tratamento ou estro.[25,26]

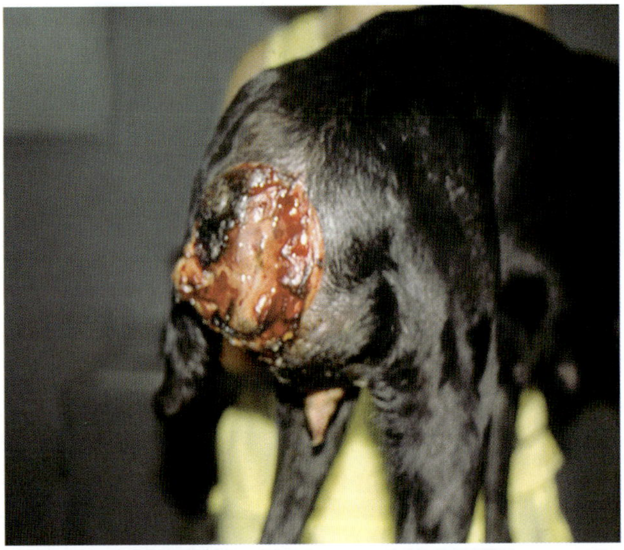

Figura 175.7 Tumor venéreo transmissível.

Sugere-se a ovariectomia ou ovário-histerectomia antes do início da quimioterapia, pois o ciclo estral modifica a expressão de receptores para estrógenos e progesterona na vagina de cadelas com TVT e interfere na resposta ao medicamento[26] (Figura 175.9).

Se houver resistência do tumor ao tratamento, outros quimioterápicos podem ser utilizados associados ou não à vincristina, como ciclofosfamida, metotrexato, doxorrubicina. O TVT resistente também pode ser associado aos corticoides, empregados nos protocolos de tratamento de outros tumores de células redondas, pois além do efeito anti-inflamatório tem ação antineoplásica (prednisona/prednisolona na dose de 0,5 a 1 mg/kg/dia);[27] ou aos inibidores da glicoproteína P (antirretrovirais, antifúngicos, inibidores de canais de cálcio). Os quimioterápicos, como a vincristina, podem causar necrose perivascular, distúrbios digestivos, neuropatia periférica e principalmente mielotoxicidade, resultando em leucopenia, por isso é necessária a avaliação laboratorial (hemograma completo) antes da primeira aplicação do fármaco e da relação neutrófilos/leucócitos antes das aplicações subsequentes. Quando a contagem de leucócitos for inferior a 4.000 mm^3 e

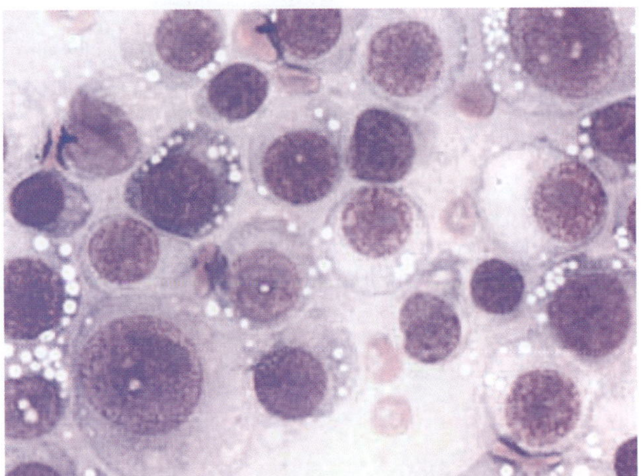

Figura 175.8 Citologia de tumor venéreo transmissível.

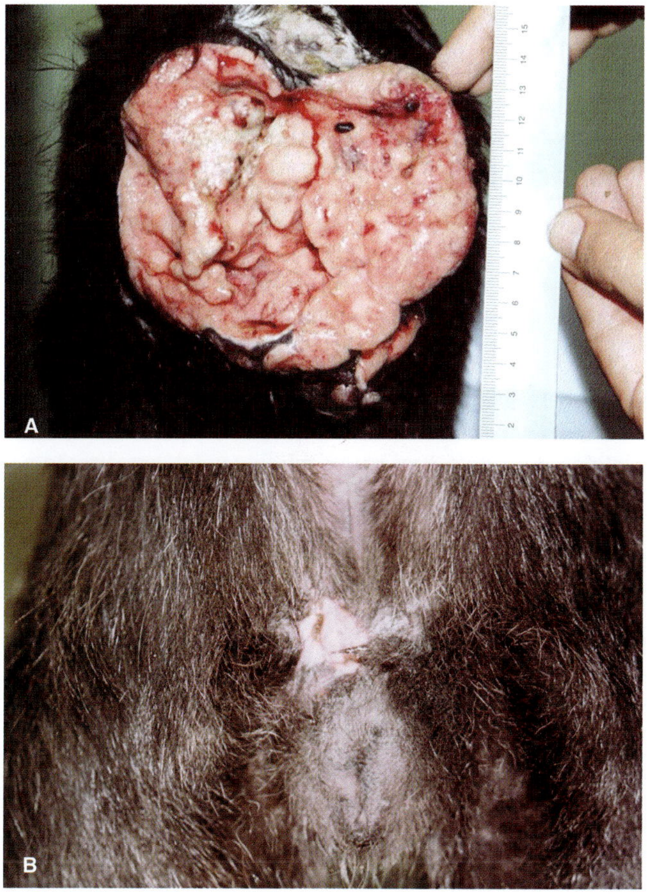

Figura 175.9 Tumor venéreo transmissível antes (**A**) e após (**B**) tratamento com vincristina.

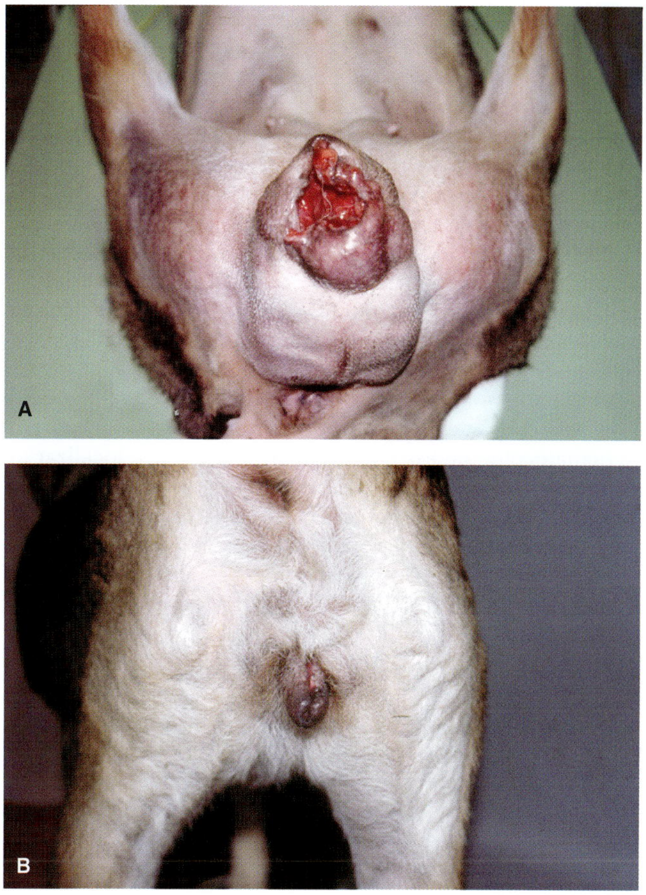

Figura 175.10 Tumor venéreo transmissível resistente ao tratamento quimioterápico antes (**A**) e após (**B**) exérese.

a de neutrófilos inferior a 2.500/mm^3, deve-se adiar a administração por 4 a 5 dias para que a produção de leucócitos se normalize.[24,27] Nos casos refratários ao tratamento, a radioterapia é uma boa opção. A exérese só se justifica quando a radioterapia não estiver disponível. A exérese do tumor deve ser acompanhada de citologia esfoliativa sequencial até se conseguir esfregaço aparentemente livre de células neoplásicas. A mucosa vaginal perdida pode ser substituída por pericárdio para evitar a estenose vulvovaginal (dados não publicados). Entretanto, em alguns casos, pode ocorrer rejeição do implante e estenose. A retirada cirúrgica da formação deve ser seguida de uma a três aplicações do quimioterápico, pois a vincristina é um agente fase-dependente que atua durante a mitose e a cirurgia é um agente recrutador, porque ao reduzir o volume tumoral aciona a fase de multiplicação celular.[27]

Atualmente, outras formas de tratamento são investigadas, tendo por finalidade diminuir as aplicações do quimioterápico ou excluir seu uso[28–33] (Figura 175.10).

Anomalias congênitas da vagina

Os sistemas genital e urinário dos animais adultos são anatômica e funcionalmente independentes, mas durante o desenvolvimento, estão diretamente relacionados. Os elementos primordiais do sistema urinário participam da formação das estruturas genitais, imbricação inicial essencial ao desenvolvimento dos dois sistemas. A cascata de eventos que ocorre durante o desenvolvimento urogenital envolve genes comuns, evidenciado pela separação incompleta dos sistemas urinário e genital, que se observa em algumas anomalias congênitas.[1,34]

A vagina é formada pela interação entre o primórdio uterovaginal (parte caudal dos ductos müllerianos) e a parte pélvica do seio urogenital. A agenesia vaginal total ou segmentar, embora rara, pode ocorrer se a porção caudal dos ductos müllerianos não entrar em contato com o seio genital.

O septo vaginal transverso deriva de anomalia na fusão ou canalização do seio urogenital com os ductos müllerianos e o septo longitudinal forma-se quando as extremidades distais dos ductos müllerianos não se fundem por inteiro. O septo longitudinal pode ocorrer em um segmento ou em toda a extensão da vagina, enquanto o septo transverso pode ocorrer em qualquer segmento dela. O septo transverso pode ser perfurado ou imperfurado e, nesse caso, pela obstrução que causa e dependendo da localização, leva à formação de hematocolpo, urinocolpo ou mucocolpo.[35–37] Algumas vezes, essas anormalidades da vagina podem vir associadas a defeitos nas vias urinárias e parte final do intestino. As anomalias da vagina também podem ser adquiridas. A herança das anomalias vaginais em cães e gatos ainda não está bem definida, entretanto em humanos ela é relatada.[38]

Manifestações clínicas, exame clínico, diagnóstico e tratamento

Os animais podem manifestar incontinência urinária, infecção crônica do trato urinário, distocia, infertilidade, dificuldade para cobertura, genitália ambígua, aumento de volume perineal ou não apresentar sinal algum.

O diagnóstico pode ser feito por meio de exame digital vaginal, vaginoscopia, uretrocistografia retrógrada ou vaginograma. Animais de porte pequeno ou bravos, local da lesão difícil de examinar ou que mostrem desconforto necessitam de sedação.

Os defeitos congênitos da vagina podem ou não ser corrigidos, na dependência de causarem ou não manifestações clínicas indesejáveis ou se o animal for para reprodução. Os septos assintomáticos não precisam ser corrigidos. A correção só está indicada se houver obstrução à drenagem ou indícios de que poderá interferir na cobertura ou parto vaginal. O tratamento é cirúrgico. O acesso cirúrgico para a correção do defeito depende de sua localização. Nas alterações localizadas em vagina caudal, o acesso se faz por episiotomia e, naquelas localizadas em vagina cranial, por celiotomia. No septo longitudinal, que ocorre em toda a extensão da vagina, a cirurgia deve ser realizada em duas etapas: plastia da vagina caudal e da vagina cranial.[35,39]

O tratamento do septo vaginal transverso imperfurado deve ser feito antes do primeiro estro para evitar formação de hematocolpo ou assim que for observado, se a localização for distal e ocluir o óstio uretral; entretanto, tendo em vista as dificuldades técnicas na realização da cirurgia intravaginal em estruturas imaturas, principalmente em animais de porte pequeno, pode-se limitar o procedimento apenas ao restabelecimento da drenagem vaginal e proceder à correção cirúrgica quando o animal for adulto e se necessário. A membrana no local da estenose deve ser excisada com seu anel circundante de tecido conjuntivo subepitelial. Em seguida, deve ser realizada anastomose terminoterminal entre os segmentos cranial e caudal, feita com duas fileiras de sutura: primeira linha de sutura com ponto simples interrompido e segunda linha de sutura com Lembert interrompida, para evitar aderências, ambas com fio absorvível ou, então, apenas uma fileira de sutura com ponto simples interrompido e nó invertido.

Agenesia

A agenesia vaginal total ou parcial raramente ocorre em cadelas e gatas. Se houver confirmação do diagnóstico de agenesia, deve-se avaliar o sistema genital e urinário do animal, já que algumas malformações envolvem genes comuns aos dois sistemas, associado ao cariótipo e à dosagem de testosterona, importante para identificar os casos de pseudo-hermafroditas masculinos. O tratamento depende dos resultados dos exames complementares e do grau de interferência da malformação na qualidade de vida do animal. Inclui correção das vias urinárias, gonadectomia e reconstrução da vagina. A reconstrução da vagina, utilizando pericárdio ou tubo de silicone, pode não ser satisfatória por causa de rejeição e estreitamento da região.

Clitoromegalia

O desenvolvimento do clitóris pode ocorrer em fêmeas sob a ação de hormônio masculinizante endógeno ou exógeno (andrógeno/progestágeno), na intersexualidade, em filhotes de mãe que recebeu hormônio masculinizante durante a gestação, em decorrência de processos irritativos que levam à lambedura constante da região ou, ainda, por neoplasia.[40]

Manifestações clínicas, exame clínico, diagnóstico e tratamento

Os sintomas observados são: lambedura frequente da região, vaginite, hiperemia da mucosa do vestíbulo vaginal, desconforto e irritabilidade naqueles animais com protrusão do clitóris.

No exame físico do animal deve-se avaliar a distância entre o ânus e a vagina, localizar o óstio uretral, cateterizar a bexiga urinária para estabelecer o trajeto da uretra e palpar a região à procura de massa que possa sugerir testículo. O cariótipo do animal também é importante para definir o sexo genético, assim como exames de imagem para avaliar os genitais internos e as vias urinárias.

Nos animais pseudo-hermafroditas fêmeas ou que receberam hormônio, a clitoridectomia resolve o problema; nos animais intersexo, nos quais o exame de imagem revela gônadas alteradas (hermafrodita verdadeiro e sexo reverso), deve-se proceder à gonadectomia; entretanto, a clitoridectomia só será realizada se a uretra não se localizar na formação, pois se estiver, a conduta cirúrgica incluirá a plastia no prepúcio e pênis malformados. Na clitoromegalia secundária a processo irritativo, deve-se retirar a causa primária e acompanhar a evolução do quadro. A conduta nos casos de neoplasia depende do tipo de tumor; nos benignos, a exérese da massa e, nos malignos, a clitoridectomia (Figura 175.11).

Prolapso vaginal

Chama-se prolapso genital a queda ou o descenso de uma parte ou de todo o órgão no sentido caudal, em direção ao hiato genital. O prolapso vaginal pode ocorrer quando o órgão esta sob ação estrogênica, por causa do edema e hiperplasia da mucosa vaginal; quando há aumento de pressão abdominal, como na gestação, ascite, neoplasia; por esforços intensos durante o trabalho de parto ou, ainda, por traumatismo. O prolapso influenciado pelo estrogênio geralmente ocorre em animais jovens entre o primeiro e o terceiro ciclo estral. Pode ser parcial ou total e ocorrer com ou sem exteriorização da vagina. O prolapso decorrente da ação estrogênica sempre tem origem no assoalho ventral da vagina e cranial ao óstio uretral; por isso, o óstio uretral sempre está envolvido quando a vagina se desloca[41-44] (Figuras 175.12 e 175.13).

Manifestações clínicas, exame clínico, diagnóstico e tratamento

A principal alteração observada é o deslocamento parcial ou total da vagina, com ou sem exteriorização da mucosa, acompanhada ou não por corrimento genital, disúria, ferimentos, necrose e miíase.

O diagnóstico geralmente é feito com base em histórico, inspeção e palpação. O exame diferencial principal deve ser feito com neoplasia vaginal, mas deve-se diferenciar também a causa do prolapso, pois a conduta terapêutica é diferente.

No prolapso causado pelo estrogênio, o tratamento envolve redução da ação estrogênica e colpoplastia, se necessária, e está descrito a seguir:

- O animal ainda está sob ação estrogênica (proestro ou estro): nesse caso, a citologia esfoliativa mostra células superficiais que indicam ação estrogênica. O tratamento é feito com progesterona por via oral (VO) na dose de 5, 10 ou 20 mg, dependendo do porte do animal, 1 vez/dia durante 10 dias) e o animal é reavaliado 15 a 20 dias após o início do tratamento
- O animal não está sob ação estrogênica: existem duas possibilidades; ou está sob ação progestacional e, neste caso, é só adotar conduta expectante e reavaliar o animal, ou já saiu da fase progestacional e o prolapso permanece.

Nos casos em que a massa permanece exteriorizada, o tratamento indicado é a colpoplastia com a retirada do tecido excedente. Para evitar a estenose vaginal fazem-se dois planos de sutura: primeiro plano, sutura com ponto simples interrompido e segundo plano, sutura de Lembert interrompida, ambas com fio absorvível ou, então, apenas um plano com ponto simples interrompido e nó invertido. Na massa não exteriorizada, mas sem involução completa, deve-se fazer a exérese do tecido somente se causar distúrbios principalmente das vias urinárias.

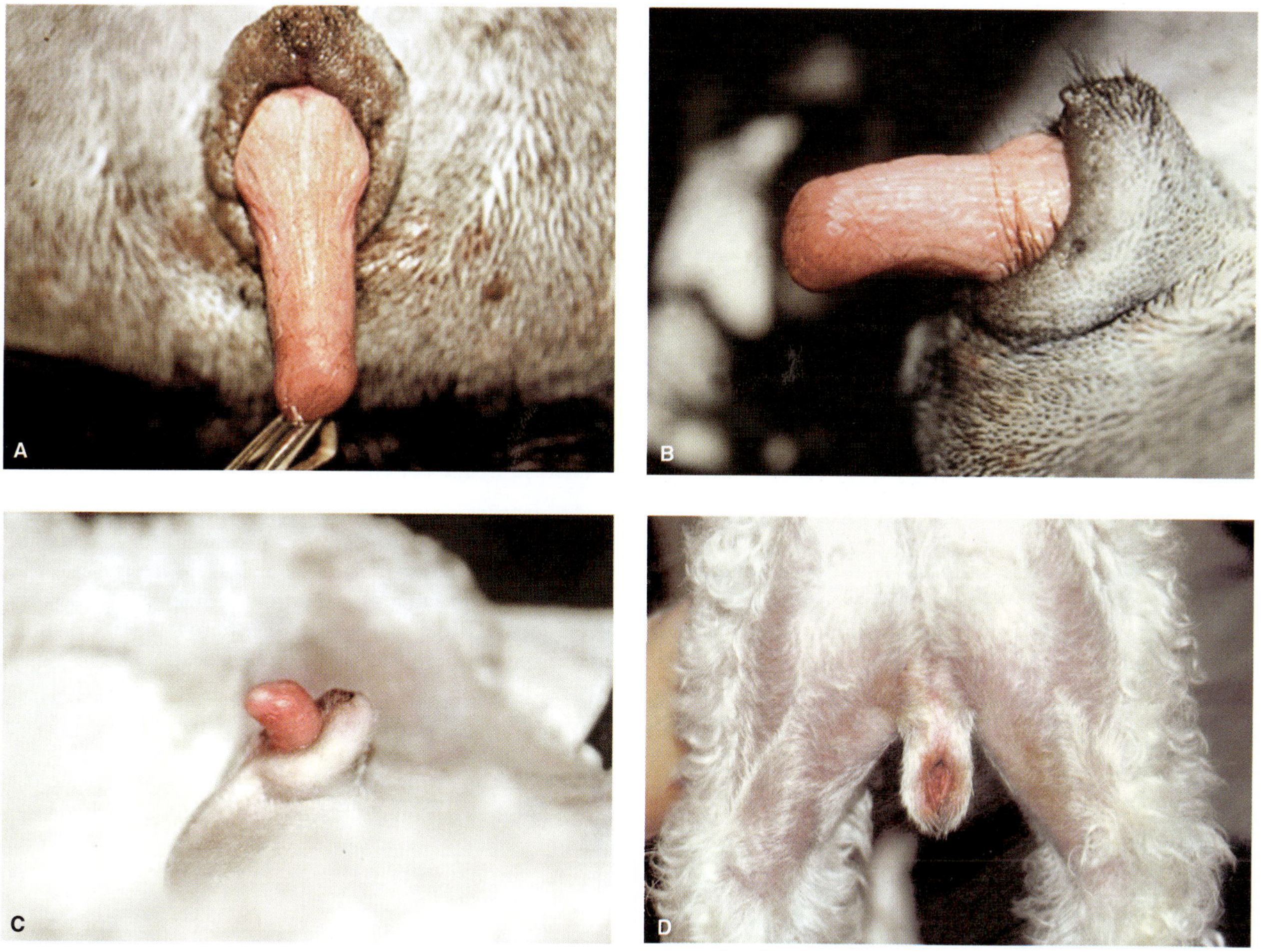

Figura 175.11 **A** a **C.** Clitoromegalia. **D.** Pós-exérese.

A terapia também esta direcionada à proteção da mucosa exposta, que deve ser mantida limpa, úmida e protegida para evitar traumatismos e miíase.

A redução do prolapso e sutura em "bolsa de fumo" não são indicadas, porque a massa pode aumentar de volume e impedir a micção, causar laceração dos lábios vulvares ou necrosar. A ovário-histerectomia é o procedimento que impede a recidiva nos animais não utilizados para a reprodução.

No prolapso consequente à gestação, a opção pelo tipo de tratamento depende das condições do tecido, quanto está exteriorizado e do tempo de gestação. Pode-se interromper a gestação ou aguardar o parto se estiver próximo e só intervir se houver distocia. no prolapso durante o trabalho de parto pode ocorrer concomitantemente a retroflexão da bexiga; nesses casos o tratamento é cirúrgico com retirada dos fetos, drenagem da urina, muitas vezes por punção, porque a uretra está retrofletida, dificultando a passagem

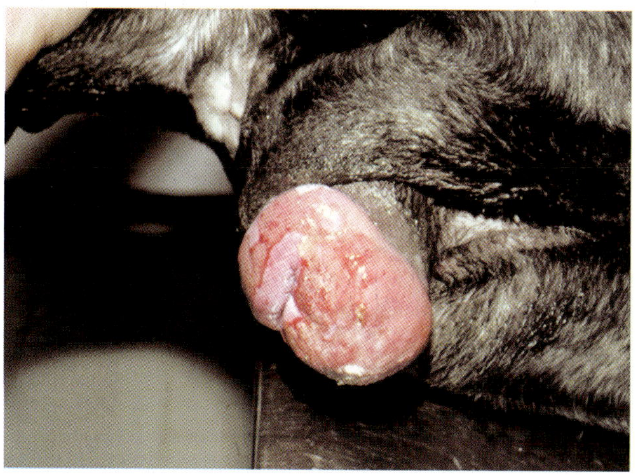

Figura 175.12 Prolapso vaginal por ação estrogênica.

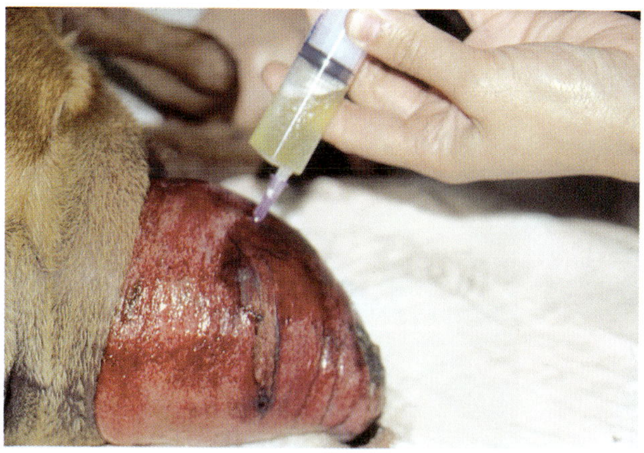

Figura 175.13 Prolapso vaginal com retroflexão da bexiga urinária, durante trabalho de parto.

do cateter, e recondução do órgão ao seu local de origem. O animal deve permanecer com o cateter por 5 dias. Nos prolapsos secundários a neoplasia ou ascite deve-se tratar a causa primária.

Traumatismos

Os traumatismos genitais ocorrem. Alguns têm pouco significado, enquanto outros são potencialmente fatais e exigem intervenção cirúrgica. Nas lesões traumáticas que causam apenas sangramento leve, o quadro se resolve sem problemas. As lacerações vaginais que se limitam à mucosa e à submucosa são reparadas com sutura após hemostasia. Se a laceração atingir a vagina cranial, a exploração da cavidade pélvica é necessária para excluir acometimento de órgãos internos ou formação de hematoma perivaginal. Infelizmente, o quadro mais grave de traumatismo vaginal pode envolver a ruptura de artéria vaginal ou uterina, não havendo tempo, algumas vezes, para socorrer o animal (Figura 175.14).

Manifestações clínicas, exame clínico, diagnóstico e tratamento

O hematoma da parede vaginal, originado de um vaso pequeno, pode parar de sangrar espontaneamente. Os vasos maiores podem formar hematoma volumoso e tenso que distende a vagina e, neste caso, deve ser drenado seguindo de ligadura do vaso. Quando o vaso estiver lacerado acima do assoalho pélvico, o animal pode desenvolver hematoma retroperitoneal ou perivaginal. Se o hematoma estiver crescendo, deve-se, por laparotomia exploradora, retirar o trombo e ligar o vaso, pois se permanecer pode comprimir os ureteres, desviar a uretra e comprometer os rins (dados não publicados).

A ruptura da vagina cranial pode ocorrer por objetos introduzidos no canal vaginal ou por distocias, como no caso de não dilatação cervical, favorecendo a exteriorização de vísceras abdominais. O diagnóstico é feito pela inspeção, na qual se observa o órgão exteriorizado envolvido pela serosa; por palpação e, se necessário, exame de imagem. O tratamento é cirúrgico. Por acesso abdominal, localiza-se a vagina rompida por onde o órgão exteriorizado, depois de limpo, é reconduzido para o abdome ou, dependendo do órgão, é retirado total ou parcialmente, e procede-se à síntese da parede vaginal rompida[45] (Figura 175.15).

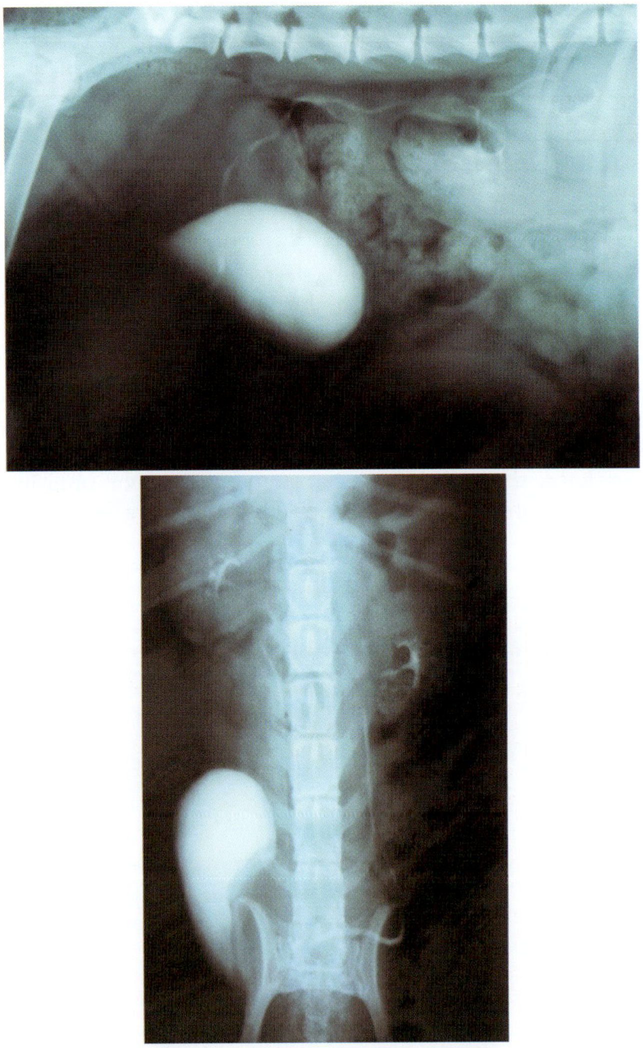

Figura 175.14 Hematoma perivaginal.

Afecções da cérvice

As afecções da cérvice são raras tanto em cadelas quanto em gatas, mas as de ocorrência provável são: não dilatação durante o trabalho de parto, neoplasia (rara), estenose adquirida (cirurgia, lacerações). Geralmente o envolvimento da cérvice é secundário a processos que acometem a vagina cranial ou o corpo do útero (neoplasias, infecções).

Afecções do útero e corpo uterino

Anomalias congênitas

As anomalias congênitas do útero não são frequentes e, quando ocorrem, resultam da agenesia do ducto mülleriano ou de anormalidades na fusão. Geralmente são observadas

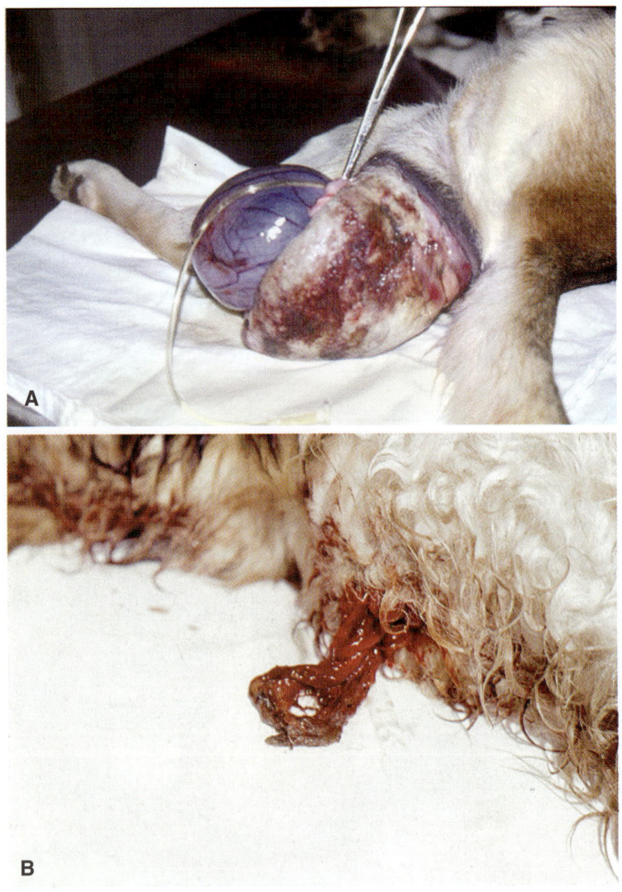

Figura 175.15 **A.** Ruptura da vagina com exteriorização da bexiga urinária. **B.** Epíplon.

durante a ovário-histerectomia. A ausência do corno uterino pode ser unilateral ou bilateral e estar ou não associada à ausência do(s) ovário(s). O desenvolvimento anormal do útero é observado também nos animais intersexo (pseudo-hermafrodita, hermafrodita verdadeiro, sexo reverso).[1,34,46]

Hiperplasia endometrial cística, hidrometra/mucometra, hematometra e piometra

Hiperplasia endometrial cística (HEC), hematometra/hemometra, hidrometra e piometra são distúrbios que podem acometer o útero de fêmeas nulíparas ou não. Supõe-se que mucometra, hidrometra e hematometra ocorram associadas à HEC e se diferenciem de piometra porque o conteúdo uterino é estéril.[47] Segundo Debosschere *et al.*,[48] o complexo hiperplasia endometrial cística-piometra pode ser dividido em duas entidades: complexo hiperplasia endometrial cística-mucometra e complexo endometrite-piometra.

A HEC é uma alteração do endométrio que pode favorecer o desenvolvimento de infecção uterina, se for invadido por bactérias oportunistas. Na HEC, o endométrio se espessa consequentemente ao aumento do número e tamanho das glândulas endometriais. Estas glândulas endometriais aumentam sua atividade secretória e o fluido estéril produzido por elas pode se acumular no lúmen do útero, resultando em mucometra ou hidrometra, dependendo da viscosidade do fluido.[49] A atuação crônica, ou repetida, da progesterona leva à resposta exacerbada do endométrio, característica de HEC.[50] A incidência de mucometra/hidrometra é desconhecida porque esta condição é um achado durante a ovário-histerectomia eletiva ou exame ultrassonográfico de fêmeas em diestro ou anestro (observação pessoal). Em algumas ocasiões o quadro é diagnosticado porque há aumento do abdome, percebido pelo proprietário e interpretado como gestação[51] (Figuras 175.16 e 175.17).

Manifestações clínicas, exame clínico, diagnóstico e tratamento

Os animais não apresentam sinais de doença. Normalmente, o diagnóstico é feito associando-se o histórico à palpação abdominal, auxiliado pela ultrassonografia, em que se observa aumento das dimensões do órgão, com conteúdo anecoico em seu interior, associado ao hemograma normal. O tratamento restringe-se ao acompanhamento do animal até a resolução do quadro. Só se opta por ovário-histerectomia se o aumento uterino causar desconforto ao animal por distensão abdominal e compressão de órgãos ou se durante o acompanhamento a cérvice abrir e o animal apresentar sinais de que houve contaminação. O exame diferencial deve ser feito com a gestação em fase inicial quando ainda não for possível observar fetos.

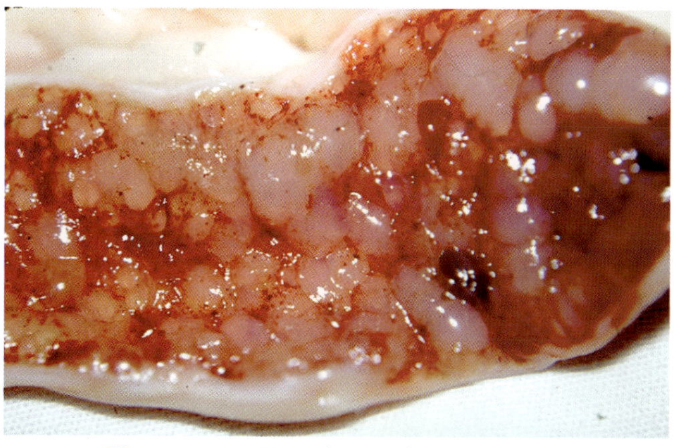

Figura 175.16 Hiperplasia endometrial cística.

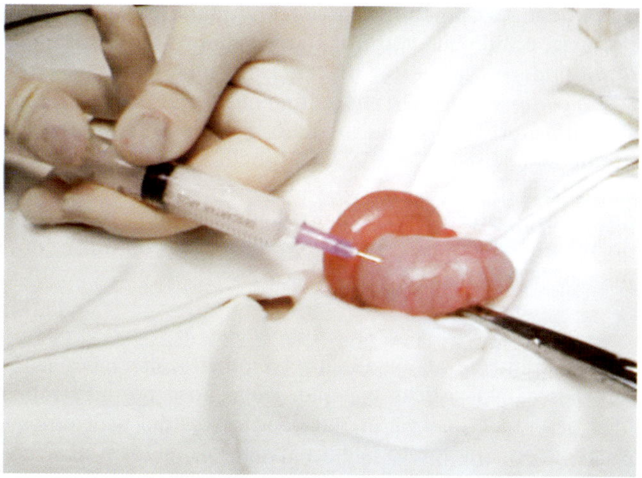

Figura 175.17 Mucometra.

Hematometra ou hemometra

A hematometra ou hemometra, coleção de sangue dentro do lúmen uterino, é outra entidade que pode acometer as fêmeas. A etiologia é desconhecida, mas pode estar ligada a subinvolução dos sítios placentários (SISP), distúrbios de coagulação, disendocrinopatias, estrogênios endógenos ou exógenos, rodenticidas anticoagulantes, hematozoários. A gravidade do quadro depende da perda sanguínea. Para se chegar ao diagnóstico, histórico clínico, exame físico e exames laboratoriais (hematológico e bioquímico) são importantes, já que as causas são diversas. Deve-se tratar a causa primária, repor o volume sanguíneo e, quando houver indicação, realizar ovário-histerectomia.[51–53]

Piometra

Por definição, o termo piometra significa acúmulo de pus no lúmen uterino. É considerada uma doença do diestro, embora alguns animais em anestro possam apresentar a afecção; neste caso, fica a dúvida se a fase lútea foi normal ou curta por causa da produção endógena de prostaglandinas em resposta à inflamação uterina[48,54,55] ou se o agente é de baixa virulência e o animal demora a apresentar sinais da doença (observação pessoal).[56] É mais frequente em cadelas do que em gatas.[57] Ocorre principalmente em fêmeas idosas, mas pode acometer fêmeas jovens sob estímulo hormonal exógeno ou com ciclo estral irregular. A cérvice pode estar aberta (de colo aberto) ou fechada (de colo fechado), sendo a piometra de colo fechado mais grave. É considerada uma emergência, pois se não for tratada a tempo pode evoluir para sepse e morte.[58] O envolvimento hormonal parece claro, mas o mecanismo do desenvolvimento da doença ainda é discutível.[47–50] Historicamente é precedida pela HEC, mas sabe-se que esta não progride para piometra em todas as fêmeas, sugerindo que sejam entidades independentes.[48] *E. coli* é o agente isolado com maior frequência nas culturas do conteúdo uterino de piometras.[56] Genes ligados ao uropathogenic virulence factor (UVF) favorecem a ligação de *E. coli* a locais específicos encontrados no endométrio e que são favorecidos pela progesterona.[59,60] Acredita-se, até prova contrária, que a piometra resulte da interação entre bactérias patogênicas e ação hormonal no endométrio.[48,58,61]

Manifestações clínicas

Os sintomas na piometra dependem de a cérvice estar ou não aberta. Se estiver aberta pode-se observar corrimento genital purulento, sanguíneo, serossanguíneo, sanguinopurulento ou mucopurulento. Outras manifestações clínicas que podem acompanhar a doença são: anorexia/disorexia, poliúria, polidipsia, vômito, diarreia, depressão, letargia. A febre pode ou não estar presente; normalmente não está, assim como a distensão abdominal que depende das dimensões do útero. Nos quadros mais graves, notam-se ainda hipotermia, hiperglicemia ou hipoglicemia, desidratação, septicemia, toxemia e choque. Aparentemente, a gravidade do quadro parece estar mais relacionada com a virulência do agente bacteriano do que com dimensões do útero (obs. pessoal)[56] (Figura 175.18).

Alterações sistêmicas causadas por piometra

Classicamente acompanham a piometra alterações laboratoriais características que são: leucocitose por neutrofilia com desvio à esquerda, granulações tóxicas em neutrófilos e monocitose. Entretanto, alguns "pacientes" podem apresentar leucograma normal ou leucopenia (por intoxicação da medula óssea). A anemia normocítica normocrômica se deve aos efeitos tóxicos da doença sobre a medula óssea, porque diminui a eritropoese. Há perda de eritrócitos pelo útero e/ou função renal alterada. O quadro é mais grave se houver desidratação.[62] As concentrações de ureia e creatinina podem estar elevadas por desidratação e/ou toxemia. A azotemia pré-renal geralmente está associada a quadro mais grave e pode ser revertida após fluidoterapia na maioria dos animais; outros animais, entretanto, além da reposição de fluidos, necessitam de cuidados intensivos com correção de eletrólitos, controle da pressão arterial, temperatura, nutrição parenteral e antimicrobianos intravenosos. Alguns animais se curam da doença, mas tornam-se doentes renais crônicos, enquanto em outros não há reversão da insuficiência renal e evoluem para óbito. A lesão tubular e intersticial ocorre na piometra, mas a glomerulonefrite imunomediada é discutível.[63] Independentemente de a azotemia estar ou não presente, a filtração glomerular está diminuída na piometra, sugerindo que a doença afete a perfusão renal.[64] Estudos recentes em humanos demonstram que a proteinúria é um fator preditor de doença renal.[65] Esses achados mostram que a avaliação da excreção da proteína urinária em animais com piometra submetidos a cirurgia pode ser um importante indicador prognóstico.[66]

A função hepática alterada é menos frequente do que a alteração da função renal (observação pessoal). Níveis aumentados de fosfatase alcalina, alanina aminotransferase (ALT), bilirrubina total, colesterol e triglicerídios indicam dano hepatocelular em resposta a toxemia ou diminuição da circulação hepática por desidratação. Pode ocorrer também hipoalbuminemia (perda pela urina), hiperproteinemia (resposta à desidratação) e hiperglobulinemia (estímulo antigênico crônico). Outros achados que podem acompanhar o quadro são: plaquetopenia, aumento no pH arterial e diminuição em Pco_2, Po_2 e HCO_3[67] (Figuras 175.19 e 175.20).

Diagnóstico

Para se chegar ao diagnóstico, inspeção, palpação e exames complementares são importantes. Na piometra de colo aberto, a palpação do útero aumentado associada a corrimento genital purulento ou hemorrágico e a anamnese podem fechar o diagnóstico; entretanto os exames de imagem confirmam o diagnóstico, principalmente a ultrassonografia, que ainda fornece informações sobre a espessura da parede uterina, características do fluido uterino, presença de líquido livre em abdome, além de diferenciar de gestação, HEC e neoplasia. Os exames

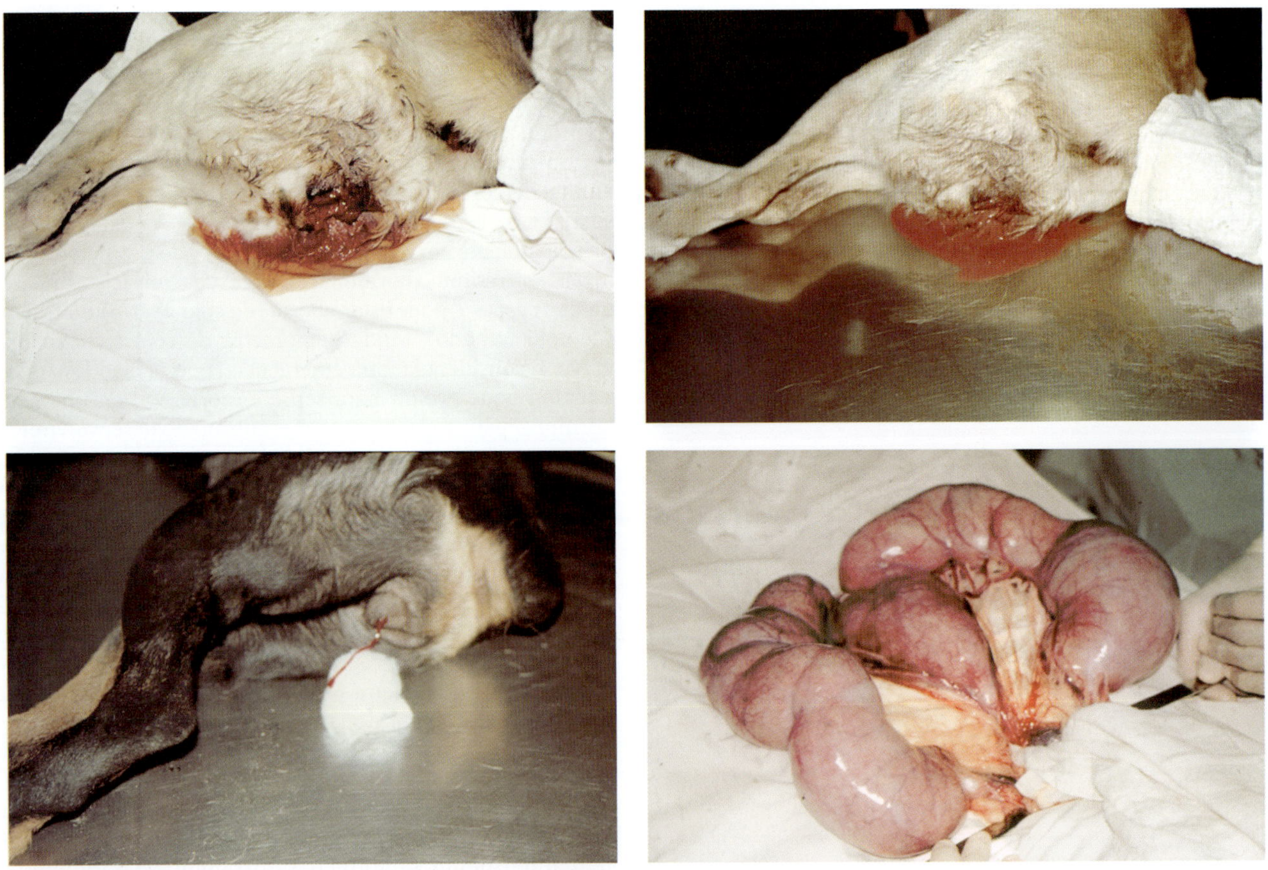

Figura 175.18 Piometra.

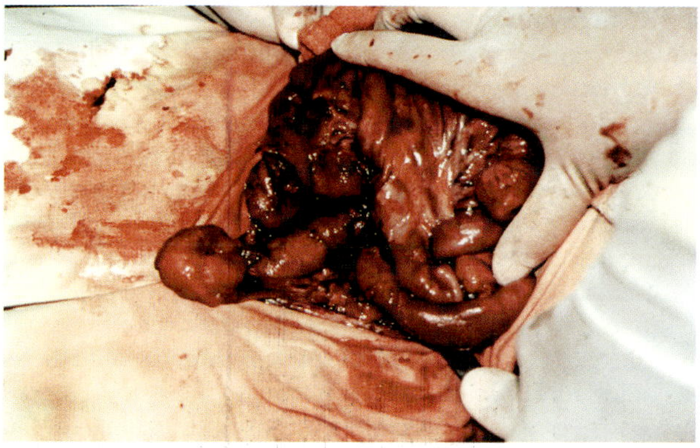

Figura 175.19 Complicação da piometra: peritonite.

laboratoriais são importantes porque fornecem informação sobre as condições sistêmicas, auxiliando na conduta de tratamento perioperatório.[62]

Diagnóstico diferencial

O diferencial deve ser feito principalmente com doenças que levam a poliúria/polidipsia, sendo a principal a insuficiência renal, seguida por diabetes *mellitus*, diabetes insípido, hiperadrenocorticismo. Outro diferencial deve ser feito com gestação e vaginite; entretanto, esses quadros normalmente não comprometem o estado geral do animal.

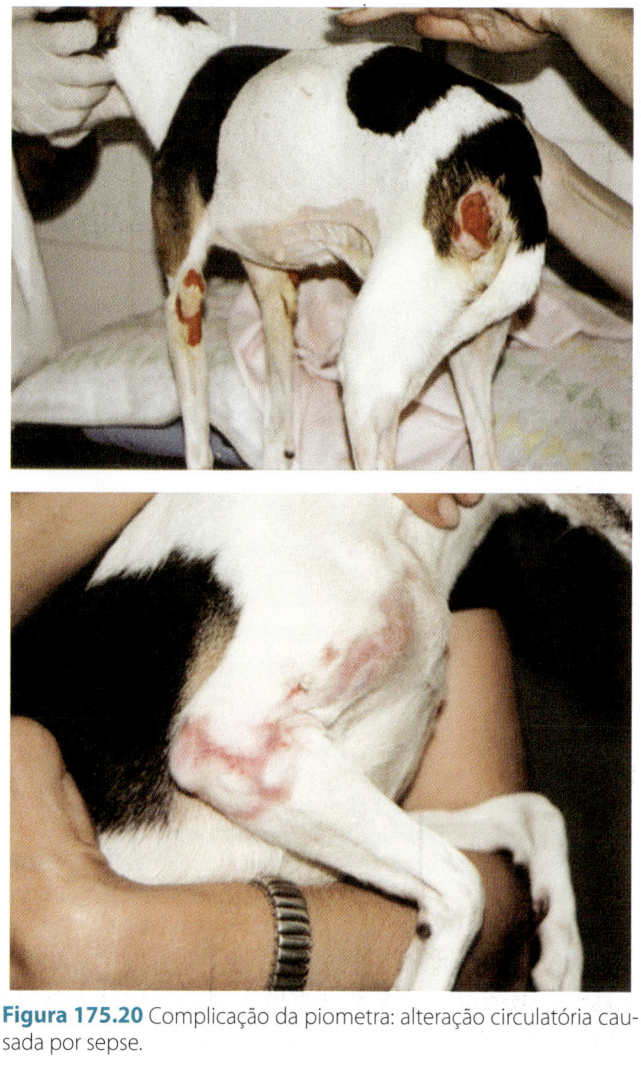

Figura 175.20 Complicação da piometra: alteração circulatória causada por sepse.

Tratamento

Embora existam vários protocolos para o tratamento, a ovário-histerectomia ainda é o tratamento recomendado para cadelas e gatas com piometra. O tratamento é indicado para aqueles animais em que não é possível instituir tratamento medicamentoso em razão da gravidade do quadro ou para os animais em que não há interesse reprodutivo. O tratamento cirúrgico não deve ser protelado, mas o paciente deve ser estabilizado antes da cirurgia com administração de fluidos e antimicrobianos. Hematócrito, função renal, função hepática e plaquetas devem ser avaliados e as alterações encontradas devem ser tratadas. O tratamento de suporte deve continuar, durante e após a cirurgia, e o antimicrobiano mantido por 10 dias ou mais, se necessário. O tratamento da piometra com medicamentos que promovem a expulsão de pus do útero, em combinação com antimicrobianos, é uma opção em alguns casos, dependendo das condições do útero (difícil de avaliar), das condições gerais da fêmea e do resultado dos exames complementares (laboratorial, cardiológico e de imagem).[68,69] Os protocolos de tratamento referem doses baixas e repetidas de prostaglandina, de preferência natural; contudo, o risco de ruptura uterina existe na piometra de cérvice aberta ou fechada, pois é impossível avaliar a fragilidade da parede uterina, o grau de comprometimento do órgão e o tempo para abertura da cérvice. Outros efeitos indesejáveis também podem ser observados, uma vez que a prostaglandina atua em outros órgãos. Pode causar danos, agravar os existentes ou mesmo causar a morte do animal, principalmente dos cardiopatas e nefropatas. O antimicrobiano de escolha para o tratamento da piometra deve ser baseado em conhecimento prévio do agente e do antimicrobiano, obtido por meio de cultura e antibiograma, caso contrário deve ser utilizado antimicrobiano de amplo espectro que não seja nefrotóxico ou hepatotóxico. Deve-se evitar a administração de estrógeno para abertura da cérvice, porque causa aumento da vascularização e vasodilatação, favorecendo a absorção de toxinas, além de poder causar aplasia medular.[70,71]

Os protocolos atuais para tratamento associam os antimicrobianos a fármacos que diminuem os níveis de progesterona circulante, induzindo a luteólise diretamente (prostaglandina), indiretamente (cabergolina, metergolina) ou impedindo sua atuação pelo bloqueio de seus receptores (aglepristona, mefepristona).[72] Em humanos, o uso de prostaglandina intravaginal para abertura da cérvice tem bons resultados e poucos efeitos colaterais;[73,74] em veterinária é até citado, mas sua eficiência ainda não foi comprovada[75] (Quadro 175.1).

Evolução da doença

O animal submetido a tratamento medicamentoso deve ser monitorado. O controle inclui perfil hematológico, bioquímico e de imagem. A quantidade de leucócitos pode normalizar-se ou, se não houver resposta satisfatória, aumentar ou diminuir; pode também vir acompanhado de plaquetopenia e piora na série vermelha. As funções renal e hepática também precisam ser avaliadas. A ultrassonografia pode mostrar diminuição dos diâmetros uterinos ou aumento se a resposta ao tratamento não for satisfatória. O animal deve receber tratamento cirúrgico se os exames indicarem agravamento do quadro. Não se deve esquecer que os resultados dos exames devem sempre estar associados aos sinais que o animal apresenta, mesmo ocorrendo diminuição nos diâmetros uterinos.[76] A recorrência da doença após tratamento medicamentoso é controversa e os resultados publicados são contraditórios.[77] Todavia, a

Quadro 175.1 Protocolo para tratamento de piometra (cadelas).[55,68,72,75]

Fármaco	Dose
Luteólise com prostaglandina $F_{2\alpha}$ natural	10 a 50 μg/kg, 3 a 5 vezes/dia, 3 a 7 dias por via subcutânea, intramuscular, ou 10 μg/kg, 5 vezes/dia/1º dia, 25 μg/kg, 5 vezes dia/2º dia e 50 μg/kg, 5 vezes/dia/3º dia até a resolução, ou infusão intravaginal 150 μg/kg (0,3 mℓ/10 kg), 1 ou 2 vezes/dia, por 3 a 12 dias
Agonista dopaminérgico	5 μg/kg/dia, por 10 dias + 5 μg progesterona/kg, a cada 3 dias
Antagonista receptor progesterona	10 mg/kg por via subcutânea no dias 1, 2, 8 + 1 μg progesterona/kg do 3º ao 7º dia

A DL50 de prostaglandina em cães é cerca de 5 mg/kg.

resposta ao tratamento está ligada a alterações gerais do animal e a alterações nos ovários e útero que não são as mesmas para todos os animais com a doença.[77,78] Da mesma maneira, é questionável diagnosticar como portadores de piometra todos os animais que apresentam corrimento genital purulento. Alguns animais mais jovens, que respondem bem ao tratamento medicamentoso e voltam a se reproduzir, talvez sejam portadores de endometrite e não piometra, que pode ocorrer após o estro ou cobertura infértil, mas de diagnóstico difícil. A fertilidade também é controversa.[77,79]

Sepse e choque

Apesar do tratamento instituído, a morte por piometra pode ocorrer em consequência de resposta inflamatória sistêmica incontrolável causada pela infecção. A progressão da doença leva a síndrome da resposta inflamatória sistêmica (SIRS), sepse e choque séptico. Na SIRS, a liberação de mediadores inflamatórios em resposta à agressão sofrida pelo organismo é acompanhada por vários sinais, como vasodilatação periférica, aumento da permeabilidade capilar e redução da atividade do coração, e definida pela presença de, pelo menos, duas das seguintes evidências clínicas: temperatura < 37,8°C ou > 39,7°C, taquicardia > 160 bpm cães e > 250 bpm gatos, taxa respiratória > 20 bpm ou $Paco_2$ < 32 mm/Hg, leucocitose > 12.000 céls./mm³ ou leucopenia < 400 céls./mm³ ou mais de 10% de formas jovens de neutrófilos).[80] A sepse resulta da complexa interação entre o microrganismo infectante e a resposta imune, pró-inflamatória e pró-coagulante do hospedeiro. A resposta do hospedeiro e as características do organismo infectante são as principais variáveis fisiopatológicas da sepse. Dessa maneira, ocorre progressão da sepse quando o hospedeiro não consegue conter a infecção primária por resistência à opsonização, à fagocitose, aos antibióticos e por presença de superantígenos.[80] Além da inflamação, os germes também ativam a cascata da coagulação, com aumento dos fatores pró-coagulantes e redução dos anticoagulantes.[81,82] As alterações do metabolismo celular afetam o metabolismo lipídico, dos carboidratos e das proteínas.[83] A oferta inadequada de oxigênio aos tecidos, decorrente da queda do fluxo sanguíneo nos capilares e da redução do débito cardíaco, contribui para aumento do metabolismo anaeróbico e hiperlactatemia.[84] No curso da sepse ocorre tardiamente uma fase de imunossupressão que pode ser sequela de anergia, linfopenia, hipotermia ou infecção. A concomitância de dois critérios de SIRS com um foco infeccioso presumido ou evidente confirma o diagnóstico de sepse.[80] As manifestações clínicas mais comuns são: febre ou hipotermia, taquicardia ou taquipneia, hipotensão, vasodilatação, extremidades frias, oligúria, alteração do estado de consciência, vômito e diarreia. A disfunção de múltiplos órgãos envolve pulmões, rins, sistema cardiovascular, sistema nervoso central [SNC]) e trato digestório.[85] Os achados laboratoriais são importantes e incluem lactatemia (≥ 2,5 mmol/ℓ), aumento ou redução do tempo de coagulação, hemocultura positiva (insignificante se for negativa), pH normal ou reduzido. Em humanos, os biomarcadores (procalcitonina, proteína C, endotoxinas, fator de necrose tumoral [TNF]), que ainda estão em estudo, parecem desempenhar papel importante, indicando a presença ou ausência de gravidade na sepse.[86,87] Depois de identificada a SIRS, o tratamento deve ser imediato para prevenir complicações, como o dano endotelial, que permitem a saída de água e coloides do vaso para o compartimento intersticial, hipotensão, choque e coagulação intravascular disseminada (CID), um marcador de infecção grave.

Tratamento do animal em choque séptico

Reanimação inicial

A reanimação inicial é fundamental para reverter o processo de hipoperfusão tecidual induzido pela sepse. Uma vez reconhecida essa situação, o tratamento deve ser iniciado prontamente. Deve-se obter um acesso vascular e iniciar a infusão de fluidos. O fluido a ser infundido pode ser:

- Cristaloide isotônico: para cães, 20 a 90 mℓ/kg, e para gatos, 10 a 60 mℓ/kg (dependendo do grau de hipovolemia)
- Cristaloide hipotônico (NaCl a 7,5%): para cães, 5 mℓ/kg/em 15 min (1 mℓ/kg/min); para gatos, 2 a 4 mℓ/kg/em 15 min (1 mℓ/kg/min)
- Coloides (somente na hipovolemia grave): para cães, *bolus* 5 a 10 mℓ/kg, até um total de 20 mℓ/kg; para gatos, 2,5 a 5 mℓ/kg, até um total de 15 mℓ/kg.

A associação de cristaloide hipotônico (NaCl a 7,5%) e coloide (dextrana 70), em partes iguais, pode ser administrada na hipotensão grave, na dose de 5 mℓ/kg da mistura.[88]

Oxigenoterapia | Ventilação mecânica

A lesão pulmonar aguda frequentemente complica a sepse, sendo a ventilação mecânica protetora (uso de volume corrente baixo) outro importante aspecto da estratégia de tratamento, pois reduz a mortalidade. Entretanto, volume corrente excessivo e abertura e fechamento repetidos dos alvéolos durante a ventilação mecânica causam lesão pulmonar aguda.[82] Manter a oxigenação adequada, Pao_2 > 80 mmHg ou Spo_2 > 95%, preferencialmente por meio de máscara ou cateter nasal.[87]

Identificação do agente infeccioso

Obter material para cultura antes do início da administração de antibióticos, mas não os atrasando. Devem ser colhidas duas ou mais amostras sanguíneas em acesso vascular periférico distinto. Amostras de outros locais podem ser colhidas conforme indicação clínica.[89]

Antibioticoterapia

A antibioticoterapia intravenosa empírica deve ser iniciada o mais precocemente possível. Nos pacientes humanos em choque séptico, a administração de antibiótico efetivo na primeira hora da hipotensão aumenta a sobrevida.[90] A terapia antimicrobiana deve ser reavaliada diariamente, visando melhorar a atividade, prevenir o desenvolvimento de resistência, reduzir a toxicidade e os custos.[89] As combinações utilizadas incluem fluorquinolona (enrofloxacino 5 mg/kg por via subcutânea (SC), intramuscular (IM) ou intravenosa (IV), a cada 12 h) + cefalosporina (cefazolina 20 mg/kg IV a cada 8 h).

Na suspeita de bactéria anaeróbia, associa-se metronidazol (10 mg/kg IV a cada 8 h) ou clindamicina (11 mg/kg IV a cada 8 h).[88]

Vasopressores

Os vasopressores devem ser empregados quando a hipotensão for grave. O fármaco de primeira escolha pode ser:

- Epinefrina (0,05 a 1 μg/kg/min): iniciar com dose baixa e ir aumentando lentamente 0,1 μg/kg/min, a cada 3 a 5 min, até a dose máxima
- Norepinefrina (0,5 a 2 μg/kg/min): iniciar com dose baixa e ir aumentando lentamente 0,1 μg/kg/min, a cada 3 a 5 min, até a dose máxima
- Dopamina (5 a 15 μg/kg/min): iniciar com dose baixa e ir aumentando lentamente 2 μg/kg/min, a cada 10 a 15 min, até a dose máxima.[88] Em humanos, estudos recentes mostraram resultados conflitantes quanto ao uso da dopamina em choque séptico.[89]

Terapia inotrópica

Como a disfunção miocárdica pode estar presente na sepse grave e no choque séptico, a dobutamina está indicada nos casos de pressão e débito cardíaco baixos. Entretanto, o seu uso para manter o débito cardíaco em níveis acima do normal não é recomendado no paciente humano em choque.[89] Nesse caso, o fármaco recomendado é a dobutamina (5 a 10 μg/kg/min), devendo-se iniciar com dose baixa e ir aumentando lentamente 2 μg/kg/min, a cada 10 a 15 min, até a dose máxima. Em gatos, a dose máxima é de 5 μg/kg/min, por causa do risco de convulsão.[88]

Corticoterapia

O emprego de corticosteroides é controverso e está justificado somente naqueles pacientes que já foram reanimados com fluidos e não responderam à aplicação do vasopressor, permanecendo em choque. A dose única recomendada de dexametasona é 0,1 a 0,2 mg/kg ou metilprednisolona 1 a 2 mg/kg/IV, administrada de modo lento, pois pode causar hipotensão e outros efeitos indesejáveis. Em humanos, pacientes em sepse, sem choque, não devem receber corticoides, mas se for necessário, a preferência é pela hidrocortisona (dose total dividida em quatro vezes).[89,91]

Distúrbios de coagulação

Em pacientes com risco de morte e disfunção de múltiplos órgãos que apresentem hipocoagulação, deve-se administrar plasma fresco e naqueles com hipercoagulação (CID), heparina (75 a 100 UI SC, a cada 6 a 8 h). As contraindicações ao uso de medicamentos anticoagulantes devem ser observadas, como, por exemplo, risco aumentado de sangramento. Essa terapia não é indicada para pacientes humanos com baixo risco de morte e disfunção de apenas um órgão.[89]

Transfusão sanguínea e controle glicêmico

Considerar a transfusão com sangue total ou concentrado de hemácias se for necessário.

No evento de hipoglicemia (< 60 mg/dℓ), o paciente deve receber glicose em *bolus* (0,25 a 0,5 g/kg) ou infusão contínua (2,5% a 10%); deve-se manter a glicemia ao redor de 100 mg/dℓ. O animal que, após a estabilização inicial, apresentar hiperglicemia deve receber insulina IV, procurando-se manter os níveis sanguíneos de glicose abaixo de 150 mg/dℓ. Esse paciente deve ser monitorado a cada 1 ou 2 h, até a estabilização.[88,89]

Acidose

Se houver acidose grave (pH < 7,2; HCO_3 < 12 a 14 mEq/ℓ), considerar o uso de bicarbonato. Administrar metade do mEq calculado e repetir a gasometria após 1 h. Se o bicarbonato ainda estiver baixo, administrar o restante do mEq nas próximas 12 a 24 h.[88]

Profilaxia de sangramento digestivo

Para proteção do trato gastrintestinal (TGI) pode-se utilizar bloqueadores H_2 (ranitidina), inibidores de bomba de prótons (omeprazol), sucralfato ou misoprostol, visando prevenir a hemorragia digestiva.[88,89]

Restauração e manutenção da função renal adequada

Fluidoterapia para manter a pressão venosa central (PVC) ao redor de 8 a 10 cm H_2O e a pressão arterial adequada (pressão arterial média [PAM] > 80 mmHg), sem vasoconstrição excessiva. Restaurar e manter a função renal adequada (diurese > 1 a 2 mℓ/kg/h) e considerar o uso de diuréticos se após restauração do volume sanguíneo houver oligúria.[88,89]

Conclusões

A sepse é uma síndrome que está associada a fatores que alteram os mecanismos de defesa do indivíduo. Sua fisiopatologia é complexa e envolve imunidade, mecanismos inflamatórios e cascata da coagulação, culminando com estado de intensa alteração da homeostasia em seus estágios mais avançados. O reconhecimento da sepse com base nos critérios da Conferência de Consenso ACCP/SCCM[81] possibilitou compreensão melhor do seu espectro e a estratificação da gravidade de cada estágio. Por fim, seu tratamento é dirigido à restauração da perfusão tecidual, com medidas que visam restabelecer e manter o estado hemodinâmico, a oxigenação e a função orgânica. Atualmente, estudos em animais e em humanos têm mostrado a atuação dos antioxidantes no tratamento do choque séptico, entretanto, é preciso cautela e mais estudos para se concluir sobre os reais benefícios dessas substâncias em processos inflamatórios sistêmicos, assim como uma investigação sobre os efeitos, doses, toxicidade e qual o momento adequado para utilizar a terapia. Como a sepse é um estado inflamatório que pode levar à morte, os antioxidantes podem ser potenciais contribuintes para a contenção de eventos da cadeia inflamatória, estresse oxidativo, hipoxia tecidual e hipotensão, reduzindo a mortalidade na sepse.[92] Apesar de nos últimos anos os avanços tecnológicos auxiliarem no diagnóstico da sepse, em humanos, pouco progresso se observa na diminuição da mortalidade.

Sangramento uterino anormal

Múltiplos fatores podem levar ao sangramento uterino anormal, entre os quais cistos ovarianos produtores de estrógeno, disendocrinias, SISP, tumores, distúrbios de coagulação, hemometra/hematometra, abortamento, estrogênio exógeno, hemoparasitose, traumatismo.

Avaliação

Algumas causas de sangramento anormal são sugeridas claramente apenas pela história. É o caso da SISP, em que há o relato de parto recente, presença de parasitas (carrapatos) ou cobertura recente com administração de estrógeno (Figura 175.21).

Manifestações clínicas, exame clínico, diagnóstico e tratamento

Além de exame físico geral, o exame físico específico deve avaliar, por inspeção, se existe aumento de volume abdominal e, por palpação, se o aumento uterino é regular ou irregular.

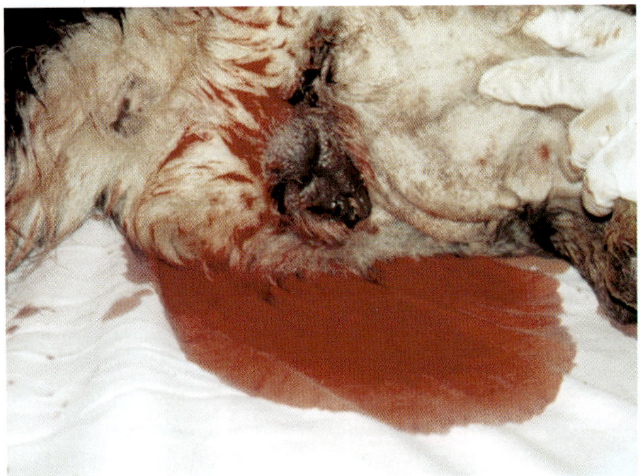

Figura 175.21 Hemorragia genital.

A vulva e a vagina também devem ser avaliadas, pois o sangramento pode ter origem nesses segmentos e ser interpretado como de origem uterina.

Os exames complementares incluem o exame digital vaginal ou retal, a citologia esfoliativa vaginal, para avaliar se existe ou não ação estrogênica ou células tumorais; ultrassonografia; vaginoscopia, perfil hematológico e bioquímico.

Durante a investigação diagnóstica, a história e o exame físico cuidadoso são importantes, porque deles depende a conduta de tratamento. O diagnóstico preciso é necessário para evitar tratar todos os sangramentos uterinos anormais com a ovário-histerectomia. No diagnóstico diferencial é importante excluir outras causas, como distúrbios urológicos, envenenamento, hemoparasitose, estrógeno exógeno e até doenças hepáticas, pois o órgão está envolvido no metabolismo do estrogênio e na coagulação sanguínea. A ovário-histerectomia é o tratamento indicado em hemometra, cistos ovarianos produtores de estrógenos, neoplasias, disfunções hormonais e mesmo naqueles casos em que não há resposta satisfatória ao tratamento instituído.

Neoplasia uterina

As neoplasias uterinas são raras em cães e gatos. Quando ocorre, o liomioma é o mais frequente (85% a 90%), seguido pelo liomiossarcoma (10%). Outros tipos, como adenoma, adenocarcinoma, fibroma, fibrossarcoma, lipoma e pólipo endometrial, também podem ser encontrados[93] (Figura 175.22).

Manifestações clínicas, exame clínico, diagnóstico e tratamento

Corrimento genital sanguíneo, purulento ou mucoide pode ser observado em animais com a doença, associado ou não a distensão abdominal. Podem ser grandes e comprimir vísceras adjacentes, causando desconforto ou dor. Entretanto, alguns podem não estar associados a sintomas e ser encontrados durante ovário-histerectomia.

A palpação identifica massa em região de cornos uterinos. A radiografia ou ultrassonografia confirma a presença de massa em útero. O tratamento recomendado é a ovário-histerectomia. O diagnóstico definitivo é obtido pelo exame histológico do material excisado, que deve ser realizado, pois embora a massa tenha macroscopicamente aspecto tumoral o resultado histológico pode ser de hiperplasia endometrial (dados não publicados). O prognóstico é bom para os animais com diagnóstico de tumor benigno ou de tumor maligno quando não há evidência de metástases.

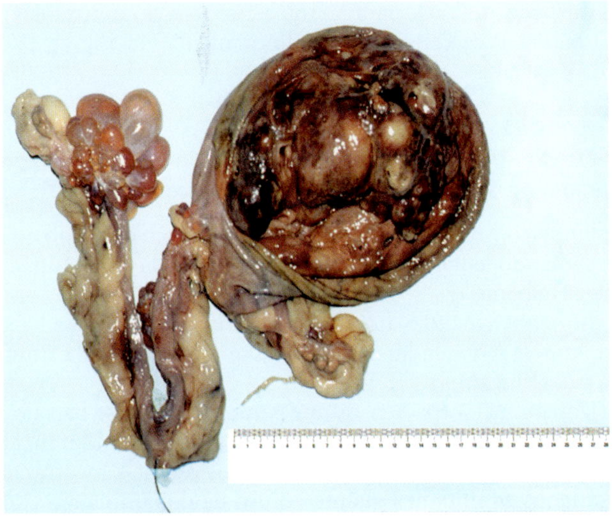

Figura 175.22 Neoplasia uterina.

▪ Afecções dos ovários e das tubas uterinas

Anomalias congênitas dos ovários

As anomalias congênitas dos ovários incluem vários distúrbios do desenvolvimento, que levam à ausência total dos ovários, gônada vestigial, tecido ovariano acessório, ovários supranumerários e desenvolvimento atípico (ovotestes).[93] Em geral, as diversas variações dos distúrbios gonadais são subdivididas dentro das classificações das anormalidades da diferenciação sexual.[94]

A ausência congênita do ovário é rara. Na ausência congênita do ovário dois tipos podem ser considerados: agenesia, que por definição significa que a gônada primitiva não se formou na crista urogenital, e agonadismo, ausência das gônadas, que podem ter se formado inicialmente e, em seguida, degenerado. Na prática clínica é difícil diferenciar esses dois tipos de anomalia. Em humanos, as descrições do agonadismo geralmente referem órgãos sexuais externos anormais e presença de derivados ductais muito rudimentares ou ausência dos ductos. As causas do agonadismo são desconhecidas, mas as explicações mais plausíveis incluem efeitos teratogênicos ou anomalias genéticas. A gônada vestigial é uma consequência da formação da gônada primordial, seguida de falência na diferenciação, que pode ocorrer em várias etapas do desenvolvimento. Em geral, a gônada aparece como um cordão fibroso de elementos mistos (sem células germinativas), localizada paralela à tuba uterina. As gônadas vestigiais são típicas da disgenesia gonádica e do cariótipo 77,X0 (cão) e 37,X0 (gato).[95,96] O tecido ovariano acessório e os ovários supranumerários são condições raras. A primeira anomalia pode ocorrer por desagregação do ovário embrionário, enquanto a última pode originar-se da crista urogenital como primórdios independentes.

Manifestações clínicas, exame clínico, diagnóstico e tratamento

A manifestação depende do tipo de alteração gonádica existente. A gônada vestigial unilateral não interfere no ciclo estral e na fertilidade e é achada durante ovário-histerectomia ou cesariana. Genitália infantil e anestro primário são sinais observados em animais com gônadas ausentes ou vestigiais, enquanto ciclo estral normal, ausente ou irregular associado a genitália ambígua pode ser observado em animais intersexo.

Sempre que houver suspeita de alteração congênita dos ovários, o animal deve ser submetido a exame cuidadoso da genitália externa e interna.

Os exames complementares envolvem citologia vaginal; determinação do cariótipo; exames de imagem e avaliação hormonal: dosagem de progesterona (> 1 ng/mℓ, se houver formação de corpo lúteo) ou de gonadotrofinas, a insuficiência de hormônios ovarianos resulta na incapacidade de regular os hormônios hipofisários; dessa forma, há elevação da produção total das gonadotrofinas (aumento de hormônios foliculoestimulante [FSH] e luteinizante [LH]).

A avaliação histológica do tecido gonádico excisado é fundamental para o diagnóstico definitivo das alterações ovarianas acompanhadas de cariótipo anormal.

O tratamento depende do diagnóstico definitivo. A ausência de gônadas ou gônadas vestigiais são quadros irreversíveis. Em humanos se relata incidência de degeneração maligna nas gônadas vestigiais de pacientes com cromossomo Y, sendo recomendada a remoção cirúrgica das gônadas vestigiais. Não há relato a esse respeito em medicina veterinária. Nos animais intersexo, o tratamento inclui plastia do genital malformado e gonadectomia, se necessário.

Cistos ovarianos

Cisto é um espaço fechado dentro de um tecido ou órgão, revestido por epitélio e com fluido em seu interior e pode ser normal ou não. Os normais incluem os folículos e a cavidade central do corpo lúteo. O anormal pode ocorrer no ovário ou fora dele, ser único ou múltiplo, uni ou bilateral e o seu diâmetro é variável. Os cistos anormais incluem os cistos da superfície epitelial, cisto folicular, cisto folicular luteinizado, cisto da rede ovariana (*rete ovarii*) e paraovariano, derivado de estruturas remanescentes do ducto de Wolff ou Müller. Os cistos foliculares ou os cistos foliculares luteinizados podem secretar esteroides sexuais, enquanto os outros tipos não são secretores de hormônios. A patogênese dos cistos foliculares no ovário canino é desconhecida, mas pode resultar de falha na ovulação, quase sempre secundária aos distúrbios de liberação das gonadotrofinas hipofisárias ou de receptores para sua atuação[97] (Figura 175.23).

Manifestações clínicas, exame clínico, diagnóstico e tratamento

A doença acomete principalmente fêmeas idosas. As manifestações clínicas são variáveis e estão na dependência de o cisto secretar ou não hormônio ou do aumento de volume que pode causar dor e/ou desconforto.

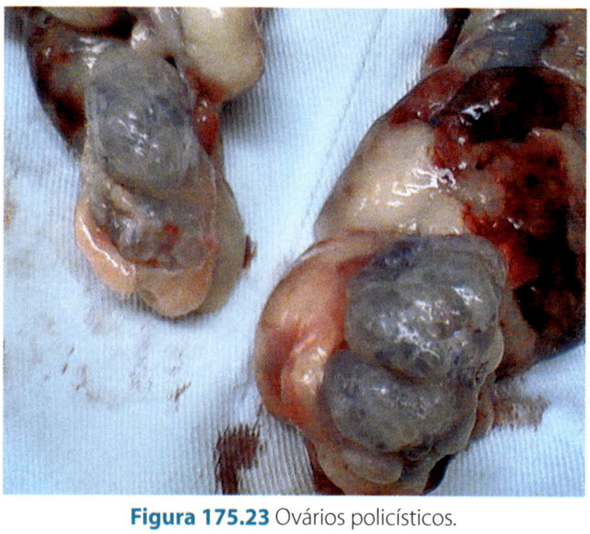

Figura 175.23 Ovários policísticos.

O cisto folicular, mais frequente, é revestido por células da granulosa e secreta estrógeno que se liga a receptores no sistema reprodutivo ou fora dele. O histórico do animal inclui relato de proestro/estro prolongado ou ciclo estral irregular. As manifestações clínicas observados com frequência são: edema vulvar, corrimento genital sanguíneo, serossanguíneo ou sanguinopurulento; distensão abdominal e alterações em pele são menos frequentes. A exposição prolongada ou frequente do endométrio à ação do estrógeno leva a hiperplasia endometrial cística, piometra e em casos mais graves a aplasia medular. O diagnóstico diferencial deve ser feito com neoplasia ovariana (tumor de células da granulosa), também produtor de estrógeno.

A citologia esfoliativa vaginal com presença de células queratinizadas confirma a ação estrogênica, e é preferível à dosagem de estrógeno sérico. Mas é o exame ultrassonográfico que vai diferenciar o cisto da neoplasia, lembrando que cistos muito pequenos podem não ser visibilizados. O diagnóstico definitivo é dado pelo exame histopatológico.

O tratamento de escolha para os cistos foliculares é a ovário-histerectomia. Antes da abordagem cirúrgica, deve ser realizado hemograma completo, incluindo contagem de plaquetas, pois a circulação elevada ou persistente de estrógeno pode resultar de leucopenia, trombocitopenia e/ou anemia. Para os cães que ainda estão em idade para reproduzir, é possível tentar a luteinização com hormônio liberador de gonadotrofina (GnRH) ou LH,[98] mas a resposta à terapia, em geral, não é boa, pois com frequência os ovários são policísticos (observação pessoal). Embora pouco relatado, em animais que apresentam cisto único e têm alto valor reprodutivo é possível fazer a cistectomia ou a ovariectomia parcial.[99] A aspiração do cisto é relatada, entretanto pode recidivar. Em animais recém-saídos do ciclo estral com diagnóstico de cisto ovariano deve-se adotar conduta expectante, porque alguns cistos observados depois do estro (folículo persistente) podem regredir espontaneamente.

O cisto produtor de progesterona pode levar ao anestro persistente.[100] O diagnóstico é feito pela dosagem de progesterona circulante. O tratamento de preferência é cirúrgico, pois a progesterona é diabetogênica.[101]

Os cistos de inclusão epitelial são estruturas císticas, localizadas no córtex do ovário, e parecem não causar problemas; cistos da rede ovariana localizam-se na parte hilar do ovário e não causam doença; cistos paraovarianos são estruturas císticas que se localizam em resquício embrionário de tecido remanescente dos tubos mesonéfricos ou paramesonéfricos ao redor do ovário e não alteram a função ovariana.[100]

Síndrome do ovário remanescente

Ocorre quando parte do ovário permanece após ovário-histerectomia. A posição mais cranial do ovário direito associada ao porte ou obesidade do animal e condições da cirurgia (habilidade do cirurgião e/ou falta de um assistente, anestesia inadequada) dificultam a sua retirada.[102] O quadro é mais comum em cadelas do que em gatas. A ovário-histerectomia, embora considerada por muitos uma cirurgia tecnicamente simples, é um procedimento com complicações intra e pós-cirúrgicas, por vezes, gravíssimas.

Manifestações clínicas, exame clínico, diagnóstico e tratamento

O sinal mais frequente é o estro após ovário-histerectomia, entretanto algumas fêmeas podem exibir apenas edema vulvar ou somente atrair os machos. Cadelas com ovário remanescente podem ainda mostrar sinais de pseudogestação.

Para o diagnóstico, a citologia esfoliativa vaginal é importante porque mostra células características de ação estrogênica (superficiais nucleadas ou anucleadas) que só aparecem na avaliação citológica se houver estrógeno em circulação. Pode-se ainda associar a citologia vaginal seriada à dosagem de progesterona (> 1 ng/mℓ) naqueles animais em que não há sinais externos evidentes de estro ou, ainda, a ultrassonografia no período correspondente ao proestro/estro, para avaliar a presença de folículos ovarianos.

O diagnóstico diferencial deve ser realizado com doenças que causam corrimento genital e podem atrair os machos, principalmente vaginite, e com a galactorreia que pode ocorrer após a ovário-histerectomia no diestro.

O tratamento indicado é a ovariectomia, se o proprietário assim preferir. Os dois pedículos devem ser examinados, mesmo que o exame de imagem identifique resquício de apenas um ovário.

Neoplasias do ovário

A incidência de neoplasia ovariana em cadelas e gatas é baixa. A incidência baixa em ambas as espécies relatada na literatura deve-se provavelmente à ovário-histerectomia de grande parte da população de animais em alguns países. A faixa etária dos animais que apresentam esses tumores está entre 4 e 16 anos. As neoplasias do ovário são classificadas, de acordo com o tipo celular de origem, em tumor de células do epitélio celômico, tumor de células germinativas, tumor de células do estroma especializado (estroma e cordão sexual), tumor de células do estroma inespecífico e tumores metastáticos. Os tumores de células epiteliais e do estroma e cordão sexual ocorrem com maior frequência.[97,103]

As neoplasias epiteliais representam 40 a 50% de todas as neoplasias ovarianas caninas. Originam-se de células mesoteliais da superfície ovariana e incluem os tumores serosos e mucinosos (adenocarcinoma, cistadenocarcinoma papilar, cistadenocarcinoma seroso, adenoma e adenocarcinoma papilar, cistadenoma seroso ou pseudomucinoso, carcinoma indiferenciado, mistos). Os tumores epiteliais podem ou não ser císticos e acometer um ou ambos os ovários. A efusão se forma por extravasamento de fluido através da cápsula do tumor causado pelo edema, por obstrução dos vasos linfáticos ou secreção das metástases.

As neoplasias de células germinativas compreendem 6 a 12% dos tumores ovarianos. Originam-se dos elementos celulares germinativos (ecto, meso ou endoderma) do ovário e incluem o disgerminoma, o teratoma e o carcinoma embrionário. Os disgerminomas são tumores sólidos derivados do epitélio ovariano indiferenciado similar aos seminomas, enquanto os teratomas podem ser bem diferenciados e maduros (benignos) ou indiferenciados e imaturos (malignos).

As neoplasias de células do estroma gonádico e cordão sexual compreendem o tumor de células da teca-granulosa, tecoma, luteoma, tumor de células lipídicas e tumor de células de Sertoli/Leydig (androblastoma) no ovário. Os tumores do estroma e cordão sexual são potencialmente produtores de hormônios esteroides. Os tecomas e luteomas são menos frequentes e benignos.

Os tumores mesenquimais ovarianos incluem fibroma, hemangioma, liomioma, lipoma, linfoma e sarcoma[97,103] (Figura 175.24).

O ovário também pode ser acometido por metástases de tumor mamário, do endométrio e linfoma ou, ainda, apresentar lesões semelhantes a tumor, como a hiperplasia adenomatosa da rede ovariana, hiperplasia papilar da superfície epitelial, hiperplasia estromal e hamartoma vascular.

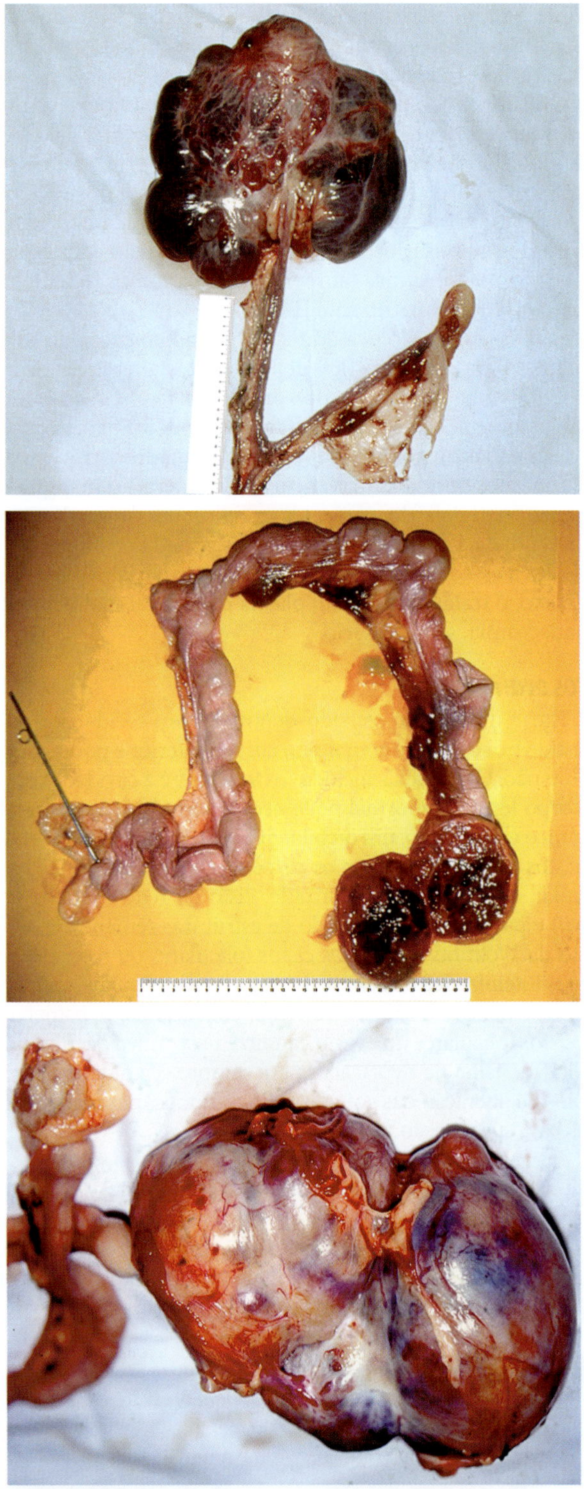

Figura 175.24 Neoplasia no ovário.

Em felinos, as neoplasias do ovário também se originam de células epiteliais, germinativas ou de células do estroma e cordão sexual, sendo esta última a mais comum.

Manifestações clínicas, exame clínico, diagnóstico e tratamento

Em geral, a neoplasia do ovário desenvolve-se como uma doença insidiosa com poucos sinais de alerta. A maioria dos tumores causa poucas manifestações, até que a doença esteja amplamente disseminada por toda a cavidade abdominal. A história e os sintomas apresentados estão na dependência do tecido de origem do tumor. Com exceção do teratoma, que pode acometer animais jovens, os tumores geralmente acometem animais de meia-idade ou idosos.

Muitos tumores de células epiteliais são assintomáticos até aumentarem de volume e causarem compressão ou produzirem efusão. Nos tumores de células germinativas, embora eles possam estar associados à disfunção hormonal, normalmente as alterações observadas estão mais associadas às dimensões.

Os tumores do estroma e cordão sexual podem ou não produzir hormônios esteroides (estrógeno, progesterona, testosterona, cortisol). Nos tumores produtores de estrógeno pode ser observado aumento vulvar, corrimento genital sanguíneo, estro persistente, alopecia, pancitopenia aplásica. A produção de progesterona causa hiperplasia endometrial cística e/ou piometra. Raramente se observam anestro persistente, comportamento masculino, hiperadrenocorticismo ou diabetes.

O exame do abdome geralmente fornece informações importantes: distensão abdominal, presença de ascite e/ou massa epimesogástrica móvel ou não. Na suspeita de neoplasia ovariana o abdome não deve ser palpado, mas se for, o exame deve ser realizado com muito cuidado para evitar ruptura e disseminação de células neoplásicas. A massa abdominal pode ser visibilizada por radiografia e preferencialmente por ultrassonografia. Avaliação torácica e abdominal pré-cirúrgica deve ser feita para pesquisa de metástases.

De todos os animais com suspeita clínica de tumor ovariano deve-se fazer hemograma completo e contagem de plaquetas. Se existe suspeita de neoplasia funcional, recorre-se à citologia esfoliativa vaginal, para avaliar se há ação estrogênica, ou à dosagem de progesterona. A paracentese não é recomendada como procedimento de rotina porque a inserção do trocarte pode romper o tumor encapsulado, espalhando células tumorais na cavidade peritoneal, ou levar à implantação de células neoplásicas ao longo do trajeto de inserção. O diagnóstico definitivo só é possível com a avaliação histopatológica da formação.

A operação cirúrgica é o tratamento para o tumor no ovário independentemente do tipo celular. Embora a ovariectomia ou a salpingo-ovariectomia possa ser realizada em alguns casos, o tratamento recomendado é a remoção completa de ovários e útero, assim como o exame cuidadoso da cavidade abdominal e a remoção das metástases, quando possível. A omentectomia é recomendada, mesmo que não haja lesões tumorais macroscópicas, porque o omento é uma estrutura acometida frequentemente por metástases microscópicas. Além disso, facilita a distribuição de quimioterápicos se forem administrados por via intraperitoneal. Durante o procedimento cirúrgico, existem vários aspectos que facilitam a diferenciação entre as massas anexiais benignas e malignas (Quadro 175.2). Todavia, o aspecto macroscópico da lesão nunca deve substituir o exame histológico.

Diferentemente da medicina veterinária, na medicina humana a extensão exata da doença deve ser cuidadosamente documentada. As informações obtidas pelo estadiamento cirúrgico cuidadoso orientam o prognóstico e influenciam as decisões terapêuticas (Quadro 175.3). O estadiamento cirúrgico exige a documentação do tumor primário e a determinação da extensão da doença por inspeção, biopsia das lesões intraperitoneais e intra-abdominais, bem como dos linfonodos retroperitoneais, e análise do líquido presente na cavidade.

Não há protocolo de tratamento quimioterápico para cães e gatos. Em humanos, os protocolos de tratamento incluem derivados da platina (cisplatina e carboplatina); doxorrubicina lipossomal peguilada associada a carboplatina; carboplatina associada a paclitaxel e inibidores da angiogênese. A quimioterapia intraperitoneal hipertérmica, técnica que utiliza o antineoplásico associado à hipertermia, cria condições para maior eficácia dos agentes quimioterápicos, potencializados pela ação do calor, que por si só também exerce efeito citotóxico. Apesar da comprovada ação benéfica relatada por estudos experimentais, sua utilização ainda não é empregada na clínica médica veterinária em larga escala. Isso se deve a inúmeros questionamentos formulados e ainda não elucidados ou difundidos relacionados com a sua utilização.

Na última década, em humanos, algumas terapias alternativas têm sido utilizadas no tratamento do tumor ovariano epitelial. As modalidades de imunoterapia incluem a administração intraperitoneal ou sistêmica de citocinas recombinantes (p. ex., interleucina-2 [IL-2] ou interferonas), terapia genética ou supressão dos oncogenes superexpressos no tumor ovariano. Entretanto, essas terapias alternativas, com resultados aparentemente promissores, estão em fase de estudos apenas em humanos.

O prognóstico depende do tipo histológico do tumor e do estádio da doença. Em geral, os tumores de células germinativas estão associados a índices melhores de sobrevivência. O prognóstico é bom nos tumores benignos; nos malignos, o prognóstico também é bom quando o tumor é único, não há evidência de metástases e pode ser retirado completamente durante o procedimento cirúrgico; se houver evidência de doença metastática, o prognóstico será mau.

Distúrbios das tubas uterinas

Os distúrbios das tubas uterinas não são frequentes em cães e gatos, mas podem ocorrer por anomalias do desenvolvimento, processo infeccioso (salpingite), geralmente secundário à piometra ou a tratamento de piometra de colo fechado com prostaglandina.

▪ Afecções das glândulas mamárias

As mamas são glândulas reprodutivas secundárias e têm origem nas células sudoríparas modificadas do ectoderma. A irrigação é feita pelos ramos esternais da artéria torácica interna, artéria torácica lateral, artéria epigástrica superficial cranial, artéria epigástrica superficial caudal e artéria pudenda externa. A drenagem linfática é complexa e diferente nas cadelas e nas gatas.[105,106] As doenças que incidem sobre as glândulas mamárias incluem doenças neoplásicas e não neoplásicas.

Quadro 175.2 Diferenciação intraoperatória de massas benignas e malignas.

Massa benigna	Massa maligna
Cisto simples	Aderências
Unilateral	Ruptura
Sem aderências	Ascite
Superfície lisa	Áreas sólidas
Cápsula íntegra	Áreas de hemorragia ou necrose
	Massa multilobada

Quadro 175.3 Estadiamento da FIGO para neoplasias do ovário em mulheres.[104]

Estádio	Característica
Estádio I	Crescimento limitado aos ovários
Estádio II	Disseminação da neoplasia do ovário para a pelve
Estádio III	Disseminação da doença para a cavidade abdominal
Estádio IV	Doença metastática a distância

FIGO = International Federation of Gynecolgy and Obstetrics.

Doenças não neoplásicas das glândulas mamárias

Galactorreia

Define-se galactorreia como a produção de leite pelas glândulas mamárias de fêmeas que não estão em período de lactação. A produção e a liberação de prolactina são fisiológicas na lactação, mas podem ocorrer em consequência de um tumor hipofisário, hipotireoidismo, falsa gestação ou uso de medicamentos que: (1) bloqueiem os receptores de dopamina ou histamina (butifenonas, metoclopramida, fenotiazinas); (2) diminuam o estoque de dopamina (metildopa); (3) inibam a liberação de dopamina (cimetidina, codeína) ou (4) estimulem os lactótrofos (verapamil). O quadro é mais frequente em cadelas do que em gatas e ocorre geralmente por falsa gestação (Figura 175.25).

Manifestações clínicas, exame clínico, diagnóstico e tratamento

O diagnóstico é feito pelo histórico, exame físico e, se necessário, imagem para diferenciar de gestação. O tratamento não é necessário em animais com pouca produção láctea, pois a remissão espontânea ocorre quando a concentração de prolactina circulante diminui. Os animais com alta produção láctea ou comportamento alterado devem ser tratados. O tratamento é feito com medicamentos inibidores da prolactina. Incluem-se nesse grupo os agonistas seletivos (carbegolina) e os não seletivos (bromocriptina) da dopamina e os antagonistas serotoninérgicos (metergolina). A carbegolina é utilizada na dose de 5 μg/kg por via oral, 1 vez/dia, durante 5 a 7 dias. A cabergolina de uso veterinário é encontrada apenas na Europa e na Argentina. No Brasil, a medicação disponível é de uso humano (Dostinex® e contém 0,5 mg do princípio ativo). De uso veterinário, a metergolina é utilizada em cadelas por via oral na dose de 0,1 mg/kg de peso corporal, a cada 12 h, ou 0,2 mg/kg de peso corporal, a cada 24 h por 4 a 8 dias, e em gatas na dose de 0,125 mg/kg de peso corporal, a cada 12 h. Um dos efeitos colaterais do medicamento é agitação e agressividade; nesses casos, pode ser utilizado o ácido gama-aminobutírico na dose de 250 mg (cães pequenos e gatos) ou 500 a 1.000 mg (cães médios e grandes), a cada 12 h, por 10 dias (protocolo utilizado pela autora). Deve-se evitar estimular as glândulas mamárias (lambedura, drenagem), porque nesses casos, ocorre liberação de prolactina, anulando o efeito do medicamento utilizado. O tratamento definitivo inclui a gonadectomia (ovário-histerectomia, salpingo-ovariectomia ou ovariectomia).

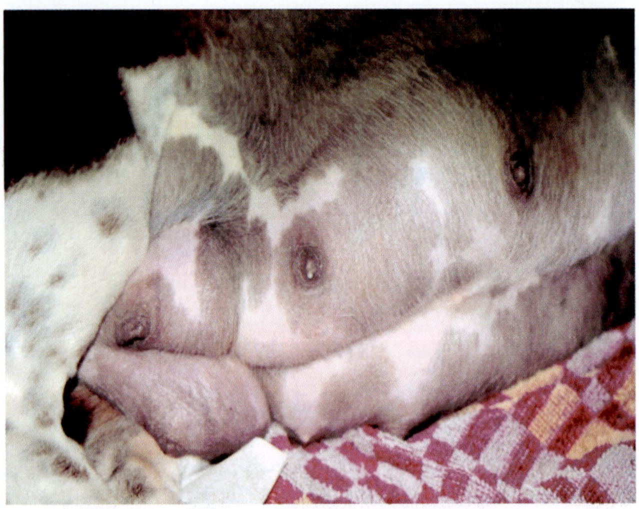

Figura 175.25 Galactorreia.

Estase láctea

Ocorre porque o leite não é removido prontamente da glândula mamária. Leva ao ingurgitamento (endurecimento ou "leite empedrado") glandular, com margem bem demarcada no local de sua implantação no tórax, endurecimento, edema e dor à palpação. Além da dor que provoca, pode ser porta de entrada para agentes contaminantes, facilitadores de complicações do tipo mastite e abscesso. Pode ter diversas causas, como obstrução dos ductos, dificuldade de ejeção láctea, teto malformado, ferimento no teto, perda da ninhada ou ninhada pequena.

As medidas profiláticas e curativas visam ao estabelecimento do equilíbrio entre produção e drenagem.

Nas lactantes, nos quadros iniciais em que há apenas estase láctea sem dor, deve-se colocar o filhote para mamar fazendo com que a drenagem se restabeleça. Se o filhote não conseguir mamar por causa do endurecimento da mama, deve-se fazer a drenagem manual do leite e depois pôr o filhote para mamar. O uso de bomba para tirar leite humano é contraindicado porque a pressão negativa não é controlada e pode causar lesões na glândula mamária. Se houver processo inflamatório ou contaminação por bactéria, deve-se suspender a amamentação, inibir a lactação e tratar com antimicrobiano, anti-inflamatório e analgésico. Após o tratamento, se ainda houver condições, a fêmea pode voltar a amamentar. Nas fêmeas pseudogestantes, deve-se inibir a produção láctea (inibidores da prolactina) e tratar as alterações já instaladas.

Alguns procedimentos para tratamento do ingurgitamento mamário realizados em humanos são controversos, como a administração de ocitocina, contraindicada porque quando ocorre estase láctea nos alvéolos só a contração das células mioepiteliais não remove o acúmulo de leite, pois ele também se acumula nos ductos excretores que necessitam de movimentação das partículas para fluir e isso só é possível pela aplicação de movimentos na parte externa da glândula, ou seja, com a retirada manual do mesmo.

O calor é utilizado porque alivia a dor, aumenta a circulação local, ajuda o metabolismo e reduz o edema. Com a aplicação do calor moderado na pele ocorre vasodilatação e diminuição da viscosidade do sangue, com consequente aumento da velocidade do fluxo e dilatação dos ductos galactíferos, facilitando a drenagem do leite. Contudo, com o aumento da circulação sanguínea, o metabolismo celular também aumenta e há maior produção de leite, e nesta fase o objetivo é conseguir o equilíbrio entre a produção e a drenagem. Não se conhece o efeito real da ação do calor na eficácia da drenagem e aumento da produção láctea. Devemos também alertar quanto aos cuidados para evitar a queimadura, pois a dor provocada pelo ingurgitamento pode alterar a sensibilidade da pele ao calor e provocar queimaduras. Na prática, a aplicação de compressas mornas na fase inicial do processo ajuda a desfazer o endurecimento do leite (observação pessoal).

O frio é utilizado com o objetivo de diminuir a produção de leite, porque aumenta a viscosidade do sangue, diminui o fluxo sanguíneo e, consequentemente, diminui o metabolismo. Entretanto, o procedimento não é recomendado porque a constrição dos ductos lactíferos dificulta a drenagem láctea, exacerbando o quadro de ingurgitamento mamário.[107–109]

Mastite/abscesso

Habitualmente, as condições inflamatórias mamárias são classificadas em lactacionais e não lactacionais. O termo mastite pode estar associado a diversas situações clínicas em que existam condições inflamatórias, mas sem a presença de bactérias ou, ainda, de secreção purulenta característica de supuração. O processo envolve o desenvolvimento de tumoração mamária endurecida associada a alterações inflamatórias na pele. Sinais de comprometimento sistêmico do processo infeccioso, embora raros, podem ser observados, se o agente chegar à circulação.

Os fatores que predispõem ao quadro englobam os traumatismos (ferimentos, ordenha); o leite residual, que favorece o desenvolvimento de bactérias e fatores anatômicos como a conformação do teto. A mastite pode ser aguda ou crônica. Na mastite aguda, os sinais normalmente observados são: febre, apatia, anorexia, dor, tumefação, rubor, calor e rejeição da ninhada, se houver. A mastite aguda que não foi completamente debelada torna-se crônica. Nesses casos, palpa-se glândula mamária firme, aderida aos planos superficial e profundo, podendo ocorrer também retração do tecido. O exame clínico inicial deve ser cuidadoso e pode sugerir a presença ou não de coleção supurativa. Embora não tenha uso frequente, o exame ultrassonográfico pode ser empregado, tanto para confirmar a presença e a extensão de coleções como para orientar a punção para coleta de material a ser analisado quanto à microbiota microbiana. O tratamento tem por objetivo prevenir ou combater a infecção, inibir a lactação, se houver leite, e combater o processo inflamatório. O emprego de antibióticos de amplo espectro, quando iniciado precocemente, permite o controle da infecção e o não desenvolvimento de abscesso. Entretanto, na presença de abscesso há necessidade de drenagem cirúrgica. A drenagem cirúrgica deve ser realizada com incisão adequada, permitindo a exploração de toda a loja do abscesso. Os tecidos necrótico e de granulação presentes devem ser retirados, realizando-se hemostasia adequada do tecido viável remanescente, seguida de lavagem da região com solução fisiológica (Figura 175.26).

Não se deve esquecer que carcinomas mamários podem sofrer necrose e mimetizar abscessos piogênicos. A retirada do tecido necrótico favorece a difusão e a melhor concentração de antibióticos nos tecidos viáveis ao redor do abscesso. A manutenção de dreno de Penrose é facultativa. Casos extremos, nos quais toda a cadeia mamária esteja comprometida pelo processo infeccioso e as mamas se apresentem endurecidas com extenso eritema e linfonodopatia inflamatória, podem necessitar de drenagens amplas para a retirada de todas as coleções supuradas, através de múltiplas incisões cirúrgicas. Realizam-se curativos diários com retirada de debris e tecido necrótico que se acumulam até a resolução do quadro. Naqueles casos graves, nos quais há necrose de toda a glândula ou, na mastite crônica, o tratamento indicado é a exérese. O diagnóstico diferencial deve ser feito com o carcinoma inflamatório.[110]

Hiperplasia mamária felina

Hiperplasia mamária felina (HMF) é a proliferação benigna, não neoplásica, dos ductos mamários e do tecido conjuntivo periductal. A condição é caracterizada por crescimento rápido de uma, algumas ou todas as glândulas mamárias em decorrência de proliferação dos ductos e estroma mamário, sob influência da progesterona.[111,112] Normalmente é observada em gatas jovens gestantes, com menos de 2 anos de idade, após o tratamento com progestógenos ou na falsa gestação. Pode acometer também gatos machos sob ação de progesterona e, mais raramente, cadelas (Figuras 175.27 e 175.28).

Etiologia

Embora o mecanismo exato da patogênese permaneça desconhecido, estudos imuno-histoquímicos têm demonstrado a presença de receptores para progesterona, estrógeno, hormônio de crescimento (GH) e fator de crescimento insulinosímele-1 (IGF-1), sugerindo etiologia endócrina.[113]

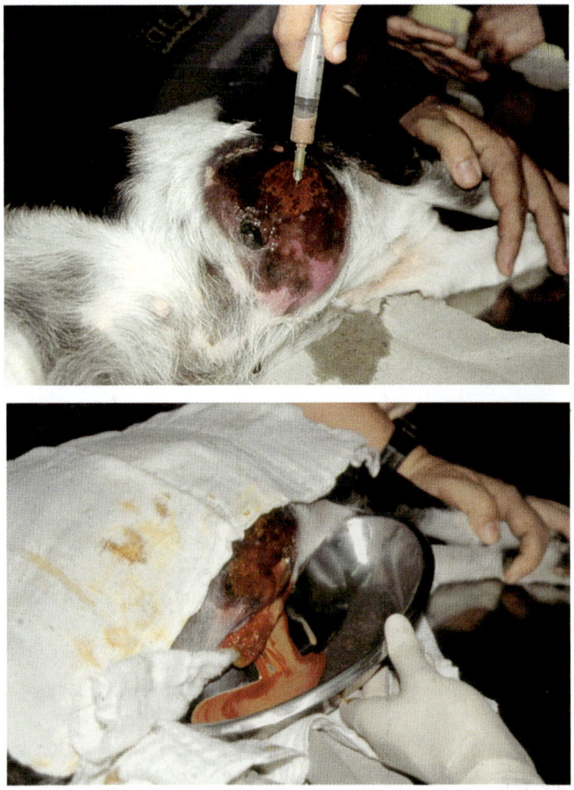

Figura 175.26 Abscesso mamário.

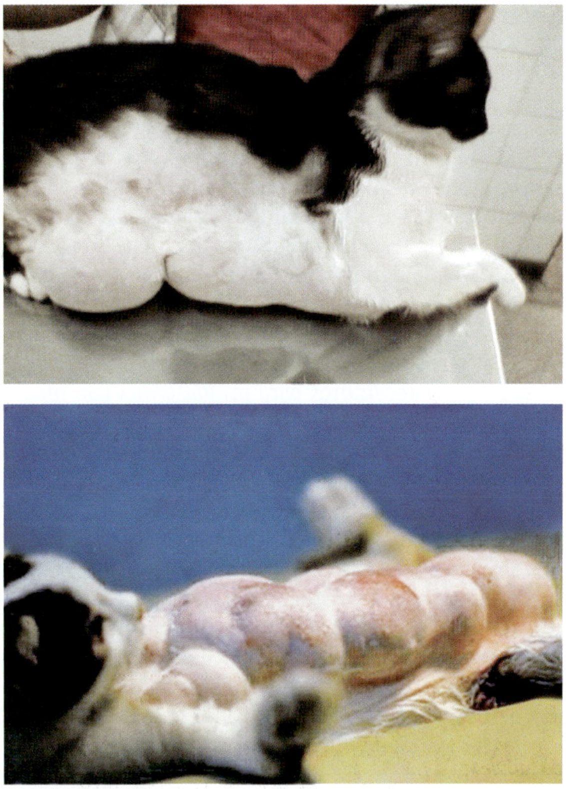

Figura 175.27 Hiperplasia mamária em gata.

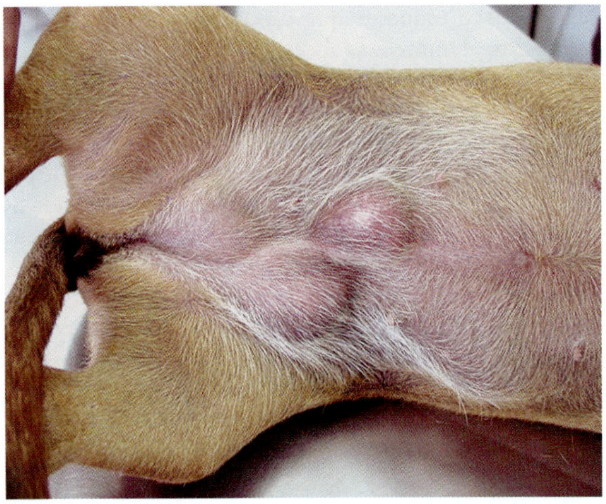

Figura 175.28 Hiperplasia mamária em cadela.

Manifestações clínicas, exame clínico, diagnóstico e tratamento

A alteração mais evidente é o crescimento rápido da(s) glândula(s) mamária(s) que pode vir acompanhado de ulceração, sangramento e necrose. A linfonodomegalia pode acompanhar os quadros mais graves consequentes à estase circulatória.

As complicações que acompanham a doença são: necrose, ulceração, contaminação por bactéria, bacteriemia. Em casos mais graves, pode ocorrer a morte do animal por trombose ou anemia causada por hemorragias intramamária e cutânea.

O diagnóstico clínico é realizado associando-se as manifestações apresentadas à idade do animal, ao histórico de uso de progesterona ou de cobertura e à palpação das glândulas mamárias. O diagnóstico definitivo é fornecido pela biopsia, que mostra quadro histológico de hiperplasia fibroepitelial difusa, caracterizado por vários graus de proliferação de epitélio ductal mamário intralobular e estroma interlobular. Ocorrem múltiplos cistos revestidos por epitélio cilíndrico ou cúbico estratificado, sem atipias, com persistência de células mioepiteliais e formação de papilas com abundante estroma circundante fibroblástico muito vascularizado.

O diagnóstico diferencial deve incluir neoplasias mamárias malignas de crescimento rápido e mastite.

A HMF regride espontaneamente após o parto ou nos animais não gestantes após declínio da progesterona circulante. Entretanto, em razão do crescimento rápido das mamas e das complicações graves que podem ocorrer, deve-se tratar esses animais. Na dependência da extensão da doença, o tratamento pode incluir apenas a observação do animal (quadro leve e em final de gestação, e que não recebeu hormônio exógeno); a ovário-histerectomia (na gestante ou pseudogestante); os bloqueadores de receptores para progesterona (no macho ou fêmea sob ação de progestógeno exógeno ou fêmea em início de gestação ou pseudogestação) ou, ainda, mastectomia se não houver resposta adequada ao tratamento. Preferencialmente, deve-se medicar o animal com antiprogestógeno e depois submetê-lo a tratamento cirúrgico, principalmente nos quadros graves em que o risco de morte é maior. Em gatas gestantes o antiprogestógeno (aglepristona) é utilizado na dose de 0,5 mℓ (15 mg)/kg/dia SC, a cada 24 h por 2 dias; em animais sob ação de progesterona (P_4) exógena a dose é de 0,5 mℓ (15 mg)/kg/dia SC, a cada 10 dias até a resolução do quadro (protocolo utilizado pela autora). Em cadelas, a dose é de 0,33 mℓ(10 mg)/kg. Aproximadamente 80% da dose administrada são excretados durante 24 dias, ou seja, a eliminação se faz de maneira lenta, devido à marcante lipofilia do fármaco.

Mastose

Esse distúrbio, conhecido como displasia cística mamária, doença fibrocística mamária, ectasia ductal mamária ou doença cística crônica, é a condição benigna mais comum em mulheres. A alteração fibrocística em humanos parece estar relacionada com a atividade ovariana. Nos animais, a doença é pouco frequente e acomete gatas idosas. Caracteriza-se pelo aparecimento de cistos mamários contendo líquido claro, róseo ou azulado no parênquima mamário. Em humanos, a alteração parece estar ligada à ação estrogênica,[114] enquanto nas gatas acredita-se que ocorra sob influência da progesterona.[114–116]

Manifestações clínicas, exame clínico, diagnóstico e tratamento

Embora essa seja uma alteração rara, suas características macroscópicas peculiares permitem um diagnóstico clínico relativamente fácil, que pode ser confirmado pelo exame histológico. Como aparentemente há o envolvimento de hormônio no desenvolvimento da afecção, ovariectomia ou ovário-histerectomia deve ser a conduta de tratamento e, na dependência do grau de envolvimento das glândulas mamárias, associada geralmente à mastectomia. Drenagem ou exérese de cistos pequenos e únicos pode ser realizada, mas existe a possibilidade de recidiva ou formação de novos cistos. Em gatas, não se sabe se a lesão pode levar a possível evolução neoplásica,[116] como foi documentado em humanos.[114,117]

Neoplasia mamária

Com exceção das neoplasias cutâneas, em cadelas, e cutâneas e do tecido linfoide, em gatas, a neoplasia mamária é o tipo de tumor mais frequente nessas espécies. Pode, ainda, acometer uma porcentagem baixa de cães machos e está associada a tumores testiculares. A doença é pouco comum em animais abaixo de 5 anos de idade, mas a hiperplasia mamária pode ser observada em animais jovens e não deve ser confundida com neoplasia. A probabilidade de desenvolver a doença é maior em cadelas e gatas não castradas ou castradas tardiamente (Figura 175.29).

A etiologia da neoplasia mamária é multifatorial com participação de fatores genéticos, ambientais, nutricionais e hormonais.

Os estrógenos e a progesterona são hormônios envolvidos no desenvolvimento das glândulas mamárias normais, mas também estão envolvidos na tumorigênese. Os estrógenos são promotores da multiplicação celular e regularizam a transcrição de vários proto-oncogenes nucleares e participam da transformação maligna inicial das células, enquanto a progesterona, além de estar envolvida na proliferação celular e transformação maligna das células,[118] atua também na regulação do GH, produzido na glândula mamária.[119,120] O GH, além de estimular diretamente o crescimento do tecido mamário, também atua de modo indireto via IGF-1. A IGF-1 age na proliferação celular normal, mas sua superexpressão pode levar ao desenvolvimento anormal da glândula mamária e aumentar a incidência de tumores porque interfere na apoptose e é um potente mitogênico.[118,120–123]

Outros fatores parecem estar envolvidos no desenvolvimento tumoral, como mutações, predisposição genética e dieta. A mutação do gene *p53* é discutível,[124–126] o gene *c-erb-B2* está superexpresso nos tumores mamários malignos[127,128] e mutações em *BRCA1* e *BRCA2* têm sido documentadas em alguns casos.[128,129]

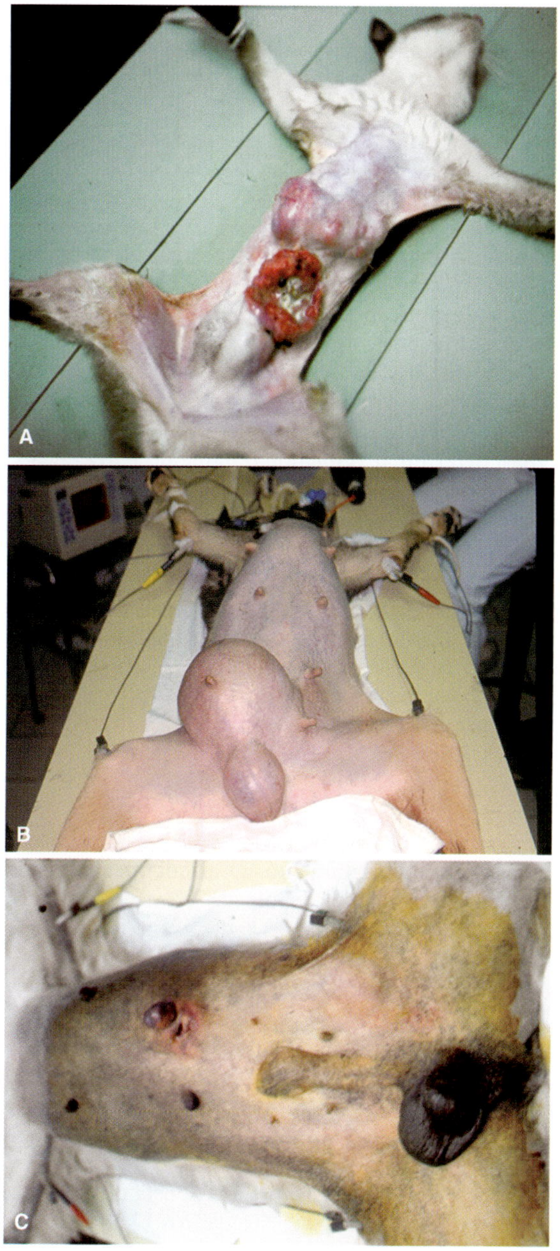

Figura 175.29 Neoplasia mamária em gata (**A**), cadela (**B**) e cão (**C**).

Estudos têm avaliado a expressão de marcadores biológicos no prognóstico de tumores mamários. Em medicina humana são considerados marcadores prognósticos para câncer na mama os receptores para estrógeno e progesterona, p53, Ki-67 e c-erb-B2. Esses marcadores são utilizados como fatores preditivos e/ou prognósticos.[130] Outros marcadores biológicos em estudo como potenciais marcadores prognóstico são o antígeno nuclear de proliferação celular (PCNA), marcadores de neoangiogênese, caspase-3, catepsina D e E-caderina.[131–134]

Alguns elementos da dieta e a obesidade também têm sido apontados como fatores de risco para o desenvolvimento de neoplasias mamárias. A dieta rica em fibras, vitaminas, minerais e ômega-3 é preferível à dieta rica em gorduras saturadas, trans e colesterol. A obesidade pode aumentar o risco de tumor mamário por vários fatores, sendo um deles a hiperinsulinemia, porque aumenta os níveis de IGF-1 e diminui os níveis séricos de globulinas carreadoras de hormônios sexuais (SHBG), aumentando, portanto, os níveis de estrógeno livre e o risco de desenvolver a doença.[121,135,136] A massa mamária benigna pode tornar-se maligna e pode-se encontrar tipos neoplásicos diferentes na mesma cadeia mamária do animal.[137] O potencial de crescimento do tumor e a resistência do hospedeiro variam amplamente entre as diversas pacientes. Os tumores podem ter crescimento lento ou rápido. As neoplasias de crescimento rápido têm evolução subclínica mais curta e tendência maior a produzir metástases para linfonodos regionais ou locais mais distantes.

A classificação histológica dos tumores em cães e gatos feita pela Organização Mundial da Saúde (OMS)[138] combina a classificação morfológica histogênica e descritiva. Muitos tumores mamários são de origem epitelial; alguns, entretanto, podem ser mistos, com tecido epitelial e mioepitelial, com áreas de cartilagem e osso e poucos são apenas de origem mesenquimal.

O carcinoma *in situ* é um tumor epitelial com características malignas, mas não invade a membrana basal. O carcinoma tubular (adenocarcinoma) é o tipo mais comum. O carcinoma sólido é menos diferenciado, enquanto o carcinoma anaplásico é indiferenciado e infiltrativo. O carcinoma inflamatório é um carcinoma anaplásico que envolve a pele com edema, dor, extenso infiltrado de células inflamatórias e células epiteliais malignas nos vasos linfáticos da derme e com rápida progressão clínica.[138,139]

A diferenciação histopatológica dos tumores epiteliais é importante para o prognóstico da doença. O carcinoma *in situ* e o adenocarcinoma, mais diferenciados, têm melhor prognóstico do que o carcinoma anaplásico e o inflamatório, menos diferenciados. O mioepitelioma ou carcinoma de células fusiformes é um tumor maligno de células mioepiteliais do tecido mamário, é mais raro e difícil de se diferenciar do fibrossarcoma. Os sarcomas (osteossarcoma, fibrossarcoma, condrossarcoma e lipossarcoma) não são comuns, mas têm prognóstico pior.

Manifestações clínicas, exame clínico, diagnóstico e tratamento

De maneira geral, os animais com neoplasia mamária são idosos. O tumor pode ser observado pelo proprietário ou ser notado durante exame físico de rotina. O aparecimento de tumor na mama varia de poucos dias a alguns meses, e aqueles com pouco tempo de evolução são mais agressivos e de pior prognóstico. A avaliação clínica deve incluir o estudo da lesão localizada e a pesquisa para sinais de metástases em linfonodos regionais ou em órgãos distantes. Por essa razão, antes de tomar qualquer decisão sobre o tratamento, todos os dados clínicos disponíveis devem ser utilizados para determinar a extensão da doença, inclusive a idade do animal.

A queixa principal do proprietário é o aparecimento de um ou mais nódulos mamários, geralmente indolores, se não houver processo inflamatório instalado. Secreção mamilar, dor, erosão, crescimento da mama após o estro são outros sinais relatados. Alterações sistêmicas, como tosse, cansaço e/ou emagrecimento, devem sugerir a possibilidade de metástases, que podem envolver qualquer órgão, mas preferencialmente acometem os pulmões. Alterações locais, como eritema, erosão, endurecimento da mama ou de toda a cadeia, sugerem metástase local. Quanto mais avançado estiver o tumor em termos de invasão local e comprometimento dos linfonodos regionais, maior será a incidência de disseminação metastática para locais distantes. O acometimento de linfonodo(s), invasão vascular ou linfática são fatores prognósticos significativos.[140]

A inspeção do animal e das glândulas mamárias é a primeira etapa do exame físico e deve ser realizada com o animal em estação e em decúbito lateral ou dorsal. Deve-se observar, além do aumento de volume mamário, se há alteração em pele, alteração respiratória ou edema de membros. Em seguida, palpam-se cuidadosamente todas as glândulas da cadeia mamária com movimentos suaves, para avaliar se existe nódulo ou endurecimento e a região inguinal e axilar para avaliar os linfonodos. O exame digital retal também pode ser efetuado para avaliar linfonodos ilíacos internos. Lembrar que as glândulas mamárias são um pouco irregulares devido aos lobos mamários que podem aumentar no estro ou após o estro, mas depois se normalizam. A neoplasia mamária de cadelas e gatas geralmente consiste em nódulo indolor, firme ou cístico. Edema, eritema, ulceração da pele, aderência a planos profundos, linfonodopatia, edema de membros e metástases distantes são sinais típicos de tumor mamário avançado. Infelizmente, nas cadelas e gatas não existe, como para as mulheres, uma avaliação periódica das glândulas mamárias. Entretanto, isso poderia ser feito pelo médico-veterinário anualmente quando da vacinação do animal ou pelo proprietário que poderia ser orientado a fazer a palpação principalmente após o estro, quando nódulos pequenos e não perceptíveis podem crescer e serem notados.

O meio auxiliar para se chegar ao diagnóstico envolve exames de imagem e laboratoriais. As radiografias torácicas nas projeções direita, esquerda e ventrodorsal avaliam se existe acometimento pulmonar, sob a forma de metástases parenquimatosas, espessamento ou velamento, linfonodomegalia e derrame pleural; a ultrassonografia abdominal avalia o comprometimento dos órgãos abdominais e linfonodos e a tomografia ou a ressonância não são exames solicitados rotineiramente. Os exames laboratoriais devem incluir o hemograma completo, perfil bioquímico e provas de coagulação, pois as neoplasias levam ao desenvolvimento do quadro de CID e, consequentemente, hemorragia.[141] O diagnóstico final do tumor mamário depende do exame dos tecidos obtidos por biopsia aspirativa, incisional ou excisional. A técnica mais simples é a biopsia por agulha, seja aspiração de células tumorais por agulha fina ou remoção de um pequeno fragmento central de tecido por agulha grossa. Se o resultado for negativo deve-se proceder à biopsia aberta. Preferencialmente, deve-se encaminhar uma porção representativa da lesão (incisional) ou totalidade da lesão (excisional) para análise histopatológica. Na biopsia excisional, é importante enviar todo o tecido extirpado para análise, pois os tipos tumorais podem ser diferentes, além de permitir a avaliação das margens de segurança.

Os marcadores tumorais, também chamados marcadores biológicos, são moléculas presentes no tumor, no sangue ou em outros líquidos biológicos, produzidas primariamente por ele ou, secundariamente, pelo paciente, em resposta à presença da neoplasia. A utilização dos marcadores tumorais na avaliação do prognóstico do câncer de mama, em humanos, tem aumentado muito nos últimos anos. A identificação de marcadores que possam predizer o comportamento dos tumores é especialmente importante no câncer mamário devido, sobretudo, à variabilidade na progressão clínica da doença. Em humanos, os receptores hormonais são os menos polêmicos e os tumores positivos para esses marcadores geralmente têm resposta melhor à terapia hormonal e prognóstico melhor. Alterações moleculares, incluindo mutações nos genes *p53*, *BRCA1*, *BRCA2* e superexpressão da proteína Her2/neu estão associadas aos tumores malignos com mau prognóstico em humanos.[124,126–129]

Mesmo controversos, vários marcadores biológicos são utilizados em medicina humana para auxiliar no prognóstico, indicar quais pacientes podem ser submetidos a determinados protocolos de tratamento, orientar a escolha da terapia e avaliar a resposta do organismo ao tratamento instituído. Em medicina veterinária, a avaliação de receptores hormonais[123,142–145] e marcadores tumorais é experimental e ainda não faz parte da rotina.[27,123,134,146]

Estadiamento

As neoplasias malignas, apesar da sua grande variedade, mostram um comportamento biológico semelhante, que consiste em crescimento, invasão local, destruição de órgãos vizinhos, disseminação regional e sistêmica. O tempo gasto nessas fases depende tanto do ritmo de crescimento tumoral como de fatores constitucionais do hospedeiro.

O conhecimento da biologia dos tumores levou a Union for International Cancer Control (UICC) a desenvolver um sistema que permite classificar a evolução das neoplasias malignas, determinar o melhor tratamento e avaliar a sobrevida dos pacientes. Este sistema, denominado, no Brasil, "estadiamento", tem como base a avaliação da dimensão do tumor primário (representada pela letra T), a extensão de sua disseminação para os linfonodos regionais (representada pela letra N) e a presença ou não de metástase a distância (representada pela letra M), sendo conhecido como Sistema TNM de Classificação de Tumores Malignos.[147] Cada categoria apresenta diversas subcategorias: para o tumor primitivo, varia de T1 a T4; para o acometimento linfático, de N0 a N3; e para as metástases, M0 e M1. O estadiamento das neoplasias mamárias dos animais também é feito de acordo com a OMS ou pela modificação desse sistema.[148]

A avaliação do estádio clínico (TNM) é importante para o planejamento do tratamento. O estadiamento histológico (pTNM) é determinado depois da cirurgia e, junto com o estadiamento clínico, ajuda a determinar o prognóstico (Quadros 175.4 a 175.10).

Tipos histológicos

Ao exame histopatológico, podem ser identificados vários subtipos de tumores mamários, que são diferenciados por seu aspecto histológico e pelo padrão do crescimento do tumor. A primeira classificação dos tumores mamários de animais domésticos foi feita em 1974.[150] Essa classificação foi modificada em 1999[138] e atualmente nova proposta de classificação é sugerida por Goldsmith *et al.*[151] (Quadros 175.8 e 175.9).

Quadro 175.4 Estadiamento clínico do câncer mamário humano (sistema TNM-OMS).[147]

Evento clínico	Classificação
T – Tumor primário	T0: não há evidência de tumor primário Tis: Carcinoma *in situ* T1, T2, T3, T4: tamanho crescente e/ou extensão local do tumor primário T1 (< 3 cm), T2 (3 a 5 cm), T3 (> 5 cm), T4 (qualquer tamanho com metástase ou carcinoma inflamatório)
N – Linfonodos regionais	NX: os linfonodos regionais não podem ser avaliados N0: ausência de metástase em linfonodos regionais N1, N2, N3: comprometimento crescente dos linfonodos regionais ipsilaterais A extensão direta do tumor primário para o linfonodo é classificada como metástase linfonodal. Metástase em qualquer linfonodo que não seja regional é classificada como metástase a distância
M – Metástase a distância	MX: A presença de metástase a distância não pode ser avaliada M0: ausência de metástase a distância M1: metástase a distância

Quadro 175.5 Estadiamento clínico da neoplasia mamária canina (sistema TNM-OMS).[148]

Evento clínico	Classificação
T – Tumor primário	T0: tumor não detectável T1, T2, T3, T4: tamanho crescente e/ou extensão local do tumor primário T1 (< 3 cm), T2 (3 a 5 cm), T3 (> 5 cm), T4 (qualquer tamanho com metástase ou carcinoma inflamatório): • Não fixo à pele • Fixo à pele • Fixo ao músculo
N – Linfonodos regionais	NX: os linfonodos regionais não podem ser avaliados N0: ausência de metástase em linfonodos regionais N1: linfonodo ipsilateral envolvido N2: linfonodos bilaterais envolvidos A extensão direta do tumor primário para o linfonodo é classificada como metástase linfonodal. Metástase em qualquer linfonodo que não seja regional é classificada como metástase a distância
M – Metástase a distância	M0: ausência de metástase a distância M1: metástase a distância

Quadro 175.6 Estadiamento histológico do câncer mamário humano (OMS).[149]

Grau	Classificação
0	Carcinoma *in situ*
I	Invasão local inicial
II	Tumor primário limitado ou invasão linfática regional mínima
III	Tumor local extenso ou invasão linfática regional extensa
IV	Tumor localmente avançado ou presença de metástases

Quadro 175.7 Estadiamento histopatológico da neoplasia mamária canina (com base na classificação humana de Elston e Ellis, 1991).[149]

Grau	Classificação
0	Não infiltrativo – carcinoma *in situ*
I	Invasão do estroma sem invasão vascular ou linfática
II	Invasão vascular ou linfática e/ou metástases para linfonodo regional
III	Invasão vascular ou linfática e/ou metástases para linfonodo regional
IV	Metástases distantes

Quadro 175.8 Classificação dos tipos histológicos da neoplasia mamária canina.[138]

Tipo de neoplasia	Classificação
Neoplasias malignas	Carcinoma (*in situ*) não infiltrativo Adenoma Carcinoma complexo Carcinoma simples: • Tubulopapilar • Sólido • Anaplásico Tipos especiais de carcinomas: • Carcinoma de células fusiformes • Carcinoma de células escamosas • Carcinoma mucinoso • Carcinoma rico em lipídios Sarcomas: • Fibrossarcoma • Osteossarcoma • Outros sarcomas Carcinossarcoma
Neoplasias benignas	Adenomas: • Adenoma simples • Adenoma complexo • Adenoma basaloide Fibroadenoma: • Fibroadenoma de baixa celularidade • Fibroadenoma de alta celularidade Tumor misto benigno Papiloma ductal
Hiperplasia e displasia mamária	Hiperplasia ductal Hiperplasia lobular: • Hiperplasia epitelial • Adenose Cistos Ectasia do ducto Fibrose focal Ginecomastia

O Sistema pTNM para descrever a extensão anatômica da doença está baseado na avaliação de três componentes, como mostra o Quadro 175.11.

Diagnóstico

Para o diagnóstico associam-se o exame físico aos exames complementares. O exame diferencial deve ser feito com outras doenças da glândula mamária, como endurecimento da glândula, em decorrência da estase láctea, mastite (algumas vezes confundida com o carcinoma inflamatório), lipoma, mastocitoma, mastose e HMF. Nos casos duvidosos, recorre-se à biopsia.

O tratamento do animal com neoplasia mamária visa a curar, aumentar a sobrevida ou melhorar a qualidade de vida. O estádio clínico, histopatológico e também a agressividade biológica do tumor são os determinantes principais para orientar o tratamento local, a abordagem terapêutica e os resultados. As modalidades usadas no tratamento de mulheres com câncer na mama incluem operação cirúrgica, radioterapia, quimioterapia e terapia hormonal. A escolha da modalidade é baseada em protocolos de tratamento de acordo com o estádio da doença e os fatores prognósticos bem estabelecidos. Em medicina humana existe um documento de consenso que recomenda o uso de radioterapia, quimioterapia e terapia hormonal em mulheres em vários estádios da doença.[152] Em medicina veterinária, já existem recomendações para a conduta de tratamento em animais com tumor na mama. O tratamento para os animais com neoplasia mamária é cirúrgico. Não existe indicação cirúrgica para animais com metástases (carcinoma inflamatório ou metástases distantes), entretanto, eventualmente, pode ser realizada para melhorar a qualidade de vida do animal, mas não a sobrevida. A extensão da operação cirúrgica, isto é, lumpectomia, mastectomia simples, regional, total (uni ou bilateral) ou radical depende das dimensões do tumor e da extensão da doença, mas a idade e as condições gerais do animal influenciam a escolha. Existem prós e contras quanto à exérese total das glândulas mamárias e mastectomia simples ou regional, mas sabe-se que 50% dos animais submetidos à mastectomia simples ou regional apresentam tumor na cadeia ipsilateral.[153] Em gatos, recomenda-se a mastectomia total uni ou bilateral, devido ao comportamento biológico do tumor.

A biopsia excisional deve fornecer tecido para avaliação histopatológica e controle das margens de segurança. É importante enviar todo o material retirado – nódulos, pele e linfonodo(s)

Quadro 175.9 Nova proposta de classificação dos tipos histológicos da neoplasia mamária canina.[151]

Tipo de neoplasia	Classificação
Neoplasia epitelial maligna	Carcinoma *in situ* Carcinoma simples: • Tubular • Tubulopapilar • Cisticopapilar • Cribriforme Carcinoma micropapilar invasivo Carcinoma sólido Comedocarcinoma Carcinoma anaplásico Carcinoma que se apresenta como adenoma complexo/tumor misto. A parte benigna também é vista no corte Carcinoma tipo complexo: • Epitélio maligno e mioepitélio benigno Carcinoma e mioepitelioma maligno: • Componente epitelial e mioepitelial são malignos Carcinoma tipo misto: • Epitélio maligno, mioepitélio e mesênquima benignos; mesênquima composto por cartilagem ou osso Carcinoma ductal Carninoma intraductal papilar
Tipo especial de neoplasia epitelial maligna	Carcinoma de células escamosas Carcinoma adenoescamoso Carcinoma mucinoso Carcinoma (secretor) rico em lipídios Carcinoma de células fusiformes Mioepitelioma maligno Carcinoma de células escamosas – variação da célula fusiforme Carcinoma: variação da célula fusiforme Carcinoma inflamatório
Neoplasia mesenquimal maligna – sarcomas	Osteossarcoma Condrossarcoma Fibrossarcoma Hemangiossarcoma Outros sarcomas
Carcinossarcoma – neoplasia mamária maligna mista	–
Neoplasias benignas	Adenoma simples Adenoma papilar intraductal (papiloma ductal) Adenoma ductal (adenoma basaloide) Fibroadenoma Mioepitelioma Adenoma complexo Tumor benigno misto
Hiperplasia/displasia	Ectasia do ducto Hiperplasia lobular (adenose): • Regular • Com atividade secretória (lactacional) • Com fibrose-tecido conjuntivo fibroso interlobular • Com atipia Epiteliose Papilomatose Alteração fibroadenomatosa Ginecomastia
Neoplasia do mamilo	Adenoma Carcinoma Carcinoma com infiltração epidermal (semelhante à doença de Paget)
Hiperplasia/displasia do mamilo	Melanose da pele do mamilo

Quadro 175.10 Agrupamento por estádio da neoplasia mamária canina.

Estádio	T (tamanho)	N (linfonodo)	M (metástase)
I	$T_{1(a,b\ ou\ c)}$	N_0	M_0
II	$T_{2\ (a,b\ ou\ c)}$	N_0	M_0
III	T_3	N_0	M_0
IV	$T_{1\text{-}3}$	N_1	M_0
V	$T_{1\text{-}3}$	$N_{0\text{-}1}$	M_1

Adaptado de Owen, 1980.[148]

– para avaliação histopatológica, pois os nódulos podem ser de tipos histológicos diferentes e ter comportamento biológico distinto, a margem de segurança pode estar comprometida e o linfonodo, alterado. O resultado dessa avaliação auxilia no prognóstico e no tratamento da doença. A exérese pode ser curativa em animais em estádio I da doença e em carcinomas pequenos, não invasivos e bem diferenciados. Nos estádios mais avançados da doença a probabilidade de desenvolvimento de doença metastática aumenta e, nesses casos, a terapia adjuvante é sugerida.

A abordagem cirúrgica para cães com tumor na glândula mamária inclui:

- Mastectomia total unilateral ou bilateral: esse procedimento cirúrgico inclui a remoção em bloco das glândulas mamárias
- Mastectomia regional: proposta originalmente baseada no conhecimento da drenagem linfática das glândulas mamárias. Embora a drenagem linfática do tumor mamário canino seja complexa
- Mastectomia simples ou mamectomia: remoção da glândula acometida por tumor maior do que 1 cm
- Nodulectomia/lumpectomia: está indicada para tumores pequenos (≤ 1 cm), firmes, superficiais, não aderidos a planos profundos e benignos.

A mastectomia radical realizada em mulheres é um procedimento cirúrgico que inclui a remoção das glândulas mamárias, músculo(s) e linfonodo(s); não é citada como abordagem cirúrgica em veterinária.

Quadro 175.11 Classificação patológica humana (pTNM).[147]

Evento clínico	Classificação
pT – Tumor primário	pTX: o tumor primário não pode ser avaliado histologicamente pT0: não há evidência histológica de tumor primário pTis: carcinoma *in situ* pT1, pT2, pT3, pT4: aumento crescente do tamanho e/ou extensão local do tumor primário, comprovado histologicamente
pN – Linfonodos regionais	pNX: os linfonodos regionais não podem ser avaliados histologicamente pN0: não há, histologicamente, metástase em linfonodos regionais pN1, pN2, pN3: comprometimento crescente dos linfonodos regionais, comprovado histologicamente
pM – Metástase a distância	pMX: a presença de metástase a distância não pode ser avaliada microscopicamente pM0: ausência de metástase a distância, microscopicamente pM1: metástase a distância, microscopicamente
G – Graduação histopatológica	GX: o grau de diferenciação não pode ser avaliado G1: bem diferenciado G2: moderadamente diferenciado G3: pouco diferenciado G4: indiferenciado

Os linfonodos inguinais superficiais são os que apresentam alteração com maior frequência nos animais com neoplasia mamária. O linfonodo inguinal superficial deve ser removido se estiver aumentado, quando a citologia for positiva para neoplasia maligna ou se não estiver aumentado, mas não houver avaliação histotológica. Os linfonodos axilares são retirados se houver alteração, e deve-se retirar tantos quantos forem necessários até encontrar o linfonodo com características macroscópicas normais, já que em medicina veterinária não se faz a avaliação histológica durante o ato cirúrgico.

Existem dois métodos classicamente aceitos para a abordagem cirúrgica dos tumores mamários caninos, tendo por base a drenagem linfática das cadeias mamárias (Quadro 175.12).

Alguns cuidados citados a seguir são importantes na operação cirúrgica oncológica, como:

- Proceder à ligadura precoce dos pedículos vasculares para diminuir a probabilidade de formação de êmbolos ou disseminação de células neoplásicas
- Evitar a compressão e ruptura do tumor
- Lavar o leito operatório após a ressecção
- Trocar as luvas no fechamento da ferida operatória.

O controle da dor após exérese do tumor é importante e é feito com anti-inflamatórios não esteroides (AINE), analgésicos narcóticos, injeção epidural única antes da cirurgia ou cateter epidural, além de outros protocolos para controle da dor.

A complicação pós-cirúrgica mais comum é a formação de seroma, mas pode ocorrer deiscência de pontos por contaminação da ferida ou falha do antibiótico em eliminar o microrganismo), recidiva se o tumor não for totalmente ressecado, metástase em pele por embolização tumoral em vasos linfáticos dérmicos e metástases distantes.

Outro tipo de tratamento | Quimioterapia

A quimioterapia é oferecida para todas as mulheres com câncer na mama em alto risco de desenvolver metástases distantes. Em meados da década de 1970, ciclofosfamida, metotrexato e 5-fluoruracila foram utilizados em mulheres e resultaram em aumento da sobrevida, tornando-se prática comum na terapia do câncer de mama humano. Em animais, também há relato de aumento na sobrevida de cães tratados com 5-fluoruracila e ciclofosfamida.[155] Na última década, os principais componentes da terapia adjuvante do câncer de mama em mulheres são as antraciclinas (doxorrubicina, epirrubicina). Em medicina veterinária parece que o adenocarcinoma mamário mostra alguma resposta ao tratamento com doxorrubicina associada ou não à ciclofosfamida. Estudos adicionais são necessários para determinar o(s) melhor(es) agente(s) quimioterápico(s) para tratar a neoplasia mamária de cães e gatos, principalmente para os animais com metástases ou sem indicação cirúrgica.[155-157]

Quadro 175.12 Métodos de abordagem cirúrgica para tumores mamários caninos.[154]

Tumor/ Glândula	Mastectomia modificada Remover	Mastectomia Remover
Torácica cranial	1	1, 2, 3
Torácica caudal	1, 2	1, 2, 3
Abdominal cranial	1, 2, 3	1, 2, 3, 4, 5
Abdominal caudal	4, 5	3, 4, 5
Inguinal	4, 5	3, 4, 5

As condições para instituição da quimioterapia para o tumor mamário maligno não é realizada de maneira sistemática, mas sim respeitando determinadas normas. A quimioterapia primária antes do procedimento cirúrgico deve ser evitada, se o tipo histológico do tumor for desconhecido. Está indicada nos casos em que os critérios histológicos incluem a presença de êmbolos vasculares, adenocarcinoma de grau III, adenocarcinomas de estádio II, tumores indiferenciados e sarcomas. Embora haja indicação para a quimioterapia, cada caso deve ser avaliado individualmente e o proprietário bem informado sobre os riscos e as vantagens antes de se tomar qualquer decisão.[27]

A manipulação hormonal adjuvante é recomendada para as mulheres com cânceres na mama que expressam receptores hormonais; para isso utilizam-se bloqueadores de receptores estrogênicos e inibidores da aromatase, enzima que transforma o andrógeno em estrógeno. As neoplasias mamárias de cães e gatos também são hormônio-dependentes e expressam receptores hormonais. Os tumores benignos e os diferenciados expressam mais receptores estrogênicos, enquanto os indiferenciados e anaplásicos têm probabilidade maior de serem negativos. Esse fato sugere que a terapia hormonal também pode ser efetiva em cães com carcinoma mamário.[142] O propósito da terapia hormonal é prevenir o estímulo estrogênico sobre as células neoplásicas.

Ovário-histerectomia, ovariectomia ou salpingo-ovariectomia como tratamento terapêutico em cadelas com neoplasia mamária é discutível. A maioria dos estudos não mostrou efeito benéfico da retirada dos ovários para prevenir o desenvolvimento de tumores mamários novos ou influenciar a agressividade ou o potencial metastático de tumores mamários já existentes,[158-162] mas alguns estudos indicam que a retirada das gônadas no momento da ressecção do tumor deve ser considerada, pois pode ter um efeito benéfico em cães com tumores mamários benignos ou mesmo nos carcinomas.[163] As neoplasias mamárias podem ser prevenidas por ovário-histerectomia antes ou de preferência logo após o primeiro estro, para evitar os efeitos secundários da castração precoce (observação pessoal). Outra maneira de impedir a atuação dos estrógenos é pelo bloqueio de receptores estrogênicos utilizando antagonistas, como o tamoxifeno, ou pela supressão da síntese de estrógeno administrando inibidores da aromatase. Apesar do êxito terapêutico observado em medicina humana com o tamoxifeno, os estudos realizados em medicina veterinária demonstraram não haver diferença no tempo livre de doença ou na sobrevida. Diferentemente dos humanos, cadelas tratadas com tamoxifeno desenvolvem efeitos secundários indesejáveis.[145,164-166]

Não existe informação suficiente quanto ao benefício do uso de radioterapia em tumores mamários malignos dos animais com margem de segurança incompleta ou com carcinoma inflamatório. O piroxicam atua favoravelmente em tumores mamários inflamados (0,3 mg/kg/dia em dose única ou 0,3 mg/kg/dose única em dias alternados) associado a medicamentos protetores da mucosa gastrintestinal.

Estudos utilizando imunomoduladores (levamisol, BCG) mostraram que o tempo de sobrevida quanto à recorrência da doença não foi diferente quando comparado com a sobrevida de animais submetidos apenas à operação cirúrgica.[167,168] Outros protocolos onde são utilizados análogos do hormônio liberador do hormônio luteinizante (LHRH), taxanos, anticorpos monoclonais, inibidores da angiogênese e vacinas necessitam, ainda, de mais estudos que avaliem a resposta a essas terapias[156,169,170] (Quadro 175.13).

Quadro 175.13 Proposta de diretrizes de tratamento para tumores malignos da glândula mamária canina em função de fatores de prognóstico estabelecidos, resultado de estudos veterinários publicados e atuais recomendações para o tratamento do câncer na mama em mulheres.[171]

Tamanho do tumor	Estádio do tumor	Tipo de tumor	Diferenciação histológica	Tratamento recomendado
< 3 cm	I	Carcinoma	Bem diferenciado Tubular/papilar	Exérese total
< 3 cm	I	Carcinoma	Indiferenciado	OH Exérese total + OH Quimioterapia ou ensaio clínico
> 3 cm	II a III	Carcinoma	Qualquer	Exérese total + OH
Qualquer	IV	Carcinoma	Qualquer	Exérese total + linfonodo + OH Quimioterapia ou ensaio clínico
Qualquer	V	Carcinoma	Qualquer	Tratamento cirúrgico (paliativo) Quimioterapia (paliativa)
Qualquer	Qualquer	Carcinoma	Inflamatório	Tratamento cirúrgico? (paliativo) Analgésicos, AINE Quimioterapia ou ensaio clínico
Qualquer	III	Sarcoma Carcinossarcoma	Qualquer	Exérese ampla total Radioterapia, se exérese incompleta Quimioterapia ou ensaio clínico

OH = ovário-histerectomia; AINE = anti-inflamatórios não esteroides.

Prognóstico

As características clínicas do tumor (tamanho, ulceração, crescimento rápido, inflamação), estadiamento (invasão regional/a distância), características histológicas (tipo, grau nuclear, índice mitótico), planejamento terapêutico e estado geral da paciente são fatores que influenciam o prognóstico (Figuras 175.30 e 175.31).

A sobrevida para cães com carcinoma mamário não metastático é superior a 420 dias. Para os animais com sarcoma mamário é de aproximadamente 180 dias e os animais com carcinoma mamário inflamatório têm sobrevida menor (30 a 60 dias). A recidiva para tumores com menos de 3 cm de diâmetro é de 30% no primeiro ano e a mortalidade chega a 40% no segundo ano. Nos tumores com diâmetro superior a

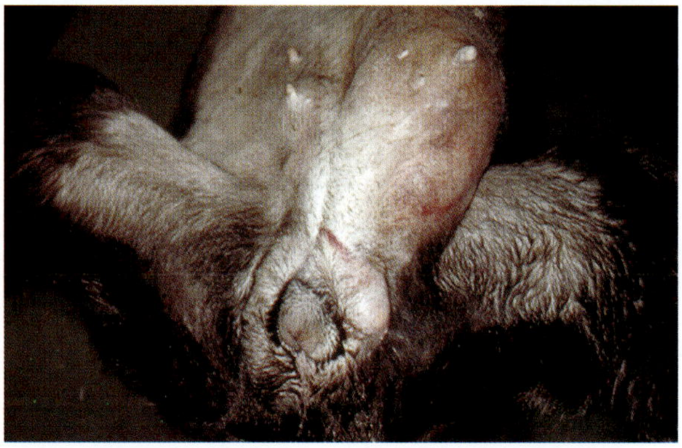

Figura 175.30 Carcinoma inflamatório.

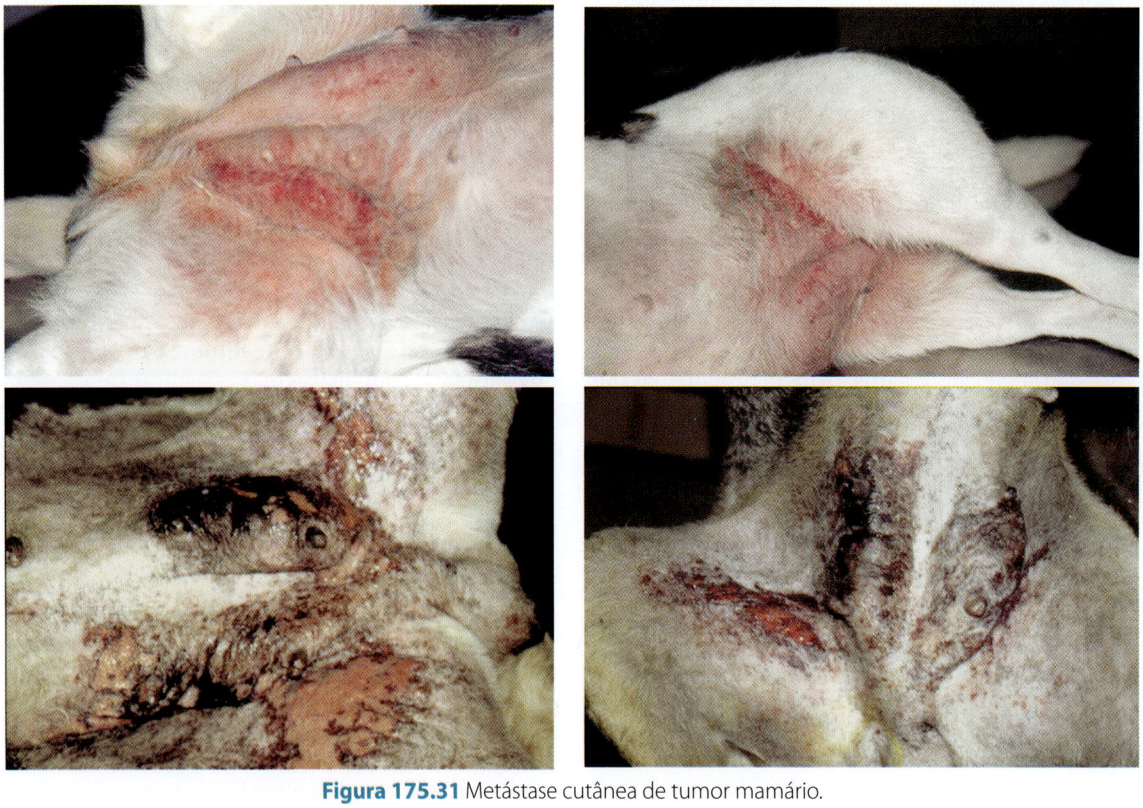

Figura 175.31 Metástase cutânea de tumor mamário.

3 cm, a recidiva é de 70% no primeiro ano, e a mortalidade é de 80% no segundo ano. Se houver envolvimento do linfonodo há recorrência de 90% no primeiro ano e a mortalidade é de 100% no segundo ano. Quanto maior for o grau histológico e a invasão local, menor a sobrevida.

Os fatores prognósticos utilizados em cães também se aplicam aos gatos e a extensão da operação cirúrgica e a retirada dos linfonodos são fatores importantes nessa espécie. A sobrevida média para gatos após a exérese de tumores na mama com menos de 2 cm de diâmetro é superior a 2 anos; para tumores mamários entre 2 e 3 cm de diâmetro é de 24 meses e acima de 3 cm, de 6 meses.[140,159,163,172–175]

Referências

1. Lyle SK. Disorders of sexual development in the dog and cat. Theriogenology. 2007;68:338-43.
2. Meyers-Wallen VN. Review and update: genomic and molecular advances in sex determination and differentiation in small animals. Reprod Domest Anim. 2009; Jul 44(suppl 2):40-6.
3. McGeady TA, Quinn PJ, FitzPatrick ES *et al.* Veterinary embryology. 1. ed. UK: Oxford; 2006.
4. Olson PN, Thral MA, Wykes PM. Vaginal cytology. Part I. A useful tool for staging the canine estrous cycle. Compend Contin Educ Pract Vet. 1984;6:288-98.
5. Oliveira CM, Costa EO, Silva JAP. O pH vaginal em fêmeas caninas hígidas durante o ciclo estral. Revista Brasileira de Medicina Veterinária. 1998;20(1):32-4.
6. Lightner BA, McLoughlin MA, Chew DJ *et al.* Episioplasty for the treatment of perivulvar dermatitis or recurrent urinary tract infections in dogs with excessive perivulvar skin folds: 31 cases (1983-2000). J Am Vet Med Assoc. 2001;219(11):1577-81.
7. Hammel SP, Bjorling DE. Results of vulvoplasty for treatment of recessed vulva in dogs. J Am Anim Hosp Assoc. 2002;38(1):79-83.
8. Withrow, SJ, McEwen, EG. Small animal clinical oncology. 3. ed. Philadelphia: Pennsylvania; 2001.
9. Bilbrey SA, Withrow SJ, Klein MK *et al.* Vulvovaginectomy and perineal urethrostomy for neoplasms of the vulva and vagina. Vet Surg. 1989;8:450-3.
10. Wykes PM, Soderberg SF. Congenital abnormalities of the canine vagina and vulva. J Am Anim Hosp Assoc. 1983;19:995-1000.
11. Oliveira CM, Costa EO, Silva JAP. Flora aeróbica in fêmeas caninas hígidas durante o ciclo estral. Avaliação da sensibilidade aos antimicrobianos. Rev Bras Med Vet. 1998;20(2):78-84.
12. Soderberg SF. Vaginal disorders. Vet Clin North Am Small Anim Pract. 1986;May 16(3):543-59.
13. Parker NA. Clinical approach to canine vaginitis: A review. In: Proceedings of the Annual Meeting of the Society for Theriogenology. 1998; Baltimore. 1998. p. 112-5.
14. Reid G, Beuerman D, Heinemann C. Probiotic Lactobacillus dose required to restore and maintain a normal vaginal flora. FEMS Immunol Med Microbiol. 2001; 32:37-41.
15. Glaser RL, Zava DT, Wurtzbacher D. Pilot study: absorption and efficacy of multiple hormones delivered in a single cream applied to the mucous membranes of the labia and vagina. Gynecol Obstet Invest. 2008; 66:111-8.
16. Klein MK. Tumors of female reproductive system. In: Withrow SJ, Macewen EG. (eds.) Small Animal Clinical Oncology. St. Louis: WB Saunders; 2001. p. 445-77.
17. Blackwood L, Sullivan M, Thompson H. Urethral leiomyoma causing post renal failure in a bitch. Vet Record. 1992; 131(18):416-7.
18. Zhao Y, Li Y, Xu Y. Clinico-pathologic analysis of 26 cases of leiomyoma of the vagina. Beijing Da Xue Xue Bao. 2003; Feb 18; 35(1):37-40.
19. Oliveira CM. Estrogen and progesterone receptors expression in canine vaginal leiomyoma. J Vet. Int Med. 2010; May/June; 24(3):735.
20. Ferreira AJ, Jaggy A, Varejão AP *et al.* Brain and ocular metastases from a transmissible venereal tumour in a dog. J Small Anim Pract. 2000; Apr; 41(4):165-8.
21. Amaral AS. Tumor venéreo transmissível canino: critérios citológicos de malignidade e caracterização citomorfológica correlacionada com imunocitoquímica e lesões de DNA. [dissertação]. Botucatu: Faculdade de Medicina Veterinária e Zootecnia, Universidade Estadual Paulista; 2005.
22. Yang TJ, Chandler JP. Dependent expression of MHC antigens on the canine transmissible venereal sarcoma. Br J Cancer.1987;55:131-4.
23. Yang TJ, Roberts RS, Jones JB. Quantitative study of lymphoreticular infiltration into canine transmissible venereal sarcoma. Virchows Arch B Cell Pathol. 1976;20:197-204.
24. Calvet CA, Leifer CE, McEwen EG. Vincristine for the treatment of transmissible venereal tumor in the dog. J Am Vet Med Assoc.1982;181(2):163-164.
25. Karime C, Scarpelli AB, Maria L *et al.* Predictive factors for the regression of canine transmissible venereal tumor during vincristine therapy. The Vet Journal. 2010;183:362-3.
26. Brito CP, Oliveira CM, Soares FA *et al.* Immunohistochemical determination of estrogen receptor-α in vaginal and tumor tissues of healthy and TVT affected bitches and their relation to serum concentrations of estradiol-17β and progesterone. Theriogenol. 2006;66:1587-92.
27. Lanore D, Delprat C. Quimioterapia anticancerígena. 1. ed. São Paulo; 2004.
28. Soares TMP. Syphonosporinum no tratamento do tumor venéreo transmissível na espécie canina. [dissertação]. Campinas: Faculdade de Medicina, Universidade Estadual de Campinas-UNICAMP; 2007.
29. Lefebvre GNF, Bonamin LV, Oliveira CM. Tratamento de tumor venéreo transmissível (TVT) canino utilizando Viscum album em associação à quimioterapia. Clín Veter. 2007;70:78-86.
30. Lopes DF. Utilização da espectroscopia Raman dispersiva na verificação da citotoxicidade do Viscum album em células Caco-2 "*in vitro*". [dissertação]. São José dos Campos: Engenharia Biomédica, Universidade do Vale do Paraíba; 2008.
31. Chou PC, Chuang TF, Jan TR *et al.* Effects of immunotherapy of IL-6 and IL-15 plasmids on transmissible venereal tumor in beagles. Vet Immunol Immunopathol. 2009;Jul 15; 130(1-2):25-34.
32. Chuang TF, Lee SC, Liao KW *et al.* Electroporation-mediated IL-12 gene therapy in a transplantable canine cancer model. Int J Cancer. 2009; Aug 1;125(3):698-707.
33. Spugnini EP, Dotsinsky I, Mudrov N, Citro G, D'Avino A, Baldi A. Biphasic pulses enhance bleomycin efficacy in a spontaneous canine genital tumor model of chemoresistance: Sticker sarcoma. Jf Experim & Clin Cancer Res. 2008;27:58.
34. Goo MJ, Williams BH, Hong IH *et al.* Multiple urogenital abnormalities in a Persian cat. Journal of Feline Medicine and Surgery. 2009;11:153-155.
35. Viehoff FW, Sjollema BE. Hydrocolpos in dogs: surgical treatment in two cases. J Small Anim Pract. 2003; 44(9):404-7.
36. Root MV, Johnston GR. Vaginal septa in dogs: 15 cases (1983-1992). J Am Vet Med Assoc. 1995;206:56-58.
37. Kyles AE, Vaden S, Hardi EM *et al.* Vestibulovaginal stenosis in dog: 18 cases (1987-1995). J Am Vet Med Assoc. 1996;209:1889-93.
38. Oliveira MG. Septo transverso da vagina: entidade rara ligada a herança autossômica recessiva. Radiol Bras. 1989;22(1):17-23.
39. Mathews KG. Surgery of the canine vagina and vulva. Vet Clin North Am Small Anim Pract. 2001; 31(2):271-90.
40. Nowacka-Woszuk J, Nizanski W, Klimowicz M, Switonski M. Normal male chromosome complement and a lack of the SRY and SOX9 gene mutations in a male pseudohermaphrodite dog. Anim Reprod Sci. 2007;98(3-4):371-6.
41. Memon MA, Pavletic MM, Kumar MS. Chronic vaginal prolapse during pregnancy in a bitch. J Am Vet Med Assoc. 1993; 15;202(2):295-7.
42. Sarrafzadeh-Rezaei F, Saifzadeh S, Mazaheri R *et al.* First report of vaginal prolapse in a bitch treated with oestrogen. Anim Reprod Sci 2008; 106(1-2):194-199.
43. Alan M, Cetin Y, Sendag S, Eski F. True vaginal prolapse in a bitch. Anim Reprod Sci. 2007; 100(3-4):411-4.
44. Gouletsou PG, Galatos AD, Apostolidis K *et al.* Vaginal fold prolapse during the last third of pregnancy, followed by normal parturition, in a bitch. Anim Reprod Sci. 2009; 112(3-4):371-6.
45. Robinson RW. Intestinal prolapse through the vagina in a Beagle. Vet Med Small Anim Clin. 1978; Nov; 73(11):1412-3.
46. Oh KS, Son CH, Kim BS *et al.* Segmental aplasia of uterine body in an adult mixed breed dog. J Vet Diagn Invest. 2005; 17:490-2.
47. Schlafer DH, Gifford AT. Cystic endometrial hyperplasia, pseudoplacentational endometrial hyperplasia, and other cystic conditions of the canine and feline uterus. Theriogenol. 2008; Aug;70(3):349-58.
48. Debosschere H, Ducatelle R, Vermeirsch H *et al.* Cystic endometrial hyperplasia-pyometra complex in the bitch: should the two entities be disconnected. Theriogenol. 2001;55:1509-19.
49. Dow C. The cystic hyperplasia-pyometra complex in the bitch. Vet Rec. 1958;70(49):1102-8.

50. McEntee K. Reproductive pathology of domestic mammals. 1. ed. San Diego; 1990.
51. Pretzer SD. Clinical presentation of canine pyometra and mucometra: a review. Theriogenol. 2008; Aug; 70(3):359-63.
52. Barrand KR. Unilateral uterine torsion associated with haematometra and cystic endometrial hyperplasia in a bitch. Vet Rec. 2009;Jan 3; 164(1):19-20.
53. Padgett SL, Stokes JE, Tucker RL, Wheaton LG. Hematometra secondary to anticoagulant rodenticide toxicity. J Am Anim Hosp Assoc. 1998; Sep-Oct; 34(5):437-9.
54. Noakes DE, Dhaliwal G, England GCW. Cystic endometrial hyperplasia/pyometra in the dog: a review, J Reprod Fertil. 2001;57:395-406.
55. Verstegen J, Dhaliwal G, Verstegen-Onclin K. Mucometra, cystic endometrial hyperplasia, and pyometra in the bitch: advances in treatment and assessment of future reproductive success. Theriogenol. 2008; 70(3):364-74.
56. Carvalho V, Santos Filho JCB, Osugui L *et al.* Extraintestinal pathogenic E. coli (EXPEC) strains isolated from canine pyometra show pathogenic potential and similarities to human expec. In: 3rd Congress of European Microbiologists – FEMS 2009, 2010, Gothenburg, Sweden.
57. Agudelo CF. Cystic endometrial hyperplasia-pyometra complex in cats. A review. Vet Quart. 2005; Dec;27(4):173-82.
58. Smith FO. Canine pyometra. Theriogenol. 2006; 66:610-2.
59. Arora N. Role of uropathogenic virulence factors in the pathogenesis of E. coli-induced cystic endometrial hyperplasia/pyometra complex in the bitch. [PhD thesis]. Australia: University of Melbourne; 2007.
60. Ishiguro K, Baba E, Torii R *et al.* Reduction of mucin-1 gene expression associated with increased Escherichia coli adherence in the canine uterus in the early stages of dioestrus. Vet J. 2007; 173:325-32.
61. De Cock H, Ducatelle R, Tilmant K *et al.* (2002). Possible role for insulina-like growth factor-I in the pathogenesis of cystic endometrial hyperplasia pyometra complex in the bitch. Theriogenol. 2002; 57(9):2271-87.
62. Hagman R, Kindahl H, Fransson BA *et al.* Differentiation between pyometra and cystic endometrial hyperplasia/mucometra in bitches by prostaglandin F2alpha metabolite analysis. Theriogenol. 2005; 66:198-206.
63. Heiene R, Kristiansen V, Teige J *et al.* Renal histomorphology in dogs with pyometra and control dogs, and long term clinical outcome with respect to signs of kidney disease. Acta Vet Scand. 2007;49:13-22.
64. Obel AL, Nicander L, Åsheim A, Light and electron microscopic studies of the renal lesion in dogs with pyometra. Acta Vet Scand. 1964; 5:93-125.
65. Iseki K, Ikemiya Y, Iseki C *et al.* Proteinuria and the risk of developing end-stage renal disease. Kidney Int. 2003; 63:1468-74.
66. Lees GE, Brown SA, Elliott J *et al.* Assessment and management of proteinuria in dogs and cats: 2004 ACVIM Forum Consensus Statement (small animal). J Vet Intern Med. 2005;19:377-85.
67. Kaymaz M, Bastan A, Erünal N *et al.* The use of laboratory findings in the diagnosis of ceh–pyometra complex in the bitch. Tr J Vet Anl Sci. 1999; 23:127-33.
68. England GC, Freeman SL, Russo M. Treatment of spontaneous pyometra in 22 bitches with a combination of cabergoline and cloprostenol. Vet Rec. 2007; 160:293-6.
69. Onclin O, Silva LD, Donnay I *et al.* Luteotrophic action of prolactin in dogs and the effects of a dopamine agonist, cabergoline, J Reprod Fertil. 1994;47:403-9.
70. Legendre AM. Estrogen-induced bone marrow hypoplasia in a dog, J Am Anim Hosp Assoc. 1976; 12:525-7.
71. Hasan BS, Banu Du, Ozge T. Estrogen-induced myelotoxicity in dogs: a review. Can Vet J. 2009;50:1054-58.
72. Fieni F. Clinical evaluation of the use of aglepristone, with or without cloprostenol, to treat cystic endometrial hyperplasia-pyometra complex in bitches. Theriogenol. 2006;66:1550-6.
73. Liaquat NF, Javed I, Shuja S *et al.* Therapeutic termination of second trimester pregnancies with low dose misoprostol. J Coll Physicians Surg Pak. 2006 Jul;16(7):464-7.
74. Viegas OAC, Singh K, Adaikan PG *et al.* The PGE2 vaginal film: an alternative to conventional induction in multiparae with poor cervical scores. Prostag, Leukotr and Med. 1987;26(1):1-9.
75. Gabor G, Siver L, Szenci O. Intravaginal prostaglandin F2 alpha for the treatment of metritis and pyometra in the bitch. Acta Vet Hung. 1999;47:103-8.
76. Bartoskova A, Vitasek R, Leva L *et al.* Hysterectomy leads to fast improvement of haematological and immunological parameters in bitches with pyometra, J Small Anim Pract. 2007; 48:564-8.
77. Trasch K, Wehrend A, Bostedt H. Follow-up examinations of bitches after conservative treatment of pyometra with the antigestagen aglepristone. J Vet Med Series A. 2003; 50:375-9.
78. Schlafer DH, Gifforda AT. Cystic endometrial hyperplasia, pseudoplacentational endometrial hyperplasia, and other cystic conditions of the canine and feline uterus. Theriogenol. 2008;70(3):349-58.
79. Gobello C, Castex G, Klima L *et al.* A study of two protocols combining aglepristone and cloprostenol to treat open cervix pyometra in the bitch. Theriogenol. 2003;60:901-8.
80. Bonagura J, Kirk RW. Septic shock. In: Current veterinary therapy XII. Philadelphia: Saunders; 1995. p. 139-46.
81. American College of Chest Physicians/Society of Critical Care Medicine Consensus Conference: definitions for sepse and organ failure and guidelines for the use of innovative therapies in sepse. Crit Care Med. 1992;20:864-74.
82. Russel JA. Management of sepse. N Engl J Med. 2006; 13.355:1699-713.
83. Hubbard WJ, Bland KI, Chaudry IH. The role of the 26. mitochondrion in trauma and shock. Shock. 2004;22:395-402.
84. O'Brien JM, Naeem AA, Aberegg SK. Sepse. Am J Med. 2007;120:1012.
85. Abraham E, Singer M. Mechanisms of sepse-induced organ dysfunction. Crit Care Med. 2007;35:2408-16.
86. Martin GS, Mannino DM, Eaton S *et al.* The epidemiology of sepse in the United States from 1979 through 2000. N Engl J Med. 2003; 348:1546-54.
87. The EPISEPSIS Study Group EPISEPSIS: a reappraisal of the epidemiology and outcome of severe sepse in French intensive care units. Intensive Care Med. 2004;30:580-8.
88. Royal Canin. Select topics in canine and feline emergency medicine. 2008; 1:158-74.
89. Dellinger RP, Levy MM, Carlet JM *et al.* Surviving sepse campaign: international guidelines for management of severe sepse and septic shock 2008. Intensive Care Med. 2008;36:296-327.
90. Kumar A, Roberts D, Wood KE *et al.* Duration of hypotension prior to initiation of effective antimicrobial therapy is the critical determinant of survival in human septic shock. Crit Care Med. 2006; 34:1589-96.
91. Sprung CL, Annane D, Keh D *et al.* Hydrocortisone therapy for patients with septic shock. N Engl J Med. 2008; 358:111-24.
92. Pontes-Arruda A, Aragão AMA, Albuquerque JD. Effects of enteral feeding with eicosapentaenoic acid, α-linolenic acid, and antioxidants in mechanically ventilated patients with severe sepse and septic shock. Crit Care Med. 2006; 34(9):2325-32.
93. Klein MK. tumors of the female reproductive system. In: mall animal clinical oncology. 3.ed. Withrow SJ, McEwen EG. Philadelphia: WB Saunders; 2001. p. 445-54.
94. Johnston SD. Premature gonadic failure in female dogs and cats. J Reprod Fertil Suppl. 1989;39:65-72.
95. Lofsted RM, Buoen LC, Weber AF. Prolonged proestrus in a bitch with X chromosomal monossomy (77,X0). J Am Vet Med Assoc. 1992;200:1104-6.
96. Long SE, Berepubo NA. A 37,X0 complement in a kitten. J Small Anim Pract. 1980;21:627-31.
97. MacLachlan NJ. Ovarian disorders in domestic animals. Environ Health Perspec. 1987;73:27-33.
98. Wehrend A, Bosted H. (2002) The meaning and treatment of the ovarian cyst syndrome in the dog. In: Kutschmann K, Vick KP. (eds.) Proceedings of the 48th annual meeting of the expert group small animal diseases of the DVG; 2002 August 30 to September 1; Magdeburg. Germany; 2002. p. 261-4.
99. Stratmann N, Wehrend A. Unilateral ovariectomy and cystectomy due to multiple ovarian cysts with subsequent pregnancy in a Belgian shepherd dog. The Vet Record. 2007; 160:740-1.
100. McEntee K. Cysts in and around the ovary. pp. 52-68. In: Reproductive pathology of domestic animals. 1. ed. San Diego; 1990.
101. Balcazar ASC, Curi R, Nunes VA *et al.* Efeitos da progesterona na indução de morte das células β pancreáticas – um modelo *in vitro* para o estudo do diabetes gestacional. Disponível em: http://www.usp.br/siicusp/Resumos/16Siicusp/4683.pdf.
102. Pearson, H. The complications of ovariohysterectomy in the bitch. J Small Anim Pract. 1973;14:257-66.
103. Withrow SJ, McEwen EG. Small animal clinical oncology. 3. ed. Philadelphia: WB Saunders; 2001.
104. Denny L, Hacker NF, Gori J *et al.* Staging Classifications and Clinical Practice Guidelines for Gynaecologic Cancers. FIGO Committee on Gynecologic Oncology. Disponível em http://www.figo.org/files/figo-corp/docs/staging_booklet.pdf.
105. Pereira CT, Rahal SC, de Carvalho Balieiro JC *et al.* Lymphatic drainage on healthy and neoplasic mammary glands in female dogs: can it really be altered? Anat Histol Embryol. 2003;32:282-90.
106. Raharison F, Sautet J. The topography of the lymph vessels of mammary glands in female cats. Anat Histol Embryol. 2007;36:442-52.

107. Snowden HM, Renfrew MJ, Woolridge MW. Withdrawn: Treatments for breast engorgement during lactation. Cochrane Database Syst Rev. 2007;18(2):CD000046.
108. Mangesi L, Dowswell T. Treatments for breast engorgement during lactation. Cochrane Database Syst Rev. 2010; 8(9):CD006946.
109. Arora S, Vatsa M, Dadhwal V. A comparison of cabbage leaves vs. hot and cold compresses in the treatment of breast engorgement. Indian J Comm Med. 2008;33(3):160-2.
110. World Health Organization. Mastitis: causes and management. Department of Child and Adolescent Health and Development. WHO/FCH/CAH/00.13. Geneva; 2000. Disponível em: http//www.who.int/child adolescent health/documents/fch cah 0013/en/index.html.
111. Jones TC, Hunt RD, King NW. Sistema genital. In: Jones TC, Hunt RD, King NW. (eds.) Patologia veterinária. São Paulo: Manole; 2000. p. 1169-244.
112. Mulas JM, Millán Y, Bautista MJ. Oestrogen and progesterone receptors in feline fibroadenomatous change: an immunohistochemical study. Res Vet Sci. 2000;68(1):15-21.
113. Ordas J, Millan Y, Monteros AE *et al.* Immunohistochemical expression of progesterone receptors, growth hormone and insulina growth factor-I in feline fibroadenomatous change. Res Vet Sci. 2004; 76(3):227-33.
114. Cotran RS, Kumar V, Collins T. A mama. In: Lester SC, Contran RS, Robbins S. (eds.) Patologia estrutural e funcional. Rio de Janeiro: Guanabara Koogan; 2000. p. 979-1002.
115. Filghera RA. Displasia cística mamária em uma gata. Ciência Rural. 2005;35(2):478-80.
116. Yager JA, Scott DW. The skin and appendages. In: Jubb KVF, Kennedy PC, Palmer N. (eds.) Pathology of domestic animals. San Diego: Academic Press, 1993. p. 531-738.
117. Chardot C *et al.* Fibro-cystic mastosis and cancer (206 cases of mastosis in possible relation with 12 cases of cancer). Bull Cancer.1970;57:251-68.
118. Rao NAS, VanWolfren ME, Gracanin A *et al.* Gene expression profiles of progestin-induced canine mammary hyperplasia and spontaneous mammary tumors. J Physiol Pharmacol. 2009; Suppl 1:73-84.
119. Mol JA, Lantinga-van Leeuwen IS, van Garderen E *et al.* Mammary growth hormone and tumorigenesis-lessons from the dog. Vet Q. 1999;21(4):111-5.
120. Selman PJ, Mol JA, Rutteman GR *et al.* Progestin-induced growth hormone excess in the dog originates in the mammary gland. Endocrinol. 1994;134:287-92.
121. Perez Alenza D, Rutteman GR, Pena L *et al.* Relation between habitual diet and canine mammary tumors in a case-control study. J Vet Intern Med. 1998;12:132-9.
122. Key TJA, Pike MC. The role of oestrogens and prostagens in the epidemiology and prevention of breast cancer. Eur J Cancer Clin Oncol. 1982;24(1):29-43.
123. Millanta F, Calandrellaa M, Baria G *et al.* Comparison of steroid receptor expression in normal, dysplastic, and neoplastic canine and feline mammary tissues. Res Vet Sci. 2005;79(3):225-32.
124. Haga S, Nakayama M, Tatsumi K. Overexpression of the p53 gene product in canine mammary gland tumors. Oncol Rep. 2001; 8(6):1215-9.
125. Chu LL, Rutteman GR, Kong JM *et al.* Genomic organization of the canine p53 gene and its mutational status in canine mammary neoplasia. Breast Cancer Res Treat. 1998;50(1):11-25.
126. Wakui S, Muto T, Yokoo K. Prognostic status of p53 mutations in canine mammary carcinoma. Anticancer Res 2001; 21(1B):611-6.
127. Oliveira CM. Expression of Her-2/Neu protein in mammary tumors of bitches. J Veter Inter Med. 2009; 23(3):743.
128. Ahern TE, Bird RC, Bird AE *et al.* Expression of the onco-gene c-erbB-2 in canine mammary cancers and tumor-derived cell lines. Am J Vet Res. 1996; 57(5):693-6.
129. Ochiai K, Morimatsu M, Tomizawa N *et al.* Cloning and sequencing full length of canine Brca2 and Rad51 CDNA. J Vet Med Sci. 2001; 63(10):1103-8.
130. Crosier M, Scott D, Wilson RG *et al.* Differences in Ki67 and c-erbB2 expression between screen-detected and true interval breast cancers. Clin Cancer Res.1999;5(10):2682-8.
131. Peña LL, Nieto AI, Pérez-Alenza D *et al.* Immunohistochemical detection of Ki-67 and PCNA in canine mammary tumors: relationship to clinical and pathologic variables. J Vet Diagn Invest. 1998;10(3):237-46.
132. Eisenberg ALA, Koifman S. Câncer de mama: marcadores tumorais (revisão de literatura). Rev Bras Cancerol. 2001;47(4):377-88.
133. Alberts BB, Lewis JD, Raff M *et al.* Tecidos. In: Alberts BB, Lewis JD, Raff M *et al.* Fundamentos da biologia celular: uma introdução à biologia molecular da célula. Porto Alegre: Artmed; 1999. p. 609-47.
134. Queiroga F, Lopes C. Tumores mamários caninos, pesquisa de novos factores de prognóstico. Rev Port Ciênc Veter. 2002;97(543):119-27.
135. La Guardia M, Giammanco M. Breast cancer and obesity. Panminerva Med. 2001; 43(2):123-33.
136. Tymchuk CN, Tessler SB, Barnard RJ. Changes in sex hormone-binding globulin, insulina, and serum lipids in postmenopausal women on a low-fat high-fiber diet combined with exercise. Nutr Cancer 2000; 38:158-62.
137. Fowler EH, Wilson GP, Koester A. Biologic behavior of canine mammary neoplasms based on a histogenic classification. Vet Pathol. 1974;11:212-29.
138. Misdorp W, Else RW, Hellmén E, Lipscomb TP. Histological classification of the mammary tumours of the dog and the cat. In: Shulman FI. (ed.) World Health Organization International Histological Classification of Tumours of Domestic Animals. Second Series Vol. 7, Armed Forces Institute of Pathology, Washington DC; 1999. p. 16-29.
139. Perez Alenza MD, Tabanera E, Pena L. Inflammatory mammary carcinoma in dogs: 33 cases (1995-1999). J Am Vet Med Assoc. 2001; 219(8):1110-4.
140. Karayannopoulou M, Kaldrymidou E, Constantinidis TC *et al.* Histological grading and prognosis in dogs with mammary carcinomas: aplication of a human grading method. J Comp Path. 2005; 133:246-52.
141. Stockhaus C, Kohn B, Rudolph R *et al.* Correlation of hemostatic abnormalities with tumor stage and characteristics in dogs with mammary carcinoma. J Small Anim Pract. 1999; 40:326-31.
142. Nieto A, Pena L, Perez-Alenza MD. Immunohistologic detection of estrogen receptor alpha in canine mammary tumors: clinical and pathological associations and prognostic significance. Vet Pathol. 2000; 37(3):239-247.
143. Geraldes M, Gärtner F, Schimitt F. Immunohistochemical study of hormonal receptors and cell proliferation in normal canine mammary glands and spontaneous mammary tumours. Vet Rec. 2000; 146(14):403-6.
144. Thuróczy J, Reisvaag GJ, Perge E *et al.* Immunohistochemical detection of progesterone and cellular proliferation in canine mammary tumours. J Comp Pathol. 2007; 137(2-3):122-9.
145. Peña L, Silván G, Pérez-Alenza MD *et al.* Steroid hormone profile of canine inflammatory mammary carcinoma: a preliminary study. J Steroid Biochem & Mol Biol. 2003; 84:211-6.
146. Jardini FHM. Avaliação dos marcadores CEA e CA15-3 no soro e CEA no tumor e linfonodo excisados de cadelas portadoras de neoplasia mamária. [dissertação]. São Paulo: Universidade de São Paulo, Faculdade de Medicina Veterinária e Zootecnia; 2003.
147. Eisenberg ALA. TNM: classificação de tumores malignos Brasil. Ministério da Saúde. Secretaria de Atenção à Saúde. Instituto Nacional de Câncer. Traduzido por Ana Lúcia Amaral Eisenberg. 6. ed. – Rio de Janeiro: INCA, 2004. 254p.Tradução de: TNM: classification of malignant tumours. (6th ed.). ISBN 85-7318-099-41.
148. Owen LN. The TNM Classification of Tumors in Domestic Animals, 1. ed. World Health Organization. Geneva, 1980. p. 16. Document VPH/CMO/80, 20.
149. Elston CW, Ellis IO. Pathological prognostic factors in breast cancer. I. The value of histological grade in breast cancer: experience from a large study with long-term follow-up. Histopathol. 1991;19(5):403-10.
150. Hampe JF, Misdorp W. IX: tumors and dysplasias of mammary gland. Bull World Health Org. 1974; 50:111-3.
151. Goldschmidt M, Peña L, Rasotto R *et al.* Classification and grading of canine mammary tumors. Vet Pathol. 2011; 48(I):117-31.
152. National Institutes of Health Consensus Development Panel. National Institutes of Health Consensus Statement: adjuvant therapy for breast cancer. J Natl Cancer Inst Monogr. 2001;30:5-15.
153. Stratmann N, Failing K, Richter A *et al.* Mammary tumor recurrence in bitches after regional mastectomy. Vet Surg. 2008; 37:82-6.
154. Queiroga F, Lopes C. Tumores mamários caninos-novas perspectivas. In: Sociedade Portuguesa de Ciências Veterinárias. (ed.) Proceedings of the Veterinary Sciences Congress; 2002, Out 10-12; Taguspark-Oeiras: Portugual; 2002. p. 183-190.
155. Karayannopoulou M, Kaldrymidou E, Constantinidis TC *et al.* Adjuvant post-operative chemotherapy in bitches with mammary cancer. J Vet Med Series A. 2001;48(2):85-96.
156. Simon D, Schoenrock D, Baumgartner W *et al.* Postoperative adjuvant treatment of invasive malignant mammary gland tumors in dogs with doxorubicin and docetaxel. J Vet Intern Med. 2006;20:1184-90.
157. Simon D, Knebel JW *et al.* *In vitro* efficacy of chemotherapeutics as determined by 50% inhibitory concentration in cell cultures of mammary gland tumors obtained from dogs. Am J Vet Res. 2001; 62(11):1825-30.
158. Morris JS, Dobson JM, Bostock DE, O'Farrell E. Effect of ovariohysterectomy in bitches with mammary neoplasms. Vet Record. 1998; 142:656-8.
159. Schneider R, Dorn CR, Taylor D. Factors influencing canine mammary cancer development and postsurgical survival. J Natl Cancer Inst. 1969; 43(6):1249-61.

160. Selman PJ, Mol JA, Rutteman GR. Progestin-induced growth hormone excess in the dog originates in the mammary gland. Endocrinol. 1994; 134:287-92.
161. Allen SW, Mahaffey EA. Canine mammary neoplasia: prognostic indicators and response to surgical therapy. J Am Anim Hosp Assoc. 1989; 25:540-6.
162. Yamagami T, Kobayashi T, Takahashi. Influence of ovariectomy at the time of mastectomy on the prognosis for canine malignant mammary tumors. J Small Anim Pract. 1996; 37:462-4.
163. Sorenmo KU, Shofer FS, Goldschmidt MH. Effect of spaying and timing of spaying on survival of dogs with mammary carcinoma. J Vet Intern Med. 2000;14:266-70.
164. Baker RW. Comments to the editor on "Use of tamoxifeno in the control of canine mammary neoplasia". The Vet Record. 1994;134(1):24.
165. Morris JS. Dobson JM. Bostock DE. Use of tamoxifeno in the control of canine mammary neoplasia. The Vet Record. 1993; 27:539-41.
166. Tavares WLF, Lavalle GE, Figueiredo MS *et al.* Evaluation of adverse effects in tamoxifeno exposed healthy female dogs. Acta Vet Scand. 2010;52(1):67.
167. Parodi AL, Misdorp W, Mialot JP. Intratumoral BCG and Corinebacterium parvum therapy of canine mammary tumors before radical mastectomy. Cancer Immunol Immunother. 1983;15:172-7.
168. Rutten VPMG, Misdorp W, Gauthier A. Immunological aspects of mammary tumors in dogs and cats: A survey including own studies and pertinent literature. Vet Immunol Immunopathol. 1990;26:211-25.
169. Peruzzia D, Mesitib G, Ciliberto G *et al.* Telomerase and HER-2/neu as targets of genetic cancer vaccines in dogs. Vaccine. 2010; 28:1201-8.
170. Marconato L, Lorenzo RM, Abramo F *et al.* Adjuvant gemcitabine after surgical removal of aggressive malignant mammary tumours in dogs. Vet Comp Oncol. 2008; Jun;6(2):90-101.
171. Sorenmo K. Canine mammary gland tumors. Vet Clin Small Anim Pract. 2003;33:573-96.
172. Bostock DE. The prognosis following the surgical excision of canine mammary neoplasms. Eur J Cancer. 1975; 11:389-96.
173. Chang SC, Chang CC, Chang TJ. Prognostic factors associated with survival two years after surgery in dogs with malignant mammary tumors: 79 cases (1998-2002). J Am Vet Med Assoc 2005; 227:1625-9.
174. Queiroga FL, Perez-Alenza MD, Silvan G *et al.* Cox-2 levels in canine mammary tumors, including inflammatory mammary carcinoma: Clinicopathological features and prognostic significance. Anticancer Res. 2005;25(6B):4269-75.
175. Rodney P. Prognostic factors for canine and feline mammary cancer. In: Proceedings of the 26th Word small animal veterinary association-WSAVA; 2001 August 8-11; Vancouver, British Columbia: Canada; 2001.

176 Principais Doenças do Trato Reprodutivo de Cães

Maria Denise Lopes, Rodrigo Volpato

Introdução

Este capítulo trata das principais afecções com sede nos órgãos do aparelho genital masculino de cães e gatos. Serão consideradas as doenças que acometem testículos, epidídimo, próstata, pênis e prepúcio, assim como exames complementares que auxiliam no diagnóstico de tais afecções: coleta e análise de sêmen, citologia prostática, biopsia prostática, testes para diagnóstico de brucelose canina.

Doenças dos testículos e epidídimos

Os testículos são responsáveis pela síntese e secreção dos hormônios esteroides e pela produção espermática. São formados pelo epitélio dos túbulos seminíferos, compostos pelas células germinativas, pelas células de Sertoli e, na zona intersticial, pelas células intersticiais ou de Leydig. Nos cães, a duração total da espermatogênese é de 61,2 dias, somados a 11,5 dias de trânsito epididimário, portanto, cada nova onda espermática precisa de, no mínimo, 73 dias para ser ejaculada.[1–4]

Dentro das doenças reprodutivas, as afecções testiculares são as mais frequentes. As alterações testiculares podem ser classificadas em congênitas ou adquiridas e as descritas neste capítulo serão: testículos ectópicos – criptorquidismo, hipoplasia testicular, orquite/epididimite, tumor testicular, torção do cordão espermático.

Alterações de origem congênita

Criptorquidismo

O criptorquidismo em cães é definido como a não descida de um ou ambos os testículos para a sua localização anatômica normal, sendo considerada a anormalidade testicular mais comum em cães. O testículo ectópico pode ocupar a região inguinal, abdominal ou subcutânea, quando o testículo é palpado entre o escroto e o canal inguinal, e sua ocorrência pode ser unilateral ou bilateral. O criptorquidismo unilateral é mais frequente e o testículo direito, o mais acometido.[2,3,5–7]

O testículo embrionário desenvolve-se caudalmente aos rins. O gubernáculo testicular, um cordão mesenquimal composto de fibroblastos, fibras colágenas e substância intercelular mucoide que apresenta grande quantidade de glicosaminoglicanos, estende-se da extremidade caudal do testículo para a dobra genital, direcionando a descida do testículo no trajeto da cavidade abdominal pelo canal inguinal até o interior do escroto. De acordo com Feldman e Nelson (1996), o criptorquidismo é resultado de um subdesenvolvimento ou uma excrescência do gubernáculo e falha em regredir e tracionar o testículo para dentro do escroto.[2]

O criptorquidismo assume grande importância na clínica de pequenos animais principalmente por dois fatores: é uma doença hereditária controlada por um gene autossômico recessivo, limitado ao sexo; e por ser um fator de risco para o desenvolvimento de neoplasia testicular.[7]

O criptorquidismo tem sido associado a outras enfermidades congênitas, como subluxação patelar, displasia coxofemoral, anomalias do pênis e prepúcio, hérnia umbilical e inguinal. A prevalência do criptorquidismo varia de 1 a 15%, dependendo da distribuição racial dos cães na área de estudo.[5]

Existe discordância sobre a idade na qual ocorre a descida dos testículos para o escroto. Durante o nascimento os testículos ainda estão na cavidade abdominal, na região intermediária entre o polo caudal do rim e o anel inguinal. Aproximadamente 3 a 4 dias após o nascimento, os testículos encontram-se no canal inguinal e depois, por regressão do gubernáculo, ocorre o posicionamento final no escroto. O testículo do cão geralmente atinge o seu posicionamento final até o 35º dia de vida. Em média, o canal inguinal pode permanecer aberto até os 6 meses de idade, permitindo a livre movimentação dos testículos próximo ao escroto até o seu completo fechamento. Por isso recomenda-se que o diagnóstico de criptorquidismo não deva ser feito antes dos 6 meses de idade.[4–7]

O criptorquidismo canino é hereditário. O modo de herança, incluindo o número e a penetrância dos genes envolvidos, ainda é indefinido. Os genes responsáveis pelo controle da descida testicular são autossômicos e, portanto, podem ser carreados tanto por machos quanto por fêmeas. As causas não hereditárias do criptorquidismo canino têm sido especuladas: processos que alteram a pressão intra-abdominal, como infecção umbilical com peritonite ou causas inflamatórias ou mesmo aderências no canal inguinal ou escroto podem impedir a descida normal dos testículos.[5,7]

Algumas raças apresentam um risco maior para o criptorquidismo: Poodle *toy*, Lulu-da-Pomerânia, Yorkshire Terrier, Dachshund miniatura, Chihuahua, Maltês, Boxer, Buldogue, Sheepdog, Poodle miniatura, Schnauzer miniatura e Husky Siberiano.[5]

Os testículos ectópicos são menores que os testículos normais e os testículos localizados no abdome são menores do que os testículos localizados no canal inguinal. Os testículos retidos são capazes de produzir hormônios esteroides (testosterona), mas nos testículos ectópicos não há espermatogênese.[3,5,6]

Testículos ectópicos são predispostos a neoplasias. Os riscos do desenvolvimento de neoplasias em testículos ectópicos, comparado aos testículos normais, são 9,2 vezes maiores. O cordão espermático dos testículos ectópicos também são predispostos à torção.[3]

O diagnóstico de criptorquidismo é realizado por inspeção visual e palpação cuidadosa do escroto e região inguinal. Os linfonodos inguinais e as gorduras localizadas devem ser diferenciados de testículos retidos no canal inguinal. O exame cuidadoso do escroto e da área perineal para cicatriz cirúrgica pode indicar orquiectomia prévia nos machos. A ultrassonografia abdominal e do canal inguinal deve ser realizada, mas o tamanho diminuído e as várias localizações do testículo ectópico dificultam o diagnóstico.[5,6,8]

A diferenciação de criptorquidismo bilateral de cães castrados pode ser feita por palpação digital da próstata ou ensaios hormonais. Concentração sérica de testosterona menor que 0,02 ng/mℓ indica ausência de testículo; em cães criptorquídicos bilaterais, a concentração de testosterona geralmente varia entre 0,1 e 2 ng/mℓ. Cães adultos, com um ou os dois testículos no escroto, têm concentração de testosterona entre 1 e 5 ng/mℓ. Como a testosterona é liberada em pulsos, uma única dosagem hormonal não é segura o suficiente para determinação hormonal e a diferenciação dessas condições. Um teste de estimulação hormonal com hormônio liberador de gonadotrofinas (GnRH) ou gonadotrofina coriônica humana (hCG) pode ser efetuado para identificar a concentração de testosterona.[6]

Teste de estimulação hormonal | hCG/GnRH

Os procedimentos para o teste são:

- Retirar uma amostra de sangue e dosar os níveis de testosterona
- Administrar hCG (100 UI por via intramuscular) ou GnRH (50 μg por via subcutânea)
- Retirar uma amostra de sangue 12 ou 24 h depois para dosar os níveis de testosterona
- O aumento de 2 a 4 vezes da concentração inicial de testosterona é considerado normal.

O tratamento de escolha para o criptorquidismo é a castração bilateral. Embora o cão criptorquídico bilateral seja estéril, a predisposição dos testículos ectópicos a neoplasias e torção dos cordões espermáticos torna a castração a melhor escolha para manter a saúde do animal. Animais criptorquídicos unilaterais devem ser castrados para diminuir a possibilidade de transmissão desse defeito hereditário, assim como diminuir a predisposição ao desenvolvimento de neoplasias e torção do cordão espermático. *Portanto, a orquiectomia bilateral é recomendada em todos os casos de criptorquidismo*.[5,6]

O tratamento médico para criptorquidismo canino com GnRH e fármacos com atividades de hormônio luteinizante (LH) tem sido descrito, mas carecem de estudos controlados. A terapia gonadotrófica nos cães criptorquídicos é questionável principalmente do ponto de vista ético.

GnRH de 50 a 750 μg, 1 a 6 vezes em um intervalo de 48 h, e hCG de 100 a 1.000 UI intramuscular, 4 vezes em um período de 2 semanas, ou análogos de GnRH, 4 μg/animal intramuscular, 3 vezes a cada 2 dias, antes da 10ª semana de vida, são protocolos descritos na literatura. A idade na qual os animais devem iniciar o tratamento é entre 2 e 4 meses. Os resultados são geralmente insatisfatórios, não sendo aconselhável, portanto, o tratamento médico para o criptorquidismo canino.[6]

Hipoplasia testicular

A hipoplasia testicular é uma doença congênita, possivelmente hereditária que resulta em ausência ou marcada redução do número de espermatogônias nos testículos. A hipoplasia testicular pode resultar de subdesenvolvimento das células germinativas primitivas no saco vitelínico, falhas na migração das células germinativas para as gônadas ainda indiferenciadas, falha na habilidade dessas células de se multiplicarem nas gônadas ou sua destruição precoce durante o desenvolvimento embrionário. A hipoplasia testicular pode ser uni ou bilateral. O diagnóstico é realizado geralmente após a puberdade e deve ser diferenciado principalmente da degeneração testicular adquirida.[2]

Essa alteração pode resultar em oligospermia ou azoospermia e esterilidade. As células de Leydig em geral estão presentes em número normal, mantendo a secreção de testosterona e a libido. A gravidade da afecção depende da quantidade de tecido testicular envolvido, com hipoplasia bilateral testicular associada a azoospermia e esterilidade.[2]

O diagnóstico de hipoplasia testicular só deve ser realizada após a maturidade sexual dos cães, ou seja, com 1 a 2 anos de idade, na dependência da raça do animal. Não há tratamento. O prognóstico para a fertilidade depende da gravidade da hipoplasia e oligospermia.[3]

▪ Alterações de origem adquirida

Orquites e epididimites

As orquites e epididimites referem-se a inflamações nos testículos e epidídimos, respectivamente. Essa condição pode ocorrer separadamente ou em conjunto. A orquite/epididimite geralmente ocorre em cães jovens; não há predisposição racial.[2–4,6]

Os cães podem apresentar orquite/epididimite aguda ou crônica. A doença aguda é caracterizada por início súbito de episódio de dor e edema do conteúdo escrotal, com hipertermia, letargia, edema escrotal e secreção prepucial purulenta. A doença crônica caracteriza-se por apresentar aumento do escroto sem dor, algumas vezes acompanhada por atrofia testicular.[6]

A patogênese da orquite/epididimite envolve a inflamação do conteúdo escrotal decorrente de infecção ou destruição autoimune do tecido testicular e epididimário. As possíveis vias de infecção incluem: movimento retrógrado dos microrganismos da próstata e trato urinário inferior, vias hematógena e direta por picada de inseto ou ferida. A infecção causa inicialmente edema testicular e epididimário com formação de numerosos abscessos intraluminais. A inflamação crônica resulta em degeneração testicular seguida de fibrose ou atrofia.[6,7]

Os microrganismos frequentemente isolados dos casos de orquite/epididimite são: *Brucella canis*, *Escherichia coli*, *Proteus vulgaris*, *Staphylococcus* sp., *Mycoplasma canis* e o vírus da cinomose canina.[6,9]

Orquite linfocítica não infecciosa também pode ocorrer nos cães. Doenças autoimunes podem ocorrer após infecção ou trauma ou ser de origem idiopática. Orquites autoimunes podem apresentar-se associadas a outras anormalidades, como a tireoidite linfocítica.[7,10]

Nos cães, as junções entre células de Sertoli formam uma barreira hematotesticular, a qual isola as células germinativas das células do sistema imune; a ruptura dessa barreira pode estimular a formação de anticorpos contra o espermatozoide maduro e infiltrados de linfócitos no parênquima testicular.[10]

O diagnóstico de orquite/epididimite é realizado por inspeção visual e palpação dos testículos e do epidídimo. Diagnósticos diferenciais incluem: hérnia escrotal, torção do cordão espermático, neoplasia testicular, hidrocele e granuloma espermático. Em casos crônicos, os testículos podem estar atrofiados, com consistência firme e irregular. O epidídimo geralmente se encontra endurecido à palpação devido à fibrose. A formação de aderências dentro do escroto pode impedir a livre movimentação dos testículos. Todos os cães com aumento de tamanho dos testículos devem ser avaliados para brucelose canina, a despeito da idade ou da condição reprodutiva.[9]

Nenhuma alteração significativa é descrita no hemograma, perfil bioquímico ou urinálise de cães com orquite/epididimite. A ultrassonografia dos testículos aumentados de tamanho permite a diferenciação de estruturas que normalmente não são palpáveis em razão de dor e edema do escroto. Testículos com alterações inflamatórias apresentam um padrão hipoecoico, os epidídimos apresentam contornos irregulares e podem conter áreas hipoecoicas e material purulento ou áreas hipo e hiperecoicas com ou sem mineralização.[9,10]

A aspiração por agulha fina (AAF) dos testículos e epidídimos para obtenção de amostras para citologia e exames microbiológicos para bactérias aeróbias, anaeróbias e micoplasma deve ser considerada.

O tratamento da orquite/epididimite requer a remoção dos testículos afetados; a antibioticoterapia isolada raramente é curativa. A orquiectomia unilateral só deve ser considerada em casos de animal de alto valor genético, mas não é recomendada. O tratamento pré-cirúrgico com antibióticos auxilia na prevenção de edema pós-cirúrgico. Cães com orquite/epididimite unilateral devem ser tratados com castração bilateral; antibióticos altamente solúveis, de amplo espectro, devem ser recomendados.[2,3,9,10]

Neoplasias testiculares

Neoplasia testicular é comum nos cães. Os tipos tumorais mais comuns descritos são: tumor das células de Sertoli, seminoma e tumor das células intersticiais (Leydig). Os três

Brucelose canina

Muitos animais afetados não apresentam sintomas da infecção; não há um método diagnóstico seguro que ateste que um cão não esteja infectado; os tratamentos são efetivos, mas sempre há necessidade de reavaliar o animal e os transtornos que essa doença causa em canis são tão graves que, na maioria das vezes, quando os reprodutores são diagnosticados como positivos levam ao término da criação. Se combinarmos esses quatro fatores, entenderemos a importância que tal enfermidade tem e representa para a criação de cães.

Brucella canis foi isolada pela primeira vez por Leland Carmichael em 1966. É um cocobacilo gram-negativo que se diferencia de outras espécies do gênero *Brucella* (salvo *B. ovis*) por formar colônias rugosas. Afeta todos os canídeos e ocasionalmente pode afetar o homem. A bactéria pode penetrar através da mucosa genital, oronasal ou conjuntival, mas as concentrações para a infecção de um animal é diferente em cada uma dessas vias de infecção. *Brucella* é fagocitada por macrófagos e outras células fagocíticas e levada até os linfonodos, baço e órgãos genitais, onde se reproduz. Em 1 a 4 semanas da infecção, desenvolve-se bacteriemia que persiste por 6 meses, de modo constante, e até por 64 meses, de modo intermitente.[11]

As mamifestações clínicas são pouco evidentes; podem-se notar às vezes hipertermia, opacidade dos pelos, intolerância aos exercícios. Nos machos, as manifestações mais frequentes são as epididimites e prostatites graves. Ocorrem inicialmente, nos casos agudos, aumento de volume do epidídimo, maior sensibilidade e existência de líquido serossanguinolento. A lambedura frequente do escroto provoca edema e dermatite. Na fase crônica, o epidídimo diminui de tamanho, torna-se endurecido e o testículo apresenta-se atrofiado.[11,12]

As alterações no epitélio testicular provoca rompimento na barreira hematotesticular, permitindo que as células espermáticas entrem em contato com o sistema imunológico; como consequência são formados anticorpos antiespermatozoides que podem ser identificados no soro sanguíneo ou plasma seminal. Os anticorpos antiespermatozoides são independentes daqueles que se formam contra *Brucella*. Os cães apresentam queda na fertilidade, mas continuam a eliminar bactérias pelo líquido seminal.[11]

A epididimite pode desenvolver-se a partir da quinta semana pós-infecção, observando-se na avaliação seminal: teratospermia, neutrófilo e macrófago; pode ser evidenciada também por células espermáticas imaturas, alterações de acrossoma e gota protocitoplasmática. Nos cães com atrofia testicular pode ser observada azoospermia.

A brucelose é uma enfermidade difícil de ser diagnosticada: os sintomas nem sempre são evidentes, os anticorpos se comportam de maneira inconstante, as culturas nem sempre são positivas no animal infectado e, se a bacteriemia for constante nas primeiras fases da doença, poderá se tornar intermitente e o animal poderá apresentar hemocultura negativa. A partir da segunda semana de infecção começam a ser detectados anticorpos contra a parede da bactéria e contra proteínas citoplasmáticas. Tradicionalmente se utilizam quatro testes sorológicos para o diagnóstico da brucelose canina: aglutinação rápida em placa, aglutinação em tubo, imunodifusão em ágar-gel e ELISA.[12,13]

Todos esses métodos detectam anticorpos contra os lipopolissacarídios (LPS) da parede da bactéria; o antígeno utilizado pode obter-se da *B. ovis*, da cepa patogênica de *B. canis* e o da cepa menos mucosa de *B. canis*. Tanto os antígenos elaborados a partir de *B. ovis* ou *B. canis* (RM 6/66) são responsáveis por alta porcentagem de reações falso-negativas. Os antígenos da cepa M causam uma porcentagem menor de reação falso-negativa. As reações falso-negativas decorrem de reações cruzadas com outras bactérias, como *Streptococcus*, *Staphylococcus* e *Pseudomonas*. Quando se adiciona ao teste o 2ME e o exame se torna negativo, isot é indicativo de que o resultado positivo se deveu à imunoglobulina do tipo M.[11,14]

Os métodos de imunodifusão em ágar-gel e ELISA também podem ser usados com antígenos que contenham somente proteínas citoplasmática de *Brucella abortus* ou *canis*. O diagnóstico definitivo da brucelose canina é estabelecido pela recuperação da bactéria do animal suspeito. Embora os cães infectados possam apresentar-se bacterêmicos por 1 a 3 anos, o número de microrganismos circulante é pequeno. A confirmação da infecção com cultura direta é difícil em cães com doença crônica, pois a bactéria pode não estar presente nas amostras obtidas para cultura.

A reação em cadeia pela polimerase (PCR) vem sendo extensamente estudada com resultados promissores na detecção de *B. canis* em diversos materiais de animais suspeitos. Os testes sorológicos são suficientes para indicar a ocorrência de infecção por *B. canis*, porém é importante enfatizar a dificuldade de se utilizarem esses testes devido à ausência de antígenos de *B. canis* produzidos no Brasil, havendo a necessidade de aquisição de *kits* importados.[12,14]

Um cão infectado com *B. canis* não deve ser utilizado como reprodutor, pois é uma fonte de infecção para outros cães e para o homem. *B. canis* é sensível a uma variedade de antibióticos, mas a terapia frequentemente resulta em falhas ou retorno da infecção. Os tratamentos são difíceis devido à localização intracelular da bactéria e à dificuldade dos antibióticos em atingirem esse local. Os proprietários de cães infectados com *B. canis* têm que considerar determinadas opções como tratamentos repetidos, esterilização ou eutanásia.[11,13,14]

A combinação de tetraciclina e aminoglicosídios oferece as melhores chances de eliminar a infecção. A gentamicina pode ser usada na dose de 2,2 mg/kg intramuscular 1 vez/dia na primeira semana; doxiciclina ou minociclina na dose de 55 mg/kg 2 vezes/dia, durante 2 semanas; tetraciclina oral e estreptomicina injetável: este protocolo consiste em tetraciclina na dose de 10 mg/kg, 3 vezes/dia, durante 30 dias, com estreptomicina, 15 mg/kg intramuscular.[13]

A castração do animal associada à rifampicina (10 mg/kg via oral, por 30 dias) e à estreptomicina (10 mg/kg intramuscular por 21 dias) foi utilizada por Megid *et al.* (2002) com bons resultados. A efetividade da terapia antimicrobiana aliada à castração de cães com brucelose foi relatada por Megid *et al.* (1999), obtendo 91,6% de cura em 12 cães naturalmente infectados e acompanhados sorologicamente 2 meses após o término do tratamento antimicrobiano.[15] Dois desses animais foram retestados sorologicamente 1 ano depois de findada a terapia, com resultados negativos. Contudo, deve-se ressaltar que a terapia de cães com brucelose deve ser rigorosamente avaliada pelo médico-veterinário e indicada exclusivamente em condições específicas.

são igualmente prevalentes em testículos criptorquídicos e os tumores das células de Sertoli são os mais comuns em testículos retidos no abdome.

Os tumores das células de Sertoli são associados à síndrome paraneoplásica causada pela produção de estrógenos pelo tumor, caracterizada por alopecia simétrica bilateral, ginecomastia e atração de cães machos.

Os tumores testiculares podem ser uni ou bilaterais e a existência de dois ou mais tipos tumorais conjuntamente, em um ou ambos os testículos, ocorrem em cerca de 11,2% dos casos.

As células de Sertoli suportam o desenvolvimento das células espermatogênicas e secretam hormônios responsáveis pelo *feedback* do hipotálamo e hipófise. A maioria dos tumores das células de Sertoli são tumores de crescimento lento e pouco invasivos; cerca de 20% são malignos. Esses tumores geralmente são firmes, nodulares e de coloração amarelada; geralmente são funcionais e secretam grandes quantidades de estrógenos e/ou inibina.[2]

Os seminomas se originam das células espermatogênicas; são de crescimento lento e também não invasivo. São afuncionais e, portanto, não produtores de hormônios, apresentam consistência amolecida, lobulados e a coloração é acinzentada a esbranquiçada.

O tumor das células intersticiais (Leydig) se origina das células responsáveis pela produção de testosterona, que se localizam no espaço intersticial; diferente dos outros dois tipos tumorais essas são descobertas acidentais, geralmente no momento da necropsia.

Embora exista grande variação em relação à incidência dos tumores testiculares, Johnston *et al.* (2001) relataram incidência de 44% de tumores das células de Sertoli, 31% de seminomas e 25% de tumores das células intersticiais.[6] A incidência desses tumores é maior em testículos com localização inguinal do que abdominal.[6] Diferenças na incidência desses tumores, relacionadas com a localização, podem ser devido a diferenças na temperatura do parênquima testicular, quando os testículos estão no abdome ou no canal inguinal, e aos efeitos dessa temperatura sobre a viabilidade das espermatogônias, das células de Sertoli e das células intersticiais.

A sintomatologia relacionada com esses tumores varia na dependência da atividade hormonal do tumor; em geral, os sintomas são causados pelo aumento de tamanho dos testículos, comprimindo e deslocando outros órgãos, ou pela secreção hormonal de estrógeno ou andrógeno. Na dependência do tamanho do testículo e de sua localização, o animal pode apresentar distensão abdominal, ou sinais sugestivos de torção testicular. Um quadro de infertilidade poderia resultar da pressão exercida pelo tecido neoplásico sobre o parênquima normal, ou ainda, secundário a uma reação imunomediada dirigida contra as espermatogônias, devido à quebra da barreira hematotesticular ou induzida pela atrofia testicular oriunda da secreção de estrógeno ou andrógeno pela neoplasia.[2,10]

Neoplasias testiculares podem secretar testosterona, que se acredita serem responsáveis pela alta incidência de alteração prostática e tumor perianal em cães com tumor testicular. Os andrógenos são essenciais para o crescimento e manutenção da próstata em cães e têm relação importante no desenvolvimento de hiperplasia prostática benigna (HPB). Diferentemente, os estrógenos induzem metaplasia escamosa da próstata, resultando em diminuição do tamanho prostático. A baixa incidência de tumor perianal e HPB em cães com tumor das células de Sertoli é resultado da secreção preferencial de estrógeno por esse tipo de neoplasia.

O diagnóstico das neoplasias testiculares é realizado pela inspeção. Os sinais típicos causados pelo tumor testicular são: assimetria e aumento do testículo acometido, síndrome da feminilização dos machos. Outros sinais incluem disfunção prostática, neoplasia perianal, criptorquidismo, oligospermia, azospermia, hemorragias como resultado de pancitopenia e prostatites.

Pequenos tumores intratesticulares e neoplasias em testículos ectópicos podem ser diagnosticados apenas no exame ultrassonográfico. O ultrassom do testículo afetado usando uma sonda setorial ou linear de 5 ou 7,5 mHz pode revelar densidade hiperecoica, densidade hipoecoica ou áreas císticas. Radiografias torácicas e abdominais devem ser realizadas para identificar e localizar neoplasias intra-abdominais ou para avaliação de metástases. São locais comuns de metástase: linfonodos sublombares, fígado e baço.[4]

Para determinar a origem da massa, AAF, biopsia incisional ou biopsia excisional podem ser feitas.

Orquiectomia bilateral é o tratamento de escolha. Se o cão for um reprodutor importante, a orquiectomia unilateral deve ser considerada, entretanto, se o animal for criptorquídico, ambos os testículos devem ser removidos. Se não houver evidência de metástase e o tumor for removido, o prognóstico é bom.

Torção do cordão espermático

A rotação do testículo em seu eixo horizontal resulta em torção do cordão espermático, oclusão da drenagem venosa dos testículos e subsequente ingurgitamento e necrose.

A torção do cordão espermático é rara nos cães e historicamente tem sido referida como torção testicular. Cães com torção do cordão espermático geralmente apresentam sinais de abdome agudo, incluindo dor abdominal, vômito, distensão abdominal, anorexia, disúria, hematúria e hipertermia. Outros sintomas relacionados com a torção podem estar associados à neoplasia testicular e incluem alopecia simétrica e prepúcio penduloso.[8]

A existência de neoplasia testicular é responsável por um testículo ectópico, penduloso e mais pesado, o que predispõe à rotação. Correlação semelhante não tem sido verificada entre torção testicular e testículos intraescrotais. A causa da torção testicular permanece incerta, embora a ruptura do ligamento escrotal após a ocorrência de um trauma ou atividade física excessiva pareça predispor à rotação testicular.[8]

Na dependência da duração da torção, letargia, inapetência e choque podem ocorrer. A dor abdominal é a descoberta principal durante o exame clínico; massa bastante sensível pode ser palpada no abdome caudal, se a ascite não estiver presente.

O diagnóstico presuntivo é baseado nos sintomas e na existência de testículo ectópico. A ultrassonografia mostra diminuição da ecogenicidade dos testículos com cordão espermático torcido. A ultrassonografia Doppler pode ser utilizada e demonstra ausência do fluxo sanguíneo em direção ao testículo afetado. O diagnóstico definitivo, entretanto, é realizado apenas com cirurgia exploratória. O diagnóstico diferencial inclui orquite/epididimite aguda, pancreatite, peritonite, torção esplênica ou obstrução do trato urinário ou intestinal.[6,8]

O tratamento é a remoção cirúrgica do testículo e do cordão espermático afetado. Por ser a torção do cordão espermático mais comum em cães criptorquídicos, e essa doença ser hereditária, a orquiectomia bilateral é recomendada. O prognóstico é bom desde que não esteja presente metástase testicular.

Doenças prostáticas

A próstata é a única glândula sexual acessória no cão. Ela é bilobulada, de forma ovoide e andrógeno-dependente, composta por elementos glandulares e estroma, sendo a responsável pela secreção de fluidos da primeira e terceira frações do ejaculado. O fluido prostático é secretado continuamente nos machos não castrados e essa secreção é liberada via fluxo retrógrado para a bexiga urinária ou orifício externo da uretra em volumes que variam de poucas gotas até alguns mililitros, dependendo do tamanho da glândula. Localiza-se caudalmente ao colo da bexiga, recobrindo uma porção da uretra, apoiada sobre a face dorsal do púbis.[16]

Muitos estudos acerca das principais afecções prostáticas dos cães vêm sendo realizados, principalmente pela semelhança entre a glândula prostática do cão e a do homem, e pela alta prevalência de enfermidades em ambas as espécies. Isso contribui muito para a pesquisa de novos tratamentos das doenças prostáticas no homem e, portanto, o cão é considerado um modelo experimental de grande importância.

O crescimento e a secreção prostática são modulados pela di-hidrolestosterona (DHT), um importante andrógeno, que é formado pela ação da enzima 5α-redutase sobre a testosterona.[10,17] No cão, é descrita a existência de duas isoenzimas da 5α-redutase: tipo I e tipo II. A atividade da 5α-redutase na próstata humana é muitas vezes maior no estroma do que no epitélio.

A testosterona compete pelos mesmos receptores que a DHT. Esta tem grande afinidade por receptores de andrógenos intracelulares e uma taxa de dissociação 5 vezes mais lenta que a da testosterona, por isso a DHT é ativa em nível intracelular.[17]

A incidência da hiperplasia prostática é de 2,5% em toda população de cães machos e aumenta para 8% em cães acima de 10 anos.[17]

O aspecto dorsocaudal da próstata na maioria dos cães pode ser palpada pelo reto. A glândula de tamanho normal não é facilmente observada em radiografias simples, mas pode ser identificada com técnicas contrastadas, como a retrocistografia com distensão da bexiga ou exames ultrassonográficos. Em caso de hiperplasia glandular, a próstata é geralmente visível radiograficamente. A próstata é considerada aumentada quando o seu diâmetro excede 70% da distância entre o promontório e o púbis. O volume prostático em cm^3 pode ser estimado por exame ultrassonográfico, avaliando-se as medidas craniocaudal (L), transversa (W) e dorsoventral (D) e aplicando-se a fórmula:

$$V\ (cm^3) = \frac{[(L \times W \times D) + 1{,}8]}{2{,}6}.$$

Um estudo realizado por Murashima (2001) verificou existência de associação e correlação das dimensões prostáticas (comprimento, largura, altura e volume) e a massa corporal de cães em três grupos diferentes de animais. Os resultados obtidos foram os seguintes: grupo I, massa corporal média de 3,79 ± 1,57 kg e medidas prostáticas de 2,01 ± 0,64 cm (comprimento), 1,75 ± 0,48 cm (altura), 2,38 ± 0,58 cm (largura); grupo II, massa corporal média de 10,30 ± 2,38 kg e dimensões prostáticas 2,35 ± 0,52 cm (comprimento), 2,06 ± 0,41 cm (altura) e 2,51 ± 0,52 cm (largura) e grupo III, com massa corporal média de 32,80 ± 9,69 kg, e medidas prostáticas de 3,18 ± 0,72 cm (comprimento), 3,06 ± 0,66 cm (altura) e 3,45 ± 0,59 cm (largura).[18]

As doenças prostáticas são comuns em cães idosos, não castrados. Embora pareça não haver predileção por raças, cães de grande porte, como o Pastor-alemão e o Dobermann, apresentam prevalência aumentada, embora uma relação causal ainda não tenha sido estabelecida.[18] As doenças prostáticas discutidas aqui serão: hiperplasia prostática benigna (HPB), cistos prostáticos, prostatites, abscesso prostático e neoplasia prostática.

Hiperplasia prostática benigna

Definição

A HPB é uma doença espontânea de cães inteiros que se inicia como hiperplasia glandular a partir de 3 anos de idade. A HPB é parte de um processo de envelhecimento que inclui aumento do número de células (hiperplasia) e o aumento do tamanho das células (hipertrofia).[18] Com o envelhecimento, quase todos os cães apresentam HPB; mais de 95% dos animais poderão estar afetados com 9 anos de idade, entretanto, grande parte desses animais não desenvolverá sintomas clínicos.

Etiologia

A patogênese da HPB ainda não está elucidada; a HPB inicia-se com uma alteração da relação andrógeno:estrógeno secretados pelos testículos. O estrógeno promove a HPB pelo aumento dos receptores androgênicos. Produção elevada de DHT no interior da próstata é o mediador primário da HPB. A hiperplasia inicial começa como hiperplasia glandular e subsequentemente se transforma em hiperplasia cística que com frequência leva à formação de estruturas císticas dentro do parênquima da próstata, com aparência típica de favo de mel.[19]

Manifestações clínicas

Não há sintomas característicos desenvolvidos pelos cães com HPB até que a condição tenha evoluído para um ponto em que o aumento prostático cause tenesmo ou hematúria. O diagnóstico de HPB pode ser realizado após biopsia; entretanto, um diagnóstico presuntivo é feito geralmente com base no histórico do animal, exame clínico e avaliação do fluido prostático, obtido por coleta de sêmen ou massagem prostática.[8,4,18]

Diagnóstico

O diagnóstico da HPB requer a demonstração de aumento prostático e exclusão de outras alterações associadas à prostatomegalia, como as prostatites ou neoplasias. O hemograma desses animais geralmente é normal; culturas aeróbias e anaeróbias do fluido seminal são negativas, a menos que uma infecção esteja sobreposta à HPB.

A próstata dos cães é palpada pelo reto, a menos que o aumento prostático seja muito grande e a glândula se movimente para a cavidade abdominal. Neste caso, é possível a palpação da glândula pelo reto e pressão no abdome caudal.

A glândula normal não é fácil de ser observada à radiografia simples. A próstata hiperplásica pode ser observada na posição lateral e é considerada aumentada quando seu diâmetro corresponde a 70% da distância entre o púbis e o promontório sacral. A média do diâmetro normal é de 56% da distância.[6] Podem-se encontrar achados radiográficos secundários à HPB, tanto na radiografia simples quanto na contrastada, com deslocamento cranial da bexiga e/ou dorsal do cólon descendente e aumento das dimensões renais (hidronefrose). Na pneumocistografia pode-se perceber redução do diâmetro da uretra prostática, uma vez que no cão normal, sem HPB, esse diâmetro é maior que o restante da uretra.[6]

A ultrassonografia é um método confiável para se avaliarem as dimensões prostáticas, além de ser não invasivo, não ionizante, seguro e viável. É apropriado para demonstrar alterações de forma e textura prostática, evidenciando o parênquima e a ocorrência de lesões, além de servir como guia para coletas citológicas.[20]

Proteínas secretoras não têm sido identificadas nos cães normais ou com HPB.

Tratamento

A castração é o tratamento mais efetivo para retirar a influência hormonal dos cães com HPB.[6,20] A castração cirúrgica causa redução de 70% no tamanho da glândula após a cirurgia; a completa involução requer, em média, 4 meses.[19,20]

O tratamento clinico mais comum para HPB é a finasterida, um esteroide sintético, inibidor da 5α-redutase tipo II, que tem sido utilizada em medicina humana nos últimos 10 anos para o tratamento da HPB. A finasterida bloqueia a conversão da testosterona em di-hidrotestosterona. A finasterida é aprovada somente para uso no homem, mas é bem conhecida por produzir diminuição dose-dependente no tamanho da próstata também nos cães. Esse fármaco diminui o diâmetro prostático, o volume prostático e a concentração de DHT em 58%, após o tratamento por um período de 16 semanas. O tratamento com finasterida diminui o volume do ejaculado, mas a qualidade não é afetada. A dose de finasterida é de 1,5 mg/animal com peso igual ou inferior a 15 kg, ou 2,5 mg/animal com peso entre 15 e 30 kg, a cada 24 h. A próstata de cães tratados com finasterida retorna ao tamanho anterior 2 meses após o término do tratamento. Flutamida é um fármaco antiandrogênico que causa a diminuição no tamanho da próstata, como observado por exames ultrassonográficos dentro de 10 dias. A dose de 5 mg/kg/dia por via oral, por 1 ano, não alterou a libido ou a produção espermática. Em muitos países, a flutamida não é aprovada para uso veterinário, embora pareça segura, efetiva e bem tolerada nos cães.[6]

Quando a castração não é considerada, fármacos, como os estrógenos ou antiandrógenos não esteroides ou ainda agonistas do GnRH, podem ser usados. Estrógenos agem indiretamente reduzindo as concentrações de testosterona pela inibição da secreção e liberação de gonadotrofinas pela adeno-hipófise; neste caso, o tamanho da próstata é diminuído pela redução da massa celular. O tamanho e o número de cistos intraparênquima não são afetados pelo tratamento. Devido ao risco de provocar efeitos colaterais sérios na medula óssea – anemia, leucopenia, trombocitopenia, pancitopenia –, bem como causar crescimento do estroma fibromuscular, metaplasia do epitélio glandular e estase secretória resultando em aumento e predisposição na formação de cistos, infecção bacteriana e formação de abscesso, o uso clínico de estrógeno para o tratamento de HPB não é aconselhável.[6,19,20]

Outros tratamentos médicos incluem os progestágenos, os quais reduzem as concentrações de testosterona devido ao *feedback* negativo no hipotálamo. Compostos como o acetato de megestrol, acetato de medroxiprogestrona, acetato de delmadinona são usados com sucesso nos cães. O acetato de megestrol pode ser usado na dose de 2,2 mg/kg via oral, por 2 semanas, ou na dose de 0,55 mg/kg via oral, por 4 semanas. O acetato de medroxiprogesterona pode ser usado na dose de 3 a 4 mg/kg por via subcutânea a cada 10 semanas. Estudos recentes realizados na Universidade de Piza, Itália, mostraram efeitos clínicos excelentes em cães acometidos de HPB, quando tratados com acetato de ciproterona na dose de 0,5 mg/kg por via oral. Todos os esteroides antiandrogênicos não devem ser usados em animais em atividade reprodutiva, pois o uso prolongado pode diminuir a libido e a fertilidade.[16]

Recentemente desenvolvido para o controle de doenças prostáticas nos cães, os agonistas de GnRH diluídos em veículos oleosos agem dessensibilizando os receptores de gonadotrofinas na adeno-hipófise, portanto, suprimindo a função do eixo hipotálamo-hipotálamo-hipófise-gonadal. A supressão do eixo hipotálamo-hipotálamo-hipófise-gonadal leva à supressão de hormônio foliculoestimulante (FSH) e LH com consequente queda nas secreções de estrógeno, progesterona e testosterona. O bloqueio da esteroidogênese pode ser utilizado em pequenos animais para uma variedade de indicações, incluindo a redução do tamanho prostático, auxiliando no controle da HPB. Cães adultos implantados com acetato de deslorrelina, na dose de 0,5 a 1,0 mg/kg de peso, mostraram diminuição de aproximadamente 50% no tamanho da próstata e queda de 90% na concentração de testosterona, após 6 semanas de tratamento. Quando o tratamento foi descontinuado, a próstata retornou a seu tamanho pré-implantação após 48 semanas.[16]

Cistos prostáticos

Definição

Cisto é definido como uma estrutura cavitária benigna com uma parede distinta, contendo fluido límpido ou túrbido. Se estiver no parênquima prostático, é chamado de cisto de retenção. Se estiver adjacente a ele, cisto paraprostático.

Etiologia

A patogenia é desconhecida. Muitos mecanismos têm sido propostos para o desenvolvimento dos cistos, incluindo dilatações dos remanescentes ductos de Wolff, retenção anormal de secreção prostática devido à obstrução de ductos, com eventual extensão através da cápsula (cistos de retenção).[16]

Apesar da patogenia desconhecida, a observação de ocorrência de cisto de retenção, juntamente com tumor de células de Sertoli secretor de estrógeno, sugere que eles ocorram pela dilatação do ácino, secundária à metaplasia escamosa induzida pelo estrógeno.[6]

Manifestações clínicas e diagnósticos

Os sintomas geralmente são decorrentes da pressão exercida pelos cistos na uretra ou no cólon. É confirmado por radiografia e ultrassom. Por meio de palpação retal pode-se perceber prostatomegalia, a menos que ela esteja deslocada para o interior da cavidade abdominal. A próstata aumentada também pode ser palpada através do abdome.[6]

Ao exame de raios X, pode-se observar os cistos, em várias localizações e número, diferentes radiodensidades e tamanhos variados. A uretrocistografia é útil para diferenciar cistos prostáticos de outras possíveis massas abdominais. A bexiga pode estar deslocada, mais comumente, dorsal ou ventral à próstata.[6] Ao ultrassom, os cistos são estruturas ovoides, grandes, com margens internas lisas e vistos como estruturas hipoecogênicas ou anecoicas. Várias aparências ultrassonográficas são encontradas, mas não existe um padrão devido à falta de dados disponíveis. Sedimentos e septos também podem ser encontrados.[19]

Tratamento

O tratamento médico para cistos não foi descrito. Pode ser realizada drenagem dos cistos, mas este procedimento nem sempre é recomendado por causa da cápsula sempre presente, que causa recorrência.[6]

A ressecção do cisto com ou sem colocação de dreno pode ser feita, dependendo de localização, tamanho e aderência a estruturas adjacentes. A marsupialização de cistos grandes e solitários permite drenagem e consequente colapso da cápsula. Se esta persistir, pode haver recorrência. Cistos de retenção muito grandes podem requerer prostatectomia parcial. Deve-se fazer castração ou uso de finasterida antes ou juntamente com uma das técnicas anteriores, mas sua eficácia não é conhecida. Alguns efeitos colaterais dessas técnicas estão descritos, como incontinência urinária e extravasamento de urina pela uretra.[6]

▪ Prostatites

Etiologia

A infecção prostática geralmente ocorre secundariamente a outras alterações prostáticas, sendo a HPB a alteração mais comum. A prostatite pode ser aguda ou crônica e, na maioria das vezes, é decorrente da ascensão de bactérias da uretra. *Escherichia coli* foi a bactéria identificada mais comumente nas prostatites bacterianas, seguida por *Staphylococcus aureus*, *Klebsiella* spp., *Proteus mirabilis*, *Mycoplasma canis*, *Pseudomonas aeruginosas*, *Enterobacter* spp., *Streptococcus* spp., *Pasteurela* spp. e *Haemophilus* spp. [16] *Brucella canis* também podem infectar a próstata de cães, mas essa bactéria está mais associada a casos de orquite e epididimite. Infecções por bactérias anaeróbias ou fúngicas podem ocorrer, por contiguidade hematógena, uretral ou do escroto com consequente orquite e prostatite. As prostatites são raras em animais castrados.

Manifestações clínicas

Os sintomas da prostatite aguda são: hipertermia, letargia, dor durante a micção ou defecação; os cães podem se movimentar com o dorso arqueado. Edema do escroto e de membros posteriores pode ser observado. Cães com abscesso prostático podem apresentar sintomas de choque – taquicardia, mucosas pálidas, preenchimento capilar alterado, pulso fraco e vômitos, peritonite e septicemia, em casos de ruptura do abscesso.[16,17]

As prostatites crônicas ocorrem após a fase aguda ou podem se desenvolver de modo assintomático. A suspeita de infecção crônica inclui qualidade seminal alterada, libido diminuída associada à dor decorrente de contração prostática durante a ejaculação e existência de sangue na urina ou no ejaculado.

Diagnóstico

O diagnóstico, no caso de processos agudos, é realizado com a descoberta de glândula aumentada de tamanho e dolorida, evidenciada pela palpação digital do reto e presença de bactérias na urina. A cultura de urina obtida por cistocentese auxilia na identificação do organismo causador da infecção. A sensibilidade aumentada geralmente dificulta e impede a obtenção do fluido prostático. A manipulação da próstata deve ser evitada para prevenir a disseminação da infecção bacteriana. Em casos crônicos, a próstata é menos sensível, permitindo a coleta do fluido prostático para a realização da cultura microbiológica. Alterações radiográficas e ultrassonográficas da próstata são geralmente aparentes em animais com processos crônicos; em casos nos quais a cultura do fluido prostático não identificou um microrganismo causador da infecção, mas o diagnóstico por imagem é sugestivo de doença, a biopsia da próstata deve ser realizada para confirmar o diagnóstico de prostatite.

Tratamento

O tratamento agressivo da prostatite aguda pode prevenir a evolução para rostatite crônica. O resultado da urocultura e o antibiograma podem auxiliar o clínico na escolha e seleção do antibiótico. Um crescimento de mais de 10.000 organismos/mℓ de fluido prostático ou qualquer crescimento de amostra de tecido é considerado significativo. O antibiótico selecionado deve apresentar capacidade para manter concentrações terapêuticas na urina e tecidos. O antibiótico deve ser administrado no mínimo por 3 a 4 semanas até a remissão completa da infecção. Recomenda-se que urocultura e cultura de fluido prostático sejam realizadas em 7 a 10 dias após o término do tratamento para confirmar a erradicação da infecção. Quando tratada de maneira adequada, a prostatite aguda tem bom prognóstico.

O antibiótico deve atravessar a barreira hematoprostática e, nesse aspecto, o enrofloxacino é um dos antibióticos de escolha. O uso desse antibiótico atinge concentrações que excedem a concentração inibitória mínima nos tecidos prostáticos para a maioria dos patógenos, na dose de 5 mg/kg.[16] A dificuldade no tratamento de prostatite está no fato de que próstata apresenta pH mais ácido que o do sangue. Para que os antibióticos possam penetrar na glândula é necessário que tenham alta lipossolubilidade, baixa ligação com proteínas plasmáticas e alto índice de dissociação (pKa), permitindo a difusão da forma não ionizada do medicamento pela membrana prostática.[6] Outros antibióticos descritos para uso em prostatite são a eritromicina e a clindamicina. Eritromicina e clindamicina atuam bem contra bactérias gram-positivas; enquanto o enrofloxacino atua em gram-negativas e trimetoprima ou cloranfenicol nas gram-positivas e negativas. Em bactérias anaeróbias, apenas o cloranfenicol é eficiente.

No caso de prostatites fúngicas, deve-se administrar antifúngico sistêmico: cetoconazol na dose de 20 mg/kg, a cada 24 h, por 60 dias, e anfotericina B, na dose de 0,5 mg/kg intravenosa, por 3 dias.[6]

A drenagem cirúrgica de abscessos com colocação de múltiplos dreno de Penrose foi descrita e mostrou sucesso no tratamento de prostatite e abscessos, mas a inserção de drenos é associada a alta porcentagem de complicações, como infecção persistente de trato urinário e incontinência urinária.

▪ Neoplasias prostáticas

Etiologia

O adenocarcinoma prostático é uma doença rara em cães, mas quando ocorre apresenta alta incidência em animais não castrados de 8 a 10 anos de idade. Os riscos de neoplasias em machos castrados precocemente são iguais ou ligeiramente mais altos do que em machos não castrados. Este fato pode estar associado à observação de que os machos castrados geralmente não manifestam as modificações hiperplásicas na próstata como a dos machos não castrados e os tumores permanecem pequenos e não identificados por longos períodos, permitindo, portanto, um desenvolvimento mais invasivo.

Em cães, as neoplasias são consideradas não dependentes de hormônios, especulando-se, entretanto, que efeitos precoces da testosterona ou de testosterona de origem não testicular, de origem adrenal, tenham um papel importante no desenvolvimento e evolução da neoplasia de próstata em cães.[6,17]

Manifestações clínicas

Cães com neoplasia prostática desenvolvem sintomas compatíveis com aumento de próstata: dificuldade de micção e/ou de defecação; muitos cães apresentam anorexia e perda de peso. Dor óssea, um indicador de metástase óssea na coluna lombar, sinaliza estado terminal da doença.[6,17,19]

Diagnóstico

Em animais idosos, não castrados, a próstata aumentada, e em cães não castrados a próstata de tamanho normal são sugestivas de neoplasia prostática. AAF ou biopsia guiada por ultrassom são a melhor maneira de diagnosticar a neoplasia prostática.

Tratamento e prognóstico

Tumores avaliados como bem diferenciados no momento da biopsia podem indicar um prognóstico melhor, em termos de sobrevivência. Infelizmente, a neoplasia prostática não é diagnosticada até que os cães se apresentem em estado terminal da doença, quando as opções terapêuticas são limitadas e o prognóstico é considerado ruim.

A castração causa atrofia da porção não neoplásica da glândula, não alterando a parte afetada, nem reduzindo a progressão da doença.[6,17,20]

A cirurgia para a remoção da próstata é uma opção possível e, se a doença for detectada em estágios iniciais, essa opção pode ser curativa. Entretanto, a prostatectomia é uma cirurgia difícil e está associada à incontinência urinária crônica. O tratamento paliativo inclui castração ou terapia hormonal à base de acetato de megestrol ou finasterida para reduzir a hiperplasia prostática e aliviar os sintomas associados ao aumento da glândula.

A radiação tem sucesso limitado nesses casos, apenas aliviando o fluxo urinário e a constipação intestinal. Os animais têm sobrevida baixa.

O tratamento cirúrgico inclui prostatectomia total, mas apresenta muitas complicações pós-operatórias, como incontinência urinária e tenesmo. A inserção de cateter uretral também é paliativa, mas ajuda nos casos de infiltração do tumor.[6]

Diagnóstico das principais doenças prostáticas

Citologia prostática | Ejaculação manual ou massagem prostática

As indicações para avaliação do fluido prostático incluem algum sintoma de doença prostática: secreção sanguinolenta pelo prepúcio ou pênis não associada a micção, hematúria aparente, tenesmo retal; infertilidade e infecções recorrentes do trato urinário em machos não castrados.[21] O fluido prostático é facilmente coletado por manipulação digital. A primeira e terceira frações do ejaculado são de origem prostática e a coleta dessas amostras pode auxiliar na localização da doença.

A massagem prostática é indicada naqueles cães nos quais é difícil a coleta manual do sêmen; neste caso, a bexiga deve ser esvaziada completamente e a sedação do animal deve ser realizada, se necessário. Uma sonda urinária deve ser introduzida e a urina deve ser removida; em seguida, a lavagem da bexiga deve ser efetuada com 5 a 10 mℓ de solução salina estéril. O cateter deve ser retirado cuidadosamente até atingir a uretra prostática, guiado por palpação digital do reto. A massagem transretal deve ser feita por aproximadamente 1 min. Novamente, cerca de 5 mℓ de solução salina estéril devem ser injetados na sonda uretral e aspirados em seguida. As duas amostras devem ser analisadas para determinação do local da infecção – doença prostática ou infecção urinária.[6,21] A interpretação citológica das amostras do fluido prostático é complicada pela própria diluição dos tipos celulares. A centrifugação das amostras e o exame do *pellet* resultante facilitam o diagnóstico. A interpretação dos resultados pode também ser complicada pela presença de infecção do trato urinário.

Cultura do fluido prostático

A primeira e terceira frações do ejaculado são de origem prostática; a terceira fração, entretanto, é menos sujeita à contaminação pela microbiota normal da uretra distal. Portanto, coleta e cultura dessa fração do ejaculado poderiam facilitar a localização de uma infecção prostática.

Citologia prostática | Aspiração por agulha fina

A indicação de AAF da próstata recai sobre a possibilidade de se realizar um exame citológico naquelas lesões diagnosticadas por ultrassonografia. Esse procedimento deve ser realizado com cautela, pois a punção de tecido prostático infectado pode criar um trato séptico, todavia, existem muitos relatos na literatura documentando esse procedimento, sem nenhuma complicação.

O animal deve ser colocado em decúbito lateral e a área abdominal caudal deve ser cuidadosamente depilada e limpa. A próstata deve ser avaliada por ultrassom e o transdutor deve se fixar quando o técnico visibilizar a área de interesse; nesse momento uma agulha estéril deve ser transpassada ao lado do transdutor. A agulha é visível quando atinge a próstata; uma seringa estéril deve ser acoplada à agulha e pressão negativa deverá ser exercida várias vezes. Em seguida, o técnico deixa de fazer a pressão e a agulha é retirada. Às vezes, é necessário colher várias amostras.

Os efeitos colaterais desse procedimento são mínimos, sendo relatada em alguns casos hematúria por 2 a 3 dias. A técnica de AAF foi correlacionada positivamente ao diagnóstico histopatológico em 80% dos cães com adenocarcinoma prostático e em 75% de cães com prostatites.

Biopsia prostática

As indicações para a biopsia prostática são as mesmas do procedimento de AAF, ou seja, as lesões são previamente diagnosticadas por ultrassonografia. Geralmente, a biopsia prostática é realizada em casos nos quais não foi possível o diagnóstico por AAF ou para diagnosticar em definitivo os casos de adenocarcinoma associados a um prognóstico grave.[21]

O animal sedado deve ser posto em decúbito lateral; a área abdominal caudal deve ser depilada e corretamente limpa com soluções antissépticas. A próstata deve ser avaliada por ultrassom e a área de interesse deve ser visibilizada; um instrumento de biopsia, um trocarte de diâmetro adequado para o porte do animal, deve ser inserido através da pele e visibilizado no monitor, até atingir o local lesionado na próstata. Após a coleta da amostra de tecido prostático, o instrumento de biopsia deve ser retirado. A amostra deve ser avaliada antes de a sedação ser revertida; há casos em que existe a necessidade de se retirar uma segunda amostra de tecido. Hematúria pode ocorrer por 3 a 4 dias; hemospermia também já foi documentada como efeito colateral da biopsia prostática guiada por ultrassom.

Cultura de tecido prostático

As indicações para a cultura microbiológica de tecido prostático são praticamente as mesmas do procedimento de AAF ou biopsia. A cultura de amostras de tecido prostático foi 25%

mais segura do que a cultura do fluido prostático. Embora mais invasiva, a cultura de tecido prostático foi a técnica mais segura para diagnóstico de prostatites.

Doenças do prepúcio e do pênis

O pênis divide-se em raiz, corpo e glande, e em estado de flacidez encontra-se totalmente dentro do prepúcio. O osso peniano é uma estrutura alongada que se encontra quase completamente dentro da glande e tem um sulco ventral que aloja a uretra peniana.[8]

O prepúcio é uma bainha tubular em contiguidade com a pele abdominal e recobre totalmente o pênis flácido, apresenta mucosa interna lisa e cobertura externa de pele com pelos que confluem no orifício pericial, cuja função é cobrir e proteger o pênis.[10]

O pênis é essencialmente constituído por três massas cilíndricas de tecido, mais a uretra, envoltas externamente por pele. Duas massas eréteis são localizadas dorsalmente e recebem o nome de corpos cavernosos do pênis. A outra, ventral, chama-se corpo cavernoso da uretra e envolve a uretra peniana em todo o seu trajeto; na sua porção terminal dilata-se, formando a glande. Os corpos cavernosos do pênis e da uretra são formados por um emaranhado de vasos sanguíneos dilatados, revestidos por endotélio. Os três corpos cavernosos encontram-se envoltos por uma resistente membrana de tecido conjuntivo denso, chamada túnica albugínea do pênis. Esta membrana forma um septo que penetra entre os dois corpos cavernosos penianos; ela não é contínua, apresenta interrupções que estabelecem comunicação entre os corpos cavernosos penianos. Os três corpos cavernosos são formados por espaços venosos revestidos por endotélio.[1,6,10]

O prepúcio é uma prega retrátil de pele contendo tecido conjuntivo, com músculo liso no seu interior. Observam-se pequenas glândulas sebáceas em sua dobra interna e na pele que reveste a glande.[10]

As doenças do pênis e prepúcio podem ser divididas em congênitas, como hipospadia, fimose, parafimose e frênulo peniano persistente, ou adquiridas, como, por exemplo, traumatismos, priapismo, balanopostites e tumores.

Doenças de origem congênita

Hipospadia

Etiologia

A hipospadia é uma condição raramente observada em cães; a etiopatogênese ainda não está completamente elucidada. O desenvolvimento do sistema urinário apresenta íntima relação com o sistema reprodutor e genitália externa. Durante a gestação ocorre a diferenciação do tubérculo e das pregas genitais em direção ao aparelho reprodutor masculino ou feminino, de acordo com a presença ou não de hormônio sexual masculino. A base etiológica da hipospadia pode ser caracterizada por deficiência de testosterona durante a fase crítica de morfogênese. Assim, além da hipoplasia dos corpos cavernosos, pode ocorrer o desenvolvimento anormal de uretra peniana, pênis, prepúcio e escroto.[3,22] Em alguns casos, os quadros de hipospadia são leves e os animais conseguem se reproduzir, mas isto não é recomendado, pois pode haver uma causa hereditária ligada aos cromossomos XX.

A hipospadia pode ser classificada em: hipospadia perineal, escrotal, proximal, do eixo médio e distal ao pênis, subcoronal, coronal e glandular.

Manifestações clínicas

Defeitos pequenos e os que ocorrem na glande podem não causar problemas em cães. Alguns pacientes com hipospadia na glande e desenvolvimento prepucial anormal podem apresentar pênis cronicamente exposto.[22]

Aberturas uretrais maiores e mais caudais causam represamento urinário dentro do prepúcio ou dermatite pelo contato da pele com a urina, podendo ocorrer incontinência ou infecção urinária.[22]

Diagnóstico e tratamento

Os diagnósticos diferenciais de hipospadia incluem pseudo-hermafroditismo, hermafroditismo verdadeiro, fístula ou traumatismo uretral, persistência do frênulo peniano e hipoplasia peniana.[3,23]

A cirurgia reparadora da hipospadia visa à correção estética e funcional da genitália masculina. É recomendada para animais com idade acima dos 2 meses, podendo ser realizadas reconstrução prepucial, reconstrução uretral, amputação peniana subtotal ou total.[3,22] Orquiectomia é sempre recomendada devido às implicações genéticas da hipospadia, especialmente quando presente em conjunto com outras anormalidades de desenvolvimento.

Fimose

Etiologia

A incapacidade de protrusão do pênis a partir do prepúcio ou bainha peniana caracteriza a fimose; é uma condição em que o pênis fica retido na cavidade prepucial. Em geral ocorre quando a abertura do prepúcio é muito pequena, impedindo a exposição do pênis. Tem como sinônimo o termo estenose prepucial.[6]

Apesar de rara, a fimose geralmente resulta de uma abertura prepucial muito pequena ou ausente, podendo ocorrer por alteração do desenvolvimento ou resultar de traumatismo. Também pode ocorrer secundariamente a neoplasias penianas e prepuciais. A incapacidade de expor o pênis causa irritação e infecções prepuciais secundárias à retenção de urina no prepúcio.

Manifestações clínicas

É uma enfermidade congênita e reconhecível em neonatos, mas pode não ser detectada por meses. A fimose também pode ser adquirida, secundária a um processo inflamatório, neoplásico ou irritação química e pode ocorrer em qualquer idade. Um dos sintomas relatados é a incapacidade de copular. A incapacidade de realizar a cobertura natural é percebida rapidamente; a dor pode ser associada ao comportamento de cobertura, resultando em diminuição da libido.

Diagnóstico

O diagnóstico é realizado pela demonstração de pênis flácido que não se protrai pelo orifício prepucial; a observação do animal durante a estimulação sexual pode ser necessária antes da confirmação do diagnóstico. O diagnóstico diferencial inclui hipoplasia peniana e hermafroditismo.

Tratamento

A fimose causada por doenças inflamatórias ou infecciosas pode ser tratada por meio de compressas mornas, antibioticoterapia e desvio urinário. Se causada por estenose deve ser tratada por reconstrução do orifício prepucial. A estenose prepucial congênita tem sido verificada em cães da raça Golden Retriever, sugerindo que esta condição seja hereditária.

O tratamento da fimose é cirúrgico. O objetivo da cirurgia é aumentar o orifício prepucial, normalizando o movimento do pênis dentro e fora do prepúcio. As técnicas cirúrgicas consistem no aumento do diâmetro do óstio prepucial ou em abertura do orifício prepucial em forma de cunha. Ambas as técnicas apresentam estenose cicatricial como o maior inconveniente pós-operatório.

A fimose pode persistir, se a incisão não for suficiente. A exposição persistente da glande pode ocorrer se o prepúcio ventrocaudal for incisado. Sem cirurgia, balanopostite grave pode ocorrer, causando desconforto. Um segundo procedimento cirúrgico pode ser necessário na idade adulta.

O prognóstico da fimose congênita geralmente é favorável.

Parafimose

Etiologia

A parafimose é a condição em que o pênis é impedido de retrair-se para o interior da cavidade prepucial. Em cães é mais comum após a ereção, mas pode estar associada a cópula, traumatismo, hematoma, neoplasia ou corpo estranho.[4,6] O pênis exposto fica preso devido a formações de dobras no prepúcio. É provável que isto ocorra em consequência de aderências da pele ou dos pelos do orifício prepucial na superfície do pênis. A circulação do pênis exposto fica comprometida.[6]

O pênis traumatizado pode tornar-se fissurado, lacerado ou necrosado. No início, o pênis exposto tem aspecto normal e não há dor. Após algum tempo torna-se edemaciado e progressivamente doloroso, sua superfície se torna seca e podem surgir fissuras. A uretra não costuma ser acometida, mas a longo prazo pode resultar em gangrena ou necrose do pênis.[6]

Diagnóstico e tratamento

O diagnóstico é feito com base na inspeção visual. Os objetivos do tratamento são a recolocação do pênis em sua posição normal e a restauração da circulação. O pênis retraído deve ser coberto normalmente por, pelo menos, 1 cm de prepúcio cranialmente até o seu término.[8] Raramente é preciso aumentar o orifício prepucial; se necessário, poderá ser feita uma incisão na linha média ventral do prepúcio e, após reposicionamento do pênis, a sutura é feita em camadas separadas. Se ocorrer necrose ou gangrena peniana, é indicada a amputação.[6,8]

Deve-se fazer a diferenciação da parafimose de priapismo, trombose vascular, uretrite crônica, estiramento ou fraqueza dos músculos retratores do pênis e músculos prepuciais hipoplásicos ou danificados. Quando o pênis é facilmente reduzido, deve-se suspeitar de causas mecânicas, vasculares ou nervosas.[8]

Frênulo peniano

Etiologia

O frênulo peniano persistente é uma fina camada de tecido conjuntivo ligada ao pênis e ao prepúcio ao longo da região ventral da glande. Sob a influência da testosterona, a superfície da glande e as mucosas do prepúcio separam-se antes ou alguns meses após o nascimento. Caso essa separação não ocorra, o tecido conjuntivo permanece entre o pênis e o prepúcio.[8,24]

Em cães, a persistência do frênulo peniano costuma localizar-se na linha média ventral do pênis, podendo ser assintomática ou provocar acúmulo de urina na cavidade prepucial, incapacidade ou recusa em copular, desvio ventral ou lateral do pênis e lambedura do prepúcio.[8,24]

Manifestações clínicas

Os sintomas podem ser: o cão urina sobre os membros posteriores ou em outras direções que não a esperada, incapacidade de exteriorizar o pênis, desconforto ou dor no momento de sua exposição e lambedura excessiva do pênis e prepúcio. Se o problema não for identificado o cão pode associar a excitação sexual à dor e de maneira secundária ocorrer queda na libido.[24]

Diagnóstico e tratamento

O diagnóstico é estabelecido pelo exame visual. O tratamento consiste na excisão cirúrgica que pode ser realizada com anestesia local ou sedação, visto que o frênulo tende a ser uma membrana fina e avascular. A falha de separação entre a glande e o prepúcio, que impede a exposição total do pênis, é desfeita e o prognóstico após a cirurgia geralmente é favorável.

▪ Doenças adquiridas

Balanites, postites e balanopostites

Etiologia

Balanopostite é uma inflamação ou infecção da cavidade prepucial e pênis, comum em cães. Os microrganismos implicados normalmente fazem parte da microbiota normal do prepúcio.[6,8]

A microbiota normal da cavidade prepucial inclui *Escherichia coli, Streptococcus, Staphylococcus, Pseudomonas, Proteus* e *Mycoplasma*. Quando ocorre desequilíbrio desse ecossistema, há proliferação de determinado tipo bacteriano, desenvolvendo-se a infecção.[24] *Mycoplasma*, *Ureaplasma* e viroses, incluindo herpes-vírus e calicivírus, também podem ser isolados de animais com balanopostites.

Manifestações clínicas

O sinal clínico dessa enfermidade é a secreção prepucial purulenta. O volume e o grau de secreção variam muito, desde o esmegma branco e escasso até grandes quantidades de material purulento esverdeado.

Diagnóstico

O diagnóstico é feito com base no exame físico da cavidade prepucial e do pênis, que devem ser examinados minuciosamente para presença de corpo estranho, neoplasia, ulcerações ou nódulos inflamatórios.[8]

O exame citológico e a cultura da secreção prepucial devem ser realizados; geralmente na cultura da secreção prepucial observa-se o crescimento de uma população bacteriana normal. Quando na cultura um único microrganismo apresenta crescimento moderado ou elevado isto deve ser considerado relevante.

Tratamento

O tratamento depende da gravidade do quadro instalado. Quando na presença de necrose, lacerações e abscessos, pode ser indicada a penectomia. Na maioria dos casos, as infecções são mais leves e o tratamento pode ser conservador. A limpeza da cavidade prepucial com soluções antissépticas, como clorexidina e betadina, pode resolver o problema. A castração reduz a quantidade de secreção prepucial, podendo ser um meio de prevenção contra infecções recorrentes.[24] O prognóstico é bom, desde que a causa seja determinada e tratada.

Priapismo

Etiologia

O priapismo é uma ereção persistente, sem associação ao estímulo sexual. Essas ereções podem diminuir com a maturidade, se não, a castração costuma ser curativa. O tratamento com progestógenos é sugerido em animais que não respondem à castração.

As causas de priapismo podem ser idiopáticas, por tromboembolismo, infecções geniturinárias, trauma durante a cópula, obstrução do fluxo venoso por material estranho rodeando o pênis e lesões na medula espinal. A inervação parassimpática é responsável pelo estímulo da ereção, ao passo que a simpática, pela ejaculação. Lesões na coluna vertebral, anestesia geral e administração de fenotiazinas são causas de priapismo em cães e no homem.

Diagnóstico e tratamento

Deve-se realizar o diagnóstico diferencial para alterações relacionadas com aumento de volume do pênis, como edema ou hematoma. A inspeção e a palpação do pênis ajudam a diferenciar essas condições.[7,25]

O priapismo não isquêmico pode responder ao tratamento farmacológico com anticolinérgico, anti-histamínicos, ou ambos. Durante o priapismo, o pênis deve ser protegido contra traumatismos ou irritações adicionais, que podem perpetuar o problema ou levar ao aparecimento de sequelas como edema, trombose, fibrose, paralisia de pênis ou necrose.[24,25]

Traumatismo de prepúcio e pênis

Etiologia

As lesões traumáticas de pênis em cães ocorrem em virtude de brigas, atropelamentos, saltos e traumatismos durante o coito. As alterações mais comuns são: hematomas, lacerações e fraturas. O prepúcio pode ou não ser acometido em virtude da exposição do pênis no momento da lesão.

O hematoma peniano é uma coleção de sangue localizada que se acumula secundariamente a laceração ou perfuração dos tecidos cavernosos, associada ou não à fratura do osso peniano. O aumento de volume do hematoma pode provocar protrusão do pênis e a laceração ou perfuração, causar sangramento.[6]

Diagnóstico e tratamento

O diagnóstico baseia-se no exame físico e em radiografias da uretra e do osso peniano. Na presença de traumatismo peniano importante, a integridade da uretra deve ser verificada por uretrografia retrógrada. Hematomas, abscessos, granulomas e infecções fúngicas podem causar lesões semelhantes e são importantes diagnósticos diferenciais.

Embora raramente utilizada nos animais domésticos, a avaliação ultrassonográfica do pênis pode ser útil. É um método alternativo para avaliação do pênis, quando sua exposição se torna impossível. É uma técnica não invasiva que se mostra possível e fácil de ser empregada e interpretada, a anatomia é demonstrada facilmente e pode-se avaliar alterações, como hematomas, malformações e fraturas de osso peniano. O tratamento de traumas penianos consiste em limpeza da ferida e desbridamento, quando necessário. As lacerações devem ser suturadas com fio absorvível. Deve-se aplicar medicações não aderentes, como pomadas e lubrificantes, e expor o pênis pelo menos 2 vezes/dia, até a cicatrização completa da ferida, pois desse modo impede-se a formação de aderência entre ele e o prepúcio. Qualquer tipo de excitação sexual tem de ser eliminada para evitar hemorragias e deiscência de pontos.[1]

De modo geral, as fraturas de osso peniano estão associadas a obstrução do trato urinário ou laceração da uretra, devendo-se, em situações de emergência, esvaziar a bexiga por cistocentese. O tratamento dependerá da gravidade da lesão da uretra e de haver ou não deslocamento da fratura, podendo-se considerar uretrotomia ou uretrostomia para desviar de maneira temporária ou permanente o fluxo de urina. Se o traumatismo for grave, será necessária a penectomia.[1]

Neoplasia de prepúcio e pênis

No prepúcio ocorrem as neoplasias encontradas comumente na pele, como hemangiomas, papilomas, histiocitomas, melanomas, mastocitomas, hemangiossarcomas e carcinomas de células escamosas. As neoplasias penianas e da mucosa prepucial incluem carcinomas de células escamosas, hemangiossarcomas, papilomas e, mais comumente, os tumores venéreos transmissíveis (TVT).[19,20,25]

O TVT dos cães foi mencionado primeiramente em 1820 por Hüzzard e descrito em 1828 por Delabere-Blaine. Esta doença continuou sendo motivo de estudos por muitos outros autores, mas foi Sticker em 1904 que descreveu de maneira detalhada a neoplasia, caracterizando-a como um linfossarcoma, motivo pelo qual também é denominada linfossarcoma de Sticker. Esta é umas das neoplasias que mais acometem a espécie canina, com predominância maior em animais jovens, errantes e sexualmente ativos.

Com o desenvolvimento de TVT, observa-se tecido nodular, hemorrágico e friável, pouco demarcado, e frequentemente a lesão pode apresentar ulcerações. Essa neoplasia pode apresentar aspecto de couve-flor ou placas.

Com relação ao diagnóstico, os proprietários mais atentos procuram o atendimento veterinário por ocorrer secreção peniana sanguinolenta, além de hematúria. Assim, essas alterações correspondem aos sinais precoces de TVT do cão. Como método de diagnóstico pode-se usar impressão sobre lâmina de microscopia (*imprint*) e citologia de AAF, sendo essas técnicas de simples e rápida execução, além do baixo custo. O TVT também pode ser diagnosticado mediante exame histopatológico, após biopsia incisional.[26]

O TVT tem aspecto microscópico semelhante às demais neoplasias de células redondas. Observam-se fileiras de células semelhantes a macrófagos, células cujo formato varia de redondo a poliédrico, medindo 15 a 30 mm de diâmetro, com citoplasma azul-claro e presença de vacúolos distintos, sendo pequena a relação citoplasma/núcleo. Nessas células, o núcleo é grande, basofílico e central.[26,27]

Em trabalho realizado na Faculdade de Medicina Veterinária e Zootecnia da Universidade Estadual Paulista (FMVZ/Unesp), Botucatu, foram colhidas amostras de 158 tumores para avaliação citológica por microscopia óptica. As massas foram avaliadas de acordo com a localização, em genitais ou extragenitais, e com o comportamento biológico, em primárias e não primárias (metastáticas ou recorrentes). A avaliação citológica incluiu a classificação de acordo com o padrão morfológico predominante, em linfocitoide (18,36%), plasmocitoide (52,53%) ou misto (29,11%). As amostras extragenitais e não primárias foram predominantemente do padrão plasmocitoide. Os resultados encontrados permitem concluir que as diferenças morfológicas nas células do tumor venéreo transmissível estão relacionadas com um comportamento biológico mais agressivo do padrão plasmocitoide.

Condutas terapêuticas vêm sendo preconizadas para TVT, entre as quais criocirurgia, radioterapia, ressecção cirúrgica e quimioterapia antineoplásica. A quimioterapia citotóxica é o método mais eficiente. Sendo menos cruenta que o tratamento cirúrgico, apresenta menor número de recidivas e, quando estas ocorrem, em geral, são lesões localizadas e sensíveis aos antineoplásicos. A terapia com sulfato de vincristina, na dose de 0,025 mg/kg por via intravenosa, a cada 7 dias, determina a regressão do tecido tumoral.

Coleta e análise de sêmen em cães

O ejaculado dos cães consiste em três frações, a primeira e a terceira frações consistem em fluido prostático, enquanto a segunda é rica em espermatozoides. A cobertura nos cães normalmente não é interrompida até que todo o fluido prostático tenha sido liberado na vagina das cadelas. Observou-se uma relação de 90% entre o número de filhotes nascidos e o número de corpos lúteos em cadelas cobertas naturalmente e ela sugere que a presença de fluido prostático no trato genital das cadelas seja compatível com altas taxas de fertilidade.[28,29]

Na ejaculação normal de cães ocorrem três processos em sequência: emissão seminal, fechamento do colo da bexiga e expulsão seminal através da uretra peniana. A emissão seminal ocorre por estimulação simpática do epidídimo e ductos deferentes, causando um fluxo de espermatozoides e de fluido seminal dentro da uretra prostática. A estimulação simpática também causa o fechamento parcial do colo da bexiga urinária; isto provoca a formação de pressão dentro da uretra que sinaliza para as fibras simpáticas um estímulo para o fechamento completo do colo da bexiga e contração da próstata. Finalmente, nervos somáticos são estimulados a iniciar contrações clônicas de músculos estriados do pênis. Ondas de contração ocorrem ao longo dos músculos isquiocavernoso e bulbocavernoso, os quais circundam a uretra peniana em toda a sua extensão, levando à expulsão de fluido seminal. Muitos agentes farmacológicos aumentam a *performance* reprodutiva de muitas espécies.

O método de escolha para a coleta de sêmen nos cães é a manipulação digital ou estimulação manual. Além do método de manipulação digital do pênis, os espermatozoides de cães podem ser coletados por eletroejaculação e métodos farmacológicos. A contagem total de espermatozoides demonstrada por esses dois métodos foi de: 381,7 ± 104,6 milhões e 243,4 ± 60,5 milhões, respectivamente, sem diferença significativa entre os métodos, entretanto, a motilidade espermática foi mais baixa quando comparada à técnica convencional de manipulação digital.[29]

A coleta de sêmen deve ser realizada em um ambiente calmo, confortável e com piso antiderrapante. Embora os cães possam ejacular durante a estimulação manual do pênis na ausência de uma fêmea no estro, o uso de um manequim – cadelas em "cio" são recomendadas, sempre que possível. Machos com libido diminuída podem ejacular mais facilmente na presença de uma fêmea em estro.

O uso da prostaglandina antes da coleta de sêmen pode otimizar o número de espermatozoides, pois aumenta a movimentação dos espermatozoides do epidídimo para os ductos deferentes. As dosagens de prostaglandinas e os intervalos de administração são variáveis. Quando 0,1 mg/kg de $PGF_{2\alpha}$ foi administrada por via subcutânea, 15 min antes da coleta de sêmen, a concentração de espermatozoide aumentou em relação ao controle. Também após a administração de $PGF_{2\alpha}$ a facilidade de coleta foi maior comparada ao controle. Em trabalho desenvolvido por Gutierrez *et al.* (2008)[30] foi constatada uma diferença significativa entre os valores de volume do ejaculado em mℓ, em que o grupo tratado com $PFG_{2\alpha}$ apresentou volume maior (5,12 ± 2,38 mℓ) que o grupo-controle ($p < 0,05$), e os autores concluíram que a $PGF_{2\alpha}$ pode ser indicada, em casos que seja necessário o aumento de volume do ejaculado: inseminação artificial, compilação de sêmen, porém, deve ser sempre administrada com cautela devido à ocorrência de efeitos colaterais.

O equipamento utilizado na coleta de sêmen de cães é simples e inclui um funil de plástico ou vidro acoplado a um tubo coletor graduado. Tanto para o plástico como para o vidro há contraindicações: o plástico parece exercer um efeito nocivo sobre a célula espermática do cão e o vidro deve ser usado com cautela, pois pode se quebrar durante o procedimento e machucar tanto o técnico como o animal. O importante é que o material esteja limpo, sem resíduos de detergente e contaminação química. O material não necessita ser estéril, visto que a mucosa peniana e a uretra distal apresentam microbiota bacteriana que contamina o ejaculado.

O cão sempre deve ser acompanhado pelo proprietário, pois além de se sentir mais seguro, mostra-se mais calmo e obediente, sem necessidade de contenção. Se o animal for de pequeno porte é interessante que a coleta aconteça sobre uma mesa revestida de borracha e, se o cão for de porte médio ou grande, a coleta de sêmen pode ocorrer no chão, sobre um tapete de borracha.

A limpeza do prepúcio com uma gaze seca é suficiente; quando existe grande quantidade de secreção purulenta – balonopostite, a lavagem com solução fisiológica poderá ser realizada na mucosa peniana e orifício prepucial. Após 10 min da lavagem, pode-se iniciar a coleta de sêmen.

A massagem do bulbo peniano sobre a pele deve ser realizada e pode iniciar a ereção; nesse momento, o pênis deve ser exteriorizado completamente, inclusive o bulbo peniano. Em seguida, sempre com a mão enluvada, o técnico deve rodear o bulbo peniano com a palma da mão e fechar o dedo polegar com o dedo indicador atrás do bulbo, continuando a exercer pressão moderada. Os cães podem apresentar movimentos pélvicos vigorosos por alguns minutos e ejaculam a fração pré-espermática e a fração espermática em média 20 a 30 s após o início da ereção. O macho pode descansar por um breve momento antes de ejacular a terceira fração ou a fração prostática. Alguns animais podem girar um membro posterior sobre o braço do técnico que faz a coleta, que deve permitir e redirecionar o pênis em um ângulo de 180° no plano horizontal.[21,28,31]

Inicialmente poucas gotas (1 a 2 mℓ) de um líquido claro, a fração pré-espermática, são liberadas. Em seguida é liberada a segunda fração, rica em células espermáticas (0,1 a 4 ou 5 mℓ); geralmente essas duas frações são misturadas e um ejaculado homogêneo e opalescente é obtido. A terceira fração é liberada, a maioria das vezes em jatos, aumentando o volume do ejaculado.[21,28]

Após a coleta de sêmen, a pressão exercida sobre o bulbo deve ser retirada, e o cão deve ser estimulado a se movimentar pelo ambiente e se distrair, até o pênis retornar à posição normal. O macho deve ser sempre observado, até o final da ereção, quando o pênis deve retornar completamente à sua posição anatômica normal. O cão normalmente se lambe e às vezes pode ocorrer ruptura de pequenos vasos e sangramento da mucosa peniana. Uma nova coleta pode ser repetida dentro de 60 min se necessário, embora algumas machos ejaculem apenas 1 vez/dia. A qualidade espermática não se altera quando o sêmen é colhido a cada 2 ou 5 dias; cães em repouso sexual podem ejacular espermatozoides com motilidade espermática diminuída.

Avaliação de sêmen

A avaliação do sêmen inclui exames macroscópicos, como volume, cor, odor e exames microscópicos, como motilidade espermática, vigor, concentração espermática, porcentagem de espermatozoides morfologicamente normais, citologia do fluido seminal e cultura microbiológica. A avaliação padrão de sêmen prevê um histórico reprodutivo anterior e um exame físico completo do animal.

A qualidade do sêmen pode variar devido a mudanças ambientais, diagnósticos de doenças sistêmicas, idade, raça. Animais jovens e ou idosos apresentam alterações na avaliação seminal.

Análise macroscópica

As especificações estão descritas a seguir.

▶ **Volume.** Varia de 0,5 a 80 mℓ; o volume não é indicativo de qualidade, uma vez que é dependente da quantidade de volume prostático colhido. O volume pode ser avaliado imediatamente após a coleta, no tubo coletor graduado.[25,32]

▶ **Cor.** Varia de esbranquiçada a leitosa. As amostras devem ser examinadas para presença de espermatozoides, porque ocasionalmente o ejaculado pode conter células inflamatórias, grande quantidade de bactérias, urina ou sangue, o que modifica a sua cor.

Análise microscópica

O que deve ser analisado está descrito a seguir.

▶ **Motilidade progressiva.** É avaliada por meio de uma gota de sêmen depositada sobre uma lâmina histológica limpa, previamente aquecida e recoberta por uma lamínula; esse material deve ser examinado ao microscópio de contraste de fase em aumento de 100 vezes. A motilidade progressiva igual ou acima de 70% é considerada normal.[32,33]

A motilidade declina rapidamente quando o sêmen é mantido à temperatura ambiente, portanto a amostra de sêmen deve ser mantida a uma temperatura de 37 a 38°C.

▶ **Vigor espermático.** É uma variável que mantém relação com a qualidade do movimento espermático; é avaliada em uma escala de 0 a 5, em que o 0 representa a célula sem vigor e o 5 representa o vigor máximo.

▶ **Concentração espermática.** É o número total de espermatozoides (sptz). A concentração espermática não é um indicador da qualidade do sêmen em cães, a não ser em casos de azoospermia. A concentração espermática é dependente da quantidade de fluido prostático colhido e pode variar de 4 a 400 × 10^6 espermatozoide por mililitro de sêmen.[4] A concentração pode ser avaliada utilizando-se de uma câmara de Neubauer, um espectrofotômetro ou um contador de células. O quadrado central da câmara de Neubauer contém 9 quadrados grandes e 25 quadrados pequenos de 1 mm; após a diluição adequada, que pode variar de 1:20 a 1:100, a câmara é totalmente preenchida e os espermatozoides de cinco quadrados menores são contados nos dois compartimentos da câmara. A diferença entre a contagem dos cinco quadrados superiores e inferiores não deve ultrapassar 10%. Uma média aritmética entre as duas contagens deve ser feita e esse número deve ser incluído na fórmula:

$$\text{n}^{\underline{o}} \text{ de sptz/mm}^3 = \frac{\text{média dos sptz contados}}{\frac{1}{20} \times \frac{1}{10} \times \frac{5}{25}}$$

Em que 1/20 = diluição usada; 5/25 = cinco quadrados contatos em 25 quadrados totais; e 1/10 = altura da câmara (10 quadrados)

nº de sptz/mm^3 × volume × motilidade = nº de sptz móveis no ejaculado

▶ **Morfologia espermática.** A estrutura espermática é avaliada melhor quando são usadas colorações especiais: Karras, Giemsa; também podem ser obtidas preparações úmidas e o exame realizado em microscópio de contraste de fase. O ejaculado deve ser examinado para alterações estruturais e nos cães admite-se como normal uma amostra com 70% ou mais de espermatozoides normais e, portanto, 30% ou menos de células com defeitos. Os defeitos espermáticos dividem-se em primários ou secundários; são primários aqueles originados da espermatogênese e secundários os originados durante o trânsito testicular, epididimário, uretral ou mesmo durante alterações produzidas durante a coleta e ou análise. Outra classificação normalmente utilizada para os defeitos espermáticos são: de cabeça, de peça intermediária e de cauda. Devem sempre ser contadas 100 ou 200 células e os defeitos são dados em porcentagem.[28]

▶ **Citologia e cultura microbiológicas.** O exame citológico do plasma seminal é realizado após centrifugação da amostra. A celularidade normal inclui: espermatozoides, leucócitos, bactérias e células epiteliais. Cães com ejaculados normais podem apresentar de 10 a 20 leucócitos/campo.

O exame microbiológico é sugestivo de infecção somente quando mais de 10.000 unidades formadoras de colônias (UFC)/mℓ estiverem presentes, com exceção da *Brucella canis*. As bactérias normalmente isoladas são: *Staphylococcus*, *Streptococcus*, *E. coli*, *Proteus* e *Pasteurella*, *Moraxella*.

▶ **Integridade de membranas.** A integridade das membranas dos espermatozoides caninos pode ser avaliada por diferentes métodos de coloração; até recentemente, a membrana plasmática do espermatozoide canino era rotineiramente avaliada por corantes (eosina/negrosina) e observadas em microscópio de luz. O problema maior dessa tecnologia é que alguns espermatozoides se coravam apenas parcialmente, tornando difícil a interpretação dos resultados. Corantes fluorescentes têm se tornado o método de escolha. A coloração dupla com diacetato de carboxifluoresceína (CFDA) e iodeto de propídio (IP),[34] bem como procedimentos de coloração tripla com corante fluorescente SNARF®, IP e isotiocianato de fluoresceína (FITC) conjugado com PAS são métodos considerados satisfatórios. Avaliações de amostras coradas e analisadas por citometria de fluxo resulta em melhores resultados.[28,31,33]

▶ **Coloração supravital.** A preparação é realizada com uma gota de sêmen e uma gota de eosina (1 g de eosina em 100 mℓ de solução de citrato de sódio a 2,95%), homogeneizadas e confeccionado o esfregaço. A leitura é realizada em microscópio de luz (400×). Os espermatozoides que se apresentam corados de vermelho são considerados com membrana lesada e mortos, já os que não se coraram são considerados com membrana íntegra e vivos. O resultado é expresso em porcentagem de vivos.

Um método indireto para a avaliação da integridade da membrana é pela exposição do espermatozoide a condições hiposmóticas, uma vez que um número de espermatozoides com cauda enrolada/edemaciada mostrou ser inversamente proporcional ao número de espermatozoides com membranas rompidas.

▶ **Teste hiposmótico (TH).** Consiste em misturar 0,1 mℓ do sêmen em 0,9 mℓ da solução hiposmótica – 150 mOsmol – (citrato de sódio 7,35 g, frutose 13,51 g, água destilada 1.000 mℓ e a osmolaridade verificada em osmômetro) e uma outra mistura, utilizada como controle, de 0,1 mℓ do sêmen em 0,9 mℓ da solução isosmótica – 300 mOsmol – (citrato de sódio 14,7 g, frutose 27,02 g, água destilada 1.000 mℓ e a osmolaridade verificada em osmômetro).

As amostras preparadas devem ser acondicionadas em tubos plásticos de 1,5 mℓ, e levadas ao banho-maria a 37°C por 30 min. Após a incubação, as amostras são agitadas e uma gota transferida para lâmina de vidro, recoberta por uma lamínula, e a leitura realizada sob microscópio de contraste de fase. São contadas 200 células espermáticas. Na solução hiposmótica serão considerados os espermatozoides com integridade funcional e estrutural da membrana, aqueles que apresentarem edema de cauda, vistos pelo seu enrolamento. A solução isosmótica será utilizada como controle e o resultado do teste será dado em porcentagem, em que o número de espermatozoides com a cauda enrolada, obtido na solução hiposmótica, será subtraído do número de espermatozoides com a cauda enrolada na solução isosmótica, multiplicados por 100%, e divididos por 2.

$$TH = \frac{\begin{array}{c}n^{\underline{o}}\ \text{sptzs cauda enrolada sol. hipo} -\\ n^{\underline{o}}\ \text{sptzs cauda enrol. sol. iso} \times 100\%\end{array}}{2}.$$

Referências

1. Ellenport CR. Aparelho urogenital do carnívoro. In: Getty R. Sisson/Grossman anatomia dos animais domésticos. Rio de Janeiro: Guanabara; 1986. p. 1481-93.
2. Feldman EC, Nelson RW. Canine and feline endocrinology and reproduction. 2. ed. Philadelphia: WB Saunders; 1996. p. 691-6.
3. Gradil CM, Yearger A, Concannon PW. Assessment of reproductive problems in the male dog. International Veterinary Information Service. Document No. A1234.0406, 2006.
4. Johnson CA. Medicina interna de pequenos animais. 2. ed. Rio de Janeiro: Guanabara Koogan; 2001. p. 712-7.
5. Batista AM, González VF, Cabrera MF *et al.* Morphologic and endocrinologic characteristics of retained canine testes. Canine Pract. 2000;25(3):12-5.
6. Johnston SD, Root Kustritz MV, Olson PNS. Canine and feline theriogenology. Philadelphia: WB Saunders; 2001. p. 337-55, 56-69.
7. Mickelsen WD, Memon MA. Distúrbios hereditários e congênitos dos sistemas reprodutivos do macho e da fêmea. In: Ettinger SJ, Feldman CE. Tratado de medicina interna veterinária. Moléstias do cão e do gato. São Paulo: Manole, 1997. p. 2326-31.
8. Hedlund CS. Cirurgia de pequenos animais. 2. ed. São Paulo: Roca; 2005. p. 648-72.
9. Papazoglou LG. Diseases and surgery of the canine penis and prepuce. 29th World Small Animal Veterinary Association World Congress Proceedings; 2004.
10. Junqueira LC, Carneiro J. Histologia básica. 9. ed. Rio de Janeiro: Guanabara Koogan; 1999. p. 355-66.
11. Carmichael L E, Bruner DW. Characteristics of a newly recognized species of Brucella responsible for infectious canine abortions. Cornell Vet. 1968;58:579-92.
12. Megid J, Ribeiro MG, Moraes CCG *et al.* Brucelose canina – relato de caso. Arq Inst Biol São Paulo. 2002 out/dez;69(4):103-6.
13. Megid J, Salgado VR, Siqueira AK *et al.* Abortamento canino por Brucella canis: relato de caso. Veter e Zootec. 2008;15:25-8.
14. Shin SJ, Carmichael L. Canine brucellosis caused by Brucella canis. In: Carmichael L. (ed.) Recent advances in canine infectious diseases. Ithaca: International Veterinary Information Service, 1999. Disponível em: <http.//www.ivis.org>. Acesso em: 13 de outubro de 2009.
15. Megid J, Brito AF, Moraes CG, Agottani JV B. Epidemiological assessment of canine brucellosis. Arq Bras Med Veter Zootec, Belo Horizonte. 1999; 51(5):439-40.
16. Romagnoli SE. Two common causes of infertility in the male dog WSAVA, FECAVA/CSVA 2006. Disponível em: <http.//www.ivis.org.
17. Johnston SD, Kamolpatana K, Root-Kustritz MV *et al.* Prostatic disorders in the dog. Animal Reproduction Science. 2000;60-61:405-15.
18. Murashima JCJ. Mensuração da próstata por ultrassonografia transabdominal, estimativa de sua massa e volume, e sua correlação com o peso corpóreo em cães clinicamente sadios. Dissertação de mestrado do Programa em Medicina Veterinária, área de Cirurgia Veterinária. FMVZ/UNESP/Botucatu. 76p. 2001.
19. Sorribas CE. Atlas de reprodução canina. São Caetano do Sul: Interbook; 2006. p. 185-200.
20. Ortega-Pacheco A, Rodriguez-Buenfil JC, Segura-Correa JC *et al.* Pathological conditions of the reproductive organs of male stray dogs in the tropics: Prevalence, risk factors, morphological findings and testosterone concentrations. Reprod Dom Anim. 2006; 41:429-37.
21. Kustritz MVR. Collection of tissue and culture samples from the canine reproductive tract. Theriogenol. 2006;66:567-74.
22. Angeli Al, Rocha TMM, Maia R *et al.* Perineal hypospadia in male English bulldog: first report. Acta Sci Veter. 2007;35(2):591-2.
23. Hess M. Documented and anecdotal effects of certain pharmaceutical agent used to enhance semen quality in the dog. Theriogenol. 2006; 66:613-7.
24. Gobello C, De Luca JC, Corrada Y *et al.* Penile hypoplasia in a Rottweiler: a case report. Analecta Veterinária. 2003;23(1):38-41.
25. Putte SCJ. Hypospadias and associated penile anomalies: a histopathological study and a reconstruction of the pathogenesis. J Plastic, Reconst & Aesthetic Surg. 2007;60:48-60.
26. Martins MIM, Souza FF, Gobelo C. The canine transmissible venereal tumor: etiology, pathology, diagnosis and treatment. International Veterinary Information Service. Document No. A1233.0405, 2005.
27. Silva MCV, Barbosa RR, Santos RC *et al.* Avaliação epidemiológica, diagnostica e terapêutica do tumor venéreo transmissível (TVT) na população canina atendida no Hospital Veterinário da UFERSA. Acta Veter Brasil. 2007;1(1):28-32.
28. Chirinéa VH, Martins MIM, Souza FF *et al.* Características morfofuncionais do sêmen canino refrigerado e congelado, usando dois diferentes meios diluentes. Ciência An Bras. 2006;7:407-15.
29. Kutzler MA. Semen collection in the dog. Theriogenol. 2005;64:747-754.
30. Gutierrez RR, Lopes BV, Chirineia VH *et al.* Efeito da prostaglandina $F_2\alpha$ sobre as características do ejaculado canino. Trabalho apresentado no XVIII Congresso Brasileiro de Reprodução Animal (CBRA). Belo Horizonte, 2009. p.289.
31. Peña A, Linde-Forsberg C. Effects of equex one or two dilution, and two freezing and thawing rates on post-thaw survival of dog spermatozoa. Theriogenol. 2000;54:859-75.
32. Cunha ICN, Lopes MD, Zuccari CESN. Padronização da técnica fluorescente para avaliação da integridade de membranas espermáticas na espécie canina. In: Congresso Panamericano De Ciências Veterinárias, 15, 1996, Campo Grande. Proceedings. Mato Grosso: Brasil, 1996. p. 411.
34. Macedo JR A, Srougi M. Hipospadias. Rev Assoc Méd Bras. 1998; 44(2):141-5.
34. Harrison RAP, Vickers SE. Use of fluorescent probes to assess membrane integrity in mammalian spermatozoa. J. Reprod Fertil. 1990;88:343-52.

Leitura sugerida

Hecht S, King R, Tidwell AS *et al.* Ultrasound diagnosis: intra-abdominal torsion of a non-neoplastic testicle in a cryptorchid dog. Vet. Radiol. 2004;45(1):58-61.

Meyers-Wallen VN. Inherited abnormalities of sexual development in dogs and cats. In: Concannon PW, England G, Verstegen J. Recent advances in small reproduction. International Veterinary Information Service. 2001. Disponível em: www.ivis.org. Acesso em: 22 de agosto de 2006.

Rijsselaere T, van Soom A, Tanghe M *et al.* New techniques for the assessment of canine semen quality: a review. TheriogenolOGY. 2005;64:706-19.

Silva AR. Atualidades sobre a criopreservação do sêmen de cães. Revista Brasileira de Reprodução Animal. 2007; 31(1):119-27.

177 Infertilidade em Cães

Maria Denise Lopes

Introdução

Pouco se conhece a respeito da infertilidade nos machos. Quando a infertilidade é completa e permanente, o cão é considerado estéril, entretanto, a fertilidade pode ser transitória. Somente 10% dos cães inférteis podem ter sua fertilidade restaurada após diagnóstico e tratamento adequado. A infertilidade nos cães que apresentam libido normal e capacidade de cobertura pode decorrer da ausência de ejaculação ou ejaculação incompleta, ou ainda da qualidade seminal alterada. A infertilidade por incapacidade de cobertura ou libido baixa pode ou não estar associada a problemas reprodutivos (problemas ortopédicos ou alterações comportamentais).

A subfertilidade é definida como uma taxa de concepção inferior a 75%, quando o cão copula apropriadamente com uma fêmea normal.[1]

Infertilidade nos cães

Anormalidades anatômicas

As anormalidades anatômicas podem ser:

- Hermafroditismo ou pseudo-hermafroditismo: cão com genitália externa de macho e gônadas de fêmea
- Defeitos congênitos: incluem hipoplasia testicular, aplasia segmentar epididimária, agenesia dos vasos deferentes, hipospadias. Essas afecções podem causar azoospermia ou incapacidade de cobertura natural[2]
- Criptorquidismo bilateral: causa azoospermia, enquanto a condição unilateral não causa problemas de infertilidade.

Anormalidades anatômicas adquiridas

Espermatocele ou granuloma espermático, estenoses ou obstrução dos ductos genitais, hérnia inguinal ou escrotal pode levar a azoospermia ou aspermia.

Qualidade seminal

A qualidade seminal dos cães pode ser alterada de diversas maneiras, segundo Fontbonne (2005).[1] Muitas condições podem reduzir a qualidade do sêmen: podem ser sistêmicas ou específicas do sistema genital.

Qualidade seminal alterada pode dever-se a defeitos congênitos como hipoplasia testicular, síndrome ciliar imóvel, anormalidades cromossômicas, criptorquidismo uni ou bilateral ou anormalidades do plasma seminal em decorrência de doenças prostáticas ou orquites/epididimites.[3]

Alterações prostáticas

A próstata é a única glândula acessória nos cães. A glândula bulbouretral pode estar ausente em muitos cães, portanto, o fluido prostático é o diluente natural dos espermatozoides caninos. Quando o ejaculado é liberado, o fluido prostático se mistura com a secreção proveniente do epidídimo e com a fração espermática. Alterações prostáticas frequentemente provocam diminuição da fertilidade.

A doença prostática pode agir da seguinte maneira: diminuição do volume do ejaculado ou alteração da motilidade espermática.

Em casos de prostatites, o pH do fluido prostático é modificado, alterando a capacidade dos espermatozoides de se movimentarem livremente; agentes infecciosos podem agir diretamente sobre as células espermáticas, causando piospermia ou hematospermia.[3,6]

Problemas testiculares e epididimários

Os espermatozoides são produzidos nos testículos. A motilidade e a habilidade fertilizante são adquiridas durante o trânsito epididimário. Qualquer distúrbio afetando esses órgãos pode provocar infertilidade.

Alterações urinárias

Cistites ou uretrites podem interferir na motilidade espermática devido a alterações de pH da uretra.[4]

Ejaculação retrógrada

Consiste na ejaculação para o interior da bexiga ou vesícula urinária. Isso pode levar a um quadro de azoospermia ou oligozoospermia. Durante a ejaculação normal, o nervo hipogástrico é responsável pelo fechamento da bexiga. Uma pequena quantidade do ejaculado sempre é liberada para a bexiga. A fertilidade pode sofrer alteração quando essa quantidade é grande.

O processo ejaculatório é coordenado pela atividade simpática e parassimpática e é dividido em emissão seminal (deposição de sêmen dos ductos deferentes e glândulas acessórias para a uretra prostática) e ejaculação (passagem do sêmen pela uretra e pelo orifício uretral externo). Durante a ejaculação, o colo da bexiga urinária se contrai, impedindo o fluxo retrógrado dos espermatozoides para o interior da bexiga. Os ductos deferentes e o colo da bexiga estão sob o controle do sistema nervoso simpático. A estimulação alfa-adrenérgica causa contração, enquanto os receptores beta-adrenérgicos medeiam o relaxamento dos ductos deferentes.[4]

Nos cães, a ejaculação retrógrada não é bem documentada. Pode estar influenciada pela condição de repleção da bexiga. Geralmente as causas da ejaculação retrógrada são decorrentes de cálculo uretral, cistites, alterações locais pós-cirúrgicas.[4]

Alterações hormonais

Qualquer alteração hormonal pode intervir no eixo hipotálamo/hipófise e influenciar a espermatogênese e a fertilidade. Esse problema pode ser transitório, mas em alguns casos é bastante grave. A qualidade do sêmen diminui por períodos de semanas a meses e, se ficar sem intervenção, a qualidade do sêmen pode continuar a diminuir até a completa azoospermia. Tumores hipotalâmicos ou hipofisários podem estar envolvidos; adenomas funcionais produtores de prolactina podem ter relação negativa com a fertilidade.

Tumores testiculares podem ser responsáveis por secreção hormonal excessiva (tumores das células de Sertoli), causando a diminuição da espermatogênese, mesmo quando esses tumores são pequenos e localizados em um dos testículos. Há impacto negativo sobre a fertilidade devido a destruição direta de tecido testicular, indução da inflamação, elevação intraescrotal da temperatura e produção de estrógeno ou testosterona.[5]

O hipotireoidismo geralmente causa infertilidade, em especial nas raças grandes. A tiroxina e o hormônio tireoestimulante (TSH) devem ser sistematicamente checados quando da investigação da condição hormonal de um cão infértil. A associação entre o hipotireoidismo e a qualidade seminal ainda hoje é desconhecida. A disfunção da adrenal também pode causar infertilidade.

Doenças infecciosas

Representam a maior causa de infertilidade nos cães. As prostatites podem alterar a composição bioquímica da secreção prostática, induzindo a obstrução temporária ou permanente dos ductos prostáticos. Infecções podem provocar orquite/epididimite com subsequente alteração da qualidade seminal.[3,6]

A *brucelose canina* é geralmente responsável pela diminuição da qualidade do sêmen devido a orquite/epididimite aguda ou crônica. Em 2 a 5 semanas, aparece alta porcentagem de espermatozoides anormais (30 a 80%). Atrofia testicular pode ocorrer após um longo período em virtude de fibrose secundária. Outras infecções bacterianas podem causar infertilidade.[5,7]

Diagnóstico e tratamento

Na tentativa de solucionar problemas relacionados com a infertilidade, um histórico detalhado da saúde e da atividade reprodutiva do cão deve ser realizado. A fertilidade anterior deve ser checada cuidadosamente. O histórico clínico deve incluir sempre idade e raça do animal. Em animais jovens, a puberdade é definida como o período em que os primeiros espermatozoides são produzidos; entretanto, a qualidade seminal nesse momento é sempre baixa.[4] Cães idosos mostram redução da libido e da qualidade seminal devido à degeneração testicular.

Toda e qualquer doença sistêmica ocorrida em um prazo de até 6 meses pode influenciar a qualidade seminal. Tratamentos com corticoides, antimicóticos, esteroides e quimioterapia, administrados durante os últimos 6 meses, podem afetar a espermatogênese. Qualquer traumatismo ou doença localizada no sistema geniturinário pode ser causa de infertilidade.[4]

Um exame clínico completo deve ser conduzido, no qual todos os órgãos do sistema genital devem ser inspecionados e palpados, observando-se os seguintes fatores:

- Escroto: simetria, mobilidade das diferentes camadas, existência de pelos e pigmentação
- Testículos: tamanho, forma, simetria, posição, consistência, mobilidade, dor
- Epidídimo: cabeça, corpo, cauda (tamanho, posição, consistência e dor)
- Bainha peniana: forma, pigmentação, lesões
- Mucosa peniana: aparência e coloração
- Uretra: aderências ou prolapso.

Os exames complementares podem incluir coleta e análise de sêmen, ensaios hormonais, urinálise, ultrassonografia, radiografias com ou sem contraste, testes sorológicos, bacteriológicos e biopsias testiculares.[8]

Orientação diagnóstica

Para um bom diagnóstico, é preciso avaliar as disfunções descritas a seguir.

▸ **Astenozoospermia.** Normalmente amostras de sêmen de cão devem apresentar mais do que 70% de espermatozoides com movimento retílineo vigoroso. A astenozoospermia pode ser decorrente de material de coleta lavado indevidamente e resíduos de substâncias espermicidas. O médico-veterinário deve realizar nova coleta após checar a limpeza do material.

A astenozoospermia pode ocorrer também devido à inflamação de órgãos do sistema geniturinário, como prostatites, cistites, uretrites. É necessário realizar um controle do pH do sêmen, urinálise, ultrassonografia do trato genital incluindo próstata, citologia e bacteriologia do fluido prostático.[4,7]

▸ **Azoospermia.** Refere-se à completa ausência de espermatozoide no ejaculado.[5] Inicialmente deve-se considerar se é um caso de azoospermia verdadeira ou a coleta de sêmen foi incompleta, sendo ejaculada apenas a primeira fração (pré-espermática). A coleta de sêmen deve ser sempre repetida, pois o cão pode apresentar-se inseguro no momento da coleta e ejacular apenas a fração pré-espermática. A existência de vasectomia prévia deve ser suspeitada.[4]

Recomenda-se que a concentração de fosfatase alcalina no fluido seminal seja realizada. Essa concentração é mais alta no epidídimo do que nos testículos ou próstata. Um cão normal com ejaculação incompleta geralmente apresenta concentração menor que 5.000 UI/ℓ, devido à pequena quantidade de fluido epididimário ejaculada. Cães com azoospermia verdadeira devido a outras causas que não a obstrução bilateral do epidídimo geralmente apresentam concentrações de fosfatase alcalina acima desse valor. Já em machos com azoospermia obstrutiva bilateral a concentração pode ser muito baixa – menor que 10 U/ℓ.[4,5,7]

A aspiração da cauda do epidídimo pode ser realizada para a verificação da espermatogênese, mas esse procedimento pode levar a formação de granuloma espermático e produção de anticorpos antiespermatozoides.

Nos casos de azoospermia verdadeira, ultrassonografia dos testículos pode mostrar tumores testiculares ou tecido testicular com aspecto heterogêneo, o que leva o veterinário a suspeitar que a espermatogênese esteja reduzida.

Nos casos de cães azoospérmico com alta concentração de fosfatase alcalina no fluido seminal, uma avaliação completa do cão deve ser realizada. Concentração de hormônio luteinizante sérico normal ou ligeiramente elevada pode ser indicativa de falha testicular gonádica.[4]

▸ **Oligozoospermia.** Esse termo descreve a quantidade baixa de espermatozoide por ejaculado, geralmente menos de 100 milhões de espermatozoides por ejaculado.[5] A concentração espermática para um cão normal, saudável, deve estar acima de 300 milhões de espermatozoides (20 milhões/kg).[9] Para se considerar um cão como fértil, a concentração deve ser no mínimo de 150 a 200 milhões de espermatozoides. Alguns cães de raças muito pequenas podem produzir menos espermatozoides e mesmo assim serem considerados normais.

A oligozoospermia não é rara nos cães e não *necessariamente os cães devem ser considerados inférteis.* A concentração baixa de espermatozoides no ejaculado pode decorrer de uso excessivo do cão – ejaculações a intervalos menores que 48 h, resultando em depleção das reservas epididimárias.[4,7] Baixa concentração espermática pode ser secundária à supressão hormonal associada a tumor de células de Sertoli, hipotireoidismo, hiperadrenocorticismo. Doenças prostáticas podem afetar tanto a qualidade como a quantidade de sêmen. Doenças infecciosas e orquites imunomediadas também são causas de oligozoospermia.

▸ **Teratozoospermia.** Embora a teratozoospermia – *mais de 60% dos espermatozoides com formas morfologicamente anormais* – esteja associada à infertilidade há poucas descrições de anormalidades específicas relacionadas com a fertilidade reduzida. As morbidades normalmente citadas como responsáveis por um quadro de infertilidade são anomalias de cabeça, peça intermediária e gota citoplasmática proximal.

Os gatos são geralmente afetados por teratozoospermia e esta característica tem sido associada à diminuição da variabilidade genética e baixa concentração de testosterona.

▸ **Falha na ereção, na cópula e na ejaculação.** O sucesso da cobertura natural inclui completa ereção, intromissão do pênis e ejaculação; este procedimento requer certa agilidade ou movimentação por parte do macho. Se em qualquer fase da cobertura natural o macho sentir dor, isto poderá afastá-lo da fêmea e criar um comportamento de recusa quando em uma segunda tentativa de acasalamento natural. A dor pode ser causada por fimose congênita ou adquirida, lesões penianas traumáticas, orquites, torção testicular ou prostatites agudas. Problemas osteomusculares, doenças degenerativas, doenças lombossacras podem impedir a postura correta dos machos durante a cobertura natural. A observação das coberturas possibilita ao clínico obter informações a respeito de alterações comportamentais ou existência de dor.[5]

As alterações durante a cópula normal podem ser causadas por problemas nos machos ou nas fêmeas. A idade sempre deve ser considerada; machos jovens podem ser fisiologicamente incapazes de realizar a cópula e, da mesma maneira, cães idosos podem apresentar concentrações de testosterona baixas, o que dificultaria o acasalamento natural.

Nos machos, se nenhuma condição patológica puder ser diagnosticada, causas comportamentais podem ser consideradas.

A ejaculação requer a emissão dos espermatozoides dos testículos e epidídimos para a uretra prostática, via ductos deferentes, fechamento do esfíncter da bexiga ou vesícula urinária e propulsão do ejaculado pela uretra peniana. A ausência da ejaculação no caso de ereção e comportamento ejaculatório é definida como aspermia. A aspermia pode ser causada por imaturidade sexual, dor, fatores comportamentais, alterações neurológicas ou secundárias a diabetes melito.[4,5]

■ Referências

1. Fontbonne A. Courses in small animal reproduction "how investigate infertility". 2005. Disponível em: http://www.vetcontact.com/presentations/fontbonne1.
2. Meyers-Wallen VN. Inherited abnormalities of sexual development in dogs and cats. In: Concannon PW, England G, Verstegen J. Recent advances in small reproduction. International Veterinary Information Service. 2001. Disponível em: www.ivis.org.
3. Romagnoli SE. Infertility in the dog – A diagnostic approach. Congresso de Ciências Veterinárias [Proceedings of the Veterinary Sciences Congress], SPCV, Oeiras; 2002. p. 171-6.
4. Zambelli D, Levy X. Clinical approach to infertility male. In: Canine and feline reproduction and neonatology. BSAVA. 2. ed. Gary England and Angelika Heimendahl; 2010. p. 70-9.
5. Feldman EC, Nelson RW. Canine and feline endocrinology and reproduction. 3. ed. Philadelphia: WB Saunders; 2004.
6. Romagnoli SE. Two common causes of infertility in the male dog. WSAVA, FECAVA/CSVA; 2006. Disponível em: http.//www.ivis.org.
7. Johnson C. Conceitos actuais sobre a infertilidade no cão. Waltham Focus; 2006;10(2):2006.
8. Kutzler MA. Semen collection in the dog. Theriogenol. 2005;64:747-54.
9. Amann RP. Reproductive physiology and endocrinology of the dog. In: Morrow DA (ed.) Current therapy. Philadelphia: WB Saunders; 1986. p. 532-8.

■ Leitura sugerida

Johnston SD, Root-Kustritz MV, Olson PNS. Canine and feline theriogenology. Philadelphia: WB Saunders; 2001. 592 p.

178 Infertilidade em Cadelas e Gatas

Maria Denise Lopes

Introdução

A infertilidade é definida como a redução da capacidade de produzir filhotes. Cadelas e gatas idosas ciclam com frequência menor, as taxas de prenhez são reduzidas e as ninhadas são menores que o normal. A infertilidade pode refletir problemas associados ao macho e/ou à fêmea e estar relacionada com irregularidades do ciclo estral ou mesmo incapacidade para a realização das coberturas. A infertilidade é um sinal clínico e a etiologia do problema inclui: manejo inadequado de coberturas, alteração de comportamento, alterações da fisiologia ou anatomia do sistema genital, infecções, neoplasias e alterações de origem iatrogênicas.

A infertilidade pode ser aparente ou verdadeira e em ambos os casos pode ser tratada, desde que um diagnóstico seguro seja feito; em todos os casos, um histórico reprodutivo da fêmea deve ser realizado e questões específicas devem ser respondidas, como idade do primeiro estro (de 6 a 24 meses), intervalo interestro (de 4 a 18 meses), duração do ciclo estral, histórico reprodutivo do macho e manejo de cobertura ou inseminação utilizado (Quadro 178.1). Um exame clínico geral e específico do aparelho genital deve ser realizado; o *pedigree* da mesma maneira deve ser avaliado para a determinação do grau de consanguinidade dos reprodutores.

A falha em conceber pode trazer sérias consequências para um programa ou esquema cuidadosamente planejado de cobertura tanto nas cadelas como nas gatas.

Para maior facilidade e compreensão do assunto, o texto será dividido em tópicos, a seguir, conforme os sinais apresentados pelo animal.

Fêmeas receptivas com intervalo interestro normal (5 a 7 meses)

Fator macho

A infertilidade masculina é responsável por cerca de 40% das falhas de concepção no homem.[1,2] Estatísticas específicas não são descritas nos cães, mas provavelmente uma situação semelhante ocorra. Quando da avaliação do histórico reprodutivo ou escolha do macho, o nascimento de filhotes em um período recente (2 a 3 meses) é a evidência mais segura de fertilidade. Quando o histórico reprodutivo do macho não é conhecido, deve ser realizada sua avaliação completa.

Cães ejaculam de 500 a 2 milhões de espermatozoides diluídos em 2 a 50 mℓ de plasma seminal. A concentração de células espermáticas, bem como a quantidade de plasma seminal, variam conforme o peso corporal e o tamanho dos testículos. A qualidade do ejaculado depende da concentração espermática, de sua motilidade e morfologia. A coleta de sêmen é realizada por meio de estimulação manual do pênis (em frasco coletor adaptado a um funil ou a um cone de látex conectado a um tubo coletor). A alteração da qualidade seminal pode ocorrer em cães adultos ou idosos, especialmente naqueles animais com problemas de próstata ou diagnóstico de orquite/epididimite.[1,3,4]

Cães jovens em suas primeiras tentativas de coberturas podem, aparentemente, não ser capazes de realizar de modo apropriado o acasalamento, ou seja, montam o flanco ou a cabeça das fêmeas, ou podem iniciar os movimentos pélvicos sem introduzir o pênis de maneira adequada na vagina. Embora isso seja considerado parte do processo normal de maturidade sexual em animais jovens, não é normal em machos adultos. Algumas vezes, o bulbo peniano pode ingurgitar fora da vagina, levando à intromissão incompleta do pênis; quando isso ocorre, a ejaculação pode ocorrer no vestíbulo da vagina, com consequente perda de sêmen devido a refluxo ou morte dos espermatozoides em decorrência do pH ácido da vagina.

Quadro 178.1 Questões que devem ser normalmente levantadas pelo profissional aos proprietários de fêmeas com histórico de infertilidade.

Questões	Importância
Data do início do sangramento vaginal	Estimativa da ovulação
Data de início do primeiro dia de aceitação do macho	Estimativa da ovulação
Data das coberturas e ou inseminação artificial	Estimativa do potencial de fertilidade
Sêmen fresco *versus* sêmen congelado	Sêmen fresco deve ser depositado 2 dias após a ovulação
Data do primeiro dia de recusa ao macho	Estimativa do diestro citológico
Fertilidade do macho, idade do macho; cultura do sêmen	Avaliação da responsabilidade do macho na infertilidade; doenças prostáticas, orquite/epididimite
Teste de *B. canis*, na fêmea e no macho	Presenças de títulos altos causam infertilidade nos machos e fêmeas
Diagnóstico de gestação aos 28 dias	Gestação
Sinais de pseudogestação	Ovulação ou não? Pseudogestação ocorre sempre após ovulação
Gestações prévias; tamanho da ninhada	Infertilidade congênita ou adquirida
Doenças reprodutivas prévias	Causa de infertilidade
Terapia hormonal prévia	Avaliação de infertilidade por ação de progesterona

Adaptado de Romagnoli (2008).

Manejo de cobertura

De acordo com a maioria das publicações científicas, coberturas em momentos inadequados representam a causa mais comum de infertilidade nas cadelas. A incidência varia de 40 a 80% das cadelas inférteis. A fisiologia reprodutiva demonstra que as cadelas devem ser acasaladas ou inseminadas 2 a 4 dias após as ovulações para a obtenção de alta taxa de concepção e tamanho máximo de ninhada, pois coberturas ocorridas 3 dias antes ou até 5 ou 6 dias após as ovulações tenham apresentado taxas de concepção mais baixas e tamanho reduzido de ninhadas.

Momento inadequado de cobertura é a causa mais comum de infertilidade nas fêmeas. Isto ocorre devido a uma série de informações erradas utilizadas para estabelecer as datas de coberturas. A maioria das cadelas ovula no 12º dia após o início da secreção sanguinolenta, por isso há tendência de os proprietário ou criadores acasalarem suas fêmeas no 12º dia após o início do proestro, acreditando ser esse o melhor momento para a cobertura de todas as fêmeas. Entretanto, algumas fêmeas podem ovular mais cedo, nos dias 8 ou 6 ou mesmo 4 do início do proestro, enquanto outras cadelas podem ovular mais tarde, nos dias 17, 19 ou 22, 24.[5,6]

O manejo de cobertura requer que o criador leve sua cadela ao veterinário no início da fase de proestro para uma primeira consulta, retornando a cada 2 ou 3 dias para monitorar a evolução do proestro até as ovulações por meio de esfregaços vaginais e ensaios de progesterona. Vaginoscopia e ultrassonografia ovariana também podem auxiliar na identificação e no monitoramento do processo de ovulação.

A realização da citologia vaginal bem como a observação do comportamento da fêmea para identificar a aceitação do macho são dois critérios muito importantes na determinação do momento ideal de cobertura. Os proprietários devem ser instruídos a pôr a fêmea em contato com o macho para checar seu comportamento, o mais cedo possível após o início do proestro. As coberturas devem se iniciar quando a cadela permanecer parada na presença do macho e/ou, no esfregaço vaginal, cerca de 80% das células forem constituídas pelo tipo superficial. Entretanto, o comportamento nem sempre se correlaciona à citologia vaginal; algumas cadelas não aceitam a monta, mesmo quando a citologia vaginal é característica de estro. Nesses casos, alterações de vulva e vagina devem ser excluídas, como as estenoses vaginais. Dosagens de progesterona séricas devem ser realizadas e outros machos devem ser postos em contato com essa fêmea para excluir a possibilidade de incompatibilidade entre o casal. Algumas cadelas, entretanto, mostram-se receptivas aos machos apenas da metade para o final da fase de estro.

A melhor maneira de estimar a ovulação nas cadelas é a dosagem de progesterona sérica, a cada 2 ou 3 dias, e a cobertura deve ser indicada quando os valores forem superiores a 5 ng/mℓ. A citologia vaginal também deve ser realizada para confirmar os valores de progesterona, durante as coberturas até o primeiro dia de diestro citológico, que ocorre de 6 a 8 dias após as ovulações.[7]

A endoscopia vaginal é também uma ferramenta de auxílio para determinar as fases do ciclo estral nas cadelas. A estimulação estrogênica causa edema na mucosa vaginal, portanto, durante o proestro e início do estro, as dobras vaginais aparecem arredondadas, edemaciadas, úmidas, com secreção sanguinolenta entre elas. Quando a produção estrogênica cessa, a secreção é absorvida pela mucosa vaginal e as dobras vaginais subitamente tornam-se enrugadas, em um processo chamado de "crenulação". O processo de enrugamento da mucosa vaginal é associado à diminuição nas concentrações de estradiol, mais do que ao aumento de progesterona; a crenulação é um marcador indireto da ovulação. Portanto, a endoscopia vaginal é um bom método para identificar e monitorar a curva de estradiol, mas não pode ser utilizado para determinação do processo de ovulação diretamente. A progesterona sérica continua a ser o melhor método para estimar o momento das ovulações nas cadelas.[1,3,4]

Alterações metabólicas

Toda doença, mesmo na sua manifestação subclínica, pode afetar a fertilidade. Os hormônios da tireoide estão envolvidos em vários mecanismos de *feedback*, apresentando efeitos diretos e indiretos sobre outros hormônios e sobre o metabolismo; em relação à reprodução, os hormônios da tireoide geralmente provocam aumento das concentrações de prolactina. A prolactina apresenta efeito inibitório sobre as gonadotrofinas, que são requeridas para a indução do desenvolvimento dos folículos e ovulação. Portanto, esse é um dos possíveis mecanismos pelos quais os hormônios da tireoide interferem indiretamente na ovulação nas cadelas. As avaliações desses hormônios isoladamente em geral apresentam resultados ambíguos, sendo necessário para um diagnóstico seguro de hipotireoidismo a análise completa do perfil tireoidiano, observando os seguintes fatores:

- Níveis dos hormônios da tireoide livres no soro
- Resposta à estimulação com o hormônio tireoestimulante (TSH)
- Níveis de anticorpo antitireoide.[5]

O tratamento com reposição hormonal geralmente restabelece o ciclo reprodutivo dentro de 3 a 6 meses, entretanto, a recomendação de acasalamento para cadelas com hipotireoidismo deve ser reservada, uma vez que essa condição está frequentemente associada a doença hereditária imunomediada.[5]

Outras condições sistêmicas como o hiperadrenocorticismo ou diabetes *mellitus* podem afetar a função reprodutiva. Exame físico completo, hemograma, perfil bioquímico e urinálise devem ser realizados para avaliação completa dos animais.[4,5]

Doenças infecciosas

Muitos agentes infecciosos podem induzir infertilidade em cadelas. As doenças infecciosas podem provocar infertilidade por vários mecanismos: na vagina podem apresentar atividade espermicida importante, agir na motilidade espermática ou invadir o útero durante a fase de proestro e estro. A infecção uterina provoca infiltração linfogênica da parede uterina, criando um ambiente hostil, tanto para os espermatozoides como para os embriões, levando muitas vezes a morte embrionária precoce. Durante a gestação, a endometrite e/ou as placentites podem ocorrer, levando a reabsorção fetal.

Algumas viroses apresentam papel importante na etiologia da infertilidade nas cadelas. O herpes-vírus canino (CHV) tem ação patogênica nos neonatos. Tem sido demonstrado que a infecção transplacentária pode ocorrer da metade para o final da gestação. Alguns elementos sugerem também que o CHV possa agir na infertilidade das fêmeas; outras observações, entretanto, sugerem que o CHV pode promover depressão imunológica local, favorecendo a infecção de outros agentes, como o micoplasma, este sim, importante agente de infertilidade nas fêmeas.[8]

A incidência de infecção bacteriana que causa infertilidade nas cadelas está bem documentada. *Brucela canis* é um agente que causa aborto na fase final da gestação, ou leva à morte embrionária ou fetal por endometrite. Cadelas inférteis devem ser sempre avaliadas para brucelose.

Outras doenças bacterianas específicas podem causar infertilidade nas cadelas: *Campylobacter jejuni*, *Salmonella* sp., *Listeria monocytogenes*, *Leptospira interrogans*, *Coxiella burnetii*, *Rickettsia rickettsii* e *Chlamydia*.[8,9]

Campylobacter jejuni tem sido isolado em cultura pura de fetos abortados em cadelas clinicamente sadias. Essa infecção deve ser considerada em canis, quando episódios de diarreia forem observados. *Campylobacter* requer meio de cultura específico. O tratamento de *Campylobacter* com eritromicina 10 a 15 mg/kg, 3 vezes/dia, durante 3 dias, é suficiente para a resolução dos sintomas.

Ureaplasma e *Mycoplasma* caninos são frequentemente isolados do trato genital de cadelas férteis e inférteis, mas há alta incidência desses agentes na vagina de fêmeas inférteis; talvez da mesma maneira que na mulher, a relação patogênica desses agentes dependa da concentração bacteriana. Esses agentes podem agir como oportunistas em cadelas imunodeprimidas em associação a outras bactérias ou vírus.[8]

Muitas bactérias são isoladas de cultivos vaginais de cadelas férteis, sem nenhum problema reprodutivo, constituindo a microbiota aeróbia, *Streptococcus* sp., *Escherichia coli*, *Pasteurella multocida*, *Staphylococcus* sp., *Proteus* sp., *Corynebacterium* sp. Também uma microbiota anaeróbia é isolada de fêmeas saudáveis, Bacteroidacea, *Lactobacillus* sp., *Bifidobacterium* sp., *Clostridium* sp. [10]

As infecções fúngicas são raras em cadelas, por outro lado, infecções parasitárias podem estar relacionadas com a infertilidade. *Toxoplasma gondii* causa placentite experimental durante a gestação; esse agente poderia agir como oportunista juntamente com bactéria ou infecção viral. *Neospora caninum* pode causar morte fetal em cadelas.[10]

A cultura vaginal deve ser sempre acompanhada de citologia vaginal para auxílio na interpretação dos resultados. Laparotomia para biopsia uterina e cultura são a melhor maneira para diagnosticar a infecção uterina.

Hiperplasia endometrial cística

A hiperplasia endometrial cística (HEC) se desenvolve como consequência de uma resposta exagerada do útero a repetidos estímulos progestacionais, durante a fase lútea do ciclo estral. A HEC é considerada a fase inicial de um complexo HEC/piometra e acredita-se que a HEC predisponha à piometra em cadelas.[3,11,12] Tanto a HEC como a piometra podem se desenvolver independentemente; alguns autores sugerem que a HEC e a piometra/endometrite possam ser divididas em duas entidades separadas, em virtude de suas diferenças clínicas e histopatológicas; essa separação, entretanto, nem sempre é fácil visto que a gravidade dos sintomas nem sempre se relaciona com a gravidade da doença uterina.[13]

A HEC ocorre com mais frequência em cadelas idosas e em cadelas que ciclam mais regularmente, aumentando com isso o tempo em que a cadela permanece sensibilizada pela progesterona. Se o endométrio é acometido pela HEC, um quadro de infertilidade pode resultar devido à perda de superfície para implantação embrionária e crescimento fetal. No caso de ocorrência de uma infecção ascendente, geralmente *E. coli*, em um endométrio comprometido com HEC, essa infecção resulta em piometra.

A ultrassonografia auxilia no diagnóstico de HEC, favorecendo a visibilização de paredes uterinas espessas e cistos. O diagnóstico definitivo de HEC é realizado por biopsia do endométrio. Nenhuma terapia é conhecida, embora alguns autores sugiram o uso de mibolerona por 6 meses para auxiliar o restabelecimento do útero.

Doenças da tuba uterina

Defeitos congênitos bilaterais ou aderências das tubas uterinas, em consequência de infecção ou inflamações abdominais, podem causar infertilidade. Infelizmente, a avaliação dessas estruturas é difícil nas cadelas.

Hipoluteodismo

É caracterizado por secreção insuficiente de progesterona pelo corpo lúteo, durante a gestação. Falha na manutenção de níveis críticos de progesterona pode provocar reabsorção fetal ou aborto, de acordo com o período da gestação. Essa condição tem sido relatada nas cadelas, mas é rara. Existe controvérsia entre os autores no sentido de ser a insuficiência lútea uma condição primária ou secundária a outras doenças.[1,3,4]

A gestação nas cadelas é mantida pela progesterona originada dos corpos lúteos e o útero parece não estar envolvido na regulação ou controle desses corpos lúteos, durante a fase lútea do ciclo estral ou durante a gestação, exceto nas últimas 48 h antes do parto. Durante o final da gestação nas cadelas, ocorre aumento das concentrações dos metabólitos das prostaglandinas (PGFM), principalmente da prostaglandina $F_{2\alpha}$ ($PGF_{2\alpha}$). Tanto nas cadelas gestantes como nas cadelas cíclicas, o controle da função lútea difere entre a primeira e a segunda metade da fase lútea. Nos primeiros 30 dias da gestação ou metade do diestro cíclico, os corpos lúteos funcionam independentemente de suporte hipofisário. Durante a segunda fase, fatores luteotróficos produzidos pela hipófise, como a prolactina e possivelmente o hormônio luteinizante (LH), são necessários para a manutenção da função lútea.[6,12,14]

Durante a segunda metade da fase lútea ou gestação, a luteólise prematura pode ser induzida pela administração de inibidores de prolactina, como os agonistas da dopamina bromocriptina e cabergolina, bloqueadores dos receptores da progesterona e $PGF_{2\alpha}$. A diminuição prematura na progesterona decorrente de falha lútea é outra causa de aborto em cães.[12]

O diagnóstico de hipoluteodismo geralmente é difícil, pois a diminuição dos níveis de progesterona é uma resposta fisiológica normal ao estresse e acompanha o parto prematuro ou aborto devido a causas diversas. O diagnóstico é realizado por meio de dosagens seriadas de progesterona sérica durante a gestação; a ultrassonografia seriada também auxilia o diagnóstico. A reposição de progesterona é aconselhável.[4]

O tratamento recomendado é a suplementação com progestágenos; a administração de progestágenos para manutenção da gestação pode resultar em distocia, piometra e septicemia, principalmente nos casos de anormalidades fetais, placentites ou infecção intrauterina. A progesterona de longa ação pode prolongar a gestação, com potencial perda dos filhotes e alterações na fêmea; além disso, os progestágenos têm efeitos androgênicos, podendo causar masculinização em fetos fêmeas. A progesterona natural tem meia-vida de 72 h, se administrada em veículo oleoso, facilitando a programação do parto. A retirada da progesterona antes do período ideal pode levar ao parto prematuro. A administração de progesterona frequentemente resulta em lactação insuficiente, necessitando de complementação.[15]

Causas diversas

As anormalidades cromossômicas fetais podem resultar em morte embrionária e reabsorção fetal. No ser humano, 50% dos abortos espontâneos são consequência de anormalidades cromossômicas. Mesmo a cariotipagem dos fetos poderia não revelar defeitos enzimáticos ligados ou controlados por genes que contribuem para a perda fetal. A avaliação do *pedigree* e do grau de consanguinidade deve ser considerada.[7]

Deficiências de vitamina A e minerais, como manganês e iodo, embora raras, podem resultar em infertilidade. A exposição a toxinas ou medicamentos durante a gestação pode resultar em perda fetal.[15]

Cadelas não receptivas com intervalo interestro normal

Comportamento

O comportamento é um fator importante na *performance* reprodutiva. A preferência pelo macho tem sido documentada nos cães. Frequentemente, quando o cão e a cadela são criados juntos, a cadela assume a liderança ou dominância e isto pode provocar um comportamento não receptivo, mesmo durante o estro. Algumas cadelas refutam todos os machos; nesses casos, a inseminação artificial (IA) poderia contornar esses problemas de comportamento.

Anormalidades físicas

As *alterações vaginais congênitas ou estenoses vaginais* são comuns nas cadelas. A maioria dessas alterações se desenvolve cranialmente ao meato urinário e, portanto, é palpável durante o exame de palpação digital da vagina. Dependendo da extensão da alteração, o reparo cirúrgico pode ser realizado ou o problema pode ser contornado com IA e possível cesariana. A anormalidade vaginal pode relaxar suficientemente sobre a influência da relaxina, durante a fase final da gestação e parto, e possibilitar o parto espontâneo.[14,15]

Na fêmea portadora dessas estenoses vaginais, a introdução do pênis causa dor, resultando em não aceitação do macho e incapacidade de cobertura natural.

O exame vaginal digital deve ser realizado em todas as cadelas, receptivas ou não. O exame vaginal digital deve ser realizado de preferência durante o estro, porque as estenoses aparentes durante o anestro podem desaparecer durante o estro. A vaginoscopia sem exame digital pode não diagnosticar essas alterações. Bandas vaginais são tratadas com cirurgias. Estenose vulvovestibular pode ser reconstruída, via episioplastia. Correção cirúrgica e supositórios têm sido usados, mas a fibrose consequente é grande.[1,2,5,6,14]

Os proprietários devem estar cientes de que as estenoses vaginais podem ter natureza hereditária. Vaginoscopias contrastadas podem ser utilizadas para diagnosticar esses problemas. A fêmea é preparada com jejum e enema para limpeza do reto, antes do procedimento. Sob anestesia, um cateter de Foley é introduzido no interior da vagina e o balão inflado. Aproximadamente 1 mg/kg de contraste iodado é administrado até que a válvula vaginal seja completamente distendida. Radiografias em diversas posições são realizadas para diagnóstico do tipo e extensão das estenoses vaginais.

Hiperplasia vaginal é a protrusão da mucosa vaginal edemaciada por entre os lábios vulvares. É uma condição estrógeno-dependente e geralmente ocorre durante os estros subsequentes. Cadelas com hiperplasia vaginal devem ser inseminadas artificialmente, pois os machos apresentam dificuldade no momento da introdução do pênis, devido à mucosa vaginal prolapsada. A hiperplasia vaginal pode retornar no momento do parto e pode ou não causar distocia. Também os proprietários devem estar cientes da possibilidade de essa condição ser de origem hereditária, não sendo portanto aconselhada a inseminação artificial.[1,2,5,6,14]

Intervalo interestro curto

Algumas raças como Rottweiler, Pastor-alemão e Basset Hound apresentam estro a cada 4 meses. Interestros mais curtos que 4 meses resultam em infertilidade devido a um ambiente uterino inadequado para implantação. É recomendado que nenhuma cadela seja tratada para intervalo interestro curto até 2,5 a 3 anos de idade.[6]

Split cio

É definido como atividade de proestro por 1 ou 2 semanas, seguida por um período de anestro, com duração de aproximadamente 1 mês, antes que um estro ovulatório ocorra. Muitas cadelas jovens apresentam *split* cio. Geralmente essa condição é revertida para ciclos normais com a idade. Com a idade, essas fêmeas podem novamente apresentar *split* cio.

O *split* cio é uma fase folicular do ciclo estral dividida em duas partes: na primeira fase do *split* cio ocorre o desenvolvimento folicular normal, acompanhado por comportamento típico de proestro, sem a ocorrência das ovulações; os folículos ovarianos regridem. A cobertura ou inseminação, realizada nesse momento do estro, geralmente não resulta em concepção. Algumas semanas ou meses mais tarde (4 a 8 semanas), um novo ciclo recomeça; essa segunda fase geralmente é seguida de ovulação e, se a fêmea for acasalada ou inseminada, tem grande chance de emprenhar.[6,14]

O diagnóstico requer citologia vaginal seriada e/ou avaliação dos níveis de progesterona durante o período de anestro intermediário (concentrações de progesterona inferiores a 2 ng/mℓ indicam que as ovulações não ocorreram). A cobertura ou inseminação na segunda fase do *split* cio deve resultar em concepção.

O *split* cio só está associado a infertilidade se a fêmea for inseminada ou forçada a cobertura durante a fase anovulatória do *split* cio.

Falha de ovulação

Ocasionalmente, as ovulações podem não ocorrer em determinado ciclo em cadelas normais; em vista disso, não há fase lútea e o próximo ciclo pode se iniciar mais cedo do que o esperado. Neste caso o monitoramento da progesterona sérica é de valor diagnóstico. O tratamento com gonadotrofina coriônica humana (hCG) no ciclo seguinte induz ovulação, se esse problema se tornar persistente.

Cisto ovariano

Está mais associado a estro persistente, mas, o cisto folicular pode causar intervalo interestro mais curto.

Causas iatrogênicas

A administração de agonista de dopamina como bromocriptina ou cabergolina está associada a intervalo interestro curto. Efeito semelhante pode ser visto em fêmeas que receberam prostaglandinas; o uso de antagonista de progesterona também pode resultar em intervalo interestro curto.[6]

Intervalo interestro prolongado

Embora o período médio do intervalo interestro seja de 7 meses, a variação normal é grande. Exceção inclui a raça Basenji que cicla a cada 12 meses; cadelas que gestaram e pariram no ciclo anterior podem retardar o início do ciclo subsequente por 1 ou 2 meses; a explicação para esse fato é desconhecida e não são todas as fêmeas que o apresentam. Cadelas idosas também ciclam menos frequentemente; intervalos interestro de até 12 meses são considerados normais. Com a idade, as cadelas aumentam o período do intervalo interestro, mas não deixam de ciclar, não apresentando fase de inatividade ovariana como as mulheres.[1,4,15]

Cios silenciosos

É o desenvolvimento folicular e ovulação na ausência de sinais de cio, como secreção sanguinolenta e edema de vulva. Algumas cadelas apresentam pouca ou nenhuma secreção vulvar ou edema de vulva durante a fase de proestro do ciclo estral. Se nenhum macho se aproximar dessa fêmea, esse ciclo poderá não ser observado pelo proprietário. O monitoramento da citologia vaginal semanalmente, por 1 ano, é necessário para identificar o cio silencioso. O nível de progesterona pode ser checado mensalmente para observação da atividade ovulatória; concentrações de progesterona sérica acima de 2 ng/mℓ indicam atividade ovariana. Cobertura/inseminação no momento apropriado, durante o cio silencioso, resulta em concepção.[1,3,4]

Doenças metabólicas

Qualquer doença pode alterar o intervalo interestro. O hipotireoidismo geralmente causa intervalo interestro prolongado.

Cisto ovariano

São estruturas que se desenvolvem de tecidos localizados no interior dos ovários. São poucos os trabalhos que relatam a incidência dos cistos ovarianos em cadelas. Os cistos podem ser estruturas afuncionais ou funcionais; se funcionais podem produzir estrógeno ou progesterona, afetando o comportamento ou a fisiologia das cadelas e gatas acometidas.

O anestro prolongado é o sinal clínico mais comum associado ao cisto ovariano de todos os tipos. Embora ocorra com cisto funcional folicular ou lúteo, é desconhecido se o anestro se deve aos efeitos da progesterona ou está associado a quantidades insuficientes de hormônios sexuais. Tem-se especulado que o anestro esteja associado à massa do cisto, mas com a habilidade de produzir hormônio; cisto da *rete ovarii* pode causar anestro como resultado de compressão do estroma ovariano.[1,3,4]

Infertilidade é outro histórico associado aos cistos ovarianos; a infertilidade em cadelas e gatas com cistos lúteos pode resultar de um efeito prolongado da progesterona secretada pelo cisto. O cisto lúteo pode estimular o desenvolvimento de HEC/piometra. Os níveis de progesterona sérica podem estar elevados no diestro normal. A ultrassonografia é a melhor opção para diagnosticar os cistos ovarianos. A existência de estruturas foliculares persistentes com diâmetro acima de 10 mm é sugestiva de cisto. As opções cirúrgicas de diagnóstico de cisto ovariano incluem a laparotomia exploratória e a laparoscopia. Cisto folicular não funcional pode causar intervalo interestro prolongado. O diagnóstico desse tipo de cisto poderia requerer avaliação histopatológica do cisto removido cirurgicamente.[1]

O tratamento é a remoção cirúrgica do cisto. A ovariossalpingo-histerectomia (OSH) completa é a melhor opção. Alternativamente, $PGF_{2\alpha}$ como agente luteolítico pode auxiliar, embora isto não esteja totalmente definido nas cadelas e gatas.

Neoplasia ovariana

Constitui 1 a 2% de todos os tumores nos cães. São mais frequentes em cadelas do que em gatas. Neoplasias ovarianas são geralmente tumores primários; metástases de outros tipos tumorais nos ovários são raras. Os tumores ovarianos são classificados de acordo com o tecido de origem; podem se originar do epitélio de superfície, das células germinativas e dos cordões gonadostromais.[1,5]

Os tumores epiteliais são os mais comuns nas cadelas – cistadenomas e cistadenocarcinomas. Três tipos de tumores se originam do estroma: tumor das células da granular, tecoma e luteoma. O tumor das células da granular é o segundo mais comum nas cadelas; são geralmente unilaterais e funcionais. Disgerminomas e teratomas são os tumores que se originam das células germinativas.[1]

Os tumores ovarianos são mais comuns em fêmeas idosas, com exceção dos teratomas. Os tumores ovarianos estão associados a uma variedade de sintomas, geralmente os tumores pequenos são inaparentes, algumas neoplasias são funcionais e a maioria deles secreta estrógenos. Os efeitos estrogênicos incluem ninfomania, estro prolongado, alopecia simétrica não pruriginosa, abdome penduloso, edema de vulva. Algumas cadelas podem inclusive apresentar sinais de hiperadrenocorticismo. HEC/piometra também podem estar associadas à neoplasia ovariana funcional nas cadelas. Nas gatas, metade das portadoras de tumor ovariano das células da granular apresenta estro prolongado ou HEC.[1]

O anestro em cadelas idosas é sempre suspeito de neoplasia ovariana. Ultrassonografia e laparotomia exploratória são os tipos de diagnóstico. O tratamento é a remoção cirúrgica.

Estro persistente

Cisto ovariano

A doença ovariana cística é causada por ausência de ovulação de um folículo. A secreção persistente de estrógeno é manifestada clinicamente por estro persistente. A ocorrência de concentrações elevadas de estrógeno no soro define o diagnóstico, embora as dosagens de estrógeno nas cadelas sejam difíceis. A identificação de células superficiais na citologia vaginal por 6 semanas ou mais também sugere estro persistente. O diagnóstico pode ser realizado por meio de exame ultrassonográfico. Outra maneira de se diagnosticar o cisto folicular é a resposta ao tratamento com hormônio liberador de gonadotrofina (GnRH; 50 μg por via intramuscular) ou hCG (1.000 UI, metade da dose administrada por via intramuscular e metade intravenosa). Uma completa contagem de sangue – hemograma e eventualmente punção de medula óssea – é importante quando a fêmea está sob estimulação estrogênica prolongada.[1,2,4,5]

▪ Neoplasia ovariana

O tumor das células da granular pode se manifestar clinicamente como estro persistente.

■ Falha para ciclar | Anestro primário e secundário

Uma cadela normal deve apresentar seu primeiro estro até 24 meses de idade. O anestro primário é diagnosticado naquelas cadelas que nunca apresentaram atividade ovariana. Já o anestro secundário descreve a condição na qual a fêmea apresentou um ou mais ciclos ovarianos seguidos por falha para ciclar. Como em todas as alterações reprodutivas, idade, raça, histórico reprodutivo anterior, medicações anteriores e exame fisico completo devem ser realizados antes da solicitação de qualquer teste.

Animais de raça grande ou gigante podem apresentar o primeiro episódio de estro após os 2 anos de idade, enquanto raças menores podem apresentar ciclos ovarianos com cio silencioso, antes de exibirem um ciclo manifesto. A falha para ciclar, portanto, é uma alteração que deve ser avaliada com cuidado e esperar até que as fêmeas atinjam os 24 meses de idade.

Animais com anestro secundário devem ser avaliados levando-se em consideração todas as condições descritas no item de intervalo interestro prolongado.[1,2]

▪ Ovariossalpingo-histerectomia prévia

Se parte do histórico reprodutivo do animal for desconhecida, uma causa possível de falha para ciclar é a OSH prévia. O exame da linha média para visualização de cicatriz é recomendado. Para confirmar a realização de OSH, o plasma sanguíneo deve ser submetido às determinações de hormônio foliculoestimulante (FSH) e LH. Uma fêmea castrada apresenta elevação persistente de FSH e LH.[1]

▪ Cio silencioso

O cio silencioso deve ser considerado como causa possível de anestro primário, especialmente se o proprietário da cadela tiver pouca ou nenhuma experiência com fêmeas não castradas, ou essa fêmea não mantiver contato com machos ou, ainda, se esse animal for pouco observado pelo proprietário. A observação visual da vulva, 1 ou 2 vezes/semana, é um método excelente para detecção de cio silencioso. Edema de vulva ou secreção sanguinolenta pelos lábios vulvares é fácil de identificar e corresponde ao início da fase de proestro.[1,4]

▪ Anestro induzido por fármaco

O anestro pode ser induzido por fármaco específico para essa finalidade e por substâncias que resultem em anestro como efeito colateral. Esses medicamentos incluem os andrógenos, usados naqueles animais cujo proprietário tenha interesse em aumento da massa muscular; progesterona é utilizada em uma série de tratamentos, causando prolongamento do anestro (diestro) como efeito colateral. Os glicocorticoides provocam *feedback* negativo na hipófise, suprimindo a atividade gonadotrófica, inibindo o ciclo estral.[1,4]

▪ Estresse

Estresse, treinamento físico excessivo e má nutrição são causas potenciais de falha para ciclar. Temperaturas altas, exibição frequente em *shows* ou exposições, ou viagens em excesso também podem provocar efeitos negativos sobre a atividade ovariana em algumas cadelas. Esses problemas podem ser revelados durante a anamnese e sua correção pode reverter o problema com o retorno da função ovariana.

▪ Hipotireoidismo

O hipotireoidismo pode resultar em falha do ciclo estral. Embora exista potencial para a cadelas com diagnóstico de hipotireoidismo apresentarem anestro primário ou secundário, esses animais devem apresentar sinais de hipotireoidismo, como obesidade, letargia, apetite caprichoso, alopecia simétrica bilateral. Uma cadela alerta, ativa, é pouco provável que tenha hipotireoidismo.[2,4,5]

Animais hipotireóideos respondem rapidamente à reposição hormonal, tornando-se mais alertas dentro de poucos dias após o início do tratamento. Esses animais geralmente iniciam a atividade ovariana dentro de 3 a 6 meses após o início do tratamento. Se uma resposta positiva não for observada, ou a dose do hormônio não for adequada, ou um segundo problema deve existir.

▪ Doenças subclínicas

Qualquer enfermidade, leve ou grave, tem potencial para interferir na atividade cíclica das cadelas. Por essa razão, é importante a obtenção de histórico completo do animal, exame físico completo e detalhado. Alterações identificadas durante o exame clínico devem ser valorizadas como possíveis causas de infertilidade e investigadas para tal possibilidade.

Quando cio silencioso, OSH prévia ou erro de manejo são considerados improváveis, hemograma, urinálise e perfil bioquímico devem ser considerados; outro modo de avaliação importante, em casos de falha para ciclar, é a ultrassonografia abdominal; é um exame não invasivo e a avaliação, especialmente dos ovários e do útero, é de grande importância.[1,3,4]

▪ Cisto lúteo

É uma síndrome rara que resulta em diestro persistente, embora o proprietário do cão acredite ser um anestro prolongado. Este caso é classificado como anestro secundário, pois a cadela deve ter apresentado um ciclo anterior. Se entretanto for seguido de um cio silencioso, o anestro prolongado pode parecer um anestro primário. Em ambas as situações, o exame de ultrassonografia abdominal e a dosagem de progesterona sérica acima de 2 ng/mℓ confirmam o diagnóstico. O tratamento à base de prostaglandina, para lise dos corpos lúteos, na maioria das vezes não obtém sucesso, sendo portanto recomendável a remoção cirúrgica dos ovários. A ovariectomia unilateral, em casos de cadelas de grande potencial genético, pode ser sugerida.[1]

Aplasia ovariana

A cadela que não apresentou cio (anestro primário) pode não ter ovários. A ausência congênita ou a falha no desenvolvimento de uma ou ambas as gônadas são muito raras. A hipoplasia secundária sugere que um ou mais ciclos ovarianos precederam a falha para ciclar. A longevidade funcional dos ovários das cadelas não é conhecida; em média, os ovários apresentam declínio na sua função gradualmente após a idade de 7 anos. Entretanto os ovários podem cessar sua função mais cedo, resultando em anestro permanente.[1,5,6]

O diagnóstico de falha ovariana pode ser suspeitado, quando todos os outros diagnósticos forem excluídos, mas mesmo assim é difícil confirmar esse diagnóstico. Uma maneira de se diagnosticar a aplasia ovariana é pela avaliação das concentrações de FSH e LH. A falha ovariana está associada a concentrações de FSH e LH muito altas. Alternativamente, laparotomia exploratória ou laparoscopia podem ser realizadas para inicialmente inspecionar o trato reprodutivo, e biopsias do útero e ovários poderiam ser feitas para confirmação desse diagnóstico.[1]

Ooforite imunomediada

Consiste na destruição imunomediada dos ovários. É uma doença rara nas cadelas e gatas e foi descrita pela primeira vez há 20 anos. Histologicamente se caracteriza por apresentar inflamação ovariana linfocítica, folículos e oócitos degenerados, espessamento de zona pelúcida e ausência de corpo lúteo.[6]

Referências

1. Fontbonne A. Courses in small animal reproduction "how investigate bitch infertility" http://www.vetcontact.com/presentations/fontbonne1.
2. Freshman JL. Clinical approach to infertility in the cycling bitch. Vet Cl North Am Small An Pract. 1991;21(3):427-35.
3. Davol PA. www.labbies.com/reproduction2.htm.
4. Fayer-Hosken R, Caudle A. Evaluating the infertile breeding bitch. Vet Med. 1994;1026-38.
5. Feldman EC, Nelson RW. Canine and feline endocrinology and reproduction. 3.ed. Philadelphia: WB Saunders; 2004.
6. Johnston SD, Root-Kustritz MV, Olson PNS. Canine and feline theriogenology. Philadelphia: WB Saunders; 2001. 592p.
7. England G, Concannon PW. Determination of the optimal breeding time in the bitch: basic considerations, in "recent advances in small animal reproduction", wwww.ivis.org, Ithaca, New-York, EUA.
8. Doig PA, Ruhnke HL, Bosu WTK. The genital mycoplasma and ureaplasma flora in healthy and diseased dogs. Can J Comp Med.1981;45: 233-8.
9. Carmichael LE, Shin SJ. Canine brucellosis: a diagnostician "dilemma". Seminars in Vet. Med Surg (Small Animal). 1996;11(3):161-5.
10. Bjurstrom L, Linde-Forsberg C. Long term study of aerobic bacteria in the genital tract in breeding bitches. Am J Vet Res. 1992; 53(5): 665-9.
11. De Cock H, Vermeirsch H, Ducatellel R *et al.* Immunohistochemical analysis of estrogen receptors in cystic-endometritis-pyometra complex in the bitch. Theriogenol. 1997;48:1035-47.
12. Hoffman B, Hoveler R, Hasan SH *et al.* Ovarian and pituitary function in dogs after hysterectomy. J Reprod Fertil. 1992;96:837-45.
13. Hagmann RH, Kendal BA, Transonicc A *et al.* Differentiation between pyometra and cystic endometrial hyperplasia/mucometra in bitches by prostaglandin $F_{2\alpha}$ metabolite analysis. Theriogenol. 2006;66: 198-206.
14. Wright P, Watts JR. The infertile female. In: Simpson GM, England GCW, Harvey MJ. BSAVA Manual of small animal reproduction and neonatology. Gloucester: BSAVA; 1998.
15. Okkens AC, Bevers MM. Fertility problems in the bitch in Symposium in canine and feline reproduction. An Reprod Sci. 1992;28:379-87.

Leitura sugerida

Romagnoli E. Infertility in bitch. Proceeding of the SEVC. Barcelona 2008. www.ivis.org.

179 Complicações da Ovariossalpingo-histerectomia

Samanta Rios Melo, Julia Maria Matera

Introdução

O problema da superpopulação de cães e gatos errantes é mundial. Envolve questões de saúde pública e de bem-estar animal. Por volta do início da década de 1970, o dramático aumento da população de cães e gatos nas ruas provocou a necessidade de implantação de medidas que visassem ao controle populacional desses animais, como alternativa à captura e ao extermínio. Por volta dessa época, criou-se o anticoncepcional para cães e gatos.[1] Alguns anos mais tarde, os efeitos do uso do anticoncepcional em animais ficaram mais evidentes, e muitos veterinários passaram a contraindicar o seu uso.[2] A partir de então, a esterilização cirúrgica passou a ser o principal meio de controle da população animal.

No Brasil, um estudo retrospectivo no município de São Paulo observou que a maior parte dos animais castrados são cadelas adultas.[3] Segundo outro estudo, a razão homem:cão estimada no município de São Paulo é de 7:1, e a razão homem:gato é de 46:1.[4] Estes dados reforçam a necessidade ainda atual de controle populacional desses animais, especialmente enquanto ainda é maciça a população de cães abandonados nas ruas. Alguns municípios do estado de São Paulo e diversos outros estados brasileiros vêm desenvolvendo atividades de controle de natalidade da população animal, por meio de campanhas de esterilização cirúrgica.

A ovariossalpingo-histerectomia (OSH) é um procedimento cirúrgico que consiste na remoção dos ovários, trompas e dos cornos uterinos. É considerado um procedimento limpo-contaminado.[5] A OSH é comumente indicada como meio de esterilização eletiva, e também pode ser realizada para fins terapêuticos em afecções ovarianas e uterinas (p. ex., piometra, torção uterina, cistos ovarianos, prolapso de útero, ruptura uterina). Tanto a ovariectomia (OVE), retirada apenas dos ovários, quanto a OSH são também comumente indicadas para a prevenção das alterações hormonais que podem interferir na terapia em cadelas e gatas diabéticas ou epilépticas.

Na técnica mais comum, a incisão é feita na linha média. Há técnicas descritas que envolvem a incisão no flanco. São também descritas técnicas de laparoscopia para OVE e OSH, embora não sejam amplamente utilizadas fora dos centros de pesquisa.

A idade mais estabelecida para a castração de cadelas e gatas em nossa prática veterinária é ao redor de 6 meses de vida, preferindo-se em geral que seja realizada antes ou após o primeiro estro.

O índice de complicações detectado aos 7 dias após OSH em gatas e cadelas com menos de 12 semanas de vida foi similar ao índice encontrado em gatas e cadelas castradas a partir dos 6 meses de vida.[6] Sabe-se que a gonadectomia antes do amadurecimento sexual retarda o fechamento da placa de crescimento por uma média de 9 semanas, resultando em animais com maior comprimento ósseo.[7] A vulva das cadelas castradas na sétima semana ou no sétimo mês de vida apresentava-se pequena e infantil, se comparada à de fêmeas intactas, embora nenhum problema clínico tenha sido associado a esse fato,[7] com exceção da maior dificuldade de sondagem uretral dessas fêmeas, por meio de palpação. Ainda não foram descritos efeitos a longo prazo da gonadectomia de cadelas e gatas.

A OSH pode determinar as mesmas complicações relativas a qualquer procedimento abdominal, como complicações anestésicas, retardo na cicatrização da ferida, abscesso, infecção nas suturas, traumatismo por lambedura na ferida. As reações mais comumente observadas ao material de sutura são inflamação, seroma, cicatrizes e deiscências.

Quanto às complicações exclusivas da OSH, elas podem ser classificadas como menores ou maiores. Como complicações menores, que são as facilmente resolvidas, podem-se citar deiscência, inflamação ou seroma. As complicações maiores são as que envolvem risco à vida, que requerem tratamento intensivo ou mesmo novo procedimento cirúrgico. Nessas complicações, ocorre morte por causas anestésicas, óbito por hemorragia grave no transoperatório, hidroureter/hidronefrose, piometra de coto, estro recorrente, granuloma uterino ou ovariano, aderências e obstruções intestinais.

As complicações também podem ser classificadas de acordo com o momento de sua ocorrência, como transoperatórias, pós-operatórias imediatas ou tardias. As complicações mais frequentes são as menores, ocorrendo dentro da primeira semana de pós-operatório. As complicações maiores são menos comuns, mas são importantes e devem ser bem consideradas no momento de planejar a realização desse procedimento cirúrgico.

Infecção e inflamação da ferida cirúrgica

As complicações da ferida cirúrgica (edema, dor, eritema, seroma, exsudação) são consideradas menores, e tendem a ser facilmente resolvidas. Nestes casos devem ser considerados como causas desde a incompleta assepsia do centro cirúrgico, dos materiais cirúrgicos e da própria equipe até os cuidados pós-operatórios relativos ao proprietário, o comportamento do cão (lambedura, conviver em meio a sujidades) e o adequado manejo da ferida.

Estudos mostram que há correlação positiva entre o tempo cirúrgico, o peso do animal e a ocorrência de complicações relativas à incisão. Sendo assim, a habilidade do cirurgião também pode ser um fator importante para a boa evolução da ferida cirúrgica (Burrow *et al.*, 2005).[8]

Hemorragia

É descrita como a causa mais comum de morte pós-OVE.[9] Pode-se observar sangramento profuso durante a cirurgia, o que é mais comumente observado, ou pode se desenvolver hemoperitônio no período imediatamente após a cirurgia. A hemorragia pode ser provocada durante o procedimento cirúrgico pela ruptura dos vasos ovarianos, no momento do estiramento do ligamento suspensor do ovário, pela laceração dos vasos do ligamento largo, ou ainda pela tração excessiva do corpo do útero, ocasionando ruptura de vasos uterinos. Ligaduras incorretas ou mal posicionadas, bem como fios de sutura deficientes, também podem ocasionar hemorragia durante ou imediatamente após a cirurgia. É importante observar que coagulopatias congênitas ou adquiridas podem resultar em hemorragias importantes no trans e pós-operatório.

A saída de um muco vaginal escasso e sanguinolento pode ocorrer normalmente, alguns poucos dias após a ovário-histerectomia. Contudo, erosão dos vasos uterinos ou infecção em torno das ligaduras desses vasos podem causar sangramento vaginal expressivo e intermitente 4 a 16 dias após a realização da OSH. Nestes casos, a laparotomia exploratória pode ser indicada, pois o sangramento vaginal pode tornar-se intenso e grave rapidamente.

O pedículo ovariano direito é localizado mais cranial no abdome do que o pedículo esquerdo. Por isso, é mais difícil a exteriorização do pedículo no lado direito, especialmente se a laparotomia não for suficientemente cranial, ou o ligamento suspensor do ovário não for inteiramente rompido. Animais obesos podem dificultar ainda mais a exteriorização desse pedículo, até para cirurgiões experientes. Em Burrow *et al.* (2005) 77% dos casos de hemorragia transoperatória ocorreram por sangramento em pedículo ovariano direito.

A exposição adequada dos pedículos e a sutura cuidadosa devem minimizar os riscos de hemorragias no trans e pós-operatório. Além disso, deve-se tomar cuidado com coagulopatias e evitar a realização da OSH durante o estro, no qual se observa aumento da vascularização do trato urogenital.

Síndrome do ovário remanescente

A recorrência do estro após a OSH é causada pela sobra de tecido ovariano, caracterizando a síndrome do ovário remanescente. Na cadela, as manifestações podem incluir edema vulvar, descarga vaginal sanguinolenta, atração por cães machos, receptividade à cruza e lactação. A piometra de coto uterino também poderá estar associada. Na cadela, o exame de citologia vaginal pode revelar queratinização das células epiteliais da vagina, evidenciando atuação de estrógeno. Em gatas, os sintomas são mais súbitos e podem incluir lordose, miados excessivos e receptividade à cruza.

A concentração de progesterona pode ser usada no diagnóstico da síndrome do ovário remanescente em cadelas, pois o ovário é a única fonte endógena de progesterona, e as concentrações desse hormônio estarão elevadas durante o diestro. A concentração de progesterona é menor que 2 ng/mℓ no proestro. Concentrações acima de 2 ng/mℓ são compatíveis com diagnóstico de corpo lúteo funcional.[10,11] Em gatas, as concentrações de progesterona em anestro não são utilizadas, pois nessa espécie a ovulação é induzida. Para o diagnóstico nas gatas pode-se usar a administração da gonadotropina coriônica humana, seguida da mensuração de progesterona.[12]

Um estudo apresentou que em cadelas o período entre a OSH original e a recidiva dos sintomas pode variar de 2 semanas a 3 anos.[13] As possíveis causas incluem a queda de tecido ovariano dentro da cavidade ou a colocação inadequada das pinças para ligadura. Ainda não foi relatado tecido ovariano com localização anormal ("ovários ectópicos"). Ovários acessórios e tecido ovariano que se estende pelo ligamento do ovário foram descritos em vacas, cadelas e mulheres.[14]

O tratamento definitivo para ovários remanescentes é uma laparotomia exploratória para remoção de todo o tecido residual. Nestes casos, pode ser mais fácil encontrar o tecido ovariano residual, se a cirurgia for realizada durante o período de estro. Estudos mostram que os tecidos ovarianos residuais geralmente encontram-se do lado direito, por ser este o pedículo mais difícil de exteriorizar.[15]

Piometra de coto

A piometra de coto uterino pode ocorrer em cadelas e gatas após a OSH incompleta. Entretanto, a OVE sem histerectomia não foi associada ao desenvolvimento de piometra em 72 cães, ao longo de 10 anos de acompanhamento pós-cirúrgico.[16] A piometra advém da ação da progesterona, que pode ser proveniente do tecido ovariano residual ou de compostos progestacionais exógenos.[17-20]

As manifestações clínicas envolvem letargia, depressão, inapetência, descarga vaginal serossanguinolenta a mucopurulenta, poliúria, polidipsia e êmese. O histórico pode incluir sinais de síndrome do ovário remanescente, estro nas últimas 8 a 10 semanas, ou mesmo o uso de progestacionais exógenos. As informações laboratoriais podem incluir leucograma inflamatório, azotemia, aumento da fosfatase alcalina sérica ou evidências de desidratação. Massa de tecido pode ser observada entre a bexiga e o cólon em radiografias abdominais, mas a ultrassonografia é o exame de escolha para verificação de piometra de coto.

O tratamento médico pode ser tentado, com o uso de antibióticos de amplo espectro. Todavia, na maioria dos casos, o tratamento de eleição é em geral cirúrgico, e requer a retirada do corpo uterino residual, preenchido por secreção purulenta. A ligadura uterina deve ser feita imediatamente após a cérvice, em sentido cranial.

Inflamação e granuloma

A inflamação ou granuloma de coto podem ser causados por materiais de sutura inadequados, excesso de material de sutura não absorvível, técnicas de assepsia ineficientes, ou quantidade residual excessiva de corpo uterino. Granulomas ovarianos têm causas similares e podem se estender desde o polo caudal do rim e chegar a estenosar o ureter proximal, resultando em hidronefrose. Os granulomas uterinos podem chegar a obstruir o ureter distal.

Ainda, os granulomas podem causar aderências excessivas envolvendo intestino delgado, cólon, bexiga urinária, mesentério e omento. As manifestações clínicas podem incluir disquezia, constipação intestinal, êmese, disúria, polaciúria e incontinência. Ocasionalmente, podem ocorrer peritonite difusa e choque séptico.

Trajetos fistulosos

Estes podem formar-se como resposta inflamatória ao material de ligadura, e podem desenvolver-se anos após a cirurgia. O trajeto estende-se desde a ligadura em torno do pedículo ovariano ou do corpo uterino, passando entre os planos musculares, até alcançar a pele. Um aumento de volume macio e em geral doloroso se forma no tecido subcutâneo, e drena de maneira intermitente secreção de líquido serossanguinolento ou purulento pelo trajeto.

Granulomas e inflamação de pedículos ovarianos estão em geral associados a fístulas sublombares, e granulomas uterinos estão associados a fístulas na região inguinal ou medial da coxa, ou na região abdominal média. Outras causas de trajetos fistulosos podem incluir migração sublombar de corpos estranhos, osteomielite, discoespondilite, micobactérias e neoplasias. Cultura bacteriológica, citologia por agulha fina, ultrassonografia ou mesmo biopsias podem ser realizadas para a conclusão do diagnóstico.

A antibioticoterapia poderá suspender temporariamente a drenagem da secreção e os sintomas, mas estes tendem a recidivar após a suspensão dos antibióticos. É em geral indicada a laparotomia exploratória para verificação de todo o trajeto e inspeção de ambos os pedículos. Toda a massa pode ser removida, se a ligadura estiver intimamente ligada ao tecido reativo. Pode ser necessária a nefrectomia em casos extremos, quando o tecido inflamatório ao redor do pedículo ovariano estiver aderido ao rim. A obstrução do ureter pelas aderências pode também causar hidronefrose.

Os granulomas e fístulas consequentes podem ser evitados por meio de manipulação cuidadosa dos tecidos, minimização de tecidos desvitalizados na cavidade e adequada assepsia.

Frank e Stanley (2009) relataram o caso de um Pastor-alemão que se apresentou com massa fistulosa em região subcutânea de flanco. Em laparotomia exploratória, a massa foi detectada como um granuloma que envolvia o ureter esquerdo, a artéria mesentérica e aderia a múltiplas regiões do intestino. O conteúdo do granuloma continha uma gaze esquecida inadvertidamente no momento da OSH desse animal, há 4 anos. A existência de corpo estranho, oriundo de esquecimento do material cirúrgico dentro do animal, é uma complicação grave e desnecessária.

Em humanos, estudos indicam que a incidência de corpos estranhos iatrogênicos pela equipe cirúrgica chega a 1.000 de cada 1.500 procedimentos realizados.[21] Acredita-se que a ocorrência em medicina veterinária deve ser muito maior do que a relatada em literatura.

Protocolos cirúrgicos rigorosos e a presença de alguém da equipe cirúrgica responsável pela contagem das gazes podem contribuir para a melhora desses índices. Cirurgiões operando em condições de emergência ou em animais de sobrepeso devem considerar o uso de gazes com linhas radiopacas, contagem frequente de gazes ou usar somente gazes de tamanho grande, que se mantenham sempre com parte para fora da cavidade.

Lesões iatrogênicas ao trato urogenital

As porções proximais e distais dos ureteres estão sujeitas a lesões iatrogênicas durante a OSH. O ureter proximal pode inadvertidamente ser incluído na ligadura do pedículo ovariano, enquanto o ureter distal, por estar intimamente ligado ao corpo do útero, pode ser incluído na ligadura do pedículo uterino. A obstrução de ambos os ureteres pode causar anúria e azotemia pós-renal. A ligadura unilateral resulta em súbitos sinais de dores abdominais e diminuição da produção de urina, o que pode não ser facilmente reconhecido e observado. Nefromegalia, em razão de hidronefrose, ou abscesso renal podem ser identificados subsequentemente. O diagnóstico de obstrução uretral pode ser confirmado por urografia excretora ou ultrassonografia abdominal.

A função renal e uretral deve retornar aos valores normais em cerca de 7 dias após a remoção das ligaduras, mas obstruções uretrais que durem mais de 4 semanas estão associadas à completa perda da função renal do rim afetado.[22] Em todos os casos, a ligadura deve ser retirada e o ureter deve ser avaliado. Danos uretrais importantes requerem a ressecção do ureter e anastomose, ureteroneocistotomia ou nefroureterectomia. Hidronefroses importantes ou abscessos renais, em razão da obstrução uretral, são tratados com nefrectomia.

A inclusão do ureter distal na ligadura uterina pode também resultar na formação de uma fístula uterovaginal.[15] Os animais apresentam-se com súbita incontinência urinária nos primeiros dias após a OSH. O diagnóstico pode ser feito por urografia excretora ou vaginouretrograma retrógrado e a fístula uterovaginal é tratada por oclusão da fístula e ureteroneocistotomia.

Os ureteres também podem ser inadvertidamente lacerados durante a cirurgia. Tais pacientes apresentam-se com uroperitônio, e devem ser tratados por ressecção do ureter e anastomose, ureteroneocistotomia ou nefrectomia unilateral.

Para evitar a ligadura acidental ou traumas, os ureteres, cornos uterinos e corpo do útero devem ser cuidadosamente identificados durante a cirurgia. A distensão da bexiga resulta em deslocamento cranial do trígono vesical, afrouxando os ureteres e reduzindo a exposição do corpo uterino. Assim, o ideal é que a bexiga urinária seja esvaziada antes ou durante a cirurgia.

Danos acidentais a outras estruturas abdominais, como baço, pâncreas ou intestino delgado também podem ocorrer durante a ovário-histerectomia.

Incontinência urinária

A incontinência urinária pós-OSH é ocasionalmente causada por aderências ou granulomas do coto uterino, o que interfere no mecanismo do esfíncter ureteral, ou em consequência de fístula ureterovaginal. A causa mais comum de incontinência em cadelas castradas é a ineficiência do mecanismo do esfíncter ureteral. Pode ocorrer imediatamente após a cirurgia ou até 12 anos depois (Borresen, 1984).[23,24] Estudos retrospectivos apontam que 75% das cadelas se tornaram incontinentes dentro de 3 anos após a cirurgia.[23] A etiopatogenia da perda desse mecanismo é pouco compreendida, e parece ser multifatorial, mas a OSH parece ser um importante fator contributivo. Essa perda está mais associada a raças grandes, como Dobermann, Rottweiler, Weimaraner, Old English Sheepdog, Setter Irlandês.[25] A incontinência associada à OSH não está descrita em gatas.

Esse tipo de incontinência era antigamente relatado como "hormônio-responsivo", por sua prevalência em cadelas castradas e responsividade à terapia estrogênica. Sabe-se, entretanto, que fêmeas não castradas também podem ser acometidas, o defeito pode ser congênito, e há animais que não respondem à terapia estrogênica.[16,24,26]

As cadelas com deficiência do mecanismo do esfíncter apresentam-se com gotejamento de urina intermitente ou constante, que em geral piora durante o sono ou quando o animal se deita. As outras causas de incontinência, como ectopia de ureter, fístula ureterovaginal, cistite ou neoplasias devem ser investigadas por meio de cultura bacteriana, urografia excretora ou vaginouretrografia retrógrada. Como a obesidade pode agravar o quadro e dificultar o tratamento, a perda de peso é altamente recomendada.

A terapia com estrógeno pode ser usada para tratar a incontinência por deficiência de mecanismos do esfíncter ureteral. O dietilestilbestrol (na dose de 1 mg, 1 vez/dia, por 3 a 5 dias e então 1 mg por semana no máximo) foi utilizado com sucesso em cadelas. Caso esta medicação não esteja disponível, recomenda-se o uso de Premarin® (20 μg/kg ou 6 mg/dia, a cada 4 dias). No entanto, a resposta é variada, e a terapia inclui efeitos colaterais, como supressão de medula óssea.[27]

Outra terapia medicamentosa aceita é o uso da fenilpropanolamina (1,5 mg/kg, 3 vezes/dia via oral). Esta é uma substância α-agonista. A dose pode ser manejada até 2 a 3 mg/kg, 3 vezes/dia. Uma vez que a incontinência for resolvida, inicia-se fase de manutenção, reduzindo a dose para a mínima eficaz. Vale lembrar que a terapia com estrógenos pode aumentar a sensibilidade dos receptores aos medicamentos α-agonistas, como a fenilpropanolamina, e portanto a terapia pode ser mais eficaz quando associados os dois.[27]

O uso da imipramina, um antidepressivo tricíclico, também tem sido realizado com sucesso. Essa medicação aumenta a capacidade vesical e o tônus uretral, podendo ser benéfica em cadelas nas quais, além da incontinência do esfíncter urinário, observa-se também a bexiga urinária pequena.

O tratamento cirúrgico pode ser recomendado em cães que não respondem à terapia medicamentosa. Várias técnicas são descritas, como a colpossuspensão.

Obstrução colônica

Constipação intestinal e megacólon foram descritos em cadelas e gatas após OSH.[28-30] Essa obstrução colônica, extramural é secundária à formação de aderências e fibrose; é rara, mas potencialmente grave e requer correção cirúrgica. A causa exata da formação dessa aderência é desconhecida, e pode levar a sintomas, como tenesmo, constipação intestinal, anorexia, êmese e dores abdominais. Há relatos de animais que permaneceram sem manifestações clínicas por anos, e a descoberta da constrição foi feita por acaso, à realização de outro procedimento cirúrgico no animal sem relação com a OSH.[28]

O primeiro relato desse caso foi em 1965, no qual foi visto o encarceramento do cólon, necessitando ressecção e anastomose, secundário a aderências formadas ao redor do material de sutura, absorvível.[31] Outros autores então relataram casos, e em todos a origem do granuloma foi tida como reação ao material de sutura contaminado, multifilamentar e não absorvível. O intervalo entre a OSH e a detecção da obstrução foi de meses a anos.

Em um caso descrito em uma gata, os cornos uterinos, deixados intactos, aderiram a cada lado do mesocólon, formando uma faixa circular ao redor do cólon e causando a obstrução. Em outra gata, e em duas cadelas, um tecido conjuntivo originou-se do coto uterino e circundou apenas o cólon descendente. Em todos os casos relatados em felinos (Pollari *et al.*, 1996), as manifestações clínicas foram observadas a partir das 10 primeiras semanas de pós-operatório.[28,30,32]

Estudos mais recentes descrevem casos em que não há formação de granuloma, mas sim de um tecido fibroso organizado, que envolve o cólon, mas não adere à sua parede. Nesses casos, o material de sutura usado na OSH foi variável (poliglactina 910, categute cromado) e não foi encontrado material de sutura residual no momento da laparotomia exploratória para correção.[28]

A solução dos sintomas foi vista a longo prazo, em todos os casos descritos, após a realização de laparotomia exploratória para cuidadosa dissecção das aderências e liberação das alças intestinais.

O diagnóstico diferencial inclui neoplasia colônica, infecção fúngica com constrição secundária, constrição extramural pelo cólon descendente. A causa e a prevenção das aderências fibrosas que resultaram nesses casos em obstrução do cólon não foram identificadas.

Obesidade

São relatados em literatura ganhos de peso de até 38% após OSH.[33] Estudos corroboram o fato de que, se os animais se exercitarem regularmente e a ingestão de alimentos for controlada, não há aumento significativo no peso das cadelas castradas em relação às cadelas inteiras.[34] Pode-se concluir que, embora a OSH possa diminuir a capacidade do animal de controlar sua ingestão de alimentos e levá-lo à obesidade, esse efeito pode ser evitado por manejo dietético adequado.

Síndrome eunucoide

Em cães de trabalho é descrita a síndrome eunucoide, com significativa redução da agressividade e interesse no trabalho.[35]

Pseudociese

É sabido que a castração de fêmeas no período estral pode resultar em pseudociese imediatamente após a OSH ou até de modo crônico ou recorrente.[36] A recomendação de que as cadelas devem ser castradas ao menos 3 meses após o cio é baseada em sua fisiologia endócrina; 3 meses após o estro, a fase luteínica terá acabado e os níveis de prolactina devem ser basais ou mínimos. No entanto, em algumas cadelas, a pseudociese pode não ser notada antes de 14 semanas do fim do estro e os sinais podem então continuar em até mais de 5 meses.

Outras complicações

Pancreatite foi uma complicação maior relatada em Burrow *et al.* (2005). Afetou um animal que sofreu hemorragia transoperatória em decorrência de sangramento em pedículo ovariano direito. É possível que o duodeno descendente e o lobo direito do pâncreas tenham sido retraídos durante a cirurgia para a adequada localização e ligadura da hemorragia, tomando-se pouco cuidado no momento de manusear esses tecidos.

A OSH antes do primeiro cio pode fazer com que a vulva permaneça infantil. A combinação de vulva infantil e excesso de tecido perivulvar, comum em cadelas obesas, pode provocar acúmulo de secreções e urina, predispondo ao crescimento bacteriano e à dermatite perivulvar. A vaginite também é mais difícil de ser tratada em cadelas castradas, pela ocorrência de subinvolução do epitélio vaginal.[37]

Alopecia endócrina não pruriginosa simétrica bilateral, que responde à terapia hormonal, é relatada em cadelas castradas e em cadelas inteiras. A importância da OSH na etiologia dessa alopecia é incerta.

Ovariossalpingo-histerectomia versus ovariectomia

A castração de rotina nos EUA, Reino Unido e no Brasil é feita por OSH, mas alguns países da Europa costumam realizar OVE como procedimento de escolha para a esterilização de fêmeas. Van Goethem *et al.* (2006) revisaram a literatura, comparando as complicações relativas a cada uma dessas técnicas.[38] A conclusão desses autores é baseada em três considerações. Primeiro, a OVE é um procedimento mais fácil do que a OSH; em segundo lugar, pode ser realizado por meio de incisão menor; e assim, em terceiro lugar, a OVE pode ser realizada de maneira mais rápida. Todas estas considerações resultariam em menos trauma ao paciente, causando menor desconforto pós-operatório e menos complicações, como seroma, edema, infecção e deiscência, quando comparada à técnica de OSH por laparotomia.

A literatura revisada por esses autores indica que a OVE, em relação à OSH, tem menos riscos de complicações a curto prazo, como hemorragias intra-abdominais, hemorragias vaginais, granuloma de coto, ligadura inadvertida de ureter ou síndrome de ovário remanescente. Já no que concerne a complicações a longo prazo, a literatura indica que a ocorrência de ganho de peso e incontinência urinária por déficit do mecanismo ureteral são complicações com índices similares tanto na OSH quanto na OVE.

A OVE contempla a prevenção da piometra, e a sua única desvantagem aparente é com relação à não prevenção de neoplasias em corpo de útero.[16] Ainda assim, esses tumores uterinos são considerados incomuns e os malignos, ainda mais raros.

Gonadectomia

Embora exista uma convenção entre médicos-veterinários de que a idade ideal para a castração é a partir de 6 meses de idade, sabe-se que não há provas científicas na literatura corroborando essa afirmação. A gonadectomia, ou a castração antes da puberdade, já vem sendo empregada nos EUA há cerca de duas décadas realizando a castração dos animais com 8 a 12 semanas de idade, com o intuito de otimizar o controle populacional.

Como os hormônios gonadais atuam também no desenvolvimento de ossos do esqueleto, órgãos reprodutores e comportamento, vários estudos foram, e continuam sendo realizados, a fim de avaliar os possíveis efeitos colaterais da realização da gonadectomia.

Salmeri *et al.* (1991) comparam animais castrados com 7 semanas e 7 meses de idade e concluíram que a castração realizada em ambas as idades produziu os mesmos resultados em termos de desenvolvimento esquelético, físico e comportamental de cães.[39]

Spain *et al.* (2004) realizaram um estudo retrospectivo com 1.824 animais oriundos de abrigos, e que foram gonadectomizados.[40] O estudo acompanhou os animais até 11 anos após a cirurgia de castração. Em fêmeas, foi observado que a gonadectomia estava associada a um alto índice de cistite, e quanto menor a idade à gonadectomia, maiores eram as incidências de incontinência urinária. Nesse estudo, os autores sugerem a gonadectomia apenas a partir dos 3 meses de idade, em razão do alto índice de complicação associado ao trato geniturinário.

É sabido que cadelas castradas antes do primeiro cio têm um risco bem reduzido de desenvolver neoplasias mamárias (0,5%). Esse risco aumenta gradativamente para 8%, após o primeiro cio, e para 26% após o segundo.[41]

Alguns estudos apontam maior risco de desenvolvimento de neoplasias em animais gonadectomizados: riscos 2 a 4 vezes maiores para o desenvolvimento de carcinoma de bexiga em fêmeas gonadectomizadas[42,43] e de desenvolvimento de osteossarcoma de 1,3 a 2 vezes.[44,45]

O tempo de fechamento do disco epifisário dos ossos longos é controlado em parte pelos hormônios gonadais. Em cães e gatos, a gonadectomia a qualquer idade anterior ao fechamento do disco epifisário prolonga o seu tempo de fechamento, e está associada ao alongamento desses ossos, estatisticamente significativo, porém não visível e sem importância clínica relevante.[39,46–48]

Cadelas castradas antes da puberdade podem ter maiores probabilidades de manutenção de vulva juvenil. Em um estudo, cadelas castradas com 7 semanas de idade tinham vulva com aparência mais imatura, quando comparadas às cadelas castradas aos 7 meses de idade.[47] O autor considera, entretanto, que em sua experiência, cadelas adultas castradas terão atrofia vulvar e o resultado a longo prazo será o mesmo. A vulva juvenil não apresenta relevância clínica para cadelas sadias. Cadelas com sobrepeso, com vulva juvenil, terão maiores chances de desenvolvimento de dermatites perivulvares.

Um estudo com 983 fêmeas mostrou que a incontinência urinária, desenvolvida após a castração, era significativamente menor quando as cadelas eram castradas a partir de 3 meses de idade.[49]

As vantagens cirúrgicas do procedimento de gonadectomia incluem a existência de gordura abdominal mínima, possibilitando excelente visualização das estruturas vasculares e reprodutivas; os vasos de tamanho diminuto tornam a hemostasia precisa, reduzindo o tempo operatório; a recuperação é extremamente rápida e a morbidade é baixa.[50] Por outro lado, os tecidos pediátricos são friáveis e, portanto, devem ser manipulados delicadamente, considerando que o pequeno volume sanguíneo torna a hemostasia meticulosa de extrema importância.[51]

Durante a cirurgia de pacientes pediátricos, deve-se estar atento para a hipotermia e hipoglicemia, às quais os filhotes são predispostos, bem como ao período de jejum ao qual o animal é submetido e ao excesso de soluções antissépticas alcoólicas nos pelos. Geralmente, os pacientes pediátricos se recuperam rapidamente da anestesia e devem ser alimentados em 1 a 2 h após o procedimento cirúrgico.[49,52]

A técnica, quando realizada adequadamente, é segura, produzindo estresse mínimo aos pacientes pediátricos.[53] Talvez pela pouca familiarização com a realização de anestesia e cirurgia em pacientes tão jovens, sentimo-nos pouco confortáveis com a ideia da realização da gonadectomia. Devemos, entretanto, como médicos-veterinários, buscar o aperfeiçoamento contínuo e ideias cada vez mais sadias para o controle da população de cães e gatos errantes.

Referências

1. Jochle W. Pet population control in Europe. J Am Vet Med Assoc. 1991;198(7):1225.
2. Brodey RS, Filder IJ. Clinical and pathologic findings in bitches treated with progestational compound. J Am Vet Med Assoc. 1966;149:1406.
3. Cáceres LPN. Estudo do programa de esterilização canina e felina no Município de São Paulo, de 2001-2003. Dissertação (Mestrado em Saúde Pública) – Universidade de São Paulo, São Paulo; 2004.
4. Paranhos NT. Estudo das populações canina e felina em domicílio. Município de São Paulo; 2001. 83f. Dissertação (Mestrado em Saúde Pública) – Universidade de São Paulo, São Paulo; 2002.
5. Page CP. Antimicrobial prophylaxis for surgical wounds: guidelines for clinical care. Arch Surg. 1993;128:79.
6. Howe LM. Short-term results and complications of prepubertal gonadectomy in dogs and cats. J AM Vet Med Assoc. 1997;211:57.
7. Salmeri KR, Bloomberg MS, Scruggs SL *et al.* Gonadectomy in immature dogs: effects on skeletal, physical and behavioral development. J Am Vet Med Assoc. 1991;198:1193-203.
8. Dorn AS, Swist RA. Complications of canine ovariohysterectomy. J Am Animal Hospital Assoc. 1977;13:720-4.
9. Pearson H. The complications of ovariectomy in the bitch. Jf Small An Pract. 1973;14: 257-66.
10. Okkens AC *et al.* Comparison of long-term effects of ovariectomy *versus* ovariohysterectomy in bitches. 1997; J Reprod Fertil Suppl. 51:227.
11. Wallace MS. The ovarian remnant syndrome in the beach and queen. Vet Clin North Am Small Anim Pract. 1991;21:501.
12. England GCW. Confirmation of ovarian remnant syndrome in the queen using hCG administration. Vet Rec. 1997;141:309.
13. Miller DM *et al.* Polycystic ovarian tissue in a spayed bitch. Mod Vet Prct. 1983;64:749.
14. McEntee K. Reproductive pathology of domestic mammals. New York: Academic Press; 14/1990.
15. MacCoy DM *et al.* Postovariohysterectomy ureterovaginal fistula in a dog. J Am Anim Hosp Assoc. 1988:469.
16. Janssens LLA, Janssens GHRR. Bilateral flank ovariectomy in the dog – surgical technique and sequelae in 72 animals. J Sm Anim Pract. 1991;32:9.
17. Long RD. Letter to the editor: Pyometritis in spayed cats. Vet Rec 91:105, 1972.
18. Orhan UA. Letter to the editor: Pyometritis in spayed cats. Vet Rec. 1972;90:77.
19. Teale ML. Letter to the editor: Pyometritis in spayed cats. Vet Rec. 1972;90:129.
20. Wilkins DB: Pyometritis in spayed cats. Vet Rec. 1972;90:24.
21. Gawande AA, Studdert DM, Orav EJ *et al.* Risk factors for retained instruments and sponges after surgery. N Engl J Med. 2003;348:229-35.
22. Wilson DR. Renal function during and following obstruction. Ann Ver Med. 1977:3.
23. Arnold S *et al.* Urinary incontinence in spayed bitches: prevalence and breed disposition. Scweiz Arch Tierheilkd. 1989;131:259.
24. Holt PE. Urinary incontinence in the bitch due to sphincter mechanism incompetence: prevalence in referred dogs and a retrospective analysis of sixty cases. J Sm Anim Pract. 1985;181.
25. Holt PE, Thrusfield MV. Association in bitches between breed, size neutering and docking, and acquired urinary incontinence due to incompetence of the urethral sphincter mechanism. Vet Record. 1993;133:177-80.
26. Holt PE. surgical management of congenital urethral sphincter mechanism incompetence in eight female cats and a bitch. Vet. Surg. 1993;22:98.
27. Stone EA. Ovário e útero – In: Slatter D. Manual de cirurgia de pequenos animais. 3. ed. Barueri, SP: Manole; 2007.
28. Coolman BR *et al.* Partial colonic obstruction following ovariohysterectomy: a three cases report. J Am Anim Hosp Assoc. 1999; 35:169.
29. Muir P *et al.* Megacolon in a cat following ovariohysterectomy. Vet Rec. 1991;129:512.
30. Smith MC, Davies NL. Obstipation following ovariohysterectomy in a cat. Vet Rec. 1996;138:63.
31. Joshua JO. The spaying of bitches. Vet Rec. 1965;77(23):642-7.
32. Furneaux RW, Baysen BG, Mero KN. Complications of ovariohysterectomies. Can Vet J 1973;14(4):98-9.
33. Dorn AS e Swist RA. Complications of canine ovariohysterectomy. J Am Anim Hosp Assoc. 1977;13:720.
34. Le Roux PH: Thyroid status, ostradiol level, work performance and body mass of ovariectomised bitches and bitches bearing ovarian autotransplants in the stomach wall. J S Afr Vet Assoc. 1983;54:115.
35. Le Rux PH; van der Walt LA: ovarian autograft as an alternative to ovariectomy in bitches. J S Afr Vet Assoc. 1977;48:117.
36. Allen WE. Pseudopregnancy in the bitch – the current view on aetiology and treatment. J Small An Pract. 1986;27:419-24.
37. Salmeri KR, Olson PN, Bloomberg MS. Elective gonadectomy in dogs: a review. J. Am Vet Med Assoc. 1991;198:1183.
38. van Goethem B, Schaefers-Okkens A, Kirpensteijn J. Making a rational choice between ovariectomy and ovariohysterectomy in the dog: a discussion of the benefits of either technique. Veter Surg. 2006;35:136-43.
39. Salmeri KR, Bloomberg MS, Scruggs SL *et al.* Gonadectomy in immature dogs: effects on skeletal, physical and behavioral development. J Am Vet Med Assoc 1991;198:1193.
40. Spain CV, Scarlett JM, Houpt KA. Long-term risks and benefits of early-age gonadectomy in cats. J Am Vet Med Assoc. 2004;224:372-9.
41. Schneider R, Dorn CR, Taylor DON. Factors influencing canine mammary cancer development and postsurgical survival. J Natl Cancer Inst. 1969;43:1249-61.
42. Knapp DW, Glickman NW, DeNicola DB *et al.* Naturally-occurring canine transitional cell carcinoma of the urinary bladder. Urol Oncol. 2000;5:47-59.
43. Norris AM, Laing EJ, Valli VEO *et al.* Canine bladder and urethral tumors: a retrospective study of 115 cases (1980-1985). J Vet Intern Med. 1992;6:145-53.
44. Ru G, Terracini B, Glickman LT *et al.* Related risk factors for canine osteosarcoma. Vet J. 1998;156:31-9.
45. Priester WA, McKay FW. The occurrence of tumors in domestic animals. Natl Cancer Inst Monogr. 1980;54:169.
46. Crenshaw WE, Carter CN. Should dogs in animal shelters be neutered early? Vet Med 1995;90:756-60.
47. Root MV, Johnston SD, Olson PN. The effect of prepuberal and postpuberal gonadectomy on radial physeal closure in male and female domestic cats. Vet Radiol Ultrasound. 1997;38:42-7.
48. May C, Bennett D, Downham DY. Delayed physeal closure associated with castration in cats. J Small Anim Pract. 1991;32:326-8.
49. Spain CV, Scarlett JM, Houpt KA. Long-term risks and benefits of early-age gonadectomy in dogs. J Am Vet Med Assoc. 2004;224:380-7.
50. Stubbs WP, BLoomberg MS, Scruggs SL, Shille VM, Lane TJ. Effects of prepuberal gonadectomy on physical and behavioral development in cats. J Amer Vet Med Assoc. 1996;209(11):1864-71.
51. Tatarunas AC, Matera JM, Mastrocinque S *et al.* Gonadectomia em gatas: técnica cirúrgica. Braz J Vet Res An Sci. 2004; 41(supl):184-5.
52. Faggella AM, Aronsohn MG. Anesthetic techniques for neutering 6 to 14 week year's old kittens. J Am Vet Med Assoc., 1993; 202:56-62.
53. Mastrocinque S *et al.* Gonadectomia em gatas impúberes: técnica anestésica. Braz J Vet Res Anim Sci. [online]. 2006; 43(6 [cit. 2010-11-15]):810-5.

Leitura sugerida

Arnold S. Relationship of incontinence to neutering. In: Kirk RW (ed.) Current veterinary therapy XI. Philadelphia: Saunders; 1992. 875p.

Berzon JL. Complications of elective ovariohysterectomies in the dog and cat at a teaching institution: clinical review of 853 cases. Vet Surg. 1979;8(3):89-91.

Borresen B. Pyometra in the dog – a pathophysiological investigation. IV. Acid-base status and serum electrolytes. Nord Vet Med. 1984;36:1.

Burrow R, Batchelor D, Cripps P. Complications observed during and after ovariohysterectomy of 142 bitches at a veterinary teaching hospital. Vet Rec. 2005 Dec 24-31;157(26):829-33.

Frank JD, Stanley BJ. Enterocutaneous fistula in a dog secondary to an intraperitoneal gauze foreign body. J Am Anim Hosp Assoc. 2009 Mar-Apr;45(2):84-8.

Freeman LJ *et al.* Tissue reaction to suture material in the feline linea alba – retrospective, prospective and histologic study. Vet Surg. 1987;16:440.

Howe L M, Slater MR, Boothe HW *et al.* Long-term outcome of gonadectomy performed at an early age or traditional age in cats. J Am Vet Med Assoc. 2000;217(11):1661-5.

Lipowitz AJ, Caywood DD, Newton CD *et al.* Complications in small animal surgery. 1.ed. Pennsylvania: Williams & Wilkins; 1996.

Okkens AC *et al.* Gynaecological complications following ovariohysterectomy in dogs, due to (1) partial removal of ovaries, (2) inflammation of the uterocervical stump. Tijdschr Diergeneeskd. 1981;106:1142.

Pollari FL Bonnett BN, Bamsey SC, Meek AH, Allen DG. postoperative complications of elective surgeries in dogs and cats determined by examining electronic and paper medical records. J Am Vet Med Assoc. Jun 1996; 1;208(11):1882-6.

Spain CV, Scarlett JM, Houpt KA. Long-term risks and benefits of early-age gonadectomy in dogs. Journal of the American Veterinary Medical Association. 2004 Feb1;224(3):380-7.

Stubbs WP, Bloomberg MS. Implications of early neurtering in the dog and cat. Sem Vet Med Surg Small An. 1995; 10(1):8-12.

Parte 19

Doenças do Sistema Endócrino e do Metabolismo

Márcia Marques Jericó

180 Introdução à Endocrinologia Clínica em Cães e Gatos

Márcia Marques Jericó

■ Introdução

A endocrinologia é o ramo da ciência biológica que estuda o funcionamento das glândulas e dos órgãos com funções endócrinas, bem como a ação dos seus produtos de secreção, os hormônios, que abrange tanto o conhecimento da estrutura e do mecanismo de ação hormonal nos tecidos e órgãos-alvo como as manifestações clínicas resultantes das endocrinopatias. A função do sistema endócrino é proporcionar ao organismo animal a capacidade de manter a integração funcional dos diversos tecidos especializados, de modo a permitir a adaptação ao ambiente, tanto no sentido individual como no da evolução da espécie.[1] Nesse contexto, a atuação hormonal se dá nos seguintes níveis: molecular, controlando a transcrição gênica e a síntese proteica; celular, influenciando a divisão, a diferenciação e a apoptose das células; e orgânico.[2] Para tanto, a função dos hormônios atinge quatro grandes domínios: a reprodução, o crescimento e o desenvolvimento corporal, a manutenção adequada do meio interno e, finalmente, a produção, a utilização e o armazenamento de energia.[1,2] Assim, a endocrinologia clínica, mais do que muitas outras áreas da medicina interna de pequenos animais, abrange e exige o conhecimento dos vários sistemas orgânicos.

A história da endocrinologia é pontuada pela participação de pequenos animais, principalmente os cães, na observação científica e no desenvolvimento de técnicas, a exemplo de von Mering e Minkowski, que, em 1889, induziram diabetes *mellitus* em animais submetidos à pancreactomia, ou em 1908, quando Aschner e Crow, por meio da hipofisectomia, promoveram retardo estatural e sexual nos cães estudados. Em pequenos animais, a primeira publicação relatada em medicina veterinária, dedicada ao estudo das doenças endócrinas em animais de estimação e voltada à espécie canina, aconteceu em 1977, no livro *Endocrine Disases of the Dog*.[3]

■ Órgãos endócrinos

Os órgãos capazes de produzir hormônios estão distribuídos pelo organismo animal sob diversas apresentações. Classicamente, as glândulas endócrinas centrais são: a hipófise, responsável pela produção de hormônio de crescimento (GH), hormônio tireoestimulante (TSH), hormônio adrenocorticotrófico (ACTH), hormônio luteinizante (LH), hormônio foliculoestimulante (FSH), prolactina (PRL), hormônio antidiurético (ADH) e ocitocina; o hipotálamo, incumbido da produção de peptídios secretagogos ou inibitórios dos hormônios hipofisários; e a pineal, incumbida da secreção de melatonina, que regula o ciclo sono-vigília, entre outras atividades. Perifericamente, têm-se a tireoide, responsável pela secreção de tironinas, tri-iodotironina (T3), tiroxina (T4) e calcitonina; as paratireoides, que secretam hormônio paratireóideo (PTH); as adrenais, com os corticosteroides e as catecolaminas; o pâncreas endócrino, com insulina, glucagon, somatostatina e polipeptídio pancreático; e, finalmente, as gônadas sexuais, os testículos e os ovários, com a síntese dos esteroides sexuais, progestágenos, andrógenos e estrógenos.[1,2,4]

Por outro lado, também, tecidos ou órgãos não endócrinos, com outras funções fisiológicas primárias, podem atuar como secretores de hormônios. Observa-se esse evento nos rins, quando produzem renina, que converte angiotensinogênio em angiotensina I, e eritropoetina, que estimulará eritropoese a partir da medula óssea. O tecido adiposo é considerado um órgão endócrino dos mais profícuos, responsável pela produção de diversos hormônios que controlam a saciedade e o metabolismo energético, como a leptina, a resistina e a adiponectina, esta última também relacionada com a resposta inflamatória, como o fator de necrose tumoral alfa (TNF-α) e a interleucina-6 (IL-6), também produzidos pelos adipócitos.[5] O coração também é capaz de produzir ligantes como peptídios natriuréticos.[4]

■ Hormônios e suas características

Hormônios podem ser definidos como sinalizadores celulares, secretados na circulação sanguínea e que atuarão a distância, em órgãos ou tecidos-alvo. Essa é a definição clássica da atuação endócrina. Adicionalmente, os hormônios podem atuar de maneira parácrina, comunicando-se com a célula vizinha, a exemplo da testosterona, que age localmente nas células seminíferas, controlando a produção de espermatozoides.[1,2,4] Também é conhecida a forma de atividade autócrina, na qual um hormônio controla sua própria produção ou o funcionamento da célula que o produz, a exemplo dos fatores de crescimento, como fator de crescimento insulino-símile (IGF, *insulin-like growth factor*) e fator de crescimento derivado de plaqueta (PDGF, *platelet-derived growth factor*).[6]

Existem três principais categorias químicas de hormônios: os proteicos ou polipeptídicos, os esteroidais e os derivados de aminoácidos. Os hormônios proteicos variam de tamanho, desde três aminoácidos a grandes proteínas. São produzidos inicialmente como grandes hormônios e convertidos no hormônio original dentro da célula antes da sua secreção. O hormônio formado é armazenado em grânulos secretórios ou vesículas preparadas para liberá-lo pelo processo de exocitose e atua na célula-alvo, ligando-se a receptores localizados na superfície externa da célula. Têm-se como exemplos desse grupo o ACTH, a insulina e o PTH.[1-4]

Os hormônios esteroidais são derivados do colesterol e incluem produtos do córtex adrenal, ovários, testículos e vitamina D. Não são armazenados em grandes quantidades. Quando necessários, são rapidamente sintetizados a partir do colesterol por reações enzimáticas. Em resposta aos sintomas apropriados, os precursores são movidos para as organelas (mitocôndria e retículo endoplasmático liso), onde uma série de enzimas (a exemplo de isomerases e desidrogenases) rapidamente converte a molécula para o hormônio esteroide adequado. Os hormônios esteroidais são hidrofóbicos e atravessam a membrana celular facilmente. No sangue, eles se ligam a grandes proteínas carreadoras. Comparados com os hormônios proteicos/polipeptídicos, os esteroides normalmente têm meia-vida maior, de minutos até horas. Os hormônios esteroidais atuam na célula-alvo via receptores localizados no interior da célula, modificando sua expressão gênica.[1,2,4]

Os hormônios modificados de aminoácidos são feitos a partir de modificações químicas nas moléculas, principalmente a tirosina. Eles incluem os hormônios tireoidianos e as catecolaminas (epinefrina e norepinefrina). Os hormônios tireoidianos atuam em células-alvo, como os esteroides, são relativamente insolúveis em água, transportados por proteínas na circulação e atuam em receptores intracelulares. As catecolaminas são produzidas por hidroxilação, descarboxilação e metilação da tirosina e são secretadas no sangue pela porção medular das adrenais. Têm meia-vida muito curta (< 5 min), não se ligam a proteínas e atuam nos receptores celulares de superfície.[1,2,4]

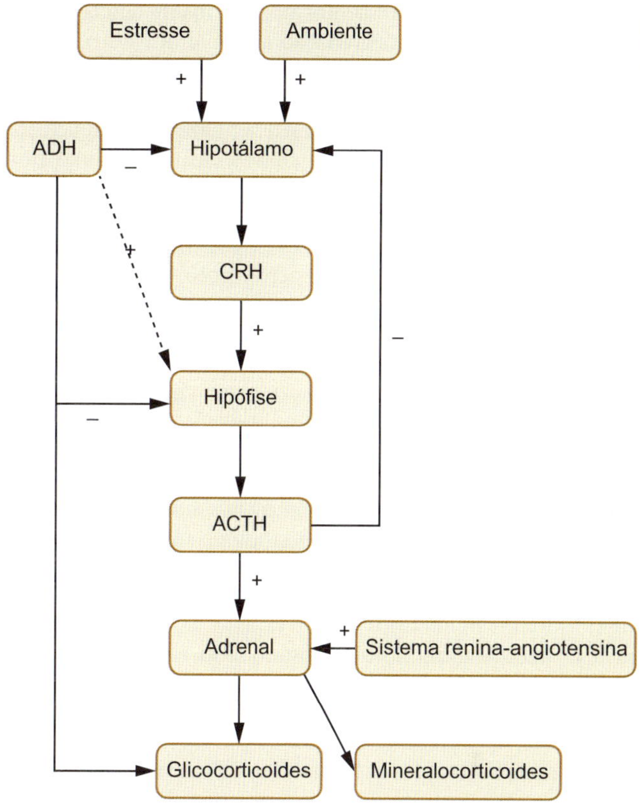

Figura 180.1 Representação dos mecanismos de controle da função endócrina. Retroalimentação negativa do eixo hipotalâmico-pituitário-adrenal, no qual o produto final (glicocorticoides) inibe a secreção dos hormônios hipotalâmico (*CRH*) e hipofisário (*ACTH*). É mostrada também a atuação estimuladora do sistema renina/angiotensina sobre a aldosterona, que pouco depende de hormônio adrenocorticotrófico (*ACTH*). *ADH* = hormônio antidiurético; *CRH* = hormônio liberador de corticotrofina.

■ Mecanismos de controle

A base do funcionamento do sistema endócrino é a homeostasia, estando a síntese e a liberação dos hormônios na dependência de vários mecanismos de controle, periféricos ou centrais, na maioria das vezes autorregulatórios ou de retroalimentação (*feedback*). A essência desse pensamento é a de que os hormônios promovem efeitos biológicos que controlam sua própria produção e liberação.

Os mecanismos de *feedback* são a principal forma de controle na fisiologia orgânica e são particularmente importantes no sistema endócrino, especialmente aqueles de retroalimentação negativos, isto é, aqueles em que o efeito promovido pelo hormônio suprime sua própria secreção. Um exemplo clássico é o eixo hipotalâmico-pituitário-glândula-alvo, como o que controla a tireoide. A produção de tironinas (T3 e T4) só é possível a partir da ligação do TSH, ou tireotrofina, com os receptores de tireócitos, e o TSH está sob a influência do TRH, hormônio liberador de tireotrofina, por meio do sistema porta-hipotalâmico-hipofisário. Uma vez que as tironinas atinjam concentrações adequadas no sangue, estas inibem a secreção tanto de TRH como de TSH, exercendo efeito supressor. Outros exemplos desse tipo de retroalimentação negativa seriam os eixos CRH-ACTH-corticosteroides (Figura 180.1) e GnRH-FSH/LH-esteroides gonadais.[1–4]

O *feedback* positivo é mais raro e observado quando o resultado da ação hormonal incrementa, potencializa sua própria produção. Um exemplo dessa retroalimentação positiva seria a produção de ocitocina pela neuro-hipófise, que é iniciada quando da dilatação da cérvice e resulta em contração uterina. A contração uterina resulta em maior dilatação da cérvice, que estimula ainda mais a contração uterina, e assim sucessivamente, até a saída do feto.[1–4]

A perda dessa capacidade de resposta hormonal devido a uma disfunção central ou da própria glândula repercute de maneira sintomática e laboratorial, configurando as diversas doenças endócrinas. O reconhecimento e a correção dessas disfunções constituem a essência da endocrinologia clínica, que agrega o estudo das doenças endócrinas, seu reconhecimento e tratamento.

■ Doenças endócrinas em cães e gatos

As doenças endócrinas ocorrem quando existe desproporcionalidade entre as concentrações hormonais e as necessidades fisiológicas para um dado momento ou quando ocorre resposta inapropriada dos órgãos a concentrações adequadas do hormônio.[2]

Cães e gatos de companhia apresentam as características comuns de longevidade e de repartirem o mesmo ambiente com o ser humano, expondo-se às mesmas condições de risco para as doenças endócrinas mais comuns. As endocrinopatias, genericamente, perfazem um percentual importante entre os diversos quadros mórbidos que acometem os animais de estimação. Em cães, sua incidência gira em torno de 10 a 20% da totalidade dos animais atendidos nas instituições de pesquisa e ensino americanas e em cerca de 7% da totalidade dos animais atendidos em hospitais-escola veterinários brasileiros.[7,8] Para favorecer o entendimento, essas endocrinopatias podem ser classificadas e englobadas nas seguintes disfunções: hiperfunção primária ou secundária, hipofunção primária ou secundária, produção ectópica de hormônios, insuficiência de resposta das células-alvo, degradação anormal dos hormônios e excesso hormonal iatrogênico.[1-4]

Os casos de hiperfunção abrangem as neoplasias endócrinas, cujas células anaplasiadas mantêm e amplificam a capacidade de secreção hormonal original, como o caso das células produtoras de ACTH da hipófise, principal causa do hipercortisolismo em cães. Do mesmo modo, casos de hipertireoidismo, em gatos, e de hiperinsulinismo, em cães, podem estar associados a neoplasias. Outro modo de hipersecreção hormonal são as hiperplasias de tecido endócrino, comuns nas formas de hiperparatireoidismo secundário a doença renal ou desnutrições.[9-11]

Na hipofunção endócrina, as causas de diminuição da produção hormonal estão geralmente relacionadas com processos destrutivos e progressivos. Em cães, a forma mais comum é a autoimune, assim como em seres humanos. Os casos de hipotireoidismo e de diabetes canino são decorrentes de respostas autoimunes, em sua maioria. Gatos são menos suscetíveis às doenças imunomediadas.[9-11] Outra causa importante de diminuição da capacidade de secreção endócrina é a condição genética. Os casos de pan-hipopituitarismo canino, ou deficiência combinada de hormônios hipofisários (DCHH), associados à mutação no gene do fator de transcrição hipofisário *Lhx3*, constituem doença autossômica recessiva que leva a hipoplasia hipofisária e deficiência de GH, PRL, TSH e hormônios gonadotróficos (LH e FSH) e são comuns na raça Pastor-alemão.[12]

A produção ectópica de hormônios é observada em algumas síndromes paraneoplásicas, como os casos de pseudo-hiperparatireoidismo, em que determinadas neoplasias, a exemplo de linfomas e adenomas de glândula circum-anais, produzem peptídios análogos ao paratormônio (PTH), as proteínas relacionadas com o PTH (PTHrp), cujas ações biológicas são muito parecidas com as do PTH.[10,11]

A insuficiência de resposta das células-alvo está diretamente relacionada com problemas de ligação com receptores ou mecanismos posteriores à ligação dos hormônios com seus respectivos locais. Assim, são comuns os casos de resistência à ação hormonal em animais de companhia, como no diabetes *mellitus* em gatos e na obesidade e na síndrome metabólica em cães e gatos, nos quais a resistência insulínica é evidenciada por intolerância à glicose e hiperinsulinemia. A elevação dos níveis séricos de leptina, ou hiperleptinemia, por resistência periférica, também é comum nos casos de obesidade canina e felina.[9]

O excesso de ação hormonal por causa iatrogênica tem o seu melhor exemplo na produção excessiva de GH em cadelas com a utilização de progestágenos como anticonceptivos. O GH é produzido ectopicamente na glândula mamária, sob o estímulo da progesterona. Essa produção episódica e aumentada de GH tem repercussões diretas no tecido mamário, assim como efeitos sistêmicos gerais, podendo ocasionar acromegalia e resistência insulínica em algumas cadelas. O mesmo fenômeno também é observado no ciclo estral, no período de diestro, em cadelas normais, bem como em gatas e nas mulheres.[9,11,12]

■ Provas de função endócrina

As provas de função endócrina podem ser divididas em quatro categorias: amostras basais isoladas, amostras seriadas, amostras pareadas e provas dinâmicas. As amostras basais isoladas, usadas a partir de coletas randômicas, somente são confiáveis quando os níveis hormonais não flutuam significativamente ao longo de determinado período de tempo ou sob estímulos. Como exemplo, têm-se os hormônios tireoidianos (T4 total e livre) e a somatomedina (IGF-1). As amostras seriadas são úteis quando se avalia a ritmicidade da secreção de um hormônio, que flutua em um ritmo biológico previamente conhecido. Assim, essa forma de investigação é útil, por exemplo, na avaliação do ciclo estral da cadela, em que determinações periódicas de progesterona indicarão se a ovulação ocorreu ou não. As amostras pareadas são aquelas em que determinado hormônio é mensurado conjuntamente ao seu fator trófico ou regulador. As determinações pareadas de T4 e de TSH, de cálcio e paratormônio, de glicose e insulina, são exemplos dessa forma de avaliação.[1,10,13]

As provas de função dinâmicas são aquelas em que se lança mão de uma manobra, que se baseia em relações de retroalimentação (*feedback*), que estimula (prova de estimulação) ou suprime (prova de supressão) a atividade de determinado órgão endócrino. Nessas provas são necessárias múltiplas (ou ao menos duas) coletas, respeitando-se determinado intervalo de tempo. As provas de estimulação geralmente são indicadas quando se suspeita de hipofunção endócrina, como o teste de estimulação com ACTH, útil para o diagnóstico de hipoadrenocorticismo, em que o cortisol sanguíneo é mensurado antes e após a aplicação de ACTH sintético. As provas de supressão são indicadas para os casos de suspeita de hiperfunção glandular, a exemplo do hiperadrenocorticismo canino, em que o teste de supressão com dexametasona é de grande valia para evidenciar a autonomia do eixo hipotálamo-hipófise-adrenal, mesmo diante de *feedback* negativo.[1,2,4,10,13]

Alguns exemplos de provas de função endócrina estão dispostos no Quadro 180.1.

Uma vez estabelecida a evidência da disfunção endócrina, não só pelas provas funcionais, mas também pela resenha do animal, pelos sintomas e pelos resultados dos exames complementares, incluindo-se aí os exames laboratoriais de rotina e as diversas formas de exames de imagem, o clínico veterinário poderá iniciar o tratamento da doença endócrina, tratamento esse que envolve não só a resolução da hipo ou da hiperfunção glandular, mas também a abordagem das diversas comorbidades sistêmicas que acompanham, em geral, as endocrinopatias.

Nesse contexto, destaque-se que vivenciamos no dia a dia da clínica veterinária um grande aumento do número e da complexidade de casos de natureza endócrina e metabólica. São cada vez mais frequentes as doenças da tireoide, das adrenais, o diabetes *mellitus*, as doenças do metabolismo de minerais, as dislipidemias e os distúrbios do peso. Acreditamos que essa tendência de crescimento e força da endocrinologia clínica se origine e venha ao encontro dos tempos modernos, que aliam abundância de recursos, confinamento e longevidade. Em outras palavras, nossos pacientes vivem mais, são cada vez mais humanizados e antropomorfizados e suas doenças refletem o modo de vida moderno e ocidental, tão propício ao aparecimento das doenças endócrinas.

Quadro 180.1 Provas de avaliação da função endócrina mais utilizadas em cães e gatos.

Tipo	Glândula	Hormônio mensurado	Observações
Amostras basais	Tireoide	T4 total e T4 livre	Idade, estresse, uso de farmacos, doenças crônicas e debilitantes alteram os valores basais
	Hipófise	IGF-1	Idade, estresse, uso de fármacos, doenças crônicas e debilitantes alteram os valores basais
Amostras seriadas	Ovários	Progesterona	Avaliações periódicas mensais evidenciam ovulação e formação do corpo lúteo
	Pâncreas	Insulina	Mensurações múltiplas em um período de 24 h evidenciam hipersecreção (insulinoma)
Amostras pareadas	Tireoide	T4 e TSH	Evidenciam as relações de *feedback*
	Adrenal	Cortisol e ACTH	Evidenciam as relações de *feedback*
	Paratireoide	PTH (e calcemia)	Evidenciam as relações de *feedback*
	Pâncreas endócrino	Insulina (e glicemia)	Evidenciam as relações de *feedback*
Testes dinâmicos			
Supressão	Adrenal	Cortisol basal e pós-supressão	Uso de dexametasona para promover *feedback* negativo
	Tireoide	T4 total e livre basal e pós-supressão	Uso de T3 sintética para promover *feedback* negativo
Estimulação	Adrenal	Cortisol basal e pós-estímulo	Uso de ACTH sintético para estimulação

IGF = fator de crescimento insulino-símile; TSH = hormônio tireoestimulante; ACTH = hormônio adrenocorticotrófico; PTH = hormônio paratireóideo; T4 = tiroxina; T3 = tri-iodotironina.

Referências

1. Kronenberg HR, Melmed S, Polonsky KS, Larsen PR. Williams textbook of endocrinology. 11ª ed. Philadelphia: Saunders Elsevier; 2008.
2. Goodman HM. Basic medical endocrinology. 4th ed. Elsevier; 2009. p. 309.
3. Chastain CB, Ganjam VK. Clinical endocrinology of companion animals. Philadelphia: Lea & Febiger; 1986. p. 568.
4. Gardner DG, Shoback D. Greenspan's basic & clinical endocrinology. 8th ed. Nova York: Mc Graw Hill Medical; 2007. p. 1010.
5. Radin JM, Sharkey LC, Holycross BJ. Adipokines: a review of biological and analytical principles and an update in dogs, cats, and horses. Veterinary Clinical Pathology. 2009;38(2):136-56.
6. Lokker NA, Sullivan CM, Hollenbach SJ, Israel MA, Giese NA. Platelet-derived growth factor (PDGF) autocrine signaling regulates survival and mitogenic pathways in glioblastoma cells: evidence that the novel PDGF-C and PDGF-D ligands may play a role in the development of brain tumors. Cancer Research. 2002;62:3729-35.
7. Cantagallo KL, Ferrarias TM, Machado FAL, Gonzalez R, Jericó MM. Aspectos populacionais das principais endocrinopatias em cães da cidade de São Paulo – avaliação de 283 casos. Trabalho apresentado no 7º Congresso Brasileiro de Clínicos Veterinários de Pequenos Animais. Anais. Maceió; 2008.
8. Yanes AMSL, Candeia CFB, Jericó MM. Aspectos comparativos dos dados de exame clínico das principais endocrinopatias e da obesidade em cães. In: V Congresso Paulista de Clínicos Veterinários de pequenos Animais. Anais. São Paulo; 2005.
9. Ettinger SJ, Feldman EC. Textbook of veterinary internal medicine. 7th ed. Philadelphia: Elsevier Saunders; 2010. p. 1992.
10. Feldman EC, Nelson RW. Canine and feline endocrinology and reproduction. 3rd ed. Philadelphia: WB Saunders; 2004. p. 1089.
11. Nelson RW, Couto CG. Small animal internal medicine. 4th ed. Philadelphia: Mosby Elsevier; 2009. p. 1446.
12. Koistra HS. Growth hormone disorders: acromegaly and pituitary dwarfism. In: Ettinger SJ, Feldman EC, editors. Textbook of veterinary internal medicine. 7th ed. Saint Louis: Saunders; 2010. p. 1498.
13. Kooistra HS, Galac S, Buijtels JJCWM, Meiji BP. Endocrine diseases in animals. Hormone Research. 2009;71:144-7.

181 Avaliação Laboratorial do Sistema Endócrino | Metodologias em Dosagens Hormonais e suas Provas de Função

Priscila Viau Furtado, Rogério Soila

Introdução

É indiscutível que, ao longo dos últimos anos, as ferramentas de diagnóstico utilizadas pelo laboratório clínico para avaliação das funções hormonais vêm sofrendo modificações extremamente importantes e significativas. As metodologias utilizadas também têm sido avaliadas e adequadas de acordo com o avanço tecnológico, com o surgimento de testes cada vez mais sensíveis e específicos, melhorando a precisão dos resultados. Cada vez mais, a técnica padrão do radioimunoensaio (RIE) vem sendo substituída em medicina humana por metodologias sem uso de marcadores radioativos, como quimioluminescência, ELISA, enzimaimunoensaio (EIE), Luminex plex e espectrofotometria de massa. Cabe à medicina veterinária a missão de acompanhar e adaptar-se a esse desenvolvimento, disponibilizando novas modalidades de rastreamento hormonal para permitir o diagnóstico precoce das diversas formas de doença que acometem os animais.

Para obtenção de um diagnóstico definitivo, é necessário que os ensaios utilizados sejam devidamente validados para cada espécie em estudo e que contenham os respectivos valores normais de referência. O laboratório também deve fornecer orientações específicas com relação a coleta e manipulação das amostras, protocolos dos testes funcionais, assim como apresentar informações claras sobre a metodologia empregada e a interpretação dos exames. As orientações para o preparo do animal e a coleta da matriz biológica devem ser seguidas corretamente para que os resultados possam ser considerados de alta confiabilidade. Do mesmo modo, o laboratório deve apresentar serviço e parâmetros de qualidade excelentes para a execução dos testes, devendo os resultados ser interpretados cuidadosamente com os demais achados clínicos do paciente.

Metodologias analíticas

A seguir, serão descritos os principais imunoensaios empregados nas análises hormonais em medicina veterinária.

Radioimunoensaio

Os princípios do RIE foram estabelecidos em 1960 por Solomon Berson e Rosalyn Yalow, em Nova York, e por Roger Elkins, em Londres. Os pesquisadores americanos chamaram o método de radioimunoensaio e o inglês, de análise de saturação. Os pesquisadores americanos ganharam o Prêmio Nobel pela descoberta, e esse método ainda é muito utilizado em laboratórios de pesquisa e de diagnóstico. Ambos os métodos baseiam-se no uso de um agente ligante específico e de hormônios radioativos como elementos traçadores, para medir a concentração de substâncias até então não mensuráveis pelos métodos bioquímicos disponíveis.[1]

Segundo os princípios desses métodos, uma quantidade fixa de hormônio radioativo compete com o hormônio a ser medido (idêntico ao radioativo) por um número limitado (saturado) de locais de ligação de um agente ligante, como anticorpos, de alta afinidade e especificidade pelo hormônio a ser mensurado. Os antígenos marcados livres e os ligados ao anticorpo devem, então, ser separados por centrifugação e/ou decantação, antes de mensurar a radioatividade dos radioisótopos ligados. A concentração de antígeno nas amostras testadas é inversamente proporcional à quantidade de radioatividade na fração ligada.[1] Alguns ensaios hormonais utilizam dois anticorpos, um ligado à fase sólida e o outro marcado com alguma substância geradora de sinal, sendo o mais utilizado o I^{125}, os quais se ligam ao hormônio em estudo. Esse ensaio não competitivo e diretamente proporcional é conhecido como imunorradiométrico (IRMA). A concentração de determinado hormônio pode ser determinada em amostras de fluidos ou extratos biológicos (p. ex., soro, plasma, saliva, fezes, urina, pelos, entre outros).

A dosagem rotineira de hormônios esteroides no soro teve início com o trabalho pioneiro de Abraham, que, em 1969, com base nos estudos de Erlanger *et al.*, 1957, descreveu o primeiro radioimunoensaio de um esteroide hormonal, o estradiol.[2]

As vantagens em se dosar por RIE são a alta sensibilidade para detectar antígenos em concentrações muito pequenas, picomolares ou inferiores. A maioria dos conjuntos diagnósticos comerciais (*kits*) disponíveis no mercado foi desenvolvida para avaliação quantitativa de hormônios no soro humano, sendo necessária a validação desses *kits* de alta especificidade para o uso em veterinária, assim como qualquer outro imunoensaio que utilize anticorpos desenvolvidos para dosagem na espécie humana.

O RIE utiliza o radioisótopo I^{125}, que requer licença especial na Comissão Nacional de Energia Nuclear (CNEN), o órgão regulador. São necessárias também instalações adequadas para sua manipulação e descarte, ocasionando ainda problemas de armazenamento e, principalmente, perigo de exposição à sua radiação. Essa metodologia tem custo elevado por amostra dosada, chegando a custar, em média, 80% a mais se comparada com outras metodologias imunométricas, como a quimioluminescência.

No entanto, ainda é amplamente preconizado seu uso em veterinária, por ser um sistema aberto de dosagem, tornando-se de fácil validação, e os resultados produzidos são de alta confiabilidade.

Enzimaimunoensaio

As enzimas são os marcadores mais utilizados na atualidade, com as vantagens de não apresentarem riscos associados à exposição de radioisótopos, bem como a possibilidade da amplificação catalítica e da associação a outros marcadores, por exemplo, os quimioluminescentes e fluorescentes, resultando em ensaios de baixo limite de detecção.[3]

Esse sistema de análise pode operar tanto em versão competitiva como não competitiva. Na versão competitiva, antígenos marcados com enzimas competem com antígenos livres (analito) por número limitado de anticorpos imobilizados. Atualmente, utilizam-se, tanto para ensaios competitivos quanto não competitivos, sistemas que fazem, além de leitura automatizada dos diferentes poços, diluições em série e réplicas das amostras.[4]

Estão disponíveis no mercado vários conjuntos diagnósticos comerciais que utilizam anticorpos específicos para a dosagem de hormônios desenvolvidos para muitas espécies animais, como cães e gatos. No entanto, ainda é uma metodologia com custo elevado para o uso na rotina de laboratórios clínicos.

Quimioluminescência

O método de quimioluminescência baseia-se em um fenômeno pelo qual se obtém energia luminosa a partir de uma reação química. Esse imunoensaio utiliza um sistema fundamentado em unidades-teste, recoberto com anticorpo específico, como ensaio em fase sólida, servindo como recipiente para a reação imune, a incubação, a lavagem e o desenvolvimento do sinal luminoso. A emissão de luz do substrato quimioluminescente reagindo com o conjugado enzimático é proporcional à quantidade de substâncias a serem analisadas. Há, porém, casos nos quais a análise é feita de maneira indireta, isto é, o analito participa da geração ou do consumo da reação química.[5]

Essa técnica tem como vantagens a praticidade de execução e a menor variação durante a pipetagem, pois o técnico só precisa acrescentar a amostra nos tubos, sendo os demais reagentes adicionados pelo próprio equipamento. Entretanto, algumas desvantagens são notadas em medicina veterinária com relação ao RIE, como menor sensibilidade, dificuldades no processo de validação do método, por ser um sistema fechado de análise, problemas na leitura das amostras e necessidade de ambiente refrigerado, pois os reagentes só atuam adequadamente em baixas temperaturas.

Tecnologia xMAP-Multiplex®

O xMAP-Multiplex® (*multiple analyte profile*) é uma tecnologia que foi desenvolvida pela empresa Luminex®. Essa tecnologia envolve um processo que cora internamente microesferas magnéticas de 6,2 μm (as *beads* [contas]). São utilizadas misturas de dois ou três corantes fluorescentes. Utilizando-se uma proporção precisa desses fluorocromos, são criados 50 ou 100 conjuntos de microesferas com cores diferentes, que emitem diferentes intensidades de vermelho. Cada conjunto de microesferas está acoplado com anticorpo de captura específico, que se liga ao analito em questão. As microesferas são combinadas em um único poço de reação e podem dosar até 100 analitos simultaneamente. Após a adição do anticorpo de detecção biotinilado, esse se liga ao analito. O resultado final é amplificado por meio de incubação, com o conjugado estreptavidina-ficoeritrina emitindo sinal fluorescente, que é então quantificado por um dos três sistemas Luminex® (FLEXMAP 3D®; Luminex 200® ou MAGPIX®). O *software* do sistema xPONENT converte a intensidade da fluorescência na unidade desejada.

As vantagens desse sistema, quando comparado a outros imunoensaios, é a otimização dos ensaios, pois ele faz uma avaliação múltipla de biomarcadores, em menor tempo, para obtenção dos resultados por placa, com menor quantidade de amostra biológica, maior amplitude da faixa de dosagem e menor limite de detecção.[6,7]

Variações pré-analíticas

Os problemas pré-analíticos são aqueles que podem interferir na qualidade da dosagem hormonal e que devem ser evitados antes da obtenção da amostra que será encaminhada para análise.

Jejum

O jejum é preconizado sempre antes das coletas das amostras para dosagem hormonal, normalmente de 6 a 8 h, porém o jejum muito prolongado pode alterar as condições fisiológicas de estresse, o que pode elevar alguns hormônios, como cortisol e desidroepiandrosterona (DHEA). Pode também levar a valores discretamente mais baixos em alguns hormônios hipofisários, como os hormônios tireoestimulante (TSH), luteinizante (LH) e foliculoestimulante (FSH).

Ritmos biológicos

Alguns hormônios adrenais, como DHEA, apresentam ritmo biológico, assim como alguns hormônios hipofisários, como TSH, e gonadais, como testosterona. De maneira geral, como regra básica para o acompanhamento de um paciente, é muito preconizado que a coleta da amostra para a dosagem hormonal seja feita sempre aproximadamente no mesmo horário.

Fármacos que afetam a função tireoidiana

Alguns fármacos utilizados no tratamento de certas doenças sistêmicas podem acabar interferindo nos mecanismos de produção e liberação dos hormônios tireoidianos, produzindo valores falsamente elevados ou diminuídos, o que pode dificultar a caracterização do *status* tireoidiano. Na maior parte das vezes, os fármacos têm maior efeito sobre a fração dos hormônios ligados a proteínas.[8] Alguns fármacos são utilizadas em terapias bastante específicas, porém existem outros de uso bem comum na rotina terapêutica. A maior parte dos estudos sobre esse assunto foi realizada em humanos e ratos, existindo poucas informações sobre as demais espécies. Ainda assim, ter conhecimento sobre alguns desses fatores pode ser útil para a correta interpretação dos resultados tireoidianos ou até mesmo para evitar um diagnóstico equivocado. São eles: glicocorticoides, fenobarbital, sulfonamidas, tionamidas, fármacos anti-inflamatórios não esteroides, antidepressivos, tricíclicos, amiodarona, propranolol, furosemida, estanozolol, citocinas, agentes radiográficos e heparina.

Pacientes sob efeito de medicações

Uma condição preocupante é a dosagem de cortisol em paciente em uso de hidrocortisona, prednisona, prednisolona e metilprednisolona (exceto dexametasona), pois elevam falsamente a concentração sérica de cortisol, devido à reação cruzada em imunoensaios. Por outro lado, no caso de o corticoide exógeno não apresentar reatividade cruzada no ensaio do cortisol, o que ocorre praticamente com todos os outros medicamentos corticoides, os valores de cortisol são suprimidos.[9]

Hemólise, lipemia, icterícia e armazenamento da amostra para dosagem hormonal

A hemólise, ao liberar o conteúdo eritrocitário, transfere para o soro uma quantidade significativa de enzimas proteolíticas, e assim as determinações hormonais potencialmente mais suscetíveis são as dos hormônios peptídicos (insulina, glucagon, hormônios paratireóideo [PTH], adrenocorticotrófico [ACTH] e calcitonina). No caso da insulina, a presença de hemólise invalida a dosagem, levando a resultados falsamente baixos. Amostras levemente lipêmicas e ictéricas causam pouca interferência na dosagem, entretanto amostras muito carregadas desses elementos devem ser evitadas. A amostra deve ser mantida sob refrigeração ou congelada até ser processada pelo laboratório de análise.

Cuidados metodológicos

Levar em consideração a classe do hormônio que será analisado (natureza proteica ou esteroide) é uma informação fundamental, uma vez que o princípio básico das dosagens hormonais são os ensaios imunométricos ou imunoensaios, que utilizam um reagente específico: o anticorpo. Desse modo, é fundamental saber se o anticorpo escolhido para aquela análise (dosagem hormonal) será capaz de reconhecer e se ligar à molécula que se quer mensurar para a espécie estudada.

Por isso, o processo de validação laboratorial e fisiológica ou biológica é considerado fundamental em medicina veterinária. Isso porque a maioria dos conjuntos diagnósticos comerciais (ensaios) foi desenvolvida para dosagem em soro ou plasma para a espécie humana.

As validações dos diferentes métodos de diagnósticos hormonais vão além de uma simples comparação entre resultados de uma mesma amostra, envolvendo processos complexos e extremamente elaborados.

Validação laboratorial

A validação de um conjunto diagnóstico comercial para uso em amostra sérica ou plasmática em animais como cães e gatos é avaliada por linearidade do teste, recuperação, sensibilidade analítica, precisão, exatidão e pelo método de paralelismo; este último é aquele que indicará se o material (soro ou plasma) está interferindo negativamente na ligação do antígeno com o anticorpo.

Validação fisiológica

Essa validação indica se as concentrações hormonais obtidas na dosagem dos hormônios e/ou seus precursores refletem a normalidade e/ou as alterações patológicas das funções tireoidiana, adrenal, hipofisária e gonádica.

Avaliação funcional da glândula tireoide

Diversos fatores fisiológicos podem afetar a concentração sanguínea dos hormônios tireoidianos, como idade, raça, porte, *status* nutricional (carência alimentar ou obesidade), fase de ciclo estral, temperatura ambiente, doenças sistêmicas secundárias, presença de autoanticorpos e alguns tipos de fármacos.[9] O diagnóstico de uma alteração da função tireoidiana deve ser embasado na análise das provas de função da glândula, associada aos sintomas apresentados pelo paciente.

Algumas anormalidades clinicopatológicas são bem reconhecidas quando relacionadas com o hipo ou o hipertireoidismo, cuja intensidade dos sintomas geralmente varia de acordo com a seriedade e a cronicidade da alteração glandular; outras alterações são mais inespecíficas e podem ser associadas a muitas outras doenças. Independentemente da situação, a presença desses sinais acrescenta evidências de suporte importantes para o diagnóstico definitivo de falha funcional da tireoide (Quadro 181.1).

A função tireoidiana, do ponto de vista laboratorial, pode ser avaliada quanto aos diferentes aspectos a seguir:

- Testes de determinação da concentração sérica basal das frações hormonais de origem tireoidiana: tri-iodotironina (T3) e tiroxina (T4) totais, T3 e T4 livres
- Testes de avaliação hipofisária: determinação da concentração sérica do hormônio tireoestimulante (TSH; tireotropina)
- Testes de investigação de doenças imunomediadas: identificação de anticorpos antitireoglobulinas, anti-T3 e anti-T4
- Provas funcionais para avaliação do eixo hipotalâmico-pituitário-tireoidiano: teste de estimulação por hormônio liberador da tireotropina (TRH) ou TSH, teste de supressão a T3
- Teste de monitoramento da reposição hormonal: dosagem de T4 total antes e após a administração do medicamento
- Avaliação por imagem: tem por objetivo investigar a morfologia e a estrutura da tireoide, com a utilização de exames ultrassonográfico, cintilográfico, radiográfico contrastado ou por ressonância magnética.

Provas de função tireoidiana

Dosagem de tri-iodotironina

Produzida em pequena porcentagem pela glândula tireoide (aproximadamente 20%), sendo o restante resultado da conversão de T4 por desiodação em tecidos periféricos (fígado,

Quadro 181.1 Valores de referência para hormônios tireoidianos.

Hormônio	Canino	Felino	Unidades
T3 total (T3T)	0,53 a 1,40	0,30 a 1,50	ng/mℓ
T3 livre (T3L)	0,29 a 0,78	0,10 a 0,39	ng/dℓ
T4 total (T4T)	1,25 a 4,00	1,10 a 3,90	µ/dℓ
T4 livre (T4LD), diálise de equilíbrio T4 livre (T4LB), método bifásico	0,82 a 3,65 0,65 a 2,70	0,76 a 3,94 0,78 a 2,45	ng/dℓ ng/dℓ
Hormônio tireoestimulante	0,10 a 0,60	0,05 a 0,50	ng/mℓ
Autoanticorpo anti-T3 (T3AA)	0 a 10	–	%
Autoanticorpo anti-T4 (T4AA)	0 a 20	–	%
Autoanticorpo antitireoglobulina (TgAA)	0 a 35	–	%

Adaptado de Instituto Brasileiro de Diagnóstico e Especialidades Veterinárias (PROVET). T3 = tri-iodotironina; T4 = tiroxina.

músculos e rins). Liga-se à proteína transportadora de tireoglobulina (TBG) na corrente circulatória em quase sua totalidade, sendo assim chamada de T3 total (T3T). Apresenta atividade biológica 3 a 4 vezes maior que a de T4. Sua meia-vida é de aproximadamente 2 a 3 dias.[10]

A produção e a liberação de T3 são estimuladas pelo TSH hipofisário. Uma vez na circulação, exerce autocontrole de sua concentração sérica por efeito de *feedback* negativo sobre o eixo hipotalâmico-hipofisário.[11] Sua concentração sérica pode sofrer variação devido a fatores ou medicamentos que afetem a produção de proteínas carreadoras (proteína transportadora de tireoglobulina).[12] Também é descrita uma fração de T3, menos ativa biologicamente, conhecida por T3 reversa (T3R), que é formada a partir de uma desiodação particular de T4. Sua mensuração é utilizada para averiguar alguns tipos de doença tireoidiana em humanos, porém não são conhecidas as aplicabilidades dessa fração em medicina veterinária.[13]

Apesar de T3 ser o hormônio mais potente em atividade celular, a mensuração de sua concentração não tem grande valia para o diagnóstico do hipotireoidismo, especialmente na fase inicial de desenvolvimento da doença. Com a diminuição da produção pela tireoide, o organismo tende a aumentar sua síntese a partir de T4, o que pode manter sua concentração dentro de limites aceitáveis durante algum período. Em fase mais crônica do quadro, ele tende a acompanhar a diminuição sérica.[14]

O teste pode ter maior utilidade como ferramenta de diagnóstico em casos de suspeita de hipertireoidismo, especialmente em felinos, ou em condições de tireotoxicose.[13] Ainda assim, seu aumento deve ser avaliado com critério, em associação aos sintomas apresentados pelo paciente, pois ele pode estar elevado em casos de tireoidite ou em processos imunomediados, devido à presença de autoanticorpos anti-T3, que não podem ser diferenciados pelas técnicas convencionais de dosagem por radioimunoensaio.

Também pode ser observado em maior concentração sérica em filhotes do que em adultos, devido à condição de crescimento corporal. Devido à variação imprevisível de sua concentração sérica, não deve ser utilizado como teste de escolha no diagnóstico, mas apenas como exame complementar.[12,15]

Para sua determinação, recomenda-se a utilização de soro sob condição de jejum alimentar de aproximadamente 6 a 8 h, com amostra colhida, de preferência, no período da manhã. É possível, porém, a utilização de plasma com EDTA ou heparina, tomando-se os cuidados apropriados da coleta. Um método utilizado em medicina veterinária para sua dosagem é o radioimunoensaio.

Os conjuntos diagnósticos comerciais de uso humano podem ser empregados, desde que sejam validados previamente, conforme citado anteriormente. Métodos não isotópicos, como o da quimioluminescência, com o uso de ensaios humanos também tiveram bom desempenho e demonstraram-se eficazes na análise desse hormônio. O método ELISA também pode ser utilizado, desde que sejam utilizados *kits* espécie-específicos para seu procedimento.

Dosagem de tiroxina

Produzida em sua totalidade apenas pela glândula tireoide. Uma vez na corrente circulatória, liga-se quase integralmente às proteínas carreadoras, em maior parte (aproximadamente 75%) à proteína transportadora de tireoglobulina e o restante à transtiretina (TBPA) e à albumina, sendo assim conhecida por T4 total (T4T).[11] Devido a sua íntima ligação com as proteínas carreadoras, a concentração sérica de T4T pode sofrer variação em função da presença delas na corrente circulatória, que pode ser comprometida por condições patológicas secundárias ou iatrogênicas.[9,16]

Por ser a principal forma de expressão funcional da glândula tireoide, T4T é frequentemente utilizada pelos laboratórios como ferramenta de triagem para avaliação do seu estado funcional. Em tese, esperam-se valores diminuídos para casos de falência funcional da glândula (hipotireoidismo) e aumentados nos casos de hiperplasia (hipertireoidismo).[8] Entretanto, é importante recordar que diversos fatores podem afetar a concentração do hormônio circulante. Incongruências entre os resultados obtidos e a sintomatologia do animal requerem complementação diagnóstica pela determinação das demais frações tireoidianas.

Para suspeita de quadro de hipotireoidismo, T4T não deve ser utilizada como ferramenta única diagnóstica, principalmente nos processos em fase aguda de desenvolvimento ou de origem imunomediada. Quadros de tireoidite com presença de autoanticorpos anti-T4 podem induzir resultados falsamente elevados, uma vez que a técnica padrão do radioimunoensaio não consegue distingui-los, havendo alta reação cruzada.

Sua melhor aplicação pode ser vinculada ao diagnóstico do hipertireoidismo, especialmente em felinos. Resultados superiores à concentração de 4 μg/dℓ são esperados nos casos bem definidos. Resultados ligeiramente elevados ou normais também podem ocorrer durante o desenvolvimento da doença. Nesses casos, a sintomatologia e o aumento da tireoide devem ser levados em consideração e os exames devem ser repetidos posteriormente.[12]

Para a determinação de T4T, recomenda-se a utilização de soro sob condição de jejum alimentar de aproximadamente 6 a 8 h, colhendo-se a amostra, de preferência, no período da manhã. No entanto, ela também pode ser obtida com a utilização de plasma com EDTA ou heparina, tomando-se os devidos cuidados durante a coleta.[17]

O método válido mais aplicado em medicina veterinária para sua dosagem é pela técnica do RIE. A maioria dos testes já foi validada para o uso nas espécies canina e felina, mas é necessário atentar para os valores de referência, que podem variar de acordo com a marca e/ou o fabricante. Toda vez que o laboratório optar pelo uso de um *kit* de um novo fabricante, novos testes de validação devem ser empregados. Já as técnicas não isotópicas, como a quimioluminescência, com a utilização de *kits* de uso humano, não demonstraram ser eficazes sob procedimento de validação, oferecendo valores inconstantes comparados ao RIE. O método ELISA também pode ser utilizado, desde que sejam utilizados *kits* espécie-específicos para seu procedimento.[5,18]

Dosagem de T3 livre e T4 livre

As formas tireoidianas livres correspondem às frações de T3 e T4 que não se encontram conjugadas com proteínas plasmáticas e coexistem em profundo equilíbrio com as formas totais.[10,14] Apesar de apresentarem-se em concentração sérica extremamente baixa, aproximadamente 0,2 a 0,5% de T3 livre (T3L) e 0,03 a 0,05% de T4 livre (T4L) com relação às frações totais correspondem a sua forma biologicamente ativa e potencialmente funcional no controle da atividade celular e do eixo funcional hipotalâmico-pituitário-tireoidiano.[10,14] Enquanto as frações totais sofrem influência dos autoanticorpos tireoidianos e dos fatores que afetam as proteínas carreadoras (proteína transportadora de tireoglobulina), as formas livres ficam isentas dessas alterações e permanecem constantes na circulação.[14]

Por esse motivo, são caracterizadas como as melhores ferramentas de avaliação da função tireoidiana. Convencionalmente, T4L é mais utilizada que T3L como teste de diagnóstico para animais, porém ambos os testes foram devidamente validados para utilização em amostras de cães e gatos.[19] A exatidão da dosagem está diretamente ligada à metodologia de ensaio utilizada para sua determinação. A técnica mais adequada deve ter boa sensibilidade, devido à baixa concentração de hormônio na amostra, e ser precisa quanto à separação das partículas livres das ligadas em proteínas.[19]

Para que a determinação de T4L sérica seja confiável, é importante a utilização de procedimentos predefinidos por sua sensibilidade e precisão. Dois métodos foram padronizados com segurança para a análise das amostras de cães e gatos. O primeiro, classificado como procedimento padrão-ouro, é a técnica de radioimunoensaio por diálise de equilíbrio, que se baseia na utilização de membranas de ultrafiltração para a separação das partículas de T4L antes da utilização do marcador radioativo.

O segundo método é o da técnica de radioimunoensaio de fase sólida de 2 etapas (método bifásico), que se baseia na separação das frações de T4L e T4T em tubo de polipropileno, por diferença de temperatura durante um período preestabelecido de incubação antes da utilização do marcador radioativo. Os dois métodos demonstraram-se eficazes na determinação da fração livre.

Outras técnicas utilizadas para amostras humanas, como o radioimunoensaio de uma fase (método direto) sem prévia extração, a quimioluminescência e o ELISA, não demonstraram eficiência considerável para utilização em cães e gatos, sendo menos precisas e geralmente subestimando a concentração de T4L.[20]

Apesar da aparente superioridade demonstrada pela determinação de T4L sérica como ferramenta de avaliação da função tireoidiana, alguns casos podem deixar dúvidas. Sempre que possível, o teste deve ser realizado em associação com outras frações, o que pode aumentar significativamente as chances de um diagnóstico correto.

Dosagem de TSH

Produzido na adeno-hipófise ou hipófise anterior após estímulo do fator estimulante da hipófise (TRH) liberado pelo hipotálamo. Sua secreção é controlada pelos níveis circulantes dos hormônios T3 e T4. O TSH é liberado em ritmo circadiano, e as maiores concentrações ocorrem nas primeiras horas da manhã. Variações de menor amplitude ocorrem ao longo de todo o dia.[10,11,21]

A dosagem do TSH sérico demonstrou-se o teste mais seguro de avaliação tireoidiana em humanos, pois permite a identificação de problemas mesmo em estágios assintomáticos ou muito precoces.[14] Infelizmente, o desempenho do TSH no cão foi um tanto decepcionante quando usado como forma única de diagnóstico. Em teoria, pelo fato de a maior parte dos casos de hipotireoidismo canino ser de origem primária, as concentrações esperadas de TSH sérico deveriam estar elevadas, devido à perda da relação de "*feedback* negativo", promovidas por T4 e T3.[12] Embora muitos estudos mostrem que aproximadamente 60 a 87% de cães com sinais clínicos compatíveis com hipotireoidismo apresentem concentrações de TSH sérico elevado, eles também mostram que aproximadamente 20 a 40% dos cães com hipotireoidismo precoce apresentam concentrações do TSH dentro das referências de normalidade.[15] Além disso, aproximadamente 10 a 20% de cães eutireóideos também podem apresentar TSH elevado. Essas estatísticas reduzem a sensibilidade do ensaio para a faixa de 65 a 85%.[15] Causas possíveis que permitam que esse fato ocorra incluem hipotireoidismo secundário ou terciário, condição rara em cães, efeito de fármacos, doenças não tireoidianas concomitantes ou a flutuação diurna da concentração de TSH.[19] Para causas secundárias ou terciárias de hipotireoidismo, esperam-se concentrações de TSH diminuídas ou indetectáveis.[13] Observou-se também que casos crônicos de hipotireoidismo também apresentaram diminuição da concentração sérica do TSH. Nos casos de hipertireoidismo primário, especialmente em felinos, esperam-se valores baixos ou indetectáveis do hormônio na circulação. Já nos casos de origem secundária, ele deve encontrar-se elevado.[13,21]

Apesar disso, pode-se dizer que o surgimento de *kits* específicos para a dosagem de TSH em animais revolucionou o diagnóstico para o hipotireoidismo, oferecendo uma opção relativamente boa para uso. As concentrações de TSH dificilmente são afetadas por fatores não tireoidianos. Alguns fármacos devem ter atenção especial, como a sulfa com trimetoprima, pois induzem elevações transitórias de seu nível sérico. Apesar de ainda hoje não ter sido desenvolvido um *kit* espécie-específico para a determinação do TSH felino, trabalhos mostram comportamento satisfatório do teste com a utilização do *kit* canino na maior parte dos casos, embora a sensibilidade do *kit* não seja considerada ótima para a espécie felina.[29]

Dosagem de anticorpos antitireoidianos

Os anticorpos antitireoidianos são o antitireoglobulinas (TGAA), o anti-T3 (T3AA), e o anti-T4 (T4AA). A presença de anticorpos antitireoidianos em níveis significativos no soro de um paciente indica afecção de origem imunomediada em atividade contra algum dos elementos glandulares. Esse achado pode ser de grande valia, especialmente em cães, devido à alta incidência de processos dessa natureza. Muitas vezes, os anticorpos aparecem antes da manifestação clínica da doença, e sua determinação pode ajudar no controle precoce do quadro.[23,31]

Os resultados positivos de TGAA são quase sempre associados ao quadro de tireoidite linfocítica, de ocorrência frequente nos cães, e uma das principais causas da instalação do quadro de hipotireoidismo primário na espécie.[12] Na ausência de doença tireoidiana clinicamente detectável, aproximadamente 1 em cada 5 cães com títulos positivos de TGAA desenvolve disfunção tireoidiana e 1 em cada 20 torna-se hipotireóideo clássico em um intervalo de 1 ano de evolução.

Em muitos animais, também são desenvolvidos anticorpos contra fragmentos presentes em T3 e T4, resultando na inativação das partículas hormonais.[31] Ainda, os anticorpos T3AA e T4AA produzem reação cruzada nas técnicas de dosagem das frações totais, produzindo resultados falsamente elevados nas determinações de T3T e T4T. A incidência de T3AA parece ser maior que a de T4AA nos cães. A presença de TGAA é mais comum em cães de 2 a 4 anos, de raças com maior predisposição ao desenvolvimento do hipotireoidismo. Resultados positivos de TGAA são raros nos casos de doenças de origem não tireoidiana.[23]

Para a realização dos testes de identificação de anticorpos antitireoidianos, é necessária a utilização de soro sanguíneo colhido após jejum alimentar de 6 a 8 h, evitando-se a formação de lipemia ou hemólise.

Os *kits* de uso humano não demonstraram segurança ou exatidão dos resultados. Atualmente existem *kits* comerciais no mercado, validados pela metodologia ELISA para a espécie canina, que apresentam resultados bastante satisfatórios.[22,23]

Para a melhor caracterização da função tireoidiana, recomenda-se, sempre que possível, a associação de duas ou mais frações hormonais, de acordo com a suspeita clínica.[4] A utilização de T4T ou de T4L com o TSH oferecem uma boa triagem para a suspeita do hipotireoidismo, assim como a combinação de T4T com T3T ou T4L também pode ser bastante útil para a suspeita do hipertireoidismo.

Para casos complicados, a determinação de todas as frações do perfil tireoidiano, incluindo a detecção dos autoanticorpos, acaba sendo a melhor indicação diagnóstica.

Testes dinâmicos da função tireoidiana

Esses testes consistem em exames hormonais realizados sob estímulo farmacológico, com o uso de medicamentos que exercem efeito conhecido sobre o eixo hipotalâmico-hipofisário-tireoidiano (HHT). São indicados para os casos nos quais a informação obtida mediante a dosagem das frações tireoidianas basais não foi suficiente para a conclusão do diagnóstico ou existam dúvidas sobre uma provável doença de origem não tireoidiana, tornando-se necessária a utilização de um novo teste que tenha maior sensibilidade.

Os testes dinâmicos mais utilizados para avaliação da função tireoidiana estão descritos a seguir.

Teste de resposta à tireotropina

Utilizado anteriormente, foi reconhecido como o melhor e mais seguro teste de avaliação da função tireoidiana, servindo de padrão-ouro como base de estudo para diversas análises sobre a reserva secretora da tireoide. É utilizado mais comumente em casos de suspeita de hipotireoidismo canino, porém também pode ser utilizado como diagnóstico complementar do hipertireoidismo felino.[8,14]

O protocolo padrão recomenda a coleta prévia de uma amostra de sangue para a realização da dosagem de T4T, com posterior administração de 0,1 U/kg de TSH bovino na dose de 0,1 U/kg por via intravenosa (IV) e nova coleta de amostra de sangue aproximadamente 4 h após a aplicação do medicamento.[23]

Os valores séricos de T4T esperados em animais normais serão normalmente superiores a 4,10 μg/dℓ (40 nmol/ℓ). Quando os valores de T4T pós-TSH são inferiores a 1,25 μg/dℓ (20 nmol/ℓ), é constatada a deficiência funcional da glândula. Nos casos de hipotireoidismo secundário, a tireoide continua responsiva em presença do TSH.[26] O teste também pode ser útil no esclarecimento de situações nas quais T4T está diminuída por efeito de fármacos ou doenças sistêmicas secundárias.[22,27] No entanto, como é um teste que avalia essencialmente a reserva tireoidiana, não é indicado para os casos da doença em fase precoce. Processos crônicos de origem secundária (hipófise) ou terciária (hipotálamo) podem induzir a atrofia dos receptores tireoidianos ao TSH e acabam por exigir a utilização de 2 a 3 aplicações do produto em dias consecutivos, antes da realização do teste, para tornar a tireoide novamente responsiva.[22] Esse teste não é indicado para pacientes sob tratamento à base de levotiroxina, pelo mesmo fato de o medicamento induzir a atrofia tireoidiana. Nesse caso, a suplementação do produto deve ser interrompida por um prazo de 6 a 8 semanas antes da realização do teste.

Infelizmente, há algum tempo o TSH bovino para teste deixou de ser comercializado por apresentar risco de manifestações anafiláticas, neurológicas e por induzir resistência ao produto. Recentemente, alguns estudos com a utilização do TSH recombinante de uso humano vêm sendo avaliados como forma de substituição ao método anterior, demonstrado resultados bastante satisfatórios. Esse protocolo é muito semelhante ao anterior, porém preconiza a utilização de 50 μg do produto por via intravenosa para cães com peso inferior a 20 kg e 100 μg para cães com peso superior a esse limite.[28]

Teste de resposta ao hormônio liberador de tireotropina

O teste de resposta ao TRH foi inicialmente desenvolvido para facilitar a diferenciação do hipotireoidismo primário do de origem secundária. Para esse fim, pacientes com hipotireoidismo primário apresentam resposta exacerbada de TSH ante a administração de TRH.[26,29] Já nos pacientes com hipotireoidismo secundário, não se observa resposta significativa. Particularmente para cães, o teste também pode ser utilizado como substituto do teste de resposta ao TSH, para avaliar indiretamente o funcionamento da tireoide.

O protocolo padrão sugere a coleta de uma amostra de sangue para a dosagem de T4T basal e outra aproximadamente 4 h após aplicação intravenosa de TRH sintético na dose de 0,2 mg/cão até 0,1 mg/kg. O resultado normal esperado é a observação de aumento a partir de 1,5 vez sobre o valor da concentração basal.[27] Em alguns casos, porém, pacientes com valores de T4T basal reduzidos podem apresentar elevação de sua concentração dentro dos limites de normalidade ao longo do tempo de ação do TRH.

Em teoria, o TRH deveria induzir o aumento de T4T somente quando o eixo HHT apresentar-se inalterado, ou seja, em cães normais ou com problema de hipotireoidismo terciário (hipotalâmico).[22,30] A grande limitação do teste recai sobre as situações nas quais os hormônios tireoidianos apresentam-se reduzidos em função de doenças de origem não tireoidiana ou por fármacos, pois não existem estudos suficientes que comprovem o funcionamento do TRH sob essas condições. Os resultados são muito variáveis, com boa porcentagem de pacientes apresentando aumento significativo de T4T após a aplicação do medicamento. Quando essa for a suspeita clínica, o teste não deve ser recomendado.[22,23]

Teste de supressão de tri-iodotironina

O teste de supressão de T3 foi desenvolvido como método alternativo aos testes de resposta ao TSH ou TRH e pode ser utilizado como ferramenta complementar de diagnóstico nos casos de suspeita de hipertireoidismo, especialmente para felinos que apresentam sintomatologia clínica sugestiva do quadro, porém sem alterações significativas das concentrações hormonais séricas.

Por meio do mecanismo de autorregulação por *feedback* negativo, o organismo controla a liberação do TSH mediante as concentrações séricas dos hormônios tireoidianos. O TSH, por sua vez, regula a secreção dos hormônios T3 e T4. Por esse mecanismo, pode-se esperar que a administração de T3 exógena em gatos normais induza diminuição da secreção de TSH e, por efeito sequencial, reduza gradativamente a liberação de T4.[8,12] Em contraste, felinos com hiperfunção da tireoide por produção autônoma (independente da secreção de TSH) não respondem adequadamente à administração de T3, observando-se pouco ou nenhum efeito sobre as concentrações séricas de T4. Essa é uma verdade invariável no hipertireoidismo em gatos.[15,24]

O protocolo padrão recomenda inicialmente a coleta de uma amostra de sangue para a dosagem basal das concentrações séricas de T3T e T4T. Em seguida, devem ser administradas 7 doses de T3 exógena (liotironina) na concentração de 15 a 25 μg/dose por via oral, com intervalo de 8 h entre cada tomada. Aproximadamente 2 a 4 h após a última dose, nova coleta de sangue deve ser realizada para avaliação das concentrações de T3T e T4T.[15] Animais normais ou com doença de origem não tireoidiana apresentam redução significativa na concentração sérica de T4T após a administração do medicamento (normalmente abaixo de 20% da concentração basal). Já nos animais com suspeita de hipertireoidismo, não são observadas alterações significativas. Para que os resultados sejam confiáveis, é muito importante que o proprietário entenda a necessidade de aplicar o protocolo corretamente.[15,25]

Teste de reposição hormonal

Esse teste foi desenvolvido como forma de controle e monitoramento da terapêutica de reposição hormonal, mais comumente utilizado para controle de tratamento do hipotireoidismo. Os efeitos clínicos da suplementação serão observados aproximadamente 1 a 2 meses após o início da terapia, quando se espera melhora dos sintomas relacionados com as alterações de pele, quando presentes, e comportamento do animal. As concentrações hormonais tendem a se estabilizar 10 a 14 dias após o início do tratamento, mas os níveis de TSH tenderão a se normalizar mais tardiamente, normalmente após a sexta semana. Em tratamento a longo prazo, a concentração de TSH refletirá a reposição dos últimos 2 a 4 dias.[23]

O protocolo padrão recomenda a determinação da concentração sérica de T4T antes da administração do medicamento e aproximadamente 4 a 6 h depois. As dosagens de T4T e T4L avaliarão os efeitos do uso da medicação a curto prazo (concentração terapêutica atingida) e se a dosagem utilizada será suficiente para manter os limites de normalidade, uma vez que o seu metabolismo ocorrerá de maneira rápida (8 a 12 h) (Figura 181.1).

A investigação das outras frações tireoidianas dará informações relacionadas com a consistência da terapêutica e seus efeitos na regulação da função tireoidiana, em prazo prolongado. A determinação de TSH refletirá como se comportou a reposição nos últimos 2 a 4 dias. Os níveis de T3T e T3L indicarão se está adequada a formação de metabólitos hormonais ativos.[23,25]

Para protocolos de reposição hormonal em que se administra o medicamento 2 vezes/dia, são esperados valores ligeiramente diminuídos em relação aos limites de referência na primeira dosagem e ligeira ou moderadamente aumentados na amostra de 4 a 6 h depois da medicação. Outra forma de avaliação da terapia é mediante a verificação dos níveis séricos de TSH, sendo ideal a sua manutenção suprimida dentro dos limites de normalidade esperados (quando o TSH foi identificado elevado em fase de diagnóstico). Ocasionalmente ocorrem informações incongruentes entre os resultados de T4T e TSH obtidos. Casos com T4T baixa com TSH suprimido sugerem que dose, administração ou absorção tiveram problemas no dia do teste, mas que o eixo hormonal está controlado. Em oposição, casos de T4T em níveis ideais com TSH elevado indicam que a terapia com T4 foi adequada no dia do teste, porém o mesmo não ocorreu nos dias precedentes. Isso pode ser resultado de falha, comprometimento do tratamento ou interferência por fatores externos, como distúrbios gastrintestinais.[25]

Animais sob condição de terapia de reposição não devem ser submetidos a testes tireoidianos para avaliação do *status* funcional da glândula. As dosagens realizadas durante esse período terão significado clínico apenas com relação à absorção e à manutenção dos níveis sanguíneos do fármaco administrado.

A suplementação exógena de T4 suprime o funcionamento normal de produção hormonal da glândula. Para ser novamente reavaliada, a medicação deve ser totalmente removida por um prazo de aproximadamente 6 semanas e a medicação não precisa ser retirada gradativamente.[25]

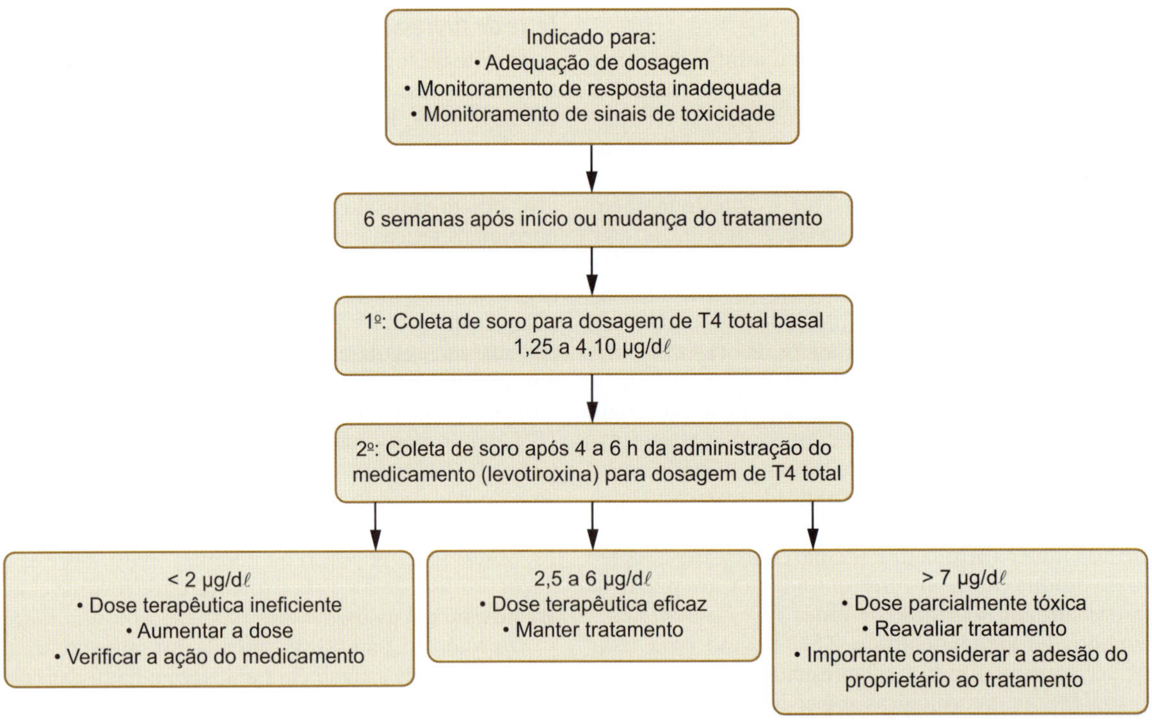

Figura 181.1 Fluxograma referente ao teste de avaliação da adequação da dose de hormônio tireoideano (tiroxina [T4] sintética) para o tratamento de hipotireoidismo canino.

▪ Avaliação das glândulas paratireoides

As glândulas paratireoides são representadas por dois pares de glândulas pequenas localizadas lateralmente na superfície posterior da tireoide. Apesar de seu posicionamento, elas são facilmente reconhecidas porque apresentam, células densamente agrupadas, em contraste com a estrutura folicular que apresenta a tireoide. A principal função da paratireoide relaciona-se com a produção do hormônio paratireóideo (PTH; paratormônio). Esse hormônio, em atividade conjunta com a calcitonina (produzida pela tireoide) e o calcitriol (forma biologicamente ativa da vitamina D produzida nos rins), é responsável pela manutenção dos níveis de cálcio do organismo, que desempenha papel significativo em diversos órgãos e tecidos.[32]

▪ Diagnóstico dos distúrbios relacionados com a paratireoide

A correta análise diagnóstica dos distúrbios relacionados com a função paratireoidiana depende de uma cuidadosa combinação de informação relacionada com bioquímica sérica, análise hormonal (Quadro 181.2) e exames de imagem, especialmente os radiográficos e, mais recentemente, os obtidos pelo uso da ressonância magnética. Por se tratar de uma doença baseada em distúrbio do metabolismo do cálcio, os achados devem ser analisados conjuntamente com as informações de histórico e sinais clínicos apresentados pelo paciente (Quadro 181.3).

Quadro 181.2 Valores de referência relacionados com o metabolismo do cálcio.[25]

Hormônio	Canino	Felino	Unidades
PTH	0,50 a 5,80	0,40 a 2,50	pmol/ℓ
PTHrp	< 1	< 1	pmol/ℓ
Vitamina D [25(OH)-D_3]	60 a 215	65 a 170	nmol/ℓ

PTH = hormônio paratireóideo; PTHrp = proteína relacionada com o paratormônio.

Avaliação bioquímica sérica e urinária

As dosagens de cálcio e fósforo séricos e urinários, ureia, creatina e cloreto séricos constituem-se nos elementos básicos de diagnóstico de qualquer doença osteometabólica.[32,33] Apesar de serem dosagens de rotina em qualquer laboratório de patologia clínica, sua determinação merece uma série de considerações metodológicas. A dosagem de cálcio sérico deve ser embasada na determinação do cálcio total e da fração de cálcio ionizado, uma vez que cada fração apresenta correlação funcional diferente. Vale lembrar que o cálcio total se eleva sobre influência da concentração de albumina circulante, já o cálcio ionizado é influenciado pelo pH da amostra. Condições de acidez da amostra favorecem a presença da fração livre, ao passo que a alcalinização dela favorece a ligação do cálcio às proteínas transportadoras. Por esse motivo, a exposição da amostra colhida ao ar por períodos prolongados predispõe ao aumento do aumento do pH daquela, provocando a diminuição dos valores de cálcio ionizado.[34]

Com relação ao fósforo inorgânico sérico, comumente dosado nas rotinas laboratoriais, pode-se dizer que ele sofre variação de sua concentração sanguínea ao longo do dia e que

Quadro 181.3 Principais alterações observadas nos quadros de distúrbio osteometabólico.

Distúrbio	Cálcio total	Cálcio ionizável (livre)	Fósforo	Albumina	PTH	PTHrP	Vitamina D [25(OH)-D_3]
Hiperparatireoidismo primário	Aumentado	Aumentado	N ou diminuído	N	Aumentado	N	Aumentado ou N
Hiperparatireoidismo secundário nutricional	N ou diminuído	N ou diminuído	Aumentado ou N	N ou diminuído	Aumentado	N	N ou diminuído
Hiperparatireoidismo secundário renal	Aumentado ou N ou diminuído	N ou diminuído	Aumentado ou N	N ou diminuído	Aumentado	N	N ou diminuído
Hipercalcemia humoral maligna	Aumentado	Aumentado	N ou diminuído	Diminuído	N ou diminuído	Aumentado N	Aumentado ou N
Hipercalcemia idiopática	Aumentado	Aumentado	Aumentado ou N	N	N ou diminuído	N	N
Hipervitaminose D Hipervitaminose A	Aumentado	Aumentado	Aumentado ou N	N	Diminuído	N	Aumentado N
Hiperadrenocorticismo	Aumentado	Aumentado	Aumentado ou N	N ou diminuído	N ou diminuído	N	N
Hipoparatireoidismo primário	Diminuído	Diminuído	Aumentado ou N	N ou diminuído	Diminuído	N	N ou diminuído
Pseudo-hipoparatireoidismo primário	Diminuído	N ou diminuído	Aumentado ou N	N	Aumentado	N	N
Eclâmpsia	Diminuído	Diminuído	Diminuído	N	Aumentado ou N	N	N ou diminuído
Enema de fosfato	Diminuído	Diminuído	Aumentado	N	Aumentado	N	Aumentado ou N ou diminuído
Intoxicação por quelantes ou etilenoglicol	Diminuído	Diminuído	Aumentado ou N	N	Aumentado	N	N ou diminuído
Septicemia	N ou diminuído	Diminuído	Aumentado ou N	N ou diminuído	Aumentado ou N	N	N
Síndromes paraneoplásicas	Diminuído	Diminuído	Diminuído	N ou aumentado	Aumentado ou N	N	N

Adaptado de Instituto Brasileiro de Diagnóstico e Especialidades Veterinárias (PROVET). PTH = paratormônio; PTHrP = peptídio análogo ao paratormônio; OH = hidroxivitamina; N = normal.

a alimentação pode induzir aumento temporário de sua concentração circulante. Por essas razões, recomenda-se que ele seja mensurado em amostras colhidas pela manhã em condição de jejum alimentar. Deve-se levar em conta também que animais jovens apresentam concentração de fósforo fisiologicamente mais elevada que animais adultos ou idosos.[34]

Dosagem sérica do paratormônio

A dosagem do PTH, que é um hormônio proteico, representa uma ferramenta essencial para a caracterização direta da função glandular paratireoidiana, porém seu resultado deve ser interpretado em conjunto com as alterações bioquímicas e os sinais clínicos do paciente. Espera-se que sua concentração esteja elevada nos casos de hiperparatireoidismo primário ou secundário e normal ou diminuída nos casos de alteração osteometabólica não relacionada com as paratireoides.[35,36]

A determinação do PTH exige conhecimento prévio relacionado com o tipo de método de dosagem a ser utilizado, uma vez que existem *kits* com diferentes princípios de funcionamento no mercado. O teste foi validado para as espécies canina e felina pela metodologia de imunorradiométrico, com o uso da técnica de duplo anticorpo que foi inicialmente desenvolvido para dosagem de amostras séricas para espécie humana. Também podem ser encontrados ensaios comerciais espécie-específicos pela metodologia de EIE. A dosagem deve ser realizada em amostra sérica, a qual deve ser centrifugada e separada rapidamente após a coleta e permanecer congelada a –20°C até o procedimento para análise desse analito, evitando que ocorra uma degradação da molécula hormonal.

Dosagem da proteína relacionada com o paratormônio

Caracteriza-se como um hormônio peptídico produzido por alguns tipos de células neoplásicas, similar ao PTH, sendo responsável por induzir o quadro de hipercalcemia humoral maligna.[34,37] Apesar de sua importância, representa apenas um dos fatores envolvidos no desenvolvimento do quadro de hipercalcemia. Portanto, concentrações plasmáticas normais ou ausentes da proteína relacionada com o paratormônio (PTHrP) não descartam a possibilidade de malignidade envolvendo o processo.[38] Já o encontro de valores sanguíneos elevados desse hormônio é indicativo do quadro, uma vez que ele não é normalmente produzido ou secretado em quantidades significativas por animais saudáveis.[33,34]

Comumente são encontrados valores normais ou diminuídos do PTH, devendo a determinação desse hormônio PTHrP ser realizada pela técnica IRMA de duplo anticorpo desenvolvido para dosagem em plasma humano, porém previamente validado para uso em algumas espécies animais. Recomenda-se que a dosagem seja realizada em amostra plasmática, que deve ser centrifugada, separada e congelada a –20°C imediatamente depois da coleta, devido à instabilidade da molécula, permanecendo armazenada nessas condições até o procedimento da dosagem hormonal.

Dosagem de metabólitos de vitamina D

Os metabólitos da vitamina D representam uma ferramenta complementar para o diagnóstico das disfunções osteometabólicas envolvendo o desequilíbrio do metabolismo do cálcio. Sua utilização é mais indicada para os casos de suspeita de hipervitaminose D, causada por suplementação inadequada ou intoxicação por ingestão, ou para aqueles de suspeita de hiperparatireoidismo secundário nutricional com desenvolvimento de osteodistrofia hipertrófica.[33] Esses elementos são quimicamente idênticos entre todas as espécies, o que permite a utilização de *kits* comerciais de uso humano para sua determinação. A técnica de escolha é o radioimunoensaio, porém também podem ser utilizadas as metodologias de quimioluminescência e cromatografia líquida de alta *performance* (HPLC, *high performance liquid chromatography*). A amostra utilizada deve ser o soro sanguíneo, que deve permanecer sob congelamento até a análise.

Dosagem de calcitonina

A calcitonina é um hormônio proteico produzido pelas células parafoliculares da tireoide, conhecidas como células C. Sua principal função é atribuída à regulação dos níveis sanguíneos de cálcio.[32] Esse hormônio age como um antagonista fisiológico do PTH, impedindo que o cálcio se eleve acima dos níveis fisiológicos. Por se tratar de um hormônio polipeptídico heterólogo, a similaridade da estrutura molecular desse hormônio difere bastante entre as espécies. Desse modo, a reatividade cruzada entre ensaios de diferentes espécies é muito baixa. Trabalhos de mensuração da calcitonina canina pelo método de RIE utilizando-se *kits* de dosagem para ratos foram realizados com sucesso satisfatório, mas, devido ao critério experimental do teste, a disponibilidade desse conjunto diagnóstico comercial oferecido por laboratórios de referência é bem pequena.

A importância de sua mensuração é maior quando a suspeita é a presença de carcinoma medular da glândula tireoide. Quando a dosagem é necessária, recomenda-se a utilização de *kits* espécie-específicos pela metodologia ELISA, mas essa dosagem não é utilizada na rotina da clínica veterinária devido ao alto custo e à baixa demanda.

Avaliação dos hormônios da glândula adrenal

As glândulas adrenais, ou suprarrenais, apresentam-se como duas estruturas de formato ligeiramente triangular situadas bilateralmente na região craniomedial aos rins. Sua principal função destaca-se pela produção dos hormônios esteroides e das catecolaminas, que desempenham papel fundamental no controle do funcionamento celular, atuando sobre o metabolismo de proteínas, lipídios, glicídios e minerais.[37,38]

Estruturalmente pode-se observar uma cápsula externa e seu parênquima dividido em duas regiões distintas: o córtex e a medula. A região cortical, por sua vez, é subdividida em três zonas, com funções biológicas específicas. A camada mais externa é conhecida como zona glomerulosa, sendo responsável pela produção dos hormônios mineralocorticoides. A camada intermediária, ou zona fasciculada, é responsável pela produção dos hormônios glicocorticoides.[40] A camada inferior, conhecida como zona reticular, é a região da glândula responsável pela produção dos hormônios androgênicos. Já a porção central da glândula, denominada região medular, tem como função a produção e a secreção dos hormônios neuroendócrinos ou catecolaminas.[39,40]

A liberação dos hormônios produzidos pelo córtex das glândulas adrenais é regulada pelo hormônio adrenocorticotrófico (ACTH), produzido pela hipófise. A liberação deste, por sua vez, é controlada pelo hormônio liberador de corticotropina (CRH), de origem hipotalâmica. Desse modo, em condições normais, os níveis séricos desses hormônios são fisiologicamente autorreguláveis pela ação por *feedback* negativo entre a hipófise, o hipotálamo e a glândula adrenal.[39,40]

Os mineralocorticoides são originados na zona glomerulosa, a camada mais externa do córtex adrenal. Dentro desse grupo, a aldosterona destaca-se como principal hormônio, pois sua atuação está relacionada com a regulação da homeostase dos eletrólitos no líquido extracelular, principalmente o sódio e o potássio.[39,40]

Os glicocorticoides são produzidos pela zona fasciculada, a camada intermediária do córtex adrenal. Nesse grupo, o cortisol merece atenção especial devido a sua grande importância de atuação sobre o metabolismo de todas as células do organismo. O cortisol aparece em maior concentração sérica em caninos, felinos, equinos e ruminantes. Já em aves e roedores, a corticosterona apresenta atuação predominante. A síntese e a liberação dos glicocorticoides são estimuladas pelo ACTH hipofisário, cuja produção é controlada pelo CRH hipotalâmico. A concentração sérica dos glicocorticoides exerce influência sobre a liberação do ACTH e do CRH mediante o mecanismo de *feedback* negativo.[39,40]

Os esteroides sexuais são sintetizados pela zona reticular, a camada mais interna do córtex adrenal. Nesse grupo estão incluídos os hormônios androgênicos, como a DHEA, a androstenediona e a testosterona; os estrógenos, como o estriol, a estrona e o estradiol; e os progestógenos, como a pregnenolona, a 17α-hidroxiprogesterona e a progesterona. Em condições fisiológicas, são sintetizados em pequenas quantidades pelas adrenais, com a função de atuarem sobre o controle do metabolismo de todas as células do organismo, principalmente sobre o desenvolvimento dos tecidos. Os esteroides sexuais também são produzidos em maiores concentrações pelas gônadas, por estímulo do FSH e do LH. Os hormônios esteroides de origem gonádica apresentam maior potência funcional que os produzidos nas adrenais; sua principal função refere-se à manutenção das características sexuais e reprodutivas das espécies.[39-41]

As catecolaminas são produzidas na região medular adrenal, a porção menor e mais interna da glândula, por células cromafins de características neuroendócrinas especializadas, a partir dos aminoácidos tirosina e fenilalanina. Nesse grupo incluem-se a dopamina, a epinefrina (adrenalina) e a norepinefrina (noradrenalina). Algumas dessas catecolaminas também são produzidas fora das adrenais pelo sistema paraganglionar, constituído por células especializadas localizadas no coração, no fígado, nos rins, nas gônadas e no próprio sistema nervoso. A maior importância recai sobre a epinefrina, que é a única fração produzida apenas nas adrenais, e representa cerca de 80% das catecolaminas produzidas nesse local, embora sejam descritas algumas variações entre as espécies.[39,40]

Diagnóstico das principais alterações adrenais

Devido ao comportamento oscilatório de secreção dos hormônios ligados ao eixo hipotalâmico-pituitário-adrenal, em muitas situações a dosagem basal de hormônios relacionados com esse eixo não é suficiente para avaliar a integridade do seu funcionamento. Nos pacientes nos quais se pretende avaliar a função hipofisária ou adrenal e a integridade das vias de síntese esteroidogênica adrenal, faz-se necessária a utilização de provas funcionais, ditas dinâmicas, com a utilização de agentes estimulantes ou supressores das glândulas adrenais. Os testes funcionais, ou dinâmicos, podem ser de grande valia para o diagnóstico diferencial desses problemas, uma vez que conseguem induzir os limites de variação funcional glandulares.

Diversos procedimentos laboratoriais podem ser empregados para o diagnóstico das doenças do eixo hipotalâmico-hipofisário-adrenal, cada um deles avaliando um aspecto particular da função glandular. Os testes devem avaliar desde as alterações sistêmicas inespecíficas, que fornecem informações básicas de triagem e comprometimento da síndrome, até provas que auxiliem a diferenciação da origem do processo, ajudando assim na escolha do protocolo de tratamento mais adequado para o caso, melhorando desse modo o prognóstico do paciente. Em algumas situações, fatores relacionados com doenças de origem não adrenal podem induzir resultados falso-positivos. Torna-se muito importante a observação detalhada de todos os sintomas e achados clínicos apresentados pelo paciente, assim como a aplicação de testes complementares, para a confirmação definitiva do diagnóstico. Muitas vezes, por serem exames que utilizam conjuntos diagnósticos importados, sendo assim de alto custo, os médicos-veterinários acabam optando por não realizar as provas funcionais de maneira completa, o que compromete a qualidade interpretativa do teste realizado.

Exames de rotina básica

Os animais com suspeita de alteração funcional das glândulas adrenais devem ser submetidos a análise de histórico e avaliação física detalhados. Testes iniciais devem incluir estudos hematológicos, da urina, bioquímica sérica e avaliação abdominal com exames de imagem (ultrassonografia, tomografia, ressonância magnética). A identificação das alterações e anomalias compatíveis com o quadro de comprometimento da adrenal sugere a aplicação da próxima fase do diagnóstico utilizando-se os testes funcionais com dosagens hormonais.

Exames hormonais de triagem

Após estabelecer a suspeita clínica do quadro, com base nas avaliações dos exames de rotina básica, deve-se partir para a realização de testes funcionais mais específicos, relacionados com o funcionamento do eixo hipotalâmico-hipofisário-adrenal. Nessa fase do processo de investigação clínica, alguns testes podem ser utilizados com grande valor diagnóstico. Esses testes visam apenas à identificação da disfunção hormonal. Posteriormente, outros testes podem ser aplicados para a caracterização da origem do quadro ou do grau de comprometimento funcional.

Teste de supressão com dexametasona de baixa dosagem

Esse teste de triagem é considerado de eleição para a identificação de animais com suspeita do quadro de hiperadrenocorticismo espontâneo. Para a realização dessa prova de função, o paciente deve estar livre da utilização de qualquer medicamento à base de glicocorticoides por um prazo mínimo de 60 dias. O teste torna-se importante para avaliar a integridade funcional do eixo hipotalâmico-hipofisário-adrenal e ainda pode ajudar a caracterizar a origem do processo.

O protocolo baseia-se na coleta de uma amostra de sangue prévia, preferencialmente no período da manhã, para a determinação da concentração basal do cortisol sérico. Imediatamente após a coleta, recomenda-se a aplicação intravenosa de dexametasona na dose de 0,01 mg/kg para cães e 0,1 mg/kg para felinos. Novas amostras de sangue devem ser colhidas em um prazo de 4 e 8 h após a aplicação do medicamento, que serão submetidas a análise para mensuração do cortisol sérico.[42]

Em pacientes normais, a concentração sérica do cortisol permanece suprimida a concentrações inferiores a 0,90 μg/dℓ por um período mínimo de 8 h após a administração da dexametasona. Já pacientes com alteração do eixo hormonal geralmente são resistentes à ação de *feedback* negativo induzido pela dexametasona. Aproximadamente 90% dos animais com hiperfunção glandular apresentam valores do cortisol de 8 h em concentrações superiores a 1,4 μg/dℓ e outros 6 a 8% apresentam sua concentração entre 0,90 μg/dℓ e 1,30 μg/dℓ,[45] conforme a Figura 181.2.

Esse teste pode ser utilizado como ferramenta auxiliar, além dos exames de imagem, para diferenciação dos processos de origem hipofisária ou adrenal, desde que sejam observados três critérios importantes, característicos de hiperadrenocorticismo hipófise-dependente:

- A concentração do cortisol sérico de 8 h pós-dexametasona apresenta-se superior a 1,4 μg/dℓ, porém inferior a 50% da concentração basal[13]
- A concentração do cortisol sérico de 4 h pós-dexametasona apresenta-se inferior a 0,90 μg/dℓ, porém superior a esse valor na dose de 8 h[13]
- A concentração do cortisol sérico de 4 h pós-dexametasona apresenta-se superior a 0,90 μg/dℓ, porém inferior a 50% da concentração basal.[13]

Animais com quadro adrenal-dependente são mais resistentes e geralmente não sofrem nenhuma alteração supressora.[43,44] De qualquer modo, deve-se utilizar a avaliação ultrassonográfica das adrenais ou a aplicação de outras provas específicas em caso de necessidade de confirmação da fonte de origem. Um dado importante na realização dessa prova é que o glicocorticoide exógeno utilizado no teste não provoca interferências nos resultados, ou seja, ele não é identificado pelas técnicas padronizadas para dosagem hormonal na mensuração do cortisol sérico.

A concentração do cortisol sérico ou plasmático para caninos, felinos e equinos pode ser obtida hoje pelas técnicas de radioimunoensaio, quimioluminescência e enzimaimunoensaio, pois já foram validadas para diferentes espécies de animais domésticos.[45,46] No entanto, para alguns testes disponíveis no mercado a sensibilidade analítica do anticorpo empregado na maioria desses ensaios comerciais tem sua dose mínima detectada a partir de 1 μg/dℓ, comprometendo desse modo a correta detecção dos valores abaixo dessa sensibilidade. Cabe ao laboratório a responsabilidade da adaptação dos valores de referências à respectiva metodologia adotada.

Diversos tipos de doença de origem não adrenal, como o diabetes *mellitus*, podem induzir alteração dos testes convencionais para o diagnóstico da síndrome de Cushing, produzindo resultados falso-positivos. Recomenda-se inicialmente a tentativa de estabilização do quadro de diabetes, da melhor maneira possível, e então se aplica o teste de supressão a dexametasona de baixa dosagem, lembrando que outros sintomas e achados clínicos compatíveis com a doença devem estar presentes.

Teste de supressão com dexametasona de alta dosagem

Essa prova funcional é utilizada em gatos, preferencialmente, para o diagnóstico de hipercortisolismo e também como ferramenta complementar de diagnóstico, objetivando-se a diferenciação das origens primária (adrenal) ou secundária (hipofisária) do hiperadrenocorticismo nos ani-

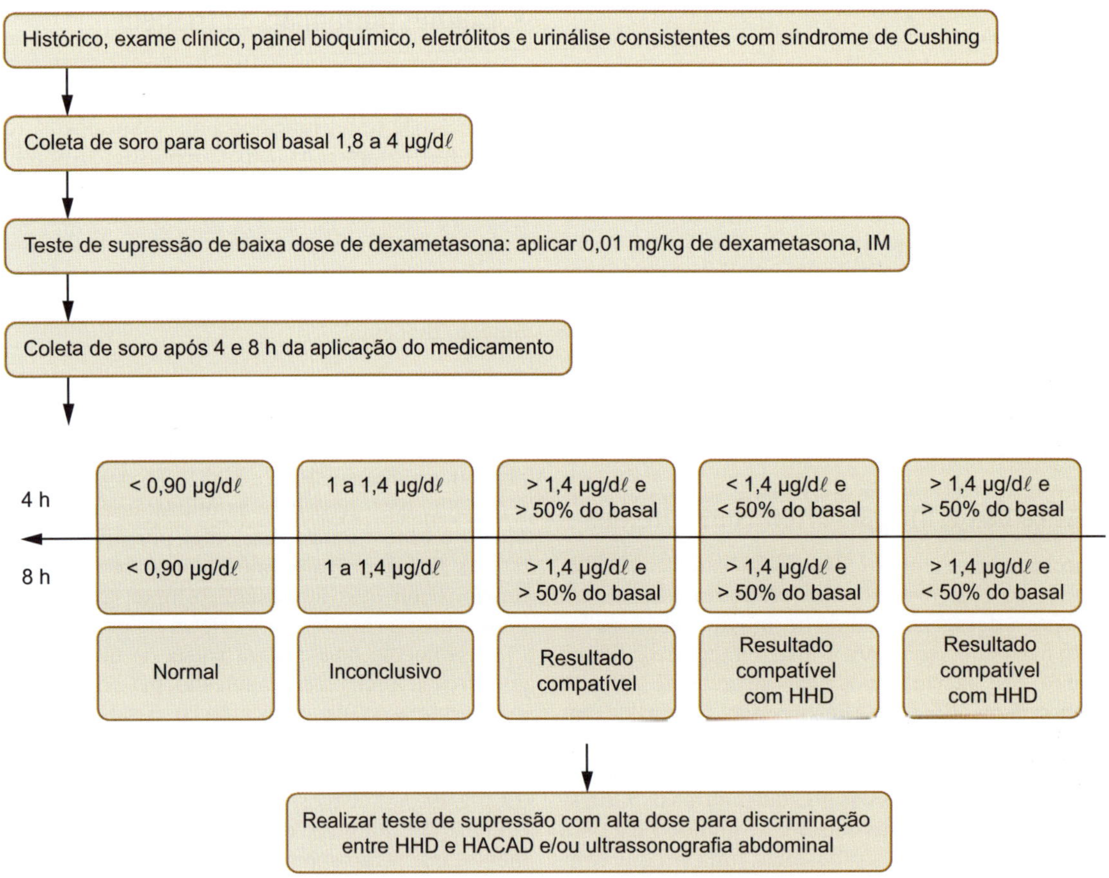

Figura 181.2 Protocolo de diagnóstico para casos suspeitos de síndrome de Cushing, aplicando-se o teste de supressão com baixa dose de dexametasona (0,01 mg/kg por via intravenosa). *IM* = via intramuscular; *HHD* = hiperadrenocorticismo hipófise-dependente; *HACAD* = hiperadrenocorticismo adrenaldependente.

mais.[42] A importância da determinação da origem, especialmente no cão, recai sobre a possibilidade da aplicação de uma conduta terapêutica mais adequada para cada caso, o que pode influenciar em prognósticos diferentes para os pacientes envolvidos. Como já descrito anteriormente, os tumores de córtex adrenal são autônomos e de funcionamento independente da concentração de ACTH hipofisária. Nesses casos, independentemente da dose aplicada de dexametasona, não ocorrerá supressão da concentração sérica do cortisol.[45] Já nos casos de tumores hipofisários, a supressão é possível dependendo da dose de medicamento empregada. Sendo assim, doses mais elevadas de dexametasona podem, por fim, inibir a secreção do ACTH, mesmo que temporariamente.[47]

O protocolo utilizado para a realização dessa prova é similar ao teste de supressão a dexametasona de baixa dosagem, descrito anteriormente. As mesmas coletas e intervalos devem ser respeitados, modificando-se apenas a concentração da dexametasona a ser aplicada por via intravenosa. Para cães, recomenda-se a utilização da dose de 0,1 mg/kg, já para felinos, uma dose de 1 mg/kg.[42]

Para casos de hiperadrenocorticismo hipófise-dependente (secundário), esperam-se valores do cortisol de 4 e 8 h após a aplicação do medicamento inferior a 1,40 μg/dℓ ou a 50% da concentração sérica do cortisol basal. Para os casos de hiperadrenocorticismo adrenal-dependente (primário), as concentrações de cortisol sérico não devem seguir nenhuma regra, permanecendo elevadas em todos os momentos.[13] Pela experiência dos autores, o teste nem sempre funciona adequadamente para os felinos, pois a concentração do cortisol sérico sofre maior variabilidade que o cão, mesmo sob ação da dexametasona. Resultados até 1,4 μg/dℓ ainda podem ser inconclusivos para o diagnóstico. Quando a suspeita do quadro persiste, a dosagem do ACTH endógeno torna-se a mais indicada.

Teste de estimulação pelo hormônio adrenocorticotrófico

É uma prova funcional bastante utilizada em medicina veterinária, por ser considerado um procedimento simples e rápido. Sua aplicação pode ser direcionada para diferentes finalidades relacionadas com o diagnóstico das alterações do eixo hipotalâmico-hipofisário-adrenal. A maior utilização dessa técnica se aplica ao monitoramento terapêutico nos tratamentos do hiperadrenocorticismo. Isso porque o teste representa o único estudo com resultados significativamente confiáveis sobre os efeitos da medicação terapêutica sobre o córtex adrenal.[14] Por outro lado, o teste pode ser considerado o modelo padrão ideal (padrão-ouro) para o diagnóstico dos casos de suspeita de hipoadrenocorticismo primário ou secundário.[4] Pode ainda ser considerado o teste mais confiável para a diferenciação dos casos de hiperadrenocorticismo espontâneo dos de origem iatrogênica.[13] A prova também pode ser utilizada como método de triagem para o diagnóstico do hiperadrenocorticismo espontâneo, entretanto essa é a opção diagnóstica que oferece maior probabilidade de erros. Cerca de 20 a 30% dos animais com síndrome de Cushing apresentam os resultados da análise dentro dos intervalos de referência para a espécie. Já outros 20 a 30% dos pacientes com o mesmo problema podem apresentar resultados considerados limítrofes, ligeiramente aumentados com relação aos parâmetros de normalidade para a espécie.

Entretanto, a especificidade da resposta imposta pelo ACTH não é igualmente perfeita. Desse modo, os resultados da análise nunca devem ser interpretados sem informações prévias sobre histórico e sintomatologia apresentados pelo paciente. Além disso, o teste não fornece nenhuma característica que permita a discriminação entre o hiperadrenocorticismo hipófise-dependente do adrenal-dependente. O custo elevado do ACTH exógeno (tetracosactídeo) também pode representar uma barreira para a utilização do teste, principalmente aqui no Brasil, porque o custo desse produto varia de acordo com a taxa cambial do dólar. Pela experiência dos autores, o teste não deve ser escolhido preferencialmente como forma de diagnóstico para o hiperadrenocorticismo, mas sim como ferramenta complementar para os casos em que as técnicas de escolha não se demonstraram determinantes.

O protocolo utilizado baseia-se na coleta prévia de uma amostra de sangue, preferencialmente no período da manhã, para determinação da concentração sérica do cortisol. Posteriormente, aplica-se o ACTH exógeno (Synacthen®) por via intravenosa, na dose de 5 μg/kg para cães. Em seguida, colhe-se nova amostra de sangue para mensuração do cortisol sérico, aproximadamente 1 h após a aplicação do medicamento (Figura 181.3).

Pacientes caninos normais geralmente apresentam a concentração do cortisol sérico após ação do ACTH exógeno inferior a 17 μg/dℓ. Animais sob tratamento para hiperadrenocorticismo, como no uso de trilostano ou mitotano, não devem demonstrar grande atividade nas concentrações do cortisol sérico entre as duas dosagens, e os resultados esperados, sob condições ideais do controle da doença, devem variar entre 2 e 7 μg/dℓ após ação do ACTH (Figura 181.4).

Já em pacientes com suspeita de hipo ou hiperadrenocorticismo iatrogênico, espera-se encontrar baixa atividade adrenal, com valores do cortisol sérico inferiores a 1 μg/dℓ em ambas as dosagens. Para os casos em que os valores do cortisol sérico superam a concentração de 21 μg/dℓ após a ação do ACTH exógeno, persiste a suspeita do hiperadrenocorticismo espontâneo, que deve ser avaliada com os demais achados clínicos.[47]

Também é importante lembrar que alguns casos de doença de origem não adrenal podem induzir resultados falsamente elevados dos testes de estimulação ao ACTH, ou seja, os resultados encontrados devem ser devidamente correlacionados aos sintomas e outros achados clínicos apresentados pelo paciente antes da confirmação do diagnóstico laboratorial.

Em felinos, o protocolo é similar, levando-se em conta algumas modificações na dose e nos tempos de coleta das amostras séricas. Realiza-se a coleta da primeira amostra de sangue, preferencialmente pela manhã, para a determinação do cortisol sérico. Posteriormente, aplica-se o ACTH exógeno (Synacthen®) por via intravenosa, na dose total de 125 μg/animal.[42,48] Em seguida, colhem-se 2 novas amostras de sangue, com intervalos de 30 min e 1 h após a aplicação do medicamento, para mensuração do cortisol sérico. Os pacientes felinos normais demonstram resultados do cortisol sérico inferiores a 13 μg/dℓ (30 min) e 14,5 μg/dℓ (60 min).

Considera-se que esse teste tem baixa sensibilidade em felinos para o diagnóstico do hiperadrenocorticismo. Os quadros precoces podem resultar em resultados falso-negativos, assim como doenças crônicas não relacionadas com as adrenais podem produzir resultados falso-positivos. Recomenda-se a utilização desse teste com critérios rígidos, associando sempre a sintomatologia apresentada pelo paciente a outros achados pertinentes à doença.

Teste de determinação do cortisol urinário

Pode ser obtido mediante determinação da relação entre a concentração de creatinina e cortisol excretados na urina. A simplicidade da técnica permite que seja utilizada uma amos-

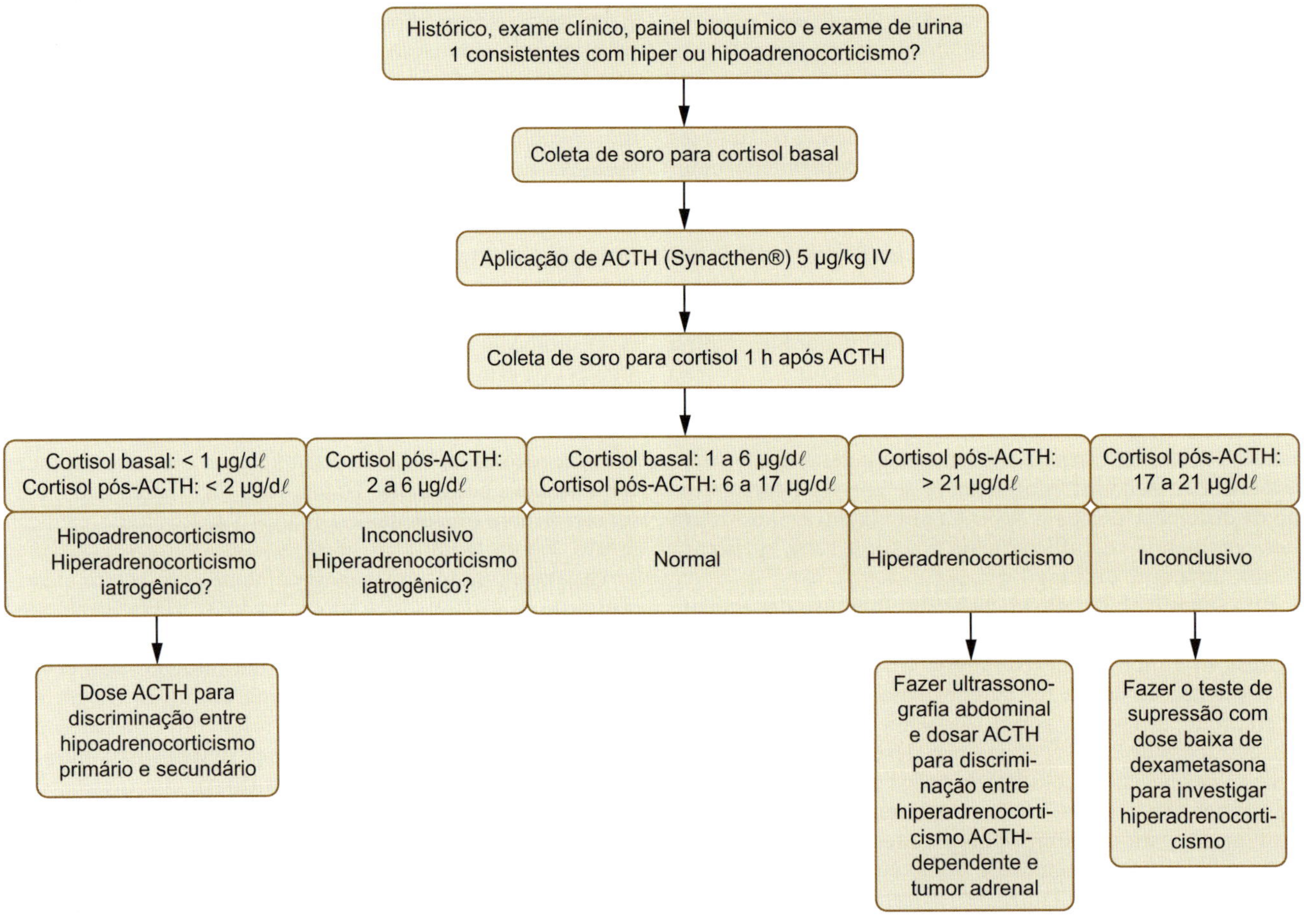

Figura 181.3 Fluxograma referente à interpretação do teste de estimulação pelo hormônio adrenocorticotrófico (*ACTH*) em cães. IV = via intravenosa.

tra de urina colhida pelo proprietário em sua residência, na ausência de estresse, ou uma amostragem recolhida na própria clínica.

Esse teste é bastante sensível, e a maioria dos cães com síndrome de Cushing espontânea apresenta resultado anormal (cerca de 97%).[45] Ele é considerado, porém, um exame com baixa especificidade, já que uma porcentagem significativa de cães com outras doenças não endócrinas também pode produzir resultados igualmente alterados.[45]

Sugere-se que o teste seja aplicado como uma ferramenta de triagem, uma vez que raramente um animal com a doença apresentará um resultado normal.[47] Os valores de referência para esse teste por radioimunoensaio em caninos são de 1,5 a 5 e, em felinos, de 1,3 a 3,6.

Quando se obtém um resultado alterado, este serve como alerta para que seja realizada uma prova funcional complementar ou uma avaliação ultrassonográfica das adrenais. Essa prova não deve substituir, sob nenhuma hipótese, o teste de supressão pela dexametasona como forma de confirmação do diagnóstico, pela possibilidade de produzir resultados falso-positivos.

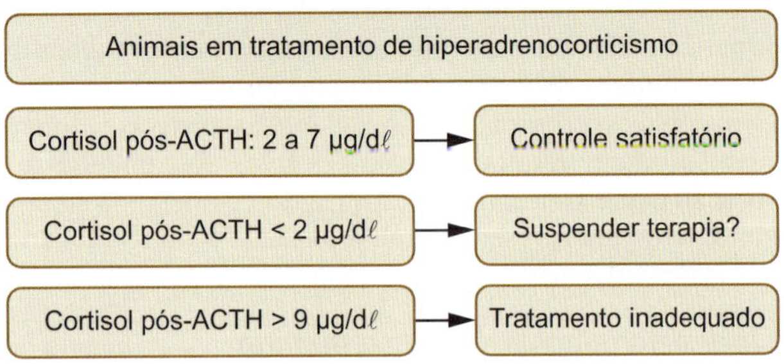

Figura 181.4 Valores de referência para o cortisol no monitoramento terapêutico de cães em tratamento de hiperadrenocorticismo (HAC). *ACTH* = hormônio adrenocorticotrófico.

Teste de determinação da 17α-hidroxiprogesterona

A 17α-hidroxiprogesterona é uma fração hormonal produzida a partir do metabolismo do colesterol no córtex adrenal, precursor de alguns hormônios androgênicos e do próprio cortisol.[49] A aplicação desse teste é indicada para casos de manifestação do hiperadrenocorticismo considerados atípicos, ou seja, que apresentam todos os sintomas clínicos sugestivos da doença, porém com resultados das provas funcionais de triagem (supressão a dexametasona, estimulação por ACTH e relação cortisol-creatinina urinária) sem alterações consistentes para o diagnóstico.

Nesses casos, as concentrações de cortisol identificadas nas provas funcionais convencionais podem ser até razoavelmente baixas. A literatura cita diversos casos de tumores adrenais primários em humanos, cães e gatos cujo hormônio primário secretado é a 17α-hidroxiprogesterona.[49] São extremamente raros, porém, casos de hiperadrenocorticismo secundário (hipófise-dependente) em que ocorre apenas a produção desse hormônio.[50]

Para obter maior confiabilidade dos resultados, recomenda-se que o teste seja aplicado em duas etapas, utilizando-se a técnica de estimulação das adrenais com o ACTH exógeno (tetracosactídeo). O protocolo utilizado é o mesmo do teste de estimulação pelo ACTH, porém devem ser obtidas as concentrações séricas da 17α-hidroxiprogesterona das amostras basais e 1 h pós-ACTH. A dosagem hormonal é realizada utilizando-se a técnica convencional por RIE, sendo a maioria dos conjuntos diagnósticos comerciais previamente validada para a maioria das espécies.[49] Existe a possibilidade também do uso de *kits* comerciais que desenvolveram a dosagem desse hormônio usando o método de análise do EIE com anticorpos espécie-específicos, no entanto ainda não foram encontrados na literatura trabalhos que tenham utilizado esse imunoensaio para a dosagem desse hormônio.

Teste de determinação do ACTH endógeno

É considerada uma prova altamente sensível e específica, que avalia com segurança a função hipofisária dentro do eixo hormonal. A determinação do ACTH endógeno pode trazer informações importantes, pois diferencia, de maneira confiável, o hiperadrenocorticismo de origem hipofisária dos tumores adrenais primários.[48]

Esse hormônio proteico é extremamente sensível e rapidamente degradado pela variação de temperatura no momento da coleta da matriz biológica, sendo este considerado um fator limitante no uso dessa ferramenta para a realização da determinação hormonal. Assim, muitos critérios são exigidos para a obtenção dessa amostra biológica e o doseamento dela.

O ACTH endógeno deve ser colhido logo cedo pela manhã, devido à proximidade com o pulso de liberação ocorrido ao longo da madrugada.[42] A amostra deve ser acondicionada em frasco plástico com EDTA, pois a molécula adere ao vidro, devendo todo o material para coleta dessa amostra (seringa e tubo) estar sob temperatura refrigerada. Após essa fase de coleta, o plasma deve ser imediatamente centrifugado sob refrigeração. Se a amostra não for submetida à dosagem em até 30 min após a coleta, ela deve ser imediatamente congelada a –20°C para manter suas características íntegras.

A técnica utilizada para a dosagem desse hormônio já foi validada pelos métodos de IRMA, quimioluminescência e EIE espécie-específico. Devido às restrições impostas para seu uso, o teste é recomendado como ferramenta auxiliar de diagnóstico, devendo ser usada nos casos nos quais ocorrem informações conflitantes dos testes de triagem.

Apesar da alta especificidade do teste, alguns cães em fase inicial de desenvolvimento do quadro de hiperadrenocorticismo, ou com manifestação atípica da doença, podem produzir resultados dentro dos valores de normalidade para a espécie (cães = 10 a 80 pg/mℓ; felinos = 10 a 60 pg/mℓ).[48]

Teste de determinação da aldosterona

A determinação desse hormônio é utilizada como ferramenta para avaliação da função mineralocorticoide adrenal, objetivando-se a diferenciação do diagnóstico diferencial entre o hipoadrenocorticismo primário e o secundário, assim como para a caracterização do hiperaldosteronismo primário.[51] Para maior confiabilidade dos resultados, recomenda-se que o estudo da aldosterona sérica seja feito em condição basal e após o efeito estimulante do ACTH.[52]

O protocolo a ser utilizado obedece às mesmas indicações do teste de estimulação pelo ACTH exógeno, e devem ser obtidas as concentrações séricas da aldosterona das amostras basais e 1 h pós-medicamento. Em cães, o valor da amostra basal varia de 11,4 a 139,9 pg/mℓ e pós-ACTH, de 72,9 a 398,5 pg/mℓ. Em felinos, observam-se os valores basais na faixa de 69,9 a 139,8 pg/mℓ e pós-ACTH variando entre 99,8 e 259,9 pg/mℓ.

Em teoria, espera-se que, nos casos de hipoadrenocorticismo primário, encontrem-se valores baixos de aldosterona, tanto na amostra basal quanto na pós-ACTH, devido à destruição do córtex adrenal, levando-se em conta que o paciente apresente alterações eletrolíticas consistentes com o quadro. Já nos casos de hipoadrenocorticismo secundário, esperam-se valores normais da aldosterona, especialmente na amostra pós-ACTH, pois não há comprometimento celular do córtex adrenal.[53]

No entanto, na experiência dos autores, nem todos os casos de hipoadrenocorticismo secundário comportam-se dessa maneira, podendo-se obter valores baixos nas duas dosagens, como na forma primária. A origem da variabilidade não é bem conhecida, mas se sabe que acontece. Para melhor caracterização dessa diferenciação, sugerem-se medidas alternativas, como a mensuração da atividade do cortisol, ACTH e renina endógenos.[45] A correlação de interação entre todas as frações eleva sensivelmente a possibilidade de confirmação do diagnóstico. As determinações desses hormônios podem ser obtidas pelas técnicas de radioimunoensaio e enzimaimunoensaio. Outra técnica, como a quimioluminescência, não deve ser empregada, uma vez que não há disponível no mercado um anticorpo que tenha boa sensibilidade, reprodutibilidade e alto desempenho para essa dosagem hormonal.

Teste de determinação dos hormônios androgênicos

Trata-se de uma prova funcional de investigação da zona reticular do córtex adrenal, com objetivo de caracterização da disfunção glandular.[50] Sua aplicação é indicada para casos atípicos de hiperadrenocorticismo com evidências de aumento de volume em alguma das adrenais. Em tumores adrenocorticais, pode demonstrar alterações importantes nas vias de produção hormonal devido à deficiência de enzimas envolvidas nos processos de síntese androgênica normal, resultando em acúmulo dos precursores esteroides.[54] Esses precursores podem ser responsáveis pelo desenvolvimento de sinais clínicos semelhantes aos observados em pacientes com excesso de produção do cortisol ou podem ser desviados para outras vias metabólicas, produzindo sintomas característicos de excesso androgênico.[50]

O teste baseia-se na determinação das concentrações de alguns desses precursores, como progesterona, 17α-hidroxiprogesterona, DHEA, androstenediona, 17β-estradiol e testosterona, em amostra basal e 1 h após efeito de estimulação induzido pelo ACTH exógeno, para evidenciação de valores elevados em qualquer uma das condições.

O protocolo utilizado é semelhante ao teste de estimulação pelo ACTH, respeitando as mesmas dosagens e tempos de coleta. De acordo com o citado anteriormente, a importância da determinação da fonte de alteração hormonal recai sobre a escolha do melhor protocolo terapêutico para cada caso. As determinações de todas as frações androgênicas devem ser realizadas pela técnica de radioimunoensaio, sendo importante ressaltar a necessidade de extração prévia da amostra para dosagem do 17β-estradiol. Os valores de referência para animais castrados para essa prova funcional estão descritos no Quadro 181.4.

Diagnóstico do feocromocitoma

O diagnóstico laboratorial baseia-se na determinação das catecolaminas sanguíneas e seus resíduos metabólicos em urina, para evidenciação de algum aumento significativo em suas concentrações. A técnica de escolha para essa determinação é a HPLC, devido à sensibilidade da dosagem.

Quadro 181.4 Valores de referência relacionados com o teste de determinação dos hormônios androgênicos para machos e fêmeas nas categorias reprodutivas "castrado" e "não castrado" para a espécie canina.

Hormônio		Macho	Fêmea	Unidades
Aldosterona	Basal	11,4 a 139,9	11,4 a 139,9	pg/mℓ
	1 h pós-ACTH	72,9 a 398,5	72,9 a 398,5	pg/mℓ
Cortisol	Basal	1,00 a 4,60	1,00 a 4,60	μg/dℓ
	1 h pós-ACTH	5,00 a 17,0	5,00 a 17,0	μg/dℓ
Testosterona	*Castrado*			
	Basal	0,01 a 0,40	0,01 a 0,10	ng/mℓ
	1 h pós-ACTH	0,01 a 0,40	0,01 a 0,10	ng/mℓ
	Não castrado			
	Basal	1,0 a 7,0	0,01 a 0,10	ng/mℓ
	1 h pós-ACTH	1,0 a 7,0	0,01 a 0,10	ng/mℓ
Androstenediona	*Castrado*			
	Basal	0,05 a 0,36	0,05 a 0,57	ng/mℓ
	1 h pós-ACTH	0,24 a 2,90	0,27 a 3,97	ng/mℓ
	Não Castrado			
	Basal	0,21 a 4,26	0,19 a 1,19	ng/mℓ
	1 h pós-ACTH	0,68 a 7,92	0,38 a 4,21	ng/mℓ
17OH-progesterona	*Castrado*			
	Basal	0,08 a 0,22	0,08 a 0,77	ng/mℓ
	1 h pós-ACTH	0,25 a 2,63	0,40 a 1,62	ng/mℓ
	Não castrado			
	Basal	0,08 a 0,84	0,08 a 0,89	ng/mℓ
	1 h pós-ACTH	0,37 a 2,87	0,68 a 4,44	ng/mℓ
Progesterona	*Castrado*			
	Basal	0,03 a 0,17	0,03 a 0,49	ng/mℓ
	1 h pós-ACTH	0,22 a 1,45	0,10 a 1,50	ng/mℓ
	Não castrado			
	Basal	0,03 a 0,40	0,03 a 2,16	ng/mℓ
	1 h pós-ACTH	0,55 a 1,70	0,33 a 4,33	ng/mℓ
Estradiol	*Castrado*			
	Basal	23,10 a 65,1	30,8 a 69,9	pg/mℓ
	1 h pós-ACTH	23,30 a 69,40	27,9 a 69,2	pg/mℓ
	Não castrado			
	Basal	30,10 a 65,60	31,50 a 65,40	pg/mℓ
	1 h pós-ACTH	29,10 a 67,30	30,80 a 63,10	pg/mℓ

Adaptado de Instituto Brasileiro de Diagnóstico e Especialidades Veterinárias (PROVET). ACTH = hormônio adrenocorticotrófico.

Infelizmente é uma técnica ainda considerada de vanguarda e de alto custo, o que pode dificultar sua utilização em exames de laboratórios de rotina. A confirmação do diagnóstico deve ser feita por avaliação histopatológica após excisão cirúrgica da massa tumoral.

Hormônio antidiurético

O hormônio antidiurético (ADH) ou vasopressina é um hormônio proteico produzido pelo hipotálamo e secretado pela hipófise posterior, ou neuro-hipófise, e sua principal função relaciona-se com o controle do balanço hídrico orgânico. Ele exerce efeito sobre o aparelho renal, principalmente sobre os túbulos distais e o ducto coletor, controlando a reabsorção de água e determinando, assim, a concentração e o volume urinários produzidos, de acordo com as condições do organismo. O ADH também atua como um potente vasoconstritor, que exerce efeito significativo sobre o controle da pressão e do fluxo sanguíneos. A neuro-hipófise ainda é responsável pela liberação de outro hormônio proteico, a ocitocina, cujas principais atuações relacionam-se com o funcionamento do aparelho reprodutivo e das glândulas mamárias.[55,56]

A deficiência de produção de ADH ou a falha no mecanismo de ação desse hormônio sobre os túbulos renais resulta no desequilíbrio da manutenção hídrica do organismo, conhecido como diabetes insípido.[57]

Diagnóstico

Para o correto diagnóstico do quadro de diabetes insípido, torna-se fundamental o recolhimento de todas as informações relacionadas com o histórico de desenvolvimento da doença, seguido de um criterioso exame clínico, para descartar outras possibilidades associadas a sintomas similares. É importante descartar quadros de insuficiência renal, diabetes *mellitus* e hiperadrenocorticismo, devido a sua alta ocorrência e características clínicas. As análises laboratoriais e ultrassonográficas de rotina podem ser úteis nessa fase.[57,58] Exames hematológicos, de bioquímica sérica e alguns testes de determinação hormonal podem ajudar no esclarecimento do caso, quando outros distúrbios estiverem presentes. Não deverão demonstrar, porém, alterações significativas no caso de diabetes insípido ou poderão ser observados achados discretos sugestivos de desidratação. O achado laboratorial mais importante da doença relaciona-se com baixa densidade urinária, normalmente inferior a 1,008.[59] Animais com produção deficiente ou ação parcial do ADH geralmente apresentam densidade urinária entre 1,008 e 1,020.[55] A densidade urinária específica pode ser obtida mediante técnicas convencionais de refratometria ou determinação da osmolaridade urinária. No entanto, desaconselha-se o uso de tiras reagentes urinárias com essa finalidade, por apresentarem baixa sensibilidade.[55] Descartados os demais distúrbios sistêmicos relacionados, deve-se então partir para provas mais específicas do funcionamento do ADH.

A determinação do ADH pode ser útil para comprovar a capacidade de funcionamento hipotalâmico ou da hipófise posterior, mas sua liberação na corrente circulatória ocorre de modo pulsátil e de acordo com a necessidade sistêmica, o que pode dificultar sua dosagem e interpretação. Sendo assim, a dosagem sérica do ADH em animais não é rotineiramente realizada pelos laboratórios, uma vez que a técnica necessária exige procedimentos diferenciados e imunoensaios espécie-específicos; ainda não foi validado um conjunto diagnóstico comercial capaz de determinar resultados exatos e precisos. Em condições experimentais, alguns trabalhos utilizaram a metodologia de ELISA.[60]

Os valores de referência para dosagem basal do hormônio antidiurético (ADH) ou vasopressina (pg/mℓ) são:[25]

- Canino: 25,10 a 37,60
- Felino: 67,50 a 98,50.

Como modalidade de diagnóstico, recomenda-se a aplicação de uma prova funcional, baseada no princípio de função do ADH, visando à simulação da atuação hormonal.

Teste de privação de água modificado

Essa prova funcional foi desenvolvida para determinar se o ADH é liberado em resposta a condições de desidratação e se ele tem capacidade de atuação sobre os túbulos renais, produzindo resposta significativa. Em tese, pequenas alterações da osmolaridade sanguínea são suficientes para desencadear a liberação do ADH.[55,59] O teste não é indicado para pacientes portadores de doença renal, assim como para aqueles em condições comprovadas de desidratação. Além disso, recomenda-se que o teste seja realizado em clínica ou hospital veterinário, sob a supervisão de um profissional responsável, para acompanhar a variação de desidratação e perda de peso do paciente. O protocolo deve ser realizado tomando-se os seguintes cuidados:

- Fase preparatória: antes da realização do exame, o animal deve ser submetido a redução gradual do volume de ingestão de água oferecido. Disponibilizam-se aproximadamente 120 mℓ/kg/dia no terceiro dia prévio à realização do teste, seguido da redução para aproximadamente 90 mℓ/kg/dia no segundo dia prévio e para cerca de 70 mℓ/kg/dia nas últimas 24 h. Remove-se a comida aproximadamente 12 h antes do início do teste
- Teste de privação hídrica: o teste deve ser iniciado pela manhã. O animal deve ser alojado em local adequado e confortável para permanência prolongada. Retira-se todo o fornecimento de água e comida durante a realização do teste. Deve ser obtido o peso exato do paciente. A condição de hidratação deve ser cuidadosamente observada. A bexiga deve ser cateterizada para que seja esvaziada completamente antes do início do teste e novamente durante a avaliação, tomando-se o cuidado de mensurar a densidade urinária dessa amostra. Colhe-se sangue para determinação dos níveis de ureia e osmolaridade séricos. Durante o teste, a bexiga urinária deve ser esvaziada a cada 30 ou 60 min, o peso corporal e o grau de desidratação devem ser avaliados e a densidade urinária das amostras e os níveis de ureia e osmolaridade séricos devem ser mensurados. O teste de privação deve ser finalizado quando da observação de desidratação significativa ou sinais de depressão aparentes no paciente ou se houver decréscimo de aproximadamente 5% do seu peso corporal. Essa situação normalmente desenvolve-se em um período de 3 a 10 h sob as condições descritas. A bexiga deve ser novamente esvaziada e a densidade urinária, a ureia e a osmolaridade séricas devem ser novamente mensuradas. Deve-se partir para a terceira fase da prova, desde que o paciente apresente condições clínicas seguras para a continuação do teste[55,59]
- Resposta ao ADH exógeno: o paciente deve permanecer sem o recebimento de água ou alimento. Então, administra-se a vasopressina exógena aquosa (desmopressina) na dose de 0,5 UI/kg ou até 5 UI de dose máxima, por via intramuscular. A bexiga deve ser esvaziada a cada 30 min por, no máximo, 2 h. Determinar a densidade urinária das amostras, os níveis de ureia e a osmolaridade sérica e avaliar o grau de desidratação do paciente durante esse período. Essa fase visa avaliar a ação do ADH sobre o funcionamento dos túbulos renais.[55,59]

Finalizado o teste, a hidratação deve ser restituída de maneiras gradual, oferecendo-se cerca de 20 a 30 mℓ/kg a cada 30 min nas primeiras 2 h. O volume oferecido deve ser gradualmente aumentado nas próximas 6 h e, se não forem registrados problemas graves, a água pode ser liberada continuamente. A alimentação deve ser oferecida de maneira gradual nas primeiras 12 h e depois pode ser restabelecido o comportamento normal.

Hormônio de crescimento

O hormônio de crescimento (GH) ou somatotropina é o principal hormônio proteico produzido e secretado pela hipófise anterior, exercendo papel de destaque no crescimento ósseo e dos tecidos moles, particularmente no período pós-natal. Os efeitos biológicos do GH são, em grande parte, mediados por outro hormônio proteico, o fator de crescimento insulino-símile-1 (IGF-1, *insulin-like growth factor-1*), também conhecido por somatomedina C, que é produzido no fígado e em tecidos periféricos a partir do próprio GH.[61]

Diagnóstico

O diagnóstico das principais alterações de GH, nanismo hipofisário (hipossomatotropismo) e acromegalia (hipersomatotropismo) baseia-se essencialmente no histórico e nas manifestações clínicas observadas, uma vez que a realização de provas mais específicas pode ser de difícil acesso.[62]

As dosagens hormonais podem ser úteis, porém devem ser realizadas por laboratórios de referência mediante técnicas previamente validadas, pois as dosagens exigem a utilização de ensaios *in house* empregando anticorpos espécie-específicos. Somente a dosagem do GH basal não é suficiente para a diferenciação dos animais doentes dos normais, assim como os portadores de hipossomatotropismo, pois podem apresentar valores baixos ou dentro dos parâmetros de normalidade. Os animais com distúrbios de hiperprodução ou acromegalia também podem apresentar valores dentro dos parâmetros de normalidade. Logo, a aplicação dos testes funcionais de estimulação ou supressão da adeno-hipófise pode produzir resultados mais confiáveis para a adequada avaliação da capacidade de secreção hormonal hipofisária.[63]

Para suspeita de hipossomatotropismo, o protocolo recomendado baseia-se na coleta de uma amostra de sangue, sob condições de jejum alimentar, em tubo seco, para a dosagem do GH sérico. A amostra deve permanecer sob condições de refrigeração até sua centrifugação e processamento. Em seguida, podem ser utilizados os seguintes medicamentos para induzir a estimulação hipofisária:

- Xilazina IV, na dose de 0,1 a 0,3 mg/kg
- Clonidina IV, na dose de 3 a 10 μg/kg
- Hormônio liberador do hormônio de crescimento humano (GHRH) IV, na dose de 1 μg/kg.

Devem ser colhidas novas amostras de sangue com intervalos de 5, 15, 30, 45, 60 e 90 min após a aplicação do medicamento, sob as mesmas condições da amostra basal, e submetidas à dosagem do GH plasmático.

Os valores esperados de GH basal em cães sadios devem variar entre 2 e 5 μg/ℓ (Quadro 181.5). Cães normais devem apresentar resposta com aumento da concentração plasmática do GH nos primeiros 30 a 45 min após aplicação dos fármacos. Após 60 min, observa-se a queda nos níveis plasmáticos do hormônio.[61,63]

Cães portadores de hipossomatotropismo não devem apresentar aumento substancial na concentração de GH das amostras sob efeito da estimulação farmacológica. Nessas condições, considera-se deficiente a resposta quando se encontram valores inferiores a 2 ng/mℓ.[64]

Quadro 181.5 Valores de referência para os principais hormônios relacionados com os distúrbios do crescimento.[25]

Hormônio	Canino	Felino	Unidades
GH			
Basal	2,00 a 5,00	1,95 a 3,90	μg/ℓ
15 e 30 min após estimulação por xilazina, clonidina ou GHRH	> 10,0	> 10,0	μg/ℓ
IGF-1	4,00 a 95,0	12,0 a 92,0	nmol/ℓ

GH = hormônio de crescimento; IGF-1 = fator de crescimento insulino-símile-1; GHRH = hormônio liberador do hormônio de crescimento humano.

Para a confirmação da acromegalia em cães e gatos, não é necessária a aplicação de testes funcionais, muito embora eles possam produzir resultados mais confiáveis. Em tese, animais com disfunção da produção do hormônio devem apresentar concentração plasmática de GH elevada em condições basais, embora alguns pacientes com acromegalia possam apresentar valores hormonais normais.[65,66] Deve-se atentar para achados de hiperglicemia grave, conjuntamente com valores elevados de GH, que são compatíveis com o quadro, uma vez que a hiperglicemia inibe a liberação do hormônio. O teste funcional recomendado é o de supressão pela somatostatina.[61] O protocolo utilizado para sua realização é o mesmo de estimulação pela xilazina, descrito anteriormente, porém utilizando-se a aplicação intravenosa de 10 μg/kg de somatostatina e avaliando-se as dosagens de GH sérico nos mesmos tempos de coleta. Os valores esperados são bastante elevados em relação aos parâmetros de referência, e o decaimento não ocorre após 30 a 45 min, como em animais normais.[61,66]

A determinação da concentração de IGF-1 em condição basal também pode ser suficiente para a confirmação do diagnóstico; esperam-se concentrações elevadas desse hormônio. Entretanto, podem-se encontrar valores elevados de IGF-1 em gatos com hiperglicemia e sem evidências de acromegalia. Os valores de normalidade esperados para cães são de 4 a 95 nmol/ℓ; para gatos, 12 a 92 nmol/ℓ[61] (Quadro 181.5).

▪ Referências

1. Thorel JI, Larson SM. Radioimmunoassay and related techniques. Saint Louis: Mosby Company; 1978. p. 289.
2. Abraham GE. Radioimmunoassay for serum estradiol. J Clin Endocrinol Metab. 1969;29:866-71.
3. Tsuji A, Maeda M, Arakawa H. Chemiluminescent enzyme immunoassay. Anal Sciences. 1989;497.
4. Johnnsson A. Principles and practice of immunoassay. In: Pride C, Newman D. New York: Macmillan; 1991, p. 300.
5. Sing AK, Jiang Y, White T, Spassova D. Validation of nonradioactive chemiluminescent immunoassay methods for the analysis of thyroxine and cortisol in blood samples obtained from dogs, cats and horses. J Vet Diag Invest. 1997;9:261-8.
6. Milliplex Luminex Meeting. Barueri, 2013.
7. Millipore. Steroid/thyroid hormone magnetic bead panel, 2013.
8. Feldman EC, Nelson RW. Feline hyperthyroidism: thyrotoxicosis. In: Canine and feline endocrinology and reproduction. 3rd ed. St Louis: Saunders; 2004, p. 152-218.
9. Espineira MMD, Mol JA, Peeters ME, Pollak YWEA *et al.* Assessment of thyroid function in dogs with low plasma thyroxine concentration. JVIM. 2007;21:25-32.
10. Dickson WM. Endocrinologia, reprodução, lactação. Glândulas endócrinas. In: Swenson MJ, Reece WO, Dukes. Fisiologia dos animais domésticos. 11ª ed. Rio de Janeiro: Guanabara Koogan, 1999. p. 572-614.
11. Greco D, Stabenfeldt GH. Endocrinologia. In: Cunningham JG. Tratado de fisiologia veterinária. 2ª ed. Rio de Janeiro: Guanabara Koogan; 1999, p. 325-50.
12. Mooney CT. Testing for feline hyperthyroidism and canine hypothyroidism. JVCS. 2008;1(3).
13. Kantrowitz LB, Peterson ME, Melian C, Nichols CE. Serum total thyroxine, total triiodothyronine, free thyroxine, and thyrotropin concentrations in dogs with nonthyroidal disease. JAVMA. 2001;219:765-9.
14. Feldman EC, Nelson RW. The thyroid gland. In: Canine and feline endocrinology & reproduction. 3rd ed. Rio de Janeiro: Guanabara Koogan; 2002, p. 543.
15. Peterson ME, Melian C, Nichols R. Measurement of serum concentrations of free thyroxine, total thyroxine, and total triiodothyronine in cats with hyperthyroidism and cats with nonthyroidal disease. JAVMA. 2001;218:529-36.
16. Aronson LP, Dodds WJ. The effect of hypothyroid function on canine behavior. Proc Int Vet Beh Med. 2005.
17. Kemppainem RJ, Birchfield JR. Measurement of total thyroxine concentration in serum from dogs and cats by use of various methods. Am J Vet Res. 2006;67:259-65.
18. Lurye JC, Behrend EN, Kemppainem RJ. Evaluation of an in-house enzyme-linked immunosorbent assay for quantitative measurement of serum total thyroxine concentration in dogs and cats. J Am Vet Med Assoc. 2002;221:243-9.
19. Mooney CT, Shiel RE, Dixon RM. Thyroid hormone abnormalities and outcome in dogs with nonthyroidal illness. J Small Anim Pract. 2008;49:11-6.
20. Schachter S, Nelson RW, Scott-Moncrief C, Ferguson D, Montgomery T, Feldman EC *et al.* Comparison of serum free thyroxine concentrations determined by standard equilibrium dialysis, modified equilibrium dialysis, and 5 radioimmunoassay in dogs. J Vet Intern Med. 2004;18:259-64.
21. Iverson L, Jensen AL, Hojer R. *et al.* Biological variation of canine serum thyrotropin (TSH) concentration. Vet Clin Pathol. 1999;28:16-19.
22. Ward CR. The thyroid. In: Veterinary Clinics of North America Small Animal Practice. Philadelphia: WB Saunders; 2007. v. 37.
23. Scott-Moncrief C. Canine hypothyroidism. 81st Western Veterinary Conference; 2009.
24. Cunha MGMCM, Pippi NL, Gomes K, Beckmann DV. Hipertireoidismo felino. Ciência Rural, Santa Maria. 2008;38(5):1486-94.
25. Michigan State University – College of Veterinary Medicine: Diagnostic Center for Population & Animal Health. Thyroid medication and monitoring. WebCD.Endo.Ref.012.01, 2009.
26. Frank LA. Comparison of thyrotropin-releasing hormone (TRH) to thyrotropin (TSH) stimulation for evaluating thyroid function in dogs. J Am An Hosp Assoc. 1996;32:481-7.
27. Willians DA, Scott-Moncrieff C, Bruner J *et al.* Validation of immunoassay for canine thyroid-stimulating hormone and changes in serum concentration following induction of hypothyroidism in dogs. JAVMA. 1996;209:1730-2.
28. Daminet S, Fifle L, Paradis M. *et al.* Use of recombinant human thyroid-stimulating hormone for thyrotropin stimulation test in healthy, hypothyroid and euthyroid sick dogs. Can Vet J. 2007;48(12):1273-9.
29. Scott-Moncrieff JCR, Nelson RW. Change in serum thyroid stimulating hormone concentration in response to administration of thyrotropin-releasing hormone to healthy dogs, hypothyroid dogs, and euthyroid dogs with concurrent disease. JAVMA. 1998;213:1435-8.
30. Paradis M, Page N, Lariviere N *et al.* Serum-free thyroxine concentrations, measured by chemiluminescence assay before and after thyrotropin administration in healthy dogs, hypothyroid dogs, and euthyroid dogs with dermatopathies. Can Vet J. 1996;37:289-94.
31. Nachreiner RF, Refsal KR, Graham PA *et al.* Prevalence of serum thyroid hormone auto antibodies in dogs with clinical signs of hypothyroidism. JAVMA. 2002;220:446-71.
32. Capen CC, Rosol TJ. The calcium regulating hormones: parathyroid hormone, calcitonina and cholecalciferol. In: Pineda MH, Dooley MP. McDonald's veterinary endocrinology and reproduction. 5th ed. Wiley-Blackwell; 2003, p. 71-140.
33. Schenck PA, Chew DJ. Diseases of parathyroid gland and calcium metabolism. In: Birchard SJ, Sherding RG. Saunders manual of small animal practice. 3rd ed. Elsevier Saunders; 2006, p. 343-56.
34. Schenck PA, Chew DJ, Nagode LA, Rosol TJ. Disorders of calcium: hypercalcemia and hypocalcemia. In: Dibartola. Fluid therapy in small animal practice. 3rd ed. St. Louis: Elsevier; 2006.
35. Feldman EC. Hypercalcemia and primary hyperparathyroidism (PHP) in dogs. The Royal Canin – OSU Symposium for the treatment of small animal disease – Endocrinology diseases. Ohio, EUA; 2006.
36. Lazaretti P, Kogika MM, Hagiwara MK, Lustoza MD, Mirandola RMS. Concentração sérica de paratormônio intacto em cães com insuficiência renal crônica. Arq Bras Med Vet Zoot. 2006;58(4):489-94.
37. Schenck PA. Laboratory assessment for disorders of calcium: special considerations for sample: handling and interpretation of results. The Royal Canin – OSU Symposium for the treatment of small animal disease – Endocrinology diseases. Ohio, EUA, 2006.
38. Feldman EC, Nelson RW. Parathyroid gland. In: Canine and Feline Endocrinology & Reproduction. 3rd ed. Rio de Janeiro: Guanabara Koogan; 2004, p. 659-742.
39. Martin PA, Crump MH. The adrenal gland. In: Pineda MH, Dooley MP. McDonald's veterinary endocrinology and reproduction. 5th ed. Wiley-Blackwell; 2003, p. 165-200.
40. Greco D, Stabenfeldt GH. As glândulas adrenais. In: Cunningham JG. Tratado de fisiologia veterinária. 3ª ed. Rio de Janeiro: Guanabara Koogan; 2004, p. 348-60.
41. Maschietto LA. Perfil de esteroides sexuais em cães com hiperadrenocorticismo – aspectos de diagnóstico e correlações clínicas. Dissertação de mestrado (Mestrado em Clínica Veterinária). Faculdade de Medicina Veterinária e Zootecnia da Universidade de São Paulo; 2007.
42. Kintzer PP, Peterson ME. Diseases of the adrenal gland. In: Birchard SJ, Sherding RG. Saunders manual of small animal practice. 3rd ed. Elsevier Saunders; 2006, p. 357-75.

43. Peterson ME. Diagnosis of hyperadrenocorticism in dogs. Clinical Techniques in Small Animal Practice. 2007;7(10):2-11.
44. Kooistra HS, Galac S. Recent advances in the diagnosis of Cushing's syndrome in dogs. Vet Clin North Am Small Anim Pract. 2010;40(2):259-67.
45. Feldman EC. Diagnosis of hyperadrenocorticism (Cushing's syndrome) in dogs: Which tests are best? The Royal Canin – OSU Symposium for the treatment of small animal disease – Endocrinology diseases. Ohio, EUA; 2006.
46. Jericó MM *et al.* Métodos de imunoensaio não radiométricos [fluoroimunoensaio (FIE), enzimaimunoensaio (EIE) e o radioimunoensaio (EIE)] na avaliação da função adrenal de cães normais e com hiperadrenocorticismo. Ciência Rural. 2002;32(2): 259-62.
47. Mooney CT. Choosing the right diagnostic tests for hyperadrenocorticism. 28th WSAVA Congress, Bangkok, Thailand; 2003.
48. Feldman EC, Nelson RW. The adrenal gland. In: Canine and feline endocrinology & reproduction. 3rd ed. Philadelphia: Elsevier; 2004, p. 251-484.
49. Ristic JME *et al.* The use of 17-hydroxyprogesterone in the diagnosis of canine hyperadrenocorticism. J Vet Intern Med. 2002;16:433-9.
50. Behrend EN, Kennis R. Atypical Cushing's syndrome in dogs: arguments for and against. Vet Clin Small Anim. 2010;40:285-96.
51. Schulman R. Feline primary hyperaldosteronism. Vet Clin Small Anim. 2010;40:353-9.
52. Rijnberk A, Kooistra HS, van Vonderem IK, Mol JA, Voorhout G, van Sluijs FJ *et al.* Aldosteronoma in a dog with polyuria as the leading symptom. Domestic Animal Endocrinology. 2001;20(3):227-40.
53. Kintzer PP, Peterson ME. Primary and secondary canine hypoadrenocorticism. Vet Clin North Am Small Anim Pract. 1997;27(2):349-57.
54. Reusch CE. Adrenal tumors in dogs. 31st WSAVA Congress, Prague, Czech Republic; 2006.
55. Feldman EC, Nelson RW. The pituitary gland: water metabolism and diabetes insipidus. In: Canine and feline endocrinology & reproduction. 3rd ed. Elsevier Philadelphia; 2004, p. 2-44.
56. Reimers TJ. The pituitary gland: hormone of the neurohypophysis. In: Pineda MH, Dooley MP. McDonald's Veterinary Endocrinology and Reproduction. 5th ed. Wiley-Blackwell; 2003, p. 17-34.
57. Chew DJ, Schenck PA. Approach to polyuria and polydipsia – diabetes insipidus, psychogenic polydipsia. The Royal Canin – OSU Symposium for the treatment of small animal disease – Endocrinology diseases. Ohio, EUA; 2006.
58. Nelson RW. Polyuria, polydipsia and diabetes insipidus. 27th WSAVA Congress, Granada, Spain; 2002.
59. Randolph JF, Nichols R, Peterson ME. Diseases of hypothalamus and pituitary. In: Birchard SJ, Sherding RG. Saunders Manual of Small Animal Practice. 3rd ed. Elsevier Saunders; 2006, p. 398-404.
60. van Vonderen IK, Meyer HP, Kraus JS, Kooistra HS. Polyuria and polydipsia and disturbed vasopressin release in 2 dogs with secondary polycythemia. J Vet Intern Med. 1997;11(5):300-3.
61. Feldman EC, Nelson RW. The pituitary gland: disorders of growth hormone. In: Canine and feline endocrinology & reproduction. 3rd ed. Philadelphia: Elsevier; 2004, p. 45-84.
62. Eigenmann JE. Moléstias hipotalâmico-pituitárias. In: Ettinger SJ. Tratado de medicina interna. Rio de Janeiro: Guanabara-Koogan; 1992, v. 3, p. 1661-82.
63. Hoier R, Jensen AL, Iversen L. An improved radioimmunoassay for the determination of canine growth hormone based on commercially available reagents. J Vet Med, Series A. 1995;42:521-30.
64. Bhatti SFM, De Vliegher SP, Mol JA, van Ham LML, Kooistra HS. Ghrelin-stimulation test in the diagnosis of canine pituitary dwarfism. Research in Veterinary Science. 2006;81:24-30.
65. Randolph JF, Nichols R, Peterson ME. Diseases of hypothalamus and pituitary. In: Birchard SJ, Sherding RG. Saunders manual of small animal practice. 3rd ed. Elsevier Saunders; 2006, p. 398-404.
66. Fracassi F, Gandini G, Diana A, Preziosi R, van den Ingh TSGAM, Famigli-Bergamini P *et al.* Acromegaly due to a somatroph adenoma in a dog. Domestic Animal Endocrinology. 2007;32:43-54.

182 Síndrome Poliúria e Polidipsia

Luciana Arioli Maschietto, Rodrigo Gonzalez

Introdução

Em cães e gatos, a polidipsia é definida como o consumo de água superior a 100 mℓ/kg/dia, já a poliúria, como a produção urinária superior a 50 mℓ/kg/dia. Na maioria das vezes, apresentam-se conjuntamente, o que torna a determinação do componente primário da síndrome (ingestão de água ou produção de urina) uma das primeiras considerações diagnósticas.[1]

Não são raras as ocasiões em que o clínico veterinário é requisitado para resolver sinais e sintomas relacionados com ingestão hídrica e diferentes padrões de micção em cães e gatos. Animais que vivem em maior contato com os donos podem ter sinais e sintomas mais precocemente observados, o que não necessariamente é regra. Em muitos casos, os sintomas podem ser acompanhados de maior comprometimento do estado geral do paciente, a depender da doença causadora das alterações.

O primeiro passo ao abordar um paciente com poliúria/polidipsia (PU/PD) é estabelecer se existe real aumento do volume de urina ou da ingestão hídrica. Muitas vezes, pacientes com sintomas relacionados com polaciúria e/ou disúria e incontinência urinária podem ser erroneamente considerados pelos proprietários como apresentando aumento no volume da produção urinária. No caso da ingestão hídrica, deve-se iniciar considerando o tipo de dieta oferecida ao animal. Geralmente, pacientes sem alterações nosológicas apresentam consumo maior de água logo após a ingestão de ração seca, assim como acontece com animais que apresentam rotina de atividades físicas. Sutilezas do comportamento animal, em casos em que a poliúria e a polidipsia não sejam tão evidentes, devem constar de anamnese cuidadosa. Isso é ainda mais digno de atenção, já que uma grande variedade de distúrbios metabólicos pode causar PU/PD, como será visto adiante. Quando persistirem dúvidas, e mesmo para o acompanhamento da terapia que venha a ser instituída, é importante realizar a mensuração da quantidade de água ingerida em 24 h.

Fisiologia do metabolismo hídrico

Uma sofisticada rede de mecanismos fisiológicos funciona de modo a controlar a ingestão hídrica e a produção urinária. Um animal saudável ingere aproximadamente 20 a 90 mℓ/kg/dia de água, dependendo de sua alimentação, e o débito urinário normal varia entre 20 e 45 mℓ/kg/dia.[1-3]

São as interações entre a osmolaridade plasmática (principalmente a concentração de sódio plasmático), a quantidade de volume sanguíneo intravascular, o centro da sede, os rins, a glândula adrenal e o hipotálamo que controlarão o equilíbrio hídrico e o eletrolítico em animais saudáveis.

Hormônio antidiurético

O hormônio antidiurético (ADH), também chamado de vasopressina, aumenta a pressão sanguínea, ao induzir uma vasoconstrição moderada sobre arteríolas. É sintetizado no hipotálamo e responsável pelo controle da homeostasia cardiovascular, pela reabsorção renal de água e pela produção e pela concentração de urina. Também exerce ação hemostática, efeitos na termorregulação e é um secretagogo do hormônio adrenocorticotrófico (ACTH). É um nonapeptídio liberado das terminações axônicas dos neurônios magnocelulares no hipotálamo, em resposta a elevação da osmolaridade plasmática, hipovolemia ou hipotensão (Figura 182.1). Provoca vasoconstrição pela interação com receptores V1 presentes na musculatura lisa vascular e exerce efeito antidiurético pela ativação de receptores V2 presentes nos ductos coletores renais. Em baixas concentrações plasmáticas, promove vasodilatação coronariana, cerebral e na circulação pulmonar.[1,2]

A estimulação para a secreção de ADH sob condições fisiológicas é a osmolalidade nos receptores do hipotálamo. Um aumento de apenas 1 a 2% na osmolalidade plasmática é suficiente para aumentar a secreção de ADH.[3,12] Uma série de variáveis não osmóticas também influencia a secreção de ADH. A secreção de ADH pode ser estimulada por depleção no volume, pelo sistema renina/angiotensina, fármacos e hormônios (principalmente os glicocorticoides).[3-5]

Ação do hormônio antidiurético

A principal função do ADH é a conservação dos fluidos corporais pela redução da taxa de produção urinária. Essa ação antidiurética é conseguida mediante a promoção da reabsorção de soluto livre de água do filtrado nos túbulos distais e túbulos coletores renais, reduzindo assim o fluxo urinário.[5,6]

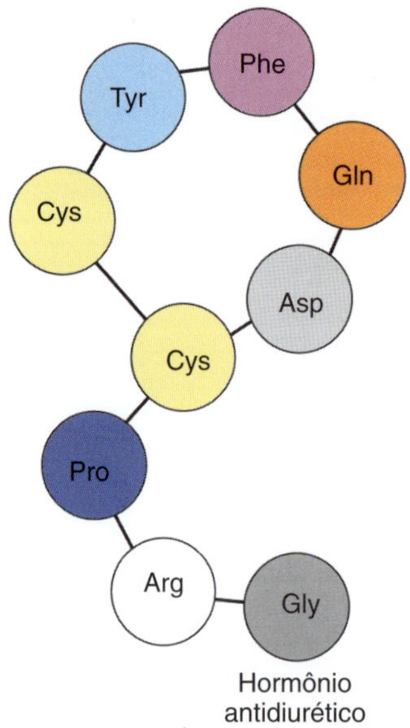

Figura 182.1 Representação gráfica da molécula do hormônio antidiurético.

Além de sua ação de aumentar a reabsorção de água nos rins, também aumenta a permeabilidade dos ductos coletores medulares à ureia, tornando-a mais permissiva à entrada de água.

O principal mecanismo responsável pelo efeito antidiurético do ADH está relacionado com o aumento da permeabilidade à água nas porções terminais do néfron (ductos coletores). Esse efeito é mediado pela concentração do segundo mensageiro intracelular adenosina 3′,5′-monofosfato (cAMP ou AMP cíclico). O ADH se liga a receptores V2 localizados nas células epiteliais renais responsivas ao ADH e ativa a enzima adenilato ciclase para catabolizar a produção de cAMP mediante o trifosfato de adenosina (ATP). O cAMP, por sua vez, ativa o sistema enzimático da proteinoquinase, levando ao aumento da permeabilidade à água, resultado de inserções de canais de membrana, chamados de aquaporina-2 (Figura 182.2), na região apical da célula.[1] Estudos recentes têm se focalizado em pesquisas em experimentos para aumentar a disponibilidade desses canais de membrana e, assim, aumentar a resposta de pacientes ao ADH, principalmente os humanos refratários à reposição hormonal habitual. Outra via que utiliza a guanilato ciclase como segundo mensageiro e que se demonstrou independente da via clássica do cAMP no recrutamento dos canais de aquaporina-2 de células renais de cobaias pode trazer resultados promissores, mas ainda é alvo de investigação.[7]

A capacidade do ADH para reduzir a perda da água, no entanto, é limitada. Deve existir mínima taxa de débito para garantir a excreção mínima aceitável de determinados solutos, alguns potencialmente tóxicos em níveis estreitos. Além disso, o ADH não tem capacidade de reduzir a evaporação da água dos pulmões e da saliva. Para prevenir a desidratação, algum mecanismo adicional é necessário para garantir que não ocorram perdas de água renal e extrarrenal. Essa função vital é realizada pelo mecanismo da sede.[3,4,6,8]

Regulação da sede e da secreção de hormônio antidiurético

A sede é regulada, principalmente, pelos osmorreceptores hipotalâmicos, que são extremamente sensíveis a mudanças no fluido extracelular. O limiar osmótico em que se inicia a sede é ligeiramente superior ao de estimulação da secreção do ADH. Portanto, o mecanismo da sede não é geralmente estimulado até que a máxima estimulação do ADH tenha ocorrido.[6]

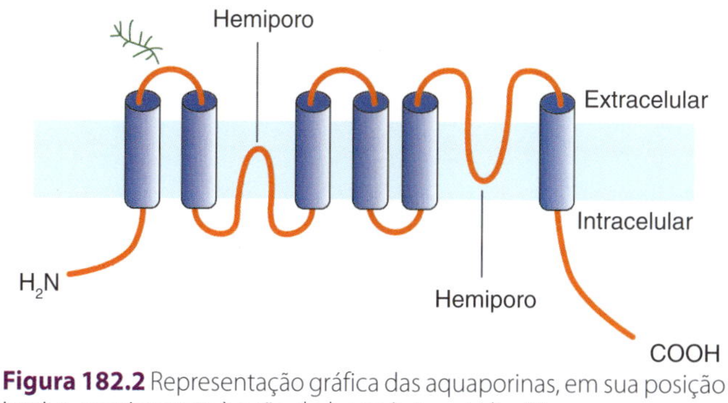

Figura 182.2 Representação gráfica das aquaporinas, em sua posição inativa, previamente à ação do hormônio antidiurético.

Etiologia e fisiopatogenia

PU/PD resultam da incapacidade de concentrar a urina. O processo fisiológico que permite a concentração da urina inclui a presença do ADH, a habilidade de os túbulos renais responderem à ação do ADH e a presença de um gradiente osmótico entre a medula renal hipertônica e o fluido no túbulo contorcido distal e ductos coletores. Dessa maneira, PU/PD podem resultar de: síntese reduzida ou ausência de síntese de ADH e falência na resposta tubular renal ao ADH secretado ou redução no gradiente osmótico entre o filtrado presente no túbulo contorcido distal e o interstício medular.[9]

Síntese reduzida ou ausência de hormônio antidiurético

Diabetes insípido central

O diabetes insípido central (também chamado de hipofisário, neurogênico ou diabetes insípido responsivo ao ADH) é uma condição rara causada por deficiência parcial ou completa da secreção de ADH. A deficiência de ADH, na maioria das vezes, é causada por perda ou destruição idiopática dos neurônios produtores de ADH. Menos comumente, a doença evolui como sequela de trauma craniano, neoplasia (p. ex., tumor hipofisário invasivo ou metástases tumorais na hipófise ou no hipotálamo) ou hipofisectomia para o tratamento de hiperadrenocorticismo. Em casos de deficiência absoluta de ADH, a densidade urinária de cães e gatos geralmente mantém-se hipostenúrica (< 1,006), mesmo com desidratação grave. Na deficiência parcial da secreção de ADH, a densidade urinária raramente ultrapassa a densidade de 1,015. Em ambas as condições, o diagnóstico é feito com base na habilidade em concentrar a urina após terapia de reposição com ADH.[1,5,8,10]

Em seres humanos, é descrita uma forma hereditária rara de diabetes insípido central transmitido via autossômica dominante e que demonstrou diferentes padrões de expressão nos indivíduos afetados. Em cães e gatos, embora muito bem documentado, o diabetes insípido central não demonstrou componente hereditário, apesar de algumas observações sugerirem um padrão familiar em cães da raça Schnauzer.[1]

Falência na resposta tubular renal ao hormônio antidiurético secretado ou redução do gradiente osmótico entre a medula e os túbulos renais

Diabetes insípido nefrogênico primário

O diabetes insípido nefrogênico primário é um defeito congênito raro estrutural ou funcional dos rins. Nessa enfermidade, não existe resposta à administração exógena de ADH no teste de privação hídrica (ver adiante).[11]

Diabetes insípido nefrogênico secundário

O diabetes insípido nefrogênico secundário ou adquirido é a causa mais comum de poliúria e polidipsia em cães e gatos e pode ser causado por uma série de doenças renais, metabólicas e endócrinas.[1]

O Quadro 182.1 lista as várias causas de diabetes insípido secundário, incluindo as principais causas de PU/PD em cães e gatos. A poliúria é o problema primário dessas doenças e o

Quadro 182.1 Causas de diabetes insípido nefrogênico em cães e gatos e mecanismos fisopatogênicos.[9]

Causa	Mecanismo
Diabetes *mellitus*	Diurese osmótica
Síndrome de Fanconi	Diurese osmótica
Doença renal crônica	Diurese osmótica
Pielonefrite	Endotoxinas bacterianas diminuem a sensibilidade ao hormônio antidiurético
Piometra	Endotoxinas bacterianas diminuem a sensibilidade ao hormônio antidiurético
Insuficiência hepática	Perda da hipertonicidade medular
Hiperadrenocorticismo	Interferência na ação do hormônio antidiurético
Hipoadrenocorticismo	Perda da hipertonicidade medular
Hipertireoidismo	Perda da hipertonicidade medular
Feocromocitoma	Excesso de catecolaminas
Hiperaldosteronismo	Interferência na ação do hormônio antidiurético

resultado da inabilidade adquirida de os túbulos renais responderem ao ADH. Isso pode ser decorrente de uma alteração dinâmica na ligação com o receptor para o hormônio, de diminuição de tecido (células de túbulo renal) para que o hormônio exerça sua função ou de perda do gradiente osmótico entre a medula renal e os túbulos renais, pela presença de substâncias osmoticamente ativas no filtrado, como acontece em casos de glicosúria. Em nenhum dos casos descritos, o teste de privação hídrica e a resposta à administração exógena de ADH são de valor diagnóstico. Cada doença deve ser avaliada com base em testes específicos.[6]

Outras causas de poliúria e polidipsia

Polidipsia primária

Geralmente é a manifestação de um problema comportamental desencadeado por estímulo ambiental ou emocional.[1,5,6] Os animais afetados são geralmente cães hiperativos mantidos em um ambiente restrito de exercício. Também é conhecida por polidipsia psicogênica ou compulsão por água. A polidipsia primária também pode resultar de um defeito no mecanismo da sede, levando à sede excessiva. A causa é geralmente idiopática, mas pode resultar de uma variedade de doenças infecciosas, neoplásicas ou lesões cerebrais traumáticas.

Diagnóstico

Plano diagnóstico para casos de poliúria/polidipsia em cães e gatos

As doenças mais comuns que causam poliúria e polidipsia em cães e gatos devem ser avaliadas primeiramente. Em cães, incluem-se doença renal crônica, diabetes *mellitus* e hiperadrenocorticismo. Em gatos, as causas mais comuns são doença renal crônica, diabetes *mellitus* e hipertireoidismo.

Algumas doenças que causam poliúria e polidipsia desenvolvem-se com mais frequência em certas faixas etárias e raças de cães e gatos. Por exemplo, o hiperadrenocorticismo – uma das causas mais comuns de poliúria e polidipsia em cães – normalmente acomete animais de meia-idade a idosos de raças pequenas, como Poodle miniatura. A maioria das outras causas comuns de poliúria e polidipsia (p. ex., diabetes *mellitus*, doença renal e piometra) também é observada em animais idosos, mas a polidipsia primária ocorre com maior frequência em jovens, de temperamento agitado e de raças grandes.[5,6] A insuficiência renal, o diabetes *mellitus* e o hipertireoidismo – as três causas mais comuns de poliúria e polidipsia em gatos – ocorrem em animais idosos.

O histórico reprodutivo também pode ajudar com dicas para as causas de poliúria e polidipsia, principalmente em cães. Por exemplo, a piometra é tipicamente uma doença de animais de meia-idade e cadelas inteiras, com sintomas clínicos de poliúria e polidipsia desenvolvidos durante a fase de diestro do ciclo estral ou imediatamente depois dela.[4] Com o hiperadrenocorticismo, as cadelas inteiras podem apresentar anestro prolongado, já os machos, atrofia testicular ou diminuição da libido.

Alguns sintomas não específicos, como anorexia, polifagia, letargia e perda ou ganho de peso, podem ajudar a determinar as causas da poliúria e polidipsia.

O uso de glicocorticoide, fenobarbital, progestógenos ou diuréticos pode levar a poliúria e polidipsia.[5,6]

Avaliação da urina

Quando possível, a amostra de urina deve ser obtida por cistocentese, para evitar interferências na interpretação do exame, principalmente contaminações. Além disso, animais imunossuprimidos (principalmente cães com hiperadrenocorticismo) podem facilmente desenvolver infecção urinária secundária ao procedimento de sondagem uretral.

A urina será considerada normalmente concentrada se sua densidade específica for superior a 1,025, na ausência de glicose (Figura 182.3). Se a amostra de urina apresentar densi-

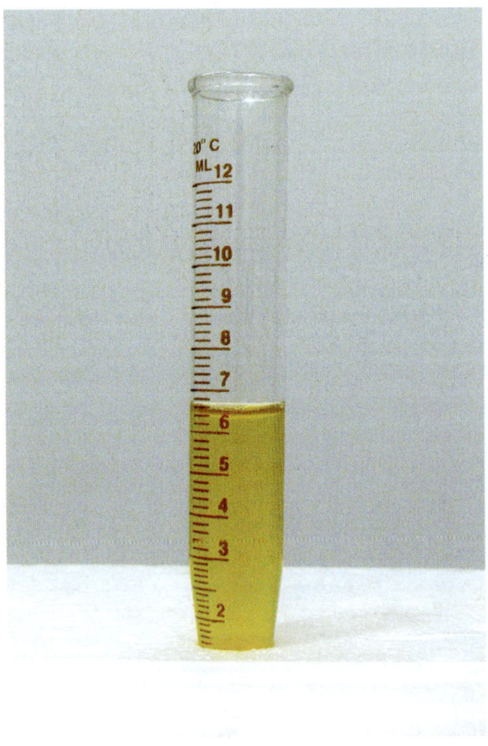

Figura 182.3 Amostra de urina concentrada em cão com densidade superior a 1,040.

dade superior a 1,025 (sem glicosúria), dever-se-á considerar a hipótese de distúrbios relacionados com o trato urinário inferior, como infecções do trato urinário, litíase vesical, neoplasias vesicais, problemas neurológicos ou anormalidades anatômicas. Todas essas condições podem explicar as observações feitas pelo proprietário.

As características mais importantes da urinálise são densidade (D), presença ou ausência de glicose, proteínas ou bactérias e celularidade da amostra.

A urina com D < 1,025 em cães e < 1,030 em gatos sugere um problema na concentração e corrobora a queixa de poliúria.[5] Glicosúria persistente é diagnóstica de glicosúria renal primária ou, se associada à hiperglicemia, diabetes *mellitus*. Proteinúria significativa na presença de sedimento urinário inativo e urina não concentrada pode estar associada a hiperadrenocorticismo, pielonefrite, piometra ou glomerulonefrite.

Sedimento urinário ativo (piúria, hematúria ou bacteriúria) em amostra obtida por cistocentese confirma infecção do trato urinário. Os resultados são analisados do modo a seguir:

- Urina com D < 1,008: em animais idosos, está geralmente associada a diabetes insípido, polidipsia psicogênica ou hiperadrenocorticismo.[1] Primeiramente excluir o hiperadrenocorticismo e a doença renal crônica com exames específicos, antes de realizar testes para diabetes insípido central e polidipsia psicogênica. Em gatos, a densidade da urina < 1,008 pode estar associada tanto ao diabetes insípido quanto ao hipertireoidismo (Figura 182.4)
- Urina com D entre 1,008 e 1,029: pode estar associada a hiperadrenocorticismo (cães), hipertireoidismo (gatos), insuficiência renal ou pielonefrite, bem como a polidipsia psicogênica e formas parciais de diabetes insípido. Primeiramente excluir hiperadrenocorticismo, hipertireoidismo, pielonefrite e doença renal crônica antes de avaliar o animal para polidipsia psicogênica e diabetes insípido por meio do teste de privação hídrica.[1,3,5,6]

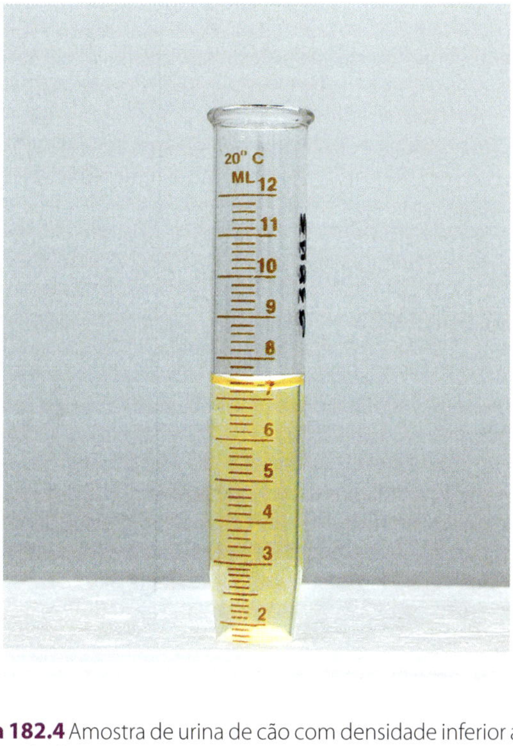

Figura 182.4 Amostra de urina de cão com densidade inferior a 1,008 (hipostenúria).

▪ Testes específicos para diferenciar diabetes insípido de polidipsia primária

Várias abordagens de diagnóstico podem ser utilizadas para confirmar diabetes insípido central, diabetes insípido nefrogênico e polidipsia primária (psicogênica). O teste de privação hídrica era geralmente considerado, pela maioria dos autores, o melhor teste diagnóstico para diferenciar esses problemas. No entanto, por se tratar de um teste trabalhoso, intensivo e difícil de executar, pode comprometer o débito cardíaco e, consequentemente, o fluxo renal em um paciente com ou sem azotemia.[6]

Uma abordagem diagnóstica menos invasiva e com bons resultados é a avaliação da resposta do animal à terapia com o análogo do ADH, a desmopressina. Essa abordagem é menos complicada e demorada do que o teste de privação hídrica e certamente apresenta menos risco de efeitos colaterais importantes.

▪ Teste de privação hídrica

É usado para diferenciar diabetes insípido central, diabetes insípido nefrogênico primário e polidipsia primária (psicogênica).[6] Esse ensaio é destinado a determinar se o ADH endógeno é liberado em resposta à desidratação e se os rins podem responder normalmente a seu aumento na circulação.

O teste de privação hídrica deve ser realizado somente após todas as outras causas de poliúria e polidipsia serem excluídas, limitando o diagnóstico diferencial para diabetes insípido central, diabetes insípido nefrogênico primário e polidipsia psicogênica.

O teste de privação hídrica é feito de modo que o paciente seja submetido à privação hídrica até perder 5% do peso corporal, que indica o mesmo grau de desidratação. Isso geralmente demanda de 6 a 11 h em um animal com diabetes insípido e de 36 a 48 h em um animal saudável. Durante a privação hídrica, a densidade urinária deve ser avaliada a cada hora.[11] Ele é realizado em três etapas: restrição de água gradual; privação de água e teste de resposta ao ADH (desmopressina), se necessário.

Fase 1 | Restrição gradual da água

A poliúria prolongada, não importa qual seja a sua origem, leva à perda da tonicidade da medula, prejudicando a capacidade dos túbulos renais de concentrar a urina. Isso ocorre mesmo na presença de altas concentrações de ADH circulante e que podem afetar a capacidade de diferenciação do teste de privação hídrica quanto às causas de poliúria e polidipsia.[1]

Um protocolo comum é o proprietário começar a reduzir a quantidade fornecida ao animal 3 dias antes da abrupta privação de água feita no teste, que é realizado no hospital. Durante as primeiras 24 h, é permitido ao cão ou ao gato ingerir por duas vezes a necessidade normal diária de água (120 a 150 mℓ/kg), divididos em 6 a 8 pequenas porções. Durante as próximas 24 h, 80 a 100 mℓ/kg devem ser oferecidos, devendo, durante as últimas 24 h, a necessidade normal de manutenção (60 a 80 mℓ/kg) ser atendida.[5] Durante o período de restrição progressiva da água, os proprietários devem dar ração seca e acompanhar o peso corporal do animal diariamente.

Fase 2 | Privação de água abrupta

O objetivo da fase 2 é alcançar o máximo de secreção de ADH e de concentração de urina. Isso seria esperado ocorrer depois de 3 a 5% de perda de peso corporal. Esse procedimento deve ser feito na clínica veterinária no início do dia, porque o animal deve ser avaliado com frequência.

Para iniciar o teste, a bexiga do animal é completamente esvaziada e a densidade urinária é registrada. O peso corporal exato é obtido e todos os alimentos e a água, removidos. Após 1 a 2 h de intervalo, a bexiga é novamente esvaziada, a densidade urinária é determinada e o animal é pesado novamente (para controlar a desidratação).

Utilizar sonda para esvaziar a bexiga. O uso de antibiótico profilático deve ser considerado por causa da combinação de risco de infecção urinária e sondagem.

O teste de privação hídrica é continuado até que haja perda de 5% do peso corporal ou densidade urinária > 1,030 em cães (1,035 em gatos). A grande dificuldade com esse teste é que sua duração não pode ser precisamente calculada. O teste deve continuar até que a perda de 5% do peso corporal ou concentração da densidade da urina seja atingida.

Para avaliar os resultados do teste de privação de água, revisam-se o tempo necessário para desenvolver a desidratação e a densidade urinária final atingida. Cães e gatos com diabetes insípido nefrogênico primário ou central geralmente tornam-se desidratados dentro de 3 a 10 h e não conseguem concentrar a urina acima da densidade de 1,007, mesmo após desidratação grave. Em contrapartida, os animais com diabetes insípido central parcial ou polidipsia primária (psicogênica) podem demorar muito mais tempo (1 a 4 dias) para se tornarem desidratados. Cães e gatos com diabetes insípido central parcial podem concentrar a urina acima da densidade de 1,008 após desidratação, mas sua D urinária permanece < 1,020. Cães com polidipsia psicogênica podem geralmente aumentar sua concentração de urina acima da densidade de 1,030 no final do teste (após perda de 5% do peso corporal) e não necessitam de investigação mais aprofundada.[5]

Fase 3 | Resposta à desmopressina

Se o cão ou o gato perder 5% ou mais do seu peso corporal inicial após a privação de água, mas a densidade da urina permanecer < 1,015, um teste de resposta ao ADH (desmopressina) deve ser realizado. A água será fornecida para a manutenção (2,5 a 3 mℓ/kg/h).

Para realizar esse teste, o análogo sintético do ADH, desmopressina, é administrado por via intravenosa. Após a administração de 10 a 20 μg de desmopressina, a densidade da urina é monitorada a cada 2 h, por 8 a 10 h, e, em seguida, às 12 h e às 24 h.[1,5] A resposta máxima ocorre geralmente 4 a 8 h após a administração, embora possa demorar 24 h em alguns cães e gatos.

A interpretação dos resultados do teste de resposta à desmopressina é novamente dependente da D máxima atingida, sendo uma resposta positiva o aumento expressivo na densidade da urina (D > 1,025; Figura 182.5). Cães e gatos com diabetes insípido central total não podem concentrar a urina acima de uma D de 1,007 após 5% de desidratação, já os animais com diabetes insípido central parcial podem concentrar a urina ligeiramente após desidratação, mas a D permanece < 1,015 a 1,020. Ambos os cães e gatos com diabetes insípido central mostram resposta positiva à desmopressina (aumento na densidade da urina > 1,010 a 1,015). Os animais com diabetes insípido nefrogênico congênito são incapazes de concentrar urina após a restrição da água ou a administração de desmopressina.[5]

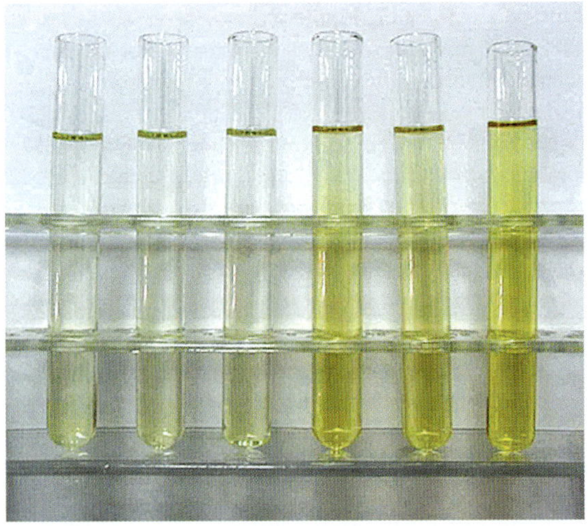

Figura 182.5 Alteração da densidade urinária (e da coloração) em cão com diabetes insípido, após a utilização do DDAVP.

Determinação das concentrações de hormônio antidiurético endógeno

A determinação das concentrações plasmáticas de ADH é extremamente útil na distinção dos tipos de diabetes insípido de polidipsia primária em pacientes humanos. Essas determinações são particularmente úteis quando feitas antes e após a privação da água e em comparação com a concentração no plasma e a osmolalidade na urina. Após 5% de desidratação, a concentração plasmática de ADH geralmente permanece baixa em pacientes com diabetes insípido central, ao passo que alta concentração é encontrada em pacientes com diabetes insípido nefrogênico.[12] A maioria dos pacientes com polidipsia primária tem valores circulantes de ADH dentro do intervalo de referência.

Apenas alguns relatos foram publicados sobre a determinação do ADH no plasma para o diagnóstico diferencial de poliúria e polidipsia em cães e gatos, mas os resultados parecem semelhantes àqueles encontrados em humanos doentes. No entanto, devido ao alto custo, à disponibilidade limitada e à manipulação especial da amostra, a determinação das concentrações plasmáticas de ADH não é um teste prático para a maioria dos veterinários ou proprietários.

Avaliação da resposta experimental com desmopressina

O método mais simples e prático de diagnóstico é a avaliação da resposta clínica ao tratamento experimental com desmopressina.[6]

Para realizar o teste, o proprietário deverá primeiramente medir a quantidade de água ingerida em 24 h por 2 a 3 dias antes de iniciar a desmopressina, permitindo o livre acesso à ingestão da água. O cão ou gato é, em seguida, tratado com doses terapêuticas de desmopressina, que devem ser administradas por via subcutânea ou pela via conjuntival, por 5 a 7 dias. Durante esse período de tratamento, o proprietário deve continuar a mensurar a ingestão diária da água e acompanhar a excreção urinária. A concentração sérica de sódio também pode ser monitorada para garantir que não se desenvolva a hiponatremia.

As reduções drásticas da ingestão de água (> 50% da medição pré-tratamento) e da poliúria sugerem um diagnóstico de diabetes insípido central; já a falta de qualquer redução na polidipsia e na poliúria é mais coerente com diabetes insípido nefrogênico primário. Com o tratamento prolongado, o consumo de água e a excreção urinária devem normalizar-se completamente em animais com diabetes insípido central.[6]

Cães com polidipsia primária (psicogênica) normalmente não têm ou apresentam apenas redução mínima na ingestão da água após o tratamento com desmopressina, mesmo depois da administração prolongada. Ocasionalmente, no entanto, o tratamento com desmopressina nos cães com polidipsia primária reduz enormemente a poliúria sem afetar sua ingestão da água (polidipsia), resultando no desenvolvimento de intoxicação hídrica e hiponatremia grave.

Diagnóstico por imagem

Os animais com diagnóstico confirmado de diabetes insípido central podem ser submetidos à avaliação por imagem (ressonância magnética ou tomografia computadorizada) da região hipotalâmico-hipofisária para pesquisa de tumores.[6]

Tratamento

Diabetes insípido central

A desmopressina (1-desamino-8-D-arginina vasopressina), um análogo sintético da vasopressina, é considerada o tratamento de escolha para os casos de diabetes insípido central. Fármacos de ação não hormonal como clorpropamida, diuréticos, carbamazepina e clofibrato apresentam menor eficácia e estão associados a maior risco de efeitos adversos.[7]

O tratamento com ADH ou seus análogos repõe a hipertonia medular e restaura a concentração normal urinária em animais com diabetes insípido central.

Formulações de acetato de desmopressina

A desmopressina apresenta grande potência antidiurética, tempo de ação prolongado, baixo efeito pressor e resistência à ação da vasopressinase. Está disponível em apresentações para uso subcutâneo, intravenoso, intranasal e oral. A dose e o esquema de administração devem ser ajustados de modo a possibilitar o controle adequado da poliúria e da polidipsia, sem aumentar o risco de intoxicação hídrica e hiponatremia.

A solução injetável estéril de acetato de desmopressina (4 μg/mℓ) é útil para testes diagnósticos, mas pode ser usada via subcutânea para o tratamento a longo prazo em animais que não toleram ou falham na absorção do medicamento administrado por via oral ou conjuntival. Tendo em vista que o custo da desmopressina injetável é aproximadamente 7 a 20 vezes superior por μg/g em relação à preparação intranasal, a forma de desmopressina intranasal – embora não seja concebida para uso parenteral – pode ser administrada por via subcutânea para cães e gatos, após esterilização (passar através de um filtro bacteriostático). Clinicamente, as preparações intranasal e injetável de desmopressina induzem respostas à sua administração de modo equivalente.[8]

A preparação intranasal de desmopressina é apresentada como uma solução (100 μg/mℓ), em que uma gota de solução nasal corresponde a 1,5 a 4 μg de desmopressina. A seringa de tuberculina ou de insulina pode ser utilizada para uma dosagem mais precisa. Embora a administração da medicação para cães e gatos, por via intranasal, seja possível, não é bem tolerada por muitos animais. Embora a aplicação de gotas no saco conjuntival seja possível, injetar a solução por via subcutânea (após a esterilização da solução intranasal) é uma alternativa mais adequada para a maioria dos cães e gatos.

A preparação oral de desmopressina está disponível em comprimidos de 0,1 a 0,2 mg, e cada 0,1 mg corresponde a aproximadamente 5 μg (1 gota grande) da preparação intranasal. Em alguns cães e gatos, a administração oral de desmopressina não controla os sintomas de poliúria e polidipsia tão bem como a administração subcutânea ou conjuntival do fármaco.

Diabetes insípido nefrogênico primário

Os diuréticos tiazídicos foram utilizados com algum sucesso para tratar animais com diabetes insípido nefrogênico primário. A administração de diuréticos tiazídicos resulta em leve desidratação, melhorando a reabsorção tubular renal proximal do sódio e diminuindo a liberação de fluido tubular ao néfron distal, com a possibilidade de causar diminuição na excreção urinária.[5]

A administração oral de clorotiazida (20 a 40 mg/kg, 2 vezes/dia) ou hidroclorotiazida (2,5 a 5 mg/kg, 2 vezes/dia) foi utilizada em cães e gatos com diabetes insípido nefrogênico. A tiazida reduz o débito urinário em até 50% em alguns animais, mas é totalmente ineficaz em outros. Esses fármacos não estão amplamente disponíveis. As restrições de sódio e proteína na dieta podem reduzir a quantidade de soluto excretada na urina diária. Além disso, podem contribuir para reduzir a perda da água e a poliúria nesses animais.[6,12]

Polidipsia primária

Em cães com polidipsia primária psicogênica, podem ser feitas tentativas para reduzir a ingestão diária água gradualmente (de 1 a 3 meses) para um volume de 60 a 80 mℓ/kg, o que está dentro dos limites normais para cães clinicamente saudáveis. O total do volume de água estimado a ser ingerido em 24 h deve ser dividido em várias partes durante todo o dia. Em muitos cães, tal limitação na ingestão de água serve para quebrar o ciclo de polidipsia primária e consequente poliúria, com a ingestão de água retornando ao normal espontaneamente. Outras técnicas – como a modificação do comportamento, aumentando a atividade física, trazendo outro animal para casa ou mudando o cão para um ambiente maior ou para uma área em que tenha mais contato com as pessoas – podem ser úteis na resolução da polidipsia e poliúria nesses cães.

Referências

1. Barsanti JA, Dibartola SP, Finco DR. Diagnostic approach to polyuria and polydipsia. In: Nelson RW, Couto CG. Kirk's current veterinary therapy. XIII Small Animal Practice. Philadelphia: WB Saunders; 2009, p. 831-5.
2. Breitschwerdt EB. Clinical abnormalities of urine concentration and dilution. Compendium on Continuing Education: for the Practicing Veterinarian. 1981;3:412-4.
3. Dibartola SP. Disorders of sodium and water: hypernatrernia and hyponatremia. In: Fluid therapy in small animal practice. 1st ed. Philadelphia: WB Saunders; 2000, p. 45-72.

4. Dunn JK. The dog with polydipsia and polyuria. In: BSVA Manual of small animal endocrinology. 2nd ed. Cheltenham: BSAVA; 1998, p. 3-9.
5. Feldman EC, Nelson RW. Water metabolism and diabetes insipidus. In: Feldman EC, Nelson RW. Canine and feline endocrinology and reproduction. 2nd ed. Philadelphia: WB Saunders; 2004, p. 1-37.
6. Feldman EC. Polyuria and polydipsia. In: Ettinger SJ, Feldman EC. Textbook of veterinary internal medicine. 7th ed. Missouri: Elsevier; 2010, Chap. 37, p. 156-9.
7. Mola MG, Nichiia GP, Svetto M, Spray DC, Frigeri A. Automated cell-based assay for screening of aquaporin inhibitors. Anal Chem. 2009;81(19):8219-29.
8. Fukuda I. Oral DDAVP is a good alternative therapy for patients with central diabetes insipidus: experience of five years treatment. Endocrinology Journal. 2003;50(4):437-43.
9. Harb MF, Nelson RW, Feldman EC, Scott-Moncrieff JC, Griffe SM. Central diabetes insipidus in dogs: 20 cases (1986-1995). J Am Vet Med Assoc. 1996;209:1884-8.
10. Lunn KF. Managing the patient with polyuria and polydipsia. In: Bonagura JD, Twedt DC. Current veterinary therapy XIV. 1st ed. Missouri: Elsevier; 2009, Chap. 184, p. 844-9.
11. Nelson RW. Disorders of the hypothalamus and pituitary gland. 4th ed. Missouri: Elsevier; 2009, p. 695-714.
12. Robertson GL. Antidiuretic hormone. Normal and disordered function. Endocrinology and Metabolism Clinics of America. 2001;30:671-94.

183 Hormônio de Crescimento | Nanismo Hipofisário e Acromegalia

Márcia Marques Jericó

■ Introdução

O hormônio de crescimento (GH) é, em última instância, o principal fator endócrino responsável pelo crescimento corporal, pela replicação e pela regeneração celular dos animais.[1,2] Tanto em cães como nas demais espécies de mamíferos, o GH é uma molécula polipeptídica, de cadeia simples, com cerca de 190 aminoácidos e peso molecular de 22.000 dáltons. A molécula de GH canino é idêntica àquela do GH suíno em sua composição e sequência de aminoácidos, além de guardar homologia com a prolactina, também produzida pela hipófise, e a somatomamotropina, um hormônio placentário, sugerindo que esses hormônios sejam originados de um gene ancestral único.[3,4] O GH é sintetizado, armazenado e liberado pelas células somatotróficas da adeno-hipófise, sendo sua liberação controlada por hormônios hipotalâmicos, como o hormônio liberador de hormônio de crescimento (GHRH), de efeito estimulatório, e a somatostatina, com efeito inibitório. Na verdade, diversos fatores controlam a secreção do GH, sejam eles fisiológicos, relacionados com doenças, ou, ainda, de natureza endócrina ou neuroendócrina (Quadro 183.1 e Figura 183.1). Ressalte-se que um ligante endógeno importante na produção do GH é a grelina, de origem gástrica, principalmente, e que age em receptores diferentes aos do GHRH. A grelina é um estimulador mais potente que o GHRH em cães jovens, sendo secretada, principalmente, nos períodos de jejum alimentar, associando-se ao comportamento de procura por alimento em algumas espécies.[5] Na espécie canina, o GH é secretado de maneira pulsátil, em ritmo ultradiano, com a ocorrência de picos de produção a cada 4 a 6 h. Também, especialmente nos cães, o GH pode ter origem na glândula mamária, a partir do epitélio dos ductos mamários, hiperplasiados sob o estímulo dos progestágenos, sejam de origem endógena, quando da fase de diestro, sejam de natureza sintética, quando usados como anticoncepcionais. A função fisiológica dessa produção mamária de GH está associada ao desenvolvimento do sistema digestório do neonato, bem como ao desenvolvimento mamário e à preparação para a lactação da fêmea.[6–8]

O mecanismo de ação do GH é similar ao de outros hormônios proteicos, com ligação ao seu receptor localizado na superfície da membrana. O receptor de GH (GHR) é uma glicoproteína que, uma vez acoplada duplamente ao hormônio, em forma de dímeros, desencadeia uma série de reações de fosforilação nos resíduos de tirosina, reações essas mediadas por uma enzima da classe das quinases (Janus quinase-2 ou JAK-2). Entre as proteínas-alvo fosforiladas estão as chamadas STAT (*signal transduction and activation of transcription*), que migram para o núcleo da célula e ativam a transcrição gênica. Outro grupo-alvo de proteínas são as chamadas quinases MAP (*mitogen-activated protein*),

Quadro 183.1 Fatores que estimulam ou inibem a secreção de GH em primatas, roedores, caninos e felinos.

Estimulam	Inibem
Fisiológicos ou metabólicos	*Fisiológicos ou metabólicos*
Ritmo de secreção (ultra ou circadiano); exercício (exceto em cães); estresse; sono pós-prandial; jejum (grelina)	Hiperglicemia e aumento sérico de ácidos graxos livres pós-prandiais
Hipoglicemia insulina-induzida; hiperaminoacidemia	–
Doenças	*Doenças*
Acromegalia; hipotireoidismo (exceto em primatas); diabetes *mellitus*; insuficiência renal crônica; cirrose hepática; má nutrição (restrição proteica ou jejum prolongado)	Hipertireoidismo; hipotireoidismo (exceto em cães); hiperadrenocorticismo; obesidade; má nutrição
Endócrinas ou neuroendócrinas	*Endócrinas ou neuroendócrinas*
Hormônios peptídicos: GHRH, ADH, MSH, ACTH, glucagon, diminuição de IGF	Somatostatina, glicocorticoides, progesterona (primatas; exceto em cães), elevação de IGF, melatonina
Estímulos monoaminérgicos, alfa-adrenérgicos (clonidina, epinefrina), antagonistas beta-adrenérgicos (propranolol) e agonistas da dopamina	Antagonistas da serotonina, alfa-adrenérgicos (fentolamina); antagonistas beta-adrenérgicos (isoproterenol), antagonistas da dopamina, antagonistas da acetilcolina
Esteroides: progestágenos (cães, em especial) e estrógenos	Teofilina, cipro-heptadina, morfina, metisergida

ACTH = hormônio adrenocorticotrófico; ADH = hormônio antidiurético; IGF = fator de crescimento insulino-símile; GH = hormônio de crescimento; GHRH = hormônio liberador de GH; MSH = hormônio melanócito-estimulante.

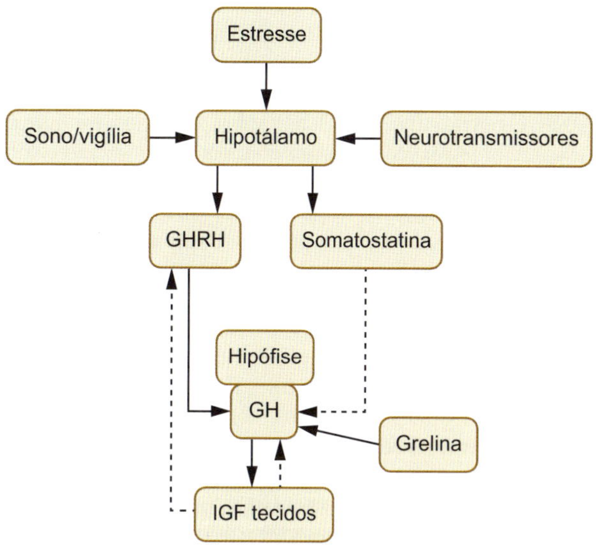

Figura 183.1 Eixo somatotrófico: mecanismos regulatórios da secreção de hormônio de crescimento e fator de crescimento insulino-símile-1 (*linha contínua* = estimulação; *linha tracejada* = inibição). *GH* = hormônio de crescimento; *GHRH* = hormônio liberador de hormônio de crescimento. *IGF* = somatomedina ou fator de crescimento insulino-símile.

que também têm um papel importante na promoção da transcrição gênica, assim como os substratos dos receptores de insulina (IRS), também ativados pelo GH. Além dessas ações, o GH também promove um influxo de cálcio, ativando, mais uma vez, a transcrição gênica em genes específicos.[1,2]

Ao contrário da maioria dos hormônios hipofisários, o GH não atua em tecido-alvo isolado ou em algum órgão específico, mas em vários órgãos. O fígado contém inúmeros receptores de GH. Vários tecidos periféricos, como o muscular e o adiposo, também os expressam, embora de maneira mais modesta. A atuação biológica do GH é bipolar, apresentando efeitos metabólicos gerais, catabólicos (rápidos) e anabólicos (prolongados). Os efeitos catabolizantes são exercidos pela ação direta do GH nas células, promovendo lipólise, gliconeogênese e resistência à ação insulínica, dificultando a captação da glicose. O resultado do efeito metabólico do GH é a hiperglicemia, que se presta, em última instância, à obtenção dos efeitos promotores de crescimento.[1,2]

Os efeitos anabolizantes, ou seja, crescimento e proliferação celulares, são exercidos de maneira indireta via fatores de crescimento, conhecidos como somatomedinas ou fatores de crescimento insulino-símiles, classificados em IGF-1 e IGF-2, cuja produção é eliciada pelo GH. São peptídios pequenos, de cadeia única, com cerca de 7.500 dáltons. Sua circulação no plasma é acompanhada da ligação com proteínas transportadoras (IGFBP), de alta afinidade, e que proporcionam longa permanência na circulação sanguínea. O fígado é o principal órgão produtor de IGF, mas também tecidos como músculos, ossos, cartilagens, rins e pele são capazes de produzi-lo, sob a atuação do GH, e de sofrer seus efeitos de maneiras endócrina e parácrina. A estrutura química dos IGF tem cerca de 50% de homologia com a insulina, o que as relacionam diretamente com o fenômeno de resistência insulínica observado quando da exposição excessiva ao GH, visto que podem ocupar seus receptores reciprocamente. Dos dois, o IGF-1 é o mais diretamente relacionado com as ações do GH, sendo suas concentrações, em geral, diretamente relacionadas com a disponibilidade de GH.[1,2]

A essência da ação do GH é a promoção do crescimento corporal, sendo esse efeito mediado principalmente pela atuação do IGF-1 nos condroblastos e nos osteoblastos. Importante também é a promoção da síntese proteica, mediada por IGF em diversos tecidos, incluindo fibroblastos, condrócitos, tecidos muscular e hepático e pele, representada na captação maior de aminoácidos, na aceleração da transcrição de mRNA e no aumento da síntese de DNA. Os efeitos do eixo GH-IGF sobre os tecidos resultam em regulação homeostática e de proliferação e diferenciação celular, sendo essenciais para a obtenção da estatura final em indivíduos adultos.[1,2] É importante considerar que o GH também tem efeito direto sobre o crescimento corporal, fato esse evidenciado pela constatação de que filhotes de raças de maior porte apresentam períodos mais prolongados de secreção de GH do que aqueles de raças menores.[4,9] Também cabe lembrar que o crescimento e, consequentemente, a estatura final de um indivíduo estão na dependência de diversos fatores que não só o eixo GH-IGF. Assim, outros ligantes endócrinos, como os hormônios tireoideanos, os esteroides sexuais e os glicocorticoides, têm influência notória no crescimento do indivíduo, bem como fatores não endócrinos, como a condição genética, o estado nutricional e a ocorrência ou não de doenças crônicas, podem comprometer o crescimento corporal.[1,2] Ainda, na pele de diversas espécies estão expressos receptores de GH e de IGF-1 em queratinócitos e células foliculares, matriz pilosa das papilas dérmicas, sebócitos, melanócitos, fibroblasto e adipócitos da derme. O GH promove a multiplicação de fibroblastos e potencializa a ação de andrógenos sobre o crescimento piloso e o desenvolvimento da glândula sebácea. O IGF-1 promove proliferação de sebócitos e queratinócitos. Em filhotes de cães e gatos, a secreção adequada de GH é fundamental para a substituição do pelame de filhote (lanugo) pela do cão adulto, rica em pelos primários.[9]

■ Nanismo hipofisário e pan-hipopituitarismo

▪ Definição e etiopatogenia

O retardo estatural por deficiência de GH, ou nanismo hipofisário, é o exemplo mais notável da deficiência dos hormônios hipofisários.[10] O nanismo hipofisário pode ocorrer em gatos e em diferentes raças de cães, porém a sua manifestação mais frequente ocorre na raça Pastor-alemão, como uma herança genética simples, devido ao gene autossômico recessivo.[4,9,11,12] Nesses casos, tem sido descrita a existência de cistos com conteúdo coloidal na região do ducto craniofaringiano residual (ou fenda de Rathke), resultantes do acúmulo de material proteináceo osmoticamente ativo. Esses cistos eram antes considerados os responsáveis pela alteração adeno-hipofisária, devido a sua expansão e consequente compressão tecidual adjacente.[4] Atualmente, sabe-se que a disfunção pituitária (ou hipofisária) pode ser anterior à formação cística, o que também direciona a etiologia para defeito genético que acarreta diferenciação inadequada do ectoderma craniofaringiano, tecido esse que daria origem às células hipofisárias normais.[9,10] Em Pastores-alemães, especula-se que essa alteração envolva mutação genética que impede a diferenciação de células-tronco em células tróficas normais e que possa estar associada à alteração de um fator de transcrição análogo aos fatores pituitários Pit-1 e Prop-1, embora com atuação mais precoce junto ao desenvolvimento da glândula.[9,10] Também, propõe-se que essa deficiência de GH esteja associada a uma mutação do gene do fator codificador de transcrição hipofisário *Lhx3*.[13,14] Constata-se o pan-hipopituitarismo quando os cães acometidos também podem apresentar deficiência combinada de GH, prolactina (PRL), hormônio tireoestimulante (TSH) e das gonadotropinas (hormônios luteinizante [LH] e foliculoestimulante [FSH]), ao passo que a secreção de hormônio adrenocorticotrófico (ACTH) geralmente está preservada, o que faz supor que essa mutação seja posterior à diferenciação das células corticotróficas.[10]

▪ Incidência

O nanismo hipofisário acomete, principalmente, os cães da raça Pastor-alemão, mas também o pode em gatos e várias raças de cães, como Weimaraners, Golden Retrievers, Pinschers *toys*, Carnelians Bears e Spitzes. Aparentemente não existe predisposição sexual, de acordo com a literatura especializada,[4,9,11,12] embora as fêmeas tenham sido o único gênero observado pela autora deste capítulo, em um total de seis pacientes com nanismo hipofisário atendidos desde o início de carreira até a data da redação deste texto.[15]

▪ Manifestações clínicas

Os casos de nanismo hipofisário são caracterizados clinicamente pelo retardo estatural, observado entre 2 e 5 meses de idade, além de retenção do pelame infantil (lanugo) e ausência do pelame primário. Os animais afetados apresentam feições imaturas, podendo portar deformidades ósseas, retenção da dentição infantil, além de atrofia testicular e ausência de ciclos estrais. Observam-se alopecia bilateral, hiperqueratose e hiperpigmentação progressivas em região de tronco e áreas de atrito, que têm início a partir dos 6 a 8 meses de idade. A pele apresenta descamação exagerada e os comedões e as pústulas tornam-se comuns. A região cefálica e a extremidade de membros geralmente estão preservadas.[4,8,9,11] Quando a disfunção hipofisária acomete os vários hormônios tróficos, caracterizando daí o pan-hipopituitarismo, os pacientes podem apresentar sintomas de hipotireoidismo, como abulia, termofilia e retardo mental. Podem aparecer também azotemia e consequentes sintomas de doença renal, uma vez que a deficiência de GH pode acarretar desenvolvimento glomerular inadequado nos néfrons. De modo geral, os cães com nanismo hipofisário começam a apresentar queda do estado geral a partir de 2 a 3 anos de idade, devido a complicações como perda progressiva da função hipofisária, expansão continuada do cisto hipofisário, deformações do esqueleto e/ou comprometimento da função renal[4,9,11] (Figuras 183.2 e 183.3).

▪ Diagnóstico e exames complementares

Nos casos de deficiência isolada de GH, os resultados de exames laboratoriais de rotina apresentam-se normais de modo geral, exceto quando há comprometimento renal. Quando ocorrem deficiências de outros hormônios hipofisários, como de TSH e de PRL, podem ser observadas alterações como hipercolesterolemia, anemia e hipoglicemia.[4,9,11]

As alterações dermato-histopatológicas observadas são típicas das endocrinopatias de modo geral, como hiperqueratose ortoqueratótica, queratose e dilatação folicular, atrofia folicular, folículos em fase telogênica, atrofia de glândula sebácea, queratinização triquilemal, melanose epidérmica e adelgaçamento da derme. A diminuição da quantidade e do tamanho das fibras de elastina é altamente sugestiva de hipossomatotropismo, bem como nos casos de hipotireoidismo associado podem, também, ser observados os músculos piloeretores hipertrofiados e vacuolizados, embora nenhuma dessas últimas alterações possa ser considerada patognomônica.[16]

Na avaliação por imagem, o exame radiológico revela a não oclusão dos discos fisários, bem como diversas deformações ósseas. A ultrassonografia pode revelar hipoplasia cortical renal ou visceromegalia. Nas imagens obtidas por tomografia computadorizada (TC) ou por ressonância magnética (RM), os cistos hipofisários podem ser evidenciados. Também, a hipófise pode estar diminuída, compatível com hipoplasia hipofisária. Ressalte-se que cães hígidos, especialmente de raças braquicefálicas, podem apresentar cistos hipofisários.[9]

Na avaliação endócrina, espera-se evidenciar a diminuição dos níveis de GH, quando utilizado imunoensaio específico para a espécie canina (ou felina). Uma vez que animais ditos normais podem apresentar valores basais de GH semelhantes àqueles de indivíduos com hipossomatotropismo, recomenda-se a utilização de testes de estímulo para o diagnóstico definitivo de nanismo hipofisário. Para tanto, utiliza-se GHRH* (1 μg/kg por via intravenosa) ou substâncias alfa-adrenérgicas como clonidina** (10 μg/kg por via intravenosa) ou xilazina*** (100 μg/kg por via intravenosa). As determinações de GH devem ser feitas em condições basais e a cada 15 a 30 min após a aplicação do secretagogo. Em cães normais, as concentrações do hormônio devem duplicar, e até quadruplicar, após o estímulo. Cães com nanismo não alteram suas concentrações de GH em quaisquer dos testes utilizados.[4,9,11,17] Também podem ser mensuradas as concentrações basais de IGF-1. Cães com nanismo hipofisário apresentam valores

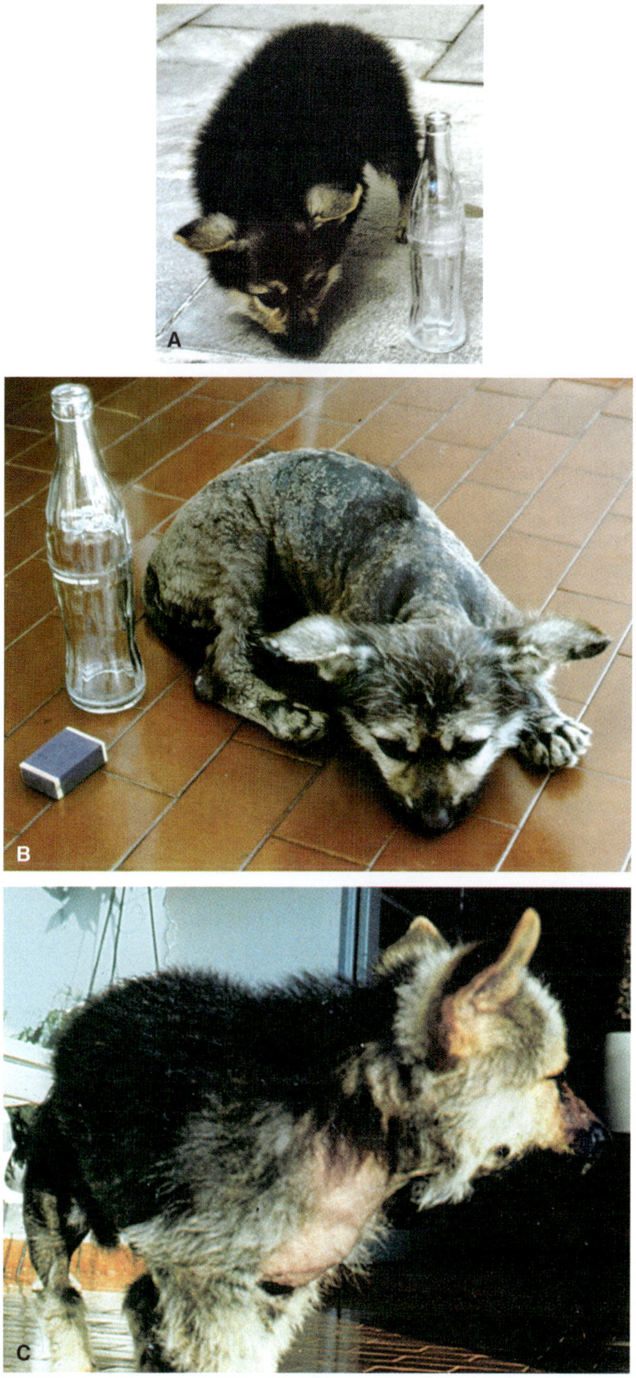

Figura 183.2 A. Canino, Pastor-alemão, fêmea, 8 meses de idade (Tutuca), com nanismo hipofisário, exibindo retardo estatural e manutenção do pelame infantil (lanugo). **B.** O mesmo animal (Tutuca), aos 14 meses de idade, com nanismo hipofisário, exibindo retardo estatural, alopecia bilateral, hiperqueratose e hiperpigmentação. **C.** O mesmo animal (Tutuca), aos 20 meses de idade, após terapia de reposição hormonal com GH extraído de hipófises caninas, exibindo repilificação óbvia e ganho estatural e ponderal discreto.

*Geref®, acetato de sermorrelina, Serono Pharma; 0,5 e 3 mg.
**Clonidina®, cloridrato de clonidina, Cristália; 150 μg/mℓ.
***Rompun®, cloridrato de xilazina, Bayer; 20 mg/mℓ.

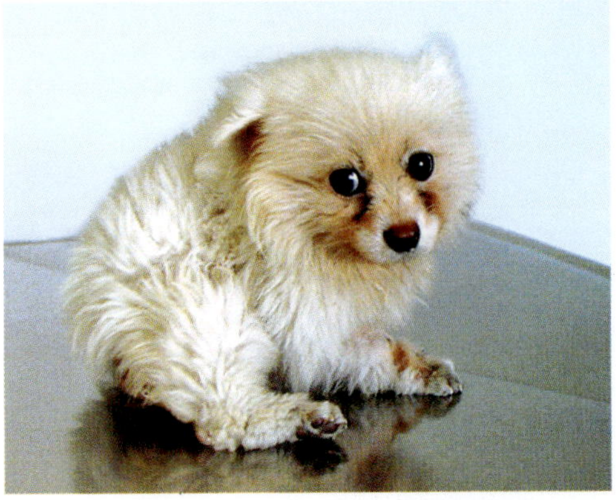

Figura 183.3 Canino, Pastor-suíço branco, fêmea, 18 meses de idade, com nanismo hipofisário, exibindo retardo estatural e manutenção do pelame infantil (lanugo).

Quadro 183.2 Causas de retardo estatural em cães e gatos.

Endócrinas	Não endócrinas
Hipossomatotropismo	Má nutrição
Hipotireoidismo	Doenças gastrintestinais crônicas (síndrome de má absorção, insuficiência pancreática exócrina, parasitoses graves) Hepatopatias (anomalia vascular portossistêmica, doença do armazenamento do glicogênio)
Hiperadrenocorticismo	Doença renal crônica
Hipoadrenocorticismo	Condrodistrofia, displasia esquelética
Diabetes *mellitus*	Mucopolissacaridose
Diabetes insípido	Hidrocefalia
Puberdade precoce	–

basais significativamente menores de IGF-1 do que os exibidos por cães normais.[4] Os mesmos testes de estímulo com clonidina ou xilazina podem ser realizados para determinações de IGF-1, com tempos de coleta similares aos das determinações de GH. A determinação de IGF-1 em cães apresenta a facilidade de se poder utilizar o imunoensaio comercial humano, desde que validado para a espécie canina. Para a avaliação do restante da função hipofisária, para se estabelecer o diagnóstico de pan-hipopituitarismo, testes de estimulação combinados, utilizando-se hormônios liberadores hipotalâmicos (hormônios liberadores de corticotrofina [CRH], de tireotrofina [TRH] e de gonadotrofinas [GnRH]), também podem ser realizados.[8] Finalmente, é importante ressaltar que os valores de normalidade nas determinações hormonais citadas variam conforme o tipo de imunoensaio utilizado e as características espécie-específicas.

Diagnóstico diferencial e prognóstico

No diagnóstico diferencial dos casos de retardo estatural, as manifestações clínicas que remetem ao nanismo hipofisário tornam a sua inclusão obrigatória, especialmente os sintomas cutâneos que evidenciam parada no ciclo piloso, típico das endocrinopatias. Outras causas prováveis de retardo estatural devem ser descartadas, como desnutrição, síndrome de má absorção, parasitismo intenso, doenças congênitas (hepáticas, cardíacas ou renais), condrodistrofias, mucopolissacaridiose e hidrocefalia. Outras enfermidades endócrinas também podem, isoladamente, comprometer o crescimento corporal, como diabetes *mellitus* juvenil, hipotireoidismo e alterações adrenais ou gonadais[4,9,11] (Quadro 183.2).

O diagnóstico definitivo de hipossomatotropismo é possível mediante mensurações de GH e IGF-1 em testes dinâmicos, nos quais os animais com nanismo não apresentam resposta aos estímulos, além da exclusão das outras doenças citadas. A longo prazo, o prognóstico é reservado, dadas as várias possibilidades de complicações, como falência hipofisária múltipla, expansão do cisto hipofisário e progressão da doença renal.

Tratamento

De maneira ideal, na terapia de reposição em cães (e gatos) com nanismo hipofisário devem-se utilizar GH homólogos, isto é, idênticos aos da espécie e introduzidos o mais precocemente possível. Contudo, os relatos de obtenção de GH canino ou felino são episódicos e para fins de pesquisa.[15] Como não existe essa opção farmacológica para comercialização, as opções são o GH humano,* o bovino e o suíno. As somatotropinas de origem humana ou bovina podem provocar resposta imunológica, dada a diferença na composição dos aminoácidos entre as diferentes espécies, levando a não atuação do hormônio. Como o GH suíno apresenta 100% de homologia com o da espécie canina, ele é o mais indicado para o uso contínuo, visto que a possibilidade de antigenicidade é mínima. Contudo, o fator limitador é novamente a sua obtenção em formulações farmacológicas comerciais. A dose recomendada, para todas as preparações, é de 0,1 a 0,3 UI/kg por via subcutânea, 3 vezes/semana, por 4 a 6 semanas.[4,9,18,19] De modo geral, o crescimento estatural é pequeno, uma vez que a maioria dos pacientes já apresenta fechamento importante das cartilagens de crescimento quando do atendimento inicial. A resposta cutânea é variável, com crescimento dos pelos primários e do lanugo na maior parte das áreas alopécicas. Essa resposta acontece cerca de 6 a 9 semanas depois. Os ajustes de dose devem ser feitos com base na resposta clínica e nas avaliações laboratoriais. O monitoramento inclui as determinações de glicemia, visto que o GH pode acarretar resistência insulínica, e de IGF-1, para controle de futuras aplicações.

Na impossibilidade de acesso ao GH, O uso de progestágenos também é recomendado, visto que esses esteroides podem estimular a produção de GH na espécie canina em local ectópico à hipófise, qual seja o epitélio ductal da glândula mamária. Aplicações subcutâneas de acetato de medroxiprogesterona** (2,5 a 5 mg/kg), a cada 3 a 6 semanas, ou de proligestona*** (10 mg/kg por via subcutânea), a cada 3 semanas, mostraram-se eficientes no crescimento corporal e na recobertura pilosa. Por outro lado, podem ocorrer efeitos colaterais como diabetes *mellitus*, além de piometra, mucometra e hiperplasia endometrial cística, nas fêmeas, e acromegalia, nos machos.[9,20,21]

Nas condições de disfunções hipofisárias múltiplas (pan-hipopituitarismo), torna-se necessária a terapia de reposição hormonal abrangente, em especial a com hormônios tireoidianos, visto a ação sinérgica das tironinas junto ao GH. Bem mais raramente, pode haver necessidade de suplementação com corticosteroides. O prognóstico a longo prazo, nesses casos, é reservado, dadas as múltiplas alterações sistêmicas.

*Genotropin®, somatotrofina recombinante humana, Pfizer; 4, 12 e 16 UI/fr.amp.
**DepoProvera®, acetato de medroxiprogesterona, Pfizer; 50 mg/mℓ.
***Covinan®, proligestona, Intervet; 100 mg/mℓ.

Acromegalia

Definição e etiopatogenia

A secreção excessiva, ou exposição prolongada, ao GH no animal adulto resulta em acromegalia, uma síndrome caracterizada pelo crescimento exagerado de ossos, tecido conjuntivo e vísceras, acompanhada de resistência insulínica.[4,9,11]

A etiopatogenia da acromegalia em cães e gatos é bem diferente entre essas duas espécies. No cão, a causa mais comum de secreção excessiva de GH é de origem mamária e consequente à exposição prolongada a progestógenos, seja de origem endógena (fase luteínica do ciclo estral), seja de origem exógena (uso de fármacos para fins anticoncepcionais). Constatam-se, também, casos de hipersecreção de GH e IGF-1 nos estados de hipotireoidismo canino primário.[22] Eventualmente, em casos raros, a secreção excessiva pode se dever a um adenoma hipofisário secretor de GH.[23] Por outro lado, em gatos, essa última condição, adenoma hipofisário somatotrófico, é a causa mais frequente da acromegalia. Os progestógenos também podem promover a expressão de GH na glândula mamária de gatos, mas, aparentemente, nessa espécie não ocorre repercussão sistêmica importante da secreção ectópica de somatotropina.[4,9,11]

Incidência

Em cães, não se evidencia predileção racial nos casos de acromegalia. A grande maioria dos casos relatados na literatura diz respeito à ocorrência em fêmeas, justamente pela influência dos progestógenos na secreção do GH, seja sob a forma iatrogênica, como anticoncepcionais, seja sob a forma espontânea, na fase luteínica do ciclo estral.[4] Em um estudo de Eigenmann e Venker-van Haagen,[24] as fêmeas acometidas tinham idade superior a 4 anos. Como anteriormente citado, os casos relacionados com tumores hipofisários secretores são raros. Até o momento, o único relato no qual se demonstrou a secreção excessiva de GH e IGF-1, originária de adenoma acidofílico hipofisário, foi o de um cão macho, da raça Dálmata, com 10 anos de idade, comprovada posteriormente por exames anátomo-histopatológicos e imuno-histoquímica.[23]

Nos felinos, a acromegalia, sob a forma de adenomas de células somatotróficas, originadas da adeno-hipófise, é mais frequente em machos idosos e pertencentes às raças American Short-Haired e Long-Haired, de acordo com estudos sobre morbidades proporcionais em hospitais veterinários norte-americanos.[4]

Manifestações clínicas

A consequência clínica mais comum da secreção exagerada de GH em cães é o crescimento exagerado das partes moles, dos tecidos que respondem exageradamente a estímulos à proliferação celular, em especial, tecido conjuntivo de pele, língua, orofaringe e orolaringe. Essa hipertrofia tecidual resulta em aumento de dobras cutâneas, notadamente facial, conferindo uma expressão carregada ao paciente, além de aumento dos espaços interdentais, com desalinhamento dentário e respiração estertorosa, devido ao volume exagerado da língua e da faringe. Também podem ser observados prognatismo, aumento das articulações e visceromegalia. Muitos animais, embora não diabéticos, desenvolvem poliúria e polidipsia, secundárias à glicosúria episódica, devido à resistência insulínica[4,9,11] (Figuras 183.4 e 183.5).

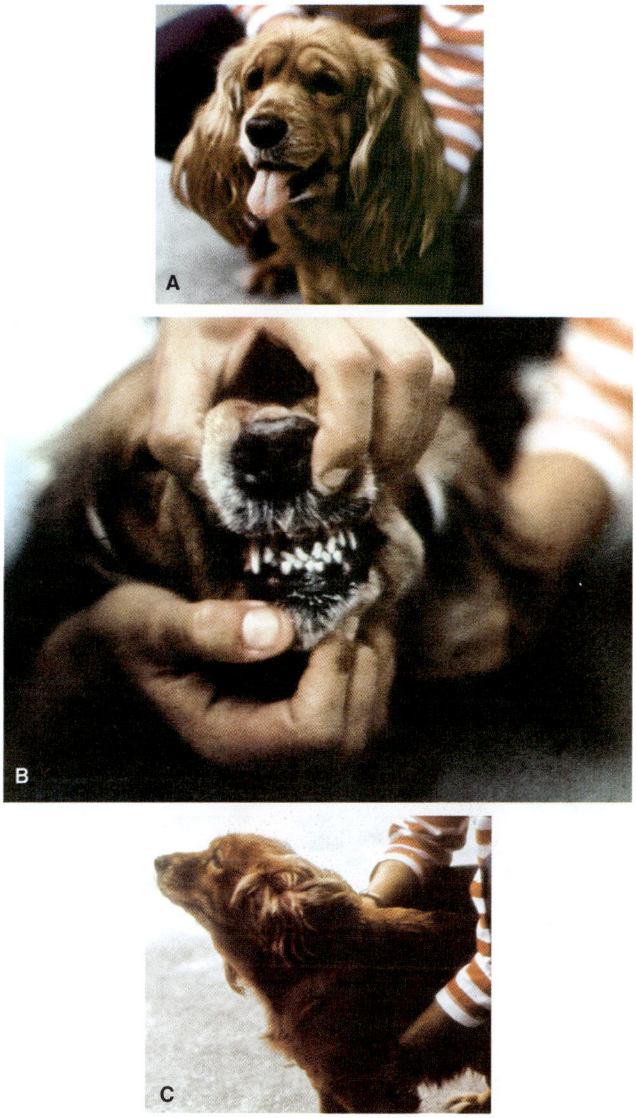

Figura 183.4 A. Canino, Cocker Spaniel, 4 anos de idade, com acromegalia secundária à presença de ovário remanescente, exibindo aumento das dobras cutâneas e expressão facial alterada. **B.** Desalinhamento dentário devido ao crescimento de partes moles em região interdental. **C.** Aumento de volume de região cervical ventral.

Nos gatos acometidos, os sintomas mais frequentes são a polidipsia e a poliúria, secundárias à instalação do diabetes *mellitus*, a mais comum das complicações relacionadas com o excesso de secreção do GH em felinos, geralmente associados a macroadenoma hipofisário. A consequente produção exagerada de IGF-1 também se faz notar pelas características de crescimento exagerado de tecidos, como prognatismo, aumento cranial e de volume abdominal e ganho de peso. Chama a atenção o contínuo desenvolvimento corporal na maioria desses animais, em especial das extremidades, acompanhado de aumento na massa muscular. Também, a ausência de perda de peso em gatos diabéticos mal controlados é um elemento para inclusão diagnóstica de acromegalia. Parte dos gatos acometidos apresenta artropatia degenerativa, com comprometimento das articulações escapuloumeral, umerorradioulnar, de carpos, dígitos e vértebras. Uma parcela importante dos gatos acromegálicos (cerca de 40%) pode apresentar manifestações de insuficiência cardíaca conges-

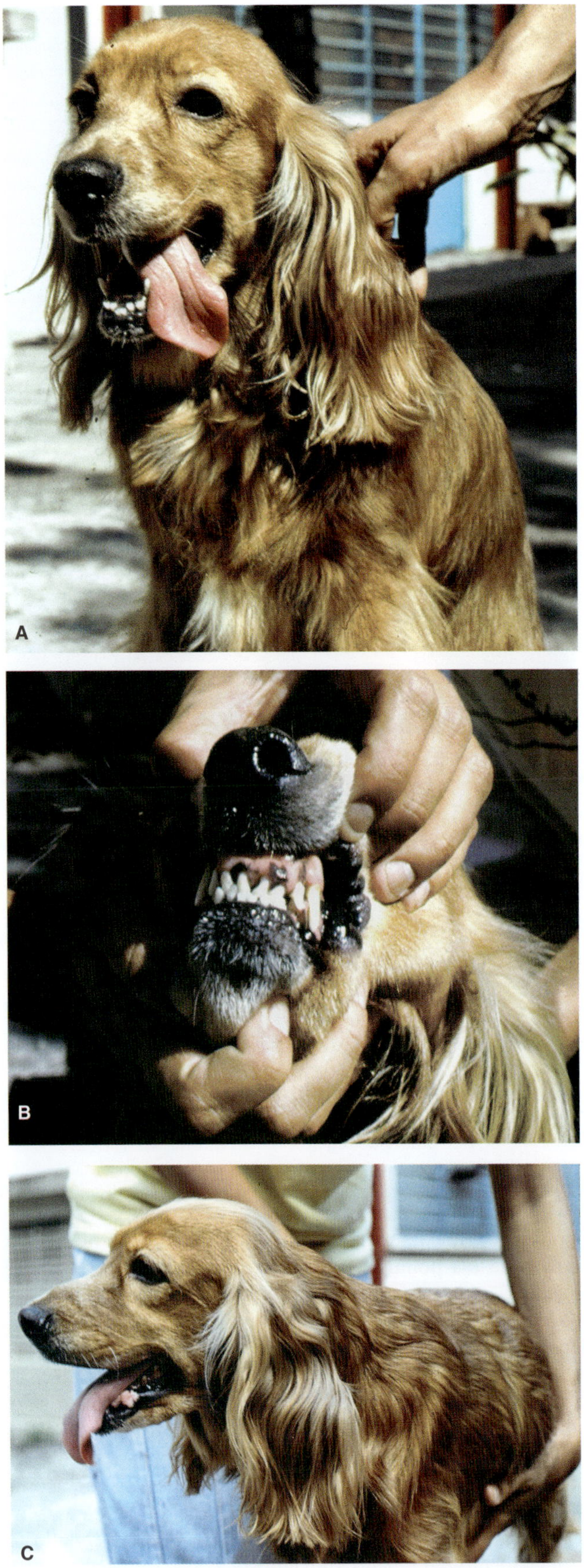

Figura 183.5 A. Canino, Cocker Spaniel, 4 anos de idade, após 6 meses da excisão de ovário remanescente, exibindo diminuição das dobras cutâneas faciais e normalização da expressão facial. B. Realinhamento dentário. C. Diminuição de volume em região cervical ventral. Mesmo animal da Figura 183.4.

tiva, como edema pulmonar ou efusão pleural. O crescimento exagerado de dobras mucocutâneas, pela maior espessura da epiderme e da derme, pode se estender à região da orofaringe e obstruir parcialmente a ventilação, ocasionando respiração estertorosa. Manifestações neurológicas, como estupor, sonolência, andar em círculos, convulsões e mudanças no comportamento, podem aparecer, secundárias à expansão da massa pituitária, bem como neuropatias periféricas diversas[4,9,11,25] (Figuras 183.6 e 183.7).

Diagnóstico e exames complementares

Em cães e em gatos, os principais achados laboratoriais de rotina dizem respeito à ocorrência de diabetes *mellitus*, secundária à resistência insulínica que o GH acarreta. Assim, evidências de um quadro de diabetes mal controlado podem ocorrer, como hiperglicemia persistente, hiperlipidemia, elevação das enzimas hepáticas e cetonúria eventual. Também, em especial nos gatos acromegálicos, podem ser observadas alterações como eritrocitose e hiperfosfatemia, além de azotemia, uma indicação de comprometimento renal.[4,26]

Na avaliação por imagem, o exame radiográfico pode mostrar hiperostose da calota craniana, aumento mandibular, artropatias degenerativas e osteofitoses diversas, proporcionalmente ao tempo de evolução da doença. O exame ultrassonográfico pode revelar visceromegalia renal, adrenal e hepática, esta última mais comum e também associada ao diabetes.[4] Também constata-se a cardiomegalia radiográfica e ecocardiográfica. Os exames de imagem mais sensíveis e específicos, em especial para detecção de um tumor pituitário, são a TC e a RM. Os aumentos de volume de hipófise, visibilizados em região selar ou suprasselar, muitas vezes invadindo dorsalmente o diencéfalo, são indicadores do macroadenoma secretor de GH e passíveis de visibilização por essas técnicas na maioria dos animais acometidos. Nesse modo de avaliação por imagem, os exames com contraste são os mais indicados para visibilização da hipófise.[27]

Na avaliação endócrina, espera-se evidenciar a elevação dos níveis de GH, quando utilizado imunoensaio específico para a espécie canina (ou felina). A maioria dos cães e gatos acometi-

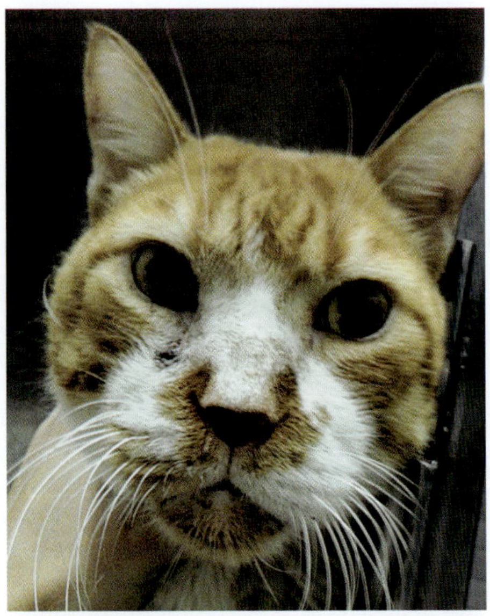

Figura 183.6 Felino, SRD, macho, 14 anos de idade, com acromegalia secundária à presença de tumor hipofisário, exibindo aumento de plano nasal e midríase bilateral. (Cedida por Flavia Manoel Tavares.)

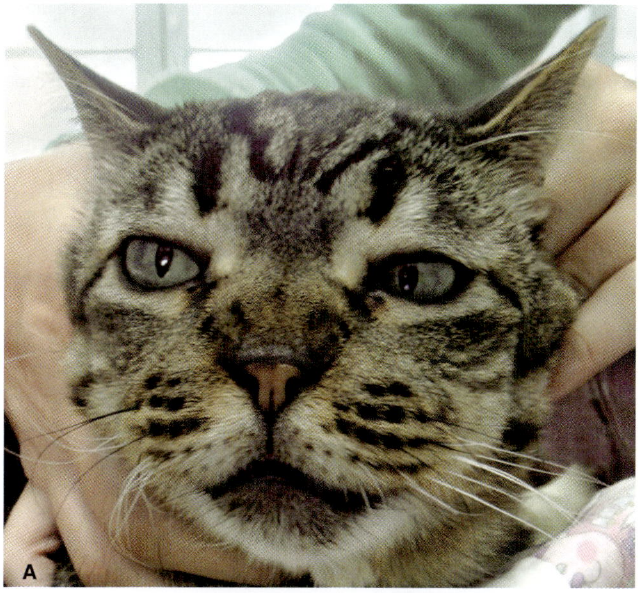

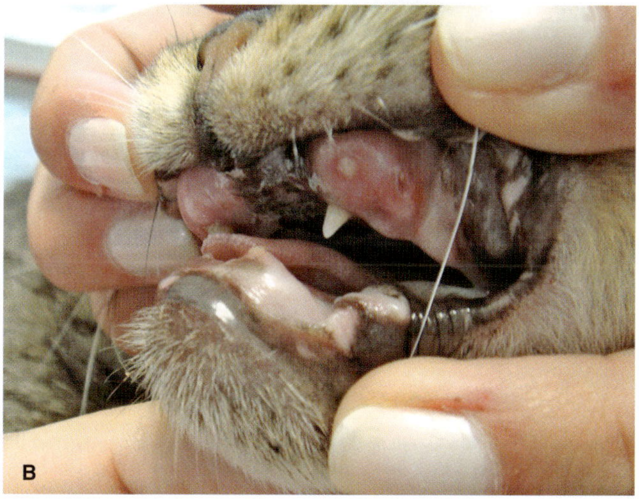

Figura 183.7 A. Felino, SRD, macho, 8 anos de idade, com acromegalia, exibindo aumento de plano nasal, discreto prognatismo. **B.** Aumento de volume de tecido gengival periodontal. (Cedidas por Camila Ferreiro Pinto.)

dos apresenta valores de GH superiores a 10 ng/mℓ (valores de normalidade ≤ 5 ng/mℓ para ambas as espécies). Contudo, nas fases iniciais da doença, os valores da somatotropina podem ainda estar limítrofes, isto é, entre 5 e 10 ng/mℓ. De qualquer modo, as mensurações de GH para as espécies canina e felina sofrem limitações na realidade brasileira, devido à inexistência de imunoensaios espécie-específicos para o GH, seja sob a forma de utilização para fins de pesquisa ou comerciais. A determinação de IGF-1 em cães e gatos apresenta a facilidade de se poder utilizar o imunoensaio comercial humano, desde que validado para as espécies canina e felina. Contudo, muitos animais apresentam concentrações ainda dentro dos valores de normalidade (cerca de 5 a 70 nmol/ℓ), em especial nas fases mais precoces da doença ou nos gatos acromegálicos diabéticos que ainda não foram submetidos à terapia insulínica. É recomendado, nessas situações em que se observam valores limítrofes, realizar mensurações seriadas, a cada 30 a 90 dias, visto que, nos casos de excesso de GH, as concentrações de IGF-1 tendem a se elevar progressivamente, com o passar do tempo.[4,9,11] Também, em cães, é recomendada a mensuração de progesterona, em especial nos animais suspeitos com história prévia de gonadectomia (síndrome do ovário remanescente) ou de uso não informado de anticoncepcionais à base de progestágenos.

Diagnóstico diferencial e prognóstico

A ocorrência da acromegalia deve ser aventada em todo gato diabético, com necessidades crescentes de insulina, remetendo à condição de resistência insulínica, e em todo cão que começa a apresentar sintomas como respiração estertorosa e/ou ofegante, poliúria, polidipsia e ganho de peso, após o uso de progestógenos, no diestro (fase progestacional) ou após gonadectomia. Também devem ser investigadas as outras possibilidades de doença, cujos sintomas se assemelham aos da acromegalia, como hipotireoidismo, especialmente em cães, e hiperadrenocorticismo, no caso dos gatos.[4,9,11] Ressalte-se que os gatos diabéticos, devido à acromegalia, geralmente exibem resistência insulínica, caracterizada por necessidades insulínicas acima de 2 UI/kg de peso corporal. Esse fato (necessidades insulínicas cada vez maiores) é o principal fator de suspeição para a acromegalia em gatos diabéticos. Aproximadamente 25% dos felinos diabéticos mal controlados apresentam níveis elevados de GH, IGF ou lesões hipofisárias nos exames de ressonância ou de tomografia.[12]

O prognóstico é bom no caso dos cães com acromegalia relacionada com os progestógenos, visto que a gonadectomia e a suspensão medicamentosa são soluções eficazes, resolvendo todas as manifestações clínicas, à exceção dos casos de diabetes *mellitus* insulinoprivo. Nos casos de adenomas hipofisários secretores de GH, comuns aos gatos, o prognóstico varia de bom a reservado. O crescimento tumoral geralmente é lento e as manifestações neurológicas, as mais graves e relacionadas com a expansão da formação, acontecem mais tardiamente. De acordo com Feldman e Nelson,[4] gatos com acromegalia vivem aproximadamente 18 a 36 meses após o diagnóstico estabelecido.

Tratamento

Antes e paralelamente ao tratamento da situação de hipersomatotropismo, ou excesso de GH, é importante saber se o animal é diabético, isto é, se apresenta hiperglicemia e glicosúria, situação comum aos gatos acromegálicos e que ocorre em bem menor incidência nos cães. Nesses casos, o controle glicêmico por meio da insulinoterapia e do manejo alimentar é prioritário, lembrando que o paciente acromegálico apresenta necessidades insulínicas crescentes, enquanto a situação de excesso de GH não for resolvida. Por outro lado, não é recomendável lançar mão de doses muito elevadas de insulina para controlar o paciente diabético acromegálico, visto que a situação de resistência sofre flutuações importantes ao longo dos dias.[4,9,11]

O tratamento da acromegalia na quase totalidade dos cães acometidos é relativamente simples, visto que o foco está na retirada do progestágeno, endógeno ou exógeno, que levou à hipersecreção do GH. Assim, gonadectomias e interrupção da terapia anticoncepcional são as ferramentas mais utilizadas na resolução da maioria dos casos. Eventualmente, caso a esterilização não possa ser realizada ou não for desejada pelo proprietário, podem-se utilizar bloqueadores de receptores para progestágenos, como aglepristona,* na dose de 10 mg/kg por via subcutânea, a cada 4 semanas, por 15 vezes.[17]

*Alizin®, aglepristona, Virbac; 3 g/100 mℓ.

No caso dos tumores hipofisários, adenomas secretores de GH, condição comum aos gatos e rara em cães, existem três modalidades básicas de terapia: medicamentosa, radioterapia ou hipofisectomia. Idealmente, qualquer que seja a modalidade empregada, objetiva-se diminuir o tamanho da neoformação, reduzir a produção de GH e as necessidades insulínicas e preservar as outras funções da hipófise. A terapia medicamentosa consiste na administração de ligantes de receptores de somatostatina, como octreotida,* cuja ação supressora sobre os níveis de GH e IGF-1 foi demonstrada em gatos acromegálicos, na dose de 5 μg/kg por via intravenosa.[28] Por outro lado, existem relatos de insucesso quando do uso subcutâneo de octreotida, em doses entre 10 e 200 μg/kg, 2 a 3 vezes/dia.[4] Outra alternativa medicamentosa promissora seria o pegvisomanto,** um bloqueador de receptor do GH, utilizado com sucesso no tratamento da acromegalia humana.[9] A radioterapia, realizada com cobalto irradiado, tem se mostrado eficiente no tratamento da acromegalia felina, promovendo a contração do volume do adenoma hipofisário e a diminuição da resistência insulínica, melhorando o controle do diabetes. As desvantagens da radioterapia estão na indisponibilidade de infraestrutura e instalações adequadas para animais, na necessidade de anestesia geral e hospitalização prolongada, no custo e na possibilidade de recidiva.[4,9,28] Finalmente, a hipofisectomia transfenoidal tem se tornado uma manobra cirúrgica mais exequível e eficaz nos últimos anos, especialmente para os casos de hipercortisolismo secundário a adenomas hipofisários em cães e/ou gatos, especialmente em centros europeus, como o da Universidade de Utrecht, Holanda.[29,30] Na realidade nacional, ainda não se praticam a radioterapia e/ou a hipofisectomia em cães e gatos.

▪ Referências

1. Gardner DG, Shoback D. Greenspan's basic & clinical endocrinology. 8th ed. New York: Mc Graw Hill Medical; 2007. p. 1010.
2. Goodman HM. Basic medical endocrinology. 4th ed. Elsevier; 2009. p. 309.
3. Ascacio-Martinez JA, Barrera Saldana HA. A dog growth hormone cDNA codes for a mature protein identical to pig growth hormone. Gene. 1994;143:277.
4. Feldman EC, Nelson RW. Disorders of growth hormone. In: Feldman EC, Nelson RW, editors. Canine and feline endocrinology and reproduction. 3rd ed. Philadelphia: WB Saunders; 2004. p. 45.
5. Kojima M, Ida T, Sato T. Structure of mammalian and nonmammalian ghrelins. Vitam Horm. 2008;77:31-46.
6. Selman PJ, Mol JA, Rutteman GR, van Garderen E, Rijnberk A. Progestin-induced growth hormone excess in the dog originates in the mammary gland. Endocrinology. 1994;134:287.
7. Schoenmakers I, Kooistra HS, Okkens AC, Hazewinkel HA, Bevers MM, Mol JA. Growth hormone concentrations in mammary secretions and plasma of the periparturient bitch and in plasma of the neonate. J Reprod Fertil Suppl. 1997;51:363.
8. Kooistra HS, Voorhout G, Mol JA, Rijnberk A. Combined pituitary hormone deficiency in German shepherd dogs with dwarfism. Domestic Animal Endocrinology. 2000;19:177-81.
9. Koistra HS. Acromegaly and pituitary dwarfism. In: Ettinger SJ, Feldman EC, editors. Textbook of veterinary internal medicine. 7th ed. Saint Louis: Elsevier Saunders; 2010. p. 1711-6.
10. Hanson JM, Mol JA, Leegwater PA, Kooistra HS, Meij BP. The leukemia inhibitory factor receptor gene is not involved in the etiology of pituitary dwarfism in German shepherd dogs. Research in Veterinary Science. 2006;81(3):316-20.
11. Nelson RW, Couto GC. Small animal internal medicine. 4th ed. St. Louis: Mosby Elsevier; 2009. p. 1466.
12. Greco DS. Pituitary deficiencies. Topics in Companion Animal Medicine. 2012a;27:2-7.
13. Kooistra HS, Galac S, Buitjels JJCWM, Meiji BP. Endocrine diseases in animals. Hormone Research. 2009;71:144-7.
14. Voorbij AM, van Steenbeek FG, Vos-Loohuis M, Martens EE, Hanson-Nilsson JM, van Oost BA *et al.* A contracted DNA repeat in LHX3 intron 5 is associated with aberrant splicing and pituitary dwarfism in German shepherd dogs. PLoS One. 2011;6(11):e27940. doi: 10.1371/journal.pone.0027940. Epub 2011 Nov 23.
15. Jericó MM. Estudo do hormônio de crescimento canino (cGH) extraído de hipófises congeladas, quanto às suas características físico-químicas e propriedades biológicas. 1992. Dissertação (Mestrado em Fisiologia). Instituto de Ciências Biomédicas, Universidade de São Paulo, São Paulo, 1992.
16. Gross TL, Ihrke PJ, Walder EJ, Affolter VK. Skin diseases of the dog and cat. Clinical and histopathologic diagnosis. 2nd ed. Blackwell Publishing: Iowa; 2005. p. 494-7.
17. Bhatti SF, de Vliegher SP, Mol JA, van Ham LM, Kooistra HS. Ghrelin-stimulation test in the diagnosis of canine pituitary dwarfism. Research in Veterinary Science. 2006;81(1):24-30.
18. van Herpen H, Rijnberk A, Mol JA. Production of antibodies to biosynthetic human growth hormone in the dog. Vet Rec. 1994;134:71.
19. Behrend EN. Update on drugs used to treat endocrine diseases in small animals. The Veterinary Clinics of North America. 2006;36:1087-105.
20. Kooistra HS, Voorhout G, Selman PJ, Rijnberk A. Progestin-induced growth hormone (GH) production in the treatment of dogs with congenital GH deficiency. Domestic Animal Endocrinology. 1998;15:93-6.
21. Knottenbelt CM, Herrtage ME. Use of proligestone in the management of three German shepherd dogs with pituitary dwarfism. J Small Anim Pract. 2002;43:164.
22. Diaz-Espineira MM, Mol JA, van den Ingh TS *et al.* Functional and morphological changes in the adenohypophysis of dogs with induced primary hypothyroidism; loss of TSH hypersecretion, hypersomatotropism, hypoprolactinemia, and pituitary enlargement with transdifferentiation. Domest Anim Endocrinol. 2008;35:98.
23. Fracassi F, Gandini G, Diana A, Preziosi R, Ingh TS, Famigli-Bergamini P *et al.* Acromegaly due to a somatotroph adenoma in a dog. Domestic Animal Endocrinology. 2007;32:43-54.
24. Eigenmann JE, Venker-van Haagen AJ. Progestagen-induced and spontaneous canine acromegaly due to reversible growth hormone overproduction. Clinical pictures and pathogenesis. Journal of American Animal Hospital Association. 1981; 17:813-7.
25. Greco DS. Feline acromegaly. Topics in Companion Animal Medicine. 2012b;27:2-7.
26. Rijnberk A, Kooistra HS, Mol JA. Endocrine diseases in dogs and cats: similarities and differences with endocrine diseases in humans. Growth Hormone & IGF Research. 2003;13:S158-S64.
27. Gavin PR, Bagley RS. Practical Small Animal MRI. Singapura: Wiley-Blackwell: 2009. p. 362.
28. Slingerland LI, Voorhout G, Rijinberk A, Kooistra HS. Growth hormone excess and the effect of octreotide in cats with diabetes melitus. Domestic Animal Endocrinology. 2008;33:352-61.
29. Meij BP, Voorhout G, van den Ingh TS. Results of transsphenoidal hypophyectomy in 52 dogs with pituitary-dependent hyperadrenocorticism. Veterinary Surgery. 1998;27:246-50.
30. Meij BP, Voorhout G, van den Ingh TS. Transsphenoidal hypophysectomy for treatment of pituitary-dependent hyperadrenocorticism in 7 cats. Veterinary Surgery. 2001;30:72-5.

*Sandostatin®, octreotida, Sandoz; 0,05 mg/mℓ, 0,1 mg/mℓ e 0,5 mg/mℓ.
**Somavert, pegvisomanto, Cygna; 10 mg/mℓ.

184 Doenças da Paratireoide | Hipercalcemia e Hipocalcemia

Mauro José Lahm Cardoso

■ Introdução

As glândulas paratireoides são responsáveis pela secreção do paratormônio ou hormônio paratireóideo (PTH), sob estímulo da concentração do cálcio sérico. A sequência de aminoácidos do PTH felino e do canino é idêntica, com aproximadamente 84% de semelhança com o PTH humano. A maior parte dessa semelhança está na região aminoterminal (aminoácidos 1 a 34), a porção ativa do hormônio.

O PTH, juntamente com a calcitonina e o calcitriol (vitamina D ativa), é o responsável pela regulação da concentração do cálcio nos líquidos extracelulares. O efeito do PTH é aumentar as concentrações de cálcio e diminuir as de fósforo nos líquidos extracelulares. O PTH apresenta efeitos diretos sobre o metabolismo do cálcio nos ossos e nos rins e efeitos indiretos no metabolismo do cálcio do sistema digestório (Figura 184.1). O efeito inicial do PTH sobre o osso é promover a transferência de cálcio pela membrana de osteoblastos-osteócitos. Esse nível de ação ocorre sem o movimento de fósforo e, portanto, não causa efeito sobre a concentração de fósforo no sangue.

O PTH age nos túbulos contornados distais dos rins para aumentar a absorção de cálcio e diminuir a reabsorção renal de fósforo. O PTH também está envolvido na ativação da vitamina D do rim. O hormônio ainda medeia a absorção de cálcio pelo intestino, indiretamente, por seu efeito sobre a vitamina D.

O principal estimulante da secreção do PTH é a diminuição da concentração do cálcio ionizado extracelular. A concentração sérica do fósforo e do calcitriol regula indiretamente a secreção das paratireoides, pois influencia a concentração de cálcio, além de também apresentar efeitos diretos.

As doenças das paratireoides em cães e gatos, hipo e hiperparatireoidismo primários ou secundários, caracterizam-se por alterações nos níveis séricos de cálcio e/ou fósforo. O hiperparatireoidismo primário ocorre secundariamente a neoplasias, enquanto o hiperparatireoidismo secundário pode ser de origem nutricional, renal, adrenal (hiperadrenocorticismo) e tireoidiana (hipertireoidismo). Adicionalmente, os cães e gatos podem apresentar hiper e hipocalcemia sem relação direta com as glândulas paratireoides.

■ Hipercalcemias

A etiologia, a fisiopatologia e as manifestações clínicas da hipercalcemia em cães e humanos são conhecidas, porém em gatos são pouco definidas.

As causas de hipercalcemia em cães e gatos incluem hiperparatireoidismo primário, doença renal crônica, hipoadrenocorticismo, intoxicação por vitamina D_3 ou ingestão de rodenticidas contendo colicalciferol, doenças osteoclásticas,

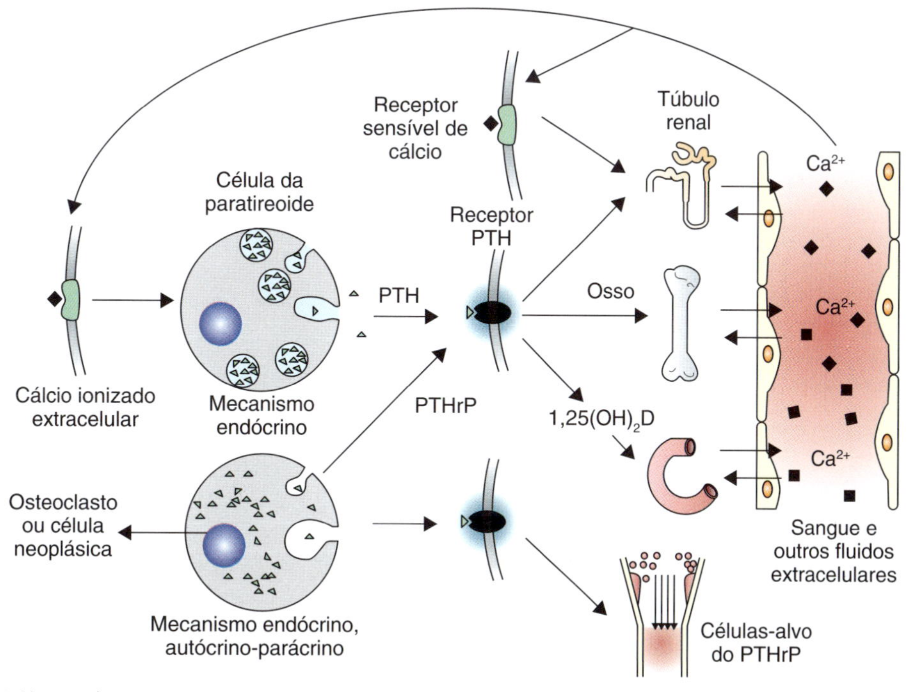

Figura 184.1 Síntese do paratormônio (*PTH*) e da proteína relacionada com ele (*PTHrP*). (Adaptada de Feldman e Nelson.[1])

linfoma, adenocarcinoma, mieloma múltiplo, fibrossarcoma, osteossarcoma e carcinoma pulmonar, hipertireoidismo, hiperadrenocorticismo, doenças granulomatosas como criptococose e blastomicose e hipercalcemia idiopática (Quadro 184.1 e Figuras 184.2 e 184.3).

Aproximadamente 30 a 60% dos casos de hipercalcemia em cães são secundários a neoplasias, principalmente o linfoma, representando cerca de 20 a 40% dos casos. O hipoadrenocorticismo e o hiperparatireoidismo primário são as outras causas frequentes nessa espécie. Nos gatos, a hipercalcemia é mais comum associada a carcinoma de células escamosas (29%), insuficiência renal (11 a 25%), hiperparatireoidismo primário e urolitíase (15%), principalmente por oxalato de cálcio.[1,2]

O mecanismo da hipercalcemia causada por insuficiência renal, neoplasia, hiperparatireoidismo e hipoadrenocorticismo é conhecido, ao passo que a hipercalcemia associada a urolitíase por oxalato de cálcio não dispõe de mecanismo evidente.

Hiperparatireoidismo primário em cães

O hiperparatireoidismo primário (HPP) causa hipercalcemia devido à maior secreção autônoma de PTH pela(s) glândula(s) paratireoide(s). O HPP pode ser causado por adenoma solitário ou múltiplos adenomas, hiperplasia e car-

Quadro 184.1 Principais causas de hipercalcemia em cães gatos.

Causas	Cão	Gato
Linfoma	X	X
Carcinoma de células de transição		X
Hipoadrenocorticismo	X	
Hiperparatireoidismo primário	X	X
Insuficiência renal crônica	X	X
Carcinoma de glândula apócrina de sacos anais	X	
Mieloma múltiplo	X	
Intoxicação por vitamina D	X	X
Hemoconcentração	X	X
Melanoma	X	
Insuficiência renal aguda	X	X
Carcinomas pulmonar, mamário, nasal, pancreático, testicular, tireóideo, vaginal	X	
Hipertireoidismo		X
Hiperparatireoidismo secundário nutricional	X	X
Doença granulomatosa: blastomicose, histoplasmose, esquistossomose	X	
Urolitíase		X
Infecção do trato urinário inferior dos felinos		X

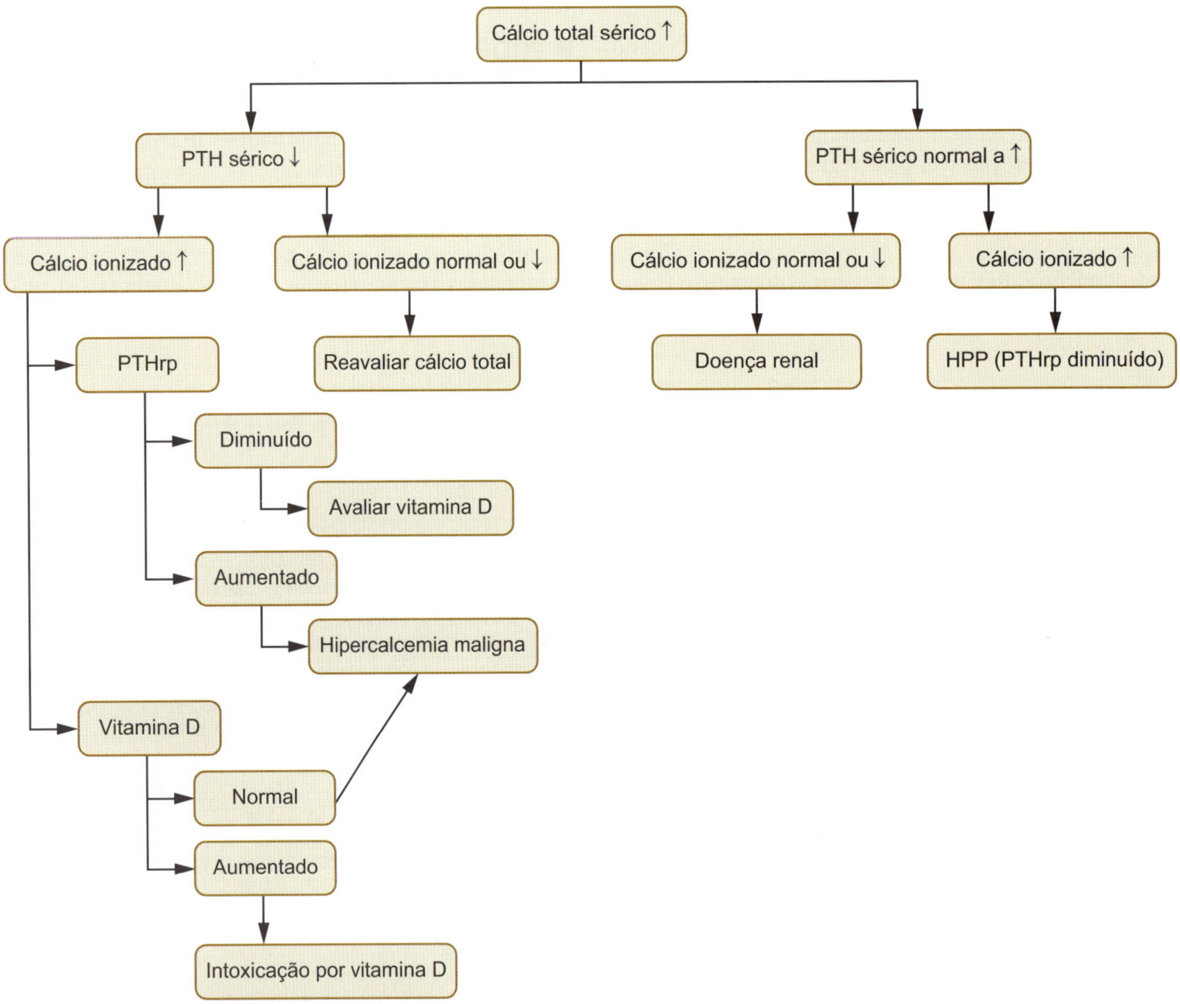

Figura 184.2 Algoritmo da avaliação do paciente com hipercalcemia. *PTH* = paratormônio; *PTHrp* = proteína relacionada com o paratormônio; HPP = hiperparatireoidismo primário.

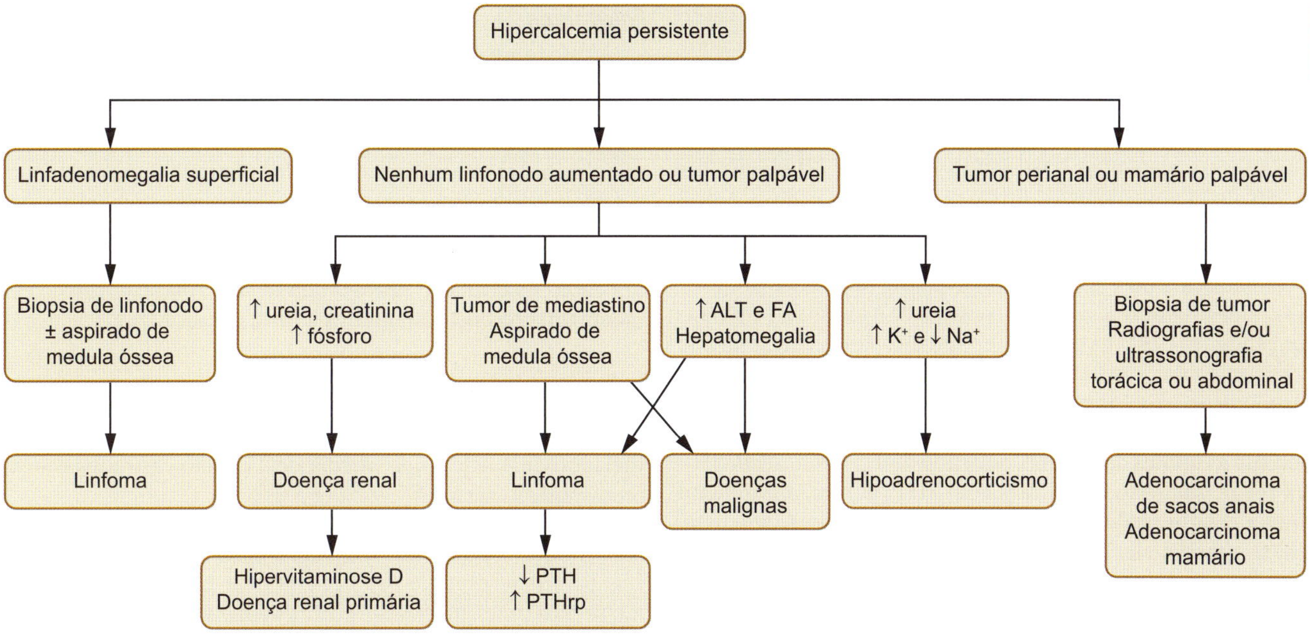

Figura 184.3 Algoritmo da avaliação do paciente com hipercalcemia persistente em cães clinicamente doentes. *ALT* = alanina aminotransferase; *FA* = fosfatose alcalina; *PTH* = paratormônio; *PTHrp* = proteína relacionada com o paratormônio.

cinoma de glândula paratireoide. Os primeiros casos de hiperparatireoidismo primário foram descritos no início da década de 1950, com o relato, desde então, de muitos casos. O HPP é incomum em cães, mas a incidência pode ser maior que a descrita, pois alguns animais não apresentam sintomas evidentes. Outros cães apresentam sintomas relacionados com hipercalcemia, como poliúria, polidipsia, letargia, vômito, fraqueza, fraturas patológicas e/ou anorexia. Alguns estudos em cães observaram sinais relacionados com infecção do trato urinário ou urolitíase com HPP. Ressalta-se que a hipercalcemia crônica pode provocar o desenvolvimento de insuficiência renal em cães.[3,4]

Fisiopatologia

No hiperparatireoidismo primário, ocorre aumento da secreção autônoma do PTH ou alteração na taxa de secreção sem retroalimentação negativa. E no hiperparatireoidismo secundário nutricional, a secreção das glândulas paratireoides é suprimida pela elevação do cálcio.

A ativação dos osteoclastos provoca acentuada reabsorção óssea e hipercalcemia grave, que ocorre quando a concentração de cálcio é superior a 15 mg/dℓ em cães. A atividade acelerada dos osteoclastos estimulada pelo PTH ou PTHrP é responsável pela maioria dos casos de hipercalcemia. A absorção intestinal de cálcio não é causa importante de hipercalcemia, mas pode contribuir com esta na intoxicação por vitamina D. A hipercalcemia se desenvolve quando a entrada de cálcio no fluido extracelular ultrapassa os mecanismos para a manutenção da normocalcemia. Um desses mecanismos é a inibição da secreção do PTH, que não ocorre quando a hipercalcemia é causada por secreção autônoma do hormônio da paratireoide. Na hipercalcemia tumoral ou maligna, uma síndrome paraneoplásica, a secreção do PTH é inibida, mas fatores humorais estimulam os osteoclastos a secretarem PTHrP, que tem atividade biológica semelhante à do PTH. A intensa reabsorção osteoclástica e osteocítica remove o cálcio, substituindo-o por tecido fibroso conjuntivo imaturo. Esse processo leva à perda de tecido ósseo generalizada, principalmente dos ossos da cabeça, caracterizando a osteodistrofia fibrosa (mandíbula de borracha).[5,6]

Qualquer risco de elevação do cálcio é atenuado pela hipercalciúria quando as funções renal e endócrina são normais, contudo esse processo é inibido pelo excesso do PTH que ocorre no hiperparatireoidismo primário. A hipercalcemia é resultante de fatores humorais que estimulam os osteoclastos a aumentarem a reabsorção óssea e a maior absorção intestinal e a reabsorção renal de cálcio. A capacidade de os rins excretarem cálcio ficará prejudicada quando a carga no filtrado for alta. Desse modo, a ausência de excesso de PTH é um dos primeiros passos de defesa contra a hipercalcemia.[5,6]

A hipercalcemia também interfere nos mecanismos renais de reabsorção de sódio e água, levando ao aparecimento da poliúria. Isso ocorre pela perda de resposta à vasopressina ou ADH, caracterizando o diabetes insípido nefrogênico. A polidipsia compensatória é frequente em cães com hipercalcemia. Embora a disorexia possa ocorrer, raramente causa anorexia ou parada da ingestão de água. A maioria dos animais apresenta poliúria e polidipsia moderada e os animais com densidade específica urinária menor que 1,007 são casos graves de aumento do cálcio sérico.

A depleção do fluido extracelular e a redução da taxa de filtração glomerular (TFG) provocam desidratação secundária à hipercalcemia. As alterações na TFG ocorrem por contração do volume extracelular secundário a perda de líquidos, alteração na permeabilidade dos capilares do glomérulo e vasoconstrição sustentada, que pode resultar em isquemia renal, potencializando os efeitos tóxicos da hipercalcemia nas células tubulares renais. Além disso, a hipercalcemia pode provocar a mineralização da membrana basal da alça ascendente de Henle, túbulo renal contorcido distal e ducto coletor. Essas lesões prejudicam a reparação do tecido renal e acarretam alteração na função renal. Em nível celular, há mineralização de mitocôndria das células epiteliais dos túbulos renais, perda da função, morte celular e liberação de restos de células mineralizadas no lúmen do túbulo. Esses compostos podem predispor a formação de cilindros e obstrução do fluxo tubular renal e lesão dos néfrons adjacentes.[7]

Nos estágios iniciais do hiperparatireoidismo, quando a hipercalcemia é leve, a excreção de cálcio é relativamente baixa, pois o PTH eleva a reabsorção tubular de cálcio renal. Quando a concentração de cálcio estiver entre 12 e 14 mg/dℓ, a reabsorção de cálcio pelos rins é ultrapassada. Mas esse mecanismo adaptativo renal para correção da hipercalcemia ocorre independentemente do excesso de PTH. Contudo, essa hipercalciúria não é suficiente para corrigir a hipercalcemia ou a nefrocalcinose.[7]

A nefrocalcinose moderada e reversível ou grave e progressiva pode provocar lesão renal continuada e uremia. A mineralização grave dos rins ocorre, geralmente, subjacente à junção corticomedular e parece como bandas brancas. Os achados histológicos são infiltrado intersticial de células mononucleares, vários graus de atrofia tubular renal, calcificação, necrose e ruptura do epitélio, podendo desenvolver insuficiência renal. Quase todos os cães com HPP, porém, apresentam ureia e creatinina dentro dos parâmetros normais. Além disso, não se observou lesão renal progressiva em cães com HPP não tratados e acompanhados durante 12 a 18 meses. Ao contrário, aparentemente, há proteção da função renal,[39] porém há necessidade de mais estudos.

Infecção do trato urinário e urolitíase

A hipercalciúria resultante do HPP contribui com o desenvolvimento de infecção do trato urinário (ITU) e urolitíase, que ocorre em aproximadamente 25 e 30% dos cães. A redução da densidade urinária e a hipercalciúria são fatores que predispõem ao desenvolvimento de urólitos e infecção. Salienta-se que todas as causas de hipercalcemia estão associadas ao desenvolvimento de cálculos urinários. Essa diferença pode ser explicada pelo curso crônico da hipercalcemia em cães com HPP, pois muitos são assintomáticos ou têm sinais leves, ao contrário da hipercalcemia de curso curto, como neoplasias e intoxicação por vitamina D. Essas condições levam rapidamente ao aparecimento de sinais graves sem tempo para hipercalcemia crônica. Há outros fatores que contribuem para a formação ou a saturação do volume urinário, como o pH e a inibição da precipitação de cristais.[8]

Em caso de hipercalcemia persistente, urolitíase por oxalato de cálcio recorrente e concentração do PTH normal, indica-se a exploração cirúrgica do pescoço à procura de lesões de paratireoides.

Efeitos renais de hipercalcemia e mineralização de tecidos moles

Vários mecanismos naturais são iniciados para tentar controlar ou corrigir a hipercalcemia associada ao HPP. Um dos mecanismos é a hipercalciúria, uma vez que a capacidade de transporte de cálcio é ultrapassada. Quando o produto da concentração de cálcio × a do fósforo for superior a 60 a 80 mg/dℓ, inicia-se a deposição de cálcio nos tecidos moles. Essa deposição de cálcio ocorre em vários tecidos ou somente nos rins. Essa alteração pode levar à disfunção orgânica, especialmente nos rins, com o desenvolvimento de nefrocalcinose.

A azotemia ocorre comumente em cães com hipercalcemia maligna, hipoadrenocorticismo, insuficiência renal crônica e hipervitaminose D. Além disso, a hipercalcemia pode contribuir para o desenvolvimento da azotemia quando há redução do fluido extracelular pré-renal (vômito, hipodipsia, anorexia e poliúria), vasoconstrição renal, necrose tubular aguda, efeitos tóxicos e isquêmicos da hipercalcemia, doença renal crônica (DRC) por lesão de néfron, nefrocalcinose, inflamação tubulointersticial e fibrose intersticial.

Calcitonina

A calcitonina é um hormônio produzido pelas células C da tireoide. A secreção desse hormônio é estimulada em resposta ao aumento do cálcio circulante, tendo como principal ação impedir a hipercalcemia pós-prandial. A calcitonina diminui a reabsorção óssea, por reduzir o tamanho, a quantidade e a mobilidade dos osteoclastos. O papel da calcitonina no HPP permanece desconhecido. No entanto, fisiologicamente espera-se maior secreção de calcitonina em resposta à hipercalcemia. As células C apresentam-se hiperplásicas, provavelmente uma resposta adaptativa à nova condição.[2]

▪ Epidemiologia

O HPP é uma doença de cães de meia-idade a idosos, variando de 4 a 17 anos (média de 11), não castrados e sem predisposição sexual.[4]

Poucos estudos verificaram a predisposição racial, ou seja, não foram conduzidos trabalhos epidemiológicos confiáveis para determiná-la. Os cães da raça Keeshond aparentemente são predispostos ao HPP, porém isso não é consenso, contudo a frequência nessa raça variou de 25 a 36% dos casos descritos.[4,9] Cães das raças Labrador Retriever, Pastor-alemão, Cocker Spaniel, Golden Retriever, Springer Spaniel e Poodle também estão entre os mais acometidos.[2] O HPP hereditário neonatal foi descrito em filhotes da raça Pastor-alemão.

▪ Manifestações clínicas

O hiperparatireoidismo primário, tanto em cães como em humanos, apresenta sinais insidiosos, leves ou ausentes e inespecíficos. O aparecimento dos sinais, na maioria dos animais, é superior a 1 mês. Em alguns casos, pode levar mais de 24 meses para ser percebido pelos proprietários de cães e somente é detectado quando há sinais graves. Os sinais observados no HPP e na hipercalcemia (Quadro 184.2) estão relacionados com os sistemas renal, digestório ou neuromuscular, sendo os mais comuns poliúria, polidipsia, diminuição da atividade e/ou fraqueza e sinais relacionados com urolitíase.

A ausência de resposta renal ao ADH e a deficiência na reabsorção tubular de sódio e cloro levam ao desenvolvimento de poliúria e/ou polidipsia. Essas alterações são decorrentes de hipercalcemia e elevação do PTH. Portanto, há o desenvol-

Quadro 184.2 Frequência dos sintomas em cães com hiperparatireoidismo primário de ocorrência natural.

Sinal clínico	Porcentagem (%)
Poliúria/polidipsia	81
Apatia	53
Incontinência	47
Fraqueza/intolerância ao exercício	47
Sinais do sistema urinário (hematúria, polaciúria, disúria)	37
Fraqueza muscular	29
Perda de massa muscular	17
Vômito	12
Tremores musculares	10
Constipação intestinal	6
Andar rígido	5

Adaptado de Feldman e Nelson.[1]

vimento de diabetes insípido nefrogênico causado pela urina diluída e relativamente livre de soluto. A polidipsia é compensatória, para evitar a desidratação. Consequentemente, os cães com HPP apresentam densidade específica urinária menor que 1,020, exibindo, a maioria destes, urina isostenúrica ou hipostenúrica.[4]

Os sintomas relacionados com o trato urinário inferior, como polaciúria, incontinência, hematúria, estrangúria e sinais de obstrução, são queixas dos proprietários de cães – cerca de 70% –,[2] porém outros estudos observaram somente em 10%.[4] Esses sinais estão relacionados com urolitíase e/ou ITU.

Aproximadamente 50% dos cães com HPP apresentam apatia, depressão, fraqueza, perda de massa muscular e intolerância ao exercício. O aumento nas concentrações séricas de cálcio diminui a permeabilidade de membrana das células dos sistemas nervoso e muscular, promovendo a depressão delas e o desenvolvimento dos sinais. Tremores, espasmos e convulsões são alterações comuns em cães com hipercalcemia de diferentes causas. Provavelmente a microtrombose cerebral, o vasospasmo cerebral ou a interferência nos mecanismos de proteção cerebral que impedem a propagação de impulsos estejam envolvidos no desenvolvimento das convulsões da hipercalcemia. Esses sinais podem progredir para obnubilação, confusão mental e estupor ou coma, os quais são raros. Além disso, foram descritos ataxia e andar em círculo em um cão com HPP. É importante salientar que os sinais neurológicos secundários à hipercalcemia são preocupantes, principalmente quando ocorrem por outras doenças como neoplasia, hipoadrenocorticismo, insuficiência renal e toxinas.[2]

No mínimo, um quarto ou mais dos cães com HPP apresentam alteração do apetite.[1,4] Anorexia ou redução do apetite, vômito e constipação intestinal resultam dos efeitos diretos da hipercalcemia no SNC ou da diminuição da excitabilidade da musculatura lisa gastrintestinal. A anorexia e o vômito podem ser agravados quando há azotemia, insuficiência renal ou pancreatite, secundários à hipercalcemia.

O andar rígido e as fraturas ocorrem em quantidade reduzida de cães com HPP.[36] A reabsorção osteoclástica excessiva induzida pelo hiperparatireoidismo crônico resulta em substituição da matriz óssea por tecido fibroso, perda e fraqueza do osso cortical e predisposição a fraturas com o mínimo de atividade ou esforço. A grave perda de massa óssea cortical pode causar claudicação ou fraturas de corpo vertebral e, consequentemente, disfunção de neurônios motores.

As alterações observadas no exame físico normalmente não estão relacionadas com o HPP, e sim com a hipercalcemia. Essas alterações, quando existentes, na maioria das vezes são decorrentes de doenças concomitantes ou provocadas pela hipercalcemia, como a urolitíase. Os achados do exame físico são inespecíficos, incluindo caquexia, desidratação, prostração, atrofia ou fraqueza muscular. Uma boa anamnese e um exame físico minucioso, associado aos exames complementares, possibilitam que o linfoma, o carcinoma de glândula mamária, o carcinoma de glândula apócrina de sacos anais, o hipoadrenocorticismo, o mieloma múltiplo e a intoxicação por vitamina D (veneno de rato) sejam excluídos do diagnóstico. A deformidade dos ossos da face e a claudicação resultantes de fraturas de ossos longos raramente ocorrem.

A região cervical deve ser palpada minuciosamente à procura de aumento de volume, mas raramente esses nódulos da paratireoide são detectados em cães pela palpação.

Exames complementares

O HPP é diagnosticado por hipercalcemia (aumento do cálcio ionizado sérico) com concentrações de PTH elevadas ou dentro dos valores normais (Quadros 184.3 e 184.4). A concentração do PTH dentro da faixa de normalidade pode ocorrer pela retroalimentação negativa exercida pelo PTH secretado de maneira autônoma pela paratireoide, diminuindo a secreção pelo tecido normal.

Hemograma e urinálise

Não há alterações típicas no hemograma e na urinálise de cães com hiperparatireoidismo primário.

Urina isostenúrica ou hipostenúrica é frequente em cães com HPP, conforme descrito em diversos estudos, e raros cães têm densidade superior a 1,024. A densidade urinária, porém, não possibilita a diferenciação entre hiperparatireoidismo primário e secundário. Conforme discutido anteriormente, isso resulta da interferência da hipercalcemia na ação do ADH e concentração urinária, causando diabetes insípido nefrogênico transitório. Na ocorrência de IRC, a concentração da urina estará alterada, devendo-se investigar se essa doença é causa ou consequência da hipercalcemia.

Hematúria, piúria, cristalúria, bacteriúria e proteinúria são achados comuns do sedimento urinário de cães com HPP. Em estudo com 168 cães com HPP, 53% tinham histórico prévio de urolitíase nos últimos 12 meses, detectada por radiografia, ultrassonografia e cirurgia. Nesse mesmo trabalho, aproximadamente 25% dos animais apresentavam infecção do trato urinário inferior. A hipercalciúria, a acidose tubular proximal renal com falha na reabsorção de bicarbonato e a produção de urina alcalina predispõem ao desenvolvimento de cistite bacteriana e urólitos renais ou vesicais. Todos os urólitos em cães com HPP são de fosfato de cálcio ou oxalato de cálcio, ou de ambos.

Perfil bioquímico sérico

A hipercalcemia é muitas vezes identificada em exames laboratoriais de rotina. Nos cães com suspeita de HPP ou hipercalcemia, a análise bioquímica deve incluir ureia, creatinina, enzimas hepáticas (alanina aminotransferase [ALT] e fosfatase alcalina [FA]), proteína total, albumina, globulina, cálcio, fósforo, sódio e potássio. Esses exames contribuem para a identificação da causa do hiperparatireoidismo ou da hipercalcemia provocada por doenças neoplásicas, por exemplo. Além disso, é importante a mensuração do cálcio ionizado e do PTH sérico, pois a hipercalcemia e o aumento do PTH são compatíveis com hiperparatireoidismo primário (Quadros 184.3 e 184.4).

Quadro 184.3 Concentrações séricas do cálcio total, cálcio ionizado, PTH, PTHrP e calcitriol em cães e gatos sadios.

Agente		Cães	Gatos
Cálcio total	mg/dℓ	9 a 11,7	8 a 10,5
	nmol/ℓ	2,2 a 3,9	2 a 2,6
Cálcio ionizado	mg/dℓ	4,6 a 5,6	4,5 a 5,5
	nmol/ℓ	1,12 a 1,42	1,1 a 1,4
PTH	pmol/ℓ	2 a 13	0 a 4
PTHrp	pmol/ℓ	< 2	< 2
Calcitriol	pg/mℓ	20 a 50	20 a 40

Adaptado de Feldman e Nelson;[1] Cardoso *et al.*[15] PTH = paratormônio; PTHrP = peptídio análogo ao paratormônio.

Quadro 184.4 Concentrações séricas de cálcio total, cálcio ionizado e PTH em cães com hiperparatireoidismo primário.

	Cálcio total (mg/dℓ)	Cálcio ionizado (mmol/ℓ)	PTH (pmol/ℓ)
Média	14,3	1,72	11,9
Intervalo	12,1 a 23	1,22 a 2,29	3,7 a 121

PTH = paratormônio.

Em cães com HPP sem comprometimento da função renal, os valores séricos da ureia e da creatinina estão dentro dos valores normais da espécie. Alguns cães com HPP apresentam elevação na atividade sérica da FA total, elevação essa relacionada com o uso de glicocorticoides ou ocorrência concomitante do hiperadrenocorticismo. Na opinião do autor, a elevação da FA é decorrente da isoenzima óssea, pois, no HPP, há maior atividade osteoclástica. A fosfatase alcalina óssea é um marcador específico da formação óssea. Essa enzima é produzida somente pelos osteoblastos, sendo essencial para a mineralização óssea. A fosfatase alcalina óssea desempenha importante papel na precipitação de cálcio e fósforo entre as fibras colágenas durante a formação óssea. Os níveis elevados da fosfatase alcalina óssea ocorrem frequentemente em pacientes portadores de doenças ósseas, devido ao aumento da atividade osteoclástica, como osteíte deformante, osteomalacia, hiperparatireoidismo, consolidação de fraturas e neoplasias ósseas primárias ou secundárias.[10]

Mensuração de cálcio total, cálcio ionizado e fósforo

A hipercalcemia (aumento do cálcio total como do cálcio ionizado) e a elevação do PTH são condições necessárias para a confirmação do diagnóstico definitivo do hiperparatireoidismo primário, porém cerca de 50% dos cães têm o PTH sérico dentro dos valores normais. O diagnóstico pode ser difícil, principalmente no caso de DRC, sendo necessária a mensuração do cálcio ionizado e do fósforo (Quadro 184.5). A elevação do cálcio ionizado e a redução do fósforo excluem o hiperparatireoidismo secundário renal, pois, nessa situação, há diminuição do cálcio ionizado e hiperfosfatemia devido à incapacidade de os rins excretarem o fósforo.[27]

No organismo, o cálcio sérico total, normalmente mensurado por método colorimétrico, é a somatória de cálcio ligado às proteínas plasmáticas (40%), principalmente à albumina, cálcio quelado (10%), ou seja, formando compostos com citrato, fosfato ou sulfato e cálcio ionizado (50%) ou a parcela livre do cálcio. O cálcio ionizado é a porção biologicamente ativa do cálcio, sendo sua redução o principal estimulante da secreção de PTH.[11,12]

Para a mensuração do cálcio total, as amostras devem ser colhidas com heparina ou sem anticoagulante e EDTA, pois o citrato e o oxalato se ligam ao cálcio e não podem ser utilizados quando será mensurado o cálcio. A condição de hipoalbuminemia pode diminuir a concentração total do cálcio, mas não altera a concentração de cálcio ionizado. Nessa situação, utiliza-se uma fórmula para a correção da concentração do cálcio total, o que é necessário quando a mensuração da porção ionizada está disponível. Várias situações podem promover a falsa elevação nas concentrações do cálcio, como a lipemia, a hemoconcentração e a hemólise, ao passo que a bilirrubinemia provoca diminuição das concentrações do cálcio total. Idade, dieta e jejum podem afetar os níveis do cálcio total circulante. A estocagem prolongada ou a demora no processamento pode contribuir para a redução na concentração do cálcio e a contaminação da amostra pode causar elevação do cálcio. A melhor maneira de confirmar a hipercalcemia é mensurar com amostras de sangue recém-colhidas, o que minimiza os erros. Os valores do cálcio total em cães adultos são descritos no Quadro 184.3. Os animais jovens apresentam concentrações de cálcio total maiores que os adultos, variando de 11 a 12 mg/dℓ.[12]

O equilíbrio acidobásico influencia as concentrações do cálcio ionizado, e a concentração de cálcio total no soro parece variar de modo mais ou menos paralelo à mudança do cálcio ionizado. A acidose diminui a afinidade de ligação das proteínas ao cálcio, aumentando a concentração do cálcio ionizado, levando ao desenvolvimento de hipercalcemia fisiológica leve. Na alcalose, ocorre o contrário, pois há maior possibilidade de dissociação de íons H^+ dos grupos carboxil da albumina, visando corrigir o desequilíbrio acidobásico. Esse evento disponibiliza maior quantidade de locais de ligação do cálcio na albumina e consequente redução do cálcio sérico ionizado. A ligação do cálcio ionizado à albumina tem maior influência quando o pH varia entre 7 e 8.[13,27]

A mensuração do cálcio ionizado é superior ao total nas seguintes condições: hiperparatireoidismo, insuficiência renal, hipoproteinemia, hiperproteinemia, desequilíbrio acidobásico e doenças críticas. A mensuração da fração ionizada do cál-

Quadro 184.5 Alterações laboratoriais esperadas em animais com hipercalcemia.

Doença	Cálcio total	Cálcio ionizado	PTH	1,25(OH) Vitamina D	Fósforo	PTHrP
Hiperparatireoidismo primário	Aumentado	Aumentado	Normal a aumentado	Normal a levemente diminuído	Normal a diminuído	Negativo
Hipercalcemia maligna	Aumentado	Aumentado	Baixo a normal diminuído	Normal a levemente diminuído	Normal a diminuído	Positivo
Insuficiência renal crônica	Diminuído, normal ou aumentado	Normal a diminuído	Normal a aumentado	Normal a levemente diminuído	Aumentado	Negativo
Hipervitaminose D (análogo da vitamina D)	Aumentado	Aumentado	Baixo a normal diminuído	Normal a levemente diminuído	Normal a aumentado	Negativo
Hipervitaminose D (D_2 ou D_3)	Aumentado	Aumentado	Baixo a normal diminuído	Aumentado	Normal a aumentado	Negativo
Hipercalcemia idiopática felina	Aumentado	Aumentado	Normal	Normal	Normal	Negativo
Doença granulomatosa	Aumentado	Aumentado	Baixo a normal diminuído	Normal a levemente diminuído	Normal a aumentado	Negativo

PTH = paratormônio; PTHrP = proteína relacionada com o paratormônio; OH = hidroxivitamina.

cio plasmático é relativamente restrita devido à dificuldade de acesso e à disponibilidade de equipamentos e à necessidade de coleta do material em condições de anaerobiose e da mensuração imediata, quando comparada com a maioria dos exames laboratoriais. Todas essas precauções têm a finalidade de evitar a alteração do pH sanguíneo e, por conseguinte, da fração de cálcio ionizado. Contudo, as amostras podem ser conservadas por 7 dias a 4°C. A mensuração do cálcio ionizado deve ser realizada exclusivamente com amostras heparinizadas de sangue total ou plasma.[14]

Com o recente desenvolvimento de instrumentos semiautomatizados, utilizando-se eletrodos íon-seletivos, a mensuração sérica do cálcio ionizado pode ser facilmente realizada, minimizando as interferências causadas pelo magnésio, pelo potássio, pela proteína e pela hemólise. Recomenda-se que os valores séricos de referência para o cálcio total e o ionizado devam ser determinados pelos próprios laboratórios.[3,27]

Os cães com HPP apresentam concentrações séricas elevadas de cálcio total e cálcio ionizado (Quadros 184.4 e 184.5), lembrando sempre que alterações no equilíbrio acidobásico interferem nesses resultados. Em geral, há boa correlação entre os resultados do cálcio ionizado e do cálcio total em cães com hiperparatireoidismo primário. Salienta-se a importância de mensurar o cálcio ionizado em animais com hipercalcemia e hipocalcemia, pois os cães hipercalcêmicos e doentes renais apresentam diminuição do cálcio ionizado (Quadro 184.5). Alguns cães apresentam, porém, o cálcio ionizado dentro dos valores normais, provavelmente por fatores externos que interferem em sua concentração, como coleta aeróbica e alteração no pH.[3,13] Os valores de referência e dos cães com HPP estão descritos no Quadro 184.4.

A hipercalcemia é considerada grave quando o produto da concentração do fósforo × cálcio é superior a 60. Nestes, há maior risco de mineralização do tecido renal, com necessidade de tratamento emergencial.

No HPP, conforme mencionado anteriormente, a concentração do fósforo sérico está diminuída ou próxima do limite inferior normal, porém alguns animais podem apresentar aumento no caso de DRC. A hipofosfatemia ocorre pela inibição, PTH-induzida, da reabsorção de fósforo nos túbulos renais, resultando em perda excessiva desse eletrólito na urina. A concentração sérica de fósforo deve ser avaliada com relação à concentração de cálcio sérico e da função renal. A hipofosfatemia é indicativa de HPP e síndrome paraneoplásica quando a quantidade de fósforo na dieta é adequada e o animal não está recebendo ligantes de fósforo. Existem outras causas de hipofosfatemia, como menor absorção intestinal (síndrome da má absorção, vômito, diarreia), maior excreção renal (diabetes *mellitus*, hiperadrenocorticismo, diuréticos, hiperaldosteronismo e fluidoterapia intensa livre de fósforo).[3]

A hiperfosfatemia em cães não azotêmicos sugere hipercalcemia extraparatireoide. Quando há hiperfosfatemia e azotemia, é necessário determinar se a hipercalcemia é primária, com insuficiência renal secundária, ou se a insuficiência renal é primária, com hipercalcemia secundária. Essa diferenciação é difícil, trabalhosa e onerosa. A determinação do cálcio ionizado possibilita isso, pois, no hiperparatireoidismo secundário renal, o cálcio ionizado está diminuído, o que não ocorre no HPP, porém é necessário ter disponibilidade para a realização do exame. Filhotes de cães também têm concentração de fósforo maior que a de adultos, ocorrendo redução a partir do 9º mês de vida.[3]

Mensuração de hormônio paratireóideo, vitamina D (calcitriol) e peptídio análogo ao paratormônio

O PTH pode ser mensurado por teste radioimunométrico ou por quimioluminescência. Esses dois métodos não são realizados rotineiramente no Brasil em medicina veterinária, exceto em instituições de pesquisa. Os testes disponíveis mensuram a porção amino e carboxiterminal do PTH. Os testes desenvolvidos para a mensuração do PTH humano podem ser utilizados em cães, pois há grande semelhança entre as moléculas de PTH dessas duas espécies.

Estudos em humanos demonstraram secreção pulsátil do PTH com ritmo circadiano bifásico correspondendo ao ritmo do cálcio, do fósforo e da renovação óssea. Entre as 9 e as 11 h da manhã, é o horário indicado para a coleta de sangue em humanos, por corresponder ao momento da secreção do PTH, sendo o mesmo horário da coleta recomendado para caninos e felinos.[15]

As amostras de sangue para as dosagens do PTH devem ser obtidas, processadas e congeladas a –20 a 80°C em menos de 2 h, pois o PTH é relativamente termolábil, podendo qualquer erro no manuseio provocar resultados erroneamente diminuídos.[15,16]

A mensuração do PTH intacto foi validada em cães e gatos, sendo extremamente útil no diagnóstico do hiperparatireoidismo primário, bem como para descartar outras causas de hipercalcemia, como a síndrome paraneoplásica.[4,16]

Em cães e gatos com HPP, a concentração sérica do PTH está aumentada; porém, em alguns casos, os valores séricos estão dentro dos valores de referência (Quadros 184.4 e 184.5). Os valores séricos do PTH sempre estão relacionados com os valores do cálcio. Portanto, em animais sadios, quando a concentração de cálcio aumenta, a do PTH diminui. No hiperparatireoidismo primário, o cálcio tem suas concentrações elevadas acompanhando a elevação do PTH, e o inverso acontece no hipoparatireoidismo primário.

A maioria dos cães com hipercalcemia (usando o cálcio total e, preferencialmente, o ionizado) associada ao HPP apresenta PTHrP indetectável, calcitriol normal a aumentado e concentração sérica do PTH normal a extremamente elevada, processo associado à secreção autônoma do hormônio pela paratireoide. No entanto, 75% dos cães apresentaram o paratormônio dentro dos valores de referência, portanto o uso somente do PTH para classificar a origem da hipercalcemia é inapropriado, sendo úteis outros métodos diagnósticos úteis para essa diferenciação.

Rotineiramente os metabólitos da vitamina D [25-hidroxivitamina D e 1,25-di-hidrocolicalciferol (calcitriol)] não são utilizados no diagnóstico das alterações séricas de cálcio. Eles são extremamente úteis no diagnóstico de hipovitaminose D, hipervitaminose D e insuficiência renal crônica (IRC). Esses metabólitos são estáveis à refrigeração ou ao congelamento, quimicamente idênticos entre as espécies e podem ser mensurados por radioimunoensaio. No HPP, o calcitriol está normal a aumentado, ao passo que na hipercalcemia maligna encontra-se baixo, normal ou elevado. Nas intoxicações por rodenticidas, a vitamina D está elevada, contudo pode haver dificuldade no diagnóstico (Quadro 184.5).

A mensuração do PTH e do PTHrP no plasma é importante para a diferenciação da hipercalcemia maligna do HPP. Entretanto, em alguns animais, o PTHrP está elevado no HPP e na IRC. Na hipercalcemia maligna, o PTH está baixo ou indetectável, porém isso não ocorre em reduzida quantidade de cães.[17]

Radiografia, ultrassonografia e cintigrafia

A realização de exames radiográficos do tórax e do abdome é importante na abordagem clínica de cães e gatos com hipercalcemia, podendo identificar neoplasias ou calcificações ectópicas não detectadas ao exame físico. O exame ultrassonográfico é melhor na identificação de neoplasias, porém essas duas técnicas se complementam.

As radiografias contribuem para a detecção de nódulos, tumores ou aumentos de volume em linfonodos do mediastino anterior, peri-hilar, mesentério e sublombar. A linfadenomegalia, quando associada à hipercalcemia, pode indicar linfoma ou metástase de tumor, como carcinoma de glândula dos sacos perianais. As lesões pulmonares, quando existentes, são indicativas de tumor primário ou metástase. As radiografias abdominais favorecem a visibilização de esplenomegalia, hepatomegalia e urólitos, que pode ocorrer em um terço dos cães com hipercalcemia, principalmente associado à hipercalcemia maligna ou ao hiperparatireoidismo secundário.[1]

Osteopenia generalizada, aumento da reabsorção óssea na superfície periosteal e formação de cistos são os achados comuns do HPP (Figura 184.4). Clinicamente, observam-se dor, fraturas patológicas, cistos ósseos e aumento ósseo localizado. Áreas osteolíticas nos ossos longos, nas costelas e nas vértebras podem indicar mieloma múltiplo ou tumores metastáticos.[1,12]

A ultrassonografia da região cervical para detectar possíveis nódulos isolados ou múltiplos da paratireoide é etapa importante na avaliação dos animais com hipercalcemia, auxiliando na diferenciação do hiperparatireoidismo primário e do secundário. Além disso, o exame ultrassonográfico auxilia na biopsia por agulha fina das lesões da paratireoide. Os nódulos da paratireoide, geralmente adenomas, podem variar de 2 a 23 mm, e a detecção precoce depende do tamanho e da experiência do profissional. A ultrassonografia de abdome à procura de metástases e/ou complicações da hipercalcemia é passo importante da avaliação diagnóstica, possibilitando a observação de urólitos, alterações em baço, fígado e linfonodos, bem como a realização de biopsia guiada.[1]

A cintilografia pode ser realizada para a identificação de adenomas de paratireoide, mas não tem baixa sensibilidade e especificidade. Além disso, esse exame não está disponível na rotina clínica veterinária no Brasil.

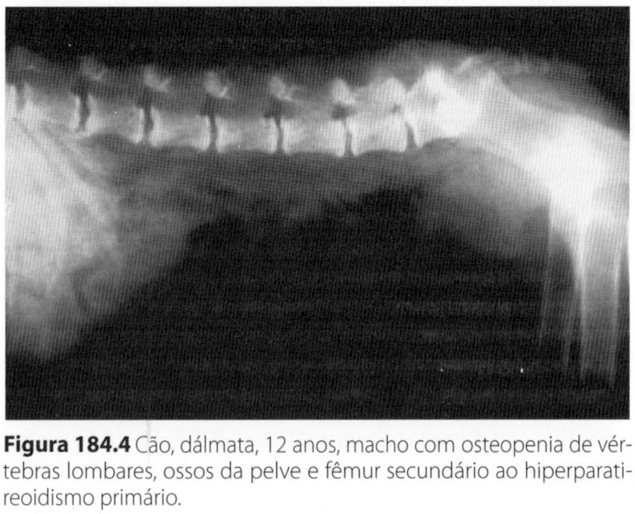

Figura 184.4 Cão, dálmata, 12 anos, macho com osteopenia de vértebras lombares, ossos da pelve e fêmur secundário ao hiperparatireoidismo primário.

▪ Diagnóstico diferencial

A diferenciação entre o hiperparatireoidismo primário e as demais causas de hipercalcemia deve incluir minuciosa anamnese, exame físico detalhado, exames laboratoriais e de imagem de tórax e abdome. A mensuração de cálcio total e ionizado, PTH e PTHrP é insuficiente para a diferenciação completa. Por exemplo, a maioria dos cães com hipercalcemia maligna apresenta outros sinais ou achados clínicos compatíveis com a neoplasia.

▪ Diagnóstico

O diagnóstico definitivo do hiperparatireoidismo primário, como descrito anteriormente, necessita de intensa investigação, incluindo anamnese e exame físico detalhados, hemograma, urinálise e análise bioquímica e hormonal. Nenhum achado ou exame isoladamente possibilita o diagnóstico definitivo. Em muitos casos, os animais são assintomáticos ou apresentam sintomas inespecíficos e a hipercalcemia é detectada somente mediante exames de rotina ou no pré-operatório de cirurgias eletivas.

A hipercalcemia é o principal achado do HPP, porém a hipercalcemia maligna é a causa mais comum dessa alteração eletrolítica. Densidade urinária baixa, hipofosfatemia ou normofosfatemia e aumento do cálcio total, do cálcio ionizado e do PTH são os achados laboratoriais frequentes do HPP (Quadro 184.5). Grande parcela dos cães com HPP, porém, não apresenta elevação do PTH. A ureia e a creatinina estão, na maioria dos casos, dentro dos valores normais, contudo a hipercalcemia persistente pode provocar lesão renal e, consequentemente, azotemia. A hiperfosfatemia ou a diminuição do cálcio ionizado não é compatível com alteração primária de paratireoide. A ultrassonografia da região cervical e a biopsia de paratireoide são exames importantes para o diagnóstico definitivo.

▪ Tratamento

Tratamento clínico

Não há necessidade de tratar a hipercalcemia leve a moderada em animais assintomáticos antes do procedimento cirúrgico. Pacientes com níveis séricos de cálcio superiores a 14 mg/dℓ, com produto da concentração do fósforo × cálcio superior a 60 e com arritmias cardíacas e/ou sinais neurológicos associados à hipercalcemia ou à azotemia devem ser tratados durante 12 a 24 h antes da anestesia. Encefalopatia ou morte diretamente relacionada com a hipercalcemia é incomum, exceto na ingestão de venenos de rato contendo metabólitos da vitamina D. A hipercalcemia maligna geralmente é mais grave, necessitando de tratamento rápido. A primeira medida para controlar a elevação do cálcio é tratar a causa, por exemplo, o linfoma, quanto isso for possível.

A terapia inicial para corrigir a hipercalcemia inclui fluidoterapia associada ou não a diuréticos, bicarbonato de sódio e glicocorticoides (Quadro 184.6). A fluidoterapia intravenosa com solução fisiológica a 0,9% é a medida principal para o controle da hipercalcemia, pois estimula a diurese e não contém cálcio. A desidratação deve ser corrigida dentro de 6 a 8 h e, então, promover a diurese usando 1,5 a 2 vezes a manutenção. Durante a fluidoterapia, hematócrito, proteína total, peso corporal e frequência respiratória devem ser monitorados 2 vezes/dia para evitar riscos de super-hidratação. O animal é considerado reidratado quando o cálcio começa a baixar.

Quadro 184.6 Fármacos e doses utilizados no tratamento de hipercalcemia e hipocalcemia em cães e gatos.

Fármaco	Dose	Classe farmacológica
Furosemida	2 a 4 mg/kg VO, IM, IV, 2 a 3 vezes/dia	Diurético
Prednisolona	1 a 2,2 mg/kg VO, SC, IV, 2 vezes/dia	Anti-inflamatório esteroide
Dexametasona	0,1 a 0,22 mg/kg VO, SC, IV, 2 vezes/dia	Anti-inflamatório esteroide
Bicarbonato de sódio	1 a 4 mEq/kg em infusão, durante 10 a 15 min	Alcalinizante
Calcitonina de salmão	4 a 8 U/kg, duas ou três vezes	Hormônio
Plicamicina	0,25 a 0,5 μg/kg, em infusão contínua IV contendo glicose a 5%, durante 2 a 4 h, 1 ou 2 vezes/semana	Quimioterápico
Pamidronato	1,05 a 2 mg/kg IV	Bifosfonato
Clodronato	4 mg/kg em 150 mℓ de solução fisiológica a 0,9% VO, SC, IV	Bifosfonato
Zoledronato	0,25 mg/kg IV	Bifosfonato
Gliconato de cálcio a 10% em *bolus*	0,5 a 1,5 mℓ/kg ou 5 a 15 mg/kg IV, lentamente durante 10 a 30 min	Eletrólito
Vitamina D_3 (calcitriol)	Dose inicial: 0,02 a 0,04 μg/kg/dia, durante 3 a 5 dias Manutenção: 0,01 a 0,02 μg/kg	Hormônio
Carbonato de cálcio	Cães: 1 a 4 g/dia Gatos: 0,5 a 1 g/dia	Eletrólito

VO = via oral; IV = via intravenosa; SC = via subcutânea; IM = via intramuscular.

Na hipercalcemia persistente após 24 h de fluidoterapia, é indicado o uso da furosemida, a cada 8 ou 12 h (2 a 4 mg/kg por via oral, intramuscular ou intravenosa), para promover a excreção de cálcio renal.[12]

Os glicocorticoides, os bifosfonatos e a calcitonina são fármacos que podem ser usados na hipercalcemia, mas geralmente não são necessários. A hipercalcemia maligna associada a tumores hematopoéticos, como linfoma e mieloma múltiplo, doenças granulomatosas e intoxicação por vitamina D, responde rapidamente ao tratamento com os glicocorticoides. Os pacientes com neoplasias não hematopoéticas e portadores de HPP apresentam baixa resposta aos glicocorticoides. Salienta-se que a utilização dos glicocorticoides em pacientes com neoplasia pode interferir no diagnóstico e na resposta à quimioterapia, ao passo que no hiperparatireoidismo primário geralmente a fluidoterapia e a furosemida são suficientes. A prednisolona (1 a 2,2 mg/kg, 2 vezes/dia) ou a dexametasona (0,1 a 0,22 mg/kg, 2 vezes/dia) por via intravenosa, subcutânea ou oral, são os glicocorticoides indicados, quando necessário.[18–20]

O controle a longo prazo da hipercalcemia requer terapias adicionais, como infusão de bifosfonatos, plicamicina, calcitonina, EDTA, bicarbonato de sódio e diálise peritoneal. O bicarbonato de sódio (1 a 4 mEq/kg, em infusão durante 10 a 15 min) é recomendado na hipercalcemia grave, entretanto seus efeitos são discretos e transitórios.[18–20]

A calcitonina reduz a atividade e a formação de osteoclastos, podendo ser efetiva, ao menos temporariamente, no controle da hipercalcemia associada à atividade osteoclástica. A calcitonina em animais é recomendada nas intoxicações por rodenticidas contendo colicalciferol. A calcitonina de salmão, na dose de 4 a 8 U/kg, 2 ou 3 vezes/dia, é utilizada em cães, porém sua meia-vida é curta.

A plicamicina é um antibiótico tricíclico pentaglicosídio que inibe a síntese do RNA dos osteoclastos, usado como agente antineoplásico, especialmente em tumores ósseos e testiculares. Esse fármaco também é usado para reduzir a hipercalcemia maligna grave ou refratária. A plicamicina tem efeitos tóxicos significativos, incluindo trombocitopenia, necrose hepática, lesão renal e hipocalcemia. A utilização da plicamicina, na dose de 0,25 a 0,5 μg/kg, em infusão contínua contendo glicose a 5%, durante 2 a 4 h, 1 ou 2 vezes/semana, é suficiente para reduzir a concentração do cálcio ionizado e total.[1]

Os bifosfonatos são inibidores osteoclásticos que induzem a apoptose dos osteoclastos e, consequentemente, diminuem a reabsorção óssea. O pamidronato, o clodronato e o alendronato são bifosfonatos utilizados em cães e gatos no controle da hipercalcemia causada pela intoxicação por vitamina D, na hipercalcemia maligna ou na terapia paliativa do osteossarcoma. Os bifosfonatos mais usados são o pamidronato (1,05 a 2 mg/kg) por via parenteral, o clodronato (4 mg/kg, em 150 mℓ de solução fisiológica a 0,9%) por via oral, subcutânea ou intravenosa, e o zoledronato (0,25 mg/kg) intravenosa.[6,18–20] Há necessidade, porém, de mais estudos sobre a eficácia desses fármacos.

Tratamento cirúrgico

Para a realização da paratireoidectomia, é necessário o conhecimento da anatomia local, pois importantes estruturas, como laringe, traqueia, nervo laríngeo recorrente, nervo vago, artéria carótida e veia, situam-se nessa região. O animal é colocado em decúbito dorsal com o pescoço distendido e reto e, a seguir, realiza-se a incisão cirúrgica da pele – da laringe ao manúbrio –, cuidando para preservar as glândulas tireoides. É mais comum somente uma das quatro glândulas ser acometida, porém todas devem ser inspecionadas minuciosamente. Quando as quatro estiverem aumentadas, como ocorre no hiperparatireoidismo secundário renal, a retirada de uma a três glândulas pode diminuir os níveis séricos do cálcio.

Os adenomas envolvem geralmente somente uma glândula, são extracapsulares e não invadem a glândula tireoide. Eles podem ser removidos por excisão entre o nódulo e a tireoide, deixando a cápsula desta intacta. Em grandes nódulos extra ou intracapsulares, está indicada a tireoidectomia total ou parcial. Em tumores grandes e invasivos da paratireoide, é indicada a ressecção completa. É importante a manutenção de pelo menos uma paratireoide contralateral para minimizar os efeitos da hipocalcemia, bem como evitar lesões no nervo laríngeo recorrente.[1]

A hipocalcemia é a complicação mais comum após a paratireoidectomia, ocorrendo em 58% dos casos, e tende a aparecer mais nos cães com hipercalcemia grave dentro de 1 a 2 dias após a cirurgia. Prurido facial, tremores musculares, ataxia e convulsões são os sinais mais comuns, sendo a suplementação de cálcio e vitamina D suficiente para a resolução da hipocalcemia. Em animais com sinais graves, recomenda-se a administração intravenosa de gliconato de cálcio a 10% em *bolus* e a manutenção com vitamina D_3 (calcitriol). Ressalta-se que a suplementação de cálcio oral não é recomendada a animais com hipocalcemia após paratireoidectomia, pois o paciente necessita de tratamento emergencial. A suplementação de vitamina D deve ser continuada por 2 a 3 semanas, tempo suficiente para a retomada da função normal das paratireoides. Em 2 a 4 semanas após o início da terapia, os níveis séricos do cálcio estão normalizados.[12]

Prognóstico

A excisão cirúrgica da glândula paratireoide alterada promove a cura em mais de 95% dos casos, quando todo o tecido comprometido for removido. Doença poliglandular, tecido paratireoide ectópico, retirada incompleta da paratireoide comprometida e neoplasia maligna com metástases são responsáveis pelos casos de prognóstico desfavorável.[1,12,21] Os sinais e sintomas clínicos e laboratoriais de hipercalcemia são resolvidos após a cirurgia da paratireoide.

Outras causas de hipercalcemia

Doença renal crônica

A DRC é uma doença degenerativa comum. Aproximadamente 20 e 15% dos cães e gatos, respectivamente, apresentam hipercalcemia leve a moderada, entretanto a hipocalcemia é mais comum. Em ambas as espécies, o cálcio ionizado encontra-se, na maioria das vezes, normal ou reduzido (Figuras 184.5 e 184.6). O mecanismo da hipercalcemia nessa doença é bastante complexo. Nos pacientes com DRC, há hiperplasia difusa das paratireoides, havendo diminuição do PTH e do cálcio após paratireoidectomia:

- A redução na TFG reduz a excreção de cálcio renal
- A elevação da concentração sérica do PTH, secundário à maior secreção e à redução no metabolismo pelos túbulos renais, eleva a reabsorção de cálcio ósseo
- A DRC ou a elevação do PTH aumenta os citratos e, consequentemente, o complexo cálcio-citrato
- Ocorre exagerada resposta da vitamina D com aumento da absorção de cálcio intestinal.

O hiperparatireoidismo secundário renal é uma síndrome que envolve a perda na capacidade de os rins excretarem o fósforo. A retenção do fósforo reduz o cálcio extracelular para que o equilíbrio seja mantido, pois o produto do cálcio e do fósforo deve ser estável. Por sua vez, as paratireoides se tornam hiperplásicas em resposta à estimulação crônica, visando manter as concentrações de cálcio extracelular normais, e a vitamina D faz retroalimentação negativa, visando diminuir a secreção de PTH. Entretanto, na DRC a ativação da vitamina D está reduzida, pois há perda da capacidade de as células tubulares renais sintetizarem a α_1-hidroxilase, enzima que a torna ativa. Essa ativação reduzida ocorre antes da elevação do fósforo sérico e promove menor absorção de cálcio intestinal. A hiperfosfatemia inibe a síntese de vitamina D, contribuindo ainda mais para o aumento na secreção do PTH.[28]

Hipoadrenocorticismo

Aproximadamente 20 a 30% dos cães com hipoadrenocorticismo (síndrome de Addison) apresentam hipercalcemia (Figura 184.3). O mecanismo da hipercalcemia, associada ao hipoadrenocorticismo, é multifatorial, incluindo hiperprotei-

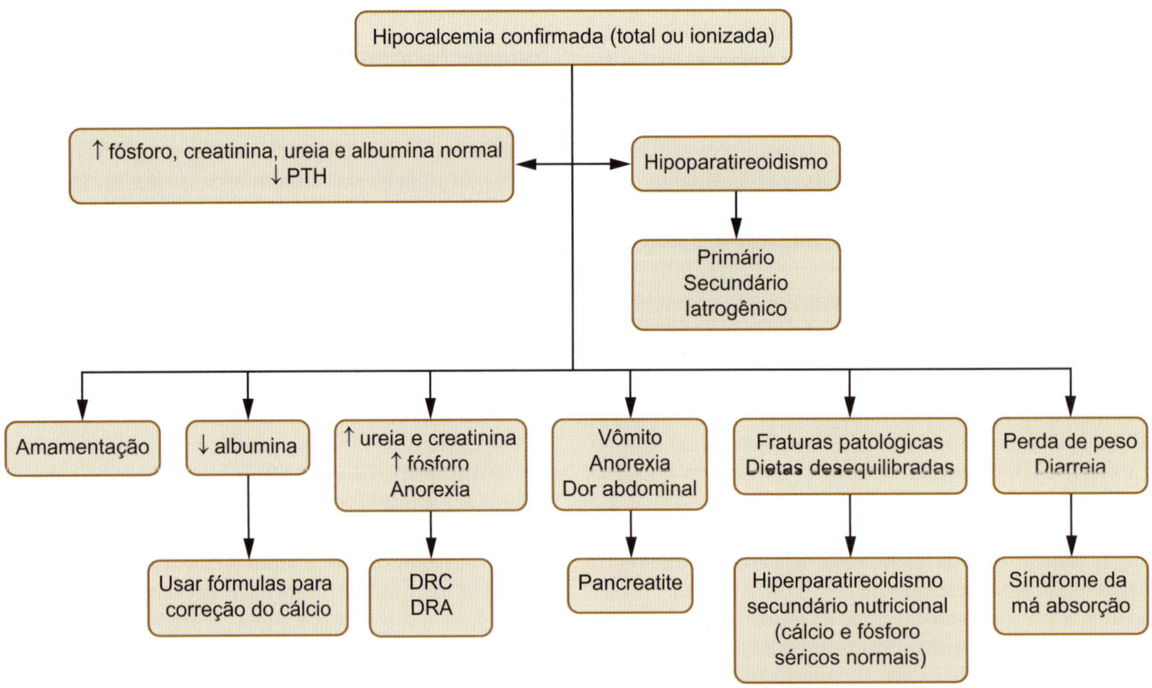

Figura 184.5 Algoritmo de identificação das causas de hipocalcemia. *DRA* = doença renal aguda; *DRC* = doença renal crônica; *PTH* = paratormônio.

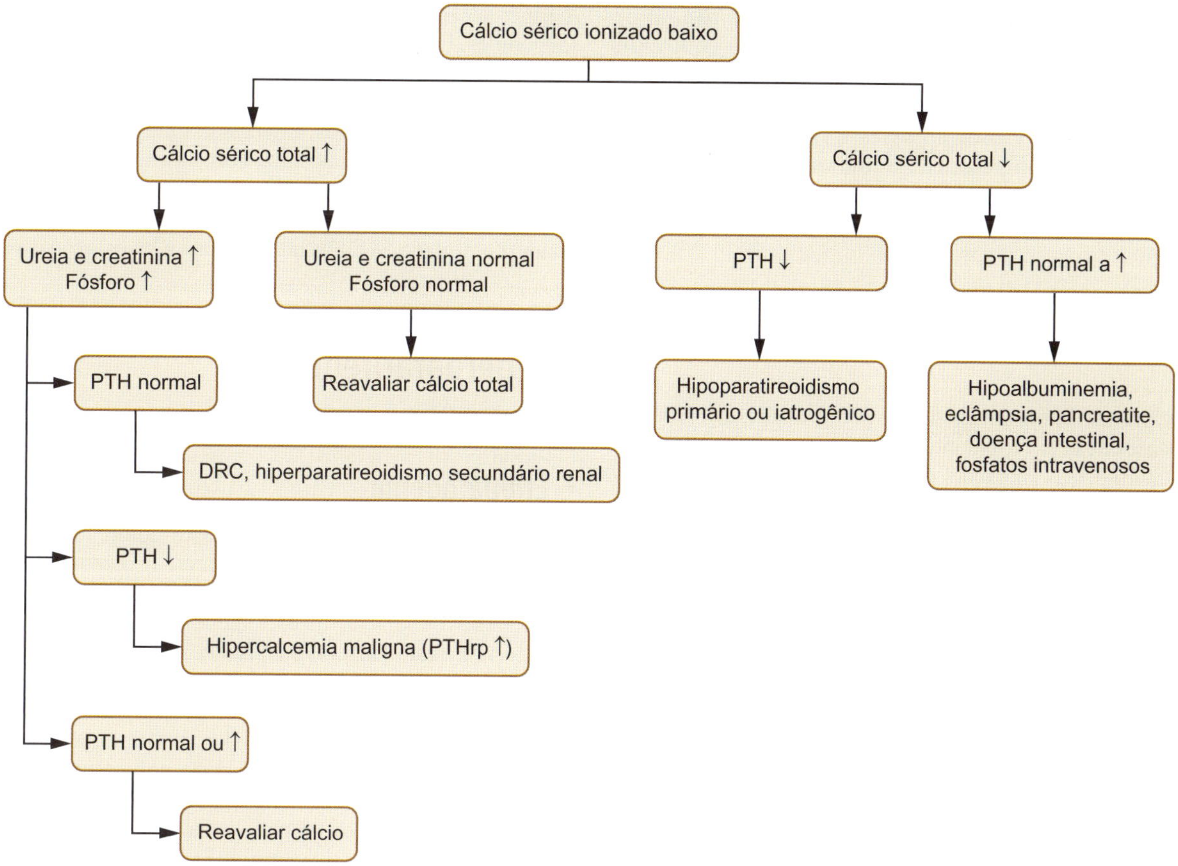

Figura 184.6 Algoritmo para determinação da causa da diminuição do cálcio ionizado. *DRC* = doença renal crônica; *PTH* = paratormônio; *PTHrp* = proteína relacionada com o paratormônio.

nemia secundária a desidratação e hemoconcentração, maior ligação do cálcio às proteínas e aumento da concentração dos complexos cálcio-citrato e da reabsorção de cálcio nos túbulos renais. A deficiência de cortisol pode estimular a absorção de cálcio intestinal.[1,22]

▪ Hipercalcemia maligna

A hipercalcemia tumoral ou hipercalcemia maligna humoral (Figuras 184.3 e 184.6) é uma síndrome paraneoplásica que ocorre em diferentes neoplasias. Há três mecanismos que contribuem para o seu desenvolvimento. O primeiro e mais comum é a produção de fatores pelas células tumorais como o PTHrP. Essa proteína estimula a reabsorção osteoclástica óssea, aumenta a reabsorção de cálcio e diminui a reabsorção de fósforo renal (Figura 184.1). Outros fatores, como a interleucina-1 (IL-1), o fator de necrose tumoral alfa (TNF-α), os fatores de crescimento α e β ou o calcitriol, provocam sinergismo ao PTHrP no desenvolvimento da hipercalcemia. O segundo mecanismo envolve invasão direta das células neoplásicas ou osteólise óssea, denominada hipercalcemia osteolítica, mecanismo envolvido no carcinoma ou tumores hematopoéticos que envolvem a medula óssea, como leucemias, linfoma e mieloma múltiplo. Várias citocinas, fatores parácrinos e prostaglandinas contribuem para a hipercalcemia osteolítica. Finalmente, o terceiro mecanismo, no qual o linfoma pode causar hipercalcemia mediante a expressão da α_1-hidroxilase, que ativa a vitamina D e, assim, aumenta a reabsorção de cálcio intestinal.[6,17]

O PTHrP é produzido por células de vários órgãos e células tumorais, ao contrário do PTH. Em neoplasias como linfoma, adenocarcinoma nasal, carcinoma de tireoide e tumores de glândula mamária, ativa os receptores do PTH, promovendo hipercalcemia. O PTHrP de cães e gatos pode ser mensurado por ensaio radioimunométrico, usado para dosar essas proteínas em humanos, pois elas apresentam sequência homóloga. Essas proteínas são rapidamente degradadas por proteases, portanto a mensuração deve ser realizada com sangue fresco ou plasma congelado usando EDTA como anticoagulante.[17]

▪ Hipertireoidismo felino

No hipertireoidismo, os metabolismos ósseo e mineral estão alterados. O hipertireoidismo é causa de alteração do metabolismo ósseo, caracterizado por aumento nas atividades osteoblástica e osteoclástica, com predomínio da reabsorção óssea e resultando em diminuição na massa óssea.[15]

O hipertireoidismo pode ou não causar hipercalcemia, porém achados da densitometria mineral óssea e marcadores do metabolismo ósseo indicam o desenvolvimento do hiperparatireoidismo secundário ao hipertireoidismo felino.[15]

As alterações ósseas e homeostáticas do cálcio e do fósforo no hipertireoidismo são complexas. No hipertireoidismo felino, ocorre aumento das concentrações séricas da fosfatase alcalina óssea, da osteocalcina, do PTH, do cálcio e do fósforo, diminuição da densidade mineral óssea e queda do cálcio ionizado.[23]

A reabsorção óssea induz, de maneira compensatória, o decréscimo da secreção do PTH, na tentativa de manter os níveis séricos de cálcio normais. A redução dos níveis séricos do PTH circulante está correlacionada ao aumento na taxa de reabsorção tubular de fosfato. Esse parece ser o fator de maior importância para justificar a elevação dos níveis séricos de fósforo; entretanto, o aumento da mobilização de fósforo de origem óssea e dos tecidos moles também pode contribuir para isso. O hipertireoidismo é capaz de influenciar o metabolismo do cálcio, estimulando a atividade osteoclástica, proporcionando maior reabsorção óssea e redução na absorção do cálcio intestinal e hipercalciúria. Entretanto, a maioria dos pacientes tende a apresentar valores dentro dos padrões de normalidade.[15]

Hiperparatireoidismo associado ao hiperadrenocorticismo canino

O hiperadrenocorticismo (HAC) canino é uma endocrinopatia de grande importância clínica que provoca alterações na homeostase de cálcio. No entanto, os mecanismos fisiopatológicos que resultam nessas alterações em cães com HAC não são compreendidos. O balanço negativo de cálcio, ou seja, hipercalciúria, estimulação direta pelo cortisol, alteração do metabolismo da vitamina D ou alteração no balanço de fósforo, é a possível causa da elevação do PTH. Essa elevação das concentrações de PTH em cães com HAC muitas vezes é superior à descrita em humanos e idêntica aos valores observados em cães e gatos com hiperparatireoidismo secundário nutricional ou renal. O aumento do PTH e a hiperfosfatemia com cálcio ionizado normal em cães com HAC caracterizam o hiperparatireoidismo secundário e justificam a detecção da calcificação de tecidos moles (calcinose cutânea), porém a prevalência desta é desconhecida.[24]

A mensuração do PTH não é necessária para o diagnóstico e o tratamento de cães com hiperadrenocorticismo, pois há testes específicos para esse objetivo. Sempre que for detectado o aumento do fósforo e do PTH devem-se investigar as glândulas adrenais ou se o animal está recebendo glicocorticoides.

Em seres humanos, o excesso dos glicocorticoides endógenos ou exógenos provoca osteoporose e risco aumentado de fraturas. Nos cães, as mudanças na densidade óssea são discretas, raramente são visibilizadas em radiografias de rotina e as fraturas não foram descritas.[24]

Hipercalcemia idiopática felina

A hipercalcemia idiopática em gatos é conhecida desde 1980. Alguns estudos relacionaram a hipercalcemia com a ingestão de dieta acidificante para o controle de urólitos de estruvita e com o desenvolvimento de urolitíase por oxalato de cálcio. Entretanto, muitos animais recebem esse tipo de alimentação, porém relativamente poucos apresentam hipercalcemia e urolitíase por oxalato de cálcio. Outros fatores, como a absorção de cálcio ou oxalato pelo sistema digestório ou a alteração tubular renal, podem provocar hipercalciúria ou hiperoxalúria e, consequentemente, contribuir para o desenvolvimento da hipercalcemia e da urolitíase por oxalato de cálcio em gatos suscetíveis. É necessário estudar a existência ou não de predisposição racial, pois, em humanos, foi descrita a hipercalcemia familiar benigna.[8]

Os gatos com hipercalcemia idiopática apresentam resultados laboratoriais semelhantes aos descritos na hipercalcemia idiopática humana. Nesses casos, os resultados mais comuns são aumento do cálcio total e ionizado e concentração do PTH dentro dos valores de referência ou levemente elevados. Apesar da hipercalcemia e do aumento da reabsorção tubular renal, a concentração sérica do fósforo e do calcitriol está dentro dos valores de referência ou diminuída. Além disso, a reabsorção óssea não se resolve com a retirada parcial da paratireoide. A hipercalcemia idiopática em gatos é responsiva aos glicocorticoides. Em mais de 10% dos casos, observou-se urolitíase por oxalato de cálcio, o que não ocorre em humanos.[8]

Para a confirmação do diagnóstico definitivo de hipercalcemia idiopática em gatos, é necessária ampla investigação das outras causas de hipercalcemia, como neoplasias, hiperparatireoidismo primário ou excesso de vitamina D. O tratamento inclui modificação na dieta, com o fornecimento de ração com maior quantidade de fibras que diminua a reabsorção do cálcio.[8]

Hiperparatireoidismo secundário nutricional

Etiopatogenia

As doenças nutricionais esqueléticas, como hiperparatireoidismo secundário nutricional (HSN), eram comuns em pequenos animais antes da disponibilidade de alimentos comerciais equilibrados, ou seja, até meados da década de 1990. Atualmente essa doença é rara (superalimentação é mais comum), mas pode ocorrer em cães, especialmente em gatos alimentados com comida caseira, restos de alimentação humana ou exclusivamente de carne.

O aumento na secreção do PTH no hiperparatireoidismo secundário nutricional é uma resposta compensatória normal induzida pela hipocalcemia (Figura 184.5). Existe a ideia de que a dieta mineral capaz de induzir essa síndrome seja a composta de baixo nível de cálcio ou vitamina D ou, ainda, dieta contendo excesso de fósforo com níveis de cálcio normal ou baixo. O desenvolvimento dessa alteração, porém, é mais comum após a ingestão exclusiva de dieta de carne, especialmente fígado e coração. Essas fontes de proteínas têm baixa quantidade de cálcio e grande desequilíbrio na relação cálcio-fósforo (1:20 a 1:50). A ingestão de alimento à base de fígado e coração promove redução sutil na concentração sérica de cálcio, a qual estimula síntese (em minutos) e secreção de PTH (em segundos) pelas glândulas paratireoides. A meia-vida do PTH é de cerca de 5 min, porém a hipocalcemia persistente promove estimulação prolongada, provocando a hiperplasia das células da paratireoide e o desenvolvimento do hiperparatireoidismo secundário. Além disso, a absorção inadequada de cálcio da dieta promove aumento na eficácia de absorção intestinal e reabsorção de cálcio ósseo, bem como a diminuição da excreção renal. Esses mecanismos de elevação da concentração sérica do cálcio são uma tentativa de normalizar a calcemia. O aumento na corrente sanguínea do PTH leva a reabsorção óssea acelerada, aumento da reabsorção renal de cálcio e fósforo, excreção renal de cálcio e síntese de vitamina D ativa (calcitriol). O calcitriol estimula a absorção intestinal de cálcio e fósforo e, em conjunto com PTH, aumenta a reabsorção óssea.[16]

Manifestações clínicas

O HSN é uma doença predominantemente de animais jovens, devido à grande necessidade de cálcio para o crescimento ósseo, e as principais alterações clínicas são ou refletem as complicações da osteopenia grave ou hipocalcemia.

No caso de função renal normal, o hiperparatireoidismo promove reabsorção tubular renal de fósforo, provocando hiperfosfatúria e maior reabsorção de cálcio. Portanto, os cães e gatos com HSN, na maioria das vezes, têm concentração de cálcio normal a baixa e concentração de fósforo normal.

Claudicação e sinais neurológicos estão relacionados com fraturas de ossos longos e de vértebras, respectivamente. Alguns animais, principalmente gatos, com hiperparatireoidismo secundário nutricional apresentam tremores, fasciculações e espasmos musculares associados à hipocalcemia. Os sinais mais graves de hipocalcemia são excitação e convulsões tetânicas. Nesses casos, o cálcio total pode estar normal e os níveis séricos de cálcio ionizado, diminuídos. Os níveis de magnésio também contribuem para o desenvolvimento dos sinais neurológicos. Esses sinais normalmente são resolvidos após a administração intravenosa de gliconato de cálcio a 10%.[25]

Diagnóstico

O diagnóstico final de HSN baseia-se em anamnese, sintomas, achados radiológicos, PTH elevado e rápida recuperação clínica após a correção da dieta. O consumo de dieta equilibrada geralmente normaliza os níveis séricos de cálcio ionizado e, consequentemente, diminui a secreção do PTH em 3 dias.[1]

O método mais prático para o diagnóstico do hiperparatireoidismo secundário são os estudos radiográficos dos ossos longos e do esqueleto axial. Os achados radiográficos são osteopenia com redução do contraste entre ossos e tecidos moles, corticais finas, trabeculações diafisárias e metafisárias grosseiras. O crescimento longitudinal do membro e a aparência física são normais na maioria dos animais. Ao contrário do que ocorre no hiperparatireoidismo secundário renal, em que o crânio é predominantemente acometido, o nutricional provoca desmineralização grave de ossos longos dos membros torácicos e pélvicos, ossos da pelve e vértebras. Em vários casos, há reabsorção da lâmina dental, fraturas patológicas de ossos longos, lordose lombar, fratura por compressão de vértebras e alteração de pelve com ou sem retenção fecal.[25]

Os achados laboratoriais do HSN são cálcio total normal, cálcio ionizado diminuído, hiperfosfatemia e elevação da atividade da FA, do calcitriol e do PTH. A hiperfosfatemia leve é a alteração esperada em cães e gatos saudáveis em crescimento, devido ao rápido metabolismo ósseo. O aumento em até três vezes da atividade da FA em animais jovens com HSN reflete acelerado metabolismo ósseo secundário a maior secreção do PTH. O PTH elevado no HSN estimula a hidroxilação renal da 25(OH)-vitamina D_3 em calcitriol, aumentando os níveis séricos deste.

Os diagnósticos diferenciais para HSN e fraturas patológicas associadas são hiperparatireoidismo secundário renal, osteogênese imperfeita e raquitismo, doença extremamente rara, causada pela deficiência de vitamina D.

Tratamento

A terapia do HSN consiste, basicamente, em fornecimento de dieta equilibrada, com níveis ideais de cálcio e fósforo, conforme o National Research Council Committee on Animal Nutrition (NRC). O prognóstico é bom na maioria dos casos, pois a dieta equilibrada resulta em mineralização normal dentro de 4 a 8 semanas. Nos casos complicados nos quais há fraturas de coluna vertebral, o prognóstico é reservado a ruim, devido ao risco de lesões neurológicas.

Hipoparatireoidismo

O hipoparatireoidismo primário é uma endocrinopatia incomum em cães, resultante da deficiência absoluta ou relativa na secreção do PTH. O hipoparatireoidismo foi descrito em cães associado a atrofia ou destruição grave das paratireoides por paratireoidite linfocítica, após laringectomia, tireoidectomia e/ou quimioterapia. A hipocalcemia secundária é mais frequente que a primária (Quadro 184.7).

A eclâmpsia ou tetania puerperal é uma condição clássica de hipocalcemia secundária grave (níveis séricos de cálcio menores que 6,5 mg/dℓ), comum em cães de raças pequenas, embora tenha sido descrita em raças grandes e em gatas. Essa alteração pode ocorrer antes, durante ou após o parto. Os sinais resultam da menor disponibilidade do cálcio para o sistema neuromuscular da fêmea devido à demanda preferencial para sua utilização na produção de leite. A má nutrição e/ou a suplementação de cálcio durante a gestação (leva à atrofia da paratireoide) estão associadas à eclâmpsia.

Raramente a hipocalcemia associada a DRC, hipoproteinemia e pancreatite aguda provoca sintomas. Sem dúvida nenhuma, a hipoproteinemia é a causa mais importante da hipocalcemia em medicina veterinária, por isso a importância da mensuração do cálcio ionizado, que, na maioria das vezes, permanece inalterado. Na pancreatite aguda em cães, ocorre hipocalcemia leve e assintomática e na coexistência da acidose aumenta a fração do cálcio ionizado, reduzindo a probabilidade do aparecimento de sintomas. Em gatos com pancreatite, há diminuição do cálcio total e ionizado em 41 e 61% dos casos, respectivamente, superior ao observado em cães, entretanto sem manifestação clínica.

Características clínicas

Os animais com hipoparatireoidismo apresentam idade entre 6 meses e 13 anos (com média de 4,8 anos), 60% são fêmeas e sem predisposição racial.

Os sintomas mais comuns relacionados com o hipoparatireoidismo (ou a hipocalcemia) são convulsões, tremores e fasciculações musculares, tetania muscular, andar enrijecido, câibras ou dor nos membros pélvicos e alterações de comportamento, como letargia, ansiedade, vocalização ou agressividade, hiperventilação, prurido facial (hiperestesia) e lambedura. Eventualmente, observam-se hipertermia, dor, letargia, depressão, anorexia, taquicardia, catarata posterior e prolapso de terceira pálpebra (gatos). Poliúria, polidipsia, hipotensão, dispneia e morte são sinais incomuns.

Tetania ou convulsões, febre, rigidez muscular, fasciculações musculares, taquicardia, abafamentos dos sons cardíacos, pulso fraco, dificuldade de realizar o exame neurológico ou sua interpretação são os achados do exame físico nos animais com hipoparatireoidismo.

Quadro 184.7 Causas de hipocalcemia em cães e gatos.

Comuns	Hipoproteinemia, insuficiência renal crônica, tetania puerperal (eclâmpsia), insuficiência renal aguda, pancreatite aguda
Ocasionais	Trauma tecidual leve ou rabdomiólise Hipoparatireoidismo primário: idiopático ou espontâneo, após tireoidectomia bilateral Hipoparatireoidismo secundário: excesso ou depleção de magnésio, após reversão de hiperpotassemia crônica Intoxicação por etilenoglicol, enema contendo fosfato, após administração de bicarbonato de sódio
Incomuns	Erros laboratoriais, coleta de amostra contendo EDTA, hiperparatireoidismo secundário nutricional, rápida infusão intravenosa de fosfatos, transfusão sanguínea (uso de citrato), hipovitaminose D, deficiência de magnésio, má absorção intestinal, síndrome da lise tumoral

EDTA = ácido etilenodiaminotetracético.

Diagnóstico e exames laboratoriais

O diagnóstico, na maioria dos casos, do hipoparatireoidismo primário é realizado por exclusão (Quadro 184.8 e Figuras 184.5 e 184.6). Reforça-se a suspeita quando há diminuição da concentração sérica de cálcio, aumento da concentração sérica do fósforo, testes de função renal normais e diminuição absoluta ou relativa do PTH sérico. A maioria dos animais apresenta grave redução do cálcio, ou seja, entre 2,5 e 4,2 mg/dℓ. No hipoparatireoidismo primário, há redução tanto do cálcio total como do ionizado.[2]

Em cães sadios, o cálcio ligado à proteína, o cálcio formando complexos (fosfato, citrato e outros) e o cálcio ionizado representam 34, 10 e 56%, respectivamente, do cálcio total. Como discutido anteriormente, a porção ionizada é o componente ativo e a ligada à proteína, o componente de reserva de cálcio. Os laboratórios rotineiramente mensuram somente a fração total, que é influenciada quando há alteração na concentração sérica de albumina ou globulina, porém isso não ocorre com o cálcio ionizado. Sempre que for detectada a hipocalcemia, é necessária a mensuração da proteína e da albumina sérica à procura de hipoproteinemia e/ou hipoalbuminemia. As fórmulas utilizadas na correção dos valores do cálcio total, quando há essas alterações e na impossibilidade da mensuração da fração ionizada, são:

- Correção do cálcio total (mg/dℓ) = cálcio mensurado total (mg/dℓ) – albumina (g/dℓ) + 3,5
- Correção do cálcio total (mg/dℓ) = cálcio mensurado total (mg/dℓ) – [0,4 × proteína total (g/dℓ)] + 3,3.

Entre 35 e 40% dos casos, quando se utilizam essas fórmulas para a correção da concentração sérica de cálcio total, os resultados são diferentes dos observados pela mensuração do cálcio ionizado. Sua utilização demonstrou diagnóstico superestimado da hipercalcemia e da normocalcemia e subestimado da hipocalcemia. Nos cães com DRC, observou-se diagnóstico subestimado da normocalcemia e da hipocalcemia e superestimado da hipercalcemia. A mensuração do cálcio total ou o uso da fórmula para a correção do cálcio total não é fidedigno para estimar os valores do cálcio ionizado. Portanto, o uso da fórmula de correção, quando a albumina e a proteína estão normais, não propicia a detecção da hipocalcemia em cães com hipoparatireoidismo.[26]

A realização de ECG pode contribuir para o diagnóstico da hipocalcemia, pois ocorre prolongamento da duração do potencial de ação das células cardíacas, resultando em maior da duração do segmento ST e QT. Observa-se correlação positiva entre a gravidade da hipocalcemia e a duração do segmento ST. Os achados eletrocardiográficos comuns na hipocalcemia são onda T ampla e profunda, prolongamento do intervalo QT e bradicardia. Entretanto, não há associação entre esses sinais e os achados cardiovasculares do exame físico, como arritmias, pulso fraco ou abafamento dos sons cardíacos.[2]

Tratamento

O tratamento da hipocalcemia depende da gravidade da hipocalcemia e da existência de sintomas. No hiperparatireoidismo secundário renal, a hipocalcemia é corrigida com alimentação, ligantes de fósforo e calcitriol, sem a necessidade da suplementação de fósforo. Nesses casos, a reposição de cálcio no caso de hiperfosfatemia eleva os riscos de mineralização dos tecidos moles. No hipoparatireoidismo primário, o tratamento deve ser imediato, para reverter as manifestações clínicas, e também a longo prazo, para prevenir o reaparecimento.

Em alguns casos, a confirmação da hipocalcemia não é imediata, pois há necessidade de exames laboratoriais, porém os sintomas devem ser controlados. Quando há convulsão persistente com terapia adequada, recomenda-se a administração de diazepam. As alterações neuromusculares podem provocar hipoglicemia, portanto o uso intravenoso de cálcio e glicose é recomendado.

A tetania hipocalcêmica requer infusão contínua de gliconato de cálcio a 10% (0,5 a 1,5 mℓ/kg ou 5 a 15 mg/kg) lentamente, durante 10 a 30 min, e monitoramento eletrocardiográfico. As convulsões geralmente são revertidas dentro de poucos minutos do início da infusão. O nervosismo, a dor e as alterações de comportamento são revertidos lentamente em até 1 h. A redução da hipertermia pode ser auxiliada com o resfriamento das extremidades dos animais. Em alguns casos, há necessidade de doses repetidas de cálcio até a estabilização do animal.[2]

Os efeitos da infusão intravenosa do cálcio persistem por 1 a 12 h e, a seguir, institui-se a terapia de manutenção com suplementação oral de vitamina D e cálcio durante 24 a 96 h após o desaparecimento dos sintomas.

A terapia de manutenção do hipoparatireoidismo consiste na administração oral de vitamina D e cálcio. Há necessidade de terapia permanente com vitamina D em cães e gatos com hipoparatireoidismo primário. A suplementação de cálcio é, em muitos casos, iniciada e interrompida, visto que o cálcio da dieta é suficiente para a manutenção das necessidades do animal. A suplementação oral de vitamina D promove a absorção de cálcio intestinal e a reabsorção de cálcio renal, diminuindo a necessidade da suplementação oral. O hipoparatireoidismo iatrogênico pós-cirúrgico é transitório e a terapia permanente é desnecessária.[2]

O ergocalciferol (vitamina D_2), di-hidrotaquisterol (DHT ou vitamina D_2) e o calcitriol (1,25 di-hidroxivitamina D_3) são tipos de vitamina D utilizados na terapia de manutenção

Quadro 184.8 Alterações laboratoriais esperadas em animais com hipocalcemia.

Doença	Cálcio total	Cálcio ionizado	PTH	25(OH) Vitamina D	Fósforo
Hipoparatireoidismo primário	Diminuído	Diminuído	Baixo a normal diminuído	Normal a levemente diminuído	Aumentado
Hiperparatireoidismo secundário nutricional	Normal a diminuído	Normal a diminuído	Aumentado	Normal a diminuído	Normal a diminuído
Insuficiência renal crônica	Diminuído, normal ou aumentado	Normal a diminuído	Normal a aumentado	Normal a levemente diminuído	Aumentado
Eclâmpsia	Diminuído	Diminuído	Aumentado	Normal a diminuído	Normal a diminuído

PTH = paratormônio; OH = hidroxivitamina.

do hipoparatireoidismo. A mais utilizada é o calcitriol, inicialmente na dose de 20 a 40 ng/kg/dia, durante 3 a 5 dias, e depois 10 a 20 ng/kg.

A suplementação oral de cálcio pode ser realizada com a administração de gliconato de cálcio, lactato de cálcio, cloreto de cálcio e carbonato de cálcio, cada um deles com suas vantagens e desvantagens. O cloreto de cálcio pode causar irritação gástrica e o carbonato de cálcio, alcalose, agravando a hipocalcemia. O carbonato de cálcio, porém, é a formulação que tem maior quantidade de cálcio, aproximadamente 40%.

O carbonato de cálcio é a formulação de escolha para a suplementação de cálcio oral em cães e gatos. Em cães, a dose é 1 a 4 g/dia e, em gatos, 0,5 a 1 g/dia. Essas doses são aproximadas, e a terapia primária para estabilizar os níveis de cálcio é a reposição de vitamina D. A redução da suplementação do cálcio, ao longo de 2 a 4 meses, é recomendada quando a suplementação de vitamina D e os níveis de cálcio na dieta são ideais.[2]

Prognóstico

O prognóstico do hipoparatireoidismo primário depende, principalmente, da dedicação do proprietário em tratar continuamente o seu animal e, também, da experiência do médico-veterinário em diagnosticar e tratar rapidamente o paciente. A intervenção rápida no paciente com hipocalcemia diminui os riscos de óbito. Após a estabilização, deve-se realizar o monitoramento do cálcio sérico a cada 1 a 3 meses. A expectativa de vida do paciente com hipoparatireoidismo primário é excelente, desde que não haja interrupção do tratamento.

Referências

1. Feldman EC, Nelson RW. Hypercalcemia and primary hyperparathyroidism. In: Feldman EC, Nelson RW, editors. Canine and feline endocrinology and reproduction. 3rd ed. Philadelphia: WB Saunders; 2004, p. 660-715.
2. Feldman EC, Nelson RW. Hypocalcemia and primary hypoparathyroidism. In: Feldman EC, Nelson RW, editors. Canine and feline endocrinology and reproduction. 3rd ed. Philadelphia: WB Saunders; 2004, p. 716-42.
3. Feldman EC, Hoar B, Pollard R. *et al.* Pre treatment clinical and laboratory findings in dogs with primary hyperparathyroidism: 210 cases (1987-2004). J Am Vet Med Assoc. 2005;227:756-61.
4. Gear RN, Neiger R, Skelly BJ *et al.* Primary hyperparathyroidism in 29 dogs: diagnosis, treatment, outcome and associated renal failure. J Small Anim Pract. 2005;46:10-6.
5. Vasilopulos RJ, Mackin A. Humoral hipercalcemia of malignancy: pathophysiology and clinical signs. Compend Contin Educ Pract Vet. 2003;25:122-8.
6. Fan TM. Hypercalcemia of malignancy: diagnosis and management. Proceeding of the NAVC North American Veterinary Conference, Orlando, Florida. Jan: 13 a 27, 2007.
7. Morrow CK, Volmer PA. Hypercalcemia, hyperphopshatemia and soft tissue mineralization. Compend Contin Educ Pract Vet. 2002;24:380-8.
8. Midkiff AM, Chew DJ, Randolph JF *et al.* Idiopathic hipercalcemia in cats. J Vet Intern Med 2000;14:619-26.
9. Skelly BJ, Franklin RJM. Mutations in genes causing human familial isolated hyperparathyroidism do not account for hyperparathyroidism in Keeshond dogs. Met Med. 2007;174:652-4.
10. Cardoso MJL, Muniz LMR, Gasparini TJ, Melussi M. Homeostase do cálcio e marcadores do metabolismo ósseo no hipertireoidismo felino – revisão. Archives Vet Sc. 2007;12:17-27.
11. Schenck PA, Chew DJ. Calcium: total or ionized? Vet Clin Small Anim Pract. 2008;38:455-8.
12. Bonczynski J. Primary hyperparathyroidism in dogs and cats. Clin Tech Small Anim Pract. 2007;22:70-4.
13. Kogika MM, Lustoza MD, Notomi MK, Wirthl VABF, Mirandola RMS, Hagiwara MK. Serum ionized calcium in dogs with chronic renal failure and metabolic acidosis. Vet Clin Pathol. 2006;35:441-5.
14. Holowaychuk MK, Hansen BD, Defrancesco TC, Marks SL. Ionized hypocalcemia in critically Ill dogs. J Vet Intern Med. 2009;23:509-13.
15. Cardoso MJL, Costa FS, Muniz LMR, Valério MA, Melussi M. Hiperparatireoidismo em gatos com hipertireoidismo experimental. Arq Bras Med Vet Zootec, 2008;60:620-5.
16. Barber PJ, Elliot J, Torrance AG. Measurement of feline intact parthyroid hormone: assay validation and sample handling studies. J Small Animal Pract. 1993;34:614-20.
17. Bolliger AP, Graham PA, Richard V, Rosol TJ, Nachreiner RF, Refsal KR. Detection of parathyroid hormone-related protein in cats with humoral hypercalcemia of malignancy. Vet Clin Pathol. 2002;31:3-8.
18. Ulutas B, Voyvoda H, Pasa S, Alingan MK. Clodronate treatment of vitamin D-induced hipercalcemia in dogs. J Vet Emerg Crit Care. 2006;16:141-5.
19. Hostutler RA, Chew DJ, Jaeger JQ, Klein S, Henderson D, Dibartola SP. Uses and effectiveness of pamidronate disodium for treatment of dogs and cats with hipercalcemia. J Vet Intern Med. 2005;19:29-33.
20. Pesillo SA, Khan SA, Rozanski EA. Calcipotriene toxicosis in a dog sucessfully treated with pamidronate disodium. J Vet Emerg Crit Care. 2005;12:177-81.
21. Ham K, Greenfield CL, Barger A, Schaeffer D, Ehrhart EJ, Pinkerton M *et al.* Validation of a rapid parathyroid hormone assay and intraoperative measurement of parathyroid hormone in dogs with benign naturally occurring primary hyperparathyroidism. Vet Surg. 2009;38:122-32.
22. Feldman EC, Nelson RW. Hypoadrenocorticism (Addison's disease). In: Feldman EC, Nelson RW, editors. Canine and feline endocrinology and reproduction. 3rd ed. Philadelphia: WB Saunders; 2004, p. 394-439.
23. Cardoso MJL, Costa FS, Muniz LMR, Melussi M, Valério MA. Marcadores séricos do metabolismo ósseo no hipertireoidismo em gatos. Ciência Rural. 2008;38:1368-74.
24. Ramsey IK, Tebb A, Harris E, Evans H, Herrtage E. Hyperparathyroidism in dogs with hyperadrenocorticism. J Small Anim Pract. 2005;46: 531-6.
25. Tomsa K, Glaus T, Hauser B, Fluckiger M, Arnold P, Wess G, Reusch C. Nutritional secondary hyperparathyroidism in six cats. J Small Anim Pract. 1999; 40:533-9.
26. Lustoza MD, Kogika MM, Lazaretti P, Mirandola RMS. Avaliação dos valores séricos do cálcio ionizado pelo método eletrodo seletivo em cães hígidos. Arq Bras Med Vet Zootec. 2005;57:177-80.

185 Hipotireoidismo Canino

Flávia G. Braz da Cruz, Flávia Maria Tavares Manoel

Introdução

O hipotireoidismo é um dos maiores desafios diagnósticos dentre as doenças endócrinas em pequenos animais. Se diagnosticado com precisão e tratado de maneira adequada, é uma condição que apresenta excelente prognóstico a longo prazo. No entanto, muitas vezes a doença é superdiagnosticada, devido à dificuldade na interpretação dos resultados de testes mais adequados para o diagnóstico. Soma-se a isso a ampla variação nas apresentações clínicas, que podem mimetizar diversas doenças endócrinas e não endócrinas. Consequentemente, a estimativa de prevalência do hipotireoidismo varia em estudos, mas o verdadeiro valor provavelmente situa-se entre 0,2 e 0,6% da população geral canina.[1]

Anatomia

Na espécie canina, a tireoide é composta de dois lobos localizados nas superfícies laterais da traqueia. O lobo direito encontra-se um pouco acima do esquerdo, muito próximo à superfície caudal da laringe, sem istmo de conexão entre os lobos.[2]

O tecido glandular é formado por um arranjo circular de células, chamado de folículo. As células que o compõem podem variar de colunares a cuboidais, dependendo, respectivamente, de maior ou menor estímulo do hormônio tireoestimulante (TSH). O lúmen folicular é preenchido pelo coloide, que é o principal reservatório de tireoglobulina. Essa é uma glicoproteína de alto peso molecular, contendo resíduos de iodotirosinas, que servem como precursores da síntese dos hormônios tireoidianos.[3]

Fisiologia

Os hormônios da tireoide são os únicos compostos orgânicos iodetados do organismo. Portanto, a única função do iodo ingerido se volta para a síntese dos hormônios tireoidianos.[4] O iodo absorvido pelo intestino na forma de iodeto (I^-) é transportado na circulação ativamente para a glândula tireoide. Na superfície luminal da célula folicular, o I^- é oxidado por uma peroxidase, chamada de tireoperoxidase. O iodeto oxidado reage com os resíduos tirosina da tireoglobulina, ligando-se na posição 3 e/ou 5 para formar a monoiodotirosina (MIT) e a di-iodotirosina (DIT). Esse processo, chamado de organificação, ocorre dentro de segundos na tireoglobulina luminal. A ligação de duas moléculas de DIT, formando T4, ou um MIT e um DIT, formando T3, ocorre na molécula de tireoglobulina.[5]

A tireoglobulina, produzida pelas células foliculares, é armazenada no interior do folículo. Esse estoque extracelular é necessário para a manutenção das taxas dos hormônios tireoidianos no sangue, que dependem da oferta de iodeto e da demanda metabólica de T3 e T4.[4]

Sob estímulo do TSH, a tireoglobulina é captada por endocitose pela membrana apical da célula. Os fagossomos se unem aos lisossomos, formando o fagolisossomo, nos quais várias proteases hidrolisam a tireoglobulina, liberando T3 e T4 na porção basal da célula, em direção ao sangue. Os aminoácidos MIT e DIT também são liberados e o iodo é removido por uma enzima, chamada de desiodinase. Esse iodo removido é reaproveitado na tireoide, constituindo um grande reservatório de iodo.[3]

Assim como a maioria dos hormônios lipofílicos, grande parte dos hormônios tireoidianos está ligada às proteínas carreadoras,[2] chamadas de globulina ligante de tiroxina, pré-albumina ligante de tiroxina (TBPA) e albumina,[2,5] além de certas lipoproteínas, como a lipoproteína de alta densidade L2 (HDL2). A globulina ligante de tiroxina é a proteína carreadora mais importante nos caninos, uma vez que tem alta afinidade por T4, apesar da baixa capacidade de transporte devido à baixa concentração sanguínea. Já a albumina tem baixa afinidade por T3 e T4, mas alta capacidade de transporte devido a sua alta concentração plasmática. A TBPA é específica para T4, sendo sua capacidade intermediária entre a globulina ligante de tiroxina e a albumina.[2] O hormônio ligado atuará como um grande reservatório, uma vez que ele vai se dissociando à medida que a fração livre no sangue vai sendo utilizada pelos tecidos.[3] No tecido, T3 penetra mais rápido nas células, sendo três a cinco vezes mais potente que T4.[6]

A síntese dos hormônios tireoidianos e a sua secreção estão reguladas por mecanismos extra (TSH) e intratireoidianos (autorregulação). O TSH é o principal regulador da atividade da tireoide, e resulta no aumento de sua secreção hormonal. Já os hormônios tireoidianos, por sua vez, regulam a secreção de TSH mediante um mecanismo de retroalimentação negativa. O ajuste do termostato da alça de retroalimentação é regulado pelo hormônio liberador da tireotropina (TRH) hipotalâmico.[3] Qualquer redução dos níveis de hormônios tireoidianos livres estimula a hipófise a produzir TSH, ao passo que o excesso desses hormônios reduz a secreção de TSH.[3]

A glândula tireoide é a glândula endócrina mais importante na regulação do metabolismo.[2] Os hormônios produzidos por ela estimulam a calorigênese, responsável pela regulação metabólica de todas as células do organismo; o crescimento; regulam a diferenciação e o metabolismo dos lipídios, incentivando seu catabolismo; estimulam o anabolismo de proteínas quando há dieta com fontes adequadas de energia e catabolismo proteico quando não há fonte de energia alimentar; regulam o metabolismo de carboidratos com efeito hiperglicemiante;[7] atuam na síntese de vitaminas e minerais e na secreção e na degradação de outros hormônios. São importantes no desenvolvimento fetal,[3] além de exercerem efeitos cronotrópicos e inotrópicos no coração[3,6] e atuam no centro respiratório, na eritropoese e nos ossos, onde estimulam tanto a formação quanto a reabsorção óssea. Em filhotes, têm ainda a função de estimular o desenvolvimento do sistema nervoso.[3]

Hipotireoidismo canino

O hipotireoidismo é uma doença multissistêmica,[8] que resulta do decréscimo da produção de tiroxina (T4) e tri-iodotironina (T3) pela glândula tireoide.[6] Como a produção desses hormônios é influenciada pela hipófise, pelo hipotálamo e pela própria tireoide, qualquer disfunção no eixo hipotalâmico-pituitário-tireoidiano pode acarretar o hipotireoidismo.[3]

Etiopatogenia

Hipotireoidismo primário

O hipotireoidismo é resultante, em mais de 95% dos casos, da perda progressiva do tecido tireoidiano funcional, o que caracteriza o hipotireoidismo primário.[8,9] Os dois tipos histológicos de alterações tireóideas predominantes nos cães são a tireoidite linfocítica e a atrofia folicular idiopática. Ambos levam a destruição progressiva da glândula e consequente deficiência na sua produção hormonal. Outros tipos descritos em cães incluem a hiperplasia de células foliculares, as causas iatrogênicas (tireoidectomia, fármacos antitireóideos e tratamentos com iodo radioativo), as neoplasias que levam à destruição glandular e, ainda, as causas congênitas, incluindo defeitos na formação física e funcional da glândula.[3]

A tireoidite linfocítica é caracterizada por destruição autoimune da tireoide[3] e corresponde a mais de 50% dos casos de hipotireoidismo.[10] O próprio organismo produz anticorpos contra as tireoglobulinas, a tireoperoxidase e os hormônios T3 e T4. Estudos revelam maior predisposição por determinadas raças de cães, o que sugere um padrão de herança genética, como cães Beagles e Borzóis.[3,6] Histologicamente, a glândula tireoide encontra-se infiltrada por linfócitos, plasmócitos e macrófagos, resultando em progressiva destruição glandular e, secundariamente, em fibrose. Os sinais da doença, no entanto, só aparecem quando mais de 75% da glândula foram destruídos.[3]

A atrofia folicular idiopática é caracterizada por perda progressiva de células foliculares, que são substituídas por tecido adiposo.[3,6,8] Devido à ausência de fibrose ou de mínima resposta inflamatória, não se sabe ao certo se a atrofia folicular é uma síndrome distinta ou o resultado final da tireoidite linfocítica.[6] Em um estudo recente, a média de idade de diagnóstico do hipotireoidismo foi maior em cães com suspeita de atrofia folicular, se comparados aos diagnosticados como portadores de tireoidite linfocítica, o que sugere que a atrofia idiopática seja o estágio final da tireoidite.[2]

Hipotireoidismo secundário

O hipotireoidismo secundário, que corresponde a menos de 5% dos casos, é definido pela diminuição da produção do TSH e, secundariamente, da secreção dos hormônios tireoidianos.[3,8] As principais causas são malformação congênita ou destruição da pituitária ou até mesmo sua supressão, normalmente causada por medicamentos ou outros hormônios, como os glicocorticoides.[3]

As malformações pituitárias, relatadas principalmente em cães da raça Pastor-alemão, são causadas, em sua maioria, por hipoplasia ou formação de uma bolsa de Rathke cística na hipófise anterior, comprometendo as células tireotróficas.[3] A bolsa de Rathke é formada, no período embrionário, por invaginação do ectoderma faringiano. Com o desenvolvimento fetal, essa bolsa levará à formação da adeno-hipófise e, com isso, seu tamanho ficará reduzido a uma fenda. Caso, nessa fenda, se forme um cisto, este comprimirá a adeno-hipófise, que sofrerá atrofia.[11]

Devido ao comprometimento da hipófise anterior, outros hormônios, notadamente o hormônio do crescimento (GH), podem ter sua produção diminuída, resultando em nanismo. Caso apenas o TSH esteja diminuído, mas a secreção do GH normal, o animal desenvolverá cretinismo.[3]

Hipotireoidismo terciário

O hipotireoidismo terciário, resultado da deficiência da produção do TRH, até hoje não foi relatado em cães.[8] As causas da baixa produção de TRH são defeitos congênitos, destruição das células produtoras de TRH e defeito na molécula de TRH ou na interação do receptor TRH-TSH.[3]

Incidência

O hipotireoidismo ocorre, principalmente, em cães de meia-idade, tendo cerca de 30% dos cães entre 4 e 6 anos.[3]

Embora quase todas as raças possam desenvolver hipotireoidismo, os cães puros são os mais comumente afetados, refletindo, em parte, a influência genética no desenvolvimento da doença.[12] As raças descritas como predispostas são Dobermann Pinscher, Golden Retriever, Labrador, Cocker Spaniel, Schnauzer miniatura, Teckel, Setter Irlandês, Boxer, Beagle, Borzói e Dogue-alemão. No entanto, a popularidade por determinadas raças pode influenciar a percepção do veterinário, que pode ou não estar correta. Nas raças de maior predisposição, a doença pode ser diagnosticada mais precocemente, em torno de 2 anos de idade.[8]

Até o momento, não parece haver predisposição sexual.[3]

Manifestações clínicas

Os sintomas do canino hipotireóideo são insidiosos, geralmente não específicos e raramente patognomônicos da doença, o que torna de extrema importância o diagnóstico preciso da hipofunção tireoidiana por meio de dosagem hormonal.[13] Além de variadas, essas alterações clínicas podem ser mais específicas, de acordo com as raças, como sinais dermatológicos serem predominantes em algumas raças e, em outras, serem mais evidentes alterações neuromusculares.[3] Sendo insidiosos, os sinais metabólicos, em especial, podem não estar evidentes na história clínica do animal, uma vez que os proprietários se adaptam às mudanças do animal, muitas vezes só as notando depois de iniciado o tratamento.[14]

Os sinais metabólicos observados incluem letargia, retardo mental, intolerância ao exercício[15] e propensão ao ganho de peso, sem aumento do apetite e da ingestão de alimento.[8,16] Cerca de 40% dos hipotireóideos são obesos, mas muitos desses obesos também são superalimentados.[6] A intolerância ao frio é outro sinal clínico bastante comum, uma vez que há dificuldade em manter a temperatura corporal constante. No entanto, em um estudo envolvendo 108 cães hipotireóideos, foi observada letargia em apenas 11% e menos de 10% dos cães apresentavam obesidade ou intolerância ao frio, o que comprova a dificuldade do veterinário em reconhecer as alterações metabólicas durante o atendimento de rotina.[3]

As dermatoses hormonais perfazem até 15,6% de todas as dermatopatias, sendo os maiores percentuais (61,7%) decorrentes do hipotireoidismo.[9] Não é para menos que os sinais dermatológicos são considerados os sintomas mais comuns no hipotireóideo,[14] aparecendo em mais de 85% dos cães doentes.[17] Aproximadamente 25% dos animais acometidos apresentam alopecia simétrica bilateral (Figura 185.1).

Como o hormônio tireoidiano estimula a fase anagênica do folículo piloso, sua deficiência leva ao retardo do início dessa fase e, consequentemente, à retenção dos pelos na fase telogênica ou de descanso.[6] Esses pelos são facilmente epiláveis, principalmente em áreas de fricção, como na parte ventral do tórax, do pescoço e da cauda, ficando em aspecto de "cauda de rato", e o crescimento torna-se difícil após a tosa.[3,17] A cabeça e as extremidades costumam ser poupadas.[6] Apesar de a alopecia simétrica endócrina não causar prurido, este pode aparecer em consequência de infecção secundária, seja por bactérias ou por *Malassezia* sp., demodiciose e seborreia (Figura 185.2).[3,6,14] A diminuição dos ácidos graxos cutâneos e da prostaglandina E_2 e a atrofia sebácea predispõem a hiperqueratose e seborreia seca e, consequentemente, a pelo sem brilho.[18] As mudanças na produção sebácea são comuns, resultando em ressecamento, oleosidade ou dermatite seborreica.[6] A seborreia é um achado clínico importante, uma vez que em muitos hipotireóideos esse é o primeiro sinal dermatológico.[17] Devido a essas mudanças, é comum o aparecimento de otite ceruminosa, comedões e hiperpigmentação, especialmente em áreas sem pelo, axilas e região inguinal. O mecanismo de desenvolvimento da hiperpigmentação é desconhecido, mas pode estar relacionado com menor fluxo sanguíneo e/ou baixa temperatura cutânea.[18] Apesar de a alopecia endócrina não pruriginosa não ser patognomônica de hipotireoidismo, Nelson e Couto (2006) consideram esse diagnóstico bastante provável em um paciente que também apresente letargia, ganho de peso, ausência de poliúria e polidipsia.[19]

Em casos mais avançados, ocorre o espessamento da pele devido ao acúmulo de glicosaminoglicanos, chamado de mixedema, que comumente acomete pálpebras, testas e bochechas.[6] Essa alteração no hipotireóideo recebe o nome de "fácies trágica".[8,17] Alguns cães apresentam alterações físicas, como rosto e focinho mais largos, que mimetizam acromegalia. Em estudo de Diaz-Espineira *et al.* (2008), pode-se comprovar que cães hipotireóideos têm concentrações elevadas de GH em resposta ao aumento da secreção de TRH, ao contrário de cães eutireóideos. Isso pode explicar essas alterações físicas encontradas em pacientes hipotireóideos (Figura 185.3).

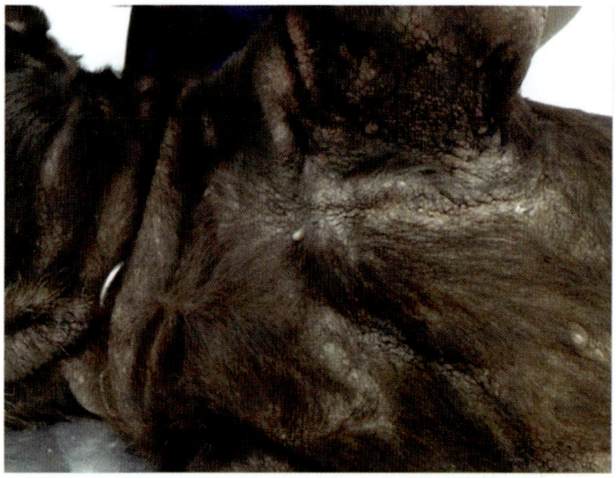

Figura 185.2 Hiperpigmentação e hiperqueratose em animal com malasseziose e hipotireoidismo.

As alterações neuromusculares no hipotireóideo são descritas tanto em humanos quanto nos cães.[16] Nos últimos anos, parece ter havido crescente conscientização dos sintomas neurológicos em cães com hipotireoidismo. Não ficou claro se isso é referente ao verdadeiro aumento na incidência ou mais provavelmente um aumento no índice de suspeita da endocrinopatia nesses casos. Nos seres humanos, as anormalidades cliniconeurológicas são relatadas em 75% dos doentes humanos com hipotireoidismo. A menor incidência de sintomas clínicos neuromusculares associados a essa doença pode refletir a reduzida detecção de mais anormalidades neurológicas nas espécies.[20]

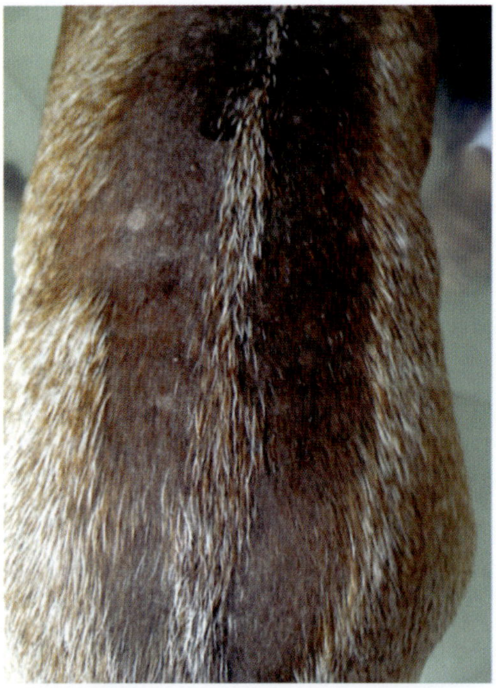

Figura 185.1 Alopecia simétrica bilateral em canino Teckel com hipotireoidismo.

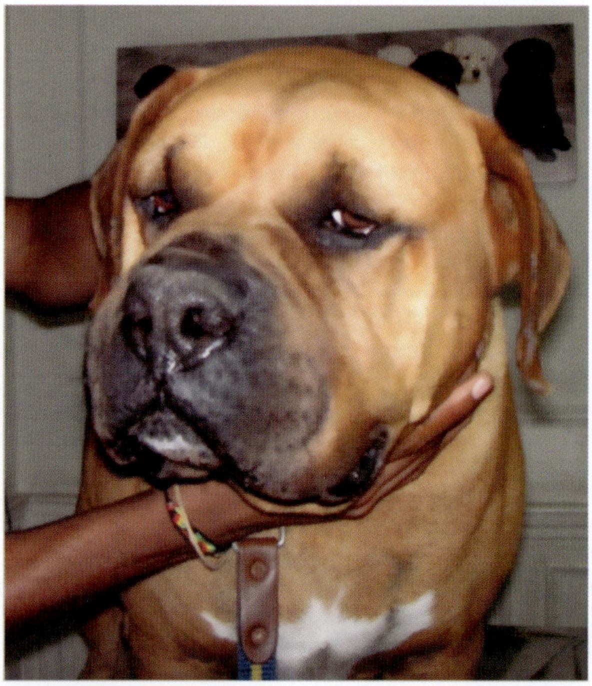

Figura 185.3 Mixedema de face e focinho mais largo em cão da raça Boxer com hipotireoidismo.

A maioria das anormalidades neuromusculares centrais e generalizadas é provavelmente um reduzido transporte adicional devido à falha da bomba de sódio-potássio.[20] As alterações no sistema nervoso central ocorrem, principalmente, devido a acúmulo de mucopolissacarídios no perineuro e no endoneuro, aterosclerose ou grave hiperlipidemia.[3] Os sintomas mais comuns incluem convulsões, ataxia, andar em círculo,[18] hemiparesia, hipermetria e nistagmo,[14] que geralmente aparecem com os sinais vestibulares ou com a paralisia do nervo facial.[3] As polineuropatias associadas ao hipotireoidismo são causadas por metabolismo neuronal alterado, desmielinização e axonopatia, além de possível compressão causada por mixedema envolvendo a medula espinal e os nervos periféricos.[16] Os sintomas relacionados com a neuropatia periférica incluem paralisia do nervo facial, fraqueza, paresia, tetraparesia e dismetria, associada à hiporreflexia ou à atrofia muscular.[14]

Alterações clínicas, como megaesôfago, paralisia de laringe e miastenia *gravis*, já foram descritas em cães, no entanto a relação entre essas doenças e o hipotireoidismo é controversa, primeiramente pela dificuldade em se comprovar que a falta dos hormônios tireoidianos as causou,[14,18] mas também porque o tratamento do hipotireoidismo foi incapaz de melhorar o quadro clínico desses animais.[3,6]

A apresentação clínica mais grave do hipotireoidismo é o coma mixedematoso, uma complicação rara do hipotireoidismo avançado que provoca graves alterações na consciência e apresenta risco de morte.[21] Os sintomas encontrados são coma ou estupor, com séria incapacidade mental, controle anormal da temperatura corporal e supressão cardiovascular e respiratória. A maioria desses casos foi relatada em Doberman Pinschers.[21] Geralmente os cães afetados apresentam hipotireoidismo durante longos períodos prolongados, e o coma pode ser o resultado final da doença.[20]

São raras as alterações gastrintestinais associadas ao hipotireoidismo. Quando existem, manifestam-se como constipação intestinal, que ocorre devido à diminuição de movimentos peristálticos, e diarreia.[18]

As alterações reprodutivas nos hipotireóideos aparecem, uma vez que os hormônios tireoidianos são necessários para a secreção normal de hormônios foliculoestimulante (FSH) e luteinizante (LH).[3] Os machos hipotireóideos apresentam perda de libido, oligospermia, azoospermia e atrofia testicular. No entanto, essas alterações são incomuns no animal acometido.[6,16] Nas fêmeas, o hipotireoidismo predispõe ao aumento do intervalo interestro e à dificuldade em desenvolver ciclo estral, cios silenciosos ou com sangramento estral prolongado,[17] aborto espontâneo e nascimento de filhotes menores que o normal.[6,17] No entanto, todas essas alterações não são comuns em cadelas.[6,14] Assim como nas mulheres, o aumento do TRH em cadelas pode elevar secundariamente a produção de prolactina, ocorrendo, consequentemente, ginecomastia e galactorreia inapropriadas.[14,17] Essas alterações ocorrem em aproximadamente 25% das cadelas em anestro acometidas por hipotireoidismo.[6]

Os sintomas relacionados com o sistema cardiovascular incluem bradicardia, decréscimo dos efeitos cronotrópicos do miocárdio e aumento do tamanho ventricular,[22] que são atribuídos aos efeitos diretos da falta dos hormônios tireoidianos no miocárdio. Acredita-se que a bradicardia possa também ser consequência do baixo consumo de oxigênio.[17] As arritmias, incluindo o bloqueio atrioventricular de primeiro grau e a fibrilação atrial, também podem ocorrer.[14] Essas alterações no sistema circulatório contribuem para o decréscimo do débito cardíaco, devido ao aumento da resistência vascular sistêmica, ao decréscimo do volume vascular[17] e à aterosclerose.[3] As alterações vistas no eletrocardiograma, como ondas P e R menores que o normal[3,8,22] e inversão da onda T,[16] assim como o aumento do diâmetro ventricular esquerdo visibilizado no ecocardiograma, são achados comuns.[3,22] Apesar de o hipotireoidismo levar a alterações visíveis no ecocardiograma, raramente ocorre insuficiência cardíaca,[17] uma vez que essas alterações são reversíveis com o tratamento.[16] A ecocardiografia pode identificar diminuição na contratilidade cardíaca, em geral discreta e assintomática, mas que pode se tornar relevante durante um procedimento cirúrgico requerendo anestesia prolongada e fluidoterapia agressiva.[19] Comumente são encontrados pacientes com hipotireoidismo e cardiomiopatia dilatada, mas até hoje não existem provas claras de relação causal, e o principal fator é que as raças predispostas sejam semelhantes para ambas as doenças. No entanto, a redução da contratilidade miocárdica é documentada em cães hipotireóideos, com melhora após tratamento adequado para a endocrinopatia.[20]

As alterações de coagulação descritas em humanos se dão por deficiência dos fatores VIII e IX e do fator de von Willebrand, redução da adesão plaquetária e aumento da fragilidade capilar.[3] Nos cães, no entanto, trabalhos recentes sugerem que o hipotireoidismo não induza nenhuma dessas deficiências.[8,14]

As alterações oftálmicas geralmente ocorrem secundariamente à hiperlipidemia e incluem lipidose corneal, ulceração de córnea, uveíte anterior, efusão lipídica no humor aquoso, glaucoma secundário, lipemia retinal e deslocamento de retina.[15]

As mudanças de comportamento estão relacionadas com as alterações neurocomportamentais, como agressividade, submissão, timidez, medo, excitabilidade, passividade, irritabilidade e temperamento instável,[3,16] mas não se consegue fazer uma associação direta dessas alterações em cães hipotireóideos testados.[17]

Devido ao fato de os sintomas do hipotireoidismo serem muito inespecíficos e difusos, o diagnóstico diferencial se torna difícil e frequentemente a doença é erroneamente diagnosticada.[15]

▪ Diagnóstico

Para o diagnóstico correto do hipotireoidismo, torna-se necessário que os dados da anamnese, do exame físico e dos exames laboratoriais de rotina sejam aliados às determinações dos níveis hormonais, que indicarão hipofunção glandular. Em síntese, as determinações hormonais são essenciais para a identificação das endocrinopatias, de modo a possibilitar um diagnóstico preciso e, consequentemente, estabelecer a conduta terapêutica mais adequada.[13]

Procedimentos laboratoriais de triagem

O hemograma pode revelar anemia normocítica normocrômica arregenerativa em cerca de 30% dos hipotireóideos.[8,14,17] Apesar de ainda não completamente elucidado, especula-se que essa anemia seja causada pelo decréscimo do consumo de oxigênio, o que leva à diminuição da produção de eritropoetina[16] e ao aumento na concentração de 2,3-difosfoglicerato nos eritrócitos. Esses fatores diminuem a demanda da produção de eritrócitos.[3] Outros tipos de anemia comuns nos seres humanos hipotireóideos, relacionados com doença autoimune e deficiência de cobalamina, folato e ferro, não são relatados em cães.[17]

A anormalidade bioquímica mais comum é a hipercolesterolemia em jejum,[13] achado laboratorial em aproximadamente 75% dos pacientes,[3] seguida tanto de hiperlipidemia quanto de hipertrigliceridemia. A hipercolesterolemia ocorre em virtude do decréscimo do metabolismo do colesterol, da redução da utilização e do concomitante aumento da produção hepática. Devido ao decréscimo do metabolismo, ocorre redução tanto na excreção do colesterol quanto na conversão dos lipídios em ácidos biliares.[14]

No entanto, hipercolesterolemia e hipertrigliceridemia podem estar relacionadas com outros distúrbios não tireoidianos, como dieta rica em gordura, hiperadrenocorticismo, diabetes *mellitus*, síndrome nefrótica, dislipoproteinemia primária e distúrbios de colestase.[4]

A creatinoquinase (CK) foi há algum tempo referida como alteração comum no hipotireóideo, devido a uma "miopatia hipotireoidiana". No entanto, estudos de cães com hipotireoidismo, com e sem miopatias, não encontraram nenhuma relação com as concentrações de CK. Em um estudo de Dixon *et al.*,[20] 35% dos cães hipotireóideos apresentaram aumento de CK, porém cães eutireóidieos com sintomas semelhantes também apresentaram o mesmo aumento de CK em 35% dos casos. Portanto, a atividade da CK circulante parece ter pouco ou nenhum valor no diagnóstico da doença.[23]

Apesar de seres humanos hipotireóideos apresentarem valores aumentados de frutosamina, pouco se sabe a respeito do comportamento da frutosamina em cães com a mesma doença. Os valores aumentados de frutosamina em pacientes hipotireóideos ocorrem devido à redução no *turnover* proteico, em vez de qualquer alteração no controle glicêmico.[20] Em um estudo de Dixon *et al.*,[20] após a exclusão de diabetes *mellitus*, a frutosamina apresentava especificidade para o diagnóstico de hipotireoidismo maior que 80%. Nesses pacientes, o valor da frutosamina encontra-se próximo ao limite máximo do valor de referência (aproximadamente 300 μmol/ℓ) em vez de nitidamente acima desse limite.[25] Portanto, a frutosamina pode ser útil no rastreio de hipotireoidismo em pacientes não diabéticos.[20]

Testes de função da glândula tireoide

A função da glândula tireoide pode ser determinada tanto pelas concentrações basais dos hormônios tireoidianos quanto por testes que avaliam resposta da glândula a determinados estímulos.[3]

Concentração sérica basal de T4 total

Como toda a T4 encontrada na circulação deriva da glândula tireoide, é muito importante a mensuração dos níveis desse hormônio na avaliação da função tireoidiana. A técnica mais eficiente na mensuração dos níveis de T4 total (T4T), que é a soma da porção ligada às proteínas à fração livre no plasma, é o radioimunoensaio. A concentração de hormônio tireoidiano é calculada com base em uma curva padrão. No entanto, em um animal apresentando altos valores de anticorpos anti-T4 devido à tireoidite linfocítica, pode-se encontrar um falso-negativo, uma vez que esses anticorpos do animal se ligarão ao hormônio marcado, levando a baixa radioatividade no tubo de ensaio após a separação do anticorpo ligado ao hormônio marcado.[3]

A mensuração de T4T é rotineiramente utilizada como um teste de triagem na investigação do hipotireoidismo,[23,24] tendo 90% de sensibilidade caso esteja associada a sinais e sintomas clínicos e laboratoriais compatíveis com a doença.[23] No entanto, essa dosagem hormonal sofre interferência de uma série de doenças não tireoidianas e de certos medicamentos, como glicocorticoides e anticonvulsivantes,[24] que ocasionam a diminuição das concentrações hormonais para baixo dos valores de referência,[3] levando a um diagnóstico falso de hipotireoidismo. Geralmente, quanto menor a dosagem de T4 total, maior a probabilidade de o animal apresentar hipotireoidismo.[3,23]

O valor de referência para T4T depende de diversos fatores, como o conjunto de reagentes empregados na metodologia (*kit* laboratorial) e a técnica utilizada no laboratório. O valor utilizado na maioria dos laboratórios encontra-se entre 10 e 35 ng/mℓ (12,9 - 45 nmol/ℓ)[3] ou entre 15 e 36 ng/mℓ (19,3 - 46,3 nmol/ℓ).[6] Essa divergência com relação aos valores mínimos depende de se o objetivo é obter maior sensibilidade ou maior especificidade,[3,26] ou seja, se o laboratório utilizar o valor mais baixo (10 ng/mℓ), aumenta-se o risco de um animal hipotireóideo não ser diagnosticado (falso-negativo), o que leva à queda da sensibilidade. Da mesma maneira, ao utilizar o valor de 15 ng/mℓ, a especificidade ficará prejudicada, pois um animal eutireóideo sadio encontrava-se com valores de T4T abaixo de 15 ng/mℓ.

Fatores como hemólise, armazenamento prolongado, congelamentos e descongelamentos repetidos não interferem na dosagem de tiroxina, se acondicionada em tubos plásticos. O soro dos animais suspeitos pode ser armazenado nesses tubos por até 8 dias, em temperatura ambiente, e 5 dias, em temperatura de 37°C. No entanto, o uso de tubos de vidro, aliado à temperatura de 37°C, resultou no aumento nas concentrações de T4T, se comparadas às análises a –20°C nos mesmos recipientes e em tubos plásticos a 37°C.[27] Existem ainda variações diurnas na concentração dos hormônios tireoidianos no cão, de modo que a melhor hora do dia para se diferenciar um cão hipotireóideo de um eutireóideo seria próximo ao meio-dia, quando a concentração de TSH alcança seu pico em cães normais.[3]

Os laboratórios que realizam as dosagens séricas dos hormônios tireoidianos em seres humanos não podem lançar mão da mesma metodologia para determinação acurada das concentrações dos hormônios tireoidianos caninos, uma vez que os níveis séricos normais de T4 canino equivalem a um terço a um quarto dos níveis encontrados em seres humanos. Isso imporá o uso de uma curva de padronização diferente para a faixa normal-baixa de cães. Há necessidade de validação dos testes, porque as proteínas séricas de ligação diferem entre as espécies, e esse aspecto poderá interferir no procedimento de radioimunoensaio usado.[4]

Outro método que pode ser utilizado na dosagem da tiroxina é o imunoensaio enzimático (ELISA), já muito empregado nos seres humanos. A técnica de ELISA não sofre interferência de hemólise nem de elevadas concentrações de triglicerídio, além de ser menos suscetível à interferência dos anticorpos, uma vez que a técnica utiliza anticorpos monoclonais; já o radioimunoensaio utiliza anticorpos policlonais.[3]

O teste de *in-house* ELISA (Snap T4 test kit® e VetTest Snap Reader®; IDEXX Laboratories Inc., Westbrooke, ME) é vantajoso, por ser um método rápido, prático e econômico. No entanto, existem divergências com relação a sua sensibilidade.[3]

Existem também vários produtos criados por imunoensaios alternativos, como o fluorimunoensaio, que se torna uma opção para diagnóstico de hipotireoidismo.[13]

Concentração sérica basal de T4 livre

T4 livre (T4L) corresponde a 0,1% de T4, que não está ligada às proteínas plasmáticas[8,9] e pode ser mensurada tanto pela técnica de radioimunoensaio quanto pela modificada de diálise de equilíbrio ou ultrafiltração. A mensuração de T4L reflete melhor a função da glândula tireoide, pois, além de o eixo pituitário-tireoidiano priorizar a manutenção dos níveis normais desse hormônio,[9] ele é que irá atuar diretamente nas células.[23]

O princípio da técnica de diálise é separar T4 livre, tanto das proteínas plasmáticas quanto de T4 ligada às proteínas, antes de mensurá-la.[28]

O método de diálise de equilíbrio não sofre a interferência dos autoanticorpos nem da concentração de proteínas circulantes no soro do paciente,[28] sendo por isso considerado o mais preciso na determinação de T4 livre.[14] T4 livre por diálise é um teste mais específico que T4 total, entretanto a associação de T4 total e de T4 livre por diálise confere maior especificidade do que se utilizados isoladamente.[29]

As desvantagens do uso da diálise de equilíbrio são o alto custo, a demora na execução e a dificuldade de ser implantada pelos laboratórios convencionais.[6,23,24] A acurácia de T4L por diálise é maior que 90%, já a de T4T situa-se entre 75 e 85% e varia de 65 a 75% em T4L. Além disso, as mesmas desvantagens apresentadas por T4T por radioimunoensaio podem ser encontradas em T4L por radioimunoensaio.[3]

T4 livre bifásica ("DiaSorin two steps") é uma nova técnica de mensuração de T4 livre que utiliza dois períodos de incubação (37°C por 20 min e depois temperatura ambiente por 1 h) para separar a fração de T4 livre da T4 ligada às proteínas. Em seguida, T4 livre é mensurada pela técnica de radioimunoensaio.[30]

As condições de armazenamento podem interferir nas concentrações de T4L. O congelamento do plasma a –20°C leva ao aumento das concentrações desse hormônio se comparadas ao soro do mesmo animal na mesma temperatura, ao passo que o acondicionamento em tubos de vidro interfere nas dosagens quando armazenadas à temperatura de 37°C. Da mesma maneira que T4T, caso o soro do paciente esteja em tubos plásticos, a amostra poderá ser enviada ao laboratório, sem necessidade de refrigeração, no prazo de 5 dias após a coleta.[27]

Concentração sérica basal de T3 total

T3 total (T3T) é a soma da fração ligada às proteínas plasmáticas à fração livre no plasma. A técnica mais utilizada pelos laboratórios comerciais é a de radioimunoensaio, na qual o valor de referência situa-se entre 0,8 e 1,5 ng/dℓ. Os anticorpos anti-T3 são encontrados em maior quantidade na circulação, por isso interferem na dosagem sérica de T3 de maneira mais acentuada que os anticorpos anti-T4 o fazem na dosagem de T4T em cães com tireoidite linfocítica.[3]

A dosagem de T3 sérica não é importante no diagnóstico do hipotireoidismo canino, uma vez que estudos comprovaram que as médias de T3T em cães sadios, hipotireóideos e eutireóideos doentes são muito próximas.[3] T3 não avalia a função tireoidiana, já que a maioria da T3 circulante é produzida em tecidos extratireoidianos, pela desiodinação de T4. Além disso, no cão hipotireóideo, sob o estímulo excessivo do TSH devido à diminuição do mecanismo de *feedback* negativo, a glândula tireoide opta por produzir T3 em detrimento de T4[14] e a desiodinação de T4-T3 encontra-se aumentada.[3] Portanto, em 90% dos hipotireóideos pode-se encontrar uma concentração normal de T3.[31]

Concentração sérica basal de T3 livre

T3 livre (T3L) deriva da desiodinação pela enzima 5′-desiodinase de T4L nos tecidos periféricos e, em menor concentração, na glândula tireoide. A técnica de radioimunoensaio pode ser utilizada em cães, tendo como valores de referência entre 2,5 e 6 pg/mℓ. No entanto, a sensibilidade e a especificidade do teste ainda não foram definidas em cães, assim como a utilidade desse exame no diagnóstico de hipotireoidismo. Na verdade, os mesmos problemas apresentados na dosagem de T3T se aplicam a T3L, inviabilizando seu uso.[3]

Concentração sérica basal de T3 reversa

T3 reversa (T3R) é um produto biologicamente inativo derivado da desiodinação da tiroxina, mediante a enzima 5-desiodinase, formado em momentos de baixo metabolismo tireoidiano. A maior parte de T3R é produzida dentro das células a partir de T4; a outra parte é secretada pela tireoide. Sua dosagem é feita pela técnica de radioimunoensaio, entretanto as vantagens dessa dosagem ainda não foram elucidadas nos cães. Teoricamente, T3R estaria em baixa concentração no hipotireóideo, ao passo que estaria normal ou aumentada em eutireóideos doentes ou que estivessem usando determinados medicamentos, mesmo que neles detectássemos baixas T4T e T4L.[3] Infelizmente, poucos estudos em cães com T3R revelaram que esta se encontra aumentada em cães que apresentam doenças não tireoidianas, entretanto esses mesmos trabalhos não avaliaram os eutireóideos sadios e os hipotireóideos.[31] Soma-se a isso o fato de estudos humanos comprovarem que existe sobreposição de valores entre eutireóideos sadios e doentes e hipotireóideos.[3]

Concentração sérica basal de TSH canino

A dosagem do TSH é a análise hormonal mais precisa no diagnóstico de hipotireoidismo humano, uma vez que favorece o diagnóstico até mesmo em estágio subclínico.[14] No entanto, essa análise no cão tem deixado a desejar, pois aproximadamente 20 a 40% dos hipotireóideos apresentam-se com TSH dentro dos limites normais.[8,14,32] As razões mais plausíveis para as concentrações de TSH estarem normais nos animais doentes seriam o hipotireoidismo secundário, a supressão devido à ação de fármacos ou doenças concomitantes, a dificuldade de se detectarem as isoformas do TSH circulante por essa técnica[6,24,32,33] e o decréscimo na produção de TSH pela pituitária no hipotireoidismo crônico.[32,33] Esse fato ocorre devido à exaustão das células tireotróficas hipofisárias, uma vez que elas passam a produzir exageradamente o TSH na falta do mecanismo de *feedback* negativo.[3] Outro fator a ser considerado é o fato de esse hormônio ter secreção pulsátil em cães hipotireóideos.[32] Da mesma maneira, o aumento de TSH em eutireóideos pode ocorrer. As principais causas desse aumento são a recuperação de uma doença que leve à queda do hormônio tireoidiano (eutireóideo doente) de modo compensatório e ao uso de substâncias que potencialmente aumentam as concentrações de TSH, especialmente aquelas que suprimem a produção de T4, como as sulfonamidas. Em alguns casos de aumento de TSH, o animal pode estar em um estágio muito inicial do hipotireoidismo, em que ainda não exista baixa dos hormônios tireoidianos nem sintomas evidentes da doença.[24]

A especificidade do teste é baixa se comparada às dosagens de T4L e T4T. Quando a tireotropina é associada a T4T, aumenta-se a acurácia do diagnóstico,[14] que fica em torno de

90%.[3] Entretanto, a dosagem única de T4L por diálise, devido a sua alta sensibilidade, mostrou-se mais precisa na detecção do hipotireoidismo do que se associada ao TSH.[14]

Devido ao fato de a análise do TSH canino ser de baixa sensibilidade e baixa especificidade, a dosagem de tireotropina deve ser analisada com T4T ou T4L, de modo a aumentar a acurácia do diagnóstico. Além disso, nunca deve ser utilizada como teste único na confirmação do hipotireoidismo.[23,34]

Teste de estimulação por TSH

Esse teste tem como objetivo estimular a atividade da tireoide mediante estímulo pelo TSH exógeno, sendo capaz de diferenciar o hipotireóideo do eutireóideo nos casos de baixa concentração hormonal no soro do paciente.[3] Apesar de essa análise ser considerada a análise padrão no diagnóstico do hipotireoidismo, diversos fatores impedem sua utilização, como o alto custo do TSH, a dificuldade na sua obtenção[8] e a possibilidade de reações indesejáveis no animal durante o procedimento.[6]

O TSH utilizado pode ser tanto o bovino como o recombinante humano, e existem diversos protocolos estabelecidos na literatura. O tipo de teste mais utilizado consiste na dosagem de T4T basal, seguida da aplicação de 0,1 U/kg de TSH bovino (máximo de 5 U), por via intravenosa. Uma nova coleta de sangue para análise de T4T é feita 6 h após a aplicação. O resultado esperado no hipotireóideo é que tanto a primeira quanto a segunda dosagem estejam abaixo de 1,5 μg/dℓ. Já no eutireóideo, a segunda dosagem estará acima de 3 μg/dℓ.[6]

Podem ocorrer resultados inconclusivos quando T4T pós-TSH encontra-se entre 1,5 e 3 μg/dℓ. Razões para esse fato incluem hipotireoidismo em fase inicial e casos de supressão de função tireoidiana como resultado de uma doença concomitante ou de certos medicamentos.[3]

Teste de estimulação por TRH

O teste de estimulação por TRH tem como objetivo fazer a diferenciação entre o hipotireoidismo primário e o secundário, uma vez que os pacientes acometidos por disfunção tireoidiana apresentarão produção excessiva de TSH, enquanto os hipotireóideos secundários não respondem à administração do TRH.[6] Além disso, o teste pode ser também utilizado na diferenciação entre o hipotireóideo e o eutireóideo doente.[3]

Apesar de o teste de estimulação por TRH ter menor custo que o de TSH, a grande dificuldade em se conseguir o hormônio inviabiliza o teste. Além disso, o teste de estimulação por TSH produz resultados mais confiáveis do que o teste no qual se utiliza o TRH.[3] A utilização desse teste como diagnóstico é insatisfatória, uma vez que estudos em cães comprovam que T4T e TSH não aumentam consideravelmente se comparados ao mesmo teste em eutireóideos.[6,8] Entretanto, uma resposta normal na produção de T4 confirma a ausência da doença.[14]

De acordo com Diaz-Espineira *et al.*, a administração de TRH em pacientes hipotireóideos primários eleva as concentrações plasmáticas de GH, possivelmente devido a um resultado na transdiferenciação das células somatotróficas pituitárias em tirosomatotróficas.

Testes para avaliação da tireoidite linfocítica

Os testes para avaliação da tireoidite linfocítica visam detectar anticorpos anti-T3, anti-T4 e antitireoglobulina (anti-Tg) no soro de cães que apresentam tireoidite linfocítica, além de servirem como possíveis testes de triagem nos casos de hipotireoidismo ligados à herança genética.[3] É importante, também, nos casos de resultados de T4 total ou livre normais a aumentados, uma vez que esses anticorpos podem interferir na técnica de radioimunoensaio.[8]

A detecção dos anticorpos contra tireoglobulina (anti-Tg) é considerada um teste sensível e específico para o diagnóstico da tireoidite linfocítica em cães, principalmente nos casos iniciais da doença. Cerca de 50% dos hipotireóideos apresentam esses anticorpos, que são mensurados pela técnica de ELISA.[3]

Apesar disso, as dosagens dos anticorpos anti-Tg não podem ser usadas como indicadores da função tireoidiana e, muito menos, utilizadas como diagnóstico único da doença, considerando-se que resultados falso-positivos podem ocorrer em 13% dos eutireóideos, uma vez que essa porcentagem aumenta nos casos de outras doenças autoimunes e endócrinas. Soma-se a isso o fato de que a tireoidite subclínica pode permanecer por muito tempo antes de evoluir para a hipofunção da tireoide ou pode até mesmo não ocorrer a progressão da doença.[6] A vacinação de rotina pode ser um dos fatores que desencadeia as doenças autoimunes, entre elas a tireoidite linfocítica. Estudos comprovam que a vacina, principalmente a antirrábica, pode induzir respostas imunes a diversos constituintes proteicos da vacina, e esses anticorpos formados podem sofrer reação cruzada com as proteínas do hospedeiro, agindo, portanto, como autoanticorpos. Todavia, a relação entre a vacinação e as doenças autoimunes, até mesmo em humanos, ainda é muito pouco descrita.[35]

Os anticorpos contra os hormônios tireoidianos também são utilizados como indicadores da tireoidite linfocítica e geralmente estão associados aos anticorpos anti-Tg.[3] Tanto a tiroxina quanto a tri-iodotironina são haptenos e, por si sós, não são considerados antigênicos. A tireoglobulina é a proteína capaz de provocar o estímulo antigênico. Como T3 e T4 estão ligadas a ela, os anticorpos contra eles conseguem ser formados.[36]

Em estudo recente, os anticorpos contra T3 e T4 foram detectados em 6,3% de 287.948 cães hipotireóideos. Os anticorpos anti-T4 foram encontrados em 1,66% das amostras, ao passo que 5,67% dos cães apresentaram os anti-T3.[36] Não se sabe ao certo o motivo da maior incidência desses anticorpos nos hipotireóideos, mas isso justifica, mais uma vez, porque a dosagem de T3T não é confiável.[3] Os cães jovens (entre 2 e 4 anos), de médio e grande portes, e as fêmeas apresentam maior incidência dos anticorpos contra os hormônios tireoidianos. A relação inversa entre eles e a idade podem estar relacionadas com a progressão da doença. Como o antígeno que leva à formação de anticorpos é a tireoglobulina, uma eventual atrofia da glândula resulta em baixa concentração de Tg e, consequentemente, de resposta imunomediada.[36] As dosagens dos autoanticorpos também são importantes nos casos em que T3 e T4 por radioimunoensaio encontram-se normais a aumentadas em pacientes que apresentam sintomas compatíveis com hipotireoidismo.[8]

Da mesma maneira que a dosagem dos anticorpos anti-Tg, os anticorpos anti-T3 e anti-T4 não podem ser utilizados na avaliação da resposta inflamatória nem na detecção da extensão da lesão tireoidiana, muito menos ainda como indicador da função tireoidiana. Cães hipotireóideos podem ser negativos, ao passo que os eutireóideos podem apresentar autoanticorpos.[3]

Imagens nucleares

Poucos estudos avaliam o uso da cintigrafia no diagnóstico do hipotireoidismo canino. Marcadores tireoidianos, como a radiodina e o tecnécio, são injetados no animal, de modo a analisar o tamanho, a forma e a localização do tecido tireoidiano. Apesar de a técnica não avaliar a função tireoidiana, ela é útil na diferenciação entre o hipotireóideo, o eutireóideo sadio e o eutireóideo doente. Os cães hipotireóideos não apresentam acúmulo ou apresentam forma muito pequena do tecnécio na glândula, além de esta apresentar-se muitas vezes menor que o normal.[6] Esse método é raramente utilizado devido à disponibilidade limitada, à exposição do paciente e de profissionais a material radioativo e à segurança necessária do procedimento.[3]

Biopsia de tireoide

Apesar de raramente feita, a biopsia de tireoide é capaz de diferenciar as manifestações primária e secundária de hipotireoidismo. Devido à localização da tireoide nos cães, o procedimento deve ser cirúrgico e, portanto, devem ser estudados os riscos. A citologia, feita pela técnica de aspiração por agulha fina, não é recomendada devido à dificuldade de coletar uma amostra representativa e sem contaminação por sangue.[3]

Os achados histológicos da glândula tireoide no hipotireoidismo primário são representados pela perda dos folículos ou pela infiltração de agregados linfocíticos, com destruição das células foliculares. O hipotireoidismo secundário apresenta os folículos tireoidianos bastante distendidos por coloide e revestidos por células epiteliais achatadas.[3]

Infelizmente a análise histológica nem sempre é esclarecedora, principalmente quando os sintomas e os exames laboratoriais são tão vagos quanto o resultado da biopsia. Outras desvantagens relacionadas com o procedimento incluem o alto custo ao cliente e o fato de ser um procedimento invasivo.[3]

Ultrassonografia da tireoide

A ultrassonografia é um exame simples que pode determinar o tamanho, a forma e a ecogenicidade da tireoide.[3] A técnica pode revelar atrofia da glândula, o que torna o método de grande valia no auxílio do diagnóstico de hipotireoidismo.[9]

Tanto a tireoidite linfocítica quanto a atrofia folicular tireoidiana causam diminuição no tamanho dos lobos tireoidianos, além de alterarem o formato e a ecogenidade da glândula.[3]

Todavia, existe correlação direta entre o porte do animal e o tamanho e o volume da tireoide, ou seja, quanto menor o tamanho do animal, menor o tamanho e o volume da glândula. Por isso, presume-se que os valores de referência para o tamanho e o volume tireoidianos sejam determinados de acordo com a raça e o porte do cão a ser avaliado.[3]

Fatores que interferem nos testes da função tireoidiana

Diversos fatores, como idade, raça, temperatura, doenças concomitantes e fármacos, interferem nas dosagens séricas de T3, T4 e TSH, o que pode resultar em diagnósticos falso-positivos para hipotireoidismo. É importante analisar atentamente todos esses fatores quando se interpretam os resultados da função tireoidiana.[3]

Idade

As concentrações dos hormônios tireoidianos em filhotes de até 3 meses de idade são de duas a cinco vezes mais elevadas que as dos cães adultos.[16] Subsequentemente, essas dosagens vão decaindo conforme o animal vai envelhecendo, geralmente acima de 6 anos.[37] Em um estudo, cães Beagles eutireóideos acima de 15 anos mostraram declínio na resposta da tireoide à administração de TSH bovino. Suspeita-se que a pituitária aumente a sensibilidade ao mecanismo de *feedback* negativo, à medida que o animal envelhece, resultando em baixos valores de T4 livre. No entanto, T4 total encontra-se acima de 1 μg/dℓ na maioria dos idosos.[3]

Raça e tamanho corporal

Comparando-se os valores hormonais tireoidianos entre grupos de pequeno (mediana de 7,1 kg), médio (mediana de 23,3 kg) e grande (mediana 30,6 kg) portes, os valores de T4 total são maiores nos pequenos do que nos outros cães. No entanto, T3T encontra-se mais elevada nos caninos de médio porte se comparados aos restantes. Não há estudos que relacionam o tamanho e as dosagens de T4 livre e TSH.[3]

As raças Greyhound e Scottish Deerhound são conhecidas por apresentarem T4 sérica abaixo dos valores de referência determinados pelos laboratórios. Na última raça citada, tanto T4 total quanto T4 livre são a metade dos valores encontrados em outras raças.[3]

Obesidade e caquexia

O aumento sérico dos hormônios tireoidianos, dentro dos valores de referência ou um pouco acima deles, pode ocorrer em cães obesos. Acredita-se que a principal causa seja a ingestão calórica excessiva.[16]

Em cães caquéticos, as concentrações de T4 e T3 total, mas não a de T4 livre por diálise, podem estar significativamente mais baixas que nos cães que não perderam peso. A diminuição dos hormônios tireoidianos pode estar relacionada tanto com a gravidade da doença que gerou a caquexia quanto com o estado nutricional do animal.[3]

Alterações hormonais ao longo do dia

De acordo com Capen e Martin,[38] T3 e T4 podem sofrer oscilações diurnas, sendo o seu pico máximo ao meio-dia e o mínimo à meia-noite. Outros autores relatam que ocorrem variações de T3, T4 e TSH em cães sadios, eutireóideos doentes e hipotireóideos ao longo do dia,[32] sem, no entanto, fazer o pico máximo ao meio-dia. Aproximadamente 55 a 70% dos cães sadios podem apresentar baixas concentrações de T4 total em algum momento do dia. Assim como T4, TSH pode estar normal no hipotireóideo e alterado no eutireóideo, especialmente quando este apresenta alguma doença concomitante. Essas variações diárias não foram evidenciadas até o momento quando se dosa T4 livre por diálise de equilíbrio.[3]

Exercício

Os efeitos dos exercícios aeróbicos e anaeróbicos sobre os hormônios tireoidianos no cão são mínimos. Em um estudo envolvendo cães da raça Beagle expostos a exercícios de longa distância, 13% apresentaram T4T mais baixa do que cães sedentários, mas não houve alteração de T4 livre. No trabalho de Lee *et al.*,[37] cães que realizavam corridas de trenó apresentaram T4 total, T4 livre e TSH mais baixos após a competição do que antes dela. Os caninos que não completaram a prova apresentaram apenas baixa de T4T. A razão para a queda hormonal é desconhecida, mas é possível que ocorra devido a uma resposta fisiológica à taxa metabólica aumentada por causa do exercício.[3]

Doenças não tireoidianas

O diagnóstico de hipotireoidismo é mais difícil nos animais enfermos, uma vez que os testes de função tireoidiana são influenciados por doenças não tireoidianas. Devido a uma série de mecanismos, essas doenças causam a diminuição das concentrações de T3 e T4 total e aumento do T3 reversa. T4 livre por diálise geralmente encontra-se normal, mas pode estar aumentada ou diminuída, dependendo da fase e da gravidade da enfermidade. Estas levam a alterações no eixo hipotalâmico-pituitário e na disponibilidade dos hormônios tireoidianos, caracterizando o que chamamos de síndrome do eutireóideo doente.[31]

As principais causas da diminuição das concentrações hormonais incluem as alterações na ligação dos hormônios com as proteínas carreadoras, a redução delas, a diminuição na ação da enzima 5'-desiodinase e a inibição na secreção de T3, T4 e TSH.[6] O último pode se encontrar diminuído, normal ou aumentado, dependendo de se a pituitária foi ou não afetada.[3] T4 livre, por não estar ligada às proteínas plasmáticas, não se altera quando elas estão diminuídas, podendo-se, inclusive, encontrá-lo aumentado em alguns casos.[31]

Acredita-se que a queda hormonal no canino eutireóideo doente seja uma adaptação fisiológica do organismo visando ao decréscimo do metabolismo celular durante o curso da doença.[3] A magnitude da queda nas concentrações hormonais depende da gravidade da enfermidade. Portanto, quanto menor for a concentração de T4, pior será o prognóstico.[6,16] O tratamento do eutireóideo doente com a levotiroxina sódica é controverso, uma vez que estudos em seres humanos não comprovam benefício algum na suplementação hormonal.[3] Além do mais, se a baixa concentração hormonal é um mecanismo de proteção ao organismo, a reposição pode induzir um estado de hipertireoidismo.[16]

As doenças mais conhecidas por interferirem nas concentrações de T3 e T4 incluem hiperadrenocorticismo, cetoacidose diabética, hipoadrenocorticismo, insuficiência renal, doenças hepáticas,[6,16] neuropatia periférica, megaesôfago, insuficiência cardíaca, doenças infecciosas[6] e doenças imunomediadas.[3] As alterações dermatológicas (principalmente piodermas, atopia e dermatite alérgica a pulga), de acordo com Feldman e Nelson,[3] podem interferir nas concentrações hormonais, mas estas se mantêm próximas ao valor mínimo de referência no dermatopata eutireóideo, e ocasionalmente encontram-se dentro dos níveis de normalidade dos hipotireóideos. No entanto, no trabalho de Manoel[34] esses animais apresentaram, em sua maioria, dosagem de T4 total abaixo de 10 ng/dℓ e T4 livre por diálise dentro dos valores de referência.

Medicamentos que interferem na concentração de T3 e T4

A terapia medicamentosa pode dificultar ainda mais o diagnóstico de hipotireoidismo,[16] uma vez que diversas substâncias podem suprimir as concentrações hormonais tireoidianas. Os mecanismos pelos quais essas medicações influenciam as dosagens de T4 variam entre os fármacos, mas incluem a redução na conversão de T4-T3, inibição do transporte destes, supressão da secreção de TSH pela pituitária e inibição direta da função tireoidiana.[16]

Até que se prove o contrário, qualquer medicamento pode interferir nas concentrações de T3 e T4, especialmente aqueles que, conhecidamente, interferem nas dosagens séricas em seres humanos. As principais substâncias já estudadas na medicina veterinária são: flunixino meglumina, mitotano, anabolizantes, halotano, tiopental, metoxiflurano, furosemida, ácidos graxos, fenobarbital, fenilbutazona, fenitoína, sulfas, salicilatos, glicocorticoides[3] e clomipramina.[3]

Os glicocorticoides são os fármacos mais conhecidos, por afetarem as concentrações de T3, T4 total e livre por radioimunoensaio e T4 livre por diálise. A administração exógena de corticoides, assim como o aumento da produção endógena, causa inibição da secreção de TSH, redução da ligação de T4 à proteína, redução da produção e degradação de T3 e inibição da conversão de T4-T3, que é feita pela enzima 5'-desiodinase. A magnitude e a duração da supressão dos hormônios tireoidianos dependerão do tipo, da dosagem, do tempo e da via de administração do corticoide.[3] A aplicação de prednisona intramuscular em doses imunossupressivas (2,2 mg/kg) ou de dexametasona causou diminuição significativa nas concentrações de T3 e T4. No entanto, a administração de prednisona em doses anti-inflamatórias resultou na supressão apenas de T3.[16] Uma vez que as dosagens de T4 total e T4 livre por diálise podem estar abaixo do limite mínimo de referência, preconiza-se que os glicocorticoides sejam descontinuados 4 a 8 semanas antes das dosagens desses hormônios.[3]

As sulfonamidas também são bastante conhecidas, tanto em seres humanos quanto em cães, por alterarem a atividade da enzima peroxidase. As concentrações de T4 decaem abaixo do limite mínimo de referência em 2 a 3 semanas de terapia com esse medicamento.[3]

Em cães, o fenobarbital é responsável pela diminuição de T4 total e livre e pelo aumento do TSH. Apesar de ainda não estar totalmente elucidado em cães, acredita-se que as concentrações hormonais decaiam devido ao aumento do metabolismo e da excreção, que são secundários ao aumento do metabolismo hepático. Aproximadamente 6 semanas após a descontinuação do uso do medicamento, as dosagens hormonais voltam ao normal.[39]

Os anti-inflamatórios não esteroides podem levar à queda de T4 total e livre, T3 e TSH, uma vez que influenciam a ligação do hormônio com as proteínas carreadoras, aumentam a metabolização hepática e diminuem a desiodinação hepática. Os anti-inflamatórios mais conhecidos por alterarem a concentração hormonal são flunixino meglumina e carprofeno.[3]

Temperaturas ambiental e corporal

A variação da concentração dos hormônios tireoidianos em cães ao longo das estações do ano foi analisada até hoje em poucos trabalhos. Em um destes, avaliou-se a influência da temperatura sobre as concentrações de T4 total e livre e TSH em Beagles no Japão, onde se pôde observar que o T4 total encontra-se mais baixo em janeiro (quando a temperatura anual é mais baixa) e aumentado em agosto e setembro. O T4 livre, por sua vez, encontra-se aumentado em janeiro e novembro e não há variação na dosagem[40] de TSH. Essa mesma alteração hormonal é observada em seres humanos que vivem no Ártico, sob exposição crônica ao frio. Especula-se que a baixa temperatura ambiental leve a diminuição na afinidade do hormônio tireoidiano pelas proteínas carreadoras e, em contrapartida, a aumento do T4 livre, uma vez que este mantém o equilíbrio entre a concentração de T4 dentro e fora da célula.[37] No entanto, outro trabalho na Eslováquia sugere que, em cães, ocorre aumento de T4 total no outono e diminuição no verão. Acredita-se que esses trabalhos em animais apresentem resultados controversos devido à variação geográfica e que as influências da temperatura ambiental e do fotoperíodo são fatores importantes que contribuem para a divergência dos resultados.[40] Em humanos e ratos, a exposição aguda ao frio pode aumentar as concentrações dos hormônios tireoidianos e do TSH; já a exposição aguda ao calor tem o efeito inverso.[3]

A hipotermia e a hiperpirexia também interferem nas concentrações de T4, T3, T3R e TSH. Todavia, não se sabe se as mudanças são devidas à temperatura corporal ou se estão relacionadas com a síndrome do eutireóideo doente.[3]

Sexo e estado reprodutivo da fêmea

Nos machos, a testosterona leva ao decréscimo da globulina ligante de tiroxina, podendo interferir nas concentrações de T4 total, porém são mínimas as alterações em T4 livre. O efeito da testosterona nos resultados hormonais, entretanto, ainda é desconhecido.[3]

Nas fêmeas, a progesterona interfere nas concentrações hormonais tireoidianas, que se encontram aumentadas no diestro, quando comparadas ao anestro, ao proestro e à lactação. Acredita-se que esse aumento de T3 e T4 total seja devido a maior afinidade das proteínas plasmáticas pelos hormônios tireoidianos, mas não se sabe até que ponto o diestro pode mascarar o diagnóstico do hipotireoidismo.[3]

▪ Tratamento

O tratamento do hipotireoidismo tem como objetivo suplementar o hormônio tireoidiano em uma dose que controle os sintomas sem causar tireotoxicose.[10] O ideal é que o animal apresente sintomas compatíveis com a doença e exames laboratoriais que comprovem o hipotireoidismo.[20,24] O tratamento de escolha é a levotiroxina sódica (L-tiroxina), que deve ser administrada inicialmente na dosagem de 0,02 mg/kg (0,1 mg/lb), sendo o máximo de 0,8 mg por cão, a cada 12 h.[3,6] Entretanto, alguns autores relatam que a dose pode variar de 0,011 a 0,044 mg/kg, 1 ou 2 vezes/dia.[10] A absorção da substância é menor e mais lenta se comparada aos seres humanos, o que explica por que a dose da L-tiroxina é mais alta nos cães que nos humanos.[3] A administração 2 vezes/dia é recomendada no início do tratamento, principalmente para avaliar a resposta do paciente àquela medicação.[6] A meia-vida plasmática depende da dosagem e da frequência de administração. Quanto maior ela for, menor será a meia-vida da L-tiroxina. Além disso, a ingestão do medicamento 2 vezes/dia mantém as concentrações plasmáticas de T4 total mais próximas dos níveis fisiológicos.[3] No entanto, alguns animais respondem muito bem ao tratamento de 1 vez/dia.[6,10,41] Traon *et al.*[10] demonstraram que a administração da levotiroxina na consistência líquida 1 vez/dia apresenta maior absorção que a em comprimidos. De acordo com os mesmo autores, a administração de levotiroxina 1 vez/dia mostrou-se efetiva no controle clínico e hormonal de 79% dos cães testados.

Cães hipotireóideos que apresentam doenças concomitantes devem ter sua suplementação hormonal modificada. Esses animais devem iniciar a reposição com 25% da dose, 1 vez/dia, aumentando gradualmente em 3 a 4 semanas, objetivando a adaptação do organismo à levotiroxina.[3]

A resposta clínica do paciente é o ponto de melhor avaliação do tratamento.[34] Como cães eutireóideos também apresentam melhora temporária da pele e do pelo com a levotiroxina, a resolução das alterações dermatológicas deve estar sempre associada à melhora do estado geral do animal, que pode ser percebida nas primeiras 2 semanas de tratamento, mas a perda de peso só é evidenciada após 8 semanas. A resposta da pele é lenta e gradativa, de modo que não são observadas grandes mudanças durante o primeiro mês de tratamento. Este deve ser continuado, uma vez que a normalização do quadro clínico ocorre em torno do terceiro mês.[6] As manifestações neurológicas começam a diminuir em torno de 1 a 3 semanas, mas a completa remissão do quadro só ocorre aos 3 meses de tratamento ou até pode não ocorrer.[3] O colesterol dos hipotireóideos volta às concentrações normais após 15 dias de tratamento.[41]

O tratamento com levotiroxina como método diagnóstico, ou seja, sem dosagens hormonais, tornou-se popular em medicina veterinária. No entanto, essa "triagem terapêutica" não é recomendada, tendo como principais desvantagens problemas posteriores no diagnóstico causados pela suplementação dos hormônios tireoidianos e também a supressão da glândula tireoide em consequência da suplementação crônica de levotiroxina. Esse estágio de hipotireoidismo funcional causado pela suplementação hormonal pode demorar semanas ou meses para se resolver após a interrupção do medicamento ou até levar a um quadro de hipotireoidismo permanente.[20]

O tratamento com o T3 sintética não é recomendado devido ao alto risco de causar hipertireoidismo iatrogênico, além da desvantagem de precisar ser administrado 3 vezes/dia na dosagem de 4 a 6 μg/kg, devido a sua meia-vida curta.[6]

As dosagens séricas de T4 e TSH devem ser avaliadas de 4 a 6 h após a administração do medicamento. A dosagem de T4 livre por diálise pode ser realizada, no entanto seu alto custo torna-a desnecessária, exceto nos casos de anticorpos anti-T4. A concentração de T4 total deverá estar entre 2,5 e 4,5 ng/dℓ. A dosagem de TSH deve estar dentro do valor de referência, independentemente da hora da coleta de sangue.[3] Caso T4 total esteja aumentada ou diminuída, a dose da medicação deve ser reajustada.[6]

Devido ao metabolismo rápido sofrido por T4 (10 a 16 h no cão), à absorção intestinal incompleta e à excreção fecal do excesso de L-tiroxina, são incomuns os sinais de tireotoxicose durante o uso do fármaco em dosagens terapêuticas. Quando existentes, incluem poliúria, polidipsia, ansiedade, intolerância ao calor, diarreia, taquicardia, prurido, arquejamento e febre.[6]

▪ Referências

1. Panciera DL. Hypothyroidism in dogs: 66 cases (1987-1992). Journal of the American Veterinary Medical Association. 1994; 204:761-7.
2. Grecco D, Stabenfeldt GH. Glândulas endócrinas e suas funções. In: Cunninghan JG. Tratado de fisiologia veterinária. 3ª ed. Rio de Janeiro: Guanabara Koogan; 2004, p. 350-7.
3. Feldman EC, Nelson RW. Hypothyroidism. In:_____. Canine and feline endocrinology and reproduction. 3rd ed. Philadelphia: WB Saunders; 2004, p. 86-149.
4. Chastain CB, Panciera DL. Afecções hipotireóideas. In: Ettinger SJ, Feldman EC. Tratado de medicina interna veterinária. 4ª ed. São Paulo: Manole; 1995, 2v, v. 2, p. 2054-72.
5. Daminet S, Ferguson DC. Influence of drugs in thyroid function in dogs. J Vet Intern Med. 2003;17:463-72.
6. Scott-Moncrieff JCR, Guptill-Yoran L. Hypothyroidism. In: Ettinger SJ, Feldman EC. Textbook of veterinary internal medicine – diseases of dog and cat. 6th ed. Missouri: Elsevier-Saunders; 2005, 2v, v. 2, Capítulo 238. p. 1535-44.
7. Colville T, Bassert JM. Anatomia e fisiologia clínica para medicina veterinária. 2ª ed. Elsevier; 2008, Capítulo 15. p. 365-6.
8. Panciera DL, Peterson ME, Bichard SJ. Diseases of the thyroid gland. In: Bichard SJ, Sherding RG. Saunder's manual of small animal practice. 2nd ed. Philadelphia; 2000, p. 235-42.
9. De Marco V. Hiperadrenocorticismo e hipotireoidismo na espécie canina: avaliação da histopatologia cutânea e da ultrassonografia abdominal e cervical como metodologia diagnóstica. USP – Tese, São Paulo; 2001.
10. Traon G, Brennan SF, Burgaud S *et al.* Clinical evaluation of a novel liquid formulation of L-thyroxine for once daily treatment of dogs with hypothyroidism. J Vet Intern Med. 2009;23:43-9.
11. Junqueira LC, Carneiro J. Histologia básica: glândulas endócrinas. 9ª ed. Rio de Janeiro: Guanabara Koogan; 1999. p. 332-54.
12. Dixon RM. Hipotireoidismo canino. In: Mooney CT, Peterson ME. Manual de endocrinologia canina e felina. 3. ed. Roca; 2009, p. 91-113.

13. Jericó MM. Avaliação das funções adrenal e tireoidiana na espécie canina: padronização e comparação entre imunoensaios. USP - Tese, São Paulo; 1998.
14. Panciera DL. Is it possible to diagnose hypothyroidism? J Small Anim Pract. 1999;40:152-7.
15. Scott-Moncrieff JC. Clinical signs and concurrent diseases of hypothyroidism in dogs and cats. Vet Clin North America Small Anim Pract. 2007;37(4):709-22.
16. Ferguson DC. Hypothyroidism: internal medical perspectives. Veterinary Record. 1998:3-12.
17. Panciera DL. Conditions associated with canine hypothyroidism. Vet Clin North Am Small Anim Pract. 2001b;31(5):935-50.
18. Frank LA. Comparative dermatology–canine endocrine dermatoses. Clin Dermatol. 2006;24(4):317-25.
19. Nelson RW, Couto CG. Medicina interna de pequenos animais. 3. ed. Rio de Janeiro: Elsevier; 2006, p. 665-82.
20. Dixon RM, Reid SWJ, Mooney CT. Epidemiological, clinical, haematological and biochemical characteristics of canine hypothyroidism. The Veterinary Record, 1999; 145:481-7.
21. Dewey WC. Neurologia de cães e gatos: guia prático. São Paulo: Roca, 2006.
22. Phillips DE, Harkin KR. Hypothyroidism and myocardial failure in two Great Danes. J Am Vet Med Assoc. 2003;39(2):133-7.
23. Peterson ME, Mlián C, Nichols R. Measurement of serum total thyroxine, triiodothyronine, free thyroxine and thyrotropin concentrations for diagnosis of hypothyroidism in dogs. J Am Vet Med Assoc. 1997;211(11):1396-402.
24. Dixon RM, Mooney CT. Evaluation of serum free thyroxine and thyrotropin concentrations in the diagnosis of canine hypothyroidism. J Small Anim Pract. 1999;40:72-8.
25. Reusch CE, Gerber B, Boretti FS. Serum frutosamine concentrations in dogs with hypothyroidism. Veterinary Research Communications; 2002, 7:531-6.
26. Kantowitz LB *et al.* Serum total thyroxine, total triiodothyronine, free thyroxine and thyrotropin concentrations in dogs with nonthyroidal disease. J Am Vet Med Assoc. 2001;219(6):765-9.
27. Behrend EN, Kemppainen RJ, Young DW. Effect of storage conditions on cortisol, total thyroxine and free thyroxine concentrations in serum and plasma of dogs. J Am Vet Med Assoc. 1998;212(10):1564-8.
28. Nichols Institute Diagnostics. Free T4 - by equilibrium dialysis. San Ruan Capistrano, California, 1996.
29. Braz FG. Comparação entre os níveis de T4 total por radioimunoensaio (RIA) e T4 livre por diálise de equilíbrio em cães (*Canis familiares*) clínica e laboriatorialmente sadios. UFF - Tese, Niterói; 2006.
30. Schachter *et al.* Comparison of serum-free thyroxine concentrations determined by standard equilibrium dialysis, modified equilibrium dialysis, and 5 radioimmunoassays in dogs. J Vet Intern Med. 18:259-64.
31. Panciera DL. Editorial: thyroid function tests - what do they really tell us? J Vet Intern Med. 2001a;15:86-8.
32. Kooistra HS *et al.* Secretion pattern of thyroid-stimulation hormone in dogs during euthyroidism and hypothyroidism. Domestic Animal Endocrinology. 2000;18:19-29.
33. Scott-Moncrieff JC *et al.* Comparison of serum concentrations of thyroid-stimulating hormone in healthy dogs, hypothyroid dogs and euthyroid dogs with concurrent disease. J Am Vet Med Assoc. 1998;212(2):387-91.
34. Manoel FMT. Comparação entre as determinações hormonais por radioimunoensaio de T4 total, T4 livre, T4 livre por diálise de equilíbrio e TSH canino, e análise histopatológica da pele em cães hipotireoideus e cães dermatopatas crônicos. UFF - Tese, Niterói; 2003.
35. Scott-Moncrieff JC *et al.* Evaluation of antithyroglobulin antibodies after routine vaccination in pet and research dogs. J Am Vet Med Assoc. 2002;221(4):515-21.
36. Nachreiner RE *et al.* Prevalence of serum thyroid hormone autoantibodies in dogs with clinical signs of hypothyroidism. J Am Vet Med Assoc. 2002;220(4):466-71.
37. Lee JA, Hinchcliff KW, Piercy RJ *et al.* Effects of racing and nontraining on plasma thyroid hormone concentrations in sled dogs. J Am Vet Med Assoc. 2004;224(2):226-31.
38. Capen e Martin, 2003.
39. Geiger TL *et al.* Thyroid function and serum hepatic activity in dogs after phenobarbital administration. J Vet Intern Med. 2000;14:277-81.
40. Oohashi E, Yagi K, Uzuka Y *et al.* Seasonal changes in serum total thyroxine, free thyroxine, and canine thyroid-stimulating hormone in clinically healthy Beagles in Hokkaido. J Vet Med Sci. 2001;63(11):1241-3.
41. Dixon RM, Reid SW, Mooney CT. Treatment and therapeutic monitoring of canine hypothyroidism. J Small Anim Pract. 2002;43:334-40.

186 Hipertireoidismo Felino

Heloisa Justen Moreira de Souza, Katia Barão Corgozinho, Vanessa Pimentel de Faria

O hipertireoidismo é uma enfermidade crônica causada pela excessiva produção e secreção dos hormônios tiroxina (T4) e tri-iodotironina (T3) pela glândula tireoide anormal.[1] É a endocrinopatia mais frequentemente diagnosticada em gatos na América do Norte, na Austrália, na Europa, na Nova Zelândia e no Japão.[2–5] No Brasil, essa doença em felinos na forma natural é identificada com maior frequência e precocidade.[6,7]

O hipertireoidismo causa distúrbios fisiológicos múltiplos, aumentando a taxa metabólica e o consumo de oxigênio e reduzindo a resistência vascular periférica.[8] Essa afecção acomete gatos idosos a geriátricos, principalmente aqueles com idade igual ou superior a 12 anos.[9–11] Os sintomas clássicos de hipertireoidismo incluem perda de peso, taquicardia, hiperatividade, polifagia, poliúria e polidipsia[9,11,12] (Figura 186.1).

As anormalidades histológicas encontradas em glândulas tireoides de gatos hipertireóideos em mais de 98% dos casos geralmente são hiperplasia adenomatosa envolvendo um lobo da tireoide ou ambos, de caráter benigno.[8,13] Desse modo, a doença apresenta um prognóstico favorável quando a terapia é efetiva. Carcinoma tireóideo em gatos é um distúrbio incomum, constituindo aproximadamente 1 a 2% de todos os casos de hipertireoidismo felino.[14] Os carcinomas são caracterizados pela alta invasão vascular e capsular.[15]

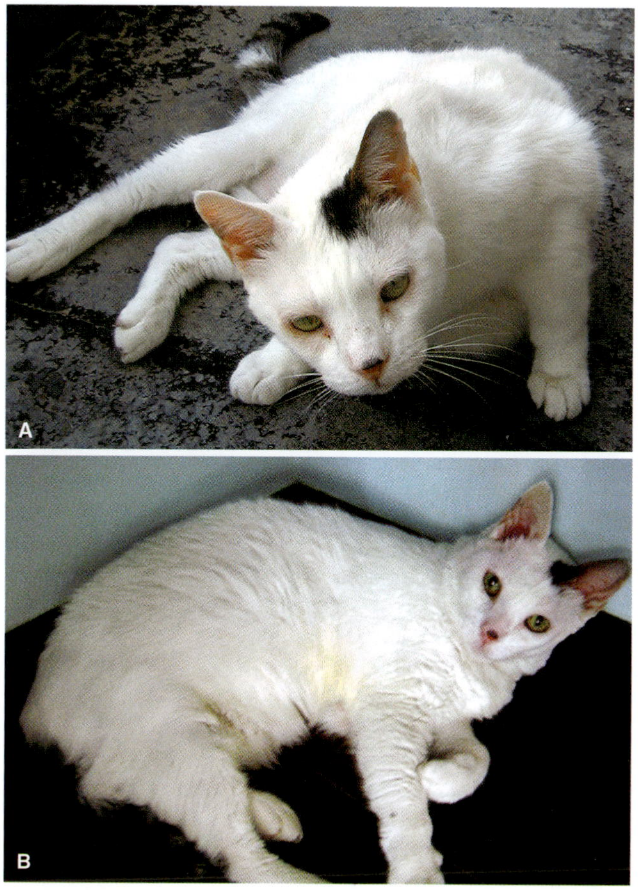

Figura 186.1 Gato hipertireóideo (T4 total: 58 ng/mℓ). **A.** O animal apresenta perda de peso e procura superfície mais fria para se deitar, mudanças observadas em um estágio mais avançado da afecção. **B.** O mesmo felino com os níveis de hormônios tireoidianos normais (estado eutireóideo).

■ Anatomia da tireoide

A tireoide é uma glândula endócrina de origem endodérmica, cujo desenvolvimento se dá precocemente na porção cefálica do tubo digestivo.[14] No gato, a glândula tireoide tem formato achatado e elipsoidal. Consiste em um órgão bilobado de coloração castanho-amarelada. Ao contrário da glândula tireoide humana, o istmo de conexão entre os dois lobos da tireoide é inexistente nessa espécie.[16] Os lobos se localizam adjacentes aos primeiros cinco ou seis anéis traqueais. O lobo esquerdo é levemente caudal ao direito. No gato normal, os lobos estão situados profundamente em relação ao músculo esterno-hióideo, medem em torno de 10 mm de comprimento, 4 mm de largura e 2 mm de espessura e não são palpáveis. Dorsalmente, os lobos estão em estreita proximidade com a bainha carotídea e com o tronco vagossimpático. Fibras do nervo laríngeo recorrente direito passam dorsalmente em íntima associação ao lobo tireoidiano direito. O principal aporte sanguíneo para cada lobo da tireoide é a artéria tireoidiana cranial, que se origina da artéria carótida comum. Diferentemente do cão, a artéria tireoidiana caudal não está presente na maioria dos gatos. O principal retorno venoso da glândula tireoide se faz pelas veias tireoidianas craniais e caudais, que deixam os polos cranial e caudal de cada lobo, respectivamente.[16] A glândula tireoide tem uma cápsula distinta que é separada da glândula por dissecção e tem pequenos vasos localizados em sua superfície.[12]

O tecido tireoidiano acessório é muito comum no gato, e pode ser encontrado na região cervical e no tórax. Esse fato tem significado clínico, visto que a hiperplasia adenomatosa, e ocasionalmente o carcinoma, pode originar-se de tecido tireoidiano na região cervical ventral ou mediastínica anterior. Tal tecido acessório pode explicar, pelo menos em parte, por que a maioria dos gatos é eventualmente capaz de manter concentrações circulantes normais dos hormônios da tireoide sem a necessidade de terapia de reposição, após tireoidectomia bilateral.[8]

Duas glândulas paratireoides estão geralmente associadas a cada lobo tireoidiano. As glândulas paratireoides externas medem de 3 a 7 mm e podem ser diferenciadas do tecido tireoidiano por coloração clara e formato esférico. A glândula paratireoide externa geralmente situa-se na fáscia do polo cranial do lobo da tireoide, já a glândula paratireoide interna está, de modo geral, inserida no parênquima tireoidiano, variando quanto à sua localização. O suprimento sanguíneo para as glândulas paratireoides consiste em diminutos vasos que se originam da artéria tireoidiana cranial.[16] Uma pequena porcentagem de gatos apresenta tecido paratireóideo ectópico localizado na fáscia peritraqueal, no mediastino cranial e no pericárdio; entretanto, um estudo demonstrou que esse tecido ectópico não foi capaz de manter níveis de cálcio normais imediatamente após tireoparatireoidectomia.[12]

A glândula tireoide é envolvida por uma cápsula de tecido conjuntivo, cujos septos penetram na glândula, formando uma trama de suporte e, também, conduzindo um rico suprimento vascular.[18] As células do parênquima da glândula estão arranjadas em numerosos folículos, compostos de epitélio cúbico simples (células foliculares), revestindo um lúmen central preenchido por coloide.[17] Uma extensa rede interfolicular de capilares fornece um abundante suprimento de sangue às células foliculares.[14] Entre os folículos tireoidianos, encontram-se também as células parafoliculares que secretam calcitonina, hormônio importante para o controle homeostático de cálcio.[8]

■ Fisiologia da tireoide

A síntese dos hormônios tireoidianos ocorre extracelularmente, dentro do lúmen folicular (coloide). As células foliculares aprisionam a matéria-prima do plasma, como aminoácidos e carboidratos, para formar o coloide, que é composto, principalmente, da tireoglobulina, uma proteína de alto peso molecular sintetizada como subunidades sucessivas nos ribossomos do retículo endoplasmático das células foliculares. A tireoglobulina recém-sintetizada, que está deixando o aparelho de Golgi, é acondicionada em vesículas apicais e extruída para o lúmen folicular. O aminoácido tirosina, componente essencial dos hormônios tireoidianos, é incorporado na estrutura molecular da tireoglobulina. Cada molécula de tiroglobulina contém 70 aminoácidos tirosina. O iodo é captado pelas células foliculares e transportado até o lúmen folicular contra um gradiente de concentração. No lúmen folicular, o iodo é oxidado por uma peroxidase, nas microvilosidades, a iodo molecular. O iodo é ligado a resíduos tirosil localizados na molécula de tireoglobulina na superfície apical das células foliculares para formar, sucessivamente, monoiodotirosina (MIT) e di-iodotirosina (DIT). As MIT e as DIT resultantes combinam-se para formar as duas iodotironinas biologicamente ativas T3 e T4 secretadas pela tireoide.

A secreção dos hormônios tireoidianos do coloide luminal para a circulação é iniciada por alongamento das microvilosidades das células foliculares (localizadas na superfície das células voltadas para o lúmen) e formação de pseudópodes. Essas projeções citoplasmáticas alongadas aumentam sob ação do hormônio tireoestimulante (TSH ou tireotropina), estendem-se para o lúmen folicular e fagocitam o coloide adjacente. Gotículas de coloide no interior das células foliculares fundem-se com numerosos lisossomos. T3 e T4 são liberadas da molécula de tireoglobulina, difundem-se da célula folicular e penetram nos capilares adjacentes. O controle da secreção de hormônio tireoidiano por retroalimentação negativa é realizado pela resposta coordenada à concentração de T3 e T4 pela adeno-hipófise (TSH) e por certos núcleos hipotalâmicos (hormônio liberador da tireotropina - TRH).[8,14,17]

Ao se ligar nos receptores localizados na porção basal das células foliculares, o TSH aumenta o índice de reações bioquímicas relacionadas com a biossíntese e a secreção dos hormônios tireoidianos.[17]

O hormônio T3 adentra as células mais rapidamente, tem início de ação mais curto e potencial de três a cinco vezes maior do que a T4, sendo a fração biologicamente ativa. Na circulação, mais de 99% da T4 encontram-se conjugados às proteínas plasmáticas, sendo apenas 1% do hormônio livre (T4L) capaz de entrar nas células e produzir efeito biológico. T4 exerce efeito gradual no organismo, estimulando a fosforilação oxidativa mitocondrial.[14]

O principal produto secretório da glândula tireoide consiste em T4. Apenas 20% da T3 deriva da tireoide, sendo até 60% dela produzida por monodesiodinação enzimática (5′-desiodação) extratireoidiana da T4. Desse modo, T4 atua como pró-hormônio, viabilizando a autorregulação individual da produção hormonal nos diversos tecidos. A desiodinação do anel mais externo de T4 produz T3, já a desiodinação do seu anel mais interno resulta na formação da T3 reversa (T3R), biologicamente inativa.[17]

Os hormônios livres tireoidianos difundem-se no interior da célula e ligam-se a complexos receptores situados no núcleo celular. Tais receptores ligam-se ao DNA e influenciam a expressão de uma variedade de genes hormônio-tireóideo-específicos, codificadores de enzimas reguladoras que atuam no metabolismo celular. Ambas, T4 e T3, concentram-se no fígado e são excretadas na bile.[8]

Os hormônios tireoidianos controlam a taxa metabólica corporal basal.[15] O excesso de hormônio aumenta a taxa metabólica e o consumo de oxigênio nos tecidos. Ainda, exercem efeitos catabólicos sobre os músculos e o tecido adiposo, estimulam a eritropoese e regulam o metabolismo do colesterol. Sabe-se, também, que esses hormônios podem alterar a sensibilidade de alguns tecidos à ação das catecolaminas no nível dos receptores na superfície celular e/ou intracelular, exacerbando sinais simpaticomiméticos. Tem-se observado uma estreita relação entre as variações dos níveis dos hormônios tireoidianos com a evolução clínica de gatos com doenças graves, a ponto de correlacionar os valores hormonais aos seus prognósticos. As alterações na função tireoidiana são frequentes nos animais com doenças graves, verificando-se diminuição[14] de T3 e T4.

A falta completa da secreção da tireoide em geral faz com que a taxa do metabolismo basal caia 40 a 50% abaixo do valor normal, e os excessos extremos de secreção da tireoide podem fazer que a taxa do metabolismo basal suba 60 a 100% acima do normal.[8]

■ Patogenia

A patogenia do hipertireoidismo felino ainda não está totalmente elucidada. No entanto, uma vez que não há conexão física entre os dois lobos tireoidianos nos gatos, pressupõe-se que fatores imunológicos circulantes, genéticos, ambientais, comportamentais e/ou dietéticos possam interagir para causar a enfermidade nesses animais.[6,14]

A fisiopatogenia do hipertireoidismo envolve uma subpopulação de células foliculares com grande potencial de crescimento que, eventualmente, passam a replicar-se de maneira autônoma, mantendo seu crescimento e produção hormonal, mesmo na ausência de estimulação extratireoidiana (TSH).[8]

Nos seres humanos, a doença de Graves (hiperplasia difusa) e o bócio nodular tóxico (hiperplasia nodular focal ou múltipla) constituem as duas formas mais comuns de hipertireoidismo. Na doença de Graves, são produzidos autoanticorpos, que se conjugam com o receptor de hormônio tireoestimulante (TSH), mimetizando sua atividade. Como os autoanticorpos estimulam o crescimento de todas as células foliculares, a hiperplasia difusa é característica da doença de Graves, diferentemente do que ocorre em gatos. As tentativas de se correlacionar a existência desses autoanticorpos como causa do hipertireoidismo felino foram, até o presente momento, fracassadas.[14,15,18]

Outros estudos demonstraram redução da expressão de uma proteína G no tecido tireoidiano de gatos tireotóxicos. Essa proteína está envolvida na inibição de uma ampla variedade de processos de sinalização intracelulares. O sinal de transdução é dependente da adenosina monofosfato cíclico (cAMP) mediante uma via mediada pela proteína G, depois que o TSH liga-se ao seu receptor. Essa proteína, quando presente, inibe o crescimento e a diferenciação das células tireoidianas, e seu decréscimo implica redução do efeito inibitório, tornando-se uma das mais prováveis causas de hipertireoidismo felino. A proteína G acopla-se ao receptor de TSH e pode agir de modo estimulatório (Gs), resultando no aumento das concentrações de cAMP, ou inibitório (Gi), resultando no decréscimo dessas concentrações. A quantidade relativa de proteínas Gs e Gi determina os níveis finais de cAMP no interior da célula. Desse modo, se o equilíbrio for alterado em favor de Gs (por superexpressão desta ou subexpressão da Gi), o resultado se dará no momento da produção de cAMP e, consequentemente, aumento no estímulo das células tireoidianas. Alterações na expressão da proteína G no receptor de TSH podem estar envolvidas na patogênese da doença, pois foi identificada diminuição dessa expressão em felinos hipertireóideos.[14,19]

Essa situação foi demonstrada em alguns estudos humanos, sugerindo que anormalidades na expressão da proteína G sejam responsáveis por alguns casos de bócio nodular tóxico. Em outros, verificou-se a ativação autônoma das proteínas G, além de mutações do gene codificador da subunidade alfa-Gs, resultando em elevado nível de cAMP, com ativação desorganizada dos processos de mitose e função celular. Ainda, mutações do receptor de TSH produzem resposta similar àquela observada nos casos de mutação de Gs, sendo essa a forma aparente mais prevalente de mutações nos humanos acometidos pelo bócio nodular tóxico.[14,19]

Devido às semelhanças identificadas entre essa forma da doença no homem e no gato, tem-se buscado por mutações tanto de proteína G quanto dos receptores de TSH nos felinos. Um desses estudos promoveu o isolamento e a extração do DNA de nódulos hiperplásicos felinos, tendo identificado 10 diferentes mutações nos receptores de TSH, em 28 de 50 gatos examinados. Ainda, na maioria das tireoides felinas em que mais de um nódulo foi isolado, múltiplas mutações foram observadas.[8,14]

É questionável que a expressão anormal de oncogenes possa atuar na patogênese do hipertireoidismo felino, levando à funcionalidade autônoma da tireoide, visto que foi demonstrada a superexpressão do produto do proto-oncogene celular c-Ras em tecido tireoidiano de 18 gatos afetados, mas a relevância é incerta.

■ Prevalência e fatores de risco

Estudos epidemiológicos demonstraram aumento na prevalência do hipertireoidismo felino nos últimos 25 anos.[7,18] A opinião mais difundida é que determinados fatores, como maior capacidade de diagnóstico por parte dos veterinários, melhor conhecimento da enfermidade, aumento dos anos de vida do gato e existência de um ambiente com certos fatores bociogênicos, estejam em uma importante lista da provável elevação do diagnóstico precoce dessa afecção. Entretanto, tem-se postulado que seja improvável que o aumento do conhecimento e das habilidades diagnósticas tenha contribuído, de maneira isolada, com um aumento tão dramático na prevalência dessa doença, sugerindo que o hipertireoidismo seja de fato uma nova doença do gato.[19]

O hipertireoidismo é uma enfermidade que acomete gatos de meia-idade a idosos, principalmente na faixa etária de 4 a 22 anos de idade, com média de 12 anos.[7,20] No tocante à raça dos felinos, diferentes relatos assinalam não haver predisposição racial e outros mostram que os gatos Siameses e Himalaias parecem apresentar menor risco para o desenvolvimento do hipertireoidismo.[1,21]

Há maior risco em gatos que se alimentam quase exclusivamente de dietas úmidas e também naqueles que utilizam areia sanitária. Além disso, gatos que preferem sabores específicos de ração úmida (sabor peixe, fígado ou frango) parecem apresentar risco significativamente maior. Devido a essa relação com a dieta, diversos estudos tentam demonstrar o papel do iodo na causa ou progressão da doença.

A quantidade de iodo nas dietas comerciais para gatos é extremamente variável e geralmente quase 10 vezes maior que o nível recomendado, sugerindo-se que grandes variações na quantidade diária de iodo ingerido podem, de algum modo, cooperar para o desenvolvimento de doença tireóidea.[8,22]

O nível de selênio também pode potencialmente modificar a função tireoidiana, apesar de um estudo ter demonstrado indiferença no nível de selênio em gatos de diferentes áreas geográficas com prevalência alta e baixa de hipertireoidismo. No entanto, esse mesmo estudo revelou que gatos apresentavam maiores concentrações de selênio que outras espécies, o que pode desempenhar um papel importante na patogenia dessa condição.[19]

A maioria das rações comerciais contém altos níveis de componentes bociogênicos, a exemplo dos ftalatos e dos bisofenóis, substâncias adicionadas às embalagens plásticas da ração. Existem, também, diversos outros compostos que podem colaborar com o desenvolvimento de lesões adenomatosas em gatos expostos. Estes podem ser de particular importância porque são metabolizados pela glicuronidação, uma via metabólica particularmente lenta no gato. Um estudo recente demonstrou que as isoflavonas, genisteína e daidzeína, potencialmente bociogênicas, são constituintes comumente encontrados em alimentos comerciais para felinos e podem estar presentes em concentrações suficientes para resultar em diversos efeitos biológicos. A atuação direta de tais substâncias na glândula tireoide reduz a síntese hormonal, de modo que a queda de T4 resultante desse processo estimula a liberação de TSH hipofisário, que, em turnos, produz aumento dos níveis hormonais.[14]

Certos medicamentos, como fenobarbital, bloqueadores do canal de cálcio, esteroides e retinóis, têm sido estudados no que se refere ao efeito bociogênico, cuja utilização pode ativamente resultar no acúmulo dos hormônios tireoidianos, favorecendo a ocorrência da doença no gato.[14]

■ Classificação histológica dos tumores tireoidianos

A tireoide pode sofrer alterações hiperplásicas ou neoplásicas. Os tumores da tireoide são classificados em epiteliais benignos e malignos, tumores não epiteliais benignos e malignos, linfoma, tumores miscelâneos, tumores secundários, tumores não classificados e lesões semelhantes a neoplasias.[23] Os tumores epiteliais que afetam a tireoide podem ser oriundos das células foliculares que produzem os hormônios tireoidianos (tri-iodotironina e tiroxina) ou das células parafoliculares ou C que produzem calcitonina e que são chamados de tumores medulares.[24]

Os adenomas e as hiperplasias são bastante semelhantes, ambos constituídos de estruturas foliculares irregulares e pequenos ninhos sólidos de células foliculares, demonstrando pouca atipia nuclear ou atividade mitótica. A diferença entre essas duas alterações é que o adenoma tem cápsula e comprime o parênquima adjacente.[25] Os tumores benignos foliculares são o tipo mais comum (Figura 186.2). Microscopicamente, o adenoma pode ser classificado em normofolicular (simples), macrofolicular (coloide), microfolicular (fetal), trabecular (embrional) e sólido. O adenoma folicular é geralmente nódulo único, encapsulado, podendo comprimir o tecido tireoidiano normal adjacente e ser originado de um bócio nodular. Podem ocorrer lesões degenerativas como hemorragia, edema, fibrose, calcificação, formações ósseas ou císticas.[15] A variação citológica mais importante do adenoma folicular é o adenoma folicular oxifílico ou de células claras, que pode apresentar padrão de arquitetura de qualquer uma classificação descrita anteriormente. Esses tumores são grande ou inteiramente compostos de células eosinofílicas, com algum pleomorfismo nuclear e nucléolo distinto. As células oxifílicas contêm grande número de mitocôndrias.[15] Adenomas foliculares com mais pronunciada proliferação celular e com padrões citológicos e de arquitetura menos regular, mas sem sinais típicos de malignidade, são referidos como adenomas atípicos. Nesses tumores, deve ser descartada a invasão da cápsula e dos vasos com o objetivo de diferenciar de carcinoma folicular.[15,23] A diferença entre adenoma e carcinoma baseia-se em identificação de invasão neoplásica da cápsula ou vascular ou presença de metástase, tomando cuidado em diferenciar subgrupos de carcinoma pouco ou muito invasivo.[23,24] A presença de atipia nuclear, atividade mitótica e atipia celular ou na arquitetura não necessariamente indica malignidade. A presença de núcleo hipercromático atípico em órgão endócrino é geralmente mais um reflexo de uma hiperestimulação do que a presença de potencial maligno.

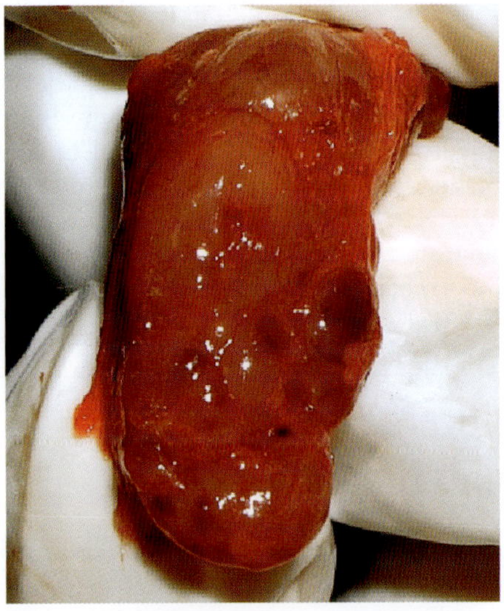

Figura 186.2 Adenoma funcional no lobo tireoidiano esquerdo de um gato (T4 total: 120 ng/mℓ). Notam-se diversos nódulos de tamanhos variados multifocais, o que leva a uma superfície irregular na glândula tireoide.

Manifestações clínicas

As manifestações clínicas dos gatos hipertireóideos estão na dependência da duração da afecção, da presença de anormalidades concomitantes e da incapacidade de algum sistema em atender às demandas impostas pelo excesso de hormônio tireoidiano. Na maioria dos gatos, a instalação do estado hipertireóideo é lenta e progressiva. Os proprietários demoram a perceber a doença, pois os gatos mantêm um ótimo apetite e permanecem ativos para sua idade, até que a perda de peso se torne evidente ou até que outros sintomas que prejudiquem o estado geral do gato sejam identificados. Os sintomas clássicos de hipertireoidismo incluem taquicardia, hiperatividade, perda de peso, polifagia, poliúria, polidipsia, diarreia, fraqueza muscular, grande volume fecal, padrão respiratório ofegante, vômito, crescimento rápido das unhas, alopecia e flexão ventral de pescoço.[11,23] Além da taquicardia, ritmo de galope e sopros sistólicos, arritmias e insuficiência cardíaca congestiva podem ocorrer devido ao efeito semelhante às catecolaminas, causado pelo excesso de tiroxina.[11]

Aspectos gerais

Os hormônios tireoidianos regulam os processos metabólicos da produção de calor para o metabolismo dos carboidratos, proteínas e lipídios, ocorrendo aumento de apetite, perda de peso, depleção muscular, intolerância ao calor e temperatura corporal ligeiramente aumentada.[8]

Pele e pelos

Pelagem descuidada com pelos enovelados e eriçada é notada em gatos hipertireóideos. Outros demonstram excessiva epilação, levando a extensas áreas de alopecias. Onicogrifose e pele quente são observadas em alguns felinos. A falta de cuidado com os pelos e o maior crescimento destes ocorrem em função do aumento da síntese proteica. Já a alopecia se explica pelas excessivas lambeduras induzida pela termogênese e por motivos de ordem comportamental.[8]

Sistema nervoso e alterações comportamentais

Gatos com hipertireoidismo são geralmente irrequietos, podem exibir expressão de ansiedade e agressividade. Alguns se tornam de difícil manuseio durante o exame físico. Um fato que chama a atenção é a tolerância mínima desses animais diante de situações que provoquem tensão. Para alguns gatos hipertireóideos, a tensão de uma viagem de carro até a clínica ou hospital veterinário, juntamente com a contenção para o exame físico, pode resultar em marcante angústia respiratória e fraqueza, com o surgimento de arritmias cardíacas (e mesmo parada cardíaca) em poucos casos. Essa capacidade diminuída de lidar com a tensão precisa ser considerada ao planejar os procedimentos diagnósticos ou terapêuticos. A elevação das concentrações circulantes de hormônios tireoidianos, presumivelmente por efeito direto sobre o sistema nervoso e por aumento da atividade adrenérgica, causa hiperatividade, intranquilidade, deambulação ou irritabilidade em muitos gatos hipertireóideos. A vocalização é frequente nesses animais.[26]

Alterações musculares

Fraqueza e presença de fadiga, queixas comuns em seres humanos hipertireóideos, são descritas com menor frequência nos gatos com hipertireoidismo. A depleção muscular generalizada que acompanha a grave perda de peso provavelmente é um fator contributivo. Em gatos hipertireóideos com outras doenças concomitantes, a perda de peso geralmente é um sintoma comum, mas pode ser acompanhado de redução, e não aumento, do apetite. Além disso, nesses gatos, depressão e fraqueza podem substituir hiperexcitabilidade ou nervosismo, como características clínicas dominantes.[11] A presença concomitante de doença não tireóidea pode reduzir o valor de T4 a níveis normais em um gato hipertireóideo.[18] Portanto, deve-se suspeitar de hipertireoidismo concomitante em qualquer gato de idade média a avançada com doença não tireóidea e concentrações séricas normais de T3 e T4, especialmente se também houver sintomas de hipertireoidismo.[11] Com a estabilização ou recuperação do distúrbio não tireóideo, as concentrações séricas dos hormônios tireoidianos nesses gatos com hipertireoidismo aumentarão novamente para valores acima dos limites de referência.

▪ Sistema gastrintestinal

A perda de peso e a polifagia devem-se ao aumento do gasto energético e do consumo de oxigênio, havendo perda de massa muscular.[13] Alguns proprietários relatam que seus gatos roubam alimentos na cozinha e na mesa de jantar. Ingestão alimentar excessiva e rápida, comum nesses animais, parece contribuir também para casos de regurgitação. Todavia, é importante ressaltar que, em alguns gatos hipertireóideos com outras doenças concomitantes, a perda de peso geralmente é um sinal clínico comum, mas pode ser acompanhado de redução, e não aumento, do apetite. A hipermotilidade gastrintestinal e a ação direta de T4 sobre o centro do vômito são um dos mecanismos desencadeadores de diarreia e aumento de massa fecal e vômitos de intensidade crônica ou esporádica nos gatos hipertireóideos. Má absorção ocorre em alguns gatos hipertireóideos com aumento de gordura eliminada nas fezes. Apesar de não se conhecer o mecanismo exato para a causa da esteatorreia, redução reversível na função pancreática exócrina tem sido documentada em seres humanos com hipertireoidismo. Além disso, é possível que a ingestão de gordura em excesso provocada pela polifagia contribua para o aumento na quantidade de gordura fecal excretada que ocorre em alguns gatos.[13]

▪ Sistema renal

Os hormônios tireoidianos apresentam ação diurética, o que foi relatado em gatos há mais de 50 anos. A poliúria e a polidipsia ocorrem pelo aumento da perfusão renal. Apesar de a doença renal primária contribuir para o quadro de poliúria e polidipsia em alguns gatos hipertireóideos, tais sintomas também ocorrem em muitos gatos sem evidência de disfunção renal, em que poliúria e polidipsia cessam após tratamento do hipertireoidismo.[13] O aumento da hemodinâmica renal, associada ao dinamismo circulatório que acompanha o hipertireoidismo não tratado, pode ser benéfico na manutenção de uma função renal sustentável em alguns gatos com insuficiência renal crônica.[8,13] Dessa maneira, deterioração da função renal, aumentos significativos nos valores de ureia e creatinina, assim como sintomas de doença renal, ocorrerão após correção do estado hipertireóideo em alguns gatos que apresentavam concentrações séricas de ureia e creatinina normais ou ligeiramente elevadas antes do tratamento do hipertireoidismo. Tem-se observado que a polidipsia compulsiva pode ter origem psicogênica, principalmente pela sensação de calor.

▪ Sistema respiratório

As anormalidades no padrão respiratório provavelmente resultam de uma combinação de fraqueza muscular, intolerância ao calor e aumento da produção de dióxido de carbono. Alguns gatos com hipertireoidismo exibem dispneia, arquejamento ou hiperventilação em repouso (Figura 186.3). Esses sintomas são observados com mais frequência após situações de tensão, mas são ocasionalmente percebidos pelo proprietário em casa. Em alguns poucos gatos, insuficiência cardíaca congestiva tireotóxica também contribui para a dispneia e a hiperventilação.[13,26]

▪ Sistema cardiovascular

O hipertireoidismo felino é a condição mais comum que leva à insuficiência cardíaca devido ao aumento de débito cardíaco. A tireotoxicose a longo prazo causa alterações cardiovasculares, que podem ser reversíveis. Insuficiência cardíaca associada ao hipertireoidismo pode ser manifestada como edema pulmonar, efusão pleural, falência biventricular ou arritmias. Anormalidades cardiovasculares, incluindo taquicardia, cardiomegalia e alterações eletrocardiográficas e ecocardiográficas, têm sido descritas em gatos hipertireóideos.[8] O remodelamento cardíaco compensatório resulta de alterações na síntese e na degradação de proteínas miocárdicas, o que favorece a hipertrofia. A ação direta de hormônios tireoidianos sobre o miocárdio, assim como a interação entre T3 e T4 com o sistema nervoso simpático, estimula a hipertrofia cardíaca e aumenta o volume plasmático, a pressão arterial sistêmica, o débito cardíaco, a frequência cardíaca e a contratilidade.[13]

▪ Hipertensão arterial

A prevalência da hipertensão arterial sistêmica (HAS) em gatos hipertireóideos foi relatada em 87% dos casos.[27] No entanto, um estudo relatou prevalência de apenas 5 a 22%, citando provável influência de estresse devido ao ambiente hospitalar.[5] O mecanismo pelo qual o gato hipertireóideo desenvolve HAS ainda não está completamente esclarecido. Diminuição da resistência vascular periférica, ativação do sistema renina-angiotensina-aldosterona e aumento da

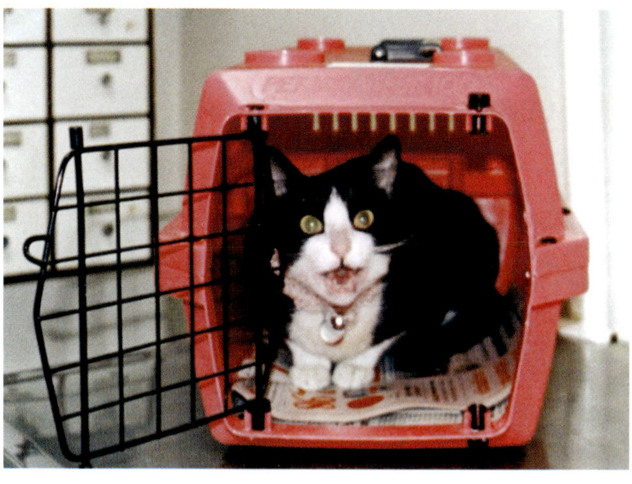

Figura 186.3 Gato com 11 anos de idade hipertireóideo (T4 total: 120 ng/mℓ). Notar o animal em evidência de arquejamento, devido à intolerância ao transporte e à mudança de ambiente para o consultório veterinário.

frequência cardíaca e do débito cardíaco são descritos como consequência do hipertireoidismo. O desequilíbrio ou equilíbrio dessas alterações determina ou não o desenvolvimento da HAS, que foi diagnosticada em gatos com hipertireoidismo e azotemia e/ou insuficiência renal crônica. A associação entre a HAS e a doença renal crônica é bem descrita em gatos.[8] Em gatos hipertireóideos não tratados, a taxa de filtração glomerular (TFG) pode estar elevada ou normal. Já o valor da concentração sérica de ureia e/ou creatinina pode estar normal ou aumentado e o valor da densidade urinária, diminuído. Após o controle do hipertireoidismo, a TFG diminui, o valor da concentração sérica de ureia e/ou creatinina aumenta e o valor da concentração urinária diminui. No entanto, o aumento da média dos valores da concentração sérica de ureia e/ou creatinina e a diminuição da média da concentração urinária podem não ser significativos. O gato pode apresentar HAS no momento do diagnóstico de hipertireoidismo ou não. Gatos normotensos, após iniciarem o tratamento para hipertireoidismo, podem desenvolver HAS. Como possíveis causas, têm-se o aumento da resistência vascular periférica e a insuficiência renal crônica (IRC). Sistema cardiovascular, vasos cerebrais, rins e olhos são considerados órgãos-alvo da HAS. Gatos hipertensos apresentam sintomas compatíveis com afecções concomitantes (p. ex., poliúria, polidipsia, perda de peso), diretamente atribuídos à hipertensão (p. ex., edema de retina, tortuosidades e hemorragia dos vasos da retina) ou nenhum. A retinopatia hipertensiva foi relatada em 23% dos gatos com HAS e hipertireoidismo. Entretanto, cegueira e hifema não têm sido relatados, sugerindo que aumentos extremos do valor da pressão arterial são pouco comuns nesses animais, como ocorre quando acompanhada de alteração renal.

Hipertireoidismo apático

Esse estado de impassibilidade representa uma forma incomum de hipertireoidismo que ocorre em aproximadamente 10% dos gatos com hipertireoidismo.[8] Nesses gatos, hiperexcitabilidade ou intranquilidade é substituída por depressão, letargia, anorexia e perda de peso. Esses gatos também apresentam, com frequência, anormalidades cardíacas, inclusive arritmias e insuficiência cardíaca congestiva. Nesses gatos hipertireóideos anoréxicos, observa-se a flexão cervical ventral do pescoço geralmente responsiva à suplementação de fluido com potássio e/ou tiamina (vitamina B_1).

Diagnóstico

O diagnóstico de hipertireoidismo é feito com base no histórico, na identificação dos sintomas, na avaliação clínica laboratorial e na exploração funcional dos lobos tireoidianos, por meio de testes específicos e palpação dos lobos tireoidianos.[8,20]

Atualmente, os médicos-veterinários estão diagnosticando mais e mais gatos com hipertireoidismo em um estágio inicial de sua ocorrência, mesmo antes que os donos dos animais percebam a enfermidade. Isso se deve, principalmente, ao programa preventivo de saúde para o gato idoso. Esse programa tem sido recomendado pela Associação Americana de Clínicos Especialistas em Felinos e pela Academia de Medicina Felina e deve ser iniciado a partir da faixa etária de 7 a 11 anos de idade e continuar por todo o resto da vida do gato.[11]

Palpação da tireoide

O aumento de um lobo da tireoide ou de ambos pode ser percebido no exame físico de até 95% dos gatos hipertireóideos, sendo um achado extremamente importante para o diagnóstico da doença.[18] Uma das primeiras técnicas de palpação da glândula tireoide consiste em posicionar o pescoço do gato estendido e a cabeça inclinada para trás. Usando o polegar e o dedo indicador, deve-se passar suavemente os dedos sobre ambos os lados da traqueia longitudinalmente à laringe, movendo no sentido ventral em direção à entrada do tórax.[8] Na segunda técnica, o gato permanece sentado e o clínico posiciona-se diretamente por trás do felino[28] (Figura 186.4). Para palpar o lobo da tireoide direito, a cabeça do gato deve ser segura com a mão esquerda do clínico colocada na mandíbula do animal, que é elevada em um ângulo de 45° e a cabeça é rotacionada em um ângulo de 45° para a esquerda. A ponta do dedo indicador direito do clínico desce da laringe até a entrada do tórax. Se o lobo for palpável, sente-se o lobo deslizando pelo dedo. Deve-se repetir essa manobra por quatro vezes.[28]

Uma vez que os lobos da tireoide do gato encontram-se levemente aderidos à traqueia, estes, quando aumentados de tamanho, migram em direção caudal e ventral à região cervical. Em gatos hipertireóideos em que não for possível a palpação de lobos aumentados, deve-se sempre considerar a possibilidade de os lobos afetados terem migrado para dentro da cavidade torácica.[11,28]

Apesar de a glândula tireoide não ser em geral palpável em gatos eutireóideos, a identificação de um lobo aumentado ao exame físico, ou ambos, não pode ser considerada sinônimo de hipertireoidismo, uma vez que o aumento da tireoide pode ser ocasionalmente detectado em gatos sem outras evidências clínicas ou laboratoriais da doença. Apesar de alguns desses gatos permanecerem eutireóideos (por tempo prolongado), muitos gatos com aumento de glândula tireoide eventual-

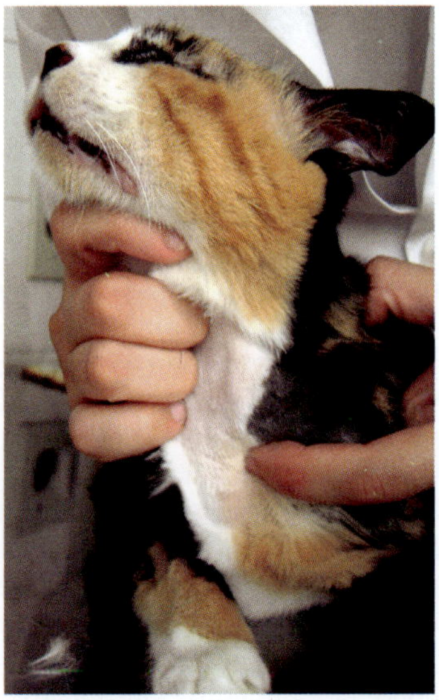

Figura 186.4 Palpação cervical dos lobos da tireoide. O gato deve permanecer sentado e o clínico posiciona-se diretamente por trás do felino. Para palpar o lobo da tireoide esquerdo, a cabeça do gato deve ser segurada com a mão direita do clínico colocada na mandíbula do animal, que é elevada em um ângulo de 45°, e a cabeça é rotacionada em um ângulo de 45° para a direita. A ponta do dedo indicador esquerdo do clínico desce da laringe até a entrada do tórax. Se o lobo for palpável, observa-se ou sente-se o lobo deslizando pelo dedo.

mente desenvolvem sinais e sintomas clínicos e laboratoriais de hipertireoidismo, à medida que os nódulos tireoidianos continuam crescendo e começam a secretar hormônios tireoidianos em excesso.[11,28]

Testes específicos para confirmação do diagnóstico

Tiroxina e tri-iodotironina

As concentrações séricas de T4 total e T3 são altamente correlacionadas em gatos hipertireóideos, mas a mensuração de T4 total é preferível a T3 devido à melhor sensibilidade diagnóstica.[11,20] A técnica de radioimunoensaio consiste no método preferencial à sua mensuração, apesar de não estar totalmente disponível.[29] Seriam esperadas elevações concomitantes de T4 e de T3 em gatos hipertireóideos. No entanto, quase 30% dos pacientes mantêm a concentração de T3 circulante dentro de valores normais.[29] A dosagem sérica de T4 total é o melhor teste para executar a exploração funcional da tireoide. A forma conjugada representa mais de 99% do total do hormônio. O valor de T4 total está elevado em 90 a 98% dos gatos acometidos. Níveis elevados de T4 são identificados em 90% dos gatos submetidos a uma única mensuração, não havendo relato de resultados falso-positivos. Cerca de 10% dos gatos hipertireóideos apresentam níveis séricos de T4 dentro da variação normal, *seja por causa da flutuação dos níveis desse indicador (que entram e saem dos limites da normalidade), da supressão dos níveis de T4 total para os limites normais em razão de alguma enfermidade não tireóidea concomitante ou pelo fato de o hipertireoidismo estar em início ou em estágio avançado.*[8] Após o tratamento da doença intercorrente, a concentração circulante de T4 tende a elevar-se até a variação tireotóxica. Sabidamente, a presença de nefropatia, diabetes *mellitus*, neoplasias sistêmicas, hepatopatia primária ou outras doenças crônicas pode suprimir as concentrações de T4 em várias intensidades, cuja gravidade influencia de modo diretamente proporcional o grau de supressão hormonal. Os mecanismos desse efeito podem envolver alterações no metabolismo hormonal tireoidiano periférico ou na conjugação proteica, em vez de qualquer efeito no eixo hipotálamo-hipofisário. Desse modo, o hipertireoidismo deve ser aventado em qualquer gato de meia-idade a idoso com doença não tireoidiana grave (principalmente na presença de nódulo tireoidiano palpável), ainda que os níveis de T3 e T4 sejam normais. Quando T4 total está normal e há suspeita de hipertireoidismo, deve-se repetir a dosagem desse indicador 1 a 2 semanas depois.[29]

A forma livre (T4 livre) situa-se ao redor de 1%. A mensuração de T4 livre por meio do método de diálise de equilíbrio é altamente sensível, mas menos específica. Existe um pequeno número, em torno de 6 a 12%, de resultados falso-positivos em gatos com enfermidade não tireóidea. Níveis elevados de T4 livre, em associação a T4 total normal alto ou levemente elevada, apoiam o diagnóstico de hipertireoidismo.[8] Níveis elevados de T4 livre, em associação a T4 total normal baixa ou baixa, apoiam o diagnóstico de enfermidade não tireóidea subjacente. Finalmente, a mensuração de T4 livre acompanhada de níveis séricos normais de T4 total em um gato com histórico consistente de hipertireoidismo pode suportar o diagnóstico de hipertireoidismo; mas, se um nódulo não for palpável ou uma doença associada não for identificada nessa situação, indica-se a realização dos testes dinâmicos de função tireóidea.[20]

Teste de supressão do hormônio tireoidiano

O teste de supressão de hormônio tireoidiano (T3) é indicado quando houver suspeita de hipertireoidismo, os níveis de T4 forem normais (acontece em 2 a 10% dos casos) e o animal apresentar sintomas e lobos tireoidianos palpáveis.[4,20] T3 inibe a liberação de TSH da glândula pituitária, diminuindo a síntese de T4. Nos gatos hipertireóideos, ocorre a liberação autônoma de modo independente da pituitária. O teste dura 3 dias. No primeiro dia pela manhã são mensurados os níveis séricos de T4 e T3 totais basais e, depois, administram-se 25 μg/gato de liotironina sódica (Cytomel®) a cada 8 h, perfazendo um total de sete doses. Uma segunda amostra sérica é colhida 2 a 4 h após a última dose do fármaco. Devem-se encaminhar as duas amostras de soro para o laboratório para a determinação de T4 e T3 totais. Os gatos normais e os com enfermidade não tireóidea terão valores após o teste de T4 total com supressão reduzidos em mais de 50% do valor basal. Os animais hipertireóideos terão valores pós-teste de T4 total que não serão suprimidos e permanecerão acima ou ligeiramente diminuídos. Na avaliação do valor sérico de T3, esta será alta e demonstrará que realmente o proprietário administrou o fármaco ao gato.

Recomenda-se então que, se houver suspeita de hipertireoidismo em um gato com valores de T4 e T3 dentro da normalidade, os primeiros passos devem ser repetir a T4 dentro de, no mínimo, 1 a 2 semanas e descartar qualquer doença não tireoidiana. Se o valor de T4 persistir dentro de um valor normal a elevado dentro dos valores de referência e o hipertireoidismo ainda for suspeitado, deve-se considerar o teste de supressão por T3 ou teste de estimulação do TRH.

Teste de estimulação do hormônio liberador da tireotropina

A administração intravenosa de TRH estimula a secreção hipofisária de TSH e causa subsequente aumento na concentração sérica de T4 em felinos com o eixo hipófise-tireoide normal.[9,29] Ao contrário, a resposta do TSH e da T4 sérica é diminuída ou totalmente ausente nos gatos hipertireóideos, devido à crônica supressão do TSH. A avaliação dos resultados desse teste deve se basear no aumento da secreção de T4, e não nos valores de TSH, sendo a T3 sérica também pouco fidedigna, com resposta inconsistente à presença do TSH.[11]

O protocolo de realização do teste de estimulação do TRH envolve prévia determinação da T4 sérica, seguida de outra após 4 h da administração de TRH na dosagem de 0,1 mg/kg por via intravenosa. Comparando-se os resultados, os gatos com hipertireoidismo discreto apresentam aumento inconsistente ou nenhum dos valores da T4, ao passo que aumento de até duas vezes é notado nos gatos clinicamente sadios ou naqueles acometidos por doença não tireoidiana. Aumento da T4 sérica abaixo de 50% do nível basal é compatível com o hipertireoidismo discreto; já valores acima de 60% são obtidos de gatos sadios ou daqueles acometidos por outra doença intercorrente.[8]

A desvantagem do teste envolve efeitos colaterais, como salivação, vômito, taquicardia e defecação, decorrentes da ativação dos mecanismos colinérgicos e catecolinérgicos centrais ou de um efeito neurotransmissor direto do TRH sobre o sistema nervoso central. Os efeitos adversos ocorrem logo após a administração do TRH, mas são transitórios e resolvem-se completamente após a finalização do teste.[8]

Estudos comparativos de avaliação da eficácia entre o teste de supressão da T3 e o teste de estimulação do TRH demonstram que ambos fornecem informações semelhantes e podem ser utilizados de maneira intercambiável ao diagnóstico do hipertireoidismo em fase inicial nos gatos. Entretanto, ambos são insatisfatórios no diagnóstico de gatos que tenham hipertireoidismo moderado ou avançado, sem doença não tireoidiana associada.[29]

Teste de resposta ao hormônio tireoestimulante

O teste de resposta ao hormônio tireoestimulante (TSH) utilizando-se TSH bovino era considerado útil à confirmação do diagnóstico de hipertireoidismo até pouco tempo, entretanto alterações significativas entre os níveis de T4 antes e após a administração do TSH não foram vistas na avaliação recente de 11 gatos hipertireóideos.[29] A explicação para a baixa resposta desses animais baseia-se na suposição de que a glândula pode não ser capaz de responder ao TSH ou, mais provavelmente, a produção máxima de T4, ocorrendo independentemente da estimulação do TSH, acarreta mínima reserva hormonal.

A duvidosa utilidade desse teste, aliada à reduzida disponibilidade e ao seu alto custo, justifica, assim, a não recomendação do seu uso no diagnóstico do hipertireoidismo felino.[8]

Triagem quanto ao hipertireoidismo

Na avaliação laboratorial dos gatos com hipertireoidismo, as anormalidades detectadas na hematologia são eritrocitose, macrocitose e volume globular moderadamente aumentado, devido ao aumento da demanda de oxigênio e à excessiva estimulação da síntese de eritropoetina.[24,26] Evidenciam-se, também, linfopenia, eosinopenia e neutrofilia. No perfil bioquímico, cerca de 90% dos gatos acometidos apresentam elevação de alanina aminotransferase (ALT), aspartato aminotransferase (AST), fosfatase alcalina (FA) e lactato desidrogenase (LDH), mas isso não é considerado representativo de hepatopatia significativa porque os valores retornam ao normal depois do tratamento para o hipertireoidismo. A elevação da ALT ocorre em função de hipermetabolismo hepático, disfunção hepática, má alimentação, hipoxia hepática secundária e aumento do consumo de oxigênio pelo trato intestinal ou de forma secundária aos problemas cardíacos e os efeitos tóxicos de T3. A atividade sérica da FA está aumentada em mais de 50% dos gatos hipertireóideos, sendo proveniente de órgãos como fígado, ossos, intestino, além de outros tecidos. Sugere-se que o aumento da FA em gatos com hipertireoidismo seja proveniente do fígado e dos ossos. Em alguns gatos, observa-se hiperfosfatemia por aumento da reabsorção óssea. Alguns gatos apresentam azotemia.

Os achados radiográficos podem envolver cardiomegalia leve a grave, derrame pleural e edema pulmonar.[8]

Nos gatos hipertireóideos, as principais anormalidades cardíacas observadas pela eletrocardiografia são taquicardia sinusal (frequência cardíaca acima de 240/min), aumento da amplitude da onda R na derivação DII (maior que 1,0 mV), defeitos de condução intraventricular, contrações prematuras atriais e fibrilações e, com menor frequência, contrações prematuras ventriculares. Mais de 50% dos gatos hipertireóideos apresentam pelo menos uma anormalidade eletrocardiográfica e mais de 33%, duas ou mais. A maioria dessas alterações é normalizada após terapia adequada. Todavia, uma pequena porcentagem de gatos permanece com alterações cardíacas, podendo desenvolver cardiomiopatia congestiva. Os fatores que influenciam a função cardíaca nos gatos hipertireóideos e, assim, levam à alteração do traçado eletrocardiográfico incluem a ação direta do hormônio tireoidiano no coração, as interações com o sistema nervoso simpático e as mudanças cardíacas para compensar as alterações metabólicas teciduais. Os mecanismos que são dependentes de catecolaminas podem influenciar em muitos dos distúrbios observados no traçado eletrocardiográfico. A habilidade dos fármacos bloqueadores dos receptores beta-adrenérgicos em corrigir parcialmente as taquiarritimias, sem afetar as concentrações anormais do hormônio tireoidiano, demonstra o efeito indireto do papel das catecolaminas nos distúrbios do eletrocardiograma.

A ecocardiografia ou ultrassonografia cardíaca tem sido utilizada como método de avaliação não invasiva da anatomia e da função cardíacas. As modalidades ecocardiográficas convencionais incluem ecocardiografia bidimensional e ecocardiografia modo M. A ecocardiografia bidimensional (2D) é utilizada na avaliação qualitativa do coração e do espaço pericárdico, ao passo que a ecocardiografia modo M fornece informação quantitativa durante a sístole e a diástole e permite o cálculo de índices da função miocárdica. As modalidades de ecocardiografia modo M, 2D e Doppler são utilizadas em combinação para diagnosticar a doença cardíaca e monitorar a resposta ao tratamento. Os gatos hipertireóideos podem ser classificados em quatro categorias, dependendo da existência ou não de doença cardíaca, do tipo da doença e/ou do reconhecimento de anormalidade na câmera ou parede cardíaca: função hiperdinâmica do miocárdio, cardiomiopatia hipertrófica, cardiomiopatia congestiva e nenhuma anormalidade. A ecocardiografia possibilita a visibilização da espessura da parede do miocárdio, do septo interventricular, o formato e a função das válvulas cardíacas, a capacidade dos ventrículos e átrios e a velocidade e força de contração. São anormalidades ecocardiográficas comumente encontradas em gatos hipertireóideos: hipertrofia ventricular esquerda, espessamento do septo interventricular, dilatação ventricular e atrial esquerda e hipercontratilidade do miocárdio (que se manifesta pelo aumento na fração de encurtamento e na velocidade de encurtamento circunferencial das fibras).

Alguns estudos demonstram que o hipertireoidismo possa induzir a forma secundária de miocardiopatia no gato, seja uma forma hipertrófica de miocardiopatia ou, menos comumente, um tipo dilatado de miocardiopatia.[8] Qualquer das formas de miocardiopatia pode resultar em insuficiência cardíaca congestiva, mas a insuficiência cardíaca grave que ocorre é mais comum em gatos hipertireóideos com cardiopatia com dilatação. Em gatos que exibam sintomas de insuficiência cardíaca congestiva, pode ser necessário tratamento com furosemida (acompanhado ou não de terapia vasodilatadora ou digitálicos).

A ultrassonografia da tireoide é um exame que revela o tamanho da tireoide, a presença de nódulos e as características estruturais deles (tamanho, forma, contornos, presença de líquido ou não). Trata-se de um exame simples e que traz muitas informações importantes, que podem ajudar o médico-veterinário a avaliar se um nódulo tem maior ou menor probabilidade de ser maligno. Ela pode diferenciar entre tumores cavitários, císticos ou sólidos, bem como identificar a presença e a localização de locais metastáticos na região cervical. A ultrassonografia cervical normalmente não necessita que o animal esteja sob anestesia ou sedação e deve ser realizada com um transdutor de 10 MHz. Esse exame não substitui a cintigrafia na localização de tecido ectópico ou metastático.

Cintigrafia ou cintilografia de tireoide consiste em um procedimento de medicina nuclear que possibilita a visibilização de tecido da tireoide funcional e se baseia na absorção seletiva de diversos radionucleotídios pelo tecido tireóideo, favorecendo a visibilização direta do tecido adenomatoso funcional da tireoide.[8,18] Esse procedimento fornece informação valiosa com relação à anatomia e à fisiologia de ambas as tireoides e tem papel fundamental no diagnóstico e no tratamento de gatos com hipertireoidismo.[8] A varredura nuclear da tireoide com iodo ou pertecnetato indica, com precisão, o hipertireoidismo evidente e oculto e pode diferenciar entre doença bilateral e unilateral. Também pode determinar se há envolvimento de tecido tireóideo ectópico e metástase.

■ Tratamento

As opções de tratamento incluem administração oral crônica de um fármaco que iniba a produção hormonal, tireoidectomia do(s) lobo(s) afetado(s) ou terapia radioativa[3,5] com iodo (I^{131}). Cada uma das opções apresenta vantagens e desvantagens e diversos fatores devem ser avaliados na escolha da terapia mais apropriada. A tireoidectomia e o tratamento radioativo são os únicos métodos curativos.

▪ Tratamento medicamentoso

Os fármacos empregados são do grupo tiourileno e incluem o metimazol, o carbimazol e a propiltiouracila. Estes atuam inibindo a síntese dos hormônios[7] tireoidianos T3 e T4, ou seja, eles são concentrados de forma ativa na glândula tireoide, onde atuam bloqueando a ligação do iodo dentro dos grupos tirosil na tireoglobulina, não permitindo a formação de T3 e T4. Esses fármacos não interferem na capacidade da glândula tireoide de concentrar ou reter o iodo inorgânico nem bloqueiam a liberação dos hormônios tireoidianos armazenados na circulação, não ocorrendo destruição do tecido da tireoide.

As vantagens desse tratamento medicamentoso a longo prazo, com relação a outras modalidades terapêuticas disponíveis (cirurgia e iodo radioativo), são a ausência de certas complicações, como o hipotireoidismo permanente e o hipoparatireoidismo pós-cirúrgico. Além disso, ao contrário da cirurgia ou do iodo radioativo, o uso desses medicamentos é preferível em algumas situações, como em gatos com insuficiência renal preexistente e também no pré-operatório da tireoidectomia, por 7 a 10 dias, com o objetivo de normalizar as concentrações de T4 e reduzir, assim, o risco de complicações transoperatórias em gatos seriamente afetados pela doença.[12,29] A simplicidade da administração dos fármacos e o fato de não haver necessidade de licença especial ou treinamento específico levam muitos clínicos a optar por esse tipo de terapêutica.[29]

Atualmente, o metimazol é o fármaco de escolha (Tapazol tiamazol® 5 mg, Biolab, Taboão da Serra, SP). A concentração de T4 normaliza completamente 2 a 4 semanas após início do tratamento com metimazol, no entanto a recidiva das elevações hormonais ocorre invariavelmente dentro de 24 a 72 h após a interrupção do tratamento. A eficácia dessa terapia é superior a 90% em gatos que tolerem o metimazol sem efeitos colaterais.[29]

O protocolo delineado com o emprego do metimazol objetiva controlar gradualmente a síndrome de hipertireoidismo, enquanto minimiza a incidência dos efeitos adversos.[8,29] O hipertireoidismo felino é uma doença crônica e progressiva. A resolução aguda da doença quase nunca é necessária. Inicialmente, o metimazol deve ser administrado em uma dose inicial de 2,5 mg/gato, 2 vezes/dia, durante 2 semanas. Quando existe a preocupação com os efeitos adversos, alguns pesquisadores recomendam 2,5 mg/gato, 1 vez/dia, ou 1,25 mg/gato, 2 vezes/dia.[8] Não é aconselhável iniciar o tratamento com uma dosagem maior que 5 mg/gato/dia. Caso o proprietário não observe nenhum efeito adverso do metimazol, a dosagem poderá ser elevada, caso necessário, para 2,5 mg, 3 vezes/dia (ou 5 mg pela manhã e 2,5 mg à noite, ou vice-versa), por mais 2 semanas. O gato deve retornar ao veterinário após o término das 4 semanas de "triagem terapêutica". Uma nova avaliação do histórico e do exame clínico deve ser realizada. Amostras sanguíneas devem ser colhidas para realização do hemograma completo, contagem de plaquetas, bioquímica sérica (ureia, creatinina e AST) e mensuração da concentração de T4 total. A coleta das amostras deve ser feita 4 a 6 h após a dose mais recente do metimazol.[5,8] Caso a concentração sérica de T4 esteja entre os limites normais de referência ou perto deles, a dosagem pode ser mantida por mais 2 a 6 semanas adicionais, possibilitando nova determinação para verificar a necessidade de novos ajustes de dosagem. Caso a concentração sérica de T4 esteja abaixo dos limites normais de referência, a dosagem deverá ser reduzida. Se o hipertireoidismo não estiver controlado, a dosagem deve ser aumentada a cada 2 semanas com incremento de doses de 2,5 mg/dia. Uma vez controlado o hipertireoidismo, protocolos de dosagens por períodos longos podem ser iniciados. Se algum tipo de efeito adverso for observado, o metimazol deverá ser suspenso temporariamente. Esses efeitos podem se resolver, e pode-se ter que optar pela escolha de outra terapia alternativa ou simplesmente pela redução da dosagem do metimazol.

A maioria dos gatos necessita de dose de 5 ou 7 mg/dia de metimazol para controlar o hipertireoidismo. Esse fármaco é mais efetivo quando administrado a cada 8 ou 12 h. Ocasionalmente, os gatos requerem a dose de 10 mg/dia. Não é muito comum o gato necessitar mais que 10 mg de metimazol ao dia usando esse protocolo. Quando dose de 10 mg ou mais de metimazol estiver sendo administrada ao gato e não se observar a redução da concentração sérica de T4, o veterinário deve verificar se o proprietário está administrando o medicamento corretamente.

Os efeitos adversos associados à administração do metimazol surgem predominantemente durante os primeiros 3 meses de tratamento. No geral, os efeitos mais comuns incluem anorexia (11%), vômitos (11%) e letargia (9%) de maneira moderada e transitória, o que se resolve com a administração continuada do medicamento.[5] Ocasionalmente, esses sinais podem ser graves e/ou persistentes, exigindo a suspensão do fármaco. O aumento de FA, bilirrubinas ou ALT também é observado em 2% dos gatos tratados com metimazol, sendo essas alterações reversíveis após sua interrupção. Alguns gatos apresentam reação idiossincrásica aparente ao fármaco, caracterizada por escoriações faciais autoinduzidas, durante as primeiras 4 a 8 semanas de terapia.[22] Essa dermatopatia é parcialmente responsiva aos corticoides, mas necessita da interrupção do metimazol para a sua resolução completa.[29]

Efeitos colaterais hematológicos durante a administração do metimazol podem incluir eosinofilia transitória, linfocitose ou linfopenia, que ocorrem tipicamente nas primeiras semanas de terapêutica. Embora essas alterações ocorram em 5 a 10% dos casos, não há efeito clínico aparente. Complicações hematológicas mais sérias ocorrem em menos de 5% dos gatos tratados e incluem trombocitopenia, diátese hemorrágica, leucopenia, anemia hemolítica e miastenia *gravis*.

Como os efeitos colaterais mais sérios associados ao uso do metimazol ocorrem durante os primeiros 3 meses do tratamento, é importante proceder a um rigoroso monitoramento do paciente. A avaliação deve incluir exame clínico geral, hemograma completo, perfil bioquímico sérico e concentração de T4.

A administração transdérmica de metimazol está associada à redução significativa de efeitos colaterais gastrintestinais em comparação à via oral, mas parece apresentar menor eficácia.[5] No entanto, segundo Lécuyer *et al.*,[30] o metimazol transdérmico é uma alternativa segura e efetiva às formulações orais convencionais. Os cremes à base de organogel (plurônico) de lecitina associados ao metimazol podem ser feitos em farmácias de manipulação em qualquer tipo de concentração, embora a de 20 mg/mℓ seja bastante utilizada. O proprietário deve usar luvas e colocar na ponta do dedo a quantidade de creme necessária para o animal e passá-la no interior do pavilhão auricular. O metimazol transdérmico leva mais tempo para se tornar efetivo quando comparado à forma oral. Entretanto, a diferença não se torna significativa após 4 semanas. Os proprietários devem ser aconselhados a alternar os pavilhões auriculares quanto à colocação do gel, e eles devem remover qualquer resíduo do fármaco após 30 a 120 min da administração. A dose inicial de aplicação deve ser de 1 mg do metimazol em organogel de lecitina aplicado topicamente 1 vez/dia, durante 2 semanas, e depois aplicado 2 vezes/dia, durante 2 semanas adicionais. Os ajustes e o protocolo seguem as mesmas orientações da administração por via oral do metimazol.[29] No entanto, podem ser observados incômodo e hiperemia no local de aplicação.

O carbimazol age primariamente como um profármaco do metimazol em seres humanos e gatos.[5] A glândula tireoide é capaz de acumular apenas metimazol. A concentração sérica máxima de metimazol atingida após a administração de carbimazol é menor do que aquela atingida após a administração de dose equivalente de metimazol. No entanto, como o ingrediente ativo de ambos os fármacos é o metimazol, torna-se razoável considerar que ambos os fármacos são equipotentes em base por grama, com risco também equivalente de reações adversas.[1] O carbimazol pode ser utilizado no preparo dos pacientes para a tireoidectomia, e parece ser tão eficaz quanto o metimazol no tratamento clínico a longo prazo do hipertireoidismo.

A propiltiouracila foi o primeiro fármaco utilizado para terapia de hipertireoidismo no início da década de 1980. Este é um fármaco menos potente que o metimazol e exige maiores doses para regulação dos níveis de T4. Além disso, a propiltiouracila mostrou-se associada a efeitos colaterais graves, que incluíram anemia hemolítica e trombocitopenia, com diátese hemorrágica. A propiltiouracila deixou de ser recomendada para uso em gatos.[5]

Uma das maiores desvantagens do tratamento clínico consiste na falta de propriedades antineoplásicas dos fármacos empregados. Portanto, a administração oral desse tipo de medicação não reduzirá nem estacionará a progressão da forma benigna ou maligna do hipertireoidismo, ainda que as concentrações de hormônios tireoidianos sejam reduzidas e os sintomas da doença se resolvam. O tratamento com metimazol não reduz o tamanho do lobo. Na realidade, os lobos podem aumentar de tamanho ao longo do tempo, apesar da terapia clínica. A principal indicação para o uso dos fármacos para carcinoma de tireoide objetiva a estabilização da condição do animal e a redução dos sintomas antes de um tratamento cirúrgico ou radioativo.[29]

Concentrações séricas de T4 abaixo do limite de referência normal podem surgir após o tratamento com metimazol a curto e longo prazos. Todavia, sintomas de hipertireoidismo não se tornam nítidos nem são relatados pelos proprietários. A maioria desses gatos apresenta concentrações séricas normais de T3.

É de extrema importância a avaliação simultânea de T4 e função renal durante a terapia com metimazol, para avaliar se o rim é capaz de tolerar o nível de TFG associado à função normal da tireoide. A insuficiência renal nítida ocorre em aproximadamente 30% dos gatos tratados para hipertireoidismo. Isso geralmente ocorre dentro de 1 mês do início do tratamento e tende a permanecer em grau leve e estável ao longo do tempo. Gatos com hipertireoidismo apresentam TFG elevada devido a uma grande variedade de efeitos fisiológicos.[28] A terapia leva à redução da TFG, independentemente se o tratamento for medicamentoso, cirúrgico ou radioativo, na maioria dos gatos hipertireóideos. Uma vez que o tratamento com metimazol é reversível, é a abordagem preferida para o tratamento inicial de animais hipertireóideos com azotemia preexistente, para determinar se a redução do valor de T4 levará a uma descompensação renal aceitável. A dosagem de metimazol recomendada inicialmente para pacientes renais com hipertireoidismo é de 2,5 mg/dia, administrado por 2 semanas (ou 1,25 mg de metimazol a cada 12 h) e, depois, 2,5 mg/kg, a cada 12 h, por mais 2 semanas. Na quarta semana, deve ser feita a coleta sanguínea para realização do hemograma completo, contagem de plaquetas, ureia, creatinina e fósforo e mensuração da concentração de T4 total.

A hipertensão leve a moderada é comum em gatos com hipertireoidismo não tratado e mostra-se reversível após sucesso no tratamento do estado hipertireóideo.[8] A hipertensão pode não se resolver imediatamente, mesmo com o valor de T4 dentro dos valores de referência, e quadros de hipertensão moderada a grave devem ser tratados concomitantemente com bloqueadores de canais de cálcio, betabloqueadores ou inibidores de enzima conversora de angiotensina (ECA).

Em alguns gatos hipertireóideos que não apresentam quadro de hipertensão no momento do diagnóstico, a hipertensão pode de fato ocorrer muitos meses após o início do tratamento para o hipertireoidismo, possivelmente devido ao reconhecimento de uma insuficiência renal de base. Portanto, é extremamente indicada a reavaliação do quadro de hipertensão 2 a 3 meses após restabelecimento do estado eutireóideo.

Tratamento radioativo

A terapia radioativa com a administração do iodo 131 (I^{131}) é o tratamento de escolha para o hipertireoidismo, por causa da alta eficácia e da relativa falta de complicações.[5] Além disso, o tratamento radioativo evita a inconveniência da administração diária da medicação e os efeitos colaterais associados aos fármacos utilizados, assim como os riscos e as complicações pós-operatórias associadas à anestesia e à tireoidectomia.[8] Contudo, seu uso requer infraestrutura para adequado manejo dos radioisótopos, dependente de licenciamento governamental, pessoas especializadas e internação do paciente geriátrico por 7 a 10 dias após a radioiodoterapia.[29]

O princípio básico do tratamento com o uso do iodo radioativo baseia-se na ausência de distinção, por parte das células tireoidianas, entre o iodo estável (natural) e o I^{131}. Assim, esse último é igualmente captado e concentrado pela tireoide. O I^{131} é concentrado de forma ativa pela glândula tireoide, tem meia-vida de 8 dias e emite partículas beta e radiação gama. As partículas beta causam mais de 80% de danos, mas são localmente destrutivas, movimentando-se em um máximo de 2 mm, com média de comprimento de trajeto de 400 μm. Nos gatos hipertireóideos, o I^{131} concentra-se primariamente nas células hiperplásicas ou neoplásicas, promovendo sua irradiação e destruição, tanto na área cervical quanto nos tecidos ectópicos. O tecido tireoidiano normal tende a ser protegido do efeito radioativo, desde que o tecido tireoidiano sadio mantenha-se suprimido e receba pequena dose de radiação.

Tradicionalmente, o I^{131} é administrado por via intravenosa. Pode-se tentar a administração oral, mas exigem-se doses mais altas, os riscos de vazamento de radiação são maiores e o vômito constitui um risco potencial. O tecido celular subcutâneo é tão efetivo quanto a administração intravenosa, mas é preferido por ser mais simples de administrar, mais seguro para funcionários e menos estressante para os gatos. Vários métodos de determinação da dose do iodo radioativo têm sido empregados para gatos com hipertireoidismo. A dose de I^{131} é determinada pela gravidade dos sintomas, pelo tamanho subjetivo dos lobos tireoidianos anormais e pela concentração sérica de T4. Com base nesses critérios, as doses empregadas individualmente para gatos hipertiróideos de I^{131} são consideradas baixas (2,5 a 3,5 mCi), moderadas (3,5 a 4,5 mCi) e altas (4,5 a 6,5 mCi). De modo ideal, a administração de uma dose única do iodo radioativo restaura o eutireoidismo, sem provocar hipotireoidismo. Caso o estado hipertireóideo perdure por 3 meses após o tratamento inicial, o paciente pode receber nova aplicação de I^{131}, já que a maioria dos gatos pode ser curada com a repetição do tratamento nessa situação.

Nos casos de carcinoma tireoidiano, o I^{131} oferece a melhor oportunidade para a cura bem-sucedida da neoplasia, concentrando-se em todas as células do tecido carcinomatoso, localizadas tanto na área cervical típica como nos locais metastáticos. As doses empregadas de radiação são extremamente mais elevadas do I^{131}, em torno de 10 a 30 mCi. No entanto, a capacidade de retenção de iodo por essas células é menor, se comparada à capacidade de células adenomatosas. Por esse motivo, gatos acometidos por carcinoma devem ser tratados com doses extremamente elevadas do I^{131}. Adicionalmente, a combinação da remoção cirúrgica, seguida da administração de I^{131}, também é relatada como efetiva nesses pacientes.

Após o tratamento com I^{131}, a redução transitória nas concentrações de T4 para níveis subnormais durante algumas semanas é comum. O hipotireoidismo permanente se desenvolve em apenas 5% dos casos, já que as concentrações de T4 livre quase sempre permanecem dentro da variação normal. Os sintomas de hipotireoidismo podem incluir letargia, seborreia seca não pruriginosa, pelos malcuidados e emaranhados e ganho de peso acentuado.

Os gatos tratados com I^{131} recebem alta após a diminuição da taxa de irradiação para nível seguro, o que ocorre geralmente após um período entre 7 a 10 dias. A sobrevida dos gatos que obtêm êxito com uso do I^{131} é considerada boa.

▪ Métodos alternativos de tratamento

Ipodato

O ipodato é um agente contrastante colecistográfico oral que contém iodo e exerce efeitos antireoidianos. Sua ação bloqueia a conversão periférica de T4 em T3, por inibição da desiodinase tiróidea, resultando na redução das concentrações séricas de T3. Em doses mais elevadas, as concentrações séricas da T4 podem também diminuir, devido à inibição da produção hormonal tireóidea, exercida pelo iodo inorgânico liberado durante o metabolismo do ipodato. Todavia, tal inibição é transitória, sendo os efeitos desse agente ainda não avaliados a longo prazo.[8,29]

O ipodato pode ser particularmente valioso no tratamento dos pacientes com hipertireoidismo grave que necessitam do controle rápido da doença, a exemplo daqueles em preparo para tireoidectomia. Após o uso do ipodato, não são relatados sintomas adversos ou anormalidades hematológicas. Assim, seu uso pode ser uma alternativa viável ao tratamento clínico dos felinos intolerantes ao metimazol e impossibilitados de serem submetidos a cirurgia ou radioterapia. Contudo, mesmo nos pacientes cuja resposta é obtida, o ipodato parece não ser eficaz no tratamento crônico, devido à evasão final da inibição da síntese hormonal.

Iodo estável

Apesar de ter mecanismo ainda incerto, doses elevadas de iodo estável diminuem agudamente a velocidade de síntese e liberação dos hormônios tireoidianos, reduzindo a vascularização do tecido tireoidiano adenomatoso. A concentração sérica de T4 total cai para dentro dos valores referenciais em apenas um terço dos casos, embora os níveis de T3 total diminuam na maioria dos gatos, ocorrendo, portanto, melhora clínica significativa. Entretanto, esses efeitos são inconsistentes e, apesar de a concentração hormonal frequentemente diminuir, pode jamais se tornar completamente normal, com a evasão da inibição geralmente ocorrendo dentro de algumas semanas.

Tal método terapêutico não é indicado, portanto, ao tratamento clínico a longo prazo dos gatos com hipertireoidismo. Adicionalmente, o seu uso é contraindicado previamente à administração de I^{131}, em função da sua associação a reações adversas, como salivação e hiporexia ou anorexia.

Ablação percutânea com etanol

A administração intratireoidiana de etanol causa necrose tecidual e indução eventual do funcionamento normal da tireoide. Estudos preliminares sugerem que injeções únicas em casos unilaterais ou injeções em fases em casos bilaterais sejam efetivas na indução da normalidade tireoidiana em gatos com hipertireoidismo. No entanto, esse tratamento associa-se a alta incidência de reações adversas (disfonia transitória, síndrome de Horner, engasgos e paralisia de laringe), exigindo-se equipamento ultrassonográfico especializado e experiência avançada.[29]

▪ Tratamento cirúrgico

Os gatos candidatos ao procedimento cirúrgico necessitam de avaliação pré-operatória extremamente cautelosa, a fim de detectar problemas concomitantes, como doença renal e cardiomiopatia, principalmente devido à faixa etária desses gatos hipertireóideos.

O tratamento cirúrgico é indicado como terapia definitiva diferente da terapia clínica.[10] Os animais devem ser estabilizados antes da cirurgia para diminuir os riscos anestesiológicos e cirúrgicos, particularmente para aqueles que apresentam alterações cardiovasculares tireotóxicas.[12] Anteriormente à cirurgia, o gato deve atingir o eutireoidismo com fármacos indicados para o controle da produção hormonal. O metimazol deve ser usado por 7 a 10 dias antes da cirurgia.[8] Os níveis séricos de T4 total devem ser reavaliados e, estando diminuídos ou normais, o gato pode ser submetido à cirurgia. Para um grupo seleto de animais que apresentam efeitos colaterais ou que não respondem ao tratamento com o metimazol, os efeitos cardiovasculares e neuromusculares devido ao excesso do hormônio da tireoide podem ser controlados com o uso de betabloqueadores, como propranolol, na dose de 0,5 mg/kg, a cada 8 ou 12 h, durante 2 a 5 dias anteriores à cirurgia.[16] Outro agente betabloqueador que pode ser empregado para gatos hipertireóideos é o atenolol, um beta-1 bloqueador adrenérgico que pode ser administrado 1 vez/dia, na dose de 6,25 a 12,5 mg por gato.[16]

O cloridrato de acepromazina, na dose de 0,1 mg/kg por via intramuscular, pode ser empregado nos protocolos anestesiológicos como pré-medicação, pois tem propriedades antiarrítmicas. A indução anestesiológica é segura e efetiva com o cloridrato de cetamina, na dose de 5 a 10 mg/kg por via intramuscular.[16] O propofol, na dose de 2 a 4 mg/kg por via intravenosa, pode ser empregado. Barbitúricos também podem ser usados, por exercerem atividade antitireoidiana, mas podem deprimir o miocárdio e causar arritmia ventricular. O ideal é manter a anestesia com isoflurano ou halotano.

A arritmia cardíaca é comum durante a anestesia desses animais, especialmente naqueles que não foram preparados para a cirurgia. Se a arritmia se desenvolver, é aconselhável reduzir o fluxo do anestésico e manter o animal sob ventilação com alto teor de oxigênio. Se a alteração persistir, podem ser administradas pequenas doses de propranolol intravenoso na dose de 0,1 mg/gato.[12,16]

Há várias técnicas de tireoidectomia descritas em felinos.[10,12,16] O acesso à tireoide e o fechamento do foco cirúrgico são os mesmos para todas as técnicas. O animal é posicionado em decúbito dorsal. O acesso à tireoide é efetuado mediante incisão de pele desde a laringe ao manúbrio. O músculo platisma é incisionado e as fibras dos músculos esterno-hióideos são separadas. Um afastador de Gelpi pode ser utilizado para a exposição dos lobos tireoidianos. Os lobos tireoidianos estão caudais à laringe no aspecto medial desses músculos. Após a remoção da tireoide, as fibras musculares são aproximadas com fio absorvível em um padrão contínuo ou pontos separados. O subcutâneo é aproximado da mesma maneira e a pele é fechada com fio não absorvível.[10,12]

Técnica de tireoidectomia extracapsular

A primeira técnica cirúrgica recomendada para o tratamento do hipertireoidismo felino foi, na realidade, uma tireoparatireoidectomia. Essa técnica visava à remoção de todo o tecido tireóideo, havendo, concomitantemente, a remoção de todo o tecido da paratireoide, já que a maioria dos gatos com hipertireoidismo apresentava adenomas bilaterais. Assim, a técnica de tireoidectomia extracapsular consiste em retirar a glândula tireoide juntamente com as glândulas paratireoides associadas. Após acessar a glândula, o lobo tireoidiano é isolado e os vasos tireoidianos craniais e caudais são isolados e ligados, removendo-se completamente o lobo. Uma vez que os hormônios produzidos pelas glândulas paratireoides são responsáveis pela homeostase de cálcio, a remoção das quatro glândulas paratireoides ao mesmo tempo, no caso da tireoparatireoidectomia bilateral, é associada a grave hipocalcemia, ameaçando a vida do paciente. O risco de hipocalcemia é maior quando os dois lobos são retirados ao mesmo tempo, já que o acometimento da hiperplasia adenomatosa tireoidiana é bilateral na maioria dos casos.[10]

Técnica de tireoidectomia extracapsular modificada

Com o intuito de preservar a glândula paratireoide externa, uma incisão na cápsula tireoidiana de 300° é realizada ao redor da glândula paratireoide externa, a pelo menos 2 mm da glândula.[10] A glândula paratireoide externa é separada da glândula tireoide e da cápsula que a envolve. Pode ser utilizado eletrocautério para a separação da glândula paratireoide, tomando cuidado para não lesar a glândula ou seu suprimento.[12] O suprimento sanguíneo tireoidiano caudal é ligado e transeccionado. O lobo tireoidiano é removido, deixando a glândula paratireoide.

Técnica de tireoidectomia intracapsular

Essa técnica visa reduzir a incidência de hipocalcemia pós-operatória com a remoção da glândula tireoide, sem afetar a glândula paratireoide. O lobo tireoidiano é isolado e uma incisão horizontal na cápsula é realizada no aspecto ventral da glândula. O parênquima tireoidiano é liberado da cápsula, com o auxílio de uma haste com algodão estéril na ponta embebido em solução salina, deixando intacta a glândula paratireoide e sua vascularização. O lobo tireoidiano é removido, deixando a cápsula tireoidiana e a glândula paratireoide externa.[12,16]

O inconveniente dessa técnica é a permanência de tecido tireoidiano na cápsula e a hiperplasia desse tecido remanescente, podendo levar ao retorno do hipertireoidismo dentro de 8 a 63 meses pós-cirúrgicos.[10] Em um estudo, a recidiva acometeu 4 de 85 gatos e em decorrência do tecido tireoidiano deixado durante a cirurgia.[12]

Técnica de tireoidectomia intracapsular modificada

No intuito de reduzir o risco de retorno ao estado de hipertireoidismo, a técnica intracapsular foi modificada, ocorrendo a remoção de quase toda a cápsula da tireoide após a remoção da glândula tireoide. Nessa técnica, após a remoção do lobo tireoidiano, a cápsula tireoidiana é excisada próximo à glândula paratireoide externa, permanecendo mínimo tecido capsular. Em um estudo, a recidiva de hipertireoidismo ocorreu em 11 de 50 gatos submetidos a tireoidectomia intracapsular e em nenhum dos 30 submetidos à técnica intracapsular modificada. Outro estudo observou que, de 126 gatos, 11 com tireoidectomia intracapsular tiveram recidiva do hipertireoidismo, nenhum animal teve recidiva com a técnica intracapsular modificada e um paciente teve recidiva com a técnica extracapsular modificada.

Técnica de tireoidectomia em etapas

Na tentativa de evitar o hipoparatireoidismo, nos casos de gatos que apresentam comprometimento bilateral dos lobos tireoidianos, a técnica de tireoidectomia em etapas é mais indicada.[10] Retira-se um lobo e, após 3 a 4 semanas, retira-se o outro. Tanto a técnica de tireoidectomia intracapsular modificada como a técnica de tireoidectomia extracapsular modificada podem ser empregadas. Isso permite a recuperação da glândula paratireoide externa do trauma cirúrgico. Outra vantagem dessa técnica é a ida do paciente para casa no mesmo dia sem o risco de desenvolver hipocalcemia.

▪ Técnica de tireoidectomia com implantação da glândula paratireoide externa

Uma técnica tem sido descrita, com retirada total do lobo tireoidiano e implantação da glândula paratireoide externa no músculo esterno-hióideo. Realiza-se a ligadura dos vasos tireoidianos craniais e caudais com fio absorvível número 4-0. Remove-se o lobo tireoidiano juntamente com a glândula paratireoide externa. A glândula paratireoide externa é separada completamente do lobo tireoidiano com bisturi, sendo colocada em uma gaze embebida em solução salina. Uma incisão no músculo esterno-hióideo ipsilateral de meio a um centímetro é realizada e a glândula é colocada nesse músculo, sendo suturado com um ponto simples. Se o outro lobo estiver acometido, esperam-se 30 dias para a revascularização e a revitalização da paratireoide implantada. A função da paratireoide retorna em 21 dias após implantação.

Complicações pós-operatórias

A hipocalcemia é a complicação mais frequente no período de pós-operatório imediato após a realização da tireoidectomia bilateral.[12] O hipoparatireoidismo pode ocorrer em 1 a 3 dias após a cirurgia em virtude da lesão na glândula paratireoide externa. Por esse motivo, recomenda-se operar os gatos com comprometimento de ambos os lobos tireoidianos em etapas, sendo o maior lobo removido primeiramente e o segundo, após 3 a 4 semanas.[12] Desse modo, ocorrem revascularização da paratireoide e hipertrofia do tecido paratireoidiano ectópico. A presença de somente uma glândula paratireoide pode manter a normocalcemia.

Quando a retirada da glândula paratireoide acontecer inadvertidamente, pode ser implantada no tecido muscular, onde a revascularização e o retorno da função acontecem dentro de 2 semanas.[16,26] No entanto, quando a implantação for simultaneamente bilateral, o paciente pode ter hipoparatireoidismo pós-cirúrgico devido ao tempo requerido para a glândula paratireoide se restabelecer, que é de 15 a 21 dias.

Apesar de 35% dos gatos terem tecido paratireóideo acessório, a retirada das paratireoides externas e internas pode levar a hipocalcemia grave e morte dos animais não tratados em decorrência do tempo requerido para o tecido acessório compensar a função das glândulas removidas.

A hipocalcemia transiente resulta de isquemia ou dano à paratireoide durante a cirurgia. Geralmente não há requerimento permanente de suplementação de cálcio ou vitamina D depois da cirurgia em gatos com hipocalcemia pós-cirúrgica.

Os sintomas de hipocalcemia associados ao hipoparatireoidismo iatrogênico ocorrem quando as concentrações séricas de cálcio caem abaixo de 6,5 mg/dℓ. Por isso, a suplementação de cálcio deve ser instituída quando este está abaixo de 7,5 mg/dℓ, para evitar o risco de o animal apresentar tetania. O gliconato de cálcio a 10% pode ser empregado na dose de 0,5 a 1 mℓ por quilograma de peso lentamente por via intravenosa, e o gato deve continuar a receber infusão venosa de uma solução contendo 8 mℓ de gliconato de cálcio em 120 mℓ de solução salina administrada em uma taxa de 15 mℓ por hora. O gliconato de cálcio pode ser administrado com segurança por via subcutânea, se for diluído em uma taxa de 1:1 com solução salina, porém já houve relato de calcinose cutânea. Gatos com hipoparatireoidismo devem receber 6 a 8 mℓ de cálcio diluído (3 a 4 mℓ de gliconato de cálcio a 10% diluído com 3 a 4 mℓ de solução salina), 3 a 4 vezes/dia. A dosagem deve ser ajustada para manter os níveis de cálcio sérico normal.[8]

O hipotireoidismo é outra complicação pós-cirúrgica.[12] Muitos gatos tratados com tireoidectomia bilateral podem manter normais os níveis de T3 e T4 sem suplementação hormonal. A avaliação de T4 total foi realizada 6 meses pós-cirúrgicos sem suplementação hormonal e foram observados níveis normais em 20 gatos e níveis baixos em 3 que não apresentaram sinais de hipotireoidismo e não tiveram suplementação hormonal.

O retorno ao quadro de hipertireoidismo ocorre quando se retira somente um lobo e os dois estão acometidos, quando permanece tecido tireóideo funcional após a cirurgia ou pela presença de tecido tireoidiano ectópico hiperplásico. O acometimento é unilateral em apenas 30% dos casos. Quando a glândula acometida é retirada, geralmente não ocorre recidiva da doença. Quando o acometimento é bilateral, as duas glândulas nem sempre estarão simétricas, e durante a cirurgia uma delas pode ser confundida como normal. Quando isso acontece, e só é retirada uma, a recidiva do hipertireoidismo ocorre em 9 meses após a cirurgia.

Mesmo com tireoidectomia bilateral, a recidiva pode ocorrer em 3 a 59 meses após a cirurgia, quando permanece tecido tireoidiano. Isso pode acontecer por hipertrofia do tecido adenomatoso deixado durante a cirurgia.[16]

O tecido hiperplásico tireoidiano ectópico (TTHE) às vezes não tem como ser retirado quando se localiza próximo a estruturas vitais como a artéria carótida. A terapia desses gatos que têm recidiva é iniciar com tratamento medicamentoso ou a retirada cirúrgica do tecido tireoidiano hiperplásico. Nem sempre o tecido tireoidiano ectópico (TTHE) detectado por cintigrafia leva à recidiva do hipertireoidismo, como é o caso de 9 animais com TTHE, em que somente 4 tiveram recidiva do quadro de hipertireoidismo. Outras complicações pós-cirúrgicas também podem ser observadas. Já foram descritas mudança na voz e síndrome de Horner.[16] Os gatos submetidos à terapia cirúrgica têm um prognóstico favorável. Eles geralmente melhoram o comportamento e o ganho de peso, sem a necessidade de estressá-los com medicamento oral diário.[12]

Referências

1. Chastain CB, Panciera D, Waters C. Feline hyperthyroidism: spectrum of clinical presentations and response to carbimazol therapy. Small Animal Clinical Endocrinology. 2001;84(11):6.
2. Foster DJ, Thoday KL, Arthur JR, Nicol F, Beatty JA, Svendsen CK *et al.* Selenium status of cats in four regions of the world and comparison with reported incidence of hyperthyroidism in cats in those regions. Am J Vet Res. 2001;62(6):934-7.
3. Mooney CT, Little CJ, Macrae AW. Effect of illness not associated with the thyroid gland on serum total and free thyroxine concentrations in cats. J Am Vet Med Assoc. 1996;208(12):2004-8.
4. Olczak J, Jones BR, Pfeiffer DU, Squires RA, Morris RS, Markwell PJ. Multivariate analysis of risk factors for feline hyperthyroidism in New Zealand. New Zealand Veterinary Journal. 2005;53(1):53-8.
5. Trepanier LA. Medical management of hyperthyroidism. Clin Tech Small Anim Pract. 2006;21(1):22-8.
6. Carlos RSA, Albuquerque GR. Hipertireoidismo felino – relato de caso. Clínica Veterinária. 2005;57:56-60.
7. Souza HJM, Rezende PP, Corgozinho KB, Pereira NA, Damico CB, Cunha SCS. Estudo preliminar do hipertireoidismo felino: perfil clínico e laboratorial de 43 casos (1999-2006). Medvep – Revista Científica de Medicina Veterinária. 2007;5(15).
8. Feldman EC, Nelson RW. Feline hyperthyroidism (thyrotoxicosis). In: Feldman EC, Nelson RW. Canine and feline endocrinology and reproduction. 3rd ed. Missouri: Saunders; 2004. p. 152-218.
9. Broussard JD, Peterson ME, Fox PR. Changes in clinical and laboratory findings in cats with hyperthyroidism from 1983 to 1993. J Am Vet Med Assoc. 1995;206(3):302-5.
10. Flanders JA. Surgical options for the treatment of hyperthyroidism in the cat. Journal of Feline Medicine and Surgery. 1999;1:127-34.
11. Peterson ME. diagnostic tests for hyperthyroidism in cats. Clinical Techniques in Small Animal Practice. 2006;21(1):2-9.
12. Birchard SJ. Thyroidectomy in the cat. Clinical Techniques in Small Animal Practice. 2006;21(1):29-33.
13. Gunn-Moore D. Feline endocrinopathies. Vet Clin North Am Small Anim Pract. 2005;35(1):171-210.

14. Souza DP, Daniel AGT. Hipertiroidismo felino: aspectos anatômicos, fisiológicos, e etiopatogênicos da doença (Parte I). Nosso Clínico. 2008;11(65):26-32.
15. Hedinger C, Williams ED, Sobin LH. Histological typing of thyroid tumors. International histological classification of tumours. 2nd ed. Springer-Verlg; 1988.
16. Birchard SJ, Peterson ME, Jacobson A. Surgical treatment of feline hyperthyroidism: results of 85 cases. J Am Anim Hosp Assoc. 1984;20:705-9.
17. Guyton AC, Hall JE. Os hormônios metabólicos da tireoide. In: Guyton AC, Hall JE. Tratado de fisiologia médica. 9ª ed. Rio de Janeiro: Guanabara Koogan; 1997. p. 859-69.
18. Broome MR. Thyroid scintigraphy in hyperthyroidism. Clin Tech Small Anim Pract. 2006;23(1):10-6.
19. Mooney CT. Hyperthiroidism. In: Ettinger SJ, Feldman EC. Textbook of Veterinary internal medicine. 6th ed. St. Louis, Missouri: Elsevier Saunders; 2005. p. 1544-60.
20. Shiel RE, Mooney CT, Phil M. Testing for hyperthyroidism in cat. Vet Clin North Am Small Anim Pract. 2007;37(4):671-91.
21. Bruyette DS. Examining the pathogenesis of feline hyperthyroidism. Vet Med. 2004;99(11):951-3.
22. Mooney CT. Pathogenesis of feline hyperthyroidism. Journal of Feline Medicine and Surgery. 2002;4(3):167-9.
23. Hedinger C, Williams ED, Sobin LH. The WHO histological classification of thyroid tumors: a commentary on the second edition. Cancer. 1989;63:908-11.
24. Liska J, Altanerova V, Galbavy S, Stvrtina S, Brtko J. Thyroid tumors: histological classification and genetic factors involved in the development of thyroid cancer. Endocrine Regulations. 2005;39:71-83.
25. Wakeling J, Smith K, Scase T, Kirkby R, Elliott J, Syme H. Subclinical hyperthyroidism in cats: a spontaneous model of subclinical toxic nodular goiter in humans? Thyroid. 2007;17(12):1201-9.
26. Peterson ME, Ward CR. Etiopathologic findings of hyperthyroidism in cats. Vet Clin North Am Small Anim Pract. 2007;37(4):633-45.
27. Kobayashi DL, Peterson ME, Graves TK, Lesser M, Nichols CE. Hypertension in cats with chronic renal failure or hyperthyroidism. J Vet Intern Med. 1990;4(2):58-62.
28. Norsworthy GD, Adams VJ, Mcelhaney MR, Milios JA. Relationship between semi-quantitative thyroid palpation and total thyroxine concentration in cats with and without hyperthyroidism. Journal of Feline Medicine ad Surgery. 2002;4(3):139-43.
29. Souza DP, Daniel AGT. Hipertiroidismo felino: testes diagnósticos específicos e tratamento (Parte III). Nosso Clínico. 2009;12(67):34-44.
30. Lécuyer M, Prini S, Dunn ME, Doucet MY. Clinical efficacy and safety of transdermal methimazole in the treatment of feline hyperthyroidism. Can Vet J. 2006;47(2):131-5.

■ Leitura sugerida

Refsal KR, Nachreiner RF, Stein BE, Currigan CE, Zendel AN, Thacker EL. Use of the triiodothyronine suppression test for diagnosis of hyperthyroidism in III cats that have serum concentration of iodothyronines within normal range. J Am Vet Med Assoc. 1991;199(11):1594-601.

187 Hiperadrenocorticismo Canino

Viviani De Marco

Anatomia e fisiologia do córtex adrenal

As doenças sediadas no córtex adrenal compreendem o hiperadrenocorticismo (síndrome de Cushing), o hipoadrenocorticismo (doença de Addison) e o hiperaldosteronismo primário. O hiperadrenocorticismo (HAC) caracteriza-se por excessiva concentração sanguínea de glicocorticoides, sendo uma das endocrinopatias mais comumente diagnosticadas na espécie canina e, mais raramente, na felina.[1]

As glândulas adrenais dos mamíferos consistem em duas partes distintas (o córtex e a medula), que diferem entre si morfológica, funcional e embriologicamente. Em cães normais, a relação corticomedular é aproximadamente 2:1.[2] O córtex adrenal, por sua vez, é constituído de três zonas distintas:

- Zona glomerulosa: a mais externa, compreendendo 15% do córtex, sendo responsável pela secreção de mineralocorticoides, notadamente a aldosterona
- Zona fasciculada: região média, que representa 80% do volume cortical, responsável pela secreção de glicocorticoides, cujo principal representante é o cortisol
- Zona reticulada: mais interna, que compreende os 5% restantes do córtex e que secreta diversos hormônios sexuais.

Cerca de 30 hormônios esteroidais são secretados pelo córtex adrenal, sob influência de diversas enzimas pertencentes à família de oxigenases do citocromo P-450, embora os mais importantes e predominantes sejam o cortisol e a aldosterona. Devido a diferenças enzimáticas entre a zona glomerulosa e as outras duas zonas mais internas, o córtex adrenal funciona como duas unidades separadas, diferindo com relação a seus produtos secretórios e sua regulação. Somente as células das zonas fasciculada e reticulada têm a atividade da enzima 17α-hidroxilase (CYP17) e podem sintetizar a 17α-hidroxipregnenolona e a 17α-hidroxiprogesterona, hormônios precursores do cortisol e dos andrógenos adrenais. A conversão do colesterol em pregnenolona representa a etapa inicial da esteroidogênese adrenal, sendo regulada, primariamente, pelo hormônio adrenocorticotrófico (ACTH). Já a secreção da aldosterona é regulada pelo sistema renina-angiotensina e pelas concentrações séricas de potássio.[1,2]

Eixo corticotrófico | Regulação da liberação dos glicocorticoides

O hormônio liberador de corticotropina (CRH), produzido e secretado pelos neurônios do núcleo paraventricular hipotalâmico, é o maior regulador do eixo hipotalâmico-pituitário-adrenal. É secretado no sistema porta-hipofisário em resposta a vários estímulos, incluindo o estresse. Quando alcança a célula corticotrófica, o CRH se liga ao seu receptor de membrana, CRHR1. Nos corticotrofos, a sinalização do CRH leva à ativação da transcrição do gene codificador da pró-opiomelanocortina (POMC) e à estimulação da liberação do ACTH. A liberação de ACTH, por sua vez, estimula a síntese e a secreção de cortisol na zona fasciculada das adrenais. O cortisol exerce efeito inibitório tanto sobre o ACTH hipofisário quanto sobre o CRH hipotalâmico em situações normais. Esse *feedback* negativo é uma característica crucial no eixo hipotalâmico-pituitário-adrenal. Em vigência de um tumor corticotrófico, no qual a secreção de ACTH ocorre de maneira autônoma e em concentrações mais elevadas, o *feedback* negativo hipofisário é parcialmente perdido, havendo resistência à ação dos glicocorticoides.[1]

As secreções de CRH e ACTH são episódicas e pulsáteis, tanto em cães normais quanto em cães hiperadrenocorticóideos, resultando em concentrações flutuantes de cortisol durante todo o dia, os quais não apresentam o mesmo ritmo circadiano observado em seres humanos.[3]

Definição, sinonímia

O HAC, conhecido pelo epônimo de síndrome de Cushing, é uma condição clínica caracterizada por concentrações persistentemente elevadas de cortisol na corrente sanguínea, de origem endógena ou exógena (iatrogênica) e sintomatologia bastante diversificada, decorrente dos efeitos gliconeogênicos, imunossupressores, anti-inflamatórios e catabólicos dos glicocorticoides em vários sistemas orgânicos. Em 1932, Harvey Cushing, um cirurgião de Boston, publicou os resultados de suas próprias observações, apontando associação entre os tumores basofílicos da hipófise e a hiperplasia do córtex adrenal. Por esse motivo, o termo doença de Cushing é aplicado, mais apropriadamente, aos casos de hipercortisolismo secundário à secreção excessiva do ACTH, oriundo de um tumor hipofisário, também denominado hiperadrenocorticismo hipófise-dependente (HACHD) ou hipercortisolismo ACTH-dependente. Já a designação *síndrome de Cushing* se aplica às anormalidades clínicas e laboratoriais associadas ao hipercortisolismo, independentemente de sua origem. O hipercortisolismo, quando oriundo de um tumor adrenocortical funcional, é denominado hiperadrenocorticismo adrenal-dependente (HACAD) ou, ainda, hipercortisolismo ACTH-independente. Já o hipercortisolismo exógeno é classificado como hiperadrenocorticismo iatrogênico.[1,4]

Incidência e prevalência

O primo reconhecimento da doença de Cushing em cães data de 1939. Atualmente, ela é considerada uma das endocrinopatias mais frequentemente diagnosticadas nessa espécie.[1] A incidência em cães supera aquela observada em seres humanos, sendo estimada em 1 a 2 casos para cada 1.000 cães atendidos por ano, contra 1,2 a 2,4 casos novos para cada 1.000.000 pessoas atendidas por ano.[5] Ocorre também, raramente, em outras espécies animais como felinos e equinos.

O hiperadrenocorticismo hipófise-dependente acomete, principalmente, cães com mais de 6 anos de idade, sendo a média em torno de 11 anos, não havendo franca predisposição sexual.[1,6,7] Aproximadamente 75% dos cães pesam menos de 20 kg. As raças mais predispostas são Poodle, Teckel, Beagle, Terrier Brasileiro, Yorkshire Terrier, Scottish Terrier, Boston Terrier, Labrador, Boxer e Pastor-alemão. Os cães com hiperadrenocorticismo associado a tumores adrenocorticais funcionais tendem a ser mais velhos, sendo mais de 90% deles com idade superior a 9 anos e do sexo feminino (60 a 65% dos casos). Em contraste aos casos de HACHD, mais de 50% dos animais com HAC adrenal-dependente pesam mais de 20 kg.[1,4,8]

A raça Poodle, no entanto, é merecedora de destaque, por ser a mais frequentemente acometida em estudos epidemiológicos.[1,7] Um estudo epidemiológico realizado no serviço de clínica médica de pequenos animais de um hospital veterinário da cidade de São Paulo entre 2007 e 2009 apontou frequência de endocrinopatias em torno de 10%. Entre as endocrinopatias caninas, o hipercortisolismo endógeno totalizou 58,3% (n = 109/187) dos casos, sendo 60,5% dos animais da raça Poodle.

Etiologia e fisiopatogenia

O HAC canino tem várias origens patofisiológicas, mas todas apresentam um denominador em comum: níveis sanguíneos cronicamente elevados de cortisol. O HAC pode ser classificado em:

- HAC ACTH ou hipófise-dependente: resultante de um tumor corticotrófico secretor de ACTH, causando hiperplasia adrenocortical bilateral e excesso de secreção de cortisol e/ou hormônios sexuais
- HAC ACTH-independente: que inclui os tumores funcionais do córtex adrenal secretores de cortisol e/ou hormônios sexuais e, mais raramente, o hipercortisolismo alimentar
- HAC iatrogênico, secundário à administração crônica e excessiva de glicocorticoides exógenos, seja por via oral, parenteral ou mesmo tópica.

Hiperadrenocorticismo ACTH-dependente

Aproximadamente 80 a 85% dos casos de hipercortisolismo endógeno ou espontâneo são secundários a excessiva secreção de ACTH pela hipófise com consequente hiperplasia adrenocortical e hipersecreção de glicocorticoides (hipercortisolismo ACTH-dependente). O esperado *feedback* negativo sobre a secreção de ACTH, exercido pelos níveis elevados de glicocorticoides, não está presente no HACHD, persistindo, desse modo, a secreção excessiva de ACTH, mesmo diante do hipercortisolismo.[1,6] Considera-se que mais de 90% dos cães com hipercortisolismo ACTH-dependente apresentem tumor hipofisário (corticotrofinoma), condição essa denominada doença de Cushing.[2] No entanto, há relatos de alguns cães com evidências clinicolaboratoriais de hipercortisolemia e adrenomegalia bilateral sem a constatação de um tumor hipofisário à necropsia, sugerindo a presença de distúrbios na retroalimentação negativa do eixo corticotrófico ou de distúrbios hipotalâmicos como causa de hipersecreção de ACTH e hiperplasia dos corticotrofos. No entanto, o defeito hipotalâmico não está bem estabelecido em cães.[9] Muito raramente, casos de hipercortisolismo endógeno causados, concomitantemente, por tumores hipofisários secretores de ACTH e tumores adrenais secretores de cortisol são relatados na espécie canina.

O ACTH canino é um hormônio peptídico de 39 aminoácidos, sendo os seus primeiros 24 aminoácidos responsáveis por sua atividade biológica, diferindo do ACTH humano em apenas um aminoácido na posição 37. O ACTH é processado a partir de uma grande molécula precursora, a POMC, cuja expressão está bastante aumentada nos corticotrofos adenomatosos.[1,10]

A transcrição do gene da POMC, bem como a liberação de ACTH pela hipófise anterior em condições normais, é controlada por fatores estimulatórios, notadamente o hormônio hipotalâmico CRH e a arginina-vasopressina (AVP) e fatores inibitórios representados pelos glicocorticoides. No entanto, na doença de Cushing, esse controle hormonal fisiológico é parcialmente perdido.[1]

Aproximadamente 85% dos tumores corticotróficos funcionais em cães são microadenomas, compostos de células cromófobas bem diferenciadas, com tamanho inferior a 10 mm de diâmetro. Aqueles com tamanho superior a 10 mm são denominados macroadenomas e têm o potencial de comprimir estruturas adjacentes e causar sintomatologia neurológica à medida que expandem dorsalmente em direção ao hipotálamo e ao tálamo. Os carcinomas hipofisários, por sua vez, são extremamente raros.[1,11]

O adenoma hipofisário derivado da *pars distalis* é a forma mais prevalente na espécie canina. Adenomas a partir da *pars intermedia* compreendem aproximadamente 6,5% dos casos, sendo mais frequentes em cães idosos, devido, possivelmente, a uma neurodegeneração dopaminérgica, reduzindo o seu efeito inibitório e favorecendo a secreção de ACTH.[12]

Em humanos, o hipercortisolismo endógeno também pode resultar de secreção ectópica de ACTH ou CRH. Os tumores que causam secreção ectópica de ACTH são primariamente malignos, de origem celular neuroendócrina, a exemplo dos carcinomas pulmonares, tímicos, pancreáticos, medulares tireoideanos e dos feocromocitomas. Embora extremamente raro, foi relatado recentemente um caso de tumor neuroendócrino no pâncreas com metástases em fígado, promovendo secreção ectópica de ACTH e hipercortisolismo em um cão Pastor-alemão de 8 anos de idade.[13]

Hiperadrenocorticismo ACTH-independente

Os tumores adrenocorticais são responsáveis por 15 a 20% dos casos de HAC espontâneo na espécie canina. Tanto adenomas quanto adenocarcinomas desenvolvem-se autonomicamente e secretam excessivas quantidades de glicocorticoides independentemente do controle hipofisário. Desse modo, o cortisol proveniente desses tumores suprime o CRH hipotalâmico e as concentrações plasmáticas de ACTH hipofisário. Esse *feedback* negativo crônico resulta em atrofia da região cortical da glândula adrenal contralateral não neoplásica, produzindo assimetria entre as glândulas visibilizadas à ultrassonografia. Tumores adrenais bilaterais já foram relatados, mas são raros.[1,4]

Na ausência de metástases e invasão, a diferenciação histológica dos tumores adrenocorticais benignos e malignos pode ser difícil. De modo geral, os adenomas são geralmente pequenos, bem circunscritos, não metastatizam e não são localmente invasivos; já os adenocarcinomas tendem a ser maiores, localmente invasivos, hemorrágicos e necróticos. As calcificações tumorais podem ocorrer em 50% dos casos, tanto em tumores benignos como em tumores malignos.[14] Além do cortisol, os tumores adrenocorticais também podem secretar progesterona, 17-hidroxiprogesterona, androstenediona, aldosterona e estradiol em diferentes combinações.

O hipercortisolismo ACTH-independente também pode ocorrer secundariamente à expressão ectópica de receptores hormonais ou à hiperatividade de receptores eutópicos. Em humanos, vários receptores de membrana adrenocorticais acoplados à esteroidogênese têm sido relatados como causadores do hipercortisolismo, incluindo polipeptídio inibitório gástrico (GIP), catecolaminas, vasopressina, serotonina e receptores de hormônios luteinizantes.[15]

Galac *et al.* relataram um caso de um cão da raça Vizsla, macho, 6 anos de idade, com quadro de hipercortisolismo endógeno ACTH-independente associado a adrenomegalia bilateral e hipófise de aspecto e tamanho normais à ressonância magnética. Na ausência de evidências de tumor adrenocortical, a expressão de receptores adrenocorticais aberrantes e a possibilidade de um quadro de hipercortisolismo alimentar foram investigadas. Esse diagnóstico se confirmou com a constatação da elevação do cortisol sérico e da relação cortisol-creatinina urinária 3 h após uma alimentação rica em proteínas (> 50% do cortisol basal). Além disso, a administração de octreotida (inibidor da liberação de GIP induzido pela alimentação) preveniu o hipercortisolismo após a dieta e a terapia com trilostano 2 h antes da refeição se mostrou eficaz.[16]

Hiperadrenocorticismo iatrogênico

O hiperadrenocorticismo iatrogênico resulta da administração excessiva de glicocorticoides exógenos, geralmente prescritos para controlar distúrbios alérgicos ou imunomediados. Muitos corticosteroides tópicos são absorvidos sistemicamente, principalmente se aplicados em pele inflamada, sendo capazes de suprimir a função adrenocortical, de maneira mais ou menos intensa, na dependência de veículo, concentração, potência e tempo de uso, além de induzir sintomas clínicos do HAC. A administração excessiva de glicocorticoides suprime as concentrações plasmáticas tanto do CRH hipotalâmico quanto do ACTH hipofisário, causando atrofia adrenal bilateral. Nessas condições, o resultado do teste de estimulação com ACTH é consistente com o diagnóstico de hipoadrenocorticismo, apesar da manifestação dos sintomas clássicos de HAC.[1]

Manifestações clínicas

A exposição crônica a níveis elevados de cortisol resulta em uma combinação clássica de sintomas clínicos e achados de exame físico que se estabelecem de maneira insidiosa e progressiva. Não raramente, os animais apresentam evolução clínica da doença de pelo menos 6 meses no ato do diagnóstico. Tais características clínicas incluem: polifagia, poliúria, polidipsia, distensão abdominal secundária a obesidade visceral e hepatomegalia, taquipneia, atrofia e fraqueza muscular, letargia, cansaço fácil, intolerância ao calor, alterações no ciclo estral, atrofia testicular, além de diversas alterações cutâneas representadas por alopecia não pruriginosa, atrofia cutânea, telangiectasia, estriações, comedos, hiperpigmentação, calcinose cutânea e piodermite recidivante.[1,6,17-19]

Principais sintomas

Poliúria e polidipsia

Caracterizam-se por produção excessiva de urina (> 50 mℓ/kg/dia) e ingestão de água superior a 60 mℓ/kg/dia, respectivamente. A poliúria tende a ser um dos principais motivos que levam o proprietário a procurar o médico-veterinário, sendo documentada em aproximadamente 85% dos casos. Ocorre devido ao aumento da taxa de filtração glomerular, da inibição da liberação do hormônio antidiurético (ADH) pela neuro-hipófise (diabetes insípido central), bem como pela resposta inadequada ao ADH, em nível de ductos coletores renais (diabetes insípido nefrogênica).[6]

Polifagia

Está presente em mais de 90% dos cães com hiperadrenocorticismo, porém, inicialmente, esse achado não parece despertar tanto a atenção do proprietário, a menos que o animal apresente coprofagia, apetite depravado, ingestão de corpo estranho e ansiedade excessiva na hora de se alimentar. Representa um efeito direto dos glicocorticoides e único na espécie canina, não ocorrendo em seres humanos, tampouco em gatos.[1,6]

Abdome pendular ou em tonel

É sintoma clássico do HAC e está presente em mais de 80% dos cães com HAC (Figura 187.1). Acredita-se que seja o resultado do acúmulo de tecido adiposo em região abdominal (obesidade visceral ou central), aliado à atrofia e à astenia dos músculos abdominais, secundários ao catabolismo proteico.[1,6] A maior concentração de gordura abdominal se deve à redistribuição anormal de depósitos corporais de gordura para a região do omento e do peritônio. Os glicocorticoides exercem notável influência sobre os adipócitos, alterando tanto a mobilização lipídica quanto seu acúmulo. Além disso, os glicocorticoides desempenham um papel permissivo sobre a mobili-

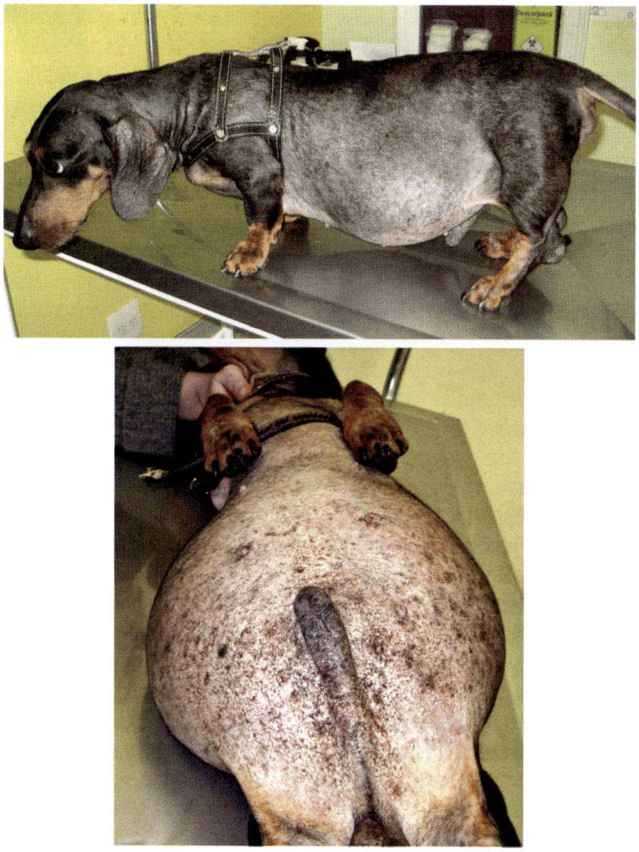

Figura 187.1 Marcante distensão abdominal, abdome pendular, alopecia e hiperpigmentação cutânea em um cão macho da raça Teckel com hiperadrenocorticismo.

zação de gordura, estimulada por catecolaminas e pela ação aumentada da lipase hormônio-sensível, além de ter um papel sinérgico na deposição de gordura perante a hiperinsulinemia, situação bastante frequente em cães hiperadrenocorticóideos. Pode ocorrer depósito de gordura, também, em mediastino e no hipoderma de face e pescoço.[17] Outros fatores que colaboram para a distensão abdominal são a hepatomegalia e a constante repleção da bexiga urinária. A hepatomegalia se deve à esteatose hepática, ao edema e à vacuolização hepatocelular, secundários ao acúmulo de glicogênio no interior dos hepatócitos, induzidos pelo hipercortisolismo (hepatopatia esteroide).[8]

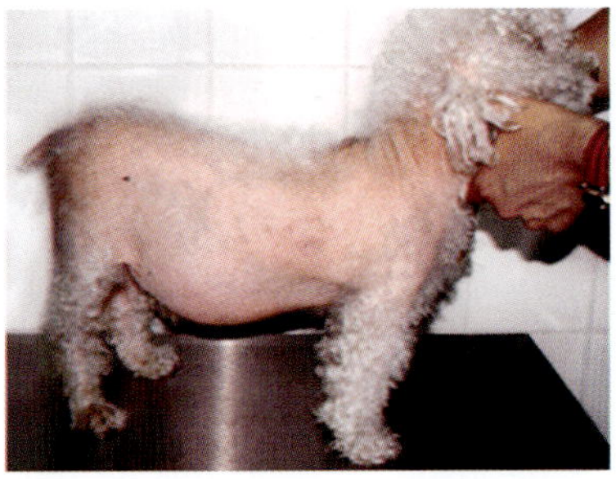

Figura 187.2 Alopecia generalizada poupando apenas cabeça e extremidades e abdome pendular em cão macho da raça Poodle com hiperadrenocorticismo.

Astenia e atrofia muscular

São também achados frequentes, sendo demonstradas por intolerância ao exercício, cansaço fácil e incapacidade de subir escadas. Ocorrem secundariamente aos efeitos catabólicos esteroidais e consequente atrofia muscular. Cães com HAC têm incidência maior de ruptura do ligamento cruzado, e casos muito crônicos podem revelar marcante atrofia muscular também em região temporal.[19]

Dispneia/taquipneia

Cães com HAC comumente demonstram intensa fadiga e dispneia após mínimo esforço físico. Tal condição resulta de uma combinação de fatores, como redução do volume torácico pelo acúmulo de gordura na caixa torácica, aumento da pressão exercida pelo abdome mais distendido e fraqueza dos músculos respiratórios. Além disso, o hipercortisolismo pode provocar tromboembolismo pulmonar, uma das complicações clínicas mais graves do HAC, representada por distrição respiratória aguda, muitas vezes fatal.[1]

Alterações cutâneas

As alterações clínicas envolvendo o sistema tegumentar são observadas em 60 a 90% dos casos relatados em diferentes estudos, podendo ser os primeiros sintomas referidos pelos proprietários de cães com Cushing. Os corticosteroides inibem a divisão celular e a síntese de DNA; diminuem a síntese de colágeno pelos fibroblastos cutâneos, *in vivo* e *in vitro*; suprimem a mitose folicular e a fase de anágeno e, também, causam supressão imunopática local, aumentando a suscetibilidade às infecções bacterianas. Essas modificações na fisiologia da célula tegumentar levam a várias alterações cutâneas, comumente observadas em cães com síndrome de Cushing, a exemplo da alopecia (simétrica e bilateral ou não), rarefação pilosa, disqueratinização, atrofia cutânea, telangiectasia, estriações, comedos, discromia do pelame, hematomas, piodermite, má cicatrização, calcinose cutânea, entre outras[2,18] (Figuras 187.2 a 187.4).

Além do quadro clínico típico, o hipercortisolismo prolongado pode predispor ao desenvolvimento de sérias complicações clínicas, como pancreatite, diabetes *mellitus*, hipertensão arterial, cistite de repetição e tromboembolismo pulmonar.[20]

■ Diagnóstico

A suspeita de hiperadrenocorticismo canino fundamenta-se, inicialmente, em anamnese detalhada e exame físico completo, com reconhecimento de sintomas clínicos e das alterações físicas sugestivas de hipercortisolismo. A investigação laboratorial inicial para o diagnóstico do HAC deve compreender hemograma, exame de urina, glicemia, dosagem sérica de colesterol, triglicerídios, alanina aminotransferase (ALT), fosfatase alcalina (FA), além de ultrassonografia abdominal para a pesquisa de adrenomegalia uni ou bilateral. Os testes hormonais são empregados na sequência para suportar o diagnóstico presuntivo de HAC preestabelecido. Um resultado hormonal compatível com HAC endógeno, associado à sintomatologia clínica do animal, aos achados ultrassonográficos e à dosagem de ACTH plasmático, permite a consecução do diagnóstico final de HAC ACTH-dependente (doença de Cushing) ou HAC ACTH-independente, possibilitando a escolha terapêutica mais adequada para cada paciente.

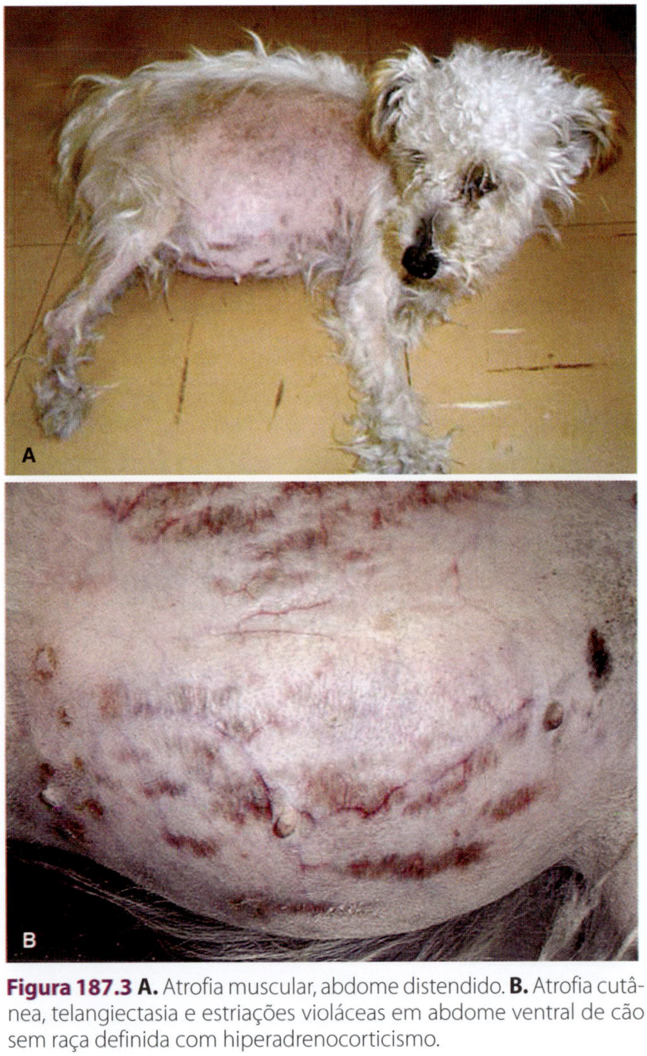

Figura 187.3 A. Atrofia muscular, abdome distendido. **B.** Atrofia cutânea, telangiectasia e estriações violáceas em abdome ventral de cão sem raça definida com hiperadrenocorticismo.

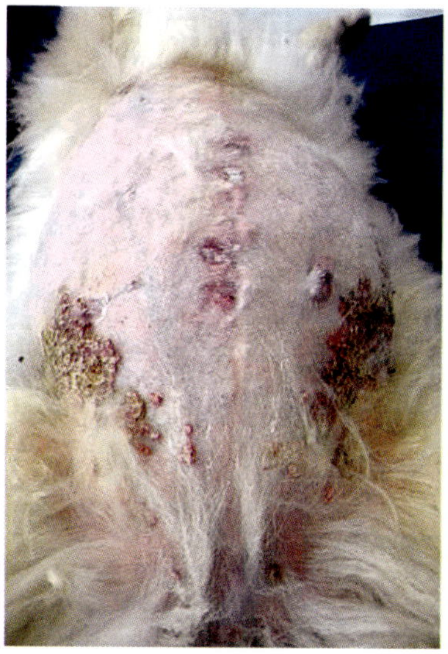

Figura 187.4 Calcinose cutânea em abdome ventral de cão da raça Pequinês com hiperadrenocorticismo.

Diversas alterações hematológicas e bioquímicas podem ser identificadas em cães com síndrome de Cushing. O hemograma geralmente revela discreta eritrocitose, leucocitose por neutrofilia sem desvio à esquerda, linfopenia, eosinopenia, monocitose e trombocitose. A urina apresenta-se diluída com densidade inferior a 1,020 em 85% dos casos, sendo a hipostenúria um achado frequente (densidade < 1,008). Além disso, 50% dos animais têm infecção do trato urinário inferior, demonstrada por leucocitúria e bacteriúria.[4] A proteinúria não relacionada com a cistite pode estar presente em 44 a 75% dos casos, devendo também ser avaliada a relação proteína-creatinina urinária.[21]

As principais alterações bioquímicas séricas são: aumento da FA e da ALT, hipercolesterolemia, hipertrigliceridemia e hiperglicemia discreta.[1,6]

A elevação da FA ocorre secundariamente à colestase hepática, mas, no HAC, seu aumento se deve, principalmente, à presença de uma isoforma específica da FA induzida pelos glicocorticoides endógenos ou exógenos, que ocorre exclusivamente na espécie canina.[22] Assim como no homem, várias outras isoformas da FA são identificadas na espécie canina, como hepática, óssea, intestinal, placentária e renal. Essas três últimas não são detectadas, devido a suas baixas concentrações plasmáticas e meia-vida curta. As isoformas hepática, óssea e a induzida pelos glicocorticoides são as formas mais prevalentes, colaborando para a concentração total de FA. Valores superiores a 150 UI/ℓ são encontrados em 95% dos cães com HAC. A magnitude da hiperfosfatasemia, que, comumente, atinge níveis acima de 1.000 UI/ℓ, não se correlaciona a lesão hepatocelular e é reversível com a normalização dos níveis sanguíneos de cortisol. Vale lembrar que a indução das isoformas da FA também ocorre em outras condições clínicas, a exemplo de diabetes *mellitus*, neoplasias, hipercalcemia, administração de glicocorticoides exógenos ou fenobarbital.[1]

O aumento da ALT se deve aos danos hepatocelulares decorrentes de esteatose hepática e acúmulo de glicogênio no hepatócito. Mais de 75% dos cães com HAC apresentam hipercolesterolemia e/ou hipertrigliceridemia. A hiperlipidemia se deve à lipólise mais acentuada da gordura visceral, devido ao aumento da atividade da enzima lipase hormônio-sensível e à prejudicada remoção dos triglicerídios plasmáticos, devido à inibição da enzima lipoproteína-lipase. Discreta hiperglicemia deve resultar do aumento da gliconeogênese hepática e do antagonismo à ação da insulina exercido pelos glicocorticoides. Aproximadamente 20% dos cães desenvolvem diabetes *mellitus* concomitantemente à doença de Cushing. Os níveis séricos de ureia e creatinina geralmente estão normais nos cães com síndrome de Cushing, sendo um diagnóstico de insuficiência renal e HAC, concomitantemente, raramente estabelecido.[1,6,19]

A hipertensão sistêmica é detectada em mais de 60% dos cães com hiperadrenocorticismo, podendo, inclusive, ocorrer hipertrofia concêntrica de ventrículo esquerdo. A elevação dos níveis pressóricos ocorre secundariamente ao hipercortisolismo crônico devido à maior sensibilidade às catecolaminas, à maior secreção de renina, à redução das prostaglandinas vasodilatadoras e ao aumento da secreção de alguns mineralocorticoides, devendo ser tratada e monitorada com cautela nesses animais.[20]

Deve-se ter atenção especial diante de uma investigação de hipotireoidismo em cães com HAC. O hipercortisolismo, seja endógeno, seja iatrogênico, suprime a secreção hipofisária de TSH, causando hipotireoidismo secundário. Além disso, o cortisol interfere na ligação do hormônio à sua proteína transportadora e diminui a taxa de metabolização periférica de T4 total em T3. Sendo assim, aproximadamente 20 a 57% dos cães com síndrome de Cushing apresentam níveis baixos de T4 total e 11 a 62%, níveis baixos de T4 livre; porém, por se tratar de hipotireoidismo secundário, não há necessidade de suplementação hormonal, uma vez que a correção do hipercortisolismo normaliza tal situação.[1,23]

Testes hormonais

Testes endócrinos específicos devem ser realizados em animais com evidência clínica de hiperadrenocorticismo. Os testes rotineiramente empregados para a confirmação do HAC endógeno incluem teste de supressão com dexametasona com dose baixa, teste de estimulação com ACTH e relação cortisol-creatinina urinária, porém eles não permitem diferenciar HAC ACTH-dependente de HAC ACTH-independente. Para tanto, deve-se investigar a presença de neoplasia adrenal por ultrassonografia abdominal ou tomografia computadorizada e, quando possível, mensurar as concentrações plasmáticas de ACTH, além de pesquisar a presença de micro ou macroadenomas hipofisários (corticotrofinomas) mediante ressonância magnética.

Para a confirmação do HAC, o eixo hipotalâmico-pituitário-adrenal deve ser avaliado por meio da integridade do *feedback* negativo, a exemplo do teste de supressão com dexametasona, ou da capacidade secretória da região adrenocortical, com o teste de estimulação com ACTH. Nenhum deles é, porém, 100% efetivo, ambos apresentando vantagens e desvantagens. A dosagem sérica de cortisol basal, de maneira isolada, não é diagnóstica para o HAC, pois o estresse e diversas condições mórbidas podem elevar significativamente os níveis hormonais em animais sem doenças adrenais.[1]

Teste de supressão com dose baixa

O teste de supressão com dexametasona apresenta elevada sensibilidade, de 85 a 100%, e acurácia em torno de 95% para identificação de HAC em cães,[24] porém a presença de doenças não adrenais concomitantes aumenta o risco de se obter um resultado falso-positivo, reduzindo sua especificidade para 73%.[8,25] Baixa dose de dexametasona causa *feedback* negativo suficiente em cães clinicamente normais, suprimindo a secreção de ACTH hipofisário e, consequentemente, reduzindo a concentração de cortisol plasmático por aproximadamente 24 a 48 h. A escolha da dexametasona se deve ao fato de ser um glicocorticoide sintético potente e não apresentar reação cruzada com o cortisol endógeno do paciente nos ensaios hormonais. O cortisol é mensurado imediatamente antes e 8 h após a aplicação intravenosa de dexametasona, na dose de 0,01 mg/kg. Nos cães com HAC hipófise-dependente ou com tumor adrenocortical, os níveis de cortisol plasmático não sofrem redução abaixo do valor de referência predeterminado e utilizado pela maioria dos laboratórios, que é de 1,4 μg/dℓ.[1] Cães hígidos geralmente apresentam valores de cortisol 8 h após dexametasona inferiores a 1 μg/dℓ. Resultados entre 1 e 1,4 μg/dℓ devem ser retestados. Embora a amostra sanguínea 8 h após a administração de dexametasona seja a mais importante para a interpretação do teste de supressão, a coleta de uma amostra adicional, 4 h pós-dexametasona, pode ser útil na diferenciação do HACHD do HACAD. Aproximadamente 60% dos cães com HACHD apresentam supressão do cortisol sérico às 4 h para valores inferiores a 1,4 μg/dℓ ou valores inferiores a 50% do cortisol basal, com posterior elevação às 8 h pós-dexametasona para valores superiores ou iguais a 1,4 μg/dℓ. Já a incapacidade de suprimir os níveis séricos de cortisol às 4 h e às 8 h não é capaz de apontar a causa do HAC.[4,6]

▪ Teste de estimulação com hormônio adrenocorticotrófico

Resultados de teste de estimulação com ACTH encontram-se anormais em 85% dos cães com HAC hipofisário e em 60% daqueles com tumores adrenocorticais.[4] O teste avalia a resposta da glândula adrenal ao estímulo por ACTH exógeno. Uma amostra de sangue é colhida previamente à administração do ACTH sintético,* na dosagem de 5 μg/kg, por via intravenosa, e 1 h após é realizada nova coleta para a mensuração de cortisol sérico. Valores de cortisol pós-aplicação do ACTH superiores ou iguais a 21 μg/dℓ são compatíveis com HAC espontâneo. Valores entre 16 e 21 μg/dℓ são considerados sob suspeita e devem ser retestados. Valores entre e 17 μg/dℓ são considerados normais.[1]

O teste de estimulação com ACTH é o único que pode ser empregado para diagnóstico de HAC iatrogênico, evidenciando valores basais de cortisol e após estímulo inferiores aos valores de referência, com mínimo incremento ou nenhum. O teste de estimulação com ACTH apresenta sensibilidade inferior ao teste de supressão com dexametasona (80% × 95%), no entanto sua especificidade é maior (64 a 86% × 44 a 73%), com menor risco de resultados falso-positivos.[1] Entre as doenças não adrenais que elevam o risco de resultados falso-positivos tanto com o teste de supressão como com o teste de estimulação com ACTH, destacam-se diabetes *mellitus* descompensado, hepatopatias graves, pancreatite, doença renal crônica e tratamento crônico com fenobarbital.[25]

Aconselha-se a realização de teste de supressão com dexametasona em cães com suspeita clínica de HAC, visto a sua maior sensibilidade e menor possibilidade de falso-negativos. Não raramente, os resultados iniciais podem ser negativos ou conflitantes; porém, uma vez que a suspeita clínica e laboratorial de HAC seja persistente, o teste hormonal deve ser repetido para nova investigação em prazo de aproximadamente 30 dias, podendo este ser o de supressão ou o de estimulação. Em situações de estresse metabólico adverso, em que haja risco de falso-positivo, deve-se empregar o teste de estimulação com ACTH por ser este mais específico.[26]

▪ Relação cortisol-creatinina urinária

A avaliação da relação cortisol-creatinina urinária (RCCU) de uma única amostra de urina é capaz de estimar a excreção de cortisol urinário em um período de 24 h. A urina deve ser coletada em casa, evitando-se assim o fator "estresse", pela manhã e mantida sob refrigeração até ser encaminhada ao laboratório para dosagem de cortisol e creatinina urinária. Como a RCCU varia consideravelmente dia a dia, recomenda-se coletar ao menos 5 amostras diferentes em dias consecutivos. Trata-se de um teste bastante sensível para detectar o aumento da excreção de cortisol em cães, porém muito inespecífico, uma vez que 75% dos cães com doenças não adrenais podem apresentar valores elevados da RCCU. Desse modo, apresenta elevado valor preditivo negativo, isto é, em cães com RCCU normal, o diagnóstico de hiperadrenocorticismo pode ser excluído. Na maioria dos laboratórios, os valores de referência para essa relação não devem ultrapassar 10 a 15.[4,6,23]

▪ Concentração plasmática de hormônio adrenocorticotrófico

A discriminação do hipercortisolismo endógeno ACTH-dependente do ACTH-independente não é possível com o teste de supressão com dexametasona ou teste de estimulação com ACTH. Para tanto, há necessidade da dosagem plasmática de ACTH e da avaliação ultrassonográfica das glândulas adrenais. Os tumores adrenocorticais funcionais e o hipercortisolismo iatrogênico suprimem a secreção endógena de ACTH por meio do mecanismo de *feedback* negativo, o que não acontece com os casos de hipercortisolismo ACTH-dependente resultantes da secreção excessiva de ACTH.[27]

Cães com tumores hipofisários têm concentrações de ACTH normais ou elevadas (> 25 pg/mℓ), já cães com tumores adrenocorticais têm concentrações de ACTH inferiores a 5 pg/mℓ. A realização desse exame, entretanto, encontra algumas limitações, pois a meia-vida do ACTH no plasma é extremamente curta, devendo as amostras sanguíneas ser coletadas em tubos plásticos com anticoagulantes, submetidas à centrifugação refrigerada (a 4°C) o mais rápido possível, e o plasma congelado imediatamente ou encaminhado ao laboratório em gelo seco. Caso as amostras não sejam manejadas adequadamente, os resultados não serão confiáveis.[4,6]

As concentrações plasmáticas basais normais de ACTH variam de 20 a 60 pg/mℓ em cães, de acordo com o método utilizado. Cães com hiperadrenocorticismo hipófise-dependente apresentam valores superiores a 40 pg/mℓ em 85% dos casos, sendo os valores dos 15% restantes dentro da normalidade, porém inadequados para o hipercortisolismo endógeno.[6] Um estudo recente demonstrou que 100% dos cães com tumores adrenocorticais apresentavam níveis de ACTH inferiores a 5 pg/mℓ, enquanto em todos os cães com HACHD, a concentração média de ACTH foi 30 pg/mℓ (variação de 5 a 1.250 pg/mℓ), não havendo sobreposição dos valores com 100% de acurácia. O ACTH foi mensurado por quimioluminescência, utilizando um *kit* novo (Immulite® ACTH), considerado o mais confiável atualmente.[28]

*Synacthene® (tetracosactida), 250 μg/mℓ, 1 frasco-ampola com 1 mℓ, Novartis.

Teste de supressão com dose alta

Embora cães com HAC hipófise-dependente demonstrem resistência à ação de doses baixas de dexametasona (0,01 mg/kg por via intravenosa), espera-se que doses mais elevadas (0,1 mg/kg por via intravenosa) sejam capazes de suprimir os níveis elevados de ACTH e, consequentemente, de cortisol por meio do *feedback* negativo. Por outro lado, os níveis de ACTH já se encontram cronicamente suprimidos em cães com tumores adrenocorticais, não havendo supressão do cortisol com doses altas de dexametasona. O teste de supressão com dose alta de dexametasona segue o mesmo protocolo que o teste com dose baixa. A supressão do cortisol 8 h pós-dexametasona a níveis inferiores que 1,4 μg/dℓ é considerada diagnóstico de HAC hipófise-dependente. A ausência de supressão é esperada em 100% dos casos de HACAD. No entanto, também ocorre em 20 a 30% dos casos de HACHD. Desse modo, esse teste não é considerado um método confiável para a determinação da causa do HAC.[2,4,24]

Teste de estimulação com ACTH e mensuração de 17-hidroxiprogesterona e outros hormônios esteroidais

Embora, tradicionalmente, cães com hiperadrenocorticismo apresentem níveis excessivos de cortisol sanguíneo secundariamente a um tumor hipofisário secretor de ACTH ou a um tumor adrenocortical, é provável que alguns animais nessas condições apresentem elevação na concentração sérica de outros hormônios esteroidais precursores do cortisol, como 11-desoxicortisol, desoxicorticosterona, aldosterona, progesterona, 17-hidroxiprogesterona, estrógenos ou andrógenos. Cães e gatos com suspeita de HAC com resultados normais de testes de supressão com dexametasona e de estimulação com ACTH para investigação de hipercortisolismo são denominados "HAC atípicos".[29] Nessas condições, recomenda-se a realização do teste de estimulação com ACTH, dosando não apenas o cortisol, mas também os outros hormônios esteroidais precursores do cortisol supracitados, sendo esse teste denominado "painel androgênico ou esteroide". Embora o custo seja bem mais elevado, tal investigação pode permitir um diagnóstico mais precoce do HAC, tanto de origem hipofisária como de origem adrenal.

A sintomatologia clínica nesses casos poderia ser atribuída à atividade glicocorticoide intrínseca que alguns progestágenos têm ou, alternativamente, às concentrações excessivas de progestágenos que podem competir com a proteína de ligação ao cortisol, implicando maior concentração de cortisol livre e sintomas clínicos de hipercortisolismo, mesmo diante de concentrações séricas de cortisol total normais ou diminuídas. Dentre os precursores do cortisol, a 17-hidroxiprogesterona e a progesterona são os hormônios mais frequentemente elevados no HAC "atípico". Vale ressaltar, no entanto, que tal diagnóstico com comprovação de melhora clínica após terapia é raro na literatura e a acurácia desse exame é inferior à do teste de supressão com dexametasona e do teste de estimulação com ACTH. Tais resultados devem ser interpretados com cautela e sempre em associação à sintomatologia clínica típica do HAC.[26,30]

Diagnóstico por imagem

Várias modalidades de imagem podem ser empregadas para auxiliar na diferenciação do hipercortisolismo proveniente de tumor hipofisário do hipercortisolismo proveniente de tumor adrenal, como a ultrassonografia (US) abdominal, a tomografia computadorizada (TC) e a ressonância magnética (RM) de crânio. A RM é considerada a técnica mais sensível para a visibilização da hipófise, sendo capaz de identificar massas hipofisárias pequenas em 50% dos cães com HACHD na ausência de sintomas neurológicos. No entanto, tanto a TC quanto a RM apresentam algumas limitações, como custo elevado e necessidade de anestesia geral do animal por aproximadamente 1 a 2 h, os quais se encontram debilitados na maioria das vezes.[6] Por outro lado, a US abdominal é uma técnica simples, amplamente utilizada e bastante eficiente na identificação de massas abdominais, contribuindo para a exclusão de tumores adrenais como causa de hipercortisolismo endógeno. Rotineiramente, ambas as glândulas adrenais são visibilizadas em cães com doença de Cushing, embora a glândula direita apresente topografia mais cranial e acesso mais difícil. Outros fatores que podem dificultar a visibilização de ambas as adrenais são a presença de gases estomacais ou intestinais e a conformação corporal de tórax profundo.[31] A mensuração da espessura do polo caudal é considerada a mais fidedigna para a identificação de adrenomegalia do que a mensuração do seu comprimento.[32] A espessura das glândulas adrenais de cães normais varia bastante conforme o peso do animal, compreendendo valores de 0,3 a 0,7 cm, mas, geralmente, não excede 0,6 cm em cães de pequeno porte.[33] Em cães normais, a glândula adrenal direita tem, em média, 2,24 cm de comprimento e 0,58 cm de espessura e a adrenal esquerda, 2,49 cm de comprimento e 0,61 cm de espessura.[34] Alguns autores consideram adrenomegalia os valores de espessura da glândula adrenal superiores a 0,7 cm[31,35] e outros superiores a 0,75 cm[8] em animais com peso superior a 10 kg. Cães com tumor adrenal apresentam adrenomegalia unilateral com contornos irregulares, ecotextura heterogênea, presença de calcificação unilateral e atrofia da glândula contralateral.[1]

Tratamento

Terapias cirúrgicas e medicamentosas estão disponíveis para o tratamento do HAC canino, na dependência de sua etiologia, que pode ser tanto um tumor hipofisário secretor de corticotrofina (ACTH) ou um tumor adrenocortical primário. Independentemente da forma da doença, os drásticos sintomas clínicos são causados pelo hipercortisolismo, salvo alguns distúrbios neurológicos ou de desconforto abdominal atribuíveis à presença de grandes massas hipofisárias ou adrenais, respectivamente. Sendo assim, o principal objetivo da terapia é reduzir os níveis sanguíneos de cortisol.

A redução drástica das concentrações séricas de cortisol em um animal com HACHD pode levar ao crescimento do tumor hipofisário, resultando em sintomas neurológicos, como ataxia, depressão, inapetência, cegueira aparente, convulsão e alteração do comportamento (síndrome do macrotumor); no entanto, não está claro se esses sintomas são secundários ao tratamento ou se refletem a evolução desfavorável da doença.[2]

Para o HAC hipofisário, o tratamento medicamentoso é o mais utilizado mundialmente. A remoção cirúrgica do corticotrofinoma pela técnica de hipofisectomia transesfenoidal vem sendo desenvolvida e aplicada somente em alguns centros de referência em países europeus, com resultados satisfatórios.[36]

Não há qualquer fármaco capaz de "curar" o HAC hipofisário, portanto deve-se ter em mente que a terapia será contínua. O mitotano, e, principalmente, o trilostano, são as principais opções terapêuticas do HAC hipofisário. O tratamento ideal para o HAC adrenocortical primário é a remoção cirúrgica do tumor (adrenalectomia). No entanto, alguns cães apresentam tumores inoperáveis, metástases já evidenciadas no ato do diagnóstico ou condições extremamente debilitantes para tal procedimento. Nessas condições, o mitotano ou o trilostano também é recomendado.

▪ Mitotano*

O primeiro protocolo terapêutico com emprego do mitotano o,p'DDD data de 1972, tendo sido proposto por Schecter (1973). O uso do mitotano como um agente adrenocorticolítico embasou-se no trabalho de Nelson e Woodard, que, ao final dos anos 1940, observaram que cães que recebiam inseticida DDD desenvolviam grave necrose da região cortical adrenal e atrofia. Investigações subsequentes demonstraram que o isômero o,p' era o principal agente responsável pelo efeito adrenocorticolítico.[37]

O mitotano exerce efeito citotóxico direto sobre o córtex adrenal, resultando em necrose seletiva e atrofia das zonas fasciculada e reticulada, as quais secretam cortisol e hormônios sexuais. O mitotano requer sua conversão em um metabólito intermediário (acil cloreto o,p'-DDA) para se tornar ativo, sob o efeito das mono-oxigenases do sistema mitocondrial P-450. Essa toxicidade é específica para as glândulas adrenais, em especial para aquelas hiperplásicas. No entanto, a longo prazo, o mitotano pode causar degeneração gordurosa e atrofia centrolobular do fígado. A zona glomerulosa é mais resistente à ação do mitotano, poupando, geralmente, a secreção de aldosterona. O fármaco é lipossolúvel e deve ser administrado junto às refeições, com alimentos gordurosos. A manipulação dessa medicação, pelos proprietários, deve ser realizada com mãos enluvadas, evitando exposição ao fármaco, em virtude de seu potencial carcinogênico e mutagênico.[1,38]

O mitotano pode ser empregado tanto no tratamento de HAC hipofisário como no de HAC adrenocortical. O tratamento envolve duas fases: uma de indução ou "ataque", em que o fármaco é administrado diariamente, e outra de manutenção, com administração, inicialmente semanal, mas podendo ter esta frequência aumentada para 2 a 4 vezes/semana, de acordo com os sintomas clínicos condizentes com hipercortisolismo.

Fase de indução

A dose inicial recomendada para o tratamento do HAC hipófise-dependente é de 25 mg/kg, 2 vezes/dia, administrada por, aproximadamente, 7 a 10 dias, até a observação de efeitos adversos sugestivos de hipocortisolismo, como hiporexia ou apetite seletivo (sintomas mais precoces), anorexia, prostração, vômito ou diarreia, devendo o fármaco ser suspenso, nessa ocasião, por 7 dias, até que se inicie a fase de manutenção. Os proprietários devem ser orientados a monitorar o apetite, a ingestão de água e a atitude do animal, antes e durante a terapia, no intuito de facilitar a detecção precoce de alterações clínicas e a necessidade de interromper a fase de indução antes dos 7 a 10 dias propostos. Cães apresentam distinta sensibilidade individual ao mitotano durante o período de indução. Assim, o tempo necessário para reduzir adequadamente os níveis sanguíneos de cortisol pode variar de 5 dias a 2 meses.[1,37,38]

Em um estudo envolvendo 200 cães com doença de Cushing[39] submetidos ao tratamento com mitotano, foram demonstradas a eficácia e a relativa segurança do fármaco. Mais de 80% dos cães tratados por, pelo menos, 3 meses tiveram resposta considerada boa ou excelente. Os efeitos colaterais observados com maior frequência ao término da indução foram anorexia, êmese, diarreia, prostração e ataxia. Um ou mais desses sintomas se desenvolveram em 25% dos animais estudados. Tais efeitos colaterais representam, na maioria das vezes, a queda brusca de cortisol aos níveis normais ou abaixo dos valores de referência, sendo reversíveis com a administração de doses fisiológicas de glicocorticoides; porém, quando manifestados nos primeiros 3 dias de tratamento, podem indicar intolerância ao fármaco, devendo este ter a sua dose reduzida ou fracionada.

Uma vez completada a fase de indução, o animal pode ser submetido ao teste de estimulação com ACTH, para comprovação do hipocortisolismo, ou, simplesmente, a medicação deve ser suspensa durante 7 dias para dar início à fase de manutenção. Tal teste representa a forma mais fidedigna para determinar a habilidade do córtex adrenal em secretar cortisol. O objetivo do tratamento com mitotano é induzir hipoadrenocorticismo relativo, interpretado com base em resultados hormonais, com níveis de cortisol após 1 h da estimulação com ACTH sintético entre 2 e 5 μg/dℓ.[1,19] Caso os níveis de cortisol ainda permaneçam elevados, o mitotano deve ser continuado durante mais 4 a 7 dias até a observação de sintomas compatíveis com a redução do cortisol sanguíneo. Se, por outro lado, os níveis de cortisol pós-ACTH estiverem inferiores a 2 μg/dℓ e o animal apresentar prostração, vômito e/ou diarreia, deve-se suplementar o animal com prednisona a 0,2 mg/kg, 1 vez/dia, durante 5 a 7 dias, e avaliar os níveis séricos de sódio e potássio. Se for observada hiponatremia em associação à hiperpotassemia, está-se diante de um caso de hipoadrenocorticismo iatrogênico, devendo o mitotano ser suspenso definitivamente e o animal submetido à terapia com glico e mineralocorticoides (Figura 187.5).

Fase de manutenção

Nessa etapa, o mitotano é continuado, na dose de 50 mg/kg, semanalmente, e não mais diariamente, podendo-se dividir em 2 ou 3 doses ao longo da semana, na dependência do peso do animal. Modificações na dose e na frequência de administração do fármaco, que pode variar de 25 até 100 mg/kg/semana, devem ser realizadas de acordo com a sintomatologia clínica do animal, seja ela de hiper ou hipocortisolismo, e com os resultados do teste de estimulação com ACTH. Aproximadamente 50% dos casos tratados com mitotano recidivam em prazo de 12 meses. Tal recrudescência pode ser comprovada por evidências clínicas e pelos níveis elevados de cortisol pós-ACTH, havendo necessidade de nova reindução.[39]

Para garantir um bom controle terapêutico, o teste de estimulação com ACTH, bem como um completo perfil bioquímico, deve ser realizado a cada 2 a 3 meses e os retornos para avaliação clínica e física devem ser mensais, inicialmente. Resultados de teste de estimulação com ACTH com níveis séricos de cortisol basal e pós-ACTH entre 2 e 5 μg/dℓ indicam controle terapêutico satisfatório; valores superiores a 5 μg/dℓ, a necessidade de aumentar a dose semanal do mitotano em 25 a 50% e valores inferiores a 2 μg/dℓ, de reduzir ou suspender a medicação (Figura 187.6).

Desenvolvimento de hipoadrenocorticismo iatrogênico

O efeito colateral mais drástico e indesejável associado à terapia com mitotano é o desenvolvimento de hipoadrenocorticismo total ou insuficiência adrenal, com deficiência tanto de glicocorticoides quanto de mineralocorticoides, que ocorre

*Lisodren® 500 mg, Bristol-Meyers Squibb, frasco com 100 comprimidos.

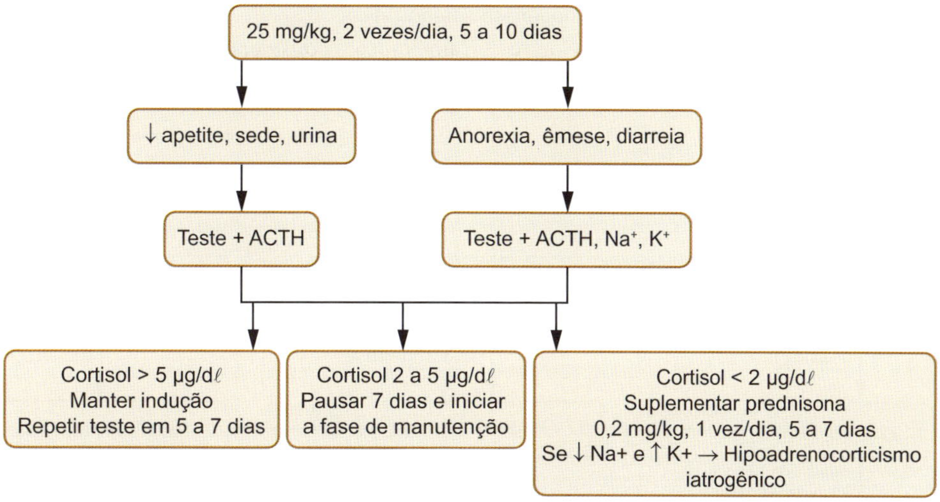

Figura 187.5 Fluxograma para o manejo da fase de indução do hiperadrenocorticismo com o mitotano. ACTH = hormônio adrenocorticotrófico. Terapia com o mitotano (fase de indução).

em 5 a 17% dos casos.[37,40] Deve-se suspeitar de hipoadrenocorticismo iatrogênico quando o animal, submetido à terapia adrenocorticolítica, apresentar os seguintes sintomas: anorexia, prostração intensa, êmese, diarreia e desidratação. A confirmação laboratorial se dá mediante a constatação de hiponatremia e hiperpotassemia, além de níveis basais de cortisol sérico inferiores a 1 mg/dℓ e pós-ACTH inferiores a 2 µg/dℓ. O mitotano deve ser imediatamente descontinuado e a reposição com glicocorticoides e mineralocorticoides iniciada, além de interposição de tratamento com suporte necessário, conforme a gravidade do quadro, como fluidoterapia com NaCl a 0,9%, glicose, controle emergencial da hiperpotassemia etc.[1,2,37]

Cães hiperadrenocorticóideos que desenvolvem completa insuficiência adrenal necessitarão de suplementação contínua com prednisona (fonte glicocorticoide) e de acetato de fludrocortisona (fonte de mineralocorticoide), sendo a administração futura de mitotano totalmente dispensável.

▪ Trilostano*

O trilostano, inicialmente utilizado na Europa, vem sendo empregado com frequência cada vez maior nos demais países, inclusive no Brasil. Sua aprovação, sob o nome comercial Vetoryl®, produto veterinário para uso no HAC canino, ocorreu primeiramente no Reino Unido, em 2005, e recentemente nos EUA. O trilostano inibe, competitivamente, a enzima esteroidogênica 3-beta-hidroxiesteroide desidrogenase, suprimindo a produção de progesterona, bem como de seus produtos finais, incluindo cortisol e aldosterona (Figura 187.7). Os glicocorticoides são, particularmente, mais suscetíveis a essa ação.

Tal fármaco tem se mostrado bem tolerado e eficaz na redução do hipercortisolismo em pelo menos 75% dos casos de hipercortisolismo hipófise-dependente. A dose inicial preconizada do trilostano é de 2 a 6 mg/kg, a cada 24 h, devendo ser administrado após as refeições para melhorar sua absorção.[41] No entanto, diversos protocolos terapêuticos foram propostos, com doses variando de 0,5 mg/kg, 2 vezes/dia, a 20 mg/kg, 1 vez/dia. Muito provavelmente as concentrações disponíveis do fármaco (cápsulas de 10, 30, 60 e 120 mg) foram responsáveis por essa grande discrepância na posologia e doses excessivamente elevadas. A média de dose, entretanto, na maioria dos trabalhos ficou entre 2,8 e 7,3 mg/kg, 1 vez/dia.[23,41–43] Entretanto, mais recentemente, tem-se proposto o uso de doses ainda menores de trilostano e com frequência de administração a cada 12 h, visto que o seu efeito sobre o cortisol basal e pós-ACTH é inferior a 20 h na maioria dos casos, com pico de ação em torno de 1,5 a 3 h após sua administração oral.[44,45] As doses preconizadas por Feldman com eficácia comprovada têm variado entre 0,21 e 1,7 mg/kg, a cada 12 h.[45]

A melhor maneira de monitorar a terapia é mediante a observação da sintomatologia clínica, com redução, principalmente, da poliúria, da polidipsia e da polifagia, e do hipercortisolismo avaliado por meio do teste de estimulação com ACTH, que deve ser realizado 4 a 6 h após a administração do trilostano, 20 a 30 dias após o início da terapia. Caso o animal

*Vetoryl® 10, 30, 60 e 120 mg, frasco com 30 cápsulas, Arnolds (produto veterinário).

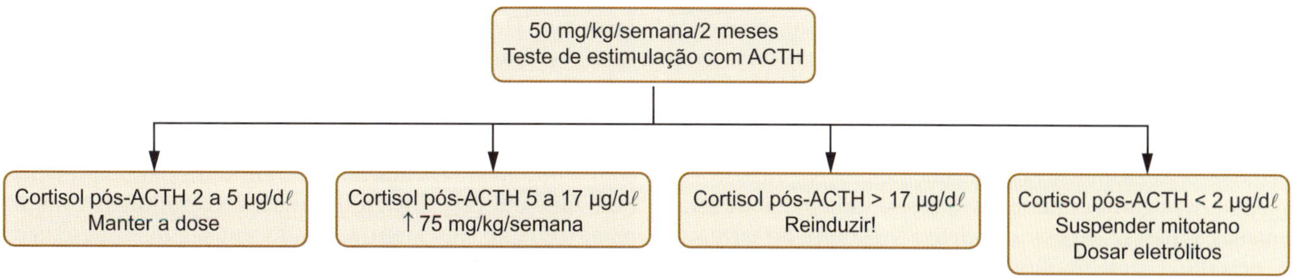

Figura 187.6 Fluxograma para o manejo da fase de manutenção do hiperadrenocorticismo com o mitotano. ACTH = hormônio adrenocorticotrófico. Terapia com o mitotano (fase de manutenção).

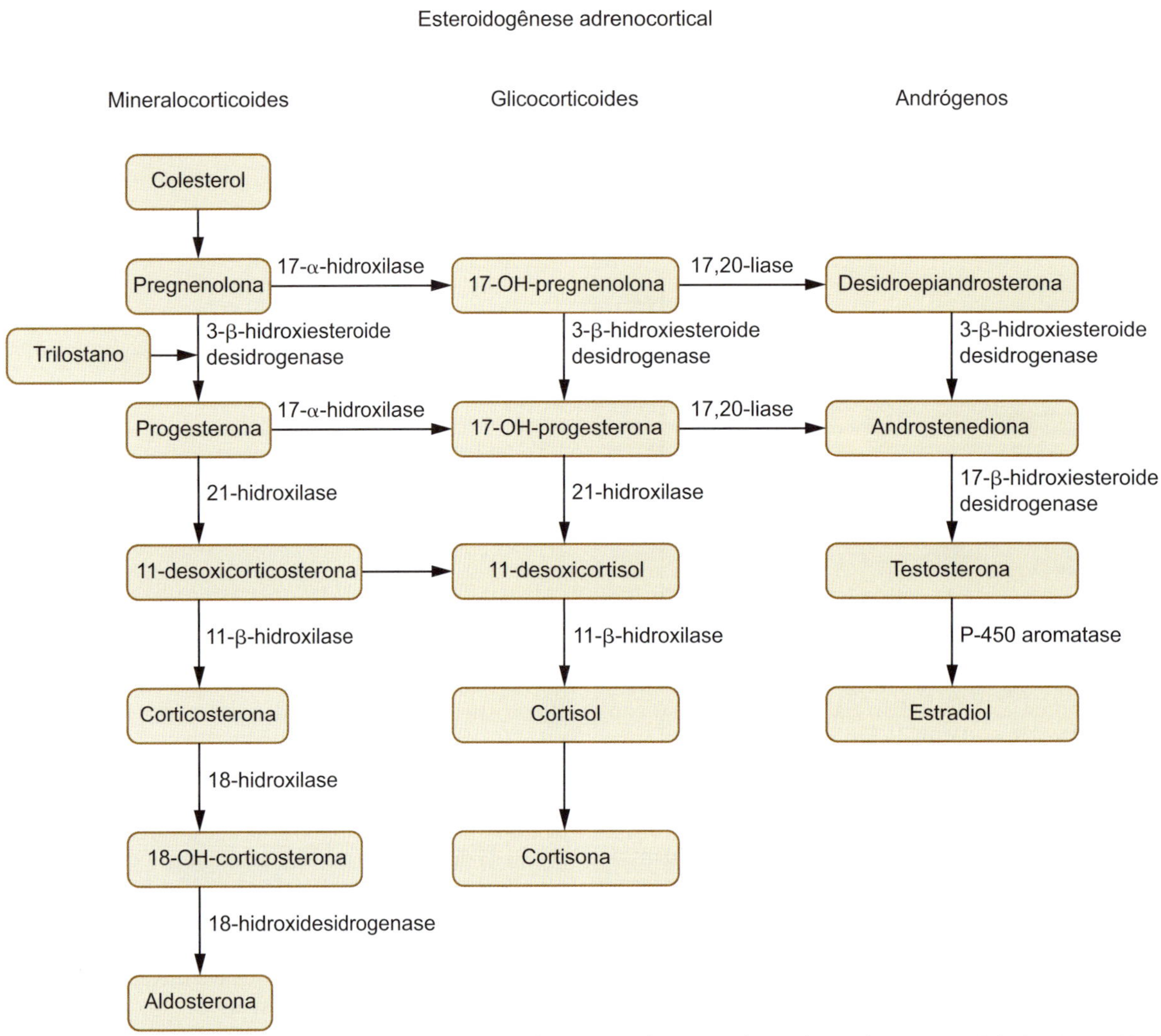

Figura 187.7 Representação esquemática da esteroidogênese adrenocortical, mostrando a inibição da enzima 3-β-hidroxiesteroide desidrogenase pelo trilostano.

apresente algum efeito colateral previamente a esse período, ele deve ser antecipado. O nível sérico de cortisol antes e pós-ACTH considerado ideal pela maioria dos autores é de 2 a 5 μg/dℓ.[1,38] Níveis de cortisol pós-ACTH superiores a 5 ou inferiores a 2 μg/dℓ implicam aumento ou redução da dose do trilostano, respectivamente. No entanto, existem exceções, e cortisol pós-ACTH de 7,5 μg/dℓ em um animal clinicamente bem pode ser considerado satisfatório e a terapia pode ser mantida. Testes de estimulação com ACTH devem ser realizados, mensalmente, nos primeiros meses de terapia e, posteriormente, a cada 2 a 3 meses continuamente.[23,41]

Os estudos clínicos demonstram que o trilostano é bem tolerado pelos cães, com baixa incidência de efeitos colaterais, estimada em 10 a 15% dos casos (contra 25 a 42% dos casos tratados com mitotano), e incluem vômito, diarreia e prostração. Poucos cães desenvolvem hipoadrenocorticismo durante o tratamento com o trilostano, embora discreta hiperpotassemia "assintomática" possa ser evidenciada em alguns casos. Espera-se que os efeitos do trilostano sejam rapidamente reversíveis, por se tratar de um inibidor enzimático. No entanto, em algumas situações a supressão adrenal pode levar semanas a meses.[38] Apesar da relativa segurança do fármaco, foi descrito 1 caso de morte súbita em um animal tratado durante 21 dias com o trilostano; esse desenvolveu hemorragia e necrose aguda das glândulas adrenais.[42,46,47] Posteriormente, um trabalho publicado em 2011[48] demonstrou que a necrose adrenal observada em alguns cães se deve aos níveis elevados de ACTH, causados pela ausência de *feedback* negativo sobre a hipófise secundário ao hiporcortisolismo proporcionado pela terapia com trilostano. Por esse motivo, é importante que os níveis séricos de cortisol e de ACTH sejam criteriosamente monitorados.

Deve-se evitar o uso concomitante de trilostano ou mitotano com os antagonistas da aldosterona (espironolactona). Os efeitos dos inibidores da enzima conversora de angiotensina podem ser potencializados com o trilostano, que deve ser empregado com muita precaução em cães com doença renal preexistente ou cardiopatia.

A eficácia terapêutica, bem como a sobrevida dos animais com HACHD tratados com mitotano ou trilostano, é similar (Figuras 187.8 a 187.10).[40] Uma diferença importante é a redução do tamanho das glândulas adrenais observada durante a ultrassonografia abdominal em animais tratados e bem controlados com o mitotano. Após 6 meses de terapia com trilostano, 84% dos animais em um estudo apresentaram aumento do tamanho das adrenais, tanto em comprimento quanto em largura, sendo em algumas observada hiperplasia macronodular.[49] Sugere-se, assim, que a ultrassonografia abdominal das glândulas adrenais seja monitorada a cada 6 meses de maneira bastante criteriosa. A baixa inci-

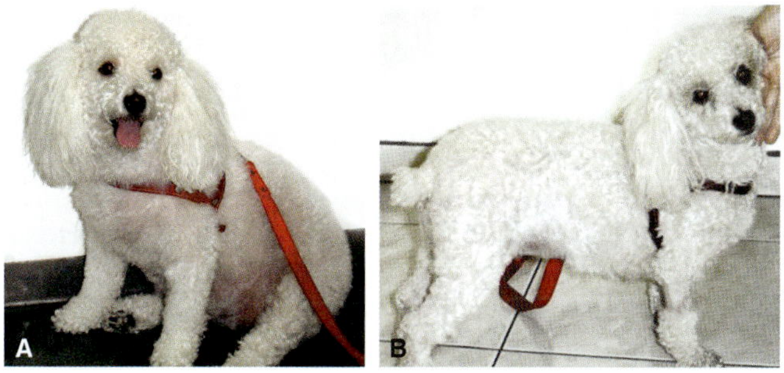

Figura 187.8 Animal da espécie canina, fêmea, da raça Poodle, com hipoadrenocorticismo antes (**A**) e 8 meses após tratamento com mitotano (**B**).

dência de efeitos colaterais com o uso do trilostano torna-o um fármaco mais atrativo e de primeira escolha para o hipercortisolismo ACTH-dependente.

▪ Cetoconazol

O cetoconazol, derivado imidazólico, é um fármaco antimicótica de amplo espectro, utilizado por via oral que, em altas doses, é capaz de suprimir a secreção de cortisol, por interagir com o sistema enzimático esteroidogênico e interferir na biossíntese de esteroides. Recomenda-se a dose inicial de 5 mg/kg, 2 vezes/dia por via oral, durante 7 dias, para avaliação de possíveis efeitos colaterais, como icterícia, disorexia ou prostração. Caso estes não sejam observados, a dose é elevada a 10 mg/kg, 2 vezes/dia, podendo chegar até 20 mg/kg, 2 vezes/dia. Após 15 dias, o animal deve ser avaliado, física e laboratorialmente, na expectativa de se obterem níveis de cortisol pós-ACTH inferiores a 5 µg/dℓ. O fármaco, porém, deve ser administrado a cada 12 h, indefinidamente, e apresenta elevado risco de hepatotoxicidade.[1]

Aproximadamente 50% dos cães não respondem a tal terapia, podendo, inclusive, demonstrar elevações nos níveis séricos de cortisol. O uso fica restrito a casos refratários ou de intolerância ao mitotano e ao trilostano ou a condições financeiras inadequadas para proporcionar o tratamento com um desses fármacos.

▪ Outros fármacos

Vários outros fármacos são sugeridos para o tratamento do HACHD, incluindo cabergolina, cloridrato de selegilina, cipro-heptadina, metirapona e aminoglutetimida. Alguns

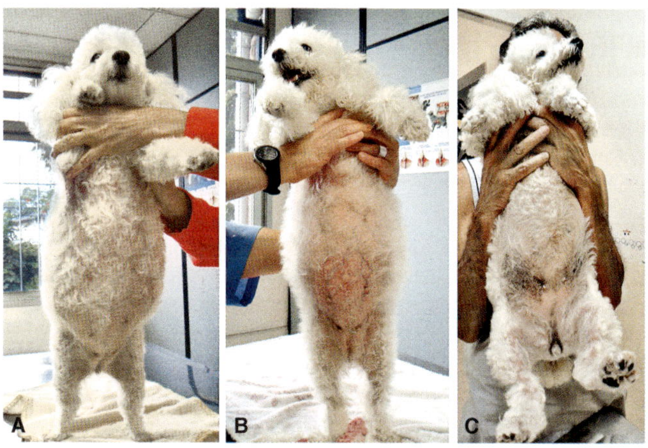

Figura 187.9 Animal da espécie canina, fêmea, da raça Poodle, com hipoadrenocorticismo antes do tratamento (**A**), aos 2 meses (**B**) e aos 6 meses (**C**) após terapia com trilostano. Notar redução da distensão abdominal.

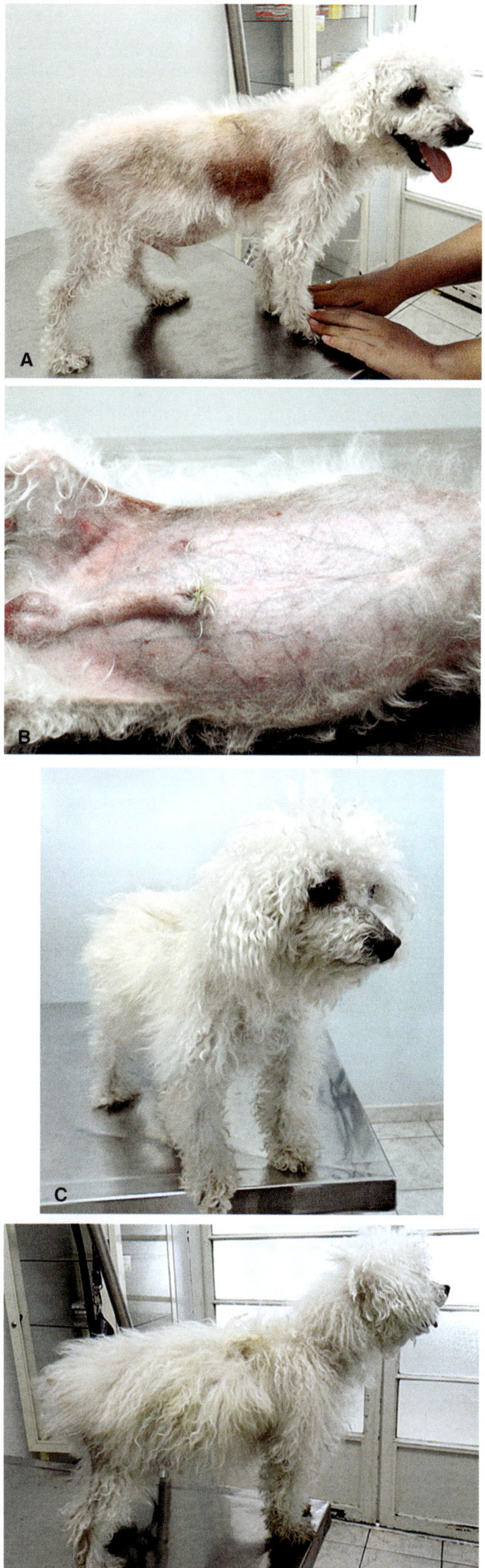

Figura 187.10 Animal da espécie canina, macho, da raça Poodle, com hiperadrenocorticismo antes (**A** e **B**) e 6 meses após terapia com trilostano (**C** e **D**).

desses fármacos mostraram-se ineficazes, outros não foram amplamente investigados, mas, de modo geral, são considerados opções terapêuticas inferiores em comparação ao trilostano e ao mitotano.

O ácido retinoico é utilizado pelo grupo argentino na dose de 2 mg/kg, 1 vez/dia por via oral, mostrando-se eficaz no controle do HACHD, pois promove a redução dos níveis sanguíneos de ACTH e, consequentemente, do cortisol circulante, sendo observada, inclusive, redução do tamanho do tumor corticotrófico em alguns animais.[50]

Tratamento do hiperadrenocorticismo adrenal-dependente

A remoção cirúrgica completa do tumor adrenal apresenta o melhor prognóstico para os cães com hiperadrenocorticismo adrenal-dependente. No entanto, muitas vezes, esses tumores apresentam invasão vascular, sendo a adrenalectomia impraticável. Além disso, é importante verificar a presença de metástases e avaliar a condição física e laboratorial do paciente, que, muitas vezes, está bastante debilitado para tal procedimento. Nessas condições, o animal deve ser tratado com o mitotano ou o trilostano.

O emprego da ultrassonografia abdominal com Doppler ou tomografia é de extrema importância para a investigação de invasão vascular do tumor. A estabilização clínica e laboratorial previamente à cirurgia melhora a sobrevida. O trilostano deve ser empregado, preferencialmente, ao mitotanono pré-operatório, pois este último torna o tumor mais friável devido à sua ação citotóxica. A adrenalectomia só deve ser realizada por um médico-veterinário tecnicamente experiente, visto a complexidade da anatomia da glândula adrenal; mesmo assim, há elevada morbidade e mortalidade no trans e no pós-operatório imediato. A reposição de glicocorticoide se faz necessária no trans e no pós-operatório, em virtude da atrofia do córtex adrenal da glândula contralateral.

Caso o tratamento cirúrgico do HAC adrenal-dependente tenha sido descartado, o mitotano representa a melhor opção terapêutica, haja vista suas propriedades citotóxicas. O mitotano pode ser empregado na dose de 50 a 75 mg/kg, dividida 2 vezes/dia; porém, geralmente, com tempo de indução mais prolongado em comparação ao HACHD. A resposta terapêutica ao mitotano mostra-se bastante variável entre os animais. Alguns cães são bastante sensíveis, respondendo rapidamente à dose de 50 mg/kg/dia durante os primeiros 7 a 10 dias, e outros mais resistentes, necessitando de 75 mg/kg/dia durante um período mais prolongado (> 14 dias). Em estudo realizado por Kintzer e Peterson, mais de 60% dos cães com tumor adrenocortical funcional tiveram resposta clínica caracterizada como boa a excelente quando tratados exclusivamente com o,p'DDD. A dose de manutenção também é mais elevada, variando de 75 a 100 mg/kg/semana.[51] Os efeitos adversos do mitotano e o monitoramento hormonal são semelhantes àqueles descritos anteriormente.

Recentemente, um estudo realizado por Helm *et al.*[52] mostrou que não houve diferença estatisticamente significativa na sobrevida de cães com HAC adrenal-dependente tratados com mitotano (13 cães) e trilostano (22 cães). A presença de metástases foi o principal determinante no tempo de vida desses animais.[52]

Piora de condições clínicas responsivas aos glicocorticoides após tratamento do hiperadrenocorticismo

Devido às ações imunossupressoras e anti-inflamatórias geradas pelo hipercortisolismo, presente nos cães com HAC, muitas doenças concomitantes responsivas aos glicocorticoides podem ser mascaradas. Durante o tratamento com o mitotano ou o trilostano e a consequente redução do hipercortisolismo, tais problemas tornam-se clinicamente evidentes, a exemplo das dermatites alérgicas e doenças articulares degenerativas. Nesse caso, recomenda-se o uso de outros fármacos ou protocolos para controle dos sintomas, como anti-histamínicos, ácidos graxos, hipossensibilização para a dermatite atópica e analgésicos associados aos anti-inflamatórios não esteroides para as artrites e artroses. Eventualmente, em casos refratários, doses baixas de glicocorticoides podem ser necessárias.

Prognóstico

O prognóstico para os cães com HAC hipofisário depende do estado geral do animal e das prováveis complicações associadas ao hipercortisolismo, como cetoacidose diabética, tromboembolismo pulmonar, pancreatite, além do comprometimento do proprietário com a perpetuação do tratamento, no que diz respeito não só à dedicação, mas também às condições financeiras mínimas necessárias para aquisição do fármaco e realização de exames laboratoriais periódicos, para adequado monitoramento do paciente. A expectativa de vida é de aproximadamente 2 a 4 anos, tanto para cães tratados com o mitotano quanto para os tratados com o trilostano, porém esse prazo pode se estender para animais acometidos mais jovens, a princípio por apresentarem menos riscos de doenças geriátricas concomitantes, como doença renal crônica e insuficiência cardíaca congestiva.

Cães com adenomas adrenocorticais têm prognóstico melhor do que aqueles com adenocarcinomas. Quando submetidos à adrenalectomia, na ausência de metástases, a expectativa de vida é superior à do HAC hipofisário.

Referências

1. Feldman EC, Nelson RW. Canine and feline endocrinology and reproduction. 3rd ed. Philadelphia: WB Saunders; 2004.
2. Herrtage ME. Hiperadrenocorticismo canino. In: Mooney CT, Peterson ME, editores. Manual de endocrinologia canina e felina. 3ª ed. São Paulo: Roca; 2009. p. 181-206.
3. Castillo VA, Cabrera Blatter MF, Gomez NV, Sinatra V, Gallelli MF, Ghersevich MC. Diurnal ACTH and plasma cortisol variations in healthy dogs and in those with pituitary-dependent Cushing's syndrome before and after treatment with retinoic acid. Res Vet Sci. 2009 Apr;86(2):223-9.
4. Peterson ME. Diagnosis of hyperadrenocorticism in dogs. Clin Tech Small Anim Pract. 2007 Feb;22(1):2-11.
5. de Bruin C, Meij BP, Kooistra HS, Hanson JM, Lamberts SW, Hofland LJ. Cushing's disease in dogs and humans. Horm Res. 2009 Jan;71Suppl 1:140-3.
6. Guptill L, Scott-Moncrieff JC, Widmer WR. Diagnosis of canine hyperadrenocorticism. Vet Clin North Am Small Anim Pract. 1997 Mar;27(2):215-35.
7. Ling GV, Stabenfeldt GH, Comer KM, Gribble DH, Schechter RD. Canine hyperadrenocorticism: pretreatment clinical and laboratory evaluation of 117 cases. J Am Vet Med Assoc. 1979 Jun 1;174(11):1211-5.

8. Behrend EN, Kemppainen RJ. Diagnosis of canine hyperadrenocorticism. Vet Clin North Am Small Anim Pract. 2001 Sep;31(5):985-1003, viii.
9. La Perle KMD, Capen CC. Endocrine system. In: MD M, Zachary JF, editors. Pathologic basis of veterinary disease. 4th ed. St Louis: Mosby Elsevier; 2007. p. 693-741.
10. Teshima T, Hara Y, Takekoshi S, Teramoto A, Osamura RY, Tagawa M. Expression of genes related to corticotropin production and glucocorticoid feedback in corticotroph adenomas of dogs with Cushing's disease. Domest Anim Endocrinol. 2009 Jan;36(1):3-12.
11. Capen CC. The endocrine glands. In: Jubb KVF, Kennedy PC, Palmer N, editors. Pathology of domestical animals. 4th ed. San Diego: Academic Press; 1993.
12. Gallelli MF, Cabrera Blatter MF, Castillo V. A comparative study by age and gender of the pituitary adenoma and ACTH and alpha-MSH secretion in dogs with pituitary-dependent hyperadrenocorticism. Res Vet Sci. 2009 Aug 13.
13. Galac S, Kooistra HS, Voorhout G, van den Ingh TS, Mol JA, van den Berg G *et al.* Hyperadrenocorticism in a dog due to ectopic secretion of adrenocorticotropic hormone. Domest Anim Endocrinol. 2005 Apr;28(3):338-48.
14. Capen CC. Tumors of the endocrine glands. In: Meuten DJ, editor. Tumors in domestic animals. Iowa State: Blackwell; 2002. p. 607-21.
15. Lacroix A, N'Diaye N, Tremblay J, Hamet P. Ectopic and abnormal hormone receptors in adrenal Cushing's syndrome. Endocrine Reviews. 2001; 22:75-110.
16. Galac S, Kars VJ, Voorhout G, Mol JA, Kooistra HS. ACTH-independent hyperadrenocorticism due to food-dependent hypercortisolemia in a dog: a case report. The Vet J. 2008; 177:141-3.
17. Yanovski JA, Cutler GB, Jr. Glucocorticoid action and the clinical features of Cushing's syndrome. Endocrinol Metab Clin North Am. 1994 Sep;23(3):487-509.
18. Stewart LJ. The integumentary changes of hyperadrenocorticism. Semin Vet Med Surg (Small Anim). 1994 Aug;9(3):123-6.
19. Nelson RW, Couto CG. Medicina interna de pequenos animais. 3ª ed. Rio de Janeiro: Elsevier; 2006.
20. Nichols R. Complications and concurrent disease associated with canine hyperadrenocorticism. Vet Clin North Am Small Anim Pract. 1997;27(2):309-20.
21. De Marco V, Martorelli CR, Winkel VM. Avaliação da relação proteína/creatinina urinária e hipertensão arterial sistêmica em cães com hiperadrenocorticismo hipófise dependente. Clínica Veterinária. 2010(86):72-6.
22. Solter PF, Hoffmann WE, Hungerford LL, Peterson ME, Dorner JL. Assessment of corticosteroid-induced alkaline phosphatase isoenzyme as a screening test for hyperadrenocorticism in dogs. J Am Vet Med Assoc. 1993 Aug 15;203(4):534-8.
23. Melián C, Pérez-Alenza MD, Peterson ME. Hyperadrenocorticism in dogs. In: Ettinger SJ, Feldman EC, editors. Textbook of veterinary internal medicine. 7th ed. St Louis, Missouri: Saunders Elsevier; 2010. p. 1816-39.
24. Behrend EN, Kemppainen RJ, Clark TP, Salman MD, Peterson ME. Diagnosis of hyperadrenocorticism in dogs: a survey of internists and dermatologists. J Am Vet Med Assoc. 2002 Jun 1;220(11):1643-9.
25. Kaplan AJ, Peterson ME, Kemppainen RJ. Effects of disease on the results of diagnostic tests for use in detecting hyperadrenocorticism in dogs. J Am Vet Med Assoc. 1995 Aug 15;207(4):445-51.
26. Gilor C, Graves TK. Interpretation of laboratory tests for canine Cushing's syndrome. Topics in Companion Animal Medicine. 2011; 26(2):98-108.
27. Gould SM, Baines EA, Mannion PA, Evans H, Herrtage ME. Use of endogenous ACTH concentration and adrenal ultrasonography to distinguish the cause of canine hyperadrenocorticism. J Small Anim Pract. 2001 Mar;42(3):113-21.
28. Rodriguez Piñeiro MI, Benchekroun G, De Fornel-Thibaud P, Maurey-Guenec C, Garnier F, Rosenberg D. Accuracy of an adrenocorticotropic hormone (ACTH) immunoluminometric assay for differentiating ACTH-dependent from ACTH-independent hyperadrenocorticism in dogs. J Vet Intern Med. 2009; 23(4):850-5.
29. Ristic JM, Ramsey IK, Heath EM, Evans HJ, Herrtage ME. The use of 17-hydroxyprogesterone in the diagnosis of canine hyperadrenocorticism. J Vet Intern Med. 2002 Jul-Aug;16(4):433-9.
30. Behrend EN, Kennis R. Atypical Cushing's syndrome in dogs: arguments for and against. Vet Clin North Am Small Anim Pract. 2010; 40(2):285-96.
31. Barthez PY, Nyland TG, Feldman EC. Ultrasonographic evaluation of the adrenal glands in dogs. J Am Vet Med Assoc. 1995 Nov 1;207(9):1180-3.
32. Grooters AM, Biller DS, Theisen SK, Miyabayashi T. Ultrasonographic characteristics of the adrenal glands in dogs with pituitary-dependent hyperadrenocorticism: comparison with normal dogs. J Vet Intern Med. 1996 May-Jun;10(3):110-5.
33. Pereira RS, De Marco V. Avaliação da ultrassonografia das glândulas adrenais em cães com hiperadrenocorticismo hipofisário e em cães hígidos. 9º Congresso Nacional de Iniciação Científica CONIC-SEMESP; 13-14 de novembro de 2009; Complexo Educacional FMU *campus* Liberdade – Casa Metropolitana do Direito, São Paulo – SP; 2009.
34. Widmer WR, Guptill L. Imaging techniques for facilitating diagnosis of hyperadrenocorticism in dogs and cats. J Am Vet Med Assoc. 1995 Jun 15;206(12):1857-64.
35. De Marco V. Hiperadrenocorticismo e hipotireoidismo na espécie canina: avaliação da histopatologia cutânea e da ultrassonografia abdominal e cervical como metodologia diagnóstica. São Paulo: Faculdade de Medicina Veterinária e Zootecnia, Universidade de São Paulo; 2001.
36. Meij B, Voorhout G, Rijnberk A. Progress in transsphenoidal hypophysectomy for treatment of pituitary-dependent hyperadrenocorticism in dogs and cats. Mol Cell Endocrinol. 2002 Nov 29;197(1-2):89-96.
37. Peterson ME, Kintzer PP. Medical treatment of pituitary-dependent hyperadrenocorticism. Mitotane. Vet Clin North Am Small Anim Pract. 1997 Mar;27(2):255-72.
38. Reine NJ. Medical management of pituitary-dependent hyperadrenocorticism: mitotane *versus* trilostane. Clin Tech Small Anim Pract. 2007 Feb;22(1):18-25.
39. Kintzer PP, Peterson ME. Mitotane (o,p'-DDD) treatment of 200 dogs with pituitary-dependent hyperadrenocorticism. J Vet Intern Med. 1991 May-Jun;5(3):182-90.
40. Barker EN, Campbell S, Tebb AJ, Neiger R, Herrtage ME, Reid SW *et al.* A comparison of the survival times of dogs treated with mitotane or trilostane for pituitary-dependent hyperadrenocorticism. J Vet Intern Med. 2005 Nov-Dec;19(6):810-5.
41. Ramsey IK. Trilostane in dogs. Vet Clin North Am Small Anim Pract. 2010 Mar;40(2):269-83.
42. Neiger R, Ramsey I, O'Connor J, Hurley KJ, Mooney CT. Trilostane treatment of 78 dogs with pituitary-dependent hyperadrenocorticism. Vet Rec. 2002 Jun 29;150(26):799-804.
43. Braddock JA, Church DB, Robertson ID, Watson AD. Trilostane treatment in dogs with pituitary-dependent hyperadrenocorticism. Aust Vet J. 2003 Oct;81(10):600-7.
44. Alenza DP, Arenas C, Lopez ML, Melian C. Long-term efficacy of trilostane administered twice daily in dogs with pituitary-dependent hyperadrenocorticism. J Am Anim Hosp Assoc. 2006 Jul-Aug;42(4):269-76.
45. Feldman EC. Evaluation of twice-daily lower-dose trilostane treatment administered orally in dogs with naturally occurring hyperadrenocorticism. J Am Vet Med Assoc. 2011Jun 1;238(11):1441-51.
46. Chapman PS, Kelly DF, Archer J, Brockman DJ, Neiger R. Adrenal necrosis in a dog receiving trilostane for the treatment of hyperadrenocorticism. J Small Anim Pract. 2004 Jun;45(6):307-10.
47. Ruckstuhl NS, Nett CS, Reusch CE. Results of clinical examinations, laboratory tests, and ultrasonography in dogs with pituitary-dependent hyperadrenocorticism treated with trilostane. Am J Vet Res. 2002 Apr;63(4):506-12.
48. Burkhardt WA, Guscetti F, Boretti FS, Ivos Todesco A, Aldajarov N, Lutz TA *et al.* Adrenocorticotropic hormone, but not trilostane, causes severe adrenal hemorrhage, vacuolization, and apoptosis in rats. Domest Anim Endocrinol. 2011 Apr;40(3):155-64.
49. Mantis P, Lamb CR, Witt AL, Neiger R. Changes in ultrasonographic appearance of adrenal glands in dogs with pituitary-dependent hyperadrenocorticism treated with trilostane. Vet Radiol Ultrasound. 2003 Nov-Dec;44(6):682-5.
50. Castillo V, Giacomini D, Paez-Pereda M, Stalla J, Labeur M, Theodoropoulou M *et al.* Retinoic acid as a novel medical therapy for Cushing's disease in dogs. Endocrinology. 2006 Sep;147(9):4438-44.
51. Kintzer PP, Peterson ME. Mitotane treatment of 32 dogs with cortisol-secreting adrenocortical neoplasms. J Am Vet Med Assoc. 1994 Jul 1;205(1):54-61.
52. Helm JR, McLauchlan G, Boden LA, Frowde PE, Collings AJ, Tebb AJ *et al.* A comparison of factors that influence survival in dogs with adrenal-dependent hyperadrenocorticism treated with mitotane or trilostane. J Vet Intern Med. Mar-Apr;25(2):251-60.

188 Hiperadrenocorticismo Felino

Anna Maria Schnabel, Márcia Marques Jericó

■ Introdução

Em 1932, Dr. Harvey Cushing assinou a autoria de um relatório em que ele descrevia um grupo de pessoas com um distúrbio o qual ele sugeriu ser "o resultado de basofilismo hipofisário". Estudos subsequentes da clínica, bioquímica e recursos histológicos destes indivíduos indicariam que cada um havia sido afetado com uma síndrome resultando da exposição crônica a excessiva concentração de cortisol circulante. O epônimo síndrome de Cushing é o termo referindo a esta condição em pessoas e em animais.[1] Em gatos, assim como em outras espécies, o hiperadrenocorticismo (HAC) é uma soma de sintomas clínicos resultantes do excesso crônico de glicocorticoide.[2-3] O excesso de cortisol crônico pode ocorrer secundariamente à administração de cortisol iatrogênica ou pode ocorrer como uma doença natural.[1] Este capítulo é uma revisão da condição clínica do hiperadrenocorticismo em gatos.

■ Etiologia

▪ Hiperadrenocorticismo iatrogênico

O hiperadrenocorticismo iatrogênico é extremamente comum em cães e em pessoas; em comparação, gatos são mais resistentes aos efeitos dos esteroides. Em parte isso pode ser explicado pelo que parece ser uma relativa insensibilidade aos efeitos colaterais deletérios da administração crônica de glicocorticoides.[1] O HAC iatrogênico deve ser considerado em qualquer gato que venha a apresentar diabetes enquanto recebe suplementação com glicocorticoide. Esta suplementação pode incluir preparações tópicas para dermatologia, otopatias e oftalmopatias.[4]

▪ Hiperadrenocorticismo de ocorrência natural ou espontâneo

As causas do HAC espontâneo em gatos são semelhantes às conhecidas em humanos e cães.[1]

Cerca de 80% dos gatos com HAC espontâneo apresentam a forma hipófise-dependente, enquanto a minoria, ou seja, cerca de 20%, apresentam a forma de tumor adrenocortical do HAC.

O HAC endógeno é causado pela hiperfunção primária da hipófise ou da glândula adrenal.[5] Como nos cães, o HAC hipófise-dependente em gatos é causado por um adenoma funcional na hipófise que secreta em excesso o hormônio adrenocorticotrófico (ACTH), induzindo a hiperplasia bilateral das glândulas adrenais. O HAC hipófise-dependente geralmente é causado por um adenoma na *pars intermedia* ou *pars distalis* da hipófise. A descrição de carcinomas hipofisários tem sido rara.[1-4] Dos tumores de hipófise, 50% são microscópicos em seu tamanho, os outros tumores remanescentes são grandes (3 a 4 mm) o suficiente para serem visibilizados em tomografia computadorizada ou ressonância magnética, ou eles são grosseiramente vistos em necropsia ou cirurgias.[1] Outra causa da forma endógena é o adenoma ou carcinoma unilateral do córtex da glândula adrenal que secreta em excesso hormônios com atividade glicocorticoide, resultando em supressão da secreção hipofisária de ACTH e posterior atrofia do córtex adrenal contralateral.[5]

Variações nestas etiologias têm sido descritas em casos individuais. Isso inclui carcinomas de cortical unilateral e bilaterais produzindo em excesso hormônios sexuais com efeitos de glicocorticoides, como por exemplo progesterona, androstenediona e testosterona.[4] Os sintomas clínicos são semelhantes àqueles nos gatos com tumores secretantes de cortisol. Porém, assim como no cão, a determinação dos precursores de cortisol é necessária para o diagnóstico.[5]

■ Fisiopatologia

O eixo hipotálamo-hipófise-adrenal é bem entendido no ser humano, no cão e no gato. O sistema nervoso central estimula o hipotálamo mediante neurotransmissores a secretar o hormônio liberador de corticotrofina (CRH), um peptídio de 41 aminoácidos. Em resposta à estimulação do CRH, o ACTH é secretado pela glândula hipófise na corrente sanguínea. O ACTH é um polipeptídio de cadeia simples de 39 aminoácidos, é secretado de maneira pulsátil no humano, no cão e no gato, entretanto há diferenças entre as espécies. No humano é secretado durante o dia, com níveis de pico antes de acordar e diminuindo os níveis durante o dia. Cães têm de 6 a 12 picos por dia e isso não corresponde aos ciclos de acordar e dormir. No gato a secreção de ACTH não tem sido bem estudada, apenas um estudo mostrou que os níveis de ACTH parecem ter seu pico à noite.

A ação do ACTH na córtex da glândula adrenal estimula a secreção de cortisol. Então o cortisol cria um *feedback* negativo para o hipotálamo para diminuir a secreção de CRH, o qual, por sua vez, reduz a produção de ACTH e cortisol. Este processo é uma importante função no organismo para manter a homeostase. O cortisol é muito importante na resposta ao estresse. O aumento da secreção de cortisol, entretanto, pode causar inúmeros efeitos deletérios ao organismo pela propriedade catabólica e antagonista à insulina. No cão e no gato, o córtex adrenal é composto da zona glomerulada (ZG), a zona fasciculada (ZF) e mais no seu interior a zona reticulada (ZR). A ZG está associada à secreção de mineralocorticoide, o que é essencial em regular o sódio e reter potássio e sua excreção pelos rins. A secreção de cortisol por esta área é muito limitada. Quando estimulada, o papel principal da ZG é metabolizar 18-hidroxicorticosterona em aldosterona. A aldosterona então age diretamente nos rins para manter a homeostase de sódio e potássio, assim como as outras funções. A ZG é primeiramente estimulada pelo sistema renina-angiotensina e pelos níveis de potássio. O ACTH exerce um fraco sinal positivo para a ZG, isso porque esta área da glândula adrenal é deficiente em 17-alfa-hidroxilase e portanto não pode sintetizar cortisol.

As funções da ZR e da ZF são secretar cortisol e andrógenos, respectivamente. O ACTH estimula a ZF e a ZR a sintetizar 17-alfa-hidroxipregnenolona e 17-alfa-hidroxiprogesterona, que são os precursores do cortisol.

A produção do cortisol em resposta à estimulação do ACTH pode ocorrer rapidamente (em minutos), como uma resposta normal ao estresse. Se houver aumento irregular e crônico no ACTH, como é visto no HAC hipófise-dependente, esta estimulação excessiva irá levar à hiperplasia da ZF e da ZR, resultando em hipercortisolemia.

Um tumor primário na glândula adrenal na área da ZF ou ZR pode aumentar os níveis de cortisol diretamente. Neste caso, os níveis de ACTH estarão normais ou em níveis diminuídos por conta do *feedback* negativo do cortisol no hipotálamo.

Os glicocorticoides se ligam nos receptores de células e são rapidamente levados para o interior da célula. Após se ligarem às proteínas transportadoras, eles são translocados ao núcleo, então os glicocorticoides se ligam diretamente no DNA na área de elementos de resposta de glicocorticoides. Isso, por sua vez, irá regular a transcrição de alguns genes. Há hipóteses de que o gato responde menos aos efeitos do glicocorticoide por ter um número menor de receptores para glicocorticoides, especialmente na pele e no fígado, comparado aos cães. Além disso, os receptores de glicocorticoides têm diminuição de afinidade no gato quando comparado aos cães.[6]

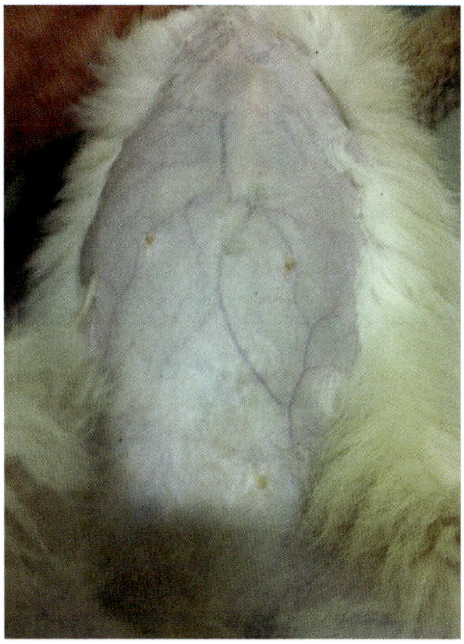

Figura 188.2 Fêmea castrada, 10 anos de idade, Siamês, HAC hipófise-dependente. A figura indica o aumento de volume abdominal com evidente telangiectasia.

Manifestações clínicas

Os felinos acometidos geralmente são de meia-idade a idosos, por volta de 10 anos de idade, e não demonstram qualquer predisposição sexual. Não foram relatados predisposições raciais (Figura 188.1). As manifestações clínicas mais comuns associadas ao hiperadrenocorticismo são:

- Poliúria
- Polidipsia
- Polifagia
- Abdome abaulado (Figura 188.2).

Nos casos mais avançados, os gatos acometidos podem apresentar perda de pelo bilateral simétrica, ganho de peso e atrofia muscular.[2,7-9]

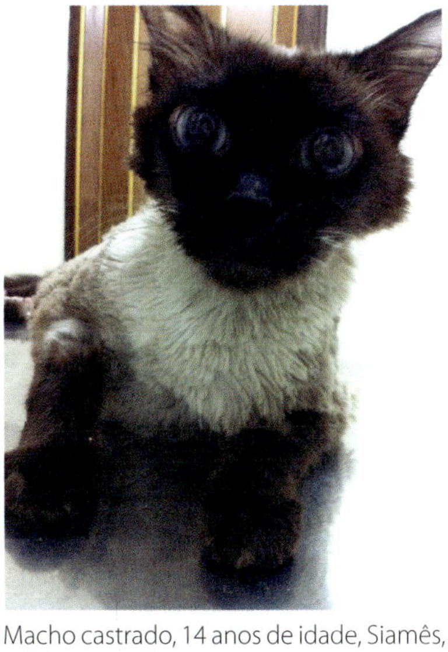

Figura 188.1 Macho castrado, 14 anos de idade, Siamês, HAC hipófise-dependente e diabetes *melittus*.

O surgimento de poliúria e polidipsia é frequentemente demorado tanto em gatos tratados com grandes quantidades de glicocorticoide quanto em gatos que apresentam a forma espontânea. Além disso a poliúria geralmente coincide com o desenvolvimento de moderada a intensa hiperglicemia e glicosúria com diurese osmótica[2,5,8,10,11] (Quadro 188.1).

A maioria dos gatos com HAC apresenta perda de peso em decorrência do diabetes *mellitus*. A deficiência relativa ou absoluta de insulina que ocorre no diabetes *mellitus* causa incapacidade de utilização da glicose. A resposta fisiológica para este problema é sintetizar glicose no fígado com produtos derivados da quebra da musculatura e da gordura, o que causa a perda de peso. A resistência insulínica é uma das marcas do hiperadrenocorticismo felino.[6]

O cortisol causa o catabolismo proteico e, portanto a manifestação clínica de fraqueza, o que evolui para letargia (Figura 188.3). Alguns gatos apresentam andar plantígrado, uma neuropatia relacionada com o diabetes *mellitus*. O excesso de cortisol também é reconhecido pela redistribuição da gordura para a região abdominal e pela diminuição na capacidade de cicatrização (Figura 188.4) por causa da condição friável das veias sanguíneas.

A fragilidade cutânea é uma das principais manifestações clínicas do hiperadrenocorticismo em gatos. Nos gatos afetados, a pele tende a rasgar com a manipulação ou brincando com outros gatos pela intensa fragilidade, semelhante ao observado em gatos com astenia cutânea ou síndrome de Ehlers-Danlos (Figura 188.5).[1]

Como um componente do estado catabólico do excesso crônico de cortisol, a diminuição da resistência dos ligamentos, tendões e estruturas cartilaginosas em geral são esperadas.

A pele fina e frágil predispõe a infecções e, consequentemente, a sepse pela supressão do sistema imune do gato acometido por HAC.[1]

Quadro 188.1 Manifestações clínicas e anormalidades laboratoriais em gatos com hiperadrenocorticismo.

Manifestações clínicas
Poliúria e polidipsia
Abdome abaulado
Aumento do apetite
Retenção de pelo seborreico
Perda de musculatura
Rarefação pilosa bilateral simétrica
Alopecia
Atrofia e fragilidade da pele
Letargia
Resistência insulínica
Obesidade/ganho de peso
Infecção ou sepse
Hepatomegalia
Calcinose cutânea
Hemograma completo
Linfopenia
Eosinopenia
Leucocitose
Monocitose
Bioquímica
Hiperglicemia
Hipercolesterolemia
Aumento da atividade da ALT
Aumento da atividade da FA
Urinálise
Glicosúria
Densidade urinária < 1,015
Cetonúria

ALT = alanina aminotransferase; FA = fosfatase alcalina.

Em 2012, Brown *et al.* documentaram cegueira súbita secundária a hipertensão arterial sistêmica causada por HAC hipófise-dependente em um gato macho castrado, da raça Birmanesa, com 7 anos de idade.[14]

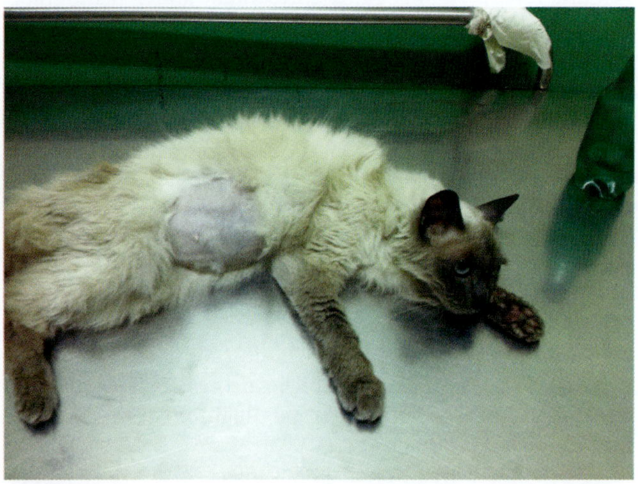

Figura 188.3 Fêmea castrada, 10 anos de idade, Siamês, HAC hipófise-dependente com evidente fraqueza e letargia.

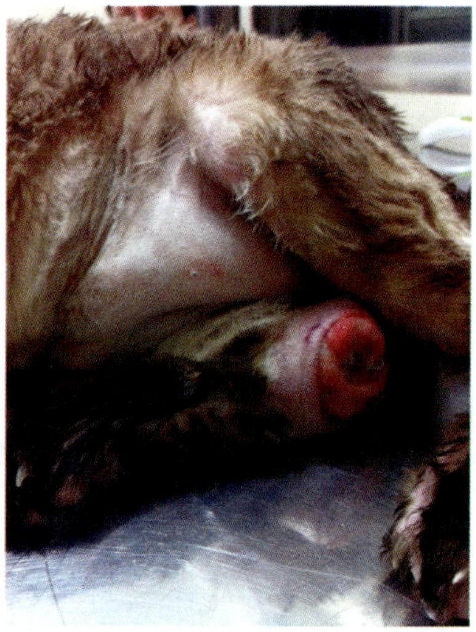

Figura 188.4 Macho castrado, 14 anos de idade, Siamês, HAC hipófise-dependente e diabetes *mellitus*. Ferida ulcerada em difícil cicatrização em região de articulação tibiotársica.

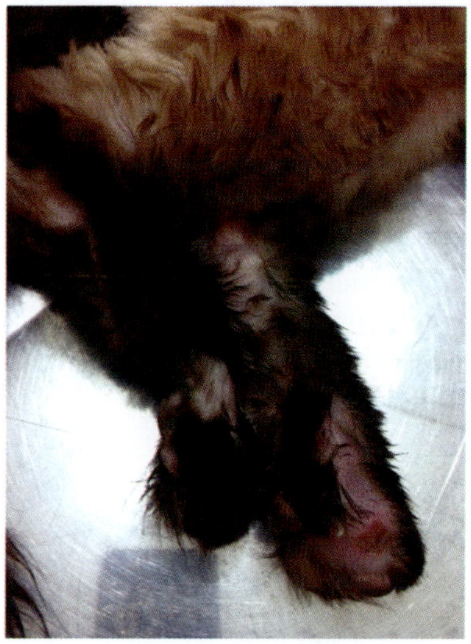

Figura 188.5 Macho castrado, 14 anos de idade, Siamês, HAC hipófise-dependente e diabetes *mellitus*. Notam-se fragilidade cutânea e lesão ulcerada causada pela difícil cicatrização.

Diagnóstico

Exames laboratoriais de rotina

A maioria dos gatos afetados apresenta leucograma de estresse (neutrofilia, eosinopenia e linfopenia).[1]

As anormalidades mais comuns são a grave hiperglicemia e a glicosúria. Metade dos gatos afetados apresentam hipercolesterolemia, provavelmente causado pelo mau controle glicêmico do diabetes.[1,4,5] Em gatos com diabetes *mellitus*, a persistente hiperglicemia pode ser resultado de dose baixa de insulina, erro do proprietário na administração da insulina, efeito rebote de hiperglicemia secundária a hipoglicemia induzida pela hiperinsulinemia iatrogênica (efeito Somogyi), rápida metabolização da insulina ou resistência insulínica secundária a outra doença concomitante.[15] A resistência insulínica é uma das razões mais comuns de os médicos-veterinários desconfiarem de HAC em gatos. A resistência insulínica no diabetes *mellitus* geralmente se refere a uma síndrome clínica em que uma dose de insulina tipicamente adequada acaba falhando e não diminuindo as taxas esperadas de glicose no sangue. Não há uma dose de insulina que defina claramente a condição de resistência, no entanto, gatos com diabetes *mellitus* são considerados geralmente em resistência insulínica quando a concentração de glicose no sangue não diminui para menos que 300 mg/dℓ a qualquer momento após a administração de insulina. A causa mais comum de resistência insulínica em gatos é o tumor funcional na hipófise.[1]

A atividade da alanina aminotransferase (ALT) está aumentada em cerca de metade dos gatos afetados, podendo estar associada a lipidose hepática com diabetes.

Em relação a fosfatase alcalina (FA), diferentemente dos cães, apenas 20% dos gatos afetados apresentam elevação desta isoenzima hepática. Este pequeno aumento provém do diabetes mal controlado e não da atividade direta dos glicocorticoides, podendo se normalizar apenas com o uso da insulina.[1,2,5,8,11,17,18]

Apesar dos sintomas de poliúria e polidipsia, os gatos com HAC normalmente mantêm a densidade urinária em > 1,020. Esses gatos raramente apresentam diluição da urina, muito observada nos cães com HAC, provavelmente refletindo o fato de que, na maioria dos gatos, a poliúria é decorrente de hiperglicemia e glicosúria, e não do efeito inibitório direto sobre a secreção de ADH, o que acontece com os cães.[1,2,5,8,11]

▪ Testes para diagnóstico de hiperadrenocorticismo

Vários testes endócrinos são usados para distinguir se os gatos apresentam HAC endógeno ou não. Os testes mais empregados são teste de estimulação com ACTH, teste de supressão com dose baixa de dexametasona, teste de supressão com dexametasona combinado com o teste de estimulação com ACTH e a relação cortisol-creatinina urinária.[19] Cada um destes testes tem suas vantagens e desvantagens. E é importante lembrar que nenhum teste é 100% confiável se o animal não apresentar manifestações clínicas[1-5](Quadro 188.2).

Quadro 188.2 Testes para o diagnóstico de hiperadrenocorticismo felino.

Teste	Protocolo
Teste de estimulação com ACTH	• Coletar amostra de soro para determinar o cortisol basal • Administrar o ACTH sintético (tetracosactida 125 μg intravenosa) • Coletar amostra para determinação do cortisol pós-ACTH 1 h mais tarde
Relação cortisol-creatinina urinária	• Proprietários coletam amostra de urina do gato em casa e a levam para a clínica veterinária, que enviará a urina ao laboratório
Teste de supressão com dexametasona em dose baixa	• Coletar amostra de soro para determinar o cortisol basal • Administrar dexametasona (0,1 mg/kg intravenosa) • Coletar nova amostra para determinação de cortisol pós-dexametasona 4 e 8 h mais tarde
Teste de supressão com dexametasona associado à estimulação de ACTH	• Coletar amostra de soro para determinar o cortisol basal • Administrar dexametasona na dose de 0,1 mg/kg, por via intravenosa • Coletar nova amostra para determinação de cortisol pós-dexametasona 4 h mais tarde • Imediatamente após a coleta de amostra de 4 h, administrar o ACTH sintético (tetracosactida 125 μg por via intravenosa • Coletar nova amostra de soro para determinar o cortisol após 5 h (1 h após a administração de ACTH)

ACTH = hormônio adrenocorticotrófico.

Por conta do mau prognóstico, os proprietários de gatos com HAC optam por eutanásia em vez de insistir em alguma terapia. Além disso, as opções de tratamento mais efetivas são cirurgia da hipófise, cirurgia da adrenal e radioterapia da hipófise. Cada uma destas modalidades terapêuticas é cara e necessita de instalações especiais e treinamento de equipe, limitando suas disponibilidades.[1-5]

▪ Teste de estimulação com hormônio adrenocorticotrófico

Cerca de 40 a 50% dos gatos com HAC endógeno apresentam resultados dentro do intervalo de referência quando submetidos ao teste de estimulação com ACTH, sendo então considerado um teste não tão sensível para o diagnóstico de HAC em gatos como é em cães, cuja sensibilidade é de 85%.[5] Porém se a suspeita for de HAC iatrogênico, o teste de estimulação com ACTH é o de escolha para a avaliação da supressão secundária das adrenocorticais.[2,8,11]

Um protocolo comumente empregado é colher o sangue para determinação dos níveis séricos de cortisol basal e administrar 125 μg de ACTH sintético (tetracosactida ou cosintropina) intravenoso e então após 1 h coletar nova amostra de cortisol.[2-5] Em gatos a administração intravenosa de ACTH induz maior e mais prolongada estimulação em relação àquela por via intramuscular e por isso, a via intravenosa é preferida. Em gatos obesos recomenda-se o uso de doses maiores como 250 μg de ACTH, sendo atingida uma estimulação mais prolongada.[12]

Independentemente do valor obtido do cortisol basal, o diagnóstico de HAC endógeno depende dos valores de cortisol após a administração do ACTH.

Estudos têm relatado que uma variedade de doenças crônicas não associadas a HAC também pode influenciar a secreção de cortisol estimulada pelo ACTH em gatos. É provável que o "estresse" associado à doença crônica resulte em algum grau de hiperplasia adrenal bilateral em gatos doentes, o que poderia acarretar resposta exagerada à administração do ACTH.[13]

▪ Relação cortisol-creatinina urinária

A relação cortisol-creatinina urinária parece ser um teste sensível que pode ser utilizado para ajudar a diagnosticar o HAC em gatos. No entanto, assim como acontece com o teste de estimulação com ACTH, a constatação de elevada relação na urina de cortisol-creatinina é comum em gatos em doença moderada a grave não adrenal, acarretando diagnóstico falso-positivo. Portanto, se os resultados da relação cortisol-creatinina urinária forem sugestivos de HAC, o diagnóstico deverá ser confirmado por um outro teste.[7]

O mais indicado é que o proprietário colha uma amostra da urina em casa e leve ao laboratório ou clínica veterinária, assim evitando o estresse da viagem ou a internação do paciente, o que poderia, falsamente, aumentar a relação cortisol-creatinina urinária. Para isso o proprietário pode trocar a areia utilizada na liteira por um material não absorvente, por exemplo, pedras de aquário.[7]

Teste de supressão com dose baixa de dexametasona

O teste de supressão com dexametasona em dose baixa é realizado de maneira diferente em cães e gatos. É um teste 100% sensível. Para os gatos, é necessária uma dose 10 vezes maior de dexametasona.[1,2,5,8,11]

O protocolo consiste em colher amostras de sangue para determinação de cortisol basal, administrar a dexametasona na dose de 0,1 mg/kg por via intravenosa e colher nova amostra de cortisol após 4 e 8 h. A supressão inadequada do cortisol nas 4 ou 8 h diagnostica o HAC e é observada em todos os gatos com tumores adrenais que secretam cortisol. As amostras que suprimirem a cortisona após 4 e 8 h indicam gatos saudáveis e os que não suprimem com 8 h apresentam doença não adrenal, ou seja, a maioria dos gatos com HAC hipófise-dependente também irão falhar na supressão de cortisol após 4 h e somente alguns irão suprimir após 8 h.[2,8,11]

Após 4 horas e 8 horas da administração, uma amostra de sangue é coletada para dosar os níveis de cortisol. O valor maior que 1,5 μg/dL é consistente com HAC. [6]

Teste de supressão com dose baixa de dexametasona combinado com teste de estimulação com hormônio adrenocorticotrófico

O teste de supressão com dexametasona na dose de 0,1 mg/kg combinado com o teste de estimulação com ACTH é útil para o diagnóstico de HAC em gatos.

Os dois testes podem ser realizados no mesmo dia, em que uma amostra de soro sanguíneo é colhida para a determinação do cortisol basal e então a dexametasona é administrada. Uma nova coleta é feita para determinar o cortisol 4 h depois, imediatamente após esta coleta das 4 h, o ACTH é aplicado na dose de 125 μg por via intravenosa e então uma nova amostra de cortisol pós ACTH é colhida após 1 h de aplicação do ACTH.

Quase todos os gatos com HAC deixam de suprimir o cortisol após a administração de dexametasona, e cerca da metade apresenta resposta exagerada à administração de ACTH. Ao mesmo tempo, gatos saudáveis e diabéticos sem HAC apresentam supressão no cortisol após a dexametasona e resposta normal ao cortisol após administração de ACTH.[2,3,8,11]

Testes para determinar a causa do hiperadrenocorticismo

Teste de supressão com dose alta de dexametasona

Em gatos positivos para HAC, o teste de supressão com dose alta de dexametasona pode ser realizado para diferenciar o HAC hipófise-dependente do tumor de adrenal. Para este teste, uma amostra de sangue é colhida para determinar o cortisol basal e outra amostra é colhida 4 e 8 h depois de administrar 1,0 mg/kg de dexametasona por via intravenosa.[2,3,8] Em gatos com neoplasia adrenocortical funcional, as altas doses de dexametasona nunca suprimem adequadamente o cortisol, e suprimem cerca de 50% dos gatos com HAC hipófise-dependente. Portanto a constatação da inadequada supressão do cortisol em um gato confirma o HAC, mas não pode determinar com certeza a causa da doença.[2,3,8]

Determinação do hormônio adrenocorticotrófico endógeno

A concentração de ACTH endógeno basal parece ser um teste valioso para diferenciar a origem do HAC em gatos com sintomas clínicos. O ACTH endógeno está normal a elevado em gatos com HAC hipófise-dependente, enquanto a concentração em gatos com tumores adrenocorticais funcionantes é baixa ou quase indetectável.

É importante lembrar que amostras de sangue para determinação do ACTH endógeno deverão ser manipuladas com cuidado, uma vez que o ACTH poderá se degradar rapidamente no plasma após a coleta. Os requisitos especiais de manipulação incluem adição de um inibidor da protease quando o sangue for colhido, rápida separação do plasma e temperatura adequada de conservação até o momento de a análise ser realizada. É um teste caro, o sangue deve ser coletado em tubos de plástico ou silicone com o anticoagulante apropriado, a amostra deve ser centrifugada imediatamente, o plasma deve ser transferido para os tubos sem tocar no vidro e as amostras devem ser mantidas congeladas. O manejo incorreto das amostras pode resultar em um valor falsamente diminuído, sugerindo um tumor de adrenal.[2-8]

Determinação do precursor do hormônio adrenocorticotrófico

O ACTH é derivado da pró-opiomelanocortina (POMC), precursor polipeptídico de elevado peso molecular. Esse precursor é primeiramente processado em pró-ACTH e então clivado em ACTH pela enzima pró-hormônio convertase 1 (PC1).

Em 2012, Benchekroun *et al.* documentaram que a mensuração da concentração do precursor de ACTH é uma nova validação de um ensaio que permite a confirmação de HAC hipófise-dependente em gatos.[16]

Diagnóstico por imagem

Radiografia abdominal

A radiografia e a ultrassonografia abdominal são comumente utilizadas para ajudar a diferenciar o HAC hipófise-dependente dos tumores de adrenais secretores de cortisona. A tomografia computadorizada e a ressonância magnética também têm sido úteis na detecção de tumores na hipófise e na adrenal.

A radiografia tem sido menos usada pelo fato de que não se é capaz de visibilizar a glândula adrenal pela radiografia, a não ser que a glândula esteja calcificada ou extremamente aumentada de tamanho (ambas as situações são raras). A calcificação bilateral da glândula adrenal, quando detectada em gatos clinicamente normais, não deve ser interpretada como uma evidência de tumor de adrenal, como ocorre nos cães. Por este motivo as glândulas adrenais de cães e gatos têm sido rotineiramente avaliadas pela ultrassonografia.[2-5]

Ultrassonografia abdominal

A avaliação ultrassonográfica do tamanho e da morfologia da glândula adrenal é extremamente útil para determinar a causa do HAC em gatos. Elas são fáceis de serem identificadas nos gatos, diferentemente dos cães.[20] Se ambas as glândulas adrenais forem grandes ou de tamanho igual, o diagnóstico é de HAC hipófise-dependente, porém se uma glândula adrenal estiver aumentada ou deformada e a adrenal contralateral for pequena ou não visibilizada na avaliação ultrassonográfica, o diagnóstico será de um tumor em adrenal.[1,2,5] Não podemos esquecer que um tumor secretor de hormônios sexuais deve ser indagado como diagnóstico diferencial em gatos com manifestações clínicas de HAC e massa em adrenal visibilizada à ultrassonografia, mesmo com resultados normais no teste de supressão desses animais.

A ultrassonografia depende muito do médico-veterinário operador, de sua experiência, assim como do modelo do aparelho de ultrassom usado para o exame.[4,21]

Tomografia computadorizada e ressonância magnética

Estas técnicas não invasivas fornecem a visibilização intracranial de tumores, no entanto cada técnica requer instalações especializadas, o gato deve ser anestesiado, e o valor do exame é caro. Em humanos a ressonância magnética é o exame de escolha para diagnóstico por imagem da glândula hipófise. Comparada com a tomografia computadorizada, a ressonância magnética tem resolução anatômica superior e contraste de tecidos moles.

Tanto a ressonância magnética quanto a tomografia computadorizada são usadas para massa em hipófise > 3 mm de diâmetro. No entanto o médico-veterinário deve sempre pensar no paciente, ou seja, escolhendo o método mais barato e aquele que requerer o menor tempo de anestesia possível.[1,22]

Tratamento

Tratamento do hiperadrenocorticismo hipófise-dependente

Os sintomas e as anormalidades nos exames de rotina nos gatos com HAC estão sendo cada vez mais valorizados. Os testes de blindagem para confirmar o diagnóstico e os testes para distinguir o HAC hipófise-dependente do tumor de adrenal também vêm sendo utilizados com frequência. Os itens a seguir irão mostrar diferentes estratégias terapêuticas.[1]

Esses tratamentos incluem cirurgia da hipófise ou da adrenal, radioterapia da hipófise e terapias medicamentosas. Podemos usar um agente adrenocorticolítico ou fármacos que bloqueiem uma ou mais enzimas envolvidas na síntese de cortisol.[1-5]

Nenhuma dessas modalidades de tratamento foi empregada em um grande grupo de gatos para termos uma recomendação sólida de um tipo ou recusar outro. Para o médico-veterinário, o diagnóstico de HAC hipófise-dependente é excitante por ser uma doença rara e por se tratar de uma doença que requer atenção redobrada. No entanto, para a maioria dos gatos acometidos é uma doença terrível, em que a maioria já está em fase terminal, além de ser um tratamento caro para o proprietário[1] (Quadro 188.3).

Mitotano

O mitotano (o,p'-DDD) é um agente citolítico adrenocortical usado amplamente no tratamento de HAC em cães.[5] Existem inúmeros protocolos que usam o mitotano. O que é interessante é que assim como os humanos com HAC hipófise-dependente, os felinos acometidos com esta doença não são tão sensíveis ao tratamento com mitotano, diferentemente dos cães. Quando o mitotano foi administrado em gatos saudáveis, somente 50% demonstraram supressão da adrenocortical.[1]

Na maioria dos gatos com HAC hipófise-dependente tratados com doses diárias de mitotano (25 mg/kg/duas vezes/dia, por via oral), o fármaco não suprimiu efetivamente a função das adrenocorticais nem aliviou os sintomas clínicos da doença, mesmo depois de longos períodos de tratamento, assim como os efeitos colaterais como anorexia, letargia e êmese foram vistos nestes animais mesmo não diminuindo as concentrações séricas de cortisol.[5,24]

Cetoconazol

O cetoconazol é um derivado do imidazol, com ampla ação micolítica, administrado por via oral, muito usado em tratamentos fúngicos em humanos.[1] A administração desse fármaco em doses tipicamente recomendadas para uma infecção fúngica pode reduzir significativamente as concentrações séricas de andrógenos e em doses altas inibe o primeiro passo da biossíntese do cortisol (a clivagem da cadeia do colesterol para pregnenolona) e, em menor medida, a conversão do 11-desoxicortisol em cortisol.[5] Embora o cetoconazol tenha sido utilizado com sucesso em seres humanos e cães com HAC, esse fármaco não suprime a função normal das adrenocorticais em gatos hígidos ou com HAC, podendo causar sérios efeitos colaterais, como trombocitopenia, portanto o cetoconazol não é recomendado para o tratamento de HAC em felinos.[2,8]

Etomidato

Etomidato é um agente anestésico de curta duração usado para indução anestésica em pacientes de alto risco por causar mínimo efeito deletério no sistema cardiovascular. Tem sido visto que a administração desse fármaco, no entanto, tem suprimido a função adrenocortical em pessoas, cães e gatos.[1] Um estudo de Moon em 1997 em gatos demonstrou profunda supressão na função adrenocortical durante 2 h de anestesia com halotano e 1 h de recuperação. O uso de uma forma de liberação prolongada desse fármaco pode ser um modo efetivo de terapia em gatos com HAC.[1]

Metirapona

A metirapona, um medicamento que inibe a ação da 11-beta-hidroxilase (enzima que converte 11-desoxicortisol em cortisol), tem sido utilizada com resultados ambíguos em gatos com HAC. Ela reduz tanto o cortisol basal quanto o cortisol após a estimulação com ACTH e melhora os sintomas clínicos da doença. A dose total varia de 250 a 500 mg/dia, em que a maioria dos gatos parece tolerar o fármaco razoavelmente bem, porém ela pode induzir êmese e anorexia, sendo necessário interromper o tratamento em alguns casos. Por este motivo ela é mais utilizada a curto prazo no preparo do animal para a adrenalectomia.[5,25,26]

Trilostano

O trilostano causa inibição reversível da 3-beta-hidroxiesteroide desidrogenase no córtex adrenal, o que diminui a síntese de glicocorticoides e mineralocorticoides. O trilostano é um tratamento eficaz para cães com HAC.[5-27]

O tratamento com trilostano tem sido relatado por Witt e Neiger desde 2003, utilizando doses diárias de 4,2 a 13,6 mg/kg. Os sintomas clínicos destes gatos com HAC resolveram-se após a administração do trilostano, porém em grau bastante variável.[28]

Quadro 188.3 Opções de tratamento para gatos com hiperadrenocorticismo.

Tratamento	Indicação	Comentários
Tratamento medicamentoso		
Mitotano (o, p'-DDD)	HHD ou tumor adrenal	• O fármaco não consegue suprimir adequadamente a função adrenocortical na maioria dos gatos • Efeitos adversos são comuns • Não é recomendado
Cetoconazol	HHD ou tumor adrenal	• Ineficaz na função supressora das adrenocorticais na maioria dos gatos • Efeitos adversos são comuns • Não é recomendado
Metirapona	HHD ou tumor adrenal	• Dose inicial de 250 a 500 mg/dia • Efeitos adversos potenciais incluem êmese e anorexia • Efeitos benéficos na supressão das adrenocorticais podem ser transitórios • Mais útil na preparação pré-operatória para adrenalectomia • Indisponibilidade do fármaco é um problema frequente
Trilostano	HHD ou tumor adrenal	• Dose inicial é de 30 a 60 mg/dia • Efeitos adversos são incomuns • Eficaz na função supressora das adrenocorticais • Útil como preparação pré-operatória para adrenalectomia e possivelmente para utilização de longa duração
Radioterapia		
Tratamento com radiação hipofisária com cobalto	HHD	• Oferece cura potencial para o hiperadrenocorticismo hipófise-dependente • Pode ser único tratamento para gatos com tumor hipofisário grande ou invasivo • A resposta ao tratamento é tipicamente demorada, sendo por isso recomendado tratamento médico concomitante ou adrenalectomia bilateral • Disponibilidade limitada e desvantagens com os custos
Cirurgia		
Adrenalectomia unilateral	Tumor adrenal	• A estabilização médica pré-cirúrgica (p. ex., metirapona ou trilostano) é útil • As complicações pós-operatórias podem incluir pancreatite e deiscência da ferida • Os sintomas clínicos resolvem-se após 2 a 4 meses da cirurgia • O suplemento com glicocorticoide é necessário por aproximadamente 2 meses após a cirurgia, até a recuperação da função da glândula adrenal que está atrofiada • Com a remoção completa do tumor adrenal ocorrerá a cura
Adrenalectomia bilateral	HHD	• Estabilizacão médica pré-cirúrgica (p. ex., com metirapona ou trilostano) é útil • Complicações pós-cirúrgicas são comuns • Sintomas clínicos resolvem-se em 2 a 4 meses da cirurgia • Necessária suplementação vitalícia de mineralocorticoides e hormônios glicocorticoides • Defeito hipofisário (p. ex., adenoma hipofisário) permanece; posteriormente pode-se desenvolver macroadenoma hipofisário
Hipofisectomia	HHD	• Oferece potencial cura para o hiperadrenocorticismo • Estabilização médica pré-cirúrgica (p. ex., metirapona ou trilostano) é útil • Necessita de cirurgião altamente qualificado e equipamentos avançados de imagem • Complicações pós-operatórias (diabetes insípido) são comuns • Possível recorrência da doença

HHD = hiperadrenocorticismo hipófise-dependente.

Em 2013, Mellett Keith *et al.* utilizaram doses a partir de 10 mg, 1 vez/dia, em 8 gatos de seu estudo e 20 mg a cada 12 h um apenas um gato de seu estudo.[29]

Embora mais investigações precisem ser feitas, o trilostano parece ser uma opção válida para o tratamento de gatos com HAC e deverá ser extremamente útil no preparo pré-operatório de adrenalectomia uni ou bilateral destes pacientes.[5]

▪ Hipofisectomia

Em humanos, o tratamento de escolha para HAC hipófise-dependente é a remoção cirúrgica do tumor hipofisário, eliminando assim a lesão na hipófise causadora da secreção em excesso de ACTH. Em humanos e em cães com HAC hipófise-dependente é cada vez maior a evidência de que os tumores na hipófise são de origem primária e não resultado de excesso de estímulo hipotalâmico.[1]

A hipofisectomia anterior transfenoidal seletiva em gatos tem sido descrita em detalhes para o treinamento avançado da microcirurgia para neurocirurgiões. Os créditos deste tipo de cirurgia devem ser dados ao Dr. Bjorn Meij e à Universidade Utrecht na Holanda.[1]

Sete gatos foram manejados cirurgicamente entre 1994 e 1998, como descrito em Meij *et al.*[10] Seis dos sete gatos eram machos e pesavam entre 2,5 a 6,5 kg. O diagnóstico de HAC em cada gato e posteriormente de serem hipófise-dependentes foi feito mediante exames descritos e discutidos neste capítulo. Foi realizada tomografia computadorizada em cada gato previamente à cirurgia. As imagens facilitaram o procedimento cirúrgico, indicando a localização exata da hipófise.

Dos sete gatos, um não se recuperou da anestesia, ficou em coma e evoluiu para óbito. Na necropsia foram verificadas doença renal policística e fibrose pancreática. Um segundo gato retornou ao hospital 2 semanas após a cirurgia com quadro de diarreia crônica. Este gato evoluiu para um quadro neurológico e óbito. Em sua necropsia foi diagnosticado linfoma intestinal. Cinco gatos apresentaram resolução dos sintomas de HAC. Um desses cinco gatos apresentou recorrência do HAC 19 meses após a cirurgia, mas morreu inesperadamente após 28 meses da cirurgia. Outro gato apresentou uma fístula oronasal persistente após a cirurgia que não foi tratada por não causar nenhum problema ao gato. Este mesmo gato veio a ficar anoréxico e anêmico 6 meses após a cirurgia e foi eutanasiado a pedido de seu proprietário. Outro gato desenvolveu uma fístula oronasal e rinite purulenta. Apesar das tentativas de correção cirúrgica deste defeito, infecções recorrentes no nariz e na orelha média se desenvolviam e então o gato foi eutanasiado após 8 meses da hipofisectomia. Dois gatos viveram 15 a 46 meses após a cirurgia, respectivamente, e tiveram remissão do diabetes *mellitus* após a cirurgia.[10]

Em conclusão, o número de gatos tratados com hipofisectomia é limitado. No entanto, quanto mais experiência for obtida, não haverá duvidas de que a hipofisectomia será o tratamento de escolha em gatos com HAC hipófise-dependente. Porém ainda há fatores limitantes, como os conhecimentos e equipamentos necessários para realizar a cirurgia e as necessidades de um tratamento intensivo no pós-operatório.[1]

▪ Radioterapia hipofisária

A radioterapia hipofisária refere-se a usar a radiação ionizada para o tratamento local ou regional de pacientes com tumores malignos e ocasionalmente benignos. O objetivo da terapia com radiação é a erradicação do tumor com a preservação das estruturas teciduais normais e suas funções. O tratamento geralmente envolve a distribuição de uma dose total predeterminada de radiação em frações por mais de semanas. O principio básico da terapia de radiação clínica é que esta deverá sempre ter um potencial benefício para o animal de estimação, embora os resultados não sejam inteiramente previsíveis. A única contraindicação é a incapacidade de um cão ou gato em tolerar as 15 anestesias em um período de três semanas.[1,30]

▪ Adrenalectomia bilateral

Em 2004, Feldman e Nelson declararam que a adrenalectomia bilateral fornece a melhor resposta a longo prazo no tratamento de HAC hipófise-dependente em gatos, contando que a hipofisectomia não está ao nosso fácil alcance.[1]

No momento do início da cirurgia é recomendada a administração de dexametasona intravenosa na dose de 0,2 mg/kg, podendo ser repetida a mesma dose ao final da cirurgia por via intramuscular e 0,1 mg/kg deve ser dado entre 22 h e meia-noite. No dia seguinte, deve-se administrar 0,1 mg/kg 2 vezes/dia até que seja instituída a terapia por via oral com prednisona assim que o paciente começar a comer sozinho, sem apresentar êmese. Assim sendo, quando a cirurgia terminar, pivalato de desoxicorticosterona deve ser administrado na dose de 2,2 mg/kg por via intramuscular. Esta dose pode ser repetida 21 a 25 dias depois. Os eletrólitos devem ser mensurados logo após o término da cirurgia, na noite e na manhã seguinte e então diariamente até o gato retornar para sua casa ou assim que iniciar a ingestão de comida sem apresentar êmese.

Algumas das mais sérias complicações pós-cirúrgicas incluem sepse, pancreatite, tromboembolismo, deiscência da ferida e insuficiência adrenocortical.

Dos 21 animais que foram submetidos a adrenalectomia bilateral, 13 apresentaram remissão completa do HAC e viveram meses ou mais de 1 ano. Cinco gatos não viveram um bom tempo após a cirurgia. Um gato foi encontrado morto em sua caixa antes de se completar 24 h da cirurgia, e outro morreu 20 dias depois de falência renal. Dois gatos morreram de sepse dentro de 1 mês da cirurgia. Ambos apresentavam fragilidade cutânea grave. O quinto gato morreu de tromboembolismo pulmonar após 3 meses de cirurgia. Um gato morreu após 4 meses de cirurgia após ficar extremamente doente e ter sido diagnosticada uma grande massa intra-abdominal. Após a eutanásia foi verificado carcinoma pancreático. Dois gatos morreram aparentemente de crise de hipoadrenocorticismo, um após 3 meses e outro após 6 meses da cirurgia.

Em conclusão, o sucesso da total resolução do HAC após uma adrenalectomia bilateral é problemático, pois existe risco significativo de colocar estes animais em celiotomia. Este risco pode ser diminuído mediante seleção dos pacientes, terapia pré-operatória, mínimo tempo de anestesia e cirurgia e cuidados no pós-operatório. Independentemente disso, a adrenalectomia bilateal continua sendo a estratégia terapêutica de melhor duração até a hipofisectomia vir a estar amplamente disponível ou até a radioterapia hipofisária mostrar sua eficácia. Estes gatos irão depender de suplementação de glicocorticoide e mineralocorticoide o resto de suas vidas.[1]

▪ Tratamento do hiperadrenocorticismo tumoral

Adrenalectomia unilateral

A adrenalectomia unilateral deve ser realizada em gatos com tumor unilateral secretor de cortisol. Estes animais exigem suplementação com glicocorticoide no período aproximadamente de 2 meses após a cirurgia, até que a função secretora de glicocorticoide da glândula contralateral atrofiada se recupere.[5]

▪ Prognóstico

HAC deve ser considerado como uma doença grave, com prognóstico reservado a grave. Sem o devido tratamento, a maioria dos gatos irá sofrer as consequências da doença dentro de poucas semanas a meses do diagnóstico.[2,8] As causas mais comuns de morte em gatos não tratados são as infecções de pele pela fragilidade cutânea e o atraso na cicatrização. O hipercortisolismo crônico prejudica as funções cardiovasculares, causando hipertensão arterial, tromboembolismo pulmonar e insuficiência cardíaca congestiva.[5]

▪ Referências

1. Feldman EC, Nelson RW. Hyperadrenocorticism in cats (cushing's disease). In: Canine and feline endocrinology and reproduction. 3rd ed. Saunders 7, 358-93, 2004.
2. Peterson ME, Randolph JF, Mooney CT. Endocrine diseases. In: Sherding RG, The Cat: Diagnosis and Clinical Management, 2nd ed. New York: Churchill Livingstone, p.1404-506.
3. Duesberg C, Peterson ME. Adrenal disorders in cats. Veterinary Clinics of North America: Small Animal Practice. 1997; 27:321-47.
4. Niessen SJ M, Church DB, Forcada Y. Hypersomatotropism, acromegaly, and hyperadrenocorticism and feline diabetes mellitus. Veterinary Clinic Small Animal. 2013; 43:319-50.

5. Peterson ME, Mooney CT. Hiperadrenocorticismo felino. In: Manual de endocrinologia canina e felina, 3ª ed. São Paulo. Roca, pp. 249-57.
6. Cross E, Moreland R, Wallack S. Feline pituitary-dependent hyperadrenocorticism and insulin resistence due to a plurihormonal adenoma. Topics in Companion Animal Medicine. 2012;27:8-20.
7. Goossens MM, Meyer HP, Voorhout G, Sprang EP. Urinary excretion of glucocorticoids in the diagnosis of hyperadrenocorticism in cats, Domestic Animal Endocrinology 1995; 12:355-62.
8. Duesberg CA, Nelson RW, Feldman EC, Vaden SL, Scott Moncrieff JCR. Adrenalectomy for treatment of hyperadrenocorticism in cats: 10 cases (1988-1992). Journal of the American Veterinary Medical Association. 1995; 207:1066-70.
9. Watson PJ, Herrtage ME. Hyperadrenocorticism in six cats. Journal of Small Animal Practice. 1998; 39:175-84.
10. Meij BP, Voorhout G, Van Den Ingh TS, Rijnberk A. Transsphenoidal hypophysectomy for treatment of pituitary-dependent hyperadrenocorticism in 7 cats. Veterinary Surgery. 2001; 30:72-86.
11. Hoenig M. Feline Hiperadrenocorticism – where are we now? Journal of Feline Medicine and Surgery. 2002; 4:171-4.
12. Schoeman JP, Evans HJ, Childs D, Herrtage ME. Cortisol responses to two different doses of intravenous synthetic ACTH (tetracosactrin) in overweight cats. Journal of Small Animal Practice. 2000; 41:552-7.
13. Zerbe CA, Refsal KR, Peterson ME, Armstrong PJ, Nachreiner RF, Schall WD. Effect of nonadrenal illness on adrenal function in the cat. American Journal of Veterinary Research. 1987; 48:451-4.
14. Brown AL, Beatty JA, Lindsay SA, Barrs VR. Severe systemic hypertension in a cat with pituitary dependent hyperadrenocorticism. Journal of Small Animal Practice. 2012; 53;132-5.
15. Green CE et al. Iatrogenic hyperadrenocorticism in a cat. Feline Pract. 1995; 23:7.
16. Benchekroun G, de Fornel-Thibaud P, Dubord M, Dossin O, Fracassi F, Rannou B, Garnier F, Maurey-Guenec C, Daminet S, Rosenberg D. Plasma ACTH precursors in cats with pituitary dependent Hyperadrenocorticism. Journal Veterinary Internal Medicine. 2012; 26:575-81.
17. Schaer M, Ginn PE. Iatrogenic Cushing's syndrome and steroid hepatopathy in a cat. J Am Anim Hosp Assoc. 1999; 35:48.
18. Robinson AJ, Clamann HP. Effects of glucocorticoids on motor units in cat hindlimb muscles. Muscle and Nerve. 1988; 11:703.
19. Henry CJ, Clark TP, Young DW, Spano JS. Urine cortisol: creatinine ratio in healthy and sick cats. Journal of Veterinary Internal Medicine. 1996; 10:123-6.
20. Zimmer C, Horauf A, Reusch C. Ultrasonographic examination of the adrenal gland and evaluation of the hypophyseal-adrenal axis in 20 cats. Journal of Small Animal Practice. 2000; 41:156-60.
21. Nelson RW *et al.* Hyperadrenocorticism in cats: Seven cases (1978-1987). J Am Med Assoc. 1988; 193:245.
22. Boord M, Griffin C. Progesterone-secreting adrenal massin a cat with clinical signs of hyperadrenocorticism. Journal of the American Veterinary Medicine Association. 1999; 214:666-9.
23. Moon PF, Cortisol suppression in cats after induction of anesthesia with etomidate, compared with ketamine-diazepam combination. Am J Vet Res. 1997; 58:868.
24. Schwedes CS. Mitotane (o,p'-DDD) treatment in a cat with hyperadrenocorticism, Journal of Small Animal Practice. 1997; 38:520-4.
25. Moore LE, Biller DS, Olsen DE. Hyperadrenocorticism treated with metyrapone followed by bilateral adreanalectomy in a cat. Journal of the Americam Veterinary Medicine Association. 2000; 217:691-4.
26. Daley CA, Zerbe CA, Schick RO, Powers RD. Use of metyrapone to treat pituitary-dependent hyperadrenocorticism in a cat with large cutaneous wounds. Journal of the American Veterinary Medical Association. 1993; 202:956-60.
27. Skelly BJ, Petrus D, Nicholls PK. Use of Trilostane for the treatment of pituitary-dependent hyperadrenocorticism in a cat. Journal of Small Animal Practice. 2003; 44:269-72.
28. Witt A, Neiger R. Trilostane therapy in five cats with hyperadrenocorticism. Scientific Proceedings: Veterinary Programme, BSAVA Congress 2003, p. 527 (abstract).
29. Mellett Keith AM, Bruyette D, Stanley S. Trilostane therapy for treatment os spontaneous hyperadrenocorticism in cats: 15 cases (2004-2012). Journal veterinary Internal Medicine. 2013; 27:1471-7.
30. Theon A. Practical Radiation Therapy. In: Ettinger SJ, Feldman EC (eds): Textbook of Veterinary Internal Medicine, 5th ed. Philadelphia: WB Saunders Co, 2000, p. 489.

189 Hipoadrenocorticismo

Alessandra Martins Vargas

Introdução

As glândulas adrenais foram descritas pela primeira vez por Eustachius, em 1563, sob a denominação de *glandular renibus imcumbentes*. Em 1627, Spielius chamou-as de *capsular renales*, nome modificado por Riolan, em 1628, para *capsular suprarenalis*. Somente em 1875 passou a ser denominada adrenal. Apesar de a existência das adrenais ser conhecida desde o século 16, sua função continuou obscura até 1855, quando Thomas Addison descreveu uma síndrome em pacientes humanos associada à insuficiência adrenal, a qual atualmente recebe seu nome (doença de Addison), também denominada hipoadrenocorticismo.[1]

Em cães, o hipoadrenocorticismo espontâneo foi relatado pela primeira vez em 1953. No entanto, somente a partir de 1980 houve grande avanço no conhecimento de sua patogênese, diagnóstico e tratamento. Em contrapartida, em felinos a doença foi relatada apenas na década de 1980 e ainda requer muitos estudos.[2]

Etiologia e fisiopatogenia

O hipoadrenocorticismo é uma endocrinopatia rara em cães e ainda mais incomum em gatos.[3] Pode ser classificado, de acordo com a origem, em primário (subdivido em clássico e atípico) e secundário.[2,4] No hipoadrenocorticismo primário clássico, tem-se deficiência na secreção de glicocorticoide (cortisol) e mineralocorticoide (aldosterona), comumente em decorrência da destruição imunomediada do córtex adrenal. A síndrome poliglandular autoimune tem sido raramente descrita no cão, mas ocorre em cerca de 50% dos seres humanos com hipoadrenocorticismo primário. Em uma série de 187 cães com hipoadrenocorticismo primário, 28 (14,9%) apresentaram ao menos mais uma endocrinopatia. Dezesseis cães tinham hipotireoidismo, 14 tinham diabetes *mellitus* insulinodependente, 3 tiveram hipoparatireoidismo e 2 apresentaram azoospermia. Vários cães tiveram mais do que 2 distúrbios endócrinos simultâneos. Embora incomum entre os cães com hipoadrenocorticismo primário, o clínico não deve descartar a possibilidade de distúrbios endócrinos simultâneos.[4]

Outras causas menos frequentes de hipoadrenocorticismo primário incluem destruição e infiltração adrenocortical por doença granulomatosa, amiloidose, neoplasias, como linfoma, metástases, hemorragia (devido a trauma ou coagulopatias), e iatrogênica. Entre as causas de hipoadrenocorticismo iatrogênico, destacam-se suspensão súbita do uso crônico de glicocorticoides, retirada cirúrgica das glândulas adrenais, destruição adrenal secundária à administração de drogas adrenocorticolíticas, como o mitotano, ou, ainda, uso de drogas que inibem a síntese do cortisol, por exemplo, o trilostano.[2,4,5]

O hipoadrenocorticismo primário atípico ocorre em apenas 10% dos casos de hipoadrenocorticismo primário. Nestes casos, estudos sugerem que o paciente apresenta inicialmente apenas deficiência de glicocorticoide (decorrente da destruição das camadas fasciculada e reticular), no entanto, a camada produtora de mineralocorticoide (glomerulosa) está preservada e, consequentemente, o paciente não apresenta alteração eletrolítica no momento do diagnóstico. Com a evolução da doença, estes pacientes podem vir a desenvolver distúrbios eletrolíticos dias ou meses após o diagnóstico inicial.[4]

Nota-se que a classificação em hipoadrenocorticismo primário atípico ainda é controversa, visto que em estudo recente, identificou-se concentrações baixas de aldosterona pós estimulação com ACTH em pacientes diagnosticados com hipoadrenocorticismo e sem alteração eletrolítica.[6]

No hipoadrenocorticismo secundário (menos frequente), tem-se diminuição da produção ou secreção do hormônio adrenocorticotrófico (ACTH) e, consequentemente, déficit na produção de glicocorticoides. Essa forma rara da síndrome pode ser causada por anormalidades no hipotálamo ou na hipófise, as quais levarão à diminuição na liberação do hormônio liberador de corticotropina (CRH) e/ou ACTH. Tais alterações, tanto em hipófise quanto em hipotálamo, são normalmente causadas por neoplasias, mas também podem decorrer de processos traumáticos ou inflamatórios.

É importante lembrar que a secreção de glicocorticoides pelas adrenais é estimulada pelo ACTH. Na ausência desse hormônio, as camadas fasciculada e reticulada do córtex adrenal (camadas responsáveis pela produção de glicocorticoides) sofrem atrofia. Nota-se que, no hipoadrenocorticismo secundário, a produção de mineralocorticoides está preservada, uma vez que a camada responsável por sua produção (camada glomerulosa do córtex adrenal) não é controlada pelo ACTH, mas sim pelo sistema renina/angiotensina.[2,7–9]

Em todas as espécies, os principais glicocorticoides produzidos pelo córtex adrenal são o cortisol e a corticosterona. No entanto, há uma variação na proporção entre cortisol e corticosterona secretados. Os cães secretam quantidades aproximadamente iguais desses dois glicocorticoides, já os gatos e os seres humanos, predominantemente cortisol. Nota-se que a atividade glicocorticoide do cortisol é quase quatro vezes maior que a atividade desenvolvida pela corticosterona.[10]

Os glicocorticoides exercem muitas funções no metabolismo de carboidratos, lipídios e proteínas. Promovem a sensação de "bem-estar", estimulam o apetite e também apresentam efeitos sob a pressão arterial e o volume sanguíneo. Sua deficiência resulta em diminuição da gliconeogênese (síntese de glicogênio a partir de produtos do metabolismo das proteínas e gorduras) e da glicogenólise hepática (degradação do glicogênio para formação de glicose), menor tolerância ao estresse, diminuição na sensibilidade vascular às catecolaminas, aumento da secreção de hormônio antidiurético (ADH) e redução do *clearance* de água nos rins.[7,11]

A diminuição da gliconeogênese e da glicogenólise hepática resulta em hipoglicemia, ao passo que a diminuição na sensibilidade vascular às catecolaminas predispõe à bradicardia e à hipotensão. Os sintomas da deficiência de glicocorticoides são variáveis, observando-se letargia, fraqueza e anorexia. Outros sintomas como êmese e diarreia também podem estar presentes, visto que os glicocorticoides são responsáveis pela integridade das mucosas do trato gastrintestinal. Todos esses sintomas se manifestam ou se agravam após exposição a situações de estresse.[7,9,11]

Os mineralocorticoides (p. ex., aldosterona) são responsáveis pela homeostase do sódio, do cloreto, do potássio e da água. Eles agem no túbulo renal, na mucosa intestinal e nas glândulas salivares e sudoríparas. A aldosterona age no túbulo coletor renal, aumentando a absorção de sódio. O sódio, ao ser reabsorvido pelas células epiteliais tubulares, produz um potencial elétrico que favorece a reabsorção de íons com carga negativa como o cloreto. Com a reabsorção de sódio e cloreto, haverá uma diferença de concentração entre o lúmen tubular e o interstício renal, o que promoverá a reabsorção passiva da água. Na falta de aldosterona, haverá perda intensa de sódio, cloreto e água na urina, o que levará à poliúria e à polidipsia compensatória.[7,9,10,12]

Em condições fisiológicas, o sódio, ao ser reabsorvido, levará à excreção renal de íons hidrogênio. Na falta de aldosterona, o inverso ocorrerá, ou seja, excreção de sódio e retenção de íons hidrogênio, com consequente acidose metabólica leve. A acidose torna-se mais grave em decorrência de menor perfusão renal, aumento do metabolismo anaeróbico e geração de acidose láctica.[12] A aldosterona também desempenha importante papel na absorção de sódio no trato gastrintestinal, principalmente no cólon. Na ausência da aldosterona, haverá redução na absorção intestinal de sódio e, consequentemente, na absorção de cloreto e água. A falta de absorção de sódio, cloreto e água levam ao desenvolvimento de diarreia, acompanhada de êmese. Com a perda de água decorrente da poliúria, somada à perda por diarreia e êmese, haverá hipovolemia, diminuição do débito cardíaco e até mesmo choque. Em contraposição à hiponatremia, tem-se a hiperpotassemia, inicialmente pela falta da ação direta da aldosterona, a qual é responsável pela excreção renal de potássio. Posteriormente, com o desenvolvimento da hipovolemia, haverá diminuição da taxa de filtração glomerular e redução ainda maior na excreção de potássio e piora do quadro hiperpotassêmico. Por fim, em resposta à acidose metabólica comum no hipoadrenocorticismo, ocorrerá o deslocamento do potássio do meio intracelular para o extracelular, aumentando ainda mais os níveis séricos de potássio. A hiperpotassemia provoca distúrbios na condução cardíaca e aumento no período refratário, o que pode resultar em diminuição do débito cardíaco e arritmias fatais, como assistolia e fibrilação ventricular.[2,7–10]

Incidência e prevalência

A incidência do hipoadrenocorticismo é bastante baixa. Estima-se que 1 a cada 2.000 cães atendidos em clínicas e/ou hospitais veterinários tenha a doença. As fêmeas são mais frequentemente afetadas e correspondem a aproximadamente 70% dos casos. Nota-se que, tanto machos quanto fêmeas, apresentam maior incidência da doença quando castrados (aproximadamente 3 vezes mais).[2,13] A idade de desenvolvimento do hipoadrenocorticismo varia de 1 a 14 anos, sendo mais frequente em cães jovens e de meia-idade. Algumas raças, como Great Dane, Cão-d'água-português, Rottweilers, Poodles Standard, West Highland White Terriers e Wheaton Terriers, apresentam maior predisposição.[2,13] Atualmente, alguns autores investigam quais são os genes responsáveis pelo desenvolvimento do hipoadrenocorticsimo nas raças predispostas.[14–16]

Manifestações clínicas[17–19]

Os cães portadores de hipoadrenocorticismo muitas vezes apresentam sintomas intermitentes, que podem não ser percebidos pelos proprietários. Além disso, os sintomas frequentemente são inespecíficos, podendo ser confundidos com doenças gastrintestinais, renais ou ainda infecciosas. Entre os sintomas, destacam-se êmese intermitente, diarreia, perda de peso, letargia, depressão, anorexia e fraqueza. Comumente, os sintomas de êmese e/ou diarreia são responsivos a tratamentos inespecíficos como a fluidoterapia, no entanto, recidivam em dias ou semanas. Com a progressão da doença, o paciente poderá apresentar poliúria, polidipsia, tremores, hipotermia e choque (Quadro 189.1).[13,17–19]

Alterações observadas ao exame físico também são bastante variáveis, bem como a gravidade da doença. Entre *manifestações*, encontram-se desidratação, fraqueza, letargia, caquexia, dor abdominal, bradicardia, pulso femoral fraco e aumento no tempo de preenchimento capilar (sugerindo choque)[13,17–19] (Quadro 189.2).

O exame físico é bastante importante para estimar a gravidade da doença, no entanto não será suficiente para estabelecer o diagnóstico. Para tanto, é necessário anamnese detalhada, além da realização de exames complementares.

Diagnóstico

Alterações eletrocardiográficas[2,19]

As arritmias associadas ao hipoadrenocorticismo são graves, podendo levar ao óbito do paciente. Tais arritmias decorrem da hiperpotassemia e podem ser identificadas no exame

Quadro 189.1 Sintomas relacionados durante a anamnese de cães com hipoadrenocorticismo.[13,17–19]

Sintomas	Percentual
Letargia/depressão	80 a 95%
Apetite caprichoso/anorexia	80 a 92%
Êmese	75 a 89%
Perda de peso	41 a 48%
Diarreia	40 a 54%
Resposta prévia à terapia de suporte	35 a 36%
Tremores	13 a 29%
Poliúria/polidipsia	17 a 25%

Quadro 189.2 Sintomas observados em cães com hipoadrenocorticismo durante o exame físico.[13,17–19]

Sintomas	Percentual
Depressão	86 a 87%
Fraqueza	74 a 76%
Desidratação	45 a 46%
Hipotermia	34 a 35%
Aumento no tempo de preenchimento capilar	29 a 34%
Pulso fraco	18 a 20%
Bradicardia (menos que 70 bpm)	18%
Melena	6 a 15%
Dor abdominal	6 a 10%

eletrocardiográfico. Nota-se que o hipoadrenocorticismo é apenas uma entre as inúmeras causas potenciais da hiperpotassemia.

Hiperpotassemia discreta (concentração sérica de potássio entre 5,7 e 6,5 mEq/ℓ) promoverá um pequeno e transitório aumento na condução cardíaca. Ocasionalmente observa-se aumento da amplitude da onda T (onda T pontiaguda) e diminuição do intervalo QT. Conforme a concentração sérica de potássio continua aumentando, haverá redução na condução elétrica do miocárdio.

Em hiperpotassemias moderadas (concentração sérica de potássio entre 6,6 e 7,5 mEq/ℓ), haverá diminuição da condução intraventricular do impulso elétrico, responsável por alterações no complexo QRS. Na ocorrência de alterações eletrocardiográficas, como onda T pontiaguda e prolongamento de QRS, deve-se suspeitar de hiperpotassemia. À medida que a concentração de potássio aumenta, a duração do complexo QRS aumenta progressivamente e, consequentemente, há correlação positiva entre a duração do complexo QRS e a gravidade da hiperpotassemia.

Em concentrações séricas de potássio superiores a 7 mEq/ℓ haverá redução da amplitude da onda P e diminuição do intervalo PR. No entanto, em concentrações superiores a 8,5 mEq/ℓ frequentemente a onda P desaparece. Nota-se que a ausência da onda P é uma alteração clássica da hiperpotassemia. Caso as concentrações séricas de potássio continuem aumentando (concentrações entre 11 e 14 mEq/ℓ), haverá assistolia ventricular ou fibrilação atrial, alterações que raramente acontecem em cães portadores de hipoadrenocorticismo, visto que geralmente as concentrações séricas de potássio não são superiores a 11 mEq/ℓ.[2]

▪ Alterações radiográficas

Os exames radiográficos podem demonstrar alterações associadas a hipovolemia e diminuição da perfusão tecidual, como microcardia, estreitamento da veia cava e baixa perfusão pulmonar. Megaesôfago também pode ser observado, porém raramente.[13,18,20]

▪ Alterações ultrassonográficas

O exame ultrassonográfico de ambas as adrenais pode ser considerado um método de triagem no diagnóstico do hipoadrenocorticismo, sendo especialmente importante durante os quadros agudos, situação em que o rápido diagnóstico é fundamental para a sobrevivência do paciente. Estudos comprovaram que a atrofia das glândulas adrenais pode ser demonstrada pela identificação da redução no tamanho das adrenais durante a realização da ultrassonografia abdominal. Devido à redução no tamanho das adrenais, é mais difícil visibilizá-las. Assim, faz-se necessário um aparelho de alta qualidade e um profissional experiente.[21]

▪ Alterações hematológicas

Geralmente, em cães portadores de hipoadrenocorticismo, encontra-se anemia normocítica normocrômica (não regenerativa), comum em doenças crônicas. No entanto, nos casos em que há perda sanguínea importante, por exemplo, hemorragia gastrintestinal, observa-se anemia regenerativa, embora a supressão medular comum no hipocortisolismo resulte na diminuição da resposta regenerativa. Devido à desidratação, a anemia pode ser subestimada ou ainda não identificada. Após a hidratação, os cães portadores de hipoadrenocorticismo geralmente apresentam hematócrito entre 20 e 35%. No leucograma, entre as alterações mais frequentes, estão a linfocitose e/ou eosinofilia, bem como a ausência de leucograma de estresse, o que é esperado no cão doente.[2,13,18,22]

▪ Alterações bioquímicas

Tal como acontece em todas as condições hipovolêmicas, os animais portadores de hipoadrenocorticismo primário desenvolvem azotemia como consequência da má perfusão renal, o que poderá levar a um diagnóstico errôneo de insuficiência renal aguda. Nota-se que, na insuficiência renal primária, a densidade urinária é baixa (varia entre 1,008 e 1,020), já no hipoadrenocorticismo há geralmente aumento compensatório na densidade urinária (frequentemente superior a 1,030), o que permite diferenciar a azotemia pré-renal da azotemia renal primária e, dessa maneira, diferenciar a insuficiência adrenal da falência renal aguda, respectivamente.

Entretanto, muitos cães com hipoadrenocorticismo têm sua capacidade de concentrar urina prejudicada em decorrência da perda urinária crônica de sódio e subsequente perda da tonicidade medular renal, o que resulta em prejuízo na reabsorção de água pelos túbulos coletores. Como resultado, alguns cães com hipoadrenocorticismo podem apresentar isostenúria e serem diagnosticados erroneamente como portadores de insuficiência renal primária.[2,13,19,22]

Outras alterações bioquímicas incluem hipoglicemia, hipoalbuminemia, hipocolesterolemia e aumento das enzimas hepáticas (alanina aminotransferase e fosfatase alcalina), o que pode levar a um diagnóstico equivocado de doença hepática primária. A hipoglicemia, como explicado anteriormente, decorre da diminuição da gliconeogênese e da glicogenólise hepáticas. A hipoalbuminemia provavelmente acontece devido à perda gastrintestinal de sangue, à má absorção intestinal ou à hepatopatia.[2,17–19]

A combinação entre o hipoadrenocorticismo e a doença hepática secundária pode ser explicada por hipotensão e má perfusão tecidual decorrente dessa endocrinopatia ou, ainda, pode estar associada à doença autoimune. Estudos recentes sugerem que, havendo hipoadrenocorticismo, há prejuízo na absorção intestinal de gordura, o que acarretará a hipocolesterolemia. Além disso, no hipoadrenocorticismo secundário, as baixas concentrações de ACTH são responsáveis pela menor atividade da enzima colesterol sintase e consequente hipocolesterolemia.[2,18,22]

▪ Alterações eletrolíticas[2,18,22–31]

As alterações eletrolíticas clássicas na síndrome de Addison são hiponatremia, hipocloremia e hiperpotassemia. Tais alterações ocorrem por conta da deficiência de aldosterona e consequente prejuízo na reabsorção de sódio e cloreto e na excreção de potássio. A hiponatremia ocorre, primariamente, pela perda renal de sódio, a qual, por sua vez, é acompanhada da perda renal de água, resultando assim em hiponatremia e desidratação. Além disso, a deficiência de hormônios adrenocorticais permite que grande quantidade de sódio se desloque para o meio intracelular e, em contrapartida, o potássio se desloque para o meio extracelular. A hiperpotassemia resulta tanto da translocação do potássio do meio intracelular para o extracelular, como também da diminuição da excreção renal desse íon. Com a hiponatremia e/ou a hiperpotassemia, haverá redução na relação sódio/potássio. Os valores de normalidade dessa relação variam entre 27:1 e 40:1. A avaliação das concentrações séricas de sódio e potássio é importante na identificação de possíveis portadores de hipoadrenocorticismo. Diversos estudos retrospectivos vêm sendo realizados com o objetivo de identificar qual o valor de relação sódio/potássio que apresenta maior correlação com o diagnóstico de hipoadrenocorticismo.[2,13,17,18,24–30]

Os resultados diferem entre si, no entanto há consenso de que várias outras patogenias também promovem redução na relação sódio/potássio e devem ser investigadas (Quadro 189.3).

A relação sódio/potássio no cão portador de hipoadrenocorticismo pode apresentar alterações discretas (inferior a 27) ou mais intensas (inferior a 15). Nota-se que somente valores inferiores a 15 apresentaram boa correlação com diagnóstico de hipoadrenocorticismo. Em estudo envolvendo 34 cães com alterações eletrolíticas, todos os pacientes cuja relação sódio/potássio foi inferior a 15 tiveram diagnóstico positivo para hipoadrenocorticismo. Assim, pode-se sugerir que somente a relação sódio/potássio inferior a 15 seja fortemente indicativa para o diagnóstico de hipoadrenocorticismo.[28]

A hipercalcemia é pouco frequente (acomete apenas 18 a 30% dos cães com hipoadrenocorticismo) e de causa desconhecida. Sugere-se que a hemoconcentração, a diminuição da taxa de filtração glomerular e da excreção renal do cálcio sejam responsáveis pelo desenvolvimento da hipercalcemia. Nota-se que estudos anteriores não identificaram alterações relacionadas com o paratormônio (PTH), PTH reverso (PTHR) e 1,25 di-hidroxivitamina D em pacientes portadores de hipoadrenocorticismo e que apresentavam hipercalcemia.[22,25,31,32]

Testes hormonais[24,33,34,35]

Ainda que as manifestações clínicas e os exames complementares sejam compatíveis com o hipoadrenocorticismo, um diagnóstico definitivo requer a comprovação do mau funcionamento das adrenais. Para tanto, é necessária a realização de teste funcional, nesse caso, o teste de estimulação com ACTH, o qual é considerado o método de eleição no diagnóstico do hipoadrenocorticismo.

O ACTH é um hormônio secretado pela hipófise, o qual estimula a secreção do cortisol pelas adrenais. Assim, em um animal sadio, a aplicação de ACTH aumenta a produção de cortisol. Em contrapartida, o paciente portador de hipoadrenocorticismo não apresentará aumento na produção de cortisol após a estimulação com ACTH.

Para a realização do teste de estimulação com ACTH, utiliza-se mais comumente o ACTH sintético, podendo-se usar também o ACTH gel. Quando se utiliza o ACTH gel, realizam-se duas mensurações séricas de cortisol: basal e 2 h após a aplicação de ACTH por via intramuscular (IM) (2,2 U/kg). Quando se utiliza o ACTH sintético, o cortisol sérico é mensurado antes (cortisol basal) e 1 h após a sua administração intravenosa (250 μg por animal). Estudos recentes demonstraram que doses baixas de ACTH sintético (5 μg/kg por via intravenosa [IV]) podem ser utilizadas no diagnóstico de hipoadrenocorticismo, o que torna tal teste economicamente mais viável.

Durante a realização do teste de estimulação, a fluidoterapia poderá ser mantida caso o paciente esteja internado. Nos pacientes em estado crítico, a suplementação com glicocorticoide não é contraindicada imediatamente antes ou durante o teste de estimulação, desde que o fármaco escolhido seja a dexametasona, pois é um tipo de corticoide sintético que não apresenta reação cruzada com os métodos que mensuram o cortisol. Caso o paciente esteja recebendo outro glicocorticoide (p. ex., prednisona, prednisolona ou hidrocortisona), ele deve ser substituído pela dexametasona 48 a 72 h antes da realização do teste de estimulação, para evitar um resultado falso-negativo.

É importante ressaltar que o uso crônico de glicocorticoide poderá inibir o eixo hipotálamo-hipófise e consequentemente levar a um resultado falso-positivo.[35]

Apesar de o teste de estimulação com ACTH ser considerado o melhor teste para o diagnóstico de hipoadrenocorticismo, ele não diferencia o hipoadrenocorticismo primário do secundário. Em ambos os casos, teremos baixas concentrações de cortisol perante a estimulação com ACTH. O diagnóstico diferencial entre hipoadrenocorticismo primário e secundário pode ser estabelecido pela ocorrência ou não de distúrbio eletrolítico, em conjunto com resultado alterado no teste de estimulação. Pacientes portadores de hipoadrenocorticismo primário apresentam alterações eletrolíticas, fato esse que raramente ocorre em pacientes portadores de hipoadrenocorticismo secundário.

A mensuração sérica de ACTH também pode ser utilizada para diferenciar o hipoadrenocorticismo primário do secundário. Os animais portadores de hipoadrenocorticismo primário, por não apresentarem *feedback* negativo do cortisol com a hipófise, apresentam concentrações elevadas de ACTH, ao passo que cães portadores de hipoadrenocorticismo secundário exibem concentrações de ACTH reduzidas ou até indetectáveis. No entanto, a mensuração sérica de ACTH não é realizada rotineiramente, por necessitar de cuidados especiais com a amostra, a qual deve ser centrifugada e congelada imediatamente após a coleta e processada no mesmo dia. A adição de um inibidor de protease (aprotinina) em tubo com EDTA também previne a degradação do ACTH, devendo a amostra ser refrigerada e processada em até 2 dias.

Quadro 189.3 Diagnóstico diferencial da hiperpotassemia e/ou hiponatremia.[24,26–28]

Hipoadrenocorticismo	Ruptura de bexiga
Diabetes *mellitus*	Insuficiência cardíaca
Cetoacidose diabética	Efusão peritoneal
Hiperadrenocorticismo em tratamento	Quilotórax
Insuficiência renal	Parasitismo (por exemplo, tricuríase)
Acidose metabólica ou respiratória severa	Neoplasia
Doença trato gastrointestinal	Piometra
Pancreatite	Gestação

Tratamento

Tratamento agudo[2,7,9,12,22,24,36]

A principal manifestação do hipoadrenocorticismo agudo é o choque. Assim, o tratamento deve ter como objetivo a correção dessa condição clínica, bem como fatores que contribuam para a perpetuação do quadro. Um tratamento adequado deve restabelecer o volume intravascular e, consequentemente, a perfusão tecidual, identificar e tratar as arritmias associadas à hiperpotassemia e corrigir o desbalanço eletrolítico, a hipoglicemia e o déficit de glicocorticoides.

Correção da hipovolemia

Uma fluidoterapia adequada frequentemente é um fator determinante entre a vida e a morte do paciente em crise addisoniana. A administração intensa de soro intravenoso deve ser iniciada uma vez identificado que o paciente está em choque, mesmo antes da confirmação do diagnóstico definitivo. Nota-se que é importante realizar a sondagem uretral para que seja possível monitorar o débito urinário e identificar pacientes anúricos.

A solução salina isotônica (0,9% NaCl) é o fluido de eleição na reposição da volemia no paciente com hipoadrenocorticismo agudo, visto que tal solução apresenta elevada concentração de sódio, quando comparada a outras soluções, e não contém potássio. A fluidoterapia intensa com solução salina 0,9% será capaz de corrigir a hipovolemia, a hiponatermia e a hipocloremia, além de aumentar o volume intravascular, a pressão sanguínea e a perfusão tecidual, principalmente a perfusão renal.

Fluidos que contenham potássio (p. ex., a solução de Ringer com lactato) não são indicados para o tratamento inicial da crise addisoniana. No entanto, se não houver outro fluido disponível, poderão ser utilizados, uma vez que promoverão a correção imediata da hipovolemia, e mais tardiamente da hiperpotassemia, por diluição e também por aumentarem a perfusão renal e, consequentemente, a excreção de potássio. Após a correção dos valores plasmáticos de sódio (o que ocorre 12 a 24 h após o início do tratamento), a solução fisiológica poderá ser substituída por Ringer com lactato.

Na literatura, o volume de fluidoterapia preconizado varia de 20 a 90 mℓ/kg/h, durante 1 a 2 h. Nesse período, alguns parâmetros, como frequência cardíaca, tempo de preenchimento capilar, concentração sérica de lactato, débito urinário, pressão arterial e/ou pressão venosa central, devem ser avaliados a cada 10 a 20 min. Tal volume (20 a 90 mℓ/kg/h) deve ser mantido até que seja obtida a estabilidade hemodinâmica do paciente.[2,7,9,24,36]

Na ausência de doença cardíaca e/ou anúria, pode-se administrar infusão rápida de 20 a 30 mℓ/kg de solução salina (em aproximadamente 10 min) enquanto o *status* de perfusão do paciente é avaliado (p. ex., tempo de preenchimento capilar e pressão). Enquanto o paciente continua instável, mantém-se tal protocolo. O ideal é que o quadro hipovolêmico seja revertido em até 30 min após o início do tratamento.[12] Posteriormente, restabelecida a volemia, deve-se administrar fluidoterapia na velocidade de 4 a 5 mℓ/kg/h durante um período de 36 a 48 h.[2,36] Nos casos em que a gastrenterite esteja presente, dependendo do hematócrito e da resposta à fluidoterapia, pode ser necessário a realização de transfusão sanguínea.[12]

Correção da hipoglicemia

O paciente com insuficiência adrenal pode apresentar hipoglicemia discreta a moderada, a qual deve ser tratada com a adição de glicose ao fluido, de modo a obter uma solução a 2,5% ou 5% de glicose.[2,9,12,24] Em pacientes sintomáticos, além da fluidoterapia com glicose, deve-se administrar 1 a 2 mℓ/kg de glicose a 25% em *bolus*.[12]

Correção da hiperpotassemia[2,9,12]

A hiperpotassemia deve ser tratada, a princípio, com fluidoterapia (preferencialmente com solução isotônica de NaCl a 0,9%), a qual reduz a concentração sérica de potássio por diluição e também por aumentar a taxa de filtração glomerular e, consequentemente, a excreção renal de potássio. Além disso, a reposição de volume intravascular por meio da fluidoterapia promoverá a correção da acidose e o deslocamento do potássio do meio extracelular para o intracelular, reduzindo assim a concentração sérica desse íon.[2,12,24]

A maioria dos pacientes em crise addisoniana não requer terapia adicional à fluidoterapia na correção da hiperpotassemia. Nota-se que o protocolo terapêutico deve ser escolhido de acordo com a ocorrência ou não de alterações eletrocardiográficas clinicamente relevantes. Outras opções terapêuticas incluem a administração de glicose concomitante ou não à utilização de insulina, à administração de gliconato de cálcio ou ainda à administração de bicarbonato de sódio. A administração de glicose em *bolus* (1 a 2 mℓ/kg de glicose a 25%) frequentemente reduz rapidamente a concentração sérica de potássio, não sendo necessária a administração simultânea de insulina. A administração de glicose promoverá a secreção endógena de insulina. Com o aumento da concentração plasmática de insulina, haverá o deslocamento do potássio do meio extracelular para o intracelular. Geralmente a adição de glicose em *bolus* reduz a concentração sérica de potássio em 0,5 a 1,5 mEq/ℓ em aproximadamente 1 h, e seu efeito perdura por até 6 h.[2,9,12,19]

Nos protocolos em que a glicose é administrada em associação com a insulina, haverá redução mais pronunciada da hiperpotassemia. Deve-se administrar simultaneamente insulina regular na dose de 0,2 U/kg por via intravenosa e glicose a 25% em *bolus* (1 a 2 mℓ/kg), além de manter a fluidoterapia glicosada (solução de glicose a 5%) durante 6 h, a fim de evitar hipoglicemia iatrogênica. Nesse período, a glicemia deve ser mensurada a cada 1 h. Lembrar que a administração de insulina deve ser realizada com muita cautela (visto que os pacientes com hipoadrenocorticismo são mais suscetíveis a hipoglicemias) e que a sua administração é contraindicada em pacientes hipoglicêmicos.[2,9,12,19]

Diante de bradicardia intensa e/ou arritmias ventriculares importantes, pode-se utilizar solução de gliconato de cálcio a 10% na dose de 0,5 a 1,5 mℓ/kg por via intravenosa (administrado lentamente, em aproximadamente 5 min), uma vez que o gliconato de cálcio antagoniza os efeitos cardiotóxicos causados pela hiperpotassemia. Durante a administração do gliconato de cálcio, deve-se manter o paciente sob monitoramento eletrocardiográfico. Assim que houver a normalização do traçado eletrocardiográfico, deve-se interromper a administração do gliconato de cálcio.[9,12]

Apesar de os efeitos do gliconato de cálcio ocorrerem imediatamente após sua aplicação, por apresentar meia-vida curta (30 a 60 min), sua utilização está limitada a casos em que o paciente apresenta arritmias graves que necessitam de estabilização cardíaca imediata, enquanto a fluidoterapia e a administração de glicose ainda não surtiram efeito.[2,9,12]

Estudos preliminares sugerem o uso de albuterol (agonista beta-adrenérgico), na dose de 10 a 20 mg, diluídos em 4 mℓ de solução salina, administrados via nebulizador por 10 min ou 0,5 mg/IV, reduz a concentração sérica de potássio em pacientes humanos. No entanto, em medicina veterinária, os benefícios do uso do albuterol em pacientes portadores de hipoadrenocorticismo, bem como seus efeitos adversos, devem ser mais bem investigados, por isso ainda não é recomendada a sua administração.[12]

A administração de bicarbonato de sódio (na dose de 1 a 2 mEq/kg) é sugerida na correção da hiperpotassemia de pacientes portadores de hipoadrenocorticismo, visto que aumenta a concentração sérica de sódio e promove o deslocamento de potássio para o intracelular. No entanto, a maioria dos autores não utiliza o bicarbonato, pois geralmente a hiperpotassemia é corrigida apenas utilizando a fluidoterapia e a administração de glicose. Além disso, a infusão de bicarbonato de sódio é associada a importantes efeitos adversos relacionados com a correção eletrolítica abrupta, tais como lesão em sistema nervoso central.[2,12]

Em resumo, na maioria dos casos a hiperpotassemia pode ser corrigida utilizando-se apenas a fluidoterapia intensa ou, ainda, por meio da administração de glicose em *bolus*. Raramente é necessária a utilização de insulina e/ou gliconato de cálcio para corrigir a hiperpotassemia. O uso de bicarbonato de sódio também é raramente necessário, além de estar associado a efeitos colaterais.

Correção da acidose[2,12,19]

Durante a crise addisoniana, é comum acidose metabólica discreta a moderada decorrente da baixa perfusão tecidual (e consequente acidose láctica) e diminuição na excreção renal de íons hidrogênio. Desse modo, a acidose geralmente é corrigida com a instituição de fluidoterapia, a qual melhora a perfusão tecidual e aumenta a taxa de filtração glomerular. raramente se faz necessário o tratamento com bicarbonato de sódio. A reposição de bicarbonato é indicada apenas em situações em que sua concentração sérica for inferior a 12 mEq/ℓ ou pH inferior a 7,15.[2,19,24]

Segue a fórmula para cálculo de reposição de bicarbonato. Nota-se que é necessário repor apenas 25% do déficit, sendo administrado em 6 a 8 h.[2,19]

$$\text{Déficit (mmol)} = \text{peso (kg)} \times 0{,}5 \times \text{(déficit de base)}$$

É importante mencionar que o bicarbonato não pode ser administrado em soluções contendo cálcio, como a solução de Ringer, visto que o cálcio precipita nessa solução.

Suplementação com glicocorticoide

A deficiência de glicocorticoide desempenha papel crucial na patogênese da crise addisoniana. Assim, a reposição de glicocorticoides deve ser realizada tão logo se desconfie da ocorrência de hipoadrenocorticismo. O fármaco de eleição é a dexametasona, pois tem ação rápida, pode ser administrada por via intravenosa, não interfere na realização do teste de estimulação com ACTH (pode ser administrada antes ou durante o teste) e sua ação glicocorticoide auxiliará na manutenção da pressão sanguínea, da euglicemia e da volemia, além de prevenir a mielinólise durante a correção da hiponatremia.

A administração de prednisona, prednisolona e hidrocortisona interfere no teste de estimulação com ACTH, por isso só podem ser utilizadas depois de confirmado o diagnóstico de hipoadrenocorticismo.

A dose da dexametasona preconizada pela literatura varia de 0,1 a 5 mg/kg por via intravenosa, a cada 12 a 24 h.[2,12,24] O uso de doses mais baixas pode evitar o desenvolvimento de complicações associadas a altas dosagens, como úlceras gastrintestinais. No entanto, somente altas doses de dexametasona podem proteger a barreira hematencefálica, evitando assim o desenvolvimento de alterações neurológicas decorrentes da rápida correção da hiponatremia.[12]

Uma vez que a dose de dexametasona preconizada pela literatura é bastante variável, sugere-se a administração de 0,25 mg/kg em pacientes com discreta hiponatremia e a administração de 2 mg/kg em pacientes com hiponatremia moderada a grave (menor que 125 mEq/ℓ). Em ambos os casos, a dexametasona pode ser administrada simultaneamente à fluidoterapia ou até 2 h após o início da fluidoterapia.[12]

Outros glicocorticoides podem ser utilizados, como succinato sódico de metilprednisolona (1 a 2 mg/kg IV, a cada 2 a 6 h), succinato de hidrocortisona ou fosfato de hidrocortisona em *bolus* (2 a 4 mg/kg por via intravenosa a cada 8 h) ou, ainda, em infusão contínua (0,5 a 0,625 mg/kg/h)[2]. Em 3 a 5 dias, a reposição de glicocorticoides deve ser reduzida e iniciada a dose de manutenção com prednisona ou prednisolona (0,2 mg/kg/dia).

Suplementação com mineralocorticoide[2,19]

A suplementação com mineralocorticoide durante uma suposta crise de hipoadrenocorticismo é indicada por alguns autores, no entanto outros acreditam que a fluidoterapia agressiva e administrações de glicocorticoides são suficientes para estabelecer a homeostase eletrolítica nos pacientes na crise addisoniana. Não há, na literatura, estudos que comprovem os benefícios da suplementação com mineralocorticoides nos quadros de hipoadrenocorticismo agudo canino.[2,19,24]

Nos casos em que se deseja suplementar com mineralocorticoides, tem-se o pivalato de desoxicorticosterona (dose 2,2 mg/kg por via intramuscular) e o succinato sódico de hidrocortisona (dose 0,5 a 0,625 mg/kg/h, em infusão contínua). Nota-se que o succinato sódico de hidrocortisona somente poderá ser utilizado após o teste de estimulação ter sido realizado, visto que pode interferir no teste de estimulação.[2,19]

Tratamento crônico | Manutenção[2,12,19,24,36]

A terapia de manutenção poderá ser iniciada assim que o paciente estiver estável. Os cães devem apresentar bom apetite e ausência de êmese, diarreia, fraqueza ou depressão. Além disso, as alterações eletrolíticas devem ter sido corrigidas[2]. A terapia de manutenção inclui o uso de glicocorticoides e mineralocorticoides, nos casos de hipoadrenocorticismo primário, e uso exclusivo de glicocorticoide, nos casos de hipoadrenocorticismo secundário.[2,19,24,36]

No hipoadrenocorticismo primário, a suplementação com mineralocorticoide é necessária para a manutenção do equilíbrio eletrolítico. Tal suplementação pode ser realizada pela administração injetável de pivalato de desoxicorticosterona (DOCP) ou oral de fludrocortisona.[2,12,19,24,36] O DOCP é um mineralocorticoide sintético de longa duração, que pode ser utilizado imediatamente após o término do teste de estimulação com ACTH. Nota-se que sua utilização na crise addisoniana não é necessária, desde que o paciente receba fluidoterapia adequada associada à reposição de glicocorticoide.[2,24]

O DOCP deve ser administrado inicialmente na dose de 2,2 mg/kg por via intramuscular (ou subcutânea, desde que o paciente esteja hidratado), a cada 25 dias. O ajuste na dose de DOCP deve ser realizado com base na avaliação eletrolítica. Os eletrólitos devem ser mensurados em 12 a 15 dias após o início da terapia com DOCP, período que compreende o pico de ação do fármaco. Nesse período, a dose do DOCP deverá receber um acréscimo de 5 a 10%, caso a concentração sérica de potássio esteja elevada e a de sódio, reduzida. As alterações na dose de DOCP modificam o pico de ação do fármaco, mas não interferem no seu período de ação. Assim, as concentrações eletrolíticas também devem ser avaliadas após 15 dias da administração do DOCP para verificar o seu pico de ação. Elevadas concentrações de potássio e/ou baixas concentrações de sódio indicam a necessidade de redução no intervalo de aplicação em um dia. Após estabilização da dose, o intervalo entre as aplicações pode ser prolongado em até 30 dias.[2,12,24,37]

Como o DOCP apresenta baixa atividade glicocorticoide, também é necessário realizar a suplementação com prednisona em dose fisiológica (0,1 a 0,22 mg/kg, a cada 12 h) na maioria dos pacientes portadores de hipoadrenocorticismo primário. Em situações de estresse (p. ex., aumento de atividade física, cirurgia ou viagens), a dose da prednisona deve ser dobrada ou, ainda, aumentada em 5 a 10 vezes.[2,12] Durante o uso concomitante de DOCP e prednisona, alguns pacientes podem apresentar poliúria/polidipsia (PU/PD). Nesses casos, tais sintomas podem regredir com a redução na dose de prednisona.[2]

Nota-se que, apesar de o uso de DOCP ser descrito como tratamento de eleição, no Brasil tal medicação não é utilizada, por não estar disponível comercialmente. Uma opção é o uso de outro mineralocorticoide sintético, o acetato de fludrocortisona, na dose inicial de 0,01 mg/kg, a cada 12 h por via oral[2] ou 0,02 mg/kg, a cada 24 h por via oral.[12] A dose deve receber acréscimos até a obtenção de um bom controle, o qual pode ser identificado pela ausência de sintomas e pelo perfil eletrolítico normal ou bem próximo da normalidade.[2, 19,24]

Os incrementos na dose de fludrocortisona acontecem frequentemente durante os 6 a 12 primeiros meses de tratamento. Nas situações em que há hiponatremia discreta associada à normocalemia, pode-se adicionar sal na dieta em vez de aumentar a dose da fludrocortisona.[24] Nos cães em tratamento com fludrocortisona, é necessário checar as concentrações séricas de sódio e potássio semanalmente, até a estabilização do quadro, e posteriormente os eletrólitos séricos devem ser avaliados 2 a 3 vezes ao ano.[2,24]

A fludrocortisona, além do efeito mineralocorticoide, também apresenta efeito glicocorticoide, no entanto em menor intensidade. Desse modo, aproximadamente 50% dos pacientes que recebem fludrocortisona também precisam de suplementação com prednisona (0,1 a 0,22 mg/kg, a cada 12 h) para controlar os sintomas associados ao hipocortisolismo. Alguns cães desenvolvem poliúria e polidipsia durante o uso de fludrocortisona, consequentemente ao seu efeito glicocorticoide. Nesses casos, deve-se suspender a suplementação de sal e, se possível, de prednisona. Caso a poliúria e a polidipsia persistam, deve-se substituir a fludrocortisona pelo DOCP.[24]

Nos casos de hipoadrenocorticismo secundário, é necessária apenas a suplementação com prednisona, visto que esses pacientes apresentam apenas deficiência de glicocorticoide. Deve-se usar o mesmo protocolo descrito na reposição de glicocorticoide em cães portadores de hipoadrenocorticismo primário.

■ Prognóstico

Uma vez controlada a crise addisoniana, o prognóstico do paciente portador de hipoadrenocorticismo é excelente. A maioria dos cães recupera a qualidade de vida. Quanto à expectativa, não há redução da longevidade desses pacientes. Geralmente os cães portadores de hipoadrenocorticismo morrem em decorrência de doenças não correlacionadas a essa endocrinopatia. Para o sucesso do tratamento, é importante que o proprietário seja bem orientado com relação à necessidade das suplementações (glico e/ou mineralocorticoide) para a sobrevivência do paciente.

■ Referências

1. Rezende JM. Linguagem médica. 3ª ed. AB Editora e Distribuidora de Livros Ltda; 2004. p. 496. In: Skinner HA. The origin of medical terms. 2nd ed. Baltimore: Williams & Wilkins; 1961. p. 9.
2. Feldman EC, Nelson RW. Hypoadrenocorticism (Addison´s Disease). In: Canine and Feline Endocrinology and Reproduction. Philadelphia: Saunders; 2004. p. 394-439.
3. Sicken J, Neiger R. Addisonian crisis and severe acidosis in a cat: a case of feline hypoadrenocorticism. Journal of Feline Medicine and Surgery 2013; 15(10): 941-44.
4. Klein SC; Peterson ME. Canine hypoadrenocorticism: Part I. Can Vet J 2010; 51: 63-9.
5. Kook PH, Grest P, Raute-Kreinsen U, Leo C, Reusch CE. Addison's disease due to bilateral adrenal malignancy in a dog. Journal of Small Animal Practice 2010; 51, 333-6.
6. Baumstark ME, Sieber-Ruckstuhl NS, Meuller C, Wenger M, Boretti FS, Reusch CE. Evaluation of aldosterone concentrations in dogs with hypoadrenocorticism. J Vet Intern Med 2014; 28: 154-9.
7. Vargas AM. Emergências Endócrinas. In: Santos MM, Fragata FS, editors. Emergencia e Terapia Intensiva Veterinária em Pequenos Animais. Bases para o atendimento hospitalar. Roca; 2008. p. 343-348.
8. Platt SR, Chrisman CL, Graham J, Clemmons RM. Secondary hypoadrenocorticism associated with craniocerebral trauma in a dog. J Am Anim Hosp Assoc. 1999:35(2): 117-22.
9. Meeking S. Treatment of acute adrenal insufficiency. Clin Techn Small Anim Pract. 2007; 22(1): 36-9.
10. Ganong WF. A medula e o córtex suprarrenais. In: Fisiologia médica. Mc-Graw-Hill Interamericana do Brasil Ltda; 2000. p. 259-77.
11. Silva RC. Insuficiência Adrenal. In: Bandeira F, Graf H, Griz L, Faria M, Lazaretti-Castro M, editors. Endocrinologia e Diabetes. Medbook; 2009. p. 295-302.
12. Boysen SR. Fluid and electrolyte therapy in endocrine disorders: Diabetes mellitus and hypoadrenocorticism. Vet Clin North Am Small Anim Pract. 2008; 38(3): 707-17.
13. Peterson ME, Kintzer PP, Kass PH. Pretreatment clinical and laboratory findings in dogs with hypoadrenocorticism: 225 cases (1979-1993). J Am Vet Med Assoc. 1996; 208(1): 85-91.
14. Short A, Boag A, Catchpole B, Kennedy LJ, Massey J, Rothwell S *et al.* A candidate gene analysis of canine hypoadrenocorticism in 3 dog breeds. Journal of Heredity 2013; 104(6): 807-20.
15. Hughes A, Bannasch DL, Kellett K, Oberbauer AM. Examination of candidate genes for hypoadrenocorticism in Nova Scotia Duck Tolling Retrievers. The Veterinary Journal 2011; 187 212-6.
16. Massey J, Boag A, Short AD, Scholey RA, Henthorn PS, Littman MP *et al.* MHC class II association study in eight breeds of dog with hypoadrenocorticism. Immunogenetics 2013; 65:291-7.
17. Thompson AL, Scott-Moncrieff JC, Anderson JD. Comparison of classic hypoadrenocorticism with glucocorticoid-deficient hypoadrenocorticism in dogs: 46 cases (1985-2005). J Am Vet Med Assoc. 2007; 230(8): 1190-4.
18. Greco DS. Hypoadrenocorticism in small animals. Clin Techn Small Anim Pract. 2007; 22(1): 32-5.
19. Melián C, Peterson ME. Diagnosis and management of naturally occurring hypoadrenocorticism in dogs. Waltham Focus. The Worldwide Journal of the Companion Animal Veterinarian. 1998; 8(1):2-7.
20. Melián C, Stefanacci J, Peterson ME, Kintzer PP. Radiographic findings in dogs with naturally-occurring primary hypoadrenocorticism. J Am Anim Hosp Assoc. 1999; 35(3): 208-12.
21. Hoerauf A, Reusch CE. Ultrasonographic evaluation of the adrenal glands in six dogs with hypoadrenocorticism. J Am Anim Hosp Assoc. 1999; 35(3): 214-8.
22. Koenig A. Endocrine emergencies in dogs and cats. Vet Clin Small Anim 2013; (43): 869-97.
23. Seth M, Drobatz KJ, Church DB, Hess RS. White blood cell count and the sodium to potassium ratio to screen for hypoadrenocorticism in dogs. J Vet Intern Med. 2011; 25:1351-6.
24. Lathan P, Tyler J. Canine hypoadrenocorticism: diagnosis and treatment. Compendium Vet. 2005; 3: 121-32.

25. Adler JA, Drobatz KJ, Hess RS. Abnormalities of serum electrolyte concentrations in dogs with hypoadrenocorticism. J Vet Intern Med. 2007; 21(6): 1168-73.
26. Pak SI. The clinical implication of sodium-potassium ratios in dogs. J Vet Sci. 2000; 1(1): 61-5.
27. Nielsen L, Bell R, Zoia A, Mellor DJ, Neiger R, Ramsey I. Low ratios of sodium to potassium in the serum of 238 dogs. The Veterinary Record. 2008; 162(14): 431-5.
28. Roth L, Tyler RD. Evaluation of low sodium:potassium ratios in dogs. J Vet Diagn Invest. 1999;11(1):60-4.
29. Manning AM. Electrolyte disorders. Vet Clin North Am Small Anim Pract. 2001; 31(6):1289-321.
30. Alvo M, Warnock DG. Hyperkalemia. The Western Journal of Medicine. 1984; 141(5): 666-71.
31. Gow AG, Gow DJ, Bell R, Simpson JW, Chandler ML, Evans H *et al*. Calcium metabolism in eight dogs with hypoadrenocorticism. Journal of Small Animal Practice. 2009; 50, 426-30.
32. Adamantos S, Boag A.Total and ionised calcium concentrations in dogs with hypoadrenocorticism. The Veterinary Record. 2008; 163, 25-6.
33. Lathan P, Moore GE, Zambon S, Scott-Moncrieff JC. Use of a low-dose ACTH stimulation test for diagnosis of hypoadrenocorticism in dogs. J Vet Intern Med. 2008; 22(4): 1070-3.
34. Lennon EM, Boyle TE, Hutchins RG, Friedenthal A, Correa MT, Bissett SA *et al*. Use of basal serum or plasma cortisol concentrations to rule out a diagnosis of hypoadrenocorticism in dogs: 123 cases (2000-2005). J Am Vet Med Assoc. 2007; 231(3): 413-6.
35. Klein SC, Peterson, ME. Canine hypoadrenocorticism: Part II. Can Vet J. 2010; 51:179-84.
36. Church DB. Canine hypoadrenocorticism. In: Mooney CT, Peterson ME, editors. BSAVA manual of canine and feline endocrinology. 3rd ed. Quedgeley, Gloucester: British Small Animal Veterinary Association; 2004. p. 172-80.
37. Bates JA, Shottb S, Schalla WD. Lower initial dose desoxycorticosterone pivalate for treatment of canine primary hypoadrenocorticism. Australian Veterinary Journal 2013; 91(3): 77-82.

190 Corticoideterapia

Sílvia Franco Andrade

Introdução

Desde a descoberta da cortisona, em 1935, por Edward Kendal e Philip Hench, um novo capítulo da terapia de inúmeras doenças, principalmente aquelas que necessitam de imunossupressão ou ação anti-inflamatória, ocorreu tanto em medicina humana quanto em veterinária.[1-3] A corticoideterapia baseia-se no uso dos corticosteroides ou corticoides, que são hormônios sintetizados pelo córtex adrenal e classificados em *glicocorticoides* (produzidos principalmente pela zona fasciculada), *mineralocorticoides* (produzidos pela zona glomerulosa) e *androgênios* (produzidos principalmente pela zona reticulada). Os glicocorticoides afetam o metabolismo de carboidratos e de proteínas, já os mineralocorticoides regulam o equilíbrio hídrico e eletrolítico. Os principais representantes dos glicocorticoides endógenos são a cortisona (cortisol); dos mineralocorticoides, a aldosterona.[4-6] Os corticosteroides são importantes e potentes agentes anti-inflamatórios e imunossupressores, exercendo profundos efeitos sobre quase todos os sistemas orgânicos. Em virtude disso, é uma classe de fármacos com inúmeros efeitos colaterais, devendo sua administração ser bastante criteriosa tanto no uso clínico quanto na suspensão.[7-9] Portanto, a instituição dessa forma de terapia deve considerar todos os riscos e benefícios para cada paciente em particular.[10,11]

Classificação

Os corticosteroides são geralmente classificados de acordo com sua potência relativa na retenção de Na^+, efeitos sobre o metabolismo de carboidratos (deposição hepática de glicogênio e gliconeogênese) e efeitos anti-inflamatórios. Com base nessas potências diferenciadas, os corticoides são tradicionalmente divididos em glicocorticoides e mineralocorticoides e, de acordo com a duração de seus efeitos, em de ação curta, intermediária e longa (Quadro 190.1).[3,5,10,11]

Mecanismo de ação

Os corticoides, devido a sua lipossolubilidade, são capazes de atravessar a membrana celular por difusão passiva e se ligam às proteínas receptoras, localizadas no interior do núcleo, distribuídas por todos os tecidos, modificando sua expressão gênica. Interagem com o DNA (ação genômica) ou com outras proteínas implicadas no processo de transcrição (ação não genômica, específica ou não específica).[3,10-12]

Quadro 190.1 Potência anti-inflamatória, de retenção de Na^+ e afinidade por receptor glicocorticoide dos diversos corticosteroides, comparada com a hidrocortisona como padrão.

Corticosteroide	Potência anti-inflamatória (glicocorticoide)	Potência de retenção de Na^+ (mineralocorticoide)	Afinidade por receptor glicocorticoide
Ação curta (≤ 12 h)			
Hidrocortisona	1	1	1
Cortisona	0,8	0,8	0,01
Fludrocortisona	10	125	–
Ação intermediária (12 a 36 h)			
Prednisona	4	0,8	0,05
Prednisolona	5	0,8	2,2
Metilprednisolona	5	0,5	11,9
Triancinolona	5	0	1,9
Deflazacorte	3,5	0,25	–
Ação longa (36 a 72 h)			
Betametasona	25	0	5,4
Dexametasona	25	0	7,1
Flumetasona	30	0	–

Os receptores para corticoides são proteínas citoplasmáticas com estrutura contendo domínios comuns a outros membros da superfamília de receptores nucleares.[13] Os gatos apresentam cerca de 50% menos receptores glicocorticoides quando comparados aos cães, o que implica particularidades na terapia com corticosteroides nessa espécie.[14,15]

O complexo glicocorticoide-receptor sofre transformação estrutural e se torna capaz de penetrar no núcleo celular e se ligar a certas regiões promotoras de genes, induzindo a síntese, não somente de substâncias anti-inflamatórias, como lipocortina-1 e IkB, mas também de proteínas que atuam no metabolismo sistêmico, como proteínas que promovem gliconeogênese. Esse processo se chama *transativação*. Os glicocorticoides também podem atuar por meio de um mecanismo genômico chamado de *transrepressão*, em que monômeros de moléculas de glicocorticoides e receptores de glicocorticoides interagem com fatores de transcrição, como a proteína ativadora 1 (AP-1) e o fator nuclear κB (NF-κB), por interação proteína-proteína, e promovem efeito inibitório de suas funções. Por essa via, por exemplo, a síntese de citocinas pró-inflamatórias, com a interleucina-6 (IL-6) e a IL-2, o fator de necrose tumoral alfa (TNF-α) e as prostaglandinas, é reduzida.[3,5,13] Alguns estudos demonstraram que os efeitos desejados anti-inflamatórios e imunossupressores dos glicocorticoides são desencadeados pelo mecanismo de transativação, ao passo que os efeitos adversos são relacionados com o mecanismo de transrepressão.[5,6,9]

Farmacocinética

A farmacocinética divide-se em:

- *Absorção*: são rapidamente absorvidos pelo trato gastrintestinal, pela membrana mucosa e pela pele[10,11]
- *Distribuição*: a maioria dos corticosteroides se liga às proteínas plasmáticas (globulina e albumina)[10,11]

- *Biotransformação*: principalmente no fígado, onde ocorre o processo de oxidação, redução, hidroxilação e conjugação, sendo inativados, com exceção da cortisona e da prednisona, que utilizam as vias metabólicas hepáticas para se tornarem ativos (hidrocortisona e prednisolona). O rim, excepcionalmente, pode também metabolizar os corticosteroides[10,11]
- *Excreção*: a maioria dos compostos hidrossolúveis é excretada pelos rins. Uma pequena parte é excretada com a bile pelas fezes.[10,11]

Efeitos farmacológicos

Atividade glicocorticoide

- Metabolismo:
  - Aumenta a gliconeogênese
  - Aumenta a síntese de glicogênio hepático (em cães, pode ocorrer acúmulo de glicogênio hepático em demasia, induzindo degeneração hepática)
  - Inibe a captação e a utilização periférica de glicose devido ao antagonismo com a insulina
  - Aumenta o catabolismo de gordura, mobilizando os ácidos graxos e promovendo a sua oxidação. O tecido adiposo tende a se redistribuir desde as extremidades da pelve, do pescoço, do tórax e do omento
  - Diminui a síntese de colágeno e a proliferação de fibroblastos, retardando a cicatrização
  - Aumenta o catabolismo proteico
- Anti-inflamatório:
  - Diminui eosinófilos e linfócitos circulantes
  - Diminui a permeabilidade capilar e formação de edema
  - Diminui a produção de anticorpos
  - Suprime a função do linfócito T
  - Inibe a fosfolipase A_2, diminuindo a liberação de ácido araquidônico, a formação de prostaglandinas, prostaciclinas, tromboxanos e leucotrienos e, dessa maneira, a hiperalgesia, a vasodilatação e a quimiotaxia
  - Inibe a liberação de pirógenos endógenos
  - Diminui a liberação de histamina
  - Pode alterar o metabolismo do complemento em algumas espécies
  - Inibe a atividade do monócito (macrófago)
  - Inibe a cascata de cininas e a ativação de plasminogênio
- Sistema nervoso central (SNC):
  - Estimula o SNC, podendo levar à euforia
- Sistema cardiovascular:
  - Aumenta a expressão e o número dos receptores adrenérgicos, elevando o débito cardíaco e a pressão arterial
  - Expande o volume plasmático, devido ao fluxo aumentado de líquidos para o meio extracelular
- Músculo:
  - Em doses fisiológicas, os glicocorticoides mantêm a função muscular. Entretanto, em doses terapêuticas, podem ocorrer perda de massa muscular e fraqueza
- Trato gastrintestinal:
  - Aumenta a secreção do ácido gástrico, de pepsina e do suco pancreático. No fígado, aumenta uma isoenzima da fosfatase alcalina esteroide-induzida
- Pele:
  - Devido à diminuição da síntese de colágeno e ácido hialurônico, diminui a espessura dérmica, retardando a cicatrização e a renovação celular epidérmica, podendo também ocorrer hiperqueratose e hiperpigmentação
- Osso:
  - Aumenta a reabsorção óssea, diminuindo a atividade geradora de matriz óssea pelos osteoclastos
- Sangue:
  - *Policitemia*: resultante do decréscimo da eritrofagocitose
  - *Neutrofilia*: apesar do aumento, a função do neutrófilo é suprimida
  - *Eosinopenia, monocitopenia e linfocitopenia*: resultante da redistribuição dessas células nos sistemas do que na corrente sanguínea. Proliferação dos linfócitos B e ativação dos linfócitos T são suprimidas
- Sistema endócrino:
  - Suprime o eixo hipotalâmico-pituitário-adrenal
  - Diminui a taxa de secreção de hormônios hipofisários, como hormônios tireoestimulante (TSH), foliculoestimulante (FSH), luteinizante (LH), de crescimento (GH), antidiurético (ADH) e prolactina
  - Antagoniza a vitamina D, diminuindo a absorção intestinal de cálcio e promovendo hipercalciúria
  - Promove resistência à insulina, aumentando o risco de desenvolvimento de diabetes
  - Aumenta a ingestão alimentar e predispõe à obesidade, provavelmente devido à resistência à leptina[16]
- Outros efeitos:
  - Estabiliza as membranas celulares e as organelas
  - Induz o parto na gestação avançada
  - Induz teratogênese na gestação inicial
  - Pode induzir glaucoma e catarata.[1,6,9-11]

Atividade mineralocorticoide

Aumenta a retenção de sódio e bicarbonato e diminui a retenção de potássio e cloro pela mudança na atividade de reabsorção nos túbulos renais.[1,6,9,12]

Vias de administração

Oral

Todos os corticosteroides sintéticos podem ser administrados por via oral (VO). A administração em dias alternados de corticosteroides de ação intermediária minimiza a redução da inibição da secreção de hormônio adrenocorticotrófico (ACTH). É a via mais segura para a administração a longo prazo.[10,11,17]

Intravenosa

Preparações hidrossolúveis (formulações succinato, fosfato e polietilenoglicol) podem ser administradas por via intravenosa (IV). É a via de escolha em casos emergenciais (p. ex., choque anafilático).[10,11,17]

Intramuscular

Em terapia de casos crônicos, a administração por via intramuscular (IM) deve ser realizada em intervalos semanais.[10,11,17]

Subcutânea

A via subcutânea (SC) utilizada em veterinária devido à praticidade. Recomenda-se o uso por essa via de preparações acetato ou acetonida.[10,11,17]

Subconjuntival

Muito utilizada na oftalmologia para processos inflamatórios importantes (p. ex., uveíte), de preferência a metilprednisolona.[10,11,17]

Tópica

Preparações hidrossolúveis são utilizadas em formulações em creme e unguento.[10,11,17]

Intra-articular

Utilizada em doenças ou traumas articulares em caninos para minimizar os efeitos sistêmicos. Entretanto, pode provocar inúmeros efeitos colaterais à cartilagem, como decréscimo da elasticidade, diminuição de glicosaminoglicanos com degeneração da cartilagem, depósito de cálcio na superfície hialina, adelgaçamento e fissura da cartilagem e diminuição da viscosidade do conteúdo do ácido hialurônico. As preparações mais utilizadas são a triancinolona, a betametasona, a metilprednisolona e a flumetasona.[10,11,17]

Inalatória ou nebulização

Utilizada em doenças respiratórias inflamatórias ou imunomediadas como a asma felina, apresenta a vantagem de atingir maiores concentrações teciduais, além de rápido início de ação. Os fármacos mais indicados são a fluticasona, a flunisolida e a budesonida.[10,11,17]

Tempo de tratamento

Depende da doença a ser tratada. Em alguns protocolos, como no tratamento do choque, geralmente o uso em dose única de hidrocortisona ou metilprednisolona já é suficiente.[3,11,18] Em outros protocolos, como no tratamento de doenças autoimunes, podem ser necessários meses de tratamento.[1,2,10,11] Sempre que a corticoideterapia exceder mais de 10 dias de tratamento ou utilizar dosagens muito altas (p. ex., > 1 mg/kg/dia de prednisona), algum processo de redução da dose inicial de corticoide será necessária, para evitar a retirada abrupta e a indução de insuficiência da adrenal.[1-3,7,11]

Algumas sugestões de diminuição para a retirada da corticoideterapia seriam doses reduzidas pela metade após 2 semanas de tratamento e depois em dias alternados, ou dia sim, dia não, com a mesma dose em 1 semana após a redução e depois pela metade, dia sim, dia não, nas semanas seguintes.[1,2,6,7]

Usos clínicos

Insuficiência adrenal

A insuficiência adrenal pode ocorrer de maneira aguda (geralmente após interrupção abruta de glicocorticoides), crônica (após cirurgias ou lesões destrutivas do córtex adrenal, mas também pode ser devido à hemorragia bilateral) e secundária à disfunção hipofisária ou hipotalâmica.[2,10,11]

Crise aguda

- Metilprednisolona: 5 mg/kg IV, 6/6 h
- Dexametasona: 0,5 a 1 mg/kg IV, 24/24 h
- Hidrocortisona: 5 a 20 mg/kg, a cada 2 a 6 h, em crise hipoadrenocortical.

Terapia de manutenção

- Hidrocortisona: 0,5 a 1,1 mg/kg IM ou SC, 24/24 h (reposição glico e mineralocorticoide)
- Prednisona: 0,1 a 0,2 mg/kg VO, 24/24 h (reposição glicocorticoide)
- Fludrocortisona: 10 a 15 μg/kg VO, 12/12 h (reposição mineralocorticoide).

Doenças autoimunes

São exemplos de doenças autoimunes em pequenos animais: lúpus eritematoso, lúpus discoide crônico, anemia e trombocitopenia autoimune, pênfigo, polimiosite e polineuropatias.[1,2,10,11] A terapia, nesses casos, é prolongada com doses imunossupressivas, divididas em uma fase de indução e uma de manutenção. Na fase de indução, pode ser utilizada a prednisolona ou a prednisona na dose de 2 a 4 mg/kg/dia VO. Nos casos mais agudos ou graves, pode-se utilizar dexametasona intravenosa, na dose de 0,3 a 0,6 mg/kg. Essa fase dura, em média, 7 a 10 dias ou até a normalização do quadro clínico. A fase de manutenção começa após a normalização do quadro, reduzindo-se as doses do corticosteroide para 2 mg/kg VO, 24/24 h, durante 7 a 10 dias, depois em dias alternados. Na isoeritrólise neonatal, recomenda-se a administração de 5 a 20 mg IM de dexametasona. A hemólise imunomediada em adultos é rara, recomendando-se, nesses casos, dexametasona 0,1 a 0,2 mg/kg IM ou IV, em duas administrações por 2 dias. Uma vez controlada, pode-se continuar a terapia com prednisona em dias alternados.[10,11]

Doenças alérgicas e dermatológicas

Urticária, dermatite de contato, dermatite alérgica a pulga (DAP), atopia, hipersensibilidade alimentar, bronquite alérgica e alergia a picada de insetos e animais peçonhentos são exemplos de doenças alérgicas em pequenos animais com indicações de uso de corticosteroides.[2,19] São também muito utilizados por via tópica na dermatologia em casos como eczema, psoríase, dermatite de contato, prurido anal e vulvar. São recomendadas doses anti-inflamatórias menores que as imunossupressoras. É utilizada a prednisolona ou a prednisona na fase de indução, na dose de 0,5 a 1 mg/kg VO, 24/24 h, por 2 a 6 dias. Depois de controlados os sintomas, passa-se para a fase de manutenção, com a dose de 0,25 a 0,5 mg/kg no início e depois em dias alternados. O deflazacorte, um corticoide com efeitos colaterais relatados em humanos menores do que a prednisona,[20-24] vem sendo usado empiricamente no tratamento da atopia, porém ainda não há estudos controlados nesse sentido. A dexametasona pode ser utilizada na dose de 0,1 a 0,5 mg/kg, a cada 4 ou 8 h, em reações alérgicas agudas como picada de abelha.

Doenças articulares

Osteoartrite, poliartrite idiopática, artrite reumatoide e traumas são doenças articulares que podem acometer os animais domésticos, principalmente os cães.[2,10,11] Em cães com osteoartrite, é preferível atualmente o uso de anti-inflamatórios não esteroides seletivos para ciclo-oxigenase 2 (COX-2; carprofeno, meloxicam e firocoxibe), devido à terapia ser prolongada e esse grupo provocar menos efeitos colaterais que os corticosteroides.[25]

Traumas e edemas cerebroespinais

São muito utilizados em traumas e edemas cranianos e da coluna vertebral, além de outros distúrbios do SNC. O uso de corticosteroides, nesses casos, deve-se, principalmente, à estabilização de membrana e à redução do processo inflamatório que promovem.[1,2] As doses em casos de trauma são elevadas, principalmente no início do tratamento. No caso de trauma craniano, pode-se utilizar a prednisona na dose de 10 a 30 mg/kg, inicialmente, e depois reduzindo-se gradualmente a cada 6 ou 8 h, e a dexametasona, de 1 a 4 mg/kg IV, também no mesmo esquema em trauma craniano e edema cerebral. Em trauma da coluna vertebral, utiliza-se a dexametasona na dose de 1 a 3 mg/kg IV, depois 1 mg/kg, 12/12 ou 24/24 h SC ou IV, por 24 h; depois, 0,2 mg/kg, 12/12 ou 24/24 h SC, em doses decrescentes, por 5 a 7 dias. A terapia anti-inflamatória elevada, nesses casos, geralmente é de curta duração, sendo no máximo 7 dias para evitar os efeitos colaterais comuns em doses elevadas, que devem ser utilizadas somente nas primeiras 24 h, se possível.[10,11]

Oftalmologia

O uso de corticosteroides na oftalmologia é rotineiro, principalmente no tratamento de queratites, uveítes, coriorretinites e conjuntivites. São empregados para reduzir a inflamação ocular e preservar a visão, se utilizados de maneira adequada. São administrados por via tópica (colírios, pomadas e unguentos) para tratamento de doenças oculares do segmento anterior. Geralmente deve-se utilizar a via sistêmica para tratamento de patologias do segmento posterior do olho. Nunca utilizar em animais com úlcera de córnea, porque retardam a cicatrização. Portanto, sempre proceder ao teste de fluoresceína para certificar-se de que a córnea esteja íntegra antes de prescrever corticosteroide tópico ou sistêmico em terapias oftálmicas. Evitar seu uso em pacientes com glaucoma, pois pode aumentar a pressão intraocular. Em humanos, o uso prolongado pode induzir a formação de cataratas.[10,11]

Choque

O uso de corticosteroides no choque é controverso.[1,2,18] Sua administração não deve preceder a estabilização da volemia. As razões que corroboram o uso desse grupo no choque são:[10,11,18]

- Efeito inotrópico positivo sobre o coração
- Diminuição na resistência periférica
- Aceleração no ciclo de Krebs
- Aumento da produção de energia
- Aumento do metabolismo do ácido láctico, reduzindo a acidose
- Estabilização das membranas celulares e organelas, especialmente endotélio capilar e lisossomos
- Prevenção da adesividade plaquetária e formação de microtrombo
- Prevenção da formação de anafilotoxina, bloqueando a fixação do complemento
- Inibição da liberação de peptídios vasoativos
- Inibição da fosfolipase A_2 na cascata do ácido araquidônico
- Potencialização dos efeitos das catecolaminas sobre o sistema cardiovascular.

O succinato sódico de metilprednisolona, na dose de 15 a 30 mg/kg, é o mais indicado no choque hemorrágico. O succinato sódico de hidrocortisona, na dose de 50 mg/kg, tem rápida absorção e, portanto, é mais indicado no choque vasculogênico. Fármacos veiculados em sal succinato são mais eficientes na proteção celular.[10,11]

Doenças renais

A utilidade de glicocorticoides no tratamento de algumas doenças renais também é controversa. Em medicina humana, atualmente é bem aceito o uso desses medicamentos em pacientes com síndrome nefrótica, secundária à doença de alteração mínima. Seu uso em outras doenças renais, como glomerulonefrites, é ainda conflitante.[2,10,11]

Doenças hepáticas

O uso de corticosteroides em pacientes com doença hepática é altamente controverso. Estudos em medicina humana mostram benefícios nítidos na hepatite autoimune ativa crônica.[1-3] Em medicina veterinária, é controvertido se a hepatite crônica canina é comparável à hepatite ativa crônica humana, mas também, nesse caso, pode-se utilizar prednisolona, na dose de 1 a 2 mg/kg/dia VO, até que ocorra remissão da sintomatologia, depois reduzindo-se para a dose de manutenção em dias alternados. É também utilizada a prednisolona empiricamente no tratamento de colangite linfocítica devido às suas propriedades anti-inflamatórias e imunossupressoras, na dose de 1 a 2 mg/kg/dia VO. Se ocorrer melhora clínica, reduzir a dose na primeira ou segunda semana, continuando com doses baixas até o controle dos sinais clínicos.[1,11] Pode ocorrer hepatopatia induzida por corticosteroides em cães, sendo uma sequela de tratamentos prolongados com essa medicação. Ocorre lesão hepática reversível e benigna que, com raras exceções, não se associa à disfunção hepática clínica. Isso ocorre em virtude do acúmulo de glicogênio hepático e hepatomegalia. O tratamento consiste na suspensão do corticosteroide com resolução completa do quadro, variando de semanas a meses.[10,11]

Doenças gastrintestinais

São utilizados em enteropatias inflamatórias crônicas idiopáticas, gastrenterites eosinofílicas e colites ulcerativas crônicas, principalmente em cães e gatos. Em cães, é utilizada a prednisona, na dose de 1 a 2 mg/kg/dia VO. Em gatos, a prednisona, na dose de 2 a 3 mg/kg/dia, ou a metilprednisolona, na dose total de 20 mg IM, a cada 2 a 4 semanas.[2,10,11] Em casos de resistência ao fármaco ou contraindicações, dados os efeitos colaterais, uma opção adequada é a budesonida (3 mg/m^2 VO, 24/24 h, ou 0,125 mg/kg, a cada 8 a 24 h, em cães, e 250 μg/dia VO, a cada 8 a 24 h, em gatos), esteroide sintético de boa atuação local, com alta afinidade pelos receptores de glicocorticoides e com 80% de metabolização na sua primeira passagem pelo fígado, minimizando os seus efeitos colaterais sistêmicos.[2,10,11,26]

Doenças respiratórias

Bronquite crônica e alérgica em cães e gatos e "asma" brônquica dos gatos são indicações para o uso de corticosteroides.[2,10,11] Pode-se utilizar a prednisona ou a prednisolona, inicialmente, na dose de 0,5 a 1 mg/kg VO, a cada 12 ou 24 h, por 10 a 14 dias. Depois, gradativamente, reduz-se a dose diária até a dose de manutenção efetiva mais baixa, a cada 24 ou 48 h. Nos casos mais crônicos, pode-se, por via inalatória, lançar mão da budesonida ou da fluticasona (250 μg/dia, utilizando-se *sprays* dosimetrados), ambas com boa atuação local em vias respiratórias, maior biodisponibilidade pulmonar e menor biodisponibilidade sistêmica.[10,11,27]

▪ Distúrbios musculoesqueléticos

Os corticosteroides empregados em distúrbios musculoesqueléticos incluem artrite reumatoide, artrite traumática, bursite, tendinite, miosite eosinofílica, tenossinovite, osteíte e periosteíte. Cães são muito acometidos por essas patologias. As administrações repetidas ou as preparações de longa ação podem induzir alterações degenerativas na cartilagem (artropatia esteroide).[1,2,10,11]

▪ Transplantes de órgãos

Como imunossupressores, para evitar a rejeição. Prednisona é fornecida em altas doses no momento da cirurgia de transplante, em conjunto com outros imunossupressores, sendo depois o paciente mantido com doses menores de manutenção.[1,2,10,11]

▪ Protocolos antineoplásicos

A maioria dos protocolos terapêuticos antineoplásicos de cães e gatos inclui os glicocorticoides, devido à diminuição do número de linfócitos circulantes pela supressão da mitose e pelo aumento do número de células vermelhas circulantes.[1,2,10,11] Além disso, estimulam o apetite e melhoram a sensação de bem-estar. Os mais utilizados são os de ação intermediária, prednisona e prednisolona, em doses que variam de 20 a 60 mg/m^2 VO, a cada 24 ou 48 h, dependendo do caso, principalmente no tratamento de neoplasias linforreticulares e do SNC, mastocitomas e adjuvantes em outros protocolos quimioterapêuticos.[10,11]

▪ Efeitos colaterais

Os principais efeitos colaterais são:[8,10,11]

- Hipoadrenocorticismo iatrogênico em tratamentos prolongados e em altas doses
- Insuficiência adrenal aguda em casos de retirada abrupta do fármaco em tratamentos prolongados
- Poliúria e polidipsia
- Polifagia e aumento da predisposição à obesidade
- Hipertensão por aumento do volume plasmático e sensibilização às catecolaminas
- Acúmulo de gordura intra-abdominal
- Aumento da concentração urinária de potássio, levando à hipopotassemia e à alcalose metabólica
- Hiperglicemia e glicosúria
- Hiperlipidemia (hipercolesterolemia e hipertrigliceridemia)
- Aumento do tempo de cicatrização
- Osteoporose em tratamentos prolongados e fraturas ósseas devido à absorção de cálcio pelo trato gastrintestinal e maior excreção dele pelo rim
- Miopatias, com fraqueza muscular ou hipertonia
- Degeneração hepática em cães
- Aumento da viscosidade das secreções pancreáticas
- Gastrite e ulceração gastrintestinal
- Aumento da suscetibilidade às infecções devido à ação imunossupressora
- Glaucoma e catarata em terapias prolongadas
- Atrofia de pele em terapias prolongadas
- Retardo do crescimento em altas doses e em tratamento prolongado em animais jovens
- Aborto em gestação avançada
- Distúrbios de comportamento em altas doses em cães e humanos.

▪ Contraindicações

As principais contraindicações são:[8,10,11]

- Gravidez
- Processo ulcerativo e cicatrizante (p. ex., úlcera de córnea)
- Gastrite e úlcera gástrica
- Glaucoma
- Diabetes *mellitus*
- Pancreatite
- Insuficiência cardíaca e renal
- Doenças infecciosas.

▪ Interações medicamentosas e princípios básicos para uso dos corticoides

Diversos fármacos podem aumentar ou diminuir a ação farmacológica dos corticoides.[3,5] No Quadro 190.2 estão listadas algumas dessas interações farmacológicas. Os princípios básicos para o uso dos corticoides[11] estão descritos no Quadro 190.3.

Os princípios ativos, os nomes comerciais, a apresentação e as indicações dos principais corticosteroides comercializados no Brasil estão descritos no Quadro 190.4.

Quadro 190.2 Interação entre corticoides e outros fármacos.

Fármaco	Interação	Consequência
Antiácidos	Diminuem a disponibilidade dos corticoides	Podem diminuir o efeito farmacológico
Anti-inflamatórios não esteroides	Aumentam a incidência de alterações gastrintestinais	Aumentam a incidência de gastrite e úlceras
Digitálicos	Na hipopotassemia, os corticoides podem aumentar a toxicidade	Provocam distúrbios eletrolíticos
Diuréticos que diminuem o K^+	Aumentam a hipopotassemia	Estimulam sinais clínicos clássicos associados à hipopotassemia
Fenitoína, barbitúricos, carbamazepina	Aceleram o metabolismo hepático dos corticoides	Podem diminuir o efeito farmacológico
Estrógenos	Aumentam a meia-vida dos corticoides	Aumentam o efeito farmacológico
Insulina, hipoglicemiantes orais, anti-hipertensivos, antidepressivos, hipnóticos, antiglaucoma	Têm suas necessidades aumentadas pelos corticoides	Alteram pressão arterial, pressão intraocular e glicemia
Salicilatos	Diminuem os níveis plasmáticos	Diminuem a eficácia
Vacinas e toxoides	Atenuam a resposta	Potencializam a replicação dos microrganismos em vacinas de vírus vivos

Modificado de Anti *et al.*[5]

Quadro 190.3 Princípios básicos para uso dos corticoides.
1º – Evite ao máximo a corticoideterapia em casos de contraindicação
2º – Sempre avalie os riscos e benefícios que essa terapêutica proporciona
3º – Nunca suspenda abruptamente uma terapia prolongada e/ou com altas doses de corticosteroides devido ao risco de insuficiência adrenal
4º – Monitore sempre o paciente submetido a terapia prolongada
5º – Sempre escolha o corticosteroide adequado para cada caso, na menor dose terapêutica e no menor período possível
6º – Na ausência de contraindicações, na escolha adequada do corticosteroide, em doses baixas e em poucos dias de tratamento, é menor a ocorrência de efeitos colaterais

Quadro 190.4 Princípios ativos, nomes comerciais, apresentação e indicações dos principais corticosteroides comercializados no Brasil.

Princípio ativo	Nome comercial	Apresentação	Doses	Indicações
Betametasona	Celestone®$_{(H)}$	Comprimidos de 0,5 mg, caixa com 20; comprimidos de 2 mg, caixa com 10 Gotas-frasco com 15 mℓ, com 0,5 mg/mℓ Elixir 0,5 mg/5 mℓ, frasco com120 mℓ Injetável ampola de 1 mℓ com 5,3 g	Cães: 0,15 mg/kg IM, VO	Controle de prurido, alternativa ao uso de dexametasona Tratamento de processos inflamatórios articulares não sépticos
Betametasona acetato + fosfato dissódico	Celestone Soluspan®$_{(H)}$	Ampola de 1 mℓ com 3 mg de acetato e 3 mg de fosfato de betametasona		
Betametasona valerato	Betnovate®$_{(H)}$	Bisnaga com 15 g de creme ou pomada; loção frasco de 50 mℓ		
Budesonida	Entocort®$_{(H)}$	Cápsulas de liberação controlada de 3 mg, caixa com 45	Cães: 3 mg/m^2 ou 0,125 mg/kg, a cada 8 a 24 h VO Gatos: 250 µg, 1 vez dia, ou 0,125 mg/kg, a cada 12 a 24 h VO	Doenças inflamatórias gastrintestinais Doenças broncopulmonares inflamatórias e/ou alérgicas
	Entocort Enema®$_{(H)}$	Embalagem com 7 comprimidos dispersíveis de 2,3 mg		
	Busonid®$_{(H)}$	Frasco *spray* de 6 mℓ de 50 µg/dose Frasco *spray* de 10 mℓ de 100 µg/dose		
	Budecort Aqua®$_{(H)}$	*Spray* nasal de 32 µg/dose ou 64 µg/dose		
Dexametasona	Dexaden®$_{(H)}$	Comprimidos de 0,5 mg, embalagem com 20; elixir com 100 mℓ, 0,5 mg/5 mℓ; bisnaga com 100 g de creme	Cães e gatos: 0,11 a 0,2 mg/kg VO, a cada 48 h (*prurido*); 2,2 a 4,4 mg/kg IV (*choque*); 0,1 a 0,5 mg/kg, a cada 4 ou 8 h SC, IV (*reações alérgicas*); 0,5 a 1 mg/kg IV, 24/24 h IV (*crise hipoadrenocortical*) 1 a 4 mg/kg IV, depois reduzir gradualmente a cada 6 ou 8 h (*edema cerebral*); 2 a 3 mg/kg IV, depois 1 mg/kg IV, SC, a cada 24 h, depois 0,2 mg/kg, 12/12 ou 8/8 h SC, em doses decrescentes por 5 a 7 dias (*trauma da coluna vertebral*); 0,25 a 0,30 mg/kg SC, depois 0,1 a 0,15 mg/kg, 12/12 h SC, VO, por 5 a 7 dias (*trombocitopenia imunomediada*)	Terapêutica sistêmica anti-inflamatória e/ou imunossupressiva aguda Testes de supressão
	Azium®$_{(V)}$	Estojo com 20 comprimidos de 0,5 mg; solução injetável, frasco de 5, 10 ou 20 mℓ, com 2 mg/mℓ		
Dexametasona + complexo B	Dexacitoneurin®$_{(H)}$	Ampola de 1 mℓ com 4 mg de dexametasona + ampola de 2 mℓ contendo 100 mg de vitamina B_1 + 100 mg de vitamina B_6 + 5.000 µg de vitamina B_{12} (utilizar somente por via intramuscular) Comprimidos de 0,5 mg de dexametasona + 100 mg de vitamina B_1 + 100 mg de vitamina B_6 + 5.000 µg de vitamina B_{12}, embalagem com 20		
Fludrocortisona	Florinefe®$_{(H)}$	Frasco com 100 comprimidos de 0,1 mg	Cães: 0,1 a 0,8 mg/dia VO, ou 0,02 mg/kg/dia VO Gatos: 0,02 mg/kg/dia VO	Tratamento de manutenção do hipoadrenocorticismo
Fluticasona	Flixonase®$_{(H)}$	*Spray* nasal com 50 µg	Cães e gatos: 250 µg por dose inalada, 12/12 ou 24/24 h	Doenças broncopulmonares inflamatórias e/ou alérgicas Dermatoses inflamatórias
	Flixotide®$_{(H)}$	*Spray* 50 ou 250 µg, frasco com 60 ou 100 doses		
	Fluticaps®$_{(H)}$	Embalagem com 60 cápsulas de 50 ou 250 mg com inalador		
	Flutivate®$_{(H)}$	Bisnaga com 15 g de creme ou pomada		
Hidrocortisona	Cortiston®$_{(H)}$ Solu-Cortef®$_{(H)}$	Frasco-ampola de 4 mℓ com 500 mg e frasco-ampola de 2 mℓ com 100 mg	Cães e gatos: 50 a 150 mg/kg IV (*choque*); 5 a 20 mg/kg, a cada 2 a 6 h IV (*crise hipoadrenocortical*); 0,5 a 1,1 mg/kg IM ou SC (*manutenção hipoadrenocortical*)	De eleição na terapêutica do choque e na crise hipoadrenocortical Fraca ação anti-inflamatória

(*continua*)

Quadro 190.4 Princípios ativos, nomes comerciais, apresentação e indicações dos principais corticosteroides comercializados no Brasil. (*Continuação*)

Princípio ativo	Nome comercial	Apresentação	Doses	Indicações
Metilprednisolona	Depo-Medrol® (H)	Frasco-ampola de 2 mℓ com 40 mg/mℓ	Cães e gatos: 30 a 35 mg/kg IV (*choque*); 30 mg/kg IV, depois 15 mg/kg IV, a cada 2 ou 6 h, depois reduzir para 2,5 mg/kg/h, por 42 h (*trauma craniano*); 30 mg/kg IV, depois 15 mg/kg IV, 2 h depois, 10 mg/kg IV SC, por 2 dias (*trauma da coluna vertebral*); 5 mg/kg IV, 6/6 h (*crise aguda hipoadrenocortical*)	Choque Traumatismo craniano e da coluna vertebral Terapêutica sistêmica anti-inflamatória e/ou imunossupressiva de processos crônicos
	Solu-Medrol® (H)	Frasco-ampola de 2 mℓ com 125 mg e frasco-ampola de 8 mℓ com 500 mg		
Prednisolona	Cortisol® (V)	Comprimidos de 0,01 g, frasco com 20	Cães e gatos: 0,2 a 0,4 mg/kg VO, em dias alternados (*manutenção hipoadrenocortical*) 0,5 a 1 mg/kg VO (*alergia*); 2 a 4 mg/kg/dia VO, depois 1 a 2 mg/kg/dia ou 48/48 h VO (*imunossupressão*)	Manutenção hipoadrenocortical em cães e gatos Terapêutica sistêmica anti-inflamatória e/ou imunossupressiva de processos crônicos
	Prednisolon® (H)	Solução oral, frasco de 100 mℓ com 1 mg/mℓ		
	Prelone® (H)	Comprimidos de 5 mg, caixa com 20, e comprimidos de 20 mg, caixa com 10 Solução oral frasco com 60 ou 120 mℓ, com 3 mg/mℓ		
Prednisona	Meticorten® (H)	Comprimidos de 5 mg, estojo com 20; comprimidos de 20 mg, estojo com 10	Idem prednisolona	Idem prednisolona
	Meticorten Veterinário 5 mg® (V)	Comprimidos de 5 mg, *blister* com 10		
	Meticorten Veterinário 20 mg® (V)	Comprimidos de 20 mg, *blister* com 10		
Triancinolona	Theracort 20® (H)	Frasco-ampola de 2 mℓ com 20 mg/mℓ	Cães: 0,05 mg/kg, 12/12 ou 24/24 h, IM,VO Gatos: 0,25 a 0,5 mg/kg IM, VO, 24/24 h	Terapêutica sistêmica anti-inflamatória e/ou imunossupressiva de processos crônicos
	Omcilon-A® (H)	Bisnagas c/10 g		
Triancinolona + carbinoxamina	Vetantist® (V)	Comprimidos de 1,25 mg de triancinolona e 2 mg de maleato de carbinoxamina (anti-histamínico)		

H = uso humano; V = uso veterinário; IM = intramuscular; IV = intravenosa; SC = subcutânea; VO = via oral.

▪ Referências

1. Boothe DM. Drogas analgésicas, antipiréticas e anti-inflamatórias. In: Adams HR. Farmacologia e terapêutica em veterinária. 8ª ed. Rio de Janeiro: Guanabara Koogan; 2003. p. 361 75.
2. Calvert CA, Cornelius LM. The most common indications for using corticosteroid hormones in veterinary practice. Vet Med. 1990;84:826-45.
3. Damiani D, Kuperman H, Dichtchekenian V, Della Mana T, Setian N. Corticoideterapia e suas repercussões: a relação custo-benefício. Pediatria (São Paulo); 2001;1:71-82.
4. Allen DG, Dowling PM, Smith DA. Handbook of veterinary drugs. 3rd ed. Philadelphia: Lippincott Williams & Wilkins; 2005.
5. Anti SMA, Giorgi RDN, Chahade WH. Anti-inflamatórios hormonais: glicocorticoides. Einstein. 2008;6(Supl 1):S159-S65.
6. Behrend EN, Grecco DS. Clinical applications of glucocorticoid therapy in nonendocrine disease. In: Kirk RW, Bonagura JD, editors. Kirk's current veterinary therapy XII. Philadelphia: WB Saunders; 1995. p. 406-13.
7. Grecco DS, Behrend EN. Corticosteroid withdrawal syndrome. In: Kirk RW, Bonagura JD, editors. Kirk's current veterinary therapy XII. Philadelphia: WB Saunders; 1995. p. 413-5.
8. Calvert CA, Cornelius LM. Avoiding the undesirable effects of glucocorticoid hormone therapy. Vet Med. 1990;84:846-56.
9. Calvert CA, Cornelius LM. Corticosteroids hormones: endogenous regulation and the effects of exogenous administration. Vet Med. 1990;84:810-23.
10. Jericó MM, De Marco V. Anti-inflamatórios esteroidais. In: Spinosa HS, Górniak SL, Bernardi MM. Farmacologia aplicada à medicina veterinária. 4ª ed. Rio de Janeiro: Guanabara Koogan; 2006. p. 273-85.
11. Jericó MM, Andrade SF. Anti-inflamatórios. In: Andrade SF. Manual de terapêutica veterinária. 3ª ed. São Paulo: Roca; 2008. p. 115-40.
12. Korolkovas A. Corticoides. Rev Bras Med. 1994;51:4-15.
13. Faria CDC, Longui CA. Aspectos moleculares da sensibilidade aos glicocorticoides. Arq Bras Endocrinol Metab. 2006;50:983-95.
14. Ployngam T, Tobias AH, Smith SA, Torres SM, Ross SJ. Hemodynamics effects of metylprednisolone acetate administration in cats. Am J Vet Res. 2006;67:583-7.
15. Lowe AD, Campbell KL, Graves T. Glucorticoids in the cat. Vet Dermatol. 2008; 19:340-7.
16. Nishii N, Takasu M, Ohba Y *et al.* Effects of administration of glucocorticoids and feeding status on plasma leptin concentrations in dogs. Am J Vet Res. 2006; 67:266-70.
17. Calvert CA, Cornelius LM. The differences among glucocorticoid preparation. Vet Med. 1990;84:860-5.
18. Prigent H, Maxime V, Annane D. Clinical review: corticotherapy in sepse. Critical Care. 2004;8:122-9.
19. Bordeau P, Paragon BM. Alternatives aux corticoids en dermatologie des carnivores. Rec Méd Vét. 1992;168:645-60.
20. Joshi N, Rajeshwari K. Deflazacort. J Postgrad Med. 2009;55:296-300.
21. Alessandro A, Antonio P, Giuseppe B, Valeria P. Disposition of a new steroidal anti-inflammatory agent, deflazacort, in rat, dog and man. Eur J Drug Metab Pharmacokinet. 1980;5:207-15.
22. Martinelli E, Ferrari P, Ripamonti A, Tuan G, Perazzi A, Assandri A. Metabolismo of deflazacort in the rat, dog and man. Drug Metab Dispos. 1979; 7:335-9.
23. Markan A, Bryson HM. Deflazacort. A review of its pharmacological properties and therapeutic efficacy. Drugs. 1995;50:317-33.
24. Nayak S, Acharjya B. Deflazacort *versus* other glucocorticoids: a comparison. Indian J Dermatol. 2008;53:167-70.
25. McLaughlin RM, Roush JK. Medical therapy for patients with osteoarthritis. Vet Med. 2002;97:135-44.
26. Tumulty JW, Broussard JD, Steiner JM, Peterson ME, Williams DA. Clinical effects of short-term oral budesonide on the hypothalamic-pituitary-adrenal axis in dogs with inflammatory bowel disease. J Am An Hosp Assoc. 2004;40:120-3.
27. Kirschvnick N, Leemans J, Delvaux F, Snaps F, Jaspart S, Evrard B *et al.* Inhaled fluticasone reduces bronchial responsiveness and airway inflammation in cats with chronic bronchitis. J Fel Med Surg. 2006;8:45-54.

191 Feocromocitoma

Álan Gomes Pöppl

Introdução

Os feocromocitomas são tumores originários a partir da medula adrenal, com consequente produção anômala de catecolaminas. Apesar de descrito em diversas espécies de mamíferos domésticos e em humanos, o feocromocitoma é uma neoplasia bastante rara, podendo ocorrer associada normalmente a outros tumores mesenquimais ou a outros tumores endócrinos, como os que levam ao desenvolvimento de hiperadrenocorticismo pituitário-dependente, carcinomas de tireoide e hiperplasia de paratireoides, em apresentações típicas de neoplasias endócrinas múltiplas (MEN, *multiple endocrine neoplasia*). As MEN são síndromes coletivamente nomeadas desse modo, associadas à formação de neoplasias benignas ou malignas em diferentes glândulas endócrinas. Existem três MEN descritas em humanos (MEN 1, MEN 2A e MEN 2B); o feocromocitoma costuma estar associado a MEN 2A ou 2B, síndromes já descritas em cães.[3]

Em humanos, os feocromocitomas secretam predominantemente norepinefrina (NE) do que epinefrina, no entanto não se tem essa informação nos tumores adrenomedulares de cães e gatos.[1,4] Os diversos efeitos da maior secreção de catecolaminas no sangue são oriundos da interação e da potência de ativação dos diferentes tipos de receptores α e β dispersos pelos diferentes tecidos.[5] Apesar dos avanços recentes nos exames de imagens em medicina veterinária e da crescente capacidade de detecção de tumores adrenais em cães e gatos, evidentes em cerca de 1% das ultrassonografias realizadas,[1] ainda é bastante raro o diagnóstico de feocromocitoma em cães e gatos, e cerca de 30 a 85% dos diagnósticos são *post mortem*.[6]

O papel básico das glândulas adrenais é preparar o organismo para situações de estresse agudo ou crônico, um conceito popularizado como resposta de "luta ou fuga" no que diz respeito à medula adrenal, ou "reação de alerta", quanto ao papel do córtex adrenal.[7] Durante o estresse agudo, as catecolaminas mobilizam glicose e ácidos graxos como fonte de energia e preparam o coração, os pulmões e os músculos para agir, ao passo que os glicocorticoides do córtex protegem contra reações exageradas do organismo durante a resposta ao estresse. Diante de um estresse mais crônico (p. ex., privação de alimento ou água), os hormônios adrenocorticais estimulam a gliconeogênese, para manter a glicemia, e aumentar a reabsorção de sódio, para manter o volume hídrico corporal. Como a medula adrenal responde por cerca de 10% do tônus simpático, doenças que cursem com hipofunção da medula adrenal não têm maior importância.[1,4] No entanto, o feocromocitoma (tumor da medula adrenal secretor de epinefrina) é uma situação de hiperfunção da medula adrenal com repercussões limitantes à vida.

Anatomia e histologia das adrenais

As glândulas adrenais estão localizadas adjacentes à face medial de cada rim, no espaço retroperitoneal, em contato íntimo com a artéria aorta no lado esquerdo, com a veia cava abdominal no lado direito e com as artérias frenicoabdominais de ambos os lados. Além disso, as glândulas normalmente estão cobertas por tecido adiposo perirrenal.[8] Histologicamente, as glândulas adrenais são divididas em duas camadas distintas: o córtex e a medula. O córtex adrenal é subdividido em três zonas histologicamente distintas: (1) zona glomerulosa (produção de mineralocorticoides), (2) zona fasciculada (produção de glicocorticoides) e (3) zona reticular (produção de esteroides sexuais, basicamente andrógenos). A medula adrenal representa um gânglio simpático modificado, secretando, em humanos e cães, basicamente epinefrina (cerca de 80% de sua secreção) em resposta a um estímulo, em vez de NE, como fazem os terminais simpáticos pós-ganglionares.[5–7] Entretanto, felinos secretam NE de forma mais intensa pela medula adrenal.[6]

Fisiologia da medula adrenal

As catecolaminas (epinefrina e NE) são os hormônios secretados pelo sistema nervoso simpático. Conceitualmente, a NE é mais secretada como neurotransmissor nos terminais simpáticos pós-ganglionares, podendo chegar à circulação perante hiperestimulação simpática, ao passo que a epinefrina é o principal hormônio secretado pela medula adrenal diante das situações de estresse, preparando o organismo para situações de luta ou fuga. Os efeitos das catecolaminas são mediados por receptores periféricos dos tipos α e β, os quais normalmente apresentam efeitos antagônicos (p. ex., vasoconstrição α contra vasodilatação β)[5,7].

As catecolaminas são sintetizadas a partir do aminoácido tirosina, que sofre três e quatro reações consecutivas para formar a NE e a epinefrina, respectivamente. A tirosina é convertida inicialmente a di-hidroxifenilalanina (L-DOPA) pela enzima tirosina hidroxilase, que é limitante para o processo de síntese de NE e epinefrina. A L-DOPA é convertida enzimaticamente a dopamina pela enzima ácido aromático L-amino descarboxilase. Após sua síntese, a dopamina é transportada para vesículas intracelulares (grânulos) das células cromafins, sendo então convertida a NE pela enzima dopamina β-hidroxilase. Nos terminais nervosos pós-ganglionares do sistema simpático, a reação para nesse ponto, sendo a NE o produto de secreção. No entanto, na medula adrenal, a presença da enzima feniletanolamina-N-metiltransferase (PNMT) catalisa a metilação da NE a epinefrina. O sangue que irriga a medula é oriundo do córtex adrenal e apresenta elevada concentração de cortisol, o qual estimula fortemente a expressão da enzima PNMT. A taxa de síntese das catecolaminas é regulada pela ação da enzima limitante tirosina hidroxilase. A secreção das catecolaminas, indiferente se nos terminais simpáticos pós-ganglionares ou na medula adrenal, ocorre por despolarização das células pós-ganglionares após estímulo da acetilcolina liberada pela fibra pré-ganglionar.[5–7]

O destino das catecolaminas é bastante curto, apresentando meia-vida inferior a 1 min, uma vez que elas são removidas rapidamente das sinapses e da circulação por diferentes processos. Uma parte das catecolaminas secretadas é recaptada pela fibra pós-ganglionar ou pela própria célula cromafin da medula adrenal para reúso ou metabolização, já outra parte das catecolaminas liga-se aos seus receptores de membrana específicos. As catecolaminas restantes são metabolizadas principalmente no fígado por mecanismos de inativação, que envolvem as enzimas catecolamina-O-metiltranferase (COMT) e monoaminoxidase (MAO). Os produtos são excretados basicamente por via renal, na forma de metanefrinas ou ácido vanililmandélico.[5]

Os receptores α e β estão presentes em diversos tecidos, garantindo ação ampla das catecolaminas. Tradicionalmente, os receptores tipo α são divididos em α_1 e α_2: os primeiros estão presentes em células-alvo; os últimos, nos neurônios simpáticos pré-sinápticos, o que faz com que os α_1 medeiem ações clássicas, como a vasoconstrição, ao passo que os α_2, quando ativados, inibam a secreção de NE pelos neurônios simpáticos.[7] Geneticamente definiu-se a presença de três subtipos de receptores do tipo β (β_1, β_2, β_3), que dão uma ideia da complexidade das ações das catecolaminas. Ambas, epinefrina e NE, atuam sobre ambos os receptores α e β; a resposta de cada sistema dependerá da expressão relativa de cada tipo de receptor, sendo desse modo que as catecolaminas determinam diferentes ações nos mais diversos tecidos. Essas ações incluem estado de alerta, dilatação das pupilas, piloereção, sudorese, dilatação brônquica, taquicardia, inibição da musculatura lisa no trato gastrintestinal, constrição de esfíncteres e relaxamento do miométrio (Quadro 191.1).[5,7]

Do ponto de vista metabólico, para promover combustível imediatamente, as catecolaminas aumentam a disponibilidade de glicose via glicogenólise e de ácidos graxos via lipólise. Como resultado desses efeitos, a taxa metabólica aumenta em 20 a 30%. Com relação aos efeitos cardiovasculares, a ação sobre os receptores α e β é amplamente utilizada na clínica médica. Por exemplo, o uso de β-agonistas para promover dilatação brônquica em casos de asma ou de betabloqueadores no tratamento da hipertensão.[7] Do mesmo modo, os agonistas endógenos epinefrina e NE são bastante empregados para controle de reações alérgicas e reanimação cardiopulmonar. De maneira geral, a presença de deficiente função da medula adrenal não causa problemas, uma vez que a epinefrina responde por somente 10% das catecolaminas circulantes, evidenciando a existência de outras fontes de catecolaminas no sangue (p. ex., terminais nervosos pós-ganglionares). Contudo, situações de superprodução de catecolaminas, como evidenciado nos feocromocitomas (tumor da medula adrenal produtor de catecolaminas), podem promover complicações limitantes à vida em decorrência de hipertensão crônica, taquicardia, tremores, palpitação e nervosismo acentuado, além de resistência à insulina.[1,4–7]

■ Definição

Os feocromocitomas (neoplasia da medula adrenal) são tumores secretores de catecolaminas originados a partir das células cromafins da medula adrenal oriundas do neuroectoderma embrionário. Outros tumores que, como o feocromocitoma, contêm células com sistema de captação e descarboxilação de precursores de aminas são chamados coletivamente de APUDomas (APUD, *amine precursor uptake and decarboxilation*).[1] Outros APUDomas bem caracterizados em humanos são insulinoma, gastrinoma, glucagonoma, somatostatinoma, vipoma, GRFoma, quemodectoma, entre outros ainda mais

Quadro 191.1 Resposta de diferentes órgãos efetores às catecolaminas circulantes.

Órgão efetor	Tipo de receptor	Resposta
Olhos		
Músculo radial da íris	α_1	Contração (midríase)
Músculo ciliar	β_2	Relaxamento
Coração		
Nó sinoatrial	β_1, β_2	Aumento da frequência cardíaca
Átrio	β_1, β_2	Aumento na contratilidade e velocidade de condução
Nó atrioventricular e fibras de Purkinje	β_1, β_2	Aumento na velocidade de condução
Ventrículos	β_1, β_2	Aumento na contratilidade
Arteríolas		
Coronárias	α_1, α_2 β_2	Constrição Dilatação
Pele e mucosas	α_1, α_2	Constrição
Músculo esquelético	α_1 β_{11}	Constrição Dilatação
Cerebral	α_1	Constrição
Pulmonar	α_1 β	Constrição Dilatação
Vísceras abdominais	α_1 β_1	Constrição Dilatação
Rins	α_1, α_2 β_1, β_2	Constrição Dilatação
Veias sistêmicas	α_1, α_2 β_2	Constrição Dilatação
Pulmões		
Musculatura brônquica	β_2	Relaxamento
Glândulas bronquiais	α_1 β_2	Inibição Estimulação
Intestino		
Mobilidade e tônus	α_1, α_2, β_1, β_2	Redução
Esfíncteres	α_1	Contração
Secreções	α_2	Inibição
Bexiga		
Detrusor	β_2	Relaxamento
Esfíncter	α_1	Contração
Pele		
Músculo piloeretor	α_1	Contração
Glândulas sudoríparas	α_1	Aumento leve região-específico
Cápsula esplênica	α_1 β_1	Contração Relaxamento
Fígado	α_1, β_2	Estímulo à glicogenólise e gliconeogênese
Pâncreas		
Ácinos	α_2	Reduz a secreção
Ilhotas	α_2 β_2	Reduz a secreção de insulina e glucagon Aumenta a secreção de insulina e glucagon
Glândulas salivares	α_1	Secreção densa e viscosa
Tecido adiposo	α_1, β_1, β_3	Lipólise e calorigênese
Rins		
Células justaglomerulares	β_1	Aumento na secreção de renina
Medula	α_1	Estímulo à gliconeogênese
Néfron distal	α_2	Inibição da resposta ao hormônio antidiurético

Adaptado de Ganong[6] e Feldman e Nelson.[3]

raros. Em cães e gatos, o insulinoma e o feocromocitoma são os APUDomas mais frequentes.[4] Essas células são especializadas na secreção de peptídios que compartilham diversas características ultraestruturais e bioquímicas.[2] Apesar de serem tumores geralmente solitários e de crescimento lento, devem ser considerados malignos, uma vez que podem comumente invadir e/ou comprimir vasos adjacentes, além de fazer metástases distantes com frequência.[9] Raramente podem ocorrer feocromocitomas extra-adrenais, também chamados de paragangliomas, uma vez que tumores secretores de catecolaminas também podem originar-se do sistema paraganglionar, além de a partir da medula adrenal.[10]

Incidência

A ocorrência dessa doença é extremamente rara no cão e ainda menos comum em gatos. A média de idade na apresentação inicial em cães é em torno de 11 anos, mas relatos variam de 1 a 26 anos.[1,4,6,11] Aparentemente não há predileção sexual ou racial. No entanto, foram identificados APUDomas em uma série de 98 casos de cães com feocromocitoma, sendo as raças Poodle miniatura, Pastor-alemão, Boxer, Golden Retriever, Labrador Retriever e Pinscher as mais afetadas (Quadro 191.2). No entanto, essa maior frequência pode refletir somente a maior popularidade de tais raças no país de origem do estudo, como destacado pelos autores.[4] Apesar disso, curiosamente algumas destas são as mesmas raças mais afetadas por insulinomas, o que pode evidenciar maior predisposição de tais raças a APUDomas.[4] O diagnóstico de feocromocitoma é bastante desafiador e, dependendo da série de casos avaliada, até mais de 80% dos casos podem ser descobertos na necropsia somente (Figura 191.1).[6,12–14] Até o momento, e existem apenas quatro relatos na literatura de feocromocitomas em felinos, o que dificulta a identificação de um perfil de população mais afetada.

Quadro 191.2 Distribuição de raças em uma série de 98 cães com feocromocitoma.

Raça	Número de cães
Poodle miniatura	10
Pastor-alemão	10
Boxer	7
Golden Retriever	6
Labrador Retriever	5
Pinscher	5
Sheepdog	5
Sem raça definida	5
Schnauzer miniatura	4
Dachshund	3
Great Dane	3
Husky Siberiano	2
Chow-chow	2
Dálmata	2
Rottweiler	2
Springer Spaniel	2
Weimaraner	2
Outras raças (um de cada)	23

Adaptado de Feldman e Nelson.[3]

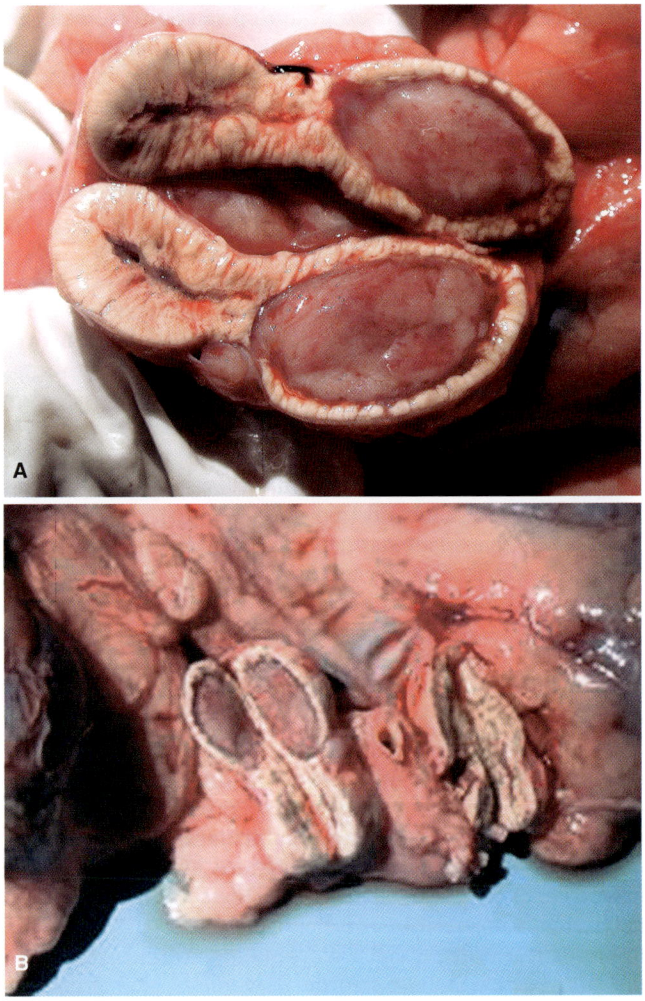

Figura 191.1 A. Feocromocitoma detectado na necropsia de um Boxer fêmea de 9 anos de idade com hiperadrenocorticismo pituitário-dependente. **B.** Observar a hiperplasia bilateral do córtex das adrenais, uma associação rara de ser detectada.

No entanto, todos os gatos relatados com feocromocitoma apresentavam idade entre 11 e 20 anos.[10,15–17] O diagnóstico ainda em vida é importante, uma vez que se podem evitar as complicações limitantes à vida causadas pelos feocromocitomas.[1,4]

Etiologia e fisiopatogenia

O conhecimento básico sobre a secreção, o metabolismo e os efeitos farmacológicos das catecolaminas liberadas pelos feocromocitomas é fundamental e um pré-requisito para a compreensão da fisiopatogenia da doença. Além disso, serve como base para a compreensão de testes diagnósticos.[6] A medula adrenal é um gânglio modificado, e pode ser vista como neurônios simpáticos pós-ganglionares sem axônios – as células cromafins. Desse modo, como qualquer neurônio simpático pós-ganglionar, os tumores de células cromafins podem secretar quantidades variáveis de dopamina, epinefrina e NE. No entanto, a intensa atividade da enzima PNMT, que catalisa a metilação da NE a epinefrina, faz com que a catecolamina predominante a ser secretada seja a epinefrina (80% em humanos, 70% em cães e cerca de 60% em gatos). A concentração de NE circulante é determinada em parte pela concentração oriunda dos terminais nervosos. Paragangliomas normalmente secretam NE.[4]

Do ponto de vista da fisiopatogenia, além da carcinogênese inicial em algum ponto do sistema paraganglionar ou nas células cromafins da medula adrenal, parece haver inibição da alça de retroalimentação ultracurta do controle da secreção das catecolaminas. Um sistema intracelular promove a inibição da enzima limitante tirosina hidroxilase secundária a elevadas concentrações de NE no citoplasma. Nos feocromocitomas, concentrações excessivas de NE no citoplasma não afetam a atividade da tirosina hidroxilase, resultando em constante taxa de síntese. Além disso, o sistema de inativação intracelular da NE também pode estar bastante ativo, inibindo desse modo a inibição da tirosina hidroxilase.

Os mecanismos que induzem a secreção de catecolaminas pelos feocromocitomas ainda são pouco compreendidos, uma vez que, diferentemente das células cromafins normais, a secreção pelos tumores não depende de impulsos nervosos (*i. e.*, liberação de acetilcolina por uma fibra simpática pré-ganglionar).[4] Acredita-se que a secreção pelos feocromocitomas seja por difusão, e não por exocitose, como fazem as células cromafins normais após um estímulo nervoso e consequente despolarização da célula. Desse modo, estímulos como alterações no fluxo sanguíneo tumoral, pressão física direta e certas substâncias estimulam a secreção de catecolaminas. No entanto, a resposta a estímulos estressores, como hipoxia, hipotensão, hipoglicemia, medo e estresse, é imprevisível. Da mesma maneira, a razão pela qual alguns tumores têm taxas constantes de secreção e outros secretam catecolaminas de modo episódico não é conhecida.[6]

As repercussões do feocromocitoma em um organismo serão diferentes a cada paciente, dependendo basicamente da quantidade, da intensidade e do tempo de duração da secreção exagerada de catecolaminas. Nos diferentes tecidos, os efeitos serão observados de acordo com a interação da NE e epinefrina com seus receptores α e β, como observado no Quadro 191.2. Além disso, a distribuição diferencial dos vários tipos de receptores α e β nos diferentes tecidos, bem como seu limiar de ativação, muda de indivíduo para indivíduo, justificando as mais diversas apresentações clínicas possíveis.[4,5]

Biologicamente são tumores de crescimento lento, com nódulos medindo 0,5 cm de diâmetro até massas com mais de 10 cm.[9] Cerca de 50% dos feocromocitomas são invasivos localmente e apresentam taxas de metástases (fígado, pulmões, linfonodos, baço, coração, rins, pâncreas, ossos, e sistema nervoso central [SNC]), na ordem de 15 a 40%.[4,9,11-15,18] Os locais mais comuns de invasão tumoral são lúmen da veia cava adjacente, envolvimento e compressão da veia cava caudal ou ambos. Além disso, a invasão mural ou o estreitamento de artéria aorta e/ou vasos renais, adrenais, vasos hepáticos e canal medular já foi relatado.[4,9,11-15,18] Eventualmente, pode ocorrer a ruptura traumática ou não de tumores adrenais, levando a hemoperitônio, ou, eventualmente, hemorragia retroperitoneal, que podem ser limitantes à vida. Nesses casos, a estabilização hemodinâmica, seguida de adrenalectomia, é o tratamento de eleição.[19]

Observa-se elevada frequência de outras neoplasias associadas a feocromocitomas (Quadro 191.3). O estudo de Barthez *et al.*,[11] por exemplo, evidenciou frequência de 54%, sendo muitas destas MEN. Apesar de rara a associação, diversos casos foram relatados na literatura de feocromocitomas bilaterais ou associação entre hiperadrenocorticismo pituitário-dependente ou eventualmente adenocarcinomas adrenocorticais.[3,20-22] Alguns desses casos de hiperadrenocorticismo, associado a feocromocitoma, tendem a ser resistentes ao tratamento com o Lisodren® (mitotano).[21,22] Essa observação sustenta a hipótese de que alguns feocromocitomas podem secretar hormônio adrenocorticotrófico (ACTH), estimulando a hiperfunção do córtex de ambas as glândulas adrenais, como é observado em alguns casos em humanos.[6] Apesar disso, o estudo de von Dehn *et al.*,[18] apesar de contar com seis animais, evidenciou que quatro destes apresentavam hiperadrenocorticismo pituitário-dependente. Em contrapartida, o cortisol é um potente estimulador da atividade da enzima PNMT, que metila a NE a epinefrina. A drenagem venosa do córtex adrenal passa pela medula adrenal antes de retornar à circulação sistêmica, de modo que a região medular fica exposta a concentrações normalmente elevadas de cortisol, ainda mais na presença de hiperadrenocorticismo. Alguns autores acreditam que essa característica seja um fator que estimule a hipersecreção de catecolaminas por feocromocitomas em animais portadores de hipercortisolismo.[4]

Quadro 191.3 Doenças associadas identificadas em 58 cães com feocromocitomas.

Doenças sistêmicas	Neoplasias
Diabetes *mellitus*	Adenoma adrenocortical*
Síndrome de Cushing*	Astrocitoma
Megaesôfago	Adenocarcinoma biliar
Insuficiência hepática	Fibrossarcoma
Pancreatite	Hemangioma
Insuficiência renal	Carcinoma hepatocelular
Cistite, pielonefrite	Histiocitoma
Insuficiência cardíaca congestiva	Liomioma
Aterosclerose	Linfoma
Doença de disco intervertebral	Adenocarcinoma mamário
Espondilopatia cervical	Mastocitoma
Mielopatia degenerativa	Melanoma
Otite média	Adenocarcinoma nasal
Rinite supurativa	Osteossarcoma, condrossarcoma
Pneumonia	Adenocarcinoma pancreático*
Fraturas traumáticas	Macroadenoma pituitário*
Doença articular degenerativa	Hiperparatireoidismo primário*
	Rabdomiossarcoma
	Seminoma
	Sertolioma
	Carcinoma de células escamosas
	Timoma
	Adenocarcinoma de tireoide*

* Compatível com neoplasia endócrina múltipla (MEN) verificada em humanos. Adaptado de Feldman e Nelson.[3]

■ Manifestações clínicas

A maioria dos sintomas observados em cães com feocromocitomas é secundária aos efeitos biológicos das catecolaminas. Contudo, alguns sinais podem ser secundários à invasão local de estruturas pelo tumor (rins, veia cava, artéria aorta, canal medular), o que pode levar, de maneira mais drástica, a trombose da veia cava caudal ou hemorragia intra-abdominal aguda.[1,4,9,11] Os sintomas podem ser de brandos e aparentemente ausentes até graves, como colapso circulatório.

Do mesmo modo, os sinais podem ser agudos e episódicos ou crônicos e progressivos, dependendo da natureza secretora do tumor (intermitente ou contínua), da quantidade e do tipo de catecolamina secretada e se há ou não invasão de estruturas.[1,4,11] Os sintomas podem durar de dias há anos antes da apresentação inicial do paciente.[6] As manifestações clínicas associadas à existência de feocromocitomas são: perda de peso, depressão, colapso, insônia, ofegação, intolerância ao exercício, epistaxe, paraparesia, midríase, distensão abdominal, vômitos, hipertensão, letargia, tremores, edema de membros posteriores, anorexia, fraqueza, agitação, dispneia, tosse, cianose, convulsões, ataxia, poliúria e polidipsia, diarreia, taquiarritmia, taquipneia, cegueira súbita e adipsia.[1,4,6,9,11–18,21]

As queixas comuns envolvem perda de peso, anorexia e depressão, assim como os sinais respiratórios (Figura 191.2). As crises ou paroxismo são a clássica manifestação do feocromocitoma e consequência da liberação de catecolaminas e subsequente estimulação dos receptores adrenérgicos. A taquicardia e as arritmias são efeitos diretos das catecolaminas. Em humanos, fortes dores de cabeça, palpitações e sudorese inapropriada episódica são sintomas típicos. Essas crises, ou paroxismo, costumam ser intercaladas por períodos sem sintomas. A frequência e a duração do paroxismo em animais não são bem documentadas; porém, em humanos, as crises podem ocorrer de diversas vezes em 1 mês até diversas vezes em um dia, com duração de menos de 1 min até algumas horas.[6] Muitos dos sinais do paroxismo resultam de grave hipertensão produzida pelas catecolaminas, e eventualmente alguns pacientes veterinários podem apresentar paroxismos tão graves que causam sinais agudos fulminantes (colapso agudo, choque cardiogênico, edema pulmonar, fibrilação ventricular, cianose, epistaxe, acidentes vasculares cerebrais e convulsões) que podem culminar em óbito.[4,6]

No exame físico, nenhuma alteração é específica para o diagnóstico de feocromocitoma, e muitas vezes os sinais podem refletir invasão local de estruturas ou secreção exagerada de catecolaminas.[6] As mucosas podem estar hiperêmicas ou pálidas em virtude de hemorragias e vasoconstrição.[1,4,5] Distensão abdominal pode estar presente secundariamente à ascite por obstrução vascular ou como resultado de hemorragias. Alguns animais poderão evidenciar massas abdominais palpáveis.[11] A ausculta pulmonar pode evidenciar, além de taquipneia, sons anormais, como aumento nos sons broncovesiculares ou alveolares secundários à hipertensão pulmonar, levando a congestão e edema. O edema pulmonar também poderá ser cardiogênico, e a ausculta cardíaca pode evidenciar taquicardia, arritmias e murmúrios sistólicos.[6]

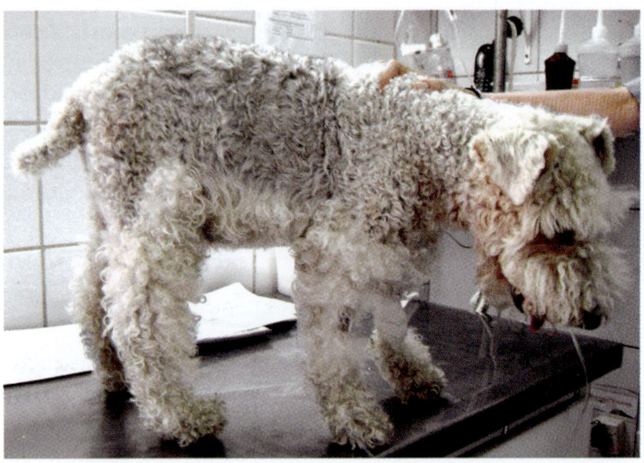

Figura 191.2 Paciente Fox Terrier com 9 anos de idade apresentado com queixa de ofegação intermitente, agitação, nervosismo, hipertensão arterial sistêmica, poliúria e polidipsia e com imagem ecográfica sugestiva de feocromocitoma.

Eventualmente hipertermia pode ser detectada. A avaliação oftálmica tende a evidenciar midríase, e a avaliação retiniana pode evidenciar sinais de retinopatia hipertensiva (hemorragias retinianas, descolamento de retina).[6] Apesar de comum em decorrência da vasoconstrição arteriolar e maior débito e frequência cardíaca, a hipertensão sistêmica (pressão sistólica > 160 mmHg e pressão diastólica > 100 mmHg) não tem a sua verdadeira incidência determinada, podendo estar associada a distúrbios concomitantes, e não a feocromocitoma.[1,4] A paralisia dos membros posteriores pode ser secundária ao tromboembolismo ou a problemas neurológicos primários ou secundários – metástases, por exemplo.[10] Alterações neurológicas podem surgir secundariamente a acidentes vasculares cerebrais ou metástases, como inclinação de cabeça, nistagmo, estrabismo e convulsões.[6] Além disso, alguns sinais podem surgir secundariamente à invasão de estruturas pelo tumor, por exemplo, ascite, edema periférico dos membros posteriores e distensão grosseira das veias epigástricas superficiais localizadas na parede ventral do abdome.[6] Apesar de poucos relatos em felinos, poliúria, polidipsia, letargia e anorexia parecem ser os sinais mais comuns nesses pacientes, bem como vômito e convulsões.[6,10,15–17] Como muitos dos sintomas de feocromocitoma são intermitentes e podem mimetizar ou ser ofuscados por sintomas de doenças coexistentes (Quadro 191.3), o diagnóstico de feocromocitoma requer um elevado grau de precaução clínica.[6] Por essas razões, muitos casos só são diagnosticados durante a necropsia.[4,9]

Diagnóstico

Os exames laboratoriais normalmente não trazem muitas informações úteis ao diagnóstico, apresentando alterações bastante inespecíficas, como hemograma de estresse associado a trombocitopenia ou trombocitose, ou eventualmente anemia associada a hemorragias provocadas pelo tumor.[4,6] A leucocitose pode ser decorrente não só do estímulo à demarginalização dos neutrófilos, mas também ser resultado de necrose e inflamação tumoral.[6] As enzimas hepáticas podem apresentar atividades séricas elevadas, porém sem evidências de massas hepáticas, ao passo que a hipoalbuminemia ocasionalmente presente pode ser grave.[1,4,11] A hipercolesterolemia, que pode ser observada muitas vezes, costuma ser resultado da maior lipólise induzida pelas catecolaminas, com consequente maior síntese de colesterol em decorrência da maior liberação de ácidos graxos.[6,11] Além disso, muitos animais podem apresentar colesterol elevado secundariamente à presença concomitante de hiperadrenocorticismo ou até mesmo de diabetes. A ocorrência de diabetes associado ao feocromocitom pode relacionar-se com a inibição α da secreção de insulina pelas catecolaminas e a maior estímulo β à gliconeogênese e à glicogenólise hepáticas.[6] Muitos casos apresentam azotemia e hiperfosfatemia, indicando disfunção renal, e a proteinúria normalmente esta correlacionada a glomerulopatia hipertensiva.[4]

Animais com hiperadrenocorticismo associado a feocromocitomas podem ter esse fator de confusão adicional, com a tendência de se atribuírem todos os sintomas ao hipercortisolismo. Da mesma maneira, a identificação de massa adrenal nesses casos pode ser interpretada como uma neoplasia adrenocortical, e não como um feocromocitoma.[1,4,6] Aspirados com agulha fina podem ser úteis na identificação de feocromocitomas e na diferenciação das massas adrenais de outras origens, apesar do risco do trauma com a agulha aumentar ainda mais a pressão.[4,11]

O diagnóstico definitivo de feocromocitoma é bastante difícil, contudo, clinicamente, é possível determinar tratar-se de um feocromocitoma diante de massa adrenal, diferenciando de tumor adrenocortical ou aldosteronoma, outras duas causas potenciais de hipertensão.[4,6,9] Contudo, a ausência de hipertensão em um animal com histórico compatível (p. ex., histórico de colapsos, presença de alterações cardiorrespiratórias compatíveis e identificação de massa adrenal na ecografia) não exclui a possibilidade de tratar-se de um feocromocitoma. Do mesmo modo, uma adrenal de tamanho normal não exclui esse diagnóstico.[9]

Os exames de imagens, como ultrassonografia, radiografias, tomografia computadorizada e ressonância magnética, são de grande valia na determinação da presença dessas massas adrenais, bem como do grau de invasão dos tecidos adjacentes e na busca por metástases pulmonares, linfáticas ou hepáticas, por exemplo.[1,4,6,9,11,23–25] Rosenstein[22] considerou a tomografia computadorizada como a ferramenta mais útil de diagnóstico de massas adrenais, bem como das dimensões, formato, margens e grau de invasividade do tumor em cães com feocromocitoma. A visibilização de massa adrenal unilateral com adrenal contralateral normal é um indício ecográfico de que não se trata de um tumor adrenocortical funcional, ao passo que a visibilização de massa adrenal associada à atrofia da adrenal contralateral é um forte indicativo de tumor adrenocortical funcional.[4,6,9,11,23,24] Contudo, em um estudo de 61 casos com feocromocitoma, 12 animais apresentaram hiperadrenocorticismo associado.[12] Em outro estudo, 4 de 37 cães com tumores adrenocorticais evidenciaram feocromocitoma na mesma glândula tumoral na avaliação histopatológica.[24] Além disso, os feocromocitomas costumam ocorrer associados a outras neoplasias, o que torna a interpretação das imagens bastante confusa.[6,24] De qualquer maneira, ecograficamente os feocromocitomas apresentam-se como massas adrenais associadas a uma adrenal contralateral de tamanho normal e, eventualmente, com invasão de estruturas adjacentes. Muitas vezes as imagens são heterogêneas, ou homogêneas e ecogênicas, com evidências de tecido vascular associado (Figura 191.3).[4,6,24,25]

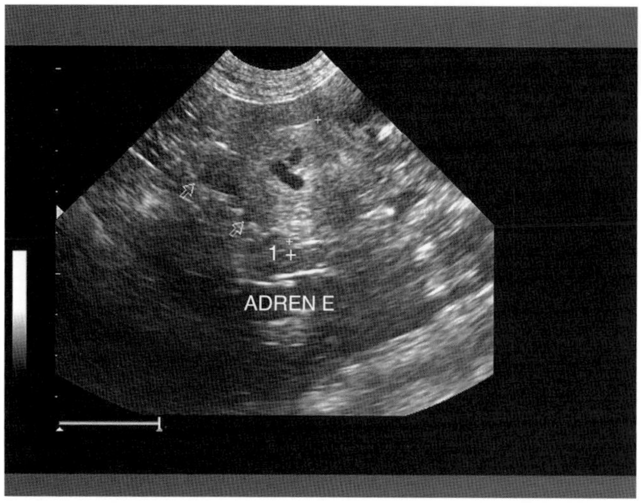

Figura 191.3 Ultrassonografia de massa adrenal em Lhasa Apso fêmea de 7 anos de idade. A glândula adrenal esquerda apresentou massa arredondada em polo caudal com bordos irregulares, aspecto hiperecogênico com algumas áreas anecogênicas, formando reforço acústico posterior tênue (cistos) e sem evidência de fluxo ao estudo de Doppler de amplitude. Imagem compatível com feocromocitoma. A massa mediu aproximadamente 2,9 cm × 3,1 cm. Polo cranial com bordos ligeiramente irregulares e aspecto hipoecogênico homogêneo; mediu 1,2 cm de espessura. A adrenal esquerda mediu 4,7 cm de comprimento total. A glândula adrenal direita apresentou dimensões dentro da normalidade (2,4 × 0,7 cm). (Gentilmente cedida pela Dra. Adriane Ilha.)

Apesar de métodos bem determinados para detecção de catecolaminas no plasma e seus metabólitos (metanefrina, normetanefrina e ácido vanililmandélico) na urina em humanos, esses testes não são aplicados rotineiramente na prática veterinária, tanto pelas dificuldades relacionadas com o estresse (o animal estressado aumentará a concentração de catecolaminas no plasma) quanto por aquelas envolvendo a coleta de urina ao longo de 24 h (para determinação dos metabólitos urinários). No entanto, a principal limitação é a ausência de valores de referência tanto das catecolaminas quanto de seus metabólitos para cães e gatos.[1,4,6,9,11]

Kook *et al.*[23] demonstraram que o estresse aumenta não só as catecolaminas no plasma, como também na urina observa-se aumento não só das catecolaminas, como dos metabólitos. Desse modo, os autores propõem que a coleta adequada de urina para o diagnóstico de feocromocitoma deve ser feita em casa, pelo proprietário, após o animal ter se habituado ao procedimento de coleta, para evitar falsos resultados.[6,26] Uma possibilidade diagnóstica interessante é o teste de supressão pela clonidina, que, uma vez na circulação, poderia suprimir a secreção de catecolaminas via sua ação sobre receptores α_2. Como os feocromocitomas secretam de modo independente de aferências neurais, a secreção de catecolaminas não é afetada pela administração de clonidina, ao passo que, em indivíduos normais, a concentração de catecolaminas reduz-se à metade após aplicação da medicação. No entanto, flutuações na taxa de secreção das catecolaminas pelo tumor podem interferir nos resultados do teste, levando a viés de interpretação.[1,6] Apesar de interessante como método diagnóstico, esse teste, assim como outros (teste de supressão pela fentolamina ou testes provocativos com histamina, tiramina, metoclopramida e glucagon), é ainda menos utilizado e não recomendado, uma vez que coloca em risco a vida do paciente diante de hipotensão ou hipertensão grave, respectivamente.[1,4,6] Contudo, o desencadear de uma crise de hipertensão em um cão após administração de metoclopramida é sugestivo de feocromocitoma.[6] Em breve, um radioimunoensaio para mensuração de catecolaminas, metanefrina e normetanefrina no plasma de cães deverá estar disponível, apesar de ainda precisar ser validado contra métodos tradicionais, bem como os valores de referência determinados para animais saudáveis e não estressados.[27]

■ Tratamento

A adrenalectomia é o único tratamento definitivo,[1,4,6,8,9,11] e profissionais experientes deverão ser solicitados a fazer esse procedimento pelo elevado grau de infiltração dos tumores, hipertensão e elevado grau de hemorragias transoperatórias.[8] Muitas vezes faz-se necessária a nefrectomia do rim adjacente, bem como a ressecção de parte da veia cava caudal. Além disso, a ressecção desses tumores torna-se ainda mais complicada, uma vez que esse tipo de paciente representa um elevado risco anestésico resultante de hipertensão (que pode atingir mais de 300 mmHg) e arritmias, que tendem a piorar durante o procedimento, uma vez que a manipulação tende a liberar mais catecolaminas.[1,4,6,8,9] Muitas vezes a infiltração tumoral obriga à ressecção de outras estruturas, inclusive da veia cava, o que representa um risco adicional ao procedimento.[1,6,8,9,28] Em humanos, a adrenalectomia laparoscópica é considerada a técnica padrão-ouro para tratamento de neoplasias adrenais, inclusive de feocromocitomas, desde que tenham um tamanho relativamente pequeno (inferior a 7 a 10 cm de diâmetro), o que é considerado um tamanho grande para animais de companhia, especialmente dependendo do porte do paciente.[29,30] Em medicina veterinária, a adrenalectomia laparoscópica é uma excitante modalidade terapêutica que deve ser instigada, uma vez que está associada a menores complicações, além de permitir a visualização inicial do quadro (metástases, invasão de estruturas adjacentes) de maneira minimamente invasiva.[30]

A estabilização prévia do paciente quanto à hipertensão, ao volume sanguíneo e às arritmias cardíacas faz-se necessária para aumentar as chances de sucesso após a cirurgia. O Quadro 191.4 apresenta os medicamentos comumente usados no manejo de cães com feocromocitoma. O manejo prévio da hipertensão pode ser obtido com uso de medicamentos α-antagonistas, como a fenoxibenzamina (0,2 a 1,5 mg/kg por via oral, 2 vezes/dia) ou a prazosina (0,5 a 2 mg/kg por via oral, 2 ou 3 vezes/dia). Herrera *et al.*[28] evidenciaram que a administração de fenoxibenzamina, por cerca de 20 dias antes da adrenalectomia (na dose média de 0,6 mg/kg por via oral, 2 vezes/dia), reduziu significativamente a mortalidade perioperatória em comparação a cães não tratados previamente com esse medicamento. Do mesmo modo, quanto mais jovem o paciente, maior a chance de sucesso no procedimento.[28] A administração de betabloqueadores (p. ex., propranolol 0,2 a 1 mg/kg por via oral, 3 vezes/dia, ou atenolol 0,2 a 1 mg/kg por via oral, 2 vezes/dia) para controle de arritmias jamais deve ser realizada sem uso adicional de α-antagonistas sob risco de redução intensa do débito cardíaco, uma vez que não haverá vasocontrição α.[1,4] Com relação ao protocolo anestésico, pré-anestesia à base de oximorfona e atropina ou glicopirrolato, indução com fentanila associada a um benzodiazepínico, como o diazepam ou o midazolam, e manutenção com uma técnica de anestesia balanceada com isoflurano e fentanila costumam ser seguras.[3] No transoperatório, poderá fazer-se necessária a administração de fármacos com o objetivo de controlar a hipertensão induzida pela manipulação, bem como as arritmias. As sugestões são o uso de fármacos intravenosos, como fentolamina e betabloqueadores, respectivamente.[1]

O prognóstico depende muito das características de invasividade do tumor, do tamanho e do comportamento biológico, além, é claro, do êxito trans e pós-operatório imediato. A sobrevida após cirurgia pode estender-se de 2 meses a mais de 3 anos, apesar da características malignas dos feocromocitomas e da elevada frequência de metástases.[1,4,28] Feldman e Nelson[3] consideram que, quanto maior o tumor, pior o prognóstico do paciente, de acordo com a observação de uma extensa série de casos. No entanto, cães tratados clinicamente com medicamentos podem viver por mais de 12 meses, caso o tratamento com bloqueadores alfa-adrenérgicos seja efetivo no controle dos sinais e não sejam detectadas invasões tumorais ou metástases.[4] Cães que sobrevivam à cirurgia, porém que não tenham normalizado os sintomas por não ressecção total do tumor, podem ser mantidos clinicamente com uso diário de antagonistas adrenérgicos. Além disso, a cirurgia é efetiva em aumentar a expectativa de vida, mesmo em casos com metástases ou invasão local de estruturas.[1,28] No entanto, muitos cães morrem ou sofrem eutanásia por complicações causadas pela secreção excessiva de catecolaminas, trombose venosa induzida pelo tumor, invasão ou metástases a estruturas adjacentes.[4]

Quadro 191.4 Doses e medicamentos.

Medicamento	Dose, via e frequência
1. α-antagonistas	
a. Fenoxibenzamina	0,2 a 1,5 mg/kg VO, 2 vezes/dia
b. Prazosina	0,5 a 2 mg/kg VO, 2 ou 3 vezes/dia
c. Fentolamina (dose inicial)	0,1 mg/kg IV
c. Fentolamina (infusão contínua)	1 a 2 μg/kg/min
2. Betabloqueadores	
a. Propranolol	0,2 a 1 mg/kg VO, 3 vezes/dia
b. Atenolol	0,2 a 1 mg/kg VO, 2 vezes/dia

IV = intravenosa; VO = via oral.

Referências

1. Lana SE, Tweldt DE. Phaeochromocytoma. In: Mooney CT, Peterson ME, editors. BSAVA manual of canine and feline endocrinology. 3rd ed. Gloucester: British Small Animal Veterinary Medical Association; 2004. p. 217-21.
2. Thuróczy J, van Sluijs FJ, Kooistra HS, Voorhout G, Mol JA, van der Linde-Sipman JS *et al.* Multiple endocrine neoplasias in a dog: corticotrophic tumour, bilateral adrenocortical tumours, and pheochromocytoma. Vet Q. 1998;20(2):56-61.
3. Feldman EC, Nelson RW. Canine and feline endocrinology and reproduction. 3rd ed. Missouri: Saunders, 2004.
4. Griffin JE, Ojeda SR. Textbook of endocrine physiology. 5th ed. New York: Oxford, 2004.
5. Maher ER Jr, McNiel EA. Pheochromocytoma in dogs and cats. Vet Clin North Am Small Anim Pract. 1997;27(2):359-80.
6. Ganong WF. Review of medical physiology. 22nd ed. Connecticut: Lange, 2002.
7. Bichard SJ. Adrenalectomia. In: Slatter D. Manual de cirurgia de pequenos animais. 3ª ed. São Paulo: Manole; 2003. p. 1694-700.
8. Nelson RW. Distúrbios das glândulas adrenais. In: Nelson RW, Couto CG, editors. Medicina interna de pequenos animais. 3ª ed. Rio de Janeiro: Elsevier; 2006. p. 745-80.
9. Patnaik AK, Erlandson RA, Lieberman PH, Welches CD, Marretta SM. Extra-adrenal pheochromocytoma (paraganglioma) in a cat. J Am Vet Med Assoc. 1990;197(1):104-6.
10. Panciera DL, Carr AP. Endocrinologia para o clínico de pequenos animais. São Paulo: Roca; 2007.
11. Barthez PY, Marks SL, Woo J, Feldman EC, Matteucci M. Pheochromocytoma in dogs: 61 cases (1984-1995). J Vet Intern Med. 1997;11(5):272-8.
12. Gilson SD, Withrow SJ, Wheeler SL, Twedt DC. Pheochromocytoma in 50 dogs. J Vet Intern Med. 1994;8(3):228-32.
13. Chun R, Jakovljevic S, Morrison WB, DeNicola DB, Cornell KK. Apocrine gland adenocarcinoma and pheochromocytoma in a cat. J Am Anim Hosp Assoc. 1997;33(1):33-6.
14. Duesberg C, Peterson ME. Adrenal diseases in cats. Vet Clin North Am Small Anim Pract. 1997;27(2):321-47.
15. Gunn-Moore D. Feline endocrinopathies. Vet Clin North Am Small Anim Pract. 2005;35(1):171-210.
16. Platt SR, Sheppard BJ, Graham J, Uhl EW, Meeks J, Clemmons RM. Pheochromocytoma in the vertebral canal of two dogs. J Am Anim Hosp Assoc. 1998;34(5):365-71.
17. Whittemore JC, Preston CA, Kyles AE, Hardie EM, Feldman EC. Nontraumatic rupture of an adrenal gland tumor causing intra-abdominal or retroperitoneal hemorrhage in four dogs. J Am Vet Med Assoc. 2001;219(3):329-33.
18. von Dehn BJ, Nelson RW, Feldman EC, Griffey SM. Pheocromocitoma and hyperadrenocorticism in dogs: six cases (1982-1992). J Am Vet Med Assoc. 1995;207(3):322-4.
19. Pöppl AG, Cavalcante LFH, Schwantes V, Oliveira ST, Driemeier D, González FHD. Hiperadrenocorticismo, feocromocitoma e insuficiência cardíaca digestiva em uma cadela da raça Boxer: relato de caso. Rev Univ Rural – Ser Ci Vi. 2007;27(Supl):455-7.

20. Bennett PF, Norman EJ. Mitotane (o,p'-DDD) resistance in a dog with pituitary-dependent hyperadrenocorticism and phaeochromocytoma. Aust Vet J. 1998;76(2):101-3.
21. Barthez PY, Nyland TG, Feldman EC. Ultrasonography of the adrenal glands in the dog, cat, and ferret. Vet Clin Nort Am Sm Anim Pract. 1998;28(4):869-85.
22. Rosenstein DS. Diagnostic imaging in canine pheochromocytoma. Vet Radiol Ultrasound. 2000;41(6):499-506.
23. Kook PH, Boretti FS, Hersberger M, Glaus TM, Reusch CE. Urinary catecholamine and metanephrine to creatinine ratios in healthy dogs at home and in a hospital environment and in 2 dogs with pheochromocytoma. J Vet Intern Med. 2007;21(3):388-93.
24. Francis RC, Pickerodt PA, Salewski L, Boemke W, Höhne C. Detection of catecholamines and metanephrines by radio-immunoassay in canine plasma. Vet J. 2008; Nov 19. [Epub ahead of print.]
25. Louvet A, Lazard P, Denis B. Phaeochromocytoma treated by en bloc resection including the suprarrenal caudal vena cava in a dog. J Small Anim Pract. 2005;46(12):591-6.
26. Toniato A, Boschin I, Bernante P, Opocher G, Guolo AM, Pelizzo MR *et al.* Laparoscopic adrenalectomy for pheochromocytoma: is it really more difficult? Surg Endosc. 2007;21:1323-6.
27. Pöppl AG. Adrenalectomia laparoscópica no tratamento cirúrgico do hiperadrenocorticismo em cães: um desafio para a medicina veterinária. MedVep – Rev Cient Méd Vet – Peq An An Estim. 2009;7(20):37-43.
28. Herrera MA, Mehl ML, Kass PH, Pascoe PJ, Feldman EC, Nelson RW. Predictive factors and the effect of phenoxybenzamine on outcome in dogs undergoing adrenalectomy for pheochromocytoma. J Vet Intern Med. 2008;22(6):1333-9.
29. Schwartz T, Kovak JR, Koprowski A, Ludwig LL, Monette S, Bergman PJ. Evaluation of prognostic factors in the surgical treatment of adrenal gland tumors in dogs: 41 cases (1999-2005). J Am Vet Med Assoc. 2008;232(1):77-84.
30. Kyles AE, Feldman EC, de Cock HEV, Kass PH, Mathews KG, Hardie EM *et al.* Surgical management of adrenal gland tumors with and without associated tumor thrombi in dogs: 40 cases (1994-2001). J Am Vet Med Assoc. 2003;223(5):654-62.

192 Diabetes Mellitus em Gatos

Denise Maria Nunes Simões

■ Diabetes mellitus

O pâncreas é classicamente designado como uma glândula mista, por ser responsável tanto pela produção de enzimas digestivas (pâncreas exócrino) como pela produção de hormônios (pâncreas endócrino).[1]

As ilhotas pancreáticas (ilhotas de Langerhans) são estruturas formadas por pelo menos quatro tipos celulares: as células *A* ou α (periféricas), perfazendo 25% do total das células das ilhotas, sendo responsáveis pela síntese e pela secreção de glucagon; as células *B* ou β (centrais), perfazendo 60% do número total das células, produtoras e secretoras de insulina; as células *D* ou δ, localizadas mais na periferia e próximas a capilares, produtoras de somatostatina; e as células *F* ou *PP*, que ocupam em torno de 5% da massa celular e têm a mesma distribuição que as células D e são produtoras do polipeptídio pancreático.[1]

■ Definição

O diabetes *mellitus* (DM) é uma síndrome que abrange uma série de doenças de etiologias diferentes e clinicamente heterogêneas, que se caracteriza pela hiperglicemia decorrente da falta de insulina ou de sua incapacidade em exercer adequadamente seus efeitos metabólicos.[2]

■ Incidência

A ocorrência do DM felino parece ter aumentado consideravelmente a partir da década de 1990, segundo um estudo retrospectivo multicêntrico realizado em hospitais de ensino nos EUA (Figura 192.1). Esse fato pode ser decorrente de alguns fatores, como o aumento do tempo de sobrevida dos gatos, por se tratar de uma doença de animais idosos; a implantação de programas de investigação e prevenção de doenças nos pacientes felinos e a maior incidência de outras condições que causam resistência insulínica como a obesidade, na população felina.[3]

■ Etiologia e fatores de risco

A etiologia do DM felino é multifatorial e está associada à diminuição da secreção de insulina ou ao aumento dos fatores de resistência insulínica. Os fatores iniciantes dos eventos que determinam o DM felino não estão completamente elucidados, mas comumente incluem uma combinação de fatores genéticos e ambientais, como obesidade, dieta, exposição a fármacos que causam resistência insulínica, destruição das células das ilhotas por causas imunomediadas, amiloidose ou pancreatite crônica.[3]

A amiloidose de ilhota pancreática é a característica morfológica mais comum das ilhotas pancreáticas do homem, do gato e dos macacos com diabetes *mellitus* tipo 2. Os depósitos de amiloide podem ser encontrados em mais de 90% dos pacientes humanos com DM tipo 2 e em 80 e 100% de gatos e de macacos com diabetes espontâneo. Esses depósitos de amiloide nas ilhotas são derivados de um polipeptídio amiloide de ilhota (PPAI) ou amilina. O PPAI é um produto secretório normal das células β e é cossecretado com a insulina. Os mecanismos principais da transformação de PPAI em fibrilas de amiloide (fibrilogênese) são desconhecidos, mas a importância da patogênese do diabetes nessas espécies é o fato de que o depósito de amiloide está associado a perda significativa das células β ou B das ilhotas. Especula-se que uma constante superestimulação das células β ou B, devido à resistência insulínica, possa levar à formação de amiloide pela depleção de fatores necessários para a secreção e o processamento normal do PPAI[4] (Figura 192.2).

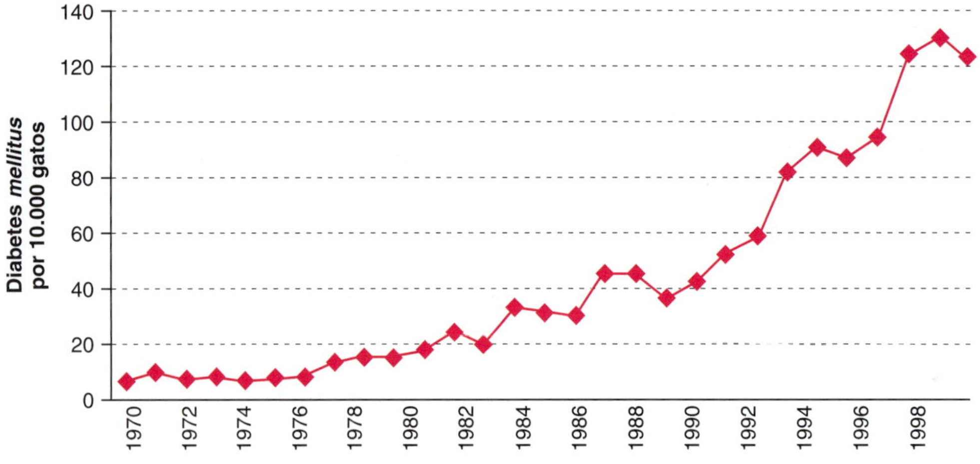

Figura 192.1 Prevalência hospitalar de diabetes *mellitus* felino.[3]

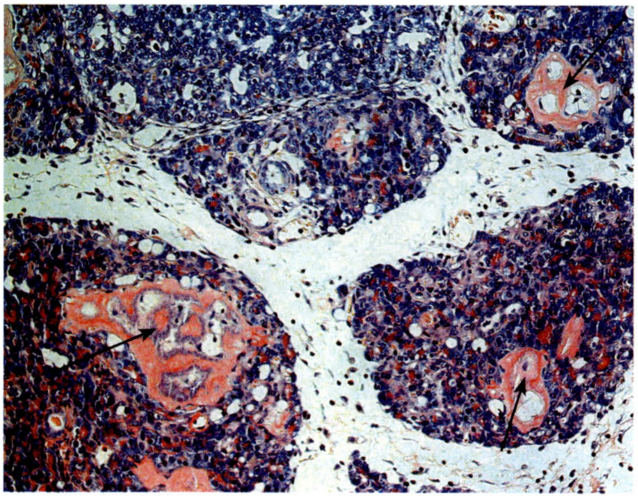

Figura 192.2 Amiloidose pancreática – corte histológico de pâncreas felino. As *setas* indicam o infiltrado de amiloide no tecido pancreático (aumento 200×).

Os fatores predisponentes para o surgimento da doença estão relacionados com o peso corporal, o sexo, a idade e possivelmente a raça. No estudo realizado por Panciera *et al.*,[5] avaliou-se a probabilidade de ocorrência da doença segundo o peso corporal e a faixa etária. Os gatos com peso maior que 6,8 kg apresentam o dobro de probabilidade de desenvolver a doença, como também nos animais idosos essa ocorrência aumenta 8 ou 14 vezes, dependendo da faixa etária, quando comparados com gatos com menos de 7 anos (Quadro 192.1).

Nesse mesmo estudo, também foi avaliada a predisposição sexual e racial. Com relação ao sexo, os machos inteiros apresentavam o dobro de probabilidade de ocorrência da doença quando comparados às fêmeas inteiras e a proporção de machos castrados era maior, mas não atingia o dobro de casos quando comparados às fêmeas castradas. Isso pode sugerir que a castração determine um ganho de peso em ambos os sexos, o que possibilitou o surgimento da doença em maior proporção quando comparados com os animais inteiros (Quadro 192.2).

Gatos machos ganham peso mais comumente do que as fêmeas. Além disso, os machos de qualquer peso têm concentrações de insulina basal mais altas e sensibilidade à insulina mais baixa, quando comparados às fêmeas, o que pode sugerir que os machos possam ser naturalmente mais resistentes à insulina do que as fêmeas.[6] Os gatos machos acumulam maior quantidade de massa gorda do que as fêmeas devido a oxidação de glicose, glicogênese e lipogênese aumentadas em resposta à insulina.

No estudo de Panciera *et al.*,[5] não houve predisposição racial. Outros trabalhos foram realizados. No Brasil, os gatos da raça Siamesa e mestiços de Siameses apresentaram maior representatividade da ocorrência do DM felino.[7] Um estudo na Austrália também revelou maior probabilidade de ocorrência do DM felino nos gatos da raça Sagrado da Birmânia.[8]

Quadro 192.1 Avaliação da probabilidade de diabetes *mellitus* felino segundo o peso corporal e a idade.[5]

	Categoria	Probabilidade
Peso (kg)	> 6,8	1
	> 6,8	2,2
Idade (anos)	< 7	1
	7 a 10	8,3
	> 10	14,4

Quadro 192.2 Avaliação da probabilidade de diabetes *mellitus* felino segundo o sexo.[5]

Categoria	Probabilidade
Fêmea	1
Fêmea castrada	1,9
Macho	2,1
Macho castrado	2,8

Fisiopatogenia

Vários são os mecanismos envolvidos no desenvolvimento da doença. Eles incluem as alterações nas proteínas transportadoras de glicose (GLUT), na síntese e na secreção de insulina pelas células B ou β da ilhota pancreática e nos receptores de insulina (Figura 192.3).

Seja qual for o motivo pelo qual a insulina não consegue exercer adequadamente os seus efeitos biológicos, ocorrerá hiperglicemia crônica, que resulta no chamado efeito de *glicotoxicidade*. Esse efeito contribui para a redução da secreção da insulina, determina a resistência à insulina em tecidos periféricos e interfere nos mecanismos de transporte da glicose. Todas essas alterações são reversíveis após a correção da hiperglicemia.

Classificação

A classificação do DM em gatos baseia-se ainda no sucesso terapêutico. No estudo de Feldman e Nelson,[9] 50% dos gatos eram insulinodependentes, 30% não insulinodependentes e 20% correspondiam aos gatos com DM transitório. Esse panorama tem se modificado ao longo desses anos, e os gatos não insulinodependentes provavelmente já atingiram por volta de 50%.

Dados histológicos, clínicos e laboratoriais indicam que a forma mais frequente de diabetes em gatos é análoga ao diabetes tipo 2 no homem. No homem, é reconhecido que o DM tipo 2 é uma anormalidade combinada de função da célula β ou B prejudicada (secreção de insulina reduzida) e resistência insulínica.[10]

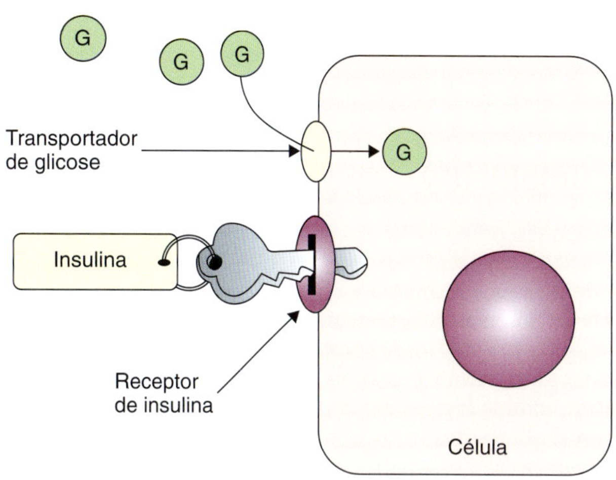

Figura 192.3 Mecanismos envolvidos na fisiopatogenia da doença.

Em um estado de resistência insulínica, concentrações mais altas de insulina do que as normais são requeridas para a manutenção da normoglicemia. A demanda excessiva e prolongada de insulina pode levar à exaustão das células β ou B para produzir a insulina e o desenvolvimento do DM.[6]

É importante salientar que o mesmo animal pode apresentar mudanças no estado diabético. No período de resistência insulínica pelas razões citadas anteriormente, o gato necessita de insulina no seu tratamento inicial e, na medida em que esses fatores são eliminados, a necessidade de insulina exógena pode desaparecer (remissão do diabetes). Do mesmo modo que esse processo foi interrompido com a correção dos fatores de resistência, o diabetes retorna, caso esses fatores voltem a causar resistência insulínica.

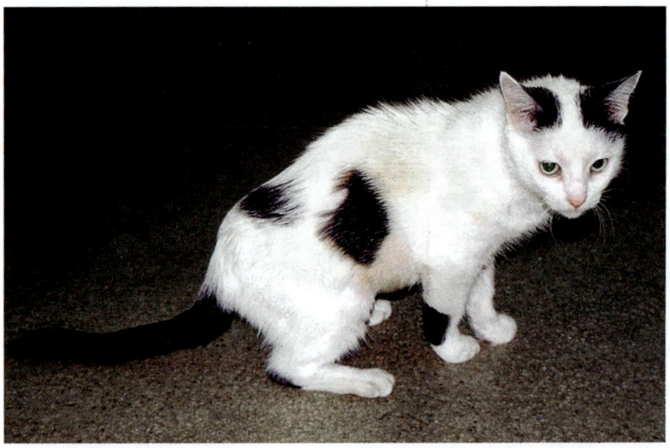

Figura 192.4 Gato em posição plantígrada; apoio dos membros pélvicos pelos tarsos (neuropatia diabética). Arquivo pessoal.

Manifestações clínicas

Com a hiperglicemia, o paciente diabético apresenta quantidade excessiva de glicose que passará pela filtração renal. Nos gatos, o limiar de reabsorção renal corresponde a aproximadamente 300 mg/dℓ. Acima desse valor, haverá perda de glicose na urina (glicosúria), acarretando diurese osmótica (poliúria). A poliúria primária determina o aumento da ingestão hídrica (polidipsia compensatória ou secundária). Esse mecanismo compensatório não é suficiente para suprir a perda urinária e o animal pode desidratar.

A glicose é uma fonte de energia, assim sua perda determina o emagrecimento do animal. A interação do "centro da saciedade", na região ventromedial do hipotálamo, com o "centro da fome", na região lateral do hipotálamo, é a responsável pelo controle da quantidade de alimento ingerido. O centro da fome é responsável pelo comportamento de se alimentar e está funcionando cronicamente e pode ser inibido transitoriamente pelo centro de saciedade após a ingestão de alimento. A quantidade de glicose que entra nas células no centro da saciedade afeta a sensação de fome. A habilidade de a glicose entrar nas células no centro da saciedade é mediada pela insulina. Nos diabéticos com falta absoluta ou relativa de insulina, a glicose não entra no centro de saciedade, o que resulta em falta de inibição do centro da fome. Esses animais tornam-se polifágicos apesar da hiperglicemia.[11] Essas são as manifestações clássicas do diabetes *mellitus*, conhecidas como os "*quatro P*" (poliúria, polidipsia, perda de peso e polifagia).

Muitos proprietários de gatos diabéticos não observam os sintomas clássicos da doença. Às vezes, a principal manifestação clínica pode ser uma alteração locomotora decorrente de neuropatia diabética. O gato tem dificuldade para subir sofás ou outros objetos e descer deles, e grande sensibilidade ao se locomover, passando a apoiar os membros pélvicos pelos tarsos (Figura 192.4).

Diagnóstico

Nem sempre é tão simples estabelecer o diagnóstico de diabetes *mellitus* em gatos como em cães. Ele se baseia na identificação das manifestações clínicas, da hiperglicemia persistente e da glicosúria. No entanto, deve-se diferenciar da hiperglicemia induzida pelo estresse (Boxe *Hiperglicemia do estresse*). Uma alternativa para auxiliar no diagnóstico é a mensuração da concentração de frutosamina (ver seção *Frutosamina*, neste capítulo).

Uma alternativa no auxílio diagnóstico de gatos diabéticos é a mensuração plasmática de β-hidroxibutirato. Zeugswetter *et al.*[16] avaliaram a sensibilidade e a especificidade do β-hidro-

Hiperglicemia do estresse

A hiperglicemia do estresse é reconhecida tanto em medicina humana quanto em veterinária. Entre as espécies domésticas, os gatos parecem particularmente predispostos a desenvolver essa condição. O maior problema dessa causa é no diagnóstico do diabetes *mellitus* (DM). O achado de hiperglicemia marcante, associado à glicosúria concomitante, não é diagnóstico de DM nessa espécie, mesmo na presença de sintomas. Outras doenças podem mimetizar o quadro clínico e os gatos com hiperglicemia do estresse podem apresentar concentrações de glicose séricas bem acima do limiar de reabsorção renal. Em alguns gatos, essa hiperglicemia pode ser mantida por poucos dias.

Uma das particularidades da hiperglicemia do estresse é a não previsibilidade desse fenômeno. Alguns gatos que aparentemente demonstram estar estressados apresentam-se normoglicêmicos, já outros que demonstram estar calmos podem desenvolver hiperglicemia marcante, o que sugere que exista uma variação individual entre eles. Muitos clínicos associavam os efeitos contrarregulatórios dos hormônios do estresse, como catecolaminas e cortisol, à função de induzir resistência periférica à insulina e, portanto, causar a hiperglicemia. Entretanto, quando esse fenômeno foi observado, não pareceu haver mudança na sensibilidade à insulina, o que pode sugerir que, se a resistência à insulina é a causa da hiperglicemia, ela deve ser uma mudança muito transitória.[12]

Rand *et al.*[13] caracterizaram as mudanças das concentrações de glicose sanguínea em gatos saudáveis expostos a um fator estressor de curta duração (banho) e determinaram as associações entre as concentrações de glicose, os indicadores de comportamento de estresse e as variáveis sanguíneas implicadas na hiperglicemia do estresse (concentrações de glicose plasmática, lactato, insulina, glucagon, cortisol, epinefrina e norepinefrina). Luta e vocalização foram as respostas comportamentais mais frequentes. Havia uma forte correlação entre a luta e as concentrações de glicose e lactato, que aumentaram rápida e significativamente em todos os gatos em resposta ao banho, com o pico de concentração ocorrendo ao final do banho (glicemia basal média de 83 mg/dℓ, pico médio de 162 mg/dℓ; lactato basal de 6,3 mg/dℓ e pico médio de 64 mg/dℓ). Na maioria dos gatos, a hiperglicemia se normalizou em torno dos 90 min. As mudanças nas concentrações médias de glicose apresentavam forte correlação às mudanças nas concentrações médias de lactato e de norepinefrina. A gliconeogênese estimulada pela liberação do lactato é o mecanismo comumente envolvido na hiperglicemia de estresse de gatos saudáveis em um modelo de estresse agudo.[14]

Os gatos são carnívoros verdadeiros e, como resultado, apresentam atividade mínima da enzima glucoquinase hepática (enzima hepática responsável pela fosforilação da glicose) e da enzima glicogênio sintetase hepática, o que determina conversão ineficiente de glicose em glicogênio e, portanto, podem ser mais suscetíveis a desenvolver hiperglicemia do estresse.[15]

xibutirato para o diagnóstico de DM felino e constataram que cetonemia significativa é muito comum nos gatos diabéticos recém-diagnosticados. Valores acima de 0,58 mmol/ℓ claramente indicavam diabetes *mellitus* e a hiperglicemia do estresse não estava associada a cetose significativa. Esse teste pode ser recomendado para a triagem de diabetes *mellitus* em gatos hiperglicêmicos com doença aguda.[16]

As informações utilizadas para estabelecer o diagnóstico de diabetes *mellitus* não determinam o *status* de saúde da ilhota pancreática, a presença de glicotoxicidade, a habilidade do gato em secretar insulina ou a gravidade ou a reversibilidade da resistência insulínica concorrente.[17]

Tratamento

Os três principais objetivos do tratamento do DM são reduzir as manifestações clínicas (poliúria, polidipsia, emagrecimento), atingir um bom controle glicêmico sem induzir a hipoglicemia e reduzir o desenvolvimento de complicações (cetoacidose, neuropatia diabética).[18]

Insulinas

A insulina reduz a glicemia pela inibição da produção de glicose hepática e a estimulação da utilização periférica da glicose. A insulina também inibe a lipólise no adipócito e a proteólise e aumenta a síntese proteica. Ela inibe a progressão da destruição das células β, por redução da toxicidade da glicose às células. Nos gatos, a insulina parece prevenir a formação de depósitos de amiloide derivados do PPAI.

As insulinas comumente utilizadas em cães (neutral protamine Hagedorn [NPH], lenta) muitas vezes não são eficazes em gatos. Acredita-se que essas insulinas possam ter uma duração de ação curta nos felinos, mesmo que administrada 2 vezes/dia.[19]

Várias são as fontes de origem das insulinas, e a sequência de aminoácidos difere entre elas. A insulina de origem bovina é muito similar à felina (Quadro 192.3). A insulina humana difere da felina por quatro aminoácidos, mas a incidência de desenvolvimento de anticorpo anti-insulina não parece ser um problema em gatos.

A insulina é tipicamente caracterizada por sua espécie de origem, seu início, duração e intensidade de ação após a administração parenteral (Quadro 192.4).

A insulina regular pode ser administrada por vias intravenosa, intramuscular ou subcutânea. Em medicina veterinária, essa insulina é utilizada, principalmente, no tratamento da cetoacidose diabética.

Quadro 192.4 Preparações de insulina.

Produto	Laboratório	Tipo	Espécie	Concentração
Ação curta				
Novolin R®	Novo Nordisk	Regular	Humana	U-100
Humulin R®	Eli Lilly	Regular	Humana	U-100
Biohulin R®	Biobrás	Regular	Humana	U-100
Humalog®	Eli Lilly	Lispro	Análogo H	U-100
Novolog®	Novo Nordisk	Asparte	Análogo H	U-100
Ação intermediária				
Himulin N®	Eli Lilly	NPH	Humana	U-100
Novolin N®	Novo Nordisk	NPH	Humana	U-100
Biohulin N®	Biobrás	NPH	Humana	U-100
Vetsulin/Caninsulin®	Intervet	Lenta	Suína	U-40
PZI VET®*	IDEXX	PZI	Bovina-suína	U-40
Ação longa				
Lantus®	Sanofi-Aventis	Glargina	Análogo H	U-100
Levemir®	Novo Nordisk	Detemir	Análogo H	U-100

*Somente nos EUA[18]. NPH = *neutral protamine Hagedorn*; PZI = *insulina protamina zinco*.

As insulinas de ação intermediária (NPH) são utilizadas para o tratamento do paciente diabético não complicado, sendo a dose inicial para gatos de 1 a 2 U/gato, a cada 12 h.

A Caninsulin® é uma insulina suína lenta, disponível no mercado na concentração de 40 U/mℓ. Um dos protocolos iniciais para gatos baseia-se no valor da glicemia. Dose de 0,25 U/kg e 0,5 U/kg, a cada 12 h, se a glicemia for menor e maior do que 360 mg/dℓ, respectivamente.[18,20]

A insulina protamina zinco (PZI: 90% bovina e 10% suína) é uma das escolhas no tratamento do diabetes felino, mas está disponível somente nos EUA. A dose inicial recomendada é de 1 U/gato, a cada 12 h. Também já existe no mercado norte-americano uma insulina PZI humana produzida por engenharia genética. Em um estudo, os autores concluíram que essa insulina é eficaz no controle glicêmico de gatos diabéticos.[21]

Os análogos da insulina de longa ação (glargina e detemir) são utilizados para se assemelharem à secreção relativamente constante de insulina pelo pâncreas entre as refeições (insulina basal). Fisiologicamente, a principal função dessa secreção basal é controlar a produção de glicose hepática.[22] A insulina glargina tem pH de aproximadamente 4, sendo pouco solúvel no pH fisiológico, e forma microprecipitados quando injetada no tecido subcutâneo. Devido a essa característica, pequenas

Quadro 192.3 Sequência de aminoácidos das insulinas.[18]

Posição do aminoácido	Humana	Bovina	Suína	Felina	Glargina
A8	Treonina	Alanina	Treonina	Alanina	Treonina
A10	Isoleucina	Valina	Isoleucina	Valina	Isoleucina
A18	Asparagina	–	Asparagina	Histidina	Asparagina
A21	Asparagina	Asparagina	Asparagina	Asparagina	Glicina
B3	Asparagina	Asparagina	Asparagina	Asparagina	–
B28	Prolina	Prolina	Prolina	Prolina	Prolina
B29	Lisina	Lisina	Lisina	Lisina	Lisina
B30	Treonina	Alanina	Alanina	Alanina	Treonina
B31	–	–	–	–	Arginina
B32	–	–	–	–	Arginina

quantidades da insulina são liberadas lentamente.[18] As doses recomendadas da insulina glargina para felinos estão sumarizadas na Figura 192.5.

A insulina glargina apresenta menor risco de causar hipoglicemia grave quando comparada com outras insulinas existentes no mercado.

A insulina detemir é outro análogo da insulina com ação basal. A detemir tem um ácido graxo (ácido mirístico) ligado ao aminoácido lisina na posição B29 da molécula de insulina. Essa alteração promove retardo na sua absorção após a injeção subcutânea devido à interação hidrofóbica entre os ácidos graxos. Uma vez absorvida, a detemir se liga reversivelmente à albumina e é liberada lentamente no sangue e nos tecidos.[22] Ambas as insulinas têm um período de ação menor e variabilidade maior em comparação ao homem. Em alguns gatos, o pico de ação pode ser pronunciado.[22]

▪ Hipoglicemiante oral

Sulfonilureias

Já foram utilizadas no tratamento de pacientes diabéticos humanos tipo 2. Elas apresentam efeitos pancreáticos e extrapancreáticos. O efeito primário é a estimulação direta da secreção pelas células β ou B do pâncreas. Os efeitos extrapancreáticos incluem melhora da sensibilidade tecidual à insulina circulante, ou aumento direto da ligação com o receptor da insulina ou melhora da ação pós-ligação, inibição da glicogenólise hepática, aumento da utilização da glicose hepática e diminuição da extração de insulina hepática. Esses efeitos podem ser uma ação direta do fármaco ou secundária à estimulação resultante da secreção de insulina. Nos gatos diabéticos, utiliza-se uma sulfonilureia de segunda geração, a glipizida. A variabilidade de resposta ao tratamento com glipizida é esperada na dependência do tipo de diabetes, do número adequado e da maior população funcional de células β ou B.[23]

O tratamento apresenta duas fases distintas: na primeira (adaptação), inicia-se a terapia com a dose de 2,5 mg/gato, a cada 12 h. Os efeitos colaterais da glipizida são vômito, diarreia, anorexia e icterícia. Se, nessa fase, o gato apresentar sintomas, o tratamento deve ser interrompido. Esse período de adaptação é feito por no mínimo 2 semanas. Nessa primeira fase, pode-se manter a dose de insulina diária. Caso o gato não apresente os efeitos colaterais, dá-se início à segunda fase do tratamento (terapêutica), cuja dose do fármaco passa para 5 mg/gato, a cada 12 h. Nessa fase, a administração de insulina pode ser suspensa, se o gato não apresentar alterações clínicas, como poliúria, polidipsia, polifagia, perda de peso ou até mesmo o desenvolvimento da cetoacidose ou neuropatia diabética.

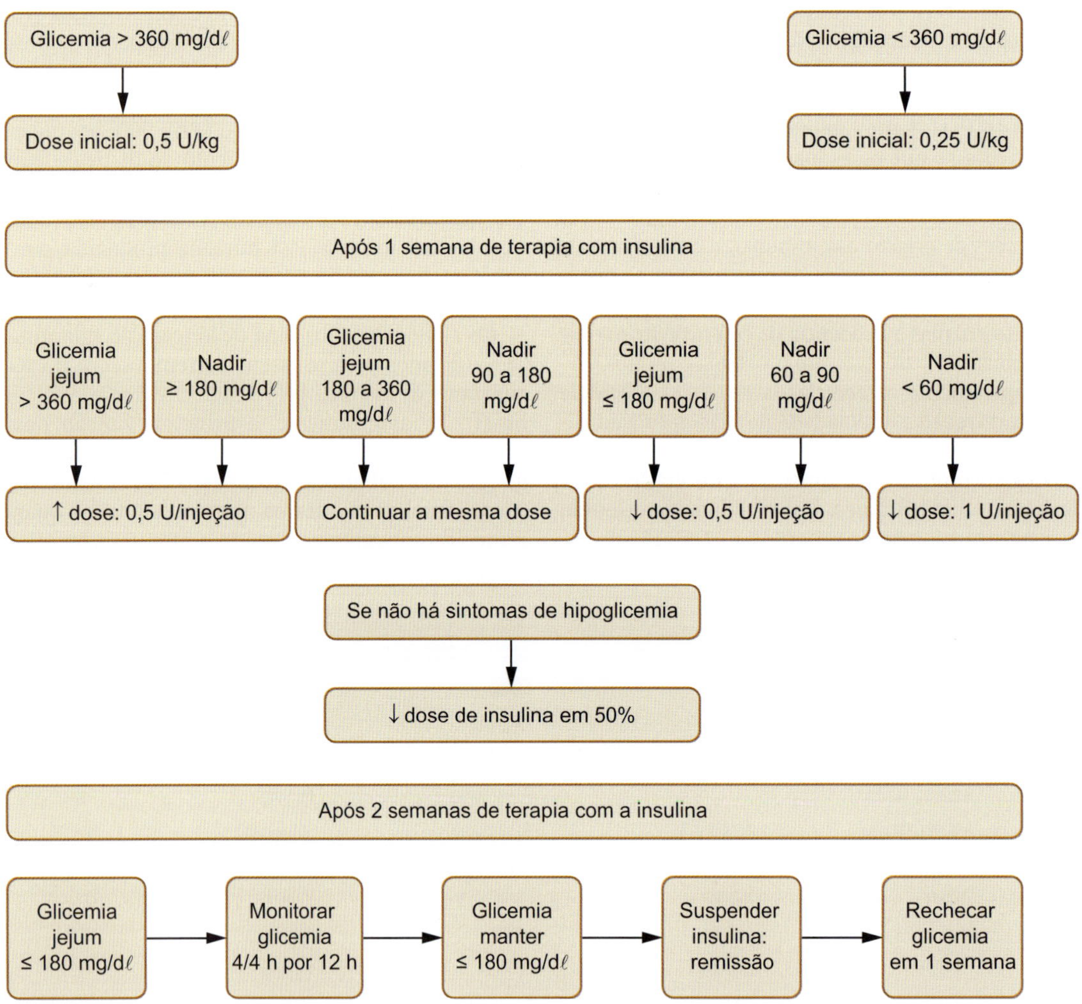

Figura 192.5 Recomendações para o uso de insulina glargina.[18]

Nessas duas últimas situações, a terapia com glipizida deve ser descontinuada e a terapia com insulina, reiniciada. A resposta satisfatória ao tratamento com glipizida pode ser identificada após 1 mês do início da terapia. Se houver o desenvolvimento de euglicemia ou hipoglicemia, a dose da glipizida pode ser reduzida ou descontinuada, com a reavaliação das glicemias.

Em um estudo realizado, houve associação positiva entre o tratamento do gato diabético com glipizida e o desenvolvimento da amiloidose da ilhota pancreática. Parece que a secreção aumentada de PPAI tem uma função nessa diferença. Após o tratamento dos gatos com glipizida, eles tinham três vezes a secreção de PPAI basal e cinco vezes a secreção de PPAI estimulada pela glicose mais alta, quando comparados com os gatos em tratamento com insulina.[4]

O tratamento com sulfonilureias não é recomendado para gatos recém-diagnosticados diabéticos ou para aqueles com manifestações mais graves da doença, como cetoacidose diabética, perda de peso importante e neuropatia diabética. O tratamento com hipoglicemiantes orais pode levar meses para fazer o efeito máximo, já o com insulina inicialmente visa reduzir os efeitos da glicotoxicidade.

Manejo dietético

O manejo dietético é parte fundamental do tratamento dos gatos com diabetes *mellitus*. Inicialmente, a maior parte dos pacientes precisará da administração de insulina exógena para correção da hiperglicemia crônica. Com a correção da hiperglicemia, muitos deles deixarão de precisar de insulina para manter a normoglicemia.

A escolha da dieta apropriada depende do paciente. Gatos magros devem recuperar o peso perdido. Alterações na dieta devem ser instituídas gradualmente após atingir o peso ideal.

Infelizmente, muitos gatos são obesos, o que leva à resistência insulínica e, inicialmente, ao aumento da secreção de insulina. O aumento da secreção de insulina pode causar amiloidose e destruição das ilhotas de Langerhans e redução da produção de insulina. Esse quadro é semelhante ao diabetes tipo 2 em seres humanos.

Uma série de estudos, publicados no começo desta década, demonstrou que dietas com alto teor de proteínas e baixa concentração de carboidratos são mais eficazes para controlar a glicemia de gatos diabéticos e promover perda de peso.[24,25] A administração desse tipo de dieta, além de promover melhor controle glicêmico, pode evitar os distúrbios causados pela restrição calórica (*i. e.*, lipidose hepática).

A maior parte dos gatos domiciliados não precisa de mais do que seu requerimento energético de repouso (RER) para atingir suas necessidades nutricionais. Isso significa que a maioria dos gatos não precisa ingerir mais do que 45 a 50 kcal/kg/dia.

Gatos muito obesos podem precisar de restrição calórica abaixo desses valores, porém a perda de peso tem que ser gradual, não excedendo mais do que 1 a 2% por semana. Se esse objetivo não for conseguido, pode ser realizada uma redução adicional (10 a 20%) das calorias oferecidas.

A quantidade de calorias a ser oferecida deve ser calculada com base no peso ideal (ou abaixo do peso atual), de acordo com o programa para redução de peso de felinos, pela seguinte fórmula:

$$\text{RER (baseado no peso ideal em kg)} = 70 \times (\text{peso ideal})^{0,75}$$

$$[\text{ou } 40 \text{ a } 45 \times \text{peso ideal (em kg)}].$$

Se o valor calculado não for menor do que o que já está sendo consumido pelo gato, reduzir em 10 a 20%; reavaliar o paciente em 2 a 4 semanas. O objetivo é promover a perda de peso gradual de 1 a 2% por semana.

Diferente do cão, o gato diabético não precisa receber refeições junto dos horários de aplicação de insulina, principalmente se insulinas basais, como glargina ou detemir, estiverem sendo usadas. Gatos diabéticos com peso ideal podem ser alimentados à vontade. Gatos obesos, entretanto, devem ter sua quantidade diária de alimento fracionada em porções, oferecida várias vezes ao dia.

Estratégias como oferecer a dieta em porções predeterminadas ou pesar as porções em balanças precisas podem ser mais eficazes do que o tradicional uso de copos-medida.[26] Existe alguma evidência de que copo-medida são imprecisos, podendo ocorrer variação importante na quantidade de ração, principalmente se o alimento for fornecido por pessoas diferentes ao longo do dia.

Durante o programa de perda de peso, o monitoramento do controle glicêmico é fundamental. A dosagem de frutosamina e o monitoramento domiciliar de glicemia, glicosúria ou ambos são importantes. A tendência é que esses pacientes precisem de doses cada vez menores de insulina e muitos podem ter remissão do diabetes. Nesses casos, o risco de ocorrência de hipoglicemia é maior.

A adesão do proprietário é fundamental para o programa de perda de peso. Infelizmente muitos gatos pedem comida durante os períodos de restrição, causa comum de insucesso do tratamento. Oferecer dietas que promovam saciedade sem aumentar a densidade energética do alimento é fundamental para evitar esse comportamento.

O clínico deve incentivar o proprietário durante o programa de redução de peso, demonstrando os benefícios da perda de peso: melhora da qualidade do pelame, aumento da atividade física, melhora do controle glicêmico e diminuição da dose de insulina. A documentação da perda de peso com gráficos e fotografias é uma estratégia que aumenta a adesão do cliente.

Exercícios

Estimular o gato diabético a realizar exercícios é uma maneira de favorecer o gasto energético e melhorar o controle glicêmico. É bastante desafiador para o veterinário recomendar aos donos de gatos dispensarem um tempo para exercitar seus animais, além de ser muitas vezes frustrante para ambos.

É possível aumentar a atividade física desses gatos com brinquedos que estimulem a curiosidade deles (p. ex., ratinhos, pequenas bolas de papel, ponteira *laser*).

A cada ano, a fisioterapia para animais vem ganhando destaque como terapia alternativa para diferentes doenças e pode ser aplicada para o controle da obesidade em gatos.

Monitoramento do paciente diabético

Ingestão hídrica

Um dos critérios utilizados para avaliar a melhora do controle glicêmico do paciente diabético é o volume de água ingerido por dia. Alguns parâmetros foram definidos quanto ao mau e ao excelente controle de ingestão hídrica, que podem variar segundo o tipo de dieta de que o gato diabético se alimenta (úmida ou seca) (Quadro 192.5).

Quadro 192.5 Controle glicêmico com base na ingestão de água diária.[27]

Ingestão de água/kg/dia	Tipo de dieta	Controle glicêmico
> 40 mℓ	Úmida	Ruim
> 100 mℓ	Seca	Ruim
< 20 mℓ	Úmida	Excelente
< 70 mℓ	Seca	Excelente

O que não se pode identificar é o quanto de água o gato diabético ingere quando seu controle glicêmico é regular. Esse critério só poderá ser utilizado quando o proprietário apresentar somente um animal no ambiente. O mesmo se aplica quando o gato tem o hábito de ingerir água da torneira, de fonte ou de outros locais mais inusitados, dos quais não é possível mensurar o volume.

Monitoramento da glicosúria

A avaliação da glicosúria é feita por meio de fitas reagentes que estimam a de glicose na urina pela mudança e intensidade da cor. Existem no mercado fitas destinadas para uso humano e as específicas, para utilização em animais, como a Glucotest (Purina®). O *kit* do teste compreende pequenos pedaços de papel reagente que são misturados à areia higiênica dos gatos, que mudam de cor ao reagirem com a glicose, se presente na urina do gato.

Outra maneira de avaliar a glicosúria é usar uma fita comercial humana e colocar no lugar da areia higiênica pedrinhas de aquário, que, por não serem absorvíveis, permitem a separação da urina e a mensuração da glicosúria.

A avaliação da glicosúria é um teste semiquantitativo, e a dose da insulina não deve ser ajustada com base nesse teste apenas. A glicosúria, quando presente, indica que o gato apresentou glicosúria desde a última micção até aquela utilizada para medição. Nesse caso, supõe-se que o gato teve, nesse período, glicemia > 300 mg/dℓ. A glicosúria negativa não diferencia hipoglicemia, normoglicemia e hiperglicemias < 300 mg/dℓ.

Frutosamina

A frutosamina é formada por uma reação não enzimática irreversível entre glicose e proteínas séricas, principalmente albumina. A concentração sérica de frutosamina é influenciada pela concentração de glicose plasmática, meia-vida média das proteínas séricas e velocidade de glicação da proteína. Nos gatos, a meia-vida da maioria das proteínas séricas é desconhecida. No entanto, mostrou-se recentemente que as concentrações de frutosamina sérica mudam mais rapidamente dentro de poucos dias depois de a concentração de glicose ter mudado. A frutosamina não é afetada por mudanças agudas na concentração de glicose sanguínea (poucas horas de duração), sendo útil para diferenciar hiperglicemia transitória induzida pelo estresse em gatos saudáveis de hiperglicemia persistente em gatos com DM.[28]

Várias condições fisiológicas e patológicas que influenciam a frutosamina têm sido avaliadas em gatos. Idade e sexo não têm efeitos, já a hipoproteinemia e a hipoalbuminemia podem estar correlacionadas à frutosamina baixa. A velocidade aumentada do *turnover* de proteína é provavelmente a causa da frutosamina mais baixa nos gatos com hipertireoidismo. Azotemia, hiperbilirrubinemia, hiperproteinemia e hiperlipidemia não parecem afetar a concentração sérica de frutosamina.

A frutosamina aumenta, significativamente, em 2 a 4 dias após a indução experimental de hiperglicemia em gatos, mas, quando a hiperglicemia é moderada, esse aumento só ocorre após 7 dias. Os efeitos do sobrepeso e da obesidade sobre a frutosamina em gatos são desconhecidos.[28] Os valores de frutosamina, para avaliar o controle do paciente diabético, estão resumidos no Quadro 192.6.

Glicemia pontual

A glicemia pontual pode ser realizada no hospital veterinário ou em casa pelo proprietário. Existem alguns horários em que se preconiza realizar as mensurações, como a glicemia de jejum, realizadas nas primeiras horas da manhã, ou a glicemia no horário de pico da insulina, cujo resultado será o menor valor glicêmico do dia.

Curvas glicêmicas

A curva glicêmica é realizada com a coleta de múltiplas amostras de sangue durante um período de tempo definido. Em geral, as amostras são coletadas a cada 1 a 2 h por um período de até 10 a 12 h. Podem-se utilizar os glicosímetros portáteis que necessitam de pequenos volumes de sangue. Os locais mais utilizados em gatos, além da veia cefálica ou femoral, são o coxim palmar ou plantar e a ponta da orelha.

Não existe consenso entre os autores sobre a utilização de curvas glicêmicas para monitorar um paciente diabético. A Associação Americana de Clínicos de Felinos e a Academia de Medicina Felina afirmaram que a avaliação das curvas glicêmicas é o melhor método para determinar o tipo, a dose e a frequência de administração de insulina. Outros autores demonstraram que existe variabilidade nas curvas de concentração de glicose sanguínea, dia a dia, realizadas mesmo em casa com gatos diabéticos.[29]

A escolha de realizar uma curva glicêmica deve ser muito criteriosa, em que se busca identificar um evento (p. ex., o efeito Somogyi) e obter respostas para algumas dúvidas com relação ao controle do paciente diabético. Ela deve, preferencialmente, ser realizada em casa e, se possível, pelo proprietário, de modo que alguns fatores de estresse sejam minimizados. Não é recomendável a realização de curvas glicêmicas no hospital, pois o estresse de confinamento do animal em uma gaiola, a ausência do proprietário e o fato de que muitos gatos não irão se alimentar durante o período de hospitalização são razões suficientes para excluir essa possibilidade.

Sistema de monitoramento de glicose contínuo

Esse sistema mede as concentrações de glicose no fluido intersticial subcutâneo. O equipamento consiste em um sensor (colocado no tecido subcutâneo), um transmissor e um monitor. A glicose no fluido intersticial passa por uma reação eletroquímica sobre um eletrodo contendo glicose-oxidase, que gera uma pequena corrente elétrica, a qual será subsequentemente convertida à concentração de glicose.

Quadro 192.6 Valores de frutosamina para o gato diabético.[9]

Controle	Valores
Excelente	< 400 μmol/ℓ
Bom	400 a 475 μmol/ℓ
Regular	475 a 550 μmol/ℓ
Ruim	> 550 μmol/ℓ

No estudo realizado por Moretti *et al.*,[30] o sistema de monitoramento de glicose contínuo (SMGC) forneceu mensurações reprodutíveis e acuradas e mostrou-se útil para monitorar gatos em tempo real.

Remissão e recidiva da doença

O termo remissão do diabetes ou diabetes transitório é usado quando a administração de insulina pode ser suspensa por, pelo menos, 4 semanas consecutivas e as concentrações de glicose mantêm-se normais e as manifestações clínicas do diabetes desaparecem.[31]

Pode-se suspeitar de remissão diabética se a hipoglicemia persistir apesar da administração de pequenas doses de insulina, se a glicemia for < 150 mg/dℓ antes da aplicação da insulina, se a concentração de frutosamina for menor do que 350 μmol/ℓ ou se a glicosúria for negativa.

Um importante achado no estudo de Marshall *et al.*[19] foi que os gatos tratados com glargina apresentaram maior probabilidade de remissão da doença quando comparada com insulina lenta ou PZI. Esses gatos também tinham melhor controle glicêmico baseado em concentrações de glicose sanguínea médias mais baixas. A remissão determinou melhora na qualidade de vida dos gatos e de seus donos, pois as injeções de insulina não eram mais requeridas e as visitas aos veterinários eram menos frequentes. A obesidade, apesar de estar associada a maior risco de desenvolver o diabetes, não foi associada positiva ou negativamente à remissão. Um segundo importante achado foi que a probabilidade de remissão subsequente era substancialmente mais alta entre os gatos com concentrações médias de glicose de 12 h menores. Dois fatores inter-relacionados explicam esse achado: primeiro, que esses gatos provavelmente apresentem um número maior de células β funcionais; segundo, está relacionado com a toxicidade da glicose, um fenômeno inicialmente reversível, e posteriormente torna-se irreversível devido à perda da função das células β, secundária à hiperglicemia marcante.

Segundo o estudo de Zini *et al.*,[31] 50% dos gatos diabéticos apresentaram remissão da doença (a maioria aconteceu dentro de 6 meses do diagnóstico). A remissão foi mais comum nos gatos mais idosos e menos frequente naqueles que apresentaram valores de colesterol elevados. O aumento das concentrações de colesterol também pode prejudicar a função ou a viabilidade das células β. A duração da remissão variou de alguns meses a vários anos e foi mais longa nos gatos de peso corporal maior e menos longa nos animais que tinham glicemias mais altas no diagnóstico.

Tschuor *et al.*[32] observaram que a dimensão da hiperglicemia na primeira admissão do paciente diabético era menor em gatos que apresentavam a remissão da doença. Esse resultado sugere que as concentrações de glicose sanguínea podem estar relacionadas com a propensão para a recuperação clínica de DM em gatos. A hiperglicemia excessiva eventualmente pode levar a toxicidade grave e irreversível das células β, impedindo a remissão.[32]

Resistência insulínica

Definição

A resistência insulínica é uma condição patológica na qual a magnitude da resposta biológica à insulina está diminuída (menor sensibilidade à insulina).[33] A sensibilidade à insulina é a capacidade de a insulina mediar a disponibilidade da glicose, sendo considerada um marcador de resistência insulínica.[34]

Patogênese

As causas da resistência insulínica são classificadas dependendo se há interferência na disponibilidade da insulina em ligar-se ao receptor (pré-receptor), interferência na ligação da insulina ao receptor ou fatores que influenciem a transdução do sinal após a interação da insulina com o seu receptor (pós-receptor).

A destruição da insulina após a sua administração por via subcutânea e a ligação da insulina exógena por anticorpos anti-insulina são causas potenciais de problemas de pré-receptor, mas raramente documentados em gatos.

A causa mais comum de resistência insulínica em gatos é mediada pela secreção de hormônios que antagonizam os efeitos da insulina devido a causas de receptor e pós-receptor. Glicocorticoides, progestógenos, catecolaminas, hormônio tireoidiano, hormônio de crescimento e glucagon estão comumente implicados. O papel dos hormônios sexuais e andrógenos na resistência insulínica é desconhecido.

Um estudo que comparou os efeitos diabetogênicos da dexametasona e da prednisolona em gatos concluiu que a dexametasona, quando fornecida na dose 0,55 mg/kg por via oral (VO), para ser equipotente à prednisolona, na dose de 4,4 mg/kg, pode ser uma potente indutora do estado pré-diabético ou diabético. Os dados do trabalho sugerem que o tratamento com dexametasona resultou em concentrações de frutosamina e diminuição da sensibilidade à insulina maiores, grau menor de secreção de insulina pelas células pancreáticas β ou B e maior prevalência da glicosúria.[34]

A hiperglicemia do estresse mediada pelas catecolaminas é comum em gatos e pode mimetizar a resistência insulínica.[33]

Indicadores clínicos da resistência insulínica

As manifestações da resistência insulínica estão relacionadas com mau controle glicêmico, como poliúria, polidipsia, polifagia e perda de peso persistentes e neuropatia diabética, apesar de a dose de insulina ser superior a 1,5 U/kg (6 a 8 U por dose). Os indicadores clínicos de mau controle glicêmico são a persistência das manifestações clínicas do DM, da hipoglicemia (letargia, desorientação e convulsões), da dose elevada de insulina e da recorrência da cetoacidose diabética. Gatos com resistência insulínica apresentam hiperglicemia persistente identificada na curva glicêmica e na concentração de frutosamina sérica elevada.

A resistência insulínica deve ser diferenciada de outras causas de controle glicêmico ruim, que podem incluir manejo inadequado do proprietário de gato diabético, dose de insulina inadequada, hipoglicemia induzida pela dose excessiva de insulina (efeito Somogyi) e rápida metabolização da insulina.[33]

Causas de resistência insulínica em gatos

As doenças concorrentes identificadas nos gatos com DM ou na cetoacidose diabética (CAD) incluem a pancreatite, a lipidose hepática, a colangioepatite, as infecções do trato urinário, a doença renal crônica, o hipertireoidismo, o hiperadrenocorticismo, a doença inflamatória intestinal, a acromegalia e a doença cardíaca. O uso de glicocorticoides e de progestógenos também é identificado como causa dessa resistência (Quadro 192.7).

Infecções do trato urinário

As infecções do trato urinário dos felinos são raras e geralmente se desenvolvem como um fator de complicação de outra doença ou fármaco, que comprometa os mecanismos de

Quadro 192.7 Mecanismos propostos de resistência insulínica mediada por hormônios em gatos.[8]

Hormônio	Mecanismos propostos de resistência	Doenças associadas
Glicocorticoides	↑ gliconeogênese hepática	Estresse
	↓ uso tecidual de glicose	Hiperadrenocorticismo
	↓ afinidade do receptor para insulina	Administração exógena
	↓ número e da afinidade dos transportadores de glicose	
	↑ concentrações de glucagon e ácidos graxos livres	
Progesterona	Reduzida ligação da insulina	Administração exógena (acetato de megestrol)
Progestógenos	Reduzido transporte de glicose aos tecidos	Tumor de adrenal secretor de progestógeno
Hormônio de crescimento	↓ número de receptores de insulina	Acromegalia
	Inibição do transporte de glicose	
	↓ uso da glicose	
	↑ produção de glicose	
	Defeito no receptor pós-insulina nos tecidos periféricos	
	↑ lipólise	
Glucagon	Ativação da glicogenólise hepática	Infecção bacteriana
	↑ produção de glicose hepática	Pancreatite
		Trauma
		Insuficiência cardíaca congestiva
		Insuficiência renal
		Glucagonoma
Hormônios tireoidianos	↓ síntese e secreção de insulina	Hipertireoidismo
	Ligação do receptor da insulina prejudicado	
	Defeito pós-receptor	
	Aumento desproporcional na secreção de proinsulina	
Epinefrina	Estimulação da produção de glicose hepática e renal	Estresse
		Feocromocitoma
	↓ uso de glicose	
	↓ secreção de insulina	
	Mobilização de precursores gliconeogênicos	

defesa do trato urinário intrínsecos, altere a anatomia do trato urinário, suprima a função imune, diminua a osmolalidade da urina, ou é causada iatrogenicamente (sondagem da uretra).[35]

As infecções do trato urinário são citadas como um problema concorrente em gatos diabéticos. Função bactericida de neutrófilos prejudicada, imunidade celular anormal, capacidade de adesão das células epiteliais da bexiga aumentada e atividade antibacteriana da urina diminuída, como resultado da diluição ou da presença de glicose, podem aumentar a suscetibilidade do trato urinário do paciente diabético para a colonização por agentes infecciosos.[35]

No estudo realizado por Bailiff *et al.*,[35] o organismo mais comum identificado no trato urinário de gatos diabéticos foi a *E. coli*, seguido do *Streptococcus* sp. Independentemente, o achado de infecção do trato urinário em apenas 11% dos gatos diabéticos recém-diagnosticados garante a rotina de cultura da urina na avaliação diagnóstica inicial dos gatos diabéticos. Similarmente, a cultura de urina é indicada para os gatos diabéticos tratados com manifestações clínicas de infecção de trato urinário inferior ou a identificação de bacteriúria ou piúria no exame de urina.

Acromegalia

A acromegalia é decorrente de um adenoma somatotrópico funcional na *pars distalis* da glândula pituitária anterior produtor de secreção excessiva de hormônio de crescimento (GH). O excesso de GH causa resistência insulínica, intolerância aos carboidratos, hiperglicemia e DM e determina secreção aumentada do fator de crescimento insulino-símile-1 (IGF-1, *insulin-like growth factor-1*) do fígado e dos tecidos periféricos. O efeito anabólico do IGF-1 causa proliferação do osso, da cartilagem e dos tecidos moles, com consequente organomegalia. Muitos gatos com acromegalia são de meia-idade a idosos (média de 10 anos) e 90% são machos. Em diversos estudos, todos os gatos com acromegalia eram diabéticos no momento do diagnóstico. As manifestações clínicas incluem controle glicêmico ruim (poliúria, polidipsia e polifagia), tamanho corporal grande, ganho de peso, apesar do controle glicêmico ruim, e aumento de tamanho da cabeça e das extremidades (Figura 192.6). Estridor respiratório é uma ocorrência comum nesses gatos acromegálicos, causado pelo aumento de volume da língua e dos tecidos da região orofaringeal.[33]

No exame físico, são identificados organomegalia, prognatismo inferior, catarata, aumento da face, das patas e dos espaços entre os dentes, arritmias ou sopros cardíacos, estridor respiratório, claudicação, neuropatia periférica e manifestações neurológicas associadas ao aumento da massa pituitária. A cardiomegalia e a renomegalia podem ser evidentes nos exames de imagem. A tentativa de diagnóstico é feita pela mensuração das concentrações de GH e IGF-1.[33]

O exame de imagem do crânio deve ser realizado para confirmar o diagnóstico. Em muitos casos, pode ser feita a identificação da massa pela tomografia computadorizada ou por ressonância magnética. A radioterapia é o tratamento mais efetivo para a acromegalia.

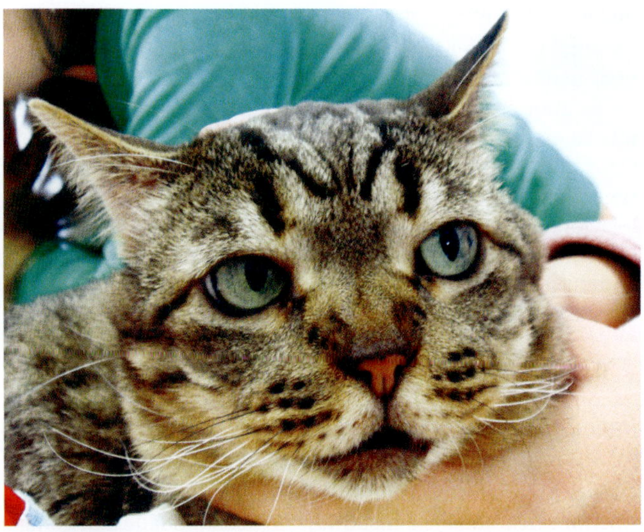

Figura 192.6 Felino com acromegalia. Observar o aumento do plano nasal e discreto prognatismo. (Foto cedida pela Profa. MSc. Camila Ferreiro Pinto.)

Pancreatite

A pancreatite é um problema comum nos gatos diabéticos e causa importante de resistência insulínica. A pancreatite crônica pode causar resistência insulínica de natureza cíclica, decorrente da instabilidade da doença. A demanda de insulina e o apetite variam com a gravidade da inflamação do pâncreas exócrino, resultando em mau controle glicêmico e aumento do risco de hipoglicemia.[33]

O diagnóstico da doença pode ser difícil em alguns gatos e está baseado nas manifestações clínicas, no exame físico, na ultrassonografia abdominal e na mensuração da lipase pancreática específica e na determinação da imunorreatividade sérica da tripsina e tripsinogênio felino.

O tratamento da pancreatite crônica em gatos combina o uso de fluidoterapia intravenosa, suporte nutricional, antieméticos e analgesia. O prognóstico é reservado.

Hiperadrenocorticismo

O hiperadrenocorticismo (HAC) é uma importante causa de resistência insulínica em gatos. É causado pela secreção excessiva de hormônios adrenocorticais, decorrente de um tumor funcional da pituitária ou do córtex da adrenal. O principal hormônio secretado é o cortisol, mas outros hormônios adrenais o são (androstenediona, progesterona, 17-hidroxiprogesterona, estradiol, aldosterona, testosterona).[33]

Cerca de 80% dos gatos com HAC são diabéticos no momento do diagnóstico. A doença acomete animais de meia-idade a idosos (média de 10 anos), sendo as fêmeas mais representadas. As manifestações clínicas da doença incluem evidência de controle glicêmico ruim (poliúria, polidipsia, polifagia, perda de peso e neuropatia diabética), letargia, aumento de volume abdominal, atrofia muscular, pelame opaco, alopecia simétrica bilateral, fragilidade cutânea e abscessos.[33]

No exame físico, podem-se evidenciar hepatomegalia, seborreia, pele fina e lacerações cutâneas. Essa fragilidade cutânea pode ser tão evidente que uma simples contenção do animal pode predispor à remoção dessa pele facilmente. Os achados comuns nos exames laboratoriais são o aumento da fosfatase alcalina (FA) e da alanina aminotransferase (ALT), a hipercolesterolemia, a hiperglicemia e a diminuição dos compostos nitrogenados não proteicos.

Os testes hormonais utilizados para confirmar a doença incluem os testes de estimulação com hormônio adrenocorticotrófico (ACTH) e de supressão com alta e baixa dose de dexametasona.

O tratamento para o HAC felino depende da causa da doença. A adrenalectomia é o tratamento de escolha em gatos com tumor de adrenal. O trilostano pode ser utilizado para gatos, mas nem todos respondem bem à terapia. A dose inicial recomendada é de 15 mg, a cada 24 h, a 60 mg, a cada 12 h. Outra opção para os gatos com HAC pituitário-dependente é a hipofisectomia ou a radioterapia.[33]

Avaliação clínica dos gatos com suspeita de resistência insulínica

O acesso aos gatos com suspeita de resistência insulínica requer a realização de curvas glicêmicas (preferencialmente realizadas em casa), para permitir a exclusão de outras causas da resposta insulínica ruim. Uma curva glicêmica típica de um gato com resistência insulínica é a obtenção de concentrações de glicose sanguínea altas, sem a identificação do nadir após a administração de insulina.[33]

Outros critérios de avaliação são as manifestações clínicas, a mensuração da concentração de frutosamina e as mudanças no exame físico (especialmente peso corporal). A realização de exames laboratoriais de rotina (hemograma, perfil bioquímico, exame de urina e urocultura, T4 total), além de exames de imagem (ultrassonografia abdominal e radiografia torácica) e testes hormonais, é fundamental para descartar outras doenças concorrentes.[33]

Se nenhuma causa de resistência insulínica foi identificada no gato, estratégias que podem ser úteis para o manejo desses animais incluem mudança da dieta ou da formulação de insulina, controle de peso nos gatos obesos e aumento cuidadoso na dose de insulina.

▪ Complicações do diabetes em felinos

Hipoglicemia

A hipoglicemia é uma complicação comum em pacientes em terapia com insulina e pode ser assintomática ou sintomática.

Uma das causas mais comuns desse quadro é a dose excessiva de insulina, mas ela também pode ser decorrente de inapetência prolongada do animal, após a melhora súbita na resistência insulínica concorrente, e em gatos que apresentaram a remissão diabética.[9]

A hipoglicemia grave (glicemia < 54 mg/dℓ) pode desencadear manifestações clínicas, como letargia, fraqueza, ataxia, desorientação, convulsões e coma.

Nessa situação, a hipoglicemia grave pode ocorrer antes que os mecanismos contrarregulatórios (secreção de glucagon, cortisol, epinefrina e GH) estejam aptos a compensar e reverter o processo.

Esse quadro requer tratamento imediato, com a suspensão da administração da insulina e a suplementação de glicose intravenosa. Com a melhora do paciente e o retorno da hiperglicemia, recomenda-se reiniciar com a insulina reduzida em 25 a 50% da dose inicial.

Neuropatia diabética

A neuropatia diabética é uma das complicações mais comuns do gato diabético. As manifestações clínicas associadas a esse distúrbio são fraqueza de membros pélvicos, dificuldade em pular, subir ou descer de locais ou objetos (cadeiras, sofás, mesas), postura e andar plantígrados (o gato apoia e caminha com os membros pélvicos sobre os tarsos), atrofia muscular e irritabilidade à manipulação dos membros pélvicos. O quadro pode progredir para os membros torácicos.[9]

Nesse distúrbio, existem lesão das células de Schwann e posterior quadro de desmielinização. A causa da neuropatia diabética não é conhecida, mas existem hipóteses (vascular, axônica e metabólica) para explicar o quadro. Uma alteração na atividade da via dos polióis pode ter um papel importante no desenvolvimento da neuropatia diabética em gatos. Ocorrem duas reações por essa via: a primeira é a redução da glicose a sorbitol pela aldose redutase e a segunda é a oxidação do sorbitol a frutose pela sorbitol desidrogenase. A ativação dessa via pela hiperglicemia resulta na depleção de mioinositol, que tem um papel importante na função celular do nervo.[9]

Não existe um tratamento específico para a neuropatia, mas o controle da hiperglicemia diminui o risco e melhora as manifestações clínicas do quadro. É importante também que se faça o controle da dor com analgésicos.

Catarata

A catarata diabética em gatos é descrita como rara, muito menos frequente do que em cães e de início mais lento. A formação da catarata diabética deve-se, principalmente, a edema e ruptura das células da lente pela redução do excesso de glicose via hexose monofosfato, o que resulta no acúmulo intracelular de sorbitol. Ainda não se sabe o motivo pelo qual o desenvolvimento da catarata em gatos é tão infrequente. Uma possível explicação seria a distinção entre as espécies, que pode estar relacionada com a diferença na atividade da aldose redutase. Esta catalisa a redução da glicose a sorbitol. Então, a catarata diabetogênica pode não estar somente relacionada com a quantidade de glicose disponível, mas com a atividade da aldose redutase no nível das lentes. Além do efeito osmótico do sorbitol, existe a evidência de que o sorbitol também interaja diretamente com as proteínas das lentes, causando modificação de aminoácidos e insolubilidade das lentes, com posterior formação da catarata. A glicosilação pode levar a uma mudança conformacional e favorecer a sensibilidade ao estresse oxidativo das proteínas.[36]

▪ Prognóstico

O prognóstico para os gatos diabéticos depende da adesão do proprietário ao tratamento, da presença ou não de doenças concorrentes e das complicações crônicas da doença.

Em geral, ele é bom quando há remissão da doença, reservado nos casos de difícil controle glicêmico e ruim na presença de cetoacidose ou de doenças concorrentes que causem resistência insulínica.

▪ Referências

1. Machado UB, Carpinelli AR, Zecchin HG, Saad MJA. Pâncreas endócrino. Capítulo 67. In: Aires MM. Fisiologia. Rio de Janeiro: Guanabara Koogan; 2008. p. 1032-50.
2. American Diabetes Association. www.diabetes.org/diabetes-basic.
3. Prahl A, Guptil L, Glickman NW, Tetrick M, Glickman LT. Time trends and risk factors for diabetes mellitus in cats presented to veterinary teaching hospitals. J Fel Med Surg. 2007;6:351-8.
4. Hoenig M, Hall G, Fergurson D, Jordan K, Henson M, Johnson K *et al.* A feline model of experimentally induced islet amyloidosis. Am J Pathol. 2000;157(6):2143-50.
5. Panciera DL, Thomas CB, Eicker SW, Atkins CE. Epizootiologic patterns of diabetes mellitus in cats: 33 cases (1980-1986). J Am Vet Med Assoc. 1990;197:1504-8.
6. Appleton DJ, Rand JS, Sunvold GD. Insulin sensitivity decreases with obesity, and lean cats with low insulin sensitivity are at greatest risk of glucose intolerance with gain. J Fel Med Surg. 2001;3:211-28.
7. Cavalcante CZ, Simões DMN, Kanayama KK, Oyafuso MK, Prosser CS, Kogika MM. *Diabetes mellitus* em gatos: estudo de 24 casos (1998-2006). In: I Congresso Paulista de Felinos, realizado no período de 25 a 27 de abril de 2007, no Sofitel Jequitimar Guarujá, São Paulo. Anais em CD-ROM.
8. Rand JS, Bobbermien LM, Hendrikz JK, Copland M. Over representation of Burmese cats with diabetes mellitus. Australian Veterinary Journal. 1997;75:402-5.
9. Feldman EC, Nelson RW. Feline diabetes mellitus. In: Feldman EC, Nelson RW. Canine and feline endocrinology and reproduction. 2nd ed. Philadelphia: WB Saunders; 1997. p. 539-79.
10. Feldhahn JR, Rand JS, Martin G. Insulin sensitivity in normal and diabetic cats. J Fel Med Surg. 1999;1:107-15.
11. Feldman EC, Nelson RW. Canine diabetes mellitus. In: Feldman EC, Nelson RW. Canine and feline endocrinology and reproduction. 2nd ed. Philadelphia: WB Saunders. p. 486-538.
12. Sparkes AH. Cats, diabetes and stress. J Fel Med Surg. 1999;1:197.
13. Rand JS, Kinnaird E, Baglioni A, Blackshaw J, Priest J. Acute stress hyperglycemia in cats is associated with struggling and increased concentrations of lactate and norepinephrine. J Vet Intern Med. 2002;16(2):123-32.
14. Feldhahn JR, Rand JS, Kinnaird E. The effect of interday variation and a short-term stressor on insulin sensitivity in clinically normal cats. J Fel Med Surg. 1999;1:233-40.
15. Ray CC, Callahan-Clark J, Beckel NF, Walters PC. The prevalence and significance of hyperglycemia in hospitalized cats. J Vet Emerg Crit Care. 2009;19(4):347-51.
16. Zeugswetter F, Handl S, Iben C, Schwendenwein I. Efficacy of plasma beta-hydroxybutyrate concentration as a marker for diabetes mellitus in acutely sick cats. J Fel Surg. 2010;12:300-5.
17. Nelson RW, Couto CG. Disorders of the endocrine pancreas. In: Nelson RW, Couto CG. Small animal internal medicine. Chapter 52. St Louis, Missouri: Mosby Elsevier; 2009. p. 764-809.
18. Zerrenner D, Peterson M, Crawford MA. The evolution of insulin therapy. Compendium. 2007;29(9):522-31.
19. Marshall RD, Rand JS, Morton JM. Treatment of newly diagnosed diabetic cats with glargine insulin improves glycaemic control and results in higher probability of remission than protamine zinc and lente insulins. J Fel Med Surg. 2009;11:683-91.
20. Michiels L, Reusch C, Boari A, Petrie G, Mandigers P *et al.* Treatment of 46 cats with porcine lente insulin – a prospective, multicenter study. J Fel Surg. 2008;10:439-51.
21. Nelson RW, Henley K, Cole C and PZIR Clinical Study Group. Field safety and efficacy of protemine zinc recombinant human insulin for treatment of diabetes mellitus in cats. J Vet Intern Med. 2009;23:787-93.
22. Gilor C, Ridge TK, Attermeier KJ, Graves TK. Pharmacodynamics of insulin detemir and insulin glargine assessed by an isoglycemic clamp method in healthy cats. J Vet Intern Med. 2010;24:870-4.
23. Nelson RW, Feldmann EC, Ford SL, Roemer OP. Effect of an orally administered sulfonylurea, glipizide, for treatment of diabetes mellitus in cats. J Am Vet Med Assoc. 1993;203(6):821-7.
24. Frank G *et al.* Use of a high-protein diet in the management of feline diabetes mellitus. Vet Ther. 2001;2(3):238-46.
25. Benner N *et al.* Use of a low-carbohydrate *versus* high-fiber diets in cats with diabetes mellitus. J Vet Intern Med. 2001;15:297.
26. Bissot T *et al.* Novel dietary strategies can improve the outcome of weight loss programmes in obese client-owned cats. J Fel Med Surg. 2010:12(2):104-12.
27. Rand JS, Marshall RD. Diabetes mellitus in cats. Vet Clin North Am. 2005;35(1): 211-24.
28. Gilor C, Graves TK, Lascelles BDX, Thomson AE, Simpson W. The effects of body weight, body condition score, sex, and age on serum fructosamine concentrations in clinically healthy cats. Vet Clin Pathol. 2010;39(3):322-8.
29. Alt N, Kley S, Haessig M, Reusch CE. Day-to-day variability of blood glucose concentration curves generated at home in cats with diabetes melito. JAVMA. 2007;230(7):1011-7.
30. Moretti S, Tschuor F, Osto M, Franchini M, Wichert B, Ackermann M *et al.* Evaluation of a novel real-time continuous glucose-monitoring system for use in cats. J Vet Intern Med. 2010;24:120-6.
31. Zini E, Hafner M, Osto M, Franchini M, Ackermann M, Lutz TA *et al.* Predictors of clinical remission in cats with diabetes mellitus. J Vet Intern Med. 2010;24:1314-21.
32. Tschuor F, Zini E, Schellenberg S, Wenger M, Kaufmann K, Furrer D *et al.* Remission of diabetes mellitus in cats cannot be predicted by the arginine stimulation test. J Vet Intern Med. 2011;25:83-9.
33. Scott-Moncrieff JC. Insulin resistance in cats. Vet Clin North Am Small Anim Pract. 2010;40:241-57.
34. Lowe AD, Graves TK, Campbell KL, Schaeffer DJ. A pilot study comparing the diabetogenic effects of dexamethasone and prednisolone in cats. J Am Anim Hosp Assoc. 2009;45:215-24.
35. Bailiff NL, Nelson RW, Feldman EC, Westropp JL, Ling GV, Jang SS *et al.* Frequency and risk factors for urinary tract infection in cats with diabetes mellitus. J Vet Intern Med. 2006;20:850-5.
36. Thoresen SI, Bjerkas E, Aleksandersen M, Peiffer RL. Diabetes mellitus and bilateral cataracts in a kitten. J Fel Med Surg. 2002;4:115-22.

193 Diabetes Mellitus em Cães

Álan Gomes Pöppl, Mariane Bräscher Elizeire

■ Introdução

O diabetes *mellitus* canino (DMC) é uma doença comum, que se mostra cada vez mais frequente nas rotinas clínicas. Além da maior sobrevida e dos cuidados dos proprietários com os animais de companhia e da maior capacidade de diagnóstico e conhecimento da doença por parte dos veterinários, tem-se observado que profundas mudanças na dieta e nos hábitos de vida de humanos e animais de companhia têm provocado maior identificação das chamadas doenças da civilização, como o diabetes *mellitus*. Apesar de o conhecimento clínico do diabetes em humanos datar da Grécia Antiga, ainda hoje a doença mobiliza muitas pesquisas e desperta o interesse de muitos pesquisadores, tendo tido a espécie canina uma grande importância nos estudos sobre diabetes e na descoberta da insulina.[1] Apesar do crescente aumento na incidência de obesidade e diabetes *mellitus* em cães nos últimos 40 anos, diversos fatores genéticos, inflamatórios, hormonais e imunológicos podem estar associados ao surgimento da doença em cães.[2] Essa tendência parece estar associada a maior contato com fatores ambientais adversos perante complexos fatores genéticos em segundo plano.[3]

■ Anatomia e fisiologia

Anatomicamente, o pâncreas endócrino é composto de diversos pequenos grupamentos celulares, denominados ilhotas de Langerhans, uma vez que são como ilhas dispersas em meio ao tecido exócrino pancreático, descritas inicialmente em 1869 por Paul Langerhans.[1] Histologicamente as ilhotas de Langerhans podem ser subdividas em quatro subtipos celulares: células alfa, beta, delta e PP. Cada subtipo é responsável pela secreção de um hormônio em particular. A principal função fisiológica do pâncreas endócrino é atuar em conjunto com outros mecanismos fisiológicos na manutenção da glicemia.[4]

▪ Controle da glicemia

A glicose, além de servir como fonte de energia por sua total oxidação no processo de glicólise, serve como precursora de uma série de moléculas não menos importantes, como diversos aminoácidos, ácidos nucleicos, lipídios e carboidratos complexos como o glicogênio.[2] O principal efetor do controle da glicemia é o fígado, tecido primário envolvido no metabolismo da glicose, uma vez que ele pode secretar glicose para a corrente sanguínea por dois mecanismos distintos: a glicogenólise e a gliconeogênese.

Considera-se normal para a glicemia o intervalo de referência para cães entre 60 e 120 mg/dℓ.[5] Um delicado sistema de controle da glicemia, chamado de glicostato hipotalâmico, auxilia na modulação da atividade do sistema nervoso autônomo e também interage com o eixo hipotalâmico-pituitário, levando à liberação de hormônios hiperglicemiantes (epinefrina, cortisol, hormônio de crescimento [GH], glucagon) diante de situações de hipoglicemia. Estes exercem seus efeitos hiperglicemiantes mediante diversos efeitos integrados nas células de diferentes tecidos, promovendo menor captação da glicose do sangue pelas células, inibição da síntese de glicogênio, estímulo direto à gliconeogênese e à glicogenólise, além de ativarem mecanismos catabólicos (proteólise, lipólise), com o objetivo de fornecer outras fontes de energia ao organismo.[4,5]

Além dos mecanismos controladores da glicemia exercidos pelo glicostato hipotalâmico, a população celular das ilhotas de Langerhans no pâncreas apresenta um papel central no controle da glicemia, sendo a própria glicose sua principal controladora. As células alfa iniciam a secreção de glucagon perante glicemias inferiores a 50 mg/dℓ, sendo sua secreção suprimida com glicemias maiores que 150 mg/dℓ, especialmente porque, ante essas glicemias, já há maior secreção de insulina, o que inibe a secreção de glucagon.[4,6] Por essa razão, um paciente diabético, mesmo em jejum, mantém-se hiperglicêmico, uma vez que é perdida a inibição da secreção de glucagon promovida pela insulina, e desse modo, a produção hepática de glicose torna-se contínua.[6]

As células β pancreáticas secretam insulina, o único hormônio hipoglicemiante. A secreção de insulina ante glicemias inferiores a 80 mg/dℓ é praticamente abolida e totalmente suprimida diante de glicemias menores que 30 mg/dℓ.[4,6] Contudo, o aumento na secreção de insulina é proporcional àquele na glicemia perante valores de glicose sanguínea maiores que 80 mg/dℓ. As células δ secretam somatostatina, hormônio que, por ação parácrina, inibe a secreção de insulina e glucagon. Além disto, as células PP secretam o polipetídio pancreático.[4]

A insulina exerce seus efeitos pleiotrópicos, ou múltiplos, após interação com um receptor de membrana composto de 2 subunidades glicoproteicas α, responsáveis pela interação com a insulina, e duas subunidades glicoproteicas transmembrana β, que apresentam atividade tirosinoquinase intrínseca. Uma vez ativada, a subunidade β ativa uma cascata de fosforilações intracelulares que resultam em diversos efeitos anabólicos, estimulando a glicogênese, a glicólise, a síntese proteica, a lipogênese, o crescimento e a diferenciação celular, além da expressão de diversos genes.[4,7] Além desses efeitos nos tecidos adiposo e muscular, a principal forma de transporte da glicose através da membrana celular é via tranportadores de glicose do tipo 4 (GLUT 4), os quais dependem da ação da insulina para sofrerem translocação do meio intracelular para a membrana da célula.[4,7] Mais detalhes sobre controle da glicemia e ação da insulina podem ser encontrados no capítulo sobre insulinoma.

■ Classificação e etiopatogênese

O diabetes *mellitus* (DM) é uma doença crônica sistêmica decorrente de deficiência relativa ou absoluta de insulina, que resulta em hiperglicemia e em uma série de sintomas progressivos, que, se não controlados, podem evoluir para morte. A Organização Mundial da Saúde define o DM como um grupo de doenças metabólicas de origens múltiplas, caracterizado por hiperglicemia crônica e distúrbios no metabolismo de carboidratos, gorduras e proteínas, resultado de defeitos na secreção da insulina, na ação dela ou de ambos. A classificação considera a necessidade de terapia com insulina para estabelecer o controle glicêmico e prevenir a cetoacidose diabética e, assim, permitir a sobrevivência do paciente. Desse modo, podem-se ter pacientes de dois tipos: diabetes *mellitus* insulinodependentes (DMID) ou diabetes *mellitus* não insulinodependentes (DMNID).[8] Praticamente todos os cães apresentam DMID no momento do diagnóstico, o qual é caracterizado por hipoinsulinemia acompanhada de nenhum aumento nas concentrações séricas de insulina frente de um desafio com glicose, falha no controle glicêmico somente com dietas apropriadas ou com agentes hipoglicemiantes orais, e total necessidade de insulina para manutenção da glicemia.[9,10]

Diversos fatores estão envolvidos na etiopatogênese do DMC, sendo considerada uma doença multifatorial. Predisposição genética, insulite imunomediada, pancreatite, obesidade, doenças ou fármacos antagônicos à insulina (hiperadrenocorticismo, acromegalia, glicocorticoides, progestógenos, insuficiência renal, doença cardíaca, hiperlipidemia e síndrome metabólica) são implicados como fatores predisponentes ao DMC.[3,6] A rota final desses diferentes fatores é a perda de função das células β, hipoinsulinemia e hiperglicemia. A perda de função de células β em cães com DMID é irreversível, havendo necessidade de insulinoterapia para o resto da vida na grande maioria dos casos.[11]

As lesões patológicas mais comuns em cães com DM são redução no número e no tamanho das ilhotas de Langerhans, número reduzido de células β nas ilhotas e degeneração hidrópica destas.[3,9] Ausência absoluta congênita de células β e aplasia ou hipoplasia de ilhotas pancreáticas já foram descritas em cães com DM.[12] Alterações menos sérias nas células β e nas ilhotas podem predispor o cão adulto ao DM diante da exposição a fatores ambientais de risco.[6] Esses fatores podem induzir degeneração de células β secundariamente à resistência crônica à insulina ou causar liberação de proteínas celulares provenientes de células β que se tornam alvo da destruição imunomediada nas ilhotas de Langerhans.[6] É provável que ocorram infiltrados leucocitários nas ilhotas pancreáticas no início do processo autoimune, porém não estejam mais presentes no momento da morte da maioria dos cães diabéticos. A identificação de que muitos cães diabéticos apresentam anticorpos anti-insulina e anticomponentes das células β suporta a existência de autoimunidade humoral[2,13]

O DMC compartilha algumas características do DM tipo 1 em humanos, mais precisamente com o diabetes autoimune latente do adulto (LADA), em que ocorre infiltração linfocitária de ilhotas pancreáticas no indivíduo adulto.[3] Contudo, existem raros relatos de filhotes diabéticos com infiltrados linfocitários nas ilhotas.[14] A diferente suscetibilidade da raça canina, bem como os recentes avanços nas pesquisas com o genoma canino, levou à identificação de diferentes polimorfismos de genes codificadores do complexo principal de histocompatibilidade, associados à maior predisposição/progressão da doença, muitos dos quais também associados à doença em humanos.[15]

Eventualmente, o DMC pode estar associado à manifestação de poliendocrinopatia autoimune na presença de hipotireoidismo ou, menos comumente, hipoadrenocorticismo, por exemplo. Após episódios de pancreatite, 30% dos casos apresentam destruição de ilhotas, as quais foram substituídas por tecido fibroso. Em outros casos, ocorre degeneração de ilhotas ou nenhuma é encontrada.[9] A ativação das enzimas pancreáticas dentro dos ácinos e do sistema de ductos pancreáticos inicia a pancreatite, podendo o envolvimento das ilhotas ocorrer por extensão da necrose e inflamação pelos tecidos ao redor.[2,3]

Diante do surgimento da hiperglicemia, ainda que existam células β funcionais, a hiperglicemia crônica reduz a secreção de insulina e a sensibilidade periférica dos tecidos à insulina (glicotoxicidade). Desse modo, a hiperglicemia *per se* já implica uso de insulina exógena pelo paciente.[11]

Diabetes mellitus transitório

O diabetes reversível (transitório) é extremamente incomum em cães,[12] sendo as fêmeas expostas à progesterona as mais propensas a apresentar essa forma da doença. Por influência da progesterona ou de progestógenos sintéticos, a glândula mamária passa a secretar quantidades significativas de GH. Este último pode passar a exercer ações a distância (ação endócrina), com possibilidade, inclusive, de provocar acromegalia. A secreção de GH pelas mamas é um importante fator envolvido na resistência à insulina apresentada por cadelas durante o diestro, gestação e/ou hiperplasia endometrial cística-piometra. Esta última ainda acrescenta um fator séptico/inflamatório importante de resistência periférica às ações da insulina.[16,17]

O reconhecimento precoce da resistência à insulina nesses casos e a consequente ovário-histerectomia nos estágios iniciais podem levar à remissão do estado diabético, retornando a um estado euglicêmico sem o uso contínuo de insulina.[9] Eventualmente, algumas pacientes não castradas podem sofrer remissão espontânea ao término do diestro, porém com grande probabilidade de desenvolver DMID na próxima fase progesterônica do ciclo estral, uma vez que a quantidade de células β funcionais é bastante reduzida nesses pacientes (diabetes subclínico).[12] Por esses motivos, recomenda-se a ovário-histerectomia logo após o diagnóstico de DM.[2,6] Essa forma de diabetes no cão remete ao diabetes *mellitus* gestacional em humanos, no qual diversos fatores nutricionais, raciais, genéticos e imunológicos podem aumentar o risco de diabetes durante o predomínio da progesterona.[3,17]

Uma possibilidade menos comum de diabetes transitório é secundária ao uso de glicocorticoides ou início de hiperadrenocorticismo em cães. Falhas em reconhecer a exposição a glicocorticoides (histórico, resposta a testes de avaliação da função adrenal) ou falha no rápido controle do quadro (retirada da medicação ou tratamento do hiperadrenocorticismo) também podem provocar um estado de DMID. A existência prévia de hiperadrenocorticismo já foi identificada como um importante fator de risco para o desenvolvimento de DMC.[18]

Epidemiologia

O DMC é uma endocrinopatia bastante comum nas rotinas, apresentando prevalência de 0,005 a 1,5%.[12,18-20] O crescente número de animais nas grandes cidades e as condições de vida moderna (resultando em aumento de peso corporal, redução de atividade física e maior estresse psicológico) são fatores importantes implicados no aumento gradual na incidência de DMC ao longo das últimas décadas.[8,21] Classicamente as fêmeas são afetadas pelo menos duas vezes mais que os machos.[2] Machos castrados apresentam risco maior de desenvolverem DM que machos inteiros, assim como cães com menos de 22 kg.[8]

O surgimento de DMC em filhotes é extremamente raro, sendo incomum o aparecimento da doença em pacientes com menos de 1 ano, por exemplo.[14] Raças como Poodle *toy* e miniatura, Australian Terrier, Schnauzer, Labrador, Pinscher, Samoieda, Pug, Fox Terrier, Keeshound, Bichon Frisé, Spitz, Husky Siberiano, Dachshund e Cocker aparecem em diferentes estudos como raças com maior risco de desenvolver DM em comparação a cães sem raça definida. Raças como Boxer, Pastor-alemão, Golden Retriever, American Pitbull Terrier, Collie, Pequinês e Pointer apresentam-se como as raças com menor risco de desenvolver DM.[8,18,22] O processo de seleção da raça Poodle parece ter protegido o Poodle *standard* e predisposto os Poodles *toy* e miniatura ao desenvolvimento de diabetes.[8]

Frequentemente cães que desenvolvem diabetes apresentam histórico de alimentação excessiva e desequilibrada, bem como abuso de petiscos e sobrepeso.[20] Estudos de caso-controle identificaram esses fatores como de risco ao desenvolvimento de diabetes, bem como a falta de atividade física frequente.[23] Em nosso estudo de caso-controle realizado com mais de 250 pacientes, foram identificados, além destes, fatores como diestro recente e histórico de pancreatite como fatores de risco, ao passo que fatores como cuidados com a saúde oral, castração das fêmeas, atividade física frequente e alimentação exclusivamente à base de ração foram identificados como de proteção (dados ainda não publicados). Apesar de haver diversas evidências na literatura de que a obesidade provoque resistência à insulina em cães, até o momento nenhum trabalho demonstrou efetivamente o papel da obesidade no desenvolvimento do DMC, associado à absoluta deficiência de insulina.[3]

■ Fisiopatogenia

A Figura 193.1 sintetiza a fisiopatogenia do DMC. Uma vez estabelecida a deficiência absoluta ou relativa da liberação de insulina pelas células β, ocorre redução na utilização tecidual de glicose, aminoácidos e ácidos graxos.[12] O fígado acelera os processos de glicogenólise e gliconeogênese, produzindo excesso de glicose no sangue. Esse processo é mediado não somente pela falta de insulina, como também pelo excesso relativo de glucagon. A glicose proveniente da dieta também contribui para a hiperglicemia, que, por sua vez, prejudica ainda mais a secreção de insulina e a sensibilidade tecidual a ela.[11] Toda a glicose circulante é livremente filtrada nos glomérulos renais, contudo as células dos túbulos renais proximais apresentam capacidade limitada de reabsorver essa glicose do ultrafiltrado glomerular. Em cães, esse limiar é ultrapassado quando a glicemia fica acima de valores de 180 a 220 mg/dℓ. Nessa situação, ocorre glicose na urina (glicosúria). Essa glicosúria promove diurese osmótica, impedindo a água de ser reabsorvida ao longo do néfron, levando assim à poliúria. O centro da sede, localizado no hipotálamo, é ativado quando detecta aumento na osmolaridade do líquido cefalorraquidiano e/ou quando recebe estímulos aferentes dos barorreceptores pulmonares, atriais, aórticos, carotídeos e renais em situações de hipovolemia, desencadeando a procura por líquidos para correção do estado hídrico corporal. Como o processo de glicosúria é constante, ocorre polidipsia compensatória à poliúria, na tentativa de prevenir a desidratação.[6]

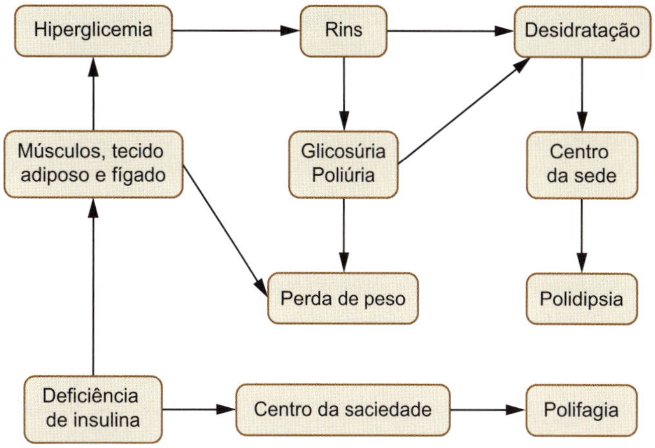

Figura 193.1 Fisiopatogenia do diabetes *mellitus* canino. A ausência relativa ou absoluta de insulina reduz a captação muscular e adiposa de glicose, bem como a metabolização da glicose nos hepatócitos, e promove maior produção hepática de glicose. Após ultrapassar o limiar de reabsorção renal (180 a 220 mg/dℓ), há ocorrência de poliúria, desidratação e polidipsia compensatória estimulada pelo centro da sede hipotalâmico. A perda de glicose na urina, bem como a proteólise e a lipólise estimuladas pela deficiência de insulina, provoca a perda de peso do paciente. A deficiente ativação do centro da saciedade no hipotálamo mantém ativo o centro da fome, estimulando a polifagia típica do diabético não descompensado.

Apesar da hiperglicemia, a reduzida utilização de glicose pelos tecidos periféricos (adiposo, muscular e hepático) decorrente da hipoinsulinemia leva o organismo a ativar vias catabólicas, como se estivesse em uma situação de jejum prolongado. A insulina suprime o sistema lipase hormônio-sensível; ante sua redução, ocorre acentuada lipólise, produzindo ácidos graxos livres não esterificados (utilizados como fontes de combustível oxidativo extra-hepático, também sendo assimilados pelo fígado) e glicerol (utilizado na gliconeogênese). A insulina também apresenta um efeito anabólico sobre a musculatura. Na ausência dela, ocorre catabolismo de proteínas como fonte de aminoácidos para a gliconeogênese.[4,7] Essas lipólise e proteólise intensas, associadas à perda calórica representada pela glicosúria, são responsáveis pela perda de peso dos pacientes.[14] Dois centros hipotalâmicos controlam a ingestão de alimentos: o "centro da fome", na região lateral, responsável pelo controle da quantidade de alimento ingerido, e o "centro da saciedade", localizado na região ventromedial. O centro da fome está sempre ativo, evocando o comportamento de procura por alimento, mediante a ativação de vias neurais eferentes oroxígenas. No entanto, esse centro é temporariamente inibido pelo centro da saciedade após refeições, por vias neurais eferentes anorexígenas. A insulina é um importante regulador e ativador do centro da saciedade. Na sua ausência, em associação ao processo catabólico, ocorre estímulo à polifagia. Outros mecanismos neuroendócrinos complementam o controle do apetite e do peso corporal, incluindo a leptina, adipocina produzida pelos adipócitos.[4] Assim, tem-se a fisiopatologia dos ditos 4 P do diabetes (poliúria, polidipsia, perda de peso e polifagia).

■ Manifestações clínicas

A história em praticamente todos os cães diabéticos envolve os sintomas de poliúria, polidipsia, polifagia e perda de peso. Poliúria e polidipsia não se desenvolvem até que ocorra glicosúria.[12] Ocasionalmente, o motivo da consulta pode ser a formação abrupta de catarata diabética.[14] Nos casos em que o proprietário não repara o aparecimento desses sinais, o paciente corre sério risco de desenvolver cetoacidose diabética, coma e morte.[6] A cetoacidose está presente no momento do diagnóstico em aproximadamente 35 a 40% dos casos, evidenciada muitas vezes por anorexia e vômitos ao diagnóstico.[14,20] Anamnese minuciosa deve sempre ser realizada à procura de doenças concomitantes presentes na maioria dos casos de DM. Em muitos cães, o antagonismo aos efeitos da insulina causado por outras doenças, como pancreatite, infecções, insuficiência cardíaca congestiva, hiperadrenocorticismo ou até estro recente ou piometra, é o evento que desencadeia o início da doença. A identificação e o tratamento desses distúrbios são fundamentais para o sucesso da manutenção do paciente diabético.[12] Outras informações acerca de tratamentos anteriores com fármacos diabetogênicos, como glicocorticoides e progestógenos, devem ser questionadas à procura de possíveis fatores envolvidos. Deve-se questionar também que tipo de alimentação é fornecido ao animal e a quantidade de guloseimas que ele recebe. Sabe-se que dietas ricas em carboidratos predispõem à obesidade, assim como aquelas ricas em gordura, que também podem causar pancreatite, fatores intimamente ligados ao DM em cães. Frequentemente as fêmeas são apresentadas ao clínico após pouco tempo do último cio. O histórico de cio recente ao diagnóstico (menos de 2 meses) é um achado comum observado em anamneses de até 69% das fêmeas diabéticas não castradas com diagnóstico recente de DMC.[17,20]

Exame físico completo é imperativo em qualquer animal com DM. O cão com DM não cetoacidótico não apresenta nenhum sinal clínico clássico. Os cães podem se apresentar obesos ou em boas condições físicas. Normalmente, cães com DM sem tratamento por certo tempo apresentam perda de peso.[12] A caquexia e a emaciação estão relacionadas com doenças concomitantes, como insuficiência pancreática exócrina, por exemplo, ou deficiência crônica de insulina por meses.[6] Ocasionalmente o paciente pode apresentar-se caquético em decorrência da prescrição de tratamento dietético somente, sem terapia insulínica associada. Esses pacientes normalmente sobrevivem menos de 6 meses.[20] Letargia pode ser evidente. Pelos esparsos, secos e quebradiços podem estar presentes, assim como menos brilhosos e com diferentes graus de hiperqueratose. Hepatomegalia devido à lipidose hepática induzida pelo DM pode ser palpável ou detectável no exame ultrassonográfico.[12] Desidratação é o achado clínico mais comum em cães diabéticos (48%), seguido de emagrecimento (44%) e catarata (40%).[14]

Diagnóstico

O diagnóstico da doença requer a presença dos sintomas apropriados (*i. e.*, poliúria, polidipsia, polifagia e perda de peso), associado à verificação de hiperglicemia persistente após jejum de 8 h e glicosúria.[6,12,14] Os diversos aparelhos portáteis para medição da glicemia disponíveis permitem o rápido diagnóstico. É importante a determinação de hiperglicemia e glicosúria, pois a hiperglicemia diferencia o DM da glicosúria renal primária e a glicosúria, o DM de outras causas de hiperglicemia, apesar de, tipicamente, pacientes diabéticos não complicados apresentarem glicemias em jejum entre 250 e 450 mg/dℓ.[6] Hiperglicemia moderada pode ocorrer após 2 h da alimentação em alguns cães que tenham consumido rações pastosas, em cães estressados, em casos de resistência periférica à insulina e nas fases iniciais do DM. Contudo, a terapia com insulina não é indicada a esses animais, devido à ausência de sintomas de DM.[6] A determinação da concentração sérica de frutosamina pode representar um recurso diagnóstico em cães muito estressados ou agressivos no momento da coleta de sangue para dosagem de glicemia.[5]

Uma avaliação completa da saúde do cão diabético é recomendada logo após o diagnóstico inicial da doença, a fim de identificar qualquer doença concomitante que possa estar causando a intolerância à glicose ou contribuindo para ela (p. ex., hiperadrenocorticismo), que possa resultar da intolerância à glicose (p. ex., cistites bacterianas) ou estabelecer alterações no tratamento (p. ex., pancreatite). É indicado um perfil mínimo composto de ultrassonografia, hemograma, perfil bioquímico sérico e urinálise com cultura de bactérias e antibiograma. A ultrassonografia é uma boa ferramenta para avaliar pâncreas, adrenomegalia, piometra e alterações hepáticas e do trato urinário (cistites, pielonefrite).[12]

Em cães diabéticos não complicados, é comum um hemograma sem alterações. Pode ocorrer policitemia leve nos casos de desidratação. Aumento na leucometria total pode ser causado por processos infecciosos ou inflamatórios. Desvio à esquerda e presença de neutrófilos degenerados ou tóxicos suportam o envolvimento de infecção na leucocitose.[6] Nos cães com DM não complicado, o painel bioquímico seria considerado normal, exceto pela hiperglicemia. O DM descontrolado é acompanhado de aumento nas concentrações de triglicerídios, colesterol e ácidos graxos livres devido à redução da atividade da lipase lipoproteica e deficiência de insulina com consequente ativação da lipase hormônio-sensível, respectivamente.[6] Hiperamilasemia e hiperlipasemia também podem estar presentes quando há pancreatite aguda intercorrente. Contudo, para melhor avaliação de lesão pancreática, podem-se solicitar testes mais específicos como a imunorreatividade sérica semelhante à tripsina e a imunorreatividade sérica da lipase pancreática canina. A imunorreatividade sérica semelhante à tripsina ainda pode indicar insuficiência pancreática exócrina, se estiver reduzida.[5,12] As alterações mais comuns são aumento nas atividades das enzimas alanina transaminase e fosfatase alcalina. Os altos níveis de alanina transaminase, juntamente com níveis reduzidos de ureia, hipoalbuminemia e altos níveis de ácidos biliares, podem indicar outra hepatopatia além da lipidose. Hiperbilirrubinemia é indicativa de obstrução extra-hepática, provavelmente por pancreatite.[6,12] Valores muito elevados de atividade de fosfatase alcalina podem indicar hiperadrenocorticismo concomitante.[6] A concentração de frutosamina é a mensuração de todas as proteínas glicosiladas séricas. Como a albumina é a principal proteína plasmática e apresenta meia-vida de aproximadamente 2 semanas, a concentração de frutosamina oferece um indicador confiável da glicemia nas últimas 2 a 3 semanas.[5] A determinação de frutosamina, associada aos sintomas, aos dados de anamnese e aos registros do peso corporal do paciente, oferece também embasamento para realização de ajustes na terapia insulínica.[9]

Na urinálise, glicosúria, cetonúria, lipúria, proteinúria, bacteriúria (com ou sem a presença de piúria) e hematúria são achados comuns em pacientes com DM. Se forem detectadas grandes quantidades de cetonas no exame químico da urina, especialmente em um animal com sinais sistêmicos de doença (letargia, vômitos, diarreia ou desidratação), deve-se realizar o diagnóstico de cetose diabética (discutida no Capítulo 194, *Cetoacidose Diabética*) e estabelecer terapia apropriada.[12,20] A presença de corpos cetônicos na urina no DM é considerada diagnóstico de cetose, mas não de diabetes. A cetonúria pode ocorrer em indivíduos saudáveis em jejum,[5] já a lipúria ocorre em doenças degenerativas dos túbulos, como acontece no DM canino.[20]

A densidade da urina de cães diabéticos é comumente maior que 1,025 a 1,035. Pacientes com diabetes e densidade urinária inferior a 1,020 são suspeitos de portarem alguma outra doença associada à poliúria e à polidipsia, frequentemente hiperadrenocorticismo ou insuficiência renal crônica. Proteinúria frequentemente é resultado de infecções do trato urinário ou glomerulopatia hipertensiva. A cistocentese, utilizando técnicas assépticas para urocultura e testes de sensibilidade, é indicada devido à elevada incidência de infecções do trato urinário ocultas em cães com DM.[6,12]

Alguns testes hormonais podem ser interessantes em cães diabéticos. Por exemplo, a determinação de insulina sérica basal permite avaliar se o paciente é um típico canino diabético (hipoinsulinêmico) ou se estamos diante de um paciente em um estado diabético ante um quadro de resistência à insulina (normo ou hiperinsulinêmico). Nessa última situação, deve-se empregar esforço na resolução da causa da resistência à insulina, pela possibilidade de remissão do estado diabético. A determinação da concentração sérica de progesterona e/ou de fator de crescimento insulino-símile-1 (IGF-1) pode ser útil na avaliação de uma fêmea diabética recém-diagnosticada que não tenha seu histórico reprodutivo recente documentado, uma vez que pode ocorrer um estado diabético secundário à acromegalia estimulada pela progesterona. Do mesmo modo, um teste de supressão por baixa dose de dexametasona pode ser indicado de acordo com o perfil dos resultados de afecções (hiperfosfatasemia, baixa densidade urinária) e exame físico do paciente (alopecia simétrica bilateral, abdome pendular). Testes de avaliação da função tireoidiana (tiroxina [T4] total, T4 livre bifásica, T4 livre por diálise, hormônio tireoestimulante canino [TSHc]) devem aguardar o controle do estado diabético antes de serem solicitados, uma vez que diabetes é uma causa comum de síndrome do eutireóideo doente.[6,12]

Tratamento

A meta primária do tratamento do DM é a eliminação dos sintomas secundários à hiperglicemia e à glicosúria, bem como a recuperação do estilo de vida habitual do animal, a fuga dos episódios de hipoglicemia e o evitamento das complicações crônicas da doença.[12] No cão diabético, isso pode ser obtido com o uso de terapia insulínica apropriada, dieta, exercício e controle de distúrbios infecciosos, inflamatórios, neoplásicos e hormonais concomitantes.[2] Apesar de o objetivo da terapia ser controlar a glicemia, o clínico deve sempre evitar a hipoglicemia, complicação terapêutica séria e potencialmente fatal, normalmente decorrente de sobredose de insulina. A letargia tende a se resolver rapidamente após o início da terapia insulínica, e a perda de peso normalmente cessa após a obtenção de um ótimo controle glicêmico. A resolução da poliúria e da polidipsia só ocorre após a manutenção da glicemia em valores abaixo ou próximos do limiar renal de reabsorção de glicose (< 250 mg/dℓ). Na maioria dos cães diabéticos, o processo de formação de catarata já se iniciou antes da obtenção de um adequado controle da glicemia. No entanto, quanto mais rígido o controle glicêmico, menor será a velocidade de progressão da catarata.[2]

Terapia insulínica

Antes de entrar no mérito das insulinas disponíveis e nas formas de administração, cabem algumas considerações sobre o manejo desse medicamento. Apesar de as preparações de insulina serem estáveis à temperatura ambiente, refrigerá-las mantém uma condição mais constante de armazenamento, levando a maior vida útil do produto. Além disso, congelar, aquecer ou agitar vigorosamente o frasco degrada a insulina. Quanto melhor a conservação da insulina, maior a duração da atividade do hormônio no frasco. Contudo, uma recomendação que pode evitar prejuízos ao tratamento por perda do efeito da medicação é a troca periódica do frasco a cada 30 a 45 dias após aberto, como recomendam as bulas de insulinas humanas, independentemente do volume residual.[12] As insulinas recombinantes humanas são comercializadas atualmente na concentração de 100 U/mℓ, ou seja, 1 U de insulina representa um volume de 0,01 mℓ. Para as aplicações de insulina, o cliente deve estar familiarizado com seringas de aplicação de insulina (30, 50 ou de 100 U – seringas de 0,3, 0,5 ou de 1 mℓ), de modo a entender qual o volume a ser administrado. Erros de dosagem na seringa são causas comuns de crises hipoglicêmicas por superdosagem de insulina. Seringas de 30 U são adequadas para a grande maioria dos pacientes, tornando mais segura a administração de doses pequenas de insulina (Figura 193.2). Além disso, existem atualmente canetas para aplicação de insulina, que, além de promoverem maior precisão de dose, retiram um pouco da carga psicológica sobre o dono de estar aplicando uma "injeção" em seu animal. Destas, uma apresentação interessante é a caneta Novopen 3 Demi® (Novo Nordisk), que permite ajuste de doses de 0,5 em 0,5 U (Figura 193.2).

Com relação aos tipos de insulina disponíveis para o tratamento de cães diabéticos, atualmente as insulinas disponíveis para o manejo a longo prazo do paciente no mercado nacional são a insulina de ação intermediária NPH (*N*eutral *P*rotamine *H*agedorn), a insulina lenta e os análogos insulina glargina e insulina detemir.[6,12,24-26] Essas preparações de longa ação são mais utilizadas no manejo a longo prazo do paciente diabético, por promoverem suplementação contínua por horas após uma simples injeção.[2] Já a insulina regular tem um começo de ação rápido e curto tempo de duração do efeito, sendo utilizada no controle intensivo de pacientes com cetoacidose diabética (Quadro 193.1).[11]

Eventualmente, podem-se utilizar misturas de insulinas de longa e de curta ação disponíveis no mercado (70% NPH/30% regular ou 50% NPH/50% regular), quando preparações mais convencionais de insulina falham em estabelecer o controle glicêmico devido a pico de ação tardio, por exemplo.[6]

A insulina lenta disponível no mercado veterinário é de origem suína, e apresenta a mesma sequência de aminoácidos da insulina canina, tornando-a não imunogênica para uso crônico. No entanto, apresentação em frascos de 40 U/mℓ (necessidade de seringas especiais para aplicação) e volume pequeno de 2,5 mℓ por frasco (pode ser oneroso para cães grandes) devem ser levados em consideração, a fim de evitar erros na administração. Apesar de existir um protocolo de uso dessa apresentação com aplicação 1 vez/dia, diversos trabalhos demonstraram período de efeito insuficiente para uso 1 vez/dia e dificuldades no controle a longo prazo dos pacientes.[27,28]

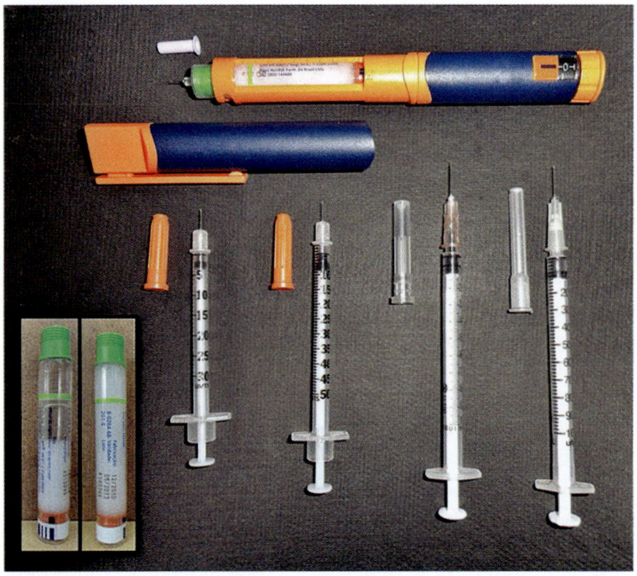

Figura 193.2 Seringas e caneta para aplicação de insulina. As canetas permitem ajuste de dose mais preciso, especialmente se contarem com a possibilidade de ajuste de dose de meia em meia unidade de insulina. As seringas de 100 U (seringas de 1 mℓ) devem ser utilizadas com cuidado. Algumas marcas trazem a escala de 2 em 2 U, já outras, de 1 em 1 U. Essas diferenças podem causar problemas caso um proprietário mude a marca da seringa e esteja acostumado a ajustar a dose com base na quantidade de traços na escala e não esteja familiarizado com a equivalência de unidades de insulina em mℓ. As seringas de 30 ou de 50 mℓ são mais precisas, pois trazem a escala de 1 em 1 unidade, e, por serem de tamanho menor, favorecem melhor visualização da dose. Além disso, elas permitem ajuste de dose de 0,5 U, se necessário. Insulina NPH humana antes (bifásico) e após ressuspensão (líquido homogêneo) (*detalhe*). A insulina NPH tende a sedimentar no frasco em repouso, devendo sempre ser homogeneizada antes da aplicação. Falhas na homogeneização adequada podem trazer problemas ao paciente, como sub ou sobredose de insulina.

Entretanto, um trabalho recente avaliando a farmacocinética e a farmacodinâmica dessa insulina, administrada 2 vezes/dia, mostrou um excelente perfil de ação com um pico cerca de 3 h após a aplicação e um segundo pico cerca de 8 h após a aplicação devido a sua formulação 70% lenta/30% regular.[29]

Apesar de a insulina recombinante humana diferir em apenas um aminoácido da insulina canina, a formação de anticorpos parece ser incomum em resposta à administração por longos períodos, apesar de possível.[6,13] Em contraste, a insulina bovina difere em apenas dois aminoácidos da insulina canina, e é altamente antigênica em cães, estimulando a formação de anticorpos em 40 a 65% dos pacientes diabéticos que utilizam

Quadro 193.1 Propriedades das preparações de insulina disponíveis no Brasil usadas em cães diabéticos.[11,12,25,26]

Tipo de insulina	Via	Começo do efeito	Pico de ação (h)	Duração efeito (h)
Regular cristalina	IV	Imediato	1/2 a 2	1 a 4
	IM	10 a 30 min	1 a 4	3 a 8
	SC	10 a 30 min	1 a 5	4 a 10
NPH	SC	1/2 a 2 h	4 a 6	8 a 14
Lenta	SC	1/2 a 2 h	2 a 10	8 a 20
Glargina	SC	1/2 a 4 h	6 a 10	10 a 24
Detemir	SC	1/2 a 2 h	8 a 10	> 24

IM = intramuscular; IV = intravenosa; NPH = *neutral protamine Hagedorn*; SC = subcutânea.

preparações que contenham insulina bovina.[13] A insulina PZI (zinco protamina), bastante popular nos EUA, e não disponível no Brasil, era uma associação de 90% de insulina bovina e 10% de suína, porém hoje é humana recombinante.[24]

Apesar de diferentes orientações na literatura quanto à dose inicial de prescrição para a insulina, a indicação da NPH ou da lenta como primeira escolha para cães parece unânime. A terapia insulínica pode ser iniciada com 0,25 U/kg, de 12 em 12 h em cães com glicemias menores que 360 mg/dℓ, ou 0,5 U/kg, em cães com glicemias maiores que 360 mg/dℓ.[2,12,24] A maioria dos animais em uso de insulina NPH, ou insulina lenta, atingirá pleno controle glicêmico, com doses variando de 0,5 a 0,9 U/kg. Contudo, alguns cães podem precisar de doses pequenas de insulina (p. ex., 0,25 U/kg ou menos) para manter um bom controle glicêmico; doses maiores podem provocar efeito Somogyi e consequente mau controle. Na experiência do autor, doses iniciais de 0,35 a 0,5 U/kg são adequadas na maioria dos casos, e cães de grande porte podem precisar de doses iniciais de até 0,75 U/kg, 2 vezes/dia.[11] Apesar de aplicações de doses iniciais menores protegerem da ocorrência de hipoglicemia, a persistência da hiperglicemia enquanto se ajusta a dose ideal, apesar da introdução da insulinoterapia, pode acelerar o surgimento da catarata diabética. O uso de insulina 2 vezes/dia diminui o risco de ocorrência de problemas como hipoglicemia e efeito Somogyi, além de facilitar o controle glicêmico.[30,31]

Após a aplicação da primeira dose de insulina, diversas mensurações de glicemia podem ser realizadas (preferencialmente de 2 em 2 h) durante o período em que se espera um pico máximo de efeito da insulina (2 a 8 h), para verificar o risco de hipoglicemia. Se a glicemia se mantém acima de 150 mg/dℓ após a primeira injeção de insulina e acima de 270 mg/dℓ no momento da próxima aplicação, é seguro liberar o paciente para ir para casa. Uma redução brusca de glicemia não é desejável, pois predispõe o paciente a um episódio hipoglicêmico após sucessivas aplicações da insulina. No entanto, essas medições seriadas após a primeira dosagem podem não ser fidedignas, uma vez que a resposta máxima do paciente à insulina se dará após alguns dias de controle, e a não detecção de hipoglicemia após a primeira aplicação de insulina não significa que isso não poderá ocorrer. Fatores como estresse de coletas frequentes e internamento podem provocar elevações da glicemia e erros de interpretação. Do mesmo modo, não é aconselhado tentar ajustar a dose perfeita ante as medições de glicose nos primeiros dias de aplicação da insulina. Se a resposta inicial à terapia não é satisfatória, não é aconselhável aumentar a dose inicial de insulina imediatamente, deixando o cão se ajustar àquela dose durante alguns dias.[6] O objetivo das primeiras aplicações não é atingir um controle glicêmico excelente, mas sim permitir que o organismo se acostume com a presença da insulina e que cão e o proprietário de adaptem à nova rotina e ao manejo. Na rotina dos autores, os clientes são orientados a como aplicar a insulina em casa e como agir em caso de hipoglicemia. Em revisão clínica ou contato telefônico após 5 a 7 dias, pode-se ter uma ideia da efetividade do tratamento e orientar pequenos ajustes iniciais, se necessário. A responsividade à insulina melhora com o tratamento, uma vez que a hiperglicemia crônica está resolvida. Nítida melhora clínica, com redução da letargia, da polidipsia, da poliúria e da perda de peso, é observada após o alcance de um bom controle glicêmico.[24]

As insulinas glargina e detemir são análogos sintéticos da insulina humana, com pequenas alterações estruturais que promovem diferentes características de solubilidade e farmacocinética, sendo consideradas insulinas de longa ação em virtude disso. A insulina glargina é recomendada inicialmente a uma dose de 0,25 U/kg, a cada 12 h, formando microcristais no tecido subcutâneo e fazendo com que ela tenha liberação lenta para a circulação. Contudo, foi demonstrado que os picos de ação da glargina (nadir ou glicemia mais baixa após aplicação) variam de 0 a 12 h após a aplicação, o que leva a considerar essa insulina como não sendo uma boa escolha inicial de insulina para cães diabéticos,[32] apesar de já ter se demonstrado que a associação da glargina com a NPH promove controle glicêmico intenso.[24-26] Em contrapartida, a insulina detemir tem liberação lenta, por unir-se a proteínas plasmáticas. Contudo, o pico de ação da detemir ocorre cerca de 8 a 10 h após a aplicação, sendo capaz de manter um efeito hipoglicemiante por mais de 24 h. Por conta desse efeito forte e prolongado, a dose inicial recomendada de detemir é de 0,1 U/kg, não sendo, assim, recomendada para cães com menos de 10 kg ou como primeira escolha, apesar de ser capaz de promover adequado controle glicêmico,[25] provavelmente melhor do que com o uso da glargina.

Uma dúvida frequente é decorrente da insulinoterapia diante de um procedimento cirúrgico. De modo geral, cirurgias eletivas em um paciente diabético podem ser adiadas até que se tenha um bom controle da doença. Contudo, eventualmente um procedimento cirúrgico pode ser necessário diante de algum quadro limitante à vida ou na tentativa de remissão do diabetes em cadelas que o desenvolvem durante o diestro, procedimento que faz parte do tratamento do DMC em fêmeas. Uma conduta prática é agendar o procedimento para o turno da manhã, recomendando que a refeição da manhã não seja administrada, para que um jejum pré-operatório adequado seja respeitado e que somente metade da dose de insulina seja aplicada. A partir daí, mantém-se um controle da glicemia a cada 20 min, com o objetivo de manter a glicemia entre 150 e 250 mg/dℓ. Para atingir esse objetivo, pode-se manter infusão intravenosa de líquidos glicosados a 2,5 a 5% e/ou uso de insulina regular por via intramuscular em doses de cerca de 20% da dose da insulina usada em casa ou na dose de 0,1 U/kg, de acordo com as glicemias detectadas.[6,12] É fundamental o monitoramento frequente da glicemia no paciente anestesiado, uma vez que a hipoglicemia pode provocar óbito e, sob anestesia, pode não haver nenhum sinal clínico da baixa concentração de glicose. Além disso, o procedimento anestésico estimula a produção de hormônios diabetogênicos, podendo provocar hiperglicemia, que deve ser controlada. No geral, o prognóstico é bom e os animais podem voltar a receber o mesmo protocolo de terapia com insulina utilizado em casa, no turno ou no dia seguinte ao procedimento.[6]

Manejo alimentar

A dieta terapêutica apresenta um importante papel no tratamento do DM, sendo a correção da obesidade, quando presente, e o incremento da quantidade de fibras da dieta os dois principais passos para melhorar o controle glicêmico.[6] Dietas que contêm alto teor de fibras solúveis e insolúveis demonstram efeitos benéficos no controle glicêmico de cães diabéticos, em associação, ainda, a redução significativa nos níveis de colesterol plasmático, glicerol livre, frutosamina sérica e hemoglobina glicosilada, ocorrendo também melhora significativa na atividade e no comportamento dos pacientes.[33] Esses efeitos são obtidos por retardo no esvaziamento gástrico e absorção intestinal de nutrientes, resultado de efeito direto na difusão de glicose em direção às microvilosidades intestinais e efeito induzido pelas fibras sobre a liberação de hormônios gastrintestinais reguladores na circulação.[33] Existem no mercado diversas marcas de rações que atendem as exigências de fibras em cães diabéticos, e a quantidade de fibra nesses produtos varia de 3 a 25% sobre a matéria seca (rações normais contêm menos de 2% de fibras). No geral, dietas que contenham pelo menos 12% de fibras insolúveis ou, pelo menos, 8% de uma mistura de fibras solúveis e insolúveis são efetivas em melhorar o controle glicêmico de cães diabéticos.[12]

Desarranjos no metabolismo das gorduras são comuns em pacientes diabéticos e incluem concentrações séricas elevadas de colesterol, triglicerídios, lipoproteínas, quilomícrons e ácidos graxos livres, além de lipidose hepática, aterosclerose e predisposição para o desenvolvimento de pancreatite.[3,34] A ingestão de dietas ricas em gordura também leva à resistência insulínica, estimula a produção de glicose hepática e suprime a função das células β.[35] Desse modo, é aconselhável alimentar cães diabéticos com dietas com baixo teor de gordura (menos de 30% de gordura em uma base de energia metabolizável).[6] Esse tipo de dieta também ajuda a reduzir o risco de pancreatite, controlar alguns aspectos da hiperlipidemia e reduzir o incremento calórico da refeição, favorecendo a redução ou a manutenção de peso.

Algumas opções interessantes encontradas no mercado são Royal Canin Weight Control® (Diabetic) ou Obesity®, Hill's w/d® ou r/d®, Purina DM® ou ProPlan Reduced Calories®. No entanto, ressalva-se que é muito importante predizer uma resposta glicêmica ao alimento ingerido, uma vez que o regime terapêutico com a insulina é fixo. Dessa maneira, as refeições devem conter os mesmos ingredientes e calorias.[2] Eventualmente outras condições patológicas que se beneficiam de um tratamento dietético (insuficiência renal, hepatopatias, doença inflamatória intestinal, pancreatite) podem estar presentes no mesmo paciente. Nesses casos, a dieta terapêutica para a comorbidade presente tem preferência sobre a para diabéticos, uma vez que a dieta no DMC é somente um adjunto ao tratamento com insulina. Caso a dieta especial para diabéticos não possa ser administrada, basta ajustar a dose de insulina ao alimento que está sendo oferecido ao paciente.[2]

A escala de alimentação deve ser realizada de modo a favorecer o efeito da insulina e minimizar a hiperglicemia pós-prandial. A ingestão calórica diária deve ser ingerida quando a insulina ainda está presente na circulação e capaz de promover a absorção da glicose absorvida da refeição. Tipicamente cães diabéticos recebem insulina 2 vezes/dia e recebem duas refeições de tamanhos iguais no horário de cada aplicação de insulina.[6] Esse regime é prático, por simplificar o regime terapêutico em casa, além de oferecer maiores chances de um bom controle glicêmico e muitos proprietários entenderem que estão recompensando seus cães com alimento após a aplicação da injeção.[2] A aplicação de insulina antes da refeição mimetiza, em parte, a secreção fisiológica, contudo pode ser um procedimento arriscado, caso o paciente não aceite o alimento após a insulina ter sido aplicada.

A obesidade causa redução na tolerância à glicose em cães e pode ser um importante fator envolvido na predisposição ao DMC e nas variações na resposta à insulina em cães diabéticos.[12] A redução do peso melhora o controle glicêmico em cães e a sensibilidade à insulina, por promover menor produção de adipocitocinas inflamatórias (fator de necrose tumoral alfa [TNF-α], interleucina [IL-1], IL-6) e outras adipocinas antagônicas à insulina secretadas pelo tecido adiposo.[6,36] O sucesso na redução do peso normalmente requer uma combinação de restrição calórica, alimentação com dietas com baixo teor de gordura e aumento do gasto calórico-energético com exercícios.[6] É importante começar um regime alimentar que permita ao cão reduzir seu peso gradualmente até um peso corporal ideal. A insulina é um hormônio anabolizante, e cães que recebem altas doses podem estar predispostos à obesidade.[2] O peso ideal para o paciente pode ser estimado com base na revisão dos arquivos médicos de quando este estava com uma condição corporal ideal ou por uso de tabelas com pesos específicos de cada raça. É muito importante estabelecer metas realistas para perda de peso, para manter a complacência do tutor do paciente.[6] Para alcançar a perda de peso da ordem de 15%, os cães podem comer 55 × [peso inicial (kg)^{0,75}] kcal/dia durante 12 semanas.[6]

▪ Exercícios

Atividade física é um componente auxiliar importante no controle glicêmico em cães diabéticos, uma vez que auxilia na redução de peso, eliminando assim a resistência insulínica induzida pela obesidade.[12] Além disso, exercícios estimulam a redução da glicemia, por aumentarem a mobilização de insulina do local de aplicação (presumivelmente via aumento na circulação sanguínea e na linfática), a circulação sanguínea e, por consequência, a disponibilidade de insulina nos músculos, além de aumentarem a translocação de GLUT 4 para a membrana celular.[12,37] O exercício também melhora a distribuição de glicose em pacientes hiperglicêmicos na presença de concentrações basais de insulina.[6] Ainda, a atividade física regular determina maior afinidade de ligação da insulina ao seu receptor, bem como maior expressão de substratos intracelulares importantes à propagação da sinalização insulínica intracelular.[38] A rotina diária de um paciente diabético deve incluir exercícios, de preferência na mesma hora do dia. Exercícios esporádicos e extenuantes podem causar hipoglicemia e devem ser evitados.[12] Recomenda-se a redução à metade da dose de insulina em dias em que o animal seja submetido a exercícios prolongados e cansativos. É difícil acertar a dose de redução para cada animal, por isso recomenda-se fazer eventuais ajustes observando-se os sinais de hipoglicemia ou poliúria e polidipsia presentes nas próximas 24 a 48 h. Os proprietários devem estar cientes dos riscos e dos sinais de hipoglicemia e ter à disposição uma fonte de glicose em caso de emergência.[6] Contudo, é imperativo que a prática de exercícios seja recomendada a pacientes em insulinoterapia bem controlados, uma vez que atividade física promove picos de secreção de hormônios diabetogênicos (epinefrina, glucagon, GH e cortisol) e, na ausência de insulina, a atividade física pode provocar hiperglicemia.[37]

▪ Ajustes iniciais na terapia insulínica

Cães diabéticos requerem diversos dias para atingir um equilíbrio, antes que se indique alteração na dose ou na preparação de insulina. Cães diabéticos são revisados inicialmente 1 vez/semana, devendo-se, a cada avaliação, coletar informações do proprietário com relação à ingestão de água, à produção de urina e ao estado geral do paciente. Deve-se realizar exame físico completo e registrar alterações no peso do animal. É interessante que se obtenham valores de glicemia durante a manhã e a tarde, para verificar o andamento do tratamento.[6] Considera-se adequado controle glicêmico quando se alcança o fim dos sintomas de diabetes, associado a concentrações de glicose entre 80 e 250 mg/dℓ ao longo do dia.[2] Os proprietários devem saber reconhecer os sinais de hipoglicemia e, também, que um animal diabético bem controlado apresenta um bom estado corporal, não apresenta poliúria ou polidipsia, é ativo e alerta e pode apresentar algum grau de glicosúria, mas não de cetonúria.[2]

Nenhum ajuste na dose de insulina é realizado naqueles cães que permanecem hiperglicêmicos nos primeiros dias, uma vez que o objetivo não é estabelecer um excelente controle glicêmico na primeira visita, mas sim iniciar a reverter o quadro metabólico provocado pela doença, permitir que o cão se adapte à terapia insulínica e à nova ração e acostumar o proprietário à nova rotina.[12] Certamente haverá alguma mudança na dose de insulina ao longo do tratamento. No entanto, esta só poderá ser realizada pelo clínico após avaliações do paciente, dos sintomas e de eventuais exames complementares. O objetivo básico do tratamento é evitar as complicações comuns do DMC (catarata, cetoacidose, hipoglicemia, emaciação e poliúria/polidipsia). As complicações crônicas observadas em humanos diabéticos demoram décadas para se desenvolver, sendo incomuns em cães. Assim, a exigência de manter a glicemia dentro do considerado normal não existe no DMC, pois se mantém um bom controle clínico conservando-se a glicemia entre 80 e 250 mg/dℓ.[6,12]

▪ Métodos para o monitoramento do controle do paciente

Diversos métodos podem ser utilizados para monitorar o controle glicêmico de cães diabéticos, e todas essas informações em conjunto informarão melhor sobre o sucesso do tratamento.[10] Para o controle da glicemia dos pacientes em casa, alguns autores recomendam que todo proprietário mantenha um diário com informações sobre o apetite do cão e o comportamento geral (especialmente apatia), assim como pese e registre o peso do animal semanalmente e verifique a presença de glicosúria e cetonúria na urina por meio de tiras reagentes.[2] Esses clientes devem ser instruídos a jamais aumentar a dose de insulina com base na quantidade de glicose na urina, devendo relatar ao veterinário a ausência de glicosúria persistente (sugestivo de hipoglicemia crônica) ou a presença de cetonúria (pode indicar descontrole da doença). A observação de aumento na ingestão de água e produção de urina, associado à letargia e à perda de peso, indica a necessidade de ajustes na terapia insulínica. Considera-se a opinião subjetiva do proprietário sobre o estado geral do animal e a resolução dos sintomas a informação mais importante na avaliação inicial do controle glicêmico.[6] Quanto ao volume de ingestão hídrica, a ingestão de um paciente bem controlado deve manter-se dentro dos limites de normalidade (*i. e.*, 40 a 70 mℓ/kg/24 h); a ingestão maior que 100 mℓ/kg/24 h representa polidipsia.[6]

É interessante que o proprietário de um paciente diabético tenha em casa um glicosímetro portátil para realizar mensurações de glicemia antes da aplicação de insulina, quando suspeitar de episódios hipoglicêmicos, ou até mesmo realizar curvas glicêmicas seriadas em casa.[6] Os glicosímetros humanos são confiáveis, em sua maioria, na avaliação da glicemia de cães, não afetando consideravelmente a tomada de decisões. Apesar disso, esses aparelhos podem produzir leituras mais baixas de glicose em comparação a um método de referência.[12,24] Os melhores locais para a obtenção de gotas de sangue são os vasos sanguíneos da pina (pode ser dolorido e necessário aquecer a orelha antes para promover vasodilatação) ou, mais facilmente, da mucosa labial, utilizando as lancetas que acompanham o glicosímetro (Figura 193.3). Ao usar amostras obtidas da mucosa labial, deve-se ter atenção para evitar a diluição da amostra com saliva, o que pode ser prevenido com uma simples fricção do lábio com um algodão seco. A documentação isolada de glicemia só tem valor na detecção de hipoglicemia. Hiperglicemias *per se* não indicam descontrole, uma vez que excitabilidade, estresse de coleta ou "síndrome do jaleco branco" podem provocar elevações na glicemia do paciente, especialmente se o histórico e os sinais suportarem a ideia de um bom controle glicêmico em casa. A alternativa, nesses casos, pode requerer dosagem de frutosamina sérica para avaliar essa situação.[12]

A frutosamina é resultado da união estável, irreversível e não enzimática de proteínas plasmáticas com a glicose, principalmente a albumina, formando glicoproteínas. Desse modo, quanto maior a glicemia nas últimas semanas, maior a concentração de frutosamina e vice-versa. Além disso, a frutosamina é um teste barato, não influenciado por variações momentâneas de glicemia e, associada às informações clínicas do paciente, é um bom método de monitoramento a longo prazo.[2,5,6] Ao solicitar a determinação sérica de frutosamina, é importante avaliar a albuminemia (hipoalbuminemia reduz a concentração de frutosamina), bem como solicitar jejum, pois, apesar de esse metabólito não sofrer aumentos em decorrência de hiperglicemia pós-prandial, a hipertrigliceridemia (> 150 mg/dℓ) pode interferir negativamente nos resultados.[12] O Quadro 193.2 apresenta valores normais de frutosamina para cães e sua interpretação em cães diabéticos em tratamento, lembrando que pacientes recém-diagnosticados podem ter valores normais até maiores que 500 μmol/ℓ, dependendo do tempo de progressão dos sintomas.

Curvas glicêmicas seriadas

Uma vez estabelecida a necessidade de ajustes na terapia insulínica após a revisão dos dados de história e exames clínicos, alterações no peso corporal e concentração de frutosamina sérica, uma curva glicêmica seriada deve ser realizada com o intuito de prover diretrizes para ajustes racionais na terapia

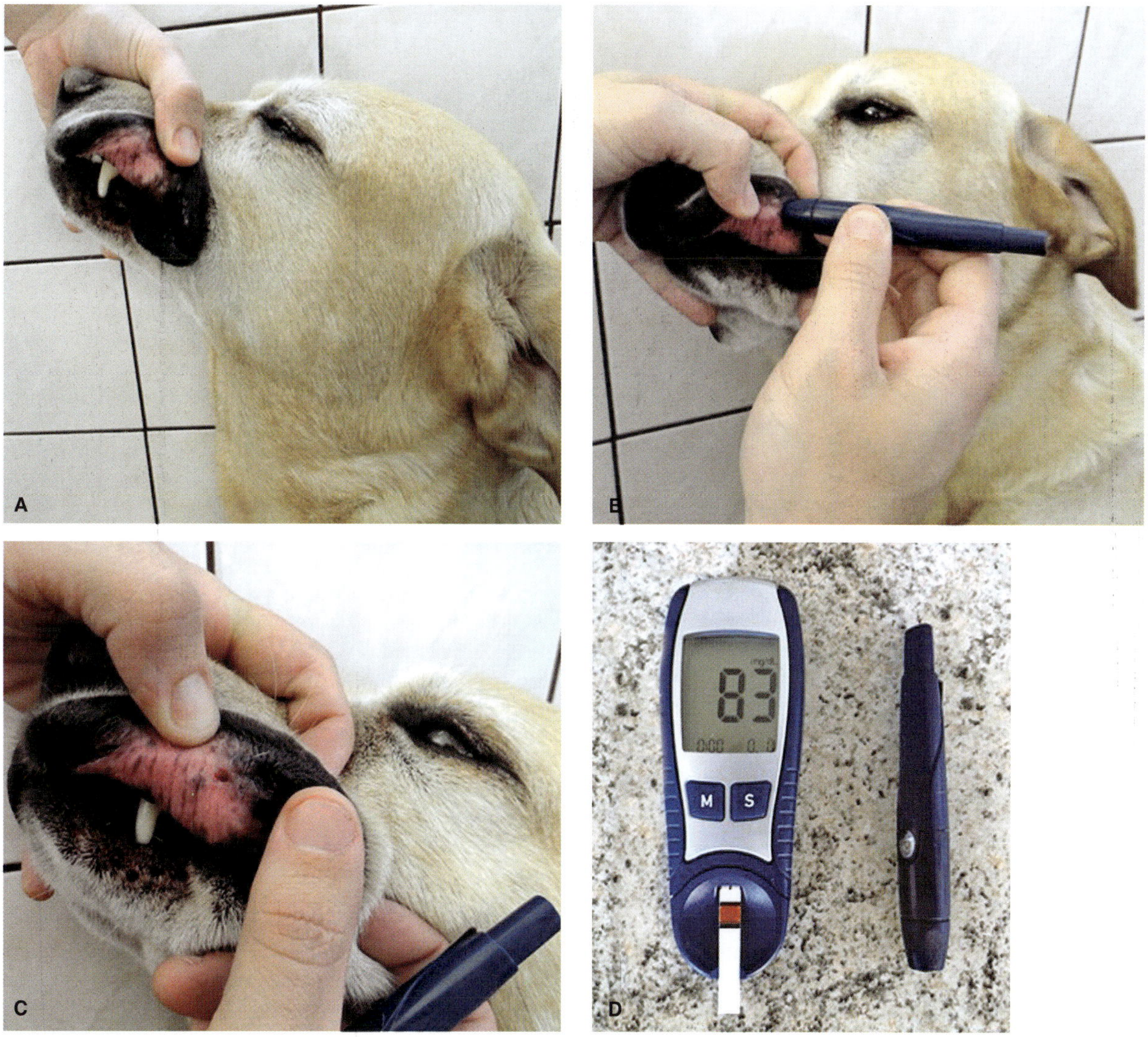

Figura 193.3 Uso do lancetador que acompanha os glicosímetros portáteis comerciais para obtenção de uma gota de sangue da mucosa labial. **A.** Exposição da mucosa labial por reversão do lábio (se a mucosa estiver muito úmida com saliva, pode-se secá-la rapidamente com um algodão seco, impedindo diluição do sangue em saliva. Muitas vezes, a simples exposição do lábio). **B.** Utiliza-se um lancetador fornecido com os glicosímetros para lancetar a mucosa, ajustado para uma profundidade pequena a média (uma leve compressão nas laterais do local de punção funciona como um garrote, aumentando o sucesso do procedimento). **C.** Após a punção, rapidamente forma-se uma gota de sangue, uma vez que é uma região altamente vascularizada. **D.** Determinação da glicemia após colocar a gota de sangue obtida em contato com a superfície de leitura da fita do glicosímetro.

Quadro 193.2 Interpretação da concentração de frutosamina sérica em cães normais e diabéticos em tratamento.[6,12]

Cães	Frutosamina (μmol/ℓ)
Saudáveis	225 a 375
Diabéticos	
Excelente controle	350 a 400
Bom controle	400 a 450
Controle razoável	450 a 500
Controle insuficiente	> 500
Hipoglicemia crônica	< 300

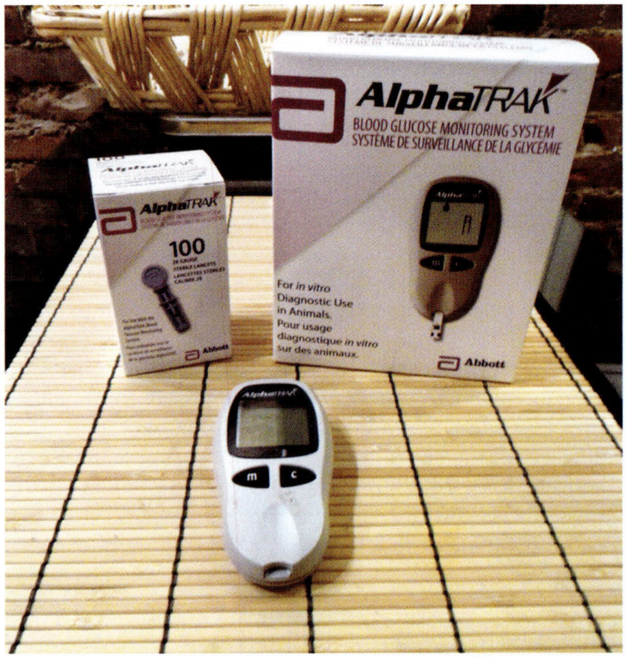

Figura 193.4 Glicosímetro portátil específico para uso em animais de estimação. Diversos modelos de uso humano estão disponíveis no mercado nacional, com relativa boa confiabilidade nos resultados.

insulínica.[12] As avaliações dos dados de anamnese, exame clínico, variação no peso corporal e concentração de frutosamina permitem reduzir a frequência de realização de curvas glicêmicas seriadas, diminuindo, desse modo, o número de venipunções e o tempo de permanência do animal no hospital ou na clínica, o que minimiza a aversão e o estresse do paciente a esse tipo de procedimento, permitindo que curvas glicêmicas seriadas, quando necessárias, apresentem resultados mais significativos.[6] Apesar de já estarem disponíveis sistemas de monitoramento contínuo de glicemia para animais, essas novas tecnologias ainda estão distantes das rotinas clínicas.[39]

Para a realização de uma curva glicêmica seriada em ambiente hospitalar, solicita-se que o cliente mantenha o horário de administração da insulina e da refeição e traga o cão o mais cedo possível pela manhã. Realiza-se a primeira medida de glicose e, então, repetem-se as coletas a cada 2 h até a próxima aplicação de insulina. As amostras de sangue podem ser obtidas, preferencialmente, de um cateter heparinizado na veia cefálica ou jugular, por venipunção direta com agulha fina, ou ainda por meio do uso do lancetador de um glicosímetro.[2] É interessante evitar erros de interpretação decorrentes de anorexia de internamento ou administração da insulina em horário não habitual. Se houver dúvida sobre a técnica de aplicação de insulina do proprietário, pode-se pedir que ele administre a insulina em nossa presença ou mimetize a aplicação usando solução salina, usando sua própria seringa. Todo procedimento deve ser cautelosamente monitorado.[12] Em alguns casos, os glicosímetros portáteis usados para verificar a glicemia podem indicar melhor controle glicêmico do que realmente existe ou acusar hipoglicemia quando na verdade não há, como decorrência dos resultados relativamente menores de glicemia obtidos com esse tipo de tecnologia, quando comparado com a química tradicional.[12] O AlphaTRAK® (Abbott) é um glicosímetro desenvolvido e validado especialmente para uso em animais, minimizando esses erros (Figura 193.4), porém não está disponível no mercado nacional.

Os valores mais importantes na avaliação dos resultados são o nadir (menor leitura obtida) e as glicemias pré-insulina.[2] Outras vantagens da mensuração a cada 1 ou 2 h são a identificação do tempo para o pico de ação da insulina, a duração do efeito da insulina e a seriedade de flutuação na glicemia.[12] Ajustes na insulinoterapia baseados somente em uma ou duas mensurações de glicose não fornecem dados para avaliação do efeito de determinada insulina, além de predisporem a episódios de hipoglicemia e efeito Somogyi.[6]

Para as curvas realizadas em clínicas ou hospitais, é aconselhável que o estresse para o animal seja o menor possível, para minimizar os efeitos do estresse da ida ao centro clínico no dia da realização da curva.[6] O estresse promovido pela internação pode causar hiperglicemia e antagonismos aos efeitos da insulina, não permitindo a correta avaliação da resposta glicêmica do paciente.[2] Desse modo, acredita-se que as curvas realizadas em casa reflitam com maior acuidade a eficácia da terapia insulínica do que aquelas realizadas no hospital, uma vez que assim elimina-se o estresse da internação, assim como a reduzida atividade decorrente do internamento e a inapetência decorrente da ansiedade. Um bom controle da doença e dos sintomas é obtido quando a glicose se mantém dentro de uma variação de 80 a cerca de 250 mg/dℓ durante o dia, lembrando que as glicemias mais elevadas devem ocorrer próximo aos horários de aplicação da insulina (Figura 193.5).[2,12] É importante lembrar sempre de interpretar os resultados de curvas glicêmicas, em conjunto com a avaliação clínica, a anamnese e a concentração de frutosamina e as alterações no peso corporal.[10] Utilizam-se basicamente os valores do nadir (menor glicemia detectada) e os valores de glicemia pré-aplicação de insulina para definir ajustes racionais.[2] O tempo para o nadir é importante na determinação da dose, porém pode variar consideravelmente de 1 dia para o outro. A glicemia pré-insulina é útil na verificação da sobreposição do efeito de duas doses de insulina.

Diretrizes práticas para interpretação de curvas glicêmicas seriadas

Seguem algumas diretrizes para essa interpretação:

- Redução na dose de insulina em 50%, se o nadir for menor que 55 mg/dℓ ou caso o paciente apresente sinais de hipoglicemia
- Redução na dose de insulina em 20%, se o nadir estiver entre 55 e 80 mg/dℓ ou se a glicemia pré-insulina estiver menor que 180 mg/dℓ
- Não aplicação de insulina se a glicemia pré-insulina estiver menor que 90 mg/dℓ, mandar o animal para casa, alimentando-o normalmente, e no outro dia, pela manhã, reiniciar insulinoterapia com uma dose 20% menor

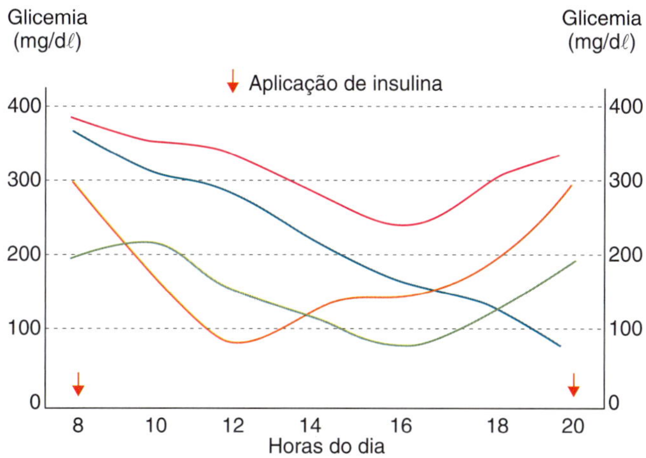

Figura 193.5 Curvas glicêmicas seriadas. Gráfico representativo de curvas glicêmicas seriadas com medições de glicemia a cada 2 h entre as aplicações de insulina de quatro pacientes com respostas diferentes a uma dose hipotética de 0,5 U/kg de insulina NPH, aplicada a cada 12 h associada às refeições. Nadir de 80 mg/dℓ, associado a glicemias pré-insulina ao redor de 200 mg/dℓ e período de ação ao redor de 8 h pós-aplicação, indicando bom controle glicêmico e farmacodinâmica da insulina (*linha verde*). O tempo de ação da insulina é curto (ao redor de 4 h), fazendo com que a glicemia volte a ficar muito elevada antes da próxima aplicação, apesar de um nadir adequado (*linha laranja*). O pico de ação da insulina é muito tardio, com a ocorrência do nadir no horário da próxima aplicação. Esse tipo de resposta está tipicamente associado à ocorrência do fenômeno Somogyi. Durante a noite, a glicemia abaixa demais, provocando um rebote hiperglicêmico, o que justifica os elevados valores de glicemia pela manhã (*linha azul*). Apesar de o tempo de ação da insulina ser adequado, o nadir e as glicemias pré-insulina estão muito elevados, indicando que a dose de insulina precisa ser aumentada. Espera-se persistência dos sintomas em todas as situações, exceto na linha contínua (*linha rosa*).

- Excelente controle glicêmico, com nadir entre 80 e 145 mg/dℓ, e glicemia pré-insulina maior que 180 mg/dℓ. Não mexer na dose de insulina (Figura 193.5)
- Aumento da dose de insulina em 20%, se o nadir for maior que 145 mg/dℓ e as glicemias pré-insulina, maiores que 180 mg/dℓ (Figura 193.5)
- Em animais não letárgicos, com peso estável, não cetonúricos e que estiverem ingerindo menos de 60 mℓ/kg/dia, em que houve indicação de alteração na dose de insulina para mais ou para menos, essa alteração deve ser de apenas 1 unidade, independentemente da dose atual.

Outra consideração importante é que curvas glicêmicas seriadas e medidas isoladas de glicose não são confiáveis em animais agitados, nervosos ou agressivos em decorrência de hiperglicemia por estresse.[6] Após algum ajuste de dose de insulina, deve-se evitar repetir uma curva glicêmica seriada em dias consecutivos, pelo risco de gerar hiperglicemia de estresse, e também pelo fato de que o organismo responderá melhor à nova dose após alguns dias do ajuste. Curvas glicêmicas tendem a ser extremamente variáveis (e irreprodutíveis) dia após dia, refletindo a enorme variedade de fatores que interferem na glicemia. Medidas de controle, como o automonitoramento para ajustes da dose de insulina dia a dia usadas em humanos, não se aplicam a cães, sendo a avaliação clínica muito mais importante no controle do paciente. Nesse sentido, as curvas glicêmicas seriadas são utilizadas quando se identifica a necessidade de mudanças no regime terapêutico.[12]

A avaliação do tempo de duração do efeito da insulina é uma informação importante, pois pode indicar duração de efeito curto ou prolongado. Tipicamente, o nadir ocorre com 8 a 10 h após a aplicação de insulina. Um nadir muito precoce indica duração curta do efeito e um que ocorre 12 ou mais horas após a aplicação, duração prolongada do efeito, o que pode predispor a hipoglicemia e efeito Somogyi (discutido adiante). A avaliação do período de duração do efeito da insulina permite escolha mais racional do tipo de insulina a ser usado.[12] A recomendação perante a identificação de uma *ação curta* (Figura 193.5) é a troca da insulina NPH para uma de ação mais lenta ou deve-se dar início a um manejo de aplicações da NPH a cada 8 h, o que pode ser trabalhoso e complicado. Em contrapartida, a identificação de um efeito de *ação prolongada* (Figura 193.5) sugere a realização de uma curva de 24 h, mantendo somente a aplicação de insulina pela manhã e as refeições nos horários programados, com o objetivo de avaliar a duração do efeito da insulina. Diante disso, caso se identifique um efeito de duração menor que 16 h, pode-se reduzir a dose da insulina noturna ou, ainda, trocar o tipo de insulina para uma de ação mais rápida (p. ex., troca de glargina para NPH ou troca da NPH para uma 70% NPH/30% regular), aplicada a cada 12 h. Outra possibilidade nesse panorama é manter a insulina lenta ou NPH aplicada 1 vez/dia, com uma aplicação de dose menor de insulina regular antes de o paciente ir dormir (16 a 18 h após a aplicação da manhã), com o objetivo de manter um bom controle ao longo de 24 h, porém usando insulinas diferentes.[12]

A resistência à insulina é caracterizada por valores glicêmicos extremamente aumentados (> 500 mg/dℓ), sendo normalmente causada por doenças intercorrentes ou medicamentos.[30] Doses de insulina entre 1 e 1,5 U/kg não efetivas em promover redução da glicemia também devem ser consideradas casos de resistência.[6] Um valor inicial de glicemia elevado, seguido de boa resposta à insulina, sugere aumento na produção de glicose após episódio hipoglicêmico, estresse transitório ou aumento na atividade muscular, uma vez que sérios episódios de hipoglicemia resultam em hiperglicemia compensatória[2].

Um controle glicêmico adequado é frequentemente obtido em menos de 2 meses de visitas regulares e ajustes na insulinoterapia. Um período de lua de mel após o início da terapia insulínica é descrito em cães e humanos diabéticos, caracterizado por excelente controle glicêmico com baixas doses de insulina, que, com o tempo, vão se tornando inefetivas. Isso é explicado pela existência de células β secretoras de insulina funcionais no começo do tratamento, apresentando um sinergismo com a terapia insulínica. Uma vez que essas células tornam-se não funcionais, a dose de insulina exógena precisa ser aumentada.[6]

Complicações da terapia insulínica

Hipoglicemia

A séria hipoglicemia resultante de uma sobredose de insulina pode causar danos cerebrais irreversíveis e morte. Os sintomas de neuroglicopenia incluem fraqueza, agitação, andar acelerado ou cambaleante e perda de força nos membros. Casos mais graves evoluem para ataxia, cegueira, tremores, taquicardia, desmaios e coma (o Quadro 195.2, no Capítulo 195, *Insulinoma*, traz todos os sintomas associáveis à hipoglicemia). Episódios graves de hipoglicemia podem ocorrer em cães diabéticos que recebem mínimo controle de glicemia durante meses, por apresentarem sinais de bom controle glicêmico.[2] O risco de hipoglicemia é maior quando os cães recebem insulina 1 vez/dia, em vez de duas,[31] e quando apresentam bom controle glicêmico, resultando em baixos valores de glicemia na hora da aplicação de uma nova dose de insulina.[2] Existe também uma variedade de fatores médicos e de manejo que podem resultar em superdosagem, incluindo incompleta mistura da suspensão de insulina, administração de insulina em intervalos irregulares, inapetência, aumento súbito na dose de insulina sem indicação, exercício excessivo e melhora na sensibilidade à insulina associada ao fim do diestro ou tratamento de doenças concomitantes como o hiperadrenocorticismo.[2]

Qualquer pessoa na casa de um paciente diabético deve saber reconhecer os sintomas de hipoglicemia, que pode se tornar letal. Se sinais leves de hipoglicemia forem perceptíveis, o proprietário deve servir uma refeição da comida usual do cão. Se o cão estiver sem vontade de comer ou incapaz de alimentar-se, administrar um xarope por via oral com alta concentração de glicose[6] ou, então, açúcar espalhado na mucosa oral. Tão logo o cão tenha melhorado, o animal deve comer imediatamente uma refeição, e o veterinário deve ser contatado. Em geral recomenda-se então redução de 25 a 50% na dose de insulina, com ajustes subsequentes de acordo com a resposta clínica e as mensurações de glicose. Caso o veterinário não tenha sido contatado até o horário da próxima aplicação de insulina, essa dose não deve ser aplicada.[6,12] Entretanto, somente cerca de 30% dos pacientes hipoglicêmicos manifestam algum sinal clínico, sendo a sobredose de insulina só identificada, muitas vezes, quando se detectam baixas concentrações de frutosamina (< 300 μmol/ℓ na presença de normoalbuminemia), hipoglicemia em uma curva glicêmica seriada ou após uma crise. Pacientes com diabetes transitório poderão manifestar remissão por hipoglicemia seguida de ausência persistente de glicosúria após resolução da hipoglicemia.[12]

Persistência ou recorrência dos sintomas

Considera-se a persistência ou a recorrência dos sintomas de DM, como poliúria, polidipsia, polifagia e perda de peso, a complicação mais comum do tratamento com insulina, normalmente resultante de problemas na técnica de administração do proprietário ou inerentes ao tipo de insulina (curta duração do efeito), dose insuficiente, espécie da qual provém a insulina e frequência de administração. Ainda, relaciona-se com a efetividade do hormônio que está sofrendo antagonismo em virtude de inflamações, infecções, neoplasias ou desordens hormonais intercorrentes.[12] Todas essas causas devem ser criteriosamente investigadas antes de se tomar qualquer decisão a respeito da terapia insulínica.[2]

A inadequada absorção de insulina não é uma complicação comum da aplicação subcutânea, a menos que o paciente esteja desidratado, quando então existe redução no fluxo sanguíneo periférico, diminuindo a mobilização de insulina do seu local de aplicação.[6] Reações alérgicas no local da injeção são incomuns em cães, mas, quando ocorrem, a inflamação e o edema local prejudicam a absorção de insulina, sendo então indicado variar o local das aplicações, trocar a espécie de insulina por uma mais homóloga, no caso pela suína, e também por uma preparação mais purificada, como a insulina cristalina regular. A insulina deve sempre ser aplicada no dorso, por via subcutânea, variando o local de aplicação para evitar formação de lipo-hipertrofia no local.

Efeito Somogyi ou rebote hiperglicêmico

O efeito Somogyi, ou rebote hiperglicêmico, é um fenômeno decorrente de sobredose de insulina com consequente hipoglicemia.[6] Caracteriza-se por um fenômeno fisiológico em resposta à redução muito rápida da glicemia, independentemente do nadir, ou, então, em resposta a glicemia menor que 65 mg/dℓ. Nessas situações, são estimulados diversos mecanismos fisiológicos que interferem no efeito da insulina e estimulam a produção de glicose hepática, principalmente a liberação de epinefrina e glucagon, os quais não só estimulam a produção de glicose, como também diminuem a utilização periférica dela.[12] Dependendo da intensidade da hipoglicemia ou da velocidade de redução da glicemia, cortisol e GH também passam a ser secretados, mantendo a resposta hiperglicêmica iniciada pelo glucagon e pela epinefrina. Dessa maneira, observa-se, após o episódio hipoglicêmico, eventualmente na manhã seguinte, marcada hiperglicemia (400 a 800 mg/dℓ) com glicosúria (Figura 193.6). Frequentemente o proprietário não observa sinais de hipoglicemia que tenham provocado tal resposta.[12]

A terapia para o fenômeno Somogyi envolve a redução na dose de insulina em 10 a 25% (reduzir 1 a 5 U) ou, em alguns casos, deve-se reiniciar a terapia insulínica com 0,25 U/kg, 2 vezes/dia. A reavaliação do paciente é recomendada para ser feita após 3 a 7 dias, uma vez que esse fenômeno pode induzir resistência à insulina por um período de 24 a 72 h.[6] Nesses casos, questiona-se o proprietário sobre a melhora clínica do animal. Caso não tenha havido melhora, pode-se seguir com a redução gradual da dose ou recomeçar com uma dose de 0,25 U/kg. No entanto, se, após redução da dose, o cliente informar piora da poliúria e da polidipsia, sobredose de insulina passa a ser uma causa menos provável para o descontrole, devendo-se pesquisar outras causas.[12]

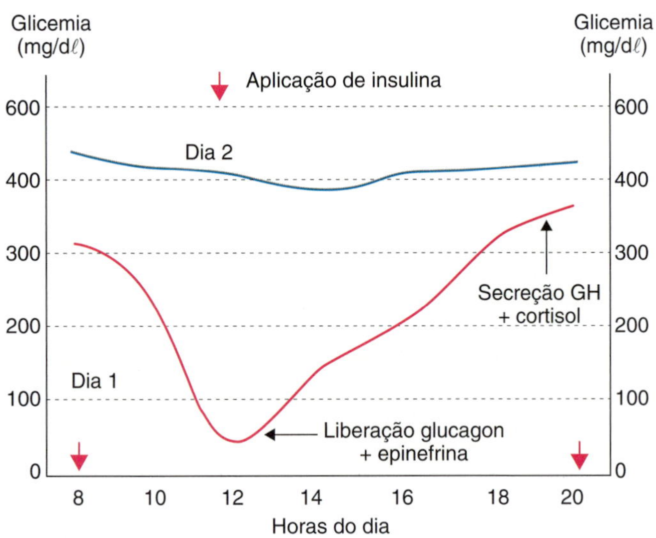

Figura 193.6 Efeito Somogyi. Gráfico representativo das flutuações na glicemia após indução de um efeito Somogyi. Rápida redução da glicemia, ou redução a um valor muito baixo, induz a liberação de epinefrina e glucagon, provocando rebote hiperglicêmico que pode ser perpetuado por alguns dias em decorrência da secreção tardia de cortisol e hormônio de crescimento (*Dia 1 – linha rosa*). O somatório dos efeitos dos hormônios contrarregulatórios mantém resistência insulínica intensa e glicemia elevada, apesar da manutenção das aplicações de insulina na mesma dose que provocou o rebote (*Dia 2 – linha azul*).

A duração prolongada do efeito da insulina, com sobreposição de efeito entre uma dose e outra, e ajustes na dose de insulina baseados na glicosúria matinal pelos proprietários são fatores frequentemente envolvidos na ocorrência do fenômeno Somogyi, o qual deve ser suspeitado em qualquer animal que demonstre controle glicêmico deficiente e/ou com elevadas concentrações séricas de frutosamina.[6] Do ponto de vista de avaliação glicêmica, é fácil suspeitar de Somogyi naqueles pacientes que historicamente alternam glicemias menores que 80 mg/dℓ com glicemias maiores que 300 mg/dℓ. Outro indicativo da ocorrência de Somogyi é naqueles pacientes que exibem curvas glicêmicas que começam com valores elevados (p. ex., 400 mg/dℓ) e que, após 2 a 3 h da aplicação da insulina, reduzem para 100 mg/dℓ, por exemplo (Figura 193.5). Nesses pacientes, frequentemente o problema é um efeito retardado da insulina, fazendo com que, após aplicação da insulina à noite, ocorra hipoglicemia seguida de Somogyi, provocando hiperglicemia matinal. Apesar de relativamente imprevisível, esses animais frequentemente apresentam valores de frutosamina bastante elevados, indicando descontrole do tratamento.[12]

O efeito Somogyi é difícil de ser demonstrado por meio de curvas glicêmicas seriadas, apesar de este ser o melhor método para identificá-lo. Caso uma curva seja realizada no dia de ocorrência do fenômeno, ficará clara a hipoglicemia seguida de hiperglicemia ou a queda brusca na concentração de glicose provocando hiperglicemia em seguida. Contudo, como esse efeito hiperglicemiante, associado à secreção de hormônios antagônicos à insulina, pode durar por dias, nos dias seguintes à ocorrência do fenômeno as curvas glicêmicas seriadas podem somente mostrar a existência de um quadro de resistência, que vai lentamente diminuindo até nova ocorrência de hipoglicemia (Figura 193.6).[12]

Anticorpos anti-insulina

A produção de anticorpos anti-insulina em cães diabéticos apresenta impacto deletério na efetividade da insulina, prejudica o controle glicêmico e, em casos extremos, provoca séria resistência à insulina, apesar de alguns animais com anticorpos anti-insulina manterem-se estáveis.[6,13] A presença desses anticorpos também tem a capacidade de causar flutuações erráticas e imprevisíveis na glicemia.[6] Anticorpos contra insulina podem afetar a farmacocinética da insulina exógena administrada por diversos mecanismos, por exemplo, prejudicando a farmacodinâmica como um carreador ou inibindo seu efeito por neutralização. Esses anticorpos desenvolvem-se em alguns animais após o início da terapia insulínica, em resposta a aplicações repetidas do hormônio, para promover o controle glicêmico. No entanto, alguns animais não desenvolvem esses anticorpos, provavelmente devido à indução de tolerância do sistema imune à proteína exógena que está sendo administrada diariamente.[13] A estrutura e a sequência de aminoácidos da insulina injetada influenciam a formação de anticorpos, embora a conformação estrutural dos epítopos da molécula pareça ser mais importante do que a simples sequência de aminoácidos.[6] Apesar de incomum, anticorpos anti-insulina devem ser suspeitados em cães com controle glicêmico precário, nos quais a causa para tal não é identificada. Em cães, a insulina suína é a menos antigênica, por apresentar sequência de aminoácidos idêntica à da insulina canina. A insulina humana difere em apenas um aminoácido, já a bovina, em dois, sendo a mais imunogênica e a menos indicada para uso em cães diabéticos.[6,13]

Resistência insulínica

A resistência insulínica é uma condição na qual uma quantidade normal de insulina produz uma resposta biológica subnormal, e pode ser decorrente de problemas antes da interação da insulina com seu receptor, no receptor ou, ainda, nas cascatas fosforilativas pós-receptor.[6] Os defeitos pré-receptor são resultantes de redução na quantidade de insulina metabolicamente ativa, incluindo aumento na degradação da insulina e anticorpos anti-insulina. Os defeitos de receptor incluem decréscimo na concentração de receptores de insulina na membrana plasmática ou menor afinidade de ligação hormônio-receptor, ambos levando à redução na atividade tirosinoquinase do receptor. Os defeitos pós-receptor incluem reduzida concentração e fosforilação de substrato do receptor de insulina (IRS) 1 e 2, fosfatidilinositol 3-OH quinase, mutações nos transportadores de glicose, alterações tecido-específicas na produção de GLUT 4, defeitos na translocação intracelular de GLUT 4 ou, ainda, defeitos na vias de sinalização e enzimas intracelulares.[6,7] Apesar de desconhecer-se o papel de alterações nos receptores ou no pós-receptor no DMC, foram demonstradas alterações na concentração e na afinidade dos receptores de insulina em cadelas em estro, diestro ou com hiperplasia endometrial cística piometra.[17]

Considera-se a ocorrência de resistência insulínica quando há altas glicemias com pouca redução após administração de insulina, e que podem estar sendo causadas por doença intercorrente ou medicações.[2] A resistência à insulina também pode ser suspeitada quando não se consegue reduzir a glicemia a valores abaixo de 300 mg/dℓ, mesmo com doses de insulina superiores a 1,5 U/kg em uma curva glicêmica seriada, assim como quando o controle glicêmico é errático e há necessidade de constantes alterações na dose de insulina dentro de semanas, na tentativa de manter o adequado controle glicêmico.[6] É importante ressaltar que hiperglicemia por estresse, fenômeno Somogyi e problemas com a terapia insulínica e doenças intercorrentes também podem levar à resistência insulínica. Em cães não diabéticos nos quais se está investigando a ocorrência de resistência à insulina, podem-se aplicar fórmulas simples, como o índice insulinogênico, que correlaciona a insulinemia e a glicemia (II = insulinemia (μU/mℓ)/glicemia (mg/dℓ); valores maiores que 0,25 sugerem hiperinsulinemia relativa. Além desse índice, outros de sensibilidade à insulina podem ser utilizados com esse fim.[40]

De maneira geral, qualquer moléstia inflamatória, neoplásica, infecciosa ou hormonal pode provocar um quadro de resistência à insulina.[6] As causas mais comuns em cães de resistência à insulina secundária a doenças foram identificadas: hiperadrenocorticismo, infecções urinárias, pancreatite, hipotireoidismo, pioderma, infecções respiratórias, obesidade, hiperlipidemia, diestro, piometra, periodontite grave e insuficiência renal.[12,24] Desse modo, é interessante pesquisar essas possíveis causas de resistência perante os pacientes com dificuldades de controlar a glicemia com dose de insulina menor que 1 U/kg. O tratamento é voltado contra a doença que está provocando a resistência. Assim, espera-se que uma dose de insulina antes ineficaz passe a ser eficiente à medida que a doença subjacente for controlada (p. ex., melhor controle glicêmico após introdução de trilostano em um paciente com hiperadrenocorticismo). Ajustes na insulinoterapia são necessários antes (aumento de dose) e após a resolução do quadro de resistência (redução da dose) obviamente, a fim de evitar complicações como cetoacidose e hipoglicemias, respectivamente.[24]

Complicações crônicas do diabetes mellitus canino

As complicações resultantes do diabetes *mellitus* (cataratas) ou do tratamento (hipoglicemia) são bastante comuns em cães, sendo a cegueira decorrente de uveíte anterior devido à formação de cataratas a mais comum. Pancreatite crônica, infecções recorrentes nos tratos urinário e respiratório e na pele, hipoglicemia e cetoacidose também são frequentemente observadas.[12] Outras complicações crônicas do diabetes, como retinopatia, neuropatia, angiopatia, miocardiopatia e coagulopatia diabéticas, entre outras, são mais comuns em humanos diabéticos por décadas, não sendo problemas comuns em cães diabéticos.[12]

Cataratas

Entre as doenças metabólicas e sistêmicas, o DM é a que mais frequentemente leva à formação de cataratas. A formação de catarata diabética normalmente é rápida e bilateral, com ou sem terapia insulínica, começando logo após o começo do desequilíbrio metabólico.[41] Esta é considerada a complicação crônica mais comum em cães diabéticos, tendo sido identificada em 66% de uma população de 200 cães diabéticos e com maior incidência nas raças Poodle e Schnauzer.[41] A formação de cataratas é um processo irreversível, uma vez que se tenha iniciado, e isso pode ocorrer com muita rapidez, o que está diretamente ligado ao grau de hiperglicemia.[12] Clinicamente os cães podem evoluir de visão normal para a cegueira em um período de dias, meses ou anos.[6]

O metabolismo normal do cristalino é mantido por transporte facilitado de glicose e outros metabólitos, que penetram livremente na lente a partir do humor aquoso. A concentração normal de glicose no cristalino é de cerca de 10% a concentração no humor aquoso. Dentro do cristalino, a glicose é convertida de modo anaeróbico pela enzima hexoquinase em ácido láctico, que pode sair livremente da lente. No entanto, esse sistema é facilmente saturado por altas concentrações de glicose, passando a utilizar a via do poliol. A alta concentração de glicose no cristalino aumenta a atividade da enzima aldose redutase, que reduz a glicose a sorbitol, que então é convertido a frutose pela enzima sorbitol desidrogenase. Como o sorbitol (álcool) e a frutose (aldeído) não são livremente permeáveis na membrana celular e atuam como potentes agentes hidrofílicos, ocorre aporte de água para dentro do cristalino, causando inchaço e rompimento das fibras das lentes, formando a catarata com aspecto de linhas de suturas em Y na estrutura das lentes, típica do DMC (Figura 193.7).[42]

Bom controle glicêmico e flutuações mínimas de glicemia ajudam a evitar e atrasar a ocorrência de cataratas, e cães com problemas em estabelecer tal controle estão sob risco de desenvolver o problema. No entanto, praticamente todos os cães diabéticos desenvolverão cataratas ao longo dos meses/anos de tratamento. Uma vez que o animal está cego em decorrência do processo, a necessidade de um rigoroso controle glicêmico não é mais necessária.[12] A visão é recuperada em 75 a 80% dos cães submetidos à remoção das cataratas. Fatores como controle glicêmico, atrofia e degeneração retiniana e presença de uveíte induzida pela catarata afetam o sucesso da cirurgia.[43]

Uveíte induzida pelo cristalino

Durante a formação da catarata e a posterior reabsorção, as proteínas das lentes são expostas ao sistema imune local ocular, resultando em inflamação e uveíte. O tratamento dessa alteração consiste na diminuição da reação inflamatória e na prevenção da ocorrência de danos intraoculares.[43] Os corticosteroides oftálmicos são os fármacos mais comumente utilizados no tratamento de inflamações oculares. No entanto, essas preparações podem ser absorvidas sistemicamente e causar antagonismo à insulina, interferindo no controle glicêmico, especialmente em cães *toy* e miniatura. Como alternativa menos potente, porém sem interferências no controle glicêmico, podem-se utilizar anti-inflamatórios oftálmicos não esteroides ou ciclosporina.[6]

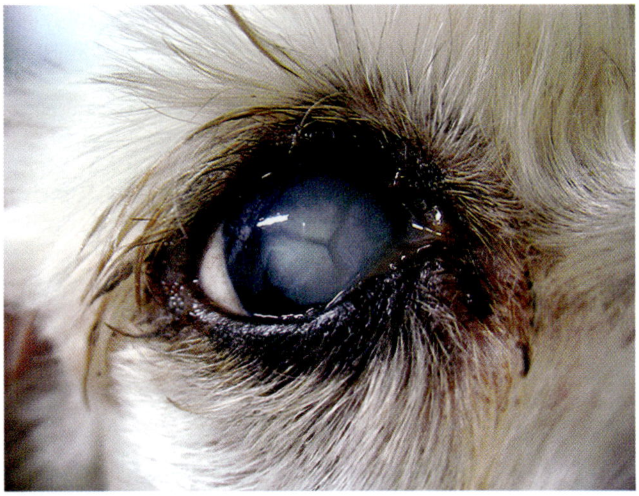

Figura 193.7 Catarata em um paciente já em terapia insulínica, com aspecto típico de catarata diabética, formando linhas de sutura em "Y". Apesar do bom controle crônico da doença, houve a formação de catarata após meses do início do tratamento.

Hipertensão sistêmica

O diabetes é causa comum de hipertensão em humanos e em animais. O mecanismo parece estar associado a vasculopatia e aumento da resistência vascular periférica.[44] Possíveis mecanismos envolvidos no desenvolvimento de hipertensão em cães diabéticos incluem distúrbios no metabolismo de lipídios, levando à redução na complacência vascular e à hiperfiltração glomerular generalizada.[6] Em cães, a hipertensão sistêmica é um achado comum em até 46% de uma população de 50 animais diabéticos, observando-se associação entre a hipertensão, a duração do diabetes e o aumento na relação albumina-creatinina na urina; a pressão diastólica e a sanguínea média eram maiores em cães com maior duração da doença[6]. No entanto, nenhuma relação pode ser determinada entre controle glicêmico e pressão sanguínea. Indica-se início de tratamento naqueles casos com pressão arterial consistentemente maior que 160 mmHg.[12]

Nefropatia diabética

A nefropatia diabética em cães é um fenômeno raro, e as anormalidades histológicas encontradas incluem glomerulonefropatia membranosa com fusão dos processos podais, engrossamento de membrana basal de glomérulos e túbulos, aumento no material da matriz mesangial, presença de depósitos subendoteliais, fibrose glomerular e glomeruloesclerose.[12] A anormalidade inicial pode ser hipertensão glomerular crônica e hiperperfusão renal decorrentes da hiperglicemia crônica. Assim, o aumento na pressão glomerular resulta no depósito de proteínas no mesângio. A expansão do mesângio invade o espaço subendotelial, reduzindo o lúmen dos capilares glomerulares, o que leva a um declínio na taxa de filtração glomerular e, no final, à glomeruloesclerose e à doença renal crônica.[6] Cães com mais de 2 anos de doença que tenham glicemia fracamente controlada podem sofrer esclerose glomerular.

A nefropatia diabética apresenta-se normalmente com alterações tipo proteinúria grave (albuminúria), devido à disfunção glomerular, progredindo conforme o dano glomerular, a ocorrência de azotemia e uremia. No ápice de desenvolvimento da fibrose glomerular, ocorre insuficiência renal oligúrica e anúrica. Não há tratamento específico para a nefropatia diabética, além de adequado controle glicêmico, manejo médico conservador da insuficiência renal e controle da hipertensão sistêmica.[12]

Prognóstico

Em geral, o prognóstico para cães diabéticos depende, em parte, do compromisso do proprietário em tratar a doença, da facilidade de controlar a glicemia e da presença e reversibilidade de doenças intercorrentes, assim como de se evitarem as complicações crônicas associadas à doença. Pacientes com diabetes vivem, em média, 2 a 3 anos,[12,45] porém os que sobrevivem aos primeiros 6 meses podem facilmente viver mais do que 5 anos com a doença, se houver adequado cuidado dos proprietários, avaliações frequentes pelo veterinário, além de uma boa comunicação entre os proprietários e o clínico. Desse modo, cães diabéticos podem viver vidas relativamente normais. O diabetes *per se* não reduz a expectativa de vida, desde que se mantenha um rígido controle glicêmico.[6]

Referências

1. Rosenfeld L. Insulin: discovery and controversy. Clin Chem. 2002;48(12):2270-88.
2. Fleeman LM, Rand JS. Management of canine diabetes. Vet Clin North Am Small Anim Pract. 2001;31(5):855-79.
3. Rand JS, Fleeman LM, Farrow HA, Appleton DJ, Lederer R. Canine and feline diabetes mellitus: nature or nurture? J Nutr. 2004;134:2072S-80S.
4. Griffin JE, Ojeda SR. Textbook of endocrine physiology. 5th ed. New York: Oxford; 2004.
5. Kaneko JJ, Harvey JW, Bruss ML. Clinical biochemistry of domestic animals. 5th ed. London: Elsevier; 2008.
6. Feldman EC, Nelson RW. Canine and feline endocrinology and reproduction. 3rd ed. Missouri: Saunders; 2004.
7. Saltiel AR, Kahn CR. Insulin signalling and the regulation of glucose and lipid metabolism. Nature. 2001;414:799-806.
8. Guptill L, Glickman L, Glickman N. Time trends and risk factors for diabetes mellitus in dogs: analysis of veterinary medical data base records. Vet J. 2003;165:240-7.
9. Hoenig, M. Comparative aspects of diabetes mellitus in dogs and cats. Mol Cell Endocr. 2002;197:221-9.
10. Behrend EN. Diabetes mellitus: an update on oral hypoglycemic agents and monitoring options. Vet Med. 2002:743-51.
11. Schulman RL. Insulin and others therapies for diabetes mellitus. Vet Med. 2003:334-47.
12. Nelson RW. Alterações endócrinas do pâncreas. In: Nelson RW, Couto CG, editores. Medicina interna de pequenos animais. 4ª ed. Rio de Janeiro: Elsevier; 2010. p. 765-811.
13. Davison LJ, Walding B, Herrtage ME, Catchpole B. Anti-insulin antibodies in diabetic dogs before and after treatment with different insulin preparations. J Vet Inter Med. 2008;22:1317-25.
14. Greco DS. Diagnosis of diabetes mellitus in dogs. Vet Clin North Am Small Anim Pract. 2001;31(5):844-53.
15. Catchpole B, Kennedy LJ, Davison LJ, Ollier WER. Canine diabetes melittus: from phenotype to genotype. J Small Anim Pract. 2008;49:4-10.
16. Rijnberk A, Kooistra HS, Mol JA. Endocrine diseases in dogs and cats: similarities and differences with endocrine diseases in humans. Growth Horm IGF Res. 2003;13:S158-64.
17. Pöppl AG, Araujo GG. Diestro e diabetes mellitus canina: o que há de novo? MedVep – Rev Cientif Med Vet – Peq Anim Anim Estim. 2010;8(27):704-13.
18. Fall T, Hamlin HH, Hedhammar A, Kämpe O, Egenvall A. Diabetes mellitus in a population of 180,000 insured dogs: incidence, survival and breed distribution. J Vet Int Med. 2007;21:1209-16.
19. Catchpole B, Ristic JM, Fleeman LM, Davison LJ. Canine diabetes mellitus: can old dogs teach us new tricks? Diabetologia. 2005;48:1948-56.
20. Pöppl AG, González FHD. Aspectos epidemiológicos e clínico-laboratoriais da diabetes mellitus em cães. Acta Sci Vet. 2005;33(1):33-40.
21. Neuvians, TP, Berger M. Diabetes care in cats and dogs. Diabet Med. 2002;19:77-9.
22. Hess RB, Kass PH, Ward CR. Breed distribution of dogs with diabetes mellitus admitted to a tertiary care facility. J Am Vet Med Assoc. 2000;216(9):1414-7.
23. Klinkenberg H, Sallander MH, Hedhammar A. Feeding, exercise and weigth identified as risk factors in canine diabetes mellitus. J Nutr. 2006;136:1985S-7S.
24. Behrend EN. Update on drugs used to treat endocrine diseases in small animals. Vet Clin Small Anim. 2006;36:1087-105.
25. Sako T, Mori A, Lee P, Oda H, Saeki K, Miki Y *et al.* Time-actions profiles of insulin detemir in normal and diabetic dogs. Res Vet Sci. 2011;90:396-403.
26. Mori A, Sako T, Lee P, Motoike T, Iwase K, Kanaya Y *et al.* Comparison of time-action profiles of insulin glardine and NPH insulin in normal and diabetic dogs. Vet Res Comm. 2008;32:563-73.
27. Horn B, Mitten RW. Evaluation of an insulin zinc suspension for control of naturally occurring diabetes mellitus in dogs. Aust Vet J. 2000;78(12):831-4.
28. Pöppl AG, Oliveira ST, Sortica MS, Ferreira RR, Barbosa PR, Lacerda LA *et al.* Avaliação clínico-laboratorial de uma preparação de insulina suína lenta no controle de cães diabéticos. Acta Sci Vet. 2006;34(2):125-35.
29. Fleeman LM, Rand JS, Morton JM. Pharmacokinetics and pharmacodynamics of porcine insulin zinc suspension in eight diabetic dogs. Vet Rec. 2009;164:232-7.
30. Hess RS. Insulin resistance in dogs. Vet Cli Small Anim. 2010;40:309-16.
31. Hess RB, Ward CR. Effect of insulin dosage on glycemic response in dogs with diabetes mellitus: 221 cases (1993-1998). J Am Vet Med Assoc. 2000;216(2):217-21.
32. Fracassi F, Boretti FS, Sieber-Ruckstuhl NS, Reusch CE. Use of insulin glardine in dogs with diabetes mellitus. Vet Rec. 2012;170:52-5.
33. Graham PA, Maskell IE, Rawlings JM, Nash AS, Markwell PJ. Influence of a high fibre diet on glycaemic control and quality of life in dogs with diabetes mellitus. J Small Anim Pract. 2002;43:67-73.
34. Hess RS, Kass PH, van Winkle TJ. Association between diabetes mellitus, hypothyreoidism or hyperadrenocorticism, and atherosclerosis in dogs. J Vet Int Med. 2003;17(4):489-94.
35. Kaiyala KJ, Prigeon RL, Kahn SE, Woods SC, Porte T, Schwartez MW. Reduced betacell function contributes to impaired glucose tolerance in dogs made obese with a high-fat feeding. Am J Phys. 1999;277(40):E659-67.
36. German AJ, Hervera M, Hunter L, Holden SL, Morris PJ, Biourge V *et al.* Improvement in insulin resistance and reduction in plasma inflammatory adipokines after weigth loss in obese dogs. Dom An Endocri. 2000;37:214-26.
37. Koivisto V, Soman V, Nadel E, Tamborlane WV, Felig P. Exercise and insulin: insulin binding, insulin mobilization, and counterrregulatory hormone secretion. Fed Proc. 1980;39:1481-6.
38. Chibalin AV, Jeffrey MY, Ryder JW, Song XM, Galuska D, Krook A *et al.* Exercise-induced changes in expression and activity of proteins involved in insulin signal transduction in skeletal muscle: differential effects on insulina-receptor substrates 1 and 2. Proc Nat Acad Sci. 2000;97(1):38-43.
39. Wiedmeyer CE, DeClue AE. Continuous glucose monitoring in dogs and cats. J Vet Int Med. 2008;22:2-8.
40. Pöppl AG, Lasta CS, González FHD, Kucharski LC, Da Silva RSM. Índices de sensibilidade à insulina em fêmeas caninas: efeito do ciclo estral e da piometra. Acta Sci Vet. 2009;37(4):341-50.
41. Beam S, Correa MT, Davidson MG. A retrospective-cohort study on the development of cataracts in dogs with diabetes mellitus: 200 cases. Vet Ophtha. 1999;2:169-72.
42. Plummer CE, Specht A, Gelatt KN. Ocular manifestation of endocrine disease. Compendium. 2007:733-43.
43. Bagley LH, Lavach JD. Comparison of postoperative phacoemulsification resultus in dogs with and without diabetes mellitus: 153 cases (1991-1992). J Am Vet Med Assoc. 1994;205(8):1165-9.
44. Novellas R, Gopegui RR, Espada Y. Determination of renal vascular resistance in dogs with diabetes mellitus and hyperadrenocorticism. Vet Rec. 2008;163:592-6.
45. Pöppl AG, Meyrer B, Costa E, Hein H, Corbellini LG, González FD. Analytical accuracy of the owner's perception about exposition to risk factors for canine diabetes mellitus, and survival after its diagnosis at southern Brazil. Acta Sci Vet. 2013;41:1116(1-13).

194 Cetoacidose Diabética

Ricardo Duarte Silva

Introdução

A cetoacidose diabética (CAD) é uma das complicações mais graves do diabetes *mellitus* em pequenos animais. A cetoacidose diabética é uma emergência médica caracterizada por alterações metabólicas extremas, incluindo hiperglicemia, acidose metabólica, cetonemia, desidratação e perda de eletrólitos. A cetoacidose diabética ocorre quando há deficiência de insulina combinada a excesso de hormônios hiperglicemiantes (catecolaminas, glucagon, cortisol e hormônio de crescimento).[1,2] A mortalidade decorrente da cetoacidose diabética em cães é de aproximadamente 30 a 40%.[1]

Fisiopatogenia

Na ausência de insulina efetiva, ocorre a quebra dos triglicerídios em ácidos graxos livres e glicerol (lipólise). O glicerol fornece o esqueleto carbônico para síntese de glicose no processo denominado gliconeogênese, que ocorre no fígado e é especificamente estimulado pelo aumento das concentrações séricas do glucagon e pela hipoinsulinemia. O catabolismo proteico e a redução da síntese de proteínas, também resultantes do aumento da concentração sérica do glucagon e da diminuição da concentração da insulina, promovem o aumento dos aminoácidos circulantes, que servem como substrato para a gliconeogênese. Outros hormônios contrarreguladores contribuem para a fisiopatogenia da CAD, primariamente por promoverem antagonismo da ação da insulina em tecidos periféricos e, também, por estimularem a conversão do glicogênio em glicose (glicogenólise). Atribui-se, assim, o desenvolvimento da hiperglicemia ao aumento da gliconeogênese e da glicogenólise hepáticas e ao uso inadequado da glicose pelos tecidos periféricos.[2]

A lipólise é mediada pela lipase hormônio-sensível, cuja ação também é especificamente estimulada pelo aumento na relação glucagon-insulina.[3] Os ácidos graxos livres produzidos pela lipólise são utilizados nos tecidos periféricos como substrato de energia e, na dependência de sua concentração plasmática, também são assimilados pelo fígado, onde são convertidos em acilcoenzima A (acil-CoA), que é oxidada, formando a acetilcoenzima A (acetil-CoA). Em condições de hipoinsulinemia, a acetil-CoA é condensada a acetoacetil-CoA, formando o ácido acetoacético, que, na presença do NADH, é reduzido a ácido β-hidroxibutírico (β-OH). A acetona é formada a partir da descarboxilação espontânea do ácido acetoacético.[3] Em pH fisiológico, os ácidos acetoacético e β-hidroxibutírico se dissociam e os íons hidrogênio resultantes são tamponados, principalmente pelo bicarbonato plasmático. Entretanto, a carga de íons hidrogênio criada durante a produção exagerada dos corpos cetônicos, como ocorre na CAD, rapidamente esgota a capacidade dos sistemas de tamponamento do sangue, resultando em cetose e acidose metabólica.[4]

A hiperglicemia e a cetose determinam o desenvolvimento de diurese osmótica, devido à glicosúria e à eliminação de ânions cetônicos e de eletrólitos (potássio, sódio, cloro e fósforo) pela urina. A perda de água pela urina e as perdas adicionais de líquidos por êmese e hiperventilação contribuem para o desenvolvimento da desidratação. A diminuição do volume intravascular reduz a taxa de filtração glomerular, favorecendo o acúmulo de corpos cetônicos e glicose no sangue.[2] A hipovolemia grave, associada à acidose metabólica e a doenças concorrentes, contribui para o desenvolvimento de insuficiência renal aguda e choque durante a progressão da CAD (Figura 194.1).

Fatores precipitantes

A deficiência de insulina, que é o evento desencadeador da cetogênese em pacientes diabéticos, pode ser absoluta, quando as concentrações plasmáticas de insulina são baixas ou não detectáveis (p. ex., diabetes *mellitus* [DM] não diagnosticado, omissão da insulinoterapia). Entretanto, alguns animais podem apresentar concentrações de insulina similares às observadas em indivíduos não diabéticos, mas inadequadas (hipoinsulinemia relativa) para a gravidade do quadro de hiperglicemia.[5]

A deficiência relativa de insulina também pode ocorrer em animais diabéticos que estiverem recebendo a dose adequada de insulina, quando da presença de fatores de resistência à insulina, como pancreatite aguda, processos infecciosos (cistite e pneumonia), diestro (em cadelas) e hiperadrenocorticismo. Essas condições, frequentemente associadas à CAD, são fatores reconhecidos de resistência insulínica e podem descompensar o animal diabético, por aumentarem as concentrações circulantes dos hormônios hiperglicemiantes.

Manifestações clínicas e diagnóstico

O diagnóstico da CAD é geralmente simples. Os cães com CAD apresentam, em geral, manifestações clínicas compatíveis com doença metabólica grave, como anorexia, vômitos e prostração (Figura 194.2). Nesse cenário, a detecção de cetonúria ou cetonemia em um animal diabético pode rapidamente confirmar a suspeita de CAD, mas tem poucas implicações na abordagem posterior.

A distinção do cão diabético com CAD daquele portador de "cetose diabética" é essencial para a abordagem clínica correta. O diagnóstico presuntivo de cetose diabética é reservado ao animal que, apesar de aparentemente sadio, apresenta corpos cetônicos na urina. Manifestações de doença sistêmica – outras que não as atribuídas ao diabetes não tratado ou mal controlado (p. ex., poliúria, polidipsia, polifagia, emagrecimento) – estão ausentes e a acidose metabólica é discreta. Esses animais não requerem terapia intensiva e geralmente podem ser tratados no ambulatório, sem internação.

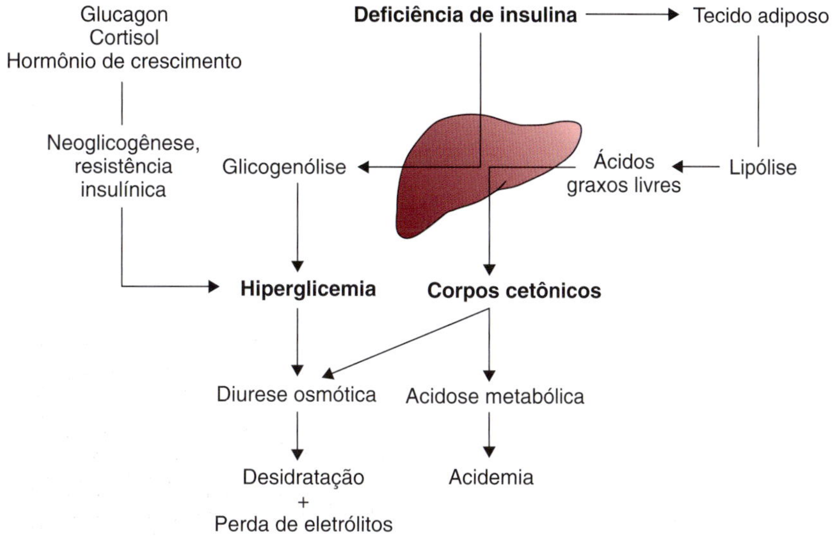

Figura 194.1 Fisiopatogenia simplificada da cetoacidose diabética.*

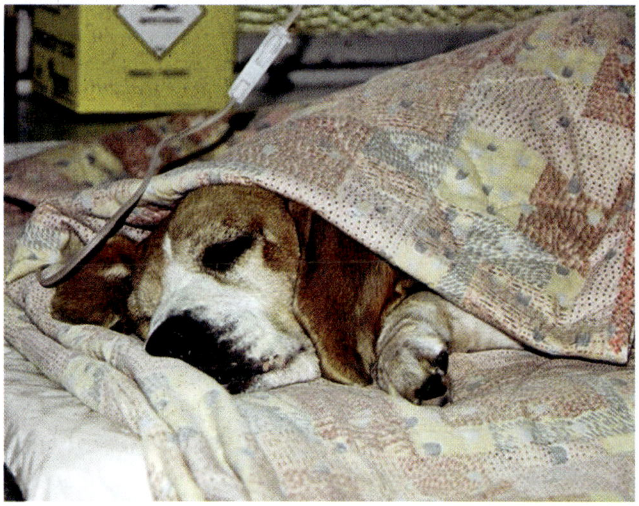

Figura 194.2 Cão prostrado em decorrência de cetoacidose diabética grave.

Quadro 194.1 Proposta para a classificação da cetose e da cetoacidose diabética em cães.

	Cetose	Cetoacidose		
		Discreta	Moderada	Grave
Glicemia	> 250 mg/dℓ	> 250 mg/dℓ	> 250 mg/dℓ	> 250 mg/dℓ
pH arterial	≥ 7,35	< 7,35	< 7,20	7,00
$[HCO_3^-]_p$	≥ 18 mEq/ℓ	15 a 18 mEq/ℓ	10 a 15 mEq/ℓ	< 10 mEq/ℓ
β-OHB	≤ 1,9 mmol/ℓ	> 1,9 mmol/ℓ	> 3,8 mmol/ℓ	> 3,8 mmol/ℓ

β-OHB = beta-hidroxibuturato.

Para o diagnóstico e a avaliação do quadro de CAD em seres humanos, recomenda-se a avaliação da hemogasometria arterial, para confirmar a presença de acidemia (pH do sangue arterial < 7,30) ou acidose ($[HCO_3^-]$ < 15 mEq/ℓ), associada(s) à presença de cetonemia ou cetonúria.[2] Critérios específicos para o diagnóstico da CAD em pequenos animais variam na literatura veterinária.[1,5,6] A hemogasometria também é indicada para avaliação da gravidade do quadro em seres humanos. No Quadro 194.1, há uma proposta para a classificação da cetoacidose diabética em cães, com a ressalva de que a gravidade da CAD depende muito das doenças concomitantes.

A *mensuração do β-hidroxibutirato* (β-OHB) plasmático na admissão pode fornecer informações adicionais. Com base em um estudo, há suspeita de CAD em cães com plasma β-OHB > 1,9 mmol/ℓ, os quais devem receber acompanhamento ambulatorial e tratamento até os resultados de testes adicionais. Se as concentrações de β-OHB forem maiores que 3,8 mmol/ℓ no diagnóstico de CAD é confirmado, justifica-se a internação do paciente para cuidados intensivos.[7] Coincidentemente, uma investigação em seres humanos com CAD sugeriu que o mesmo valor de corte de plasma β-OHB deve ser utilizado para o diagnóstico da CAD, utilizando um medidor portátil (MediSense® Optium, Abbott Laboratories).[8] Esse dispositivo já foi validado para utilização em cães.[9]

A utilidade clínica da dosagem do β-OHB em gatos não foi estabelecida. Em um estudo, os autores sugerem que a dosagem de β-OHB possa ser útil para o diagnóstico de DM em gatos com doenças agudas.[10] Em um estudo, gatos doentes – principalmente aqueles com lipidose hepática – podem ter valores de β-OHB semelhantes aos de gatos com CAD.[11]

Avaliação inicial do paciente

Deve-se realizar exame clínico cuidadoso, com atenção especial à patência das vias respiratórias, às funções cardiovascular e renal, ao grau de desidratação e à presença ou não de doenças concomitantes. A avaliação laboratorial inicial deve consistir em exame de urina, hemograma, ureia, creatinina, dosagem de eletrólitos e gasometria ou CO_2 total. Exames complementares devem ser requisitados na dependência do exame clínico e podem incluir radiografia torácica, ultrassonografia abdominal, culturas microbiológicas etc.

A detecção de doença infecciosa em cães com CAD pode ser complexa. Em um estudo, aproximadamente 60% dos cães tinham leucocitose na admissão, porém processos infecciosos só foram comprovados em 26% dos casos.[6] Nesse estudo, a leucocitose estava associada ao pH e ao bicarbonato sanguíneos e, provavelmente, reflete mais a gravidade da CAD do que a presença de infecção. Portanto, a decisão de administrar antibióticos aos pacientes com CAD deve ser criteriosa. Muitos podem ser imunossuprimidos, como aqueles com hiperadrenocorticismo concomitante. Em outros casos, a infecção pode ser o fator de resistência insulínica que precipitou o desenvolvimento da CAD, por aumentar as concentrações de hormônios hiperglicemiantes. Alguns autores recomendam a administração de antibióticos de amplo espectro a animais com CAD, porém essa medida é controversa diante da possibilidade da aquisição de infecções multirresistentes no ambiente hospitalar.

A avaliação da função renal é um ponto fundamental para a correta abordagem terapêutica do animal diabético. A hipovolemia grave, associada a infecções, é um dos principais eventos desencadeadores de insuficiência renal aguda e morte na CAD. De fato, grande parte dos animais cetoacidóticos está azotêmica na apresentação inicial.[12] A simples avaliação da azotemia pode não ser um método seguro para estimar o grau de comprometimento renal. Boa parte desses animais apresenta azotemia pré-renal, decorrente da hemoconcentração, e a concentração plasmática elevada de corpos cetônicos interfere nos métodos automatizados empregados na determinação de creatinina sérica, resultando em valores falsamente elevados.[13,14] Portanto, é comum concentrações de ureia e creatinina, inicialmente elevadas, normalizarem-se no decorrer do tratamento. Nessas circunstâncias, o monitoramento do fluxo urinário é um importante aliado para a melhor avaliação da função renal.

Tratamento

Fluidoterapia

O primeiro passo no manejo do paciente diabético com descompensação hiperglicêmia, após a realização do exame clínico e a coleta dos exames laboratoriais pertinentes, é a reidratação. A fluidoterapia beneficia o paciente, reduzindo a concentração sérica da glicose e dos hormônios contrarregulatórios, tornando as células do organismo mais responsivas à subsequente insulinoterapia.[1] Há melhora do débito cardíaco e da perfusão renal, facilitando a excreção da glicose e diminuindo o estímulo para a secreção de hormônios hiperglicemiantes. Quando a terapia falha em reduzir a glicemia do paciente, é mais provável que tenha ocorrido reposição inadequada de fluidos do que administração insuficiente de insulina.

O objetivo da fluidoterapia inicial é a expansão do volume intravascular para restaurar o volume circulatório. O fluido de escolha no início da terapia é a solução de cloreto de sódio a 0,9%, infundido, nas primeiras horas, em uma velocidade suficiente para o restabelecimento do equilíbrio hemodinâmico: em geral, 10 a 20 mℓ/kg/h.

Após a correção da hipovolemia, deve ser iniciada a fluidoterapia de reposição/manutenção, calculando-se o volume necessário para abranger o déficit de fluido, manutenção e perdas adicionais (p. ex., êmese, diurese osmótica). Após a introdução da insulinoterapia, quando a glicemia alcançar aproximadamente 250 mg/dℓ, devem ser iniciados fluidos contendo glicose (p. ex., glicose 5% em NaCl a 0,45%), com o objetivo de manter a glicemia nesse patamar até a estabilização do paciente e a remissão da cetonúria.[12]

Insulinoterapia

A insulina regular cristalina é a insulina de escolha para o tratamento dos quadros de descompensação hiperglicêmica. Nesses casos, a insulina regular deve ser administrada por via intramuscular (IM)ou intravenosa (IV). A via subcutânea (SC) não é indicada a animais desidratados, como é o caso da maioria dos animais cetoacidóticos, devido à baixa perfusão tecidual. Em animais que pesam mais do que 10 kg, a dose inicial deve se basear no peso (0,25 U/kg na primeira aplicação e, então 0,12 U/kg a cada hora). Em gatos e cães que pesam menos que 10 kg, a dose é de 2 U IM na primeira aplicação e, então, 1 U IM a cada hora. As aplicações devem ser realizadas a cada 1 h, até que a glicemia atinja aproximadamente 250 mg/dℓ. A partir desse ponto, a insulina regular deverá ser administrada na dose de 0,1 a 0,4 U/kg, a cada 4 a 6 h SC ou IM (na dependência da hidratação), e iniciada a infusão de líquidos com glicose, com o objetivo de manter a glicemia entre 100 e 250 mg/dℓ.[15]

A infusão contínua de insulina via intravenosa é um modo bastante eficaz de controle da hiperglicemia. A taxa de infusão varia de 0,05 a 0,1 U/kg/h. A insulina regular, na dose de 1,1 ou 2,2 U/kg, deve ser adicionada a 250 mℓ de NaCl a 0,9%.[1]

A redução rápida da glicemia deve ser evitada e, idealmente, não deve exceder 50 a 100 mg/dℓ/h, portanto deve ser realizado monitoramento cuidadoso da glicemia, que deve ser avaliada a cada hora. Animais cuja velocidade de redução da glicemia exceder esses valores devem receber doses menores de insulina. O uso de doses baixas de insulina resulta em redução gradual da glicemia, com menor incidência de episódios de hipoglicemia e hipopotassemia iatrogênicos.[12]

A infusão deve ser iniciada à velocidade de 10 mℓ/h, com o objetivo de promover redução da glicemia inferior a 100 mg/dℓ/h. Quando a glicemia alcançar 250 mg/dℓ, a velocidade de infusão de insulina deverá ser reduzida a 5 mℓ/h e iniciada a infusão de glicose a 2,5 a 5%, a fim de manter a glicemia nesse patamar até a remissão do quadro (Quadro 194.2).

Tratamento de acidose e cetonemia

A fluidoterapia e a insulinoterapia constituem o tratamento específico para a correção da acidose, pois, com o progresso da terapia, ocorrerão a remissão da cetogênese, a conversão metabólica dos corpos cetônicos em bicarbonato e a melhora da função renal. Vários argumentos contraindicam o uso de bicarbonato de sódio na terapia da CAD: a administração de bicarbonato pode exacerbar a hipopotassemia, diminuir a metabolização de lactato e corpos cetônicos e causar alcalose iatrogênica. A correção rápida da acidemia pela terapia com

Quadro 194.2 Taxa de infusão da solução de insulina baseada na glicemia do paciente.[12]

Glicemia	Taxa de infusão da solução de insulina	Tipo de líquido
> 250 mg/dℓ	10 mℓ/h	NaCl a 0,9%
200 a 250 mg/dℓ	7 mℓ/h	NaCl a 0,45% + glicose a 2,5%
150 a 200 mg/dℓ	5 mℓ/h	NaCl a 0,45% + glicose a 2,5%
100 a 150 mg/dℓ	5 mℓ/h	NaCl a 0,45% + glicose a 5%
< 100 mg/dℓ	Suspender	NaCl a 0,45% + glicose a 5%

bicarbonato na CAD determina o aumento da produção de acetoacetato no fígado e retarda a remissão da cetonemia.[16] Em um estudo, não foi demonstrado nenhum benefício da terapia com bicarbonato em pacientes com CAD e pH sanguíneo entre 6,9 e 7,1.[17]

▪ Distúrbios eletrolíticos

Hipopotassemia

A hipopotassemia é o distúrbio eletrolítico mais comum em cães e gatos com CAD. As manifestações clínicas da hipopotassemia resultam de alterações na condução elétrica das membranas celulares: fraqueza muscular, arritmias cardíacas, paralisia e letargia (Figuras 194.3 e 194.4). Essas alterações neuromusculares geralmente não se manifestam até que a concentração sérica de potássio atinja 2,5 mEq/ℓ, ou menos, e ocorrem mais frequentemente em gatos.

A depleção do potássio ocorre devido à diurese osmótica, à diminuição do consumo (anorexia) e às perdas por vômito ou diarreia. Os valores séricos de potássio, entretanto, podem se apresentar normais ou até discretamente elevados na avaliação laboratorial inicial, em decorrência da insulinopenia e outros fatores como hiperosmolalidade e liberação de potássio das células que acompanha o catabolismo proteico. Nas primeiras horas da terapia com insulina, ocorre rápido declínio das concentrações plasmáticas de potássio, devido à reentrada, insulinomediada, do potássio para o compartimento intracelular. A expansão do volume intravenoso com fluidos isentos de potássio e a contínua perda devido à diurese osmótica e à cetonúria também contribuem para o desenvolvimento da hipopotassemia.

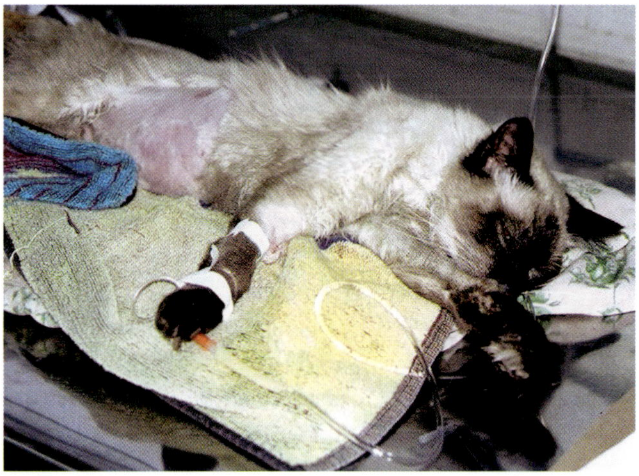

Figura 194.3 Gato com fraqueza muscular em decorrência de cetoacidose diabética e hipocalcemia (K^+ < 2 mEq/ℓ).

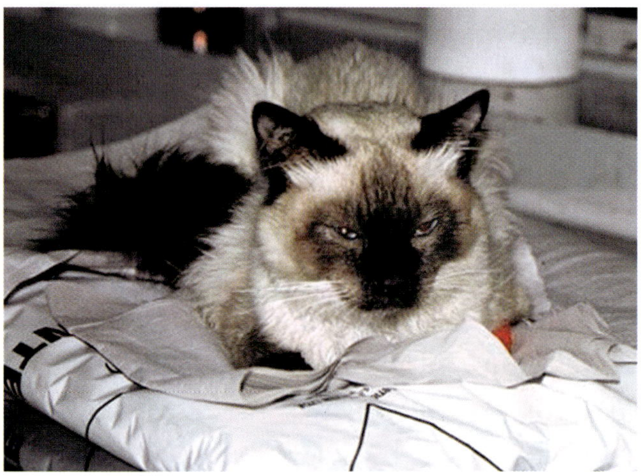

Figura 194.4 Mesmo gato da Figura 194.3 após suplementação com cloreto de potássio.

Portanto, animais que apresentam valores normais ou baixos são aqueles que apresentam o maior déficit total de potássio. Nesses animais, a insulinoterapia pode resultar em hipopotassemia grave e induzir fraqueza muscular e arritmias cardíacas graves. Esses indivíduos merecem reposição agressiva, inclusive com a adição de potássio à fluidoterapia inicial. Em animais com hipopotassemia grave (< 2,5 mEq/ℓ), além da suplementação, a insulinoterapia deve ser adiada em algumas horas até que o potássio plasmático seja > 3,3 mEq/ℓ, para evitar redução adicional da concentração plasmática de potássio.

Animais hiperpotassêmicos (> 5,5 mEq/ℓ) não devem receber potássio na fluidoterapia da primeira hora, pois a administração de potássio sem insulina a um paciente hiperpotassêmico pode elevar perigosamente as concentrações séricas de potássio e precipitar a ocorrência de arritmias graves. Nesses animais, a suplementação deverá ser guiada pela subsequente dosagem do potássio sérico e avaliação do fluxo urinário.

A suplementação de potássio deve ser realizada com solução de cloreto de potássio adicionada aos líquidos intravenosos (Quadro 194.3). A velocidade de infusão é mais crítica do que a quantidade total infundida e não deve exceder 0,5 mEq/kg/h. Idealmente, a concentração sérica de potássio deve ser checada a cada 2 h no início da terapia, quando ocorrem as alterações mais marcantes, e então a cada 4 a 6 h. Na impossibilidade de avaliar acuradamente a concentração sérica de potássio e se o animal apresentar fluxo urinário adequado, a suplementação empírica do potássio poderá ser realizada, adicionando-se 5 mEq de potássio a cada 250 mℓ de líquido.

Hipofosfatemia

A depleção de fósforo na CAD é comum e também resulta da perda pela diurese osmótica e pela êmese, bem como pela diminuição do aporte nutricional decorrente da anorexia. Os sintomas clínicos da hipofosfatemia aguda são raros e associados à hipofosfatemia grave (< 1,5 mg/dℓ): anemia hemolítica, fraqueza muscular e alterações neurológicas (convulsão, coma).[18] Outra complicação potencial da hipofosfatemia é a redução da concentração do 2,3-difosfoglicerato (2,3-DPG) nas hemácias. A deficiência do 2,3-DPG aumenta a afinidade da hemoglobina pelo oxigênio, resultando em hipoxia tecidual.[19]

Estudos preliminares em seres humanos com CAD sugeriam que a suplementação de fosfato estaria associada a melhora do estado mental e diminuição da mortalidade, mas

Quadro 194.3 Diretrizes para reposição de potássio.

Potássio sérico (mEq/ℓ)	Quantidade de potássio a adicionar a cada 250 mℓ de líquido (mEq)	Velocidade máxima de infusão (mℓ/kg/h)
< 2	20	6
2,1 a 2,5	15	8
2,6 a 3	10	12
3,1 a 3,5	7	18
3,5 a 5,5	5	25

um estudo randomizado falhou em comprovar essas teorias.[20] Foi postulado, entretanto, que pacientes com anemia, insuficiência cardíaca congestiva, pneumonia ou outras condições associadas à hipoxia, que possam ser prejudicadas pela hipofosfatemia, devem receber suplementação adequada.[6,20]

Animais cuja concentração sérica de fósforo é menor do que 2 mg/dℓ correm risco de desenvolver hipofosfatemia sintomática no decorrer do tratamento. Assim, foi sugerido que esses pacientes devam receber reposição com fosfato de potássio[18]. A dose atualmente recomendada é de 0,01 a 0,06 mmol de fosfato/kg/h. Um método alternativo para a correção concomitante da hipofosfatemia e da hipopotassemia é administrar dois terços da quantidade total de potássio na forma de cloreto de potássio e um terço de fosfato de potássio. A reposição de fósforo deve ser realizada em 6 a 24 h, até que a concentração sérica de fósforo inorgânico seja maior do que 2,5 mg/dℓ.

A terapia com fosfato deve ser cuidadosa, especialmente em animais com função renal prejudicada, pois pode induzir hipocalcemia grave devido à deposição de fosfato de cálcio em tecidos moles. Idealmente, deve-se monitorar a concentração sérica de fósforo inorgânico e cálcio ionizado a cada 6 a 8 h.[18]

Tratamento dos distúrbios gastrintestinais e fatores precipitantes

Manifestações gastrintestinais são comuns em pacientes com cetoacidose. Os corpos cetônicos estimulam os centros quimiorreceptores nervosos, induzindo náuseas, anorexia, êmese e dor abdominal.[21] O uso de antieméticos, como a ondansetrona ou o citrato de maropitanto, é indicado. Nos casos de sangramento gastrintestinal, o clínico deve empregar fármacos que reduzam a acidez gástrica, como os antagonistas H_2 ou os inibidores da bomba de prótons.

Os fatores precipitantes e as doenças concorrentes causam aumento dos hormônios hiperglicemiantes, e, muitas vezes, a gravidade da CAD é proporcional à da doença subjacente. Os fatores precipitantes mais comumente relatados são pancreatite aguda, processos infecciosos, diestro (em cadelas) e hiperadrenocorticismo. Nem sempre a doença concorrente pode ser tratada imediatamente. Nesses casos, a remissão da cetonemia e sua manutenção com doses mais altas de insulina intermediária, após a estabilização do quadro, é a única opção.

Hiperosmolalidade

Em circunstâncias normais, o organismo mantém o equilíbrio entre água e solutos dentro de uma faixa estreita de variação, por meio de uma série de mecanismos homeostáticos complexos. A desidratação grave, que frequentemente acompanha os quadros de descompensação hiperglicêmica, reduz a taxa de filtração glomerular, favorecendo o acúmulo de substâncias osmoticamente impermeáveis (glicose e sódio, principalmente) e a elevação da osmolalidade plasmática.[22] A osmolalidade total é mensurada por meio de osmometria de ponto de congelamento e pode ser estimada por meio da fórmula:

$$\text{Osmolalidade (mOsm/kg)} = 2\,(\text{Na}^+ + \text{K}^+) + \frac{\text{glicemia}}{18} + \frac{\text{ureia}}{2{,}8}.$$

A osmolalidade normal de cães é de aproximadamente 290 a 320 mOsm/kg (os valores podem variar na dependência do laboratório). O cálculo da osmolalidade em cães e gatos diabéticos por meio dessa fórmula muitas vezes superestima a gravidade da hiperosmolalidade. A maioria dos animais com CAD está azotêmica (alguns gravemente), e a ureia terá contribuição importante no cálculo da osmolalidade. Entretanto, a ureia é um soluto permeável aos tecidos orgânicos, sendo pequena sua contribuição para o desenvolvimento de gradiente osmótico. A osmolalidade efetiva (ou tonicidade) corresponde à porção da osmolalidade total que tem o potencial para induzir movimento de água entre membranas celulares. É considerado um índice melhor para avaliação do risco de um paciente desenvolver alterações do estado mental. A osmolalidade efetiva pode ser calculada por meio da fórmula:

$$\text{Osmolalidade efetiva (mOsm/kg)} = 2\,(\text{Na}^+ + \text{K}^+) + \frac{\text{glicemia}}{18}.$$

Os valores normais de osmolalidade efetiva variam de 300 a 315 mOsm/kg. Para que um animal normonatrêmico (Na^+ = 145 mEq/ℓ) apresente hiperosmolalidade efetiva grave (> 340 mOsm/kg), é necessário que a glicemia seja superior a 1.000 mg/dℓ. Se o sódio é normal, um animal com glicemia de 400 mg/dℓ apresenta osmolalidade efetiva de aproximadamente 320 mOsm/kg. Por outro lado, mudanças na concentração sérica do sódio implicam alterações mais marcantes na osmolalidade efetiva. Por exemplo, um cão normoglicêmico (glicemia = 100 mg/dℓ) e hipernatrêmico (Na^+ = 155 mEq/ℓ) apresenta osmolalidade efetiva igual a 324 mOsm/kg.

Valores de osmolalidade efetiva > 340 mOsm/kg estão associados à desidratação grave, sendo o restabelecimento precoce da volemia fundamental para o sucesso da terapia. A redução rápida da hiperosmolalidade deve ser evitada. Em condições de hiperosmolalidade prolongada, as células nervosas produzem substâncias osmoticamente ativas – chamadas de "osmoles idiogênicos" – que "previnem" a desidratação celular. O termo "osmoles idiogênicos" refere-se, genericamente, a solutos "indeterminados" (na verdade, 99% deles são conhecidos: ureia, sódio, cloro, polióis, metilaminas). Os osmoles idiogênicos não são dissipados rapidamente. Se a osmolalidade do meio extracelular declina rapidamente (p. ex., rápida redução da glicemia ou infusão de grandes quantidades de soluções hipotônicas), ocorre a entrada de água para o compartimento intracelular, levando ao edema cerebral e à deterioração da função neurológica. A ocorrência de edema cerebral é uma complicação comum da CAD em crianças e ocorre infrequentemente em adultos. O manitol parece ser o único tratamento efetivo. Embora a ocorrência de edema cerebral decorrente de hipertonicidade em cães e gatos com CAD ainda não tenha sido documentada, recomenda-se o monitoramento do estado mental durante o tratamento.

A fluidoterapia inicial deve ser realizada com soluções isotônicas (que são hipotônicas em relação ao plasma do paciente) e prosseguir até que o equilíbrio hemodinâmico seja restabelecido. A partir desse ponto, a fluidoterapia deve ser dirigida para a correção gradual do déficit de água e dos distúrbios eletrolíticos. Recomenda-se o uso de soluções hipotônicas (NaCl a 0,45% ± glicose 5%) e cerca de 50% do déficit de fluido deve ser reposto nas primeiras 12 a 24 h de tratamento e o restante, nas próximas 24 a 48 h.[23] A insulinoterapia deve ser adiada em 2 a 4 h após o início da fluidoterapia e a dose de insulina, reduzida (p. ex., 0,12 U/kg IM, a cada 12 h).[22]

Transição para insulina intermediária e terapia semi-intensiva

O tempo médio de hospitalização de cães com CAD foi de 6 dias em um estudo.[6] O tempo de hospitalização foi associado à presença de doença concorrente e ao desenvolvimento de complicações durante o tratamento (hipopotassemia e hipofosfatemia).

Quando o paciente começa a comer espontaneamente (Figura 194.5), o tratamento intensivo pode ser interrompido gradualmente. Se o paciente já era insulinotratado, a dose de insulina habitual pode ser reiniciada, assumindo que o fator precipitante foi controlado. Para um cão recém-diagnosticado diabético, a dose inicial geralmente é de 0,5 a 1 U/kg, a cada 12 h, de insulina intermediária subcutânea. A dose maior é recomendada para animais com suspeita de ainda ter um fator de resistência insulínica (p. ex., cães com hiperadrenocorticismo).

A insulina regular deve ser administrada inicialmente a cada 4 a 6 h, conforme necessário, para manter a glicemia entre 100 e 250 mg/dℓ. A insulina NPH normalmente leva 2 a 3 h para começar a agir. Assim, ao fazer a transição, é importante administrar a insulina regular junto da injeção de insulina intermediária ou basal. Se a insulinoterapia for interrompida, a CAD pode recidivar.

Para os gatos, é recomendável começar com insulina glargina associada à insulina regular complementar, mesmo para aqueles previamente tratados apenas com dieta, combinada ou não a hipoglicemiantes orais. O efeito da terapia com sulfonilureias leva semanas para começar; a cetoacidose pode recidivar em horas.

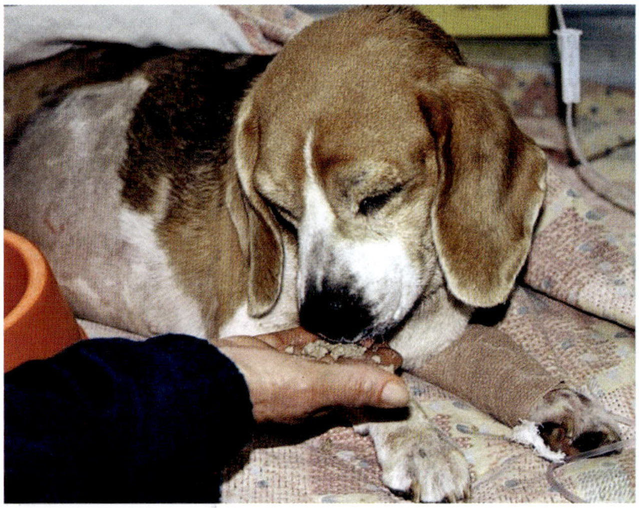

Figura 194.5 Cão em tratamento para CAD demonstrando apetite e melhora do estado mental.

Referências

1. Macintire DK. Treatment of diabetic ketoacidosis in dogs by continuous low-dose intravenous infusion of insulin. J Am Vet Med Assoc. 1993;202:1266-72.
2. Kitabchi AE, Umpierrez GE, Miles JM, Fisher JN. Hyperglycemic crises in adult patients with diabetes. Diabetes Care; 2009;32(7):1335-43.
3. Laffel L. Ketone bodies: a review of physiology, pathophysiology and application of monitoring to diabetes. Diabetes Metab Res Rev. 1999;15:412-26.
4. DiBartola SP. Introduction to acid-base disorders. In: Fluid, electrolyte and acid-base disorders in small animal practice. 3rd ed. St Louis, MO: Saunders; 2005. p. 229-51.
5. Feldman EC, Nelson RW. Canine and feline endocrinology and reproduction. 3ª ed. Missouri: Saunders, 2004.
6. Hume DZ, Drobatz KJ, Hess RS. Outcome of dogs with diabetic ketoacidosis: 127 dogs (1993-2003). J Vet Intern Med. 2006;20:547-55.
7. Duarte R, Simões DMN, Franchini ML *et al.* Accuracy of serum β-hydroxybutyrate measurements for the diagnosis of diabetic ketoacidosis in 116 dogs. J Vet Intern Med. 2002;16:411-7.
8. Sheikh-Ali M, Karon BS, Basu A *et al.* Can serum β-hydroxybutyrate be used to diagnose diabetic ketoacidosis? Diabetes Care. 2008;31:643-7.
9. DiTommaso M, Aste G, Rocconi F *et al.* Evaluation of a portable meter to measure ketonemia and comparison with ketonuria for the diagnosis of canine diabetic ketoacidosis. J Vet Intern Med. 2009;23:466-71.
10. Zeugswetter F, Handl S, Iben C, Schwendenwein I. Efficacy of plasma beta-hydroxybutyrate concentration as a marker for diabetes mellitus in acutely sick cats. J Feline Med Surg. 2010;12:300-5.
11. Aroch I, Shechter-Polak M, Segev G. A retrospective study of serum β-hydroxybutyric acid in 215 ill cats: clinical signs, laboratory findings and diagnoses. Vet J. 2011 Feb 11.
12. Macintire DK. Emergency therapy of diabetic crisis: insulin overdose, diabetic ketoacidosis, and hyperosmolar coma. Vet Clin North Am Small Anim Pract. 1995;25:639-50.
13. Molitch ME, Rodman E, Hirsch CA, Dubinsky E. Spurious serum creatinine elevations in ketoacidosis. Ann Intern Med. 1980;93:280-1.
14. Kemperman FA, Weber JA, Gorgels J *et al.* The influence of ketoacids on plasma creatinine assays in diabetic ketoacidosis. J Intern Med. 2000;248:511-7.
15. Chastain CB, Nichols CE. Low-dose intramuscular insulin therapy for diabetic ketoacidosis in dogs. J Am Vet Med Assoc. 1981;178:562-4.
16. Okuda Y, Adrogue HJ, Field JB *et al.* Counterproductive effects of sodium bicarbonate in diabetic ketoacidosis. J Clin Endocrinol Metab. 1996;81:314-20.
17. Viallon A, Zeni F, Lafond P *et al.* Does bicarbonate therapy improve the management of severe diabetic ketoacidosis? Crit Care Med. 1999;27:2690-3.
18. Willard MD, Zerbe CA, Schall WD *et al.* Severe hypophosphatemia associated with diabetes mellitus in six dogs and one cat. J Am Vet Med Assoc. 1987;190:1007-10.
19. Forrester SD, Moreland KJ. Hypophosphatemia. Causes and clinical consequences. J Vet Intern Med. 1989;3:149-59.
20. Fisher JN, Kitabchi AE. A randomized study of phosphate therapy in the treatment of diabetic ketoacidosis. J Clin Endocrinol Metab. 1983;57:177-80.
21. Bell DS, Alele J. Diabetic ketoacidosis. Why early detection and aggressive treatment are crucial. Postgrad Med. 1997;101:193-8.
22. Lorber D. Nonketotic hipertonicity in diabetes mellitus. Med Clin North Am. 1995;79:39-52.
23. Cruz-Caudillo JC, Sabatini S. Diabetic hyperosmolar syndrome. Nephron. 1995;69:201-10.

195 Insulinoma

Álan Gomes Pöppl

Introdução

Os insulinomas são tumores secretores de insulina, normalmente originários de células β das ilhotas pancreáticas, que levam à hipoglicemia persistente em decorrência da exagerada secreção de insulina, apesar da hipoglicemia. De modo geral, é uma doença rara em cães e ainda mais incomum em felinos.[1] Normalmente os insulinomas são tumores malignos com elevada taxa de metástases no momento do diagnóstico inicial, especialmente no fígado, nos linfonodos e no omento. Apesar de a descrição inicial do insulinoma em cães datar da década de 1930, o diagnóstico dessa moléstia ainda é pouco frequente.[2]

Anatomia e fisiologia

Anatomicamente o pâncreas endócrino é composto de diversos pequenos grupamentos celulares, denominados ilhotas de Langerhans, uma vez que são como ilhas dispersas em meio ao tecido exócrino pancreático, descritas inicialmente em 1869 por Paul Langerhans.[3] Histologicamente as ilhotas de Langerhans podem ser subdividas em quatro subtipos celulares: células alfa, beta, delta e PP. Cada subtipo é responsável pela secreção de um dado hormônio em particular. A principal função fisiológica do pâncreas endócrino é atuar em conjunto com outros mecanismos fisiológicos na manutenção da glicemia.[4]

Controle da glicemia

A glicose é a principal fonte de energia para a maioria dos organismos, sendo necessária a sua ingestão para posterior metabolização, consumo ou armazenamento.[4] De modo geral, a glicose é formada por seres autotróficos a partir do dióxido de carbono atmosférico e água sob estímulo da luz solar, resultando em oxigênio e glicose. A reação simplificada do processo de formação da glicose é a seguinte: $12H_2O + 6CO_2 \rightarrow 6O_2 + C_6H_{12}O_6 + 6H_2O$. Essa glicose serve como alimento/fonte de energia para diversos seres heterotróficos.[5] A glicose, além de servir como fonte de energia por sua total oxidação no processo de glicólise, serve como precursora de uma série de moléculas não menos importantes, como diversos aminoácidos, ácidos nucleicos, lipídios e carboidratos complexos, como o glicogênio.[4] Desse modo, a energia solar é transmitida pela cadeia trófica e pelos seres autotróficos até os heterotróficos, como os cães, os gatos e os humanos.

Contudo, organismos heterotróficos também apresentam a capacidade de sintetizar sua própria glicose. O principal efetor do controle da glicemia é o fígado, tecido primário envolvido no metabolismo da glicose, uma vez que ele pode secretar glicose para a corrente sanguínea por dois mecanismos distintos. O processo mais simples é a degradação do glicogênio hepático, em um processo denominado glicogenólise. O glicogênio é formado pelo próprio fígado (glicogênese) e representa, na verdade, um polímero de moléculas de glicose, dispostas lado a lado e com diversas ramificações, que têm por objetivo estocar energia, sem os efeitos deletérios que a mesma quantidade de glicose teria se estivesse livre dentro da célula (o efeito osmótico faria que o hepatócito rompesse em decorrência do grande aporte de solvente – água). A segunda maneira de o fígado sintetizar glicose é por meio da gliconeogênese, processo no qual moléculas de glicose são sintetizadas a partir de precursores não glicídicos, como aminoácidos e outros esqueletos simples de carbono.[4,5]

Diversos tecidos vitais são extremamente dependentes da glicose para o funcionamento, por exemplo, o cérebro.[2] Dessa maneira, durante a evolução, foi necessário o desenvolvimento de um sistema de controle da glicemia em uma faixa estável de acordo com cada espécie. Cães e gatos saudáveis tendem a manter glicemia entre 60 e 100 mg/dℓ. Contudo, considera-se normal o intervalo de referência para cães entre 60 e 120 mg/dℓ e, para gatos, de 60 a 180 mg/dℓ.[5] Um delicado sistema de controle da glicemia está presente no hipotálamo. Esse grupamento de neurônios que constantemente acompanham as variações na glicemia recebe o nome de glicostato hipotalâmico. O glicostato apresenta a capacidade de, por meio de sua interação com outros neurônios, modular a atividade do sistema nervoso autônomo e, assim, estimular o sistema nervoso simpático ou parassimpático de acordo com a situação, além de também interagir com o eixo hipotalâmico-pituitário. De forma geral, a hipoglicemia (baixa concentração de glicose sanguínea) representa uma situação de estresse metabólico e estimula a liberação de uma série de hormônios que apresentam um efeito final de aumentar a glicemia. Esses hormônios (epinefrina, cortisol, hormônio de crescimento [GH] e glucagon) exercem seus efeitos hiperglicemiantes por meio de diversos efeitos integrados nas células de diferentes tecidos, promovendo menor captação da glicose do sangue pelas células, inibição da síntese de glicogênio, estímulo direto à gliconeogênese e à glicogenólise, além de ativarem mecanismos catabólicos (proteólise, lipólise), com o objetivo de fornecer outras fontes de energia ao organismo.[4,5]

Entretanto, a glicose sanguínea em excesso na circulação também causa transtornos, e um sistema hormonal hipoglicemiante também é necessário. A glicose, por suas características químicas polares, não consegue atravessar a membrana plasmática das células, constituída basicamente por lipídios (apolares) e proteínas. Contudo, algumas proteínas de membrana formam verdadeiros canais transportadores de glicose.[4–6] Essa família de proteínas é coletivamente chamada de GLUT (transportadoras de glicose), tendo-se descrito pelo menos sete subtipos de GLUT.[7] O GLUT 1 é constituinte da membrana celular de diversos tecidos do organismo, especialmente do fígado. No entanto, os tecidos adiposo e muscular, dois dos principais consumidores de glicose para estoque e fonte de energia, respectivamente, apresentam o GLUT 4 como principal transportador de glicose.[4–6] Essa proteína é dependente do estímulo hormonal da insulina, a qual estimula a translocação das vesículas intracelulares repletas de GLUT 4 para a membrana celular, permitindo, assim, a entrada da glicose nesses tecidos.[6,7]

Além dos mecanismos controladores da glicemia exercidos pelo glicostato hipotalâmico, a população celular das ilhotas de Langerhans no pâncreas apresenta papel central no controle da glicemia. Apesar de diversos nutrientes e hormônios apresentarem a capacidade de regular a função das células das ilhotas, o principal regulador é a glicemia. As células α iniciam a secreção de glucagon ante glicemias inferiores a 50 mg/dℓ, sendo sua secreção suprimida com glicemias maiores que 150 mg/dℓ, especialmente porque, diante dessas glicemias, já há maior secreção de insulina, o que também inibe a secreção de glucagon.[4]

As células β pancreáticas secretam insulina, o único hormônio hipoglicemiante. A secreção de insulina ante glicemias inferiores a 80 mg/dℓ é praticamente abolida e totalmente suprimida a glicemias menores que 30 mg/dℓ.[1,4] Contudo, o aumento na secreção de insulina é proporcional ao na glicemia diante de valores de glicose sanguínea maiores que 80 mg/dℓ. Conforme aumenta a glicemia, a glicose que entra nas células β vai sendo metabolizada e metabólitos da glicose estimulam a despolarização da célula β. O meio interno torna-se mais eletropositivo e abrem-se canais de cálcio dependentes de voltagem. O influxo de cálcio estimula a fusão das vesículas intracelulares que armazenam a insulina com a membrana plasmática. O resultado final é a secreção da insulina.[4,8] As células δ secretam somatostatina (STT), hormônio que, por ação parácrina, inibe a secreção de insulina e glucagon. Além disso, as células PP secretam o polipeptídio pancreático.[4,8]

O glucagon apresenta efeitos antagônicos aos da insulina, reduzindo a captação e a utilização da glicose, estimulando a glicogenólise e a gliconeogênese, bem como a lipólise e a cetogênese. Contudo, seu efeito proteolítico é praticamente nulo. Além disso, o glucagon inibe a secreção de insulina. Ao contrário, a insulina inibe a secreção de glucagon e, além de estimular a translocação das vesículas intracitoplasmáticas de GLUT 4 para a membrana celular, é um dos mais potentes hormônios anabólicos conhecidos, estimulando a glicogênese, a glicólise, a síntese proteica, a lipogênese, o crescimento e a diferenciação celulares, além da expressão de diversos genes.[1,4,6,8] De modo geral, é a relação insulina-glucagon que regula de forma mais fina a glicemia. Poder-se-ia, inclusive, dizer que o glucagon é o principal hormônio regulador da glicemia, sendo a insulina um hormônio contrarregulador.

Efeitos celulares da insulina

A insulina, depois de secretada, atua sobre seu receptor (IR – receptor de insulina). Esse receptor é uma molécula heterotetrâmera composta de duas subunidades glicoproteicas α, responsáveis pela interação com a insulina, e duas subunidades glicoproteicas transmembrana β, que apresentam atividade tirosinoquinase intrínseca, ambas sintetizadas por um único mRNA, que depois são separadas e unidas por pontes dissulfeto.[4,6,8] As subunidades α e β atuam como enzimas alostéricas, em que a subunidade α inibe a atividade tirosinoquinase da subunidade β. Quando a insulina interage com a subunidade α, causa desbloqueio da atividade tirosinoquinase da subunidade β, que é seguida por uma autofosforilação dela, com consequente alteração conformacional da molécula, que aumenta ainda mais a atividade tirosinoquinase.[6,8]

Pelo menos nove substratos intracelulares do receptor de insulina já foram identificados; quatro destes pertencem à família das proteínas substrato do receptor de insulina (IRS-1, 2, 3 e 4), além dos substratos Gab-1, $p60^{dok}$, Cbl, APS e isoformas de Shc.[4,6] As tirosinas fosforiladas desses substratos atuam como locais de ligação para proteínas adaptadoras que regulam suas atividades e locação subcelular. Essas proteínas apresentam domínios SH2 (Src-*homology*-2) e podem ativar pequenas proteínas G. De maneira simplificada, a autofosforilação do receptor de insulina, em resposta à ligação com o hormônio, catalisa a fosforilação de proteínas celulares membros da família IRS, GAB, Shc e Cbl. A seguir à fosforilação da tirosina, essas proteínas interagem com moléculas sinalizadoras por meio de seus domínios SH2, resultando em diversas séries de vias sinalizadoras.[4,6]

As três principais vias de sinalização procedentes da fosforilação dos substratos do receptor de insulina são a do PI3K (fosfatidilinositol-3-OH quinase), a CAP/Cbl/Tc10 e a das MAPK (proteinoquinases ativadoras de mitoses). A ativação da via do PI3K é responsável por muitos dos efeitos da insulina, como translocação do GLUT 4 para a membrana celular, síntese de glicogênio, lipogênese e controle de padrões de expressão gênica. A via das MAPK, apesar de apresentar um possível efeito sobre a translocação de GLUT 4 para a membrana plasmática, parece estar mais envolvida com a regulação da expressão gênica e controle do crescimento e diferenciação celular.[4,6]

Definição

Os insulinomas são tumores secretores de insulina de modo autônomo e independente da concentração de glicose plasmática, principal regulador da secreção de insulina.[1] A localização desses tumores normalmente é pancreática a partir de neoplasia de células β, apesar de tumores extrapancreáticos eventualmente apresentarem secreção autônoma de insulina (raro) ou, mais comumente, ocorrer hipoglicemia secundária a síndromes paraneoplásicas associadas a tumores como carcinoma hepatocelular, hepatomas, liomiossarcoma, liomioma, hemangiossarcoma, melanoma ou leucemia.[1,2] Quando ocorre hipoglicemia secundária a um tumor extrapancreático, normalmente os mecanismos de ação envolvem um ou mais dos seguintes: (1) secreção de uma substância com efeito semelhante à da insulina; (2) utilização excessiva de glicose pelo tumor e/ou (3) inibição da glicogenólise e da gliconeogênese hepática.[1] A grande maioria dos insulinomas é maligna, ocorrendo uma elevada taxa de metástases. Cerca de 50% dos casos já apresentam metástases no momento do diagnóstico inicial, sendo o fígado, os linfonodos regionais e o omento os locais mais comuns.[1,2,9]

Incidência

De modo geral, é bastante rara a ocorrência de insulinomas em cães, e mais rara ainda em gatos, com somente alguns relatos no mundo de ocorrência de insulinomas nessa espécie.[1,2,10,11] Nos cães, a doença é comumente observada em animais de meia-idade a idosos, apesar de haver relatos de insulinoma em cães com 3,5 anos. A média de idade de cães com insulinoma fica em torno dos 10 anos.[1] Não há predileção sexual, porém algumas raças parecem mais predispostas, como identificado em uma série de 89 casos (Quadro 195.1). As raças mais prevalentes foram Labrador (13%), Golden Retriever (11%), Pasto-alemão (8%), Setter, Terriers e Poodle (7% cada).[2] No entanto, essas prevalências podem refletir somente que a doença é mais comum em certas raças, por elas terem maior popularidade. Apesar de raros, existem alguns

Quadro 195.1 Distribuição das raças de uma série de 89 casos de insulinoma em cães.[2]

Raça	Número de cães	Percentual (%)
Labrador Retriever	12	13
Golden Retriever	10	11
Pastor-alemão	7	8
Setter	6	7
Terriers	6	7
Poodle	6	7
Collie	5	6
Cocker Spaniel	5	6
Sem raça definida	5	6
Pinscher	3	3
Boxer	3	3
Border Collie	3	3
Rottweiler	3	3
Samoieda	2	2
Outras raças (1 cão de cada raça)	13	15

relatos de gatos com insulinomas; os animais afetados normalmente tinham mais de 12 anos de idade. A raça Siamesa parece mais predisposta.[2,11]

Etiologia e fisiopatogenia

Não são conhecidos fatores de risco ao desenvolvimento de tumores de células β pancreáticas, exceto questões raciais, como identificado em algumas raças relacionadas com maior risco de desenvolvimento de insulinoma. A partir do desenvolvimento de uma hipersecreção tumoral de insulina, a glicose do paciente reduz drasticamente a valores considerados hipoglicêmicos (< 60 mg/dℓ). No entanto, a secreção tumoral não responde ao eixo de retroalimentação negativo que a hipoglicemia exerce sobre as células β em condições normais, perdurando uma secreção exagerada de insulina apesar da presença de uma hipoglicemia.[1,2] O resultado disso é a maior utilização periférica de glicose pelos tecidos e, como consequência, maior captação de aminoácidos, lipídios e glicose da circulação para os tecidos adiposo e muscular. Além disso, o fígado aumenta sua síntese de glicogênio e metabolização da glicose mediante estímulo da insulina às enzimas envolvidas nesses processos metabólicos.[4,8] O efeito final é a maior retirada de glicose da circulação, associado a menor liberação hepática de glicose, resultando, invariavelmente, em hipoglicemia.

O crescimento de neoplasias de células β tende a ser bastante lento e insidioso, apesar das características malignas da maioria dos insulinomas. Em virtude dessa característica, comumente demoram a surgir sinais clínicos, uma vez que o sistema nervoso central habitua-se a pequenas concentrações de glicose.[2] A ocorrência de sinais clínicos de neuroglicopenia (baixa concentração de glicose no SNC) é muito mais provável diante de uma redução brusca na glicemia para valores menores que 40 mg/dℓ, por exemplo, do que a manutenção crônica da glicemia nesse patamar.[2] Esse fenômeno recebe o nome de hipoglicemia inconsciente, já que o indivíduo, na maioria das vezes, não toma consciência de que está com valores baixos de glicose sanguínea.[2]

Apesar de os insulinomas não responderem à hipoglicemia reduzindo a secreção de insulina, eles mantêm a capacidade de responder a eventos que estimulam a secreção de insulina em animais saudáveis. No entanto, essa secreção comumente é exagerada e resulta em grave hipoglicemia.[1,2] Essa é a razão pela qual muitos pacientes desenvolvem sinais após a administração de glicose, alimento ou prática de exercícios. Além disso, a secreção de insulina é normalmente episódica, motivo pelo qual, mesmo hipoglicêmicos, a maioria dos pacientes desenvolverá sinais clínicos de hipoglicemia de forma esporádica em uma fase inicial da doença.[1,2,9]

Como exposto anteriormente, a glicose é a principal fonte de energia do organismo, sendo alguns tecidos, como o sistema nervoso central (SNC), extremamente dependentes de glicose para seu adequado funcionamento. Como o SNC não apresenta reservas adequadas de carboidratos, há necessidade de um aporte contínuo de glicose para seu funcionamento.[8] Diversas razões podem estar envolvidas com valores perigosamente baixos de glicose no plasma; porém, independentemente da causa, espera-se observar um repertório de sintomas de acordo com a gravidade da hipoglicemia (Quadro 195.2).[1,2] Boa parte desses sinais é decorrente da neuroglicopenia, como comportamentos bizarros, ataxia, convulsões, estupor e coma. O córtex é muito mais dependente de glicose do que as áreas vegetativas, motivo pelo qual dificilmente um animal morrerá durante um episódio hipoglicêmico.[2] Além disso, a ocorrência de hipoglicemia é um forte estímulo para a liberação de hormônios hiperglicemiantes, o que ajuda a reverter, em parte, uma hipoglicemia crítica.[4,8] Outros sinais clínicos são decorrentes do déficit energético muscular (fraqueza, tremores musculares, intolerância ao exercício).[1] Em humanos, os sinais secundários à ativação adrenérgica (especialmente a sudorese) normalmente acontecem antes dos sinais de neuroglicopenia, servindo como um alerta. Acredita-se que o mesmo aconteça em cães, de forma que a ativação de uma resposta contrarreguladora ante a hipoglicemia iniba a ocorrência de convulsões generalizadas ante um jejum prolongado, por exemplo.[2]

O transporte de glicose para o SNC e a entrada da glicose nos neurônios não dependem da insulina, uma vez que os transportadores de glicose da barreira hematencefálica são do tipo GLUT 1 e os transportadores de glicose dos neurônios, que facilitam a captação de glicose a partir do líquido cefalorraquidiano, do tipo GLUT 3; ambos independem da ação da insulina e apresentam alta afinidade pelo transporte de glicose.[8] Dentro dos neurônios, a oxidação da glicose resulta na produção de trifosfato de adenosina (ATP), utilizado como substrato energético para todas as funções vitais neuronais (atividade da bomba de sódio-potássio, síntese de neurotransmissores, exocitose, endocitose, entre outras).[8] A hiperinsulinemia, ao reduzir a disponibilidade

Quadro 195.2 Principais sintomas de hipoglicemia em cães e gatos.

• Desorientação	• Alucinações/nervosismo
• Comportamentos bizarros	• Vocalização excessiva
• Andar cambaleante/postura descerebrada	• Fraqueza/letargia/paresia
• Pupilas dilatadas/taquicardia	• Sono profundo
• Letargia	• Incontinência urinária
• Agitação excessiva/ofego	• Cegueira
• Colapso/estupor/coma	• Tremores/fasciculações
• Depressão	• Convulsões/polineuropatia

de glicose para o SNC, predispõe a alterações celulares típicas de hipoxia, com aumento da permeabilidade vascular, espasmos vasculares e edema.[2,11,12]

A morte neuronal ocorre secundariamente à anoxia que se estabelece, e as lesões histológicas ante hipoglicemias agudas são mais evidentes em córtex, hipocampo, núcleos da base e centro vasomotor.[1,6,11,12] No entanto, podem-se observar também alterações neuronais em nervos periféricos, como necrose e degeneração neuronal de moderada a grave, desmielinização e perda de fibras nervosas.[2,13]

Eventualmente, a presença de um insulinoma pode fazer parte de uma síndrome de neoplasias endócrinas múltiplas, como relatado por Kiupel *et al.*,[14] associado a um tumor adrenocortical bilateral e a um paraganglioma aórtico em uma fêmea canina. As neoplasias endócrinas múltiplas (MEN, *multiple endocrine neoplasia*) são síndromes coletivamente nomeadas dessa maneira, associadas à formação de neoplasias benignas ou malignas em diferentes glândulas endócrinas, podendo estas ser funcionais (associadas à secreção hormonal) ou afuncionais. Existem três MEN descritas em humanos (MEN 1, 2A e 2B). Neoplasias do pâncreas endócrino normalmente ocorrem perante a MEN 1, associadas a hiperparatireoidismo, adenomas pituitários, lipomas, adenomas de tireoide, adenomas adrenais ou tumores carcinoides.[2]

Manifestações clínicas

Comumente o motivo da consulta de um cão com insulinoma são os sinais de neuroglicopenia e ativação adrenérgica secundária à hipoglicemia (Quadro 195.2). As convulsões normalmente são o sinal mais comum em decorrência da dependência do SNC por glicose como fonte de energia. Apesar disso, muitas vezes a queixa dos proprietários refere-se a dificuldades ambulatórias ou simplesmente a tremores musculares.[2,9] Os sintomas costumam ser episódicos e associados a valores muito baixos de glicemia. Esses pacientes normalmente passam o dia inteiro com glicemias inferiores a 60 mg/dℓ, porém os sinais clínicos surgirão somente quando a glicemia baixar a valores críticos, que variam de paciente para paciente. Além disso, mesmo em um paciente em particular, pode haver modulação na magnitude da hipoglicemia necessária para provocar sinais clínicos.[1,2,9]

Algumas situações podem exacerbar ou provocar sintomatologia de hipoglicemia, como jejum prolongado, exercícios, estresse ou, por mais antagônico que pareça, a ingestão de alimentos também pode provocar sintomas.[2] Isso ocorre por motivos distintos. Por exemplo, um paciente em jejum prolongado depende de gliconeogênese para manter a glicemia. A insulina inibe essa via e estimula a contínua captação e metabolização de glicose pelas células, culminando em hipoglicemia clínica diante de jejum prolongado.[9,15] A prática de exercícios apresenta efeito hipoglicemiante típico, ao estimular a translocação de GLUT 4 para a membrana celular no tecido muscular.[7] Esse fenômeno, associado à hiperinsulinemia, normalmente provoca sinais clínicos em pacientes com insulinomas.[9] Situações de estresse (banhos em estéticas caninas, ausência do dono em casos de ansiedade por separação, visitas, contato com outros animais), que, no geral, são difíceis de avaliar, provocam hipoglicemia porque, durante o estresse, ocorre liberação de hormônios hiperglicemiantes como a epinefrina e o cortisol. Esse aumento na concentração de glicose acaba sendo um estímulo para a maior secreção de insulina pelo tumor, desencadeando sinais de hipoglicemia secundariamente.[2] Uma situação similar ocorre no período pós-prandial, especialmente se a dieta for rica em carboidratos simples e administrada em grande quantidade, o que resulta em aumento significativo na glicemia, com consequente rebote hipoglicêmico posterior.[1,2]

Normalmente a gravidade e a duração dos sintomas dependem, principalmente, de três fatores: o valor mais baixo de glicemia, a taxa de redução da glicemia e a duração da hipoglicemia.[2] É comum a apresentação dos pacientes, após meses de evolução dos sintomas (muitas vezes após passagem por vários veterinários), sem que fosse feito um diagnóstico definitivo, o que acarreta a presença de elevado grau de metástases no momento do diagnóstico. É importante, mediante completa avaliação do paciente, inclusive com exames complementares, descartar outras causas de hipoglicemia.[1] O Quadro 195.3 apresenta uma lista de diagnósticos diferenciais para hipoglicemia. Uma observação clínica interessante é de que cães com insulinoma comumente são obesos ou apresentam sobrepeso (Figura 195.1). Esse efeito é secundário aos da insulina, potente hormônio anabólico e lipogênico.[4,8] Bryson *et al.*[16] relataram um caso de insulinoma em um cão com diagnóstico prévio de diabetes *mellitus* sob insulinoterapia. A ocorrência de episódios recorrentes de hipoglicemia, com a redução nas doses de insulina administradas, alertou para a possibilidade de hiperinsulinemia endógena, posteriormente confirmada por cirurgia e histopatologia.

Na apresentação do paciente em crise hipoglicêmica, muitas vezes fica nítida a tríade de Whipple, caracterizada pelo seguinte: (1) ocorrência dos sintomas após jejum ou exercício; (2) os sinais são desencadeados ante glicemias inferiores a 50 mg/dℓ; e (3) a administração de glicose ameniza os sinais clínicos. Apesar de a presença da tríade ser comum aos casos de insulinoma, outras causas de hipoglicemia podem apresentar-se da mesma maneira, não sendo possível assumir que a tríade de Whipple seja patognomônica para insulinomas.[2]

O exame físico de animais com insulinoma não costuma trazer nenhum achado especial, exceto sobrepeso e, eventualmente, lipomas; mas, de modo geral, os achados são pouco específicos e não suportam um diagnóstico inicial de hipoglicemia. Fraqueza e letargia são os achados mais frequentes e dificilmente poderão ser observados episódios de colapso ou convulsões. Essa ausência de alterações no exame físico fica ainda mais evidente naqueles casos em que os sinais de hipoglicemia já estão presentes por meses antes da apresentação inicial. Além disso, não há também, na maioria dos casos, alterações à palpação abdominal, mesmo na região hipogástrica. Apesar disso, essa ausência de alterações clínicas em um paciente idoso com hipoglicemia serve como fator preditivo de insulinoma. Eventualmente, alguns cães podem desenvolver

Quadro 195.3 Diagnósticos diferenciais para hipoglicemia.

• Insulinoma	• Neoplasia extrapancreática
• Sepse	• Hipoglicemia neonatal
• Hipoglicemia das raças *toy*	• Hipoglicemia de cães de caça
• Inanição	• Doenças hepáticas
• Hipoadrenocorticismo	• Hipopituitarismo
• Uremia	• Doenças cardíacas
• Policitemia grave	• Ingestão de salicilatos
• Ingestão de propranolol	• Uso de hipoglicemiantes orais
• Superdosagem de insulina	

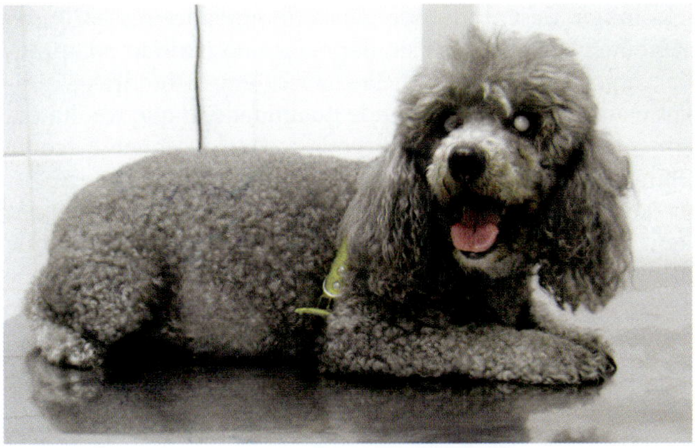

Figura 195.1 Paciente apresentada com hipoglicemia secundária a um insulinoma. A paciente não apresentava capacidade de manter a postura em estação. Além disso, chamam a atenção sinais de ativação adrenérgica, como dilatação pupilar e ofegação excessiva. A dilatação pupilar fica nítida em contraste com a catarata senil, bem como com o sobrepeso (escore corporal = 4 em uma escala de 1 a 5).

neuropatias periféricas manifestadas por paraparesia ou tetraparesia ou, eventualmente, paresia a paralisia da face. Outros sintomas, como hiporreflexia até arreflexia, hipotonia, atrofia da musculatura mastigatória/facial, bem como outros nervos sensoriais afetados, podem ser observados. A Figura 195.2 evidencia um paciente com insulinoma apresentando andar plantígrado secundário a uma neuropatia periférica. Essa apresentação é similar à de felinos com neuropatia diabética. Infelizmente, somente a correção da hipoglicemia pode não melhorar os sintomas de neuropatia, fazendo-se necessário tratamento com glicocorticoides como a prednisona, na dose de 1 mg/kg/dia inicialmente.[2]

Diagnóstico

O diagnóstico de um insulinoma é relativamente simples, mediante a determinação de hiperinsulinemia ante hipoglicemia.[1,2] Fisiologicamente, a secreção de insulina é abolida perante glicemias menores que 30 mg/dℓ.[4,8] Dessa maneira, para o adequado diagnóstico, coleta-se uma amostra de sangue para determinação de insulina (faixa de referência 5 a 20 μU/mℓ) com o paciente apresentando glicemia inferior a 50 mg/dℓ. Quanto mais baixa a glicemia, maior a probabilidade de fechar o diagnóstico pela determinação de hiperinsulinemia.[2,9] O Quadro 195.4 apresenta a interpretação dos valores de insulinemia em cães suspeitos de apresentarem hipoglicemia por insulinoma. A faixa de insulinemia próxima ao limite superior é compatível com insulinoma, uma vez que, ante a hipoglicemia, a concentração sérica de insulina deveria ser praticamente indetectável. A detecção de hipoinsulinemia ante a hipoglicemia descarta a possibilidade de tratar-se de um insulinoma, e esta é a resposta fisiológica normal.[1,2,9] Contudo, amostras hemolisadas, ou mal acondicionadas podem provocar resultados falsamente reduzidos de insulina, uma vez que a lise dos eritrócitos libera uma insulinase capaz de degradar a insulina sérica.[5]

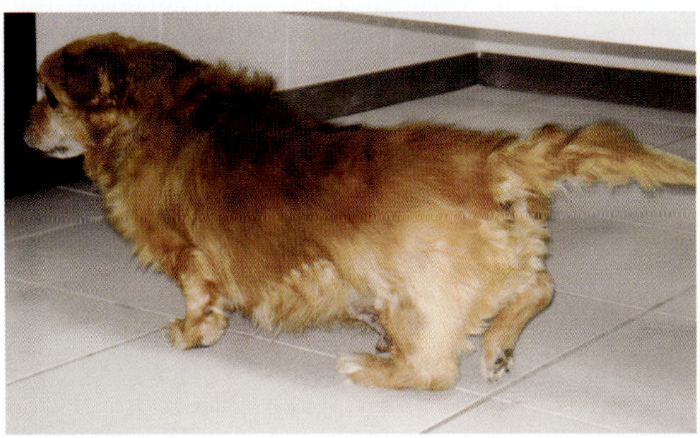

Figura 195.2 Neuropatia periférica em um canino sem raça definida secundária a hipoglicemia crônica promovida por insulinoma.

Razões insulina:glicose

Apesar de a avaliação da insulinemia diante de um quadro de hipoglicemia ser considerada o melhor método para diagnóstico de um insulinoma, muitas vezes valores limítrofes de insulinemia não permitem um diagnóstico seguro, causando insatisfação no clínico que solicita o exame.[17] O pico de insulinemia após secreção é muito curto no plasma, durando somente alguns minutos, apesar de provocar efeitos que duram por até mais de 1 h. Além disso, a secreção de insulina é episódica, e cães com insulinomas podem não ficar hiperinsulinêmicos o dia inteiro.[4,9,17] Em virtude disso, algumas fórmulas são utilizadas para calcular a razão entre insulinemia e glicemia. Uma dessas fórmulas é o índice insulinogênico (II), calculado por meio da seguinte fórmula: II = insulinemia (μU/mℓ)/glicemia (mg/dℓ). Um valor de II superior a 0,235 μU/mg é compatível com hiperinsulinemia relativa.[2,17,18] No entanto, diversos autores demonstraram que a aplicação de uma fórmula corrigida, batizada de razão insulina:glicose corrigida (RI:GC), é mais adequada em virtude de levar em consideração o fato de que, perante glicemias menores que 30 mg/dℓ, deve haver total ausência de secreção de insulina.[2,17,18] A RI:GC é calculada com a seguinte fórmula: insulinemia (μU/mℓ) × 100/glicemia (mg/dℓ) – 30. Um valor de RI:GC superior a 30 é compatível com hiperinsulinemia relativa.[2,17,18]

Apesar das vantagens da aplicação de razões insulina:glicose no diagnóstico de insulinomas, deve-se ter cautela para firmar um diagnóstico de insulinoma com base nessas fórmulas, não sendo mais recomendado seu uso, uma vez que elas não apresentam nenhuma vantagem em relação à avaliação simultânea da insulinemia e da glicemia (Quadro 195.1).[1] Além disso, cães saudáveis podem apresentar valores elevados de RI:GC, assim como aqueles com insulinoma podem exibir valores normais de RI:GC sob certas circunstâncias.[18] Sinais clínicos adequados, em conjunto com um diagnóstico laboratorial positivo, são fundamentais na avaliação de provável neoplasia de células β.[1,2]

Quadro 195.4 Interpretação de valores de insulinemia em cães suspeitos de apresentar insulinoma.

Concentração sérica de insulina	Probabilidade de insulinoma*
> 20 μU/mℓ	Elevada
10 a 20 μU/mℓ	Possível
5 a 10 μU/mℓ	Pequena
< 5 μU/mℓ	Descartada

*Este guia serve somente para avaliação de pacientes cujas amostras de sangue para determinação de insulina foram colhidas em glicemias inferiores a 50 mg/dℓ. A avaliação de insulinemia de glicemias superiores a 60 mg/dℓ não é confiável com o objetivo de diagnosticar um insulinoma. Adaptado de Feldman e Nelson.[2]

Indicadores de glicemia a longo prazo

O uso de proteínas glicosiladas no diagnóstico de insulinomas já foi evidenciado em alguns estudos e apresenta acréscimo metodológico no processo de investigação de um possível insulinoma.[1,2,15,19] A glicose no sangue apresenta a capacidade de ligar-se de maneira não enzimática e irreversível a resíduos de aminoácidos de proteínas, formando compostos estáveis. Essa reação ocorre sistematicamente em todas as proteínas sanguíneas. Como a albumina é a principal proteína plasmática, a determinação da albumina glicosilada (frutosamina) reflete a glicemia nas últimas 1 a 2 semanas, uma vez que a meia-vida da albumina é de cerca de 8 dias.[5] A frutosamina apresenta importante papel no diagnóstico, especialmente no monitoramento de pacientes diabéticos. No entanto, ela se aplica muito bem na avaliação diagnóstica de cães normoglicêmicos com sinais clínicos suspeitos de insulinoma, uma vez que alguns cães com insulinomas podem manter-se com glicemias normais.[2,15] No entanto, ao avaliar a concentração de frutosamina sérica de um dado paciente, é fundamental a avaliação concomitante da albuminemia dele. A presença de hipoalbuminemia pode resultar em valores reduzidos de frutosamina e, consequentemente, em falso diagnóstico de hipoglicemia persistente.[20]

A hemoglobina pode sofrer glicosilação secundária à ligação química entre uma molécula de glicose e a posição aminoterminal do aminoácido valina na cadeia beta da molécula de hemoglobina.[5,19] Uma pequena porcentagem de hemoglobina presente nos eritrócitos está normalmente glicosilada (HbG), sendo uma ferramenta útil na avaliação de humanos diabéticos. Quadros de hiperglicemia crônica levam a percentuais maiores de HbG, ao passo que estados de hipoglicemia crônica, como observado diante de neoplasias de células β, estão associados a percentuais reduzidos de HbG. Como a meia-vida dos eritrócitos é de cerca de 60 a 90 dias, valores alterados de HbG refletem a presença de hiper ou hipoglicemia persistente pelo menos nos últimos 2 meses. Com relação à HbG, é fundamental observar o hematócrito dos pacientes, uma vez que os anêmicos tendem a apresentar percentuais reduzidos de HbG, o que pode levar a um falso diagnóstico de hipoglicemia crônica.[5,19]

Exames de imagens

Podem ser úteis na avaliação de pacientes com suspeita de insulinomas. No entanto, em boa parte das vezes as lesões são muito pequenas para serem visíveis à ecografia ou à radiografia, por exemplo. Lamb *et al.*[21] evidenciaram sensibilidade de 19% na detecção de neoplasia pancreática por meio de radiografias e de 75% quando aplicada a ultrassonografia. A sensibilidade para detecção de metástases pelos mesmos métodos, nesse estudo, foi de 18% quando aplicada radiografia e de 55% quando aplicada ultrassonografia.[21] Apesar disso, não é incomum o insulinoma ser microscópico e não ser detectado em ecografias, laparoscopias ou mesmo laparotomias exploratórias. Exames de imagens mais rebuscados, como tomografia computadorizada e ressonância magnética, podem apresentar vantagens quando comparados à ecografia, podendo ser realizados rotineiramente com esse objetivo.[1,22] A Figura 195.3 apresenta uma imagem ecográfica de um insulinoma em um cão. Apesar de todas essas possibilidades úteis no processo diagnóstico, o derradeiro diagnóstico definitivo de uma neoplasia de células β é firmado com base na excisão cirúrgica de uma massa pancreática, seguida de exame histopatológico associado a imuno-histoquímica para detecção de insulina nas células tumorais.[2]

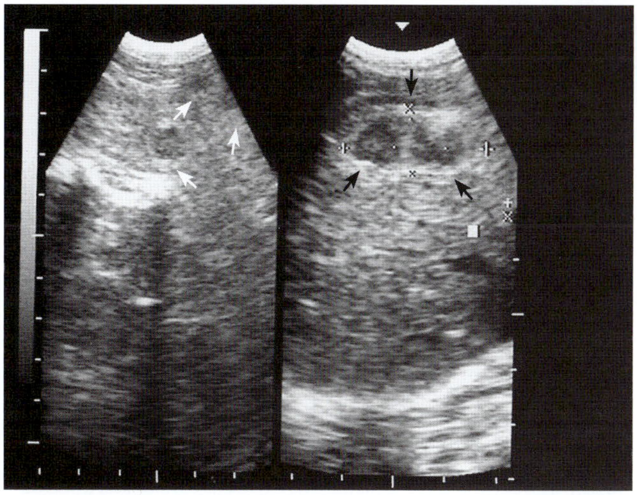

Figura 195.3 Imagem ecográfica de um tumor pancreático (insulinoma) em um cão, com evidências de metástases intrapancreáticas. Ao lado esquerdo, observam-se pequenas manchas hipoecogênicas ao longo do parênquima do lobo esquerdo pancreático compatíveis com metástases do insulinoma (*setas brancas*). No lado direito, observa-se massa na extremidade do lobo esquerdo do pâncreas com bordos irregulares hiperecogênicos difusos e com aspecto hipoecogênico levemente heterogêneo, medindo aproximadamente 2,80 × 1,2 cm. (Imagem gentilmente cedida pela Dra. Adriane Ilha.)

Diagnóstico diferencial da hipoglicemia

De modo geral, diversos diagnósticos diferenciais para hipoglicemia devem ser realizados diante da suspeita de hipoglicemia clínica, devendo avaliar a possibilidade tanto de erro na conservação da amostra quanto de existência de um tumor secretor de insulina.[9] Por exemplo, uma amostra de sangue deve ser armazenada em anticoagulante à base de fluoreto de sódio para solicitar a dosagem de glicose. Caso contrário, em EDTA ou heparina, os eritrócitos seguem consumindo a glicose plasmática até a realização do exame, e esperam-se reduções da ordem de 10% nos valores de glicemia a cada hora após coleta enquanto a amostra não é analisada, permitindo a ocorrência de valores falsamente reduzidos de glicose.[5] Da mesma maneira, a mensuração de glicemia com glicosímetros portáteis pode ser questionada caso a amostra obtida seja muito pequena ou esteja diluída em saliva (no caso de obtenção de uma gota de sangue da mucosa oral) ou outros líquidos (como as vezes pode ocorrer ante a obtenção de uma gota de sangue dos coxins). Além disso, os glicosímetros portáteis humanos tendem a superestimar glicemias menores.

A idade e a condição geral do paciente auxiliam bastante na investigação da causa da hipoglicemia. Animais idosos tendem a apresentar hipoglicemia diante de insulinomas ou hipoadrenocorticismo. Contudo, outras doenças podem provocar hipoglicemia nesses animais, como doenças hepáticas, condições debilitantes ou sepse.[1,2,9] Diante da sepse, demonstrou-se que ocorre um reajuste do glicostato hipotalâmico, muitas vezes acertando a faixa que seria ideal para valores baixos, mantendo o paciente hipoglicêmico. Contudo, é interessante comentar que quadros sépticos tendem a causar resistência à insulina, o que aumentaria a glicose no plasma. Contudo, esse aumento da glicemia é destinado às células inflamatórias que estão plenamente ativas enfrentando os agressores e, dessa forma, também podem predispor a hipoglicemia durante a sepse.[23]

Animais muito jovens podem apresentar hipoglicemia facilmente, se mantidos em jejum prolongado, uma vez que eles ainda não apresentam neoglicogênese eficiente. Isso é particularmente importante em filhotes de gatos, que rapidamente podem tornar-se hipoglicêmicos, hipotensos e com hipotermia diante da desnutrição. Nesses casos, o estupor pode aparecer como sintoma inicial de hipoglicemia. Contudo, verminoses graves, desnutrição crônica, doenças hepáticas hereditárias, sepse ou alterações vasculares (*shunts* portossistêmicos) também são causas comuns de hipoglicemia em animais jovens.[9] Pacientes diabéticos sob terapia com insulina ou hipoglicemiantes orais podem experimentar sinais de hipoglicemia caso o tratamento não esteja adequado. A gravidade da manifestação de hipoglicemia será decorrente da intensidade e do tempo de duração da crise hipoglicêmica.[2]

Causas menos comuns relatadas de hipoglicemia incluem hipopituitarismo (secreção deficiente de GH e de hormônio adrenocorticotrófico [ACTH], com consequente precipitação de hipoglicemia, uma vez que ambos os hormônios – o ACTH mediante a secreção do cortisol – são antagônicos à insulina); deficiência de glucagon (pancreatite crônica, adenocarcinoma de pâncreas exócrino); doenças cardíacas (levando a prejuízos à função hepática e caquexia) e policitemia (maior consumo de glicose pelo elevado número de eritrócitos, associado à depleção das reservas de glicogênio).[1,2,9]

Abordagem ao paciente hipoglicêmico

Após a determinação da existência de hipoglicemia, que pode ser confirmada por medidas repetidas, torna-se fundamental a determinação da causa da hipoglicemia para o manejo adequado do paciente. Avaliação do estado do paciente, anamnese detalhada e exame clínico podem dar boas pistas sobre a causa do problema. Por exemplo, um filhote extremamente apático e hipoglicêmico, com abdome distendido e encontrado na rua, é extremamente sugestivo de hipoglicemia secundária a desnutrição e verminose. Hipoglicemia recorrente em cães de idade média a avançada, com sobrepeso, é bastante sugestiva de insulinoma. Contudo, desidratação, hipotensão e condição corporal magra, especialmente se somada a histórico de falta de apetite, vômitos e diarreia ocasional, podem ser sugestivas de hipoadrenocorticismo, por exemplo.[9] Pode-se esperar ocorrência de hipoglicemia em animais sob tratamento com glicocorticoides há muito tempo e que tiveram a administração interrompida de maneira abrupta, em uma forma clássica de hipoadrenocorticismo iatrogênico.[2] É importante pesquisar na anamnese situações como essa, bem como o uso de outras medicações.

Certamente, quanto mais graves os sintomas, provavelmente a hipoglicemia seja mais grave ou esteja ocorrendo há mais tempo. É importante salientar que, apesar de os sinais mais prevalentes de hipoglicemia, como observado em uma série de 91 casos de insulinoma em cães, terem sido convulsões (53%), fraqueza (43%), colapso (30%), ataxia (19%), tremores musculares (18%) e depressão (16%), a hipoglicemia pode manifestar-se com agitação excessiva (3%), desorientação (2%) e ofegação intensa (1%).[2] A ativação simpática perante a hipoglicemia fica bastante nítida com taquicardia e pupilas dilatadas (Figura 195.1).[2,9]

Os exames complementares desses pacientes são bastante importantes na determinação da causa do problema, uma vez que a detecção da hipoglicemia simplesmente explica os sinais clínicos observados, sinais esses que poderiam, inclusive, ser causados por outras anormalidades laboratoriais, como hipocalcemia, azotemia, encefalopatia hepática ou até mesmo por doenças primárias do SNC. Perfis hematológicos, bioquímicos e urinários poderão elucidar ou dar pistas da causa da hipoglicemia.[5,9] Um paciente com elevada atividade das enzimas hepáticas, hipoalbuminemia, hipocolesterolemia, valores baixos de ureia plasmática e hipoglicemia pode ser indicativo de insuficiência hepática. Já um paciente com hiperpotassemia e hiponatremia (especialmente se a relação Na:K for inferior a 27:1) é bastante sugestivo de hipoadrenocorticismo, apesar de doenças hepáticas, renais ou do trato digestório também poderem causar relação Na:K reduzida. Contudo, quanto menor essa relação, maior a probabilidade de tratar-se de hipoadrenocorticismo.[2] Outros testes específicos, como os ácidos biliares pré e pós-prandiais para função hepática e o de estimulação pelo ACTH para diagnóstico de hipoadrenocorticismo, podem se fazer necessários.[1,2,9]

Tratamento

O tratamento de neoplasias de células β pode ser um tanto frustrante de acordo com a malignidade do tumor. De modo geral, por se tratar de um problema oncológico, o tratamento cirúrgico é considerado de eleição. No entanto, diante de diversas complicações potenciais da cirurgia, além de muitos pacientes poderem não ser bons candidatos à cirurgia, o tratamento médico surge como uma opção para melhorar a qualidade de vida do paciente.[1,2] A decisão de assumir um tratamento médico em vez de um cirúrgico, porém, está invariavelmente associada a menor expectativa de vida do paciente após o diagnóstico, uma vez que a sobrevida de pacientes submetidos à cirurgia como forma de tratamento para neoplasias de células β é significativamente superior à sobrevida de pacientes mantidos sob tratamento médico.[24,25]

Tratamento do paciente hipoglicêmico não hiperinsulinêmico

Em casa, perante uma crise de hipoglicemia, deve-se administrar açúcar por via oral ou algo doce, como geleia de milho, por exemplo. A administração de refeições frequentes pode minimizar a ocorrência dos sinais. Em um ambiente hospitalar, a administração de *bolus* de glicose intravenosa é a maneira mais rápida de reverter uma hipoglicemia. O ideal é evitar a administração da glicose pura por via intravenosa, pelo risco de desenvolvimento de flebite, devendo-se idealmente diluir no mínimo duas vezes a glicose a ser administrada. A dose preconizada de glicose em *bolus* é de 1 mℓ/kg de uma solução de glicose a 50%. Isso representa um volume de 10 mℓ para um cão de 10 kg, por exemplo, e esses 10 mℓ de glicose a 50% devem ser preferencialmente diluídos em um volume de 10 mℓ ou mais de uma solução isotônica, como o cloreto de sódio a 0,9%. Isso normalmente pode ser suficiente para reverter a hipoglicemia; porém, dependendo da causa, pode não ser suficiente. Nesses casos, a repetição desse protocolo por mais algumas vezes pode ser útil. Normalmente mantêm-se os pacientes em líquido glicosado (2,5 a 5 %) por algumas horas após a resolução dos sintomas, com o objetivo de manter o paciente normoglicêmico. Deve-se suspender o uso de solução glicosada caso a hiperglicemia fique evidente, especialmente com o objetivo de evitar transtornos neurológicos e glicosúria.[9]

Dependendo da intensidade, a hipoglicemia pode ser fatal, especialmente se houver comprometimento de áreas importantes do SNC. Isso pode acarretar a permanência de sequelas como surdez, cegueira, coma, incoordenação motora ou alterações comportamentais após a resolução da hipoglicemia. Diante disso, a aplicação de um tratamento para redução de edema cerebral pode ser interessante, com a administração de fosfato sódico de dexametasona (1 a 2 mg/kg por via intravenosa [IV]), manitol (0,5 a 1 g/kg IV) e furosemida (1 a 2 mg/kg IV).[9] O manejo da hipoglicemia a longo prazo dependerá da causa. De modo geral, a resolução do problema inicial prevenirá a recidiva de hipoglicemia, por exemplo, alimentação frequente e tratamento adequado de doenças associadas de filhotes, redução da dose de insulina de um paciente diabético ou, ainda, remoção de um tumor secretor de insulina.[1,2,9]

Tratamento médico do insulinoma

Pode ser eficaz e simples em um primeiro momento, assim como extremamente frustrante, dependendo da malignidade do tumor e de sua capacidade de secreção de insulina. O objetivo dos diversos tratamentos médicos aqui discutidos não é, de modo algum, normalizar a glicemia do paciente, uma vez que isso é bastante improvável, mas sim controlar os sinais clínicos da doença. Normalmente, atinge-se essa meta com glicemias consideradas baixas (inferiores a 60 mg/dℓ).[1] O Quadro 195.5 resume os principais tratamentos médicos para o insulinoma.

Quadro 195.5 Tratamento médico a longo prazo para cães com insulinoma.[2]

Tratamentos padrão
1. Tratamento dietético:
a. Ofereça alimento seco ou úmido, preferencialmente rico em fibras, dividido em 3 a 6 pequenas refeições por dia
b. Evite alimentos que contenham carboidratos de fácil absorção (mono e dissacarídios, propilenoglicol)
2. Limite a realização de exercícios e evite situações de estresse
3. Tratamento com glicocorticoides:
a. Inicie com prednisona 0,5 mg/kg, dividido 2 vezes/dia, inicialmente
b. Aumente gradualmente a dose e a frequência, conforme a necessidade
c. O objetivo é controlar os sinais clínicos e não restabelecer a glicemia
d. Considere tratamentos alternativos caso ocorram sinais de hipercortisolismo iatrogênico ou a prednisona se torne ineficaz
Tratamentos alternativos
1. Tratamento com diazóxido:
a. Continue o tratamento padrão, porém com uma dose um pouco menor de prednisona para minimizar sinais adversos
b. Inicie com diazóxido 5 mg/kg, 2 vezes/dia
c. Aumente gradualmente a dose até o máximo de 60 mg/kg/dia, conforme a necessidade
d. O objetivo é controlar os sinais clínicos e não restabelecer a glicemia
2. Tratamento com análogos da somatostatina:
a. Continue o tratamento padrão, porém com uma dose um pouco menor de prednisona para minimizar sinais adversos
b. Inicie com octreotida, na dose de 10 a 50 μg/cão SC, 2 ou 3 vezes/dia

Sc = subcutânea.

Diante de uma crise de hipoglicemia, a administração de *bolus* de glicose deve ser feita de maneira lenta e gradual ao longo de 5 a 10 min. A administração de uma grande quantidade de glicose, de modo rápido, pode, na verdade, exacerbar os sinais de hipoglicemia, uma vez que ocorrerá maior secreção de insulina.[9] Dessa maneira, quando ocorrer uma crise de hipoglicemia em casa, os proprietários devem saber disso e agir conforme orientação médica, sem perder a calma. Deve-se administrar açúcar em solução na boca do animal. Caso o animal esteja inconsciente, não se deve tentar fazer com que ele degluta. Assim que o paciente recuperar a consciência ou restabelecer-se dos sintomas, uma pequena refeição deve ser administrada, e o veterinário, contatado tão logo seja possível. Em um ambiente hospitalar, administram-se 1 a 5 mℓ de uma solução de glicose a 50% vagarosamente ao longo de 10 min. Assim que o paciente normalizar, uma pequena refeição pode ser administrada.[1,2]

Crises convulsivas não responsivas às medidas descritas representam um péssimo fator prognóstico e indicam tratar-se de um tumor bastante agressivo e com alta taxa de secreção de insulina. Nesses casos, pode-se tentar estabilizar o paciente com a administração de glicose de 2,5 a 5% intravenosa, mantendo líquido constante e adicionando 0,5 a 1 mg/kg de dexametasona ao líquido administrado ao longo de 6 h. A cada 12 ou 24 h, esse procedimento pode ser repetido, se houver necessidade.[2,9] Caso não tenha sucesso, pode-se ainda administrar glucagon em infusão contínua na dose de 5 a 10 ng/kg/min. Análogos da somatostatina, como a octreotida, podem ser administrados na dose de 10 a 50 μg por via subcutânea (SC), a cada 8 a 12 h. Caso nenhuma dessas terapias obtenha resposta, deve-se anestesiar o paciente com pentobarbital por 4 a 8 h, enquanto mantêm-se as demais terapias. Caso uma cirurgia não seja possível para a remoção do tumor, fica improvável evitar a evolução para óbito.[2]

Manejo dietético

Após o diagnóstico, o tratamento inicial de um paciente com insulinoma visa reduzir as flutuações da glicemia, a fim de evitar que aumentos na glicose sanguínea venham a provocar hipoglicemia pela maior secreção de insulina pelo tumor. Nesse sentido, a administração de refeições frequentes com dietas ricas em carboidratos complexos promove controle adequado e temporário de pacientes com insulinomas pouco ativos.[2] A recomendação dietética é a mesma que para cães com diabetes *mellitus*, uma vez que, nesse caso, o objetivo também é limitar a hiperglicemia pós-prandial e, assim, evitar as crises induzidas pela alimentação, uma vez que a hiperglicemia pós-prandial pode provocar picos de secreção de insulina.[9] Deve-se administrar o mínimo de 4 pequenas refeições por dia, sendo às vezes recomendável a administração de até 8 refeições por dia, sem ultrapassar as necessidades energéticas do paciente, o que pode aumentar o risco de desenvolvimento de obesidade.

Glicocorticoides

Nos casos em que refeições frequentes de dietas ricas em fibras não forem suficientes para controlar ou reduzir os sinais clínicos do paciente após alguns dias de tratamento, torna-se necessária a introdução de fármacos hiperglicemiantes. As principais e mais comuns medicações utilizadas para o tratamento de insulinoma a longo prazo são a prednisona e a prednisolona.[1,2,9,24,25] Além de promoverem antagonismo aos efeitos da insulina, os glicocorticoides como a prednisona estimulam a gliconeogênese por efeito direto sobre enzimas gliconeogênicas como a fosfoenolpiruvato carboxiquinase (PEPCK), por exemplo.[5] A dose inicial varia de 0,2 a 0,5 mg/kg, a cada 12 ou 24 h, conforme a necessidade, sendo a melhora na qualidade de vida dos pacientes e a remissão dos sinais clínicos facilmente detectadas após alguns dias com a medicação.[1,2] Quando necessário, é possível a administração de doses maiores, contudo os efeitos colaterais (hiperadrenocorticismo iatrogênico) normalmente são limitantes, tornando o prognóstico sombrio.

Dessa maneira, é interessante o início do tratamento com a menor dose eficaz possível. Além disso, é importante a realização de esforços no sentido de tentar a estabilização inicial com base somente em dieta, uma vez que, após o início do uso de glicocorticoides, estes dificilmente poderão ser retirados. O surgimento de alterações relacionadas com o hipercortisolismo iatrogênico (poliúria, polidipsia, fraqueza muscular, alopecia, imunossupressão) normalmente limita a continuidade do tratamento. Muitos proprietários optam pela eutanásia, quando esses efeitos colaterais dos glicocorticoides tornam-se intoleráveis ou estão associados a sofrimento do paciente. O tempo para o surgimento desses sinais é bastante variável de paciente para paciente, dependendo muito da dose utilizada, da frequência, da sensibilidade individual e do glicocorticoide escolhido. Além dessas condutas, é extremamente aconselhável que se evite expor o paciente a situações de estresse ou exercícios, uma vez que, como já visto, essas situações podem provocar hipoglicemia.[2] Quando todo esse manejo não está mais tendo resultados, ainda existem opções clínicas para o tratamento, contudo o custo torna-se bastante oneroso por conta da necessidade de importação de certas substâncias úteis para tentar obter melhor controle do paciente.

Diazóxido

O diazóxido, um benzotiazídico anti-hipertensivo não diurético, é uma medicação que auxilia no tratamento de pacientes cujo tratamento com dieta e corticoides não está mais sendo efetivo.[26] O principal efeito dessa medicação é impedir o influxo de cálcio intracelular que precede a secreção de insulina, desse modo inibindo a secreção desse hormônio. No entanto, o diazóxido não inibe a síntese da insulina, apesar de apresentar outros efeitos desejáveis, como estimular a gliconeogênese e a glicogenólise e inibir a captação periférica de glicose.[2] A dose preconizada inicialmente é de 5 a 10 mg/kg/dia, podendo ir até 60 mg/kg/dia. No entanto, quanto maior a dose, maior o risco de ocorrência de efeitos indesejáveis como vômito, anorexia e outros efeitos tóxicos (aplasia de medula, anemia aplásica, retenção de sódio, diarreia, taquicardia e, eventualmente, hiperglicemia e cataratas).[1,2] Esses efeitos tóxicos e o custo elevado podem tornar essa opção questionável. A administração concomitante de hidroclorotiazida, na dose de 2 a 4 mg/kg/dia, dividida em duas administrações por dia, aumenta a efetividade do diazóxido.[2,26] No entanto, alguns animais podem apresentar sensibilidade aos efeitos do diazóxido e evidenciar sinais adversos, mesmo com doses menores que as indicadas na literatura.[26]

Análogos da somatostatina

A octreotida é um análogo sintético da STT, que apresenta bons resultados no tratamento de cães com insulinoma. No entanto, a medicação é injetável e deve ser aplicada por via subcutânea, a cada 8 a 12 h, na dose de 10 a 50 μg/kg. Além disso, o custo da medicação é demasiado elevado, apesar de alguns proprietários se disporem a pagar por ela.[27] A somatostatina é um hormônio inibitório que inibe a síntese e a secreção da insulina.[8] A única premissa para a eficácia da octreotida é que o tumor secretor de insulina tenha mantido receptores de membrana para STT. Alguns tumores sofrem alterações moleculares e podem não apresentar mais receptores para esse hormônio.[28] Uma vez interagindo com esses receptores, a octreotida atua como um agonista da STT, estimulando a fosforilação de proteínas inibitórias que resultam em efeito final de supressão tanto na síntese como na secreção da insulina. Depois de administrado por via subcutânea, esse fármaco tem início de efeito após cerca de 2 h, com pico em 4 h e ação máxima de 8 h (Figura 195.4).[28] Os efeitos da octreotida – de consistentemente suprimirem a concentração de insulina, ao mesmo tempo que não afetam a concentração dos hormônios contrarreguladores glucagon, GH, ACTH e cortisol –, fazem dessa medicação uma promissora possibilidade de tratamento. Contudo, faltam estudos que tenham avaliado o uso de preparações de longa ação em cães.[28] Em humanos, essa medicação, em preparações de longa ação, é aplicada mensalmente para controle de tumores hipofisários secretores de GH com eficácia considerável, promovendo, inclusive, a redução do tamanho tumoral. O mesmo efeito já foi descrito em um cão com insulinoma, no qual se observou, por meio de ultrassonografias, a redução nas dimensões de massa pancreática recidivante após ressecção cirúrgica de um insulinoma com o uso contínuo de octreotida.[27]

Tratamento quimioterápico do insulinoma

Outra opção no âmbito dos tratamentos médicos é a quimioterapia com estreptozocina (STZ). A STZ é um agente alquilante usado para induzir diabetes em modelos experimentais, uma vez que promove necrose das células β pancreáticas.[29] O uso dessa medicação para tratamento de insulinoma em humanos já foi descrito na literatura, assim como em cães. Contudo, a medicação é extremamente tóxica, por causar necrose tubular renal e, eventualmente, ser fatal na maioria dos cães (modelos de diabetes ou tratados para insulinoma).[2] No entanto, recentemente, um protocolo de diurese salina agressivo, associado a múltiplas pequenas doses de STZ, foi preconizado com sucesso em cães com insulinoma, sem ocorrência de falência renal ou óbitos.[29] O protocolo de diurese salina consiste nos seguintes passos: *pré-tratamento diurético* (administrar 18,3 mℓ/kg/h de solução salina a 0,9% IV ao longo de 3 h); *infusão de STZ* (administrar na dose de 500 mg/m^2, diluídos em um volume apropriado de solução salina, na mesma taxa de 18,3 mℓ/kg/h de solução salina a 0,9% IV ao longo de 2 h); *tratamento antiemético* (administrar butorfanol, na dose

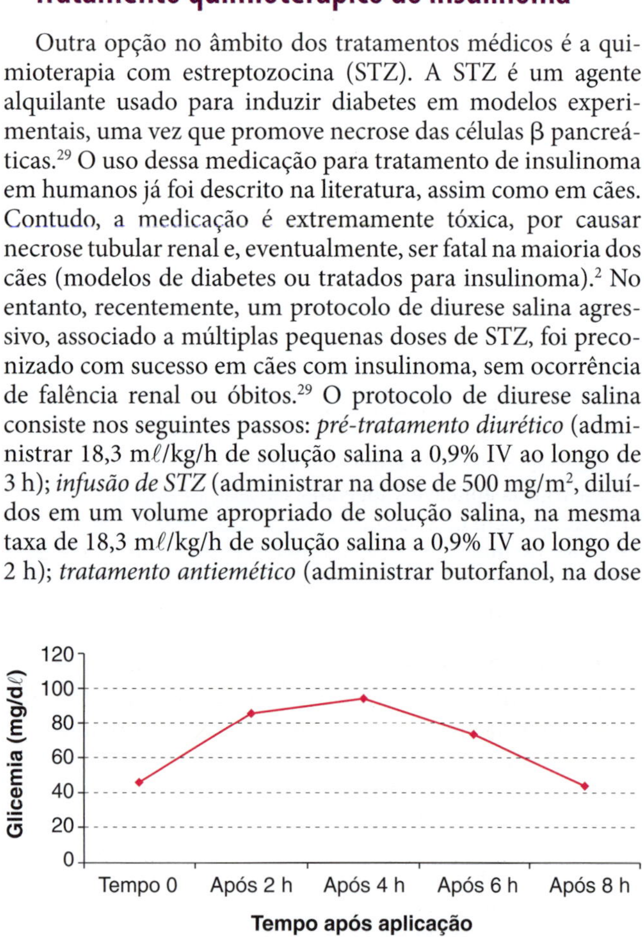

Figura 195.4 Curva glicêmica seriada em um cão com insulinoma após a aplicação de 25 μg de octreotida subcutânea. O pico de efeito da medicação foi após cerca de 4 h da aplicação; o efeito não durou mais que 8 h.[27]

de 0,4 mg/kg por via intramuscular [IM], durante ou após a infusão de STZ – outros antieméticos como ondansetrona ou maropitan funcionam bem); e *pós-tratamento diurético* (administrar 18,3 mℓ/kg/h de solução salina a 0,9% IV ao longo de 2 h). O objetivo desse protocolo é reduzir ao máximo o tempo de contato da STZ com os túbulos renais durante a passagem pelos néfrons, reduzindo assim a toxicidade.[1,2,29] Contudo, aumento na atividade da gamaglutamil transferase (GGT) urinária e prejuízo nas provas de função glomerular podem ser observados após cada aplicação, assim como aumento na atividade da enzima hepática alanina aminotransferase (ALT), como observado pelo autor com o uso clínico desse protocolo em um cão com insulinoma.[30]

A recomendação é a realização de cinco tratamentos com intervalos de 3 semanas entre eles, a menos que surjam efeitos adversos, quadros patológicos ou hiperglicemia/diabetes.[2] Antes de cada sessão, é importante a realização de exames de rotina, como mensuração de atividade das enzimas ALT e FA, concentração sérica de ureia e creatinina, bem como realização de exame qualitativo de urina (urinálise, EQU). A ocorrência de valores de creatinina superiores a 1,5 mg/dℓ ou de ureia superiores a 50 mg/dℓ, bem como anemia, contraindica a manutenção do tratamento.[2] Apesar de não ter sido relatada até o momento a ocorrência de insuficiência renal aguda com esse protocolo, outros efeitos tóxicos, como aplasia de medula, vômitos intensos, anorexia, diarreia e hipoglicemia transiente pós-infusão, já foram relatados.[29] No entanto, essa opção terapêutica é reservada a pacientes com tumores não operáveis ou para aqueles com múltiplas metástases, devendo estas ser monitoradas durante o tratamento com imagens diagnósticas (ecografia, ressonância, tomografia). É possível encontrar na literatura especializada referências a outros fármacos com potencial hipoglicemiante, bem como outros protocolos quimioterápicos para tratamento de insulinomas em cães,[1,2] contudo as aqui citadas são as principais e mais eficazes opções terapêuticas para o tratamento médico de insulinomas. O Quadro 195.6 apresenta as doses e medicamentos utilizados em pacientes com insulinomas.

Quadro 195.6 Quadro de doses e medicamentos.

Medicamento	Dose, via e frequência
1. Para hipoglicemia sem hiperinsulinemia	*Frequência de acordo com o caso*
a. Glicose a 50%	1 mℓ/kg, diluído em igual volume de NaCl a 0,9% IV
2. Para edema cerebral	*Frequência de acordo com o caso*
a. Dexametasona	1 a 2 mg/kg IV
b. Manitol	0,5 a 1 mg/kg IV
c. Furosemida	1 a 2 mg/kg IV
3. Para hipoglicemia com hiperinsulinemia em ambiente hospitalar	
a. Glicose a 50%	1 a 5 mℓ IV, lento, ao longo de 10 min
b. Dexametasona	0,5 a 1 mg/kg, diluído no líquido IV, a cada 6 h
c. Glucagon	5 a 10 ng/kg/min IV, infusão contínua
d. Octreotida	10 a 50 μg SC, 2 ou 3 vezes/dia
e. Pentobarbital	2 a 5 mg/kg IV, frequência de acordo com o caso
4. Tratamento clínico do insulinoma	
a. Prednisona	0,2 a 0,5 mg/kg VO, 1 ou 2 vezes/dia
b. Diazóxido	5 a 60 mg/kg VO, dividido 2 vezes/dia
c. Hidroclorotiazida	2 a 4 mg/kg VO, dividido 2 vezes/dia
d. Estreptozocina	500 mg/m², diluído em 18,3 mℓ/kg de NaCl a 0,9% em protocolo de diurese salina, a cada 3 semanas, até normalização da glicemia ou ocorrência de sinais adversos

IV = intravenosa; SC = subcutânea; VO = via oral.

▪ Tratamento cirúrgico

O tratamento inicial de eleição de insulinomas em cães e gatos é cirúrgico. Antes de submeter o paciente à cirurgia, é necessário um adequado controle dos sinais clínicos. Para tal, utilizam-se as estratégias apresentadas.[2] A descrição das técnicas cirúrgicas aplicáveis foge ao escopo desta obra. Contudo, diversos princípios e condutas serão abordados. O objetivo geral do tratamento cirúrgico é remover o máximo de tecido alterado, seja massa única no pâncreas ou locais de metástases em órgãos distintos. Cerca de 90% dos casos apresentam massas únicas facilmente visíveis em laparotomia ou laparoscopia exploratória. Contudo, em alguns casos não é possível identificar nenhuma anormalidade durante uma abordagem cirúrgica, mesmo na presença de hipoglicemia e hiperinsulinemia.[2] Nesses casos, às vezes após meses ou anos surge alguma alteração (massa pancreática) visível ou palpável. Esses pacientes costumam viver relativamente bem por meses, às vezes anos, com tratamento médico somente.[31] Por essa razão, não é recomendada a eutanásia nos casos em que, durante a abordagem cirúrgica, são detectadas diversas metástases ou tumores não operáveis, uma vez que ainda existem possibilidades terapêuticas para esses pacientes.

A partir do momento em que se inicia o jejum pré-operatório, é adequada a administração, por via intravenosa, de uma solução à base de glicose entre 2,5 e 5%. Uma solução como essa promove substrato para o adequado funcionamento do SNC durante o jejum e o período operatório. O objetivo é manter a glicemia superior a 35 mg/dℓ durante a anestesia e a cirurgia. A administração de soluções com concentrações de glicose superiores a 5% é extremamente perigosa e contraindicada, em decorrência do risco de rebote hipoglicêmico.[1,2] Casos refratários, permanentemente hipoglicêmicos (< 30 mg/dℓ) apesar de infusão de glicose, podem ser candidatos ao uso de infusão contínua de glucagon.[2] A infusão de líquidos no pré-operatório apresenta a vantagem extra de proteger o pâncreas de pancreatite após manipulação, uma vez que melhorará a microcirculação pancreática. Da mesma maneira, a manutenção da fluidoterapia no trans e no pós-operatório atende a essas mesmas prerrogativas.[31]

Durante a inspeção da cavidade, comumente observa-se um nódulo isolado no pâncreas, como observado na Figura 195.5. No entanto, a cuidadosa palpação do pâncreas deve ser realizada em busca de possíveis locais de metástases, bem como na tentativa de identificação de pequenos tumores quando uma única massa não é visualizada. Qualquer manipulação menos delicada do pâncreas pode provocar pancreatite fatal, motivo pelo qual é extremamente importante manipular com cuidado esse órgão. Devem-se inspecionar fígado, omento e linfonodos regionais em busca de metástases, sendo recomendada a remoção da maior parte de tecido alterado detectado.[2] Tumores localizados nas extremidades dos lobos pancreáticos são mais facilmente removidos com pequeno grau de complicações (Figura 195.5); felizmente em cerca de 80% dos casos a localização dos tumores é justamente nessas regiões. Tumores localizados no corpo pancreático estão presentes em menos de 20% dos casos e são mais difíceis de serem removidos, estando comumente associados a maior morbidade e mortalidade no pós-operatório.[2]

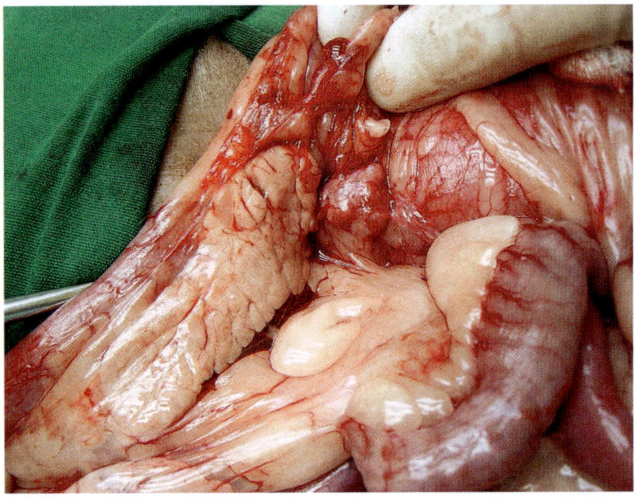

Figura 195.5 Nódulo tumoral na extremidade externa do lobo pancreático esquerdo durante transoperatório para ressecção de um insulinoma em um cão sem raça definida. Nódulos nessa localização são mais facilmente manejados, com menor grau de complicações no trans e no pós-operatório. (Imagem gentilmente cedida pelo Dr. Cristiano Gomes.)

A pancreatite é a principal complicação do tratamento cirúrgico. Algumas medidas, além da manipulação gentil do pâncreas, são recomendáveis com o objetivo de reduzir a ocorrência de pancreatite, observada em aproximadamente 15% dos animais operados, apesar de todos os cuidados. A administração de líquidos com glicose entre 2,5 e 5% (60 a 100 mℓ/kg/dia) e nada por via oral antes, durante e após 24 a 48 h da cirurgia, seguida de dietas pobres em gordura durante a próxima semana, minimiza bastante o risco de ocorrência de pancreatite, desde que se tenha manipulado o órgão gentilmente. A reintrodução de alimentos por via oral deve iniciar-se lentamente após 24 a 48 h da cirurgia com a administração de pequenas quantidades de água. Conforme a resposta clínica do paciente, a administração de dietas líquidas pode ser iniciada (p. ex., um caldo à base de arroz e peito de frango, sem adição de óleo). Posteriormente, então, inicia-se a administração de dietas hipolipídicas por até 7 dias.[1,2]

Outras complicações da retirada de um tumor pancreático são diabetes *mellitus* (em decorrência da atrofia das demais células β pancreáticas, o que normalmente é temporário) e hipoglicemia persistente (normalmente resultado da atividade de metástases não identificadas durante a cirurgia). O tratamento de eventual diabetes secundário à retirada do insulinoma deve ser conservador, iniciando-se com uma dose de insulina lenta ou NPH de 0,25 U/kg, 1 vez/dia, fazendo-se os ajustes posteriores com base na evolução do caso e em medidas seriadas de glicemia. Os cães que não normalizarem a glicemia após a cirurgia são prováveis portadores de metástases funcionais, devendo-se manter esses pacientes em tratamento médico já no pós-operatório. O manejo alimentar deve iniciar tão cedo quanto possível, seguindo os mesmos passos descritos para o tratamento médico.[2]

A resposta clínica diante de um tratamento cirúrgico realizado com sucesso é excelente e recupera plenamente a qualidade de vida do paciente, promovendo a cura do problema.[24,25,31] No entanto, devido ao elevado grau de malignidade desses tumores e às metástases comumente presentes no momento do diagnóstico em decorrência da demora em chegar a um diagnóstico definitivo, a cura é temporária na maioria dos casos.[2,27] Pacientes que tiveram seu problema resolvido com a cirurgia devem permanecer persistentemente com glicemias superiores a 70 mg/dℓ. A frutosamina sérica e a HbG são ferramentas úteis para o controle do sucesso do tratamento.[19,20] Contudo, aproximadamente 10 a 15% dos casos sofrem eutanásia ou morrem dentro de 1 mês da cirurgia em decorrência de grave doença metastática e 20 a 25% dos casos morrem ou sofrem eutanásia em até 6 meses, pelos mesmos motivos. O percentual restante (60 a 70% dos casos) vive sem sinais clínicos por mais de 6 meses, às vezes mais de 1 ano, antes da recidiva dos sinais clínicos.[2] De modo geral, a sobrevida média pós-cirurgia varia de 6 a 18 meses de acordo com o estadiamento do tumor e a detecção de metástases durante a cirurgia.[1,2]

Tobin *et al.*[24] avaliaram a sobrevida de cães com insulinomas tratados com medicamentos ou cirurgia. A maior sobrevida de cães submetidos a um tratamento cirúrgico (média de 381 dias, variando de 20 a 1.758 dias) é, em parte, decorrente de estágios mais avançados da doença no momento do diagnóstico, assim como a aceitação prematura de eutanásia, quando há recorrência dos sinais clínicos nos pacientes sob tratamento médico (média de 74 dias, variando de 8 a 508 dias).[24] Contudo, foi demonstrada recentemente maior sobrevida para tratamento médico (média de 196 dias) e também para o tratamento cirúrgico (média de 1316).[32] Além disso, muitos cães submetidos à ressecção agressiva do insulinoma e suas metástases, mesmo que em diferentes procedimentos à medida que novas metástases são identificadas, podem viver relativamente bem por até mais de 2 anos.[2] No entanto, em alguns casos a remoção cirúrgica das metástases pode ser uma tarefa árdua, uma vez que, muitas vezes, elas estão disseminadas por vários órgãos e/ou em muitos locais em um mesmo órgão (Figura 195.6). Em decorrência das características malignas dos insulinomas, o prognóstico tende a ser de reservado a ruim. No entanto, o tempo de sobrevida de cães com insulinoma depende, em parte, da cooperação do proprietário em tratar o animal.[2]

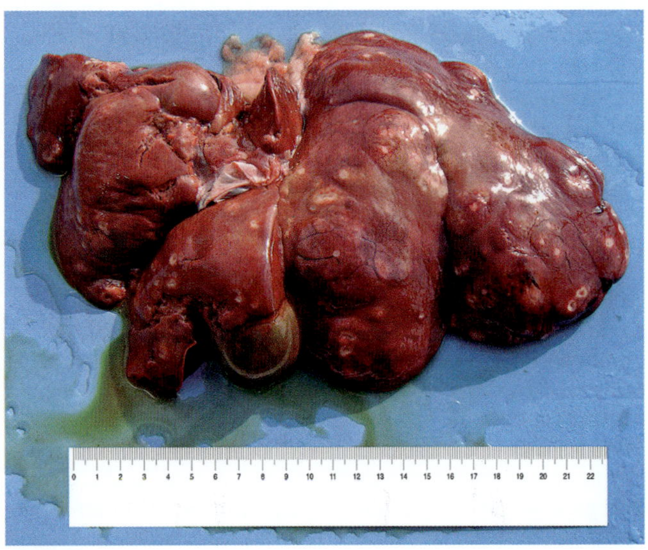

Figura 195.6 Detecção de inúmeras metástases hepáticas durante a necropsia de um canino sem raça definida, com 14 anos de idade, que havia sido operado de um insulinoma pancreático 20 meses antes do óbito.

■ Referências

1. Kintzer PP. Diagnosis and treatment of insulinoma. In: Mooney CT, Peterson ME, editors. BSAVA manual of canine and feline endocrinology. 3rd ed. Gloucester: British Small Animal Veterinary Medical Association; 2004. p. 112-29.
2. Feldman EC, Nelson RW. Canine and feline endocrinology and reproduction. 3rd ed. Missouri: Saunders; 2004.
3. Rosenfeld L. Insulin: discovery and controversy. Clin Chem. 2002;48(12):2270-88.
4. Griffin JE, Ojeda SR. Textbook of endocrine physiology. 5th ed. New York: Oxford; 2004.
5. Kaneko JJ, Harvey JW, Bruss MC. Clinical biochemistry of domestic animals. 5th ed. Missouri: Academic Press; 1997.
6. Saltiel AR, Kahn CR. Insulin signalling and the regulation of glucose and lipid metabolism. Nature. 2001;414:799-806.
7. Shepherd PR, Kahn BB. Glucose tranporters and insulin action. N Engl J Med. 1999;341(4):248-57.
8. Ganong WF. Review of medical physiology. 22nd ed. Connecticut: Lange; 2002.
9. Panciera DL, Carr AP. Endocrinologia para o clínico de pequenos animais. São Paulo: Roca; 2007.
10. Greene SN, Bright RM. Insulinoma in a cat. J Small Anim Pract. 2008;49(1):38-40.
11. Kraje AC. Hypoglicemia and irreversible neurologic complications in a cat with insulinoma. J Am Vet Med Assoc. 2003;223(6):812-4.
12. Shimada A, Morita T, Ikeda N, Torii S, Haruna A. Hypoglycaemic brain lesions in a dog with insulinoma. J Comp Pathol. 2000;122(1):67-71.
13. Braund KG, Steiss JE, Amling KA, Toivio-Kinnucan M, Case LC, Kemppainem RJ *et al.* Insulinoma and subclinical peripheral neuropathy in two dogs. J Vet Intern Med. 1987;1(2):86-90.
14. Kiupel M, Mueller PB, Ramos Vara J, Irizarry A, Lin TL. Multiple endocrine neoplasia in a dog. J Comp Pathol. 2000;123(2-3):210-7.
15. Mellanby RJ, Herrtage ME. Insulinoma in a normoglycaemicc dog with low serum fructosamine. J Small Anim Pract. 2002;43(11):506-8.
16. Bryson ER, Snead EC, McMillan C, MacDougall L, Allen AL. Insulinoma in a dog with pre-existing insulin-dependent diabetes mellitus. J Am Anim Hosp Assoc. 2007;43(1):65-9.
17. Siliart B, Stambouli F. Laboratory diagnostics of insulinoma in the dog: a retrospective study and a new diagnostic procedure. J Small Anim Pract. 1996;37(8):367-70.
18. Thompson JC, Jones BR, Hickson PC. The amended insulin to glucose ratio and diagnosis of insulinoma in dogs. N Z Vet J. 1995;43(6):240-3.
19. Elliot DA, Nelson RW, Feldman EC, Neal LA. Glycosilated hemoglobin concentrations in the blood of healthy dogs and dogs with naturally developing diabetes mellitus, pancreatic betacell neoplasia, hyperadrenocorticism, and anemia. J Am Vet Med Assoc. 1997;211(6):723-7.
20. Loste A, Marca MC. Study of the effect of total serum protein and albumin concentrations on canine fructosamine concentration. Can V J. 1999;63:138-41.
21. Lamb CR, Simpson KW, Boswood A, Matthewman LA. Ultrasonography of pancreatic neoplasia in the dog: a retrospective review of 16 cases. Vet Rec. 1995;137(3):65-8.
22. Robben JH, Pollak YW, Kirpensteijn J, Boroffka SA, van den Ingh TS, Teske E *et al.* Comparision of ultrasonography, computed tomography, and single-photon emission computed tomography for the detection of canine insulinoma. J Vet Intern Med. 2005;19(1):15-22.
23. Del Rey A, Roggero E, Randolf A, Mahuad C, McCann S, Rettori V *et al.* IL-1 resets glucose homeostasis at central levels. PNAS. 2006;103(43):16039-44.
24. Tobin RL, Nelson RW, Lucrov MD, Wooldridge JD, Feldman EC. Outcome of surgical *versus* medical treatment of dogs with beta cell neoplasia: 39 cases (1990-1997). J Am Vet Med Assoc. 1999;215(2):226-30.
25. Leifer CE, Peterson ME, Matus RE. Insulin-secreting tumor: diagnosis and medical and surgical management in 55 dogs. J Am Vet Med Assoc. 1986;188(1): 60-4.
26. Pöppl AG, Oliveira ST, Gomes C, Muccillo MS, Contesini EA. Tratamento médico a longo prazo de neoplasia de célula beta com diazóxido: relato de caso. Acta Sci Vet. 2007;35 (Supl 2):s338-40.
27. Pöppl AG, Gomes C, Uez F, Veiga D, Da Costa JCA, Ilha A. Redução no tamanho tumoral e adequado controle glicêmico em resposta ao uso contínuo de octreotida. Rev Univ Rural - Ser Cienc Vida. 2007;27 (Supl):518-20.
28. Robben JH, van den Brom WE, Mol JA, van Haeften TW, Rijnberk A. Effect of octreotide on plasma concentrations of glucose, insulin, glucagon, growth hormone, and cortisol in healthy dogs and dogs with insulinoma. Res Vet Sci. 2006;80:25-32.
29. Moore AS, Nelson RW, Henry CJ, Rassnick KM, Kristal O, Ogilvie GK *et al.* Streptozocin for treatment of pancreatic islet cell tumor in dogs: 17 cases (1989-1999). J Am Vet Med Assoc. 2002;221(6):811-8.
30. Pöppl AG, Fonini AVDL, Cordova D, Ilha A, Leal JS. Tratamento quimioterápico de insulinoma com estreptozotocina em protocolo de diurese induzida em um cão. MedVep. 2011;9(30):538-43.
31. Gomes C, Guimaraes KM, Pöppl AG, Foerstnow L, Mucillo M, Muschner AC *et al.* Tratamento cirúrgico de insulinoma em um cão. Acta Sci Vet. 2007;35 (Supl 2):s370-1.
32. Polton GA, White RN, Brearley MJ *et al.* Improvement survival in a retrospective cohort of 28 dogs with insulinoma. J Small Anim Pract. 2007;48(3):151-6.

196 Dislipidemias

Sergio Catanozi

Metabolismo das lipoproteínas

A regulação metabólica de lipídios nas células dos animais reflete a necessidade de manter um equilíbrio entre a taxa de produção e a de utilização lipídica. Uma das principais funções lipídicas é o provimento de uma fonte concentrada de energia para o metabolismo. Os mamíferos e outras classes de seres vivos desenvolveram um complexo sistema de síntese, transporte e armazenamento de lipídios, o que permite equilibrar as taxas de produção e de utilização desse substrato em todo o organismo.

O armazenamento energético sob a forma lipídica, resultante do processo evolutivo, tem provido os organismos com uma potencial vantagem adaptativa para modificações ambientais. Por exemplo, pássaros e insetos migrantes dependem, fundamentalmente, do transporte de lipídios dos locais de armazenamento desse substrato energético para os músculos, permitindo-lhes percorrer grandes distâncias sem interrupções para alimentação.[1]

O intestino, o fígado e os tecidos adiposo e muscular estriado realizam a maior parte da homeostase lipídica nos animais. O controle da transferência da energia lipídica no organismo exige acurada coordenação metabólica, que se encontra sob regulação hormonal e influência do estado nutricional. O colesterol, os ácidos graxos não esterificados, também denominados ácidos graxos livres (AGL), os triglicerídios (TG) e os fosfolipídios (FL) são os principais componentes do processo de transferência lipídica entre os órgãos.

Uma das principais funções das lipoproteínas (LP) é possibilitar o transporte eficiente de lipídios advindos da dieta e/ou sintetizados no organismo. O transporte de lipídios no sistema circulatório, sob a forma de LP, exerce funções primordiais nos organismos pluricelulares. Embora existam sistemas distintos de transporte de LP, os quais variam conforme a filogenia dos animais, há analogias quanto aos mecanismos de síntese, secreção e transporte.

A alta hidrofobicidade dos lipídios exige seu transporte no plasma sob a forma de macroagregados moleculares denominados LP. O arranjo estrutural das LP é conferido por componentes proteicos, solúveis em água, denominados apolipoproteínas (apoLP), associados a colesterol livre (CL) ou não esterificado, FL, ésteres de colesterol ou colesterol esterificado (CE) e TG. A integração específica desses compostos proteicos e lipídicos permite uma organização molecular de maneira que essas partículas globulares apresentem um núcleo apolar de TG e de CE envolvidos por um revestimento de apoLP, FL e CL. A conformação molecular decorre de associações de regiões apolares, hidrofóbicas, das apoLP com as cadeias de hidrocarboneto dos FL. Os aminoácidos das apoLP, por sua vez, interagem ionicamente com a cabeça polar dos FL.

As LP são classificadas em categorias de acordo com combinações diferenciadas de lipídios e de proteínas. A separação das LP pode ser realizada por métodos diversos e depende de tamanho e forma, carga elétrica e densidade. Considerando-se o processo de ultracentrifugação, as LP distribuem-se no intervalo entre a zona de densidade muito baixa (VLDL) e a região de alta densidade (HDL). Esse espectro de densidade das LP possibilita distribuí-las em seis classes básicas: quilomícrons (QM, $d < 0{,}95$ g/mℓ), LP de densidade muito baixa (VLDL, $d < 1{,}006$ g/mℓ), LP de densidade intermediária (IDL, d = 1,006 a 1,019 g/mℓ), LP de baixa densidade (LDL, d = 1,019 a 1,063 g/mℓ), além de subfrações da LP de alta densidade (HDL2, d = 1,063 a 1,125 g/mℓ; HDL3, d = 1,125 a 1,21 g/mℓ).

A síntese de QM ocorre no retículo endoplasmático liso (REL) das células epiteliais do intestino delgado. Os QM são produzidos a partir de monoacilgliceróis, diacilgliceróis, AGL e gliceróis, provenientes da dieta e de síntese local, que se difundem para o interior das células epiteliais da mucosa intestinal, onde são reconvertidos a TG e agrupados com o colesterol, oriundo da dieta e da bile, e com apoLP. O transporte dos TG e do colesterol ocorre com a circulação dos QM pelo sistema linfático, de onde alcançam a circulação sistêmica por meio do ducto torácico. A função central dessa classe de LP é o transporte de lipídios de origem exógena, isto é, obtidos pelo organismo por meio da dieta. Juntamente com os TG, porém em menor proporção, os CE, os FL, os CL e as apoLP também integram os QM. Entre as diferentes classes de apoLP, apenas a B-48, a E, a AI, a C II e a C III estão incluídas na constituição dos QM. Além da integração estrutural dos QM, esses componentes proteicos modulam as etapas do metabolismo da LP. A apoLP B, que se apresenta como cópia única por LP, não participa dos processos de transferência entre as LP, em razão de sua interação com componentes situados no núcleo e na superfície da LP. Diferentemente da apoLP B, que tem elevado peso molecular e hidrofobicidade, as demais apoLP são passíveis de trocas com outras LP do plasma e da linfa.

Na circulação, os TG presentes nos QM são hidrolisados pela enzima lipoproteína-lipase (LPL), a qual se encontra ancorada à membrana basal das células endoteliais dos capilares presentes, principalmente, no tecido adiposo, nas musculaturas cardíaca e esquelética e na glândula mamária em lactação. A ativação enzimática pela apoLP C II estimula a hidrólise dos TG, liberando glicerol e AGL para os tecidos, onde são metabolizados ou armazenados como substratos energéticos. Ressalta-se o papel das apoLP C II e C III como cofatores que, respectivamente, estimulam e inibem a LPL. Relativamente enriquecidas com colesterol, em razão da diminuição da massa de TG e, ainda, com a presença das apoLP E e B-48, as partículas que permanecem no compartimento plasmático são denominadas remanescentes de QM (rem-QM). No fígado, os rem-QM entram no espaço de Disse pelo endotélio sinusoide e fenestrado, o qual atua como filtro biológico, restringindo o ingresso dos QM que ainda não sofreram hidrólise dos TG por ação da LPL. A partir dessa etapa, os TG não hidrolisados contidos nos rem-QM passam a ser hidrolisados pela enzima lipoproteína-lipase hepática (LPLH), localizada, principalmente, na superfície luminal das células endoteliais sinusoides. Subsequentemente, os rem-QM são captados por receptores específicos, presentes nos hepatócitos, denominados receptores de LDL – ou receptores B/E –, e por receptores de partículas remanescentes, também chamados de proteína relacionada com o receptor de LDL (LRP). A apoLP B-48, uma forma truncada da apoLP B-100, exerce apenas função estrutural nos rem-QM e não atua no processo de captação da LP pelos receptores (Figura 196.1). Por conseguinte, a captação dessas partículas remanescentes pelo hepatócito é inteiramente dependente do reconhecimento da sequência de aminoácidos constituintes das apoLP E pelo receptores de LDL e LRP.

Os TG de origem endógena são transportados, principalmente, pelas VLDL, cuja síntese ocorre no REL dos hepatócitos. A lipogênese e o maior aporte de AGL ao fígado, decorrente de lipólise no tecido adiposo ou, ainda, de acentuada captação hepática de partículas remanescentes ricas em TG, estimulam a síntese e a secreção hepáticas de VLDL. Dessa maneira, os TG sintetizados no fígado são incorporados à VLDL, que é secretada, diretamente, na circulação sistêmica. Além da massa de TG, os CL, os FL e os CE integram-se, ordenadamente, de acordo com as características químicas específicas, para constituir as VLDL. Ainda como parte desse arranjo molecular, são encontradas as apoLP B-100, E, C-II, C-III e, em menor proporção, apoLP A. Excetuando-se a apoLP B, as demais advêm, principalmente, das HDL presentes no plasma.

O processo de metabolização das VLDL é muito semelhante ao dos QM. Após a síntese e a secreção hepática das VLDL, a perfusão sanguínea garante que essa fração de LP alcance os tecidos periféricos. A hidrólise dos TG contidos na VLDL com a liberação de AGL e gliceróis, em decorrência da ação da enzima LPL, está compreendida nessa etapa metabólica. A depleção substancial dos TG tem como consequência o aumento de densidade da LP e a perda de algumas apoLP (E e C-II), resultando no surgimento dos remanescentes de VLDL, denominados IDL[2] (Figura 196.1).

A IDL atinge o tecido hepático, local caracterizado por ser o principal local de catabolismo de LP constituídas por apoLP B. Uma das vias de remoção das IDL ocorre pelos receptores B/E, os quais interagem com resíduos de lisina da apoLP B-100 e com resíduos de arginina da apoLP E. A síntese dos receptores B/E está inversamente relacionada com a concentração do colesterol celular. A outra via de captação de IDL ocorre pelos receptores LRP, cuja síntese não depende da concentração de colesterol dos hepatócitos.

A fração de IDL não removida pelos receptores hepáticos continua sofrendo ação da enzima LPLH sobre a massa de TG e de FL. Consequentemente, a redução relativa da concentração dessas duas classes de lipídios resulta em aumento de densidade da LP, que passa a ser denominada LDL. Além de conter apoLP B-100, as LDL são muito ricas em éster de colesterol. Em humanos, essa fração representa o principal meio de transporte do colesterol circulante para os tecidos periféricos (Figura 196.1).

A menor concentração de apoLP E nas LDL apresenta, como consequência, uma taxa fracional de remoção plasmática (TFRP) mais lenta quando comparada à da IDL, uma vez que ambas são removidas pelos receptores B/E. Portanto, o maior número de cópias de apoLP E confere maior afinidade da IDL por essa classe de receptor.[3] A ligação da LDL ao seu receptor resulta em endocitose, de maneira que a LP seja degradada no lisossomo. O colesterol assimilado pela célula, por essa via, pode ser incorporado às membranas ou reesterificado pela enzima acil-colesterol:coenzima A-aciltransferase (ACAT), para armazenamento no citosol.

A concentração de colesterol na fração de LDL, como um fator aterogênico, é amplamente explorada na literatura. Nesse sentido, as modificações oxidativas dos ácidos graxos poli-insaturados dos FL da LP, no interstício arterial, são consideradas os eventos iniciais da lesão aterogênica.

Como condição agravante, sabe-se que a VLDL, a IDL e os rem-QM podem também infiltrar a íntima arterial, onde são submetidos às mesmas condições oxidativas das LDL. Existem

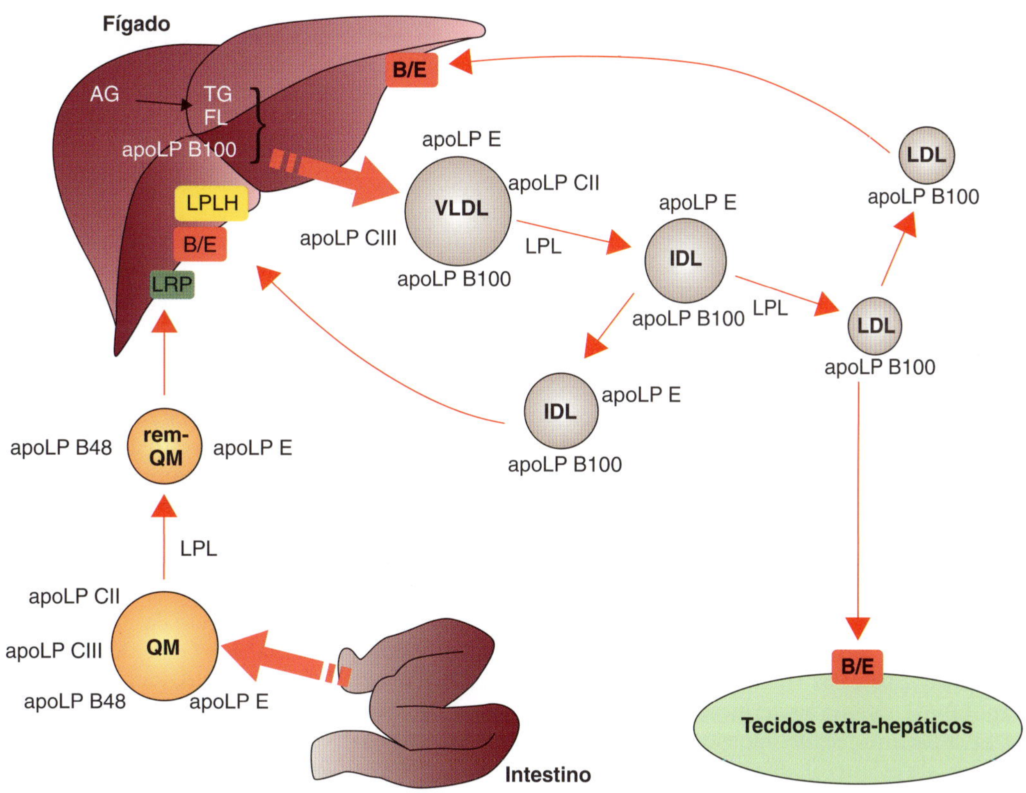

Figura 196.1 Esquema geral das principais etapas de metabolização dos quilomícrons, sintetizados no intestino, e das lipoproteínas de densidade muito baixa (VLDL); sintetizadas no fígado. AG = ácidos graxos; apoLP = apolipoproteína; LDL = lipoproteína de baixa densidade; IDL = lipoproteína de densidade intermediária; LPL = lipoproteína-lipase; LPLH = lipoproteína-lipase hepática; LRP = proteína relacionada com o recptor de LDL; QM = quilomícrons; rem-QM = remanescentes de quilomícrons.

diversos mecanismos pelos quais a hipertrigliceridemia contribui para o desenvolvimento da doença arterial coronariana (DAC). Na hipertrigliceridemia, as VLDL secretadas são maiores do que na normotrigliceridemia, favorecendo a formação de LDL pequenas e densas. Essas modificações nas propriedades físicas das LDL conferem menor afinidade da LP ao receptor hepático de LDL, maior tempo de permanência no plasma, que, por sua vez, favorecem o aumento da taxa de infiltração no espaço subendotelial, e suscetibilidade à oxidação devido a maior exposição dos epítopos da apoLP B-100 ao meio aquoso.

No interstício vascular, a captação dessas LDL modificadas ocorre por meio de receptores "lixeiros" (*scavenger receptor*) dos macrófagos, cuja síntese e atividade não são moduladas pela concentração celular de colesterol. Disso resulta a formação de células "espumosas" (*foam cell*) e lesão aterosclerótica, razões pelas quais as VLDL hiperlipidêmicas são aterogênicas.

Além dos fatores anteriormente mencionados, a concentração plasmática aumentada de TG encontra-se, geralmente, associada à hipertensão arterial, à obesidade, ao tabagismo (em humanos), à inatividade física, à resistência à insulina, além de anormalidades dos sistemas fibrinolítico e de coagulação; os dois últimos resultam em estado pró-trombótico.

Por outro lado, o acúmulo de VLDL pequenas e de IDL, na vigência de hipertrigliceridemia, pode, também, ser considerado um fator aterogênico, uma vez que essas LP são partículas relativamente enriquecidas de colesterol e, por essa razão, apresentam muitas características das LDL.

O aumento da concentração plasmática de TG está, frequentemente, associado à diminuição do HDL-colesterol (HDL-COL), considerado o principal fator protetor contra a DAC, devido aos seus efeitos antiaterogênicos. A HDL desempenha, basicamente, uma função inversa à da LDL, pois se encontra envolvida no processo de remoção do colesterol excedente dos tecidos extra-hepáticos. A HDL pode se originar a partir da síntese de apoLP A-I no fígado e no intestino delgado ou, ainda, da agregação dos componentes de superfície que se desprendem das LP ricas em TG (QM e VLDL) durante o processo de metabolização intravascular. Inicialmente, as HDL nascentes, ou pré-β-HDL, são partículas pequenas e discoides, relativamente ricas em proteínas e FL, porém pobres em CE. Entre as principais apoLP, encontram-se presentes nas HDL as apoLP A-I, A-II, C-I e C-II.[4]

Na circulação sanguínea e na linfática, as HDL nascentes e as apoLP A-I interagem com membranas celulares e com diferentes classes de LP (QM, VLDL e LDL), removendo o excesso de CL (Figura 196.2). Esse processo pode ser mediado por uma proteína celular denominada *adenosine triphosphate-binding cassete transporter A1* (ABCA 1). Embora os mecanismos bioquímicos envolvidos nessa via não estejam ainda completamente compreendidos, tem sido proposto que, por meio da hidrólise de ATP, o transportador ABCA 1 facilite o deslocamento de FL celular para as apoLP A-I que entram em associação às membranas plasmáticas. Dessa maneira, o complexo FL-apoLP A-I poderia estimular a remoção do CL. Simultaneamente, a enzima lecitina:colesterol aciltransferase (LCAT), presente na superfície das HDL recém-sintetizadas e cujo cofator é a apoLP A-I, catalisa a esterificação do CL incorporado por essa LP a partir do ácido linoleico dos FL (fosfatidilcolina). Os ésteres de colesterol, por sua vez, deslocam-se da superfície da partícula para o núcleo hidrofóbico da LP. Esse processo de enriquecimento da LP com CE é responsável pela conversão das HDL nascentes em formas gradativamente mais esféricas, denominadas, respectivamente, HDL3 e HDL2.[5] Outro membro da família ABC é o ABCG 1, que promove o efluxo de colesterol macrofágico para partículas de HDL2 (Figura 196.2).

Por intermédio da proteína de transferência de CE (CETP), o CE da HDL é, em parte, transferido para LP ricas em TG (QM, rem-QM, VLDL e IDL), que são rapidamente removidas pelo fígado, caracterizando, portanto, o transporte reverso de colesterol (TRC) pela via indireta (Figura 196.2). Em troca, a CETP transfere os TG no sentido inverso, ou seja, das LP ricas em TG para as HDL, acentuando, assim, a afinidade da partícula pela LPLH devido ao seu maior conteúdo de TG e FL. Nesse sentido, tem sido sugerido que, além da concentração de TG e FL das LP, as apoLP A-II modulem a atividade da LPLH. A transferência de lipídios entre as diferentes frações de LP também é mediada pela proteína de transferência de fosfolipídios (PLTP). A PLTP é um importante fator do TRC, pois transfere FL das LP ricas em TG (VLDL e QM) para as HDL, modificando, dessa maneira, o tamanho, a distribuição e as propriedades metabólicas dessa LP.

O transporte do CE da HDL para o fígado pode, também, ocorrer diretamente, sem que haja a participação de outras frações de LP nesse processo, referindo-se, assim, a um processo denominado transporte reverso de colesterol pela via direta[6] (Figura 196.2).

Por meio das apoLP A-I, as HDL ligam-se a receptores denominados receptores "lixeiros" classe B, tipo I (SR-BI, *scavenger receptor class B type I*), que medeiam a captação seletiva de CE da HDL para os hepatócitos e células esteroidogênicas. Por essa via, não há endocitose com captação e degradação lisossomal da partícula, porém uma transferência seletiva do CE e outros lipídios da HDL para as células. O SR-BI é expresso em diversos tipos de células e tecidos, incluindo hepatócitos, células esteroidogênicas, macrófagos de placas ateroscleróticas, células de Kupffer, células endoteliais, entre outras. Além de mediar a captação seletiva de CE da HDL para as células, o SR-BI possibilita um fluxo bidirecional de CL a favor de um gradiente de concentração entre as células e a HDL. Nesse sentido, o SR-BI facilita o efluxo de CL dos macrófagos da parede arterial para a HDL, assim como a captação seletiva de CE da HDL para os hepatócitos e células esteroidogênicas. Posteriormente, as partículas de HDL que sofreram depleção do conteúdo lipídico dissociam-se do SR-BI e, por meio da circulação sistêmica, continuam removendo o excesso de CL das membranas celulares e das diferentes classes de LP[7] (Figura 196.2). Parte das apoLP A-I que se dissociam das HDL é captada e degradada nas células epiteliais dos túbulos contorcidos proximais dos rins por um complexo receptor/correceptor denominado, respectivamente, cubilina/megalina. Portanto, por meio desses mecanismos, a HDL remove e transporta o excesso de CL das membranas celulares da periferia e de outras frações de LP para o fígado, onde a maior parte desse colesterol é convertida em sais biliares.

A concentração plasmática de HDL-COL está inversamente correlacionada à prevalência da doença cardiovascular, além de ser o melhor fator preditor dos eventos cardiovasculares. Ressalta-se, ainda, que o aumento da concentração de HDL-COL está associado à estabilização e à redução da progressão das placas ateroscleróticas. O mecanismo dessa associação reflete, possivelmente, a função da HDL no TRC. Nesse contexto, a remoção do excesso de colesterol dos tecidos periféricos pela HDL é considerada um fator protetor proporcionalmente associado à concentração plasmática de HDL-COL. Todavia, tem sido demonstrado que a relação entre a HDL e a doença cardiovascular é mais complexa. A concentração plasmática de HDL-COL não é o único determinante da condição protetora dessa LP. A funcionalidade da HDL,

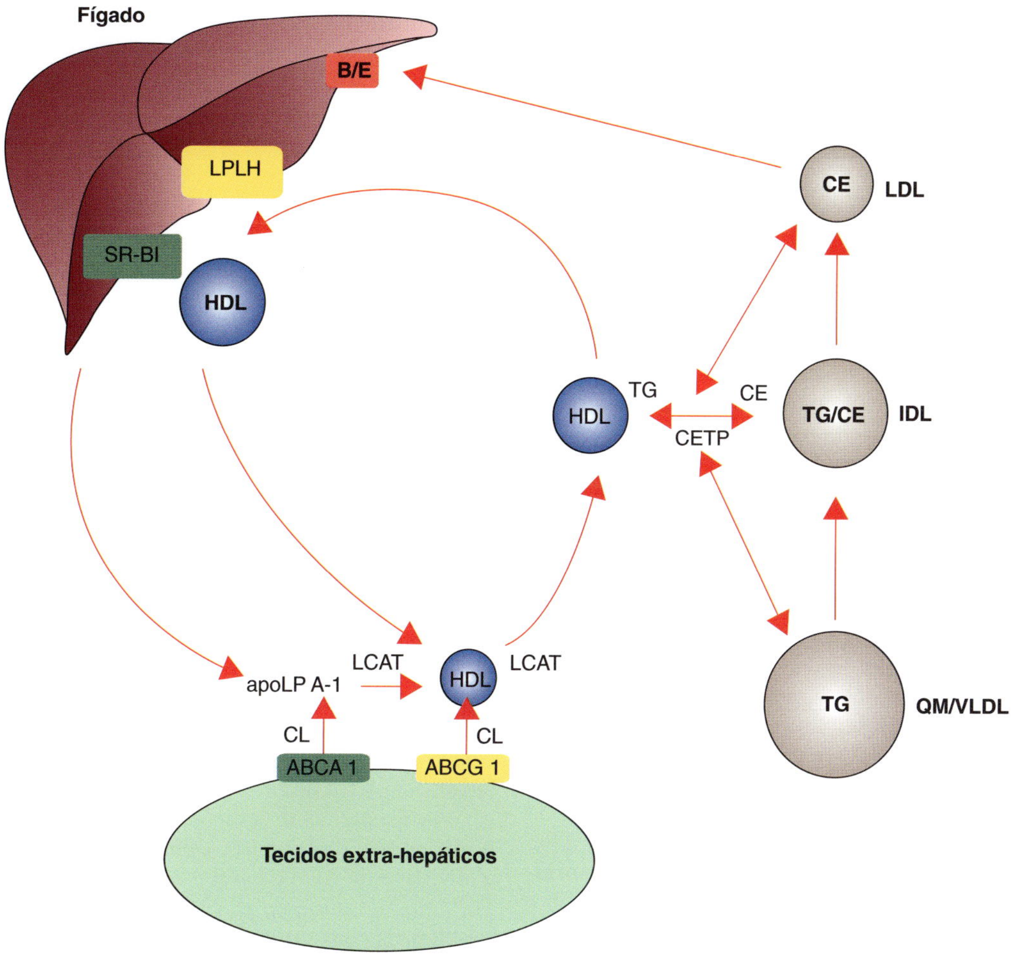

Figura 196.2 Papel da lipoproteína de alta densidade (HDL) no transporte do excesso de colesterol livre (CL) dos tecidos extra-hepáticos ao fígado. O transporte reverso de colesterol (TRC) pela via indireta está indicado com a função da proteína de transferência de éster de colesterol (CE), e o TRC pela via direta está representado pela rota da HDL ao fígado. apoLP = apoliproteína; ABCA 1 e ABCG 1 = genes codificadores de proteínas transportadoras; CETP = proteína de transferência de colesterol esterificado; IDL = lipoproteína de densidade intermediária; LCAT = lecitina-colesterol aciltransferase; LDL = lipoproteína de baixa densidade; LPLH = lipoproteína-lipase hepática; QM = quilomícrons; SR-BI = *scavenger receptor class B* type I; TG = triglicerídios; VLDL = lipoproteína de densidade muito baixa.

em grande parte independente da sua concentração plasmática, pode ser mais crucial na determinação da capacidade ateroprotetora. A HDL contém uma complexa mistura de lipídios e mais de 60 proteínas diferentes que conferem à LP propriedades anti-inflamatórias, antioxidantes, vasodilatadoras e antitrombóticas.[8]

Aspectos comparativos do metabolismo das lipoproteínas

A composição e a proporção das LP são distintas entre as espécies de animais. Nesse sentido, os animais são classificados em dois grandes grupos, a saber: "animais HDL", cuja HDL representa 50% ou mais do total de LP circulantes com densidade menor que 1,21 g/mℓ (d < 1,21 g/mℓ), e "animais LDL", nos quais essa fração de LP é a principal carreadora do colesterol plasmático. Ao contrário da espécie humana, na maioria dos animais a HDL é a fração predominante e pode representar até 80% do total das LP, sendo, em poucas espécies, o colesterol transportado pela LDL. Estudos comparativos dos lipídios plasmáticos mostram que, contrariamente aos "animais LDL" (coelho, *hamster*, cobaia – *Cavia porcellus*, suíno, camelo, rinoceronte e a maioria dos primatas, inclusive o homem), as "espécies HDL" (cães, gatos, cavalos, ratos, camundongos, ruminantes, entre outros) são substancialmente resistentes ao desenvolvimento de hipercolesterolemia e aterosclerose. Portanto, diferentes aspectos do metabolismo lipídico, entre as espécies de animais, devem ser considerados. As espécies podem ser arbitrariamente divididas em três grupos: animais com baixa atividade de CETP, incluindo-se aqueles resistentes ao desenvolvimento da aterosclerose (cães, gatos, ratos, camundongos, carneiros); animais com atividade intermediária de CETP (homem, cobaia, peru, frango, lagarto, entre outros) e o grupo com alta atividade de CETP (coelho, gambá e truta). Em particular, nos dois últimos grupos, geralmente são encontrados os animais com predisposição à aterosclerose. Além da atividade das lipases (LPL e LPLH), a CETP é um fator importante na determinação do HDL-COL, pois, como mencionado anteriormente, transfere o CE das HDL para as LP ricas em TG (VLDL e QM), com a subsequente captação hepática dessas LP (transporte reverso de colesterol pela via indireta) (Figura 196.2). Dessa maneira, a concentração de HDL-COL está inversamente relacionada com a atividade de CETP, ou seja, animais com acentuada atividade de CETP apresentam maior transferência de colesterol da HDL para a VLDL/LDL e menor concentração de HDL-COL.[9] Portanto, a função da CETP na via indireta do TRC pode ser considerada antiaterogênica, pois possibilita a transferência de colesterol excedente dos tecidos periféricos ao fígado, principal órgão de degradação e excreção de colesterol. Por outro lado, esse mecanismo diminui o HDL-COL, fator protetor contra doenças cardiovasculares, além de enriquecer as VLDL e LDL com CE, tornando-as partículas mais aterogênicas e caracterizando, assim, um perfil pró-aterogênico. Por conseguinte, os mecanismos de captação de colesterol pela via direta do TRC, em que não há participação da CETP, pode ser mais desejável do que o enriquecimento de LP aterogênicas (VLDL e LDL) com colesterol, como geralmente ocorre pela via indireta (Figura 196.2). Foi considerado que o aumento do HDL-COL poderia diminuir sua capacidade aceptora de CL dos tecidos periféricos por meio do receptor ABCA 1, o qual medeia o efluxo de colesterol para partículas pobres em lipídios, comprometendo, assim, o TRC. Entretanto, outras moléculas transportadoras de lipídios pela membrana dos macrófagos, como SR-BI, ABCG 1 e ABCG 4, estimulam o efluxo de colesterol para partículas grandes de HDL (HDL2). Isso sugere que esses transportadores possam acomodar o efluxo celular de colesterol para partículas de HDL grandes, como ocorre na deficiência de CETP ou após a inibição da sua atividade. Comprovadamente, os "animais HDL" são menos suscetíveis às doenças cardiovasculares, mesmo quando estimulados experimentalmente com dietas aterogênicas, demonstrando, aparentemente, maior eficiência no metabolismo de LP quando comparados aos "animais LDL". Entretanto, deve-se enfatizar que o conhecimento sobre a capacidade do receptor SR-BI (receptor que medeia a captação seletiva de CE da HDL) nos "animais LDL", inclusive no homem, é muito incipiente para se afirmar que a inibição da atividade da CETP nesses organismos, estimulando o TRC pela via direta, seria um fator protetor contra doenças cardiovasculares. Além disso, os efeitos da inibição da CETP sobre inflamação, trombose, função endotelial e modificações oxidativas de lipídios e proteínas não são plenamente conhecidos. Por fim, diferenças de parâmetros genéticos, longevidade animal, taxa metabólica basal e contexto ambiental também contribuem para aumentar as incertezas sobre a atividade da CETP na aterogênese. Contrariamente à CETP, a atividade plasmática da PLTP é maior nos animais resistentes à aterosclerose. Sugere-se que a PLTP favoreça, simultaneamente, a formação de HDL pequenas (HDL3) – aceptoras iniciais de colesterol celular – e de HDL grandes (HDL2), associadas à diminuição de risco cardiovascular. Outro aspecto metabólico a ser considerado refere-se à síntese da apoLP B. Em alguns animais (cão, rato, camundongo e cavalo – "mamíferos HDL"), a maior parte das VLDL (cerca de 70%) apresenta apoLP B-48 em sua composição, enquanto a maioria das espécies sintetiza VLDL constituídas por apoLP B-100. Comparativamente à VLDL apoLP B-100, a VLDL apoLP B-48 tem capacidade de acomodar maior concentração de apoLP E, propriedade que confere maior afinidade das VLDL apoLP B-48 aos receptores LRP e de LDL. Portanto, a captação celular mais eficiente, em relação à VLDL apoLP B-100, resulta em remoção plasmática mais pronunciada das VLDL apoLP B-48. Esse perfil lipídico diminui o tempo de exposição das VLDL apoLP B-48 à ação da LPL, gerando, desse modo, menos LDL.

Com relação à atividade da enzima LCAT, as espécies também são comparativamente diferentes. Entre os animais, existem duas classes de LCAT que diferem quanto à arquitetura do local ativo, à afinidade ao tipo de ácido graxo (tamanho da cadeia de átomos de carbono e tipo de ligação entre os átomos de carbono), assim como à posição das ligações (*sn*-1 e *sn*-2) dos ácidos graxos na fosfatidilcolina. Essas distinções de mecanismos enzimáticos favorecem a formação de ésteres de colesterol com ácidos graxos saturados, potencialmente mais aterogênicos, nos animais com propensão à aterogênese (coelho, suíno, cobaia, frango, babuíno, *hamster*, homem). Em contrapartida, nas espécies resistentes à aterosclerose (cão, gato, rato, camundongo, boi), a LCAT catalisa a síntese de ésteres de colesterol com ácidos graxos insaturados, potencialmente menos aterogênicos. Deve-se ressaltar que a reação de esterificação de CL catalisada pela LCAT fornece a maior parte do CE presente no plasma, embora a ACAT tecidual possa contribuir substancialmente na porcentagem de CE plasmático de algumas espécies. Dessa maneira, a composição de ácidos graxos do CE varia entre as espécies devido à ingestão de diferentes ácidos graxos e, também, a fatores endógenos.

Biossíntese de colesterol

Três moléculas de acetato se condensam para formar 3-hidroxi-3-metilglutaril coenzima A (HMG-CoA), que, por catalisação da enzima HMG-CoA redutase, é convertida a ácido mevalônico. Por meio de uma série de etapas bioquímicas, o ácido mevalônico é, finalmente, convertido em colesterol. A atividade da HMG-CoA redutase, enzima-chave na biossíntese de colesterol, é modulada pela concentração intracelular de colesterol. O aumento da concentração intracelular de colesterol diminui a atividade da HMG-CoA redutase e, consequentemente, a biossíntese de colesterol. Além disso, o incremento do conteúdo celular de colesterol livre estimula a atividade da ACAT e inibe a síntese de receptores de LDL. Portanto, a síntese de receptores de LDL está inversamente relacionada com a concentração intracelular de colesterol. Por outro lado, o aumento da demanda celular de colesterol estimula a biossíntese de colesterol e de receptor de LDL.

O excesso de colesterol livre é eliminado no intestino delgado sob a forma de ácidos biliares. Cerca de 50% do colesterol intestinal é reabsorvido e retorna ao fígado, caracterizando a circulação êntero-hepática. A enzima-chave na biossíntese de ácidos biliares é a colesterol 7α-hidroxilase (CYP7A1), cuja atividade é modulada pela recirculação de ácidos biliares. Outra via para a biossíntese de ácidos biliares, denominada via alternativa, é dependente do transporte de colesterol para a membrana mitocondrial interna e da atividade da enzima mitocondrial esterol 27-hidroxilase (CYP27A1). Esses mecanismos são essenciais para a manutenção da homeostase do colesterol, pois contrabalançam o processo aterosclerótico, eliminando o excesso de colesterol.[10]

Mecanismos moleculares na homeostase do colesterol celular

Embora o colesterol seja um componente essencial nas membranas celulares e um substrato para a síntese de ácidos biliares e hormônios esteroidais, o excesso de colesterol celular pode ser tóxico e contribuir para o desenvolvimento de aterosclerose e doenças cardiovasculares.

A homeostase lipídica nas células dos vertebrados é regulada por uma família de fatores de transcrição denominados proteína de ligação ao elemento responsivo a esteroide (SREBP, *sterol regulatory element binding protein*). A família de SREBP regula diretamente a transcrição de mais de 30 genes relacionados com a síntese e captação de colesterol, TG, ácidos graxos e FL. SREBP é uma proteína inserida na membrana do REL (Figura 196.3) cuja estrutura consiste em um domínio aminoterminal (cerca de 480 aminoácidos) e uma porção carboxiterminal (cerca de 590 aminoácidos), orientadas para o citoplasma, unidas por uma alça central (cerca de 80 aminoácidos) projetada para o lúmen da organela. Existem três isoformas de SREBP, denominadas SREBP-1a, SREBP-1c e SREBP-2. A isoforma SREBP-2 modula, preferencialmente, a transcrição de genes envolvidos na homeostase do colesterol, incluindo todas as enzimas da biossíntese de esterol e receptores de LDL. SREBP-1c regula os genes relacionados com a síntese de ácidos graxos, havendo indícios de a SREBP-1a estar implicada na regulação de ambas as vias. Na membrana do REL, SREBP encontra-se associada a uma proteína ativadora da clivagem de SREBP (SCAP, *SREBP cleavage-activating protein*), que tem um domínio aminoterminal sensível a esterol, atuando, dessa maneira, como um sensor de colesterol (Figura 196.3). Quando a homeostasia de colesterol celular é adequadamente mantida, a SCAP liga-se ao colesterol e permanece ancorada à membrana do REL por meio de uma proteína denominada INSIG (*insulin induced gene*). À medida que há depleção do colesterol celular, a SCAP dissocia-se da INSIG, migrando para o complexo de Golgi, em associação à SREBP (SCAP/SREBP). Após as etapas de clivagem pelas proteases S1P (*site 1 protease*) e S2P (*site 2 protease*), ocorrem liberação e migração do domínio aminoterminal da SREBP ao núcleo celular, local em que modula a transcrição dos genes necessários à síntese de colesterol[11] (Figura 196.3).

Além das SREBP, a modulação da homeostase do colesterol celular é exercida por outros fatores de transcrição. Nesse sentido, os receptores nucleares LXR (*liver X receptor*) desempenham funções importantes no controle da homeostase do colesterol. Os LXR apresentam-se nas isoformas α e β, sendo o LXRα muito expresso no fígado e, de forma mais tênue, no intestino, nos macrófagos, no tecido adiposo, nos pulmões, nas glândulas adrenais e nos rins. O LXRβ é expresso de forma ubíqua; porém, mais frequentemente, no cérebro. Em resposta ao aumento da concentração celular de colesterol e de seus derivados oxigenados – óxidos de colesterol –, os LXR intensificam a transcrição de genes codificadores do ABCA 1, estimulando, assim, o efluxo de colesterol celular. No fígado e no intestino, esse efluxo reflete-se na geração de partículas de HDL nascentes que são lançadas na circulação sanguínea. Nos macrófagos, a exportação de colesterol integra mecanismos de ajustes da concentração intracelular de colesterol, impedindo a formação de células espumosas. Os LXR também promovem o transporte de colesterol no plasma e sua captação hepática por meio do aumento da expressão da apoLP E, proteína de transferência de FL, LPL e CETP; favorecem a conversão de colesterol a ácidos biliares, estimulando a expressão da enzima CYP7A1; ativam a secreção biliar de colesterol, além de inibirem a absorção intestinal de colesterol. Ao favorecer a expressão do SREBP-1c, os LXR fomentam a síntese de ácidos graxos e TG. Além disso, os LXR ocasionam a expressão das proteínas de ligação ao elemento responsivo a carboidratos (ChREBP; *carbohydrate response element-binding protein*). A ChREBP é um fator de transcrição sensível à glicose, que provoca a conversão hepática do carboidrato excedente a lipídio.[12]

A disfunção endotelial, aliada à infiltração, à retenção e à modificação das LP que contêm apoLP B no espaço subendotelial, constitui os eventos iniciais da aterogênese. A liberação de fatores inflamatórios recruta monócitos ao espaço subendotelial que, subsequentemente, diferenciam-se em macrófagos e expressam, na membrana citoplasmática, uma gama de receptores *scavenger*, os quais medeiam a captação de formas modificadas de LDL. Contrariamente à captação de LDL nativas pelos receptores B/E, cuja expressão é modulada pela concentração intracelular de colesterol, a expressão não modulada por um sistema de retroalimentação negativa atribui aos receptores *scavenger* a principal via para o desenvolvimento de células espumosas na parede arterial. Por conseguinte, o desequilíbrio entre as taxas de influxo e efluxo de colesterol macrofágico ocasiona acúmulo desse esterol e formação de

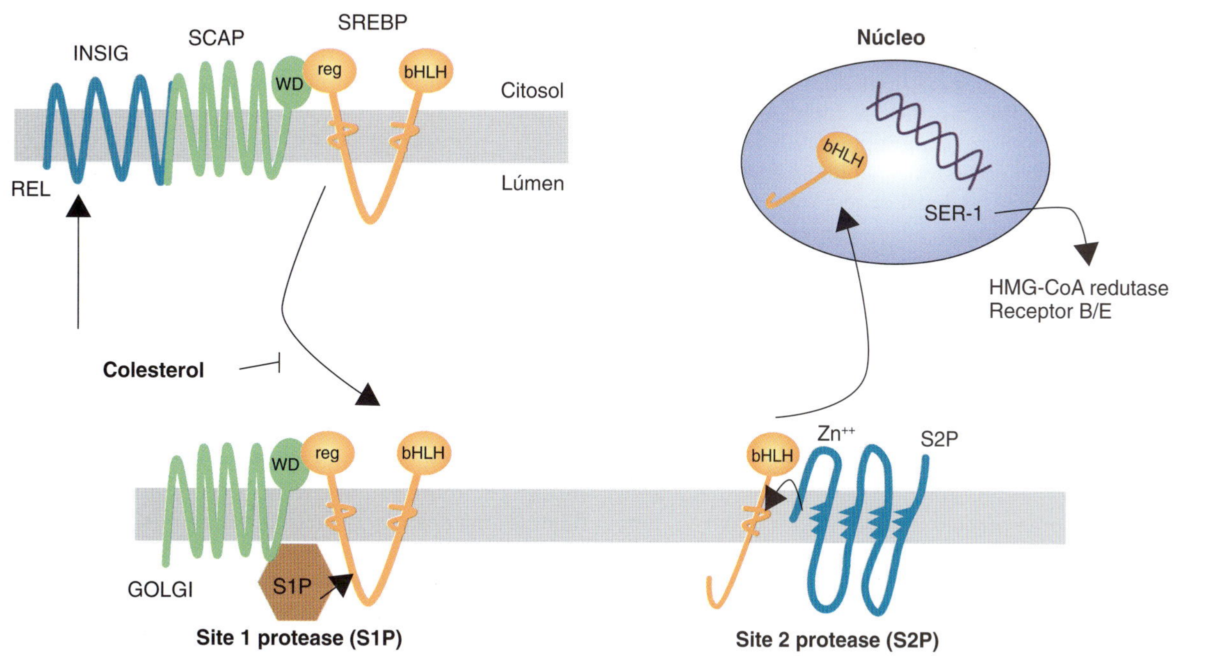

Figura 196.3 Esquema representativo da regulação molecular da homeostase do colesterol celular. A proteína de ligação ao elemento responsivo a esteroide (SREBP), localizada na membrana do retículo endoplasmático liso (REL), encontra-se associada à proteína ativadora da clivagem da SREBP. Esse complexo migra ao complexo de Golgi, no qual a SREBP é submetida a clivagens sucessivas pelas proteases S1P e S2P. A forma clivada da SREBP desloca-se para o núcleo celular, local em que modula a transcrição dos genes necessários à síntese de colesterol. HMG-CoA = 3-hidroxi-3-metil glutaril coenzima A; INSIG = *insulin-induced gene*; SCAP = *SREBP cleavage-activating protein*; SER-1 = serina; bHLH = basic helix-loop-helix.

células espumosas. A HDL, por intermédio do receptor ABCA 1, regula o conteúdo lipídico dos macrófagos por meio da remoção de colesterol. Contrariamente ao fígado, local em que o SR-BI medeia a captação seletiva do HDL-COL, nos macrófagos e em outros tipos de células periféricas o SR-BI facilita a remoção do CL para a HDL. Nesse sentido, a expressão do ABCA 1 e do SR-BI é induzida por receptores nucleares (PPAR, *peroxisome proliferator activated receptor*; LXR, *liver X receptors*), que estão diretamente envolvidos na modulação do influxo e efluxo celular de lipídios, lipogênese e no metabolismo de LP. O conhecimento da interação dos mecanismos regulatórios serve de base para o desenvolvimento de moduladores seletivos de receptores com ações terapêuticas e efeitos colaterais reduzidos para a prevenção e o tratamento da hiperlipidemia, diabetes *mellitus* (DM) e doenças crônicas e inflamatórias como a aterosclerose.

Causas gerais das hiperlipidemias

Em cães e gatos, a hiperlipidemia caracteriza-se por ser, predominantemente, secundária a doenças ou a qualquer fator adquirido que afete o metabolismo lipídico. As hiperlipidemias primárias, por sua vez, são decorrentes de alterações genéticas.

A manutenção do animal em jejum por um período inadequado antes da coleta de sangue é uma prática bastante comum, o que constitui causa frequente de alteração nos valores de concentração de TG plasmáticos. O fenômeno ocorre devido à hiperquilomicronemia, sendo a concentração plasmática de colesterol geralmente não alterada. Dessa maneira, a manutenção do animal 12 h sem acesso à ração é suficiente para evitar a hipertrigliceridemia pós-prandial em animais saudáveis.

A hiperlipidemia de jejum pode ser adquirida ou causada por erros inatos do metabolismo. Alguns erros inatos do metabolismo lipídico não causam hiperlipidemia significativa até que condições adquiridas contribuam, adicionalmente, para o desenvolvimento da hiperlipidemia. A hiperlipidemia grave em humanos e animais pode resultar da interação de fatores hereditários com um ou múltiplos fatores adquiridos.[13] Além disso, a ingestão excessiva de lipídios, lipogênese e/ou lipólise exacerbadas, taxa fracional de remoção plasmática das LP diminuída ou a combinação desses fatores contribuem efetivamente para a hiperlipidemia.

Sabe-se que fatores dietéticos podem afetar a concentração plasmática de lipídios. A hipertrigliceridemia induzida por ingestão de dieta rica em carboidratos pode resultar de diminuição na taxa fracional de remoção plasmática de LP ricas em TG. Entretanto, o aumento da síntese hepática de TG é apontado como a principal alteração metabólica desencadeante da hipertrigliceridemia induzida pela ingestão excessiva de carboidratos. Nesse contexto, o fígado tem a capacidade de converter o excesso de carboidratos em ácidos graxos e, subsequentemente, em TG. A dieta rica em carboidratos favorece a esterificação de ácidos graxos e diminui a taxa de oxidação intracelular desse substrato energético. Dessa maneira, o aumento da concentração plasmática de insulina, resultante da dieta rica em carboidratos, estimula a via bioquímica de síntese de ácidos graxos. O aumento da concentração intra-hepática de malonil-Coa, o primeiro intermediário citoplasmático na biossíntese de ácidos graxos de cadeia longa, diminui a oxidação de ácidos graxos por meio da inibição da enzima mitocondrial carnitina palmitoiltransferase-1 (CPT-1). Na membrana externa da mitocôndria, a CPT-1 catalisa a reação de transesterificação dos ácidos graxos ao grupo hidroxila da carnitina, modulando, assim, a transferência do ácido graxo de cadeia longa do citoplasma para a mitocôndria, local em que ocorre a β-oxidação.[14] Além disso, a maior concentração intracelular de glicose ativa os LXR, os quais, por sua vez, regulam a expressão da ChREBP, que é um fator de transcrição sensível à glicose, que favorece a biossíntese de ácidos graxos e TG.[12]

A hiperquilomicronemia de jejum é o exemplo mais clássico de hipertrigliceridemia grave. Essa condição pode ser resultante de defeitos primários no metabolismo dos QM ou, ainda, secundária ao aumento da concentração de VLDL com consequente saturação da atividade da enzima LPL. Esse perfil metabólico é frequentemente observado no DM inadequadamente controlado, no qual a mobilização dos TG armazenados no tecido adiposo intensifica o influxo de ácidos graxos ao fígado, resultando, por sua vez, em aumento da síntese hepática de VLDL e diminuição de atividade da enzima LPL. Entretanto, defeitos nos mecanismos que modulam a taxa fracional de remoção plasmática de QM são as principais causas da exacerbada e prolongada hipertrigliceridemia pós-prandial. A atividade diminuída da LPL contribui sobremaneira para a hipertrigliceridemia de cães com DM, hipotireoidismo, hiperadrenocorticismo (HAC), além da hiperquilomicronemia idiopática de Schnauzer miniatura.[15] Mutações nos genes da LPL, da apoLP C-II ou da *glycosylphosphatidylinositol anchored high density lipoprotein-binding protein 1* (GPIHBP1) podem levar a hiperquilomicronemia e hipertrigliceridemia graves. A GPIHBP1 (presente somente em mamíferos) é expressa na superfície luminal das células endoteliais dos capilares que perfundem os tecidos que desempenham papel crítico no processo lipolítico de LP ricas em TG (coração, tecido adiposo e músculo esquelético). A GPIHBP1 atua como uma plataforma para o desenvolvimento da lipólise, pois tem a capacidade de ligar a LPL e os QM, favorecendo, dessa forma, a interação entre ambos.[16]

Assim como em humanos, gatos com deficiência completa de LPL são hipertrigliceridêmicos e, mesmo em jejum, apresentam aumento de QM no plasma. Além disso, a concentração diminuída de LDL-COL reflete geração reduzida de LDL devido a prejuízo na lipólise de VLDL em gatos e humanos com deficiência de LPL.

Xantomas eruptivos são granulomas decorrentes do acúmulo de macrófagos enriquecidos de colesterol em diversos tecidos. A formação de tais granulomas, descrita em cães, gatos e humanos, é favorecida na presença de hiperlipidemias primárias (dislipoproteinemia familiar, hipertrigliceridemia familiar, deficiência familiar de LPL) ou secundárias (DM inadequadamente controlado).

A hipertrigliceridemia, decorrente da síntese hepática de VLDL aumentada, é uma das alterações mais frequentes em humanos e animais com resistência insulínica. A resistência insulínica, uma combinação de defeitos no receptor de insulina e/ou na sequência de sinalização pós-receptor, caracteriza-se, principalmente, por lipólise exacerbada no tecido adiposo, captação prejudicada de glicose pelos músculos e ineficiente supressão hepática da gliconeogênese e da glicogenólise. Nesse contexto, a hidrólise excessiva dos TG armazenados no tecido adiposo, mediada pela enzima lipase sensível a hormônio, aumenta a concentração de AGL circulantes. O maior influxo de AGL ao fígado favorece a síntese e a incorporação de TG em VLDL, aumentando, por conseguinte, a síntese hepática de VLDL. Concomitantemente, o prejuízo da remoção plasmática de VLDL na resistência insulínica e no DM está relacionado com a diminuição de atividade da LPL que hidrolisa os TG da VLDL e leva à formação de LDL. Profunda modificação do perfil lipídico tem sido observada na vigência da resistência insulínica e obesidade. À semelhança dos humanos, cães obesos e com resistência insulínica apresentam diminuição da concentração de HDL-COL, fenômeno explicado pela menor incorporação de CL e FL em HDL. A menor atividade da LPL sobre as VLDL disponibiliza menos substrato (CL e FL) para a formação de HDL. Em situação de resistência insulínica, há aumento de atividade da lipase hepática, enzima envolvida no remodelamento da HDL mediante a hidrólise dos TG e FL da partícula. O remodelamento da partícula favorece a captação hepática das HDL, contribuindo, assim, com a menor concentração plasmática de HDL-COL.[17]

Hipertrigliceridemia idiopática em Schnauzers miniaturas

Muitos cães Schnauzers miniaturas apresentam hipertrigliceridemia persistente, a despeito de um período de jejum maior que 12 h. A hiperlipidemia idiopática dessa raça é hereditária, uma vez que os cães com maior grau de parentesco são igualmente acometidos e não há evidências de doenças que causem hiperlipidemia secundária nos animais. Não há diferença de prevalência da hipertrigliceridemia idiopática entre machos e fêmeas. Além disso, tanto o percentual de Schnauzers miniaturas acometidos quanto a gravidade da hipertrigliceridemia aumentam com a senilidade. O excesso de VLDL, podendo ou não ser concomitante à hiperquilomicronemia, reflete o aumento da concentração de TG circulantes. A hiperlipoproteinemia dos Schnauzers miniaturas assemelha-se, em alguns aspectos, à hipertrigliceridemia familiar humana, que se caracteriza por etiologia desconhecida e remoção plasmática de VLDL diminuída. Embora possa haver hipercolesterolemia, esse achado não é frequente. Pelo fato de a LPL ser a principal enzima envolvida na modulação do metabolismo dos TG plasmáticos, sua deficiência é considerada a possível causa da hipertrigliceridemia.

Schnauzer miniatura e cães de outras raças com hiperlipidemia idiopática apresentam atividade de LPL diminuída quando comparados a animais controles. A concentração reduzida de LDL circulante é uma característica da hiperlipoproteinemia do Schnauzer miniatura, especialmente em cães que não são diabéticos. Esse perfil reflete hidrólise prejudicada da LPL sobre os TG das VLDL, resultando, por conseguinte, em redução na geração de LDL a partir dos remanescentes de VLDL. Não foram encontradas mutações no gene que codifica a apoLP C-II, cujo papel é estimular a atividade da LPL. A hipertrigliceridemia idiopática aumenta o risco de pancreatite, hepatopatias, oftalmopatias e convulsões. Crises recidivantes de pancreatite lesam o parênquima pancreático, levando, entre outras complicações, ao desenvolvimento do DM tipo 1. Por conseguinte, cães com combinações variadas de hipertrigliceridemia idiopática, pancreatite e DM frequentemente apresentam hiperlipidemia mais grave quando comparados a animais acometidos por qualquer das condições anteriores isoladamente.[18]

Hiperlipidemias secundárias em cães

Pancreatite aguda, diabetes *mellitus* (DM), hipotireoidismo, colestase hepática, hiperadrenocorticismo e insuficiência renal são as principais doenças associadas à hiperlipidemia secundária.

Diabetes mellitus

O DM é uma das doenças endócrinas mais frequentes que acometem cães e gatos e cuja prevalência continua crescendo. O DM tipo 1 aparece como a forma mais comum de diabetes canino (> 50% dos casos de DM), ao passo que o tipo 2 é prevalente em felinos (80 a 95% dos casos de DM).[19] Desde que o DM tipo 2 é predominante em felinos, a resistência insulínica apresenta-se mais prevalente em gatos quando comparados a cães. A resistência insulínica está associada a um defeito celular primário na ação da insulina e ao aumento compensatório da secreção desse hormônio. A combinação de resistência insulínica e subsequente hiperinsulinemia causa alterações metabólicas e cardiovasculares que resultam em DM tipo 2, obesidade, dislipidemia, doença arterial coronariana e hipertensão. Uma combinação de fatores genéticos e ambientais contribui para a maior predisposição dos felinos em desenvolver resistência insulínica e subsequente DM tipo 2. Em consonância com a teoria carnívora, a resistência insulínica desenvolveu-se durante o período glacial para manter a euglicemia quando a alimentação era composta, basicamente, de dieta rica em proteínas e pobre em carboidratos. Embora os felinos tenham evoluído como carnívoros estritos, muitas dietas comerciais são ricas em carboidratos (> 50% das calorias). Alimentando-se os gatos com dietas ricas em carboidratos a longo prazo, ocorrem diminuição da saciedade e aumento da ingestão alimentar, podendo ser considerado, portanto, um fator de etiologia na obesidade felina. A mudança de hábito alimentar é acompanhada por maior confinamento dos animais nas residências e diminuição de atividade física, condições que contribuem para o desenvolvimento da obesidade, uma vez que os gatos não precisam mais caçar para obter alimento.

As principais ações da insulina estão relacionadas com a regulação das vias metabólicas de glicose, proteína e ácidos graxos. A insulina se liga às subunidades α extracelulares dos receptores de insulina, resultando em autofosforilação dos resíduos de tirosina das subunidades β dos receptores. Esse evento desencadeia a fosforilação de substratos intracelulares, como substratos dos receptores de insulina (IRS) e outros diversos substratos proteicos (p. ex., fosfatidilinositol 3-quinase [PI3-K]). Em particular, o IRS-1, o IRS-2 e a PI3-K estão implicados na prevalência de resistência insulínica e DM. Nesse sentido, a expressão de mRNA de IRS-1, IRS-2, PI3-K, assim como de enzimas-chave no metabolismo da glicose e de lipídios (glicose-6-fosfato desidrogenase [G6DPH], malato desidrogenase [MDH] e ácido graxo sintase), é significativamente maior em tecidos caninos quando comparados a felinos. A concentração de mRNA transcrita pode não corresponder exatamente ao conteúdo de proteína traduzida. No entanto, as marcantes diferenças de transcrições gênicas moduladas pela insulina, existentes entre caninos e felinos, indicam maior predisposição dos gatos ao desenvolvimento da resistência insulínica.[20] Cães e gatos com DM frequentemente apresentam aumento de trigliceridemia e colesterolemia, que, por sua vez, refletem em aumento de VLDL, LDL e diminuição de HDL. Normalmente, a resolução da hiperlipidemia é alcançada com o tratamento adequado do DM.

Obesidade

É um fator clinicamente importante que aumenta a predisposição ou exacerba muitas doenças em animais de companhia. Aproximadamente 24% dos cães do Reino Unido são qualificados como obesos e 35% dos gatos dos EUA são considerados obesos ou com sobrepeso. Embora algumas doenças (hipotireoidismo e HAC em cães) e fármacos (polifagia induzida por glicocorticoides e anticonvulsivantes) possam ser considerados fatores predisponentes, a obesidade ocorre quando a taxa de ingestão de energia é maior que a demanda energética. A ingestão alimentar excessiva e/ou a utilização inadequada de energia podem conduzir a uma condição positiva de balanço energético, podendo fatores genéticos, atividade física e conteúdo energético da dieta estar diretamente envolvidos. A obesidade tem efeitos prejudiciais sobre a saúde e a longevidade de cães e gatos, havendo predisposição a doenças ortopédicas, anormalidades metabólicas (hiperlipidemia, resistência insulínica, intolerância à glicose, síndrome metabólica, esteatose hepática – em gatos), endocrinopatias (HAC, hipotireoidismo, DM, insulinoma, hipopituitarismo), doenças cardiorrespiratórias, doenças do trato geniturinário, neoplasias, doenças dermatológicas e complicações anestésicas. Como mencionado anteriormente, pelo fato de o DM tipo 2 ser prevalente em felinos, a obesidade é um fator de risco considerável para essa espécie. De fato, foi demonstrado experimentalmente que gatos diabéticos têm menor sensibilidade insulínica quando comparados aos controles.[21] De modo semelhante, em cães a obesidade pode causar resistência insulínica e DM. No entanto, como o DM tipo 2 é menos prevalente em cães, a obesidade mais raramente resulta em sintomas evidentes de DM.[19]

O aumento de cada quilograma no peso corporal de gatos está relacionado com, aproximadamente, 30% de diminuição na sensibilidade insulínica, menor expressão do transportador de glicose tipo 4 (GLUT 4) e intolerância à glicose. Dessa maneira, gatos obesos apresentam resistência insulínica grave, intolerância à glicose e aumento da concentração plasmática de AGL, TG e VLDL. A concentração de LDL não foi diferente entre gatos obesos e controles, embora tenha havido um predomínio de LDL pequenas e densas no grupo obeso que, sabidamente, apresentam um perfil mais aterogênico que LDL maiores e menos densas. Além disso, a concentração de HDL circulantes foi menor nos animais com obesidade. Ainda que não tenha havido o desenvolvimento de hipertensão arterial e aterosclerose, as alterações do perfil lipídico, observadas em gatos obesos, são muito semelhantes àquelas verificadas na obesidade humana.[22]

Cães obesos desenvolvem hipercolesterolemia e hipertrigliceridemia. Após serem submetidos experimentalmente à dieta hiperenergética, apresentam aumento da concentração plasmática de AGL, TG e VLDL, associados a diminuição do HDL-COL e maior resistência insulínica.

Pancreatite

Cães com pancreatite aguda frequentemente apresentam hipertrigliceridemia, caracterizada por aumento de QM e VLDL, podendo estar associada à hipercolesterolemia moderada. A fisiopatologia da relação entre hiperquilomicronemia e pancreatite ainda não está bem definida, porém um possível mecanismo seria que a inflamação do pâncreas prejudicaria temporariamente a síntese e a secreção de quantidades adequadas de insulina para manter a atividade normal da enzima LPL. Acredita-se que o aumento da concentração de AGL provenientes do metabolismo dos TG, em situação de hipertrigliceridemia, seja tóxico ao pâncreas. A menor atividade da LPL diminui a taxa de hidrólise de TG contidos nos QM e nas VLDL, refletindo, assim, em maior tempo de permanência dessas LP no plasma e hipertrigliceridemia. Por outro lado, a pancreatite aguda pode ser secundária à hipertrigliceridemia grave. Pelo fato de os QM serem partículas de dimensão grande, a hiperquilomicronemia favoreceria a oclusão transitória da microvasculatura pancreática, causando isquemia das células acinares do pâncreas com consequente extravasamento de lipase e lesão tecidual. Animais com crises agudas recorrentes de pancreatite devem ser avaliados quanto à presença de alterações persistentes no metabolismo de LP, incluindo-se hiperlipidemia primária.

Hipotireoidismo

O hipotireoidismo desencadeia aumento da colesterolemia e da concentração de LDL circulantes. A despeito do menor influxo de AGL ao fígado, decorrente da diminuição da lipólise nos adipócitos, o hipotireoidismo pode causar hipertrigliceridemia devido à atividade diminuída da enzima LPL. Embora a síntese hepática de VLDL-TG não aumente pronunciadamente, a remoção plasmática dessas LP torna-se comprometida, ocorrendo, dessa maneira, hipertrigliceridemia. Fisiologicamente, os hormônios tireoidianos favorecem o catabolismo intravascular das VLDL-TG, estimulando a atividade da LPL, e diminuem a concentração plasmática de colesterol e de LDL. A incubação de fibroblastos humanos com o hormônio tri-iodotironina promove a ligação e o catabolismo da LDL por meio do receptor de alta afinidade (receptor de LDL). Além disso, em ratos, os hormônios tireoidianos estimulam a interconversão do colesterol hepático em ácidos biliares.[23]

Hiperadrenocorticismo

A hiperlipidemia de cães com HAC reflete-se em hipertrigliceridemia, hipercolesterolemia, aumento da concentração de colesterol em VLDL e diminuição do HDL-COL. Contrariamente aos cães saudáveis, nos quais a HDL é a principal carreadora de colesterol no plasma, os animais com HAC apresentam um perfil de LP com predisposição ao desenvolvimento de esteatose hepática, pancreatite, oftalmopatias, convulsões e aterosclerose.[24] A maior concentração de cortisol circulante em cães com HAC aumenta as taxas de glicogenólise, lipólise e de neoglicogênese, que, por sua vez, favorecem o desenvolvimento da hiperlipidemia. A mobilização de AGL, a partir dos adipócitos, estimula a síntese hepática de VLDL, reduz a oxidação muscular de glicose pela via glicolítica e potencializa a secreção de insulina estimulada pela glicose. Cronicamente, o efeito lipotóxico dos ácidos graxos sobre as células β do pâncreas também desempenha um importante papel na relação obesidade, resistência à insulina e DM. Além disso, os AGL diminuem a afinidade da insulina ao seu receptor, inibem várias etapas no processo de sinalização intracelular (diminuição da fosforilação do substrato de receptor de insulina 1 e 2), desfavorecem a transcrição gênica do receptor de insulina, além de diversos outros efeitos que contribuem para o desenvolvimento da resistência insulínica. Na vigência da resistência insulínica, estimula-se a atividade da enzima lipase sensível a hormônio, que contribui sobremaneira para o aumento da concentração de AGL circulantes. Os ácidos graxos circulantes competem com os TG pelo local ativo da LPL e formam complexos (AGL-LPL) que, por sua vez, reduzem a atividade enzimática. Dessa maneira, ocorre decréscimo da taxa fracional de remoção plasmática de VLDL. Sabe-se que a hipertrigliceridemia está frequentemente associada à diminuição de HDL-COL, uma vez que essa fração de LP pode se originar a partir de componentes de superfície que se desprendem durante a metabolização intravascular de QM e VLDL. Ainda em decorrência da resistência insulínica, ocorre aumento de atividade da enzima lipase hepática, favorecendo, assim, a captação hepática do HDL-COL. Além da redução do HDL-COL, essas alterações metabólicas favorecem o enriquecimento de colesterol nas frações de VLDL e LDL. Independentemente da resistência à insulina, concentrações fisiológicas de hidrocortisona em cultura de hepatoma humano diminuem a captação e o catabolismo de LDL por meio de redução da síntese do receptor de LDL. Esse mecanismo de ação direta do glicocorticoide sobre o receptor de LDL favorece o acúmulo de LDL no plasma e o desenvolvimento de hipercolesterolemia.

■ Síndrome nefrótica

As principais doenças glomerulares de cães e gatos são glomerulonefrite e amiloidose. Ambas podem causar perda progressiva da massa renal funcional e proteinúria pronunciada.

A síndrome nefrótica é causada por doença glomerular e caracterizada por proteinúria, hipoalbuminemia, hipercolesterolemia e edema. A hipercolesterolemia e a hiperlipidemia associadas à síndrome nefrótica são causadas pela combinação de maior síntese hepática e menor catabolismo de apoLP e LP. LP enriquecidas de CE ou TG têm alto peso molecular e, por isso, não passam através dos capilares glomerulares lesados. Por outro lado, as proteínas com baixo peso molecular, como a albumina e a antitrombina III, são facilmente filtradas para a urina por meio das lesões dos capilares glomerulares. Em pacientes nefróticos, existe uma correlação inversa entre albuminemia e colesterolemia. A hipoalbuminemia, além de estimular a síntese hepática de VLDL, reduz o catabolismo hepático de LP e diminui a atividade da enzima LPL como mecanismos parcialmente compensatórios da pressão oncótica.

■ Esteatose hepática felina

A infiltração de gordura no fígado é um processo patológico frequente em poucas espécies, incluindo-se felinos e primatas. A esteatose hepática em gatos pode ocorrer como um evento primário, sendo denominada, nesse caso, síndrome da lipidose hepática idiopática (IHL), ou ser secundária a outro processo patológico. Em gatos com IHL, a taxa de influxo lipídico ao fígado sobrepuja sua capacidade de metabolização e/ou exportação pelos hepatócitos, havendo acúmulo lipídico nos vacúolos hepáticos. Entretanto, como o acúmulo de lipídios hepáticos é um processo inócuo a muitas espécies, processos patológicos adicionais devem atuar nos felinos para resultar em disfunção hepática.

Em animais sadios, existe um equilíbrio entre o influxo hepático de lipídios, a partir da dieta ou processos metabólicos, e a taxa de efluxo, composta de oxidação e exportação lipídica a tecidos extra-hepáticos. A concentração de lipídios no fígado aumenta após a ingestão de dieta rica em gordura, mobilização de ácidos graxos do tecido adiposo durante períodos de jejum ou, ainda, durante a lipogênese hepática a partir dos carboidratos. O efluxo hepático de lipídios ocorre por meio de oxidação intramitocondrial e/ou secreção de VLDL. A esteatose hepática desenvolve-se quando há aumento do influxo de AGL ao fígado, diminuição da síntese hepática de VLDL ou diminuição da oxidação intramitocondrial de ácidos graxos, favorecendo, assim, o acúmulo grave de lipídios. Gatos com IHL normalmente apresentam período de anorexia com restrição grave de energia e proteína favorecendo a mobilização de TG dos adipócitos e acúmulo de ácidos graxos no fígado.

Um dos mecanismos primários de eliminação hepática de TG é por meio da secreção de VLDL para a circulação. O processo complexo de incorporação dos TG às LP pode estar alterado na IHL, podendo haver formação defeituosa de apoLP ou comprometimento da secreção de VLDL. Gatos com obesidade induzida experimentalmente e posteriormente submetidos ao rápido emagrecimento não apresentaram aumento da síntese hepática de TG nem diminuição da secreção de VLDL. Portanto, foi sugerido que a contribuição desses fatores ao desenvolvimento da esteatose hepática pode ser mínima.[25] Por outro lado, existe estudo que mostra incremento da concentração plasmática de TG, VLDL e LDL em gatos com esteatose hepática, sugerindo aumento da secreção hepática de VLDL associado ao comprometimento do catabolismo de VLDL e LDL.[26]

A maior concentração plasmática de AGL e β-hidroxibutirato (corpo cetônico) em gatos com esteatose hepática reflete lipólise de TG nos adipócitos, influxo de AGL ao fígado e cetogênese acentuados. Por conseguinte, acréscimos nas taxas de secreção hepática de VLDL e de oxidação mitocondrial de ácidos graxos são insuficientes para prevenir o acúmulo hepático de lipídios.

A esteatose hepática quase sempre se desenvolve em períodos de jejum prolongado, concomitante à obesidade. Nesse sentido, cabe ressaltar a frequente associação entre obesidade e resistência insulínica em humanos, cães, gatos e ovinos. Sabe-se que, na vigência da resistência insulínica, há aumento de síntese hepática e redução de remoção plasmática de VLDL. Além disso, a realização de teste intravenoso de tolerância à glicose mostra que o emagrecimento de gatos, decorrente de restrição calórica grave, diminui a sensibilidade insulínica e prejudica a tolerância à glicose.[27] Acrescendo-se a isso, o aumento de cortisol plasmático, como o que ocorre em jejum prolongado, e a resistência insulínica[28] diminuem a expressão dos receptores hepáticos de LDL, contribuindo, assim, para o aumento plasmático do LDL-COL. Consequentemente, a determinação do perfil de LP inerente à esteatose hepática pode tornar-se complicada devido à interferência da obesidade e da resistência insulínica.

Como mencionado anteriormente, os lipídios também podem ser eliminados dos hepatócitos por meio da oxidação intramitocondrial. Nesse caso, alterações de transferência de lipídios para a mitocôndria ou o comprometimento da função mitocondrial conferem maior predisposição à esteatose hepática. A carnitina, uma amina quaternária sintetizada a partir dos aminoácidos metionina e lisina, é necessária para que ocorra o transporte de ácidos graxos através da membrana mitocondrial. Em humanos, a deficiência de carnitina sistêmica está associada a diversos distúrbios metabólicos, incluindo-se a esteatose hepática. A deficiência absoluta e relativa de carnitina é indicada como causa da IHL em felinos.

A concentração plasmática, muscular e hepática de carnitina é maior em gatos com IHL quando comparados aos controles, indicando que a síntese de carnitina está em curso no fígado acometido. Dessa forma, o aumento da concentração de carnitina constitui uma resposta metabólica à IHL para otimizar a oxidação de AGL, havendo, assim, um incremento da síntese de carnitina acima da demanda normal de oxidação. No entanto, se a taxa de síntese de carnitina é incapaz de atender a demanda durante o período de máxima oxidação de ácidos graxos, haverá o desenvolvimento de deficiência relativa de carnitina a despeito de sua concentração aumentada.

Maior oxidação de ácidos graxos em felinos com IHL é confirmada pela maior concentração plasmática de β-hidroxibutirato, corpo cetônico subproduto da oxidação. De fato, gatos submetidos à esteatose hepática experimental e que receberam suplementação de L-carnitina apresentaram menor concentração plasmática de AGL e de β-hidroxibutirato quando comparados ao grupo-controle, alimentado com dieta contendo a mesma concentração de L-carnitina das dietas comerciais oferecidas a gatos adultos. O acúmulo excessivo de carnitina mitocondrial prejudica a conversão de acilcarnitina a acilCoA, o substrato ativo para β-oxidação e produção de corpos cetônicos. Contudo, a utilização terapêutica da L-carnitina deve ser cuidadosamente avaliada, pois seus benefícios anticetogênicos e anticetonêmicos podem ser contrapostos pela menor disponibilidade de corpos cetônicos aos tecidos extra-hepáticos como fonte energética. Além disso, a baixa concentração de L-carnitina estimula a produção de corpos cetônicos a partir da β-oxidação de ácidos graxos, já a sobredose de L-carnitina é anticetonêmica (inibe a cetogênese). Dessa maneira, torna-se evidente que a carnitina pode ser cetogênica ou anticetogênica, dependendo de sua concentração no fígado e, também, da condição homeostática do animal com relação à síntese de corpos cetônicos. Embora a suplementação com L-carnitina não tenha modificado a concentração hepática de lipídios e proteínas, houve redução da concentração plasmática de amônia e da atividade da enzima alanina aminotransferase, sugerindo um efeito protetor sobre a função hepática.[29]

A deficiência da oxidação de ácidos graxos também pode estar implicada na lesão dos peroxissomos hepáticos. O estresse oxidativo, gerado em condição de anorexia, restrição proteica e outros processos metabólicos, favorece a produção de espécies reativas de oxigênio que, por sua vez, lesam os peroxissomos. Gatos com esteatose grave apresentam alteração morfológica e redução do número de peroxissomos hepáticos. Consequentemente, parece evidente que as organelas envolvidas na exportação lipídica dos hepatócitos (aparelho de Golgi e REL) e na oxidação dos ácidos graxos (peroxissomos e mitocôndria) são comprometidas durante o emagrecimento e, dessa maneira, contribuem diretamente para o acúmulo hepático de lipídios.

Assim como outros mamíferos, os gatos não sintetizam o ácido linoleico (ácido graxo essencial). Diferentemente dos demais mamíferos, porém, os gatos têm capacidade limitada para sintetizar ácido araquidônico a partir do acido linoleico, assim como ácido eicosapentaenoico, a partir do ácido α-linolênico, devido à atividade reduzida ou à ausência da enzima 6-dessaturase. Por conseguinte, fontes comuns de óleos vegetais, como óleo de milho, parecem ser inadequadas para atender as necessidades de ácidos graxos essenciais dos gatos. Portanto, as exigências dietéticas dos gatos conferem maior suscetibilidade à esteatose hepática em comparação a outras espécies. Nesse sentido, a deficiência de ácidos graxos essenciais induz a infiltração lipídica no fígado de gatos e outros animais.

Aterosclerose

Assim como em humanos, cães alimentados com dieta padrão apresentam VLDL, LDL e HDL como as principais frações de LP circulantes. Entretanto, o plasma dos cães contém LP que migram entre as bandas de LDL e HDL em eletroforese de papel e flutuam entre as densidades 1,030 e 1,080 g/mℓ quando isoladas por processo de ultracentrifugação, sobrepondo, dessa forma, a banda de LDL (1,006 < d < 1,063 g/mℓ). Essas LP α_2 são denominadas HDL1 como forma de distingui-las das típicas HDL, que, por sua vez, são referidas como HDL2, as principais LP encontradas no plasma de cães normais e equivalentes às HDL humanas. Quando cães hipotireóideos são alimentados com dieta contendo gordura, colesterol e sais biliares, há o desenvolvimento de hipercolesterolemia, que é acompanhada de marcantes alterações no perfil das LP plasmáticas. Com o aumento da concentração plasmática de colesterol, as HDL1 tornam-se proeminentes. Dessa maneira, essas HDL1 enriquecidas de colesterol passam a ser referidas como HDL_C, para diferenciá-las da HDL1 e da HDL2 presentes em cães normais. Ratos e suínos também apresentam HDL_C, quando submetidos à dieta rica em colesterol. As HDL_C, cuja origem ocorre no plasma e no espaço extracelular a partir das HDL1, caracteristicamente são ricas em CE e apoLP E, isentas de apoLP B, além de conterem apoLP rica em arginina e pouca apoLP A-I. Outras alterações nas LP plasmáticas incluem o surgimento de LP de densidade < 1,006 g/mℓ, que consistem predominantemente em VLDL ricas em CE com mobilidade β na eletroforese (β-VLDL), além do aumento de concentração das LP de densidade intermediária (d = 1,006 a 1,020 g/mℓ) e LDL.

A hipercolesterolemia induzida por dieta acelera a aterogênese em humanos e animais. Pelo fato de os coelhos serem herbívoros, sua principal fonte de colesterol advém da síntese hepática, e não da dieta. Dessa maneira, esse animal não apresenta um mecanismo eficiente para excreção do colesterol alimentar, constituindo-se, assim, em modelo para o desenvolvimento de aterosclerose induzida por dieta hipercolesterolêmica. Entretanto, os cães são carnívoros e desenvolveram mecanismo extremamente eficiente para manutenção da homeostase do colesterol. A exemplo dos ratos e camundongos, torna-se praticamente impossível induzir hipercolesterolemia grave em cães simplesmente adicionando colesterol à dieta. Embora os cães apresentem resistência à aterogênese, devido ao metabolismo e à composição das LP, a aterosclerose espontânea desenvolve-se na vigência de hipercolesterolemia secundária às endocrinopatias ou sob condições experimentais.

Observa-se hipercolesterolemia de grande magnitude em cães hipotireóideos alimentados com dieta composta de gordura, colesterol e sais biliares ou fornecendo-se dieta contendo colesterol e óleo de coco hidrogenado a cães eutireóideos. As modificações que ocorrem na concentração plasmática de colesterol e a distribuição das classes de LP têm sido caracterizadas em diversas espécies de animais. Embora existam variações individuais, algumas alterações são comuns na maioria das espécies investigadas. Basicamente, ocorre aumento do LDL-COL, diminuição do HDL-COL e aparecimento de β-VLDL. Contrariamente à HDL2, a HDL_C liga-se avidamente ao receptor de LDL (receptor B/E) e ao receptor LRP, demonstrando, dessa forma, um perfil metabólico semelhante ao da LDL e com considerável potencial aterogênico, uma vez que cães submetidos à dieta rica em colesterol podem desenvolver aterosclerose.

O aumento da concentração de colesterol nas diferentes frações de LP circulantes favorece uma substancial deposição de CE em macrófagos. Esse fato é particularmente marcante em tecidos obtidos de cães alimentados com dieta contendo colesterol e óleo de coco, cuja colesterolemia é maior que 750 mg/dℓ. Macrófagos originários de diferentes tecidos, incluindo macrófagos de peritônio de camundongos, ratos e cães, macrófagos derivados de monócitos de sangue humano e células de Kupffer provenientes de cobaias expressam pouco receptor de LDL. Os receptores de LDL de células não macrofágicas normalmente se ligam à LP que contêm apoLP B (LDL e certos tipos de VLDL) tanto quanto à LP que apresentam apoLP E (VLDL e HDLC). Pelo fato de os macrófagos apresentarem baixa expressão dos receptores de LDL, não há deposição considerável de colesterol resultante da captação de LP normais (não modificadas). Dessa maneira, os macrófagos captam apenas pequena massa de LP normais de animais e humanos. No entanto, LDL modificadas *in vivo*, por insultos oxidativos, ou *in vitro*, por acetilação, são avidamente captadas, ocasionando, assim, pronunciado acúmulo de colesterol celular. Sabe-se que β-VLDL, obtidas de cães hiperlipidêmicos, ocasionam aumento da massa de CE no citoplasma de macrófagos. Nesse sentido, os efeitos da β-VLDL sobre o metabolismo macrofágico de CE são comparáveis aos descritos anteriormente para LDL humanas quimicamente modificadas. Esse acúmulo de CE ocorre devido à presença de locais de alta afinidade na membrana plasmática dos macrófagos que reconhecem as β-VLDL, facilitando a captação dessas LP por endocitose e sua subsequente hidrólise nos lisossomos. Portanto, em situações de hipercolesterolemia grave – aproximadamente 750 mg/dℓ –, o potencial aterogênico das β-VLDL não deve ser negligenciado.

Diferentemente do observado em muitas outras espécies, as células da camada média vascular dos cães acumulam colesterol significativamente. A concentração intracelular de CE na musculatura lisa vascular de cães aumenta de 12 a 30 vezes quando incubada *in vitro* com β-VLDL, LDL ou HDLC, em comparação ao aumento de 3 a 7 vezes observado nas células da musculatura lisa da artéria de suínos. Esse padrão exacerbado de resposta é atribuído à fisiologia celular dos cães, e não unicamente às diferenças de propriedades das LP canídeas, uma vez que LDL de cães e suínos causam aumento similar do conteúdo de colesterol nas células da musculatura lisa de cães. Por outro lado, incubações *in vitro* dessas mesmas LP causam uma resposta significativamente menor nas células da musculatura lisa de suínos. Não obstante, foi demonstrado por ensaios *in vitro* que somente as β-VLDL, LDL e HDLC são capazes de transferir CE para as células da musculatura lisa arterial, contribuindo para o aumento da concentração intracelular de colesterol. A hipercolesterolemia é caracterizada pelo aumento da concentração de CE nas LP e/ou acúmulo anormal de LP carreadoras de colesterol. Esse evento está intimamente associado à patogenia da aterosclerose e doenças coronarianas em humanos. Distúrbios primários no metabolismo do colesterol, como a deficiência do receptor de LDL e mutações de apoLP, têm sido bastante investigados em humanos e em animais de laboratório. Em cães, a hipercolesterolemia é frequentemente secundária a doenças como hipotireoidismo, afecções hepáticas e síndrome nefrótica. A hiperlipidemia primária, incluindo a hipercolesterolemia, tem sido descrita em raças como Shetland Sheepdog, Beagle, Briard, Collie, Dobermann Pinscher, Rottweiler e Schnauzer miniatura. Embora distúrbios hereditários do metabolismo de LP tenham sido atribuídos como fatores de causa, o mecanismo primário da hipercolesterolemia não foi precisamente identificado. Sabe-se que a hipercolesterolemia dessas raças caracteriza-se por aumento acentuado da concentração de CE nas frações de HDL_C e LDL. Como mencionado anteriormente, uma vez que o aumento do HDL_C-COL induz acúmulo de colesterol nas células da musculatura lisa arterial tanto quanto o LDL-COL, a maior concentração dessas LP pode ser considerada um fator de risco cardiovascular para os cães. De fato, embora do ponto de vista metabólico os cães sejam considerados resistentes à aterogênese, Shetland Sheepdogs com hipercolesterolemia primária grave apresentaram lesões ateroscleróticas na parede arterial de diversos tecidos. Além disso, os defeitos primários do metabolismo de LP podem ser pronunciadamente acentuados em situações de hipercolesterolemia secundária concomitante (p. ex., hipotireoidismo). Esse contexto favorece o acúmulo de colesterol nas células da musculatura lisa arterial, indicando suscetibilidade dessas raças à aterosclerose.

Sob o aspecto morfológico, as lesões ateroscleróticas humanas e de cães são bastante análogas, uma vez que a formação das lesões origina-se a partir da deposição lipídica na túnica íntima e da infiltração de monócitos no espaço subendotelial. Os monócitos diferenciam-se em macrófagos, os quais, por sua vez, se enriquecem de CE e se acumulam no espaço subendotelial, originando as células espumosas e as estrias gordurosas. Subsequentemente, há acúmulo de macrófagos na túnica média, resultando na formação de cistos gordurosos com miólise das células da musculatura lisa, necrose macrofágica, mineralização e desaparecimento da lâmina elástica interna. Assim como em humanos, a deposição de LDL se inicia na túnica íntima, com posterior difusão para o espaço extracelular e células da musculatura lisa da túnica média. Células da musculatura lisa da túnica média migram, proliferam e captam LDL modificadas por meio de endocitose mediada por receptores. Assim, anormalidades do metabolismo lipídico, como a hipercolesterolemia e o aumento da concentração plasmática de LDL, são de particular importância. Obesidade, DM, sexo (macho) e senilidade são considerados fatores de risco. O aumento populacional de cães obesos e senis aumenta gradativamente a importância da aterosclerose nessa espécie.

Com relação aos felinos, sabe-se que normalmente não há desenvolvimento espontâneo da doença arterial coronariana. No entanto, assim como em outras espécies de animais, os gatos, quando adequadamente estimulados por fatores genéticos e ambientais, desenvolvem aterosclerose similar aos humanos. Dessa maneira, gatos saudáveis, experimentalmente submetidos à dieta rica em colesterol, apresentam lesões ateroscleróticas.

■ Tratamento da hiperlipidemia em cães

Inicialmente deve ser investigado se o animal apresenta doenças que possam causar hiperlipidemia secundária. A resolução da hiperlipidemia secundária fundamenta-se no tratamento adequado da doença primária. Desde que a resolução da hiperlipidemia secundária não ocorra após o tratamento, devem ser considerados diagnóstico errôneo, tratamento ineficiente ou, ainda, hiperlipidemia primária ou secundária concomitante a outras causas. O diagnóstico presuntivo da dislipidemia primária pode ser realizado após as causas da hiperlipidemia secundária serem desconsideradas.

A primeira etapa no tratamento da hiperlipidemia primária consiste na modificação alimentar. Animais com hiperlipidemia primária devem ser cronicamente mantidos em dieta com reduzida concentração lipídica. Cães que não apresentam diminuição da concentração dos lipídios plasmáticos devem ser mantidos em dieta hipolipídica (10 a 12 g de gordura/kcal) ou, então, submetidos ao tratamento médico-veterinário.

Ácido graxo ômega-3

A suplementação com ácido graxo poli-insaturado da série n-3 (ômega-3) diminui a lipoproteinemia em humanos sadios e em animais de experimentação. Os ácidos graxos ômega-3 diminuem a síntese hepática de TG, a incorporação dos TG nas partículas de VLDL e a secreção de VLDL-TG, mecanismos que reduzem a trigliceridemia. Além disso, há diminuição da lipogênese hepática, aumento da β-oxidação de ácidos graxos e maior degradação de apoLP B-100. Estimulando-se a atividade da LPL, o ácido graxo ômega-3 aumenta a hidrólise dos TG contidos nas VLDL e nos QM, aumentando a taxa fracional de remoção plasmática dessas LP. Entretanto, as informações a respeito da eficácia desse tratamento em cães hiperlipidêmicos são escassas.

Fibratos

Os fibratos (ciprofibrato, bezafibrato, fenofibrato e genfibrozila) pertencem a uma classe de fármacos que exercem seus efeitos ativando receptores nucleares (PPAR) que modulam o metabolismo lipídico. Dessa maneira, os fibratos estimulam a oxidação hepática de AGL, desviando-os da via de síntese de TG e, consequentemente, reduzindo a síntese hepática de VLDL. A ativação dos receptores nucleares também induz a expressão do gene da LPL. Por conseguinte, a diminuição da trigliceridemia ocorre devido à diminuição de síntese e ao aumento da hidrólise de TG. O tratamento de cães hipertrigliceridêmicos com genfibrozila é realizado com doses fixas (200 mg/dia) e, geralmente, em combinação com a administração de dieta pobre em lipídios. Também pode ser usado o bezafibrato, na dose de 2,5 a 5,0 mg/kg, a cada 12 h, por via oral.[30]

Derivados do ácido nicotínico

O ácido nicotínico, também conhecido como niacina, é um derivado da vitamina B, pouco utilizado no tratamento de cães com hipertrigliceridemia primária. O ácido nicotínico inibe a lipólise nos adipócitos, que, por sua vez, diminui a disponibilidade de AGL e reduz eficazmente a síntese hepática de TG. Além disso, há diminuição do catabolismo das apoLP A-I e aumento do HDL-COL. Todavia, assim como ocorre com a suplementação de ácido graxo ômega-3, não há grandes estudos clínicos com relação à eficácia e à segurança do uso da niacina em cães com hipertrigliceridemia primária.

Ezetimiba

Bloqueia a absorção intestinal de colesterol por interação com transportadores de esterol *Niemann-Pick C1-like 1 protein* (NCP1L1) localizados na borda em escova da membrana das células intestinais. O transportador NCP1L1 transporta o colesterol do lúmen intestinal para os compartimentos intracelulares dos enterócitos, locais de esterificação de esteróis e incorporação aos QM. O bloqueio do transportador NCP1L1 diminui a concentração de colesterol transportado ao fígado através dos QM. Esse fenômeno induz a aumento compensatório da expressão dos receptores hepáticos de LDL, maior captação hepática do LDL-COL, com consequente redução do LDL-COL plasmático. Ressalta-se que o NCP1L1 canídeo tem 74 a 81% de homologia com o transportador humano.[31]

Resinas sequestradoras de ácidos biliares | Colestipol, colestiramina e colesevelam

São substâncias que se ligam aos ácidos biliares, formando complexos que impedem sua recirculação e facilitam a eliminação através da massa fecal. Compensatoriamente, o fígado aumenta a conversão de colesterol a ácidos biliares, reduzindo a colesterolemia.

Inibidores da HMG-CoA redutase | Estatinas

As estatinas são análogos estruturais da HMG-CoA e, dessa maneira, inibem competitivamente a HMG-CoA redutase, enzima-chave da biossíntese hepática de colesterol. Além da inibição direta sobre a biossíntese de colesterol, as estatinas, indiretamente, diminuem a colesterolemia devido ao aumento da expressão dos receptores de LDL. As estatinas também têm efeitos pleiotrópicos que compreendem ações vasodilatadoras, antitrombóticas, anti-inflamatórias e antioxidantes.

Considerações finais

O conteúdo e a proporção das LP são significativamente diferentes entre os mamíferos, sendo, na vasta maioria, a fração HDL predominante. Estudos comparativos do metabolismo de LP em mamíferos são relevantes para a fisiologia, considerando-se que, contrariamente aos humanos e aos demais "mamíferos LDL" (apresentam LDL como principal carreadora de colesterol plasmático), as "espécies HDL" (HDL como fração proeminente no plasma) são substancialmente resistentes ao desenvolvimento de hipercolesterolemia e aterosclerose. Entretanto, o aumento da longevidade animal, decorrente do desenvolvimento da medicina veterinária, associado à nutrição inadequada e ao sedentarismo, tem exacerbado a prevalência das doenças crônico-degenerativas multifatoriais. Nesse sentido, as dislipidemias devem ser diagnosticadas e tratadas corretamente. Embora o progresso da medicina veterinária na última década seja notório, as informações referentes a mecanismos regulatórios de caráter molecular e bioquímico são incipientes. Dessa maneira, faz-se imperativo a necessidade de investigações com cunho experimental e clínico para a compreensão científica de diversos aspectos da fisiologia animal.

Referências

1. Van der Horst DJ, Roosendaal SD, Rodenburg KW. Circulatory lipid transport: lipoprotein assembly and function from an evolutionary perspective. Mol Cell. 2009;326:105-19.
2. Karpe F, Bickerton AS, Hodson L, Fielding BA, Tan GD, Frayn KN. Removal of triacylglycerols from chylomicrons and VLDL by capillary beds: the basis of lipoprotein remnant formation. Biochem Soc Trans. 2007;35:472-6.

3. Goldstein JL, Brown MS. The LDL receptor. Arterioscler Thromb Vasc Biol. 2009;29:431-8.
4. Rye KA, Bursill CA, Lambert G, Tabet F, Barter PJ. The metabolism and antiatherogenic properties of HDL. J Lipid Res. 2009;50:S195-S200.
5. Tall AR. Cholesterol efflux pathways and other potential mechanisms involved in the athero-protective effect of high density lipoproteins. J Intern Med. 2008;263:256-73.
6. Rader DJ, Alexander ET, Weibel GL, Billheimer J, Rothblat GH. The role of reverse cholesterol transport in animals and humans and relationship to atherosclerosis. J Lipid Res. 2009;50:S189-S94.
7. Trigatti BL, Krieger M, Rigotti A. Influence of the HDL receptor SR-BI lipoprotein metabolism and atherosclerosis. Arterioscler Thromb Vasc Biol. 2003;23:1732-8.
8. Sviridov D, Mukhamedova N, Remaley AT, Dusting JC, Nestel P. Antiatherogenic functionality of high density lipoprotein: how much *versus* how good. J Atheroscler Thromb. 2008;15:52-62.
9. Tsutsumi K, Hagi A, Inoue Y. The relationship between plasma high density lipoprotein cholesterol levels and cholesteryl ester transfer protein activity in six species of healthy experimental animals. Biol Pharm Bull. 2001;24:579-81.
10. Hylemon PB, Zhou H, Pandak WM, Ren S, Gil G, Dent P. Bile acids as regulatory molecules. J Lipid Res. 2009;50:1509-20.
11. Shimano H. SREBPs: physiology and pathophysiology of the SREBP family. FEBS J. 2009;276:616-21.
12. Liu JP. New functions of cholesterol binding proteins. Mol Cell Endocrinol. 2009;303:1-6.
13. Hegele RA. Plasma lipoproteins: genetic influences and clinical implications. Nat Rev Genet. 2009;10:109-21.
14. Roberts R, Bickerton AS, Fielding BA, Blaak EE, Wagenmakers AJ, Chong MFF *et al.* Reduced oxidation of dietary fat after a short term high carbohydrate-diet. Am J Clin Nutr. 2008;87:824-31.
15. Watson TDG, Mackenzie JA, Stewart JP, Barrie J. Use of oral and intravenous fat tolerance tests to assess plasma chylomicron clearance in dogs. Res Vet Sci. 1995;58:256-62.
16. Beigneux AP, Davies BSJ, Gin P, Weinstein MM, Farber E, Qiao X *et al.* Glycosylphosphatidylinositol anchored high density lipoprotein binding protein 1 plays a critical role in the lipolytic processing of chylomicrons. Cell Metab. 2007;5:279-91.
17. Bailhache E, Nguyen P, Krempf M, Siliart B, Magot T, Ouguerram K. Lipoproteins abnormalities in obese insulin resistant dogs. Metabolism. 2003;52:559-64.
18. Xenoulis PG, Suchodolski JS, Levinski MD, Steiner JM. Investigation of hypertriglyceridemia in healthy miniature schnauzers. J Vet Intern Med. 2007;21:1224-30.
19. Rand JS, Fleeman LM, Farrow HA, Appleton DJ, Lederer R. Canine and feline diabetes mellitus: nature or nurture? J Nutr. 2004;134:2072S-80S.
20. Mori A, Lee P, Takemitsu H, Sako T, Arai T. Comparison of insulin signaling gene expression in insulin sensitive tissues between cats and dogs. Vet Res Commun. 2009;33:211-26.
21. Feldhahn JR, Rand JS, Martin G. Insulin sensitivity in normal and diabetic cats. J Feline Med Surg. 1999;1:107-15.
22. Jordan E, Kley S, Le NA, Waldron M, Hoenig M. Dyslipidemia in obese cats. Domest Anim Endocrinol. 2008;35:290-9.
23. Duntas LH, Wartofsky L. Cardiovascular risk and subclinical hypothyroidism: focus on lipids and new emerging risk factors. What is the evidence? Thyroid. 2007;17:1075-84.
24. Jericó MM, De Camargo Chiquito F, Kajihara K, Moreira MA, Gonzales R, Machado FL *et al.* Chromatographic analysis of lipid fractions in healthy dogs and dogs with obesity or hyperadrenocorticism. J Vet Diagn Invest. 2009;21:203-7.
25. Ibrahim WH, Szabo J, Sunvold GD, Kelleher JK, Bruckener GG. Effect of dietary protein quality and fatty acid composition on plasma lipoprotein concentrations and hepatic triglyceride fatty acid synthesis in obese cats undergoing rapid weight loss. Am J Vet Res. 2000;61:566-72.
26. Blanchard G, Paragon BM, Sérougne C, Férézou J, Milliat F, Lutton C. Plasma lipids, lipoprotein composition and profile during induction and treatment of hepatic lipidosis in cats and the metabolic effect of one daily meal in healthy cats. J Anim Physiol Anim Nutr. 2004;88:73-87.
27. Biourge V, Nelson RW, Feldman EC, Willits NH, Morris JG, Rogers QR. Effect of weight gain and subsequent weight loss on glucose tolerance and insulin response in healthy cats. J Vet Intern Med. 1997;11:86-91.
28. Biddinger SB, Hernandez-Ono A, Rask-Madsen C, Haas JT, Alemán JO, Suzuki R *et al.* Hepatic insulin resistance is sufficient to produce dyslipidemia and susceptibility to atherosclerosis. Cell Metab. 2008;7:125-34.
29. Blanchard G, Paragon BM, Milliat F, Lutton C. Dietary L-carnitine supplementation in obese cats alters carnitine metabolism and decreases ketosis during fasting and induced hepatic lipidosis. J Nutr. 2002;132:204-10.
30. Jericó MM, Maschietto LA. Emprego do bezafibrato no tratamento da hiperlipidemia primária em Schnawzers. XXV Congresso Brasileiro de Clínicas Veterinários de Pequenos Animais. Gramado (RS), 2004.
31. Hawes BE, O'Neill KA, Yao X, Crona JH, Davis HR Jr, Graziano MP *et al.* *In vivo* responsiviness to ezetimibe correlates with Niemann-Pick C1-like 1 protein (NCP1L1) binding affinity: comparison of multiple species NCP1L1 orthologs. Mol Pharmacol. 2007;71:19-29.

197 Obesidade

Fabrício Lorenzini Aranha Machado, Márcia Marques Jericó

■ Introdução

A obesidade e sua associação a distúrbios metabólicos vêm aumentando em prevalência e ganhando cada vez mais importância na medicina dos animais de companhia.[1]

A obesidade é definida como o acúmulo excessivo de gordura corporal, derivada de um desequilíbrio crônico entre energia ingerida e energia gasta. Nesse desequilíbrio, estão relacionados fatores como estilo de vida (dieta e atividade física), alterações neuroendócrinas e fatores hereditários.[2] Entende-se, então, que a obesidade é consequência de um balanço energético positivo, ou seja, em que o aporte de energia excede o gasto dela, o que origina a formação de tecido adiposo excessivo.[3]

Sabe-se também que a condição genética tem um papel importante no surgimento da obesidade. O controle do peso corporal é regulado por uma interação complexa entre hormônios e neuropeptídios que controlam a rede de vias hipotalâmicas relacionadas com a ingestão alimentar e o gasto energético corporal.[4] Assim, alterações em genes que codificam a expressão de substâncias, como leptina, insulina, neuropeptídios Y (NPY), melanocortina, peptídio YY (PYY), adiponectina, grelina, entre outras, e de genes que expressam seus respectivos receptores propiciam o aparecimento da obesidade, como já demonstrado em roedores, cães, gatos e humanos.[4]

■ Classificação do tecido adiposo

O excesso de energia ingerido, ao se depositar, é partilhado em dois principais compartimentos corporais: massa magra e massa gorda ou tecido adiposo. Esse tecido adiposo, por sua vez, é distribuído para a região central ou periférica. Na região central, ele se distribui para a região intra-abdominal ou subcutânea. Em diversas espécies animais, existem dois tipos de tecido adiposo: o tecido adiposo branco, que apresenta um único vacúolo lipídico de armazenamento; e o tecido adiposo marrom, que tem numerosos vacúolos lipídicos e mitocôndrias, resultando em grande atividade termogênica, quando comparado ao tecido adiposo branco, produzindo grande interesse metabólico. Quanto às características da celularidade do tecido adiposo, a obesidade pode ser classificada como hiperplásica ou hipertrófica.[5] A obesidade hiperplásica caracteriza-se pelo aumento do número e dos vários graus de aumento no tamanho da célula adiposa. Já a obesidade hipertrófica, por aumento do tamanho do adipócito, devido ao excesso de depósito de gordura intracelular.[1,5]

Em humanos, o desenvolvimento de potenciais complicações pela obesidade está intimamente ligado à localização preferencial de deposição do tecido adiposo, no compartimento intravisceral ou subcutâneo.[1] A ocorrência dessa deposição intra-abdominal está fortemente associada à síndrome metabólica (SM) nos seres humanos, quadro clínico caracterizado pela ocorrência simultânea de obesidade visceral, hiperlipidemia, inflamação sistêmica, resistência insulínica ou diabetes tipo 2 e aumento do risco de desenvolvimento de doenças cardiovasculares[1] (ver adiante).

■ Características e funções do tecido adiposo

A unidade anatomofuncional do tecido adiposo é denominada adipócito, e seu diâmetro varia entre 10 e 100 μ. São as maiores células do organismo. Seu volume pode variar muito, podendo alcançar diâmetro 10 vezes maior durante um período de balanço energético positivo, fato esse que não ocorre com nenhum outro tipo de célula.[5] O tecido adiposo, como já dito anteriormente, é um órgão complexo, constituído por adipócitos (50% de todo o conteúdo celular), pré-adipócitos, células-tronco mesenquimais multipotentes, células endoteliais, células periféricas, monócitos, macrófagos e células nervosas.[1]

A principal função do tecido adiposo é o armazenamento e a disponibilização da gordura corporal, principalmente sob a forma de triglicerídios. Cada adipócito está em contato direto com um capilar, favorecendo um intercâmbio recíproco de nutrientes.[5] Entre os vários papéis desse tecido, incluem-se a reserva energética (aproximadamente 85% da reserva total do organismo é massa gorda), o isolamento térmico e a atuação como órgão endócrino.[5]

O tecido adiposo é conhecido, há muito tempo, como um local de armazenamento de energia e síntese de vários hormônios. Dessa maneira, estudos demonstraram que o tecido adiposo é um órgão endócrino ativo que produz e secreta vários polipeptídios denominados *adipocinas* ou *adipocitocinas*, com efeitos locais e sistêmicos, tornando-se um importante fator na fisiopatologia e outras condições associadas à obesidade humana e aos animais de companhia.[1,6,7] Até o presente momento, já foram identificadas pelo menos 50 adipocinas. Entre elas, destacam-se a leptina, a adiponectina e a resistina, além de outros fatores envolvidos na fisiologia das células adiposas, como adipsina, fator de necrose tumoral alfa (TNF-α, *tumor necrosis factor alpha*), inibidor de plasminogênio ativado-1, proteína C reativa, fatores envolvidos no sistema renina-angiotensina, além da interleucina-6 (IL-6).[8] Como na obesidade os depósitos de gordura corporal estão aumentados, ocorre maior expressão dessas adipocinas, proporcionalmente ao maior volume das células adiposas.[9] De modo geral, o tecido adiposo visceral (TAV), ou omental, é o mais ativo, ou seja, mais sensível à lipólise, via catecolaminas e β-adrenorreceptores, e mais resistente à ação da insulina, liberando maior concentração de ácidos graxos livres (AGL), diretamente na veia porta, colaborando desse modo para o desenvolvimento da SM.[9]

■ Incidência e predisposição

Os diversos graus de obesidade presentes nos seres humanos e nos animais de companhia vêm tomando uma alarmante proporção epidemiológica. Paralelamente a isso, há aumento das doenças metabólicas associadas a esses estados de supernutrição, tornando-se um elemento importante de estudos e pesquisas por sua ocorrência. O aumento da incidência da obesidade em quase todos os países do mundo, nos últimos anos, mostra que ela vem se tornando uma doença de caráter epidêmico.[10,11]

Em levantamentos já realizados na Europa, o número de cães acima do peso variou entre 24 e 44% da população estudada. Nos EUA, a incidência de cães acima do peso em uma única clínica representou algo em torno de 22%. Um recente levantamento epidemiológico na Austrália encontrou incidência em torno de 41% de cães obesos.[11] No Brasil, um estudo realizado por Jericó e Scheffer[12] na cidade de São Paulo mostrou prevalência de 16,5% de cães obesos na população estudada (Quadro 197.1). Nos últimos 10 anos, as investigações demonstram que pelo menos 33% dos cães que frequentam clínicas veterinárias estão obesos, e essa incidência deve crescer com o aumento da obesidade na população humana em geral.[1]

Os fatores adicionais que tornam um animal predisposto à obesidade incluem ambiente, raça, sexo, idade e condição reprodutiva.[14] Na obesidade canina, o sexo feminino é mais acometido: fêmeas castradas apresentam risco duas vezes maior de desenvolvê-la. Os motivos exatos para esses efeitos têm sido estudados mais em felinos, mas já é demonstrado que os hormônios sexuais, principalmente o estrógeno, são importantes reguladores do metabolismo de ingestão alimentar. Foi demonstrado recentemente que o estrógeno inibe lipogênese, sendo determinante na síntese de adipócitos.[1] Dessa maneira, os hormônios sexuais após a castração parecem influenciar o desenvolvimento da obesidade, por sua ação direta nos centros cerebrais afetando a saciedade (p. ex., núcleos hipotalâmicos), e indiretamente, por sua ação no metabolismo celular e hormônios reguladores da ingestão alimentar.[1] Cães e gatos jovens tendem a apresentar balanço energético maior, direcionado aos processos anabólicos inerentes ao crescimento. Cães idosos apresentam gasto metabólico menor, o que facilita o acúmulo de energia sob a forma de gordura. Mas, por outro lado, perdem massa muscular devido à incapacidade anabólica decorrente do envelhecimento.[1,12] Um ganho de peso considerável em indivíduos extremamente jovens é considerado fator de risco significativo para o desenvolvimento de obesidade na fase adulta.[1]

Além disso, a frequência de atividade física, a palatabilidade e o conteúdo calórico dos alimentos são inequívocos fatores de risco para o desenvolvimento da obesidade, além de distúrbios endócrinos, como hipotireoidismo, hiperadrenocorticismo e o uso de medicações que resultam em aumento do apetite (p. ex., anticonvulsivantes e glicocorticoides).[1,12] Algumas raças predispostas à obesidade são Labrador Retriever, Boxer, Beagle, Golden Retriever, Cocker Spaniel, Daschund, Basset Hound, Cavalier King Charles Spaniel, Cairn terrier, Shetland Sheepdog, Dálmata, Collie, entre outras de porte gigante.[1,8,12]

■ Controle neuroendócrino na obesidade

Os mecanismos fisiológicos que regulam a ingestão alimentar e o gasto energético dependem de fatores neuroendócrinos complexos, que atuam por meio de vias ou sinalizações aferentes (ou periféricas), constituídas geralmente por estimulação neuronal vagal, nutrientes (glicose, aminoácidos, lipídios), hormônios produzidos e liberados pelo trato gastrintestinal (como a grelina e a colecistocinina) e/ou tecido adiposo (adipocinas), transportando as informações das vias periféricas ao sistema nervoso central (SNC), e sinais eferentes (ou centrais), que transmitem a resposta do SNC às vias periféricas. Esses sinais iniciam sua ação rapidamente após o início ou o término de uma refeição, quando de origem neuronal ou gastrintestinal, resultando em produção de energia e formação do tecido adiposo, com consequente produção de adipocinas sinalizadoras. Nervos periféricos especializados, por intermédio de seus neuropeptídios mensageiros, levam essas informações aos centros cerebrais após atravessarem a barreira hematencefálica, onde neuropeptídios de segunda ordem processarão as informações e as conduzirão ao hipotálamo (núcleo arqueado), ativando ou inibindo a ingestão alimentar ou o gasto energético.[15]

Desse modo, o núcleo arqueado desempenha papel fundamental na integração de sinais que regulam o apetite, juntamente com a barreira hematencefálica, com seu papel regulador na passagem de determinados sinais ou vias de sinalização para o hipotálamo. Existem duas populações primárias de neurônios integrados com o núcleo arqueado que regulam o *status* nutricional e a homeostase do balanço energético, via expressão de neuropeptídios, como pró-ópio-melanocortina (POMC) e fator de transcrição cocaína-anfetamina-dependente (CART), com efeitos anorexígenos, e outro grupo de neuropeptídios, como o NPY e o peptídio relacionado com a cepa *agouti* (AGRP), com efeitos orexígenos[15] (Figura 197.1).

Quadro 197.1 Incidência da obesidade nas populações de cães e gatos.

Pesquisadores	País	% (cães)	Nº cães	% (gatos)	Nº gatos
Mason	Reino Unido	28	1.000	NR	NR
Anderson	Reino Unido	NR	NR	9 (6 a 12)	429
Edney	Reino Unido	34	1.134	NR	NR
Meyer *et al.*	Alemanha	30	266	NR	NR
Steininger	Áustria	44	NR	NR	NR
Edney e Smith	Reino Unido	24	8.268	NR	NR
Scarlett *et al.*	EUA	NR	NR	25	2.000
Armstrong e Lund	EUA	25	23.000	24	10.000
Lund *et al.*	EUA	28	30.517	NR	NR
Robertson	Austrália	25	860	NR	NR
Jericó e Scheffer	Brasil	17	648	NR	NR

Adaptado de Diez e Nguyen.[13]
NR = não realizado.

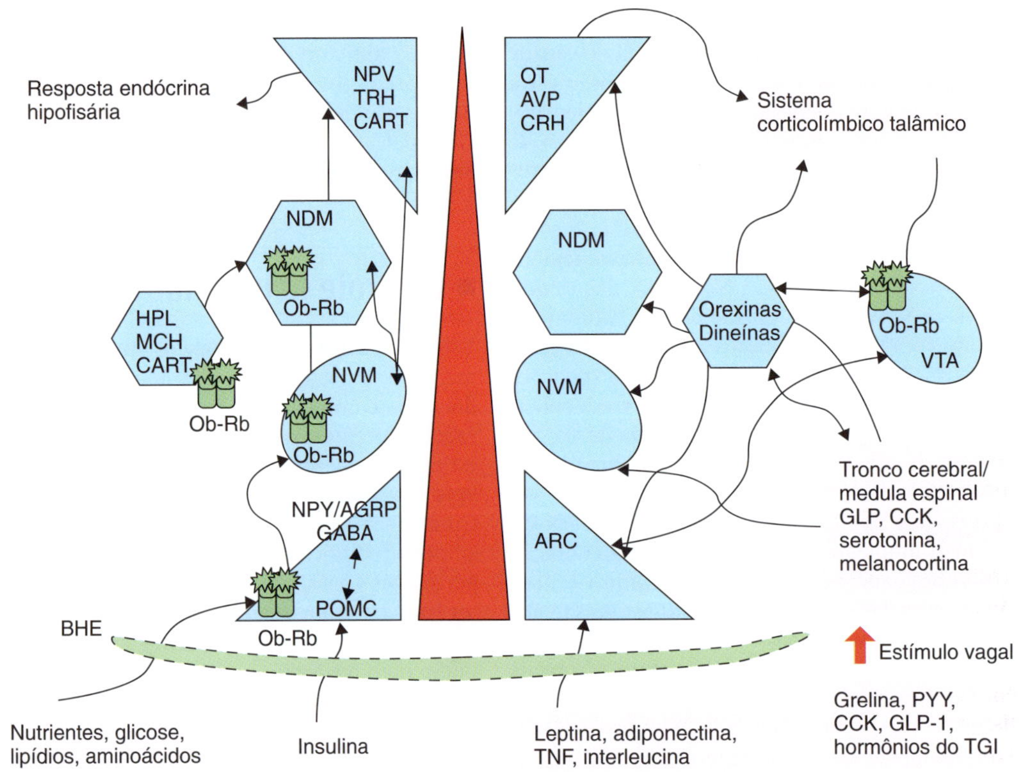

Figura 197.1 Esquema do circuito hipotalâmico e outras áreas cerebrais envolvidas na regulação do balanço energético. O núcleo arqueado (ARC) do hipotálamo recebe e integra os sinais recebidos pelas vias periféricas sobre o estado nutricional. Duas grandes populações de neurônios (NPY/AGRP e POMC) são sensíveis à ação da leptina e dos nutrientes, enviando suas projeções para dentro e fora do hipotálamo. As áreas do sistema nervoso central que contêm o receptor (Ob-Rb) são sabidamente envolvidas no controle da ingestão alimentar mediada pela leptina. AVP = arginina vasopressina; BHE = barreira hematencefálica; CART = transcrito regulado por cocaína e anfetamina; CCK = colecistoquinina; HLP = hipotálamo lateral; NDM = núcleo dorsomedial; NPV núcleo paraventricular; NVM = núcleo ventromedial; OT = ocitocina; PYY = peptídio YY. (Adaptada de Obici.[16])

Adipocinas

Diferentes secreções das adipocinas, oriundas de diferentes tipos de compartimento adiposo, e sua interação com os núcleos hipotalâmicos por meio de sinalizações periféricas e centrais também têm sido relatadas em cães e gatos,[1] conforme discutido a seguir.

Leptina

O termo leptina é originário do grego *leptos*, que significa *magro*. É considerada a adipocina mais bem caracterizada atualmente em cães e gatos,[1,7] tendo sua ação primariamente relacionada com a supressão do apetite e o aumento do gasto energético (via termogênese).[1,17] Sua descoberta ocorreu em meados de 1974, no contexto de investigações em modelos experimentais de obesidade. Sabe-se que existe homologia de 83 a 95% para os nucleotídios e 79 a 96% para a sequência de aminoácidos entre o gene da leptina humana e o gene encontrado nas diversas espécies de animais vertebrados.[17-19]

Sua expressão é predominantemente no tecido adiposo (> 95%), variando de acordo com o tamanho do adipócito e a massa de gordura total,[9] embora outros locais também a produzam, como estômago, sistema musculoesquelético, fígado, placenta etc.[18] Em magros e obesos, o tecido adiposo subcutâneo (TAS) tem maior expressão e secreção de leptina em relação ao tecido adiposo visceral (TAV), podendo chegar a valores 2 a 8 vezes maiores. Apesar da menor expressão que o TAS, a liberação da leptina é proporcional ao tamanho da massa total do TAV, ou seja, também é aumentada nesse depósito de gordura em indivíduos obesos.[18] Diversos mecanismos fisiológicos também influenciam a síntese aguda da leptina e, consequentemente, levam a oscilações na quantidade de leptina intrinsecamente associadas à massa de gordura. Jejum, atividade física moderada e frio resultam em diminuição da expressão do gene da leptina e eventual queda nas concentrações plasmáticas da proteína.[18] Alimentação após jejum, glicocorticoides e insulina são fatores que estimulam a transcrição do gene e a produção de leptina.[18]

A ação da leptina, como a de muitas outras adipocinas, começa a partir de sua ligação com seu receptor, que apresenta maior expressão nos centros da saciedade do hipotálamo, mas podem ser encontrados por todo o corpo.[1,6,18] Com relação ao balanço energético, tem como ação primária os neurônios no núcleo hipotalâmico arqueado (NHA), onde estimula a expressão de neurotransmissores e hormônios ligados aos mecanismos de inibição da ingestão alimentar e aumento do gasto energético total, via ativação do sistema nervoso simpático.[9] A leptina age diretamente em quatro peptídios produzidos em neurônios do NHA: o NPY, o AGRP, a POMC e o CART. Acredita-se que a leptina suprima a atividade dos neurônios que produzem NPY/AGRP (efeito orexígeno) e estimule a atividade de neurônios produtores de POMC ou CART (efeito anorexígeno).[18]

Os efeitos da leptina sobre o apetite e o gasto energético sugerem que exista um defeito na atividade do hormônio em pacientes obesos.[18] Como já descrito anteriormente, a maior parte dos indivíduos obesos apresenta níveis séricos de leptina proporcionais a sua massa de tecido adiposo, ou seja, a maioria desses indivíduos obesos não sofre de deficiência de leptina. Ao contrário, obesos em geral apresentam níveis elevados dela.[20] À semelhança do que se postula para o diabetes *mellitus* não dependente de insulina (DMNDI), passou-se a considerar que a obesidade mais frequentemente encontrada na população é um estado em que há resistência aos efeitos da leptina. Dessa maneira, acredita-se que o acúmulo excessivo de leptina a curto prazo poderia levar à diminuição da sensibilidade dos receptores centrais e ao reajuste do seu efeito inibitório sobre o apetite.[18] Concentração supranormal de leptina seria necessária para o mesmo efeito inibitório sobre o apetite. Outra possibilidade aventada é que haja insuficiência do sistema de transporte da leptina para dentro do cérebro, isso porque pacientes obesos têm diminuição das concentrações liquóricas de leptina quando comparadas com as plasmáticas do hormônio.[18]

Além de seu papel na regulação do peso corporal, a leptina parece atuar como modulador neuroendócrino durante períodos de jejum prolongados. A privação alimentar promove a hiperatividade do eixo hipotalâmico-pituitário-adrenal, a redução da fertilidade, a diminuição do metabolismo basal de repouso, a redução da atividade motora e a queda dos níveis circulantes de hormônios tireoidianos.[18] Essas modificações neuroendócrinas têm o valor adaptativo de garantir e prolongar o suprimento energético do organismo até que o alimento volte a estar disponível. De fato, Heiman *et al.* (1997) demonstraram que a leptina é capaz de inibir a liberação do hormônio liberador de corticotropina (CRH) no hipotálamo perfundido de ratos, fornecendo evidências moleculares de que a leptina atua no eixo hipotalâmico-pituitário-adrenal.[18]

Com relação ao estado reprodutivo, tem-se observado que a leptina também tem ação no eixo hipotalâmico-pituitário-gonádico. Com a grande demanda energética durante a gravidez e a lactação, o organismo suprime a atividade reprodutiva quando as quantidades de gordura corporal estão escassas. Acredita-se hoje em dia que a leptina tenha o papel de informar o cérebro que as reservas energéticas na forma de gordura são suficientes para manter a reprodução. Mais recentemente, um estudo demonstrou que uma cepa transgênica de camundongos que expressa leptina exageradamente tem a sua puberdade acelerada.[6,18]

Em cães e gatos, as concentrações de leptina aumentam após uma refeição rica em gordura ou com alta densidade energética. Nos cães, as concentrações da leptina se elevam em duas a três vezes os valores de normalidade e exercem seus efeitos durante 8 h.[21] Nos felinos, os efeitos das concentrações de leptina pós-prandial não são consistentes, mas podem ser modulados por relativa resistência insulínica e pela gordura corporal.[6] De modo semelhante aos seres humanos, as concentrações plasmáticas circulantes de leptina se elevam com o aumento da adiposidade, ao passo que as concentrações de adiponectina tendem a diminuir com o ganho de peso nos animais de companhia,[22] conforme discutido a seguir.

Adiponectina

Após a leptina, a adipocina mais bem compreendida e estudada é a adiponectina, um hormônio polipeptídico (sequência de 244 aminoácidos),[6] considerado de ação anti-inflamatória e responsável pela correlação entre obesidade associada à aterosclerose e à resistência insulínica.[23] É conhecida também como ACRP-30 (*adipocyte complement related protein*), GBP28 e AdipoQ,[1] proteína expressa exclusivamente em adipócitos diferenciados, que se apresenta em concentração três vezes maior no sangue do que outras adipocinas. Sua concentração plasmática diminui com o aumento da gordura corporal.[1,23]

Essa adipocina está presente no sangue de humanos e de roedores sob quatro isoformas principais, com diferentes pesos moleculares:[24] a forma globular (ACRP-30), os trímeros (90 kDa), os hexâmeros (180 kDa LMW) e uma isoforma de alto peso molecular (HMW). As duas últimas representam a maior parte da ACRP-30 no soro, sendo o trímero a principal isoforma secretada pelos adipócitos.[24] A secreção de adiponectina é estimulada por insulina, fármacos como tiazolidinedionas, antagonistas do sistema endocanabinoide e constituintes da dieta, como óleo de peixe, ácido linoleico e proteína de soja.[1,6] Assim como nos humanos, a maior expressão de adiponectina entre as espécies animais ocorre no tecido adiposo branco. Nos felinos, essa maior expressão genética ocorre no compartimento adiposo visceral.[6,20]

Fêmeas apresentam maior concentração nos níveis circulantes de adiponectina em comparação aos machos.[6]

Ao contrário dos outros fatores secretados pelo tecido adiposo, a adiponectina age como fator protetor para doenças cardiovasculares e aumenta a sensibilidade à insulina. Os efeitos benéficos para o sistema cardiovascular são secundários à vasodilatação, por aumento na expressão da síntese de óxido nítrico (iNOS) e prostaciclinas no endotélio vascular.[6] Sua ação anti-inflamatória e antiaterogênica ocorre pela diminuição da expressão da molécula de adesão-1, via redução da expressão de TNF-α, e da quimiotaxia ao macrófago para formação de células gordurosas e inibição da sinalização inflamatória no tecido endotelial[9] e o desenvolvimento de placas ateroescleróticas.[20] Esses mesmos efeitos também podem fornecer alguma proteção contra a carcinogênese, por meio da inibição de crescimento celular e angiogênese associados à formação tumoral.[6] Baixas concentrações de adiponectina foram observadas em humanos com tipos variados de câncer, especulando-se sua relação com o aumento e a gravidade da incidência de neoplasias na obesidade.[6] Vários estudos sugeriram também que a adiponectina tem seus efeitos como uma molécula antiaterogênica e anti-inflamatória, em parte antagonizando os efeitos pró-inflamatórios do TNF-α sobre as células endoteliais e macrófagos e, em parte, reduzindo o acúmulo de ésteres do colesterol e lipídios nos macrófagos, demonstrando ser um fator de proteção para doenças cardiovasculares.[6]

Assim como em humanos, a adiponectina foi identificada em várias espécies, incluindo ratos, camundongos, cães e primatas, apresentando alta homologia entre as espécies[6,25] anteriormente referidas (camundongos e cães: 85%; ratos e cães: 83%; humanos e cães: 87%).[25] A adiponectina felina tem forte homologia com adiponectina humana e canina.[6] Essa expressão é demonstrada por meio de sua expressão significantemente aumentada no tecido adiposo visceral comparado ao tecido adiposo subcutâneo. Um estudo demonstrou que concentrações de adiponectina séricas estão diminuídas em gatos obesos e aumentam após a perda de peso.[6]

Pesquisas atuais diversas demonstraram que valores circulantes de adiponectina devem ser interpretados com cautela, pois altos níveis de adiponectina também foram associados ao aumento da letalidade em pacientes humanos portadores de doença cardiovascular.

Fator de necrose tumoral alfa

O TNF-α é uma molécula do grupo das citocinas, que são pequenas proteínas ou também denominadas peptídios. Considerado um produto derivado do adipócito, exerce papel relevante na resistência à insulina (RI) observada na sepse e nas neoplasias, especialmente de forma parácrina.[20] Em ratos obesos, a neutralização do TNF-α causou melhora significativa na captação de glicose em resposta à ação da insulina, indicando sua relação com resistência insulínica na obesidade.[9] Em humanos obesos, há forte correlação inversa entre TNF-α e metabolismo de glicose, devido à supressão pelo TNF-α da sinalização da insulina, o que resulta em redução de síntese e translocação do transportador de glicose (GLUT 4) para a membrana celular e consequente diminuição na captação de glicose pelas células mediada pela ação da insulina. Essa redução na sensibilidade periférica à insulina aumenta a glicogênese hepática e reduz a utilização de glicose pelo músculo esquelético e pelo tecido adiposo, caracterizando-se um quadro de resistência insulínica.[1,6,9]

Essa citocina tem ação no adipócito, promovendo indução de apoptose, inibindo a lipogênese, via inibição da expressão da lipase-lipoproteica (LLP), do transportador de glicose (GLUT 4) e da acetil-CoA sintetase, bem como aumento da lipólise, cumprindo, portanto, importante papel regulador no acúmulo de gordura no tecido adiposo. A expressão do mRNA e do TNF-α é elevada em animais e humanos obesos, correlacionando-se positivamente com aumento do volume das células adiposas em todos os depósitos de gordura corporal.[9]

O TNF-α também está envolvido no processo inflamatório da aterogênese, participando da migração de monócitos e sua conversão em macrófagos na parede endotelial, assim como na expressão da molécula de adesão na superfície das células endoteliais e musculares lisas.[9]

▪ Interleucina-6

A IL-6 também é uma citocina pró-inflamatória, composta de 212 aminoácidos, secretada por monócitos, macrófagos, linfócitos e fibroblastos, e estimula a produção de células de imunoglobulina B, a proliferação de células T, a ativação do mecanismo natural de morte celular e a citotoxicidade. Os genes que expressam a IL-6 já foram identificados em humanos e roedores.[26] Sua ação estende-se também ao metabolismo de carboidratos e lipídios. A infusão de IL-6 em humanos saudáveis aumenta a lipólise, independentemente da modulação de catecolaminas, glucagon e insulina, indicando a IL-6 como fator importante no metabolismo lipídico. Como TNF-α, ela inibe a LLP e aumenta a liberação de ácidos graxos livres e glicerol. Além disso, sua expressão elevada parece estar relacionada com a supressão da leptina e estimulação da produção de proteína C reativa, bem como com a redução da expressão do GLUT 4 nos tecidos muscular e hepático. A IL-6 é secretada por macrófagos e adipócitos, sendo estes responsáveis por aproximadamente 30% de sua secreção.[9]

Sua expressão é aumentada em indivíduos obesos, tendo os depósitos de gordura abdominal maior contribuição na secreção aumentada de IL-6. Em indivíduos com alto escore de condição corporal, a IL-6 sérica pode elevar em quatro vezes o risco relativo para doenças cardiovasculares.[9] Segundo German *et al.*,[22] os níveis plasmáticos circulantes de IL-6, em cães, provavelmente são muito menores do que em seres humanos, pois os autores do estudo demonstraram que, previamente ou após a perda de peso corporal, os valores continuam extremamente baixos.

▪ Proteína C reativa

A proteína C reativa é uma proteína imunologicamente anômala, caracterizada pela capacidade de precipitar-se diante do polissacarídio C somático isolado de pneumococo. Surge frequentemente no soro durante a evolução de numerosos processos inflamatórios, especialmente nos de caráter agudo. Representa um indicador extremamente sensível de inflamação, sendo sua presença um sinal muito significativo de processo patológico. Assim, pode ser considerada um marcador inflamatório e preditor de risco independente para doenças cardiovasculares.[27] O tecido adiposo abdominal é considerado sinalizador de elevadas concentrações de proteína C reativa devido à significativa expressão dessa proteína nos depósitos de gordura abdominal, visceral e subcutânea. Mulheres com alto escore de condição corporal apresentam níveis séricos de proteína C reativa doze vezes maior que aquelas com escore de condição corporal menor, representando risco aumentado de quatro vezes para doença arterial coronariana.[9] Em contrapartida, de acordo com os resultados obtidos no estudo de Veiga *et al.*, os valores das concentrações séricas de proteína C reativa em cães obesos foram menores quando comparados com o grupo-controle.[28] Em nosso conhecimento, existem raros relatos publicados na literatura sobre concentrações circulantes de proteína C reativa em cães e gatos.

▪ Resistina

É uma proteína de cadeia curta composta de 92 aminoácidos nos seres humanos. Essa adipocina foi descoberta originalmente sendo secretada por adipócitos murinos (camundongos). Esse hormônio também é encontrado em adipócitos humanos, gados e porcos.[1,6]

Até o presente momento, não foi relatada a expressão da resistina em adipócitos de cães ou gatos. No entanto, o desenvolvimento de técnica e *kits* adequados está sob investigação, com o consequente adiamento de sua descoberta. Entretanto, a secreção desse hormônio em roedores parece ser semelhante à leptina: as concentrações circulantes se elevam com o aumento da gordura corporal e após a alimentação. A hiper-resistinemia resulta em resistência insulínica e risco de desenvolvimento do diabetes tipo 2.[1,6,20]

Em humanos, elevações dos níveis circulantes de resistina estão associadas ao aumento da produção de citocinas pró-inflamatórias secretadas por macrófagos e com doenças ateroescleróticas.[1] Necessita-se, portanto, de mais estudos a fim de elucidar melhor o papel dessa adipocina em animais domésticos e seres humanos, principalmente sua correlação ao desenvolvimento da resistência insulínica.[1]

▪ Sistema renina-angiotensina-aldosterona

O sistema renina-angiotensina, também identificado como sistema renina-angiotensina-aldosterona (SRAA), é um conjunto de peptídios, enzimas e receptores envolvidos em especial no controle do volume de líquido extracelular e na pressão arterial, sendo considerado um dos melhores sistemas regulatórios do metabolismo corporal, como já muito bem descrito. O reconhecimento do SRAA como um mecanismo regulador no metabolismo e na diferenciação dos adipócitos foi uma importante descoberta na pesquisa sobre obesidade.[1,6] Em humanos e roedores, o tecido adiposo branco é capaz de secretar o angiotensinogênio, o receptor angiotensina I, a enzima conversora da angiotensina (ECA) e o receptor de angiotensina II.[1] Em humanos obesos, estes apresentam-se em níveis séricos elevados. O tecido adiposo visceral parece secretar em maior quantidade angiotensinogênio, angiotensina I e receptores angiotensina I que o tecido adiposo subcutâneo.[9] O receptor angiotensina I é indutor de secreção de prostaglandinas série 2, que participam da diferenciação celular de pré-adipócitos, já a angiotensina II estimula a diferenciação de adipócitos e lipogênese no momento da conversão de angiotensina I em II, indicando a participação daqueles no processo de acúmulo de gordura corporal.[9] Além disso, a angiotensina II tem forte papel aterogênico, pois estimula diretamente a produção de molécula de adesão-1 e fator estimulador de colônia de macrófagos na parede endotelial e aumenta o metabolismo de óxido nítrico em radicais livres e a atividade plaquetária.[9]

Em humanos obesos, o aumento na produção de angiotensinogênio contribui para o desenvolvimento de doenças cardiovasculares e renais, com o aumento das concentrações circulantes de angiotensina II (ação vasoconstritora) e aldosterona, com consequente retenção renal de sódio e hipertensão ou disfunção renal. Estudos em roedores obesos demonstram que a disfunção do SRAA promove diminuição do fluxo sanguíneo renal e menor filtração glomerular, acarretando hipertensão e doença renal.[1,6]

Dessa maneira, a concentração elevada nos indivíduos obesos pode ser mais um ponto de relação entre a obesidade, a hipertensão e as doenças cardiovasculares, porém seu mecanismo de ação ainda não está completamente elucidado.[1,9]

▪ Hormônios gastrintestinais

Uma grande parte dos hormônios é sintetizada pelo trato gastrintestinal (TGI), tornando-se motivo de pesquisas atuais por sua correlação com a regulação do apetite, da saciedade e do balanço energético. Portanto, os hormônios do TGI assumem um papel importante no desenvolvimento e na prevenção da obesidade. Serão discutidos alguns peptídios considerados agentes de ação periférica e as alterações em suas concentrações no sangue que podem ocorrer com o desenvolvimento da obesidade (Quadro 197.2).[7]

Grelina

A grelina é um hormônio relativamente novo, descoberto em 1999 por um grupo de pesquisadores japoneses. É um peptídio composto de 28 aminoácidos, que apresenta duas principais isoformas: a acilada e a não acilada.[7] O nome grelina vem do prefixo *ghre*, de origem protoindo-europeia, que dá origem à palavra *growth* do inglês (crescimento) e do sufixo *relin* (do inglês, *release*), dando um sentido semântico (liberador de GH). É sintetizada primariamente por células da camada mucosa de glândulas oxínticas presentes na região fúndica do estômago, atuando no SNC sinalizando a ingestão de alimentos. Uma porção menor também é sintetizada no hipotálamo, no duodeno, no coração, nos rins e nos pulmões.[7] Seu papel no controle do metabolismo foi estudado recentemente. Observou-se que a administração de grelina a ratos induz ao comportamento de ingestão alimentar, redução do gasto metabólico e obesidade.[7] A secreção de grelina é inibida após a ingestão de nutrientes, pois estes estimulam a secreção de vários outros hormônios intestinais e pancreáticos que controlariam sua liberação.[7]

A grelina pode ser reconhecida como o primeiro hormônio orexígeno do TGI, com concentrações elevadas antes da alimentação e decaimento pós-prandial.[7] A grelina é um potente estimulador da liberação de hormônio de crescimento (GH), agindo diretamente nos somatotrofos hipofisários e indiretamente nos neurônios secretores de GHRH do núcleo arqueado do hipotálamo.[7] Sabe-se que indivíduos obesos apresentam menor secreção de GH e grelina e que a administração exógena de grelina não altera essa situação. Somente a dieta hipocalórica, por tempo prolongado e acentuada redução ponderal, pode restaurar os níveis plasmáticos de ambos.[7] Dessa forma, acredita-se que outros fatores estejam envolvidos na deficiência de GH e grelina em obesos.

Quadro 197.2 Alterações hormonais induzidas pela obesidade em humanos, cães e gatos.

Hormônio	Humanos	Cães	Gatos
Eixo hipotalâmico-pituitário-glândula			
Hormônio de crescimento	↓	ND	ND
IGF-1	↑, normal, ↓	↑, normal	ND
CRH, ACTH, cortisol	↑	↑, normal	ND
TRH, TSH	↑, normal, ↓	↑, normal	Normal
T3 e T4	↑, normal	↑, normal	Normal
Prolactina	↑, normal	↑	↑
Testosterona total (machos)	↓	↓	ND
Testosterona total (fêmeas)	↑	↑	ND
Estrógeno	↑	ND	ND
Insulina	↑	↑	↑
Glucagon	↑	ND	ND
Amilina	↑	ND	ND
Polipeptídio pancreático	↓	ND	ND
Tecido adiposo			
Leptina	↑	↑	↑
Adiponectina	↓	↓	↓
Resistina	↑	ND	ND
TNF-α, IL-6	↑	↑	↑
Sistema gastrintestinal			
Grelina	↓	↓	ND
Colecistocinina	↑, normal, ↓	ND	ND
Glucagon-*like*-peptídio-1	↓	↑	ND
Peptídio YY	↓	ND	ND

Adaptado de Kil e Swanson.[7]

↑ = aumento; ↓ = diminuição; ND = dados não disponíveis; IGF-1 = fator de crescimento insulino-símile-1; CRH = hormônio liberador de corticotropina; ACTH = hormônio adrenocorticotrófico; TRH = hormônio liberador da tireotropina; TSH = hormônio tireoestimulante; T3 = tri-iodotironina; T4 = teroxina; IL-6 = interleucina-6.

Colecistocinina

A colecistocinina (CCK) é produzida no TGI e sabidamente promove digestão de nutrientes e diminui a ingestão alimentar por meio de *feedback* negativo hipotalâmico.[7] São peptídios com diferentes números de aminoácidos e estão representados por diferentes formas na circulação: CCK8, CCK22, CCK33 e CCK58.[7] O CCK33 é denominado peptídio monitor, produzido nas células acinares pancreáticas e secretado no lúmen intestinal (fator liberador de CCK intestinal), que estimula a liberação de CCK em resposta à ingestão de proteínas ou gorduras ou a inibidores de protease. Esse sistema coordenado regula o nível de CCK no trato GI.[29] Existem dois receptores para a colecistocinina: o CCKa (localizado no TGI) e o CCKb (localizado no cérebro). Acredita-se que a CCK exerça sua ação na CCKa, no nível do piloro, determinando sua constrição e, desse modo, diminuindo a velocidade de esvaziamento gástrico. Recentemente foram descobertos benzodiazepínicos agonistas de CCK. Substâncias que diminuam a degradação da CCK e de fatores de liberação da CCK no TGI representam outra estratégia que visa aumentar o efeito da CCK sobre o esvaziamento gástrico, a distensão gástrica e/ou a ingestão alimentar. Estudos em humanos demonstram que a CCK diminui a ingestão alimentar em aproximadamente 27% em indivíduos não obesos e 21% em obesos, sendo seus efeitos colaterais basicamente gastrintestinais. Existem evidências de que as concentrações basais de CCK são semelhantes entre indivíduos não obesos, obesos, mulheres em pré-menopausa e mulheres em pós-menopausa.[7] No nosso conhecimento, não há dados em literatura sobre as concentrações de CCK para cães e gatos obesos. Portanto, os efeitos da obesidade na secreção da CCK continuam sendo uma questão complexa e contraditória em humanos e animais de companhia.[7]

Glucagon-like-peptídio-1

O glucagon-*like*-peptídio-1 (GLP-1) é um hormônio peptídico intestinal secretado pelas células endócrinas L da porção distal dos intestinos delgado e grosso. O processo de conversão de pré-pró-glucagon em pré-hormônio resulta na produção de GLP-1, GLP-2 e oxintomodulina, dependendo do local de clivagem do peptídio. O GLP-1 é clivado subsequentemente para a forma de peptídios biologicamente ativos do GLP-1 e do GLP-1.[7] Com a presença de nutrientes no lúmen do intestino delgado, o GLP-1 suprime a secreção gastropancreática e o esvaziamento gástrico sob controle do hipotálamo e, posteriormente, diminui a ingestão alimentar. O GLP-1 é também um fator conhecido como "incretinas" (hormônios liberados após a ingestão de nutrientes), estimulando a secreção de insulina e inibindo a secreção do glucagon pós-prandial.[7] A redução pós-prandial de GLP-1 é relatada em pacientes obesos e comparados com pacientes humanos magros.[7] O aumento das concentrações de glicose circulantes e dos ácidos graxos livres, como consequência da obesidade, é considerado um fator para o aumento brusco de GLP-1 em resposta ao ganho de peso. Entretanto, as concentrações pós-prandiais de GLP-1, glicose e ácidos graxos livres não estão fortemente correlacionadas a humanos obesos. Em contraste com os humanos, um estudo demonstrou tendência ao aumento das concentrações de GLP-1 em cães obesos quando comparados aos magros. No entanto, não foram publicados mais dados que deem suporte a essas observações iniciais em cães.[7]

Neuropeptídio Y e peptídio YY

O neuropeptídio Y é um peptídio de 36 aminoácidos que representa um dos mais potentes agentes orexígenos conhecidos. O NPY estimula primariamente a ingestão de carboidratos, agindo em receptores de núcleos hipotalâmicos. Foram identificados cinco receptores para NPY, sendo o receptor Y-5 o mais implicado na regulação da homeostase energética.[29] Antagonistas do NPY representam uma terapêutica promissora no tratamento da obesidade. O NPY é antagonizado por injeções parenterais de naloxona, sugerindo que pode haver uma ativação do sistema de receptores opioides pelo NPY.[29]

O PYY é um hormônio peptídico intestinal secretado pelas células endócrinas do tipo L da porção distal dos intestinos delgado e grosso, semelhante ao GLP-1, no período pós-prandial, proporcionalmente à quantidade de calorias ingeridas. O PYY e o GLP-1 têm funções biológicas semelhantes, sugerindo que esses dois hormônios se completem na homeostase neuroendócrina.[7] O PYY diminui a motilidade intestinal e promove saciedade, diminuindo o apetite e a ingestão alimentar de animais roedores e seres humanos não obesos. Os obesos apresentam níveis de PYY endógenos de jejum e pós-prandiais diminuídos quando comparados aos não obesos. Sabe-se, ainda, que os núcleos paraventricular e arqueado hipotalâmicos contêm neurônios capazes de estimular ou inibir a ingestão de alimentos e que o PYY tem um papel comunicador com esses núcleos.[26]

No nosso conhecimento, os efeitos da obesidade sobre o PYY não são frequentemente examinados em cães e gatos;[7] porém, em 2007, foi liberado pela Food and Drug Administration (FDA) – órgão governamental regulamentador nos EUA – o uso do dirlotapide (Slentrol®), agente farmacológico mais recentemente utilizado no tratamento da obesidade em cães (ver adiante).

Todas as inter-relações hormonais periféricas com a obesidade descritas até o momento estão dispostas no Quadro 197.2.

■ Doenças associadas à obesidade em cães e gatos

O excesso de tecido adiposo leva a efeitos deletérios no metabolismo fisiológico e no funcionamento dos órgãos. A obesidade está associada como causa e progressão de neoplasias, doenças cardiorrespiratórias, doenças do sistema urogenital, endocrinopatias, doenças dermatológicas, doenças ortopédicas e distúrbios metabólicos (Quadro 197.3).[1,6–8]

O risco de desenvolver doenças metabólicas é proporcional ao excesso de gordura presente no corpo, ou seja, obesidade. Existem inúmeras evidências de que a localização ou a distribuição do excesso de gordura influencie a gravidade des-

Quadro 197.3 Doenças e alterações funcionais associadas à obesidade em cães e gatos.

Endocrinopatias	Hipotireoidismo Hiperadrenocorticismo Diabetes *mellitus* Insulinoma
Sistema osteoarticular	Osteoartrites Ruptura de ligamento cruzado cranial Doença do disco intervertebral Fraturas de côndilo umeral
Doenças cardiorrespiratórias	Colapso de traqueia Paralisia de laringe Angústia respiratória Hipertensão arterial Síndrome da obstrução de vias respiratórias dos braquicefálicos
Doenças dermatológicas	Alopecia Acne felina Dermatite seborreica
Neoplasias	Tumores de mama Carcinomas de células de transição Tumores gástricos
Sistema urogenital	Urolitíase (oxalato de cálcio) Infecções de trato urinário Partos distócicos Incontinência urinária
Distúrbios metabólicos	Resistência insulínica Lipidose hepática (gatos) Dislipidemias Intolerância à glicose
Outras	Imunossupressão Aumento de risco anestésico Diminuição de qualidade de vida

sas complicações.[5] Muitas dessas doenças se caracterizam por um estado inflamatório generalizado,[22] resistência insulínica (associada ou não a diabetes *mellitus*), aumento nas concentrações dos níveis de colesterol e/ou triglicerídios, também denominadas *dislipidemias*, e hipertensão arterial sistêmica. Esses desequilíbrios metabólicos associados à obesidade são denominados SM ou síndrome X ou síndrome plurimetabólica,[22,30] como anteriormente discutido, o que, nos últimos anos, vem sendo correlacionado a risco potencial para o desenvolvimento de aterosclerose e diabetes, além de neoplasias.[22,31] A epidemia mundial de obesidade, particularmente entre indivíduos jovens, elevará o risco de SM e suas complicações. Atualmente, um em cada três ou quatro indivíduos adultos na espécie humana tem SM.[32] Talvez o achado mais característico da SM seja resistência insulínica ou hiperinsulinemia. A anormalidade lipídica mais encontrada nessa afecção é representada por aumento dos níveis de triglicerídios, diminuição dos níveis do colesterol de lipoproteínas de alta densidade (HDL) e aumento dos níveis do colesterol de lipoproteínas de baixa densidade (LDL). Em cães obesos, existe tendência à elevação de lipoproteínas aterogênicas, como as de muito baixa densidade (VLDL).[33]

▪ Resistência insulínica e diabetes mellitus não dependente de insulina

A resistência insulínica está associada à obesidade em várias espécies, incluindo humanos, cães e gatos. Além disso, várias adipocinas apresentam seus níveis elevados em pacientes humanos com diabetes não dependente de insulina (tipo 2) e obesos. Entre essas adipocinas, já foi demonstrado que o TNF-α promove diferentes graus de resistência insulínica com elevados valores em cães obesos, igualmente encontrados nos pacientes humanos, sugerindo uma forte correlação entre essas espécies.[22]

Estudos recentes sugerem que a deposição de gordura em órgãos como fígado e músculos tem importante papel na determinação da resistência à insulina, que pode ser definida como uma resposta diminuída às ações biológicas da insulina, ou seja, a incapacidade da insulina em exercer suas ações não apenas no metabolismo dos carboidratos, mas, principalmente, seu papel no metabolismo lipídico e sua ação metabólica e anticatabólica. O tipo de obesidade mais relacionado com a resistência insulínica é a central ou visceral, que permite uma grande oferta de AGL ao fígado, contrapondo-se aos efeitos da insulina, aumentando a neoglicogênese e a inibição da captação de glicose e sua oxidação no tecido muscular.[30,32]

A insulina, hormônio responsável pela diminuição da produção hepática e pela captação periférica de glicose, age também no metabolismo lipídico. O mecanismo de lipólise é altamente dependente da ação da insulina, que regula os níveis de AGL. Na resistência à insulina, ocorre aumento na oferta de AGL ao fígado, o que estimulará a oxidação destes e afetará a capacidade secretora das células β pancreáticas em produzir a insulina. Concomitantemente, há aumento da produção hepática de glicose, decorrente da resistência hepática à ação da insulina em inibir a neoglicogênese, podendo evoluir para o quadro clínico de diabetes *mellitus* tipo 2.[32]

▪ Dislipidemias

O termo dislipidemia, ou hiperlipidemia, refere-se ao aumento nos níveis de lipídios (colesterol e/ou triglicerídios) circulantes na corrente sanguínea. A hiperlipidemia de jejum é um achado anormal que tanto pode representar a produção acelerada quanto a degradação retardada de lipoproteínas.[30,34,35] Na síndrome metabólica, comum à obesidade, a concentração de lipoproteínas de baixa densidade (LDL) pode ser normal, porém a proporção de LDL pequenas e densas é maior. A concentração de HDL-colesterol encontra-se diminuída, e as proporções de HDL pequenas e densas permanecem aumentadas. As LDL pequenas e densas não são efetivamente captadas pelo receptor de LDL, aumentando, desse modo, sua permanência na circulação sistêmica, tornando maior o potencial de infiltração na parede arterial. As HDL pequenas e densas são rapidamente catabolizadas, conferindo diminuição significativa da concentração dessa fração lipoproteica. Alterações de caráter hormonal também refletem uma modificação importante do metabolismo lipídico. Assim, a concentração de colesterol na fração de LDL como um fator aterogênico tem sido amplamente explorada na literatura. O aumento da concentração plasmática de triacilglicerol (TAG) está frequentemente associado à diminuição do HDL-colesterol, considerado o principal fator protetor contra a doença aterosclerótica coronariana (DAC), devido aos seus efeitos antiaterogênicos. A HDL desempenha basicamente função inversa à da LDL, uma vez que se encontra envolvida no processo de remoção do colesterol excedente dos tecidos extra-hepáticos.[30,33] Níveis séricos de triglicerídios e colesterol elevados aumentam o risco do desenvolvimento de oftalmopatias, pancreatite, convulsões e doenças ateroscleróticas.[33]

De modo rotineiro, em medicina veterinária, não determinamos as frações específicas das lipoproteínas, porém já é relatado esse fracionamento por meio da cromatografia líquida em filtração em gel de alta resolução, no sistema FPLC (*fast protein liquid chromatography*).[33]

▪ Doenças cardiovasculares

Com relação ao sistema cardiovascular, sabe-se que a obesidade em seres humanos está relacionada com o aumento da morbidade e da letalidade por doenças cardiovasculares, associadas à hipertensão arterial, à hipertrofia cardíaca, aos distúrbios de condução elétrica, além de estados pré-trombóticos e aterogênicos.[4] As alterações cardíacas são primariamente relacionadas com a sobrecarga de volume sanguíneo decorrente do excesso de tecido adiposo.[4,22]

Segundo Jericó *et al.*,[4] a condição de obesidade acarreta alterações que sugerem aumento da pós-carga cardíaca com sofrimento do miocárdio, evidenciada pelo aumento da pressão arterial e pelas alterações do registro gráfico da condução elétrica ventricular. Estudos ecocardiográficos e necropsias de pacientes obesos revelam mudanças estruturais, como esteatose das células do sistema de condução, hipertrofia ventricular esquerda e direita, aumento de átrio esquerdo, além de obstruções coronarianas (Figura 197.2).[4] Muitas das evidências que ligam a adiposidade excessiva às doenças cardiovasculares foram descritas experimentalmente em cães.[4,30]

Apesar de a hipertensão arterial ocorrer em cães obesos, seu significado clínico parece ser discreto e bastante discutível. Ainda não está claro se essa diferença entre os humanos e os cães obesos é resultado de padrões diferentes de expressões das adipocinas.[20]

▪ Neoplasias

Estudos epidemiológicos vêm demonstrando evidências da associação de obesidade e câncer.[31] Um centro britânico especializado em pesquisa sobre câncer está tentando pro-

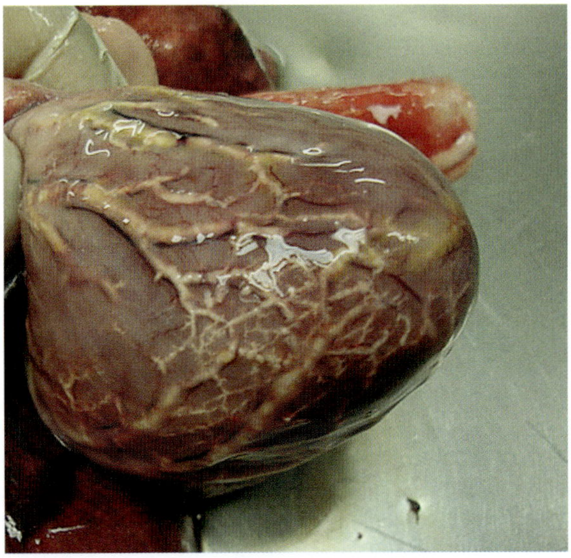

Figura 197.2 Aspecto anatomopatológico da circulação coronariana de cão obeso, evidenciando depósitos de gordura intravasculares. (Fonte: Claudia Ferreira dos Santos, 2006.)

mover evidências convincentes sobre a associação de obesidade e diversos tipos de neoplasias, como adenocarcinoma de esôfago, adenocarcinoma pancreático, carcinoma hepatocelular, carcinoma colorretal, carcinoma de bexiga urinária, carcinoma gástrico e adenocarcinoma renal.[31] Os mecanismos exatos sobre como a obesidade pode influenciar o desenvolvimento ou a progressão de neoplasias ainda são pouco esclarecidos. Acredita-se que uma grande variedade de proteínas, incluindo hormônios, fatores de crescimento celular, resposta imunológica, apoptose (morte celular programada) e citocinas inflamatórias, esteja envolvida nos diversos processos da gênese tumoral.[31] Acredita-se também que a leptina possa estimular fatores de crescimento (IGF-1) e outros secretagogos do hormônio de crescimento, promovendo proliferação e diferenciação celulares, estimulando angiogênese e a consequente formação de neoplasias.[22]

A insulina pode atuar como um agente mitogênico e vem sendo associada a diversos tipos de câncer.[31] Evidências epidemiológicas têm correlacionado câncer colorretal a resistência insulínica. Altas concentrações de citocinas produzidas pelo tecido adiposo, como TNF-α, interleucinas (IL-6) e baixas concentrações de adiponectina, têm efeitos deletérios na homeostase da glicose, promovendo resistência à insulina e consequente hiperinsulinemia.[31] A interação entre insulina, gordura corporal e sistema de liberação de fatores de crescimento (IGF) ainda não é totalmente compreendida. Acredita-se que o sistema de IGF possa mediar os efeitos da hiperinsulinemia, estimular proliferação, diferenciação e apoptose celular, tendo sido implicado na tumorogênese.[31]

O espectro geral das doenças e alterações funcionais associadas à obesidade está disposto no Quadro 197.3.

■ Diagnóstico e diagnóstico diferencial

O diagnóstico da obesidade geralmente é feito por inspeção direta. Cães e gatos devem ter costelas facilmente palpáveis com configuração de ampulheta, quando vistos de cima. Incapacidade de palpar as costelas e depósitos de gordura facilmente palpáveis na base da cauda, sobre os quadris ou na área inguinal sugerem obesidade. A relação entre o peso corporal e o peso ideal do animal, também conhecido como peso corporal relativo, é utilizada para diagnosticar obesidade, parâmetro esse mais fácil de ser mensurado que a gordura corporal. Considera-se um bom indicador do peso de um indivíduo aquele apresentado quando ele atinge a idade adulta, logo após a puberdade.[4]

A obesidade de um animal também pode ser avaliada por alguns métodos, como o mapeamento por ressonância magnética, a tomografia computadorizada, a DEXA,[36] a hidrodensitometria, a determinação da água corporal total por diluição de isótopos, as concentrações do potássio corporal total, a ultrassonografia e a impedância bioelétrica, que, porém, ainda não são rotineiramente aplicados no cotidiano da medicina veterinária. Podem-se, também, usar outros parâmetros clínicos na avaliação da condição corporal do animal, como o escore de condição corporal (ECC) e a análise morfométrica (AM), em que são determinadas as dimensões da circunferência pélvica (CP), a distância entre o ligamento patelar médio e a tuberosidade do calcâneo (CL [circunferência lateral]) e o peso corporal (PC).[4,37] Essas medidas são utilizadas para determinar a porcentagem de gordura corporal (%GC) (Figura 197.3). Em cães, depósitos de gordura podem ser observados, principalmente, no tecido subcutâneo e nas regiões torácica, lombar e coccígea, assim como na intra-abdominal.[4]

Com relação ao *ECC*, sabe-se que sua apresentação é dividida em estágios da condição corporal (do nível 1 ao 5), assim descritos (Figuras 197.4 a 197.6):

- Nível 1 – Caquexia: ossos da pelve, coluna vertebral e costelas visíveis, além de grande perda da massa muscular e ausência de gordura palpável ao redor da caixa torácica
- Nível 2 – Magro: 10 a 20% abaixo do peso ideal, com ossos da pelve, costelas e extremidades dos ossos da coluna ainda visíveis, abdome e cintura bem visualizados e ausência de gordura palpável ao redor da caixa torácica
- Nível 3 – Ideal: ossos da pelve, costelas e coluna não visíveis, porém facilmente palpáveis, abdome e cintura bem visualizados e pequena quantidade de gordura palpável ao redor da caixa torácica

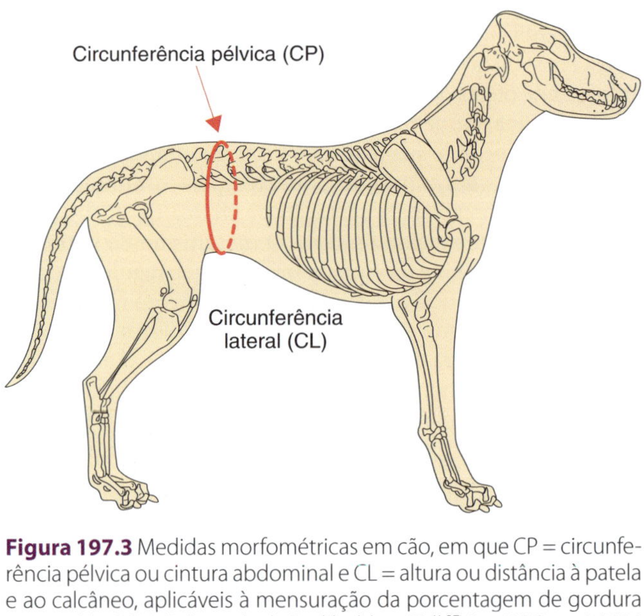

Figura 197.3 Medidas morfométricas em cão, em que CP = circunferência pélvica ou cintura abdominal e CL = altura ou distância à patela e ao calcâneo, aplicáveis à mensuração da porcentagem de gordura corporal (%GC).* (Adaptada de Burkholder e Toll.[37]) * = %GC = – 0,0034 × (CL) 2 + 0,0027 × (CP) 2 – 1,9/PC.

Escore de condição corporal	Características
1 ▷ Muito magro Mais de 20% abaixo do peso corporal ideal	• Costelas, coluna e ossos pélvicos facilmente visíveis (em animais de pelo curto) • Significativa perda de massa muscular • Ausência de gordura na caixa torácica
2 ▷ Magro Entre 10 e 20% abaixo do peso corporal ideal	• Costelas, coluna e ossos pélvicos visíveis • Cintura marcada • Mínima gordura abdominal
3 ▷ Peso ideal	• Costelas, coluna e ossos pélvicos não visíveis, mas facilmente palpáveis • Cintura presente • Discreta gordura abdominal
4 ▷ Sobrepeso 20% acima do peso ideal	• Costelas, coluna e ossos pélvicos dificilmente palpáveis • Ausência de cintura • Marcante depósito de gordura abdominal sobre a coluna e na base da cauda (para cães)
5 ▷ Obesidade 40% acima do peso ideal	• Importante depósito de gordura na caixa torácica, coluna, abdome e na base da cauda (para cães) • Marcante distensão abdominal

Figura 197.4 Escore de condição corporal em cães e gatos.[38]

- Nível 4 – Sobrepeso: 10 a 20% acima do peso ideal, com ossos da pelve, costelas e coluna vertebral dificilmente palpáveis, abdome e cintura sem definição e depósitos de gordura ao redor da coluna vertebral e na base da cauda
- Nível 5 – Obesidade: 40% acima do peso ideal, com tecido adiposo excessivo ao redor do tórax, coluna vertebral e base da cauda, distensão abdominal bem visível).[10]

Vale lembrar que existem outras escalas de ECC, como de 1 a 9, desenvolvida por Laflamme (1997).[39]

A avaliação da condição corporal ou medida obtida por DEXA é considerada padrão-ouro nos estudos de validação de métodos e equações para a avaliação da composição corporal e, principalmente, por ser uma das técnicas densitométricas não invasivas mais usadas no mundo, para determinação da densidade óssea. Essa técnica utiliza fótons em dois níveis de energia (raios X), que, ao se chocarem com os diferentes tecidos corporais como o tecido ósseo mineral, o tecido lipídico e a massa magra de cada paciente, serão digitalizados sob a forma de *pixels*. Dessa maneira, algoritmos devem ser utilizados para calcular a quantidade e o tipo de tecido em cada *pixel* digitalizado. Similar a outras técnicas de composição corporal, a DEXA parte do pressuposto de que a massa magra é uniformemente hidratada a 0,73 mℓ de água/g. Estudos anteriores já haviam validado a DEXA para análise de condição corporal em cães, com resultados precisos, mas com algumas limitações, principalmente por estar disponível somente em poucos centros hospitalares de referência.[36]

A bioimpedância elétrica é um método seguro, não invasivo, rápido e portátil para a estimativa de condição corporal em cães, gatos e humanos. Essa técnica avalia a composição corporal pela capacidade de condutibilidade de uma corrente elétrica aplicada no corpo. Os líquidos corporais e os eletrólitos são responsáveis por essa condutibilidade da corrente elétrica, e o tecido adiposo apresenta menor hidratação em

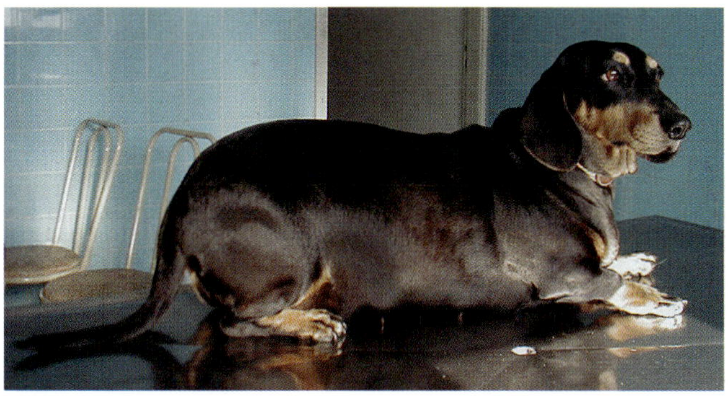

Figura 197.5 Cadela obesa, raça Teckel, 5 anos, castrada, com ECC = 5 e %GC = 33.

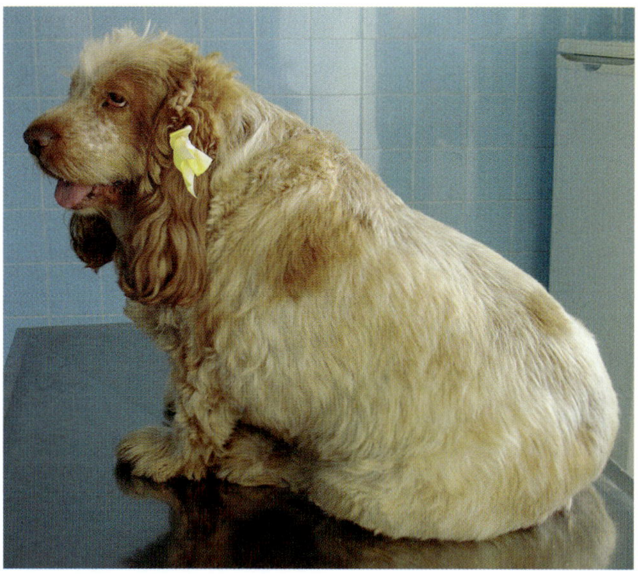

Figura 197.6 Cão obeso, raça Cocker Spaniel, 3 anos, castrado, com ECC = 5 e %GC = 38.

comparação à massa magra. Desse modo, quanto maior a proporção de tecido adiposo, menor será o volume de condutibilidade da corrente elétrica e maior será a medida da impedância detectada para a passagem da corrente.[36]

De acordo com os resultados de estudo recente de German *et al.*, o monitor de bioimpedância apresentou boa precisão em cães obesos. Houve associação significativa entre os resultados obtidos pelo método DEXA e pelo monitor de bioimpedância, porém essa associação foi menor quando comparada aos resultados obtidos entre o DEXA e o escore de condição corporal.[36]

O diagnóstico diferencial da obesidade deve ser feito com o hipotireoidismo, o hiperadrenocorticismo e a acromegalia.[14]

Tratamento

Com relação aos recentes avanços no entendimento das bases genéticas da obesidade, excesso na alimentação e ingestão energética mal balanceada permanecem o maior elemento na origem e na manutenção do sobrepeso e da obesidade. Em seres humanos, também já está bem documentado que a perda de 7 a 10% do peso inicial é suficiente para melhorar as comorbidades associadas.[40]

Associada ao fator dieta, sabe-se também que a prática de atividades físicas regulares, principalmente aeróbicas, é fundamental para a manutenção da perda de peso a longo prazo, além de minimizar a perda de massa magra.[41]

Dieta de restrição calórica

Alguns estudos afirmam que o efeito da composição da dieta, ou seja, o tipo de nutriente de escolha de uma dieta, pode interferir no controle do apetite. Este, por sua vez, é um mecanismo sensorial importante na definição do controle da ingestão de alimentos, que também pode estar associado às preferências alimentares, à distribuição do nutriente nas dietas, às preferências inatas de sabor, à resposta pós-prandial do nutriente no plasma, à disponibilidade e à variedade alimentar.[40]

A adição de outros alimentos a uma dieta previamente balanceada, como a ração comercial, pode aumentar a densidade calórica do alimento.[4] Além disso, a administração de petiscos ou de substitutos alimentares como forma de interação social e afetiva entre o proprietário e o cão pode levar ao consumo excessivo de nutrientes, de modo a exceder as necessidades energéticas do animal.[12]

Existem diversas dietas comerciais formuladas para a perda de peso, com todas as necessidades nutricionais, porém com menos calorias que as normais para animais adultos normais. Essas dietas dividem-se em dois tipos diferentes: pobres em gorduras, com carboidratos complexos e altamente digeríveis; e pobres em gorduras e com alto conteúdo de fibras não digestíveis.

A diminuição do conteúdo de gorduras na dieta do animal produz um descenso tanto da densidade calórica como do sabor. As dietas comerciais com baixo conteúdo em gorduras contêm entre 8 e 11% de gordura em matéria seca. A diminuição da proporção de gordura deve ser suficiente, a ponto de diminuir a densidade calórica da alimentação, mantendo, ao mesmo tempo, sabor e nível de ácidos graxos adequados. Nesse tipo de dieta pobre em gorduras, os carboidratos hidrolisáveis de alta qualidade são uma fonte excelente de energia. Assim, menos da metade de sua densidade calórica está na forma de gordura. Além disso, esses carboidratos produzem maior resposta termogênica e não produzem aumento no volume e na frequência de defecação.[42]

As dietas que contêm quantidade de gordura reduzida e aumento na quantidade de fibra não digestível produzirão descenso na ingestão energética voluntária e na assimilação da dieta, o que, por sua vez, conduzirá à perda de peso. Deve-se ressaltar, também, que a ingestão excessiva de fibras pode produzir efeitos secundários, como reduzir a ingestão e a disponibilidade de nutrientes, como cálcio, zinco e ferro, produzindo aumento da eliminação fecal de nutrientes e da excreção do nitrogênio.[42] O aumento do consumo de fibras também causa maior produção de gás, do volume fecal e da frequência de defecação.[42] Em resumo, o conteúdo de fibra de uma dieta que objetiva restrição calórica deve conter aproximadamente ≥ 10% em matéria seca.

Para evitar os inconvenientes citados, porém, surgiu um novo conceito de dieta, que são os alimentos dietéticos com teor elevado de proteínas, o qual objetiva, principalmente, a perda de peso sobre a gordura, e não sobre a massa muscular; a redução da contribuição em energia líquida e o aumento da palatabilidade e da saciedade.

Segundo Diez (2003),[43] uma alimentação hiperproteica reduz em 30% a perda de massa magra comparativamente a uma alimentação clássica. As proteínas utilizadas como fonte de energia beneficiam-se de um rendimento energético menor do que os glicídios. Com efeito, antes de entrar no ciclo de Krebs, os aminoácidos têm de passar por descarboxilação e desaminação. Seguidamente, o organismo tem de consumir energia para alimentar os radicais nitrogenados sob a forma de ureia; esse gasto é considerado no cálculo da energia metabolizável indicada nas embalagens. Mas, entre esta última e a energia efetivamente disponível para a célula (sob a forma de trifosfato de adenosina [ATP]), ocorre um desperdício variável de acordo com os nutrientes. Para as proteínas, esse desperdício é muito importante. Dessa maneira, a energia líquida depende de aminoácidos constituintes e do seu nível de entrada no ciclo de Krebs. Em média, 1 g de proteínas fornece menos de 30% de energia líquida do que 1 g de amido, embora ambos os nutrientes sejam equivalentes em energia metabolizável. No homem, a saciedade conferida pelas proteínas depende da sua composição em aminoácidos.[43] Provavelmente esse fenômeno também ocorra nos cães, mas será alvo de futuras investigações dos pesquisadores.[43]

Um dos objetivos principais de um programa de redução de peso nos animais domésticos é minimizar a perda de tecido corporal magro, ao diminuir o conteúdo de gordura corporal. Ao utilizar qualquer dieta pobre em calorias em cães e gatos que necessitam perder peso, é necessário controlar estritamente o volume do alimento administrado.[42] A vantagem de seguir uma dieta redutora de peso reside em que é possível administrar maior volume de alimento com menor quantidade de calorias e menor risco de produzir um transtorno nutricional.[42]

A existência de diferentes graus de obesidade nos animais obriga que as recomendações de perda de peso sejam expressas em porcentagem do peso corporal perdido ao fim de 1 semana, e não como uma perda determinada de peso. Dessa maneira, em 1 semana, é recomendável perder entre 1 e 3% do peso corporal total, conforme o grau de obesidade, idade e situação clínica do animal.[42]

Existem diversas fórmulas disponíveis para o cálculo da estimativa dos requerimentos energéticos de manutenção diários (ou energia metabolizável) para cães e gatos. A seguir, serão disponibilizadas duas delas, de acordo com Burkholder e Toll,[37] porém outras podem ser usadas para a mesma finalidade. O cálculo do requerimento energético diário (RED) fundamenta-se no requerimento energético em repouso (RER) de um animal, modificado por um fator que leva em consideração sua atividade ou produção (p. ex., crescimento, gestação, lactação ou trabalho). O RER é calculado elevando o peso corporal do paciente a uma potência de 0,75. O valor do RER, em média, para mamíferos é de 70 kcal/kg/dia.[38] Devemos lembrar que esses valores de requerimento energético devem ser utilizados como guias, ou ponto de partida, para o cálculo energético de cada indivíduo, e não como valores absolutos. As fórmulas para obtê-los são:

- RER

  RER (kcal/dia) = $70 \times (\text{peso [kg]})^{0,75}$ ou RER (kcal/dia) = $30 \times (\text{peso [kg]} + 70)$

- RED canino
  - Adulto castrado = 1,6 × RER
  - Adulto inteiro = 1,8 × RER
  - Propenso a obesidade = 1,4 × RER
  - Perda de peso = 1 × RER
  - Ganho de peso = 1,2 a 1,4 × RER (de acordo com o peso atual)
- RED felino
  - Adulto castrado = 1,2 × RER
  - Adulto inteiro = 1,4 × RER
  - Propenso a obesidade = 1 × RER
  - Perda de peso = 0,8 × RER
  - Ganho de peso = 1,2 a 1,4 × RER (de acordo com o peso atual).

De acordo com a experiência dos autores, a dieta de restrição calórica, quando bem elaborada no seu conteúdo energético e nutricional e contando com a adesão fidedigna do proprietário, é ainda a melhor e mais segura forma de promoção da redução do peso do paciente obeso (Figuras 197.7 e 197.8).

▪ Atividade física

Há muito tempo já se sabe que a inatividade física está associada ao excesso de peso corporal e ao risco de doenças cardiovasculares. Paralelamente à associação da inatividade física à deposição de gordura preferencialmente no compartimento visceral, há evidências de que o exercício crônico esteja associado à redução de gordura intra-abdominal.[41]

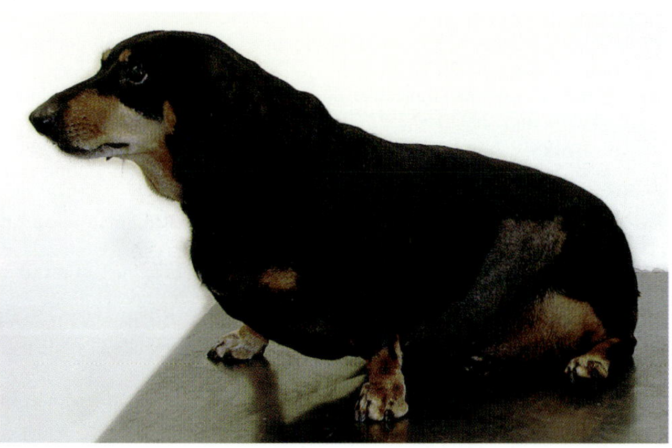

Figura 197.7 Cadela da raça Teckel, obesa, com ECC = 5 e %GC = 29, antes da dieta de restrição calórica.

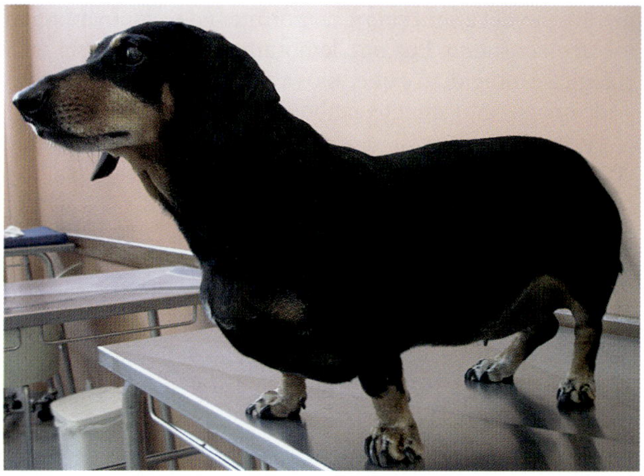

Figura 197.8 Cadela da raça Teckel, obesa, com ECC = 3,5 e %GC = 20, 6 meses, após a dieta de restrição calórica.

Hoje está muito difundido, na literatura científica, o papel protetor da atividade física para uma série de doenças, em especial as metabólicas e as cardiovasculares.

Segundo o Surgeon General's Report on Physical Activity and Health,[41] existe a recomendação de que os seres humanos acumulem 30 min de atividade física moderada na maior parte dos dias da semana.

Os efeitos dessa prática são múltiplos: auxiliar na manutenção do peso corporal; aumentar a sensibilidade à insulina; reduzir os níveis de pressão arterial e elevar os níveis de HDL-colesterol, reduzindo o risco de diabetes *mellitus* e doença cardiovascular; provocar hipertrofia da musculatura esquelética; reduzir a perda de massa óssea; favorecer a resposta imune, além de atenuar a depressão e a ansiedade e determinar o bem-estar.

De acordo com Lusby e Kirk,[8] caminhadas em torno de 20 a 30 min, 3 a 4 vezes/semana, são um bom método de perda de calorias para os cães. Com relação aos felinos domiciliados, que têm estilo de vida sedentário, recomenda-se estimular a atividade com brinquedos, objetos, plataformas e barreiras dentro do domicílio, uma vez que dificilmente esses animais realizarão atividade física como os cães.

Os benefícios do treinamento físico, em grande parte, são atribuídos às modificações na hemodinâmica e na composição corporal, que resultam em melhora na ação da insulina.[41]

Alguns estudos mostraram que o aumento na atividade física está associado à redução na leptinemia, que pode ser atribuída à elevação das catecolaminas e à queda da insulinemia em decorrência da maior sensibilidade à leptina.[41] Com relação à adiponectina, sua resposta à atividade física é controversa. Agudamente parece não haver alteração de seus níveis; porém, após um período de treinamento, o aumento de seus níveis foi encontrado. Até o momento, também não se evidenciou alteração nos níveis de TNF-α com a prática de atividade física.[41]

▪ Tratamento farmacológico na obesidade

O entendimento de alguns conceitos básicos é crucial em qualquer discussão sobre a utilização de medicamentos antiobesidade. O primeiro desses conceitos dita que qualquer medicação só deve ser empregada em conjunto com dieta de restrição calórica e mudança do estilo de vida. Outro ponto fundamental é ressaltar que os fármacos antiobesidade não curam a obesidade e, portanto, a escolha do paciente e da medicação deve ser criteriosa, por meio de acompanhamento médico constante. Por fim, lembramos que a resposta farmacológica é individual e que, após a suspensão do medicamento, pode ocorrer novamente ganho de peso.[44]

As estratégias para o controle da obesidade em todo o mundo vêm sendo direcionadas para a diminuição da quantidade de energia ingerida (controle da dieta) e o aumento da energia gasta (atividade física). Essa meta se torna eficaz quando realizada por completo e precocemente.[1] Entretanto, pode ser difícil de ser conseguida por conta de comportamentos individuais e sociais, metabólicos e hormonais da obesidade em muitos cães e gatos. Nos seres humanos, as opções de manejo da obesidade incluem controle dietético, exercício físico, mudanças comportamentais de estilo de vida, terapias farmacológicas e cirurgias. Até o presente momento, não foram relatadas na literatura terapias cirúrgicas como parte de um programa de redução de peso em animais domésticos.[1]

Nos felinos, atualmente não há nenhum tratamento farmacológico seguro e eficaz no controle da obesidade.[1] Com relação aos cães, o único fármaco, até o presente momento, que teve o uso regulamentado e liberado, nos EUA, pelo órgão governamental FDA, a partir do ano de 2007, foi o dirlotapide (Slentrol®); já na Europa, o mitratapide (Yarvitan®), foi liberado pela comissão Europeia (European Medicines Agency Veterinary Medicines [EMEA]).

*Dirlotapide**

É um agente farmacológico mais recentemente utilizado no tratamento da obesidade em cães. Agente inibidor microssomal (intestinal) seletivo da proteína de transferência dos triglicerídios (MTP).[1] O dirlotapide reduz a absorção de gordura no intestino, retardando o agrupamento de ácidos graxos e proteínas em quilomícrons, processo esse mediado pela MTP no citoplasma dos enterócitos. O resultado da inibição da MTP é a redução da absorção de gordura do lúmen intestinal, mas esta representa apenas uma pequena fração (aproximadamente 10%) sobre os efeitos do dirlotapide na perda de peso.[1] O acúmulo intracelular de gordura, juntamente com a inibição da MTP, libera na circulação sistêmica o PYY, oriundo dos enterócitos. O PYY é um potente hormônio supressor de apetite e promotor de saciedade, atuando no hipotálamo e em outros centros cerebrais que regulam a ingestão alimentar. Sua ação primária é a redução do apetite. Em alguns ensaios clínicos com cães de proprietários selecionados, o dirlotapide reduziu em aproximadamente 10% a ingestão alimentar.[1]

Dessa maneira, como a absorção de gordura é feita dentro dos enterócitos, a esteatorreia e outros efeitos colaterais relacionados com a má absorção de gordura são pouco relatados.[1]

*Mitratapide***

Tem mecanismo de ação semelhante ao do dirlotapide. É um agente inibidor microssomal (intestinal) seletivo da proteína de transferência dos triglicerídios (proteína geralmente envolvida na absorção de gorduras da dieta-MTP). Devido a sua ação, a gordura oriunda da dieta é direcionada para o interior dos adipócitos, liberando na circulação sanguínea peptídios gastrintestinais que promovem saciedade.[45] Assim, o mitratapide exerce efeito na redução do apetite e aumenta a sensibilidade à insulina. Os principais efeitos colaterais são vômito, diarreia e fezes amolecidas, que desaparecem sem a necessidade de tratamento.

Fibratos

São ligantes naturais do receptor ativado por proliferador de peroxissomos alfa (PPAR-α), que se expressam preferencialmente em tecidos onde os ácidos graxos livres são oxidados, como fígado, músculo, rim e coração. A ativação do PPAR-α leva à expressão de genes envolvidos na oxidação das lipoproteínas e ácidos graxos no fígado e nos músculos. Seu principal efeito é reduzir as lipoproteínas ricas em triglicerídios. Os fibratos aumentam a captação e a oxidação dos ácidos graxos livres devido a uma maior atividade da enzima lipase lipoproteica no fígado, levando a uma melhora da sensibilidade insulínica. Os principais representantes dessa classe de fármacos são o fenofibrato, o ciprofibrato, o bezafibrato e a genfibrozila. Estes podem ser usados em cães com segurança.[44,46]

*Slentrol® – Pfizer Animal Health – NY – EUA.
**Yarvitan® – Janssen Pharmaceutica N.V. – Beerse – Bélgica.

▪ Referências

1. Zoran DL. Obesity in dogs and cats: a metabolic and endocrine disorder. Vet Clin Small Anim. 2010;40:221-39.
2. Marques-Lopes I, Marti A, Moreno-Aliaga MJ, Martínez A *et al.* Aspectos genéticos da obesidade. Rev Nutr. 2004;17(3).
3. Markwell PJ, Butterwick RF. Obesity. In: Wills JM, Simpson KW. El libro Waltham de nutrición clínica del perro y el gato. 1ª ed. Zaragoza: Acribia S.A.; 1995. p. 153-69.
4. Jericó MM, Machado FLA, Silva MBFP. Avaliação cardiovascular em cães obesos: mensuração da pressão arterial e achados eletrocardiográficos. Revista Clínica Veterinária. 2006;XI(61):66-72.
5. Suplicy H, Vieira AR, Godoy-Matos AF. Excesso de peso, obesidade e síndrome metabólica. In: Godoy-Matos AF. Síndrome metabólica. São Paulo: Atheneu; 2005. p. 55-64.
6. Radin MJ, Sharkey LC, Holycross BJ. Adipokines: a review of biological and analytical principles and an update in dogs, cats, and horses. Veterinary Clinical Pathology. 2009;38(2):136-56.
7. Kil DY, Swanson KS. Endocrinology of obesity. Vet Clin Small Anim. 2010;40:205-19.
8. Lusby AL, Kirk CA. Obesity. In: Bonagura JD, Twedt DC, editors. Current veterinary therapy XIV. Missouri: Saunders Elsevier; 2009. p. 191-5.
9. Hermsdorff HHM, Monteiro JBR. Gordura visceral, subcutânea ou intramuscular: onde está o problema? Arq Bras Endocrinol Metab. 2004;48(6):1-19.
10. Diez M, Nguyen P. Obesity: epidemiology patophysiology and management of the obese dog. In: Pibot P, Biourge V, Elliott D, editors. Encyclopedia of canine clinical nutrition. Ed. Royal Canin; 2006. p. 2-57.
11. Gallagher EJ, Leroith D, Karnieli E. The metabolic syndrome – from insulin resistance to obesity and diabetes. Endocrinology and Metabolism Clinics of North America. 2008;37:559-79.
12. Jericó MM, Scheffer CK. Aspectos epidemiológicos dos cães obesos na cidade de São Paulo. Revista Clínica Veterinária. 2002;7(37):25-9.
13. Diez M, Nguyen P. The epidemiology of canine and feline obesity. Waltham Focus. 2006;16(1):2-8.
14. Nelson RW, Couto CG. Medicina interna de pequenos animais. 3ª ed. Rio de Janeiro: Elsevier; 2006.
15. Wynne K, Stanley S, McGowan B, Bloom S. Appetite control. Journal of Endocrinology. 2005;184:291-318.
16. Obici S. Minireview: molecular targets for obesity therapy in the brain. Endocrinology. 2009;150:2512-7.
17. Houseknecht LK, Portocarrero CP. Leptin and its receptors: regulators of whole body energy homeostasis. Domest Anim Endocrinol. 1998:15:457-75.
18. Negrão AB, Licinio J. Leptina: o diálogo entre adipócitos e neurônios. Arq Bras Endocr e Metab. 2000;44(3):205-14.
19. Sasaki N, Shibata H, Honjoh T *et al.* cDNA cloning of feline leptin and its mRNA expression in adipose tissue. J Vet Med Sci. 2001;63:1115-20.
20. Neto BG, Geloneze SR, Tambascia MA. Hormônios do tecido adiposo e síndrome metabólica. In: Godoy-Matos AF. Síndrome metabólica. São Paulo: Atheneu; 2005. p. 105-18.
21. Ishioka K, Hatai H, Komabayashi K *et al.* Diurnal variations of serum leptin in dogs: effects of fasting and re-feeding. Vet J. 2005;169:85-90.
22. German AJ, Ryan VH, German AC, Wood IS, Trayhurn P. Obesity, its associated disorders and the role of inflammatory adipokines in companion animals. The Veterinary Journal. 2010,185:4-9.

23. Ishioka K, Omachi A, Sagawa M, Shibata H, Honjoh T, Kimura K *et al.* Canine adiponectin: cDNA structure, mRNA expression in adipose tissues and reduced plasma levels in obesity. Research in Veterinary Science. 2006;80:127-32.
24. Zecchin HG, Carvalheira JBC, Saad MJA. Bases moleculares da resistência à insulina. In: Godoy-Matos AF. Síndrome metabólica. São Paulo: Atheneu; 2005. p. 19-46.
25. Brunson BL, Zhong Q, Clarke KJ, Bedi D, Braden TD, Santen IV *et al.* Serum concentrations of adiponectin and characterization of adiponectin protein complexes in dogs. Am J Vet Res. 2007;68(1):57-62.
26. Chahade WH. A reação inflamatória autoimune e possibilidades de seu controle (Parte 1). Trabalho de revisão A interleucina-6 e a Inflamação. Modificado de Mateos JL – Depto. de Informação e Documentação Médica da Thomson Reuters, publicado em Drugs of Today, 44 (Suppl. 1):1-15, 2008.
27. Haidari M *et al.* Evaluation of C-reactive protein, a sensitive marker of inflammation, as a risk factor for stable coronary artery disease. Clin Biochem. 2001;34(4):309-15.
28. Veiga APM, Price CA, Oliveira ST, Santos AP, Campos R, Barbosa PR *et al.* Association of canine obesity with reduced serum levels of C-reactive protein. J Vet Diagn Invest. 2008;20(2):224-8.
29. Halpern A, Mancini MC. Aspectos fisiológicos do balanço energético. Arq Bras End Metab. 2002:46(3):230-48.
30. Huang PL. A comprehensive definition for metabolic syndrome. Disease Models & Mechanisms. 2009;2:231-7.
31. Donohoe CL, Pidgeon GP, Lysaght J, Reynolds JV. Obesity and gastrointestinal cancer. British Journal of Surgery. 2010;97:628-42.
32. Tambascia MA, Neto BG. Resistência à insulina. In: Godoy-Matos AF, editor. Síndrome metabólica. São Paulo: Atheneu; 2005. p. 47-53.
33. Jericó MM, Camargo FC, Kajihara K, Moreira MAB, Gonzalez R, Machado FLA *et al.* Chromatographic analysis of lipid fractions in healthy dogs and dogs with obesity or hyperadrenocorticism. J Vet Diagn Invest. 2009;21(2):203-7.
34. Ettinger ST, Feldman EC. Texbook of veterinary internal medicine. 6th ed. St. Louis: Elsevier Saunders; 2005, v. 2. p. 912-1992.
35. Passareli M, Nakandakare ER, Quintão ECR. Dislipidemia e síndrome metabólica. In: Godoy-Matos AF, editor. Síndrome metabólica. São Paulo: Atheneu; 2005. p. 75-92.
36. German AJ, Holden SL, Morris PJ, Biourge V. Comparison of a bioimpedance monitor with dual-energy x-ray absorptiometry for noninvasive estimation of percentage body fat in dogs. Am J Vet Res. 2010;71(4):393-8.
37. Burkholder WJ, Toll PW. Obesity. In: Hand MS, Tatcher CD, Remillard RL, Roudebusch P. Small animal clinical nutrition. 4th ed. Topeka: Mark Morris Institute; 2000. p. 401-30.
38. Edney ATB, Smith PM. Study of obesity in dogs visiting veterinary practices in the United Kingdom. Vet Rec. 1986;118:391-6.
39. Laflamme DP. Developement and validation of a body condition score system for dogs. Canine Practice. 1997; 22:10-5.
40. Mattos L, Cravo C. Síndrome metabólica e dieta. In: Godoy-Matos AF, editor. Síndrome metabólica. São Paulo: Atheneu; 2005. p. 303-11.
41. Ferreira SRG, Vivolo MA, Khawali C. Atividade física e síndrome metabólica. In: Godoy-Matos AF, editor. Síndrome metabólica. São Paulo: Atheneu; 2005. p. 313-22.
42. Case LP, Carey DP, Hirakawa DA. Nutrição canina e felina. Madrid: Harcourt Brace; 1998.
43. Carvalho YM. Últimas inovações em nutrição clínica. Rev Waltham Focus. Ed. Royal Canin; 2003. p. 15-20.
44. Halpern A, Mancini MC. Tratamento da obesidade na síndrome metabólica. In: Godoy-Matos AF, editor. Síndrome metabólica. São Paulo: Atheneu; 2005. p. 151-69.
45. Dobenecker B, De Bock M, Engelen M, Goossens L, Scholz A, Kienzle E. Effect of mitratapide on body composition, body measurements and glucose tolerance in obese Beagles. Vet Res Commun. 2009;33:839-47.
46. Beggs PW, Clark DWJ, Williams SM, Coulter DM. A comparison of the use, effectiveness and safety of bezafibrate, gemfibrozil and simvastatin in normal clinical practice using the New Zealand Intensive Medicines Monitoring Programme (IMMP). J Clin Pharmacol. 1999;47:99-104.

Parte 20

Hematologia e Doenças Imunomediadas

Simone Gonçalves Rodrigues Gomes

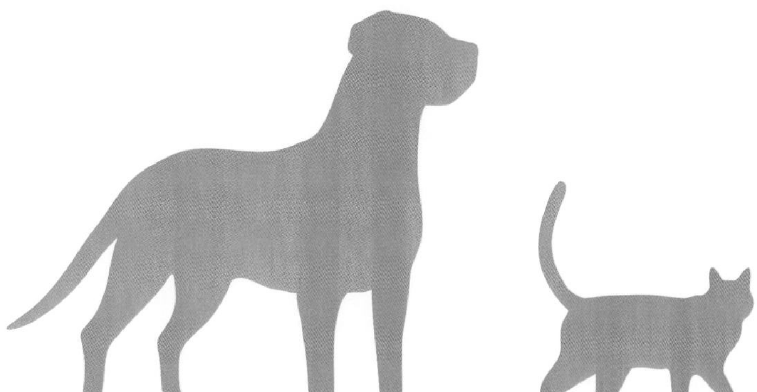

Seção A
Alterações Eritrocitárias

198 Anemias | Avaliação Clínica e Laboratorial

Luciana de Almeida Lacerda

Introdução

Anemia não constitui um diagnóstico isoladamente, mas é um dos achados clínicos e laboratoriais mais frequentes em medicina veterinária. O médico-veterinário deve ser capaz de entender a patogênese da anemia para que possa determinar o melhor tratamento ao paciente e propor medidas para que esta condição não volte a ocorrer.[1]

Este capítulo tem como objetivo apresentar meios clínicos e laboratoriais para investigação das principais causas de anemias em cães e gatos.

Anatomia e fisiologia

Ao investigar a anemia, é necessário entender a eritropoese, ou seja, o processo de produção dos eritrócitos. A eritropoese abrange três principais componentes: células-tronco, citocinas e um microambiente apropriado. Neste microambiente estão incluídos suprimento adequado de oxigênio, nutrientes, ferro e aminoácidos. Em mamíferos adultos, a eritropoese ocorre basicamente na medula óssea, sob a influência de citocinas específicas que agem diretamente nos receptores das células-tronco eritroides. Interleucina (IL)-3, fator estimulador de colônia granulócito-macrófago (GM-CSF), IL-6 e eritropoetina são algumas das citocinas envolvidas.[1]

A eritropoetina atua no aumento do número de células-tronco eritroides, da sobrevida das células eritroides em desenvolvimento, promove a liberação dos eritrócitos maduros e assim aumenta o número de eritrócitos produzidos pela medula óssea. A ação da eritropoetina é modulada e estimulada por outros hormônios como os andrógenos e as prostaglandinas E_1 e E_2.[1]

Outros fatores podem inibir a eritropoese pela diminuição na expressão de receptores na superfície das células eritroides. A IL-1 e o fator de necrose tumoral (TNF) são fatores supressores e ambos são liberados por macrófagos durante os processos inflamatórios, infecciosos e neoplásicos. O estrógeno e a prostaglandina 2a também inibem a eritropoese. Além disso, em felinos, o componente p15E do vírus da leucemia felina (FeLV) atua na inibição.[1-3]

Definição

Anemia pode ser definida como a situação em que a massa total eritroide no sangue periférico se encontra abaixo dos valores de referência para aquele paciente, levando-se em conta gênero, idade e raça, e com consequente diminuição da habilidade de oxigenar os tecidos adequadamente por intermédio do suprimento de sangue. Valores diminuídos da concentração de hemoglobina, hematócrito (ou volume globular), e/ou número total de eritrócitos em um animal com hidratação normal são as três variáveis que permitem determinar o quadro de anemia (Figura 198.1).[1,4]

Ao interpretar qualquer resultado laboratorial, é necessário conhecer os fatores que os podem influenciar. Qualquer uma das três variáveis pode ser afetada por erros pré-analíticos, analíticos ou pós-analíticos. Os métodos utilizados para coleta das amostras e determinação dos valores no laboratório devem ser acurados e adequados para cada espécie. Deve-se lembrar que amostras lipêmicas podem afetar a concentração de hemoglobina, causando falso aumento, e que animais desidratados apresentam valores elevados devido ao volume reduzido de plasma.[1]

Em algumas circunstâncias especiais, pode-se dizer que um animal está anêmico quando o hematócrito diminui ao longo do tempo, mesmo que ainda se encontre dentro dos

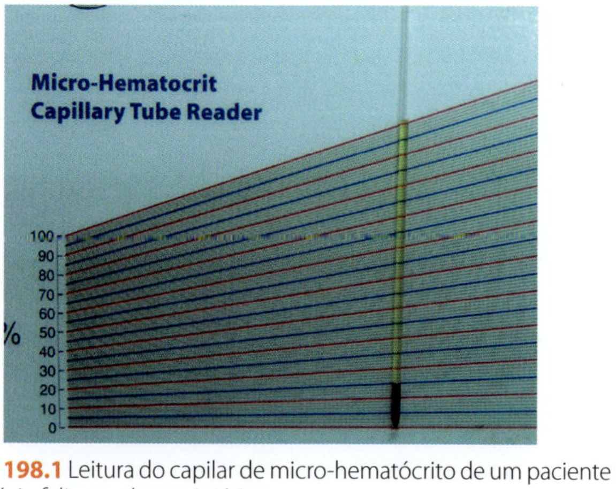

Figura 198.1 Leitura do capilar de micro-hematócrito de um paciente da espécie felina – plasma ictérico.

valores de referência. Além disso, estes valores são baseados em 95% da população, portanto um nível reduzido (p. ex., filhotes, gestantes), ou até mesmo elevado (p. ex., raças pertencentes ao grupo dos Sighthounds, como Whippet, Greyhound, Borzoi, Afghan Hound) de qualquer uma dessas variáveis pode ser normal para determinado animal, embora deva ser investigado.[1,5]

A anemia também pode ser relativa. Casos de anemia relativa ocorrem quando há expansão do volume plasmático e não diminuição da massa eritroide (p. ex., hemodiluição por excesso na administração de fluido intravenoso e sequestro de eritrócitos por esplenomegalia).[1]

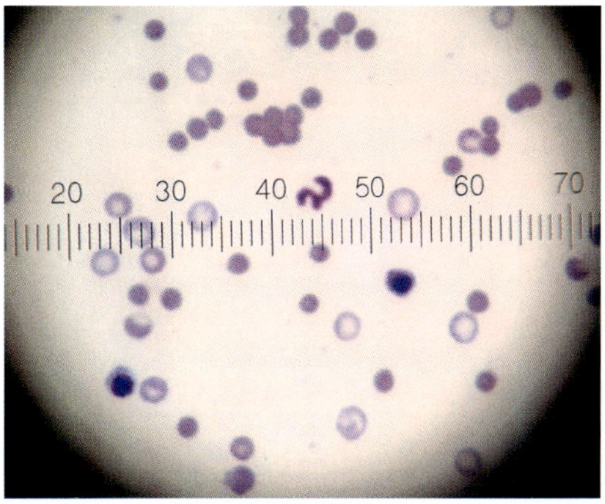

Figura 198.3 Policromasia, anisocitose, eritroblastos, esferocitose, aglutinação e trombocitopenia em esfregaço de sangue periférico de paciente da espécie canina com anemia hemolítica imunomediada (corante pan-óptico rápido, aumento de 400×).

Classificação da anemia pelo grau de eritropoese

Vários sistemas de classificação são descritos e baseados na avaliação laboratorial do sangue. A classificação de um sistema (como anemia macrocítica hipocrômica) pode identificar as mesmas alterações eritrocitárias de outra classificação (como anemia regenerativa); portanto, termos diferentes têm o mesmo significado diagnóstico. Seja qual for a classificação utilizada, o diagnóstico clínico e a escolha do tratamento devem ser corretos e apropriados.[4]

Entender o funcionamento normal da medula óssea e reconhecer as consequências sistêmicas do funcionamento inadequado é essencial para caracterizar a causa da anemia e para determinar a adequação da resposta medular. Anemias não causadas por distúrbios da medula óssea devem ter evidência apropriada da eritropoese (regeneração ou resposta). A classificação inicial e mais importante da maior parte das anemias é regenerativa e não regenerativa.[1,4]

As anemias regenerativas têm função medular adequada; sendo assim, a anemia deve ter sido causada por perda de sangue para fora do organismo (hemorragia externa) ou destruição dos eritrócitos dentro do organismo (hemólise ou hemorragia interna) (Figuras 198.2 e 198.3). Provas laboratoriais de regeneração adequada podem ser óbvias, mas em outros casos a classificação é complexa, devendo-se avaliar conjuntamente a gravidade da anemia, a duração do quadro, as características da espécie, os tratamentos e as múltiplas origens do quadro. As anemias não regenerativas são caracterizadas por diminuição ou ineficiente produção de eritrócitos pela medula óssea; são causadas por doenças primárias ou, mais comumente, secundárias da medula óssea.[1,4]

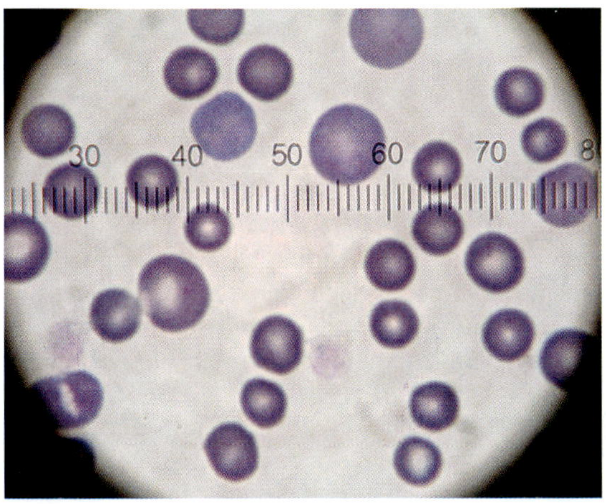

Figura 198.2 Policromasia e anisocitose em esfregaço de sangue periférico de paciente da espécie canina (corante pan-óptico rápido, aumento de 1.000×).

Etiologia e fisiopatogenia

Anemia é manifestação clínica de uma doença subjacente, não um diagnóstico. Assim, a resposta ao tratamento da anemia é transitória, a não ser que a doença primária seja identificada. A causa da anemia é determinada por avaliação do histórico do paciente, exame clínico e resultados de exames laboratoriais. A causa específica para a anemia é importante para a terapêutica e o prognóstico de cada caso.[6]

Existem inúmeras causas para a anemia, e o uso de um conjunto de dados clínicos e laboratorias permite elucidar a provável (Figura 198.4).[1,2,4]

A classificação da anemia segundo os mecanismos fisiopatológicos básicos é útil para o diagnóstico da provável causa.[2]

Manifestações clínicas

As manifestações clínicas da anemia podem ser divididas em duas categorias: aquelas relacionadas diretamente com anemia e aquelas causadas pela doença primária. Em geral, os sintomas clínicos podem ser atribuídos à redução na capacidade de o sangue carrear oxigênio. Alguns desses são resultados diretos da hipoxia tissular; entretanto, a maioria está relacionada com os mecanismos compensatórios do organismo, cujos exemplos são: aumento do 2,3-difosfoglicerato e aumento do débito cardíaco.[1,4,5,7]

Os sintomas clínicos e achados ao exame físico sugerem que os efeitos da anemia são variados. Dentre as manifestações clínicas da anemia podemos destacar:

- Mucosas pálidas (pode haver também icterícia, petéquias e equimoses) (Figuras 198.5 e 198.6)

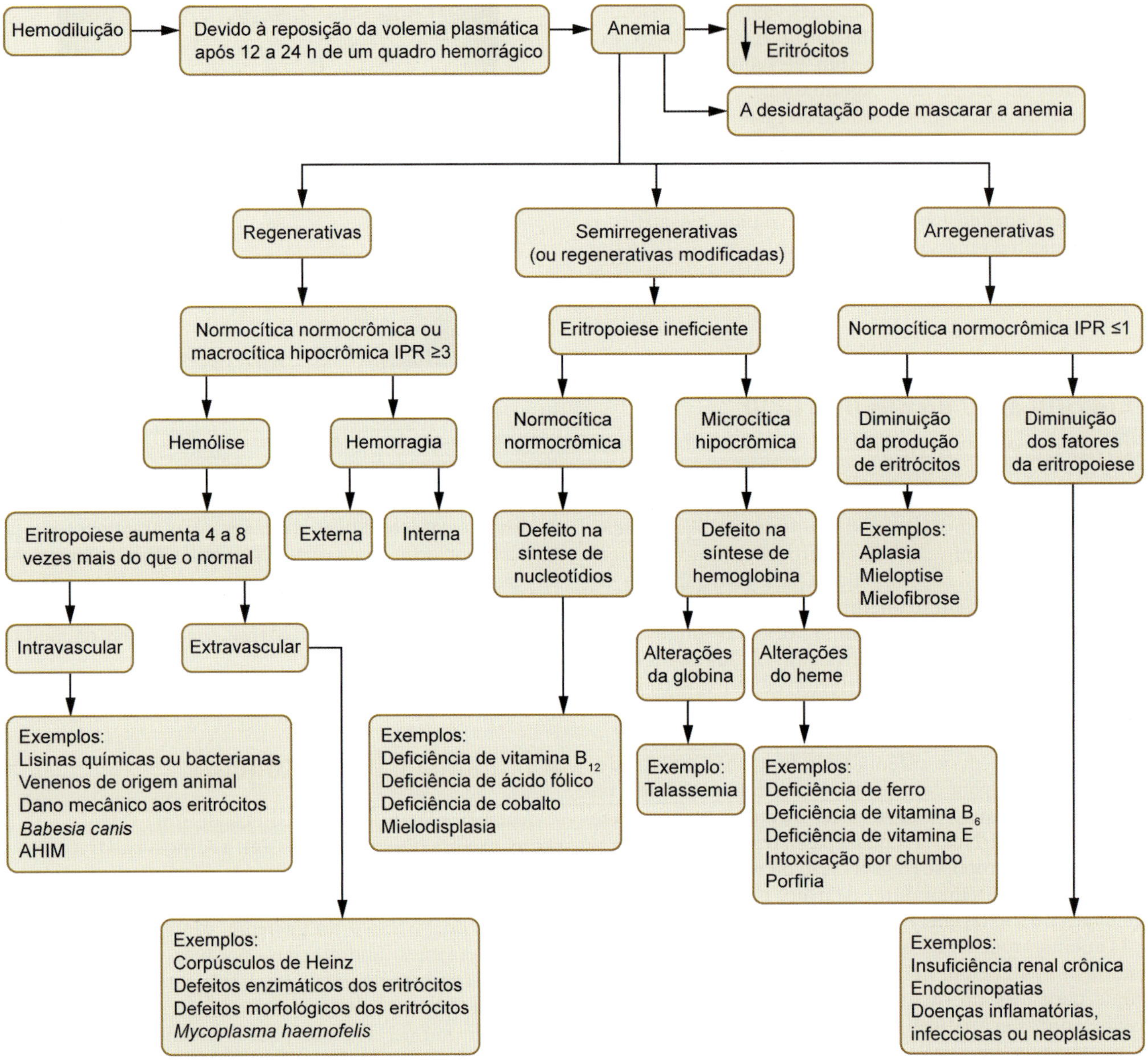

Figura 198.4 Algoritmo para auxílio no diagnóstico da anemia. (Adaptada de Mills.[1]) AHIM = anemia hemolítica imunomediada; IPR = índice de produção de reticulócitos.

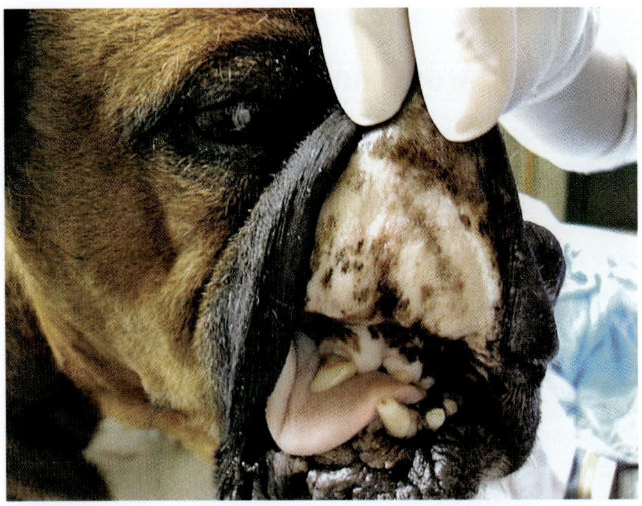

Figura 198.5 Palidez da mucosa oral de paciente anêmico da espécie canina.

- Letargia e anorexia
- Taquipneia
- Sintomas cardiovasculares (taquicardia, aumento do pulso jugular, sopro sistólico)
- Hepatomegalia e/ou esplenomegalia.

A gravidade é determinada por rapidez do estabelecimento do quadro, magnitude da redução do volume sanguíneo e adequação da adaptação cardiopulmonar. Alguns animais intensamente anêmicos podem não demonstrar sinais devido ao estabelecimento crônico da anemia; outros, com anemias mais leves, podem exibir sinais intensos em razão do quadro agudo.[1,4]

Além desses sintomas, alguns pacientes podem procurar locais com alguma fonte de calor e apresentar transtorno alimentar de consumo persistente de substâncias não nutritivas (pica). Gatos que passam a ingerir conteúdo da caixa de areia sanitária são exemplos desse transtorno. Pirexia ou hipertermia também podem ocorrer.[7,8]

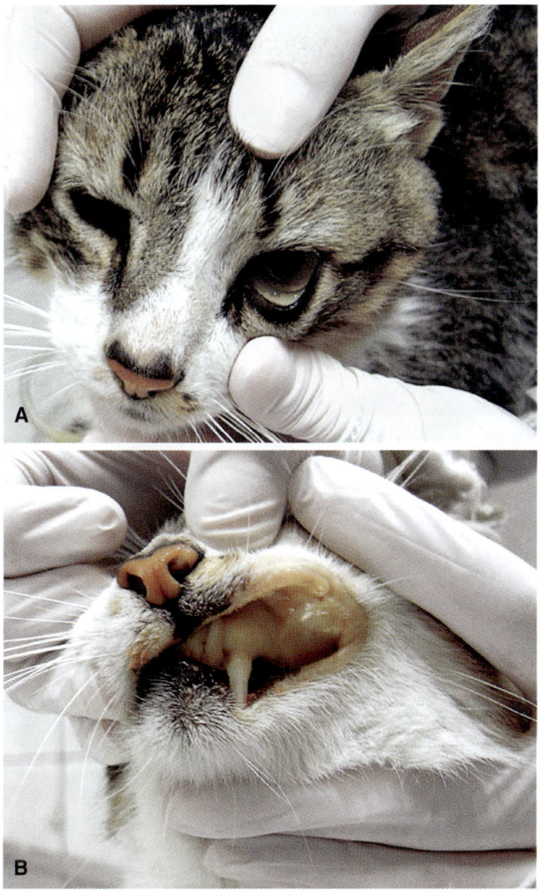

Figura 198.6 Paciente anêmico da espécie felina apresentando palidez e icterícia da mucosa oral (**A**) e da mucosa ocular (**B**).

Diagnóstico | Exames complementares

Vários testes laboratoriais são utilizados para definir a causa da anemia. Destes, o hemograma com ênfase na morfologia eritrocitária, com contagem de plaquetas, contagem de reticulócitos, cálculo dos índices hematimétricos e, recentemente, com avaliação da red blood cell distribution width (RDW), é essencial.[1,4,5]

O aspirado e a biopsia da medula óssea são particularmente úteis para a avaliação da causa de anemias não regenerativas inexplicáveis, sem disfunções metabólicas e endócrinas. Testes específicos para avaliar doenças imunológicas abrangem o teste de Coombs direto e de anticorpo antinuclear (ANA). Testes de coagulação, exames de bioquímica sérica, urinálise, exames ultrassonográficos e radiológicos, exame parasitológico de fezes e ocorrência de sangue oculto nas fezes, testes sorológicos ou de biologia molecular para agentes infecciosos, determinação do ferro sérico e ferritina, e exame de derrame cavitário também podem ser úteis.[1,4,5,7,8]

O entendimento das manifestações clínicas e hematológicas da anemia auxilia muito a identificação da causa e é útil para determinação do curso terapêutico e prognóstico da doença.

Contagem de reticulócitos

Reticulócitos são eritrócitos imaturos encontrados em pequeno número na circulação periférica de animais saudáveis. Nas espécies com resposta de reticulócitos consistente (p. ex., cães e gatos), a contagem dessas células é muito útil para avaliar a resposta medular à anemia.[1,4,5,9,10]

Geralmente, o resultado da contagem é dado pela porcentagem de reticulócitos, um valor relativo influenciado pela gravidade da anemia e pelo número de eritrócitos maduros restantes. A contagem absoluta de reticulócitos por unidade de volume de sangue reflete a eritropoese medular e determina se a resposta é adequada ao quadro; portanto, é preferível para interpretação. A porcentagem corrigida e o índice de reticulócitos são outros métodos de interpretação da resposta de reticulócitos quando existe diminuição variável dos eritrócitos.[1,4,5,9,10]

A melhor avaliação do número de reticulócitos se dá durante o pico esperado destas células (4 a 7 dias), por isso se deve ter cuidado ao interpretar os resultados durante o início (fase pré-regenerativa) e após o período de maior regeneração da anemia, quando os números estão diminuídos (10 a 14 dias). Nesse período, o número de eritrócitos macrocíticos e hipocrômicos pode ser mais útil para refletir a resposta regenerativa.[4,5]

Em felinos, a resposta de reticulócitos é única, pois os reticulócitos pontilhados, com reduzido RNA em seu interior, têm vida-média longa na circulação e, portanto, podem-se acumular em grandes números (> 50% das células eritroides não nucleadas). Esta forma de reticulócitos existe em outras espécies, mas não se acumula em grande número na circulação a ponto de interferir na interpretação da contagem de reticulócitos totais. Por outro lado, os reticulócitos agregados de felinos apresentam resposta similar à de reticulócitos de outras espécies, mas aparecem em pequeno número (geralmente menos de 5%) e podem não ser liberados de maneira adequada caso a anemia não seja muito grave.[5,10]

Em gatos, é importante que cada tipo seja interpretado separadamente e que o laboratório indique o tipo de reticulócito identificado, pois este dado pode auxiliar a avaliação da duração da resposta à anemia. Grande aumento no número de reticulócitos agregados com leve aumento dos pontilhados indica resposta recente (3 a 6 dias após o estabelecimento do quadro de anemia), ao passo que com a resposta tardia (9 a 20 dias) podem existir muitos pontilhados e poucos agregados.[5,10]

Atualmente, a contagem de reticulócitos pode ser feita automaticamente, por citometria de fluxo, e manualmente, por meio da coloração com novo azul de metileno (Figura 198.7).[1,5,9,10]

Avaliação da medula óssea

A avaliação da medula óssea é indicada a anemias para as quais o hemograma não revela função adequada da medula óssea, por isso costuma ser feita em casos de anemias não

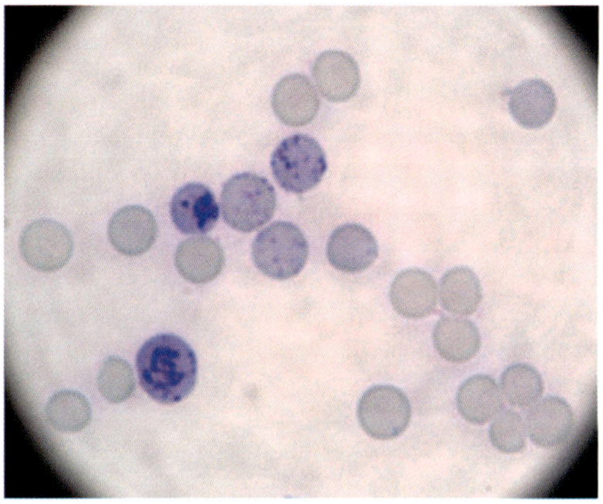

Figura 198.7 Reticulócitos pontilhados e agregados em sangue periférico de paciente da espécie canina (corante novo azul de metileno, aumento de 1.000×).

regenerativas com tempo suficiente de resposta (3 a 6 dias). A avaliação da medula óssea é melhor quando baseada na avaliação citológica do aspirado, na avaliação histológica de uma secção do córtex e no hemograma do mesmo dia.[1,4,5,9,10]

Avaliação dos índices hematimétricos | Volume corpuscular médio e concentração de hemoglobina corpuscular média

Os índices hematimétricos são utilizados para a classificação morfológica da anemia. Eritrócitos de volumes diferentes são caracterizados como microcíticos (menores), normocíticos ou macrocíticos (maiores). Eritrócitos com concentração de hemoglobina corpuscular média (CHCM) alterada são caracterizados como hipocrômicos e normocrômicos. A caracterização como hipercrômicos não existe, pois em geral se deve a erros pré-analíticos ou analíticos (p. ex., hemólise, corpúsculos de Heinz, esferócitos).[1,5]

Avaliação da RDW

RDW (*red blood cell distribution width*) ou amplitude de distribuição do tamanho dos eritrócitos também tem sido utilizada para avaliar e classificar as anemias. Este parâmetro é um índice de anisocitose eritrocitária, ou seja, consiste em medida do grau de variação do tamanho do eritrócito e pode ser obtido com equipamentos mais modernos empregados atualmente em hematologia veterinária. Estudos em humanos e animais mostram que a RDW pode auxiliar a diferenciação das anemias, sendo mais sensível do que o volume corpuscular médio (VCM), pois este necessita de um número grande de macrócitos para alterar seu valor, diferentemente da RDW. Utilizar todos os índices juntos (VCM, CHCM e RDW) pode levar ao diagnóstico mais seguro da origem da anemia, mas o laboratório deve se assegurar de que cada equipamento tenha valores normais para cada um desses parâmetros antes de ser usado para tais fins.[11,12]

Tratamento

O tratamento da anemia se baseia principalmente em tratar a causa primária e aliviar os sintomas da anemia (Figura 198.8). Muitas vezes, a causa primária pode ser de difícil diagnóstico, portanto, estabilizar o paciente é essencial enquanto o médico-veterinário recorre a mais testes para estabelecê-lo. Os tratamentos mais utilizados para os diferentes tipos de anemia incluem transfusões de sangue total ou concentrado de eritrócitos, oxigenoterapia, suplementação com ferro e/ou ácido fólico, uso de esteroides (glicocorticoides e anabolizantes), outros fármacos imunossupressores ou quimioterápicos, eritropoetina recombinante, substitutos do sangue (como hemoglobina polimerizada bovina), cirurgias (como esplenectomia). Cada um dos tipos de tratamento deve ser avaliado para cada paciente, pois há tratamentos com indicações restritas e podem piorar o quadro.[1,4,5,7,13-18]

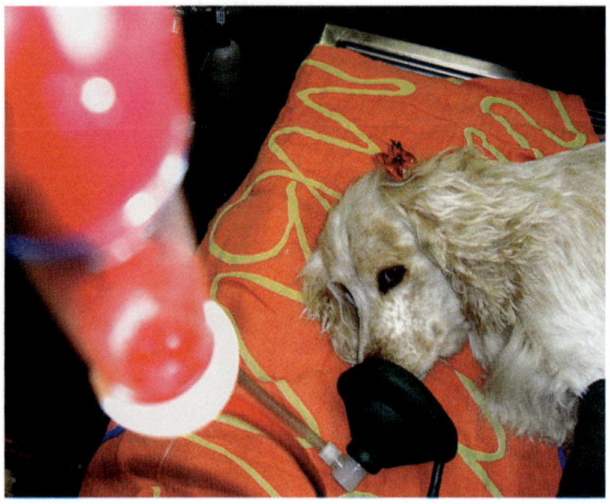

Figura 198.8 Paciente da espécie canina recebendo transfusão de sangue e oxigenoterapia.

Referências

1. Mills J. Anaemia. In: Day M, Mackin A, Littlewood J, editors. Manual of canine and feline haematology and transfusion medicine. Gloucester: BSAVA; 2000. p. 29-41.
2. Gleich S, Hartmann K. Hematology and serum biochemistry of feline immunodeficiency virus-infected and feline leukemia virus-infected cats. J Vet Intern Med. 2009; 23(3):552-8.
3. Ottenjann M, Weingart C, Arndt G, Kohn B. Characterization of the anemia of inflammatory disease in cats with abscesses, pyothorax, or fat necrosis. J Vet Intern Med. 2006; 20(5):1143-50.
4. Aird B. Clinical and hematologic manifestations of anemia. In: Feldman BF, Zinkl JG, Jain NC, editors. Schalm's veterinary hematology. Philadelphia: Lippincott Williams & Wilkins; 2000. p. 140-2.
5. Couto CG. Anemia. In: Nelson RW, Couto CG. Small animal internal medicine. St. Louis: Mosby; 2003. p. 1156-80.
6. Tvedten H, Weiss DJ. Classification and laboratory evaluation of anemia. In: Feldman BF, Zinkl JG, Jain NC, editors. Schalm's veterinary hematology. Philadelphia: Lippincott Williams & Wilkins; 2000. p. 143-50.
7. Evans R, Gruffydd-Jones T. Anaemia in cats. In Pract. 1984; 6:168-77.
8. Squires R. Differential diagnosis of anaemia in dogs. In Pract. 1993; 15:29-36.
9. Ramsey I, Gould S. Feline anaemia 1. Clinical signs and investigation. In Pract. 1999; 21:411-5.
10. Knottenbelt C. Investigation of anaemia in dogs. In Pract. 2001; 23:306-14.
11. Neiger R, Hadley J, Pfeiffer DU. Differentiation of dogs with regenerative and non-regenerative anaemia on the basis of their red cell distribution width and mean corpuscular volume. Vet Rec. 2002; 150(14): 431-4.
12. Matos JF, Carvalho MG, Dusse LMS, Ferreira MFR, Stubbert RVB. O papel do RDW, da morfologia eritrocitária e de parâmetros plaquetários na diferenciação entre anemias microcíticas e hipocrômicas. Rev Bras Hematol Hemoter. 2008; 30(6):463-9.
13. Squires, R. Management of anaemia in dogs. In Pract. 1993, 15:92-4.
14. Reimer ME, Troy GC, Warnick LD. Immune-mediated hemolytic anemia: 70 cases (1988-1996). J Am Anim Hosp Assoc. 1999; 35(5):384-91.
15. Weinkle TK, Center SA, Randolph JF, Warner KL, Barr SC, Erb HN. Evaluation of prognostic factors, survival rates, and treatment protocols for immune-mediated hemolytic anemia in dogs: 151 cases (1993-2002). J Am Vet Med Assoc. 2005; 226(11): 1869-80.
16. Horgan JE, Roberts BK, Schermerhorn T. Splenectomy as an adjunctive treatment for dogs with immune-mediated hemolytic anemia: ten cases (2003-2006). J Vet Emerg Crit Care. 2009; 19(3):254-61.
17. Whelan MF, O'Toole TE, Chan DL, Rozanski EA, DeLaforcade AM, Crawford SL *et al.* Use of human immunoglobulin in addition to glucocorticoids for the initial treatment of dogs with immune-mediated hemolytic anemia. J Vet Emerg Crit Care. 2009; 19(2):158-64.
18. Zambelli AB, Leisewitz AL. A prospective, randomized comparison of oxyglobin (HB-200) and packed red blood cell transfusion for canine babesiosis. J Vet Emerg Crit Care. 2009; 19(1):102-12.

199 Anemias Regenerativas

Luciana de Almeida Lacerda, Nicole Regina Capacchi Hlavac

Introdução

As anemias podem ser classificadas de acordo com os mecanismos fisiopatológicos implicados, com a resposta da medula óssea e com os índices hematimétricos. As anemias arregenerativas estão associadas a doenças que interferem na produção dos eritrócitos, as quais não serão abordadas neste capítulo. A anemia é considerada regenerativa quando há uma resposta adequada da medula óssea e as células jovens são liberadas na circulação periférica.[1-3]

As anemias regenerativas podem ser subdivididas em duas causas principais: perda de sangue e hemólise. As anemias hemorrágicas podem ser agudas, resultando em hipovolemia, ou crônicas, com o potencial de originar deficiência de ferro (tornando-se regenerativas modificadas ou até arregenerativas). As anemias hemolíticas são provocadas pela destruição dos eritrócitos dentro do organismo; nestes casos, há uma forte resposta regenerativa devido à gravidade da anemia e à disponibilidade dos componentes que são reciclados.[1-3]

Anemias por perda de sangue

Hemorragias agudas

Em hemorragia aguda, o hematócrito geralmente se mantém normal, pois há perda de ambos, plasma e eritrócitos. Entretanto, o hematócrito e as proteínas plasmáticas diminuem em algumas horas, devido à hemodiluição (movimento do fluido intersticial para dentro dos vasos sanguíneos). Em 48 a 96 h após o episódio hemorrágico, há o aparecimento de reticulocitose (reticulócitos corrigidos de 3 a 10%) em cães e gatos normais. A concentração de proteínas plasmáticas deve voltar ao normal em 1 semana, se não houver continuidade do sangramento ou outra hemorragia. Hemorragia interna é mais difícil de ser diagnosticada; é necessário análise de derrames cavitários para confirmar o diagnóstico. As hemorragias agudas podem ser causadas por diferentes fatores (Quadro 199.1).[1,4]

Quadro 199.1 Exemplos de causas de hemorragias agudas e crônicas.

Hemorragias agudas:
- Trauma e procedimentos cirúrgicos
- Lesões hemorrágicas
- Distúrbios hemostáticos
  - Intoxicação por cumarínicos
  - Coagulação intravascular disseminada (por várias causas)
- Trombocitopenia (por diversas causas)
- Parasitos internos
- Doação de sangue acima do volume adequado

Hemorragias crônicas:
- Lesões gastrintestinais (neoplasias, úlceras, parasitismo)
- Neoplasias com sangramento interno (cavidades e órgãos)
- Distúrbios hemostáticos
  - Deficiências de vitamina K e protrombina
  - Hemofilia A
- Trombocitopenia (por diversas causas)
- Parasitos internos e externos
- Doações de sangue ou flebotomias frequentes

A morfologia eritrocitária geralmente se apresenta normal em hemorragia aguda, com exceção de hemorragia por hemangiossarcoma, casos nos quais podem ser observados acantócitos e esquistócitos (ou esquizócitos) no esfregaço sanguíneo. Outros achados comuns são reticulocitose, hipoproteinemia transitória e trombocitopenia (plaquetopenia), que pode ser resultante de microangiopatia localizada (p. ex., tumor) ou coagulação intravascular disseminada (CID). Trombocitopenia em hemorragia aguda pode ser discreta, pois quase sempre é acompanhada de trombocitose (plaquetose) reativa.[1,4]

Os sintomas clínicos de hemorragia com perda acima de 20% do volume sanguíneo total costumam estar associados a alterações cardiovasculares (vasoconstrição periférica, taquicardia, hipotensão e colapso cardiovascular).[1]

O tratamento desse tipo de anemia inclui reposição do fluido, prevenção da continuidade da hemorragia, suporte transfusional e tratamento da causa primária. Se o paciente estiver sangrando devido a um defeito hemostático sistêmico (como hemofilia, doença de von Willebrand), este também deverá ser identificado e tratado especificamente. Fluidoterapia intravenosa agressiva com cristaloides e coloides, ou transfusão de sangue total e subprodutos em geral é necessária em pacientes com anemia por hemorragia.[1,5]

Hemorragias crônicas | Anemia por deficiência de ferro

A anemia por hemorragia crônica costuma ser regenerativa, mas pode se apresentar arregenerativa com o passar do tempo (resultante da deficiência de ferro) ou devido a alguma inflamação concomitante. Muitos fatores podem levar a este tipo (Quadro 199.1).

Em muitos pacientes com anemia ferropênica (aproximadamente 50%), há trombocitose (plaquetose), excetuando-se os casos em que a hemorragia crônica se deva à trombocitopenia. O mecanismo não está elucidado, mas pode estar relacionado com o aumento da eritropoetina ou outras citocinas. A amplitude de distribuição do tamanho dos eritrócitos (RDW) geralmente está aumentada devido às subpopulações de células microcíticas (Figura 199.1), o volume corpuscular médio (VCM) tende a diminuir com o tempo e a concentração corpuscular média (CHCM) frequentemente está reduzida; a hipocromasia é mais facilmente visualizada em cães devido ao maior volume de seu eritrócito (Figura 199.2). São comuns alterações de membrana eritrocitária (queratócitos e esquistócitos) em razão do aumento da suscetibilidade à lesão oxidativa.[4,6]

Outros achados laboratoriais nesses pacientes são: diminuição da concentração de ferro sérico, diminuição da saturação de transferrina e baixos estoques de ferro (ferritina sérica,

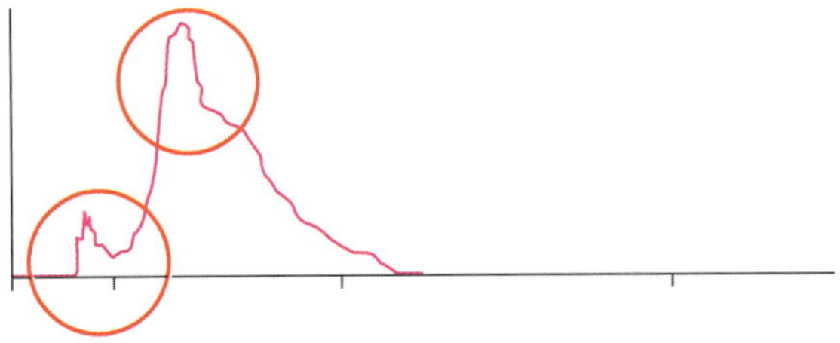

Figura 199.1 Histograma eritrocitário: dupla população com aumento de RDW em paciente da espécie canina com anemia ferropriva sob tratamento.

avaliação da hemossiderina na medula óssea). Além disso, exames como os de urina, de sangue oculto nas fezes e exame parasitológico de fezes podem auxiliar o diagnóstico.[4,6]

Estudos recentes demonstram que a utilização de parâmetros de reticulócitos, como o conteúdo de hemoglobina (CHr) e o volume corpuscular médio dos reticulócitos (VCMr), pode ser extremamente útil para o diagnóstico da anemia por deficiência de ferro em cães e gatos.[7]

O tratamento desses pacientes se baseia primariamente em corrigir a anemia e a deficiência de ferro, encontrar a causa primária e interromper o sangramento. No tratamento da anemia, transfusões com sangue total ou concentrado de eritrócitos estão indicadas apenas aos casos graves (geralmente quando o hematócrito se encontra menor que 15%) e quando existem sinais de hipoxia tecidual. Estes pacientes frequentemente se encontram normovolêmicos e com alterações cardiovasculares, portanto a transfusão deve ser realizada com o menor volume necessário e lentamente, para evitar insuficiência cardíaca. A resolução da cardiomegalia surge em algumas semanas após a correção da anemia.[1,5]

Fármacos ulcerogênicos podem ser descontinuados imediatamente, mas se recomenda que o controle de ecto e endoparasitas só seja feito quando o paciente estiver estabilizado.[1]

Alguns autores recomendam a reposição de ferro por via oral, sob a forma de sulfato ferroso em comprimidos ou na forma líquida durante semanas a meses; outros sais de ferro não parecem ter o mesmo efeito e podem ocasionar irritação gástrica. Efeitos colaterais observados com reposição oral de ferro foram primariamente gastrintestinais, incluindo dor abdominal, vômitos, diarreia ou constipação intestinal. Se a forma oral for inadequada ou insuficiente, o ferro pode ser administrado por via parenteral intramuscular, sob a forma de complexo ferro-dextrana; deve-se ter cuidado com reações de hipersensibilidade ao medicamento, e o paciente pode apresentar dor no local da injeção prolongada. As transfusões também são uma adequada fonte de ferro (2 mℓ de sangue contêm aproximadamente 1 mg de ferro), mas devem ser restritas aos pacientes gravemente anêmicos.[1,8]

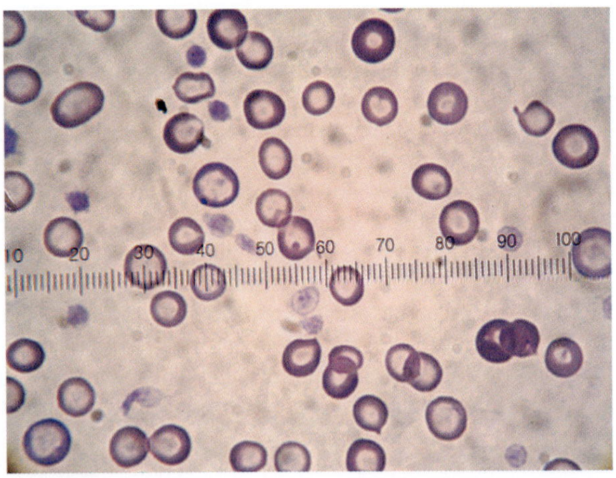

Figura 199.2 Hipocromasia em esfregaço de sangue periférico de paciente da espécie canina (corante pan-óptico rápido, aumento de 400×).

Anemias hemolíticas

A meia-vida dos eritrócitos é de aproximadamente 100 a 120 dias, em cães, e 70 a 78 dias, em gatos, e esse período pode ser encurtado devido a um distúrbio hemolítico por diversas causas (Quadro 199.2).[1]

A destruição dos eritrócitos pode ser intra ou extravascular, sendo esta última o modo predominante e o processo que acontece normalmente com os eritrócitos senescentes de animais saudáveis. O processo de hemólise extravascular ocorre em baço, fígado e medula óssea por meio de fagocitose dos eritrócitos por macrófagos. É nesses órgãos que o sistema heme oxigenase é responsável pela degradação da hemoglobina e reaproveitamento de aminoácidos e ferro, com liberação de monóxido de carbono e bilirrubina. A lise intravascular dos eritrócitos é menos frequente e consequente a alterações de permeabilidade da membrana ou de fragmentação celular (p. ex., os eritrócitos sofrem lise pela ligação de anticorpos e sistema complemento, fármacos, toxinas ou fibrina). Em tais casos, a hemoglobina é liberada diretamente na circulação e é removida por diversos mecanismos, mas esta condição deve ser diferenciada do falso aumento da hemoglobina plasmática causado por coleta ou processamento inadequados das amostras de sangue.[1]

Animais com anemia hemolítica apresentam manifestações clínicas gerais de anemia (como palidez, fraqueza) juntamente com sinais característicos de hemólise (como icterícia, hemoglobinúria).[1]

As anemias hemolíticas costumam estar associadas à produção acelerada de eritrócitos. Em humanos, a medula óssea é capaz de se tornar hiperplásica até que sua taxa de produção aumente seis a oito vezes mais do que o normal, o que também pode ocorrer em cães e gatos. Entretanto, assim como na anemia por hemorragia, pacientes com hemólise aguda podem apresentar anemia não regenerativa enquanto a medula ainda não teve tempo para responder ao processo. Além disso, em alguns casos de hemólise imunomediada, há destruição de precursores eritroides na medula, resultando em falta de regeneração.[1,5]

As anemias hemolíticas podem decorrer de defeitos intrínsecos, em geral hereditários, ou de fatores extrínsecos adquiridos; portanto, a idade em que o processo teve início é um fator importante para avaliação do paciente. Na clínica de pequenos animais, a anemia hemolítica extravascular e adquirida é a mais frequente.[5]

Anemias hemolíticas por defeitos eritrocitários hereditários

Os distúrbios hematológicos adquiridos causados por intoxicações, desequilíbrio nutricional, infecções, distúrbios imunológicos e neoplásicos ocorrem com maior frequência

Quadro 199.2 Causas mais comuns de distúrbios hemolíticos.

Defeitos		Raças	Transmissão	Hematócrito (%)	Reticulócitos corrigidos (%)	Meia-vida eritrocitária (dias)	Morfologia eritrocitária	Testes específicos	Características clínicas
Eritroenzimopatias	Deficiência de piruvatoquinase (PK)	Basenji, Beagle, West Highland White e Cairn Terrier, Poodle miniatura, Teckel e Pug	AR	11 a 29	5 a 95	4 a 9	Policromasia e equinócitos	Testes de DNA, mensuração de M_2PK e de intermediários da via glicolítica	Anemia hemolítica, mielofibrose e osteosclerose
		Gatos Abssínio, Somali e SRD	AR	10 a 33	1 a 33	D	Policromasia e equinócitos	Testes de DNA, atividade de PK < 20%	Anemia hemolítica intermitente
	Deficiência de fosfofrutoquinase (PFK)	Cocker Spaniel, English Springer spaniel	AR	11 a 48	5 a 23	4	Policromasia	Teste de DNA, atividade de PFK	Crises hemolíticas, miopatia moderada, pigmentúria
Defeitos na síntese de hemoglobina	Deficiência de citocromo b5-redutase (CB5R)	Diferentes raças de cães e gatos	D	Elevado	Normal	D	Irrelevante	Mensuração de CB5R e metaemoglobina	Cianose, policitemia, intolerância ao exercício
	Porfiria	Siamês	AD	10 a 25		D	Irrelevante	Porfirinas na urina e eritrócitos	Anemia e descoloração dentária
		Gatos SRD	AD	Normal	Normal a 5	D	Irrelevante	Deficiência de porfobilinogênio desaminase	Descoloração dentária, anemia moderada
Anormalidades de membrana	Estomatocitose	Malamute-do-alasca miniatura, Shnauzer médio	AR	Normal	3 a 7	6 a 18	Estomatocitose e macrocitose	Estomatócitos e aumento da fragilidade osmótica	Condrodisplasia em Malamutes
	Potássio intraeritrocitário alto	Akitas e Mongrels japoneses	D	Normal	Normal	D	Irrelevante	Aumento do potássio intraeritrocitário e sérico	Pseudo-hiperpotassemia
	Microcitose familiar	Akitas	D	Normal	Normal	D	Microcitose	Índices eritrocitários	Nenhuma
	Macrocitose familiar e disematopoese	Poodle (*toy* e miniatura)	D	Normal	Normal	D	Macrocitose, neutrófilos hipersegmentados	Macrocitose, fragilidade osmótica normal	Nenhum, gengivite

AD = autossômica dominante; AR = autossômica recessiva; D = desconhecida; SRD = sem raça definida; M_2PK = piruvatoquinase tipo M_2.
Adaptado de Giger.[1]

do que doenças hematopoiéticas hereditárias, mas estas adquirem crescente importância em hematologia veterinária.[1,9]

Muitos defeitos eritrocitários hereditários são descritos em cães e gatos, embora em sua maioria ocorram raramente. Com o crescente aumento da criação de animais em canis e gatis, alguns defeitos eritrocitários tornaram-se comuns em certas raças. A menos que as raças afetadas estejam intimamente relacionadas, as doenças são causadas por diferentes mutações do mesmo gene.[1,9]

Os defeitos eritrocitários provocam desde discreta hemólise até anemia grave com risco de morte. Atualmente, existem exames laboratoriais acurados para muitos dos defeitos eritrocitários, capazes de detectar tanto os animais afetados quanto os portadores assintomáticos. Os distúrbios eritrocitários hereditários podem ser classificados em hemoglobinopatias, anormalidades de membrana e eritroenzimopatias (Quadro 199.3). Os defeitos podem ser tanto de maturação quanto de produção, e alguns podem não ter manifestações clínicas.[1,9]

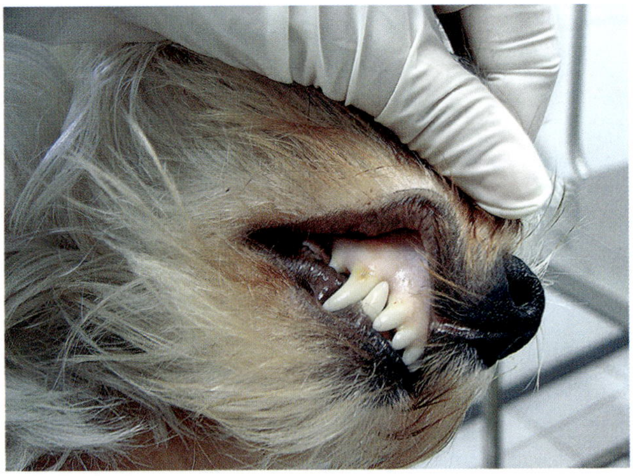

Figura 199.3 Palidez da mucosa oral de paciente da espécie canina com deficiência de piruvatoquinase (PK), raça West Highland White Terrier.

Eritroenzimopatias

Desprovidos de núcleo e mitocôndria, os eritrócitos produzem energia por meio da glicólise anaeróbica. As enzimas piruvatoquinase (PK) e fosfofrutoquinase (PFK) são duas chaves regulatórias desta via metabólica, entretanto sua deficiência causa dois tipos distintos de anemia em cães. A deficiência das enzimas envolvidas no metabolismo dos eritrócitos pode afetar significativamente a função e a sobrevivência dos eritrócitos. Além de interferir nas vias metabólicas, pacientes com eritroenzimopatias têm expectativa de vida reduzida. Assim, mesmo que estes distúrbios sejam causas raras de anemia, a habilidade para diagnosticá-los permite eliminar tais características indesejáveis da reprodução futura. O entendimento da evolução clínica e laboratorial das eritroenzimopatias também auxilia o diagnóstico diferencial entre anemia e metaemoglobinemia em animais.[1,9]

Deficiência de piruvatoquinase

Em caninos, as primeiras descrições foram em animais da raça Basenji em 1992, e o primeiro caso de deficiência de PK felina foi descrito em um gato da raça Abissínio. Entretanto, esta deficiência já foi identificada em cães de outras raças como Beagles, West Highland White (Figuras 199.3 e 199.4) e Cairn Terrier, Teckel, Pug e Poodle miniatura. As características clínicas mais observadas são intolerância ao exercício e palidez de mucosas. A deficiência de PK é autossômica recessiva, e assintomática em heterozigotos.[1,9,10]

Depois de excluídas as causas comuns de anemia hemolítica – imunomediada, tóxica ou infecciosa –, deve-se considerar a deficiência de PK. No hemograma observa-se anemia hemolítica regenerativa intensa, com o hematócrito variando de 11 a 29%. A anemia geralmente é macrocítica hipocrômica e altamente regenerativa. Os valores de hematócrito e reticulócitos diminuem conforme a mielofibrose e a osteoclerose ficam mais graves. Além disso, podem-se notar policromasia e anisocitose moderada a intensa, e eritrócitos imaturos. Equinócitos podem ser vistos, assim como esquistócitos e acantócitos em animais submetidos à esplenectomia. Esferócitos estão ausentes e vários testes de autoanticorpo contra eritrócitos revelam resultados negativos. Na medula óssea observa-se hiperplasia eritroide refletindo intensa eritrogênese. A bioquímica sérica mostra poucas alterações, sendo mais relatada hiperbilirrubinemia não conjugada; também se pode notar aumento de ferro sérico e de 2,3-difosfoglicerato (2,3-DPG). À avaliação radiográfica vê-se aumento da densidade óssea, principalmente em animais mais velhos. Os animais deficientes quase sempre vão a óbito antes dos 8 anos de vida devido à hemossiderose generalizada associada à falência hepática e medular.[1,9,10]

Testes biomoleculares estão disponíveis para a identificação da mutação de PK em animais afetados e carreadores, mas esses testes são mutação-específicos, estando validados para

Quadro 199.3 Exemplos de causas de hemólise.

Hemólise
Agentes infecciosos (p. ex., babesiose, micoplasmose)
Distúrbios eritrocitários hereditários
Defeitos enzimáticos como deficiência de piruvatoquinase e de fosfofrutoquinase
Distúrbios eritrocitários adquiridos
• Alterações bioquímicas (p. ex., corpúsculo de Heinz; hipofosfatemia) • Exposição a fármacos e outras substâncias químicas (como paracetamol, chumbo, zinco, prata, arsênico) • Exposição a hemolisinas de animais, bactérias e plantas (como *Leptospira icterohaemorrhagiae*, veneno de aranhas e serpentes) • Destruição imunomediada (primária ou secundária a uma série de fatores) • Lesão mecânica (p. ex., defeitos vasculares ou valvulares, neoplasias) • Parasitos (como *Babesia* sp., *Mycoplasma* sp., *Cytauxzoon felis*)

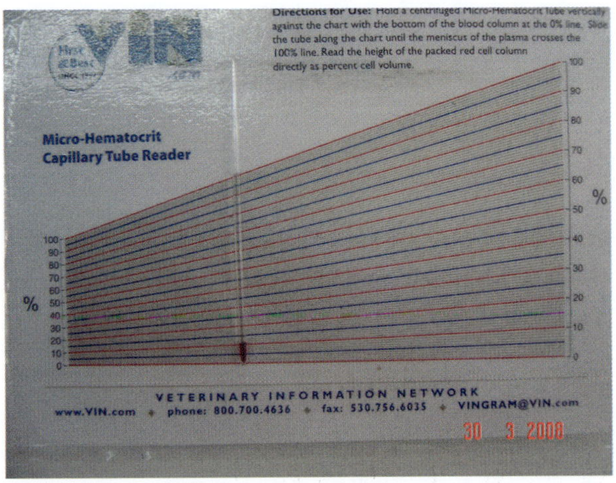

Figura 199.4 Leitura do capilar de micro-hematócrito de paciente da espécie canina com deficiência de piruvatoquinase (PK), raça West Highland White Terrier.

cães das raças Basenji, Beagle, Teckel, Cão Esquimó Americano, West Highland White Terrier (WHWT) e Cair Terrier, e para felinos das raças Abissínio, Somali e gatos domésticos de pelo curto. Para as demais raças são necessários testes de atividade enzimática com caracterização das isoenzimas. Os animais carreadores não devem expressar piruvatoquinase tipo M_2 (M2-PK), entretanto este teste pode não ser acurado. M2-PK em animais deficientes de PK não permite que o diagnóstico seja obtido a partir da mensuração da atividade eritrocitária total de PK. Contudo, níveis normais ou discretamente altos de PK em relação ao intervalo de referência em cães com reticulocitose marcante, ou anemia altamente regenerativa e osteoclerose em cães com menos de 5 anos são extremamente sugestivos de deficiência de PK.[1,9,10,11]

O melhor tratamento ainda não foi cientificamente relatado, mas é basicamente sintomático, baseando-se nos cuidados indicados a pacientes com anemia hemolítica. Corticoterapia e esplenectomia parecem minimizar os sintomas de anemia intermitente. Porém, a esplenectomia não tem se mostrado efetiva para diminuir o grau de hemólise, sendo indicada a animais que tenham crises frequentes. Transfusões sanguíneas com doadores compatíveis são necessárias em casos de hematócrito menor que 10%. O hematócrito deve ser monitorado diariamente até que se tenha um valor apreciável. A boa resposta ao tratamento é essencial para determinar a sobrevida do paciente. Experimentalmente, o transplante de medula óssea parece ser a única maneira de corrigir a anemia hemolítica e interromper o desenvolvimento da osteoclerose.[1,9,10-12]

Deficiência de fosfofrutoquinase

Esta deficiência enzimática é comum em Springer Spaniel Inglês, Cocker Spaniel, Whippets e cães sem raça definida. Caracteriza-se por um distúrbio hemolítico crônico acentuado por crises hemolíticas e miopatia. Clinicamente, observam-se estado febril (> 41°C) associado a dor, espasmo muscular, latidos seguidos, urina marrom-avermelhada e hepatoesplenomegalia moderada. A coloração da urina se deve a hemoglobinúria e hiperbilirrubinúria. Os episódios de hemólise intravascular podem resultar em hiperventilação induzida pela alcalose. Isso ocorre pois os eritrócitos deficientes em PFK são mais alcalinos e frágeis que as células de animais normais devido à intensa redução do 2,3-DPG. Os baixos níveis de 2,3-DPG induzem aumento da afinidade da hemoglobina pelo oxigênio. Durante as crises, o animal afetado fica anêmico, ictérico e anoréxico e letárgico. No hemograma, o hematócrito varia de 11 a 48%, e na maioria dos casos a anemia é macrocítica. Se realizado o tratamento de suporte durante as crises hemolíticas, os cães afetados podem ter expectativa de vida normal. Entretanto, eles terão hiperbilirrubinúria e reticulocitose persistente mesmo com hematócrito normal. Como esses animais não têm PFK muscular, observam-se miopatia caracterizada por intolerância ao exercício, cãibras musculares e moderado aumento de creatinoquinase.[1,12]

A deficiência de PFK é autossômica recessiva. Os heterozigotos têm metade da atividade normal de PFK e são clinicamente normais. Os homozigotos podem ser facilmente identificados por intermédio da mensuração da PFK eritrocitária a partir dos 3 meses de idade. Obtém-se o diagnóstico de cães afetados e carreadores com testes de DNA baseados na reação em cadeia pela polimerase (PCR). O teste é validado para Springer Spaniel Inglês e Cocker Spaniel; para as demais raças mensura-se a atividade da enzima PFK.[1,9,12]

Os animais podem ter sobrevida normal desde que evitadas situações de estresse, exercícios extremos, excitação e temperatura ambiental muito elevada. Recomendam-se ácido acetilsalicílico e/ou dipirona para tratar os picos febris que normalmente acompanham os episódios de hemólise intravascular e as crises hemolíticas. Fluidoterapia intravenosa também é recomendada, a fim de evitar falência renal aguda quando a hemólise intravascular for grave. Transfusões sanguíneas em geral não são necessárias, mas podem ser feitas se a anemia representar risco de morte.[1,9,12]

Hemoglobinopatias

Aparentemente, cães e gatos têm hemoglobina de origem embrionária, mas não têm hemoglobina fetal. Ao contrário do que ocorre em humanos, não são comuns as hemoglobinopatias em cães e gatos anêmicos. Metemoglobinemia e porfiria são as hemoglobinopatias mais relatadas em pequenos animais, embora tenham ocorrência rara.[1]

A metemoglobinemia pode decorrer do aumento da produção de metemoglobina por oxidantes ou diminuição da redução da metemoglobina associada à deficiência da enzima metemoglobina redutase (citocromo b5 redutase) nos eritrócitos. A metemoglobinemia resulta em membranas cianóticas e amostras de sangue de cor vermelho-escura. O sangue fica escuro após exposição ao ar devido à alta porcentagem de metemoglobina. Geralmente não se observam sinais de hipoxemia, a Po_2 pode estar normal ou aumentada. Sugere-se que a metemoglobinemia seja induzida por fármacos quando se notam manifestações clínicas de toxicidade como vômito, diarreia, aumento das frequências cardíaca e respiratória, ataxia, estupor, hemoglobinúria e/ou edema subcutâneo. No hemograma desses animais pode-se verificar anemia, e em alguns casos anemias hemolíticas associadas a corpúsculos de Heinz.[13-15]

A deficiência de metemoglobina redutase é uma doença hereditária e já foi descrita em cães das raças Chihuahua, Borzoi, Setter Inglês, Poodle e em gatos domésticos de pelo curto. Além da aparente cianose, os animais com esta deficiência enzimática raramente manifestam outros sintomas. Alguns animais podem apresentar intolerância ao exercício e o hematócrito pode estar elevado secundariamente à metemoglobinemia crônica. A concentração de metemoglobina em animais afetados varia de 13 a 41%. O diagnóstico definitivo é obtido pela mensuração da atividade enzimática da metemoglobina redutase. Os animais com tal deficiência enzimática não precisam de tratamento e têm expectativa de vida normal.[1,14,15]

Porfiria eritropoética congênita é um defeito na síntese do heme e já foi relatada em gatos anêmicos e não anêmicos com dentes e ossos pigmentados de rosa fluorescente. Os animais apresentam fotofobia e dermatite, e a urina tem pigmento marrom-avermelhado. O diagnóstico definitivo envolve a detecção de excesso de porfirinas em vários tecidos e líquidos cavitários. Animais protegidos da luz podem se desenvolver, reproduzir e viver alguns anos.[16,17]

Anormalidades de membrana

A membrana eritrocitária determina o tamanho e a deformabilidade celular. Devido à proteólise, os eritrócitos de caninos e felinos perdem a Na^+,K^+-ATPase durante a maturação na medula óssea. Então, os eritrócitos têm alta concentração de sódio e baixa concentração de potássio. Em cães Shebas, Akitas e de raça mista japoneses há permanência da Na^+, K^+-ATPase e, consequentemente, os eritrócitos desses animais têm alta concentração de potássio e baixa concentração de sódio. Pode existir pseudo-hiperpotassemia quando não houver separação correta do soro e plasma para análise bioquímica.[18]

No Malamute-do-alasca miniatura a estomatocitose pode estar associada a nanismo condrodisplásico. Entretanto, os cães Schnauzer médio e miniatura com estomatocitose não manifestam sintomas, mas se pode observar anemia regenerativa moderada.[19,20]

A microcitose familiar dos Akitas e a macrocitose familiar dos Poodles são defeitos eritrocitários hereditários sem nenhuma consequência clínica aparente.[21,22]

Anemias hemolíticas associadas a corpúsculos de Heinz

A desnaturação oxidativa da hemoglobina resulta na formação de corpúsculos de Heinz. Os eritrócitos são particularmente sensíveis à lesão oxidativa, porque transportam oxigênio e estão expostos a várias substâncias químicas no plasma. Gatos são mais suscetíveis à formação destes corpúsculos – 1 a 2% dos eritrócitos de felinos normais contêm esses corpúsculos, pois sua hemoglobina é mais facilmente oxidada. A anemia por corpúsculos de Heinz em gatos pode estar associada a distúrbios como diabetes *mellitus*, hipertireoidismo, linfoma e a agentes oxidativos como cebola e paracetamol (acetaminofeno). Além disso, gatos podem ter grande quantidade de corpúsculos de Heinz sem necessariamente terem sido expostos a medicamentos ou substâncias químicas oxidantes. Em cães, a anemia por corpúsculos de Heinz pode advir da ingestão de cebolas, paracetamol e objetos contendo zinco. Muitos medicamentos e substâncias oxidantes podem induzir a formação desses corpúsculos: alho, benzocaína, cobre, propofol, fenazopiridina, fenotiazina, naftalina (naftaleno), vitamina K, azul de metileno e propilenoglicol.[24,25]

As manifestações clínicas são inespecíficas, variando de acordo com a ocorrência concomitante de outra doença. Podem ser observadas apatia, depressão, mucosas pálidas ou icterícia, anorexia, vômito, diarreia. Pode-se notar hematúria, dependendo do grau de hemólise. Muitos dos compostos que resultam na formação de corpúsculos de Heinz também provocam metemoglobinemia que, quando grave, se caracteriza pela coloração amarronzada do sangue e cianose.[24,25]

O hemograma normalmente indica anemia regenerativa, reticulocitose, anisocitose, policromasia e corpúsculos de Heinz. Aumento nos valores de CHCM também pode ser encontrado nesses casos, pois o corpúsculo de Heinz faz com que a célula pareça opticamente mais densa no sistema de detecção a *laser*. É importante ressaltar que, mesmo em grande quantidade, esses corpúsculos podem não estar acompanhados de anemia. Em tais casos deve-se investigar a causa da formação dos corpúsculos e acompanhar o paciente para que ele não evolua com anemia. Os corpúsculos de Heinz surgem como pequenas estruturas pálidas excêntricas nos eritrócitos e podem se projetar ligeiramente pela margem dos eritrócitos (Figuras 199.5 e 199.6). É difícil notar corpúsculos de Heinz em esfregaços sanguíneos com colorações convencionais; as lâminas devem ser coradas com corantes supravitais (p. ex., novo azul de metileno ou azul de cresil brilhante) e observadas por um patologista clínico experiente. A existência de corpúsculos reduz a deformabilidade da célula, tornando-a mais suscetível à hemólise intra e extravascular. Muitas vezes, além dos corpúsculos de Heinz, excentrócitos podem ser vistos no esfregaço sanguíneo devido à lesão oxidativa direta na membrana eritrocitária. Quando grande número de células é afetado, pode haver anemia hemolítica grave. Em alguns casos pode-se dosar a concentração eritrocitária de glutationa redutase e superóxido dismutase para verificar o *status* antioxidante do paciente, a fim de acompanhar sua evolução.[24,25]

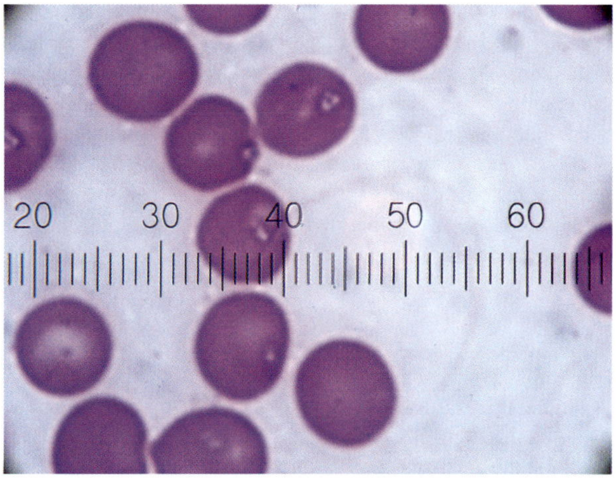

Figura 199.5 Corpúsculos de Heinz em esfregaço de sangue periférico (corante pan-óptico rápido, aumento de 1.000×).

O tratamento depende da causa que predispôs à formação desses corpúsculos. Sempre deve ser feito tratamento de suporte de acordo com os sintomas e considerada a transfusão de concentrado de eritrócitos, quando necessário. A eritropoetina recombinante humana (50 UI/kg a cada 24 h por 2 dias por via subcutânea [SC]) pode ser usada para acelerar a regeneração das células eritroides. O uso deste fármaco nos estágios iniciais de anemia pode estimular a produção de eritrócitos mais rapidamente do que a secreção intrínseca de eritropoetina, resultando em resolução mais rápida do quadro anêmico. Recomendam-se substâncias antioxidantes como S-adenosilmetionina (SAMe), N-acetilcisteína (NAC), bioflavonoides (como silimarina), vitamina E (7 mg/kg a cada 12 a 24 h, por 21 dias), vitamina C. Vitaminas do complexo B promovem diurese e previnem a formação de cristais de hemoglobina e nefrose tubular. Deve-se observar o aumento do hematócrito diariamente até que o paciente alcance um valor desejável e é importante o acompanhamento clinicolaboratorial até a remissão dos sinais e estabilização dos valores hematológicos.[26-28]

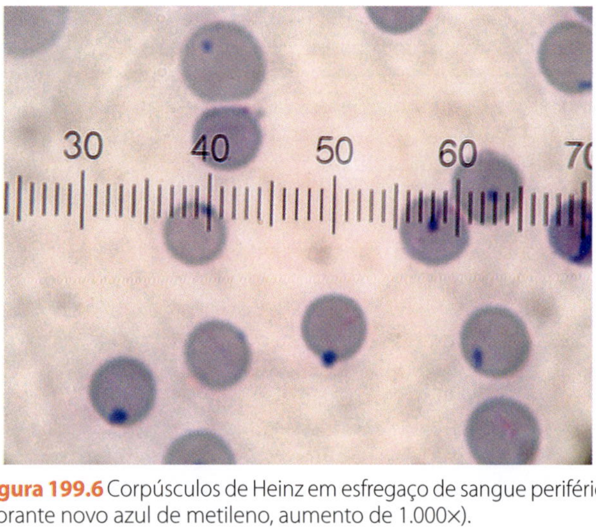

Figura 199.6 Corpúsculos de Heinz em esfregaço de sangue periférico (corante novo azul de metileno, aumento de 1.000×).

Anemias hemolíticas associadas a agentes infecciosos

Muitos agentes infecciosos são capazes de levar a um quadro de anemia regenerativa (Quadro 199.3). O mecanismo implicado pode ser lise direta pelo microrganismo ou mediado pelo sistema imune (anemia hemolítica imunomediada). Dentre os principais agentes que podem causar lise direta do eritrócito e têm importância clínica no Brasil estão as espécies de *Babesia*.[1,29-31]

Babesiose

Babesiose canina é uma doença causada por um protozoário transmitido por carrapatos, que causa doença hemolítica com distribuição mundial de grande relevância. O desenvolvimento de técnicas biomoleculares e sorológicas demonstrou que esses microrganismos são muito mais prevalentes e genotipicamente diversos do que se pensava.[29,30]

A babesiose é considerada uma doença emergente, visto que muitos casos têm sido descritos em novas regiões e sua transmissão é facilitada pelo transporte interestadual e internacional de cães e pela ocorrência de carrapatos vetores da doença. Cães em estado subclínico, a impossibilidade de erradicar todas as infecções e a transmissão transovariana no carrapato permitem o estabelecimento de populações de carrapatos infectadas.[29,30]

Mais de 100 espécies de *Babesia* foram descritas, mas até então apenas *Babesia canis* e uma nova espécie de *Babesia* sp. (ainda sem nome definido) detectada nos EUA (grandes babésias), *Babesia gibsoni* e *Babesia annae* (pequenas babésias) foram relatadas infectando cães. Três subespécies de *B. canis* se destacam em cães: *B. canis vogeli*, *B. canis canis* e *B. canis rossi*. Cada uma é distinta antigenicamente, transmitida por diferentes vetores e difere muito na patogenicidade e distribuição geográfica.[29,30]

B. c. vogeli é a menos patogênica e foi descrita em França, Austrália, Japão, Brasil, África do Sul e EUA. Geralmente causa doença leve em cães adultos, mas pode ser grave em filhotes. *B. c. canis* foi descrita em muitos locais da Europa (afeta mais de 400 mil cães por ano só na França) e Ásia. A patogenicidade é intermediária. *B. canis rossi* ocorre predominantemente no sul da África e é a mais virulenta das subespécies.[29,30]

Babesia gibsoni ocorre principalmente em Ásia, Japão, norte da África e América do Sul e é considerada uma doença infecciosa emergente nos EUA, na Itália, na Hungria e na Austrália. Além disso, uma subespécie mais virulenta de *B. gibsoni* foi identificada na Califórnia. *B. annae* (também conhecida como *Theileria annae*) foi descrita como endêmica em cães na Espanha, e outro pequeno piroplasma que causa sangramento nas orelhas de cães foi identificado no Brasil.[29,30]

Várias espécies de carrapatos como *Rhipicephalus sanguineus*, *Dermacentor* spp. e *Haemaphysalis ellipticum* podem transmitir as formas grandes de babésia para os cães; no entanto, a *B. gibsoni* é transmitida pelas espécies *Haemaphysalis bispinosa* e *Haemaphysalis longicornis*. *Babesia annae* parece ser transmitida por *Ixodes hexagonus*. Ambas, transmissão transestadial e transovariana, podem acontecer nos carraptos e se acredita que eles se mantenham infectantes por várias gerações. A babesiose também pode ser transmitida por transfusões de sangue, por via transplacentária, e existem fortes evidências circunstanciais de que a *B. gibsoni* pode ser transmitida pelas mordidas de cães.[29,30]

As diferentes espécies do agente geralmente causam doença clínica em cães jovens, apesar de qualquer cão, independentemente da idade, poder ser afetado. O período de incubação varia de 10 a 21 dias, para *B. canis* e 14 a 28 dias, para *B. gibsoni*. A gravidade da doença depende de vários fatores, como espécie do agente, doença concomitante, idade e estado imunológico do hospedeiro. A apresentação clínica varia, podendo ser aguda, crônica, ou até mesmo subclínica.[29,30]

B. c. rossi, espécie dominante na África do Sul, é muito virulenta e provoca doença hiperaguda e aguda. Os sintomas relacionam-se com hipoxia tissular e síndrome de resposta à inflamação sistêmica concomitante (devido à grande liberação de citocinas), como mucosas pálidas, depressão, taquicardia, taquipneia, anorexia, fraqueza, esplenomegalia e febre.[29,30]

A patogênese da anemia não está completamente elucidada. Há hemólise intra e extravascular, mas outros mecanismos, como resposta inadequada da medula óssea, também estão envolvidos. A anemia não está correlacionada ao grau de parasitemia e os cães mostram melhora após tratamento com parasiticidas, mesmo que o hematócrito costume diminuir antes de começar a aumentar. Em alguns casos há destruição imunomediada dos eritrócitos, portanto cães que apresentam aglutinação devem ser cuidadosamente monitorados em relação a possíveis quedas bruscas no hematócrito.[29,30]

A mortalidade da infecção por *Babesia* spp. varia de aproximadamente 12%, para *B. c. rossi*, até 1%, para *B. c. vogeli*. A forma grave se caracteriza por anemia hemolítica intensa, alterações eletrolíticas marcantes com frequente falência secundária de múltiplos órgãos e complicações, como insuficiência renal aguda (IRA), hepatopatia com intensa icterícia, hipoglicemia, síndrome de angústia respiratória aguda (SARA), sinais nervosos (lesões cerebrais e cerebelares) e anemia hemolítica imunomediada (AHIM).[29,30]

Uma pequena parcela dos cães infectados mostra hematócrito alto (hemoconcentração relativa), apesar da hemólise grave, devido à passagem do fluido intravascular para o espaço extravascular. Esses cães estão sob risco de desenvolver IRA ou complicações cerebrais, bem como falência de órgãos. A pancreatite está frequentemente associada a outras complicações, e a taxa de mortalidade é de 20%. Icterícia, êmese, melena, dor abdominal e diarreia são achados comuns em cães com suspeita de pancreatite.[29,30]

A infecção por *B. c. vogeli* é moderada, em geral inaparente clinicamente em cães adultos. A parasitemia parece ser muito baixa e, portanto, pode não ser identificada durante a avaliação de um esfregaço sanguíneo. As infecções subclínicas são comuns em adultos, mas os filhotes têm anemia significativa. A infecção por *B. c. canis* resulta em patogenicidade mais variada, intermediária entre *B. canis rossi* e *B. c. vogeli*. Em estudo recente, a maior parte dos cães tinha anemia e todos apresentavam trombocitopenia.[29,30]

A infecção por *B. gibsoni* pode ter caráter hiperagudo, agudo ou crônico. O curso agudo é o mais comum, caracterizado por febre, letargia, anemia hemolítica, trombocitopenia, linfadenopatia e esplenomegalia. A infecção hiperaguda é rara e caracterizada por choque e dano tissular extenso. A infecção crônica já foi relatada nos EUA e na Austrália; os cães apresentam PCR positiva, mas não demonstram sinais clínicos ou parasitemia no esfregaço sanguíneo.[29,30]

O diagnóstico dos casos agudos é baseado em apresentação dos sintomas clássicos e observação, por patologista clínico experiente, dos parasitos intraeritrocitários em esfregaços sanguíneos corados com corantes comumente utilizados na rotina hematológica (p. ex., Wright, Giemsa) (Figura 199.7).

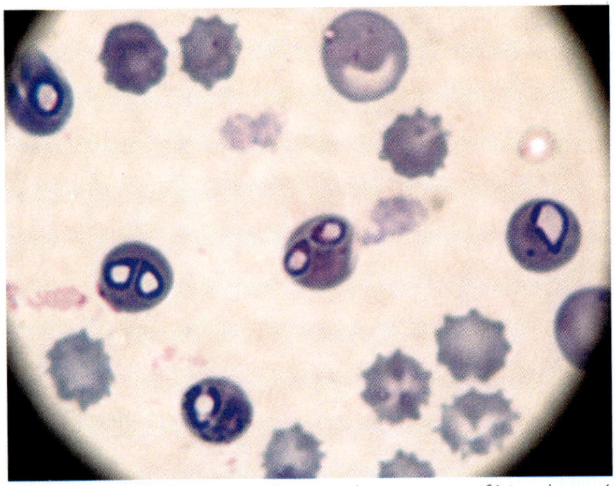

Figura 199.7 *Babesia* sp. em esfregaço de sangue periférico da espécie canina (corante pan-óptico rápido, aumento de 1.000×).

Em casos crônicos, nos quais a parasitemia pode ser baixa, a detecção pela microscopia é limitada, portanto outras técnicas diagnósticas (como PCR e imunofluorescência indireta) devem ser utilizadas juntamente com anamnese e achados do exame clínico. O diagnóstico não deve se basear apenas na sorologia positiva, pois cães clinicamente normais de áreas endêmicas podem apresentar resultados positivos.[29,30]

Os outros achados estão relacionados com os sinais de regeneração da anemia hemolítica: anisocitose, policromasia e reticulocitose acentudadas. A medula óssea leva 3 a 5 dias para responder, por isso, naqueles casos agudos a anemia parece não regenerativa. A trombocitopenia é um sinal frequente, dependendo de *Babesia* spp. envolvidas, mas a ocorrência de petéquias e epistaxe é muito rara, exceto naqueles pacientes em que há infecção concomitante por *Ehrlichia* spp. A fisiopatologia da trombocitopenia ainda não foi elucidada, mas se supõe sequestro ou consumo como possíveis causas, além de, geralmente, sua ocorrência preceder o quadro de anemia e parasitemia.[29,30]

Esferocitose, em casos com anemia hemolítica imunomediada secundária, e desvio à esquerda neutrofílico, devido à resposta inflamatória sistêmica acentudada, também são achados hematológicos possíveis. A babesiose aguda pode ser confundida com anemia hemolítica imunomediada primária, especialmente quando a parasitemia é baixa e o teste de Coombs é positivo, visto que cães infectados podem apresentar este resultado.[29,30]

O aumento da atividade de enzimas hepáticas, como a fosfatase alcalina (ALP ou FA), alanina aminotransferase (ALT ou TGP) e aspartato aminotransferase (AST ou TGO) pode ser encontrado principalmente com icterícia acentuada, refletindo a hepatopatia concomitante. O potássio sérico geralmente está baixo e a concentração de bilirrubinas, elevada.[29,30]

Pode haver azotemia em pacientes com desidratação e naqueles com insuficiência renal aguda. A ureia sérica costuma estar elevada de modo desproporcional ao nível de creatinina por diversas causas. Bilirrubinúria, hemoglobinúria, proteinúria, células epiteliais dos túbulos renais e cilindros granulosos podem ser observados no exame de urina. Acidose metabólica (por aumento da concentração de lactato e íons cloreto) e alcalose respiratória são comuns; alterações eletrolíticas mistas são comuns em quadro grave.

O tratamento tem como objetivos a eliminação do parasito e a reversão do quadro anêmico grave. O dipropionato de imidocarb é um dos medicamentos mais utilizados contra *B. canis*. A combinação de atovaquona e azitromicina é empregada contra *B. gibsoni*, visto que este parasito dificilmente é eliminado com a terapia convencional e os animais podem se tornar portadores crônicos ou apresentar episódios recorrentes de babesiose aguda.[29,30]

O dipropionato de imidocarb pode causar alguns efeitos adversos, como dor no local da administração e sinais parassimpaticomiméticos. A pré-medicação com atropina geralmente diminui a ocorrência desses sinais. A intoxicação por dipropionato de imidocarb pode causar lesão hepática e renal grave, taquicardia, arritmias, lacrimejamento, diarreia e tremores musculares.[29,30]

Animais muito anêmicos ou com outras complicações requerem outros tratamentos de suporte, dependendo da gravidade do quadro. Isso inclui transfusões de concentrado de eritrócitos (preferencialmente), sangue total ou soluções produzidas da hemoglobina bovina polimerizada, administração de corticoides em casos de AHIM secundária concomitante, fluidoterapia agressiva com coloides ou cristaloides (com reposição eletrolítica) e diuréticos nos casos de insuficiência renal aguda. Quase sempre se requer respiração assistida em pacientes com edema pulmonar por SARA.[29,30]

O prognóstico da doença costuma ser favorável: aproximadamente 85 a 90% dos animais sobrevivem, dependendo do tratamento e do agente envolvido. A hemoterapia tem um grande impacto na recuperação dos pacientes. Pacientes com outras complicações (como SARA, IRA) têm prognóstico pior e a mortalidade pode chegar a 50% e até 100%, apesar do tratamento intensivo.[29-31]

As concentrações de lactato podem ser usadas como fator prognóstico. Concentrações acima de 5 mmol/ℓ à admissão do paciente estão associadas a aumento da mortalidade, mas concentração acima de 2,5 mmol/ℓ após a admissão e falha na redução a menos de 50% do valor inicial é um forte fator preditivo de óbito. Valores extremamente altos (> 10 mmol/ℓ) não são incomuns e a hiperlactatemia está associada à deterioração clínica rápida do paciente. As concentrações de lactato estão correlacionadas negativamente à glicemia.[29,30,32]

A insuficiência renal aguda é rara. Hipotensão é comum e está associada à piora clínica do paciente, o que também está associado à hipoglicemia, que pode ser útil como fator prognóstico. Valores altos de troponina I também podem estar associados a um mau prognóstico. Estudos mostram que a concentração de cortisol também foi maior em cães que não sobreviveram, bem como as concentrações de tiroxina foram significativamente menores nesses mesmos cães.[29,30]

Existe correlação positiva entre o grau de parasitemia e a mortalidade; além disso, a parasitemia é significativamente maior no sangue capilar do que no venoso.[29]

O controle de vetores no ambiente e nos animais é o modo mais eficaz de prevenir a doença. Uma vacina contra *B. c. rossi* já está comercialmente disponível na África do Sul e o desenvolvimento de vacinas para outras espécies está em andamento. Cães doadores de sangue em áreas endêmicas devem ser testados regularmente para prevenir a disseminação da doença por transfusão sanguínea.[29,30,32]

Anemia hemolítica imunomediada

AHIM é a forma mais comum de hemólise em cães. Embora existam duas categorias, primária (ou idiopática) e secundária, a maior parte dos casos em cães é primária (ou seja, a causa não pode ser encontrada após avaliações clínica e clinicopatológica exaustivas). Essa anemia é rara em gatos (apesar de sua frequência parecer estar aumentando) e a forma secundária é mais frequente.[1,4,5,33-35]

Em geral, o curso clínico é agudo, mas a apresentação clínica hiperaguda também é comum. As manifestações clínicas incluem fraqueza, letargia, intolerância ao exercício, anorexia, febre, membranas mucosas pálidas, taquipneia, taquicardia, sopro cardíaco, hepatoesplenomegalia, linfonodos aumentados, icterícia acompanhada de vômitos e dor abdominal, petéquias e equimoses (se trombocitopenia imunomediada também estiver presente). Os gatos podem ter transtorno alimentar por consumo persistente de substâncias não nutritivas (pica); um exemplo é a ingestão do conteúdo da caixa de areia sanitária. Pode não haver icterícia (Figuras 199.8 e 199.9), no entanto, se ela estiver presente em um caso agudo ou hiperagudo com autoaglutinação, é indicação de deterioração clínica rápida (horas ou dias), resultante de doença tromboembólica multifocal ou não responsiva à terapia convencional.[1,4,5,33,35,36]

Os achados hematológicos em cães com AHIM tipicamente compreendem anemia bastante regenerativa (Figura 199.10), leucocitose causada por neutrofilia com desvio à esquerda e monocitose, aumento do número de eritroblastos, policromasia, e esferocitose (Figura 199.11). A concentração de proteínas séricas (ou plasmáticas) quase sempre está elevada, hemoglobinemia e bilirrubinemia podem estar presentes (ou seja, plasma avermelhado ou amarelado). Policromasia com autoaglutinação (Figura 199.12) e esferocitose em cães doentes com anemia aguda são consideradas patognomônicas de AHIM. Na AHIM, os eritrócitos ficam cobertos primariamente de IgG, a qual leva à remoção prematura dessas células, ou parte delas, pelo sistema fagocítico monocitário (SFM), principalmente em baço e fígado. Como consequência, esferócitos são produzidos; portanto, esferócitos no esfregaço de um cão com anemia são sinais muito sugestivos de AHIM. Estas células são de difícil identificação em gatos devido ao menor volume dos eritrócitos normais dessa espécie. Os esferócitos são característicos da anemia hemolítica imunomediada, mas também podem ser observados em outras doenças. A avaliação do esfregaço sanguíneo de cães com anemia hemolítica deve ser feita, preferencialmente, por um patologista clínico experiente.[1,4,5,33,35-37]

O teste direto de Coombs pode ser realizado para auxiliar o diagnóstico em cães e gatos. Ele é negativo em aproximadamente 10 a 30% dos casos de AHIM em cães, mas assim mesmo os pacientes respondem à terapia imunossupressora. Nesses casos, a quantidade de moléculas de imunoglobulinas

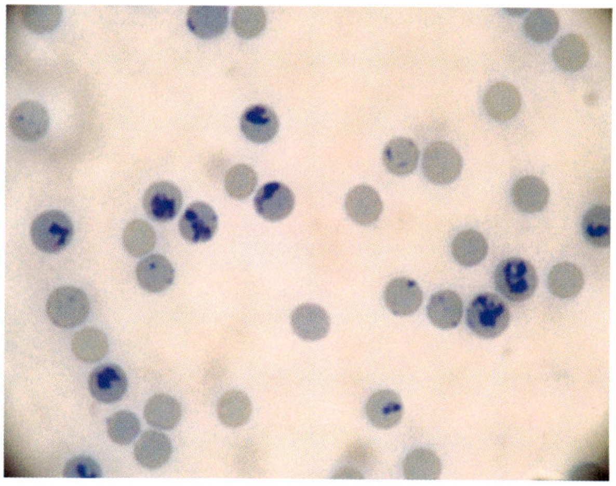

Figura 199.10 Reticulocitose em sangue periférico de paciente da espécie canina com anemia hemolítica imunomediada (corante novo azul de metileno, aumento de 400×).

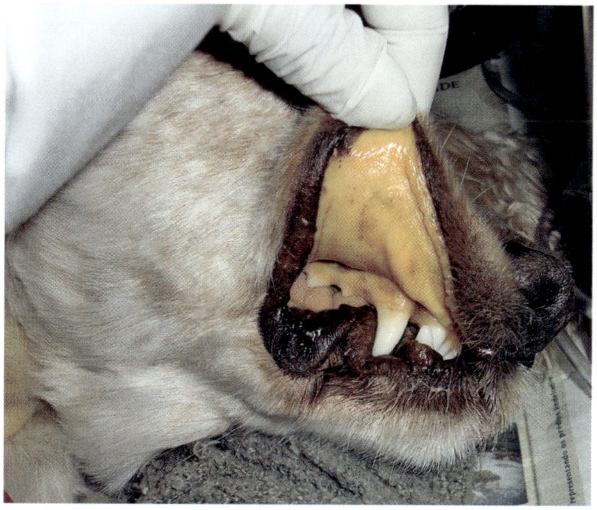

Figura 199.8 Icterícia da mucosa oral de paciente da espécie canina com anemia hemolítica imunomediada.

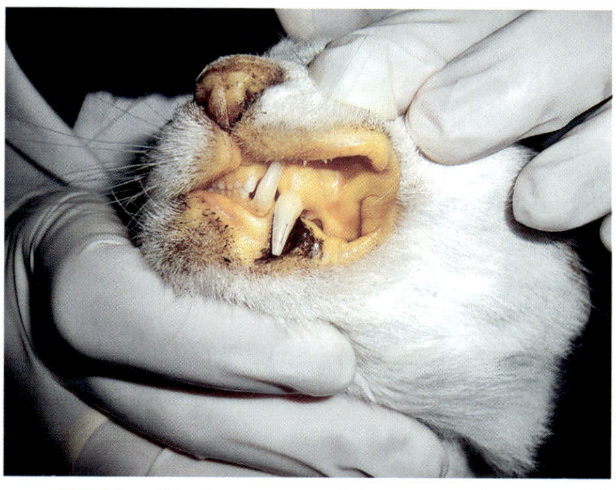

Figura 199.9 Icterícia da mucosa oral de paciente da espécie felina com anemia hemolítica imunomediada.

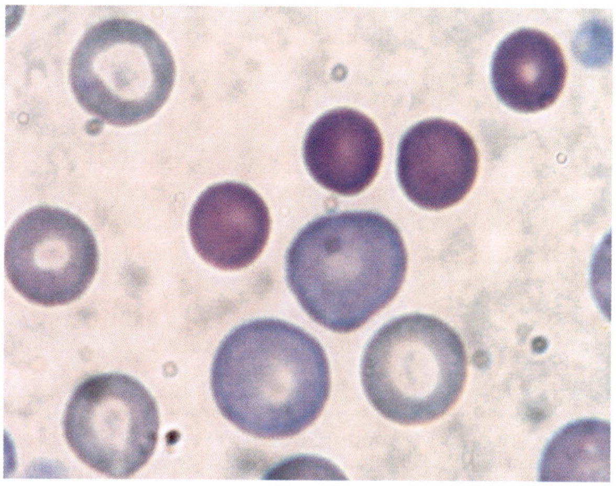

Figura 199.11 Policromasia, anisocitose e esferocitose em esfregaço de sangue periférico de paciente da espécie canina com anemia hemolítica imunomediada (corante pan-óptico rápido, aumento de 1.000×).

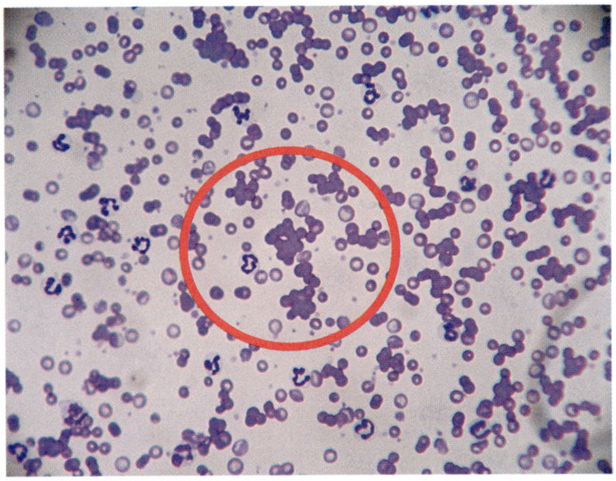

Figura 199.12 Aglutinação em esfregaço de sangue periférico de paciente da espécie canina com anemia hemolítica imunomediada (corante pan-óptico rápido, aumento de 200×).

ou de complemento ligadas à superfície dos eritrócitos é suficiente para induzir resposta do SFM, mas não o suficiente para um resultado positivo no teste de Coombs. Em humanos, o processo de hemólise pode ser induzido com 20 a 30 moléculas de imunoglobulina por célula, porém, o teste de Coombs só é capaz de detectar 200 a 300 moléculas por célula. A administração prévia de corticoide exógeno e a consequente redução de anticorpos ligados aos eritrócitos seria outra explicação para este fato. Estudos recentes demonstram que o teste de aglutinação em salina também pode auxiliar o diagnóstico quando realizado a 4°C.[1,4,5,33,34]

Se o agente etiológico não puder ser identificado (p. ex., parasitos eritrocitários ou fármacos), o paciente deverá ser tratado para AHIM primária ou idiopática enquanto se esperam os resultados de outros testes pendentes (como PCR, para *Mycoplasma* sp.). AHIM primária é considerada mais comum em cães do que em gatos; sendo assim, todo esforço deve ser feito para encontrar a causa de hemólise em gatos (p. ex., fármacos ou agentes infecciosos).[1,4,5,33,34]

O tratamento da AHIM secundária consiste em remoção da causa primária e tratamento de suporte (transfusão sanguínea, nutrição adequada). Os corticosteroides podem ser administrados também para suprimir o SFM enquanto o agente etiológico está sendo eliminado, embora isso não seja sempre benéfico para o paciente. A administração de doxiciclina geralmente resulta em melhora clínica de micoplasmose em gatos e em resolução de ehrlichiose em cães.[1,4,5,33,34]

As doses imunossupressoras de corticoides (prednisona, prednisolona, dexametasona) constituem o tratamento de primeira escolha para a AHIM primária. A dexametasona pode ser utilizada no início da terapia, mas não o deve ser para manutenção por períodos prolongados, devido ao maior potencial para causar ulceração gastrintestinal ou pancreatite. Em doses equivalentes, a dexametasona não parece exercer mais benefícios a esses animais.[1,4,5,33,35,36,38]

Uma alta porcentagem dos cães tratados com corticoides mostra melhora significativa em um período de 24 a 96 h. Os corticoides atuam principalmente por três diferentes mecanismos: supressão da atividade do SFM, redução da ligação do complemento e imunoglobulinas à membrana eritrocitária e supressão da produção de imunoglobulinas. Os dois primeiros efeitos são de rápida atuação (horas), o terceiro é tardio (1 a 3 semanas).[1,4,5,33,35,36,38]

Um grande número de cães com AHIM aguda apresenta icterícia e autoaglutinação, e a deteriorização clínica é rápida. Frequentemente estes animais morrem de tromboembolia hepática, pulmonar, renal, apesar do tratamento agressivo com corticoides. Alguns autores, nesses casos, optam pela ciclofosfamida (200 a 300 mg/m²) oral ou em dose única intravenosa, com infusão contínua por 5 a 10 min, juntamente com dose única intravenosa de dexametasona sódica (1 a 2 mg/kg). Anticoagulantes e/ou antitrombóticos também são recomendados (como heparina, ácido acetilsalicílico em dose ultrabaixa). O uso de doses pequenas de heparina geralmente não resulta em aumento do tempo de coagulação ativada (TCA) ou do tempo de tromboplastina parcial ativada (TTPa), testes utilizados para monitorar a heparinização.[1,4,5,33,35,36,38]

Alguns autores indicam dose alta de heparina (700 a 1.000 UI/kg, SC, a cada 8 h) ou uma dose que cause aumento do TCA até 2,5 vezes o valor basal. Sangramento resultante da heparinização pode ser controlado com administração de sulfato de protamina por infusão intravenosa lenta (1 mg para cada 100 UI de heparina; 50% da dose calculada são administrados 1 h após a heparinização e 25% 2 h depois da heparinização; o restante da dose pode ser administrado se houver indicação clínica). O sulfato de protamina pode causar anafilaxia aguda, portanto deve ser administrado com cuidado. Geralmente se utiliza fluidoterapia agressiva nesses tratamentos para soltar microagregados de eritrócitos aglutinados na microcirculação, cuidando sempre para que não ocorra hemodiluição excessiva e não piore o quadro do paciente anêmico. Oxigenoterapia também pode auxiliar.[1,4,5,33,35,36,38]

Imunoglobulina intravenosa humana (IGIV) também tem sido descrita para tratamento de AHIM em cães. O objetivo de usar IGIV é bloquear os receptores Fc no SFM, diminuindo a fagocitose de eritrócitos cobertos de anticorpos. O tratamento parece também ter outros efeitos imunomodulatórios, entretanto esse produto é extremamente caro (chegando a 1.800 reais a dose para um cão de 10 kg), além de nem sempre estar comercialmente disponível.[1,4,5,33,36,38,39]

Entre os fármacos para manutenção do tratamento de pacientes com AHIM estão os corticoides (como prednisona) e a azatioprina, utilizados isoladamente ou em conjunto. Poucos efeitos adversos estão relacionados com a azatioprina, mas é aconselhável acompanhamento hematológico e bioquímico devido à possibilidade de supressão da medula óssea e hepatopatia leve. É necessária a redução da dose se ocorrer mielossupressão e/ou hepatotoxicidade; ocasionalmente, o fármaco tem de ser descontinuado em cães com hepatotoxicidade.[1,4,5,33,35,36,38]

Em geral, cães e gatos com AHIM requerem tratamento imunossupressivo prolongado, muitas vezes pelo resto da vida. A duração do tratamento é determinada de acordo com as reavaliações periódicas do paciente. Doses altas costumam ser administradas por um período determinado, quase sempre 2 a 3 semanas, e durante este tempo o paciente é reavaliado clínica e hematologicamente. As reavaliações podem ser diárias, se o quadro for grave, ou a cada 3 a 5 dias. Se o hematócrito não diminuir (ou se aumentar) e o animal estiver clinicamente estável, a dose poderá ser reduzida em 25 a 50%. Este procedimento é repetido até que o(s) fármaco(s) seja(m) descontinuado(s) ou o paciente tenha uma recaída; neste último caso, a última dose que teve efeito benéfico deve ser utilizada novamente. Alguns autores relatam que mais de 2/3 dos animais requerem tratamento pelo resto da vida.

Outros tratamentos alternativos para casos refratários de AHIM incluem plasmaférese terapêutica, danazol, ciclosporina e esplenectomia.[1,4,5,33-40]

A clorambucila, para alguns autores, parece ser o fármaco de melhor indução e manutenção em gatos com AHIM refratária a corticosteroides, ou naqueles casos em que ocorre diabetes *mellitus* induzido por corticosteroides. Em tais situações, a dexametasona também pode ser utilizada de outra maneira (4 mg/kg, por via oral [VO], a cada 1 ou 2 semanas). A azatioprina parece causar mielossupressão significativa nessa espécie.[1,4,5,33-38]

Uma das grandes dificuldades que o clínico encontra no tratamento da AHIM é determinar o momento de realizar uma transfusão de sangue total ou de hemocomponentes. Como regra geral, em humanos e animais, a transfusão não deve ser evitada se puder salvar a vida do paciente ou, pelo menos, mantê-lo relativamente estável até que o tratamento mais adequado faça efeito. Entretanto, como pacientes com AHIM estão destruindo seus próprios eritrócitos, a transfusão deve ser feita com cautela, apenas quando o paciente realmente precisar, em dose adequada e, se possível, com sangue compatível. Geralmente, a prova de compatibilidade nesses casos é incompatível com todos os doadores devido à autoaglutinação apresentada por boa parte dos pacientes, por isso fica difícil de interpretar. Em humanos, recomenda-se a combinação de genotipagem e fenotipagem para evitar a exposição do paciente a outros antígenos e produção de mais anticorpos. Em cães e gatos, a fenotipagem está disponível para os principais tipos sanguíneos e pode ser realizada, embora alguns métodos (como o cartão) possam apresentar resultados falso-positivos.[1,4,5,33-37]

Se disponível, deve-se usar concentrado de eritrócitos em vez do sangue total, pelo fato de permitir maior oxigenação em um pequeno volume; além disso, a sua administração não resulta em hipervolemia. Em alguns países, uma solução produzida a partir da hemoglobina bovina polimerizada está disponível para uso em cães com anemia aguda e que necessitam de oxigenação sanguínea. Este composto tem prazo de validade longo, não requer refrigeração, tipagem ou compatibilidade sanguínea. A administração geralmente resulta em melhora clínica dos sinais associados à anemia, mas a duração da resposta é limitada (2 a 3 dias), pois o hematócrito não aumenta, apenas a concentração de hemoglobina.[1,4,5,33-37]

Muitos estudos recentes relatam alguns fatores que, quando determinados antes da terapia imunossupressora e durante o tratamento, podem auxiliar a determinação do prognóstico de AHIM: gênero, peso, sazonalidade, hematócrito diminuído, baixa contagem de plaquetas, redução da concentração de proteínas plasmáticas totais e albumina, alta concentração de ureia e bilirrubina total, concentração reduzida de sódio, tempo de protrombina prolongado e aumento do nível de produtos de degradação da fibrina. Em um estudo recente, cães machos com peso acima de 12 kg, diagnosticados durante estações de clima quente do ano, hematócrito menor do que 20%, contagem de plaquetas menor do que 200×10^3 $\mu\ell$ e concentração de proteínas plasmáticas menor do que 6 g/dℓ apresentaram pior prognóstico.[1,4,5,33-37]

Referências

1. Giger U. Anemias regenerativas causadas por hemorragia ou hemólise. In: Ettinger SJ, Feldman EC. Tratado de medicina interna veterinária – doenças do cão e do gato. 5ª ed. V. 2. Rio de Janeiro: Guanabara Koogan; 2004. p. 1880-1902.
2. Mills J. Anaemia. In: Day M, Mackin A, Littlewood J, editors. Manual of canine and feline haematology and transfusion medicine. Gloucester: BSAVA; 2000. p. 29-41.
3. Ramsey I, Gould S. Feline anaemia 1. Clinical signs and investigation. In Pract. 1999; 21:411-5.
4. Thrall MA. Regenerative anemia. In: Thrall MA, Baker DC, Campbell TW, DeNicola D, Fettman MJ, Lassen ED *et al.*, editors. Veterinary hematology and clinical chemistry. Philadelphia: Lippincott Williams & Wilkins; 2004. p. 83-8.
5. Couto CG. Anemia. In: Nelson RW, Couto CG. Small animal internal medicine. St. Louis: Mosby; 2003. p. 1156-80.
6. Watson ADJ, Canfield PJ. Nutritional deficiency anemias. In: Feldman BF, Zinkl JG, Jain NC, editors. Schalm's veterinary hematology. Philadelphia: Lippincott Williams & Wilkins; 2000. p. 190-5.
7. Prins M, van Leeuwen MW, Teske E. Stability and reproducibility of advia 120-measured red blood cell and platelet parameters in dogs, cats, and horses, and the use of reticulocyte haemoglobin content (CHr) in the diagnosis of iron deficiency. Tijdschr Diergeneesk. 2009; 134(7):272-8.
8. Stone M. Iron deficiency anaemia. In: Day M, Mackin A, Littlewood J, editors. Manual of canine and feline haematology and transfusion medicine. Gloucester: BSAVA; 2000. p. 53-7.
9. Harvey J. Pathogenesis, laboratory diagnosis, and clinical implications of erytrocyte enzyme deficiencies in dogs, cats, and horses. Vet Clin Pathol. 2006; 35(2):144-56.
10. Giger U, Noble NA. Determination of erythrocyte pyruvate kinase deficiency in Basenjis with chronic hemolytic anemia. J Am Vet Med Assoc. 1991; 198(10):1755-61.
11. Kohn B, Fumi C. Clinical course of pyruvate kinase deficiency in Abyssinian and Somali cats. J Feline Med Surg. 2008; 10(2):145-53.
12. Giger U. Erythrocyte phosphofructokinase and pyruvate kinase deficiencies. In: Feldman BF, Zinkl JG, Jain NC, editors. Schalm's veterinary hematology. Philadelphia: Lippincott Williams & Wilkins; 2000. p. 1020-5.
13. Schlesinger DP. Methemoglobinemia and anemia in a dog with acetaminophen toxicity. Can Vet J. 1995; 36(8):515-7.
14. Harvey J. *et al.* Methaemoglobin reductase deficiency in dogs. Comp Haematol Int. 1991; 1:55-9.
15. Fine DM, Eyster GE, Anderson LK, Smitley A. Cyanosis and congenital methemoglobinemia in a puppy. J Am Anim Hosp Assoc. 1999; 35(1):33-5.
16. Clavero S, Bishop DF, Haskins ME, Giger U, Kauppinen R, Desnick RJ. Feline acute intermittent porphyria: a phenocopy masquerading as an erythropoietic porphyria due to dominant and recessive hydroxymethylbilane synthase mutations. Hum Mol Genet. 2010; 19(4):584-96.
17. Wolff C, Corradini P, Cortés G. Congenital erythropoietic porphyria in an African Hedgehog (*Atelerix albiventris*). J Zoo Wildl Med. 2005; 36(2):323-5.
18. Battison A. Apparent pseudohyperkalemia in a Chinese Shar Pei dog. Vet Clin Pathol. 2007; 36(1):89-93.
19. Bonfanti U, Comazzi S, Paltrinieri S, Bertazzolo W. Stomatocytosis in 7 related Standard Schnauzers. Vet Clin Pathol. 2004; 33(4):234-9.
20. Paltrinieri S, Comazzi S, Ceciliani F, Prohaska R, Bonfanti U. Stomatocytosis of Standard Schnauzers is not associated with stomatin deficiency. Vet J. 2007; 173(1):200-3.
21. Gookin JL, Bunch SE, Rush LJ, Grindem CB. Evaluation of microcytosis in 18 Shibas. J Am Vet Med Assoc. 1998; 212(8):1258-9.
22. Hostetter SJ, Andreasen CB. Anemia. In: Cowell RL. Veterinary clinical pathology secrets. St. Louis: Elsevier Mosby; 2004. p. 12-7.
23. Thrall M. Morfologia das hemácias. In: Thrall M. Hematologia e bioquímica clínica veterinária. São Paulo: Roca; 2007. p. 66-77.
24. Tvedten H, Weiss DJ. Classification and laboratory evaluation of anemia. In: Feldman BF, Zinkl JG, Jain NC, editors. Schalm's veterinary hematology. Philadelphia: Lippincott Williams & Wilkins; 2000. p. 143-50.
25. Bexfield N, Archer J, Herrtage M. Heinz body haemolytic anaemia in a dog secondary to ingestion of a zinc toy: a case report. Vet J. 2007; 174(2):414-7.
26. Terneus MV, Brown JM, Carpenter AB, Valentovic MA. Comparison of S-adenosyl-L-methionine (SAMe) and N-acetylcysteine (NAC) protective effects on hepatic damage when administered after acetaminophen overdose. Toxicology. 2008; 244(1):25-34.
27. Webb CB, Twedt DC, Fettman MJ, Mason G. S-adenosylmethionine (SAMe) in a feline acetaminophen model of oxidative injury. J Feline Med Surg. 2003; 5(2):69-75.
28. Avizeh R, Najafzadeh H, Razijalali M, Shirali S. Evaluation of prophylactic and therapeutic effects of silymarin and N-acetylcysteine in acetaminophen-induced hepatotoxicity in cats. J Vet Pharmacol Ther. 2010; 33(1):95-9.
29. Boozer AL, MacIntire DK. Canine babesiosis. Vet Clin North Am Small Anim Pract. 2003; 33(4):885-904.
30. Schoeman JP. Canine babesiosis. Onderstepoort J Vet Res. 2009; 76(1):59-66.

31. Tasker S, Peters IR, Papasouliotis K, Cue SM, Willi B, Hofmann-Lehmann R *et al.* Description of outcomes of experimental infection with feline haemoplasmas: copy numbers, haematology, Coombs' testing and blood glucose concentrations. Vet Microbiol. 2009; 139(3-4): 323-32.
32. Zambelli AB, Leisewitz AL. A prospective, randomized comparison of Oxyglobin (HB-200) and packed red blood cell transfusion for canine babesiosis. J Vet Emerg Crit Care. 2009; 19(1):102-12.
33. Mackin A. Immune-Mediated Haemolytic Anaemia. In: Day M, Mackin A, Littlewood J, editors. Manual of canine and feline haematology and transfusion medicine. Gloucester: BSAVA; 2000. p. 67-77.
34. Tasker S, Murray JK, Knowles TG, Day MJ. Coombs', haemoplasma and retrovirus testing in feline anaemia. J Small Anim Pract. 2010; 51(4):192-9.
35. Kohn B, Weingart C, Eckmann V, Ottenjann M, Leibold W. Primary immune-mediated hemolytic anemia in 19 cats: diagnosis, therapy, and outcome (1998-2004). J Vet Intern Med. 2006; 20(1):159-66.
36. Weinkle TK, Center SA, Randolph JF, Warner KL, Barr SC, Erb HN. Evaluation of prognostic factors, survival rates, and treatment protocols for immune-mediated hemolytic anemia in dogs: 151 cases (1993-2002). J Am Vet Med Assoc. 2005; 226(11):1869-80.
37. Ishihara M, Fujino Y, Setoguchi A, Takahashi M, Nakashima K, Ohno K *et al.* Evaluation of prognostic factors and establishment of a prognostic scoring system for canine primary immune-mediated hemolytic anemia. J Vet Med Sci. 2010; 72(4):465-70.
38. Al-Ghazlat S. Immunosuppressive therapy for canine immune-mediated hemolytic anemia. Compend Contin Educ Vet. 2009; 31(1):33-41.
39. Whelan MF, O'Toole TE, Chan DL, Rozanski EA, DeLaforcade AM, Crawford SL *et al.* Use of human immunoglobulin in addition to glucocorticoids for the initial treatment of dogs with immune-mediated hemolytic anemia. J Vet Emerg Crit Care. 2009; 19(2):158-64.
40. Horgan JE, Roberts BK, Schermerhorn T. Splenectomy as an adjunctive treatment for dogs with immune-mediated hemolytic anemia: ten cases (2003-2006). J Vet Emerg Crit Care. 2009; 19(3):254-61.

200 Anemias Arregenerativas

Juliana Vieira

Introdução

Anemia é termo aplicado a uma *síndrome clínica* e a um quadro laboratorial caracterizado por diminuição do hematócrito, da concentração de hemoglobina no sangue ou da concentração de eritrócitos (hemácias) por unidade de volume, em comparação com parâmetros de sangue periférico de um grupo de referência.

Os valores de referência são variáveis entre as diferentes espécies animais. Tais valores refletem achados em 95% das populações canina e felina. Muitas vezes, um valor considerado anormal pode, na verdade, ser normal para um determinado paciente. Os valores de referência para cães e gatos estão apresentados no Quadro 200.1.

A avaliação clinica é um dos primeiros passos para se considerar um paciente com suspeita de anemia. Dentro do histórico do animal, devem ser pesquisados relatos de intolerância ao exercício, episódios de síncope, sangramentos, história de viagem, má nutrição, palidez ou icterícia. Relatos recentes de vacinação, uso de algum medicamento, alguma mudança na alimentação e até mesmo administração de fármacos para interrupção do *cio* em cadelas devem ser questionados aos proprietários desses pacientes.

Ao exame físico, é importante a busca de sinais de petéquias, equimoses, hematúria, sangue nas fezes, hepatomegalia, esplenomegalia, cardiomegalia, linfadenopatia, palidez das mucosas e icterícia. Em seguida, exames complementares de imagem e laboratoriais devem ser investigados. O hemograma completo geralmente já fornece dados para se estabelecer o diagnóstico de anemia, e é com este exame laboratorial que alguns cuidados precisam ser tomados para que informações importantes não passem despercebidas:

- No tubo de coleta, avaliar o plasma para hemólise, lipemia e icterícia
- Observar se há autoaglutinação
- Analisar a quantidade de proteína sérica
- Observar o esfregaço sanguíneo, avaliando a morfologia dos eritrócitos e dos leucócitos (pesquisar inclusões, esferócitos, tamanho e coloração dos eritrócitos)
- Fazer contagem corrigida de reticulócitos
- Classificar a anemia.

Uma vez estabelecido que o paciente se encontra anêmico, a classificação da anemia é de fundamental importância para que o clínico possa direcionar e conduzir o tratamento. As anemias podem ser classificadas de acordo com parâmetros variados: índices hematimétricos, produção pela medula óssea e mecanismos fisiopatológicos.[1] Conforme a produção da medula óssea, as anemias são classificadas em arregenerativas e regenerativas. A anemia regenerativa não será abordada neste capítulo.

Quadro 200.1 Valores de referência de eritrograma para cães e gatos adultos.

Eritrograma	Valores para cães	Valores para gatos
Eritrócitos	5,5 a 8,5 × 10⁶/μℓ	5 a 10 × 10⁶/μℓ
Hemoglobina	12 a 18 g/dℓ	8 a 15 g/dℓ
Hematócrito	37 a 55%	24 a 45%
VCM	60 a 77 fℓ	39 a 55 fℓ
HCM	22 a 27 pg	12 a 17 pg
CHCM	32 a 36%	31 a 35%
Plasma total	6 a 7,8 g/dℓ	6 a 7,8 g/dℓ
Plaquetas	200.000 a 500.000/μℓ	300.000 a 800.000/μℓ

VCM = volume corpuscular médio; HCM = hemoglobina corpuscular média; CHCM = concentração de hemoglobina corpuscular média.

Anemia arregenerativa

Classifica-se a anemia como arregenerativa quando o índice corrigido de reticulócitos for igual ou inferior a 2,5.[2] Reticulócitos são células que fazem parte do complexo processo de maturação da série eritroide na medula óssea.

A medula óssea é o principal órgão hematopoético nas espécies adultas, e a partir das células-tronco hematopoéticas (CPH), a linhagem eritroide amadurece sob a ação de várias citocinas, denominadas fatores de crescimento hematopoéticos (FCH). A maturação dos reticulócitos tem início na medula óssea, a partir dos metarrubrícitos. Estas células perdem seus núcleos e atingem a circulação sob o nome de reticulócitos (Figura 200.1).

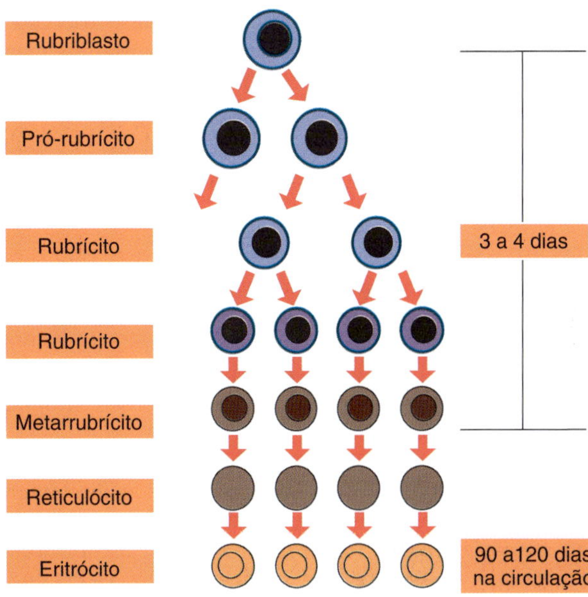

Figura 200.1 Eritropoese.

Conforme será abordado no Capítulo 204, *Abordagem às Citopenias*, a produção e liberação de eritrócitos maduros na circulação dependem de diversos fatores: citocinas, hormônios, vitaminas e fatores de crescimento. Para tanto, o microambiente medular e o sistema orgânico em geral devem estar em equilíbrio.

Didaticamente, os órgãos hematopoéticos são divididos em estroma e células hematopoéticas. O estroma por sua vez, é constituído de um componente celular (fibroblastos, adipócitos, macrófagos, linfócitos e células endoteliais dos sinusoides medulares) e um componente acelular (matriz extracelular). O estroma constitui o ambiente que possibilita o crescimento e a diferenciação das células hematopoéticas, regulando a hematopoese por meio da secreção dos fatores solúveis, interações célula-célula e célula-matriz extracelular.[3]

Alterações que interfiram na produção ou liberação de FCH, bem como comprometimento estrutural do estroma medular (invasão neoplásica, neoplasia de uma linhagem medular), podem resultar em eritropoese ineficaz.

Reticulócitos

Aproximadamente 0,8 a 1,6% dos eritrócitos (hemácias) coram-se como reticulócitos. A determinação da porcentagem de reticulócitos no sangue periférico constitui um importante indicador da capacidade funcional da medula óssea em anemia. O aumento de reticulócitos indica atividade proliferativa compensatória da medula óssea (como em anemias hemolíticas), e porcentagem normal ou reduzida em paciente anêmico indica medula hipoproliferativa.[4]

A contagem de reticulócitos deve considerar o grau da anemia. Em um paciente anêmico, a porcentagem de reticulócitos pode parecer aumentada porque os reticulócitos são liberados mais cedo da medula óssea e porque há redução na proporção de células maduras. Por serem liberados precocemente, o tempo de maturação dos reticulócitos na circulação aumenta de 1 a 1,5 dia para 2 a 3 dias. Esses efeitos devem ser corrigidos pelo cálculo da contagem de reticulócitos corrigida (CRC), levando-se em conta o hematócrito do paciente:

Contagem de reticulócitos corrigida = reticulócitos (%) × hematócrito/45.

Em pacientes normais, a CRC deve estar ao redor de 1%; em pacientes anêmicos deve ser superior a 2,5%. Tais observações são de grande importância, pois os clínicos eventualmente podem classificar um animal como anêmico, caso calculem sua porcentagem de reticulócitos sem que exista redução considerável no hematócrito.

Eritropoese ineficaz

Dentro da própria medula óssea, uma parte dos rubriblastos (eritroblastos) não completa o desenvolvimento e é destruída. A hemoglobina sintetizada nessas células não atinge a circulação; seu catabolismo dá origem à bilirrubina, assim como o catabolismo dos demais eritrócitos circulantes, após sua destruição. Esses fatos correspondem à eritropoese ineficaz em condições normais.

Numerosas doenças são acompanhadas de aumento da eritropoese ineficaz. Entretanto, alguns fatores estão diretamente relacionados com este distúrbio. Dentre os mais importantes estão a *eritropoetina*, a interleucina-3 (IL-3), os hormônios andrógenos e os hormônios tireoidianos (pelo efeito destes dois últimos fatores sobre o metabolismo).[5]

Eritropoetina

A eritropoetina (EPO) é o principal fator de crescimento atuante sobre a linhagem eritroide. A principal fonte de eritropoetina no organismo é o tecido renal (células intersticiais peritubulares renais). O parênquima renal produz cerca de 90% de EPO, sendo os 10% restantes produzidos por hepatócitos que rodeiam as veias centrais do fígado.[6] A parcela produzida pelo rim é altamente sensível ao nível de oxigenação dos tecidos renais. A eritropoetina liga-se a receptores expressos especificamente em precursores eritroides, estimulando sua proliferação e diferenciação.

Classificação das anemias arregenerativas

Para explicar mais claramente como e por que as anemias arregenerativas acometem cães e gatos, elas serão classificadas da seguinte maneira:

- Anemia por doença crônica
- Anemia por deficiência de ferro
- Anemia por perda aguda de sangue
- Anemia por doença renal
- Anemia por doença hormonal
- Anemia hipoproliferativa.

Anemia por doença crônica

O tipo mais frequente de anemia arregenerativa em cães e gatos é a anemia por doença crônica. As doenças crônicas inflamatórias, por exemplo, acarretam desequilíbrio de citocinas e sequestro de ferro dentro das células fagocíticas na medula óssea. Diversas citocinas são produzidas pelas células inflamatórias, podendo promover maior liberação de linhagens mieloides e linfoides, no lugar de eritrócitos. Além disso, o sequestro do ferro dentro dos fagócitos na medula óssea o indisponibiliza para uso dos precursores eritroides. Durante a inflamação, os neutrófilos liberam lactoferrina e outros reagentes de fase aguda, resultando em tal indisponibilidade.[7]

Em cães e gatos com anemia por doença crônica, é importante destacar que quatro parâmetros devem ser avaliados: capacidade de ligação do ferro total (transferrina), concentração de ferro sérico, níveis de ferritina sérica e estoque de ferro na medula óssea (hemossiderina nos macrófagos). Na anemia por doença crônica, a transferrina e o ferro sérico estão diminuídos, a ferritina está normal ou levemente elevada e os estoques de ferro na medula óssea estão aumentados.

▸ **Transferrina.** Responsável pelo transporte do ferro do seu sítio de absorção (no nível intestinal ou nos sítios de catabolismo da hemoglobina) para os precursores eritroides na medula óssea, ou para os sítios de estocagem de ferro no sistema reticuloendotelial (macrófagos) na medula óssea, no fígado e no baço.[8]

▸ **Ferritina.** Proteína de reserva do ferro. A ferritina pode ser encontrada sob a forma de depósitos intracitoplasmáticos, de inclusões lisossômicas ou como aglomerados visíveis ao microscópio (hemossiderina). O ferro complexado à ferritina pode ser rapidamente mobilizável pelo organismo. A ferritina é dosada apenas quando está ligada ao ferro. Portanto, quando seus níveis estão reduzidos, refletem carência orgânica de ferro.[9]

▸ **Ferro sérico total.** O ferro é essencial para a maioria dos organismos vivos, pois participa de numerosos processos vitais, desde os processos oxidativos celulares até o transporte de oxigênio para os tecidos. Sua hemostasia é regulada principalmente pela absorção e não pela excreção; por isso, o nível de ferro sérico reflete o equilíbrio entre ferro absorvido e ferro utilizado pelo organismo. O valor de ferro total obtido na dosagem dividido pelo valor de transferrina verificado reflete a saturação do ferro (proporção do ferro sérico que realmente está ligada à proteína transferrina).

Saliente-se que os parâmetros de avaliação do ferro orgânico são um importante diferencial para a anemia por deficiência de ferro, na qual os valores de ferro sérico, ferritina, saturação do ferro e estoques na medula óssea estão diminuídos. Interessante destacar que o baixo estoque de ferro observado na medula óssea de gatos não é um bom valor diagnóstico para deficiência de ferro nessa espécie, já que nesses animais normalmente não se observa acúmulo de hemossiderina nos macrófagos.[10] Uma vez diagnosticada a anemia por doença crônica, o clínico deve direcionar o tratamento à causa de base da doença, pois geralmente os pacientes não necessitam de tratamento específico.

Anemia por deficiência de ferro

A deficiência de ferro desenvolve-se em três estágios:

- Depleção dos estoques de ferro do sistema reticuloendotelial, caracterizada laboratorialmente pela diminuição da ferritina
- Depleção mais intensa dos estoques de ferro com redução da concentração do ferro no sangue e da saturação de transferrina
- Intensificação da depleção do ferro passa a interferir na síntese do grupo heme que compõe a hemoglobina, resultando em anemia. Os eritrócitos com menor quantidade de hemoglobina são menores (microcíticos) e fracamente corados (hipocromia). Tais alterações resultam em prejuízo do transporte de oxigênio e destruição prematura dessas células. Além da deficiência do grupo heme, podem existir também deficiências de outras enzimas que contêm ferro em sua composição, como succinil-desidrogenase e citocromos. Estas enzimas podem contribuir para alguns sinais da depleção do ferro, como fadiga, fraqueza ou apetite por substâncias não nutritivas (pica).

A anemia por deficiência de ferro geralmente ocorre por perda crônica deste íon. Com mais frequência, tal perda está associada à perda crônica de sangue, sendo os cães muito mais acometidos que os gatos. Este tipo de anemia em gatos não é usual, porém, quando acontece, está relacionada com alta infestação por pulgas ou deficiência de ingestão de alimentos de boa qualidade (filhotes).

A perda crônica de sangue que resulta na deficiência de ferro pode ser provocada por pequenas hemorragias no trato gastrintestinal. O clínico deve pesquisar melena, diarreia, verminose ou êmese. Deve-se questionar o proprietário do animal sobre medicamentos administrados recentemente, pois pode haver ulcerações gastrintestinais por ingestão de anti-inflamatórios. O exame parasitológico de fezes sempre deve ser realizado para pesquisa de parasitos, pois o animal pode estar altamente parasitado, sem que seja observado algum verme macroscopicamente nas fezes. A ultrassonografia pode fornecer indícios de neoplasias, que também são causas rotineiras de hemorragias crônicas em cães.

Pelos exames hematológicos observa-se anemia microcítica e hipocrômica, quando há deficiência de ferro. Além disso, podem-se notar reticulócitos, caracterizando a anemia como arregenerativa (< 2,5%) ou como regenerativa (> 2,5%). Independentemente da contagem corrigida de reticulócitos, classifica-se a anemia por deficiência de ferro como arregenerativa.[2-14] Nos animais acometidos por esta anemia, os níveis de ferro sérico, tranferrina, ferritina e os estoques de ferro da medula óssea estão reduzidos.

Para o tratamento da anemia por deficiência de ferro, a causa de base deve primariamente ser corrigida, resultando na resolução da anemia em 6 a 8 semanas. A necessidade de ferro na dieta de cães e gatos adultos é da ordem de 1,3 mg/kg/dia. Uma dieta de boa qualidade geralmente fornece os valores necessários de ferro ao animal, mas pode ser feita suplementação com ferro. O sulfato ferroso por via oral deve ser administrado na dose de 100 a 300 mg/cão/dia; para gatos, 50 a 100 mg/gato/dia. A administração por via oral pode acarretar efeitos adversos como diarreia, fezes enegrecidas e vômito.

Alguns proprietários podem enfrentar dificuldades para fornecer a suplementação de ferro por via oral, especialmente para gatos. Por este motivo, a administração de ferro dextrano intramuscular pode ser outra opção (10 mg/kg, 1 a 2 vezes/semana). Entretanto, esse modo de administração frequentemente provoca dor no local da injeção, como também pode promover reações anafiláticas.

Anemia por perda aguda de sangue ou por hemólise

Hemorragia aguda

A hemorragia aguda costuma ser facilmente diagnosticada, pois, para que ocorra anemia, é necessário que haja perda considerável de volume sanguíneo. Hemorragia aguda é uma emergência que exige intervenção imediata para que se estanquem os eritrócitos e o plasma perdidos no sangramento, evitando-se o choque hipovolêmico. Quando o volume de sangue perdido não é muito intenso, o organismo dispõe de mecanismos fisiológicos que permitem recuperação espontânea. Entretanto, quando a anemia resultar em hemoglobina inferior a 7 g/dℓ, deve-se considerar transfusão sanguínea.

Deve-se salientar que este tipo de anemia pode ser considerado como regenerativo por alguns autores, mas comumente o classificamos como arregenerativo quando a contagem corrigida de reticulócitos for inferior a 2,5, devido aos mecanismos fisiopatológicos que levam a este distúrbio.[2,15]

Nas primeiras horas após a hemorragia a dosagem da hemoglobina ou do hematócrito não reflete o volume de sangue perdido, pois há perda simultânea de plasma e de eritrócitos. A avaliação da gravidade da anemia deve ser baseada em alterações clínicas, como na frequência cardíaca, pressão arterial, palidez cutaneomucosa, temperatura das extremidades e fluxo urinário. Contudo, a medida do hematócrito inicial irá fornecer os parâmetros basais para acompanhar a evolução do animal. Além disso, permite diagnosticar animais que apresentavam anemia previamente ao episódio hemorrágico.

Após a hemorragia, mecanismos hormonais (hormônio antidiurético, renina-aldosterona) atuam retendo água e eletrólitos. Ocorre, então, diluição dos eritrócitos e a dosagem da hemoglobina ou do hematócrito diminui progressivamente. Nesse período, a contagem corrigida de reticulócitos é inferior a 2,5, pois a medula óssea não teve tempo suficiente para enviar essas células para a circulação. Como consequência da hipoxia renal, há aumento da eritropoetina, que estimula a medula óssea a aumentar sua produção nos dias subsequentes.

Os pacientes que sofrem perda sanguínea aguda, com evidência de sangramento profundo, levam aproximadamente 48 a 96 h para que possam apresentar reticulócitos em nível suficiente para se recuperar da anemia.

A síntese de hemoglobina para repor o sangue perdido é feita pela mobilização do ferro dos depósitos. Portanto, se a hemorragia não for tão intensa, a anemia passa de arregenerativa a regenerativa em 3 a 5 dias, recompondo a perda sanguínea em 2 a 3 semanas após o sangramento.[2,15,16] A única consequência será diminuição dos depósitos de ferro, que são usados pelo organismo para repor a hemoglobina perdida. No entanto, em pacientes previamente anêmicos, portadores de doenças crônicas ou hormonais, a perda sanguínea pode não ser reposta no período normal, resultando em um quadro de anemia crônica.

Hemólise

Outro mecanismo que pode causar anemia arregenerativa é a hemólise. O mecanismo de hemólise é abordado no Capítulo 199, *Anemias Regenerativas*, por isso será explicado resumidamente o processo pelo qual a hemólise pode resultar em anemia arregenerativa.

A sobrevida dos eritrócitos em circulação pode estar reduzida por diversos fatores, provocando uma síndrome hemolítica, que é capaz de ser compensada pela produção da medula óssea, dependendo do grau de eficiência com que ela atue. Em condições normais, os eritrócitos podem ser destruídos no interior de macrófagos após fagocitose, em órgãos como fígado, baço e a própria medula óssea. Na anemia hemolítica, a hemólise exacerbada pode surgir no interior dos vasos sanguíneos (intravascular), ou quando os eritrócitos passam pelos capilares sinusoides do baço e do fígado, em contato próximo com macrófagos residentes, bem como no parênquima medular (extravascular). As alterações que favorecem o encurtamento da vida dos eritrócitos são: (1) anormalidades da membrana eritrocitária; (2) anormalidades da hemoglobina; (3) anormalidades das enzimas das vias metabólicas; (4) agressão direta aos eritrócitos (medicamentos, anticorpos, lesão mecânica etc.).[2,6,15]

Quando a eritropoese é ineficaz, pode haver destruição da linhagem eritroide no interior da medula óssea. Nas anemias hemolíticas, é maior a produção de eritrócitos pela medula óssea, mas nem sempre o aumento é suficiente para compensar a acentuada destruição, resultando em anemia arregenerativa. Além disso, anticorpos direcionados aos precursores eritroides também podem estar associados à hemólise intravascular, agravando o quadro. O tratamento para os diferentes quadros de hemólise estão especificados no Capítulo 199, *Anemias Regenerativas*.

▪ Anemia por doença renal

O mecanismo da anemia associada à doença renal crônica é multifatorial. O paciente renal crônico apresenta redução na taxa de filtração glomerular, o que reflete aumento plasmático dos níveis de ureia e creatinina (azotemia). Este microambiente urêmico pode provocar hemólise, encurtando o tempo de vida dos eritrócitos.[17]

A reduzida produção de eritrócitos nesses pacientes se deve principalmente à baixa concentração de eritropoetina sérica, resultante da escassa síntese deste fator pelo rim doente. A retenção plasmática de inibidores da hematopoese pode contribuir para a hipoproliferação eritroide, inibindo as células progenitoras ou a síntese de hemoglobina.[18-20]

A anemia renal tem característica normocítica normocrômica, a contagem de reticulócitos é baixa e a análise citológica da medula óssea habitualmente está normal. O tratamento para essa anemia inclui administração subcutânea de eritropoetina recombinante humana na dose de 100 a 150 UI/kg, 2 vezes/semana.[2] O volume globular retorna ao normal em 3 a 4 semanas de tratamento. O inconveniente deste tratamento se deve a que a EPO humana é estranha ao organismo de cães e gatos, havendo possibilidade de formação de anticorpos direcionados ao medicamento. O tratamento crônico com EPO humana pode resultar em supressão dos efeitos benéficos em 6 a 8 semanas de uso contínuo em até 50% dos pacientes.[2] Animais com anemia grave, não responsivos à EPO, podem necessitar de transfusões seriadas de concentrados de hemácias.

▪ Anemia por doença hormonal

Anemia frequentemente acompanha as doenças endócrinas que afetam a tireoide, as glândulas adrenais, paratireoides, hipófise e gônadas. Normalmente, a anemia é de baixa intensidade e assintomática.[21-23]

Disfunções da tireoide

A tireoide controla o metabolismo geral e as exigências de oxigênio do organismo. O mecanismo pelo qual a tiroxina (T4) estimula a eritropoese ainda não está totalmente esclarecido. Acredita-se que a T4 atue diretamente na medula óssea, estimulando a eritropoese ou indiretamente, estimulando as células da mácula densa renal a sintetizarem eritropoetina.[24] Na medula óssea, os hormônios tireoidianos parecem estimular os precursores eritroides a proliferação e diferenciação. Tais hormônios também interferem na resposta dos precursores à eritropoetina.

A resposta à diminuição ou ao aumento da produção dos hormônios tireoidianos pode variar individualmente e entre diferentes espécies. Gatos com hipertireoidismo podem manifestar eosinopenia e linfopenia, mas há controvérsia a respeito de alterações no eritrograma de animais com hipertireoidismo. No entanto, 25 a 40% dos cães com hipotireoidismo apresentam anemia não regenerativa.[25]

Em pacientes hipotireóideos, a avaliação da morfologia eritrocitária pode revelar aumento nas concentrações de leptócitos (células em alvo). Nesses animais, geralmente há hipercolesterolemia, e a maior carga de colesterol na membrana eritrocitária pode resultar em células em alvo. A reposição do hormônio tireoidiano corrige a anemia lentamente, sendo estabilizada em cerca de 4 meses.

Além dos hormônios tireoidianos, o estrógeno e a testosterona também parecem desempenhar algum papel ainda não elucidado na hematopoese. Estudos com humanos apontam que homens castrados submetidos a injeções de testosterona têm aumento de 15 a 20% no número de eritrócitos por milímetro cúbico de sangue.[26] Além disso, corroboram o fato de o homem ter cerca de 700.000 eritrócitos por milímetro cúbico a mais que a mulher (maiores níveis de testosterona circulante). No entanto, o efeito dos hormônios sexuais femininos sobre a eritropoese ainda não foi esclarecido.

▪ Anemia hipoproliferativa

As células mieloides (granulócitos, monócitos, megacariócitos, eritrócitos) são formadas a partir das células progenitoras multipotentes na medula óssea (*stem cell*). Quando há comprometimento desse processo pode ocorrer diminuição de uma ou várias linhagens celulares na medula óssea. Se houver interferência na linhagem eritroide, poderá causar anemia. A redução de eritrócitos circulantes pode decorrer de eritropoese ineficaz, de diseritropoese (maturação e morfologia dos eritrócitos anormais), por hipoplasia/aplasia da medula óssea, de síndromes mielodisplásicas (tecido hematopoético hipercelular com atipias, associado à citopenia periférica) e de infiltração neoplásica da medula óssea.[27] Os distúrbios associados às anemias hipoproliferativas serão abordados no Capítulo 204, *Abordagem às Citopenias*.

Referências

1. Thrall MA. Regenerative anemia. In: Thrall MA, Baker DC, Campbell TW, DeNicola D, Fettman MJ, Lassen ED *et al.*, editors. Veterinary hematology and clinical chemistry. Philadelphia: Lippincott Williams & Wilkins; 2004. p. 83-8.
2. Couto CG. Anemia. In: Nelson RW, Couto CG. Small animal internal medicine. St. Louis: Mosby; 2003. p. 1156-80.
3. Mills J. Anaemia. In: Day M, Mackin A, Littlewood J, editors. Manual of canine and feline haematology and transfusion medicine. Gloucester: BSAVA; 2000. p. 29-41.
4. Gasper PW. Stem cell biology. In: Feldman BF, Zinkl JG, Jain NC, editors. Schalm's veterinary hematology. 5th ed. Philadelphia: Lippincott Williams & Wilkins; 2000. p. 69-73.
5. Travlos GS. Normal structure, function, and histology of the bone marrow. Toxicol Pathol. 2006; 34:548-65.
6. Zago MA, Falcão RP, Pasquini R. Hematologia: fundamentos e prática. São Paulo: Atheneu, 2004.
7. Cohen A, Schuwartz E. Iron chelation therapy in sickle cell anemia. Am J Hemat. 1979; 7(1):69-76.
8. Gottshalk R *et al.* Evaluation of total iron binding capacity and transferrin determination under the influence of several clinical conditions. Clin Chim Acta. 2000; 293:127-38.
9. Worwood M. The laboratory assessment of iron status – an update. Clin Chim Acta. 1997; 259:3-23.
10. Harvey JW. Atlas of veterinary hematology. Philadelphia: W.B. Saunders Company, 2000.
11. Harvey JW, French TW, Meyer DJ. Chronic iron deficiency anemia in dogs. Journal of the American Animal Hospital Association. 1982; 18:946-60.
12. Stone M. Iron deficiency anemia. In: Day M, Mackin A, Littlewood J, editors. Manual of canine and feline haematology and transfusion medicine. Gloucester: BSAVA; 2000. p. 53-7.
13. Weeks BR, Smith JE, Northrup JK. Relationship of serum ferritin concentration, serum iron, and serum total iron-binding capacity to nonheme iron stores in dogs. Am J Vet Res. 1989; 50:198-200.
14. Weeks BR, Smith JE, Phillips RM. Enzyme-linked immunosorbent assay for canine serum ferritin using monoclonal anti-canine ferritin. Am J Vet Res. 1988; 49:1193-5.
15. Ebert RV, Stead EA, Gibson JG. Response of normal subjects to acute blood loss. Arch Intern Med. 1941; 68:578.
16. Giglio AD, Kaliks R. Princípios de hematologia clínica. Barueri-SP: Manole, 2007.
17. Erslev AJ. Anemia of chronic renal disease. Arch Intern Med. 1970; 126:774-80.
18. Fisher J. Mechanism of the anemia of chronic renal disease. Nephron. 1980; 25:106-11.
19. Santoro A. Anemia in renal insufficiency. Review Rev Clin Exp Hematol. 2002; 1:12-20.
20. Bush BM. A review of the treatment of canine renal disease. Review Vet Rec. 1972 Jun 10; 90(24):669-78.
21. Blois SL, Dickie E, Kruth SA, Allen DG. Multiple endocrine diseases in dogs: 35 cases. J Am Vet Med Assoc. 2011; 15; 238(12):1616-21.
22. Bojanic K, Acke E, Jones B. Congenital hypothyroidism in dogs and cats: a review. N Z Vet J. 2011; 59(3):115-22.
23. Gilor C, Graves TK. Interpretation of laboratory test for canine Cushing's syndrome. Top Companion Anim Med. 2011; 26(2):98-108.
24. Peterson ME. Hyperthyroidism diseases. In: Ettinger SJ, Feldman EC. Textbook of veterinary internal medicine. 2nd ed. Philadelphia: W.B. Saunders; 1995. p. 1466-87.
25. Chastin CB, Panciera DL. Hypothyroidism diseases. In: Ettinger SJ, Feldman EC. Textbook of veterinary internal medicine. 2nd ed. Philadelphia: W.B. Saunders; 1995. p. 1487-1501.
26. Guyton AG, Hall JE. Textbook of medical physiology. 9th ed. Philadelphia: W.B. Saunders; 1996. 1148p.
27. Thrall MA, Baker DC, Campbell TW, DeNicola D, Fettman MJ, Lassen ED *et al.*, editors. Veterinary hematology and clinical chemistry. Philadelphia: Lippincott Williams & Wilkins; 2004.

201 Anemia Hemolítica Imunomediada

Patrícia Mendes Pereira

■ Introdução

Os distúrbios imunológicos são mais comumente diagnosticados em cães (71%) do que em gatos (13%), e os mais frequentes são anemia hemolítica imunomediada, trombocitopenia idiopática e síndrome de Evans (62%), poliartrite (19%) e dermatopatias (15%).[1]

Anemia hemolítica imunomediada (AHIM) caracteriza-se por uma reação imunológica tipo II que causa destruição dos eritrócitos (hemácias), resultando em hemólise extravascular (80 a 90% dos casos) e, ocasionalmente, hemólise intravascular.[2] É uma anemia tipicamente regenerativa, mas pode também se apresentar como anemia sem regeneração, com alta taxa de mortalidade.[1,2]

AHIM foi uma das primeiras doenças na qual se verificou uma alteração imune e é descrita tanto no homem como em animais domésticos.[3] Os primeiros relatos de AHIM foram feitos em 1908 e 1909, no homem, e em 1957 e 1963, no cão, sendo hoje, juntamente com a trombocitopenia, o distúrbio hematológico de natureza imune mais comum em cães.[3-5]

A anemia hemolítica imunomediada é dividida em primária (idiopática ou autoimune) ou secundária.[6] O uso da terminologia *anemia hemolítica imunomediada*, em veterinária, é mais apropriado pois, embora a doença primária (autoimune) seja hoje mais predominante, raramente todas as causas são elucidadas.[6] Aproximadamente 60 a 75% dos casos de AHIM em cães são primários, porém este achado pode representar uma predominância real de casos primários ou pode refletir a dificuldade de se detectar a causa secundária.[7] Já no homem, a incidência de 81,2% de AHIM está associada a outras doenças de base.[8]

Assim, a AHIM secundária pode ser causada por neoplasias (linfoma, hemangiossarcoma, fibrossarcoma), helmintoses (dirofilariose, ancilostomíase), doenças infecciosas virais, doenças infecciosas bacterianas (leptospirose, hemobartonelose, ehrlichiose, babesiose), doenças infecciosas fúngicas, vacinação com vírus vivo modificado e medicamentos (ampicilinas, paracetamol, cefalosporinas, diclofenaco, dipirona, furosemida, heparina, insulina, ranitidina, sulfas, tetraciclina, entre outros) (Quadro 201.1).[9-11]

Quadro 201.1 Causas mais comuns e mecanismos de ação da anemia hemolítica imunomediada (AHIM) secundária.

Neoplasias	Hemangiossarcoma; linfoma; leucemia linfocítica; carcinomas gástrico e pulmonar; sarcoma difuso
Helmintoses	*Dirofilaria; Ancylostoma caninum*
Doenças infecciosas	Virais; bacterianas – leptospirose; anaplasma – gatos; ehrlichioses; babesiose; *Haemobartonela canis;* histoplasmose
Vacinação com vírus vivo modificado	Um quarto dos cães com AHIM havia sido vacinado há 30 dias Causa não esclarecida: • Aumento de estímulo antigênico? • Ativação de macrófagos? • Condição inflamatória?
Medicamentos	Penicilinas; sulfas; cefalosporinas; heparina; diclofenaco; dipirona; furosemida; ranitidina; levamizol; paracetamol; tetraciclinas; insulina Cefalosporinas de 2ª e 3ª geração: no homem – 50% dos casos de AHIM induzidos por medicamentos (no Hospital Veterinário da Universidade Estadual de Londrina foi registrado 1 caso) Vários mecanismos: • Lesão na membrana, lesão células progenitoras, produção de anticorpos • Cefalosporinas – adesão ou lesão na membrana eritrocitária, hemólise extravascular • Sulfas, paracetamol, tetraciclinas, insulina – indução na produção de IgM, hemólise intravascular
Presença de aloanticorpos	Transfusão sanguínea – incompatibilidade de grupos sanguíneos; isoeritrólise neonatal – mãe com anticorpos contra o tipo sanguíneo do feto

IgM = imunoglobulina M.

■ Mecanismos da doença

Normalmente, as hemácias de cães têm sobrevida de 100 a 120 dias e são removidas da circulação pelo sistema monocítico-macrofágico, no baço e também no fígado, por apresentarem anticorpos aderidos às suas membranas celulares.[11]

Na AHIM ocorre destruição precoce de grande número de hemácias que apresentam em suas membranas imunoglobulinas (Ig), principalmente IgG, IgM, IGA e complemento (C3).[11-13]

Várias alterações podem iniciar a destruição celular como mudanças morfofuncionais dos eritrócitos ou controle imunológico: alteração na estrutura da membrana do eritrócito; fármacos induzindo mudanças e expondo antígenos previamente sequestrados; agentes infecciosos produzindo complexos imunes ou alterando antígenos de membrana; alterações genéticas que provocam falhas na tolerância imunológica; falha na autorregulação adquirida; proliferação de clones celulares primários ou secundários (processos neoplásicos); eritropoese alterada ou inefetiva.[6]

Hemólises intra e/ou extravasculares (ver boxe *Hemólise extra e intravascular*) podem acontecer em AHIM, mas as extravasculares predominam, sendo o baço e o fígado os órgãos primários da eritrofagocitose.[7,14] Muitos autores usam o termo *hemólise intravascular* para descrever a destruição de eritrócitos mediada pelo complemento na circulação sanguínea, em contraste com a destruição pelo sistema monocítico-macrofágico no baço (extravascular), porém poucas são as imunoglobulinas capazes de destruir os eritrócitos mediados pela ativação do complemento intravascularmente. A imunoglobulina M (IgM) tem alta afinidade pelos componentes da via clássica de ativação do complemento, enquanto são necessárias várias moléculas de imunoglobulinas G (IgG) para a completa ativação desse mesmo sistema. Se a cascata de ativação do complemento for completada, com a via clássica, então o eritrócito será hemolisado intravascularmente. Eritrócitos ligados a alguns componentes do sistema complemento são destruídos principalmente no fígado, pelas células de Kupffer. Eritrócitos sensibilizados pela IgG ou quando a IgG não ativa totalmente a cascata do complemento, não são destruídos na circulação

Hemólise extra e intravascular

Hemólise extravascular – IgG (mais comum – 80 a 90% dos casos)
Hemólise intravascular – IgM ou ativação da cascata complemento (mais grave)
Hemólise Intravascular com aglutinação (alta mortalidade)

e, sim, no baço, pelo sistema monocítico-macrofágico. Esse sistema é capaz de remover cerca de 400 mℓ de eritrócitos por dia, no homem. Os macrófagos têm receptores nas suas membranas que reconhecem especificamente algumas classes de imunoglobulinas (IgG, IgA) e certos componentes do complemento (C3b e C4b). Eritrócitos sensibilizados por IgM geralmente ativam o complemento e os eritrócitos quase sempre são hemolisados intravascularmente ou removidos pelos macrófagos do baço por intermédio dos receptores para C3b (Figuras 201.1 e 201.2).[6,12,13]

■ Manifestações clínicas

As alterações clínicas são dependentes do tempo de aparecimento (agudo ou crônico), da intensidade da anemia, dos mecanismos compensatórios, como aumento das frequências cardíaca e respiratória, da gravidade da hipoxia tecidual e da causa de base da AHIM secundária.[15]

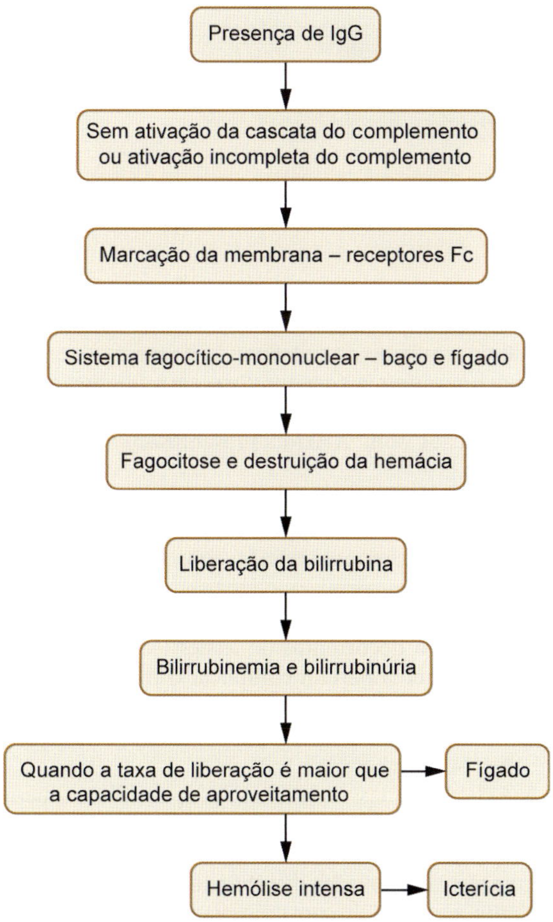

Figura 201.1 Hemólise extravascular. *IgG* = imunoglobulina G.

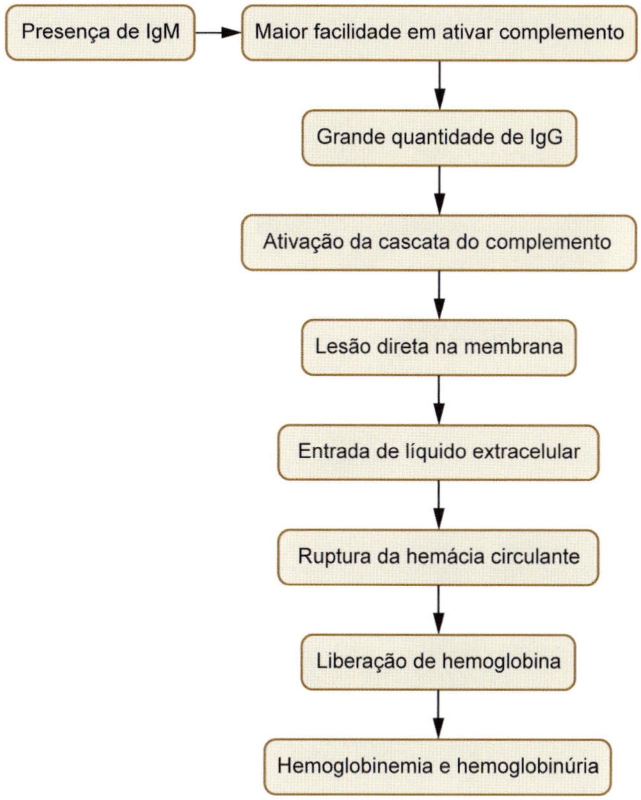

Figura 201.2 Hemólise intravascular. *IGM* = imunoglobulina M; *IgG* = imunoglobulina G.

As manifestações clínicas mais comuns são intolerância ao exercício e ao frio, cansaço, fraqueza, apatia (80,95%), apetite caprichoso ou anorexia (33,33%), mucosas pálidas, icterícia (47,61%), taquicardia, taquipneia, sopro cardíaco, urina de coloração amarelo-escura a marrom (bilirrubinúria – hemólise extravascular, hemoglobinúria – hemólise intravascular). Estas alterações podem estar associadas a linfadenomegalia, esplenomegalia, hepatomegalia, distúrbios hemostáticos primários (petéquias, sufusões, sangramentos em mucosas, hematúria, hemometra e diátese hemorrágica no sistema digestório), distúrbios hemostáticos secundários (hematomas, hemotórax, hemoperitônio) ou, ainda, distúrbios mistos como em coagulação intravascular disseminada (CID).[9,13,15,16]

A AHIM primária ocorre principalmente em cães e as raças com alta prevalência são Cocker Spaniel, Sheepdog, Collie, Poodle, Springer Spaniel, Irish Setters, Bichon Frisé, Pinscher miniatura, Schnauzer miniatura; porém, qualquer raça pode ser acometida. Hoje, 1/3 dos casos de AHIM primária acometem Cocker Spaniels (Figura 201.3).[1,9,11,17]

Cadelas de meia-idade (média de 6 anos) são mais acometidas, porém cães com 1 a 13 anos podem apresentar AHIM.[11,17] Estudo retrospectivo conduzido nos EUA mostrou incidência sazonal, sendo a maior parte dos diagnósticos feitos entre a primavera e o verão, com 40% dos casos diagnosticados durante os meses de maio e junho, podendo este fato estar relacionado com alguma causa secundária de AHIM (Figura 201.4).[18] O tempo de evolução normalmente é agudo. Um estudo no Brasil observou média de evolução de 5 dias para AHIM primária e de 14 dias para AHIM secundária.[15]

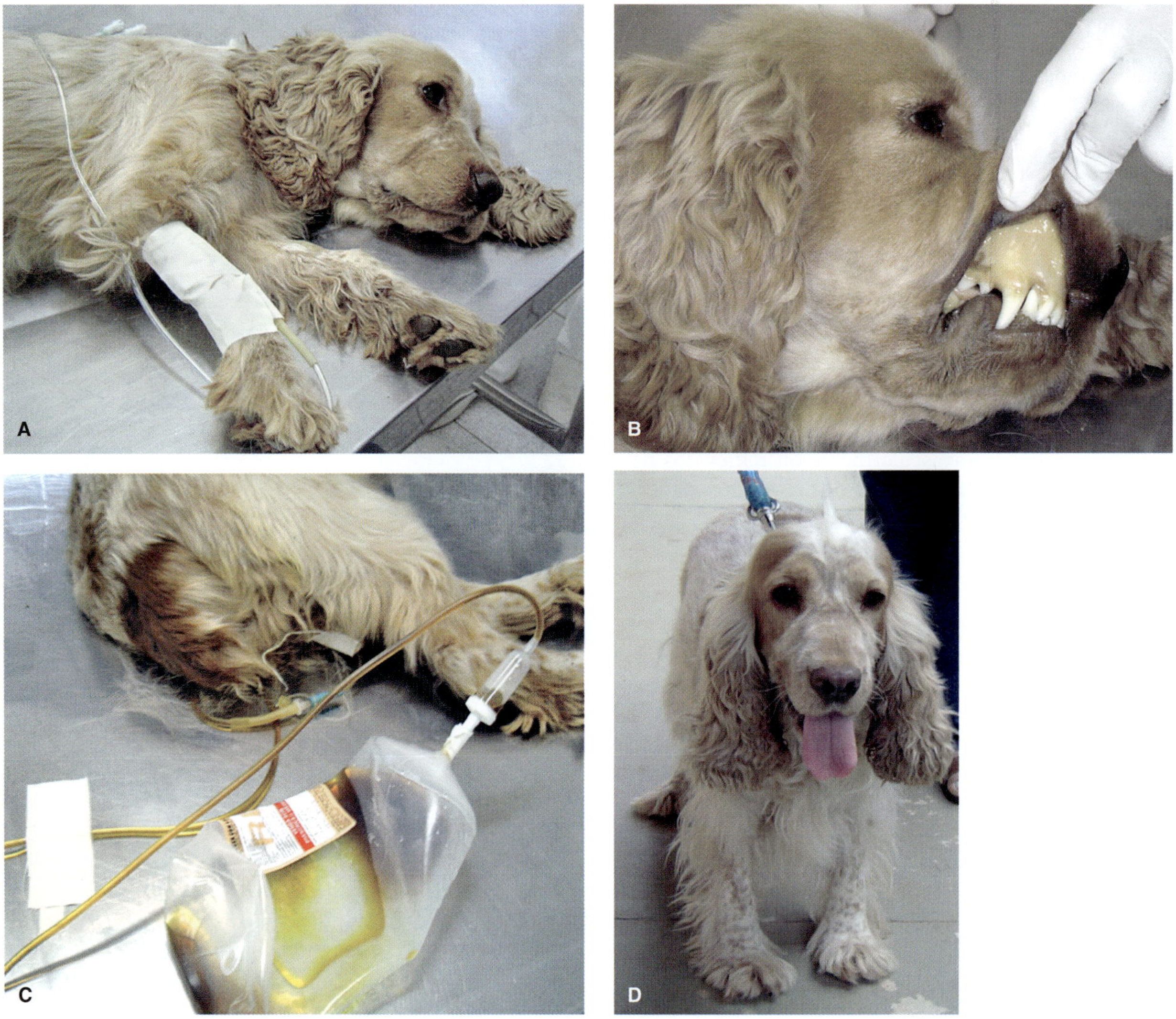

Figura 201.3 Caso clássico de AHIM primária: Cocker Spaniel Inglês, fêmea, 5 anos de idade. **A** a **C.** Animal apresentando apatia, icterícia, bilirrubinúria, anemia grave regenerativa aguda. **D.** Animal após 6 meses de tratamento com prednisona e azatioprina. Recuperação completa da anemia com a imunossupressão.

▪ Diagnóstico

Para o diagnóstico de AHIM devem-se incluir como exames complementares o hemograma, dosagens de proteína total e demais componentes bioquímico-séricos, urinálise, contagem de reticulócitos, exame detalhado do esfregaço sanguíneo e procura de esferócitos, testes de autoaglutinação-macroscópica e microscópica, teste de fragilidade osmótica, teste da antiglobulina direta – TAD (teste de Coombs), além de exames específicos para determinação da causa de base da anemia.[7,19]

Como um dos principais exames para detecção da anemia o eritrograma engloba, entre outras características, contagem global de eritrócitos, volume globular (VG) e hemoglobina. A partir destes parâmetros são calculados os índices eritrocíticos que permitem a classificação das anemias em micro, normo ou macrocíticas e normo ou hipocrômicas. Anemias regenerativas podem resultar em macrocitose e leve hipocromasia decorrentes de grande quantidade de eritrócitos imaturos, que são células grandes e que ainda não atingiram o grau máximo de saturação em hemoglobina. A macrocitose pode também decorrer de diseritropoese, ou seja, assincronismo da eritropoese. Anisocitose e policromasia sugerem anemia regenerativa, com liberação de células jovens pela medula óssea. Em um estudo foi observado que 98% dos cães com AHIM apresentavam volume globular abaixo de 25%.[20]

Por outro lado, moderada a acentuada leucocitose neutrofílica com desvio à esquerda é um achado comumente encontrado em cães com AHIM. Grau de leucocitose e lesões de necrose foram correlacionados em cães com AHIM, verificando-se que acentuada leucocitose e alterações tóxicas em neutrófilos são decorrentes de lesões teciduais moderadas a graves, as quais poderiam complicar o tratamento e tornar o prognóstico mais reservado. As lesões teciduais (necróticas) parecem ser secundárias a hipoxia anêmica, doença tromboembólica ou a ambas.[9,21,22]

A AHIM, muitas vezes, cursa com trombocitopenia imunomediada (síndrome de Evans); assim, deve-se fazer a contagem plaquetária.[19] Casos mais graves são acompanhados de coagulação intravascular disseminada, causando trombocitopenia por aumento de consumo plaquetário, agravando ainda mais o quadro da AHIM e piorando o prognóstico.[14]

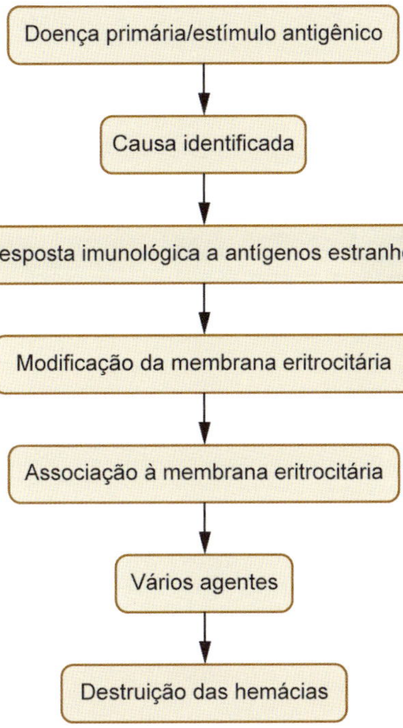

Figura 201.4 Anemia hemolítica imunomediada secundária.

A taxa de proteínas totais séricas costuma estar normal em anemias decorrentes da diminuição da produção ou do aumento da destruição de eritrócitos, enquanto em anemias causadas por perda de sangue (hemorragia) o VG e as proteínas totais geralmente estão reduzidos pela perda concomitante de eritrócitos e proteínas plasmáticas.[19] Em contrapartida, nas doenças imunomediadas podem ser encontradas hiperglobulinemias; assim, as proteínas séricas totais devem ser avaliadas. Além disso, o perfil bioquímico pode revelar alterações significativas para o diagnóstico primário da anemia ou a gravidade da lesão tecidual causada pela hipoxia ou por deposição de imunocomplexos.[11] Isso acontece porque a hipoxia tecidual aumenta o risco de lesão progressiva em coração, fígado e rins, em razão da queda aguda do VG (abaixo de 22%), acarretando arritmias ventriculares, necrose centrolobular hepática e necrose tubular renal, ao passo que a deposição de imunocomplexos, principalmente no rim, pode causar lesão renal, agravando mais o quadro clínico do animal. Assim, é importante o estudo do perfil bioquímico-sérico como complemento da real situação do estado clínico do paciente e para verificação de lesões teciduais no momento da decisão entre a transfusão sanguínea ou não.[6]

Outro exame complementar a ser realizado é a urinálise, em geral conduzida para a verificação de bilirrubinúria decorrente de hemólise extravascular, hemoglobinúria causada por hemólise intravascular e lesão renal. Hemoglobinúria e hemoglobinemia são incomuns em AHIM, podendo ser observadas em casos graves. Hiperbilirrubinemia e bilirrubinúria podem surgir quando há acelerado catabolismo de hemoglobina causado pela hemólise acentuada.[9,15,21] O grau de acúmulo de bilirrubina é dependente da taxa de destruição de eritrócitos e integridade hepatocelular. Animais com destruição discreta dos eritrócitos geralmente apresentam concentração sérica normal de bilirrubina como resultado da reserva hepatocelular para conjugação do pigmento bilirrubínico. Mas hemólises moderadas a graves podem resultar em hiperbilirrubinemia de aproximadamente 5 mg/dℓ. Bilirrubina sérica acima de 5 a 10 mg/dℓ costuma decorrer de lesão hepatocelular juntamente com hemólise extravascular.[23] Em estudo retrospectivo em cães com AHIM, no qual a mortalidade foi de 58%, as alterações laboratoriais associadas à mortalidade foram trombocitopenia, concentração de bilirrubina maior que 5 mg/dℓ e hipoalbuminemia.[17]

A maioria dos casos de AHIM é regenerativa, porém certas AHIM se mostram arregenerativas porque a destruição ocorre em células eritrocíticas precursoras, na medula óssea. Sendo assim, a ausência de anemia regenerativa não descarta AHIM. A contagem de reticulócitos deve ser conduzida para determinar o caráter regenerativo ou arregenerativo da anemia. Nas anemias regenerativas a contagem absoluta de reticulócitos deve ser maior que 60.000 μℓ. Aproximadamente 30% das AHIM em cães não são regenerativas; a esses casos está indicada a punção da medula óssea, podendo-se encontrar macrófagos fagocitando hemácias e núcleos livres de hemácias jovens. Além disso, cães com perda de sangue ou hemólise aguda podem demorar até 5 dias para mostrar sinais de regeneração no sangue periférico.[1,15,16,21]

O pico da resposta regenerativa ocorre, aproximadamente, 4 dias após o desenvolvimento da anemia aguda.[1,9] Estudo retrospectivo sobre AHIM atestou que, no momento da internação, apenas 38% dos cães tinham anemia intensamente regenerativa, 29% anemia moderadamente regenerativa e 33% anemia não regenerativa (reticulócitos abaixo de 60.000 μℓ, porém todos os animais que sobreviveram e sofriam de anemia arregenerativa no momento da internação posteriormente desenvolveram respostas regenerativas adequadas.[24]

A avaliação detalhada do esfregaço sanguíneo é parte indispensável do hemograma. Em um paciente anêmico, especial atenção deve ser dada à identificação de anormalidades nos eritrócitos que possam ajudar na identificação da causa da anemia, incluindo mudanças morfológicas, organismos no interior dos eritrócitos, ponteados basófilos que indicam eritropoese alterada na medula óssea (diseritropoese).[9] Eritrócitos caninos devem ser examinados para *Mycoplasma haemocanis* e *Babesia* sp. Em adição, leucócitos podem conter mórula de *Ehrlichia canis* ou gametócito de *Hepatozoon canis* e, ainda, poderá ser encontrado *Anaplasma platys* infectando as plaquetas.[1,21]

Muitas vezes, os achados no esfregaço sanguíneo trazem evidências importantes para o diagnóstico da doença imunomediada em cães, como esferocitose e autoaglutinação das hemácias.[7,8] A anemia hemolítica caracterizada por esferócitos circulantes pode ter várias causas. Em humanos, a esferocitose é predominantemente de origem hereditária, porém outros fatores como AHIM e distúrbios adquiridos também levam à esferocitose. A esferocitose apoia o diagnóstico de AHIM em cães, mesmo se o teste da antiglobulina direta for negativo.[14]

O teste de fragilidade osmótica consiste em testar a resistência da membrana eritrocitária a diferentes graus de osmolaridade (diferentes concentrações de NaCl em soluções aquosas), usando como fator mensurável a hemólise. Neste tipo de ensaio foi observado que, quanto maior a quantidade de esferócitos no sangue, maior é a fragilidade osmótica. Eritrócitos de cães com AHIM têm aumento de fragilidade membranária em salina hipotônica, porém o teste é mais específico para detectar presença ou ausência de esferócitos (Figura 201.5).[11]

A avaliação da autoaglutinação no sangue é um teste simples, com alta especificidade e baixa sensibilidade. O teste é realizado avaliando-se o sangue no tubo de coleta (macroaglutinação) ou colocando-se uma gota de sangue com uma gota de solução fisiológica em uma lâmina; após homogeneização, coloca-se uma lamínula e avalia-se microsco-

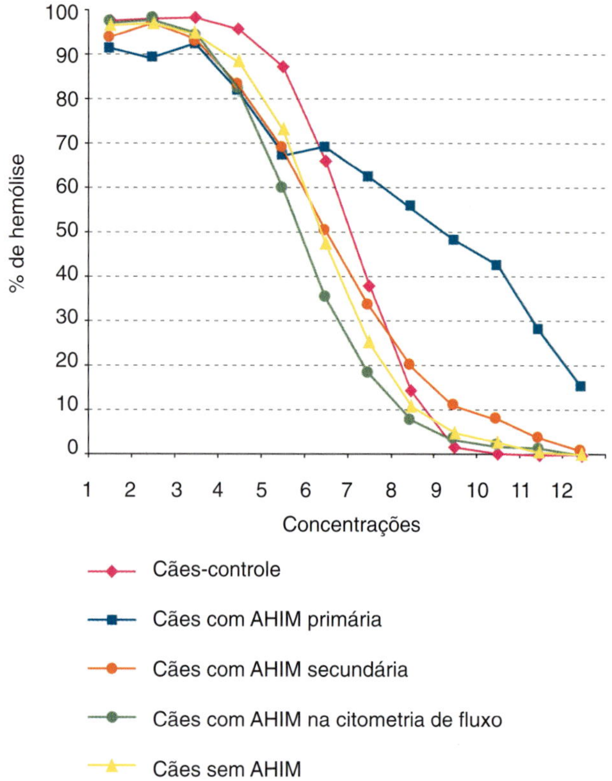

Figura 201.5 Fragilidade osmótica dos eritrócitos. O gráfico representa as diferentes curvas de cães-controle, com anemia hemolítica imunomediada (AHIM) primária, AHIM secundária, AHIM diagnosticada apenas por citometria de fluxo e de cães anêmicos sem AHIM. Nesse gráfico é possível verificar um padrão alterado na curva dos cães com AHIM primária.[16]

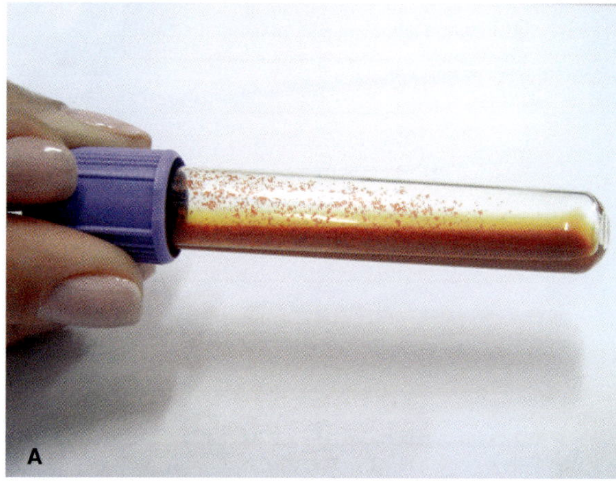

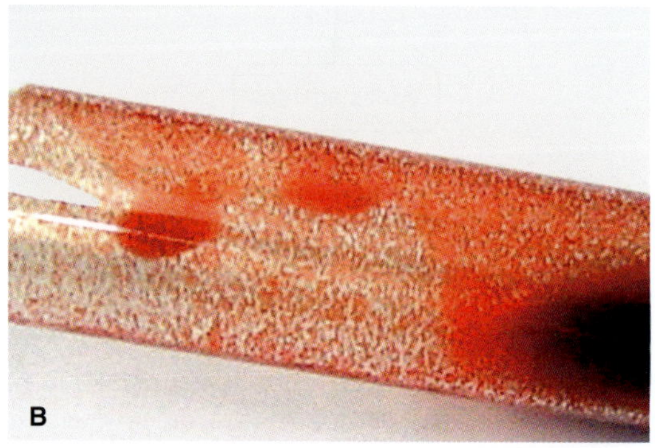

Figura 201.6 Autoaglutinação macroscópica em tubo de ensaio (**A**) e em lâmina (**B**) de um cão com anemia hemolítica imunomediada primária.

picamente (microaglutinação) (Figuras 201.6 e 201.7).[15] Autoaglutinação sugere fortemente AHIM. A autoaglutinação aparece como uma formação contendo um aglomerado de eritrócitos, dando aspecto de cacho de uva ao esfregaço sanguíneo. Deve ser distinguida da formação de *rouleaux*, que ocorre em doenças inflamatórias (Figura 201.8). O teste de autoaglutinação pode ser falso-negativo se houver aglutininas fracas.[19] Quando há autoaglutinação não é necessário o teste de Coombs (teste da antiglobulina direta).[6] Casos de AHIM com autoaglutinação são uma forma grave da doença e a mortalidade em cães com autoaglutinação (50%) foi maior do que em cães que não apresentaram essa reação (26%).[18]

O teste de antiglobulina direta foi aplicado inicialmente para uso médico, entre 1945 e 1946, e tem sido usado continuamente para confirmar o diagnóstico de AHIM. Ele detecta anticorpos ou componentes do sistema complemento na superfície da membrana eritrocitária. O reagente de Coombs, o qual contém anticorpos espécie-específicos contra várias classes de anticorpos e fatores do complemento, é colocado em eritrócitos lavados do paciente. Ocorre aglutinação se a taxa entre anticorpos ou complemento nos eritrócitos e antiglobulinas for adequada (Figura 201.9).[19]

O TAD é positivo em aproximadamente 60 a 70% das ocorrências de AHIM.[20] O TAD confirma a AHIM, porém não a distingue em primária e secundária.[15] Por exemplo, em 37 cães infectados por *Babesia gibsoni* e *Babesia canis*, 31 deles mostraram-se positivos para o TAD e, após o tratamento e desaparecimento do hemoparasita e melhora dos sitomas, os cães mostraram resultado negativo para o TAD.[25]

Há vários fatores que podem interferir no TAD negativo em cães com AHIM. Em alguns casos, pode haver número suficiente de moléculas de imunoglobulinas (Ig) ligadas à membrana do eritrócito para induzir o sistema monocítico-macrofágico à fagocitose, mas não há suficientes moléculas de Ig para resultar em TAD positivo. Por outro lado, se uma quantidade muito alta de moléculas de Ig estiver ligada às células, poderá ocorrer um efeito pró-zona, isto é, aglutinação em altas diluições, mas não em baixas diluições, devendo ser feitas várias diluições em animais suspeitos e negativos para o TAD.[21] Outros fatores que podem causar resultados falso-negativos do TAD são o uso de corticosteroides exógenos (diminuem a ligação dos anticorpos na superfície dos eritrócitos), a relação antiglobulina-anticorpo inadequada, o teste realizado em temperatura imprópria e o reagente espécie-específico inadequado.[19]

Para o homem e para animais, uma nova geração de métodos imuno-hematológicos está sendo desenvolvida para aumentar o conhecimento sobre os mecanismos da doença imunológica e melhorar os meios de diagnóstico. Técnicas alternativas para detectar imunoglobulinas ligadas aos eritrócitos incluem teste imunoenzimático de fase sólida (ELISA), radioimunoensaio e citometria de fluxo (Figura 201.10). Estes métodos podem aumentar o desempenho da quantificação de imunoglobulinas específicas e complemento na superfície dos eritrócitos, e essa avaliação é importante, pois autores citam que pode haver correlação entre a quantidade de IgG ligada à membrana do eritrócito e o fenômeno de hemólise, porém esta correlação ainda hoje é controversa.[13,15,19]

O TAD pode apresentar um número variável de resultados falso-negativos em AHIM por sua baixa sensibilidade, diminuindo-lhe a confiabilidade, e a citometria de

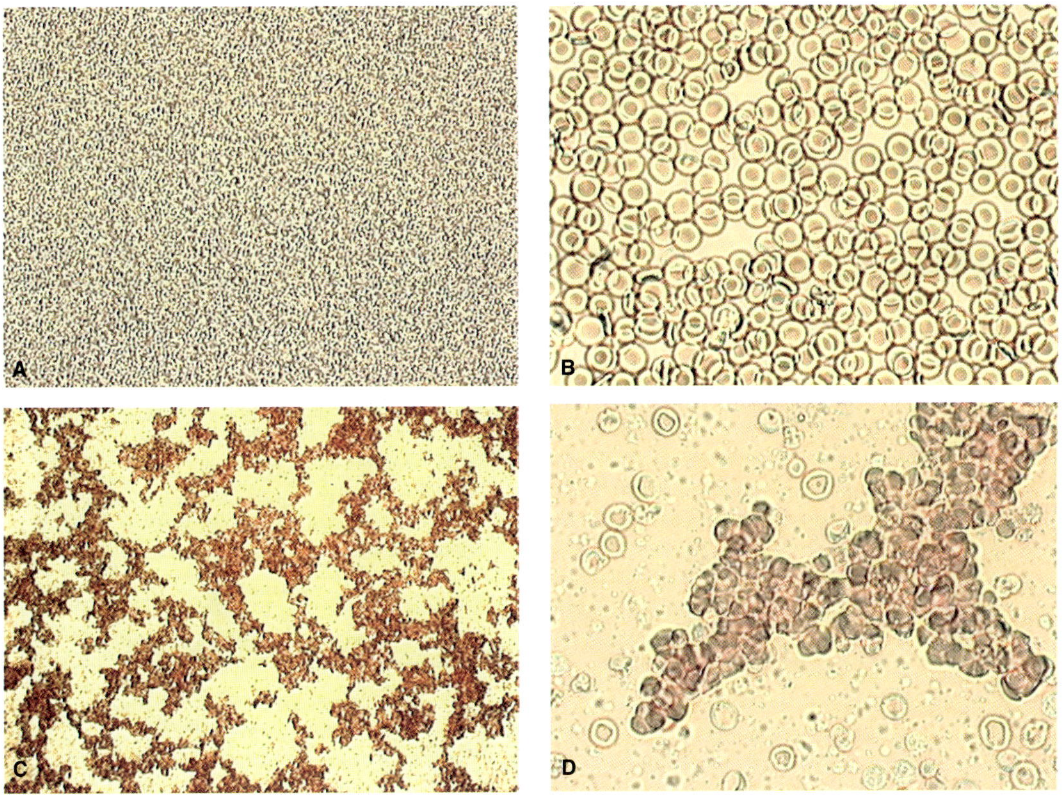

Figura 201.7 Ausência de autoaglutinação microscópica em sangue de cão-controle. **A.** Objetiva seca (10×) **B.** Objetiva seca (40×). Autoaglutinação microscópica em objetiva seca de cão com AHIM. **C.** Objetiva seca (10×). **D.** Objetiva seca (40×), mostrando formação em cacho de uva.[16]

fluxo tem a vantagem de detectar e quantificar densidades muito pequenas de imunoglobulinas ligadas aos eritrócitos (< 30 moléculas por célula).[26] A título de comparação, o TAD detecta acima de 200 a 300 moléculas por célula. Este dado é importante porque se sabe que pode ocorrer hemólise em pacientes humanos cujas hemácias detenham aproximadamente 20 a 30 moléculas de imunoglobulinas fixadas em suas membranas.[21] Assim, a citometria de fluxo permite a descoberta de baixos níveis de imunoglobulinas ligadas aos eritrócitos de pacientes com anemia hemolítica, cujas hemácias haviam apresentado TAD negativo, o que é particularmente relevante em pacientes com autoanticorpos reativos ao calor. Além de mostrar maior sensibilidade, a citometria de fluxo também possibilita o acompanhamento da resposta ao tratamento com fármacos imunossupressores, enquanto o TAD já no início do tratamento pode exibir resultados falso-negativos.[15,26]

Estes avanços não somente melhoram o diagnóstico e precisão laboratorial, como ainda auxiliam o acompanhamento clínico do paciente com AHIM.[26]

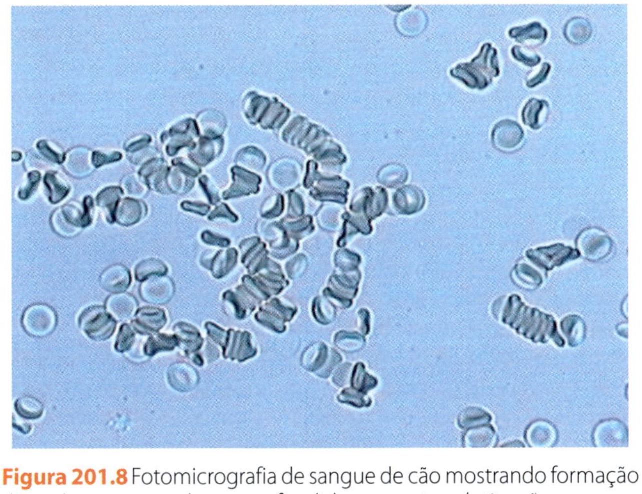

Figura 201.8 Fotomicrografia de sangue de cão mostrando formação de *rouleaux* que pode ser confundida com autoaglutinação.

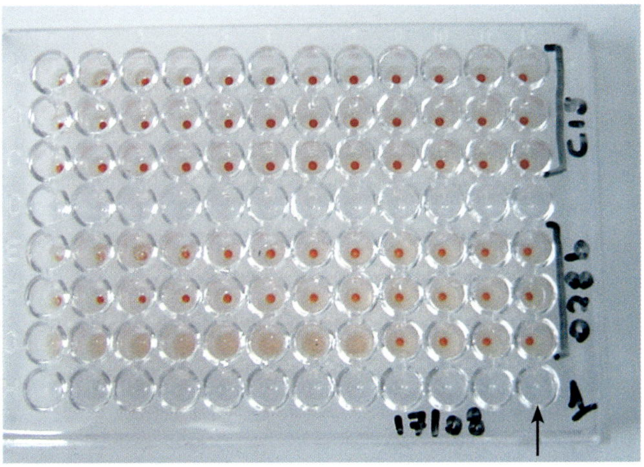

Figura 201.9 Teste da antiglobulina direta (TAD) com anticorpos policlonais-monoespecíficos (anti-C3, anti-IgM e anti-IgG) em microplaca de hemaglutinação. As primeiras três linhas representam o sangue de um cão-controle, sendo observada a formação do botão de hemácias em todos os poços (resultado negativo). As três linhas inferiores representam o sangue de um cão anêmico, observando-se ausência do botão de hemácias (tapete de hemácias) até a diluição de 1/256 (IgG), sendo confirmado o diagnóstico de anemia hemolítica imunomediada (AHIM). A última coluna representa o controle negativo (*seta*), em que é colocada só a suspensão de hemácias.[16]

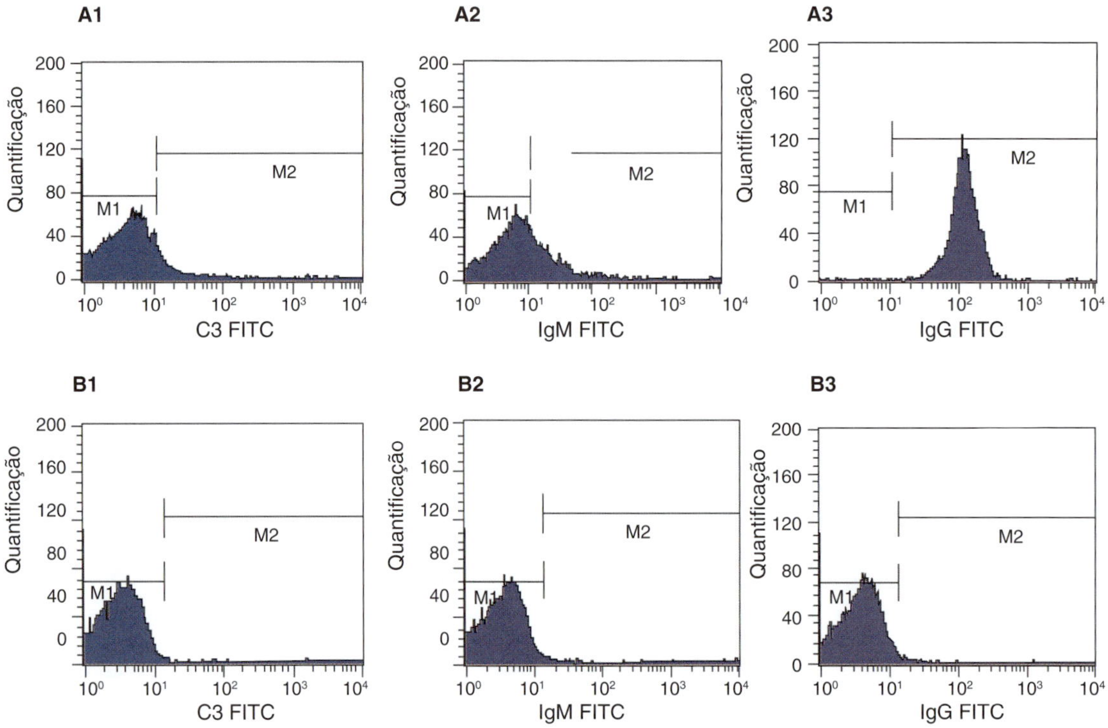

Figura 201.10 Representação gráfica da quantificação das imunoglobulinas ligadas à membrana dos eritrócitos pela avaliação citofluorométrica. A1, A2 e A3 – cão com anemia hemolítica imunomediada; B1, B2 e B3 cão-controle. A1 e B1 mostram a quantificação de C3; A2 e B2, a quantificação de IgM e A3 e B3, de IgG. Observa-se no cão A que as curvas dos histogramas da IgM e da IgG se deslocam para a direita, enquanto no cão B todas as curvas se encontram dentro de M1, indicando ausência de anticorpos nas membranas dos eritrócitos.[16] *FITC* = isotiocianato de fluoresceína.

O Quadro 201.2 mostra os achados e alterações laboratoriais de cães com AHIM primária e AHIM secundária estudados para a Tese de Doutorado da autora, apresentada à Universidade Estadual Paulista Júlio de Mesquita Filho (UNESP), Jaboticabal-SP, em 2006.

Tratamento

Distinguir entre AHIM primária e secundária é crucial para o tratamento efetivo. A doença primária requer terapia imunossupressora agressiva. A AHIM secundária raramente responde bem sem que a causa primária seja eliminada e, em alguns casos, pode piorar com terapia imunossupressora.[27]

Não há achados patognomônicos para AHIM, mas se sabe que anemia com VG inferior a 25%, presença de hemoglobinúria e/ou bilirrubinúria, reticulocitose, autoaglutinação, esferócitos, TAD positivo, além da eliminação de outras causas de base e uma resposta apropriada à terapia imunossupressora confirmam o diagnóstico de AHIM primária.[16]

Uma vez diagnosticada, deve ser instituído o tratamento de suporte. Muitos animais com destruição intensa de hemácias inicialmente requerem hospitalização para monitorar e controlar a anemia. O objetivo do tratamento é estabilizar o VG, inibindo a hemólise.[17]

O tratamento de suporte mais importante para pacientes com anemia grave é manter adequada oxigenação tecidual. Esta deve ser realizada com manutenção da volemia, já que alguns desses pacientes se encontram desidratados, além de repouso, oxigenoterapia e transfusão sanguínea. A transfusão sanguínea é indicada quando manifestações clínicas como taquipneia, dispneia e taquicardia são intensos, demostrando grave hipoxia tecidual. Aproximadamente 70 a 90% dos pacientes com AHIM requerem transfusão sanguínea, com uma grande porcentagem recebendo múltiplas transfusões.[20]

Todos os animais que necessitam de transfusão sanguínea devem ser submetidos à reação cruzada. No entanto, a autoaglutinação pode dificultar ou impossibilitar a acurácia do teste devido à incapacidade de diferenciar autoaglutinação de reação cruzada positiva: a tipificação sanguínea seria o ideal para esses animais. O objetivo da transfusão sanguínea é a diminuição do risco de hipoxia tecidual enquanto a terapia se torna efetiva, o que pode demorar dias. É importante lembrar que, pelo caráter regenerativo da AHIM, o VG após a transfusão sanguínea não deve ultrapassar 30%, para não inibir a taxa de regeneração medular, visto que as células transfundidas têm sobrevida baixa em cães com AHIM.[28]

A despeito de controvérsias sobre o fármaco ideal, é consenso que o tratamento da AHIM primária envolve agentes imunossupressores para reduzir a taxa de destruição eritrocitária mediada por anticorpos. Glicocorticoides, como prednisona e dexametasona, são os pilares da terapia da AHIM e agem tanto na diminuição da fagocitose como na redução da produção de imunoglobulinas. A predinisona é tipicamente administrada nas doses de 1 a 2 mg/kg por via oral a cada 12 h. A dexametasona também pode ser utilizada na fase inicial da terapia, particularmente em animais que não podem receber medicação oral. Por ser sete a oito vezes mais potente que a prednisona, a dexametasona deve ser administrada nas doses de 0,3 a 0,9 mg/kg a cada 24 h.[29]

Quadro 201.2 Achados e alterações laboratoriais de cães com anemias hemolíticas imunomediadas (AHIM) primária e secundária.[16]

Alterações laboratoriais	AHIM primária	AHIM secundária	Possíveis causas
VG%	Sem diferenças entre os grupos		–
Leucocitose	80% dos casos na AHIM primária (sem diferenças significativas entre os grupos)		Aumento da atividade da medula óssea Estresse Substâncias quimiotáticas liberadas pela cascata do complemento Necrose tecidual causada por hipoxia (↓ Ht% < 22,5%) Septicemia
Trombocitopenia	76% dos casos na AHIM primária (sem diferenças significativas entre os grupos)		AHIM + trombocitopenia imunomediada (síndrome de Evans) Efeito pró-trombótico de citocinas inflamatórias (vasculite) Coagulação intravascular disseminada (CID)
Alanina aminotransferase	Índices mais altos	–	Necrose centrolobular hepática?
Fosfatase alcalina	Índices mais altos	–	Necrose centrolobular hepática?
Bilirrubina total/direta/indireta	Índices mais altos na AHIM primária (sem diferença significativa entre os grupos)		Maior taxa de hemólise
Creatinina	Índices mais altos na AHIM secundária (sem diferença significativa entre os grupos)		Causa secundária da AHIM?
Ureia	Índices mais altos na AHIM secundária (sem diferença significativa entre os grupos)		Causa secundária da AHIM?
Proteínas totais	Sem diferenças entre os grupos		–
Albumina	Sem diferenças entre os grupos		–
Bilirrubinúria	54%	33%	–
Hemoglobinúria	20%	Ausente	Hemólise intravascular
Autoaglutinação	100%	66%	Relacionada com a gravidade do quadro
Presença de esferócitos	88%	8,3%	Doença mediada por IgG
Presença de IgG	87,6%	77,8%	–
Presença de IgM	17,7% em associação com IgG 4,4% somente IgM	Ausente	–
AHIM	25%	75%	Busca da causa de base: linfoma; tumor de mama; neoplasia em parede de tórax; neoplasia em fígado; hemoparasitose; cinomose; leptospirose; babesiose; insuficiência renal – uremia; hepatopatia; aplasia de medula óssea

IgG = imunoglobulina G; IgM = imunoglobulina M; Ht = hematócrito.

A menos que efeitos colaterais sejam inaceitáveis, a dose do glicocorticoíde não deve ser reduzida até que o VG do paciente esteja acima de 35% ou próximo aos valores de normalidade. Após a remissão, a dose deve ser mantida por 1 a 2 semanas e, então, reduzida de 25 a 50% a cada 2 a 4 semanas, sempre com o acompanhamento hematológico. O tratamento poderá ser interrompido quando a dose de prednisona for reduzida para 0,25 a 0,5 mg/kg a cada 48 h.[30]

Doses imunossupressoras de glicocorticoides apresentam efeitos colaterais que podem limitar seu uso e frustrar proprietários. Poliúria, polidipsia, polifagia e incontinência podem ser esperadas e são especialmente evidentes em cães de grande porte. Complicações mais sérias são infecções secundárias, miopatia esteroide e ulceração gástrica.[29]

Terapia adicional com outros agentes imunossupressores deve ser administrada quando os glicocorticoides falham em induzir a remissão, causam efeitos colaterais inaceitáveis ou não podem controlar a doença mesmo quando administrados em dose elevada. Também devem ser incluídos no tratamento inicial de pacientes com autoaglutinação, hemólise intravascular, anemia arregenerativa e naqueles que necessitam de múltiplas transfusões.[31]

Como em muitos casos de AHIM há um ou mais desses critérios, muitos clínicos já iniciam o tratamento com associação de outros agentes imunossupressores.

A azatioprina apresenta excelentes resultados no tratamento da AHIM e pode melhorar o prognóstico dos pacientes que a recebem. A azatioprina é usada na dose de 2 mg/kg, por via oral a cada 24 ou 48 h. Por ter início de ação lento (7 a 14 dias), não deve ser empregada isoladamente durante o tratamento inicial. Os efeitos colaterais são infrequentes e incluem anorexia, vômitos, diarreia, mielossupressão, hepatopatias e pancreatite.[30]

Ciclosporina é um imunomodulador originalmente usado para prevenir o índice de rejeições em transplantes, mas agora é utilizado como agente imunossupressor para uma variedade de condições, incluindo fístula perineal, meningoencefalite granulomatosa e doença inflamatória intestinal. Ela não causa mielossupressão e está indicada a casos de AHIM refratária e não regenerativa. É mais cara, podendo ser usada com cetoconazol para redução dos custos. A dose imunossupressora recomendada para tratamento inicial é de 10 mg/kg a cada 12 a 24 h, no entanto há poucos estudos que relatem a eficácia da ciclosporina em pequenos animais com AHIM.[1]

A ciclofosfamida é um agente alcaloide com potente efeito mielossupressor, que fez com que o fármaco fosse recomendado amplamente para tratamento de pacientes com AHIM grave. Contudo, ao contrário da azatioprina, não tem provado ser capaz de promover melhora clínica nos pacientes e está associada à redução das taxas de sobrevida. Os efeitos colaterais associados ao uso da ciclofosfamida são anorexia, vômito, diarreia, mielossupressão e cistite hemorrágica. Por existirem outros agentes imunossupressores mais seguros e com melhor eficácia, a ciclofosfamida não é mais recomendada para o tratamento da AHIM.[1,27]

A imunoglobulina intravenosa é uma imunoglobulina humana purificada e concentrada. Tem efeito imunossupressor em cães por inibir os receptores Fc dos macrófagos, é bem tolerada por cães e apresenta regressão rápida da hemólise em pacientes em estado grave e refratários. Estudos não apontam alteração na taxa de sobrevida. A dose é de 0,5 a 1,5 g/kg cada 6 a 12 h. Tem alto custo, porém vários estudos encorajam o seu uso.[1]

Recomenda-se esplenectomia para pacientes não responsivos à terapia imunossupressora. Porém, há aumento do risco de sepse, hemoparasitoses e do risco cirúrgico. Além disso, ainda é debatido o papel do fígado compensando o baço na fagocitose das hemácias. Estudo comparativo usando corticoide e azatioprina *versus* corticoide, azatioprina e esplenectomia nas primeiras 48 h mostrou aumento da melhora clínica e sobrevida do grupo com esplenectomia.[1,13,21]

Sabe-se que a coagulação intravascular disseminada (CID) e a tromboembolia, particularmente a pulmonar, são as complicações mais comuns da AHIM.[18] Aproximadamente 50% dos cães com AHIM estão em quadro de hipercoagulabilidade por ocasião do diagnóstico.[16]

Podem existir muitos fatores que influenciem o desenvolvimento de trombos em pacientes com AHIM.[22] Fatores que influenciam a formação de trombos e CID em AHIM formam a tríade de Virchow com lesão endotelial vascular causada por liberação de citocinas inflamatórias decorrentes da destruição de hemácias e pela hipoxia tecidual, estase sanguínea causada pela desidratação, confinamento (hospitalização) e cateter intravenoso, além da hipercoagulabilidade, na qual as plaquetas na AHIM são mais ativadas pelo aumento de P-selectina.[1,16]

Coagulação intravascular disseminada é um distúrbio trombo-hemorrágico sistêmico que tipicamente tem prognóstico ruim e o seu aparecimento nos quadros de AHIM varia de 14 a 45%.[1] O diagnóstico de CID baseia-se em alterações hematológicas e hemostáticas como diminuição do número de plaquetas, aumento do tempo de protrombina e tromboplastina parcial ativada, redução da concentração do fibrinogênio e aumento do número dos esquisócitos.[9,13]

As atuais recomendações para prevenir CID e tromboembolia são uso de heparina não fracionada, heparina de baixo peso molecular ou doses baixas de ácido acetilsalicílico.[14]

A heparina não fracionada inibe os fatores Xa e II, podendo ser administrada na dose de 250 U/kg, por via intravenosa ou subcutânea, a cada 6 h ou 10 a15 U/kg/h em infusão contínua. Devido ao risco de sangramento, necessita de maior monitoramento, sendo a dose titulada por monitoramento do tempo da tromboplastina parcial ativada.[1,32]

O uso da heparina de baixo peso molecular como a dalteparina (150 U/kg por via subcutânea a cada 12 h) e da enoxaparina (0,8 mg/kg por via subcutânea a cada 6 h), que agem inibindo o fator Xa, diminuindo o risco de sangramento, está se popularizando em medicina humana, pois apresenta excelente eficácia com poucas complicações, além de não necessitar de intenso monitoramento do perfil hemostático.[32]

A administração de dose baixa de ácido acetilsalicílico (0,5 mg/kg a cada 24 h) em combinação com prednisona e azatipriona foi relatada como capaz de melhorar a sobrevida de cães com AHIM, mas não se determinou se foi capaz de diminuir a prevalência da doença tromboembólica.[33]

Prognóstico

A taxa de mortalidade para AHIM primária varia, na literatura, de 26 a 70%.[18] A despeito desta variabilidade, há consenso de que a doença tromboembólica é a maior causa de morte.[22] Estudos observaram que todos pacientes com AHIM necropsiados tinham tromboembolia. As taxas de mortalidade irão cair drasticamente quando forem estabelecidos métodos confiáveis para prevenir a doença tromboembólica.[33]

Infelizmente, o prognóstico para cães com AHIM é reservado. A resposta completa ao tratamento pode levar semanas a meses, e alguns pacientes podem necessitar de tratamento contínuo ao longo da vida.[16] Pode haver recidiva a despeito de terapia prévia ou atual. A orientação e a participação do proprietário no controle do animal são fundamentais para a melhora do quadro clínico e a eficácia do tratamento. O proprietário deve estar muito bem informado sobre a doença, suas consequências e o longo e controlado tratamento.[15] Um estudo observou que 15% dos cães com AHIM que sobreviveram por 60 dias apresentaram recidiva quando o tratamento foi descontinuado.[16]

Estudos retrospectivos foram realizados recentemente para avaliar eficácia terapêutica e índices de prognóstico. Um estudo retrospectivo com 70 cães com anemia hemolítica imunomediada relatou tempo de sobrevida de 974 dias para cães que receberam prednisona e azatioprina; 57 dias para os que receberam somente prednisona; 28 dias para aqueles que receberam prednisona, ciclosfosfamida e azatioprina.[7]

Outro estudo avaliou o tempo de sobrevida associado a vários tratamentos, incluindo prednisona, dexametasona, azatioprina, danazol, ciclosporina, ciclosfosfamida, oxiglobulina e imunoglobulina intravenosa humana em 88 cães com anemia hemolítica imunomediada. Não se notou diferença significativa nas taxas de mortalidade entre os animais que receberam um agente imunossupressor único ou associação destes, mas se verificou aumento do risco de morte com o uso de ciclosfosfamida e oxiglobulina.[34]

Em um recente estudo retrospectivo com 151 casos comprovou-se aumento na taxa de sobrevida de animais tratados com a combinação de glicocorticoides, azatioprina e baixa dose de ácido acetilsalicílico quando comparados com animais tratados com glicocorticoide e azatioprina sozinhos.[33]

De modo geral, pode-se concluir que a prednisona sozinha ou prednisona e azatioprina em associação (com ou sem dose baixa de ácido acetilsalicílico) são as melhores opções para o tratamento inicial de muitos cães com anemia hemolítica imunomediada.[35,36]

Outros fatores que interferem no quadro clínico do paciente com AHIM em tratamento é a imunossupressão, que pode levar a infecções secundárias e até sepse, e aumento do risco de doenças infecciosas virais como a cinomose. Assim, o controle sanitário do ambiente e do animal é muito importante.[15]

Considerações finais

A anemia hemolítica imunomediada deve ser reconhecida como uma emergência médica. A despeito das elevadas taxas de mortalidade e recidiva, o diagnóstico precoce e a intervenção terapêutica adequada são fundamentais para o sucesso do tratamento.

Referências

1. Miller E. Immune-mediated hemolytic anemia. In: Bonagura JD, Twedt DC. Kirk's current veterinary therapy XIV. 13th ed St. Louis, Missouri: Saunders; 2009. 1388p.
2. Duval D, Giger URS. Vaccine-associated immune-mediated hemolytic anemia in the dog. J Vet Internal Med. 1996; 10(5):290-5.
3. Beutle RE, Luzzatto L. Hemolytic anemia. Semin Hematol. 1999; 36(7):38-47.
4. Barker RN *et al.* Autoimmune haemolysis in the dog: relationship between anaemia and the levels of red blood cell bound immunoglobulins and complement measured by an enzyme-linked antiglobulin test. Vet Immunol Immunopathol. 1992; 34:1-20.
5. Mackenzie CP. Idiopathic (acquired) haemolytic anaemia in the dog. Vet Rec. 1969; 85:356-61.
6. Miller SA, Hohenhaus AE, Hale AS. Case-control study of blood type, breed, sex, and bacteremia in dogs with immune-mediate hemolytic anemia. JAVMA. 2004; 224(2):232-5.
7. Stewart AF, Feldman BF. Immune-mediated hemolytic anemia. Part I. An overview. Contin Educ Pract Vet. 1993; 15(3):372-81.
8. Reimer ME, Troy GC, Warnick LD. Immune-mediated hemolytic anemia: 70 cases (1988-1996). JAAHA. 1999; 35(5):384-90.
9. Pirofsky B. Clinical aspects of autoimmune hemolytic anemia. Semin Hematol. 1976; 13(4):251-65.
10. Tilley LP,Smith FWKS.The 5-minutes veterinary consult canine and feline. 2nd ed. Philadelphia: Lippincott Williams & Wilkins, 2000. 1428p.
11. Garratty G. Review: drug-induced immune hemolytic anaemia – the last decade. Immunohemat. 2004; 20(3): 138-46.
12. Thrall MA *et al.* Veterinary hematology and clinical chemistry. Philadelphia: Lippincott Williams & Wilkins; 2004. 960p.
13. Roitt I *et al.* Imunologia. 6ª ed. Barueri: Manole; 2003. 481p.
14. Petz LD,Garratty G. Immune hemolytic anaemias. 2nd ed. Pennsylvania: Churchill Livingstone, 2004. 591p.
15. Costa L *et al.* Temporal differences in membrane loss lead to distinct reticulocyte features in hereditary spherocytosis and in immune hemolytic anemia. Blood. 2001;98(10):2894-9.
16. Pereira MP. Avaliação de métodos diagnósticos (citometria de fluxo, teste da antiglobulina direta, auto-aglutinação, presença de esferócitos) e achados clínico-laboratoriais na anemia hemolítica imuno-mediada em cães. [tese]. Jaboticabal: Universidade Estadual Paulista, Faculdade de Ciências Agrárias e Veterinárias; 2006. 92p.
17. Scott-Moncrieff JC, Treadwell NG, McCullough SM *et al.* Hemostatic abnormalities in dogs with primary immune-mediated hemolytic anemia. JAAHA. 2001; 37(3):220-7.
18. Carr AP, Panciera DL, Kidd L. Prognostic factors for mortality and thromboembolism in canine immune-mediated hemolytic anemia: A retrospective study of 72 cases. J Vet Intern Med. 2002; 16(5):504-9.
19. Klag A, Giger U, Shofer F. Idiophatic immune-mediated hemolytic anemia in dogs: 42 cases (1986-1990). JAVMA. 1993; 202(5):783-8.
20. Honeckman A *et al.* Diagnosis of canine immune-mediated hematologic disease. Contin Educ Pract Vet. 1996; 18(2):113-25.
21. Burgess K, Moore A, Rand W*et al.* Treatment of immune-mediated hemolytic anemia in dogs with cyclosphosphamide. J Vet Intern Med. 2000; 14(4):456-62.
22. Nelson RW, Couto CG. Small animal internal medicine. 2nd ed. Missouri: Mosby, 1998. 1417p.
23. Thompson MF, Scott-Moncrieff JC, Brooks MB. Effect of single plasma transfusion on thromboembolism in 13 dogs with primary immune-mediated hemolytic anemia. JAAHA. 2004; 40(6):446-54.
24. Arriaga SM *et al.* Inhibitory effect of bilirubin on complement-mediated hemolysis. Bioch Bioph. 1999; 1473:329-36.
25. Christopher MM, Harvey JW. Specialized hematology tests. Semin Vet Med Surg. (small animals). 1992; 7(4):301-10.
26. Farwell E *et al.* Clinical observations on Babesia gibsoni and Babesia canis infections in dogs. J Am Vet Med Assoc. 1982; 1:507-11.
27. Davis BH. Diagnostic advances in defining erythropoietic abnormalities and red blood cell diseases. Semin Hematol. 2001; 38(2):148-59.
28. Burgess K, Moore A, Rand W *et al.* Treatment of immune-mediated hemolytic anemia in dogs with cyclosphosphamide. J Vet Intern Med. 2000; 14(4):456-62.
29. MelzerKJ,Wardrop KJ,Hale AS. A hemolitic transfusion reaction due to DEA 4 alloantibodies in a dog. J Vet Intern Med. 2003;17(6):931-3.
30. Plumb D. Veterinary drug handbook. 4th ed. Ames: Iowa State University Press, 2002.
31. McCullough S. Immune-mediated hemolytic anemia. Understanding the nemesis. Vet Clin Small Anim. 2003;33:1295-315.
32. Day TK, MacIntire DK, MurtaughRJ *et al.* Differing opinions on treatment of immune-mediated hemolytic anemia. JAVMA. 2001;218(9):1414-5.
33. Dunn M, Charlan V, Thorneloe C. The use of a low molecular weight heparin in dogs. J Vet Intern Med. 2004;18(3):389.
34. Weinkle TK, Center SA, Randolph JF *et al.* Evaluation of prognostic factors, survival rates, and treatment protocols for immune-mediated hemolytic anemia in dogs: 151 cases (1993-2002). JAVMA. 2005; 226(11):1869-80.
35. Grundy S, Barton C. Influence of drug treatment on survival of dogs with immune-mediated hemolytic anemia: 88 cases (1989-1999). JAVMA. 2001; 218(4):543-6.
36. Mason N, Duval D, Shofer FS *et al.* Cyclophosphamide exerts no beneficial effect over prednisone alone in the initial treatment of acute immune-mediated hemolytic anemia in dogs: a randomized controlled clinical trial. J Vet Intern Med. 2003; 17(2):206-12.

202 Eritrocitose

Simone Gonçalves Rodrigues Gomes

Introdução

Define-se eritrocitose como a elevação do número de hemácias (eritrócitos) circulantes (massa eritrocítica), representada hematologicamente pelo aumento do valor do hematócrito, ou seja, acima dos valores de referência para a espécie.[1]

Atualmente, prefere-se o termo *eritrocitose* para a designação das anormalidades hematológicas referentes à elevação do hematócrito em cães e gatos a *policitemia*, que significa aumento do número de todas as células circulantes.[1] A policitemia vera em humanos é caracterizada por eritrocitose acompanhada de neutrofilia e trombocitose. Entretanto, o número de neutrófilos e plaquetas em cães e gatos com policitemia vera é normal, logo o termo mais apropriado é eritrocitose primária.[2]

A eritrocitose pode ser relativa, devido à diminuição do volume plasmático, ou absoluta. A eritrocitose absoluta pode resultar do aumento da concentração de eritropoetina (eritrocitose secundária) ou de uma doença mieloproliferativa denominada eritrocitose primária ou policitemia vera.[2]

Existem particularidades de algumas raças, como os Greyhounds, que apresentam valores de hematócrito elevados comparando-se com os valores de referência adotados para a espécie canina, podendo chegar até 70%.[1] O mesmo ocorre para cães que vivem em altitudes elevadas.

Classificação

Eritrocitose relativa

O termo *eritrocitose relativa* refere-se à hemoconcentração caracterizada pelo aumento do hematócrito em associação à elevação da proteína plasmática ou sérica, na maioria dos casos. Nestas situações, o número de hemácias circulantes está normal.[1] A eritrocitose relativa pode surgir em animais com diarreia aguda, queimaduras extensas, desidratação e insolação.[2]

Ocasionalmente, pode resultar de contração esplênica após estresse (dor intensa) ou exercícios. A contração esplênica ocasiona liberação de grande quantidade de hemácias para a circulação.[2]

A eritrocitose relativa é solucionada após reidratação do paciente ou remoção da causa da contração esplênica.

Eritrocitose absoluta

Eritrocitose absoluta (ou verdadeira) corresponde ao verdadeiro aumento da massa eritrocitária, ou seja, há elevação do hematócrito em consequência do aumento da massa eritrocítica.[3] É menos comum que a relativa, e classificada como secundária e primária. Em cães, a eritrocitose secundária é mais comum que a primária. Em gatos, a primária é o tipo mais comum.[2,4-6]

Eritrocitose absoluta secundária

A eritrocitose secundária resulta do aumento da produção de eritropoetina. Pode ser fisiologicamente apropriada em resposta à hipoxia sistêmica, ou fisiologicamente inapropriada, como em neoplasia renal. Nesta situação, a concentração sérica de eritropoetina normalmente está elevada.[2]

Eritrocitose secundária apropriada

Neste caso, a produção de eritropoetina é ortotópica, ou seja, ela é produzida pelos rins.[1]

Decorrre de hipoxia tecidual. As causas mais comuns são doença pulmonar crônica e pacientes com desvios vasculares direita-esquerda como, por exemplo, persistência do ducto arterioso e tetralogia de Fallot.[1,2,7] Animais que vivem em altitudes elevadas também apresentam eritrocitose secundária fisiologicamente apropriada.

As hemoglobinopatias crônicas adquiridas (como carboxiemoglobinemia secundária à intoxicação por monóxido de carbono ou metemoglobinemia) também podem provocar eritrocitose, mas são extremamente raras em cães.[3,8]

As concentrações elevadas de eritropoetina estimulam a medula óssea a produzir hemácias capazes de transportar oxigênio, na tentativa de melhorar a oxigenação tecidual inadequada.[9]

Eritrocitose secundária inapropriada

Este tipo de eritrocitose é caracterizado pelo aumento da produção de eritropoetina sem hipoxia tecidual generalizada.[3] Geralmente, está associada a neoplasias que podem ter produção de eritropoetina ortotópica (produzida pelos rins) ou heterotópica (produzida em outros sítios) e foi observada em seres humanos com ampla variedade de tumores.[1]

A causa mais comum de eritrocitose secundária fisiologicamente inapropriada é a neoplasia renal em cães e gatos.[2] Há relatos de eritrocitose em associação a adenocarcinoma renal (ou carcinoma de célula renal) e a linfoma e fibrossarcoma renais.[1,10-13]

Apesar de raros, há relatos de neoplasias extrarrenais associadas à eritrocitose secundária em cães, como liomiossarcoma cecal, fibrossarcoma nasal e schwannoma.[9,14,15]

O mecanismo da produção de eritropoetina de maneira inapropriada não é totalmente esclarecido. Acredita-se que haja produção e secreção de eritropoetina, ou de uma substância semelhante, pelo tumor.[1,2,15]

As doenças renais não neoplásicas como cistos e hidronefrose foram reconhecidas como causas de eritrocitose secundária em humanos. Entretanto, em veterinária há poucos casos documentados.[2] Há relatos de eritrocitose secundária em um gato com derrame capsular renal e outro com infiltração gordurosa nos rins, ambos com elevação da concentração sérica de eritropoetina.[8] Doenças renais, como pielonefrite, podem causar eritrocitose secundária.[2,16]

O hiperadrenocorticismo, em cães, e o hipertireoidismo, em gatos, podem resultar em eritrocitose discreta, pois tanto o cortisol como os hormônios tireoidianos estimulam o aumento da produção de eritropoetina.[2]

Eritrocitose absoluta primária

Também denominada policitemia vera. É considerada um distúrbio mieloproliferativo crônico bem diferenciado de causa desconhecida, caracterizado pela proliferação clonal de células-tronco eritroides neoplásicas que requerem pouca ou nenhuma estimulação pela eritropoetina para clonagem, expansão, crescimento e diferenciação, ou seja, ocorre proliferação autônoma descontrolada dos precursores eritroides na medula óssea independentemente de eritropoetina.[2,3,8,17] As hemácias apresentam morfologia e função normais.[2]

Assim, a maioria dos cães e gatos com eritrocitose absoluta primária apresenta concentração sérica de eritropoetina baixa e indetectável.[1]

Acomete animais de meia-idade, e é mais relatada em fêmeas entre 6 e 7 anos.[9] O diagnóstico é estabelecido por exclusão das causas mais comuns de eritrocitose.

Manifestações clínicas

Um excessivo número de hemácias resulta em elevação do volume e viscosidade do sangue. Capilares e veias ficam distendidos para acomodar o aumento do volume sanguíneo, ocasionando mucosas congestas.[2]

Episódios de sangramento como epistaxe, hematúria, hematêmese e hematoquezia podem ocorrer por ruptura mecânica dos capilares devido à distensão acentuada.[9]

A hiperviscosidade provoca diminuição do fluxo sanguíneo, levando à hipoxia tecidual. Os órgãos mais afetados são cérebro, rins e coração.[2]

As manifestações clínicas relacionadas com o sistema nervoso central, mais comuns, são convulsões, letargia, fraqueza, ataxia, depressão e coma.[1]

A glomerulonefropatia é consequente à hipoxia dos capilares glomerulares e intersticiais, resultando em proteinúria, poliúria e polidipsia, sendo estes dois últimos sintomas atribuídos também à redução da liberação da vasopressina.[1,2,9,10,18]

A hiperviscosidade e o aumento da resistência vascular provocam manifestações cardiovasculares associadas à hipertrofia miocárdica, progredindo para cardiomiopatia hipertrófica discreta.[2]

Sinais e sintomas oculares, como uveíte e hemorragia retiniana, podem estar presentes devido às alterações vasculares provocadas pela hiperviscosidade.[19]

Outra manifestação clínica que pode existir é o espirro paroxístico, atribuído à maior viscosidade sanguínea da mucosa nasal.[1] Hiperviscosidade pode predispor à formação de trombos.[2]

As manifestações clínicas mais comuns em cães e gatos com eritrocitose são:

- Mucosas congestas
- Sistema nervoso central: desorientação, estupor, depressão, coma, convulsões, fraqueza, cegueira, ataxia
- Sistema geniturinário (renal): poliúria e polidipsia
- Episódios de sangramento: epistaxe, hematêmese, hematúria, hematoquezia
- Oculares: vasos retinianos distendidos e tortuosos, hemorragia retiniana, congestão dos vasos da esclera Esplenomegalia: ocasionalmente em felinos com eritrocitose primária
- Espirros: comum em cães devido ao aumento da viscosidade da mucosa nasal.

Diagnóstico

Elevação do hematócrito maior que 55%, para cães e 45%, para gatos indica eritrocitose. Entretanto, o hematócrito na eritrocitose absoluta em cães e gatos normalmente é maior que 70% (70 a 90%) e, na eritrocitose relativa, em torno de 60%.[2]

Em eritrocitose absoluta pode-se encontrar reticulocitose discreta e microcitose é evidenciada com certa frequência, devido à relativa deficiência de ferro na medula óssea ativa.[1,2] A eritrocitose absoluta primária (policitemia vera) pode ser acompanhada de discreta trombocitose.

Em primeiro lugar, deve-se determinar se a eritrocitose é relativa, primária ou secundária.

Eritrocitose relativa é a primeira que deverá ser descartada, e a principal causa de desidratação. Esse tipo de eritrocitose é caracterizado, em geral, pela elevação concomitante da concentração das proteínas plasmáticas (ou séricas) e o hematócrito retorna ao normal após a reidratação do paciente.[1,2]

Uma vez descartada a eritrocitose relativa, o próximo passo é distinguir eritrocitose primária de secundária por meio da investigação das possíveis causas de eritrocitose secundária, como doenças cardiopulmonares e renais, e avaliação da concentração sérica de eritropoetina.[20]

Manifestações clínicas respiratórias (tosse, distrição respiratória) ou cardiovasculares (murmúrio cardíaco, arritmia, cianose) indicam provável eritrocitose secundária fisiologicamente apropriada.[3] Radiografias torácicas, ecocardiogramas e eletrocardiogramas auxiliarão o diagnóstico das enfermidades cardiopulmonares. A hemogasometria (sangue arterial) pode auxiliar em tais casos. A pressão parcial de oxigênio no sangue arterial (Pao_2) em um cão ou gato normal é em torno de 85 a 100 mmHg. Nos casos de eritrocitose absoluta secundária apropriada, a Pao_2 costuma estar bem reduzida (< 60 mmHg). O oximetro de pulso pode ser utlizado para mensuração da saturação arterial de hemoglobina (Sao_2), cujo normal é 97%. Como na Pao_2, a Sao_2 é acentuadamente reduzida em eritrocitose absoluta secundária apropriada. Animais com eritrocitose primária podem ter discreta diminuição de Pao_2 e de Sao_2 graças à hiperviscosidade sanguínea, procovando redução da perfusão tecidual.[2]

Descartando-se as causas de hipoxia sistêmica, o próximo passo é investigar as causas de eritrocitose absoluta secundária inapropriada. As mais comuns são as neoplasias renais, embora doenças renais não neoplásicas sejam relatadas.[8] A ultrassonografia abdominal e/ou a tomografia computadorizada são indicadas para pesquisar neoplasias (renais e em outros órgãos), além de outras alterações renais. Deve-se complementar com dosagens séricas de ureia, creatinina e urinálise. Com doenças renais não neoplásicas torna-se difícil determinar se a doença renal é consequência de uma eritrocitose primária ou se é a desencadeante da eritrocitose. Nesta situação, a dosagem sérica de eritropoetina poderá auxiliar.[2]

O diagnóstico de eritrocitose absoluta primária é obtido após exclusão das causas de eritrocitose secundária e de as concentrações séricas de eritropoetina estarem baixas ou normais (Figura 202.1). Em geral, as altas concentrações séricas de eritropoetina são compatíveis com eritrocitose absoluta secundária, embora estudos mais recentes afirmem que um valor normal ou baixo de eritropoetina sérica possa ocorrer em 50% dos pacientes com eritrocitose absoluta secundária.[8,9] Esta constatação reduz a eficácia diagnóstica da determinação do nível sérico de eritropoetina para distinguir a eritrocitose absoluta primária da secundária. Assim, as determinações de eritropoetina devem complementar o diagnóstico e não substituir uma investigação minuciosa das causas da eritrocitose.

Os aspirados de medula óssea não auxiliam a distinção entre eritrocitose absoluta primária e secundária. Em ambos os casos, haverá hiperplasia eritroide.[1,2,9] O citológico da

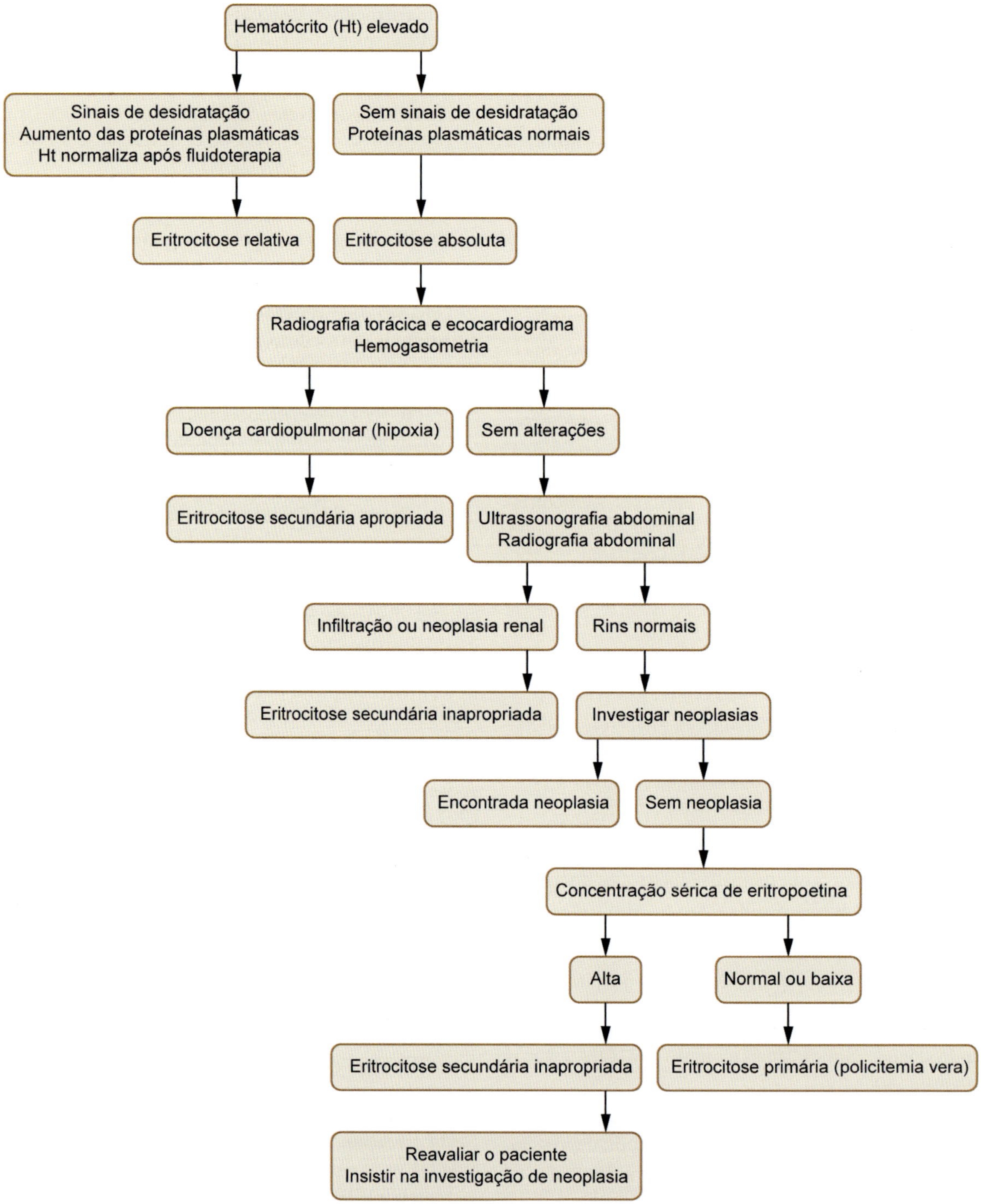

Figura 202.1 Abordagem (cães e gatos) à eritrocitose.

medula óssea revelará hemácias e precursores eritroides morfologicamente normais, sem características neoplásicas em eritrocitose absoluta primária, embora seja ela uma doença mieloproliferativa.[2]

Tratamento

O tratamento da eritrocitose dependerá da doença de base. Animais com eritrocitose relativa devem ser tratados com fluidoterapia para correção da desidratação, além do controle da doença primária.[3]

O tratamento inicial da eritrocitose absoluta, independentemente da causa, tem como objetivo reduzir a viscosidade sanguínea, diminuindo o número de hemácias circulantes.[1,2] Recomenda-se, inicialmente, a flebotomia terapêutica, que consiste na coleta de 10 a 20 mℓ/kg de sangue de uma veia central (jugular), com o auxílio de uma bolsa com anticoagulante, para cães.[8,9] Para gatos, pode-se utilizar escalpe de calibre 19 G acoplado a uma seringa de 60 mℓ contendo 500 a 600 UI de heparina ou 7 mℓ de CPDA (anticoagulante presente na maioria das bolsas de sangue comercialmente disponíveis).[1] Alguns gatos necessitam de sedação ou anestesia para este procedimento, podendo ser empregado o sevofluorano.[1] A remoção de 20 mℓ/kg de sangue corresponde à redução de, aproximadamente, 15% do hematócrito.[17]

Para animais com eritrocitose absoluta secundária à hipoxia crônica (tetratologia de Fallot, persistência do ducto arterioso), recomenda-se a flebotomia gradual de 5 mℓ/kg, repetida quando necessário, até que o hematócrito atinja valores de 55 a 60%.[1,2] A remoção de um grande volume sanguíneo pode exacerbar a hipoxia ou resultar em hipotensão nesses animais, já que a eritrocitose é o mecanismo compensatório para aumentar sua oxigenação dos tecidos.[2]

Flebotomia é uma condição simples e segura, mas não isenta de efeitos colaterais devidos à hipovolemia transitória. A reposição volêmica com solução fisiológica a 0,9% é indicada por alguns autores; entretanto, outros afirmam que não é obrigatória, podendo ou não ser realizada antes, durante ou após o procedimento.[2,21] O volume reposto é o equivalente ao retirado.[2] Flebotomias frequentes podem causar deficiência de ferro, que deverá ser suplementada. Aproximadamente 50 mg de ferro são perdidos com a remoção de cada 100 mℓ de sangue.[17] As flebotomias sucessivas podem aumentar o risco de trombose.[2,22]

É importante a realização de uma flebotomia no pré-operatório de animais com eritrocitose secundária às neoplasias renais com possibilidade de ressecção cirúrgica, pois a hiperviscosidade está associada a aumento do risco de trombose e hemorragia excessiva.

A frequência de flebotomias é determinada pelo valor do hematócrito juntamente com a sintomatologia clínica. Em geral, ela é utilizada apenas no início do tratamento da eritrocitose absoluta primária (antiga policitemia vera), sendo posteriormente controlada com quimioterápicos, como a hidroxiureia (Hydrea® 500 mg), empregada tanto em eritrocitose absoluta primária como em secundária, caso não haja tratamento para a doença primária.[4,5,7,19,23] O tratamento com hidroxiureia é eficaz e bem tolerado, com poucas complicações ou efeitos colaterais, reduzindo, ou mesmo dispensando, as flebotomias.[2]

A hidroxiureia inibe a conversão do RNA para DNA por meio da destruição da RNA difosfato redutase. Desse modo, causará a supressão reversível da medula óssea, inibindo a síntese de DNA sem afetar o RNA ou a síntese de proteínas.[19]

Imediatamente após a flebotomia inicia-se o tratamento com hidroxiureia na dose de 30 mg/kg/dia por via oral (VO) durante 7 a 10 dias, seguido de uma dose de manutenção de 15 mg/kg/dia VO.[1,2] O tratamento visa à manutenção do hematócrito no limite superior da normalidade. Os hemogramas são repetidos com intervalo de 7 a 14 dias, até a estabilização do hematócrito e, depois, o monitoramento é feito a cada 6 a 8 semanas. Se o hematócrito se elevar durante a fase de manutenção, recomenda-se uma nova flebotomia e/ou aumentar a dose da hidroxiureia por 7 a 10 dias e, depois, retornar à dose de manutenção.[2]

Este quimioterápico é rapidamente absorvido pelo trato gastrintestinal e é excretado principalmente na urina. Recomenda-se a utilização de luvas durante a manipulação das cápsulas ou comprimidos, devido ao seu potencial efeito mutagênico e teratogênico.

Por causar supressão da medula óssea, recomenda-se o monitoramento hematológico periódico, já que o fármaco tem potencial mielossupressor e pode ocasionar trombocitopenia e neutropenia.[9] Se ocorrerem, o tratamento com hidroxiureia deverá ser temporariamente interrompido até a normalização do hemograma, podendo ser reintroduzido em dose mais baixa.[2,9] Recomendam-se antibióticos para pacientes neutropênicos.[2] Outros efeitos colaterais são anorexia, êmese e descamação das unhas.[9,23] Em geral, os efeitos colaterais são raros.[2]

Se o diagnóstico final for eritrocitose absoluta secundária, o distúrbio primário deverá ser tratado. Se a causa for uma neoplasia produtora de eritropoetina ela deverá, se possível, ser excisada. Se não for possível, se poderá tentar o tratamento já mencionado (flebotomia + hidroxiureia) para o controle da eritrocitose e suas manifestações clínicas.[9]

O mesmo raciocínio é aplicado para a eritrocitose absoluta secundária às doenças cardíacas, como tetralogia de Fallot e persistência do ducto arterioso, que deverão ser corrigidos cirurgicamente na medida do possível. Não havendo tal possibilidade, recomenda-se o protocolo flebotomia e/ou hidroxiureia; no entanto, o hematócrito deverá ser mantido em valores mais elevados, em torno de 62 a 68%, visando apenas minimizar os sinais e sintomas clínicos, já que a eritrocitose nesses casos é uma resposta compensatória à hipoxia tecidual crônica.[7,9]

Referências

1. Couto CG, Nelson RW. Erythrocytosis. In: Couto CG, Nelson RW. Small animal internal medicine. Mosby Elsevier; 2009. p. 1225-7.
2. Villers E. Polycythaemia. In: Day MJ, Mackin A, Littlewood JD. BSAVA Manual of canine and feline haematology and transfusion medicine. England: British Small Animal Association; 2000. p. 43-9.
3. Thrall MA, Baker, DC, Campbell TW, DeNicola D, Fettman MJ, Lassen, ED *et al*. Classificação e diagnóstico de policitemia. Hematologia e bioquímica clínica veterinária. São Paulo: Roca; 2007. p. 114-7.
4. Evans LM, Caylor KB. Polycythemia vera in a cat and management with hydroxyurea. J Am Anim Hosp Assoc. 1995; 31:434-8.
5. Neet CS, Arnold P, Glaus TM. Leeching as initial treatment in a cat with polycythemia vera. J Small Anim Pract. 2001; 42:554-6.
6. Reed C, Ling GV, Gould D, Kaneko JJ. Polycythemia vera in a cat. J Am Vet Med Assoc. 1970; 157:85-91.
7. Moore KW, Stepien RL. Hydroxyurea for treatment of polycythemia secondary to right-to-left shunting patent ductus arteriosus in 4 dogs. J Vet Intern Med. 2001; 15:418-21.
8. Hasler AH. Polycythemia In: Ettinger SJ, Feldman EC. Textbook of veterinary internal medicine. Elsevier Saunders, 2005. p. 215-8.
9. Randolph JF, Peterson ME, Stokol T. Erytrocytosis and polycythemia In: Weiss DJ, Wardrop KJ. Schalm's veterinary hematology. Iowa: Blackwell Publishing; 2011. p. 216-21.
10. Vonderen IK, Meyer PH, Kraus JS, Kooistra H.S. Polyuria and polydipsia and disturbed vasopressin release in 2 dogs with secondary polycythemia. J Vet Intern Med. 1997; 11:300-3.
11. Klainbart S, Segev G, Loeb E. Resolution of renal adenocarcinoma -induced inappropriate polycythaemia after nephrectomy in two cats. J Feline Med Surg. 2008; 10: 264-8.
12. Snead EC. A case of bilateral renal lymphosarcoma with secondary polycythaemia and paraneoplastic syndromes of hypoglycaemia and uveitis in a English Springer Spaniel. Vet Comparat Oncol. 2005; 3:139-44.
13. Gorse MJ. Polycythemia associated with renal fibrosarcoma in a dog. J Am Vet Med Assoc. 1988; 15:793-4.
14. Yamauchi A, Ohta T, Okada T, Mochizuki M, Nichimura R, Matsunaga S *et al*. Secondary erythrocytosis associated with schwannoma in a dog. J Vet Med Sci. 2004; 66:1605-8.
15. Sato, K, Hikasa, Y, Morita, T, Shimada, A, Ozaki, K, Kagota, K. Secondary erythrocytosis associated with high plasma erythropoietin concentrations in a dog with cecal leiomyosarcoma. J Am Vet Med Assoc. 2002; 220:486-90.
16. Kessler M. Secondary polycythaemia associated with high plasma erythropoietin concentrations in a dog with a necrotising pyelonephritis. J Small Anim Pract. 2008; 49: 363-6.
17. Nitsche EK. Erythrocytosis in dogs and cats: diagnosis and management. Compend Cont Educ Pract Vet. 2004; 220:486-90.
18. Quesnel AD, Kruth SA. Polycythemia vera and glomerulonhefritis in a dog. Can Vet J. 1992; 33:671-2.
19. Gray HE, Weingand CM, Cottrill NB, Willis AM, Morgan RV. Polycythemia vera in a dog presenting with uveitis. J Am Anim Hosp Assoc. 2003; 39:355-60.
20. Giger, U. Erythropoietin and its clinical use. Compend Contin Educ Pract Vet.. 1992; 14:25-34.
21. Angulo IL, Papa FV, Cardoso FG. Sangria terapêutica. Medicina, Ribeirão Preto, 199; 32:290-3.
22. Meyer HP, Slappendel RJ, Greydanaus SWM. Polycythaemia vera in a dog treated by repeated phlebotomies. Vet Quart. 1993; 14:108-11.
23. Peterson ME, Randolph JF. Diagnosis of canine primary polycythemia and management with hydroxyurea. J Am Vet Med Assoc. 1982; 15:415-8.

Seção B
Alterações Leucocitárias

203 Interpretação do Leucograma

Samantha Ive Miyashiro, Simone Gonçalves Rodrigues Gomes

Introdução

O hemograma é um exame de triagem essencial para avaliação do estado geral dos pacientes. As informações obtidas sobre as massas eritroide, leucocitária e plaquetária, juntas, representam a condição em que se encontra o paciente naquele momento. O leucograma, parte do hemograma que corresponde à análise dos leucócitos, é composto de contagem total de leucócitos, contagem diferencial de leucócitos (identificação, diferenciação e quantificação dos diferentes tipos de leucócitos) e avaliação morfológica celular. Fornece informações sobre a resposta leucocitária fisiológica e patológica frente a vários estímulos, gravidade da doença, resposta ao tratamento e prognóstico.

Diante de um desafio, o organismo procura responder à altura com as células e produtos mais adequados ao tipo de reação que é desencadeada. Para tanto, os tecidos produtores das células de defesa devem estar aptos para tal e o suprimento de matéria-prima para sua produção, adequado. Os leucócitos produzidos são lançados no sangue periférico para atingirem os locais onde atuarão e/ou morrerão. Este processo de resposta é muito dinâmico e a interpretação correta do leucograma exige conhecimento da cinética leucocitária básica, da fisiopatologia da doença e da morfologia celular normal da espécie.[1-3]

A interpretação do leucograma deve ser feita sempre em associação aos dados clínicos, exame físico e dados de hemograma das outras linhagens de células sanguíneas (eritrograma, reticulócitos e contagem de plaquetas), além da análise morfológica destas, e a outros exames complementares. É importante lembrar que o hemograma é como uma "foto" daquele momento em que a amostra foi coletada, representando a condição do paciente naquele momento; é uma informação pontual que pode mudar a qualquer instante.

Neste capítulo, serão descritos os diferentes tipos de leucócitos e suas respectivas funções para que, adiante, essas informações sejam aplicadas na interpretação do leucograma.

Contagem total de leucócitos e termos relacionados

A faixa de normalidade para a contagem de leucócitos varia conforme a espécie, a idade e o laboratório em que a amostra é processada. Caso o paciente tenha que ser monitorado e vários leucogramas tenham que ser feitos, recomenda-se que sejam processados no mesmo laboratório, para minimizar a subjetividade da análise morfológica e para que os dados sejam comparáveis, uma vez que são obtidos pelo mesmo método de processamento.

Variações na quantidade de leucócitos podem ocorrer devido a alterações nas taxas de produção, liberação, distribuição e meia-vida na circulação dessas células, que podem estar aumentadas ou diminuídas, independente e aleatoriamente.

O termo *leucocitose* refere-se ao aumento do número total de leucócitos circulantes, que pode ser mais caracterizado quando se especifica o tipo celular que está aumentado, por exemplo, leucocitose por neutrofilia (aumento do número de leucócitos por aumento do número de neutrófilos).

O termo *leucopenia* refere-se à diminuição do número total de leucócitos circulantes, que pode ser mais caracterizado quando se especifica o tipo celular reduzido, por exemplo, leucopenia por neutropenia (diminuição do número de leucócitos por diminuição do número de neutrófilos).

Tipos celulares

Todos os leucócitos participam da defesa do organismo, mas cada um tem sua função específica. Conforme a linhagem celular, podem ter origem mieloide (*i. e.*, produzidos na medula óssea), como os granulócitos e monócitos, ou origem linfoide, caso dos linfócitos, que são produzidos nos tecidos linfoides, dispersos pelo organismo.

Granulócitos e a granulopoese

Granulócitos são células que apresentam grânulos citoplasmáticos. Podem também ser chamados de polimorfonucleares (PMN), pois apresentam núcleo multilobulado ou segmentado. Apresentam capacidade de locomoção (diapedese). São produzidos pelo processo denominado granulopoese (Figura 203.1) e, dependendo da existência e da quantidade de certos fatores de crescimento e citocinas, ocorre a definição da linhagem dessas células, pelos tipos de grânulos presentes no citoplasma, em linhagem neutrofílica (a linhagem mais abundante em cães e gatos), eosinofílica e basofílica.

Eles têm origem mieloide porque o processo de granulopoese se dá na medula óssea, em animais adultos, junta e concomitantemente com a produção de hemácias (eritropoese)

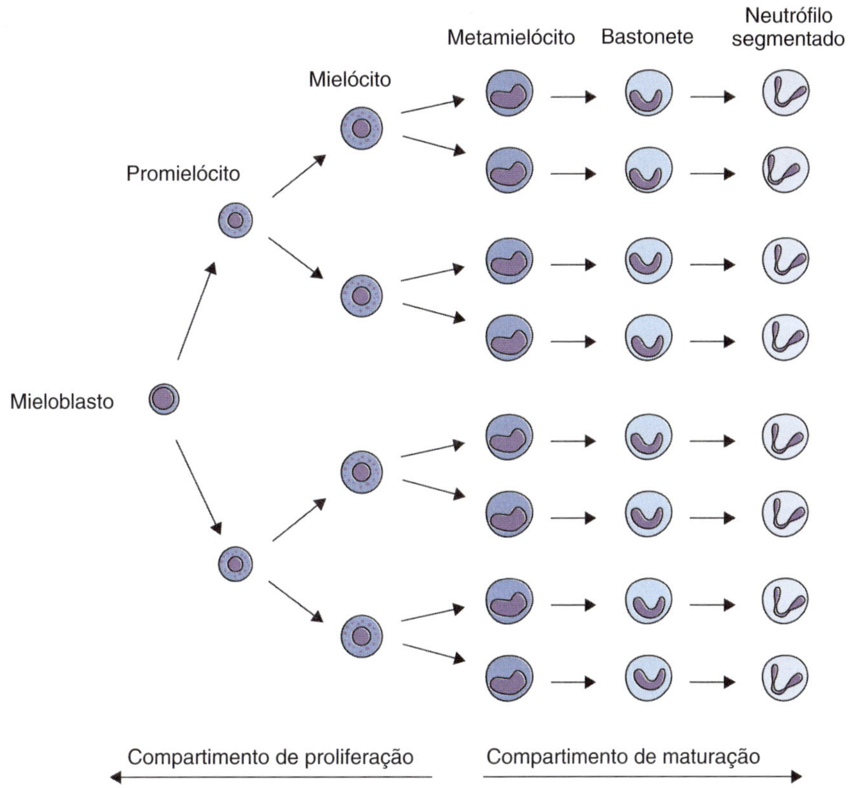

Figura 203.1 Representação da granulopoese.

e de plaquetas (megacariocitopoese ou trombopoese). Estes processos são coordenados e promovidos por várias substâncias, entre elas os fatores estimuladores de colônia (CSF, *colony stimulating factors*), que estimulam a proliferação e a diferenciação celular, além de induzirem e aumentarem a função das células sanguíneas.[1-3]

A primeira célula morfologicamente identificável comprometida com a linhagem mieloide é o mieloblasto. Este sofre mitose e forma os promielócitos, que sofrem mais mitose e se transformam em mielócitos. Essas fases de desenvolvimento compõem o compartimento proliferativo ou mitótico, em que ocorrem 4 a 5 mitoses. A partir desse momento, as células formadas apenas se diferenciam, não se multiplicam mais e compõem o compartimento de maturação e armazenamento; a cromatina começa a se condensar, o núcleo começa a diminuir, localizando-se em uma das bordas na célula (o núcleo do metamielócito assemelha-se a um rim, e o do bastonete tem formato de U ou ferradura), até que a cromatina fique densamente condensada e comece a formar constrições no núcleo, segmentando-o em 2 a 5 lobos (núcleo segmentado). O processo todo leva cerca de 6 dias, em escala piramidal, isto é, a partir de uma célula pluripotente obtêm-se 16 a 32 células maduras.[1-3]

O termo *compartimento* empregado no texto tem fins didáticos, mas se deve ter em mente que, na medula óssea, todos esses eventos acontecem ininterrupta e concomitantemente.

Neutrófilos

Os neutrófilos maduros geralmente são os leucócitos mais abundantes no sangue periférico de cães e gatos sadios. Seu núcleo apresenta várias lobulações, separadas por constrições. De maneira geral, seu desenvolvimento na medula óssea ocorre sob influência da interleucina-3 (IL-3), fator estimulador de colônia granulocítica/monocítica (GM-CSF) e fator estimulador de colônia granulocítica (G-CSF). Eles saem do compartimento de armazenamento medular para a circulação periférica, com vida média no sangue de cerca de 10 h, migram para os tecidos, onde podem sobreviver 12 a 48 h e não podem retornar para o sangue. Muitos são removidos pelos macrófagos do sistema mononuclear fagocitário (principalmente dos tratos respiratório e digestório) e outros podem ser "perdidos" em secreções e excreções. Por terem vida curta, todos os neutrófilos sanguíneos são repostos em torno de 2,5 vezes/dia.[1-3]

Ocorrendo um súbito aumento de utilização de neutrófilos, o compartimento de armazenamento de neutrófilos na medula óssea garante suprimento imediato suficiente para cerca de 5 dias, evitando, assim, uma possível depleção medular.

Em relação a cães, existem relatos de que em animais saudáveis se pode observar mais de 20% de granulopoese ineficaz (*i. e.*, o processo de produção de granulócitos não se dá de maneira totalmente satisfatória), geralmente por morte prematura de células.[2]

O aumento da granulopoese pode ser desencadeado por fatores de crescimento que são liberados por células do sistema imune como linfócitos T, macrófagos e células estromais que são ativadas por alguma lesão tecidual e/ou pela invasão microbiana. Podem liberar fatores como CSF (p. ex., SCF [fator de *stem cell*] e GM-CSF) e citocinas (linfocinas e interleucinas como IL-3, IL-6, IL-11), estas últimas estimulam as células endoteliais e os fibroblastos a produzirem CSF.[2,3]

No vaso sanguíneo, distribuem-se entre o compartimento neutrofílico circulante (CNC), que corresponde aos neutrófilos que circulam livremente no centro do vaso sanguíneo (e que são coletados para análise laboratorial no momento da venipuntura), e o compartimento marginal (CNM), que são os neutrófilos que rolam ao longo do endotélio vascular, em menor velocidade. Há trânsito livre dos neutrófilos entre esses compartimentos e a proporção entre eles geralmente é 1:1;

exceto em gatos, em que o CNM é cerca de três vezes maior do que o CNC. Porém, sob determinadas circunstâncias, estas proporções podem ser alteradas. Por exemplo, com a liberação de epinefrina, ocorre vasoconstrição e diminuição do CNM, com consequente aumento do CNC. Os corticoides, além de diminuírem a marginação dos neutrófilos, também aumentam a liberação pela medula óssea e diminuem a migração tecidual de neutrófilos. Ambas as ações levam à expansão do CNC.[1-3]

Portanto, os principais processos que interferem na quantidade de neutrófilos circulantes são *produção*, com preservação da proliferação, diferenciação e efetividade de maturação; *liberação da medula óssea*, primeiro os neutrófilos mais velhos e maduros; *distribuição entre o CNC e CNM*; e *migração do sangue para os tecidos*; também se espera que primeiro seja feita pelos mais velhos e maduros.[3]

Os neutrófilos têm dois tipos de grânulos: os primários ou azurofílicos e os secundários ou específicos. Os grânulos primários geralmente não se coram com os corantes Romanowsky e mal são observados após o estágio de promielócito, pois sua produção é encerrada e por isso sua quantidade é diluída nas mitoses seguintes. São lisossomos com conteúdos microbicida (mieloperoxidase, lisozima, defensinas, proteína indutora de permeabilidade bacteriana) e enzimático (hidrolases ácidas, proteases neutras, elastase). Os grânulos secundários ou específicos também não são observáveis com a coloração do tipo Romanowsky. Eles contêm elementos microbicidas (lactoferrina, lisozima, catelicidinas) e enzimas (colagenase, apolactoferrina, ativador de plasminogênio). Os neutrófilos de cães e gatos não têm atividade da fosfatase alcalina. Ultraestruturalmente, os primários são mais eletrodensos que os secundários.[2,4]

A capacidade de emitir pseudópodes permite a fagocitose e, pelo conteúdo de seus grânulos, logo se percebe a capacidade microbicida do neutrófilo, sendo estas as suas principais funções. Mas, para que possam atuar no tecido lesado, os neutrófilos precisam ser atraídos para o local onde atuarão no processo inflamatório.

Quando surge uma lesão tecidual subletal, com ruptura de vasos sanguíneos e extravasamento de líquido (e substâncias) e células para o tecido, inicia-se o processo inflamatório, uma tentativa de cura do organismo. No processo inflamatório ocorrem várias alterações, dentre elas a alteração vascular, mediada por substâncias diversas, inicialmente a vasoconstrição e depois a vasodilatação, aumentando o aporte sanguíneo e sua estase no local; consequentemente, há aumento da quantidade de substâncias inflamatórias quimioatraentes (p. ex., C5a, C3a, IL-8, leucotrieno B4 [LTB4], fator de agregação de plaquetas [PAF]; produtos bacterianos) e de células sanguíneas. Acontecem alterações nas membranas das células locais, principalmente das células endoteliais, que expressam moléculas de adesão para os leucócitos, promovendo marginação, rolagem e adesão destes à parede do vaso, para que os leucócitos façam a transmigração, isto é, saiam do vaso para migrar para o local de lesão. No início do quadro (*i. e.*, na fase aguda), estas moléculas solúveis e de superfície celular atraem principalmente os neutrófilos; com a perpetuação do processo, surgem alterações que serão discutidas adiante.[1-5]

Quando expostos a bactérias e/ou seus produtos, os neutrófilos são ativados e iniciam a explosão respiratória, secretando certas substâncias como peróxido de hidrogênio e espécies reativas de oxigênio. Promovem a digestão extracelular de fibrinogênio e componentes do complemento e estimulam a geração de mediadores inflamatórios. Eventualmente, estes mediadores podem lesar os tecidos adjacentes, contribuindo com quadros como glomerulonefrite por imunocomplexos e artrite reumatoide. Apesar da atividade bactericida, eles podem matar ou inativar alguns fungos, leveduras, algas, parasitos e vírus.[1-5]

Quando há aumento da demanda por neutrófilos mediada por fatores inflamatórios, a granulopoese é acelerada: as células maduras no compartimento de armazenamento são liberadas para o sangue periférico e podem ocorrer mitoses adicionais no compartimento de proliferação, tornando a granulopoese mais eficaz e curta, inclusive. A repercussão deste incremento da atividade da granulopoese no sangue periférico poderá ser observada em 2 a 3 dias; nessa situação, em um paciente sem maiores complicações, pode-se esperar leucocitose por neutrofilia imediatamente após a lesão, por conta dos neutrófilos em estoque na medula e, havendo persistência da lesão, a leucocitose por neutrofilia após 2 a 3 dias pode ser mantida por aumento da atividade medular (aumento da granulopoese).[1-4]

Se o processo ainda assim persistir, a medula pode começar a liberar células mais jovens, como bastonetes e metamielócitos, pois o estoque de células maduras já foi consumido e o novo quadro pode apresentar leucocitose ou contagem normal de leucócitos, mas com neutrofilia com desvio à esquerda – e, considerando que a escala de maturação esteja preservada, isto é, a quantidade de células maduras continua maior em relação às jovens, diz-se desvio à esquerda regenerativo. Ressalte-se que este termo se aplica ao interpretar o leucograma com base nos valores absolutos das células.[1-4]

Se a lesão ainda persistir e agravar a ponto de superar a reposição de neutrófilos pela medula óssea, isso pode começar a causar redução do número total de leucócitos e do número de neutrófilos maduros; e se a medula ainda estiver apta a produzir células, haverá liberação de células cada vez mais jovens. Em tais situações, talvez se notem leucócitos em quantidade normal ou mesmo reduzida (leucopenia), mas com alteração da escala de maturação, isto é, predomínio de células jovens em relação aos neutrófilos maduros. Este quadro é denominado desvio à esquerda degenerativo e pode implicar prognóstico reservado a mau.[1-4]

A aceleração da granulopoese pode provocar algumas alterações morfológicas nos neutrófilos observáveis à microscopia óptica do esfregaço sanguíneo corado por corante do tipo Romanowsky. São as chamadas alterações tóxicas em neutrófilos e, quanto maior a quantidade de alterações e maior a quantidade de neutrófilos com alterações, mais acelerada estará a granulopoese, provavelmente em resposta a um estímulo inflamatório proporcionalmente intenso.[1-3]

São alterações tóxicas:[1,6,7]

- *Granulação tóxica citoplasmática*: visualização de grânulos primários em estágios avançados de maturação
- *Basofilia citoplasmática difusa*: retenção ou persistência de RNA citoplasmático durante a maturação celular
- *Vacuolização citoplasmática*: áreas de clareamento citoplasmático por dispersão de organelas; não confundir com vacúolos causados pela exposição prolongada ao EDTA
- *Corpúsculos de Döhle*: estruturas basofílicas citoplasmáticas, são agregados de retículo endoplasmático rugoso com conteúdo de RNA; em pequena quantidade, são considerados normais em gatos
- *Neutrófilos gigantes (com ou sem morfologia nuclear bizarra)*: são grandes neutrófilos lançados pela medula óssea devido à assincronia de maturação celular
- *Possível hialinização nuclear*: grave lesão celular; pode indicar deterioração ou autólise.

Estas alterações são analisadas subjetivamente em lâmina e são graduadas em escala de cruzes (1 a 3 ou até 4 cruzes). Tais alterações não ocorrem necessariamente de modo simultâneo. Estudos retrospectivos indicam que as alterações tóxicas em neutrófilos implicam aumento de custos com o tratamento e aumento do tempo de hospitalização. Em cães, observou-se associação entre toxicidade de neutrófilos e neutropenia e fatalidade.[6] Em gatos, as contagens de leucócitos e neutrófilos não apresentam grandes oscilações, por isso as alterações tóxicas em neutrófilos são indícios importantes de inflamação ou infecção.[7]

O núcleo do neutrófilo também pode exibir alterações como hipossegmentação (neutrófilos mais jovens, com menos de quatro segmentos, indicando tendência a desvio à esquerda) e hipersegmentação (núcleo com mais de seis segmentos indica maior tempo dessa célula na circulação). Esta última alteração pode ser observada em quadros associados à corticoide terapia, ao hiperadrenocorticismo e em doenças inflamatórias crônicas (por aumento do cortisol endógeno).[1-4] A hipossegmentação raramente pode estar associada à alteração de Pelger-Huet, uma doença hereditária relatada em cães das raças Pastor-australiano, American Foxhound, Basenji, Australian Cattle Dog, Border Collie, Boston Terrier, Cocker Spaniel, Pastor-alemão e Samoieda e em gatos, na qual os neutrófilos aparecem como bastonetes e/ou metamielócitos, com função celular normal, mas podendo levar à interpretação errônea de um leucograma com desvio à esquerda grave.[1-4,8,9]

No Quadro 203.1 estão listados os quadros clínicos e doenças mais associados à neutrofilia.

Neutropenia, em geral, acarreta leucopenia, por serem os neutrófilos os leucócitos mais abundantes no sangue periférico de cães e gatos. As causas de neutropenia são divididas em três principais categorias, que podem aparecer isoladamente ou em combinação:[4]

- Neutropenia por redução de produção ou produção ineficaz
- Neutropenia por grande demanda pelos tecidos
- Neutropenia por desvio do compartimento circulante de neutrófilos para o compartimento marginal.

Deve-se levar em conta que os valores de neutrófilos para gatos e cães da raça Greyhound (1.800 a 2.300/$\mu\ell$) são menores que aqueles para cães.[8]

Em um estudo retrospectivo feito no Texas Veterinary Medical Center, foram revisados casos clínicos de 232 cães e 29 gatos com neutropenia, e se obteve uma lista de categorias de doenças associadas ao quadro de neutropenia:

- Doenças infecciosas não bacterianas (fúngicas ou virais): 51,8%
- Aumento de demanda por intensa inflamação, bacteremia ou endotoxemia: 11,1%
- Neutropenia associada a fármacos: 11,4%
- Doença medular primária: 3,8%
- Doença imunomediada: 0,4%
- Doenças de etiologia não esclarecida: 21,5%.

Dentre os casos de doenças infecciosas, destacam-se o parvovírus em cão e o vírus da leucemia felina e da imunodeficiência felina como principais causas de neutropenia. Dentre as neutropenias associadas a fármacos destacam-se os antineoplásicos como medicamentos causadores de distúrbio medular (hipoplasia ou hiperplasia mieloide, hipoplasia eritroide, hipoplasia ou hiperplasia megacariocítica). E nos 10 casos de doença medular primária (três gatos e sete cães), observaram-se hipoplasia mieloide, mielodisplasia e um caso de eritroleucemia e leucemia linfocítica aguda.[10] Os quadros que envolvem distúrbios medulares costumam acarretar alterações em outras linhagens hematopoéticas também, podendo evoluir para quadros de pancitopenia.[11,12]

Quadro 203.1 Principais quadros clínicos e doenças associados à neutrofilia.

- Fisiológica ou induzida por epinefrina: resposta à luta e/ou fuga (excitação, medo, exercício, ansiedade); convulsão; parto
- Estresse ou induzida por glicorticoides: dor; anestesia; trauma; neoplasia; hiperadrenocorticismo (cães); doenças crônicas; terapia com glicocorticoides ou com ACTH
- Inflamação ou aumento da demanda tecidual: infecções (bacteriana, riquetsial, fúngica, viral, parasitária); trauma tecidual e/ou necrose; doenças imunomediadas (cães); neoplasias; síndromes paraneoplásicas; quadros metabólicos (uremia, cetoacidose diabética); intoxicação/toxicose (p. ex., botulismo, endotoxemia); quadros pós-cirúrgicos; queimaduras; alterações de função neutrofílica (cães: deficiência de aderência leucocitária); hemorragia aguda e/ou hemólise; trombose; corpo estranho estéril

Adaptado de Latimer *et al.*;[2] Stockham e Scott[3] e Couto.[8] ACTH = hormônio adrenocorticotrófico.

No Quadro 203.2 estão listados os principais quadros clínicos e doenças causadores de neutropenia.

A neutropenia inflamatória por grande demanda tecidual ocorre porque a marginação e a transmigração dos neutrófilos para os tecidos inflamados excedem a taxa de liberação de neutrófilos pela medula óssea.[3]

Em endotoxemia, a indução da neutropenia se deve ao efeito da endotoxina liberada pelas bactérias gram-negativas, que causa um rápido desvio dos neutrófilos do CNC para o CNM. Este efeito dura cerca de 1 a 3 h após uma única exposição. As endotoxinas ainda induzem a liberação de mediadores inflamatórios como fator de necrose tumoral (TNF) e IL-1, que promovem a adesão dos neutrófilos às células endoteliais. E os neutrófilos podem ser concomitantemente ativados, causando lesões oxidativas às células endoteliais. Mas em 8 a 12 h, as

Quadro 203.2 Principais quadros clínicos e doenças causadores de neutropenia.

Diminuição de produção ou produção ineficaz de células
- *Mieloptise* (infiltração da medula óssea por células não hematopoéticas): doenças mieloproliferativas, doenças linfoproliferativas, mastocitose sistêmica, mielofibrose; carcinoma metastático; mielodisplasia
- *Neutropenia induzida por fármacos*: agentes antineoplásicos e imunossupressores, cloranfenicol (gatos), griseofulvina (gatos), sulfa-trimetoprima, estrógeno (cães), fenilbutazona (cães), fenobarbital (cães), outros
- *Toxinas*: compostos químicos industriais (solventes inorgânicos, benzina), toxina de *Fusarium sporotrichiella* (gatos)
- *Doenças infecciosas*: infecção por parvovírus, infecção por retrovírus (FeLV, FIV – gatos), mielodisplasia (gatos), neutropenia cíclica (gatos), histoplasmose, erliquiose, anaplasmose, toxoplasmose, quadro inicial da infecção por vírus da cinomose e da hepatite infecciosa canina (cães)
- *Outros*: hipoplasia ou aplasia de medula óssea idiopática, hematopoese cíclica dos Collies azuis (cão), neutropenia cíclica adquirida, neutropenia responsiva a esteroides, necrose de medula óssea

Súbito aumento de demanda tecidual por destruição e/ou consumo (inflamação)
- *Doenças infecciosas*: infecções bacterianas hiperagudas (p. ex., peritonite, pneumonia aspirativa, salmonelose, metrite, piotórax), Infecção viral (cães – por exemplo: cinomose ou hepatite canina em fase inicial)
- *Distúrbios induzidos por fármacos (ver anteriormente)*
- *Distúrbios imunomediados*
- *Síndromes paraneoplásicas (cães)*

Desvio de neutrófilos para o compartimento marginal
- Choque endotóxico
- Choque anafilático
- Anestesia (talvez)

Adaptado de Latimer *et al.*;[2] Stockham e Scott[3] e Couto.[8] FeLV = vírus da leucemia felina; FIV = vírus da imunodeficiência dos felinos.

endotoxinas estimulam a liberação de neutrófilos da medula óssea, resolvendo a neutropenia inicial do quadro e estimulam a produção de neutrófilos, cujo resultado terá repercussão no sangue periférico em cerca de 3 a 5 dias.[3]

Se houver produção de pus e este material for eliminado do organismo como secreção ou excreção (p. ex., secreção vaginal em cadela com piometra), talvez o estímulo não seja tão intenso quanto em um animal que não elimine o material (como abscessos em vísceras, piometra de colo fechado). Isso pode dificultar a interpretação do leucograma, pois na realidade há um estímulo inflamatório infeccioso, mas os neutrófilos não se acumulam no sangue periférico ou não provocam a formação de um tecido inflamado que concentre estas células no local (com os sinais clássicos de tumor, rubor, calor e dor) porque são secretados e/ou excretados e as alterações tóxicas das células circulantes podem ser mais brandas. Como estes elementos secundários à destruição celular são eliminados do organismo, a estimulação pode não causar grandes efeitos na granulopoese e a resposta leucocitária pode ser mais discreta.

Neutropenia por destruição imunomediada ocorre mediada por anticorpos antineutrófilos que, opsonizados, são destruídos pelos macrófagos do sistema mononuclear fagocitário (SMF). As causas não foram ainda estabelecidas em animais domésticos, que eventualmente podem apresentar resposta clínica à glicocorticoidoterapia. Se persistente, pode-se observar o desenvolvimento de hiperplasia granulocítica na medula óssea, a não ser que haja destruição concomitante das células precursoras.[3]

O quadro de produção ineficaz de neutrófilos ou granulopoese ineficaz, ou disgranulopoese, pode ocorrer quando as células precursoras apresentam defeitos ou lesões que as levam à morte antes que possam desenvolver a linhagem. Pode-se observar uma falta de ordem na sequência de maturação na citologia de medula óssea, também referida como retardo na escala maturativa, com acúmulo de células de determinada fase e com ausência de células das fases seguintes. Pode também haver falha na liberação das células, com neutropenia persistente e hiperplasia granulocítica na medula óssea. Eventualmente, vê-se monocitose devido à estimulação da unidade formadora de colônias granulocítica/monocítica (UFC-GM) que acaba se diferenciando em monócitos.[3]

A hipoplasia granulocítica promove menor produção de neutrófilos e pode ocorrer quando houver lesão das células precursoras da linhagem ou das células do microambiente medular.[3]

Hematopoese cíclica é uma doença hereditária de Collies azuis e seus descendentes. Não há identificação do verdadeiro problema, mas se sabe haver envolvimento da célula pluri ou totipotente. Os cães acometidos são suscetíveis a infecções por recorrente neutropenia e as manifestações podem começar antes de 6 meses de idade. A anemia pode ser discreta por causa da meia-vida circulante mais longa das hemácias. Pode haver associação com infecção por vírus da leucemia felina.[2,3]

Eosinófilos

Sua produção e maturação ocorrem principalmente sob influência da IL-5 de maneira muito semelhante à dos neutrófilos, mas apresentam pequeno estoque medular. A vida média na circulação é extremamente curta (cerca de 30 min, em cães) e há um pequeno compartimento marginal. Ao deixarem a circulação, entram aleatoriamente nos tecidos, onde podem sobreviver vários dias, com preferência por sítios subepiteliais, pulmão, trato gastrintestinal e endométrio.[1-4]

Morfologicamente, a principal característica é a existência de grânulos eosinofílicos citoplasmáticos (secundários ou específicos), com formatos e tamanhos diferentes conforme a espécie; em cães, são arredondados e em gatos, em formato de bastões. Estes grânulos são lisossomos e contêm várias substâncias importantes para a função da célula, como: a proteína básica maior de eosinófilos (que apresenta atividade citotóxica contra parasitas, protozoários, bactérias e células epiteliais de mamíferos; induz a liberação de histamina por basófilos e mastócitos; neutraliza a heparina; ativa as plaquetas, basófilos, mastócitos e neutrófilos; induz broncoespasmo), hidrolases ácidas, proteína catiônica de eosinófilo (com ação tóxica para helmintos, protozoários, bactérias e para o epitélio traqueal; ação neurotóxica e neutralizadora de heparina) e a peroxidase de eosinófilo (que, havendo peróxido de hidrogênio [H_2O_2], gera espécies reativas de oxigênio, que são tóxicas a helmintos, bactérias, micoplasmas, fungos, protozoários, vírus e células tumorais; na ausência de H_2O_2, age como toxina catiônica, que é tóxica ao epitélio respiratório, induz liberação de histamina pelos mastócitos e inativa leucotrienos).[1-4]

O aumento da produção e liberação de eosinófilos surge em respostas a quadros de hipersensibilidade e a infecções parasitárias por helmintos, e podem levar à eosinofilia (aumento de eosinófilos em sangue periférico).[1-4]

Os eosinófilos são atraídos por componentes ativados do sistema complemento a sítios de depósito de complexos antígeno-anticorpo e por quimiocinas. São importantes reguladores das reações de hipersensibilidade, imunomediadas e inflamatórias.[1-4]

Apresentam atividade parasiticida com a liberação da proteína básica maior e da peroxidase, associadas à ação de anticorpos, complemento e perforinas dos linfócitos.[1-4]

As atividades fagocíticas e bactericidas são semelhantes às dos neutrófilos, mas são ineficientes.

São importantes promotores da inflamação, principalmente em asma e em doenças alérgicas. Os eosinófilos se ligam à imunoglobulina E (IgE) e são ativados por complexos antígeno-IgE, liberando o conteúdo de seus grânulos, contribuindo para a lesão tecidual dos quadros alérgicos.[1-4]

Os eosinófilos contêm histaminase, que supostamente combate os efeitos da histamina liberada pelos mastócitos sensibilizados pela IgE nas respostas de hipersensibilidade tipo I.[1-4]

Outras causas possíveis de eosinofilia podem estar associadas a tumores como mastocitoma, linfoma de célula T, fibrossarcoma e carcinoma em animais. Nos gatos, pode ainda haver associação com doença mieloproliferativa e carcinoma de células de transição.[1-4]

No Quadro 203.3, estão listados alguns quadros clínicos associados à eosinofilia.

A eosinopenia não tem grandes implicações clínicas ou diagnósticas porque os valores de normalidade são muito baixos, mas pode ser observada em leucogramas de quadros inflamatórios agudos e associados a glicocorticoides.[1-4] Alguns dos quadros mais associados à eosinopenia estão listados no Quadro 203.4.

Basófilos

A sequência de maturação dos basófilos é semelhante à dos neutrófilos e os processos de proliferação e diferenciação são coordenados principalmente pela IL-3, com duração aproximada de 2,5 dias. Encontram-se em pequena quantidade no sangue periférico dos mamíferos. Embora tenham funções semelhantes às dos mastócitos teciduais, o desenvolvimento dessas células ocorre de modo independente, sem o compartilhamento de uma célula progenitora comum. O estoque medular de basófilos é mínimo.[1-4]

Quadro 203.3 Principais quadros clínicos e doenças associados à eosinofilia.

Parasitismo	Ectoparasitas (artrópodes) Dirofilariose Endoparasitas (nematódeos, trematódeos, protozoários): • Cães: *Dirofilaria, Dipetalonema, Ancylostoma, Ascaris, Spirocerca, Strongyloides, Trichuris, Paragonimus* • Gatos: *Paragonimus, Aelurostrongylus, Dirofilaria*
Quadros de hipersensibilidade	Atopia Dermatite por alergia à picada de pulga Alergia alimentar Hipersensibilidade a proteínas estafilocócicas ou estreptocócicas Quadros respiratórios eosinofílicos e asma Pan-osteíte canina
Quadros eosinofílicos idiopáticos	Complexo granuloma eosinofílico (gatos) Asma brônquica felina Infiltrado eosinofílico pulmonar (cães) Colite/enterite eosinofílica Síndrome hipereosinofílica (gatos, cães da raça Rottweiler)
Doenças infecciosas	Vírus (algumas cepas de FeLV) Bactérias (alguns estafilococos e estreptococos) Toxoplasmose (gatos) Processos supurativos Fungos (criptococose)
Neoplasias	Tumores de mastócitos Linfomas Doenças mieloproliferativas (gatos) Tumores sólidos
Reação a fármacos	Tetraciclina
Outros	Hipoadrenocorticismo Hipertireoidismo (gatos)

Adaptado de Latimer *et al.*;[2] Stockham e Scott[3] e Couto.[8] FeLV = vírus da leucemia felina.

Morfologicamente, apresentam grânulos citoplasmáticos de coloração metacromática (púrpura) em quantidade e formato diferentes conforme a espécie. Em gatos, esta característica tintorial do grânulo é perdida e em cães, a quantidade de grânulos é menor do que em outras espécies. Os grânulos contêm histamina, heparina, fator ativador plaquetário, tromboxano A_2, leucotrienos e mucopolissacarídios, mediadores importantes de processos alérgicos e inflamatórios.[1-4]

Compartilham várias propriedades com os mastócitos e ambos apresentam funções muito semelhantes, inclusive uma associação próxima com a cinética dos eosinófilos e a degranulação após a ligação entre o antígeno e a IgE específica de membrana.

As funções específicas dos basófilos incluem participação nas reações de hipersensibilidade imediata e tardia com a liberação de mediadores (p. ex., liberação de histamina em reações alérgicas); promoção do metabolismo lipídico pela ativação da lipase (promovendo sua liberação pelas células endoteliais); prevenção e promoção da hemostasia com a liberação de heparina e atividade de calicreína, respectivamente; rejeição de parasitos (como carrapatos); possível citotoxicidade contra células tumorais.[1-4]

Quadro 203.4 Principais quadros clínicos e doenças associados à eosinopenia.

Associados a glicocorticoides: estresse (físico ou neurogênico), hiperadrenocorticismo, terapia com glicocorticoides, terapia com ACTH Inflamação aguda Doenças que levem a hipoplasia ou aplasia de medula óssea

Adaptado de Stockham e Scott.[3] ACTH = hormônio adrenocorticotrófico.

Quadro 203.5 Principais quadros clínicos e doenças associados à basofilia.

Reações alérgicas: dermatite, pneumonite, granuloma eosinofílico, gastrenterite Parasitismo: pulgas, carrapatos, *Ancylostoma* (cães), *Dirofilaria immitis*, *Dipetalonema reconditum* Reação a fármacos: heparina, penicilina Neoplasias: tumor de mastócitos, doenças mieloproliferativas de felinos, granulomatose linfomatoide, trombocitemia essencial, leucemia basofílica

Adaptado de Latimer *et al.*;[2] Stockham e Scott[3] e Couto.[8]

Eventualmente, pode-se observar basofilia (aumento de basófilos circulantes) em certas doenças mieloproliferativas. Por se encontrarem normalmente em quantidades mínimas na circulação, não há implicações clínicas na ausência dessas células em leucogramas.[1-4]

No Quadro 203.5 estão listadas as condições clínicas mais comumente associadas à basofilia.

Os mastócitos são células teciduais e normalmente não se encontram na circulação sanguínea. Eventualmente podem ser observados em esfregaços sanguíneos, caracterizando a mastocitemia, em geral associada a tumores de mastócitos. Em quadros inflamatórios com envolvimento de mastócitos, raramente se observa mastocitemia. No Quadro 203.6 estão listados algumas situações associadas à mastocitemia.[3]

Monócitos

Os monócitos compartilham a célula progenitora com os granulócitos (UFC-GM, unidade formadora de colônia granulocítica/monocítica). A maturação dos monócitos ocorre sob a influência de vários fatores de crescimento como SCF, IL-1, IL-3, mas principalmente GM-CSF, M-CSF e IL-6. Sua maturação é rápida, requer 24 a 36 h. Não há estoque de monócitos em medula óssea e a produção aumenta mediante aumento de demanda. O tempo de trânsito em circulação é de aproximadamente 18 a 23 h.[1-4]

No esfregaço de sangue periférico corado com corante do tipo Romanowsky, de um paciente saudável, o monócito aparece em pequena quantidade e costuma parecer o maior leucócito circulante. O núcleo pode ser oval, reniforme, bi ou trilobulado, com a cromatina frouxa. O citoplasma é ligeiramente basofílico, com fina granulação eosinofílica, com ou sem pequenos vacúolos. Vacúolos podem ser um artefato induzido pelo armazenamento prolongado do sangue *in vitro* em EDTA antes da confecção da lâmina ou, se observados em lâminas preparadas com sangue fresco, podem indicar ativação celular. Seus grânulos são lisossomos que contêm peroxidase, hidrolases ácidas, alfanaftil acetato esterase, butirato esterase, arilsulfatase e lisozima.[1-4]

Quadro 203.6 Principais quadros clínicos e doenças associados à mastocitemia.

Neoplasia • Tumor de mastócitos
Quadros não neoplásicos em cães • inflamatórios (enterites, principalmente parvovírus; pericardite e pleurite fibrinosa; peritonite bacteriana; pneumonia aspirativa; necrose pancreática aguda; anemia hemolítica imunomediada; insuficiência renal associada à inflamação aguda; doenças inflamatórias cutâneas: hipersensibilidade à picada de pulga, atopia, sarna sarcóptica, alergia alimentar, alguns com pioderma secundário) • Hemorragia secundária a hemofilia em cães • Torção gástrica em cães

Adaptado de Stockham e Scott.[3]

Assim que são produzidos, os monócitos são lançados para a circulação, onde permanecem por um curto período de tempo; logo migram para os tecidos, onde se transformam em macrófagos. Juntos, precursores de monócitos (monoblastos e promonócitos), monócitos circulantes e macrófagos teciduais compõem o sistema mononuclear fagocitário, que exerce importante papel na remoção de células senescentes e mortas, dentre outros.[1-4]

Os monócitos são importantes fontes de fatores estimuladores de crescimento e citocinas (como G-CSF, M-CSF, IL-1, IL-3, TNF) que estão envolvidos na hematopoese.[1]

Em esfregaço sanguíneo, quando apresentam reatividade no sangue periférico, morfologicamente exibem aumento de basofilia citoplasmática, acompanhada ou não de vacuolização, e hipercromia nuclear.

Em processos inflamatórios, os macrófagos recrutados do sangue para os sítios de inflamação são fácil e rapidamente ativados, têm vida curta e intensa. Os macrófagos teciduais residentes podem sobreviver longos períodos (semanas a meses), podem entrar em divisão, são fagócitos funcionais e mais dificilmente ativados. Os macrófagos secretam várias substâncias que modulam a resposta inflamatória, como fatores quimiotáticos, ativador de plasminogênio, colagenase, elastase, componentes do complemento, inibidores de plasmina.[1-5]

A atividade fagocítica do macrófago é notável e importante para que o antígeno fagocitado seja processado e apresentado para os linfócitos T. Os microrganismos invasores podem também estar recobertos de anticorpos ou elementos do complemento, o que facilita a fagocitose pelo macrófago (opsonização), que tem receptores para imunoglobulinas e elementos do complemento em sua membrana. A apresentação de antígeno para o linfócito T desencadeia a resposta imunológica que leva também à ativação do macrófago, que aumenta seu metabolismo, sua atividade enzimática lisossomal, sua mobilidade e as atividades microbicidas e citotóxicas. Vários agentes infecciosos intracelulares como *Mycobacteria* spp., *Rickettsia* spp., *Ehrlichia* spp., *Leishmania* spp. e *Toxoplasma* spp. têm mecanismos de escape dos métodos utilizados por células como o macrófago para sobreviverem. Quanto às suas atividades citotóxicas, estas dependem de anticorpos e têm como alvos as células infectadas por vírus e as células tumorais.[1-4]

No Quadro 203.7 encontram-se listados os quadros clínicos mais frequentemente associados à monocitose.

Linfócitos

A linfopoese compreende a divisão e a transformação linfocítica, ocorre nos tecidos linfoides e depende do grau e tipo de estimulação antigênica, assim como da influência das interleucinas (IL-1, IL-2, IL-4, IL-5, IL-6, IL-7, IL-8, IL-9, IL-11) e citocinas (interferona-γ). Na fase neonatal, um precursor linfoide que reside na medula óssea origina todas as linhagens de linfócitos. A maioria dos linfócitos T (LT) imaturos migra para o timo, onde sofrem maturação antes de serem lançados para povoar os tecidos linfoides secundários (linfonodos, baço, agregados linfoides de mucosas). O desenvolvimento dos linfócitos B (LB) se dá na medula óssea, mas em algumas espécies (incluindo os cães) algumas células B maturam no intestino. As células B maduras são liberadas desses sítios de desenvolvimento primário para povoarem os tecidos linfoides secundários. Na fase adulta, a linfopoese acontece somente nos tecidos linfoides secundários.[1-4]

No sangue periférico, a distribuição dos tipos de linfócitos é de aproximadamente 70% de linfócitos T (os LT auxiliares [$CD4^+$]) estão em maior quantidade em relação aos LT citotóxicos [$CD8^+$]), 20% de linfócitos B e 10% de linfócitos *natural killers* e *null* ($CD4^-CD8^-$); geralmente são linfócitos *naïve*, isto é, que nunca foram expostos aos antígenos que os poderiam ativar, ou de memória. Dentre os leucócitos, os linfócitos são os únicos que podem recircular entre os tecidos, linfoides ou não, via circulação sanguínea ou linfática. Esta recirculação não acontece de maneira aleatória e despropositada – um dos principais objetivos é promover a possível ativação desses linfócitos.[1-4]

Cada linhagem linfoide tem sua função específica na imunidade do indivíduo. Fenotipicamente, as linhagens dos linfócitos podem ser diferenciadas conforme os marcadores de superfície presentes ou ausentes, específicos de cada linhagem, com o auxílio de anticorpos monoclonais. Morfologicamente, são classificados como linfócitos pequenos, médios ou grandes, e apenas os plasmócitos podem ser morfologicamente identificados e, eventualmente, alguns LT citotóxicos que são identificados como linfócitos granulares. Apresentam-se com núcleo redondo (às vezes, com um chanfrado discreto), cromatina condensada e citoplasma escasso, ligeiramente basofílico. Alguns podem exibir fina granulação eosinofílica citoplasmática.[1-4]

Quando ativados, expandem o volume citoplasmático, e o aumento de atividade de suas organelas e as substâncias em seu citoplasma o tornam intensamente basofílico, eventualmente com pequenos vacúolos, fina granulação eosinofílica e observação da zona negativa do complexo de Golgi. Os LB que se transformam em plasmócitos, células secretoras de anticorpos, têm citoplasma basofílico, volumoso, com a imagem negativa do complexo de Golgi e do retículo endoplasmático hiperplásico, núcleo excêntrico; podem ter grandes vacúolos repletos de imunoglobulinas (corpúsculos de Russell), sendo chamados também de células de Mott. Raramente são encontrados no sangue periférico e estão envolvidos com a imunidade humoral.[1-4]

A morfologia celular pode ser alterada em amostras sanguíneas armazenadas em EDTA por períodos prolongados. Podem-se observar artefatos como lobulação do núcleo, vacuolização citoplasmática, edemaciação celular e rompimento das células em esfregaços sanguíneos confeccionados com essas amostras de sangue.[3]

A quantidade de linfócitos circulantes depende das taxas de produção, utilização e destruição. Como os linfócitos estão continuamente recirculando, aumento ou diminuição do número de linfócitos na circulação não reflete, necessariamente, alteração da linfopoese.[1-4]

A linfocitose (aumento de linfócitos circulantes) pode ser transitória e sem grande importância clínica, como em casos de estresse na coleta da amostra de sangue ou após exercí-

Quadro 203.7 Principais quadros clínicos e doenças associados à monocitose.

Inflamação (quadros infecciosos): piometra; abscesso; peritonite; piotórax; osteomielite; prostatite; por bactérias (*Nocardia, Actinomyces, Mycobacteria*); por parasitos intracelulares (*Ehrlichia, Mycoplasma*); por fungos (*Blastomyces*, Histopasma, *Cryptococcus, Coccidioides*); por parasitos (*Dirofilaria*); doenças imunomediadas (anemia hemolítica, dermatite, poliartrite)
Trauma com graves lesões
Hemorragia em tecidos ou cavidades corporais
Doenças associadas a corticosteroides ou estresse: hiperadrenocorticismo; terapia com corticoides
Neoplasia: associada à necrose tumoral (principalmente grandes tumores com centro necrótico); linfoma; mielodisplasia
Leucemia: leucemia mielomonocítica; leucemia monocítica; leucemia mielógena

Adaptado de Stockham e Scott[3] e Couto.[8]

cio ou excitação, geralmente acompanhada de neutrofilia, e se deve à liberação de epinefrina. A linfocitose persistente (*i. e.*, observada em leucogramas seriados) pode ocorrer em situações diversas associadas à estimulação antigênica (p. ex., pós-vacinal, em fase inicial de doenças virais, algumas doenças inflamatórias e/ou infecciosas crônicas), idade (animais mais jovens geralmente mostram relativa linfocitose), alteração da recirculação dos linfócitos. Assim, a linfopenia (redução dos linfócitos circulantes) pode estar associada à idade (animais mais idosos tendem a ter menor contagem de linfócitos circulantes), destruição de linfócitos (p. ex., aumento de cortisol – endógeno ou exógeno, doença viral), sequestro ou alteração da recirculação dos linfócitos.[1-4]

Raramente veem-se linfoblastos na circulação periférica, exceto em quadros de leucemia linfoblástica aguda ou linfoma. Os linfoblastos são células grandes, com núcleo redondo, cromatina frouxa, múltiplos nucléolos, com citoplasma pequeno basofílico e granular. Não são necessariamente células precursoras ou pouco diferenciadas, mas representam estágios pré ou pós-mitóticos do ciclo celular dos linfócitos.[1-4]

Os Quadros 203.8 e 203.9 mostram as condições clínicas e doenças associadas com maior frequência a linfocitose e linfopenia, respectivamente.

A linfocitose persistente é uma característica marcante em cães com infecção crônica por *Ehrlichia canis*, podendo atingir valores acima de 17.000 linfócitos/μℓ, que geralmente apresentam fenótipo de linfócito de grânulos grandes (LGG), confirmados como LT $CD8^+$. Em gatos, a linfocitose é discreta, não é um achado comum e pode, ocasionalmente, ser associada a várias doenças infecciosas felinas. Outras causas importantes de linfocitose persistente em cães e gatos são as doenças linfoproliferativas: leucemia linfocítica crônica (LLC), leucemia linfoblástica aguda (LLA) e linfoma com células neoplásicas circulantes (linfoma estágio V).[13]

A diferenciação entre os quadros de reatividade e neoplasia é difícil, novas técnicas estão sendo estudadas e devem ser disponibilizadas para auxiliar essa difícil diferenciação: a imunofenotipagem por citometria de fluxo, os testes de clonalidade e estudo de alterações cromossômicas.[13]

Quadro 203.8 Principais quadros clínicos e doenças que causam linfocitose.

Infecção crônica: estimulação antigênica crônica (ehrlichiose; infecções fúngicas, principalmente sistêmicas; infecções virais: FeLV, FIV)
Reação pós-vacinal
Fisiológicas: resposta de luta e/ou fuga: excitação, medo, dor, exercício, ansiedade; injeções de catecolamina: epinefrina ou norepinefrina
Neoplasias: linfoma, fase leucêmica; leucemia linfocítica crônica; leucemia linfoblástica aguda
Hipoadrenocorticismo

Filhotes de cães e gatos apresentam maiores contagens de linfócitos que os animais adultos. Adaptado de Stockham e Scott[3] e Avery e Avery.[13] FeLV = vírus da leucemia felina; FIV = vírus da imunodeficiência dos felinos.

Quadro 203.9 Principais quadros clínicos e doenças que causam linfopenia.

Inflamação aguda: infecções bacterianas agudas; endotoxemia
Associada a glicocorticoides: estresse (físico ou neurogênico); hiperadrenocorticismo; terapia prolongada com glicocorticoides; terapia com ACTH
Depleção: perda de linfa (quilotórax, linfangiectasia)
Hipoplasia ou aplasia linfoide: fármacos imunossupressores ou irradiação total do corpo; destruição dos tecidos linfoides
Doenças virais: parvovírus; peritonite infecciosa felina; FeLV; FIV; cinomose; hepatite infecciosa canina

Adaptado de Stockham e Scott[3] e Couto.[8] ACTH = hormônio adrenocorticotrófico; FeLV = vírus da leucemia felina; FIV = vírus da imunodeficiência dos felinos.

Organismos e inclusões em leucócitos

Alguns agentes infecciosos ou estruturas correspondentes à infecção podem, eventualmente, ser observados em leucócitos. Outras inclusões associadas a doenças hereditárias e de armazenamento também podem vir a ser observadas em leucócitos. Será breve a abordagem de alguns deles, apenas para relembrar tal possibilidade de visualização em lâmina, que pode ser relatada em leucogramas.

Bactérias

Raramente podem ser notadas dentro de neutrófilos de pacientes em bacteriemia. E antes que se possa dizer que o paciente está em bacteriemia, deve-se descartar a possibilidade de contaminação da amostra por bactérias.[3]

Inclusão do vírus da cinomose | Corpúsculo de Lentz

Em geral, observam-se essas estruturas no início da fase virêmica e antes da manifestação clínica, ou no início do quadro. Muitas vezes, após evolução do quadro, nem sempre é possível ver os corpúsculos.

Em linfócitos, aparecem como inclusões eosinofílicas homogêneas citoplasmáticas, quase sempre em formato de meia-lua, contornando o núcleo. Em hemácias, são estruturas arredondadas, ligeiramente basofilícas ou eosinofílicas, homogêneas, com aspecto menos denso do que os corpúsculos de Howell-Jolly. Em neutrófilos e monócitos, aparecem como inclusões pleomórficas, com tendência à basofilia.[3]

Mórulas de Ehrlichia spp. e Anaplasma spp.

As mórulas de *Ehrlichias* podem ser observadas em mononucleares e as mórulas de *Anaplasma* em granulócitos, medindo cerca de 1,5 a 4 μm, de coloração ligeiramente basofílica. A taxa de parasitemia desses agentes é baixa, portanto, é difícil considerar a pesquisa destes parasitos em sangue periférico uma peça-chave para o diagnóstico das respectivas doenças.[3]

Hepatozoon americanum

Seus gametócitos podem, eventualmente, ser observados em citoplasma de neutrófilos ou monócitos. São relativamente evidentes devido ao tamanho (6 a 10 μm), de formato oval a elíptico, incolores a ligeiramente basofílicos. Podem deslocar o núcleo da célula, preenchendo todo o citoplasma.[3]

Leishmania spp.

Raramente notada em leucócitos circulantes. Mas, se observada, apresenta-se na forma amastigota, estruturas pequenas (2 a 3 μm de comprimento) elípticas, ligeiramente basofílicas, com núcleo excêntrico e cinetoplasto. Se houver suspeita, talvez os macrófagos de medula óssea, linfonodos, baço, fígado apresentem grandes quantidades de formas amastigotas que auxiliem o diagnóstico da doença.[3]

Síndrome de Chédiak-Higashi

É uma doença hereditária encontrada em gatos Persas, em seres humanos e outros mamíferos não domésticos. As características diagnósticas são grandes grânulos específicos em citoplasma de neutrófilos, eosinófilos e basófilos; são reflexo da fusão dos grânulos (lisossomos). Nos gatos Persas, é considerada doença autossômica recessiva letal para gatos de pelagem fumaça e olhos amarelos e tem associação a albinsmo parcial, fotofobia e maior suscetibilidade a infecções e hemorragias.[3,8]

▪ Gangliosidose

A gangliosidose GM_1 é uma doença hereditária descrita em gatos Siameses e da raça Korat, cães da raça Springer Spaniel inglês, Cão-d'água-português e mestiços de Beagle. É causada por deficiência de β-galactosidase. Nos esfregaços sanguíneos corados por corante Romanowsky, os linfócitos apresentam pequenos vacúolos límpidos citoplasmáticos isolados.[3]

Gangliosidose GM_2 é doença hereditária descrita em Pointer-alemão de pelo curto e gatos, decorrente da deficiência de β-hexosaminidase. Os linfócitos apresentam granulação azurofílica proeminente e os neutrófilos, grânulos de cor azul-escura.[3]

▪ Granulação atípica de neutrófilos dos gatos da Birmânia

Esta alteração tem características autossômicas recessivas e promove fina granulação eosinofílica proeminente no citoplasma de neutrófilos, que devem ser diferenciados dos grânulos tóxicos e inclusões de mucopolissacaridose tipo IV. Não há manifestação clínica, nem alteração da função neutrofílica.[2,14]

▪ Mucopolissacaridose

As mucopolissacaridoses ou MPS são doenças de depósito lisossomal hereditárias, classificadas segundo o tipo de deficiência.

MPS tipo I é caracterizada pela deficiência de α-L-iduronidase e já foi descrita em gatos, cães e humanos. Alguns pesquisadores relatam granulação citoplasmática anormal (pequenos grânulos eosinofílicos) em neutrófilos de felinos, enquanto outros relatam inclusões citoplasmáticas observadas apenas à microscopia eletrônica de transmissão.[3]

A MPS tipo VI foi descrita em gatos Siameses, gatos de pelo curto domésticos e cães Daschund e decorre de deficiência de arilsulfatase B. Nos animais acometidos, podem-se verificar grandes grânulos avermelhados a púrpura em neutrófilos, que podem ser confundidos com grânulos tóxicos; estes grânulos representam acúmulo de mucopolissacarídios.[3]

MPS tipo VII é causada pela deficiência de β-glucoronidase. Já foi descrita em cães e gatos e as inclusões observadas são semelhantes às da MPS tipo VI.[3,8]

■ Interpretação das respostas leucocitárias

▪ Interferências associadas à técnica

A interpretação do leucograma deve sempre se basear nos valores absolutos dos leucócitos associados às informações de morfologia. Em determinados casos, talvez sejam necessários leucogramas seriados ao longo de dias ou semanas, para avaliar adequadamente o padrão de resposta leucocitária. E ao acompanhar um caso, deve-se levar em conta o método utilizado para o exame: a contagem total de leucócitos pelo método manual pode apresentar erro inerente à técnica de aproximadamente 20%, mesmo com excelente técnica; a contagem automatizada é mais reproduzível, com erro inerente de cerca de 5%, mas pode aumentar em contagens totais muito baixas ou muito altas.[1-4]

Alterações da amostra sanguínea pela própria condição do paciente ou por má conservação da amostra podem aumentar a margem de erro na contagem total de leucócitos. Agregados leucocitários ou fragilização dos leucócitos podem levar a contagens falsamente reduzidas. Macroplaquetas ou agregados plaquetários podem elevar falsamente a contagem automatizada de leucócitos. Grande quantidade de corpúsculos de Heinz, especialmente em amostras de felinos, podem se agregar e elevar falsamente a contagem de leucócitos, pois não são lisados com as hemácias durante o procedimento de contagem, além de interferirem na determinação da concentração de hemoglobina.[1-4]

Outra informação importante, relacionada com a espécie: as plaquetas dos felinos são as maiores dentre os animais domésticos. Durante a contagem de leucócitos, as plaquetas não são lisadas e podem ser erroneamente contadas como leucócitos. Este fato tem especial importância em quadros associados à doença, quando há maior renovação e reatividade plaquetária e as plaquetas jovens são ainda maiores.[1-4]

Em qualquer um dos métodos de contagem, infere-se que a contagem de leucócitos corresponda à contagem de células nucleadas e isso acaba por incluir os eritroblastos. Por isso, exames de animais com grande quantidade de eritroblastos circulantes devem ter a contagem total de leucócitos corrigida a partir dos valores relativos de leucócitos e eritroblastos obtidos durante a contagem diferencial.[1-4]

Muitos contadores automáticos por impedância utilizam programações padronizadas que, às vezes, não são adequadas para as diferentes espécies atendidas em clínicas veterinárias. É preciso um técnico especializado para garantir a calibração e adequação da programação para acreditação do equipamento e do método. Além disso, vários desses equipamentos liberam contagens diferenciais de leucócitos muitas vezes não compatíveis com as contagens realizadas em lâmina e, ainda, não realizam a avaliação morfológica celular. Recomenda-se fortemente que não se deixe de avaliar a extensão sanguínea para compor um hemograma completo.[1-4]

Erros grosseiros de contagem de leucócitos podem ser detectados quando a leitura da lâmina é feita por patologista clínico veterinário experiente, capaz de estimar a quantidade de leucócitos em lâmina para comparar com o valor obtido pelo método padrão.

Para minimizar os erros inerentes à técnica, é aconselhável que a amostra seja encaminhada em tubo com EDTA refrigerado junto com lâminas de extensão ou esfregaço sanguíneo de sangue fresco, mantidas à temperatura ambiente. A amostra de sangue deve ser coletada em tubo comercial com EDTA, imediatamente homogeneizada, com atenção ao volume de sangue a que se destina o tubo – por exemplo, se na coleta se obteve apenas 1 mℓ de sangue e se essa amostra for colocada em um tubo com EDTA para 5 mℓ de sangue certamente ocorrerá diluição da amostra (podendo potencialmente interferir na contagem total de células), além de aumentar a chance de lise celular (que também pode interferir nas contagens). Se a análise não puder ser realizada logo, o tubo deve ser refrigerado após a coleta a 4°C (geladeira), evitando passar por temperaturas extremas que eventualmente possam ocorrer durante o transporte (p. ex., frio extremo – tubo encostado no gelo ou calor – tubo em porta-luvas ou porta-malas), que acabam lisando células e estimulando a agregação plaquetária. Recomenda-se que as amostras sejam analisadas em até 24 h.[3]

A avaliação da morfologia celular é preferencialmente realizada em esfregaço sanguíneo feito com sangue fresco no momento da coleta, pois o contato prolongado com EDTA pode alterar as características, principalmente em animais com toxicidade e/ou reatividade celular. Se não houver tal possibilidade, o esfregaço deve ser feito o quanto antes com a amostra com EDTA, de preferência em até 1 h após a coleta. As principais alterações relacionadas com o tempo seriam vacuolização citoplasmática, edemaciação e/ou hialinização do núcleo, lise celular, picnose e cariorrexe.[3]

Para a análise hematológica, o anticoagulante de eleição é o EDTA (Na_2EDTA ou K_3EDTA). Para resultados precisos, a amostra deve ser imediatamente homogeneizada e deve ser livre de coágulos ou agregados plaquetarios.[3] Deve-se evitar heparina, pois a amostra pode vir a apresentar muitos agregados plaquetários. O citrato, salvo raras exceções, é contraindicado, devido à diluição da amostra. E todos estes anticoagulantes podem induzir lise celular e, exceto o EDTA, interferem nas características tintoriais do esfregaço sanguínea.

Padrões de resposta leucocitária

Alguns leucogramas podem ser resumidos e entendidos com classificações clínicas conforme a quantidade de leucócitos e a distribuição leucocitária. São termos didáticos, cujo emprego talvez necessite de mais de um leucograma. Lembre-se de que o panorama observado em um leucograma pode ser modificado ao longo da evolução do quadro clínico de modo favorável ou não – daí a necessidade de interpretar corretamente este exame, juntando todas as informações possíveis.

O reconhecimento de um padrão de resposta leucocitária auxilia a compreensão da doença do paciente. Entretanto, nem todos os quadros produzem padrões clássicos e doenças concomitantes podem complicar a resposta leucocitária, eventualmente ocorrendo sobreposições de alguns padrões.[1-3]

É importante ressaltar que alterações morfológicas também são extremamente úteis e importantes para a interpretação e são obtidas pela análise da extensão sanguínea feita por um patologista clínico veterinário experiente.

Leucocitose fisiológica

Pode acontecer após o paciente sentir medo, excitação, ou depois de exercícios intensos ou episódios de convulsão. É muito mais observado em animais jovens que em adultos. O leucograma caracteriza-se por discreta neutrofilia (pseudoneutrofilia) e linfocitose, que talvez possa ser mais intensa.

A leucocitose fisiológica é uma alteração transitória, surgida em questão de minutos após o estímulo e geralmente voltando ao normal após cerca de 30 min. Deve-se à ação da epinefrina, que promove a demarginação dos neutrófilos do compartimento marginal, que passam para o compartimento circulante, aumentando a contagem de leucócitos totais. Acredita-se que a linfocitose ocorra pelo bloqueio da entrada dos linfócitos para os tecidos ou pela mobilização dos linfócitos do ducto torácico, mediada pela epinefrina.[1-4]

É mais frequente em gatos, principalmente os jovens saudáveis, cuja contagem de neutrófilos pode ser maior que 39.000/$\mu\ell$ e a de linfócitos, maior que 36.000/$\mu\ell$.[1-4]

Leucocitose induzida por corticoide

A liberação endógena de glicocorticoides secundária a um grave estresse (como dor, trauma, procedimento cirúrgico, temperaturas corpóreas extremas ou quadros graves debilitantes como sepse, toxemia, anemia grave ou doença metabólica) ou por hiperadrenocorticismo (síndrome de Cushing) e a administração exógena de glicocorticoides ou de hormônio adrenocorticotrófico (ACTH) podem causar leucocitose induzida por corticoide em cães.[1-4]

O leucograma caracteriza-se por neutrofilia, linfopenia, monocitose e eosinopenia. Raramente, pode-se encontrar discreto desvio à esquerda, caso o estoque medular esteja depletado no momento em que o corticoide estimula a medula.

A alteração no leucograma pode ser vista 4 a 8 h após uma única aplicação de glicocorticoide e geralmente se resolve em 24 h, em cães. Mas se o paciente estiver recebendo a medicação por mais de 10 dias, pode ser que o retorno aos valores de normalidade demore cerca de 2 a 3 dias depois do término do tratamento. Nestes casos, talvez sejam encontrados neutrófilos hipersegmentados no sangue periférico (desvio à direita).[1-4]

Neutrofilia ocorre por diminuição da migração dos neutrófilos do sangue para os tecidos, aumento da liberação de neutrófilos pela medula óssea e redução da marginação dos neutrófilos na vasculatura. A linfopenia se deve à redistribuição dos linfócitos circulantes; mas o uso continuado de corticosteroide pode causar lise dos linfócitos. A monocitose pode decorrer da mobilização das células do compartimento marginal para o circulante, semelhantemente ao mecanismo dos neutrófilos. Eosinopenia surge por inibição da liberação de eosinófilos pela medula óssea e pelo sequestro em tecidos.[1-4]

Leucocitose inflamatória

Em cães e gatos, o leucograma é um ótimo método de monitoramento de processos inflamatórios. Várias condições mórbidas podem desencadear a resposta inflamatória: doenças infecciosas, imunomediadas, necrose tecidual, tumores. Após o estímulo, a resposta neutrofílica surge em horas; por isso, para a interpretação do leucograma, é importante saber quanto tempo depois da lesão a amostra de sangue foi coletada.[1-4]

Se houver persistência do quadro inflamatório, pode haver liberação de células mais jovens para a circulação (bastonetes, metamielócitos, mielócitos e promielócitos), caracterizando o desvio à esquerda. A princípio, o desvio à esquerda pode ser regenerativo (quando a quantidade de células jovens não supera o número de células maduras), mas pode evoluir para desvio à esquerda degenerativo (quando a demanda e a destruição de neutrófilos supera a produção, que no leucograma se traduz em predomínio de células jovens em relação às células maduras). O quadro pode se agravar e ainda evoluir para exaustão da medula óssea, comprometendo a produção de todas as células sanguíneas. Conforme o tipo de estímulo antigênico, pode haver aumento da produção de monócitos e eosinófilos e, consequentemente, acarretar aumento do número circulante destas células.[1-4]

Nos quadros inflamatórios, agudos ou crônicos, há grande produção e liberação de substâncias que atuam sobre a hematopoese. Em muitos casos, podem-se associar alterações das contagens de plaquetas (pois estas participam ativamente dos processos inflamatórios) e das hemácias (anemia da doença inflamatória). Por isso, lembre-se de que o hemograma completo é muito importante para o acompanhamento do paciente.

Inflamação hiperaguda

A inflamação hiperaguda pode ocorrer em consequência de uma grave infecção, particularmente em quadros de sepse por bactérias gram-negativas associadas à toxemia (p. ex., uma cadela com quadro de piometra de colo fechado ou um cão com prostatite, ambos com septicemia por coliformes e endotoxemia). Como a súbita demanda em geral supera a produção e a liberação de neutrófilos, observa-se leucopenia por neutropenia com desvio à esquerda (que pode ser degenerativo) e toxicidade, provavelmente acompanhado de quadro de estresse que induz linfopenia e eosinopenia. Quanto maior a destruição tecidual, maior a monocitose, com reatividade. Se o paciente sobreviver a esta fase, a contagem de leucócitos pode aumentar progressivamente em 24 a 48 h, compondo um quadro de resposta inflamatória aguda.[1]

Inflamação aguda

A resposta leucocitária clássica de inflamação aguda é caracterizada por leucocitose com neutrofilia, às vezes com desvio à esquerda (regenerativo), com discreta alteração de toxicidade. Pode ser observada em quadros pós-operatórios ou inflamação tecidual, por exemplo.

Se houver envolvimento de agente bacteriano, a neutrofilia pode ser mais evidente, com mais alterações tóxicas e desvio à esquerda. Se o quadro persistir e a produção não compensar a demanda tecidual, o número de neutrófilos pode diminuir progressivamente e o desvio à esquerda pode se tornar degenerativo.[1-4]

Reação leucemoide

A reação leucemoide é caracterizada por intensa neutrofilia com evidente desvio à esquerda regenerativo, inclusive com metamielócitos e mielócitos. As contagens podem ultrapassar 80.000 leucócitos/$\mu\ell$. Geralmente está associada a quadros inflamatórios agudos de filhotes e animais jovens.

Este tipo de resposta leucocitária pode se associar a infecções bacterianas localizadas sem eliminação das toxinas e debris celulares (p. ex., piometra fechada, piotórax, peritonite, prostatite, abscessos); provavelmente, em tais situações encontrem-se alterações de morfologia celular como toxicidade e reatividade.

Se houver resposta terapêutica, as contagens devem diminuir até retornar aos valores de normalidade. Caso contrário, deve ser diferenciada da leucemia mieloide (ou granulocítica) crônica.[1-4]

Reação leucoeritroblástica

Esta reação pode surgir em resposta a hemorragias ou quadros hemolíticos agudos. Veem-se eritroblastos e neutrófilos jovens e bastonetes no sangue periférico devido ao intenso estímulo da hematopoese.

Pode também ser vista em quadros de lesão medular, como em doenças mieloproliferativas (como eritroleucemia em gatos positivos para o vírus da leucemia felina [FeLV]) ou neoplasias (p. ex., linfomas e síndromes paraneoplásicas). Nesses quadros, as alterações persistentes em hemogramas não costumam ser facilmente correlacionadas ao histórico clínico e indicam complicações de quadros primários e prognóstico mau.[1-4]

Inflamação crônica

Quando uma lesão tecidual que inicialmente desencadeia resposta inflamatória aguda persiste sem causar maiores danos ao organismo, pode haver equilíbrio entre a demanda tecidual e a produção medular de leucócitos.

Ocorrem alterações no local da lesão quanto ao tipo de moléculas de adesão e citocinas e quimiocinas que podem atrair outros tipos celulares diferentes do neutrófilos, principalmente monócitos.

No sangue periférico, podem-se observar discreta a moderada neutrofilia, sem toxicidade ou com discreta toxicidade, com ou sem discreto desvio à esquerda, e monocitose. A monocitose, com ou sem reatividade celular, pode ser um importante parâmetro indicativo de agravamento de lesão e necrose tecidual.[1-4]

A persistência da lesão inflamatória pode ainda esgotar o compartimento de armazenamento de neutrófilos, levando à leucopenia por neutropenia. Em tal situação, o prognóstico é reservado.[1-4]

Neoplasias hematopoéticas da linhagem leucocitária

O termo *leucemia* aplica-se à proliferação neoplásica de célula de uma das linhagens hematopoéticas na medula óssea. Esse clone celular, quando na medula óssea, pode interferir na produção normal das outras células sanguíneas, levando à citopenia(s) em sangue periférico. Estas células neoplásicas podem ser lançadas na circulação sanguínea ou não (leucemia aleucêmica). O diagnóstico é feito com a análise de medula óssea (análise citológica e histopatológica).[1]

São ainda classificadas em leucemia aguda ou crônica, conforme o estágio de maturação e diferenciação das células neoplásicas. Se as células são jovens, diz-se leucemia aguda; se atingem o estágio final de maturação, mas proliferam de modo clonal sem outra justificativa clínica possível, diz-se leucemia crônica.[1,15]

Também são classificadas em doença linfoproliferativa, quando a origem da neoplasia (ou displasia) é de linfócitos, ou mieloproliferativa, que acaba englobando maior gama de quadros displásicos e neoplásicos de células não linfoides, ou seja, distúrbios com origem em células mieloides. O termo *doença mieloproliferativa* (DMP ou, em inglês, MPD, *myeloproliferative disease*) foi introduzido porque as leucemias mieloides apresentam quadros que vão se alterando, como por exemplo a progressão de um quadro medular displásico para leucemia aleucêmica que, enfim, se torna francamente leucemia. Podem, ainda, existir transições entre os tipos celulares envolvidos.[1]

O Animal Leukemia Study Group publicou, em 1991, uma proposta de classificação das leucemias mieloides agudas com base no sistema FAB (*French-American-British*) de classificação de leucemias humanas para cães e gatos. Mas já existem novas classificações que estão sendo discutidas quanto à aplicação em medicina veterinária.[15]

Considerações finais

Alguns dos pontos mais importantes serão novamente ressaltados resumidamente:[16]

- Comece avaliando pela contagem total de leucócitos e confira se está maior, normal ou reduzida em relação ao intervalo de referência
- Observe os valores *absolutos* da contagem diferencial; os valores relativos são ferramentas para o cálculo final, não devem ser utilizados para a interpretação do leucograma
- Leve em consideração o efeito do estresse (elevando a concentração de corticosteroides endógenos) e/ou a terapia esteroide sobre o leucograma; geralmente a linfopenia é o achado mais consistente, acompanhada de neutrofilia e monocitose.

Mas neutrofilia e monocitose também podem ser observadas na inflamação, o que pode dificultar a diferenciação desses quadros ou comprovar sua concomitância. Por isso, é muito importante interpretar os dados do leucograma junto com o histórico e o exame físico

- A inflamação pode se mostrar sob diversos aspectos no leucograma. As alterações dependem do tempo de duração, da extensão da lesão (localizada ou generalizada), da causa (p. ex., uma inflamação alérgica pode resultar em eosinofilia e/ou basofilia; uma infecção por micobactéria pode causar monocitose sem neutrofilia), da capacidade de resposta medular (com as particularidades de cada espécie) e do tratamento. Por isso, vários padrões de respostas podem ser vistos no leucograma
- Aumento significativo do número absoluto de bastonetes causa certa preocupação, principalmente quando os neutrófilos maduros estiverem em quantidade normal a reduzida, em vez de aumentada. Isso pode ser interpretado com incapacidade da medula óssea em responder à inflamação, que em geral é aguda e intensa. As alterações tóxicas indicam imaturidade do citoplasma e costumam estar presentes em células jovens. A intervenção médica é necessária e deve ser rápida
- Quadros com aumento de neutrófilos maduros, com ou sem aumento de bastonetes quase sempre não são emergências médicas. Mas ainda assim o processo mórbido pode ser fatal ou debilitante e a causa deve ser determinada
- Lembre-se sempre de que as alterações no sangue podem ocorrer rapidamente. Um único hemograma reflete apenas um momento, ao passo que o exame histopatológico de uma lesão inflamatória fornece informações que contam a história do que aconteceu durante certo período de tempo. Em algumas situações, é possível dizer a duração (quadro agudo ou crônico) com base nas alterações do leucograma, mas quando as alterações não são tão intensas talvez seja impossível fazer essa distinção. Intensa neutrofilia, com ou sem desvio à esquerda, geralmente indica cronicidade e talvez seja acompanhada de hiperplasia mieloide na medula. Um quadro com neutropenia com aumento de células jovens costuma indicar inflamação aguda e grave, quase sempre com depleção dos estoques medulares
- Não se preocupe em tentar definir a duração das alterações inflamatórias; muitas vezes isso pode levar a erro na interpretação. O importante é definir o que as alterações querem dizer sobre o paciente – quão bem o animal está respondendo ao processo? O hemograma seriado pode ser muito útil e auxiliar o prognóstico
- As alterações de leucograma podem sinalizar distúrbios medulares como neoplasias, lesões, quadros degenerativos etc. O exame de medula óssea é uma ferramenta poderosa e muito útil, principalmente para casos com achados inexplicáveis ou com células atípicas no sangue periférico. Para tanto, é necessário saber como colher adequadamente as amostras de medula óssea e preparar bons esfregaços.

Referências

1. Day M, Mackin A, Littlewood J. Manual of canine and feline haematology and transfusion medicine. Quedgeley: British Small Animal Veterinary Association; 2000.
2. Latimer KS, Mahaffey EA, Prasse KW. Duncan & Prasse's veterinary laboratory medicine – clinical pathology. 4th ed. Ames: Blackwell Publishing; 2003.
3. Stockham SL, Scott MA. Fundamentals of veterinary clinical pathology. Ames: Blackwell Publishing; 2002.
4. Feldman BF, Zinkl JG, Jain NC. Schalm's veterinary hematology. 5th ed. Philadelphia: Lippincott Williams & Wilkins; 2000.
5. Collins T. Acute and chronic inflammation. In: Cotran RS, Kumar V, Collins T. Robbins pathologic basis of disease. 6th ed. Philadelphia: W.B. Saunders Company; 1999.
6. Aroch I, Klement E, Segev G. Clinical, biochemical, and hematological characteristics, disease prevalence, and prognosis of dogs presenting with neutrophil cytoplasmic toxicity. J Vet Intern Med. 2005; 19:64-73.
7. Segev G, Klement E, Aroch I. Toxic neutrophil in cats: clinical and clinicopathologic features, and disease prevalence and outcome – a restrospective case control study. J Vet Intern Med. 2006; 20:20-31.
8. Couto CG. Leukopenia and leukocytosis. In: Nelson RW, Couto CG. Small animal internal medicine. 4th ed. St Louis: Mosby Elsevier; 2009. p. 1228-35.
9. Logan LA, Latimer KS, Moore HA. Pelger-Hüet anomaly in dogs. Veterinary clinical pathology clerkship program [Internet]. 2006. [cited 2009 Aug 27]. Disponível em: http://www.vet.uga.edu/VPP/clerk/lorilogan/index.php
10. Brown MR, Rogers KS. Neutropenia in dogs and cats: a retrospective study of 261 cases. J Am Anim Hosp Assoc. 2001; 37:131-9.
11. Kearns SA, Ewing P. Causes of canine and feline pancytopenia. Comp Cont Ed Pract Vet. 2006; 122-33.
12. Blue JT. Myelodysplasia: differentiating neoplastic from nonneoplastic syndromes of ineffective hematopoiesis in dogs. Toxicol Path. 2003; 31(suppl):44-8.
13. Avery AC, Avery PR. Determining the significance of persistent lymphocytosis. Vet Clin Small Anim. 2007; 37:267-82.
14. Scroggs-Ekman LV, Latimer KS, Leroy BE. Hereditary neutrophil granulation anomaly in the Birman cat. Veterinary clinical pathology clerkship program [Internet]. 2004 [cited 2009 Aug 27]. Disponível em: http://www.vet.uga.edu/VPP/clerk/ekman/index.php
15. McManus PB. Classification of myeloid neoplasms: a comparative review. Vet Clin Path. 2005; 34(3):189-212.
16. Jackson ML. Veterinary clinical pathology – an introduction. Ames: Blackwell Publishing; 2007.

204 Abordagem às Citopenias

Cynthia de Assumpção Lucidi, Gracy Canto Gomes Marcello

Introdução

As citopenias compreendem, por definição, redução do número de hemácias (eritrócitos), neutrófilos e/ou plaquetas abaixo dos intervalos de referência, resultando em anemia, neutropenia e/ou trombocitopenia, respectivamente. O termo *bicitopenia* refere-se à redução simultânea de dois destes tipos celulares, e o termo *pancitopenia* à combinação de anemia, leucopenia e trombocitopenia.[1] Este capítulo abordará principalmente as causas de citopenias persistentes concorrentes, ou seja, as bicitopenias e pancitopenias.

As citopenias por si sós não consistem em diagnóstico, pois são consequentes a um processo primário. Assim, é fundamental o esclarecimento da causa de base para sua correta abordagem e tratamento. O diagnóstico definitivo pode ser alcançado por meio da combinação de histórico, anamnese e exames complementares, como por exemplo hemograma, urinálise, dosagens bioquímicas, avaliação da medula óssea e testes imunológicos e moleculares. Uma vez definida a causa da citopenia, torna-se possível a escolha do tratamento específico para o processo em questão.

A quantidade de células sanguíneas relatada no hemograma é a maneira mais prática de se avaliar um sistema que está em constante variação e depende da interação de diversos fatores, como: produção medular das células hematopoéticas, hemocaterese – ou seja, remoção de células sanguíneas por órgãos do sistema monocítico fagocitário –, perda sanguínea, destruição imunomediada, nível sérico de fatores estimulantes e fatores inibitórios da hematopoese, dentre outros.

Visto que as células sanguíneas são produzidas na medula óssea, a definição de diagnóstico e prognóstico das bicitopenias e pancitopenias persistentes frequentemente requere avaliação da hematopoese por citologia aspirativa ou biopsia da medula óssea.

Medula óssea | Função e fisiologia

Para compreensão, diagnóstico e tratamento das doenças hematológicas é fundamental entender como e onde as células sanguíneas são produzidas, e quais os componentes necessários para sua produção.

As células que compõem o sangue são, em sua maioria, hemácias, seguidas de plaquetas e leucócitos, que incluem neutrófilos, linfócitos, monócitos, eosinófilos e basófilos. Todas estas células são produzidas exclusivamente pela medula óssea, pelo processo chamado de hematopoese; com exceção dos linfócitos, que também são produzidos pelos órgãos linfoides, como baço e linfonodos.[2]

Hematopoese

Para a produção adequada das células sanguíneas pela medula óssea são necessários três componentes básicos: células-tronco hematopoéticas, citocinas estimulatórias e um microambiente medular saudável. Todas as células hematopoéticas são derivadas de uma única célula-tronco pluripotencial, que origina ambas as células-tronco multipotenciais mieloides e linfoides, dependendo do estímulo que esta recebe. A célula-tronco pluripotencial tem capacidade de autorrenovação, ou seja, pode se multiplicar em células idênticas à original, o que garante a produção de novas células sanguíneas por toda a vida do animal. Já as células-tronco multipotenciais mieloide e linfoide se diferenciam em progenitoras mieloides e linfoides, respectivamente, sendo que as células-tronco multipotenciais mieloides dão origem aos neutrófilos, eosinófilos, basófilos, monócitos, hemácias e plaquetas; enquanto as células-tronco multipotenciais linfoides dão origem aos linfócitos B, T e *natural killer* (NK). As células da linhagem linfoide maturam e se diferenciam na medula óssea, timo ou órgãos linfoides periféricos.[2]

A hematopoese é regulada por uma variedade de citocinas estimulatórias e fatores de crescimento, muitos deles secretados por células do microambiente hematopoético, como macrófagos, células endoteliais, fibroblastos e adipócitos. O ambiente da medula óssea é composto ainda de matriz extracelular, que exerce o papel fundamental de facilitar a interação das citocinas estimulatórias com as células hematopoéticas. Além disso, a matriz extracelular também oferece suporte e suprimento adequado de oxigênio e nutrientes como ferro, aminoácidos, glicina, vitaminas B_{12} e B_6, e folato.[2,3]

Fatores de crescimento hematopoético

Diversas citocinas e fatores de crescimento estão envolvidos na hematopoese normal, sendo que os mais relevantes terapeuticamente estão listados no Quadro 204.1. De modo geral, a mielopoese, ou seja, a produção de neutrófilos, eosinófilos, basófilos e monócitos é regulada principalmente pelo fator estimulante de colônias de granulócitos (G-CSF) e pelo fator estimulante de colônias de granulócitos e monócitos (GM-CSF); a eritropoese, ou produção de hemácias, é regulada principalmente pelo hormônio eritropoetina (EPO); e a trombopoese, ou produção de plaquetas, é regulada pela trombopoetina (TPO). Além disso, processos inflamatórios agudos com altos níveis de interleucina 6 (IL-6) podem estimular a trombopoese, aumentando a concentração de plaquetas em um processo chamado trombocitose reativa.[4]

Há mais de 10 anos tem-se obtido sucesso em medicina veterinária com o uso dos fatores de crescimento hematopoéticos recombinantes no tratamento de citopenias.[5,6] Esses fatores vêm sendo empregados no tratamento de doenças que envolvem as células-tronco hematopoéticas, para aumentar a capacidade de defesa imunológica em animais que apresentam neutropenia intensa, defeitos na função de neutrófilos e macrófagos, e imunodeficiências; e ainda para estimular a hematopoese após quimioterapia. Entretanto, devido ao caráter espécie-específico dessas citocinas, geralmente cães e gatos desenvolvem anticorpos contra o medicamento quando tratados com fatores de crescimento hematopoético recombinantes

Quadro 204.1 Principais fatores de crescimento hematopoéticos com potencial terapêutico, sua função e principais locais de produção em cães e gatos.

Fator de crescimento hematopoético	Função	Produzido principalmente por
Eritropoetina (EPO)	Estimula crescimento e diferenciação dos progenitores eritroides e megacariocíticos	Rim
Trombopoetina (TPO)	Estimula a produção de megacariócitos e plaquetas	Fígado; rim
Fator estimulante de colônias de granulócitos (G-CSF)	Estimula diferenciação e ativação dos neutrófilos	Monócitos; macrófagos; células endoteliais; fibroblastos; neutrófilos
Fator estimulante de colônias de granulócitos e monócitos (GM-CSF)	Promove crescimento e diferenciação das células progenitoras mieloides multipotenciais Estimula a produção de neutrófilos, monócitos, eosinófilos e basófilos Estimula a função fagocitária e quimiotática de granulócitos e monócitos	Linfócitos T; monócitos; células endoteliais; fibroblastos; macrófagos

humanos, o que pode resultar em efeitos colaterais como citopenias intensas e refratárias. Assim, o uso de fatores de crescimento hematopoéticos recombinantes caninos e felinos é indicado, pois minimiza a formação de uma resposta imune contra este medicamento pelo organismo do paciente.[5,6]

Abordagem clínica às citopenias

Diagnóstico definitivo

O esclarecimento da causa das citopenias persistentes requer ampla avaliação clínica do paciente. Um guia para a abordagem das citopenias voltado para os diferentes sistemas do organismo e as principais doenças potencialmente relacionadas será descrito a seguir, sendo possível encontrar conhecimentos mais específicos sobre algumas destas enfermidades em outros capítulos deste livro. O guia a seguir pode ser transcrito como questionário, a ser preenchido pelo clínico veterinário toda vez que abordar um caso de citopenia persistente em cães e gatos, visando auxiliar na obtenção das principais informações necessárias para o diagnóstico.

Histórico e anamnese

▸ **Idade.** Devem-se relacionar os achados clínicos e laboratoriais à idade do animal, uma vez que as doenças progressivas crônicas são mais comuns em animais adultos e idosos do que em filhotes. Por outro lado, doenças herdadas geneticamente geralmente demonstram sinais em animais ainda filhotes.

▸ **Raça.** Algumas raças apresentam predisposição genética a certas doenças, como os cães das raças Cocker Spaniel, Poodle e Golden Retriever em relação às citopenias imunomediadas; e os cães da raça Boiadeiro-de-Berna (Bernese Mountain Dog) em relação à histiocitose maligna.

▸ **Avaliação de exames anteriores.** É importante correlacionar a velocidade de aparecimento e progressão das citopenias ao curso das doenças que podem estar associadas. Por exemplo, citopenias decorrentes de parvovirose, leucemias agudas e trombocitopenias imunomediadas tendem a apresentar curso mais rápido, ao passo que citopenias associadas a ehrlichiose crônica, leishmaniose, leucemias crônicas e mielofibrose tendem a apresentar curso mais lento.

▸ **Contato com outros animais e acesso à rua.** Animais que vivem com contactantes doentes, ou portadores de algum agente infeccioso, ou que frequentam livremente a rua devem ser considerados de maior risco para manifestarem doenças infecciosas.

▸ **Uso de fármacos.** É fundamental pesquisar se o paciente fez ou está fazendo uso de fármacos mielossupressores (ou seja, supressoras da hematopoese), ou que possam desencadear destruição imunomediada de células sanguíneas. Uma lista contendo os principais fármacos relacionados com as citopenias em cães e gatos está no Quadro 204.2.

▸ **Resposta ao tratamento.** É importante avaliar a resposta hematológica a tratamentos anteriores. Muitos casos de citopenias inicialmente suspeitos (diagnóstico presuntivo) de ehrlichiose não são responsivos ao tratamento com doxiciclina, e requerem uma investigação diagnóstica mais acurada na busca do diagnóstico definitivo. Já o aumento nas contagens celulares após tratamento com corticoides indica um provável processo imunomediado de destruição de células sanguíneas (anemia, trombocitopenia ou neutropenia imunomediadas). Entretanto, a ausência de regeneração à citopenia após corticoterapia não exclui a possibilidade de um processo imunomediado, pois alguns animais com doenças imunomediadas respondem mais lentamente ou são refratários aos corticoides. É indispensável saber se o paciente fazia uso de eritropoetina recombinante humana (rh-EPO), uma vez que a formação de anticorpos induzida por este fármaco pode levar a destruição e consequente aplasia de células vermelhas na medula óssea.

Quadro 204.2 Principais fármacos relacionados com citopenias em cães e gatos.

Fármaco	Cão	Gato
Estrógenos	X	–
Quimioterápicos	X	X
Anti-inflamatórios não esteroides		
• Ácido meclofenâmico	X	–
• Fenilbutazona	X	–
Antibacterianos		
• Cefalosporina	X	–
• Cloranfenicol	X	–
• Trimetoprima/sulfadiazina	X	X
Anticonvulsivantes		
• Fenobarbital	X	–
Miscelânea		
• Griseofulvina	–	X
• Azatioprina	X	X
• Fembendazol	X	–
• Albendazol	X	X
• Metronidazol	X	–
• Captopril	X	–

Do mesmo modo, o uso de filgrastima ou G-CSF para estimular a produção de neutrófilos pode produzir resposta imunomediada no organismo do paciente, com consequente neutropenia refratária. Ainda sobre o tratamento com EPO e G-CSF, é essencial saber se esses fármacos vinham sendo utilizados antes de se avaliar a medula óssea, porque podem induzir alterações morfológicas que se confundem com alterações displásicas encontradas em algumas doenças hematológicas, dificultando o diagnóstico pelo patologista que avaliará a amostra da medula óssea. Deve-se atentar para momentos em que foram realizadas transfusões sanguíneas, nos quais se espera aumento das contagens de hemácias, sem que isso necessariamente signifique regeneração da medula óssea do paciente à anemia.

▸ **Doenças associadas.** Pacientes que apresentam histórico de distúrbios imunomediados, como tireoidite autoimune, lúpus, artrite reumatoide ou doença intestinal inflamatória crônica tendem a ter o sistema imune mais suscetível a desequilíbrios, e, consequentemente, maior suscetibilidade a apresentarem citopenias imunomediadas.

▸ **Vacinação e vermifugação.** Recomenda-se investigar se o paciente está com a vacinação em dia, e se foi vacinado recentemente. pacientes com a vacinação desatualizada têm maior chance de apresentar citopenias decorrentes de processos infecciosos como parvovirose, cinomose e leptospirose. Por outro lado, pacientes recentemente vacinados podem sofrer citopenias imunomediadas, como resultado de desequilíbrio do sistema imunológico. Também é importante questionar se o paciente está com a vermifugação atualizada, pois animais cronicamente parasitados podem apresentar anemia por deficiência de ferro.

▸ **Contato com vetores.** Contato com pulgas e carrapatos pode ser indicativo de doenças infecciosas transmitidas por esses vetores, como micoplasmose, ehrlichiose e babesiose. É importante perguntar se o animal vive, provém de ou frequenta esporadicamente áreas endêmicas para leishmaniose, e se tem contato com pombos, potenciais transmissores de histoplasmose, ambos organismos que podem ser encontrados na medula óssea e que podem causar citopenias.

▸ **Integridade sexual.** É importante notar se o animal é maduro sexualmente, e se os seus órgão sexuais estão presentes e saudáveis. Em fêmeas inteiras deve-se suspeitar de tumor das células da granulosa; em machos com testículo ectópico deve-se suspeitar de sertolioma, já que ambas as neoplasias podem levar à produção de altos níveis de estrogênio endógeno e, consequentemente, à anemia aplásica por mielossupressão.

Exame físico

Como as citopenias podem estar relacionadas com distúrbios sistêmicos, recomenda-se um exame físico minucioso do paciente. A seguir estão listados alguns dos passos mais importantes do exame físico para abordagem às citopenias em cães e gatos:

- Coloração das mucosas: animais com anemia moderada a intensa geralmente apresentam palidez de mucosas. Além disso, pode haver icterícia em quadros de anemia hemolítica, neoplasia ou leucemia
- Pesquisa de nódulos cutâneos: nódulos estão potencialmente relacionados com neoplasias, que podem suprimir a hematopoese como manifestação de síndrome paraneoplásica, ou como consequência de formação de metástases na medula óssea
- Palpação dos testículos: testículos ectópicos podem estar associados a sertoliomas, que, por conseguinte, em função do aumento da síntese de estrogênio, causa mielossupressão secundária à toxicidade do estrogênio
- Palpação dos linfonodos: processos infecciosos e neoplasias do sistema linfoide normalmente cursam com linfadenomegalia local ou generalizada. Em casos de linfadenomegalia persistente e/ou generalizada é indicada a realização de exame citológico do(s) linfonodo(s) infartado(s) para avaliação do tecido linfoide, e pesquisa de uma possível relação da linfadenomegalia com a(s) citopenia(s) em questão
- Palpação abdominal: hepatomegalia e esplenomegalia podem estar associadas a processos infecciosos, imunomediados, displasias e neoplasias originadas ou não no sistema hematopoético
- Temperatura corpórea: hipertermia pode indicar processos infecciosos primários ou neoplásicos (febre de origem desconhecida), ou ainda ser consequente à infecção bacteriana secundária à neutropenia persistente
- Efusão cavitária: acúmulo de efusão pleural ou peritoneal pode indicar processos hemorrágicos ou neoplásicos. Nesses casos, recomenda-se a coleta do líquido para contagem de células e exame citológico.

Exames complementares

Hematológicos

Deve-se fazer hemograma periodicamente (a cada 2 a 15 dias, dependendo do caso) durante o processo de diagnóstico e tratamento das citopenias. Além de oferecer informações sobre a evolução das contagens celulares, a avaliação do sangue periférico permite ainda:

- Observação da morfologia das hemácias: uma das alterações hematológicas que mais auxilia o diagnóstico é a existência de esferócitos, os quais são muito sugestivos de anemias imunomediadas. Inúmeras outras alterações morfólogicas podem estar presentes. É importante que o clínico conheça o significado de cada uma destas alterações, e que tenha uma comunicação aberta com o patologista que realizou o hemograma para esclarecimento de potenciais dúvidas
- Contagem de reticulócitos: fundamental e indispensável para determinar se a anemia é regenerativa ou arregenerativa, e para avaliar a resposta ao tratamento dos processos anêmicos
- *Observação de inclusões ou parasitos em hemácias, leucócitos ou plaquetas*: corpúsculo de Lentz (associado ao vírus da cinomose), *Babesia canis*, *Ehrlichia canis*, *Anaplasma platys*, *Leishmania* sp. e *Mycoplasma* sp. são algumas das inclusões de microrganismos mais associados às citopenias em cães e gatos
- Teste de aglutinação em solução salina: desidratação, hiperproteinemia e hiperglobulinemia podem alterar a polaridade da membrana plasmática das hemácias e levar à aglutinação destas células, por meio de ligações fracas. Aglutinação de hemácias também pode ser formada por meio de ligações fortes, mediadas por anticorpos, em casos de anemias imunomediadas. A solução salina (NaCl a 0,9%) desfaz as ligações fracas, mas não as ligações fortes; portanto, a manutenção da aglutinação, mesmo após a diluição das hemácias em solução salina, em muitos casos define o diagnóstico de anemia imunomediada. Deve-se garantir que o teste seja realizado em temperaturas e diluições adequadas, para evitar falsos resultados positivos. Apesar de este teste ser altamente específico para o diagnóstico de anemia hemolítica imunomediada (AHIM), ele é pouco sensível, já que a ausência de aglutinação não exclui esse diagnóstico.

Bioquímicos

A avaliação bioquímica sérica pode auxiliar o diagnóstico das citopenias persistentes, especialmente nos seguintes casos:

- Fracionamento das proteínas plasmáticas (albumina: globulina): animais com doenças infecciosas ou neoplasias linfoides podem apresentar aumento nas proteínas plasmáticas devido à hiperglobulinemia. Geralmente em doenças infecciosas as globulinas são policlonais, enquanto em doenças neoplásicas as globulinas são monoclonais (especialmente em casos de mieloma múltiplo)
- Bioquímica renal: aumentos das dosagens de ureia e creatinina podem indicar anemia decorrente de insuficiência renal crônica. Nesta doença pode também ocorrer trombocitopenia, como consequência de vasculite causada por uremia
- *Bioquímica hepática*: neoplasias hepáticas (primárias ou metastáticas) podem ser acompanhadas de aumentos significativos das dosagens das enzimas alanina aminotransferase (ALT), aspartato aminotransferase (AST), fosfatase alcalina (FA) e/ou gamaglutamil transferase (GGT). Aumentos das dosagens de bilirrubinas também podem acompanhar neoplasias hepáticas, leucemias e anemias hemolíticas (imunomediadas ou não)
- Dosagem de ferro sérico e ferritina (TIBC – capacidade total de ligação do ferro): em casos de anemia, antes que se inicie um tratamento com suplementação de ferro, é importante a avaliação dos níveis de ferro sérico e também dos estoques de ferro, mediante dosagem de ferritina sérica, e/ou avaliação dos estoques de ferro na medula óssea. A suplementação de ferro somente é indicada em casos de deficiência, uma vez que a reposição desnecessária pode sobrecarregar o fígado do paciente e acabar causando mais malefícios do que benefícios à sua saúde.

Imageológicos

Os exames de imagem como radiografias e ultrassonografias podem esclarecer determinados achados:

- Hepatomegalia e esplenomegalia: o baço e o fígado podem estar aumentados em casos de insuficiência da medula óssea e hematopoese extramedular (p. ex., leucemias, mielofibrose, anemia aplásica, metástase de carcinoma), citopenias imunomediadas, neoplasias e processos infecciosos. Muitas vezes a investigação destes órgãos pode auxiliar na busca do diagnóstico das citopenias
- Achados abdominais: nódulos ou linfonodos aumentados podem estar associados a neoplasias como carcinomas e linfomas, assim como testículo ectópico pode estar associado a tumor de células de Sertoli e mielossupressão por altas doses de estrogênio endógeno
- Achados torácicos: nódulos pulmonares, aumento do linfonodo mediastinal ou efusão pleural podem indicar processos neoplásicos ou infecciosos
- Achados radiográficos ósseos: deve-se suspeitar de mieloma múltiplo em pacientes com citopenias e que apresentem claudicação e/ou lesões líticas ósseas, especialmente se acompanhados hiperglobulinemia.

Hormonais

As dosagens hormonais podem auxiliar a esclarecer suspeitas de anemia arregenerativa secundária a hipotireoidismo ou hipoadrenocorticismo, e ainda bicitopenia ou pancitopenia associadas a mielossupressão decorrente de altos níveis de estrogênio endógeno.

Sorológicos, imunológicos e moleculares

Os testes para detecção de microrganismos são fundamentais para o diagnóstico das citopenias persistentes, uma vez que as doenças infecciosas em geral estão associadas a danos à medula óssea ou destruição imunomediada de células sanguíneas. Confirmação ou exclusão do envolvimento desses microrganismos é importante para a correta definição do tratamento e prognóstico do paciente.

Para cães, a abordagem de bicitopenias ou pancitopenias persistentes envolve principalmente testes para ehrlichiose e leishmaniose, e para felinos, para vírus da imunodeficiência dos felinos (FIV) e da leucemia felina (Felv). Outras infecções menos comuns que podem estar ligadas à citopenia persistente nessas espécies são histoplasmose e cytauxzoonose.

As técnicas disponíveis para o diagnóstico dessas doenças são discutidas a seguir, no item *Diagnósticos diferenciais e abordagem terapêutica | Agentes infecciosos.*

No Quadro 204.3 estão apresentadas as principais causas de citopenias persistentes em cães e gatos.

Importância clínica da avaliação da medula óssea

Indicações

A avaliação da medula óssea, ou mielograma, se faz necessária sempre que forem observadas anormalidades no sangue que não possam ser explicadas pelo hemograma ou por outros exames

Quadro 204.3 Principais causas de citopenias persistentes em cães e gatos.

Hipoplasia e aplasia • Anemia aplásica • Anemia pura de células vermelhas • Mielossupressão secundária ao uso de fármacos
Doenças imunomediadas • Trombocitopenia imunomediada (TIM) • Anemia imunomediada (AIM) • Neutropenia imunomediada (NIM)
Doenças infecciosas
Doenças causadas por bactérias • Ehrlichiose
Doenças causadas por protozoários • Leishmaniose • Cytauxzoonose
Doenças causadas por fungos • Histoplasmose
Doenças causadas por vírus • Parvovirose • Cinomose • FeLV • FIV
Doenças linfo e mieloproliferativas • Leucemia • Síndrome mielodisplásica • Linfoma • Mieloma múltiplo
Miscelânea • Mielofibrose/mielonecrose • Leucemia de mastócitos/mastocitose sistêmica • Síndrome hemofagocítica/histiocitose maligna • Neoplasia metastática

FeLV = vírus da leucemia felina; FIV = vírus da imunodeficiência dos felinos.

complementares. As principais indicações para realização do mielograma são as anemias arregenerativas, trombocitopenias e neutropenias persistentes. Geralmente, é contraindicado examinar a medula óssea de pacientes que apresentem anemia regenerativa, por isso é fundamental a contagem de reticulócitos para se obter a correta classificação da anemia, antes de submeter o paciente a um procedimento mais invasivo. Em casos de anemia arregenerativa, é fundamental excluir causas extramedulares de redução da eritropoese, como anemia da inflamação, deficiência de ferro, insuficiência renal crônica ou endocrinopatias, visto que estes casos não são indicativos de realização do mielograma.

Bicitopenias e pancitopenias persistentes, e/ou células atípicas na circulação são indicativas de avaliação da medula óssea. As principais indicações para a avaliação do tecido hematopoético em cães e gatos são:[3,7,8]

- Anemia arregenerativa, neutropenia e/ou trombocitopenia persistentes
- Bicitopenias ou pancitopenias
- Células atípicas circulantes
- Aumento no número de metarrubrícitos circulantes sem sinais de anemia regenerativa
- Desvio de neutrófilos à esquerda sem sinais de inflamação
- Trombocitose inexplicada
- Estadiamento de tumores (p. ex., linfoma, mastocitoma)
- Hiperproteinemia e/ou hipercalcemia (associados a neoplasias linfoides)
- Pesquisa de agentes infecciosos (como *Histoplasma capsulatum*, *Leishmania infantum*).

Coleta e preparo das amostras

Pode-se encontrar resistência do proprietário à realização do mielograma. Deve-se esclarecer que, em muitos casos, as citopenias decorrem de um problema na medula óssea, já que esta é a "fábrica do sangue" e que a avaliação do tecido hematopoético é o único meio capaz de esclarecer diagnóstico e tratamento adequados. Além disso, deve-se informar o proprietário de que a coleta do material é um procedimento seguro e indolor, se realizado sob as condições corretas de anestesia. Os riscos associados a este procedimento são mínimos e incomuns, e geralmente estão relacionados com a coleta e o tipo de procedimento anestésico utilizado. Em raros casos, o trauma mecânico da coleta pode causar lesões ósseas, principalmente no caso de animais miniatura ou com fragilidade óssea, ou em casos de má técnica de coleta. Má técnica de coleta pode levar também à perfuração interna de órgãos nobres pela agulha de coleta. Por isso é importante que apenas veterinários treinados e capacitados realizem a coleta da medula óssea. Veterinários em treinamento devem ser monitorados e, se necessário, guiados por um especialista.

A crista ilíaca e o úmero proximal são os locais de escolha para a coleta de medula óssea em cães de médio a grande porte. Em gatos e cães de pequeno porte, o úmero proximal ou a fossa trocantérica do fêmur podem representar locais de mais fácil acesso e menor risco. Pode-se ainda coletar o material do esterno, como é feito geralmente em medicina humana, porém este procedimento deve ser feito com extrema cautela para evitar lesões graves na região torácica, como perfuração de pulmão ou traqueia. Por este motivo, geralmente aconselha-se o uso de agulha hipodérmica de alto calibre quando coletando deste sítio. Havendo suspeita de mieloma múltiplo, deve-se coletar o material diretamente da região de lesão lítica óssea, para aumentar as chances de coleta de células neoplásicas no material aspirado. Por isso, é importante consultar o laudo radiográfico antes da coleta da medula óssea.

O aspirado da medula óssea deve ser feito de modo asséptico, com agulhas esterilizadas. A agulha deve ter um mandril interno, como as dos modelos Rosenthal ou Illinois, para evitar que seu lúmen seja obstruído por partículas ósseas ao transpassar o periósteo. Indica-se utilizar anestesia geral, associada à anestesia local com lidocaína aplicada ao redor da pele e periósteo a serem puncionados, porém sedação associada à contenção mecânica do paciente também pode ser utilizada em casos em que a anestesia geral for contraindicada. Após transpassar a pele e o osso, deve-se retirar o mandril da agulha e conectar a ela uma seringa de 20 mℓ contendo 0,5 mℓ de EDTA a 3%, e então aspirar o material medular. O EDTA é necessário, pois o material proveniente da medula tende a coagular rapidamente. A concentração de 3%, em vez de 10% como utilizado em amostras de sangue periférico, é importante para preservar a morfologia das células hematopoéticas, já que estas são frágeis e podem se romper quando em contato com altas concentrações de EDTA.

O material coletado deve ser imediatamente colocado em uma placa de Petri limpa, em que sejam possíveis a identificação e a coleta das espículas, ou partículas de produção hematopoética, as quais se assemelham a grãos de areia ou "açúcar cristal" (Figura 204.1). Estas espículas devem ser coletadas com a ajuda de um microcapilar, ou pipeta Pasteur, e então colocadas sobre uma lâmina para a realização de *squash* (Figura 204.2). Para isso deve-se colocar uma gota de material da medula óssea rico em espículas sobre uma das extremidades da lâmina e, com uma outra lâmina em posição perpendicular, estender o material na direção da outra extremidade, gentilmente, para não romper as células, conforme ilustrado na Figura 204.3. O material deve ser seco ao ar, identificado, acondicionado em porta-lâminas (ou embalado em papel macio e limpo), e enviado para um laboratório veterinário de referência para avaliação por um patologista treinado. As lâminas podem ainda ser submetidas à avaliação citoquímica ou imunocitoquímica para caracterização de células de difícil identificação, atípicas ou neoplásicas, principalmente em casos de leucemias agudas.[2,7,8]

Análise citológica da medula óssea | Guia para interpretação clínica

A análise citológica completa da medula óssea começa com a avaliação da celularidade, ou seja, qual proporção do tecido medular é composta de células hematopoéticas ou de

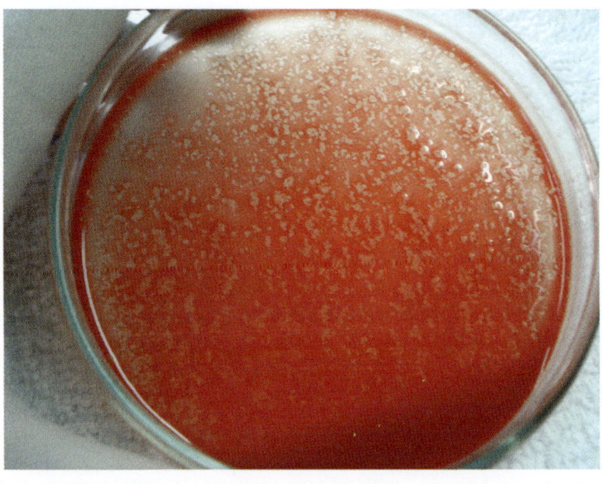

Figura 204.1 Espículas hematopoéticas em material coletado de aspirado de medula óssea.

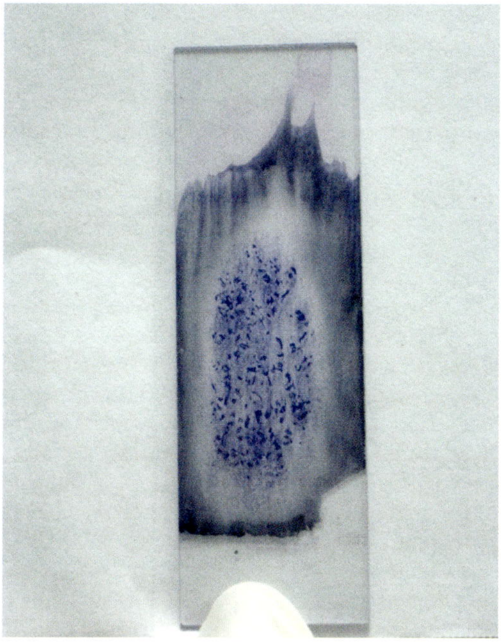

Figura 204.2 *Squash* de material coletado de aspirado de medula óssea para análise citológica.

gordura. Esta proporção é dada em porcentagem de células, e informa se a medula está normocelular (produção adequada), hipercelular (produção aumentada) ou hipocelular (produção diminuída). Esta informação deve ser interpretada com base na idade do animal. Animais jovens tendem a ter a medula óssea mais celular (cerca de 75% de celularidade) do que animais idosos (cerca de 25% de celularidade), já que fisiologicamente, conforme o avançar da idade, a medula óssea vermelha (células hematopoéticas) é substituída pela medula óssea amarela (gordura). A produção aumentada pode estar relacionada com condições adequadas de regeneração (p. ex., anemia regenerativa, regeneração à trombocitopenia ou neutrofilia regenerativa), ou com processos de hematopoese ineficiente (p. ex., mielodisplasia ou leucemia). A produção reduzida em geral está relacionada com hipoplasia ou aplasia de medula, e, consequentemente, citopenias no sangue periférico.

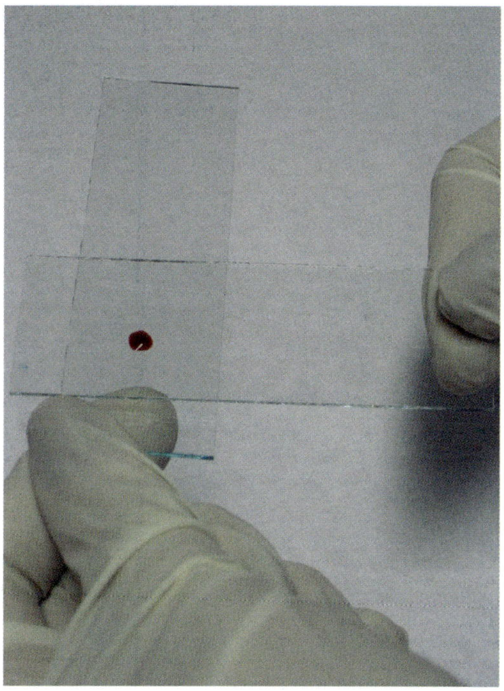

Figura 204.3 Elaboração de *squash* para análise citológica de medula óssea.

Avaliam-se ainda número e morfologia dos megacariócitos, que informam se a produção plaquetária está adequada. Costuma-se observar número reduzido de megacariócitos em situações em que a medula óssea está sendo agredida por microrganismos, células neoplásicas, ou algum agente mielossupressor (p. ex., fármacos mielotóxicos), ou destruição imunomediada de megacariócitos. A produção de megacariócitos pode estar elevada em processos de trombocitopenia regenerativa, em decorrência de trauma hemorrágico ou cirurgia recente, vasculite, coagulação intravascular disseminada ou trombocitopenia imunomediada (com destruição de plaquetas, mas não de megacariócitos), sendo esta última uma das mais frequentes causas de trombocitopenia intensa em cães.

São avaliadas também quantidade e morfologia das células da linhagem eritroide, mieloide, linfoide, eosinofílica, basofílica e monocítica, que dão origem, respectivamente, a hemácias, neutrófilos, linfócitos e plasmócitos, eosinófilos, basófilos e monócitos. Estas células podem apresentar-se em número aumentado (hiperplasia) ou diminuído (hipoplasia), e ainda com morfologia normal ou alterada, de acordo com a afecção em questão. Com base nas contagens de células eritroides e mieloides estima-se a relação m:e, ou seja, a proporção de células mieloides em relação às células eritroides. Esse índice auxilia a interpretação de qual série está aumentada ou diminuída, com base na celularidade e nos achados do hemograma. Assim, é importante a realização de hemograma no mesmo dia do mielograma. Pode-se encontrar ainda células estranhas à medula óssea (p. ex., atípicas, neoplásicas ou metastáticas) ou microrganismos.[2,7,8] Os diagnósticos mais frequentes serão abordados a seguir.

Biopsia

A citologia aspirativa de medula óssea é o método de escolha para avaliação da medula óssea, pois possibilita análise citológica de cada célula individualmente. Porém, a avaliação histopatológica do tecido medular é indicada para identificação de aspectos que não podem ser detectados no aspirado. A análise do fragmento oferece informações sobre a celularidade e alterações estruturais do tecido, possibilitando melhor estimativa da relação mieloide:eritroide, identificação da distribuição de linfócitos (especialmente em gatos, facilitando a diferenciação entre hiperplasia linfoide e neoplasia linfoide), e principalmente para detecção de mielofibrose causada por fibras de colágeno. A avaliação de fragmentos de biopsia é indicada toda vez que repetidas punções resultam em aspirados improdutivos, ou "aspirados secos". O "aspirado seco" pode ser consequente a erro de coleta, mas quando a técnica de coleta é realizada corretamente – e este problema se repete após multiplas punções e em diferentes sítios de coleta – deve-se suspeitar de leucemia, mielofibrose, mielonecrose, doenças granulomatosas e neoplasias metastáticas. As principais indicações para a avaliação histopatológica da medula óssea em cães e gatos são:

- Após repetidas coletas improdutivas ("aspirado seco")
- Diagnóstico e estadiamento de neoplasias
- Detecção de doença infiltrativa.

Os sítios mais indicados para coleta de biopsia são a crista ilíaca e o úmero proximal, contudo pode-se coletar de lesões ósseas específicas quando estas forem identificadas radiograficamente. Assim como é feito para o mielograma, a coleta de biopsia deve ser feita sob condições estéreis, e o paciente deve ser submetido à anestesia geral. O procedimento é muito semelhante ao já descrito, mas se recomendam agulhas para biopsia do tipo Jamshidi. Após introduzir a agulha no osso, deve-se retirar o mandril e inserir a agulha um pouco mais profundamente no tecido medular, a fim de que um fragmento de 0,5 a 1,0 cm de tecido medular entre no lúmem da agulha. A agulha deve ser, então, delicadamente rotacionada nos sentidos horário e anti-horário repetidas vezes no mesmo eixo, a fim de liberar o fragmento do tecido coletado para dentro da agulha. Deve-se então retirar a agulha completamente do osso e introduzir novamente o mandril, para expulsar o fragmento coletado para fora do lúmem da agulha. O fragmento pode ser rolado sobre uma lâmina para análise citológica, ou acondicionado em solução de formol e encaminhado para um laboratório veterinário de referência, para processamento histológico e análise por veterinários capacitados.[2,3]

Diagnósticos diferenciais e abordagem terapêutica

As citopenias em cães e gatos podem decorrer de inúmeras condições que envolvem alterações em número, morfologia e função das células hematopoéticas, ou ainda alterações neoplásicas ou causadas por microrganismos. A seguir serão descritas as principais causas de citopenias persistentes em cães e gatos. Algumas dessas afecções serão abordadas mais detalhadamente em outros capítulos desta obra e por isso, não serão discutidas aqui.

Hipoplasia ou aplasia de medula óssea (anemia aplásica)

Manifestações clínicas e diagnóstico

A hipoplasia pode acometer uma ou duas das linhagens eritroide, mieloide, ou megacariocítica, ao passo que a aplasia de medula óssea acomete todas as três linhagens hematopoéticas em conjunto. Nesses casos é necessário excluir causas extramedulares de supressão da hematopoese, especialmente se a hipoplasia se restringir a apenas uma linhagem celular. Se houver aplasia de medula óssea, é mais provável que a causa esteja no próprio tecido hematopoético.

A aplasia de medula de medula se caracteriza por pancitopenia no hemograma e medula óssea intensamente hipocelular. Esta condição pode ser adquirida, secundária à administração de fármacos mielotóxicos ou à infecção por agentes mielotrópicos. Agentes infecciosos que podem causar mielossupressão incluem membros da família Anaplasmataceae como *Ehrlichia canis* e *Anaplasma platys*, parvovírus, *Leishmania* sp., *Histoplasma capsulatum*, vírus da leucemia felina (FeLV), vírus da imunodeficiência felina (FIV), vírus da panleucopenia felina e *Cytauxzoon felis*. Nesses casos, nem sempre é possível encontrar inclusões parasitárias no aspirado da medula óssea. Podemos, contudo, utilizar o próprio aspirado da medula óssea para realizar exames mais específicos como teste imunoenzimático (ELISA) ou reação em cadeia pela polimerase (PCR), ou, ainda, detecção molecular do material genético para família Anaplasmataceae, *Leishmania* sp. ou FeLV a fim de concluir com precisão qual agente etiológico está potencialmente envolvido. A mielossupressão causada pelo parvovírus é aguda e tende a se resolver espontaneamente após a eliminação do microrganismo.[1,9]

Hiperestrogenismo secundário à administração iatrogênica ou produção endógena de estrogênio pode causar intensa aplasia de medula óssea e citopenias. Estas alterações geralmente são irreversíveis e progressivamente fatais. Neoplasias produtoras de estrogênio, como sertolioma e tumor das células da granulosa, podem estar associados a esse quadro.[1,2]

Inúmeros fármacos estão relacionados com pancitopenia em cães e gatos, umas quando utilizadas nas doses recomendadas e outras apenas quando em sobredosagem. Elas produzem citopenias, pois são diretamente tóxicas à medula, causam resposta imunomediada contra as células sanguíneas, ou induzem reação idiossincrática individual. A lesão à medula óssea nestes casos costuma ser aguda, e tende a se resolver com a interrupção do fármaco em questão. Os principais fármacos relacionados com as citopenias em cães e gatos estão listados no Quadro 204.2. Radioterapia e muitos agentes quimioterápicos usados para o tratamento de neoplasias têm o potencial de suprimir a hematopoese devido à sua capacidade de afetar células em mitose. É indicado e prudente o monitoramento das contagens de células do hemograma durante terapias antineoplásicas.[10]

Alguns casos são ainda definidos como anemia aplásica idiopática, quando nenhuma das causas conhecidas parece estar associada ao quadro. Sugere-se que um componente imunomediado esteja relacionado com tais casos, porém a escassez de relatos e estudos dirigidos ainda dificulta o pleno esclarecimento de sua etiologia.[11]

Tratamento e prognóstico

Quando se suspeita de anemia aplásica secundária ao uso de fármacos, deve-se interromper o uso do fármaco em questão. Suspeitando-se do envolvimento de agentes infecciosos, deve-se buscar o diagnóstico definitivo da doença e tratar conforme o protocolo indicado.

Intensa neutropenia (< 500 neutrófilos/μℓ) aumenta a suscetibilidade do paciente a infecções bacterianas secundárias. A administração de antibióticos de amplo espectro é essencial para controlar essas infecções. Trombocitopenia intensa pode representar risco de hemorragias espontâneas em tecidos nobres, como no sistema nervoso central, pondo em risco a vida do paciente. Por isso, indicam-se restrição de movimentos e restrição da oferta de "ossos sintéticos" para minimizar hemorragias espontâneas. Com a mesma intenção, também é indicada a transfusão de plaquetas quando as contagens de plaquetas estiverem abaixo de 5.000/μℓ. Intensa anemia (hematócrito < 12%) pode comprometer a oxigenação de tecidos nobres e representar grande risco de hipoxia tecidual e complicações graves, devendo ser tratada com transfusão de papa de hemácias. Recomenda-se tipagem sanguínea do receptor e doador de sangue a fim de evitar a formação de anticorpos pelo receptor e futuras reações transfusionais.[12]

Não há tratamentos específicos bem definidos para reversão da anemia aplásica em pequenos animais. Um mecanismo imunomediado ainda não foi estabelecido, e por isso não há indicação clara para imunossupressão, porém fármacos imunossupressores podem ser usados principalmente para casos de anemia aplásica idiopática, nos quais todos os diagnósticos diferenciais já foram excluídos.

Alguns animais tratados com fatores de crescimento hematopoéticos, como EPO ou G-CSF, manifestaram aumentos transitórios das contagens celulares, porém a eficácia curativa ainda é desconhecida. Acredita-se que esses fatores apenas estimulem as células hematopoéticas residuais, sem curar o defeito de base na hematopoese. Obteve-se total cura de um paciente com ehrlichiose crônica após tratamento prolongado com doxiciclina, fármacos imunossupressores, EPO e G-CSF recombinantes humanos, contudo este protocolo ainda não está bem estabelecido e não apresenta eficácia comprovada em um grupo maior de pacientes.[13] De acordo com estudos realizados, o G-CSF pode ser administrado na dose de 5 a 10 μg/kg, por via subcutânea, diariamente, de preferência com intervalos entre as aplicações, para evitar a formação de anticorpos contra o medicamento e neutropenia refratária. Sugerem-se ciclos de 5 a 10 dias, com 2 a 10 dias de intervalo, podendo-se aumentar o período de intervalo e/ou repetir o ciclo quantas vezes forem necessárias para se obterem contagens de neutrófilos dentro da normalidade. Em geral, o aumento nas contagens de neutrófilos é proporcional ao número de células progenitoras residuais na medula óssea. No início do tratamento, as contagens de neutrófilos tendem a aumentar durante o uso do G-CSF, porém comumente as contagens voltam a cair durante os intervalos do fármaco. O carbonato de lítio foi usado com sucesso para estimular o aumento das células mieloides, e em alguns casos de hipoplasia medular por estrogênio. Há duas hipóteses do seu mecanismo de ação; a primeira delas seria de que o lítio age diretamente sobre os precursores mieloides, induzindo sua multiplicação. A segunda seria a hipótese de o lítio estimular a produção de G-CSF que, consequentemente, estimularia a proliferação de precursores mieloides. O carbonato de lítio deve ser administrado na dose de 10 mg/kg por via oral, a cada 12 h.[14] A EPO pode ser utilizada na dose 50 a 100 UI/kg, por via subcutânea, uma vez a cada 2 ou 3 dias, atentando-se para o fato de que tratamentos prolongados podem levar à formação de anticorpos contra o medicamento e anemia refratária, tornando o acompanhamento hematológico fundamental para detectar o primeiro sinal de refratariedade ao medicamento.

O transplante de medula óssea é indicado em pessoas não responsivas ao tratamento imunossupressor, mas em medicina veterinária esta opção terapêutica ainda é restrita devido ao custo proibitivo e à dificuldade de se encontrarem doadores compatíveis.

O prognóstico da anemia aplásica depende da causa e do tempo de evolução da doença. Em geral, os quadros agudos tendem a reverter rapidamente e sem necessidade de estimulantes de medula, com exceção daqueles secundários à intoxicação por estrogênio. Quadros de aplasia crônica, geralmente relacionados com ehrlichiose, leishmaniose, infecções por FIV e FeLV, ou idiopáticos, tendem a ser menos responsivos ao tratamento. Entretanto, há relatos de cura completa de semanas a meses após o diagnóstico definitivo e tratamento de suporte adequado.[11-13] Nestes casos, o proprietário deve ser avisado sobre o alto custo e a longa duração do tratamento, e sobre a chance indefinida de cura envolvida na decisão pela terapia.

Hipoplasia eritroide e aplasia pura de células vermelhas

Manifestações clínicas e diagnóstico

Hipoplasia eritroide e aplasia pura de células vermelhas se apresentam no hemograma como anemia normocítica normocrômica arregenerativa persistente, com série eritroide reduzida na medula óssea. Na hipoplasia, essa redução é discreta a moderada, ao passo que na aplasia de células vermelhas a linhagem eritroide apresenta-se intensamente reduzida a ausente. Dependendo da causa, o número de leucócitos e plaquetas pode estar normal ou elevado. Algumas causas extramedulares de hipoplasia eritroide incluem insuficiência renal crônica, hipotireoidismo, hipoadrenocorticismo, doença hepática, anemia da inflamação, neoplasias, infecção por vírus mielotrópicos como FeLV e FIV, fármacos mielotóxicos e tratamento prolongado com eritropoetina recombinante humana (rh-EPO).

A aplasia pura de células vermelhas é uma condição mais grave que pode ocorrer secundariamente a condições como parvovirose, ehrlichiose, e reação imunomediada secundária ao tratamento com rh-EPO em cães. Em gatos, a mesma condição tem sido associada a infecções por FeLV. Quando as causas secundárias, ou extramedulares, de aplasia de células vermelhas são descartadas, considera-se o diagnóstico de aplasia pura de células vermelhas primária (ou idiopática), provocada potencialmente por um distúrbio imunomediado, no qual um desequilíbrio no sistema imune levaria à destruição dos precursores eritroides.

Em casos de anemia arregenerativa sempre deve-se avaliar as concentrações plasmáticas de ureia e creatinina para pesquisa de insuficiência renal crônica e, de acordo com o quadro clínico e histórico do paciente, dosar hormônios tireoidianos e cortisol, avaliar ultrassonograficamente para investigação de algum foco inflamatório ou neoplasia, e pesquisar a ocorrência de FeLV e FIV com sorologia (ELISA) ou reação em cadeia pela polimerase (PCR), todos diagnósticos diferenciais de anemias arregenerativas. Deve-se investigar ainda o uso atual ou prévio de fármacos mielossupressores (Quadro 204.2) ou de rh-EPO. Quando excluídas todas as possíveis causas extramedulares de anemia, recomenda-se a avaliação da medula óssea para investigação da população eritroide e confirmação de possível hipoplasia eritroide ou aplasia pura de células vermelhas primária.[2,15,16]

Tratamento e prognóstico

Para hipoplasia de células vermelhas secundária a uma causa extramedular deve-se buscar resolver o problema de base, ou seja, repor a eritropoetina em pacientes com insuficiência renal crônica, tratar hipotireoidismo ou hipoadrenocorticismo, resolver o processo inflamatório nos casos de anemia da inflamação, ou suspender o fármaco mielossupressor que possa estar associado ao processo. Em infecção por FeLV e/ou FIV, os precursores da medula óssea podem encontrar-se danificados, não havendo um tratamento comprovadamente curativo; o prognóstico é reservado a desfavorável nestes casos. Para anemia refratária secundária ao uso de rh-EPO deve-se interromper imediatamente o uso deste fármaco e oferecer tratamento de suporte com transfusões sanguíneas.[15,16]

Devido ao baixo número de relatos na literatura, não há um protocolo claramente estabelecido para o tratamento da aplasia pura de células vermelhas primária, porém, em gatos, foram obtidos resultados satisfatórios com o uso de prednisolona (3,5 a 5,5 mg/kg), por via oral, dividida em duas doses diárias. Em alguns casos associou-se ciclofosfamida (2,5 mg/kg), por via oral, 1 vez/dia, durante 4 dias, repetindo-se este ciclo a cada 3 dias. As primeiras respostas ao tratamento foram observadas em 1 a 4 semanas, e o tratamento com prednisolona na dose de 1 a 2 mg/kg, por via oral, a cada 48 h foi continuado por 3 meses a 4 anos.[16]

Em cães, o tratamento de escolha para a aplasia pura de células vermelhas primária consta de fármacos imunossupressores, sendo a prednisolona indicada na dose de 1 a 3 mg/kg, por via oral, a cada 12 h.[15] Em casos refratários à corticoterapia, ou quando for necessário um tratamento mais potente e/ou prolongado, podem-se associar ao corticosteroide outros fármacos imunossupressores como azatioprina, ciclofosfamida ou ciclosporina.

Independentemente da associação ou não com outro fármaco, costicosteroides geralmente devem ser administrados como fármaco imunossupressor de escolha. O monitoramento do tratamento deve ser com hemogramas periódicos e contagens de reticulócitos, para avaliar a resposta à anemia, bem como avaliações periódicas dos sistemas renal e hepático, devido aos efeitos colaterais dos fármacos utilizados, inclusive dos corticosteroides. Uma vez obtida a cura, a administração de corticosteroides deve ser reduzida lenta e gradativamente, e obrigatoriamente acompanhada de hemogramas periódicos (a cada 2 a 5 dias). Nesse momento, ao primeiro sinal de recaída, ou seja, redução das contagens celulares eritroides, deve-se aumentar novamente a dose de corticosteroide até obter-se novamente o controle da destruição eritroide imunomediada.

O prognóstico da aplasia pura de células vermelhas varia de reservado a desfavorável, dependendo do número de células precursoras eritroides presentes na medula óssea, da gravidade do processo imunomediado associado e de infecções concorrentes. Gatos com aplasia pura de células vermelhas secundária à infecção por FeLV podem apresentar doença com curso progressivo e fatal.[2,15,16]

Agentes infecciosos

Manifestações clínicas e diagnóstico

Diversos agentes infecciosos podem causar citopenias transitórias ou persistentes em cães e gatos. Alguns dos agentes causadores de citopenias persistentes são *Ehrlichia canis*, FIV, FeLV, *Leishmania* sp., *Histoplasma capsulatum* e *Cytauxzoon felis*.[2,12] Cada um desses microrganismos apresenta diferentes mecanismos envolvidos no desenvolvimento das citopenias. Os mecanismos patogênicos, assim como métodos de diagnóstico, tratamento e prognóstico destes diferentes agentes são abordados em outros capítulos desta obra. Entretanto, vale a pena ressaltar que muitas vezes o diagnóstico conclusivo pode ser obtido pela observação do microrganismo, ou ainda detecção molecular de seu material genético em amostras de medula óssea.

Em relação à ehrlichiose monocítica canina, a detecção do DNA bacteriano com técnicas moleculares (como a PCR) garante um diagnóstico definitivo mais acurado nos casos crônicos, e também pode ser usada no monitoramento do tratamento, ou seja, um resultado negativo para PCR ao final do tratamento indica sucesso na eliminação do parasito.[17,18] Para aferir a eficácia do tratamento recomenda-se a PCR em vez da técnica de ELISA, pois esta última detecta anticorpos que podem estar presentes na circulação por um longo período, mesmo após a eliminação do microrganismo, podendo acarretar resultado falso-positivo. Nestes casos, PCR de aspirados de baço tem-se mostrado a técnica de escolha para detecção de baixas cargas parasitárias, porém pode se realizar PCR de aspirados de medula óssea quando a coleta de aspirados de baço não for possível. Em animais cronicamente infectados, que apresentam hipoplasia medular e, consequentemente, número reduzido de células mononucleares na circulação, ou ainda animais recentemente tratados, os quais podem apresentar baixas cargas parasitárias, realização de PCR da medula óssea pode ser uma importante alternativa para evitar resultados falso-negativos em amostras de sangue periférico.[19]

É possível que gatos portadores de cepas de vírus da FeLV latentes ou defeituosos apresentarem resultados falso-negativos em testes imunológicos (ELISA), porém positivos em testes moleculares (PCR) de tecidos como medula óssea, linfonodos e tecidos epiteliais.[20] Assim, em casos suspeitos de infecção por FeLV, com resultados negativos para os testes de ELISA, a pesquisa do RNA viral pela técnica de PCR, de amostras de tecidos como aspirados de medula óssea ou linfonodos, pode ser útil para diagnosticar a infecção viral.

Em alguns casos a leishmaniose visceral pode estar acompanhada de citopenia(s). Para o diagnóstico desta doença, a observação de formas amastigotas livres ou fagocitadas em amostras de medula óssea se mostrou mais sensível do que em aspirados de linfonodo. Além disso, testes sorológicos como o ELISA e a reação de imunofluorencência indireta podem levar a resultados falso-positivos, no caso de reação cruzada com outros anticorpos, ou resultados falso-negativos, já que a produção de anticorpos é baixa na fase inicial ou fase crônica da infecção, ou ainda em infecções assintomáticas, sendo indicada a realização de um segundo teste para confirmação do diagnóstico. Nestes casos, a identificação de formas amastigotas em aspirados de medula óssea pode representar uma importante ferramenta de diagnóstico.[21]

Citopenias imunomediadas

Manifestações clínicas e diagnóstico

As citopenias imunomediadas caracterizam-se pela destruição de hemácias, plaquetas e/ou neutrófilos, causando, respectivamente, anemia, trombocitopenia e/ou neutropenia. Estas células são destruídas por macrófagos do sistema monocítico fagocitário devido à existência de anticorpos ou outras moléculas sinalizadoras em sua superfície. As citopenias imunomediadas podem ser primárias (idiopáticas) ou secundárias a doenças infecciosas, sistêmicas (p. ex., lúpus eritematoso sistêmico), neoplasias, ou ao uso de determinados medicamentos ou substâncias.[2,10] É fundamental observar que o diagnóstico de citopenias imunomediadas é na maioria das vezes presuntivo e terapêutico, baseado em achados laboratoriais e resposta ao tratamento imunossupressor. O diagnóstico definitivo somente pode ser alcançado mediante a demonstração de anticorpos contra células hematopoéticas, ou de envolvimento de imunidade celular.

As anemias imunomediadas podem ser regenerativas ou não regenerativas, sendo que o diagnóstico das não regenerativas somente pode ser feito por meio de avaliação da medula óssea. É fundamental notar que um mecanismo imunomediado direcionado à medula óssea é suspeito e sugerido nos casos de anemias não regenerativas, porém não há dados suficientes na literatura esclarecendo a patogênese desta doença. Na maioria das vezes um mecanismo imunomediado é suspeito com base na ocorrência de anemia hemolítica imunomediada concorrente, fagocitose de precursores eritroides em aspirados de medula óssea ou baço, e/ou resposta ao tratamento com fármacos imunossupressores.

Nesta condição a medula óssea pode apresentar série eritroide hipoplásica a hiperplásica, dependendo do nível de maturação dos precursores eritroides sendo destruídos pelo organismo. Quando precursores eritroides mais maduros são destruídos a série eritroide geralmente encontra-se hiperplásica, ao passo que quando a destruição é de precursores eritroides mais jovens a série eritroide geralmente apresenta-se hipoplásica ou até mesmo com características de aplasia pura de células vermelhas. Na maioria dos casos, observa-se desvio à esquerda, ou seja, aumento no número de precursores imaturos em relação a precursores maduros, o que pode ser algumas vezes acompanhado de arrasto maturativo, ou seja, ausência total de precursores mais maduros em algum estágio específico de desenvolvimento. Em alguns casos, pode existir destruição concorrente de hemácias no sangue periférico e precursores eritroides na medula óssea, caracterizando-se por anemia hemolítica imunomediada não regenerativa. Entretanto, a maioria dos casos de destruição de precursores eritroides não é acompanhado de processo hemolítico, ou seja, não apresentam achados característicos de anemia hemolítica imunomediada, como esferocitose, macroaglutinação, ou resultado positivo para o teste de aglutinação em solução salina. Desenvolvimento de mielofibrose por colágeno é uma complicação comum nesta doença, uma alteração que somente pode ser diagnosticada mediante realização de biopsia da medula óssea.[22]

Neutropenias imunomediadas podem abranger destruição de neutrófilos maduros na corrente sanguínea ou destruição de precursores mieloides na medula óssea. No caso de destruição de precursores mieloides, a medula óssea pode-se caracterizar por hipoplasia a hiperplasia mieloide, dependendo do estágio de desenvolvimento das células mieloides sendo atacadas pelo sistema imune, sendo hiperplasia mieloide mais frequentemente observada. Achados sugestivos desta doença incluem resultados positivos para anticorpos na superfície de neutrófilos ou precursores mieloides, figuras de fagocitose de neutrófilos na medula óssea, e evidência de resposta (ou seja, regeneração da neutropenia) ao tratamento imunossupressor.[2,23]

As trombocitopenias imunomediadas representam um importante diagnóstico diferencial de trombocitopenias em cães, e caracterizam-se por contagens plaquetárias intensamente baixas (< 50.000 plaquetas/$\mu\ell$). Geralmente, as plaquetas são destruídas na circulação periférica, e a medula óssea apresenta hiperplasia de megacariócitos, com produção plaquetária aumentada, na tentativa de restabelecer a contagem plaquetária normal. Os pacientes costumam ter tempo de sangramento prolongado, e podem ou não sofrer hemorragias espontâneas. Uma condição mais rara é chamada trombocitopenia amegacariocítica e se caracteriza pela destruição de megacariócitos na medula óssea, e consequentemente hipoplasia megacariocítica na medula óssea. Esta condição tem caráter arregenerativo, com contagens de plaquetas intensamente baixas, e prognóstico mais reservado. O exame da medula óssea é importante para avaliar a linhagem megacariocítica, e assim diferenciar as trombocitopenias regenerativas das arregenerativas, esclarecendo o prognóstico do paciente.[24]

Tratamento e prognóstico

As anemias imunomediadas não regenerativas devem ser tratadas com fármacos imunossupressores, sendo os costicosteroides os fármacos de escolha. Animais com esta doença podem levar semanas a meses para responder à terapia. Pacientes com mielofibrose por colágeno apresentam prognóstico mais reservado, porém existem relatos de animais com mielofibrose por fibras de colágeno que se recuperaram da anemia.

Alguns animais com neutropenias imunomediadas respondem bem à terapia imunossupressora. Em casos de neutropenia intensa, deve-se utilizar também antibioticoterapia de amplo espectro a fim de evitar infecções bacterianas secundárias.[23]

As trombocitopenias imunomediadas responsivas à corticoterapia devem apresentar aumento nas contagens plaquetárias em 5 a 7 dias de tratamento. Caso contrário, considera-se a trombocitopenia como refratária à corticoterapia e recomenda-se a associação de prednisona com outros agentes imunossupressores como ciclosporina, azatioprina ou ciclofosfamida, alertando-se o proprietário sobre os possíveis efeitos colaterais desses fármacos e a possível necessidade de tratamento prolongado.[24]

Em geral, O tratamento imunossupressor das citopenias imunomediadas consta de protocolos semelhantes àquele para aplasia pura de células vermelhas primária, descrito anteriormente neste capítulo.

Neoplasias hematopoéticas e mielodisplasias

Manifestações clínicas e diagnóstico

As neoplasias hematopoéticas são representadas pelas leucemias mieloides e linfoides, e se caracterizam por células neoplásicas na medula óssea. Estas células neoplásicas se multiplicam desordenadamente, competem por espaço e nutrientes com as células hematopoéticas normais, por meio do processo denominado mieloftise. As células neoplásicas ocasionalmente liberam citocinas e mediadores químicos que suprimem a hematopoese, levando muitas vezes ao impedimento da hematopoese normal e a citopenias periféricas. Já as mielodisplasias ou síndromes mielodisplásicas se caracterizam por produção defeituosa das células hematopoéticas, que sofrem morte celular (apoptose) antes mesmo de sair da medula óssea. Todos estes mecanismos podem levar à hematopoese anormal e diminuída e a citopenias no hemograma.

Casos de leucemia frequentemente apresentam leucocitose, mas o aumento de leucócitos na circulação é geralmente fruto da liberação de células neoplásicas e atípicas da medula óssea, e não de leucócitos com morfologia e funções normais. Portanto, nestes casos, deve-se avaliar a produção de leucócitos por meio das contagens diferenciais absolutas de cada tipo leucocitário, em vez da leucometria global. Menos frequentemente, leucemias não resultam em liberação de células neoplásicas para a circulação, apresentando como única alteração sanguínea citopenia(s). Nestes casos, chamados leucemias aleucêmicas, o exame da medula óssea é o único teste que pode esclarecer o diagnóstico, tornando o mielograma um teste fundamental para o diagnóstico de citopenias persistentes de causa desconhecida.[8,9,12]

Tratamento e prognóstico

O prognóstico das leucemias é reservado a desfavorável, e varia com o curso agudo ou crônico da doença, e com a intensidade das citopenias. Animais com leucemias crônicas e ausência de citopenias intensas tendem a apresentar maior sobrevida e melhores chances de resposta ao tratamento. Casos de mielodisplasia podem avançar para leucemia ou reverter para medula óssea normal. Não existem tratamentos de escolha e eficazes para estas condições, porém existem relatos de uso de protocolos com fármacos antineoplásicos e/ou imunossupressores.

Mastocitoma e mastocitose sistêmica

Manifestações clínicas e diagnóstico

Mastocitomas originados na pele, baço e outros sítios periféricos podem originar metástases para a medula óssea, comprometendo a hematopoese normal e frequentemente levando a citopenias e/ou existência de mastócitos no sangue periférico. Pacientes portadores de mastocitomas que apresentem citopenias persistentes e/ou mastócitos circulantes no sangue periférico devem ser submetidos ao exame da medula óssea, para pesquisa de possível metástase e estadiamento da neoplasia.[2] Embora mastocitomas cutâneos possam causar metástases para a medula óssea, geralmente o envolvimento do tecido hematopoético está relacionado com quadros de mastocitose sistêmica não cutânea.[25,26]

Tratamento e prognóstico

Animais portadores de mastocitose sistêmica e metástases de mastocitoma para a medula óssea têm prognóstico reservado a desfavorável. Aproximadamente 80% dos cães com tais diagnósticos vão a óbito ou sofrem eutanásia devido a complicações clínicas e condição corporal precária, decorrentes de frequentes alterações em linfonodos, baço, fígado e úlceras gastroduodenais.[25,26] O tratamento envolve quimioterapia direcionada ao mastocitoma, e tratamento de suporte para a sintomatologia clínica, que geralmente envolve vômitos frequentes.

Mielonecrose e mielofibrose

Manifestações clínicas e diagnóstico

A mielonecrose caracteriza-se por áreas em que o tecido hematopoético é substituído por debris necróticos e focos de hemorragia. Em mielonecrose crônica as áreas necróticas podem se tornar fibróticas. A mielonecrose tem sido associada a leucemia, ehrlichiose crônica, anemia imunomediada, lúpus eritematoso sistêmico, toxicidade por fármacos, septicemia e coagulação intravascular disseminada.[25]

A mielofibrose é caracterizada pela substituição da medula óssea por fibroblastos, reticulina e colágeno. Esse processo parece ser uma sequela consequente a lesões à medula óssea, incluindo necrose, lesão vascular, inflamação e neoplasia, fatores que aparentemente podem estimular a produção excessiva de fatores de crescimento, capazes de estimular o crescimento dos fibroblastos. Conforme previamente descrito, mielofibrose por fibras de colágeno também é um achado comum em animais com suspeita de anemia arregenerativa imunomediada. Animais com mielofibrose geralmente apresentam anemia arregenerativa, associada ou não a leucopenia e trombocitopenia.[1,2,25,27] Deve-se suspeitar de mielofibrose quando repetidas tentativas de coleta de aspirados de medula óssea são improdutivas e resultam em "aspirado seco". Assim, o diagnóstico só pode ser definido com a avaliação histológica de fragmentos de biopsia da medula óssea.

Tratamento e prognóstico

Devido à associação a mielonecrose, neoplasias ou causas indefinidas (mielofibrose idiopática), o tratamento e o prognóstico de mielofibrose são bastante variáveis.[1,27] Existe a possibilidade de que quadros de mielofibrose causados por fibras de colágeno sejam reversíveis, portanto não se deve optar pela eutanásia em pacientes com esta alteração na medula óssea. Existem relatos que a anemia e a mielofibrose podem se resolver após tratamento bem-sucedido em casos suspeitos de anemia arregenerativa imunomediada.

Síndrome hemofagocítica | Histiocitose maligna

Manifestações clínicas e diagnóstico

Alguns distúrbios hematopoéticos implicam proliferação excessiva de macrófagos hemofagocíticos, ou seja, células do sistema monocítico fagocitário que promovem destruição exacerbada de células sanguíneas dentro da medula óssea. Esses distúrbios em geral levam à redução de pelo menos duas linhagens celulares (bicitopenia ou pancitopenia). Os dois exemplos mais frequentes destas afecções são a histiocitose maligna e a síndrome hemofagocítica.

A histiocitose maligna é uma condição neoplásica caracterizada por pancitopenia e proliferação de macrófagos atípicos no fígado, baço, linfonodos, medula óssea, e/ou pulmões. Tal condição pode ocorrer em diversas raças de cães, tendo sido relatada em Golden Retriever, Doberman e, especialmente, em cães da raça Boiadeiro-de-Berna (Bernese Mountaind Dog). Os achados clínicos são inespecíficos: letargia, anorexia, perda de peso e anormalidades respiratórias e neurológicas. Ao exame físico podem-se encontrar linfadenomegalia e hepatoesplenomegalia. O diagnóstico só pode ser obtido por meio do exame da medula óssea, a qual geralmente se mostra infiltrada por macrófagos anaplásicos. Deve ser feito o diagnóstico diferencial entre carcinomas pouco diferenciados e outras proliferações histiocíticas não neoplásicas, como a síndrome hemofagocítica.

Um tipo menos agressivo de distúrbio hematológico envolvendo macrófagos é a síndrome hemofagocítica, uma condição reativa e não neoplásica. Observa-se maior número de macrófagos fagocitando células sanguíneas dentro da medula óssea, e também em fígado, baço e/ou linfonodos. A fagocitose de células é inespecífica e multilinhagem, ou seja, hemácias, neutrófilos e plaquetas geralmente são fagocitados simultaneamente. Esta característica diferencia a síndrome hemofagocítica das destruições celulares imunomediadas, nas quais geralmente apenas uma linhagem celular é fagocitada e destruída por macrófagos; por exemplo, nas neutropenias imunomediadas apenas células da linhagem mieloide são fagocitadas na medula óssea. A síndrome hemofagocítica pode ser idiopática ou secundária a infecções, neoplasias, mielodisplasias, doenças imunomediadas ou metabólicas.[28,29]

Tratamento e prognóstico

O prognóstico geralmente é desfavorável para histiocitose maligna, por se tratar de um processo neoplásico agressivo. O prognóstico das síndromes hemofagocíticas varia com a natureza do processo. Muitos casos apresentam sucesso após tratamento do processo primário.[28,29]

Metástases para a medula óssea

Manifestações clínicas e diagnóstico

Diversas condições neoplásicas podem desenvolver metástase para a medula óssea, como linfoma, mieloma múltiplo, carcinomas e sarcomas. As células neoplásicas alteram o ambiente hematopoético, podendo causar mielossupressão e, frequentemente, citopenias persistentes. Em um estudo, o linfoma mostrou-se a causa mais comum de metástase para a medula óssea, seguido de mieloma múltiplo, ambas neoplasias de origem linfoide.[25]

Neste mesmo estudo, metástases para a medula óssea também foram detectadas em cães com carcinomas mamário, prostático, de glândula tireoide, ovariano, biliar, hepatocelular, pancreático, pulmonar, de glândula salivar, renal, intestinal e de células escamosas. Sarcomas também podem desenvolver metástases para a medula óssea, sendo o osteossarcoma o mais relacionado. Deve-se suspeitar de envolvimento da medula óssea sempre que o paciente apresentar o diagnóstico de neoplasia associado a citopenias persistentes. Outros indicativos de metástase para a medula óssea são claudicação, achados radiológicos ósseos anormais e esplenomegalia.

A avaliação citológica ou histopatológica da medula óssea pode revelar células epiteliais ou mesenquimais neoplásicas em pacientes com citopenias persistentes. Em tais casos, deve-se investigar o paciente a fim de encontrar o sítio primário do carcinoma ou sarcoma, caso este ainda não tenha sido caracterizado.[2,30]

Tratamento e prognóstico

Dependendo da neoplasia em questão, pode-se fazer terapia cirúrgica ou quimioterápica, porém, uma vez que a medula óssea esteja afetada, o prognóstico varia de reservado a desfavorável. Recomenda-se o tratamento de suporte mediante transfusões de hemácias ou plaquetas, em casos de anemia ou trombocitopenia intensa, respectivamente, a fim de evitar hipoxia tecidual e hemorragias espontâneas. Também se pode usar antibioticoterapia de amplo espectro em casos de neutropenias intensas, objetivando prevenir infecções secundárias.[2,30]

Considerações finais

Como as alterações no hemograma são reflexo de distúrbios no sistema hematopoético ou em outros sistemas do organismo, sugere-se ampla abordagem clínica do paciente, a fim de esclarecer a causa das citopenias. A definição do diagnóstico definitivo é fundamental para encontrar o tratamento específico e recomendado, e também para informar o proprietário sobre o prognóstico, nos casos de citopenias persistentes. Os primeiros passos devem ser histórico e anamnese abrangentes, exame clínico, pesquisa de agentes infecciosos potencialmente envolvidos e histórico de uso presente ou prévio de fármacos mielossupressores. A avaliação da medula óssea, por meio de citologia ou histopatologia, é importante, e, muitas vezes, essencial para definição e confirmação de diagnósticos relacionados com a maioria dos casos de citopenias persistentes de causa inexplicada.

Referências

1. Weiss DJ. Detecting and diagnosing the cause of canine pancytopenia. Vet Med. 2002a; 97:21-32.
2. Harvey JW. Atlas of veterinary hematology. Philadelphia: W.B. Saunders Company, 2000.
3. Travlos GS. Normal structure, function, and histology of the bone marrow. Toxicol Pathol. 2006; 34:548-65.
4. Gasper PW. Stem cell biology. In: Feldman BF, Zinkl JG, Jain NC, editors. Schalm's veterinary hematology. 5th ed. Philadelphia: Lippincott Williams & Wilkins; 2000. p. 69-73.
5. Henry CJ, Buss MS, Lothrop CD. Veterinary uses of recombinant granulocyte colony-stimulating factor. Part I. Oncology. Comp Cont Ed Pract Vet. 1998; 20:728-34.
6. Rewerts JM, Henry CJ. Veterinary uses of recombinant granulocyte colony-stimulating factor. Part II. Infectious diseases. Comp Cont Ed Pract Vet. 1998; 20:823-7.
7. Weiss DJ, Smith SA. Collection and assessment of canine bone marrow. Compend. 2002(a); 24:670-8.
8. Weiss DJ, Smith SA. Interpretation of canine bone marrow. Compend. 2002(b); 24: 784-96.
9. Weiss DJ, Evanson OA, Sykes J. A retrospective study of canine pancytopenia. Vet Clin Path. 1999; 28:83-8.
10. Weiss DJ, Klausner JS. Drug-associated aplastic anemia in dogs: eight cases (1984-1988). J Am Vet Med Assoc. 1990; 196:472-5.
11. Brazzell JL, Weiss DJ. A retrospective study of aplastic pancytopenia In the dog: 9 cases (1996-2003). Vet Clin Path. 2006; 35:413-7.
12. Weiss DJ. New insights into the physiology and treatment of acquired myelodysplastic syndromes and aplastic pancytopenia. Vet Clin Small Anim. 2003; 33:1317-34.
13. Aroch I, Harrus S. The use of recombinant human granulocyte colony stimulating factor and recombinant human erythropoietin in the treatment of severe pancytopenia due to canine monocytic ehrlichiosis. Israel J Vet Med. 2001; 56.
14. Sanpera N, Masot N, Janer M, Romeo C, de Pedro R. Oestrogen-induced bone marrow aplasia in a dog with a Sertoli cell tumour. J Small Anim Pract. 2002;43(8):365-9.
15. Weiss DJ. Primary pure red cell aplasia in dogs: 13 cases (1996-2000). J Am Med Assoc. 2002b; 221:93-5.
16. Stokol T, Blue JT. Pure red cell aplasia in cats: 9 cases. J Am Vet Med Assoc. 1999; 214:75-9.
17. Harrus S, Kenny M, Miara L, Aizenberg I, Waner T, Shaw S. Comparison of simultaneous splenic sample PCR with blood sample PCR for diagnosis and treatment of experimental Ehrlichia canis infection. Antimicrob Agents Chemother. 2004; 48:4488-90.
18. Wen B *et al.* Comparison of nested PCR with immunofluorescent-antibody assay for detection of Ehrlichia canis infection in dogs treated with doxycycline. J Clin Microbiol 1997; 35: 1852-5.
19. Gal A, Loeb E, Yisaschar-Mekuzas Y, Baneth G. Detection of Ehrlichia canis by PCR in different tissues obtained during necropsy from dogs surveyed for naturally occurring canine monocytic ehrlichiosis. Vet J. 2008; 175:212-7.
20. Jackson ML, Haines DM, Taylor SM, Misra V. Feline leukemia virus detection by ELISA and PCR in peripheral blood from 68 cats with high, moderate, or low suspicion of having FeLV-related disease. J Vet Diagn Invest. 1996; 8:25-30.
21. Maia C, Campino L. Methods of diagnosis of canine leishmaniasis and response to infection. Vet Parasitol. 2008, 158:274-87.
22. Lucidi CA, de Resende CLE, Jutkowitz LA, Scott MA. Cytologic and histologic bone marrow findings in dogs with suspected marrow-directed immune-mediated anemia. Vet Clin Path. 2010; 39(4):560.
23. Weiss DJ, Henson M. Pure white cell aplasia in a dog. Vet Clin Path. 2007; 36:373-5.
24. Scott MA. Immune-mediated thrombocytopenia. In: Feldman BF, Zinkl JG, Jain NC, editors. Schalm's veterinary hematology. 5th ed. Philadelphia: Lippincott Williams & Wilkins; 2000. p. 478-86.
25. Weiss DJ. A retrospective study of the incidence and the classification of bone marrow disorders in the dog at a veterinary teaching hospital (1996-2004). J Vet Intern Med. 2006; 20:955-61.
26. O'Keefe DA, Couto CG, Burke-Schwartz C, Jacobs RM. Systemic mastocytosis in 16 dogs. J Vet Intern Med. 1987; 1:75-80.
27. Reagan WJ. A review of mielofibrosis in dogs. Toxic Pathol. 1993; 21:164-9.
28. Walton RM, Modiano JF, Thrall MA, Wheeler SL. Bone marrow cytological findings in 4 dogs and a cat with hemophagocytic syndrome. J Vet Intern Med. 1996; 10:7-14.
29. Weiss DJ. Hemophagocytic syndrome in dogs: 24 cases (1996-2005). J Am Vet Med Assoc. 2007; 230:697-701.
30. Boone L, Radlinsky M. Bone marrow aspirate from a dog with anemia and thrombocytopenia. Vet Clin Path. 2000; 29:59-61.

Seção C
Distúrbios da Hemostasia

205 Hemostasia Normal

Regina K. Takahira

Introdução

O sistema hemostático tem por objetivos não apenas a contenção da hemorragia, mas também a manutenção do sangue no estado fluido dentro dos vasos sanguíneos, garantindo a perfusão tecidual. Este enfoque é importante, pois a hemostasia inclui não somente o controle da hemorragia, com a qual é mais comumente relacionada, mas também a dissolução do coágulo ou fibrinólise. Os eventos fisiológicos que regulam a hemostasia envolvem os componentes do endotélio vascular, plaquetas e seus fatores de adesão e agregação, fatores de coagulação e os fatores moduladores anticoagulantes e fibrinolíticos que, além de minimizarem a perda de sangue e controlarem a trombose excessiva, também promovem a reparação tecidual.

Para melhor compreensão dos eventos que regulam esses mecanismos, o sistema hemostático será didaticamente abordado em três fases: hemostasia primária, hemostasia secundária ou coagulação propriamente dita e hemostasia terciária ou fibrinólise.

Hemostasia primária

Hemostasia primária é o resultado da interação entre as paredes do vaso lesado e as plaquetas, resultando na formação do tampão hemostático primário. Imediatamente após a lesão do vaso, acontece a vasoconstrição por meio de um arco reflexo, originando a redução da perda de sangue nos momentos iniciais (Figura 205.1 A). Com a subsequente exposição do tecido subendotelial, ocorre a ligação entre as plaquetas e substâncias teciduais, especialmente o colágeno, que é intermediada pelo fator de von Willebrand (FvW), em um fenômeno denominado *adesão plaquetária*. A ligação do FvW a receptores específicos na membrana das plaquetas resulta em alterações morfológicas com a consequente liberação de substâncias vasoativas e agregantes (difosfato de adenosina [ADP], serotonina, cálcio, tromboxano A_2 [TXA_2], entre outras) presentes nos grânulos plaquetários. Estas substâncias são responsáveis pela manutenção da vasoconstrição nos minutos seguintes e pela amplificação de adesão e agregação plaquetárias. A ligação das plaquetas entre si, chamada de *agregação plaquetária*, é mediada principalmente pelo fibrinogênio presente no plasma. A compactação do agregado plaquetário ou tampão hemostático primário se dá pela contração dos filamentos semelhantes a actina e miosina existentes no citoplasma das plaquetas (Figura 205.1 B).[1-3] Este fenômeno de ativação e compactação do agregado plaquetário pode ser testemunhado *in vitro* durante o fenômeno da retração do coágulo para obtenção de soro de amostras de sangue sem anticoagulante.

A eficiência deste processo depende do calibre do vaso lesado, sendo mais eficiente em capilares e vênulas. O processo de adesão plaquetária se restringe ao local da lesão devido à liberação constante, pelo endotélio íntegro, de prostaciclina (PGI_2) (Figura 205.1 B), um potente vasodilatador e antagonista da agregação plaquetária derivado do ácido araquidônico. Qualquer condição que altere a superfície dos vasos ou danifique a camada endotelial protetora vascular resulta em ativação da hemostasia primária. Se os mecanismos compensatórios de vasoconstrição e adesão e agregação plaquetárias não forem suficientes ou falharem, haverá hemorragia nesses pequenos vasos, manifestando-se sob a forma de petéquias, equimoses e hemorragias em mucosas, pele e serosas.[4]

A hemorragia decorrente de trombocitopenia costuma ser espontânea, pois mesmo em animais sadios os vasos estão em processo constante de renovação do endotélio, provocando demanda contínua de plaquetas, que são um dos elementos mais importantes da hemostasia primária.

Produção, estrutura e funções das plaquetas

As plaquetas se originam como fragmentos do citoplasma dos megacariócitos, contendo ainda muitos componentes estruturais e metabólicos de células nucleadas. Os megacariócitos se desenvolvem próximo aos capilares sinusoides da medula óssea, frequentemente em grupos. Essa posição facilita a saída de segmentos do citoplasma, chamados de *proplaquetas*, para a circulação. Acredita-se que a fragmentação das proplaquetas em plaquetas individuais seja resultado das forças de tração da corrente sanguínea na circulação pulmonar. Os megacariócitos maduros (Figura 205.2) são grandes células poliploides devido a um processo de endomitose, ou seja, de uma multiplicação de seu material genético nuclear sem a divisão celular.[5]

A regulação da diferenciação e proliferação dos megacariócitos é feita principalmente pela trombopoetina (TPO); entretanto, muitas outras citocinas e hormônios como as interleucinas (IL-3, IL-6, IL-11) e o fator de crescimento de células-tronco também participam dessa regulação. A TPO é produzida primariamente por hepatócitos, epitélio renal tubular e células do estroma da medula óssea, de modo constante. A destruição da TPO ocorre mediante a ligação a receptores presentes tanto nas plaquetas quanto nos megacariócitos, de modo que sua concentração seja inversamente proporcional à das plaquetas.

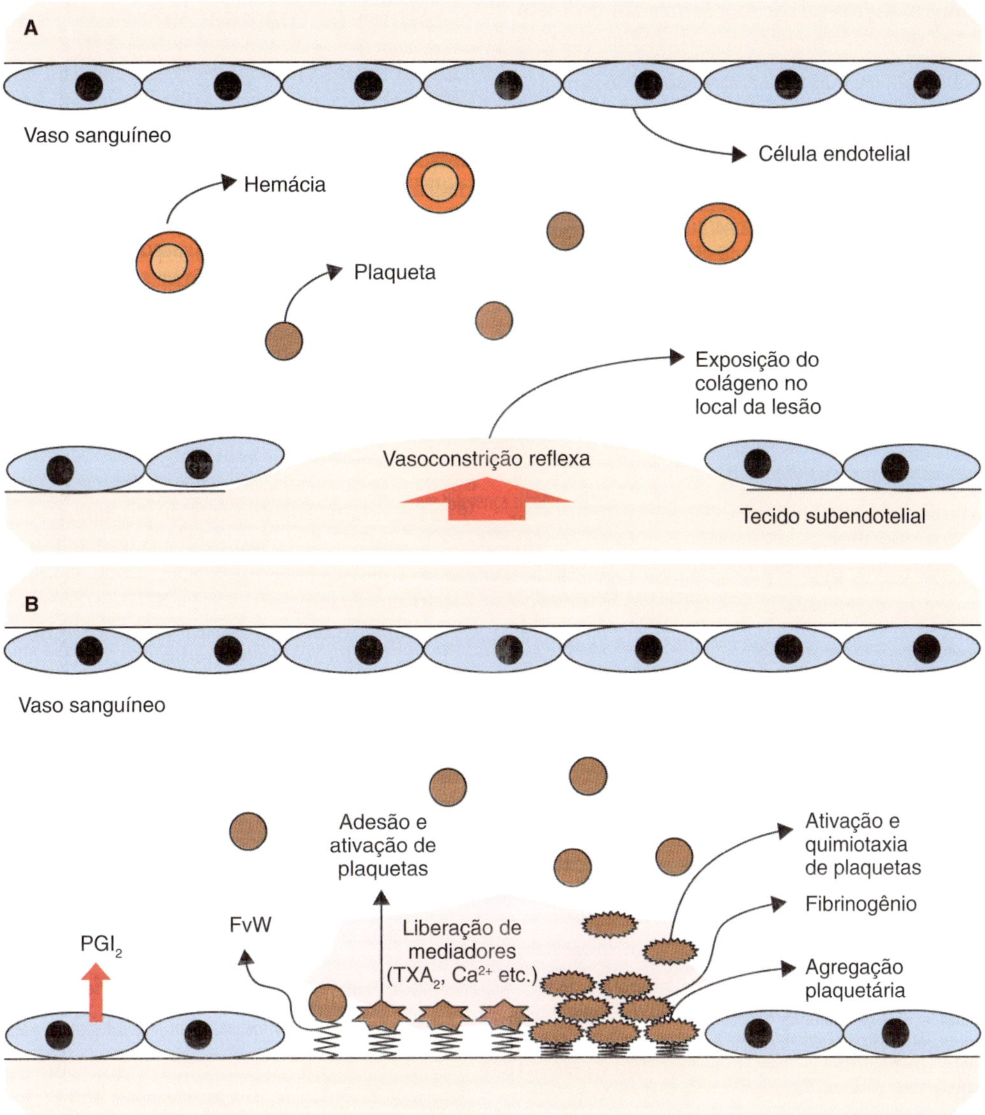

Figura 205.1 Representação esquemática da hemostasia primária. **A.** Lesão tecidual e exposição do colágeno. Vasoconstrição reflexa. **B.** Adesão plaquetária mediada pelo fator de von Willebrand (*FvW*). Ativação das plaquetas com liberação de substâncias vasoativas e pró-agregantes. Agregação plaquetária mediada pelo fibrinogênio. Ação moduladora da prostaciclina (*PGI_2*) pelas células endoteliais íntegras. *TXA_2* = tromboxano A_2.

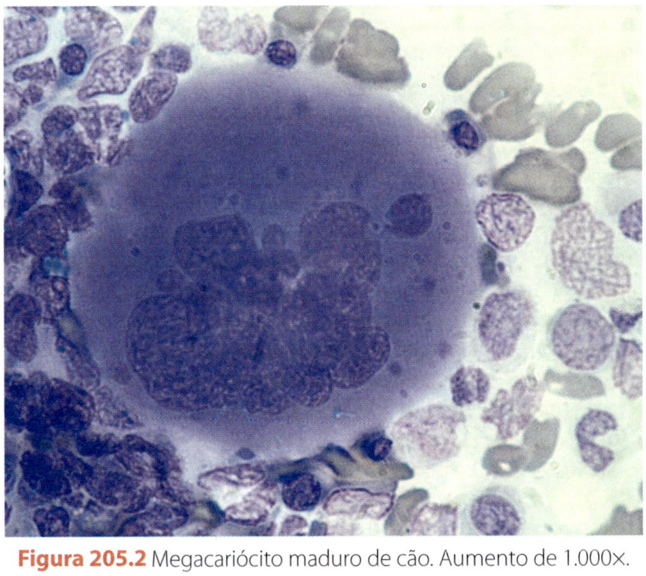

Figura 205.2 Megacariócito maduro de cão. Aumento de 1.000×.

Se houver diminuição da concentração de plaquetas, haverá mais TPO livre para se ligar aos receptores em megacariócitos, nos quais a TPO exerce ação estimuladora para a trombopoese. À medida que a concentração de plaquetas aumenta, mais TPO é ligada a elas e removida da circulação, resultando em menor estimulação dos megacariócitos e de outras células-tronco.

As plaquetas têm vida média de 5 a 10 dias e parte delas está sequestrada pelo baço; sua concentração depende do equilíbrio entre a produção plaquetária, o consumo, a destruição e a redistribuição ou sequestro.[6]

O formato discoide das plaquetas é mantido pelo citoesqueleto e por uma espiral de microtúbulos, na circunferência das plaquetas, que se contraem durante a ativação, permitindo que estas assumam aspecto esférico, movimentando os grânulos citoplasmáticos para o centro das plaquetas, onde eles estão mais próximos do sistema de membranas que se conecta à superfície. Esta forma é mantida até que elas sejam ativadas por agonistas solúveis, como trombina, ADP ou proteínas insolúveis da parede vascular, como o colágeno e o

FvW, que resultam em significativa reorganização da membrana das plaquetas, do citoesqueleto e de organelas citoplasmáticas. A membrana das plaquetas tem estrutura complexa, expressando receptores importantes para adesão e agregação plaquetárias, como as glicoproteínas com afinidades com o FvW ou o fibrinogênio. Secreção e expressão da GPIIb-IIIa, que se liga ao fibrinogênio, surgem somente após a mudança na conformação das plaquetas induzida pela ligação do FvW à membrana. Essas reações resultam na formação de interações plaqueta a plaqueta que levam ao agregado plaquetário, clímax da ação sinérgica dos principais receptores plaquetários.[5]

Os grânulos α são a organela citoplasmática mais numerosa nas plaquetas e também o principal grânulo de secreção plaquetária. Ele é constituído de proteoglicanos, fator plaquetário 4 (PF4) e tromboglobulina. Os grânulos densos são bem menos frequentes que os grânulos α, mas são facilmente reconhecíveis pelo seu núcleo denso e halo claro. Eles são a forma de estoque e secreção de moléculas pequenas não proteicas, como serotonina, ADP não metabólico, trifosfato de adenosina (ATP), catecolaminas, cálcio e magnésio. Os lisossomos são pouco frequentes e sua função é incerta, mas se acredita que eles sejam usados para a digestão de coágulos e componentes da matriz vascular como parte do processo de cicatrização.[6]

As plaquetas são responsáveis pela contenção inicial do sangramento e em pequenas lesões são suficientes para efetuar a hemostasia. Os fosfolipídios plaquetários expostos depois da ativação plaquetária também exercem importante papel na iniciação da via intrínseca da coagulação.

Fator de von Willebrand

O FvW é uma glicoproteína de alto peso molecular que atua na adesão das plaquetas ao tecido subendotelial, embora também possa participar do fenômeno de agregação plaquetária. A maior parte do FvW é produzida pelas células endoteliais de modo contínuo e secretada por ativação dessas células. A vasopressina (DDAVP), por exemplo, tem ação sobre a liberação do FvW, mas não sobre sua produção. Os megacariócitos da maioria das espécies, com exceção dos cães, produzem quantidades significativas de FvW.[7] O FvW é produzido sob a forma de dímeros que, posteriormente, são convertidos em multímeros que podem chegar a mais de 10.000 kDa. Quanto maiores forem os multímeros, maior será a sua capacidade funcional.[8] São importantes no plasma para transporte, estabilização e manutenção do fator VIII da coagulação.

Hemostasia secundária

Hemostasia secundária ou coagulação propriamente dita abrange a formação de complexos macromoleculares de fibrina pela coagulação de proteínas na superfície do tampão plaquetário primário. O evento central da coagulação sanguínea é a conversão do fibrinogênio em fibrina, mediada pela trombina. Esta transformação de uma substância solúvel em uma rede polimérica insolúvel ocorre no local da lesão.[1] Mais precisamente, a ativação da cascata da coagulação e a formação da fibrina dependem de uma superfície fosfolipídica, que pode ser representada pelas membranas das plaquetas, leucócitos ou de células endoteliais e pela existência de cálcio.[9]

Fatores de coagulação

Os fatores ou proteínas da coagulação (Quadro 205.1) participam de reações altamente específicas e são designados por números romanos, de acordo com a sua descoberta pelo mundo científico, não correspondendo à ordem de atuação na sequência de reações da formação do coágulo de fibrina.

Os fatores de coagulação são produzidos principalmente no fígado, pelos hepatócitos. Há evidências de que o fator V também possa ser produzido por megacariócitos e células do músculo liso. Os fatores VIII e IX são ligados ao sexo, pois os genes que os codificam se localizam no cromossomo X. A vida média dos fatores é bastante variável, de horas a poucos dias. O fator VII sabidamente tem uma das vidas médias mais curtas, em torno de 5 a 6 h.[1] O fibrinogênio (fator I), assim como muitos outros fatores de coagulação, é uma proteína de fase aguda que tem a sua síntese aumentada em condições inflamatórias e vida média de cerca de 2 a 3 dias.[4]

Os fatores de coagulação podem ser divididos, com base em sua capacidade funcional, como substratos, enzimas ou cofatores. Os fatores V, VIII e XIII são cofatores, pois aceleram o mecanismo de coagulação; o fibrinogênio é o substrato para todas as outras proteínas, pois é o estágio final para a formação da fibrina, enquanto todas as outras são enzimas que existem na forma inativa até a ativação por meio de clivagens ou alterações em sua conformação.

A vitamina K (do alemão *Koagulation*) é necessária como cofator para o processo de ativação dos fatores II, VII, IX e X. Apesar de sua deficiência poder causar uma coagulopatia, as necessidades nutricionais diárias são baixas para a maioria das espécies, e a maioria das dietas proporciona concentração acima da necessária desse elemento. A deficiência da vitamina K surge com mais frequência graças ao antagonismo induzido por rodenticidas anticoagulantes, que impedem seu processo de reciclagem natural.[1]

Quadro 205.1 Fatores de coagulação.*

Fator	Nome	Local de síntese	Observações
Fator I	Fibrinogênio	Hepatócito	–
Fator II	Protrombina	Hepatócito	Dependente de vitamina K
Fator III	Tromboplastina tecidual	Vários tipos celulares	–
Fator IV	Íons cálcio	–	–
Fator V	Pró-acelerina	Hepatócito/ megacariócito	–
Fator VII	Pró-convertina	Hepatócito	Dependente de vitamina K
Fator VIII	Fator anti-hemofílico	Hepatócito	
Fator IX	Fator de Christmas	Hepatócito	Dependente de vitamina K
Fator X	Fator de Stuart-Prower	Hepatócito	Dependente de vitamina K
Fator XI	Antecedente da tromboplastina plasmática	Hepatócito	–
Fator XII	Fator de Hageman	Hepatócito	–
Fator XIII	Fator estabilizador da fibrina	Hepatócito	–

*O fator VI não figura nesta lista porque, posteriormente à sua descoberta, verificou-se que ele correspondia ao fator V ativado.

A quantidade de cálcio (fator IV) necessária para o processo de coagulação é muito pequena, e a hipocalcemia intensa, a ponto de interferir com o processo, levaria o animal à morte por outros motivos, pois o cálcio desempenha outras funções vitais em que são requeridas maiores concentrações, como a contração muscular. O conhecimento da atuação do cálcio na coagulação possibilita a utilização de anticoagulantes quelantes de cálcio, como o EDTA e o citrato de sódio, para obtenção de sangue e plasma para diversas provas laboratoriais e para transfusão sanguínea.

A interação existente entre o FvW e o fator VIII da cascata tem levado à classificação errônea da doença de von Willebrand como uma coagulopatia. Porém, o FvW é uma proteína de adesão que participa da hemostasia primária e não da formação da fibrina.

▪ Cascata da coagulação

A coagulação sanguínea acontece em uma série de etapas nas quais os zimogênios plasmáticos de algumas proteínas séricas são transformados em enzimas ativas.[1] Estas enzimas ativas agem convertendo os seus substratos em cofatores, que se unem aumentando a concentração local de produtos reativos. A natureza sequencial das reações, nas quais estes produtos atuam como enzimas, amplifica a velocidade total da reação e dá o nome de cascata da coagulação ao processo. O evento final é a formação de trombina, que converte proteínas solúveis (fibrinogênio) em insolúveis (fibrina). A malha de fibrina é a responsável pela estabilização do tampão plaquetário. A cascata pode ser disparada por duas vias não excludentes (Figura 205.3): a *via intrínseca* e a *via extrínseca*. Embora haja discussões quanto à real importância das duas vias da coagulação *in vivo*, esta divisão ainda é válida para o diagnóstico laboratorial das coagulopatias. Apesar das duas vias poderem ser avaliadas isoladamente *in vitro*, deve-se salientar que há grande inter-relação de ambas. Qualquer que seja o mecanismo de ativação, elas levam a uma *via comum* e à formação da fibrina.[3]

O início do processo de coagulação pela via extrínseca depende da exposição do sangue ao fator tecidual (FT ou fator III). O FT é expresso normalmente na maioria das células que não têm contato com o sangue, exceto os hepatócitos. Após um dano vascular, o sangue entra em contato com o FT, que converte o fator VII em sua forma ativa (FVIIa) que, por conseguinte, ativa o fator X da via comum. Alternativamente, a liberação de endotoxinas pode estimular a biossíntese de fator de necrose tumoral, interleucina-1 e de outras citocinas nos monócitos e células endoteliais, o que estimula a produção de fator tecidual.[1]

A via intrínseca também é conhecida como via da ativação por contato, pois ela é ativada pelo contato do fator XII com uma superfície carregada negativamente. Nos animais, esta superfície é representada pelo colágeno subendotelial exposto. Nos testes *in vitro*, esta substância pode ser substituída por vidro, sílica, caolim ou terra diatomácea. A importância da via intrínseca *in vitro* é discutível, pois pacientes com deficiência isolada de fatores de contato como o fator XII não apresentam tendência clínica à hemorragia.

A via extrínseca é a principal responsável pela iniciação da produção de trombina, ao passo que a ativação da via intrínseca ocorre principalmente por retroativação dos fatores V, VIII e XI pela trombina produzida ao final da cascata.

Qualquer via da cascata da coagulação que seja ativada resultará na formação do fator Xa. O fator Xa catalisa, então, a conversão de protrombina em trombina, mas esta é uma reação muito lenta. A ação do fator Va sobre o fator Xa acelera enormemente a reação. O fator V é convertido em Va pelo fator Xa ou pela trombina. O fator Va se liga ao fator Xa na superfície das células, juntamente com os fosfolipídios de membrana e o cálcio, formando o complexo protombinase, que tem capacidade de conversão da protrombina em trombina. O principal substrato da trombina é o fibrinogênio, um dímero composto de dois heterodímeros idênticos. Estes são separados pela trombina em monômeros de fibrina, que têm a capacidade de se polimerizar espontaneamente, formando a malha de fibrina. Por fim, a última etapa é a estabilização do polímero dc fibrina, feita

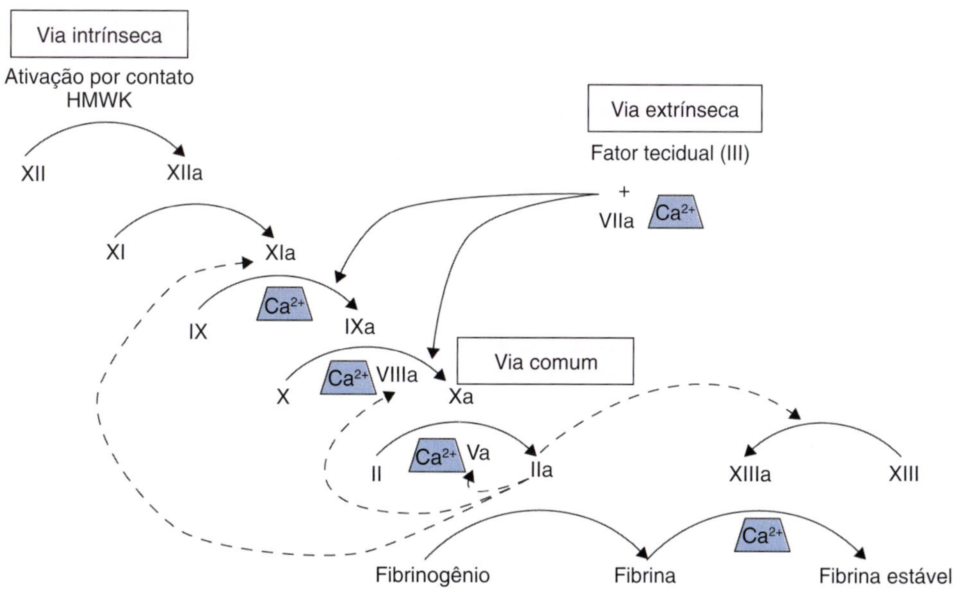

Figura 205.3 Esquema simplificado da cascata da coagulação. Linhas tracejadas indicam a ação amplificadora da trombina na cascata da coagulação, especialmente sobre os fatores V, VIII e XI. O fator VI não existe, pois foi posteriormente identificado como a forma ativa do fator V. O cálcio ionizado é o fator IV. *HMWK* = cininogênio de alto peso molecular.

pelo fator XIIIa. Este, por sua vez, é ativado pela trombina e cria ligações cruzadas por pontes dissulfeto entre as moléculas de fibrina.

A formação da fibrina é a responsável pela estabilização do tampão plaquetário primário, garantindo hemostasia mais eficiente, especialmente nos vasos de maior calibre e maior pressão, ou nas lesões de maior extensão. Por conta dessa característica, a deficiência dos fatores de coagulação pode levar à formação de lesões hemorrágicas maiores (equimoses e hematomas) e hemorragias em cavidades.[10,11] O sangramento exacerbado geralmente ocorre após alguns minutos da lesão inicial, quando cessam os efeitos temporários exercidos pela vasoconstrição e pela adesão e agregação plaquetárias. Sem a consolidação do tampão plaquetário pela fibrina, o tamponamento dos vasos de maior calibre pode ser ineficiente.

Hemostasia terciária

A modulação das duas primeiras etapas é realizada pela hemostasia terciária, tanto por eventos anticoagulantes e antitrombóticos quanto por mecanismos fibrinolíticos. Estes mecanismos evitam a formação excessiva de trombos e se iniciam concomitantemente à formação do tampão hemostático e à ativação da cascata da coagulação. O equilíbrio entre a coagulação e a fibrinólise é importante, uma vez que o comprometimento do sistema fibrinolítico pode causar tanto trombose quanto hiperfibrinólise.

A antitrombina (AT), a proteína C e o inibidor da via intrínseca da coagulação (TFPI, *tissue factor pathway inhibitor*) são inibidores da coagulação. A AT é um potente anticoagulante natural e o principal inibidor da coagulação produzido primariamente no fígado. Ela inibe as ligações da trombina e do fator Xa, e sua função é intensificada pela heparina, que a induz a formar uma ligação estável com os fatores IXa, XIa, XIIa e a plasmina. Heparina é um agente anticoagulante que age como cofator da AT, pois a sua administração promove aumento de cerca de 1.000 vezes na afinidade da AT sobre a trombina, inativando-a de modo acelerado. Além da heparina exógena ou endógena, secretada pelos mastócitos, o heparan sulfato, produzido pelas células endoteliais, tem igual capacidade de potencialização da AT.[1,9] A proteína C, por sua vez, degrada os fatores Va e VIIIa e aumenta a atividade fibrinolítica, sendo ela mesma ativada pela trombina. A proteína C exerce sua função em conjunto com a proteína S, presente na membrana das células endoteliais que, assim como a proteína C, também é dependente de vitamina K. O TFPI inibe a ação do complexo fator III e V ativados, impedindo então a progressão da cascata e a ativação e produção dos fatores IX e X pela via intrínseca.[9]

O sistema fibrinolítico dos mamíferos desempenha um papel importante na dissolução dos coágulos e na manutenção do sistema vascular, especialmente quando os mecanismos anticoagulantes não foram suficientes para evitar a formação dos trombos. A fibrina é formada durante a inflamação e tem significativa função no tecido lesado, mas precisa ser removida quando a estrutura normal do tecido e sua função são restauradas. Dessa maneira, permitem-se o fluxo sanguíneo normal pelos vasos e o funcionamento normal dos órgãos. O sistema fibrinolítico promove a degradação enzimática do fibrinogênio, da fibrina e de outros fatores de coagulação ativados, permitindo o reparo definitivo da lesão vascular e o controle sobre os eventos trombóticos.

A plasmina é uma enzima proteolítica que se assemelha à tripsina, a enzima digestiva proteolítica mais importante da secreção pancreática. A plasmina digere as fibras de fibrina, bem como outros coagulantes proteicos, como o fibrinogênio, o fator V, o fator VIII, a protrombina e o fator XII. Por conseguinte, toda vez que há formação de plasmina, ela pode causar lise do coágulo, ao destruir muitos dos fatores da coagulação, podendo até mesmo causar hipocoagulabilidade do sangue. No momento da formação do coágulo, grande quantidade de plasminogênio é retida nele, juntamente com outras proteínas plasmáticas. Esse plasminogênio não se transforma em plasmina, nem provoca lise do coágulo, até ser ativado. Os tecidos e o endotélio vascular lesados liberam, muito lentamente, um poderoso ativador denominado ativador do plasminogênio tecidual (t-PA), que, dentro de um ou mais dias, após o coágulo ter interrompido o sangramento, converte o plasminogênio em plasmina, o que, por sua vez, remove o coágulo sanguíneo remanescente. De fato, muitos vasos sanguíneos pequenos cujo fluxo foi bloqueado por coágulos são recanalizados por esse mecanismo. Assim, uma função particularmente importante do sistema da plasmina consiste em remover os diminutos coágulos dos milhões de pequeninos vasos periféricos que poderiam permanecer ocluídos se não houvesse esse mecanismo de reparação.[9]

Pequenas quantidades de plasmina são formadas constantemente no sangue, e poderiam impedir a coagulação sanguínea se não houvesse o fator α_2-antiplasmina, que se liga com a plasmina, inibindo-a. Há outros inibidores da plasmina como α_2-macroglobulina, antiplasmina III, α_1-antitripsina, proteínas C e S, além dos inibidores dos ativadores de plasminogênio tecidual (PAI1 e PAI2). Estes mecanismos ilustram o delicado equilíbrio que existe na manutenção da hemostasia normal.

O resultado final da fibrinólise são os produtos de degradação da fibrina e do fibrinogênio (PDF). O aumento dos PDF em coagulação intravascular disseminada (CID) pode agravar a hemorragia, pois uma vez lesado o endotélio, eles inibem a agregação plaquetária por competirem com o mesmo sítio de ligação nos receptores de membrana das plaquetas.

Considerações clínicas

As três etapas do sistema hemostático apresentam tempos de finalização diferentes, entretanto elas são ativadas por mecanismos semelhantes e, muitas vezes, de maneira simultânea. Acontece que a formação do tampão plaquetário é mais rápida que a consolidação do coágulo de fibrina, apesar de ambas serem iniciadas com a exposição do colágeno no tecido lesado. Os mecanismos fibrinolíticos também têm início nesse mesmo momento. Apesar da grande interação das etapas da hemostasia, o efeito final escalonado explica as diferenças entre as manifestações clínicas dos diversos defeitos hemostáticos. Assim, em vasculites e trombocitopenias, a hemorragia costuma ser imediata à lesão, ao passo que as coagulopatias estão mais associadas a sangramento mais tardio após a lesão. É o caso da formação de hematomas alguns minutos depois da punção venosa em cães com distúrbios da hemostasia secundária. As hemorragias espontâneas estão mais associadas aos defeitos da hemostasia primária devido à necessidade constante de plaquetas para a reparação vascular. Nos defeitos dos fatores de coagulação, o aparecimento de hemorragias é observado apenas após algum tipo de trauma, ou quando a deficiência de fatores de coagulação for muito grave.[12]

Um descontrole na fibrinólise pode ocasionar alterações na formação e dissolução do coágulo, propiciando sangramento, se houver excessiva fibrinólise, ou trombose, se houver inibição inapropriada da fibrinólise. Em razão de a atividade fibrinolítica total do plasma ser o resultado do equilíbrio entre inibição e ativação, a trombose que resulta da atividade inibitória excessiva (sistema fibrinolítico deficiente) é resultado de uma condição chamada de *estado de hipercoagulabilidade*. A hipercoagulabilidade é um estado fisiopatológico que precede a clínica de coagulação intravascular disseminada (CID). A hipercoagulabilidade em pequenos animais está mais associada à síndrome nefrótica, ao hiperadrenocorticismo e a outras condições cardíacas e vasculares, neoplásicas, infecciosas ou imunomediadas. O sangramento pode decorrer de excessiva fibrinólise, como em CID.[10,12]

Referências

1. Stockham SL, Scott MA. Hemostasis. In: Stockham SL, Scott MA, editors. Fundamentals of veterinary clinical pathology. Iowa: Blackwell Publishing; 2008. p. 259-322.
2. Feldman BF, Zinkl JG, Jain NC. Schalm's veterinary hematology. 5th ed. Philadelphia: Lea & Febiger; 2000.
3. Jain NC. Schalm's veterinary hematology. 4th ed. Philadelphia: Lea & Febiger; 1986.
4. Dodds WJ. Hemostasis. In: Kaneko JJ, Harvey JW, Bruss ML, editors. Clinical biochemistry of domestic animals. New York: Academic Press; 1997. p. 241-83.
5. Colman RW, Marder VJ, Clowes AW, George JN, Goldhaber SZ. Hemostasis and thrombosis: basic principles and clinical practice. 5th ed. Lippincott Williams & Wilkins; 2005.
6. Stockham SL, Scott MA. Platelets. In: Stockham SL, Scott MA, editors. Fundamentals of veterinary clinical pathology. Iowa: Blackwell Publishing; 2008. p. 223-57.
7. Parker MT. Turrentine MA, Johnson GS. von Willebrand factor in lysates of washed canine platelets. Am J Vet Res. 1991; 52:119-25.
8. Thomas JS. von Willebrand's disease in the dog and cat. Vet Clin North Am Small Anim Pract. 1996; 26:1089-110.
9. Greenberg CS, Orthner CL. Blood coagulation and fibrinolysis. In: Lee GR, Foerster J, Lukens J, Wintrobe MM, editors. Wintrobe's clinical hematology. Philadelphia: Lippincott Williams & Wilkins; 1999. p. 684-764.
10. Couto CG. Disorders of hemostasis. In: Nelson, RW, Couto, CG, editors. Small animal internal medicine. St Louis: Mosby; 2009. p. 1242-59.
11. Feldman BF. Hemostasis: Clinical and laboratory diagnosis of bleeding disorders. Vet Clinics North Am Small Anim Pract. 1988; 18:21-33.
12. Baker DC. Diagnóstico dos distúrbios hemostáticos. In: Thrall MA, editor. Hematologia e bioquímica clínica veterinária. São Paulo: Roca; 2007. p. 170-87.

206 Abordagem ao Paciente Hemorrágico

Regina K. Takahira

Anatomia e fisiologia

A manutenção da hemostasia depende da integridade e do perfeito funcionamento dos vasos sanguíneos, plaquetas, fatores de adesão e agregação, fatores de coagulação e também dos mecanismos anticoagulantes e fibrinolíticos naturais. A interrupção imediata da hemorragia é garantida pela hemostasia primária por meio de vasoconstrição, adesão e agregação plaquetárias. Em seguida, a formação da fibrina garante a estabilização desse tampão plaquetário. Esta etapa, denominada *hemostasia secundária* ou *coagulação propriamente dita*, é responsável por hemostasia mais eficiente, principalmente nos vasos de maior calibre e diante de lesões mais intensas. Modulação e regulação destes eventos protrombóticos e procoagulantes é exercida por anticoagulantes naturais, como a antitrombina (AT), e por fatores fibrinolíticos, como a plasmina, que integram a hemostasia terciária.

As plaquetas são as principais protagonistas da hemostasia primária e atuam no processo constante de reparação vascular em animais sadios. Elas são produzidas pelos megacariócitos sob regulação da trombopoetina, que é produzida por diversos tipos celulares. Sua participação na formação do tampão hemostático primário depende de sua contagem adequada no sangue e de sua perfeita função. O fator de von Willebrand (FvW) é a proteína responsável pela adesão das plaquetas e o início do processo de ativação plaquetária. A secreção de substâncias pelas plaquetas ativadas amplifica o processo de hemostasia, sendo responsável pela manutenção da vasoconstrição, ativação inicial e aceleração da coagulação.

Com exceção do cálcio, todos os fatores de coagulação são proteínas. Em vista disso, os fatores de coagulação são, em sua maioria, sintetizados pelo fígado. Alguns dos elementos da hemostasia terciária também são produzidos pelo fígado. Além de serem responsáveis pelo controle da formação excessiva de trombos, eles promovem a remoção destes, restabelecendo o fluxo normal de sangue, permitindo a perfusão tecidual adequada e a reparação tecidual. A compreensão dos mecanismos normais é um pré-requisito importante para a abordagem clínica dos distúrbios hemostáticos (ver Capítulo 205, *Hemostasia Normal*).

Definição, sinonímia

Os distúrbios hemostáticos podem ser causados por alterações em qualquer uma das etapas da hemostasia, podendo se manifestar tanto como um evento hemorrágico quanto trombótico ou trombo-hemorrágico. Assim, um distúrbio hemostático pode ser causado por alterações qualitativas ou quantitativas das plaquetas, vasculopatias, distúrbios de coagulação congênitos ou adquiridos, e estados de hipercoagulabilidade ou trombose.

Por outro lado, é fundamental observar que nem todo estado hemorrágico ou trombótico resulta de um distúrbio de hemostasia. Um animal hígido submetido a trauma intenso ou incisão profunda poderá apresentar hemorragia profusa sem que ela seja resultante de um distúrbio de hemostasia propriamente dito. Portanto, antes de se fazer qualquer exame laboratorial na tentativa de estabelecer um diagnóstico preciso da origem do sangramento, faz-se necessária a diferenciação entre distúrbio hemostático propriamente dito e hemorragia por causas diversas, como corpo estranho provocando epistaxe, diarreia sanguinolenta causada por parvovírus ou sangramento após um corte profundo.

Prevalência ou frequência de ocorrência

A trombocitopenia é uma das principais causas de distúrbios hemorrágicos em pequenos animais. Apesar de a ehrlichiose ser uma das primeiras suspeitas em trombocitopenia em cães, uma variedade de mecanismos e etiologias diferentes pode resultar em diminuição da contagem de plaquetas.[1] A doença hemorrágica congênita mais comum nos animais é a doença de von Willebrand (DvW), que apresenta prevalência de 1,43% em cães no Brasil.[2] As doenças hepáticas e o antagonismo da vitamina K correspondem às principais coagulopatias adquiridas em cães e gatos, embora a frequência de ocorrência dos defeitos hemostáticos secundários varie de acordo com a região, como no caso dos acidentes ofídicos. As coagulopatias congênitas podem comprometer a síntese de qualquer um dos fatores da cascata da coagulação, porém a deficiência dos fatores VIII (hemofilia A ou hemofilia clássica) e do fator IX (hemofilia B) são as mais comuns em animais. Um estudo retrospectivo em felinos demonstrou que a maioria dos animais atendidos na rotina hospitalar apresenta alterações hemostáticas laboratoriais relacionadas principalmente com doença hepática, neoplasias e peritonite infecciosa felina.[3]

O fato de muitos animais portadores de coagulopatias não manifestarem hemorragia espontânea faz com que sua verdadeira prevalência seja subestimada. De maneira semelhante, a manifestação clínica dos estados trombóticos não é tão evidente quanto a dos hemorrágicos, proporcionando a impressão de incidência provavelmente bem inferior à real.

Etiologia e fisiopatogenia

Os distúrbios hemostáticos podem acometer qualquer dos elementos citados anteriormente, podendo afetar a hemostasia primária, secundária ou terciária. As alterações hemostáticas podem ter natureza congênita ou adquirida e os processos fisiopatogênicos ocorrem tanto isoladamente como em trombocitopenia imunomediada ou mista, como em coagulação intravascular disseminada.

Defeitos hemostáticos primários

Os vasos são responsáveis pelo controle imediato da hemorragia, junto com as plaquetas da hemostasia primária. As alterações vasculares são, na maioria, secundárias a processos inflamatórios, infecciosos ou imunomediados que resultam em quadros de vasculite e fragilidade capilar, diminuindo sua capacidade de resposta. O consumo de plaquetas costuma ocorrer conjuntamente com os quadros de vasculite, causando trombocitopenia de grau variável. Alterações estruturais congênitas vasculares são mais raras e pouco diagnosticadas em animais.

As trombocitopenias são a principal causa de distúrbios hemostáticos em pequenos animais e, assim como a anemia, devem ser consideradas como um estado patológico associado a diversas condições e não uma doença em si. As trombocitopenias podem ser provocadas por artefatos técnicos (pseudotrombocitopenia), redução da produção (hipoplasia medular ou megacariocítica), maior consumo (vasculites, coagulação intravascular disseminada [CID]), destruição (geralmente imunomediada) ou redistribuição das plaquetas (sequestro por esplenomegalia). A combinação de dois ou mais destes mecanismos é bastante frequente em animais, porém a diminuição da produção e a destruição imunomediada costumam ser as mais comuns e as que provocam as trombocitopenias mais intensas.[4]

Pseudotrombocitopenia é um artefato tão importante e frequente que deve ser considerado antes de qualquer tentativa de identificação da etiologia da trombocitopenia. Para tanto, devem-se garantir a adoção de medidas de coleta e acondicionamento corretos das amostras, bem como o processamento adequado.

As alterações qualitativas das plaquetas, menos frequentes que as quantitativas, normalmente decorrem de alterações morfológicas e funcionais adquiridas em processos imunomediados causados por fármacos e agentes infecciosos como a *Ehrlichia canis*. Acredita-se que a ligação de anticorpos a receptores de membrana plaquetários seja uma dos principais responsáveis pela alteração funcional plaquetária, de maneira semelhante à que ocorre em mieloma múltiplo.[5] Outra forma adquirida de trombocitopatia advém da administração de anti-inflamatórios não esteroides não seletivos ou pouco seletivos para a ciclo-oxigenase 2 (COX-2). A ação inibitória sobre a ciclo-oxigenase plaquetária (COX-1) bloqueia a síntese de tromboxano A_2 (TXA_2), responsável pela amplificação da formação do trombo plaquetário primário. Esses medicamentos são utilizados em doses inferiores à dose anti-inflamatória como terapia antitrombótica.

Outras alterações funcionais congênitas resultantes das deficiências de estoque ou produção de substâncias dos grânulos plaquetários e as deficiências de receptores de membrana (glicoproteínas), como a síndrome de Bernard-Soulier e a trombastenia de Glanzmann, já foram descritas em animais.[6] A dificuldade de diagnóstico em medicina veterinária aumenta mais a complexidade e a raridade dessas doenças.

A tendência hemorrágica observada na doença de von Willebrand é resultante da deficiência do fator de von Willebrand, responsável pela adesão plaquetária à parede vascular. O tipo 1 da DvW é o tipo mais frequente da doença, caracterizada por concentração de FvW menor que 50% em relação aos animais sadios, ao passo que os animais com o tipo 3 da DvW apresentam concentração inferior a 1%. No tipo 2, apesar de concentração normal ou subnormal, há menor proporção de multímeros de alto peso molecular do FvW, que é sua forma mais funcional, em relação aos de menor peso molecular. Esta forma da DvW só pode ser detectada por meio de provas funcionais ou pela análise multimérica do FvW, que é realizada por imunoeletroforese. A herança genética da DvW é autossômica, acometendo tanto machos quanto fêmeas.

Defeitos hemostáticos secundários

As alterações decorrentes de falhas nos mecanismos de hemostasia secundária, ou coagulopatias propriamente ditas, podem advir da falha absoluta ou parcial em síntese, ativação ou conservação dos fatores de coagulação. Tais alterações podem ser congênitas, como em hemofilia A e hemofilia B, ou adquiridas.

As hemofilias têm herança ligada ao cromossomo X, sendo, portanto, uma doença muito mais frequente em machos que em fêmeas. As coagulopatias congênitas são doenças de caráter hereditário que resultam em redução ou ausência de determinados fatores da cascata da coagulação, e as coagulopatias adquiridas estão associadas a alterações em múltiplos fatores da coagulação.

Insuficiência hepática, antagonismo da vitamina K, consumo excessivo dos fatores de coagulação, coagulação intravascular disseminada e existência de inibidores na circulação são as principais causas de deficiência adquirida dos fatores de coagulação.

A maioria dos fatores de coagulação são proteínas, e portanto é sintetizada pelo fígado. Embora a maioria dos pacientes com doença hepática grave não exibam manifestações clínicas de hemorragia, a alta prevalência de alterações laboratoriais nas provas de coagulação justifica a preocupação quanto à necessidade de avaliação prévia aos procedimentos de biopsia hepática.[7] A tendência ao sangramento, quando presente, pode ser agravada pela existência de alterações hemostáticas associadas à doença primária, como trombocitopenia, trombocitopatia ou vasculite.[8]

A deficiência da vitamina K causa hemorragias com maior frequência que a doença hepática. A vitamina K atua como um cofator na ativação de alguns dos fatores de coagulação (II, VII, IX e X). Os rodenticidas anticoagulantes levam à rápida depleção dos estoques de vitamina K do organismo e a uma coagulopatia que pode ser bastante grave. As doenças hepáticas crônicas também podem provocar deficiência de vitamina K, pois o fígado é um importante local de armazenamento dessa vitamina (Capítulo 208, *Defeitos Hemostáticos Secundários*). Por se tratar de vitamina lipossolúvel, sua absorção também é dependente da emulsificação das gorduras pela bile. Desse modo, a obstrução do ducto biliar e as condições que promovam má absorção intestinal, se persistentes, podem mais raramente causar deficiência de vitamina K.

Quando o equilíbrio entre os eventos procoagulantes e os anticoagulantes e fibrinolíticos tende para os primeiros, pode haver trombose no lugar da hemorragia. Trombose é uma complicação secundária a várias condições primárias como doenças inflamatórias, infecciosas, imunomediadas, ou mesmo traumas mecânicos. Algumas doenças são mais associadas aos estados de trombose e hipercoagulabilidade, como a miocardiopatia em felinos, o hiperadrenocorticismo, a anemia hemolítica imunomediada e a síndrome nefrótica.[9-11]

A coagulação intravascular disseminada caracteriza-se por ativação e consumo dos fatores de coagulação em conjunto com as plaquetas, os anticoagulantes naturais e as substâncias fibrinolíticas. Este processo promove uma condição paradoxal, em que a ativação intravascular da coagulação dá origem a diátese hemorrágica. Inicialmente há formação de microtrombos em múltiplos órgãos e, caso haja consumo excessivo de plaquetas e de fatores de coagulação, as hemorragias podem se tornar evidentes. Esta síndrome complexa não é uma doença específica, mas um estado patológico secundário encontrado em grande variedade de doenças e sob várias condições patológicas. CID é um dos achados mais alarmantes em uma doença, pois normalmente indica mau prognóstico.

Assim como na CID, os venenos ofídicos interferem em todas as fases da hemostasia. As alterações laboratoriais provocadas pelo veneno de serpentes do gênero *Bothrops* atende, na maioria dos casos, aos critérios diagnósticos da CID. Entretanto, por haver tratamento específico com administração de soroterapia neutralizante, o acidente ofídico tem prognóstico bem melhor que as demais condições associadas à CID.

Manifestações clínicas

As principais alterações associadas a cada uma das etapas do processo hemostático e os principais testes indicados à sua avaliação estão sumarizados no Quadro 206.1. Alguns tipos de hemorragia como hematúria, melena, hematoquezia, hematêmese e epistaxes podem ser observados tanto em distúrbios de hemostasia primária quanto secundária. Uma abordagem sistemática facilita a identificação da causa da hemorragia (Figura 206.1).

Uma vez que nem todo estado hemorrágico ou trombótico resulta de um distúrbio de hemostasia, a indicação aos testes de avaliação do sistema hemostático deve ser feita quando ocorrerem hemorragias espontâneas ou de intensidade superior à esperada para o grau da lesão ou, ainda, quando esses testes forem indicados como ferramentas diagnósticas complementares para detecção de alterações associadas às diversas doenças sistêmicas.

Petéquias e equimoses, e o sangramento imediato, geralmente múltiplo e espontâneo, são as manifestações clínicas mais comuns dos distúrbios de hemostasia primária. Também podem ocorrer epistaxe, hifema, melena, hematúria e outros tipos de hemorragias em mucosas. O processo contínuo de reparação vascular que acontece nos organismos sadios explica a possibilidade de sangramentos espontâneos diante da deficiência de qualquer um dos elementos da hemostasia primária. O sangramento espontâneo por trombocitopenia não costuma surgir em contagens superiores a 50.000 plaquetas por microlitro, sendo mais comuns em contagens inferiores a 20.000.[4] O limite de segurança para que um animal possa ser submetido a uma cirurgia varia de 50.000 a 80.000 plaquetas; entretanto, algumas delas, como a esplenectomia, podem ser realizadas com sangramento mínimo em animais com contagens inferiores a 25.000 plaquetas por microlitro.[12,13]

Os sintomas do tipo 1 da DvW costumam ser brandos ou mesmo não aparentes, de modo que pode não se notar qualquer tipo de tendência hemorrágica até que o animal seja submetido a um procedimento invasivo ou cirúrgico, eletivo ou não. Os tipos 2 e 3 da DvW costumam ser mais graves, porém sua incidência é bem menor quando comparada com a do tipo 1.

A observação de hemorragia espontânea ou compatível com distúrbios hemostáticos primários em animais que apresentem contagens superiores a 50.000 plaquetas sugere vasculopatias, trombocitopatias ou DvW.

A deficiência dos fatores de coagulação costuma levar ao aparecimento de lesões hemorrágicas maiores, como equimoses e hematomas e hemorragias em cavidades, pois os mecanismos de hemostasia primária podem não ser suficientes para reparar as lesões em vasos de maior calibre ou as lesões mais extensas. O sangramento exacerbado em geral surge decorridos alguns minutos da lesão inicial, quando cessam os efeitos temporários exercidos pela vasoconstrição e pela adesão e agregação plaquetárias. Sem a consolidação do tampão plaquetário pela fibrina, o tamponamento dos vasos é ineficiente.

Muitos animais portadores de coagulopatia não irão apresentar hemorragias espontâneas até que sejam submetidos a algum trauma ou outro procedimento invasivo, como costuma acontecer em animais com doença hepática. Por este motivo, todo animal deve ser avaliado antes de biopsias e cirurgias, especialmente se houver suspeita ou confirmação de doença hepática.

As coagulopatias congênitas geralmente são identificadas em animais mais jovens e de raça definida. Hematomas e hemartroses em machos jovens, especialmente em animais de raça, sugerem hemofilia. Pode-se suspeitar de coagulopatias adquiridas quando, além das manifestações hemorrágicas características, outras manifestações clínicas associadas à doença primária ou o histórico contribuírem para isso.

O diagnóstico clínico de um estado trombótico não é tão óbvio quanto o dos estados hemorrágicos. As manifestações clínicas associadas aos estados de hipercoagulabilidade e de trombose dependem do órgão acometido, da intensidade e da velocidade de instalação do processo, e de ser um trombo venoso ou arterial, entre outros fatores, tornando não apenas o diagnóstico clínico, mas muitas vezes a própria suspeita bastante difícil. Alterações neurológicas, dispneia, alterações funcionais dos membros afetados, azotemia e elevação de enzimas hepáticas estão entre as possíveis manifestações relacionadas com a trombose. Nos casos de CID, o envolvimento

Quadro 206.1 Características clínicas mais frequentes dos distúrbios de hemostasia.

Parâmetros	Hemostasia primária	Hemostasia secundária (coagulopatias)	Hemostasia terciária
Início dos sinais	Espontâneo ou imediato*	Induzido (por trauma) e tardio	Espontâneo ou induzido
Alterações hemostáticas	Petéquias, equimoses Sangramento em mucosas*	Hematomas, hemorragia em cavidades ou mucosas	Trombose e estados de hipercoagulabilidade
Distribuição	Geralmente múltipla	Geralmente localizada	Variável
Exames laboratoriais	Contagem de plaquetas, TSMO, provas de função plaquetária, FvW	Tempo de coagulação, TCA, TP, TTPA, TT Determinação dos fatores de coagulação	PDF, dímeros-D

*Na doença de von Willebrand (DvW), o sangramento costuma ser induzido (pós-traumático ou pós-cirúrgico) e as petéquias são raras. O sangramento em mucosas é a forma mais comum de apresentação clínica. FvW = fator de von Willebrand; PDF = produtos de degradação de fibrina; TCA = tempo de coagulação ativado; TP = tempo de protrombina; TSMO = tempo de sangramento da mucosa oral; TT = tempo de trombina; TTPA = tempo de tromboplastina parcial ativada.

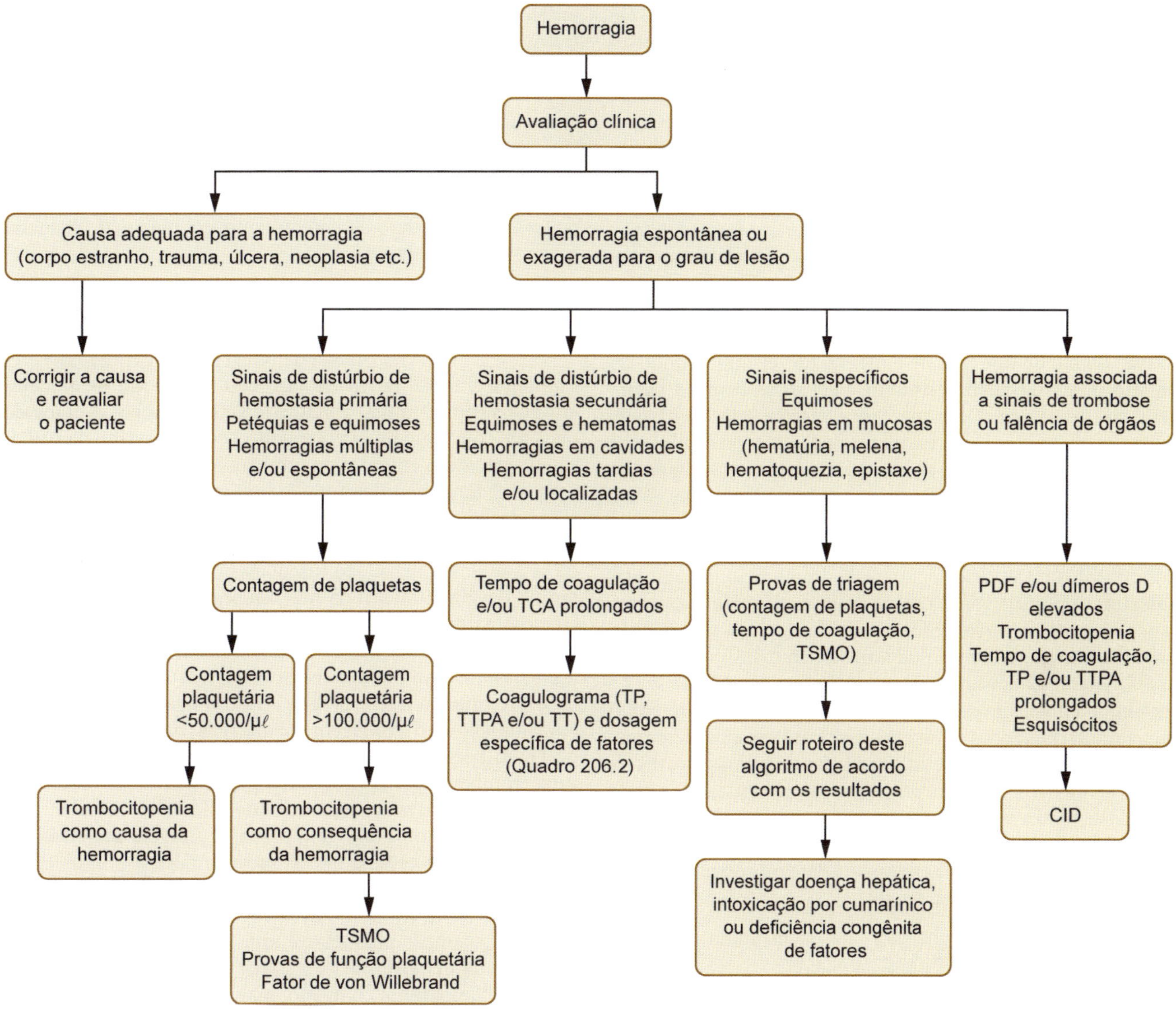

Figura 206.1 Algoritmo simplificado para o diagnóstico das hemorragias. *CID* = coagulação vascular disseminada; *PDF* = produtos de degradação de fibrina; *TCA* = tempo de coagulação ativado; *TP* = tempo de protrombina; *TSMO* = tempo de sangramento da mucosa oral; *TT* = tempo de trombina; *TTPA* = tempo de tromboplastina parcial ativada.

sistêmico pode resultar em quadro de falência múltipla dos órgãos. A hemorragia que pode ocorrer mais tardiamente é consequência do consumo excessivo de plaquetas e fatores de coagulação devido à formação descontrolada e disseminada de trombos.

Diagnóstico | Exames complementares

A avaliação de quantidade e duração da hemorragia em relação ao grau de lesão é o primeiro passo para a diferenciação entre hemorragia causada por distúrbio hemostático e aquelas causadas por traumas ou outras lesões. Assim, suspeita-se de distúrbio nos mecanismos hemostáticos quando há, por exemplo, hemorragia espontânea ou sangramento exacerbado e/ou prolongado durante ou após punção venosa, castração, caudectomia ou outros tipos de cirurgia.

No histórico do animal, a idade do paciente no momento da consulta e ao início dos sinais e a existência de sintomas semelhantes em familiares podem originar a suspeita de doença hereditária, como as hemofilias ou trombastenias. O sexo do animal acometido pode indicar herança ligada ao sexo ou condição específica como o hiperestrogenismo iatrogênico ou secundário a um sertolioma, por exemplo. As hemofilias A e B são transmitidas pelo cromossomo X. Por tal motivo, os machos são muito mais afetados que as fêmeas, que necessitam ser homozigotas para que manifestem a doença. O processo de aprimoramento racial propicia o acasalamento entre familiares, aumentando a possibilidade de anomalias hereditárias em cães e gatos de raça.

Informações quanto à exposição a fármacos ou a agentes tóxicos ao fígado, medula óssea ou plaquetas; possibilidade de intoxicação por rodenticidas; uso de anti-inflamatórios não esteroides ou administração de heparina devem ser averiguados. Sintomas como icterícia, linfadenomegalia, hepatomegalia ou hipertermia podem sugerir uma doença primária que justifique o quadro hemorrágico.

O conhecimento das doenças e condições com chances potenciais de indução da CID ajuda a aumentar as chances de um diagnóstico precoce dos estados trombo-hemorrágicos, já que os sintomas iniciais podem não ser tão evidentes ou específicos quanto os das condições puramente hemorrágicas (Capítulo 208, *Defeitos Hemostáticos Secundários*, Quadro 208.1).

Embora alguns tipos de hemorragia ocorram tanto em defeitos hemostáticos primários quanto secundários, outros meios de perda de sangue podem denunciar a possível localização do distúrbio hemostático e indicar os melhores exames laboratoriais para o diagnóstico definitivo (Quadro 206.1). A interpretação conjunta dos sintomas e dos resultados laboratoriais é a melhor abordagem ao diagnóstico (Figura 206.1, Quadros 206.2 e 206.3) e a instituição de uma terapia mais eficiente.

Quando a causa da hemorragia não está evidente, exames citológicos, microbiológicos, sorológicos e de diagnóstico por imagem podem ser necessários antes de ou concomitantemente a exames laboratoriais de avaliação da hemostasia. Assim, diante de um caso de epistaxe, por exemplo, pode ser preciso descartar corpo estranho, neoplasias como o tumor venéreo transmissível, trauma, hipertensão e infecções bacterianas ou fúngicas. Uma vez descartadas tais possibilidades, ainda se deve identificar se a epistaxe é provocada por um distúrbio hemostático primário ou secundário, já que esta é manifestação clínica comum a ambos.

Antes de enviar o material ao laboratório, certifique-se dos cuidados necessários para coleta e acondicionamento das amostras. A punção venosa deve ser sempre cuidadosa, procurando-se evitar o garrote prolongado e as punções sucessivas, que levam à contaminação da amostra com substâncias teciduais e estimulam coagulação e agregação plaquetárias: se não tornam a amostra inviável para análise, proporcionam resultados e interpretações equivocados. O anticoagulante citrato de sódio a 3,2 ou 3,8% é utilizado para algumas provas de avaliação da hemostasia na proporção de uma parte de citrato para nove partes de sangue, e pode ser encontrado em tubos comerciais de tampa de cor azul-clara. A proporção de sangue e citrato deve ser corrigida em casos de anemia ou policitemia, de acordo com a fórmula a seguir:

$$\text{Volume (m}\ell\text{) de sangue para cada 0,5 m}\ell\text{ de citrato} = \frac{0{,}6 \times 4{,}5}{100 - \text{hematócrito (\%)}}$$

A maioria dos elementos da hemostasia é bastante lábil e requer processamento rápido da amostra.[14,15] Consulte sempre o laboratório para obter informações mais específicas quanto ao tempo máximo de armazenamento, tipo de anticoagulante, necessidade ou não de refrigeração da amostra ou de agendamento do procedimento ou coleta para cada tipo de exame.

Embora a seleção de exames conforme a suspeita clínica seja a abordagem mais encorajada, em situações de emergência, nos exames pré-cirúrgicos ou antes de procedimentos invasivos como uma biopsia hepática, pode-se lançar mão dos chamados exames de triagem. Eles incluem um painel mínimo de testes como tempo de sangramento, contagem de plaquetas e tempo de coagulação.

Provas de triagem

Faz-se a avaliação isolada da integridade vascular em seres humanos com a "prova do laço" ou "prova do torniquete", em que se aplica uma pressão padronizada sobre o braço do paciente com o auxílio do manguito de um aparelho de avaliação de pressão e, então, se documenta o aparecimento de petéquias em uma área delimitada. Porém, esta prova não pôde ser padronizada em animais devido às diferenças de diâmetro de membros, espessura e pigmentação da pele. O único modo de se avaliar a integridade vascular em animais é por meio do tempo de sangramento da mucosa oral (TSMO). Entretanto, a trombocitopenia, a trombocitopatia e a DvW também prolongam o TSMO. Por isso, ele não costuma ser realizado em animais com trombocitopenia, pois nessas condições o resultado prolongado já é esperado. O prolongamento do TSMO em animais com contagem plaquetária normal é sugestivo de DvW, pois a vasculite também costuma estar associada a uma trombocitopenia provocada pelo consumo de plaquetas durante a tentativa de reparação do endotélio vascular. Este teste tem sido utilizado como prova de triagem pré-cirúrgica para a DvW em cães, já que as provas mais específicas como ELISA para a quantificação do FvW nem sempre estão acessíveis.

A contagem de plaquetas é uma das primeiras provas de avaliação da hemostasia a ser solicitada, em parte porque faz parte do hemograma completo, mas principalmente porque a trombocitopenia é uma das principais causas de hemorragia em pequenos animais. Assim como a anemia, a trombocitopenia é uma alteração laboratorial associada a diversas doenças e, portanto, não constitui uma categoria diagnóstica isolada. O primeiro passo da interpretação da trombocitopenia é o

Quadro 206.2 Resultados esperados para os exames laboratoriais associados aos principais distúrbios de hemostasia.

	Exame laboratorial					
Distúrbio	**Contagem de plaquetas**	**TSMO**	**TCA, tempo de coagulação, TTPA**	**TP**	**TT**	**PDF ou dímeros D**
Trombocitopenia	D	P	N	N	N	N
Trombocitopatia	N	P	N	N	N	N
Doença de von Willebrand*	N	P	N	N	N	N
Defeito na via intrínseca (como hemofilia A e B)	N	N	P	N	N	N
Defeito na via extrínseca (deficiência do FVII)	N	N	N	P	N	N
Defeito em várias etapas da cascata (como doença hepática)**	N	N	P	P	P	N
Defeito na via comum e/ou intrínseca e extrínseca anteriores ao fibrinogênio (como deficiência do FX, antagonismo da vitamina K)**	N	N	P	P	N	N
Hipofibrinogenemia, desfibrinogenemia	N	N	N	N	P	N
Coagulação intravascular disseminada	D	P	P	P	P	A

Os resultados podem variar de acordo com a gravidade ou a sobreposição de doenças. *A DvW do tipo 3 (deficiência grave) pode apresentar tempo de tromboplastina parcial ativada (TTPA) prolongado devido à diminuição da atividade do FVIII. **Em doenças hepáticas e intoxicação por cumarínicos, o tempo de protrombina (TP) pode se alterar mais cedo que o tempo de coagulação, o tempo de coagulação ativado (TCA) e o TTPA. *A* = aumentado; *D* = diminuído; *N* = normal; *P* = prolongado; *PDF* = produtos de degradação da fibrina; *TSMO* = tempo de sangramento da mucosa oral; *TT* = tempo de trombina.

Quadro 206.3 Principais causas de resultados alterados dos testes de hemostasia.

Teste	Resultado	Interpretação
Contagem de plaquetas	Diminuída	Pseudotrombocitopenia, hipoplasia medular ou megacariocítica, consumo (vasculite, CID), TIM, sequestro
Contagem de plaquetas	Aumentada	Reativa, anemia ferropriva, fármacos (corticoides, vincristina etc.), esplenectomia, trombocitemia essencial, leucemia megacarioblástica
Tempo de sangramento da mucosa oral (TSMO)	Prolongado	Trombocitopenias, trombocitopatias, vasculite, DvW
Agregação plaquetária	Diminuída	Trombocitopatias
Fator de von Willebrand (ELISA)	Diminuído	Hipotireoidismo; < 50% portadores da DvW tipo 1 < 0,1% DvW* tipo 3
Fator de von Willebrand (análise multimérica ou funcional)	Diminuído	DvW tipo 2
Tempo de coagulação, tempo de coagulação ativada (TCA) e tempo de tromboplastina parcial ativada (TTPA)	Prolongados	Defeito na via intrínseca e/ou comum (doença hepática, antagonismo da vitamina K,** acidente ofídico, CID, deficiência congênita dos fatores da via intrínseca e/ou comum etc.)
Tempo de protrombina (TP)	Prolongado	Defeito na via extrínseca e/ou comum (doença hepática, antagonismo da vitamina K,** acidente ofídico, CID, deficiência congênita dos fatores da via extrínseca e/ou comum etc.)
Tempo de trombina (TT)	Prolongado	Hipofibrinogenemia (consumo ou diminuição da síntese), disfibrinogenemia; uso de heparina
Fatores de coagulação	Diminuído	Deficiência congênita ou adquirida
Produtos de degradação de fibrina (PDF)	Aumentados	Fibrinólise e fibrinogenólise excessivas, trombose, CID
Dímeros D	Aumentados	Fibrinólise excessiva, trombose, CID

Os resultados podem variar de acordo com a gravidade ou a sobreposição de doenças. *A doença de von Willebrand (DvW) do tipo 3 (deficiência grave) pode apresentar TTPA prolongado devido à diminuição da atividade do FVIII. **Em doenças hepáticas e antagonismo da vitamina K, o TP pode se alterar mais cedo que tempo de coagulação, TCA e TTPA. *CID* = coagulação intravascular disseminada; *TIM* = tromboxitopenia imunomediada.

descarte de erros técnicos de coleta, acondicionamento ou processamento. Em seguida, a identificação da etiologia da trombocitopenia se inicia com a diferenciação entre as causas de diminuição de produção de plaquetas e as causas periféricas (consumo, destruição ou redistribuição). Uma das ferramentas mais empregadas para diferenciar essas condições é a citologia aspirativa da medula óssea.[16]

O prolongamento do tempo de coagulação (TC) indica menor concentração de um ou mais fatores de coagulação ou existência de inibidores, como a heparina, na circulação. Entretanto, para que haja alteração nos resultados dos testes laboratoriais é preciso redução significativa (> 70 a 95%) de pelo menos um dos fatores de coagulação. Assim, os distúrbios de coagulação não costumam resultar em hemorragias espontâneas, mesmo quando os exames laboratoriais já se encontram alterados.

O tempo de coagulação ativado (TCA) é um teste simples e mais sensível que o TC e apresenta as mesmas indicações e interpretações que o TC. TC e TCA encontram-se prolongados em doenças hepáticas graves, CID, acidentes ofídicos, deficiências congênitas de fatores de coagulação, intoxicação por rodenticidas anticoagulantes ou pelo uso de anticoagulantes orais ou injetáveis, entre outras coagulopatias. Além de ser considerado uma prova de triagem, o TC é utilizado para avaliação da eficácia terapêutica após terapias de reposição de vitamina K ou administração de soro antiofídico.

Diagnóstico dos defeitos hemostáticos primários

Depois de se descartar a pseudotrombocitopenia, ou a trombocitopenia causada por artefatos técnicos, deve-se procurar identificar o mecanismo envolvido em sua diminuição numérica. Nos casos de hipoplasia da medula óssea o hemograma pode revelar outras citopenias associadas (anemia não regenerativa e neutropenia), devido ao comprometimento das outras linhagens celulares, porém também pode ocorrer hipoplasia megacariocítica pura. Pode-se requisitar citologia aspirativa da medula óssea para identificar tais condições. A etiologia desta hipoplasia nem sempre pode ser elucidada pelo mielograma, mas pode estar associada a causas infecciosas, imunomediadas, fármacos, neoplasias, entre outras, requerendo uma avaliação mais ampla para identificação da causa primária.

A trombocitopenia causada pelo consumo excessivo associado à vasculite ou à CID apresenta intensidade variada. Em vasculite pode ser observado edema periférico em alguns animais. A destruição periférica de plaquetas pode ser vista em infecção pelo *Anaplasma platys* (anteriormente denominado *Ehrlichia platys*), porém o principal mecanismo de destruição plaquetária é o imunomediado.

O diagnóstico de trombocitopenia imunomediada (TIM) geralmente é feito por exclusão, uma vez que a detecção de anticorpos ligados às plaquetas não é realizada de rotina.[17] A avaliação da resposta da medula óssea à trombocitopenia e a resposta à terapia imunossupressora são frequentemente utilizadas na tentativa de se confirmar o diagnóstico. O mielograma costuma revelar produção adequada de plaquetas ou hiperplasia megacariocítica em resposta à destruição periférica. Deve-se, porém, tomar cuidado especial na interpretação do diagnóstico com base na resposta à terapia imunossupressora, pois a administração de corticoides pode resultar em aumento da contagem plaquetária mesmo em animais sadios.

O sequestro esplênico pode ser confirmado pela comprovação de esplenomegalia ao exame físico. Esta condição aparece em algumas doenças infecciosas, como as hemoparasitoses, as cardiopatias e após administração de alguns fármacos que causam relaxamento da cápsula esplênica, como a acepromazina.

Muitas vezes, são necessários outros exames para a obtenção do diagnóstico definitivo da etiologia da trombocitopenia. Vários estudos vêm enfatizando a importância de se estabelecerem outras possibilidades diagnósticas para a ehrlichiose canina diante deste achado.[18,19]

A avaliação criteriosa do esfregaço sanguíneo pode revelar indícios de maior atividade trombopoética medular (macroplaquetas) ou de destruição periférica de plaquetas (microplaquetas).[4,20] Inclusões e hemoparasitos podem levar ao diagnóstico definitivo da etiologia. Alguns índices hematimétricos plaquetários (volume plaquetário médio [VPM] e amplitude de distribuição de plaquetas [PDW]) têm sido estudados como ferramentas de avaliação da trombopoese, sem resultados muito consistentes. A quantificação das plaquetas reticuladas, consideradas análogas aos reticulócitos dos eritrócitos, é um método não invasivo de avaliação da trombopoese. As reticuladas são plaquetas jovens com alto conteúdo de RNA e são quantificadas por citometria de fluxo, limitando o seu uso na rotina clínica.[21]

A leucemia megacarioblástica é um distúrbio mieloproliferativo agudo em que a contagem de plaquetas pode estar normal, reduzida ou elevada e que pode ser acompanhada de diáteses hemorrágicas. O diagnóstico conclusivo é obtido com o mielograma.

As alterações funcionais das plaquetas, ou trombocitopatias, devem ser consideradas quando ocorrerem petéquias, equimoses ou hemorragias em mucosas sem trombocitopenia intensa, ou se o TSMO estiver alterado sem trombocitopenia. Além do TSMO, a função plaquetária pode ser atestada por meio de provas de agregação *in vitro*.

A DvW não costuma provocar petéquias ou hemorragias espontâneas, exceto em sua forma mais grave e mais rara, o tipo 3 da doença. Todos os exames de avaliação da hemostasia de rotina podem estar normais nos animais com DvW, com exceção do TSMO, destacando a importância deste teste como uma prova de triagem pré-cirúrgica. A dosagem do FvW é indicada a animais que apresentem distúrbio hemorrágico mas cujos resultados da contagem de plaquetas e das provas de coagulação sejam normais ou não justifiquem os sintomas. O diagnóstico definitivo para o tipo 1 da DvW, a forma mais comum da doença, é obtido quando os valores da concentração do FvW são inferiores a 50%. Esses animais são considerados portadores e podem apresentar a doença clínica. O tipo 3 da DvW é bastante raro e caracterizado por significativa diminuição da concentração do fator (menos de 0,1%). Neste caso, pode haver hemorragias espontâneas e o animal pode não sobreviver até a idade adulta. Cães com valores entre 50 e 70% podem ser portadores da doença, porém mostram pouco ou nenhum risco de doença clínica e devem ser submetidos à repetição do exame para confirmação de sua condição. O hipotireoidismo tem sido associado a uma forma adquirida do DvW, e a terapia de reposição hormonal resulta na normalização da concentração do FvW.[22]

Diagnóstico dos defeitos hemostáticos secundários

Apesar de o TC e o TCA serem considerados provas de triagem, eles não apresentam sensibilidade suficiente para detectar distúrbios de coagulação mais brandos, mas podem ser úteis diante de estados hemorrágicos mais graves. Ainda assim, algumas coagulopatias não associadas à hemorragia, como frequentemente se observa em doenças hepáticas, podem ser por eles detectadas. A obtenção de testes mais sensíveis, e principalmente mais específicos, como determinação do tempo de protrombina (TP), tempo de tromboplastina parcial ativada (TTPA) e tempo de trombina (TT) deve ser encorajada. O TP avalia as vias extrínseca e comum e o TTPA as vias intrínseca e comum da cascata de coagulação. O TT avalia a atividade do fibrinogênio e se encontra elevado em hipofibrinogenemias, função deficiente do fibrinogênio (desfibrinogenemia) e com existência de inibidores da formação do coágulo, como a heparina.

Apesar de os fatores dependentes da vitamina K (II, VII, IX e X) estarem distribuídos por todas as vias da cascata da coagulação, o antagonismo ou a deficiência de vitamina K podem se manifestar inicialmente com TP prolongado e TTPA normal devido à meia-vida mais curta do fator VII, que é de cerca de 6 h. Do mesmo modo, em animais com insuficiência hepática, o TP também será a primeira prova de avaliação da coagulação a estar alterada. Entretanto, o quadro clássico das coagulopatias adquiridas, em que há comprometimento de vários fatores da cascata, é a alteração de todos os testes do coagulograma.

O coagulograma pode ser bastante útil para triagem das coagulopatias congênitas, porém o diagnóstico definitivo depende da determinação da concentração do fator específico. As hemofilias A e B devem ser consideradas em animais com prolongamento de TTPA e TP normal. Já a deficiência no fator X, por exemplo, causará prolongamento tanto do TTPA quanto do TP. A partir do mapeamento da cascata são determinadas as atividades de cada fator isoladamente. Deficiências congênitas de vários fatores de coagulação já foram descritas, e a deficiência do fator XII não está associada a tendências hemorrágicas.

Trombose e estados de hipercoagulabilidade

Poucas vezes a suspeita de trombose surge de manifestação clínica isolada. Algumas doenças primárias estão mais associadas à trombose e aos estados de hipercoagulabilidade e o reconhecimento dessas condições contribuiu para a suspeita e o diagnóstico de trombose.[23,24] As manifestações clínicas dependerão da localização do trombo e normalmente resultam do comprometimento funcional do tecido ou órgão acometido.

Os estados de hipercoagulabilidade são caracterizados pelo consumo de elementos da hemostasia primária, secundária e terciária. Assim, podem-se observar trombocitopenia e prolongamento dos tempos de coagulação se houver ativação suficiente desses elementos, como nos casos de CID. Além das alterações nos exames descritos nas seções anteriores, a determinação plasmática de antitrombina (AT) poderá evidenciar consumo ou perda desse anticoagulante natural. A redução da atividade da AT também pode estar associada à diminuição de sua produção, como a verificada em insuficiência hepática. O meio mais comum de perda de AT é a perda renal vista em síndrome nefrótica.

Uma vez instalada a trombose, obtém-se o diagnóstico laboratorial pela comprovação da ativação dos mecanismos fibrinolíticos compensatórios. A coagulação excessiva associada ao aumento de fibrinólise leva ao aumento da produção dos produtos da degradação de fibrina e fibrinogênio (PDF) e de dímeros D. A ação de outras substâncias proteolíticas, presentes em pancreatite e acidentes ofídicos, sobre o fibrinogênio pode gerar fragmentos que também podem ser detectados como PDF. Os dímeros D são marcadores mais específicos de trombose, pois se originam exclusivamente da ação da plasmina sobre a fibrina estabilizada formada em trombose, não sofrendo influência da ação de outras proteases inespecíficas.

O diagnóstico de CID pressupõe a caracterização de ativação exacerbada e descontrolada dos elementos das três etapas da hemostasia, acarretando trombocitopenia, prolongamento de TC, TCA, TP, TTPA e TT, aumento dos níveis de PDF, dímeros D e consumo de AT.

Além das alterações previsíveis nos testes de avaliação da hemostasia, a CID pode ser acompanhada de anemia hemolítica causada pela deposição de fibrina em capilares e que pode ocasionar hemoglobinúria e hiperbilirrubinemia. O hemograma pode revelar esquisócitos no esfregaço sanguíneo. Outras alterações laboratoriais como azotemia e elevação da atividade de enzimas hepáticas também podem ser observadas nos quadros de CID. O comprometimento sistêmico é causado pela formação de microtrombos que não podem ser evidenciados pela maioria dos métodos convencionais de diagnóstico por imagem e o diagnóstico *post mortem* somente pode ser confirmado pelo exame histopatológico microscópico.

Tratamento

A identificação da provável localização e origem do defeito hemostático é importante para a instituição da terapia adequada e o estabelecimento do prognóstico para cada caso. Entretanto, algumas medidas emergenciais e inespecíficas podem ser tomadas antes do diagnóstico definitivo, já que a eficácia da terapia é dependente da rapidez de sua instalação.[25]

Utilizar bandagens compressivas, sutura, cauterização física ou química, gelo, vasoconstritores locais, adesivos biológicos como a cola de fibrina ou a trombina, e medidas sintomáticas como o emprego de ocitocina e derivados do *ergot* em casos de metrorragia ou de bloqueadores H2 em hemorragias do trato gastrintestinal podem ser determinantes para a sobrevida do animal. Outras medidas preventivas e sintomáticas, como manter o animal em repouso e em ambiente atraumático; manter a volemia, a perfusão tecidual, a oxigenação e a temperatura adequada do animal; evitar medicações intramusculares ou que possam afetar a função plaquetária como os AINE; e o uso de medicamentos tópicos como o ácido mucopolissacárido-polissufúrico são bastante úteis. Estas medidas também podem ser empregadas quando a hemorragia não foi causada por um distúrbio de hemostasia propriamente dito, e naquelas decorrentes de traumas, cirurgia ou úlceras, por exemplo.

Tendo sido identificada a etiologia do distúrbio de hemostasia, deve-se, sempre que possível, eliminar o agente determinante como fármacos ou toxinas, agentes infecciosos e neoplasias intervindo com a administração de antibióticos, soro antiofídico, imunossupressores, quimioterápicos ou outras terapias específicas.

As condições hemorrágicas e trombóticas são fenômenos dinâmicos que podem se alterar com rapidez, independentemente da intervenção terapêutica ou não, afetando os resultados dos exames laboratoriais e alertando para a necessidade de monitoramento constante do animal. Sempre que possível, as amostras para os exames laboratoriais devem ser colhidas antes do tratamento, para evitar interferência nos resultados. A drenagem de hematomas ou a punção para alívio dos sintomas deve ser avaliada cuidadosamente, devido ao risco de novas hemorragias. Em algumas situações, como a toracocentese para dispneia causada por hemotórax, o risco de morte sobrepõe-se ao risco hemorrágico, justificando tais medidas.

A hemoterapia tem indicação em vários distúrbios de hemostasia. A reposição dos elementos sanguíneos (plaquetas ou fatores de coagulação), à semelhança do que é feito para os casos de anemia, não deve ter como objetivo a correção dos resultados laboratoriais (contagem de plaquetas, TC, TP ou TTPA) para os valores considerados normais ou de referência, mas apenas o suficiente para a melhora clínica do animal. Maiores informações sobre indicações, administração e reações transfusionais podem ser encontradas no Capítulo 209, *Transfusão Sanguínea em Cães*. A partir do diagnóstico definitivo do defeito de hemostasia, podem ser utilizados fármacos com ação específica.

Fármacos com ação sobre o sistema hemostático

O acetato de desmopressina (1-deamino-8-D-arginina vasopressina) – DDAVP® promove a liberação do fator de von Willebrand pelas células endoteliais. A administração de DDAVP® é indicada à DvW tipo 1, na qual a estrutura da proteína do FvW é normal, mas o seu nível plasmático é reduzido. Seu efeito é de cerca de 4 h e pode ser reaplicada, se necessário, porém o resultado será cada vez menos efetivo e o custo do medicamento é alto.[26] Succinato de estriol é um hormônio esteroide amplamente utilizado para controle de hemorragias capilares e arteriolares, porém não existem estudos controlados que comprovem sua eficácia, nem uma dose preestabelecida para animais.

O tratamento da trombocitopenia imunomediada (TIM) é realizado com fármacos imunossupressores. Quando o corticoide não apresenta bons resultados, somente resultados em altas dosagens, ou causa efeitos colaterais intoleráveis, outros fármacos podem ser utilizados em substituição ou em associação. Mais recentemente, bons resultados têm sido obtidos com imunoglobulina humana intravenosa.[27,28]

A administração de vitamina K_1, a forma metabolicamente ativa da vitamina K, está indicada a casos de intoxicação por rodenticidas anticoagulantes e hepatopatias ou distúrbios associados à má absorção intestinal dessa vitamina. A administração de vitamina K não deverá trazer benefícios aos animais com hemorragia causada por trombocitopenia, vasculite, DvW, coagulopatias congênitas, acidente ofídico ou CID, pois esses animais terão sua concentração normal.

Compostos naturais ou sintéticos contendo fatores de coagulação, purificados ou não, são medicamentos de uso humano e têm sido empregados de modo empírico ou têm uso restrito em animais devido ao alto custo.

Os antifibrinolíticos não aceleram a hemostasia, mas retardam a fibrinólise; por tal motivo seus efeitos no controle da hemorragia são limitados. O ácido épsilon aminocaproico (EACA) e o ácido tranexâmico são antifibrinolíticos que atuam inibindo a ativação do plasminogênio e são indicados aos estados de fibrinólise excessiva e a hemorragias das vias urinárias, do trato genital, mucosa oral e trato gastrintestinal. As hemorragias nesses tecidos tendem a ser de difícil controle, mesmo em animais sem distúrbios de hemostasia, devido à alta concentração de fibrinolisinas naturais. Seu uso também tem sido indicado ao controle das hemorragias pós-cirúrgicas de pacientes saudáveis, sendo administrado por via oral, injetável ou diretamente sobre o local. Não existem estudos controlados que comprovem sua eficácia, nem uma dose preestabelecida para animais. O uso é empírico e extrapolado da medicina humana[29] e não devem ser empregados em situações nas quais haja risco trombótico concomitante, como nos casos de CID. A utilização de anti-hemorrágicos antifibrinolíticos em estados trombo-hemorrágicos reduz a capacidade de dissolução dos trombos e eleva o risco de morte, que está mais associado à trombose que à hemorragia.

Os medicamentos antitrombóticos, anticoagulantes e fibrinolíticos são menos explorados em medicina veterinária, em parte por causa da menor incidência de trombose em animais, mas também pela maior dificuldade de diagnóstico. Anti-inflamatórios não esteroides (AINE) em doses inferiores à dose anti-inflamatória são indicados às doenças associadas a condições que predisponham à trombose, especialmente as arteriais, como as cardiomiopatias. A heparina é um anticoagulante que depende de um componente endógeno do plasma, a AT, cuja ação é potencializada em mais de 1.000 vezes quando associada à heparina. Em razão dessa interação, a reposição de AT por meio de plasma fresco é importante para casos de CID, pois sem esta a heparina não é efetiva para os processos de anticoagulação, prevenção e controle da trombose. A heparina é indicada de maneira preventiva a estados de hipercoagulabilidade, como acontece em síndrome nefrótica. Apesar de ela não apresentar capacidade de dissolução de trombos pré-formados, sua ação anticoagulante permite que o sistema fibrinolítico do próprio animal dê conta da tarefa ao impedir a formação de trombos adicionais. A varfarina é recomendada como terapia anticoagulante de manutenção após administração inicial de heparina. Seu efeito como antagonista da vitamina K resulta em ação mais lenta que a da heparina, porém seu uso é mais seguro graças à possibilidade de reversão controlada da anticoagulação por meio da reposição de vitamina K.

A utilização de fibrinolíticos injetáveis como a estreptoquinase, a uroquinase e o ativador do plasminogênio tecidual recombinante (t-PA) é pouquíssimo documentada em animais e está indicada a casos de êmbolos pulmonares múltiplos e trombose que não permitam intervenção cirúrgica.[30] As doses e os protocolos terapêuticos dos defeitos de hemostasia primária e das coagulopatias, estados de hipercoagulabilidade e trombose podem ser consultados no Capítulo 205, *Hemostasia Normal*.

Referências

1. Grindem CB, Breitschwerdt C, Corbett WT, Jans HE. Epidemiologic survey of thrombocytopenia in dogs: a report of 987 cases. Vet Clin Pathol. 1991;20:38-43.
2. Mattoso CRS, Takahira RK, Beier SL, Araújo Jr JP, Corrente JE. Prevalence of von Willebrand disease in dogs from São Paulo State, Brazil. J Vet Diag Invest. 2010;22(1):55-60.
3. Peterson, JL, Couto, CG, Wellman, ML. Hemostatic disorders in cats: a retrospective study and review of the literature. J Vet Intern Med. 2008; 9:298-303.
4. Stockham SL, Scott MA. Platelets. In: Stockham SL, Scott MA, editors. Fundamentals of Veterinary Clinical Pathology. Iowa: Blackwell Publishing; 2008. p. 223-57.
5. Varela F, Font X, Valladares JE. Thrombocytopenia and lightchain proteinuria in a dog naturally infected with Ehrlichia canis. J Vet Intern Med. 1997;11:309-11.
6. Brooks M. Hereditary bleeding disorders in dogs and cats. Vet Med. 1999;94:555-64.
7. Mendonça AJ. Avaliação do perfil hemostático, hematológico e bioquímico de cães com doença hepática. [dissertação] Botucatu: Faculdade de Medicina Veterinária e Zootecnia, Universidade Estadual Paulista Júlio de Mesquita Filho; 2004.
8. DuFort, RM, Matros, L. Acquired coagulopathies. In: Ettinger, SJ, Feldman, EC editors. Textbook of veterinary internal medicine. St Louis: Elsevier; 2005. p. 1933-7.
9. Feldman BF, Rasedee, A. Haemostatic abnormalities in canine Cushing's syndrome. Res Vet Sci. 1986;41:228-30.
10. Jacoby RC, Owings JT, Ortega T, Gosselin, R, Feldman, E.C. Biochemical basis for the hypercoagulable state seen in Cushing syndrome. Arch Surg. 2001;136:1003-7.
11. Ritt MG, Rogers KS, Thomas JS. Nephrotic syndrome resulting in thromboembolic disease and disseminated intravascular coagulation in a dog. J Am Anim Hosp Assoc. 1997;33:385-91.
12. Abrams-Ogg ACG. Triggers for prophylactic use of platelet transfusions and optimal platelet dosing in thrombocytopenic dogs and cats. Vet Clin Small Anim. 2003;33:1401-18.
13. Couto, CG. Disorders of hemostasis. In: Nelson, RW, Couto, CG, editors. Small animal internal medicine. St Louis: Mosby; 2009. p. 1242-59.
14. Furlanello T, Caldin M, Stocco A, Tudone E, Tranquillo V, Lubas G *et al.* Stability of stored canine plasma for hemostasis testing. Vet Clin Pathol. 2006;35:204-7.
15. Stokol T, Parry BW. Stability of canine factor VIII and von Willebrand factor antigen concentration in the frozen state. Res Vet Sci. 1995;59:156-9.
16. Miller MD, Lunn, KF. Diagnostic use of cytologic examination of bone marrow from dogs with thrombocytopenia: 58 cases (1994-2004). J Am Vet Med Assoc. 2007; 231:1540-4.
17. Wilkerson MJ, Shuman W, Swist S, Harkin K, Meinkoth J, Kocan AA. Platelet size, platelet surface-associated IgG, and reticulated platelets in dogs with immune-mediated thrombocytopenia. Vet Clin Pathol. 2001;30:141-9.
18. Bulla C, Takahira RK, Araujo Jr JP, Trinca LA, Lopes RS, Wiedmeyer CE. The relationship between the degree of thrombocytopenia and infection with Ehrlichia canis in an endemic area. Vet Res. 2004;35:141-6.
19. Macieira DB, Messick JB, Cerqueira AMF, Freire IMA, Linhares GFC, Almeida NKO *et al.* Prevalence of Ehrlichia canis infection in thrombocytopenic dogs from Rio de Janeiro, Brazil. Vet Clin Pathol. 2005;34:44-8.
20. Balduini CL, Noris P, Spedini P, Da Prada GA. Relationship between size and thiazole orange fluorescence of platelets in patients undergoing high dose chemotherapy. Brit J Haem. 1999;106:202-7.
21. Silva LFN. Plaquetas reticuladas na avaliação da trombopoiese medular em cães. [dissertação]. Botucatu: Faculdade de Medicina Veterinária e Zootecnia, Universidade Estadual Paulista Júlio de Mesquita Filho; 2009.
22. Brooks M. von Willebrand disease. In: Feldman BF, Zinkl JG, Jain NC editors. Schalm's veterinary hematology. Baltimore: Lippincott Williams & Wilkins; 2000. p. 509-15.
23. Bedard C, Lanevschi-Pietersma A, Dunn M. Evaluation of coagulation markers in the plasma of healthy cats and cats with asymptomatic hypertrophic cardiomyopathy. Vet Clin Pathol. 2007;36:167-72.
24. Brazzell JL, Borjesson DL. Evaluation of plasma antithrombin activity and D-dimer concentration in populations of healthy cats, clinically ill cats, and cats with cardiomyopathy. Vet Clin Pathol. 2007;36:79-84.
25. Takahira RK. Hemostáticos, anticoagulantes e antianêmicos. In: Andrade SF. editor. Manual de terapêutica veterinária. São Paulo: Roca. 2008. p. 747-58.
26. Callan MB, Giger U. Effect of desmopressin acetate administration on primary hemostasis in Doberman pinschers with type 1 von Willebrand disease as assessed by a point of care instrument. Am J Vet Res. 2002;63:1700-6.
27. Scott-Moncrieff JCR, Reagan WJ. Human intravenous immunoglobulin therapy. Semin Vet Med Surg Small Anim. 1997;12:178-85.
28. Bianco D, Armstrong PJ, Washabau RJ. Treatment of severe immune-mediated thrombocytopenia with human IV immunoglobulin in 5 dogs. J Vet Intern Med. 2007; 21:694-9.
29. Mannucci PM. Hemostatic drugs. New Engl J Med. 1998;339:245-53.
30. Clare AC. Use of recombinant tissue-plasminogen activator for aortic thrombolylis in a hypoproteinemic dog. J Am Vet Med Assoc. 1998;212:539-43.

207 Defeitos Hemostáticos Primários

Regina Kiomi Takahira, Cláudio Roberto S. Mattoso

Trombocitopenias e trombocitopatias

Anatomia e fisiologia

As plaquetas são as principais responsáveis pela interrupção da hemorragia nos pequenos vasos sanguíneos. Elas são produzidas a partir da fragmentação do citoplasma dos megacariócitos, as maiores células na medula óssea. Sua produção é controlada pelo hormônio trombopoetina que, de modo contrário à eritropoetina, é produzido em diversos tecidos e, portanto, não tem a sua produção comprometida pela falência de algum órgão em particular. Sua vida média varia de acordo com a espécie, mas é de cerca de 5 a 10 dias em animais saudáveis.[1] Cerca de 30% das plaquetas sanguíneas estão no baço e alterações no volume esplênico resultam em redistribuição das plaquetas circulantes e alteração em sua concentração sanguínea. Animais esplenectomizados apresentam vida média plaquetária maior que a de animais não esplenectomizados.

O consumo de plaquetas ocorre continuamente, mesmo em um animal sadio, por conta do processo, também contínuo, de reparação dos vasos. Este fato explica por que as alterações numéricas ou funcionais das plaquetas frequentemente levam ao sangramento espontâneo.

Definição, sinonímia

Trombocitopenia ou plaquetopenia é a redução da contagem de plaquetas no sangue em relação ao intervalo de referência para a espécie (Quadro 207.1) em amostras livres de agregados plaquetários ou fibrina. Este é um achado laboratorial que não configura doença e, sim, manifestação que pode estar associada a diversas condições. Além das anormalidades quantitativas, as plaquetas também podem mostrar anormalidades qualitativas ou funcionais, denominadas trombocitopatias.[1] Cães sadios da raça Greyhound têm contagens plaquetárias inferiores às das outras raças e cães Cavalier King Charles Spaniel, uma raça pouco difundida no Brasil, podem exibir macrotrombocitopenia hereditária.[4]

Quadro 207.1 Valores de referência para contagem de plaquetas.

Espécie	Jain[1]	Thrall e Weiser[2]	Meyer e Harvey[3]
Cão	200.000 a 500.000 μℓ	200.000 a 900.000 μℓ	160.000 a 430.000 μℓ
Gato	300.000 a 800.000 μℓ	300.000 a 700.000 μℓ	300.000 a 800.000 μℓ

Prevalência ou frequência de ocorrência

Trombocitopenia é uma alteração hematológica bastante observada na rotina clínica de cães e gatos, tão frequente quanto a anemia em nossa rotina. É o tipo mais comum de distúrbio hemostático adquirido em cães e gatos, e a principal causa de hemorragia em cães e uma das mais importantes em felinos. A prevalência das diferentes etiologias da trombocitopenia varia de acordo com a região.

Etiologia e fisiopatogenia

Apesar da grande quantidade de doenças associadas à trombocitopenia, há poucos mecanismos patogênicos a serem considerados, dentre eles: diminuição da produção, sequestro, consumo ou destruição das plaquetas.[4] Estes eventos podem ocorrer isoladamente ou em conjunto, agravando a intensidade da trombocitopenia, como acontece em doenças como a ehrlichiose canina.

A *diminuição da produção* de plaquetas pode surgir por comprometimento generalizado da medula óssea ou apenas da linhagem megacariocítica, embora esta última seja mais rara em pequenos animais. A etiologia da hipoplasia ou aplasia observada na medula pode ter etiologia imunomediada, infecciosa ou ser causada por fármacos como estrógeno e quimioterápicos. A hipoplasia megacariocítica pura tem sido atribuída a anticorpos antimegacariócitos. A redução de megacariócitos também pode ser vista em algumas neoplasias hematopoéticas em virtude da infiltração de células neoplásicas na medula óssea. As principais causas de hipoplasia medular ou megacariocítica em cães e gatos são:

- Agentes químicos: estrógeno em cães (endógeno ou exógeno); quimioterápicos; griseofulvina (especialmente em felinos); micotoxinas
- Agentes físicos: radiação
- Agentes infecciosos: *Ehrlichia canis*; vírus da imunodeficiência felina; *Leishmania* spp.
- Neoplasias: mieloma múltiplo, leucemias e outros distúrbios mieloproliferativos; metástases de carcinoma na medula óssea
- Causas imunomediadas: anticorpos antimegacariócitos
- Outras causas: mielofibrose, mielonecrose
- Trombocitopenia cíclica canina.

O *sequestro* de plaquetas pelo baço leva à diminuição da quantidade de plaquetas circulantes sem alterar a quantidade total no organismo e, portanto, não causa estímulo à produção. Esta redistribuição tem caráter reversível e geralmente causa reduções de grau discreto a moderado, mas pode provocar trombocitopenias mais intensas, estando frequentemente associada à esplenomegalia.

A trombocitopenia pode ser observada quando o *consumo* ou a *destruição* das plaquetas não são compensados pelo aumento na produção. A destruição imunomediada é o mecanismo mais associado a cães com trombocitopenia intensa. A trombocitopenia imunomediada (TIM) pode ser classificada em primária (idiopática) ou secundária e quase sempre promove trombocitopenia moderada a intensa. A TIM secundária pode ser causada por fármacos, agentes infecciosos e neoplasias. Estes dois últimos grupos acarretam trombocitopenia por mecanismos multifatoriais. A ocorrência simultânea de TIM e anemia hemolítica imunomediada (AHIM), chamada de síndrome de Evans, é relativamente frequente em cães. As principais causas de destruição ou consumo plaquetário em cães e gatos são:

- TIM primária: sem etiologia definida
- TIM secundária: fármacos (metimazol em felinos; sulfonamidas; sais de ouro); infecções, trombocitopenia aloimune neonatal; neoplasia (síndrome paraneoplásica)
- Síndrome de Evans: anemia hemolítica imunomediada e TIM
- Infecciosas: *Anaplasma platys*; *Babesia* spp.; cinomose; *Ehrlichia canis*; peritonite infecciosa felina; *Leishmania* spp.; *Leptospira* spp.; sepse; endotoxemia
- Outras causas: coagulação intravascular disseminada; perda de sangue aguda e intensa; vasculite.

O consumo plaquetário é provocado por mecanismos hemostáticos fisiológicos ou não. A coagulação intravascular disseminada (CID) e a vasculite são duas das principais causas de consumo plaquetário e a CID, em geral, está associada a condições primárias inflamatórias, infecciosas, neoplásicas, imunomediadas ou não. A perda de sangue aguda e grave promove trombocitopenia discreta a moderada, de modo que as trombocitopenias intensas acompanhadas de hemorragia provavelmente sejam a causa da hemorragia, e não o inverso.

A diluição maciça do sangue por cristaloides, coloides, plasma ou concentrados de hemácias (eritrócitos) também deve ser considerada diante de trombocitopenia.[4]

Artefatos técnicos também são associados com frequência a uma falsa trombocitopenia (pseudotrombocitopenia) e estão relacionados com agregados plaquetários e/ou fibrina na amostra. Deve-se suspeitar de pseudotrombocitopenia quando o exame do esfregaço sanguíneo revelar agregados plaquetários ou estimativa de contagem maior que a quantidade obtida na contagem manual ou eletrônica.

Manifestações clínicas

Petéquias e equimoses são os achados mais característicos em animais com trombocitopenia intensa. As hemorragias por mucosas (epistaxe, hematoquezia ou melena), hifema, hematúria e sangramento prolongado após venipunção, cirurgias ou traumas acidentais também são comuns. Estes sinais, no entanto, são comuns a todos os distúrbios de hemostasia primária e são resultantes da hemorragia de pequenos vasos e de capilares (Figura 207.1).

Dependendo da localização da hemorragia, outros sintomas podem ser observados, como dispneia ou mesmo alterações neurológicas. Somam-se a esses sinais aqueles ligados à doença ou condição primária como, por exemplo, esplenomegalia, hipertermia ou outras anormalidades hematológicas.

O risco de hemorragia normalmente é proporcional à intensidade da trombocitopenia (Quadro 207.2), porém a sobreposição de outras condições como vasculite, alterações funcionais das plaquetas ou coagulopatias podem justificar a hemorragia espontânea em cães com contagens plaquetárias superiores a 100.000/μℓ. Entretanto, alguns animais com contagens inferiores a 5.000/μℓ podem não apresentar nenhum tipo de sangramento, pois a existência de plaquetas de maior tamanho (macroplaquetas) pode compensar a intensidade da trombocitopenia.

Diagnóstico | Exames complementares

Embora o diagnóstico definitivo da causa primária da trombocitopenia muitas vezes requeira testes específicos, como as provas sorológicas ou de biologia molecular, a identificação do mecanismo implicado na diminuição da contagem de plaquetas é o primeiro passo para o estabelecimento de uma lista de diagnósticos diferenciais e de uma estratégia terapêutica. Esta abordagem diagnóstica depende de informações clínicas e laboratoriais (Figura 207.2).

Obtém-se a confirmação de trombocitopenia por contagem manual ou automática de plaquetas em amostra de sangue colhida com anticoagulante EDTA. A amostra não deve conter fibrina ou coágulo, e as contagens devem ser conferidas por avaliação de esfregaço sanguíneo a fim de se minimizar a possibilidade de pseudotrombocitopenia. A trombocitopenia verdadeira é pouco frequente em felinos, porém a concentração plaquetária obtida com contadores automatizados costuma ser errônea, devido à tendência de agregação de suas plaquetas e ao tamanho similar das hemácias e plaquetas.[6] Os valores de referência para as espécies variam de acordo com os autores (Quadro 207.1), e se encoraja a adoção do valor de referência do laboratório utilizado.

A citologia aspirativa da medula óssea (mielograma) auxilia a diferenciação entre a redução da produção de plaquetas e as causas periféricas (sequestro, consumo ou destruição). A punção aspirativa da medula óssea raramente resulta em complicações hemorrágicas, mesmo em trombocitopenias intensas. A existência de outras citopenias (anemia não regenerativa e neutropenia) pode revelar o comprometimento de outras linhagens celulares que acompanham hipoplasia e aplasia medulares, porém a hipoplasia megacariocítica pura também pode ocorrer. Trombopoese pode ser avaliada de modo não invasivo por meio da quantificação das plaquetas reticuladas, que são plaquetas jovens com alto conteúdo de RNA, análogas aos reticulócitos das hemácias. Seus resultados são considerados úteis para teste de triagem para coleta de medula, escolha da terapia e indicador prognóstico.[7] Sua quantificação é feita por equipamentos de citometria de fluxo ou por contadores automatizados de última geração, fato que ainda limita o seu uso rotineiro.

Alguns índices determinados por contadores automatizados, como o VPM (volume plaquetário médio) e o PDW (*platelet distribution width*), análogos ao VCM (volume corpuscular médio) e ao RDW (*red cell distribution width*) das hemácias, têm sido empregados na tentativa de avaliar o grau de resposta da medula óssea à trombocitopenia. A trombopoese acelerada resulta na liberação de plaquetas de maior tamanho (macroplaquetas) e, portanto, em VPM e PDW maiores. Sua utilização tem valor limitado devido, principalmente, às interferências das técnicas empregadas e da manipulação da amostra, porém se devem estimular novos estudos.[4]

A TIM primária está mais associada a cães de meia-idade (6 a 7 anos), a fêmeas e à raça Cocker Spaniel. As raças Poodle *toy* e miniatura, Old English Sheepdog e os Pastores-alemães também estão bem representados. O histórico recente do uso de medicamentos ou de vacinação levanta a suspeita de quadro de TIM secundária.

A TIM costuma resultar em trombocitopenia moderada a intensa. Microplaquetas podem ser observadas no esfregaço sanguíneo, como consequência da fagocitose parcial das plaquetas mediada por anticorpos, de maneira semelhante ao que ocorre com os esferócitos em AHIM. O exame da medula óssea revela produção adequada de plaquetas ou hiperplasia megacariocítica em resposta à destruição periférica.

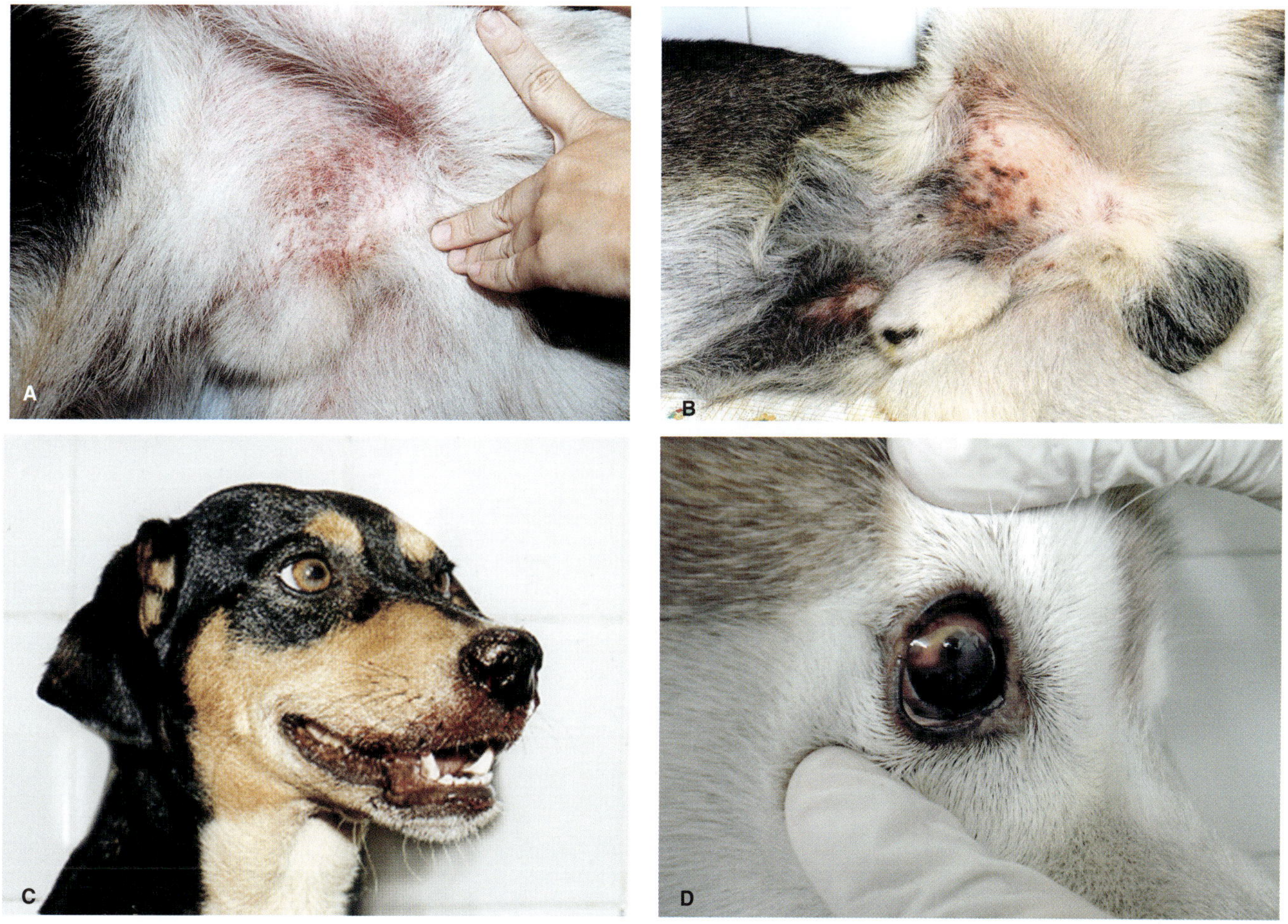

Figura 207.1 Manifestações clínicas associadas à trombocitopenia. **A** e **B.** Petéquias e sufusões abdominais em dois Pastores-alemães com trombocitopenia imunomediada. **C.** Epistaxe em cadela com erliquiose crônica e hipoplasia medular. **D.** Hifema em Husky Siberiano com trombocitopenia por redução da produção de plaquetas provocada por leucemia linfoblástica aguda.

Esta hiperplasia, por sua vez, pode estar associada ao aparecimento de macroplaquetas. O diagnóstico de TIM, no entanto, quase sempre é obtido por exclusão. Técnicas de detecção de anticorpos aderidos à superfície de plaquetas não são empregadas na rotina, porém um resultado positivo sustenta a etiologia imunomediada da trombocitopenia.

A resposta efetiva à terapia imunossupressora tem sido utilizada como um critério diagnóstico, porém vale ressaltar que nem toda TIM é responsiva aos corticoides, pois mesmo um animal sadio submetido à corticoterapia poderá apresentar aumento na contagem de plaquetas, porque ela diminui a remoção plaquetária, aumentando a sobrevida das plaquetas. Desse modo, o diagnóstico de TIM não deve se basear apenas em um aumento discreto da quantidade de plaquetas após terapia imunossupressora.

Quadro 207.2 Risco hemorrágico associado à intensidade da trombocitopenia em cães.[5]

Contagem de plaquetas	Risco de hemorragia
< 80.000 μℓ	Maior risco cirúrgico
< 50.000 μℓ	Hemorragias microscópicas
< 20.000 μℓ	Hemorragia clínica espontânea – risco baixo
< 10.000 μℓ	Hemorragia clínica espontânea – risco médio
< 5.000 μℓ	Hemorragia clínica espontânea – risco alto

O consumo de plaquetas associado à CID é acompanhado de alterações nos sistemas hemostáticos secundário (coagulopatia) e terciário, incluindo as complicações trombóticas.

O sequestro esplênico das plaquetas costuma se ligar à esplenomegalia causada por algumas doenças infecciosas, em especial as hemoparasitoses, ou à administração de alguns anestésicos como a acepromazina, que promove relaxamento da cápsula esplênica. O sequestro plaquetário por si só não leva à hiperplasia de megacariócitos.

Necessita-se de exames complementares para obtenção do diagnóstico definitivo da etiologia da trombocitopenia. Embora em nosso país a ehrlichiose seja das principais suspeitas diante de trombocitopenia, dois estudos, realizados nos estados de São Paulo e do Rio de Janeiro, demonstraram que a maioria dos cães trombocitopênicos (54,8 e 69,7%, respectivamente) era negativa em reação em cadeia pela polimerase (PCR) para *Ehrlichia canis*, enfatizando a necessidade de se estabelecerem outras hipóteses diagnósticas diante desse achado. Somando-se a estes resultados, outro trabalho realizado no sul do Brasil já havia comprovado que menos da metade (47,3%) dos cães positivos para *Ehrlichia canis* apresentava trombocitopenia.[8–10]

Tratamento

A terapia dos distúrbios de hemostasia primária envolve a remoção da causa primária, quando possível; medidas inespecíficas e sintomáticas, como a terapia de reposição; e terapia

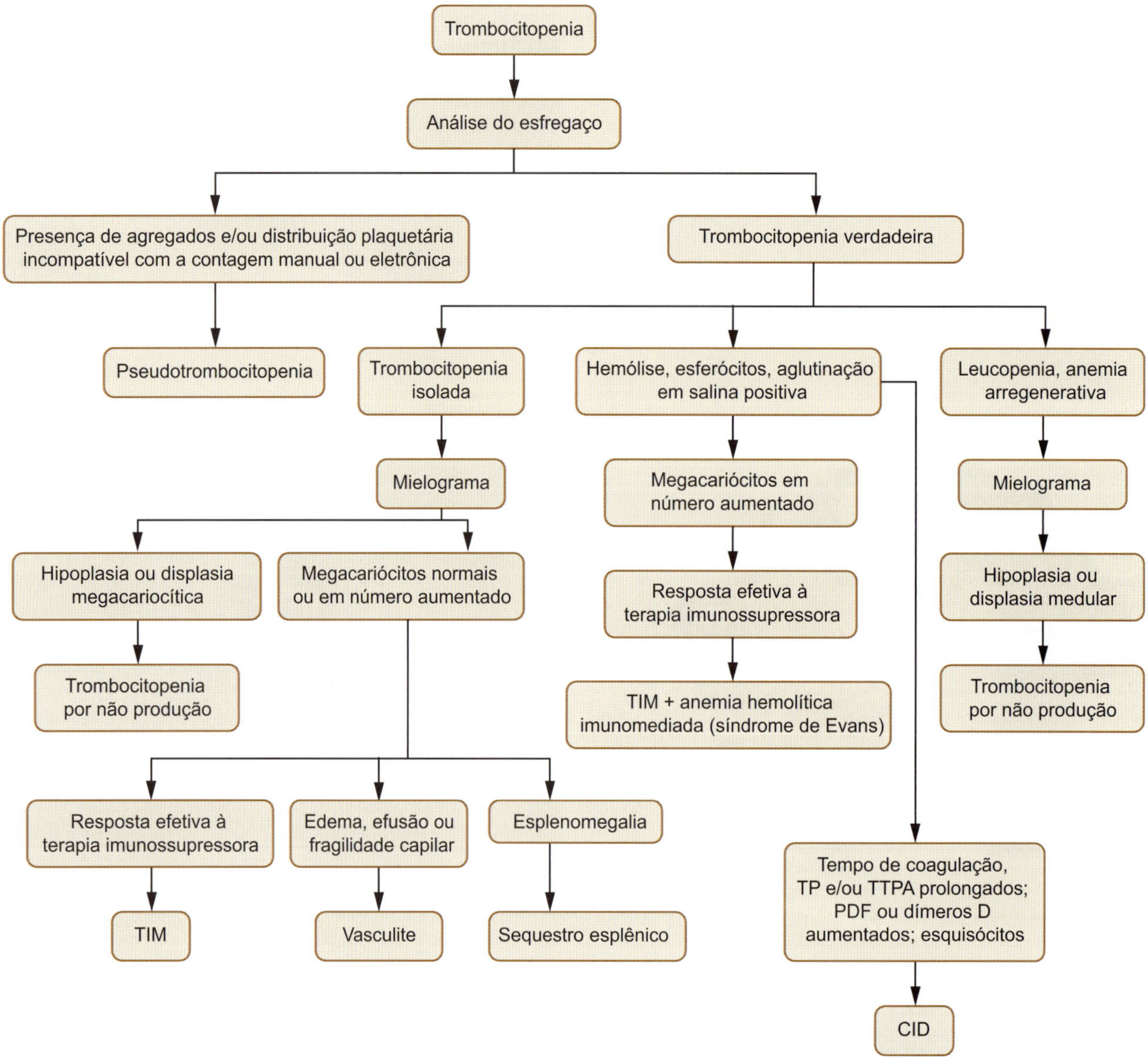

Figura 207.2 Algoritmo simplificado para diagnóstico das causas de trombocitopenia. *CID* = coagulação intravascular disseminada; *PDF* = produtos de degradação de fibrina; *TIM* = trombocitopenia imunomediada; *TP* = tempo de protrombina; *TTPA* = tempo de tromboplastina parcial ativada.

medicamentosa. Devem-se tomar medidas sintomáticas, como a interrupção da hemorragia por meio de bandagens compressivas, tamponamento, vasoconstritores, gelo, entre outras, até que o diagnóstico definitivo seja alcançado.

Deve haver manutenção da volemia, perfusão tecidual e oxigenação do animal com administração de cristaloides, solução hipertônica, transfusões e oxigenoterapia, sempre que necessário. Além disso, medidas profiláticas como evitar medicações intramusculares ou que possam afetar a função plaquetária (anti-inflamatórios não esteroides, bloqueadores de cálcio) também são bem-vindas.

A trombocitopenia somente deve ser corrigida por transfusão para reposição plaquetária em animais com hemorragia que ofereça algum risco de morte ou naqueles que apresentem risco iminente (espontâneo ou cirúrgico) de hemorragia (Quadro 207.2), pois a duração das plaquetas transfundidas é muito curta para justificar o custo de uma transfusão desnecessária. Raramente se precisa de transfusão sanguínea se as petéquias e equimoses forem o único tipo de hemorragia. Porém, quando houver hemorragias em mucosas, especialmente no trato gastrintestinal (TGI) com consequente anemia, ou até pequenas hemorragias no cérebro, miocárdio ou pulmões, mesmo sem ocorrência de anemia, a terapia transfusional passa a ser indicada sob a forma de sangue total fresco, concentrado de hemácias, plasma rico em plaquetas ou concentrado de plaquetas, dependendo da condição de cada animal.

Pacientes com TIM apresentam prognóstico bom, na maioria das vezes, e seu tratamento abrange remoção da causa primária, quando existente, e administração de substâncias imunossupressoras (Quadro 207.3). A descontinuação do medicamento desencadeador pode ser suficiente para a recuperação do animal.

A vincristina tem sido indicada ao tratamento de TIM. Ela inibe a polimerização dos microtúbulos, induzindo aumento da fragmentação e liberação de plaquetas pelos megacariócitos, porém tem sido associada à disfunção plaquetária representada pela diminuição da capacidade de agregação. Seu uso não deve ser prolongado, pois doses elevadas ou cumulativas causam hipoplasia medular. A azatioprina parece ter melhor efeito na manutenção que na indução da imunossupressão e pode ser utilizada isoladamente ou em associação a prednisona. Há relatos de bons resultados de imunoglobulina

Quadro 207.3 Principais fármacos para tratamento de trombocitopenia imunomediada em cães.

Droga	Dose
Prednisona	2 a 4 mg/kg/dia por via oral
Vincristina	0,02 mg/kg ou 0,5 mg/m^2 por via intravenosa
Azatioprina	2 mg/kg/dia ou 50 mg/m^2, cada 1 ou 2 dias por via oral
Ciclofosfamida	200 a 300 mg/m^2 por via intravenosa, semanalmente, associada a corticoides
Ciclosporina	2,5 mg/kg a cada 12 h por via oral
Danazol	5 a 10 mg/kg a cada 12 h por via oral
Imunoglobulina humana	0,5 a 1 mg/kg por via intravenosa, dose única

humana intravenosa para tratamento da TIM em animais.[11] A Ig humana compete com os locais de ligação nos receptores Fc de macrófagos, diminuindo a remoção das plaquetas ligadas aos anticorpos. Esplenectomia deve ser a última alternativa a ser tentada quando nenhuma medida terapêutica tiver sido eficaz. A transfusão de plaquetas em animais com TIM não costuma ser recomendada, exceto se o animal correr risco de morte ou houver hemorragia não controlada, pois as plaquetas transfundidas apresentarão sobrevida muito curta, que pode ser de minutos a horas.[7]

Pode-se verificar a eficácia da terapia por acompanhamento laboratorial e clínico. A resposta à terapia imunossupressora deve ocorrer em 5 a 7 dias, caso contrário a dose deve ser elevada, ou se deve optar pela substituição ou combinação com medicamento.

Trombocitopatias

As alterações funcionais plaquetárias (trombocitopatias) podem ter caráter congênito ou adquirido. As alterações congênitas como a síndrome de Chédiak-Higashi e a trombastenia de Glanzmann são raras.[5,12] A trombocitopatia deve ser considerada quando ocorrerem petéquias, equimoses ou hemorragias em mucosas sem trombocitopenia intensa. As trombocitopatias adquiridas surgem frequentemente em associação a outras doenças ou condições, como uremia, uso de alguns medicamentos como os anti-inflamatórios não esteroides (AINE), neoplasias, doenças imunomediadas e infecções. Os sintomas podem não ocorrer, mas na maioria das vezes pode contribuir para a gravidade da doença primária, como em ehrlichiose canina.[13]

A administração de AINE inibidores da ciclo-oxigenasse (COX), especialmente os de primeira geração que atuam de maneira não seletiva também sobre a COX-1, inibem a adesão e a agregação plaquetárias por bloquearem a síntese de tromboxano A_2 (TXA_2) pelas plaquetas a partir do ácido araquidônico. O TXA_2 é um potente agente vasoconstritor e estimulante da adesão plaquetária. A prostaciclina (PGI_2), por outro lado, é um antagonista do TXA_2 e potente vasodilatador produzido pelas células endoteliais. A síntese da PGI_2 pelo endotélio íntegro não é prejudicada devido à reversibilidade deste bloqueio, pois a célula endotelial é nucleada e capaz de produzir mais ciclo-oxigenase. Em virtude dessa atividade, tais medicamentos são utilizados em doses inferiores à dose anti-inflamatória como terapia antitrombótica, e podem agravar o quadro clínico de pacientes com tendências hemorrágicas ou promover hemorragia acentuada naqueles submetidos à cirurgia.

O tempo de sangramento da mucosa oral (TSMO) é um teste realizado *in vivo* para avaliação da hemostasia primária e que pode evidenciar trombocitopatia. Ele é feito depois de descartada a trombocitopenia. As vasculites e a doença de von Willebrand são os principais diagnósticos diferenciais para TSMO prolongado.

A capacidade de agregação plaquetária pode ser testada *in vitro* mediante uso de substâncias estimuladoras específicas como difosfato de adenosina (ADP), colágeno ou epinefrina, porém estes testes são mais utilizados em pesquisas clínicas e não em exames de rotina.

Trombocitoses

A elevação da contagem de plaquetas (trombocitose) pode decorrer de redistribuição ou aumento da produção. A maioria das trombocitoses é reativa ou secundária, induzida por processos inflamatórios, infecciosos ou neoplásicos, em consequência à liberação de citocinas. A perda de sangue crônica e a deficiência de ferro também levam à trombocitose por mecanismos ainda não bem elucidados. A diminuição da remoção ou destruição das plaquetas associada à administração de substâncias imunossupressoras (corticoides, vincristina), ao hipercortisolismo ou à esplenectomia pode elevar transitoriamente a quantidade de plaquetas circulantes.[14]

A trombocitose transitória também pode ser causada por exercício ou por liberação de epinefrina e decorre da redistribuição das plaquetas no baço para o sangue periférico. A trombocitose observada após uma esplenectomia se deve não apenas à recirculação das plaquetas armazenadas no baço, mas principalmente à eliminação do principal órgão responsável pela destruição plaquetária e pela compensação da redução da massa plaquetária total. Esta condição pode persistir algumas semanas.

Distúrbios mieloproliferativos como a leucemia megacarioblástica e a trombocitemia essencial são raras e podem resultar em contagem plaquetária normal, reduzida ou elevada, com resultados que podem ultrapassar os 1.000.000/$\mu\ell$. Nesses casos, as alterações quantitativas plaquetárias costumam ser mais persistentes. Pode haver esplenomegalia graças à infiltração de células neoplásicas no baço e ao aumento da remoção de plaquetas defeituosas. O histórico associado aos sintomas e exames laboratoriais – como o mielograma – favorecem o diagnóstico diferencial entre as trombocitoses.

A concentração sérica de potássio de animais com trombocitose pode estar elevada (pseudo-hiperpotassemia) pela liberação de potássio durante o processo de coagulação e retração do coágulo pelas plaquetas.

O aumento da quantidade de plaquetas pode levar a aumento do risco de trombose ou de hemorragia, a depender da função plaquetária.

Vasculopatias

As doenças vasculares hemorrágicas que acometem os pequenos animais são pouco estudadas em relação às descritas em seres humanos. As doenças vasculares periféricas podem ter caráter primário, em razão de um defeito vascular propriamente dito, ou secundário a alterações sistêmicas ou de outros órgãos ou tecidos. As neoplasias vasculares (hemangioma, hemangiossarcoma) geralmente são restritas ao baço, ao coração ou à pele. Apesar de seu caráter mais localizado, complicações sistêmicas como CID são frequentes em cães com hemangiossarcoma, resultando em trombocitopenia por consumo.

Vasculite é a alteração vascular mais comum em pequenos animais e é mais comumente o resultado de processos inflamatórios ou infecciosos, podendo, em muitos casos, apresentar um componente imunomediado. Alguns fármacos são potencialmente vasculotóxicos, mas seus efeitos costumam ser localizados, sem que haja maiores complicações sistêmicas. Por outro lado, o veneno de alguns animais, especialmente o das serpentes do gênero *Bothrops*, provoca vasculite sistêmica.

A avaliação isolada dos vasos sanguíneos não é feita em cães e gatos, a não ser por meio da análise histopatológica. Qualquer alteração nos elementos da hemostasia primária, incluindo trombocitopenia, pode prolongar o TSMO. Por isso, esse exame não deve ser realizado em animais trombocitopênicos, pois o resultado prolongado já será esperado.

Por outro lado, a vasculite costuma estar acompanhada de trombocitopenia de intensidade variável, provocada pelo consumo de plaquetas durante a tentativa de reparação do endotélio vascular. Assim, o TSMO é mais indicado como teste de triagem para a doença de von Willebrand (ver a seguir). A vasculite por si só raramente provoca hemorragias espontâneas, mas ela pode agravar o quadro de animais trombocitopênicos ou resultar em sangramento prolongado após venipunção ou cirurgias.

Edema periférico, como o de membros, pode ser observado em associação a alterações vasculares, porém nem sempre ocorre.

Apesar de serem mais associadas a distúrbios hemorrágicos, as vasculopatias são as principais responsáveis pelos estados de hipercoagulabilidade e trombose. Esta condição ocorre pela ativação excessiva das plaquetas e da cascata da coagulação, pela exposição a substâncias pró-coagulantes e pela alteração do fluxo sanguíneo normal.

Doença de von Willebrand

A doença de von Willebrand (DvW) é o distúrbio hemostático hereditário mais comum em homens e também em cães.

O primeiro relato da DvW em medicina veterinária foi em cães, no ano de 1970, por W. Jean Dodds, que descreveu uma família de Pastores-alemães com um distúrbio hemostático hereditário análogo à DvW humana.[15]

Definição, sinonímia

A DvW é uma disfunção hemostática resultante da deficiência do fator de von Willebrand (FvW), uma glicoproteína multimérica de alto peso molecular que tem importante função na adesão plaquetária à parede do vaso durante a formação do tampão hemostático primário.

Prevalência ou frequência de ocorrência

A DvW já foi diagnosticada em mais de 54 raças de cães nos EUA, encontrada com alta prevalência em algumas, como Dobermann, Airedale Terrier e Scottish Terrier.[16]

A prevalência da DvW em cães no Brasil é de 1,43%, sem evidências de predisposição sexual, ocorrendo maior incidência nas raças Dobermann e Golden Retriever.[17] Raramente é observada em gatos.[18]

Anatomia e fisiologia

O fator de von Willebrand (FvW) é uma glicoproteína composta de multímeros (2 a mais de 100 subunidades – 540 a mais de 10.000 kDa). Os multímeros são compostos de inúmeras subunidades de polipeptídios (270 kDa) ligados por pontes dissulfeto. É produzido pelas células endoteliais e megacariócitos, e encontrado em plasma, plaquetas, células endoteliais e na matriz subendotelial da parede dos vasos sanguíneos. As células endoteliais são o maior local de síntese e armazenamento do FvW.

O FvW ajuda a mediar a adesão plaquetária à parede do vaso sanguíneo. Após uma lesão e perda da superfície endotelial, ele se liga ao subendotélio exposto (colágeno), principalmente em áreas de alto fluxo sanguíneo. Depois dessa ligação há aumento da afinidade entre o FvW e a glicoproteína Ib (GP Ib) plaquetária, favorecendo a ligação entre a plaqueta e o FvW, resultando na adesão da plaqueta à parede do vaso. Após a adesão plaquetária ocorre ativação e exposição da glicoproteína IIb-IIIa (GP IIb-IIIa) plaquetária, que tem afinidade com fibrinogênio e também com o FvW, sendo que estas ligações levam à agregação plaquetária e à formação do tampão hemostático primário (Figura 207.3).

O FvW plasmático circula ligado ao fator VIII (FVIII) da cascata de coagulação, prolongando a meia-vida circulante do FVIII, tendo papel importante na concentração plasmática do FVIII.

Etiologia e fisiopatogenia

A DvW hereditária é uma doença de trato autossômico. O tipo 3 é considerado recessivo e os homozigotos têm concentrações indetectáveis do antígeno do fator de von Willebrand (FvW:Ag) e evidências clínicas de distúrbios hemostáticos; já os heterozigotos apresentam baixas concentrações plasmáticas do FvW:Ag, porém sem manifestações clínicas. O tipo 2 ainda não tem seu padrão genético bem esclarecido,

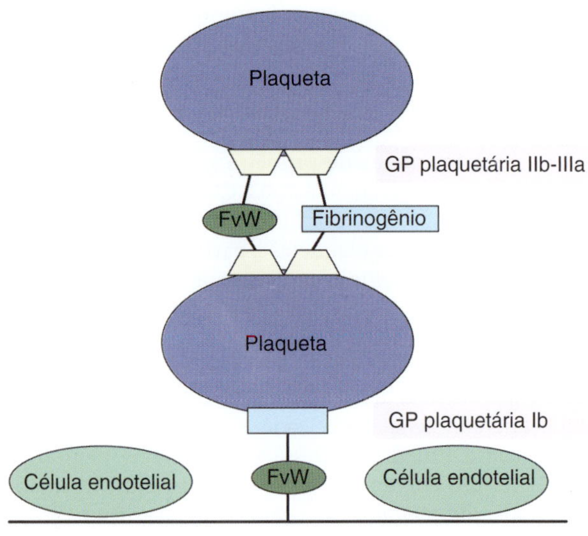

Figura 207.3 Modelo esquemático de adesão e agregação plaquetárias. *FvW* = fator de von Willebrand; *GP* = glicoproteína.

apesar de vários autores o descreverem como dominante. O tipo 1 geralmente é considerado como uma doença autossômica dominante com penetrância incompleta, embora existam muitas exceções a esta doença, que é muito heterogênea, dependendo da raça.[19]

Os animais são classificados de acordo com o resultado do FvW:Ag em: sadios (FvW:Ag > 70%), suspeitos (FvW:Ag entre 50 e 70%) e portadores (FvW:Ag < 50%) para DvW.[20]

A DvW em cães é classificada, por sua vez, com base na gravidade clínica, na concentração plasmática do FvW e na estrutura multimérica do FvW. A classificação da DvW em cães é dividida em 3 tipos (Quadro 207.4), sem subdivisões.

A doença do tipo 1 é a mais comum, definida como deficiência parcial quantitativa do FvW. A concentração plasmática do FvW está reduzida, porém com estrutura multimérica normal. Os sintomas da DvW não são vistos até a concentração plasmática do FvW ficar inferior a 20% do normal. O tipo 1 da DvW pode manifestar episódios de sangramento variando de discretos a intensos.

A doença do tipo 2 consiste em perda desproporcional das formas multiméricas de alto peso molecular e redução significativa da aglutinação plaquetária *in vitro*. Este tipo é raro, e sua manifestação clínica mostra episódios intensos de sangramento, com apresentação do quadro até a idade de 1 ano. O tipo 2 da DvW é relatado primariamente em Pointers-alemães de pelo curto e de pelo duro.

O tipo 3 é uma deficiência quantitativa grave do FvW (menos que 0,1%). Este tipo da DvW é incomum, sendo as manifestações clínicas associadas a hemorragias intensas. De modo semelhante ao tipo 2, os episódios de sangramento são observados antes de 1 ano de vida.

Na forma adquirida da DvW ocorre deficiência do FvW em associação com hipotireoidismo, porém estudos recentes não confirmaram tal correlação.[21]

Manifestações clínicas

Os sintomas mais comuns são as hemorragias em mucosas, hemorragias cutâneas, sangramento prolongado em ferimentos cirúrgicos, pós-traumáticos e em erupções dentárias; além destes, outros sinais como epistaxe, hematúria, hemorragia pelo TGI, sangramento prolongado no estro e no período pós-parto, hemorragias penianas e sangramento gengival também podem aparecer, sendo todos sinais típicos de alteração da hemostasia primária. Petéquias, hemartrose ou hematoma são raros em pacientes com DvW não complicada.

A avaliação da história clínica do animal e da história familiar de episódios de sangramento é muito importante para a triagem de animais com suspeita de DvW, pois esses dados associados aos sintomas podem indicar a necessidade de testes diagnósticos adequados.

O diagnóstico definitivo depende de testes específicos, pois outras condições como os distúrbios plaquetários, vasculares e as coagulopatias podem causar episódios de sangramento semelhantes.

Alguns diagnósticos diferenciais devem ser considerados, dentre eles ehrlichiose, hemofilias A e B, hepatopatias graves e intoxicação por dicumarínicos (Figura 207.4).

Diagnóstico | Exames complementares

O aumento dos níveis circulantes de FvW pode estar associado a diversos fatores, dentre eles azotemia, doença hepática, exercícios extremos, endotoxemia, parto e administração de 1-desamino-8-D-arginina vasopressina (DDAVP®), um análogo da vasopressina.[20]

Podem existir algumas variações raciais na concentração do FvW. Amostras de Airedale Terrier apresentam concentrações significativamente menores de FvW:Ag quando comparadas com amostras de cães normais de outras raças.[18]

O anticoagulante de escolha para a coleta de amostras para mensuração do FvW plasmático é o citrato trissódico (a 3,2 ou 3,8%), porém o EDTA também pode ser utilizado.[23] O sangue deve ser colhido e centrifugado imediatamente. Após a separação, o plasma deve ser congelado a –20°C ou menos. A amostra deve ser enviada ao laboratório acondicionada em gelo seco, preferencialmente, para evitar o descongelamento, pois se ela permanecer em temperatura de geladeira (4 a 8°C) por 24 h poderá sofrer alterações significativas na concentração do FvW.[18] Amostras com hemólise intensa e amostras com fibrina devem ser descartadas, indicando-se nova coleta.[23]

Atualmente, o método mais utilizado para mensuração antigênica do FvW é o ELISA. Os resultados são em porcentagem de FvW:Ag ou U/dℓ do FvW:Ag, sempre em comparação com um *pool* de animais normais da mesma espécie; é um teste semiquantitativo.

Teste ELISA

O teste imunoenzimático ELISA (dosagem do antígeno do FvW) é o mais rápido, sensível e reprodutível método de determinação da concentração plasmática do FvW, e o mais amplamente usado para determinar a deficiência do fator.

Quadro 207.4 Tipos da doença de von Willebrand (DvW) em cães.

Tipo da DvW	Concentração plasmática de FvW	Estrutura multimérica de FvW	Raças mais afetadas (prevalência em %)
I	Diminuída FvW:Ag < 50%	Redução proporcional de todos os multímeros	Dobermann (73) Pembroke Welsh Corgi (43) Pastor-alemão (35) Golden Retriever (30) Poodle (30) Pastor de Shetland (23)
II	Diminuída FvW:Ag < 50%	Redução desproporcional dos multímeros de alto peso molecular	Pointer-alemão de pelo curto* Pointer-alemão de pelo duro*
III	Indetectável	Indetectável	Scottish Terrier (30) Pastor de Shetland (23) Chesapeake Bay Retriever*

*Dados não relatados. *FvW* = fator de von Wiillebrand; *Ag* = antígeno.

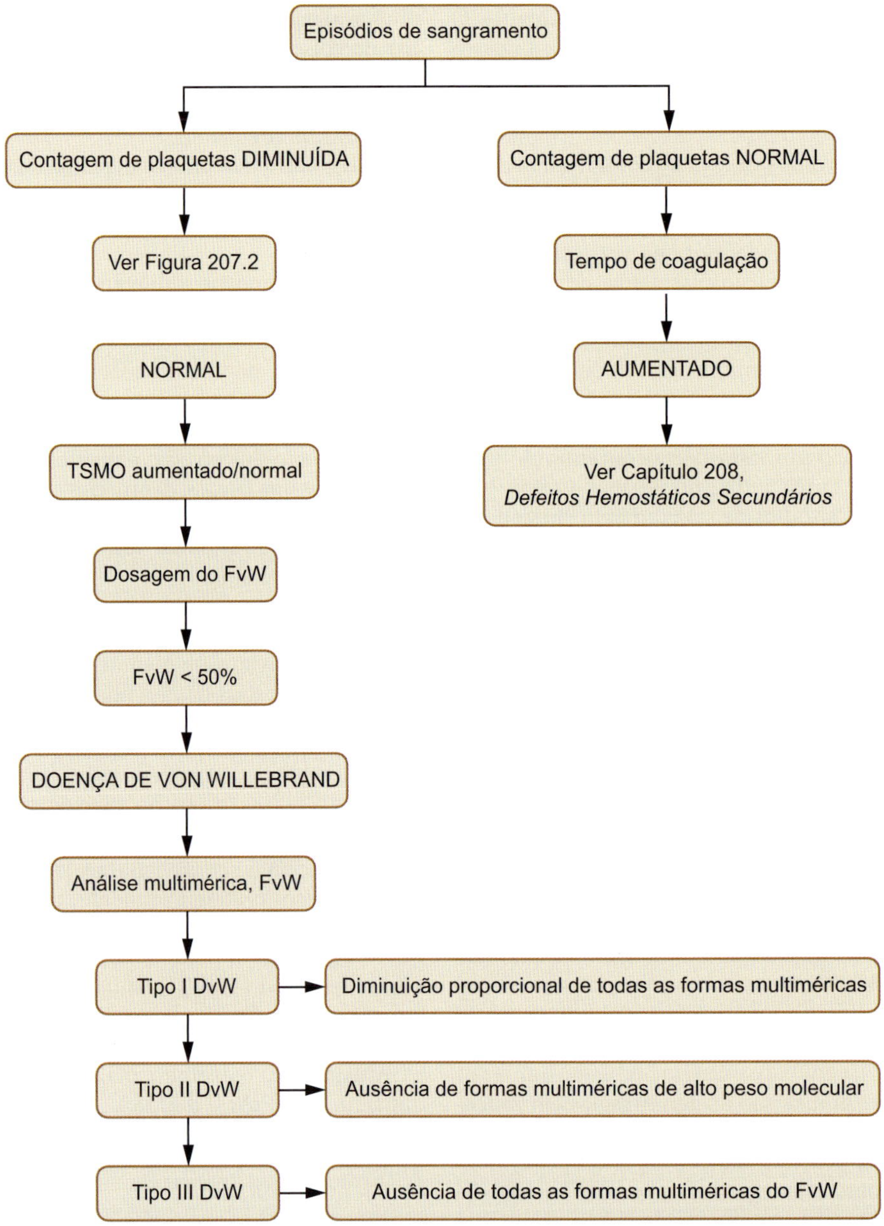

Figura 207.4 Diagnósticos diferenciais para doença de von Willebrand (DvW). *FvW* = fator de von Willebrand; *TSMO* = tempo de sangramento da mucosa oral.

Análise multimérica

A análise multimérica é utilizada para classificação do subtipo da DvW. Consiste na separação, por peso molecular, dos multímeros do FvW empregando a técnica de imunoeletroforese ou eletroforese em (dodecil sulfato de sódio) SDS. O padrão das bandas do animal testado deve ser comparado com o padrão eletroforético do *pool* de animais normais da mesma espécie.

Métodos de aglutinação funcional plaquetária

Os métodos de aglutinação não quantificam a concentração do FvW:Ag plasmático. Eles são métodos funcionais que estimam a atividade do FvW na amostra. Esses métodos se baseiam na habilidade de o agente aglutinante fazer com que haja ligação entre as plaquetas de maneira dependente do FvW. Os agentes aglutinantes mais empregados são a ristocetina e a botrocetina.[18] Atualmente, o teste de atividade do FvW baseado na ligação ao colágeno (FvW:CB) tem sido mais utilizado que o teste do cofator da ristocetina.

Métodos de agregação plaquetária

A agregação plaquetária induzida pela ristocetina é mensurada pela mistura de diferentes concentrações de ristocetina no plasma rico em plaquetas (PRP) do paciente em um agregômetro. Estudos mostram que a agregação plaquetária induzida pela ristocetina em cães não é efetiva devido à existência de componentes plasmáticos inibitórios, especialmente a albumina, que interferem na agregação plaquetária, mesmo em indivíduos normais.

Tempo de sangramento

O tempo de sangramento (TS) preconizado a animais é o tempo de sangramento da mucosa oral (TSMO). Os valores de referência para o TSMO variam de 1,7 a 4,2 min.[24]

O TSMO pode ser realizado pela técnica descrita por Marks.[25] O animal deve ficar em decúbito lateral, colocando-se uma tira de gaze em volta da maxila, mantendo-se o lábio evertido. A gaze causa também ingurgitamento da superfície da mucosa. Faz-se uma pequena incisão em uma área livre de vasos. Para padronização da incisão, pode-se usar um aparelho que padronizará profundidade, largura e comprimento.

Deve-se esperar a gota de sangue se formar para encostar o papel-filtro, de modo a não interferir com a formação do tampão plaquetário.

Outros métodos

Outro método funcional que estima a atividade do FvW na amostra, atualmente mais utilizado que o teste do cofator da ristocetina (aglutinação plaquetária), é o método de atividade do FvW baseado na ligação ao colágeno (FvW:CB).[26]

Testes genéticos

Os testes moleculares determinam o genótipo com base na variação da sequência de DNA, classificando os animais em livres, portadores e doentes. Como a herança genética é bastante heterogênea, esta técnica só está disponível para algumas raças.

Tratamento

Não existe tratamento específico para a DvW. A terapia instituída é de suporte, indicada principalmente quando os pacientes apresentam episódios graves de hemorragia ativa ou com fins profiláticos em pacientes já diagnosticados com DvW, antes de eventuais cirurgias.

Os hemocomponentes e os medicamentos utilizados para tratamento da doença de von Willebrand estão no Quadro 207.5.

Transfusão de produtos sanguíneos

O objetivo do tratamento é controlar a hemorragia. A maneira mais comum de se fornecer FvW exógeno para o paciente é a infusão de sangue total, plasma fresco, plasma fresco congelado ou crioprecipitado. Eis algumas considerações:

- A transfusão de sangue total só é recomendada se o paciente tiver anemia por perda de sangue
- O plasma fresco ou plasma fresco congelado (PFC) é utilizado quando não se observa anemia por perda de sangue. A taxa de administração deve ser de 6 a 10 mℓ/kg a cada 8 a 12 h[23]
- Crioprecipitado é o tratamento de escolha, pois tem grande quantidade de FvW (principalmente multímeros de alto peso molecular), FVIII e fibrinogênio. A taxa de administração deve ser de 1 unidade de crioprecipitado (quantidade recuperada de 150 mℓ de plasma fresco congelado) para cada 10 kg de peso vivo a cada 6 a 8 h.[23] A administração de crioprecipitado pode aumentar em até 40 unidades/dℓ a concentração do FvW:Ag, porém 4 h após a administração os níveis de FvW:Ag já começam a diminuir.[27]

Quadro 207.5 Tratamento da doença de von Willebrand.

Tratamento	Dose
Sangue total	20 mℓ por kg de peso vivo para elevação de 10% do hematócrito
Plasma fresco ou plasma fresco congelado (PFC)	6 a 10 mℓ por kg de peso vivo a cada 8 ou 12 h
Crioprecipitado	1 unidade de crioprecipitado (quantidade recuperada de 150 mℓ de PFC) para cada 10 kg de peso vivo, a cada 6 ou 8 h
DDAVP® – animais doentes	1 μg por kg de peso vivo (SC ou IV)
DDAVP® – doadores de sangue	0,6 a 1 μg por kg de peso vivo (SC), 0,5 a 2 h antes da coleta do sangue

SC = subcutânea; TV = intravenosa.

1-deamino-8-D-arginina vasopressina

DDAVP® é um análogo sintético da vasopressina com menos efeitos sobre a pressão, utilizado para tratamento de diabetes insípido e DvW. Promove a liberação de FvW que estava armazenado, sem interferir na síntese do fator, com efeito limitado às primeiras aplicações.

A dose recomendada para cães é de 1 μg/kg por via subcutânea ou intravenosa.[27] A administração de DDAVP® a cães normais causa aumento de 125 a 225% nas concentrações de FvW:Ag. Os níveis se elevam 10 min depois da infusão e permanecem altos por mais de 2 h.

O DDAVP® pode ser utilizado profilaticamente antes de cirurgias eletivas em animais com o tipo 1 da DvW, diminuindo os sangramentos trans e pós-cirúrgico.[28] Talvez o melhor uso de DDAVP® seja em doadores de sangue, pois se pode aumentar o FvW:Ag antes da coleta do sangue.[18] Nesses casos, a dose indicada é de 0,6 a 1 μg/kg/SC, 0,5 a 2 h antes da coleta do sangue.[29]

Referências

1. Jain NC. The platelets. In: Jain NC, editor. Essentials of veterinary hematology. Philadelphia: Lea & Febiger; 1993. p. 105-32.
2. Thrall MA, Weiser MG. Hematology. In: Hendrix CM, editor. Laboratory procedures for veterinary technicians. 4th ed. St Louis: Mosby; 2002. p. 29-74.
3. Meyer DJ, Harvey JW. Evaluation of hemostasis: coagulation and platelet disorders. In: Meyer DJ, Harvey JW, editors. Veterinary laboratory medicine. 3rd ed. St Louis: Saunders; 2004. p. 107-31.
4. Abrams-Ogg ACG. Triggers for prophylactic use of platelet transfusions and optimal platelet dosing in thrombocytopenic dogs and cats. Vet Clin Small Anim. 2003;33(6):1401-18.
5. Stockham SL, Scott MA. Platelets. In: Stockham SL, Scott MA, editors. Fundamentals of veterinary clinical pathology. Iowa: Blackwell Publishing; 2008. p. 223-57.
6. Norman EJ, Barron RCJ, Nash AS, Clampitt RB. Prevalence of low automated platelet counts in cats: comparison with prevalence of thrombocytopenia based on blood smear estimation. Vet Clin Pathol 2001;30(3):137-40.
7. Silva LFN. Plaquetas reticuladas na avaliação da trombopoese medular em cães. [dissertação]. Botucatu. Faculdade de Medicina Veterinária e Zootecnia, Universidade Estadual Paulista; 2009. 68p.
8. Bulla C, Takahira RK, Araujo Jr JP, Trinca LA, Lopes RS, Wiedmeyer CE. The relationship between the degree of thrombocytopenia and infection with *Ehrlichia canis* in an endemic area. Vet Res. 2004;35(1):141-6.
9. Macieira DB, Messick JB, Cerqueira AMF, Freire IMA, Linhares GFC, Almeida NKO *et al.* Prevalence of Ehrlichia canis infection in thrombocytopenic dogs from Rio de Janeiro, Brazil. Vet Clin Pathol. 2005;34(1):44-8.
10. Dagnone AS, Morais HSA, Vidotto MC, Jojima FS, Vidotto O. Ehrlichiosis in anemic, thrombocytopenic, or tick-infested dogs from a hospital population in South Brazil. Vet Parasitol. 2003;117:285-90.
11. Bianco D, Armstrong PJ, Washabau RJ. Treatment of severe immune-mediated thrombocytopenia with human IV immunoglobulin in 5 dogs. J Vet Intern Med. 2007;21(4): 694-9.
12. Catalfamo JL, Dodds WJ. Thrombopathies. In: Feldman BF, Zinkl JG, Jain NC, editors. Schalm's veterinary hematology. 5th ed. Phladelphia: Lippincott Williams & Wilkins; 2000. p. 1042-50.
13. Brandão LP, Hasegawa MY, Hagiwara MK, Kohayagawa A. Platelet aggregation studies in acute experimental canine ehrlichiosis. Vet Clin Pathol. 2006;35(1):78-81.

14. Feldman BF, Rasedee A. Haemostatic abnormalities in canine Cushing's Syndrome. Res Vet Sci. 1986;41(2):228-30.
15. Dodds WJ. Canine von Willebrand's disease. J Lab Clin Med. 1970;76:713-21.
16. Kraus KH, Johnson GS. von Willebrand disease in dogs. In: Kirk RW, Bonagura JD, editors. Current veterinary therapy vol X. Philadelphia: WB Saunders Com; 1989. p. 445-51.
17. Mattoso CRS, Takahira RK, Beier SL, Araújo Jr JP, Corrente JE. Prevalence of von Willebrand disease in dogs from São Paulo State, Brazil. J Vet Diag Invest. 2010;22(1):55-60.
18. Thomas JS. von Willebrand's disease in the dog and cat. Vet Clin N Am Small Anim Pract. 1996;26:1089-107.
19. Miller CH, Graham JB, Goldin LR, Elston RS. Genetics of classic von Willebrand. I. Phenotypic variation within families. Disease Blood. 1979;54(1):117-36.
20. Stokol T, Parry BW, Mansell PD. von Willebrand's disease in Scottish Terriers in Australia. Aust Vet J. 1995;72:404-7.
21. Heseltine JC, Panciera DL, Troy GC, Monroe WE, Brooks MB, Feldman BF. Effect of levothyroxine administration on hemostatic analytes in Doberman Pinschers with von Willebrand disease. J Vet Intern Med. 2005;19:523-27.
22. Stockham SL, Scott MA. Hemostasis. In: Stockham SL, Scott MA, editors. Fundamentals of veterinary clinical pathology. 2nd ed. Oxford, UK: Blackwell Publishing. 2008. p. 259-321.
23. Brooks M. Management of canine von Willebrand's disease. Prob Vet Med. 1992;4: 636-46.
24. Jergens AE, Turrentine MA, Kraus KH, Johnson GS. Buccal mucosa bleeding times of healthy dogs and of dogs in various pathologic states, including thrombocytopenia, uremia and von Willebrand's disease. Am J Vet Res. 1987;48:1337-42.
25. Marks SL. The buccal mucosal bleeding time. J Am Anim Hosp Assoc 2000;36:289-90.
26. Sabino EP, Erb HN, Catalfamo JL. Development of a collagen-binding activity assay as a screening test for type II von Willebrand disease in dogs. Am J Vet Res. 2006;67(2): 2482-89.
27. Ching YNLH, Meyers KM, Brassard JA, Wardrop KJ. Effect of cryoprecipitate and plasma on plasma von Willebrand factor multimers and bleeding time in Doberman Pinschers with type-1 von Willebrand's disease. Am J Vet Res. 1994;55:102-10.
28. Kraus KH, Turrentine MA, Jergens AE, Johnson GS. Effect of desmopressin acetate on bleeding times and plasma von Willebrand factor in Doberman Pinscher dogs with von Willebrand disease. Vet Surg. 1989;18(2):103-9.
29. Meyers KM, Wardrop KJ, Meinkoth J. Canine von Willebrand's disease: Pathobiology, diagnosis, and short-term treatment. Compend Cont Educ Pract Vet. 1992;14:13-21.

208 Defeitos Hemostáticos Secundários

Regina K. Takahira

Anatomia e fisiologia

Embora a coagulação esteja intimamente associada à hemostasia primária por meio das células endoteliais, plaquetas e outros elementos, ela é distinta destes componentes. A hemostasia secundária tem como evento final e mais importante a formação do coágulo de fibrina. Em condições fisiológicas, a transformação de uma substância solúvel (fibrinogênio) em uma rede polimérica insolúvel (fibrina) ocorre com precisão no local da lesão, sobre o tampão plaquetário primário. Este processo garante maior estabilidade e capacidade de contenção da hemorragia, sendo importante principalmente para lesões mais intensas e vasos de maior calibre e pressão.

Os fatores de coagulação participam de reações específicas na chamada cascata da coagulação (Figura 208.1 e Quadro 208.1). A maioria dos fatores de coagulação são proteínas produzidas pelo fígado, com exceção do cálcio ionizado. A concentração em excesso desses fatores garante que o animal não manifeste hemorragias a não ser que haja diminuições significativas de um único fator ou redução moderada de vários fatores. Alguns dos fatores de coagulação (II, VII, IX e X) são sintetizados em modo afuncional (acarboxilado), que necessita da vitamina K para sua ativação. A vitamina K atua como um cofator durante a reação de carboxilação, produzindo centros de ligação para o cálcio, necessários para a função normal desses fatores. Durante a reação, a vitamina K é convertida em um metabólito inativo (vitamina K epóxido). Em condições fisiológicas, a enzima epóxido redutase é responsável pela reciclagem desse metabólito, convertendo-o para o modo ativo, razão pela qual a necessidade diária de ingestão de vitamina K é pequena e as deficiências nutricionais são raras.

A fibrina pode ser formada por duas vias que, apesar da grande inter-relação que apresentam *in vivo*, podem ser avaliadas isoladamente por meio de exames laboratoriais.

Quadro 208.1 Doenças e condições mais associadas à coagulação intravascular disseminada em cães e gatos.

Doenças	Condições
Doenças inflamatórias e infecciosas	Necrose hepática, pancreatite, sepse, endocardite bacteriana, leptospirose, peritonite infecciosa felina, babesiose, dirofilariose, hepatite infecciosa canina
Neoplasias	Hemangiossarcoma, carcinomas e adenocarcinomas, linfoma
Outras causas	Anemia hemolítica imunomediada, acidente ofídico, aflatoxicose, intermação, lipidose hepática, cirrose, insuficiência cardíaca congestiva

Definição, sinonímia

Os defeitos de hemostasia secundária são ocasionados por diminuições da atividade dos fatores de coagulação decorrentes de redução de sua síntese, consumo excessivo ou existência de inibidores na circulação.[1] Muitos animais portadores de coagulopatias podem não apresentar hemorragias espontâneas apesar da incoagulabilidade sanguínea.

Embora não sejam considerados coagulopatias ou distúrbios de hemostasia secundária, os estados de hipercoagulabilidade e trombose podem resultar de ativação e consumo excessivo dos fatores de coagulação, e também serão abordados neste capítulo.

Prevalência ou frequência de ocorrência

Devido à natureza por vezes silenciosa das coagulopatias, a prevalência dos distúrbios de hemostasia secundária pode estar sendo subestimada, pois muitos dos animais somente manifestarão hemorragia após trauma, cirurgia ou outro procedimento invasivo. Um estudo com cães portadores de lesão hepática, selecionados pela verificação de aumento da atividade da alanina aminotransferase (ALT) acima de 50 U/ℓ, detectou alteração em pelo menos um dos testes de coagulação em 50% dos animais, apesar de nenhum deles ter apresentado qualquer sinal evidente de hemorragia.[2] A frequência de defeitos hemostáticos secundários causados por outras etiologias, como os acidentes ofídicos e o antagonismo da vitamina K, varia de acordo com a região. A hemofilia é a coagulopatia congênita mais comum em animais e acomete principalmente cães machos das raças Pastor-alemão, Pastor-belga, Golden Retriever, Labrador e Boxers, e gatos das raças Siamesa, Himalaia e Abissínia.

A ausência de manifestações clínicas específicas e o desconhecimento da fisiopatogenia dos quadros trombóticos e da coagulopatia intravascular disseminada (CID) fazem com que muitos casos passem despercebidos, apesar de suas elevadas incidências.[3] Tromboembolia pulmonar é a manifestação clínica mais comum dos estados de hipercoagulabilidade.[4,5]

Etiologia e fisiopatogenia

Coagulopatias congênitas são doenças de caráter hereditário que resultam em diminuição ou ausência de produção de determinados fatores da cascata da coagulação. Mais raramente, elas podem não apresentar caráter hereditário, mas ser o resultado de mutação genética original.[6]

Embora possa haver deficiência de qualquer dos fatores de coagulação, a deficiência dos fatores VIII (hemofilia A ou hemofilia clássica), em primeiro lugar, e do fator IX (hemofilia B) em segundo, tem sido mais associada às coagulopatias congênitas em pequenos animais.[7,8] A deficiência dos fatores X e VII também tem sido encontrada na literatura. A deficiência do fator XII, à semelhança do que ocorre em humanos, parece não acarretar hemorragia em animais.[9] Felinos com redução significativa do fator XII são clinicamente normais, porém com tempos de coagulação prolongados.[10]

Quando o fator VIII ou o IX estão diminuídos, a velocidade de formação e também a resistência do tampão hemostático secundário ficam comprometidas. A fibrina, se formada, fica sujeita à fragmentação, provocando hemorragia recorrente ou persistente no local do dano vascular. As hemofilias A e B são doenças congênitas recessivas associadas ao cromossomo X. Assim, os machos podem carregar uma cópia normal ou com o gene defeituoso, sendo então normais ou hemofílicos; já as fêmeas podem ser homozigotas normais, heterozigotas (portadoras) ou homozigotas afetadas (Figura 208.1).

As *coagulopatias adquiridas*, por outro lado, estão associadas a alterações em múltiplos fatores da coagulação, e a deficiência de vitamina K e as hepatopatias figuram entre as mais comuns em animais. As principais fontes de vitamina K são a dieta, que costuma conter este elemento em excesso, e a proveniente da produção bacteriana intestinal. A deficiência de vitamina K pode decorrer de redução da absorção devido a uma doença gastrintestinal crônica ou de terapia prolongada com antibióticos de amplo espectro, por alteração da microbiota bacteriana. A obstrução do colédoco e as doenças hepáticas crônicas também podem prejudicar a absorção e o armazenamento de vitaminas lipossolúveis como a K. Entretanto, a maioria dos casos de coagulopatias adquiridas com envolvimento dos fatores dependentes de vitamina K é ocasionada pela ingestão de antagonistas dessa vitamina. O antagonismo da vitamina K surge em animais intoxicados por rodenticidas cumarínicos como varfarina, bromodialona e brodifacoum, ou por compostos indanodiona. Os rodenticidas anticoagulantes causam a inibição da enzima epóxido redutase, responsável pela reciclagem da forma oxidada da vitamina K, causando rápida depleção dos estoques dessa vitamina do organismo (Figura 208.2) e consequente incoagulabilidade do sangue. O grau de acometimento da enzima contribui para os diferentes graus de hemorragia observados nos casos clínicos. A hemorragia normalmente surge 3 a

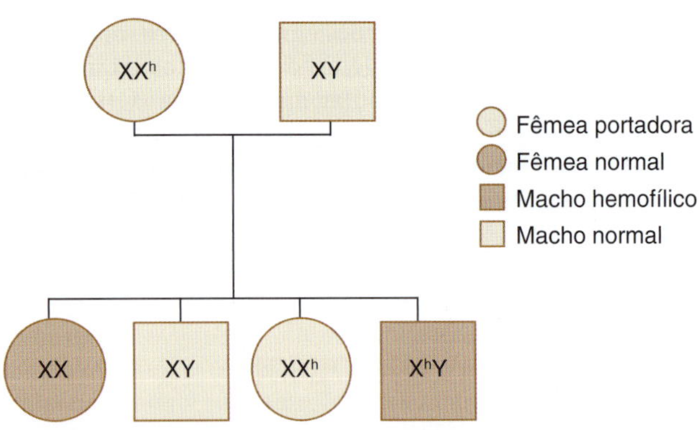

Figura 208.1 Esquema da herança de hemofilias. X^h = cromossomo X portador do gene defeituoso. Filhotes machos de fêmeas portadoras têm 50% de chance de ser hemofílicos; filhotes fêmeas têm 50% de chance de nascer portadoras. Para que uma fêmea seja hemofílica, ela teria de ter pai hemofílico e mãe portadora do gene defeituoso.

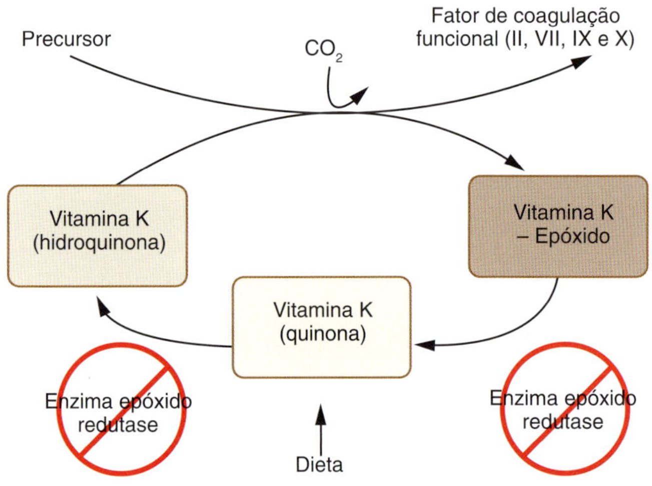

Figura 208.2 Participação da vitamina K na ativação dos fatores II, VII, IX e X da coagulação. A enzima epóxido redutase é a responsável pela reciclagem da maior parte da vitamina K utilizada no processo de ativação dos fatores. Apenas uma pequena parte é proveniente da dieta. Os antagonistas da vitamina K promovem a depleção dos estoques dessa substância pelo bloqueio da enzima epóxido redutase.

7 dias após a ingestão, porém em casos mais graves ela pode acontecer mais cedo. Já os tempos de coagulação se tornam prolongados em cerca de 24 h.[11]

O fígado é o local em que é sintetizada a maioria dos fatores de coagulação e também de fibrinólise. Apesar da importância do fígado para a hemostasia, em uma doença hepática o sangramento, quando ocorre, varia de leve a moderado. Em cirrose, hepatite fulminante e doença hepática terminal o sangramento pode ser abundante, embora a maioria dos animais não apresente sangramento espontâneo. Isso acontece porque, normalmente, os fatores da coagulação são sintetizados em excesso, sendo necessária uma redução significativa de suas concentrações para que haja hemorragia. Como em outras coagulopatias, o sangramento pode se manifestar somente depois da indução por algum trauma ou cirurgia.

A infusão de grandes volumes de fluidos cristaloides, concentrados de hemácias (eritrócitos) ou coloides para tratar perdas maciças de sangue pode causar diluição transitória dos fatores de coagulação, mas não é capaz, isoladamente, de provocar hemorragia.[12]

Cães com mastocitoma podem apresentar coagulopatias, uma vez que os mastócitos têm grânulos de heparina que podem ser liberados na circulação. Este quadro é caracterizado por tempos de coagulação prolongados e tendências hemorrágicas. Administração excessiva de substâncias anticoagulantes como heparina e varfarina também pode levar a coagulopatias e quadros hemorrágicos graves. Outra forma adquirida de anticoagulação pouco reconhecida em animais está associada à produção de imunoglobulinas da classe IgG contra um ou mais fatores de coagulação. Essa produção é mais comum em pacientes submetidos a transfusões múltiplas de plasma ou sangue total, mas também já foi associada à administração de certos fármacos, ao lúpus eritematoso sistêmico, a doenças linfoproliferativas e outras condições.[13]

Os *estados de hipercoagulabilidade* e a *trombose* estão associados a diversas doenças com repercussão no sistema hemostático e resultam de estimulação excessiva da coagulação. Situações como a estase sanguínea, a inibição da fibrinólise, a deficiência de fatores anticoagulantes e a lesão endotelial podem estar implicados na origem de tais condições. A perda renal de antitrombina (AT) e a alteração do fluxo sanguíneo são responsáveis por hipercoagulabilidade e trombose observadas em síndrome nefrótica e miocardiopatia, respectivamente. O estado de hipercoagulabilidade de casos de hiperadrenocorticismo provavelmente seja multifatorial e esteja relacionado com aumento da atividade de fatores de coagulação e diminuição da atividade fibrinolítica, levando a maior risco de ocorrência de trombose.[14,15]

Os trombos podem se formar localmente, causando alterações por isquemia, como em tromboembolia pulmonar, ou em múltiplos locais devido a alterações sistêmicas. O processo de *coagulação intravascular disseminada* é um complexo distúrbio hemostático que implica a ativação acelerada de plaquetas, da cascata da coagulação e da plasmina, com o consequente consumo de plaquetas, fatores de coagulação, anticoagulantes endógenos e fatores fibrinolíticos. O resultado desse processo é o quadro hemorrágico e trombótico que caracteriza a CID.

CID é um evento secundário a várias alterações sistêmicas como inflamações, infecções virais e bacterianas, sepse, traumas, choque, hemólise, neoplasias, pancreatite, doenças hepáticas e esplênicas e acidente ofídico, dentre outras.[16] A coagulação é acelerada sistemicamente quando o sangue entra em contato com grandes áreas de tecido ou endotélio lesado, com exposição do colágeno subendotelial. A exposição da tromboplastina tecidual, os mediadores inflamatórios, citocinas, debris celulares, o contato com superfícies estranhas ou a entrada de material tromboplástico na circulação, observada em uma variedade de doenças (Quadro 208.1), também podem desencadear o quadro de coagulação intravascular de maneira exacerbada. A trombina formada leva à amplificação do processo com estimulação da agregação plaquetária e formação de fibrina, resultando em trombose de capilares, arteríolas e vênulas e infarto em diversos órgãos. Como a coagulação se torna acelerada, os anticoagulantes e o inibidor do ativador da plasmina são consumidos, a plasmina é ativada e o processo de fibrinólise continua. A plasmina degrada enzimaticamente os fatores de coagulação V, VIII, IX e XI, contribuindo para o decréscimo destes e para a elevação dos produtos de degradação da fibrina (PDF) no sangue.

O veneno das serpentes dos gêneros *Bothrops* e *Crotalus* tem ação coagulante "tipo trombina", transformando o fibrinogênio em fibrina. Associada a esta ação, a capacidade da maioria dos venenos ofídicos em ativar o fator X e a protrombina da cascata de coagulação resulta no consumo de fibrinogênio com a consequente incoagulabilidade sanguínea. A ação vasculotóxica sistêmica do veneno das serpentes do gênero *Bothrops* é causada por fatores hemorrágicos denominados hemorraginas, que agem destruindo inicialmente a membrana basal do endotélio lesado, causando posteriormente a ruptura de vasos capilares. Enzimas proteolíticas responsáveis pela necrose tecidual local existentes no veneno têm atividade fibrinolítica, colaborando para a tendência hemorrágica. O veneno de serpentes do gênero *Crotalus* não mostra atividade vasculotóxica nem proteolítica importante como o gênero *Bothrops*, de maneira que as hemorragias espontâneas tendem a ocorrer apenas nos acidentes botrópicos, apesar da incoagulabilidade observada em ambos. A atividade do veneno botrópico sobre todas as etapas da hemostasia, por meio de suas ações coagulante, vasculotóxica e proteolítica, provoca coagulopatia que, na maioria dos casos, atende aos critérios diagnósticos de um quadro de CID.

O termo *coagulopatia de consumo* também é empregado como sinônimo de coagulação intravascular disseminada, que ativa e exaure os três níveis do processo hemostático, resultando também em tendências hemorrágicas que podem ser bastante graves.

Manifestações clínicas

A gravidade clínica da hemofilia A depende da magnitude da deficiência do fator VIII, da exposição do animal a traumas e do local da hemorragia. Os animais afetados brandamente (atividade do fator VIII maior que 5%) não apresentam tendência ao sangramento espontâneo e podem ser capazes de manter a hemostasia adequada por muito tempo. Os animais afetados moderadamente (atividade do fator VIII de 2 a 5%) podem manifestar hemorragias intensas ao menor trauma. Já os animais gravemente afetados (atividade do fator VIII menor que 2%) estão propensos ao aparecimento de episódios hemorrágicos espontâneos. A intensidade dos sintomas da hemofilia B também depende da atividade remanescente do fator IX, além do tamanho e da atividade dos animais afetados, sendo mais grave nos maiores e mais ativos.

Um dos sintomas mais comuns da hemofilia em cães é a hemartrose, que leva à claudicação. Também podem ser observados hematomas subcutâneos (Figura 208.3 A) e sangramentos excessivos em incisões cirúrgicas. O hematoma escrotal pós-castração é uma alteração reconhecida precocemente.

Em coagulopatias adquiridas, as manifestações clínicas são notadas em animais de qualquer idade, sem preferência sexual ou racial. Como nos demais defeitos de hemostasia secundária, os animais podem se apresentar assintomáticos ou ter hemorragia apenas nos locais de punção ou após algum trauma. Nos casos mais graves podem ser observadas hemorragias espontâneas na forma de hemoperitônio, hemotórax, hemorragias no trato gastrintestinal, epistaxe, hematúria ou hematomas (Figura 208.3 B e C), além de anemia, palidez de mucosas, hipovolemia e sinais neurológicos. A intoxicação aguda por rodenticidas anticoagulantes pode levar o animal à morte. As coagulopatias associadas à doença hepática são acompanhadas também dos sintomas relacionados com a doença primária, como icterícia, ascite, vômitos e da alteração dos resultados laboratoriais das enzimas hepáticas e de outros marcadores. Embora a maioria dos animais apresente alguma anormalidade em exames laboratoriais de hemostasia, é preciso uma concentração inferior a 15% da concentração normal dos fatores de coagulação para que ocorra sangramento clínico e espontâneo.[11] Pode haver trombocitopenia discreta a moderada como resultado do consumo de plaquetas em razão do sangramento excessivo.

A manifestação clínica dos estados de hipercoagulabilidade e trombose é ainda menos evidente que a das coagulopatias. Em miocardiopatia dos felinos, o trombo que pode se formar nas câmaras cardíacas com frequência acaba se alojando na artéria ilíaca caudal, próximo à bifurcação para os membros posteriores, resultando em impotência funcional de um ou dos dois membros, falta de pulso, hipotermia e até necrose tecidual. A tromboembolia pulmonar é uma das manifestações mais comuns nos estados de hipercoagulabilidade e pode se manifestar tanto por dispneia quanto por hemoptise, taquipneia e cianose. Como os sintomas dependem da localização do trombo, as manifestações clínicas também podem abranger desde alterações associadas à falência renal e hepática até manifestações neurológicas.

Além dos sinais da doença primária, o quadro clínico da CID pode se manifestar com trombose sem hemorragia, sangramento espontâneo sem trombose ou por uma combinação das duas condições, na dependência do evento causador e da velocidade de evolução do quadro. Essas condições secundárias muitas vezes desempenham um papel tão ou mais

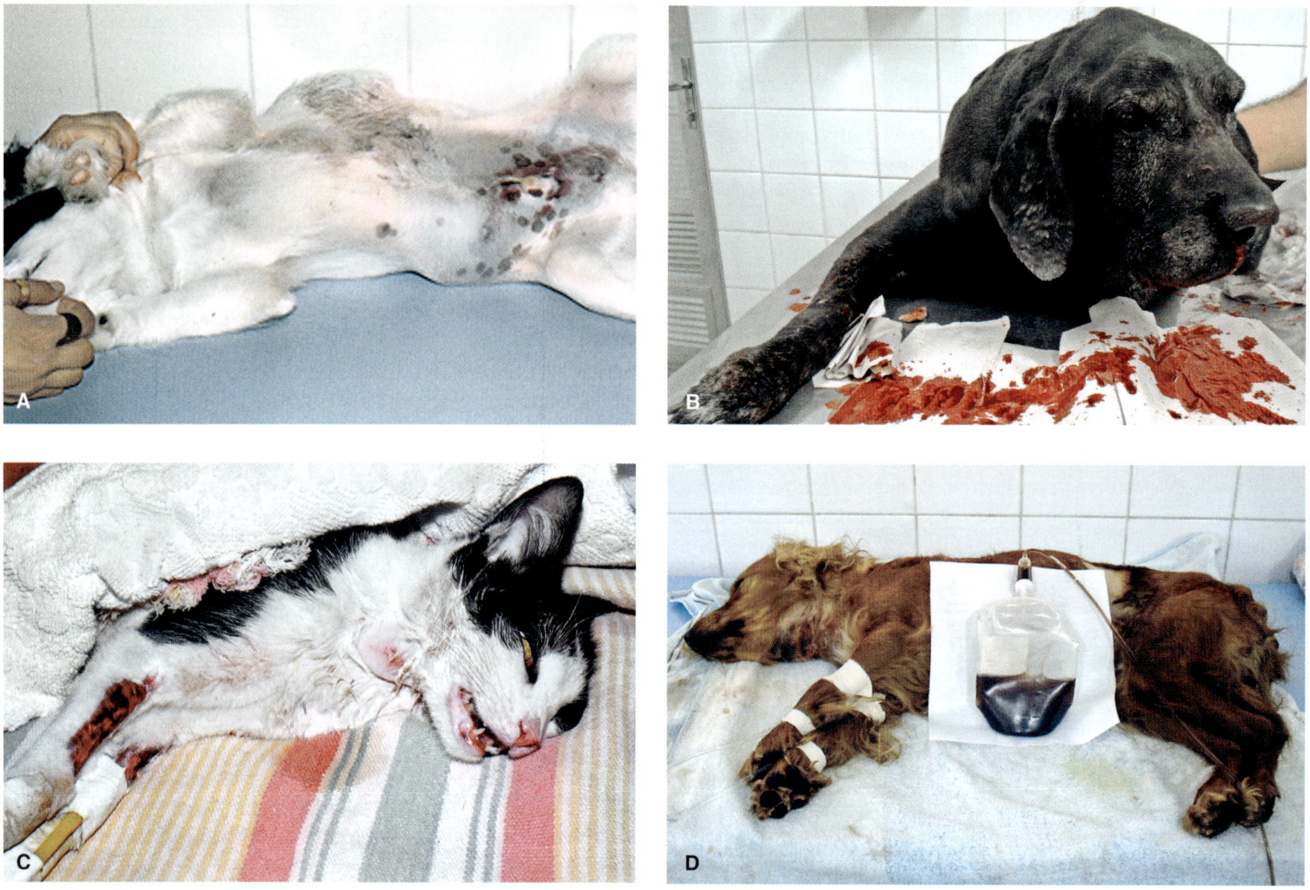

Figura 208.3 Manifestações clínicas associadas aos distúrbios de hemostasia secundária. **A.** Hematomas no local de injeção subcutânea e no abdome de filhote de cão portador de hemofilia A. **B.** Epistaxe em cão intoxicado por rodenticida anticoagulante. **C.** Hemorragia gengival e hematomas nos locais de punção em felino intoxicado por rodenticida com ação anticoagulante. **D.** Hematúria em cão apresentando um quadro de coagulação intravascular disseminada após trauma provocado por ataque de outro cão no pescoço.

importante que a doença primária no curso clínico. Alguns animais, no entanto, podem exibir a manifestação crônica, subclínica ou silenciosa, em que não há hemorragia espontânea, mas a avaliação laboratorial do sistema hemostático do paciente pode revelar anormalidades compatíveis com CID. Esta é a apresentação mais comum em gatos. O tipo agudo ou fulminante representa um fenômeno agudo verdadeiro ou a descompensação de um processo crônico e os sintomas de hemorragia sugerem tanto alterações hemostáticas primárias (petéquias, equimoses e sangramento por mucosas) quanto secundárias (hematomas e hemorragias em cavidades) em associação a evidências clínicas e laboratoriais de disfunção de órgãos. A deposição de fibrina em capilares sanguíneos pode causar anemia hemolítica, pela fragmentação mecânica dos eritrócitos ao passar pela trama, e é a responsável pela formação dos esquisócitos no esfregaço sanguíneo, podendo provocar hemoglobinúria (Figura 208.3 D) e icterícia.

A relevância clínica da hemorragia ou das tendências hemorrágicas em animais com baixos níveis de fatores de coagulação e trombocitopenia acentuada é inegável e clara, porém as consequências do estado trombótico, de hipoperfusão e hipoxia da CID podem ser ainda mais graves e irreversíveis, além de mais dificilmente diagnosticáveis sem o auxílio de exames laboratoriais. Estudos demonstram que a tromboembolia pulmonar é observada na maioria dos animais com síndrome nefrótica e anemia hemolítica imunomediada que foram a óbito.[5]

Diagnóstico e exames complementares

O diagnóstico laboratorial das coagulopatias costuma se iniciar com testes de triagem como o tempo de coagulação (TC) ou o tempo de coagulação ativada (TCA). Estes testes detectam alterações nas vias intrínseca e comum da cascata, deixando de avaliar apenas a atividade do fator VII.

O prolongamento dos tempos de coagulação não ocorrerá até que haja redução de pelo menos 70% de um dos fatores de coagulação ou redução menor de múltiplos fatores. O encurtamento dos tempos de coagulação não tem significado clínico e não sugere estados de hipercoagulabilidade, resultando, quase sempre, de artefatos técnicos de coleta da amostra.

Além do diagnóstico dos distúrbios de hemostasia secundária, TP e TTPA são utilizados para monitoramento terapêutico. O tempo de trombina (TT) tem relação direta com a atividade do fibrinogênio e não é afetado pela atividade de nenhum dos outros fatores de coagulação. Seu resultado estará prolongado em hipofibrinogenemias associadas às doenças hepáticas e à CID, e em terapia com heparina.

Valores de referência para o tempo de protrombina (TP) e o tempo de tromboplastina parcial ativada (TTPA) de cães e gatos podem ser encontrados na literatura (Quadro 208.2), porém há grande variação entre seus intervalos. O ideal é empregar o valor de referência indicado pelo laboratório utilizado. Um índice (INR – *international normalized ratio*) foi criado em medicina humana para favorecer a comparação entre os resultados do TP obtidos de diferentes laboratórios, mas tem sido pouco usado em veterinária. Sua fórmula leva em consideração o valor de referência do laboratório e o ISI (*international sensitivity index*), que representa a sensibilidade do reagente empregado e é fornecido pelo fabricante.

$$INR = \left(\frac{\text{TP do paciente}}{\text{referência para o TP}}\right)^{ISI}$$

As hemofilias A e B devem ser consideradas em animais com TTPA prolongado e TP normal, realizados como testes de triagem, após suspeita clínica e histórico familiar. A diferenciação entre as hemofilias A e B ou qualquer outra coagulopatia congênita depende da identificação da deficiência do respectivo fator com métodos específicos. A atividade do fator VIII em cadelas portadoras heterozigotas pode estar normal ou reduzida, não sendo este um meio específico de detecção do gene da hemofilia A, de modo que o TTPA de uma cadela portadora não deverá estar prolongado. A detecção de portadores por análise de DNA somente é possível em raças em que a mutação já tenha sido caracterizada.

O diagnóstico do antagonismo da vitamina K baseia-se em história e exame clínicos compatíveis com anormalidades da hemostasia secundária, avaliação laboratorial, e resposta clínica e laboratorial à terapia com vitamina K_1, que é a sua forma metabolicamente ativa. TP, TTPA e TC ou TCA estarão prolongados. A contagem de plaquetas e o tempo de sangria estarão normais, embora possa ser observada discreta a moderada trombocitopenia por consumo ou perda. Resultados semelhantes são esperados em coagulopatias causadas por hepatopatia, acrescidas das alterações do TT e dos exames de avaliação hepática.

Em quadros agudos de intoxicação por antagonistas da vitamina K ou de doença hepática, o TP pode estar prolongado mais cedo que os demais testes, uma vez que o fator VII apresenta a vida média mais curta entre os fatores de coagulação. Por tal motivo o TP tem sido considerado uma prova precoce de avaliação da função hepática. O primeiro indicador de deficiência de vitamina K é a existência de PIVKA (proteína induzida por ausência ou antagonismo da vitamina K) na circulação, porém este teste não está disponível no Brasil.

Os produtos de degradação de fibrina (PDF) e os dímeros D são considerados marcadores laboratoriais de trombose. Seus níveis se elevam em decorrência da ativação dos mecanismos fibrinolíticos, na tentativa de dissolução do coágulo de fibrina pelo organismo.[17] Entretanto, fragmentos de fibrinogênio formados por ação de substâncias proteolíticas circulantes encontradas em pancreatite e em acidente ofídico, por exemplo, também podem ser detectados como PDF.

Quadro 208.2 Valores de referência para os exames de avaliação da hemostasia secundária.[18–21]

Espécie	TC	TCA	TP*	TTPA*	PDF
Cão	3 a 13 min	60 a 110 s	6,87 ± 1,4 s	15,10 ± 1,6 s	< 10 mg/mℓ
Gato	± 8 min	50 a 75 s	7,0 a 11,5 s	10 a 15 s	< 10 mg/mℓ

*Os valores de referência para TP e TTPA variam consideravelmente devido aos reagentes utilizados e à metodologia empregada; portanto, recomenda-se que sejam estabelecidos e usados valores de referência próprios para cada laboratório. TC = tempo de coagulação; TCA = tempo de coagulação ativada; TP = tempo de protrombina; TTPA = tempo de tromboplastina parcial ativada; PDF = produtos de degradação da fibrina.

Outras condições inflamatórias, hemorrágicas e pós-cirúrgicas também podem estar associadas à discreta elevação de PDF e dímeros D.

Obtém-se o diagnóstico de CID com base na suspeita clínica, na verificação de doenças preexistentes, no conhecimento da fisiopatologia desta síndrome e em testes de hemostasia anormais indicativos da doença. O reconhecimento das condições predisponentes (Quadro 208.1) contribui para a suspeita e o diagnóstico da síndrome.

Existem vários critérios propostos para o diagnóstico da CID, mas em todos eles se esperam alterações hemostáticas que evidenciem a coagulopatia de consumo, como trombocitopenia; prolongamento do TP, do TTPA, ou ambos; hipofibrinogenemia; aumento dos PDF e/ou dos dímeros D; e diminuição dos níveis de AT.[3,18,19] Em um estudo retrospectivo, a maioria dos cães, e principalmente dos gatos, foi apresentada para avaliação do problema primário sem nenhum sangramento espontâneo, e a CID foi diagnosticada durante a avaliação clinicolaboratorial de rotina, sendo a trombocitopenia, o prolongamento do TP e TTPA e a esquisocitose as alterações laboratoriais mais comuns.[18]

Na fase hiperaguda ou hipercoagulável da CID ocorrem coagulação acelerada, fibrinólise e consumo de anticoagulantes sem sintomas evidentes. TTPA, TP e o tempo de coagulação podem estar normais ou diminuídos; a contagem de plaquetas pode estar reduzida, mas ainda dentro dos valores de referência. Se o processo de coagulação continuar, o animal entrará na fase aguda da CID e hemorragias e sangramentos prolongados nos locais de punção poderão se manifestar. Os fatores de coagulação serão consumidos, prolongando o tempo de coagulação, TTPA e TP; o fibrinogênio será convertido em fibrina, entretanto, inflamações sistêmicas poderão manter os níveis de fibrinogênio normais ou até mesmo discretamente elevados. CID crônica causa uma contínua, porém tolerável, ativação do sistema de coagulação. O fígado e a medula óssea são capazes de aumentar a produção de fatores de coagulação, fibrinogênio e plaquetas, mantendo a relação coagulação:anticoagulação estável e os exames laboratoriais podem estar normais ou alterados. A atividade de AT plasmática é a chave para diagnóstico e monitoramento da CID, uma vez que sua atividade declina precocemente no processo. Em cães, níveis menores que 80% em relação ao normal são indicativos de CID. Porém, em gatos, parece não ser útil para diagnóstico de CID.[20] O diagnóstico precoce da CID é de extrema importância, pois o risco de morte em decorrência da trombose costuma ser maior que o decorrente da hemorragia.

A anemia hemolítica pode ser o elemento primário desencadeador de CID, mas também uma complicação observada em vários outros quadros. A fragmentação das hemácias é causada pelo fluxo de sangue por meio das redes de fibrina formadas e depositadas em capilares sanguíneos, resultando em um quadro denominado hemólise microangiopática. Esquisócitos no esfregaço sanguíneo são indicativos de CID e podem ser observados em cerca de 76% dos cães e 67% dos gatos com esse distúrbio.[18]

Outras alterações laboratoriais podem evidenciar o comprometimento sistêmico ou isolado de órgãos pela formação de trombos ou deposição de fibrina. O monitoramento bioquímico em conjunto com exames de diagnóstico por imagem, exames citológicos, hematológicos e sorológicos, entre outros, são necessários não só para a identificação da doença primária, mas também para o estabelecimento do prognóstico e da estratégia terapêutica. Em alguns casos, a trombose pode ser diagnosticada por exames de imagem ou durante a necropsia, porém a natureza microscópica dos trombos em CID pode exigir o uso de várias ferramentas diagnósticas em conjunto *in vivo*, ou o exame histopatológico *post mortem*.

Tratamento

O manejo de animais com coagulopatia inclui medidas preventivas e terapêuticas. As punções venosas devem ser realizadas com agulhas do menor calibre possível e a compressão local pós-coleta deve ser mantida por maior tempo. Os procedimentos invasivos devem ser evitados e o paciente deve ter seus movimentos restritos, mesmo que não haja sangramento espontâneo. O uso de bandagens compressivas pode ser eficiente em alguns tipos de hemorragia.

A terapia transfusional para reposição dos fatores de coagulação pode ser indicada a alguns casos. Sempre é preferível o emprego de hemocomponentes específicos, embora o sangue total fresco possa ser utilizado quando há necessidade de reposição de plaquetas, fatores de coagulação e hemácias em animais com trombocitopenia intensa, coagulopatia e anemia. Mais informações sobre indicações, administração e reações transfusionais podem ser encontradas nos Capítulos 209, *Transfusão Sanguínea em Cães*; 210 *Transfusão Sanguínea em Felinos*; e 211, *Reações Transfusionais*.

A terapia específica para as coagulopatias varia com a causa e a gravidade da doença: administração de vitamina K, de agentes antifibrinolíticos e reposição dos fatores de coagulação, bem como remoção da causa primária, quando possível (Quadro 208.3).

A abordagem inicial a animais hemofílicos consiste nos mesmos cuidados ambulatoriais inespecíficos, como bandagem, compressão, cauterização local e restrição de movimento. O fornecimento de fator VIII ou IX exógenos somente é indicado quando se necessita de rápida ativação da hemostasia, quando há trauma ou perdas de sangue importantes. Nestes casos pode-se indicar a transfusão de sangue fresco total, plasma fresco congelado e papa de hemácias. O crioprecipitado contém concentrações de fator VIII de 8 a 10 vezes maior que o plasma em um pequeno volume de infusão, porém ele é pobre em fator IX. A administração preventiva de hemocomponentes, na ausência de hemorragias, é discutível devido à curta vida média dos fatores de coagulação, exceto quando realizada antes de intervenções cirúrgicas. Compostos sintéticos contendo fatores de coagulação, purificados ou não, são medicamentos de uso humano e têm seu emprego restrito em razão do alto custo. Os animais portadores e afetados devem ser afastados da reprodução.

Adsorventes e eméticos podem ser utilizados para tratamento do antagonismo da vitamina K, se administrados imediatamente após a ingestão do veneno. Tal medida pode ser usada quando o proprietário testemunha a intoxicação, pois os sintomas ainda não terão ocorrido. A maioria dos casos atendidos na rotina são crônicos e o tratamento específico prevê a reposição de vitamina K.

A vitamina K existe sob três apresentações: K_1 (série fitonadiona), K_2 (derivado menaquinona) ou K_3 sintética (menadiona). A menadiona é convertida em vitamina K_2 *in vivo*, mas é mal estocada no fígado quando comparada com a vitamina K_1, além de essa conversão também ser dependente da enzima epóxido redutase. Se o animal apresentar deficiência de vitamina K por má absorção intestinal, o tratamento não deverá ser feito por via oral. A administração por via intravenosa não deve ser realizada a não ser que seja indicada em bula, devido ao risco de reação anafilática e de indução da formação de corpúsculos de Heinz. A quantidade de vitamina K a ser administrada dependerá do grau de intoxicação do animal. Normalmente, inicia-se com 5 mg/kg por via subcutânea, seguida de administrações de 1,25 a 2,5 mg/kg (por via subcutânea ou oral) a cada 12 h. A meia-vida da vitamina K_1 é de cerca de 5 h.

A reversão da coagulopatia causada pela varfarina ou outros cumarínicos de primeira geração ocorre após cerca de 1 semana de administração de vitamina K. Entretanto, a maioria das intoxicações é causada por anticoagulantes de segunda ou terceira geração que têm ação mais prolongada no organismo. A necessidade de continuidade do tratamento deve ser determinada pelo monitoramento do TC ou, preferencialmente, pelo TP. Se após a interrupção da terapia por 24 a 48 h os tempos continuarem prolongados, o tratamento deve ser retomado por mais 1 ou 2 semanas até a reavaliação seguinte.

A transfusão de plasma fresco provoca encurtamento considerável do tempo dos testes de coagulação, de modo mais precoce do que no tratamento isolado com a vitamina K_1, e pode ser indicada a casos de hemorragia intensa para a reposição imediata de fatores de coagulação ativos, até que a vitamina K exerça seu efeito.[21]

Alguns anti-hemorrágicos são utilizados indiscriminadamente para controle de hemorragias. O ácido épsilon aminocaproico (EACA) e o ácido tranexâmico são antifibrinolíticos inibidores do plasminogênio, sendo este último cerca de 10 vezes mais potente que o primeiro. Eles são indicados a hemorragias das vias urinárias, do trato genital, da mucosa oral e do trato gastrintestinal, pois esses tecidos apresentam alta concentração de fibrinolisinas naturais. Sua administração possibilita que o coágulo formado nesses tecidos permaneça estável por maior período até que se dê a regeneração tecidual. Seus efeitos para

Quadro 208.3 Principais fármacos com ação sobre o sistema hemostático.

Droga	Indicação	Dose
Vitamina K_1	Antagonismo da vitamina K	3 a 5 mg/kg/dia, por via subcutânea, na primeira dose e, em seguida, 1,25 a 2,5 mg/kg/2 vezes/dia, por via oral, até 3 a 6 semanas dependendo do tipo de rodenticida
	Doença hepática crônica	0,5 mg/kg/2 vezes/dia, por via oral ou 1 mg/kg/dia, por via intramuscular
Àcido tranexâmico	Hemorragias em mucosas	12,5 a 25 mg/kg, por via oral ou intravenosa, 2 ou 3 vezes/dia
Ácido acetilsalicílico (AAS)	Trombose plaquetária	Cães: 5 a 10 mg/kg, por via oral, 2 vezes/dia Gatos: 5 a 10 mg/kg, por via oral a cada 3 dias
Sulfato de protamina	Intoxicação por heparina	1 mg, por via intravenosa, para cada 100 UI de heparina em velocidade lenta. Aplicar 50% da dose 1 h após a administração da heparina, 25% após 2 h e, se necessário, ministrar o restante

controle da hemorragia de animais com coagulopatia são limitados, pois não aceleram a formação do coágulo, mas retardam a fibrinólise. Estes medicamentos são contraindicados a casos em que há risco trombótico, como em CID, pois eles reduzem a capacidade de dissolução dos trombos, elevando o risco de morte, mesmo que haja hemorragia concomitante.

▪ Terapia antitrombótica e anticoagulante

Os protocolos terapêuticos das condições trombóticas são pouco estudados em medicina veterinária, havendo poucas referências sobre o assunto.[22,23]

Uma vez que o diagnóstico de estado de hipercoagulabilidade ou trombose tenha sido estabelecido, a rapidez da instituição da terapia é crucial para a evolução do caso. O uso preventivo de terapia antitrombótica e anticoagulante tem sido recomendado a quadros de miocardiopatia em felinos, anemia hemolítica imunomediada, síndrome nefrótica e hiperadrenocorticismo.[5,15,18] Medicamentos com ação sobre a hemostasia primária, como os AINE empregados em doses inferiores à anti-inflamatória, são indicados às doenças associadas ao risco trombótico, especialmente as arteriais, como as cardiomiopatias. A heparina, por sua vez, é mais indicada a tromboses venosas, como tromboembolia pulmonar associada aos estados de hipercoagulabilidade em anemia hemolítica imunomediada, por exemplo. A deficiência de AT, responsável pela hipercoagulabilidade associada à síndrome nefrótica, pode tornar a terapia com heparina ineficiente, já que esta depende da AT para sua ação. Nessas situações, a reposição conjunta de AT ou o uso de AINE podem ser mais adequados.

O objetivo central do tratamento da CID é a correção da causa primária, e esta por si só pode ser suficiente para reversão do quadro clínico, como por exemplo em soroterapia para acidentes ofídicos. Entretanto, isto não é possível na maioria das vezes, sendo necessária a adoção de medidas inespecíficas e de suporte. A manutenção da perfusão tecidual com fluidoterapia para corrigir os déficits plasmáticos de volume e o desequilíbrio acidobásico reduz o potencial para a ativação de fatores de coagulação. Da mesma maneira, a oxigenoterapia e a administração de antibióticos de amplo espectro auxiliam a prevenção de possíveis complicações.

O tratamento específico visa restabelecer o equilíbrio hemostático mediante a reposição de plaquetas e de fatores de coagulação, bem como de antitrombina, com transfusão de sangue total ou plasma fresco rico em plaquetas, além da administração de anticoagulantes exógenos. O uso de heparina foi por muito tempo colocado em discussão devido ao risco de piora do quadro hemorrágico, porém a maioria dos autores concorda que a heparina em associação aos hemocomponentes tem aumentado a sobrevida de pacientes com CID. A heparina é um cofator da AT, o inibidor mais importante da coagulação intravascular e, portanto, é ineficaz para prevenção da coagulação, a menos que haja atividade suficiente desse anticoagulante no plasma. Como a atividade da AT costuma estar reduzida em pacientes com CID, resultado do consumo excessivo, recomenda-se a reposição de quantidades suficientes desse anticoagulante por administração de hemocomponentes. A heparina não é capaz de dissolver trombos pré-formados, porém sua ação anticoagulante faz o sistema fibrinolítico do próprio animal remover os trombos de modo mais eficiente ao impedir a formação de novos trombos.

Existem vários protocolos de heparinoterapia descritos (Quadro 208.4), mas normalmente se utiliza uma dose baixa (50 a 100 UI/kg, por via subcutânea, 3 vezes/dia) que, além de apresentar risco hemorrágico muito baixo, não interfere no TTPA, ajudando a monitorar o animal e diferenciar o prolongamento do teste decorrente de dose excessiva de heparina daquele causado pela progressão da CID. A dose de heparina deve ser monitorada pelo TTPA, que deve se manter entre 1,5 e 2,5 vezes o valor de referência (Quadro 208.2), contudo este índice foi extrapolado da medicina humana e não parece refletir uma anticoagulação adequada para animais.

Quadro 208.4 Protocolos terapêuticos para heparina não fracionada.

Protocolo	Dose
Minidose para uso preventivo em estados de hipercoagulabilidade. Não interfere no TTPA	5 a 10 UI/kg, por via subcutânea, 3 vezes/dia
Baixa dose. Não interfere no resultado do TTPA	50 a 100 UI/kg, por via subcutânea, 3 vezes/dia
Dose intermediária. Utilizada para microtromboses	300 a 500 UI/kg, por via subcutânea, 3 vezes/dia
Alta dose. Utilizada para trombose profunda ou tromboembolia pulmonar	750 a 1.000 UI/kg, por via subcutânea, 3 vezes/dia

TTPA = tempo de tromboplastina parcial ativada.

Recomenda-se que a retirada da heparina seja feita de modo gradual (em cerca de 48 h) para evitar possível efeito rebote de hipercoagulação. A heparina de baixo peso molecular (LMWH) tem efeito inibidor mais específico sobre o fator Xa e resposta mais previsível e segura, mas tem custo elevado e ainda existem poucos estudos em animais.[24]

A ação anticoagulante excessiva da heparina pode ser revertida pela interrupção do medicamento, porém em casos de hemorragia recomenda-se a administração de seu antagonista específico, o sulfato de protamina. A administração excessiva do sulfato de protamina, por sua vez, não é isenta de riscos e pode provocar um estado trombótico; portanto, a reversão deve ser feita com cautela, mediante um protocolo programado (Quadro 208.3).

A terapia com heparina é mais indicada aos estados agudos da trombose, sendo substituída pela varfarina em uso crônico. A administração dos anticoagulantes orais antagonistas da vitamina K deve ser monitorada pelo TP, que deve se manter entre 1,5 e 2 vezes o valor de referência (Quadro 208.2). Doses excessivas podem ser revertidas com administração de plasma fresco congelado ou vitamina K_1 (2 a 5 mg/kg/dia).

▪ Terapia fibrinolítica

A terapia fibrinolítica é restrita ao uso hospitalar, pois a ativação da plasmina causada pelos agentes fibrinolíticos leva a um estado lítico generalizado, cujo principal efeito colateral é a hemorragia. A estreptoquinase, originalmente sintetizada por estreptococos, a uroquinase, produzida por células renais e os ativadores do plasminogênio tecidual (t-PA) são substâncias produzidas pela tecnologia do DNA recombinante que devem ser administrados por via intravenosa por infusão contínua e controlada.[25] Os riscos envolvidos e a falta de estudos controlados em animais ainda restringem sua aplicação em medicina veterinária.

O prognóstico da CID e de outras condições trombóticas é grave, porém a instituição precoce das medidas terapêuticas adequadas promove a reversão dos quadros.

Referências

1. Feldman BF. Hemostasis: Clinical and laboratory diagnosis of bleeding disorders. Vet Clinics North Am: Small Anim Pract. 1988;18:21-33.
2. Mendonça AJ. Avaliação do perfil hemostático, hematológico e bioquímico de cães com doença hepática. [dissertação] Botucatu: Faculdade de Medicina Veterinária e Zootecnia, Universidade Estadual Paulista; 2004.
3. Ross SJ, Smith SA, Lekcharoensuk C. Disseminated intravascular coagulation (DIC) in dogs: 252 cases (1999-2000). In: Proceedings of the 20th ACVIM 2002. Dalas, Texas; 2002. p. 784.
4. Carr AP. Prognostic factors for mortality and thromboembolism in canine immune-mediated hemolytic anemia: a retrospective study of 72 dogs. J Vet Intern Med. 2002; 16:504-9.
5. Scott-Moncrieff JC, Treadwell NG, McCullough SM, Brooks MB. Hemostatic abnormalities in dogs with primary immune-mediated hemolytic anemia J Am Anim Hosp Assoc. 2001;37:220-7.
6. Carr AP. Inherited coagulopathies. In: Ettinger SJ, Feldman EC, editors. Textbook of veterinary internal medicine. St Louis: Elsevier; 2005. p. 1929-33.
7. Murtaugh RJ *et al.* Hemophilia A in a female dog. J Am Vet Med Assoc. 1988;193:351.
8. Cotter SM *et al.* Hemophilia A in three unrelated cats. J Am Vet Med Assoc. 1978; 172:166.
9. Green RA, White F. Feline factor XII (Hageman) deficiency. Am J Vet Res. 1977; 38:893-5.
10. Brooks M. Hereditary bleeding disorders in dogs and cats. Vet Med. 1999;94:555-64.
11. Stockham SL, Scott MA. Hemostasis. In: Stockham SL, Scott MA, editors. Fundamentals of Veterinary Clinical Pathology. Iowa: Blackwell Publishing; 2008. p. 259-322.
12. Brooks M: Coagulopathies and thrombosis. In Ettinger SJ, Feldman EC, editors. Textbook of veterinary internal medicine. Philadelphia: WB Saunders; 2000. p 1829.
13. DuFort, RM, Matros, L. Acquired coagulopathies. In: Ettinger SJ, Feldman EC, editors. Textbook of veterinary internal medicine. St Louis: Elsevier; 2005. p. 1933-7.
14. Feldman BF, Rasedee A. Haemostatic abnormalities in canine Cushing's Syndrome. Res in Vet Sci. 1986;41:228-30.
15. Jacoby RC, Owings JT, Ortega T, Gosselin R, Feldman EC. Biochemical basis for the hypercoagulable state seen in Cushing Syndrome. Arch Surg. 2001;136:1003-7.
16. Kirby R, Rudloff E. Acquired coagulopathy VI: disseminated intravascular coagulation. In: Jain NC, Zinkl JG, Feldman BF, editors. Schalm's veterinary hematology. Philadelphia: Lippincott Williams & Wilkins; 2000. p. 581-7.
17. Griffin A. Clinical experience with a point-of-care D-dimer test in dogs with disseminated intravascular coagulation, thromboembolism, and hemorrhage. Proceedings of the 20th Annual ACVIM Forum 2002. Dallas: Texas, 2002.
18. Couto CG. Disseminated intravascular coagulation in dogs and cats. Vet Med. 1999; 94:547-54.
19. Levi M *et al.* Disseminated intravascular coagulation: state of the art. Thromb Haemost. 1999;82:695.
20. Brazzell JL, Borjesson DL. Evaluation of plasma antithrombin activity and D-dimer concentration in populations of healthy cats, clinically ill cats, and cats with cardiomyopathy. Vet Clin Pathol. 2007; 36:79-84.
21. Kitamura EA. Perfil hematológico, hemostático e terapêutico da intoxicação experimental de cães (*Canis familiaris*) por varfarina. [dissertação]. Botucatu: Faculdade de Medicina Veterinária e Zootecnia, Universidade Estadual Paulista; 2005.
22. Lunsford KV, Mackin AJ Thromboembolic therapies in dogs and cats: an evidence-based approach. Vet Clin Small Anim. 2007;37:579-609.
23. Takahira RK. Hemostáticos, anticoagulantes e antianêmicos. In: Andrade SF. editor. Manual de terapêutica veterinária. São Paulo: Roca. 2008. p. 747-58.
24. Breuhl EL, Moore G, Brooks MB, Scott-Moncrieff JC. A prospective study of unfractionated heparin therapy in dogs with primary immune-mediated hemolytic anemia. J Am Anim Hosp Assoc. 2009;45:125-33.
25. Clare AC. Use of recombinant tissue-plasminogen activator for aortic thrombolylis in a hypoproteinemic dog. J Am Vet Med Assoc.1998;212:539-43.

Leitura sugerida

Baker DC. Diagnóstico dos distúrbios hemostáticos. In: Thrall MA, editor. Hematologia e bioquímica clínica veterinária. São Paulo: Roca. 2007. p. 170-87.

Lopes STA, Emanuelli MP, Schmidt C, Raiser AG, Mazzanti A, Alves AS. Valores de referência do tempo de protrombina (TP) e tempo de tromboplastina parcial ativada (TTPa) em cães. Ciência Rural. 2004;35:381-4.

Schalm OW, Jain NC, Carroll EJ. Blood coagulation and fibrinolysis. In: Schalm OW, Jain NC, Carroll EJ, editors. Veterinary hematology. Philadelphia: Lea & Febiger; 1975. p. 284-300.

Thrall MA, Weiser MG. Hematology. In: Hendrix CM, editors. Laboratory procedures for veterinary technicians. St Louis: Mosby; 2002. p. 179-96.

Seção D
Medicina Transfusional

209 Transfusão Sanguínea em Cães

Ludmila Rodrigues Moroz, Juliana Vieira

Introdução

Transfusão de sangue é o procedimento pelo qual realiza a transferência do sangue total ou dos produtos sanguíneos de um indivíduo doador para um indivíduo receptor. As transfusões são realizadas para aumentar a capacidade do sangue em transportar oxigênio, para restaurar o volume sanguíneo do organismo, para melhorar a imunidade ou para corrigir distúrbios da coagulação. Além disso, a transfusão sanguínea é considerada a forma mais simples de transplante a ser realizada, tanto para humano quanto para pequenos animais.[1] *Sangue total* é o termo utilizado para se referir aos produtos sanguíneos que não foram separados. Os produtos sanguíneos podem ser divididos em derivados do sangue e hemocomponentes. *Hemocomponentes* são os produtos sanguíneos separados e processados mecanicamente por métodos biotecnológicos. Os *derivados do sangue* são produtos proteicos do sangue preparados por métodos bioquímicos, como as soluções de albumina, imunoglobulina intravenosa e concentrados de fatores específicos. Esses derivados são produtos de uso limitado em veterinária, e muitos dos produtos usados são de origem humana; por outro lado, a utilização dos hemocomponentes vem crescendo nas últimas décadas, a partir do maior conhecimento dos clínicos veterinários sobre as vantagens de corrigir especificamente a deficiência de seus pacientes de acordo com o curso da doença.

A medicina transfusional em veterinária é uma especialidade intimamente relacionada com a medicina transfusional humana. Experimentos importantes foram realizados com modelos animais para transfusão humana. Acreditava-se que o sangue de animais pudesse ser usado em transfusões para humanos, o que acarretou diversas ocorrências iatrogênicas de repercussão fatal.[2] Apesar de os estudos humanos terem por base modelos animais, poucas das descobertas foram rapidamente utilizadas em veterinária. A primeira transfusão entre cães foi realizada entre 1665 e 1666, por Richard Lower, na Inglaterra.[3] Em 1960, algumas instituições veterinárias desenvolveram programas de transfusão de sangue total, segundo os quais animais errantes que seriam "eutanasiados" eram usados para doação sanguínea por exsanguinação total. Esta prática foi abandonada posteriormente, por ser considerada antiética.

O primeiro banco de sangue comercial para cães foi implantado no início da década de 1980, na cidade de Kansas (EUA); entretanto, Stanley fundou, em 1988, na cidade de Dixon (EUA), o primeiro banco de sangue comercial de sucesso, fornecendo sangue felino. No final da década de 1980 este mesmo banco de sangue (Animal Blood Bank) passou a fornecer sangue canino, atuando até hoje. Atualmente, vários centros veterinários como o da Michigan State University (EUA) e outros bancos de sangue particulares americanos, europeus e asiáticos vêm trabalhando para suprir as necessidades de hemocomponentes na prática clínica de pequenos animais.

No Brasil, os estudos na área de hemoterapia veterinária são escassos. Em 1968, a Faculdade de Medicina Veterinária da Universidade de São Paulo (FMVZ-USP) iniciou estudos para instalação de banco de sangue veterinário na instituição; entretanto, apenas entre 2002 e 2005, Gonçalves, Ulata e Souza, sob supervisão da professora doutora Denise Tabacchi Fantoni (FMVZ-USP), implantaram o funcionamento e expansão dos serviços de banco de sangue na instituição, possibilitando a utilização dos hemocomponentes por meio de processamento e fracionamento do sangue, e este serviço permanece funcional até o momento.[4-7] Em 1998, o Projeto de Implantação do Banco de Sangue de Pequenos Animais da Universidade Estadual de Londrina, dirigido pela professora Patrícia Mendes Pereira, iniciou no Paraná o programa de doação e processamento de sangue canino e felino. Essas iniciativas ainda perduram.

Para o clínico veterinário, a existência de bancos de sangue veterinários é de suma importância e facilita a obtenção do sangue em situações emergenciais. Coleta e processamento do sangue em hemocomponentes são extensivamente trabalhosos e despendem grande parte de tempo e investimento financeiro. Contudo, para os clínicos que ocasionalmente necessitam do sangue e dos hemocomponentes, o conhecimento da prática transfusional garante maior segurança e qualidade ao serviço prestado aos pequenos animais.

Este capítulo aborda aspectos práticos da medicina transfusional em cães. Algumas recomendações estão baseadas na metodologia dos bancos de sangue humanos sobre procedimentos técnicos para a realização de hemoterapia, de acordo com o Ministério da Saúde, Resolução da Diretoria Colegiada RDC nº 153, de 14 de junho de 2004. Outras recomendações baseiam-se em práticas transfusionais de bancos de sangue veterinários americanos, estudos conduzidos no banco de sangue da Faculdade de Medicina Veterinária e Zootecnia da Universidade de São Paulo.

Doadores caninos

Escolha dos doadores

Um dos primeiros fatores a ser considerado para a coleta do sangue é a escolha dos doadores. Os cuidados a serem tomados na escolha dos cães são de crucial importância para a segurança dos próprios doadores, bem como dos animais que serão transfundidos com o sangue coletado. Por este motivo, alguns pré-requisitos devem ser seguidos para um cão estar apto à doação sanguínea: peso, idade, temperamento, estado geral, raça, histórico e manejo.

Peso

Os animais doadores devem ter, no mínimo, 25 kg. Atualmente, as bolsas de coleta de sangue utilizadas são originalmente de uso humano, e o volume mínimo de sangue a ser coletado é de 300 mℓ, já que valores inferiores desequilibrariam a proporção sangue:anticoagulante. O volume total de sangue de um cão é de aproximadamente 80 mℓ/kg, e 15 a 20% do volume estimado de sangue do animal podem ser doados seguramente; por isso, animais com peso inferior a 25 kg não podem doar a quantidade mínima adequada de sangue, suficiente para o preenchimento do volume ideal de uma bolsa de coleta, já que seria um fator de risco para a saúde do animal doador.[8] Por exemplo, um animal de 20 kg tem volume total de sangue estimado em 1,6 ℓ, podendo doar de 240 a 320 mℓ, volume máximo muito próximo ao limite de capaz de causar reações indesejáveis ao doador.

Idade

O cão pode iniciar a doação de sangue a partir de 1 ano de idade; idades inferiores podem prejudicar o crescimento do animal, o amadurecimento do sistema imune e da medula óssea. A idade máxima para doação é de 10 anos. Os animais acima de 10 anos estão mais predispostos a alterações senis, como queda de imunidade e neoplasias. Entretanto, algumas raças, especialmente cães gigantes, podem apresentar deterioração de sua saúde antes de completarem 10 anos. Desse modo, o exame físico pré-coleta com coleta de dados semiológicos é fundamental para garantir a sanidade do doador.

Temperamento

A tranquilidade e o temperamento dócil são características desejáveis para o doador canino. Entretanto, cães muito agitados podem ser, eventualmente, sedados. Utiliza-se a dose mínima de anestésicos sedativos para o procedimento, evitando os efeitos hipotensores resultantes do somatório fármaco + procedimento. Um dos protocolos a ser empregado é a administração de butorfanol (0,2 mℓ/kg por via intramuscular). Deve-se evitar o uso de protocolos que incluam acepromazina, pois essa acarreta vasodilatação esplênica, podendo ocasionar uma bolsa de sangue total com volume globular abaixo do esperado. Entretanto, cães agitados devem ser evitados ou treinados para garantir a segurança do veterinário e do próprio animal, e assegurar a qualidade do procedimento. Cães agressivos podem ser doadores, desde que obedeçam aos comandos de seu tutor e se mantenham calmos durante a coleta.

Estado geral

A avaliação clínica dos animais doadores deve ser realizada impreterivelmente. Os cães doadores devem estar bem nutridos, livres de ectoparasitas (ixodidiose, puliciose), e com vermifugação e vacinações atualizadas. A vacinação utilizada deve seguir o programa local de vacinas múltiplas, conforme normas técnicas, e antirrábica, conforme legislação estadual. A vacinação contra leishmaniose ainda é um assunto que gera polêmica, pois estudos de eficácia ainda são inconclusivos, sendo assim não há recomendação ou contraindicação As fêmeas caninas devem ser monitoradas para possíveis gestações e acasalamentos. Fêmeas no cio, gestantes ou acasaladas não devem ser submetidas à doação sanguínea, a fim de não prejudicar seu estado nutricional da fêmea, bem como o dos fetos.

Os doadores devem ser negativos para os testes de doenças infecciosas transmissíveis pelo sangue. Os cães devem ser testados para ehrlichiose, anaplasmose, brucelose, leishmaniose, dirofilariose, babesiose e rangeliose. Estudo com cães doadores de sangue provenientes de canis expositores demonstrou que 11% dos animais testados para essas doenças eram positivos para alguma delas, sem que apresentassem qualquer sintomatologia clínica.[9] Este fato corrobora a hipótese de que animais aparentemente sadios podem ser transmissores assintomáticos de doenças infecciosas, o que incrementa a importância dos exames antes da doação sanguínea (Figura 209.1). Os animais devem ser retestados para tais doenças periodicamente. Caso habitem áreas endêmicas ou apresentem surtos de infestação por carrapatos, uma avaliação mais minuciosa deve ser elaborada. Grande parte dos exames sorológicos é feita por pela técnica de ELISA ou imunofluorescência indireta. Geralmente essas técnicas visam avaliar presença de anticorpos do animal testado contra a doença em questão; então, há probabilidade de resultados falso-negativos, pois o processo de soroconversão pode não ser suficientemente rápido para produção de quantidades suficientes de anticorpos em um animal recém-infectado. A técnica de reação em cadeia pela polimerase (PCR) também tem probabilidade de resultados falso-negativos.

Deve-se fazer hemograma com contagem de plaquetas dos animais antes de cada doação. Os cães doadores devem ter hematócrito mínimo de 40%; além disso, os demais parâmetros devem estar dentro dos valores de referência para a espécie canina.

Outro fator importante a ser avaliado na análise clínica do animal doador é a terapia medicamentosa. Os doadores não devem estar fazendo uso de medicamentos antes da doação, salvo aqueles de áreas endêmicas para dirofilariose. Terapias medicamentosas têm o potencial para efeitos indesejáveis na qualidade do sangue doado e também no animal receptor, principalmente quando o sangue for estocado.

Raça

De maneira geral, os cães de todas as raças estão aptos à doação de sangue; entretanto, cães da raça Akita devem ser utilizados observando-se algumas características do hemocomponente durante a estocagem. Os cães da raça Akita, ou cães resultantes do cruzamento com ela, têm níveis mais altos de potássio intracelular.[10,11] Durante o armazenamento do sangue ocorre a perda de potássio das hemácias (eritrócitos) com consequente acúmulo desse íon na bolsa. Este fato em geral não tem grande importância clínica para os animais receptores, porém, pode levar à hiperpotassemia em casos de transfusão de grandes volumes de sangue para um animal receptor, ou quando este apresentar doença renal. Os tipos sanguíneos nos cães variam muito tanto entre as raças quanto entre as regiões. Por isso, a raça de um cão doador não é uma característica determinante para a escolha de um doador universal, com exceção dos casos em que os cães de determinadas raças já realizaram tipagem sanguínea anteriormente, fornecendo dados relevantes para a escolha do doador.

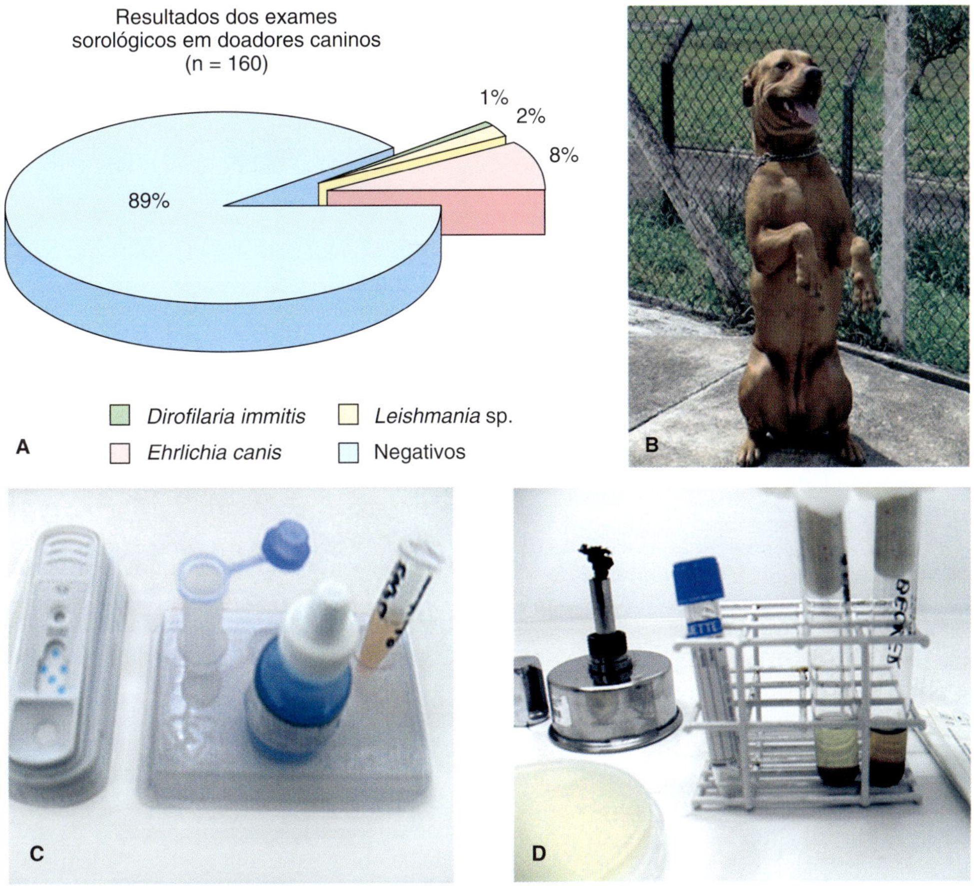

Figura 209.1 Doação de sangue em cães. **A.** Resultados dos testes em cães sadios, candidatos à doação de sangue. Nota-se que 11% dos cães aparentemente sadios tinham alguma doença infecciosa transmissível pelo sangue.[9] **B.** Cão doador de sangue. **C.** *Kit* sorológico para teste de ehrlichiose, borreliose e dirofilariose (SNAP 3DX®). **D.** Hemocultura para bactéria *Brucella canis*.

Histórico

O histórico dos candidatos à doação pode revelar informações significativas que comprometam o animal para a doação. Animais provenientes de canis comerciais ou expositores frequentemente viajam para outras localidades e entram em contato com outros animais; por este motivo a anamnese prévia à doação é um fator importante a ser considerado para evitar possíveis transmissões de doenças infecciosas ou parasitos aos doadores caninos. Animais com qualquer enfermidade não devem doar sangue. Cães com doenças imunomediadas, neoplasias de qualquer origem e grau, ou outros distúrbios sistêmicos não devem ser doadores, pelo risco de estresse ao animal e de efeitos negativos na qualidade do sangue doado. Os animais com histórico de ter recebido transfusão anterior devem ser afastados da doação, já que existe o risco de desenvolverem anticorpos que causem incompatibilidades com os receptores.

As fêmeas gestantes, acasaladas e em amamentação também devem ser poupadas da doação. Nestes casos existe grande gasto metabólico por parte da fêmea, que é direcionado ao crescimento dos fetos, com consequente queda nos valores do hematócrito e alterações na pressão arterial. Nas fêmeas acasaladas há o risco de início de um processo gestacional. As fêmeas nulíparas são preferencialmente utilizadas para a doação de sangue. Quando se usam fêmeas primíparas ou multíparas, é importante que o plasma fracionado do sangue coletado seja empregado na transfusão de pequenos volumes para um cão receptor. As fêmeas negativas para determinado tipo sanguíneo podem ser sensibilizadas pelos filhotes positivos para o tipo sanguíneo em questão, levando à produção de anticorpos. Caso o tipo sanguíneo do receptor seja o mesmo dos filhotes, a transfusão do plasma doado poderá resultar em hemólise nas hemácias do receptor.

■ Doação de sangue

Antes de iniciar o estudo da hemoterapia faz-se necessário lembrar algumas informações. Inicialmente, saber o que é o sangue, sua constituição e suas funções. Apesar de parecer banal, estas serão as bases utilizadas para coleta, processamento, indicações e uso do sangue e seus hemocomponentes.

▪ Sangue

O sangue é um tecido líquido composto de uma parte celular e outra líquida, que se separam por decantação. A porção líquida é chamada de *plasma*, e é obtida após centrifugação quando se colhe o sangue com anticoagulante.

Plasma é uma solução de água, proteínas, sais, cristaloides e íons. Estes componentes se encontram solúveis e homogeneizados dentro da circulação normal. O plasma tem fibrinogênio e soro. Quando o sangue é coletado sem anticoagulante, o fibrinogênio coagula, restando o soro, que contém os mais variados solutos orgânicos, como minerais, enzimas, hormônios etc. Portanto, o soro é constituído do plasma sem o fibrinogênio.[12]

A parte celular é constituída de hemácias, leucócitos e plaquetas. Nos mamíferos, apenas os leucócitos têm núcleo, pois as hemácias os perdem durante sua formação. Plaquetas são fragmentos de citoplasma da célula progenitora, os megacariócitos.[12]

A principal função do sangue é o transporte de substâncias, tais como oxigênio, dióxido de carbono, nutrientes, hormônios e produtos oriundos do metabolismo, indesejáveis ao organismo, os quais são levados aos órgãos de excreção.[12]

Hemácias

Vários são os sinônimos para hemácia: eritrócitos, glóbulos vermelhos ou células vermelhas. Esta variedade de nomenclaturas talvez reflita sua versatilidade. As hemácias de mamíferos não têm núcleo, mas são nucleadas nas outras espécies de vertebrados.

Têm volume que varia de 80 a 100 fℓ, em caninos, e de 60 a 72 fℓ, em felinos.[13] Sua membrana tem maleabilidade capaz de conferir-lhes a possibilidade de trafegar por grandes vasos e por capilares menores que seu diâmetro, por intermédio da interação entre proteínas de membrana (faixa 3 e glicoporfirina) e proteínas do citoplasma (espectrina, anquinina e proteína 4).[14] A membrana eritrocitária apresenta rápida capacidade de regeneração quando sofre pequenas lesões. Tal característica é observável em esfregaço sanguíneo e pode ocorrer quando o paciente sofre de alterações capazes de ferir a membrana da célula, como em coagulação intravascular disseminada (CID), anemias hemolíticas imunomediadas (AHIM) e parasitoses. Ao se regenerarem, as hemácias podem adquirir formas bizarras, podendo ser observadas à microscopia óptica em esfregaços corados.[15]

O formato bicôncavo permite aumento da superfície de contato, facilitando as trocas gasosas que são realizadas pela hemoglobina.[13,14] Portanto, a principal função eritrocitária é conduzir a hemoglobina para todos os tecidos.[13] Este formato bicôncavo dá às hemácias uma coloração, quando coradas, de halo claro central (Figuras 209.2 e 209.3).

A hemoglobina representa 98% da proteína das hemácias e tem função de transportar o oxigênio proveniente do pulmão para os tecidos, e retirar o gás carbônico dos tecidos, levando-o até o pulmão, executando as trocas gasosas (hematose).[13,14]

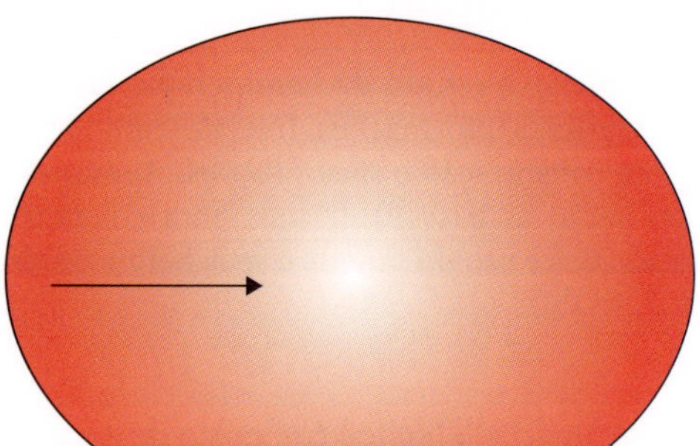

Figura 209.2 Hemácia anucleada. Neste desenho esquemático,vê-se uma área mais clara ao centro (*seta*). Isso é observado à microscopia óptica, pois os eritrócitos são bicôncavos, concentrando a hemoglobina nas extremidades das células. O halo claro fica muito evidente quando o animal está com diminuição da concentração de hemoglobina celular.

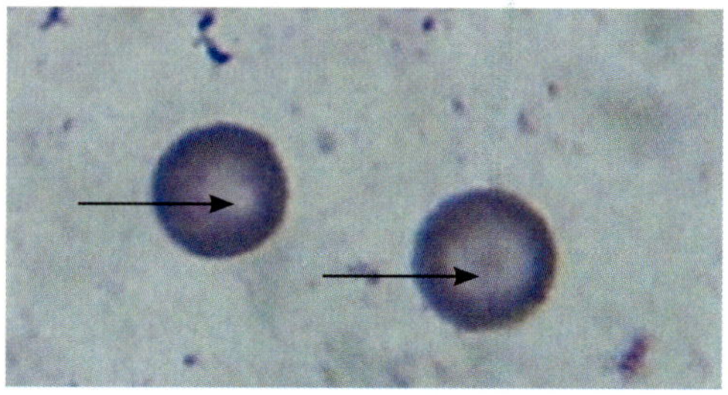

Figura 209.3 Hemácias de cão normal. Os halos mais claros são evidentes e estão marcados com *setas*. Giemsa, 40×.

A hemoglobina é uma proteína tetramérica composta de duas cadeias globina α e duas globinas não α (β, γ ou δ) conjugadas em quatro metades heme. O heme é uma molécula única de protoporfirina IX ligada a um átomo de ferro. Cada molécula de hemoglobina pode carrear de forma reversível até quatro moléculas de oxigênio.[14]

Os eritrócitos são produzidos (eritropoese) na medula óssea por diferenciação e multiplicação das células-tronco. Essa produção é controlada por um hormônio chamado de eritropoetina, produzido pelas células peritubulares renais.[13,14]

Leucócitos

Os leucócitos, também conhecidos como células brancas (*leukos* em grego), são as células responsáveis pela defesa primária e por processos inflamatórios do organismo. São oriundos de diferenciação e multiplicação de unidades formadoras de colônias na medula óssea. Podem ser classificados, de acordo com a morfologia nuclear, como polimorfonucleares ou mononucleares e, pela presença e coloração de grânulos citoplasmáticos, em granulócitos ou agranulócitos.[12,16]

Para diferenciar essas células nos esfregaços sanguíneos, faz-se necessário avaliar: forma do núcleo, tamanho celular (quando comparado com hemácias), coloração de citoplasma, presença de grânulos, coloração dos grânulos citoplasmáticos, presença de vacúolos e outras características eventuais.[12]

Os leucócitos *polimorfonucleares* (PMN) são células cujos núcleos são multilobulados e condensados. Fazem parte deste grupo os neutrófilos, os eosinófilos e os basófilos. Os PMN também são conhecidos como granulócitos porque contêm grande número de grânulos citoplasmáticos que são lisossomos, contendo enzimas hidrolíticas, agentes antibacterianos e outros compostos.[12]

Os granulócitos *neutrófilos* são os leucócitos mais abundantes na circulação de cães e gatos. Possuem tamanho médio, grânulos neutros e não se coram em cães e gatos normais. Têm função de fagocitose e degradação por meio da liberação de seus grânulos contendo lisoenzimas e radicais livres.[12,16,17] São grandes moduladores da resposta inflamatória, pois se ativa prontamente aos mínimos estímulos de lesão tecidual e liberando substâncias quimiotáticas positivas para mais neutrófilos, macrófagos e para iniciar o processo de reparo tecidual ativando também fibroblastos.[12,16,17]

Eosinófilos são células de tamanho médio, têm grânulos básicos e se coram de rosa (alguns autores definem como vermelho-alaranjado).[15,17] Os eosinófilos têm participação na regulação alérgica e resposta aguda inflamatória e podem induzir dano tecidual. Podem, ainda, participar da coagulação e fibrinólise por meio da ativação do fator XII e plasminogênio. As principais funções dos eosinófilos são atividade parasiticida, regulação das respostas alérgicas e inflamatórias e lesão tecidual, apesar de terem baixa capacidade de fagocitose.

A defesa contra parasitos se dá por dano às membranas, sendo importantes para a defesa das fases larvárias destes. Ativam-se em estados alérgicos e inflamatórios, liberando substancias capazes de inicia-los e perpetuá-los.[12,15–17]

Basófilos são células de tamanho médio, têm grânulos ácidos que se coram de azul.[15] Suas funções são pouco conhecidas, mas se sabe que seus grânulos contêm histamina e heparina, serotonina em algumas espécies, além de imunoglobulina E em sua membrana, assim como os mastócitos; no entanto, não há comprovação de que os basófilos e os mastócitos sejam as mesmas células.[12,15–17]

Os leucócitos *mononucleares* têm núcleo único, ainda que algumas vezes apresentem formas diversas. Os leucócitos mononucleares no sangue são classificados como linfócitos e monócitos. Estas células não são destituídas de grânulos, mas certamente têm menor número de grânulos citoplasmáticos que os granulócitos.[12]

Monócitos são grandes células com citoplasma cinza-claro. Podem apresentar pequenos grânulos basófilos discretos e vacúolos citoplasmáticos, quando ativado. O núcleo pode ter formas diversas, de circular até de gancho tridimensional.[17] É uma célula com funções inflamatórias, capazes de fagocitose, liberação de enzimas digestivas e de quimiotaxia para manutenção do processo inflamatório e de reparo tecidual.[15,17] Sua interação com os linfócitos se dá pela apresentação de antígenos para o linfócito T, auxiliando a imunomodulação. Podem migrar da corrente sanguínea para os tecidos, onde são classificados como *macrófagos*. Os macrófagos estão presentes em outros tecidos, com nomes específicos como células de Kupfer nos capilares sinusoides hepáticos; células da glia no tecido nervoso; células dendríticas na pele e linfonodos; osteoclastos no tecido ósseo. São responsáveis ainda pela retirada das hemácias velhas e alteradas da circulação (hemocaterese) e pela reciclagem do ferro no baço.[15,17] Enfim, é o sistema fagocítico mononuclear, anteriormente referido como sistema reticuloendotelial.

Os *linfócitos* sanguíneos são células pequenas de pouco citoplasma, variando de incolor a intensamente basofílico.[15,17] Seu núcleo ocupa quase toda a célula, tem forma redonda a oval, podendo mostrar pequeno hilo central.[17] São divididos em vários tipos, mas essa diferenciação não é possível em esfregaços sanguíneos rotineiros.[15,17] Para uma diferenciação mais especifica é necessário utilizar imuno-histoquímica seletiva. Genericamente, são divididos entre linfócitos B, responsáveis pela resposta humoral, e linfócitos T, que atuam na defesa celular. Cada grupo pode ser dividido em subgrupos, como os CD4 e CD8 (linfócitos T indutores e supressores, respectivamente). Há, ainda, os linfócitos nulos, como os "matadores naturais". Quando ativados, podem apresentar pequenos grânulos púrpura no citoplasma, intensificação de coloração basofílica citoplasmática e alteração da morfologia da membrana citoplasmática[15,17] (Figuras 209.4 e 209.5).

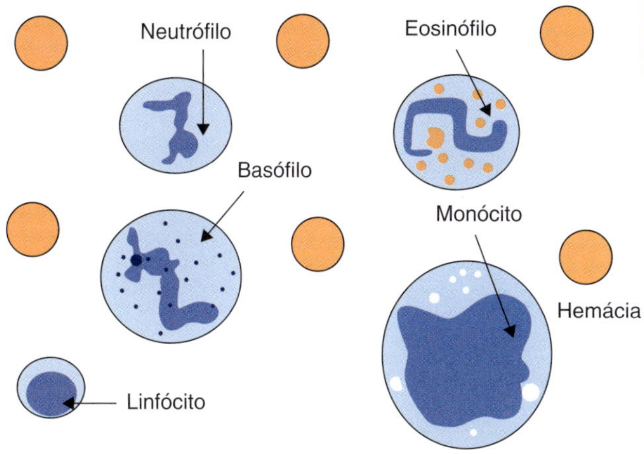

Figura 209.4 Desenho esquemático ilustrando os diferentes leucócitos, comparados com as hemácias. Tentou-se respeitar as equivalências de tamanho entre leucócitos e eritrócitos. Na rotina laboratorial, observam-se inúmeras variações quanto à forma e à coloração, mas basicamente as células se apresentam nesta relação.

Plaquetas

Plaquetas são fragmentos citoplasmáticos dos megacariócitos da medula óssea. São pequenas estruturas arredondadas, podendo apresentar pequenos grânulos azurófilos e pseudópodes citoplasmáticos. São responsáveis pela primeira fase da hemostasia. Suas rápidas alteração citoplasmática e agregação promovem a formação do tampão plaquetário, responsável pela manutenção das hemácias dentro dos vasos no caso de lesão endotelial. Tal resposta rápida é capaz de impedir a perda de sangue para os tecidos e trabalha em conjunto com a formação do tampão hemostático.[12,18] Essa "parceria hemostática" é muito eficiente, pois enquanto o tampão hemostático (com a formação de fibrina) demora cerca de 4 min para ser formado (e é eficaz até a cicatrização), o tampão plaquetário leva segundos a 2 min para se formar, mas tem curta duração. Praticamente, enquanto a formação da fibrina não forma um tampão eficaz, as plaquetas controlam perdas sanguíneas (Figuras 209.6 e 209.7).

Doação de sangue

A doação de sangue deve ser um procedimento que, primeiramente, *não prejudique o doador*. A transfusão é indicada apenas para pacientes com risco de morte, portanto não se pode causar maiores danos aos receptores. Assim, são necessários alguns procedimentos técnicos com o intuito de padronizar as técnicas de coleta, facilitando a rotina dos médicos-veterinários, assegurando a manutenção da saúde dos animais doadores e oferecendo um hemocomponente de máxima qualidade.

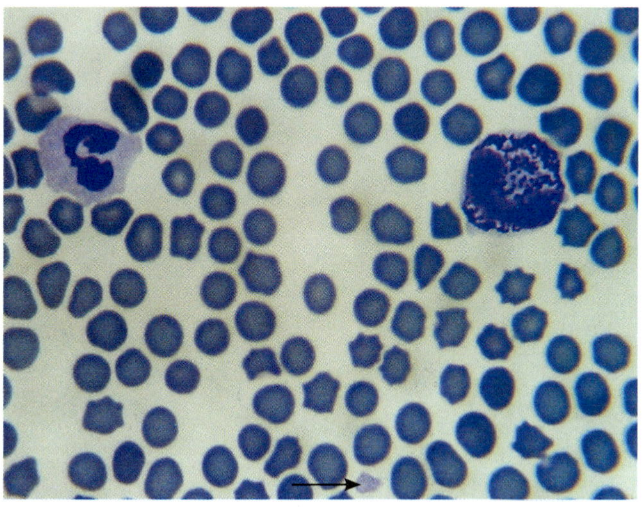

Figura 209.5 Esfregaço sanguíneo de cão. A célula nucleada à esquerda é um neutrófilo segmentado e a da direita é um basófilo. Células anucleadas e cinzentas são as hemácias. É possível observar uma plaqueta (*seta*). Pan-óptico rápido, 100×.

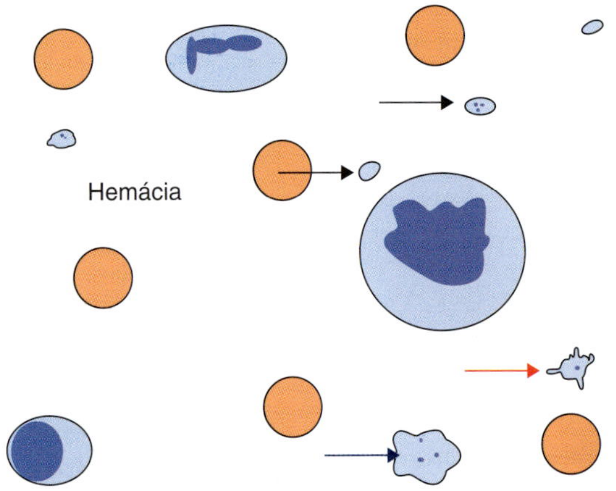

Figura 209.6 Desenho esquemático de esfregaço sanguíneo. As *setas pretas* representam as plaquetas. Normalmente, têm formato de pequenos discos, mas às vezes podem mostrar prolongamentos citoplasmáticos (*seta vermelha*), indicando um processo de ativação. Plaquetas jovens têm tamanhos maiores, podendo ser próximo ao tamanho de hemácias (*seta azul*). Podem também estar em agregados, o que pode alterar consideravelmente a contagem plaquetária final de um hemograma.

Sistemas de coleta

O sangue é um excelente meio de cultura, fornecendo subsídios para o crescimento de inúmeros microrganismos provenientes do meio externo. Aliado a isso, nas bolsas de sangue há soluções anticoagulantes e preservativas contendo mais nutrientes, como dextrose, fosfato e adenina. Portanto, a entrada de bactérias na bolsa pode acarretar a infusão de uma solução contaminada ou com toxinas bacterianas. Para a manutenção de um ambiente estéril, devem-se utilizar sistemas de coleta próprios para hemoterapia.

As formas de coleta mais estudadas e recomendadas são os sistemas fechados. Nesses sistemas, já avalizados pela Agência Nacional de Vigilância Sanitária (Anvisa), por meio de uma única punção venosa é possível colher o sangue e impedir a entrada de ar e contaminantes externos, desde que sejam respeitados os procedimentos de limpeza e antissepsia do local de punção.[19] Estas são formas de coleta classificadas como sistemas fechados, com mínima possibilidade de entrada de microrganismos.

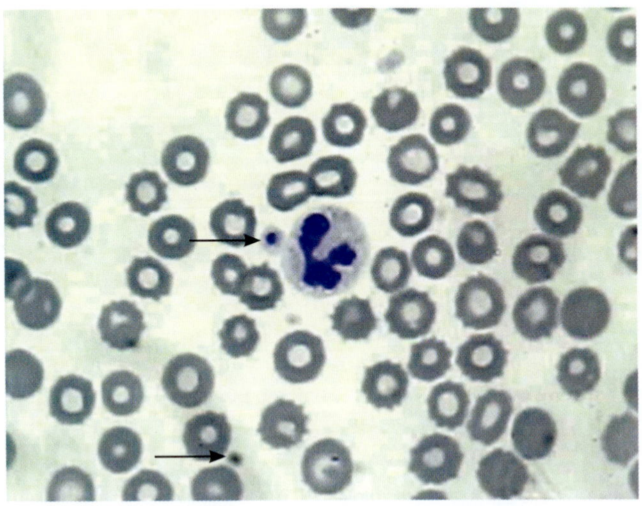

Figura 209.7 Esfregaço sanguíneo de cão. A célula nucleada ao centro é um monócito (observar vacúolos). As *setas* indicam plaquetas. Pan-óptico rápido, 100×.

Nos EUA, a contaminação bacteriana é considerada a segunda causa de mortes humanas relacionadas com a transfusão de hemocomponentes, especialmente de concentrados de plaquetas.[20] As reações transfusionais relacionadas com a contaminação de sangue por agentes externos ganharam maiores estudos em medicina, uma vez que o diagnóstico de doenças transmitidas pela transfusão sanguínea é cada vez mais efetivo. O número de casos de transmissão de doenças virais caiu nos últimos 40 anos, mas a sepse relacionada com a transfusão permaneceu com os mesmos índices.[20,21] Há contaminação bacteriana em hemocomponentes em índices que variam de 0,04 a 2%, dependendo do tipo do componente. Isso pode ocorrer mesmo que sejam tomados todos os cuidados de assepsia no momento da coleta e com o uso de materiais descartáveis adequados.[21]

O momento de coleta de sangue é o principal ponto crítico para contaminação do sangue colhido. Bactérias da pele ou mesmo fragmentos cutâneos (que podem entrar, acidentalmente, na bolsa em razão do calibre da agulha de coleta) são citados como fontes de contaminação.[20,21] Eventualmente, as bactérias presentes na corrente sanguínea do doador podem ser a fonte de contaminação do sangue coletado. Bacteriemia assintomática do doador no momento da doação, ou infecções no período de incubação ou de convalescença, podem também ser a causa de uma contaminação.[21]

Os contaminantes mais encontrados nos concentrados plaquetários humanos são predominantemente as bactérias achadas na pele: bactérias gram-positivas, principalmente *Staphylococcus* sp. e *Propionibacterium* sp. Além destas citam-se *Serratia marcescens* e *Streptococcus* sp., e um número variado de bacilos gram-negativos, como *Yersinia enterocolitica* e *Pseudomonas fluorescens*. Estas últimas podem proliferar em temperaturas de refrigeração (2°C a 6°C), sendo contaminantes importantes de concentrados de hemácias contaminados.[20,21]

Por tais razões é possível verificar que as técnicas de coleta do sangue devem ser rigidamente observadas e cumpridas. O Quadro 209.1 traz sugestões para diminuir os riscos de contaminação bacteriana dos hemocomponentes, adaptadas de estudos humanos para a rotina veterinária.[20]

Coleta em cães e gatos

Os procedimentos de coleta devem seguir etapas padronizadas a fim de assegurar a viabilidade dos hemocomponentes, manter a esterilidade do produto e evitar quaisquer riscos à saúde do doador. Após a seleção do doador deve-se escolher a bolsa onde o sangue será colhido e passar aos procedimentos de processamento.

Bolsas

As bolsas plásticas utilizadas para coleta de sangue, especialmente em caninos, são as mesmas bolsas usadas em hemoterapia humana e devem seguir as normas definidas pela Anvisa.[24] São feitas de policloreto de vinila (PVC) plastificado com o di (2-etil-hexil) ftalato (DEHP), trioctiltrimelitato (TOTM). Devem ser estéreis e apirogênicas.[24] Devem ser estáveis biológica, química e fisicamente em relação ao seu conteúdo durante o período de validade e não devem permitir a entrada de microrganismos. Não devem liberar qualquer substância acima dos limites especificados para a solução anticoagulante e/ou preservadora, sangue ou componentes, quer por interação química quer por dissolução física.[24]

O volume de anticoagulante nas bolsas (63 mℓ) é suficiente para a coleta de um volume sanguíneo que varia de 300 a 550 mℓ. Portanto, ao avaliar o volume final da bolsa deve-se certificar de que

Quadro 209.1 Procedimentos para redução de contaminação bacteriana em hemocomponentes e de reações sépticas relacionadas com a transfusão.

A	**Redução do risco de contaminação dos hemocomponentes**	
1	Exame clínico cuidadoso do doador	Elevações de temperatura, aumentos de linfonodos e sinais inespecíficos de infecções devem ser cuidadosamente avaliados. A anamnese detalhada pelos proprietários dos doadores deve ser avaliada para possibilidade de não coletar a bolsa de sangue ou descartá-la
2	Desinfecção cuidadosa do local de punção	Deve-se iniciar com tricotomia da área, seguida de limpeza com detergentes antissépticos (clorexidina a 2% é uma boa opção, principalmente por não tingir pele e pelos dos doadores), e finalizar com álcool 70%
3	Remoção da primeira alíquota de sangue coletado	Esta técnica apenas é possível utilizando-se sistemas coletores adaptados com "minibolsas". Despreza-se o sangue que possa conter fragmentos de pele e mantém-se o sistema fechado. Essas bolsas têm preço maior comparativamente às bolsas comuns, mas não alto capaz de inviabilizar o uso em medicina veterinária
B	**Técnicas de processamento e armazenamento sanguíneos**	
1	Manutenção do sistema fechado	Para poder dividir os diferentes produtos sanguíneos é necessário separar os tubos de coleta e transferência (caninhos, macarrões, *strips* são alguns dos nomes dados aos tubos). Não se deve dar nós (ainda que duplos) e cortar entre eles, pois há contato do meio externo com o interno. O uso de seladoras (grampos térmicos) é preconizado pela Anvisa[19]
2	Controle do tempo de estocagem	Cada hemocomponente apresenta tempo ideal de estocagem, não devendo ser excedido
3	Controle da temperatura de armazenamento	Cada hemocomponente tem temperatura ideal para estocagem, a fim de manter a viabilidade dos seus constituintes e diminuir o risco de crescimento de microrganismos
4	Redução de leucócitos	A redução de leucócitos pode ser feita de várias maneiras, entretanto a mais eficiente é por coleta com bolsas adaptadas com filtro de leucócitos. O ideal é que haja redução de 99,99% dos leucócitos[21]
C	**Redução da exposição do receptor ao sangue do doador**	
1	Avaliação cuidadosa da indicação de transfusão de sangue	A transfusão deve ser encarada como um dos últimos recursos terapêuticos para o paciente
2	Redução do "gatilho" transfusional para a reposição de hemácias e plaquetas	Este passo vem ao encontro do anterior. Sabe-se que a redução moderada do volume globular (hematócrito) melhora o transporte de oxigênio para os tecidos.[22,23] E que mesmo com número reduzido de plaquetas, se não houver sintomas ou necessidade de cirurgia, a transfusão de plaquetas não é indicada
3	Aumento do uso de aférese e produtos derivados de sangue	Aférese é uma técnica capaz de selecionar com exatidão os componentes sanguíneos necessários (plaquetas, leucócitos, hemácias, plasma, entre outros componentes). Ainda não faz parte da rotina veterinária brasileira, mas como o crescimento da técnica em humanos, certamente haverá disponibilidade para animais. Entretanto, as técnicas de confecção de hemoderivados (produtos sanguíneos provenientes de processamento químico e físico do sangue)[19] reduzem a incidência de transmissão de doenças e permitem o uso restrito de constituintes sanguíneos, tais como fatores de coagulação específicos e albumina
D	**Detecção de contaminação bacteriana pré-transfusional**	
1	Inspeção visual dos hemocomponentes antes de sua infusão	Contaminação pode provocar mudanças na cor dos hemocomponentes. Quaisquer alterações de cor, presença de floculações ou coágulos são motivos para descarte dos produtos e pesquisa das causas
2	Pesquisa direta de bactérias	A cultura do sangue do doador pode indicar bacteriemias não detectadas durante o exame clínico. Caso a cultura seja positiva, haverá tempo hábil para descartar a bolsa armazenada (que deve ser mantida à parte enquanto os exames de triagem não ficam prontos). Além disso, culturas das bolsas devem ser realizadas para avaliação constante da rotina. Cerca de 10% das bolsas coletadas devem ser descartadas e examinadas quanto à contaminação, para controle de qualidade dos grandes centros de hemoterapia
3	Pesquisa de toxinas bacterianas	Por meio de testes laboratoriais podem-se analisar possíveis toxinas bacterianas, assim como material genético e produção de gás carbônico (ou consumo de oxigênio)
E	**Metodologia própria para redução de patógenos**	
Cada local terá dificuldades próprias e deverá criar suas metodologias para redução de contaminação. Para isso deverá ser implantado um sistema de controle de qualidade para pesquisas epidemiológicas de possíveis pontos críticos de contaminações e de quaisquer outros percalços.		

Anvisa = Agência Nacional de Vigilância Sanitária.

foi coletado o volume de sangue descrito, descontando o volume de anticoagulante. Caso o volume sanguíneo coletado seja menor que 300 mℓ, haverá grande concentração de citrato de sódio, que poderá ser nocivo para o receptor. O citrato de sódio é um quelante de cálcio, portanto, seu excesso na circulação sanguínea poderá causar hipocalcemia (considerada uma reação transfusional aguda não hemolítica). O citrato é metabolizado pelo fígado e excretado pelo rim, portanto em animais nefropatatas e/ou hepatopatas sua biotransformação e excreção será retardada. Nestes pacientes, devem-se evitar bolsas com valores mínimos de coleta.

Para felinos, há restrição de bolsas que podem ser utilizadas na rotina. No Brasil, existem tentativas de padronizar bolsa, solução e agulha para gatos, entretanto ainda estão em pesquisa. A bolsa humana possui um volume de anticoagulante excessivo para o volume de sangue que pode ser coletado de felinos, mesmo de animais gigantes, como nas raças Maine Coon e Ragdoll. Para felinos, em território brasileiro, pode-se utilizar um sistema aberto com coleta em seringa, mas nesse caso o sangue não poderá ser mantido por mais de 24 h em refrigeração. A heparina é um anticoagulante que pode ser empregado, mas o ideal é usar a solução de bolsas comerciais (1 mℓ de solução de adenina, glicose, fosfato e citrato [CPDA] para cada 10 mℓ de sangue colhido). O uso de seringas impede o fracionamento sanguíneo e também dificulta sua infusão. Podem-se utilizar bombas de infusão ou acondicioná-lo em bolsas-satélites sanguíneas.

Coleta

O sangue deve ser colhido por venopunção (flebotomia) única e acondicionado em bolsas próprias para hemoterapia. Em cães e gatos, a veia preferencial para o acesso venoso é a jugular[25] (Figura 209.8). Entretanto, podem-se utilizar veias como cefálica ou femoral em cães de porte gigante, como nas raças Dogue-alemão, São-bernardo e Mastiff. Felinos pesando mais de 4 kg, e que não sejam obesos, permitem coleta por flebotomia de veia femoral, mas não de cefálica (Figura 209.9). Entretanto a coleta em veia femoral é lenta e resulta frequentemente em coágulos, então a jugular é a principal opção em gatos.

Quanto ao posicionamento dos doadores, o decúbito lateral permite boa contenção e ótima localização para o responsável pela coleta. Cães e gatos normalmente ficam confortáveis nessa posição, permitindo uma coleta tranquila.

Uma dica, que para quem trabalha com coletas já faz parte da rotina, é carinho! Manter um auxiliar de contenção com uma das mãos distraindo o doador com carinhos fará o cão relaxar e permitir a coleta (barriga e virilha são locais onde o afago fará mais efeito calmante, sem prejudicar a coleta por movimentações do doador). Outra dica é manter o proprietário ou tratador próximo, em local onde o animal o possa ver. A manutenção de conversa paralela também distrairá o doador e evitará que ele se assuste com barulhos agudos, como os alarmes dos homogeneizadores automáticos, ou outros sons.

Contudo, há situações em que o doador não ficará confortável em decúbito lateral. Animais muito agitados ou em dias muito quentes preferirão se manter em pé e ofegantes. Uma possibilidade para esta situação é coletar o sangue com o animal sentado, mantendo sua boca aberta para facilitar a respiração. Esta é uma posição válida para algumas raças, tais como American Sttafordshire Terrier e American Pit Bull Terrier. Entretanto, é preciso que em qualquer posição o animal seja dócil (Figura 209.10).

Focinheiras podem ser utilizadas para segurança da equipe de trabalho. Em nenhuma hipótese se deve proceder a uma coleta de sangue em animais irascíveis, mesmo com focinheira. Isso pode causar danos graves ao doador.

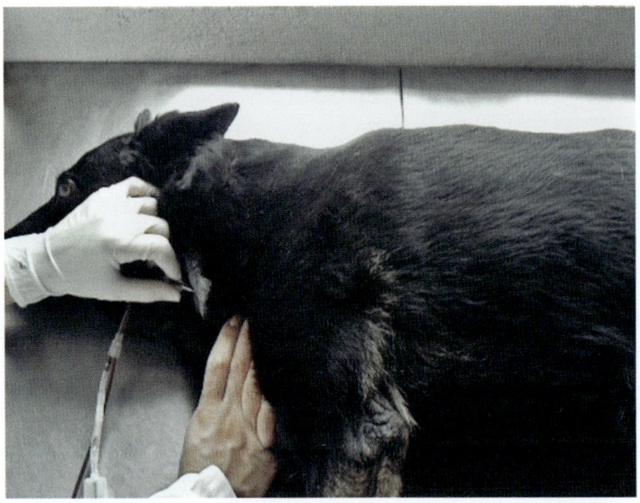

Figura 209.8 Coleta de sangue, em canino sem raça definida, por flebotomia em jugular. Cães pesando mais de 65 kg permitem coletas pela veia cefálica (Dogue-alemão, Terra-nova e São-bernardo). Qualquer vaso que tenha sido escolhido deverá permitir que a coleta sanguínea termine em, no máximo, 15 min. Caso o tempo ultrapasse esta marca, as plaquetas perderão efetividade e aumentarão as chances de formação de coágulos nos conectores das bolsas.

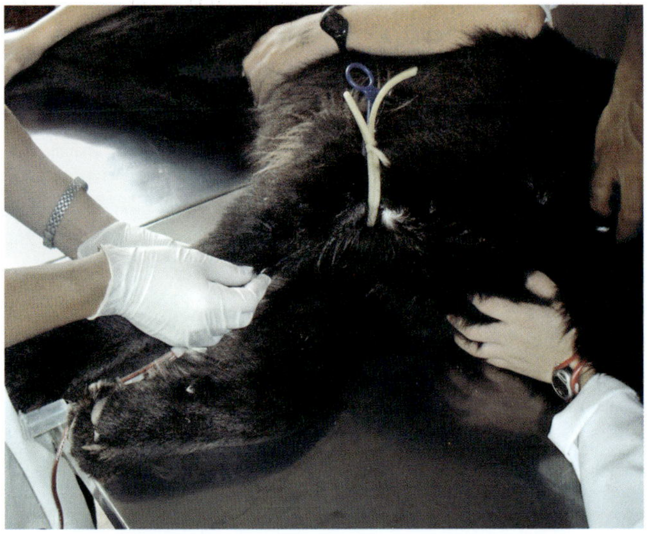

Figura 209.9 Coleta em membro torácico esquerdo (veia cefálica) em cão da raça Terra-nova.

A coleta de sangue deve ser um procedimento tranquilo para o doador, para o proprietário (até mesmo para que ele permita coletas sequentes de seus animais), e principalmente para o médico-veterinário que é responsável pela coleta e por sua equipe.

A coleta de sangue em gatos é um procedimento com peculiaridades relacionadas com o temperamento felino. Manter um gato imóvel durante esse período é algo difícil, portanto o uso de fármacos tranquilizantes ou sedativos muitas vezes é recomendado ou necessário. Dentre os protocolos, pode-se utilizar o butorfanol (0,1 a 0,2 mg/kg) ou a associação de quetamina (2 a 4 mg/kg) e diazepam (0,1 a 0,2 mg/kg), por via intramuscular. Devem-se evitar sedativos hipotensores, como acepromazina, sendo este também contraindicado por apresentar efeitos que resultam em redução de volume globular (VG) transitória, mas que pode resultar em uma bolsa de sangue total com VG reduzido.

Volume e frequência de doação

O volume que pode ser coletado de cães é de 13 a 20 mℓ por kg de peso vivo, podendo ser realizada a cada 21 dias. Gatos podem doar 10 a 15 mℓ de sangue por kg, a cada 21 dias, não devendo ultrapassar 60 mℓ, excetuando-se os gatos com mais

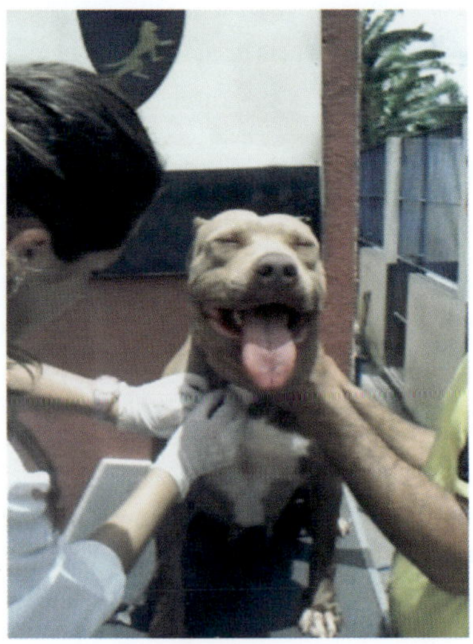

Figura 209.10 Coleta em jugular de animal mantido sentado (cão da raça American Staffordshire Terrier).

de 8 kg. Caso o programa de doação faça com que os animais doem sangue a cada 21 dias, serão necessárias rações de alta qualidade (rações Premium ou Super Premium) e suplementação com ferro, especialmente para gatos.[25,26]

Se algum doador apresentar decréscimo do volume globular ou queda da concentração de proteínas plasmáticas, deverá ser afastado e avaliado quanto às causas. Poderá retornar assim que os exames laboratoriais voltarem aos valores basais médios para a espécie.

Anticoagulantes e soluções preservantes

O sangue colhido deve manter a função de seus constituintes. Desse modo, as soluções presentes na bolsa devem ter ação anticoagulante e preservantes.[26,27]

O anticoagulante de escolha para medicina transfusional é o citrato de sódio (0,9 M na proporção de uma parte de anticoagulante para sete partes de sangue coletado).[25,26] A heparina causa agregação plaquetária e não é recomendada para a rotina de hemoterapia.[26] Entretanto, em razão de baixa oferta de produtos para a medicina felina, que necessita de bolsas de coleta de volume muito reduzido, ela pode ser utilizada. A concentração adequada de heparina é de 625 U para cada 50 mℓ de sangue.[25,26] A coleta em seringas com heparina é considerada um sistema aberto, por isso o sangue deverá ser infundido imediatamente e não poderá ser armazenado por mais de 24 h, em refrigeração.[27]

Várias são as soluções empregadas em bolsas de coleta. Cada solução tem características que resultarão em diferentes tempos de estocagem e de processamento (Quadro 209.2).

▪ Processamento do sangue

Como dito anteriormente, o sangue é um excelente meio de cultura. Portanto, as regras de manutenção do sistema de forma fechada são essenciais e devem ser seguidas durante o processamento.

Hemocomponentes

O sangue total colhido em bolsa simples (sem nenhuma bolsa-satélite) permite apenas um produto sanguíneo, o sangue total. Ao utilizar bolsas compostas (duplas, triplas ou quádruplas) existe a possibilidade de produzir hemocomponentes. As duplas permitem a separação em concentrado de hemácias e plasma. As triplas e quádruplas permitem a produção de concentrado de plaquetas e/ou crioprecipitado (Figura 209.11).

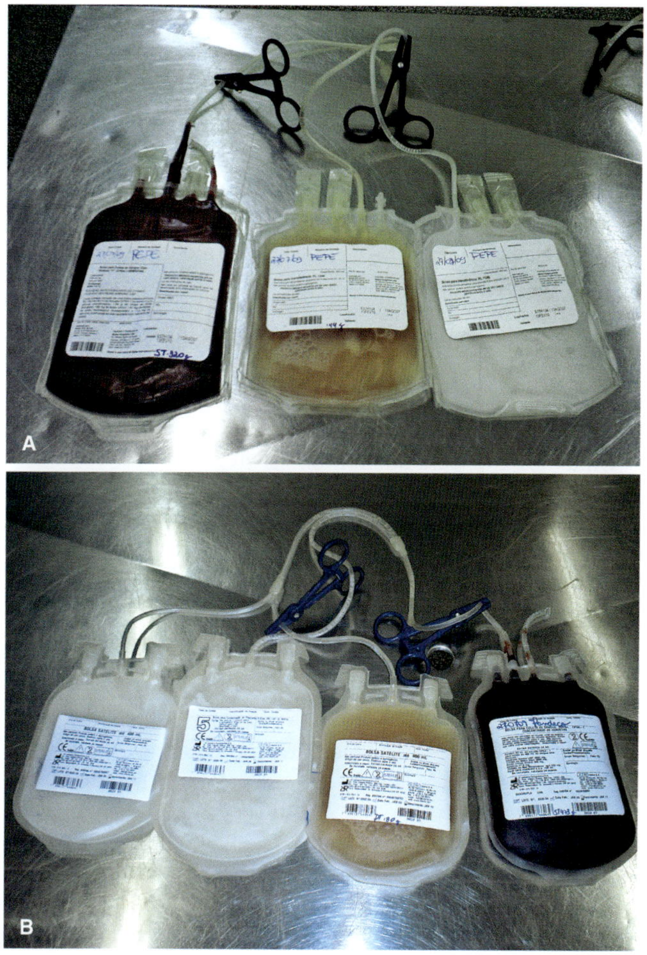

Figura 209.11 Bolsas centrifugadas e separadas em concentrado de hemácias e plasma fresco. **A.** Bolsa tripla que tem uma bolsa extra (satélite) para preparação de concentrado de plaquetas. **B.** Esta tem duas bolsas-satélite para produção de concentrado de plaquetas e crioprecipitado.

Hemocomponentes eritrocitários

O sangue total (ST) pode ser classificado como fresco ou estocado de acordo com o tempo entre coleta e transfusão. O sangue total fresco (STF) tem até 24 h de coleta e deve ser mantido sob temperaturas entre 2 e 8°C.[27] Todos os seus componentes sanguíneos são viáveis, exceto as plaquetas. As plaquetas estarão viáveis no ST apenas se ele for infundido em até 6 h sem refrigeração.

Quadro 209.2 Soluções anticoagulantes e preservadoras e suas principais características.

Soluções	Composição	Armazenamento	Observações
Solução de glicose e citrato (ACD)	Glicose monoidratada; citrato de sódio; ácido cítrico anidro	Concentrado de hemácias: 21 dias Sangue total: 21 dias	–
Solução de glicose, fosfato e citrato (CPD)	Fosfato diácido de sódio monoidratado; glicose monoidratada; citrato de sódio di-hidratado; sódio; ácido cítrico anidro	Concentrado de hemácias: 21 dias Sangue total: 21 dias	–
Solução de adenina, glicose, fosfato e citrato (CPDA)	Fosfato diácido de sódio monoidratado; glicose monoidratada; sódio; adenina; ácido cítrico anidro	Concentrado de hemácias: 21 dias Sangue total: 28 dias	Solução preservadora mais utilizada na rotina hemoterápica em humanos e animais
Solução CPD/SAG – manitol; solução 1 e solução 2	Glicose monoidratada; manitol; adenina; cloreto de sódio	Concentrado de hemácias: 41 dias Sangue total: 41 dias[1]	As soluções 1 e 2 diferem quanto à concentração dos componentes
Heparina	Heparina	Sangue total: 24 h	Causa agregação plaquetária. Por ser coletado em sistema aberto e não ter solução preservadora. tem apenas 24 h de viabilidade

ACD = acid citrate dextrose solution; CPD = citrate phosphate dextrose solution; CPDA = citrate phosphate dextrose adenine solution; CPD/SAG = citrate fosfate dextrose/saline, adenine, glicose solution.

Sangue total estocado (STE) é aquele colhido e mantido armazenado em geladeira entre 24 h e 21 a 42 dias (de acordo com a solução preservadora da bolsa). São viáveis as hemácias e albumina (Figura 209.12).

Concentrado de hemácias[19,27,28]

Concentrado de hemácias (CH) são os eritrócitos que permanecem na bolsa depois que esta é centrifugada e o plasma é extraído para uma bolsa-satélite. O CH é obtido por centrifugação de uma bolsa de sangue total sob 3.000 g (gravidade) por 7 min e remoção da maior parte do plasma. Seu volume varia entre 220 e 280 mℓ. Os eritrócitos podem ser separados do plasma em qualquer momento antes da data de expiração do sangue.

A fórmula para conversão de rotações por minuto (rpm) em força centrífuga relativa (medida em g) é:[27]

$$g = 28{,}8 \times \text{o raio do motor da centrífuga em polegadas} \times (\text{rpm}/1.000)^2$$

Cada centímetro equivale a 0,3937 polegada.

O CH deve ter volume globular (hematócrito) entre 65 e 80%, nas bolsas cuja solução preservativa seja o CPDA-1. Nas bolsas com solução aditiva, o hematócrito pode variar de 50 a 70%. Todos os componentes eritrocitários devem ser armazenados à temperatura de 4 ± 2°C, à exceção das hemácias congeladas, que necessitam de manipulação especial.

Ele também pode ser classificado, quanto ao tempo de estocagem, como fresco ou estocado. Com o tempo na geladeira haverá um processo contínuo de deterioração da membrana plasmática eritrocitária, hemólise, acúmulo de amônia e decréscimo de 2,3-difosfoglicerato (2,3-DPG). Essas alterações cursarão com necessidade de metabolização dos produtos pelo receptor e fará com que as hemácias infundidas não iniciem o processo de transporte de oxigênio imediatamente (Figura 209.13).

O CH pode ser desleucocitado com a utilização de filtros para leucócitos ou desplasmatizado pela técnica de lavagem com solução salina fisiológica, preferencialmente em sistema fechado.

Concentrado de hemácias lavadas

Concentrado de hemácias que se obtém depois de lavagens com solução isotônica de cloreto de sódio, com a finalidade de eliminar a maior quantidade possível de plasma.[19,28,29]

As hemácias lavadas podem ser utilizadas em pacientes com reações transfusionais alérgicas repetidas. Ao se retirar o plasma, retira-se também o maior agente alérgico, que são as proteínas.[29]

Deve ser produzido a partir de lavagens sequenciais com solução fisiológica. Acrescentam-se cerca de 150 a 200 mℓ de solução fisiológica no concentrado de hemácias, sendo a bolsa centrifugada (3.000 g por 5 min) a seguir. Retira-se o sobrenadante. Essa operação deve ser repetida três vezes. Ao final,

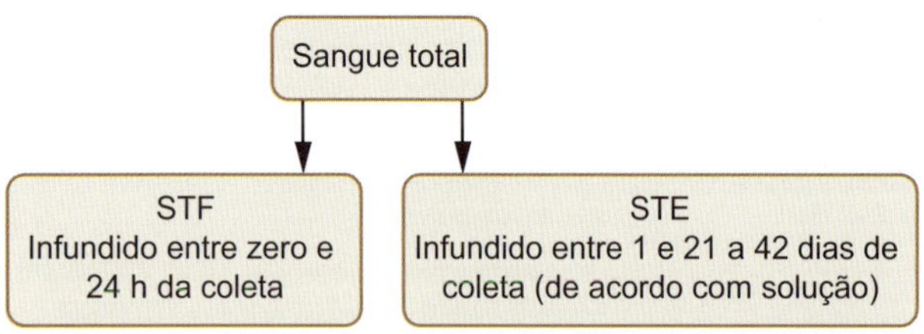

Figura 209.12 Diagrama explicativo sobre classificação do sangue total em sangue total fresco (*STF*) e sangue total estocado (*STE*).

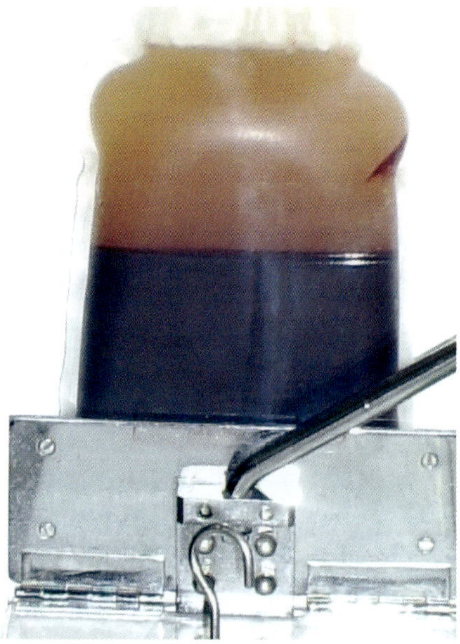

Figura 209.13 Bolsa recém-centrifugada e depositada em extrator. É possível observar a formação de duas fases distintas: uma vermelha, no fundo (concentrado de hemácias) e outra, sobrenadante, alaranjada (plasma fresco).

mantém-se o CH com um volume pequeno de solução fisiológica. Todo o procedimento deve ser realizado em capela de fluxo laminar e no ambiente mais estéril possível. Pelo sistema ter sido aberto, as hemácias lavadas possuem apenas 24 h de validade.

Concentrado de hemácias pobres em leucócitos[19]

Quando está destinado à prevenção de reações transfusionais febris não hemolíticas, deve ser preparado por um método que reduza o número de leucócitos no componente final a menos de 5×10^8.

Sua validade é 24 h quando preparado em sistema aberto. Preparado em sistema fechado, mantém a validade original do componente.

Concentrado de hemácias desleucocitado ou leucorreduzido

Indicado à prevenção de complicações relacionadas com a transfusão de hemocomponentes alogênicos devido à exposição do receptor aos leucócitos do doador.[19] É o concentrado de hemácias do qual foram retirados mais de 99,9% dos leucócitos originalmente presentes nos componentes.[19,28] A remoção é feita com filtros de leucócitos. Um concentrado de hemácias desleucocitado deve conter menos de 5×10^6 leucócitos por componente.

Sua validade é 24 h quando preparado em sistema aberto. Preparados em sistema fechado mantêm a validade original do componente.

Esta é uma técnica ainda pouco utilizada em medicina veterinária pelo alto custo das bolsas, mas com grandes possibilidades de pesquisas e futuro uso na rotina.

Concentrado de hemácias congeladas[19]

Esta técnica é valida para estoque de tipos sanguíneos raros, mas não é rotineira em medicina veterinária.

São concentrados de hemácias conservadas em temperaturas iguais ou inferiores a 65°C negativos, com um agente crioprotetor (glicerol ou amido hidroxilado). Se o agente crioprotetor for o glicerol, ele deve ser removido por meio de lavagem, depois que as hemácias forem descongeladas.

A validade dos concentrados de hemácias congeladas é de 10 anos, a contar da data da doação do sangue. O método de preparação deve assegurar a remoção adequada do glicerol, um nível de hemoglobina livre na solução sobrenadante inferior a 0,2 g/dℓ e a recuperação de, pelo menos, 80% dos glóbulos vermelhos originalmente presentes na unidade.

As hemácias podem ser congeladas até 15 dias (recomendável até 6 dias) depois da coleta do sangue, exceto quando forem rejuvenescidas.

No momento de preparar o componente final destinado à transfusão, os conectores das bolsas devem ser preenchidos com uma alíquota do componente, de maneira tal que haja hemácias disponíveis para subsequentes provas de compatibilidade.

A bolsa de concentrado de hemácias, para inclusão do glicerol, deve ser aberta sob fluxo laminar e ser depositada no congelador até no máximo 4 h após a abertura do circuito.

Quando os componentes forem descongelados devem ser transfundidos em no máximo 4 h, se ficarem armazenados a 22 ± 2°C, ou em 24 h, se ficarem armazenados a 4 ± 2°C.

Hemácias rejuvenescidas[19]

São as hemácias tratadas por um método que restabeleça os níveis normais de 2,3-DPG e trifosfato de adenosina (ATP). As hemácias podem ser rejuvenescidas até 3 dias após o seu vencimento, desde que tenham sido mantidas a 4 ± 2°C. Depois de rejuvenescidos, os glóbulos vermelhos podem ser lavados e transfundidos dentro das 24 h. Os rótulos devem indicar o uso de soluções de rejuvenescimento (Quadro 209.3).

Hemocomponentes plasmáticos

O plasma fresco que foi retirado da primeira centrifugação do sangue total pode ser fracionado de acordo com seus componentes. Dele podem-se obter plasma fresco congelado, plasma rico em plaquetas e crioprecipitado (Figura 209.14).

Essas possibilidades de processamento estão padronizadas para cão,[5] mas ara gatos apenas o processamento em CH e plasma fresco congelado (PFC) está disponível.

Plasma fresco congelado e plasma comum

O plasma fresco congelado (PFC) consiste na porção acelular do sangue obtida por centrifugação a partir de uma unidade de sangue total e transferência em circuito fechado para uma bolsa-satélite.[19,28] É obtido após a centrifugação (5.000 g

Quadro 209.3 Hemocomponentes eritrocitários, composição e indicações.

Hemocomponente (validade)	Composição	Indicações
Sangue total fresco: 24 h, 4 ± 2°C	Hemácias, fatores de coagulação lábeis e estáveis, plaquetas (infundido em até 6 h sem refrigeração) e albumina	Anemia aguda (perda de mais de 50% do volume circulante), reposição de fatores de coagulação, albumina Se o sangue for refrigerado não é indicado para repor plaquetas
Sangue total estocado: 24 h, 4 ± 2°C; 21 a 42 dias dependendo da solução preservadora da bolsa	Hemácias e albumina	Anemia e albuminemia
Concentrado de hemácias: 21 dias, 4 ± 2°C	Hemácias	Hemocomponente de escolha para tratamento de anemias
Concentrado de hemácias congeladas: 10 anos, abaixo de −80°C	Hemácias	Anemia. Sua vantagem é a manutenção de tipos sanguíneos raros por longos períodos Necessita de bolsa com solução preservante com crioprotetor. Uso raro em hemoterapia humana
Concentrado de hemácias lavadas: 24 h, 4 ± 2°C	Hemácias das quais todo o plasma do doador foi retirado por lavagem seriada.	Indicado a animais com reações alérgicas recorrentes e que não respondem adequadamente ao tratamento medicamentoso
Concentrado de hemácias pobres em leucócitos ou desleucocitado: 28 dias, 4 ± 2°C	Hemácias com redução de 99,99% dos leucócitos	Histórico prévio de reações febris não hemolíticas, síndromes de imunodeficiências congênitas, transplante de medula óssea, anemia aplásica, leucemia mieloide aguda, doenças onco-hematológicas graves até esclarecimento diagnóstico
Hemácias rejuvenescidas: 42 dias, 4 ± 2°C	Hemácias acrescidas de soluções repositoras de 2,3-DPG e ATP	Na ausência de bolsas estocadas pode-se recorrer ao rejuvenescimento para tratamento de anemias

2,3-DPG = 2,3-difosfoglicerato; ATP = trifosfato de adenosina.

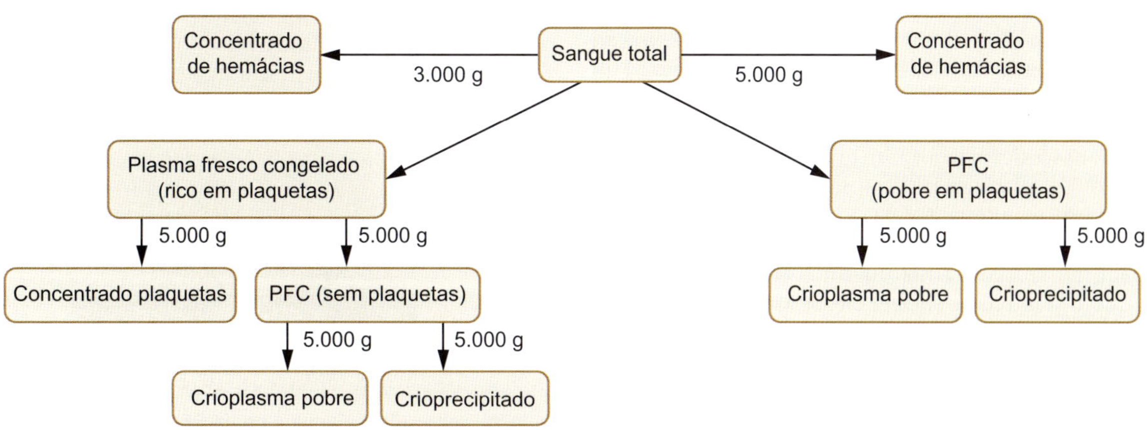

Figura 209.14 Esquema representando as etapas de centrifugação para obtenção dos hemocomponentes. *PFC* = plasma fresco congelado.

por 5 min) do sangue total. Caso a intenção seja produzir plasma rico em plaquetas ou concentrado de plaquetas, a centrifugação deve ser leve (3.000 g por 5 min).

O PFC é uma solução aquosa de proteínas, carboidratos e lipídios. É completamente congelado até 8 h (se colhido com CPDA-1, CPD, ou CP2D; 6 h, se colhido em bolsas com ACD); após a coleta é mantido, no mínimo, a 20°C negativos, sendo, porém, recomendada a temperatura igual ou inferior a 30°C negativos.[19,22,28] Sua validade entre –30°C e –20°C é de 12 meses. Se congelado a temperaturas inferiores a 30°C negativos sua validade é de 24 meses.[19]

O congelamento permite a preservação dos fatores da coagulação, fibrinólise e complemento, além de albumina, imunoglobulinas, outras proteínas e sais minerais, e mantém constantes suas propriedades.[25,28] O componente assim obtido contém ≥ 70 UI de fator VIII/100 mℓ e, pelo menos, quantidades semelhantes dos outros fatores lábeis e inibidores naturais da coagulação.[28]

Quando se utilizar a técnica de congelamento em banho de imersão em álcool, a bolsa plástica de plasma deve ser protegida de alteração química, derrames e contaminação.

O PFC é um hemocomponente muito versátil em medicina transfusional. Primeiro, por ele ser obtido por meio de única centrifugação; segundo, por conter todos os componentes plasmáticos viáveis; e terceiro, por permitir seu fracionamento utilizando bolsas de coleta múltiplas. O plasma comum (PC) é aquele cujo congelamento se deu há mais de 8 h da coleta do sangue total que lhe deu origem ou após o período de validade do PFC.

Essa diferença de classificação se dá conforme a perda da viabilidade dos fatores de coagulação na bolsa. Os fatores lábeis, especialmente o fator V, começa a perder a efetividade após 8 h de coleta em temperatura ambiente ou 24 h em refrigeração.[25] O PFC tem todos os fatores de coagulação (lábeis, estáveis e de von Willebrand). O PC tem apenas os fatores estáveis, mas ainda assim é muito útil para o tratamento de várias coagulopatias adquiridas, tais como envenenamento por cumarínicos e deficiências de fator VII.[30] Ambos são eficientes na reposição de albumina.

O plasma comum deve ser armazenado a temperatura igual ou inferior a –20°C, e tem validade de 5 anos da data da coleta, a não ser que tenha resultado de plasma fresco congelado cuja validade tenha expirado, quando passará a ter a validade máxima de 4 anos.

Plasma rico em plaquetas e concentrado de plaquetas

Estes são os principais hemocomponentes indicados ao tratamento de plaquetopenias em pacientes com manifestações clínicas ou que necessitem de intervenção cirúrgica.

A transfusão de plaquetas é definida como administração de hemocomponentes ricos em plaquetas, sendo indicada ao tratamento das hemorragias por trombocitopenias ou trombocitopatias.[5]

Para obtenção de plasma rico em plaquetas (PRP) ou concentrado de plaquetas (CP) são necessários alguns cuidados para manutenção da viabilidade plaquetária. Inicialmente, o ST não pode ser refrigerado, devendo ser armazenado ao abrigo da luz do sol e em recipiente isotérmico que o mantenha entre 22 e 26°C. O mesmo deve ser feito na centrífuga, a qual não se manterá refrigerada durante o processamento. Outro cuidado importante é o tempo de coleta, que não poderá exceder 15 min contados a partir da venopunção até a retirada da agulha da veia escolhida.[5,19] O armazenamento precisa de movimentação constante em homogeneizadores de plaquetas, para evitar a formação de agregados plaquetários e inativação, sempre respeitando a variação de temperatura entre 22 e 26°C.[5,19] Isso implica necessidade de ambientação climática da sala de armazenamento.

Outro ponto fundamental para evitar riscos de sepse no receptor é o prazo de validade desses hemocomponentes. Por permanecerem em temperatura ambiente, têm validade de apenas 5 dias. Eles devem ser avaliados diariamente quanto à formação de grumos, alteração de transparência e turbilhonamento (*swirling*) das plaquetas. Qualquer sinal de alteração de turbidez, formação de grumos ou perda de turbilhonamento implica descarte imediato do produto.

O plasma rico em plaquetas (PRP) é produzido por centrifugação do ST sob 3.000 g por 5 min em temperatura que varie de 22 a 26°C e remoção da maior parte do plasma.[27] Seu volume varia entre 180 e 250 mℓ. Tem validade de 3 a 5 dias.

O PRP é um hemocomponente que, além das plaquetas, possui fatores de coagulação, albumina e imunoglobulinas. Entretanto, estes elementos perdem sua eficácia ao passar das horas. É uma boa opção para pacientes que necessitem de plaquetas, fatores de coagulação e albumina, mas deve ser utilizado em até 8 h pós-coleta. Caso não seja possível, devem-se produzir o PFC e o CP, a fim de manter em estoque hemocomponentes diversos.

O concentrado de plaquetas é uma suspensão de plaquetas em plasma, preparado mediante dupla centrifugação de uma unidade de sangue total. Pode também ser obtido por aférese.[19]

O CP é produzido por centrifugação do PRP por 15 min em rotação de 5.000 g. O plasma deve ser retirado, podendo ser armazenado como PFC. As plaquetas devem estar suspensas em volume suficiente de plasma (50 a 70 mℓ), de tal maneira que o pH seja maior ou igual a 6,2 no último dia de validade do produto.[8] Deve ser mantido em agitação constante, com temperatura controlada variando entre 22 e 24°C; tem validade de 3 a 5 dias[19] (Figura 209.15).

O CP obtido do sangue total deve conter, no mínimo, 5,5 × 10^{10} plaquetas por bolsa. O CP obtido por aférese deve conter, no mínimo, 3 × 10^{11} plaquetas.

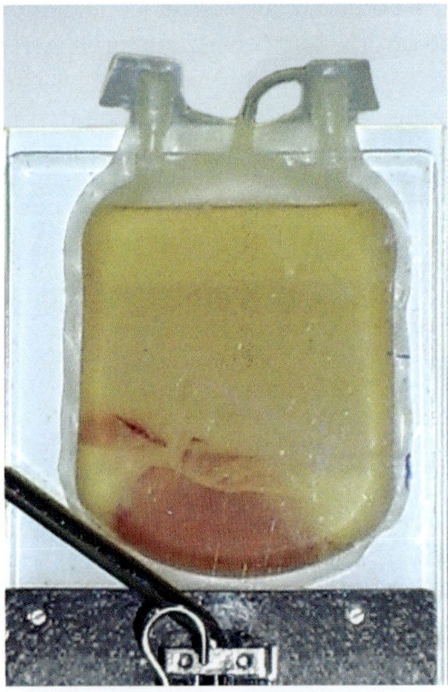

Figura 209.15 Após centrifugação de plasma rico em plaquetas (PRP) haverá precipitação das plaquetas no fundo da bolsa, formando um fundo de coloração branca a avermelhada.

O CP tem apenas as plaquetas viáveis, sendo indicado somente ao tratamento de plaquetopenias ou plaquetopatias. A grande vantagem do CP em relação ao PRP e ao sangue total fresco é o volume. Por apresentar pequeno volume é indicado ao tratamento de animais de pequeno porte. Sua dose é de uma unidade de CP por 10 kg.[5] O mesmo vale para o PRP. Portanto, observa-se uma diferença enorme entre um volume de 70 mℓ e um volume de 200 mℓ. Cães com mais de 10 kg necessitam de mais de uma unidade de CP ou PRP.

Crioprecipitado e crioplasma pobre

Cripreципitado é um hemocomponente rico em fatores de coagulação, especialmente fibrinogênio, fator V, fator VIII e fator de von Willebrand. É a fração de plasma insolúvel em frio, obtida do plasma fresco congelado.

Para a preparação do crioprecipitado, o plasma fresco congelado deve ser descongelado a 4 ± 2°C. Imediatamente depois de completado o descongelamento, o plasma deve ser centrifugado (5.000 g por 20 min) à temperatura de 4 ± 2°C e separado do material insolúvel em frio (crioprecipitado), em circuito fechado.[19] Deve ser mantido com 15 a 20 mℓ de plasma, sendo este seu volume final.

O processo de descongelamento leva entre 6 e 8 h. Nesse tempo haverá o descongelamento da maior parte do PFC, mas existirá formação de cristais de gelo, um material esbranquiçado ao fundo.

O crioprecipitado resultante deve ser recongelado em até 1 h após a sua obtenção e mantido em temperaturas abaixo de –20°C. O produto final deve conter, no mínimo, 70 unidades internacionais de fator VIII e 140 mg/dℓ de fibrinogênio em todas as unidades analisadas, por bolsa, em, pelo menos, 75% das unidades avaliadas.[19]

Se mantido entre –30 e –20°C terá validade de 1 ano; se mantido abaixo de –30°C, validade de 2 anos a partir da data de doação.[19] A data de validade será sempre a partir da data de coleta e não da data de processamento.

O plasma sobrenadante será retirado para uma bolsa-satélite e classificado como crioplasma pobre, tendo albumina e imunoglobulinas em sua composição. A validade do crioplasma pobre é de 5 anos pós-coleta[19] (Quadro 209.4).

Quadro 209.4 Hemocomponentes plasmáticos, composição e indicações.

Hemocomponente (validade, dose)	Composição	Indicações	Observações
Plasma fresco: 48 h (refrigeração) Coagulopatias: 12 a 20 mℓ/kg, 1 ou 2 vezes/dia, enquanto houver sangramento ativo, ou enquanto os tempos de coagulação (tempo de protrombina ou tromboplastina parcial ativada) estiverem acima de 3 vezes os valores de referência (acima de 150%) Reposição de albumina: 20 a 40 mℓ/kg, iniciando com dose de 40 mℓ/kg, 1 ou 2 vezes/dia, enquanto houver sinais de edema ou até albumina chegar a 2 g/dℓ, risco de edema pulmonar ou pressão coloidosmótica abaixo de 11 mmHg	Albumina, fatores de coagulação estáveis e lábeis, imunoglobulinas	Tratamento de coagulopatias adquiridas (associadas a insuficiência hepática; coagulação intravascular disseminada; deficiência de vitamina K por envenenamento por cumarínicos, insuficiência hepática, obstrução biliar, síndrome de má absorção e má digestão, uso crônico de antibióticos); coagulopatias hereditárias (hemofilia A, hemofilia B, doença de von Willebrand); reposição de albumina; expansor de volume em pacientes com pressão coloidosmótica baixa; coagulopatias dilucionais	Deve ser mantido em refrigeração por até 48 h. Após esse período, suas indicações são limitadas à reposição de albumina
Plasma fresco congelado: 1 ano, abaixo de 20°C negativos Dose: a mesma do plasma fresco	Albumina, fatores de coagulação estáveis e lábeis, imunoglobulinas	Mesmas indicações que o plasma fresco	Deve ser congelado em temperaturas abaixo de –20°C. Após este período é reclassificado como plasma congelado, com suas indicações
Plasma comum: 4 a 5 anos, abaixo de 20°C negativos	Albumina, fatores de coagulação estáveis e imunoglobulinas	Reposição de fatores de coagulação (coagulopatias adquiridas), reposição de albumina, expansor de volume em pacientes com pressão coloidosmótica baixa; coagulopatias dilucionais	–
Crioprecipitado: 1 ano, abaixo de 20°C negativos	Fibrinogênio, fator de von Willebrand, fator VIII, fator V	Tratamento de coagulopatias hereditárias (hemofilia A e doença de von Willebrand)	O crio tem 80 vezes mais fibrinogênio e cerca de 150 mg de fator VIII
Crioplasma pobre: 5 anos, abaixo de 20°C negativos	Albumina	Reposição de fatores de albumina; expansor de volume em pacientes com pressão coloidosmótica baixa; coagulopatias dilucionais	–
Concentrado de plaquetas: 5 dias, entre 20 e 26°C, em movimentação constante (homogeneizador de plaquetas)	Plaquetas e pouco volume plasmático	–	Este plasma tem baixo período de estoque. Deve ser mantido em temperatura entre 20 e 26°C, em movimentação constante, a fim de manter a funcionabilidade plaquetária. Após 5 dias perde sua eficácia, devendo ser descartado
Plasma rico em plaquetas: 5 dias, entre 20 e 26°C, em movimentação constante (homogeneizador de plaquetas)	Albumina, plaquetas	Reposição de albumina	Este plasma tem baixo período de estoque. Deve ser mantido em temperatura entre 20 e 26°C, a fim de manter a funcionabilidade plaquetária. Após 5 dias em movimentação constante, perde sua eficácia, devendo ser descartado

Grupos sanguíneos em cães

A membrana da hemácia está recoberta de diversos determinantes antigênicos (antígenos); a maior parte dos antígenos é um componente integral da membrana composto de glicossacarídieos complexos associados a lipídios ou proteínas, sendo denominados *glicolipídios* e *glicoproteínas*. Alguns antígenos eritrocitários aparecem nas hemácias de todos os membros de uma espécie animal; outros são segregados geneticamente, portanto nem sempre estão presentes em todos os membros de uma determinada espécie. Os grupos sanguíneos de cães foram descritos pela primeira vez por Swisher e Young, Holmes e Eyquem, no fim da década de 1950.

Existem duas classificações para a caracterização dos tipos sanguíneos caninos, a japonesa e a americana (*DEA*). De acordo com a classificação americana, os cães têm no mínimo 12 grupos sanguíneos, e sua nomenclatura sofreu modificações ao longo dos anos. Inicialmente, os grupos sanguíneos eram descritos por letras do alfabeto (A, B, C, D, E, F, G), mas atualmente se passou a designá-los como *DEA* (*dog erythrocyte antigen*), seguido do número correspondente REF.[31-33] São sete os grupos caninos padronizados internacionalmente (*DEA* 1, *DEA* 3, *DEA* 4, *DEA* 5, *DEA* 6, *DEA* 7 e *DEA* 8), no entanto há disponibilidade de antissoros para cinco deles (*DEA* 1, *DEA* 3, *DEA* 4, *DEA* 5 e *DEA* 7). O sistema de classificação proposto pelos pesquisadores japoneses classifica os grupos sanguíneos dos cães em 16 tipos: D1, D2, A, B, C, E, F, G, H, I, L, M, 2a, 43, 44 e 180a. Contudo, este sistema não é reconhecido pelo Comitê Internacional de Imunogenética Canina, sendo o sistema *DEA* o único internacionalmente reconhecido. Além disso, não ficou comprovado que os tipos sanguíneos da classificação japonesa correspondam aos tipos sanguíneos da classificação *DEA*. Detecção e descrição dos grupos *DEA* baseiam-se nos ensaios sorológicos por meio de anticorpos monoclonais ou policlonais. As características bioquímicas destes grupos ainda são pouco esclarecidas.

Os antígenos eritrocitários podem variar em imunogenicidade, prevalência e significado clínico. Quanto à imunogenicidade, cada grupo *DEA* tem uma particularidade, sendo mais imunogênicos ou menos imunogênicos, característica importante para ocorrência de reações transfusionais, isoeritrólise neonatal e rejeição a transplantes de órgãos. Em cães, é possível que múltiplos antígenos estejam presentes na membrana eritrocitária, conferindo-lhes diferentes tipos sanguíneos ao mesmo tempo (Figura 209.16). Desse modo, o mesmo animal pode ser positivo para um ou mais grupos sanguíneos, de acordo com presença ou ausência de determinados antígenos na membrana da hemácia.

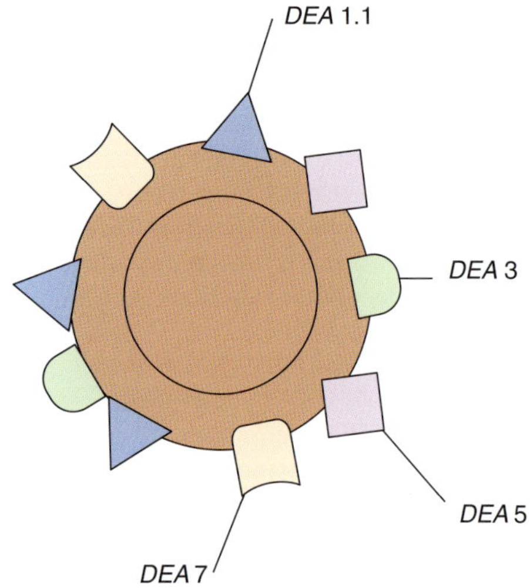

Figura 209.16 Antígenos eritrocitários caninos. Os cães podem ter antígenos eritrocitários do grupo *DEA*, concomitantemente.

Os grupos sanguíneos *DEA* são herdados, independentemente, por herança autossômica dominante. A prevalência dos grupos sanguíneos pode variar entre as raças e as regiões, podendo um grupo sanguíneo ser mais prevalente em determinada raça e região, ou ser menos prevalente em mesma raça oriunda de diferentes regiões (Quadro 209.5). Atribui-se importância clínica principalmente aos grupos *DEA* 1, *DEA* 3, *DEA* 5 e *DEA* 7.

A prática de tipagem sanguínea é pouco utilizada pelos médicos-veterinários, em parte pelo desconhecimento da importância clínica, mas também pela dificuldade de obtenção dos reagentes necessários. Atualmente não são produzidos no Brasil reagentes comerciais, entretanto há possibilidade de compra de testes importados para o *DEA* 1.1.

Grupo DEA 1

O grupo *DEA* 1 é determinado pela presença de 4 genes alelos (1.1, 1.2, 1.3 e nulo). Genes alelos são versões diferentes de um mesmo gene que ocupam a mesma posição (*locus* gênico) nos cromossomos homólogos. Os alelos controlam a mesma característica, mas podem ser expressos em relações de dominância (apenas um gene se expressa), codominância (ambos os genes se expressam igualmente) ou dominância incompleta (nenhum gene se sobrepõe ao outro, surgindo uma característica fenotípica intermediária). O sistema ABO humano é um exemplo de diferentes alelos que se expressam por codominância. Nos felinos, o grupo sanguíneo AB é um

Quadro 209.5 Distribuição e frequência do grupo sanguíneo *DEA* 1 em cães na cidade de São Paulo, Brasil.[7]

Grupos raciais	*DEA* 1.1-positivo (%)	*DEA* 1-positivo não DEA 1.1 (%)	*DEA* 1-negativo (%)	Total (%)
Pastor-alemão	20	12	68	100
Rottweiller	80	18	2	100
Poodle	54	22	24	100
Cocker Inglês	50	34	16	100
Outro	56	6	38	100
SRD	60	14	26	100
Total (%)	53,35	17,65	29	100

SRD = sem raça definida.

exemplo de alelos que se expressam por dominância incompleta. No grupo *DEA* 1 dos cães, os alelos se expressam por relações de dominância, sendo o alelo 1.1 dominante sobre os demais alelos, e o alelo 1.2 dominante sobre o alelo 1.3.

Os cães podem apresentar quatro fenótipos diferentes (*DEA* 1.1, *DEA* 1.2, *DEA* 1.3 ou *DEA* nulo), sendo caracterizados como positivos (+) ou negativos (–) para o fenótipo; a positividade para o fenótipo caracteriza a presença do antígeno em questão, e a negatividade caracteriza a ausência do antígeno na membrana eritrocitária. Quanto aos genótipos, os cães do grupo *DEA* 1 podem ser classificados como *DEA* 1.1/1.1 (fenótipo 1.1), *DEA* 1.1/1.2 (fenótipo 1.1), *DEA* 1.1/1.3 (fenótipo 1.1), *DEA* 1.2/1.3 (fenótipo 1.2), *DEA* 1.1/– (fenótipo 1.1), *DEA* 1.2/– (fenótipo 1.2), DEA–/– (fenótipo negativo) e *DEA* 1.3/– (fenótipo 1.3) (Quadro 209.6).

O grupo *DEA* 1 é o mais importante em relação à ocorrência de reações transfusionais, sendo os tipos sanguíneos *DEA* 1.1 e *DEA* 1.2 os principais causadores de reações hemolíticas agudas. Não há aloanticorpos naturais para o grupo *DEA* 1 (aloanticorpos naturais são anticorpos produzidos naturalmente contra antígenos estranhos, sem sensibilização prévia). No entanto, quando um cão sabidamente negativo para *DEA* 1.1, 1.2 ou 1.3 é sensibilizado com hemácias que tenham esses antígenos, ocorre a produção de aloanticorpos induzidos. Em tais casos, uma segunda exposição do cão previamente sensibilizado poderá acarretar episódios graves de hemólise e manifestações de reações tranfusionais. Tais anticorpos podem se desenvolver em 4 a 10 dias após a sensibilização. Anticorpos contra *DEA* 1.2 e 1.3 provocam fraca aglutinação de hemácias, mas a incompatibilidade pode gerar manifestações inaparentes a graves, de acordo com o título de anticorpos existentes, presença ou ausência do sistema complemento e tipo de anticorpos participantes da reação. Em geral, as reações provocadas por anticorpos do tipo IgM tendem a ser mais graves que as reações mediadas por IgG, já que as imunoglobulinas da classe IgM têm maior capacidade de fixação ao sistema complemento, bem como maior capacidade de aglutinação.

A sensibilização de um cão negativo para um tipo sanguíneo pode ser feita por transfusões anteriores, transplantes de órgãos e, em fêmeas, por meio da gestação. A sensibilização dos cães é determinada por hemácias incompatíveis. O cruzamento de fêmeas *DEA* 1-negativas com machos *DEA* 1-positivos pode resultar no nascimento de filhotes *DEA* 1-positivos, que sensibilizarão a fêmea para o antígeno 1. Em uma segunda gestação, estas fêmeas poderão gerar outros filhotes *DEA* 1, e a presença de anticorpos anti-*DEA* 1 das fêmeas sensibilizadas contra as hemácias *DEA* 1 dos filhotes acarretará quadro de isoeritrólise neonatal, com consequente hemólise. Cães *DEA* 1.1-negativos previamente sensibilizados, quando transfundidos com sangue *DEA* 1.1-positivos, podem ter todas as hemácias transfundidas destruídas em menos de 12 h, como resultado de reação hemolítica aguda, com possível repercussão fatal.

Quadro 209.6 Genótipos e fenótipos caninos do grupo sanguíneo *DEA*.

Fenótipo	Genótipo
1.1	1.1/1.1, 1.1/1.2, 1.1/1.3, 1.1/–
1.2	1.2/1.2, 1.2/1.3, 1.2/–
1.3	1.3/1.3, 1.3/–
Negativo	–/–

Os cães *DEA* 1.3-positivos são negativos para *DEA* 1.1 e 1.2. A transfusão de sangue *DEA* 1.3-positivo para animais *DEA* 1.2, 1.3, 1.1-positivos pode ocasionar produção de anticorpos que reagirão com antígenos 1.1, 1.2 e 1.3. Entretanto, cães *DEA* 1.3-positivos podem ser tipados como *DEA* 1.2 e 1.1-negativos com a técnica de tipagem convencional. Por este motivo, é possível que a transfusão de sangue 1.1 e 1.2-negativos possa sensibilizar um animal receptor que seja negativo para o tipo sanguíneo *DEA* 1.1, 1.2. Esta é uma das razões para que sempre seja realizado o teste de compatibilidade entre o sangue do doador e o do receptor.

Em relação à prevalência deste grupo sanguíneo na população canina, existem algumas divergências entre determinadas regiões e entre cães de raça definida ou sem raça definida. Em geral, os cães das raças Rotweiller, Labrador e Golden Retrievers tendem a ser positivos para o grupo *DEA* 1; já os cães das raças Pastor-alemão e Greyhound são, na maioria, *DEA* 1-negativos.

Grupos DEA 3, DEA 4, DEA 5 e DEA 7

Os grupos sanguíneos *DEA* 3, *DEA* 4, *DEA* 5 e *DEA* 7 são determinados geneticamente por dois alelos, um dominante e um nulo. Já foram descritos anteriormente aloanticorpos naturais para os grupos *DEA* 3, *DEA* 5 e *DEA* 7, sendo a prevalência ainda discutível. Anticorpos contra estes antígenos podem provocar reação de hemólise tardia, com consequente sequestro e destruição das hemácias incompatíveis entre 3 e 5 dias pós-transfusão. Não há relatos de isoeritrólise neonatal atribuídos a estes grupos. Para o tipo *DEA* 3 há relatos, nos EUA, de que aproximadamente 6% da população canina geral apresentem o antígeno. Porém, cães da raça Greyhound mostram frequências mais elevadas (23%) que o restante da população.

O grupo *DEA* 4 tem elevada frequência na população geral, no entanto, não há relatos recentes indicando a ocorrência de reação hemolítica aguda em cão previamente sensibilizado quando transfundido com sangue tipo *DEA* 4-positivo. Quanto ao grupo *DEA* 5, há relatos de que cerca de 10% da população canina não transfundida exibam anticorpos naturais contra o antígeno. O antígeno 7 não é um antígeno integral da membrana eritrocitária, mas um antígeno solúvel não produzido pelas hemácias, sendo produzido e adsorvido posteriormente na membrana eritrocitária. Estima-se que 45 a 50% dos cães sejam positivos para este tipo sanguíneo. Além disso, acredita-se que cães negativos para este antígeno possam desenvolver anticorpos naturalmente após exposição a certos antígenos ambientais, como um fator bacteriano que mimetize o antígeno *DEA* 7.

Tipos sanguíneos em felinos

Os grupos sanguíneos em gatos são designados por letras como A, B e AB, sendo essa nomenclatura utilizada pela primeira vez em 1962 (A e B), o tipo AB descrito pela primeira vez em 1980, e é a empregada atualmente. Essa nomenclatura não tem relação com a classificação humana, apesar de utilizar as mesmas letras.[34]

A importância clínica desses tipos é o fato de gatos produzirem anticorpos naturais com cerca de 8 semanas de idade. Desse modo gatos A têm anticorpos anti-B e gatos B têm anticorpos anti-A. O tipo AB não apresenta aloanticorpos contra

A e B, o que sugere a possibilidade de receber sangue de ambos os tipos. Entretanto, devido ao fato de gatos A e, principalmente, B poderem apresentar altos títulos de aloanticorpos, a transfusão de sangue A ou B em um gato AB poderia levar à destruição dos eritrócitos do receptor. Deste modo, o ideal é o gato receber sempre sangue tipo-específico, e apenas em emergências um gato AB receber concentrado de hemácia (preferencialmente lavadas) de gato tipo A.

Diversos estudos internacionais revelaram que o tipo A é o mais prevalente, sendo os tipos B e AB variáveis de acordo com algumas raças. A presença de gatos do tipo AB têm sido associada à presença de gatos do tipo B ou AB na população.[33,35]

Além dos tipos A, B ou AB, foi descrito um antígeno eritrocitário independente denominado *MIK*. Este antígeno foi isolado de gatos que nunca receberam transfusão e ainda assim com hemólise de sangue específico transfundido e reagindo com aglutinação em testes de reação cruzada subsequentes em outros doadores, indicando sensibilização. Ainda são necessários mais estudos sobre prevalência e real significado clínico, entretanto este evento corrobora a necessidade de realizar testes de reação cruzada mesmo na primeira transfusão e mesmo utilizando-se sangue tipo-específico.[36]

Fundamentos dos testes imuno-hematológicos

A necessidade de investigar as reações imunológicas *in vitro* levou ao desenvolvimento de diferentes métodos para detectar e quantificar as reações antígeno-anticorpo. Para melhor compreensão e aplicação dos resultados nas provas que identificam incompatibilidades sanguíneas, como o teste de compatibilidade ou provas diretas de tipagem sanguínea, é necessário conhecer as etapas desses processos.

Bioquímica da reação antígeno-anticorpo

As forças de coesão entre antígeno-anticorpo são determinadas por três características: especificidade, similaridade de epítopo e multiplicidade de reações químicas não covalentes, descritas a seguir:

- Especificidade: a principal característica das interações entre antígeno-anticorpo é a especificidade do anticorpo pelos locais de ligação presentes no antígeno (epítopos). Várias moléculas de anticorpos policlonais podem reagir com um único antígeno composto de vários epítopos antigênicos
- Reação cruzada: nas reações cruzadas, a formação de determinados anticorpos pode acarretar reconhecimento de epítopos similares em diferentes antígenos
- Multiplicidade de reações químicas não covalentes: as interações químicas não covalentes entre as moléculas são individualmente fracas; entretanto, o somatório das reações de pontes de hidrogênio, forças eletrostáticas, de van der Walls e ligações hidrofóbicas conferem à interação antígeno-anticorpo considerável força de coesão
    - Pontes de hidrogênio: são ligações fracas e reversíveis entre grupos hidrofílicos (OH, COOH, NH_2)
    - Forças eletrostáticas: atração entre grupos iônicos de cargas elétricas opostas
    - Van der Walls: são as forças entre as moléculas que dependem das interações entre as nuvens de elétrons externas
    - Ligações hidrofóbicas: são ligações entre grupos hidrofóbicos, como, por exemplo, duas proteínas. Essas ligações expelem moléculas de água, reduzindo a superfície livre, com consequente força de atração. As forças de ligações hidrofóbicas representam cerca de 50% da força total de ligação antígeno-anticorpo.

Outras características também são responsáveis por maior ou menor interação antígeno-anticorpo. A concentração e a classe de anticorpos, bem como o pH, a temperatura, o meio e a concentração de antígeno podem interferir nas constantes de associação e dissociação entre antígeno e anticorpo. Dependendo das forças de ligação e da quantidade de energia fornecida ao sistema poderá ocorrer o processo de eluição de anticorpos. De acordo com a termodinâmica da reação antígeno-anticorpo (Ag-Ac), classificam-se os anticorpos em *quentes* ou *frios*.

Toda reação antígeno-anticorpo libera calor (exotérmica), portanto, a entalpia da reação é negativa. Partindo-se do pressuposto de que a temperatura corporal do cão varia de 37,5 a 39,5°C, a temperatura máxima na qual ocorrem naturalmente as reações químicas não ultrapassa os 40°C.

Os anticorpos *frios* são assim definidos por reagirem melhor em baixas temperaturas, a variação de entalpia Δ2H) da reação com este tipo de anticorpo acarreta grande liberação de calor (Δ2H fortemente negativo). Assim, em baixas temperaturas a afinidade entre Ag-Ac é maior, já que nessas ocasiões existe maior intervalo para variação de temperatura até que a liberação de calor da reação atinja a temperatura limite (40°C). Geralmente, os anticorpos da classe IgM apresentam tais características, reagindo melhor em temperaturas de 4°C a 22°C, decrescendo com a elevação até 37°C. Os anticorpos classificados como *quentes* reagem melhor em temperaturas próximas a 37°C. A reação determinada por este tipo de anticorpo libera menos calor, ou seja, a variação de entalpia é menor Δ2H fracamente negativo) e a afinidade do anticorpo por seu antígeno é baixa em qualquer temperatura (4 a 37°C), pois existe um intervalo pequeno até que a reação atinja a temperatura limite, já que a liberação de calor é baixa. Anticorpos do tipo IgG costumam ser mais bem detectados em temperaturas de 37°C. Alguns anticorpos IgM têm grande amplitude térmica, reagindo também em 37°C.

Hemaglutinação

Aglutinação é o fenômeno que leva à formação de grumos de hemácias. Este fenômeno pode ser específico ou não específico. A aglutinação específica se dá pela ligação de anticorpos na membrana da hemácia, neutralizando as cargas elétricas e alterando o potencial zeta. A aglutinação não específica decorre de substâncias presentes no meio, íons metálicos e compostos carregados ou neutros, por alteração de vários parâmetros: equilíbrio iônico, constante dielétrica do meio e potencial zeta, cuja fórmula é:

$$Z = \frac{\gamma}{DV\mu},$$

em que Z = potencial zeta; γ = eletronegatividade da hemácia; D = constante dielétrica do meio; μ = força do meio.

No potencial zeta, as hemácias comportam-se como partículas eletronegativas. Os maiores responsáveis por essa eletronegatividade são os grupos carboxílicos ($COOH^-$) das sialoglicoproteínas integrantes da membrana eritrocitária. Como cargas iguais se repelem, em meio salino as hemácias tendem a se manter em equilíbrio a determinada distância umas das outras (Figura 209.17). Os eletrólitos contidos no meio envolvem as hemácias, atraídos pelas cargas negativas. A diferença de potencial criada pelas nuvens de cátions que são atraídas pelas cargas eletronegativas das hemácias e a interação do meio é chamada de *potencial zeta* (Figura 209.18).

O potencial zeta pode ser modificado de duas maneiras: reduzindo-se a carga elétrica das hemácias (μ) ou alterando-se a composição do meio. Os anticorpos, quando se ligam à membrana eritrocitária, neutralizam as cargas negativas responsáveis pela manutenção da distância entre as hemácias, possibilitando, assim, a hemaglutinação. O aumento da concentração de fibrinogênio, lipídios e outras proteínas e imunoglobulinas não aglutinantes no plasma pode alterar o potencial zeta, provocando formação de hemácias em pilhas, também chamadas de *rouleaux*. As formações em *rouleaux* podem ser confundidas com aglutinação, porém são facilmente rompidas pelo acréscimo de solução fisiológica no meio, diferentemente da aglutinação por interação Ag-Ac. Outros fatores também são responsáveis pelo fenômeno de aglutinação:

- pH: o equilíbrio de uma reação é influenciado pelo pH. A interação entre os anticorpos e os antígenos eritrocitários é maior em pH entre 6,5 e 7,5
- Temperatura: a temperatura é um fator de grande importância para a reação Ag-Ac. Os anticorpos apresentam características específicas, alguns reagem melhor em temperaturas mais elevadas, outros em temperaturas mais baixas
- Concentração de anticorpos: de modo geral, as imunoglobulinas (anticorpos) têm dois locais de ligação com o antígeno na porção variável (Figura 209.19). A baixa concentração de anticorpos pode ser insuficiente para alterar o potencial zeta até o ponto crítico para provocar hemaglutinação. Em testes laboratoriais, este fator pode ser determinante para resultados falsamente negativos. O excesso de anticorpo pode acarretar ausência de aglutinação, também chamada de efeito prozona
- Localização do antígeno, concentração e número de locais antigênicos: antígenos de localização mais interna na membrana eritrocitária dificultam o acesso das imunoglobulinas. A quantidade de antígeno e o número de locais antigênicos também influenciam o tipo de ligação com o anticorpo.

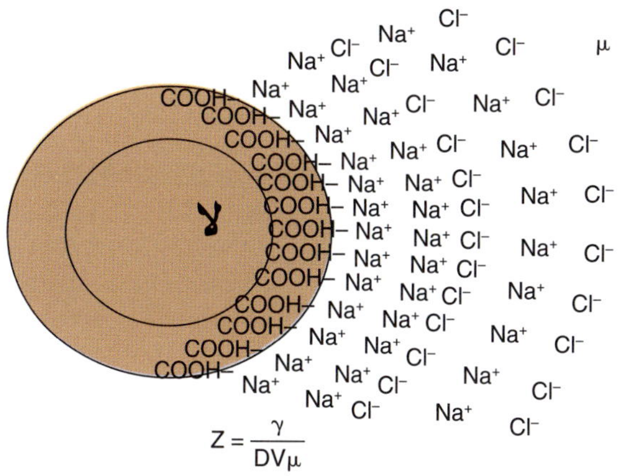

Figura 209.18 Potencial zeta. A diferença de potencial criada pelas nuvens de cátions que são atraídas pelas cargas eletronegativas das hemácias e a interação do meio é chamada de *potencial zeta*.

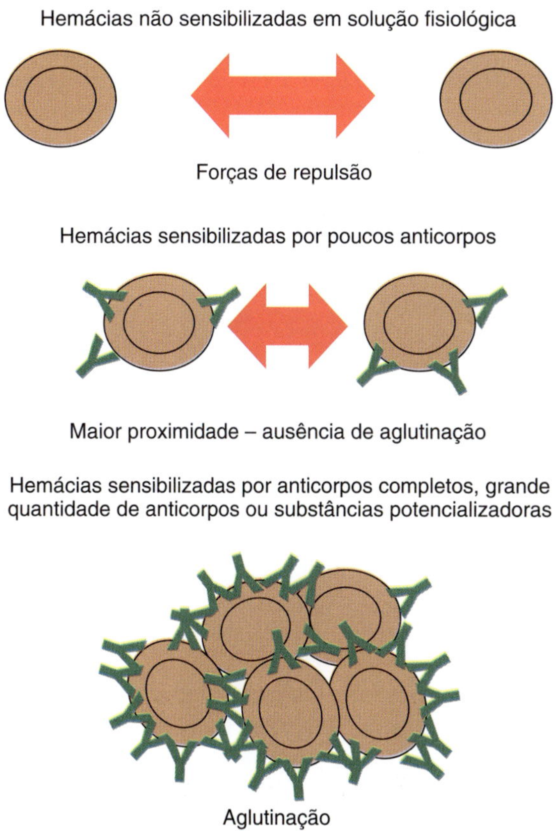

Figura 209.17 Fatores que influenciam a aglutinação das hemácias. Em meio salino, as hemácias tendem a se manter em equilíbrio a determinada distância umas das outra; quando o potencial zeta é alterado, pode ocorrer aglutinação das hemácias.

▪ Tipagem sanguínea

A melhor maneira de prevenir reações de incompatibilidade sanguínea entre doadores e receptores é a tipagem. A tipagem sanguínea é comercialmente realizada em alguns países. Existem dois métodos mais utilizados para a tipagem em cães: uso de antissoros policlonais (teste de aglutinação em tubo) ou monoclonais. Antissoros monoclonais são anticorpos produzidos por um clone de linfócitos B diferenciados em plasmócitos, que reconhecem um epítopo específico de determinado antígeno (Figura 209.20). Devido aos anticorpos monoclonais reconhecerem apenas um epítopo de um antígeno, o método de tipagem que emprega os antissoros monoclonais é uma forma mais eficiente e específica de teste.

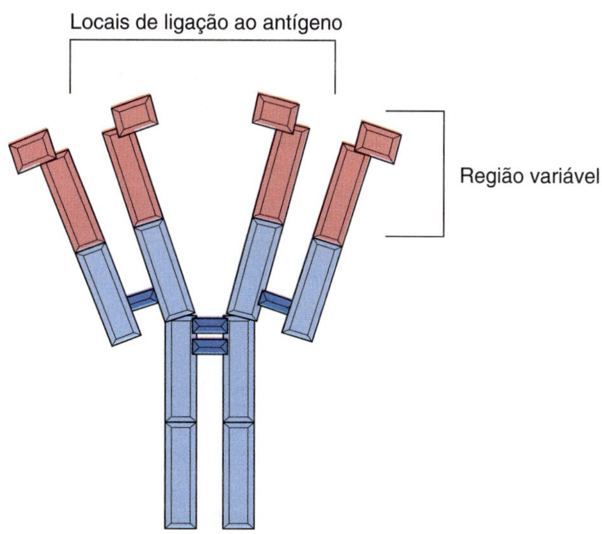

Figura 209.19 Anticorpo. Locais de ligação.

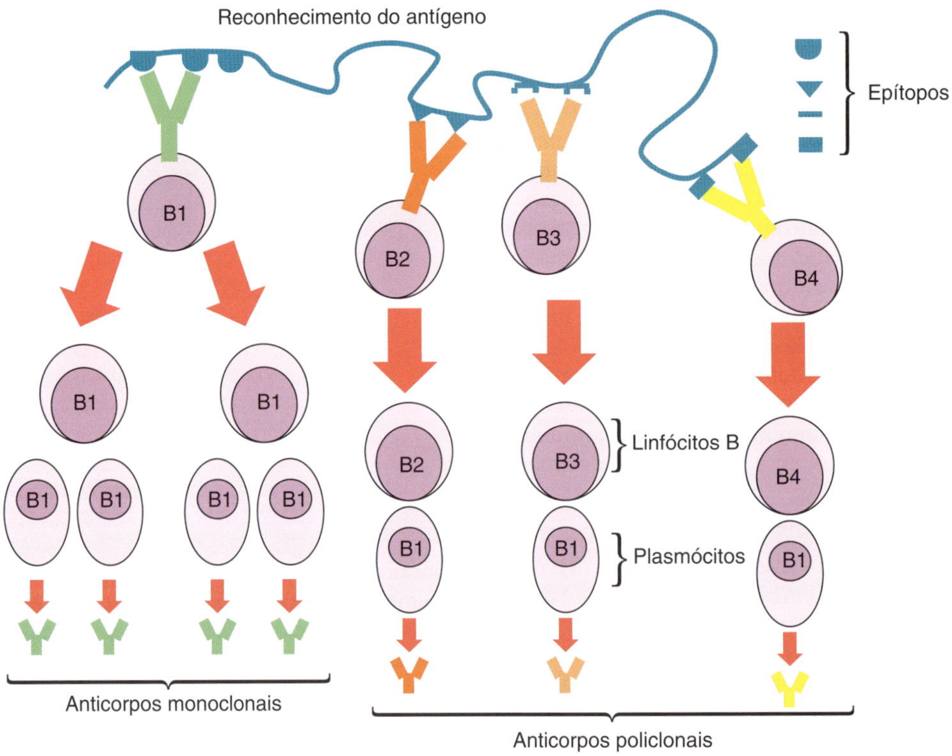

Figura 209.20 Anticorpos monoclonais e policlonais. Os anticorpos monoclonais derivam de um clone de linfócito B, reconhecendo uma porção específica de um antígeno.

O antissoro monoclonal pode ser produzido pela aloimunização de animais de laboratório (em geral, camundongos) com hemácias sabidamente positivas para o determinado tipo sanguíneo o qual se deseja testar. Os camundongos são inoculados intraperitonealmente com pequena quantidade de hemácias, sendo depois coletado o baço dos animais para isolamento das células mononucleares. As células mononucleares são, então, fundidas com células de linhagem de mieloma, uma linhagem de câncer em plasmócitos, resultando em hibridomas produtores de anticorpos monoclonais. Tais hibridomas são purificados para a produção dos anticorpos monoclonais de interesse. Atualmente, um cartão de tipagem sanguínea (Figura 209.21) para *DEA*1.1 está disponível para comercialização pelo laboratório DMS (RapidVet®-H-Canine DEA 1.1, DMS Laboratories-Flemington-NJ).

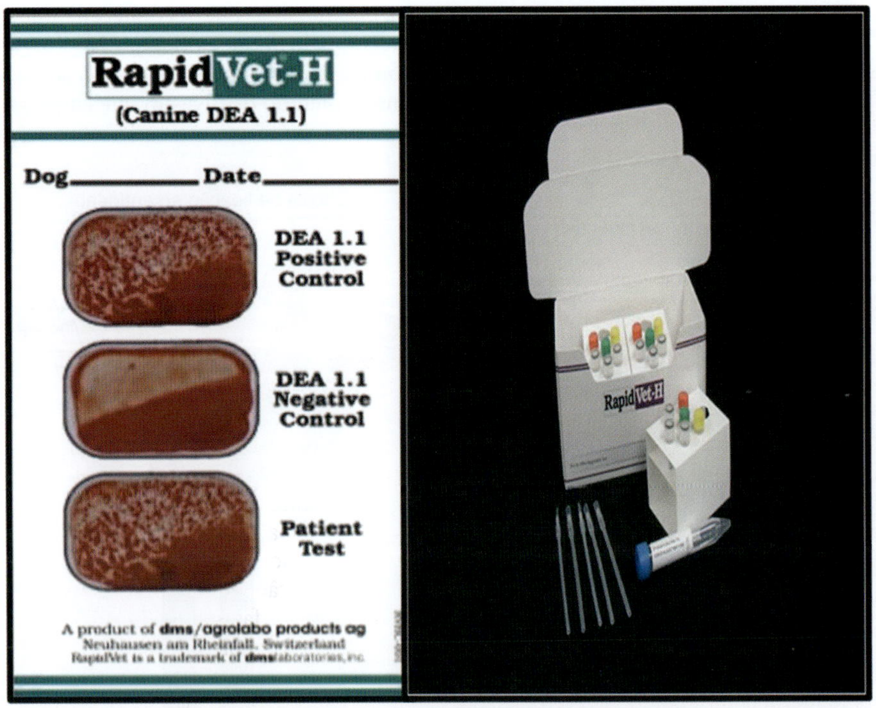

Figura 209.21 Tipagem sanguínea de cão com *card test*.

O antissoro policlonal é produzido por aloimunização de um cão negativo para determinado grupo *DEA*, com hemácias positivas para o antígeno em questão. As hemácias do cão a ser tipado são incubadas com o antissoro produzido, juntamente com complemento e antiglobulina. Após incubação, observa-se presença ou ausência de hemólise ou aglutinação, sendo essas características avaliadas de acordo com o nível de ocorrência. Assim, por exemplo, hemólise ou aglutinação discreta são caracterizadas com uma cruz (+); quando a ocorrência é moderada, caracteriza-se com duas cruzes (++) e a presença intensa com três cruzes (+++). Os antissoros policlonais disponíveis (anti-*DEA* 1.1, anti-*DEA* 1.x, anti-*DEA* 3, anti-*DEA* 4, anti-*DEA* 5 e anti-*DEA* 7) são produzidos e comercializados principalmente pelo Midwest Animal Blood Services (Michigan), podendo também ser encontrados em outros laboratórios e universidades norte-americanos. É importante ressaltar que ambos os métodos têm pequenas probabilidades de resultados falso-positivos e falso-negativos. Resultados falsamente negativos podem ocorrer nos casos em que o valor do hematócrito do animal testado é inferior a 10%, devido à baixa quantidade de hemácias para reagir com o antissoro. Além dessas técnicas utilizadas para a tipagem sanguínea se pode usar ainda a análise por citometria de fluxo.

▪ Teste de compatibilidade

O teste de compatibilidade, também chamado de prova ou reação cruzada, é a técnica utilizada para detecção de anticorpos antieritrocitários pela observação de presença ou ausência de hemólise e aglutinação. O teste de compatibilidade é um incremento, e não um substituto da tipagem sanguínea. Entretanto, devido às dificuldades para obtenção dos reagentes para a tipagem, esse teste pode ser a única maneira de detectar incompatibilidades entre doadores e receptores. A reação cruzada é empregada para detecção de anticorpos anti-*DEA* 1, *DEA* 3, *DEA* 5 e *DEA* 7.

O teste de compatibilidade pode ser dividido de duas diferentes maneiras: reação cruzada maior e reação cruzada menor. Utiliza-se a *reação cruzada maior* para detecção de anticorpos antieritrocitários, no plasma ou soro do animal receptor, que reajam contra as hemácias do animal doador. Este teste é realizado quando se pretende transfundir para o animal receptor sangue total ou concentrado de hemácias. Nessas ocasiões, o teste pode evitar que sejam transfundidas hemácias do cão doador que possam ser destruídas pelos anticorpos do animal receptor. Usa-se a *reação cruzada menor* para detectar anticorpos antieritrocitários, no plasma do animal doador, que reajam contra as hemácias do animal receptor. A prova cruzada menor deve ser realizada quando se pretende transfundir grandes volumes de plasma (plasma fresco congelado ou plasma congelado), de concentrado de plaquetas ou de sangue total. A transfusão de grandes volumes de sangue total e concentrado de plaquetas pode transferir ao animal receptor uma quantidade suficiente de plasma contendo anticorpos antieritrocitários incompatíveis, desencadeando possíveis reações de hemólise aguda ou tardia. Além disso, a transfusão de grandes quantidades de plasma, *per se*, pode acarretar os mesmos riscos para reações transfusionais.

Procedimentos

Teste de compatibilidade | Método rápido (fase I)

Faz-se o teste rápido em situações emergenciais em que não exista tempo suficiente para realização do método com incubação. Animais em situações de risco à vida precisam ser transfundidos rapidamente, e então a possibilidade de óbito do animal se sobrepõe ao risco de possíveis reações transfusionais. Durante o início do procedimento transfusional deverá ser feito o teste de compatibilidade completo ou pelo método de incubação, evitando-se assim que maior quantidade de sangue incompatível seja transfundido. Para o teste pode-se usar plasma ou soro; no entanto, o soro minimiza a formação de *rouleaux* pelas hemácias. As provas cruzadas maior e menor devem ser feitas de acordo com o hemocomponente e o volume a ser transfundido.

O procedimento de *reação cruzada maior* consiste primeiramente em lavagem de pequena quantidade das hemácias do cão doador com solução fisiológica a 0,9%, para retirar resíduos plasmáticos. Uma suspensão de hemácias a 4% diluída em solução fisiológica deve ser preparada depois das lavagens. A diluição das hemácias nessa concentração minimiza a formação de *rouleaux*. Suspensões menos concentradas podem diluir os anticorpos até o ponto de não reatividade. Misturam-se, então, duas gotas da suspensão de hemácias a 4% com duas gotas do plasma ou soro do cão receptor.

Homogeneíza-se levemente e procede-se à visibilização macroscópica e microscópica para observação de hemólise e aglutinação (Figura 209.22). Este procedimento também deve ser realizado para controle do doador (hemácias do doador e soro ou plasma do doador) e do receptor (hemácias do receptor e soro ou plasma do receptor), pois cães receptores doentes podem apresentar autoaglutinação, o que prejudica a análise do teste. O controle do doador deve ser obtido para detectar possíveis erros de procedimentos ou, mais dificilmente, anemia hemolítica imunomediada (AHIM) subclínica.

A técnica de *reação cruzada menor* é a mesma descrita para a ração cruzada maior, contudo devem ser empregadas hemácias lavadas do receptor e o plasma ou soro do doador. Dessa maneira, misturam-se duas gotas da suspensão de hemácias do receptor com duas gotas do plasma ou soro do doador, e observa-se formação de aglutinação e hemólise macroscópica e microscopicamente.

Teste de compatibilidade | Método com incubação (fase II)

A fase II do teste segue os mesmos procedimentos da fase I, porém, é necessário que as amostras sejam em triplicatas, pois em vez de se fazer a observação direta da mistura da suspensão de hemácias com o plasma, as amostras serão antes incubadas durante 30 min, a temperaturas de 4°C, 37°C e à temperatura ambiente. Sob 4°C os anticorpos frios reagem melhor, sendo o anti-*DEA* 7 mais bem detectado com essa temperatura; porém, em geral as incompatibilidades encontradas a 4°C não causam reações transfusionais. À temperatura de 37°C os anticorpos anti-*DEA* 1.1 e anti-*DEA* 1.2 reagem melhor, portanto, quando as incompatibilidades ocorrem nessa ocasião o hemocomponente não deve ser transfundido. Os outros anticorpos anti-*DEA* (3, 4, 5, 6...) têm máxima reatividade à temperatura ambiente, mas são indicativos de possíveis reações hemolíticas tardias. Nos casos de incompatibilidade apenas a essa temperatura, o hemocomponente só deverá ser utilizado na ausência de outros totalmente compatíveis com o cão receptor.

Após incubação, as amostras devem ser observadas para hemaglutinação macroscópica. A seguir, as amostras são centrifugadas para observação de hemólise macroscópica no sobrenadante. Posteriormente, faz-se a análise microscópica para análise de aglutinação (microscópio óptico, objetiva 10× e 40×), colocando-se uma gota da mistura entre lâmina e lamínula. Frequentemente, à observação microscópica as formações em *rouleaux* podem ser confundidas com aglutinação. Quando a presença de *rouleaux* for

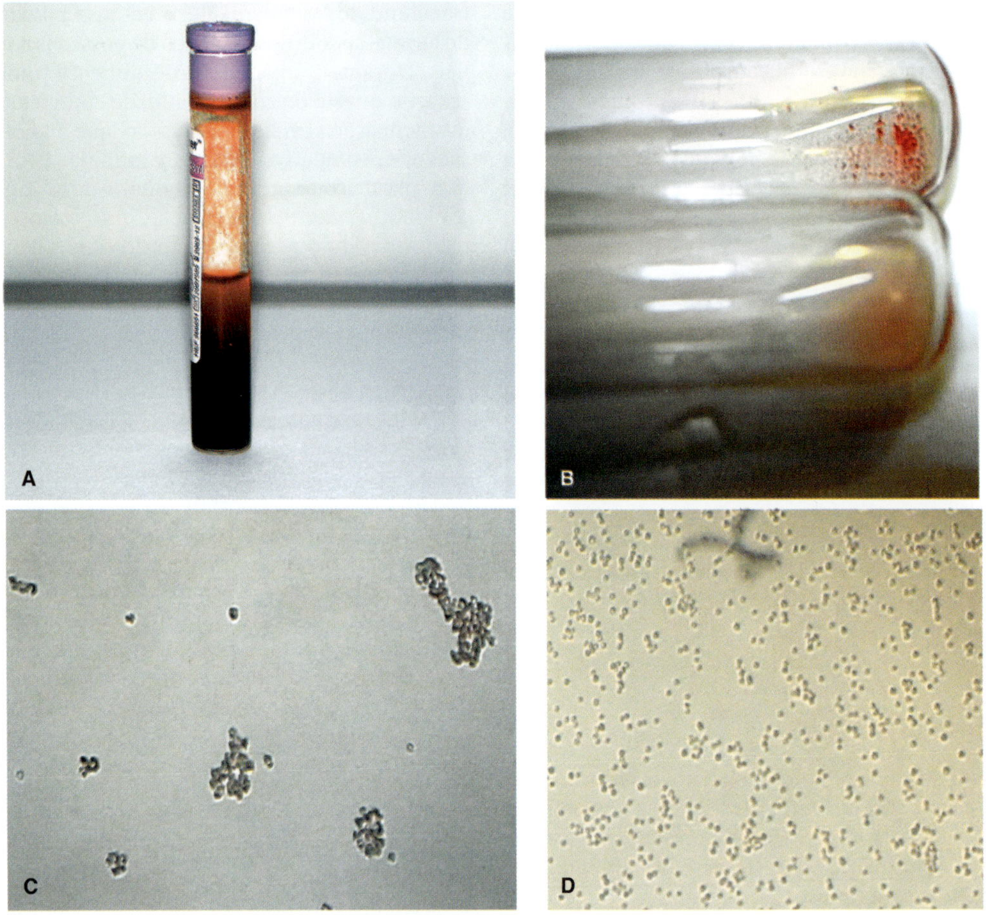

Figura 209.22 Teste de compatibilidade. **A.** Autoaglutinação macroscópica em tubo de coleta. **B.** Alglutinação macroscópica. **C.** Aglutinação microscópica (sangue incompatível). **D.** Ausência de microaglutinação (sangue compatível).

grande, deve-se recentrifugar as amostras, retirar o sobrenadante e preencher o volume retirado com solução fisiológica a 0,9%. Depois, procede-se à nova análise microscópica, já que a solução fisiológica deve desfazer os *rouleaux* formados.

Teste de compatibilidade completo | Teste da antiglobulina indireto (fase III)

Antiglobulina polivalente de cão (anti-IgG, anti-IgM e anti-C3) é adicionada às amostras e incubada por 30 min. A presença das antiglobulinas incrementa a detecção da aglutinação, pois se houver anticorpos interagindo com a membrana eritrocitária as antiglobulinas podem se ligar a esses anticorpos e favorecer a hemaglutinação. A importância desta fase do teste está relacionada com a capacidade das classes de imunoglobulinas em alterar o potencial zeta, provocando aglutinação das hemácias. Assim, por exemplo, as imunoglobulinas do tipo IgG têm baixa capacidade de hemaglutinação. A possibilidade de incompatibilidade causada por essa classe de anticorpos torna necessária a fase III do teste. Esta é realizada apenas em laboratórios de referência, devido ao custo dos reagentes. O procedimento deve ser feito por profissionais experientes e os tubos utilizados devem ser limpos e sem resquícios de detergente. O procedimento completo do teste de compatibilidade está descrito no Quadro 209.7.

Indicações

O teste de compatibilidade completo em geral é necessário para detecção de anticorpos anti-*DEA* 3, 5, 7 e baixos títulos de anticorpos anti-*DEA* 1.1, 1.2 e 1.3. O teste completo costuma ser feito apenas em laboratórios de referência. Para os clínicos veterinários em atendimentos de emergência não há tempo suficiente para o teste completo. Além disso, o procedimento é um custo adicional à transfusão do hemocomponente, o que pode ser considerado um fator limitante para muitos proprietários. Indica-se o teste completo a animais previamente transfundidos. Caso os animais transfundidos apresentem manifestações de reações transfusionais, mesmo quando foram realizados os testes de compatibilidade (fase I ou II) com resultados compatíveis, indica-se o teste também na fase III.

O teste de compatibilidade é justificado cientificamente em qualquer ocasião em que se vá realizar transfusão de hemácias, mesmo quando os tipos sanguíneos dos cães doadores e receptores forem conhecidos, já que os grupos sanguíneos caninos não estão totalmente bem estabelecidos. As reações cruzadas devem, indubitavelmente, ser realizadas nas seguintes ocasiões:

- Quando o receptor tiver sido transfundido há mais de 4 dias da planejada transfusão. Após sensibilização (transfusão prévia), a produção de anticorpos contra os antígenos eritrocitários ao qual o animal foi sensibilizado demora 4 a 10 dias. Sendo assim, se um animal necessitar de segunda transfusão após quatro ou mais dias da primeira, deverá ser feito outro teste de compatibilidade, mesmo que o doador seja o mesmo da transfusão anterior
- Se houver histórico de reação transfusional
- Se o histórico do animal receptor for desconhecido
- Se a fêmea receptora tiver histórico de gestação anterior.

Quadro 209.7 Resumo para a realização do teste de compatibilidade.

Os procedimentos para o teste de compatibilidade são:

- Coletar dois tubos de sangue do doador e dois tubos de sangue do receptor. Um tubo deverá ter EDTA (0,5 a 2 mℓ) e o outro tubo deverá ser seco (1 a 2 mℓ)
- Centrifugar os tubos secos coletados para separar o soro (2.500 rpm/5 min). Transferir 0,5 a 1 mℓ do sangue com EDTA para um tubo de vidro (12 × 75 mm ou menor) e os soros para tubos separados e identificados com o nome dos animais
- Lavar as hemácias completando o volume do tubo de 0,5 a 1 mℓ contendo sangue com solução fisiológica a 0,9%. Centrifugar (3.000 rpm/1 min) para retirar o sobrenadante e completar novamente com salina. Repetir o procedimento 3 vezes
- Preparar uma suspensão de hemácias pipetando 0,2 mℓ do precipitado de hemácias e adicionando 4,8 mℓ de salina
- Identificar 4 tubos para cada fase a ser testada (fase I, fase II, fase III):
    - Reação maior (soro ou plasma do receptor e sangue do doador)
    - Reação menor (soro ou plasma do doador e sangue do receptor)
    - Controle-doador (soro e sangue do doador)
    - Controle-receptor (soro e sangue do receptor).

Fase I:

- Colocar em cada tubo duas gotas da suspensão de hemácias e duas gotas de soro ou plasma. Agitar gentilmente com as mãos
- Centrifugar a 1.200 rpm/15 a 30 s para que as hemácias entrem em contato com os possíveis anticorpos
- Agitar gentilmente os tubos para ressuspender as hemácias. Observar contra a luz aglutinação e/ou hemólise macroscópica. Confirmar a aglutinação microscopicamente em objetiva 40×
- Se houver forte presença de *rouleaux*, recentrifugar a mistura soro-hemácias a 1.200 rpm/30 s. Remover cuidadosamente o sobrenadante com a pipeta e repor o volume retirado com solução salina. Homogeneizar gentilmente, centrifugar uma vez mais e repetir o item C.

Fase II:

- Se não houver aglutinação no procedimento do item C, incubar cada um dos tubos a temperaturas de 37°C, 4°C e à temperatura ambiente, durante 30 min. Repetir os itens B e C.

Fase III:

- Após a fase II, adiciona-se antiglobulina polivalente de cão (aproximadamente 50 μℓ) e incuba-se durante 30 min. As amostras são centrifugadas e observadas para aglutinação e/ou hemólise.

O *teste de compatibilidade menor* é menos importante que o *teste de compatibilidade maior*, devido à diluição dos anticorpos dos doadores no animal receptor. Atualmente, muitos autores têm recomendado a eliminação da prova cruzada menor, a menos que seja preciso a transfusão de grandes volumes de plasma. Entretanto, altos títulos de anticorpos anti-*DEA* 1.1 transfundidos para um cão 1.1-positivo podem acarretar reação transfusional significativa. Como animais previamente transfundidos não são utilizados para doação de sangue, não sendo, portanto, animais sensibilizados, a importância deste fato é secundária.

Quando se pretende transfusão de produtos do plasma (plasma, plasma rico em plaquetas, crioprecipitado e concentrado de plaquetas) o teste de compatibilidade maior deve ser considerado se houver contaminação maior que 10% com hemácias. Nestes casos, o pequeno volume de hemácias é capaz de promover sensibilização. Isso pode ocorrer quando os produtos plasmáticos são produzidos por sedimentação do sangue total, diferentemente do fracionamento por centrifugação. O teste completo sempre deve ser realizado em transfusão de felinos.

Análise dos resultados do teste de compatibilidade

Qualquer aglutinação ou hemólise a 37°C ou à temperatura ambiente é considerada uma reação positiva (incompatível).

Fases I e II

Nessas fases, procede-se à seguinte análise:

- Um teste de compatibilidade maior positivo indica que o receptor apresenta título de anticorpos significativo contra as hemácias do doador. Portanto, o sangue do animal doador não deve ser transfundido. Reações fortemente positivas costumam estar relacionadas com a presença de anticorpos anti-*DEA* 1.1
- Um teste de compatibilidade menor positivo indica que o doador apresenta título de anticorpos significativo contra as hemácias do receptor. Com resultados com aglutinação ou hemólise moderada ou intensa não se deve realizar a transfusão de plasma, produtos do plasma ou volumes consideráveis de sangue total. Com reação cruzada menor fortemente positiva a transfusão de concentrado de hemácias pode ser feita, a menos que volumes maiores que 1,2ℓ sejam necessários
- Resultado positivo para o controle do receptor é indicativo de autoaglutinação, visto que o animal reage contra suas próprias hemácias. Caso o teste maior também tenha resultado positivo, a autoaglutinação provavelmente seja causada por anticorpos antieritrocitários não específicos, e não por um específico anticorpo anti-*DEA*
- Resultado positivo para o controle do doador indica erro de procedimento ou anemia hemolítica imunomediada não detectada.

Fase III

Nessa fase, a análise tem base nos seguintes parâmetros:

- Um teste de compatibilidade maior positivo indica anticorpos subaglutinantes. Tais anticorpos estão mais relacionados com os anti-*DEA* 1.2, 3, 5 ou 7. A transfusão normalmente não acarretará reação de hemólise aguda, mas pode levar à retirada precoce das hemácias transfundidas da circulação entre 3 e 5 dias (hemólise tardia). Isso pode ser de grande importância para animais com anemia intensa por deficiência de produção, como os animais insuficientes renais ou com aplasia medular
- Resultado positivo para doador ou receptor deve ser considerado como um teste de Coombs direto positivo, e pode ser indicativo de anemia hemolítica imunomediada.

Transfusão de hemácias

A transfusão de componentes sanguíneos com hemácias é recomendada para melhora do transporte de oxigênio quando houver diminuição da concentração de hemoglobina ou queda do volume globular (hematócrito), isto é, em situações em que o paciente apresente anemia. Não existe um gatilho (*trigger*) transfusional ou uma fórmula mágica capaz de determinar o momento exato da necessidade de hemácias, mas há uma série de exames e considerações a serem observados pelo clínico a fim de guiar o momento e os hemocomponentes de escolha, impedindo seu uso desnecessário (Figura 209.23).

Considerações gerais

Decisão

A decisão de realizar ou não transfusão deverá levar em consideração o tempo de anemia do paciente. Animais com perda aguda de sangue (hemólises, hemorragias), além de não apresentarem resposta medular (necessárias cerca de 72 h para iniciar resposta de medula óssea calculável por contagem de

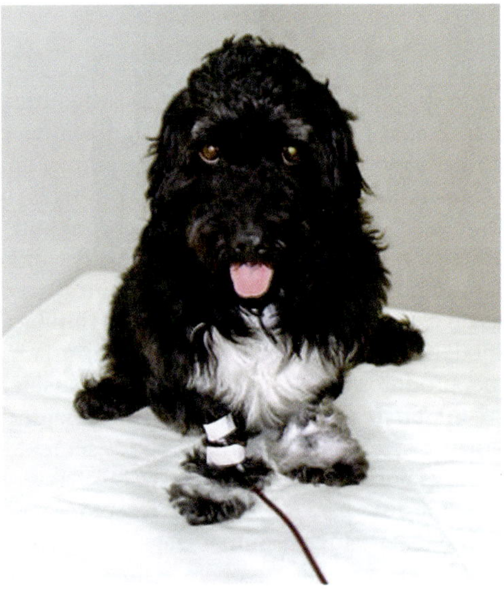

Figura 209.23 Paciente recebendo hemocomponente.

reticulócitos), mostrarão baixa adaptação à redução brusca de oxigenação tecidual. Serão sensíveis à hipoxia de miocárdio, detectável por auscultação e contagem de frequência cardíaca. O mesmo não ocorrerá em animais com anemias crônicas (aplasia e hipoplasia de medula óssea, insuficiência renal, doenças crônicas inflamatórias). Estes poderão ou não apresentar resposta medular e exibirão manifestações clínicas diferentes. Deste modo, a transfusão de hemocomponentes eritrocitários será indicada de maneira diferente. Os exames laboratoriais serão guias para a decisão de realizar ou não hemoterapia, mas a decisão final deverá levar em consideração o exame clínico e os riscos à vida do paciente.

A maioria dos veterinários já se deparou em situações peculiares que ilustram essas diferentes situações. Animais que chegam andando, "abanando o rabo", cujos proprietários os levam por não estarem em sua melhor forma nos últimos meses. Após exames físico e laboratorial revelam-se taquicardia moderada, anemia grave (volume globular [VG] abaixo de 15%) por diminuição da produção eritrocitária. Seria este um animal candidato à transfusão ou o tratamento da causa primária da anemia seria suficiente? Ou um cão que chega ao consultório apresentando redução de consciência com evolução de 48 h, cujos exames revelam taquicardia intensa, exames laboratoriais indicam hemólise intensa aguda, sem sinais de regeneração, hemoglobinúria e VG de 20%. Poderia este cão esperar o diagnóstico da causa da hemólise e resposta medular, ou a hemoterapia seria uma ferramenta útil para dar tempo ao paciente para responder ao tratamento?

Estas são indagações que devem ser feitas todas as vezes que a hemoterapia for sugerida como tratamento suporte dos pacientes.

Cálculo

Outra consideração a ser levantada é até quando elevar o VG. Os cálculos para correção de anemias não devem permitir que o VG do paciente exceda os valores mínimos de normalidade para a espécie. Este cuidado é importante para manter uma pequena hipoxia a fim de estimular a produção endógena de eritropoetina, mantendo a resposta medular, importante para evitar surpresas desagradáveis, especialmente se houver hemólise do sangue transfundido. Caso o VG seja elevado a valores dentro dos valores normais para a espécie, haverá decréscimo da produção de eritropoetina. Se houver hemólise (aguda ou tardia), o animal necessitará de mais 72 h para responder à hipoxia, podendo até necessitar de nova transfusão. Acrescente-se o fato de que o receptor precisará metabolizar a hemoglobina e a bilirrubina provenientes dessa hemólise.

Animais que serão submetidos a procedimentos cirúrgicos deverão ser analisados com mais cautela. Não é recomendado anestesiar cães com VG abaixo de 20% e gatos com VG abaixo de 15% para procedimentos cirúrgicos invasivos; portanto, estes deverão ser transfundidos. O cálculo de sangue deverá levar em conta o sangramento pressuposto da cirurgia. Cirurgias com perda de sangue pequena poderão necessitar de transfusão cujo cálculo final seja próximo ao valor mínimo de referência para a espécie. Cirurgias com grandes perdas poderão precisar de volume de sangue acima dos valores calculados. A melhor maneira é verificar continuamente o VG do paciente durante a cirurgia, sempre analisando o resultado laboratorial com os sinais vitais do animal.

Tempo de transfusão

A transfusão sanguínea de concentrado de hemácias ou de sangue total deverá ser calculada para ser feita entre 3 e 4 h. Mais de 4 h de transfusão provocarão degeneração das hemácias, com alto risco de hemólise, infusão de metabólitos tóxicos e de crescimento bacteriano na bolsa, que deverá ser descartada, iniciando-se uma nova bolsa. Sugestão: calcular o tempo de transfusão para 3 h, pois caso haja algum atraso (animal que dobrou o membro, cateter entupido ou qualquer outro percalço) ainda haverá mais 1 h para o término da transfusão.

A transfusão deverá se iniciar lentamente (0,25 a 5 mℓ/kg/h) nos primeiros 30 min. Esta lentidão é importante para a análise de sinais de reações transfusionais. Caso não haja problemas, a velocidade poderá ser elevada para 5 a 25 mℓ/kg/h. Em pacientes cardiopatas e/ou nefropatas, a velocidade não deverá exceder 5 mℓ/kg/h. Nesses pacientes o tempo de transfusão poderá exceder 3 h. Para evitar que a bolsa passe mais de 4 h em temperatura ambiente pode-se dividir o volume total em duas bolsas. Enquanto uma metade é infundida a outra estará refrigerada. Deste modo, as duas unidades poderão ser infundidas entre 6 e 8 h, evitando riscos de sobrecarga circulatória. Para tal manobra será preciso usar bolsas múltiplas (uma das bolsas-satélite é mantida vazia e acoplada, mantendo o sistema fechado) ou bolsas-satélite comerciais que são vendidas separadamente (que cursará com abertura do sistema; a bolsa-satélite refrigerada deverá ser infundida em 24 h ou descartada).

O controle da pressão arterial durante o procedimento é mandatório, e muitas vezes este será o guia para a velocidade da transfusão. Pacientes cardiopatas, nefropatas ou hipertensos normalmente não permitem infusão de sangue e seus hemocomponentes com velocidade acima de 5 mℓ/kg/h.

Aquecimento

Deve-se evitar toda e qualquer manipulação excessiva dos hemocomponentes eritrocitários. Como as hemácias estão fora de seu ambiente ideal (corrente sanguínea) elas se tornam frágeis, podendo sofrer hemólise. Poderá ser realizado aquecimento, mas de maneira lenta e em temperaturas abaixo de 37°C. Poder-se-á usar banho-maria, entretanto a bolsa deverá ser acondicionada em algum recipiente que impeça o contato direto com a água (sacolas plásticas com lacre), pois a bolsa é porosa e poderão entrar substâncias como água e contaminantes. Em hipótese alguma poderá ser aquecida em fornos elétricos e/ou em aparelhos de micro-ondas. Contudo, o tempo de transfusão é muito lento, e qualquer aquecimento dos hemocomponentes eritrocitários será em vão, da mesma maneira que ela se aquecerá à temperatura ambiente ao ser retirada da geladeira. O ideal é manter o paciente e o ambiente aquecidos. Esta é a melhor maneira de evitar hipotermia.

Exceção é feita a transfusões maciças rápidas. Nessa situação, o aquecimento da bolsa poderá ser benéfico ao paciente, aliado a outras modalidades de aquecimento do animal (colchão térmico, enema e lavagem vesical com salina aquecida).

Pacientes sépticos

Para os pacientes com sepse, a oferta de oxigênio está aquém da demanda tecidual e a transfusão de concentrado de hemácias só é eficaz para aumentar a oferta de oxigênio quando o consumo não estiver limitado pelo conteúdo sanguíneo de oxigênio ou sua capacidade de transporte. Existem evidências de que disfunções sistêmicas na microcirculação associadas à menor capacidade de as hemácias transfundidas sofrerem alterações em seu formato podem trazer prejuízos consideráveis aos pacientes com sepse.[37] Assim, tais pacientes tendem a se beneficiar ao manter níveis mais altos de hemoglobina, assim como os pacientes cardiopatas que têm pouca resistência à hipoxia cardíaca.

Portanto, a análise crítica da real necessidade de hemoterapia deve sempre passar pelos questionamentos sobre custo e benefício para o paciente e para o proprietário. Não se pode esquecer que transfusão sanguínea tem custos e que há alguns proprietários que se recusarão a fazê-la (p. ex., por questões religiosas). Os cuidados com procedimentos hemoterápicos também deverão ser uma preocupação do veterinário.

Concentrado de hemácias

Concentrado de hemácias (CH) é o principal hemocomponente recomendado para reposição de hemácias. Apresenta volume globular que gira entre 65 e 80% e, assim, o volume infundido será menor quando comparado com o sangue total (ST).

CH tem viscosidade alta, que poderá dificultar sua infusão. Cateteres com diâmetro pequeno (24 ou 22 G) poderão ser obstruídos. Em tais situações deve-se diluí-lo. A única solução que poderá ser acrescentada é a solução fisiológica (SF) de NaCl a 0,9%.[27] Pode-se acrescentar 1 mℓ de SF para cada 3 mℓ de CH, entretanto esta diluição deverá ser feita do modo mais estéril possível. Uma alternativa é utilizar equipos com conectores em "Y", que permitirão a diluição nos tubos de infusão (p. ex., 1 gota de SF a cada 3 gotas de CH). Lembrar de utilizar uma agulha de alto calibre no conector (diâmetro acima de 19G) (Figura 209.24).

A dose recomendada é de 1,1 mℓ/kg, a fim de aumentar o VG em 1%, considerando que o CH tem VG de 80%. A fórmula apresentada para cálculo de volume de sangue total também pode ser utilizada para cálculo de CH:

Volume =

$$\text{peso do paciente} \times \text{fator} \times \frac{(\text{VG pretendido} - \text{VG receptor})}{(\text{VG da bolsa})}.$$

Fator: cães = 90; gatos = 70.

Exemplo: cão com 12 kg, VG de 14%. Deseja-se elevar o VG para 30%, portanto elevar-se-á em 16% (30%, que é o desejado, subtraído de 14%, que é o VG inicial). A bolsa de CH tem VG de 72%. Volume necessário = 240 mℓ.

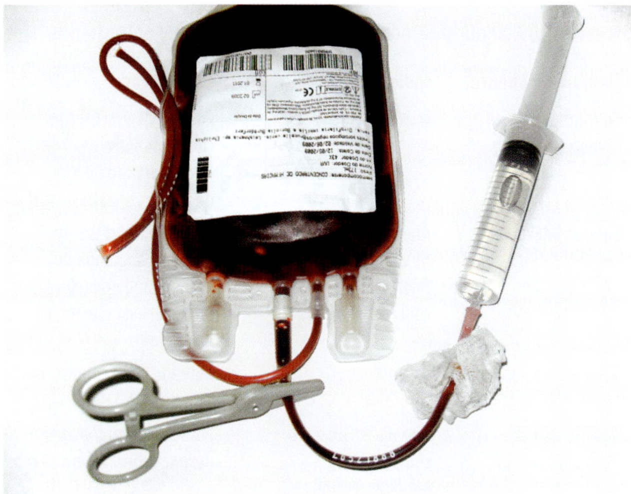

Figura 209.24 Diluição de concentrado de hemácias.

Sangue total

A principal recomendação para ST são anemias por perda aguda de sangue: quando houver perda de mais de 50% do volume circulante total, pois tais pacientes necessitam de melhora de oxigenação tecidual e manutenção de pressão coloidosmótica;[25] e em pacientes que apresentam sangramentos intensos por coagulopatias (Quadro 209.8).[27]

O sangue total é a segunda opção para o tratamento de anemias, basicamente quando não houver alternativas.

A dose é de 2,2 mℓ/kg para aumentar em 1% o VG do paciente, mas esta fórmula tem como premissa que a bolsa (canino ou felino) tenha VG de aproximadamente 40%, não discriminando as variações do volume circulante total nas diferentes espécies. Por isso dá-se preferência ao uso da fórmula completa.

Volume =

$$\text{peso do paciente} \times \text{fator} \times \frac{(\text{VG pretendido} - \text{VG receptor})}{(\text{VG da bolsa})}.$$

Fator: cães = 90; gatos = 70.

Exemplo de cálculo: gato, 3 kg, 10% de VG. Bolsa de sangue tem VG de 35%. Deseja-se elevar VG do paciente para 20%.

Volume necessário =

$$\text{peso do paciente} \times \text{fator} \times \frac{(\text{VG pretendido} - \text{VG receptor})}{(\text{VG da bolsa})}.$$

$$\text{Volume necessário} = 3 \times 70 \times (20 - 10)/35$$

$$\text{Volume necessário} = 60 \text{ m}\ell.$$

Concentrado de hemácias lavadas

O concentrado de hemácias lavadas é indicado quando o paciente apresentar reações transfusionais por hipersensibilidade do tipo I (reações alérgicas) (Quadro 209.8).[20] As reações alérgicas são citadas com frequência em medicina humana e veterinária. Em muitos casos, a transfusão pode ser retomada com segurança após a administração de anti-histamínicos e/ou glicocorticoides, porém os fármacos podem não ser eficazes. A pacientes com reações alérgicas recorrentes e que necessitem de novas transfusões indicam-se as hemácias lavadas. Em medicina humana, em pacientes com repetidas

Quadro 209.8 Principais indicações de hemocomponentes eritrocitários.

Hemocomponente	Indicação	Observações
Concentrado de hemácias (CH)	Anemia	Pode-se diluir o CH com cloreto de sódio a 0,9% (1 mℓ para cada 3 mℓ de CH)
Sangue total fresco	Anemia com perda aguda de volume circulante. Anemias concomitantes com coagulopatias	Caso haja interesse em tratar as coagulopatias, a infusão sanguínea deve ser terminada em até 8 h da coleta
Sangue total estocado	Anemia	Indicado, basicamente, na ausência CH
Concentrado de hemácias lavadas	Anemia em animais com reações alérgicas recorrentes, cujo tratamento medicamentoso é ineficaz	Por ser um sistema aberto deve ser utilizado em 24 h

reações alérgicas transfusionais, são utilizados concentrados de hemácias lavadas com salina, minimizando a quantidade de proteína plasmática infundida. Concentrados de hemácias podem ser lavados com salina estéril, utilizando-se máquinas especialmente destinadas a esse fim, com ótimos resultados na terapia transfusional humana.

Por serem lavadas e em seguidas concentradas, o cálculo utiliza a mesma fórmula apresentada para CH e ST.

Alternativas aos hemocomponentes eritrocitários

Uma vez que a transfusão sanguínea é considerada um transplante temporário, há uma série de contraindicações e momentos nos quais ela não será possível. Existem disponíveis no mercado soluções acelulares à base de hemoglobina bovina capazes de auxiliar o transporte de oxigênio.[27,38]

Estas soluções apresentam longo tempo de armazenamento, contêm hemoglobina polimerizada livre de estroma (virtualmente livre de membrana de hemácias), portanto livres de causar reações hemolíticas imunológicas e não necessitando de testes de reação cruzada antes de sua infusão.[27,38]

As soluções acelulares de hemoglobina melhoram o transporte de oxigênio não apenas por aumentarem a concentração de hemoglobina total, mas por facilitarem o transporte de oxigênio para os tecidos. Como está livre no plasma, essa hemoglobina modificada fica mais concentrada próximo ao endotélio vascular, promovendo rápidas trocas gasosas entre hemácias e tecido, servindo também como um "atravessador" de oxigênio.[38]

O principal produto destinado a este fim, e liberado para uso veterinário pela Food and Drug Administration (FDA), é o Oxyglobin® (Oxyglobin® Solution, Biopure Corporation, Cambrigde, Massachusetts). Oxyglobin® é uma solução coloide de coloração lilás-escura, estéril, pH 7,8, produzida por ultrafiltragem de hemoglobina bovina polimerizada, formulada em uma solução modificada de Ringer com lactato. Contém 13 g/dℓ de hemoglobina com pressão coloidosmótica (PCO) de 35 mmHg (PCO canina normal é de 26 mmHg). Esta PCO elevada é compatível com soluções de albumina humana a 5%.[27,38] A polimerização da hemoglobina bovina mantém o peso molecular em média de 200 kDa, variando entre 65 e 130 kDa, sendo pouco excretada pelo rim, e evitando efeitos nefrotóxicos de dímeros de hemoglobina.

Oxyglobin® é capaz de melhorar o transporte de oxigênio por 18 a 24 h, mas seu uso cursa com alterações nos teores laboratoriais de hemoglobina; portanto, para avaliação da gravidade da anemia, o VG junto da contagem de hemácias serão as referências para o veterinário. As mucosas do animal também terão a coloração alterada por vários dias, mantendo-se amareladas, avermelhadas ou mesmo marrons.[27]

O transporte adequado de oxigênio depende do conteúdo arterial e da distribuição sanguínea nos locais de maior consumo de oxigênio. Soluções acelulares de hemoglobina mostraram-se capazes de causar vasoconstrição acompanhada de aumento da pressão sanguínea sistêmica e pulmonar. Sugere-se que este efeito seja pelas moléculas de hemoglobina inativarem o efeito do óxido nítrico (NO), uma substância produzida pelo endotélio vascular com efeito vasodilatador.[38] Portanto, o uso de medicações vasoativas aliado ao efeito de bloqueio de NO causará vasoconstrição intensa e queda da vascularização (e, consequentemente, queda de oferta de oxigênio periférico) nos tecidos. Maiores estudos serão necessários para avaliar adequadamente o efeito do Oxyglobin® sobre a taxa de consumo de oxigênio. A viscosidade sanguínea também deve ser avaliada. Redução leve a moderada de viscosidade facilita o transporte de oxigênio; logo, o emprego de cristaloides tende a melhorar o efeito das soluções acelulares de hemoglobina.[38]

Além do tratamento de anemias em geral, são boas opções quando houver necessidade de melhora de oxigenação tecidual em pacientes com hipotensão por sepse. Manifestações clínicas de sepse estão interligados a respostas de mediadores inflamatórios em decorrência da presença de membrana bacteriana. Vários tecidos (como tecido muscular liso) respondem a lipopolissacarídios e citocinas, ativando a enzima óxido nítrico sintetase (NOS), cursando com vasodilatação. Deste modo, o efeito bloqueador de NO causado pelas soluções de hemoglobina tende a melhorar o quadro dos pacientes sépticos.

Contudo, sua utilização em pacientes com hemorragia aguda que necessitem de medicações vasoativas é controverso, pois essas soluções podem não ser eficientes em distribuir oxigênio quando o paciente apresentar vasoconstrição ou redução do débito cardíaco.[38]

O uso de Oxyglobin® ainda é controverso em veterinária, especialmente pelo alto custo. Estudos retrospectivos indicam 100% de mortalidade de cães tratados com Oxyglobin® que apresentavam anemia hemolítica autoimune de origem idiopática, mas esses estudos revelam baixo número de pacientes analisados aliado ao prognóstico ruim da doença. A utilização em humanos também foi restringida em decorrência de sinais de irritação gastrintestinal, hipertensão e aumento inesperado das taxas de mortalidade de pacientes com trauma grave.[38]

Sua taxa de administração é menor ou igual a 10 mℓ/kg/h em pacientes normovolêmicos. Os sinais de melhora de oxigenação incluem estabilização de frequências respiratória e cardíaca. Em decorrência do volume administrado, o VG do paciente tende a diminuir com o aumento de concentração de hemoglobina.[27]

Transfusão dos hemocomponentes plasmáticos

Após relembrar de maneira muito rápida e geral as células e fragmentos plasmáticos, será relembrado o plasma. Constituído em grande maioria de água (cerca de 90%), nele estão dissolvidos vários grupos de substâncias. Ao se retirar a água haverá uma parte sólida, com proteínas, lipoproteínas, sais, íons, lipídios, aminoácidos, peptídios, entre outros.

As *proteínas plasmáticas* podem ser divididas, de acordo com suas frações, em albumina e globulinas, mas existem várias outras frações.[12] Elas desempenham inúmeras funções: reguladoras da pressão coloidosmótica (ou pressão oncótica); catalisadoras de reações bioquímicas (enzimas); mantenedoras do equilíbrio acidobásico; reguladoras (hormônios); enzimas e substrato para a coagulação sanguínea; defesa humoral (anticorpos); podem ser utilizadas como fonte de aminoácidos; são transportadoras de muitos constituintes plasmáticos.[12]

A *albumina* é a principal proteína plasmática, correspondendo a 35 a 50% da proteína plasmática total. É produzida pelo fígado e é a principal carreadora do organismo. Também é uma fonte de aminoácidos para o fígado, caso haja necessidade de aporte proteico para consumo. Outra função é a manutenção da água dentro dos vasos por intermédio da pressão coloidosmótica (PCO) plasmática, pois ela é responsável por 75 a 80% da PCO plasmática.[12]

As *globulinas* podem ser divididas, de acordo com sua afinidade eletroforética, em alfa (α), beta (β) ou gama (γ) globulinas (Quadro 209.9).

As alfaglobulinas, em maioria, são produzidas no fígado e cada um dos diversos tipos exerce atividade específica. Atuam no transporte de tiroxina, cortisol (transcortina), lipídios (lipoproteínas), insulina (α_2-macroglobulina, que também inativa a tripsina), cobre (ceruloplasmina), hemoglobina (haptoglobulina) e antitrombina III. Betaglobulinas também são produzidas, em sua maior parte, pelo fígado e incluem outras lipoproteínas, transferrina, ferritina, proteína C reativa, componentes do sistema complemento (C3 e C4), plasminogênio e fibrinogênio.[12] O *fibrinogênio* é uma globulina com função de formação do tampão hemostático e nas respostas inflamatórias. Representa ao redor de 10% das proteínas totais. Algumas frações de imunoglobulinas dos tipos IgM e IgA podem migrar para a fração beta durante eletroforese, mas essas proteínas são produzidas nos tecidos linfoides.

Quadro 209.9 Classificação, local de produção e exemplos de proteínas plasmáticas.

Classificação	Produção	Exemplos
Albumina	Fígado	Albumina
Alfaglobulina	Fígado	Transcortina Lipoproteínas α_2-macroglobulina Ceruloplasmina Haptoglobulina Antitrombina III
Betaglobulinas	Fígado e tecido linfoide	Lipoproteínas Transferrina Ferritina Proteína C reativa C3 e C4 Plasminogênio Fibrinogênio
Gamaglobulinas	Tecido linfoide	IgA IgE IgM IgG

Ig = imunoglobulina.

A fração de gamaglobulina é composta de imunoglobulinas (anticorpos) e são produzidas pelo tecido linfoide sob estímulos antigênicos.[12] Todas as frações de imunoglobulinas podem ser incluídas como gamaglobulinas.

Classificação dos hemocomponentes plasmáticos

O sangue total com até 24 h de coleta e mantido refrigerado contém hemácias (transporte de oxigênio) e plasma. Este plasma tem atividade oncótica e capacidade de repor fatores de coagulação estáveis e lábeis.[12,25–27]

No entanto, a escolha de subprodutos é importante para diminuir o risco de reações transfusionais e aumentar o número de animais beneficiados com uma única doação de sangue. Por exemplo, o sangue total pode ser utilizado para repor volume em pacientes que perderam mais de 50% do volume sanguíneo, podendo ser substituído por CH aliado a coloides ou plasma fresco congelado.[26,27] Em animais anêmicos, cuja única necessidade seja melhorar o transporte de oxigênio por meio de reposição de hemácias, a transfusão de sangue total poderia causar sobrecarga circulatória e suplementação de proteínas desnecessárias. Ou para paciente intoxicado por veneno de rato anticoagulante (varfarina e brodicofacoum), no qual há necessidade de repor fatores de coagulação dependentes de vitamina K (fatores II, VII, IX e X), o volume de sangue total seria demasiado e o animal seria sensibilizado com as hemácias do doador. Se este mesmo paciente precisar de uma transfusão de sangue futura haverá grandes chances de reagir intensamente ao sangue transfundido.

Ao se avaliar o número de receptores, o sangue total poderia ser utilizado para um, dois ou no máximo três pacientes. Ao se trabalhar com os subprodutos, fracionando-os em plasma, hemácias, crioprecipitado e plaquetas, uma única doação poderia beneficiar, no mínimo, três pacientes, chegando a quatro ou mais. Assim, veem-se várias vantagens de trabalhar com subprodutos sanguíneos.

As funções gerais do plasma já foram discutidas. Agora serão vistas as utilidades práticas do plasma.

Obtenção do plasma

O plasma é obtido após centrifugação do sangue total. O sangue do doador deverá ser coletado em bolsas sanguíneas (duplas, triplas ou quádruplas) com preservantes (CPDA-1, CPD, CP2D, ACD, Adisol®, entre outros.)* Por terem bolsas-satélite conectadas por sistema fechado haverá manutenção da esterilidade dos hemocomponentes. O sangue coletado é então centrifugado em hemocentrífuga de hemoterapia na velocidade de 2.000 g, por 5 min, centrifugação leve.[27]

Haverá formação de duas fases bem distintas: a mais pesada e de coloração vermelha é composta por hemácias, e uma fase clara e ligeiramente turva é constituída por plasma e plaquetas. Entre as hemácias e o plasma há uma terceira fase, pouco distinta, formada por leucócitos. Os leucócitos ficarão junto das hemácias.

O plasma será separado das hemácias e acondicionado em uma das bolsas-satélite do sistema que serão desconectadas e hermeticamente fechadas por um selador a calor, impedindo

*O Adsol® (Fenwal Laboratories, Baxter Healthcare Corporation, Deerfield, Il) e o Nutricel® (Cutter Biological, Miles Laboratories, Emeryville, CA) são produtos com nova seleção de soluções preservantes. Estes podem aumentar o tempo de validade das hemácias, mas não têm grande efeito sobre o plasma.

qualquer contato com o meio externo. O subproduto das hemácias sedimentadas sem o plasma será chamado de concentrado de hemácias (CH).

A partir da separação do plasma e das hemácias, o plasma será classificado de acordo com o tempo entre coleta e congelamento, a função, as estruturas presentes e os processamentos seguintes. Sua classificação será detalhada a seguir.

Classificação do plasma

O plasma será classificado de acordo com o tempo entre a coleta e o congelamento e pode variar também de acordo com o preservante usado.* O plasma, assim que separado do concentrado de hemácias, é classificado como plasma fresco (PF). O PF produzido em até 6 a 8 h após coleta contém fatores de coagulação estáveis e lábeis, albumina e imunoglobulinas.[3] Tem validade de apenas 24 h se mantido sob refrigeração (4 a 8°C). Os fatores lábeis perdem sua eficácia a partir de 6 h pós-coleta. Caso o PF seja congelado em até 8 h e mantido sob temperaturas abaixo de −18°C manterá albumina, imunoglobulinas e, principalmente, os fatores de coagulação lábeis e estáveis viáveis por até 12 meses. Este plasma congelado em até 6 a 8 h é classificado como plasma fresco congelado (PFC), sendo também o grande produto plasmático da rotina. Após 12 meses haverá perda da viabilidade dos fatores lábeis, e este plasma será automaticamente reclassificado com plasma congelado (PC), com validade de mais 2 anos, e capaz de repor albumina, imunoglobulinas e fatores estáveis de coagulação.

Se o plasma for congelado após 8 h da coleta também será classificado como plasma congelado, tendo os mesmos conteúdos citados. Terá validade de 2 anos.

O plasma pode ainda sofrer nova centrifugação para separação das plaquetas. Será a 5.000 g de centrifugação pesada. As plaquetas serão separadas em outra bolsa-satélite, sendo obrigatoriamente necessário utilizar bolsas de coleta triplas. As plaquetas sedimentarão, serão separadas (mantendo um volume de plasma a fim de, ao final, ter de 50 a 70 mℓ de concentrado de plaquetas). O plasma retirado também será classificado como PFC ou PC, de acordo com o tempo entre coleta e congelamento.

O plasma rico em plaquetas tem validade de 5 dias, e deve ser mantido à temperatura de 21 a 25°C, em movimentação constante.

O PC deverá ser descartado após seus 2 anos de validade, pois a viabilidade não é significativa.

Crioprecipitado é a fração do plasma insolúvel no frio, obtido de um único doador. É preparado a partir do congelamento rápido do plasma à temperatura de −80°C, seguida do completo descongelamento entre 1 e 6°C. O material insolúvel a baixas temperaturas (crioprecipitado) é separado do plasma, e a seguir deve ser congelado a −18°C. Sua composição compreende fibrinogênio, fatores I, VIII e fator de von Willebrand; o volume aproximado é de 20 mℓ. Sua transfusão é indicada a pacientes com deficiência de fator VIII (hemofilia A), fator XIII, para reposição de fibrinogênio, em casos de afibrinogenia, fibrinólise, tratamento de doença de von Willebrand e de hemofilias leves.

*O preservante pode alterar a classificação. O ACD tem menor capacidade de manter os fatores lábeis viáveis. Deste modo, o plasma deve ser congelado em até 6 h pós-coleta. Se o sangue for colhido com CPDA-1, CP2D ou CPD o plasma poderá ser congelado em até 8 h pós-coleta.

▪ Utilização do plasma

Antes de utilizar o plasma devem-se observar algumas peculiaridades da transfusão de plasma. Pode-se acoplar o equipo da bolsa diretamente no equipo da fluidoterapia do paciente, desde que seja solução fisiológica de NaCl a 0,9%. Evitar soluções de lactato de Ringer, pois este reage com o citrato de sódio usado como anticoagulante, formando pequenos cristais que poderão obstruir a via de acesso venoso, ou mesmo causar pequenas embolias. Se a fluidoterapia for administrada em outro acesso venoso não há restrições de soluções.

A duração da transfusão plasmática deverá ser calculada entre 5 e 10 mℓ por minuto, não devendo ultrapassar 2 h. Por estarem congelados, os hemocomponentes plasmáticos, com exceção do concentrado de plaquetas que está à temperatura ambiente, deverão ser descongelados. Atenção ao controle de pressão arterial, pois uma vez que os hemocomponentes plasmáticos contêm albumina, estes podem redistribuir os líquidos, atraindo água do interstício para o leito intravascular.

Para o descongelamento as bolsas deverão ser acondicionadas em recipiente hermeticamente fechado, com sacolas plásticas utilizadas em alimentos (tipo Zip-Lock®). As bolsas poderão ser descongeladas colocando-as sob água corrente ou em banho-maria. Não exceder 56°C.

As possíveis reações transfusionais serão abordadas no Capítulo 211, *Reações Transfusionais*.

Coagulação

O PFC fornece fatores de coagulação lábeis e estáveis, sendo indicado a: insuficiência hepática, CID, deficiência de vitamina K (seja por intoxicação com cumarínicos, obstrução do trato biliar, síndrome de má absorção, uso crônico de antibióticos), deficiências hereditárias e adquiridas da coagulação (hemofilia A, hemofilia B, doença de von Willebrand, CID, tendências hemorrágicas de pacientes hepatopatas, entre outras). *A principal utilização do PFC é para correção de coagulopatias e o hemocomponente mais utilizado para corrigir a coagulopatia em medicina veterinária é o PFC!* Esta é uma frase redundante, mas demonstra exatamente a principal indicação do PFC.

Crioprecipitado é o melhor produto para tratamento da hemofilia A, pois é de 5 a 15 vezes mais concentrado comparado com o PFC. Contém fatores I (fibrinogênio) e VIII. Também é o produto indicado a casos de afribrinogenia ou doença qualitativa do fibrinogênio. Deve-se tomar cuidado quanto à maneira de infusão: ele deve ser diluído em dextrose a 5%.

O PFC tem capacidade de repor os fatores de coagulação lábeis e estáveis (se mantido sob refrigeração e pelo período de 24 h). O sangue total fresco também tem esta capacidade de reposição. A dosagem é em mℓ por kg, mas se ressalte haver outros produtos mais eficazes, e deve ser considerado apenas na ausência de alternativas.

Um resumo do processamento e indicações se encontra no Quadro 209.10.

Muitas coagulopatias convergem com os mesmos resultados de exames rotineiros, como, por exemplo, a hemofilia A e a deficiência de fatores XI e XII. Para essas circunstâncias dever-se-á considerar a frequência da doença na população a ser tratada e a possibilidade de dosar os fatores de coagulação individualmente, importantes para um diagnóstico preciso. Os Quadros 209.11 e 209.12 resumem como utilizar os hemocomponetes plasmáticos como ferramenta terapêutica, e o Quadro 209.13 resume como diagnosticar as principais coagulopatias utilizando os testes rotineiros de avaliação da hemostasia.

Quadro 209.10 Obtenção e classificação do plasma.

Classificação/sigla	Processamento	Validade	Uso
Plasma fresco (PF)	Centrifugação leve por 7 min	Entre 21 e 26°C, por 8 h* ou de 4 a 8°C, por 24 h	Reposição de fatores de coagulação estáveis e lábeis, albumina e imunoglobulinas
Plasma fresco congelado (PFC)	Centrifugação leve por 7 min	1 ano a –18°C ou menos	Reposição de fatores de coagulação estáveis e lábeis, albumina e imunoglobulinas
Plasma congelado (PC)	Centrifugação leve por 7 min	2 anos a –18°C ou menos	Reposição de fatores estáveis, albumina e imunoglobulinas
Plasma rico em plaquetas (PRP)	Centrifugação leve por 7 min	3 a 5 dias, 21 a 26°C	Reposição de plaquetas
Concentrado de plaquetas (PRP)	Centrifugação pesada por 10 min	3 a 5 dias, 21 a 26°C	Reposição de plaquetas
Crioprecipitado (CRIOP)	Descongelamento lento do PFC (sob refrigeração 4 a 8°C), separação e recongelamento do precipitado a –18°C ou menos.	1 ano a –18°C ou menos	Reposição de fatores de coagulação estáveis e lábeis, em especial fator VIII. Melhor opção para animais com hemofilia A, afibrinogenia ou doenças qualitativas de fibrinogênio

*De acordo com a solução anticoagulante utilizada.

Quadro 209.11 Tratamento de coagulopatias hereditárias.

Doença hereditária	Fator	Tratamento
Hemofilia A	VIII	*Crioprecipitado*: 1 unidade a cada 10 kg, 1 vez/dia, 3 a 5 dias, ou enquanto persistirem os sintomas *PFC*: 6 a 10 mℓ/kg, velocidade de 5 mℓ/min, 1 vez/dia, 3 a 5 dias, ou até desaparecerem os sintomas
Hemofilia B	IX	*PFC*: 4 a 6 mℓ//kg, velocidade de 5 mℓ/min, 2 vezes/dia, 3 a 5 dias, ou até desaparecerem os sintomas
Deficiência de fator X	X	*PFC*: 4 a 6 mℓ/kg, velocidade de 5 mℓ/min, 2 vezes/dia, 3 a 5 dias, ou até desaparecerem os sintomas
Deficiência de fator XII	XII	*PFC*: 4 a 6 mℓ/kg, velocidade de 5 mℓ/min, 2 vezes/dia, 3 a 5 dias, ou até desaparecerem os sintomas
Doença de von Willebrand		*Crioprecipitado*: 1 unidade a cada 10 kg ou 2 unidades a cada 10 kg em casos cirúrgicos
Afibrinogenia	I	*PFC*: 4 a 6 mℓ/kg, velocidade de 5 mℓ/min, 1 vez/dia, 3 a 5 dias, ou até desaparecerem os sintomas *Crioprecipitado*: 1 unidade a cada 10 kg, 1 vez/dia, 3 a 5 dias ou enquanto persistirem os sintomas

PFC = plasma fresco congelado.

Imunidade

A transferência passiva de anticorpos é uma ciência estudada mundialmente. Desde que Behring iniciou a transfusão de plasma de animais vacinados para tratamento de pacientes com tétano, em 1890, suas utilidades foram testadas noutras doenças e também em medicina veterinária.

Em centros hípicos o plasma hiperimune é rotina em potros que não mamaram o colostro. Eles recebem transfusão de plasma a fim de repor as globulinas.

O plasma hiperimune é difundido em medicina veterinária de animais de companhia para o tratamento de parvovirose e cinomose, mas este é produzido de maneira diferente das doações de sangue da rotina. Eles são superestimulados e o plasma depois de separado é purificado, não sendo um procedimento feito na rotina de hemocentros veterinários. No entanto, há trabalhos citando o uso de PFC, PC e até mesmo PF para tratamento de pacientes que estejam imunossuprimidos. Teoricamente, a reposição de anticorpos prontos auxiliaria tais pacientes, mas ainda são necessários mais estudos para avaliar cuidadosamente a real resposta clínica dos pacientes.

Quadro 209.12 Tratamento de coagulopatias adquiridas.

Doença	Tratamento
Coagulação intravascular disseminada (CID)	*PFC ou PC*: 6 a 10 mℓ/kg, velocidade de 5 mℓ/min, avaliando-se cuidadosamente manifestações clínicas e laboratoriais, podendo-se repetir a dose
Deficiência de vitamina K ou intoxicação por cumarínicos	*PFC ou PC*: 6 a 10 mℓ/kg, 1 vez/dia, velocidade de 5 mℓ/min, 3 a 5 dias ou enquanto persistirem os sintomas *Vitamina K1* nas seguintes dosagens: 2,5 mg/kg para animais pequenos; 5 mg/kg para médios; 10 mg/kg para grandes, SC, 3 vezes/dia, por 5 dias no mínimo
Hepatopatia	*PFC ou PC*: 6 a 10 mℓ/kg, velocidade de 5 mℓ/min, 2 vezes/dia, 3 a 5 dias ou enquanto persistirem os sintomas

PFC = plasma fresco congelado; PC = plataforma congelado; SC = subcutânea.

Reposição de albumina e expansão de volume

O PFC pode ainda ser utilizado como expansor de volume, para reposição de imunoglobulinas e albumina. Para expansão de volume a dose é de 40 a 20 mℓ/kg, na velocidade de 10 mℓ/min.

Para reposição de albumina, o PFC e o PC são ótimos aliados, mas devem ser considerados apenas para terapia inicial de doenças crônicas (enteropatias, nefropatias, dermatites exsudativas), pois a reposição será inadequada e o volume de transfusão é alto, tornando o tratamento oneroso. Outro ponto importante nesses pacientes é a adequação nutricional, parte fundamental do tratamento. Um ponto importante a ser abordado são os animais queimados. Para eles há necessidade de reposição de albumina agressiva e a utilização de PFC, PC ou PF passa a ser fundamental para um bom tratamento. A dose para queimados é de 40 mℓ/kg, com avaliação constante (a cada 12 h) da dosagem de albumina sérica e avaliação clínica.

Alternativas ao uso de plasma para correção de pressão coloidosmótica

Os principais produtos comerciais capazes de substituir o plasma são os relacionados com a expansão plasmática.[27]

Quadro 209.13 Diagnóstico de coagulopatias.

Doença	TTPA	TP	PDF	Plaquetas (nº)	TS
Hemofilia A (deficiência de fator VIII)	Aumentado ou normal	Normal	Normal	Normal	Normal
Hemofilia B (deficiência de fator IX)	Aumentado	Normal	Normal	Normal	Normal
Deficiência de fator X	Aumentado	Aumentado	Normal	Normal	Normal
Deficiência de fator VII	Normal	Aumentado	Normal	Normal	Normal
Deficiência de fator XI	Aumentado	Normal	Normal	Normal	Normal
Deficiência de fator XII	Aumentado	Normal	Normal	Normal	Normal
Doença de von Willebrand	Normal ou aumentado	Normal	Normal	Normal	Aumentado ou muito aumentado
Intoxicação por cumarínicos ou deficiência de vitamina K	Muito aumentado	Muito aumentado	Normal	Normal	Normal
CID	Aumentado ou normal	Aumentado	Muito aumentado	Diminuído ou normal	Aumentado ou muito aumentado
Trombocitopenia	Normal ou aumentado	Normal	Normal	Diminuído	Aumentado
Trombocitopatia	Normal	Normal	Normal	Normal ou aumentado	Aumentado
Deficiência de fibrinogênio (fator I)	Muito aumentado	Muito aumentado	Normal	Normal	Normal

CID = coagulação intravascular disseminada; PDF = produtos de degradação da fibrina (sendo o normal destes fatores circulantes menos que 1:5); TP = tempo de protrombina; TS = tempo de sangramento; TTPA = tempo de tromboplastina parcial ativada.

O *hetastarch* (hidroxietil) é uma amilopectina de amido sintético a 6% dissolvido em solução salina (Hespan®; Voluven®; Hespan®). Sua dose varia entre os autores, entretanto 25 mℓ/kg são citados, podendo ser elevada para 30 a 35 mℓ/kg/dia em pacientes com hipoalbuminemia intensa.[27] Tem o efeito de aumentar a pressão oncótica, sendo comparável com soluções de albumina e de dextrana. O tempo de ação é de 24 a 48 h, dependendo de sua metabolização.

É contraindicado a animais com insuficiência cardíaca e falência renal com oligúria.[27]

Referências

1. Junior JC, Viana JA, Filho JDR, Favarato ES, Mata LC, Net NA. Parâmetros bioquímicos e hemogasométricos do sangue total canino armazenado em bolsas plásticas contendo CPDA-1 e CPD/SAG-M. Ciência Rural. 2008 (mar-abr); 38(2):378-83.
2. Schimidt PJ, Leacock AG. Forgotten transfusion history: John Leacock of Barbados. Brit Med J. 2002; 325:1485-7.
3. Bucheler J, Cotter SM. Outpatient Blood Donor Program. Problems Vet Med. 1992; 4(4): 572-81.
4. Kerbauy AMRM, Kerbauy VECJ. Sobre a organização de um banco de sangue para cães. Rev Fac Med Vet São Paulo. 1968; 7(4):935-45.
5. Gonçalves S. Reações transfusionais após administração de concentrados de plaquetas em cães. [tese]. São Paulo: Universidade de São Paulo, Faculdade de Medicina Veterinária; 2006.
6. Ulata SK. Determinação *in vitro* da atividade do fator de necrose tumoral (TNF) em concentrados de plaquetas de cães. [dissertação]. São Paulo: Universidade de São Paulo, Faculdade de Medicina Veterinária; 2005.
7. Souza SL. Estudo da frequência dos grupos sanguíneos DEA1 e DEA7 em cães de diferentes raças como subsídio à implantação de banco de sangue canino na Faculdade de Medicina Veterinária e Zootecnia da Universidade de São Paulo. [dissertação]. São Paulo: Universidade de São Paulo, Faculdade de Medicina Veterinária; 2005.
8. Abrams-Ogg A. Practical blood transfusion. In: Day MJ, Mackin A, Littlewood JD, editors. BSAVA Manual of canine and feline haematology and transfusion medicine. London: British Small Animal Association; 2000. p. 263-303.
9. Gonçalves S, Batistela MM, Tavares A P. Triagem sorológica de cães doadores de sangue. 6º Congresso Paulista de Clínicos Veterinários de Pequenos Animais; 2006 setembro, Hotel Transamérica; São Paulo. São Paulo: Brasil, 2006.
10. Fujise H, Higa K, Nakayama T *et al.* Incidence of dogs possessing red blood cells with high K in Japan and East Asia. Journal of Veterinary Medicine Science. 1997; 59(6):495-7.
11. Rich LJ, Bernreuter DC, Cowell RL. Elevated serum potassium associated with delayed separation of serum from clotted blood in dogs of the Akita Breed. Veterinary Clinical Pathology; 1986, 15(2):12-4.
12. Lopes STA, Biondo AW, Santos AP *et al.* In:_______Manual de patologia clínica veterinária, 3ª ed. Santa Maria-RS: Editora da UFSM/Departamento de Clínica de Pequenos Animais; 2007.
13. Thrall MA. Morfologia das hemácias. In: _______ Hematologia e bioquímica clínica veterinária. São Paulo: Roca; 2007. p. 65-77.
14. Rose MG, Berliner N. Hemácias. In: Schiffman FJ. Fisiopatologia hematológica. São Paulo: Livraria Santos; 2004. p. 49-96.
15. Jackson ML. Erytrocytes, leukocytes. In: _______ Veterinary clinical pathology: an introduction. Oxford: Blackwell Publishing; 2007. p. 3-54; 55-81.
16. Rosmarin A. Leucócitos. In: Schiffman FJ. Fisiopatologia hematológica. Cap. 3, São Paulo: Livraria Santos; 2004. p. 97-120
17. Weiser G, Thrall MA. Considerações sobre leucócitos e leucrograma. In: _______ Hematologia e bioquímica clínica veterinária. São Paulo: Roca; 2007. p. 118-22
18. Jackson ML. Hemostasys. In: _______ Veterinary clinical pathology: an introduction. Oxford (UK): Blackwell Publishing; 2007. p. 109-36.
19. Anvisa. Resolução da Diretoria Colegiada RDC nº 153 de 14 de junho de 2004. Anexo I – Regulamento Técnico para Procedimentos de Hemoterapia. Disponível em http://www.hemonline.com.br/portarias/rdc153/indexframe.htm. Acesso em: 01 junho 2009.
20. Hillyer D, Josephson CD, Blajchman MA, Vostal JG, Epstein JS, Goodman JL. Bacterial contamination of blood components: risks, strategies, and regulation: Joint ASH and AABB Educational Session in Transfusion Medicine. Hematology. 2003; 1:575-89.
21. Ribeiro AAF, Kutner JM. Prevenindo a contaminação bacteriana de componentes sanguíneos. Einstein. 2003; 1:126-8.
22. Madjdpour D, Heindi V, Spahn DR. Risks, benefits, alternatives and indications of allogenic blood transfusion. Minerva Anestesiol. 2006; 72:283-98.
23. Cabrales P, Martini J, Intaglieta M, Tsall AG. Blood viscosity maintains microvascular conditions during normovolemic anemia independent of blood oxygen-carrying capacity. Am J Physiol: Heart Circulat Physiol. 2006; 291:581-90.
24. Anvisa. Portaria nº 950, de 26 de novembro de 1998. Regulamento técnico sobre bolsas plásticas para coleta e acondicionamento de sangue humano e seus componentes. Diário Oficial da União, Poder Executivo, de 30 de novembro de 1998. Disponível em: http://e-legis.anvisa.gov.br/leisref/public/showAct.php?id=697. Acesso em: 17 julho 2009.
25. Lanevschi A, Wardrop KJ. Principles of transfusion medicine in small animals. Canadian Vet J. 2001; 42:447-54.

26. Brow D, Vap L. Princípios sobre transfusão sanguínea e reação cruzada. In: Thrall MA *et al.* Hematologia e bioquímica clínica veterinária. São Paulo: 2006. p. 188-98.
27. Feldman BF, Sink CA. Hemoterapia para o clínico de pequenos animais. São Paulo: Roca; 2007.
28. Brasil. Ministério da Saúde. Secretaria de Atenção à Saúde. Departamento de Atenção Especializada. Guia para o uso de hemocomponentes. Ministério da Saúde, Secretaria de Atenção à Saúde, Departamento de Atenção Especializada. Brasília: Ministério da Saúde, 2008.
29. Moroz LR, Godoi DA, Fantoni DT. Uso de concentrado de hemácias lavadas em cadela com repetidas reações transfusionais – relato de caso. In: XXIX Congresso Brasileiro da Anclivepa, 2008, Maceió. Anais do Congresso Brasileiro da Anclivepa, 2008.
30. Taggart R, Austin B, Hans E *et al. In vitro* evaluation of the effect of hypothermia on coagulation in dogs via thromboelastography. Journal of Veterinary Emergency and Critical Care. 2012; 22(2):219-24. DOI: 10.1111/j.1476-4431.2012.00729.x.
31. Kessler RJ, Reese J, Chang D *et al.* Dog erythrocyte antigens 1.1, 1.2, 3, 4, 7, and Dal blood typing and cross-matching by column technique. Veterinary Clinical Pathology. 2010; 39(3):306-16. DOI:10.1111/j.1939-165X.2010.00249.x.Dog.
32. Novais AA, Fagliari JJ, Santana AE. Prevalencia dos antígenos eritrocitários caninos (DEA – dog erythrocyte antigen) em cães domésticos (Canis familiaris) criados no Brasil. Ars Veterinaria; 2004, 20(2):212-8.
33. Ferreira RRF, Gopegui RR, Matos AJF. Frequency of dog erythrocyte antigen 1.1 expression in dogs from Portugal. Veterinary Clinical Pathology. 2011; 40(2):198-201. DOI:10.1111/j.1939-165X.2011.00311.x.
34. Lacerda LA, Oliveira ST, Guerra TA *et al.* Prevalência dos tipos sanguíneos A, B e AB em gatos domésticos mestiços da cidade de Porto Alegre, Rio Grande do Sul, Brasil. Brazilian Journal of Veterinary Research and Animal Science. 2008; 45(sup.):46-53.
35. Giger U, LOGAN JC, CALLAN MB *et al.* Clinical indication for use of fresh frozen plasma in dogs: 74 dogs. Journal of the American Veterinary Medical Association. 1999; 218(9):1449-55.
36. Weinstein NM, Blais M, Harris K *et al.* A newly recognized blood group in domestic shorthair cats: the mik red cell antigen. Journal of Veterinary Internal Medicine. 2007; 21(2):287-92.
37. Marvulo NL, Bonatto RC, Carpi MF, Ricchetti SMQ, Moraes MA, Fioretto JR. Transfusão de eritrócitos em crianças jnternadas em Unidade de Terapia Intensiva Pediátrica. Rev Bras Terap Intens. 2006; 18(4):390-5.
38. Meyer R. Current topics in fluid therapy: oxyglobin. In: Gleed RD, Ludders JW. Recent advances in veterinary anesthesia and analgesia: companion animals. Publisher: International Veterinary Information Service (www.ivis.org), Ithaca, New York, EUA, 2001. Disponível em: http://www.ivis.org/advances/anesthesia_gleed/meyer/ivis.pdf. Acesso em: 30 agosto 2009.

210 Transfusão Sanguínea em Felinos

Karin Denise Botteon, Simone Gonçalves Rodrigues Gomes

Considerações gerais

O uso de sangue e seus componentes tem crescido em grande escala na medicina veterinária. Acompanhando a grande demanda, as exigências de transfusões de alta qualidade também cresceram. No Brasil, a medicina transfusional canina está bem estabelecida em praticamente todos os aspectos: coleta, estocagem e qualidade do produto oferecido e de seus componentes. No entanto, a doação de sangue em gatos constitui ainda um desafio, não só porque o gato é uma espécie de pequeno tamanho, havendo pouca ou nenhuma disponibilidade de materiais adequados para uma coleta completamente estéril, o que inviabiliza o estoque do produto, mas também pelas próprias particularidades da espécie felina, como sua pouca tolerância à contenção física e a possibilidade de hipotensão durante o procedimento de doação devido aos efeitos combinados de anestesia e da própria perda sanguínea durante o procedimento.[1]

A administração de sangue e de seus componentes constitui uma terapêutica que pode salvar a vida dos pacientes felinos. Entretanto, o uso apropriado dessa terapia requer conhecimento do sistema sanguíneo dos felinos, de como e onde obter esses produtos, sua administração adequada e, principalmente, das indicações de uso e dos efeitos e reações adversas relacionadas com a transfusão.

Este capítulo tem como objetivo trazer as principais informações sobre a medicina transfusional na espécie felina, bem como esclarecer as particularidades relacionadas com a espécie, desde a obtenção do sangue até sua administração adequada e possíveis complicações.

Tipos sanguíneos

Apenas um sistema de grupo sanguíneo foi descrito em felinos, o sistema AB. Este consiste em três tipos: A, B e AB, sendo estes determinados por ácidos neuramínicos existentes nos glicolipídios e glicoproteínas das membranas dos eritrócitos.[2–5] O N-glicolineuraminoácido determina o sangue do tipo A; N-acetilneuroaminoácido nos glicolipídios de membrana dos eritrócitos (hemácias) determina o sangue do tipo B. A combinação de ambos neuroaminoácidos ocorre em gatos do tipo AB.[3–6]

Os tipos sanguíneos A e B são herdados como característica genética autossômica simples dominante via dois alelos do mesmo *locus*.[9] O alelo do grupo A é completamente dominante sobre o do B, e os animais que expressam fenótipo A podem ser homozigotos (A/A) ou heterozigotos (A/B), enquanto os que expressam o fenótipo B são sempre homozigotos (B/B).[3,4,7–11] Um terceiro alelo transmitido separadamente, que é recessivo para A mas codominante para B, parece ser responsável pela expressão do tipo AB e representa uma porcentagem muito pequena dos gatos (menos de 1%).[3,4,6,8,9,11] Assim, diferentemente dos humanos, o tipo AB não é herdado totalmente por codominância.[3]

Suspeita-se há bastante tempo de tipos sanguíneos adicionais, com base em reações transfusionais hemolíticas em gatos devidamente tipados e submetidos a reações cruzadas incompatíveis não relacionadas com o sistema AB.[12] Recentemente, Giger *et al.*[13] documentaram um novo antígeno nos eritrócitos de gatos domésticos, que foi denominado Mik. Este antígeno foi responsável por reações transfusionais hemolíticas agudas em gatos cujo antígeno não existe, classificados como Mik-negativos, recebendo sangue de gatos contendo o antígeno, classificados como Mik-positivos.[6,12,13]

Diversos estudos demonstram alta prevalência do sangue tipo A entre os gatos, havendo grande variação geográfica e entre raças em relação à prevalência do sangue tipo B.[2–4,7,14,15] Gatos com sangue tipo AB são raramente encontrados e sempre estão relacionados com raças cuja prevalência maior é de sangue tipo B (fato esse associado ao alelo A dos gatos AB, que é recessivo em relação ao alelo B).[2,4,14–16] Alguns gatos de raças puras, como os Siameses, são 100% do tipo A, enquanto outras raças como Persas, British de pelo curto, Cornish e Devon Rex podem apresentar frequência bem maior do sangue tipo B quando comparadas a outras raças.[2,7]

Ao contrário dos cães, os felinos têm anticorpos naturais contra os antígenos de eritrócitos que pertencem a um grupo sanguíneo diferente dos seus, conhecidos como haloanticorpos.[2–4,6,7,14,17] São eles os responsáveis tanto pelas reações transfusionais de incompatibilidade sanguínea bem como pela isoeritrólise neonatal (discutida posteriormente), tendo assim grande importância clínica.[4,6,11,18] Os felinos desenvolvem esses anticorpos entre 6 e 8 semanas de idade, alcançando níveis séricos máximos por volta dos 3 meses.[3,16,18,19]

Os haloanticorpos anti-A nos gatos de sangue tipo B são hemaglutininas e hemolisinas, predominantemente da classe IgM, e os haloanticorpos anti-B são, na maioria, hemolisinas e em menor parte hemaglutininas de fraca ação; assim, animais pertencentes ao grupo A têm baixos títulos de anti-B, e animais B têm altos títulos de anti-A de forte ação. Gatos AB não apresentam haloanticorpos circulantes, uma vez que seus eritrócitos têm os dois antígenos em sua membrana.[4,8,14,18]

As reações transfusionais em gatos costumam ser hemolíticas agudas e fatais, especialmente em transfusões de sangue A e AB em receptores do tipo B, já que seus haloanticorpos anti-A são extremante fortes.[9,15,18] Mesmo um volume mínimo, como 1 mℓ de sangue do tipo A ou AB transfundidos em gatos de sangue tipo B, já é capaz de levar à morte por reação hemolítica aguda[20] A rápida destruição das hemácias se deve não somente à ação dos anticorpos da classe IgM, mas também à liberação de potentes componentes vasoativos.[15] Gatos do tipo A que recebem sangue do tipo B podem demonstrar apenas reação transfusional branda e até sem sintomatologia clínica; entretanto, o hematócrito do receptor tende a voltar a valores semelhantes aos pré-transfusionais em poucos dias após a transfusão.[3,8,9,14]

■ Tipagem sanguínea

A idealização do banco de sangue de felinos e da medicina transfusional para esta espécie inclui obrigatoriamente a tipagem sanguínea do sangue estocado e do receptor.[2,4,7,17]

Cartões de tipagens ou teste de aglutinação rápida em cartão estão disponíveis na Europa e nos EUA e são rotineiramente utilizados para animais que necessitam de transfusão (Figura 210.1).[6,9,16] A tipagem sanguínea pode ser obtida com *kits* comerciais que contêm um antissoro liofilizado ou um reagente que atua como antígeno das hemácias dos felinos; neste caso, o sangue do tipo B é detectado por meio de uma lectina chamada *Tritiun vulgaris*, que interage com as células vermelhas desses gatos em uma reação de aglutinação.[4,5,9] Os testes geralmente são rápidos e simples, possibilitando a leitura em até 2 min. Entretanto, deve-se dar atenção aos grupos-controle do teste e a reações fracamente positivas, que devem ser retestadas e, sem dúvida, submetidas a testes adicionais com técnica diferente, quando possível, ou ainda ao teste de compatibilidade sanguínea.[5,18,21]

■ Teste de compatibilidade

Como no Brasil a tipagem sanguínea é ainda um exame não rotineiro, é imprescindível que os gatos candidatos à transfusão sanguínea sejam submetidos a um teste de compatibilidade sanguínea devido à ocorrência natural de haloanticorpos, como descrito anteriormente.[4]

O teste de compatibilidade sanguínea ou prova de reação cruzada é um procedimento indispensável para minimizar o risco de incompatibilidade entre o receptor e o doador.[3,16,22] A tipagem determina o tipo de antígeno que existe na membrana dos eritrócitos e a reação cruzada detecta níveis séricos de anticorpos contra os antígenos nas membranas dos eritrócitos.[3] O teste de reação cruzada consiste em duas provas, a maior e a menor. A prova maior é a mais importante e deve ser sempre compatível, já que serve para identificar anticorpos no receptor contra as hemácias do doador. Este teste é feito entre as hemácias do doador e o plasma do receptor. A prova menor consiste na reação entre as hemácias do receptor com o plasma do doador, verificando-se, então, a existência de anticorpos no plasma do doador contra as hemácias do receptor.[3,7,12,22,23]

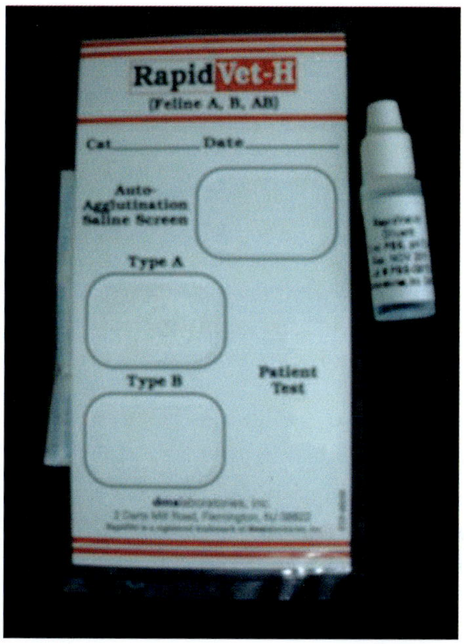

Figura 210.1 Cartão de tipagem ou teste de aglutinação rápida em cartão (RapidVet H Feline; DMS Laboratories, Flemington, NJ, EUA). (Cedida pelo Departamento de Anestesiologia e Banco de Sangue da FMVZ – USP.)

Dois fatores importantes devem ser aqui considerados: o primeiro é que o teste de reação cruzada não exclui totalmente o risco de reação transfusional, apenas indica que naquele momento não existem anticorpos significativos contra as hemácias do receptor; o segundo é que a prova de reação cruzada só testa anticorpos contra as hemácias e não contra outras células como plaquetas e leucócitos que, apesar de menos comumente, também podem causar reação transfusional.[12,22,23]

A prova de reação cruzada deve sempre ser utilizada mesmo em adição à tipagem sanguínea, não só pela possibilidade de antígenos eritrocitários não relacionados com o sistema AB, mas para proporcionar transfusão com máxima segurança.[3,7]

■ Seleção do doador

A seleção adequada do doador felino é o primeiro passo para a adequação da medicina transfusional a essa espécie. Primeiramente, história clinica completa e exame físico minucioso de possíveis candidatos ao programa de doação.[6,7]

Os doadores felinos devem ser preferencialmente animais mantidos domiciliados a fim de minimizar o risco de transmissão de doenças infecciosas.[6] Recomenda-se que estejam com esquema de vacinação atualizado, incluindo a profilaxia contra panleucopenia viral felina, rinotraqueíte, clamidiose e raiva; devem ainda estar livres de ecto e endoparasitos.[7,22,23] Hemograma completo incluindo contagem de plaquetas, bioquímica sérica com análise de função renal e hepática e urinálise são exames de triagem importantes que devem ser realizados em todos os gatos potencialmente doadores.[7,23]

Como as doenças infecciosas são uma grande preocupação para a escolha de doadores de sangue, ha alguns anos um consenso foi criado pelo American College of Veterinary Internal Medicine (ACVIM), em que se definiu que parte obrigatória do processo de seleção para felinos doadores de sangue são os testes para leucemia viral felina (FeLV), vírus da imunodeficiência felina (FIV) e hemobartonelose (*Mycoplasma haemofelis*).[7,24] A investigação do doador com relação ao coronavírus entérico felino não é recomendada devido à falta de correlação entre o título de anticorpos e o *status* da doença causada pela mutação do vírus, a peritonite infecciosa felina.[6,24] Outras doenças como dirofilariose, ehrlichiose e babesiose devem ser consideradas em áreas tidas como endêmicas.[7,24] Os critérios para um gato doador de sangue são peso mínimo de 5 kg, 1 a 8 anos de idade; podem ser machos ou fêmeas preferencialmente castrados, devem ter boa personalidade e não ter histórico de doença cardíaca ou de convulsão. A alimentação desses animais deve constituir uma dieta rica e a suplementação de ferro pode ser necessária, baseada em volume e frequência com que esses gatos doam sangue.[3,7,17,23,24]

Os gatos devem ter acesso jugular adequado e mesmo aqueles animais com bom temperamento requerem algum modo de sedação ou anestesia durante a coleta, não só porque qualquer movimento brusco pode prejudicar o processo e o produto, mas para o próprio bem-estar do animal durante a doação.[3] Hematócrito (Ht) mínimo de 30% e hemoglobina de 10 g/dℓ são aceitáveis, entretanto Ht entre 35 e 40% e hemoglobina de 11 g/dℓ são preferíveis, já que a maioria das transfusões em felinos servirá para correção de anemia.[7,16,23] Apesar de a frequência de doação ser citada em algumas literaturas com um intervalo de 3 a 4 semanas, considerando-se o bem-estar do doador felino e todas as particularidades da coleta na espécie, bem como a necessidade de sedação, recomendam-se intervalos de 2 a 3 meses entre as coletas.[6,23]

Um arquivo completo de cada doador contendo datas das doações e identificação dos receptores, resultados e datas de todos os exames realizados, relatório de possíveis reações adversas à doação e relatório clínico também são de grande importância para o estabelecimento de um banco de sangue felino, não só visando à qualidade do produto oferecido, mas também à segurança e ao bem-estar dos doadores.[23,24]

Coleta do sangue

Os gatos podem doar cerca de 15 a 20% do seu volume sanguíneo estimado; assim, o volume máximo doado por um gato é de aproximadamente 11 a 15 mℓ/kg.[7]

A preparação para a coleta inicia-se na arrumação da sala a ser utilizada, que deve ser um ambiente limpo, fechado e que não permita interferências durante o procedimento.[2,7,22] Preparada a sala de coleta, o doador deve ser trazido e minuciosamente examinado. Parâmetros como temperatura, mucosas, pulso e auscultação cardiopulmonar devem ser aferidos em todos os doadores e em todas as coletas; qualquer um deles fora da normalidade já é motivo suficiente para que o doador não seja utilizado. O hematócrito e a proteína sérica total do doador podem ser avaliados imediatamente antes do procedimento e, estando em valores considerados satisfatórios, pode-se dar início à coleta.[22,23] Tão importante quanto a manipulação adequada e asséptica de todo o material, independentemente do sistema de coleta escolhido (aberto ou fechado, discutido posteriormente), é também a preparação do local de punção da veia para a coleta. Recomenda-se preparação com assepsia cirúrgica do local, com tricotomia e limpeza com iodo e álcool, não só para segurança do produto, mas para segurança do próprio doador.[22,23]

Durante a doação, é possível a contenção física de alguns felinos com bom temperamento. Porém, devido à natureza da espécie felina, bem como a necessidade de manter a esterilidade do processo de coleta, para evitar dano vascular por excesso de punções ou punção traumática e o próprio desconforto ao animal, a coleta de sangue de doadores felinos é rotineiramente realizada sobre o efeito de sedação ou anestesia.[10] O protocolo escolhido como meio de contenção química deve priorizar a segurança do doador; assim, deve-se evitar o uso de fármacos que causem hipotensão, buscando aqueles que tenham ação mínima capaz de conter o felino apenas durante a coleta e que permitam ainda uma recuperação rápida e segura.[10]

Após o preparo de todo o material e do animal, a sedação ou anestesia, quando necessária, pode ser realizada e o animal é então colocado em decúbito lateral ou esternal, já que o acesso preferido é a veia jugular.[7,23] Deve-se evitar punções repetidas, pois aumentam o risco de tromboembolia.[3,14] O procedimento de coleta deve durar em torno de 5 a 10 min na dependência do método de coleta utilizado.[7] Terminada a coleta, pressiona-se o local da punção para evitar sangramentos e procede-se à limpeza; o animal é então devidamente monitorado até a recuperação completa dos efeitos anestésicos ou sedativos, quando existentes.[7,23]

Cuidados pós-doação

O volume sanguíneo total doado pelos felinos representa um volume muito maior de perda se comparado com o doado por um cão; assim, uma das complicações mais comuns em felinos doadores pós-coleta é a hipotensão, devido à brusca perda de volume.[7,23,25] As manifestações clínicas características de hipotensão são mucosas pálidas, taquicardia, diminuição do tempo de perfusão capilar e pulso fraco. Se não tratada imediatamente, a hipotensão leva a choque e óbito.[7] É desejável, então, que os felinos doadores sejam monitorados quanto à pressão arterial, sempre que possível, antes e após a coleta do sangue, a fim de evitar essa complicação. O método Doppler é o mais simples, rápido e indicado a esse monitoramento. Não é desejável a expansão de volume durante a doação, em virtude da hemodiluição e, apesar de alguns autores indicarem a reposição de volume intravenosa com soluções cristaloides em até 3 vezes o volume doado de maneira rápida, o protocolo mais utilizado hoje é a aplicação de 90 mℓ de solução salina a 0,9% por via subcutânea, imediatamente antes da doação e 60 mℓ da mesma solução por via intravenosa ou subcutânea em 20 min, iniciada durante a segunda metade da doação.[6,7,17]

A longo prazo, a doação sanguínea frequente pode ocasionar deficiência de ferro, assim, para gatos que doam sangue mensalmente, recomenda-se suplementação de ferro na dieta e o nível de suplementação deve ser, sempre que possível, baseado em análise laboratorial da deficiência de ferro (sabe-se que o sangue contém 0,5 mg/mℓ de ferro).[3,7] A dose normalmente utilizada para suplementação de ferro é de 10 mg/kg de sulfato ferroso 2 vezes/semana ou 5 mg/gato de fumarato ferroso por dia.[7,15,17]

Sedação ou anestesia em felinos doadores

Como mencionado antes, a maioria dos gatos necessita de algum tipo de contenção química para a coleta de sangue.[2] No entanto, tal procedimento deve atender a algumas expectativas, tais como não oferecer risco ao paciente, manter sua pressão sanguínea constante e normal e oferecer rápida recuperação.[7,10,17]

Alguns protocolos sugeridos na literatura são:

- Cetamina (15 mg/gato), midazolam (0,5 mg/gato) e atropina (0,2 mg/gato) por via intravenosa[17,26]
- Cetamina (1 a 2 mg/kg) e diazepam (0,1 mg/kg) por via intravenosa[17]
- Cetamina (1 a 2 mg/kg), diazepam (0,1 mg/kg) e atropina (0,01 mg/kg) por via intravenosa[17,26]
- Cetamina 100 mg/mℓ e diazepam 5 mg/mℓ, misturados na proporção 1:1 ou 1:2. Administrar 0,1 mℓ/kg por via intravenosa. Administrações em *bolus* de um quarto da dose inicial podem ser feitas para prolongar a anestesia[23]

- Cetamina 10 mg/kg e midazolam 0,2 mg/kg, misturados, por via intramuscular. Administrações intravenosas em *bolus* de 1 mg/kg de cetamina podem ser feitas para prolongar a anestesia.[23]

A cetamina tem sido o fármaco de escolha na maioria dos bancos de sangue e tem como vantagem a boa margem de segurança, com manutenção dos reflexos respiratórios e ação simpaticomimética, não deprimindo a função cardiovascular.[10] Entretanto, clinicamente, em alguns gatos a cetamina apresenta efeito prolongado, além se ser um fármaco contraindicado em pacientes com cardiomiopatia hipertrófica, podendo levar a arritmias cardíacas.[7]

Por essas razões, alguns autores recomendam neuroleptanalgesia, de acordo com os seguintes protocolos:[7]

- Oximorfina 0,05 a 0,1 mg/kg e acepromazina 0,04 a 0,10 mg/kg, misturados, por via intravenosa ou intramuscular
- Butorfanol 0,2 a 0,4 mg/kg e acepromazina 0,04 a 0,10 mg/kg, misturados, por via intravenosa ou intramuscular
- Butorfanol 0,1 a 0,2 mg/kg e diazepam 0,5 mg/kg, misturados, por via intravenosa.

A principal desvantagem dos regimes que envolvem a neuroleptanalgesia é a possível hipotensão devido ao uso da acepromazina e a insuficiente sedação. Levando isso em consideração, alguns veterinários preferem sedar os doadores com oximorfina 0,1 a 0,2 mg/kg, por via intravenosa, sem acepromazina, para minimizar o risco de hipotensão. Caso a sedação com acepromazina ou com um opioide seja insuficiente, pode-se adicionar o propofol na dose de 1,0 mg/kg por via intravenosa.[7] O propofol, no entanto, está relacionado com incidência maior de morbidade e mortalidade entre os doadores felinos. As técnicas de neuroleptanalgesia pressupõem doses elevadas de analgésicos opiáceos, aos quais o gato pode responder com violenta excitação.[10]

Anestésicos inalatórios, como isofluorano, associados a dose baixa de um agente dissociativo também são uma opção.[6,10] O sevofluorano tem sido amplamente utilizado na anestesia de felinos e tem a vantagem de poder ser utilizado como agente indutor por meio de máscara e conferir anestesia de rápida duração (5 a 10 min) com pronta recuperação das funções cardiovascular e respiratória e rápido despertar. Em 2010, Killos *et al.*[10] compararam o uso do sevofluorano administrado pela máscara com o protocolo composto pela associação de cetamina (5 mg/kg), butorfanol (0,3 mg/kg) e midazolam (0,2 mg/kg) administrados por via intramuscular. O objetivo foi avaliar os efeitos desses agentes sobre a pressão arterial e a recuperação anestésica dos felinos doadores, bem como avaliar a impressão dos proprietários diante desses dois protocolos. A conclusão foi que ambos os protocolos mostraram o mesmo risco de hipotensão durante o procedimento de doação, reforçando a necessidade de avaliação da pressão arterial na espécie. No protocolo cetamina-butorfanol-midazolam, observou-se maior risco de desenvolvimento de hipertermia pós-coleta, além de recuperação mais prolongada, não havendo diferença estatística significativa, entretanto, no que diz respeito à impressão do proprietário com relação aos protocolos. Assim, de acordo com os autores desse estudo, o sevofluorano seria o agente preferido para ser utilizado no procedimento de doação de sangue para os gatos.

Independentemente do protocolo a ser usado, durante o processo de coleta de sangue deve-se sempre ter em mãos oxigênio e todos os equipamentos para intubação endotraqueal preparados como medidas preventivas caso haja necessidade de suporte ventilatório. O acompanhamento das funções vitais e da pressão arterial também é importante para prevenir qualquer imprevisto durante o procedimento.[7,10]

Desde que os quesitos básicos para uma boa anestesia ou sedação sejam atendidos, a seleção de um protocolo seguro e familiar ao médico-veterinário é a exigência mais importante.[10]

Sistemas de coleta

Um dos grandes desafios para a doação de sangue em felinos é justamente o pequeno volume de sangue que pode ser colhido, o que dificulta a obtenção do produto em um sistema fechado. No Brasil, o obstáculo para coleta adequada de sangue felino é a ausência de um *kit* comercial que possibilite este tipo de coleta. Em cães, o material é o mesmo empregado em humanos; porém, o tamanho da bolsa, a quantidade de anticoagulante, o calibre da agulha e a própria quantidade de sangue possível de ser obtida do doador, que é um animal pequeno, inviabilizam o uso desse material em felinos. Assim, o sistema ainda rotineiramente utilizado no Brasil é o aberto. Bolsas para coleta de sangue felino são encontradas comercialmente, estando disponíveis em alguns bancos de sangue americanos como o Animal Blood Resources International (ABRI, Dixon, CA) e o banco de sangue veterinário da Universidade da Pensilvânia (ABB-UPENN, Philadelphia, PA), que confeccionam suas próprias bolsas, apropriadas para a espécie.[7,16,23,27] A implantação e padronização do banco de sangue da Universidade de São Paulo (USP) também contribuiu para o desenvolvimento de *kits* de coleta, à semelhança dos bancos de sangue citados anteriormente. Porém, ainda não há disponibilidade desses *kits* para comercialização.

São dois os sistemas de coleta de sangue dos felinos, o aberto e o fechado. O sistema aberto possibilita a coleta por um método não completamente estéril, o que não favorece o estoque do produto devido ao grande risco de contaminação bacteriana.[23,27] O sangue colhido por esse sistema deve ser utilizado em, no máximo, 24 h, e alguns autores recomendam seu uso imediatamente após a coleta.[7,22,23] O sistema fechado, pelo qual o sangue é obtido de maneira completamente estéril, possibilita estoque e processamento de seus componentes, já que o risco de contaminação é quase inexistente quando a coleta é feita de maneira adequada.[6,7,22]

O processo de coleta do sistema aberto é bem simples. Utiliza-se um escalpe borboleta número 19, que deve ser acoplado a uma torneira de três vias. Com uma seringa de 60 mℓ aspiram-se 7 mℓ do anticoagulante (CPDA-1, o mais utilizado e discutido posteriormente), acoplando-se esta seringa também à torneira de três vias; na terceira saída da torneira, acopla-se a bolsa-satélite sem anticoagulante e estéril, que servirá para armazenar o sangue até sua utilização, que nesse caso não pode ultrapassar 24 h em razão do grande risco de contaminação (a grande desvantagem desse sistema).[3,15,16,23] Um sistema fechado desejado pode ser criado de duas maneiras. A primeira delas, disponível comercialmente no ABRI (Dixon, CA), é semelhante ao comentado para o sistema aberto, com emprego de seringa, bolsa-satélite sem anticoagulante e torneira de três vias; a diferença é que se faz toda a montagem do sistema e depois ela é esterilizada e vedada até o uso, a fim de evitar a contaminação do produto, que então poderá ser estocado.[23] A segunda maneira de se criar um sistema fechado é com a utilização de bolsas humanas pediátricas que são isoladas e remanufaturadas por meio de um aparelho (conhecido como conector estéril de tubos), com a função de conectar o equipo da bolsa a um equipo com a agulha ou escalpe de tamanho desejado para a coleta, de modo completamente estéril[24] (Figura 210.2). Neste sistema fechado pode-se optar por duas maneiras de obtenção do sangue: com ou sem o uso de sistema a vácuo. O sistema a vácuo (utilizando o aparelho *vaccum chamber* – aparelho específico para este tipo de coleta, cuja função é acelerá-la pelo vácuo) tem a vantagem de diminuir o tempo de doação. O sistema sem vácuo pode não ser tão fácil pelo pequeno tamanho do animal, e apenas a força da gravidade pode não ser suficientemente eficaz para a coleta.[7]

Vale aqui ressaltar que o ideal é, sempre que possível, fazer a coleta com um sistema fechado, devido a maior segurança e qualidade do produto, além de favorecer estoque e separação do sangue e seus componentes.

Controle de qualidade

Deve-se estocar sangue e seus produtos somente quando se utiliza um sistema fechado de coleta, como já comentado, sendo assim, um controle rígido de qualidade inclui cuidados desde a escolha do doador até manejo e manutenção adequados do sangue colhido.[7,22]

A solução em que o sangue felino é colhido pode conter citrato (com ou sem preservantes de hemácias) ou heparina como anticoagulante.[7,15,22] A heparina caiu em desuso por causar agregação plaquetária e inibir alguns fatores de coagulação, porém, quando utilizada, fica restrita ao sangue coletado para transfusão imediata, não sendo estocado.[3] O sangue felino a ser estocado deve sempre ser colhido com o anticoagulante citrato com soluções preservativas das hemácias, como fosfato, dextrose e adenina.[15,23]

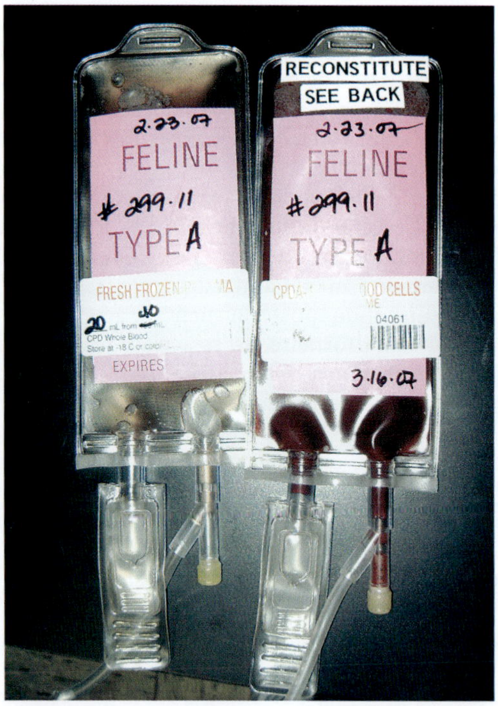

Figura 210.2 Bolsas de uso humano pediátricas isoladas e remanufaturadas.

O anticoagulante é importante para prevenção da coagulação e as soluções preservativas são responsáveis pela manutenção da viabilidade e função celular durante o estoque. O anticoagulante mais utilizado nas bolsas de coleta é o CPDA-1 (citrato-fosfato-dextrose-adenina); a porção dextrose-adenina tem a função de manter a viabilidade celular e o fosfato tem função sobre os produtos do metabolismo das hemácias.[22] A proporção de CPDA-1 recomendada para coleta de sangue em felinos é de 1:9 (1 mℓ de CPDA-1 para 9 mℓ de sangue).[15,22,23]

O pequeno volume envolvido na separação de componentes do sangue de felinos complica a sua manipulação, sendo mais utilizado o sangue total.[6] Quando se opta por separação, esta apenas ocorre em concentrado de hemácias e plasma fresco ou plasma fresco congelado.[7]

Pelo pequeno tamanho da bolsa de felinos e para evitar o colapso desta durante o processo de separação, utiliza-se uma bolsa completa com solução salina que é amarrada à bolsa de felinos. As bolsas então são pesadas e balanceadas para se obter um equilíbrio, seguindo-se o processo de centrifugação, na velocidade de 3.000 rpm durante 10 min. Terminada a centrifugação, separa-se o concentrado de hemácias e o plasma, que são então utilizados ou estocados (Figura 210.3).[7]

O estoque da bolsa de sangue total e do concentrado de hemácias deve ser feito sob refrigeração à temperatura entre 1 e 6°C e de preferência utilizando um refrigerador com alarme que permita a identificação e aviso de temperatura não adequada. O período de estocagem para o sangue colhido com CPDA-1 é de, no máximo, 28 dias.[7,23] Recomenda-se a homogeneização da bolsa 2 vezes/semana, o que ajuda a melhorar a exposição do sangue ao anticoagulante e a solução que o preserva viável. Se a refrigeração for interrompida por mais de 30 min, recomenda-se o uso do sangue em, no máximo, 24 h. O plasma é considerado fresco se separado em até 8 h após a coleta e imediatamente transfundido.[3,7] Visando à integridade, opta-se por sua estocagem, mantendo-o congelado a –18°C ou mais frio, sendo considerado ideal a –30°C. Quando congelado até 8 h após a coleta, recebe a denominação de plasma fresco congelado. Após 1 ano de estocagem, ele passa a ser considerado apenas plasma congelado, em virtude da deterioração da função do fator de VIII da coagulação e a validade do produto é de 5 anos. Se o plasma não for estocado à temperatura mínima de –18°C, sua validade é de apenas 3 meses.[7]

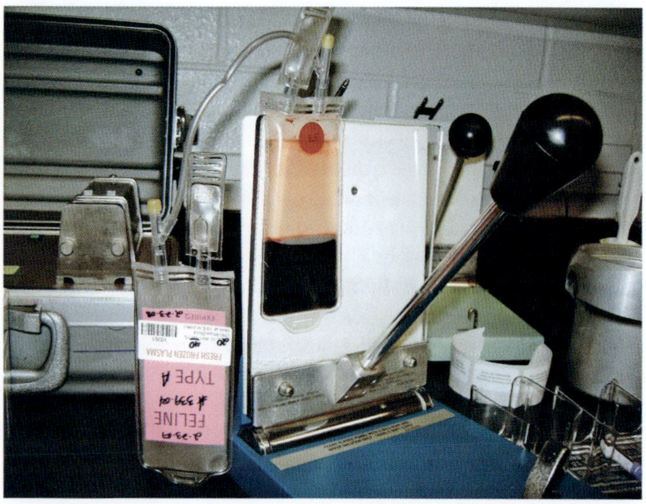

Figura 210.3 Processo de centrifugação para separação do concentrado de hemácias e plasma.

A bolsa de sangue e componentes deve ser devidamente identificada com as informações de data da coleta, data de validade, doador, tipo sanguíneo (quando disponível) e hematócrito.[7,23]

Antes de utilizar os produtos estocados, deve-se atentar para possíveis sinais de que o produto tenha sofrido violações. A cor e a textura do sangue são características que podem facilmente ser avaliadas. Partes com coloração diferente (arroxeadas ou marrons), sedimentos sobrenadantes e coágulos podem ser indicativos de que esteja havendo contaminação bacteriana.[2] A bolsa não pode, de maneira alguma, ter sido invadida, nem mesmo para retirada de sangue ou para adição de aditivos, já que qualquer quebra de barreira constitui porta de entrada para contaminação.[2,7] O plasma congelado deve ter como característica estar sempre brilhante.[2]

Transfusão de sangue

O principal objetivo da transfusão de sangue é a recuperação da capacidade de transporte de oxigênio, que é feito pelas hemácias. A anemia é a principal indicação médica à transfusão para os gatos.[6,7,17,20,24] Outras indicações à transfusão sanguínea em felinos são: perda aguda de sangue, coagulopatias, trombocitopatias e coagulação intravascular disseminada e hipoproteinemia.[6,24] A meia-vida das hemácias compatíveis transfundidas é de 29 a 39 dias em gatos; assim, devido ao pouco tempo de vida dessas células, questiona-se a transfusão em anemias crônicas, servindo mesmo apenas para casos emergenciais até que um tratamento definitivo, quando existente, seja estabelecido.[2,7,23] Quando há perda grave de sangue e, consequentemente, hipovolemia, a transfusão de sangue total constitui uma boa escolha, desde que seja fresco, ou se fará necessário o uso de hemácias e plasma. Já quando há apenas perda ou destruição de hemácias sem hipovolemia, prefere-se utilizar o concentrado de hemácias em vez do sangue total, sempre que o produto estiver disponível. Além disso, o concentrado de hemácias é uma ótima opção para pacientes cardiopatas ou nefropatas que não suportam sobrecarga circulatória.[15,28] Deve-se ainda tomar cuidado com o sangue estocado há mais de 14 dias em pacientes hepatopatas e nefropatas, pois esse sangue pode conter concentração de amônia inaceitável para tais pacientes.[7]

Os parâmetros hematológicos geralmente utilizados para indicação à transfusão sanguínea são hematócrito (Ht) abaixo de 12 a 15%, quando ocorre queda brusca ou rápida (hemorragia ou hemólise) e Ht abaixo 17% em animais com manifestações clínicas graves de anemia.[29]

O volume a ser transfundido visa aumentar o Ht em 15 a 20% e pode ser calculado da seguinte maneira: 10 mℓ/kg de concentrado de hemácias ou 20 mℓ/kg de sangue total para aumentar em 10% o Ht do receptor.

Em literaturas antigas, o aquecimento da bolsa de sangue em banho-maria em temperaturas entre 22 e 27°C era recomendado; entretanto, devido ao risco de contaminação bacteriana, já que a bolsa é porosa, e ao fato de que temperaturas superiores a 27°C destroem os fatores de coagulação e causam precipitação do fibrinogênio e de proteínas, acabando com a habilidade dos eritrócitos em carrear oxigênio, este método não é mais indicado. O sangue refrigerado pode ser deixado em temperatura ambiente durante 30 min imediatamente antes da transfusão e, em pacientes hipotérmicos, o esforço deve ser em função de aquecer o paciente, e não o sangue.[6,27]

O acesso venoso preferido para transfusão sanguínea é a veia cefálica, porém quando não possível, podem ser usadas as veias safena ou jugular. Quando o acesso venoso não é possível, a via intraóssea é uma boa opção, especialmente em pacientes neonatos.[7]

A transfusão não deve ultrapassar o período de 4 h, pois depois desse tempo há grande risco de contaminação bacteriana e perda funcional dos elementos sanguíneos. A transfusão deve sempre ser feita com equipo específico para transfusão que contenha filtro, evitando assim a infusão de coágulos. Quanto à velocidade de infusão, a transfusão deve ser iniciada bem lentamente nos primeiros 30 min, recomendando-se uma velocidade de 0,25 mℓ/kg/h, já que é nesse período que as reações transfusionais normalmente iniciam seus sintomas. Se nenhum sinal de reação acontecer, a velocidade pode ser aumentada para 10 a 20 mℓ/kg/h. Em pacientes cardiopatas ou nefropatas recomenda-se a velocidade de 4 mℓ/kg/h. A taxa máxima de infusão durante uma transfusão é de 60 mℓ/kg/h e deve ser utilizada apenas em situações emergenciais de hipovolemia, recomendando-se nesses casos o monitoramento eletrocardiográfico, já que podem ocorrer arritmias cardíacas quando altas taxas de infusão são utilizadas.[7,17,26,28]

Se houver qualquer sintoma de reação transfusional, a transfusão deve ser interrompida e o paciente avaliado e tratado de acordo com o tipo de reação.[7,26,28]

O pré-tratamento com anti-histamínicos ou corticosteroides não é necessário, já que não existe nenhuma comprovação de que seu uso diminua o risco de reações transfusionais em gatos ou em outras espécies.

Durante e após a transfusão, os pacientes devem ser cuidadosamente monitorados, observando-se os sinais vitais (temperatura, frequências cardíaca e respiratória). Além disso, o animal não deverá ser alimentado para evitar êmese, uma vez que a transfusão pode causar náuseas. Para evitar hemólise ou hemaglutinação, nenhum fluido ou medicamento (a não ser solução salina fisiológica) deve ser administrado no mesmo acesso intravenoso.[7,16,23]

Reações transfusionais

As reações tranfusionais são classificadas em imunológicas e não imunológicas, agudas e tardias.[3,20,22,29]

Em gatos, as reações transfusionais mais comuns são as hemolíticas agudas, que são do tipo imunológico e em decorrência de anticorpos preexistentes contra antígenos nos eritrócitos do sangue doado.[3,5,15] São mais frequentes em animais do tipo B que recebem sangue do tipo A ou AB, por isso ressalta-se mais uma vez a importância da tipagem sanguínea ou reação cruzada antes de qualquer transfusão na espécie felina.[8,29] As reações hemolíticas agudas são anafiláticas, levando a manifestações clínicas como hipertermia, taquicardia, êmese, bradipneia ou apneia, bradicardia, hipotensão, vocalização, eliminação de urina, defecação, salivação, depressão, hemoglobinúria, hemoglobinemia e destruição das células transfundidas em minutos ou em até 24 h, culminando, na maioria das vezes, em óbito do paciente.[3,8,15,26] As reações anafiláticas necessitam de intervenção rápida, com fármacos para choque como glicocorticoides, anti-histamínicos e adrenérgicos.[15,17,26,28] Outro tipo de reação hemolítica e imunológica, são as reações transfusionais tardias, que ocorrem mais comumente em receptores do tipo A que recebem sangue do tipo B ou AB e o principal sinal é hemólise com queda rápida do Ht em 3 a 10 dias após a transfusão.[3,15,17,28]

Reações transfusionais de hipersensibilidade e febris também tem caráter imunológico e são causadas por transferência linfocitária, alergia, anafilaxia às proteínas do doador, e/ou incompatibilidade antigênica linfocitária. As manifestações clínicas geralmente são de febre sem outra justificativa, urticária e/ou angioedema, estas são reações de rara ocorrência em felinos e facilmente tratadas com anti-histamínicos e glicocorticoides.[7,12,26,28]

Reações não imunológicas causadas por sobrecarga circulatória, hemólise resultante de armazenamento inadequado, contaminação bacteriana e toxicidade ao citrato também podem ocorrer e são passíveis de ser evitadas simplesmente pelo controle adequado dos produtos sanguíneos, conforme discussão anterior.[7,12,28]

Isoeritrólise neonatal

A isoeritrólise neonatal (IN) ocorre em filhotes do tipo sanguíneo A ou AB quando estes nascem de uma fêmea do tipo B.[22] A placenta felina não favorece a passagem significativa de anticorpos durante a gestação, mas concentrações elevadas de anticorpos maternos são adquiridas pelos filhotes por meio do colostro. Os aloanticorpos anti-A são, então, absorvidos pelos filhotes no primeiro dia de vida, podendo provocar hemólises intra e extravascular dos eritrócitos tipo A nos filhotes tipo A ou AB.[2]

As manifestações clínicas da IN podem variar de agudos a subclínicos e incluem anemia, hemoglobinemia, hemoglobinúria, icterícia, deficiência no desenvolvimento, necrose na ponta da cauda e até morte súbita.[2,26]

O risco da IN é maior em raças com alta prevalência do sangue tipo B (Persas, Abissínios, Himalaias, British de pelo curto, Cornish e Devon Rex, Ragdoll e Sagrado-da-Birmânia), devendo-se evitar cruzamentos incompatíveis de fêmeas do tipo B com machos do tipo A, para isso sendo necessária a tipagem sanguínea desses animais.[2,3] Filhotes de risco não devem mamar na mãe durante as primeiras 24 h, podendo nesse período receber leite de uma fêmea do tipo A, sem qualquer problema.[2]

O tratamento de filhotes que já foram expostos aos aloanticorpos anti-A, e que estejam com anemia muito grave, é a transfusão sanguínea de eritrócitos lavados do tipo B, já que nos três primeiros dias, em média, eles terão anticorpos circulantes anti-A e após este período, quando os aloanticorpos tendem a diminuir, o filhote poderá receber sangue tipo A, caso necessário.[2,7]

Terapias alternativas

Tratamentos com coloides e fármacos com base em hemoglobina carreadora de oxigênio (Oxyglobin®) também vêm sido aplicados como alternativas à terapia transfusional.[17,30]

Coloides são moléculas de alto peso e que permanecem no espaço vascular, aumentando a pressão oncótica. O uso de soluções coloides fica restrito a casos extremos de hipovolemia e hipoproteinemia, em que produtos sanguíneos não estão disponíveis. Não se deve esquecer, porém, que esse produto deve ser sempre aplicado juntamente com soluções cristaloides, a fim de repor também os déficits intravasculares.[1,17]

Os carreadores de oxigênio baseados em hemoglobina, comercialmente conhecidos como Oxyglobin® (Oxyglobin; OPK Biotech), poderiam ser utilizados e têm sido desenvolvidos por meio de hemoglobinas de ocorrência natural (humana e bovina) ou de hemoglobina recombinante. O produto tem a função principal de carrear o oxigênio até os tecidos, suprindo o déficit. As vantagens são estabilidade (preparado em solução de lactato de Ringer modificado pode ser armazenado durante 2 anos a temperaturas entre 2 e 30°C) e fácil administração. Entretanto, existem poucos estudos disponíveis na espécie felina e não há ainda uma padronização de uso; além disso, sua meia-vida é extremamente baixa (em cães, sabe-se que dura cerca de 40 h) e pode ainda ocasionar sobrecarga de volume. Em acréscimo, pode-se observar descoloração do plasma, o que interfere com testes laboratoriais colorimétricos e de mensuração do hematócrito.[1,17]

Considerações finais

A preparação e o estoque do sangue e de seus componentes com alta qualidade requerem atenção a todos os detalhes. A garantia de uma transfusão segura e eficaz na espécie felina baseia-se no conhecimento do sistema sanguíneo felino e da ocorrência de anticorpos naturais. Assim, a tipagem sanguínea e o teste de reação cruzada devem ser, sempre que possível, realizados na tentativa de minimizar os riscos de possíveis reações transfusionais. A seleção apropriada do doador e os cuidados de assepsia durante a coleta, bem como manipulação e conservação adequadas do sangue e seus componentes, garantem a aplicação de medicina transfusional de qualidade e, sem dúvida alguma, que salva vidas.

Referências

1. Ettinger SJ, Feldman EC. Textbook of veterinary internal medicine. 5th ed. Philadelphia, PA: WB Saunders Company; 2000. p. 348-56.
2. August JR. Consultations in feline internal medicine, 4th ed. Philadelphia, PA:WB Saunders Company; 2001. p. 461-7.
3. Feldman BF, Zinkl JG, Jain N. Shalm's veterinary hematology; 5th ed. Davis, CA: Blackwell Publishing; 2006. p. 827-64.
4. Stieger K, Palos H, Giger U. Comparison of various blood-typing methods for the feline AB blood group system. AJVR. 2005; 66(3:1393-9.
5. Andrews GA, Chavey PS, Smith JE, Rich L. N-Glycolyneuraminic and N-acetylneuraminic acid define feline blood group A and B antigens. Blood J. 1992; 79(9):2485-91.
6. Bartfield D, Adamantos S. Feline blood Transfusions: a pink shade of pale. J Feline Med Surg. 2011 Nov; 13:11-23.
7. Day MJ, Mackin A, Littlewood JD, BSAVA Manual of canine and feline hematology and transfusion medicine; 1st ed. Gloucester, GL: BSAVA; 2000. p. 263-307.
8. Giger U, Bucheler J. Transfusion of type-A and type-B blood to cats. JAVMA. 1991; 198(3):411-8.
9. Knottenbelt C, Mackin A. Blood transfusion in the dog and cat: Part 1: Blood collection techniques. In Practice. 1998 March; 110-4.
10. Killos MB, Grahan LF, Lee J. Comparison of two anesthetic protocols for feline blood donation.Vet Anaesth and Analg. 2010 April; 37(3):230-9.
11. Silvestre-Ferreira AC, Pastor J. Feline neonatal isoerythrolysis and the importance of feline blood types. Vet Med Int. 2010 March; 2010:1-8.
12. Tocci LJ. Transfusion medicine in small animal practice. Vet Clin North Am Small Anim Pract. 2010 May; 40 (3):485-94.
13. Giger U, Weinstein NM, Blais MC, Harris K, Oakley DA, Aronson LA. A newly recognized blood group in domestic shorthair cats: the Mik red cell antigen. J Vet Int Med. 2007; 21:287-92.

14. Knottenbelt CM, Mackin AJ, Cripps PJ. Measurement of titres of naturally occurring alloantibodies against feline blood group antigens in the UK. J Small Anim Pract. 1999; 40: 365-70.
15. Lanevschi A, Wardrop KJ. Principles of transfusion medicine in small animals. Can Vet Journal. 2001 June; 42:447-55.
16. Tasker S. Tipos sanguíneos e transfusão de sangue em felinos. Fel Updat. 2001; 4:1-3.
17. Kristensen AT, Feldman BF. Canine and feline transfusion medicine. Vet Clin North Am Small Anim Pract. 1995 Jul; 25(6):1277-90.
18. Giger U, Bucheler J. Alloantibodies against A and B blood types in cats. Vet Imunol Immunopathol. 1993; 38:283-5.
19. Forcada Y, Guitian J, Gibson G. Frequencies of feline blood types at a referral hospital in the south east of England. J Small Anim Pract. 2007 Oct; 570-3.
20. Klaser DA, Reine NJ, Hohenhaus AE. Red blood transfusion in cats: 126 cases. JAVMA. 2005; 226(6):920-3.
21. Barrs VR, Giger U, Wilson CB, Chan CTT, Lingarda AE, Tran L, Seng A, Canfieldc PJ, Beattya JA. Erythrocytic pyruvate kinase deficiency and AB blood types in Australian Abyssinian and Somali cats. Aust Vet J. 2009 June; 87(2):39-44.
22. Andrade SF. Manual de terapêutica veterinária. 2ª ed. São Paulo: Roca; 2002. p. 491-501.
23. Lucas RL, Lentz KD, Hale AS. Collection and preparation of blood products. Clin Tech Small Anim Pract. 2004; 9(2):55-63.
24. August JR. Consultations in feline internal medicine. 5th ed. Philadelphia, PA: WB Saunders Company; 2006. p. 549-51.
25. Iazbik MC, Go'mesochoa P, Westendorf N, Charske J, Couto CG. Effects of blood collection for transfusion on arterial blood pressure, heart rate, and PCV in cats. J Vet Inter Med. 2001 Jun; 21:1181-4.
26. Aubert I, Abrams-Ogg A, Sylvestre AM, Dyson DH, Allen D, Johnstone IB. The use of vascular access ports for blood collection in feline blood donors. The Can J Vet Res. 2011, Jan; 75(1):25-34.
27. Schumacher D. Idiosyncrasies in feline blood transfusion. Vet Tech. 2012 May; E1-E5.
28. Knottenbelt CM. The feline AB blood group system and its importance in transfusion medicine. J Feline Med Surg. 2001; 4:69-76.
29. Weingart C, Giger U, Kohn B. Whole blood transfusion in 91 cats: a clinical evaluation. J Feline Med Surg. 2004; 6:139-48.
30. Weingart C, Kohn B. Clinical use of a haemoglobin-based oxygen carrying solution (Oxyglobin) in 48 cats (2002-2006). J Feline Med Surg. 2008; 10:431-8.

211 Reações Transfusionais

Juliana Vieira

■ Introdução

A transfusão de sangue e dos hemocomponentes é uma prática terapêutica de grande importância em medicina veterinária, sendo por vezes o modo mais eficiente de tratamento para animais anêmicos ou com distúrbios hemodinâmicos. Experimentos envolvendo a transfusão de sangue total entre cães foram conduzidos primeiramente em meados do século 17. Embora a transfusão sanguínea em cães seja considerada relativamente segura, uma terapia inapropriada ou mal concebida pode resultar em complicações graves e potencialmente fatais.

A terapia transfusional é muito utilizada pelos clínicos veterinários, mas a pouca informação sobre os possíveis efeitos adversos, a dificuldade para obtenção rápida de doadores saudáveis e a existência de poucos bancos de sangue veterinários podem, erroneamente, contribuir para que os veterinários se tornem apreensivos quanto a esta modalidade terapêutica.

Avanços recentes relacionados com o uso da tipagem sanguínea, melhor conhecimento das técnicas para doação e administração do sangue, bem como da prevenção de doenças infecciosas transmissíveis pelo sangue e dos cuidados no transporte e armazenamento dos hemocomponentes favorecem o melhor entendimento dos veterinários sobre as reações transfusionais, minimizando sua ocorrência.

A proposta deste capítulo é discutir os aspectos da transfusão sanguínea em cães e gatos, capacitando o clínico veterinário a prevenir, diagnosticar e tratar possíveis reações transfusionais.

■ Considerações gerais

▪ Significância clínica das reações transfusionais

A incidência e a significância clínica das reações transfusionais em medicina veterinária são pouco documentadas. Em medicina humana, a ocorrência de reações transfusionais varia entre 0,5 e 20%.[1,2] Em estudo com 131 animais transfundidos no hospital veterinário The Animal Medical Center, 13% dos pacientes manifestaram algum tipo de reação.[3] Em estudo retrospectivo realizado de 1988 a 1991 (University of Minnesota Veterinary Teaching Hospital), 2,9% dos animais transfundidos manifestaram reação (20 reações em 680 unidades transfundidas).[4] Dessas reações, 85% foram classificadas como hipersensibilidade aguda, 10% reações de hemólise tardia e apenas 5% foram classificadas como reação hemolítica aguda. No Brasil, realizou-se estudo retrospectivo no período de 2006 a 2008, com 186 transfusões distribuídas de acordo com a necessidade do animal de um ou mais hemocomponentes (concentrado de hemácias, sangue total ou concentrado de plaquetas).[5] Foram documentadas 28,49% de ocorrências de algum tipo de manifestação de reação imunológica aguda, sendo que 20,93% delas reações decorreram da administração de concentrado de hemácias, 45,94% da transfusão de concentrado de plaquetas e 45% da transfusão de sangue total (Figura 211.1). A distribuição das diferentes manifestações, de acordo com o hemocomponente transfundido, está demonstrada na Figura 211.2.

A incidência de reações transfusionais pode ser reduzida seguindo-se as normas apropriadas para uso de produtos sanguíneos. Um dos métodos mais importantes para evitar uma reação é minimizar a transfusão de produtos desnecessários ao paciente. Após a decisão de iniciar uma terapia transfusional, o clínico deve escolher cuidadosamente o hemocomponente a ser transfundido. Estudos recentes em medicina humana e veterinária documentam um grande decréscimo da utilização de sangue total, relacionado com o grande aumento do emprego dos hemocomponentes fracionados do sangue para terapia transfusional específica.[6]

As reações transfusionais são caracterizadas como imunológicas ou não imunológicas, e posteriormente divididas como de ocorrência aguda ou tardia[7] (Quadro 211.1). Uma

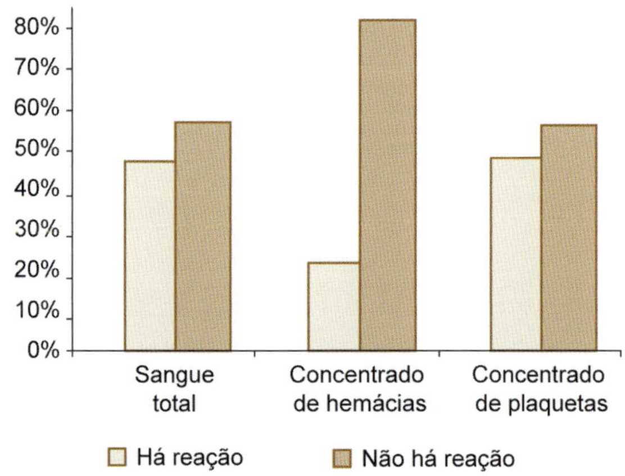

Figura 211.1 Ocorrência de reações transfusionais.

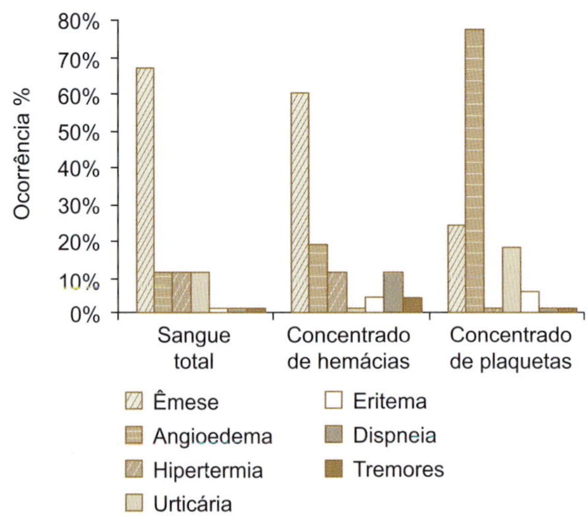

Figura 211.2 Reações transfusionais imunológicas agudas.

Quadro 211.1 Divisão das reações transfusionais.

Reações	Aguda	Tardia
Imunológicas	Reação hemolítica aguda Hipersensibilidade aguda Sensibilidade plaquetária Sensibilidade leucocitária Lesão pulmonar (TRALI)	Hemólise tardia Púrpura pós-transfusional Isoeritrólise neonatal Imunossupressão
Não imunológicas	Sobrecarga circulatória Contaminação bacteriana Toxicidade-citrato Coagulopatia Hiperamonemia Hipotermia Embolismo aéreo Microembolismo pulmonar Acidose	Hemossiderose Transmissão de doenças infecciosas

TRALI = *transfusion reaction acute lung injury*.

reação aguda é mais comum imediatamente ou horas após a transfusão, porém, em alguns casos, pode se manifestar depois de 48 h.[8]

Reações transfusionais imunológicas agudas

Reação transfusional hemolítica aguda

Fisiopatologia

Antígenos específicos na membrana eritrocitária de cães e gatos podem interagir com anticorpos presentes no plasma dos animais receptores de transfusão, resultando em hemólise. Mais raramente, pode surgir uma reação hemolítica quando os anticorpos no plasma do animal doador reagem contra as hemácias (eritrócitos) do animal receptor. A pequena quantidade de plasma existente nos hemocomponentes transfundidos minimiza a possibilidade de que isso ocorra, salvo quando se faz necessária a transfusão de grandes quantidades de plasma. Em cães, os antígenos *DEA* 1.1 e 1.2 são os maiores responsáveis pela hemólise aguda. Em gatos, devido aos anticorpos naturais para os tipos A e B, poderá haver uma reação hemolítica aguda já durante a primeira transfusão entre animais de grupos sanguíneos divergentes, mesmo com pequena quantidade de hemácias transfundidas.

Em cães, esse tipo de reação é mais raro na primeira transfusão do animal, devido à baixa incidência de anticorpos naturais para os tipos sanguíneos *DEA* 1.1 e *DEA* 1.2. Entretanto, existem descobertas recentes de novos antígenos eritrocitários. A existência de relatos de anticorpos naturais contra outros antígenos do grupo *DEA* sugere maior atenção para a possibilidade de hemólise aguda na primeira transfusão em cães. Os gatos tipo AB devem, preferencialmente, receber sangue de gatos AB ou concentrado de hemácias tipo A. Deve-se evitar o sangue total, pois pode haver anticorpos contra o tipo B (e a hemácia AB do gato tem tanto o antígeno A como o B). Não se deve utilizar sangue, nem mesmo concentrado de hemácias, de gatos B para um receptor AB, pois níveis mínimos de anticorpos anti-A causarão efeitos adversos graves no receptor AB, visto que os animais do grupo B apresentam maior concentração de anticorpos anti-A. Em contrapartida, eritrócitos tipo B transfundidos para gatos tipo A podem durar até 2 dias no animal receptor, pois o baixo título de anticorpos anti-B causa, predominantemente, hemólise extravascular sem ativação do sistema complemento. A vida média das hemácias transfundidas é de aproximadamente 21 (cães) e 35 dias (gatos), desde que respeitada a compatibilidade entre os antígenos eritrocitários mais imunogênicos (*DEA* 1, 3, 5 e 7). A incompatibilidade sanguínea pode resultar em hemólise aguda em minutos, com total destruição das hemácias transfundidas em até 12 h, ou em redução da viabilidade transfusional após 3 a 10 dias.[9,10]

O grau de gravidade de uma reação hemolítica depende da classe de imunoglobulina envolvida (IgG-IgM), da quantidade de hemácias transfundidas, da atuação do sistema complemento e do local de ocorrência (intra ou extravascular). Os anticorpos da classe IgM têm alta capacidade de fixação ao complemento, tendo, portanto, grande potencial de lise celular. Anticorpos IgG devem existir em altas concentrações para ativar o sistema complemento e causar hemólise intravascular. A ativação da cascata do complemento até C5-C9 resulta em penetração da membrana eritrocitária, lise e liberação de anafilatoxinas C3a e C5a. Os mecanismos responsáveis pela gravidade da hemólise intravascular aguda estão diretamente relacionados com alterações hemodinâmicas significativas. A ativação do sistema hemostático e a liberação de substâncias vasoativas causadas pela hemólise são os dois principais mecanismos implicados. A combinação destes mecanismos pode provocar coagulação intravascular disseminada (CID), choque e falência renal aguda.

Manifestações clínicas

Os sintomas associados à hemólise aguda transfusional podem ser muito variáveis. Os animais podem apresentar, durante ou após a transfusão, pirexia, com aumento de 1°C, taquicardia, salivação, tremores, fraqueza, êmese, dispneia, colapso agudo, hipotensão, convulsões e taquicardia/bradicardia. Nenhum destes sinais é patognomônico de hemólise aguda, porém, a observação de possível falência renal com diminuição do débito urinário, hemoglobinemia e hemoglobinúria pode ser indício mais forte, mas não diagnosticados com pequeno volume transfundido. Os gatos podem defecar e urinar como manifestação inicial de hemólise aguda; outros sinais são depressão, bradicardia, dispneia, arritmia cardíaca, vocalização e salivação. A fisiopatologia dessas manifestações pode ser explicada pelos eventos mediados pelos complexos antígeno-anticorpo (Figura 211.3).

O complexo antígeno-anticorpo formado entre as hemácias transfundidas e os anticorpos do receptor estimulam a ativação de vários sistemas. Além do complemento, antígeno-anticorpo, ativam o fator XII, que ativa o sistema de coagulação intrínseco, contribuindo para que substâncias trombóticas sejam liberadas de leucócitos e plaquetas. Os fosfolipídios liberados da degradação da membrana eritrocitária exercem atividade pró-coagulante, favorecendo o aparecimento de CID. A hemólise como fator individual não é capaz de acarretar CID. A liberação de citocinas por monócitos ativados também contribui para trombose. A transfusão de sangue incompatível pode levar à formação de microtrombos em rins, pulmões e capilares intestinais. É frequente a observação de diarreia sanguinolenta secundária à trombose intestinal.

As anafilatoxinas C3a e C5a estimulam a liberação de serotonina e histamina pelos mastócitos e plaquetas. A interação entre o fator XII e a calicreína resulta na produção de bradicinina. Estas substâncias vasoativas causam dilatação arteriolar e aumento da permeabilidade capilar, induzindo hipotensão. Catecolaminas, como a norepinefrina, são produzidas pelo sistema nervoso simpático e liberadas pela medula adrenal, em resposta à hipotensão. Estas catecolaminas promovem vasoconstrição renal, intestinal, pulmonar e cutânea. A formação de trombos pela CID, somada à vasoconstrição, agrava os danos aos tecidos, resultando em falência dos órgãos

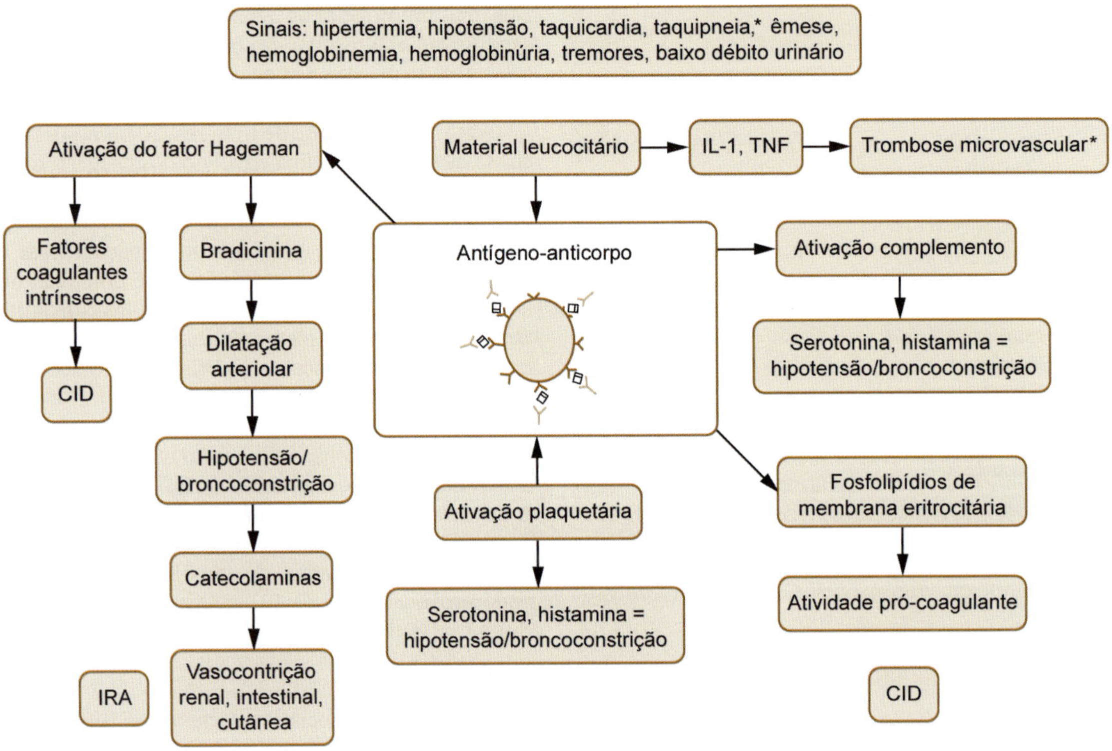

Figura 211.3 Reação transfusional hemolítica aguda. *CID* = coagulação intravascular disseminada; *IL-1* = interleucina-1; *IRA* = insuficiência renal aguda; *TNF* = fator de necrose tumoral.

vitais. Em pacientes anestesiados, a queda da pressão arterial não responsiva aos fármacos vasoativos, a hemoglobinúria e o baixo débito urinário podem ser os únicos sinais de uma reação hemolítica aguda.

Falência renal aguda pode decorrer da grande quantidade de hemoglobina livre circulante, que atravessa livremente o glomérulo e se deposita nos túbulos contornados proximais, levando à lesão celular. Além disso, os complexos antígenos-anticorpos contribuem para deposição de microtrombos, vasoconstrição renal e hipotensão sistêmica, resultando em isquemia e hipoperfusão dos rins.

Prevenção, diagnóstico e tratamento da reação hemolítica aguda

A tipagem sanguínea e o teste de compatibilidade devem ser feitos antes de qualquer transfusão de hemácias. Apesar de os cães apresentarem baixa incidência de anticorpos naturais para o grupo *DEA* 1.1 e 1.2, a realização do teste de compatibilidade desde a primeira transfusão assegura ao clínico descartar uma possível reação de hemólise aguda em casos de manifestações durante o procedimento transfusional. Em muitos casos, os sinais clínicos se assemelham a esse tipo de reação, como em outras reações imunológicas agudas ou não imunológicas. Em gatos, a tipagem e o teste de compatibilidade são obrigatórios para evitar a hemólise aguda. O teste de compatibilidade detecta qualquer anticorpo hemaglutinante ou hemolisante em títulos significantes no plasma, direcionado contra os eritrócitos. Em gatos, os aloanticorpos naturais maternos são transferidos pelo colostro até 16 h após o nascimento, e os filhotes desenvolvem aloanticorpos em poucas semanas de idade. Esta resposta imune pode ser gerada por semelhanças entre os antígenos bacterianos e os presentes nos alimentos. Todos os gatos de tipo sanguíneo B apresentam altos títulos de anticorpos anti-A (> 1:32) depois de 3 meses de idade; portanto, uma transfusão de hemácias de doadores tipo A para receptores tipo B acarreta grave hemólise aguda.

O paciente deve ser cuidadosamente monitorado durante a transfusão. Nos 30 min iniciais, a temperatura corporal, as frequências cardíaca e respiratória devem ser observadas a cada 5 a 10 min. A velocidade de infusão inicial deve ser lenta, podendo ser aumentada após 30 min, de acordo com o paciente. Quanto mais rápido for infundido o sangue, maior quantidade de hemácias entrará em contato com os anticorpos do receptor e mais grave será a reação. O histórico de transfusões e gestações anteriores pode contribuir para a suspeita de reação de hemólise aguda quando o clínico não dispuser de testes de tipagem e compatibilidade sanguínea. Havendo manifestação de um ou mais dos sinais citados o clínico deve imediatamente parar a transfusão e estabelecer as hipóteses diagnósticas, descartando outros tipos de reações. O volume e a velocidade de infusão devem ser verificados, assim como a presença de hemólise no receptor ou na unidade transfundida antes da transfusão. Hemólise térmica, hemólise mecânica e possível contaminação do sangue também devem ser verificadas. Os receptores com azotemia grave podem hemolisar rapidamente as hemácias transfundidas, já que os compostos nitrogenados em alta concentração provocam hemólise.

Quando o quadro clínico evolui para hipotensão e hipoperfusão renal, fluidoterapia agressiva e fármacos vasoativos devem ser administrados. Indicam-se baixas doses de furosemida (1 a 2 mg/kg) ou dopamina (< 5 μg/kg/min) a quadros de oligúria ou anúria, para melhorar a perfusão renal e manter o débito urinário maior que 2 mℓ/kg/h. Quando se suspeita de CID (hemólise, trombocitopenia, dispneia, tempo de coagulação prolongado), sugere-se terapia com heparina na dose de 50 a 100 U/kg subcutaneamente, associada à transfusão de plasma fresco congelado ou crioprecipitado.

Reação transfusional hemolítica tardia

A reação de hemólise tardia resulta da opsonização das hemácias transfundidas por anticorpos IgG presentes no doador, com consequente destruição destas células pelo sistema monocítico fagocitário no fígado e no baço. Esse tipo de hemólise, diferentemente da hemólise que ocorre dentro dos vasos sanguíneos, é classificado como hemólise extravascular. Em cães, a hemólise tardia pode ser observada entre 3 e 5 dias depois da transfusão. Cães sensibilizados (transfusão prévia ou gestação) para os antígenos *DEA* 3, 5 e 7 podem produzir anticorpos para estes antígenos eritrocitários, ou anticorpos naturais contra esses antígenos nos receptores, resultando em hemólise tardia quando transfundidos com hemácias desses tipos sanguíneos.[11,12] Em cães e gatos, a vida média das hemácias transfundidas é, respectivamente, 21 e 35 dias; entretanto, havendo hemólise tardia, os valores do volume globular (VG) médio declinam rapidamente. Vale ressaltar que animais anêmicos podem apresentar anemia hemolítica como fator causal da anemia. Em tais casos, pode-se confundir a queda do VG com reação de hemólise tardia por incompatibilidades de grupos sanguíneos. Além disso, na reação de hemólise tardia apenas as hemácias transfundidas serão fagocitadas no baço e no fígado, e não as hemácias do animal receptor. Nos casos em que animais anêmicos fazem uma primeira transfusão, sem gestação prévia, e apresentam queda precoce dos valores de VG, pode-se suspeitar de reação hemolítica tardia (salvo aqueles em que há hemólise antes da transfusão).

Os gatos de tipo sanguíneo A podem apresentar hemólise tardia após transfusão de hemácias tipo B, já que têm baixos títulos de anticorpos anti-B, sendo a duração média das hemácias transfundidas de aproximadamente 2 dias. Em adição aos aloanticorpos preexistentes nos gatos para o sistema AB, outros antígenos eritrocitários podem, potencialmente, induzir reação de hemólise tardia, com retirada das hemácias transfundidas circulantes entre 7 e 21 dias. Entretanto, este tipo de reação não tem sido clinicamente documentado em gatos, apesar de que tal fato não deva ser atribuído à inexistência de hemólise tardia nessa espécie. Comparativamente com os cães, há baixa frequência de procedimentos transfusionais em gatos, e a baixa disponibilidade de tipagem sanguínea e do acompanhamento dos animais transfundidos prejudica a documentação de possíveis reações transfusionais.

Manifestações clínicas

Em geral, as consequências de uma reação de hemólise tardia variam de manifestações subclínicas a médias. A hipertermia é uma das alterações clínicas mais observadas, mas a anorexia e a icterícia também podem ser notadas. O decréscimo do VG concomitantemente com hiperbilirrubinemia e bilirrubinúria pode ser sinal consistente de hemólise tardia. O teste de Coombs positivo é um forte indício desse tipo de reação, mas em pacientes com anemia hemolítica imunomediada como doença de base pode ser difícil fazer o diagnóstico diferencial, já que o processo mascara a reação.

Prevenção e tratamento

As reações de hemólise tardia tendem a ser discretas. Dessa forma, o tratamento do paciente deve ser sintomático. O mais grave efeito da hemólise tardia pode ser a exacerbação da anemia preexistente. Em cães, preconiza-se a utilização de doadores negativos para os grupos *DEA* 1, *DEA* 3, *DEA* 5 e *DEA* 7; entretanto, as dificuldades em conseguir doadores de sangue e o custo para realização de tipagem sanguínea no Brasil dificultam essa medida preventiva. Em gatos, obrigatoriamente utilizam-se doadores do mesmo grupo sanguíneo que os receptores. Além disso, deve ser feito o teste de compatibilidade sempre antes do procedimento, desde a primeira transfusão para cães e gatos, pois os grupos antigênicos não estão totalmente esclarecidos e os anticorpos formam-se em cerca de 4 a 10 dias após a sensibilização. É importante salientar que baixos títulos de anticorpos podem não ser detectados no teste de compatibilidade, e poderá ocorrer reação de hemólise tardia mesmo com um resultado compatível. Um teste compatível significa apenas que não foram encontrados anticorpos direcionados aos antígenos eritrocitários nas hemácias dos animais doadores. O teste não previne a sensibilização após a transfusão, tampouco detecta anticorpos direcionados a leucócitos e plaquetas.

Reação de hipersensibilidade aguda

Fisiopatologia

A reação de hipersensibilidade aguda pode decorrer de um ou mais dos mecanismos seguintes: liberação de substâncias pré-formadas por células do receptor, como mastócitos, plaquetas, basófilos, neutrófilos e macrófagos (histamina, serotonina e grânulos lisossômicos); ativação do sistema das cininas (bradicinina) por fatores plasmáticos (fator XII); produção de mediadores inflamatórios (prostaglandinas, leucotrienos, fator de ativação plaquetária, óxido nítrico e citocinas) da membrana de mastócitos; ativação do sistema complemento e produção de anafilatoxinas (Figura 211.4).

As reações de hipersensibilidade podem ser consideradas anafiláticas ou anafilactoides. As reações anafiláticas são classificadas como hipersensibilidades tipo I, e mediadas por anticorpos da classe IgE. As reações anafilactoides também estão relacionadas com a indução de resposta alérgica, mas não são mediadas por IgE. Os anticorpos IgE têm a habilidade de ativar os mastócitos, fazendo com que estas células liberem ou produzam uma variedade de substâncias vasoativas (histamina, serotonina, calicreína e proteases), que podem ativar o sistema complemento para formar anafilatoxinas (C3a e C5a). A liberação de substâncias vasoativas associada à liberação de leucotrienos, prostaglandinas e fator de ativação plaquetária da membrana dos mastócitos é capaz de acarretar hipotensão, broncoconstrição, prurido, eritema e aumento da permeabilidade vascular. O mecanismo exato da reação anafilactoide não está bem esclarecido, mas se acredita que os fatores plasmáticos de contato, que ativam o sistema das cininas e levam à liberação de aminas vasoativas, sejam os responsáveis por essas reações generalizadas imediatas.

A transfusão de plasma e de hemocomponentes contendo plasma frequentemente tem sido associada às reações de hipersensibilidade aguda. As substâncias utilizadas para preservação do sangue, os aloantígenos contidos no plasma (C4, albumina, fatores plasmáticos e outras proteínas) ou as imunoglobulinas podem causar hipersensibilidade aguda. Reações de hipersensibilidade aguda secundárias à transfusão de IgA para pacientes deficientes desta imunoglobulina e que apresentam anticorpos anti-IgA é uma das maiores preocupações em medicina humana, mas não há relatos em cães e gatos. Alguns animais atópicos ou raças com deficiência de IgA têm alto risco de apresentar esse tipo de reação.

Manifestações clínicas

As alterações clínicas apresentadas por animais com reação de hipersensibilidade aguda podem variar de discretas alterações na pele até graves manifestações cardiopulmonares. A reação pode surgir nos primeiros minutos da transfusão ou em até 24 h. Urticária (Figura 211.5) é o sinal clássico

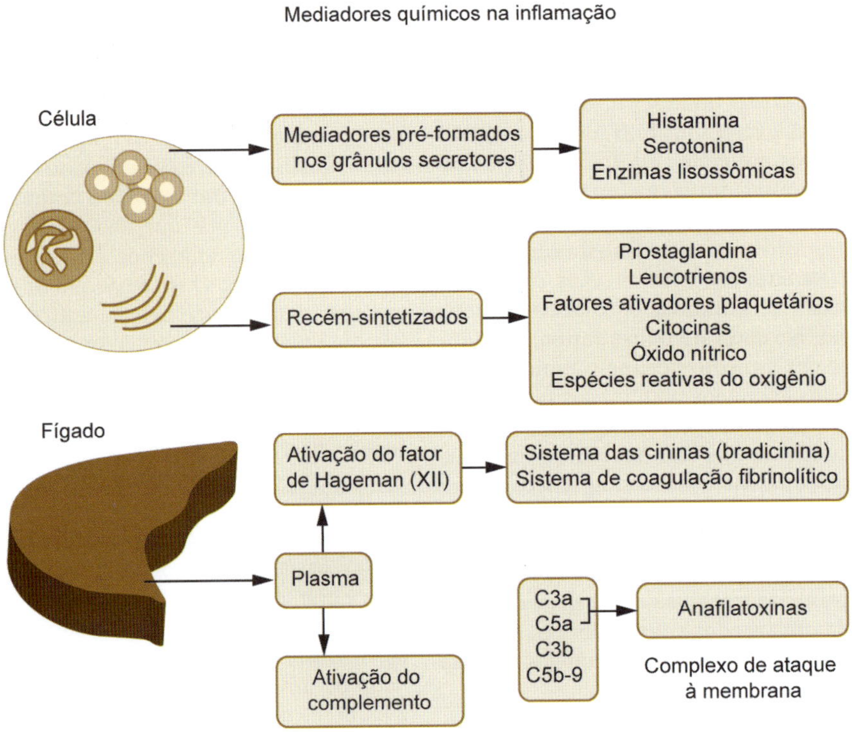

Figura 211.4 Mediadores químicos na inflamação.

em cães, mas prurido, eritema (Figura 211.6), angioedema (Figura 211.7), êmese, dispneia, broncoconstrição e choque também são frequentes. Em gatos, alterações respiratórias manifestam-se mais comumente. A variedade de manifestações clínicas pode dificultar ao clínico diagnosticar uma reação de hipersensibilidade aguda, já que outras reações podem apresentar sinais semelhantes. Nestes casos, a associação entre o hemocomponente que está sendo transfundido ao animal e as alterações clínicas apresentadas pode facilitar ao clínico diferenciar o tipo de reação. Assim, por exemplo, quando um animal recebe uma transfusão de concentrado de hemácias, a probabilidade de uma reação de hipersensibilidade aguda é muito menor, comparativamente com os outros hemocomponentes. Os hemocomponentes que contêm maiores quantidades de plasma, como sangue total, concentrado de plaquetas e plasma fresco congelado, têm maior probabilidade de estimular esse tipo de reação.

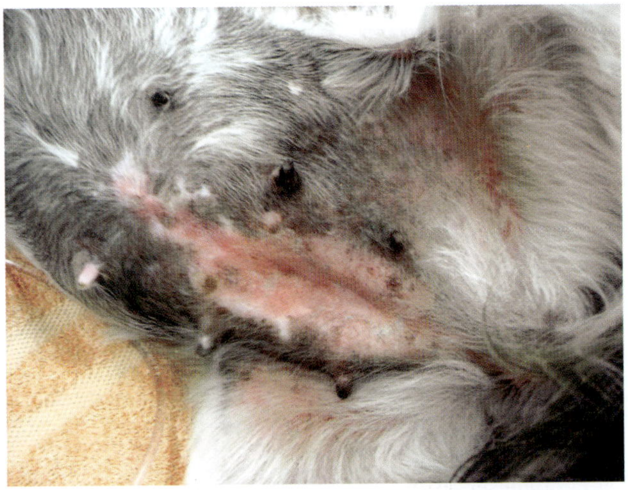

Figura 211.6 Cão com eritema.

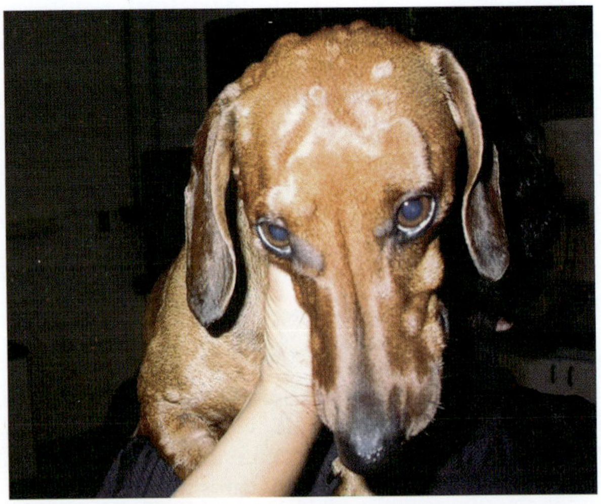

Figura 211.5 Cão com urticária.

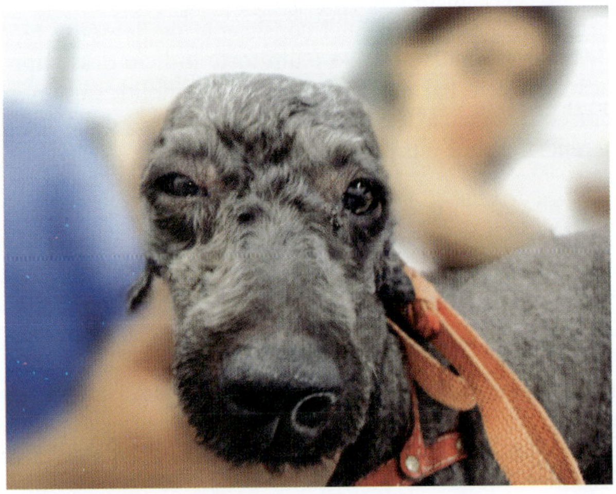

Figura 211.7 Cão com angioedema.

Prevenção e tratamento

Havendo qualquer manifestação clínica, o primeiro passo a ser dado é a interrupção temporária da transfusão e a observação do animal. Reações como urticária, eritema, angioedema e prurido podem ser tratadas com a administração intravenosa ou subcutânea de dexametasona (0,5 a 1 mg/kg) ou difenidramina (2 mg/kg por via intramuscular). Se os sinais cessarem após o tratamento, a transfusão poderá ser continuada cuidadosamente. Ocorrendo sinais graves como choque, dispneia e broncoconstrição intensa, podem-se administrar dexametasona em doses elevadas (4 a 6 mg/kg por via intravenosa [IV]) e epinefrina (0,01 mg/kg IV), e a interrupção da transfusão deve ser mantida. A prevenção pode ser feita com difenidramina (2 mg/kg/SC por via subcutânea [SC] ou intramuscular [IM]) ou dexametasona (0,5 a 1 mg/kg SC), 15 a 30 min antes da transfusão. O uso de difenidramina intravenosamente pode resultar em hipotensão.

Reações de sensibilidade leucocitária/plaquetária

As reações de sensibilidade aos leucócitos e plaquetas são também chamadas de reações não hemolíticas febris (RNHF). Em medicina humana estas reações são as complicações mais comuns durante os procedimentos transfusionais. Atribuem-se essas reações à interação entre antígenos leucocitários ou plaquetários e anticorpos. O mecanismo exato que induz a ocorrência das RNHF não está completamente esclarecido, mas a liberação de pirógenos endógenos como a interleucina-1(IL-1) por leucócitos ativados após interação antígeno-anticorpo parece ser um dos fatores predisponentes. Além disso, a ligação antígeno-anticorpo resulta na ativação do sistema complemento, levando à produção de anafilatoxinas (C3a e C5a).

As reações de sensibilidade plaquetária podem surgir durante a transfusão de sangue total e concentrado de plaquetas; já a sensibilidade leucocitária é mais comum com a transfusão de sangue total e plasma. Mais raramente, o concentrado de hemácias pode causar sensibilidade leucocitária, pois este hemocomponente apresenta quantidades ínfimas de plasma e reduzidas de leucócitos. O aumento de 1°C na temperatura corporal do animal, quando nenhum outro motivo de hipertermia for encontrado, é um dos sinais mais frequentes desse tipo de reação. Em geral, há febre nos primeiros 30 min de transfusão, podendo aumentar após 8 h depois do procedimento, perdurando até 12 h. Êmese e tremores corporais também podem ser vistos.

Lesão pulmonar aguda relacionada com a transfusão

A interação antígeno-anticorpo pode levar também ao acúmulo de leucócitos nos pulmões, resultando em sinais respiratórios graves. Este tipo de lesão pulmonar, mais conhecido como TRALI (*transfusion reaction acute lung injury*), tem sido documentado em humanos, mais precisamente em pacientes politransfundidos, sendo a principal causa de óbito de pacientes humanos por reação transfusional.[13] Embora não haja consenso definitivo, a TRALI é considerada uma séria complicação relacionada com a transfusão de hemocomponentes que contenham plasma. A reação é caracterizada por insuficiência respiratória aguda, edema pulmonar bilateral e intensa hipoxemia, sem comprometimento cardíaco, durante ou em 6 h após a transfusão. Não há relatos específicos de TRALI em medicina veterinária até junho de 2013.

Ainda que o exato mecanismo patológico da TRALI não seja totalmente conhecido, nem exista consenso quanto à patogênese, existem crescentes evidências de que essa reação possa ser desencadeada por dois mecanismos distintos. Inicialmente, propôs-se que a reação seria mediada imunologicamente pela ligação de anticorpos provenientes do doador a antígenos leucocitários do receptor. Esses anticorpos são direcionados contra antígenos específicos de neutrófilos humanos (HNA, *human neutrophil antigens*) e/ou antígenos leucocitários humanos (HLA, *human leukocyte antigens*) e estão presentes, em sua maioria, em componentes ricos em plasma, principalmente provenientes de doadoras multíparas (com 3 ou mais gestações), que são quase sempre imunizadas contra antígenos leucocitários durante a gravidez.[2,9] Em aproximadamente 6% dos casos de TRALI de etiologia imunológica, os anticorpos são provenientes do receptor.[10] No receptor, os aloanticorpos (anti-HLA e/ou anti-HNA) ativam a cascata do complemento, resultando em ativação e sequestro de polimorfonucleares para a microcirculação pulmonar.[14-16]

Os anticorpos antileucocitários podem também induzir a uma resposta direta dos neutrófilos, mostrando que a ativação do complemento não é um pré-requisito para indução de TRALI.[17] Os neutrófilos ativados, presentes na microcirculação pulmonar, provocam resposta oxidativa e citotóxica por meio da liberação de espécies reativas de oxigênio e citocinas que causam dano celular endotelial e aumento da permeabilidade vascular. Dessa maneira, ocorre profundo vazamento capilar de fluidos dentro dos alvéolos, provocando edema pulmonar.[14-18] Outro mecanismo tem sido sugerido, implicando moléculas inflamatórias, predominantemente produtos lipídicos, oriundos da degradação celular e acumulados durante a estocagem de produtos celulares sanguíneos, desencadeando a TRALI por intermédio de uma reação não imunológica.[19]

Embora se considere que a TRALI seja desencadeada por um mecanismo imunológico, em 11 a 39% dos casos nenhum anticorpo contra antígenos leucocitários está presente nem no doador, nem no receptor, sugerindo um mecanismo não imunológico que possa desencadear tal reação. Acredita-se que a reação seria desencadeada pela infusão de lipídios biologicamente ativos durante a transfusão de produtos sanguíneos estocados, geralmente em pacientes com complicações clínicas, tais como doenças hematológicas malignas e doenças cardíacas.[10] Esses lipídios são capazes de ativar granulócitos, desencadeando um processo oxidativo e lesão tecidual, resultando em edema e insuficiência pulmonar.[18]

De acordo com diversos estudos recentes, sugere-se que a TRALI seja causada por dois eventos independentes. Um deles seria a predisposição clínica do paciente, como cirurgia, trauma e infecção grave, que levaria à produção de mediadores inflamatórios, ativando o endotélio pulmonar, resultando em sequestro de neutrófilos para o pulmão. O segundo evento envolveria a infusão de anticorpos específicos para neutrófilos aderidos ao pulmão ou a infusão de modificadores da resposta biológica, incluindo compostos lipofílicos, também capazes de ativar os neutrófilos aderidos.[15]

A TRALI é relativamente rara em humanos, observada em cerca de 1:5.000 unidades transfundidas. Em cães e gatos não existem relatos documentados de tal ocorrência, entretanto, é importante que o clínico veterinário esteja familiarizado com esse tipo de reação que acomete pacientes humanos pois, apesar de rara, a TRALI não está totalmente descartada em medicina veterinária. Soma-se a isso o fato de que esse tipo de reação costuma ser interpretado erroneamente pelo clínico veterinário, que a pode confundir com outras reações não imunológicas, como sobrecarga circulatória, contaminação bacteriana e administração equivocada dos hemocomponentes.

Manifestações clínicas e tratamento

Muitas das reações são discretas e transitórias; assim, quando o sinal observado é apenas hipertermia discreta, deve-se interromper a transfusão e administrar antipiréticos e dexametasona (0,5 a 1 mg/kg por via intravenosa, intramuscular ou subcutânea). A transfusão poderá ser continuada se os sinais não se agravarem. Havendo alterações respiratórias, a transfusão deverá ser interrompida e o animal deverá ser inspecionado para edema pulmonar por meio de auscultação e exame radiográfico do tórax. Em casos graves de dispneia, indica-se assistência ventilatória e a transfusão deve ser descontinuada. Para pacientes que já apresentaram reações febris em transfusões anteriores, indica-se dexametasona (1 mg/kg SC) antes da transfusão, porém não se encoraja o uso deste fármaco rotineiramente como pré-tratamento.

Tratamento da TRALI

O tratamento da transfusion reaction acute lung injury (TRALI) em medicina humana baseia-se na manutenção do equilíbrio hemodinâmico do paciente e na aplicação de suporte ventilatório o mais cedo possível.[14] Em casos leves de TRALI, a melhora clínica geralmente é conseguida apenas com oferta de oxigênio nasal; porém, nos mais graves, em aproximadamente em 70% dos pacientes é necessário intubação orotraqueal com ventilação mecânica. A utilização de diuréticos permanece controversa e, como alguns pacientes se beneficiam com a administração de fluidos, estes medicamentos não deveriam ser usados, pois podem ser prejudiciais.[10,14] Em pacientes humanos com em insuficiência pulmonar aguda e síndrome da angústia respiratória aguda (SARA), o tratamento com corticosteroides, anti-inflamatórios não esteroides e surfactante, entre outros, não mostra nenhum benefício para TRALI.[14,15] Vale ressaltar que, em medicina veterinária, não há, até o momento, relatos documentados da ocorrência de TRALI, e em nossa rotina, apesar do acompanhamento de um elevado número de transfusões (plasma, sangue total, concentrado de plaquetas e concentrado de hemácias), não foram observadas manifestações clínicas de TRALI.

Reações transfusionais imunológicas tardias

Púrpura pós-transfusional

Púrpura pós-transfusional (PPT) é uma reação que leva ao quadro de trombocitopenia (< 10.000/ℓ) em torno de 1 semana depois da transfusão. É um evento raro em medicina humana, com cerca de 200 casos documentados. Em medicina veterinária, a incidência desse tipo de reação é desconhecida, e em nossa rotina clínica não foi observado nenhum caso de PPT nos últimos 4 anos.

A fisiopatologia da PPT está relacionada com a formação de anticorpos antiplaquetários que se direcionam tanto às plaquetas do doador quanto às do receptor, podendo a trombocitopenia persistir de 10 dias a 2 meses.

Tratamento

A púrpura pós-transfusional geralmente é uma doença autolimitante. Em casos graves, em que o paciente apresente sinais como petéquias, hematúria, hemorragia escleral e craniana, indica-se terapia baseada em plasmaférese e em imunoglobulina intravenosa. É importante o diagnóstico diferencial entre outras causas de trombocitopenia.

Isoeritrólise neonatal

A doença hemolítica do recém-nascido resulta da sensibilização das fêmeas prenhes aos antígenos presentes na membrana eritrocitária dos filhotes, que têm grupos sanguíneos incompatíveis com os das mães. Nos cães, fêmeas prenhes *DEA* 1-negativas desenvolvem anticorpos contra os antígenos eritrocitários pertencentes a este grupo sanguíneo após o nascimento de filhotes *DEA* 1-positivos. Desse modo, em uma segunda gestação, filhotes *DEA* 1 nascidos da mesma fêmea poderão adquirir os anticorpos anti-*DEA* 1 em grande quantidade ao consumirem o colostro nas primeiras 24 h de vida. Estes anticorpos têm a capacidade de causar hemólise intensa em tais filhotes. Fêmeas sensibilizadas a partir de transfusões sanguíneas também podem causar isoeritrólise neonatal na primeira gestação. Em felinos, a existência de aloanticorpos naturais para os grupos sanguíneos torna esse tipo de reação mais frequente. Qualquer incompatibilidade sanguínea entre os filhotes e a fêmea poderá acarretar hemólise nos gatinhos após mamarem o colostro das mães. Uma circunstancial importância é o acasalamento de fêmeas tipo B com machos tipo A. Os filhotes tipo A nascidos dessas fêmeas absorverão quantidades suficientes de anticorpos anti-A de suas mães, desenvolvendo graves sinais de hemólise nos primeiros dias de vida.

Manifestação clínica

Fraqueza, falha no crescimento e hemoglobinúria são os primeiros sinais a notar nos filhotes. Exames laboratoriais podem acusar hemoglobinemia, esferocitose e teste de Coombs positivo.

Prevenção e tratamento

Os sinais de hemólise devem ser rapidamente controlados, caso contrário os filhotes podem morrer em 2 a 3 dias. Os filhotes devem receber suporte para manutenção do débito urinário, oxigenação e pressão sanguínea. Poderá ser necessária a correção da anemia com transfusão de sangue compatível com os filhotes. Os filhotes deverão ser separados das mães durante 72 h ou dentro do tempo-limite da possibilidade de absorção do colostro. A alimentação deverá ser continuada com leite proveniente de possíveis fêmeas compatíveis ou leite de vaca diluído associado ao sucedâneo.

Para prevenir a isoeritrólise neonatal deve-se impedir o acasalamento de machos e fêmeas de grupos sanguíneos divergentes. Em cães, deve-se evitar a gestação de fêmeas que já receberam alguma transfusão sanguínea.

Imunossupressão

Interações ainda não perfeitamente esclarecidas entre os leucócitos do doador ou seus fatores plasmáticos e o sistema imune do receptor são possibilidades sugeridas para a etiologia da imunomodulação após transfusão em medicina humana. Mesmo em medicina a incidência dessa reação é desconhecida. Em pacientes humanos recém-transfundidos nota-se maior sobrevida de transplantes renais, aumento nas taxas de infecção pós-operatória e aumento na taxa de recorrência de tumores após sua ressecção cirúrgica.[20]

A prevenção é ainda controversa, mas se baseia na utilização de hemocomponentes específicos, dando-se preferência ao concentrado de hemácias em vez do sangue total, ou utilizando-se hemocomponentes leucorreduzidos.

Reações transfusionais não imunológicas agudas

Sobrecarga circulatória

Sobrecarga circulatória é o estado de hipervolemia induzida pela administração de grandes volumes sanguíneos ou por infusão rápida em pacientes normovolêmicos. A terapia transfusional pode levar a edema pulmonar agudo por sobrecarga de volume. O rápido aumento de volume é pouco tolerado por pacientes com comprometimento das funções cardíaca, renal, pulmonar e por aqueles com anemia crônica.

Manifestações clínicas

De maneira geral, os pacientes em sobrecarga circulatória apresentam alterações cardiovasculares como taquicardia, taquipneia, dispneia, ortopneia, cianose, hipertensão e tosse. Em casos graves, podem surgir edema pulmonar e insuficiência cardíaca congestiva. A êmese é outra manifestação que pode aparecer pela infusão rápida de componentes sanguíneos devido à liberação de neurotransmissores de células na zona-gatilho quimiorreceptora ou na mucosa intestinal suscetíveis à presença de substâncias no sangue. A urticária também pode se manifestar pela infusão rápida devido à degranulação de mastócitos.

Prevenção e tratamento

O uso apropriado da terapia transfusional e a velocidade adequada a cada paciente são as melhores formas de prevenir a sobrecarga circulatória. Em pacientes cardiopatas e nefropatas a infusão deve ser na velocidade de 2 a 4 mℓ/kg/h. Atenção especial deve ser dada à infusão em pacientes de pequeno porte e filhotes. Deve-se optar pelo concentrado de hemácias ao sangue total para esses pacientes. Em pacientes normovolêmicos de médio a grande porte, a infusão poderá na velocidade de 10 a 20 mℓ/kg/h. Caso o procedimento transfusional da bolsa sanguínea infundida ultrapasse o período máximo de quatro horas, a transfusão deverá ser interrompida e transfundida uma nova bolsa de sangue, evitando-se contaminação bacteriana.

Havendo manifestação clínica de sobrecarga circulatória, a transfusão deve ser interrompida e os sinais devem ser tratados. Furosemida, na dose de 2 a 8 mℓ/kg por via intravenosa, pode ser utilizada para aliviar o edema pulmonar. A pacientes gravemente dispneicos, deve-se oferecer suplementação com oxigênio. Antieméticos estão indicados a pacientes que apresentem vômito. Quando a manifestação clínica é discreta, a transfusão poderá ser continuada na velocidade indicada para o paciente.

Reações iatrogênicas por manuseio dos hemocomponentes

Hemólise na bolsa de sangue

A hemólise pode decorrer de alterações osmóticas, de temperatura ou contaminação bacteriana. A hemólise osmótica na bolsa de sangue ou no equipo de infusão pode resultar da adição de fármacos ou soluções hipotônicas, como água destilada e dextrose a 5%. As hemácias podem ser submetidas à hemólise mecânica se as unidades forem expostas a temperaturas impróprias durante transporte, armazenamento, estocagem e manuseio. Os componentes refrigerados a 4°C não devem manter contato com temperaturas inferiores, não devendo, portanto, ser armazenados em *freezer* ou transportados em contato direto com gelo. O choque térmico e o choque mecânico também influenciam a hemólise. O aquecimento desses produtos em banho-maria deve ser evitado, pois o controle da temperatura é, por vezes, de pouca confiabilidade.

Contaminação bacteriana

O sangue é um ótimo substrato para o crescimento bacteriano. A contaminação dos hemocomponentes pode se dever a vários fatores. A falha na antissepsia da pele durante a venopunção dos doadores, a entrada de ar contaminado durante a coleta de sangue, a existência de bacteriemia subclínica no doador e o armazenamento do sangue em local inadequado são fatores comuns para contaminação bacteriana. O reaproveitamento da bolsa de sangue, o tempo prolongado superior a 4 h de transfusão e a utilização de banhos-maria para aquecimento das bolsas frequentemente acarretam contaminação do sangue.

A multiplicação bacteriana é mais acentuada em componentes armazenados à temperatura ambiente (concentrado de plaquetas), sendo bactérias gram-positivas (*Staphylococcus e Streptococcus*) as mais isoladas desses componentes. Bactérias gram-negativas (*Pseudomonas*, *Yersinia*, *Citrobacter* e coliformes) são mais frequentes em componentes sob refrigeração. A multiplicação bacteriana na bolsa leva ao consumo de oxigênio, resultando em desnaturação da hemoglobina e lise eritrocitária, ocasionando mudança de coloração na bolsa, formação de coágulos e hemólise.

Comparativamente com a contaminação por bactérias gram-positivas, a infusão de bactérias gram-negativas pode acarretar consequências mais graves rapidamente. As endotoxinas bacterianas levam a uma complexa síndrome causada por alteração no transporte de oxigênio, na função do miocárdio e na perfusão periférica, devido à ativação de complemento, sistema das cininas e sistema de coagulação. As manifestações clínicas consistem em febre, hipotensão, hemólise, êmese, diarreia e CID. As alterações clínicas facilmente confundem-se com aqueles apresentados por animais com reação de hemólise aguda.

Os cuidados durante coleta, transporte, armazenamento e transfusão são as melhores medidas preventivas para evitar o choque séptico. Caso o animal apresente sinais compatíveis com contaminação bacteriana deve-se instituir o diagnóstico diferencial entre reação hemolítica aguda. O teste de compatibilidade e a tipagem sanguínea ajudam o clínico a excluir a hemólise por incompatibilidade sanguínea. Amostras do receptor e da bolsa de sangue devem ser coletadas imediatamente e enviadas para cultura bacteriana, mas, havendo possibilidade de sepse, devem ser instituídos cuidados de suporte e antibioticoterapia de amplo espectro.

Toxicidade pelo citrato

Citrato é o anticoagulante mais utilizado nas bolsas de sangue. O citrato na bolsa de sangue tem a capacidade de quelar o cálcio sérico do receptor, levando à redução do cálcio ionizado circulante. Com adequado funcionamento hepático, o citrato é rapidamente convertido em bicarbonato, porém, em pacientes com disfunção hepática ou em infusão rápida de grande volume de sangue, o paciente poderá desenvolver hipocalcemia. Os componentes como sangue total e plasma fresco congelado têm maior concentração de citrato.

Manifestações clínicas

Tremores, arritmia cardíaca e êmese são as alterações mais relacionadas com a hipocalcemia. O cálcio ionizado pode ser utilizado para confirmação. A hipocalcemia é transitória e rapidamente reversível. A velocidade de infusão deve ser reduzida e se deve utilizar o eletrocardiograma para acompanhamento do animal, principalmente quando é necessário o tratamento com gliconato de cálcio a 10% (5 a 150 mg/kg). O gliconato de cálcio não deve ser usado na mesma via de acesso da transfusão sanguínea, para evitar o contato do citrato com o cálcio e a consequente formação de coágulo.

Coagulopatias

A transfusão de grandes volumes de sangue estocado, deficiente em plaquetas, fatores de coagulação (V, VIII e XI) e fibrinogênio pode resultar em coagulopatia dilucional. Especialmente em pacientes no transoperatório, que recebem fluidoterapia agressiva e transfusão sanguínea, a coagulopatia dilucional pode ser fator agravante do sangramento. Durante a anestesia, a baixa temperatura corporal prejudica a atuação dos fatores de coagulação, e a fluidoterapia associada à transfusão de grandes volumes sanguíneos colabora para a instituição do sangramento. Nestes casos, a transfusão de plaquetas e de plasma fresco congelado tem efeito benéfico para controle do sangramento.

Hiperamonemia

No sangue estocado, os níveis de amônia se elevam e, eventualmente, podem ser tóxicos para o paciente. Tal complicação é rara, sendo mais significativa em animais com falência hepática, nos quais o fígado não metaboliza e não excreta a amônia de maneira adequada. Quando se transfundem pacientes com doenças hepáticas, deve-se optar por sangue estocado por curto período de tempo.

Hipotermia

A infusão de hemocomponentes em baixas temperaturas (< 4°C) pode acarretar significativa hipotermia em filhotes e animais de pequeno porte. Em animais adultos a hipotermia acontece geralmente em transfusão maciça de hemocomponentes refrigerados. A hipotermia grave pode resultar em arritmias cardíacas e morte súbita, caso a infusão seja realizada em rápida velocidade. Entretanto, o aquecimento do animal geralmente é suficiente para manutenção da temperatura. Em transfusões de emergência, o aquecimento da bolsa de sangue também pode ser feito, desde que com controle preciso da temperatura (37°C) e que se tomem os cuidados para evitar o contato da bolsa com a água.

Embolia aérea

Pode haver embolia gasosa se o sangue em um sistema aberto for infundido sob pressão ou se entrar ar em um cateter, enquanto bolsas e equipos estiverem sendo trocados. A infusão de grandes volumes de ar é necessária para causar manifestação clínica, e apenas volumes superiores a 100 mℓ são significativos para resultar em embolia fatal. A tosse e a dispneia aguda são as alterações clínicas mais comuns. Existindo suspeita de embolia gasosa, o animal deve ser colocado em decúbito lateral esquerdo com a cabeça em posição mais baixa, a fim de dispersar a bolha de ar na válvula pulmonar.

Microembolia pulmonar

Pode ocorrer formação de microcoágulos na bolsa de sangue durante coleta inadequada e homogeneização deficiente. O uso de equipos convencionais sem filtros permite que os microcoágulos formados entrem na circulação do receptor e se depositem na vasculatura pulmonar. A utilização do concentrado de hemácias sem diluição prévia também pode favorecer a infusão de êmbolos eritrocitários. Além disso, a diluição do concentrado de hemácias com soluções que contenham cálcio (p. ex., lactato de Ringer) pode levar à formação de coágulos pela ligação do citrato ao cálcio, mesmo que o citrato esteja presente em pequena quantidade. Microagregados de plaquetas, leucócitos e fibrina podem se formar no sangue estocado por mais de 7 dias. Estes microagregados têm cerca de 20 a 120 μm e não são removidos pelos filtros de 170 a 230 μm, mas o significado clínico dessas partículas como causadoras de microembolia pulmonar é extremamente controverso.[21] Os sinais clínicos de embolia pulmonar incluem dispneia grave e taquipneia.

Hiperpotassemia e hipopotassemia

As hemácias durante o armazenamento liberam potássio, aumentando os níveis deste íon na bolsa de sangue, com o passar do tempo. Raramente ocorre hiperpotassemia no receptor, devido à rápida diluição, redistribuição para o interior das células e excreção. Mais raramente, em pacientes transfundidos maciçamente, em neonatos ou em insuficientes renais, a hiperpotassemia pode ser significativa. Já o bicarbonato, metabolizado pela infusão excessiva do citrato presente nas bolsas de sangue, pode acarretar alcalose, levando a hipopotassemia secundária. Nenhum tratamento específico é necessário. Para pequenos volumes transfundidos, as hemácias estocadas podem ser utilizadas até a data de validade; para grandes volumes a serem infundidos no animal, ou para pacientes renais, prioriza-se a infusão de hemácias estocadas entre 7 e 10 dias. Os cães da raça Akita apresentam maiores concentrações de potássio intraeritrocitário, por isso cães desta raça ou descendentes diretos não são utilizados para doação sanguínea. Em medicina veterinária, raramente são realizadas transfusões maciças; assim, hiper e hipopotassemia têm pouco significado clínico.

Reações transfusionais não imunológicas tardias

Hemossiderose

O excesso de ferro para os pacientes transfundidos é uma complicação rara em veterinária, já que ocorre como consequência de múltiplas transfusões. Em medicina humana, a hemossiderose é irreversível após cerca de 50 a 100 transfusões no mesmo paciente. Cada unidade de concentrado de hemácias tem, em média, 200 mg de ferro; em pacientes transfundidos cronicamente há saturação de ferro no sistema reticuloendotelial, passando o ferro a se depositar nas células parenquimatosas. Depósitos de ferro promovem destruição do tecido normal, substituindo-o por tecido fibrótico, ocasionando lesões funcionais em órgãos como coração, fígado e glândulas endócrinas. Em medicina se utiliza a desferoxamina como tratamento da hemossiderose para reduzir os estoques corporais de ferro. Em veterinária, o uso do sangue total para correção de trombocitopenia e coagulopatias em pacientes não anêmicos é um dos fatores de risco para hemossiderose.

Transmissão de doenças infecciosas

A intercorrência mais frequente em transfusão sanguínea é a transmissão de doenças infecciosas. A maioria das clínicas veterinárias não realiza os exames laboratoriais de seus doadores antes da doação de sangue. Os agentes infecciosos podem ter longo tempo de incubação, não manifestar sinais em seus hospedeiros e permanecer estáveis no sangue estocado. Estudo com cães doadores de sangue provenientes de canis expositores demonstrou que 11% dos animais testados para doenças infecciosas eram positivos para alguma delas, sem que apresentassem nenhuma sintomatologia clínica.[22]

Os doadores devem ser negativos para os testes de doenças infecciosas transmissíveis pelo sangue. Os cães devem ser testados para ehrlichiose, brucelose, leishmaniose, dirofilariose, doença de Lyme, babesiose e riquetsioses. Já os gatos devem ser negativos para imunodeficiência felina, leucemia felina, bartonelose, peritonite infecciosa felina e micoplasmose. Todos doadores devem apresentar as vacinações anuais atualizadas e os parâmetros hematológicos devem estar dentro dos valores de referência. Alterações no hemograma podem sugerir possíveis doenças infecciosas sem que os animais manifestem algum sintoma.

Referências

1. Barret BB, Andersen JW, Anderson KC. Strategies for the avoidance of bacterial contamination of blood products. Transfusion. 1993; 33:228.
2. Brecher ME, Taswell HF. Hemolytic transfusion reactions. In: Rossi CE, Simon TL, Moss GS, editors. Principles of transfusion in medicine. Baltimore: Williams & Wilkins; 1991. p. 619.
3. Kerl ME, Hohenhaus AE. Packed red cell transfusion in dogs: 131 cases (1989). J Am Vet Med Assoc. 1993; 202:1495.
4. Harrel KA, Kristensen AT, Klausner JS *et al.* Prevalence, type and outcome of canine transfusion reactions: A retrospective study of 680 transfusions. In: Programs and Abstracts of the Critical Care Meetings. San Antonio, TX, 1992.
5. Vieira J, Bognato RK, Gonçalves S. Acute transfusion reactions after the administration of whole blood and blood components in dogs. São Paulo: WSAVA; 2009.
6. Hohenhaus AE. Canine blood transfusions. Probl Vet Med. 1992; 4:612.
7. Capon SM, Sacher RA. Hemolytic transfusion reactions: A review of mechanisms, sequelae and management. J Intens Care Med. 1989; 4:100.
8. Stone MS, Cotter SM. Practical guidelines for transfusion therapy. In: Kirk RW, Bonagura JD editors. Current veterinary therapy. Philadelphia: WB Saunders; 1992. p. 475.
9. Sachs UJ, Kauschat D, Bein G. White blood cell-reactive antibodies are undetectable in solvent/detergent plasma. Transfusion 2005; 45(10):1628-31.
10. Bux J. Transfusion-related acute lung injury (TRALI): a serious adverse event of blood transfusion. Vox Sang. 2005; 89(1):1-10.
11. Hohennhaus, A. E. Canine blood transfusion. Problems in Veterinary Medicine, v. 4, n. 4, p. 612-624, 1992.
12. Stone E, Badner D, Cotter SM. Trends in transfusion medicine in dogs at a veterinary school clinic: 315 cases (1986–1989). Journal of American Veterinary Medical Association, 1992; 200(7):1000-3.
13. US Food and Drug Administration. Fatalities Reported to FDA Following Blood Collection and Transfusion. [S.l: s.n.]. Disponível em: <http://www.fda.gov/downloads/BiologicsBloodVaccines/SafetyAvailability/ReportaProblem/TransfusionDonationFatalities/UCM300764.pdf.
14. Webert KE, Blajchman MA. Transfusion-related acute lung injury. Curr Opin Hematol. 2005; 12(6):480-7.
15. Silliman CC, Ambruso DR, Boshkov LK. Transfusion-related acute lung injury. Blood. 2005; 105(6):2266-73.
16. Goldsmith WW, Pandharipande PP. Transfusion-related acute lung injury – does the anesthesiologist need to worry about this? Clin Anesth. 2005; 17(5):366-8.
17. Sachs UJ, Hattar K, Weissmann N, Bohle RM, Weiss T, Sibelius U *et al.* Antibody-induced neutrophil activation as a trigger for transfusion-related acute lung injury in an ex vivo rat lung model. Blood. 2005; 107(3):1217-9.
18. Tsalis K, Ganidou M, Blouhos K, Vasiliadis K, Betsis D. Transfusion-related acute lung injury: a life-threatening transfusion reaction. Med Sci Monit. 2005; 11(5):19-22.
19. Gajic O, Moore SB. Transfusion-related acute lung injury. Mayo Clinic Proc. 2005; 80(6):766-70.
20. Pearl TCY, Toy MD, Girish NV. Blood transfusion reactions. In: Engefriet CP, van Loghem JJ, von dem Borne AEGK, editors. Immunohaematology. Amsterdam: Elsevier Scienser Publishers; 1984. p. 119.
21. Masouredis SP. Preservation and clinical use of blood components. In: Wilians WJ, Beutler E, Ersler AJ *et al.*, editors. Haematology. Vol 2. New York: MacGraw Hill; 1977. p. 1530.
22. Gonçalves S, Batistela MM, Tavares AP. Triagem sorológica de cães doadores de sangue. 6º Congresso Paulista de Clínicos Veterinários de Pequenos Animais; 2006 setembro, Hotel Transamérica; São Paulo. São Paulo: Brasil, 2006.

Seção E
Sistema Linfoide e Doenças Imunomediadas

212 Linfadenopatia e Esplenomegalia

Juliana Vieira, Simone Gonçalves Rodrigues Gomes

Introdução

O sistema imunológico é de grande eficiência na defesa do organismo. O sistema primário de defesa é formado pelas membranas mucosas e pela pele. Os sistemas linfático e vascular formam uma unidade funcional secundária de defesa: o sistema hematolinfático.

Os órgãos que apresentam aglomerados de células de defesa são chamados de órgãos linfoides. Dentre eles estão medula óssea, timo, amígdalas, adenoides, baço, linfonodos e órgãos que têm folículos linfoides (intestino, pulmão). O fígado também participa do sistema imune, pois apesar de ser um órgão praticamente metabólico, tem grande quantidade de células fagocitárias mononucleares. Entretanto, os *linfonodos* e o *baço* constituem a principal fonte de células imunológicas e fagocitárias mononucleares (FM) do sistema linfático. Os tecidos e órgãos linfáticos podem ser classificados como tecido linfático difuso (subepitelial associado ao trato do sistema respiratório, digestório e urogenital), tecido linfático denso não encapsulado (amígdalas, tecido associado ao pulmão, placas de Peyer) e tecido linfático denso encapsulado (linfonodos, baço, timo, nódulos hematolinfáticos).[1] O sistema linfático manifesta-se pelas atividades de:

- Produção de células de defesa
- Transporte de materiais pelos vasos linfáticos
- Filtração da linfa e do sangue
- Fagocitose
- Produção de imunoglobulinas.

Linfonodos

Linfonodos ou nódulos linfáticos são caracterizados como órgãos linfáticos, pois participam de uma via acessória da circulação sanguínea: a circulação linfática. O sistema linfático é uma via acessória da circulação sanguínea, permitindo que os líquidos dos espaços intersticiais possam fluir para o sangue sob a forma de linfa (do latim: água nascente/pura). Os vasos linfáticos podem transportar proteínas e mesmo partículas grandes que não poderiam ser removidas dos espaços teciduais pelos capilares sanguíneos. Todos os vasos linfáticos têm válvulas unidirecionadas que impedem o refluxo, como no sistema venoso da circulação sanguínea. Os vasos passam através dos linfonodos, que contêm grande quantidade de linfócitos e atuam como filtros, confinando organismos infecciosos como bactérias e vírus. Praticamente todos os tecidos do corpo têm canais linfáticos. Os que não os têm, apresentam os chamados pré-linfáticos. Quase toda a linfa é drenada para o ducto torácico, que desemboca no sistema venoso. Aproximadamente 10% do líquido que filtra dos capilares arteriais retornam ao sangue pelo sistema linfático.[2]

Estrutura histológica

Os linfonodos de cães e gatos são reniformes, compostos de cápsula, estroma, córtex, nódulos e hilo (Figura 212.1). A cápsula é formada por tecido conjuntivo denso, continuado por trabéculas do mesmo tecido. O estroma (tecido de sustentação) do órgão é formado pelas fibras reticulares. O córtex é composto de nódulos, trabéculas, fibras do estroma e seios linfáticos. No córtex situam-se principalmente os linfócitos B, macrófagos e células dendríticas (capturam os antígenos e os apresentam aos linfócitos). A medula é composta de nódulos, estroma, cordões medulares e seios. Nos cordões medulares estão presentes plasmócitos e seus progenitores, alguns linfócitos B e macrófagos.[2]

A população de linfócitos organiza-se em nódulos no interior dos linfonodos. Os nódulos estão dispostos na periferia da medula e na região do córtex. Os nódulos, também chamados de folículos, são classificados como primários e secundários. Os folículos primários são compostos de linfócitos B maduros e poucos linfócitos T em sua extremidade, na área subjacente ao córtex (paracórtex). Os folículos secundários são constituídos de centro germinativo e coroa externa. O centro germinativo é uma área relacionada com a atividade imunológica. Um folículo apresenta esta região após estímulo antigênico e é composto, em sua maior parte, de linfócitos B e linfoblastos, mas também de plasmócitos, células dendríticas e macrófagos. Conforme os linfócitos são produzidos eles migram para a periferia, formando a região da coroa do folículo. Assim como nos folículos primários, na região subjacente à coroa, no paracórtex, situam-se os linfócitos T.

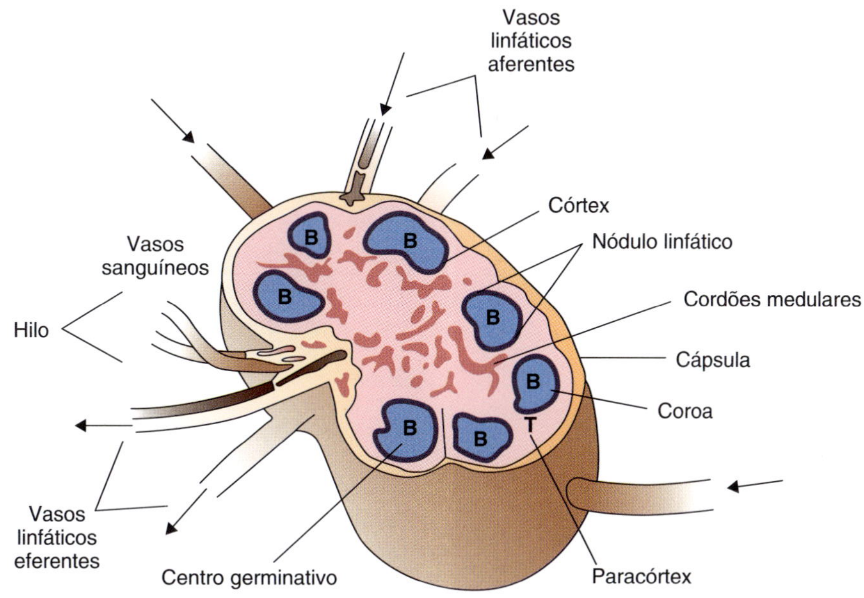

Figura 212.1 Desenho esquemático da anatomia microscópica de um linfonodo.

Hilo é o espaço de tecido conjuntivo que contém os vasos linfáticos eferentes. Os vasos aferentes entram pela cápsula e se esvaziam no seio subcapsular. A linfa prossegue através dos seios e nódulos corticais até os seios medulares, que confluem para o hilo. O fluxo no linfonodo é unidirecional, da cápsula para o hilo. Vasos sanguíneos e nervos também estão presentes nos linfonodos. As artérias penetram pelo hilo até as trabéculas e a drenagem venosa é típica.

Linfadenopatia

Linfadenopatia é definida como aumento de volume de um ou mais linfonodos. Os linfonodos aumentam de volume em consequência da proliferação de células que estão presentes normalmente no órgão, em resposta a um estímulo antigênico. O estímulo antigênico pode ser causado por vacinação e por microrganismos, como bactérias, protozoários e vírus no organismo animal. A proliferação de células neoplásicas nos linfonodos também pode resultar em linfadenopatia. Este aumento de volume pode ser classificado de duas maneiras:

1. De acordo com a distribuição dos linfonodos afetados
2. De acordo com o tipo celular predominante.

De acordo com a distribuição, os linfonodos podem ser afetados de maneira única, regional ou generalizada. O aumento de um único linfonodo é caracterizado como *linfadenopatia solitária*, já o aumento de vários linfonodos constitui o quadro de *linfadenopatia generalizada*. *Linfadenopatia regional* é o aumento de um linfonodo drenante de uma área anatômica especifica.[3]

A familiarização com a localização e com as características normais de palpação dos linfonodos pode ajudar o clínico veterinário durante um exame físico de rotina. Em cães e gatos sadios os linfonodos palpáveis são: mandibulares, pré-escapulares (não facilmente palpáveis), poplíteos e inguinais superficiais em cães machos. Os linfonodos palpáveis apenas quando aumentados de volume são mesentéricos, ilíacos, faciais, axilares e retrofaríngeos.[3]

De acordo com o tipo celular predominante, a linfadenopatia é chamada de *linfadenite*, quando predominam leucócitos polimorfonucleares ou macrófagos no infiltrado celular. A linfadenite pode ser classificada como *supurativa* (predomínio de neutrófilos), *granulomatosa* (predomínio de macrófagos), *piogranulomatosa* (predomínio de neutrófilos e macrófagos) ou *eosinofílica* (predomínio de eosinófilos). A linfadenite também pode apresentar área focal de inflamação supurativa (com pus), conhecida como *abscesso*.

Presença de células neoplásicas ou de hematopoese extramedular constitui o quadro de *linfadenopatia infiltrativa*. Os agentes mais frequentes causadores de linfadenopatia em cães e gatos estão listados no Quadro 212.1.

Manifestações clínicas

Os sintomas em cães e gatos com linfadenopatia geralmente são inespecíficos, quase sempre mais relacionados com a doença primária que ao aumento de volume dos linfonodos. Alguns sinais como perda de peso, anorexia, fraqueza, distensão abdominal, poliúria/polidipsia, vomito e diarreia, associados ao tipo de linfadenopatia, podem ajudar no diagnóstico. A linfadenopatia regional pode acarretar compressão de órgãos, vasos ou áreas específicas, como traqueia e esôfago, podendo contribuir para disfagia, edema, ascite, dor e dispneia.

Diagnóstico

A distribuição da linfadenopatia é de grande importância para o diagnóstico. Em pacientes que apresentam linfadenopatia regional ou solitária, a área drenada deve ser inspecionada, pois a lesão primária costuma estar nessa região. Em cães e gatos, a linfadenopatia solitária ou regional frequentemente resulta de inflamação local reacional à vacinação ou a processos infecciosos, ou menos comumente de metástase neoplásica. Muitos casos de linfadenopatia generalizada resultam de infecção sistêmica por fungos e bactérias, hiperplasia não específica ou linfoma.

As características inspecionadas durante a palpação também são de grande relevância clinica. Em animais com linfadenite (Figura 212.2) os linfonodos se mostram com a temperatura mais elevada que o normal, podendo estar aderidos

Quadro 212.1 Esquema de classificação e causas das linfadenopatias em cães e gatos.

Linfadenopatia inflamatória e proliferativa		Linfadenopatia infiltrativa	
Infecciosa	**Não infecciosa**	**Neoplásica**	**Não neoplásica**
• *Actinomyces* spp. • *Brucella canis* • *Borrelia burgdorferi* • *Corynebacterium* spp. • *Mycobacteria* • *Nocardia* spp. • *Streptococcus* • FIV/FeLV • *Bartonela* spp. • Septicemia • *Ehrlichia* spp. • *Anaplasma* spp. • Aspergilose • Histoplasmose • Esporotricose • Babesiose • Demodicose • Leishmaniose • Toxoplasmose • *Neospora caninum*	• Reações a fármacos • Hiperplasia de linfonodo periférico • Lúpus eritematoso sistêmico • Artrite reumatoide • Poliartrite imunomediada • Inflamação local • Pós-vacinal	• Neoplasias hemolinfáticas primárias • Leucemias • Linfomas • Histiocitose maligna • Mieloma múltiplo • Mastocitose sistêmica • Neoplasias metastáticas • Mastocitomas • Sarcomas	• Complexo granuloma eosinofílico • Infiltração de mastócitos não neoplásica

FIV = vírus da imunodeficiência dos felinos; FeLV = vírus da leucemia felina.

a outras estruturas. Em linfadenopatia, os linfonodos podem estar firmes, irregulares, sem sensibilidade dolorosa, com temperatura normal e não aderidos.

O tamanho da linfadenopatia também pode conduzir o clínico à associação a determinadas doenças. O aumento de volume de 5 a 10 vezes o normal é exclusivo dos casos de linfoma e linfadenite (mais comum em abscessos). Raramente a metástase para os linfonodos exibe grande aumento de volume: um raro exemplo é a metástase de adenocarcinoma de glândula apócrina para os linfonodos ilíacos. Aumento discreto a moderado é mais frequente em linfadenopatia reacional e infecciosa, como em leishmaniose (Figura 212.3), ehrlichiose, bartonelose, anaplasmose, micoses sistêmicas, piodermites, doenças imunomediadas e leucemias.[3]

O diagnóstico do tipo celular predominante e da distribuição da linfadenopatia pode ser obtido com o auxílio da citologia aspirativa dos linfonodos afetados, ou de maneira mais invasiva, pelo exame histopatológico de biopsia dos linfonodos. Frequentemente a citologia aspirativa fornece ao clínico veterinário informações suficientes para o diagnóstico.[4] Entretanto, de acordo com a região do linfonodo afetado é preciso auxílio do aparelho de ultrassonografia para punção de linfonodos intracavitários. Apesar de a citologia aspirativa ser um exame pouco invasivo, a biopsia associada ao exame histopatológico geralmente fornece dados mais precisos. O diagnóstico por imagem pode ajudar o clínico a inspecionar outras áreas afetadas ou compressões de vasos e órgãos. A ultrassonografia abdominal e o exame radiográfico de tórax devem ser realizados para pesquisa de metástase, aumento de volume de outros órgãos e de linfadenopatia intracavitária.[3] Em animais que apresentam linfadenopatia generalizada, a avaliação de órgãos hemolinfáticos como baço, medula óssea e fígado é de grande valor diagnóstico.

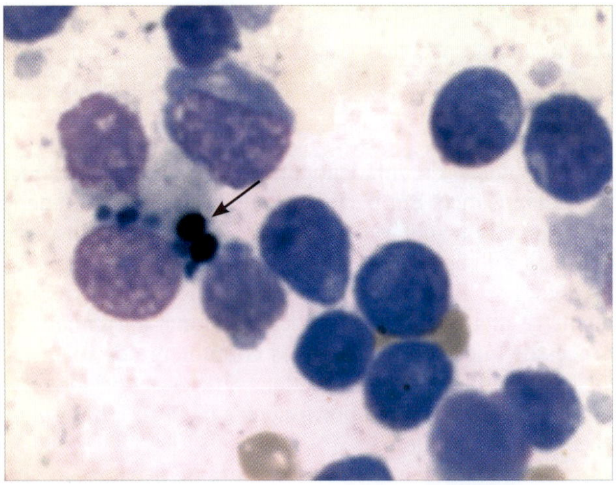

Figura 212.2 Fotomicrografia de aspirado de linfonodo poplíteo de cão com linfadenopatia inflamatória regional. Notar material fagocitado por macrófago (*seta*). Wright-Giemsa, 1.000×.

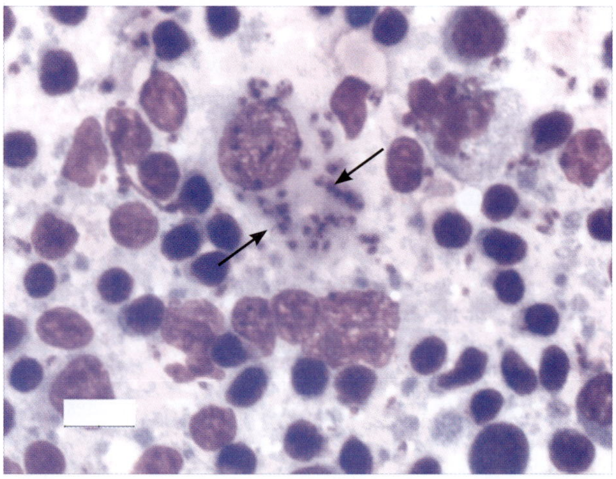

Figura 212.3 Fotomicrografia de aspirado de medula óssea de cão com leishmaniose. Notar formas amastigotas de *Leishmania* no interior de citoplasma de macrófago (*setas*). Wright-Giemsa, 1.000×.

Baço

O baço é o maior órgão do sistema linfático e desempenha múltiplas funções, como formação de células sanguíneas, metabolismo da hemoglobina e do ferro, destruição de hemácias (eritrócitos), filtração do sangue, armazenamento do sangue, fagocitose e resposta imunológica. O estroma do órgão é composto de fibras reticulares. Fibras musculares lisas e elásticas estão presentes na cápsula e nas trabéculas do baço, o que lhe confere a capacidade de grandes alterações de volume e de expulsão de sangue do órgão. O parênquima é formado por polpa branca e polpa vermelha. A polpa branca é composta de corpúsculos esplênicos constituídos de linfócitos B e da arteríola central. A região limítrofe entre a polpa branca e a polpa vermelha é a zona marginal, composta de células dendríticas, macrófagos e linfócitos T.

As regiões entre os corpúsculos esplênicos e as trabéculas formam a polpa vermelha (Figura 212.4). A polpa vermelha é altamente vascularizada, formada por seios e cordões esplênicos. Os seios esplênicos têm células fagocitárias, já os cordões esplênicos apresentam, além disso, precursores de granulócitos e células reticulares. A polpa vermelha é a região do baço onde ocorrem filtração e fagocitose, remoção de detritos celulares, eritrócitos danificados e substâncias estranhas ao sangue. A hemossiderina, um pigmento amarelo-acastanhado, produto de degradação dos eritrócitos, em geral está presente nas células fagocitárias dessa região.[4]

O baço não recebe vasos linfáticos aferentes de outras regiões do corpo. É um órgão linfático excluído da circulação linfática, cuja artéria principal é a esplênica, oriunda do tronco celíaco. A drenagem venosa tem a veia esplênica como principal, desembocando na veia porta, no fígado.

Esplenomegalia

Esplenomegalia é definida como aumento difuso ou localizado do baço. A esplenomegalia localizada refere-se a aumento focal palpável no baço, geralmente relacionado com a presença de massa ou nódulo solitário. A esplenomegalia difusa é classificada em quatro categorias: alterações inflamatórias (esplenite), infiltração (neoplásica ou por substâncias, como em amiloidose), hiperplasia linforreticular e congestão (Quadro 212.2).[5]

Esplenomegalia *localizada por presença de nódulo* é mais frequente em animais idosos, mas acomete animais de todas as idades, podendo ser classificada, conforme as características histológicas, como neoplásica e não neoplásica. Os nódulos esplênicos podem ser considerados como benignos ou malignos. Hemangiomas (Figura 212.5) e hemangiossarcomas são mais comuns, mas fibrossarcomas, liomiossarcomas, liomiomas, mielolipomas, tumores histiocíticos malignos, linfomas, sarcomas e carcinomas metastáticos também podem ser encontrados em esplenomegalia localizada. Os nódulos esplênicos não neoplásicos sugerem hematomas, abscessos e infartos localizados.

A esplenomegalia por *hiperplasia linforreticular e reticuloendotelial* surge em resposta a antígenos presentes na circulação sanguínea e destruição de eritrócitos no baço. Esta hiperplasia é também chamada de *hiperplasia de trabalho*. Em cães com ehrlichiose, endocardite bacteriana, brucelose, anemia hemolítica imunomediada, recebendo fármacos que induzam hemólise, deficiência de fosfofrutoquinase e piruvatoquinase, há aumento da fagocitose eritrocitária com consequente proliferação de macrófagos e de células linforreticulares, acarretando esplenomegalia.

Esplenomegalia *inflamatória* é chamada de esplenite (Figura 212.6). A esplenite, assim como a linfadenite, é classificada de acordo com o tipo de leucócito predominante no baço. Os abscessos esplênicos e a esplenite necrosante por torção esplênica são as formas mais comuns deste tipo de esplenomegalia.

Esplenomegalia *por congestão* pode decorrer de medicamentos, hipertensão portal e torção esplênica.[6] O baço de cães e gatos tem capacidade de armazenamento de 10 a 20% do volume total sanguíneo. Alguns anestésicos como os fenotiazínicos e o halotano provocam relaxamento da musculatura da cápsula esplênica, levando à congestão, com armazenamento de aproximadamente 30% do volume total sanguíneo. Como consequência, há redução de cerca de 10 a 20% dos eritrócitos circulantes e da concentração de proteína plasmática. Cardiopatias, obstrução da veia cava caudal, neoplasia, obs-

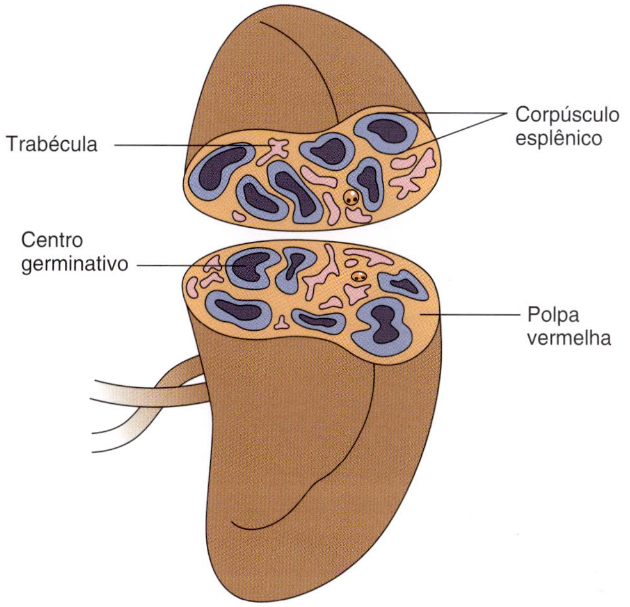

Figura 212.4 Desenho esquemático da anatomia microscópica do baço.

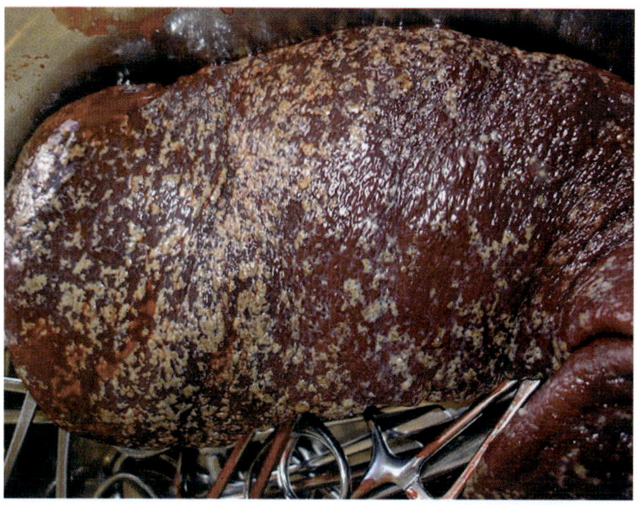

Figura 212.5 Hemangioma em cão da raça Akita com 8 anos de idade, submetido à esplenectomia. Este animal apresentava intensa esplenomegalia e dor abdominal.

Quadro 212.2 Esquema de classificação das causas de esplenomegalia em cães e gatos.

Esplenite			Esplenomegalia	
Supurativa	**Necrosante**	**Eosinofílica**	**Hiperplásica**	**Congestiva**
• Corpo estranho • Endocardite bacteriana • Septicemia • Toxoplasmose • Torção esplênica • Micobacteriose • Hepatite infecciosa canina • Corpo estranho penetrante	• Torção esplênica • Neoplasia esplênica • Salmonelose • Hepatite infecciosa canina	• Síndrome hipereosinofílica • Gastrenterite eosinofílica	• Doenças hemolíticas • Brucelose • Discoespondilite • Lúpus eritematoso sistêmico	• Torção esplênica • Hipertensão portal • Farmacológica
Granulomatosa	**Piogranulomatosa**	**Linfoplasmocítica**	**Infiltrativa não neoplásica**	**Infiltrativa neoplásica**
• Leishmaniose • Micobacteriose • Histoplasmose	• Peritonite infecciosa felina • Bartonelose • Micobacteriose • Esporotricose • Blastomicose	• Ehrlichiose crônica • Piometra • Brucelose • Hemobartonelose • Bertonelose • Leishmaniose • Hepatite infecciosa canina	• Hematopoese extramedular • Síndrome hipereosinofílica • Amiloidose	• Mieloma múltiplo • Linfoma • Leucemias • Metástase • Mastocitose sistêmica • Histiocitose maligna

trução hepática e trombose da veia esplênica podem causar congestão esplênica por hipertensão portal. A trombose da veia esplênica é um achado comum em cães, e costuma estar associada à administração de corticoides.

Outra causa comum de esplenomegalia por congestão é a torção esplênica. A torção esplênica pode ou não estar associada à dilatação volvulogástrica. Dentre os sinais usuais desta síndrome estão dor abdominal, dilatação abdominal, êmese, depressão, anorexia e hemoglobinúria. Dentre os achados hematológicos, anemia regenerativa, leucocitose com desvio à esquerda e trombocitopenia. A coagulação intravascular disseminada e o teste de Coombs positivo são possíveis achados em consequência do alto índice de hemólise.

A esplenomegalia *infiltrativa neoplásica* é relativamente comum em pequenos animais (Figura 212.7). Leucemias agudas e crônicas, mieloma múltiplo, mastocitoma, linfoma e histiocitoma maligno são as neoplasias que mais levam à esplenomegalia infiltrativa.

Esplenomegalia *infiltrativa não neoplásica* é relativamente rara, com exceção da *hematopoese extramedular*, mais frequente em cães que em gatos. O baço mantém certo potencial hematopoético fetal durante a vida adulta, e alguns estímulos podem levar o órgão a restabelecer a produção de precursores eritroides e mieloides. Anemia intensa, inflamação, hipoplasia medular, congestão e infiltração neoplásica podem resultar em hematopoese extramedular (HEM). Alguns cães com piometra, trombocitopenia imunomediada, hemólise imunomediada e neoplasias podem apresentar HEM. A presença de blastos à citologia ou à biopsia esplênica pode, erroneamente, levar ao diagnóstico de linfoma nesses pacientes.[7] A *síndrome hipereosinofílica* dos gatos e dos Rottweilers é outro distúrbio causador de esplenomegalia *infiltrativa não neoplásica*. Caracteriza-se por eosinofilia periférica, hiperplasia na medula óssea dos precursores eritroides e infiltração de múltiplos órgãos por eosinófilos maduros.

Manifestações clínicas

Os sintomas clínicos observados nos animais com baço aumentado de volume são muito variáveis. Quando o órgão mostra aumento considerável, ultrapassando os rebordos costais, alguns animais podem manifestar dor moderada a intensa durante a manipulação. Algumas manifestações de dor, como taquipneia e dor abdominal, podem ser confundidas com outros sinais da causa primária de esplenomegalia. Assim,

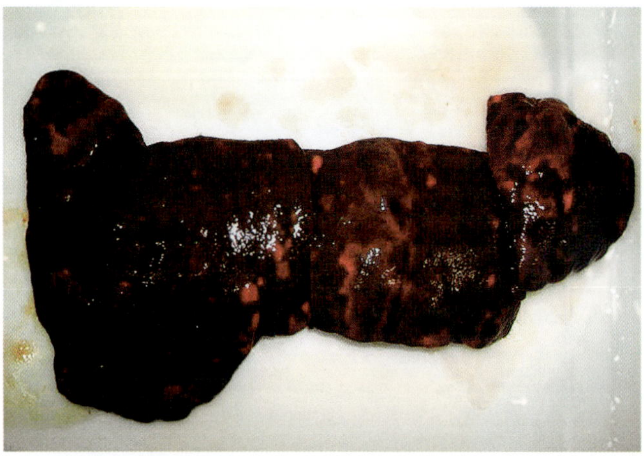

Figura 212.6 Esplenite em cão.

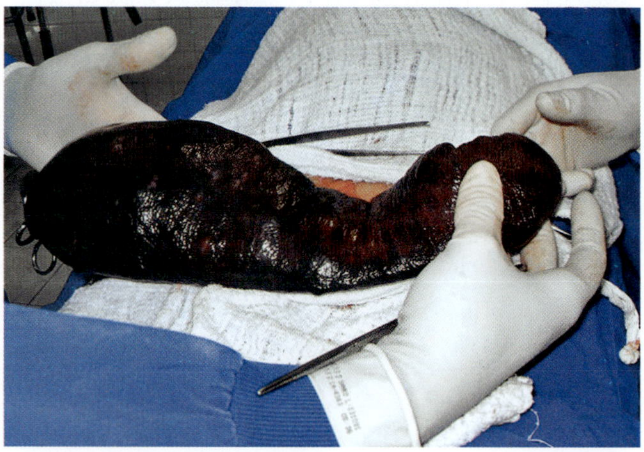

Figura 212.7 Esplenomegalia infiltrativa neoplásica em cão.

por exemplo, alguns animais que se apresentam anêmicos em decorrência de esplenomegalia por *hiperplasia linforreticular e reticuloendotelial* manifestam taquipneia por deficiência de oxigenação, ao contrário da dor abdominal por compressão. Alterações hematológicas são notadas com frequência, embora não sejam patognomônicas desse quadro. A anemia e a trombocitopenia podem estar relacionadas com qualquer forma de esplenomegalia. Podem existir outros sinais como anorexia, êmese, diarreia e emagrecimento.

Diagnóstico

Assim como em linfadenopatia, a palpação abdominal é de extrema importância para diagnosticar o aumento de volume do baço de cães e gatos. Entretanto, animais obesos que manifestam dor durante a manipulação acabam dificultando o exame. Além disso, pequena alteração no tamanho do órgão também dificulta essa forma de diagnóstico.

O exame ultrassonográfico é de grande valia para informar com maior precisão o aumento do baço, e fornece dados importantes acerca do aspecto do órgão, como abscessos, massas, nódulos, torção e alterações vasculares. Embora o diagnóstico por imagem seja de grande relevância para esclarecimento da esplenomegalia, muitas vezes ele não é suficiente para diagnosticar neoplasias, principalmente quando não há formação de massas ou nódulos. Ainda, nódulos esplênicos hipoecogênicos são bastante observados em animais sadios[3].

Nódulos esplênicos podem, possivelmente, ser aspirados e avaliados pela citologia, embora a citologia aspirativa guiada por ultrassom e a biopsia esplênica nem sempre forneçam dados de grande valor diagnóstico. Com exceção dos casos em que a histopatologia é realizada após esplenectomia, as amostras coletadas podem não ser representativas, muitas vezes demonstrando apenas a celularidade normal do baço.

Exames de sangue como eritrograma e leucograma devem sempre ser realizados nos animais com esplenomegalia. A trombocitopenia, por exemplo, pode ocorrer tanto em congestão do baço por retenção das plaquetas, como na destruição destas células pelos macrófagos presentes no órgão. Leucocitose e concentração de proteína total são outros fatores relevantes do hemograma. O aumento dos leucócitos pode indicar um foco infeccioso ou neoplasia. Quando a contagem de glóbulos brancos se eleva a valores acima de 50.000 a 60.000/$\mu\ell$ com acentuada presença de um tipo celular ou de células imaturas, o animal pode ser portador de neoplasias hematopoéticas. Leucemia, mieloma múltiplo ou linfoma são doenças que podem ocasionar tais alterações. As doenças infecciosas geralmente acarretam leucocitose ou leucopenia e aumento da proteína total. O mielograma pode auxiliar no diagnóstico das alterações hematológicas associadas à esplenomegalia (Figura 212.8).

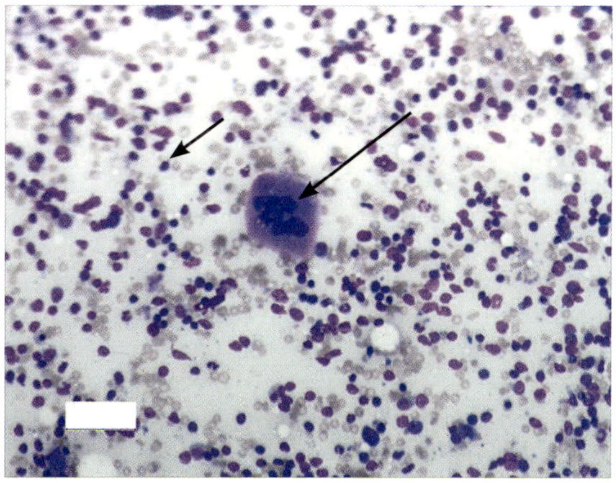

Figura 212.8 Fotomicrografia de aspirado de medula óssea de cão com leucemia linfocítica. Este cão apresentava moderada anemia e leucopenia. A população celular da medula óssea mostrava predomínio de linfócitos (*seta curta*), em detrimento de outros tipos celulares, fator causal de anemia e leucopenia do animal. Notar um megacariócito (*seta longa*) entre a grande totalidade de linfócitos. Rosenfeld, 100×.

Abordagem e tratamento de pacientes com linfadenopatia e esplenomegalia

A anemia em cães e gatos com linfadenopatia e esplenomegalia pode decorrer de vários mecanismos. A anemia crônica, por exemplo, pode ser notada em alterações inflamatórias, infecciosas e neoplásicas. A anemia hemolítica costuma acometer pacientes com doenças hemoparasitárias, que apresentam esplenomegalia ou linfadenopatia. Na ehrlichiose crônica a anemia não regenerativa grave (contagem corrigida de reticulócitos < 1,5%) é um achado frequente, podendo levar o paciente à pancitopenia. Em gatos portadores do vírus da leucemia felina ou da imunodeficiência dos felinos (FeLV/FIV), a anemia não regenerativa também acarreta pancitopenia.

A trombocitopenia, já citada (contagem plaquetária inferior a 200.000/$\mu\ell$ de sangue, em cães, e 300.000/$\mu\ell$, em gatos), é um achado comum em pacientes com esplenomegalia ou linfadenopatia, embora seja pouco frequente em gatos. Trombocitopenia está relacionada com doenças como ehrlichiose, linfoma, anaplasmose, sepse, riquetsioses, leucemia, mieloma múltiplo, mastocitose sistêmica e outras doenças imunomediadas.

Outros dois achados usuais à análise de bioquímica sérica dos animais com linfadenopatia e esplenomegalia são hiperglobulinemia e hipercalcemia. A hiperglobulinemia pode se originar da alta produção de anticorpos monoclonais (hiperglobulinemia monoclonal) ou policlonais (hiperglobulinemia policlonal). A hiperglobulinemia monoclonal é mais comum em cães e gatos com mieloma múltiplo. Nesta doença há proliferação descontrolada de plasmócitos na medula óssea, impedindo a distribuição equilibrada das outras linhagens celulares no órgão, acarretando citopenias e grande produção de imunoglobulinas. Outras doenças como leishmaniose, ehrlichiose e linfoma também podem provocar hiperglobulinemia monoclonal. Porém, nesses casos, a ocorrência de hiperglobulinemia policlonal é mais frequente.

A análise da proteína sérica total (PT) é uma boa forma de avaliação nessas síndromes. Quando o valor da PT se encontra acima de 8 g/dℓ, a eletroforese proteica pode ser um bom exame complementar que indicará a fração de globulinas que está elevada. A gamaglobulinemia (presença de um pico na eletroforese proteica, na fração gama) pode guiar o clínico veterinário ao diagnóstico de mieloma múltiplo, leucemia linfocítica de linfócitos B ou linfoma, antes da realização de exames mais invasivos.

A hipercalcemia (cálcio sérico acima de 11 mg/dℓ) aparece em cerca de 10 a 20% de cães com linfoma e mieloma múltiplo, como uma síndrome paraneoplásica. É extremamente rara em gatos com estas doenças.

Nos casos de linfadenopatia em que a causa primária for uma neoplasia hematopoética, mas não for possível indicar com precisão o tipo celular predominante (presença de blastos), pode-se realizar citometria de fluxo ou imuno-histoquímica após biopsia de um fragmento do tecido. A citoquímica também pode ser feita depois de coleta de amostra por aspiração do linfonodo ou medula óssea por agulha.[8] Embora tais exames favoreçam um diagnóstico mais preciso, no Brasil, a questão financeira e a pouca variação no tipo de tratamento quimioterápico acabam por limitar tais técnicas às universidades e ao interesse científico.

Nenhum tratamento específico é indicado a cães e gatos que apresentam linfadenopatia ou esplenomegalia difusa. O tratamento deve ser direcionado à causa primária do aumento de volume dos órgãos. A laparotomia exploratória oferece informações consideráveis sobre as características morfológicas de baço ou linfonodos aumentados, bem como de órgãos e estruturas adjacentes. Além disso, por meio desta intervenção cirúrgica, é possível a retirada de amostras de tecidos alterados para análise histopatológica, bem como a realização da esplenectomia ou retirada de massas. Em muitos casos, apenas a laparotomia exploratória possibilita prognóstico e diagnóstico definitivos.

A esplenectomia é indicada a casos de torção esplênica, ruptura do baço, esplenomegalia sintomática ou massas esplênicas. Questiona-se a retirada do órgão em animais com doenças imunomediadas, linfoma e leucemias. Esplenectomia é contraindicada a animais com hipoplasia medular, na qual o baço possa ser a única fonte de hematopoese. Sepse foi documentada em aproximadamente 3% de cães pós-esplenectomia.[9] Embora rara, esta síndrome possivelmente esteja relacionada com a administração de agentes imunossupressores concomitantemente à cirurgia. A sepse ocorre em 12 h a dias depois da esplenectomia; portanto, recomenda-se terapia antimicrobiana profilática para este procedimento cirúrgico. Recomenda-se cefalotina (20 mg/kg por via intravenosa [IV], a cada 8 h) em associação a enrofloxacino (5 a 10 mg/kg IV, a cada 24 h) por 2 a 3 dias no pós-operatório.[3]

A animais que apresentam linfadenopatia compressiva, indica-se a excisão cirúrgica do linfonodo afetado. Quando o procedimento cirúrgico puder comprometer a vida do animal ou o acesso cirúrgico estiver comprometido, propõem-se outras formas de tratamento: administração de antibióticos a animais com linfadenite supurativa solitária; dose anti-inflamatória de corticoides (0,5 mg/kg por via oral, a cada 24 h) a animais que apresentam linfadenopatia por *histoplasma*; radioterapia ou eletroquimioterapia para animais com lesões neoplásicas ou metastáticas primárias; injeção intratumoral de corticoide (prednisolona, 50 a 60 mg/m^2) em animais com linfoma ou metástase de mastocitoma, quando não for indicada radioterapia.[3,10]

Referências

1. Roitt I, Brostoff J, Male D. Immunology. 6th ed. London: Edinburgh; 2001.
2. Banks WJ. Histologia veterinária aplicada; [tradução e supervisão: Francisco Javier Hernandes Blazquez, Maria Lúcia Zaidan Dagli]. 2ª ed. São Paulo: Manole; 1991.
3. Nelson RW, Couto CG. Small animal internal medicine. 4th ed. Elsevier; 2009.
4. Jones TC, Hunt RD, King NW. Patologia veterinária; [tradução: Fernando Gomes do Nascimento]. 6ª ed. São Paulo: Manole; 2001.
5. Couto CG *et al.* Diseases of the lymph nodes and spleen. In: Ettinger SJ *et al.*, editors. Textbook of veterinary internal medicine – diseases of the dog and cat. 4th ed. St Louis: Saunders; 1995.
6. O'Brien RT *et al.* Sonographic features of drug-induced splenic congestion. Vet Radiol Ultrasound. 2004; 45:225.
7. Gamblin RM *et al.* Nonneoplastic disorders of the spleen. In: Ettinger SJ, Fedman EC, editors. Textbook of veterinary internal medicine – diseases of the dog and cat. 5th ed. St Louis: Saunders; 2000. p 1857.
8. Mills JN. Diagnosis from lymph node fine-aspiration cytology. Aust Vet Pract. 1984; 14:14.
9. Spangler WL *et al.* Pathologic factors affecting patient survival after splenectomy in dogs. J Vet Intern Med. 1997; 11:166.
10. Withrow SJ, MacEwen EG. Small animal clinical oncology. 3rd ed. Pennsylvania: WB Saunders, 2001.

213 Lúpus Eritematoso Sistêmico

Andreia Oliveira Latorre

O lúpus eritematoso sistêmico (LES) é uma doença autoimune crônica de etiologia desconhecida, que acomete seres humanos, cães, gatos e camundongos, causando sintomatologia em vários órgãos. Sua principal característica é a indução de altos títulos de autoanticorpos contra antígenos nucleares que vão ocasionar, por fim, as lesões nos órgãos.[1,2] Em cães, o LES foi descrito inicialmente por Lewis, em 1965; posteriormente, em gatos por Heise, em 1973.[3,4] Quanto à manifestação clinica da doença, foram observadas várias semelhanças entre cães, gatos e humanos, entretanto não se demonstrou predisposição de desenvolvimento nas fêmeas de cães e gatos, em contraste com o observado em humanos, nos quais se vê proporção entre mulheres:homens de 9:1.[2,5]

Etiologia e fisiopatogenia

Embora a etiologia do LES ainda não tenha sido completamente elucidada, sugere-se que, além de vários genes, fatores ambientais também possam estar envolvidos. Entre os fatores genéticos, o complexo de histocompatibilidade principal de classe II (MHC II) é considerado um dos fatores mais importantes para o desenvolvimento de doenças autoimunes em ambas as espécies, canina e humana, entre elas o LES.[6,7] Já em relação aos fatores ambientais, um estudo com cães mostrou que os pertencentes a proprietários com LES tinham maior propensão a desenvolver a doença do que aqueles de proprietários saudáveis e, portanto, deve haver um fator ambiental ou agente zoonótico em comum implicado no início da doença.[8]

A fisiopatogenia do LES está relacionada com altos títulos de autoanticorpos circulantes indicando que o defeito, nessa doença, seja por falha nos mecanismos normalmente responsáveis pela tolerância ao próprio em linfócitos B, T ou ambos. Assim, ocorre falha na seleção dos linfócitos durante o processo de maturação, e linfócitos autorreativos que deveriam ser eliminados e impedidos de se tornar maduros ganham a circulação, podendo ser ativados e iniciar autoimunidade.[9] Observam-se anticorpos contra diferentes componentes nucleares e citoplasmáticos das células que vão formar os imunocomplexos responsáveis por glomerulonefrite, artrite e vasculite, conforme ilustrado na Figura 213.1. Outro tipo de anticorpo que pode ser encontrado no paciente com LES é contra os antígenos de superfície das hemácias que vão causar a anemia hemolítica.[2]

Os anticorpos contra os antígenos nucleares observados em cães com LES diferem daqueles vistos em humanos com LES, sendo mais frequentes nos cães os anticorpos contra histonas e/ou ribonucleoproteínas que os anticorpos contra DNA de dupla fita.[10]

Manifestações clínicas

O depósito dos imunocomplexos nos diferentes órgãos e tecidos é responsável pelos processos inflamatórios que desencadeiam os principais sintomas clínicos do LES. Em cães acometidos veem-se, com frequência, claudicação com troca de membros e dor à palpação devido ao desenvolvimento de poliartrite e/ou polimiosite. Alterações cutâneas também são bastante comuns, observadas principalmente em face, orelhas e parte distal dos membros, que podem apresentar eritema, formações de crostas, descamação, alopecia, formação de bolhas que progridem até úlceras na pele e junções mucocutâneas. Além disso, podem-se desenvolver dermatite esfoliativa generalizada, úlceras nos coxins plantares e paniculite.[1,11] Outras manifestações clínicas descritas em cães com LES foram febre, poliartrite não erosiva simétrica, glomerulonefrite, linfadenopatia e/ou esplenomegalia, leucopenia, anemia hemolítica, trombocitopenia, pericardite e manifestações neurológicas.[5] Em gatos são mais descritas anemia hemolítica, febre, alterações cutâneas, trombocitopenia, poliartrite e glomerulonefrite.[10]

Diagnóstico

O diagnóstico baseia-se nas manifestações clínicas acompanhadas de positividade para anticorpos contra antígenos celulares e/ou presença da célula LE (Quadro 213.1). Em relação aos sintomas clínicos, eles podem ser separados em maiores e menores. Os sinais maiores são poliartrite não erosiva, polimiosite, dermatite bolhosa, proteinúria e leucopenia. Como sinais menores citam-se febre, ulceração oral, pleurite, miocardite, pericardite, linfadenopatia periférica, demência e convulsões.[12] Assim, sugere-se a pesquisa dos anticorpos contra antígenos celulares apenas nos casos em que o animal apresente pelo menos um dos sinais maiores, já que a presença dos autoanticorpos não é exclusiva do LES.[13]

Este teste de avaliação dos anticorpos contra antígenos celulares ou fator antinúcleo (FAN) é feito pelo método de imunofluorescência indireta utilizando como substrato as células epiteliais humanas HEp-2. Assim, se houver anticorpos contra antígenos celulares no soro testado, estes se ligarão aos antígenos presentes nas células HEp-2 e serão revelados pelos anticorpos secundários marcados com fluoresceína.[13] Em seres humanos, foram descritos diferentes padrões de coloração nuclear relacionados com o LES; em cães, foram descritos os padrões homogêneo e pontilhado, conforme ilustrado nas Figuras 213.2 e 213.3, respectivamente.[14,15] Além disto, esse estudo mostrou que o padrão homogêneo está diretamente relacionado com os casos de LES nos cães, enquanto o padrão pontilhado ocorre em doenças relacionadas com o LES, ou seja, que apresentam características clinicopatológicas semelhantes às do LES, como a doença mista do tecido conjuntivo.[14]

Outro teste bastante empregado para auxiliar no diagnóstico do LES é a pesquisa da célula LE. Este teste é feito com amostra de sangue total após incubação por 1 h a 37°C, para formação do coágulo. O coágulo então é passado por malha finíssima para que ocorra o rompimento de algumas células e a liberação dos componentes nucleares destas para o soro. Havendo autoanticorpos, estes vão opsonizar o material nuclear e induzir a fagocitose deste pelos neutrófilos presentes no soro. A visibilização dessas células poderá ser feita após a extensão do sangue e colo-

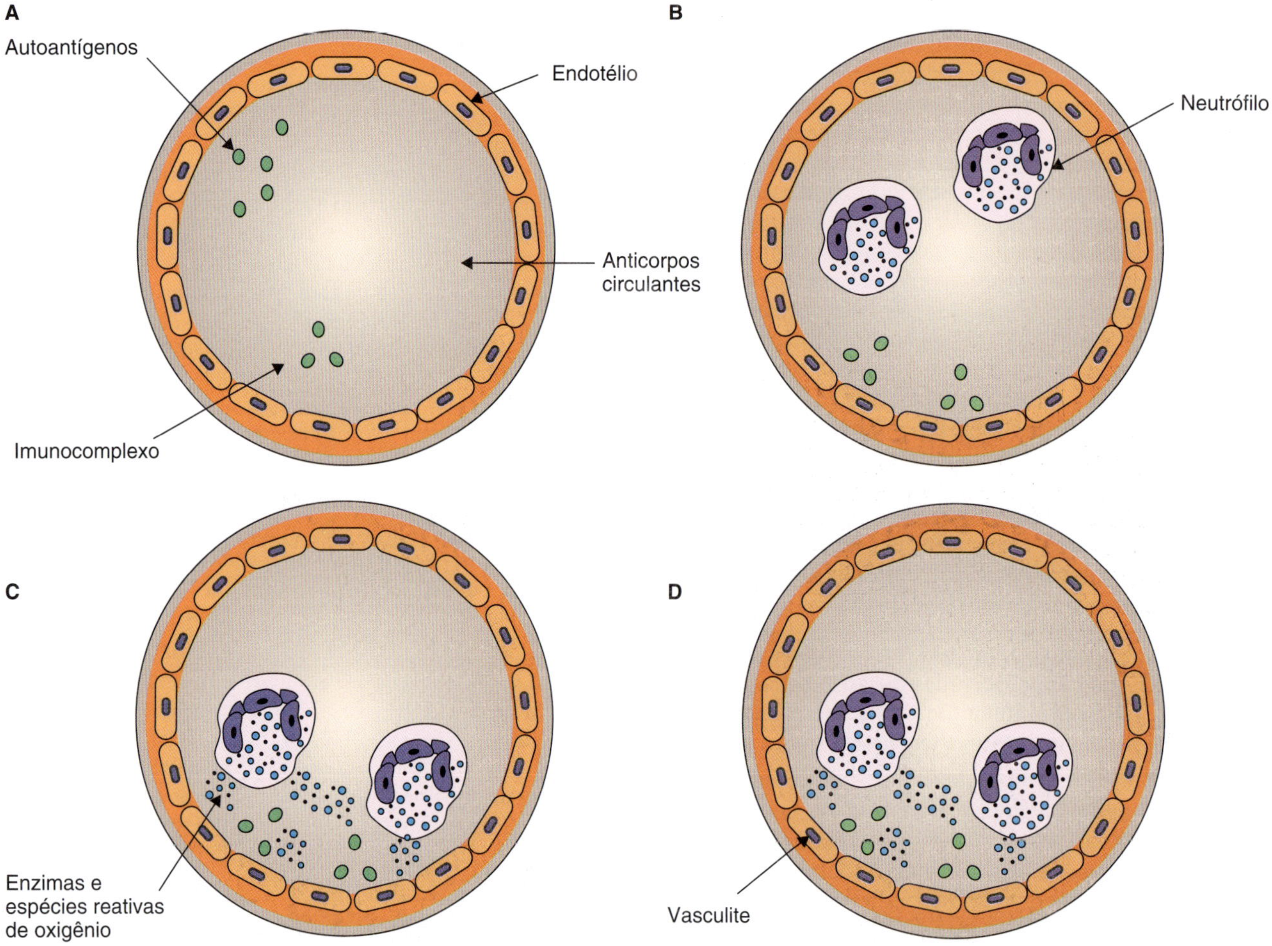

Figura 213.1 Representação esquemática das etapas de indução do processo inflamatório por deposição de imunocomplexos. (**A**) Formação de complexos antígeno-anticorpo. (**B**) Deposição de imunocomplexos no endotélio e atração das células inflamatórias. (**C**) Reconhecimento e ativação dos neutrófilos na presença dos imunocomplexos causando liberação de enzimas e espécies reativas de oxigênio. (**D**) Inflamação do endotélio.

ração pelo método Wright-Giemsa, sendo observados os neutrófilos que fagocitaram os componentes celulares ou células LE com o núcleo rechaçado para a periferia.[1]

Embora o FAN seja considerado mais específico que a pesquisa da célula LE, ambos os testes podem dar falso-positivos e falso-negativos. Nesse sentido, um estudo com cães demonstrou que infecção por certas bactérias pode causar altos títulos de anticorpos antinucleares (ANA). Assim, este estudo mostrou pacientes com infecção e concomitante positividade para ANA em 75% dos cães infectados por *Bartonella vinsonii*, 16,7% por *Ehrlichia canis* e nenhum por *Rickettsia rickettsii*. Em adição, alguns dos sintomas da ehrlichiose e da bartolenose são semelhantes aos do LES, como anemia e fraqueza muscular, o que poderia favorecer o diagnóstico errado de LES e levaria ao agravamento da infecção devido ao tratamento, que é de caráter imunossupressor.[16]

Outro exame que pode ser feito quando houver suspeita de LES é a urinálise, que revelará proteinúria se houver envolvimento renal. Pode-se fazer também biopsia renal com teste de imunofluorescência direta para revelar a deposição de imunocomplexos, que é irregular nos glomérulos.[10,11]

Quadro 213.1 Critério para diagnóstico de lúpus eritematoso sistêmico (LES).*

Sinais maiores	Sinais menores	Sorologia
Poliartrite não erosiva	Febre	Anticorpo antinuclear (ANA)
Polimiosite	Ulceração oral	Célula eritematosa (LE)
Alterações cutâneas	Pleurite	–
Leucopenia	Miocardite	–
Proteinúria	Pericardite, sinais do sistema nervoso	–

*Diagnóstico definitivo de LES: dois ou mais sinais maiores com sorologia positiva; um sinal maior e dois ou mais menores com sorologia positiva.[9]

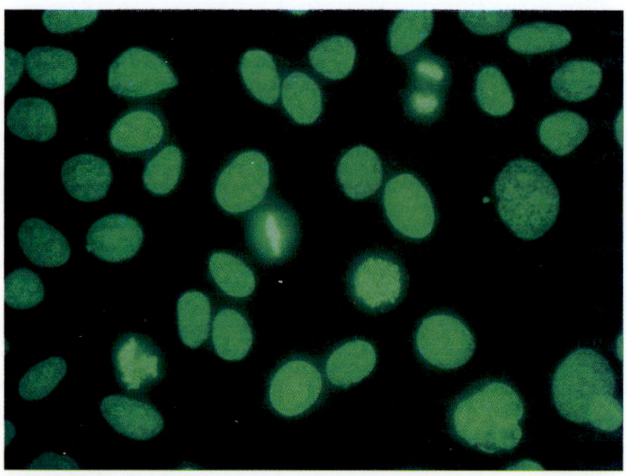

Figura 213.2 Autoanticorpos ligados aos antígenos nucleares de células HEp-2 mostrando padrão homogêneo. (Foto gentilmente cedida pelo Dr. Abid R. Karim – University of Birmingham.)

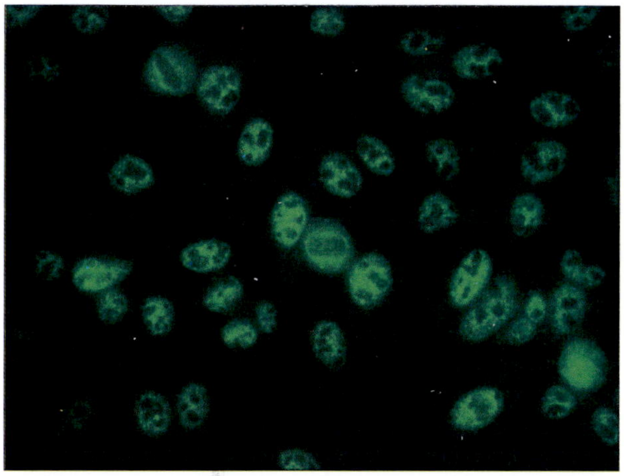

Figura 213.3 Autoanticorpos ligados aos antígenos nucleares de células HEp-2 mostrando padrão pontilhado. (Foto gentilmente cedida pelo Dr. Abid R. Karim – University of Birmingham.)

Nos casos de poliartrite, artrocentese poderá revelar celularidade aumentada predominantemente por neutrófilos e, em lesões de pele, biopsia seguida do teste de imunofluorescência com anticorpos anti-IgG canina e anti-C3 conjugados à fluoresceína poderão mostrar a típica deposição de imunocomplexos na membrana basal e nas junções dermoepidérmicas das lesões, e também nos pequenos vasos na derme.[10]

Tratamento

Os tratamentos para doenças autoimunes visam reduzir a ativação do sistema imune e as lesões consequentes às reações de autoimunidade. Entretanto, as terapias atuais ainda não são específicas e são feitas com anti-inflamatórios, principalmente com corticosteroides. A terapia ideal, no futuro, será aquela capaz de inibir as respostas dos linfócitos específicos aos antígenos próprios e induzir a tolerância dessas células.[9]

Para redução da inflamação, preconiza-se prednisona ou prednisolona, na dose de 1 a 3 mg/kg, por via oral (VO), a cada 12 h, até se observar melhora clínica. Quando não houver melhora após 10 dias de tratamento, sugere-se administração concomitante de azatioprina na dose 2 mg/kg VO, a cada 24 h, durante 10 dias para cães; para gatos, clorambucila (0,25 a 0,5 mg/kg VO, a cada 48 ou 72 h) associada à azatioprina (1 mg/kg VO, a cada 48 h) e à prednisona. Assim que se atingir a remissão da doença devem-se diminuir as doses dos medicamentos para a menor dose possível que controle clinicamente a doença.[12]

Referências

1. Jones TC, Hunt RD, King NW. Imunopatologia. In: Jones TC, Hunt RD, King NW, editores. Patologia veterinária. 6ª ed. Barueri: Manole, 2000. p. 185-204.
2. Abbas AK. Diseases of immunity. In: Kumar V, Abbas AK, Fausto N, editors. Robbins and Cotran Pathologic basis of disease. 7th ed. Philadelphia: Elsevier Saunders; 2005. p. 193-267.
3. Lewis R, Schartz R, Henry WJ. Canine systemic lupus erythematosus. Blood. 1965 Feb; 25:143-60.
4. Heise SC, Smith RS, Schalm OW. Lupus erythematosus with hemolytic anemia. Feline Pract. 1973; 3:14-9.
5. Jones D. Canine systemic lupus erythematosus: new insights and their implications. J Comp Pathol. 1993 Apr; 108(3):215-28.
6. Wilbe M, Jokinen P, Hermanrud C, Kennedy LJ, Strandberg E, Hansson-Hamlin H, Lohi H, Andersson G. MHC class II polymorphism is associated with a canine SLE-related disease complex. Immunogen. 2009;61:557-64.
7. Fernando MMA, Stevens CR, Walsh EC, De Jager PL, Goyette P, Plenge RM, Vyse TJ, Rioux JD. Defining the role of the MHC in autoimmunity: A review and pooled analysis. Plos Genet. 2008;4(4):1-9.
8. Chiou S, Lan J, Lin S, Chen D, Tsai N, Kuan C *et al.* Pet dogs owned by lupus patients are at a higher risk of developing lupus. Lupus. 2004;13(6):442-9.
9. Abbas AK, Litchman AH, Pillai S. Diseases caused by immune responses: hypersensitivity and autoimunity. In: Abbas AK, Litchman AH, Pillai S, editors. Cellular and molecular immunology. 6th ed. Philadelphia: Elsevier Saunders; 2007. p. 419-39.
10. Gershwin L. Antinuclear antibodies in domestic animals. Ann N Y Acad Sci. 2005 Jun; 1050:364-70.
11. Jones TC, Hunt RD, King NW. A pele e seus apêndices. In: Jones TC, Hunt RD, King NW, editores. Patologia veterinária. 6ª ed. Barueri: Manole, 2000. p. 831-86.
12. Thompson JP. Moléstias imunológicas. In: Ettinger SJ, Feldman EC, editores. Tratado de medicina interna veterinária. 4ª ed. São Paulo: Manole, 1997. p. 2766-802.
13. Smee N, Harkin K, Wilkerson M. Measurement of serum antinuclear antibody titer in dogs with and without systemic lupus erythematosus: 120 cases (1997-2005). J Am Vet Med Assoc. 2007 Apr; 230(8):1180-3.
14. Hansson-Hamlin H, Lilliehöök I, Trowald-Wigh G. Subgroups of canine antinuclear antibodies in relation to laboratory and clinical findings in immune-mediated disease. Vet Clin Pathol. 2006 Dec; 35(4):397-404.
15. Servais G, Karmali R, Guillaume MP, Badot V, Duchateau J, Corazza F. Anti DNA antibodies are not restricted to a specific pattern of fluorescence on HEp2 cells. Clin Chem Lab Med. 2009; 47(5):543-9.
16. Smith BE, Tompkins MB, Breitschwerdt EB. Antinuclear antibodies can be detected in dog sera reactive to Bartonella vinsonii subsp. berkhoffii, Ehrlichia canis, or Leishmania infantum antigens. J Vet Intern Med. 2004;18(1):47-51.

214 Artrite Imunomediada

Andreia Oliveira Latorre

Anatomia e fisiologia das articulações

Articulações são formadas onde dois ou mais ossos entram em contato e, dependendo da capacidade de movimento que permitem, recebem uma denominação. Assim, as articulações são chamadas de fibrosas ou sinartroses quando permitem movimentação mínima; cartilaginosas ou anfiartroses quando permitem movimentos limitados e, por fim, sinoviais ou diartroses quando permitem ampla variedade de movimentos[1]. Entre todos os tipos de articulações, as mais comuns no corpo são as do tipo sinovial, sendo, portanto estas mais bem detalhadas a seguir.

As articulações sinoviais são feitas pela parte distal de dois ossos recoberta de cartilagem hialina, e circundadas e sustentadas pela cápsula articular. A cartilagem articular contém um pequeno número de células especializadas, os condrócitos, que estão localizados em matriz extracelular composta de água e macromoléculas, incluindo os colágenos, os proteoglicanos e as proteínas não colagenosas. Os condrócitos são responsáveis pela produção da matriz extracelular e pela organização dos colágenos, proteoglicanos e proteínas não colagenosas em uma estrutura altamente ordenada. A rede de colágenos é formada principalmente por colágeno do tipo II (80 a 90%) e pequena quantidade de outros tipos: VI, IX, X e III. Em relação aos proteoglicanos, estes são moléculas compostas de uma proteína central a que estão ligadas cadeias laterais de glicosaminoglicanos. Entre os proteoglicanos, o mais importante na cartilagem articular é o *agrecano*, formado pelas cadeias laterais dos glicosaminoglicanos sulfato de queratina e sulfato de condroitina. Ainda sobre os agrecanos, estes se ligam ao hialuronato formando grandes agregados que se expandem em solução e dão a este tecido a capacidade de resistir à compressão.[2]

A cápsula articular é formada por três camadas: cápsula fibrosa, tecido subsinovial e membrana sinovial. A cápsula fibrosa se localiza na parte externa da cápsula articular e é a responsável por estabilidade e flexibilidade da articulação. O tecido subsinovial, localizado entre a cápsula fibrosa e a membrana sinovial, contém a rede vascular e neural ligada a tecido conjuntivo fibroso. Estes vasos do tecido subsinovial são a fonte do plasma ultrafiltrado que vai compor o líquido sinovial. Internamente à cápsula articular encontra-se a membrana sinovial que reveste parcialmente o espaço articular. Essa membrana é composta de dois tipos celulares: sinoviócitos do tipo A, que são células semelhantes a macrófagos e têm função de fagocitose, e sinoviócitos do tipo B, que se assemelham a fibroblastos e produzem ácido hialurônico. Juntas, estas células filtram o plasma e secretam ácido hialurônico para formar o líquido sinovial necessário para lubrificação articular.[1,3] Além disso, esta membrana é considerada o local mais provável de início das afecções articulares imunomediadas.[4]

Etiologia e fisiopatogenia das doenças articulares

A origem das doenças articulares de cães e gatos é diversa e pode ser separada em dois grandes grupos: não inflamatória, que inclui as doenças degenerativas, as traumáticas e as neoplásicas, e inflamatória, que engloba as doenças infecciosas ou imunomediadas. Entre as doenças articulares inflamatórias imunomediadas, ou artrites imunomediadas, ainda há a classificação de acordo com as características histológicas, em erosivas e não erosivas (Quadro 214.1), sendo as não erosivas mais frequentes nos cães.[5]

Quanto à fisiopatogenia das artrites imunomediadas, embora ainda não seja totalmente conhecida, são observados dois tipos de hipersensibilidade, III e IV, envolvidos no processo inflamatório articular dependendo do tipo da artrite, não erosiva ou erosiva. Assim, acredita-se que as artrites não erosivas sejam causadas principalmente por reações de hipersensibilidade do tipo III, mediadas pela deposição de imunocomplexos ocasionando, sobretudo, a vasculite; e que as artrites erosivas sejam causadas principalmente por reações de hipersensibilidade do tipo IV, mediadas por linfócitos T ativados contra antígenos de superfície, que atraem e ativam macrófagos a liberarem citocinas pró-inflamatórias, causando a destruição tecidual.[6]

Artrite reumatoide canina

Esta poliartrite de ocorrência natural em cães tem muitas semelhanças com a artrite reumatoide humana, entretanto é menos comum na espécie canina, afetando cerca de 2 em cada 25.000 cães. As raças mais acometidas são as pequenas e as *toys* de cães com 8 meses a 8 anos de idade.[6] Em relação às semelhanças entre as duas espécies, estas são tanto clínicas quanto patológicas e incluem apresentação simétrica, febre, rigidez, dor, claudicação, edema dos tecidos moles em torno das articulações e, eventualmente, alterações erosivas nas articulações.[7]

A artrite reumatoide (AR) em cães manifesta-se inicialmente como claudicação com desvio de membro e tumefação de tecido mole ao redor das articulações acometidas, sendo as articulações do carpo e do tarso as que apresentam maior gravidade da doença.[6] A causa inicial da AR ainda é

Quadro 214.1 Classificação das principais artrites imunomediadas de cães e gatos.

Erosiva (deformante)	Não erosiva (não deformante)
Artrite reumatoide canina	Lúpus eritematoso sistêmico
Poliartrite progressiva felina	Sinovite linfocítica plasmocítica
Poliartrite dos Galgos	Amiloidose renal familiar em cães Shar-Pei chineses
	Poliartrite medicamentosa
	Poliartrite pós-vacinal
	Poliartrite idiopática

desconhecida, mas se sabe que evolui para resposta imune celular ou reação de hipersensibilidade tipo IV e se mostra em diferentes estágios, dependendo da duração da doença e do início da inflamação da membrana sinovial ou sinovite, que é o tecido-alvo da doença. Assim, na avaliação da membrana sinovial em AR aguda há predomínio de monócitos e granulócitos; em AR subaguda há pequena quantidade de linfócitos T e plasmócitos e, por fim, em AR crônica observa-se grande quantidade de linfócitos T e plasmócitos.[4] Ainda sobre a patogenia da AR, não se pode descartar as reações de hipersensibilidade do tipo III causadas pela deposição de imunocomplexos, uma vez que já foi demonstrada alta correlação entre a presença de imunocomplexos e de fatores reumatoides no líquido sinovial de cães com a doença.[8] Por outro lado, embora a presença dos fatores reumatoides (anticorpos anti-imunoglobulinas G [IgG], M [IgM] e A [IgA]) seja um dos principais critérios para diagnóstico da AR humana, o mesmo não acontece em AR canina, pois nesta espécie os fatores reumatoides são observados em títulos muito inferiores aos da espécie humana, além de serem encontrados em poliartrites de outras etiologias.[9–11] A lesão característica da AR consiste em hiperplasia vilosa da membrana sinovial com infiltrados de linfócitos e plasmócitos. Este infiltrado celular destrói a cartilagem articular, começando pelas margens da articulação, que, por fim, resulta em um tecido de granulação denominado *pannus* ou pano recobrindo a superfície da cartilagem (Figura 214.1). À avaliação radiográfica, a lesão proeminente é a destruição progressiva do osso subcondral, tanto na região central quanto na margem da articulação, onde se insere a membrana sinovial. Também são vistos estreitamento e alargamento dos espaços articulares devido à erosão da cartilagem e à destruição do osso subcondral.[6]

Para o diagnóstico são utilizados os mesmos critérios estabelecidos pela American Rheumatism Association (ARA) para o diagnóstico da AR humana (Quadro 214.2).[10] É importante, ainda, a realização de artrocentese, que revela nesta doença redução da viscosidade do líquido sinovial, opacidade e alta contagem celular, podendo ser observada predominância tanto de neutrófilos quanto de linfócitos (Quadro 214.3).

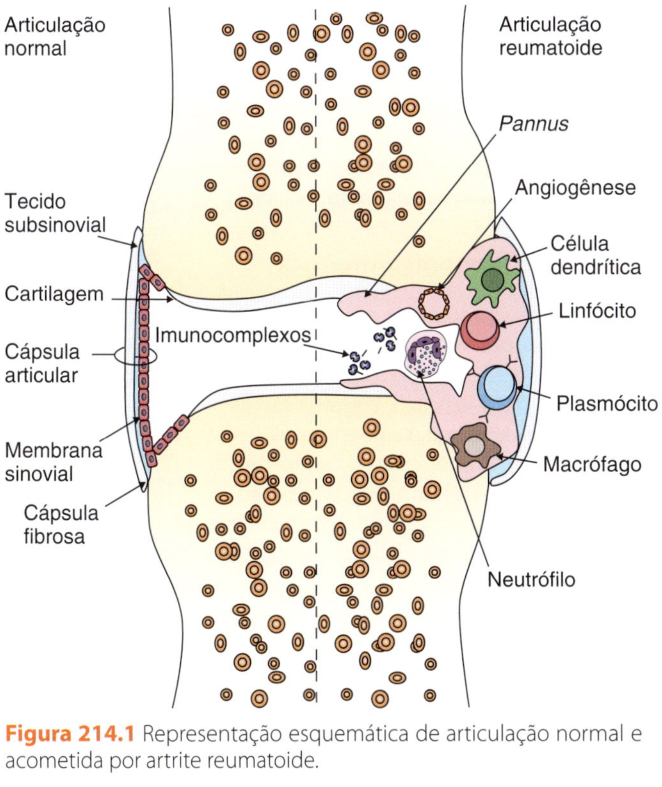

Figura 214.1 Representação esquemática de articulação normal e acometida por artrite reumatoide.

Quadro 214.2 Critérios de diagnóstico de artrite reumatoide propostos e revisados pela American Rheumatism Association (1987).*

Rigidez após repouso
Artrite em três ou mais articulações
Artrite nas articulações das mãos
Artrite simétrica
Nódulos reumatoides
Fator reumatoide
Alterações radiográficas

*Paciente deve apresentar pelo menos quatro critérios.
Adaptado de MacGregor.[9]

Um dos pontos mais relevantes do tratamento da AR são seu começo desde o estágio inicial da doença, para prevenção das lesões articulares irreversíveis, e a terapia combinada mais apropriada para controle da progressão da doença. Inicialmente, a maioria dos cães é tratada com prednisona (2 a 4 mg/kg/dia por via oral [VO], durante 14 dias, seguidos de 1 a 2 mg/kg/dia durante 14 dias) e azatioprina (2,2 mg/kg/dia durante 4 a 6 semanas). Após 1 mês de tratamento, o líquido sinovial deve ser avaliado novamente e, se não estiver alterado, a dose de prednisona pode ser reduzida para 1 a 2 mg/kg a cada 48 h e o tratamento com azatioprina deve ser mantido. Por outro lado, se o líquido sinovial estiver alterado, deve-se continuar a administração diária de prednisona (1 a 2 mg/kg/dia), azatioprina (2,2 mg/kg/dia) e acrescentar metotrexato (2,5 mg/m^2 VO, a cada 48 h).[12]

Poliartrite progressiva felina

É incomum a ocorrência de poliartrites em gatos, entretanto estes também desenvolvem artrites imunomediadas, que são classificadas em erosivas (artrite reumatoide felina e poliartrite progressiva felina) e não erosivas (poliartrite induzida por lúpus eritematoso sistêmico e poliartrite idiopática felina).[13,14] Clinicamente, essas formas de poliartrite se assemelham e os gatos afetados geralmente apresentam rigidez e relutância ao movimento, edema nas articulações e dor à palpação. Em alguns casos também é possível observar febre e inapetência.[14]

Poliartrite progressiva felina (PPF) é uma doença que acomete preferencialmente gatos machos adultos e, embora sua etiologia ainda seja desconhecida, sugere-se estar relacionada com as infecções pelos vírus da leucemia felina (FeLV) e vírus formador de sincício felino (FeSFV).[15] São descritas duas formas de evolução dessa doença, diferenciáveis por alterações observadas à avaliação radiográfica. Assim, na sua forma mais frequente, encontram-se osteopenia, formação óssea periosteal ao redor das articulações afetadas, erosão periarticular marginal e colapso dos espaços articulares devido à anquilose fibrosa, que acontece com a evolução da doença, entretanto sem deformidades e/ou instabilidade. Já a outra forma da PPF caracteriza-se por erosão marginal grave do osso subcondral, instabilidade articular e deformidades. Os sinais iniciais da doença são tenossinovite e sinovite seguidas de alterações na cartilagem articular e no osso periosteal.[15]

Para o diagnóstico, além da observação dos sintomas clínicos e avaliação radiográfica, pode-se fazer também artrocentese, notando-se diminuição da viscosidade do líquido sinovial, opacidade, coloração amarelada a sanguinolenta e alta contagem de células nucleadas.[3]

O tratamento preconizado é prednisona (4 a 6 mg/kg/dia) até a melhora clínica, por volta de 2 semanas de tratamento, quando então a dose pode ser reduzida para 2 mg/kg/dia. Em alguns casos, a terapia combinada com ciclofosfamida (50 mg/m^2 VO, diariamente por 4 dias de cada semana por 2 semanas) ou clorambucila (20 mg/m^2 VO, durante 2 semanas) colabora para o controle da doença a longo prazo.[12]

Poliartrite dos Galgos

É uma poliartrite erosiva específica da raça Galgo, tendo sido descrita inicialmente na Austrália, em 1976.[16] Como principais lesões foram relatadas grave degeneração da cartilagem com moderada formação de *pannus* e dano ósseo mínimo.[16,17] As manifestações clínicas têm início insidioso e caracterizam-se por claudicação, dor grave nas articulações e relutância ao movimento. Além disso, pode-se notar edema moderado a intenso nas articulações distais dos membros. A média de idade dos cães acometidos é de 18 meses, variando de 3 a 30 meses. À avaliação do líquido sinovial veem-se coloração amarelo-acastanhada, opacidade e alta contagem celular com predomínio de neutrófilos nos casos mais graves.[16]

Lúpus eritematoso sistêmico

Lúpus eritematoso sistêmico (LES) é uma doença autoimune crônica de etiologia desconhecida. Em cães, foi descrito inicialmente por Lewis, em 1965 e posteriormente em gatos, por Heise, em 1973.[18,19] A fisiopatogenia do LES está relacionada com altos títulos de autoanticorpos circulantes indicando que o defeito, nessa doença, seja por falha nos mecanismos normalmente responsáveis pela tolerância ao próprio em linfócitos B, T ou ambos. Assim, ocorre falha na seleção dos linfócitos durante o processo de maturação e linfócitos autorreativos que deveriam ser eliminados e impedidos de se tornarem maduros ganham a circulação, podendo ser ativados e iniciar autoimunidade. Observam-se anticorpos contra diferentes componentes nucleares e citoplasmáticos das células que vão formar os imunocomplexos responsáveis pela poliartrite, que é uma das manifestações clínicas dessa doença.[20] Assim, em cães com LES verifica-se, com frequência, claudicação com troca de membros e dor à palpação devido ao desenvolvimento de poliartrite e/ou polimiosite. Alterações cutâneas também são bastante comuns, notadas principalmente em face, orelhas e parte distal dos membros, que podem apresentar eritema, formações de crostas, descamação, alopecia, formação de bolhas que progridem até úlceras na pele e junções mucocutâneas. Os animais acometidos também podem desenvolver dermatite esfoliativa generalizada, úlceras nos coxins plantares e paniculite.[21,22] O diagnóstico baseia-se em sintomas acompanhados de positividade para anticorpos contra antígenos celulares e/ou presença da célula LE. À avaliação do líquido sinovial são vistas coloração amarela a sanguinolenta, redução da viscosidade, opacidade e alta contagem celular[3,23] (ver Capítulo 213, *Lúpus Eritematoso Sistêmico*).

Sinovite linfocítica plasmocítica

A sinovite linfocítica plasmocítica (SLP) é comumente associada à ruptura do ligamento cruzado cranial, sendo encontrada sua prevalência em aproximadamente 50% dos casos de ruptura natural desse ligamento em cães.[24] As alterações radiográficas são mínimas e incluem edema de tecidos moles e alterações proliferativas periosteais, que podem estar relacionadas com a instabilidade preexistente da articulação por fraqueza do ligamento. À avaliação da biopsia da membrana sinovial encontra-se sinovite caracterizada por intenso infiltrado linfócitico-plasmocitário e por hipertrofia sinovial, que por vezes é vilosa. A cirurgia reparadora do ligamento cruzado cranial é curativa em alguns casos, e os demais devem ser tratados com medicamentos imunossupressores, de maneira semelhante a outras artrites imunomediadas.[6]

Amiloidose renal familiar em cães Shar-Pei chineses

Esta síndrome caracteriza-se por episódios agudos, intermitentes e recorrentes de febre acompanhados de edema e dor em várias articulações, principalmente nas do tarso. Tanto as articulações acometidas quanto a manifestação de claudicação podem variar entre os episódios.[25] À avaliação radiográfica não se veem alterações além do edema dos tecidos moles periarticulares e, à análise do líquido sinovial e à biopsia da membrana sinovial, pode-se notar que estão normais ou apresentam sinais de sinovite não infecciosa.[25] Contudo, os principais sintomas dessa síndrome se devem à insuficiência renal causada pela amiloidose e são vômito, anorexia, letargia, polidipsia, poliúria, perda de peso e desidratação.[26]

A patogênese dos episódios de febre e edema das articulações, bem como da amiloidose observada nos cães Shar-Pei afetados é desconhecida, mas se sugere que decorra de elevados níveis de interleucina-6 (IL-6) circulantes, uma citocina relacionada com a indução de febre, produção de anticorpos e síntese de precursores amiloides.[27]

Como tratamento, indica-se colchicina para bloquear a formação de proteína amiloide, na dose de 0,03 mg/kg VO, a cada 24 h. Os principais efeitos colaterais com esta terapia são náuseas, vômito, diarreia e, com uso prolongado, também supressão da medula óssea e hipertensão.[26]

Poliartrite medicamentosa

Vasculites induzidas por medicamentos geralmente se manifestam por envolvimento agudo da pele e articulações. Entre os medicamentos que causam a hipersensibilidade em cães e gatos, os mais comuns são as sulfonamidas, mas a vasculite pode surgir também após utilização de penicilina, eritromicina, linfomicina e cefalosporina. Tais reações aos medicamentos devem-se à deposição de complexos antígeno-anticorpo nos vasos sanguíneos em diversas partes do corpo. Assim, os medicamentos podem atuar diretamente como antígenos ou ainda se combinar com proteínas, como os haptenos, e formar novos antígenos. Como sintomas podem-se notar febre, linfadenopatia e eritemas maculopapular ou bolhoso, além da poliartrite. O diagnóstico tem por base as manifestações clínicas e o histórico de início de vasculite aguda depois do uso de algum medicamento. A recuperação é rápida após a suspensão do medicamento causador da reação.[6]

Quadro 214.3 Interpretação do líquido sinovial em artrites imunomediadas de cães e gatos.

Condição	Cor	Transparência	Viscosidade	Proteínas totais	TNCC	Diferencial (%) Mononuclear	Diferencial (%) Neutrófilo
Normal	Incolor	Transparente	Alta	< 2,5	≤ 3.000	≥ 90	< 10
Poliartrite idiopática	Amarelo a sanguinolento	Enevoado a turvo	Baixa	> 2,5	> 3000	≤ 10	> 90
LES	Amarelo a sanguinolento	Enevoado a turvo	Baixa	> 2,5	6.200 a 371.000	7 a 85	15 a 93
AR canina	Amarelo a sanguinolento	Enevoado a turvo	Baixa	> 2,5	2.900 a 38.800	Mononuclear ou neutrofílico	
Poliartrite progressiva felina	Amarelo a sanguinolento	Enevoado a turvo	Baixa	> 2,5	4.000 a 70.000	1 a 75	25 a 99
Sinovite linfocítica plasmocítica	Amarelo	Enevoado a turvo	Baixa	> 2,5	5.000 a 20.000	Maioria linfocítica	

Adaptado de MacWilliams e Friedrichs.[3] LES = lúpus eritematoso sistêmico; AR = artrite reumatoide; TNCC = contagem total de células nucleadas.

Poliartrite pós-vacinal

Algumas vezes, a vacinação pode desencadear poliartrite que se manifesta cerca de 3 a 15 dias depois da inoculação. O início da poliartrite é repentino e se caracteriza por claudicação, edema e dor intensa nas articulações.[28] Em gatos, a poliartrite pós-vacinal tem sido relacionada com a vacinação contra infecção por calicivírus, pelo emprego de vacina contendo vírus vivo atenuado.[12] A recuperação dessa artrite pode ser espontânea, em alguns dias ou podem-se utilizar anti-inflamatórios não esteroides e doxiciclina.[28]

Poliartrite idiopática

Entre as diversas causas de poliartrite não erosiva, a poliartrite imunomediada idiopática é a mais comum em cães.[5,29] Ela é classificada como idiopática devido à ausência de causa aparente e ocorre com maior frequência em cães com 1 a 6 anos de idade.[6] Os sintomas podem incluir febre cíclica, inapetência, rigidez, claudicação, edema das articulações e relutância ao movimento.[5] O diagnóstico pode ser feito com base na história clínica e na observação das manifestações clínicas como rigidez, claudicação e febre não responsiva ao tratamento com antibióticos.[6] Também é importante a realização de artrocentese, que revela diminuição da viscosidade do líquido sinovial, opacidade e alta contagem celular com predominância de neutrófilos (Quadro 214.3).

Para o tratamento da poliartrite imunomediada idiopática indicam-se glicocorticoides tanto para cães quanto para gatos. Assim, pode-se utilizar prednisona na dose 2 a 4 mg/kg/dia VO, durante 2 semanas, quando então a dose poderá ser reduzida para 1 a 2 mg/kg/dia durante mais 2 semanas. Verificando-se melhora clínica após esse período e a avaliação do líquido sinovial mostrar-se normal, a dose do medicamento deverá ser diminuída para 1 a 2 mg/kg a cada 48 h, por mais 4 semanas.[12]

Referências

1. Smith BJ. The skeletomuscular system. In: Smith BJ, editor. Canine anatomy. Philadelphia: Lippincott Williams & Wilkins; 1999. p. 15-22.
2. Huber M, Trattnig S, Lintner F. Anatomy, biochemistry, and physiology of articular cartilage. Invest Radiol. 2000 Oct; 35(10):573-80.
3. MacWilliams PS, Friedrichs KR. Laboratory evaluation and interpretation of synovial fluid. Vet Clin North Am – Small Anim Pract. 2003; 33(1):153-78.
4. Konttinen YT, Bergroth V, Nordstrom D. Cellular immunohistopathology of acute, subacute, and chronic synovitis in rheumatoid arthritis. Ann Rheum Dis. 1985; 44(8):549-55.
5. Stull J, Evason M, Carr A, Waldner C. Canine immune-mediated polyarthritis: clinical and laboratory findings in 83 cases in western Canada (1991-2001). Can Vet J. 2008 Dec; 49(12):1195-203.
6. Pedersen N. A review of immunologic diseases of the dog. Vet Immunol Immunopathol. 1999 Aug; 69(2-4):251-342.
7. Carter S, Barnes A, Gilmore W. Canine rheumatoid arthritis and inflammatory cytokines. Vet Immunol Immunopathol. 1999 Aug; 69(2-4):201-14.
8. Carter SD, Bell SC, Bari ASM, Bennett D. Immune complexes and rheumatoid factors in canine arthritides. Ann Rheum Dis. 1989; 48(12):986-91.
9. MacGregor AJ. Classification criteria for rheumatoid arthritis. Bailliere's Clin Rheumatol. 1995; 9(2):287-304.
10. Chabanne L, Fournel C, Faure J, Veysseyre C, Rigal D, Bringuier J *et al.* IgM and IgA rheumatoid factors in canine polyarthritis. Vet Immunol Immunopathol. 1993 Dec; 39(4):365-79.
11. Nielsen O. Detection of IgM rheumatoid factor in canine serum using a standardized enzyme-linked immunosorbent assay. Vet Immunol Immunopathol. 1992 Oct; 34(1-2):139-47.
12. Taylor SM. Disorders of the joints. In: Nelson RW, Couto CG, editors. Small animal internal medicine. St. Louis: Mosby; 2003. p. 1079-92.
13. Person JM, Person P, Pellerin JL. Systemic lupus erythematosus in a cat. Lupus érythémateux disséminé chez un chat. 1998; 149(12):1125-30.
14. Bennett D, Nash AS. Feline immune-based polyarthritis: a study of thirty-one cases. J Small Anim Pract. 1988; 29(8):501-23.
15. Pedersen N, Pool R, O'Brien T. Feline chronic progressive polyarthritis. Am J Vet Res. 1980 Apr;41(4):522-35.
16. Huxtable C, Davis P. The pathology of polyarthritis in young greyhounds. J Comp Pathol. 1976 Jan; 86(1):11-21.
17. Woodard J, Riser W, Bloomberg M, Gaskin J, Goring R. Erosive polyarthritis in two greyhounds. J Am Vet Med Assoc. 1991 Mar; 198(5):873-6.
18. Lewis R, Schartz R, Henry WJ. Canine systemic lupus erythematosus. Blood. 1965 Feb; 25:143-60.
19. Heise SC, Smith RS, Schalm OW. Lupus erythematosus with hemolytic anemia. Feline Pract. 1973; 3:14-9.
20. Abbas AK. Diseases of Immunity. In: Kumar V, Abbas AK, Fausto N, editors. Robbins and Cotran pathologic basis of disease. 7th ed. Philadelphia: Elsevier Saunders; 2005. p. 193-267.
21. Jones TC, Hunt RD, King NW. Imunopatologia. In: Jones TC, Hunt RD, King NW, editores. Patologia veterinária. 6ª ed. Barueri: Manole, 2000. p. 185-204.
22. Jones TC, Hunt RD, King NW. A pele e seus apêndices. In: Jones TC, Hunt RD, King NW, editores. Patologia veterinária. 6ª ed. Barueri: Manole, 2000. p. 831-86.
23. Thompson JP. Moléstias imunológicas. In: Ettinger SJ, Feldman EC, editores. Tratado de medicina interna veterinária. 4ª ed. São Paulo: Manole, 1997. p. 2766-802.
24. Erne J, Goring R, Kennedy F, Schoenborn W. Prevalence of lymphoplasmacytic synovitis in dogs with naturally occurring cranial cruciate ligament rupture. J Am Vet Med Assoc. 2009 Aug; 235(4):386-90.
25. Tellier L. Immune-mediated vasculitis in a shar-pei with swollen hock syndrome. Can Vet J. 2001 Feb; 42(2):137-9.
26. DiBartola S, Tarr M, Webb D, Giger U. Familial renal amyloidosis in Chinese Shar Pei dogs. J Am Vet Med Assoc. 1990 Aug; 197(4):483-7.
27. Rivas AL, Tintle L, Kimball ES, Scarlett J, Quimby FW. A canine febrile disorder associated with elevated interleukin-6. Clin Immunol Immunopathol. 1992; 64(1):36-45.
28. Kohn B, Garner M, Lübke S, Schmidt MFG, Bennett D, Brunnberg L. Polyarthritis following vaccination in four dogs. Vet Compar Orthop Traumatol. 2003; 16(1):6-10.
29. Rondeau M, Walton R, Bissett S, Drobatz K, Washabau R. Suppurative, nonseptic polyarthropathy in dogs. J Vet Intern Med. 2005; 19(5):654-62.

215 Fármacos Imunossupressores

Juliana Vieira

■ Introdução

Em geral, as respostas do sistema imune envolvem primeiramente o reconhecimento de um patógeno, ou de material estranho, e posteriormente uma reação para eliminá-los do organismo. Assim, os diferentes tipos de respostas imunes podem ser divididos em dois: imunidade inata (não adaptativa) e imunidade adaptativa. A imunidade inata está relacionada com a ação de células fagocitárias do sistema mononuclear (monócitos e macrófagos), neutrófilos polimorfonucleares (PMN) e células *natural killer*. Os fagócitos mononucleares têm grande habilidade em englobar patógenos e materiais estranhos, destruindo-os, e de apresentarem os antígenos processados para os linfócitos T. Os PMN são células de meia-vida curta (6 a 12 h) em relação aos fagócitos mononucleares, mas também têm grande habilidade em englobar e destruir material estranho. Os linfócitos T auxiliares (*helper*) atuam tanto da resposta celular do sistema imune, produzindo citocinas inflamatórias que ativam as células fagocíticas, quanto da resposta humoral, promovendo o *switch* de classe de linfócitos B produtores de anticorpos. Os linfócitos B têm a superfície recoberta por determinadas imunoglobulinas e, quando estimulados por antígenos ou linfócitos T *helper*, podem se diferenciar em plasmócitos e produzir anticorpos solúveis, ou se tornar células de memória (plasmócitos de meia-vida longa) específicas para o antígeno reconhecido. Os linfócitos T citotóxicos também apresentam especial importância para a resposta adaptativa. Desse modo, a imunidade adaptativa é caracterizada como uma resposta imune mais específica e duradoura.

Ocasionalmente, as células do sistema imune identificam os tecidos do hospedeiro como estranhos e dirigem uma resposta celular ou humoral contra órgãos ou tecidos-alvo específicos. Isto pode resultar em lesão orgânica ou tissular clinicamente significativa. Tais distúrbios são denominados distúrbios imunomediados. Esses distúrbios podem ser classificados como primários, quando a doença não está associada a nenhuma causa conhecida (também chamada de autoimunidade), podendo desencadear uma resposta imune a antígenos próprios, ou como secundários a outros fatores que influenciem o desequilíbrio do sistema imune, e estão mais relacionados com o direcionamento da imunidade a antígenos não próprios.

A alteração da superfície celular por alguns medicamentos e toxinas, ou os danos físicos por alteração do fluxo sanguíneo causada por algumas doenças podem induzir o sistema imune a retirar tais células alteradas da circulação pelo sistema fagocítico. Além disso, a ligação de anticorpos à membrana das células também contribui para o reconhecimento destas pelo sistema imune como sendo células não próprias do hospedeiro, ou pode ativar o sistema complemento. Células infectadas com patógenos e aderência de alguns medicamentos às superfícies celulares também estimulam a retirada e a destruição das células. A vacinação prévia vem sendo implicada como incitante de doenças imunomediadas. O mecanismo direto para esse efeito não está bem estabelecido, entretanto se acredita que a vacina possa ativar de maneira não específica os macrófagos, ativar linfócitos autorreativos (pode ser causado pelo adjuvante), ou ainda induzir a mutação dos genes variáveis das imunoglobulinas.[1]

Os fármacos imunossupressores são utilizados na clínica de pequenos animais para induzir ou manter a remissão de doenças imunomediadas em cães e gatos. Esses fármacos podem atuar por mecanismos diferentes, mas a ação principal está relacionada com a supressão da atividade fagocítica mononuclear e/ou da produção de anticorpos pelos linfócitos B. Neste capítulo pretende-se abordar alguns princípios farmacológicos aplicados para os agentes imunossupressores comumente utilizados em pequenos animais.

■ Glicocorticoides

Os glicocorticoides (corticosteroides com atividade glicocorticoide) têm sido o fármaco com efeito anti-inflamatório e imunossupressor mais utilizado para o tratamento de doenças inflamatórias agudas e crônicas. Seus excelentes efeitos terapêuticos como anti-inflamatório e imunossupressor são, frequentemente, acompanhados por graves e, algumas vezes, irreversíveis efeitos colaterais, como diabetes *mellitus*, úlcera péptica, síndrome de Cushing com supressão do eixo hipotálamo-hipófise-adrenal, osteoporose, atrofia cutânea, psicose, glaucoma, entre outros, ficando seu uso limitado pelos efeitos colaterais.[2]

A ação dos glicocorticoides (GC) é mediada por um receptor proteico intracelular, o receptor de glicocorticoide (RG), que pertence à superfamília dos receptores nucleares e age como um fator de transcrição ativado pelo hormônio, regulando a expressão dos genes responsivos aos glicocorticoides. O receptor de glicocorticoide pode, também, reprimir a transcrição gênica. Os efeitos anti-inflamatórios e imunossupressores dos GC envolvem esta regulação negativa da transcrição gênica. A proteína ativadora-1 (AP-1) e o fator nuclear kappa B (NF-κB) são os fatores mais conhecidos, que interferem negativamente na regulação mediada pelo RG.[3] Atualmente, tem-se demonstrado inibição pelos glicocorticoides da via de sinalização utilizada pelos *toll-like receptors* (TLR), os quais têm um papel crucial na indução da resposta imunológica inata, por reconhecerem patógenos e promoverem a expressão de moléculas coestimuladoras, comuns na tradução dos sinais e na expressão de genes pró-inflamatórios.[4]

Os efeitos dos glicocorticoides sintéticos são mediados pelo mesmo receptor do glicocorticoide endógeno. Estes fármacos têm habilidade de ligação com receptores de cortisol, presentes em quase todas as células dos vertebrados. Muitos fármacos glicocorticoides variam de acordo com a duração de ação, potência e rota de administração (Quadro 215.1). A hidrocortisona e a cortisona são fármacos com curto tempo de ação, sendo a meia-vida de aproximadamente 12 h. Esteroides de ação intermediária como prednisona, prednisolona e metil-

Quadro 215.1 Glicorticoides | Potência, dose e especialidades farmacêuticas.

Medicamento	Afinidade por receptor glicocorticoide	Potência glicocorticoide	Potência mineralocorticoide	Especialidades farmacêuticas	Dose
Ação rápida					
Hidrocortisona	1	1	1	Berlison®, Flebocortid®, Solu-Cortef®	Choque: 50 a 100 mg/kg IV. *IA*: 2,5 a 5 mg/kg/2 vezes/dia
Cortisona	1	1	1	Cortisona®	–
Ação intermediária					
Prednisolona	2,2	4	0,8	Pred Fort®	Cão: 2 a 4 mg/kg. *Gato*: 2 a 8 mg/kg
Prednisona	2,2	4	0,8	Meticorten®, Prednisona®	–
Metilprednisona	11,9	5	Mínima	Depo Medrol®, Solu Medrol®	Cão: 0,2 a 0,4 mg/kg. *Gato*: 10 a 20 mg/gato/semana SC
Triancinolona	1,9	5	Zero	Vetalog®	0,1 a 0,2 mg/kg IM/7 dias
Ação prolongada					
Dexametasona	7,1	30	Mínima	Azium®, Decadron®	Cão: 0,5 a 1 mg/kg SC/IV. *Gato*: 4 mg/gato/sem
Betametasona	5,4	30	Negligenciável	Celestone®, Betaderm®	0,1 a 0,2 mg/kg/2 vezes/dia VO

IA = insuficiência adrenal; IM = intramuscular; IV = intravenosa; SC = subcutânea; VO = via oral.

prednisolona têm meia-vida que varia de 12 a 36 h. A betametasona e a dexametasona têm um tempo de ação mais longo, 48 h ou mais.

Mecanismo de ação

Os glicocorticoides têm potente efeito anti-inflamatório devido à capacidade de suprimirem a ação de enzimas-chave do metabolismo do ácido araquidônico (Figura 215.1). Além dos efeitos anti-inflamatórios, o potencial regulatório negativo da transcrição gênica acarreta imunossupressão, com alteração de diferentes segmentos do sistema imune (Quadro 215.2). Assim, os efeitos precoces resultam de rápida redução da atividade fagocitária dos macrófagos e neutrófilos. Nos neutrófilos, ao mesmo tempo que os glicocorticoides diminuem a marginação e a migração, estimulam a liberação destas células pela medula, promovendo neutrofilia. Posteriormente, a supressão da produção de fatores quimiotáticos como leucotrienos e prostaglandinas, e também de citocinas de linfócitos T, colabora com a atividade imunossupressora.

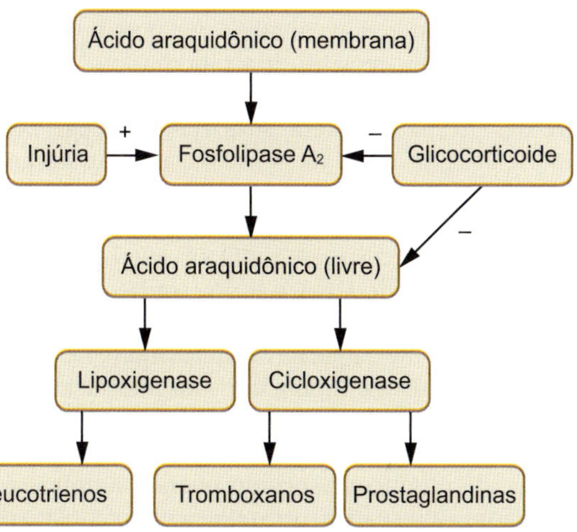

Figura 215.1 Mecanismo anti-inflamatório dos glicocorticoides. Inibição do metabolismo do ácido araquidônico induzida pelos glicocorticoides

No sistema linfoide, os glicocorticoides diminuem a proliferação dos linfócitos, alteram a expressão de marcadores fenotípicos, reduzem o número de linfócitos circulantes e induzem a apoptose dos linfócitos. Nas espécies esteroide-resistentes (homem, cão, gato, cavalos e bovinos) ocorre linfopenia principalmente por redistribuição dos linfócitos circulantes para compartimentos extravasculares (baço, fígado, medula óssea e ducto torácico). Os linfócitos T são afetados mais intensamente que os linfócitos B, já que correspondem a cerca de 70% dos linfócitos circulantes. A diminuição da ação dos linfócitos T auxiliares contribui para a supressão dos linfócitos B com consequente queda na produção de anticorpos, porém este efeito é mais tardio (7 a 14 dias). A redução do número de linfócitos circulantes diminui sua participação nos processos imunológicos e inflamatórios.

Efeitos adversos

Os efeitos anti-inflamatórios e imunossupressores dos glicocorticoides se devem basicamente à atividade glicocorticoide, ao passo que os efeitos como retenção de sódio e forma-

Quadro 215.2 Efeito dos glicorticoides sobre o sistema imune.

Efeito na imunidade celular	Efeito na imunidade humoral Efeito tardio	Atividade fagocitária e fatores quimiotáticos Efeito rápido
Decréscimo da proliferação de linfócitos *Efeito tardio*	Inibição das vias do complemento	Decréscimo na marginação leucocitária
Diminuição dos linfócitos circulantes *Efeito rápido*	Inibição da passagem de imunocomplexos através das membranas	Supressão da fagocitose por macrófagos e neutrófilos
Expressão alterada de marcadores fenotípicos em linfócitos *Efeito tardio*	Supressão dos linfócitos B e da produção de anticorpos	Decréscimo da síntese de prostaglandinas e leucotrienos
Indução da apoptose linfocitária *Efeito tardio*	Supressão dos linfócitos B e da produção de anticorpos	Neutrofilia por estimulação da medula óssea
Supressão da atividade dos linfócitos T auxiliares	Supressão da produção de anticorpos	Decréscimo na quimiotaxia leucocitária

ção de edema se devem à ação mineralocorticoide, que varia de acordo com cada fármaco. A via de escolha para administração dos esteroides sintéticos é a oral, entretanto, em animais com alterações na absorção intestinal ou que apresentam êmese, a via parenteral pode ser utilizada. A dexametasona e a prednisolona podem ser indicadas a tais casos, porém, o uso de fármacos de longa ação pode levar a maiores efeitos adversos. A dexametasona tem maior predisposição a causar úlcera gástrica comparativamente com a prednisona ou com outros esteroides de ação curta ou intermediária.

Os efeitos glicocorticoides comumente encontrados nos pequenos animais são poliúria, polidipsia, fraqueza, predisposição a infecções, calcinose e alterações cutâneas, atrofia muscular, ulceração gastrintestinal, hepatomegalia, hepatopatias, resistência à insulina, hiperglicemia e hiperadrenocorticismo iatrogênico. Pacientes com suspeita de doenças como diabetes e síndrome de Cushing devem ser monitorados para evitar maximização dos efeitos colaterais. Fármacos de efeitos intermediários são os de escolha para o tratamento de distúrbios imunomediados. A prednisona é utilizada na dose de 2 a 4 mg/kg, em cães e de 2 a 8 mg/kg, em gatos, podendo ser administrada diariamente ou a cada 12 h, de acordo com a gravidade da doença. Os gatos são mais resistentes aos efeitos adversos dos glicocorticoides, já que têm menor número de receptores. Sendo assim, a dexametasona também pode ser utilizada na dose de 4 mg/gato/semana, devido a possíveis dificuldades, de alguns felinos, para administração oral.

A prednisona é convertida, no fígado, em prednisolona, sendo estes dois fármacos de ação clínica similar. Com exceção de animais com falência hepática, utiliza-se preferencialmente a prednisona; entretanto, os felinos não fazem a conversão de prednisona a prednisolona tão eficientemente quanto os cães, por isso a prednisolona pode ser mais indicada. A interrupção abrupta da medicação, em casos de terapia crônica e em altas doses, leva ao aparecimento de sintomas de privação (vômito, diarreia, hemólise, apatia, hipotensão, hipoglicemia), ou seja, uma situação de hipoadrenocorticismo (crise addsoniana).

Azatioprina

Azatioprina é utilizada comumente em uma variedade de doenças imunomediadas, como anemia hemolítica imunomediada, lúpus eritematoso sistêmico, artrite reumatoide e poliartrite. A dose inicial é de 2 mg/kg, 1 vez/dia por via oral. A experiência clínica sugere que os efeitos imunossupressores do tratamento com esse medicamento ocorrem em cerca de 2 a 4 semanas. Além disso, pelos efeitos adversos indesejáveis em cães tratados em nossa rotina, tais como mielossupressão, hepatotoxicidade e alterações gastrintestinais, este fármaco preferencialmente não é usado, sendo considerado medicamento de segunda linha.

Mecanismo de ação

Azatioprina (Imuran®) é um antimetabólito análogo sintético da purina (bases nitrogenadas) que é convertida a 6-mercaptopurina (6-MP) no fígado. Fármacos tiopurínicos, como a 6-mercaptopurina, são análogos da adenina, uma purina de ocorrência natural que é componente essencial dos ácidos nucleicos. Devido à semelhança estrutural da 6-MP com as purinas naturais, ela é capaz de apresentar importantes atividades inibitórias da síntese de ácidos nucleicos (ação anticancerígena, atividade imunossupressora, antiparasitária e anti-inflamatória). Compostos químicos derivados da 6-MP também apresentam propriedades químicas e biológicas capazes de inibir e, consequentemente, controlar a proliferação de células do sistema imunológico. A azatioprina atua em linfócitos T, com consequente inibição da imunidade mediada por células e síntese de anticorpos dependente de linfócitos T. O número de monócitos circulantes também se mostra reduzido em pacientes que fazem uso desse fármaco.

Efeitos adversos

Reações adversas como alterações gastrintestinais (diarreia e êmese), pancreatite, hipersensibilidade, hepatotoxicidade (elevações das enzimas hepáticas) e supressão da medula óssea tem sido relatadas. Uma discreta porcentagem de cães pode apresentar leucopenia, trombocitopenia e anemia após terapia. Por tal motivo prefere-se não indicar azatioprina a pacientes com aplasia/hipoplasia medular imunomediada. Animais em tratamento devem ser monitorados para enzimas hepáticas e contagem de leucócitos e eritrócitos a cada 1 a 2 semanas durante o tratamento. A azatioprina não é recomendada para gatos, já que tem sido relatada a ocorrência de grave trombocitopenia e leucopenia, mesmo em doses baixas, para a espécie. Clorambucila tem sido indicada, na literatura, como fármaco adjuvante alternativo para imunossupressão em gatos.

Ácido micofenólico

Apesar de figurar como um dos novos fármacos imunossupressores em medicina veterinária, o ácido micofenólico foi isolado em 1896 e tem sido extensivamente utilizado em medicina, para pacientes transplantados. Mesmo existindo poucos estudos publicados sobre o uso deste agente para tratamento de doenças imunomediadas em cães e gatos, o ácido micofenólico tem demonstrado, clinicamente, boa ação terapêutica na remissão dessas doenças, e dotado de poucos efeitos colaterais.[6]

Mecanismo de ação

O ácido micofenólico é um fármaco antiproliferativo que age na biossíntese das purinas. É um potente inibidor, não competitivo, da enzima inosina monofosfato desidrogenase (IMPDH), que é uma enzima-chave da via *de novo* da biossíntese das purinas. Existem duas vias principais envolvidas na síntese das purinas: a via *de novo* e a via de salvamento. A inibição da IMPDH pelo ácido micofenólico leva ao bloqueio da síntese de nucleotídios de guanosina (GTP e dGTP), que são substratos para a síntese de DNA e RNA. Assim, ocorre inibição da síntese de DNA e RNA, com consequente diminuição da proliferação celular. Os linfócitos T e B dependem predominantemente da via *de novo* da síntese de purinas para sua proliferação. Deste modo, em situações de ativação imunológica, o ácido micofenólico resulta em potente inibição da proliferação linfocitária.

Esse ácido é pouco absorvido quando administrado por via oral. Como alternativa, utiliza-se o micofenolato de mofetila (MMF), um profármaco convertido a ácido micofenólico pela ação de esterases plasmáticas. O MMF apresenta biodisponibilidade duas vezes maior que o ácido micofenólico.

O ácido micofenólico, após biotransformação hepática, resulta no metabólito glicuronídio do ácido micofenólico (MPAG), que é farmacologicamente inativo (Figura 215.2). A biodisponibilidade do MMF é de aproximadamente 94%. Assim, praticamente todo o MMF absorvido é convertido a ácido micofenólico. A atividade farmacológica do ácido micofenólico parece ser dependente da concentração do fármaco não ligado à albumina, de modo que a concentração de albumina plasmática pode afetar a ação do fármaco. Pacientes com hipoalbuminemia podem apresentar aumento da fração livre do ácido micofenólico, acarretando alteração no nível de imunossupressão.

Efeitos adversos

O ácido micofenólico é comercializado como profármaco, o micofenolato de mofetila (CellCept®), ou como micofenolato de sódio (Myfortic®). Estes fármacos são utilizados como adjuvantes a outros fármacos imunossupressores, sendo a ciclosporina uma das mais utilizadas para associação, com diversos relatos em pacientes humanos. A dose empregada em veterinária é de 10 mg/kg, 2 vezes/dia por via oral. Poucos estudos foram publicados sobre o uso desse agente em medicina veterinária, entretanto, em nossa experiência, o fármaco tem surtido bons resultados em remissão e controle de doenças imunomediadas. Os principais efeitos adversos observados são gastrintestinais, predisposição a infecções e leucopenia discreta. O MMF não é nefrotóxico e, aparentemente, não apresenta hepatotoxicidade direta.

Ciclosporina

Mecanismo de ação

A ciclosporina (Sandimmune®, Sandimmun Neoral®) é um metabólito polipeptídico cíclico do fungo *Tolypocladium inflatum* e que foi extensivamente utilizada em pesquisas de transplantes de medula óssea e de rim em cães e gatos. Este fármaco deprime intensamente a imunidade mediada por células. A ciclosporina é muito empregada em humanos transplantados e com distúrbios imunomediados. Seu mecanismo de ação é por inibição da ativação de linfócitos T CD4, bloqueando também a transcrição dos genes relacionados com a produção de citocinas, principalmente a interleucina-2 (IL-2). A inibição de IL-2 previne a ativação e proliferação dos linfócitos T (fase G0-G1) e a produção de outras citocinas. A ciclosporina não afeta a imunidade humoral, não influcienciando, portanto, a resposta à vacinação; porém, devem-se evitar vacinas vivas atenuadas. A ciclosporina não deprime a hepatopoese e não tem ação sobre as células fagocitárias.

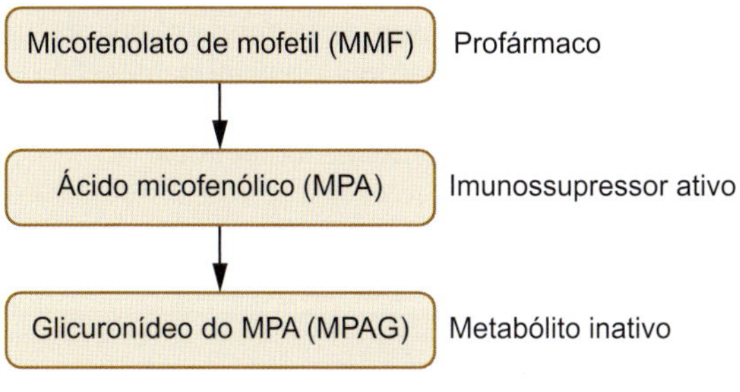

Figura 215.2 Desenho esquemático da biotransformação do micofenolato de mofetila (profármaco) em seus metabólitos: ácido micofenólico (metabólito ativo) e glicuronídio do ácido micofenólico (metabólito inativo).

A ciclosporina vem sendo utilizada com sucesso no tratamento de fístulas perianais em cães, dermatite atópica, anemia hemolítica imunomediada (AHIM), trombocitopenia imunomediada (TIM), miastenia *gravis*, meningoencefalomielite granulomatosa, aplasia eritrocitária e outras doenças dermatológicas imunomediadas. Ciclosporina é comercializada em suspensão oral ou em cápsulas gelatinosas. Devido à absorção do fármaco, deve ser administrada 2 h antes ou depois da alimentação. A dose recomendada varia de acordo com a gravidade da doença, podendo ser utilizada entre 5 e 10 mg/kg, 1 ou 2 vezes/dia por via oral. A mensuração dos níveis séricos de ciclosporina pode ser utilizada para acompanhamento da terapia. A mensuração por HPLC (*high performance liquid chromatography*) pode fornecer valores mais baixos que a mensuração por outras técnicas como radioimunoensaio, pois outras técnicas também detectam os metabólitos da ciclosporina. A concentração de 400 a 600 ng/mℓ é considerada dose terapêutica.

Efeitos adversos

Os efeitos adversos do fármaco abrangem principalmente distúrbios gastrintestinais como êmese, hiperplasia gengival, papilomatose, nefrotoxicidade e predisposição a infecções. A predisposição a infecções decorre, principalmente, da utilização concomitante de outros agentes imunossupressores, como prednisona e ácido micofenólico. Por tal motivo os animais em terapias de associação com a ciclosporina devem ser monitorados, recomendando-se o emprego de antimicrobianos. Devido à baixa ocorrência de efeitos colaterais e à obtenção de bons resultados terapêuticos para tratamento de doenças imunomediadas, consideramos em nossa rotina clínica a ciclosporina como fármaco de escolha como terapia adjuvante para remissão e manutenção nessas afecções. Alguns fármacos como os antibióticos macrolídios e a doxiciclina aumentam as concentrações plasmáticas da ciclosporina por indução competitiva ou indução de enzimas hepáticas envolvidas no metabolismo e excreção da ciclosporina, particularmente o citocromo P450.

Ciclofosfamida

Mecanismo de ação

A ciclofosfamida (Genuxal®, Cytoxan®) é um agente alquilante capaz de formar adutos no DNA. A ligação covalente com compostos orgânicos como os ácidos nucleicos resulta em ligação cruzada no DNA, inibição da síntese de DNA e consequente morte de células em divisão constante. A ciclofosfamida afeta a imunidade mediada por células e a imunidade humoral. A biotransformação da ciclofosfamida pelo fígado libera seus metabólitos ativos: mostarda nitrogenada, acroleína e mostarda fosforamida. No passado, a ciclofosfamida era comumente utilizada para tratamento de doenças imunomediadas como a anemia hemolítica, porém, estudos recentes sugerem outros fármacos com melhores respostas para essas afecções. Salvo pacientes portadores de neoplasias, atualmente a ciclofosfamida não é recomendada para uso em doenças imunomediadas, devido a graves efeitos colaterais e resultados insatisfatórios na remissão da doença, com baixa sobrevida.

Efeitos adversos

A ciclofosfamida é utilizada na dose de 200 a 300 mg/m² por via intravenosa ou 50 mg/m² por via oral por 4 dias consecutivos, com pausa de 3 dias. Seus efeitos adversos incluem supressão da medula óssea, alterações gastrintestinais, alopecia e cistite hemorrágica causada pelo efeito tóxico do metabólito acroleína. Em felinos, a via oral é mais indicada, já que os efeitos colaterais gastrintestinais são comuns após injeção intravenosa desse agente. A cistite hemorrágica estéril geralmente se desenvolve após 8 a 10 semanas de tratamento contínuo; as cadelas são mais sensíveis a este efeito colateral, devendo ser monitoradas com urinálise e exames físicos periódicos. A cistite hemorrágica é rara em gatos, porém, a anorexia é comum nessa espécie.

Clorambucila

Clorambucila (Leukeran®) é um agente alquilante utilizado em terapia anticâncer. Apresenta ação retardada (2 a 4 semanas), sendo por este motivo utilizada como agente de manutenção. É comercializada na forma de comprimidos de 2 mg e administrada em doses de 20 mg/m² por via oral, em semanas alternadas ou 2 mg/m² em dias alternados. É o fármaco de escolha para remissão em gatos que não toleram a terapia com corticosteroides.

Danazol

Danazol (Danocrine®) é um esteroide androgênico que foi utilizado em humanos com trombocitopenia e anemia hemolítica imunomediadas (TIM, AHIM) refratárias aos esteroides e em pacientes com lúpus eritematoso sistêmico. Este fármaco parece atuar diminuindo a expressão dos receptores Fc na membrana dos fagócitos mononucleares. Em cães e gatos com TIM e AHIM, a resposta benéfica do agente é mínima. O danazol é usado na dose de 5 mg/kg, 2 vezes/dia por via oral.

Leflunomida

A leflunomida (Arava®) é um fármaco imunomodulatório muito utilizado em pacientes humanos transplantados, portadores de artrite e em outras doenças imunomediadas. Este fármaco tem se mostrado efetivo para controle de modelos experimentais animais de autoimunidade. Diversos estudos relatam bons resultados em terapia de cães para tratamento de TIM, AHIM, síndrome de Evans e polimiosite imunomediada.[7] A leflunomida também demonstrou ser efetiva para o controle de histiocitose sistêmica em cães.[7] A associação do leflunomida a outros fármacos imunossupressores, especialmente a ciclosporina ou a imunoglobulina intravenosa humana, para tratamento de AHIM e síndrome de Evans em cães, em detrimento de corticosteroides, parece favorecer o prognóstico dos animais diabéticos ou que não toleram a terapia com glicocorticoides.[8]

Mecanismo de ação

O metabólito ativo da leflunomida é o A77 1726, um malononitrilo amido. O A77 1726 e vários análogos dos malononitrilo amidos inibem a proliferação de linfócitos T e B, suprimem a produção de imunoglobulinas e interferem na adesão celular. Os mecanismos relacionados com tais efeitos não estão muito bem esclarecidos, porém se acredita que interfiram na síntese *de novo* da pirimidina e inibam citocinas e receptores de fatores de crescimento associados à ativação da tirosinoquinase.

Efeitos adversos

Os efeitos adversos relacionados com a leflunomida incluem redução do apetite, letargia, anemia discreta e alopecia simétrica. Estudos relatam hematêmese e hematoquezia em 11% dos cães tratados.[7,8] Entretanto, a correlação ao medicamento não está totalmente esclarecida, já que os animais faziam uso concomitante de outros agentes imunossupressores. A dose indicada de leflunomida é de 4 mg/kg/dia por via oral.

Imunoglobulina intravenosa humana

A imunoglobulina intravenosa humana (IGIVh – Imunoglogulin®) é uma fração altamente purificada de IgG contendo traços de IgA/IgM de paciente humanos saudáveis. Este medicamento foi aprovado (Food and Drug Administration) para uso em humanos em seis circunstâncias: púrpura idiopática trombocitopênica, imunodeficiência primária e secundária, infecção viral da imunodeficiência pediátrica, doença de Kawasaki, infecção em pacientes após transplante de medula óssea e prevenção da rejeição de enxertos. A IGIVh tem sido utilizada em pequenos animais para tratamento de TIM, AHIM, mielofibrose, síndrome de Stevens-Johnson induzida por fármacos, e em um caso de eritema multiforme em gato.[9–15]

Mecanismo de ação

O bloqueio competitivo dos receptores Fc dos fagócitos mononucleares tem sido a hipótese mais aceita para atuação da IGIVh. Devido ao rápido, porém curto efeito de ação, este agente é mais indicado a casos graves em que há necessidade de suprimir rapidamente a fagocitose, como nas doenças AHIM e TIM. As doses recomendadas para cães variam de 0,25 a 1,5 g/kg administrados por infusão intravenosa contínua por 6 a 12 h. Os potenciais efeitos adversos podem ser anafilaxia em administrações repetidas, êmese e trombocitopenia discreta. Em humanos, relata-se o risco de tromboembolia, principalmente em pacientes com fatores predisponentes. Sua maior limitação de uso é o alto custo, fator restritivo para estudos prospectivos com esta modalidade terapêutica.

Pentoxifilina

A pentoxifilina pertence à classe das metilxantinas e é um derivado da teobromina. Teobromina é um alcaloide pertencente à classe das metilxantinas. Esses alcaloides aumentam os níveis de monosfato de adenosina cíclico (cAMP), acarretando estimulação do sistema nervoso central, relaxamento da musculatura lisa de brônquios e bronquíolos, relaxamento da musculatura lisa de vasos sanguíneos e aumento de inotropismo e cronotropismo. Apesar de a derivação da pentoxifilina pertencer a esses alcaloides, este fármaco não promove efeitos cardíacos e broncodilatadores. Seus maiores efeitos estão relacionados com o sistema imune e à viscosidade sanguínea. Os mecanismos de ação da pentoxifilina não estão bem esclarecidos, mas ela promove a melhora da deformabilidade dos eritrócitos. A pentoxifilina também inibe a produção de IL-1, IL-6 e fator de necrose tumoral alfa (TNF-α), bem como a ativação de linfócitos T e B. Em medicina veterinária, a pentoxifilina é utilizada para tratamento de vasculite, dermatomiosite e lúpus eritematoso sistêmico na dose de 15 mg/kg, 3 vezes/dia por via oral. Os efeitos em outras doenças imunomediadas não estão estabelecidos. Efeitos adversos são raros, mas podem incluir diarreia, vômito e supressão da medula óssea.

Vincristina

Vincristina (Oncovin®) é um alcaloide derivado da vinca usado como agente antineoplásico e imunossupressor. Atua principalmente por intermédio de sua ligação com a tubulina, impedindo a formação de microtúbulos, o que resulta na interrupção da mitose em metáfase. Além disso, o fármaco também desempenha outras ações, como inibição da síntese de proteínas e ácidos nucleicos e alteração do metabolismo lipídico. O fígado é o principal órgão excretor da vincristina, por metabolismo e eliminação na bile. Pequena fração do fármaco é excretado, de modo inalterado, na urina. Em baixas doses, causa aumento transitório do número de plaquetas circulantes, porém, em doses altas pode levar a mielossupressão e trombocitopenia. O mecanismo para o aumento de plaquetas circulantes está relacionado com a estimulação da trombopoese por circulação de fatores trombopoéticos ou pela indução da fragmentação de megacariócitos. Em trombocitopenia imunomediada, suspeita-se de que interfira com a fagocitose plaquetária e com a ligação de anticorpos antiplaquetários.

A maior indicação da vincristina ao tratamento de doenças imunomediadas é como terapia adjuvante em TIM. Entretanto, diversos estudos afirmam que o aumento do número de plaquetas circulantes após terapia com esse agente não necessariamente promova melhora na sintomatologia da trombocitopenia, já que as plaquetas circulantes têm alteração da estrutura e função reduzida. A dose recomendada de vincristina é de 0,02 mg/kg por via intravenosa, em dose única. Devido às alterações de função e estrutura plaquetárias citadas anteriormente, e à ocorrência de possíveis efeitos mielossupressores e de flebite, não utilizamos esse agente para tratamento de TIM na rotina dos pacientes atendidos em nossa clínica.

Os principais fármacos utilizados para tratamento imunossupressor de cães e gatos estão representados no Quadro 215.3.

Quadro 215.3 Agentes imunossupressores | Doses, efeitos adversos e especialidades farmacêuticas dos agentes mais utilizados em cães e gatos.

Fármaco	Dose (cão)	Dose (gato)	Efeitos adversos	Especialidade farmacêutica
Prednisona	2 a 4 mg/kg/dia	2 a 8 mg/kg/dia	Sinais de hiperadrenocorticismo, predisposição a infecção, ulceração gastrintestinal	Meticorten®
Azatioprina	2 mg/kg/dia	Não recomendada	Mielossupressão, pancreatite, hepatotoxicidade, alterações gastrintestinais	Imuran®
Clorambucila	0,1 a 0,2 mg/kg/dia VO	0,1 a 0,2 mg/kg/dia VO inicialmente, depois a cada 48 a 72 h	Mielossupressão	Leukeran®
Ciclofosfamida	50 mg/kg/dia VO por 4 a 7 dias ou 200 mg/kg IV/1 vez/semana	2,5 mg/kg/dia VO por 4 a 7 dias ou 7 mg/kg IV/1 vez/semana	Mielossupressão, alterações gastrintestinais, cistite hemorrágica (rara em gatos)	Genuxal®, Cytoxan®
Ciclosporina	5 mg/kg/24 h a 10 mg/kg/12 h VO	0,5 a 3 mg/kg/a cada 12 h VO	Alterações gastrintestinais, hiperplasia gengival	Sandimmun Neoral®
Vincristina	0,02 mg/kg IV dose única (TIM)	Não aplicável	Mielossupressão, tromboflebite	Oncovin®
Danazol	5 mg/kg/a cada 12 h VO	5 mg/kg/a cada 12 h VO	Hepatotoxicidade, virilização, letargia, ganho de peso	Danocrine®
Imunoglobulina humana	0,25 a 1,5 mg/kg IV, infusão a 6 a 12 h	Não determinada	Anafilaxia, êmese, trombocitopenia discreta	Imunoglobulin®
Ácido micofenólico	10 mg/kg/a cada 12 h VO	Não determinada	Alterações gastrintestinais, leucopenia discreta, predisposição a infecções	Cellcept®, Myfortic®
Leflunomide	4 mg/kg/dia VO	Não estabelecida	Letargia, hiporexia, anemia discreta, alopecia simétrica	Arava®

IV = intravenosa; TIM = trombocitopenia imunomediada; VO = via oral.

Referências

1. Shoenfeld Y, Aaron-Maor A. Vaccination and autoimmunity – "Vaccinosis: a dangerous liaison? J Autoimm. 2000; 14:1-10.
2. Schacke H, Docke WD, Asadullah K. Mechanisms involved in the side effects of glucocorticoids. Pharmacol Ther. 2002; 96:23-43.
3. Scheinman RI, Cogswell PC, Lofquist AK, Baldwin AS Jr. Role of transcriptional activation of I kappa B alpha in mediation of immunosuppression by glucocorticoids. Science 1995;270:283-6.
4. Moynagh PN. Toll-like receptor signalling pathways as key targets for mediating the anti-inflammatory and immunosuppressive effects of glucocorticoids. J Endocrinol. 2003; 179:139-44.
5. Balch A, Mackin A. Canine immune-mediated hemolytic anemia: pathophisiology, clinical signs, and diagnosis. Compendium. 2007; 29(4):217-25.
6. Yuki M, Sugimoto N, Otsuka H, Tanahashi S, Katoh M, Hirano T *et al.* Recovery of a dog from aplastic anaemia after treatment with mycophenolate mofetil. Austr Vet J. 2007; 85(12):495-7.
7. Gregory CR, Stewart A, Sturges B, DeManvelle T, Cannon A, Ortega T *et al.* Leflunomide effectively treats naturally occurring immune-mediated and inflammatory diseases of dogs that are unresponsive to conventional therapy. Tranplant Proc.1998; 30: 4143-8.
8. Bianco D, Hardy MR. Treatment of Evan's syndrome with human intravenous immunoglogulin and leflunomide in a diabetic dog. J Am Anim Hosp Assoc. 2009; 45:147-150.
9. Scott-Moncrieff JC, Reagen WJ. Human intravenous immunoglobulin therapy. Semin Vet Med Surg. 1997; 12:178-85.
10. Bianco D, Armstrong JP, Washabau JR. Treatment of severe immune-mediated thrombocytopenia with human iv immunoglobulin in 5 dogs. J Vet Intern Med. 2007; 21:694-9.
11. Kellerman DL, Bruyette DS. Intravenous human immune-globulin for the treatment of immune-mediated hemolytic anemia in 13 dogs. J Vet Intern Med. 1997; 11:327-32.
12. Scott-Moncrieff JC, Reagen WJ, Snyder PW, Glickman LT. Intravenous administration of immune globulin in dogs with immune-mediated hemolytic anemia. J Am Vet Med Assoc. 1997; 210:1623-7.
13. Scott-Moncrieff JC, Reagen WJ, Glickman LT *et al.* Treatment of nonregenerative anemia with human -globulin in dogs. J Am Vet Med Assoc. 1995; 206:1895-900.
14. Nuttal TJ, Malham T. Successful intravenous human immunoglobulin treatment of drug-induced Steven-Johnson syndrome in a dog. J Small Anim Pract. 2004; 45:357-61.
15. Byrne KP, Giger U. Use of human immunoglobulin for treatment of severe erythema multiforme in a cat. J Am Vet Med Assoc. 2002; 220:197-201, 183-94.

Parte 21

Neurologia

João Pedro de Andrade Neto

Seção A
Introdução

216 Anatomia do Sistema Nervoso do Cão e do Gato

Irvênia Luiza de Santis Prada

■ Organização geral do sistema nervoso

O arco reflexo representa a base orgânica do binômio "estímulo-resposta", que constitui a base funcional de expressão da vida em todos os seres vivos. Nos animais com sistema nervoso organizado, como cães e gatos, o arco reflexo é constituído pelas estruturas que compõem o trajeto neural percorrido pelos estímulos, desde sua captação pelos receptores, seu processamento com a implicação de determinados centros neurais, até sua condução e chegada aos efetores ou efetuadores das correspondentes respostas (músculos ou glândulas).

Nessas três fases participam, respectivamente, os neurônios sensitivos, os neurônios de associação e os neurônios motores.

■ Divisões convencionais do sistema nervoso

As divisões propostas têm apenas caráter didático, uma vez que o sistema nervoso (SN) sempre funciona como um todo.

▪ Segundo aspectos anatômicos

Do ponto de vista anatômico e mesmo topográfico, são considerados no SN dois grandes componentes: o sistema nervoso central (SNC) ou neuroeixo (Figura 216.1) e o sistema nervoso periférico (SNP). O SNC aloja-se dentro da cavidade craniana (encéfalo) e do canal vertebral (medula espinal) e apresenta as seguintes subdivisões:

- Encéfalo
  - Cérebro: diencéfalo; telencéfalo
  - Cerebelo
  - Tronco encefálico: mesencéfalo; ponte; bulbo ou medula oblonga
- Medula espinal.

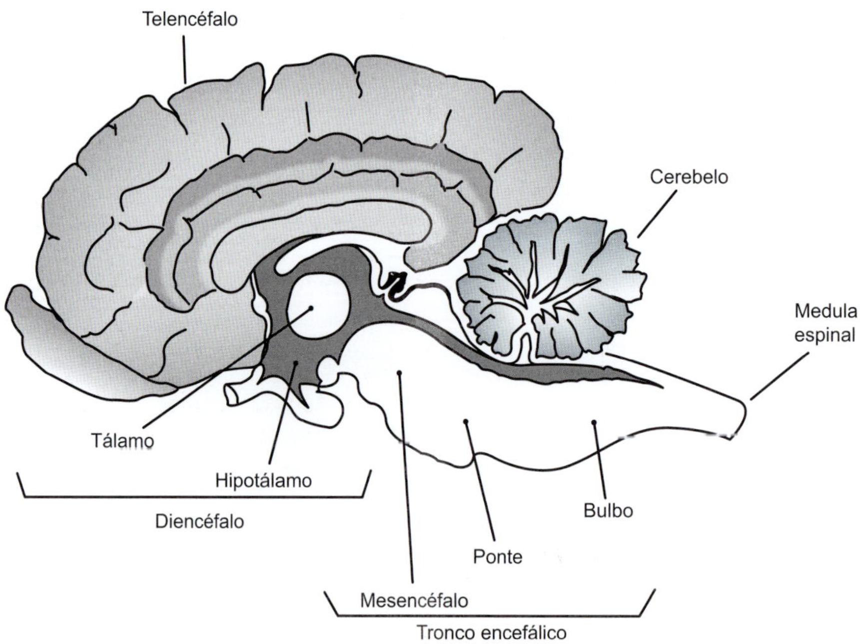

Figura 216.1 Esquema representativo de encéfalo de cão, em corte sagital mediano, com indicação de estruturas componentes do sistema nervoso central.

O SNP, por sua vez, é constituído por estruturas que, *grosso modo*, situam-se fora da cavidade craniana e do canal vertebral. Apresenta as seguintes subdivisões:

- Nervos: espinais; cranianos
- Gânglios: sensitivos; viscerais
- Terminações nervosas: sensitivas (receptores); motoras (efetores).

Segundo aspectos funcionais

Nesta divisão consideram-se duas vertentes: o SN somático ou da vida de relação e o SN visceral ou da vida vegetativa, ambas com componentes aferente (sensitivo) e eferente (motor). No SN somático, os efetores são músculos estriados (esqueléticos), enquanto no SN visceral, eles são representados por musculatura lisa, musculatura cardíaca e estruturas glandulares.

Os arcos reflexos que sustentam as mais diferentes expressões comportamentais podem ser puramente somáticos ou puramente viscerais, mas podem também contar com a participação do componente aferente de uma subdivisão funcional e o eferente de outra, conforme os exemplos que se seguem:

- Arco reflexo somatovisceral: dor somática acompanhada de efetuação visceral como taquicardia, vasoconstrição periférica, sudorese e outros sinais viscerais
- Arco reflexo viscerossomático: dor em vísceras abdominais pode resultar em contratura espástica da musculatura estriada da parede abdominal (efetuação somática).

De modo geral admitia-se que o componente eferente ou motor do SN visceral correspondesse ao SN autônomo (SNA), pelo fato de a resposta visceral ser desencadeada tanto por estímulos somáticos quanto viscerais (Langley, 1921). Portanto, nessa conceituação, SN visceral (aferência e eferência) e SNA (apenas eferência) não seriam termos sinônimos, sendo clássica a divisão do SNA em SN simpático (SNS) ou divisão toracolombar e SN parassimpático (SNPS) ou divisão craniossacral, cada uma destas duas partes com características anatômicas e funcionais bem distintas.

Entretanto, atualmente, neurocientistas que trabalham nessa área consideram ainda uma terceira divisão do SNA, a que denominam sistema nervoso entérico (SNE), alegando que a organização dos plexos intramurais do trato digestório (plexo submucoso, de Meissner, e plexo mioentérico, de Auerbach) seja mais complexa que a dos gânglios do SNS e SNPS e funcione independentemente de conexões com o SNC, embora se reconheça que as conexões simpáticas e parasimpáticas normalmente presentes entre o intestino e o SNC atuem como moduladoras de sua motilidade.

Assim, são então reconhecidos no SNA os seguintes elementos:

- SN simpático (SNS)
- SN parassimpático (SNPS)
- SN entérico (SNE).

Segundo a organização segmentar ou metamérica de algumas de suas partes

A medula espinal e o tronco encefálico compõem o SN segmentar, pelo fato de neles identificarmos "segmentos", cada um deles referido por um par de nervos, respectivamente espinais e cranianos (do III ao XII). Portanto, o SN segmentar tem constituição metamérica e a ele se acha conectado todo o SN periférico (à exceção dos nervos cracnianos I – olfatório e II – óptico, ligados ao cérebro). De outra parte, o cérebro e o cerebelo compõem o SN suprassegmentar, que não se organiza metamericamente, mas, em camadas concêntricas, nele identificando-se ainda a substância cinzenta também sob a forma de lâmina ou manto (córtex), o que não se observa no SN segmentar.

Segundo seu desenvolvimento ontogenético (embrionário)

O SN provém do primitivo ectoderma embrionário, que constitui inicialmente o tubo neural. Ao mesmo tempo, células também ectodérmicas desenvolvem-se em ambos os antímeros formando dois cordões, as cristas neurais, que se colocam dorsolateralmente em relação a ele. A princípio são contínuos, mas depois se fragmentam e dão origem aos gânglios sensitivos e aos gânglios viscerais (do SNA), bem como a outras estruturas não neurais, como a porção medular da adrenal, os paragânglios, os melanócitos, as células de Schwann, os anfícitos, os odontoblastos e as células C da tireoide.

Observando-se o tubo neural em corte transversal, veremos que sua parede se estrutura em três estratos:

- Camada ependimária, a mais interna, primórdios do epitélio ependimário, revestimento interno das cavidades definitivas do SN central
- Camada do manto, da qual vai resultar a substância cinzenta do encéfalo e da medula
- Camada marginal, a mais externa, que vai se diferenciar na substância branca do encéfalo e da medula espinal.

Na superfície interna do tubo neural aparece, em cada antímero, lateralmente, uma depressão, o sulco limitante. Para a porção do tubo neural da qual vai se originar o SN segmentar (medula espinal e tronco encefálico), o sulco limitante serve como referência para a compreensão de dois fatos importantes, relativos às estruturas da camada do manto (Figura 216.2): (1) o que é dorsal é sensitivo, o que é ventral é motor; (2) o que está mais perto do sulco limitante é visceral, o que está mais distante é somático.

Mesmo na região do tronco encefálico correspondente ao quarto ventrículo, em que as porções dorsais (direita e esquerda) do tubo neural migram lateralmente, mantêm-se, contudo, as relações anteriormente estabelecidas com o sulco limitante. Então, o que era dorsal passa a ser lateral (porção sensitiva), e o que era ventral passa a ser medial (porção motora). Enquanto a porção do tubo neural da qual resulta a medula espinal mantém-se com calibre praticamente uniforme, a porção correspondente à cabeça e, portanto, ao encéfalo, mostra inicialmente três dilatações: prosencéfalo, mesencéfalo e rombencéfalo. A primitiva vesícula prosencefálica desdobra-se em telencéfalo e diencéfalo. O mesencéfalo continua indiviso, mas o rombencéfalo se subdivide, originando o metencéfalo e o mielencéfalo. Um embrião de gato com cerca de 10 mm já apresenta as três vesículas primárias e, com 15 mm, as cinco vesículas definitivas. A correspondência das varias porções do encéfalo definitivo com essas vesículas acha-se referida a seguir:

- Encéfalo primitivo
  - Prosencéfalo: telencéfalo (hemisférios cerebrais); diencéfalo (talamoencéfalo)
  - Mesencéfalo
  - Rombencéfalo: metencéfalo (cerebelo e ponte); miencéfalo (bulbo ou medula oblonga).

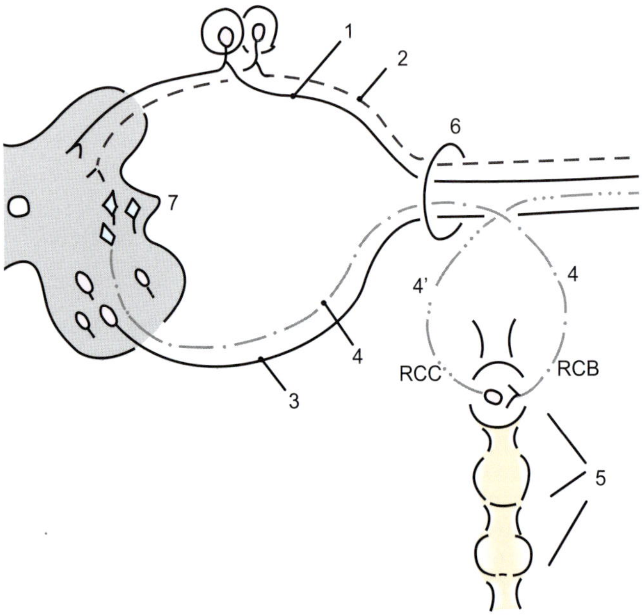

Figura 216.2 Esquema representativo da composição de um nervo espinal. *1* = fibra sensitiva somática; *2* = fibra sensitiva visceral; *3* = fibra motora somática; *4* = fibra motora visceral simpática (pré-ganglionar); *RCB* = ramo comunicante branco; *4'* = fibra motora visceral simpática (pós-ganglionar); *RCC* = ramo comunicante cinzento; *5* = tronco simpático; *6* = tronco do nervo espinal; *7* = coluna lateral da substância cinzenta da medula espinal (nos segmentos toracolombares).

Do lúmen do primitivo tubo neural resultam as cavidades do SNC. A cavidade da medula espinal definitiva mostra-se muito reduzida, sendo aí identificada como canal central da medula, normalmente obliterado por detritos de descamação do epitélio ependimário que a reveste internamente. Na região correspondente ao encéfalo, o primitivo lúmen do tubo neural vai resultar nas chamadas cavidades encefálicas ou ventriculares, que são as seguintes:

- Dois ventrículos laterais (cavidades telencefálicas), um à direita e outro à esquerda, correspondendo aos respectivos hemisférios cerebrais (telencéfalo)
- O terceiro ventrículo (cavidade diencefálica), correspondente à região do diencéfalo e porção mediana do telencéfalo. Um forame interventricular (de Monro) comunica, em cada antímero, o terceiro ventrículo com o ventrículo lateral correspondente
- O aqueduto cerebral ou mesencefálico (cavidade mesencefálica), correspondente ao mesencéfalo, e que serve de comunicação entre terceiro e quarto ventrículos
- O quarto ventrículo (cavidade rombencefálica) correspondente ao rombencéfalo (metencéfalo e mielencéfalo) e que se comunica caudalmente com o canal central da medula espinal.

As cavidades encefálicas são também revestidas internamente pelo epêndima ou epitélio ependimário e se acham preenchidas pelo liquor ou líquido cefalorraquidiano (LCR).

Nervos

Características gerais

Nervos são feixes de fibras nervosas, envolvidos por tecido conjuntivo e conectados por uma das extremidades ao SN central (encéfalo e medula espinal) e, pela outra, a terminações nervosas (receptores e efetores). Cada fibra nervosa mostra-se com três envoltórios: bainha de mielina, neurolema (ou neurilema) e endoneuro. Nos nervos espinais, que são todos mistos (contêm fibras sensitivas e fibras motoras), feixes de fibras, por sua vez, são envolvidos individualmente por outra camada de tecido conjuntivo, o perineuro constituindo-se, assim, os fascículos. O conjunto dos fascículos – ou seja, todo o nervo – é externamente também rodeado de uma camada de tecido conjuntivo, o epineuro. Como exceção, pois são nervos atípicos, temos os dois primeiros pares de nervos cranianos: I – olfatório; II – óptico. O primeiro mostra-se constituído por pequenos feixes, cada qual atravessando pequeno orifício da lâmina crivosa do etmoide. Suas fibras nervosas são amielínicas com neurolema (fibras de Remack), à semelhança do que acontece com as fibras pós-ganglionares do SNA. Por sua vez, o nervo óptico contém fibras mielínicas sem neurilema.

É importante o conhecimento da constituição fascicular dos nervos periféricos (designação que os diferencia dos nervos cavitários), como subsídio para as neurorrafias fasciculares, pois respeitando-se a correspondência entre os diferentes fascículos, na aproximação cirúrgica dos cotos, aumenta-se a possibilidade de melhor recuperação funcional do nervo. Os pontos cirúrgicos são então primeiramente ancorados no perineuro, e por fim no epineuro. Os nervos são estruturas muito vascularizadas, mas não têm inervação sendo, portanto desprovidos de sensibilidade própria. Se um nervo é estimulado em seu trajeto, a sensação, geralmente dolorosa, é sentida não no ponto de estimulação, mas no território sensitivo que lhe corresponde, o que explica a sensibilidade dolorosa persistente, relativa a membros e segmentos amputados (dor fantasma).

Os nervos podem ser cranianos (encefálicos) e espinais, caso se liguem ao encéfalo ou à medula espinal. São sensitivos, motores ou mistos, quando contêm respectivamente apenas fibras sensitivas (ligadas a receptores), somente fibras motoras (unidas a efetores) e, ao mesmo tempo, os dois tipos de fibras. Todos os nervos espinais são mistos, enquanto entre os nervos cranianos encontramos alguns sensitivos (I – olfatório; II – óptico; VIII – vestibulococlear), motores (III – oculomotor; IV – troclear; VI – abducente; XI – acessório; XII – hipoglosso) e mistos (V – trigêmeo; VII – intermediofacial; IX – glossofaríngeo; X – vago).

Nervos espinais

Número e topografia

O número de pares de nervos espinais varia com a espécie. O cão tem 36 pares, sendo 8 cervicais (C), 13 torácicos (T), 7 lombares (L), 3 sacrais (S) e 5 coccígeas ou caudais (Cd) e, o gato, 42 pares: 8 C, 18 T, 6 L, 5 S e 5 Cd. Os nervos espinais "abandonam" o canal vertebral através dos forames intervertebrais, sendo portanto, sua disposição antimérica (em ambos os lados) e metamérica (em série). De maneira inusitada, o primeiro par de nervos cervicais (C1) emerge pelo forame lateral do atlas, motivo pelo qual, apesar de terem sete vértebras, os mamíferos têm oito pares de nervos cervicais. Na região cervical, cada nervo emerge cranialmente à vértebra de mesma designação numérica, à exceção de C1 e também de C8, que emerge cranialmente à primeira vértebra torácica. Nas outras regiões, cada nervo emerge caudalmente à vértebra de mesma letra e de mesmo número.

Formação anatômica e trajeto

O tronco de cada um dos nervos espinais é formado pela união de duas raízes (Figura 216.2), a raiz dorsal (sensitiva) e a raiz ventral (motora), as quais se ligam à medula por intermédio de pequenos feixes de fibras, as radículas nervosas que se acham contidas no espaço subaracnoide sendo, portanto, banhadas pelo liquor, enquanto as raízes nervosas, formadas pelo conjunto dessas radículas, são identificáveis por fora da dura-máter, sendo, aliás, revestidas por manguito dessa meninge que acompanha também o tronco do nervo espinal até sua "saída" do canal vertebral. Na intimidade da raiz dorsal localiza-se uma formação globosa, o gânglio sensitivo, formado por corpos de neurônios sensitivos.

Cada raiz dorsal ou sensitiva de um nervo espinal contém fibras sensitivas somáticas (exteroceptivas e proprioceptivas) e fibras sensitivas viscerais. As fibras exteroceptivas são aquelas relacionadas com a exteroceptores gerais, localizados nas proximidades da superfície externa do corpo (dor, temperatura, tato e pressão), enquanto as fibras proprioceptivas ligam-se a proprioceptores gerais, encontrados em músculos, tendões, fáscias, ligamentos e cápsulas articulares e, portanto, relacionados com os sentidos de posição e de movimento (sinestesia). Já as fibras sensitivas viscerais conduzem impulsos captados em vísceras e vasos (principalmente dor e pressão). Por sua vez, cada raiz ventral ou motora contém fibras motoras somáticas, destinadas a músculos estriados esqueléticos e fibras motoras viscerais, que se ligam a efetores viscerais (musculatura lisa, musculatura cardíaca e tecido glandular).

O tronco do nervo espinal é funcionalmente misto e muito curto, pois logo divide-se em dois contingentes também mistos, o ramo dorsal e o ramo ventral. O ramo dorsal distribui-se aos músculos epiaxiais do tronco (situados dorsalmente à linha dos processos transversos das vértebras) e parte da pele do tronco, enquanto o ramo ventral, muito mais calibroso, distribui-se aos músculos hipoaxiais do tronco (situados ventralmente aos processos transversos das vértebras), aos músculos dos membros (com poucas exceções) e ao restante da pele, inclusive dos membros.

Os ramos ventrais estabelecem, particularmente na região correspondente à inserção dos membros, conexões com ramos vizinhos, formando o plexo braquial (Figura 216.3) e o plexo lombossacral (Figura 216.4), dos quais emergem nervos que se distribuem às estruturas dos membros torácico e pélvico, respectivamente. Dos que se destinam aos membros torácicos (C6-T2), vale destacar o nervo radial (resulta de C8 e T1), o nervo ulnar e o nervo mediano (ambos resultam de C8, T1 e T2), sendo que o primeiro deles inerva músculos extensores digitais, enquanto os dois últimos inervam músculos flexores digitais.

Lesões do nervo radial são acompanhadas de sintomas bastante característicos, pelo fato de ser ele o único nervo destinado aos músculos extensores de todas as articulações distais à articulação escapuloumeral. O animal mantém a extremidade do membro em flexão e arrasta o dorso da pata no solo ao caminhar, do que resultam lesões em sua superfície.

Por sua vez, no plexo lombossacral (L4-S2) destacam-se (Figura 216.4), por sua importância na clínica, o nervo femoral (L4-L6), o nervo obturador (L4-L6) e o nervo isquiático (L6-S2). O nervo femoral inerva o músculo quadríceps femoral (extensor da articulação do joelho) e o músculo sartório, enquanto o nervo obturador inerva os músculos adutores da coxa (pectíneo, grácil, adutor e obturador externo). O nervo isquiático divide-se em dois ramos, o nervo peroneiro comum

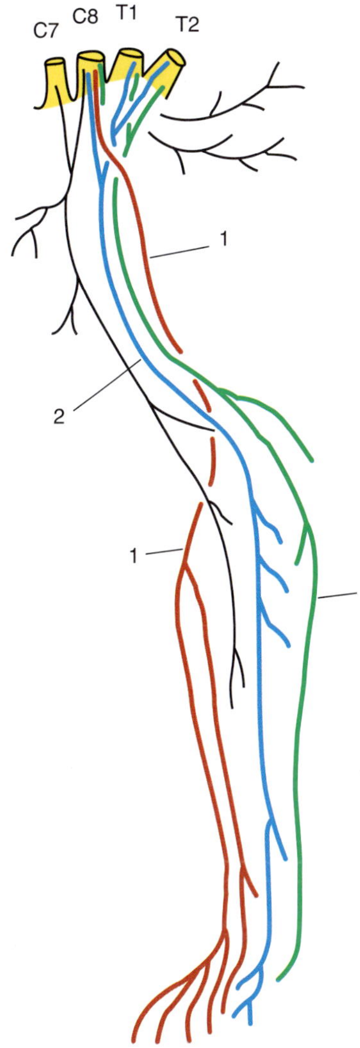

Figura 216.3 Esquema representativo da origem e da distribuição de nervos integrantes do plexo braquial (vista medial) no cão. *C7* e *C8* = sétimo e oitavo nervos cervicais; *T1* e *T2* = primeiro e segundo nervos torácicos; *1* = nervo radial; *2* = nervo mediano; *3* = nervo ulnar.

(fibular) e o nervo tibial que inervam, respectivamente, por intermédio de seus ramos, músculos extensores digitais e flexores digitais.

Lesões do nervo femoral não são comuns, mas quando ocorrem determinam consequências graves, pois a paralisia do músculo quadríceps femoral torna o animal incapaz de suportar o peso de seu corpo com o membro afetado. Por sua vez, nas lesões que acometem o nervo obturador, que de modo geral são consequentes a fratura da pelve, o animal perde a capacidade de promover adução do membro pélvico. A gravidade da situação depende da extensão da lesão do nervo e também do peso do animal. Secção completa do nervo peroneiro comum resulta na impossibilidade de extensão da extremidade distal do membro, de tal maneira que ao caminhar, o animal arrasta o membro causando desgaste da face dorsal dos dedos, à semelhança do que acontece na paralisia do radial, em relação ao membro torácico. Na vigência de paralisia do nervo tibial, ocorre dificuldade na flexão das articulações distais do membro.

Nervo frênico

No cão, o nervo frênico resulta de C5, C6 e C7, existindo correspondência particular entre cada uma de suas raízes medulares e seus ramos terminais, destinados a territórios

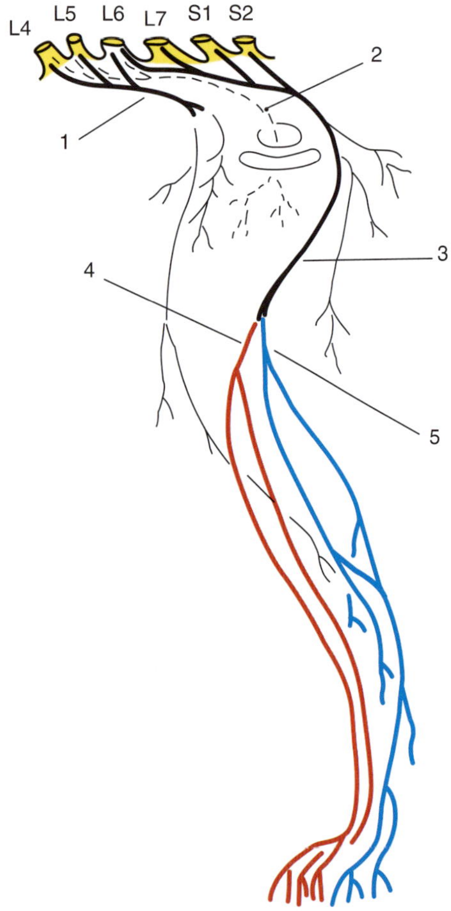

Figura 216.4 Esquema representativo da origem e da distribuição de nervos integrantes do plexo lombossacral (vista medial) no cão. *L4*, *L5*, *L6* e *L7* = quarto, quinto, sexto e sétimo nervos lombares; *S1* e *S2* = primeiro e segundo nervos sacrais; *1* = nervo femoral; *2* = nervo obturador; *3* = nervo isquiático; *4* = nervo peroneiro; *5* = nervo tibial.

específicos da musculatura do diafragma: C5 – ramo esternal – parte esternal do diafragma; C6 – ramo costal – parte costal do diafragma; C7 – ramo lombar – parte lombar do diafragma. O nervo frênico é considerado um típico nervo motor, destinado à musculatura estriada do diafragma, cuja inervação sensorial admite-se que seja efetuada pelos nervos intercostais.

Dermátomo e campo radicular motor

Denomina-se dermátomo ou dermatômero o território cutâneo do corpo inervado pela raiz sensitiva de um único nervo. Cada dermátomo pode ser referido com a mesma letra e o mesmo número do nervo espinal de cuja raiz sensitiva é dependente. Denomina-se campo radicular motor, o território muscular inervado pela raiz motora de um único nervo. Quando um músculo é originário embriologicamente de apenas um miótomo e recebe assim fibras de apenas uma raiz nervosa, resulta formado por um único campo radicular motor, como é o caso dos músculos intercostais. Por outro lado, a maioria dos músculos é constituída embriologicamente por diversos miótomos e, portanto, recebe inervação de várias raízes motoras. Neste caso, a eventual lesão de uma dessas raízes afetará apenas o campo radicular motor correspondente e não o músculo como um todo.

Nervos cranianos

Características gerais

Os nervos cranianos (Figura 216.5) acham-se ligados ao tronco encefálico, à exceção dos nervos olfatório e óptico que se relacionam, respectivamente com o telencéfalo e o diencéfalo. De modo geral admite-se que sejam em número de doze, para as diferentes espécies, sendo entretanto ainda considerados, por alguns, o nervo terminal (referido também como "nervo zero") e o nervo vomeronasal, de informações controvertidas e provavelmente relacionado com o nervo olfatório.

Cada um dos nervos cranianos (NC) costuma ser designado por um número romano seguido de seu nome, ou seja:

- NC I – olfatório
- NC II – óptico
- NC III – oculomotor
- NC IV – troclear
- NC V – trigêmeo
- NC VI – abducente
- NC VII – intermediofacial
- NC VIII – vestibulococlear
- NC IX – glossofaringeo
- NC X – vago
- NC XI – acessório
- NC XII – hipoglosso.

Comportamento dos nervos cranianos

NC I – Nervo olfatório

Composto por numerosos filetes formados por fibras sensitivas que provêm da mucosa olfatória da cavidade nasal (onde se situam os receptores olfatórios) e atravessam os orifícios da lâmina crivosa do etmoide para alcançar o bulbo olfatório.

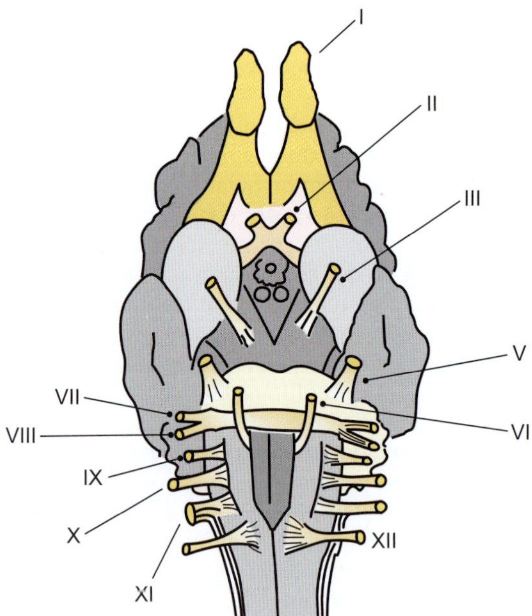

Figura 216.5 Esquema de encéfalo de cão, em vista ventral, observando-se sua conexão com os pares de nervos cranianos, à exceção do IV par – troclear, que tem emergência dorsal (Figura 216.6). *I* = nervo olfatório; *II* = nervo óptico; *III* = nervo oculomotor; *V* = nervo trigêmeo; *VI* = nervo abducente; *VII* = nervo intermediofacial; *VIII* = nervo vestibulococlear; *IX* = nervo glossofaríngeo; *X* = nervo vago; *XI* = nervo acessório; *XII* = nervo hipoglosso.

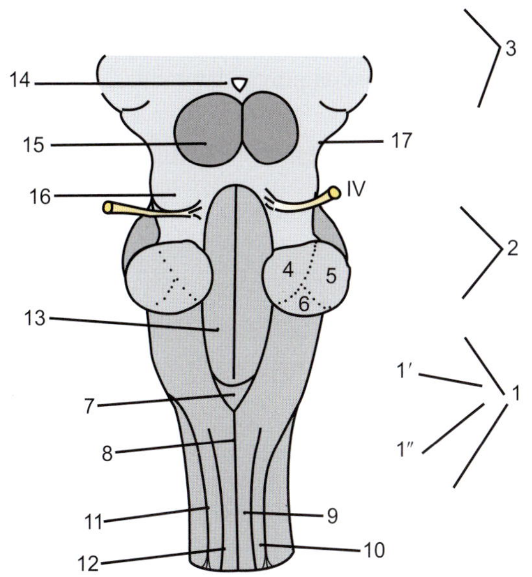

Figura 216.6 Esquema de tronco encefálico, em vista dorsal. *1* = bulbo; *1'* = porção calâmica (aberta) do bulbo; *1''* = porção pós-calâmica (fechada) do bulbo; *2* = ponte; *3* = mesencéfalo; *4* = pedúnculo cerebelar rostral; *5* = pedúnculo cerebelar médio; *6* = pedúnculo cerebelar caudal; *7* = *calamus scriptorius*; *8* = sulco mediano dorsal; *9* = fascículo grácil (na medula espinal); *10* = fascículo cuneiforme (na medula espinal); *11* = sulco lateral dorsal; *12* = sulco intermediodorsal; *13* = quarto ventrículo; *14* = glândula pineal; *15* = colículo rostral; *16* = colículo caudal; *17* = braço do colículo caudal; *IV* = nervo troclear.

Em fraturas da lâmina crivosa do etmoide e processos tumorais da região, além do rompimento de filetes do nervo olfatório, pode ainda haver perda de liquor pelas fossas nasais, uma vez que também se rompem expansões da aracnoide que se insinuam como dedos de luva, nos orifícios da lâmina óssea.

NC II | Nervo óptico

Suas fibras (sensitivas) originam-se na retina, onde se situam os receptores sensíveis a estímulos luminosos. Emergindo do bulbo do olho, os nervos ópticos direito e esquerdo tendem ao plano mediano para formar o quiasma óptico, local onde parte das fibras cruza o plano mediano para resultar nos tratos ópticos.

É oportuno lembrar que o termo olho diz respeito ao conjunto das estruturas da órbita e que contempla o bulbo do olho (a esfera), o nervo óptico e os acessórios do olho (músculos, fáscias, pálpebras, conjuntiva e glândula lacrimal).

Em relação ao olho, vale também lembrar alguns outros elementos importantes:

- A raiz sensitiva do V par (nervo trigêmeo, pelo seu ramo oftálmico) é responsável pela inervação do olho quanto à sensibilidade geral (dor, temperatura, tato, pressão e propriocepção). Lesões que comprometam essa inervação determinam alterações para mais ou para menos dessa sensibilidade geral
- Os nervos III (oculomotor) IV (troclear) e VI (abducente) inervam a musculatura extrínseca do olho, sendo que lesões do primeiro resultam em estrabismo ventromedial que pode ser acompanhado de midríase (dilatação da pupila), pois o III par também contém fibras parasssimpáticas que inervam o músculo constritor da pupila, determinando miose. Lesões do IV par causam "extorção", ou seja, rotação do bulbo do olho com desvio lateral de seu polo superior, o que é facilmente percebido em gatos, pois têm a pupila em fenda vertical. No cão, que tem a pupila circular, é necessário exame de fundo de olho, quando se nota desvio lateral da veia superior da retina. Lesões do VI par resultam em *estrabismo medial*
- A inervação simpática do olho destina-se ao músculo dilatador da pupila (midríase), ao músculo tarsal (liso) que se entremeia às fibras do músculo elevador da pálpebra superior (inervado pelo III par), à musculatura lisa da órbita (que mantém o bulbo do olho em posição) e à 3ª pálpebra (membrana nictitante), mantendo-a em posição. A perda da inervação simpática do olho determina o surgimento de um conjunto de sintomas, a síndrome de Claude Bernard-Horner, que se caracteriza por miose, ptose parcial da pálpebra superior, enoftalmia (o bulbo do olho parece estar menor, por se encontrar retraído dentro da órbita) e protrusão da 3ª pálpebra
- Fibras parassimpáticas do VII par (nervo intermediofacial) são responsáveis pela inervação da glândula lacrimal (secreção de lágrima). Lesões dessas fibras determinam ressecamento do olho e consequente ulceração da córnea
- Dos *reflexos oculares* participam os seguintes nervos:
  - reflexo corneano ou corneopalpebral – V (sensibilidade da córnea) e VII (fechamento das pálpebras, pela inervação do músculo orbicular do olho). Na lesão unilateral do V par, fica abolido o reflexo de piscar em ambos os antímeros, enquanto na lesão unilateral do VII par esse reflexo fica abolido no mesmo antímero, com ressecamento da córnea
  - reflexo lacrimal – V (sensibilidade da córnea) e VII (lacrimejamento, por inervação parassimpática da glândula lacrimal). Na lesão do V par, não há lacrimejamento nem fechamento das pálpebras, pois o estímulo não é conduzido, enquanto na lesão do VII par não há produção de lágrimas mas pode haver fechamento das pálpebras, quando são preservadas as fibras motoras do VII par
  - reflexo de piscar – II par (visão do objeto que se aproxima) e VII (fechamento das pálpebras). Em lesão unilateral da via sensitiva, não há resposta em ambos os antímeros, e na lesão unilateral do VII par, acha-se abolida a resposta no antímero lesado
  - reflexo fotomotor direto e consensual ou cruzado – II par (visão da luz) e III par (fibras parassimpáticas que inervam o músculo constritor da pupila). Em lesão unilateral da via sensitiva, não há resposta em ambos os antímeros, enquanto na lesão do III par fica abolida a resposta (seria de miose) no antímero lesado.

NC III | Nervo oculomotor

É um nervo motor destinado a todos os músculos extrínsecos do bulbo do olho, à exceção do músculo reto lateral e do músculo oblíquo superior. Inerva ainda (fibras viscerais parassimpáticas) os músculos lisos do bulbo do olho, que são o músculo ciliar, implicado na acomodação do cristalino, e o músculo constritor da pupila, que determina miose, ou seja, diminuição do diâmetro pupilar. Tem sua origem real em núcleo próprio, na porção alta do mesencéfalo e sua origem aparente no encéfalo acha-se em correspondência à superfície ventral do pedúnculo cerebral (tronco encefálico). Aplicações clínicas relacionadas com este nervo já foram referidas.

NC IV | Nervo troclear

É o menor dos nervos cranianos e seu nome tem a ver com a tróclea ou polia de reflexão na qual se apoia seu tendão. É um nervo motor e inerva apenas o músculo oblíquo superior do bulbo do olho. Sua origem real se faz em núcleo próprio, no mesencéfalo, e sua origem aparente no encéfalo acha-se em correspondência à superfície dorsal do pedúnculo cerebelar rostral, caudalmente e lateralmente ao colículo caudal (Figura 216.6); é o único dos nervos cranianos a mostrar origem dorsal no encéfalo, pois, para os demais nervos, essa origem aparente é sempre ventral (Figura 216.5). Sua origem aparente no crânio é identificada na fissura orbital. Aplicações clínicas relacionadas com este nervo já foram referidas.

NC V | Nervo trigêmeo

Este nervo é bastante calibroso e apresenta duas raízes: sensitiva e motora (Figura 216.7). A raiz sensitiva, maior, é responsável pela sensibilidade somática geral da cabeça (exterocepção – dor, temperatura, tato e pressão – e propriocepção), sendo constituída pelas fibras dos neurônios do gânglio trigeminal (semilunar ou de Gasser), colocado no cavo trigeminal, na porção petrosa do osso temporal, rostrolateralmente ao forame lacerado. Por sua vez, a raiz motora, menor, resulta de fibras originárias do núcleo motor do trigêmeo, localizado na ponte. Após curto tronco, o nervo trigêmeo divide-se em três ramos, os nervos oftálmico, maxilar e mandibular. Os três ramos têm fibras sensitivas, mas apenas o nervo mandibular tem fibras motoras, estas destinadas aos músculos da mastigação.

Afora a dura-máter craniana, que recebe inervação sensitiva dos ramos meningeos do trigêmeo (V par), é a seguinte a distribuição dos territórios sensitivos dos três ramos, também chamados de nervos:

- Nervo oftálmico: glândula lacrimal, ducto lacrimal, saco lacrimal, pálpebra superior, terceira pálpebra, bulbo do olho (destaca-se pela importância funcional a inervação da córnea e da conjuntiva), periórbita, porção posterior da fossa nasal, região frontal da cabeça (inclusive os seios frontais) e região cutânea da porção posterior do nariz
- Nervo maxilar: pálpebra inferior, teto da cavidade bucal, gengiva e dentes superiores, fossa nasal, região cutânea das narinas e lábio superior

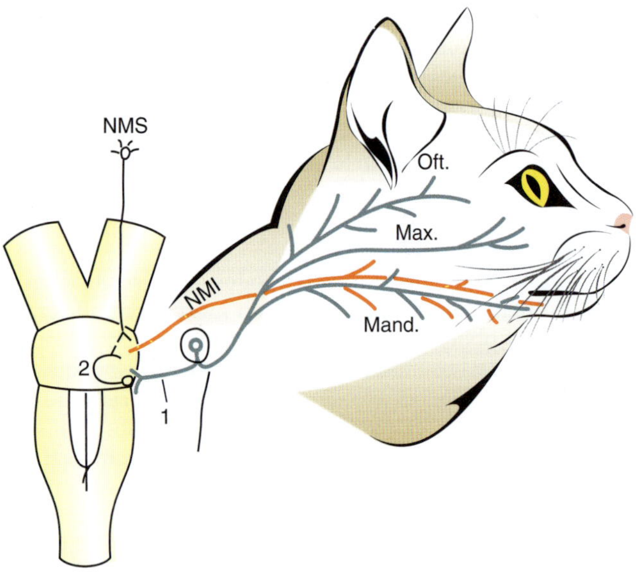

Figura 216.7 Esquema do comportamento e da distribuição das raízes sensitiva (em *azul*) e motora (em *laranja*) do V par – nervo trigêmeo – constituindo-se os ramos oftálmico (*Oft.*), maxilar (*Max.*) e mandibular (*Mand.*). Observar que o neurônio motor somático (*NMI* – neurônio motor inferior) constituinte da raiz motora recebe projeções do neurônio motor superior (*NMS*), bem como de neurônios de associação (*2*), que fecham o arco reflexo entre o neurônio sensitivo (*1*) e o neurônio motor inferior (*NMI*), possibilitando a ocorrência do reflexo mandibular.

- Nervo mandibular: assoalho da cavidade bucal, lábio inferior, gengiva e dentes inferiores, dois terços anteriores da língua, região cutânea da porção lateral da cabeça e base da orelha.

Lesões que comprometem a raiz sensitiva resultam em alterações da sensibilidade das estruturas por ela inervadas. Por sua vez, lesões do NMI (neurônio motor inferior) da raiz motora podem resultar no quadro que se chama de "mandíbula caída" (atonia ou hipotonia do masseter, temporal e outros músculos da mastigação, além de mau cheiro da cavidade oral). Quando a lesão é do NMS (neurônio motor superior), o quadro é de hipertonia dos referidos músculos ("trisma").

NC VI | Nervo abducente

É um nervo pouco calibroso, motor, que inerva o músculo reto lateral do bulbo do olho e a porção lateral do músculo retrator. Tem sua origem real no encéfalo, em núcleo próprio, no bulbo, enquanto sua origem aparente é identificada na face ventral do tronco encefálico, entre a ponte e o bulbo. Correlações clínicas associadas a este nervo já foram referidas.

NC VII | Nervo facial

O nervo facial (intermediofacial) é um nervo misto (Figura 216.8). Seu componente intermédio está ligado a funções viscerais, tanto sensitivas (inclusive gustativas) quanto motoras (parassimpáticas), enquanto o facial destina-se à musculatura da expressão facial. Guarda íntima relação de vizinhança com o VIII par, o nervo vestibulococlear e também com as fibras simpáticas que atravessam a orelha imédia/interna e destinam-se a estruturas do olho. Percorre o canal facial, dentro da cavidade da orelha média, e nesse trajeto emite vários ramos que inervam o músculo estapédio, a glândula lacrimal, as glândulas nasais e as glândulas salivares, com exceção da parótida, além de receber e transmitir impulsos gustativos dos dois terços anteriores da língua. O restante das fibras motoras que emerge do crânio pelo forame estilomastóideo corresponde apenas ao nervo facial que se distribui, por meio de ramos auriculares, bucais e cervicais, aos músculos da expressão facial (à exceção do músculo elevador da pálpebra superior, inervado pelo III par – nervo oculomotor) e a alguns outros músculos, como é o caso do músculo digástrico (ventre posterior).

Em lesão central, ou seja, no tronco encefálico, há anormalidade de função dos músculos da expressão facial (paresia ou paralisia no quadrante inferior contralateral da face), da produção de lágrima e ainda há sinais vestibulares. Na lesão do nervo, dentro da orelha média, acontecem os sintomas referidos e também os que caracterizam a síndrome de Horner. Na lesão do nervo facial, em seu trajeto periférico, há anormalidade de função dos músculos da expressão facial (hemiparesia ou hemiplegia no antímero ipsolateral da face), com "queda" do pavilhão da orelha externa e relaxamento da musculatura tanto da pálpebra superior quanto da inferior, sendo mais evidente a ptose da pálpebra inferior. A produção de lágrima está normal e não há ocorrência nem de sinais vestibulares, nem da síndrome de Horner.

NC VIII | Nervo vestibulococlear

É um nervo sensitivo, bastante curto, e compõe-se de dois ramos, o vestibular, correspondente aos receptores de equilíbrio da orelha interna (sensíveis à mudança de posição da cabeça) e o coclear, relacionado com os receptores auditivos (percepção de sons), presentes no órgão espiral (de Corti),

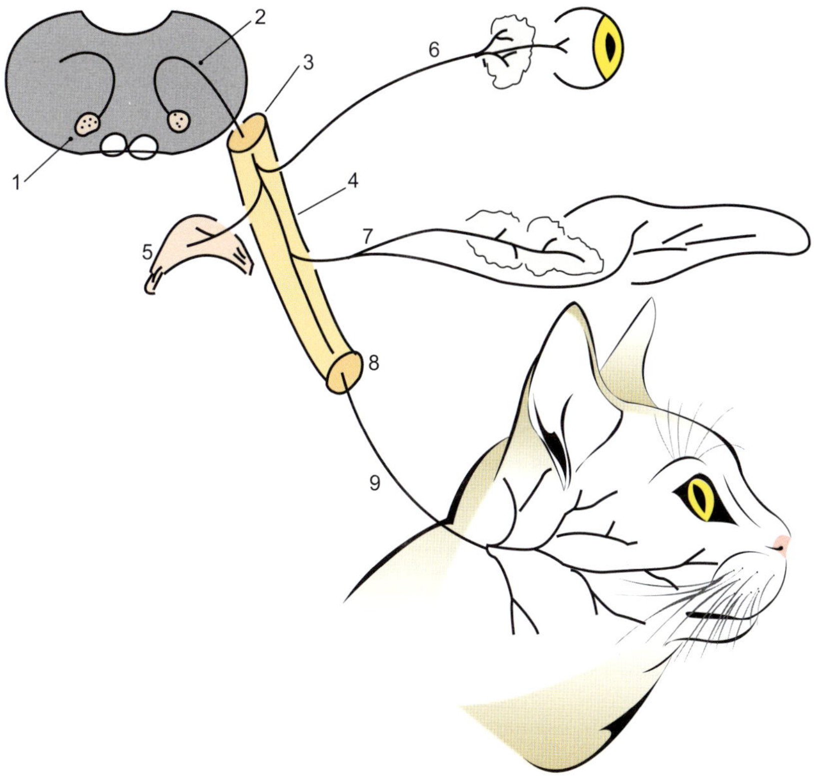

Figura 216.8 Esquema representativo do comportamento das fibras integrantes do VII par – nervo intermediofacial. *1* = núcleo de origem do nervo, no bulbo; *2* = nervo intermediofacial; *3* = meato acústico interno; *4* = canal do facial; *5* = músculo estapédio; *6* = fibras motoras viscerais parassimpáticas destinadas à glândula lacrimal e ao músculo constritor da pupila (miose); *7* = fibras motoras viscerais parassimpáticas destinadas às glândulas salivares (menos parótida) e fibras sensitivas (aferentes) viscerais especiais que captam sensibilidade gustativa dos dois terços anteriores da língua; *8* = orifício estilomastóideo; *9* = nervo facial, cujas fibras destinam-se aos músculos da expressão facial.

na cóclea, na orelha interna. Suas fibras procedem dos neurônios sensitivos contidos nos pequenos gânglios vestibulares e gânglios cocleares, e que se dirigem respectivamente aos núcleos vestibulares e núcleos cocleares do tronco encefálico. Este nervo tem sua origem aparente no encéfalo, no sulco bulbopontino, lateralmente ao VII par, e sua origem aparente no crânio (local onde "penetra" na cavidade craniana) é referida em correspondência ao meato acústico interno. Denomina-se sistema vestibular, de função sensitiva, o conjunto das estruturas implicadas na captação e na condução de estímulos relacionados com as mudanças de posição da cabeça. Compreende os receptores (canais semicirculares e máculas), contingente vestibular do VIII par, núcleos vestibulares do tronco encefálico (cranial, caudal, medial e lateral, em cada antímero), além das projeções que partem desses núcleos e se dirigem aos núcleos do III, IV e VI pares (músculos do bulbo do olho), centro do vômito (na formação reticular do tronco encefálico), arquicerebelo (equilíbrio), córtex do lobo temporal (noção espacial) e medula espinal (reajuste do corpo à nova posição da cabeça).

É conhecido como síndrome vestibular o conjunto dos sintomas consequentes a lesões de estruturas do sistema vestibular, como se segue: inclinação lateral da cabeça, pescoço inclinado, queda e rolamento, andar em círculo, nistagmo, dificuldades de equilíbrio, tonturas, náuseas e vômitos. A ocorrência desses sintomas varia se a lesão for central ou periférica. Em lesões centrais, podem ocorrer também outros sintomas como estrabismo medial e paralisia facial (por comprometimento do núcleo do VI par e do núcleo do facial), mas não a síndrome de Horner.

NC IX | Nervo glossofaríngeo

É um nervo misto e resulta da união de vários filamentos radiculares que emergem da face lateral do bulbo. Ele tem uma distribuição bastante diversificada, como se segue:

- Capta sensibilidade geral (de pressão, tátil, térmica e dolorosa) do terço posterior da língua, mucosa da faringe, mucosa da tuba auditiva, seio carotídeo (barorreceptores) e corpo carotídeo (quimiorreceptores)
- Capta sensibilidade gustativa do terço posterior da língua
- Envia fibras motoras viscerais (parassimpáticas) à glândula parótida
- Inerva a musculatura (branquiomérica) da faringe e da laringe, por meio de fibras que emergem do núcleo ambíguo do bulbo juntamente com fibras do X e XI pares (vago e acessório).

As aplicações clínicas serão referidas conjuntamente com as do X par.

NC X | Nervo vago

É um nervo misto (predominantemente motor visceral), que emerge da face lateral do bulbo por meio de vários filamentos radiculares que se unem para constituí-lo. É o mais longo dos nervos cranianos, pois percorre o pescoço e o tronco, até o abdome. Suas fibras motoras originam-se de núcleos independentes. Mostra a seguinte distribuição:

- Capta sensibilidade geral da faringe, laringe, traqueia, esôfago, tórax e abdome
- Capta sensibilidade gustativa da faringe
- Destina fibras parassimpáticas a vísceras cervicais, torácicas e abdominais

- Inerva musculatura (branquiomérica) da faringe (maior parte) e da laringe, mediante fibras que emergem do núcleo ambíguo do bulbo juntamente com as fibras do IX e XI pares. Sua origem aparente no encéfalo faz-se no sulco lateral dorsal do bulbo e sua origem aparente no crânio acha-se em correspondência ao forame jugular.

No comprometimento das fibras que se originam do núcleo ambíguo, e que compõem o IX, X e XI pares de nervos cranianos, ocorrem dificuldades na deglutição e na emissão de sons, por comprometimento da inervação dos músculos da faringe e laringe.

NC XI | Nervo acessório

É um nervo motor e se acha constituído por uma raiz bulbar (com fibras motoras originadas no núcleo ambíguo) e uma raiz espinal, representada por filamentos radiculares relacionados com os primeiros cinco ou seis segmentos cervicais medulares. A raiz bulbar distribui-se juntamente com o nervo vago à musculatura da laringe mediante o nervo laríngeo recorrente. Por sua vez, a raiz espinal, também motora, divide-se em um ramo dorsal que se destina aos músculos trapézio e omotransverso e um ramo ventral que inerva os músculos cleidocefálico, esternocefálico e tíreo-hióideo.

O comprometimento das fibras de origem espinal determina hipotonia ou atonia dos músculos inervados pela raiz espinal, já referidos.

NC XII | Nervo hipoglosso

É um nervo motor, que *inerva os músculos intrínsecos e extrínsecos da língua*, musculatura esta que se admite ser derivada de miótomos da região occipital. Sua origem aparente no encéfalo se faz no *sulco lateral ventral do bulbo*.

Lesões do nervo hipoglosso resultam em hipotonia ou atonia da musculatura da língua, uni ou bilateralmente.

Medula espinal

Características gerais

A medula espinal tem formato aproximadamente cilíndrico e apresenta duas regiões com significativo aumento de calibre, a intumescência cervical e a intumescência lombar, que correspondem às regiões medulares de conexão com as expressivas raízes nervosas relacionadas com o plexo braquial e o plexo lombossacral, implicados na inervação dos membros torácicos e pélvicos, respectivamente.

O limite rostral da medula espinal (com o bulbo) é convencionalmente estabelecido em correspondência ao forame magno. Em sua extremidade caudal a medula mostra-se afilada, segmento este que é conhecido como cone medular, cujo vértice localiza-se em correspondência à sexta vértebra lombar (L6), nos cães. Caudalmente ao vértice do cone medular, identifica-se o filamento terminal, delgada estrutura constituída pela pia-máter. A medula espinal também não preenche o canal vertebral em relação aos seus diâmetros, pois entre ela e a superfície óssea do canal interpõem-se as meninges, os espaços meníngeos, o liquor, gordura e vasos sanguíneos, além das radículas e raízes nervosas dos nervos espinais.

O canal central da medula espinal acha-se rodeado pela substância cinzenta, maciço de corpos de neurônios que, ao corte transversal, aparece em formato de "H", circundado pela substância branca, compacto de fibras nervosas envolvidas individualmente por mielina. Em cada antímero da substância branca da medula espinal, tendo como referências o sulco lateral dorsal e o sulco lateral ventral, são identificados três territórios, os funículos dorsal, lateral e ventral.

Externamente, a medula espinal exibe os seguintes sulcos que a percorrem em toda a sua extensão (Figura 216.9):

- Sulco mediano (dorsal)
- Fissura mediana (ventral)
- Sulco lateral dorsal (à direita e à esquerda)
- Sulco lateral ventral (à direita e à esquerda).

Em relação aos segmentos cervicais nota-se ainda, em cada antímero, o sulco intermediodorsal, que separa entre si os dois grandes feixes de fibras do funículo dorsal, ou seja, os fascículos grácil e cuneiforme.

Os sulcos lateral dorsal e lateral ventral marcam a conexão da medula espinal com as radículas que se unem para formar, respectivamente, a raiz sensitiva e a raiz motora dos nervos espinais. Considera-se segmento medular a porção de medula espinal correspondente a um par de nervos espinais. Nos cães contam-se de 35 a 38 segmentos medulares (8 C, 13 T, 7 L, 3 S e 4 a 7 Cd).

Cauda equina

Com o progredir do desenvolvimento embrionário, a medula espinal e o canal vertebral passam a crescer em ritmos diferentes, resultando que os orifícios intervertebrais das regiões lombar e sacral da coluna vertebral passam a ter posição mais caudal que os pontos de emergência dos correspondentes nervos espinais. As radículas nervosas (filetes formadores da raiz sensitiva e da raiz motora dos nervos espinais) mostram, então, trajeto oblíquo dentro do canal vertebral, em relação ao eixo maior da medula espinal. Esse trajeto é tanto mais oblíquo quanto mais caudal a posição das radículas.

O conjunto das radículas dos últimos nervos lombares, dos nervos sacrais e dos nervos caudais, dispostas ao redor do cone medular e do filamento terminal, constitui a cauda

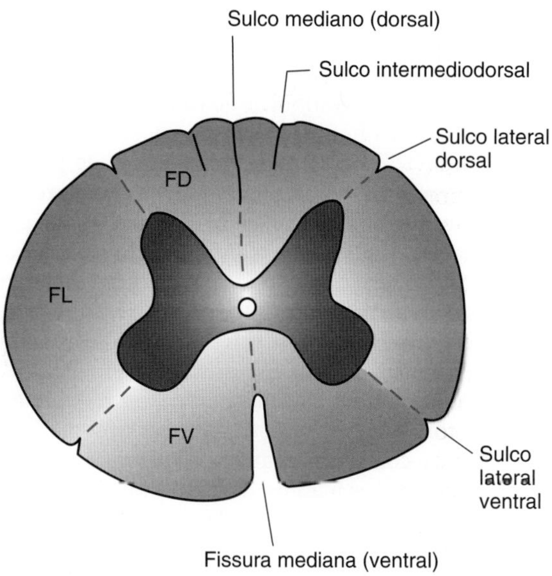

Figura 216.9 Esquema representativo de medula espinal de cão, em corte transversal, com indicação do canal central, do "H" de substância cinzenta e dos sulcos que se apresentam em sua superfície. *FD* = funículo dorsal; *FL* = funículo lateral; *FV* = funículo ventral. Os três funículos de ambos os antímeros, em seu conjunto, compõem a substância branca da medula espinal.

equina (Figura 216.10). Para se observar a cauda equina, nas peças a serem dissecadas, é necessária a abertura da dura-máter e da aracnoide, expondo-se, portanto, o espaço subaracnoide, que em condições naturais se acha preenchido por liquor e onde se encontram as radículas dos nervos espinais, formadoras da cauda equina.

▪ Sintopia vertebromedular

Durante o desenvolvimento ontogenético, vão se estabelecendo alterações na primitiva sintopia vertebromedular. Nos cães, que têm de 35 a 38 pares de nervos espinais (8 cervicais, 13 torácicos, 7 lombares, 3 sacrais e 4 a 7 caudais) ainda se pode verificar, no modelo definitivo, perfeita correspondência entre os segmentos cervicais e torácicos da medula espinal e vértebras equivalentes. Mas já se nota perda dessa relação, nos últimos segmentos lombares, o que vai se acentuando caudalmente.

▪ Substância cinzenta

No "H" de substância cinzenta da medula espinal (corte transversal) identificam-se, em cada antímero, as regiões:

- Corno ou coluna dorsal (de função sensitiva)
- Corno ou coluna ventral (de função motora)
- Corno ou coluna lateral (apenas nos segmentos torácicos e lombares mais craniais)
- Substância intermédia central
- Substância intermédia lateral.

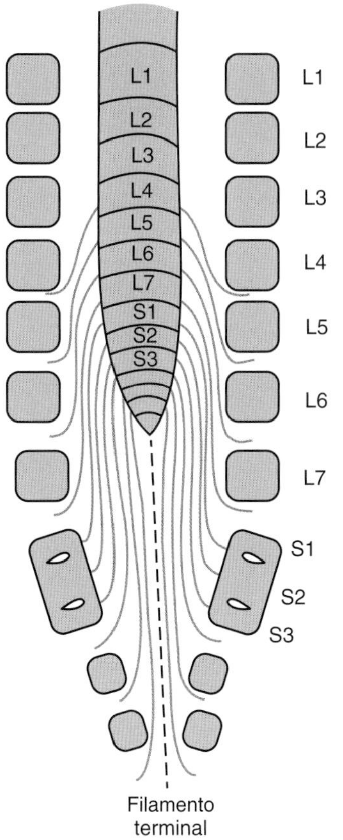

Figura 216.10 Representação esquemática dos segmentos caudais de medula espinal de cão, observando-se as radículas dos últimos nervos lombares, dos nervos sacrais e dos nervos caudais (coccígeos), contidas no espaço subaracnoide e formadoras da cauda equina. Observar a perda da relação sintópica (de vizinhança) entre os segmentos medulares e as vértebras correspondentes (de mesma letra e de mesmo número).

Lâminas de Rexed

São clássicos os trabalhos de Rexed, cujos minuciosos estudos citoarquiteturais da medula espinal do ser humano e do gato permitiram o reconhecimento da disposição dos neurônios medulares em dez lâminas, as clássicas lâminas de Rexed (Figura 216.11), numeradas de I a X. As lâminas de I a IX dispõem-se no sentido dorsoventral, enquanto a lâmina X corresponde à substância intermédia central, que rodeia o canal central. Cada uma das dez lâminas mantém conexões próprias tanto com a periferia do organismo quanto com níveis superiores do SNC. As dez lâminas acham-se presentes em todos os segmentos da medula, à exceção da lâmina VI, que não foi identificada entre T4 e L2.

São as seguintes as características das lâminas de Rexed (I a X):

▸ **Lâminas I a VI.** Dispõem-se na "cabeça" e no "corpo" da coluna dorsal e se relacionam com a sensibilidade somática.

▸ **Lâminas I e II (zona externa).** São comprometidas com informações nociceptivas e termorreceptoras, emitindo fibras que vão constituir o trato espinotalâmico (lateral) contralateral. A maior parte dos axônios procedentes da lâmina II destina-se ao fascículo dorsolateral e aos fascículos próprios da medula espinal. As lâminas I e II contêm grandes concentrações de substância "P", bem como receptores opiáceos, estando, portanto, bastante comprometidas com os mecanismos de modulação e transmissão da dor. Funcionalmente a lâmina II (substância gelatinosa) é entendida como um "portal da dor", mecanismo implicado no recebimento de estímulos dolorosos na medula espinal. Interessante notar que a substância gelatinosa continua-se, cranialmente, com o núcleo do trato espinal do nervo trigêmeo.

▸ **Lâmina III.** Acha-se ligada à recepção de estímulos táteis mas, de modo geral, seus neurônios estão anatomicamente organizados para funcionarem como interneurônios (neurônios de associação).

Em resumo, funcionalmente as lâminas I, II e III são exteroceptivas, enquanto as lâminas IV, V e VI são proprioceptivas, relacionando-se com fibras originárias de mecanorreceptores profundos. Nas lâminas de I a VI, assim como nas porções medial e central da lâmina VII e ainda na lâmina VIII, é des-

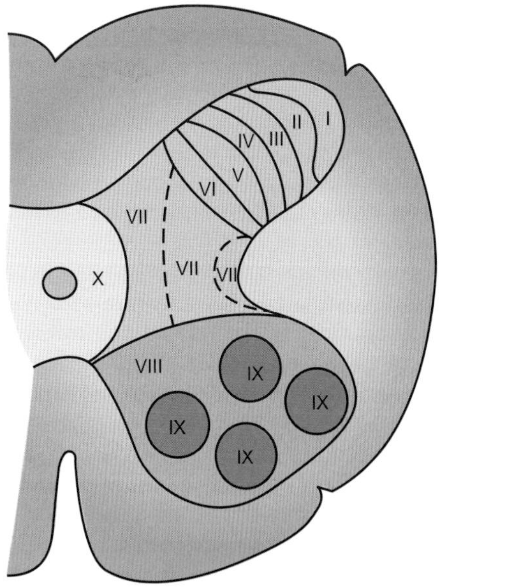

Figura 216.11 Esquema da estratificação da substância cinzenta da medula espinal, segundo a disposição das lâminas de Rexed (I a X).

crita a existência de grupos de neurônios, os núcleos próprios da medula espinal, envolvidos na recepção e na transmissão de todos os tipos de sensibilidade geral, bem como no estabelecimento de arcos reflexos, por estabelecerem ligação entre neurônios sensitivos e motores.

▸ **Lâmina VII.** Correspondente à substância intermédia lateral ou zona intermédia, podendo ser considerada em três partes:

- Parte medial: recebe fibras visceroceptivas (sensibilidade visceral) e contempla ainda, nos segmentos de C8-L4, o núcleo torácico (propriocepção inconsciente), onde se originam as fibras componentes do trato espinocerebelar dorsal
- Parte central: local de origem do trato espinocerebelar ventral, sendo, portanto, funcionalmente ligada à propriocepção (inconsciente). Encontra-se ainda implicada no estabelecimento de arcos reflexos, conectando diretamente neurônios sensitivos e motores
- Parte lateral: nos segmentos torácicos e lombares craniais corresponde à coluna lateral, onde se encontram neurônios motores viscerais simpáticos pré-ganglionares. Deles se originam fibras motoras viscerais pré-ganglionares que integram a raiz ventral dos nervos espinais e em gânglios viscerais efetuam sinapse com neurônios motores viscerais pós-ganglionares, destinados à inervação de musculatura lisa, musculatura cardíaca e estruturas glandulares. Também na porção mais lateral da lâmina VII dos segmentos sacrais da medula espinal encontram-se neurônios motores viscerais parassimpáticos pré-ganglionares. Suas fibras integram a raiz ventral dos nervos espinais e em gânglios viscerais efetuam sinapse com neurônios motores viscerais pós-ganglionares, destinados à inervação de musculatura lisa e estruturas glandulares das regiões retoanal, vesical e genital.

▸ **Lâmina VIII.** Aloja-se na coluna ventral, na região limítrofe com a lâmina VII e variando em tamanho e configuração nos diferentes segmentos. Funcionalmente é associativa para reflexos intrassegmentares.

▸ **Lâmina IX.** Acomoda-se na coluna ventral, é descontínua e ligada à motricidade somática. Dispõe-se em dois grupos de núcleos, o medial e o lateral. O grupo medial estende-se por todo o comprimento da medula e seus neurônios têm compromisso com a inervação axial (pescoço e tronco), enquanto o grupo lateral, particularmente evidente na região das intumescências, destina-se à inervação apendicular (dos membros), sendo que os neurônios mais mediais inervam a musculatura proximal dos membros, enquanto os mais laterais inervam os músculos das extremidades dos membros. Tanto os núcleos do grupo medial quanto do lateral são constituídos por neurônios motores somáticos alfa e gama, que inervam, respectivamente, a musculatura esquelética ipsolateral e os fusos neuromusculares.

Na porção lateral da lâmina IX, nos segmentos cervicais craniais da medula espinal, encontra-se o núcleo espinal do nervo acessório (XI par de nervos cranianos), onde se origina a raiz espinal do XI par (nervo acessório), destinada à inervação dos músculos trapézio, omotransverso, esternocefálico e tíreo-hióideo. Também na lâmina IX, de C5-C7, encontra-se o núcleo do nervo frênico, onde se originam as fibras constituintes do nervo frênico, destinado à musculatura do diafragma.

▸ **Lâmina X.** Dispõe-se contornando o canal central da medula, correspondendo à substância intermédia central, e constitui-se de neurônios comissurais, isto é, que fazem a ligação heterolateral dos dois antímeros da medula espinal.

▪ Substância branca

A substância branca da medula espinal é constituída por fibras nervosas que nada mais são do que prolongamentos dos corpos neuronais. Essas fibras, envolvidas individualmente por sua bainha de mielina, agrupam-se em feixes, segundo suas afinidades funcionais, e assim constituem os tratos e fascículos da medula espinal, conforme se segue (Figura 216.12).

Feixes formados por fibras ascendentes e descendentes

Fascículos próprios

Presentes nos três funículos, dispõem-se em fina camada de substância branca que rodeia todo o "H" de substância cinzenta da medula. São formados por fibras de neurônios de associação que se dividem em um ramo ascendente e outro descendente, com percurso axial, ambos terminando na substância cinzenta da medula e, assim, participando de reflexos medulares intersegmentares.

Em cães e gatos, vão se integrar aos fascículos próprios, fibras originárias das células da borda (*border cells*), implicadas no estabelecimento da síndrome de Schiff-Sherrington.

Trato dorsolateral

O trato dorsolateral (de Lissauer) é formado pelas fibras nervosas dos próprios neurônios sensitivos (dor, temperatura, tato e pressão) que chegam à medula pela raiz dorsal dos nervos espinais, dividindo-se prontamente em um ramo ascendente e outro descendente, antes de fazerem conexão com a substância cinzenta. Isso permite comprometimento de um número maior de segmentos medulares. Admite-se também que este trato seja integrado por fibras de neurônios localizados na lâmina II de Rexed (substância gelatinosa).

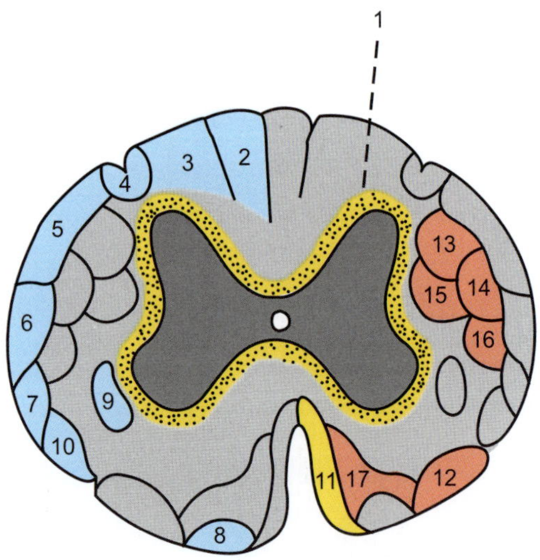

Figura 216.12 Esquema da topografia dos principais tratos e fascículos da substância branca da medula espinal. Os feixes de fibras sensitivas (aferentes) acham-se representados à esquerda da figura, enquanto os motores (eferentes) acham-se representados à direita. *1* = fascículos próprios; *2* = fascículo grácil; *3* = fascículo cuneiforme; *4* = trato dorsolateral (de Lissauer); *5* = trato espinocerebelar dorsal; *6* = trato espinocerebelar ventral; *7* = trato espinocerebelar rostral; *8* = trato espino-olivar; *9* = trato espinotalâmico; *10* = trato espinorreticular; *11* = fascículo longitudinal medial; *12* = trato vestibuloespinal; *13* = trato corticoespinal lateral; *14* = trato rubroespinal; *15* = trato reticuloespinal; *16* = trato tetoespinal; *17* = trato corticoespinal ventral.

Feixes ascendentes

No funículo dorsal

Fascículos grácil e cuneiforme

Formados pelas fibras dos próprios neurônios sensitivos (propriocepção consciente) que chegam à medula pela raiz dorsal dos nervos espinais, provenientes de fusos neuromusculares e órgãos neurotendíneos (cinestesia articular). O fascículo grácil é encontrado em toda a extensão da medula, conduzindo impulsos provenientes da cauda, dos membros pélvicos e da porção caudal do tronco. O fascículo cuneiforme, por sua vez, é identificado apenas nas regiões torácica cranial e cervical, conduzindo impulsos proprioceptivos vindos dos membros torácicos, bem como da porção cranial do tronco, além do pescoço.

As fibras nervosas que entram na medula, cranialmente a T8, correspondentes ao membro torácico e ao pescoço, ascendem pelo fascículo cuneiforme ipsolateral e no bulbo efetuam sinapse com neurônios do núcleo cuneiforme acessório, cujos axônios constituem o trato cuneocerebelar, também ipsolateral, que se dirige ao cerebelo via pedúnculo cerebelar caudal.

Os fascículos grácil e cuneiforme, considerados conjuntamente, ao ascenderem pela medula, são primeiramente constituídos por fibras coccígeas, depois sacrais e em seguida lombares, torácicas e cervicais, que vão se colocando lateralmente às já existentes. Assim, nos segmentos mais craniais da medula espinal, as coccígeas são as de posição mais medial, enquanto as cervicais têm posição mais lateral, o que acaba por estabelecer uma organização estratigráfica e somatotópica no funículo dorsal, certamente com implicações clínicas.

No funículo lateral

Trato espinocerebelar dorsal

Integra a via proprioceptiva inconsciente, recebe informações do membro pélvico ipsolateral e é constituído por fibras emergentes do núcleo do trato espinocerebelar dorsal (NTECD) ou núcleo torácico, presente nos segmentos medulares de C8-L4. Caudalmente a L4, os axônios dos neurônios sensitivos sobem pelo fascículo grácil e fazem sinapse com o NTECD na região lombar. Este trato chega ao cerebelo pelo pedúnculo cerebelar caudal.

Trato espinocerebelar ventral

Também integra a via proprioceptiva inconsciente, recebe informações do membro pélvico contralateral e é formado por fibras emergentes da porção central da lâmina VII. Este trato, pelo pedúnculo cerebelar rostral, chega ao cerebelo onde a maior parte de suas fibras cruzam o plano mediano.

Trato espinocerebelar cranial

O trato espinocerebelar cranial (rostral) não é identificado nos seres humanos, sendo, entretanto, bem desenvolvido nos carnívoros. Integra a via proprioceptiva inconsciente, recebe informações do membro torácico ipsolateral e é o correspondente, para os membros torácicos, ao trato espinocerebelar ventral, relativo aos membros pélvicos. É formado por fibras emergentes da porção central da lâmina VII e chega ao cerebelo pelo pedúnculo cerebelar caudal.

Com o posicionamento dos fascículos grácil e cuneiforme, bem como dos tratos espinocerebelares na substância branca da medula, todo o funículo dorsal e a porção mais lateral do funículo lateral acham-se preenchidos por fibras proprioceptivas, o que pode produzir repercussões clínicas, em casos de processos compressivos ou de outras afecções dessas regiões.

Trato espinotalâmico

> Embora fibras espinotalâmicas diretas sejam raras para justificar sua designação como trato, existe um sistema polineural disposto entre a medula espinal e o tálamo, para o qual é utilizado o termo coletivo. (Nômina Anatômica Veterinária, 4ª ed., Nova York, 1994.)

Este trato resulta de fibras de neurônios dos núcleos próprios da medula espinal e se acha relacionado com a dor somática, a temperatura, o tato e a pressão.

No cão e no gato, o trato espinotalâmico representa um sistema multissináptico cruzado e não cruzado, uma vez que suas fibras "sobem" ipsolateralmente e também cruzando o plano mediano. À medida que vai ganhando segmentos medulares mais craniais, entram novamente na substância cinzenta, alcançando os núcleos próprios e reiniciando o processo. Esta é a razão pela qual clinicamente se observa persistência longa da sensação dolorosa, mesmo na vigência de lesões graves da medula espinal. Para o ser humano é descrito que suas fibras, ao ascenderem pela medula e sendo, no sentido caudocranial, primeiramente representadas pelas raízes coccígeas, depois sacrais e em seguida lombares, torácicas e cervicais, acabam por estabelecer uma representação estratigráfica em sua organização, de tal maneira que nos segmentos medulares mais craniais, as fibras coccígeas dispõem-se lateralmente e, as cervicais, medialmente na constituição do trato. Embora este aspecto não esteja ainda bem demonstrado em relação aos animais, suspeita-se que, neles, essa organização estratigráfica também possa ocorrer, com repercussões clínicas.

É reconhecido um desdobramento do trato espinotalâmico em via neoespinotalâmica (dor somática superficial) e via paleoespinotalâmica (dor somática profunda), o que se reveste de importante significado na investigação clínica dos processos neurológicos.

Trato espinotectal

Funcionalmente tem afinidades com o trato espinotalâmico e é formado por fibras emergentes das lâminas III e IV. Transmite informações de tato protopático, térmicas e dolorosas, estando ligado à coordenação de movimentos associados reflexamente a estímulos visuais e acústicos. As fibras deste trato terminam nos colículos rostrais e caudais do mesencéfalo.

No funículo ventral

Trato espino-olivar

Relaciona-se com informações proprioceptivas, particularmente procedentes das regiões corpóreas em que o animal se apoia nas diferentes posições de decúbito. Funcionalmente é análogo aos tratos espinocerebelares, que também veiculam estímulos proprioceptivos. As fibras do trato espino-olivar ascendem a medula pelo antímero contralateral à sua origem e terminam no núcleo olivar do bulbo e da ponte, endereçando-se depois ao cerebelo, pelas fibras arqueadas profundas do trato olivocerebelar, via pedúnculo cerebelar caudal.

Feixes descendentes

No funículo dorsal

Trato piramidal dorsal

Embora não seja encontrado em carnívoros como cães e gatos, vale assinalar que o trato piramidal (corticoespinal) dorsal é descrito para marsupiais, roedores e alguns prossímios, sendo observados traços dele nos ungulados, representados por poucas fibras presentes nos segmentos cervicais mais craniais.

No funículo lateral

Trato corticoespinal (piramidal) lateral

De varias regiões do córtex cerebral, particularmente dos neurônios da área motora, partem fibras que têm importante participação na constituição da cápsula interna, onde é mantida a somatotopia cortical. Alcançam em seguida a base do tronco encefálico formando, na superfície ventral do bulbo, as pirâmides. No bulbo, parte dessas fibras cruza o plano mediano para constituir, no funículo lateral da medula espinal, o trato corticoespinal lateral, enquanto as fibras que não mudam de antímero, ou seja, continuam sem cruzar o plano mediano, irão formar o trato corticoespinal ventral, que vai se alojar no funículo ventral. Em cães, os tratos corticoespinais ocupam cerca de 10% do total da substância branca da medula espinal. Para os cães, descreve-se que 100% das fibras decussam, de maneira que neles não há, em consequência, trato corticoespinal ventral. Para os gatos, há decussação de quase 100% das fibras, sendo portanto o trato corticoespinal ventral, muito delgado, perdendo-se já nos segmentos cervicais altos da medula espinal. Portanto, o trato corticoespinal ventral tem importância muito pequena em carnívoros, o que também se considera em relação aos primatas. Em outros mamíferos domésticos como os ungulados, o sistema piramidal é pouco expressivo, com predomínio do trato corticoespinal ventral e termina anatomicamente na região cervical da medula espinal.

Embora nos primatas a via corticoespinal se faça sem conexões intermediárias, admite-se que para a maior parte dos mamíferos haja a participação de neurônios de associação de axônios curtos, intercalados em seu percurso, caracterizando-se, portanto, o sistema piramidal, nesses animais, como uma via motora polissináptica.

Trato rubroespinal

Bem desenvolvido na maioria dos animais, particularmente nos carnívoros e ungulados, nos quais constitui sua mais representativa via motora. Inicia-se no núcleo rubro do mesencéfalo, sendo que suas fibras decussam no tegmento mesencefálico e, atravessando a ponte e o bulbo, alcançam o funículo lateral da medula, onde se mostram imbricadas com as fibras dos tratos espinocerebelares (especialmente o dorsal) e do trato corticoespinal lateral, dadas suas afinidades funcionais (biotaxia). No ser humano o trato rubroespinal termina na intumescência cervical, mas nos animais mantém-se expressivo até a região sacral.

Como os *tratos corticoespinais*, a atuação do trato rubroespinal parece priorizar o movimento das extremidades dos membros, em especial exercendo o controle dos neurônios alfa e gama, cujos axônios destinam-se aos músculos flexores. Ao mesmo tempo, inibe os extensores, motivo pelo qual sua lesão ocasiona rigidez muscular, ou seja, hipertonia e hiper-reflexia da musculatura extensora. Durante a evolução, para o grupo primata houve maior desenvolvimento do corticoespinal, com menor representação do rubroespinal, situação que de modo geral se mostra invertida em relação aos animais.

Trato reticuloespinal lateral

Suas fibras são originárias da formação reticular do bulbo e ipsolateralmente este trato inibe os músculos extensores dos membros e estimula os músculos flexores. Outro contingente de fibras reticuloespinais procede da ponte, constituindo o trato reticuloespinal ventral, que ocupa o funículo ventral da medula espinal e atua nos motoneurônios alfa e gama, estimulando o tônus da musculatura extensora dos membros ipsolaterais e inibindo os flexores ipsolaterais, bem como os extensores contralaterais. Ambas as áreas recebem projeções dos núcleos da base e do neocórtex. Quando desconectados desses centros superiores e também do núcleo rubro, ambos os tratos atuam facilitando a ação dos extensores, motivo pelo qual, quando lesados, eles têm grande influência na ocorrência da chamada "rigidez de descerebração".

Trato tetoespinal lateral

Suas fibras são originárias do teto do mesencéfalo, na região do colículo rostral, e compõem este feixe no funículo lateral da medula espinal, embora também destinem-se a outro feixe, no funículo ventral. Parece que sua principal atuação é em relação à musculatura axial, ou seja, do tronco e proximal dos membros, com vistas ao ajuste de certos reflexos decorrentes da movimentação da cabeça.

No funículo ventral

Fascículo longitudinal medial

É formado por fibras provenientes do teto do mesencéfalo (fibras tetoespinais), da formação reticular (fibras reticuloespinais) e dos núcleos vestibulares, à exceção do lateral (fibras vestibuloespinais). As fibras que emergem desses núcleos vestibulares (à exceção do lateral) vão compor o trato vestibuloespinal medial, que integra o fascículo longitudinal medial.

Este fascículo, formado por fibras de associação com trajeto descendente e também outras de trajeto ascendente, estende-se por todo o tronco encefálico até a porção mais cranial da medula espinal, sendo de posição próxima ao plano mediano. Tem importante função integrativa dos movimentos da cabeça e dos bulbos dos olhos com os movimentos do tronco e membros. É pouco expressivo no ser humano e outros primatas, um pouco mais evidente nos carnívoros, mais ainda nos coelhos, e chega ao máximo de sua exuberância nos ungulados.

Trato vestibuloespinal

O nervo vestibular, ao penetrar no bulbo, relaciona-se com os núcleos vestibulares rostral, caudal, lateral e medial, dos quais emergem fibras que se direcionam para a medula espinal, com a finalidade de atuarem sobre a musculatura do pescoço, do tronco e dos membros e com isso promover o reajustamento do corpo em relação à posição e aos movimentos da cabeça. Essas fibras organizam-se em dois feixes, lateral e medial, ambos alojados no funículo ventral. O feixe lateral emerge do núcleo vestibular lateral e o medial, dos outros núcleos vestibulares, sendo que suas fibras integram o fascículo longitudinal medial. Considerando conjuntamente os dois feixes como trato vestibuloespinal, ele atua como facilitador dos músculos extensores apendiculares ipsolaterais e inibidor dos músculos flexores apendiculares ipsolaterais e extensores contralaterais.

Trato corticoespinal (piramidal) ventral

Parte das fibras de origem cortical, que se dirigem à medula espinal sem efetuarem decussação na porção caudal do bulbo, constituem o trato corticoespinal ventral.

Em relação à medula espinal vale considerar o que segue:

- O neurônio motor inferior (NMI), que tem o seu corpo celular na base do "H" de substância cinzenta da medula, acha-se conectado ao neurônio sensitivo, que exerce sobre ele uma ação estimuladora, e ao neurônio motor superior

(NMS), que exerce sobre ele uma ação inibidora ou moduladora. Por esse motivo, lesões do NMS resultam em paresia ou paralisisa espástica, com hipertonia da musculatura estriada e hiper-reflexia, enquanto lesões do NMI implicam paresia ou paralisia flácida, com hipo ou atonia da musculatura e hipo ou arreflexia

- A síndrome de Schiff-Sherrington acontece porque na intumescência lombar da medula, existem as chamadas *border cells* (células da borda), cujas fibras nervosas cruzam o plano mediano e, incorporando-se aos fascículos próprios, ascendem até a intumescência cervical, onde efetuam sinapse com o NMI, com ação inibitória sobre os músculos extensores (antigravitacionais) dos membros torácicos, ação essa que se perde em lesões da região toracolombar da medula, que interrompem essa via. Sem essa ação moduladora, os músculos referidos entram em hipertonia e espasticidade.

O Quadro 216.1 demonstra a avaliação do tônus da musculatura do membro torácico (MT) e do membro pélvico (MP) em lesões das diferentes regiões da medula espinal.

Tronco encefálico

O *tronco encefálico* (Figura 216.1) é constituído por três partes: o bulbo, a ponte e o mesencéfalo, embora em muitos aspectos atue como unidade funcional, e faz conexão com dez dos doze pares de nervos cranianos (do III ao XII).

Morfologia externa

No tronco encefálico notam-se, do ponto de vista macroscópico, algumas características peculiares.

Vista ventral

Na região do bulbo identificam-se duas saliências alongadas, as pirâmides, separadas pela fissura mediana (ventral). Lateralmente a cada uma das pirâmides, identifica-se o sulco lateral ventral, de onde emergem as radículas do XII par de nervos cranianos, o hipoglosso. A porção mais rostral do bulbo é percorrida por um feixe de fibras nervosas de disposição transversal, o corpo trapezoide, integrante da via acústica. O limite rostral do bulbo com a ponte é marcado pelo sulco bulbopontino, de onde emergem, progressivamente em sentido lateral, os pares de nervos cranianos VI, VII e VIII (abducente, intermediofacial e vestibulococlear) (Figura 216.13).

A *ponte* mostra-se saliente, na face ventral do tronco encefálico, continuando-se lateralmente com o pedúnculo cerebelar médio (braço da ponte), endereçado ao cerebelo. A emergência do V par – trigêmeo – marca o limite que se convencionou estabelecer entre a ponte e esse pedúnculo.

Quadro 216.1 Avaliação do tônus muscular.

Região da medulla	Membro torácico	Membro pélvico
Cervical	Espástica	Espástica
Cervicotorácica	Flácida	Espástica
Toracolombar	Normal	Espástica ou espástica e flácida (síndrome de Schiff-Sherrington)
Lombossacral	Normal	Flácida

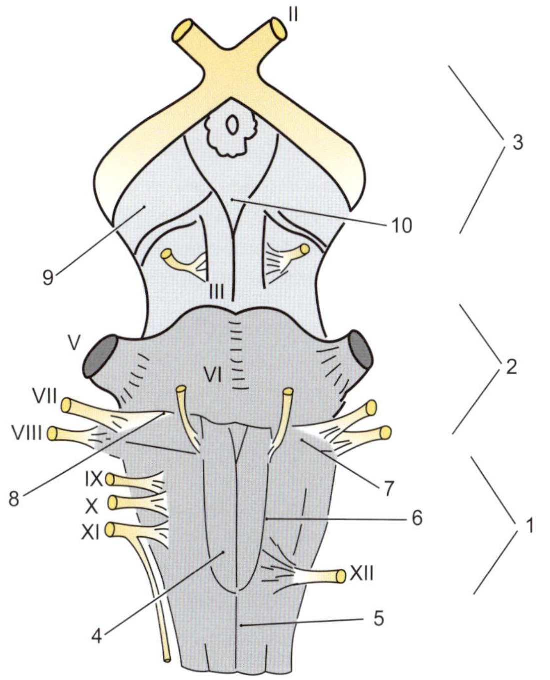

Figura 216.13 Esquema de tronco encefálico, em vista ventral. *1* = bulbo; *2* = ponte; *3* = mesencéfalo; *4* = pirâmides; *5* = fissura mediana ventral; *6* = sulco lateral ventral; *7* = corpo trapezoide; *8* = sulco bulbopontino; *9* = pedúnculo cerebral (*crus cerebri*); *10* = fossa interpeduncular; *II* = nervo óptico; *III* = nervo oculomotor; *V* = nervo trigêmeo; *VI* = nervo abducente; *VII* = nervo intermediofacial; *VIII* = nervo vestibulococlear; *IX* = nervo glossofaríngeo; *X* = nervo vago; *XI* = nervo acessório; *XII* = nervo hipoglosso.

O *mesencéfalo*, em vista ventral, é representado por dois grossos feixes de fibras, os pedúnculos cerebrais (*crus cerebri*), entre os quais se identifica a fossa interpeduncular. Dos pedúnculos cerebrais emerge o III par de nervos cranianos, o oculomotor.

Vista dorsal

O mesencéfalo, a ponte e o bulbo conectam-se ao cerebelo mediante três grossos pares de feixes de fibras, respectivamente os pedúnculos cerebelares rostral, médio e caudal. No bulbo, em vista dorsal, distinguem-se duas porções, uma "fechada" (porção pós-calâmica), que se situa rostralmente à medula espinal, e outra "aberta" (porção calâmica), correspondente à porção caudal do quarto ventrículo, cuja extremidade caudal era antigamente chamada de *calamus scriptorius* (pena de escrever).

Na porção fechada do bulbo observa-se o sulco mediano (dorsal), lateralmente ao qual se identificam dois relevos alongados, os fascículos grácil e cuneiforme, separados entre si pelo sulco intermediodorsal.

Quanto à *ponte*, dorsalmente ela se acha comprometida com a formação do quarto ventrículo.

O *mesencéfalo* mostra-se dorsalmente em relevo, os colículos rostrais e caudais, que se continuam lateralmente com um feixe de fibras nervosas superficiais que formam, respectivamente, o braço do colículo rostral e o braço do colículo caudal, endereçados, por ordem, a duas eminências do diencéfalo, o corpo geniculado lateral (núcleo integrante da via óptica, localizado em correspondência à extremidade do trato óptico) e o corpo geniculado medial (núcleo integrante da via auditiva). Rostralmente aos colículos rostrais aloja-se a glândula pineal, estrutura já pertencente ao diencéfalo. Caudalmente aos colículos caudais, identifica-se a origem aparente do IV par, o troclear, único dos nervos cranianos a se conectar dorsalmente ao tronco encefálico.

Quarto ventrículo

Também referido como cavidade rombencefálica, compreende a porção rostral do bulbo (calâmica) e a ponte. Seu assoalho, conhecido como fossa romboide, é percorrido pelo sulco mediano (dorsal), lateralmente ao qual identifica-se, em cada antímero, o sulco limitante, que separa os núcleos motores de nervos cranianos, situados medialmente, dos núcleos sensitivos, situados lateralmente a ele.

O teto do quarto ventrículo é formado rostralmente por uma delgada lâmina de substância branca, o véu medular rostral, que se aloja entre os dois pedúnculos cerebelares rostrais. Lateralmente, em cada antímero, identifica-se o véu medular caudal que se insere no nódulo do cerebelo. O espaço que se estende desde a margem caudal do véu medular caudal de cada antímero até as margens da porção caudal do quarto ventrículo é ocupado pela tela corioide do plexo corioide do quarto ventrículo. Ela se acha formada pelo epitélio ependimário, que reveste internamente a cavidade, e pela pia-máter, que a ele se sobrepõe.

▪ Morfologia interna | Generalidades

Os segmentos mais caudais do *bulbo*, em cortes transversais, mostram estrutura muito semelhante à da medula espinal, o que entretanto se modifica, à medida que se avança rostralmente, de tal maneira que o "H" de substância da medula espinal resulta fragmentado, no tronco encefálico, compondo os núcleos de nervos cranianos (de III a XII).

Estrutura do tronco encefálico

A estrutura do bulbo, que lembra, em alguns aspectos, a estrutura da medula espinal, vai se repetir, em linhas gerais, na ponte e no mesencéfalo, nas regiões referidas como tegmento da ponte e tegmento do mesencéfalo (Figura 216.14), onde se localizam os núcleos de nervos cranianos, os núcleos próprios de cada segmento e ainda a formação reticular, um misto de substância branca (fibras nervosas) e de substância cinzenta (corpos de neurônios). Na ponte, ventralmente ao tegmento observa-se uma outra porção, a base da ponte, que mantém ligações com o neocerebelo e com o neocórtex. Esta porção é própria da ponte e não encontra correspondência nem no bulbo, nem no mesencéfalo. Por sua vez, no mesencéfalo, dorsalmente ao aqueduto mesencefálico encontra-se o teto do mesencéfalo, porção exclusiva desse segmento, constituído por colículo rostral, colículo caudal e pela área pré-tectal.

No *bulbo* merece destaque a formação reticular, onde se localizam centros funcionais importantes, como o centro respiratório, o centro vasomotor e o centro do vômito, ventralmente ao tegmento. O canal central do bulbo acha-se deslocado dorsalmente em relação à posição do canal central da medula espinal, com o qual mostra continuidade.

A base da ponte contém fibras longitudinais (tratos corticoespinal, corticonuclear e corticopontino, funcionalmente motores somáticos), originadas no córtex cerebral, e fibras transversais, com destaque para as destinadas ao cerebelo. Entre essas fibras, encontra-se grande quantidade de pequenos núcleos pontinos, nos quais terminam as fibras corticopontinas. Por sua vez, originando-se desses núcleos e tomando direção transversal, temos as fibras pontocerebelares (fibras transversais) que alcançam o cerebelo pelo pedúnculo cerebelar médio (braço da ponte).

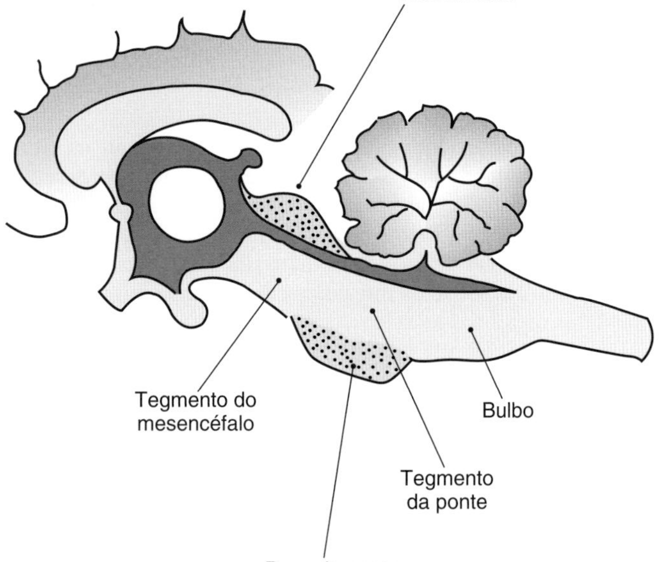

Figura 216.14 Esquema de tronco encefálico em corte mediano, evidenciando-se a correspondência existente entre a estrutura do bulbo e a do tegmento tanto da ponte quanto do mesencéfalo. Ao tegmento da ponte acopla-se ventralmente a base e ao tegmento do mesencéfalo sobrepõe-se o teto.

Quanto ao tegmento da ponte (porção dorsal), nele se encontram alguns núcleos de nervos cranianos (V, VI, VII e VIII), além da substância própria da ponte, como os núcleos da rafe e o *locus coeruleus* e ainda fibras ascendentes, descendentes e transversas.

O mesencéfalo, em cortes transversais, exibe uma pequena cavidade, o aqueduto mesencefálico (interliga os ventrículos terceiro e quarto), rodeado em toda a sua extensão, pela substância cinzenta central (periaquedutal). Dorsalmente ao aqueduto situa-se o teto do mesencéfalo, e ventralmente a ele, os pedúnculos cerebrais, cuja porção ventral constitui a base do pedúnculo (formada por fibras motoras somáticas de origem cortical), enquanto a dorsal representa o tegmento do mesencéfalo. Entre essas duas porções do pedúnculo (dorsal e ventral) situa-se, em grande extensão do mesencéfalo, um núcleo pigmentado, a substância negra. Na porção mais rostral do mesencéfalo, em correspondência ao colículo rostral, observa-se outra importante massa de substância cinzenta, o núcleo rubro. O teto do mesencéfalo é constituído pelos colículos rostrais (relacionados com a via óptica) e colículos caudais (relacionados com a via auditiva), e ainda pela área pré-tectal (intervém no controle dos reflexos pupilares), representada pelo curto espaço que separa a comissura caudal (estrutura do diencéfalo) da base dos colículos rostrais. O tegmento do mesencéfalo representa continuação do tegmento da ponte e nele se observa, além da formação reticular, substância cinzenta e substância branca.

Organização da substância cinzenta do tronco encefálico

Substância cinzenta homóloga à da medula espinal | Núcleos de nervos cranianos

Os núcleos de nervos cranianos (de III a XII) encontrados no tronco encefálico resultam de fragmentação do "H" de substância cinzenta da medula espinal.

▶ **Núcleo sensitivo principal do trigêmeo.** Localiza-se na ponte e admite-se que a esses núcleos cheguem fibras condutoras de tato e pressão.

▶ **Núcleo do trato espinal do trigêmeo.** Representa continuação da substância gelatinosa da medula espinal (lâmina II de Rexed) e se estende pelo bulbo, chegando até a ponte. Sendo um núcleo bastante longo, as fibras que o percorrem constituem o trato espinal do nervo trigêmeo. A esse núcleo chegam impulsos exteroceptivos de dor e temperatura (chegam exclusivamente aí), como ainda de tato e pressão (chegam também no núcleo sensitivo principal).

▶ **Núcleo do trato mesencefálico do nervo trigêmeo.** Ocupa toda a extensão do mesencéfalo e parte da ponte e a ele chegam fibras proprioceptivas originadas em receptores dos músculos da mastigação e também, segundo se admite, dos músculos extrínsecos do bulbo do olho. A este núcleo também devem chegar fibras originadas em receptores dos dentes e do periodonto, compondo importante mecanismo de regulação reflexa da força da mordida.

▶ **Núcleos cocleares dorsal e ventral.** São ligados à exterocepção especial, uma vez que recebem, mediante projeções do componente coclear do VII par, nervo vestibulococlear, estímulos sonoros provenientes do meio externo.

▶ **Núcleos vestibulares rostral, lateral, medial e caudal.** Localizam-se em parte no bulbo e em parte na ponte e têm a ver com a chamada propriocepção especial, isto é, com as sensações que permitem ao indivíduo a noção da posição do seu corpo e de suas partes no espaço (equilíbrio).

▶ **Núcleo do trato solitário.** Neste núcleo chegam fibras que trazem sensibilidade visceral tanto geral (como dor e sensação de distensão visceral), quanto especial (gustação). Os nervos cranianos implicados na condução da sensibilidade visceral geral até o tronco encefálico são o VII – intermediofacial (fossas nasais e palato mole) – o IX – glossofaríngeo (língua, faringe e tuba auditiva) – e o X – vago (vísceras cervicais, torácicas e abdominais). A sensibilidade visceral especial (gustação) também é conduzida por esses mesmos nervos, ou seja, VII (2/3 anteriores da língua), IX (1/3 posterior da língua) e X (faringe).

▶ **Núcleo parassimpático do nervo oculomotor (III par).** Também conhecido como núcleo de Edinger-Westphal, localiza-se no mesencéfalo e dele partem fibras pré-ganglionares que no gânglio ciliar estabelecem sinapse com neurônios pós-ganglionares, cujas fibras destinam-se ao músculo esfíncter da pupila (miose) e ao músculo ciliar (acomodação do cristalino).

▶ **Núcleo parassimpático do nervo intermédio (VII par).** Chamado por alguns autores de núcleo lacrimal, localiza-se na ponte e dá origem a fibras pré-ganglionares que integram o componente intermédio do VII par – intermediofacial. No gânglio pterigopalatino essas fibras efetuam sinapse com os correspondentes neurônios pós-ganglionares, cujas fibras destinam-se à inervação da glândula lacrimal.

▶ **Núcleo parassimpático do nervo intermédio bis (dois).** Também conhecido como núcleo salivar rostral (VII par), situa-se na porção caudal da ponte e dá origem a fibras pré-ganglionares que integram o componente intermédio do VII par – nervo intermediofacial. Pelo nervo corda do tímpano chegam a compor o nervo lingual, assim alcançando o gânglio submandibular, onde efetuam sinapse com os correspondentes neurônios pós-ganglionares, cujas fibras destinam-se à inervação das glândulas salivares (menos parótida).

▶ **Núcleo parassimpático do nervo glossofaríngeo (IX par).** Também conhecido como núcleo salivar caudal, situa-se na porção mais rostral do bulbo e dá origem a fibras pré-ganglionares que integram o IX par – nervo glossofaríngeo. No gânglio ótico efetuam sinapse com os correspondentes neurônios pós-ganglionares, cujas fibras destinam-se à inervação da parótida.

▶ **Núcleo parassimpático do nervo vago (X par).** Também conhecido como núcleo motor dorsal do vago, localiza-se no bulbo, no assoalho do quarto ventrículo. Dele partem fibras pré-ganglionares que integram o nervo vago, fazendo sinapse com os correspondentes neurônios pós-ganglionares, em numerosos pequenos gânglios, na parede das vísceras cervicais, torácicas e abdominais que essas fibras "pós" inervam.

▶ **Núcleo motor do nervo trigêmeo (V par).** Situa-se na ponte e dele partem fibras que compõem a raíz motora do nervo, que por sua vez integra o nervo (ou ramo) mandibular, uma das três divisões do trigêmeo. Essas fibras inervam os músculos da mastigação como o temporal e masseter.

▶ **Núcleo motor do nervo facial (VII par).** Localiza-se também na ponte e dele partem fibras que integram o componente facial do VII par – nervo intermediofacial – destinado-se à inervação da musculatura da expressão facial e ventre caudal do músculo digástrico.

▶ **Núcleo ambíguo.** Situa-se no bulbo e dele originam-se fibras destinadas à musculatura da faringe e da laringe (emissão de sons e deglutição) e que integram os nervos IX – glossofaríngeo – raiz bulbar do XI – acessório – e X – vago.

▶ **Núcleo motor do nervo oculomotor (III par).** Localiza-se no mesencéfalo e dele partem fibras eferentes somáticas que inervam todos os músculos extrínsecos do bulbo do olho, à exceção do reto lateral e do oblíquo superior.

▶ **Núcleo motor do nervo troclear (IV par).** Também se localiza no mesencéfalo, em correspondência ao colículo caudal, e dele se originam fibras que inervam o músculo oblíquo superior do bulbo do olho.

▶ **Núcleo motor do nervo abducente (VI par).** Situa-se na ponte e dele partem fibras que inervam o músculo reto lateral e a porção lateral do músculo retrator do bulbo do olho.

▶ **Núcleo motor do nervo hipoglosso (XII par).** Localiza-se no assoalho do quarto ventrículo (triângulo do hipoglosso), em correspondência ao bulbo, e emite fibras para os músculos da língua.

Em resumo, são encontrados no tronco encefálico os núcleos dos nervos cranianos de III a XII, assim distribuídos:

- III, IV e V – no mesencéfalo
- V, VI, VII e VIII – na ponte
- V, VIII, IX, X, XI e XII – no bulbo.

O V par – trigêmeo – apresenta núcleos sensitivos nos três segmentos do tronco encefálico e seu núcleo motor, na ponte.

O VIII par – vestibulococlear – mostra-se relacionado, no tronco encefálico, com os quatro núcleos vestibulares, em cada antímero, sendo dois deles localizados na ponte e dois, no bulbo.

Organização da substância cinzenta própria do tronco encefálico

Serão considerados à parte, no item relativo à *Formação Reticular*, alguns núcleos do tronco encefálico, como os *núcleos da rafe* e o *núcleo cerúleo* (*locus coeruleus*), todos com importantes funções no mecanismo de sono.

Entre os numerosos núcleos de substância cinzenta do tronco encefálico, destacam-se, por sua importância funcional, os que se seguem:

- No bulbo:
  - Núcleo grácil e núcleos cuneiforme medial e cuneiforme lateral relacionados com a via proprioceptiva consciente

  - Núcleo dorsal do corpo trapezoide (núcleo olivar superior) e núcleos ventrais do corpo trapezoide, que constituem o chamado complexo olivar – acham-se envolvidos com a via auditiva. Também chamados de núcleos olivares, ainda representam importantes relevos de conexão das vias motoras com o cerebelo. Considera-se que o núcleo rubro do mesencéfalo exerça influência sobre o cerebelo, por intermédio dos núcleos olivares (fibras rubro-olivares do fascículo tegmental central e fibras olivocerebelares)
- Na ponte:
  - Núcleos pontinos: entre os feixes de fibras transversais que compõem a base da ponte, encontram-se numerosos pequenas massas de substância cinzenta, os núcleos pontinos, que integram as vias motoras e constituem os pontos de conexão das fibras motoras provenientes do córtex motor (fibras corticopontinas). A partir daí, as fibras emergentes dos neurônios dos núcleos pontinos (fibras pontocerebelares) endereçam-se ao antímero oposto do cerebelo. Está assim constituída a via corticopontocerebelar, de importante função na via motora
  - Núcleo dorsal do corpo trapezoide e núcleos ventrais do corpo trapezoide (complexo olivar) – localizam-se no bulbo e também na ponte
  - Núcleo do lemnisco lateral: é citado pela Nomenclatura Anatômica Veterinária (NAV), e sabe-se que participa da via auditiva, mas poucas informações complementares se têm a respeito deste núcleo
- No mesencéfalo:
  - Núcleo rubro (núcleo rubro de Stilling): nos cortes transversais do mesencéfalo aparece em destaque, pelo seu expressivo tamanho, com formato circular, embora no seu todo tenha formato alongado. Tem importante papel na via motora somática, particularmente dos animais. Tem uma porção rostral, parvocelular, isto é, de neurônios pequenos, de aquisição filogenética mais recente (neorrubro) e uma porção caudal, magnocelular, de neurônios grandes, de aquisição filogenética mais antiga (paleorrubro), pouco expressiva nos primatas, inclusive no ser humano. Do núcleo rubro partem fibras que, via complexo olivar (fibras rubro-olivares) e por intermédio do pedúnculo cerebelar médio, exercem influência sobre o cerebelo. Ao núcleo rubro também chega importante grupo de fibras procedentes do cerebelo, em mecanismo de *feedback*. Do núcleo rubro partem ainda fibras que compõem o trato rubroespinal, destinado à medula espinal. Ele decussa no tegmento mesencefálico e, atravessando a ponte e o bulbo, alcança o funículo lateral da medula espinal, onde suas fibras se mostram imbricadas com as fibras dos tratos espinocerebelar dorsal e corticoespinal lateral. No ser humano, o trato rubroespinal termina na intumescência cervical, mas nos animais mantém-se expressivo até a região sacral
  - Substância negra: é um núcleo com neurônios ricos em melanina, situado entre o tegmento e a base dos pedúnculos cerebrais. Mantém amplas conexões com o corpo estriado (fibras nigroestriatais e fibras estriatonigrais), importantes nos mecanismos da função motora automática ou extrapiramidal. No ser humano, afecções que comprometem esse sistema provocam as graves perturbações motoras que caracterizam a síndrome de Parkinson
  - Núcleo do colículo caudal: integra a via auditiva
  - Colículo rostral: não se constitui propriamente em um núcleo, pois sua organização é estratigráfica, alternando-se camadas de substância cinzenta e branca. Recebe projeções da via óptica, sendo importante sua participação em reflexos que regulam a movimentação do bulbo do olho no sentido vertical, graças a conexões que estabelece com o núcleo motor do nervo oculomotor
  - Área pré-tectal: corresponde ao pequeno núcleo pré-tectal, de limites pouco definidos, localizado entre o colículo rostral e a comissura caudal, estrutura esta já pertencente ao diencéfalo. Atua no controle reflexo das pupilas. Assim, quando é feita a estimulação luminosa do bulbo do olho, de um lado, contrai-se também a pupila do outro antímero, pois as fibras que trazem esses estímulos luminosos ganham o braço do colículo rostral, terminando na área pré-tectal, de onde partem fibras que alcançam o núcleo parassimpático do nervo oculomotor (de Edinger-Westphal), por intermédio da comissura caudal. Mediante fibras pré e pós-ganglionares, o estímulo motor chega ao músculo constritor de ambas as pupilas, determinando diminuição de seu diâmetro (miose).

Organização da substância branca

No tronco encefálico vamos encontrar tanto fibras sensitivas quanto motoras, dispostas longitudinalmente e transversalmente.

Fibras sensitivas

As fibras sensitivas (ascendentes) destinam-se ao tálamo ou ao cerebelo.

► **Lemnisco medial (Figura 216.15).** O termo lemnisco significa "fita" e aplica-se aos feixes de fibras nervosas presentes no tronco encefálico, que carregam informações sensoriais, tanto extero quanto proprioceptivas, destinando-se ao tálamo. Fi-

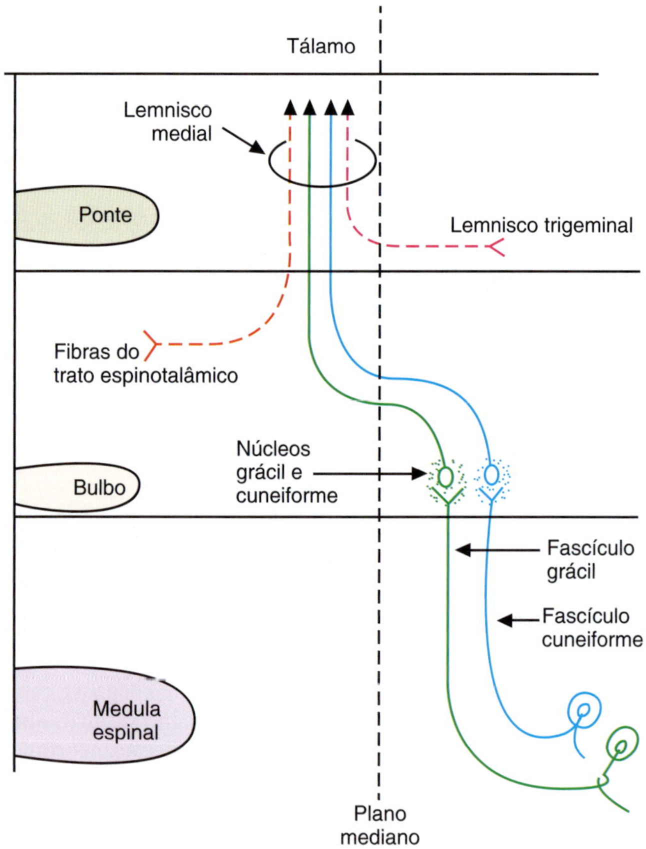

Figura 216.15 Esquema representativo da formação do lemnisco medial.

bras emergentes dos núcleos grácil e cuneiforme medial cruzam o plano mediano, constituindo as chamadas fibras arqueadas profundas (decussação do lemnisco medial) que se unem a fibras homólogas contralaterais, constituindo assim o feixe de fibras que se conhece como lemnisco medial. Ele percorre a ponte e o mesencéfalo em direção a núcleos talâmicos, que representam relés para a área somestésica do córtex cerebral. Ao lemnisco medial vão ter ainda fibras condutoras de dor e temperatura (trato espinotalâmico) e também as fibras trigeminais que transportam sensibilidade extero e proprioceptiva da cabeça, compondo o que por vezes é referido como sistema do lemnisco medial.

▸ **Lemnisco espinal.** É descrito em relação ao ser humano, como sendo integrado pelas fibras espinotalâmicas, mas para os animais, não se encontra indicação particular desse lemnisco.

▸ **Lemnisco trigeminal.** É formado por fibras provenientes do núcleo do trato espinal do nervo trigêmeo e da porção ventral do núcleo pontino desse nervo, relacionados com a sensibilidade da cabeça. Ele é melhor identificado nos carnívoros, embora integrado ao lemnisco medial, sendo ainda mais individualizado no coelho. Essas diferenças são explicáveis pela existência de fibras trigeminotalâmicas que correm fora do lemnisco.

▸ **Lemnisco lateral.** Formado por fibras que integram a via auditiva e que se originam dos núcleos cocleares (dorsal e ventral) e ainda de outros relés dessa via, como o núcleo do corpo trapezoide e o núcleo do lemnisco lateral. Esse lemnisco ascende pela ponte e pelo mesencéfalo, onde alcança o núcleo do colículo caudal, outro relé da via auditiva. As fibras emergentes desse núcleo dirigem-se ao corpo geniculado medial, no metatálamo.

▸ **Tratos espinocerebelares (dorsal, ventral e rostral) e cuneocerebelar.** Procedem da medula espinal trazendo informações proprioceptivas dos membros e ascendem pelo rombencéfalo, em posição lateral, tendendo ao cerebelo.

Fibras motoras

Fibras motoras (descendentes) constituem feixes que procedem de centros superiores, conforme se segue.

▸ **Trato piramidal.** Complexo de fibras que procedem diretamente do córtex cerebral (giro pré-cruzado ou giro pré-central e outras áreas), paucissináptico, distribuindo-se a várias regiões do tronco encefálico e à medula espinal, como se segue:

- *Fibras corticorreticulares*, que se perdem na formação reticular
- Trato corticonuclear, integrado por fibras que se destinam aos núcleos motores de nervos cranianos e também a alguns núcleos sensitivos, com efeito de modulação do fluxo de suas aferências, como é o caso dos núcleos grácil, cuneiforme, trigeminais e núcleo do trato solitário
- Trato corticoespinal, formado por fibras de posição ventral em todo o tegmento rombencefálico e constituindo, na região do bulbo, as pirâmides.

▸ **Trato rubroespinal.** Origina-se no núcleo rubro, sendo que a quase totalidade de suas fibras cruza o plano mediano, já no mesencéfalo.

Fibras de associação | Fascículo longitudinal medial

Tem fibras ascendentes e descendentes que percorrem todo o tronco encefálico até a porção mais cranial da medula espinal, sendo bem evidente nos carnívoros. Essas fibras procedem do colículo rostral do mesencéfalo (trato tetoespinal) e da formação reticular (trato reticuloespinal) e ainda por fibras dos núcleos vestibulares (rostral, caudal e principalmente o medial).

Formação reticular

Além da substância cinzenta e da substância branca, existe no tronco encefálico uma rede tridimensional de fibras nervosas, entre as quais se dispõem, difusamente, corpos de neurônios. É a chamada formação reticular que se estende por todo o tronco encefálico apresentando-se, aliás, desde os níveis mais "altos" da medula espinal até os mais "baixos" do diencéfalo.

Núcleos da formação reticular

Os núcleos da formação reticular correspondem a locais de maior concentração de corpos de neurônios, conforme se segue.

▸ **Núcleos da rafe.** Localizam-se muito próximo do plano mediano (rafe), de tal maneira que por vezes os da direita e da esquerda se unem formando um núcleo ímpar, entre os quais se destaca o núcleo magnocelular da rafe. Os neurônios desses núcleos são serotoninérgicos e sua ação sobre o corno dorsal da medula espinal induz secreção de encefalina, um peptídio endógeno que inibe a liberação da substância P, relacionada com o mecanismo da dor. Alguns autores consideram a substância cinzenta central (substância cinzenta periaquedutal), também de grande importância na regulação dos mecanismos da dor, como integrante dos núcleos da formação reticular, apesar de sua estrutura compacta ao redor do aqueduto mesencefálico, em toda a extensão do mesencéfalo.

▸ **Núcleo gigantocelular bulbar.** Os neurônios desse núcleo apresentam arborização dendrítica ampla, que se dispõe transversalmente de modo a cruzar o trajeto das fibras de percurso longitudinal. Constituem assim um sistema polissináptico ascendente e descendente que se relaciona tanto com a medula espinal quanto com o diencéfalo.

▸ **Núcleo gigantocelular pontino.** Estende-se da ponte para o mesencéfalo, aí se desdobrando para formar os núcleos reticulares cuneiforme e subcuneiforme, considerados por alguns autores como derivados da substância cinzenta central. Seus axônios descendentes destinam-se bilateralmente às lâminas VII a X da substância cinzenta da medula espinal, modulando tanto a função motora quanto as aferências nociceptivas segmentares. Por sua vez, os axônios ascendentes participam do sistema ativador reticular ascendente (SARA), a ser considerado oportunamente.

▸ **Núcleo reticular lateral.** Recebe importante contingente de fibras espinorreticulares, destinando preferencialmente seus axônios eferentes ao cerebelo.

▸ **Núcleos parvocelulares (central, ventral e bulbopontinos).** Dispostos ao redor dos núcleos motores dos nervos facial e trigêmeo.

▸ **Núcleo cerúleo (*locus coeruleus*).** Com neurônios ricos em norepinefrina, sua atuação está relacionada com os mecanismos do sono.

▸ **Núcleo tegmentar pedunculopontino.** Pelos curtos axônios ascendentes e descendentes de seus neurônios, constitui um sistema em *feedback* relacionado com os núcleos dos nervos cranianos motores, enquanto seus axônios longos atuam direta ou indiretamente nos centros do sistema nervoso autônomo.

Funções da formação reticular

Uma das mais importantes funções da formação reticular é a ativação do córtex cerebral, pelo sistema ativador reticular ascendente (SARA). As fibras do SARA compõem uma via "extralemniscal" (não específica) dos estímulos sensoriais que, fazendo conexão em núcleos inespecíficos do tálamo atingem o córtex como um todo e não apenas a área específica de cada tipo de estímulo (Figura 216.16). Assim, o córtex "sabe" que estão chegando estímulos e fica "alerta". Por sua vez, o córtex cerebral mantém conexões corticorreticulares com o tronco encefálico, capazes de ativar a formação reticular e facilitando, assim, sua própria ativação, mecanismo que justificaria a possibilidade de inibição voluntária do sono.

Outras funções da formação reticular incluem:

- Regulação dos mecanismos do sono (núcleos da rafe e núcleo cerúleo)
- Controle eferente da sensibilidade
- Regulação da atividade dos motoneurônios (por intermédio dos tratos reticuloespinais)
- Participação nos mecanismos neurais da respiração (centro respiratório do bulbo)
- Controle do SNA (pelas conexões com o sistema límbico e o hipotálamo)
- Controle vasomotor (mediante fibras reticuloespinais)
- Participação no reflexo do vômito (centro do vômito, no bulbo).

Em resumo, no tronco encefálico (bulbo, ponte e mesencéfalo) é importante considerar:

- Sua base: toda motora somática
- Porção alta: ativação do córtex cerebral (SARA), regulação do mecanismo de sono/vigília; núcleos do III e IV pares de nervos cranianos; núcleo rubro

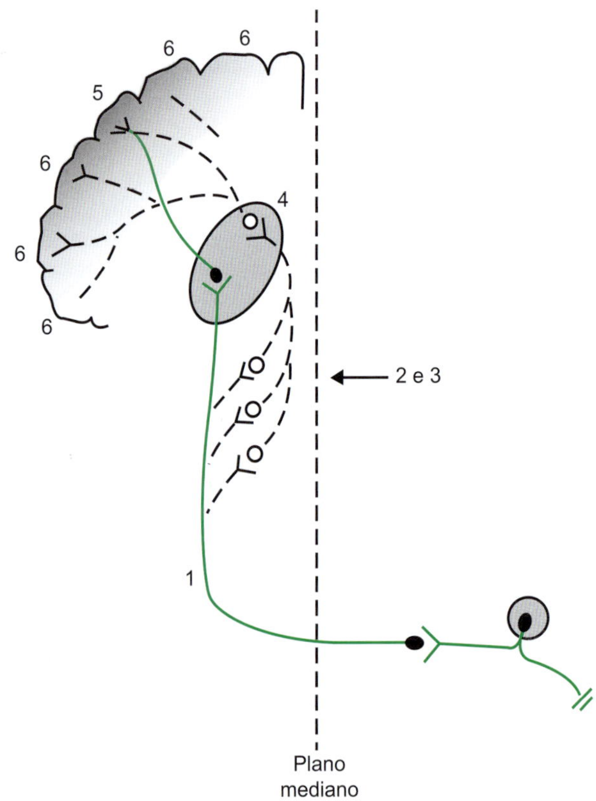

Figura 216.16 Esquema representativo do comportamento de vias extralemniscais, tendo neste caso como referência de via lemniscal o trato espinotalâmico. *1* = trato espinotalâmico; *2* = região da formação reticular; *3* = emergência das fibras que, partindo da formação reticular, compõem o SARA – sistema ativador (do córtex cerebral) reticular ascendente; *4* = tálamo; *5* = área somestésica do córtex cerebral, onde chegam os estímulos da sensibilidade geral (dor, temperatura, tato, pressão e propriocepção); *6* = outras áreas do córtex cerebral.

- Porção média: núcleos do V, VI, VII e VIII (vestibulares e cocleares)
- Porção caudal: centros do vômito, respiratório e vasomotor.

Em relação ao tronco encefálico vale considerar:

- Porção alta: desativação do SARA, por alterações estruturais, particularmente da região do mesencéfalo, pode resultar em ausência de ativação do córtex cerebral, caracterizando os diferentes níveis de alterações da consciência
- Porção média: alterações relacionadas com os pares de nervos V, VI, VII e VIII, estes últimos relacionados com a síndrome vestibular
- Porção caudal: alterações estruturais da formação reticular do bulbo podem resultar na ocorrência de vômitos sem causa digestiva, assim como alterações das funções respiratória e circulatória.

Sistema nervoso autônomo

Classicamente se admitia como sistema nervoso autônomo (SNA) apenas o componente eferente ou motor do SN visceral (Langley, 1921). Entretanto, atualmente os neurocientistas que trabalham nessa área consideram no SNA também componentes sensoriais, além dos motores. Também hoje se consideram como divisões do SNA não apenas o SN simpático e o SN parassimpático, mas ainda uma terceira categoria, o SN entérico.

Organização geral

Quando se pensa em SNA, tem-se a primeira impressão de que todas as suas estruturas se acham compondo apenas o SN periférico, o que não é verdade. O SNA contém partes centrais e partes periféricas.

Parte central do sistema nervoso autônomo

O *hipotálamo* é considerado o mais importante centro comandante das funções viscerais, isto é, do SNA (ação involuntária), sendo que os núcleos de sua porção anterior controlam principalmente as ações parassimpáticas (ativação do peristaltismo gastrintestinal, contração da bexiga urinária, diminuição do ritmo cardíaco e da pressão arterial, miose etc.) enquanto os núcleos de sua porção posterior controlam principalmente ações simpáticas (aceleração do ritmo cardíaco, aumento da pressão arterial, vasoconstrição periférica etc.). Ainda, neurônios do hipotálamo anterior funcionam como termorreceptores capazes de perceber a variação da temperatura corporal, por meio do sangue circulante, ativando reflexamente o centro de perda de calor (localizado no hipotálamo anterior) ou o centro de conservação de calor (localizado no hipotálamo posterior). Também, a porção posterior do hipotálamo acha-se relacionada com mecanismos de manutenção do estado de vigília, uma vez que lesões dessa região são acompanhadas de sono contínuo, como acontece na encefalite letárgica.

No hipotálamo ainda se encontram o centro da fome (porções laterais), o centro da saciedade (núcleo ventromedial) e o centro da sede (porções laterais), sendo considerado o núcleo supraquiasmático como o principal marca-passo dos ritmos circadianos. Ele recebe informações sobre o grau de intensidade de luminosidade do ambiente, por intermédio do trato retino-hipotalâmico, o que lhe permite sincronizar, por exemplo, os mecanismos de sono/vigília. O hipotálamo ainda tem a importante ação de regular a secreção de todos os hormônios da adeno-hipófise, mecanismo por meio do qual exerce ação controladora sobre a quase totalidade do sistema endócrino.

É importante a consideração das conexões do hipotálamo com outros centros suprassegmentares, pois apesar de ser considerado o principal centro comandante das atividades viscerais, o hipotálamo não exerce isoladamente essa função, uma vez que recebe projeções tanto de estruturas do sistema límbico (conjunto de estruturas encefálicas relacionadas com a expressão de comportamentos acompanhados de emoções), quanto da área pré-frontal. Essas conexões são importantes particularmente na expressão de comportamentos acompanhados de emoções como raiva, medo e prazer. À custa das projeções da área pré-frontal e de estruturas límbicas sobre o hipotálamo, e em seguida via formação reticular, estados emocionais "negativos" como ansiedade e medo se somatizam, imprimindo no corpo físico as chamadas afecções psicogênicas.

Parte periférica do sistema nervoso autônomo

Enquanto na parte periférica da via motora somática, entre o SNC e o efetor, temos apenas um neurônio (motor somático), na parte periférica do SNA são dois os neurônios (pré e pós-ganglionares) que se interpõem entre o SNC e os efetores, que são musculatura cardíaca, musculatura lisa e estruturas glandulares, não existindo a placa motora, conforme se evidencia na ligação do neurônio motor somático com a musculatura estriada esquelética.

Enquanto os corpos celulares dos neurônios motores somáticos são encontrados em toda a extensão da medula espinal, ocupando a coluna ventral da substância cinzenta, os neurônios motores viscerais pré-ganglionares do SNA são encontrados apenas na coluna lateral da substância cinzenta da região toracolombar (SN simpático) ou na região correspondente dos segmentos sacrais (SN parassimpático). Os axônios desses neurônios emergem da medula pela raiz ventral dos nervos espinais, dirigindo-se a um gânglio visceral, onde efetuam sinapse com os corpos dos neurônios motores viscerais pós-ganglionares, que aí se localizam. Os axônios desses neurônios dirigem-se aos efetores correspondentes, conforme será especificado oportunamente.

▪ Divisões do sistema nervoso autônomo

Conforme se justificou anteriormente, são consideradas divisões do SNA:

- Sistema nervoso simpático (SNS)
- Sistema nervoso parassimpático (SNPS)
- Sistema nervoso entérico (SNE).

A atuação desses três sistemas se processa de maneira reflexa, sem o controle direto da vontade do indivíduo. Assim, os mecanismos de digestão dos alimentos, de secreção hormonal, de manutenção da frequência dos batimentos cardíacos, de determinação dos episódios de sudorese e de vasoderivação sanguínea para os músculos são exemplos de como isso acontece. Apesar de menos conhecido que os outros dois, o SNE talvez seja o que melhor sirva como exemplo, no conceito de função involuntária e autorreguladora.

▪ Organização do sistema nervoso simpático

▸ **Centro comandante.** O principal centro comandante é a porção posterior do hipotálamo.

▸ **Parte periférica.** No que se refere à parte periférica, os corpos dos neurônios eferentes (motores) viscerais simpáticos pré-ganglionares encontram-se na coluna lateral da substância cinzenta da medula espinal, apenas nos segmentos torácico e lombar. Em cães e gatos correspondem aos segmentos de C7-L5. Os axônios desses neurônios (fibras mielinizadas) abandonam o canal vertebral pela raiz ventral dos nervos espinais e a cada segmento medular se reúnem em um feixe – o ramo comunicante branco (Figura 216.3) –, que interliga os nervos espinais da região toracolombar ao tronco simpático. Após sinapse em algum gânglio do tronco simpático, os axônios dos neurônios pós-ganglionares (sem mielina) voltam ao tronco do nervo espinal compondo o ramo comunicante cinzento (Figura 216.3). Esses axônios destinam-se aos efetores periféricos (musculatura lisa de vasos, musculatura lisa eretora dos pelos e glândulas).

Tronco simpático

É uma fita de tecido neural que se dispõe, em cada um dos antímeros, lateralmente à base dos corpos vertebrais. Acha-se constituído por cadeia dupla de gânglios viscerais paravertebrais que contêm os corpos dos neurônios eferentes (motores) viscerais simpáticos pós-ganglionares. Estes gânglios são interligados por feixes de fibras (ramos interganglionares), permitindo que o tronco simpático, em cada antímero, se apresente como uma fita contínua de tecido nervoso. Para o cão são descritos 2 a 3 gânglios cervicais, 10 a 12 torácicos, 3 a 5 lombares, 4 a 5 sacrais e 1 coccígeo, ímpar.

De modo geral o gânglio cervical caudal funde-se com o primeiro e segundo torácicos, constituindo o volumoso gânglio cervicotorácico ou estrelado. A este gânglio avantajado chegam, no cão e no gato, fibras pré-ganglionares de C7-T4.

O tronco simpático acha-se interligado indiretamente com a medula espinal, por intermédio dos ramos comunicantes brancos, feixes de fibras mielínicas de neurônios pré-ganglionares cujos corpos existem apenas na coluna lateral da substância cinzenta de medula espinal da região toracolombar. Entretanto, essas fibras mielínicas dos neurônios pré-ganglionares expandem-se tanto para a região cervical quanto para as regiões sacral e coccígea do tronco simpático, percorrendo interiormente esse tronco tanto em sentido cranial quanto caudal, para efetuarem sinapse nos diferentes segmentos com os neurônios pós-ganglionares, cujas fibras (amielínicas) irão constituir os ramos comunicantes cinzentos, por meio dos quais o tronco simpático passa a ter ligações com o tronco de praticamente todos os nervos espinais. Portanto, é muito maior o número de ramos comunicantes cinzentos do que o número de ramos comunicantes brancos.

Inervação simpática da glândula adrenal

Fazendo exceção ao seu comportamento habitual, fibras simpáticas de neurônios pré-ganglionares vão diretamente à porção medular da glândula adrenal, sem fazer sinapse em um gânglio visceral. Aí estimulam a secreção de epinefrina, que caindo na circulação sanguínea atinge simultaneamente todos os efetores simpáticos, fazendo com que o organismo reaja como um todo em determinadas situações.

Inervação simpática de efetores periféricos | Musculatura lisa de vasos, musculatura eretora dos pelos e glândulas sudoríparas

As fibras pré-ganglionares (mielínicas), via ramos comunicantes brancos, chegam ao tronco simpático e algumas com trajeto ascendente e outras, com trajeto descendente, acabam por efetuar sinapses com os neurônios pós-ganglionares nos gânglios dos diferentes segmentos do tronco simpático (cervical, torácico, lombar, sacral e coccígeo). A partir deles, as fibras pós-ganglionares (amielínicas) constituem ramos comunicantes cinzentos, por intermédio dos quais se integram aos troncos de todos os nervos espinais, distribuindo-se com seus ramos à musculatura lisa dos vasos, às glândulas (sudoríparas e sebáceas) e à musculatura eretora dos pelos.

Inervação simpática do coração e outras vísceras torácicas | Glânglio cervicotorácico ou estrelado

Ao gânglio cervicotorácico ou estrelado chegam, no cão e no gato, fibras pré-ganglionares de C7-T4 que nele efetuam sinapse com neurônios pós-ganglionares, cujos axônios destinam-se à inervação do coração, do pulmão e de outros órgãos da cavidade torácica.

Inervação simpática da cabeça | Gânglio cervical cranial

O gânglio cervical cranial localiza-se na base do crânio, sendo que as fibras dos neurônios pós-ganglionares que dele partem acompanham as artérias carótidas interna e externa para distribuírem-se na cabeça. Nos carnívoros, as fibras pós-ganglionares que se dirigem ao olho apoiam-se na adventícia da artéria carótida interna, introduzindo-se no canal carotídeo e, depois de passarem por ele, atravessam a cavidade timpânica. Servem-se da companhia do ramo oftálmico do trigêmeo para inervarem a musculatura lisa da periórbita e o músculo dilatador da pupila. Assim, lesões que afetem, no cão e no gato, os neurônios simpáticos no nível dos segmentos medulares de C7-T4, neoplasias que comprometam o trajeto das fibras pré ou pós-ganglionares, ou afecções da faringe, laringe e esôfago podem determinar a perda da inervação simpática do olho (síndrome de Claude Bernard-Horner), uni ou bilateralmente.

Inervação simpática das vísceras abdominais e pélvicas | Nervos esplâncnicos torácicos e lombares

Das raízes ventrais dos últimos nervos torácicos partem fibras pré-ganglionares constituindo os nervos esplâncnicos maior e menor (nervos esplâncnicos torácicos), de comportamento muito variável. Eles se apoiam no tronco simpático, mas não efetuam nenhuma sinapse aí. Ganham a cavidade abdominal e, acompanhando os ramos das artérias celíaca, mesentérica cranial e mesentérica caudal, alcançam os gânglios pré-vertebrais.

As fibras pré-ganglionares do nervo esplâncnico maior chegam aos gânglios celíacos direito e esquerdo (plexo celíaco) e ao gânglio mesentérico cranial, onde efetuam sinapse com os neurônios pós-ganglionares. As fibras pós-ganglionares emergentes dos gânglios celíacos destinam-se à inervação de estômago, fígado, pâncreas, medula da adrenal e intestino delgado, enquanto as que partem do gânglio mesentérico cranial irão inervar o colo. Um nervo esplâncnico menor ou vários nervos esplâncnicos menores por vezes são observados, a partir dos últimos segmentos torácicos, terminando nos plexos renal, testicular e ovariano.

Os nervos esplâncnicos lombares são constituídos por fibras pré-ganglionares que partem dos segmentos lombares da medula espinal e, apoiando-se nos gânglios do tronco simpático, mas sem neles efetuarem sinapses, dirigem-se aos gânglios celíacos (fígado e pâncreas), mesentéricos craniais (duodeno, jejuno, íleo, ceco e colo) e mesentérico caudal (colo descendente), onde efetuam sinapses com neurônios pós-ganglionares, cujas fibras destinam-se à inervação indicada.

▪ Organização do sistema nervoso parassimpático

▸ **Centro comandante.** Trata-se da porção anterior do hipotálamo.
▸ **Parte periférica (Figura 216.17).** Caracteristicamente, no SN parassimpático, a fibra do neurônio pré é longa e a fibra do neurônio pós é curta, de tal maneira que cada nervo parassimpático se acha constituído praticamente apenas pelas fibras dos neurônios pré, cujo corpo celular é encontrado no tronco encefálico e nos segmentos sacrais da medula espinal.

Parte craniana do sistema nervoso parassimpático

No tronco encefálico os corpos dos neurônios pré-ganglionares se agrupam constituindo os núcleos:

- Núcleo parassimpático do nervo oculomotor (de Edinger-Westphal) – III par: as fibras dos neurônios desse núcleo efetuam sinapse com os neurônios pós no gânglio ciliar. As fi-

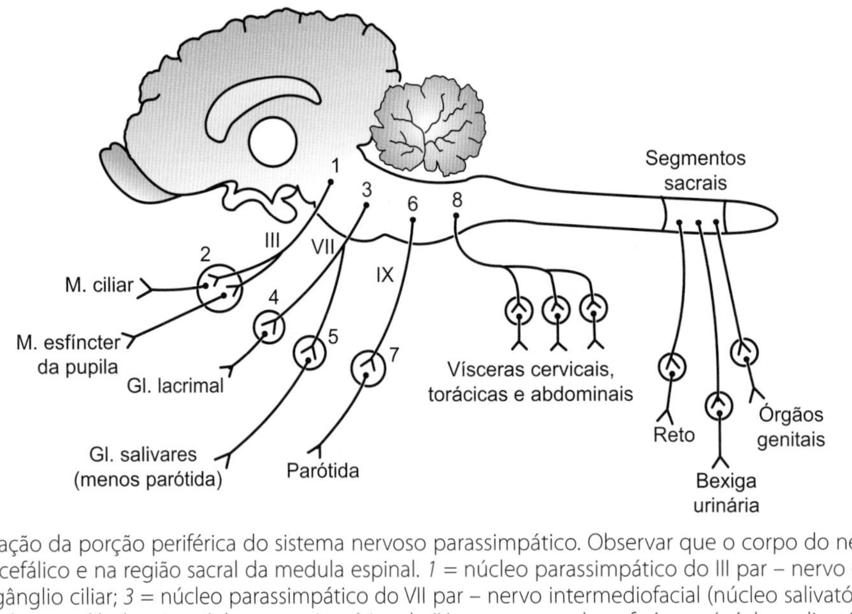

Figura 216.17 Organização da porção periférica do sistema nervoso parassimpático. Observar que o corpo do neurônio pré-ganglionar localiza-se no tronco encefálico e na região sacral da medula espinal. *1* = núcleo parassimpático do III par – nervo oculomotor (núcleo de Edinger-Westphal); *2* = gânglio ciliar; *3* = núcleo parassimpático do VII par – nervo intermediofacial (núcleo salivatório cranial); *4* = gânglio pterigopalatino; *5* = gânglio mandibular; *6* = núcleo parassimpático do IX par – nervo glossofaríngeo (núcleo salivatório caudal); *7* = gânglio ótico; *8* = núcleo parassimpático do X par – nervo vago (núcleo motor dorsal do vago).

bras pós dirigem-se ao músculo esfíncter da pupila, promovendo diminuição do diâmetro da pupila (miose), e ao músculo ciliar, de importante atuação na acomodação visual do cristalino

- Núcleo parassimpático do nervo intermediofacial (salivatório cranial) – VII par: as fibras dos neurônios desse núcleo efetuam sinapse com os neurônios pós no gânglio pterigopalatino (inervação da glândula lacrimal) ou no gânglio mandibular (glândulas salivares, menos parótida)
- Núcleo parassimpático do nervo glossofaríngeo (salivatório caudal) – IX par: as fibras dos neurônios desse núcleo efetuam sinapse com os neurônios pós no gânglio ótico (inervação da parótida)
- Núcleo parassimpático do nervo vago (motor dorsal do vago) – X par: as fibras dos neurônios desse núcleo efetuam sinapse com os neurônios pós em uma infinidade de pequenos gânglios intramurais inclusos na parede das vísceras cervicais, torácicas e abdominais. As curtas fibras pós desses neurônios destinam-se ao músculo cardíaco, bem como à musculatura lisa e às glândulas das vísceras torácicas e abdominais. Na parede do tubo gastrintestinal essas fibras formam o plexo submucoso (de Meissner) e o plexo mioentérico (de Auerbach).

Parte sacral do sistema nervoso parassimpático

Os corpos dos neurônios pré-ganglionares encontram-se localizados na porção lateral da substância cinzenta da medula, nos segmentos sacrais, e suas longas fibras abandonam o canal vertebral pelas raízes ventrais dos nervos espinais, constituindo o nervo pudendo e os nervos pélvicos que, juntamente com os nervos hipogástricos, compõem o plexo pélvico. Essas fibras pré efetuam sinapse com os neurônios pós dos gânglios intramurais. As curtas fibras pós destinam-se às estruturas das regiões anal, vesical (bexiga urinária) e genital, ou seja, inervam a bexiga urinária, o ureter, a uretra, o colo descendente (cães), o reto, as glândulas genitais, o corpo do pênis, o períneo, a vagina, a vulva, o clitóris e outras estruturas circunvizinhas. A participação da porção sacral do SNPS tem importante papel no mecanismo da micção.

Diferenças funcionais entre os sistemas nervosos simpático e parassimpático

Apesar de o SNS e o SNPS terem comportamentos próprios, por vezes diferentes e mesmo antagônicos, ambos atuam em concordância para que as atividades viscerais se desenvolvam de maneira harmônica, em favor da manutenção das condições necessárias ao equilíbrio do organismo.

▶ **Ações antagônicas.** No coração o SNS e o SNPS causam, respectivamente, aceleração e diminuição da frequência cardíaca, e, em relação ao diâmetro da pupila, o primeiro determina aumento (midríase) e, o segundo, diminuição (miose).

▶ **Ações diferentes.** Na inervação das glândulas salivares, o SNS determina secreção de volume reduzido e viscosa, enquanto o SNPS causa secreção abundante e fluida.

▶ **Ações complementares.** Na inervação dos órgãos genitais, no macho, o SNPS induz à ereção e, o SNS, à ejaculação.

▶ **Inervação apenas do SNS.** Algumas estruturas têm inervação apenas simpática, como a musculatura lisa das artérias cutâneas, as glândulas sudoríparas, os músculos eretores dos pelos, a musculatura do útero e a glândula pineal, em que a inervação simpática é indireta, pois se destina aos vasos e não ao seu parênquima. Também a glândula adrenal recebe inervação simpática, e de fibras pré-ganglionares, o que possibilita a secreção de epinefrina, que caindo na circulação estimula simultaneamente todos os correspondentes efetores viscerais, determinando taquicardia acompanhada de dilatação das artérias coronarianas, aumento da pressão arterial, vasoconstrição periférica, eriçamento de pelos, sudorese, midríase, dilatação dos brônquios (melhoria das condições respiratórias), diminuição do peristaltismo gastrintestinal, fechamento dos esfíncteres, rápida transformação de glicogênio em glicose (necessidade urgente de energia), vasodilatação das artérias dos músculos esqueléticos (facilita o transporte de glicose e oxigênio para os músculos e a retirada de CO_2) e secreção de alguns hormônios como o cortisol. O conjunto dessas ações caracteriza a síndrome de emergência de Cannon, preparando o indivíduo para uma situação de emergência de luta ou fuga (*to fight or to flight*).

▶ **Inervação apenas do SNPS.** É o caso das glândulas lacrimal e salivares, do trato gastrintestinal e ainda da bexiga urinária. A micção é uma função eminentemente parassimpática, por contração do músculo detrusor (conjunto da musculatura lisa da parede da bexiga).

■ Cerebelo

O cerebelo corresponde embriologicamente, junto com a ponte, ao metencéfalo. Integra o SN suprassegmentar e, assim como o cérebro, apresenta-se estruturado em camadas concêntricas, o que difere da organização metamérica do SN segmentar (medula espinal e tronco encefálico).

▪ Localização

Localiza-se sobre o bulbo e a ponte, mantendo-se ligado ao tronco encefáfico por três pares de pedúnculos, o pedúnculo cerebelar rostral (conexão com o mesencéfalo), o pedúnculo cerebelar médio (conexão com a ponte) e o pedúnculo cerebelar caudal (conexão com o bulbo).

No pedúnculo cerebelar rostral encontram-se fibras que fazem conexão do cerebelo com o núcleo rubro, o tálamo e o córtex cerebral. Pelo pedúnculo cerebelar médio correm fibras de conexão com a ponte, e no pedúnculo cerebelar caudal encontram-se fibras que se dirigem ao cerebelo, sendo procedentes da medula espinal, dos núcleos vestibulares, da formação reticular e dos núcleos olivares.

▪ Constituição anatômica

O cerebelo consiste em dois hemisférios cerebelares e em uma porção mediana, denominada vérmis. Assim como o cérebro, apresenta em cada um dos hemisférios um córtex e um centro branco medular. Fundamentalmente é constituído por lâminas de tecido nervoso, as chamadas folhas cerebelares, separadas por sulcos aproximadamente paralelos entre si, as fissuras cerebelares. Na profundidade de cada um dos hemisférios cerebelares encontram-se imersas dentro do centro branco cerebelar quatro massas de substância cinzenta, os núcleos cerebelares, que no sentido lateromedial são: denteado, globoso, emboliforme e fastigial. O globoso e o emboliforme são frequentemente referidos em conjunto como núcleo interposto.

▪ Características funcionais

De modo diferente do cérebro, o cerebelo trabalha em nível inconsciente e involuntário. Embora a expressão comportamental do cerebelo seja essencialmente motora, é interessante notar que nenhuma atividade motora se inicia no cerebelo, e que ele recebe (em nível inconsciente) estímulos sensoriais proprioceptivos, visuais, auditivos e táteis. Sua função motora é homolateral sobre o neurônio motor inferior (NMI), ou seja, um estímulo motor que parta, por exemplo, de um dos hemisférios cerebelares irá se propagar para o mesmo antímero da cabeça, pescoço, tronco e membros. A atuação motora do cerebelo sobre o NMI nunca é direta, ou seja, sempre existem relés pelo caminho, representados, por exemplo, por núcleo rubro e formação reticular.

Divisão filogenética

Por meio da divisão filogenética (Figura 216.18) do cerebelo podem ser reconhecidas três porções, herdadas evolutivamente, quais sejam:

- Arquicerebelo ou cerebelo vestibular: corresponde ao lobo floculonodular e estabelece conexões com o núcleo fastigial, achando-se implicado com a manutenção do equilíbrio corporal
- Paleocerebelo ou cerebelo espinal: corresponde à porção rostral do vérmis e dos hemisférios cerebelares e estabelece conexões com o núcleo interposto. Funcionalmente relaciona-se com a manutenção do tônus muscular e da postura
- Neocerebelo ou cerebelo cortical: corresponde à porção caudal do vérmis e dos hemisférios cerebelares e estabelece amplas conexões com o córtex cerebral e ainda com o núcleo denteado. Funcionalmente acha-se comprometido com a coordenação e a harmonia de movimentos.

Lesões que comprometam o arquicerebelo podem se traduzir clinicamente por alterações do equilíbrio, ao passo que lesões que atinjam o paleocerebelo tendem a determinar aumento do tônus da musculatura extensora dos membros. Por fim, lesões do neocerebelo refletem-se clinicamente como ataxia, dismetria (principalmente hipermetria) e tremor de intenção, ou seja, aquele que se manifesta quando o indivíduo tem intenção de realizar algum movimento ao se alimentar (tremor intencional da cabeça) ou ao se locomover.

Cérebro

O cérebro é composto pelo *diencéfalo* e pelo *telencéfalo*, as duas porções do encéfalo que se localizam rostralmente à tenda do cerebelo, portanto em um compartimento rostrotentorial, enquanto os segmentos constituintes do tronco encefálico (bulbo, ponte e mesencéfalo) situam-se caudalmente à tenda do cerebelo, ou seja, em um compartimento caudotentorial. São muito diferentes os sintomas clínicos resultantes de lesões que acometem as estruturas situadas em um ou outro dos compartimentos referidos.

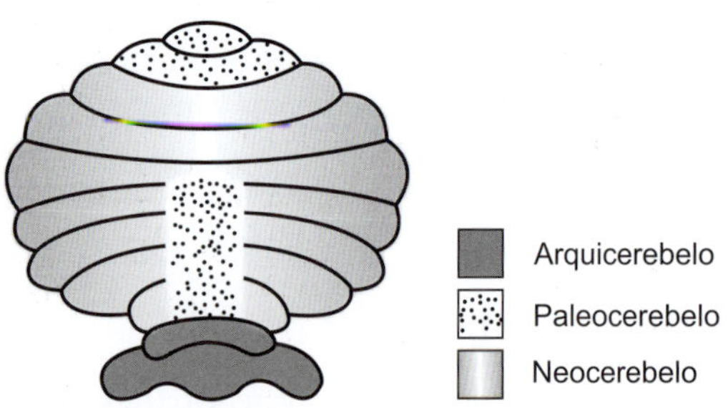

Figura 216.18 Representação esquemática das divisões filogenéticas do cerebelo.

Diencéfalo

O diencéfalo (Figura 216.19), conjunto dos tálamos ou talamoencéfalo, situa-se rostralmente ao mesencéfalo e compreende várias partes – tálamo (tálamo dorsal), hipotálamo, epitálamo, subtálamo e metatálamo, sendo relacionadas com o terceiro ventrículo. No hipotálamo identificam-se macroscopicamente o quiasma óptico, o infundíbulo (da hipófise), o túber cinéreo e os corpos mamilares. A menor região do diencéfalo é o epitálamo, localizado na porção dorsocaudal do complexo, sendo que, macroscopicamente, suas estruturas mais evidentes são a glândula pineal ou epífise.

Tálamo

Etimologicamente o termo tálamo significa leito, sobre o qual "repousa" dorsalmente o hipocampo e, ventralmente, os tratos ópticos. O tálamo é constituído por duas volumosas massas ovoides de substância cinzenta, uma à direita e outra à esquerda, unidas rostralmente pela aderência intertalâmica. Seus polos caudais do tálamo se mostram bem separados, de tal maneira que, no conjunto, ele assume formato de um "V". Funcionalmente o tálamo pode ser visto como um grande receptor, triador e redistribuidor de todas as formas de sensibilidade geral (dor, temperatura, tato, pressão e propriocepção) e especial (todas menos olfato).

No tálamo distinguem-se os núcleos específicos e os núcleos não específicos.

Núcleos específicos | Rostrais, dorsomedial, laterais e ventrais

Cada grupo de núcleos recebe aferências de regiões específicas do SNC, tais sejam:

- Núcleos rostrais – do hipotálamo
- Núcleo dorsomedial – do rinencéfalo
- Núcleos laterais – dos núcleos talâmicos primários e do metatálamo
- Núcleos ventrais – do cerebelo e dos lemniscos medial e trigeminal.

Os núcleos talâmicos específicos também estabelecem *conexões recíprocas*, somatotópicas, com o córtex cerebral, assim identificadas:

- Núcleos rostrais – com o giro do cíngulo
- Núcleo dorsomedial – com o córtex frontal e olfatório e com o hipotálamo

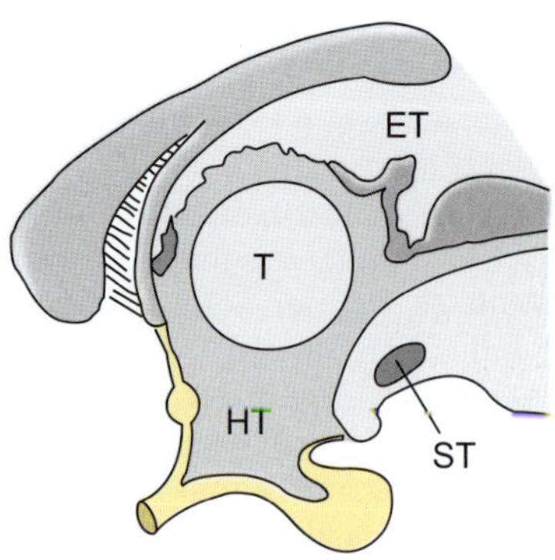

Figura 216.19 Esquema representativo do diencéfalo em corte mediano (vista medial do antímero direito). *T* = tálamo (tálamo dorsal); *HT* = hipotálamo; *ET* = epitálamo; *ST* = subtálamo. O metatálamo não está representado nesta figura, uma vez que se localiza lateralmente às porções mais caudais do tálamo dorsal.

- Núcleos laterais – com o córtex parietal associativo, occipital (visão) e temporal (audição)
- Núcleos ventrais – com o córtex sensorial e motor (áreas primárias), respectivamente dos giros pré e pós-cruzado ou pré e pós-central nos primatas.

Núcleos não específicos | Intralaminares, paraventriculares e reticular

Quando estimulados, modifica-se o potencial elétrico de áreas extensas do córtex cerebral. Seriam funcionalmente uma "extensão" da formação reticular do tronco encefálico. Recebem aferências da formação reticular e ainda estabelecem conexões recíprocas, difusas e não somatotópicas, com o corpo estriado e com o córtex cerebral. Estes núcleos é que servem de estação intermediária às fibras do sistema ativador reticular ascendente (SARA) que emergem da formação reticular do tronco encefálico em direção a áreas extensas do córtex cerebral, mantendo-o em alerta.

Em resumo, pode-se dizer que os núcleos do tálamo atuam nas seguintes funções:

- Sensorial: recepção, triagem, integração, modificação e redistribuição das formas de estímulos sensoriais (todas, menos olfato)
- Motora somática: participação nos circuitos motores somáticos palidocorticais e cerebelocorticais
- Integração de comportamentos acompanhados de emoções, por suas conexões com o sistema límbico e área pré-frontal do córtex cerebral
- Ativação do córtex cerebral, dada a atuação de seus núcleos não específicos como relés do sistema ativador reticular ascendente (SARA).

As fibras que procedem do tálamo em direção ao córtex cerebral formam as denominadas "radiações" e integram a cápsula interna. Pela radiação talâmica chegam ao córtex cerebral os estímulos sensoriais de todos os tipos, à exceção dos olfatórios. O conjunto de fibras relacionadas com a visão é particularmente referido como radiação óptica, enquanto o da audição é referido como radiação auditiva.

Hipotálamo

Esta parte do diencéfalo dispõe-se ventralmente ao sulco hipotalâmico, formando o assoalho e as paredes laterais do terceiro ventrículo. Funcionalmente é considerado o principal centro comandante da atividade visceral, achando-se comprometido com o controle da homeostase e a expressão de comportamentos acompanhados de emoções, sendo importantes, neste aspecto, suas conexões com a área pré-frontal, com o sistema nervoso autônomo e com a formação reticular.

Os *núcleos hipotalâmicos*, do ponto de vista funcional, são agrupados nas regiões pré-óptica, rostral ou quiasmática, intermediária ou tuberal e caudal ou mamilar.

Os núcleos hipotalâmicos anteriores são mais diretamente comprometidos com a regência do SN parassimpático, enquanto os posteriores são comprometidos com a regência do SN simpático.

Lesões do hipotálamo podem resultar em distúrbios relacionados com a sede (adipsia, oligodipsia ou polidipsia), a fome (anorexia, hiporexia, polifagia, hiperfagia etc.) ou ainda as funções sexuais, com ocorrência de comportamentos anômalos.

Epitálamo

Encontra-se na porção mais caudal do teto do diencéfalo e compreende a glândula pineal ou epífise, as habênulas, as estrias medulares do tálamo e a comissura caudal.

Glândula pineal ou epífise

A glândula pineal ou epífise é uma estrutura ímpar, localizada na porção mais dorsal e caudal do diencéfalo, entre as comissuras habenular e caudal. É revestida externamente por uma cápsula de tecido conjuntivo derivado da pia-máter. A rigor a glândula pineal não tem em sua estrutura um tecido nervoso, pois seu parênquima consta de células da glia, pinealócitos e mastócitos, além de feixes de fibras conjuntivas e concreções calcáreas.

A *vascularização* da glândula pineal é farta, sendo a intensidade de seu fluxo sanguíneo superada apenas pelo rim. Outra particularidade é que na pineal se observam capilares fenestrados, o que difere da característica dos demais capilares do cérebro e explicaria a ausência da barreira hemoneural nesse sítio.

Em seus aspectos funcionais, é importante considerar que a glândula pineal secreta o hormônio melatonina, cuja síntese é ativada na intimidade dos pinealócitos pela norepinefrina, liberada por fibras simpáticas pós-ganglionares, em ritmo circadiano. A ativação dos neurônios simpáticos depende da atuação que é feita sobre eles, pelo núcleo supraquiasmático, que por sua vez recebe conexões da retina. Maior intensidade de luz inibe a pineal. Hoje são consideradas duas importantes funções da glândula pineal, por intermédio da secreção da melatonina:

- Ação antigonadotrófica, de tal maneira que, quando inibida pela alta incidência de luz, a pineal deixa de inibir a ação das gônadas, favorecendo a procriação das espécies animais que vivem em condições naturais, na primavera e no verão, estações mais propícias em temperatura e oferta de alimentos
- Regulação de ritmos circadianos, o que se confirmou com a prática de pinealectomia experimental em mamíferos.

Habênulas

Habênulas (= *faixa ou correia*) são duas estreitas faixas de tecido nervoso, unidas caudalmente pela comissura habenular e que se conectam com a glândula pineal. Em cada uma das habênulas identificam-se os núcleos habenulares medial e lateral. As habênulas são de modo geral consideradas estruturas integrantes do sistema límbico, ou seja, acham-se relacionadas com regulação e expressão de comportamentos emocionais.

Estrias medulares do tálamo

Também conhecidas como estrias habenulares, apresentam-se em cada antímero como delgado trato longitudinal onde se insere a tela corioide, que forma o teto do terceiro ventrículo.

Comissura caudal

Localiza-se em correspondência ao limite entre aqueduto mesencefálico e terceiro ventrículo, sendo, portanto, o ponto de referência entre mesencéfalo e diencéfalo. É um feixe de fibras de disposição transversal, sendo de destaque aquelas que provêm da área pré-tectal de um antímero e se dirigem para o núcleo parassimpático do nervo oculomotor do antímero oposto, intervindo no reflexo pupilar consensual.

Subtálamo

Dele fazem parte o núcleo subtalâmico e a zona incerta, ocupando a região do diencéfalo compreendida entre o tegmento do mesencéfalo e o hipotálamo.

Núcleo subtalâmico

É considerado uma estrutura integrante dos mecanismos de regulação e expressão da motricidade somática automática ou extrapiramidal, mantendo conexões com o globo pálido, a substância negra, o núcleo rubro e a zona incerta.

Zona incerta

Apresenta-se como delgada lâmina de substância cinzenta que se ajusta ao conjunto do corpo subtalâmico. O núcleo subtalâmico e a zona incerta encontram-se integrados em um complexo de fibras que se entrecruzam, sendo que a rede assim constituída é por vezes referida como campos de Forel, com subdivisões e sistematização bastante complicada.

Metatálamo

É composto por corpo geniculado medial e corpo geniculado lateral, dois núcleos que se situam lateralmente à porção caudal do tálamo.

Corpo geniculado medial

Recebe projeções do colículo caudal por intermédio do braço do colículo caudal e ainda do lemnisco lateral. Suas fibras emergentes formam a radiação auditiva, que integrando a cápsula interna, chega à área auditiva do córtex cerebral, no lobo temporal. Funcionalmente, portanto, o corpo geniculado medial comporta-se como um relé no complexo neural da via auditiva.

Corpo geniculado lateral

Assim como o colículo rostral, com o qual mantém estreitas conexões, não se apresenta com a estrutura típica de um núcleo, pois acha-se formado por camadas concêntricas de substância branca e cinzenta. Recebe projeções diretamente da retina e emite fibras que em seu conjunto compõem a radiação óptica, endereçadas para a área visual do córtex cerebral. Portanto, integra a via óptica.

▪ Telencéfalo

O telencéfalo corresponde aos dois hemisférios cerebrais e suas respectivas cavidades, os ventrículos laterais. Em cada um dos hemisférios cerebrais identificam-se as faces convexa ou dorsolateral, medial e basilar e, no córtex cerebral, os lobos frontal, parietal, temporal e occipital que correspondem, aproximadamente, à topografia óssea (Figura 216.20). Na superfície de cada hemisfério cerebral podem ser consideradas duas regiões, uma dorsal, recoberta pelo neocórtex ou neopálio, e outra ventral, integrante do rinencéfalo, separadas pelo sulco rinal lateral (Figura 216.20).

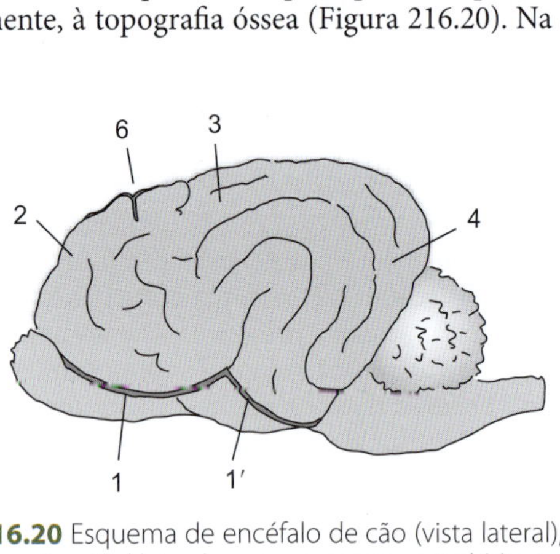

Figura 216.20 Esquema de encéfalo de cão (vista lateral), identificando-se o sulco rinal lateral, com sua porção rostral (*1*) e sua porção caudal (*1′*) que delimita, em cada hemisfério cerebral, a região ventral, integrante do rinencéfalo, e a região dorsal, recoberta de neocórtex (neopálio), no qual se identificam os lobos frontal (*2*), parietal (*3*), occipital (*4*) e temporal. *6* = sulco cruzado.

No telencéfalo vamos considerar o rinencéfalo, os núcleos da base, o sistema límbico, o centro branco medular e o córtex cerebral.

Rinencéfalo

O rinencéfalo (de *rinus* = nariz) é delimitado pelos sulcos rinal medial e rinal lateral (Figura 216.21) e representa o conjunto das formações que constituem a via olfatória, ou seja, os receptores olfatórios localizados em plena mucosa olfatória, o nervo olfatório, o bulbo olfatório, o trato olfatório intermédio, os tratos olfatórios medial e lateral, o trígono olfatório e o lobo piriforme, onde se encontra o córtex olfatório (paleopálio).

Núcleos da base

Os núcleos da base (Figura 216.22) são por vezes impropriamente referidos como "gânglios da base", pois o termo "gânglios" a rigor aplica-se apenas aos gânglios sensitivos (incorporados à raiz dorsal dos nervos espinais) e aos gânglios viscerais (pertencentes ao SNA). Os núcleos da base são quatro volumosas massas de substância cinzenta localizados na profundidade de cada um dos hemisférios cerebrais. São eles:

- Núcleo caudado
- Núcleo lentiforme (globo pálido e putame)
- *Claustrum*
- Corpo amigdaloide.

Alguns autores consideram ainda, nesse conjunto, o núcleo *accumbens* e o núcleo basal de Meynert.

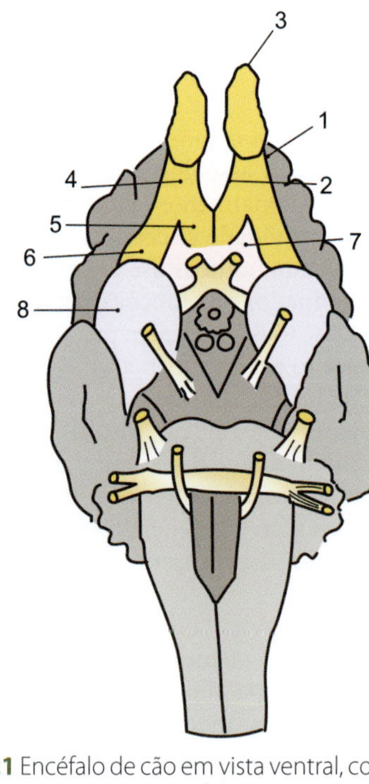

Figura 216.21 Encéfalo de cão em vista ventral, com destaque para as estruturas integrantes do rinencéfalo, que se acham delimitadas pelo sulco rinal lateral (*1*) e pelo sulco rinal medial (*2*). *3* = bulbo olfatório; *4* = trato olfatório intermédio; *5* = trato olfatório medial; *6* = trato olfatório lateral; *7* = trígono olfatório; *8* = lobo piriforme (córtex olfatório).

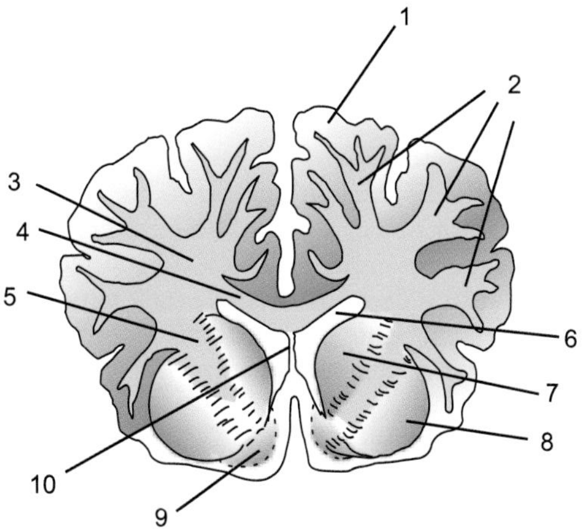

Figura 216.22 Esquema de cérebro em corte transversal. *1* = córtex cerebral; *2* = coroa radiada; *3* = centro branco medular; *4* = corpo caloso; *5* = cápsula interna; *6* = ventrículo lateral; *7* = núcleo caudado; *8* = núcleo lentiforme; *9* = núcleo accumbens; *10* = septo pelúcido.

Corpo estriado

Formado pelos núcleos caudado e lentiforme, sendo considerado o mais importante centro da motricidade somática automática ou extrapiramidal. No corpo estriado identificam-se:

- Neoestriado ou *striatum*: filogeneticamente mais recente e que compreende o núcleo caudado e o putame (porção lateral do núcleo lentiforme)
- Paleoestriado ou *pallidum*: filogeneticamente mais antigo e se restringe ao globo pálido (porção medial do núcleo caudado).

Claustrum

Lâmina extensa de substância cinzenta, mas de pouca espessura, situada entre a cápsula externa (que o separa do putame) e a cápsula extrema (que o separa do córtex cerebral). Funcionalmente o *claustrum* é considerado integrante do sistema límbico.

Corpo amigdaloide ou amígdala

De posição lateral e ligeiramente rostral à extremidade rostral do hipocampo. Funcionalmente integra o sistema límbico, relacionando-se com comportamentos da atividade sexual, da agressividade (impulso para a realização de ações), bem como das sensações de medo. A amígdala, que na realidade se constitui de um conjunto de núcleos, é considerada, entre as estruturas do sistema límbico, a porta de entrada dos estímulos geradores de emoções, dela partindo projeções para o córtex pré-frontal e para o hipotálamo, a partir do qual, via SNA, são ativados os efetores viscerais que justificam a ocorrência de taquicardia, vasoconstrição periférica, aumento da pressão arterial, midríase e outros sinais adrenérgicos.

A amígdala, quando lesada bilateralmente, tanto no ser humano quanto em animais, resulta em diminuição da excitabilidade emocional e da agressividade. Quando estimulada, em animais, desencadeia aumento de agressividade (com adição de violência), com comportamento de fuga e/ou defesa. Estimulações elétricas em seres humanos conscientes, durante neuropsicocirurgia, resultam na vivência de sensações de medo e pânico.

Núcleo accumbens

Consiste em massa de substância cinzenta que une, rostralmente, os núcleos caudado e lentiforme, sendo referido por alguns autores como corpo estriado ventral.

Núcleo basal de Meynert

Massa cinzenta de visualização macroscópica difícil, situada na base do cérebro, entre a substância perfurada anterior e o globo pálido, região esta conhecida como substância inominata. Seu tamanho aumenta progressivamente na escala filogenética, sendo que atualmente acha-se relacionado, no ser humano, com a doença de Alzheimer (demência pré-senil). Pelas suas aferências que procedem principalmente do sistema límbico e suas eferências destinadas ao córtex cerebral, esse núcleo desempenha importante papel nos mecanismos de memória, relacionados com as chamadas funções psíquicas superiores, o que é compatível com a informação de que seu tamanho aumenta progressivamente na escala filogenética.

Sistema límbico

Representa o conjunto das estruturas encefálicas relacionadas com a expressão de comportamentos acompanhados de manifestações emocionais. Sua designação (Mac Lean, 1952) vem de *limbus* = contorno, pois uma parte de suas estruturas contorna as ligações inter-hemisféricas. Funcionalmente essas estruturas acham-se implicadas no controle do SNA e dos comportamentos essenciais à autopreservação e à perpetuação da espécie, como os relacionados com a fome, a sede e o comportamento sexual e reprodutivo. Hoje, sabe-se também que algumas estruturas do sistema límbico têm a ver com mecanismos de memória, de aprendizagem, de regulação do sistema endócrino e ainda de "suporte" emocional (inconsciente) às escolhas de comportamento. Estudos atuais sobre as funções dessas estruturas têm resultado na valorização do papel do componente afetivo nos mecanismos de retenção de memória e, consequentemente, de aprendizado.

Estruturas constituintes

Embora não haja plena concordância entre os autores, admite-se que participem do sistema límbico, como componentes corticais o giro do cíngulo, o giro para-hipocampal e o hipocampo e, como estruturas subcorticais, o corpo amigdaloide, a área septal, os núcleos mamilares, os núcleos anteriores do tálamo, o hipotálamo e os núcleos habenulares (porção não endócrina do epitálamo).

Giro do cíngulo

Relevo cortical da face medial de cada hemisfério cerebral situado imediatamente acima do corpo caloso. É constituído de um córtex filogeneticamente antigo (mesocórtex). Recebe aferências do hipotálamo, do hipocampo e de núcleos talâmicos e suas eferências alcançam outras estruturas do sistema límbico. A cingulectomia em carnívoros silvestres domestica completamente o animal.

Giro para-hipocampal

Encontra-se na porção basilar dos hemisférios cerebrais, revestindo a porção mais caudal do hipocampo. Integra a área endorrinal, de relevo ovoide, que corresponde ao lobo piriforme. O giro para-hipocampal é uma área cortical de associação, mostrando-se responsável pela integração dos impulsos olfatórios e particularmente do caráter discriminativo de suas características. As eferências do córtex piriforme destinam-se principalmente ao hipocampo.

Hipocampo

É uma estrutura tubular formada por uma lâmina de substância cinzenta (arquipálio), que durante o processo evolutivo filogenético, ao ser empurrada para as porções mais profundas dos hemisférios cerebrais, enrolou-se sobre si mesma. Sua extremidade caudolateral é bem enrolada, recebendo aí a designação de corno de Amon que acompanha, em profundidade, o giro para-hipocampal. As fibras neurais relacionadas com o hipocampo compõem a chamada de fímbria do hipocampo. O hipocampo é peça fundamental nos mecanismos de memória recente, e como se aloja nas porções mais profundas do cérebro, é das primeiras estruturas afetadas nos processos isquêmicos, o que tende a acontecer com mais frequência com o passar da idade.

Corpo amigdaloide

Já referido anteriormente, entre os núcleos da base.

Área septal

De disposição subcortical, não se trata de uma região do córtex cerebral, como seu nome faz supor. Na realidade, representa um conjunto de pequenos núcleos septais. Localiza-se ventralmente ao joelho do corpo caloso, rostralmente à lâmina terminal e à comissura rostral e funcionalmente acha-se relacionada com as sensações de prazer quando saciadas a fome, a sede e a libido.

Tálamo

Sua importância no sistema límbico deve-se às suas conexões. Assim, seu núcleo dorsolateral liga-se à área pré-frontal e ao hipotálamo, enquanto os núcleos rostrais mantêm intercâmbio com o corpo mamilar e o giro do cíngulo.

Hipotálamo

Já foi referido quando da descrição do diencéfalo, sendo considerado o principal centro comandante da atividade visceral. O hipotálamo recebe aferências da área pré-frontal (transdutor neuropsíquico e psiconeural) e de outras estruturas do sistema límbico, à custa do que os estados mentais e emocionais podem se somatizar. O hipotálamo mantém estreitas conexões com a formação reticular do tronco encefálico. O mecanismo de controle da micção, por exemplo, tem regência do hipotálamo, podendo sofrer influência de estados mentais e emocionais como os de ansiedade, e via trato reticuloespinal, as informações necessárias, visando ao esvaziamento da bexiga, são enviadas para a porção sacral da medula espinal.

Centro branco medular

Entre o complexo talâmico e o córtex cerebral encontra-se uma região dos hemisférios cerebrais (Figura 216.22), constituída por fibras nervosas mielinizadas, dispostas em várias direções e assim classificadas:

- Fibras de projeção: ligam o córtex cerebral com o diencéfalo e com outras porções mais caudais do neuroeixo, seguindo a mesma orientação espacial do eixo maior do SNC. Essas fibras constituem o fórnix, a cápsula interna e a coroa radiada, que para se relacionar com os diferentes giros corticais, "abre-se em leque". Fazem parte da cápsula interna, como componentes motores, o trato corticoespinal, o trato corticonuclear e o trato corticopontino, além de fibras corticorreticulares, fibras corticorrubras e fibras corticoestriatais e, como componentes sensoriais, as "radiações" (fibras que procedem do tálamo em direção ao córtex cerebral), como a radiação óptica e a radiação auditiva
- Fibras comissurais: de direção transversal, estabelecem ligação entre áreas simétricas dos dois hemisférios cerebrais, sendo que no telencéfalo constituem o corpo caloso, a comissura rostral e a comissura do fórnix
- Fibras de associação: unem diferentes áreas entre si, dentro de um mesmo hemisfério cerebral, como as que ligam a área somestésica à área motora.

Córtex cerebral

Córtex, substantivo masculino (diz-se, portanto, o córtex), vem do latim *cortex* e corresponde ao termo *palio*, do grego, com o significado de lâmina, manto. É constituído de substância cinzenta (corpos de neurônios). Pode-se também considerar que o pálio represente o córtex mais a camada superficial de substância branca que lhe seja adjacente.

Tipos filogenéticos de córtex

O surgimento do córtex cerebral, no processo evolutivo das espécies animais, permite sua classificação em três tipos:

- Arquipálio (do grego *arché* = fonte, origem): o mais antigo e corresponde ao hipocampo
- Paleopálio (do grego *paleós* = velho, antigo): corresponde ao córtex olfatório (córtex piriforme ou área endorrinal), do lobo piriforme
- Neopálio (do grego *néos* = novo): de aquisição mais recente, compreende todo o córtex que reveste externamente os hemisférios cerebrais (Figura 216.22). Nele podem ser considerados três níveis funcionais:
  - Neocórtex primário: diretamente comprometido com aferências sensoriais e eferências motoras. Correspondem às chamadas áreas corticais de projeção (sensorial e motora)
  - Neocórtex secundário: indiretamente comprometido com aferências sensoriais e eferências motoras. Já é um córtex interpretativo
  - Neocórtex terciário: não comprometido com aferências sensoriais e eferências motoras. Compreende a área pré-frontal, a área parietotemporal e algumas áreas corticais límbicas.

O arquipalio e o paleopálio são considerados conjuntamente como alocórtex (do grego *allos* = diverso, diferente), em contrapartida à predominância do neopálio, por isso chamado de isocórtex (do grego *isos* = igual, semelhante).

Áreas funcionais do córtex

Áreas de projeção

Áreas de projeção (áreas primárias) são as que recebem diretamente estímulos sensoriais (áreas sensitivas ou sensoriais) e ainda as que dão origem diretamente a estímulos motores (áreas motoras). Nessas áreas ocorre somatotopia, ou seja, correspondência de regiões corticais com partes do corpo, destacando-se em tamanho aquelas que representam segmentos corporais de grande importância funcional, como a boca e as mãos.

As áreas de projeção sensoriais são:

- Área somestésica (*soma* = corpo, *estesia* = sensibilidade): localiza-se no giro pós-cruzado, que nos primatas corresponde ao giro pós-central e a ela vão ter as projeções talâmicas condutoras dos estímulos de dor, temperatura (frio e calor separadamente), tato, pressão e propriocepção geral, com representação somatotópica
- Área visual: localiza-se no polo occipital de cada hemisfério cerebral e nela chegam projeções do corpo geniculado lateral
- Área auditiva: acha-se localizada no lobo temporal e nela chegam fibras da radiação auditiva, que se originam no corpo geniculado medial

- Área vestibular: localiza-se no lobo parietal em pequena região próxima ao território da área somestésica correspondente à cabeça. Está funcionalmente comprometida com a propriocepção especial (orientação espacial)
- Área olfatória: é mais expandida nos animais macrosmáticos (cães, gatos, cavalos etc.) do que nos microsmáticos (primatas) e se encontra situada no lobo piriforme. Recebe projeções diretamente do bulbo olfatório, por intermédio do trato olfatório lateral, sem fazer sinapse no tálamo
- Área gustativa: as vias de projeção da sensibilidade gustativa, para centros superiores, não estão bem definidas para os animais. No ser humano acha-se localizada na porção inferior do giro pós-central, em uma região adjacente à parte da área somestésica correspondente à língua.

A *área motora (primária)* situa-se no giro pré-cruzado (pré-central, no ser humano), no limite com o córtex frontal, nela também existindo disposição somatotópica.

Áreas de associação

Podem ser classificadas em dois subtipos: *secundárias* ou *unimodais* e *de associação terciárias* ou *supramodais*.

As *áreas de associação secundárias ou unimodais* são também sensitivas e motoras e predominantemente estabelecem conexões com a área de projeção (primária) de mesma função. Interessante observar que uma lesão da área visual primária ou auditiva primária causa cegueira ou surdez, enquanto uma lesão da área visual secundária ou auditiva secundária cai no campo das chamadas agnosias (somestésica, visual e auditiva) que se caracterizam pelo fato de o indivíduo, por exemplo, enxergar um objeto mas não reconhecê-lo, apenas pelo sentido da visão, embora possa identificá-lo com o auxílio de outras formas de sensibilidade, como o tato e a olfação. Em relação à área motora secundária, são descritas, em relação ao ser humano, as chamadas apraxias, ou seja, incapacidade de realização de qualquer ato motor voluntário, sem que exista qualquer déficit motor. Em outras palavras, o indivíduo tem a musculatura íntegra, mas não consegue planejar mentalmente a sequência das fases necessárias à execução do movimento.

As *áreas de associação terciárias ou supramodais* referem-se a um neocórtex terciário e de modo geral estão relacionadas com funções psíquicas superiores. Funcionam, portanto, como transdutores neuropsíquicos e psiconeurais, à maneira de uma pequena porta de dupla folha, com vaivém, interconectando, assim, em mão dupla, as dimensões neural e mental. Esta citação, que é referida para o ser humano, considero também válida em relação aos animais. As áreas de associação supramodais não se encontram envolvidas diretamente nem com sensibilidade nem com motricidade, mantendo conexões apenas com outras áreas supramodais ou com áreas de associação secundárias. Sua lesão resulta em alterações de comportamento e de personalidade. Compreendem a área pré-frontal, a área parietotemporal e algumas áreas corticais límbicas.

▸ **Área pré-frontal.** Corresponde à porção não motora e mais anterior dos lobos frontais e encontra-se implicada no desempenho das chamadas funções psíquicas superiores, que contemplam associação de ideias, capacidade de aprendizado, julgamento de situações, estado de alerta, elaboração de estratégias de comportamento, planejamento de atos futuros etc. Da área pré-frontal partem projeções para o hipotálamo e o sistema límbico, o que possibilita a interferência de estados psíquicos e emocionais no desempenho das atividades viscerais, via SNA, cujo principal centro comandante é o hipotálamo.

É sabido que, por exemplo, cães com lesões estruturais dessa região exibem em seu comportamento sinais característicos: não reconhecem o ambiente nem as pessoas com as quais convivem, perdem-se em lugares ermos, sendo incapazes de obedecer a comandos e de aprender coisas novas.

▸ **Área parietotemoral (referida por alguns como "encruzilhada POT").** A área parieto-occipitotemporal interpõe-se entre as áreas de associação secundárias somestésica, visual e auditiva, com importante papel de integração entre elas. Acha-se implicada no processamento e na integração de informações relacionadas com a percepção espacial (relação espacial entre os vários objetos constantes de seu campo visual), assim como na percepção das partes de seu corpo (área do esquema corporal).

▸ **Áreas límbicas.** Compreendem o giro do cíngulo, o giro para-hipocampal e o hipocampo, já referidos.

Sulcos e giros

Quanto a haver ou não relevos corticais (giros) delimitados por sulcos na superfície dos hemisférios cerebrais, os animais são classificados respectivamente em girencefálicos (maior parte dos mamíferos) e lissencefálicos (incluindo alguns mamíferos como coelhos e ratos). A girencefalia por si só não se constitui em elemento indicador de evolução. Tanto em girencefálicos quanto em lissencefálicos, os dois hemisférios cerebrais são separados por um sulco profundo, a fissura longitudinal do cérebro, onde se aloja uma prega de dura-máter, a foice do cérebro. Cada um dos hemisférios cerebrais recurva-se sobre si mesmo, formando a fissura transversa do cérebro, antigamente chamada de *fenda de Bichat*.

Os animais girencefálicos apresentam de modo geral um padrão característico e constante de sulcos e giros. Filogeneticamente, o sulco rinal lateral é o mais antigo, visto na face convexa dos hemisférios cerebrais, e surgiu nos répteis. Separa as formações do neocórtex que reveste cada um dos hemisférios cerebrais – de posição dorsal –, das formações paleocorticais do rinencéfalo – de posição ventral (Figura 216.20). Nos cães e gatos, é importante a identificação do sulco cruzado (Figura 216.20), que corresponde ao sulco pré-central dos primatas, e que separa a área motora (localizada rostralmente a ele) da área somestésica ou sensitiva principal (localizada caudalmente a ele).

■ Meninges

O SNC acha-se alojado no canal vertebral (medula espinal) e na cavidade craniana (encéfalo), sendo envolvido em toda a sua extensão por três membranas, as meninges – pia-máter, aracnoide e dura-máter, diferenciadas do mesênquima que circunda o primitivo tubo neural. Essas meninges apresentam variações de comportamento entre a região da medula espinal e a do encéfalo, conforme se segue.

▪ Meninges espinais

A medula espinal acha-se envolvida pelas três meninges: pia-máter, aracnoide e dura-máter, que se continuam com as correspondentes meninges encefálicas.

A *pia-máter*, mais interna, é muito delicada e adere intimamente à superfície da medula espinal, o mesmo acontecendo no território encefálico. Essa membrana é ricamente vascularizada, sendo que seus vasos é que penetram na textura da medula espinal, como também na textura do encéfalo, para nutri-los. A inervação da pia-máter é realizada pelo SNA. Ela se expande caudalmente ao vértice do cone medular, formando o filamento terminal, um dos elementos de sustentação da medula espinal dentro do canal vertebral. Também são formados pela pia-máter os ligamentos denteados, que se dispõem transversalmente ao eixo maior da medula espinal, constituindo pontos de aderência da aracnoide na dura-máter.

A *aracnoide*, membrana média, também é muito delicada e seu aspecto é reticulado, lembrando a configuração de uma teia de aranha, o que justifica seu nome. Entre a aracnoide e a pia-máter existe um espaço, a cavidade subaracnóidea, que contém liquor (líquido cefalorraquidiano). Como a aracnoide é uma membrana muito delicada, a pressão do liquor e os pontos em que adere à dura-máter, por meio dos ligamentos denteados, representam fatores importantes na manutenção do espaço que guarda com a pia-máter.

A aracnoide não contém vasos nem nervos em sua estrutura. Por terem ambas estrutura delicada, a pia-máter e a aracnoide são referidas como leptomeninges.

A *dura-máter*, por sua vez, é a mais externa das membranas e também a mais espessa e resistente, sendo por isso chamada de paquimeninge. É rica em vasos e nervos. Entre a dura-máter e a aracnoide existe um espaço praticamente virtual, a cavidade subdural, que contém apenas quantidade mínima de um líquido seroso. Entre a dura-máter e a superfície interna do canal vertebral acha-se outro espaço, mais amplo, a cavidade epidural, que contém tecido adiposo, além de vasos sanguíneos. Na região correspondente às raízes dos nervos espinais, a dura-máter forma expansões tubulares que envolvem essas raízes, à semelhança de mangas de camisa. Em seu todo, a dura-máter envolve a medula como um grande dedo de luva, o saco dural, que na porção mais caudal do canal vertebral constitui o filamento da dura-máter espinal. Ele dá suporte ao filamento terminal (da pia-máter) e se insere na superfície óssea de vértebras coccígeas ou caudais, representado importante fator de sustentação da medula espinal dentro do canal vertebral.

▪ Meninges encefálicas

O encéfalo (cérebro, cerebelo e tronco encefálico) também se acha envolvido pelas três meninges: pia-máter, aracnoide e dura-máter, que mostram continuidade com as correspondentes meninges espinais.

A *pia-máter* encefálica comporta-se de maneira semelhante à pia-máter espinal, justapondo-se à superfície do encéfalo.

A *aracnoide* encefálica justapõe-se à dura-máter. Ela separa-se da pia-máter pela cavidade subaracnóidea, que contém o líquido cefalorraquidiano ou liquor, havendo ampla comunicação, dentro dessa cavidade, entre as porções correspondentes ao encéfalo e à medula espinal.

A aracnoide encefálica apresenta, de especial, a formação de pequenos "tufos" – as granulações aracnóideas, que perfuram a dura máter e penetram em seus seios e lacunas, sendo mais numerosos os que se encontram dentro do seio sagital dorsal. Elas representam verdadeiros divertículos da cavidade subaracnóidea e admite-se que estejam relacionadas com a produção do liquor.

A *dura-máter* encefálica, como a dura-máter espinal, forma manguitos de proteção para a emergência dos nervos, protegendo-os em seu trajeto, até que atravessem o orifício de "saída" do estojo ósseo. Entretanto, é a meninge que mais apresenta variação de comportamento, em relação ao da dura-máter espinal. Ela adere intimamente ao periósteo da cavidade craniana, não se apresentando, portanto, na região encefálica, um espaço epidural como o que se observa em relação à região da medula espinal.

Pregas da dura-máter

Esta meninge mostra ainda, caracteristicamente, em relação ao encéfalo, algumas pregas que resultam nas seguintes estruturas:

- Foice do cérebro: septo vertical, de posição mediana, em formato de lâmina de foice, que se interpõe dorsalmente entre os dois hemisférios cerebrais
- Tenda do cerebelo: septo vertical, de disposição transversal, que separa o lobo occipital do cérebro do cerebelo
- Foice do cerebelo: pequeno septo vertical, de posição mediana, que se insinua entre os dois hemisférios cerebelares, sendo mais evidente nos primatas, nos quais os hemisférios cerebelares se apresentam bem desenvolvidos
- Diafragma da sela: pequena lâmina de posição horizontal que se fecha dorsalmente a sela túrcica, mantendo, entretanto, em sua porção mais central, um orifício por onde passa o infundíbulo da hipófise.

Cavidades da dura-máter (seios da dura-máter)

Em alguns pontos, os dois folhetos resultantes de pregas da dura-máter se separam, delimitando cavidades. As mais conhecidas são revestidas de endotélio e contêm sangue, constituindo os seios da dura-máter, como o seio sagital dorsal, contido na foice do cérebro. O sangue venoso proveniente das veias do encéfalo e do bulbo do olho é drenado para os seios da dura-máter e destes para as veias jugulares.

▪ Leitura sugerida

Barone R. Anatomie comparée des mammifères domestiques. Tome 6 – neurologie I – Système nerveux central. Paris: Vigot Frères Editeurs, 2004.

Burke MJ, Colter SB. A Practical Review of Canine and Feline Spinal Cord Anatomy. Progress in Veterinary Neurology, 1990; 1(4):358-70.

Chrisman CC, Mariani C, Platt S, Clemmons R. Neurologia para o clínico de pequenos animais, São Paulo: Roca, 2005.

Daleck CLM. Estudo anátomo-experimental do comportamento das raízes formadoras dos nervos frênicos em cães. Tese (Doutorado em Anatomia dos Animais Domésticos) – Faculdade de Medicina Veterinária e Zootecnia – Universidade de São Paulo, 1991.

De Lahunta A. Veterinary neuroanatomy and clinical neurology. 2nd ed., Philadelphia W.B. Saunders Company, 1983.

Dyce KM, Sack WO, Wensing CJG. Textbook of veterinary anatomy, 2nd ed., Philadelphia: W.B. Saunders Company, 1996.

Getty R. Anatomia dos animais domésticos. 5ª ed., Rio de Janeiro, Internacional, 1981.

Gil VA. Neurología veterinaria en el Perro y el gato. 1ª ed., Barcelona, Pulso Ediciones, 1998.

King, AS. Physiological and clinical anatomy of the domestic mammals. Vol. 1 – Central nervous system. Oxford University Press: New York, 1993.

Lorenz MD, Kornegay JN. Neurologia veterinaria, 4ª ed. São Paulo: Manole, 2006.

Machado, A. Neuroanatomia Funcional. 2ª ed., São Paulo: Atheneu, 1993.

Nômina anatômica veterinária, 4ª ed., preparada pelo International Committee on Veterinary Gross Anatomical Nomenclature, New York, 1994.

Oliver JE, Hoerlein BF, Mayhew IG. Veterinary neurology. Philadelphia, W.B. Saunders Company, 1987.

Oliver JE, Lorenz MD, Kornegay JN. Handbook of Veterinary Neurology, 3rd. ed., Philadelphia: W.B. Saunders Company, 1997.

Prada I. A alma dos animais. São Paulo: Mantiqueira, 1997.

Vieira RM. A mente humana. Uma apresentação filosófica no seu conhecimento. Dissertação de Mestrado. Escola Paulista de Medicina, São Paulo, 1985.

217 Exame Neurológico em Cães e Gatos

João Pedro de Andrade Neto

Introdução

O exame neurológico em cães e gatos tem por objetivo identificar e localizar alterações no sistema nervoso. Para uma adequada avaliação clínica, iniciamos com a inspeção visual, que consiste na observação do estado mental, na postura e na marcha dos animais. Após esse primeiro procedimento, continuamos com o exame semiotécnico pela realização de reações posturais, reflexos medulares, avaliação dos nervos cranianos, do tônus muscular e exame sensorial. Esta abordagem semiológica, associada aos dados da resenha do paciente e às informações obtidas na anamnese, resulta na propedêutica neurológica, que é a interpretação dessas alterações.

Resenha

A raça e a idade de início dos sintomas auxiliam na identificação do(s) provável(eis) problema(s).[1] Como exemplo, um cão Pastor-alemão apresentando convulsões com início aos 3 anos de idade poderá apresentar epilepsia idiopática. Se a idade de início das crises convulsivas for aos 9 anos de idade, os mais prováveis diagnósticos serão neoplasia ou hipoglicemia causada por um insulinoma.

Sintomas clínicos

Realiza-se exame físico completo do animal, verificando o funcionamento de todos os sistemas e finalizando com o sistema nervoso. Alterações em vários sistemas podem estar relacionadas com encefalites virais, distúrbios hepáticos ou renais, enquanto afecções comprometendo apenas o sistema nervoso podem estar relacionadas com discopatia, hidrocefalia etc. Sintomas neurológicos também auxiliam no diagnóstico. Um cão apresentando convulsões terá uma alteração cerebral, enquanto o que apresenta paralisia poderá ter alteração em medula espinal, tronco encefálico ou no sistema nervoso periférico (SNP).[1]

Estado mental

O nível de consciência é influenciado pela relação funcional entre tronco encefálico e centros corticais superiores[2] enquanto o sistema límbico, formado por partes do cérebro e do diencéfalo, consiste no substrato para o comportamento.[3] O sistema reticular ativador ascendente (SRAA), dentro do tronco encefálico, recebe estímulos do ambiente através de várias vias sensoriais e os envia para o córtex cerebral para manter um estado desperto.[4] O estado mental normal é denominado alerta.[5] Alterações no nível de consciência são denominadas depressão, estupor ou coma.[3] Coma é o estado mais grave de comprometimento da consciência. Os animais ficam em decúbito e não respondem a quaisquer estímulos externos, incluindo os dolorosos. Animais em semicoma ou estupor também não respondem a estímulos externos, mas o fazem aos dolorosos.[4] Depressão, delírio e demência são termos usados em medicina humana que descrevem comportamentos associados a anormalidades psicológicas. Sugerem um estado alterado de consciência ou alteração de personalidade não tão grave como o estupor e o coma, sendo usados de maneira figurada e não literal ao se descrever a atividade de um animal.[4] Neste estado, o animal é relativamente não responsivo ao ambiente e tende a dormir quando não incomodado.[3] Alterações de comportamento incluem agressividade, medo, desorientação ou os animais ficarem acuados. Outros sinais relacionados com a alteração comportamental são: bocejos, pressão da cabeça em obstáculos, andar compulsivo, andar em círculos e obnubilação.[3]

Lesões em córtex cerebral do lobo frontal ou projeções da cápsula interna relacionadas com o lobo frontal produzem demência com o não reconhecimento do proprietário e incapacidade de aprendizado. Lesões em lobo temporal, sistema límbico ou hipotálamo também podem produzir distúrbios comportamentais bizarros, como agressão, aumento da excitação, aumento da libido e passividade extrema.[5]

Postura

Anormalidades na postura podem ser notadas enquanto obtemos a história com o proprietário e o animal estiver livre para se mover. Observações adicionais podem necessitar de movimentos do animal em posições diferentes e avaliação da habilidade em recuperar sua postura normal.[3]

O paciente deverá ser avaliado também quanto à posição da cabeça. Inclinação da cabeça indica distúrbio vestibular, enquanto desvio lateral da mesma indica doença cerebral. Inclinação da cabeça, especialmente associada a prurido auricular e meneios, normalmente indica otite externa. A inclinação contínua da cabeça com resistência à tentativa de reposicionar pelo examinador é quase sempre devido à disfunção vestibular.[3]

Lesões intracranianas graves podem levar os animais a apresentarem duas posturas causando opistótono: rigidez descerebrada e rigidez descerebelada. Rigidez descerebrada é caracterizada por opistótono associado à extensão rígida do pescoço e dos quatro membros, tipicamente em lesões no mesencéfalo ou cerebelo rostralmente. Rigidez descerebelada resulta em lesões cerebelares graves, e é caracterizada por opistótono com rigidez extensora dos membros, mas com flexão de membros pélvicos.[6] A rigidez de cerebelação pode ser distinguida da anterior porque os animais geralmente mantêm a consciência e a percepção de dor em todos os membros.[7]

Outra postura comum em animais é a síndrome de Schiff-Sherington em consequência de lesões compressivas agudas entre T3 e L3; quando ocorre, indica dano medular importante. Os animais se apresentam com extensão dos membros torácicos, cifose e paraplegia (paralisia de membros pélvicos) com preservação dos reflexos, que pode ser acompanhada de hipotonia e diminuição ou ausência de sensibilidade dolorosa.[7]

Marcha

Em cães e gatos, os movimentos do corpo são iniciados pelo córtex cerebral e mesencéfalo. O cerebelo coordena esses movimentos e o sistema vestibular mantém a postura do corpo, enquanto os movimentos estiverem sendo realizados. A medula espinal atua como um condutor para mensagens motoras (do encéfalo para nervos e músculos) e mensagens sensoriais (da pele, músculos e articulações) para o encéfalo para facilitar a coordenação esses movimentos. É óbvio que muitas áreas do sistema nervoso funcionam simultaneamente durante a locomoção e requerem testes adicionais para localizar a lesão.[8] Observação cuidadosa é importante porque movimento pode ser a parte mais significativa do exame neurológico, especialmente em grandes animais, nos quais um teste de reação postural é mais difícil.[3]

O proprietário ou o examinador deverá induzir o animal a caminhar, correr e se possível subir ou descer degraus de escada. Além disso, o animal deverá ser conduzido contra objetos, os quais deverá ver e evitar.[8] Colidir contra objetos ou relutar em iniciar a marcha sugere alteração visual. Paresia ou paralisia de um ou mais membros sugerem disfunção motora resultante de doença em tronco encefálico, medula espinal ou em nervos. Marcha espástica com rigidez em membros geralmente indicam uma lesão rostral no nível dos membros envolvidos como resultado da perda de inibição das vias motoras superiores descendentes (tratos corticoespinais e rubroespinais). Perda de equilíbrio ou andar em círculos e/ou quedas para os lados sugerem alteração vestibular. Marcha com dismetria, tremor de cabeça ou com falta de coordenação indicam alteração cerebelar ou nas suas vias.[8]

Lesões em córtex cerebral do lobo frontal ou projeções da cápsula interna relacionadas com o lobo frontal produzem frequentemente andar compulsivo; quando de encontro com cantos, pressionam a cabeça contra objetos. Se a lesão for unilateral, o animal frequentemente apresentará andar compulsivo e em círculos grandes ou pequenos na direção do lado da lesão.[5]

Pacientes que pareçam estar paraplégicos em estação podem mostrar algum movimento voluntário se suspensos ou seguros pela base da cauda.[9]

Reações posturais

As respostas complexas para manter um animal em estação em posição normal são chamadas de posturais.[3] As reações posturais avaliam fibras ascendentes e descendentes da medula espinal e do encéfalo, além de músculos, tendões e receptores de tato, pressão e propriocepção.[2] Isso os torna úteis para avaliar função encefálica e tratos espinais.[10] O principal valor na realização das reações posturais está na detecção de deficiências sutis não vistas pelo exame grosseiro de locomoção.[2]

Portanto, as reações posturais devem ser avaliadas para identificar déficits sutis de força e coordenação. A interpretação deve ser realizada com precaução porque elas não têm valor de localização sem outros componentes do exame neurológico.[6]

O modo padrão para mensuração dos resultados encontrados na realização das reações posturais segue por meio de esquema de graduação adotado por vários clínicos: 0 = nenhuma resposta; +1 = resposta diminuída; +2 = resposta normal; +3 = resposta exagerada.[3,5]

Carrinho de mão

Permite avaliar a integridade do sistema sensorial a partir de receptores de tato/pressão e propriocepção, que levam informações sensoriais desde os membros torácicos até córtex cerebral e a resposta motora para os próprios membros envolvendo cérebro, cerebelo, tronco encefálico, medula espinal segmento cervical, nervos espinais e musculatura desses membros.[1]

É muito útil para determinar se um animal com alteração em membros pélvicos apresenta também alteração em membros torácicos, em menor grau, como ocorre em algumas compressões medulares cervicais. Os proprietários geralmente percebem apenas ataxia em membros pélvicos.[7]

No teste de carrinho de mão, segura-se o animal pelo abdome de modo que ele não apoie os membros pélvicos no chão, sendo forçado a caminhar com os membros torácicos. Animais normais se locomoverão com movimentos simétricos e alternados dos membros torácicos e a cabeça estendida em uma posição normal[8] (Figura 217.1). Pode ser realizado com os membros pélvicos, erguendo-se o animal pelo tórax.[7]

Animais com lesões neurológicas podem apresentar movimentos assimétricos (cerebelo), queda (sistema vestibular) ou flexão da cabeça com a região nasal próxima ao solo (lesão cervical grave).[12] O início lento do movimento pode indicar déficit proprioceptivo ou paresia causada por uma lesão em medula espinal cervical, tronco encefálico ou córtex cerebral. Movimentos exagerados (dismetria) geralmente estão associados à anormalidade em medula espinal cervical, tronco encefálico caudal ou cerebelo.[3]

Se os movimentos parecerem normais, a manobra poderá ser repetida com a cabeça levantada e o pescoço estendido. Esta posição previne compensação visual, fazendo com que o animal mostre principalmente informação proprioceptiva.[3]

Propulsão extensora

Avalia a integridade do sistema nervoso a partir de receptores de tato/pressão e propriocepção dos membros pélvicos, que levam informações até o córtex cerebral e resposta motora

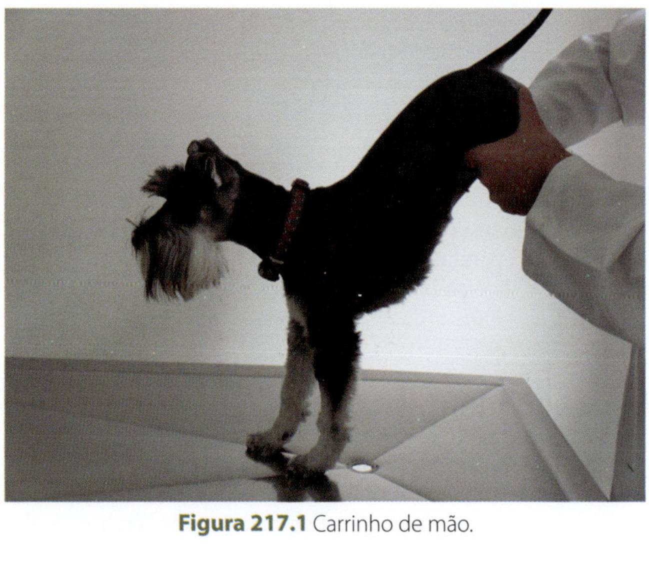

Figura 217.1 Carrinho de mão.

para esses membros envolvendo cérebro, cerebelo, tronco encefálico, medula espinal dos segmentos de C1-S1, nervos e músculos de membros pélvicos.[1]

Realiza-se suportando o peso do animal caudalmente aos membros torácicos e abaixando até que os membros pélvicos encostem-se ao solo ou na superfície da mesa de atendimento.[3] A resposta normal é sua extensão e um pequeno salto ou passos para trás com os dois membros[3,7] (Figura 217.2).

Se houver lesão parcial e unilateral em medula espinal, apenas um membro reagirá, enquanto se a lesão for completa os dois membros não reagirão. Se ocorrer uma lesão cerebral, o lado contralateral poderá estar anormal e se a lesão for vestibulocerebelar o lado ipsolateral poderá estar anormal.[8]

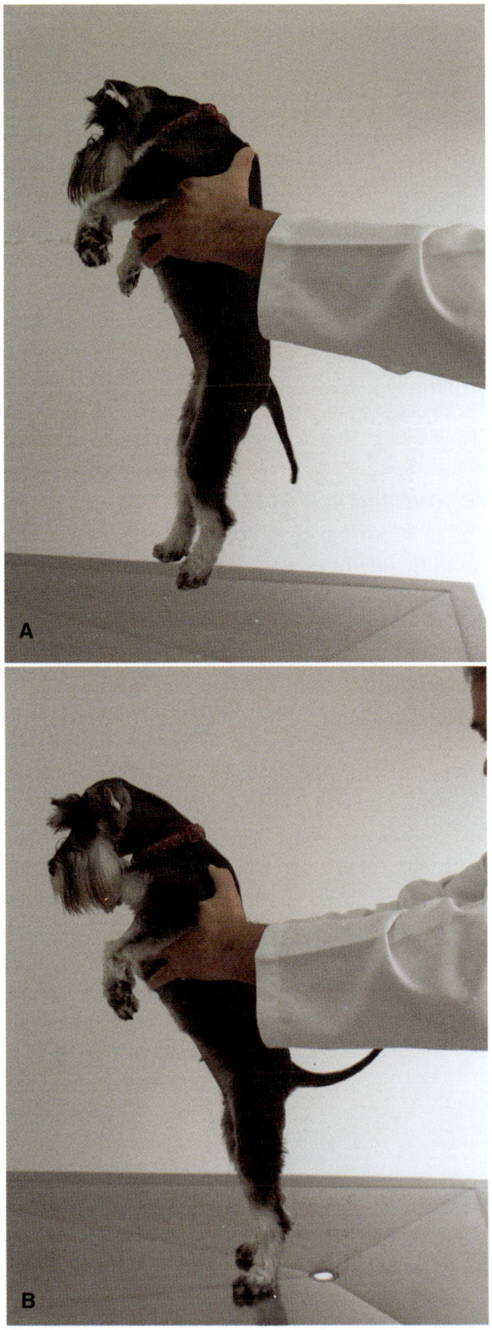

Figura 217.2 Propulsão extensora. **A.** Início do exame. **B.** Reposicionamento dos membros pélvicos após salto.

▪ Saltitamento

São testados com o animal em posição horizontal, suspendendo-se os três membros para que eles não toquem o chão ou mesa de avaliação e o animal suporte seu peso em um membro; o animal é então deslocado para frente e para os lados, devendo realizar um salto para a direção desse deslocamento e o membro deverá permanecer abaixo do corpo suportando seu peso (Figura 217.3); deverá ser realizado com os quatros membros individualmente.[8] Os membros pélvicos deverão ser comparados entre si e não com os membros torácicos, pois as respostas não ocorrem de maneira semelhante.[12] São úteis para déficits mínimos que não são vistos durante a marcha.[3]

A iniciação lenta da resposta sugere déficit sensorial proprioceptivo, e quando for de início rápido e a execução, lenta, sugere anormalidade no sistema motor.[3] Afecções cerebelares se manifestam com dismetria ao realizar esta prova.[7]

▪ Hemiestação e hemilocomoção

Essas reações testam a habilidade do paciente em permanecer em estação ou caminhar com os membros, torácico e pélvico, do mesmo lado. Eles são avaliados segurando-se o membro pélvico e o membro torácico do mesmo lado, longe do chão, e forçando-se o paciente a se mover ou para frente ou para os lados (Figura 217.4). O teste avalia a integridade do córtex motor e medula espinal.[8]

Sinais anormais podem ser vistos nesse teste, assim como em outras reações posturais. São mais importantes em animais com lesões no cérebro, cuja marcha seja relativamente normal, mas apresentem déficits nas reações posturais em membros contralaterais à lesão.[3] Em animais com lesão medular cervical grave, os membros ipsolaterais podem não suportar o peso do corpo na posição de hemiestação. Também, animais com lesão toracolombar unilateral são incapazes de suportar o peso no membro pélvico ipsolateral; respostas exageradas e hipermétricas são vistas em alterações cerebelares.[8]

▪ Propriocepção consciente

Propriocepção é a capacidade do animal de saber onde os membros e outras partes do corpo estão em relação ao tronco e à gravidade,[4] portanto avalia a habilidade do sistema aferente em reconhecer uma posição alterada de um membro e a capa-

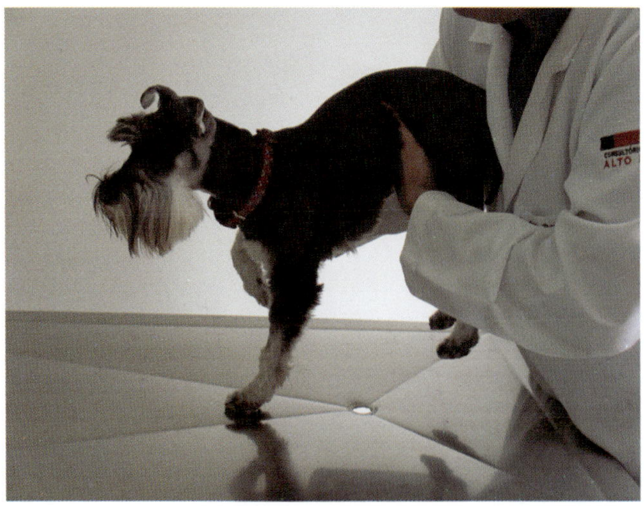

Figura 217.3 Saltitamento.

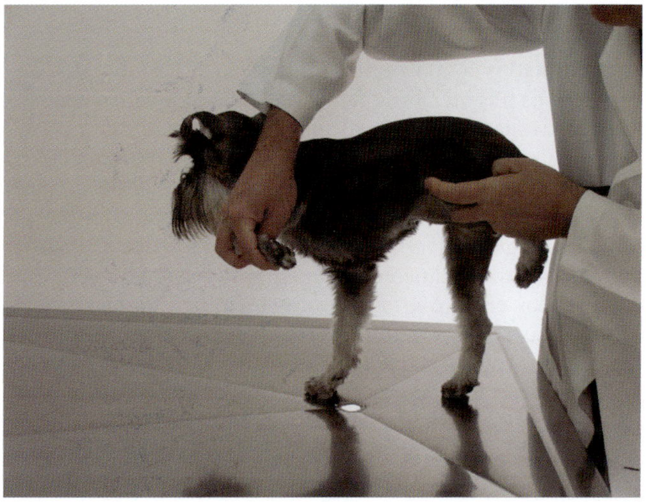

Figura 217.4 Hemiestação e hemilocomoção.

cidade do sistema motor (eferente) de retornar o membro à sua posição normal.[6] Embora este exame avalie a função proprioceptiva, receptores de tato e pressão também são avaliados, assim como a função motora.[3]

Esse teste de propriocepção avalia os sistemas sensitivo e motor, sendo o primeiro para verificar a habilidade do paciente em reconhecer conscientemente a posição do membro quando ele está flexionado ou estendido em posição anormal e o sistema motor para o retorno à sua posição normal.[8]

O teste mais simples de avaliação é flexionar as patas colocando a região dorsal em contato com o solo ou a superfície da mesa. O animal deverá retornar à sua posição normal imediatamente.[3] Devem ser avaliados os quatro membros individualmente; o clínico deverá suportar o peso do animal para não prejudicar a sua resposta.[6] A resposta é considerada normal quando o animal retornar entre 1 e 3 segundos[8] (Figura 217.5).

Em outro teste que pode ser realizado coloca-se uma folha de papel ou cartolina embaixo da pata que será avaliada e logo após, puxa-se lateralmente para deslocar o membro. O animal também deverá retornar o membro para sua posição inicial.[8] O primeiro teste de propriocepção ao qual flexionamos a pata avalia principalmente proprioceptores distais, enquanto o teste da cartolina com deslocamento lateral do membro avalia proprioceptores proximais à medula espinal.[7]

▪ Aprumo posicional

A habilidade de o animal manter sua posição normal em relação à gravidade e durante movimentos envolve três mecanismos fisiológicos: o sistema visual, o sistema vestibular e o sistema proprioceptivo/tátil. Quando realizamos este teste devemos eliminar um ou dois desses mecanismos para avaliação precisa dos sistemas envolvidos.[2]

Suspende-se o animal pelo quadril evitando o contato dos membros torácicos com o solo ou a superfície da mesa de exame. Em animais normais ocorrerá extensão do pescoço e dos membros torácicos até que eles se encostem à superfície[5,8] (Figura 217.6). Para testar a função vestibular isoladamente, devemos vendar esse animal para eliminar a compensação visual.[8,13] Animais com doença vestibular unilateral mostrarão inclinação da cabeça, enquanto se a lesão for bilateral ocorrerá flexão do pescoço.[5] Outro teste que se realiza para a reação de retificação é colocar o animal em decúbito lateral e esperar que ele se levante. Receptores de tato/pressão localizados do lado do corpo são estimulados e o animal deverá se posicionar normalmente pela extensão dos membros mais elevados e flexão dos membros em contato com a mesa. Se houver lesão vestibular unilateral, a reação de retificação estará anormal do lado afetado.[8]

▪ Posicionamento

Reações de posicionamento envolvem os sistemas visual e de tato/pressão. Na reação envolvendo tato/pressão, o impulso inicia-se pelos receptores de tato/pressão, enquanto no posicionamento visual os estímulos se originam dos centros visuais.[8]

Reação de posicionamento tátil

Suporta-se o animal pelo tórax, vendado, em uma posição horizontal, levando-o ao encontro da extremidade da mesa. Os membros torácicos são levados até que a região do carpo tenha contato com a mesa (Figura 217.7 A). A resposta normal é a imediata colocação da pata sobre a superfície da mesa em uma posição em que o animal suporte o seu peso[3] (Figura 217.7 B). O teste com os membros torácicos é realizado, primeiro, com ambos os membros e, depois, com cada membro separadamente. Os membros pélvicos são testados logo em seguida, da mesma maneira.[8] Cães de grande porte

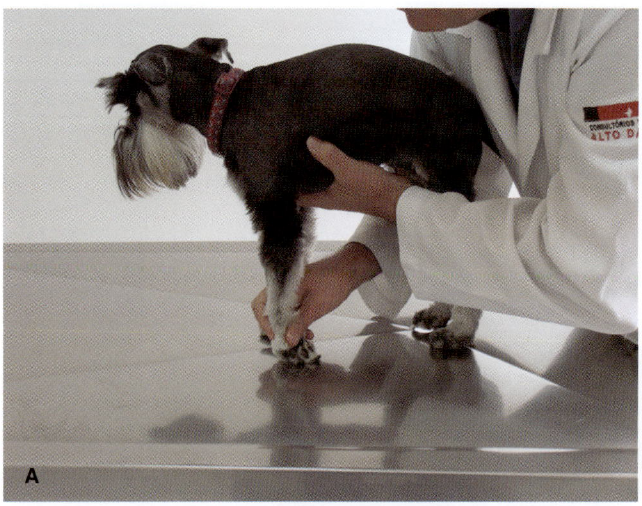

A

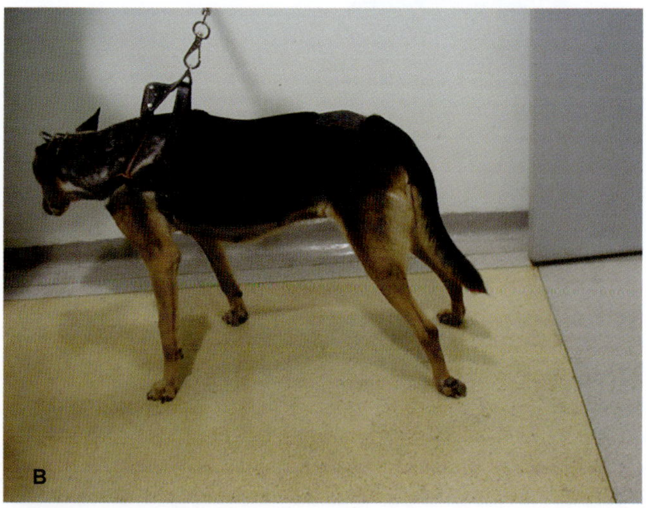

B

Figura 217.5 A. Propriocepção consciente. **B.** Alteração proprioceptiva em cão.

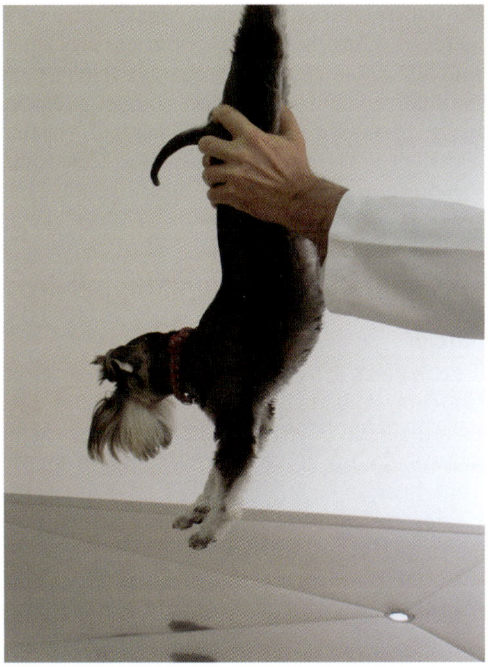

Figura 217.6 Aprumo posicional.

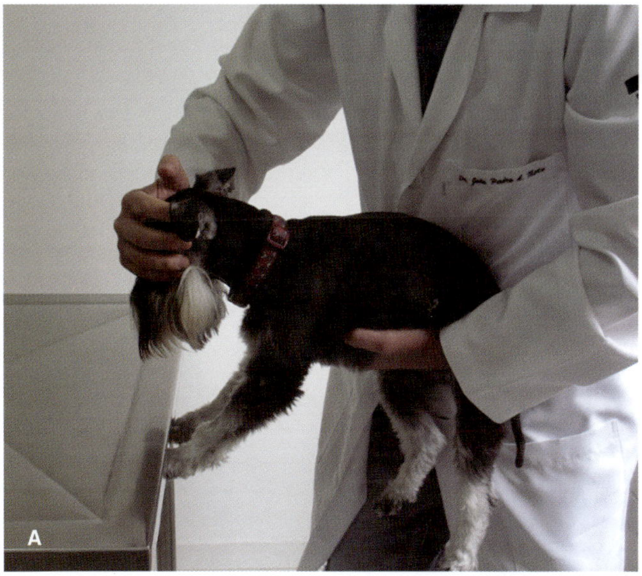

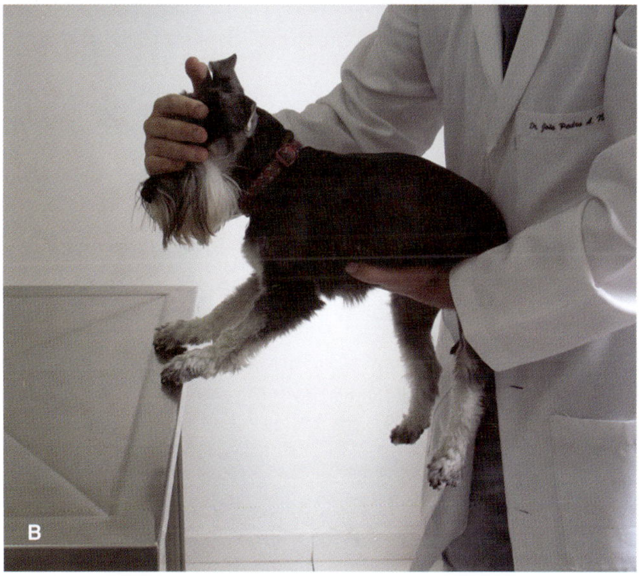

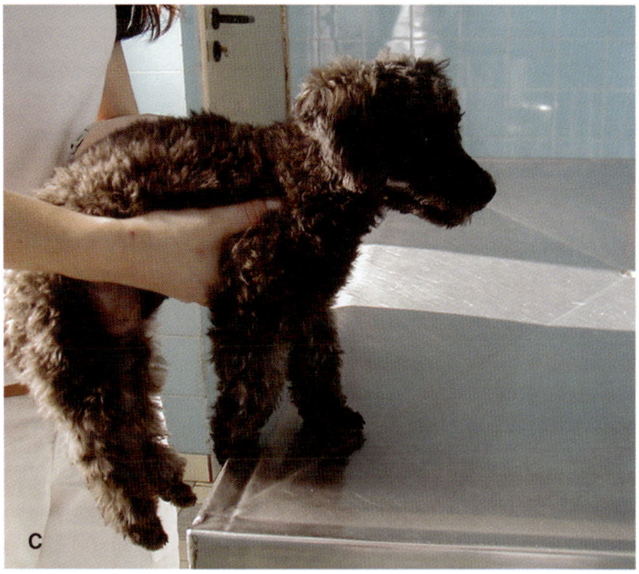

Figura 217.7 Posicionamento tátil. **A.** Início do exame. **B.** Reposicionamento dos membros torácicos. **C.** Alteração em reação de posicionamento tátil.

podem ser testados com a utilização de degraus. Alguns cães ou gatos que são acostumados a serem seguros podem ignorar a mesa. Esses animais geralmente responderão se eles estiverem em uma posição menos segura ou menos confortável longe do corpo do examinador, procurando apoio na mesa.[3]

Reação de posicionamento visual

Na colocação visual, o teste é realizado de modo semelhante à reação de posicionamento tátil, permitindo que o animal veja a mesa. Animais normais alcançam a mesa antes que o carpo encoste na mesma[4,8,12] (Figura 217.8).

▪ Reação tônica do pescoço

Utilizada principalmente para verificar se há ou não sensibilidade cervical ou alterações de tronco encefálico e/ou cerebelo.[1]

As reações tônicas do pescoço são iniciadas por receptores na área cervical cranial e mediadas pela formação reticular do tronco encefálico.[3]

O animal é colocado em estação e a cabeça é elevada. A resposta normal é uma discreta extensão dos membros torácicos e discreta flexão dos membros pélvicos. Quando a cabeça é flexionada para baixo, espera-se que ocorra semiflexão dos membros torácicos e extensão dos membros pélvicos. Quando o deslocamento for lateral, a extensão do membro ao lado em que a cabeça é rotacionada vai ser a resposta normal[8] (Figura 217.9).

Anormalidades sensoriais proprioceptivas ou nos sistemas motores podem produzir reações anormais. Lesões cerebelares causam reações tônicas do pescoço exageradas.[3] Se o animal gritar ou tentar morder, ou se os músculos tornarem-se rígidos quando da manipulação, provavelmente teremos irritação meningiana ou doença focal das raízes nervosas cervicais. Este teste deve ser realizado apenas se não houver suspeita de fratura ou luxação vertebral cervical.[5]

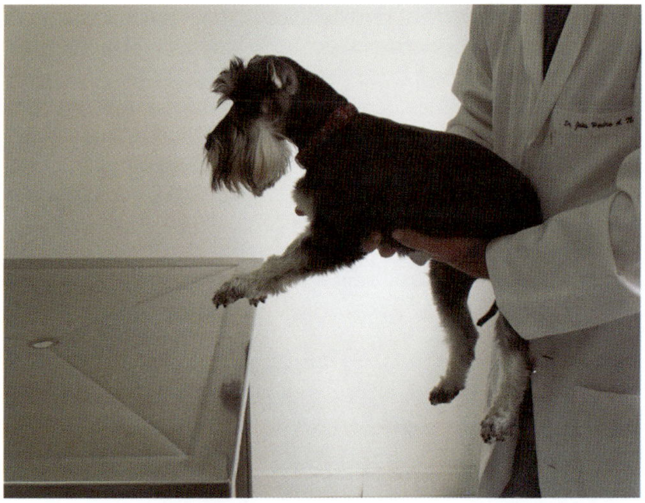

Figura 217.8 Posicionamento visual.

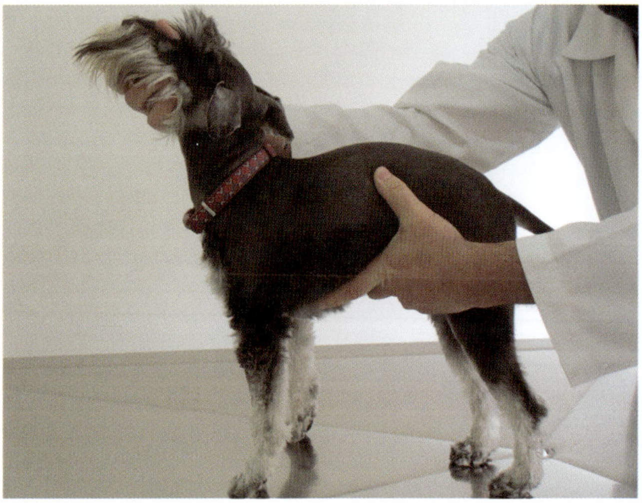

Figura 217.9 Reação tônica do pescoço.

Reflexos medulares

Reflexo é uma resposta involuntária e qualitativamente invariável do sistema nervoso a um estímulo,[11] portanto são atividades involuntárias que não requerem raciocínio consciente.[4] O exame dos reflexos espinais avalia a integridade dos componentes sensoriais e motores do reflexo e a influência das vias motoras descendentes na resposta.[3] Para que ocorra um reflexo são necessários integridade de cinco componentes: receptor sensorial, neurônio sensitivo, sinapse no sistema nervoso central, neurônio motor e órgão-alvo. Em relação aos reflexos espinais, os receptores são os proprioceptores encontrados na musculatura (fusos musculares); os neurônios sensitivos e motores encontrados nos nervos, a sinapse na medula espinal e o órgão-alvo, a musculatura esquelética.[11] Se houver integridade desses componentes do arco reflexo e a influência das vias motoras do sistema nervoso central (SNC), a resposta será normal (normorreflexia); se ocorrer perda parcial ou total dos componentes do arco reflexo teremos o reflexo ou diminuído ou ausente (hiporreflexia ou arreflexia). Se as vias motoras do SNC estiverem comprometidas, os reflexos estarão exagerados, uma vez que estas vias têm influência inibitória sobre os mesmos (hiper-reflexia).[1,11] As respostas normais, quando da realização dos reflexos, variam entre as espécies e entre as raças. Cães de grande porte apresentam resposta menos evidente do que raças de pequeno porte.[3]

Deve-se realizar com os animais com os membros relaxados, ou em decúbito lateral ou suportado verticalmente por um assistente.[8] Os reflexos devem ser registrados como ausente (0), diminuído (1), normal (2), exagerado (3) e exagerado com clonias (4).[3-5]

Reflexos miotáticos em membros pélvicos

Reflexo patelar

O reflexo patelar é o reflexo miotático mais confiável[8] e mais facilmente avaliado em cães e gatos.[7] Os segmentos medulares envolvidos neste reflexo compreendem L4-L6 e o nervo avaliado é o nervo femoral.[7] Com o membro pélvico em uma posição semiflexionada e relaxada, o ligamento patelar é golpeado com um martelo de percussão (plexímetro).[5,8] A resposta normal é uma rápida extensão do joelho[8] (Figuras 217.10). Isto ocorre porque há contração do músculo quadríceps femoral e, consequentemente, extensão do joelho.[4]

Reflexo do gastrocnêmio

Pesquisa do nervo ciático e dos segmentos medulares de L7-S1.[3] Percute-se o nervo ciático, abaixo da protuberância do ísquio; localiza-se com o dedo indicador e a percussão poderá ser diretamente nesse local ou no próprio dedo (Figura 217.11 A). Este reflexo também poderá ser realizado no tendão do músculo gastrocnêmio avaliando-se o ramo tibial do nervo ciático[3] (Figura 217.11 B). A resposta normal é extensão do jarrete (tarso).[8,12]

Reflexo tibial cranial

Pesquisa do nervo fibular que é um dos ramos do nervo ciático e os segmentos medulares de L6, L7 e pouca contribuição de S1.[3] Percute-se o músculo tibial cranial logo abaixo da extremidade proximal da tíbia (Figura 217.12). A resposta normal é a flexão do tarso.[8] Este reflexo é mais difícil de ser realizado em animais normais do que o reflexo patelar. Ausência e diminuição desse reflexo devem ser vistas com cautela.[3]

Reflexos miotáticos em membros torácicos

Os reflexos em membros torácicos são de difícil obtenção, portanto, de difícil interpretação.[8]

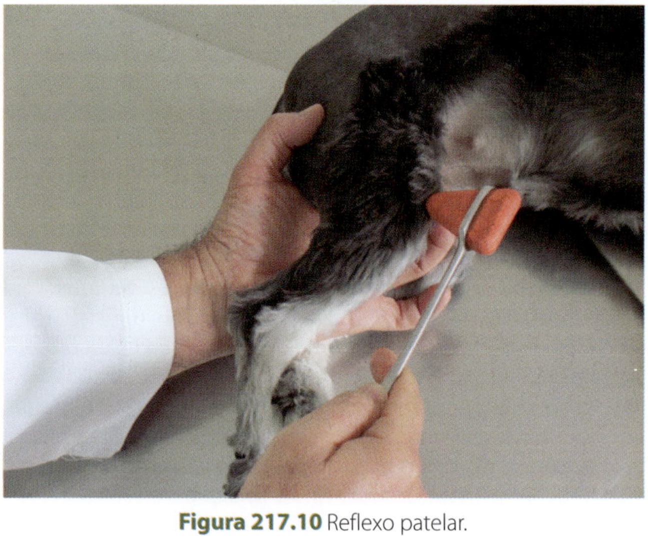

Figura 217.10 Reflexo patelar.

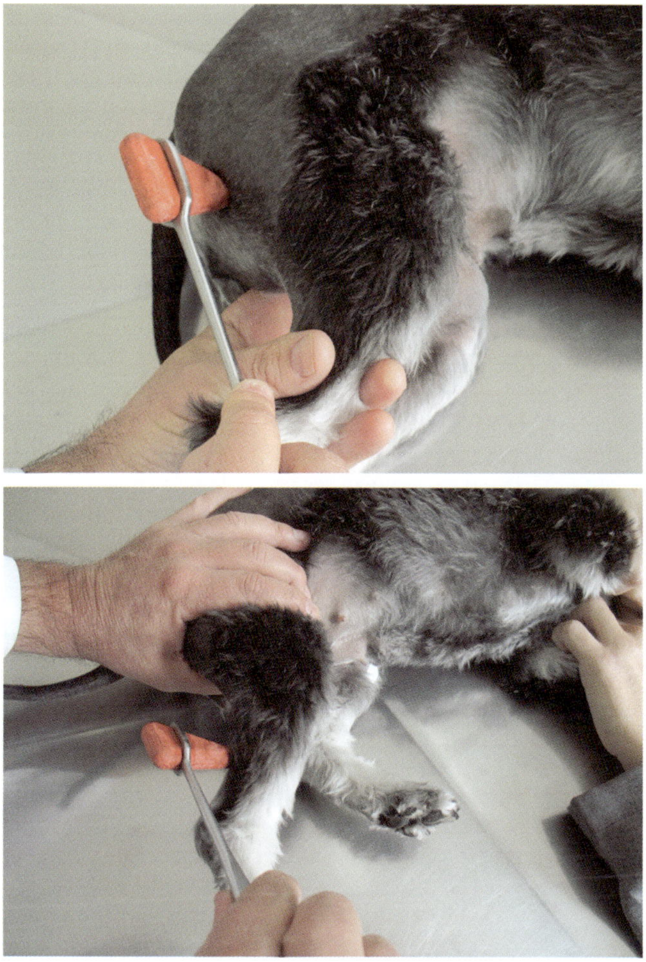

Figura 217.11 Reflexo do gastrocnêmio.

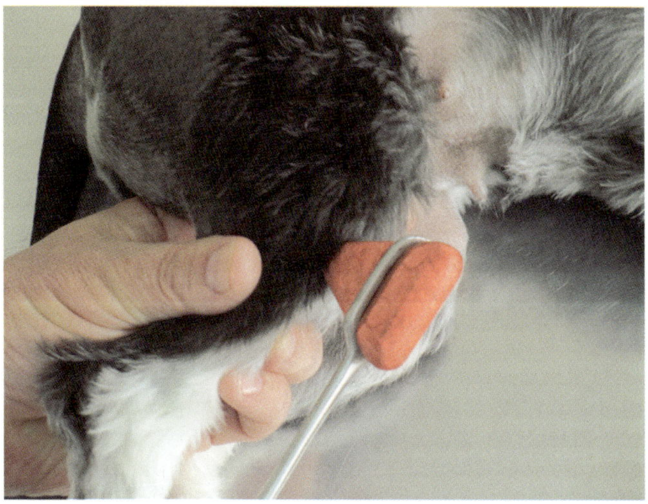

Figura 217.12 Reflexo tibial cranial.

Reflexo bicipital

Pesquisa do nervo musculocutâneo e dos segmentos medulares de C6-C8.[2,13] É realizado segurando-se o membro torácico relaxado com o cotovelo ligeiramente flexionado, colocando-se o dedo indicador no tendão do bíceps na região medial do cotovelo e golpeando-se o dedo com o plexímetro (Figura 217.13). Este reflexo é, muitas vezes, difícil de ser realizado.[5] A resposta normal é uma ligeira flexão do cotovelo.[8]

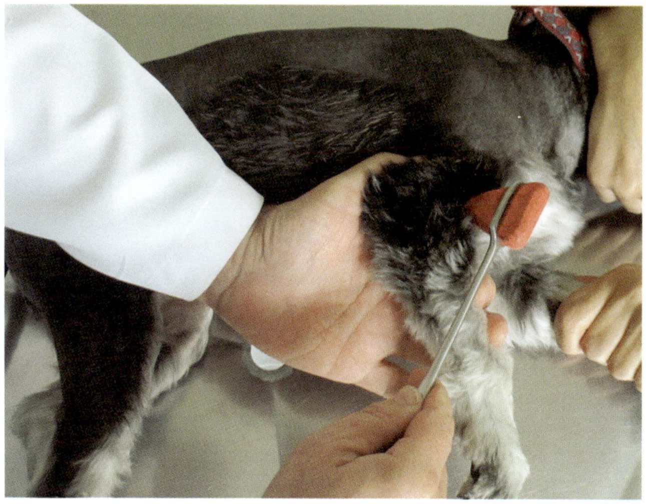

Figura 217.13 Reflexo bicipital.

Reflexo tricipital

Pesquisa o nervo radial e os segmentos medulares de C7-T2.[2,5,7] É realizado segurando-se o membro torácico relaxado com o cotovelo ligeiramente flexionado, colocando-se o dedo indicador ou polegar no tendão do tríceps próximo à sua inserção no olécrano e golpeando-se o dedo com o plexímetro[3,5,8] (Figura 217.14). A resposta normal é uma discreta extensão do cotovelo.[8]

Reflexo extensor do carpo radial

Pesquisa do nervo radial e os segmentos medulares de C7-T2.[7] É realizado segurando-se o membro torácico relaxado com o cotovelo ligeiramente flexionado, percutindo-se o músculo extensor radial do carpo logo abaixo do cotovelo (Figura 217.15). A resposta normal é a extensão do carpo.[3,5,8]

Reflexo flexor

Os reflexos flexores são iniciados pelo estímulo doloroso e determinam integridade do arco reflexo e dos centros medulares assim como das vias no SNC relacionadas com a resposta a um estímulo doloroso.[8] Realizam-se com uma compressão das patas, espaço interdigital ou junção pele-unha com os dedos ou pinça hemostática (Figura 217.16). A resposta normal é a flexão do membro avaliado.[8] A retirada do membro não signi-

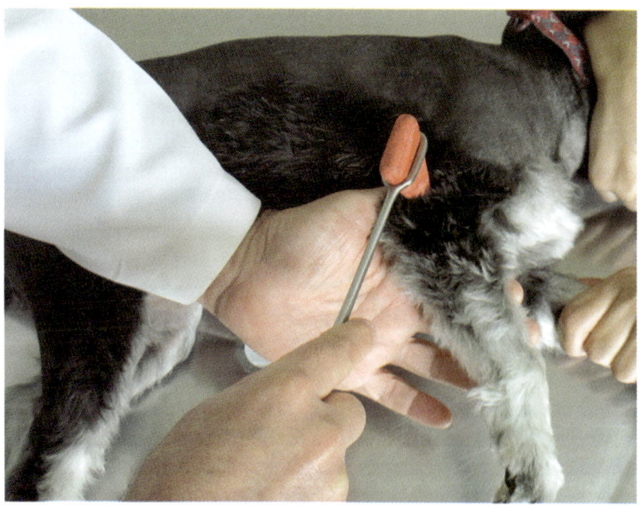

Figura 217.14 Reflexo tricipital.

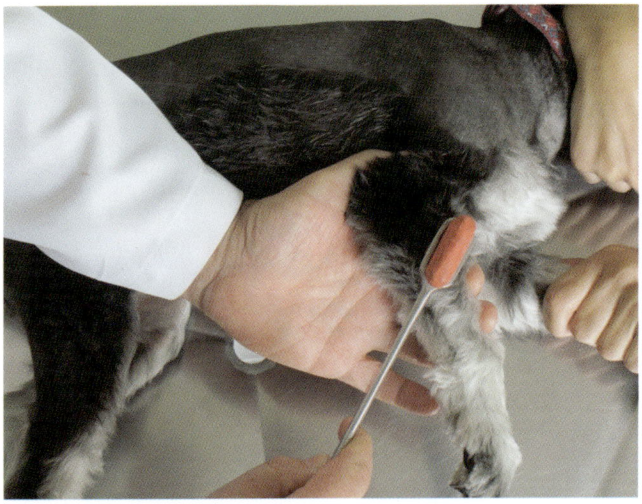

Figura 217.15 Reflexo do extensor do carpo radial.

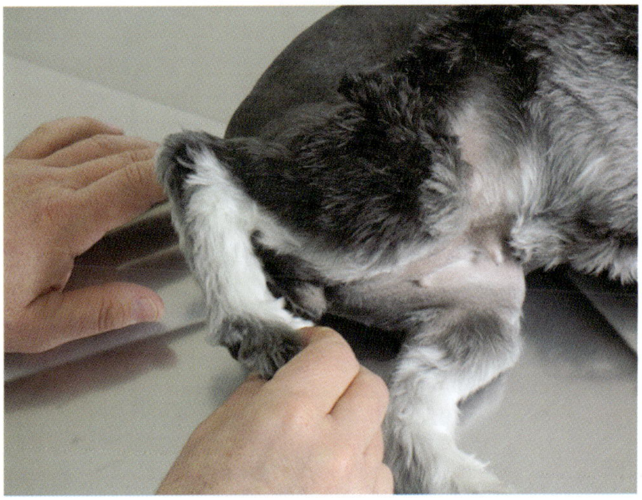

Figura 217.16 Reflexo flexor.

fica que o animal teve percepção da dor e sim integridade dos componentes do arco reflexo desse membro.[5] Para a avaliação da consciência da dor, deve-se realizar o teste do flexor com um aumento na pressão exercida nesse membro, avaliando-se a reação do animal. Animais normais vocalizam ou viram a cabeça para o membro avaliado. A perda de dor profunda com reflexo flexor normal indica lesão nos tratos ascendentes da medula espinal.[5]

Reflexo do extensor cruzado

O reflexo do extensor cruzado pode ser observado quando é realizado o reflexo do flexor. A resposta normal é uma discreta extensão do membro oposto ao membro avaliado.[3] Quando um estímulo doloroso é aplicado em um membro, o membro oposto se estenderá. Este reflexo não ocorrerá em cães normais. Se estiver presente é indicativo de afecção acima dos segmentos medulares que controlam os reflexos.[8]

Reflexo do panículo

O reflexo do panículo testa a integridade da inervação da musculatura do tronco subcutâneo (músculos cutâneos do tronco). Este reflexo é mediado por componentes sensitivos segmentares e motores que realizam sinapse nos segmentos medulares entre C8 e T2.[2,8]

O teste consiste na aplicação de um estímulo tátil por meio de uma pinça hemostática beliscando a pele, iniciando-se pela região lombossacra, indo até a região cervicotorácica[8] (Figura 217.17).

A resposta normal é uma contração reflexa da musculatura subcutânea no local do estímulo.[2] A estimulação da pele de um lado geralmente mostrará uma resposta bilateral.[8] Reflexos diminuídos ou ausentes ocorrem em lesões caudais no nível de lesão medular, enquanto respostas exacerbadas indicam alteração no nível ou imediatamente acima na medula.[2,8] Este reflexo poderá não ocorrer se houver lesão na região cervicotorácica (p. ex., avulsão do plexo braquial).[8]

Reflexo perineal

O reflexo perineal é mediado pelo nervo pudendo e os segmentos medulares S1-S3.[8] É realizado por meio de um pinçamento ou toque no períneo, observando-se contração do esfíncter anal[5] (Figura 217.18). Pode também ser realizado pela compressão do bulbo da glande nos machos ou da vulva nas fêmeas.[7] Abanar de cauda para o proprietário indica integridade da medula espinal.[5]

▪ Tônus muscular

O tônus muscular é mantido pelos fusos musculares e suas conexões medulares; é modulado amplamente por vias descendentes inibitórias (tratos corticoespinais e rubrospinais) e facili-

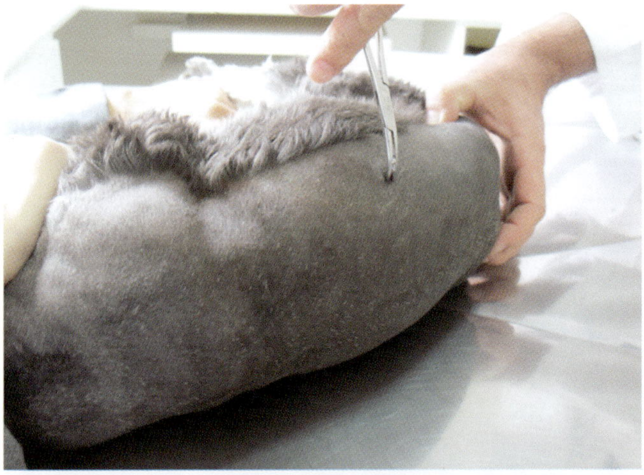

Figura 217.17 Reflexo do panículo ou cutâneo do tronco.

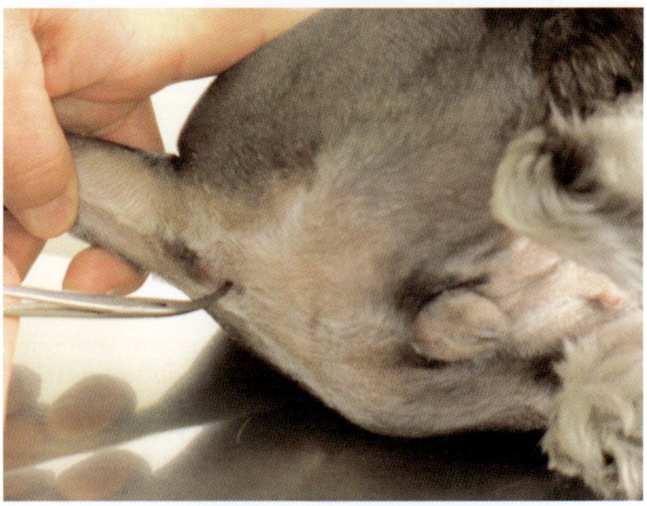

Figura 217.18 Reflexo perineal.

tatórias (tratos vestibulospinais). Tônus muscular é geralmente avaliado quando da realização dos reflexos espinais, uma vez que os animais se encontram em decúbito lateral.[8] Os músculos esqueléticos são avaliados pela inspeção visual e palpação, na busca de atrofia e tônus.[4] Pode-se avaliar o tônus muscular pela manipulação dos membros (extensão e flexão) e/ou palpação individual dos músculos. A resposta normal à manipulação é um aumento da resistência (normotonia). Anormalidades de tônus muscular incluem ausência de tônus (atonia), tônus reduzido (hipotonia), tônus aumentado (hipertonia) e tônus exagerado (espasticidade).[8] Atonia e hipotonia geralmente estão associadas a doença envolvendo SNP, enquanto hipertonia e espasticidade podem estar presentes em lesões de córtex cerebral, tronco encefálico e segmentos medulares rostrais, no nível dos membros que estão sendo testados,[8] embora também possam ser vistas em doenças miotônicas.[6]

Avaliação dos nervos cranianos

Nervo olfatório

O nervo olfatório (NC I) é um nervo sensitivo que não realiza sinapse com o tálamo. Recebe informações sensoriais a partir de quimiorreceptores encontrados na mucosa nasal, atravessa a placa cribriforme, indo até os bulbos olfatórios, tratos olfatórios, terminando no lobo piriforme no cérebro.[1,13] Para a realização desse teste, venda-se o animal e coloca-se uma substância aromática, mas não irritante, ou alimento, perto das narinas[4] (Figura 217.19). Substâncias irritantes, como amoníaco e éter, estimulam terminações do nervo trigêmeo e não o nervo olfatório.[5,12] Avaliação da função olfatória é difícil. Animais normais reagem virando a cabeça para o lado ou lambendo o focinho.[8] Diminuição da capacidade olfatória é denominada hiposmia e a perda total da olfação denomina-se anosmia.[12] Infecções bacterianas graves ou destruição das células causada pelo vírus da cinomose podem causar alterações de olfação.[8]

Nervo óptico

O nervo óptico (NC II) é um nervo sensitivo responsável pela visão e percepção da luz.[1]

Visão se refere à percepção consciente de um estímulo visual.[10] Esses estímulos visuais geram potenciais de ação a partir da retina e conduzidos pelo nervo óptico, quiasma óptico, trato óptico, núcleo geniculado lateral, radiação óptica até córtex de lobo occipital no cérebro. A maior parte das fibras decussam no quiasma óptico, portanto as informações visuais são conduzidas para o hemisfério cerebral contralateral.[7,8]

Em relação à percepção da luz, fibras parassimpáticas conduzem essa informação através de nervo óptico, quiasma óptico, trato óptico, núcleo pré-tectal, núcleo de Edinger-Westphal e resposta motora através do nervo oculomotor (mesencéfalo).[1]

Vários são os testes que podem ser realizados para a função visual:

- Reação de ameaça: realizar movimentos com o indicador até chegar perto da córnea, alternando os globos oculares (Figura 217.20). Normalmente o animal piscará, mostrando integridade do NC II e resposta motora mediada pelo nervo facial (NC VII);[8] não devemos encostar na córnea ou realizar um movimento muito rápido que possa promover uma corrente de ar que sensibilizará a córnea, fazendo com que o cão apresente fechamento palpebral causado pelo estímulo em nervo trigêmeo; se utilizarmos então plástico transparente entre o indicador e o globo ocular evitaremos esta corrente de ar.[5,8] Animais apresentando demência, doença cerebelar grave,[5,8] doença do nervo facial[5] ou com menos de 3 meses de idade[5,8] podem não mostrar resposta ao teste de ameaça, embora eles possam enxergar
- Teste de objetos em movimento: jogar um pedaço de algodão em frente ao animal para que ele siga os movimentos[5,7,8]
- Teste de obstáculos: conduzir o animal para um obstáculo em ambiente claro e depois em ambiente escuro[8]
- Reação postural de posicionamento visual: semelhante à reação postural de posicionamento tátil, mas com a visão (ver *Reação de posicionamento visual*).[3,8]

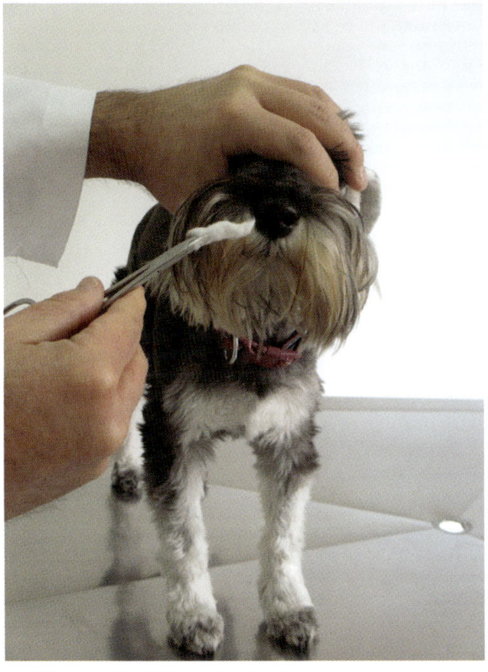

Figura 217.19 Avaliação do nervo olfatório.

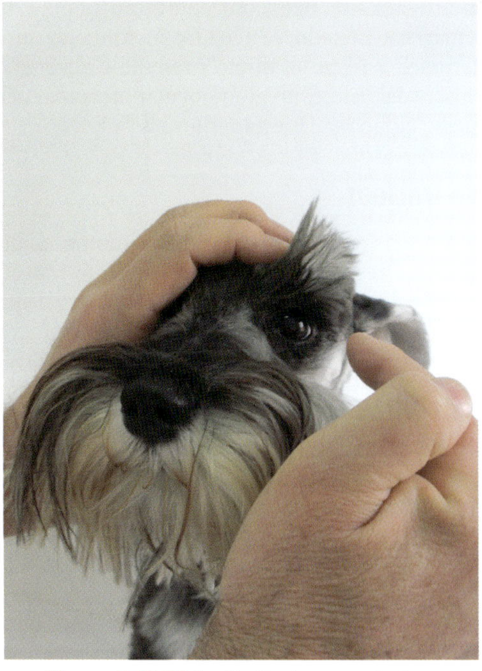

Figura 217.20 Avaliação do nervo óptico.

Nervo oculomotor

O nervo oculomotor (NC III) é um nervo motor responsável pela inervação motora das musculaturas extrínsecas dos globos oculares: músculos reto medial, reto dorsal, reto ventral, oblíquo ventral e elevador da pálpebra.[1,5] Associado ao nervo óptico participa da contração pupilar em resposta à luz através de fibras parassimpáticas.[8] Localiza-se no mesencéfalo (tronco encefálico).[5] Para avaliação desse nervo deve-se movimentar a cabeça lentamente para ambos os lados, para cima e para baixo (nos eixos horizontal e vertical), observando-se movimentos simétricos dos globos oculares e breve nistagmo fisiológico com a fase rápida na direção do movimento,[2,14] também denominado resposta oculovestibular[4] ou oculocefálica.[10] Anormalidades incluem estrabismo ventrolateral, redução ou ausência de adução do olho no plano horizontal, paralisia palpebral superior (ptose palpebral) e alteração na resposta do reflexo pupilar à luz.[8]

Reflexo pupilar à luz

Os reflexos pupilares à luz dependem da integridade funcional dos nervos oculomotor e óptico, associados aos centros integrativos do mesencéfalo (núcleo pré-tectal e núcleo de Edinger-Westphal) e vias simpáticas.[2] Estimulação da retina em um dos globos oculares com uma fonte de luz brilhante causa constrição das duas pupilas. A constrição no globo ocular sendo estimulado é a resposta direta, enquanto no outro globo ocular denomina-se resposta indireta ou consensual.[14] A via aferente para os núcleos parassimpáticos mesencefálicos é o nervo óptico. Os núcleos pré-tectais e de Edinger-Westphal são núcleos parassimpáticos motores do nervo oculomotor, que é o nervo eferente para a resposta de contração pupilar.[14] Esta resposta bilateral é possível porque em mamíferos a maioria das fibras cruza o quiasma óptico.[2,10]

Lesões envolvendo a retina ou o nervo óptico de um globo ocular resultarão em cegueira desse globo ocular e ausência de reflexo pupilar, quando a luz for aplicada nesse olho, em ambos os olhos. Quando realizada no globo ocular normal teremos reflexo pupilar à luz nos dois olhos, uma vez que a inervação consensual do olho não afetado estará intacta. Lesões afetando o nervo oculomotor causarão pupila dilatada do lado afetado não responsiva à luz, mas com contração pupilar no outro globo ocular, não afetado; se a luz for incidida no outro globo ocular teremos a resposta direta presente e ausência de resposta consensual, isto é, no globo ocular afetado. Além disso, a visão nesse globo ocular estará normal.[10]

Nervo troclear

O nervo troclear (NC IV) é um nervo motor localizado no mesencéfalo[13] e responsável pela inervação do músculo oblíquo dorsal do globo ocular.[3,13] Lesão do nervo troclear promoverá rotação discreta do globo ocular afetado perceptível em espécies com pupilas não arredondadas. Em cães esta rotação raramente será observada, enquanto em gatos, com pupila normalmente vertical, ocorrerá um desvio dorsolateral dessas pupilas.[5,8] No cão, a avaliação poderá ser realizada com o uso de um oftalmoscópio, a fim de verificarmos o posicionamento da veia retiniana dorsal.[1,10,13]

Nervo trigêmeo

O nervo trigêmeo (NC V) tem dois componentes: um sensitivo, responsável pela sensação de toda a cabeça, outro motor, inervando a musculatura da mastigação (músculos temporal, masseter, pterigóideos lateral e medial e porção anterior do músculo digástrico).[5,8] Este nervo se localiza na ponte (tronco encefálico) e têm três ramos: (1) oftálmico; (2) maxilar e (3) mandibular. O ramo oftálmico recebe informações sensoriais dos globos oculares e pele ao redor, enquanto o ramo maxilar contém fibras sensitivas procedentes da região maxilar, cavidade nasal e região periorbitária lateral. O ramo mandibular leva impulsos motores para os músculos da mastigação e recebe informações sensoriais da região mandibular, além de informações proprioceptivas desses músculos.[4,13]

Em relação à divisão motora do nervo trigêmeo, avalia-se palpando-se a musculatura da mastigação[4] e promovendo-se abertura e fechamento bucal, notando-se a sua resistência; normalmente nota-se resistência na abertura bucal.[8] Paralisia bilateral mostra inabilidade de o animal fechar a boca causada pela queda da mandíbula que pode ser fechada facilmente.[3] Paralisia unilateral causa diminuição do tônus da musculatura da mastigação,[3,4] mas não interfere na função normal da mandíbula.[8] Atrofia dos músculos temporal e masseter é reconhecida aproximadamente 1 semana após a paralisia[3] e, se ocorrer atrofia bilateral grave, o animal poderá apresentar trismo.[8]

Em relação à divisão sensitiva do nervo trigêmeo pode-se realizar avaliação por meio dos seguintes testes:

- Reflexo corneal: encosta-se um cotonete úmido na córnea do animal, promovendo-se fechamento palpebral (associado ao NC VII) e discreta retração do globo ocular (associado ao NC VI)[5,8]
- Reflexo palpebral: estimulam-se as margens das fissuras palpebrais (o canto medial da fissura palpebral avalia o ramo oftálmico enquanto o canto lateral avalia o ramo maxilar do nervo trigêmeo)[5]
- Teste de sensibilidade: realizam-se estímulos cutâneos com o uso de uma agulha ou uma pinça hemostática, a fim de verificar se há ou não sensibilidade cutânea facial, ou pode-se tocar levemente o lado interno dos pavilhão auricular.[5]

Outro teste também realizado é o pinçamento leve da mucosa nasal com o animal vendado[8] (Figura 217.21). Neste teste, ocorrem dois eventos com o estímulo:

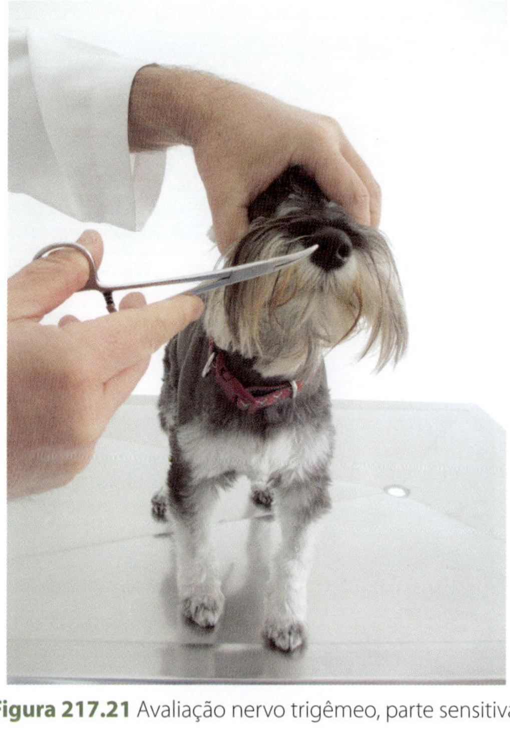

Figura 217.21 Avaliação nervo trigêmeo, parte sensitiva.

- Um reflexo direto do NC V para o NC VII é evocado ipsolateralmente, resultando em movimento ipsolateral (em geral torção) dos músculos da expressão facial (piscar, enrugamento dos músculos faciais); este componente é um reflexo subcortical (subconsciente)
- Um movimento mediado conscientemente da cabeça para longe do estímulo, o que requer o reconhecimento consciente do estímulo através das vias que se projetam para o tálamo contralateral e o córtex parietal.

Um animal com uma lesão no ramo maxilar do NC V não exibirá o reflexo facial nem uma resposta consciente ao estímulo, mas se a lesão estiver em prosencéfalo deverá ter o componente reflexo, mas não irá afastar conscientemente a cabeça do estímulo aplicado ao lado da face contralateral à lesão do prosencéfalo.[4]

Animais com paralisia facial não responderão satisfatoriamente aos testes corneal e palpebral, portanto a avaliação deverá ser realizada em conjunto com o nervo facial.[5]

Nervo abducente

O nervo abducente (NC VI) é um nervo motor, localizado no bulbo rostral, na junção pontinobulbar, inervando os músculos reto lateral e retrator bulbar do globo ocular.[1,5,13] Realiza-se movimentação da cabeça nos planos horizontal e vertical para avaliação desse nervo, tocando-se levemente na córnea para verificar retração do globo ocular.[5,8] Esta última manobra avalia o nervo trigêmeo e o nervo abducente.[5] Alterações nesse nervo incluem estrabismo medial do globo ocular afetado, abdução alterada do mesmo lado e perda da capacidade de retração do globo ocular.[8]

Nervo facial

O nervo facial (NC VII) é um nervo misto com fibras motoras responsáveis pela expressão facial (músculos das pálpebras, orelha, narinas, bochechas e lábios), músculo digástrico do pavilhão auricular, fibras sensitivas para o paladar (dois terços anteriores da língua) e fibras parassimpáticas inervando a maioria das glândulas exócrinas da cabeça (produção de lágrima e saliva).[8,13] Este nervo está localizado no bulbo rostral (tronco encefálico).[13]

Animais apresentando paralisia facial mostrarão assimetria facial. Os lábios, pálpebras e orelhas estarão caídos do mesmo lado da lesão.[3] Testes motores são realizados em conjunto com outros nervos cranianos: teste de ameaça (NC II e NC VII), testes palpebral e corneal (NC V e NC VII).[8]

Para avaliação das fibras sensitivas gustativas, utiliza-se um cotonete com uma substância amarga, como a atropina. Coloca-se em contato com a parte rostral da língua (dois terços) e avalia-se a resposta do animal. Animais normais reagirão rapidamente a esse contato, afastando a cabeça do estímulo e salivando.[3,4] A inervação parassimpática é avaliada pelo teste de Schirmer, uma vez que a lesão nessas fibras fará com que o animal não produza lágrima.[8,10]

As alterações clínicas dependem do nível da lesão. Se a lesão for externa ao forame estilomastoide, o animal apresentará paralisia facial apenas. Contudo, se for mais centralmente localizada, envolvendo bulbo, além da paralisia facial teremos diminuição ou ausência de lágrima, produzindo ressecamento do globo ocular e, consequentemente, ceratite seca da córnea.[8]

Nervo vestibulococlear

O nervo vestibulococlear (NC VIII) tem duas subdivisões e duas funções: (1) o ramo coclear, que tem papel sensorial para audição; e (2) o ramo vestibular, que provê informação acerca da orientação da cabeça com respeito à gravidade.[3,8] Este nervo sensorial encontra-se no bulbo rostral.[13]

Os testes para a avaliação da porção coclear são subjetivos na sua interpretação.[3] Esses testes podem ser grosseiramente testados jogando-se objetos perto de um animal vendado ou batendo-se palmas por trás dele. A resposta normal é o animal virar a cabeça para o lado da origem do som, piscar os olhos ou mover as orelhas[3,8] (reflexo de Pryer).[4] É importante evitar vibrações, sombras ou correntes de ar que possam prover interpretações não auditivas.[10] Outro meio para avaliação é a utilização da audiometria eletroencefalográfica ou potencial auditivo evocado, sendo este último não só para detectar déficits auditivos, mas podendo indicar a localização da lesão.[3]

A surdez bilateral resulta em ausência de resposta clínica ao som.[4] Animais com perda de audição unilateral podem se orientar anormalmente virando a cabeça para o lado oposto ao som, mas alguns podem localizar sons acuradamente, mesmo com perda unilateral da audição.[10]

O nervo vestibular é composto de axônios provenientes dos canais semicirculares, utrículo e sáculo e termina nos núcleos vestibulares e no cerebelo.[13] Anormalidades periféricas e unilaterais produzem ataxia, nistagmo, inclinação da cabeça para o lado da lesão (Figura 217.22) e ocasionalmente vômitos. O nistagmo é um movimento ocular espontâneo que tem uma fase lenta e uma fase rápida.[4] Em lesões periféricas, o nistagmo poderá ser horizontal ou rotatório e a fase rápida ocorrerá para o lado oposto à lesão. Quando a cabeça estiver inclinada a posição dos olhos parecerá normal, mas se o examinador endireitar a cabeça, o olho ipsolateral à lesão se desviará ventralmente, denominado estrabismo posicional[10] (Figura 217.23). Com déficits vestibulares bilaterais, a inclinação da cabeça e o nistagmo estarão frequentemente ausentes. O animal poderá estar com ataxia pela perda do equilíbrio e os sintomas podem se confundir com alteração cerebelar.[5]

Lesões em núcleos vestibulares e estruturas associadas podem causar nistagmo em qualquer direção, podendo mudar a sua direção quando da movimentação da cabeça.[3] Nistagmo vertical indica alteração central e não periférica.[8] Envolvimentos cerebelares podem mostrar inclinação da cabeça para o lado oposto ao da lesão, embora a hipermetria seja vista em membros do mesmo lado, o que denominamos sintomas vestibulares paradoxais.[5]

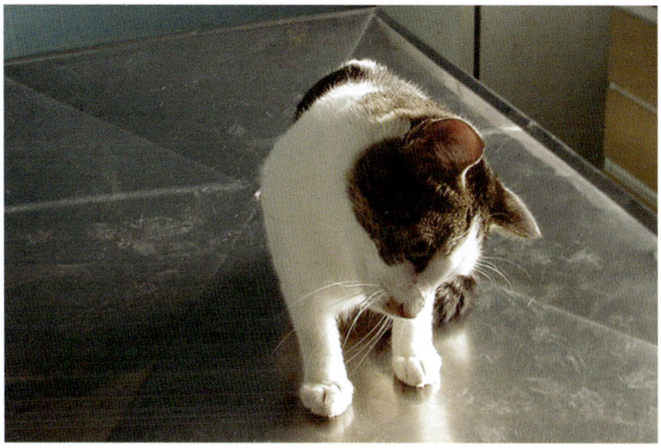

Figura 217.22 Síndrome vestibular periférica idiopática em um gato. Notar inclinação da cabeça para o lado.

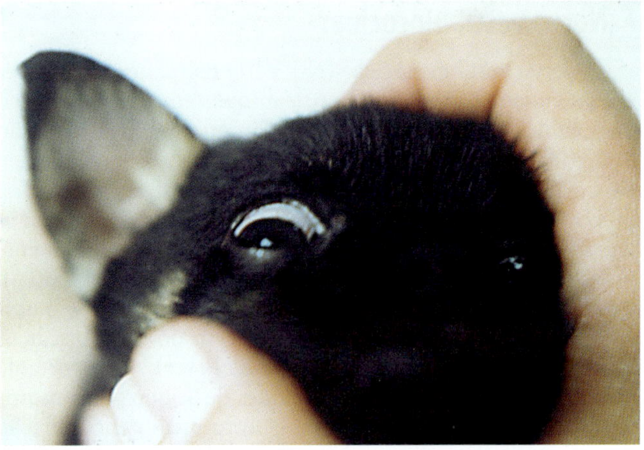

Figura 217.23 Estrabismo posicional ventrolateral do globo ocular direito em cão apresentando síndrome vestibular central.

Vários são os testes para avaliação da função vestibular. Esses testes incluem:

- Reflexo vestíbulo-ocular: também denominado *reflexo oculocefálico*, *reflexo oculocefalogírico* ou *fenômeno de olho de boneca*. Realizam-se movimentos rápidos da cabeça nos planos horizontal e vertical produzindo nistagmo fisiológico com a fase rápida do mesmo lado do movimento. Animais com alteração não mostrarão nistagmo fisiológico quando a cabeça for movida para o mesmo lado da lesão[3]
- Teste calórico: instila-se água fria ou morna no conduto auditivo por 3 a 5 min, produzindo nistagmo fisiológico.[8] Em animais comatosos, o teste avalia a função do tronco encefálico[3]
- Teste do nistagmo pós-rotação: coloca-se o animal em uma cadeira giratória e gira-se a cadeira por 30 a 60 s, parando repentinamente. Quando a rotação cessa, um nistagmo ocorrerá com a fase rápida, ocorrendo em direção oposta ao movimento do corpo. Nesse teste lesões unilaterais produzem uma diferença na taxa e duração do nistagmo pós-rotação, quando aplicado em ambas as direções. Lesões periféricas geralmente deprimem a resposta quando o animal é rotacionado para o lado oposto ao da lesão, enquanto lesões centrais podem deprimir ou prolongar a resposta[3]
- Teste do aprumo posicional (ver em *Reações posturais | Aprumo posicional*, Figura 217.6). Este teste permite avaliar a função vestibular.

Os testes, calórico e pós-rotação, por serem embaraçosos são raramente realizados.[8]

▪ Nervo glossofaríngeo

O nervo glossofaríngeo (NC IX) é um nervo misto, encontrado no bulbo caudal, responsável pela inervação motora da faringe, junto com o nervo vago, pela sensação gustativa no terço final da língua e região rostral da faringe. Apresenta fibras parassimpáticas que inervam as glândulas zigomáticas e parótidas.[13] Testa-se este nervo por meio do *reflexo de deglutição* ou *reflexo de engasgo*. Em relação ao *reflexo de deglutição*, avalia-se comprimindo-se externamente a garganta na região dos ossos hioides. Essa manobra provoca movimentos de deglutição em animais normais (Figura 217.24). O *reflexo de engasgo* é realizado colocando-se um dedo na base da língua por dentro da cavidade oral, promovendo, no animal, mímica de vômito ou engasgos.[5] Este último teste não deve ser realizado em animais agressivos ou com suspeita de raiva.[4] Anormalidades incluem ausência do reflexo de deglutição ou de engasgos, tônus faringiano reduzido e disfagia.[8]

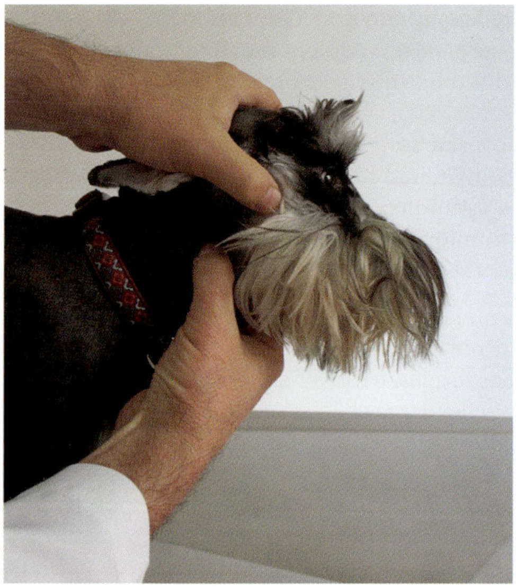

Figura 217.24 Avaliação dos nervos glossofaríngeo e vago.

▪ Nervo vago

O nervo vago (NC X) é um nervo misto encontrado no bulbo caudal responsável pela inervação motora da faringe e laringe, além de informações sensoriais da faringe caudal, laringe e vísceras. Apresenta fibras motoras parassimpáticas para as vísceras torácicas e abdominais.[3,13] As funções do nervo vago são similares às do nervo glossofaríngeo, no que se refere à deglutição e ao reflexo de engasgo. Além disso, função laringiana e vocalização são controladas pelo nervo vago.[8] A função autonômica do vago é cardiorregulação e inervação das vísceras torácicas e abdominais,[2] exceto das vísceras pélvicas, as quais são controladas pelos nervos parassimpáticos sacrais.[3]

Testes realizados para avaliação do vago incluem o *reflexo de engasgo* realizado para NC IX, *reflexo da laringe*, que consiste na palpação da laringe, e *reflexo oculocardíaco*. No teste laringiano, a pressão exercida sobre a área laringiana resultará normalmente em resposta de tosse. O *reflexo oculocardíaco* é realizado por meio de uma pressão aplicada diretamente em ambos os globos oculares simultaneamente, resultando em bradicardia reflexa (mediada pelo NC V e NC X).[8]

Anormalidades do NC X podem resultar em uma ou todas as alterações clínicas:

- Disfagia
- Alteração da vocalização
- Dispneia inspiratória (paralisia de laringe)
- Megaesôfago.[8]

▪ Nervo acessório

O nervo acessório (NC XI) é um nervo motor inervando a musculatura do trapézio, e partes dos músculos esternocefálico e braquicefálico do pescoço.[3,5,8] Localiza-se no bulbo caudal e nos primeiros segmentos cervicais.[13]

Este nervo é de difícil avaliação e raramente se torna um problema clínico. Anormalidade desse nervo promoverá paralisia do músculo trapézio, que poderá ser avaliado mediante palpação cuidadosa dos músculos atrofiados na região do pescoço. Movimentos passivos de cabeça e pescoço podem demonstrar perda de resistência a movimentos laterais na direção contrária à lesão.[3] Em casos crônicos o pescoço se desvia para o lado afetado, em decorrência de fibrose muscular.[13]

▪ Nervo hipoglosso

O nervo hipoglosso (NC XII) é um nervo motor da musculatura da língua. Localiza-se no bulbo caudal[5] e inerva a musculatura intrínseca e extrínseca da língua e do músculo gênio-hióideo.[3] A língua pode ser examinada esfregando-se ou molhando-se o focinho, o que induzirá o animal a lambê-lo[8] (Figura 217.25). A força de retração também poderá ser avaliada puxando-se a língua com uma compressa de gaze. Lesão unilateral produzirá desvio da língua para o lado oposto devido à flacidez ocorrida, permitindo que os músculos normais se contraiam sem resistência. Se houver atrofia a língua apresentará um aspecto enrugado e o desvio ocorrerá do lado afetado[8] (Figura 217.26).

▪ Avaliação sensorial

Vias sensoriais incluem todas as estruturas que conduzem de um campo periférico de estimulação informações ao córtex cerebral. Com exceção da olfação, as vias sensoriais realizam sinapse no tálamo. Essas vias se dividem em sensorial geral e especial (olfação, visão, audição, gustação e vestibular). Vias sensitivas gerais subdividem-se em sensoriais primitivas (protopáticas) – dor, temperatura e tato/pressão grosseiros – via tratos espinotalâmicos; e sensoriais discriminativas (epicríticas) – tato/pressão finos e sensações cinestésicas (propriocepção) – via coluna dorsal.[2] Além da propriocepção (ver *Reações posturais | Propriocepção consciente*), avaliação do sistema sensorial em animais depende de testes de percepção de dor. Outras modalidades sensoriais, como frio e calor, são extremamente difíceis para avaliação objetiva e quantitativa.[8]

A sensibilidade superficial é extremamente útil na localização de lesões toracolombares. Pinçamento suave sobre dermátomos específicos ou massagem e palpação de músculos podem ajudar na localização de uma área de hiperestesia e irritação meningeana ou de raiz nervosa.[5]

Como a dor é uma experiência sensorial subjetiva e os animais não podem comunicar verbalmente o que sentem, é mais difícil detectá-la neles do que em humanos. Respostas fisiológicas e comportamentais associadas à dor em seres humanos podem ser indicativas de sua ocorrência em animais.[4]

Anormalidades sensoriais incluem:

- Ausência de sensibilidade (anestesia) ou da sensação de dor (analgesia)
- Diminuição de sensibilidade (hipestesia ou hipoestesia) ou da sensação de dor (hipalgesia)
- Aumento de sensibilidade (hiperestesia) ou de sensação dolorosa (hiperalgesia).[8]

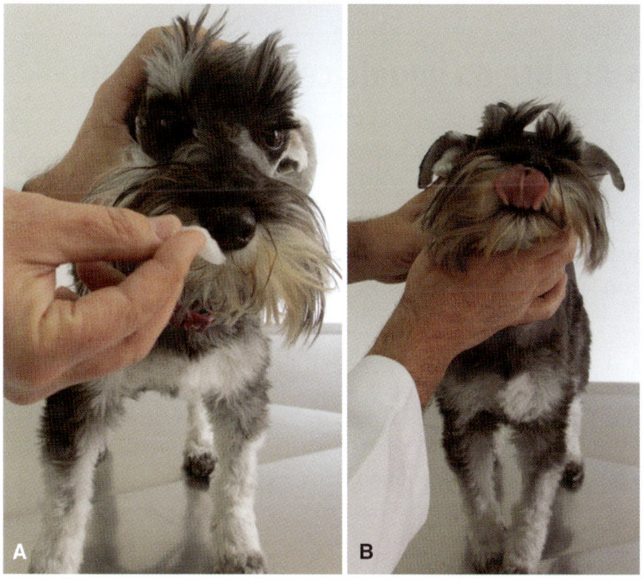

Figura 217.25 Avaliação do nervo hipoglosso. **A.** Aplicação de algodão úmido no focinho. **B.** Realização da lambedura.

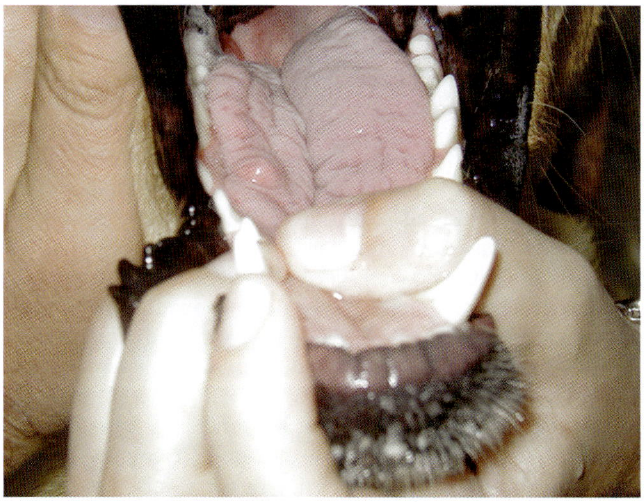

Figura 217.26 Alteração do nervo hipoglosso em cão. Notar atrofia da musculatura do lado direito da língua.

▪ Referências

1. Andrade Neto, JP. Examen neurológico em cachorros. In: Pellegrino F, Suraniti A, Garibaldi L. El libro de neurología para la práctica clínica. Buenos Aires: Inter-Médica Editorial, 2003. Cap. 4 p. 81-94.
2. Redding RW, Braund KG. Neurological examination. In: Hoerlein BF. Canine neurology. 3. ed. Philadelphia: W.B. Saunders,1978. Chap. 3, p. 53-70.
3. Lorenz MD, Kornegay JN. Handbook of veterinary neurology. Neurologic history and examination. 4. ed. Elsevier Science, 2004. Chap. 1, p. 3-44.
4. Bagley RS, Mayhew, IG. Exame clínico do sistema nervoso. In: Radostits OM, Mayhew IG, Houston DM. Exame clínico e diagnóstico em veterinária. Rio de Janeiro: Guanabara Koogan, 2002. Cap. 19. p. 384-422.
5. Chrisman CL. Problems in small animal neurology. 2. ed. Pennsylvania: Lea & Febiger, 1991.
6. Schatzberg SJ. Neurologic examination and neuroanatomic diagnosis. In: Ettiger SJ, Feldman EC Textbook of Veterinary Internal Medicine 7. ed., St Louis: Saunders Elsevier, 2010. Vol. 2, Chap. 258, p. 1401-12.
7. Garibaldi L. Examen neurológico. In: Pellegrino F, Suraniti A, Garibaldi L. El libro de neurología para la práctica clínica. Buenos Aires: Inter-Médica Editorial, 2003. Cap. 3, p. 43-79.
8. Braund KG. Clinical syndromes in veterinary neurology. 2. ed. Missouri: Mosby-Year Book, 1994.
9. Sharp NJH, Wheeler SJ. Small animal spinal disorders. 2. ed. London: Elsevier Mosby, 2005. Chap. 2, p. 19-33.
10. O'Brien DP, Coates JR. Brain disease. In: Ettiger SJ, Feldman EC. Textbook of veterinary internal medicine 7. ed. St Louis: Saunders Elsevier, 2010. v. 2, Chap. 259, p. 1413-46.
11. Cunninghans JG, Klein BG. Tratado de fisiologia veterinária. Cap. 7, p. 91, 2008.
12. Feitosa MM. Semiologia do sistema nervoso de pequenos animais. In: Feitosa FLF. Semiologia veterinária – a arte do diagnóstico. São Paulo: Roca, 2004. Cap. 10, p. 451-505.
13. Garibaldi L. Nervios craneanos. In: Pellegrino F, Suraniti A, Garibaldi L. El libro de neurología para la práctica clínica. Buenos Aires: Inter-Médica Editorial, Cap. 5, p. 95-119, 2003.
14. DeLahunta A. Veterinary neuroanatomy and clinical neurology. 2. ed. Philadelphia: W.B. Saunders, 1983.

Seção B
Exames Complementares

218
Análise do Líquido Cefalorraquidiano

Rogério Soila

■ Introdução

O líquido cefalorraquidiano (LCR), também chamado de liquor, é um fluido biológico estéril, incolor, que banha o sistema nervoso central (SNC), circulando entre as membranas aracnoide e pia-máter das meninges no espaço subaracnoide.[1] O liquor atua no suprimento de nutrientes e na remoção de resíduos metabólicos do tecido nervoso, e desempenha um importante papel mecânico de sustentação, agindo como amortecedor para o córtex e a medula espinal.[1,2]

O LCR é produzido por um conjunto de vasos enovelados, conhecido como plexo coroide, e pelo epitélio ependimário que reveste os ventrículos e o espaço subaracnoide, por meio de ultrafiltração contínua do soro a uma taxa aproximada de 20 a 60 $\mu\ell$/min, de acordo com o tamanho e o peso do cão ou gato.[1,3] O líquido preenche os ventrículos e as cavidades cerebrais através dos forames interventriculares e flui para o espaço subaracnoide, difundindo-se no restante do sistema nervoso, cobrindo as superfícies cerebrais e da medula espinal, ocupando todo o espaço, resultando em pressão interna característica Sua reabsorção se dá nos vilos aracnoides presentes ao longo do seio sagital superior.[1,2,4] A obstrução das vias de circulação do liquor pode gerar acúmulo nas cavidades e aumento da pressão interna, evoluindo ocasionalmente para um quadro de hidrocefalia.[1,2] Também deve ser citada a importância da "barreira hematencefálica", representada por uma barreira virtual formada por um emaranhado de vasos capilares que isola o tecido nervoso do restante do organismo e controla as trocas bidirecionais entre o sangue e o liquor. Essa barreira, completamente desenvolvida no adulto, evita a penetração de células impróprias, agentes contaminantes e substâncias químicas que possam agredir o tecido nervoso.[1,5,6]

Devido a essa íntima relação entre LCR e tecido nervoso e meninges, sua análise pode trazer informações de grande importância para o diagnóstico e acompanhamento de doenças neurológicas.[7] Um exame adequado do LCR envolve procedimentos pré-analíticos, que englobam os cuidados específicos relacionados com coleta, acondicionamento e conservação do material; analíticos, vinculados ao processamento do material; e pós-analíticos, referentes à interpretação do resultado.[8,9] Vale ressaltar que diferentes doenças podem produzir alterações similares no LCR, e até mesmo a ausência de qualquer alteração não descarta completamente a possibilidade de lesão envolvendo o SNC.[9] O diagnóstico final deve ser baseado na associação do resultado da análise à avaliação detalhada do paciente, considerando-se o histórico de evolução do quadro, exame clínico e neurológico, assim como a realização prévia de exames complementares sistêmicos.[7–9]

■ Análise do líquido cefalorraquidiano

▪ Contraindicações

A coleta do liquor é indicada como ferramenta auxiliar de investigação do SNC, sempre que se julgar necessário na avaliação clínica do paciente. Entretanto, para se realizar uma punção segura e satisfatória, algumas contraindicações devem ser levadas em consideração:[9]

- Pacientes sensivelmente desidratados devem ser submetidos a intensa fluidoterapia para correção de volume circulatório antes da coleta do material, para reduzir o risco do paciente, perante procedimento anestésico, e melhorar as chances de obtenção de volume adequado para a análise[2,5,8]
- A área a ser puncionada deve ser previamente inspecionada. A presença de lesões com infecção cutânea local exige cuidado prévio, de modo que se evite a veiculação de agentes contaminantes para o interior do SNC. Da mesma maneira, o paciente com fraturas, subluxações ou envolvimentos articulares graves em região atlanto-occipital também deve ser poupado em vista do aumento do risco de lesão às regiões de tronco encefálico e cerebelo[9,10]
- A coleta do material após ocorrência de convulsões deve ser adiada, pois esses eventos podem provocar alteração da barreira hematencefálica, aumentando os níveis de proteínas e células do liquor, provocando erros de interpretação dos resultados[5,11,12]
- Pacientes com sinais sugestivos de aumento da pressão intracraniana (anisocoria, pupilas dilatadas e não responsivas, estado mental alterado, paresia rígida, alteração do padrão respiratório, ritmo cardíaco e coma) desencadeados por trauma encefálico agudo, suspeita de edema cerebral, hidrocefalia descompensada, assim como o uso de fármacos anestésicos que promovam o aumento da pressão interna, requerem maiores cuidados e preparo antes da punção, para evitar a ocorrência de herniações do sistema nervoso, que podem ter como consequências comprometimento das funções cerebrais, tetraplegias e até óbito.[2,3,6] Evitar o uso de cetamina como sedativo em felinos, pois também induz aumento da pressão intracraniana.[8]

A pressão intracraniana (PIC) depende do equilíbrio de três constituintes do espaço intracraniano: parênquima encefálico, LCR e fluxo sanguíneo cerebral, e afeta diretamente as funções do cérebro.[1,2] Os valores normais para cães acordados ainda não foram determinados, bem como os valores a partir dos quais a elevação da PIC seria considerada patológica.[2] A dificuldade em determinar esses valores deve-se à grande variabilidade da PIC em função das raças, dos métodos de mensuração adotados e inúmeros fatores que nela interferem. Sabe-se que, no homem, os valores normais variam entre 5 e 15 mmHg, porém alguns autores relatam casos de cães que apresentaram PIC em torno de 30 a 40 mmHg sem sintomas preocupantes.[2,3] A PIC pode ser mensurada utilizando-se um manômetro aneroide de líquido espinal (manômetro de Claude) ou com uma coluna hidrostática de Straus, que determina a pressão em centímetros de H_2O, acoplando-os a um adaptador de três saídas no momento da coleta.[8,9]

Em todos os casos, deve-se ponderar sobre os benefícios e riscos para a análise do LCR.[9]

▪ Coleta

O liquor deve ser colhido em ambiente ambulatorial ou hospitalar por um profissional devidamente treinado. A técnica requer sedação profunda ou anestesia de curta duração na maior parte dos casos, para que ocorra relaxamento e colaboração do paciente durante o procedimento.[5,13] A coleta do material exige esterilidade absoluta e pode ser realizada na cisterna magna através do forame atlanto-occipital ou por punção lombar no espaço entre as vértebras L4 e L5 ou L5 e L6.[5,10,13] Como o fluxo do liquor ocorre em sentido craniocaudal, a escolha do local da punção deve basear-se na suspeita do foco da lesão.[10] Para processos com provável origem em encéfalo ou coluna cervical, a coleta em cisterna magna pode ser mais significativa, mas para lesões medulares localizadas abaixo da coluna cervical, recomenda-se a punção em região lombar.[2,7,9,10]

Tricotomia e assepsia rigorosa do local a ser puncionado, assim como a utilização de luvas estéreis, são cuidados essenciais para evitar inoculação de agentes contaminantes para o interior do SNC.[7–10] Agulhas de tamanhos e calibres variados podem ser utilizadas de acordo com o tamanho e o peso do paciente.[8] Para punção em região de cisterna magna de cães de porte pequeno ou médio e felinos podem ser utilizadas agulhas hipodérmicas sem mandril com tamanho de 20 a 50 mm de comprimento e espessura de 0,55 a 0,7 mm.[8–10,13] Já para animais de porte grande ou com estrutura muscular bem desenvolvida e para punções em região lombar, recomenda-se a utilização de agulhas espinais com mandril de maior comprimento, com aproximadamente 50 a 80 mm e espessura de 0,7 a 0,8 mm.[8,9,10,13]

Para coleta em região de cisterna magna, o paciente deve ser posicionado em decúbito lateral e a cabeça deve ser flexionada ventralmente em relação ao corpo, de modo a melhorar a abertura do forame atlanto-occipital.[2,8–10,13] A técnica clássica baseia-se na localização da protuberância do occipital e da porção cranial das asas do atlas, traçando-se uma linha imaginária entre esses dois pontos e puncionando-se no ponto de encontro dessas linhas.[8–10] O local a ser puncionado na maior parte dos casos pode ser palpado como uma depressão na linha média da coluna cervical, logo abaixo da protuberância do occipital, que se torna mais evidente com o movimento de flexão leve da cabeça do animal.[5,8,10] A agulha deve ser inserida com movimento suave perpendicularmente ou sendo inclinada levemente em direção à ponta do focinho.[5,9] Pode ser sentida a perfuração de uma membrana mais resistente quando se penetra a dura-máter, e o liquor flui lentamente, gotejando através da agulha.[9,14] Quando a agulha toca a superfície óssea, recomenda-se que seja retirada e o procedimento repetido, de modo a evitar sangramento local indesejado.[8,9] Recomenda-se um cuidado especial nessa região para que a agulha não perfure o bulbo, o que pode ocasionar parada cardiorrespiratória.[5]

Para coleta em região lombar, o paciente também deve ser posicionado em decúbito lateral e as vértebras lombares L4, L5, L6 e L7 devem ser localizadas.[6,8–10] A região lombossacra deve ser flexionada, movimentando os membros posteriores para frente, melhorando assim a exposição dos forames intervertebrais. A agulha deve ser inserida na linha média, com movimento suave e perpendicularmente à porção cranial dos processos espinhosos de L5, L6 ou L7.[5,8,9,13] Algumas vezes, um leve movimento dos membros pode ser observado ao ser perfurada a dura-máter.[5,10,13] O mandril deve ser retirado e verifica-se a presença do liquor.[5,9] Se o líquido não for observado, o mandril deve ser reinserido e a agulha deve avançar até o assoalho do canal medular, através do tecido nervoso. Retira-se novamente o mandril e verifica-se a vinda do material. O toque da agulha em superfícies ósseas antes da perfuração da dura-máter recomenda que o procedimento deva ser reavaliado e repetido. Geralmente, o fluxo do liquor dessa região é mais baixo do que na cisterna magna, assim como o volume obtido.[5,8–10]

Quando o gotejamento do liquor através da agulha encontra-se muito lento ou cessa, recomenda-se discreta movimentação da agulha para descartar a possibilidade de obstrução da drenagem.[9] Também pode ser feita a compressão momentânea das jugulares, que promove aumento temporário da PIC, facilitando a saída do material.[8–10] Não é recomendada a utilização de seringas para aspiração do liquor, uma vez que podem modificar drasticamente a PIC e favorecer o desenvolvimento de herniações do SNC.[5,14,15]

Quando possível, a primeira e a segunda gota do liquor devem ser descartadas para reduzir a contaminação da amostra.[8,10] O volume recomendado de coleta é de aproximadamente 1 mℓ para cada 5 kg, ou 0,2 mℓ/kg, sem risco de comprometimento da PIC.[3,6,8,9] Para cães recomenda-se coleta do liquor de no máximo 4 a 5 mℓ quando possível, em felinos adultos, 1 a 1,5 mℓ e em filhotes, não mais do que 10 a 20 gotas.[2,3,7,9] Quando for observada a contaminação sanguínea da amostra no momento da coleta, recomenda-se que a agulha seja retirada e trocada e o procedimento, repetido.[10,13] Um sangramento local no momento da coleta não contamina necessariamente o espaço subaracnoide.[8,9]

Podem ser utilizados diferentes frascos durante o recolhimento do material, procedimento especialmente recomendado quando há contaminação sanguínea da amostra no momento da coleta.[2,4,16] Quando possível, ou em casos em que se suspeita que o LCR apresente contagem celular alta, algumas gotas também podem ser acondicionadas em frasco para microcoleta com EDTA, para evitar a coagulação das células e melhorar a preservação da celularidade.[8,9] O material colhido apenas em frasco com EDTA não deve ser submetido à avaliação bioquímica, uma vez que este elemento induz falsa elevação da concentração proteica do liquor. Não utilizar sob nenhuma hipótese frascos com aditivos aceleradores da formação de coágulo impregnados em suas paredes.[3,14]

Devido à concentração extremamente baixa de elementos presentes, o liquor torna-se uma substância com características extremamente lábeis.[17] Após a coleta, o material permanece estável sob refrigeração por um período de 4 a 8 h.[17,18] Mas recomenda-se que ele seja avaliado na primeira hora a fim de preservar as características citológicas íntegras.[6] Amostras com maior teor proteico ou maior número de células são estáveis por períodos maiores.[11,17] Quando não há possibilidade do processamento rápido, alguns recursos podem ser utilizados para aumentar a estabilidade do material. A amostra deve ser aliquotada em dois frascos distintos. Um deles deve ser mantido íntegro, para avaliação bioquímica e da contagem celular de leucócitos e hemácias (eritrócitos), e o outro deve receber uma proporção de 20% de soro fetal bovino ou 10% de soro autólogo, a fim de se preservarem as características citológicas por um prazo de 24 a 48 h, mantendo-se ambos os frascos sob refrigeração nesse período.[8,17,18]

Avaliações laboratoriais do líquido cefalorraquidiano

Análise física

Para uma boa análise do LCR, recomenda-se que seja submetido a essa análise um volume mínimo de 1 mℓ do material, em que serão avaliados os achados físico, bioquímicos e celulares. Nos casos em que o volume de liquor obtido for muito baixo, alguns autores recomendam a priorização da amostra para avaliação de sua respectiva concentração proteica, contagem global e análise citológica.[3,13]

O LCR normal é um fluido incolor, transparente, não coagula e apresenta concentrações muito baixas de elementos.[6,14]

A coloração em padrão róseo ou avermelhado pode ser observada quando há presença de sangue, geralmente com hemácias íntegras. Este sangue pode ser proveniente de contaminação sanguínea iatrogênica (coleta) ou hemorragia patológica aguda. Nesses casos, o liquor torna-se claro novamente após centrifugação.[3,4,13] A coloração de padrão xantocrômico também pode ser observada em processos hemorrágicos prévios por lise das hemácias e normalmente está associada a causas patológicas primárias, como traumatismos, vasculites, doenças de disco, inflamações graves ou neoplasias. Nestas condições, após centrifugação, o material permanecerá com coloração alterada.[8,9] Em alguns casos de envolvimento bacteriano ou fúngico do LCR, a coloração pode apresentar-se esbranquiçada ou acinzentada.[13]

A turbidez pode variar de leve a acentuada e indica aumento da contagem celular, geralmente aparecendo quando se apresenta acima de 200 células nucleadas/μℓ ou 400 hemácias/μℓ, ou pela proliferação de agentes bacterianos ou fúngicos.[6,8,14,18] Ela pode ser avaliada com facilidade posicionando-se o tubo contra a luz ou testando-se a visibilização de palavras de um texto através do frasco com o liquor.[9,14]

A coagulação pode ocorrer, mas geralmente apenas nos casos em que a concentração proteica encontra-se muito elevada devido ao quadro patológico ou por contaminação sanguínea durante a coleta.[8,11]

Análise bioquímica

Uma triagem para avaliação bioquímica do liquor pode ser feita utilizando-se fitas reagentes urinárias.[3,8] Mas a falta de exatidão destas dosagens recomenda a aplicação de técnicas específicas, especialmente para a determinação da concentração de proteína.[9] As avaliações bioquímicas podem ser realizadas por técnicas de automação com baixo consumo do LCR, e podem ser determinados valores de proteínas, glicose, lactato, ureia, lactato desidrogenase (LDH), aspartato aminotransferase (AST), cloretos, creatinofosfoquinase (CPK), entre outros.[3,6,8] Vale lembrar que a concentração da maioria dos elementos encontrados no liquor é controlada pela barreira hematencefálica e estes representam cerca de um a dois terços de suas respectivas concentrações séricas.[3,4,14] Entre os elementos bioquímicos mais importantes a serem avaliados, merecem destaque as concentrações de glicose, lactato e proteínas.[3,9]

Glicose e lactato

A glicose encontrada no liquor da maioria das espécies representa cerca de 60 a 80% da concentração encontrada no sangue, portanto, a dosagem simultânea entre os dois materiais pode ser recomendada para melhorar a precisão técnica.[9] A determinação da glicose é muito importante para a avaliação de casos de suspeita de meningite, pois sua concentração geralmente diminui significativamente em presença de agentes bacterianos ou fúngicos devido ao consumo, ou em infiltrações neoplásicas do espaço subaracnoide.[8,14] O aumento de sua concentração não tem correlação clínica neurológica importante, mas sugere a avaliação da glicose sistêmica.[13]

Os níveis de lactato, diferentemente da glicose, não estão associados aos níveis séricos, mas sim a condições de produção intratecal.[3] O consumo da glicose como fonte de energia por agentes bacterianos ou fúngicos no SNC resulta no aumento do lactato por glicólise anaeróbica, e pode ser uma importante ferramenta no diagnóstico diferencial entre meningites bacterianas ou fúngicas das de origem viral.[3,14]

Proteínas

A concentração de proteína do liquor normalmente é baixa e pode variar levemente, de acordo com o local de punção do material.[5,8] A concentração normal geralmente observada em LCR colhido em cisterna magna é inferior a 30 mg/dℓ enquanto a de origem lombar pode chegar até os 45 mg/dℓ.[5,8,9,11] A albumina corresponde a cerca de 80 a 95% da proteína total e essa concentração é mantida pela ação da barreira hematencefálica.[9,11] Algumas doenças neurológicas podem induzir aumento da concentração de proteínas no liquor, provocando alteração da permeabilidade capilar da barreira hematencefálica, permitindo o extravasamento da proteína (albumina) para dentro, ou por síntese local (globulinas).[8,9,11,12,19]

A determinação da proteína no material exige a utilização de *kits* sensíveis para detecção desse elemento em baixas concentrações (microalbumina).[3] Alguns *kits* comerciais para esse uso são encontrados no mercado, mas exigem a utilização de equipamentos para leitura bioquímica de precisão.[11] A fita reagente urinária também pode ser utilizada, mas apenas para avalização de triagem devido à baixa precisão. Para a identificação qualitativa do teor de globulinas da amostra podem ser feitas duas provas.[8] A prova de Pandy consiste em gotejar cerca de 50 a 100 μℓ de liquor em aproximadamente 1 mℓ do reativo de Pandy (solução à base de fenol) e observar a formação de turbidez, que pode variar em uma classificação de 1 a 4 (+).[8,9,11] Já a prova de Nonne Apelt consiste na utilização de 100 a 200 μℓ de liquor colocados sobre o reagente de Nonne-Apelt (solução à base de sulfato de amônia) e observar a formação de um halo branco-acinzentado entre os dois líquidos após aproximadamente 3 min.[3,8,11] Quando o caso exige uma avaliação proteica ainda mais precisa, com necessidade de diferenciação das frações para discernimento da origem do processo, o material deve ser submetido à análise por técnica de eletroforese de proteínas, simultaneamente às proteínas séricas.[6,11] Por meio desses dados é possível avaliar a origem proteica sérica em relação à de produção intratecal.[9]

Em alguns casos ocorrem situações nas quais não é observada correlação entre a alteração proteica e a citológica. Este processo é conhecido como "dissociação albuminocitológica" e é descrito quando se encontra aumento significativo da proteína total como única alteração, sem alteração citológica importante.[8] Isto pode ser visto em condições em que a lesão do tecido nervoso provoca apenas aumento da permeabilidade da barreira hematencefálica devido à resposta inflamatória, mas também pode ocorrer quando há necrose local, interrupção do fluxo ou absorção do LCR e em casos em que há necessidade de produção de imunoglobulinas dentro do SNC.[6,8] Foram descritas algumas doenças que podem produzir esse achado, entre elas podem ser citados os casos de convulsões, as lesões agudas e/ou compressivas de medula espinal (doenças de disco intervertebral), algumas encefalites virais, mielopatias degenerativas, alguns casos de meningoencefalite granulomatosa (MEG) e algumas neoplasias intraparenquimatosas.[8,11,12,59]

A contaminação sanguínea também pode afetar a concentração total de proteínas, especialmente quando se observa contagem de hemácias superior a 15.000/$\mu\ell$.[9,20]

Cultivo microbiológico

A cultura microbiológica para bactérias aeróbias ou anaeróbias e para fungos deve ser utilizada de imediato, sempre que houver suspeita de quadro de meningoencefalite desta natureza, e quando houver o achado de microrganismos suspeitos ou grande quantidade de neutrófilos degenerados durante a avaliação citológica do material.[8,16]

Contagem total de células

As contagens celulares totais de hemácias e células nucleadas devem ser feitas em hemocitômetro padrão (câmara de Neubauer).[2,7] Antes do preenchimento da câmara, a amostra deve ser homogeneizada suavemente por inversão durante alguns segundos.[7] Depois deve-se preencher as câmaras de ambos os lados com o material íntegro e deixá-la em repouso por cerca de 10 a 15 min em câmara úmida, para que todas as células entrem em contato com a lamínula.[13] Então contam-se separadamente todas as células nucleadas e as hemácias presentes nos cinco quadrantes maiores de cada lado (quatro quadrados dos cantos e o central), obtendo o número total de células por mm^3 ou $\mu\ell$.[8,9] A diferenciação dos tipos celulares pode ser feita utilizando o aumento de 400× do microscópio ou pelo uso de pequenas quantidades de um corante especial, o novo azul de metileno, que é impregnado no núcleo das células, facilitando sua visibilização.[9]

Para hemácias, espera-se a ausência delas no LCR, mas como é um achado comum, relata-se que o achado de até 30 hemácias/$\mu\ell$ é considerado normal.[5,8,9,13] Para células nucleadas, considera-se normal o achado de até 5 células/$\mu\ell$. Esses valores são considerados tanto em cães como em gatos de amostras colhidas através da cisterna magna. Para coletas em região lombar, espera-se uma contagem de hemácias de até 45/$\mu\ell$ e células nucleadas de até 8/$\mu\ell$.[5,8,9]

Contaminação sanguínea

A dificuldade associada à forma de coleta do material prevê a possibilidade de contaminação por sangue externo, e esse fator pode influenciar nas alterações físicas, bioquímicas e celulares durante a análise do liquor.[9] Não existem fórmulas confiáveis que consigam diferenciar as alterações induzidas por contaminação de coleta de um processo hemorrágico primário, mas existem alguns fatores que podem ser considerados.[8,20] Com relação à coloração do material, percebe-se que nas hemorragias primárias do SNC é comum a observação de xantocromia (coloração amarelo-alaranjada) do material, enquanto na contaminação sanguínea, o liquor continua claro após centrifugação.[8,9] Mesmo assim, esse fator é considerado muito sutil e pode ser contestado.

A contaminação sanguínea também afeta a contagem total das células, promovendo sua elevação.[8] Entretanto, alguns estudos mostraram que pode ocorrer o aumento de 1 leucócito para cada 100 hemácias contadas.[9] Utilizando-se essa informação, pode-se avaliar a contagem celular final. Se a contagem observada for maior do que a esperada, é provável que o aumento seja real, decorrente de doença neurológica.[9,20] Caso contrário, as chances da alteração devido à contaminação aumentam.[20]

Mas é a avaliação citológica que pode dar as maiores evidências da origem hemorrágica. Sangramentos relacionados com o SNC com mais de 12 ou 24 h de ocorrência induzem a presença de macrófagos na liquor e frequentemente pode ser observada a eritrofagocitose.[8,20] Já a contaminação por sangue fresco, além de não produzir este achado, pode permitir a observação de um padrão citológico sem atipias, com pleiocitose, além de poder ser observada a presença de plaquetas.[20] De qualquer modo, quando a contagem de hemácias for maior que 3.000 células por microlitro, recomenda-se uma nova coleta do LCR.[9]

▪ Avaliação citológica

Preparo da lâmina

Devido à escassez de material citológico no liquor, a preparação da lâmina exige técnicas de concentração de material, e torna-se de fundamental importância para permitir uma avaliação citológica adequada.[7] A falha nessa etapa do procedimento pode ser um fator decisivo no comprometimento do diagnóstico.[2] Basicamente podem ser utilizados três processos na confecção das lâminas: a técnica de sedimentação em lâmina, a citocentrifugação e a técnica de filtração por membrana.[8,9]

A citocentrifugação é uma técnica bastante utilizada pelos laboratórios de referência, mas exige maior investimento para a instalação de uma citocentrífuga, equipamento apropriado para promover a fixação das células na lâmina por meio de movimento giratório.[8,9] As vantagens da utilização do equipamento envolvem mecanização, padronização e rapidez no processamento do material, além da possibilidade do preparo de maior número de lâminas com o LCR devido à utilização de baixo volume.[8] Nesta técnica deve-se atentar para as amostras com alto teor de celularidade, pois o procedimento pode impor sobreposição das células na lâmina, prejudicando sua avalição. A redução do volume ou diluição do material nesses casos pode se tornar necessária, de acordo com as características da amostra.

A técnica de sedimentação é considerada a mais simples, e muito prática, pois envolve menos investimento e mais criatividade no preparo das lâminas. Ela também produz resultados bastante satisfatórios para a avaliação citológica do material.[9] Muitos métodos de sedimentação são descritos na literatura, mas praticamente todos baseiam-se na montagem de uma câmara de sedimentação, que pode ser feita a partir de uma seringa de insulina cortada pela metade, aproveitando-se a parte inferior dela. Um papel-filtro com um furo no centro, com tamanho ligeiramente maior que o diâmetro interno da seringa, e uma lâmina de vidro para esfregação sanguínea também devem ser providenciados.[8] O procedimento baseia-se na colocação do papel-filtro sobre a lâmina de vidro, com o furo no centro dela. Depois posiciona-se a seringa sobre a lâmina, com a parte cortada para cima e com o centro exatamente na posição do furo.[9] Então a base da seringa deve ser fixada na lâmina com grampos de pressão de maneira firme e segura, de modo que impeça o escoamento rápido do LCR que será colocado no interior dela. O volume indicado para preparação da lâmina é de aproximadamente 0,5 mℓ.[8,9] O material deve ficar suspenso em coluna dentro da seringa e em contato com a lâmina por um período de aproximadamente 30 min.[8,9] O excesso do material então deve ser aspirado, a lâmina deve ser seca e corada por corantes tipo Romanowski (Leishman, May-Grunwald, Giemsa) ou pan-óptico.[8] Depois de secas as lâminas podem ser avaliadas. Outra forma de fixação da seringa diretamente na lâmina é utilizando-se parafina ou silicone. O inconveniente associado à técnica é exigir um volume maior de LCR, além de ser mais demorada para o preparo.[9]

A técnica de filtração de membrana baseia-se na separação das células do LCR por meio de uma membrana porosa ou filtro especialmente preparada para esse fim, com auxílio de mecanismos especiais de microfiltração.[8] O procedimento apresenta resultados bastantes satisfatórios, mas por necessitar de equipamentos diferenciados e colorações especiais, torna-se mais caro, e é utilizado somente por grandes laboratórios de refrência.[8]

Independentemente do método utilizado, é sempre ideal o preparo de duas a quatro lâminas citológicas, de acordo com a disponibilidade do material analisado. Com maior número de lâminas torna-se possível a avaliação mais detalhada do liquor, assim como a utilização de técnicas especiais de coloração para identificação de elementos atípicos.[9]

Padrões celulares

A análise citológica das amostras de LCR torna-se muito importante para a caracterização e o direcionamento do diagnóstico.[14] Em alguns casos, o LCR pode não apresentar alterações físico-químicas, mas conter informações celulares importantes.[4,6]

Pode-se caracterizar como normal a presença de pequena população celular no LCR, sendo constituída essencialmente por células de padrão mononuclear, formada por linfócitos e células monocitoides.[8,9] Raros neutrófilos também podem ser encontrados, desde que sua presença não exceda 10% da população celular identificada.[9]

Durante a análise citológica do LCR, podem ser observados os seguintes elementos:

- Neutrófilos, eosinófilos, linfócitos, células monocitoides e hemácias: semelhantes às células observadas no sangue periférico, podem ser achados normais quando vistos em pequena porcentagem e com aspecto morfológico normal.[8,9] Em processos patológicos, os neutrófilos tendem a sofrer hipersegmentação ou degeneração nuclear; os eosinófilos aumentam em número, os linfócitos tornam-se maiores e reativos (plasmócitos) ou podem aparecer formas jovens (linfoblastos) e atípicas; as células monocitoides aumentam em tamanho e apresentam atividade fagocitária, semelhantes a macrófagos; e as hemácias podem sofrer alteração morfológica ou romper-se[14,20]
- Células ependimárias e células de plexo coroide: morfologicamente idênticas, são células mononucleares redondas a cuboidais uniformes, podendo ser vistas isoladas ou em aglomerados coesos.[8] Apresentam núcleos redondos e excêntricos, cromatina granular grosseira e citoplasma moderado e granular.[8] Podem ser encontrados no LCR normal em pequenas quantidades, normalmente isoladas e sem alterações morfológicas aberrantes, apesar de pouco frequentes. Aparecem em maior número e geralmente agrupadas em *clusters* em processos patológicos[8,14]
- Células de revestimento subaracnoide: células mononucleares com moderado a abundante citoplasma basofílico e pálido, núcleo redondo ou oval e excêntrico com cromatina uniforme e bordos citoplasmáticos indistintos, podendo aparecer isoladas ou agrupadas.[8] Assim como as células ependimárias, apesar de pouco frequentes, podem aparecer em pequena quantidade no LCR normal. A evidência delas em maior quantidade chama a atenção para processos mais graves envolvendo essa camada[9]
- Células hematopoéticas: semelhantes às de medula óssea, são achados muito raros no LCR e, quando encontradas, normalmente estão associadas à contaminação do material durante a coleta[8]
- Células de tecido nervoso (neurônios ou células da glia): células muito grandes com núcleo proeminente e citoplasma abundante, disforme e com processos citoplasmáticos semelhantes a tentáculos, ou citoplasma ovalado heterogêneo e com diversos núcleos pequenos.[8] São achados muito raros, normalmente classificados como contaminantes, pois aparecem devido à punção acidental da medula. Exigem maior atenção quando encontrados em maiores quantidades[8]
- Fragmentos de mielina: material basofílico homogêneo amorfo e acelular encontrado no fundo das lâminas ou em formato espiralado no interior de vacúolos de fagocitose celular. São achados raros no LCR e normalmente representam material mielínico desnaturado. Podem estar associados a processos degenerativos com desmielinização[8]
- Células neoplásicas: de morfologia variável, de acordo com a origem neoplásica e o grau de diferenciação.[2,8,9] Chamam a atenção por serem achados inesperados e atípicos. Podem aparecer em quantidades variadas, mas normalmente em grupos, e estão relacionadas com tumores primários ou metastáticos.[8] O achado de células neoplásicas é pouco frequente, mas quando ocorre indica comunicação do tumor com o espaço subaracnoide ou ventrículos, mantendo contato com o LCR[15,21]
- Figuras de mitose: muito raras em LCR normais, mas podem estar presentes, desde que em pequeno número.[8,9] A célula envolvida no processo torna-se indiferenciável. A presença de muitas figuras de mitose no material sugere doença de caráter proliferativo, normalmente neoplásico[8]
- Agentes infecciosos (bactérias, fungos, protozoários, inclusões virais e riquétsias): morfologicamente similares aos microrganismos patológicos comuns responsáveis pelas mesmas infecções sistêmicas, não devem ser encontrados de maneira alguma na avaliação citológica do LCR.[8,16] Quando presentes, estão associados a processo de infecção primária ou oportunista.[9] Na maioria das vezes são de difícil identificação, mas quando encontrados devem ser avaliados em associação a histórico e sintomatologia apresentados pelo paciente.[9] Os agentes bacterianos e fúngicos geralmente podem ser isolados por meio de cultivo microbiológico do LCR.[8,16]

Mesmo com contagens celulares normais, recomenda-se a avaliação qualitativa das células por meio de estudo citológico, pois podem ser encontradas células ou estruturas atípicas.[8,9] Existem algumas situações nas quais não é observado o aumento da contagem das células nucleadas, mas ocorre aumento das porcentagens de células atípicas, que podem ter correlação com uma doença neurológica. Como exemplo podem ser citados os aumentos das porcentagens de neutrófilos e eosinófilos.[9] Descartando a possibilidade de contaminação sanguínea, porcentagens de neutrófilos superiores a 20% podem estar relacionadas com quadro inflamatório discreto ou em fase inicial, lesão nervosa intraparenquimatosa ou resposta a uso medicamentoso à base de glicocorticoides ou antibióticos.[4] Aumentos no percentual de eosinófilos acima de 1% sugerem lesão induzida por parasitas ou protozoários.[8,9]

Interpretação citológica das pleiocitoses

A pleiocitose é o termo utilizado para caracterização do aumento da contagem total de células nucleadas do LCR.[2,7] Os padrões utilizados para sua classificação são difíceis de serem estabelecidos e recomenda-se que sejam determinados pelo próprio laboratório.[9] Entretanto, alguns parâmetros encontrados em literatura podem ajudar nessa padronização. Podemos definir como pleiocitose leve quando as contagens de células nucleadas atingem a faixa de até 30 células/$\mu\ell$; pleiocitose moderada quando as contagens ficam entre 30 e 100 células/$\mu\ell$; e pleiocitose acentuada quando as contagens ultrapassam as 100 células nucleadas/$\mu\ell$.[8,9]

Ela também pode ser classificada de acordo com sua predominância de resposta dos tipos celulares:

- Neutrofílica: caracterizada como leve ou moderada, quando o predomínio neutrofílico permanece entre 20 e 50% dos tipos celulares observados, sem elevações importantes das contagens de células nucleadas e proteínas do liquor, e intensa ou supurativa quando há predominância superior a 50% de neutrófilos, com outros parâmetros significativamente alterados. É associada aos quadros que desenvolvem comportamento inflamatório ativo, desencadeado por agentes infecciosos bacterianos, fúngicos ou virais em fase aguda, traumas ou danos teciduais com envolvimento do sistema vascular[8,9]
- Mononuclear: é descrita quando se observa a predominância de células mononucleares, constituídas por linfócitos e células monocitoides, com contagens superiores a 70% entre os tipos celulares observados. Pode ser de padrão predominantemente linfocítico nos quadros virais em fase avançada, nos imunomediados (encefalites necrosantes) ou nos linfomas, e predominantemente monocitoide nos quadros degenerativos (mielomalacia)[8,9]
- Eosinofílica: observada quando a presença de eosinófilos for superior a 20% entre as outras células, acompanhada por aumento das contagens celulares. Desencadeada por fatores idiopáticos ou infecciosos, geralmente é mais observada em quadros associados à presença de protozoários ou fungos e reações de hipersensibilidade[8,9]
- Mista: quando se encontra predominância acima de 20% de dois ou mais tipos celulares. Representa manifestação celular comum em processos com desenvolvimento crônico infeccioso (protozoários e fungos), doenças inflamatórias de origem idiopática (meningoencefalite granulomatosa) e neoplasias.[8,9]

Os padrões podem variar em manifestações leves, moderadas ou acentuadas, de acordo com a causa primária, que pode ser bastante diversificada, por origem infecciosa ou não infecciosa, e tempo de evolução do quadro.[14] Geralmente, as manifestações leves nem sempre são acompanhadas por elevação significativa da contagem de células ou da concentração proteica, apenas demonstrando alteração das proporções celulares observadas.[8]

Principais doenças encontradas em análise do líquido cefalorraquidiano

Distúrbios de origem infecciosa

Os principais são:

- Meningoencefalite bacteriana: *Staphylococcus* spp., *Streptococcus* spp., *Escherichia coli*, *Pasteurella* spp., *Fusobacterium*, *Bacteroides* são descritos como alguns dos agentes responsáveis. O quadro geralmente é de comportamento agressivo e generalizado, manifestando sintomas de dor intensa em região cervical e/ou lombar, com rigidez dos movimentos, ataxia ou paresia, convulsões e até alterações dos nervos cranianos. Febre nem sempre está presente. Além de alterações hematológicas sugestivas, o exame do LCR traz como alteração mais importante e frequente contagem elevada de células nucleadas, normalmente acima de 100/$\mu\ell$, com predomínio absoluto de neutrófilos (acima de 75%) e aumento da proteína total. Normalmente são observados neutrófilos degenerados e podem ser encontrados agentes bacterianos livres ou intracelulares. O cultivo microbiológico do material deve ser realizado, mas resultados negativos não descartam a possibilidade do quadro. Pede-se atenção especial ao achado de estruturas bacterianas apenas na forma livre no LCR, sem alteração celular compatível ou sintomas clínicos sugestivos, pois podem indicar contaminação externa do material[8,9,16]
- Cinomose canina: apesar de ser considerada a causa mais comum de encefalite viral em cães, as alterações do LCR podem ser discretas a moderadas, concentrando-se especificamente em proteínas e células nucleadas de acordo com a fase da doença. A pleiocitose neutrofílica é característica de fase aguda do processo, na qual os sinais de encefalite generalizada estão presentes e as convulsões ou outros déficits neurológicos são observados. Já na fase crônica, a resposta celular do LCR tende a ser diferente, com predominância de linfócitos, aumento moderado de proteínas e presença de globulinas. Estes são os achados mais comumente observados em análises de liquor com suspeita para a doença. A utilização do LCR para pesquisa do vírus pela técnica de reação em cadeia pela polimerase (PCR) pode ser útil em alguns casos. O encontro da inclusão do vírus da cinomose em neutrófilos ou linfócitos pode ocorrer, mas é pouco frequente. Em doenças em fases crônicas, nas quais os sintomas decorrem de danos neurológicos por desmielinização não inflamatória, o LCR pode se apresentar sem alterações significativas. O diagnóstico deve basear-se no histórico do paciente e nos sintomas observados durante o desenvolvimento do quadro [8,9,16,22,30]
- Peritonite infecciosa felina (FIP): provocada por um vírus pertencente ao grupo dos coronavírus, pode ser considerada o responsável pela maior parte das encefalites virais em felinos, principalmente nos mais jovens (com idade inferior a 4 anos) e que desenvolvem a forma não efusiva da doença. Os sintomas podem ser variados e incluem alterações de comportamento, perda de equilíbrio, dificuldade de locomoção, nistagmo, fotofobia e convulsões. A análise do LCR revela essencialmente pleicitose de padrão neutrofílico (acima de 50%), intensa na maioria dos casos, com contagens geralmente acima de 100 células/$\mu\ell$. Também é observado moderado a acentuado aumento de proteínas, especialmente na fase aguda do quadro. Assim como na cinomose canina, as características citológicas do LCR tendem a se modificar com a cronicidade da doença, passando a um padrão celular predominantemente mononuclear, com linfócitos e monócitos. A utilização do LCR para realização de técnicas sorológicas convencionais não é considerada confiável. Recomenda-se a utilização do material para a pesquisa do coronavírus pela técnica de PCR[8,9,16,22]

- Toxoplasmose e neosporose: têm como responsáveis os protozoários *Toxoplasma gondii* e *Neospora caninum*. A manifestação clínica inclui sintomas sistêmicos variados, em que se observam com maior frequência febre, anorexia, linfadenomegalia, comprometimento neurológico, pulmonar, cardíaco, hepático, ocular e muscular. As alterações neurológicas podem ser focais ou generalizadas, dependendo do local onde se instalam e da extensão da região comprometida. O comportamento de ambos os agentes no sistema nervoso é similar, promovendo reação inflamatória granulomatosa, o que permite o diagnóstico equivocado entre ambos em algumas situações. Os achados da análise do LCR normalmente revelam aumento moderado de proteínas com pleiocitose moderada acentuada de padrão misto, na qual se observa mistura de macrófagos linfócitos, neutrófilos e eosinófilos. O diagnóstico baseia-se na correlação dos achados citados aos sintomas apresentados pelo paciente e testes sorológicos positivos para as enfermidades[8,9,16,22]
- Infeccções fúngicas sistêmicas: criptococose, blastomicose, histoplasmose, aspergilose, paracoccidioidomicose. *Cryptococcus neoformans*, *Blastomyces dermatitidis*, *Histoplasma capsulatum*, *Aspergillus* sp. e *Paracoccidioides brasiliensis* são os agentes responsáveis pelas micoses de comportamento sistêmico citadas anteriormente. Entre todas elas, merece destaque a criptococose. Seu agente é transmitido mais comumente pelas fezes contaminadas de pombos e pode infectar o paciente por inalação de formas esporuladas do agente. Ele tem predileção pelo SNC de cães e gatos, sendo encontrado com mais frequência neste último. Os déficits neurológicos envolvem alterações de comportamento, ataxia, inclinação lateral da cabeça (*head tilt*) e danos aos nervos cranianos. Sinais oculares de uveíte e coriorretinite podem ser observados. As alterações do LCR revelam aumento moderado a acentuado de proteínas e pleiocitose grave, com padrão celular que pode ser predominantemente neutrofílico em fase aguda e de padrão misto posteriormente (mais comum) com grande quantidade de macrófagos, neutrófilos e eventualmente eosinófilos. Formas sugestivas das leveduras são comumente observadas, mas o diagnóstico definitivo deve ser feito por meio do cultivo microbiológico do material[8,9,16]
- Ehrlichiose: provocada por cepas diferente de *Ehrlichia* sp., mais comumente *Ehrlichia canis* e *Anaplasma platys*, responsáveis por infecção hematológica sistêmica, e esporadicamente podendo atingir o SNC. Os sintomas neurológicos geralmente são desencadeados por vasculites e podem ser variados, de acordo com o local e desenvolvimento. As alterações do LCR não são específicas e podem revelar leve a moderado aumento proteico e pleiocitose de padrão misto ou predominantemente mononuclear (mais comum). Ocasionalmente, pode ser encontrada a mórula intracelular do agente, mas é raro. Para o diagnóstico, os achados do LCR devem ser associados a histórico, sintomatologia, avaliação hematológica e testes sorológicos do paciente[8,9,16,22]
- Raiva: tem como agente causador responsável um agente viral do gênero *Lyssavirus* que se instala no SNC, provocando danos irreversíveis. A doença tem abrangência mundial, mas tem incidência diferente de acordo com a região ou país. Tende a ocorrer com maior frequência em animais errantes ou residentes em zonas rurais. Os sintomas neurológicos revelam principalmente alterações de comportamento, sialorreia, disfagia, ataxia e convulsões. Apesar dos danos cerebrais importantes, a análise do LCR não revela alterações citológicas características. Os principais achados mostram aumento moderado a grave das proteínas, com pleiocitose moderada de padrão predominantemente mononuclear linfocítico. Para o achado de inclusão viral torna-se necessário o estudo histopatológico do tecido nervoso, especialmente das regiões de córtex, cerebelo e hipocampo. Atenção especial merece ser dada quando existe suspeita do quadro por se tratar de uma enfermidade infectocontagiosa grave de caráter zoonótico e exigir cuidado especial à manipulação do material.[8,9,16]

Distúrbios de origem não infecciosa

Os principais são:

- Meningite responsiva a esteroides: caracterizado como um quadro inflamatório generalizado envolvendo o sistema vascular das meninges, tem comportamento similar ao de um quadro imunomediado, uma vez que também são produzidas globulinas no interior do SNC. O quadro inflamatório pode produzir necrose em algumas áreas. Como consequência, o paciente apresenta febre, dor cervical, hiperestesia, déficit na propriocepção e até paresia. Apesar de ocorrer em qualquer raça de cães e gatos, os cães jovens à meia-idade são mais acometidos. Além disso, raças como Beagle, Boxer e Bernese Mountain têm maior predisposição para a doença. A análise citológica é marcada por pleiocitose geralmente intensa, com contagens acima de 500 células, e de padrão essencialmente neutrofílico não degenerado. Não se observam estruturas bacterianas. Alguns casos podem produzir resposta mais branda e com padrão misto de neutrófilos e células mononucleares. A proteína encontra-se elevada na maioria dos casos. O quadro apresenta franca regressão à terapia corticoide, com prognóstico favorável em longa duração, mas pode sofrer recidiva mesmo durante a medicação[8,9,23,24]
- Êmbolo fibrocartilaginoso: doença que normalmente atinge região de corpo medular, mais comumente em porção lombar. É decorrente do desprendimento de fragmentos do núcleo pulposo dos discos intervertebrais devido a trauma ou esforço físico intenso, e acaba por provocar comprometimento da irrigação vascular local, produzindo necrose de algumas áreas. O quadro provoca perda da resposta motora dos membros, uni ou bilateralmente, sem percepção da dor (ao contrário dos casos de doença de disco intervertebral. Pode acometer qualquer raça de cão ou gato, mas as raças grandes ou gigantes são mais predispostas. Os achados do LCR envolvem moderado aumento de proteínas e pleiocitose neutrofílica com células não degeneradas em grande parte dos casos[9,23]
- Hemorragia: podem ocorrer por causas diversas, desde acidentes traumáticos a complicações decorrentes de processos inflamatórios intensos ou neoplasias. O histórico do paciente e o tempo de evolução do quadro devem ser levados em consideração nesse diagnóstico. É muito importante a forma de obtenção da amostra durante a coleta para não ser confundida com acidentes de punção. O quadro hemorrágico do SNC geralmente é caracterizado pela alteração xantocrômica observada no liquor, associada à presença de diversas hemácias, discreto a moderado aumento da proteína total e pleiocitose de padrão predominantemente mononuclear, em que se observam muitos macrófagos em atividade fagocitária ou eritrofagocitária. Se a hemorragia for secundária a outro processo neurológico importante, outros elementos celulares podem ser observados[8,9,22]
- Doenças medulares: são caracterizadas pela sintomatologia apresentada pelo paciente, descritas como dificuldade locomotora, dor localizada, paresia ou paralisia dos membros. As causas podem envolver processos traumáticos, doenças de disco intervertebral, espondilomielopatia cervical (síndrome de Wobbler), fraturas ou neoplasias, que acabam por causar compressão do canal medular. Os achados do LCR podem ser variados e ines-

pecíficos, uma vez que as alterações são muitas vezes apenas focais e o local de coleta pode influenciar os achados. A coleta deve ser realizada sempre caudalmente na suspeita do foco de lesão e de preferência na fase aguda do quadro. Quando presentes, na maior parte das vezes, os achados revelam aumento leve a moderado das proteínas totais e pleiocitose discreta de padrão predominantemente mononuclear (90%). Às vezes, a contagem neutrofílica pode ser maior (20 a 30%) em fase aguda de processos de origem traumática. Células atípicas também podem ser observadas quando a causa não é desencadeada por trauma. Nesses casos, o estudo da coluna vertebral com exames complementares de imagem (mielografia, tomografia computadorizada [TC] ou ressonância magnética [RM]) pode ser de fundamental importância para a confirmação diagnóstica[8,9,22,24]

- Meningoencefalite necrosante das raças pequenas (encefalite do Pug): descrita desta forma por ser observada com grande prevalência em cães de raças de pequeno porte, como o Maltês, Yorkshire Terrier, Poodle miniatura e especialmente o Pug. Normalmente atinge cães jovens, com idade inferior a 4 ou 5 anos. A doença caracteriza-se pelo desencadeamento de um quadro inflamatório não supurativo que evolui para necrose multifocal ou generalizada, de maneira aguda ou crônica. Sintomas como convulsão, ataxia, alterações de comportamento, dor cervical e cegueira são descritos. O quadro não responde satisfatoriamente ao tratamento com glicocorticoides e a evolução é rápida. Os achados da análise do LCR revelam aumento importante de proteínas (geralmente superiores a 100 mg/dℓ) com presença de globulinas (Pandy positivo), e pleiocitose moderada a intensa, com contagens que podem atingir até 600 células/μℓ. O padrão celular é marcadamente mononuclear com predominância linfocitária (acima de 70%), com linfócitos grandes e granulares[8,9,22,24–27]
- MEG: é caracterizada como uma doença inflamatória de origem idiopática, não infecciosa, que ocorre com maior incidência em cadelas jovens à meia-idade, principalmente em raças de pequeno a médio porte. As características de desenvolvimento da doença não são bem conhecidas, e os sintomas podem evoluir de maneira lenta ou rápida em cada caso. Os sintomas observados envolvem principalmente disfunções motoras e são descritos déficits de propriocepção, ataxia, hiporreflexia, hiperestesia cervical, tetraparesia, alterações do estado mental e comportamento. As alterações do LCR são bem variáveis, de acordo com a intensidade dos sintomas manifestados pelo paciente. A concentração proteica geralmente é alta, acima de 100 mg/dℓ, com presença de globulinas (teste de Pandy positivo), embora possa ocorrer o contrário. O estudo eletroforético das proteínas do liquor na MEG podem indicar aumento da frações alfa-2 e beta das imunoglobulinas. A celularidade pode ser discreta a acentuada, ainda que seja mais comum encontrar contagens elevadas de células nucleadas, geralmente acima de 100 ou 200 células/μℓ, chegando até 5.000/μℓ. A pleiocitose encontrada mais frequentemente é de padrão misto, especialmente em fase aguda, com predominância de células mononucleares, principalmente linfócitos, mas este achado pode ser variável. Há estudos que apontam para uma provável origem imunomediada do quadro, específico do órgão, mas é pouco responsivo à corticoterapia[8,9,22–24,27,28]
- Mielomalacia: decorrente de origem variada (inflamatória, imunomediada ou neoplásica), promove disfunção circulatória isquêmica em determinada região do SNC, permitindo desenvolvimento de quadro degenerativo. Os sintomas também podem ser variados, desde disfunção locomotora até disfunção cognitiva, de acordo com a área afetada e extensão do foco de lesão. A análise do LCR pode revelar aumento moderado de proteínas com presença de globulinas (teste de Pandy positivo) e pleiocitose variável, geralmente moderada, de padrão essencialmente mononuclear monocitoide, com macrofágos em intensa atividade fagocitária. Os macrófagos podem ficar grandes e muito vacuolizados (macrófagos espumosos) em função da captação de mielina. A coloração por Luxol azul firme revela mielina, que pode aparecer formando um fundo azulado do material, no interior dos vacúolos nos macrófagos ou em formatos de "cordões" basófilicos no espaço extracelular[8,9,22–24]
- Contraste radiográfico: utilizado para estudo mielográfico da coluna vertebral, apresenta composição não iônica ou à base de iodo, podendo produzir irritação do SNC por contato devido à sua permanência no canal medular por períodos prolongados, quando sua reabsorção não ocorre dentro do período esperado. Induz discreto a moderado aumento das proteínas, inclusive com teste de Pandy falso-positivo e discreta pleiocitose de padrão misto. Alguns casos podem ser mais graves. Devido a essas alterações recomenda-se sempre que, quando necessário, o liquor para análise deva ser recolhido antes da aplicação do contraste[8,9,19]
- Síndrome dos tremores (do cão branco): relatada com maior frequência de ocorrência em cães de raças pequenas e pelagem branca, como o Maltês e o West Highland White Terrier, mas já foi diagnosticada em diversas outras raças, como Shih Tzu, Beagle, Yorkshire, Pinscher, entre outras. É maior o acometimento em animais jovens, até 3 anos de idade. Clinicamente caracteriza-se pela manifestação de tremores corporais generalizados progressivos, associados a provável disfunção de liberação dos neurotransmissores. Os sintomas melhoram com o uso de corticoterapia e de tranquilizantes benzodiazepínicos. Os achados do LCR são inespecíficos, podendo não haver alterações ou apresentar discreto a moderado aumento de proteínas e células nucleadas, com população mista entre neutrófilos e células mononucleares[9,22,24]
- Pleiocitose eosinofílica: geralmente desencadeada pela presença de agentes infecciosos e comumente observada em casos de infecções por protozoários e fungos, como *Toxoplasma* e *Cryptococcus*, a doença também pode ter causa idiopática. Há poucos relatos de casos, mas os encontrados apontam maior ocorrência na raças Golden Retriever e Rottweiler. Os sintomas incluem depressão, ataxia, dor cervical e alterações de comportamento. A etiologia do quadro idiopático não é bem conhecida, embora demonstre comportamento imunomediado, pois responde bem ao uso da corticoterapia As alterações do LCR envolvem aumento significativo das proteínas (geralmente maior de 1.000 mg/dℓ) e contagens de células nucleadas elevadas de modo moderado ou marcado. A pleiocitose é predominantemente de padrão eosinofílico (20 a 90%)[8,9,22–24]
- Neoplasias: as neoplasias que acometem o SNC podem ser de origem primária, dos tecidos ou membranas envoltórias, ou secundária, decorrentes de metástases. A presença de células neoplásicas no LCR é observada com pouca frequência e depende do contato do tecido neoplásico com o liquor nos ventrículos ou no espaço subaracnoide. Em presença de quadro neoplásico, comumente é observado aumento importante da concentração proteica, de moderado a acentuado, e muitas vezes com detecção de globulinas (teste de Pandy positivo). Entre as neoplasias mais relatadas em avaliações citológicas do LCR podemos citar o linfoma e os meningiomas.[8,9,15,21]

O linfoma é um dos mais observados em felinos, mas também acomete cães.[9] Ele pode ser de origem primária, ou secundário a metástases, e sempre que detectado, sugere avaliação de outros locais linfoides do paciente.[8] Os sintomas dependem do grau de envolvimento do SNC, mas incluem disfunções locomotoras, paresias, déficit de nervos cranianos, inclinação lateral da cabeça (*head tilt*), convulsão e cegueira.[5] Os achados citológicos baseiam-se em pleiocitose intensa (normalmente acima de 150 células/μℓ), embora nem sempre esteja presente, de padrão predominantemente linfocítico.[9] Os linfócitos nem sempre se apresentam neoplásicos. Podem ser pequenos e maduros e muitas vezes vêm acompanhados por infiltrado neutrofílico e de outras células mononucleares.[8,9] A presença de células jovens (linfoblastos) ou com características neoplásicas ajuda a caracterizar o diagnóstico.[8]

Os meningiomas são os tumores mais descritos em cães, podendo ocorrer também em gatos.[8,9] Raças como Golden Retriever e Boxer são muito citadas nos relatos.[9,15] Envolvem os processos neoplásicos originados nas camadas dura-máter, aracnoide e pia-máter das meninges, e seu desenvolvimento é observado no interior do crânio ou ao longo de toda a coluna vertebral.[15] Normalmente acometem cães adultos a idosos, com idade acima de 8 anos.[8] Os sintomas podem ser variados, mas comumente envolvem disfunção de locomoção, como ataxia, inclinação lateral da cabeça (*head tilt*), andar em círculos, convulsões, alterações de comportamento e perda da função cognitiva.[21] A análise do liquor revela pleiocitose discreta a moderada de padrão predominantemente neutrofílico não degenerado, e é relativamente comum o encontro de células redondas atípicas de núcleos excêntricos, livres ou frequentemente agrupadas em *clusters* celulares.[8,15]

Tumores papilíferos localizados no interior dos ventrículos (papilomas), tumores das bainhas de revestimento mielínico (schwannomas) e tumores da glia (gliomas) também podem acometer o SNC.[8,21] Mas por se encontrarem na maior parte das vezes em localização profunda ou dentro do parênquima nervoso, raramente produzem achados celulares característicos que permitam sua distinção. Acabam por produzir achados inespecíficos de aumento proteico e infiltrado leucocitário misto em LCR, e só podem ser devidamente caracterizados por meio de exame histológico. Processos neoplásicos de origem metastática devem ser caracterizados de acordo com sua origem celular (carcinomas).[8,21]

A complementação do diagnóstico neoplásico no SNC deve ser firmada por exames de imagem (radiográficos, TC e RM). Associados aos achados do LCR, eles podem garantir maior precisão quanto a definição do tamanho e localização do foco, dados fundamentais para a determinação do prognóstico do paciente.[8,9,21]

Considerações finais

A análise do LCR representa uma importante ferramenta de investigação e auxílio de diagnóstico do SNC. Como pudemos observar, as alterações encontradas em grande parte dos casos não são específicas para uma doença em particular, apresentando informações em comum entre as diversas enfermidades. Recomenda-se que, antes da coleta do liquor, o animal seja submetido a um criterioso exame clínico geral e neurológico, para a definição de uma provável suspeita clínica da doença, que deve ser bastante considerada no momento da análise. As informações obtidas na avaliação clínica prévia tornam-se de fundamental importância para a análise do LCR e devem ser relatadas ao patologista clínico. Exames complementares hematológicos e de imagem devem ser associados, juntamente com as demais informações, para que contribuam para o diagnóstico definitivo, melhorando assim o prognóstico e as condições de tratamento do paciente. Os meios de diagnóstico evoluem juntamente com o avanço da tecnologia, e novas descobertas podem revolucionar as atuais metodologias empregadas para a análise, o que torna importante nos mantermos sempre atualizados.

Índices normais[31–33]

Análise físico-química

Esta análise segue os seguintes parâmetros:

- Volume: aproximadamente 0,2 mℓ/kg até 4 mℓ em cães e 1 mℓ em gatos
- Coloração: incolor
- Aspecto: límpido
- Densidade: 1,003 a 1,008
- Proteínas totais: até 30 mg/dℓ (coleta por cisterna atlanto-occipital); até 45 mg/dℓ (coleta por punção lombar)
- Globulinas: 0 a 2,0 mg/dℓ (Teste de Pandy: negativo)
- Glicose: 69,0 a 104 mg/dℓ (aproximadamente dois terços da glicose sérica)
- Lactato: 1,0 a 3,0 mg/dℓ
- Cloretos: 96, 0 a 138,0 mg/dℓ
- Ureia: até 40,0 mg/dℓ
- Aspartato aminotransferase (AST)/transaminase glutâmico-oxaloacética (TGO): AST 4,0 a 13,0 UI/ℓ
- Creatinoquinase (CK): CK 2,0 a 0,6 UI/ℓ
- Lactato desidrogenase (LDH): até 56,0 UI/ℓ
- Hemácias: até 30/μℓ
- Células nucleadas: até 5/μℓ (coleta por cisterna atlanto-occipital); até 8/μℓ (coleta por punção lombar)

Análise citológica

População celular escassa composta basicamente por células mononucleares em sua maioria (cerca de 70 a 90% das células) divididas entre linfócitos pequenos e maduros e/ou células monocitoides maiores (30%). Uma pequena proporção de neutrófilos não degenerados (até 10 ou 15%) pode ser observada. A presença de raras hemácias e células queratinizadas anucleadas (contaminação proveniente da pele) podem ser achados frequentes sem importância diagnóstica significativa.

Referências

1. Cunningham JG, Klein BG. Líquido cerebrospinal e barreira hematencefálica. In: Tratado de fisiologia veterinária. 4. ed. Saunders Elsevier; 2008. p. 155-62.
2. Chrisman CL. Cerebrospinal fluid analysis. In: Veterinary Clinics of North America. Small Animal Pratice. 1992; 22(40):781-810.
3. Bailei CS, Vernau W. Cerebrospinal fluid. In: Kaneko JJ, Harvey JW, Bruss, ML. Clinical biochemistry of domestic animals. 5. ed. San Diego: Academic Press, 1997. p. 785-827.
4. Lucas RAP, Godoy RC, Sacco SR. Análise do líquido cefalorraquidiano em pequenos animais. Revista Científica Eletrônica de Medicina Veterinária. Ano VI, jul. 2008 (11).
5. Thomson CE, Kornegay JN, Stevens JB. Analysis of cerebrospinal fluid from the cerebellomedullary and lumbar cisterns of dogs with focal neurologic disease: 145 cases (1985-1987). J Am of Vet Med Assoc. 1990; 196(11):1841-4.
6. Albright RE *et al.* Cerebrospinal fluid. In: A method to improve CSF laboratory efficiency. The American Journal of Clinical Pathology, 1990;90(60):197-204.

7. Willard MD, Tvedten H, Turnwald GH. Cerebrospinal fluid analysis. In: Small animal clinical diagnosis by laboratory methods. 2. ed. Philadelphia: WB Saunders Co, 1994. p. 289-95.
8. Freeman KP, Raskin RE. Ventral nervous system. In: Raskin RE, Meyer DJ. Atlas of canine and feline cytology. 1. ed. Saunders Elsevier, 2003; p. 325-66.
9. Cowell RL, Tyler RD, Meinkoth JH, DeNicola DB. Análise do líquido cefalorraquidiano. In: Diagnóstico citológico e hematologia de cães e gatos. 3. ed. São Paulo: MedVet; 2009. p. 215-34.
10. Gama FGV *et al.* Coleta de líquido cefalorraquidiano em cães: modificação de técnica Prévia. Seminário: Ciências Agrárias. Londrina, 2009; 30(2):457-60.
11. Wise BL. The quantitation and fractionation of proteins in cerebrospinal fluid. American Journal of Medical Technology. 1982; 48(10):821-7.
12. Gonçalves R *et al.* Effect of seizures on cerebrospinal fluid analysis in dogs with idiopathic epilepsy. Veterinary Record. 2010; 166(16):497-8.
13. Ferreira AJA. Coleta, análise do líquido cefalorraquidiano e mielografia como meios complementares de diagnóstico. Revista Portuguesa da Ciência Veterinária. 1989; 14:213-28.
14. Jamison EM, Lumsden JH.Cerebrospinal fluid analysis in the dog: methodology and interpretation. Semin Vet Med Surg Small Animal. 1988;3(2):122-32.
15. Dickinson PJ *et al.* Characteristics of cisternal cerebrospinal fluid associated with intracranial meningiomas in dogs: 56 cases (1985-2004). J Am of Vet Med Assoc. 2006; 228(4):564-7.
16. Greene CE. Bacterial infections of the central nervous system. In: Infectious diseases of the dog and cat. 3. ed. Saunders Elsevier: St. Louis, 2007. p. 962-70.
17. Fry MM, Vernau W, Kass PH, Vernau KM. Effects of time, initial composition, and stabilizing agents on the results of canine cerebrospinal fluid analysis. Veterinary Clinical Pathology. 2006; 35(1):72-7.
18. Dimas LF, Sohler MP. Exame do líquido cefalorraquidiano: influência da temperatura, tempo e preparo da amostra na estabilidade analítica. Jornal Brasileiro de Patologia Médica Laboratorial. 2008; 44(2):97-106.
19. Sarmento LVC, Tudury EA, Magalhães PKL, Albuquerque ERC. Citologia e proteína liquóricas em cães submetidos à mielografia com Ioversol 240 mg/mℓ. In: Congresso de Pequenos Animais, 20, Águas de Lindoia, 1999. Anais: Associação Nacional de Clínicos de Pequenos Animais, São Paulo. p. 16-8.
20. Doyle C, Solano-Gallego L. Cytologic interpretation of canine cerebrospinal fluid samples with low total nucleated cell concentration, with and without blood contamination. Veterinary Clinical Pathology. 2009; 38(3):392-6.
21. Bagley RS, Bohn AA. Sintomatología del cáncer cerebral. In: Selecciones Veterinarias. Buenos Aires: Argentina; 2000; 8(6):616-7.
22. Tipold A. Diagnosis of inflammatory and infectious diseases of the central nervous system in dogs: a retrospective study. Journal of Veterinary Internal Medicine. 1995; 9(5):304-14.
23. Thomas WB. Nonneoplastic disorders of the brain. Clin Tech in Small Animal Practice. 1999; 14(3):125-47.
24. Thomas WB. Inflammatory diseases of the central nervous system in dogs. Clin Tech in Small Animal Practice. 1998; 13(3):167-78.
25. Levine JM *et al.* Epidemiology of necrotizing meningoencephalitis in pug dogs. Journal of Veterinary Internal Medicine. 2008; 22(4):961-8.
26. Violin KB *et al.* Meningoencefalite necrosante do cão maltês. Ciência Rural. 2008; 38(3):836-8.
27. Suzuki M *et al.* A comparative pathological study on canine necrotizing meningoencephalitis and granulomatous meningoencephalomyelitis. J Vet Med Sci. 2003; 65(11):1233-9.
28. Rech RR *et al.* Meningoencefalite granulomatosa em cães. Clínica Veterinária. 2007; 68:52-8.
29. Windsor RC *et al.* Cerebrospinal fluid eosinophilia in dogs. Journal of Veterinary Internal Medicine. 2009; 23(2):275-81.
30. Gama FGV *et al.* Caracteres físico-químicos e citológicos do liquor de cães em diferentes fases da cinomose. Ciência Rural, Santa Maria, 2005; 35(3): 596-601.
31. Freeman KP, Raskin RE. Central Nervous System. Raskin RE, Meyer DJ. Atlas of canine and feline cytology 1ª ed, Saunders, Elsevier cap13; p.325-366.
32. Fernandes RW determinação dos valores liquóricos normais de glicose, proteina, globulina, uréia, creatina, fosfoquinase (CK), aspartato aminotranferase (AST), leucócitos e da coloração, turbidez e coagubilidade em cães sadios. Brazilian Journal of Vet Research Animal Science, v. 27(2):209-216, 1990.
33. Feitosa MM, Kohayagawa A, Feitosa FLF, Curi PR, Mogami SRK avaliação bioquímica do líquido cefalorraquidiano de cães normais e de cães jovens portadores de encefalite por cinomose Brazilian Journal of Vet Res Animal Science v. 34 (2);99-102,1997.

219 Mielografia

Adriane Provasi

Visão geral

A mielografia é uma técnica radiográfica contrastada, na qual um meio de contraste não iônico é administrado no espaço subaracnoide,[1–5] por meio de punção cervical (cisterna magna) ou lombar (entre a 5ª e 6ª vértebras lombares ou caudalmente a esse segmento). Quando necessário, o espaço entre L4-L5 pode ser utilizado para a punção, mas existe maior risco de trauma medular iatrogênico.[6]

Na mielografia, ocorre a opacificação do espaço subaracnoide ao redor da medula espinal, com o objetivo de identificar eventuais desvios que possam refletir o local da lesão medular.[7] Portanto, a mielografia tem por objetivo a avaliação da medula espinal[1–5,8] e tem sido utilizada rotineiramente em cães, gatos[2,3,5,8] e em equinos.[9] A técnica radiográfica utilizada no procedimento mielográfico foi amplamente descrita na literatura, não sendo discutida no momento. Muitas referências podem ser consultadas, caso se deseje obter informações sobre a técnica especificamente.[1,5,8,10]

Deve-se ressaltar que o exame radiográfico não contrastado deve ser precedido por um minucioso exame clínico[5] e, ainda, que o estudo detalhado das imagens do exame radiográfico não contrastado deve preceder o exame radiográfico contrastado (mielografia). Pela possibilidade de complicações na técnica, a mielografia deve ser utilizada criteriosamente, sendo recomendada na dependência da possibilidade da instituição de tratamento cirúrgico ou qualquer outro tratamento que seja definitivo.[6]

A ocorrência de efeitos neurotóxicos em humanos e animais, em função da administração de meio de contraste intratecal (no espaço subaracnoide), é há tempos estudada e foi amplamente relatada. Esses efeitos adversos motivaram muitas pesquisas objetivando o desenvolvimento de técnicas e de meios de contrastes cada vez mais adequados,[11] atualmente o ioexol, o iopamidol[1,5,8] e o ioversol,[5,8] descritos como meios de contraste não iônicos, são os mais utilizados e seguros.[1]

A mielografia é um importante componente no diagnóstico de lesões medulares,[12] sendo então indicada nas seguintes situações: deficiência neurológica de neurônio motor com achados ao exame radiográfico não contrastado normais;[2–4,10] divergência entre as manifestações neurológicas e os achados ao exame radiográfico não contrastado;[2,4] confirmação de suspeita de lesão medular obtida em exame radiográfico não contrastado;[1,2,4] identificação dos pacientes passíveis dos benefícios de procedimentos cirúrgicos, como maneira de subsidiar a indicação de procedimento cirúrgico de tal tratamento;[1,2] manifestações clínicas recorrentes após cirurgia de descompressão medular;[1,2] nos casos em que os testes laboratoriais não direcionem para a causa dos sinais e sintomas neurológicos[4]; e para a definição da extensão e do local exato da lesão medular (extradural, intradural-extramedular ou intramedular).[1–4] Pode-se utilizar a mielografia para auxiliar no diagnóstico presuntivo de afecções não compressivas da medula espinal, como o infarto fibrocartilaginoso e a mielopatia degenerativa.[10]

A mielografia deve-se ser contraindicada nas suspeitas de doenças infecciosas,[4,13] inflamatórias[2,4,13] e de aumento da pressão intracraniana[13] e parece não ter valor diagnóstico nos casos de mielopatia disseminada, meningopatias ou lesão em raízes nervosas.[3] Deve-se ressaltar que as modalidades ressonância magnética (RM) e tomografia computadorizada (TC) são consideradas superiores ao exame radiográfico no auxílio diagnóstico de muitas alterações espinais.[14]

Pacientes que apresentam quadros epilépticos ou estão em estado de choque após processos traumáticos devem ser estabilizados previamente ao exame mielográfico.[5,8] A mielografia pode ser útil no diagnóstico de subluxação atlantoaxial, mas deve ser preferida a realização de punção lombar nesses casos;[15] também é importante ressaltar que em animais com displasia de occipital, o cerebelo pode estar deslocado caudalmente, o que pode predispor à lesão do mesmo, durante a punção cervical.[6] Consideramos ainda questionável a indicação da mielografia nas neoplasias vertebrais, uma vez que, nesses processos a cirurgia é muitas vezes contraindicada; nesse contexto, as pesquisas mais recentes apontam a superioridade da TC e da RM na determinação da extensão da lesão e na detecção de alterações de tecidos moles associadas a neoplasias vertebrais.[16] É importante, também, enfatizar a necessidade, por vezes, da biopsia óssea para o fechamento do diagnóstico e o estabelecimento do tratamento e do prognóstico nesses quadros.

Sabe-se que a mielografia pode intensificar sinais ou sintomas neurológicos preexistentes.[1,5,8] São citadas reações adversas, como convulsão, apneia, hipertermia, hiperestesia, vômito,[5,8] e menos frequentemente meningite asséptica e morte.[1,5] Além das reações adversas os riscos inerentes à técnica devem ser considerados, entre os quais podemos citar o trauma medular com a agulha durante a punção e a possibilidade de neurotoxicidade em pacientes desidratados.[8] A hemorragia subaracnoide intracraniana também foi relatada como uma das sérias complicações da mielografia por punção lombar em cães. As complicações pós-mielografia podem ser minimizadas com cuidados básicos durante a punção, como boa assepsia, injeção lenta e uso do meio de contraste adequado, manutenção do estado de hidratação do paciente e remoção do meio de contraste depois de realizadas as radiografias necessárias.[11] Em nossa experiência, foi possível constatar que a prática de remoção do meio de contraste, após realizadas as imagens necessárias, mostrou-se benéfica para diminuir os quadros convulsivos secundários ao procedimento mielográfico.

Problemas técnicos que afetam a qualidade radiográfica, ausência de meio de contraste no local da lesão (meio de contraste no espaço epidural) e edema medular podem comprometer o valor diagnóstico da mielografia.[18] O exame mielográfico pode se tornar inconclusivo para a definição do tipo e do local da lesão medular, em função de fatores como interrupção ou fluxo precário de contraste pelo espaço subaracnoide,[19] problemas técnicos, como distribuição e quantidade inadequadas do meio de contraste no espaço subaracnoide, quantidade de meio contraste insuficiente, injeção no local incorreto, opacificação epidural, pouca homogeneização entre o meio de contraste e o liquor ou líquido cefalorraquidiano (LCR), projeções radiográficas incorretas e situações anatômicas (disposição atípica do material do disco, variação anatômica normal entre raças, espécies e individuais)[18,20] e patológicas, como ocorre, por exemplo, nos casos de edema medular.[18,20] Nos casos inconclusivos, outros exames complementares, como TC (principalmente no caso de suspeita de lesão óssea) e RM (principalmente nos casos de suspeita de lesão intramedular) podem ser utilizados como alternativa para a localização precisa da lesão medular.[13]

Para estudo radiográfico de uma região anatômica, indica-se a realização de pelo menos duas projeções radiográficas perpendiculares entre si.[2] No caso de mielografia, o ideal é a realização de quatro projeções radiográficas (lateral direita, ventrodorsal e oblíquas direita e esquerda) a fim de se obter visibilização circunferencial da medula espinal e auxiliar na localização mais precisa de lesões medulares.[10] Ao exame radiográfico não contrastado da coluna vertebral, é particularmente útil a realização das projeções laterais e, por conseguinte, as projeções ventrodorsais, enquanto na mielografia as projeções oblíquas devem ser consideradas imprescindíveis na busca da determinação do local exato da lesão, principalmente se houver suspeitas de compressões medulares lateralizadas. Em uma das nossas recentes pesquisas objetivou-se demonstrar a contribuição das projeções oblíquas, para a localização de lesões medulares em cães e gatos. Foram avaliadas 116 mielografias e observou-se que, em 36,2% dos casos, as projeções oblíquas foram imprescindíveis para a localização exata das lesões.[21] Com isso, pode-se concluir que a associação entre os achados das projeções ventrodorsal e oblíquas na interpretação das mielografias é muito importante para a localização precisa de lesões. A contribuição das projeções oblíquas no diagnóstico de lesões lateralizadas em doenças do disco intervertebral também foi ressaltada por Gibbons *et al.* (2006).[18]

Outro ponto importante quanto às projeções radiográficas na mielografia é que o grau e a direção do desvio da coluna de meio de contraste no espaço subaracnoide são visibilizados melhor na projeção radiográfica que tangencia a lesão. Já a projeção perpendicular à lesão poderá apresentar alargamento do segmento da medula espinal ou diminuição do espaço subaracnoide.[4]

A projeção radiográfica lateral direita possibilita visibilizar lesões dorsais e ventrais na medula espinal (Figura 219.1 A); já na projeção ventrodorsal visibilizam-se lesões nas laterais esquerda e direita (Figura 219.1 B); por fim, na projeção oblíqua, notam-se lesões ventrolaterais ou dorsolaterais de ambos os lados (Figuras 219.1 C e D).

No que se refere à contribuição das projeções oblíquas para o procedimento cirúrgico de descompressão medular, a escolha do lado para a realização da técnica de hemilaminectomia é mais precisa quando se baseia em achados radiográficos das projeções oblíquas associadas às projeções ventrodorsais,[18] correlacionados aos achados do exame clínico.[22] Projeções oblíquas foram consideradas importantes no contexto de tratamento cirúrgico, visto que falhas na correta localização da lesão medular podem tornar o procedimento cirúrgico mais invasivo,[10] subestimar o tempo da cirurgia e até mesmo prolongá-la desnecessariamente[20] e, por consequência, submeter o paciente a maiores riscos.

O conhecimento da relação entre a medula espinal e as meninges, os espaços epidural, subaracnoide e o canal vertebral é essencial para a interpretação precisa das imagens da mielografia.

As alterações comumente avaliadas na mielografia se dão em decorrência de lesões extradurais (protrusão ou extrusão de disco intervertebral, espondilomielopatia cervical, instabilidade lombossacra e neoplasias extradurais) que podem levar

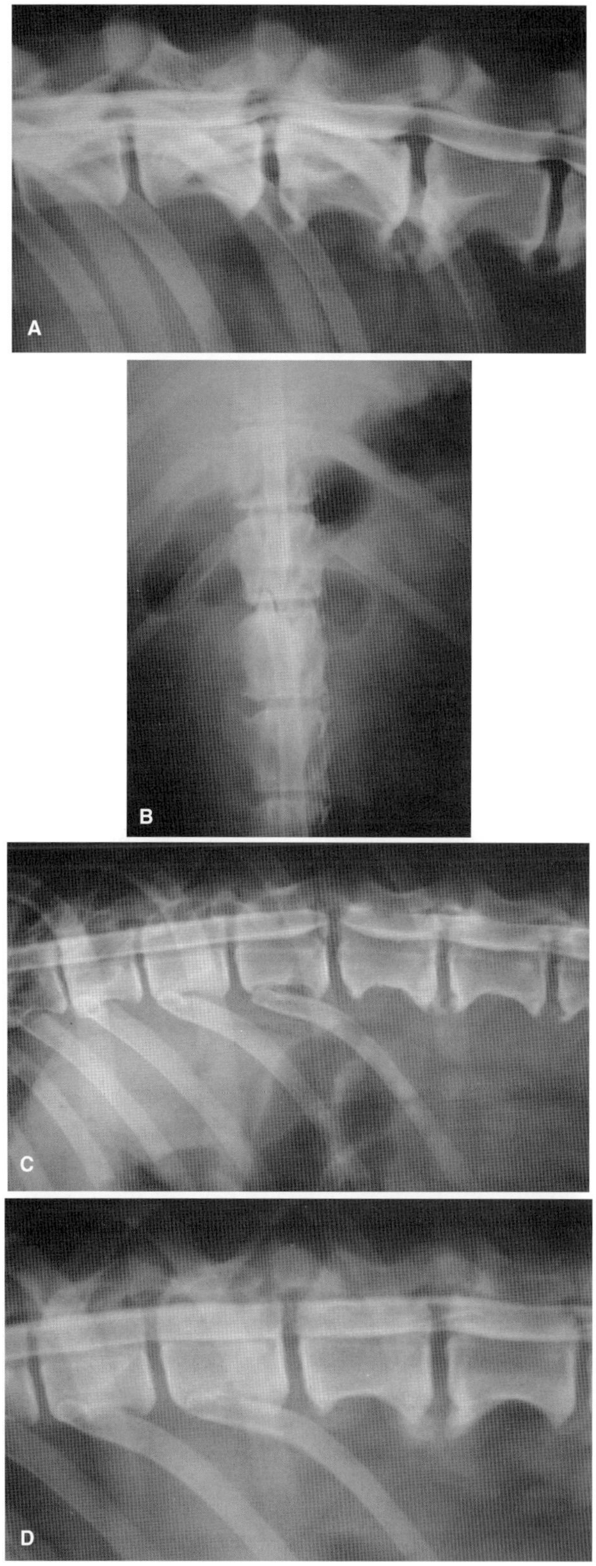

Figura 219.1 Canino, Pastor-alemão, fêmea, 10 anos de idade. **A.** Projeção laterolateral. Desvio dorsal da coluna de meio de contraste ventral e discreto desvio dorsal da coluna de meio de contraste dorsal entre T_{13} e L_1. **B.** Projeção ventrodorsal. Desvios das colunas de contraste laterais (D e E) lateralmente à direita entre T_{13} e L_1. **C.** Projeção oblíqua esquerda mostrando desvio dorsal e medial da coluna de meio de contraste ventral esquerda e discreto desvio ventral e medial da coluna de meio de contraste dorsal direita entre T_{13} e L_1. Nota-se descontinuidade da coluna de meio de contraste nesta região. **D.** Projeção oblíqua direita sem evidências de alterações na evolução da coluna de meio de contraste.

a interrupção (cranial), adelgaçamento ou desvio da coluna de meio de contraste (no local da lesão e em direção ao centro do canal vertebral) nas projeções laterais e oblíquas e podem levar a uma interrupção (cranial) ou a um desvio periférico nas projeções ventrodorsais;[1,2] lesões intramedulares, como nos casos de neoplasias e edema medulares, geralmente levam a um desvio periférico ou interrupção de todas as colunas de meio de contraste no local ou cranialmente à lesão, podendo haver retomada, atenuação ou interrupção do fluxo das colunas de meio de contraste caudal à lesão; falha de preenchimento focal no espaço subaracnoide sugere lesão intradural-extramedular. A dilatação do espaço subaracnoide com acúmulo de meio de contraste é típica de cisto subaracnóideo. Em animais apresentando neoplasia no espaço subaracnoide, o meio de contraste poderá se acumular nas margens cranial e caudal da formação.[1,2]

Entre as afecções que acometem a medula espinal, a compressão medular secundária ao processo degenerativo do disco intervertebral por protrusão ou extrusão do disco intervertebral é a mais frequente em cães, sendo mais rara em gatos.[2] Quando acometidos por essa afecção, os animais podem apresentar manifestações clínicas diferentes em função de local, volume da massa compressiva e extensão da lesão. Os sintomas mais relatados são: dor, dificuldade de locomoção, ataxia, incontinência urinária, paresia e paralisia.[2–4,13,24–26] Deve-se ressaltar que lesões extramedulares lateralizadas, como no caso de degeneração de disco intervertebral com hérnia de disco, frequentemente culminam com manifestações clínicas assimétricas.[13] Contudo, a ocorrência de manifestações clínicas simétricas não exclui a possibilidade de lesão medular lateralizada, uma vez que podem ocorrer degeneração de disco em um lado e compressão medular contralateral, devido à limitação de espaço no canal vertebral ou inflamação simétrica da medula espinal.[27]

Nos quadros de extrusão ou protrusão de disco,[20] é comum o material se projetar dorsalmente para o canal vertebral, uma vez que a região ventral do disco é mais resistente,[2] o que resulta na compressão da margem ventral da medula. Mas é possível que esse material se projete lateralmente, produzindo deslocamento medial da dura-máter. Algumas vezes, o material do disco intervertebral migra ao redor da medula espinal e se instala dorsalmente, produzindo deslocamento ventral da dura-máter. Há ainda casos de migração do material discal cranial ou caudalmente para o espaço intervertebral afetado. Nesse contexto e diante das várias possibilidades de deslocamento do material do disco intervertebral, faz-se necessária a exploração circunferencial da medula espinal na mielografia, com a realização das projeções convencionais (laterolaterais [LL] e ventrodorsais [VD]) e oblíquas direita e esquerda. Portanto, múltiplas projeções radiográficas se fazem necessárias para a exploração circunferencial da medula espinal e para auxiliar na localização mais precisa de compressões medulares.[10]

Com relação à atual disponibilidade de utilização das modalidades diagnósticas – ressonância magnética e tomografia computadorizada – no diagnóstico das afecções medulares, vale ressaltar as indicações atualmente preconizadas na literatura:

- A ressonância magnética é considerada uma ótima modalidade de imagem para o diagnóstico de qualquer mielopatia, incluindo as relacionadas com o disco intervertebral[7]
- Em um trabalho em que foram comparadas as modalidades mielografia, tomografia computadorizada convencional (TC), tomografia computadorizada com contraste intravenoso (tomoangiografia) e tomografia computadorizada com mielografia concomitante (mielotomografia) no diagnóstico de lesões medulares, a mielotomografia foi descrita como a modalidade mais sensível, dentre as pesquisadas, para a detecção de compressões medulares.[28] Nesse contexto, para o diagnóstico das hérnias de disco, depois da ressonância magnética, a mielotomografia é a próxima melhor opção, particularmente nas raças não condrodistróficas.[7,28] Já nas raças condrodistróficas, nas quais a mineralização do disco intervertebral é comum, o uso da tomografia computadorizada convencional (sem mielografia concomitante) pode ser suficiente para o diagnóstico, em muitos dos casos[7]
- A mielografia deve ser considerada como opção para o diagnóstico de hérnia de disco, quando RM e TC são indisponíveis.[7]

Referências

1. Thrall DE, Widmer WR. Canine and feline intervertebral disc disease, myelography and spinal cord disease. In: Thrall DE. Textbook veterinary diagnostic radiology. 5. ed. Chap. 12. Philadelphia: WB Saunders; 2007. p. 114.
2. Kealy JK, McAllister H. O crânio e a coluna vertebral. In: Kealy JK, McAllister H. Radiologia e ultrassonografia do cão e do gato. 3. ed. Barueri: Manole; 2005. p. 379-91.
3. Owens JM, Biery DN. Radiographic contrast procedures. In: Owens JM, Biery DN. Radiographic interpretation for the small animal clinician. 2. ed. Chap. 3. Baltimore: Williams & Wilkins; 1998. p. 22.
4. Roberts RE, Selcer BA. Myelography and epidurography. Veterinary clinics of North America. Small Animal Practice. Mar. 1993; 23(2):307-29.
5. Burguese LF. Fonseca Pinto, ACBC. Avaliação da discopatia em cães por métodos de imagem. Parte 1 – Radiologia convencional: revisão de literatura. Clínica Veterinária. 2009;14(80):40-6.
6. Burk RL, Feeney DA. The Spine In: Burk RL, Feeney DA. Small animal radiology and ultrasonography. A diagnostic atlas and text. Chap. 6. Missouri: Saunders Elsevier; 2003. p. 662.
7. Robertson I, Thrall DE. Imaging dogs with suspected disc herniation: pros and cons of myelography, computed tomography, and magnetic resonance. Veterinary Radiology & Ultrasound; 2011, 52(1, supp. 1):s81-4.
8. Sarmento LVC *et al.* Mielografia em cães e gatos – revisão. Clínica Veterinária. 2000; 5(26):23-32.
9. Janet A *et al.* Miscellaneous techniques. In: Janet A, Butler JA. *et al.* Clinical radiology of the horse. 2. ed. Chap. 13. Oxford: Blackwell Science; 2000. p. 570.
10. Kinberger RM. Recent developments in canine lumbar myelography. Small Animal Orthopedics. Jul. 1994;16(7):847-54.
11. Widmer RW, Blevins WE. Veterinary myelography: a review of contrast media, adverse effects and technique. Journal of the American Hospital Association. Mar/Apr 1991; 27:163-74.
12. McCartney WT. Lumbar myelography in 79 dogs, using different puncture sites. The Veterinary Record. Oct. 1997; 417-9.
13. Luttgen PJ, Cuddon PA. Afecções da medula espinhal. In: Birchard SJ, Sherding RG. Manual Saunders de clínica de pequenos animais. 3. ed. São Paulo: Roca, 2008. p. 1319-28.
14. Mai W. Magnetic resonance imaging and computed tomography features of canine and feline spinal cord disease In: Thrall DE. Textbook veterinary diagnostic radiology. 6. ed. Philadelphia: WB Saunders; 2013. p. 194.
15. Sturges BK. Diagnosis and treatment of atlantoaxial subluxation. In: Bonoagura JD, Twedt DC. Current veterinary therapy. 14. ed. Chap. 236. St. Louis, Missouri: Saunders Elsevier; 2009. p. 1085.
16. Willian R, Widner E, Donald E. The canine and feline vertebrae. p. 188.
17. Packer A, Bergaman l, Coates JR *et al.* Intracranial subarachnoid hemorrhage following lumbar myelography in two dogs. Veterinary Radiology & Ultrasound; 2007, 48(4):323-7.
18. Gibbons SE *et al.* The value of oblique *versus* ventrodorsal myelographic views for lesion lateralization in canine thoracolumbar disc disease. Journal of Small Animal Practice. Nov. 2006;47:658-62.
19. Yovich JC, Read R, Eger C. Modified lateral spinal descompression in 61 dogs with thoracolumbar disc protrusion. Journal of Small Animal Practice. 1994; 35(7):351-6.
20. Lamb CR. Common difficulties whit myelographic diagnosis of acute intervertebral disc prolapsed in the dog. Journal of Small Animal Practice. 1994; 35:549-58.

21. Karen MZ, Adriane P, André LS *et al.* Contribuição das projeções oblíquas em mielografias de pequenos animais para a localização de lesões medulares causadas por processo degenerativo do disco intervertebral. Ciência Rural, Santa Maria; 2010, 40(11):2324-31.
22. Olby NJ, Dyce J, Houlton JEF. Correlation of plain radiographic and lumbar myelographic findings with surgical findings in thoracolumbar disc disease. Journal of Small Animal Practice. 1994;35:345-50.
23. Widner WR, Thrall DE. Doença do disco intervertebral em cães e gatos, mielografia e doença medular. In: Thrall DE. Diagnóstico de radiologia veterinária. 5. ed. Rio de Janeiro: Elvevier Saunders; 2010. p. 199.
24. Bennett D, May C. Moléstias articulares de cães e gato. In: Ettinger & Feldman. Tratado de medicina interna veterinária. 4. ed., v. 2, São Paulo: Manole; 1997. p. 2862.
25. Somerville ME *et al.* Accuracy of localization of cervical intervertebral disk extrusion or protrusion using survey radiography in dogs. Journal of the American Animal Hospital Association. Nov/Dec 2001;13:563-72.
26. Tilley LP, Simith FWK. Discopatia intervertebral cervical e discopatia intervertebral toracolombar. In: Tilley LP, Simith FWK. Consulta veterinária em 5 minutos: espécies canina e felina. 2. ed. São Paulo: Editora Manole; 2003. p. 866-9.
27. Schulz SK *et al.* Correlation of clinical, radiographic, and surgical localization of intervertebral disc extrusion in small-breed dogs: a prospective study of 50 cases. Veterinary Surgery. 1998;27:105-11.
28. Dennison SE, Rylander RDH, Yandell BS *et al.* Evalution of diferent computed tomography techniques and myelography for diagnosis of acute myelopaty. Veterinary Radiology & Ultrasound; 2010, 51(3):254-8.

220 Ecoencefalografia e Ultrassonografia Doppler Transcraniana

Cibele Figueira Carvalho

Introdução

Provavelmente a aplicação mais comum da ecoencefalografia seja a determinação do tamanho dos ventrículos laterais em cães pequenos com suspeita de hidrocefalia e a pesquisa de massas cerebrais ou neoplasias. As doenças arteriais intracranianas foram, por muito tempo, negligenciadas por várias razões, entre elas, a ausência de métodos diagnósticos não invasivos.

Com o advento da ultrassonografia Doppler transcraniana (USDTC), o campo de aplicação foi ampliado, possibilitando a avaliação da arquitetura vascular e identificação das artérias cerebrais por mapeamento colorido. A USDTC é um exame relativamente novo, principalmente no campo da medicina veterinária. É um método rápido, não invasivo, seguro, podendo ser repetido sem nenhum prejuízo à saúde do paciente; tem baixo custo, quando comparado à tomografia computadorizada (TC) e à ressonância magnética (RM). Além disso, o mapeamento Doppler pulsátil é capaz de fornecer informações sobre a hemodinâmica cerebral em tempo real, possibilitando o acompanhamento terapêutico do paciente.

As mudanças dinâmicas que ocorrem no índice de resistividade (IR) calculado favorecem a avaliação das forças que agem na vascularização cerebral. Estudos mostram que existe uma correlação importante entre o IR e a pressão intracraniana.[1] A avaliação do IR nas artérias cerebrais possibilita monitorar indiretamente a pressão intracraniana em casos de alterações focais e difusas do parênquima cerebral. Mudanças no IR são indicadores úteis de aumento da pressão intracraniana.[1]

A sensibilidade e a especificidade do exame em modo B estão bem estabelecidas em literatura.[2] A precisão do exame pode ser comparada à imagem da tomografia computadorizada ou até mesmo ser considerada superior a ela.[3]

Tanto a ecoencefalografia quanto a extensão de seu estudo, a USDTC, são exames considerados dependentes do operador, ou seja, exigem do profissional uma preparação teórica e prática, além de interpretação dos dados no contexto clínico. Além disso, é também um exame que depende muito do equipamento, pois há necessidade de utilização de aparelhos que tenham a ferramenta Doppler e alta resolução de imagem. Por outro lado, esse exame não possibilita o estudo de toda a circulação cerebral como faz a angiografia, cuja principal desvantagem está ligada ao custo, ao seu caráter invasivo e às potenciais complicações.

Devemos considerar também outras dificuldades técnicas da USDTC, como a própria barreira óssea que pode, algumas vezes, impossibilitar a realização de um exame conclusivo.[4]

Principais indicações do exame

Podemos citar como principais indicações clínicas para a realização da ultrassonografia transcraniana convencional e com Doppler:[5]

- Malformações congênitas
  - Hidrocefalia
  - Lissencefalia
  - Cistos
- Alterações traumáticas
- Alterações hipóxico-isquêmicas
- Detecção de coleções, edema
- Ventriculite, abscessos
- Encefalites e meningoencefalites
- Neoplasias
- Angiopatia amiloide cerebral
- Vasculites.

Estudos de prevalência em cães indicam que as anormalidades congênitas constituem aproximadamente 6% do total de doenças diagnosticadas,[6] como exemplos podemos citar hidrocefalia (Figura 220.1), lissencefalia (Figura 220.2), cistos (Figura 220.3), síndrome de Dandy Walker (Figura 220.4) e malformações de Chiari em diversos graus (Figura 220.5).

A hidrocefalia representa aproximadamente metade dessas anormalidades, tornando-se uma das afecções congênitas mais comuns em cães.[6–8] Por ser uma doença muitas vezes de difícil diagnóstico, seria ideal adotar um método de identificação que fosse conveniente, confiável e não invasivo, para constatação da ventriculomegalia. Em neonatologia humana, a ecoencefalografia vem sendo a modalidade adotada inicial-

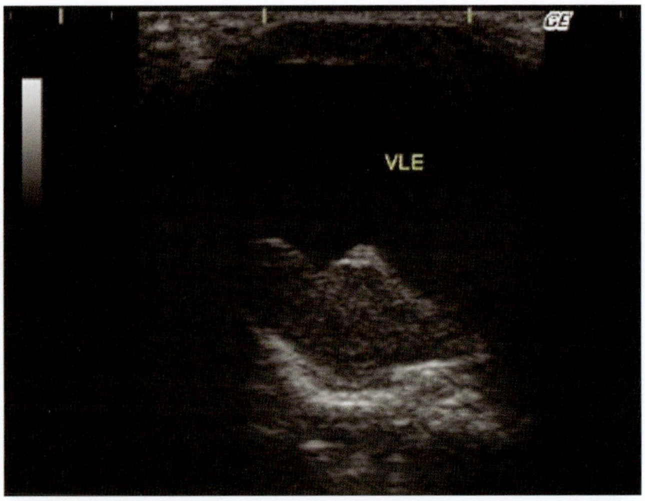

Figura 220.1 Plano sagital mediano em janela rostral demonstrando aumento das dimensões de ventrículo lateral esquerdo (*VLE*) e atrofia do parênquima encefálico – ventriculomegalia em cão da raça Poodle de 1 ano de idade (hidrocefalia).

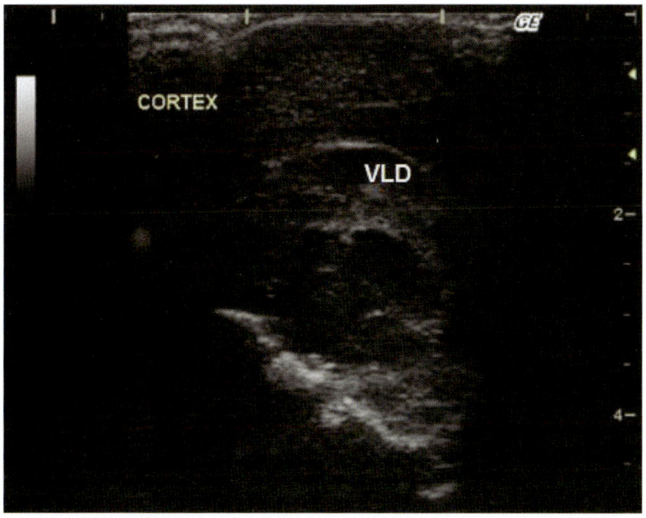

Figura 220.2 Plano sagital oblíquo em janela rostral demonstrando ausência de giros e sulcos cerebrais em região de córtex cerebral e discreto aumento das dimensões de ventrículo lateral direito (*VLD*) em cão da raça Lhasa Apso com 2 anos de idade (lissencefalia e hidrocefalia).

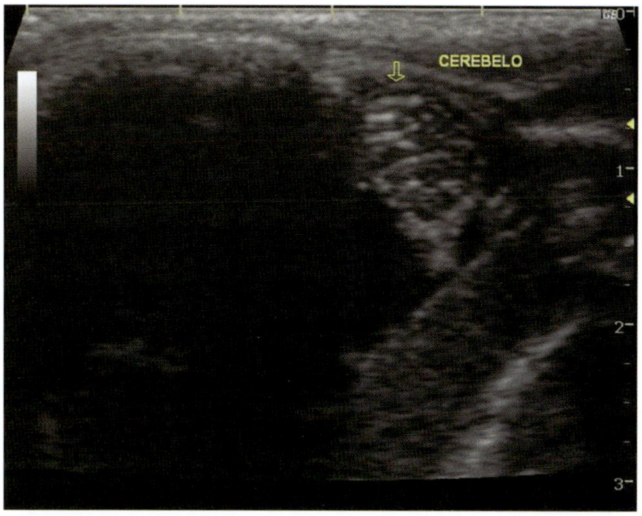

Figura 220.5 Plano longitudinal em janela occipital, com *seta* demonstrando herniação de cerebelo e área anecogênica ao redor denotando edema e coleção líquida acima do canal medular (siringomielia) em cão da raça Yorkshire com 6 meses de idade – malformação de Chiari.

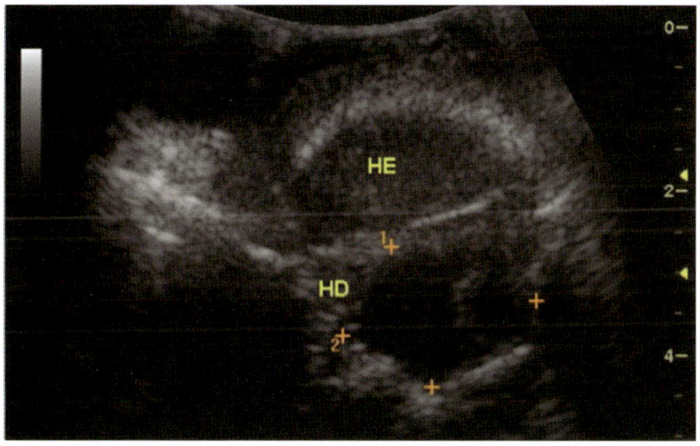

Figura 220.3 Plano coronal em janela temporal esquerda em hemisfério esquerdo (*HE*) demonstrando a presença de alteração focal, localizada em região temporoccipital de hemisfério cerebral direito (*HD*), de aspecto cavitário com conteúdo anecogênico complexo em cão da raça Pinscher com 2 anos de idade – cisto.

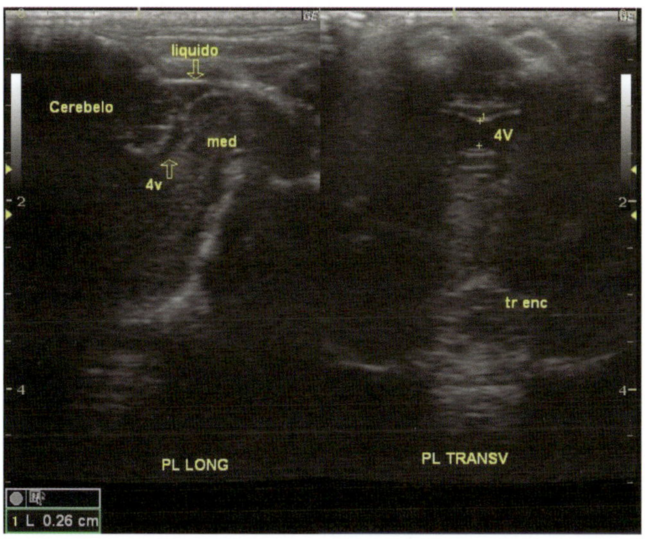

Figura 220.4 Planos longitudinal (*PL LONG*) e transversal (*PL TRANSV*) do encéfalo em janela occipital de cão com dilatação de quarto ventrículo (4V) em cão da raça King Charles Chevalier – Dandy Walker. *tr enc* = tronco encefálico.

mente, tanto em neonatos quanto em crianças, com suspeita de hidrocefalia.[8–11] Os resultados obtidos têm boa correlação aos estudos patológicos e à TC.[8]

Em filhotes de menos de 1 mês de idade, pode-se avaliar o encéfalo ao exame ultrassonográfico para verificar se há ou não hidrocefalia, por meio da fontanela rostral.[3,12–14] Mesmo que esta não seja palpável, a sutura bregmática é cartilaginosa nessa fase (Figura 220.6). Muitos cães miniatura têm fontanela persistente, dispondo de uma janela natural para avaliação sonográfica, e esta poderá persistir aberta ao longo da fase adulta ou por toda a vida do animal.[12] Alguns cães dispõem de um osso temporal tão fino que torna possível a avaliação transcraniana por ele. A persistência da fontanela em cães tem relação direta com o aumento ventricular e o da pressão intracraniana causada pela hidrocefalia.[8,11] Estatisticamente, há relação direta entre a fontanela e a ventriculomegalia.[8] A hidrocefalia pode ser classificada como não comunicante (obstrutiva) ou comunicante (não obstrutiva) e essas imagens podem ser caracterizadas ao exame ecoencefalográfico. A hemorragia pode aparecer como complicação da hidrocefalia.[12,15] Ao exame ultrassonográfico convencional pode-se detectar o aumento das dimensões dos ventrículos. O eixo dorsoventral dos ventrículos laterais pode ser mensurado em plano longitudinal, variando de 0,15 a 0,35 cm de altura.[8] Quando a medida dorsoventral do ventrículo lateral for igual ou maior que 0,35 cm, pode-se considerar o diagnóstico de hidrocefalia (Figura 220.7). É importante lembrar que vários estudos mostraram que não havia correlação entre o tamanho dos ventrículos laterais e a gravidade dos sinais clínicos. A pressão do líquido cefalorraquidiano (LCR) geralmente está em um nível variável de baixo a normal em animais com hidrocefalia não comunicante. Poderá estar elevada nos casos de hidrocefalia comunicante. A USDTC é capaz de monitorar indiretamente a pressão intracraniana pela avaliação do IR das artérias intracranianas principais.[1,9–11]

A USDTC possibilita a avaliação morfológica parcial dos vasos cerebrais (tortuosidade do trajeto, diâmetro anormalmente maior ou menor) e a obtenção do perfil hemodinâmico da circulação por meio da análise das velocidades de fluxo (direção do fluxo, velocidade e resistividade ou impedância do leito vascular).

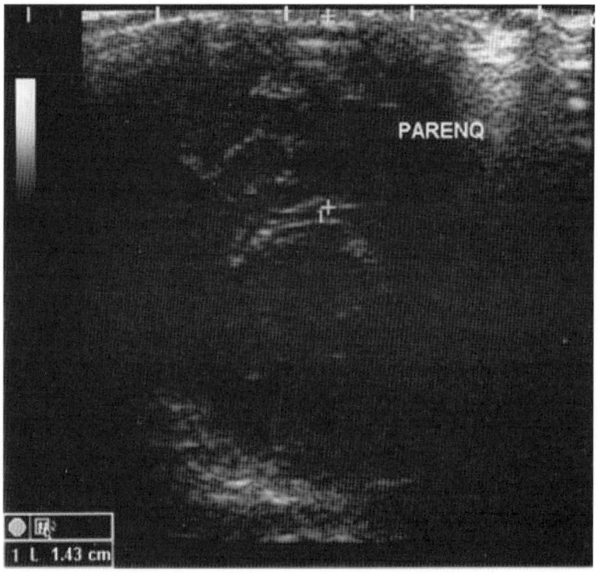

Figura 220.6 Plano sagital mediano em fontanela rostral aberta em cão normal com 1 mês de idade. O cursor (+) denota o ventrículo lateral de dimensões normais. Observam-se também em campo proximal imagens lineares correspondentes aos sulcos cerebrais normais em região de córtex.

A USDTC é realizada em várias situações, por exemplo, quando se suspeita de neoplasias, processos inflamatórios e infecciosos, vasculites, hidrocefalia e nas suspeitas de acidentes vasculares cerebrais.[5]

O dúplex Doppler colorido favorece a avaliação do fluxo sanguíneo intracraniano.[5,11] É útil na localização de infartos vasculares e algumas vezes na detecção de neoangiogênese nos tumores e abscessos do cérebro. Essa imagem obtida pelo Doppler é produzida em tempo real delineando as estruturas vasculares por meio de mapeamento colorido sobrepondo a imagem em escala de cinza do modo B. O uso da ultrassonografia Doppler para estimar a velocidade do fluxo sanguíneo foi descrito em 1960, mas foi somente nos anos 1980 que se conseguiu detectar por ultrassonografia o fluxo sanguíneo da circulação intracraniana em humanos.[9] Para garantir a suficiente penetração do feixe sonoro na calota craniana utilizam-se frequências baixas, ao redor de 2 MHz. Isto aumenta a possibilidade de penetração do som no tecido à custa de perda da resolução espacial. Usando várias janelas ósseas, onde a barreira à passagem do feixe sonoro é mais fina, é possível insonar as artérias cerebrais, a carótida interna e o sistema vertebrobasilar intracraniano.

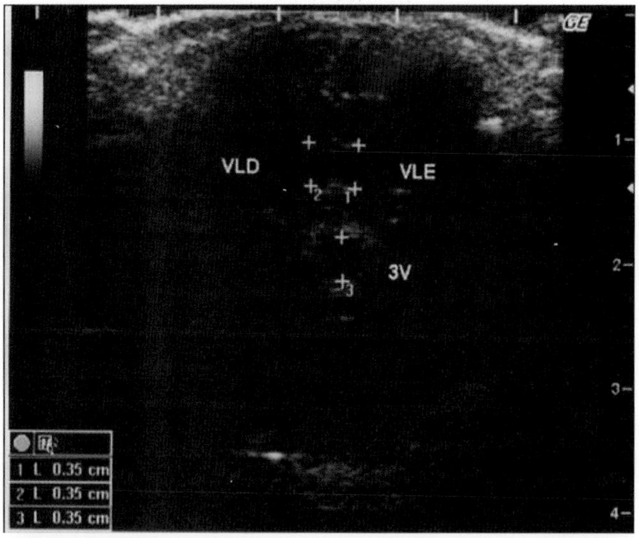

Figura 220.7 Plano transversal em janela rostral aberta demonstrando as medidas de ventrículos laterais direito (*VLD*), esquerdo (*VLE*) e de terceiro ventrículo (*3V*) em cão com ventriculomegalia.

O Doppler transcraniano é utilizado como método para avaliação de estenose arterial intracraniana ou oclusões e vasospasmos arteriais após hemorragia subaracnóidea. Relatos sugerem que a avaliação Doppler também possa correlacionar-se à elevação da pressão intracraniana em pacientes com edema cerebral grave e morte cerebral após trauma encefálico.[1]

O suprimento sanguíneo do encéfalo provém principalmente do círculo arterioso do cérebro (antigamente conhecido como círculo de Willis) que se localiza ventralmente ao hipotálamo, onde forma um anel ao redor do pedúnculo infundibular. A aparência do círculo e o padrão de seus ramos principais são constantes entre os mamíferos. O círculo arterioso do cão é suprido por três fontes, lateralmente pelas artérias carótidas internas e caudalmente pela artéria basilar. A artéria carótida interna é um ramo terminal da carótida comum, da qual é originária em situação oposta à faringe. Em seguida, corre em direção à base do crânio. No cão, a artéria carótida interna atravessa o canal carotídeo (no osso medial à bulha timpânica), formando uma alça que penetra na meninge mais externa para em seguida dividir-se em ramos divergentes. O ramo rostral une-se com o seu par, completando a metade rostral do círculo, da qual emergem as artérias cerebral rostral e cerebral média. O ramo caudal anastomosa-se com um ramo da artéria basilar, completando o círculo. As artérias cerebral caudal e cerebelar rostral deixam a metade caudal do círculo. A artéria cerebelar caudal origina-se diretamente da basilar.[5,16–18]

Estudos realizados com ultrassom Doppler das artérias cerebrais em cães e em gatos estabeleceram os valores normais de IR nesses vasos.[19] Há ainda relatos demonstrando correlação significativa entre o IR e a pressão intracraniana, mostrando que alterações nesse índice parecem ser indicadores úteis na elevação da pressão intracraniana.[1]

A hipoecogenicidade focal ou difusa do parênquima pode ser indicativa de desmielinização cerebral, edema ou hemorragia pós-traumática (Figura 220.8) ou ainda de processos inflamatórios ou infecciosos[4,20] (Figuras 220.9 e 220.10).

Alterações focais hiperecogênicas do parênquima podem ser indicativas de áreas de hemorragia (Figura 220.11) ou deposição de material de densidade maior em relação ao tecido nervoso, por exemplo, massas tumorais (Figura 220.12) e ainda a substância amiloide ao redor dos vasos em processos degenerativos[4,5] (Figura 220.13). Algumas alterações focais ocasionam alteração na arquitetura anatômica e efeito de massa nas estruturas adjacentes.[21] Somando-se a essas afecções que promovem alterações vasculares detectáveis ao mapeamento dúplex Doppler colorido, citam-se ainda afecções importantes, como as vasculites (congênitas, como a do Beagle, ou consequentes a hemoparasitoses), e alterações decorrentes de deposição de placas ateromatosas, como nos casos de pacientes portadores de endocrinopatias crônicas (hipotireoidismo, hiperadrenocorticismo, diabetes e hiperlipemia do Schnauzer). Em geral, processos inflamatórios ocasionam aumento da vascularização, enquanto massas e processos degenerativos podem ocasionar estenose vascular em vários graus.[22,23] O cérebro tem um mecanismo compensatório hemodinâmico muito eficaz e doenças que promovam o

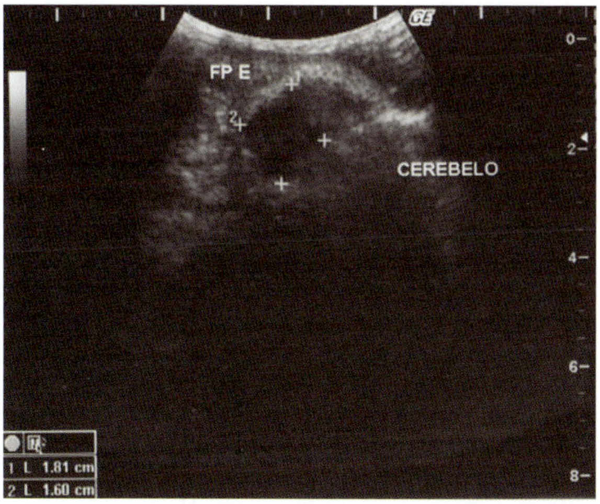

Figura 220.8 Plano coronal oblíquo em janela temporal esquerda denotando a presença de alteração focal hipoecogênica em região frontoparietal de hemisfério cerebral esquerdo (*FP E*) – hematoma e edema perilesional pós-trauma craniano em cão Poodle de 5 anos de idade.

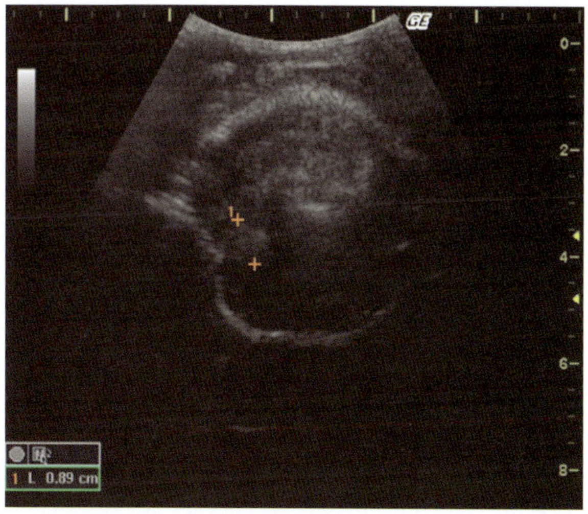

Figura 220.11 Plano coronal em janela temporal: os cursores medem a alteração focal de aspecto hiperecogênico em região frontoparietal de hemisfério cerebral direito em cão com área de hemorragia focal.

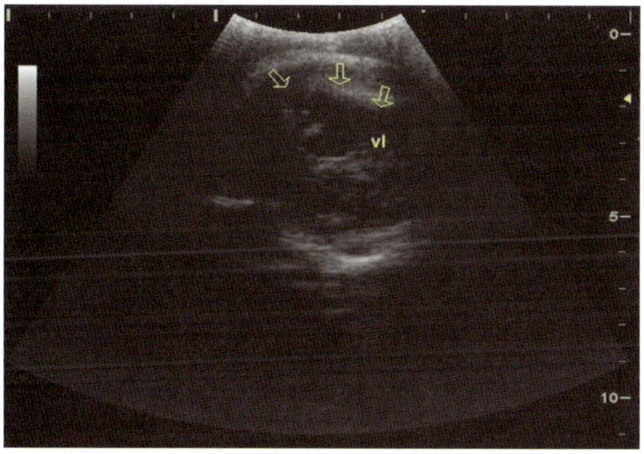

Figura 220.9 Plano coronal em janela temporal esquerda de cão da raça Pug com 10 meses de idade, apresentando aumento das dimensões de ventrículo lateral (*vl*) esquerdo com continuidade a lesão cavitária de conteúdo anecogênico estendendo-se em direção a córtex de região temporal ipsilateral (hidrocefalia *ex-vacum*) – meningoencefalite necrosante.

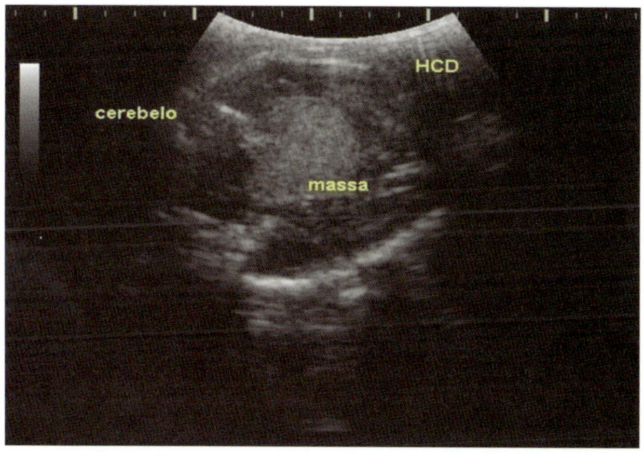

Figura 220.12 Plano coronal em janela temporal direita denotando a alteração de arquitetura encefálica com descontinuidade da linha correspondente à tenda do cerebelo, desvio da fissura longitudinal e presença de massa de contornos definidos, hiperecogênica, envolvendo parte de hemisfério cerebral direito (*HCD*) e cerebelo – neoplasia.

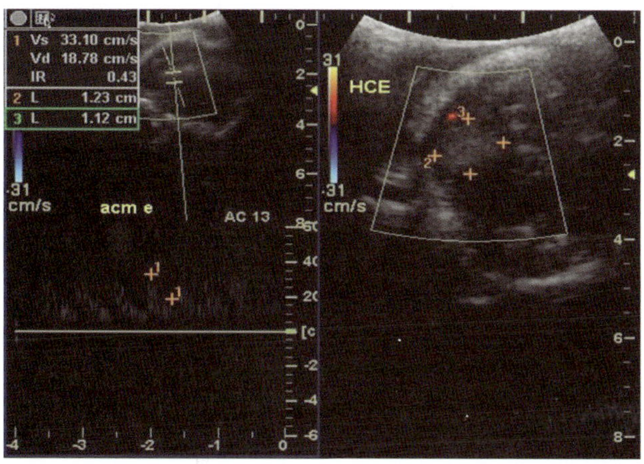

Figura 220.10 Imagens dúplex Doppler colorido e Doppler colorida em cão com meningoencefalite granulomatosa. No modo tríplex pode-se observar as velocidades de pico sistólico (*Vs*) e diastólico final (*Vd*) da artéria cerebral média esquerda (*acm e*) e o cálculo automático do índice de resistividade (*IR*). No modo colorido pode-se notar evidência dos vasos sanguíneos em região de periferia e efeito de massa devido à lesão entre os cursores. *HCE* = hemisfério cerebral esquerdo.

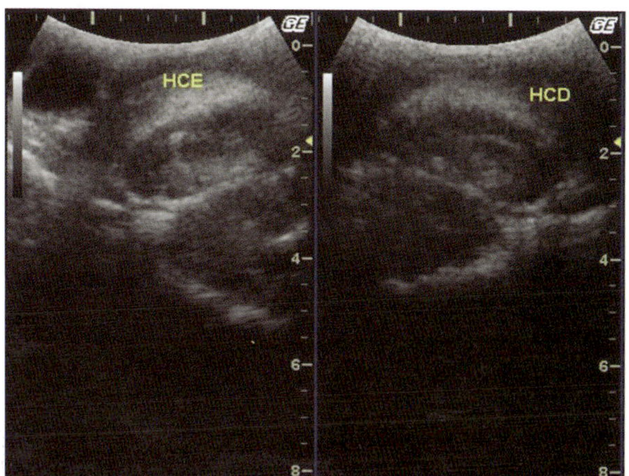

Figura 220.13 Planos coronais oblíquos em janelas temporais evidenciando hemisférios cerebrais direito (*HCD*) e esquerdo (*HCE*), ambos com aumento generalizado da ecogenicidade mais evidente em região craniolateral à tenda do cerebelo e borramento das linhas correspondentes ao sulco esplenial – cão com angiopatia amiloide cerebral e áreas de acidente vascular cerebral confirmadas na necropsia e histopatológico.

aumento da pressão intracraniana podem levar inicialmente à vasodilatação e, tardiamente, ocasionar o limite de vasospasmo ou ausência de resposta.

A associação das informações obtidas durante a varredura em modo B e o estudo Doppler vascular pode auxiliar no diagnóstico diferencial dessas lesões, porém a utilização deste método ainda necessita maior quantidade de estudos[4] e não se deve negligenciar a importância do somatório dos dados clínicos e laboratoriais aos achados de imagem em cada caso para o diagnóstico definitivo.

Considerações finais

Algumas considerações devem ser feitas:

- A ecoencefalografia é utilizada em cães de portes pequeno e médio para detectar lesões focais, difusas e alterações estruturais do parênquima encefálico
- A USDTC é um método de avaliação hemodinâmica cerebral não invasivo que possibilita mensurações repetidas e monitoramento contínuo, com boa resolução temporal possibilitando o estudo das alterações vasculares e avaliando parâmetros que incluem direção do fluxo, velocidade e impedância do leito vascular cerebral
- A USDTC é capaz de monitorar o tratamento clínico da hidrocefalia e de outras afecções que ocasionem repercussão hemodinâmica cerebral, para verificar se o paciente está sendo responsivo ao mesmo.

Referências

1. Nagai H, Moritake K, Takaya M. Correlation between transcranial Doppler ultrasonography and regional cerebral blood flow in experimental intracranial hypertension. Stroke. 1997;28:603-8.
2. Carvalho CF *et al.* Ultrassonografia transcraniana em cães com distúrbios neurológicos de origem central. Arq Bras Med Vet e Zootec. 2007;59(6):1412-6.
3. Hudson JA *et al.* Ultrasonographic examination of the normal canine neonatal brain. Vet Radiol and Ultrasound. 1991;32:50-9.
4. Perez RB, Carvalho CF. Características ultrassonográficas da meningoencefalite granulomatosa em cães. Revista Clínica Veterinária. 2009; XIV(80):20-6.
5. Carvalho CF, Dupré ASA, Perez RB. Ultrassom Doppler transcraniano. In: Carvalho CF. Ultrassonografia Doppler em pequenos animais. São Paulo: Roca; 2009. p. 159-77.
6. Hudson J.A *et al.* Ultrasonographic diagnosis of canine hydrocephalus. Vet Radiol and Ultrasound. 1990;31(2):50-8.
7. Braund KG. Neurological syndromes. In: Braund KG. Clinical neurology in small animals – localization, diagnosis and treatment. New York: International Veterinary Information Service; 2003.
8. Spaulding KA, Sharp NJH. Ultrasonographic Imaging of the lateral cerebral ventricles in the dog. Vet Radiol. 1990;31(2):59-64.
9. De Assis MC, Machado HR. Transfontanellar Doppler ultrasound measurement of cerebral blood velocity before and after surgical treatment of hydrocephalus. Arq Neuropsiq. 1999;57(3B):827-35.
10. Rainov NG, Weise JB, Burkert W. Transcranial Doppler sonography in adult hydrocephalic patients. Neurosurg Rev. 2000;23:34-8.
11. Saito M *et al.* Relationship among basilar artery resistance index degree of ventriculomegaly, and clinical signs in hydrocephalic dogs. Vet Radiol & Ultrasound. 2003;44(6):687-94.
12. Andrade Neto JP. In: Carvalho CF. Ultrassonografia em pequenos animais. São Paulo: Roca; 2004. p. 265-76.
13. Hucker RL, Gavin PG. Braini. Veterinary Clinics of North America. 1996;26(735).
14. Hudson JA *et al.* Ultrasonographic anatomy of the canine brain. Vet Radiol. 1989; 30:13-21.
15. Nykamp S, Scrivani P, Delahunta A. Chronic subdural hematomas and hydrocephalus in a dog. Veterinary Radiology and Ultrasound. 2001;42: 511-4.
16. Dellman HD, McClure RC. Sistema nervoso do carnívoro: sistema nervoso central. In: Getty R. Sisson – Grosman. Anatomia dos animais domésticos. 5ª ed. Rio de Janeiro: Guanabara Koogan; 1986. p. 1569-83.
17. Konig HE, Liebich HG. Anatomia dos animais domésticos. v. 2. 2 ed. Artmed; 2005. p. 234-5.
18. Nautrup CP, Tobias R. An Atlas and textbook of diagnostic ultrasonography of the dog and cat. 1. ed. London: Manson Publishing; 2000. p. 83-108.
19. Hudson JA, Buxton DF, Cox N.R. Color flow doppler imaging and doppler spectral analysis of the brain of neonatal dogs. Vet Radiol and Ultrasound. 1997;38(4):313-22.
20. Thomas, JB. Inflammatory diseases of the central nervous system in dogs. Clin Tech Small Anim Pract. 1998;13:167.
21. Andrade GC *et al.* Angiopatia amiloide cerebral simulando tumor cerebral: relato de caso. Arquivos de Neuro-Psiquiatria. 2006;64(1).
22. Carvalho CF, Perez RB, Chammas MC, Maiorka PC. Transcranial Doppler sonographic findings in granulomatous meningoencephalitis in small breed dogs. Can Vet J 2012; 53:855-9.
23. Carvalho CF, Andrade Neto JP, Diniz SA. Small breed dogs with confirmed stroke: concurrent diseases and sonographic findings. Arq Bras Med Vet Zootec 2012; 64(5):1177-83.

221 Eletroencefalografia

João Pedro de Andrade Neto

Introdução

A eletroencefalografia consiste no registro e na avaliação dos potenciais elétricos produzidos pelo cérebro e obtidos na superfície do crânio.[1] Registra uma voltagem flutuante resultante de mudanças nos potenciais pós-sinápticos em milhares de neurônios localizados anteriormente aos eletrodos.[2] Em medicina veterinária a sua utilização foi evidente nas décadas de 1960 e 1970 como meio auxiliar de diagnóstico em cães e gatos apresentando doenças neurológicas.[3] O método mais utilizado pela maioria dos eletroencefalografistas foi descrito em 1964 e é utilizado até o momento pela sua eficácia e simplicidade; este método consiste na colocação de apenas cinco eletrodos de contato do tipo "jacaré", após aplicação tópica de lidocaína a 2%; os animais eram contidos sem anestesia geral e apenas um programa era realizado, por meio de um aparelho de oito canais, obtendo-se registros transfrontal, transoccipital e fronto-occipital bilateralmente; nos demais canais eram realizados registros bipolares utilizando-se um eletrodo central combinando-se aos eletrodos frontais e occipitais.[4] No entanto, animais não anestesiados apresentavam artefatos múltiplos devido a contrações musculares, piscar de olhos, abanar de orelhas etc. Estes artefatos interferiam no padrão eletroencefalográfico normal.[5] Vários tranquilizantes ou anestésicos foram utilizados com a finalidade de coibir tais artefatos encontrados em cães não anestesiados, como barbitúricos;[5,6] metoxiflurano e halotano,[7] associação de fentanila e droperidol,[8] xilazina,[9] isofluorano[10] e succinilcolina.[11] O uso de tranquilizantes ou anestésicos pode interferir nos padrões eletroencefalográficos normais ou inibir o aparecimento de espículas, espícula-onda em animais doentes, embora alguns autores considerem útil a sua utilização.[12]

A interpretação das ondas baseia-se na observação de uma atividade de base ou de fundo à qual se pode agregar uma atividade transitória; esta atividade de base se caracteriza pela existência de ritmos ou ondas de formato e duração similares. Estes ritmos se definem em base na frequência (número de ondas por segundo-Hz) e amplitude (μV) das ondas cerebrais; são classificados pela frequência: ondas delta (0,5 a 3,5 Hz), teta (4,0 a 7,5 Hz), alfa (8,0 a 13,5 Hz), $beta_1$ (14,0 a 21,5 Hz) e $beta_2$ (22,0 a 30,0 Hz).[1] Portanto, a interpretação dos traçados é realizada em relação à frequência de ondas rápidas de baixa amplitude (estágio I – alerta) e ondas lentas de alta amplitude (estágio II – sono) e pelo aparecimento de espículas, espícula-onda, fusos ou surtossupressão.[5] Durante a fase de crescimento, o eletroencefalograma (EEG) acompanha o desenvolvimento e a maturação do cérebro. Na primeira semana de vida os traçados são caracterizados por equipotencialidade e aparecimento ocasional de ondas rítmicas paroxísticas de duração de um segundo associado a pouca diferenciação dos neurônios corticais[13] (Figura 221.1). Da segunda à quarta semana, quando ocorre a maior diferenciação dos elementos neuronais do córtex, aparecem dois padrões eletroencefalográficos: ondas de 7 a 15 Hz e ondas de 5 a 10 Hz; as primeiras associadas ao sono e

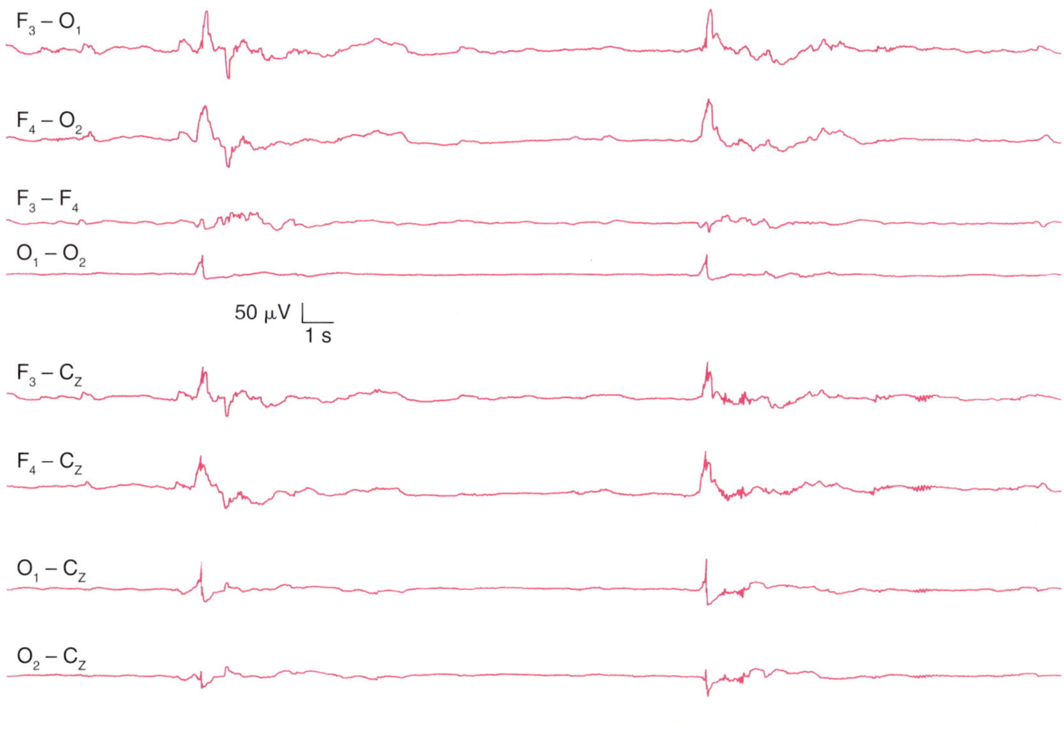

Figura 221.1 Eletroencefalograma (EEG) de um cão, sem raça definida, de 1 semana de vida mostrando equipotencialidade e surto de ondas rítmicas paroxísticas de um segundo.

as segundas ao alerta[13] (Figura 221.2). O desenvolvimento cortical ocorre de maneira progressiva até a décima semana de vida e depois com pouca diferenciação até a fase adulta, cujo EEG se caracteriza por dois estágios bem definidos: estágio I (alerta) e estágio II (sono), e neste último com três fases diferentes (sono leve, médio e profundo)[13] (Figura 221.3).

Atualmente utiliza-se a eletroencefalografia quantitativa (EEGq) que determina a composição de frequência do sinal do EEG no ritmo de base e sua variação por regiões em um período de tempo.[1] É um método nos quais os traçados obtidos a partir do EEG analógico são digitalizados, sofrendo um processo matemático por meio da transformação de Fourier com montagens de gráficos quantitativos das ondas, separadas por frequência e amplitude, permitindo então, detectar anormalidades não visíveis pela análise visual.[14] No EEGq, os sinais são obtidos por meio de montagens referenciais nas quais obtemos diferença de potencial entre os eletrodos ativos, que captam registros de ondas cerebrais, e um eletrodo de referência localizado fora do campo de atividade cerebral; esses registros, uma vez armazenados no computador, são utilizados em montagens bipolares posteriormente denominadas de remontagem. Após as remontagens, os dados são apresentados para análise visual ou transformados em gráficos, histogramas ou mapeamento cerebral[1] (Figura 221.4).

Em relação aos diferentes quadros mórbidos podemos mostrar descrições dos vários trabalhos publicados: hidrocefalia é caracterizada por ondas de amplitude extremamente alta e atividade variando de rápida a lenta[6,15,16] (Figura 221.5). Nas encefalites, as ondas podem variar de acordo com a evolução da doença associadas ou não a surtossupressão, espícula-onda, fusos ou assimetria entre os hemisférios cerebrais[15,17] (Figura 221.6). Esses achados demonstram que a irritabilidade neuronal ocasionada pela encefalite dá origem a espículas ou fusos, e dependendo da fase da encefalite a amplitude das ondas pode variar.[18] Em relação aos tumores cerebrais, os traçados frequentemente contêm ondas lentas de alta amplitude, contínuas ou intermitentes, e generalizadas; raramente apresentam ondas lentas localizadas, perto ou no local da lesão. Podem ocorrer espículas e ondas pontiagudas, mas este não é o único achado. A localização da maioria dos tumores é inconclusiva porque produzem alterações generalizadas por serem profundos, localizando-se na linha mediana, ou por complicações que levam a alterações eletroencefalográficas, como edema cerebral, aumento da pressão intracraniana, hidrocefalia secundária e deslocamento de estruturas do tronco encefálico conduzindo a alterações nos níveis de consciência.[19] Os traçados observados em cães apresentando traumatismo craniano não possibilitam realizar o diagnóstico diferencial com outras afecções, mas auxiliam no prognóstico de acordo com as alterações encontradas; ondas lentas de alta amplitude estão relacionadas com hematoma subdural, enquanto cães com esmagamento do tecido cerebral apresentaram, depois de algum tempo, um foco responsável pelo aparecimento de espículas ou pontas-onda[15,20] (Figura 221.7). Nas doenças cerebrovasculares há o predomínio de assimetria lateral, além de lentidão de frequência dominante.[21] Cães apresentando hipotireoidismo exibem traçados eletroencefalográficos com atividade de frequência média e voltagem extremamente baixa, tornando-se difíceis de serem mensuradas em técnica utilizando 50 μV/1 cm[3].

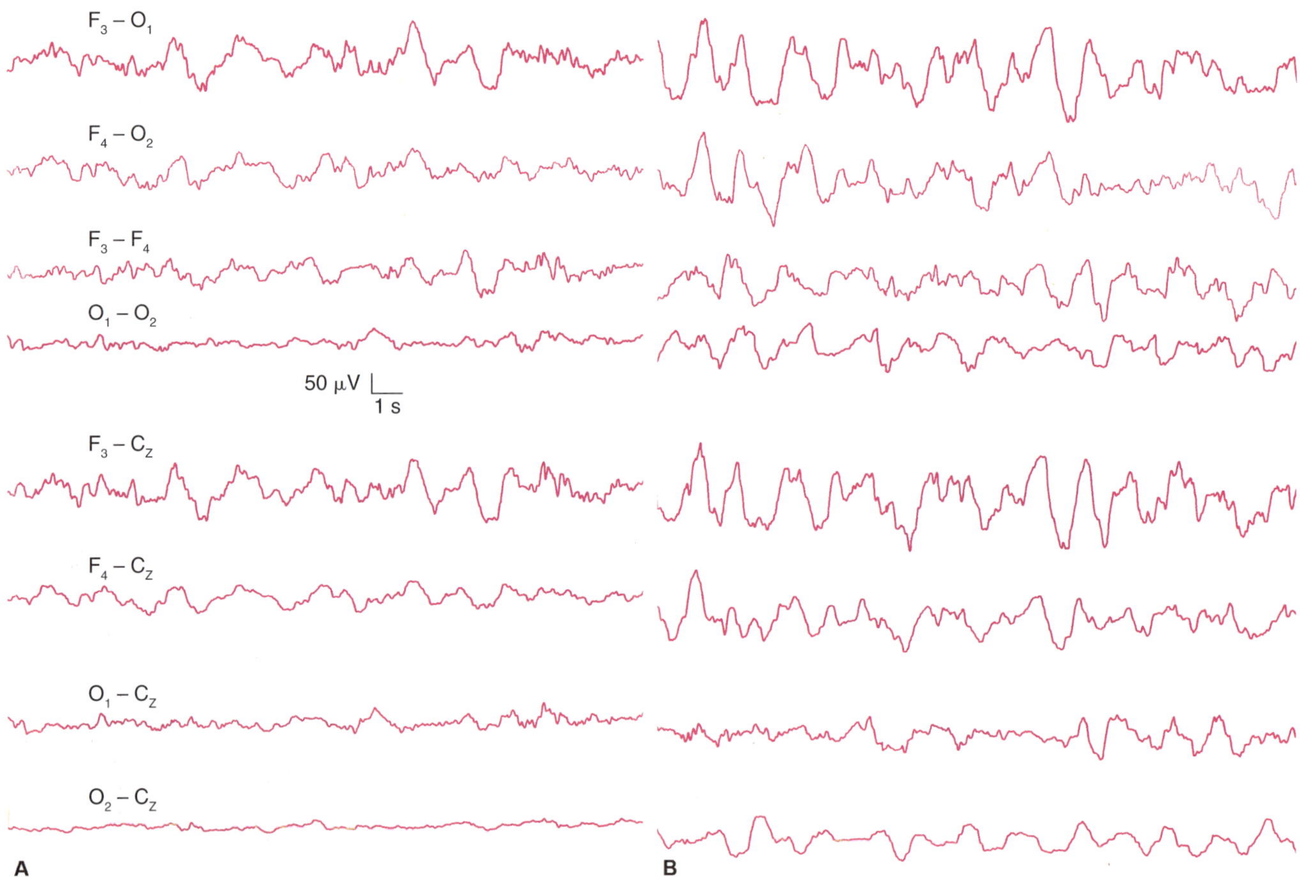

Figura 221.2 EEG de cão, sem raça definida, de 4 semanas de vida mostrando dois padrões de ondas. **A.** Ondas rápidas associadas ao alerta (I). **B.** Ondas lentas associadas ao sono (II).

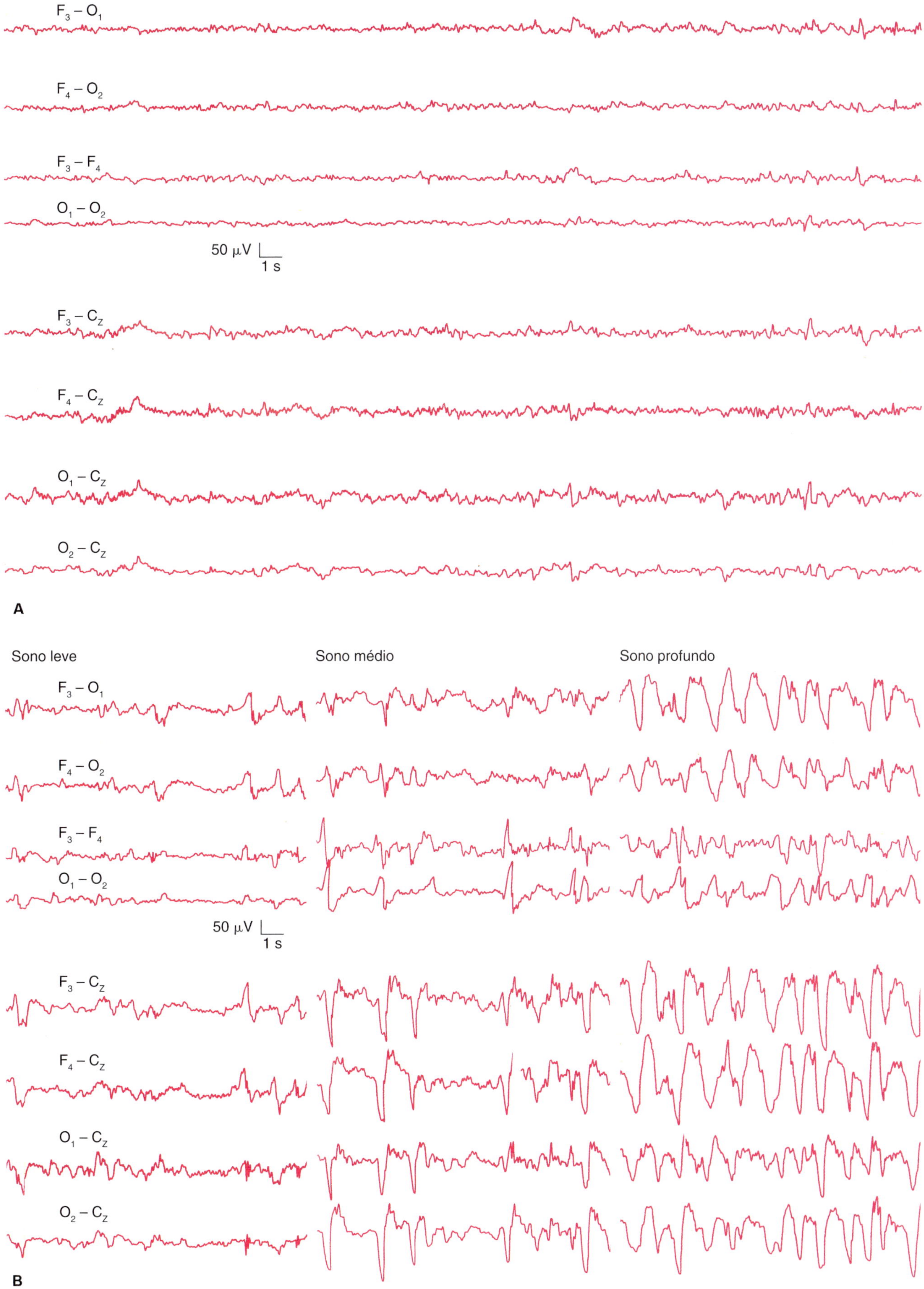

Figura 221.3 Cão de 8 meses de idade mostrando estágios bem definidos. **A.** Alerta (estágio I). **B.** Sono (estágio II) dividido em fases (1 = sono leve; 2 = sono médio; 3 = sono profundo).

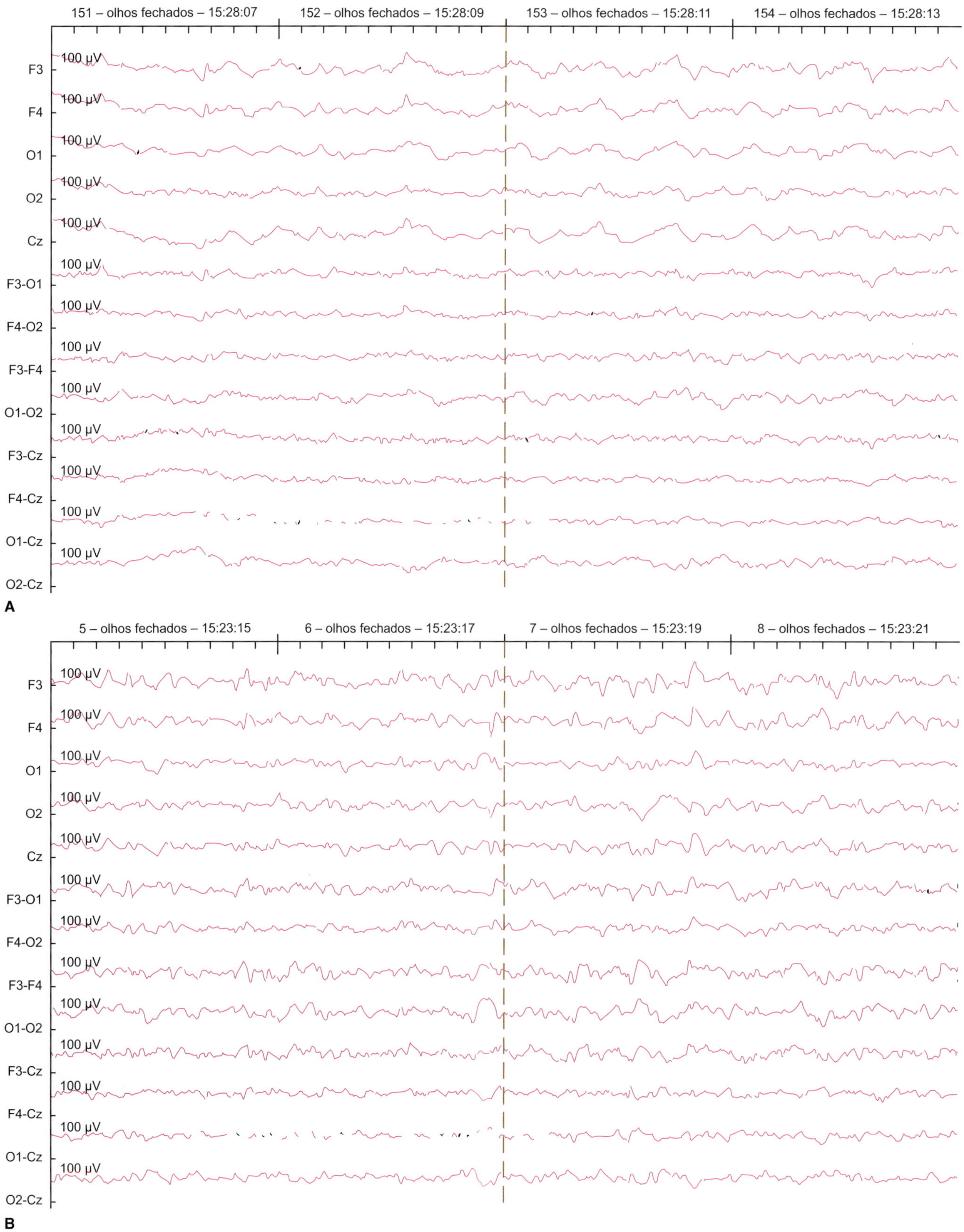

Figura 221.4 EEG digital de cão, fêmea de 2 anos de idade. **A.** Análise visual em alerta. **B.** Análise visual em sono. (*Continua*)

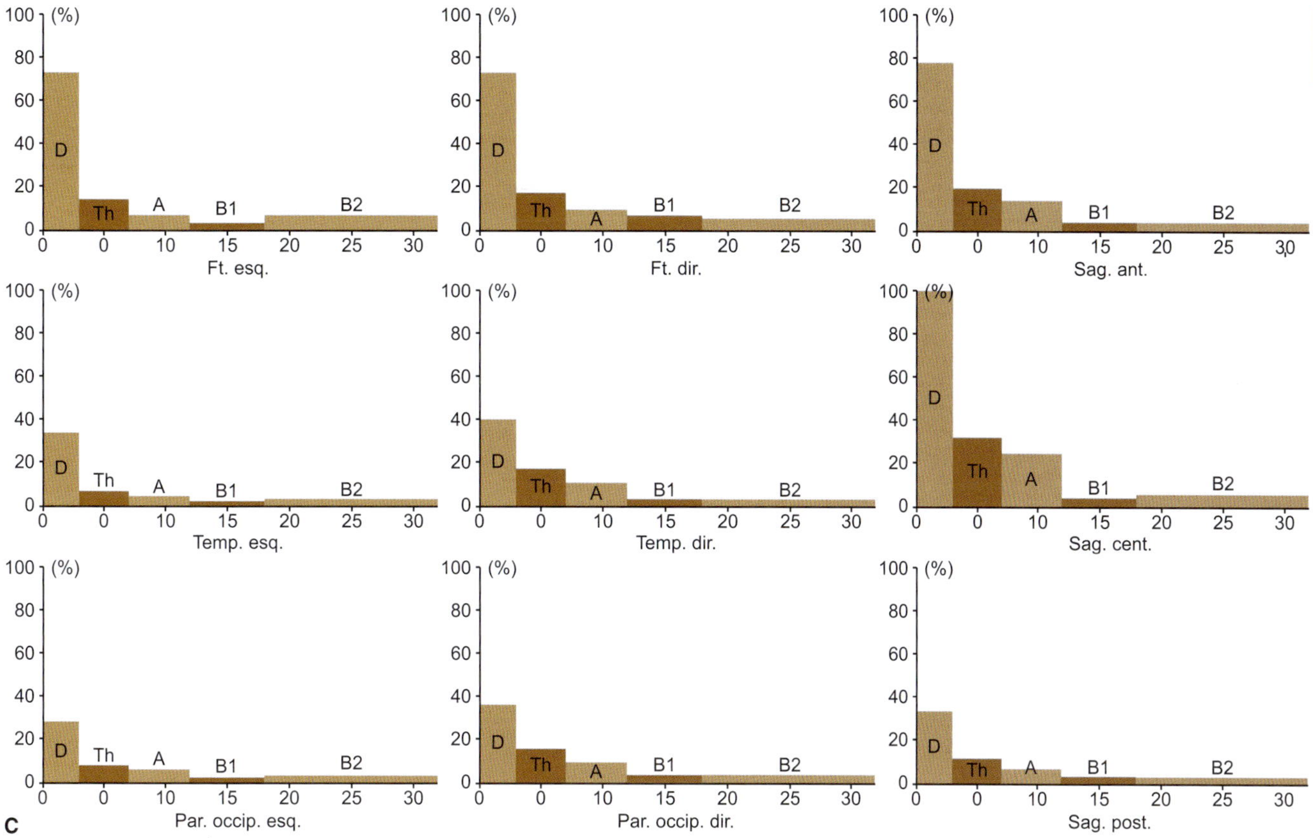

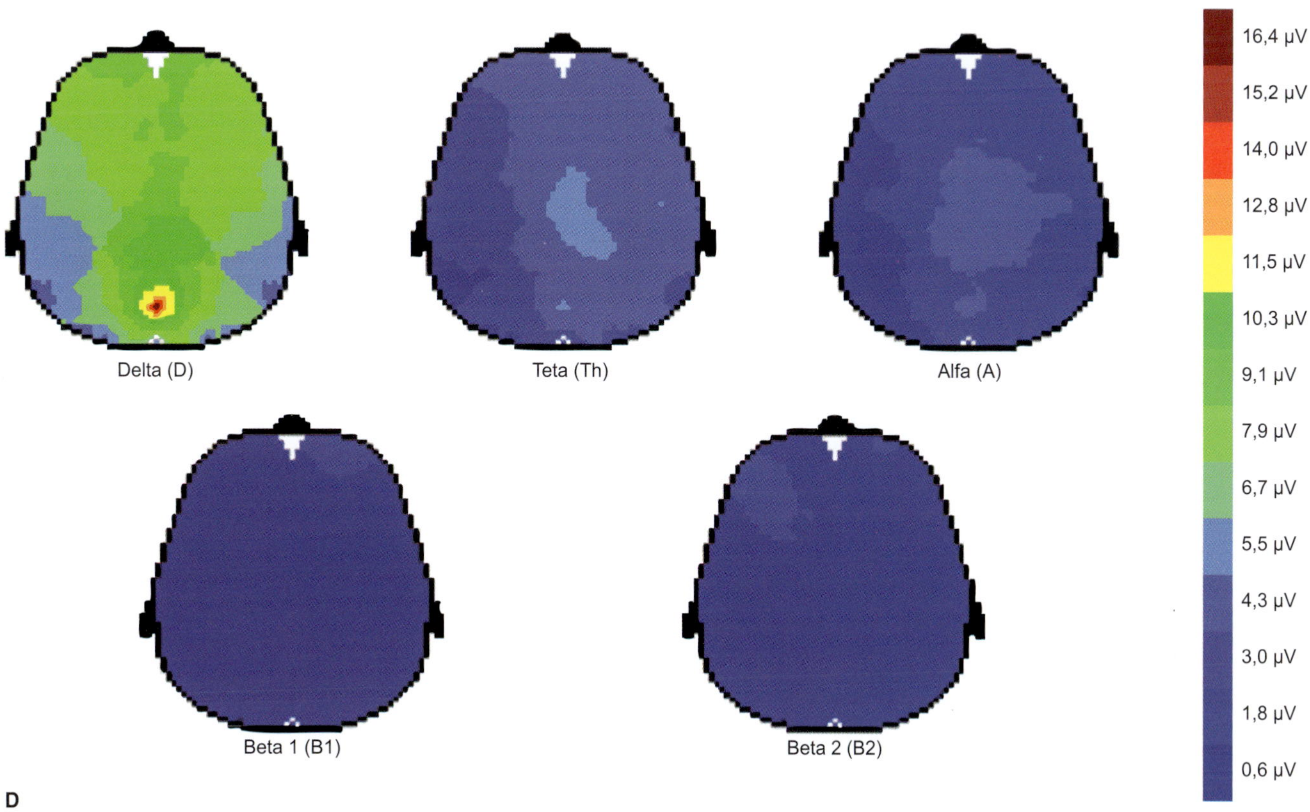

Figura 221.4 (*Continuação*) Eletroencefalografia quantitativa mostrando análise das ondas cerebrais com separação pelas suas frequências e localizações topográficas por meio de histograma (**C**) e mapeamento cerebral (**D**).

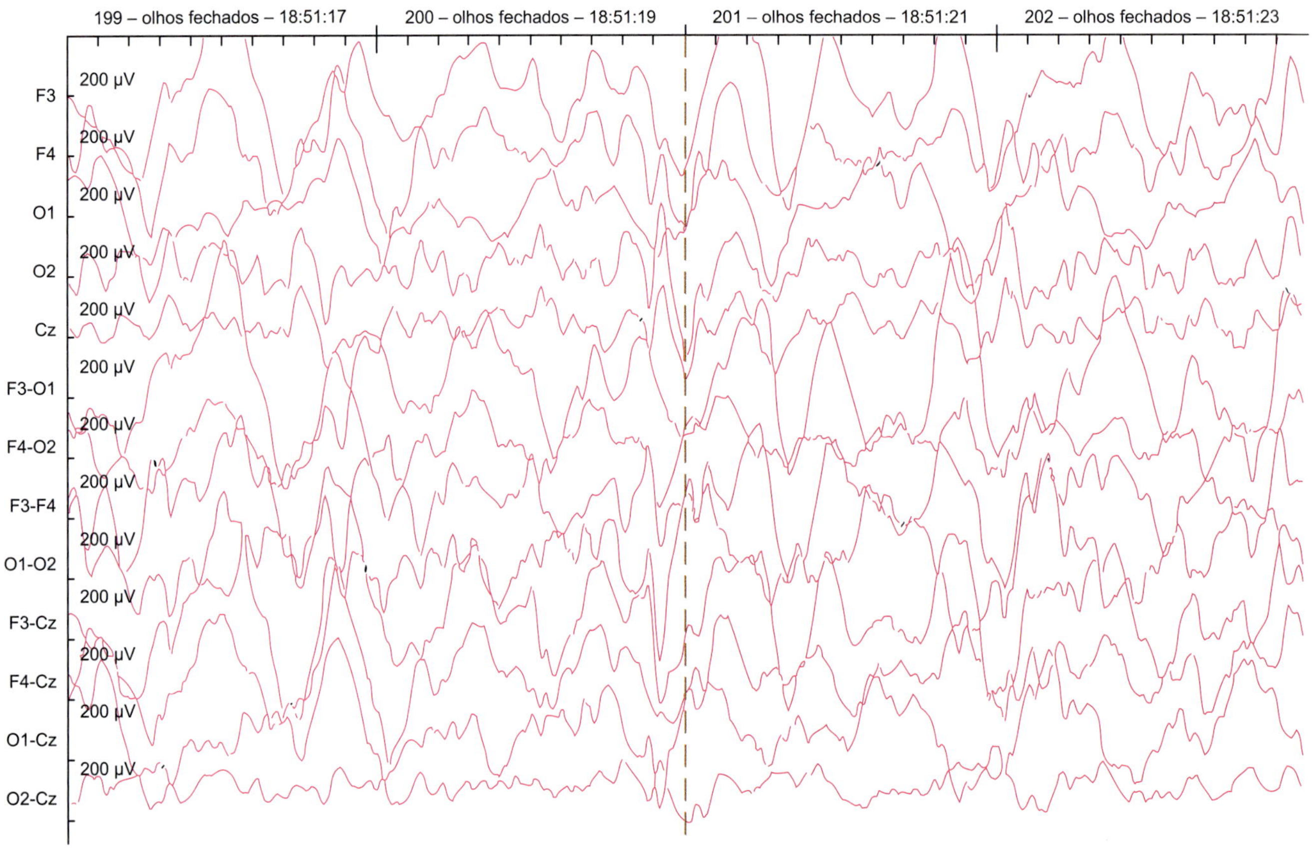

Figura 221.5 Cão, Pinscher, fêmea, 2,5 meses de idade com hidrocefalia mostrando ondas lentas de amplitude extremamente alta.

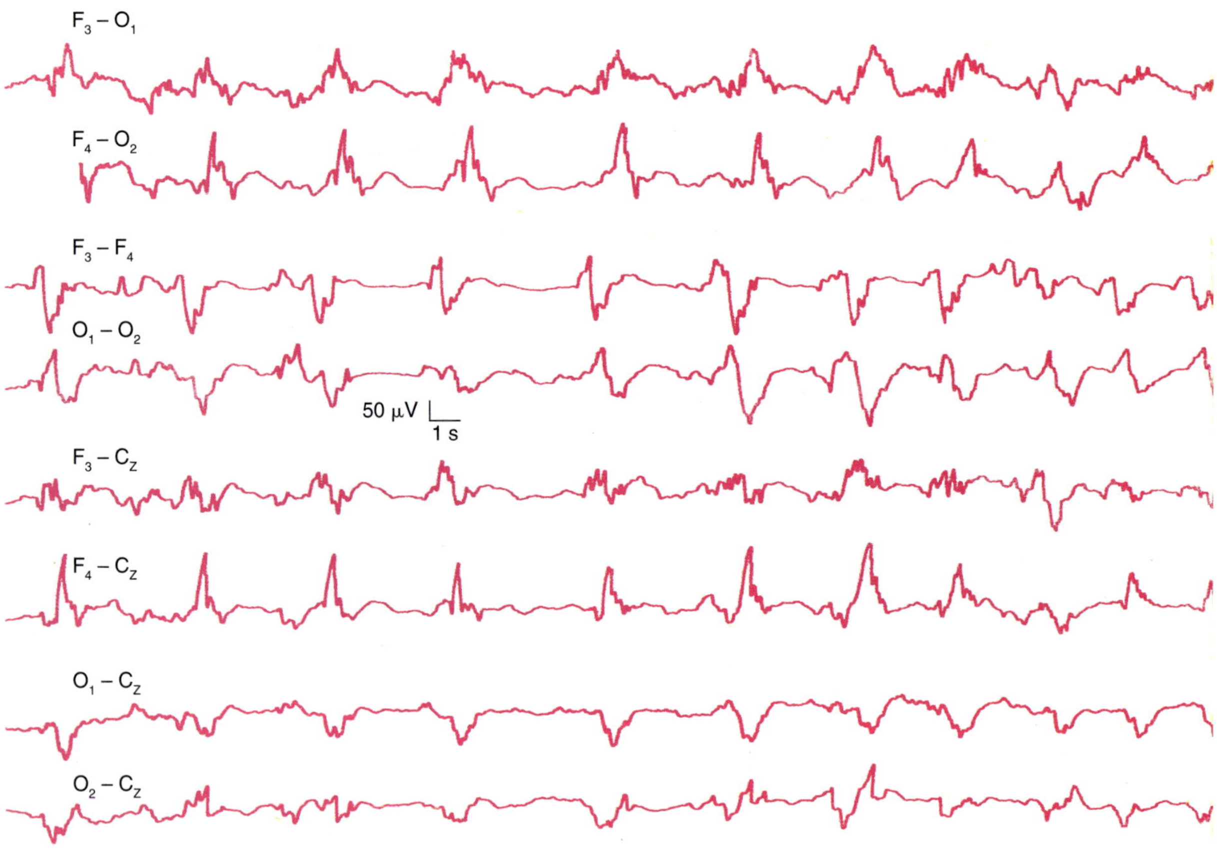

Figura 221.6 Cão, da raça Old English Sheepdog, 17 dias de vida com encefalite viral mostrando ritmo de base normal com aparecimento de espículas em região frontoparietal direita.

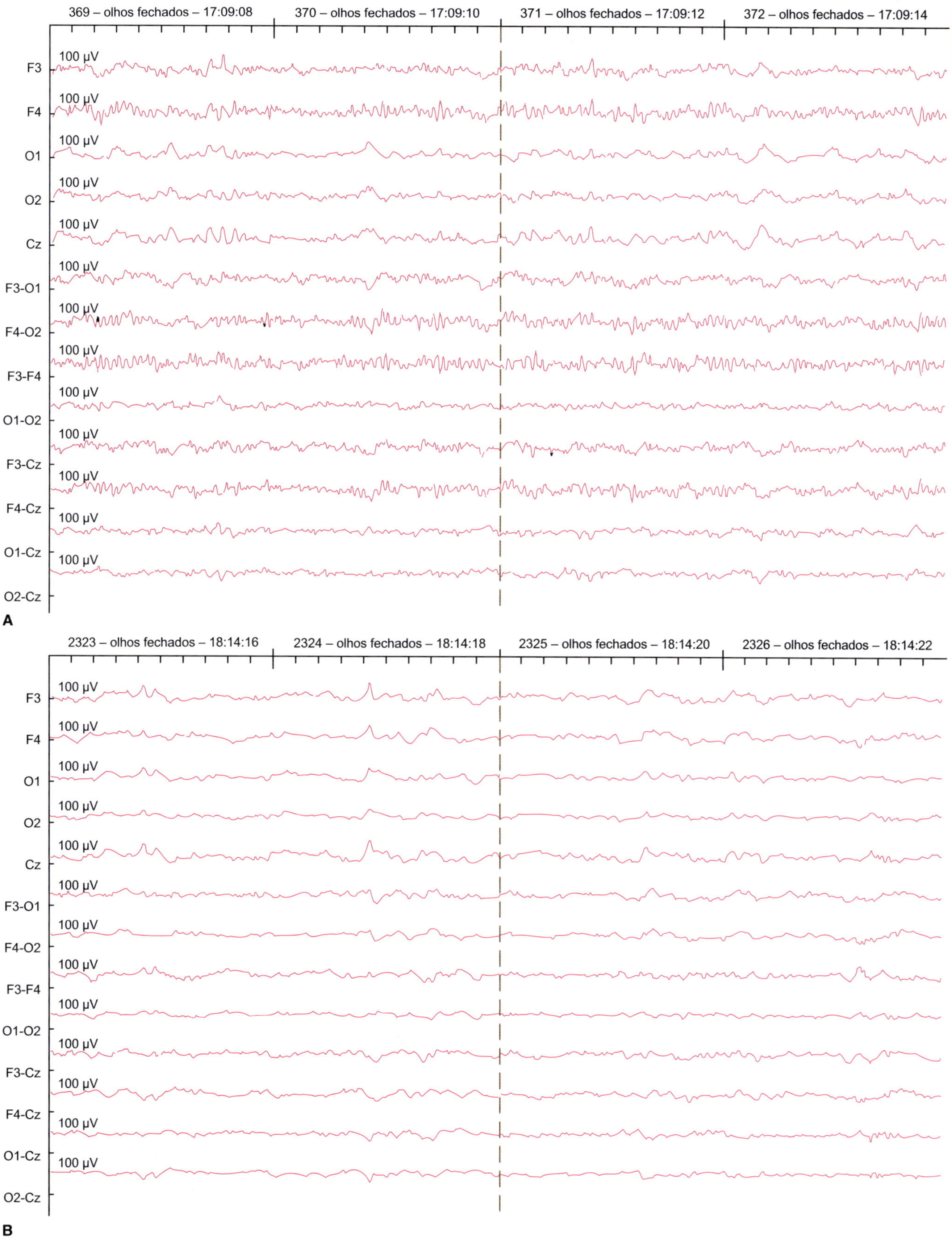

Figura 221.7 EEG de cão após trauma cranioencefálico. **A.** Aparecimento frequente de ondas de alta amplitude em região frontal direita (F4). **B.** Desaparecimento dessas ondas após o início do tratamento médico.

Em relação à epilepsia, estudos envolvendo cães das raças Spitz[22] e Golden Retriever,[23] mostraram por meio da EEGq diferenças na avaliação dos traçados na análise quantitativa em relação à análise visual em cães epilépticos comparados com animais não epilépticos.

Também se pode utilizar a eletroencefalografia digital para monitoramento de pacientes em UTI ou durante procedimentos cirúrgicos.[24]

■ Referências

1. Pellegrino FC. Electroencefalografía clinica en pequeños animales In: Pellegrino F, Suraniti A, Garibaldi L. El libro de neurologia para la práctica clínica. Cap. 38. Buenos Aires, Argentina: Intermédica, 2003. p. 571-600.
2. Klein, BG, Cunningham, JG. Neurofisiologia. In: Cunnigham JG, Klein BG. Tratado de fisiologia veterinária. Cap. 16. Rio de Janeiro: Elsevier, 2007. p. 165.
3. Redding RW. Canine eletroencephalography. In: Canine neurology. Philadelphia: Hoerlein WB Saunders, 1978. p. 150.
4. Redding RW. A simple technique for obtaining an eletroencephalogram of the dog. Am J Vet Res. 1964; 25(106):854-7.
5. Klemm WR. Attemps to standardize veterinary eletroencephalographic techniques. Am Journ Vet Res. 1968;29(9):1895-1900.
6. Tonuma E. Eletroencephalography with barbiturate anesthesia in the dog. Can Vet Journ. 1967;8(8):181-5.
7. Prynn RB, Redding RW. Eletroencephalographic continuum in dogs anesthetized with methoxyflurante and halothane. Am J Vet Res. 1968;29(10):1913-28.
8. Katherman AE, Knecht CD, Redding RW. Effects of fentanyl citrate and droperidol on eletroencephalographic findings in dogs. Am J Vet Res. 1985;46(4):974-6.
9. Tourai K *et al.* Developmental EEG of the beagle dog under xylazine sedation. Japan J Vet Sci. 1985;47(3):459-63.
10. Moore MP *et al.* Quantitative eletroencephalography in dogs anesthetized with 2.0% endtidal concentration of isoflurane anesthesia. Am J Vet Res. 1991;52(4):551-60.
11. Knetch CD, Kazmierczak K, Katherman AE. Effects of succinylcholine on the eletroencephalogram of dogs. Am J Vet Res. 1980;41(9):1435-40.
12. Klemm WR, Hall CL. Eletroencephalographic "seizures" in anesthetized dogs with neurologic diseases. J Am Vet Med Assoc. 1970;157(11): 1640-54.
13. Fox MS, Inman OR, Himwich, WA. The postnatal development of neocortical neurons in the dog. J Comp Neurol. 1966;127:199-206.
14. Józefowicz, RF. Procedimentos diagnósticos em neurologia. In: Goldman L, Bennet JC. Cecil tratado de medicina interna. Cap. 442. Rio de Janeiro: Guanabara Koogan, 2001. p. 2243
15. Andrade Neto, JP. Utilização de uma técnica de registro eletroencefalográfico em cães, para uso clínico, na avaliação de distúrbios neurológicos. [Dissertação.] Instituto de Ciências Biomédicas, Universidade de São Paulo, 1993.
16. Klemm WR, Hall CL. Eletroencephalograms of anesthetized dogs with hydrocephalus. Am J Vet Res. 1971;32(11):1859-64.
17. Croft PG. Eletroencephalography in canine encephalitis. J Small Anim Pract. 1970a; 11:241-9.
18. Redding RW, Prynn RB, Wagner JL. Clinical use of the electroencephalogram in canine encephalitis. J Am Vet Med Assoc. 1966;148(2):141-9.
19. Steiss JE, Cox NR, Knetch CD. Eletroencephalographic and histopathologic correlations in eight dogs with intracranial mass lesions. Am J Vet Res. 1990;51(8):1286-91.
20. Croft PG. Eletroencephalography in canine head injury. J Small Anim Pract. 1970b;11(7):473-84.
21. Croft PG. Eletroencephalography in cerebrovascular disease in small animals. J Small Anim Pract. 1971;12(5):289-96.
22. Jeserevics J *et al.* Electroencephalography findings in healthy and finnish spitz dogs with epilepsy: visual and background quantitative analysis. J Vet Intern Med. 2007;21:1299-306.
23. Srenk P Jaggy A. Interictal EEG findings in golden retrievers with idiopathic epilepsy. J Small Anim Pract. 1996; 37:317-21.
24. Holliday TA, Williams C. Advantages of digital electroencephalography in clinical veterinary medicine-2. Vet Neurol Neurosurg J. January 2003;5(1):1.

222 Histopatologia do Sistema Nervoso

Paulo César Maiorka

▪ Origem e aspectos celulares e teciduais

Embriologicamente, o sistema nervoso (SN) é uma das primeiras estruturas a serem formadas (Figura 222.1).[1] O espessamento do ectoderma, denominado *placa neural*, é a primeira estrutura que, por meio de processos de diferenciação e especialização de seus componentes celulares, formará esse sistema altamente complexo e especializado. A coleção de células das bordas da placa neural, que não se fundiram durante a formação do tubo neural, forma a estrutura denominada *crista neural*, outra importante estrutura que vai dar origem aos demais componentes vitais do organismo do embrião. No tubo neural são encontrados dois tipos de células primordiais que originam a maioria das células encontradas no sistema nervoso dos animais adultos: os glioblastos e os neuroblastos. Os glioblastos são responsáveis pela origem das células gliais situadas nas substâncias branca e cinzenta, bem como pela origem das células ependimárias. Os neuroblastos originam os neurônios, situados principalmente na substância cinzenta do tecido nervoso e nos órgãos sensoriais distribuídos pelo organismo.

▪ Considerações histológicas

Algumas considerações histológicas precisam ser feitas:

- Neuroblastos: neurônios
- Glioblastos ou espongioblastos: células da glia (astrócitos, oligodendrócitos) e o epêndima

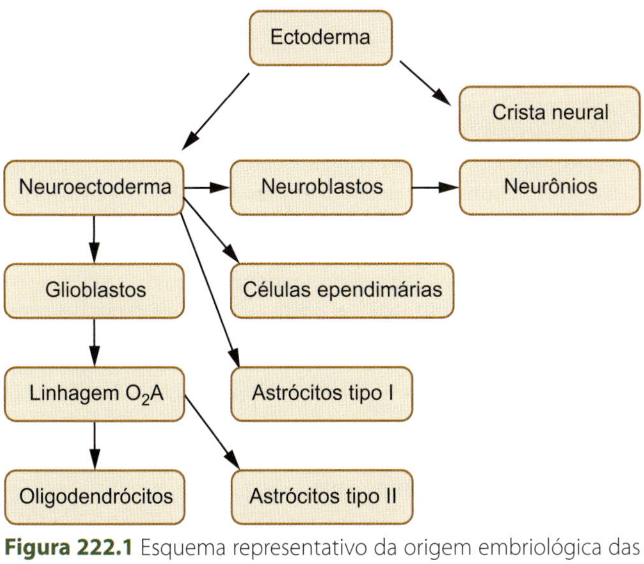

Figura 222.1 Esquema representativo da origem embriológica das células do sistema nervoso.

- Micróglia: provém de monócitos sanguíneos
- Células da crista neural: originarão as células ganglionares autônomas, as células cromafins, as células de Schwann e as células das meninges – pia-máter e aracnoide.

▪ Vasos sanguíneos e barreiras

Existem barreiras entre o sangue e o líquido cefalorraquidiano (LCR) que delimitam o endotélio capilar, a lâmina basal, o tecido conjuntivo delicado e também as células ependimárias, relacionadas com o revestimento do tecido neural.[2,3]

Outra barreira é a hematencefálica, formada pelos capilares cerebrais, em que o endotélio se apresenta com junções de oclusão, "pés" vasculares da neuróglia e a membrana basal. O revestimento mais externo do tecido nervoso é feito pelas meninges, que são membranas fibrosas que envolvem o cérebro; estão associadas ao LCR e à irrigação sanguínea do sistema nervoso central (SNC). São divididas em paquimeninge ou dura-máter e a leptomeninge, composta pela pia-máter e a aracnoide.[4]

▪ Citopatologia do sistema nervoso

As células do SN são extremamente sensíveis à privação do oxigênio e às variações qualitativas e quantitativas de substâncias que possam adentrar o neurópilo.[1,5] O tecido é um dos primeiros a entrar em autólise e por isto a coleta e a fixação são etapas importantes para o sucesso do exame do material a ser examinado. A fixação e o método de coloração de eleição são o formol 10% e a hematoxilina e eosina (H&E), em casos excepcionais, o emprego de outras colorações, ou de imuno-histoquímica (IHQ), se faz necessário para o estudo das alterações teciduais. Outro fator importante é a necessidade de observar continuamente o tecido, para que se possa desenvolver a experiência com a linguagem e com as alterações que podem ser sutis para o sucesso do diagnóstico.[6,7]

▪ Neurônio

Este componente celular do tecido nervoso é extremamente sensível às alterações da homeostasia, e apresenta poucos modos de adaptação.[1] A célula entra em processo de necrose pouco tempo após o início do insulto. A lesão e a necrose dos neurônios manifestam-se das seguintes maneiras:

- Pode ser vista em neurônios ocasionais, ou ser vista como áreas extensas de perda de tecido nervoso, que caracterizam a necrose de liquefação
- As causas mais comuns de necrose são a anoxia, hipoxia, substâncias tóxicas químicas ou originárias de plantas, micotoxinas, disfunções metabólicas e doenças infecciosas
- A lesão aguda é manifestada por edema celular como em outros tecidos
- Os dendritos dos neurônios multipolares desaparecem, deixando os neurônios arredondados
- A substância de Nissl desaparece centralmente, o que se denomina cromatólise central. Neste processo o citoplasma se torna mais eosinofílico, e depois a célula apresenta um aspecto "encolhido". Pode haver cromatólise central devido a lesões metabólicas (deficiência de cobre), tóxicas (intoxicação por tálio) e infecciosas (virais). A cromatólise central é potencialmente reversível. Pode ainda ser observada cromatólise periférica, que representa um estágio da degeneração e morte celular, como também uma fase inicial da recuperação celular.

Neste processo de morte da célula, o núcleo tende a aumentar de volume inicialmente, bem como o nucléolo, e assume posição excêntrica. O núcleo posteriormente sofre cariorrexe e cariólise, e desaparece. À medida que o neurônio entra na fase terminal de necrose, ele é circundado por macrófagos, e os restos celulares são fagocitados. Esse processo denomina-se neuronofagia.

Podem ocorrer vacuolizações. As vacuolizações nos neurônios podem resultar de dilatação do retículo endoplasmático rugoso e perda dos ribossomos, ou dilatação dos lisossomos pelo armazenamento de produtos de degradação (doenças de armazenamento lisossomal).

Resposta dos neurônios à lesão isquêmica

Na privação de oxigênio, os neurônios apresentam redução ou encolhimento do citoplasma, o qual perde seus detalhes e assume coloração acidofílica uniforme. O núcleo também se encolhe, e encontra-se intensamente basofílico. Essas alterações são vistas em cerca de 6 h após a lesão isquêmica, e as células mortas desaparecem em 1 ou 2 semanas. Essas lesões não são causadas apenas por isquemia, mas também por hipoxia, hipoglicemia, deficiência de tiamina e em algumas intoxicações.

Resposta dos neurônios às lesões tóxica e infecciosa

Pode ocorrer cromatólise completa, o núcleo fica excêntrico, encolhido e escuro, podendo fragmentar-se e desaparecer.[8] O citoplasma pode apresentar-se pálido, e aumentado de volume, contendo ou não vacúolos, e as margens citoplasmáticas são indistintas. O resultado é a necrose de liquefação.

Resposta à lesão aos axônios que se estendem do sistema nervoso central até a periferia

Acomete principalmente os neurônios motores inferiores, tanto dos nervos cranianos motores quanto dos neurônios dos cornos ventrais da medula espinal. A alteração se denomina cromatólise central ou reação axonal. Caracteriza-se pela tumefação do corpo celular do neurônio, perda da substância de Nissl centralmente e localização excêntrica do núcleo. O axônio distal sofre degeneração walleriana, que se caracteriza por tumefação, fragmentação, degeneração e remoção. A bainha de mielina também sofre degeneração. Pode ocorrer regeneração, ao longo da periferia, pois as células de Schwann da periferia atuam no crescimento e no redirecionamento do segmento axonal.[9,10]

Resposta à lesão aos axônios que permanecem apenas no sistema nervoso central

A resposta pode variar, desde cromatólise central até degeneração rápida, seguida de atrofia. A degeneração walleriana no interior do SNC é semelhante à dos axônios periféricos. A regeneração, entretanto, é limitada ou ausente.

▪ Astrócitos

Normalmente são encontrados no SNC os astrócitos fibrosos, ou do tipo I, que se situam na substância branca, e os protoplásmicos, ou do tipo II, que predominam na substância cinzenta. Em resposta a lesões, os astrócitos podem sofrer hipertrofia, sem perder os processos, e são chamados de gemistócitos.[9,10]

Os astrócitos podem também proliferar, dependendo do tipo de lesão, sendo a célula responsável pelo reparo de lesões no SNC, formando as cicatrizes gliais.[1]

Em lesões agudas e graves, podem perder seus processos, sofrer tumefação e morrer.

▪ Oligodendrócitos

Estas células são as responsáveis pela produção e manutenção das bainhas de mielina no SNC. Essas células também são muito pouco resistentes à lesão e degeneram em condições graves.[1] A sua proliferação em resposta ao reparo é diminuta em determinadas condições, mas ainda é controversa a possibilidade de essa célula entrar em mitose e reparar áreas de desmielinização.[11]

▪ Micróglia

São macrófagos residentes no SNC, encontrados principalmente na substância cinzenta. Essa célula está envolvida na resposta primária a lesões, mostrando proliferação e alta capacidade fagocítica e de apresentação de antígenos.[8,12] Novas células macrofágicas podem afluir ao local da lesão, de origem hematógena (monócitos), e são indiferenciáveis da micróglia residente. Essas células podem acumular-se difusamente ou focalmente, formando nódulos gliais. Podem ser denominadas *gitter cells*, ou macrófagos espumosos, que é um indicativo de lesão e fagocitose da mielina. Estas células podem carrear patógenos para o interior do neurópilo e este mecanismo é conhecido como "cavalo de Troia", pois atravessam a barreira hematencefálica, possibilitando a entrada e a proliferação de agentes, como o vírus da artrite-encefalite-caprina, o vírus da imunodeficiência felina (FIV) e na AIDS de humanos.[8]

■ Malformações/anomalias

Alterações congênitas não são necessariamente hereditárias. As causas dessas anomalias são várias e incluem infecções intrauterinas, fatores nutricionais, toxinas e traumatismos.[9,10,13] Em medicina veterinária de pequenos animais, pode-se dizer que a doença que mais causa malformação é a parvovirose, que, nos felinos, pode levar ao surgimento de hipoplasia cerebelar.

As malformações podem ser classificadas como a seguir.

▸ **Microencefalia.** De causa desconhecida, mas infecções virais podem ser causadas pela panleucopenia em felinos.

▸ **Holoprosencefalia.** Uma série de malformações associadas à divisão anormal dos hemisférios cerebrais – podem ser vistas em seres humanos com trissomias 13 e 15. Os hemisférios não se formam, desenvolve-se um cérebro único e rudimentar. Essas anormalidades podem ser acompanhadas por anormalidades faciais, como ciclopia ou fendas faciais.

▸ **Ciclopia.** Apenas um olho, e outras alterações faciais e cerebrais. Ocorre em várias espécies animais. Uma das causas pode ser a ingestão de plantas tóxicas, principalmente *Veratum californicum*, que contém um alcaloide esteroide teratogênico. O defeito principal é desconhecido, mas deve envolver falhas de proliferação envolvendo a extremidade anterior da notocorda e o mesoderma correspondente.

▸ **Cebocefalia.** Anatomicamente comparável à ciclopia. Há dois olhos muito próximos, o nariz está deformado, ocorrendo por vezes uma probóscide, sem comunicação com a faringe.

▸ **Defeitos dos giros.** Microgiria, lissencefalia ou agiria – observadas em cães Lhasa Apso.

▸ **Estados disráficos.** Grupo de malformações envolvendo o neuroeixo e estruturas associadas; resultam da falha de fusão do tubo neural. Esses defeitos podem ser craniais, espinais ou ambos.

▸ **Anencefalia.** Ausência do cérebro ou dos hemisférios cerebrais – falha na oclusão do aspecto anterior do tubo neural. Também pode ser chamada de acefalia ou hipoplasia prosencefálica. É uma condição em que a porção procencefálica não é formada, ou formada insuficientemente. O diencéfalo é formado normalmente, o que possibilita a manutenção das atividades neurovegetativas, ou seja, as funções vitais, as quais são mantidas por essa estrutura.

▸ **Crânio bífido.** Condição em que não ocorre a formação perfeita da calota craniana (o fechamento) e o animal nasce apresentando a massa encefálica exposta. Defeito na linha média do crânio (denominado de *craniosquise*) resultando na protrusão somente do cérebro, ou juntamente com as meninges, formando saculações ou "celes" (p. ex., encefalocele, meningoencefalocele, meningocele).

▸ **Espinha bífida.** É o correspondente espinal do crânio bífido: defeito no fechamento da coluna vertebral (*mielosquise*). Nesta condição não ocorre o fechamento da porção dorsal do canal vertebral com concomitante exposição da medula espinal. Tanto no crânio bífido como na espinha bífida podem ocorrer meningocele (herniação das meninges, ou seja, projeção das meninges para o meio exterior do canal vertebral).

▸ **Amielia.** Ausência da formação da medula espinal.

▸ **Diplomielia.** Duplicação da medula espinal.

▸ **Diastematomielia.** Duplicação de parte da medula espinal.

▸ **Siringomielia.** Cavitação da medula espinal (separada do canal central da medula espinal), e a cavidade é preenchida por um fluido aquoso e delimitada pelo neurópilo, com participação dos astrócitos que proliferam e formam uma nova "glia limitante externa". Diagnosticada em Weimaraners. Pode afetar a porção anterior da medula espinal, alcançando o bulbo (esfingobulbia), ou a ponte (siringopontia). As causas propostas são um padrão vascular anômalo, resultando em isquemia de baixa intensidade, e degeneração parenquimatosa, bem como traumatismos, infecções e neoplasias.

▸ **Hidromielia.** Dilatação do canal espinal central. Pode ocorrer em associação à espinha bífida, e pode ser precursora da siringomielia. Também pode levar a obstrução ou compressão do canal central da medula.

▸ **Aplasia e hipoplasia segmentar do canal espinal.**

▸ **Perosomus elumbus.** Agenesia parcial da medula espinal; em geral o segmento lombar encontra-se envolvido. A porção vertebral correspondente também está ausente.

▸ **Hidrocefalia.** Condição que pode ser congênita ou adquirida, na qual se observa o aumento do LCR, o que leva à dilatação dos espaços ventriculares. Os ventrículos laterais originam-se no telencéfalo, o terceiro ventrículo encontra-se no diencéfalo e comunica-se com os ventrículos laterais por meio do forame de Monro e do forame interventricular. O quarto ventrículo se forma no rombencéfalo, e conecta-se com o terceiro ventrículo pelo aqueduto cerebral. A hidrocefalia pode ser: externa, interna, comunicante, congênita e adquirida.

▸ **Porencefalia.** Existência de cavidades císticas no cérebro.

▸ **Síndrome de Dandy-Walker.** Aplasia ou hipoplasia do verme cerebelar, associada à dilatação balonosa do quarto ventrículo. A lesão pode estar associada à hidrocefalia.

Traumatismo

Os traumas encefálicos e medulares são bem menos frequentes nos animais do que na espécie humana, em que os acidentes com automóveis invariavelmente culminam com algum tipo de traumatismo do sistema nervoso.[9,10]

Trauma encefálico

Menos frequente nos animais devido à menor capacidade de rotação da cabeça nos quadrúpedes. Na lesão traumática do sistema nervoso temos que levar em consideração o desenvolvimento da lesão que pode ser classificada em:

- Lesão de contusão: agressão encefálica focal, golpe e contragolpe. Geralmente se observa o desenvolvimento de lesão no local do golpe e na porção contralateral, na mesma direção em que a força se dissipou pelo tecido se observa outro foco de lesão, que se denomina de contragolpe
- Lesão de concussão: agressão encefálica difusa com perda da consciência.

Trauma medular

Em pequenos animais, geralmente devido a atropelamento ou agressões traumáticas. A lesão pode ser classificada em:

- Lesão de contusão: agressão medular focal, golpe e contragolpe
- Lesão de concussão: agressão medular difusa
- Transecção/laceração: lesões graves nas quais ocorre a desconexão de segmentos da medula espinal. Pode levar ao quadro de paralisia ou tetraplegia, dependendo da localização da lesão. Geralmente induzidas por atropelamentos ou agressões na região da coluna vertebral
- Compressão: lesões que surgem devido a compressão da medula espinal, podendo ser causadas pelo surgimento de tumores primários de medula ou de metástases de outros tumores que se alojam na região do canal vertebral. Outro modo de compressão é o que ocorre na doença do disco intervertebral, em que há crescimento dessa estrutura em direção ao interior do canal vertebral, consequentemente, compressão da medula espinal. Doença relativamente comum em Dachsund, Basset Hound ou animais de biotipo assemelhado.

Alterações circulatórias

Edema

O edema no SNC pode ser classificado em dois tipos:

- Citotóxico: as células é que apresentam o acúmulo anormal de líquido, geralmente visto em situações tóxicas em que os astrócitos que compõem o "pé astrocitário", ao redor dos vasos sanguíneos, acabam acumulando líquido e se apresentam tumefeitos. Como resultado dessa tumefação, comprimem o vaso, aumentando ainda mais a pressão hidrostática no interior deste, levando ao incremento da saída de líquido
- Vasogênico: o líquido acumulado provém de sua saída do interior dos vasos, geralmente visto na substância branca.

Hemorragias

Decorrentes de traumatismos, agentes infecciosos, intoxicações. Geralmente são processos graves. A pressão exercida pelo coágulo sobre o parênquima pode levar a piora do quadro clínico dos animais.

Infarto

Pode ser do tipo anêmico ou hemorrágico. Mais comum nas doenças hipertensivas e arteriosclerose do ser humano – acidente vascular cerebral (AVC) hemorrágico. Nos animais é raro, sendo visto esporadicamente em cães idosos, e muitas vezes é um achado de necropsia, em que ao corte do SNC se encontram cavitações no encéfalo dos animais, resultantes de necrose de liquefação dessa porção, sem que os animais tenham apresentado um histórico clínico aparente.

Encefalopatia hipóxica ou anóxica

Quando a morte resulta de anoxia cerebral aguda, dentro de minutos ou até 8 h, as lesões não serão evidentes. As lesões só serão evidentes se a hipoxia persistir por mais de 8 h. As lesões podem incluir poliomalacia ou leucomalacia, focais ou difusas. Em situações de anoxia ou intoxicação por monóxido de carbono pode ocorrer um padrão de necrose dos neurônios do córtex, conhecido como necrose laminar, em que se observa a perda de camadas de neurônios dessa porção do encéfalo.

Distúrbios da mielina

Hipomielinogênese

Ocorre diminuição ou ausência da formação das bainhas de mielina. Em geral são hereditárias; já foram descritas em cães da raça Weimaraner. Ocorre falta de formação de mielina no SNC, e o defeito está na formação dos internodos de mielina pelos oligodendrócitos. O animal apresenta sintomas de déficit neurológico e de desenvolvimento corporal. Esta alteração também pode acometer o sistema nervoso periférico (SNP), em que as células de Schwann não formam os segmentos de mielina ao redor dos nervos.

Doenças resultantes da destruição da mielina

Podem ser congênitas, ou alérgicas, ou de etiologia viral. No caso das doenças virais, as alterações da mielina são devidas à destruição dos oligodendrócitos por replicação viral, ou ainda pode haver uma reação imunomediada contra as bainhas de mielina, em que a formação de autoanticorpos contra a mielina, aliada à produção excessiva de radicais livres de oxigênio pelos macrófagos estimulados, culmina com a destruição progressiva dos tratos mielinizados do SNC, como na cinomose (ver Capítulo 242, *Encefalomielites*). Nesta doença, além de o vírus lesar as células da glia, há resposta imune dirigida contra os componentes da mielina, com liberação de substâncias que estimulam e tornam crônica a resposta autoimune mantida pelas células T.

Doenças degenerativas

Doenças de armazenamento lisossomal

São doenças em que ocorre o acúmulo anormal de substâncias no interior de lisossomos de células do sistema nervoso.[9,10]

Algumas são hereditárias e outras são adquiridas. *Ipomea carnea* e *Solanum fastigiatum* são plantas que, quando consumidas, causam esse tipo de alteração. Trata-se do armazenamento nos lisossomos de materiais poliméricos endógenos. Microscopicamente são vistos vacúolos no citoplasma. Estes vacúolos geralmente estão repletos de material granular, principalmente no citoplasma de neurônios, e também em células da glia. Os lisossomos têm hidrolases ácidas que degradam proteínas, polissacarídios e glicolipídios, transformando-os em unidades monoméricas. Os acúmulos lisossomais podem ocorrer quando:

- O aparato normal é insuficiente para atender à demanda
- Quando há deleção ou mutação de genes envolvidos na produção das enzimas, que é o que ocorre na maior parte dos casos herdados
- Se a enzima em questão for inibida
- Se o lisossomo estiver exposto a grandes quantidades de materiais que as enzimas não puderem degradar.

Quando hereditária, os sintomas manifestam-se em animais jovens e imaturos, podendo iniciar-se poucas semanas após o nascimento. Entre os sintomas, pode-se observar ataxia, incoordenação e tremores, terminando por apresentar incapacidade neuromuscular ou prostração. As doenças mais comuns são:

- Lipidoses: gangliosidoses, glicocerebrosidose, esfingomielinose, galactocerebrosidose (leucodistrofia de células globoides)
- Glicoproteinoses: fucosidose, manosidose
- Glicogenoses
- Mucopolissacaridoses
- Lipofuscinose ceroide.

Abiotrofia

Condição em que células apresentam processo degenerativo e morte precoce, levando ao surgimento de sinais clínicos específicos relacionados com diminuição ou ausência das funções realizadas por essas células. Em caninos existem diversos relatos de envolvimento geralmente hereditário desse tipo de alteração. Devido à semelhança com algumas doenças de humanos, essas alterações, ainda pouco estudadas nos animais, podem servir como modelo para a compreensão das doenças na espécie humana.

Síndrome de Wobbler

Diz respeito a uma malformação do canal vertebral na altura das vértebras cervicais, que induz à compressão da medula espinal e, consequentemente, ao surgimento de sintomas relacionados com essa condição. Essa condição já foi relatada em cavalos, cães e também humanos. Síndrome encontrada em cães de raças grandes; os sinais insidiosos de ataxia aparecem em cães com menos de 2 anos, exceto em Doberman, cujos sintomas se iniciam em idade mais avançada. Inicialmente há incoordenação dos membros posteriores, estendendo-se para os anteriores. As lesões estão restritas à coluna cervical, geralmente um ou dois locais de compressão (C5-C6 ou C6-C7). Causam compressão nesses pontos, destruindo a substância cinzenta. Pode haver degeneração walleriana. Fatores como instabilidade vertebral e deformações das articulações vertebrais ou malformações das vértebras foram implicados.

▪ Encefalopatias e encefalomalacias

Encefalopatia é um termo geral para indicar degeneração do sistema nervoso, que quando afeta os neurônios também pode se denominar neuroniopatia, quando axônios são afetados é denominada axonopatia, quando é a mielina, mielinopatia, e quando são os vasos, vasculopatia.[9,10]

A necrose no sistema nervoso é denominada malacia, a qual pode estar restrita à substância branca ou à cinzenta. A necrose no encéfalo é denominada encefalomalacia e, na medula espinal, mielomalacia.

Encefalopatia espongiforme transmissível

Doenças causadas pelas proteínas infectantes denominadas "príon" (PrP^{sc}). Em veterinária existem o *scrapie* (ovinos), a encefalopatia espongiforme bovina (BSE; doença da "vaca louca"), a encefalopatia espongiforme felina (FSE) e as dos animais silvestres. As alterações estão restritas ao encéfalo e consistem na existência de neurônios com vacúolos e na perda seletiva destes, que leva ao surgimento de alterações clínicas e patológicas que podem culminar com a morte do animal. Devido à possibilidade de infectar humanos, controle e cuidados para a eliminação desta doença têm intensificado a vigilância sanitária em diversos países.

Polioencefalomalacia

Doença causada pela deficiência de tiamina (vitamina B_1), que pode levar ao surgimento de necrose da substância cinzenta (*polio* = cinza + encefalomalacia = necrose do encéfalo). Os gatos que ingerem peixes que contêm tiaminase podem desenvolver polioencefalomalacia.

▪ Encefalites

São os processos inflamatórios localizados no encéfalo. Dividem-se em:

- Meningites: inflamação nas meninges
- Mielite: inflamação na medula espinal
- Meningoencefalomielite: quando o processo inflamatório acomete as meninges, o encéfalo e a medula espinal.

Causas

Bactérias

As infecções bacterianas podem ocorrer por solução de continuidade ou por via hematógena, podendo apresentar aspecto piogênico ou não, dependendo do tipo de bactéria envolvida. As infecções piogênicas são os processos que cursam com a formação de pus. Pode ocorrer formação de abscessos, os quais podem ser epidurais e subdurais. Os abscessos cerebrais são, na maioria das vezes, causados pela via hematógena, existindo uma série de agentes e formas conhecidas.

Protozoários

Os animais domésticos e selvagens são suscetíveis a processos de encefalomielite causada por *T. gondii*, *Neospora*, *Sarcocystis*, *Frenkelia*, *Plasmodium*, *Hartmannella*, *Trypanosoma* e *E. cunniculi*. A fisiopatologia desses processos de encefalites por protozoários ainda é pouco conhecida e eventos relacionados com o tipo de resposta imune e a resposta inflamatória que são montadas pelo próprio hospedeiro podem ser dirigidos pela ação de estímulos elicitados pelo próprio protozoário, levando a um processo seletivo de resposta imune e sobrevivência dos parasitas. Alguns dos agentes mais importantes em encefalites de animais estão citados a seguir.

▸ ***Toxoplasma gondii.*** A encefalomielite por protozoário mais bem estudada e conhecida é indubitavelmente a causada por *T. gondii*. A sua prevalência varia consideravelmente entre as espécies e entre populações em todo o mundo. Embora a toxoplasmose possa estar associada ao envolvimento sistêmico, o SNC é o principal órgão clinicamente afetado em pacientes imunocomprometidos. Esta doença acomete diversas espécies domésticas e selvagens e humanos. O desenvolvimento da doença clínica é geralmente associado aos estados imunossupressivos, sendo frequentemente encontrada em animais jovens, e na espécie canina pode se desenvolver concomitantemente à cinomose.

▸ ***Neospora caninum.*** Esta é uma doença que tem crescido recentemente. O parasita foi descrito na década de 1980 e, pelo fato de apresentar morfologia semelhante à de *Toxoplasma gondii*/*Sarcocystis*, torna-se difícil diferenciar entre eles. As lesões podem variar desde áreas de malacia, com muito infiltrado inflamatório, a alterações mínimas sem resposta inflamatória importante.

▸ ***Encephalitozoon cuniculi.*** Este é um microsporídeo que foi recentemente diagnosticado em São Paulo, acometendo diversas espécies animais, inclusive o ser humano. Indivíduos jovens ou em estados de imunossupressão são mais suscetíveis. Em cães, causa encefalomielite e nefrite intersticial com infiltrado inflamatório mononuclear que pode variar de intenso a mínimo. Pouco se conhece sobre a biologia e a epidemiologia do parasita em nosso meio. Ainda pouco se sabe sobre a ocorrência de demais casos em outras espécies de animais domésticos, ou a prevalência da doença na população em animais domésticos ou selvagens. O estudo sorológico da população animal, aliado ao emprego de técnicas histo e imuno-histoquímicas, além de reação em cadeia pela polimerase (PCR), pode estabelecer novos dados sobre o perfil epidemiológico dessa doença no Brasil.

Vírus

Os principais estão descritos a seguir.

▸ ***Rhabdoviridae.*** É o agente causador da raiva. A doença cursa com o desenvolvimento de uma polioencefalite não supurativa, que acomete animais e o ser humano, e é uma doença grave e de curso fatal. A raiva é uma zoonose que acomete todos os animais de sangue quente, conhecida desde a antiguidade porque os sintomas agonizantes, semelhantes no ser humano e nos animais, invariavelmente levam à morte. As associações estabelecidas entre variantes virais, áreas geográficas e hospedeiros vertebrados indicam que, além do equilíbrio ecológico, deve haver uma relação de sintonia entre a variante e a espécie hospedeira, caracterizada pelos mecanismos de patogenia que produzem manifestações clínicas próprias para a perpetuação do vírus. Período de incubação, viscerotropismo, fenômeno da morte precoce, sintomas de paralisia ou encefalite, entre outros aspectos da infecção pelo vírus da raiva, podem estar modulados pela resposta imunológica, estando relacionados com a existência de anticorpos específicos e com o local de multiplicação viral no SNC.

▸ ***Herpesviridae.*** Acomete caninos, bovinos, equinos, suínos (doença de Aujesky).

▸ *Retroviridae.* Pode acometer felinos portadores do vírus da imunodeficiência felina viral, os quais também apresentam quadros de encefalite decorrentes do desenvolvimento de doença e invasão do vírus para o interior do neurópilo. O mecanismo de entrada no SN desenvolvido por estes agentes é conhecido como "cavalo de Troia", em alusão à infecção dos monócitos sanguíneos que, ao adentrarem o tecido nervoso para recompor a população de macrófagos residentes, carreiam o vírus, que posteriormente desencadeia um processo inflamatório.

▸ *Paramyxoviridae.* A principal doença causada por este agente é a cinomose canina. A cinomose é uma doença infecciosa altamente contagiosa, de distribuição mundial. A frequência e a ocorrência dessa doença são variáveis em diferentes regiões do planeta. A doença acomete principalmente os canídeos, mas também outras diversas espécies de carnívoros e não carnívoros, domésticos ou selvagens, terrestres ou marinhos. Em caninos domésticos a infecção se dá por aerossóis, o vírus é epiteliotrópico, sua replicação inicial se dá no epitélio e tecido linfoide oronasal e progride para disseminação orgânica. A afecção generalizada e grave do tecido linfoide leva à imunossupressão grave. Esta imunossupressão favorece o surgimento de infecções secundárias por agentes oportunistas, como no quadro de broncopneumonia bacteriana, gastrenterite, dermatite pustular e conjuntivite purulenta, que geralmente são encontradas nos casos da doença em animais jovens. Cerca de 50% dos animais infectados desenvolvem encefalomielite não supurativa aguda bastante grave. Nos casos em que os animais se recuperam da fase aguda, a doença pode evoluir para um quadro de desmielinização crônica, com surgimento de sintomas graves. A persistência do vírus, ou da resposta imune intratecal, ou ambas, está envolvida no desenvolvimento de lesões e sintomatologia relacionadas com a desmielinização. Alguns animais apresentam manifestação tardia da doença, a encefalite do cão idoso. Nesta situação, o vírus não é mais identificado por isolamento, mas existem corpúsculos virais em células nervosas e identificação de fragmentos do genoma do vírus. A lesão que ocorre é caracterizada como pan-encefalite, a qual é muito semelhante ao quadro da pan-encefalite subaguda esclerosante, doença que acomete seres humanos que desenvolveram sarampo na infância. O desenvolvimento do(s) quadro(s) cliniconeurológicos da doença estão relacionados com idade do animal, estado imune e cepa viral.

Referências

1. Graça DL, Bondan E, Violin LAP, Maiorka PC. (orgs.). Biologia da desmielinização e remielinização: a base da esclerose múltipla. 1. ed. v.1. Santa Maria: Editora da UFSM; 2011. 240 p.
2. De Lahunta A, Glass E. Veterinary neuroanatomy and clinical neurology. 3. ed. Philadelphia: WB Saunders; 2009.
3. Ramos AT, Maiorka PC, Graça DL. Gap junctions and communication within the nervous system. Brazilian J Veterinary Pathology. 2008;1:36-45.
4. Lorenz MD, Kornegay JN. Neurologia veterinária. 4. ed. São Paulo: Manole; 2006. p. 404.
5. Wood PL. Neuroinflammation mechanisms and management. Totowa, New Jersey: Humana Press, 1998. 375p.
6. Fenner WR. Doenças do cérebro. In: Ettinger SJ, Feldman EC. Tratado de medicina interna veterinária: doenças do cão e do gato. 5. ed. v.1, Rio de Janeiro: Guanabara Koogan AS; 2004. p. 623.
7. Slauson DO, Cooper BJ. Mechanisms of disease: a textbook of comparative general pathology. Baltimore: Williams & Wilkins, 1990. 541p.
8. Rothwell NJ. Immune responses in the nervous system. Oxford: BIOS Scientific; 1995. 233p.
9. Summers BA, Cummings JF, De Lahunta A. Veterinary neuropathology. St. Louis: Mosby-Year Book Inc.; 1994. 527p.
10. Zachary JF. Sistema nervoso. In: Mc Gavin MD, Zachary JF. Bases patológicas das doenças veterinária. 4. ed. St. Louis: Mosby Elsevier, 2009. p. 870.
11. Ramos AT, Maiorka PC, Graça DL. Remyelination in experimentally demyelinated connexin 32 knockout mice. Arquivos de Neuro-Psiquiatria. 2009;67:488-99.
12. Kreutzberg GW. Micróglia: a sensor for pathological events in the CNS. Trends in Neurosciences. 1996;19(8):312-8.
13. Braund KG. Anomalias congênitas e hereditárias do sistema nervoso. In: Manual Merck de veterinária. 9. ed. São Paulo: Roca; 2008. p. 851.

Seção C
Doenças do Encéfalo

223
Encéfalo

João Pedro de Andrade Neto

▪ Introdução

O encéfalo é a parte do sistema nervoso central (SNC) protegida pelo crânio neural. Embriologicamente, divide-se em prosencéfalo, mesencéfalo e rombencéfalo. O prosencéfalo subdivide-se em telencéfalo e diencéfalo, enquanto o rombencéfalo subdivide-se em metencéfalo, que dará origem à ponte e ao cerebelo, e em mielencéfalo, dando origem ao bulbo ou medula oblonga. O mesencéfalo não sofre subdivisão. Anatomicamente, o encéfalo divide-se em cérebro (telencéfalo e diencéfalo), tronco encefálico (mesencéfalo, ponte e bulbo) e cerebelo.[1] Devido a diferenças na função encefálica entre humanos e animais, os sintomas de alteração encefálica em animais tendem a ser diferentes dos encontrados em humanos.[2] Adotaremos a classificação anatômica que mostra sintomas característicos nessa divisão encefálica, em três síndromes: cerebral, cerebelar e de tronco encefálico.[3]

O *cérebro* engloba córtex cerebral, núcleos da base, tálamo, epitálamo e hipotálamo. Essas áreas medeiam funções encefálicas superiores, como personalidade e comportamento, aprendizado, planejamento motor, processamento sensorial e funções autonômicas, endócrinas e emocionais. Os nervos olfatório e óptico são também nervos cerebrais primários.[4] Lesões cerebrais causam alteração de comportamento ou do estado mental, crises convulsivas, alteração visual com as pupilas intactas, diminuição contralateral da sensibilidade facial e hemiparesia branda com déficits em reações posturais. Apenas um ou dois desses sintomas podem estar presentes porque o cérebro é uma estrutura relativamente grande com áreas funcionais bem localizadas.[5] Alterações de comportamento e do estado mental são frequentemente observadas: apatia, depressão ou estupor, desorientação, incapacidade em reconhecer o proprietário ou o ambiente, perda dos hábitos caseiros adquiridos e, algumas vezes, hiperexcitabilidade e agressividade.[4] A consciência raramente estará alterada em lesões cerebrais. Geralmente tais danos causam obnubilação e apatia. Estupor e mesmo coma são consequência de dano cerebral bilateral, difuso e grave, ou lesões amplas em diencéfalo.[6] Lesões frontais frequentemente causam desinibição que resulta em marcha excessiva. O andar compulsivo pode continuar até que o animal caminhe contra um canto e permaneça com a cabeça pressionada contra obstáculos. Se a lesão for unilateral ou assimétrica, o animal pode andar em círculos. O andar em círculos em um animal com lesão cerebral geralmente é do mesmo lado da lesão e esse movimento tende a ser em círculos grandes.[6]

O *cerebelo* é um órgão composto de duas massas laterais, que são os hemisférios cerebelares, os quais se encontram com uma porção central denominada *vermis*. Este localiza-se na fossa posterior dorsal ao quarto ventrículo e está ligado à ponte e à porção medular do tronco encefálico, por intermédio dos pedúnculos cerebelares.[7] O cerebelo funciona como um coordenador e aperfeiçoador dos movimentos que se originam do sistema do neurônio motor superior, auxiliando na manutenção do equilíbrio e na regulação do tônus muscular para preservar a posição normal do corpo, enquanto em repouso ou durante movimento.[5] Teoricamente três síndromes cerebelares podem ser diferenciadas devido a localizações específicas dentro do cerebelo: (1) vestibulocerebelar; (2) espinocerebelar e (3) pontinocerebelar. Os nomes dessas síndromes descrevem a origem das projeções aferentes para o cerebelo: na vestibulocerebelar – recebem informações dos núcleos vestibulares; na espinocerebelar – recebem informações da medula espinal; e na pontinocerebelar – recebem informações dos centros motores superiores. Lesões no lobo floculonodular (vestibulocerebelo),[6] associadas ou não a lesão no núcleo fastigial,[8] causam alterações de equilíbrio, com inclinação da cabeça ipsi ou contralateralmente à lesão, postura em base ampla, ataxia locomotora,[6] além de nistagmo e estrabismo.[8] Quando ocorrem no espinocerebelo estão associadas a aumento de tônus muscular (hipertonia) e distúrbios na propriocepção; no pontinocerebelo manifestam-se como assinergia (os componentes do cerebelo não são harmônicos, mas isolados e desproporcionais), dismetria e tremor intencional.[6] Essas síndromes são raramente vistas isoladas em medicinas humana e veterinária. Geralmente as lesões são extensas, envolvendo duas ou mesmo três regiões do cerebelo.[6]

As lesões cerebelares tipicamente resultam em déficits ipsilaterais, exibidos como dismetria, ataxia e tremores. A ataxia refere-se à "falta de um *axis*", ou seja, um movimento longe do *axis* do corpo (uma linha reta do focinho à cauda). Os animais terão uma postura em base ampla e balançam para os lados durante a marcha. Quando do início de movimentos voluntários, a cabeça frequentemente oscilará, já que o sistema vestibular também estará afetado em lesões cerebelares.[8] Além da alteração de marcha podemos encontrar alterações na variação, ritmo, direção e força dos movimentos motores, denominados dismetria.[3] Os tremores de origem cerebelar são denominados tremores de intenção. Esses tremores se manifestam quando o animal inicia um movimento voluntário. O tremor intencional indica lesão nas áreas laterais dos hemisférios cerebelares ou núcleo denteado.[8]

Tronco encefálico é um pequeno órgão relacionado com a maioria dos nervos cranianos, além de ser responsável pelo controle das funções neurovegetativas (controle cardiovascular, respiratório etc.). Funcionalmente divide-se em mesencéfalo, ponte e bulbo. Lesões no tronco encefálico produzem sinais de alterações em neurônio motor superior em todos os membros (tetraparesia ou tetraplegia) ou em membro torácico e pélvico de um mesmo lado (hemiparesia ou hemiplegia). A paresia ou paralisia produzida por lesões em tronco encefálico é obviamente vista na marcha e em reações posturais. Sinais de nervos cranianos (III-XII) estão presentes em lesões amplas e fornecem importantes sinais de localização (alterações motoras, envolvendo neurônios motores inferiores, ou sensoriais). As lesões em nervos cranianos são ipsilaterais, enquanto as alterações motoras podem ser ipsi ou contralaterais, dependendo do nível e das vias envolvidas. O estado mental do animal poderá estar comprometido (depressão ao coma), especialmente em lesão de mesencéfalo e ponte, que interrompe o sistema ativador reticular ascendente.[6,3] Clinicamente, lesões em tronco encefálico são divididas em síndromes mesencefálica e pontinobulbar.[2] As alterações mesencefálicas são relativamente incomuns.[3] Os animais podem ficar deprimidos ou comatosos e apresentar postura com rigidez de todos os membros, associada a opistótono. O *mesencéfalo* tem, além dos nervos cranianos III e IV, núcleos motores importantes e apresenta importante função na regulação da consciência. O núcleo rubro dá origem a um importante trato do neurônio motor superior em quadrúpedes, e a lesão neste núcleo causará paresia ou paralisia. As lesões mesencefálicas podem produzir rigidez descerebrada, uma postura com extensão dorsal do pescoço e extensão dos membros. Isto ocorre porque os tratos vestibuloespinais, que se originam na medula, não sofreriam a inibição causada pelos tratos rubroespinais, e exerceriam seus efeitos excitatórios nas musculaturas extensoras dos membros e pescoço.[4] Não há comprometimento respiratório, uma vez que os centros respiratórios encontram-se no bulbo,[4] embora a hiperventilação possa ocorrer em alguns animais.[3] Lesões graves e difusas podem provocar miose bilateral inicialmente e mudança gradativa para midríase bilateral poderá ocorrer.[3]

Ponte e bulbo são as porções mais caudais do tronco encefálico. Os tratos motores e sensoriais da medula espinal atravessam essas áreas. Os déficits proprioceptivos ou paresia são comuns e o lado afetado depende do local (antes ou no local da decussação das fibras). Uma vez que o centro respiratório reside na medula, um animal com lesão grave morrerá por comprometimento respiratório.[4] A respiração em animais com lesão grave pontinobulbar pode ser irregular e apneica (*i. e.*, respiração apnêustica), rápida e superficial (hiperventilação neurogênica central) ou superficial e lenta, mas regular (hipoventilação alveolar central).[3] As lesões pontinobulbares são caracterizadas por múltiplos déficits dos nervos cranianos. Os nervos cranianos V a XII surgem em ponte e medula. As lesões nesses nervos mostrarão alterações ipsilaterais.[4]

As doenças envolvendo o encéfalo são agrupadas de acordo com a sua natureza, ou seja, anomalias, degenerativas, inflamatórias, idiopáticas, metabólicas, nutricionais, traumáticas, vasculares e neoplásicas.

Uma vez localizada a lesão, uma lista de diagnósticos diferenciais pode ser produzida e um plano diagnóstico, desenvolvido. Doenças hereditárias e congênitas serão mais frequentes em animais jovens de raça pura. Embora doenças infecciosas, lesões traumáticas e intoxicações exógenas possam ocorrer em qualquer idade, animais jovens são mais suscetíveis. Algumas doenças, como epilepsia idiopática, terão início na fase adulta.[9] Com o aumento da faixa etária, neoplasias, encefalopatias metabólicas e doenças degenerativas tornam-se cada vez mais comuns.[9] O início e a progressão dos sintomas clínicos são importantes pistas para determinar o diagnóstico diferencial. Malformações congênitas deverão estar presentes ao nascimento e ser relativamente estáticas, embora algumas, como a hidrocefalia, possam progredir com o tempo. O início agudo dos sintomas seria esperado com doenças vasculares, trauma, maioria das intoxicações exógenas e muitas doenças inflamatórias/infecciosas ou metabólicas. A maioria das doenças degenerativas ou neoplásicas será crônica e progressiva, assim como algumas doenças inflamatórias/infecciosas ou metabólicas.[9]

Doença congênita refere-se a qualquer doença ou malformação presente ao nascimento. Engloba ambas as condições genéticas e o resultado de influências externas durante a gestação, como toxinas, desnutrição ou infecções. Doenças hereditárias terão modos de herança autossômica recessiva na maioria das vezes, ou uma herança complexa, porque o modo de herança dominante será eliminado da reprodução simplesmente pela não utilização dos animais afetados.[9] As doenças congênitas mais comuns são: hidrocefalia, lissencefalia e hipoplasia cerebelar.[3,6,7–9]

Doenças degenerativas do SNC tradicionalmente incluem doenças da mielina, como desmielinização, e leucodistrofias, encefalopatias mitocondriais, degenerações espongiformes e doenças do armazenamento lisossomal. Em contraste a essas doenças, nas quais há espraiamento de danos teciduais em seções extensas do sistema nervoso, outras doenças são caracterizadas por degeneração altamente específica no SNC.[8] A degeneração neuronal é também geralmente denominada "abiotrofia". O termo abiotrofia refere-se à degeneração neuronal prematura causada por um distúrbio metabólico intrínseco do sistema nervoso. Em animais adultos e idosos podemos encontrar a doença de Lafora e a síndrome da disfunção cognitiva e, em algumas raças específicas, lipofuscinose ceroide e abiotrofia cortical cerebelar.[2,5]

Lesões inflamatórias do SNC são um grupo importante de doenças em todas as espécies de animais e um desafio para os veterinários. Além de causar comprometimento neurológico grave, várias doenças são zoonóticas.[10] Há grande número de doenças inflamatórias, envolvendo o SNC, de etiologias conhecidas ou idiopáticas. Encefalomielites de etiologia conhecida incluem as encefalomielites virais (cinomose, raiva, peritonite infecciosa felina), bacterianas, fúngicas e por protozoários (toxoplasmose, neosporose),[10] enquanto as encefalomielites de etiologia não conhecida, também denominadas MED, incluem um grande número de doenças. Provavelmente as MED são doenças imunomediadas; entre elas encontramos meningoencefalite granulomatosa, meningoencefalite necrosante, leucoencefalite necrosante, meningite-arterite responsiva a corticosteroide, entre outras.[10] A maioria das doenças inflamatórias ou infecciosas do sistema nervoso afeta a medula espinal, assim como o encéfalo, produzindo doença multifocal.[9] Por esse motivo discutiremos as doenças inflamatórias e infecciosas do SNC em um capítulo à parte (ver Capítulo 242, *Encefalomielites*).

A função do sistema nervoso normal depende de um ambiente bem harmonizado. Reciprocamente, a homeostasia do corpo é coordenada pelo sistema nervoso por meio dos sistemas somático, autônomo e neuroendócrino. Doenças alterando a homeostasia frequentemente têm efeitos profundos no sistema nervoso. Encefalopatias metabólicas ou tóxicas em geral deprimem primeiramente as funções superiores (cortical) e mais tarde afetam as funções do tronco encefálico. Não produzem sinais focais de localização. As intoxicações exógenas podem causar mudanças bioquímicas e são potencialmente reversíveis, enquanto outras produzem danos estruturais.[6] Os sinais são geralmente os mesmos das lesões corticais difusas, mas podem ter outros componentes, dependendo da causa (p. ex., fasciculações musculares causadas por intoxicação por organofosforados).[6] Doenças nutricionais são incomuns em animais de companhia. A má nutrição grave pode causar uma variedade de anormalidades que são relacionadas com deficiências múltiplas. Deficiência ou excesso de vitaminas e os desequilíbrios minerais são as anormalidades mais comuns vistas na prática (p. ex., hipo ou hipervitaminose A).[3]

Doenças vasculares referem-se a qualquer anormalidade do encéfalo causada por um processo patológico comprometendo o suprimento sanguíneo.[11] São raras em animais, quando comparados à espécie humana, mas com o avanço de técnicas de imagem, a frequência está aumentando em medicina veterinária.[9] Esses processos podem ser resultado de oclusão do lúmen de um vaso por trombo ou êmbolo, ruptura da parede de um vaso sanguíneo, lesão ou permeabilidade alterada da parede de um vaso sanguíneo ou maior viscosidade ou outras mudanças na qualidade do sangue.[11] Geralmente nós os subdividimos em infarto e hemorragia.[9] Uma característica da presença de um acidente vascular encefálico é a maneira súbita com que os sintomas neurológicos se desenvolvem, seguidos de controle e depois de regressão dos déficits neurológicos, com exceção dos quadros fatais.[11]

As neoplasias intracranianas podem ser divididas em primárias ou secundárias. São considerados primários os tumores com origem de células normalmente encontradas dentro do encéfalo e meninges, incluindo o neuroepitélio, tecidos linfoides, células germinativas e tecidos malformados. Tumores secundários são neoplasias que alcançaram o encéfalo por meio de metástases de um tumor primário fora do sistema nervoso, ou neoplasias que afetam o encéfalo por invasão local ou extensão de tecidos adjacentes não neurais, como o osso.[12]

Em nosso consultório realizamos a seguinte rotina para a identificação de uma afecção comprometendo encéfalo: (1) identificação do paciente em relação a idade, raça, sexo e idade em que ocorreu o início dos sintomas; (2) sintomas clínicos para a localização da lesão; (3) curso da doença (progressiva ou não progressiva); (4) envolvimento ambiental (região urbana, rural etc.). Após este início, identificamos as prováveis causas dessas alterações. Iniciamos com exames de rotina (bioquímica, urinálise e hemograma) quando da suspeita de doenças metabólicas, nutricionais, encefalites ou vasculares. Se necessário, complementamos com avaliação hormonal ou exames mais específicos, como eletroforese de proteínas e dosagens séricas de ácidos biliares. Estudo radiográfico ou ultrassonográfico nos auxiliarão para o diagnóstico de doenças metabólicas (encefalopatia hepática ou renal), possíveis causas de doença vascular cerebral ou para diagnóstico de tumores primários localizados em tórax ou abdome. Solicitamos análise de líquido cefalorraquidiano (LCR) ou ressonância magnética (RM), se houver suspeita de doença inflamatória/infecciosa. Quando a suspeita for de lesões estruturais encefálicas (p. ex., neoplasia, acidente vascular encefálico) optamos por exames de imagem (ultrassonografia transcraniana, tomografia computadorizada (TC) ou RM). Para animais de pequeno porte, com risco anestésico, optamos pela ultrassonografia transcraniana, no intuito de definir lesões estruturais, tamanho dos ventrículos ou outros achados importantes. Para pacientes de médio ou grande porte, ou quando o exame de ultrassonografia transcraniana não for elucidativo, realizamos TC ou RM. Geralmente optamos por RM, principalmente se a lesão estiver em fossa posterior. Se a suspeita for neoplasia em fossa anterior (neoplasia cerebral) e o paciente apresentar risco anestésico, podemos solicitar a TC. Se o diagnóstico for inconclusivo, realizamos o diagnóstico terapêutico, aplicando a terapia da afecção que julgarmos mais provável.

Adiante serão mostradas as afecções que comprometem o encéfalo; as afecções metabólicas e endócrinas serão discutidas em seus respectivos sistemas, digestório e endócrino, enquanto os processos inflamatórios e infecciosos são descritos no Capítulo 242, *Encefalomielites*.

■ Referências

1. Machado A. Neuroanatomia funcional. 2. ed. São Paulo: Atheneu; 2003. 363p.
2. Gandini G *et al.* Cerebrum. In: Jaggy A (ed.) Small animal neurology. German: Hannover; 2010. p. 427-66.
3. Braund KG. Clinical syndromes in veterinary neurology. 2. ed. Missouri: Mosby-Year Book Inc.; 1994.
4. Fenner WR. Diseases of the brain. In: Ettinger SJ, Feldman EC. Textbook of veterinary internal medicine. 4. ed. Philadelphia: WB Saunders Co. 1995.
5. De Lahunta A, Glass E. Veterinary neuroanatomy and clinical neurology. 3. ed. Missouri: Saunders Elsevier; 2009. p. 454-75.
6. Lorenz MD, Kornegay JN. Handbook of veterinary neurology. 4. ed. EUA da America: Elsevier Science; 2004. p. 323-44.
7. Chrisman CL. Problems in small animal neurology. 2. ed. Pennsylvania: Lea & Febiger; 1991.
8. Sanders SG, Bagley RS. Cerebellar diseases and tremors syndromes. In: Dewey CW (ed.). A practical guide to canine and feline neurology. 2. ed. Iowa; 2008. p. 287-322.
9. O'Brien DP, Coates JR. Brain disease. In: Ettiger SJ, Feldman EC. Textbook of veterinary internal medicine. 7. ed. v. 2, chap. 259. St Louis, Missouri: Saunders Elsevier; 2010. p. 1413-46.
10. Tipold A. Treatment of primary central nervous system inflammation (encephalitis and meningitis). In: Bonagura JD, Twedt DC (eds.). 14. ed. Kirk's current veterinary therapy. Missouri: Saunders; 2009. p. 1070-74.
11. Garosi LS, Platt SR. Treatment of cerebrovascular disease. In: Bonagura JD, Twedt DC (eds.). Kirk's current veterinary therapy. 14. ed. Saunders: Missouri; 2009. p. 1074-7.
12. LeCouteur RA, Withrow SJ. Tumors of the nervous system. In: Withrow SJ, Vail DM. Withrow & MacEwen's Small animal clinical oncology. 4. ed. Saunders Elsevier: Missouri; 2007. p. 659-85.

224 Malformações

João Pedro de Andrade Neto

▪ Hidrocefalia

▪ Conceito e classificação

Hidrocefalia é definida como o acúmulo excessivo de líquido cefalorraquidiano (LCR) dentro ou fora do sistema ventricular do encéfalo (hidrocefalia interna ou externa, respectivamente), geralmente associado a hipotrofia ou atrofia do tecido nervoso ao redor dos ventrículos.[1] Em cães e gatos jovens, a maioria é interna, sendo a hidrocefalia congênita mais comum em cães[2] (Figura 224.1). Atualmente conceitua-se hidrocefalia como a distensão ativa do sistema ventricular do encéfalo relacionada com a passagem inadequada de LCR a partir do seu ponto de produção dentro do sistema ventricular até o seu ponto de absorção na circulação.[3] Na hidrocefalia compensatória, o volume de LCR ocupa o lugar onde o parênquima foi destruído (p. ex., infarto), ou não se desenvolveu (p. ex., hipoplasia cerebelar) ou em ambas as situações, enquanto na hidrocefalia obstrutiva, o acúmulo de LCR ocorre à frente de uma obstrução no padrão circulatório normal ou nos pontos de reabsorção do sistema venoso.[4]

O encéfalo normalmente contém áreas desprovidas de células, mas que são preenchidas por LCR. Essas áreas são coletivamente denominadas sistema ventricular. Os componentes da região rostral até a região caudal são: ventrículos laterais, terceiro e quarto ventrículos. Esse sistema é revestido por células colunares especializadas que têm microvilosidades, denominadas células ependimárias; essas células formam uma barreira entre o LCR e o parênquima encefálico.[5] O LCR é produzido em uma taxa de 0,03 a 0,5 mℓ/min no cão e 0,02 mℓ/min no gato por dois processos distintos, ultrafiltração do plasma sanguíneo e mecanismos de transporte ativo que utilizam energia.[6] O plexo coroide nos ventrículos laterais, terceiro e quarto ventrículos, produz LCR em um processo dependente de energia que necessita de anidrase carbônica. Essa produção é independente da pressão hidrostática dentro dos ventrículos, mas é influenciada pela pressão osmótica do sangue. O restante do LCR é produzido como um produto do metabolismo no encéfalo ou medula espinal, como fluido extracelular que se move pelo fluxo em massa através do parênquima, das camadas ependimárias dos ventrículos e da pia na superfície do encéfalo, para entrar no espaço subaracnoide.[7] Um estudo da produção de LCR no cão revelou que 35% são derivados dos ventrículos laterais e do terceiro ventrículo, 23% do quarto ventrículo e 42% do espaço subaracnoide.[6] Depois de sua produção, o LCR flui pelo sistema ventricular através de uma série de estreitamentos de um compartimento para o próximo, começando pelos ventrículos laterais ao terceiro ventrículo através do forame interventricular. A partir do terceiro ventrículo, ele flui pelo aqueduto mesencefálico até o quarto ventrículo, saindo pelas aberturas laterais para o espaço subaracnoide, do encéfalo e da medula espinal. Uma pequena quantidade entra no canal central da medula espinal a partir do quarto ventrículo.[7,8] O bombeamento de sangue para os plexos coroides fornece energia para o fluxo de LCR nos ventrículos. Normalmente não há pressões diferenciais mensuráveis dentro do sistema ventricular porque a produção e o fluxo de LCR são relativamente baixos e também pelas propriedades viscoelásticas do encéfalo. Se uma área de menor pressão se desenvolver, o encéfalo rapidamente realiza mudança para outras áreas, dissipando essa pressão diferente.[9]

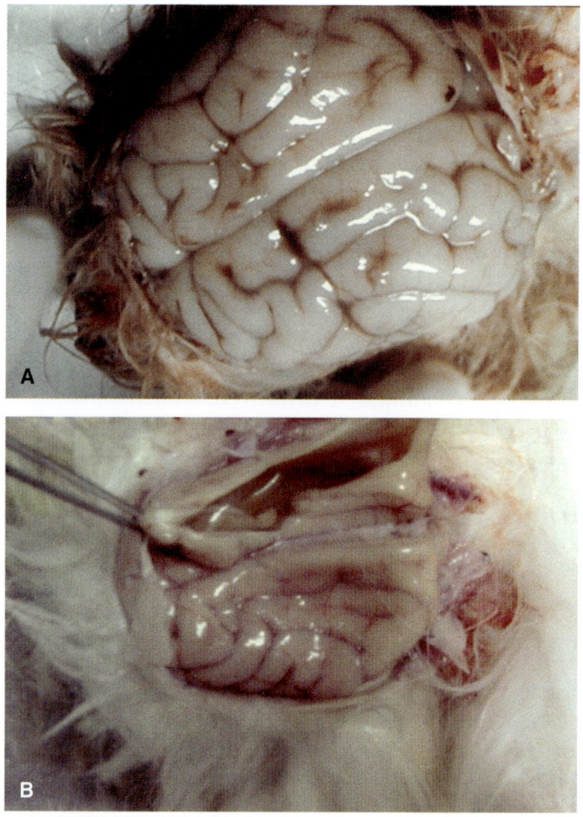

Figura 224.1 A. Sulcos e giros cerebrais em cão Maltês com hidrocefalia. **B.** Corte em hemisfério cerebral demonstrando aumento grave do ventrículo lateral.

Comparado ao ultrafiltrado plasmático, o LCR tem menos potássio e cálcio, mais sódio, cloro e especialmente magnésio. Apresenta também glicose ao redor de 80% da concentração sanguínea e muito menos proteína (menos de 25 mg/dℓ, sendo a maioria albumina).[6] O principal local de absorção do LCR está nas vilosidades aracnoides localizadas no seio venoso e veias cerebrais. A absorção do LCR é um processo passivo não dependente de energia.[10] Os mecanismos valvulares das vilosidades aracnoides controlam a taxa de absorção, dependendo das diferenças de pressão entre as mesmas e a pressão intracraniana. Quando a pressão intracraniana estiver abaixo de 7 cmH_2O não haverá absorção de LCR. Pressões maiores promovem aumento na absorção do LCR na proporção da pressão ventricular. Em essência, o sistema de válvulas age para a manutenção da pressão intracraniana na faixa da normalidade.[7]

A hidrocefalia pode ser classificada de acordo com localização, etiologia, morfologia ou pressão. Quanto à localização pode ser definida como hidrocefalia interna (obstrução dentro do sistema ventricular) ou externa (obstrução no espaço subaracnoide). Em relação à etiologia, pode ser denominada congênita ou adquirida e obstrutiva ou não obstrutiva. A hidrocefalia obstrutiva pode ser causada por um bloqueio no fluxo de LCR. Já a hidrocefalia não obstrutiva pode ser causada por aumento de produção (tumor de plexo coroide), por diminuição na absorção (processos inflamatórios ou anomalias nas vilosidades aracnoides). A hidrocefalia também pode ser compensatória (por diminuição de parênquima encefálico, por exemplo, trauma, infarto – também denominada hidrocefalia ex-vácuo). Quanto à morfologia, classifica-se em comunicante (comunicação entre o sistema ventricular e o espaço subaracnoide) e não comunicante (ausência dessa comunicação). Finalmente, quanto à pressão, pode ser definida como hipertensa (aumento da pressão no espaço preenchido pelo LCR (p. ex., secundário à obstrução) e normotensa (hidrocefalia compensatória ou ex-vácuo).[5]

A hidrocefalia pode estar associada à siringomielia que se desenvolve secundariamente à hidromielia (dilatação do canal central), que pode, por sua vez, ser o resultado de um distúrbio hidrodinâmico de LCR.[11] A hidrocefalia basicamente envolve obstrução do fluxo de LCR; raramente por superprodução por hipertrofia ou tumor em plexo coroide.[2] A obstrução intraventricular ocorrerá em algum lugar dentro do sistema ventricular, enquanto a obstrução extraventricular ocorrerá no nível do espaço subaracnoide ou nas vilosidades aracnoides.[3] A obstrução de um forame interventricular geralmente é causada por massa ou lesão inflamatória, com aumento do ventrículo do mesmo lado da oclusão. A obstrução no nível do terceiro ventrículo, também causada por massa ou lesão inflamatória, promoverá dilatação de ambos os ventrículos laterais. Obstrução no aqueduto mesencefálico pode ocorrer por anormalidade do desenvolvimento, condições inflamatórias ou compressão causada pelo aumento dos ventrículos laterais, assim que os prolongamentos temporais se expandirem. As aberturas laterais podem ser obstruídas por malformações, como Chiari I, tumores e doenças inflamatórias (p. ex., peritonite infecciosa felina). Geralmente há acentuado alargamento do quarto ventrículo com aumento moderado dos ventrículos laterais, em alguns casos, siringomielia.[2] Obstrução no nível do espaço subaracnoide ocorre em crianças prematuras com hemorragia intraventricular que causa espessamento da aracnoide na base do encéfalo. Agenesia ou oclusão das vilosidades aracnoides pode ocorrer como um defeito de desenvolvimento ou meningite. Isso resultará na distensão de ventrículos e espaço subaracnoide.[7]

Prevalência e manifestações clínicas

Em um estudo epidemiológico envolvendo 543 cães com essa afecção, constatou-se que as raças *toy* e braquicefálicas foram as mais afetadas. Algumas dessas raças consideradas de alto risco foram: Maltês, Yorkshire, Buldogue inglês, Chihuahua, Lhasa Apso, Lulu-da-pomerânia, Poodle *toy*, Cairn Terrier, Boston Terrier, Pug e pequinês. Nesse mesmo estudo evidenciou-se que 53% dos cães apresentaram sintomas até 1 ano de idade, e destes, metade estava na faixa etária de 2 a 6 meses.[12]

Em muitos casos, ocorre progressão após o nascimento.[2] A base hereditária definitiva da hidrocefalia congênita não foi provada, embora haja relatos de que em gatos Siameses ela possa ser hereditária.[13] A hidrocefalia adquirida raramente ocorre em cães jovens; gatos jovens podem apresentar hidrocefalia adquirida pelo vírus da peritonite infecciosa felina, decorrente do fluxo comprometido de LCR devido a aventriculite e aracnoidite.[14] Cães inoculados com cepas de vírus *parainfluenza* apresentaram encefalite com hidrocefalia, demonstrando uma possível causa de ocorrência nessa espécie.[15]

Os sintomas são variáveis com alguns animais apresentando sintomas mínimos, enquanto outros apresentam marcada disfunção neurológica referente à doença do prosencéfalo.[2] Os sintomas típicos incluem calvária em formato de cúpula (abóbada) (Figura 224.2) com fontanela aberta (Figura 224.3), andar compulsivo, pressão da cabeça contra obstáculos, mudanças de atitude, cegueira e convulsões.[2] Os filhotes de cães afetados podem mostrar logo cedo atividade neurológica deprimida, inatividade, fraqueza ou incoordenação. Ocasionalmente esses filhotes podem se tornar rancorosos, apresentando convulsões e gemendo continuamente.[8] Em animais menos afetados, podem ocorrer mudança de comportamento e dificuldade em aprendizado de tarefas. A progressão da disfunção neurológica também é variável. A anormalidade no comportamento é geralmente notificada ao redor do quarto ou quinto mês de idade, mas depende do grau de hidrocefalia. As queixas podem ser demência, incapacidade de aprendizado, ou agressividade, irritabilidade e convulsões.[12] Frequentemente há pouca progressão dos sintomas e os déficits neurológicos permanecem inalterados.[1] A fontanela aberta não deverá ser considerada como diagnóstico de hidrocefalia congênita porque pode ocorrer como uma variante normal em cães normais.[2] O crânio poderá estar aumentado com as fontanelas ou suturas cranianas abertas,

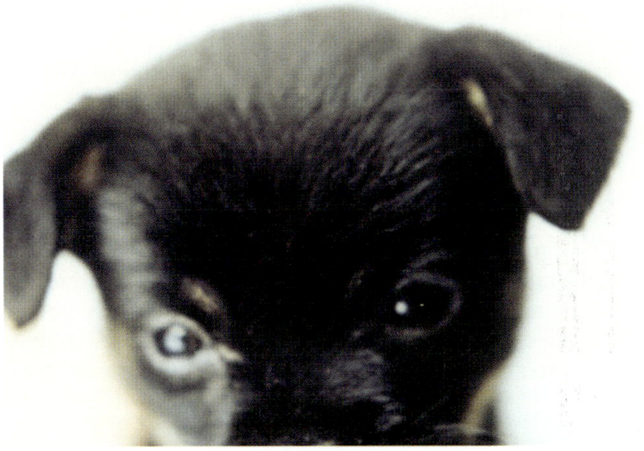

Figura 224.2 Aumento de volume da calota craniana em cão Pincher com hidrocefalia.

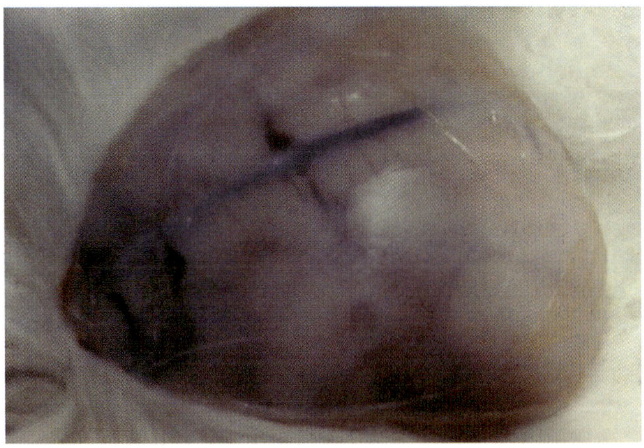

Figura 224.3 Não fechamento das suturas cranianas em cão Maltês com hidrocefalia.

embora alguns cães *toy* possam apresentar fontanela aberta e serem normais.[1] O aumento ventricular sem sintomas clínicos é um achado comum em algumas raças *toy*, como Chihuahua, Yorkshire Terrier e Maltês.[16] Os sintomas clínicos dependem das áreas envolvidas. Se os ventrículos laterais e o terceiro ventrículo estiverem envolvidos, irritabilidade, agressividade, demência e convulsões serão vistos. O animal poderá estar cego e com dificuldade na localização de sons. Se houver assimetria entre os ventrículos, o animal poderá andar em círculos para um dos lados. Se o comprometimento envolver aqueduto mesencefálico, quarto ventrículo e o canal central da medula espinal, o animal poderá apresentar ataxia locomotora e dismetria. Respostas diminuídas nas reações posturais em relação ao saltitamento, propriocepção consciente e de posicionamento poderão estar presentes.[1] Os animais poderão apresentar estrabismo divergente, decorrente ou pelo comprometimento mesencefálico ou pela deformação craniana com deslocamento orbitário.[1,17]

Cães jovens com hidrocefalia geralmente são menores e menos desenvolvidos na ninhada. Em cães com hidrocefalia compensada e fontanela aberta, nenhuma tensão estará presente quando o encéfalo for palpado. A hidrocefalia ativa com aumento de pressão geralmente causa abaulamento dos tecidos moles na região da fontanela e a palpação revelará aumento da tensão.[16]

Na hidrocefalia em cães adultos, esses sintomas característicos não estarão presentes. Se a dilatação ventricular for unilateral, distúrbios motores como andar em círculos, quedas e reflexos anormais estarão presentes. O diagnóstico diferencial deverá ser realizado com outras doenças cerebrais localizadas. Se o aumento ventricular for generalizado, fraqueza e déficits motores mais sutis ocorrerão primeiro em membros pélvicos e depois nos membros torácicos; depressão, sonolência e crises convulsivas estarão geralmente associadas.[8]

▪ Diagnóstico

O diagnóstico baseia-se nos sintomas clínicos e na avaliação dos tamanhos ventriculares, assim como na identificação de qualquer causa específica.[7] A radiografia simples poderá confirmar as linhas de sutura e fontanelas persistentes. A pressão intracraniana aumentada por um longo período causa adelgaçamento do crânio com perda das impressões digitadas na superfície interna do calvário, dando-lhe um aspecto de "vidro fosco".[16]

A eletroencefalografia (EEG) foi utilizada como ferramenta para diagnóstico de hidrocefalia em cães jovens, por apresentar traçados característicos para essa doença. Esses traçados revelam ondas lentas (1 a 5 Hz) de alta amplitude (25 a 200 µV), superpostas com ondas rápidas de 10 a 12 Hz[18] (Figura 224.4). Este padrão, contudo, pode ser visto em outras encefalopatias com destruição de parênquima cortical, portanto o eletroencefalograma é raramente utilizado como único meio para diagnóstico de hidrocefalia.[5]

A análise de LCR deverá ser realizada em cães com suspeita de hidrocefalia associada à meningoencefalite.[2] Se a encefalite estiver presente, o LCR poderá estar xantocrômico, havendo células mononucleares, neutrófilos e macrófagos.[1]

A ultrassonografia é útil na demonstração de aumento dos ventrículos em cães com abertura da fontanela.[19–21] Este exame é realizado mais facilmente quando a fontanela estiver presente e servir como uma "janela acústica", porque as ondas ultrassonográficas geralmente não penetram adequadamente no crânio.[5] Os ventrículos laterais podem ser mensurados da posição dorsoventral, variando de 0,15 a 0,35 cm de altura. Essa dimensão não poderá estar acima de 14% do diâmetro dorsoventral do encéfalo. O terceiro e quarto ventrículos não podem ser visualizados em cães neonatos normais.[22] Quando a medida dorsoventral do ventrículo lateral for igual ou maior que 0,35 cm, pode-se considerar o diagnóstico de hidrocefalia. As medidas mais representativas são feitas em cortes transversais, no nível da adesão intertalâmica ou caudal a ela.[23]

A tomografia computadorizada (TC) é geralmente útil na definição de tamanho ventricular,[5] extensão da atrofia cortical e ocorrência de qualquer lesão focal que possa ocasionar hidrocefalia[7] (Figura 224.5). Muitas vezes, o aumento ventricular não se correlaciona aos sintomas clínicos e o significado clínico deverá ser avaliado.[5]

A ressonância magnética (RM) prevê imagens detalhadas do sistema ventricular. A resolução do parênquima encefálico é muito melhor do que na TC, principalmente para avaliação de estruturas infratentoriais.[5] Os achados de RM incluem dilatação de um ou mais ventrículos ou dilatação do espaço subaracnoide. Na maioria dos casos, o acúmulo anormal do

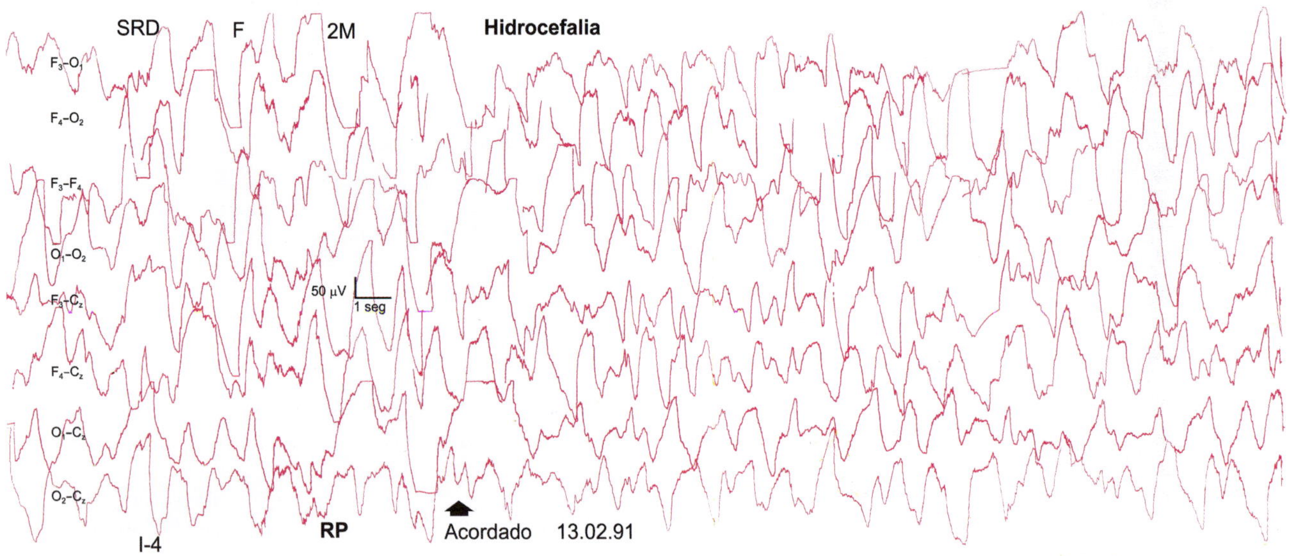

Figura 224.4 Achados eletroencefalográficos de um cão Chihuahua com hidrocefalia, mostrando ondas lentas de amplitude muito alta.

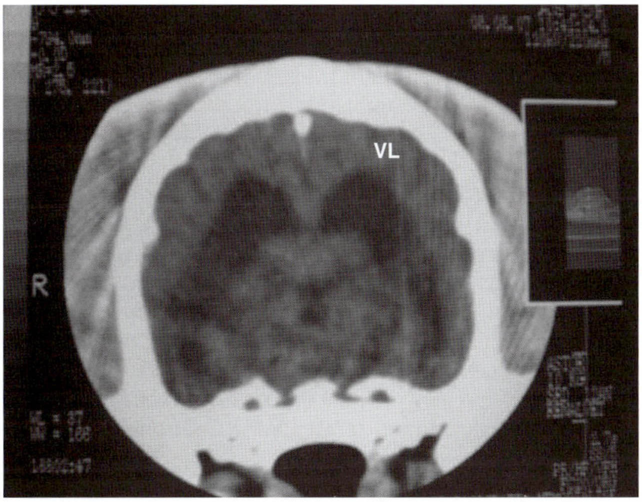

Figura 224.5 Tomografia computadorizada de um cão com hidrocefalia, mostrando aumento moderado dos ventrículos laterais (VL).

LCR aparece hiperintenso em imagens T2W (Figura 224.6 A), hipointenso em T1W (Figura 224.6 B) e atenuado em FLAIR. Se o LCR contiver quantidades anormais de células e proteína (p. ex., inflamação e hemorragia interventricular) poderá ocorrer alteração de sinal.[15] Aumento ventricular secundário a perda de parênquima (hidrocefalia ex-vácuo) pode ser distinguido da hidrocefalia obstrutiva com base nos sulcos corticais e espaço subaracnóideo aumentados.[7]

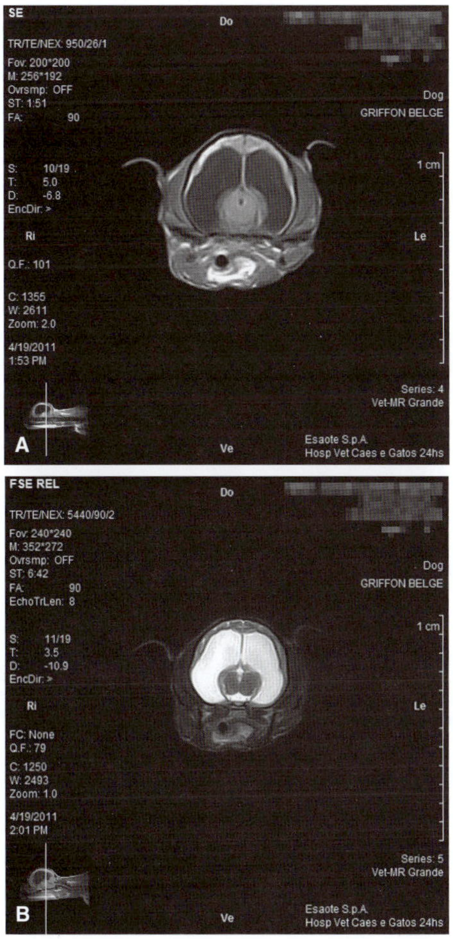

Figura 224.6 Ressonância magnética de cão com hidrocefalia grave. **A.** T1WI mostrando hipointensidade nos ventrículos laterais (VL). **B.** T2WI mostrando hiperintensidade nos ventrículos laterais.

▪ Tratamento

O tratamento médico é utilizado para evitar a cirurgia, controlar a deterioração aguda ou quando a cirurgia não for uma opção ou não for indicada.[7] Os esteroides são conhecidos por aumentarem a reabsorção do LCR e os diuréticos por diminuírem sua produção; os diuréticos utilizados por pouco tempo podem diminuir a pressão intracraniana, mas o uso prolongado pode estar associado a distúrbios eletrolíticos sistêmicos.[24]

Diuréticos como acetazolamida e manitol reduzem a produção do LCR e a pressão intracraniana. Acetazolamida, inibidor da anidrase carbônica, é útil para controle a curto prazo de animais com a pressão intracraniana elevada. A dose de 5[24] a 10[5] mg/kg cada 6 ou 8 h é dada oralmente. Furosemida, diurético que age em alças dos túbulos dos néfrons, inibe a produção do LCR em um grau menor por inibição parcial da anidrase carbônica, na dose de 1 mg/kg/dia.[7] O monitoramento dos eletrólitos deverá ser realizado, uma vez que pode causar depleção de potássio, principalmente se associada a corticoide.[5]

Os glicocorticoides são utilizados para diminuir a produção do LCR, desse modo limitando a pressão intracraniana e promovendo melhora do quadro neurológico, embora alguns autores considerem que os corticoides aumentem a sua reabsorção. Contudo, os animais afetados geralmente apresentam melhora com terapia esteroide, pelo menos temporariamente.[7] Prednisona na dose de 0,25 a 0,50 mg/kg, administrada por via oral, 2 vezes/dia, foi proposta por Simpson.[25] Após ocorrer melhora clínica, iniciar a redução da dose em intervalos semanais até permanecer com uma dose de 0,1 mg/kg em dias alternados.[25] Se os benefícios clínicos não forem observados em 2 semanas ou se ocorrer piora do quadro clínico, outros meios de terapia deverão ser considerados.[5]

O manitol, diurético osmótico, administrado na dose de 1 a 2 g/kg por via intravenosa por 15 a 20 min, diminui a produção do LCR e, consequentemente, a pressão intracraniana. Pode ser repetido por 2 a 4 vezes em um período de 48 h, monitorando o grau de hidratação do animal.[5] Omeprazol, inibidor da bomba de prótons, diminui a produção de LCR em cães normais. Há vários relatos de uso desse fármaco para tratar hidrocefalia, mas a segurança e a eficácia desse fármaco não foram avaliadas até o momento.[7]

O tratamento definitivo da hidrocefalia é direcionado para a causa primária, se possível. Caso contrário, o esteio do tratamento é a inserção de um desvio do LCR dos ventrículos para dentro da cavidade do corpo.[7] Nunca aspire o LCR usando uma seringa porque o córtex cerebral pode colapsar, causando hematoma subdural. O fluido ventricular deverá fluir naturalmente pela sua própria pressão, proporcionando algum benefício terapêutico, além de estabelecer o diagnóstico.[16] As cirurgias para controle da hidrocefalia em medicina veterinária tiveram início na década de 1960, com a realização de derivação dos ventrículos laterais até o átrio direito do coração.[8] Alguns anos depois desenvolveu-se nova técnica com a derivação ventriculoperitoneal,[8] técnica esta utilizada por um grande número de cirurgiões no momento.[7] Não foi comprovado que essas derivações sejam mais efetivas do que o controle médico, mas apenas o tratamento cirúrgico oferece a possibilidade de controle dos sintomas clínicos a longo prazo.[25] Não há ensaios clínicos publicados em pacientes veterinários avaliando a eficácia e a segurança dessas derivações ventriculoperitoneais. Apenas haver ventrículos aumentados não indica necessariamente a cirurgia. O principal fator na decisão da cirurgia é a piora clínica do animal e a não resposta ao tratamento médico.[7] A colocação desses desvios estará contraindicada se houver infecções sistêmicas ou hidrocefalia congênita grave. Uma infecção em qualquer parte do corpo provavelmente causará contaminação no desvio e insucesso do procedimento.[5]

O sistema de derivação ventriculoperitoneal necessita de três componentes: um cateter ventricular, uma válvula unidirecional e um cateter distal colocado na cavidade peritoneal. O cateter ventricular é um tubo de silicone, com uma parte fenestrada, o qual geralmente é colocado no ventrículo lateral e estendido até um sifão com válvula unidirecional.[5] Utilizam-se imagens do encéfalo como guia pré-operatório, colocando-se o cateter ventricular no centro do corno occipital ou no corno frontal, caudal ou rostral ao plexo coroide, a 2 a 3 cm da crista nucal.[7] A incisão abdominal é realizada 2 a 3 cm a partir da última costela, em região de flanco. A distância entre o cateter ventricular e a entrada abdominal deverá ser mensurada para o comprimento do cateter que será colocado em abdome, acrescido de um terço a metade desse comprimento para a introdução abdominal. Um túnel subcutâneo deverá ser criado para a conexão dessas duas incisões.[7] O cateter abdominal é introduzido no túnel subcutâneo e conectado à válvula unidirecional em sua extremidade anterior e introduzido no abdome em sua extremidade posterior;[7] poderá ser obtido detalhe dessa técnica de colocação da derivação ventriculoperitoneal em trabalho publicado por Thomas.[7] As complicações mais comuns são bloqueio do cateter e septicemia.[17] As possíveis causas de bloqueio incluem obstrução pelo plexo coroide, acúmulo de proteináceos, sangue ou debris celulares (inflamatório ou neoplásico).[5]

Atualmente estão sendo testadas terapias celulares ou de tecidos para o tratamento da hidrocefalia. Nesta técnica, células ou tecidos são transplantados no espaço subaracnoide ou abaixo do crânio, com uma conexão com o ventrículo. Essas células ou tecidos têm grande capacidade de absorção de água, aliviando a hidrocefalia.[24]

Lissencefalia

Lissencefalia é malformação rara que ocorre em cães e gatos. Caracteriza-se pela ausência ou marcada redução dos giros cerebrais[26]. Isso é anormal em todos os animais domésticos, mas normal em alguns animais de laboratório (camundongo, rato, coelho) e aves.[4] Pode se manifestar com ausência completa de giros (agiria) ou redução dos sulcos cerebrais (paquigiria). Em ambas, o córtex é aproximadamente 4 vezes a espessura normal, apresentando quatro camadas celulares mal organizadas com uma zona da camada cinzenta profunda, composta de neurônios, presumindo-se que tenham sido presas durante sua migração prematura.[27]

Esta rara doença do desenvolvimento resulta em distúrbio de migração neuronal e proliferação durante o desenvolvimento.[17] O córtex é mais espesso do que o normal no corte transversal e o padrão laminar normal dos neurônios é perdido. A lesão envolve apenas o neopálio.[4] Em encéfalos afetados parcialmente, os sulcos estarão presentes ventrolateralmente na área do lobo temporal do cérebro, com neocórtex muito mais espesso do que o normal, em cortes transversais.[4] O padrão laminar normal de organização dos corpos celulares neuronais estará alterado. Não há desenvolvimento da coroa radiada, estendendo-se a partir da fusão do corpo caloso e cápsula interna.[4] Estudos experimentais recentes sugerem que esse distúrbio de migração esteja ligado a mutações e/ou deleções nos genes da dupla cortina, da filamina LIS1 e reelina. Esses genes controlam a expressão espacial e temporal de proteínas no microambiente extracelular que subsequentemente se ligam a receptores nas células que migram, permitindo que elas encontrem o seu destino final no sistema nervoso central (SNC).[28]

Base hereditária tem sido suspeitada em Lhasa Apso, Fox Terrier de pelo duro e Setter Irlandês.[26] Pode ocorrer associada à hipoplasia cerebelar em Setter Irlandês e Fox Terrier de pelo duro.[6] Foi descrita também em um cão mestiço Pastor-alemão com hidrocefalia associada à ciclopia[29] e em três gatos Korat com microencefalia.[4] Outras raças afetadas incluem Beagle[33] e Samoyeda.[17] Recentemente encontramos, em uma ninhada de Golden Retriever, filhotes apresentando lissencefalia associada a hipoplasia cerebelar (Figura 224.7).

Muitos animais são assintomáticos ao nascimento.[26] Os sintomas clínicos geralmente são detectados no primeiro ano de vida e são caracterizados por padrões comportamentais erráticos (p. ex., episódios de agressividade, rosnar para objetos imaginários, confusão, hiperatividade), déficits visuais e convulsões.[17] Outros sintomas descritos em Lhasa Apso incluem depressão alternada com melhora, excitação, agressão contra os proprietários, déficits posturais e visuais, bem como dificuldade no aprendizado de tarefas caseiras.[26] Crises convulsivas geralmente não ocorrem antes dos 10 ou 12 meses de idade. Quando estão associadas à hipoplasia cerebelar, os cães apresentam ataxia cerebelar grave.[6]

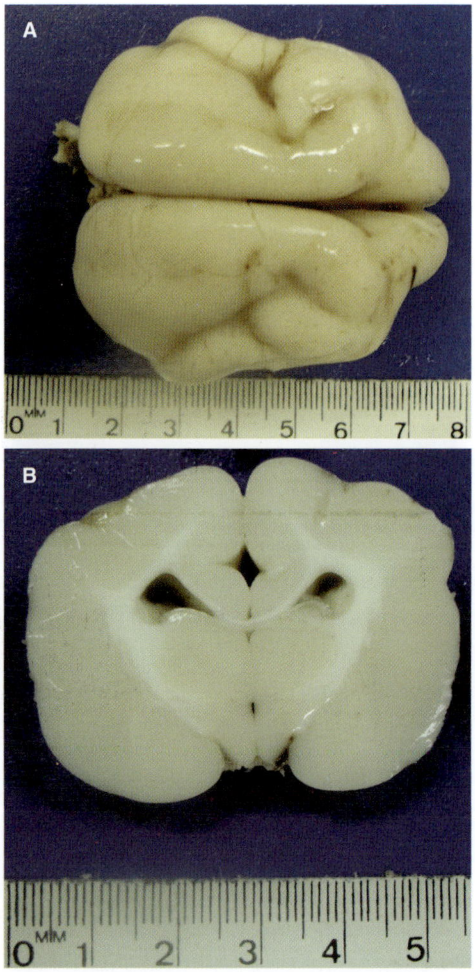

Figura 224.7 A. Encéfalo de um cão Golden Retriever mostrando ausência de circunvoluções (lissencefalia). **B.** Corte transversal.

O diagnóstico pode ser realizado pelo uso de eletroencefalografia,[18] ultrassonografia transcraniana[21] e RM.[28] Exceto estes exames, todos os outros meios auxiliares para diagnóstico estarão normais.[17] EEG é caracterizada por assimetria entre os hemisférios cerebrais e aparecimento irregular e esporádico de ondas lentas.[18] Na ultrassonografia o diagnóstico é difícil, mas caracteriza-se pela ausência das imagens dos sulcos cerebrais normalmente observadas em campo próximo da tela.[21,30] A RM inclui superfície cerebral lisa (dorsal e lateralmente) e neocórtex espesso com falta da coroa radiada (Figura 224.8). Pode haver aumento dos ventrículos laterais.[27]

O prognóstico é reservado e o tratamento é apenas sintomático. As convulsões podem ser controladas com o uso de anticonvulsivantes.[17]

▪ Malformação cerebelar

Malformações cerebelares têm sido descritas mais em cães do que em gatos. Essas afecções são provavelmente hereditárias (modo de herança desconhecido) ou de etiologia desconhecida. Podem ser divididas anatômica e histologicamente em agenesia, hipoplasia, aplasia[31] e displasia cerebelar.[4] Essas doenças têm sido descritas em diversas raças caninas e na maioria dos casos todo o cerebelo é afetado. Nesses pacientes, poderá ocorrer ausência total ou partes do cerebelo (agenesia), haver desenvolvimento anormal sem nenhuma diferenciação tecidual (aplasia) ou com alguma diferenciação tecidual (hipoplasia)[31] (Figura 224.9) ou então ser imperfeitamente organizado (displasia).[4]

▪ Patogenia

A malformação cerebelar em filhotes de gatos é mais comumente associada à infecção intrauterina de gatas prenhes apresentando panleucopenia felina. O vírus da panleucopenia induz hipoplasia cerebelar por causa do seu efeito citopático nas células de crescimento rápido do cerebelo.[32] A população cerebelar mais suscetível à infecção viral é a camada germinativa externa do cerebelo que é a que prolifera mais ativamente ao nascimento e nas primeiras 2 semanas pós-natais. O vírus tem predileção por células ativamente em divisão, destruindo essa camada presumivelmente no período perinatal. Isso causa hipoplasia da camada granular e desorganização

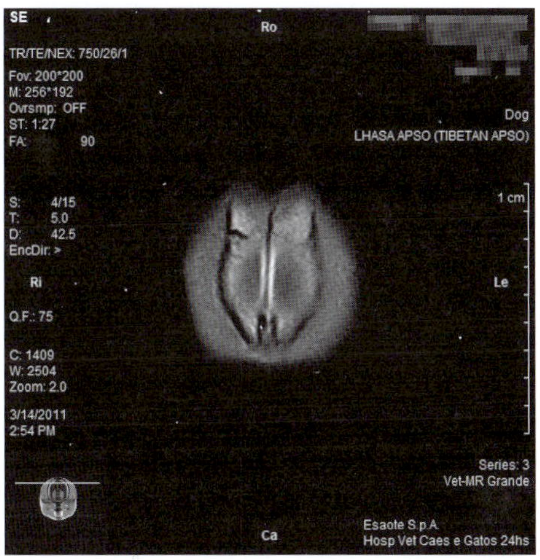

Figura 224.8 Ressonância magnética mostrando encéfalo com ausência de sulcos (T1WI). Corte dorsal.

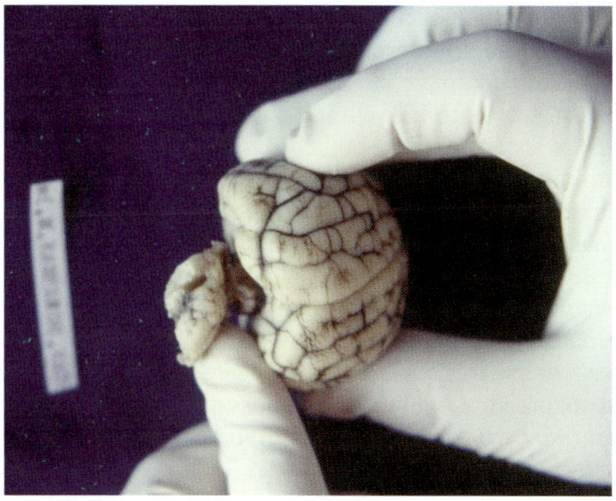

Figura 224.9 Hipoplasia cerebelar em um cão. Nota-se a intensa diminuição do volume cerebelar

das células de Purkinje das folhas. O vírus ou a inflamação resultante também destroem neurônios de Purkinje já diferenciados e o parênquima, geralmente resultando em atrofia notada no cerebelo.[4]

Um cão Cocker Spaniel, fêmea, com sintomas cerebelares com início aos 2 meses de idade, apresentando hipoplasia cerebelar com agenesia do vérmis cerebelar posterior, mostrou na histopatologia atrofia folial, degeneração das células de Purkinje e células granulares. A reação em cadeia pela polimerase (PCR) do tecido cerebelar revelou ausência de infecção intrauterina pelo vírus da parvovirose canina.[36] Entretanto, Schatzberg *et al.*[37] amplificaram a PCR do DNA de parvovírus do cerebelo de dois cães e seis gatos apresentando hipoplasia cerebelar. Esse estudo mostrou que o DNA do parvovírus pode ser amplificado em tecido encefálico e que a hipoplasia cerebelar em cães pode estar associada à infecção por parvovirose por via uterina[44] semelhante ao que ocorre em gatos.[1] Portanto, a infecção perinatal pelo vírus da panleucopenia felina em gatos e o parvovírus canino podem levar à destruição da camada germinativa externa do cerebelo em um animal durante o desenvolvimento.[1]

O herpes-vírus canino causa uma infecção necrosante disseminada e aguda, em geral em filhotes de cães com menos de 3 semanas de idade.[33] Cães afetados apresentam meningoencefalite não supurativa, mais grave no tronco encefálico e cerebelo.[34] Filhotes que sobrevivem à doença aguda podem ter displasia cerebelar ou retinal (ver Capítulo 242, *Encefalomielites*).[35]

▪ Prevalência e manifestações clínicas

Cães apresentando malformação cerebelar descritos na literatura incluem Airedale Terrier, Chow-chow, Setter Irlandês, Boston Terrier, Bull Terrier e Fox Terrier de pelo duro.[17] Normalmente apenas o cerebelo estará afetado, contudo em Setter Irlandês e Fox Terrier de pelo duro, a hipoplasia cerebelar está associada à lissencefalia do prosencéfalo.[38] Duas outras raras e complexas malformações cerebelares têm sido descritas principalmente nessa espécie: síndrome de Dandy-Walker e Chiari-*like*.[38] A síndrome de Dandy-Walker, que inclui a falta completa do vérmis, é muito rara, mas é sabido que ocorre em cães e gatos. A agenesia do vérmis é frequentemente associada a hidrocefalia, estenose do aqueduto mesencefálico e falta do corpo caloso.[38] A Chiari-*like* é malformação complexa do cerebelo caudal e do tronco encefálico; nesses casos, o forame magno é alargado, o osso occipital é hipoplástico e o cerebelo caudal é achatado e herniado na medula espinal e o bulbo faz uma curva em formato de "Z" nos segmentos rostrais da medula espinal.[38] Os sintomas clínicos associados à malformação cerebelar estão presentes quando os animais iniciam a fase de ambulação,[17] caracterizados como lesão difusa e bilateral do órgão, e não são progressivos; podem afetar um ou mais animais de uma ninhada.[38] Ataxia truncal, hipermetria e tremor intencional são, na maioria das vezes, vistos ao redor de 2 semanas, quando os filhotes afetados começam a caminhar. Mesmo em cães com Dandy-Walker, há predomínio de sintomas cerebelares.[38] Geralmente faz-se a eutanásia dos animais logo cedo, embora outros possam compensar a ataxia locomotora e o tremor até certo grau.[6]

Em gatos afetados, o cerebelo geralmente é grosseiramente menor, e as dobras cerebelares estarão estreitas.[2] Muitas raças de gatos são afetadas por hipoplasia cerebelar devido à infecção uterina do vírus da panleucopenia. A princípio, todos os filhotes de uma ninhada são afetados, embora em algumas ninhadas apenas um ou alguns possam ser afetados. Esses gatos apresentam sinais de envolvimento cerebelar que são notados quando os mesmos começam a andar ou a se alimentar de alimentos sólidos, ao redor de 2 a 4 semanas de vida.[2]

Diagnóstico

Sinais não progressivos de disfunção cerebelar em cães e gatos jovens são sempre sugestivos de hipoplasia cerebelar.[2] O diagnóstico sugestivo é possível por meio de TM ou RM, que mostram a existência de cerebelo pequeno.[6] A TC e a cisternografia (tecografia óptica) podem ser utilizadas para demonstrar lesões.[39] A cisternografia combinada com radiografia normal ou TC linear podem auxiliar na visualização do defeito cerebelar. Nesse método, agente contrastado iodado hidrossolúvel (0,2 mℓ/kg) é injetado na cisterna magna com o paciente sob anestesia geral. Após a injeção a mesa é inclinada a 30° por 5 min (com a cabeça do animal para o lado de baixo) e então vistas ventrodorsais e laterais são obtidas da cabeça. Esta técnica não só permite a visualização das estruturas da fossa caudal (tronco encefálico e cerebelo), mas também da pituitária e do quiasma óptico.[38] A análise do LCR pode ser necessária para descartar doenças inflamatórias.[38]

Tratamento

Não há tratamento para cães afetados, mas alguns animais podem ser aceitos como animais de estimação.[2] Em animais com síndrome de Dandy-Walker e com aumento de pressão intracraniana, o tratamento médico (diurético e glicocorticoide) ou cirúrgico (desvio ventriculoperitoneal) pode ser tentado. A cirurgia descompressiva é possível em pacientes afetados por compressão de estruturas neurais associadas à malformação Chiari-*like*.[38]

Referências

1. Chrisman CL. Problems in small animal neurology. 2. ed. Pennsylvania: Lea & Febiger, 1991.
2. Hoskins JD, Shelton GD. The nervous and neuromuscular systems. In: Hoskins JD. Veterinary pediatrics. 3. ed., cap. 19. Philadelphia: WB Saunders Co; 2001. p. 425.
3. Rekate HL. A contemporary definition and classification of hydrocephalus. Semin Pediatr Neurol. 2009;16(1):9-15.
4. Summers BA, Cummings JF, De Lahunta A. Veterinary neuropathology. St Louis, Missouri: Mosby-Year Book, Inc.; 1995.
5. Harrington ML, Bagley RS, Moore MP. Hydrocephalus. Vet Clin North American: Small An Pract. 1996;26(4):843-56.
6. De Lahunta A, Glass E. Veterinary neuroanatomy and clinical neurology. 3. ed. Philadelphia: Saunders; 2009.
7. Thomas WB. Hydrocephalus in dogs and cats. Veterinary Clinics of North America - Small Animal Practice. 2010; 40(1):143-59.
8. Hoerlein BF, Gage ED. Hydrocephalus. In: Canine neurology. Philadelphia: Hoerlein WB Saunders; 1978. p. 733.
9. Rekate HL. Hydrocephalus in children. In: Winn HR (ed.). Youmans neurological surgery. 5. ed. Philadelphia: Saunders; 2004. p. 3387-404.
10. Rekate HL. Recent advances in the understanding and treatment of hydrocephalus. Semin Pediatr Neurol. 1997;4(3):167-78.
11. Itoh T *et al.* Syringomyelia and hydrocephalus in a dog. Journal of the American Veterinary Medical Association. 1996; 209(5):934-6.
12. Selby LA, Hayes HM, Becker SV. Epizootiologic features of canine hydrocephalus. Am J Vet Res. 1979;40(3):411-3.
13. Silson M, Robinson R. Hereditary hydrocephalus in the cat. Veterinary Record. 1969;84(19):477.
14. Krum S, Johnson K, Wilson J. Hydrocephalus associated with the non-effusive form of feline infectious peritonitis. J Am Vet Med Assoc. 1975;167:746.
15. Baumgartner WK *et al.* Ultrastructural evaluation of acute encephalitis and hydrocephalus in dogs caused by canine parainfluenza virus. Veterinary Pathology. 1982;19(3):305-14.
16. Lorenz MD, Kornegay JN. Handbook of veterinary neurology. 4. ed. St. Louis: Elsevier Science; 2004. p. 297-322.
17. Braund KG. Clinical syndromes in veterinary neurology. 2. ed. Missouri: Mosby-Year Book Inc., 1994.
18. Redding RW. Canine eletroencephalography. In: Canine neurology. Philadelphia: Hoerlein WB Saunders; 1978. p. 150.
19. Rivers WJ, Walter PA. Hydrocephalus in the dog: Utility of ultrasonography as an alternate diagnostic imaging technique. J Am An Hosp Assoc. 1992; 28:333.
20. Spaulding KA, Sharp NJH. Ultrasonographic imaging of the lateral cerebralventricles in the dog. Vet Radiol Ultrasound. 1990;31(2):59-64.
21. Carvalho CF, Andrade Neto JP. Ecoencefalografia. In: Carvalho CF. Ultrassonografia em pequenos animais. Cap. 20. São Paulo: Roca; 2004. p. 265-77.
22. Hudson JA, Simpson ST, Buxton DF, Cartee R. Ultrasonographic anatomy of the canine brain. Vet Radiology. 1989;30:13-21.
23. Hudson JA *et al.* Ultrasonographic diagnosis of canine hydrocephalus. Vet Radiology. 1990;31(2):50-8.
24. Kim H *et al.* Application of ventriculoperitoneal *shunt* as a treatment for hydrocephalus in a dog with syringomyelia and Chiari I malformation. J Vet Sci. 2006;7(2): 203-6.
25. Simpson ST. Hydrocephalus. In: Kirk RW, Bonagura JD (eds.). Current veterinary therapy X small animal practice. Philadelphia: WB Saunders; 1989. p. 842-7.
26. Greene CE, Vandevelde M, Braund K. Lissencephaly in two lhasa apso dogs. J Am Vet Med Assoc. 1976;169:405.
27. Saito M *et al.* Magnetic resonance imaging features of lissencephaly in 2 lhasa apsos Veterinary Radiology and Ultrasound. 2002;43(4):331-7.
28. Zachart JF. Sistema nervoso. In: McGavin MD, Zachary JF. Bases da patologia em veterinária. 4. ed. cap. 14. Rio de Janeiro: Elsevier; 2009. p. 833-971.
29. Nijoku CO *et al.* Canine ciclopia. Vet Rec. 1978;21:102:60-1.
30. Burk RL, Ackermann N. Small animal radiology and ultrasonography: a diagnostic atlas and text. 2. ed. Philadelphia: WB Saunders; 1996. p. 531-80.
31. Sanders SG, Bagley RS. Cerebellar diseases and tremor syndromes. In: Dewey CW. A practical guide to canine & feline neurology. 2. ed. EUA: Wiley-Blackwell; 2008. p. 287-322.
32. Kilham L, Margolis G. Viral etiology of spontaneous ataxia of cats. Am J Pathol. 1966;48:991.
33. Love DN, Huxtable, CRR. Naturally-occurring neonatal canine herpes-virus infection. Vet Rec. 1976;99:501-3.
34. Percy DH, Olander, HJ, Carmichael LE. Encephalitis in newborn pup due to a canine herpesvirus. Pathol Vet. 1968;5:135-45.
35. Percy DH *et al.* Lesions in puppies surviving infection with canine herpesvirus. Vet Pathol. 1971;8:37-53.
36. Lim JH *et al.* Cerebellar vermian hypoplasia in a Cocker Spaniel. J Vet Sci. 2008 June; 9(2): 215-7.
37. Schatzberg SJ *et al.* Polymerase chain reaction (PCR) amplification of parvoviral DNA from the brains of dogs and cats with cerebellar hypoplasia. J Vet Intern Med. 2003;17(4):538-44.
38. Cizinauskas S, Jaggy A. Cerebellum In: Jaggy A. (ed.) Small animal neurology. German: Hannover; 2010. p. 348-88.
39. Schmidt V, Lang J, Wolf M. Dandy-Walker-like syndrome in four dogs: cisternography as a diagnostic aid. J Am Anim Hosp Assoc. 1992;28:355.

225 Doenças Degenerativas

João Pedro de Andrade Neto

Doenças do armazenamento lisossomal

Doenças do armazenamento lisossomal são definidas como um grupo de doenças genéticas raras e individuais do catabolismo celular.[1] A maioria é hereditária, com característica autossômica recessiva e resultante de mutações na sequência de codificação de uma das hidrolases ácidas localizadas no lisossomo. Mutação em ponto, supressões e outras alterações na sequência podem ocorrer em qualquer local do comprimento do DNA codificador da proteína enzimática. Cada modificação individual produzirá uma modificação única na proteína. Esta anormalidade genética reduzirá ou eliminará a atividade catalítica de uma enzima particular, resultando no acúmulo de substrato dessa enzima dentro do lisossomo.[1]

Em doenças do armazenamento lisossomal, a apresentação ininterrupta dos substratos à célula para degradação resulta em armazenamento e produção de lisossomos enormes. O acúmulo de substrato primário de uma enzima em particular pode então interferir nas outras hidrolases lisossomais necessárias para vias de degradação diferentes,[2] levando portanto ao acúmulo secundário desses substratos adicionais. Com o acúmulo do substrato, os lisossomos incham e ocupam cada vez mais o citoplasma, atrapalhando as outras organelas celulares e deformando o contorno nuclear. Após a morte dos neurônios ou das células mielinizadas, eles liberam seus substratos acumulados para o tecido adjacente. Macrófagos são recrutados da corrente sanguínea, como monócitos, para fagocitarem os restos celulares, assim como substratos não processados e liberados das células mortas. Os macrófagos, entretanto, apresentam o mesmo defeito genético e, assim, também acumulam os substratos em seus lisossomos. Embora menos vulneráveis aos efeitos do acúmulo de substratos, macrófagos eventualmente morrem e seu substrato é liberado e fagocitado por macrófagos adicionais recrutados do sangue.[2]

Quando houver suspeita de uma doença de armazenamento lisossomal, a raça do cão ou gato nos dará uma pista para a classificação da doença presente (Quadros 225.1 e 225.2). Estas doenças, contudo, podem ocorrer em qualquer raça e novas mutações podem ser identificadas a qualquer momento, então, o aparecimento de sintomas clínicos em uma raça "errada" não deverá excluir o diagnóstico desse grupo de doenças.[3]

Frequentemente muitas doenças de armazenamento neuronais começam com sintomas cerebelares ou vestibulocerebelares, como tremor, ataxia, dismetria e nistagmo, progredindo para paresia ou paralisia. Mais tarde, pode aparecer alteração de comportamento e convulsões, embora esses sintomas possam ocorrer prematuramente em doenças como leucodistrofia das células globoides nos Poodles, fucosidose e lipofuscinose ceroide.[3] Animais sofrendo de GM_2-gangliosidose, lipofuscinose ceroide e fucosidose podem apresentar inicialmente alteração comportamental, demência, cegueira e convulsões, enquanto na GM_1-gangliosidose, esfingomielinose, glucocerebrosidose e α-manosidose todos começam com ataxia e tremores de cabeça.[4]

A maioria dessas doenças lisossomais está relacionada com o catabolismo dos gangliosídeos. Esses compostos são esfingoglicolipídios compostos por um componente lipídico denominado ceramida, ligados a vários carboidratos e contendo também o ácido siálico.[5]

Os gangliosídeos são componentes primários das superfícies das membranas celulares e constituem uma fração significante (6%) dos lipídios encefálicos. Outros tecidos também contêm gangliosídeos, mas em menor quantidade.[5] Esses compostos têm importância fisiológica e médica considerável. Os complexos grupos da cabeça de carboidratos, os quais se estendem acima da superfície das membranas celulares, agem como receptores específicos para certos hormônios glicoproteicos que regulam uma série de funções fisiológicas importantes.[5] Também são receptores para toxinas proteicas bacterianas, como a toxina da cólera; há evidências consideráveis de que os gangliosídeos são determinantes específicos do reconhecimento célula-célula, deste modo provavelmente eles têm um papel importante no crescimento de diferenciação tecidual, bem como na carcinogênese.[5]

Embora o defeito enzimático possa estar presente em muitas células do corpo, os sintomas clínicos são associados mais frequentemente a mudanças nas células do sistema nervoso. São doenças relativamente raras em pequenos animais e a maioria são geralmente vistas em animais com menos de 1 ano de idade com progressão até a morte dos mesmos.[4]

A abordagem diagnóstica de uma doença de armazenamento lisossomal inclui história completa e exame físico com avaliação do tórax, abdome, sistema nervoso central (SNC), esqueleto e globos oculares.[1] Testes laboratoriais deverão incluir hemograma completo, com avaliação dos neutrófilos e linfócitos, radiografia do sistema esquelético e exame urinário para verificar se há metabólitos anormais, particularmente glicosaminoglicanos.[1] Leucócitos de sangue total, amostras de biopsia tecidual (p. ex., fígado) ou cultura de fibroblastos podem ser usados para demonstrar material armazenado e teste de avaliação da atividade de enzima lisossomal deficiente. Em algumas doenças de armazenamento (p. ex., manosidose, mucopolissacaridose, fucosidose), o produto armazenado acumulado pode ser identificado na urina utilizando ensaios específicos.[6]

O tratamento é direcionado à redução do acúmulo dos produtos armazenados nas células. Em humanos, existem vários métodos para aumentar a atividade da enzima deficiente no intuito de alcançar esse efeito. Incluem transplante de medula óssea (transplante de células que produzem a enzima deficiente), terapia de reposição da enzima (enzima recombinante administrada parenteralmente ao paciente) e terapia gênica (transferência de cópias normais do gene disfuncional às células do paciente para uma doença específica utilizando um vetor viral).[6] Tem sido demonstrado, em geral, que somente 5% da atividade normal da atividade enzimática é necessária para prevenir ou reverter os sintomas clínicos associados à doença do armazenamento lisossomal. Todas essas opções acarretam problemas, como respostas autoimunes a um corpo estranho transplantado, duração transitória do efeito e inabilidade em atravessar a barreira hematencefálica. Uma opção mais promissora é a aplicação intratecal ou intraparenquima-

Quadro 225.1 Raças de cães e doenças do armazenamento lisossomal.

Raças de cães	Doenças
Australian Cattle	LFC
Australian Kelpier	LCG
Australian Silky Terrier	Doença de Gaucher
Basset Hound	LCG
Beagle	LCG
Blue Heeler	LFC
Bluetick Hound	LCG
Border Collie	LFC
Boxer	DNP
Bulldog Americano	LFC
Cairn Terrier	LCG
Cão da Água Português	GM1 gangliosidose
Chesapeake Bay Retriever	MPS VI
Chihuahua	LFC
Cocker Spaniel	LFC
Corgi Welsh	LFC; MPS VI
Dachshund	MPS III;* LFC
Dálmata	LCG; LFC
Golden Retriever	GM2 gangliosidose
Huntaway da Nova Zelândia	MPS III
Husky do Alasca	GM1 gangliosidose
Labrador	MPS II
Lulu da Pomerânia	LCG
Mestiço	GM1 gangliosidose;* MPS VII
Owtcharka	LFC
Pastor Alemão	MPS VII
Pastor Iuguslavo	LFC
Pinscher Mini	MPS VI
Plott Hound	MPS I
Pointer Alemão Pelo Curto	GM2 gangliosidose
Poodle	DNP; LCG;*** LFC; GM2 gangliosidose
Retriever Japonês	GM2 gangliosidose; LFC
Saluki	LFC
Schipperke	MPS III Galactosialidose
Schnauzer Mini	LFC; MPS VI
Setter Gordon	LFC
Setter Inglês	LFC
Setter Irlandês	LCG
Shiba	GM1 gangliosidose
Spaniel Japonês	GM2 gangliosidose
Springer Spaniel Inglês	Fucosidose
Springer Spaniel	GM1 gangliosidose
Tibetano Terrier	LFC
Welshi Corgi	MPS VI LFC
West Highland White Terrier	LCG

MPS = mucopolissacaridose; LCG = leucodistrofia das células globoides; LFC = lipofuscinose ceroide; DNP = doença de Niemann Pick; GM1 = GM1-gangliosidose; GM2 = GM2-gangliosidose. *Pelo duro; **Mestiço Beagle;***Poodle Mini.

Quadro 225.2 Raças de gatos e doenças do armazenamento lisossomal.

Raças de gatos	Doenças
Balinese	DNP
Doméstico de pelo curto	GM1; GM2; LDM; DNP; Man; MPS I; ML II
Doméstico de pelo longo	Man
Doméstico japonês	GM II
Gato comum*	LFC; MPS VI; MPS VII
Europeu de pelo curto	LCG
Europeu de pelo longo	LCG
Korat	GM1; GM2
Persa	Man
Siamês	GM1; DNP; MPS VI

LCG = leucodistrofia das células globoides; LDM = leucodistrofia metacromática; DNP = doença de Niemann Pick; Man = α-manosidose; ML II = mucolipidose II; GM1 = GM1-gangliosidose; GM2 = GM2-gangliosidose. *Não especificado se é pelo curto ou longo.

tosa no encéfalo, utilizando um vetor viral. Em medicina veterinária conseguiu-se sucesso em gatos com α-manosidose por meio de vetor viral por aplicação intratecal.[6]

Esfingolipidose

É um importante grupo de lipídio estrutural, no qual um composto unificado (esfingosina com um ácido graxo) é esterificado em sialoligossacarídios para formar gangliosídeos, ou outros sacarídios neutros, como globosídeos ou a fosfocolina para formar esfingomielina.[7]

Gangliosidose

Gangliosidose é definida como acúmulo de gangliosídeos e substratos de glicolipídios dentro dos lisossomos da maioria dos neurônios e células da glia do encéfalo, medula espinal e gânglios periféricos, raramente dos nervos periféricos.[8] O acúmulo desse material estocado produz degeneração neuronal generalizada e característica com cromatólise, vacuolização citoplasmática, perda de substância de Nissl, núcleo excêntrico e perda neuronal. Pode ter envolvimento visceral com hepatomegalia e esplenomegalia.[8]

GM_1-gangliosidose

Ocorre por deficiência da enzima β-galactosidase[1] (Figura 225.1). Essa enzima tem atividade em galactoconjugados, incluindo GM_1-gangliosídeo e glicosaminoglicanos contendo galactose, como dermatana e sulfato de queratana.[9] Em humanos, encontramos as formas de GM_1 infantil (tipo 1), juvenil (tipo 2) e adulta (tipo 3).[10]

Em animais encontramos as formas 1 e 2, descritas em gatos siameses, Korats e outros gatos[1,4,11] e em cães, Springer Spaniel, Cão-d'água-português, um Beagle mestiço,[1] Shiba[12] e Husky-do-alasca.[13] GM_1 do tipo 1 (doença de Norman-Landing) ocorre em Beagle mestiço, English Springer Spaniel, gatos siameses e gatos domésticos de pelo curto. A forma do tipo 2 (doença de Derry) ocorre em Husky-do-Alasca, Cão-d'água-português, Shiba e em gatos Korat, Siamês e doméstico de pelo curto.[6] Os sintomas clínicos ocorrem entre 3 e 6 meses de idade e incluem ataxia, tremores de cabeça e tetraparesia espástica.[4]

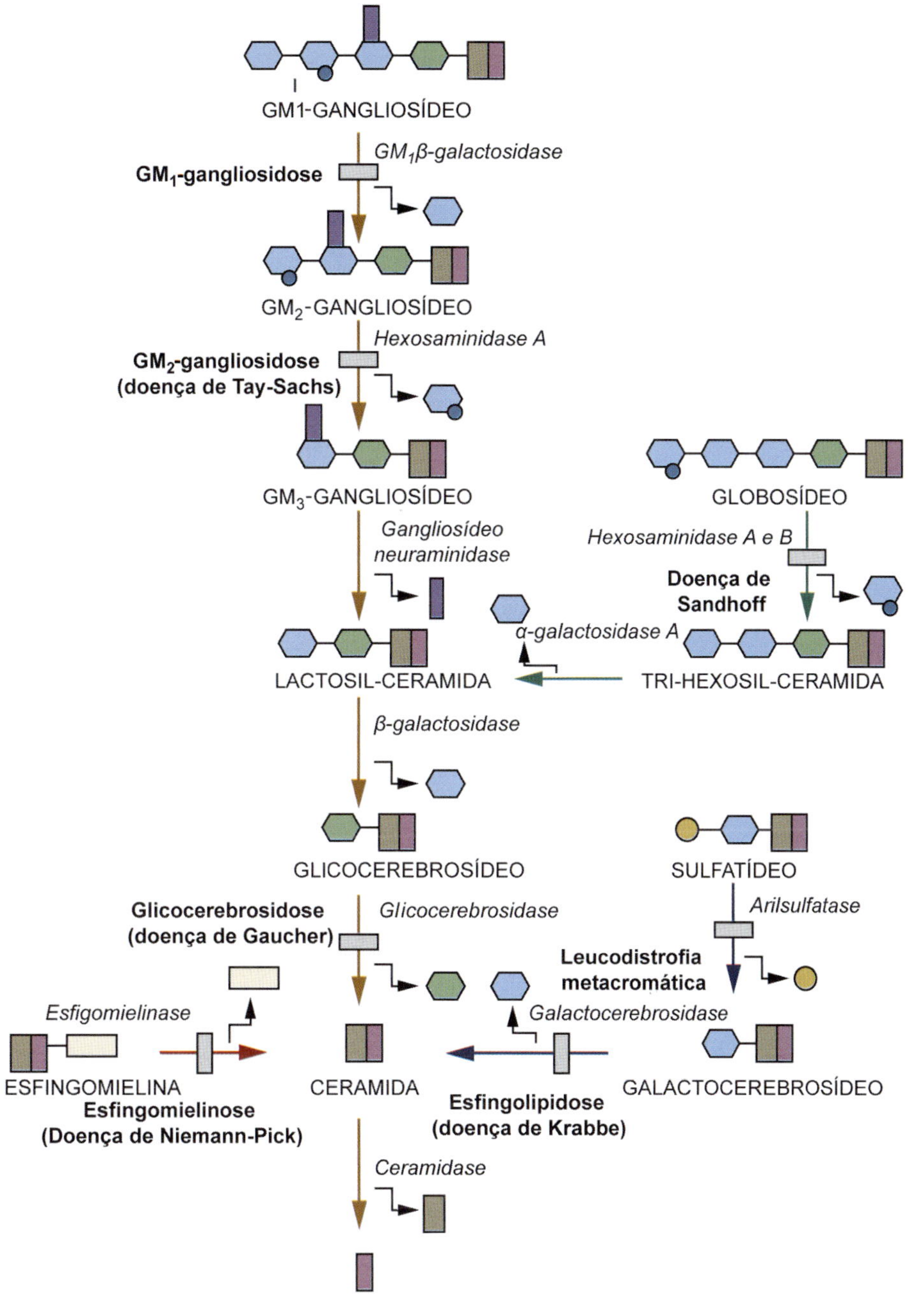

Figura 225.1 Esquema de catabolismo, globosídeos, sulfatídeos e esfingomielina, mostrando substrato (*caixa alta*), com suas respectivas enzimas (*itálico*) e as doenças quando da falta das mesmas (*negrito*). Via catabólica dos gangliosídeos; via catabólica da esfingomielina; via catabólica dos sulfatídeos; via catabólica dos globosídeos; glicose; galactose; galactose-NAc; ácido N-acetil-neuramínico (NANA); esfingosina; ácido graxo; ceramida; fosfocolina; sulfato.

Tanto os cães da raça Springer Spaniel quanto os Cães-d'água-portugueses apresentam alterações ósseas. Os sintomas clínicos nessas duas raças iniciam-se aos 4,5 meses com evolução e, aos 9 meses de idade, eles são eutanasiados devido à gravidade do quadro clínico. Esses sintomas são: ataxia progressiva, tremores, dismetria, diminuição nas respostas de ameaça e nistagmo.[14]

As duas raças apresentam anormalidades esqueléticas com espaços intervertebrais irregulares principalmente em região lombar, progredindo de acordo com a idade. Apenas os cães Springer Spaniels mostram alterações em crânio com nanismo proporcional, proeminência frontal e hipertelorismo. A ressonância magnética (RM) realizada em machos com 9 meses das duas raças, comparando-se com cães normais, mostra substância cinzenta alargada e diminuição da substância branca cerebral e cerebelar.[14] Três fêmeas de Cães-d'água-portugueses, de uma ninhada de 7 animais, apresentaram sinais de disfunção cerebelar, aos 5 meses de idade, sendo tremor intencional, ataxia, postura em base ampla, dismetria e/ou nistagmo. A histopatologia mostrou inclusões intracitoplasmáticas neuronais, hepatócitos vacuolizados, células epiteliais tubulares renais vacuolizadas.[15] Três cães da raça Husky-do-alasca, duas fêmeas e um macho, apresentaram nanismo e alteração neurológica progressiva com sinais de disfunção cerebelar entre 5 e 7 meses. Exame radiológico mostrou lesões esqueléticas caracterizadas por ossificação endocondral das epífises vertebrais retardada no macho com 5,5 meses.[13] Cães da raça Shiba apresentaram, com 6 meses de idade, sintomas clínicos de doença cerebelar, incluindo ataxia locomotora, dismetria e tremor intencional de cabeça. Os pais eram heterozigotos com aproximadamente metade do nível normal de atividade de β-galactosidase, sugerindo padrão autossômico recessivo de herança.[12]

Os gatos com disfunção do tipo 1 mostram, além do envolvimento do SNC, envolvimento do sistema esquelético, enquanto naquela do tipo 2 encontramos apenas alterações neurológicas. A falta de envolvimento esquelético no tipo 2 pode ser devida à atividade parcial da enzima em relação aos glicosaminoglicanos contendo galactose, os quais participam do crescimento ósseo normal.[9] Em gatos, a GM_1 do tipo 1 ocorre em filhote de gato Siamês e doméstico de pelo curto, com envolvimento do SNC, sistema esquelético e visceral. Esses animais mostram dismorfia facial, hepatomegalia e vacuolização citoplasmática acentuada em neurônios, hepatócitos, linfócitos, células endoteliais e fibroblastos. Os sintomas neurológicos são progressivos, mostrando alteração cerebelar, como ataxia, tremor intencional, oscilação do corpo e tremores generalizados, com início entre 4 e 5 meses; alguns gatos apresentam leucoma corneano. A GM_1 do tipo II tem sido descrita em gatos Siameses, Korat e gatos domésticos de pelo curto. Ao contrário do tipo I, esses animais apresentam disfunção do SNC de início tardio, discreto envolvimento visceral e nenhuma anormalidade esquelética ou ocular; a extensão do envolvimento visceral parece variar significativamente entre os animais.[9] Imagens de RM realizadas em gatos que apresentam GM_1-gangliosidose mostrou sulcos alargados e profundos. Em T2WI, a substância branca manteve-se isointensa ou hiperintensa comparada com a substância cinzenta, em contraste com gatos normais que mostraram substância branca de cérebro e cerebelo hipointensa em relação à substância cinzenta. Esses achados apoiam relatos anteriores de que a mielinização diminuída caracteriza-se pela hiperintensidade da substância branca em relação à substância cinzenta.[16]

Para o diagnóstico avalia-se a deficiência de atividade da β-galactosidase em leucócitos e cultura de fibroblastos de pele.[4] Pode-se detectar portadores heterozigotos. A biopsia de linfonodo mostra material estocado em linfócitos e macrófagos.[4] Alguns animais apresentam aumento dos níveis séricos de alanina aminotransferase (ALT) e fosfatase alcalina. Animais apresentando GM_1 do tipo 1 apresentam alterações no sistema esquelético por meio do estudo radiográfico.[9,17]

▪ GM_2-gangliosidose

Ocorre por deficiência da enzima β-hexosaminidase A, B ou ambas[1] (Figura 225.1). Em humanos, encontramos as formas de GM_2, variantes B (Tay-Sachs), O (Sandhoff), AB e a variante rara B1.[10] A hidrólise de GM_2-gangliosídeo é catalisada pela enzima β-hexosaminidase, mas essa hidrólise requer que o gangliosídeo seja acoplado a um cofator específico para o substrato, que é a proteína ativadora da GM_2.[18] Há duas isoenzimas principais de hexosaminidase: hexosaminidase A, um heterodímero com duas subunidades α e β e hexosaminidase B, homodímero com duas subunidades β. Havendo proteína ativadora de GM_2, somente a hexosaminidase A pode agir no complexo GM_2-gangliosídeo.[18] Três variantes enzimáticas principais da GM_2-gangliosidose podem ser distinguidas bioquimicamente no homem, dependendo das subunidades defeituosas ou proteína ativadora.[19] A GM_2-gangliosidose clássica de humanos (doença de Tay-Sachs) decorre de uma mutação na subunidade α, resultando em deficiência de hexosaminidase A e acúmulo de GM_2-gangliosídeo. A mutação na subunidade β causa deficiências em ambas as hexosaminidases A e B (doença de Sandhoff), resultando em acúmulo de globosídeo e gangliosídeo. Mutações afetando a proteína ativadora resultam em catabolismo deficiente de GM_2-gangliosídeo, mesmo que a hexosaminidase A esteja normal. Esta proteína ativadora auxilia na apresentação da GM_2-gangliosídeo à enzima.[7] Um tipo raro de gangliosidose GM_2, a variante B1, é um alelo da variante B (Tay-Sachs), portadora de uma mutação na subunidade α da β-hexosaminidase A.[19] Na GM_2-gangliosidose há um acúmulo excessivo de GM_2-gangliosídeo e glicolipídios relacionados em lisossomos, especialmente dos neurônios.

Em medicina veterinária esta afecção acomete cães da raça Golden Retriever,[20] Pointer-alemão de pelo curto, Spaniel Japonês e, em gatos, doméstico de pelo curto e Korat, com idades entre 6 e 12 meses.[4] Recentemente foram descritas em gato doméstico japonês[18] e em Poodles.[21] Em animais existem variações diferentes similares aos subtipos humanos, mas eles também formam seus próprios subgrupos.[11] Em Golden Retriever, gatos domésticos americanos, gatos Korat, gatos domésticos japonês e Poodles, encontramos a variante Sandhoff, enquanto os cães Spaniel Japoneses desenvolvem doença similar à variante AB humana com início muito cedo.[22] Cães da raça Pointer-alemão de pelo curto provavelmente desenvolvem a variante B1.[19] Há acúmulo acentuado de vários substratos nos órgãos abdominais e principalmente no encéfalo.

Os sintomas são demência, cegueira e convulsões,[4] além de ataxia cerebelar, dismetria, tremor de cabeça, distúrbios vestibulares, nistagmo, paraplegia a tetraplegia e diminuição da acuidade visual.[11] Normalmente resultam em óbito rapidamente.[21] O relato de uma cadela Pointer-alemã de pelo curto mostrou início dos sintomas aos 18 meses. Esses sintomas clínicos consistiam em postura com base ampla em membros torácicos e pélvicos, movimento com contrações involuntárias discretas, marcha atáxica, andar em círculos, hipermetria, estado mental normal; esta cadela parecia confusa e agitada, embora cooperativa; ocasionalmente ela se tornava agressiva.[22] Gatos domésticos de pelo curto americanos apresentam-se normais até 4 a 10 semanas quando a ataxia com hipermetria e tremor de cabeça se tornam aparentes. Os olhos mostram aparência opalescente devido à opacificação difusa de córnea, progredindo para cegueira aos 5 ou 6 meses de vida; esses gatos são menores, com a cabeça arredondada e os ossos faciais achatados e expressão deformada com suas orelhas rigidamente eretas.[11] Um relato sobre gato doméstico japonês, fêmea, mostrou sintomas de ataxia, tremores generalizados de cabeça e corpo com início aos 5 meses de idade. Esse animal apresentava depressão, nanismo proporcional e atrofia muscular em membros, mas sem mudanças dimórficas.[18]

Os gatos Korat são semelhantes aos gatos domésticos americanos, mas com diferenças significativas, desenvolvendo hepatomegalia. No gato doméstico japonês, a face não é tão distorcida como nos domésticos americanos, nem foi observada hepatomegalia; além disso, opacidade de cristalino e perda de visão não foram observadas. Vacuolização citoplasmática é observada em linfócitos periféricos nos gatos Korat e doméstico japonês, mas não nos domésticos americanos.[18] Três cães da raça Poodle demonstraram distúrbios motores e tremores com início entre 9 e 12 meses de idade. Os animais vieram a óbito pela piora neurológica com idades de 18 a 23 meses. Alguns linfócitos com vacúolos citoplasmáticos anormais foram detectados. Histopatologicamente, neurônios inchados com materiais granulares eosinofílicos no citoplasma foram observados em todo o SNC, enquanto em bioquímica encontrou-se GM_2-gangliosídeo no encéfalo associado à deficiência de hexosaminidases A e B no encéfalo e fígado, compatíveis com a doença de Sandhoff.[21]

O diagnóstico é realizado verificando-se a ocorrência de hexosaminidases A e B em leucócitos ou por haver material estocado em neurônios. Pode-se detectar portadores heterozigotos.[4] As imagens de RM, realizadas em cães Poodles, mostraram hiperintensidade em T2 e hipointensidade em T1 no núcleo caudado e achados atróficos de cérebro e cerebelo nos estágios finais da doença.[21]

▪ Glicocerebrosidose

Glicocerebrosidose (doença de Gaucher) é a esfingolipidose mais comum na espécie humana, resultando da deficiência da enzima lisossomal glicocerebrosidase (glicocerebrosídeo β-glicosidase) que hidrolisa o glicocerebrosídeo, produzindo glicose e ceramida. (Figura 225.1). O glicocerebrosídeo acumula-se nos lisossomos, particularmente nos macrófagos no fígado, baço, medula óssea e algumas vezes nos neurônios. A forma mais comum em humanos é doença de Gaucher do tipo 1, que é relativamente benigna com curso crônico de hepatosplenomegalia e pancitopenia mielopática,[10] degeneração esquelética sem envolvimento neurológico primário.[17] A mais fulminante é a do tipo 2, infantil, forma neuronopática, a qual é geralmente letal antes dos 2 anos de idade. Nesta forma do tipo 2, há acúmulo de glicosilceramida no fígado, baço e outros tecidos, e comprometimento do sistema nervoso central com destruição de neurônios cerebrais, mas não por um acúmulo intraneuronal de lipídios, mas provavelmente por um efeito tóxico da glicosilesfingosina. Há também uma forma neuronopática (tipo 3), juvenil, subaguda, progredindo para a morte no início da fase adulta.[10] A deficiência de glicocerebrosidase leva ao depósito de grânulos pequenos armazenados nos neurônios, levando-os à degeneração celular, especialmente no tálamo e hipocampo.[11]

Esta doença tem sido descrita em cães da raça Australian Silky Terriers,[8] com uma forma de doença de Gaucher similar ao tipo 2 humano.[10] O armazenamento em cães é expresso em macrófagos nos sinusoides hepáticos e linfonodos, e em neurônios em algumas regiões do encéfalo, mas, interessantemente, não nas células de Purkinje, nem em medula espinal. Macroscopicamente o encéfalo e a medula espinal parecem normais, mas na microscopia há muitos neurônios distendidos com citoplasma granular, vacuolizado e espumoso. Neurônios talâmicos e hipocampais são mais notavelmente afetados.[10] As células degeneradas são limpas por células espumantes (macrófagos denominados células de Gaucher).[11] Células inchadas apresentam vacúolos citoplasmáticos levemente eosinofílicos, os quais são positivos para o ácido periódico de Schiff (PAS) em macrófagos, mas PAS-negativos nos neurônios.[23]

Sintomas clínicos descritos ocorrem geralmente ao redor dos 4 a 8 meses[4,10] de idade e são caracterizados por grave incoordenação, postura com base ampla, andar rígido, tremores generalizados e hipermetria.[8] A doença é de progressão lenta.[10]

O diagnóstico *antemortem* pode ser estabelecido pela determinação da atividade enzimática da glicocerebrosidase em leucócitos ou cultura de fibroblastos de pele. Em biopsia realizada em linfonodos, fígado ou medula óssea encontramos células esféricas grandes (células de Gaucher).[4] O diagnóstico *post mortem* é feito com mais segurança pelo ensaio enzimático do encéfalo. O prognóstico é mau e não há tratamento.[8]

▪ Leucodistrofia metacromática

É a deficiência de arilsulfatase A, com consequente acúmulo de galactosilsulfatídeo na substância branca em neurônios subcorticais e células de Schwann (Figura 225.1). Em humanos, encontramos as formas infantil tardia e juvenil. Esta doença, em humanos, é de progressão lenta, iniciando com sinais motores e alteração de marcha, com progressão para quedas, fraqueza em membros inferiores e posteriormente incapacidade para andar. Tremor intencional, disartria, sialorreia, disfagia, deterioração intelectual com perda da linguagem e da acuidade visual aparecem em seguida. Após 1 ano, tetraplegia e crises convulsivas poderão surgir.[17]

Em medicina veterinária foi descrita em gatos domésticos de pelo curto.[13] Essa doença desmielinizante grave, acometendo filhotes de gatos, caracteriza-se clinicamente por deterioração neurológica progressiva, incluindo convulsões, opistótono e perda de reflexos motores. Essa condição parece ser de caráter familiar. Exame histológico em quatro animais afetados pela doença mostrou envolvimento principalmente em porções mielinizadas do SNC e incluía desmielinização grave, acompanhada de proliferação das células gliais. Inclusões intracitoplasmáticas estavam presentes em células gliais e em seus processos, sendo mais numerosas nas áreas de degeneração na substância branca cerebral, especialmente no tálamo e centro oval. Essas inclusões eram PAS-positivas e coradas metacromaticamente com azul de toluidina e cresil violeta. A natureza ultraestrutural mostrou variações no tamanho e consistia em matriz filamentosa eletrodensa, granular. As bordas das inclusões parecem ligadas às membranas e as inclusões pareciam se formar associadas a mitocôndrias degeneradas.[14]

▪ Esfingolipidose

Esfingolipidose ou leucodistrofia das células globoides[11] é uma doença hereditária caracterizada pela deficiência de galactosilceramidase (galactocerebrosídeo β-galactosidase).[24] Esta enzima está envolvida no catabolismo da mielina,[25] e a sua deficiência leva a um acúmulo de psicosina (galactosilesfingosina), um lipídio extremamente tóxico para oligodendrócitos e células de Schwann[11] (Figura 225.1). A psicosina é altamente tóxica e como ela se acumula ao longo da doença, causa lesão direta aos oligodendrócitos e células de Schwann (provável mecanismo de apoptose celular e também produção de citocinas induzidas por psicosina e óxido nítrico sintase induzida [iNOS]).[2] Outra teoria considera que a morte dos oligodendrócitos ocorre pela infiltração das células globoides levando à contínua quebra de mielina, aumentando com isso o acúmulo de mais células globoides.[25]

A variante humana também é conhecida como doença de Krabbe.[10] Caracteriza-se por desmielinização simétrica, perda de oligodendrócitos e acúmulo, especialmente perivascular, de células fagocitárias grandes (células globoides) contendo material PAS-positivo, não metacromático, não sudanofílico.[24] Degeneração e decomposição da bainha de mielina ocorre como encefalopatia desmielinizante e simétrica bilateralmente.[11] Células globoides – macrófagos globoides e largos – são a marca da leucodistrofia das células globoides. O termo leucodistrofia das células globoides é baseado na aparência morfológica de macrófagos/micróglias que são preenchidos com material armazenado.[11]

Na espécie canina, esta afecção é mais reconhecida no West Highland White Terrier e Cairn Terrier, os quais têm um modo de herança genética autossômica recessiva. Outras raças afetadas são Beagle,[3] Lulu-da-pomerânia, Basset Hound, Poodle miniatura, Bluetick Hound,[1,10] Setter Irlandês,[26] Dálmata[26] e recentemente descrita em Australian Kelpie.[27] Na espécie felina foram descritas em gatos europeus de pelo curto ou longo.[11]

Nos achados histopatológicos encontramos acúmulo perivascular de células globoides PAS-positivas em regiões de desmielinização no encéfalo e medula espinal; a distribuição das lesões pode variar. Na medula espinal, manchas de infiltrados intensos de células globoides e desmielinização são vistas pelo lugol *fast blue*, nas porções periféricas de todos os funículos; alguns animais apresentam esses infiltrados nos nervos óptico, ulnar e axilar.[25] Duas síndromes clínicas de esfingolipidose têm sido descritas em cães; uma na qual os sintomas iniciais de paresia de membros pélvicos com progressão para paralisia são predominantes, e a outra, na qual sinais de disfunção cerebelar predominam.[25] Geralmente os sintomas são: ataxia ou paresia dos membros pélvicos progredindo para tetraparesia,[4] além de fraqueza, alterações em reflexos miotáticos, nistagmo, alterações sensitivas, redução do tônus muscular, atrofia muscular e alteração de comportamento.[11] Normalmente ocorrem umas poucas semanas após o nascimento.[11]

Em Terriers, o início do quadro neurológico se dá entre 3 e 6 meses de idade.[20] Os sintomas iniciais geralmente são paresia de membros pélvicos, podendo estar associados a incontinência fecal e urinária; algumas semanas após há progressão do quadro com paraplegia e comprometimento dos membros torácicos. O envolvimento cerebelar é discreto. Os cães apresentam discreto tremor de cabeça e dismetria sutil em membros torácicos. Agressividade, cegueira, tremor intencional e diminuição do reflexo pupilar à luz podem estar presentes.[25] Em alguns animais, sintomas cerebelares dominam na fase clínica inicial, seguidos de comprometimento envolvendo cérebro e tronco encefálico.[20] Em um cão, macho, da raça Basset Hound, o início se deu aos 4 anos de idade, com progressão lenta durante 1 ano; este animal apresentou ataxia de membros pélvicos com progressão a paraparesia. A necropsia mostrou envolvimento em medula espinal e tronco encefálico, e não cerebral, nem em nervos periféricos.[20] Em Poodles, a doença tem início logo aos 2 meses, mas com progressão lenta até 2 anos de idade, com sinais de alteração cerebral e em tronco encefálico, enquanto cães das raças Beagle e Bluetick Hound apresentaram a doença aos 4 meses de idade com ataxia de membros pélvicos e progressão para paralisia.[20] Quatro cães Australian Kelpie, com idade variando de 6 a 13 semanas, apresentaram ataxia progressiva, tremores, paresia e hipermetria.[27]

Na espécie felina, esta afecção foi descrita em gatos domésticos de pelo curto[24,28] e em 2 gatos domésticos de pelo longo, um macho e uma fêmea. O gato macho de pelo longo apresentou sintomas de ataxia de membros pélvicos, começando com 4 a 6 semanas de vida e progressão rápida para os membros torácicos. Na gata doméstica de pelo longo, os sintomas clínicos tiveram início com 8 semanas de vida. Esses sintomas eram tremores generalizados com progressão para tetraparesia, rigidez extensora dos membros posteriores e bexiga distendida, firme e com dificuldade para ser comprimida. Com 21 semanas, ela desenvolveu angústia respiratória, vindo a óbito. O exame necroscópico revelou cifose entre as vértebras T10-L1 e atrofia muscular dos membros pélvicos. Marcadas alterações histopatológicas foram encontradas em todo o encéfalo e medula espinal. Os vasos da substância branca tinham abundantes acúmulos de células mononucleares pálidas, grandes, com vacúolos citoplasmáticos (células globoides) localizados amplamente nos espaços perivasculares, assim como nas paredes dos mesmos. O parênquima da substância branca apresentou números aumentados de células gliais, incluindo astrócitos hipertróficos. Áreas de substância cinzenta não foram afetadas, assim como o cerebelo e os nervos espinais.[29] Em gatos domésticos de pelo curto, os sintomas se iniciam com ataxia de membros pélvicos progredindo a paraplegia; o exame físico mostra atrofia moderada da musculatura dos membros pélvicos e ausência de reflexos miotáticos e de dor profunda nesses membros. Tremor intencional e dismetria em membros torácicos também estão presentes. As alterações histopatológicas envolvem o SNC e o sistema nervoso periférico (SNP), com comprometimento dos nervos espinais e cranianos. O processo leucodistrófico é acompanhado por extensa reação astrocítica;[24] podem apresentar tremores generalizados ocasionais durante o curso da doença.[20]

Para o diagnóstico avalia-se a deficiência de atividade de β-galactocerebrosidase em leucócitos ou a existência de macrófagos preenchidos com mielina (células globoides). Pode-se detectar portadores heterozigotos.[4]

▪ Esfingomielinose

A esfingomielinose (doença de Niemann-Pick) é o resultado de uma mutação genética autossômica recessiva e consequente ausência de esfingomielinase, que leva ao acúmulo de esfingomielina e colesterol no sistema nervoso e sistema reticuloendotelial.[30] Em humanos, seis variantes clinicopatológicas distintas são reconhecidas e designadas tipos A, B, C, D, E e F,[1] embora apenas as formas A, C e D tenham componentes neurodegenerativos.[11] A variante tipo A é aguda e neuropática, enquanto a variante B é de curso crônico não neuropático. As variantes A e B, descritas em cães e gatos, ocorrem por deficiência grave da atividade da enzima ácido-esfingomielinase,[1,10] resultando em acúmulo neurovisceral de esfingomielina, colesterol e glicoesfingolipídios, enquanto a variante do tipo C é causada pela atividade defeituosa de um transportador de colesterol, proteína NPC1, ou da proteína ligada ao colesterol lisossomal hidrossolúvel NPC2[23] (Figura 225.1). O que não se sabe é se o defeito de base da doença de Niemann-Pick é a deficiência de esfingomielinase, porque outros lipídios, que não são substratos dessa enzima, se acumulam.[10] Este acúmulo ocorre nos neurônios, células da glia, células endoteliais e perícitos, ocorrendo inchaço e vacuolização neuronal no SNC e SNP (esferoides axonais). As células espumosas (células de Niemann-Pick) são conspícuas nessa doença.[11] Na necropsia encontramos aumento e palidez do fígado, além de esplenomegalia e nódulos acinzentados nos pulmões.[23]

Acomete cães da raça Poodle[4] e Boxer,[31] enquanto em gatos as raças afetadas são das raças Siamesa, doméstica de pelo curto[4] e Balinesa,[32] com idade entre 4 e 6 meses.[4] Os sintomas clínicos são: ataxia, tremores de cabeça e hipermetria.[4] Podem apresentar comprometimento visual mais tardiamente.[11] No Poodle, alterações cerebelares ocorreram ao redor do quinto mês de vida; essas alterações são: ataxia, hipermetria, meneios contínuos da cabeça e perda de equilíbrio. O exame histopatológico revela vacuolização citoplasmática pronunciada em quase todos os neurônios de todo encéfalo e medula espinal. Os neurônios mais gravemente afetados estão no tronco encefálico e células de Purkinje cerebelares. Em gatos Siameses, os animais afetados apresentam disfunção neurológica progressiva com início aos 4 meses de idade e geralmente morrem antes de completar 1 ano de vida. As primeiras características clínicas reconhecidas são: retardo de crescimento e ocasionalmente arrastam os membros pélvicos. Com a progressão, há piora da incoordenação motora, alargamento das pernas e envolvimento em membros torácicos. No final, há depressão, cegueira aparente, anorexia e movimentos contínuos da cabeça; eventualmente paresia total e anorexia persistente levando à morte. Na necropsia ocorre aumento de todos os linfonodos, que se encontram amarelados a bronzeados; o fígado fica marcadamente inchado, amarelo-pálido e gorduroso, enquanto o baço se apresenta aumentado e pálido. O SNC e o SNP caracterizam-se por perda da substância de Nissl, inchaço citoplasmático e vacuolização dos neurônios, marcadamente nas células de Purkinje do cerebelo e neurônios dos núcleos cerebelares, hipocampo, raízes dorsais e células ganglionares. Acúmulos de células mononucleares grandes, com citoplasma espumoso, são encontrados mais proeminentes em linfonodos, fígado e baço, mas também são encontrados prontamente na medula óssea, adrenais e pulmões.[33] Um gato Balinês, com dismetria em membros pélvicos, tremor de cabeça, nistagmo e dilatação pupilar aos 7 meses de idade, apresentou inicialmente a dismetria de membros pélvicos com início aos 3 meses de idade e progressão lenta.[32] Três gatos com idades variando de 4 a 7 meses apresentaram doença de Niemann-Pick associada a polineuropatia desmielinizante, diagnosticada por biopsia muscular e eletrodiagnóstico. Esses animais tinham tetraparesia flácida, hipotonia e hiporreflexia.[10] As características histopatológicas, ultraestruturais e mudanças bioquímicas no cão Poodle, em gatos siameses e balineses eram similares ao tipo A humano, embora os sintomas sejam diferentes.[30,32,33] Nos gatos com polineuropatia desmielinizante, um deles apresentou o tipo A clássico, enquanto os outros dois apresentaram variantes do tipo A.[10]

Em um gato doméstico de pelo curto[34] e em um cão da raça Boxer[31] foi descrita a variante do tipo C. Exame histopatológico realizado em Boxer revelou armazenamento neuronal acentuado no SNC e armazenamento histiocítico no sistema reticuloendotelial.[31] O encéfalo mostrou níveis elevados de lactosilceramida e dois gangliosídeos, GM_3 e GM_2.[31] No gato doméstico de pelo curto, com 9 semanas de idade, apresentando quadro neurológico progressivo, a atividade da esfingomielinase no fígado estava parcialmente deficiente, característica da doença do tipo C. A necropsia desse animal revelou vacuolização de muitas populações de neurônios e extensiva distrofia neuroaxonal. A análise lipídica do fígado revelou excesso de colesterol, glicosilceramida, lactosilceramida, esfingomielina e, no encéfalo, aumento dos níveis de GM_2 e GM_3 gangliosídeos.[34]

O diagnóstico realiza-se pela ausência da atividade da esfingomielinase em leucócitos, medula óssea e cultura de fibroblastos de pele, no tipo A. Pode-se detectar portadores heterozigotos. Em biopsia de medula óssea encontramos e histiócitos vacuolizados e, no cerebelo, material estocado nas células de Purkinje.[4]

▪ Galactossialidose

É o resultado da deficiência combinada da atividade das enzimas β-galactosidase e α-neuraminidase, descrita em cão Schipperke.[35]

Uma cadela da raça Schipperke, com 5 anos de idade, apresentou sintoma vestibular central e cerebelar com progressão. No exame anátomo e histopatológico caracterizou-se atrofia cerebelar, com perda extensiva de células de Purkinje, e hidrocefalia. Vacuolização foi observada em neurônios na medula espinal e encéfalo, assim como em células pancreáticas. Ultraestruturalmente, lisossomos secundariamente aumentados, cheios de estruturas lamelares membranosas, estavam presentes nos neurônios e vacúolos alargados e vazios foram encontrados nas células acinares, dos ductos e das ilhotas pancreáticas. A avaliação enzimática mostrou acúmulo de glicolipídios contendo β-galactosil terminal e resíduos de α-sialil, e oligossacarídios ligados ao nitrogênio (N) de modo similar à galactossialidose de início na fase adulta, em humanos.[35]

▪ Glicoproteinose

Caracteriza-se por vários oligossacarídios ramificados, contendo uma estrutura central comum de manose e duas moléculas de N-acetilglicosamina ligadas à asparagina da proteína.[7]

▪ α-manosidose

Ocorre por deficiência de α-D-manosidase, levando ao acúmulo intralisossomal de oligossacarídios, particularmente no encéfalo, fígado e rins.[11] É uma doença de caráter hereditário de herança autossômica recessiva,[22] descrita em gatos domésticos de pelo longo e curto, bem como em gatos Persas.[11] Genericamente os sintomas encontrados são: ataxia, tremores generalizados ou de cabeça, paraplegia espástica e opistótono.[4]

Em gatos domésticos de pelo curto, clinicamente caracteriza-se pela ocorrência de fetos natimortos, neonatos muito fracos que morrem em 72 h ou por alterações cerebelares, como tremor intencional, perda de equilíbrio; nessa raça há o aparecimento de catarata e alterações esqueléticas observadas no exame radiográfico. A idade de início pode variar entre o nascimento até 7 meses.[36] Os gatos Persas apresentam ataxia e tremor intencional do corpo todo, com início ao redor de 8 semanas de idade. As características microscópicas incluem vacuolização citoplasmática em neurônios, células da glia, células de Kupffer e hepatócitos; hipomielinização e a ocorrência de esferoides eosinofílicos, na substância branca, também podem ocorrer, mas em intensidade variável.[22] Alterações esqueléticas e catarata não são encontradas nessa raça.[3,36] Gatos domésticos de pelo longo apresentam um tipo mais brando de α-manosidose, também não ocorrendo alterações esqueléticas, oculares e hepatomegalia.[3]

O diagnóstico consiste na análise da ocorrência de níveis elevados de oligossacarídios na urina e manose ligada.[4] Em alguns animais, o fígado encontra-se aumentado e palpável; hiperplasia gengival foi registrada também.[10] Imagens de RM realizada em três gatos apresentando α-manosidose, comparados com quatro gatos normais, mostraram diminuição de sinal da substância cinzenta (núcleo caudado, córtex cerebral e tálamo) em T2 e aumento de sinal na substância branca (coroa radiada, cápsula interna e centro semioval) também em T2. O aumento de sinal na substância branca pode refletir desmielinização, enquanto a diminuição de sinal na substância cinzenta é desconhecida. Uma hipótese é de que isto pode representar mudanças no espaço extracelular resultantes de edema celular. A característica histopatológica dessa doença é o inchaço de neurônios e células da glia causado por grandes quantidades de oligossacarídios ricos em manose.[37]

▪ Fucosidose

É doença lisossomal causada pela deficiência da α-fucosidase[1,10] com acúmulo de fucoglicoproteínas, oligossacarídios e glicosaminoglicanos,[10] no SNC e SNP.[11] É uma doença hereditária autossômica recessiva, ocorrendo em cães da raça English Springer Spaniel em todo o mundo.[11] Os casos reconhecidos na Inglaterra e Austrália tinham um ancestral comum. A idade de início foi de 12 meses e a progressão ocorreu até os 2 ou 3 anos de idade.[10] Os sintomas são: ataxia, incoordenação, mudança de comportamento e progressão obstinada, levando os animais a pressionarem a cabeça em obstáculos.[4] Em um trabalho[38] descrevendo esta doença em 31 cães English Springer Spaniel foram observados sinais neurológicos multifocais com início no segundo ano de vida e confirmados pela deficiência de atividade de α_1-fucosidase em plasma e leucócitos. A deterioração mental e motora progressiva foi similar em todos os cães, e nenhum animal sobreviveu além dos 4 anos de idade. Leucócitos vacuolizados ocorreram no líquido cefalorraquidiano (LCR), sangue e medula óssea. O aumento dos nervos periféricos, observados na necropsia, poderia ser notado pela palpação, principalmente em relação ao nervo ulnar, em doença avançada; contudo, estudos de eletrodiagnóstico mostraram normalidade.[38]

Mensura-se α-fucosidase no plasma e leucócitos para diagnóstico dessa afecção. Podem-se detectar portadores heterozigotos.[4]

Mucopolissacaridose

Proteoglicanos são componentes do tecido conjuntivo, e consistem em núcleos de proteína, os quais se ligam a moléculas de ácidos mucopolissacarídios denominados glicosaminoglicanos.[10] Mucopolissacarídios são longas cadeias compostas de unidades de dissacarídios repetidas, muitas das quais sulfatadas no C4 ou C6, produzindo sulfatos de condroitina, dermatana, heparana e queratina. A degradação desses polímeros complexos enormes requer atividade orquestrada de um número de hidrolases lisossomais.[10]

As mucopolissacaridoses (MPS) são um grupo diverso de doenças lisossomais hereditárias resultantes de deficiência de certos glicosaminoglicanos, os quais se acumulam em vários tecidos conjuntivos, incluindo o encéfalo, sendo excessivamente excretados pela urina.[8] As MPS descritas em cães e gatos são consideradas autossômicas recessivas,[8] exceto a MPS II, que é ligada ao cromossomo X.[10] Em animais ocorrem vários tipos (tipos I, II, III A e B, VI e VII), em que o metabolismo de glicosaminoglicanos e mucopolissacarídios ácidos (como dermatana, heparina e condroitina) estão inerentemente deficientes.[11] Há acúmulo de material armazenado nos tecidos conjuntivo e encefálico.[11]

As anormalidades esqueléticas são o denominador comum desse grupo de doenças hereditárias, embora as do tipo III não apresentem alterações esqueléticas. Face anormal com características grosseira e membros curtos; hepatomegalia e retardo mental ocorrem em algumas formas.[10] Os pacientes humanos são mentalmente retardados e também sofrem de distúrbios do crescimento de ossos, articulações e córnea, com desenvolvimento de hepatomegalia e esplenomegalia.[11] Os sintomas neurológicos em cães e gatos não são tão extremos assim como em humanos.[11]

Mucopolissacaridose I

É causada pela deficiência de α-L-iduronidase, semelhante à MPS I em humanos,[10,23] caracterizada clinicamente em três formas distintas, variando da mais grave, síndrome de Hurler (MPS I-H), à mais branda, síndrome de Scheie (MPS I-S). Uma forma clínica intermediária é referida como síndrome de Hurler-Scheie (MPS I-H/S).[39]

Tem sido descrita em gatos domésticos de pelo curto com menos de 6 meses de idade e em cães Plott Hound[1] com sintomas aparecendo entre 6 e 12 meses de idade.[10] Os sintomas são: claudicação, face larga, com o canal nasal deprimido, orelhas pequenas, córneas turvas e displasias ósseas múltiplas, incluindo fusão de vértebras acima da junção cervicotorácica, *pectus excavatum* e subluxação coxofemoral.[8] Em gatos domésticos de pelo curto, a queixa principal é geralmente a alteração de marcha com os membros pélvicos, devido a alterações esqueléticas. A opacidade em córneas e alterações faciais são características.[10] Uma relação bem definida entre MPS I e meningioma tem sido descrita em gatos abaixo de 3 anos de idade.[8] Os cães apresentam opacidade de córnea, mobilidade diminuída, anormalidades esqueléticas e poliartropatia. Cardiomegalia e degeneração valvular também podem ser encontradas.[10] Três cães da raça Plott Hound, dois machos e uma fêmea de cruzamento consanguíneo, apresentaram sintomas com início aos 6,5 meses de idade na fêmea e nos machos 6 meses após, com retardo de crescimento, claudicação progressiva e dificuldade visual.[39] Doença articular grave foi constatada na fêmea com alargamento excessivo das articulações do carpo e do tarso, além de efusão e proliferação óssea periarticular extensiva. Apresentava dor à manipulação da cabeça, pescoço e coluna vertebral. A língua estava excessivamente comprida e se projetando levemente pela boca fechada. Nos machos, as alterações esqueléticas e das articulações foram menos evidentes. Todos os animais apresentaram opacidade corneana granular difusa e bilateral, dando aos olhos aparência de vidro fosco. Ecocardiografia e radiografia demonstraram aumento ventricular direito e/ou espessamento valvar. Estas alterações articulares e ósseas associadas a retardo de crescimento e ausência de hepatosplenomegalia foram semelhantes à forma clínica intermediária (MPS I-H/S) descrita em humanos.[39]

O diagnóstico consiste na ausência da atividade da enzima α-L-iduronidase em fibroblastos ou linfócitos e ocorrência de glicosaminoglicanos na urina, principalmente em gatos.[8] Exame citológico do fluido sinovial demonstra haver células com citoplasma PAS-positivo e grânulos citoplasmáticos corados por toluidina e Alcian blue, indicando acúmulo de mucopolissacarídios ácidos.[39]

Mucopolissacaridose II

Conhecida como doença de Hunter, a MPS II resulta da deficiência de iduronato-2-sulfatase.[10] Ocorre em cães Labradores,[1] sendo a única mucopolissacaridose com modo de herança ligada ao cromossomo X.[10,40] Relato de um cão Labrador, macho, com 3 anos de idade, listou incoordenação motora progressiva, alteração visual e intolerância a exercícios, com progressão até os 5 anos.[40] Características faciais grosseiras, macrodactilia, distrofia corneana unilateral, osteopenia generalizada, deterioração neurológica progressiva e teste positivo para mucopolissacarídios na urina sugeriam MPS. A progressão foi lenta, e 18 meses após o início dos sintomas esse animal mostrou ataxia assimétrica grave dos membros, hipermetria, tremor intencional e quedas para um dos lados. Diante da natureza progressiva da doença este cão foi submetido à eutanásia. Os achados histopatológicos mostraram haver vacúolos intracitoplasmáticos, sendo a maioria prevalente em células epiteliais, células endoteliais e histiócitos no fígado, rim, glândula tireoide e baço. Material armazenado de aspecto grosseiro e flocular foi encontrado e era característico de MPS. Ensaios bioquímicos identificaram deficiência da atividade em iduronato sulfatase (IDS) em cultura de fibroblastos dérmicos quando comparados aos cães normais.[40]

▪ Mucopolissacaridose III

A MPS III ou doença de Sanfilippo é caracterizada pelo acúmulo de sulfato de heparana. Apresentam pelo menos quatro variantes (A até D), todas refletindo deficiências enzimáticas diferentes: heparana-N-sulfatase (A), N-acetil-α-D-glicosaminidase (B), acetil-CoA:α-glicosaminida N-acetiltransferase (C) e N-acetil-α-D-glucosamina-6-sulfatase (D).[10] Doenças do tipo MPS III A acometem cães da raça Dachshund pelo duro[1] e cães Huntaway Hunting da Nova Zelândia.[11] Cães Schipperke apresentam o tipo MPS III B.[11] Não há alterações esqueléticas em animais apresentando MPS III.[41] A idade de início variou de 18 meses em cães da raça Huntaway[42] até 4 anos na raça Dachshund.[41]

Cães Dachshund de pelo duro apresentam ataxia de membros pélvicos com progressão para os membros torácicos. O tremor intencional é grave, mais pronunciado quando da alimentação. A litíase vesical por cristais de oxalato de cálcio são comuns nesses animais.[41] A excreção de grande quantidade de sulfato de heparana na urina pode levar à formação de matriz contendo esse glicosaminoglicano e produção de cálculos de oxalato de cálcio.[41] O acúmulo de sulfato de heparana não é observado no sistema nervoso, exceto por ocorrerem macrófagos vacuolizados; é sabido que esse glicosaminoglicano inibe a neuraminidase, enzima associada ao catabolismo inicial de gangliosídeos e sua inibição leva ao acúmulo de gangliosídeos em diferentes formas de MPS III.[41] Os achados histopatológicos mostram grânulos em neurônios em encéfalo e medula espinal. Esse material armazenado é PAS-positivo e corado pelo lugol *fast blue* e Sudan black. Material similar é encontrado em macrófagos e, em menor grau, em astrócitos. No cerebelo, há perda grave de células de Purkinje e adelgaçamento da camada granular. Pode ocorrer calcificação no encéfalo, sendo parte de uma calcificação metastática generalizada.[41] Em cães Huntaway, o primeiro relato, em 2000, mostrou um cão macho, com 18 meses de idade, apresentando ataxia progressiva, hipermetria, andar compulsivo e dificuldade para saltar, além de diarreia.[42] Após este relato, uma avaliação com 203 cães dessa mesma raça, sem relação conhecida com o animal desse relato, mostrou que 15% desses animais eram heterozigotos para a doença.[43] Em cães da raça Schipperke, a doença ocorreu em animais com 3 anos de idade, com quadro de tremores e episódios de quedas, associados a dismetria, ataxia com os membros pélvicos e marcha de base ampla e balanço do tronco. As córneas estavam levemente distróficas e pequenos focos periféricos de degeneração retiniana estavam presentes. A necropsia revelou atrofia cerebelar grave, perda das células de Purkinje e vacuolização citoplasmática em neurônios por todo o SNC. Estudo bioquímico realizado em cultura de fibroblastos demonstrou a deficiência da atividade de N-acetil-α-D-glucosaminidase entre 4,3 e 9,2%, além da existência de sulfato de heparana na urina, por meio de eletroforese de glicosaminoglicanos urinários. Também não apresentaram anormalidades ósseas. A análise de *pedigree* e níveis de N-acetil-α-D-glucosaminidase nos membros da família desses animais mostrou um modo de herança autossômico recessivo.[44]

▪ Mucopolissacaridose VI

A MPS VI ou síndrome de Maroteaux-Lamy[10] é uma doença lisossomal hereditária de caráter autossômico recessivo,[45] descrita em gatos comuns e Siameses com 2 a 3 meses de idade, além de cães Pinscher miniatura, Schnauzer miniatura, Welsh Corgi[1] e Chesapeake Bay Retriever.[46] Caracteriza-se pela deficiência de N-acetilgalactosamina 4-sulfatase[45] (arilsulfatase[10] ou 4-sulfatase),[45] enzima essa essencial para a degradação do glicosaminoglicano sulfato de dermatana, que é encontrado em vários tecidos conjuntivos, particularmente cartilagem e osso. A doença esquelética é a anormalidade predominante associada a essa doença.[45] Em gatos Siameses, os sintomas refletem doença esquelética generalizada e de tecido conjuntivo. Vários animais apresentam paresia de membros pélvicos entre 4 e 7 meses de idade.[10] Geralmente a sintomatologia nesses gatos inicia-se ao redor de 6 a 8 semanas, incluindo face larga e focinho curto, orelhas pequenas, retardo de crescimento e redução da flexibilidade da coluna vertebral, na região cervical. As anormalidades esqueléticas consistem em displasia epifisária grave associada à osteopenia generalizada. Essas alterações podem provocar compressão em medula espinal, responsável por alteração de marcha, paresia ou mesmo paralisia. Degenerações progressivas das articulações também ocorrem. Uma variação em relação à gravidade das alterações esqueléticas tem sido observada entre ninhadas diferentes.[45] Uma cadela, Pinscher miniatura, com 6 meses de idade, apresentou retardo de crescimento e deformidade esquelética. Essa cadela tinha baixa estatura, dismorfia facial e opacidade de córnea. Os achados radiográficos mostraram displasia epifisária e osteopenia. A avaliação bioquímica mostrou haver sulfato de dermatana e sulfato de condroitina na urina. A atividade da arilsulfatase, realizada em leucócitos, estava em 0,7 nM/min/mg de proteína em relação a um controle que era de 212,8 nM/min/mg de proteína.[47] Três fenótipos clínicos diferentes foram encontrados em gatos utilizados como modelos para demonstrar a eficácia de terapia de reposição enzimática: a mutação na enzima 4-sulfatase (L476P/L476P) e duas mutações adicionais (D520N). Gatos homozigotos L476P exibem nanismo e dismorfia facial devido à displasia epifisária, relação anormalmente baixa 4S/β-hexosaminidase, dermatanossulfatúria e inclusões lisossomais na maioria dos tecidos. Similarmente D520N/D520N e L476P/D520N têm níveis baixos anormais de 4S/hexosaminidase, moderada dermatanossulfatúria, inclusões lisossomais em alguns condrócitos e inclusões anormais em leucócitos. Contudo, ambos apresentam crescimento e aparência normais. Além disso, L476P/D520N tem alta incidência de doença articular degenerativa.[46]

▪ Mucopolissacaridose VII

A MPS VII ou síndrome de Sly caracteriza-se pelo acúmulo de sulfato de dermatana e heparana resultante da deficiência de β-glucuronidase.[10] A MPS VII se torna evidente no início da vida, em humanos, gatos e cães. Os sintomas clínicos envolvem os olhos (opacidade corneana difusa), esqueleto (dismorfia facial e deformidades apendicular e axial referidas como disostose multiplex), articulações (frouxidão excessiva das articulações), sistema cardiovascular (espessamento valvular que resulta em murmúrios sistólicos) e no SNC (retardo mental).[48] É descrita em cão sem raça definida (SRD), em gato[1] e em cão da raça Pastor-alemão.[48] Este cão SRD era resultado de cruzamento de pai com filha.[10] A partir desse relato, vários outros cães apresentaram a doença todos descendentes dessa fêmea. Os sintomas clínicos iniciaram-se com 4 semanas de vida e incluíam face ampla e curta, orelhas com inserção baixa e tórax largo lateralmente. Opacidade difusa de córnea apareceu com 8 semanas. Com 9 semanas, os cães afetados eram 50% menores em relação à ninhada, com cabeça desproporcionalmente maior. Os sintomas de doença apendicular esquelética foram evidentes entre 2 e 5 meses de vida.[49] Em um Pastor-alemão, macho, com sintomas de inabilidade progressiva de ambulação, a doença teve início com 9 semanas. Esse cão apresentava cabeça desproporcionalmente maior do que o corpo, os ossos longos estavam curtos e curvados, além de flexibilidade excessiva das articulações. Ambas as córneas estavam difusamente opacificadas e havia granulações multifocais no estroma corneano. Os reflexos espinais e a propriocepção consciente estavam normais, mas foi detectada hiperestesia dos nervos espinais em regiões cervical e lombossacra. Ao exame radiográfico, os corpos vertebrais apareceram menores e tinham epífises de formato irregular.[48] O relato dessa afecção em um gato macho mostrou sintomas com início em 12 a 14 semanas de vida. Esse animal apresentava dificuldade para caminhar e abdome aumentado; dismorfismo facial, patas aumentadas, opacidade da córnea, granulações em neutrófilos e linfócitos vacuolizados. O teste urinário foi positivo para glicosaminoglicanos e a atividade enzimática da β-glicuronidase estava ausente em leucócitos e marcadamente reduzida em fibroblastos. A histopatologia apontou células espumosas em praticamente todos os órgãos examinados e a microscopia eletrônica mostrou estoque de material flocular característico de mucopolissacaridose. Esfingolipídios armazenados em formato de zebra foram vistos em células ganglionares do sistema nervoso e células da musculatura lisa dos vasos sanguíneos.[50]

O diagnóstico da MPS VII consiste na análise da ocorrência de glicosaminoglicanos na urina, embora filhotes de cães em crescimento com qualquer doença esquelética possam ter um aumento na concentração de sulfato de condroitina na urina por causa de crescimento ósseo e remodelagem. Portanto, é importante a confirmação do diagnóstico específico pela análise enzimática ou análise de mutação.[48]

Mucolipidose

O termo mucolipidose foi criado para descrever doenças com características comuns de esfingolipidoses e mucopolissacaridoses.[7]

Mucolipidose II

É uma doença de armazenamento lisossomal causada pela deficiência de N-acetilglicosamina-1-fosfotransferase,[23] a qual é responsável pela ligação de grupos fosfatos às enzimas lisossomais; esta enzima, associada ao complexo Golgi, reconhece as enzimas lisossomais, transferindo um grupo fosfato à manose terminal. Se o marcador de reconhecimento manose-6-fosfato estiver faltando, as enzimas não são apanhadas pelo transportador mediado por receptor, para dentro dos lisossomos;[7] uma vez que essas hidrolases não são devidamente levadas aos lisossomos, elas são excretadas para dentro do espaço extracelular.[51] Embora ocorra a deficiência de apenas uma enzima, várias outras enzimas lisossomais são envolvidas devido à posição-chave da enzima N-acetilglicosamina-1-fosfotransferase, que é responsável pelo transporte das outras.[51] Esta doença reúne características de esfingolipidose e mucopolissacaridose, afetando gatos domésticos de pelo curto. É de caráter autossômico recessivo.[23] Os filhotes de gatos apresentam retardo de crescimento, alterações comportamentais, dismorfia facial, ataxia e degeneração da retina conduzindo à cegueira. Os lisossomos têm como material armazenado oligossacarídios, mucopolissacarídios e lipídios, sendo mais comuns em ossos, cartilagens, pele e outros tecidos conjuntivos; poucos neurônios corticais cerebrais apresentam inclusões lipídicas e alguns axônios do nervo ciático são afetados.[23] Contudo, nessa doença não encontramos glicosaminoglicanos na urina, que é característico das mucopolissacaridoses.[51] Outra característica dessa afecção em relação às demais é o espessamento generalizado da pele, incluindo as pálpebras. Na mucolipidose não encontramos opacidade de córnea e sim degeneração bilateral e difusa da retina.[51] Uma colônia de gatos domésticos de pelo curto e um macho meio-irmão mostraram modo de herança autossômico recessivo. Nesse grupo observaram-se retardo de crescimento, alterações comportamentais, dismorfia facial e ataxia; as alterações radiográficas incluíam alargamento metafisário, arqueamento radial, frouxidão das articulações e fusão vertebral. A degeneração retiniana ocorreu em torno dos 4 meses. Todos os sintomas clínicos foram progressivos e a eutanásia ou óbito invariavelmente ocorreram dentro de poucos dias até 7 meses, frequentemente de doença respiratória superior ou insuficiência cardíaca.[52]

O diagnóstico baseia-se na ausência de glicosaminoglicanos na urina, marcada redução da enzima GlcNAc-fosfotransferase nos leucócitos periféricos (menos de 10% em relação ao controle) e elevação de muitas enzimas lisossomais no soro (entre 7 e 97 vezes em relação ao controle), exceto lipase ácida e fosfatase ácida.[51]

Outras doenças de armazenamento lisossomal

Lipofuscinose ceroide

A lipofuscinose ceroide é um grupo de doenças neurodegenerativas de humanos e animais caracterizadas pelo acúmulo de um lipopigmento fluorescente nos neurônios e outras células dentro do corpo.[28] Esse material membranoso é estocado em neurônios, células gliais (e outros tipos de células), no SNC e SNP levando a mudanças degenerativas.[11] Embora seja considerada uma doença lisossomal, a lipofuscinose ceroide é provavelmente um distúrbio mais mitocondrial do que lisossomal.[11] Difere, também, de outras doenças lisossomais em relação aos produtos estocados, que são proteínas.[53] Esses produtos têm autofluorescência característica similar ao ceroide e à lipofuscina, pigmentos que se acumulam normalmente com a idade.[53] A patogenia é obscura.[11] A herança autossômica recessiva tem sido documentada em Setter inglês, Tibetano Terrier e Border Collie. Contudo, a doença ocorre em muitas outras raças: Australian Cattle Dog,[54] Blue Heeler, Chihuahua, Cocker Spaniel, Welsh Corgi, Dachshund, Dálmata, Setter Gordon, Retriever Japonês, Schnauzer miniatura, Owtcharka, Poodle, Saluki, Pastor-iugoslavo e em gatos.[11]

Os sintomas clínicos são geralmente relacionados com a perda de visão progressiva, distúrbios motores, como ataxia, tremores, convulsões e déficits proprioceptivos, juntamente com alterações comportamentais, incluindo perda de comportamento de aprendizado, medo e agressão. A diminuição da acuidade visual geralmente é o primeiro sinal da doença. Pode ser notada em situações de penumbra. As mudanças comportamentais são proeminentes na lipofuscinose ceroide e incluem timidez, hiperestesia, confusão e agressão sem serem provocados. Convulsões, movimentos mastigatórios, bruxismo e mioclonias também são descritos. Adicionalmente, ataxia e hipermetria são relatadas, mas tendem a ser manifestações tardias em muitas raças.[53]

Em humanos, a classificação das síndromes é incompleta, mas até 10 formas são descritas, das quais as mais conhecidas são: infantil, infantil precoce, infantil tardia, juvenil precoce, juvenil e adulta.[28] As várias síndromes podem refletir diferentes mutações, pelo menos algumas delas afetando o catabolismo da subunidade *c* do trifosfato de adenosina (ATP) sintetase mitocondrial.[28] Em medicina veterinária as síndromes são classificadas com base na idade de início como pré-púbere, adulto jovem e adulto e, em menor grau, no curso da doença.[28] Jolly *et al.* classificaram a lipofuscinose ceroide em pré-púbere prolongada (Dálmata), adulto jovem de curso agudo (Setter Inglês, Border Collie, Golden Retriever, Australian Cattle Dog, Saluki, Chihuahua) e adulto (Terrier Tibetano, Dachshund, Cocker Spaniel, Schnauzer miniatura e Welsh Corgi).[28]

A *doença pré-púbere prolongada* foi descrita em um grupo de cães dálmatas na Alemanha. Os primeiros sintomas clínicos ocorreram aproximadamente com 6 meses de idade e se manifestam como diminuição da acuidade visual, com fundoscopia e histopatologia da retina normais. Cerca de 25% dos cães afetados desenvolveram comportamento anormal com agressividade e canibalismo de filhotes pelas cadelas afetadas. Havia tendência à automutilação e ao bruxismo. Dos 15 até 20 meses de idade, os animais afetados mostraram tremor, ataxia e convulsões; alguns cães desse grupo viveram até 7 ou 8 anos.[28]

Em *grupos de jovens adultos com curso agudo* os dados extensivos estão disponíveis apenas para Setter Inglês e Border Collie, mas outras raças são incluídas porque parecem compartilhar o mesmo padrão geral. Cães da raça Setter Inglês são normais do nascimento até 12 ou 14 meses de idade. Depois disso, retardo mental e visão reduzida são óbvios, permanecendo até nos casos terminais. Há piora progressiva, com os cães se tornando cambaleantes e mostrando enrijecimento de suas extremidades, além de mudanças comportamentais. Convulsões ocorrem por volta dos 16 a 24 meses e nenhum animal vive mais do que 26 meses.[28]

Cinco cães da raça Border Collie desenvolveram doença neurológica progressiva entre 18 e 22 meses de idade. Esses cães apresentaram alteração comportamental, déficits visuais e de marcha, além de demência.[55] Em outro trabalho, envolvendo 17 cães da mesma raça, estes apresentaram alteração de comportamento, iniciando com hiperatividade e depois agressividade entre 16 e 23 meses de idade (média, 19,5). Anormalidades motoras e cegueira foram observadas em idades médias de 20,8 e 21,2 meses, respectivamente. Todos os cães foram submetidos à eutanásia entre 1 e 6 meses após o início dos sintomas clínicos (média de 23,1 meses). Dados dos *pedigrees* sugeriam modo de herança autossômico recessivo.[56] Dois cães irmãos, da raça Australian Cattle Dog, desenvolveram sintomas clínicos da doença com cerca de 1 ano de idade. As funções motora e visual pioraram por vários meses; com 2 anos de idade, eles estavam cegos e com ataxia progressiva. Nesses cães, as características clínicas e patológicas foram similares às encontradas na lipofuscinose humana do subtipo juvenil (doença de Batten).[54]

No que se refere à *doença de início adulto*, esse grupo parece representar um grupo heterogêneo de doenças que afetam várias raças diferentes. A maioria das descrições refere-se a um número limitado de casos, mas bem documentado em Terrier Tibetano. Em cães da raça Welsh Corgi, o início dos sintomas clínicos ocorreu entre 6 e 8 anos, incluindo incoordenação, fraqueza em membros pélvicos, perda progressiva de propriocepção, hipersensibilidade a sons, hiperexcitabilidade, movimentos mastigatórios, pressão da cabeça contra obstáculos e convulsões.[28] Cães da raça Terrier Tibetano apresentam sinais de dificuldade visual, que se iniciam aos 2 ou 3 anos de idade, e as alterações comportamentais não se tornam aparentes antes dos 4 a 6 anos.[53] Em relação à ocorrência em cães da raça Cocker Spaniel, a idade de início variou entre 18 meses e 6 anos. Os sintomas iniciais foram de paresia dos quatro membros e, em alguns animais, agressividade e convulsões. Além do depósito de lipofuscina em neurônios, ocorreu armazenamento desse pigmento em musculatura lisa de alças intestinais, dando a esta um aspecto de descoloração amarronzada.[57,58]

Recentemente descreveu-se lipofuscinose ceroide em cães da raça Buldogue americano. Esses animais apresentaram sintomas clínicos com início entre 1 e 3 anos de idade e progressão lenta por vários anos. Os sintomas consistiam em dismetria nos quatro membros e paresia em membros pélvicos. A tetraparesia foi observada em cães nos estágios avançados da doença. Sinais de disfunção cerebral e distúrbios visuais não foram observados, embora eletrorretinografia não tenha sido realizada para detectar disfunções retinianas sutis. No exame microscópico, a maioria dos neurônios corticais cerebrais continha material estocado, mas as células não estavam excessivamente distendidas com esse material armazenado, como é típico em doença de armazenamento lisossomal. Os locais mais afetados pelo acúmulo neuronal estavam no tronco encefálico. Acredita-se que os sintomas clínicos desses animais possam sugerir uma nova variante canina de lipofuscinose ceroide.[59]

O diagnóstico pode ser obtido pela ocorrência de material armazenado nas células de Purkinje do cerebelo[4] ou encéfalo,[28] ou depósitos granulares amarelo-esverdeados em linfonodos,[4] biopsias de pele, por histoquímica, fluorescência ou microscopia eletrônica.[28] A atrofia encefálica e a dilatação ventricular podem ser vistas em imagens de tomografia computadorizada (TC) nos estágios avançados da doença, mas o diagnóstico definitivo baseia-se na identificação do material autofluorescente característico no encéfalo ou outros tecidos.[53]

A terapia sintomática, com anticonvulsivantes e fármacos para alterações comportamentais, pode auxiliar na melhora de alguns sintomas.[53]

■ Abiotrofia cortical cerebelar

A abiotrofia cortical cerebelar (ACC) é uma afecção conhecida, ocorrendo em um número grande de raças caninas. Tem sido descrita em várias espécies, incluindo primatas e roedores.[10] Nessa doença, o desenvolvimento normal do cerebelo ocorre primeiro e é seguido de degeneração progressiva e precoce dos neurônios, principalmente das células de Purkinje. O termo abiotrofia significa falta (*a*) de uma substância biológica vital (*bio*) para manutenção da célula (*trofia*), ou seja, morte celular prematuramente como o resultado de anormalidades intrínsecas determinadas geneticamente dentro do sistema metabólico celular.[60] O crescimento é afetado pela falta de fatores importantes, portanto presume-se que defeito metabólico esteja envolvido na atrofia cerebelar, embora o mecanismo exato seja desconhecido.[61] Caracteriza-se como um grupo de doenças geralmente hereditárias, progressivas e de evolução lenta do cerebelo, afetando muitas raças de cães, de ambos os sexos.[10] O modo de herança autossômica recessiva simples tem sido sugerido para a maioria das abiotrofias cerebelares,[62] com exceção do Cão-de-crista-chinês, em que a herança é autossômica dominante.[63] Em geral, abiotrofias corticais cerebelares têm um início precoce de sintomas clínicos, entre semanas e meses após o nascimento, tendendo a progredir, lentamente ou rapidamente; geralmente os sintomas se estabilizam. Início tardio não é incomum em cães, como o Setter Gordon e Old English Sheepdog.[64]

Patogenia

Em necropsia de cães, no início da doença, geralmente o cerebelo apresenta tamanho normal. A perda de tamanho cerebelar é reconhecida somente nos estágios finais da doença. Tipicamente, o envolvimento cerebelar não é uniforme, começando primeiro no *vermis* e lóbulos paramedianos e se espalha para os lóbulos laterais.[10]

Microscopicamente, atrofia cortical cerebelar caracteriza-se por contínua degeneração neuronal e perda, com gliose reativa em um fundo de um cerebelo normalmente desenvolvido. Nem displasia folial ou heteropia neuronal ocorre. É notório haver áreas de córtex cerebelar de aparência normal que se misturam dentro das folhas, nas quais há depleção neuronal. As células de Purkinje geralmente são as primeiras afetadas e são reduzidas em número. Em geral, a redução dos neurônios das células granulares parece seguir a perda das células de Purkinje. O enrugamento da camada molecular em áreas gravemente afetadas também ocorre. A proliferação de astróglia (astrócitos de Bergmann) é vista na folha.[10] Algumas dessas abiotrofias podem representar morte celular programada inapropriadamente dos neurônios cerebelares (apoptose).[63] Um processo autoimune transmitido geneticamente foi suspeitado em um grupo de cães Coton de Tuleau jovens (8 semanas de vida) com degeneração das células granulares, enquanto em outro grupo de cães, dessa mesma raça, com 2 semanas de vida, suspeitou-se de um processo apoptótico com perda de células granulares.[63]

Os neurônios de Purkinje são as populações de células mais afetadas nos casos de abiotrofia cortical cerebelar. Contudo, células granulares e medulares (p. ex., núcleos olivar, cuneado e grácil) e neurônios motores na medula espinal também têm sido afetados.[63] Com exceção dos cães das raças Kerry Blue Terrier e Cão-de-crista-chinês, que apresentam alterações cerebelares e nos núcleos extrapiramidais, as demais raças apresentam comprometimento apenas cerebelar.[60]

Epidemiologia e manifestações clínicas

As raças descritas apresentando esta doença são: Kerry Blue Terrier, Setter Gordon, Collie de pelo duro, Australian Kkelpie, Airedale Terrier, Bernese Running Dog, Finnish Harrier, Cocker Spaniel Inglês, Bullmastiff, Border Collie, Setter Irlandês, Beagle, Samoieda, Terrier de Pelo Duro, Labrador Retriever, Golden Retriever, Dinamarquês, Chow-chow, Buldogue Inglês, Rhodesian Ridgeback,[62] Jack Russell Terrier, Lagotto Romagnolo, Coton de Tuleau, Bavarian Mountain, Cão-de-crista-chinês, American Sttaforshire e Poodle miniatura.[63] Em gatos ocorre em Siamês, Persa, doméstico e em mestiços.[62,63] Os déficits neurológicos geralmente não estão presentes imediatamente ao nascimento, mas são notados ao redor de 6 a 8 semanas de idade, mas podem aparecer em animais com 2 anos de idade,[62] quando a maioria das células de Purkinje se degenera. O curso progressivo da doença é característico, mas em alguns casos a doença pode se estabilizar.[61]

Podemos agrupar as raças de acordo com a evolução (entre parênteses o início da doença): progressiva, rapidamente progressiva, lentamente progressiva e não progressiva. Doenças progressivas têm sido descritas em Airedale Terrier (menos de 6 meses), Australian Kelpie (6 a 12 meses), Beagle (3 semanas), Bernese Mountain (4 a 6 semanas), Border Collie (6 a 16 semanas), Bullmastiff (4 a 28 semanas), Finnish Harrier (menos de 6 meses), Setter Irlandês (3 a 10 dias), Jack Russel Terrier (2 semanas), Kerry Blue Terrier (8 a 16 semanas) e Rhodesian Ridgeback (nascimento). Cães das raças Labrador Retriever (12 semanas) e Lagotto Romagnolo (10 a 15 semanas) são de progressão rápida. As raças com progressão lenta são: American Staffordshire (18 meses a 9 anos), Bavarian Mountain (3 a 7 meses), Cocker Spaniel Inglês (7 a 13 anos), Cão-de-crista-chinês (3 a 6 meses), Buldogue Inglês (8 a 12 semanas), Setter Gordon (6 a 10 meses) e Samoieda (nascimento a 6 meses).[63] No Poodle miniatura, a progressão é desconhecida, enquanto em Coton de Tuleau foram relatadas duas ninhadas, uma com progressão (8 semanas) e outra não progressiva (2 semanas).[63] Cães da raça Collie de pelo duro (4 a 8 semanas), a doença pode se estabilizar. Outros casos isolados de ACC incluem Pastor-alemão, English Springer Spaniel, Pit Bull Terrier, Podengo Português, Golden Retriever, Cocker Spaniel, Cairn Terrier, Dinamarquês, Akita, Climber Spaniel, Fox Terrier, mestiço, Schnauzer e Italian Hound.[63] Em gatos foram descritas em doméstico de pelo curto com mais de 1 ano de idade, mestiço entre 6 e 8 semanas, Persa com 7 anos e Siamês com mais de 1 ano. Com exceção do gato mestiço, no qual a doença é progressiva, nas demais raças a doença foi de progressão lenta.[63]

Os sintomas clínicos nas degenerações cerebelares são geralmente muito dramáticos e incluem ataxia cerebelar com tremor de cabeça, ataxia de tronco, hipermetria simétrica, espasticidade e postura ou marcha com base ampla.[64] Contudo, manifestações clínicas específicas da doença podem ser vistas, como o arqueamento simétrico e bilateral dos membros pélvicos na atrofia cerebelar em Cocker Spaniel inglês.[63]

Em algumas síndromes, a dismetria em membros pélvicos é mais pronunciada do que em membros torácicos. Esses déficits são geralmente progressivos, mas, em alguns casos, a condição se estabiliza sem mais degeneração. A idade de início depende da raça afetada. A degeneração cerebelar progressiva eventualmente resulta na inabilidade de ambulação e cronicamente podem permanecer em decúbito, e nesta fase geralmente são submetidos à eutanásia.[10]

Em algumas raças, a progressão é relativamente rápida e resulta na inabilidade em manter a coordenação. Em outras, os distúrbios de marcha são muito suaves e não incapacitam os animais.[60] O grau de degeneração, visto em necropsia, depende do tempo de progressão dessa degeneração. Em casos agudos, podemos ver um tipo isquêmico de degeneração dos neurônios de Purkinje, enquanto em casos crônicos, nenhuma célula de Purkinje estará presente, e em seus lugares ocorre um acúmulo de astrócitos denominados astrócitos de Bergman.[60] Na maioria dos animais, neurônios da camada granular poderão estar ausentes. Este estado é um modo de degeneração retrógrada porque esses neurônios já não terão qualquer zona de sinapses de seus dendritos, uma vez que as células de Purkinje se degeneraram; astrogliose estará presente também nos núcleos cerebelares, que é secundária à perda de telodendria dos neurônios de Purkinje que terminam ali, em casos crônicos.[60]

Em várias ninhadas de filhotes de Bernese Mountain, a degeneração cerebelar também está acompanhada de degeneração hepatocelular.[63]

Em Collie de pelo duro, na Austrália, ocorre uma rápida degeneração das células de Purkinje e células granulares do cerebelo. A incoordenação de membros pélvicos ocorrem entre 1 e 2 meses de idade, progredindo para postura com base ampla em membros torácicos, hipermetria, tremores de cabeça e ocasionalmente marcha semelhante à do coelho. Os animais afetados geralmente caem para os lados ou para trás com as pernas estendidas. Os sintomas clínicos se estabilizam após 12 meses de idade.[8] Em Labrador Retriever, a doença é de curso rápido; os sinais clínicos ocorrem com cerca de 12 semanas de idade e incluem ataxia de membros pélvicos, hipermetria, ataxia truncal e postura com base ampla. Dentro de 1 semana, os sintomas progridem rapidamente para os membros torácicos, com quedas e inabilidade para andar sem assistência.[8] Em Cocker Spaniel Inglês, a doença se inicia muito tardiamente, entre 7 e 13 anos, geralmente em animais castrados. Os sintomas clínicos são lentamente progressivos, durante vários anos. Discreta espasticidade em membros e hipermetria eventualmente levam a ataxia truncal, tremor de cabeça, marcha cambaleante, quedas frequentes e inabilidade para se manter em estação.[8] Em Bullmastiff, os achados patológicos mostram, além das alterações degenerativas cerebelares, hidrocefalia moderada a grave. Os sintomas clínicos incluem ataxia, mais acentuada em membros pélvicos, hipermetria, déficits proprioceptivos e tremor de cabeça. Todos os animais afetados apresentam déficits visuais e diminuição no teste de ameaça. Nistagmo e alterações cerebrais podem aparecer, como alteração de comportamento, andar compulsivo, andar em círculos e depressão.[8]

Em Kerry Blue Terrier, a ACC foi descrita pela primeira vez entre 1968 e 1975, sendo nove cães de ninhadas diferentes, mas com um mesmo ancestral.[65] Foram estudados clinica e patologicamente devido a uma doença progressiva e motora. O início dos sintomas ocorreu entre 9 e 16 semanas de vida com média de 11 meses. Os sintomas iniciais eram rigidez dos membros pélvicos e discreto tremor de cabeça. Dentro de 2 a 3 semanas ocorreu anormalidade de marcha, progredindo para ataxia de membros pélvicos, discreta base ampla com hipertonia. A necropsia revelou degeneração dos neurônios de Purkinje, neurônios da camada granular, núcleos olivares, núcleo caudado e substância negra.[65] A degeneração dos neurônios granulares e neurônios do núcleo olivar podem ser explicados como degeneração retrógrada, uma vez que os neurônios dessas duas localizações fazem sinapses com os neurônios de Purkinje.[60] A degeneração da substância negra também pode ser retrógrada porque muitos desses neurônios fazem sinapses com neurônios do núcleo caudado. Não existe conexão direta entre os neurônios das células de Purkinje e os neurônios do núcleo caudado.[60] Provavelmente seria porque ambos têm receptores para ácido glutâmico, os quais são neurotransmissores liberados pelas células granulares para os neurônios de Purkinje e pelos neurônios da substância negra aos neurônios do núcleo caudado. O acúmulo excessivo de glutamato na proximidade dos corpos dos neurônios é tóxico e causa um modo isquêmico de degeneração. A anormalidade primária aqui poderia ser a liberação excessiva ou captação diminuída do glutamato. Esta condição poderia ser uma anormalidade nos receptores ou até mesmo envolver astrócitos locais que participam da captação desse neurotransmissor.[60]

▪ Diagnóstico

O diagnóstico é sugerido por disfunção neurológica progressiva referida ao cerebelo. Marcadores genéticos moleculares podem eventualmente permitir a identificação de cães afetados ou portadores. O cerebelo se torna macroscopicamente menor após meses ou anos, nos estágios avançados da doença, por TC ou imagens RM. Nesses casos, atrofia do cerebelo, redução do tamanho das folhas corticais cerebelares e alargamento das fissuras são visíveis.[61] Microscopicamente, a atrofia cerebelar é reconhecida nos estágios iniciais e poderia teoricamente ser diagnosticada por meio de biopsia cerebelar. O cerebelo com peso menor que 10% da massa encefálica total estará mais provavelmente atrófico.[61]

▪ Tratamento

Não há tratamento para cães com abiotrofia cerebelar, mas alguns animais afetados podem ser aceitos como animais de estimação por vários meses, se não mais.[62]

■ Hipomielinogênese

Tremores congênitos devido à hipomielinização ou desmielinização têm sido descritos em muitas raças de cães, mas raramente em gatos.[63] Desmielinogênese é definida como a diminuição na mielinização causada por uma anormalidade da mielina, enquanto hipomielinogênese significa que a mielina é bioquimicamente normal, mas presente em quantidade diminuída.[63] A mielinização começa ao redor da metade da gestação na maioria das espécies domésticas e se estende até o período pós-natal.[66] Esse grupo de doenças difusas afeta preferencialmente as fibras dos tratos do sistema de propriocepção geral, portanto os sintomas clínicos dos pacientes afetados são semelhantes aos dos pacientes com doença cerebelar.[66]

As doenças da mielinização do SNC têm sido descritas em várias raças de cães: Chow-chow, Welsh Corgi, English Springer Spaniel, Samoieda, Weimaraner, Lurcher Hound, Golden Retriever, Dálmata, Australian Silky Terrier, Schnauzer e Bernese Mountain.[67] A mielinogênese alterada em English Springer Spaniels é hereditária pelo modo de herança ligada ao cromossomo X,[8,62] enquanto nas demais raças parece ser hereditária de modo de herança autossômica recessiva com penetrância incompleta.[63] A maioria dos cães afetados apresenta tremor generalizado por 2 a 3 semanas de idade. Em todos os casos, apenas a mielinogênese do SNC é afetada.[62] Esse tremor generalizado tende a diminuir durante o repouso ou no sono, e se torna mais pronunciado durante excitação e movimento. Nas doenças hipomielinogênicas congênitas, oligodendrócitos estão em número diminuído ou quantitativamente normais, mas funcionalmente incompetentes.[10]

Cães da raça Chow-chow apresentam início do quadro clínico entre 2 e 4 semanas de idade. Nesses cães, uma deficiência grave de mielina é encontrada em toda parte no SNC, especialmente na substância branca subcortical e das folhas cerebelares. A deficiência de mielina na ausência de mudanças degenerativas indica um distúrbio mais de formação de mielina do que de destruição.[8] Os cães afetados têm marcada alteração com 2 semanas de idade, mas com melhora progressiva, levando à ausência virtual de déficits clínicos até o final do primeiro ano de vida. Em todos os estágios, os animais estão espertos, responsivos e conseguem andar, apesar da marcha hipermétrica acentuada com distinto movimento de "cavalo de balanço", quando tentam iniciar os movimentos. Não foi estabelecido o modo de herança para essa doença, mas sugere-se que seja o resultado de um retardo determinado geneticamente na maturação dos oligodendrócitos.[23] Em Weimaraner, essa síndrome é quase similar à descrita anteriormente. Tremores generalizados do corpo e dismetria são evidentes com 3 semanas de vida, e podem se resolver com 1 ano de idade.[8] Uma base hereditária é proposta, mas não confirmada, e o retardo na diferenciação de oligodendrócitos sugere um defeito de base. Os oligodendrócitos estão reduzidos em número.[23] Nessa raça, em todas as áreas afetadas pela deficiência de mielina aparecem astrócitos mais numerosos do que oligodendrócitos. Uma vez que vários animais se tornam clinicamente normais com 1 ano de idade, um provável defeito reversível na diferenciação glial é considerado responsável por essa hipomielinização.[8] Lurcher Hound apresenta sintomas iniciando com 2 semanas de idade, caracterizados por saltos com os membros pélvicos ou dançar enquanto em estação, além de tremores finos dos membros e tronco. A hipomielinização ocorre ao longo de todo o SNC com numerosos axônios circundados por bainhas de mielina escassa.[8]

A mielinogênese alterada em English Springer Spaniel é hereditária por modo de herança ligada ao cromossomo X descrita em machos entre 2 e 4 semanas de vida.[8,62] Tremores generalizados em filhotes machos são evidentes entre 10 e 12 dias de idade.[23] Esses cães são incapazes de se manterem em estação ou de caminhar.[63] A hipomielinização ocorre por todo o SNC, mas é mais acentuada no cérebro e nervos ópticos do que em medula espinal. Tremores nessa raça são mais graves do que em Chow-chow e Lurcher Hound. Os cães afetados têm aproximadamente a metade do tamanho e peso em relação aos animais de ninhadas normais. A maioria dos animais é submetida à eutanásia devido à gravidade da doença. Cães adultos podem apresentar convulsões.[8] Fêmeas carreadoras do gene defeituoso podem exibir um tremor generalizado discreto durante a segunda semana de vida, e que se resolve em 4 a 6 semanas.[63] Em Samoiedas, tremores generalizados intensos se tornam aparentes ao redor de 3 semanas de idade, com um predomínio em machos. A inabilidade em se manter em estação leva a grave incapacitação e taxa de mortalidade alta.[23] Em Dálmata, é descrita em cães machos que desenvolvem a doença no período neonatal e são submetidos à eutanásia com 8 semanas. Apresentam tremores generalizados associados a nistagmo pendular ou horizontal.[8] Deficiência intensa de mielina central esta acompanhada pela redução do número de oligodendrócitos, com poucos axônios tendo bainhas pouco compactadas e extremamente delgadas. Cães da raça Bernese Mountain apresentam um tremor fino de cabeça e membros que diminui com o sono[8,23] com início entre 2 e 8 semanas[8] e melhora substancialmente com 9 a 12 semanas de idade.[23] Outros sintomas são: fraqueza, desequilíbrio, marcha com a cauda levantada e com rigidez dos membros pélvicos.[8] Oligodendrócitos, nesse caso, parecem estar aumentados em número e morfologicamente normais[23] e a hipomielinização é observada por toda a medula espinal, mas não no encéfalo.[8]

O tremor generalizado frequentemente melhora em Chow-chow e Weimaraner afetados com 8 a 12 meses de idade, enquanto em English Springer Spaniel e Samoieda há a tendência a serem mais seriamente afetados e não mostram melhora significativa.[62] Os sintomas clínicos se iniciam com 2 a 4 semanas de idade, chegam a um platô aos 6 e 12 meses, seguido de melhora gradativa.[8] A biopsia do encéfalo permite um diagnóstico mais definitivo, se desejado. Imagens de RM podem ser utilizadas para demonstrar a escassez de mielina. Não há tratamento, mas melhora espontânea pode ser antecipada em Chow-chow e Weimaraner. English Springer Spaniel afetados podem ser incapazes de se alimentar, portanto requerem atenção especial.[62]

Tremor idiopático

É uma doença inflamatória do cerebelo e de etiologia desconhecida. O tremor idiopático é relativamente frequente em cães e raro em gatos.[61] Denomina-se também de doença do cão branco chacoalhador ou síndrome do tremor responsiva a corticosteroide.[63] Ocorrem tremores de cabeça e corpo, com início agudo, não associados à doença metabólica ou tóxica. A patogenia dessa afecção ainda é desconhecida, contudo uma reação imune contra células produtoras de tirosina tem sido suspeitada já que esta doença frequentemente ocorre em cães de pelagem branca. Tirosina é metabolizada em melanina nos melanócitos, e no SNC, ela é importante para a produção de vários neurotransmissores: dopamina, norepinefrina e epinefrina.[8]

Histopatologicamente, encontramos uma encefalomielite não supurativa difusa e discreta, com infiltrado perivascular de células mononucleares linfoplasmocíticas.

Ocorre mais frequentemente em cães da raça West Highland White Terrier e Maltês. Causa tremor em todo o corpo, dismetria e ataxia generalizada. Tem sido descrito em outras raças que não são de pelagem branca. A maioria dos cães é jovem (menos do que 5 anos),[63] com média entre 6 meses e 2 anos,[8] e pesando menos de 15 kg.[63] Cizinauskas e Jaggy viram esta afecção em gatos brancos.[61]

O principal sintoma clínico é o tremor difuso do corpo inteiro. Os movimentos oculares aleatórios e caóticos (opsoclonia) são característicos dessa afecção vistos durante o exame neurológico. A opsoclonia assemelha-se a um nistagmo patológico, mas incoordenado.[66] Esses tremores começam espontaneamente, ocorrem continuamente enquanto os animais permanecerem acordados ou em marcha e desaparecem quando do sono ou se estiverem quietos. Outros sintomas observados são diminuição de resposta de ameaça, inclinação da cabeça, nistagmo, paraparesia, tetraparesia, ataxia e atividade convulsivante. Alguns cães podem apresentar temperaturas retais elevadas.[63,66] Os tremores corporais muitas vezes são geralmente tão intensos que alguns animais se tornam inválidos.[66] Raramente ocorrem convulsões.[8]

Os testes laboratoriais geralmente estão dentro dos limites de normalidade, exceto por aumento discreto e ocasional de linfócitos no LCR.[8] Ocasionalmente, o eletroencefalograma (EEG) pode ser caracterizado por atividade de ondas lentas difusas.

Os animais afetados são geralmente responsivos a doses imunossupressoras de corticosteroides. Preconiza-se prednisolona por via oral na dose de 1 a 2 mg/kg, 1 vez/dia, durante 4 semanas, com diminuição gradativa.[8] Alguns pacientes necessitam de aplicação de diazepam para controle dos tremores.[66] O prognóstico geralmente é favorável, com os tremores diminuindo na maioria dos cães no final da primeira semana de tratamento. Geralmente a melhora ocorre entre 1 e 3 meses após o início. Alguns cães pioram quando da retirada do tratamento ou ocasionalmente recidiva vários meses ou anos após o início do quadro. Recomenda-se, nesses casos, retornar ao tratamento.[8]

Outras doenças degenerativas

Degeneração neuronal multissistêmica

A degeneração neuronal multissistêmica[62] ou abiotrofia neuronal,[6] é uma doença que causa perda neuronal multifocal pronunciada, descrita principalmente em cães jovens da raça Cocker Spaniel. Abiotrofia significa morte prematura de células, presumivelmente por falta de algum fator necessário à sobrevivência celular.[6] A maioria das abiotrofias descritas causa sintomas primariamente ou exclusivamente relacionados com a disfunção cerebelar.

Em Cocker Spaniel dourado, essa afecção ocorre por envolvimentos cerebral e cerebelar. Os sintomas clínicos aparecem aos 12 meses de idade,[6] com variação de 10 a 14 meses.[8] Esses sintomas clínicos são: mudança de comportamento, convulsões generalizadas, tremor intencional, marcha hipermétrica e atáxica, andar em círculos, perda de visão e déficits proprioceptivos.[6] A evolução é lenta ocorrendo por vários meses.[6] As alterações comportamentais incluem apatia, perda dos hábitos domiciliares, não reconhecimento de pessoas e objetos, hiperatividade, hipersexualidade e agressividade.[8] Outros sintomas relacionados são: postura em base ampla, inclinação lateral da cabeça, quedas periódicas, não desviar de obstáculos, andar compulsivo e em círculos.[8] Quatro cães de ninhadas separadas, de um mesmo ancestral, exibiram ataxia e tremor por vários meses de idade. Sinais de confusão mental (apatia e perda de hábitos adquiridos) ou agressão foram notados.[62] Os achados patológicos incluem lesões bilaterais e simétricas das substâncias branca e cinzenta.[8] A histopatologia mostra perda neuronal difusa, gliose e ocasionalmente axônios distróficos em toda a região subcortical,[8] área septal, núcleos da base (globo pálido), núcleos subtalâmicos, substância negra, *tectum*, corpos geniculares mediais e núcleos vestibulares e cerebelares.[8,10] As alterações da substância branca, que são consideradas secundárias à perda neuronal, incluem gliose, números moderados de esferoides axonais, macrófagos perivasculares e perda de mielina.[8]

A degeneração neuronal afetando cérebro e cerebelo foi relatada em duas ninhadas de Poodle miniatura. Aos 7 meses de idade, os filhotes eram incapazes de permanecer em estação; rolavam e apresentaram opistótono, com movimentos dismétricos em membros e tinham nistagmo vertical, além de tremor de cabeça.[62] Nessa raça, o cerebelo encontra-se discretamente diminuído, quando da necropsia. O exame histopatológico evidencia degeneração no cerebelo e córtex cerebral, afetando mais gravemente os neurônios de Purkinje cerebelares.[10]

Em cães da raça Swedish Lapland há degeneração de neurônios motores e sensoriais dispersos. Os sintomas clínicos aparecem entre 5 e 7 semanas com fraqueza de membros torácicos e pélvicos. A progressão é rápida e em 2 semanas os cães estarão em decúbito esternal e incapazes de se levantar. A perda muscular é pronunciada nos músculos distais dos membros, resultando em imobilidade articular e deformação dos membros.[10] Há relato de vários cães da raça Cairn Terrier apresentando paraparesia com progressão para tetraparesia, ataxia, tremor de cabeça e perda de reflexos espinais.[68] Esses animais, observados em Grã-Bretanha, Austrália e América do Norte, apresentaram sintomas com início aos 5 meses de idade ou antes.[10] Nessas raças, há cromatólise do pericário dos corpos celulares.[10]

Não há tratamento e a doença é de mau prognóstico.[6]

Encefalopatia espongiforme

É um grupo heterogêneo de doenças que têm em comum a alteração espongiforme dentro do encéfalo. Algumas doenças lisossomais também podem apresentar vacúolos em neurônios, mas nesses casos os vacúolos são lisossomos distendidos com produtos armazenados. Nas encefalopatias espongiformes, os vacúolos aparecem vazios e, se intraneurais, eles não são ligados às membranas. Podemos dividir as encefalopatias de acordo com a localização dos vacúolos: um grupo de doenças em que a vacuolização ocorre dentro das bainhas de mielina (leucoencefalopatias) e outro grupo no qual a vacuolização ocorre na substância cinzenta (dentro dos neurônios ou em seus processos). As encefalopatias espongiformes da substância cinzenta incluem doenças hereditárias e adquiridas (transmissíveis).[53] Leucoencefalopatias são doenças da mielina, portanto afetam predominantemente a substância branca. Quando a encefalopatia espongiforme ocorre em substância branca, denomina-se degeneração espongiforme da substância branca ou leucodistrofia espongiforme, para distintamente diferenciá-las das encefalopatias espongiformes transmissíveis. Nesse grupo de afecções, a vacuolização é causada pela ruptura das bainhas de mielina. Se ocorrer destruição da mielina ou axônios sem vacuolização, denomina-se leucodistrofia.[53]

Encefalopatia espongiforme da substância cinzenta tem sido descrita em Bullmastiff, Salukis, cães mestiços de Pastor de Malinois, ninhadas de Cocker Spaniel e gatinhos Birmaneses. Quando o comprometimento envolve a substância branca, os relatos incluem Labrador Retriever, Dálmatas, Silkie Terriers, Samoiedas, Pastor de Shetland, Bullmastiff, Scottish Terrier, Poodle miniatura e gatos Mau Egípcio.[6]

Disfunção neurológica tipicamente começa com 6 meses de idade, piorando progressivamente. Os sintomas clínicos são variáveis, dependendo da raça, mas podem incluir déficits visuais, mudanças de comportamento, alteração do estado mental, convulsões, disfunção cerebelar (tremores e ataxia), disfagia, paraparesia e tetraparesia.[6]

Dois gatos da raça Mau Egípcio, com 7 semanas de idade, parecendo pequenos para a idade, apresentaram paraparesia e hipermetria com quadro progressivo.[10] Os sintomas subsequentes incluíam períodos intermitentes de depressão grave e atividade reduzida, com movimentos súbitos frequentes dos membros pélvicos em flexão completa[8] e convulsões.[10] A vacuolização extensa do encéfalo, afetando tanto a substância branca quanto a cinzenta, com predomínio da primeira, foi descrita em um dos filhotes submetido à necropsia. Nenhuma alteração glial foi observada e os axônios estavam normais.[10] Síndrome similar ocorreu em dois Labradores com cegueira cortical, confusão e perda de hábitos aprendidos.[62] Duas fêmeas apresentaram uma síndrome caracterizada por disfunção cerebelar e episódios de rigidez extensora com início aos 4 e 6 meses de idade e progressão em poucos meses.[10,62]

Esses episódios de rigidez extensora eram exacerbados pela excitação e provavelmente representaram espasmos tetânicos mais do que convulsões verdadeiras.[10] Outros sintomas clínicos incluíam ataxia progressiva e dismetria da cabeça, tronco e membros, hiporreflexia com clônus e atrofia muscular.[8] Histopatologicamente, a substância branca estava difusamente vacuolizada e fracamente corada[10] por todo o encéfalo e com menor extensão em medula espinal.[53] Essa degeneração espongiforme era mais proeminente em pedúnculos cerebelares, substância branca cerebelar profunda e substância branca cerebral.[10] Astrócitos hipertróficos com citoplasma eosinofílico abundante eram proeminentes. A degeneração retiniana foi observada em um cão.[10]

Síndromes análogas foram descritas em Samoiedas e em filhotes de Silky Terrier.[62] Os sintomas primários nos Samoiedas foram tremores, enquanto no Silky Terrier ocorreram mioclonias.[62] Em Samoiedas, os sintomas de tremores dos membros pélvicos apareceram com 12 dias de idade e progrediram para tremores generalizados nos 5 dias subsequentes, enquanto em Silky Terrier contraturas intermitentes e incontroláveis de músculos, principalmente da região toracolombar da coluna vertebral, na taxa de duas por segundo, são notadas ao nascimento. Esses episódios se intensificam com a excitação e melhoram ao repouso. Ocasionalmente, os membros pélvicos são levantados do chão. Esses sintomas não parecem ser progressivos.[8] A necropsia de um filhote de Samoieda com 18 dias de vida mostrou vacuolização difusa da substância branca do encéfalo e da medula espinal,[10] com alterações mais graves no cerebelo;[8] os astrócitos estavam inalterados.[10] Cães da raça Silky Terrier apresentaram alterações espongiformes similares nas substâncias branca cerebral e cerebelar, mas não em medula espinal.[8] Um grande número de astrócitos Alzheimer do tipo II, identificados pelos seus núcleos vesiculares e inchados,[10] foi encontrado nas áreas mais gravemente afetadas.[8] Uma síndrome de paraparesia progressiva e perda da acuidade visual tem sido caracterizada em numerosos Dálmatas com início dos sintomas entre 3 e 6 meses de idade. Os membros torácicos eventualmente se apresentaram paréticos.[62]

A leucodistrofia espongiforme familiar do Pastor de Shetland ocorre antes das 3 semanas de vida e inclui convulsões progressivas, fraqueza, letargia e disfagia. A degeneração espongiforme foi mais proeminente no cerebelo e na coroa radiada.[53] Nessa raça, os achados histopatológicos lembram a leucodistrofia em humanos, denominada síndrome de Kearns-Saure, que atualmente é considerada uma encefalopatia mitocondrial.[6] Em Scottish Terrier e Poodle míni, corpúsculos de inclusão astrocíticos, referidos com fibras de Rosenthal, são identificados, denominados leucodistrofia fibrinoide, similares à leucodistrofia em humanos denominada doença de Alexander.[6]

Filhotes de cães da raça Saluki no Canadá e EUA apresentaram andar sem rumo e em círculos com início aos 2 e 3 meses de idade. Esses animais dormiam profunda e excessivamente, além de chorarem alto por alguns segundos quando em alerta. As lesões predominaram na substância cinzenta dos núcleos cerebelares e olivares.[10] Degeneração espongiforme foi descrita em dois cães mestiços de Pastor de Malinois, outra raça canina acometida por essa doença. Esses animais apresentaram tremores grosseiros, envolvendo cabeça, membros e tronco, com início com 3 semanas de idade. Outros sintomas clínicos observados foram marcha hipermétrica, posição em base ampla e dificuldade em manter o equilíbrio. As características histopatológicas desses animais foram o estado espongiforme em todo o encéfalo e medula espinal com envolvimento predominante da substância cinzenta. Todas as camadas do córtex cerebral foram afetadas, além de ocorrerem alterações na substância cinzenta dos núcleos da base, núcleos do tronco encefálico e do cerebelo, bem como da substância cinzenta da medula espinal, intumescência cervical e lombar. A substância branca praticamente não foi envolvida, exceto nas folhas cerebelares.[8] Em Bullmastiff a doença parece representar uma displasia oligodendroglial, doença primariamente hereditária das células oligodendrogliais.[6] Filhotes de ambos os sexos apresentaram ataxia com déficits proprioceptivos e hipermetria, tremores de cabeça, déficits visuais e marcha propulsiva, com início entre 4 e 7 semanas de idade. Algumas vezes mostravam comportamento bizarro.[10] Filhotes de Cocker Spaniel apresentaram a doença com início entre 3 e 4 semanas de vida. Os sintomas observados foram distúrbios comportamentais episódicos, andar sem rumo, convulsões psicomotoras, ataxia e hipermetria. Achados hitopatológicos mostraram degeneração espongiforme associada a gliose difusa na substância cinzenta encefálica, embora algumas áreas da substância branca também tenham sido afetadas. Essas alterações espongiformes foram mais evidentes na ponte e em núcleos cerebelares.[69]

Em gatos Birmaneses, paraparesia e ataxia foram os sintomas iniciais que ocorreram entre 2 e 6 meses. Quatro dos cinco filhotes afetados também apresentaram catarata bilateral. As alterações espongiformes predominaram em neurópilo de córtex cerebral, tálamo, colígulo caudal, núcleo oculomotor e medula.[10]

Encefalopatia espongiforme felina pertence a um grupo de encefalopatias espongiformes transmisíveis, ocorrendo em humanos e outras espécies animais.[79] São causadas por um agente enigmático, o príon, que é mais uma isoforma irregular de uma proteína, não baseada em ácidos nucleicos, acumulando-se nos neurônios e interferindo com a função celular, produzindo vacuolização intraneuronal.[62]

O surto de encefalopatia espongiforme bovina na Inglaterra pode ter propagado essa doença aos felinos e humanos, por meio da ingestão de produtos da carne de bovinos afetados.[62] Foram descritos em gatos adultos com idade variando de 3 a 12 anos, sem predileção racial ou sexual. Exame histopatológico revela vacuolização difusa do neurópilo da substância cinzenta e neurônios por todo o encéfalo e medula espinal,[8] e reação astrocítica difusa.[70] Trabalhos posteriores demonstraram mediante imuno-histoquímica pequena quantidade do príon em tecidos extraneurais.[70]

Os sintomas relatados são tremores musculares, ataxia, pupilas dilatadas, salivação, anormalidades comportamentais e hiperestesia ao toque ou sons. Esses sintomas podem progredir para ataxia grave, hipermetria e tremores intencionais da cabeça. Não há tratamento e a doença é de mau prognóstico.[8]

Vacuolização neuronal e degeneração espinocerebelar

É uma doença degenerativa, multifocal e progressiva do SNC, de etiologia desconhecida. Descrita em 15 Rottweilers e em um Rottweiler mestiço com idades variando de 6 a 16 semanas de idade, sendo a maioria com 2 meses.[6] Os países com animais descritos foram: Suíça (1997),[71] Holanda (1998),[72] Bélgica (1998),[72] Brasil (1998),[73] EUA (1998),[74] Austrália (1998),[75] Espanha (1999),[76] e Itália (2005).[77] Tratava-se de uma degeneração espongiforme, coincidindo com o surto de encefalopatia espongiforme bovina transmissível que ocorreu na Grã-Bretanha, denominada no Brasil "síndrome da vaca louca", mas negativa ao teste de imuno-histoquímica para o príon.[72] Uma doença quase idêntica foi vista em duas ninhadas de Boxer com os sintomas iniciando-se aos 6 meses,[78] e em um cão mestiço dolicocefálico, sem aparência de Rottweiler ou Boxer.[6] A marca dessa doença são os achados histopatológicos de vacúolos intraneuronais primariamente em tronco encefálico, cerebelo e substância cinzenta da medula espinal.[6]

A lesão mais proeminente consiste em vacuolização neuronal intracitoplasmática e moderada alteração espongiforme ocorrendo aleatoriamente dentro de córtex cerebral, núcleos talâmicos, mesencéfalo, cerebelo, bulbo e substância cinzenta da medula espinal. Em medula espinal, necrose axonal foi demonstrada afetando primariamente os funículos dorsolateral e ventromedial, em regiões cervical e torácica; necrose similar é vista na medula espinal lombar.[6] No SNP, vacuolização similar ocorre esporadicamente nos gânglios da raiz dorsal.[71] Há grave atrofia bilateral da musculatura intrínseca da laringe[74] do tipo neurogênica ativa;[77] os músculos envolvidos são cricoariteróideo dorsal, aritenóideo transverso, cricoaritenóideo lateral e tiroaritenóideo, mostrando comprometimento do nervo laríngeo lateral.[74,77]

Os sintomas clínicos são: fraqueza generalizada e ataxia, mais proeminente em membros pélvicos com marcha hipermétrica. Uma característica clínica consistente da doença é o estridor inspiratório devido à disfunção do nervo laríngeo.[6] Essa paralisia laringiana foi confirmada por laringoscopia[74,75] ou eletromiografia.[75] Outros sintomas incluem estrabismo posicional, tremor intencional de cabeça e nistagmo. A disfunção faringiana tem sido descrita.[6] Alguns cães com essa doença tinham anormalidades oculares congênitas concomitantes (catarata, membrana pupilar persistente, microftalmia e displasia retinal).[6]

Dois cães Boxers, com 6 meses de idade (um macho e uma fêmea), foram avaliados por apresentarem sintomas de paresia progressiva em membros pélvicos, estridor inspiratório e déficits visuais. Ao exame físico foram constatadas paralisia laringiana, microftalmia, catarata bilateralmente e ondulações lineares retinianas multifocais. O exame histopatológico mostrou vacuolização neuronal dos núcleos em tronco encefálico, perda axonal difusa em medula espinal, atrofia por denervação do músculo cricoaritenoide dorsal, microftalmia, catarata bilateralmente e displasia retiniana. Esses achados foram consistentes com os observados em Rottweiler.[78] No Brasil, dois cães de uma ninhada de oito animais, um macho e uma fêmea, apresentaram sintomas de fraqueza de membros pélvicos e ataxia com início aos 3 meses e evolução até os 5 meses; nessa fase, as alterações de marcha pioraram, acompanhados de disfagia e tosse, quando da ingestão de alimentos, quando foram submetidos à eutanásia. A fêmea apresentava megaesôfago. Os achados histopatológicos mostraram vacuolização neuronal em várias regiões do encéfalo e medula espinal, principalmente no tronco encefálico.[73]

A tentativa de diagnóstico baseia-se nos sintomas clínicos em Rottweiler jovens; o diagnóstico definitivo é realizado por meio dos achados histopatológicos. Não há tratamento e a doença é de mau prognóstico.[6]

▪ Glicoproteinose neuronal

A glicoproteinose neuronal (doença de Lafora) é uma epilepsia mioclônica autossômica recessiva que envolve a formação de corpúsculos de inclusão glicoproteicos – mucopolissacarídios redondos (corpúsculos de Lafora) em SNC e SNP, menos comumente em coração, fígado e musculatura esquelética.[11] É uma doença neurológica progressiva associada a esse acúmulo de glicoproteínas complexas dentro dos neurônios e células da glia, ou situada livremente no neurópilo[8] ou ocasionalmente em outros tecidos.[8] Essa doença é semelhante à doença de Lafora em humanos, que é caracterizada por epilepsia mioclônica progressiva,[8] a qual pode ocorrer em dois modos: (1) clássico, com início prematuro; e (2) maduro, caracterizada por iniciar em fase adulta e de progressão lenta. Ocorre em cães das raças Beagle, Basset Hound, Poodle,[79] Dachshund, Welsh Corgi e em gatos.[10] Os sintomas neurológicos são causados pelo rompimento do fluxo axoplasmático e função celular pela existência de depósitos de poliglicosanos grandes dentro dos neurônios.[79]

Os corpúsculos de Lafora são inclusões neuronais glicoproteicas complexas, basofílicas, de 5 a 20 μm, que ocorrem em pericário, dendritos ou axônios; eles podem ser encontrados em qualquer lugar do neuroeixo e nas células ganglionares retinianas. Em cães com alterações neurológicas, é comum encontrar esses corpúsculos particularmente em células de Purkinje cerebelares, nos dendritos primários dentro da camada molecular do cerebelo, nos neurônios talâmicos[10] e no mesencéfalo, mas dependendo do tempo de duração, podem ter ampla distribuição, especialmente no córtex cerebral, de modo semelhante ao que ocorre no homem.[80] Ocasionalmente, retina, nervos periféricos, fígado, baço e linfonodos são afetados[11,80] Em muitos cães, contudo, a observação de corpúsculos de Lafora nos neurônios é puramente acidental. Eles estão associados à idade em animais com mais de 8 anos.[10] Quando encontrados acidentalmente, eles se encontram além das áreas descritas anteriormente, em outras áreas do encéfalo e na medula espinal, geralmente nas regiões lombar, sacra e segmentos caudais.[10] Não estão associados às membranas, mas ao retículo endoplasmático rugoso e ao complexo de Golgi; são aproximadamente circulares e podem ser homogêneos ou ter um nucleoide denso. São PAS-positivos, e formados também por glicose e manose.[10] O mecanismo da formação dos corpúsculos de Lafora não foi elucidado. Alguns investigadores têm sugerido que a doença seja familiar e metabólica, transmitida por um gene autossômico recessivo, enquanto outros têm levantado a possibilidade de que anormalidades na síntese proteica estejam envolvidas, baseados em mudanças do retículo endoplasmático e aumento do número de ribossomos observados ultraestruturalmente. Há relação entre corpúsculos de Lafora, idade e distúrbios nutricionais generalizados.[80] Com base em diferenças na estrutura interna e característica de coloração, três tipos de corpúsculos de Lafora são reconhecidos:

- *Tipo I*: são pequenos (3 a 10 μm de diâmetro) grânulos uniformemente corados e finos. Este é o tipo mais comum e é geralmente encontrado nas camadas médias e profundas do córtex cerebral e nas células da glia do cerebelo. Ultraestruturalmente, esses corpúsculos consistem em estruturas fibrilares ramificadas sem membrana limitante
- *Tipo II*: são corpúsculos maiores (13 a 30 μm de diâmetro) que têm um centro homogêneo PAS-positivo fortemente corado; esta forma é comumente encontrada nas células de Purkinje do cerebelo e no mesencéfalo
- *Tipo III*: o diâmetro desses corpúsculos varia de 5 a 20 μm e são ocasionalmente encontrados no mesencéfalo. Estas estruturas exibem um anel periférico denso de material PAS-positivo.[8]

Os sintomas clínicos nos estágios iniciais da doença em animais são variáveis, mas crises convulsivas são frequentemente descritas nos estágios avançados.[80] Esses corpúsculos de Lafora são observados mais comumente em cães e gatos idosos (com mais de 8 anos de idade), mas podem ocorrer ocasionalmente em animais jovens.[79] A glicoproteinose neuronal produz sonolência/demência e as alterações na retina levam à cegueira.[11] Os corpúsculos de Lafora têm sido observados no SNC de cães em várias circunstâncias.[80] São observados em cães adultos jovens, especialmente Beagles, Poodles e Basset Hounds com histórico antecedente de convulsões ou outros distúrbios neurológicos como depressão ou sonolência,[10] ou apenas tremores.[79] Cães da raça Dachshund de pelo duro e gatos também podem ser acometidos por essa afecção. Em um cão da raça Welsh Corgi, com 10 anos de idade, a ocorrência desses corpúsculos estava associada a sintomas de contrações mioclônicas das musculaturas da cabeça e pescoço.[10]

Em cães da raça Beagle foram descritos, além dos corpúsculos de inclusão PAS-positivos em neurônios na região talâmica, material PAS-positivo na média da musculatura lisa das artérias, nas células de Kuppfer do fígado e nas células reticuloendoteliais do baço e linfonodos.[8] Em gatos, os depósitos que ocorrem como mudanças incidentais estão largamente distribuídos (especialmente envolvendo córtex cerebral, colículo rostral, núcleos cerebelares e bulbo) e são, na maioria, confinados aos processos dos neurônios, geralmente aparecendo como inclusões dentro do neurópilo mais do que dentro do corpo do neurônio.[79] Um gato da raça Maine Coon, fêmea, desenvolveu sintomas de meneios de cabeça e tremores de corpo intermitentes com início aos 4,5 anos de idade; os sintomas progrediram por um período de aproximadamente 4 semanas. Nesse animal, as inclusões eram arredondadas a globulares, medindo de 2 a 10 μm de diâmetro e ocasionalmente apresentavam um núcleo pálido, mais numerosas nas camadas moleculares e das células de Purkinje no córtex cerebelar, mas um pequeno número foi visto em outras seções. Nenhum depósito foi identificado em outros tecidos, incluindo retina, nervos periféricos, fígado, músculo ou pele.[79]

O diagnóstico é realizado pela avaliação da existência de corpúsculos de inclusão intracitoplasmáticos em linfonodos e fígado ou por haver corpúsculos de Lafora no cerebelo.[4] Com exceção do Dachshund, no qual o prognóstico é bom, nas demais raças o prognóstico é de reservado a mau.[11]

Síndrome da disfunção cognitiva

A síndrome da disfunção cognitiva (SDC) está relacionada com a idade, semelhantemente à doença de Alzheimer (DA) em humanos, e ocorre em cães e gatos idosos. É uma doença neurodegenerativa, caracterizada pelo declínio cognitivo gradual por um período prolongado (18 a 24 meses ou mais).[81] Essa síndrome é descrita melhor em cães, e esta espécie parece ser o melhor modelo animal disponível para estudo da doença de Alzheimer em humanos.[6] A doença de Alzheimer, a causa mais comum de demência em humanos, é caracterizada pelo declínio progressivo da função cognitiva, levando a prejuízos funcionais e eventualmente morte.[82] Em humanos, o diagnóstico final é realizado em exame *post mortem* do encéfalo. As duas características que deverão estar presentes para o diagnóstico de doença de Alzheimer são emaranhados neurofibrilares (ENF) e placas senis, embora essas duas formas de neuropatologia não sejam exclusivas dessa doença, podendo ser encontradas em outras formas de demência, assim como em idosos normais.[82]

Patogenia

Os ENF são formados pelo acúmulo intracelular de proteínas *tau* responsáveis pela citoarquitetura do neurônio,[82] moléculas associadas aos microtúbulos neuronais.[64] Essas proteínas se tornam hiperfosforiladas e formam filamentos helicoidais duplos, os quais enchem o citoplasma, levando à disfunção neuronal.[82] *Tau* é uma proteína associada aos microtúbulos que possivelmente atua na montagem e na estabilização desses microtúbulos, conduzindo organelas celulares, glicoproteínas e outras substâncias importantes para o neurônio. O acúmulo de placas senis é a segunda marca da doença de Alzheimer em humanos. Essas placas senis são depósitos de proteináceos extracelulares contendo a proteína β-amiloide (Aβ).[82] Aβ é enzimaticamente o resultado da clivagem de um precursor da proteína amiloide, produzindo um peptídio de 40 a 43 aminoácidos. O mais longo, e o fragmento mais tóxico, formado por 42 aminoácidos, é depositado inicialmente seguido dos menores, que são fragmentos mais solúveis, contendo 40 aminoácidos, nas placas ou nas paredes dos vasos.[83] As placas senis neuríticas contêm um cerne central que inclui Aβ, proteoglicanos, Apo E, antiquimotripsina α_1 e outras proteínas.[84] A proteína precursora de amiloide é uma proteína transmembrana, que é clivada pelas secretases β e δ. O cerne da placa senil é circundado por restos de neurônios em degeneração, micróglia e macrófagos.[84] O acúmulo extracelular de Aβ dentro das placas senis pode iniciar mudanças inflamatórias e neurotoxicidade, as quais por fim resultam em hiperfosforilação das proteínas *tau*, levando à formação de ENF. Além do acúmulo nas placas, Aβ também se acumula ao redor das meninges e vasos sanguíneos, eventualmente resultando em angiopatia amiloide congofílica.[85]

Há evidências de que, na doença de Alzheimer, Aβ, por si só, possa levar a danos oxidativos, causando disfunção mitocondrial por meio de vários mecanismos, entre eles, interação direta da Aβ com a desidrogenase álcool, ligadora de Aβ localizada na mitocôndria. Outra enzima-chave envolvida na clivagem da PPA em Aβ, o complexo β-secretase, também parece estar associada à mitocôndria. Portanto, em um encéfalo "doente" pode haver alça de retroalimentação, envolvendo dano oxidativo e Aβ.[86] Assim, danos oxidativos e disfunção mitocondrial podem conduzir à produção de Aβ, na qual, por sua vez, causa mais danos oxidativos e disfunção mitocondrial.[86] A doença de Alzheimer também está associada à redução dos níveis corticais cerebrais de diversas proteínas e neurotransmissores, em especial a acetilcolina.[84] Em cães, erros em testes de aprendizagem e memória estavam fortemente associados a quantidades de depósito de Aβ, indicando correlação entre disfunção cognitiva e acúmulo de substância Aβ, mas o papel exato, para que ocorra, ainda não foi esclarecido.[81]

Evidências crescentes mostram que a disfunção mitocondrial devido à oxidação de lipídios, proteínas e ácidos nucleicos tem um papel importante no envelhecimento cerebral e em doenças neurodegenerativas relacionadas com a idade, como a doença de Alzheimer. Espécies reativas ao oxigênio são formadas como subprodutos do metabolismo celular, causando danos à célula. Metabolismo aeróbico na mitocôndria tem sido implicado na produção da maioria dessas espécies reativas ao oxigênio. Assim que a mitocôndria envelhece ou se torna disfuncional, espécies reativas de oxigênio adicionais se formam e podem resultar em mais reações incontroladas dentro da célula. O encéfalo é especialmente vulnerável ao dano oxidativo cumulativo devido a sua alta taxa metabólica, capacidade limitada de defesa contra oxidantes e habilidade de reparação limitada.[87,88] O encéfalo, em particular, consome aproximadamente 20% do oxigênio total do corpo, tem um aumento no conteúdo de ácidos graxos poli-insaturados e diminuição dos níveis de atividade antioxidante endógena em relação a outros tecidos.[86] A produção de radicais livres leva a danos oxidativos em proteínas, lipídios, nucleotídios, os quais contribuem substancialmente para a disfunção neuronal e, finalmente, a morte celular. Os danos oxidativos a proteínas e lipídios aumentam com a idade no encéfalo de cães e servem como um mecanismo inicial ligado a vários processos patológicos em um encéfalo idoso. Há evidências de que o dano oxidativo dos lipídios ocorra antes do depósito de Aβ, mostrando que o dano oxidativo é um evento inicial.[87] Portanto, disfunção mitocondrial e produção de espécies reativas de oxigênio podem ser a chave que contribui para os efeitos deletérios de envelhecimento do encéfalo.[86]

Com a idade, os cães desenvolvem uma forma de doença neurodegenerativa, a qual tem muitas similaridades com as alterações cognitivas relacionadas com a idade e a doença de Alzheimer em humanos.[89] Similar ao que é observado em humanos idosos, o encéfalo de cães velhos mostra uma série de características morfológicas, incluindo atrofia cortical, degeneração da mielina da substância branca, acúmulo de proteínas não degradadas, danos em DNA e possivelmente danos oxidativos.[82] Outras anormalidades encontradas em cães idosos, que são similares às de humanos, incluem aumento ventricular, fibrose em paredes dos vasos sanguíneos e depósito de amiloide (meninge e parênquima), micro-hemorragias e infartos, degeneração axonal com perda de mielina, hipertrofia e hiperplasia astroglial e acúmulo intraneuronal de várias substâncias (lipofuscina, corpos poliglicosanos e ubiquitina).[6] Há evidências de que tanto na SDC quanto na DA ocorrem danos celulares mediados por aumento de radicais livres, diminuição das defesas antioxidantes endógenas, inflamação (por vários processos), diminuição da função mitocondrial, danos em DNA, comprometimento vascular e desequilíbrio nos neurotransmissores, contribuindo para a diminuição cognitiva.[6] Cães não desenvolvem emaranhados neurofibrilares;[82] esta é uma das limitações na utilização dessa espécie como modelo de doença de Alzheimer humana. Também não há evidência de formação de emaranhados neurofibrilares em encéfalo de gatos idosos.[90] Uma razão possível é que cães e gatos não vivam o suficiente para que as proteínas *tau* se transformem em emaranhados neurofibrilares como em humanos.[6] Outra possibilidade pela falta de desenvolvimento desses emaranhados em cães e gatos é que a sequência de aminoácidos da proteína *tau* é diferente da encontrada em humanos.[82] Outra característica semelhante aos humanos é que a espécie predominante de Aβ é o fragmento maior Aβ1-42. Mais tarde o fragmento solúvel menor, Aβ1-40, se acumula nas placas e nas paredes dos vasos sanguíneos, uma forma denominada angiopatia amiloide[82] ou angiopatia congofílica[64] (Figura 225.2). Nem todas as regiões do encéfalo são vulneráveis ao depósito de placas senis; o córtex pré-frontal apresenta patologia Aβ mais cedo e de modo mais consistente do que o hipocampo ou córtex parietal. O córtex occipital acumula Aβ mais tardiamente, paralelo ao que ocorre em humanos.[82] Dentro da área pré-frontal, as placas senis primeiro aparecem nas camadas mais profundas e, mais tarde, as camadas superficiais são cada vez mais afetadas, menos a camada I, característica esta diferente da doença em humanos.[82] Depósitos de Aβ em córtex pré-frontal estão correlacionados a déficit de memória e aprendizado. Há uma associação significativa entre a disfunção comportamental em cães idosos e a extensão do depósito de Aβ.[82] Em gatos, as placas senis parecem ser mais difusas do que em cães e bastante diferentes das bem desenvolvidas e circunscritas em humanos. Aβ é específica para Aβ 1-42 e Aβ 17-24, mas não para Aβ 1-16 e Aβ 1-40 nas placas senis de encéfalos de gatos. A falta de Aβ 1-40, que é a espécie mais solúvel de Aβ, tipicamente depositada depois da Aβ 1-42, pode não se acumular no encéfalo de gatos idosos, embora ela tenha sido encontrada nos vasos sanguíneos de gatos exibindo sinais de doença de disfunção cognitiva. Isto implica que, se e quando a Aβ1-40 for depositada no espaço extracelular no encéfalo de gatos, ela será rapidamente modificada, de modo semelhante ao que ocorre em paciente humanos idosos sem a doença de Alzheimer.[90] Processos metabólicos normais resultam em liberação de espécies reativas de oxigênio, que por sua vez podem levar a danos oxidativos de proteínas, lipídios, DNA e RNA.

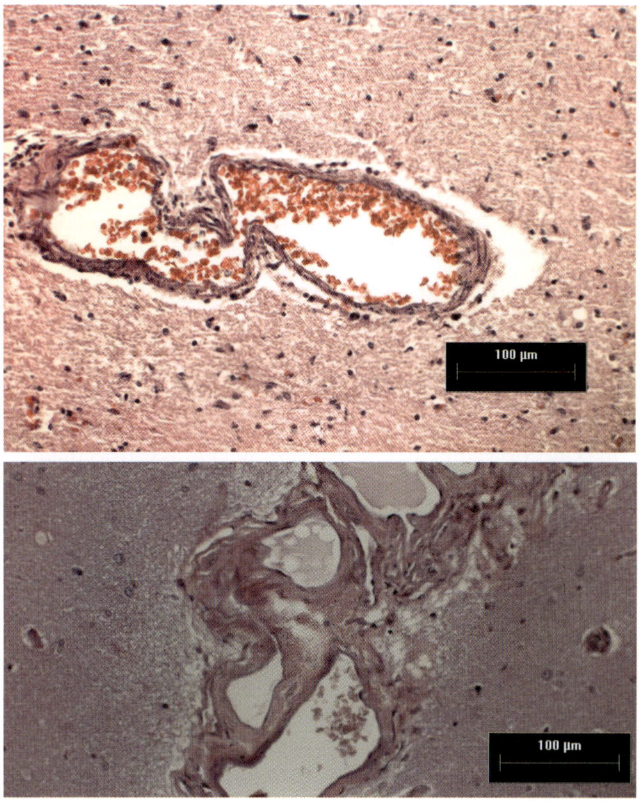

Figura 225.2 Espessamento da parede de vasos sanguíneos (microangiopatia congofílica).

Foi demonstrado recentemente que o sistema colinérgico pode estar envolvido na função cognitiva de modo similar ao dos humanos.[91] Cães recebendo fenserina, um novo inibidor da acetilcolinesterase, demonstram melhora no aprendizado e memória, sugerindo que o declínio colinérgico possa resultar em prejuízo de memória, mas que esse prejuízo pode ser secundário a déficit de atenção e/ou na codificação de novas informações.[91]

▪ Prevalência

As alterações comportamentais mais comuns, de acordo com os proprietários de animais idosos, incluíam ansiedade de separação, agressão contra pessoas, fobias, andar à noite, micção e defecação no domicílio, vocalização excessiva, comportamentos compulsivos ou repetitivos e agressão intraespécies. Estudos recentes acrescentam disfunção cognitiva.

Essa recente inclusão e, possivelmente, a conscientização de disfunção cognitiva como uma causa de sinais comportamentais em animais velhos, provavelmente tem mostrado a subestimação de sua prevalência.[81] O termo disfunção cognitiva foi introduzido para descrever mudanças comportamentais em cães e gatos geriátricos e que não eram atribuídas somente a uma condição médica comprovada.[92] Essas mudanças comportamentais associadas à disfunção cognitiva relacionadas com a idade são divididas em quatro categorias principais:

- Alteração na interação social
- Perda de hábitos caseiros
- Desorientação
- Distúrbios do ciclo sono/vigília.[92]

Alguns autores incluem alteração na atividade física como uma categoria adicional.[93] Uma vez que outras causas médicas são descartadas, o diagnóstico clínico de SDC é baseado na ocorrência de uma ou mais categorias comportamentais comprometidas.[94] A SDC é reconhecida primariamente em cães idosos, com mais de 9 anos de idade, e em gatos com mais de 12 anos, mas deve-se suspeitar da doença em animais com 7 anos ou mais, que estejam demonstrando insuficiência cognitiva progressiva.[6]

Estudo prévio realizado nos EUA mostra que a prevalência de mudanças comportamentais em cães, associadas à disfunção cognitiva relacionadas com a idade, é alta.[94] Nesse trabalho, 28% de cães entre 11 e 12 anos e 68% dos cães com 15 a 16 anos apresentaram alteração em uma ou mais categorias comportamentais relacionadas com a SDC.[94] Embora sabendo que cães de pequeno porte vivem mais do que os cães de grande porte, não houve diferença na prevalência em relação ao porte nesse estudo.[94] Recentemente, em um trabalho realizado em Valência e Zaragoza (Espanha), foram avaliados 573 (12,8%) cães com mais de 9 anos de idade em uma população de 4.476 animais. Desses, foram excluídos animais que apresentaram problemas médicos, perfazendo um total de 325 animais.[92] Aplicou-se o questionário desenvolvido por Ilana Reisner, disponível pela Pfizer Animal Health[85] e os animais foram classificados em disfunção cognitiva leve (com envolvimento de apenas uma categoria comportamental), moderada (envolvimento de duas categorias) e grave (três ou quatro categorias).[92] A proporção de cães pequenos ($\leq$ 15 kg) com disfunção cognitiva foi de 26,9% (9 a 11 anos), 32,7% (12 a 14 anos) e 50% (15 a 17 anos), com média de 29,9%. Cães de médio e grande porte (> 15 kg) apresentaram 10,3% (9 a 11 anos), 26,9% (12 a 14 anos) e 40% (15 a 17 anos), com média de 17%. A média geral de cães com SDC foi de 22,5% dos animais avaliados.[92] Entre a população geriátrica inquirida, de acordo com esses resultados, verificou-se que a gravidade do comprometimento cognitivo é também positivamente relacionada com a idade do cão. As fêmeas foram quase 2 vezes mais afetadas que os machos e animais castrados apresentaram prevalência também de quase 2 vezes em relação aos animais não castrados.[92] Cães machos não castrados podem diminuir a progressão da disfunção cognitiva, sugerindo que a existência de testosterona circulante em cães idosos pode prevenir ou diminuir a progressão de doenças degenerativas do SNC.[95] Em relação à gravidade dessas alterações na população de cães afetados e cães normais, 14,1% apresentavam disfunção cognitiva leve, 6,2% moderada e 2,2% grave, com aumento significativo de acordo com a idade do cão. Finalmente, as categorias comportamentais mais afetadas foram: interação social (37,7%) e aprendizado e tarefas caseiras (37,7%), seguidas de mudança no ciclo sono/vigília (20,2%) e desorientação (16,4%).[92] Portanto, concluiu-se que os clínicos deveriam levar em consideração as alterações cognitivas relacionadas com a idade, porque elas afetam mais de 20% da população de cães geriátricos e que os cães de pequeno porte, fêmeas e animais castrados estão em maior risco de desenvolver mudanças comportamentais relacionadas com a idade.[92]

Na espécie felina, um estudo envolvendo 154 gatos com idades variando de 11 a 21 anos, a avaliação foi feita por meio de um questionário sobre comportamento e ocorrência de outro quadro mórbido.[90] Desse total, 67 animais apresentaram alterações comportamentais (44%) e 19 apresentaram outro quadro mórbido. Portanto, 48 gatos apresentaram somente alteração comportamental sem uma causa aparente, perfazendo 36% desse total. Em relação à idade, 28% estavam na faixa etária de 11 a 14 anos e 59% com idade igual ou superior a 15 anos. A alteração comportamental mais comum nos animais entre 11 e 14 anos foi na interação social com pessoas ou outros animais, enquanto os animais com idade igual ou superior a 15 anos apresentaram alteração na atividade, incluindo andar sem rumo e vocalização excessiva.[90]

Sintomas clínicos

Os sintomas clínicos da SDC são numerosos e frequentemente inespecíficos. Eles incluem desatenção, passividade, andar sem rumo (frequentemente à noite), demência, distúrbio no ciclo sono/vigília, incontinência urinária/fecal, dificuldade para subir escadas, ficar perdido em ambientes familiares, incapacidade de reconhecimento de pessoas e animais familiares, diminuição da interação com membros familiares, perda de audição e vocalização excessiva (principalmente à noite). Gatos com SDC ocasionalmente exibem respostas exageradas e padrões comportamentais agressivos,[6] além das anormalidades comportamentais clínicas que Dewey[6] observou em cães com suspeita de SDC ou doença vestibular central transitória ou atividade convulsiva de início precoce. Embora não descritas como características da SDC, em cães, disfunção vestibular e convulsões são descritas em humanos.[6]

Devido à relação dos proprietários e seus cães, e um grau limitado de treinamento que esses animais de estimação recebem, a observação dos proprietários e a descrição dos sintomas clínicos são os únicos meios de detecção de disfunção cognitiva. Certamente em animais treinados com um alto nível de desempenho, como treino de agilidade, terapia (guia de cegos) ou de trabalho (detecção de drogas e explosivos), os sinais de declínio cognitivo podem ser mais rapidamente detectados em um estágio mais precoce da doença.[96] Portanto, para determinar se um cão ou gato apresenta sinais de disfunção cognitiva, em animais não treinados, e os veterinários dependendo das informações dos seus proprietários, é necessário fazer um questionamento meticuloso, aumentando a probabilidade de se detectarem sintomas clínicos nos estágios iniciais do desenvolvimento da doença.[81] Por outro lado, uma série de testes cognitivos laboratoriais é utilizada para documentar o declínio cognitivo em cães idosos.[89] Esses testes são úteis para a detecção de sinais de disfunção cognitiva e principalmente em relação ao uso de nutracêuticos ou medicamentos para avaliação da melhora clínica. As características clínicas da SDC em cães têm sido avaliadas utilizando-se questionário baseado em informações ou *checklist*. Em cães, essa síndrome é caracterizada por sinais de desorientação, rompimento na atividade de sono, mudanças em tarefas caseiras e alterações na interação com membros da família. As queixas mais comuns dos proprietários são comportamento destrutivo, micção e defecação em locais inapropriados, além de vocalização excessiva em animais mais velhos.[82] O questionário aplicado pelos autores (Quadro 225.3) para caracterização das categorias comportamentais inclui:

- Ciclo sono/vigília: caminhar ou latir à noite; mudanças no horário ou tempo de sono; redução nos níveis de atividade
- Interação social: redução do comportamento de saudação (abanar a cauda); não prestar atenção ao proprietário; não reconhecer pessoas familiares; não interagir com pessoas ou animais; diminuição da resposta a estímulos
- Aprendizado e tarefas diárias: micção e defecação em locais inadequados; esquecimento de comandos ou truques conhecidos; déficits de aprendizado e memória
- Desorientação: perde-se em locais familiares; não consegue sair de locais estreitos; vai para o lado errado da porta; olhar fixo no horizonte.[85]

Diagnóstico

O termo SDC é usado em literatura veterinária para descrever doença neurodegenerativa progressiva em cães e gatos idosos caracterizada por declínio gradual na função cognitiva (aprendizado, memória, percepção e sensibilização).[89] Contudo, essas categorias não necessariamente descrevem todos os sinais que podem estar associados ao declínio cognitivo em cães, desde aumento na ansiedade, diminuição na autolimpeza, alteração de apetite, diminuição da resposta a estímulos e déficits de aprendizado e memória.[89] Todas essas mudanças em cães idosos não necessariamente são devidas à disfunção cognitiva; uma variedade de problemas médicos, incluindo outros tipos de patologia cerebral (como tumores e infartos) pode contribuir para esses sintomas.[96] Assim, um diagnóstico de SDC em cães é baseado na identificação dos sintomas clínicos e exclusão de outros processos mórbidos que podem contribuir para esses sinais.[96] A diminuição de memória e aprendizado visuospacial são os marcadores mais recentes para o declínio cognitivo relacionado com a idade na doença de Alzheimer em humanos.[97] Similarmente em cães ocorre o mesmo processo. Studzinski *et al.*, estudando 109 cães Beagles de diferentes faixas etárias, demonstraram que cães muito jovens apresentam déficits visuoespaciais possivelmente devido ao córtex pré-frontal imaturo; déficits discretos foram detectados em animais com 6 anos de idade, os quais precedem o início típico de acúmulo de Aβ no encéfalo canino.[97] Infelizmente, o estudo de mudanças comportamentais em gatos pode ser problemático. Isto se dá porque os proprietários avaliam a disfunção encefálica global (mudanças comportamentais evidentes) e podem não detectar mudanças precoces ou súbitas em habilidades de aprendizado e memória. Testes de laboratório neuropsicológicos são utilizados em cães (geralmente baseados em recompensa por alimentos) para mensurações objetivas e quantitativas da função cognitiva, mas tem provado ser difícil a sua utilização em gatos.[90]

Quadro 225.3 Questionário aplicado para caracterização das categorias comportamentais.[85]

Ciclo sono/vigília	Caminha ou late à noite? Mudanças no horário ou tempo de sono? Redução dos níveis de atividade?
Interação social	Redução do comportamento de saudação (abanar a cauda)? Não presta atenção ao proprietário? Não reconhece pessoas familiares? Não interage com pessoas ou animais? Diminuição da resposta a estímulos?
Aprendizado e tarefas diárias	Micção e defecação em locais inadequados? Esquecimento de comandos ou truques conhecidos? Déficits de aprendizado e memória?
Desorientação	Perde-se em locais familiares? Não consegue sair de locais estreitos? Vai para o lado errado da porta? Olhar fixo no horizonte?

A história, exames físico e neurológico, juntamente com os resultados de exames de triagem, leva a um diagnóstico ou determina se testes adicionais são indicados (p. ex., raios X, ultrassonografia, RM) ou um diagnóstico terapêutico (p. ex., medicação para controle da dor) para efetuar um diagnóstico mais acurado e para determinar se os sintomas clínicos se resolvem. Descartar todas as outras condições médicas possíveis que possam causar ou contribuir para os sintomas presentes leva a um diagnóstico de disfunção cognitiva.[81] O diagnóstico definitivo é alcançado após descartar outros processos mórbidos.[98]

Em humanos, imagens de TC e RM são geralmente realizadas como parte de um plano diagnóstico. As imagens de encéfalo em humanos podem ser normais, mas podem revelar atrofia encefálica, aumento ventricular e lesões em córtex cerebral dos lobos temporais mediais. Mudanças relacionadas com a idade, apreciadas em imagens de RM do encéfalo de pacientes com SDC, são primariamente reflexo da atrofia encefálica, incluindo aumento de volume ventricular, sulcos cerebrais alargados e bem demarcados e áreas difusas e disseminadas de hiperintensidade em T2 na substância branca periventricular (Figura 225.3). Embora esses sejam achados consistentes associados ao encéfalo de animais idosos, podem ser encontrados em cães velhos sem SDC.[6] Recentemente, foi demonstrado que a espessura da adesão intertalâmica medida em T1 e T2 transaxial é menor em cães com SDC, quando comparados com cães sem SDC. Espessura de adesão intertalâmica de 5 mm ou menos foi considerada com um diagnóstico consistente de SDC em cães.[99]

Tratamento

Uma vez que as respostas dos cães idosos a vários tratamentos para SDC são difíceis de serem avaliadas porque necessitam da cooperação dos proprietários, os agentes terapêuticos só são aprovados após testes neuropsicológicos ou ensaios clínicos.[89] Muitas opções terapêuticas recentes, tanto para animais de estimação quanto para humanos, têm focado a combinação sinergética de ingredientes mais do que a monoterapia.[98]

Enriquecimento ambiental

Alguns trabalhos mostraram melhora da função cognitiva quando da utilização de enriquecimento ambiental, como exercícios ou brinquedos novos, independentemente de dieta fortificada.[89,98] O enriquecimento ambiental pode levar ao aumento dos fatores de crescimento neuronal, crescimento e sobrevivência dos neurônios, assim como da função cognitiva. A combinação da estimulação ambiental (p. ex., brinquedos, companhia, interação e brincadeiras para apanhar os alimentos) e dieta enriquecida com antioxidantes acredita-se que tenha uma ação sinérgica na melhora da função cognitiva. Interessantemente, enquanto não há reversão da pato-

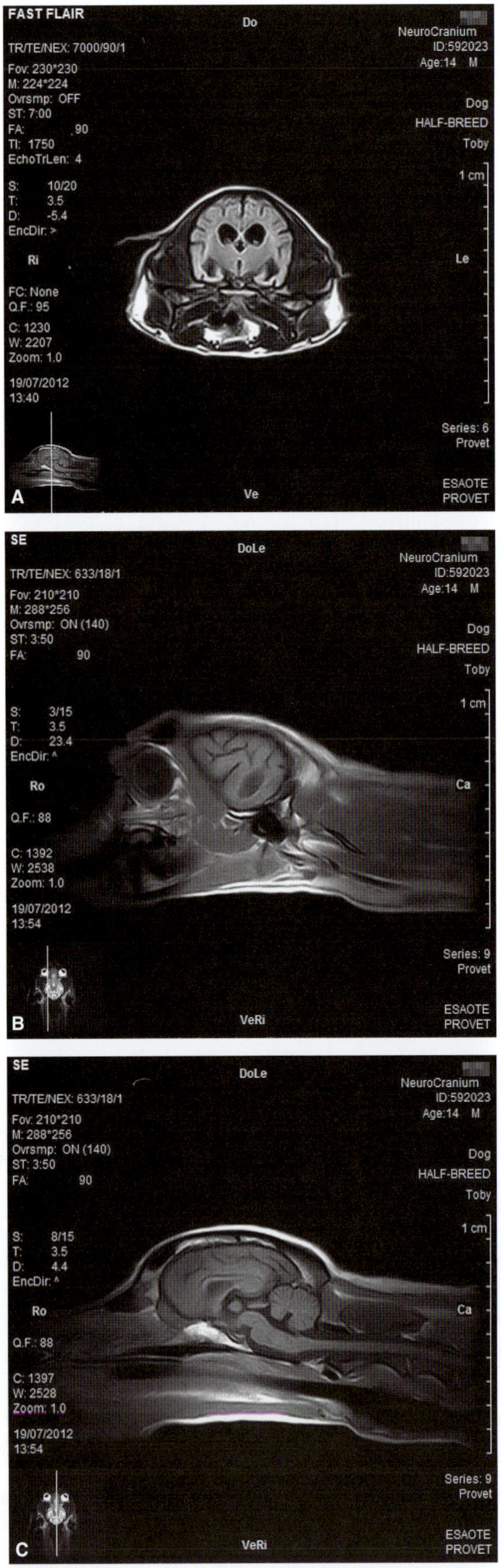

Figura 225.3 Imagem de ressonância magnética (FLAIR) mostrando reflexo de atrofia encefálica, aumento de volume ventricular, sulcos bem demarcados e diminuição da adesão. **A.** Corte transversal. **B** e **C.** Corte sagital.

logia existente, os antioxidantes parecem prevenir o depósito de mais Aβ, enquanto o enriquecimento ambiental, não.[90] Infelizmente, em gatos com sintomas clínicos significativos de SDC, instigar mudança ambiental pode, na realidade, ter um efeito negativo. Isto porque os gatos afetados geralmente se tornam muito estressados e lidam mal com a mudança, mesmo que seja em seu ambiente, sua rotina diária, sua dieta ou os membros da casa com os quais eles vivem. A resposta do gato a esse estresse é mostrar sinais mais óbvios de SDC (p. ex., anorexia, perda ou descontrole dos hábitos sanitários). Para esses gatos, se possível, a mudança deverá ser muito lenta e com segurança. Alguns gatos podem se tornar tão dementes e lidar mal com mudanças, que eles podem se beneficiar tendo a sua área de acesso reduzida quanto ao tamanho (p. ex., um simples quarto ou uma sala com tudo o que eles precisam); esta área deverá ser segura e assídua. A aplicação ambiental de feromônio sintético apaziguador felino pode auxiliar na redução da ansiedade felina.[90]

Suprimentos naturopáticos e nutracêuticos

Uma grande variedade de terapias complementares tem sido comercializada como tratamentos para disfunção cognitiva. Esses produtos podem conter uma mistura de extratos herbáceos, vitaminas, fosfolipídios, ácidos graxos, antioxidantes e cofatores mitocondriais que se acredita agirem sinergicamente para diminuir a progressão ou melhorar os sinais clínicos associados ao encéfalo idoso.[98] Uma variedade de estudos tem mostrado que o aumento do consumo de frutas e legumes pode diminuir o risco de declínio cognitivo relacionado com a idade em roedores, cães e talvez em humanos, por suas propriedades anti-inflamatórias e antioxidantes. O encéfalo é particularmente suscetível aos efeitos de radicais livres de oxigênio, por causa de sua alta taxa de metabolismo oxidativo, alto conteúdo lipídico e habilidade limitada de regeneração.[98] Suplementa-se a dieta com vitaminas C e E, além de outros antioxidantes, como betacaroteno, selênio, ácido α-lipoico e uma série de flavonoides e carotenoides de frutas e legumes (p. ex., flocos de espinafre, bagaço de tomate, bagaço de uva, grânulos de cenoura, polpa cítrica).[89,98] A adição de L-carnitina e DLα-lipoico destina-se a melhorar a função mitocondrial.[89] Em uma população de cães com SDC, oito animais foram selecionados para um projeto utilizando nutracêuticos neuroprotetores constituídos por fosfatidilserina, *Ginkgo biloba*, α-tocoferol e piridoxina. Após 84 dias, os animais mostraram aumento significativo da função cognitiva, quando comparados ao início do tratamento.[93]

As vitaminas C e E auxiliam na neutralização dos radicais livres, prevenindo danos nas células e em suas membranas.[89] A vitamina E é uma vitamina lipossolúvel que protege a membrana celular de danos oxidativos, enquanto a vitamina C é uma vitamina hidrossolúvel que auxilia no reabastecimento de concentrações intracelulares de vitamina E.[87] Os Beagles velhos, utilizando dieta antioxidante, mostraram que a melhora da função cognitiva estava positivamente relacionada com a concentração sanguínea de vitamina E.[89]

Existe um grupo de nutrientes que direta ou indiretamente protege as mitocôndrias de danos oxidativos e melhoram a função mitocondrial, denominados "nutrientes mitocondriais".[88] As mitocôndrias fornecem energia para os processos metabólicos básicos, produzindo oxidantes como produtos inevitáveis, decaindo com a idade, prejudicando o metabolismo celular e conduzindo ao declínio celular.[88] A adição de L-carnitina e ácido α-lipoico é desejada para aumentar a função mitocondrial.[87] A proteção direta inclui a prevenção da formação de oxidantes, limpando os radicais livres ou inibindo a reatividade dos oxidantes, e elevando os cofatores das enzimas mitocondriais deficientes (aumentando a constante de Michaelis-Menten para estimular a atividade enzimática), e também protegendo as enzimas contra mais oxidação. A proteção indireta inclui reparação dos danos oxidativos por aumento dos sistemas de defesa antioxidantes, pela ativação das enzimas fase 2 ou aumento da biogênese mitocondrial.[88] A L-carnitina é um precursor da acetil-L-carnitina, a qual está envolvida no metabolismo lipídico mitocondrial e manutenção da função mitocondrial eficiente.[87] O ácido α-lipoico é uma coenzima envolvida no metabolismo da mitocôndria; a sua forma reduzida, ácido di-hidrolipoico, é um potente antioxidante mitocondrial. Ele recicla outros antioxidantes celulares, incluindo coenzima Q (CoQ), vitaminas C e E, glutation e quelantes de ferro e cobre.[88] O glutation é o antioxidante intracelular hidrossolúvel primário.[87] O ácido α-lipoico atravessa a barreira hematencefálica rapidamente, e é reduzido a ácido di-hidrolipoico pela desidrogenase di-hidrolipoamida dependente de nicotinamida-adenina-dinucleotídio reduzida (NADH).[88]

O nível de ácidos graxos ômega-3 é também aumentado para promover a saúde da membrana celular, proporcionando um efeito anti-inflamatório potente.[98] Ácidos graxos ômega-3 (docosaexaenoico [DHA] e eicosapentaenoico [EPA]) têm benefícios importantes que podem ser parcialmente atribuídos aos seus efeitos anti-inflamatórios. Os danos celulares resultantes do estresse oxidativo estimulam uma cascata inflamatória. O mecanismo dos efeitos anti-inflamatórios inclui a substituição parcial do ácido araquidônico dos fosfolipídios da membrana por DHA e EPA, resultando em diminuição quantitativa de ácido araquidônico liberado para o citoplasma. Os ácidos graxos ômega-3 competem com ácidos graxos ômega-6 como substratos para ciclo-oxigenase e lipo-oxigenase, resultando na formação de menos prostaglandinas e leucotrienos inflamatórios.[100]

Fosfatidilserina é um fosfolipídio natural, que é o maior constituinte das membranas celulares. Visto que os neurônios são altamente dependentes das suas membranas plasmáticas (geração de transmissão de impulsos, comunicação sináptica etc.), a fosfatidilserina pode facilitar os processos neuronais dependentes da membrana, como transdução de sinal, liberação de vesículas secretórias e manutenção do meio interno. Pode também aumentar a síntese e liberação de fatores de crescimento neurotrópicos, assim como normalizar a densidade de seus receptores.[89] A fosfatidilserina pode também aumentar a liberação da acetilcolina, inibir a perda de receptores muscarínicos relacionados com a idade, ter efeitos neuroprotetores em neurônios colinérgicos e ativar a síntese e a liberação de dopamina.[98] Em cães, e talvez em gatos, a fosfatidilserina pode melhorar déficits cognitivos, memória, orientação, aprendizado, comportamento social, além de prováveis efeitos neuroprotetores.[98]

Ginkgo biloba inibe monoaminoxidase (MAO) A e B, aumentando os níveis de dopamina. Tem efeito antioxidante e melhora o fluxo sanguíneo vascular cerebral. *Ginkgo biloba* também tem atividade semelhante à da fosfatidilserina, uma vez que estimula os sistemas colinérgicos e serotoninérgicos em animais idosos. Também pode proteger os neurônios contra a apoptose induzida pela Aβ, uma das principais características patogênicas em cães com declínio cognitivo relacionado com a idade.[98]

As vitaminas do complexo B (tiamina, riboflavina, niacina, B_6 e B_{12}) podem ter propriedades antioxidantes e efeitos neuroprotetores, assim como a habilidade de normalizar os níveis de neurotransmissores.[89] A piridoxina (vitamina B_6) é também descrita como um cofator na síntese de neurotransmissores (serotonina, norepinefrina, dopamina), apoiando com isso a fosfatidilserina na normalização de níveis de neurotransmissores e transmissão sináptica.[98]

Suplementos naturopáticos, nutracêuticos e homeopáticos têm sido sugeridos para acalmar, reduzir ansiedade ou induzir o sono em gatos. Eles incluem valeriana, fosfatidilserina, ácido graxo ômega-3, flavonoides, carotenoides, L-carnitina, *Ginkgo biloba* e outros antioxidantes (p. ex., vitaminas C e E). Embora muitas dessas terapias mencionadas anteriormente não tenham sido formalmente testadas em clínica ou laboratório na espécie felina, elas podem fornecer uma alternativa relativamente segura no tratamento em gatos que sejam refratários a terapias padrão.[90] Infelizmente, uma fórmula diferente é necessária para gatos, uma vez que o ácido α-lipoico é tóxico a essa espécie, assim, produtos contendo esse composto deverão ser evitados.[90] Um estudo similar em gatos apresentando SDC, em resposta à suplementação dietética, ainda não está disponível. Dieta para gatos acima de 7 anos, suplementada com antioxidantes (vitamina C e betacaroteno), ácidos graxos essenciais (ômega-3 e ômega-6) e raízes de chicória em pó (que contém o probiótico inulina para modificar a microbiota intestinal), mostrou que gatos suplementados viveram mais do que os não suplementados.[89]

Medicamentos

Em cães, tem sido demonstrado que o rompimento da transmissão colinérgica prejudica a memória. Estudos recentes também têm mostrado que cães de meia-idade e idosos mostram maior sensibilidade do que cães jovens aos efeitos de prejuízo de memória de fármaco anticolinérgico que atravesse a barreira hematencefálica (p. ex., escopolamina). Quando da utilização de fenserina, fármaco que aumenta a transmissão colinérgica, ocorre melhora na memória e no aprendizado em cães idosos. Os fármacos colinérgicos donepezila, tacrina, galantamina e rivastigmina, utilizados para a doença de Alzheimer em humanos para aumentar a transmissão colinérgica, ou não foram testados em animais ou não foram efetivos.[98]

A *selegilina* foi o primeiro agente terapêutico aprovado para uso em cães com SDC, com base em resultados em testes neuropsicológicos e em ensaios clínicos.[89] A selegilina é um inibidor seletivo e irreversível da MAO B no cão. Os prováveis mecanismos de ação para a melhora da disfunção cognitiva estão relacionados com o aumento de dopamina e talvez de outras catecolaminas no córtex e hipocampo.[81] A selegilina aumenta a 2-feniletilamina no encéfalo do cão, a qual é o neuromodulador que aumenta a função da dopamina e das catecolaminas, podendo melhorar a função cognitiva. Os aumentos de catecolaminas podem melhorar a transmissão de impulsos;[89] esse fármaco pode contribuir também para a diminuição de radicais livres acumulados no encéfalo pela ação direta na limpeza dos próprios radicais livres e aumento das enzimas que limpam esses radicais, como catalase e superóxido dismutase. A dose recomendada é de 0,5 a 1,0 mg/kg pela manhã;[98] se não apresentar melhora após 30 dias, reajustar a dose.[86] Outro medicamento utilizado para a inibição da MAO B é *L-deprenil*, que promove o aumento da concentração de dopamina no encéfalo. Além desse efeito, L-deprenil diminui os radicais livres pela redução de sua produção e aumento de sua remoção. Também exerce efeitos neuroprotetores, ou diminuindo a apoptose (morte celular programada) de neurônios lesados ou por promover a ressíntese de fatores de crescimento dos neurônios.[101] Tem sido recomendada para uso em cães na dose de 0,5 a 1 mg/kg, 1 vez/dia.[6,101]

Fármacos que melhoram a circulação vascular cerebral também têm potencial para melhorar sinais de declínio cognitivo, porque a perfusão cerebral pode diminuir com a idade em cães.[98] *Nicergolina*, antagonista α_1 e α_2-adrenérgico, pode aumentar o fluxo sanguíneo cerebral,[81,98] inibir a agregação plaquetária, aumentar a neurotransmissão pelo *turnover* de dopamina e norepinefrina, além de ter efeitos neuroprotetores (dose 0,25 a 0,50 mg/kg por via oral [VO] pela manhã).[98]

A *propentofilina* [1-(5-oxo-hexil)-3-metil-7-propilxantina] é um novo derivado da xantina, quimicamente relacionado com a pentoxifilina. Contudo, ela tem várias propriedades farmacológicas diferentes, que podem ser descritas como neuroprotetoras.[102] Licenciada para tratamento de cães idosos com letargia ou confusão cerebral em vários países da Europa, age inibindo a agregação plaquetária e a formação de trombos, aumentando o fluxo sanguíneo e tornando as hemácias mais maleáveis. Testes com propentofilina têm sido limitados a ensaios clínicos (dose de 3 a 5 mg/kg VO, 2 vezes/dia).[98] O mecanismo molecular da propentofilina consiste na inibição do transportador de nucleosídio independentemente de sódio e da inibição seletiva da fosfodiesterase isoenzimas I, II e IV. O bloqueio da recaptação da adenosina leva a um aumento local da concentração de adenosina extracelular endógena e à inibição das isoenzimas fosfodiesterases, modulando monofosfato de adenosina cíclico (cAMP) e monofosfato de guanosinacíclico (cGMP), sinalização nos neurônios e células neurogliais, assim como em plaquetas, hemácias, neutrófilos e células endoteliais.[102] A adenosina pode ter um papel importante na manutenção do balanço entre a demanda do substrato energético do encéfalo e o fornecimento desse substrato energético. Isto leva a inibição na transmissão sináptica, inibição no disparo neuronal e inibição do influxo de cálcio em células hipocampais. Todos esses fatores apoiam um papel fisiológico geral para a adenosina, como um fator endógeno, que consegue ajustar as taxas de demanda e fornecimento metabólico. A adenosina é liberada pelo encéfalo sob condições de estresse metabólico, como isquemia, ajudando a manter a integridade celular metabólica em situações em que a demanda metabólica ultrapassa a disponibilidade de substrato energético. Além disso, o aumento do número de receptores A_1 tem sido correlacionado à diminuição da extensão de dano isquêmico.[103] Portanto, a habilidade da propentofilina de restabelecer a relação entre o fluxo sanguíneo e a utilização da glicose pode ser interpretada em termos do bloqueio do transporte de adenosina, desse modo aumentando as concentrações extracelulares de adenosina que levam a vasodilatação dos vasos sanguíneos cerebrais, aumento do fluxo sanguíneo cerebral e redução da atividade neuronal e, consequentemente, do metabolismo oxidativo.[103] No Brasil, esse produto foi licenciado para uso em cães com SDC, mostrando ser um medicamento útil no controle dessa afecção.

Os fármacos que melhoram o sistema noradrenérgico, como *adrafinila* e *modafinila*, podem ser úteis em cães velhos, melhorando o alerta e auxiliando no ciclo normal de sono/vigília (pelo aumento de exploração e atividade diurna). O sistema noradrenérgico auxilia na manutenção de alerta, vigília, atenção, memória e aprendizado; esse aumento pode ser neuroprotetor.[98] Em estudos laboratoriais, o anafinil aumenta a locomoção e melhora quanto ao aprendizado, embora a memória possa ser comprometida na mesma dose.[81] Nicergolina e propentofilina não têm efeito na locomoção.[98]

Outras estratégias de tratamento médico incluem o uso de anti-inflamatórios,[6,89] antagonista de receptor N-metil-D-aspartato (NMDA) (memantina) e reposição hormonal. Estrógenos podem ter um efeito anti-inflamatório e antioxidante, além de aumentarem o fluxo sanguíneo cerebral. Se a suplementação com estrógeno e testosterona for considerada, eles deverão ser dados em doses fisiológicas, uma vez que altas doses são tóxicas.[89] Mudanças comportamentais podem ser aliviadas com o uso de gabapentina.[6]

Não existe nenhum fármaco licenciado para tratamento de disfunção cognitiva em gatos, mas há relatos de sucesso com alguns fármacos utilizados em cães. A possibilidade de melhora dos sintomas, no entanto, deve ser ponderada contra os riscos potenciais, os quais não são bem estabelecidos em gatos.[81] Entre esses fármacos, selegilina tem sido recomendada na dose de 0,25 a 1 mg/kg[101] ou 0,5 a 1,0 mg/kg pela manhã.[81] Nicergolina pode ser utilizada na dose de um quarto de comprimido de 5 mg, 1 vez/dia[101] ou dissolvido em água e administrado em um quarto da solução, desprezando-se o restante do preparado.[81] Propentofilina é recomendada na dose de 12,5 mg por gato, 1 vez/dia.[81,101]

■ Referências

1. Haskins M, Giger U. Lysosomal storage diseases. In: Kaneko JJ, Harvey JW, Bruss ML. Clinical biochemistry of domestic animals. 5. ed., Chap. 25. San Diego, California Academic Press; 1997. p. 741-60.
2. Zachart JF. Sistema nervoso. In: McGavin MD, Zachary JF. Bases da Patologia em veterinária 4. ed., cap. 14. Rio de Janeiro: Elsevier; 2009. p. 833-971.
3. Skelly BJ, Franklin RJM. Recognition and diagnosis of lysosomal storage diseases in the dog and cat. J Vet Intern Med. 2002;16:133-41.
4. Chrisman CL. problems in small animal neurology. 2. ed. Pennsylvania: Lea & Febiger; 1991.
5. Voet D, Voet JG. Biochemistry. New York: John Wiley & Sons, Inc.; 1995. 1361p.
6. Dewey CW. Encephalopathies: disorders of the brain. In: Dewey CW. (ed.) A practional guide to canine & feline neurology. Iowa: Wiley-Blackwell; 2008. p. 115-220.
7. Jolly RD, Walkley SU. Lysosomal storage diseases of animals: an essay in comparative pathology. Vet Pathol.1997;34:527-548.
8. Braund KG. Clinical syndromes in veterinary neurology. 2. ed. Missouri: Mosby-Year Book Inc.; 1994.
9. Dial SM *et al.* GM_1-gangliosidosis (type II) in three cats. J Am Anim Hosp Assoc. 1994;30:355-9.
10. Summers BA, Cummings JF, De Lahunta A. Veterinary neuropathology. St Louis, Missouri: Mosby-Year Book, Inc.; 1995.
11. Gandini G *et al.* Cerebrum In: Jaggy A. (ed.) Small animal neurology. German: Hannover; 2010. p. 427-66.
12. Yamato O *et al.* GM1 gangliosidosis in shiba dogs. Veterinary Record. 2000;146:493-6.
13. Muller C *et al.* GM_1-gangliosidosis in Alaskan Huskies: clinical and pathological findings. Vet Pathol. 2001;38(3):281-90.
14. Alroy J *et al.* Canine GM1 gangliosidosis: a clinical, morphologic, histochemical, and biochemical comparison of two different models. Am J Pathol. 1992;140:675-89.
15. Shell LG *et al.* Neuronal-visceral GM_1 gangliosidosis in Portuguese water dogs. J Vet In. Med. 1989;3(1):1-7.
16. Tieber LM *et al.* Magnetic resonance imaging of feline GM1-gangliosidosis. ACVIM Abstracts 259. 2006;780.
17. Arita FN Lisossomopatias. In: Fonseca LF, Pianetti G, Xavier CC. (eds.) Compêndio de neurologia infantil. Rio de Janeiro: Medsi; 2002. p. 617-45.
18. Yamato O *et al.* GM2-gangliosidosis variant O (Sandhoff-like disease) in a family of Japanese domestic cats. The Vet Rec. 2004;155:739-44.
19. Singer HS, Cork LC. Canine GM2 gangliosidosis: morphological and biochemical analysis. Vet Pathol. 1989;26:114-20.
20. Luttgen PJ, Braund KG, Storts RW. Globoid cell leucodystrophy in a basset hound. J Small Anim Pract. 1983;24:153-60.
21. Tamura S *et al.* GM_2 gangliosidosis variant O (Sandhoff-Like Disease) in a family of toy poodles. J Vet Int Medicine. 2010;24(5):1013-9.
22. Maenhout T *et al.* Mannosidosis in a litter of Persian cats. Vet Record. 1988;122:351-4.
23. Maxie MG, Youssef S. Nervous system. In: Maxie MG. (ed.) Jubb, Kennedy and Palmer's Pathology of domestic animals. 5. ed.; 2007. p. 281-457.

24. Salvadori C *et al.* Clinicopathological features of globoid cell leucodystrophy in cats. J Comp Path. 2005;132:350-6.
25. Selcer ES, Selcer RR. Globoid cell leukodystrophy in two West Highland White Terriers and one Pomeranian. The Comp Cont Educ.1984; 6:621-4.
26. McDonell J, Carmichael K, McGraw R. Preliminary characterization of globoid cell leukodystrophy in Irish Setters. J Vet Int Med. 2000;14.
27. Fletcher JL *et al.* Clinical signs of neuropathologic abnormalities in working Australian Kelpier with globoid leukodustrophy (Krabbe disease). Journal of American Vet Med. Assoc. 2010;237:682-8.
28. Jolly RD *et al.* Canine ceroid-lipofuscinoses: a review and classification. J Small Anim Pract. 1994;35:299-306.
29. Sigurdson CJ *et al.* Globoid cell-like leukodystrophy in a domestic longhaired cat. Vet Pathol. 2002;39:494-6.
30. Bundza A, Lowden JA, Charlton KM. Niemann-Pick disease in a poodle dog. Vet Pathol. 1979;16:530-8.
31. Kuwamura M *et al.* Type C Niemann-Pick disease in a boxer dog. Acta Neuropathologica. 1993;85(3):345-8.
32. Baker HJ *et al.* Sphingomyelin lipidosis in a cat. Vet Pathol. 1987;24:386-1.
33. Snyder SP, Kingston RS, Wenger DA. Niemann-Pick disease. Sphingomyelinosis of Siamese cats. Am J Pathol. 1982;108 (2):252-4.
34. Lowenthal AC *et al.* Feline sphingolipidosis resembling Niemann-Pick disease type C. Acta Neuropathol. (Berl) 1990;81:189-97.
35. Knowles K, Alroy J, Castagnaro M, Raghavan SS, Jakowski RM, Freden GO. Adult-onset lysosomal storage disease in a Schipperke dog: clinical, morphological and biochemical studies. Acta Neuropathologica. 1993; 86(3):306-12.
36. Blakemore WF. A case of mannosidosis in the cat: clinical and histopathological findings. J Small Anim Pract. 1986; 27: 447-55.
37. Vite CH *et al.* T2 and diffusion MRI aid in assessing neuropathology of feline alpha-mannosidosis. ACVIM 2005 Abstracts 77. p. 420.
38. Taylor RM, Farrow BRH, Healy PJ. Canine fucosidosis: clinical findings. J Small An Pract. 1987;28(4):291-300.
39. Shull RM *et al.* Canine cx-L-iduronidase deficiency – A model of mucopolysaccharidosis I. Am J Pathol. 1982;109:244-8.
40. Wilkerson MJ et. Clinical and morphologic features of mucopolysaccharidosis type II in a dog: naturally occurring model of Hunter syndrome. Vet Pathol. 1998:35(3):230-3.
41. Jolly RD, Ehrlich PC, Franklin RJM, MacDougall DF, Palmer AC. Histological diagnosis of mucopolysaccharidosis IIIA in a wire-haired dachshund. The Veterinary Path. 2001;148:564-7.
42. Jolly RD *et al.* Mucopolysaccharidosis III A (Sanfilippo syndrome) in a New Zealand Huntaway dog with ataxia New Zealand Vet J. 2000; 48(5):144-8.
43. Jolly RD, Johnstone AC. Screening for the mucopolysaccharidosis-III A gene in huntaway dogs. New Zealand Vet J. 2002;50(3):122.
44. Ellinwood NM *et al.* A model of mucopolysaccharidosis IIIB (Sanfilippo syndrome type IIIB): N-acetyl-alpha-D-glucosaminidase deficiency in Schipperke dogs. J Inherit Metab Dis. 2003;26(5):489-504.
45. Crawley AC, Muntz FH, Haskins ME, Jones BR, Hopwood JJ. Prevalence of mucopolysaccharidosis type VI mutations in Siamese cats. J Vet Int Medicine. 2003;17:495-8.
46. Crawley AC *et al.* Two mutations within a feline mucopolysaccharidosis type Vi colony cause three different clinical phenotypes. J Clin Invest. 1998;101:109-19.
47. Near TM *et al.* Mucopolysaccharidosis VI (Maroteaux-Lamy Syndrome) in a miniature pinscher. J Vet Int Med. 1992;6(2):124.
48. Dombrowski SDC *et al.* Mucopolysaccharidosis type VII in a German Shepherd Dog. J Am Vet Med Assoc. 2004;224(4):553-7.
49. Haskins ME *et al.* Mucopolysaccharidosis type VII (Sly syndrome). Beta-glucuronidase-deficient mucopolysaccharidosis in the dog. Am J Pathol. 1991;138(6): 1553-5.
50. Gitzelmann R *et al.* Feline mucopolysaccharidosis VII due to β-glucuronidase deficiency. Vet Pathol. 1994:31(4):435-43.
51. Hubler M *et al.* Mucolipidosis type II in a domestic shorthair cat. J Small Anim Pract. 1996;37:435-41.
52. Mazrier H *et al.* Inheritance, biochemical abnormalities and clinical features of feline Mucolipidosis II: the first modelo f human I-Cell Disease. Journal of Heredity. 2003;94:363-73.
53. O'Brien DP, Coates JR. Brain disease. In: Ettinger SJ, Feldman EC. (eds.) Textbook of veterinary internal medicine. Philadelphia: Saunders; 2010. p. 1413-46.
54. Sisk DB *et al.* Clinical and pathologic features of ceroid lipofuscinosis in two Australian cattle dogs. J Am Vet Med Assoc.1990;197(3):361-4.
55. Taylor RM, Farrow BRH. Ceroid-lipofuscinosis in Border Collie dogs. Acta Neuropathologica. 1988;75(6):627-31.
56. Studdert VP, Mitten RW. Clinical features of ceroidlipofuscinosis in border collie dogs. Aust Vet J. 1991;68(4):137-40.
57. Jolly RD *et al.* Generalised ceroid-lipofuscinosis and brown bowel syndrome in cocker spaniel dogs. New Zeal Vet J. 1994;42:236-9.
58. Wilkie JSN, Hudson EB. Neuronal and generalized ceroid-lipofuscinosis in a cocker spaniel. Vet Pathol. 1982;19:623-8.
59. Evans J *et al.* A variant form of neuronal ceroid lipofuscinosis in American Bulldogs. J Vet Int Med. 2005;19: 44-51.
60. De Lahunta A, Glass E. Veterinary neuroanatomy and clinical neurology. 3.ed. Missouri: Saunders Elsevier; 2009. p. 348-88.
61. Cizinauskas S, Jaggy A. Cerebellum. In: Jaggy A. (ed.) Small Animal Neurology. German: Hannover; 2010. p. 348-388.
62. Hoskins JD, Shelton GD. The nervous and neuromuscular systems In: Hoskins JD. Veterinary pediatrics. 3. ed., Chap. 19. Philadelphia: WB Saunders Co.; 2001. p. 425.
63. Sanders SG, Bagley RS. Cerebellar diseases and tremors syndromes In: Dewey CW. (ed.) A practical guide to canine and feline neurology. 2. ed. USA: Iowa; 2008. p. 287-322.
64. Sisó S *et al.* Neurodegenerative diseases in domestic animals: A comparative review. The Vet Journ. 2006;171:20-38.
65. De Lahunta A, Averill DR. Hereditary cerebellar cortical and extrapyramidal nuclear abiotrophy in Kerry Blue Terriers J Am Vet Med Assoc. 1976;168(12):1119-24.
66. Fenner WR. Diseases of the brain. In: Ettinger SJ, Feldman EC. Textbook of veterinary internal medicine. 4. ed. Philadelphia: WB Saunders Co.; 1995.
67. Palmer AC *et al.* Recognition of "trembler", a hypomyelinating condition in the bernese mountain dog. Vet Rec. 1987;120:609.
68. Cumminghs JF, De Lahunta A, Gasteiger EL. Multisystemic chromatolytic neuronal degeneration in cairn Terriers. J Vet Int Med. 1991;5:91.
69. Bernardini MC, Pumarola BM, Sisó S. Familiar spongy degeneration in Cocker spaniels dogs. J Vet Int Med. 2001;15;72.
70. Hilbe M, Soldati G, Zlinszky K, Sabina S Wunderlin S Ehrensperger F. Immunohistochemical study of PrP^{Sc} distribution in neural and extraneural tissues of two cats with feline spongiform encephalopathy. BMC Veterinary Research. 2009;5:5-11.
71. Kortz GD, Meier WA, Higgins RJ, French RA, McKiernan BC, Fatzer R *et al.* Neuronal vacuolation and spinocerebellar degeneration in young Rottweiler dogs. Vet Pathol. 1997; 34: 296-302.
72. Van den Ingh TSGAM, Mandigers PJJ, van Nes JJ. A neuronal vacuolar disorder in young Rottweiler dogs. Vet Record. 1998; 142:245-7.
73. Andrade-Neto JP, Jardim LS, Alessi AC. Neuronal vacuolation in young rottweilers. The Veterinary Record; 1998. 116.
74. De Lahunta A, Summers BA. The laryngeal lesion in young dogs with neuronal vacuolation and spinocerebellar degeneration. Vet Pathol. 1998;35:316-7.
75. Eger CE *et al.* Progressive tetraparesis and laryngeal paralysis in a young Rottweiler with neuronal vacuolation and axonal degeneration: an Australian case. Aust Vet J. 1998;76:733-7.
76. Pumarola M *et al.* Neuronal vacuolation in young rottweiler dogs. Acta Neuropathol. 1999;97:192-5.
77. Salvadori C *et al.* Peripheral nerve pathology in two rottweilers with neuronal vacuolization and spinocerebellar degeneration. Vet Pathol. 2005;42:852-5.
78. Geiger DA *et al.* Inherited encephalomyelopathy and poly neuropathy in two boxer littermates. ACVIM Abstracts. 2006; 88.
79. Hall DG, Steffens WL, Lassiter L. Lafora bodies associated with neurologic signs in a cat 1998; 35:218-20.
80. Jian Z *et al.* Lafora's disease in an epileptic basset hound. New Zealand Vet J. 1990;38:75-9.
81. Landesberg G, Araujo JA. Behavior problems in geriatric pets. Vet Cl North Amer-Small Anim Pract. 2005;35:675-98.
82. Head E. Brain aging in dogs: parallels with human brain aging and Alzheimer's disease. Vet Therapeutics. 2001;2(3):247-60.
83. Iwatsubo T *et al.* Visualization of A beta 42(43) and A beta 40 in senile plaques with end-specific A beta monoclonals: evidence that an initially deposited species is A beta 42(43). Neuron. 1994;13:45-53.
84. Bird TD, Miller BL. Demência. In: Fauci AS. (eds.) Harrison Medicina Interna. 17. ed. vol. II. Rio de Janeiro: McGraw Hill; 2009. p. 2536-49.
85. Landsberg G. Diagnosing cognitive dysfunction syndrome. The compendium of continuous education 1993; 15: Supl. int.:193-4.
86. Head E. Oxidative damage and cognitive dysfunction: antioxidant treatments to promote healthy brain aging. Neurochem Res. 2009;34:670-8.
87. Roudebush P *et al.* Nutritional management of brain aging in dogs. J Am Vet Med Assoc. 2005; 227:722-8.
88. Liu J. The effects and mechanisms of mitochondrial nutrient α-lipoic acid on improving age-associated mitochondrial and cognitive dysfunction: an overview. Neurochem Res. 2008;33:194-203.
89. Landsberg G. Therapeutic agents for the treatment of cognitive dysfunction syndrome in senior dogs. Progress in Neuro-Psychopharmacology and Biological Psychiatry. 2005;29:471-9.

90. Gunn-Moore D, Moffat K, Christie LA, Head E. Cognitive dysfunction and the neurobiology of ageing in cats. J Small Anim Pract. 2007;48:546-53.
91. Araujo JA, Studzinski CM, Milgram NW. Further evidence for the cholinergic hypothesis of aging and dementia from the canine model of aging. Progress in Neuro-Psychopharmacology and Biological Psychiatry. 2005;29(3):411-22.
92. Azkona G *et al.* Prevalence and risk factors behavioural changes associated with age-related cognitive impairment in geriatric dogs. J. Small Anim Pract. 2009;50:87-91.
93. Osella MC *et al.* Canine cognitive dysfunction syndrome: Prevalence, clinical signs and treatment with a neuroprotective nutraceutical. Appl Anim Behav Science. 2007;105(4):297-310.
94. Neilson JC *et al.* Prevalence of behavioral changes associated with age-related cognitive impairment in dogs. J Am Vet Med Assoc. 2001;218:1787-91.
95. Hart BL. Effect of gonadectomy on subsequent development of age-related cognitive impairment in dogs. J Am Ve. Med Assoc. 2001;219(1):51-6.
96. Pugliese M *et al.* Severe cognitive impairment correlates with higher cerebrospinal fluid levels of lactate and pyruvate in a canine model of senile dementia. Progress in Neuro-Psychopharmacology and Biological Psychiatry. 2005;29(4):603-10.
97. Studzinski CM *et al.* Visuospatial function in the beagle dog: an early marker of cognitive decline in a model of human aging and dementia. Neurobiology of Learning and Memory. 2006; 86(2):197-204.
98. Landsberg G. Therapeutic options for cognitive decline in senior pets. J Am Anim Hosp Assoc. 2006; 42:407-13.
99. Hasegawa D *et al.* Measurement of interthalamic adhesion thickness as a criteria for brain atrophy in dogs with and without cognitive dysfunction (dementia). Vet Radio. & Ultras. 2005;46(6):452-7.
100. Dodd CE *et al.* Can a fortified food affect the behavioral manifestations of age-related cognitive decline in dogs? Veterinary Medicine. 2003;396-408.
101. Landesberg G, Ruehl W. Geriatric behavioral problems Veterinary Clinics of North America: Small Animal Practice. 1997;27(6):1537-59.
102. Turcani P, Turcani M. Propentofylline-pharmacological properties and therapeutic efficacy in the treatment of cerebrovascular diseases and dementia. Slovakofarma Revue. 1998;4:132-40.
103. Grome JJ, Hofmann, W, Gojowczyk, Stefanovich V. Effects of a xanthine derivative, propentofylline, on local cerebral blood flow and glucose utilization in the rat. Brain Res. 1996;740:41-6.
104. Tatalick LM, Marks SL, Baszler TV. Cerebellar abiotrophy characterized by granular cell loss in Brittany. Vet Pathol. 1993;30:385-8.

226 Epilepsia e Convulsão

João Pedro de Andrade Neto

Conceito e classificação

Convulsão é o distúrbio neurológico mais comum em medicina de pequenos animais. Em geral, os clientes ficam perturbados emocionalmente pela natureza imprevisível e violenta das crises convulsivas. Com tratamento apropriado, o paciente e o cliente podem geralmente manter uma boa qualidade de vida.[1]

Os termos epilepsia e convulsão não são sinônimos. Uma convulsão é a manifestação clínica da atividade elétrica anormal no encéfalo,[2] enquanto epilepsia define-se pela recorrência periódica e imprevisível de convulsões.[3] Convulsão é um evento específico no tempo, ou seja, é uma alteração comportamental transitória devido a disparos rítmicos, sincronizados e desordenados de populações de neurônios encefálicos.[3] Embora os mecanismos da formação de convulsão ainda sejam mal compreendidos, as causas de disparos anormais parecem envolver canais iônicos neuronais e um desequilíbrio entre as funções sináptica inibitória e excitatória.[4] Epilepsia é referida como múltiplas crises convulsivas ocorrendo por um longo período de tempo.[2] Não existe um consenso universal de um número mínimo de convulsões por período; entretanto, uma definição clínica útil seria duas ou mais crises durante 1 mês ou mais.[5] Nem toda convulsão está associada à epilepsia. Por exemplo, uma crise convulsiva pode ser uma reação de um encéfalo normal a um insulto transitório, como uma intoxicação ou doença metabólica, denominada convulsão reativa ou provocada. Assim que a convulsão cessar, quando a causa de base for resolvida, esse paciente não terá mais crises convulsivas, portanto não é um animal epiléptico.[2]

As crises convulsivas em geral ocorrem espontaneamente e são mais comuns à noite ou quando o paciente está em repouso ou dormindo. Em alguns pacientes, as convulsões são regularmente provocadas por um estímulo específico, denominadas epilepsia de convulsões reflexas. Os estímulos mais comumente reconhecidos em cães são barulhos, visitas a hospitais veterinários ou tosa.[1] Inicialmente as crises são infrequentes (a cada 4 semanas), mas sem terapia ou com terapia inadequada essas crises tendem a aumentar a frequência.[1]

Classificação das epilepsias

Epilepsia é basicamente dividida em sintomática e idiopática[2] (ou assintomática).[6] O termo epilepsia idiopática ou primária é utilizado quando nenhuma causa de base pode ser identificada e uma predisposição familiar é presumida; se as crises epilépticas forem o resultado de doença estrutural encefálica elas são, por definição, caracterizadas como epilepsia sintomática ou secundária. A frequência relativa entre epilepsia idiopática e epilepsia sintomática varia entre as espécies. Epilepsia idiopática é mais comum do que epilepsia sintomática, em cães, enquanto na espécie felina a epilepsia sintomática é mais comum.[7] Utiliza-se o termo epilepsia criptogênica para designar epilepsia na qual se sabe que existe uma doença de base para provocar crises convulsivas, mas não se confirmou o diagnóstico. A epilepsia criptogênica ou epilepsia sintomática provável é uma epilepsia com causa provável, mas a causa permanece obscura.[8] A epilepsia pode ser adquirida, como um resultado de qualquer insulto ao encéfalo, mesmo que a lesão encefálica original tenha sido curada e anatomicamente substituída por tecido cicatricial.[9]

Classificação das crises convulsivas

A classificação das crises convulsivas em animais é controversa e não pode ser diretamente correlacionada à que é utilizada em humanos.[10] Uma classificação atual, baseada na classificação da International League against Epilepsy, em 1989, prevê que as crises convulsivas são diferenciadas em três categorias de acordo com o quadro clínico, etiologia e resultados de eletroencefalograma (EEG) *ictal* e *interictal* (relacionados com a localização: parcial ou focal, crises generalizadas e crises epilépticas não classificadas).[9] A diferenciação no cão é que os resultados de EEG muitas vezes são escassos, especialmente aqueles no período *ictal*. Sem os traçados de EEG, não é possível diferenciar entre crises que são generalizadas daquelas que começam focalmente e se generalizam mais tarde.[9] Portanto, em veterinária não há uma classificação reconhecida internacionalmente, mas sim adaptada a partir da classificação utilizada em humanos. Em medicina veterinária, as crises convulsivas são classificadas ou de acordo com a etiologia ou com a sintomatologia apresentada pelos animais. Em relação à etiologia, as convulsões são comumente divididas em três grupos: crise convulsiva idiopática, sintomática e reativa.[2] As causas de convulsões reativas são doenças metabólicas endógenas ou intoxicações exógenas.[11] Em relação à manifestação clínica, basicamente dois grupos de tipos de convulsões são diferenciados: parcial ou generalizada. Crises convulsivas generalizadas refletem envolvimento de ambos os hemisférios cerebrais, enquanto as crises convulsivas de origem focal são aquelas nas quais os sintomas clínicos iniciais indicam atividade anormal em uma região de um hemisfério cerebral.[2] Convulsões parciais são subdivididas em simples e complexas (também conhecidas como psicomotoras). Denomina-se crise parcial simples quando a consciência estiver preservada e crise parcial complexa, quando a consciência estiver comprometida.[2] Crises generalizadas podem começar de crises parciais.[9]

Um tipo especial de crise epiléptica é uma condição denominada *status epilepticus*, caracterizada por atividade convulsiva prolongada.

Crises epilépticas parciais ou focais

As crises parciais ocorrem em regiões delimitadas do cérebro. Quando há preservação plena da consciência durante a crise, as manifestações são consideradas relativamente simples e a crise é denominada crise parcial simples. Se a consciência for comprometida, a sintomatologia é mais complexa, e a crise denomina-se crise parcial complexa.[12] Crises parciais podem terminar em uma crise generalizada.[1] De Lahunta[10] diferencia as crises parciais das focais: convulsão focal é uma descarga espontânea não clínica de um pequeno grupo de neurônios prosencefálicos sem nenhuma propagação. Ela pode ser observada no EEG e não deve ser confundida com crise parcial, a qual é uma entidade clínica. A crise parcial é uma crise focal que tem propagação limitada e é observada clinicamente. A natureza dos sinais clínicos refletirá a área do prosencéfalo, onde o foco da convulsão está localizado e consiste em graus variados de comportamento sensorial ou motores anormais com ou sem perda de consciência. Sinais clínicos lateralizados frequentemente indicam qual lado do cérebro está afetado.[10] Uma vez que a diferenciação necessita de traçados de EEG, técnica não muito utilizada em medicina veterinária, adotaremos a definição da maioria dos autores que consideram focal e parcial como sinônimos.[13]

Convulsão parcial simples é caracterizada por manifestações clínicas assimétricas com preservação da consciência. Há vários tipos de crises parciais simples, dependendo da área cortical afetada,[7] sendo denominadas como focal motora, sensorial, somatossensorial, autonômica e/ou com fenômenos psíquicos.[13] Elas não aparecem muito frequentemente em animais, e quando ocorrem, sinais motores são geralmente observados,[14] refletindo primariamente descarga anormal em neurônios motores sem nenhum distúrbio sensorial do paciente.[1] Crises focais com sinais motores são contrações rítmicas das musculaturas faciais e mastigatórias, movimentos anormais de um membro e desvio lateral da cabeça. Tremores episódicos, desvio lateral da cabeça, fasciculações musculares faciais, mioclonias esporádicas de cabeça e pescoço, sialose e midríase são exemplos. Em uma convulsão parcial simples, o envolvimento de membros ou face de um lado do corpo é considerado como sinal lateralizante e indica que o foco convulsivo ou a lesão está no hemisfério cerebral oposto.[1]

Convulsão parcial complexa indica algum distúrbio sensorial do paciente, o qual é expresso como anormalidade comportamental. Os animais que apresentam tais crises parecem confusos e estarão principalmente agitados. Eles mostram um olhar ausente e, no máximo, pupilas dilatadas, e ocasionalmente contrações dos músculos faciais. Distúrbios comportamentais são comuns. Latem e uivam sem causa aparente, geralmente mostram atividade involuntária, como movimentos de lambedura e mastigação, e também podem exibir comportamento defensivo ou agressivo. Este último comportamento é visto especialmente em gatos, os quais podem sofrer um estado de convulsões focais complexas durante horas.[14] Alguns exemplos de alteração comportamental são olhar para o infinito, corrida histérica, perseguição da cauda, automutilação do flanco, caçar moscas ou luz, agressão, fúria anormal ou apenas breve episódio de inconsciência. São também denominadas psicomotoras, pelo componente comportamental. Presença de comportamento anormal sugere foco convulsivo com envolvimento do sistema límbico.[1] Crise focal com comportamento anormal em humanos é representada por sensações anormais de pele e visão, que são difíceis de serem verificadas em veterinária, mas crises de manifestação de lambedura ou mastigação em uma região do corpo e "caçar moscas" são provavelmente causadas por sensações similares.[1] Crises parciais complexas – "caçar moscas", em que os animais abocanham uma mosca imaginária e em alguns casos até a engolem, são um tipo de crise mais comum no Cavalier King Charles Spaniel, embora seja também visto em outras raças, como Bernese Cattle Dog, Dachshund, Schnauzer miniatura e Old English Sheepdog.[15] Esses tipos de eventos são difíceis de serem diferenciados das chamadas doenças neuropsiquiátricas ou comportamentais sem uma avaliação do EEG.[9]

A crise focal com sinais autônomos consiste em sialorreia, vômitos, diarreia e aparente dor abdominal.[1] Um tipo de crise parcial é visto como manifestação de epilepsia idiopática em cães da raça Viszla. Os cães afetados exibem uma combinação de tremores em membros, olhar fixo, midríase e salivação intensa, sem qualquer distúrbio de consciência.[9]

Crises epilépticas generalizadas

Crises epilépticas generalizadas primárias são aquelas em que os sinais clínicos iniciais refletem envolvimento de ambos os hemisférios cerebrais.[2] Os animais não mostram sintomas iniciais.[14] Alteração da consciência é comum e pode ser o sintoma inicial. Manifestações motoras são bilaterais.[2] As crises generalizadas são causadas por descargas paroxísticas e sincrônicas em ambos os hemisférios cerebrais. Descargas epilépticas no EEG são sincrônicas bilateralmente e simétricas[14] (Figura 226.1). Em cães e gatos, as convulsões generalizadas predominam. Dependendo da intensidade dessas crises e da perda total ou comprometimento parcial da consciência, elas são designadas como generalizadas graves ou brandas.[14] Crises epilépticas generalizadas brandas estão frequentemente associadas à epilepsia verdadeira em Poodles. Nesta raça, o animal pode apresentar uma fase de aura, ou perceber que a crise está vindo e tentar rastejar até o proprietário.[16] As crises generalizadas podem ser subdivididas em crises generalizadas tônico-clônicas, tônicas, clônicas, mioclônicas, atônicas e de ausência:[2,14]

- Crise epiléptica generalizada tônico-clônica: antigamente denominadas de *grand mal*, são os tipos mais comuns de convulsões em cães e gatos.[1,17] Nas crises generalizadas tônico-clônicas, a primeira parte da convulsão é a fase tônica, durante a qual há contração contínua de todos os músculos. O animal tipicamente perde a consciência e cai para um dos lados em opistótono com os membros estendidos (Figura 226.2). A respiração em geral é irregular ou ausente e a cianose é comum.[2] As passagens respiratórias em cães e gatos raramente se tornam obstruídas pelas suas línguas, e os proprietários deverão ser alertados para manter seus dedos fora da boca dos animais durante a convulsão ou eles podem ser mordidos ou promover obstruções respiratórias.[16] Salivação, micção e defecação são comuns nesse tipo de crise convulsiva. A fase tônica tem a duração de 1 min ou mais e, após, dá lugar à fase clônica, durante a qual há contrações rítmicas dos músculos, manifestadas como se estivessem remando, repuxando os membros, ou com movimentos de mastigação. Essa fase clônica dura um período variável de tempo, mas geralmente não mais do que vários minutos. Alguns animais apresentam crise generalizada tônico-clônica mais suave, na qual a consciência é mantida.[2] Podem também apresentar vocalização durante as crises, causada pelo ar passando pela laringe contraída.[16] Em gatos, essas convulsões são frequentemente violentas com os animais sendo impelidos ao ar. A piloereção pode também ser observada em gatos[18]
- Crise epiléptica generalizada tônica: crises generalizadas nas quais a atividade motora consiste apenas em rigidez muscular generalizada sem uma fase clônica.[2] Essas convulsões ocorrem principalmente em cães, podendo durar poucos minutos a várias horas. São primariamente vistas em Poodles, Dachshunds e Terriers[14]
- Crise epiléptica generalizada clônica: caracterizadas por contrações musculares rítmicas. Elas se assemelham às crises generalizadas tônico-clônicas, mas sem a fase tônica. São mais raras em cães e comuns em gatos. Sem EEG é difícil distingui-las de crises convulsivas parciais complexas[14]

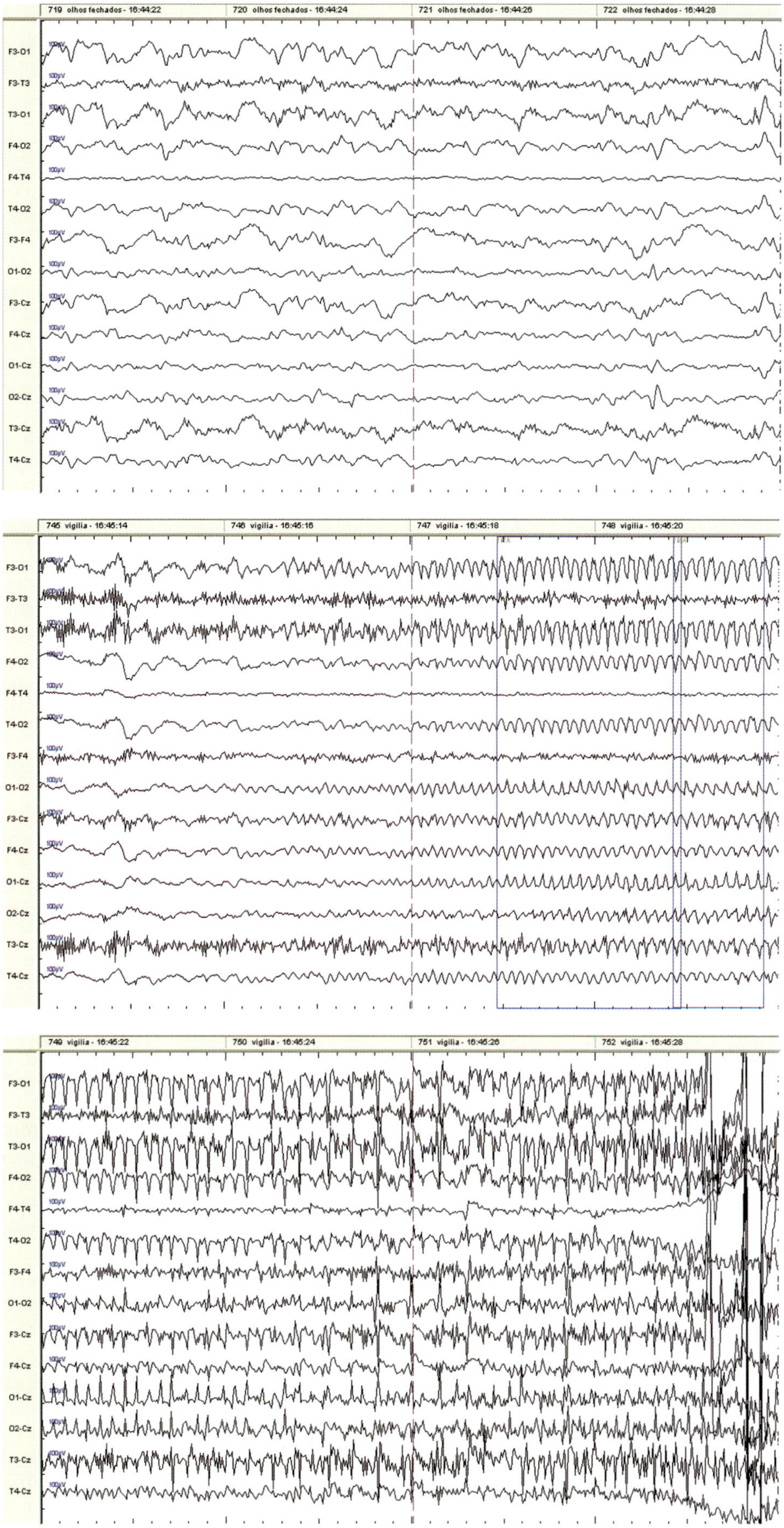

Figura 226.1 A. Eletroencefalograma de cão Pastor de Shetland mostrando ondas lentas de alta amplitude intercaladas com ondas rápidas de baixa amplitude. **B** e **C.** Surgimento de descargas epilépticas sincrônicas e simétricas bilateralmente.

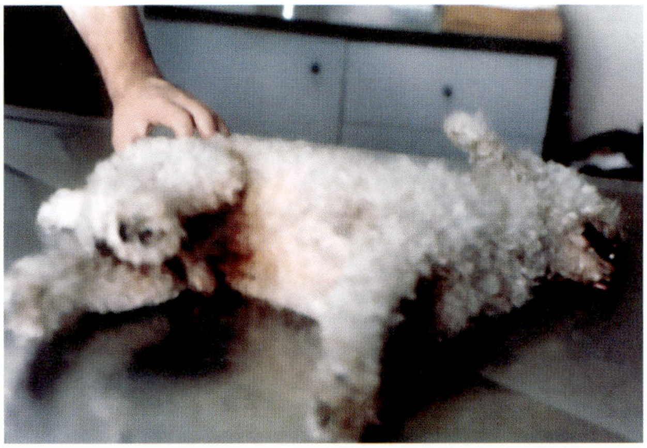

Figura 226.2 Crise epiléptica generalizada tonico-clônica.

- Crise epiléptica generalizada atônica: consiste em perda repentina e geralmente transitória de tônus muscular.[2] Essas crises raras podem se manifestar como uma breve queda da cabeça ou o paciente pode cair subitamente no chão.[1]
- Crise epiléptica generalizada mioclônica: caracteriza-se por contrações súbitas e rápidas de um ou mais músculos. Esse tipo de convulsão pode ser encontrado em cães com doença de Lafora. Schwartz-Porsche[14] tem visto esse tipo de crise em Basset Hounds
- Crise epiléptica de ausência: também denominada pequeno mal (*petit mal*) ou crise não convulsiva, em geral é chamada de crise de ausência devido à perda de consciência e à falta de atividade motora que geralmente é observada. A característica de EEG em humanos é a presença de 2 a 4 espículas-onda por segundo. Embora essas crises provavelmente existam em outras espécies não humanas, elas não são reconhecidas como um tipo de epilepsia em cães e gatos[7]
- Crise epiléptica generalizada secundária: outro subgrupo importante compreende as crises que começam como parciais e, em seguida, disseminam-se difusamente para todo o córtex, ou seja, crises parciais com generalização secundária.[12] Tanto as crises parciais simples quanto as complexas podem se transformar em crise generalizada secundária. A generalização pode ocorrer tão rapidamente que a origem focal, onde indica o foco epiléptico, pode não ser reconhecida e somente confirmada pelos registros eletroencefalográficos. Nesses traçados, descargas epilépticas assincrônicas e assimétricas podem ser vistas não só no início das crises como também nos intervalos entre as mesmas[14].

Status epilepticus

O *status epilepticus* (SE) é uma emergência neurológica com risco de morte, caracterizada por atividade convulsiva prolongada. O SE tem sido definido como uma crise epiléptica ou sequência de convulsões recorrentes persistindo por pelo menos 30 min, durante a qual o paciente não recupera a consciência normal. Muitos cães e gatos exibem crises epilépticas recorrentes dentro de um período de 24 h, denominadas convulsões em grupo.[19] O SE é relativamente frequente entre os cães apresentando epilepsia idiopática, mas pode ocorrer com doenças convulsivas de qualquer etiologia. Aproximadamente 60% dos pacientes com epilepsia idiopática requerem admissão para tratamento emergencial de SE em algum momento. Cães de grande porte são de alto risco.

Qualquer fenômeno involuntário, não usual, que seja episódico e recorrente naturalmente, deverá ser avaliado como um distúrbio convulsivo. Esses fenômenos incluem perda ou perturbação da consciência, tônus muscular ou movimentos voluntários excessivos ou diminuídos, atividade muscular visceral e alteração de comportamento.[10]

Fases das convulsões

Fase prodrômica ou *aura* é uma anormalidade duradoura que ocorre horas a dias antes de uma crise, como inquietação ou ansiedade.[20] É um período longo, indicando que a convulsão está próxima. Alguns proprietários percebem que seus cães vão ter convulsão com dias de antecedência, pela mudança no comportamento.[8] Pródromos nem sempre são reconhecidos. Uma aura é uma sensação subjetiva no início da crise antes que sinais sejam observáveis. A diferença entre pródromos e aura é que os pródromos são mais longos e não estão associados à atividade elétrica anormal no encéfalo.[20] Manifestações comuns de auras em animais são: esconder-se, procurar o proprietário, agitação ou vômitos somente antes da crise convulsiva. A aura geralmente dura segundos a minutos e é causada pela atividade elétrica anormal inicial do cérebro.[5,20]

Fase ictal ou *ictus* é a convulsão propriamente dita. Na maioria dos casos, o *ictus* dura apenas alguns minutos.[5]

Fase pós-ictal consiste em anormalidades transitórias na função encefálica que são causadas pelo *ictus* e aparecem quando termina a fase *ictal*.[5] Podem incluir desorientação, inquietação, ataxia, cegueira e surdez. Em alguns pacientes, essa fase pode durar alguns dias, especialmente após crises prolongadas.[1] O animal deverá ser observado nessa fase para detecção de alguns sinais que poderiam indicar atividade residual em um foco do encéfalo, quando de convulsões focais com generalização secundária. Andar em círculos para um lado, no período de recuperação, pode indicar uma lesão focal.[16]

Fase interictal é o período entre a resolução de qualquer sinal pós-ictal e o início de novo *ictus*.[5] O exame físico realizado nessa fase auxilia na diferenciação entre epilepsia idiopática e epilepsia sintomática.[16] O déficit neurológico, encontrado no exame físico, pode ser um processo em desenvolvimento associado a uma doença ativa ou lesão antiga, que é residual de alguma lesão prévia produzindo um foco convulsivo.[16] Animais com epilepsia idiopática não apresentam sinais neurológicos interictais, nem em relação aos exames laboratoriais.[14]

Patogenia e mecanismo de ação das drogas antiepilépticas

Em nível celular convulsões representam descargas hipersincrônicas anormais dos neurônios corticais. Um desequilíbrio existe entre mecanismos excitatórios e inibitórios que favorece o início súbito de excitação. Vários neurotransmissores têm papéis importantes na patogenia das convulsões.[21] Um encéfalo imaturo é mais propenso a convulsões do que um encéfalo maduro em razão das múltiplas mudanças que ocorrem durante o desenvolvimento. O encéfalo imaturo é influenciado por sistemas inibitórios e excitatórios, microambiente iônico e grau de mielinização.[6] A maturação encefálica depende dos sistemas excitatórios e inibitórios. Os sistemas inibitórios são cruciais para cessar a atividade convulsivante em um cérebro imaturo. O ácido gama-aminobutírico (GABA) é o neurotransmissor inibitório predominante no encéfalo. Os receptores para GABA podem selecionar condutância de cloro ($GABA_A$) ou potássio ($GABA_B$). Em contraste com o sistema inibitório, o sistema excitatório é superdesenvolvido. O glutamato é o neurotransmissor excitatório mais importante no encéfalo e vários subtipos de receptores existem, incluindo N-metil-D-aspartato (NMDA), cainato e ácido α-amino-3-hidroxi-5,4-metil-isoxasolpropiônico (AMPA).[6] Estudos ultraestruturais, comparando encéfalos imaturos de ratos com encéfalo de ratos adultos, mostram que os terminais de GABA em encéfalos imaturos são menores e contêm menos vesículas sinápticas. Do mesmo modo, há menos sinapses e concentrações menores de receptores GABAérgicos.[6]

O neurônio é polarizado no estado de repouso, sendo o interior negativo (–70 mV) em relação ao exterior, e mantido pela ação das bombas de Na^+/K^+ que colocam três íons sódio para fora da célula e dois íons potássio para dentro, mantendo um potencial de repouso da membrana com baixa concentração de potássio para fora da célula. Se ocorrer permeabilidade de sódio ou cálcio para dentro da célula, ocorrerá um influxo de carga positiva, causando despolarização. Uma onda de despolarização é então propagada para outras partes da célula na forma de potencial pós-sináptico excitatório ou potencial de ação. Se a membrana plasmática se tornar seletivamente permeável ao cloro, a célula se tornará hiperpolarizada devido ao influxo de carga negativa e o potencial pós-sináptico inibitório é produzido.[7] Esse mesmo estado de hiperpolarização é alcançado quando os canais de potássio são ativados. Em sua maioria, os canais iônicos nas membranas neuronais são ou canais de ligantes ou canais voltagem-dependentes. Os neurotransmissores liberados pré-sinapticamente ativam canais de íons dependentes de ligantes pós-sinapticamente.[7] Os canais controlados por voltagem existem em três estados funcionais: em repouso (durante o potencial de repouso normal eles permanecem fechados), ativado (a despolarização breve favorece a sua abertura) e inativado (estado de bloqueio devido a uma oclusão tipo alçapão do canal, efetuada por um apêndice móvel situado na porção intracelular da proteína do canal).[13] Muitos canais de sódio ficam no estado inativado depois da passagem do potencial de ação; depois que o potencial de membrana retorna a seu valor de repouso, os canais inativados também retornam a esse estado de repouso, ficando assim disponíveis para nova ativação. Enquanto isso, a membrana estará temporariamente refratária. A duração do período refratário é que determina a frequência máxima dos potenciais de ação e depende da taxa de recuperação do estado de inativação.[13] Após cada despolarização, canais de sódio voltagem-dependentes adotam um estado inativo e permanecem refratários à reabertura por um período de tempo. Enquanto esses canais forem incapazes de se abrir, os disparos repetitivos rápidos diminuirão e a propagação da atividade convulsiva elétrica para regiões adjacentes do encéfalo estarão reprimidas.[3] A estabilização e o prolongamento desse estado de inatividade parece ser o mecanismo primário de ação de fenitoína, carbamazepina, lamotrigina e pode ser uma contribuição das ações anticonvulsivantes de fenobarbital, oxcarbazepina, valproato, topiramato e zonisamida,[3] portanto a maioria das drogas antiepilépticas (DAE) age nos canais de sódio no estado inativado, impedindo-os de retornar ao estado de repouso e, desse modo, reduzindo o número de canais funcionais disponíveis para produzir potencial de ação.[13] As origens da epileptogênese ainda não são bem entendidas. A maior parte dos conhecimentos atuais de epilepsia deriva de estudos de convulsões parciais ou convulsões parciais com generalização secundária após danos cerebrocorticais estruturais. Registros eletrofisiológicos de neurônios individuais dentro de um foco epiléptico revelam períodos de despolarização exagerada que coincidem com atividade de espícula interictal na superfície do crânio. Essa despolarização prolongada, denominada "despolarização paroxística", acredita-se que se origine da zona dendrítica do neurônio. Tanto o influxo de cálcio quanto o influxo de sódio dão origem a essa despolarização.[7]

Em humanos, as alterações na estrutura ou função de um canal iônico, causadas por mutações em um gene codificador de uma das subunidades dos canais, são denominadas canalopatias[3] associadas a vários tipos de epilepsia generalizados idiopáticos; alterações menores na estrutura ou expressão dos genes, contudo, podem predispor a variações individuais e acarretar crises parciais.[3]

As DAE agem potencializando a ação do GABA, inibindo a função dos canais de sódio e cálcio ou agindo em receptores excitatórios:[22]

- Potencialização da ação do GABA: vários fármacos atuam por meio da ativação dos receptores $GABA_A$ promovendo a abertura de canais de cloro (benzodiazepínicos, barbitúricos, vigabatrina e tiagabina)[22]
- Inibição da função dos canais de sódio e cálcio: várias DAE (fenitoína, carbamazepina, valproato e lamotrigina) afetam a excitabilidade da membrana celular por meio do bloqueio dos canais de sódio voltagem-dependentes[22]
- Ações em receptores excitatórios: inibição da liberação do glutamato (lamotrigina).[22]

Recentemente foram descobertos outros mecanismos de ação das DAE: regulação dos canais de cálcio dependentes de voltagem do tipo T (pregabalina e levetiracetam) e abertura de canais de potássio voltagem-dependentes dos neurônios (retigabina).[4]

Etiologia das crises convulsivas

Dependendo da localização primária do distúrbio convulsivo, dois grupos principais podem ser significativos: distúrbios convulsivos de origem intra e extracraniana.[14] Convulsões de origem intracraniana incluem epilepsia idiopática e crises convulsivas resultantes de doenças encefálicas estruturais, enquanto crises convulsivas de origem extracraniana incluem certas doenças metabólicas e tóxicas.[14] As doenças intracranianas são classificadas de acordo com a natureza das lesões:

- Doenças degenerativas (p. ex., doenças do armazenamento lisossomal)
- Malformações (hidrocefalia, lissencefalia)
- Doenças inflamatórias/infecciosas
- Trauma cranioencefálico
- Doenças vasculares
- Neoplasias.

As doenças extracranianas incluem:

- Hipoglicemia (p. ex., insulinoma)
- Encefalopatia hepática (p. ex., desvio portossistêmico)
- Distúrbios eletrolíticos
- Uremia
- Hipoxemia
- Hiperlipidemia
- Hipertermia
- Parasitismo intestinal[10]
- Intoxicação exógena.[16]

O diagnóstico diferencial de convulsões em cães e gatos pode também ser relacionado com a faixa etária: cães e gatos com idade até 12 meses, animais com idade entre 1 e 5 anos ou com mais de 5 anos.[16] Em animais jovens, as afecções mais comuns são anomalias de desenvolvimento, doenças degenerativas, metabólicas, nutricionais, inflamatórias, traumáticas, intoxicação exógena e raramente a epilepsia idiopática.[6] Animais adultos apresentam principalmente epilepsia idiopática, enquanto nos idosos, as afecções mais comuns responsáveis por crises convulsivas são neoplasia, doenças vasculares, doenças degenerativas e distúrbios metabólicos (Quadro 226.1).[14,16,21]

Hidrocefalia congênita ou adquirida é um diagnóstico diferencial comum em cães ou gatos com convulsões.[6] É a causa mais comum de convulsão em cães com menos de 1 ano de idade.[6,21] A hidrocefalia congênita geralmente representa a manifestação secundária de desenvolvimento (p. ex., malformação Chiari-*like* tipo 1) ou doença adquirida (p. ex., exposição perinatal a toxinas ou doença infecciosa).[6] Outros distúrbios de desenvolvimento que podem causar convulsões são a lissencefalia e a porencefalia. A lissencefalia é a ausência congênita de sulcos e giros do córtex cerebral. Tem sido descrita em cães das raças Lhasa Apso, Fox Terrier de pelo duro, Setter Irlandês e em um gato. Os animais afetados podem apresentar alterações comportamentais, déficits visuais e proprioceptivos, além das crises convulsivas.[21] Porencefalia é uma malformação cística do cérebro que em geral se comunica com o ventrículo lateral ou espaço subaracnoide. Pode ser congênita ou adquirida (degenerativa).[21]

Quadro 226.1 Causas de convulsões em cães e gatos.[10,34,35,45,56,60]

Anomalias de desenvolvimento
- Hidrocefalia
- Lissencefalia
- Outras malformações: hidranencefalia, porencefalia, polimicrogiria, agenesia do corpo caloso e cisto aracnoide intracraniano

Doenças degenerativas
- Doença do armazenamento lisossomal
- Encefalopatia espongiforme
- Degeneração neuronal multissistêmica
- Glicoproteinose neuronal (doença de Lafora)
- Síndrome da disfunção cognitiva

Metabólicas
- Encefalopatia hepática: desvio postossistêmico e doença hepática grave
- Displasia microvascular hepática
- Hipoglicemia: em cães *toy*; glicogenose e hiperinsulinismo
- Hipoxemia: doenças respiratórias e cardíacas
- Hipocalcemia
- Lipidemia

Nutricional
- Deficiência de tiamina

Inflamatórias/infecciosas
- Encefalite infecciosa: vírus, bactérias, fungos, protozoários etc.
- Encefalite inflamatória: meningoencefalite granulomatosa, encefalite necrosante, meningoencefalite eosinofílica

Trauma cranioencefálico

Intoxicação exógena
- Plantas
- Metais pesados
- Inseticidas: organofosforado, carbamato etc.
- Outros: consumo excessivo de chocolate etc.

Epilepsia
- Epilepsia idiopática
- Epilepsia adquirida (pós-traumática, pós-encefalite)

Doenças vasculares
- Acidente vascular isquêmico (regional ou global)
- Acidente vascular hemorrágico

Neoplasias
- Primárias: oriundas do encéfalo (p. ex., meningioma e glioma)
- Secundárias: primárias oriundas de estruturas vizinhas ou metástases

Doenças do armazenamento lisossomal causam convulsões pela interferência no metabolismo neuronal ou acúmulo de subprodutos intracelularmente.[6] Os eventos convulsivos, que ocorrem com algumas doenças de armazenamento lisossomal, geralmente se manifestam nos estágios mais avançados da doença.[6]

Qualquer doença inflamatória ou infecciosa tem o potencial de causar convulsões se invadir o prosencéfalo. O vírus da cinomose canina é provavelmente a causa infecciosa mais comum de convulsão em cães. As crises convulsivas podem aparecer sem uma doença clínica notável ou ocorrer muito depois da resolução da doença.[21] Em relação às encefalites inflamatórias, a meningoencefalite granulomatosa é uma causa comum de doença inflamatória responsável pelas convulsões em cães.[21]

A insuficiência de um dos órgãos principais (p. ex., fígado) ou das glândulas endócrinas pode produzir alterações nos eletrólitos ou glicose ou no acúmulo de produtos tóxicos, os quais resultam em convulsões.[21] Nesse sentido, convulsões podem estar associadas a vários distúrbios metabólicos, como hipoglicemia, hipocalcemia, hipomagnesemia, hipoxemia, distúrbios hepáticos, insuficiência renal em fase terminal, desequilíbrio acidobásico, particularmente alcalose, e distúrbios de osmolaridade.[16] A função do sistema nervoso normal depende de um ambiente bem harmonizado. Reciprocamente, a homeostasia do corpo é coordenada pelo sistema nervoso por meio dos sistemas somático, autônomo e neuroendócrino. Doenças que alteram a homeostasia frequentemente têm efeitos profundos no sistema nervoso.[21] Síndromes hipoglicêmicas e hepatoencefalopatia são as doenças mais comuns nessa categoria.[21] A hipoglicemia na qual a concentração de glicose estiver abaixo de 40 mg/dℓ pode precipitar neuroglicopenia, manifestada por depressão, hipotermia, fraqueza, convulsão e coma.[6] Em filhotes de cães, a hipoglicemia pode ocorrer associada a infestação parasitária grave ou dieta inadequada. Cães *toy* jovens podem desenvolver hipoglicemia quando estressados, por incapacidade de armazenar adequadamente o glicogênio no fígado ou inabilidade de realizar gliconeogênese quando da depleção do glicogênio hepático. Cães de caça não alimentados pela manhã ou durante o dia de caça podem apresentar colapso ou convulsões associadas à hipoglicemia após exercícios exaustivos. Outra causa de hipoglicemia ocorrem em cães ou gatos com faixa etária acima de 5 anos, associada à secreção endógena excessiva de insulina ou de substâncias semelhantes à insulina por tumores pancreáticos ou não pancreáticos, respectivamente.[16] Muitas toxinas afetam o sistema nervoso central (SNC), podendo causar mudanças bioquímicas. São potencialmente reversíveis, enquanto outras produzem danos estruturais. Muitas dessas toxinas podem causar convulsões.[21] A intoxicação exógena deverá ser considerada quando um animal apresentar SE e não tiver histórico prévio de convulsões.[16]

O trauma cranioencefálico em cães e gatos é uma entidade relativamente comum, sendo geralmente ocasionado por acidentes automobilísticos, quedas, brigas com outros animais ou acidentes com arma de fogo.[14] Convulsões podem ser vistas imediatamente após trauma craniano agudo, como resultado de lesão neuronal direta, ou ocorrer muitas semanas ou até anos após, pelo desenvolvimento de um foco decorrente de cicatrização encefálica no local da lesão inicial.[21]

A neoplasia intracraniana, tanto primária como secundária, afetando córtex cerebral e região rostral do tronco encefálico, pode causar convulsões.[16,21] Pode ocorrer em qualquer idade, mas é mais comum em cães e gatos idosos.[16] A atividade convulsiva é causada por uma anormalidade em neurônios adjacentes à neoplasia, que sejam comprimidos ou deformados ou que tenham suprimento sanguíneo insuficiente, uma vez que tumores encefálicos não são eletricamente ativos.[21] A convulsão pode ser o primeiro sinal de um tumor encefálico. Déficits neurológicos podem não estar aparentes até semanas ou meses após o início das convulsões, especialmente se a massa estiver em córtex cerebral.[21]

A epilepsia idiopática é causada por doenças funcionais do encéfalo, nas quais ambos os hemisférios cerebrais são afetados por descargas neuronais paroxísticas. Com exceção de microdisgenesia, nenhuma lesão neurológica pode ser observada.[14] Contudo, crises convulsivas graves, crises em grupos ou SE podem causar lesões que consistem em necrose neuronal laminar, atrofia e gliose, que são na maioria das vezes vistas bilateral e simetricamente na região hipocampal em cães e gatos. Essas lesões podem desenvolver um foco secundário.[14]

Os poucos relatos da incidência de epilepsia em gatos mostram alterações nas frequências de epilepsia idiopática em relação à epilepsia sintomática, assim como em relação às causas em epilepsia sintomática. Parent e Quesnel[18] relatam como causas mais comuns de crises convulsiva nessa espécie meningoencefalites de causa desconhecida ou por toxoplasmose, vírus da peritonite infecciosa felina, vírus da leucemia felina e vírus da imunodeficiência felina; a segunda causa mais comum é a encefalopatia isquêmica cerebral. Outras causas são: meningioma, trauma craniano, abscesso cerebral e epilepsia idiopática, que em gatos é muito rara.[18] Pakozdy *et al.*[23] mostraram prevalência de 38% em gatos com epilepsia idiopática e como causas mais frequentes de epilepsia sintomática as neoplasias (12,8%), seguidas de necrose hipocampal (11,2%) e raramente de doença infecciosa (1,6%).

Prevalência e características clínicas da epilepsia idiopática

Cães com epilepsia idiopática sofrem as primeiras crises convulsivas entre 1 e 5 anos de idade, embora as convulsões possam ocorrer antes dos 6 meses ou tão tardiamente quanto aos 10 anos de idade.[8,14,16,17] Em Golden Retrievers, 40% dos cães estão com mais de 3 anos ou menos de 1 ano de idade quando apresentam a primeira crise, ao passo que em Bernese Cattle Dogs, 20% têm menos de 1 ano de vida e 18% são mais velhos que 3 anos.[9]

Aproximadamente metade dos cães que apresentam crises convulsivas é afetada pela epilepsia idiopática. Contudo, há algumas raças que são mais comumente afetadas do que outras: Border Collie, Cocker Spaniel, Collie de pelo áspero, Dachshund, Greater Swiss Mountain Dog, Horak's Laboratory Hound, Setter Irlandês, Schnauzer miniatura, Poodle, São-bernardo e Fox Terrier de pelo duro. Uma base genética tem sido determinada em Beagle, Pastor-belga, Bernese Battle Dog, Boxer, Pastor-alemão, Golden Retriever, Keeshond, Labrador Retriever, Pastor de Shetland e Viszla.[9] No passado, crises generalizadas tônico-clônicas eram consideradas o tipo mais comum de convulsões em cães que apresentavam epilepsia idiopática. Entretanto, observações mais recentes revelam que isto não é verdadeiro, porque cães com epilepsia idiopática podem ter uma variedade de crises focais, incluindo crises generalizadas secundárias, e alguns deles apresentam mais de um tipo de convulsão.[24] O Keeshond apresenta herança autossômica recessiva; nas demais raças, o modo de herança é complexo. Parece que mais de um gene é responsável pela hereditariedade da epilepsia idiopática na maioria das raças, e que fatores ambientais podem também ter um papel na epilepsia. O sexo parece contribuir em algumas raças. Uma predisposição significativa em cães machos tem sido vista em Beagle, Golden Retriever e Bernese Cattle Dog,[9] e recentemente documentada em Irish Wolfhound.[25] Em Poodle Standard, um estudo envolvendo 30 cães com epilepsia idiopática sugeriu fortemente que o modo de herança nesta raça seja hereditário com modo autossômico recessivo simples (um gene), penetrância completa ou quase completa e frequência gênica de 0,428.[26] Concluiu-se que 93% dos cães tinham crises de início focal com ou sem generalização secundária. A idade média foi de 3,7 anos; seis animais apresentaram início do quadro com mais de 5 anos.[26] Em Irish Wolfhounds foi diagnosticada epilepsia idiopática em 18,3% dos cães avaliados em 115 ninhadas. A primeira crise convulsiva ocorreu em animais com 3 anos de idade em 73% dos casos. Os machos foram mais afetados do que as fêmeas (61,6% × 38,4%), e neles a média de idade de início das crises foi mais tardia. A expectativa de vida desses cães afetados foi de 2 anos a menos quando comparados com a média de tempo de vida da população de Irish Wolfhounds. O índice de hereditariedade foi de 0,87. Nenhuma herança simples explicou o padrão dos cães afetados e marcas de herança dominante ou ligada ao sexo eram notadamente ausentes.[25] Entender o modo de herança da epilepsia idiopática é importante porque o seu conhecimento pode auxiliar os criadores a desenvolver estratégias de reprodução, reduzindo a incidência dessa afecção. Se o gene causador for identificado, isto permitirá um teste sanguíneo para que os criadores utilizem em programas de reprodução, isolando animais que apresentem esse defeito genético.[26]

A frequência das crises convulsivas varia muito, ocorrendo entre várias crises diárias até menos de uma por ano.[27,28] As convulsões são mais comuns durante o repouso ou o sono.[23] Embora a maioria das crises ocorra espontaneamente, elas podem ser precipitadas por uma série de fatores. Em humanos, privação de sono, estresse emocional, menstruação, falta de medicamento ou doença concomitante são reconhecidos. Fatores similares são provavelmente importantes no desencadeamento das crises convulsivas em alguns animais.

Convulsões reflexas são crises que podem ser provocadas por estímulos ou eventos específicos.[2] O gatilho mais comum em humanos é luz intermitente, geralmente da televisão. Outros gatilhos incluem imersão em água quente, leitura, certos sons e comida. Na convulsão reflexa, o gatilho é específico e a latência entre o gatilho e a crise é curto (segundos a minutos).[2]

A epilepsia idiopática é muito menos comum em gatos, comparados com cães, portanto temos menos dados nessa espécie. Como uma base genética não tem sido documentada em gatos, a epilepsia felina deve ser mais sintomática do que idiopática. Contudo, epilepsia idiopática ocorre em gatos e a idade de início também é de 1 a 5 anos.[29] Schriefl *et al.*,[29] avaliando a incidência de crises convulsivas em 91 gatos, concluíram que 22% apresentaram crises reativas, 50% crises sintomáticas, 25% idiopática ou presumivelmente idiopáticas e 3% síncope cardíaca. Crises focais com ou sem generalização secundária foram descritas em 52% dos gatos, enquanto crises generalizadas com ou sem SE foram relatadas em 48%.

A média de idade em crises sintomáticas foi de 3,5 anos, enquanto em crises reativas foi de 8,2 anos e em crises sintomáticas, de 8,1 anos. Concluiu-se nesse trabalho que gatos com crises idiopáticas vivem mais tempo que os demais gatos que apresentam outros tipos de crises, mas não muito.[29] Em outro trabalho, há relatos de que aproximadamente 5 a 10% de todos os gatos com crises epilépticas apresentam epilepsia idiopática.[9]

A síndrome da hiperestesia em gatos, de etiologia desconhecida, presume-se que seja um tipo de epilepsia idiopática.[9] Essa síndrome, especialmente em gatos Siameses, Birmaneses, Himalaios e Abissínios, é caracterizada por contração, agitação ou ondulação da pele ao longo da região lombar, a qual pode ocorrer espontaneamente ou ser induzida quando a região é tocada levemente.[16] Os sinais predominantes dessa doença são distúrbios de comportamento e alucinações. A maioria desses animais começa com a lambedura incontrolada de um membro, que pode durar alguns segundos ou minutos. Depois contrações leves dos músculos toracolombares ocorrem. Esses espasmos se tornam mais pronunciados com contrações que afetam todos os músculos epiaxiais e podem durar vários minutos.[9] Casos discretos podem apenas exibir excessivo enrugamento da pele. Outros casos podem ter crises contínuas de enrugamento de pele e espasmos musculares, mostrando comportamento histérico, como corrida incontrolada, saltos e vocalização excessiva.[16] Os animais afetados podem atacar uma região do corpo e histericamente morder, lamber e dilacerar os pelos das regiões lombar ou anal, flanco e cauda.[16] Eles apresentam provável perda de consciência e logo em seguida começam a correr em torno de si mesmos incontrolavelmente.[9]

Diagnóstico

Os objetivos para avaliação diagnóstica em pacientes que apresentam crises convulsivas consistem em determinar a causa de base, avaliar o prognóstico para verificar a possibilidade de recorrência e estabelecer se medicações antiepilépticas são necessárias para o tratamento.[8] Uma história acurada e detalhada é fundamental para o diagnóstico. Tipo e duração da convulsão propriamente dita e aparecimento, evolução, frequência e duração do distúrbio convulsivo ajudam a determinar se há uma doença ativa afetando o cérebro ou se o animal tem epilepsia idiopática.[16] O início agudo de convulsões graves e frequentes pode indicar um processo infeccioso, tóxico, nutricional, metabólico ou neoplásico, enquanto distúrbios convulsivos intermitentes, sem anormalidades neurológicas outras além das convulsões, são mais indicativos de epilepsia idiopática.[16] Ambiente, nutrição, imunização, complicações de parto, lesões ou doenças prévias,[14] exposição a produtos tóxicos, medicamentos prescritos,[2] idade de início das convulsões, ocorrência possível de sinais de localização antes e durante as crises e sinais interictais podem fornecer dicas diagnósticas importantes.[14] A descrição das crises convulsivas feita pelo proprietário, sua frequência, duração e o comportamento do paciente no período entre as crises são registrados.[2] A causa das crises convulsivas está frequentemente relacionada com a idade em que o animal apresentou a primeira convulsão. Crises convulsivas durante o primeiro ano de vida são geralmente devidas a malformações, trauma, doenças inflamatórias ou infecciosas, assim como doenças metabólicas ou tóxicas. A epilepsia idiopática geralmente torna-se aparente entre 1 e 4 anos de idade. Acima dessa faixa etária, as causas são decorrentes de lesões estruturais (p. ex., neoplasia) e doenças metabólicas (p. ex., hipoglicemia induzida por insulinoma).[14]

Pergunta-se por qualquer sinal focal no início das crises, desvio lateral da cabeça ou contração de um membro. Qualquer anormalidade antes ou depois da crise deverá ser caracterizada. Verifica-se também se o evento ocorre em certo horário do dia ou em associação a situações como alimentação ou exercícios. Uma vez que a maioria das crises convulsivas não é vista pelos clínicos, as observações dos proprietários são extremamente importantes. Alguns clientes filmam os episódios, auxiliando os clínicos.[2] Qualquer anormalidade interictal deverá ser notada, como mudança de comportamento, marcha, apetite, peso ou hábitos de sono. O proprietário é, frequentemente, a melhor pessoa para identificar mudanças sutis na personalidade ou comportamentos que não sejam aparentes para o clínico no consultório.[2] Finalmente, é essencial que o veterinário entenda o estilo de vida do cliente e a relação com o seu animal de estimação. O prognóstico para epilepsia depende muito do nível de cuidado que o cliente dispõe ao seu animal e capacidade de lidar com o impacto da sua doença em relação à sua família.[2] Uma convulsão em um animal mais velho pode indicar o início de um processo de doença ativa, enquanto em um animal jovem é mais provável que seja epilepsia idiopática.[16]

Um exame físico minucioso é importante para detectar sinais de doença sistêmica que poderiam sugerir uma causa para as convulsões. A realização de exame neurológico completo detectará qualquer déficit neurológico persistente. As lesões cerebrais em geral causam déficits relativamente sutis e focais, como posicionamento proprioceptivo diminuído de um lado ou cegueira em um campo visual. Devemos ter cuidado ao interpretar o exame pouco depois de uma convulsão, porque um déficit generalizado, como ataxia, depressão ou cegueira, pode ser o resultado de distúrbios *pós-ictais* e não necessariamente indicativo de uma doença encefálica. A repetição do exame em 24 a 48 h poderá ser necessária para determinar se qualquer déficit persistiu.[2]

A epilepsia idiopática implica recorrência de crises convulsivas sem uma causa reconhecida,[9] portanto é um diagnóstico clínico baseado em idade típica de início, ausência de anormalidades na fase interictal e exclusão de outras causas. A epilepsia sintomática deverá ser suspeitada quando:

- As crises convulsivas começarem antes de 1 ano de idade
- Ocorrer crise com início após 5 anos
- O paciente apresentar crises parciais
- Houver início súbito de múltiplas crises
- Houver anormalidade interictal detectada no histórico, exame físico ou testes laboratoriais.[27]

Se uma crise isolada for observada, um exame físico geral e neurológico completo é indicado. Se os resultados forem normais, investigações adicionais podem não ser necessárias imediatamente. Se os resultados desses exames forem anormais após 24 h da crise, então investigações adicionais devem ser realizadas. Nas primeiras 24 h, após a atividade convulsiva, o exame neurológico pode mostrar alterações não compatíveis com a doença.[9]

Hemograma completo e perfil bioquímico são indicados para qualquer animal que apresente uma ou mais convulsões. A determinação do chumbo sanguíneo é realizada em pacientes com possível exposição ao chumbo, pacientes de áreas com alta incidência de intoxicação por chumbo e em animais com menos de 1 ano de vida. Concentrações de ácidos biliares séricos pré e pós-prandiais, níveis de amônia e estudos ultrassonográficos podem identificar um desvio portossistêmico em cães jovens.[6] Em felinos, a mensuração sérica dos ácidos biliares não tem valor, uma vez que nessa espécie a encefalopatia hepática raramente causa convulsões e, se presentes, são acompanhadas por distúrbios comportamentais intensos.[18] Estudo de imagem do encéfalo (tomografia computadorizada [TC]) e ressonância magnética [RM] e análise do líquido cefalorraquidiano (LCR) são indicados em pacientes com déficits neurológicos, crises convulsivas focais, convulsões refratárias à terapia com fármacos, quando o início das crises ocorrer em animais com menos de 1 ano ou mais de 5 anos e em qualquer gato com crises recorrentes.[2]

Os procedimentos diagnósticos apropriados em cães e gatos que apresentam crises convulsivas podem ser divididos em procedimentos que requeiram ou não anestesia. Exames que não requerem anestesia são: hemograma, perfil bioquímico (função renal e hepática, glicemia e cálcio sérico) e urinálise. Esses exames alterados mostram doenças metabólicas ou tóxicas para a causa das convulsões. Testes adicionais são necessários quando a suspeita envolver um órgão específico: concentrações de ácidos biliares pré e pós-prandiais, cintilografia e estudos ultrassonográficos para o diagnóstico de anomalia portossistêmica.[6] Em animais com anormalidades no exame físico utiliza-se ultrassonografia transcraniana ou EEG. Pode-se utilizar ultrassonografia transcraniana quando a fontanela bregmática estiver aberta, para diagnóstico de hidrocefalia ou cistos aracnoides. EEG auxilia no diagnóstico de hidrocefalia e encefalite, embora os traçados de EEG em animais com menos de 5 meses de idade possam mimetizar doenças cerebrais. Vários estudos indicam que cães com epilepsia idiopática geralmente apresentam anormalidades no EEG interictal, tais como descargas focais ou generalizadas intermitentes, mas isso não tem valor diagnóstico. Mais pesquisas são necessárias para determinar se essas anormalidades são específicas da epilepsia idiopática ou ocorrem em pacientes com outros tipos de epilepsia.[2] Testes imunológicos para vírus são difíceis de serem realizados em filhotes com suspeita de doença inflamatória, devido à presença de anticorpos circulantes de imunidade materna, vacinação ou exposição ao meio.[6] Em procedimentos que necessitam de anestesia geral, temos a coleta do LCR para diagnóstico de doenças inflamatórias e imagens de RM ou TC, quando a suspeita for de anormalidades estruturais relacionadas com malformações intracranianas, doenças inflamatórias e neoplasias.[6] Uma vez que a atividade convulsivante pode prejudicar a barreira hematencefálica, a coleta do LCR não deverá ser realizada imediatamente após crise convulsiva grave, porque pleocitose e aumento de proteína pós-ictal podem ocorrer e nos iludir.

Cães com epilepsia idiopática ocasionalmente apresentam alterações em imagens de RM que são provavelmente o efeito e não a causa das convulsões repetidas. Esses cães podem ter lesões simétricas ou assimétricas bilateralmente no lobo piriforme, na porção adjacente hipocampal do lobo temporal, ou ambos. Lesões similares têm sido descritas nos lobos frontais e parietais e menos comumente no giro do cíngulo e no tálamo.[10] As lesões são tipicamente hipointensas em T1WI e hiperintensas em T2WI e FLAIR, e podem ou não ter escasso realce pós-contraste. Essas imagens geralmente são transitórias e não são visíveis na repetição de imagens, quando as crises são controladas. Tais lesões consistem em edema, proliferação vascular, perda neuronal, astrogliose reativa e ocasionalmente necrose.[10] Achados similares são relatados em humanos, provavelmente pelo efeito citotóxico do ácido glutâmico acumulado.[10]

Tratamento e prognóstico da epilepsia

Quando começar o tratamento

O sucesso no tratamento dependerá profundamente da educação e da cooperação do cliente.[30] O início da terapia em pacientes apresentando crises convulsivas dependerá da frequência das crises e da atitude do proprietário à terapia médica. Alguns proprietários não gostam da ideia de tratar seus animais de estimação, enquanto outros não toleram mais do que algumas crises anuais. A decisão de iniciar a terapia deverá ser feita no mérito de cada caso.[31] Geralmente não se recomenda tratamento para animais que apresentaram uma crise ou enquanto estivermos estabelecendo o diagnóstico, a menos que as crises sejam frequentes ou graves ou ocorram em grupos.[21] Podell[8] comenta que a decisão de iniciar a terapia com DAE baseia-se em causa de base, tipo e frequência das convulsões na avaliação diagnóstica. Portanto, o início de monoterapia é aplicado quando o paciente apresentar uma causa estrutural identificável, se ocorrer SE, duas ou mais crises isoladas em um período de 6 semanas, dois ou mais episódios de crises múltiplas em um período de 8 semanas ou se a primeira crise ocorrerem dentro de 1 semana pós-trauma.[8] Geralmente se iniciam quando ocorrerem 4 a 6 crises dentro de um período de 6 meses, se as crises começarem a se desenvolver com frequência ou forem prolongadas, e/ou em casos de SE em que haja alto risco de danos neuronais e atividade convulsiva ininterrupta.[31] Antes de iniciar o tratamento, o cliente deverá acreditar que esse tratamento será bom para o seu animal e deverá entender a necessidade de dedicação emocional, tempo e dinheiro. Se o cliente não estiver totalmente confiante na medicação prescrita, o êxito do tratamento não será alcançado. O cliente e o veterinário deverão discutir cuidadosamente esses fatores e decidir juntos quando, e se for iniciado o tratamento, pesar os riscos e benefícios entre tratar e não tratar. Deve-se informar a necessidade de administração regular e o que acontecerá se houver falha nessa administração ou suspensão repentina.[2]

O tratamento da epilepsia não é necessariamente ao longo da vida do animal. A remissão espontânea é possível, e alguns pacientes podem ser "desmamados" dessa terapia, se não ocorrerem crises convulsivas por um período de 1 ano. Essa retirada não poderá ser realizada abruptamente, devendo ocorrer com redução de dose gradual por um longo período (6 a 8 meses).[31]

O cliente deverá entender que o tratamento bem-sucedido pode ser manifestado por: (1) redução na frequência das crises; (2) redução na duração das crises; (3) redução na gravidade das crises.

Embora eliminação completa das crises seja destacadamente a meta, isso não é uma expectativa real para a maioria dos animais.[21]

Deve-se orientar o cliente para as seguintes regras básicas no tratamento de animais epilépticos:[21]

- Não julgar a eficácia de um medicamento por pelo menos 2 semanas
- Não mudar ou retirar o medicamento repentinamente; poderá ocorrer SE
- Tranquilizantes fenotiazínicos são contraindicados em pacientes epilépticos porque reduzem o limiar da atividade convulsivante
- Autorizar o aumento de dose do medicamento quando ocorrerem mudanças no ambiente do animal (p. ex., dar mais medicamento quando maior excitação do animal for esperada)

- Medicamentos podem ser necessários por toda a vida. Não diminuir as dosagens rapidamente logo após alcançar o controle das crises
- Nenhum fármaco simples ou em combinação age em todos os casos. O ajuste da dose, o arranjo ou uma combinação de fármacos provavelmente serão necessários. Uma boa combinação ocorrerá por tentativas e erros, pelo monitoramento dos níveis séricos terapêuticos, ajudando a eliminar a adivinhação
- O bom controle das crises é mais difícil de alcançar em raças de grande porte
- A gravidade dos quadros convulsivos em gatos não é um indicativo de êxito ou não.

Os pacientes com uma simples crise convulsiva, crises reativas ou crises isoladas separadas por longos períodos não requerem terapia de manutenção diária. O tratamento é indicado para pacientes que apresentam crises frequentes, com tendência de aumento da frequência ou da gravidade das convulsões, qualquer episódio de SE sem motivo ou crises em grupos (*clusters*), ou por doença progressiva responsável pelas crises convulsivas. Se o tratamento precoce da epilepsia idiopática altera o prognóstico não é conhecido, embora um estudo sugira que cães tratados no início da doença tenham melhor controle a longo prazo quanto às crises convulsivas, quando comparados com cães que apresentaram muitas crises antes de iniciar o tratamento.[2,28]

O fenobarbital é o fármaco inicial de escolha para tratamento de crises convulsivas em cães e gatos. É efetivo, de baixo custo e prático para a administração.[21] Se necessitarmos de fármaco adicional, é preciso avaliar os fatores para a escolha desse novo fármaco:

- Mecanismo de ação, com preferência fármacos de mecanismos diferentes
- Efeitos colaterais
- Interações em potencial entre as DAE
- Frequência necessária de administração, que pode influenciar a cooperação dos proprietários
- Custo.

Insucessos no tratamento com drogas antiepilépticas

Falhas no tratamento geralmente ocorrem quando de: (1) doença progressiva; (2) epilepsia refratária; (3) educação inadequada ou má observância do cliente, levando a concentrações subterapêuticas dos fármacos.[21] Erros no tratamento também podem ocorrer pelo uso de fármacos ineficazes, doses incorretas e falta de cumprimento pelos proprietários. O monitoramento terapêutico é útil para identificar concentrações sanguíneas baixas causadas por dosagens insuficientes ou falha no manejo. O encaminhamento a um neurologista deverá ser considerado se as crises não forem controladas após 3 meses de terapia aplicada ou se o diagnóstico for incerto. A interação de diferentes anticonvulsivantes, assim como anticonvulsivantes e fármacos não anticonvulsivantes, pode levar à diminuição na concentração efetiva desses anticonvulsivantes ou ao aumento de seu nível sérico (acompanhado de sedação).[14] Interação com fármacos têm sido observada com antibióticos, antiácidos, fármacos cardíacos, antirreumáticos e corticoides. Fármacos que diminuem o limiar convulsivo (p. ex., fenotiazínicos) podem ser responsáveis pelo descontrole.[14] O estro pode aumentar a frequência das crises convulsivas. Doenças sistêmicas com vômitos, diarreia, febre ou doença hepática podem alterar a absorção, o metabolismo e a eficácia de uma DAE.[14]

A epilepsia é refratária quando a qualidade de vida do paciente estiver comprometida por frequência ou convulsões graves, apesar de terapia por fármacos apropriada. Aproximadamente 25% dos cães com epilepsia provavelmente são casos refratários.[14] Considera-se epilepsia refratária quando da atividade convulsivante recorrente, as dosagens de concentração de anticonvulsivantes estiverem em níveis terapêuticos e causas estruturais ou metabólicas forem descartadas. Os mecanismos responsáveis pela refratariedade mais provavelmente estão relacionados com o aumento de sinapses para o neurotransmissor glutamato.[7] Em pacientes com epilepsia refratária, é essencial pesquisar por erros de diagnóstico ou de conduta que possam ser responsáveis pela falha terapêutica.

Prognóstico em cães epilépticos

Cães apresentando epilepsia idiopática têm risco de apresentar SE, principalmente em relação às raças de grande porte, cuja incidência é maior do que nas demais. O tempo de vida nos cães epilépticos que não apresentam SE será normal, enquanto os cães que apresentam epilepsia idiopática, com episódios de SE, terão sobrevida menor.[32] Cães com epilepsia sintomática têm menor possibilidade de sobrevivência do que os cães com epilepsia idiopática.[33] Em outro trabalho, comparando-se cães com crises convulsivas generalizadas em SE com cães com crises convulsivas generalizadas não em SE mostrou não haver diferenças significativas em relação a sexo, idade e peso corporal. O grupo com convulsões não SE tinha probabilidade 2 vezes maior de ter epilepsia idiopática do que epilepsia sintomática, portanto concluiu-se que cães apresentando SE devem ser investigados para causas secundárias.[34] Outro trabalho recente avaliando padrões de vida, fatores de risco e morte prematura em cães com epilepsia mostrou que a idade média em que os cães com quadro de epilepsia vêm a óbito é de 7 anos. O número médio de anos que um cão vive com epilepsia foi de 2,3 anos, e as fêmeas com epilepsia vivem mais do que os machos. A taxa de remissão espontânea e remissão sem tratamento foi de 15%.[35]

Tratamento emergencial

As metas do tratamento do SE são simples:

- Cessar as convulsões
- Proteger o encéfalo de mais danos
- Permitir plena recuperação do episódio de SE.

Quanto mais tempo o animal convulsionar, maior a chance de ocorrer lesão neuronal. Os danos encefálicos no paciente epiléptico se iniciam em nível subcelular, progridem para nível celular e resultarão em evidentes mudanças patológicas no encéfalo que podem levar a mudanças permanentes na função encefálica.[19]

O manejo mais efetivo de SE ocorre quando um protocolo é seguido:

- Estabilizar as funções fisiológicas com tratamento de suporte
- Ministrar terapia com DAE efetiva e de ação imediata
- Instituir terapia com DAE que mantenha ação antiepiléptica prolongada.[19]

Os animais apresentando SE podem desenvolver danos encefálicos permanentes e se tornar refratários a fármacos anticonvulsivantes. Hipoxia transitória poderá ocorrer durante crises graves, ocasionando necrose laminar central e, consequentemente, sinais neurológicos permanentes, como cegueira cortical e retardo mental.[21] Todos os casos de SE são tratados como pacientes traumatizados. É essencial a manutenção das vias respiratórias livres, favorecendo padrões respiratórios apropriados e oxigenação, além de manutenção da circulação.[19] Estabilizar o paciente e reverter as sequelas fisiológicas de convulsões repetidas ou prolongadas, dentro de 30 min de SE, é crítico, uma vez que os cães desenvolvem hipertensão arterial, aumento do fluxo sanguíneo cerebral, hipoxemia, hipercarbia, hiperglicemia e acidose láctica. Mudanças subsequentes podem incluir hipotensão arterial, acidose metabólica, hipertermia, hiperpotassemia, mioglobinúria e hipoglicemia. A combinação de colapso circulatório, hipoperfusão de órgãos e depleção de energia pode levar a insuficiência grave e irreversível de órgãos (renal, cardíaca, hepática).[19] Soluções contendo dextrose não deverão ser administradas, a menos que hipoglicemia seja documentada. Hiperglicemia diante da fosforilação oxidativa reduzida no encéfalo resulta em acidose láctica no SNC, resultando em necrose neuronal.[19]

A terapia específica consiste na utilização de anticonvulsivante de curta duração com mínimos efeitos colaterais, para o controle imediato das convulsões ativas. A administração de diazepam por via intravenosa (IV) em *bolus* (0,5 a 1 mg/kg)[36] não ultrapassando 5 mg/min é efetiva.[8] Pode-se usar também clonazepam na dose de 0,05 a 0,2 mg/kg IV para uma ação mais prolongada,[21] ou fazer a aplicação retal de diazepam na dose de 1 mg/kg.[19] O diazepam é bem absorvido por via retal dentro de 10 min e sua disponibilidade é de 65%.[21] A administração de diazepam por via nasal mostrou ser mais eficaz do que a via retal. Quando administrado em dose de 0,5 mg/kg por via nasal, alcançou pico em torno de 4,5 min, quando comparada com a via retal, que foi de 14,3 min.[37] Outra possibilidade é aplicação de fenobarbital. O início de ação desse fármaco é de 15 a 30 min; desse modo, a administração simultânea de diazepam proporciona efeito antiepiléptico continuado, assim que o nível sérico de diazepam diminuir.[8] A dose recomendada do fenobarbital é de 2 a 4 mg/kg por via intravenosa (IV) ou intramuscular (IM)[21] até 10 a 20 mg/kg IV para obter o efeito desejado.[38] Após o controle das crises convulsivas, coloque um cateter IV para coleta de sangue e inicie a aplicação de fluidos. A escolha de solução salina é feita pela possibilidade de aplicação de diazepam IV pela mesma via, evitando microprecipitação do fármaco.[8] Realize glicemia, logo que possível. Hipoglicemia é uma das causas de SE que pode ser tratada diretamente.[21] Midazolam (0,3 mg/kg IV) e lorazepam (0,2 mg/kg IV) são alternativas à terapia com benzodiazepínicos com benefícios anticonvulsivantes prolongados e comprovados em humanos, mas são mais caros e não comprovados em cães e gatos apresentando SE.[19] Além disso, lorazepam não é uma solução lipídica, como o diazepam; portanto, em animais, concentrações no encéfalo e no LCR aumentam a um nível mais lento do que quando da aplicação de diazepam IV. Tem sido sugerida a utilização do lorazepam por via nasal.[36] No Brasil, o lorazepam não é comercializado na forma injetável. Pode-se realizar a administração de vitamina B_1 (25 a 50 mg/animal IM[8] ou 2 mg/kg IV)[19] e em seguida solução de glicose (glicose 5 a 500 mℓ ou glicose a 50% IV durante 15 min). A tiamina é a coenzima essencial na utilização de glicose pelo encéfalo.[8]

Deve-se também manter a temperatura corporal normal. Os cães se tornam hipertérmicos com a atividade convulsivante recorrente ou contínua.[8] A hipertermia, comumente presente em cães com SE, aumenta o inchaço neuronal e o edema cerebral. O tratamento do edema cerebral com manitol e glicocorticoide pode ser útil nesses casos.[21] A administração de solução de manitol na dose de 1 g/kg IV, durante 15 min, e dexametasona na dose de 0,25 mg/kg IV é recomendada para o tratamento de edema cerebral.[19]

Se as crises epilépticas persistirem ou administramos diazepam em doses adicionais ou infusão de solução fisiológica com diazepam na velocidade de 0,1 mg/kg/h. A dose pode ser aumentada até 0,5 mg/kg/h. Podem ocorrer convulsões com a retirada de benzodiazepínicos; sendo assim, a dose deverá ser diminuída em 50% a cada 6 h, por pelo menos duas reduções antes da descontinuação desse fármaco.[8] Em animais refratários aos medicamentos tradicionais, pode-se utilizar propofol IV. Esse fármaco, com efeitos semelhantes aos dos barbitúricos e benzodiazepínicos sobre os receptores gabaérgicos, pode ser administrado em *bolus* ou em infusão constante (0,1 a 0,6 mg/kg/min).[39] Outras possibilidades de controle em pacientes refratários é o uso de agentes anestésicos voláteis. Nem todos os anestésicos voláteis têm propriedade anticonvulsivante. O enflurano pode aumentar a atividade convulsivante. O isoflurano, que tem sido estudado extensivamente, tem um rápido início de ação, podendo ser eficaz no tratamento de SE resistente.[39]

Tratamento de manutenção

A meta ideal do tratamento é a eliminação completa das crises sem efeitos colaterais. Mas a ausência total de convulsões e os efeitos colaterais permanecem indefinidos em muitos pacientes; então, o objetivo mais realista é reduzir a frequência e a gravidade das convulsões, não comprometendo a qualidade de vida do animal nem da família, evitando os efeitos colaterais graves. Realizar esta meta exige do clínico tomar decisões sobre quando iniciar o tratamento, como promover o cumprimento, escolher fármacos e doses apropriadas, monitorar tratamento ou suspender a terapia.

Drogas antiepilépticas

As drogas antiepilépticas (DAE) em humanos são eficazes no controle das crises epilépticas em cerca de 70% dos casos. Além do seu uso em epilepsia, esses fármacos são utilizados para tratar ou impedir convulsões causadas por outras doenças cerebrais, como trauma, infecção, tumores cerebrais e após infarto cerebral. Por esta razão, algumas vezes são denominados anticonvulsivantes e não antiepilépticos.[13]

Apresentaremos os fármacos mais utilizados em medicina veterinária, assim como novos fármacos utilizados quando não há controle com fármacos tradicionais e lançados recentemente no mercado ou na fase III, com possibilidade de aplicação futura em cães ou gatos epilépticos.

Fenobarbital

Foi um dos primeiros barbitúricos a ser desenvolvido, cujas propriedades antiepilépticas foram reconhecidas em 1912,[3] na Alemanha (Luminal®).[31] Age na potencialização da inibição sináptica através dos receptores $GABA_A$.[3]

A despeito da introdução de novos FAE, o fenobarbital permanece como o anticonvulsivante de escolha no cão e no gato. É eficaz em todos os tipos de convulsões epilépticas nessas espécies.[31] Este fármaco não só aumenta o limiar de convulsão requerido para a descarga convulsiva, mas também diminui a disseminação da descarga para outros neurônios.[31] Os mecanismos propostos de ação do fenobarbital incluem aumento da capacidade de resposta neuronal ao GABA, efeitos antiglutamato e diminuição do influxo de cálcio para dentro dos neurônios.[40]

Ele é bem absorvido no trato gastrintestinal após administração oral. A absorção é de 88 a 95%, levando em média 6,4 h. Cerca de 45% do fenobarbital ligam-se às proteínas séricas no cão. Geralmente, o fenobarbital alcança seu pico sérico entre 7 e 15,5 dias.[16,21,31] Recomenda-se a dosagem sérica do fenobarbital a cada 2 ou 3 semanas até que a concentração sérica esteja em nível terapêutico, entre 15 e 45 μg/mℓ, considerado ideal para monitoramento terapêutico do fármaco.[21] Geralmente tentamos manter na faixa de 20 a 40 μg/mℓ. A resposta ao tratamento é mais importante do que o nível sérico, mas o monitoramento do nível sérico do fenobarbital pode auxiliar na causa do controle inadequado das convulsões.[21] A sua meia-vida é de 36 a 46 h.[16] É um potente indutor de enzimas hepáticas metabolizantes de fármacos e é capaz de aumentar a taxa de depuração de outros fármacos metabolizados pelo fígado, bem como aumentar sua própria taxa de metabolismo.[31] Portanto, é metabolizado pelo fígado e excretado pelo rins.[16] Em gatos, recomenda-se monitorar a concentração de fenobarbital mais frequentemente do que o recomendado para cães. Nessa espécie, concentrações tóxicas nem sempre produzem efeitos adversos (p. ex., sedação) aparentes para os proprietários e, portanto, podem passar despercebidos por longos períodos. É possível que gatos imaturos metabolizem o fenobarbital em uma alta taxa e proporção de metabolismo, diminuindo-se logo que o animal alcançar a fase adulta.[41] O uso concomitante de dexametasona diminui a concentração sérica de fenobarbital nessa espécie.[41] O fenobarbital diminui a tiroxina (T4) e a T4 livre, e aumenta o hormônio tireoestimulante (TSH) em cães, em geral sem sinais clínicos de hipotireoidismo.[1]

Polifagia, polidipsia, poliúria e sedação são efeitos colaterais em animais que recebem dosagens clínicas do fenobarbital. O efeito poliúrico decorre aparentemente de uma ação inibitória na liberação do hormônio antidiurético (ADH).[31] A sedação pode ocorrer, mas geralmente desaparece na primeira semana de tratamento.[21] Com doses altas da concentração plasmática de fenobarbital (30 a 40 μg/mℓ) este fármaco poderá ser hepatotóxico. A hepatotoxicidade ocorre em um pequeno número de casos, mas ela é menos frequente do que com outros anticonvulsivantes.[21] O que não se sabe é se a hepatoxicidade se deve a hepatoxicidade dose-dependente ou reação idiossincrásica do fármaco. Contudo, cães com concentrações séricas acima de 45 μg/mℓ são de alto risco.[21] Também promove modificações não patológicas nos testes hepáticos de laboratório clínico, devido à indução enzimática. Os níveis séricos de fosfatase alcalina e das transaminases podem aumentar com a terapia prolongada. Esses aumentos não são, necessariamente, indicativos de doença hepática.[31] Existência de bilirrubinúria, bilirrubinemia, hipoalbuminemia e aumento sérico das concentrações de ácidos biliares são os melhores indicativos de possível hepatotoxicidade.[21] Raramente promove anemia.[16] Neutropenia e trombocitopenia também têm sido relatadas como sendo de risco de morte.[21] Hiperatividade paradoxal pode ocorrer, mas menos do que com a primidona. Recomenda-se hemograma completo e perfil bioquímico a cada 6 meses.[21]

Primidona

Primidona é um congênere próximo do fenobarbital. Foi aprovada pela Food and Drug Administration (FDA), para uso no cão, para controle de convulsões associadas à epilepsia verdadeira (primária).[31] É metabolizada no fígado, dando origem aos metabólitos fenobarbital e ácido feniletil malônico, tendo atividade anticonvulsivante.[16] Alcança níveis séricos estáveis em 7 dias. É metabolizada pelo fígado e excretada pelos rins.[16]

A primidona é menos bem tolerada do que o fenobarbital em razão de seu potencial para induzir hepatotoxicidade. Portanto, não há razão para a utilização desse fármaco em cães. Também não é recomendada para uso terapêutico em gatos. Os gatos metabolizam a primidona para fenobarbital em menor extensão do que os cães. Este pode ser o motivo de ser muito menos eficaz nos gatos do que nos cães.[31]

A dose recomendada para os cães é de 5 a 15 mg/kg 3 vezes/dia ou 30 a 50 mg/kg/dia.[31] O nível sérico efetivo é de 15 a 40 μg/mℓ (fenobarbital) e 5 a 15 μg/mℓ (primidona); os efeitos colaterais são geralmente superiores aos do fenobarbital: sedação, hiperatividade paradoxal, poliúria, polifagia, polidipsia, necrose hepática (poucos indivíduos) e anemia (rara).[31]

Fenitoína

A fenitoína sódica, antigamente denominada difenil-hidantoína, é derivada da hidantoína.[31] Foi sintetizada pela primeira vez em 1908, mas sua atividade anticonvulsivante só foi descoberta em 1938.[3] É estruturalmente relacionada com os barbitúricos.[13] Seu mecanismo de ação está relacionado com a inibição de canais de sódio voltagem-dependentes,[3] estabilizando o estado de inatividade desses canais, produzindo assim um bloqueio dose-dependente de disparos repetidos e inibição da propagação da atividade convulsiva para áreas corticais adjacentes.[4]

Em cães, a meia-vida é de 4 h enquanto em gatos é de 24 a 108 h. É metabolizada pelo fígado e excretada pelos rins.[16]

Diferentemente da utilização em humanos, a administração parenteral em cães não é recomendada. Na administração por via intravenosa, esse fármaco provoca queda acentuada da pressão arterial, enquanto na administração por via intramuscular causa necrose e perdas teciduais consideráveis no local da aplicação.[31] A biodisponibilidade da fenitoína a partir da formulação em comprimidos é, em média, de 36% no cão. Essa baixa biodisponibilidade e a rápida depuração tornam esse fármaco ineficaz no controle das convulsões em cães. Quando administrada sozinha, a fenitoína não pode ser considerada um fármaco satisfatório para o tratamento da epilepsia no cão.[31] Devido às interações medicamentosas do fármaco e à hepatotoxicidade aumentada, uma combinação da fenitoína com o fenobarbital não é uma alternativa viável. No gato, a fenitoína é relativamente tóxica e geralmente indesejável como anticonvulsivante.[31]

As doses recomendadas variam de 6,6 a 35 mg/kg, 3 vezes/dia.[31] O nível sérico efetivo é de 10 a 20 μg/mℓ e os efeitos colaterais incluem anemia, hiperplasia gengival e hepatopatia.[32]

Benzodiazepínicos

Aumentam a inibição sináptica mediada pelo GABA. O receptor para benzodiazepínico é uma parte integrante do receptor $GABA_A$.[3] Os benzodiazepínicos utilizados em cães e gatos são: diazepam, clonazepam, clorazepato,[32] midazolam e lorazepam.[40]

Os benzodiazepínicos aumentam os efeitos inibitórios do GABA tanto no cérebro como na medula espinal. A tolerância à atividade anticonvulsivante do diazepam desenvolve-se dentro de 1 semana no cão. Assim, o diazepam não é um anticonvulsivante eficaz para o tratamento crônico no cão. Entretanto, o diazepam intravenoso é o fármaco de escolha para o tratamento do estado epiléptico, tanto em cães quanto em gatos, porque atravessa a barreira hematencefálica muito rapidamente. Em gatos, é o anticonvulsivante de segunda escolha.[31]

▸ **Diazepam.** Geralmente é administrado por via intravenosa em cães e gatos. Os metabólitos do diazepam (nordiazepam e oxazepam) são ativos, embora menos (25 a 33%) do que o composto original, mas com meia-vida ligeiramente mais longa (4 a 6 e

5,2 h, respectivamente).[31] Diazepam é o fármaco mais utilizado no tratamento de SE, convulsões em grupos ou convulsões tóxicas.[21] Em cães, não é efetivo como fármaco anticonvulsivante oral[16] pela meia-vida curta e desenvolvimento de tolerância. Em contraste, em gatos é um fármaco anticonvulsivante oral efetivo.[40] A dose recomendada para gatos é de 1 a 2 mg cada 8 h e os efeitos colaterais incluem sedação e polifagia.[16] Necrose hepática fatal tem sido associada ao uso do diazepam oral em gatos, portanto nessa espécie recomenda-se a avaliação das enzimas hepáticas a cada semana ou mensalmente após o início da terapia. Devido ao seu efeito colateral em potencial para uso por via oral (VO), Dewey não considera ser uma opção viável de anticonvulsivante de manutenção para essa espécie.[40]

▸ **Clonazepam.** Derivado benzodiazepínico e quimicamente é 5-(o-clorofenil)-1,3-di-hidro-7-nitro-2H-1,4-benzodiazepin-2-ona. Mais potente do que o diazepam, é usado apenas no tratamento de emergência do estado epiléptico no cão.[31] É um benzodiazepínico de longa duração e efetivo para controle das crises refratárias a curto prazo.[21] Desenvolve tolerância devido à indução enzimática hepática dentro de dias a semanas após a administração, portanto não é utilizado por via oral.[31] Quando utilizado, é administrado na dose de 0,06 a 0,2 mg/kg,[31] dividida a cada 6 ou 8 h, associada ao fenobarbital, ou 1,5 mg/kg dividida em três doses diárias, se administrado sozinho.[16] O nível sérico efetivo está entre 0,02 e 0,08 μg/mℓ e o efeito colateral observado é a sedação.[16] Pode-se usar associado ao brometo de potássio até que esse fármaco alcance o seu efeito terapêutico (1 a 3 meses) e depois suspendê-lo. Neste caso, a dose recomendada é de 0,5 mg/kg, 2 vezes/dia.[21]

▸ **Clorazepato.** Benzodiazepínico que, algumas vezes, é efetivo quando associado ao fenobarbital e/ou ao brometo, em cães. Tem meia-vida de 3 a 6 h em cães, após administração oral. Os níveis séricos do metabólito ativo – nordiazepam – tendem a diminuir com o tempo, assim, o aumento subsequente da dose geralmente é necessário. Clorazepato pode aumentar o nível sérico do fenobarbital, geralmente dentro de 1 mês após o início da terapia.[21]

A dose recomendada é de 2 a 6 mg/kg, dividida em 2 ou 3 doses diárias.[16] Utiliza-se por via oral, para o tratamento domiciliar a curto prazo, em cães que apresentem convulsões em grupos.[1] O nível sérico é desconhecido e o efeito colateral observado é a sedação.[16] A hepatotoxicidade é também um efeito colateral em potencial. O uso prolongado de clorazepato pode levar ao desenvolvimento de tolerância aos efeitos anticonvulsivantes.[1]

Brometo de potássio e brometo de sódio

O brometo de potássio é um anticonvulsivante seguro e efetivo em cães. Ele é a primeira terapia alternativa quando da troca do fenobarbital, e é comumente utilizado como anticonvulsivante inicial em cães de grande porte.[21,41] Foi utilizado em humanos no final do século 19 até a introdução do fenobarbital no início do século 20.[21] O brometo é bem absorvido pelo trato gastrintestinal, com um pico de absorção em 90 min. A absorção aparentemente ocorre apenas no trato intestinal.[42] A meia-vida no cão é de aproximadamente 24 dias.[31] O brometo é eliminado lentamente no rim (provável reabsorção acentuada). Sua taxa de eliminação muda com a administração do sal. O aumento do sal na dieta elevará a taxa de eliminação do brometo (talvez devido à reabsorção preferencial) e a diminuição do sal causará o oposto.[31] O mecanismo de ação exato do brometo é obscuro. Esse mecanismo pode ser relacionado com o movimento passivo preferencial do brometo sobre o cloreto através das membranas ativadas por GABA. O movimento preferencial ocorre porque o brometo tem um diâmetro hidratado menor do que o cloreto.[21] Em teoria, o brometo potencializa o efeito do neurotransmissor inibitório GABA pela competição com o cloreto em canais de membranas pós-sinápticas, desse modo hiperpolarizando a célula. Fármacos que aumentam a condutância do cloreto via atividade gabaérgica, como os barbitúricos, podem agir sinergicamente com o brometo, aumentando o limiar convulsivo.[21] O brometo de potássio ou de sódio pode ser administrado em cápsulas ou em solução. Recomenda-se iniciar com solução pela facilidade do ajuste da dose. Não há diferença entre o brometo de potássio e o brometo de sódio, contudo o brometo de potássio é preferível quando a ingestão de sódio precisar ser restringida (p. ex., na insuficiência cardíaca congestiva (ICC) e o brometo de sódio utilizado quando o potássio precisar ser restringido (p. ex., no hipoadrenocorticismo).

A terapia com brometo deverá ser iniciada em cães apresentando epilepsia refratária ou se houver evidência de hepatoxicidade causada por utilização de terapia anticonvulsivante anterior.[21] A dose inicial é de 20 a 40 mg/kg/dia, sendo necessárias 2 a 3 semanas para se alcançarem níveis terapêuticos. A mensuração de níveis séricos deverá ser realizada em 30 e 120 dias após o início da terapia.[21] As concentrações em estado de equilíbrio são atingidas entre 3 e 6 meses.[31] As concentrações terapêuticas ideais são 880 a 3.000 μg/mℓ.[21] Os efeitos colaterais do brometo são geralmente dose-dependentes[1] e incluem ataxia e rigidez em membros pélvicos, sedação, vômitos, poliúria/polidipsia, polifagia com ganho de peso, hiperatividade e erupção cutânea.[40] Menos comumente, comportamento agressivo e pancreatite têm sido associados ao uso de brometo de potássio. Tem sido sugerido que a ocorrência de pancreatite se dê mais provavelmente quando utilizado em conjunto com fenobarbital.[40] Alguns cães apresentam tosse persistente que desaparece quando da suspensão da terapia com brometo de potássio.[40] A insuficiência renal diminui a eliminação do brometo, então em cães com isostenúria persistente ou azotemia, a dose inicial do brometo deverá ser reduzida à metade e as concentrações séricas de brometo monitoradas rigorosamente.[1]

O brometo pode ser efetivo em alguns gatos, embora pareça ser consideravelmente menos eficaz em gatos do que em cães. Além disso, 35 a 42% dos gatos recebendo o brometo desenvolvem pneumonite (uma condição semelhante à bronquite asmática idiossincrásica), caracterizada por tosse e um padrão brônquico observado em radiografias torácicas. Esses sintomas desaparecem em 1 a 2 meses após a interrupção do medicamento. Em gatos a dose recomendada é de 15 mg/kg, 2 vezes/dia, sendo a meia-vida de 11 dias para essa espécie.[40] Devido à eficácia questionável desse fármaco e ao risco de efeitos colaterais graves, o brometo não é recomendado para uso em gatos.

Flunarizina (Vertix®, Vertizine®)

Flunarizina reduz o influxo excessivo de cálcio para dentro dos neurônios, diminuindo a excitabilidade dos mesmos.[14] Utilizamos em nossa clínica como medicação complementar em cães que apresentam controle parcial das crises convulsivas, após iniciar com medicamentos convencionais. A dose sugerida é de 1,25 a 10 mg/animal a cada 12 h, em cães, e 2,5 mg/gato a cada 12 h.

Carbamazepina (Tegretol®)

Foi aprovada pela FDA para utilização em 1968.[4] É quimicamente derivada dos antidepressivos tricíclicos,[13] assemelhando-se a fármacos psicoativos, como imipramina e clopromazina.[4] Seu mecanismo de ação é semelhante ao da fenitoína.[3] Compartilha algumas características estruturais com outros fármacos antiepilépticos, como fenitoína, clonazepam e fenobarbital.[4]

Causa autoindução de seu metabolismo[3] (forte indutor enzimático.)[13]

Em humanos, pode piorar crises mioclônicas juvenis e de ausência[4] e ser utilizado para tratar outras afecções, como dor neuropática e doença maníaco-depressiva.[4,13]

A dose varia de 4 a 10 mg/kg/dia, dividida a cada 8 ou 12 h. O nível sérico em humanos é de 5 a 10 μg/mℓ e os efeitos colaterais incluem sedação, nistagmo, vômitos e hepatopatia.[16]

Oxcarbazepina (Trileptal®)

É um cetoanálogo da carbamazepina.[3] Em humanos e nos gatos é rapidamente e quase que totalmente metabolizada em DH-OH-CBZ, principal metabólito e principal responsável pelo efeito anticonvulsivante em humanos. Em cães a biotransformação em DH-OH-CBZ é mínima e sua meia-vida é de apenas 4 h.[14]

Seu mecanismo de ação é semelhante ao da carbamazepina. Presenta uma ação adicional, agindo em canais de cálcio e potássio, contribuindo para o seu efeito terapêutico.[4] É um indutor enzimático menos potente do que a carbamazepina, não induzindo as enzimas hepáticas envolvidas na sua degradação.[3] Em Berlim, não foi possível alcançar sucesso terapêutico com esse fármaco utilizado como monoterapia em cães epilépticos não tratados previamente com uma dose total diária de 60 mg/kg.[14]

Ácido valproico (Depakene®)

É um ácido monocarboxílico simples descoberto em 1963.[13] Tem mecanismo de ação semelhante ao da fenitoína e ao da carbamazepina em relação aos canais de sódio voltagem-dependentes,[3] porém menos intenso.[13] Também pode causar reduções pequenas de baixo limiar de corrente de cálcio do tipo T; outro mecanismo potencialmente importante envolve o metabolismo do GABA, estimulando a enzima produtora (ácido glutamínico descarboxilase) e inibindo as enzimas da degradação (GABA transaminase e semialdeído succínico desidrogenase).[3]

A dose recomendada varia de 15 a 200 mg/kg VO, dividida a cada 6 ou 8 h. O nível sérico em humanos é de 500 a 1.000 μg/mℓ e os efeitos colaterais incluem sedação e hepatopatia.[16]

Progabide (Gabrene®)

Agente mimético do GABA. Utilizado como terapia complementar em alguns cães com bom sucesso, mas após várias semanas de tratamento, o fármaco foi suspenso devido ao aparecimento de lesões hepáticas graves.[14]

Vigabatrina (Sabril®)

É estruturalmente derivada do GABA, sendo um inibidor da GABA transaminase ao determinar uma ligação covalente irreversível com a enzima. Em humanos, esse fármaco é bem tolerado e tem sido proposta sua utilização para crises parciais com ou sem generalização secundária.[22] Contudo, em ratos, camundongos e cães, promove o aparecimento de microvacúolos na substância branca encefálica nas doses de 50 a 100 mg/kg/dia. Dois cães apresentaram anemia hemolítica após uso de fármaco.[14]

Felbamato (Felbatol®)

É um dicarbamato aprovado pela FDA para crises parciais em 1993. Inibe respostas evocadas pelo receptor de glutamato subtipo NMDA e potencializa respostas evocadas pelo GABA em cultura de células em neurônios hipocampais de ratos.[3] Tem um fraco efeito na inibição de canais de sódio voltagem-dependentes.[13]

A meia-vida em cães é de 5 a 8 h e a dosagem oral recomendada é de 15 a 60 mg/kg, 3 vezes/dia. Embora a maior parte do fármaco seja excretada pela urina em cães, algum metabolismo hepático ocorre, aumentando o potencial para interações entre fármacos, quando fenobarbital e felbamato são administrados concomitantemente.[43]

É um análogo estrutural do agente sedativo obsoleto meprobamato, mas sem propriedades marcantes, no que diz respeito à sedação e ao efeito miorrelaxante.[22] Em humanos, é indicado nas crises parciais com ou sem generalização secundária, em adultos, e na síndrome de Lennox-Gastaut.[22]

É utilizado no tratamento de crises parciais, na dose de 20 mg/kg, 3 vezes/dia. Os efeitos secundários potentes são discrasias sanguíneas e hepatopatias.[21] Recomendam-se hemograma completo e dosagens das enzimas hepáticas cada 2 ou 3 meses durante o tratamento para aferir efeitos adversos desse fármaco. No entanto, felbamato é usado infrequentemente em pacientes veterinários devido aos seus efeitos colaterais, pela interação com outros fármacos e pelo alto custo.[43] Devido a problemas de hepatotoxicidade e discrasias sanguíneas, um novo derivado do fármaco – fluorofelbamato – tem sido desenvolvido e está sendo submetido a ensaios clínicos para uso humano. Um aldeído reativo, formado durante o metabolismo do felbamato e que está ligado à hepatoxicidade do fármaco e aos efeitos adversos hematológicos, não é produzido durante o metabolismo do fluorofelbamato.

Topiramato (Topamax®)

É um monossacarídio derivado da frutose substituído por sulfamato.[4] Age em canais de sódio voltagem-dependentes, bloqueando disparos repetitivos,[4] de maneira similar à fenitoína.[3] Além disso, o topiramato ativa a corrente de potássio hiperpolarizada e também limita a ativação de receptores de glutamato do subtipo AMPA/cainato. Também causa fraca inibição sobre a anidrase carbônica.[3]

A dose de 5 a 10 mg/kg (2 vezes/dia) tem sido sugerida como fármaco adicional no controle de crises parciais e generalizadas. Transtornos gastrintestinais e irritabilidade são os efeitos colaterais primários.[21]

Lamotrigina (Lamictal®)

A lamotrigina (Lamictal®) é uma feniltriazina.[14] Os mecanismos de ação são compreendidos incompletamente; uma possibilidade envolve a inibição da liberação do glutamato agindo nos canais de sódio.[3] Em cães, a meia-vida desse fármaco é de 2 a 5 h, e é responsável pelo aparecimento de um metabólito cardioativo (N-metil) que causa prolongamento na condução atrioventricular dose-dependente.[14]

Gabapentina (Neurontin®, Progresse®)

É um aminoácido solúvel em água originalmente projetado para ser um análogo mimético do GABA, capaz de penetrar o SNC. Surpreendentemente, ele não tem efeito direto de atividade em receptores de GABA.[4] Foi aprovada nos EUA como fármaco antiepiléptico e para o tratamento de dor neuropática.[42]

Pode promover a liberação não vesicular do GABA por mecanismo pouco compreendido. Liga-se a uma proteína nas membranas corticais com uma sequência de aminoácidos idênticas à subunidade α2δ de canais de cálcio voltagem-dependentes do tipo T,[3,13] podendo modulá-los alostericamente.[4]

Em humanos, a gabapentina não é metabolizada e não é ligada às proteínas plasmáticas,[22] sendo eliminada completamente pelos rins;[43] não é um inibidor nem um indutor enzimático, não interferindo no metabolismo de DAE comumente utilizados.[22] Em cães, ela sofre metabolização hepática parcial.[43] A absorção no intestino depende do sistema transportador de aminoácidos, mostrando propriedade de saturabilidade, que significa que aumentar a dose não aumenta proporcionalmente a quantidade absorvida.[13]

A meia-vida desse fármaco em cães é de 2 a 4 h, requerendo administração frequente para alcançar o nível sérico ideal.[43] A gabapentina é bem absorvida em cães e alcança um pico sérico de 1 a 3 h após a ingestão, e 30 a 40% da administração oral sofrem metabolização hepática em N-metil-gabapentina.[11] Apesar de sofrer alguma metabolização hepática em cães, não há indução apreciável de enzimas microssomais hepáticas nessa espécie.[11]

Tem eficácia limitada quando utilizada como monoterapia, de modo que é usada principalmente como terapia complementar.[13] Em gatos, foi utilizada na dose de 5 a 10 mg/kg a cada 12 h, mas não há informação da sua eficácia e segurança quando do uso crônico.[11] A dose de 30 a 60 mg/kg (2 vezes/dia/3 vezes/dia) é sugerida para controle de crises e generalizadas em cães. Dewey recomenda iniciar com 10 mg/kg, 3 vezes/dia.[11] Alguns cães necessitam de administração a cada 6 h, tornando esse fármaco difícil para alguns proprietários administrarem com segurança.[40] Sedação é o efeito colateral primário desse fármaco.[21] Dewey observou que os cães apresentaram moderada sedação e moderada polifagia com ganho de peso quando do uso desse fármaco.[11]

Novas drogas antiepilépticas lançados no mercado

Tiagabina (Gabitril®)

É um derivado do ácido nipecótico e foi aprovado pela FDA em 1998.[3] Foi projetada para inibir a captação do GABA com base no fato de que o ácido nipecótico inibe a captação do GABA pelas células da glia.[4] É capaz de atravessar a barreira hematencefálica aumentando a concentração do GABA,[13] inibindo o transportador de GABA 1 (GAT-1), reduzindo com isso a captação desse neurotransmissor para dentro dos neurônios e células gliais.[3]

A tiagabina não afeta o metabolismo hepático de outros fármacos antiepilépticos, mas sua meia-vida é diminuída por outros fármacos antiepilépticos indutores enzimáticos, como carbamazepina, fenitoína e barbitúricos.[4]

Levetiracetam (Keppra®)

É um composto químico semelhante ao agente nootrópico piracetam.[22] Foi desenvolvido como análogo ao piracetam, fármaco este utilizado para melhorar as funções cognitivas, demonstrando acidentalmente ter propriedades antiepilépticas.[13]

O mecanismo de ação é desconhecido. Nenhuma evidência de ação em canais de sódio dependentes de voltagem ou transmissão sináptica mediada pelo GABA/glutamato tem sido sugerido. Um local de ligação seletivo foi identificado em uma proteína vesicular sináptica (SV2A).[3] O levetiracetam desempenha um papel importante agindo na modulação da função da SV2A e na regulação da transmissão sináptica mediada pelo cálcio.[4]

A administração oral em cães é aproximadamente 100% biodisponível, com meia-vida sérica de 3 a 4 h; e 70 a 90% da dose administrada são excretados na urina inalterados,[11] apresentando mínima metabolização hepática.[43] Parece exercer seu efeito anticonvulsivante, persistindo mais do que a sua presença na corrente sanguínea. Portanto, os níveis séricos não condizem com a eficácia do levetiracetam e o monitoramento terapêutico do fármaco não é realizado em humanos.[11]

Levetiracetam também é disponibilizado em formulação parenteral. Um estudo farmacocinético avaliou a disposição desse fármaco em seis cães, após aplicação IV e IM. A dose de 20 mg/kg resultou em concentração sérica desejável em um período curto; com administração por via intramuscular, o pico de concentração foi alcançado em 40 min. Portanto, esse fármaco pode ser útil no tratamento de SE em cães, com a opção de administração por via intramuscular, se o acesso venoso não puder ser obtido.[43]

Embora em geral seja recomendado como fármaco adicional, tem sido utilizado como monoterapia em humanos.[11] Em cães, é utilizado como fármaco adicional para o controle de crises parciais e generalizadas na dose de 500 a 4.000 mg/dia.[21] A dose inicial recomendada é de 20 mg/kg, 3 vezes/dia; pode ser aumentada de 20 em 20 mg/kg até alcançar a eficácia. Em gatos, foi utilizada na dose de 20 mg/kg VO, 3 vezes/dia, sem aparentes efeitos colaterais.[11] Poucos são os efeitos colaterais.[21] Devido à sua escassez de efeitos colaterais e à falta de metabolização hepática, levetiracetam é o anticonvulsivante de escolha para pacientes com disfunção hepática.[40]

Em um trabalho recente provou ser eficaz, como fármaco adicional, em 9 de 14 cães com epilepsia refratária ao fenobarbital com brometo de potássio. O único efeito colateral observado foi sedação.[42] O principal fator limitante é o alto custo desse medicamento.[43]

Zonisamida (Zonegran®)

É um derivado da sulfonamida, originalmente desenvolvido para ser antibacteriano e que demonstrou acidentalmente ter propriedades antiepilépticas. Foi introduzido nos EUA em 2000.[43] Sua meia-vida em cães é de 15 a 20 h, a qual é relativamente longa, quando comparada com outras DAE, requerendo administração diária em apenas duas doses. A maior parte do fármaco é eliminada pelos rins, embora alguma metabolização hepática ocorra.[43]

É sabido que produz bloqueio em canais de sódio voltagem-dependentes[4] e canais de cálcio do tipo T.[3,4] Afetam também a transmissão dopaminérgica, portanto em humanos pode ser útil em pacientes com doenças bipolares ou esquizofrenia.[4] Mostrou ser teratogênico em estudos com animais; deve ser utilizado com precaução em pacientes nefropatas e hepatopatas.[4]

Em um trabalho utilizado em 12 cães com epilepsia refratária, sete apresentaram melhora em 50% em relação à frequência, enquanto em outro estudo mais recente, nove de 11 cães refratários a outros antiepilépticos apresentaram média de redução das crises convulsivas em torno de 92,9%. Em dois gatos, utilizou-se esse fármaco com redução das crises em um deles; o outro felino apresentou anorexia com melhora após a suspensão. Dados adicionais precisam ser obtidos em relação ao uso desse fármaco em gatos, antes de ser recomendado para essa espécie.[11]

É utilizado para controle de crises parciais e generalizadas, como monoterapia na dose de 5 mg/kg, 2 vezes/dia, ou como fármaco adicional na dose de 4 a 10 mg/kg, 2 vezes/dia. Os efeitos colaterais são sedação, ataxia e anorexia.[21]

Fosfenitoína (Cerebyx®)

É solúvel em solução aquosa e é rapidamente absorvida por via intramuscular; é rapidamente metabolizada em fenitoína por fosfatases. Redução na dose em pacientes com alterações hepáticas ou renais tem sido sugerida em humanos.[4]

Pregabalina (Lyrica®)

É uma nova DAE aprovada nos EUA e Europa como terapia adjuvante no controle de crises convulsivas parciais e também aprovada para o tratamento de dor neuropática diabética ou neuralgia pós-herpética em humanos adultos. Recentemente foi aprovada para tratamento de doenças de ansiedade na Europa.[44]

É análoga da gabapentina com afinidade por subunidades $\alpha 2\delta$ de canais de cálcio-dependentes do tipo T.[11] Tanto a pregabalina quanto a gabapentina apresentam atividade antiepiléptica e nociceptiva similares. Dados preliminares em cães mostraram que é eficaz como fármaco adicional no controle das crises convulsivas.[11] Foi utilizada em 6 cães com epilepsia refratária na dose de 2 a 4 mg/kg, 3 vezes/dia VO, com fenobarbital, brometo de potássio ou ambos; quatro cães apresentaram redução da média de crises em torno de 59,3%, cinco apresentaram sedação e ataxia, enquanto em um deles o fármaco não foi eficaz.[43]

Retigabina (Ezogabina – EUA)

É uma droga antiepiléptica investigada com um novo mecanismo de ação envolvendo a abertura de canais de potássio voltagem-dependentes dos neurônios, estabilizando o potencial de membrana e controlando a excitabilidade neuronal.[4]

Rufinamida (Banzel®, Inovel®)

Rufinamida (1,2,3-triazolcarboxamida) tem seu mecanismo de ação bloqueando canais de sódio.[4] Nos EUA, é comercializada com os nomes de Banzel® e Inovel®, e com apresentação em comprimidos de 100, 200 e 400 mg.

Novos fármacos antiepilépticos em fase III de ensaios clínicos

Talampanel

Talampanel (2,4-benzodiazepino) é um antagonista de receptores AMPA/cainato inibindo a ação do glutamato.[4] Não age diretamente no receptor AMPA, mas em um sítio alostérico referido como receptor GYKI.[15] Foi desenvolvido como um antagonista não competitivo de receptor AMPA de uma série de 2,3-benzodiazepínicos novos. Essa molécula, embora similar em estrutura aos convencionais 1,4-benzodiazepínicos, não compartilha a mesma farmacologia, não interagindo no complexo receptor benzodiazepínico-GABA.[15]

Carisbamato (RWJ-333369)

É o antagonista monocarbamato de receptores cainato.[4]

Soretilida

Seu mecanismo de ação é semelhante ao da carbamazepina.[4]

Brivaracetam

É novo fármaco derivado do levetiracetam.[4] Tem afinidade de ligação com as proteínas das vesículas sinápticas SVA2 10 vezes maior do que o levetiracetam, e também a habilidade de inibir os canais de sódio. É de baixa toxicidade aguda e o órgão-alvo para efeitos tóxicos é o sistema hepatobiliar.[45]

Seletracetam

É um novo fármaco derivado do levetiracetam.[4] É uma pirrolidona derivada estruturalmente do levetiracetam.

Estudos farmacocinéticos em animais sugerem que seletracetam é rápida e altamente absorvido; parece nem inibir nem induzir as principais enzimas que metabolizam fármacos; demonstra pouca ligação a proteínas plasmáticas (< 10%), o que sugere baixo potencial para interações entre fármacos.[46]

Seletracetam foi escolhido de uma grande carteira de ligantes de SVA2, com base não apenas na sua alta afinidade pelo sítio de ligação (afinidade 10 vezes maior pelo SVA2 do que o levetiracetam), mas também pela sua potência e eficácia observadas em testes *in vivo* e *in vitro*.[46]

Stiripentol

Stiripentol é atualmente um fármaco eficiente para terapia adjuvante em epilepsias infantis, porque melhora a eficácia dos FAE por meio de sua inibição potente do sistema microssomal hepático P-450. Além disso, age diretamente reduzindo crises convulsivas em vários modelos animais de epilepsia, sugerindo que possa ter algum efeito anticonvulsivante por si só. Seu mecanismo de ação é desconhecido, mas evidências sugerem um efeito semelhante ao do barbitúrico, aumentando a transmissão central do GABA.[47]

Outros procedimentos utilizados para o controle de crises convulsivas

Estimulação vagal

Em humanos refratários à terapia antiepiléptica, a estimulação vagal pode ser uma alternativa para o controle das crises convulsivas. Um marca-passo é implantado no subcutâneo e, quando ativado, estimulará o nervo vago no pescoço. A base para o seu efeito anticonvulsivante é pelo envolvimento de um grande número de neurônios aferentes viscerais gerais no nervo vago e suas sinapses no núcleo do trato solitário. Este tem numerosas conexões corticais e subcorticais que, quando estimuladas, podem interromper a atividade convulsivante.[1] Um estudo em cães mostrou que pode ser uma alternativa efetiva nesta espécie.[48] Um procedimento prático, que envolve a estimulação de neurônios aferentes para interromper a atividade convulsivante, é a compressão ocular.[49] Nessa técnica, o globo ocular é intermitentemente comprimido para dentro da órbita, utilizando-se pressão digital aplicada à pálpebra superior de um ou ambos os globos oculares. A duração de cada compressão ocular é de 10 a 60 segundos. A compressão ocular é prescrita em intervalos de 5 min.[49]

Calosotomia

Calosotomia poderia ser uma opção, mas até o momento esse procedimento cirúrgico não tem sido explorado em cães.[1] A calosotomia foi desenvolvida como uma alternativa para controle das crises convulsivas em cães por Bagley *et al.*[50] Nessa técnica realiza-se a craniotomia rostrotentorial bilateral e secciona-se o corpo caloso parcialmente, para que não ocorra propagação de foco epiléptico de um hemisfério para o outro.[50]

Referências

1. Thomas WB, Dewey CW. Seizures and narcolepsy. In: Dewey CW (ed.). A practional guide to canine & feline neurology. Iowa: Wiley-Blackwell; 2008. p. 237-59.
2. Thomas WB. Idiopathic epilepsy in dogs and cats. Vet Clin North America: Small Anim Pract. 2010; 40:161-79.
3. McNamara JO. Pharmacotherapy of the Epilepsies. In: Bruton LL, Lazo JS, Parker KL. Goodman & Gilman's The pharmacological basis of therapeutics. 11. ed., chap. 19. USA: McGraw-Hill Medical Publishing Division; 2006. p. 501-25.
4. Le Duc B. Antiseizures drugs. In: Lemke TL *et al*. Foye's principles of medical chemistry. 6. ed., chap. 20. Philadelphia: Wolters Kluwer/Lippincot Wilkins; 2008. p. 521-46.
5. Thomas WB. Idiopathic epilepsy in dogs. Vet Clin North America: Small Anim Pract. 2000; 30:183-206.
6. Coates JR, Bergman RL. Seizures in young dogs and cats: pathophysiology and diagnosis. Compendium of Continuous Education. 2005;447-59.

7. March PA. Seizures: classification, etiologies, and pathophysiology. Clinical Techniques in Small Animal Practice. 1998;13(3):119-31.
8. Podell M. Seizures in dogs. Vet Clin North Am Small Anim Pract. 1996; 26:779-809.
9. Gandini G *et al.* Cerebrum. In: Jaggy A (ed.). Small animal neurology. Hannover: Schlütersche; 2010. p. 427-66.
10. De Lahunta A, Glass E. Veterinary neuroanatomy and clinical neurology. 3. ed. Missouri: Saunders Elsevier; 2009. p. 454-75.
11. Dewey CW. New maintenance anticonvulsant therapies for dogs and cats. In: Bonagura JD, Twedt DC (eds.). Kirk's current veterinary therapy XIV Missouri: Saunders Elsevier; 2009. p. 1066-69.
12. Lowenstein DH. Crises epilépticas e epilepsia. In: Fauci AS *et al.* (eds.) Harrison Medicina Interna. 17. ed., vol. II. Rio de Janeiro: McGraw Hill; 2009. p. 2498-512.
13. Rang HP *et al.* Farmacologia. 6. ed., cap. 40. Rio de Janeiro: Elsevier; 2008. p. 575-87.
14. Schwartz-Porsche D. Seizures. In: Braund KG. Clinical syndromes in veterinary neurology. 2. ed. Missouri: Mosby-Year Book Inc.; 1994. p. 234-51.
15. Howes JF, Bell C. Part 2: Progress in current AED development: the drugs talampanel. Neurotherapeutics. 2007;4(1):126-9.
16. Chrisman CL. Problems in small animal neurology. 2. ed. Pensilvânia: Lea & Febiger; 1991.
17. Jaggy A, Bernardini M. Idiopathic epilepsy in 125 dogs: a long-term study. Clinical and electroencephalographic findings. J Small Anim Pract. 1998;38:23-9.
18. Parent JML, Quesnel AD. Seizures in cats. Vet Clin North Am Small Anim Pract. 1996;26(4):811-25.
19. Podell M. Treatment of status epilepticus. In: Bonagura JD, Twedt DC (eds.). Kirk's current veterinary therapy XIV. Missouri: Saunders Elsevier; 2009. p. 1062-5.
20. Berendt M, Gram L. Epilepsy and seizure classification in 63 dogs: a reappraisal of veterinary epilepsy terminology. J Vet Intern Med. 1999;13:14-20.
21. Lorenz MD, Kornegay JN. Handbook of veterinary neurology. 4. ed. USA: Elsevier Science; 2004. p. 323-44.
22. Arandas FS, Sena EP. Drogas antiepilépticas. In: Silva P (ed.). 7. ed., cap. 43. Rio de Janeiro: Guanabara Koogan; 2006. p. 416-23.
23. Pakozdy A *et al.* Retrospective clinical comparison of idiopathic *versus* symptomatic epilepsy in 240 dogs with seizures. Acta Vet Hung. 2008;56:471-83.
24. Patterson EE *et al.* Clinical description and mode of inheritance of idiopathic epilepsy in English springer spaniels. J Am Vet Med Assoc. 2005;226:54-8.
25. Casal ML *et al.* Epilepsy in Irish wolfhounds. J Vet Intern Med. 2006; 20:131-5.
26. Licht BG *et al.* Clinical characteristics and mode of inheritance of familial focal seizures in standard poodles. J Am Vet Med Assoc. 1997;231(10):1520-8.
27. Podell M, Fenner WR, Powers JD. Seizure classification in dogs from a nonreferral-based population. J Am Vet Med Assoc. 1995; 206:1721-8.
28. Heynold Y *et al.* Clinical, epidemiological and treatment results of idiopathic epilepsy in 54 Labrador retrievers: a long term study. J Small Anim Pract. 1997;38:7-14.
29. Schriefl S *et al.* Etiologic classification of seizures, signalment, clinical signs, and outcome in cats with seizure disorders: 91 cases (2000-2004). JAVMA. 2008;233(10):1591-7.
30. Chandler KC. Canine epilepsy: what can we learn from human seizure disorders? Vet J. 2006;172:207-17.
31. Boothe DM. Drogas anticonvulsivantes e agentes analépticos. In: Adams HR. Farmacologia e terapêutica em veterinária. cap. 16. Rio de Janeiro: Guanabara Koogan; 2003. p. 299-317.
32. Saito M *et al.* Risk factors os status epilepticus in dogs with idiopathic epilepsy and effects of status epilepticus on outcome and survival time: 32 cases (1990-1996). J Am Vet Med Assoc. 2001;219:618-23.
33. Zimmermann R *et al.* Status epilepticus and epileptic seizures in dogs. J Vet Intern Med. 2009;23:970-6.
34. Platt SR, Haag M. Canine status epilepticus: a retrospective study of 50 cases. J Small An Pract. 2002;43(4): 51-153.
35. Berendt M *et al.* Premature death, risk factors, and life patterns in dogs with epilepsy. J Vet Intern Med. 2007; 21:754-9.
36. Platt SR, McDonnell JJ. Status epilepticus: patient management and pharmacologic therapy. The Compendium of Continuous Education. 2000; 8:722-9.
37. Platt SR *et al.* Comparison of plasma benzodiazepine concentrations following intranasal and intravenous administration of diazepam to dogs. Am J Vet Res. 2000; 61:651-4.
38. Papich MG. Saunders handbook of veterinary drugs. 2. ed. USA: Saunders Elsevier; 2007. 740p.
39. Platt SR, McDonnell JJ. Status epilepticus: managing refractory cases and treating out-of-hospital patients. The Compendium of Continuous Education. 2000; 8:732-41.
40. Dewey CW. Anticonvulsant therapy in dogs and cats. Vet Clin North Amer Small Anim Pract. 2006; 36: 1107-27.
41. Quesnel AD, Parent JM, McDonell W. Clinical management and outcome of cats with seizure disorders: 30 cases (1991-1993). J Am Vet Med Assoc. 1997; 210(1):72-7.
42. Podell M, Fenner WR. Use of bromide as an antiepileptic drug in dogs; 1994. p. 767-74. Comp.Cont. Educ. Pract. Vet.
43. Muñana KR, Newer options for medically managing refractory canine epilepsy. Veterinary Medicine; 2009. 104(7):342-8.
44. Taylor CP, Angelotti T, Fauman E. Pharmacology and mechanism of action of pregabalina: The calcium channel α_2-δ (alpha$_2$-delta) subunit as a target for antiepileptic drug discovery. Epilepsy Research. 2007;73(2):137-50.
45. Rosenstiel P. Part 2: Progress in current AED development: The drugs Brivaracetam (UCB 34714). Neurotherapeutics. 2007;4(1):84-7.
46. Bennett B *et al.* Part 2: Progress in current AED development: the drugs Seletracetam (UCB 44212). Neurotherapeutics. 2007;4(1):117-22.
47. Quilichini PP *et al.* Stiripentol, a putative antiepileptic drug, enhances the duration of opening of GABA-A receptor channels. Epilepsia. 2006;47(4):704-16.
48. Muñana KR *et al.* Use of vagal nerve stimulation as a treatment for refractory epilepsy in dogs. J Am Vet Med Assoc. 2002;221:977-83.
49. Speciale J, Stahlbrodt JE. Use of ocular compression to induce vagal stimulation anda id in controlling seizures in seven dogs. J Am Vet Med Assoc. 1999;214:663-5.
50. Bagley RS *et al.* Clinical effects of longitudinal division of the corpus callosum in normal dogs. Vet Surgery 1995; 24:122-7.

■ Leitura sugerida

Bielfelt SW, Redman HC, McClellan RO. Sire- and sex-related differences in rates of epileptiform seizures in a purebred beagle dog colony. Am J Vet Res. 1971;32:2039-48.

Breitschwerdt EB, Breazile JE, Broadhurst JJ. Clinical and electroencephalo-graphic findings associated with ten cases of suspected limbic epilepsy in the dog. J Am Anim Hosp Assoc. 1979;15:37-50.

Cash WC, Blauch BS. Jaw snapping syndrome in eight dogs. J Am Vet Med Assoc. 1979;175:709-10.

Cunningham JG, Farnbach GC. Inheritance and idiopathic canine epilepsy. J Am Anim Hosp Assoc. 1988;24:421-4.

Daminet S *et al.* Short term influence of prednisone and phenobarbital on thyroid function in euthyroid dogs. Can Vet J. 1999;40:411-5.

Dodman NH *et al.* Behavioral changes associated with suspected complex partial seizures in bull terriers. J Am Vet Med Assoc. 1996; 208:688-9.

Dodman NH *et al.* Phenobarbital-responsive episodic dyscontrol (rage) in dogs. J Am Vet Med Assoc. 1992;201:1580-3.

Engel J. Report of the ILAE classification core group. Epilepsia. 2006;47:1558-68.

Famula TR, Oberbauer AM, Brown KN. Heritability of epileptic seizures in the Belgian tervuren. J Small Anim Pract. 1997;38:349-52.

Gibbon KJ, Trempanier LA, Delaney FA. Phenobarbital-responsive ptyalism,dysphagia, and apparent esophageal spasm in a German shepherd puppy. J Am Anim Hosp Assoc. 2004;40:230-7.

Hall SJG, Wallace ME. Canine epilepsy: a genetic counselling programme for keeshonds. Vet Rec 1996;138:358-60.

Haut SR *et al.* Seizure occurrence: precipitants and prediction. Neurology. 2007;69:1905-10.

Jaggy A *et al.* Genetic aspects of idiopathic epilepsy in Labrador retrievers. J Small Anim Pract. 1998;39:275-80.

Kathmann I *et al.* Clinical and genetic investigations of idiopathic epilepsy in the Bernese mountain dog. J Small Anim Pract. 1999; 40:319-25.

Morita T *et al.* Cliniconeuropathologic findings of familial frontal lobe epilepsy in Shetland sheepdogs. Can J Vet Res. 2002;66:35-41.

Paterson EE, Mickelson JR, Da Y *et al.* Clinical characteristics and inheritance of idiopathic epilepsy in Viszlas. J Vet Intern Med. 2003;17:319-25.

Quesnel AD, Parent JM, McDonell W. Diagnosis evaluation of cats with seizure disorders: 30 cases (1991-1993). J Am Vet Med Assoc. 1997;210(1):65-71.

Schriefl S *et al.* Etiologic classification of seizures, signalment, clinical signs, and outcome in cats with seizure disorders: 91 cases (2000-2004). J Am Vet Med Assoc. 2008; 233:1591-7.

Srenk P, Jaggy A. Interictal electroencephalographic findings in a family of golden retrievers with idiopathic epilepsy. J Small Anim Pract. 1996;37:317-21.

Stonehewer J *et al.* Idiopathic phenobarbital-responsive hypersialosis in the dog: an unusual form of limbic epilepsy? J Small Anim Pract. 2000;41:416-21.

Zifkin BG, Andermann F. Epilepsy with reflex seizures. In: Wyllie E (ed.). The treatment of epilepsy: principles and practice. Philadelphia: Lea & Febiger; 1987. p. 614.

227 Doenças Vasculares

João Pedro de Andrade Neto

Introdução

Encefalopatias vasculares são raramente diagnosticadas em cães[1] e gatos.[2] Com o uso expandido de modalidades avançadas de imagem, como tomografia computadorizada (TC) e ressonância magnética (RM), anormalidades estruturais vasculares intracranianas estão sendo reconhecidas mais frequentemente.[1] O termo "acidente vascular encefálico" é definido como qualquer anormalidade encefálica resultante de um processo patológico comprometendo o seu suprimento sanguíneo.[3] Esses processos patológicos envolvendo vasos sanguíneos incluem oclusão do lúmen por um êmbolo ou trombo, ruptura da parede de um vaso sanguíneo, lesão ou alteração de permeabilidade da parede do vaso e aumento da viscosidade ou outras mudanças na qualidade do sangue.[3] De modo geral classificamos os acidentes vasculares encefálicos (AVE) em hemorrágicos e isquêmicos.[4] AVE isquêmico resulta de oclusão de um vaso sanguíneo do encéfalo, por um trombo ou êmbolo, privando o encéfalo de oxigênio e glicose.[4] AVE hemorrágico resulta na ruptura da parede de um vaso sanguíneo dentro do parênquima encefálico ou espaço subaracnoide, causando hemorragia dentro ou ao redor do encéfalo.[3]

Conceito e classificação

Acidente vascular encefálico isquêmico

Isquemia é a redução, embora não necessariamente a interrupção, do fluxo sanguíneo no nível de comprometimento com a função normal. Esse comprometimento pode ser regional ou global.[4] Acidente vascular isquêmico focal ou regional é quando ocorre secundariamente a uma patologia vascular, limitando o fluxo sanguíneo regional de uma porção do encéfalo, enquanto o acidente vascular isquêmico global resulta de diminuição global da perfusão encefálica.[1] As causas de acidente vascular isquêmico global incluem hipotensão grave, doença pulmonar avançada, parada cardiorrespiratória, edema cerebral difuso ou acidente anestésico por insuficiente remessa de oxigênio até o encéfalo.[1]

Com uma capacidade limitada de armazenamento, o encéfalo depende de suprimento permanente de oxigênio e glicose para manutenção da função das bombas iônicas. Quando a pressão de perfusão cerebral cai abaixo de um limiar, a distribuição de oxigênio e glicose é comprometida. Como regra, desenvolve-se então a isquemia e progride em necrose de neurônios e elementos gliais, se não for restabelecida rapidamente a pressão de perfusão cerebral adequada. Esta área de tecido necrosado é denominada infarto.[5] Portanto, *infarto* é definido como uma área de necrose isquêmica causada pela oclusão do suprimento sanguíneo arterial ou da drenagem venosa.[6] Um evento isquêmico pode ocorrer secundariamente ou à obstrução vascular local (trombo) ou à obstrução vascular por material transportado para o encéfalo a partir de um local distante (êmbolo).[5] Uma terceira forma de isquemia é denominada vasospasmo, resultando em obstrução venosa ou arterial transitória ou permanente. Se a constrição ou espasmo vascular se resolver dentro de 24 h é denominada "ataque isquêmico transitório", que consiste em déficit neurológico focal e breve. Esta forma de obstrução vascular provavelmente ocorre em animais, mas raramente é diagnosticada.[1] Em geral, os infartos resultam de oclusão arterial trombótica ou embólica; ocasionalmente, os infartos podem ocorrer a partir de outros mecanismos, incluindo o vasospasmo local, a hemorragia dentro de uma placa ateromatosa, ou por compressão extrínseca do vaso (p. ex., tumor).[6]

Várias são as classificações para os infartos encefálicos; em uma delas ele é referido de acordo com a extensão do território vascular, denominando-se infarto territorial quando compromete vasos de grande calibre, e infarto lacunar, afetando artérias intraparenquimatosas pequenas.[7] Em veterinária, os infartos territoriais são mais encontrados no cerebelo com comprometimento da artéria cerebelar rostral.[5] Outra classificação adotada se refere à quantidade de hemácias presentes do tecido necrosado: infarto pálido (infarto branco) ou infarto hemorrágico (infarto vermelho). Os infartos também podem ser classificados pela etiologia (hipertensão, aterosclerose, estado de hipercoabilidade), pela patologia (arterial ou venoso), pelo mecanismo (trombótico, embólico ou hemodinâmico) ou pelo local anatômico (p. ex., infarto da artéria cerebral média).[7]

As causas de infarto identificadas, e confirmadas histopatologicamente, incluem: sepse (endocardite bacteriana ou outra fonte de infecção), aterosclerose associada a hipotireoidismo primário e hiperlipidemia do Schnauzer miniatura, migração aberrante de parasitas (*Cuterebra* sp.), êmbolos parasitários (*Dirofilaria immitis*), células tumorais embólicas metastáticas, linfoma intravascular, embolismo fibrocartilaginoso e tromboembolismo cardíaco ou aórtico.[3]

Trombose é a formação de um trombo, definido como um agregado de sangue coagulado contendo plaquetas, fibrina e elementos celulares encarcerados dentro do lúmen de um vaso,[8] ou seja, é uma hemostasia patológica que envolve a formação de um coágulo sanguíneo (trombo) dentro de vasos intactos.[6] A trombose ocorre tipicamente quando há formação de coágulos em vasos comprometidos por aterosclerose. Em cães, a aterosclerose é vista em hipotireoidismo e hiperlipidemia idiopática.[3] As placas ateroscleróticas surgem da interação complexa, e parcialmente compreendida, em meio ao endotélio, células musculares lisas, plaquetas, linfócitos T e monócitos. A lesão endotelial induzida por colesterol de lipoproteínas de baixa densidade (LDL) oxidado resulta em inflamação vascular da túnica íntima. Os monócitos migram para a íntima da parede do vaso para fagocitar o colesterol LDL. Esse processo resulta na formação das células espumosas características da aterosclerose inicial (camada gordurosa). Além disso, os macrófagos ativados produzem fatores que também danificam o endotélio. A concentração de colesterol LDL nas células espumosas e nas células musculares lisas geralmente excede as propriedades antioxidantes do endotélio normal. O colesterol LDL oxidado leva a alterações metabólicas adicionais que favorecem um microambiente pró-coagulante, aumentando a formação de trombos mediados por plaquetas, assim como iniciam a cascata de eventos que leva às lesões associadas ao desenvolvimento das placas maduras de aterosclerose, placas fibrosas com uma capa – macrófagos carregados com lipídios rodeados por tecido conjuntivo.[9]

Embora a trombose venosa possa causar infarto, o resultado mais comum é apenas congestão; nessa situação, os canais colaterais se abrem rapidamente, permitindo o fluxo vascular a partir do influxo arterial. A oclusão venosa pode ser secundária a trombose ou compressão de veia.[6]

Embolia é a passagem através da circulação venosa ou arterial de qualquer material capaz de se alojar em um vaso sanguíneo e, desse modo, obstruir seu lúmen.[8] Este material, denominado êmbolo, é massa intravascular solta, sólida, líquida ou gasosa, que é transportada pelo sangue de um local distante do seu ponto de origem,[6] obstruindo um vaso longe desse local; se for a partir de um trombo desalojado denomina-se tromboembolismo; caso contrário denomina-se simplesmente como êmbolo ou a partir de sua característica de origem (p. ex., êmbolo séptico, êmbolo gorduroso).[6]

O infarto causado por embolismo pode ser secundário a doenças sistêmicas, como sepse, doença cardíaca, neoplasia ou coagulopatia.[10] As doenças mais comumente relatadas foram doença renal crônica (DRC) e hipertireoidismo.[3] Em um estudo com RM em cães apresentando infartos encefálicos, mais de 50% também apresentavam uma condição médica concomitante, mais comumente hiperadrenocorticismo, doença renal crônica, hipotireoidismo e hipertensão, sendo esta última associada a doença renal crônica e hiperadrenocorticismo.[11] Cães das raças Cavalier King Charles Spaniels e Greyhounds foram as raças mais representadas como tendo infartos semelhantes aos infartos criptogênicos em humanos referidos como infartos de causa desconhecida.[11] Encefalopatia felina isquêmica é uma síndrome de infarto cerebral em gatos, sendo alguns casos associados à migração aberrante de larvas de *Cuterebra* sp. dentro do encéfalo. Nem todos os casos apresentam lesões vasculares óbvias, levando à hipótese de vasospasmo induzido pelas larvas.[10] Entre os achados histopatológicos ocorrem necrose cerebrocortical laminar e infarto cerebral. Pela prevalência de infarto associada a essa síndrome e falta de relatos em regiões do mundo livres dessa mosca propôs-se que a migração da larva de *Cuterebra* para o encéfalo seja a causa da encefalopatia isquêmica felina.[12]

Garosi *et al.*,[5] em um estudo envolvendo 40 cães com suspeita de infarto encefálico, mostraram que 45% eram infartos cerebelares (18/40), 27,5% cerebrais (11/40), 20% envolvendo tálamo e mesencéfalo (8/40) e 7,5% multifocais (3/40). Dos infartos cerebrais 6 eram territoriais (4 envolvendo a artéria cerebral média e dois a artéria cerebral rostral) e 5 lacunares (comprometimento do núcleo caudado e cápsula interna adjacente compatível com o território das artérias estriatais medial e lateral). As lesões dos infartos talamomesencefálicos estavam no território das artérias perfurantes caudais originadas a partir da bifurcação da basilar e dos ramos paramedianos oriundas da porção proximal da artéria cerebral caudal. Dos infartos cerebelares, 14 estavam localizados no aspecto rostral do córtex cerebelar. Todos os infartos foram unilaterais.[5] Em relação à espécie felina, o diagnóstico de infarto cerebelar foi realizado em dois animais por RM e confirmado em um deles pela histopatologia. Os dois animais apresentaram infarto na artéria cerebelar rostral com doenças concomitantes. Um apresentou também doença renal associada à neoplasia pulmonar, enquanto o outro apresentou endocardite valvular crônica, a qual pode ser uma fonte em potencial de tromboembolismo.[2]

Acidente vascular encefálico hemorrágico

Hemorragia é definida como o extravasamento de sangue no espaço extravascular.[6] A hemorragia intracraniana resulta na ruptura de vasos sanguíneos do encéfalo, podendo ser classificada de acordo com o local anatômico (epidural, subdural, subaracnoide, intraparenquimatosa e intraventricular), tamanho (pequeno ou grande), tempo de ocorrência (hiperagudo, agudo, subagudo recente, subagudo tardio e crônico) ou pela doença provável (p. ex., por neoplasia, malformação vascular, coagulopatia).[7]

Em contraste com a alta incidência no homem, a hemorragia intracraniana resultante de ruptura espontânea de vasos é considerada rara nos cães (Figura 227.1).[3]

Hemorragia intraparenquimatosa primária pode ocorrer com hipertensão,[10] quadro este que pode acelerar a formação de aterogênese, como também causar alterações degenerativas nas paredes das grandes ou médias artérias, levando à formação de hemorragia cerebrovascular.[13] Em animais, a hipertensão é mais comumente secundária a hipertireoidismo, doença renal ou hiperadrenocorticismo.[10]

Hemorragias secundárias têm sido descritas em associação a trauma cranioencefálico, ruptura de anormalidades vasculares congênitas, tumores encefálicos primários ou secundários, linfoma intravascular (angioendoteliomatose maligna), angiopatia amiloide cerebral e doenças inflamatórias das artérias e veias (vasculite necrosante), infarto encefálico (infarto hemorrágico) e alteração na coagulação sanguínea (doenças extracranianas predispondo à coagulação intravascular disseminada, como neoplasia, doença de von Willebrand ou *Angiostrongylus vasorum*).[3] Linfoma intravascular (linfoma angiotrófico, angioendoteliomatose maligna) é uma doença neoplásica rara em cães e com um relato em gato.

Caracteriza-se por proliferação intravascular de linfócitos malignos. Esta distribuição angiocêntrica única das células neoplásicas leva a achados clinicopatológicos característicos de trombose e infartos.[14] Menos comuns são as vasculites, dano do endotélio causado por vírus da hepatite infecciosa canina, septicemia ou endotoxemia, por complexos imunes ou migração de parasita larval.[15] A hemorragia intracraniana ocorre mais frequentemente secundária a traumatismo cranioencefálico. Hemorragia subdural ou subaracnóidea não traumática tem sido descrita em cães, mas permanece muito rara, quando comparada com a espécie humana, na qual a ruptura de aneurisma é a causa mais comum.[3]

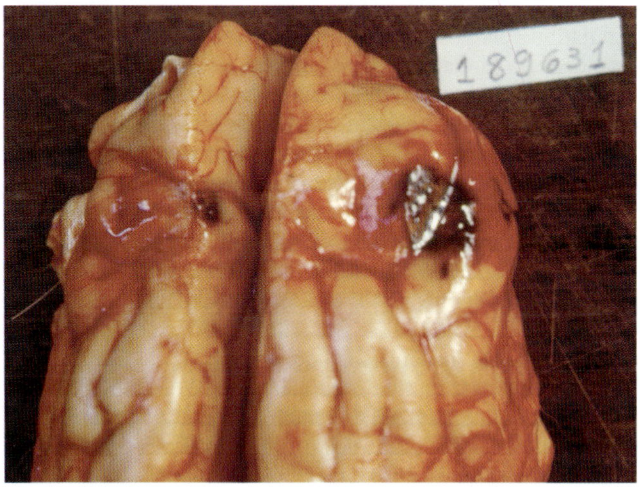

Figura 227.1 Acidente vascular encefálico hemorrágico em um cão com trombocitopenia.

Patogenia

Acidente vascular encefálico isquêmico

Em relação à fisiopatologia, a isquemia encefálica resulta em lesão neuronal iniciada por depleção da produção de trifosfato de adenosina (ATP); em seguida, ocorre despolarização da membrana celular, metabolismo do cálcio comprometido e subsequente liberação do aminoácido excitatório, o glutamato.[1] Em nível molecular, a hipoperfusão leva à realização de glicólise anaeróbica e subsequente queda de ATP. A redução da concentração de ATP intracelular limita os mecanismos dependentes de energia dentro da célula que são necessários para proteger a homeostasia celular, por exemplo, manutenção do potencial de repouso da membrana.[7] O neurônio então se torna despolarizado assim que ocorre a queda de ATP, diminuindo a atividade da bomba de Na^+/K^+ e outras bombas de membrana; consequentemente, ocorre o fluxo transmembrana de múltiplos íons, como Na^+, K^+, Cl^-, Ca^{++},[7] com translocação de água para dentro da célula, causando inchaço (edema citotóxico).[3] A despolarização neuronal induz a liberação do glutamato, neurotransmissor excitatório, que desencadeará o favorecimento da entrada do cálcio na célula por ativação dos canais de cálcio voltagem-dependente. O aumento da concentração de cálcio intracelular resultará na síntese de óxido nitroso e na ativação de enzimas, como fosfolipases, proteases endonucleases, as quais destruirão os componentes vitais da célula.[7] O aumento desse íon associado ao baixo pH, devido ao excesso de ácido láctico produzido pela glicólise anaeróbica, estimula a liberação de radicais livres, contribuindo para a lesão celular irreversível.[7] A reoxigenação resultará em dano celular induzido pelos radicais livres. O primeiro passo na geração de radicais livres durante a hipoxia é a degradação de ATP em hipoxantina. Durante a reperfusão, a hipoxantina é metabolizada pela xantina oxidase em xantina na presença de oxigênio. Esta é uma fase crítica, na qual radicais superóxido são formados. Os radicais superóxido então causarão a redução dos íons férricos intracelulares abundantes (Fe^{++}) em íons ferrosos (Fe^{+++}). A abundância desses íons ferrosos resultará na formação de radicais hidroxila extremamente tóxicos, favorecendo a oxidação de lipídios, proteínas e ácidos nucleicos das membranas. Os tecidos encefálicos são excepcionalmente vulneráveis à ação dos radicais livres por terem grande quantidade de colesterol e ácidos graxos poli-insaturados nas membranas e baixos níveis de enzimas que limpam os radicais livres, como catalase, superóxido dismutase e glutationa peroxidase.[1] Essa avaria nas membranas celulares e na barreira hematencefálica resultará no extravasamento de proteínas com formação de edema vasogênico ou extracelular.[1] Duas regiões distintas podem ser identificadas em um infarto: o núcleo, onde a isquemia é grave e o infarto se desenvolve rapidamente, e a penumbra ao redor, contendo diminuição mais moderada de fluxo sanguíneo cerebral que possibilita tolerância maior ao estresse isquêmico. Na região da penumbra, os neurônios estão ainda viáveis, mas com risco de se tornarem irreversivelmente lesionados. Os tecidos dentro da penumbra têm potencial para recuperação, portanto são o alvo da terapia no acidente vascular isquêmico agudo.[3]

Acidente vascular encefálico hemorrágico

No AVE hemorrágico, o sangue sai do vaso diretamente para dentro do parênquima, formando um hematoma, ou dentro do espaço subaracnoide.[4] A massa de sangue coagulado causa ruptura física do tecido e pressão em tecidos encefálicos subjacentes.[3] A expansão do coágulo ocorre principalmente dentro das primeiras seis horas da hemorragia e frequentemente é autolimitante devido ao aumento da pressão de perfusão cerebral e resistência elástica do tecido encefálico.[7] Este processo altera as relações volume/pressão intracranianos, e podem conduzir a um aumento da pressão intracraniana (PIC) e diminuição do fluxo sanguíneo cerebral (FSC). Inicialmente, PIC pode permanecer normal devido a um sistema de compensação.[4] O crânio é um espaço fechado, apresentando três constituintes não compressíveis: parênquima encefálico, sangue e líquido cefalorraquidiano (LCR). Mudança no volume de um constituinte se equilibrará por meio de mudança compensatória em outro. Este princípio é denominado doutrina de Monroe-Kellie. À medida que o hematoma continua se expandindo, esse sistema compensatório se torna esgotado e a PIC começa a subir; isso pode ser clinicamente associado a herniação. Devido à autorregulação mecânica, FSC se mantém constante mesmo que a pressão de perfusão cerebral (PPC) possa variar entre 40 e 120 mmHg.[3] A autorregulação normal do FSC pode estar comprometida após AVE, fazendo com que o fluxo sanguíneo das áreas danificadas se torne diretamente dependente da circulação sanguínea sistêmica. Esses animais podem ser incapazes de compensar por reduções da pressão arterial média (PAM), causando diminuição da PPC na presença de PIC aumentada. Essa anomalia enfatiza a importância da manutenção da pressão sanguínea sistêmica. Nessas circunstâncias, hipotensão sistêmica pode resultar em perfusão inadequada do encéfalo, que levará a isquemia cerebral e lesão neuronal secundária.[3]

Edema ao redor do coágulo pode se desenvolver por vários dias[7] em consequência de liberação e acúmulo de proteínas séricas osmoticamente ativas dentro do coágulo.[4] Isquemia pode ocorrer como consequência do tecido encefálico comprimido ou fluxo sanguíneo limitado pelo dano vascular. Dependendo da gravidade da hemorragia, um efeito de massa pode ocorrer, causando desvio do septo, alteração do fluxo sanguíneo cerebral, PIC aumentada ou hidrocefalia obstrutiva. Nessa fase, poderá ocorrer edema vasogênico ou citotóxico devido à ruptura da barreira hematencefálica.[4] A oxi-hemoglobina se transforma em desoxi-hemoglobina e metemoglobina nos primeiros dias após a hemorragia, seguidas de lise das hemácias, dando origem à hemossiderina. Os macrófagos iniciam o processo de fagocitose da hemossiderina e produtos do catabolismo dos lipídios por vários dias. A hemossiderina fagocitada pode persistir durante toda a vida do animal dentro do tecido cicatricial formado pelos astrócitos fibrilares e ao redor dos cistos formados. A hemossiderina persistente após trauma craniano é considerada a causa da epilepsia adquirida pós-traumática.[7]

Prevalência e manifestações clínicas

Os infartos tipicamente ocorrem em cães de meia-idade e velhos.[15] Vários estudos não mostraram predisposição racial ou sexual, embora McConell *et al.* observassem alta incidência em machos (58%).[15] As raças com número representativo foram Cavalier King Charles Spaniels e Greyhounds. Há várias razões para que o Cavalier King Charles Spaniel seja predisposto ao AVE. Essa raça apresenta alta incidência de doença cardíaca e também anormalidades plaquetárias, as quais podem potencialmente predispor ao infarto cardioembólico; além disso, o Cavalier King Charles Spaniel mostra alta incidência de malformação Chiari-*like* que poderia ter efeito no fluxo sanguíneo vertebrobasilar.[15] As raças caninas de pequeno porte apresentaram mais infartos territoriais cerebelares, enquanto as raças de cães de grande porte eram mais predispostas aos infartos lacunares talâmico-mesencefálicos.[16] Há alguma evidência de que gatos e raças braquicefálicas de cães possam ser predispostos à isquemia encefálica global, especialmente quando quetamina é utilizada no protocolo anestésico.[17]

Os sintomas clínicos dependem da localização do hematoma ou infarto,[7] ou do tipo (global ou focal; isquêmico ou hemorrágico).[1] O início súbito de déficits neurológicos é o sinal mais característico de um AVE. Esses déficits são frequentemente focais e estão relacionados com a localização e a extensão da lesão, em vez de serem específicos da doença vascular.[7] A doença vascular é caracterizada por um início *periagudo* de sinais. A progressão do quadro poderia ser esperada pelo aumento da PIC.[10] A gravidade das alterações neurológicas alcança seu auge e depois cessa. O AVE embólico muitas vezes ocorre repentinamente e os sintomas clínicos chegam ao auge imediatamente, enquanto os sintomas clínicos dos AVE hemorrágicos e trombóticos podem ter início com discreto atraso.[7]

Os infartos no telencéfalo causam alteração no estado mental, déficits de ameaça contralateral, hipalgesia nasal contralateral, déficits posturais ou hemiparesia contralateral, andar em círculos ipsilateralmente, ataxia, pressão da cabeça contra obstáculos, desvio lateral da cabeça ou tronco e convulsões.[1] Garosi *et al.*[5] relatam baixa ocorrência de convulsões em cães que apresentam distúrbios vasculares cerebrais, semelhantes aos relatos na espécie humana. Se a lesão envolver a artéria cerebral rostral, será encontrada alteração de comportamento, déficit de ameaça e postural contralateral e hipalgesia nasal contralateral; se o comprometimento envolver a artéria cerebral média, o andar em círculos ipsilateralmente associado a convulsões estará presente.[5] Quando o envolvimento ocorrer em artérias estriatais, teremos o andar em círculos ipsilateralmente, desvio lateral da cabeça e pescoço para o mesmo lado, déficit de ameaça com reflexo pupilar à luz normal e déficit postural ou hemiparesia contralateral.[5]

As lesões envolvendo tálamo/mesencéfalo produzirão déficits das reações posturais ipsi ou contralateralmente, andar em círculos do mesmo lado da lesão, déficit de ameaça contralateral, desvio lateral da cabeça e pescoço ipsilateral, inclinação da cabeça ipsi/contralateral, nistagmo posicional, estrabismo posicional ventral ipsi/contralateral, anisocoria com midríase ipsilateral e hemiparesia/ataxia espástica ipsilateral.[5]

Os sintomas cerebelares incluem hipermetria, disfunção vestibular ou opistótono.[7] Em vários animais, são descritas pelos proprietários crises convulsivas, mas por meio do exame físico acurado associado ao histórico, provavelmente eles tiveram episódios vestibulares agudos.[15] Outras alterações cerebelares incluem ataxia cerebelar/vestibular assimétrica ipsilateral,[5] déficit de ameaça ipsilateral, dismetria, tremor intencional, nistagmo e inclinação da cabeça.[1] O nistagmo pode ser espontâneo ou posicional e a inclinação da cabeça pode ser ipsi/contralateral.[5] Alguns cães apresentam breves episódios de disfunção vestibular relatados pelos proprietários (menos de 10 min de duração com rápida recuperação), similares ao ataque isquêmico transitório em humanos.[15] Em um caso de infarto cerebelar com extensão para o aspecto rostral do mielencéfalo, além das alterações vestibulocerebelares, o animal apresentou paralisia facial ipsilateral.[5]

As lesões envolvendo o tronco encefálico podem levar a déficits de nervos cranianos ipsilateralmente, hemi ou tetraparesia e inclinação ou desvio lateral da cabeça.[7]

Dez gatos apresentando encefalopatia felina isquêmica mostraram infecção no SNC causada por larvas de *Cuterebra* sp., e isso foi documentado pela Universidade de Cornell. Anormalidades clínicas notadas em todos os gatos foram progressivas e a maioria consistia em depressão (6/10), cegueira (6/10) e, em alguns, alteração de comportamento (2/10). As larvas eram mais comumente encontradas em bulbos e pedúnculos olfatórios, nervos ópticos, placa cribriforme, sugerindo a entrada pelas vias nasais.[12]

Diagnóstico

O estudo de imagem é a ferramenta diagnóstica mais importante nas doenças vasculares encefálicas. A TC e a RM ajudam no diagnóstico de doença vascular, descartando outras doenças intracranianas, diferenciando entre lesões isquêmicas e hemorrágicas, identificando a localização da lesão, bem como o tamanho e o tempo de ocorrência da mesma.[7] A caracterização de um AVE isquêmico e hemorrágico geralmente é impossível de ser realizada em animais antes dos estudos de imagem.[18] Uma vez confirmada a doença vascular, outros testes deverão ser realizados para a identificação da causa de base.[3]

A avaliação inicial de pacientes com suspeita de encefalopatia vascular isquêmica deverá começar com o diagnóstico diferencial, incluindo traumatismo, doenças metabólicas (renal, hepática, hipoglicemia), neoplásicas, inflamatórias e tóxicas.[18] O reconhecimento de fatores de risco pode auxiliar, reduzindo eventos adicionais, se a causa do evento vascular for apurada. A avaliação diagnóstica inicial inclui mensuração da pressão arterial sistólica, hemograma completo, perfil bioquímico, urinálise e teste de coagulação.[18] A segunda abordagem diagnóstica deve incluir radiografia torácica, ultrassonografia abdominal e exames de imagem, como TC ou RM.[18] Os testes diagnósticos adicionais, que podem ser considerados, são: análise do LCR, ecocardiografia, mensuração dos níveis de antitrombina III, relação proteína:creatinina urinária e testes de antagonistas de proteínas induzidas pela vitamina K.[18] Os pacientes com AVE isquêmico, portadores de hipertensão, deverão ser avaliados quanto à sua origem, incluindo doenças endócrinas (hiperadrenocorticismo, hipotireoidismo, hipertireoidismo e diabetes *mellitus*), doença renal (principalmente nefropatia com perda de proteína), doença cardíaca e doenças metastáticas.[5,19] Se for confirmado um AVE hemorrágico, o foco da triagem diagnóstica deverá ser coagulopatia, hipertensão (incluindo suas causas) e doenças metastáticas (particularmente hemangiossarcoma).[5]

A análise do LCR não é útil para confirmação de um AVE, mas auxilia na eliminação da possibilidade de uma doença inflamatória; na maioria dos AVE, o LCR estará normal ou mostrará moderada pleocitose por neutrófilos ou mononucleares com aumento de proteínas.[5,19]

O ultrassom Doppler transcraniano possibilita o estudo da hemodinâmica cerebral, permitindo avaliação da arquitetura vascular e identificação das artérias cerebrais por mapeamento colorido. Como o fluxo sanguíneo nas artérias cerebrais é de baixa resistência, o aumento da resistência vascular pode indicar isquemia cerebral regional. Neste caso, encontramos índice de resistividade aumentado e/ou alterações na morfologia das ondas Doppler com picos sistólicos altos e afilados. O aumento da velocidade do fluxo pode indicar, além de estenose, um aneurisma, ou mesmo ser funcional induzido por anemia.[20]

As imagens de TC em infarto isquêmico são geralmente normais durante a fase aguda de isquemia; portanto, o diagnóstico de AVE isquêmico, usando TC, baseia-se na exclusão de doenças que mimetizam acidentes vasculares. Os sinais tomográficos de isquemia recente podem ser sutis e difíceis de serem detectados, incluindo hipodensidade de parênquima, perda de diferenciação entre substâncias branca e cinzenta, supressão sutil de sulcos corticais e efeito de massa local.[3] As áreas comprovadas de infarto, presentes como lesões hipodensas sutis na TC, se devem ao influxo de água associada ao edema cerebral.[7]

A RM é superior à TC para a detecção de isquemia, devido ao seu excelente contraste em relação aos tecidos moles e habilidade em detectar lesões sutis.[7] Pode detectar AVE isquêmico dentro de 12 a 24 h do início, além de distinguir lesões hemorrágicas de infarto.[3] Em RM, os infartos não hemorrágicos são lesões comumente demarcadas, muitas vezes em forma de cunha com mínimo efeito de massa e geralmente com envolvimento preferencial em substância cinzenta.[7,15] Aumento de sinal em T2WI e sinal reduzido em T1WI são compatíveis com aumento de água devido a edema citotóxico e vasogênico.[15] Sequências de RM convencional revelam hipointensidade em T1WI e hiperintensidade em T2WI e FLAIR.[7] Realce pelo contraste é fraco e pode ocorrer na periferia, podendo ser observado 7 a 10 dias após o início do acidente vascular isquêmico.[7] A administração de contraste realça os infartos, quando ocorrer ruptura vascular, mas não há realce em isquemia ou edema.[15] As dificuldades na diferenciação de lesões isquêmicas agudas das antigas pelos métodos convencionais podem ser superadas por técnicas de RM funcionais.[7] Como os infartos são causados por oclusão de um vaso sanguíneo, eles obedecem ao território vascular com demarcação precisa do tecido encefálico normal ao redor e nenhum ou um mínimo efeito de massa.[3] Em relação à isquemia global, a aparência de imagens de RM caracteriza-se por aumento da intensidade de imagens T2WI em zonas banhadas pelas principais artérias intraparenquimatosas, indicativa de edema encefálico difuso. Essas áreas incluem também tecidos com menor pressão de perfusão encefálica. As lesões geralmente envolvem a substância branca ao redor dos ventrículos e regiões vulneráveis, como córtex cerebral, núcleo caudado, tálamo, cerebelo e hipocampo.[18]

A TC já foi anteriormente uma ferramenta diagnóstica primária para detecção de hemorragia nos pacientes com suspeita de AVE hemorrágico. O traumatismo craniano grave é avaliado melhor com TC por várias razões. As imagens de TC são obtidas muito mais rapidamente do que as de RM (ótima para pacientes críticos); os pacientes podem ser monitorados com sistema de monitoramento padrão durante o exame, o que não ocorre com a realização de RM por causa do campo magnético amplo, e hemorragia aguda e osso podem ser visualizados melhor com TC do que com RM.[21] A TC é muito sensível para hemorragia aguda, com relação linear demonstrada entre atenuação tomográfica e hematócrito do hematoma. Em um paciente normal com hematócrito normal, a hemorragia aguda é vista como uma área de atenuação aumentada, a qual tende a progredir nas primeiras 72 h e depois lentamente diminui para isodensidade até cerca de 1 mês após hemorragia. A periferia da lesão pode realçar em achados tomográficos por aproximadamente 6 dias a 6 semanas após o início do quadro.[4] Um hematoma aparece como imagem hiperdensa, homogênea e firme, enquanto hemorragias petequiais são vistas como pontos hiperdensos, os quais podem aderir a uma área hiperdensa irregular. Com o tempo, a lesão aparece isodensa e com realce variável pelo meio de contraste.[7] As descrições em humanos, das mudanças de imagens de RM, são relacionadas com o tempo dos hematomas, mostrando reação química progressiva dos íons ferro, componentes da hemoglobina.[19] Descreve-se em um trabalho a sequência de imagens de RM de um cão apresentando hematoma intracraniano, causado por traumatismo, demonstrando similaridades com o ocorrido na espécie humana.[19] A forma química da hemoglobina em lesões hiperagudas é a oxi-hemoglobina, a qual influencia a intensidade de sinal similar à substância branca em T1WI e também ao fluido em T2WI. Em T1WI, 24 h após a lesão, a massa fica isointensa e em T2WI hipointensa devido à mudança química de oxi-hemoglobina em desoxi-hemoglobina. A mudança gradual da desoxi-hemoglobina em metemoglobina, poucos dias após a lesão, causa hiperintensidade em T1WI na periferia da massa.[19]

Wessman *et al.*[7] descrevem com detalhes cinco estágios distintos da aparência das imagens de ressonância magnética na hemorragia intracraniana: hiperagudo (< 24 h, oxi-hemoglobina intracelular; T1 e T2 longos; isointensa em T1 e hiperintensa em T2); agudo (1 a 3 dias, desoxi-hemoglobina intracelular; T1 longo e T2 curto; iso a hipointensa em T1 e hipointensa em T2); subagudo recente (4 a 7 dias, metemoglobina intracelular com hemácias intactas; T1 e T2 curtos; hiperintensa em T1 e hipointensa em T2); subagudo tardio (7 a 14 dias, metemoglobina extracelular com lise das hemácias; T1 curto e T2 longo; hiperintensa em T1 e T2); e crônico (> 2 semanas, ferritina e hemossiderina; T1 longo e T2 curto; iso a hipointensa em T1 e hiperintensa em T2).[7] A transição do estágio hiperagudo para agudo é caracterizada pela mudança no sangue oxigenado em sangue desoxigenado, iniciando na periferia da hemorragia, causando um halo hipointenso ao redor de hemorragia hiperaguda em T2. As hemorragias agudas e subagudas estão geralmente associadas a edema vasogênico do neurópilo ao redor, que aparece como uma zona hiperintensa em T2.[7]

As imagens de RM, realizadas em sete cães apresentando infartos encefálicos, confirmados histopatologicamente, revelaram que quatro cães apresentavam infartos não hemorrágicos enquanto três cães apresentavam infartos hemorrágicos. Os infartos não hemorrágicos eram tipicamente em forma de cunha, hipointensos em imagens T1WI, hiperintensos em T2WI e não realçavam após contraste. Os infartos hemorrágicos tiveram intensidade mista em T1WI e T2WI com padrões variáveis de realce.[23] Em relação ao linfoma intravascular, anormalidades são identificadas em imagens de RM, consistindo estas em hiperintensidades multifocais observadas nas sequências de pulso pré-contraste em T1WI, T2WI, intermediário e FLAIR. Além disso, haverá discreto realce das lesões vistas nas imagens em T1WI pós contraste.[14]

Tratamento

Não há nenhum tratamento específico para o AVE isquêmico ou hemorrágico. Foca-se a manutenção da perfusão cerebral, por manutenção da pressão sanguínea sistêmica e subsequente oxigenação tecidual, assim como controle de sequelas neurológicas secundárias (p. ex., convulsões) e tratamento da causa de base. O êxito em cães com AVE depende do tamanho da lesão, da localização e da gravidade dos sintomas clínicos.[4] Portanto, o tratamento do AVE é destinado a fornecimento de cuidados de suporte, reconhecimento e tratamento das complicações neurológicas e não neurológicas, manutenção adequada de oxigenação tecidual, controle das convulsões e da pressão intracraniana elevada.[22] Complicações não neurológicas, como rigidez muscular, contraturas, úlceras de decúbito, pneumonia e infecção do trato urinário, má nutrição e embolismo pulmonar, são comuns em humanos e são complicações em potencial em animais que apresentam doenças vasculares encefálicas.[18] Após um evento vascular isquêmico ou hemorrágico conhecido (diagnosticado), parâmetros múltiplos e neurológicos múltiplos deverão ser monitorados para conhecimento de complicações neurológicas, incluindo nível de consciência, movimentos musculares voluntários ou involuntários, postura, ritmo e frequência respiratória e avaliação dos nervos cranianos.[22] A piora dos parâmetros neurológicos ou a presença de convulsões pode indicar edema encefálico com aumento da PIC, presença (ou piora) de hemorragia intracraniana, progressão do efeito de massa, movimentação de êmbolo existente ou presença de êmbolos adicionais ou trombose.[22] A manutenção de oxigenação tecidual, ventilação pulmonar, temperatura corporal normal e volume intravascular é importante para prevenir tais complicações.[22] As convulsões deverão ser controladas com anticonvulsivantes não sedativos, como felbamato, gabapentina, zonisamida e levetiracetam. O uso de anticonvulsivantes sedativos, como diazepam, fenobarbital e brometo de potássio, pode resultar em avaliação imprecisa do estado neurológico durante o período de recuperação.[18]

A maioria dos cães com AVE recupera-se com o tempo, apenas com cuidados de suporte. Nenhum tratamento específico está disponível para o êxito do AVE ou hemorrágico ou isquêmico.[16] O acompanhamento de perto é importante, especialmente dentro das primeiras horas após o início, quando significativa depauperação pode ocorrer.[7] Nutrição parenteral ou enteral poderá ser necessária porque alguns animais podem estar relutantes ou incapazes de se alimentar por vários dias ou semanas; o suporte de nutrição enteral pode ser fornecido via tubos nasogástricos ou pós-faringostomia, esofagostomia ou gastrostomia.[18]

No AVE isquêmico, o tratamento gira em torno de três princípios: monitoramento e correção das variáveis fisiológicas básicas (p. ex., nível de oxigênio, balanço hídrico, pressão arterial, temperatura corporal), inibição das cascatas metabólicas e bioquímicas subsequentes à isquemia para prevenir a morte neuronal (o conceito de neuroproteção) e restauração ou melhoramento do fluxo sanguíneo cerebral pela trombólise na presença de um trombo.[24] Basicamente, o tratamento é direcionado a manutenção adequada de oxigênio no encéfalo, controle da PIC, controle das convulsões e identificação e tratamento da causa primária.[22] A penumbra, com potencial para recuperação, é o alvo das terapias trombolítica e de neuroproteção.[3] O tratamento com agentes neuroprotetores destina-se a inibir consequências metabólicas e celulares agudas do AVE e baseando-se no princípio de que lesão neuronal tardia ocorre após isquemia.[7] Essas medicações incluem antagonistas de receptores de glutamato, como N-metil-D-aspartato (NMDA)[7,24] e alfa-amino-3-hidroxi-metil-5,4-isoxazolpropionato (AMPA),[7] bloqueadores de canal de sódio e moduladores de canal de sódio, que podem ser associados ao uso de terapia trombolítica e antiplaquetária,[24] varredores de radicais livres e agentes quelantes de ferro.[18] Embora o uso desses neuroprotetores resulte em redução dramática do tamanho das lesões de infartos em modelos de animais experimentalmente, esses agentes não têm conseguido provar a sua eficácia em ensaios clínicos, e aguardam mais investigações.[3,24]

O tratamento trombolítico é controverso devido ao risco de hemorragia. O ativador do plasminogênio tecidual ou a estreptoquinase converte plasminogênio em plasmina, que é uma enzima proteolítica capaz de hidrolisar fibrina, fibrinogênio e outras proteínas da coagulação.[7] O ativador do plasminogênio tecidual administrado por via intravenosa (IV), dentro de 3 h do início do AVE, parece ser o mais efetivo em humanos com AVE isquêmico, devendo ser aplicado somente depois que hemorragia intracraniana ou transformação hemorrágica dos infartos forem excluídas.[7] Uma vez que o infarto raramente ocorre devido à trombose, em animais, e o sucesso da resposta terapêutica é uma questão de horas, as substâncias trombolíticas usadas para humanos têm pouco valor em veterinária. Então, o tratamento será amplamente sintomático, com o controle das convulsões e PIC e tratamento da causa principal, como vasculite ou hipertensão. O prognóstico é bom, com cerca de 50% dos cães estudados tendo recuperação boa ou excelente.[10]

Em animais, a hipertensão pode se desenvolver como uma resposta fisiológica do acidente vascular para assegurar pressão de perfusão cerebral adequada na penumbra do infarto; este aumento de pressão pode persistir por mais de 72 h após o início da lesão. A diminuição agressiva da pressão sanguínea deverá ser evitada durante estágios agudos, a menos que o paciente apresente alto risco de fase final de danos em órgãos.[24] A hipertensão pode ser controlada com um inibidor da enzima conversora da angiotensina (ECA), enalapril ou benazepril, na mesma dosagem (0,25 a 0,50 mg/kg, 2 vezes/dia), e/ou bloqueadores de canal de cálcio como anlodipino (0,1 a 0,25 mg/kg, 1 ou 2 vezes/dia). Anlodipino é mais eficaz na hipertensão grave.[24]

O uso de glicocorticoide não tem nenhum efeito benéfico comprovado, para acidente vascular isquêmico ou hemorrágico, na clínica, visto que pode predispor os pacientes a complicações como hiperglicemia,[3,25] infecção[25] ou complicações gastrintestinais.[3] Hiperglicemia é negativamente associada a êxito em cães com trauma craniano e deverá ser evitada. Hiperglicemia produz intenso edema e morte neuronal ao redor do hematoma.[7] O mecanismo proposto da lesão durante hiperglicemia está relacionado com o aumento da concentração de ácido láctico tecidual.[18] Existem vários protocolos com a utilização de dexametasona e prednisolona, sendo improváveis efeitos benéficos em pacientes com trauma cranioencefálico. Um dos protocolos preconiza a utilização de succinato sódico de metilprednisolona, 30 mg/kg em *bolus* IV, no tempo 0; e 15 mg/kg em *bolus*, 2 e 6 h após. As altas doses provavelmente promovem benefícios terapêuticos na limpeza dos radicais livres, mais do que a sua ação em receptores esteroides.[21]

No AVE hemorrágico, a consideração mais importante é a manutenção da perfusão cerebral pelo tratamento da hipotensão e PIC elevada, além do tratamento da causa de base.[3] A estabilização extracraniana envolve monitoramento cuidadoso dos parâmetros vitais (níveis de O_2, balanço hídrico, pressão sanguínea e temperatura corporal) e correção de qualquer anormalidade.[3] A hipovolemia deverá ser abordada com cautela em pacientes com doença vascular encefálica porque altas doses de infusões de cristaloides podem resultar na formação de edema cerebral.

Tratamento com coloides como dextrana-70 ou à base de amido é recomendado.[22] Uma vez que o sódio não atravessa livremente a barreira hematencefálica, soluções salinas hipertônicas (solução salina a 7%) têm o efeito osmótico similar ao do manitol; outros efeitos benéficos incluem melhora do estado hemodinâmico via expansão do volume sanguíneo e efeitos inotrópicos positivos, assim como efeitos imunomoduladores e vasorreguladores benéficos. A hipotensão reflexa é incomum com a administração de solução salina, porque ao contrário do manitol, o sódio é ativamente reabsorvido nos rins, especialmente em pacientes hipovolêmicos.[21]

A estabilização intracraniana focará a intervenção medicamentosa para a diminuição da PIC, por meio de três princípios: redução do edema cerebral associado à hemorragia intracraniana, otimização do volume sanguíneo cerebral e eliminação de massas que ocupam espaços.[3] Manitol é um diurético osmótico que tem demonstrado eficácia na redução do edema cerebral e na PIC elevada, devido a vasoconstrição reflexa dos vasos encefálicos, diminuição da viscosidade sanguínea, redução da produção do LCR, limpando radicais livres e osmoticamente drenagem do líquido de edema extravascular para dentro do espaço intravascular.[21] O mecanismo provável pelo qual o manitol realiza primariamente seus efeitos imediatos e profundos na PIC é a vasoconstrição reflexa. Esse efeito de vasoconstrição reflexa ocorre em alguns minutos, enquanto a ação osmótica tem seu efeito dentro de 15 a 30 min. O efeito do manitol na diminuição do edema cerebral dura entre 2 e 5 h.[21] A solução de manitol (0,25 a 1,0 g/kg IV durante 10 a 20 min, 3 vezes/dia) pode ser usado para tratar PIC elevada secundária a AVE hemorrágico. Deve ser evitado em pacientes hipovolêmicos.[3] A osmolalidade sérica e os eletrólitos devem ser monitorados com o uso repetido de manitol; a osmolalidade deve ser mantida em 320 mOsm/ℓ (para reduzir o risco de insuficiência renal devido à vasoconstrição renal) e os eletrólitos deverão ser mantidos em seus limites normais.[21]

A suplementação com oxigênio é necessária somente se houver hipoxia. A manutenção da pressão sanguínea assegura a perfusão cerebral, podendo melhorar o suprimento sanguíneo colateral.[25] Em animais com deterioração rápida do quadro clínico, a hiperventilação pode ser utilizada para a redução temporária da PIC, com o objetivo de diminuir a $PaCO_2$ para menos de 35 mmHg. A intenção da hiperventilação é reduzir o volume sanguíneo cerebral e, consequentemente, a PIC, pela vasoconstrição cerebral. Contudo, a hiperventilação excessiva pode ser acompanhada de redução no fluxo sanguíneo cerebral global, o qual pode cair abaixo dos limiares isquêmicos.[18] Portanto, a suplementação com oxigênio via máscara, cateter nasal, touca de oxigênio ou gaiola de oxigênio deverá ser considerada em pacientes com hipoxia, avaliados via oxímetro de pulso ou análise de hemogasometria.[18]

A hemorragia intracraniana grave pode se beneficiar com a intervenção cirúrgica.[7] A evacuação cirúrgica do hematoma pode, portanto, ser empregada em cães com hematomas volumosos (a maioria subaracnóideo) e com estado neurológico comprometido.[3]

Referências

1. Hillock SM *et al.* Vascular encephalopathies in dogs: incidence, risk factors, pathophysiology, and clinical signs. Compendium on Continuing Education for the Practicing Veterinarian. 2006;2(3):196-207.
2. Cherubini GB, Rusbridge C, Singh, BP, Schoeniger S, Mahoney P. Rostral cerebellar arterial infarct in two cats. Journal of Feline Medicine and Surgery 2007; 9(3): 246-53.
3. Garosi LS. Cerebrovascular disease in dogs and cats. Vet Clin Small Anim. 2010; 40:65-79.
4. Platt SR, Garosi L. Canine cerebrovascular disease: Do dogs have strokes? Journal of the American Animal Hospital Association. 2003;39(4):337-42.
5. Garosi L *et al.* Clinical and topographic magnetic resonance characteristics of suspected brain infarction in 40 dogs. Journal of Veterinary Internal Medicine; 2006;20(2):311-21.
6. Mitchell RN. Distúrbios hemodinâmicos, doença tromboembólica e choque In: Kumar V *et al.* (eds.) Robbins & Cotran Patologia – bases patológicas das doenças. 8. ed. Rio de Janeiro: Guanabara Koogan; 2010. p. 111-34.
7. Wessman A, Chandler K, Garosi L. Ischaemic and haemorrhagic stroke in the dog. The Vet J. 2009;180:290-303.
8. McManus BM, Allard MF, Yanagawa B. Distúrbios hemodinâmicos. In: Rubin E *et al.* (eds.) Rubin Patologia – bases clinicopatológicas da medicina. Rio de Janeiro: Guanabara Koogan; 2005. p. 289-318.
9. Zachart JF. Sistema nervoso. In: McGavin MD, Zachary JF (eds.). Bases da patologia em veterinária. 4. ed. Rio de Janeiro: Elsevier; 2009. p. 833-971.
10. O'Brien DP, Coates JR. Brain diseases In: Ettinger SJ, Feldman EC. Textbook of veterinary internal medicine. 7. ed. Missouri: Saunders-Elsevier; 2010. p. 1413-46.
11. Garosi LS *et al.* Results of investigations and outcome of dog brain infarcts. J Vet Intern Med. 2005;19:725-31.
12. Williams KJ, Summers BA, De Lahunta A. Cerebrospinal cuterebriasis in cats and its association with feline ischemic encephalopathy. Veterinary Pathology. 1998;35(5):330-43.
13. Mitchell RN, Schoen FJ. Vasos sanguíneos. In: Kumar V *et al.* Robbins & Cotran Patologia – bases patológicas das doenças. 8. ed. Rio de Janeiro: Guanabara Koogan; 2010. p. 495-536.
14. Kent M, De Lahunta A, Tidwell AS. MR imaging findings in a dog with intravascular lymphoma in the brain. Veterinary Radiology and Ultrasound. 2001;4(6):504-10.
15. McConell JF, Garosi L, Platt SR. Magnetic resonance imaging of presumed cerebellar cerebrovascular accident in twelve dogs. Vet Radiol and Ultrasound. 2005;46:1-10.
16. Garosi L *et al.* Results of diagnostic investigations and long-term outcome of 33 dogs with brain infarction (2000-2004) Journal of Veterinary Internal Medicine. 2005;19(5):725-31.
17. Dewey CW. Encephalopathies: disorders of the brain. In: Dewey CW. A practical guide to canine & feline neurology. 2. ed. Iowa: Wiley-Blackwell; 2008. p. 115-220.
18. Hillock SM *et al.* Vascular encephalopathies in dogs: Diagnosis, treatment, and prognosis. Compendium on Continuing Education for the Practicing Veterinarian. 2006;28(3):208-17.
19. Tamura S *et al.* Sequential magnetic resonance imaging of an intracranial hematoma in a dog. Vet Radiol & Ultras. 2006;47(2):142-44.
20. Carvalho CF, Dupré ASA, Perez RB. Ultrassom Doppler transcraniano. In: Carvalho CF, editores. Ultrassonografia Doppler em pequenos animais. São Paulo: Roca; 2009. p. 159-77.
21. Dewey CW, Fletcher DJ. Head trauma management. In: Dewey CW (ed.). A practical guide to canine & feline neurology. 2. ed. EUA: Iowa; 2008. p. 221-35.
22. Thomas B. Cerebrovascular disease. Veterinary Clinics of North America – small animal Practice. 1996;26(4):925-43.
23. Thomas WB *et al.* Magnetic resonance imaging of brain infarction in seven dogs. Veterinary Radiology and Ultrasound. 1996;37(5):345-50.
24. Garosi LS, Platt SR. Treatment of cerebrovascular disease. In: Bonagura JD, Twedt DC (eds.). Kirk's current veterinary therapy. Missouri: Saunders Elsevier; 2009. p. 1074-7.
25. Garosi LS, McConnell JF. Ischaemic stroke in dogs and humans: a comparative review. Journal of Small Animal Practice. 2005;46(11):521-9.

228 Trauma Cranioencefálico

João Pedro de Andrade Neto

Introdução e conceito

O trauma cranioencefálico (TCE) é uma causa importante de morbidade e mortalidade em medicina veterinária. A causa mais comum de TCE é o acidente automobilístico.[1] Outras causas comuns são quedas e ataques acidentais ou intencionais de humanos ou outros animais.[2] A gravidade da lesão encefálica pode ser bastante variável, com sintomas neurológicos variando de pequenos déficits a risco de morte.[3] TCE frequentemente causa disfunção neurológica grave. Pode produzir perda transitória de consciência com mínimos danos parenquimatosos ou contusões cerebrais mais graves, degeneração encefálica com ou sem laceração e hemorragia e, algumas vezes, fraturas cranianas.[4]

O TCE pode ser causado por trauma contuso ou penetrante. A força brusca na cabeça, resultado de trauma veicular, quedas de altura, lesão por compressão (esmagamento) ou mal acidental ou proposital dos outros, é a categoria mais comum de TCE. No trauma contuso, a energia cinética do impacto é difusamente dissipada através da superfície do corpo. O trauma craniano pode ser notoriamente óbvio nesses pacientes ou ofuscado por lesões mais graves em outras partes do corpo. Embora menos comuns, lesões penetrantes na cabeça, como projéteis de arma de fogo, facadas ou feridas por mordeduras podem ocorrer.[7]

As forças associadas ao TCE podem provocar fraturas, lesão parenquimatosa e lesão vascular. Os três mecanismos podem acontecer concomitantemente. A magnitude e a distribuição de uma lesão encefálica traumática dependem do formato do objeto causador do trauma, da força do impacto e se a cabeça estava em movimento no momento da lesão.[5] Essas alterações estruturais que ocorrem no momento do impacto são denominadas lesões primárias. Após a lesão primária, distúrbios graves na regulação do fluxo sanguíneo encefálico e metabolismo energético vão predispor os tecidos encefálicos a uma contínua lesão, que pode ser exacerbada por distúrbios na pressão sanguínea arterial e fornecimento de oxigênio. Esses fenômenos são denominados lesões encefálicas secundárias, que podem ocorrer dentro de minutos a vários dias após a lesão primária.[2]

As lesões parenquimatosas intracranianas podem ser descritas como concussão, contusão e laceração.[6] A diferenciação clínica entre concussão e contusão não é clara, sem nenhum significado clínico.

Concussão é uma síndrome clínica de alteração da consciência secundária ao TCE que, em geral, acontece devido a uma alteração cinética da cabeça (quando a cabeça se encontra em movimento e é subitamente detida por uma superfície rígida).[5] Concussão representa a interrupção fisiológica das células e é completamente reversível.[1] A contusão e a laceração são lesões associadas ao dano direto do parênquima cerebral, quer por transmissão da energia cinética para o encéfalo com ferimentos semelhantes aos observados nos tecidos moles (*contusão*) ou por penetração de um objeto e ruptura do tecido (*laceração*). Contusões causam interrupção mecânica das células e tratos e podem não ser reversíveis; clinicamente concussão é a perda transitória de consciência sem lesão estrutural, enquanto a contusão refere-se a alterações patológicas no encéfalo, incluindo edema, petéquias, rompimento de fibras nervosas etc.[1] A pessoa que sofre um TCE pode desenvolver contusão no ponto de contato (lesão por golpe) ou contusão na superfície cortical diametralmente oposta a esse (lesão por contragolpe).[5]

Lesão vascular traumática é um componente frequente do trauma do sistema nervoso central (SNC). Resulta do trauma direto e da ruptura da parede do vaso, levando à hemorragia. Dependendo da posição anatômica do vaso rompido, a hemorragia pode ocorrer em vários compartimentos: epidural, subdural, subaracnóideo e intraparenquimatoso, podendo algumas vezes ocorrer de modo combinado.[5]

No *hematoma epidural*, em geral a dura-máter se apresenta aderida ao periósteo na superfície interna do crânio. As artérias durais são vulneráveis à lesão, com extravasamento de sangue arterial, separando a dura-máter da superfície interna do crânio.[5]

No *hematoma subdural*, o espaço subdural se situa entre a superfície interna da dura-máter e a camada externa da aracnoide das leptomeninges. Em humanos, veias em ponte emergem da convexidade dos hemisférios cerebrais e atravessam o espaço subaracnoide e subdural, desembocando no seio sagital superior.[5]

O *hematoma subaracnóideo* ocorre no espaço subaracnoide causado por ruptura dos vasos aracnóideos.[4]

O *hematoma intraparenquimatoso* ocorre dentro do parênquima encefálico. Essa forma de hemorragia pode ser de curta duração por causa da ocorrência de vasospasmos e formação de microtrombos.[4]

As hemorragias mais comuns no TCE são as hemorragias subaracnóideas e intraparenquimatosas.[1] Em um estudo envolvendo 14 cães e nove gatos com TCE, mostrou que a maioria dos traumas ocorreu por acidente automobilístico (69,5%), seguido de acidentes caseiros (17,4%), crueldade por seres humanos (8,7%) e trauma por outro animal (4,3%). Evidência de hemorragia intracraniana foi encontrada em 96% dos animais. Quatro cães e quatro gatos apresentaram duas formas de hemorragia e um gato apresentou três formas de hemorragia intracraniana. A distribuição das hemorragias foi: epidural (2), subdural (10), subaracnóidea (10) e intraparenquimatosa (10) (Figuras 228.1 e 228.2).[7]

Fisiopatogenia

Lesão primária refere-se a danos em estruturas intracranianas no momento do impacto inicial;[2] ela é completa na hora do trauma e há pouco a se fazer para alterar o seu curso.[3] Essas lesões incluem danos diretos ao parênquima encefálico, como contusão, laceração e lesão axônica difusa, e danos em vasos sanguíneos, podendo resultar em hemorragia intracraniana e

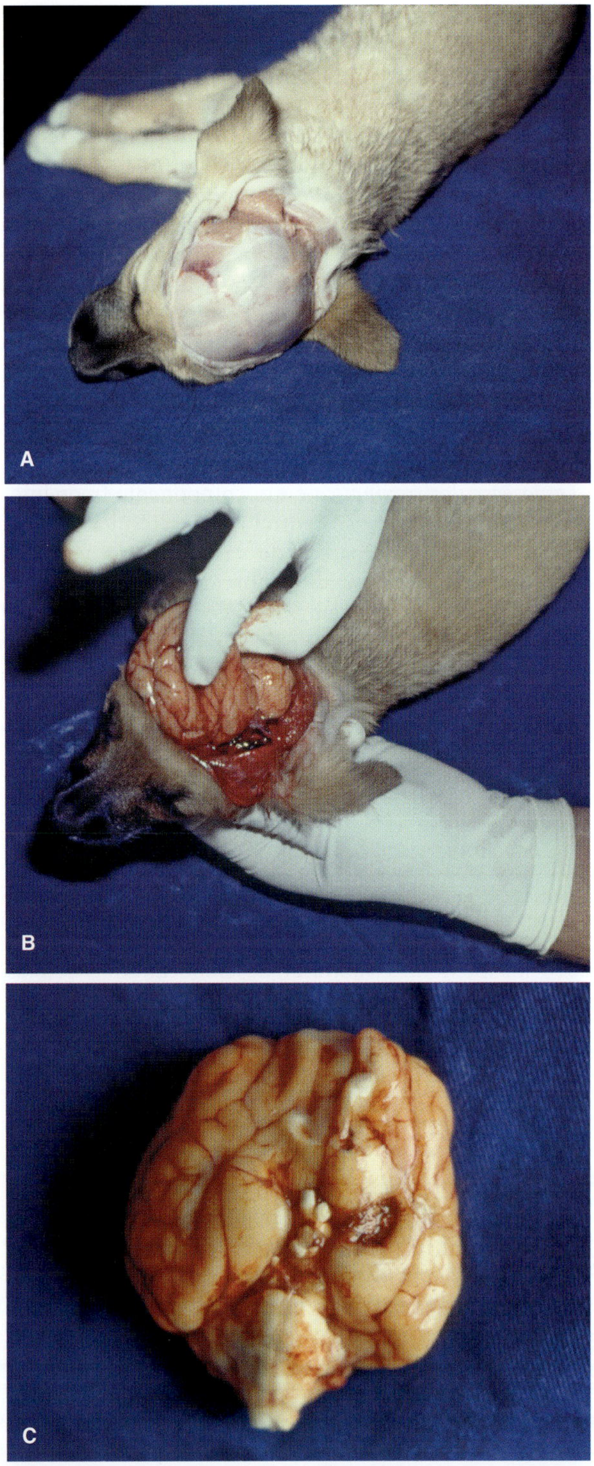

Figura 228.1 Cão com trauma cranioencefálico contuso. **A.** Lesão aparente na região frontoparietal direita do crânio. **B.** Hematoma em região temporal esquerda (lesão por contragolpe). **C.** Lesão parenquimatosa em lobo piriforme esquerdo.

edema vasogênico.[8] Fraturas no crânio podem contribuir para a continuação do trauma ao parênquima encefálico e vasos sanguíneos, especialmente se elas forem instáveis.[8]

Lesão secundária refere-se a uma variedade de processos patológicos que ocorrem após o insulto primário, resultando em danos neuronais progressivos, não só no local inicial do trauma, mas estendendo-se ao encéfalo globalmente.[3] Podem resultar de eventos extracranianos sistêmicos e alterações intracranianas. Eventos extracranianos são geralmente limitados a episódios de hipotensão e hipoxemia; alterações intracranianas incluem aumento da sensibilidade cerebrovascular e tecido neuronal, aumento da pressão intracraniana (PIC) e reatividade cerebrovascular alterada.[2]

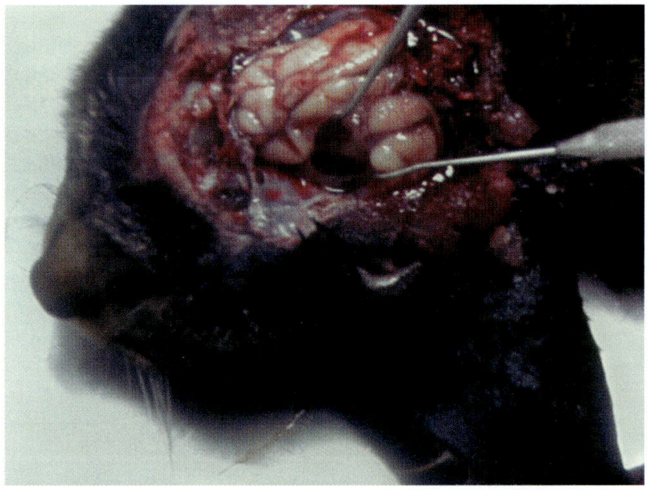

Figura 228.2 Gato com trauma cranioencefálico demonstrando cisto formado.

O conteúdo normal dentro da cavidade craniana inclui parênquima encefálico, sangue e líquido cefalorraquidiano (LCR). No animal normal, esses componentes existem em equilíbrio um com outro mantendo a PIC dentro dos limites de normalidade.[9] A pressão de perfusão cerebral (PPC) normal é definida como pressão arterial média (PAM) menos pressão venosa central (PVC).[2] No entanto, cães apresentando trauma craniano associado a aumento da PIC, há uma limitação do fluxo sanguíneo encefálico, e a equação de PPC mudará para PPC = PAM – PIC.[2] A vasculatura cerebral em um encéfalo normal é regulada por vários mecanismos (p. ex., autorregulação metabólica, autorregulação por pressão e disponibilidade de oxigênio), que depende do funcionamento normal dos vasos sanguíneos e a PIC normal.[2] No mecanismo de autorregulação por pressão, quando há aumento da PAM ocorre vasoconstrição dos vasos encefálicos, enquanto quando ocorre queda da PAM há vasodilatação, prevenindo mudanças na PIC. A autorregulação química refere-se à resposta direta da vasculatura encefálica à PCO_2 no sangue arterial; níveis elevados de PCO_2 causam vasodilatação, enquanto níveis diminuídos de PCO_2 causam vasoconstrição.[9] A perda de vasorreatividade provavelmente decorre de problemas intrínsecos no endotélio e tecido muscular liso vascular. A produção de óxido nítrico e endotelina pelas células endoteliais causa vasodilatação ou vasoconstrição localizadas, respectivamente. Em tecidos normais, o nível de fluxo sanguíneo é finamente regulado por esses mecanismos para combinar o fluxo apropriado às necessidades de oxigênio e substratos para os tecidos. Distúrbios no balanço de óxido nítrico e endotelina levam a respostas vasculares inapropriadas, as quais potencializam isquemia cerebral regional ou global e lesão encefálica secundária.[2] Com o TCE grave, tanto a hemorragia intracraniana quanto o edema podem ser adicionados ao volume do crânio; um ou mais componentes da cavidade craniana podem se acomodar pelo aumento do volume, ou resultar em aumento da PIC. Realiza-se esta acomodação ou volume amortecido por desvio de fluidos na vasculatura encefálica e vias liquóricas, sendo chamada de complacência intracraniana. Essa complacência tem limitações e diminui quando ocorre aumento na PIC. Se o volume intracraniano aumenta além da capacidade dos mecanismos compensatórios, há aumento progressivo na PIC e comprometimento da PPC, ocorrendo morte isquêmica dos tecidos encefálicos.[9] Tanto a hipoxemia quanto a hipotensão causam vasodilatação dos vasos encefálicos para preservar o fluxo sanguíneo cerebral (FSC). Esse aumento do volume sanguíneo eleva a PIC, mas PPC e FSC continuam inadequados.[9] Aumento na PIC reduz a perfusão encefálica. A pressão sanguínea reduzida permite o acúmulo de CO_2 em receptores dos centros vasomotores no tronco encefálico. Este acúmulo dispara um "sinal de alarme", que causa aumento na pressão sanguínea sistêmica e com isso aumenta a perfusão encefálica via estimulação do sistema nervoso simpático. Esse aumento na pressão sanguínea sistêmica estimula barorreceptores no sistema circulatório, levando essa informação de hipertensão aos centros vagais no tronco encefálico, resultando em bradicardia (reflexo de Cushing). Aumento maior da PIC leva à liberação de catecolaminas, o que possivelmente pode levar a danos miocárdicos e arritmias ventriculares.[10]

Em relação às alterações intracranianas há o envolvimento de reações bioquímicas complexas como ativação da cascata de complemento, sistema cinina-angiotensina e a cascata do ácido araquidônico.[10] Em um esforço para restabelecer gradientes eletroquímicos normais, a energia é expandida na forma de trifosfato de adenosina (ATP). A bomba de sódio e potássio é o principal regulador do volume celular, assim como a bomba primária, que estabelece os gradientes eletroquímicos básicos da maioria de outros processos de transporte. Esse fato ressalta os requisitos para níveis suficientes de ATP. Hipoxemia e hipotensão sistêmica induzidas pelo trauma interrompem o fluxo sanguíneo encefálico, promovendo mais depleção de ATP por causa da redução do fornecimento de substrato. O tecido neuronal é extremamente suscetível e sensível à lesão isquêmica, o que prepara o palco para a lesão encefálica secundária.[2] Em nível molecular, a hipoperfusão leva à realização de glicólise anaeróbica e subsequente queda de ATP. A redução da concentração de ATP intracelular limita os mecanismos dependentes de energia dentro da célula que são necessários para proteger a homeostasia celular, por exemplo, manutenção do potencial de repouso da membrana.[11] A depleção de ATP rompe a manutenção da homeostasia iônica celular. Rapidamente ocorrerá influxo intracelular incontrolado de sódio (Na^+) e cálcio (Ca^{++}). O aumento do cálcio intracelular resulta em várias alterações, incluindo alterações na função enzimática e ativação de sistemas de segundos mensageiros.[2] O edema celular (edema citotóxico) e a despolarização incontrolada causarão a liberação de grandes quantidades de glutamato, um neurotransmissor excitatório, liberado no espaço extracelular.[8] Glutamato causará aumento adicional do cálcio intracelular, que por sua vez ativará uma série de vias prejudiciais aos tecidos.[8] Como consequência, radicais livres são formados pela ativação da xantina oxidase.[10] Esses radicais livres de oxigênio são átomos contendo oxigênio ou moléculas que têm um elétron não pareado na órbita externa. Esses radicais são substâncias altamente reativas que são extremamente prejudiciais às membranas celulares, especialmente membranas contendo altos níveis de ácidos graxos poli-insaturados e colesterol.[12] O ferro (Fe^{++}) é um cofator vital na via da xantina oxidase, e espécies de radicais livres gerados via reação de Fenton (p. ex., radicais superóxido e hidroxila) também são prejudiciais às membranas celulares. O tecido encefálico é rico em Fe^{++} e as membranas apresentam grande quantidade de gorduras poli-insaturadas e colesterol,[8] vulneráveis à ação dos radicais livres.[13] Além disso, hemorragia intraparenquimatosa aumenta a quantidade de Fe^{++} disponíveis para a perpetuação de dano oxidativo. Radicais livres são desse modo particularmente prejudiciais às membranas neuronais e provavelmente têm um grande papel na lesão encefálica secundária.[8] A cascata do ácido araquidônico promoverá reações inflamatórias, nas quais potencializam a isquemia e a formação de edema no encéfalo. Isso se deve à ativação da fosfolipase A_2.[10] Outros processos autolíticos secundários induzidos após trauma craniano grave incluem cascatas coagulação/fibrinolítica, cinina e complemento. Níveis elevados de óxido nítrico (NO) e várias citocinas (p. ex., fator de necrose tumoral [TNF], interleucinas [IL]) também contribuem para a lesão parenquimatosa.[8] A síndrome da resposta inflamatória sistêmica pode ocorrer em qualquer paciente gravemente traumatizado. Caracteriza-se pela produção e liberação de citocinas pró-inflamatórias, como IL-1 e IL-6, TNF-α, fator de ativação de plaquetas, entre muitos outros. Sistemicamente, as citocinas circulantes causam ativação difusa de neutrófilos, levando a distúrbios microvasculares no corpo todo. A manutenção de um ambiente isquêmico perpetua os processos mencionados anteriormente, além de levar ao acúmulo de ácido láctico (via glicólise anaeróbica). Esse acúmulo de ácido láctico leva a mais danos ao tecido encefálico.[8] O impacto inicial causa despolarização maciça e fluxo de íons nos neurônios e células de apoio (células gliais).[2] Tipicamente, o glutamato é apurado de maneira eficiente do espaço extracelular por transportadores de alta afinidade e dependentes de energia nos neurônios e astrócitos. Com o TCE, contudo, há liberação incontrolada de glutamato armazenado intracelularmente. Essa elevação associada à depleção de energia causa falha desse sistema dependente de energia; a depuração de glutamato pode estar substancialmente comprometida.[2] Dois tipos de edema podem ocorrer em TCE: citotóxico e vasogênico. Edema citotóxico resulta do acúmulo de fluido em neurônios de células da glia, secundário à hipoxia celular, que rompe a função das membranas celulares. Edema vasogênico resulta em danos na barreira hematencefálica, com acúmulo de fluido extracelular. Supõe-se que exista edema cerebral em qualquer paciente com sintomas neurológicos depois de TCE.[1] O edema vasogênico é proeminente em substância branca, enquanto o edema citotóxico afeta tanto a substância branca quanto a cinzenta.[4] O edema cerebral pode aumentar a PIC, o que reduz a perfusão cerebral e com isso exacerba a hipoxia cerebral. O tamanho do encéfalo pode aumentar dramaticamente como resultado do edema cerebral, levando a uma possível herniação encefálica.[4] O encéfalo pode herniar de várias maneiras; as quatro mais comuns são: (1) herniação do giro cingulado; (2) herniação do lobo temporal ou occipital sob o tentório cerebelar (herniação transtentorial caudal); (3) herniação do *vermis* cerebelar rostral sob o tentório cerebelar (herniação transtentorial rostral); e (4) herniação do cerebelo através do forame magno.[4]

Manifestações clínicas

Alguns animais com TCE podem estar completamente normais após um período breve de inconsciência com duração de poucos segundos. Outros animais podem se apresentar comatoso-inconscientes e não responsivos a estímulos nociceptivos; semicomatosos (estupor)-semiconscientes, responsivos apenas a estímulos nociceptivos; delírio-desorientados, irritáveis, assustados, capazes de responder ao ambiente, mas com resposta inapropriada; ou deprimido-letárgicos e desanimados, mas capazes de responder ao ambiente de maneira normal. Esses distúrbios de consciência são o resultado de lesões envolvendo o sistema ativador reticular ascendente,[4] ou disfunção cerebral generalizada (p. ex., edema cerebral).[12] O tamanho da pupila pode ser normal, puntiforme (sugestivo de compressão mesencefálica moderada a discreta), ou dilatada e não responsiva à luz (sugestivo de compressão mesencefálica grave (p. ex., herniação transtentorial caudal). Os movimentos conjugados dos globos oculares normais (também denominados reflexo oculocefálico ou movimentos de olhos de boneca) podem estar deprimidos ou ausentes, quando a cabeça for rotacionada (sugestivo de anormalidade grave em tronco encefálico).[4] Esse teste avalia a integridade do fascículo longitudinal medial do tronco encefálico, que coordena movimentos oculares com movimentos da cabeça do animal.[14] Outros sintomas podem incluir cegueira, que pode ser transitória (até 24 h) ou permanente, vários déficits de nervos cranianos, sintomas vestibulares e/ou cerebelares e respiração anormal.[4] Três formas de respiração anormal são comumente reconhecidas com trauma craniano: (1) respiração de Cheyne-Stokes, caracterizada por períodos de hiperventilação seguidos de períodos de apneia. É frequentemente associada a danos em estruturas corticais profundas, núcleos da base, cápsula interna ou diencéfalo; (2) hiperventilação neurogênica central, caracterizada por respiração rápida e regular na faixa de 25 por minuto. Isso ocorre em lesão da ponte ou mesencéfalo caudal; (3) respiração apnêustica, caracterizada por um padrão cíclico de inspiração prolongada seguido de expiração e uma fase apneica. Esta forma é vista em lesões de regiões de bulbo e seu prognóstico é mau.[4] As lesões focais em hemisfério cerebral são frequentemente caracterizadas por depressão, alterações comportamentais, déficits visuais contralaterais (resposta de ameaça diminuída ou ausente), hipalgesia facial contralateral e déficits de propriocepção consciente contralateral. O paciente pode andar compulsivamente e pode pressionar a cabeça, quando confrontado com uma parede. Andar em círculos, quando observado, e geralmente do mesmo lado da lesão, tipicamente em arco amplo.[12]

Diagnóstico e prognóstico

O diagnóstico é tipicamente baseado no histórico acerca de informações relacionadas com acidentes, evidência clínica de lesão craniana, como abrasões ou feridas penetrantes, e/ou sintomas clínicos. O paciente deverá ser avaliado quanto à presença de hemorragia nas cavidades nasais, canais auditivos, área nasofaríngea e órbita, porque hemorragias nessas áreas ou seios frontais geralmente estão associadas a fraturas em região basilar do crânio. Fraturas nessas áreas também representam possíveis portas de entradas para bactérias dentro da cavidade craniana.[12] As alterações neurológicas podem estar relacionadas diretamente com a área encefálica primariamente atingida, como também áreas posteriormente comprometidas por alterações secundárias (p. ex., hemorragias progressivas, hipertensão intracraniana, hipoxia cerebral).[15] Como as lesões podem envolver vários níveis do encéfalo, os sinais clínicos são muito variados e compatíveis com uma síndrome multifocal.[15]

Fraturas do crânio podem ser demonstradas por radiografia, tomografia computadorizada (TC) ou imagens de ressonância magnética (RM). Coleta de líquido cefalorraquidiano é contraindicada pelo risco de herniação encefálica.[4] Em imagens de TC encontramos lesões hiperintensas que não sofrem realce após administração de contraste ou se ocorrer esse realce é muito discreto.[14] Em imagens de RM as lesões são hipointensas em T1W ou halo hiperintenso em T1W, enquanto em T2W as lesões são hiperintensas.[14]

Shores modificou a escala de coma utilizada para avaliação em pacientes humanos para uso em animais (Quadro 228.1).[21] O estado do paciente em cada uma das três categorias – atividade motora, reflexos de tronco encefálico e nível de consciência – é avaliado. A contagem total de 3 a 8 indica prognóstico grave; de 9 a 14 indica prognóstico de reservado a mau e de 15 a 18 indica bom prognóstico. A escala não tem sido avaliada em um grande número de pacientes para analisar sua segurança, mas enfatiza a importância desses parâmetros clínicos (Simon *et al.*, 2001). Avaliações seriadas são importantes para determinar se ocorreu melhora.[1] Animais em coma ou estupor com pupilas dilatadas não responsivas têm mau prognóstico. Período de coma permanecendo por 48 h ou mais é um sinal de prognóstico grave. Piora em relação aos sintomas clínicos como depressão, progressão ao coma, pupilas mióticas ou normais se tornarem dilatadas e não responsivas são indicativos de edema encefálico progressivo ou herniação transtentorial.[4]

Quadro 228.1 Escala de coma em pequenos animais com trauma cranioencefálico.

Indicador	Pontuação
Atividade motora	
Marcha normal, reflexos espinais normais	6
Hemiparesia, tetraparesia ou atividade descerebrada	5
Decúbito, rigidez extensora intermitente	4
Decúbito, rigidez extensora constante	3
Decúbito, rigidez extensora constante com opistótono	2
Decúbito, hipotonia muscular, hipo ou arreflexia dos reflexos espinais	1
Reflexos do tronco encefálico	
Reflexos oculocefálico e pupilar à luz normais	6
Reflexos oculocefálico normal a reduzido e pupilar à luz diminuído	5
Reflexo oculocefálico normal a reduzido com miose bilateral não responsiva	4
Reflexo oculocefálico reduzido ou ausente com pupilas *pinpoint*	3
Reflexo oculocefálico reduzido ou ausente com midríase não responsiva unilateralmente	2
Reflexo oculocefálico reduzido ou ausente com midríase não responsiva bilateralmente	1
Nível de consciência	
Períodos ocasionais de alerta, responsivo ao meio	6
Depressão ou delírio, capacidade em responder ao ambiente, mas resposta pode ser inadequada	5
Estupor, responsivo a estímulos visuais	4
Estupor, responsivo a estímulos auditivos	3
Estupor, responsivo apenas a estímulos nociceptivos repetidos	2
Coma, não responsivo a estímulos nociceptivos repetidos	1
Avaliação	
Bom prognóstico	15 a 18
Prognóstico reservado	9 a 14
Mau prognóstico	3 a 8

Modificado por Simon *et al.*[21]

Tratamento

O tratamento do TCE não pode ser separado do manejo de todo o paciente por causa dos ferimentos em múltiplos sistemas, comuns em animais acidentados por veículos automotores.[1] O proprietário deverá ser instruído por telefone a manter uma via respiratória desobstruída, estendendo a cabeça do animal e puxando a língua para a frente, se o animal estiver inconsciente.[1] As prioridades para o manejo na apresentação do animal ao clínico veterinário são:

- Manutenção adequada da ventilação por cateter endotraqueal ou traqueostomia, se necessário
- Tratamento de choque
- Avaliação à procura de ferimentos multissistêmicos
- Exame neurológico e localização da lesão
- Tratamento clínico ou cirúrgico para as lesões neurológicas
- Monitoramento do paciente para sinais de piora.[1]

Uma vez controlados os problemas relacionados com o risco à vida e o choque, o exame neurológico básico inicial é realizado. Depois de estabelecidas as alterações neurológicas básicas, o animal deverá ser reavaliado a cada 10 ou 15 min ou a cada hora, dependendo da condição inicial.[16]

O tratamento de animais com TCE pode ser médico, cirúrgico ou ambos.[4] A meta primária da fluidoterapia no TCE é restabelecer rapidamente a perfusão tecidual e a pressão sanguínea, assim a pressão de perfusão cerebral será mantida em valores acima de 50 mmHg.[3] Um paciente com pressão sanguínea sistólica abaixo de 90 mmHg é considerado hipotenso.[8] Soluções hipotônicas (dextrose a 5%, NaCl a 0,45%) deverão ser evitadas em pacientes em recuperação de TCE, uma vez que essas soluções preferencialmente expandem o espaço intracelular, podendo exacerbar o edema cerebral.[3] A pressão sanguínea deverá ser restaurada aos níveis normais o mais breve possível, mas fluidoterapia intravenosa agressiva, para combater hipotensão em pacientes com TCE, pode agravar o edema encefálico. A reposição de fluidos coloides (p. ex., *hetastarch*) e solução salina hipertônica proporciona alguma proteção ao encéfalo edematoso, mesmo que utilizados com grandes volumes de cristaloides (solução com lactato de Ringer, solução fisiológica a 0,9%).[8] Portanto, utilizam-se em pacientes com hipotensão soluções de coloide ou hipertônica inicialmente e administração subsequente de cristaloides. Coloides são soluções que contêm água e macromoléculas, às quais as membranas capilares são impermeáveis sob condições normais. O emprego dessas soluções provoca aumento da pressão oncótica plasmática, retendo água no espaço intravascular. Classificam-se em coloides naturais e sintéticos.[17] Os coloides naturais são obtidos pelo fracionamento do sangue total. Em princípio, o coloide ideal seria a albumina, específica para cada espécie, pois constitui a molécula fisiologicamente responsável pela maior parte da pressão oncótica plasmática. Uma vez que a obtenção de albumina pura ou mesmo a utilização de plasma fresco ou plasma fresco congelado, como fonte principal de albumina para uso clínico, requer sangue de um grupo de doadores e equipamento de alto custo, os coloides sintéticos têm obtido cada vez mais espaço no meio veterinário.[17] Os coloides sintéticos são compostos por macromoléculas, em geral, polímeros, diluídos em solução aquosa acompanhadas de eletrólitos e/ou glicose.[17] Em relação aos coloides, essas substâncias são similares a manitol e salina hipertônica, cuja ação inclui extração de água livre do interstício para dentro dos vasos sanguíneos.[18] As propriedades de uma solução coloide ideal deveriam ser quase idênticas às das proteínas plasmáticas naturais. Além disso, o coloide ideal deveria persistir no espaço intravenoso tempo suficiente para ter um efeito terapêutico. Apenas pequenas doses deveriam ser exigidas para alcançar reanimação e deveriam ser eliminadas do corpo sem causar reações teciduais. Infelizmente, a natureza e a tecnologia atuais não têm sido capazes de inventar um coloide único com todas essas características.[19] Os coloides utilizados atualmente, assim como os efeitos benéficos e colaterais – *hetastarch*, oxipoligelatina e dextrana –, serão mostrados a seguir. *Hetastarch*, ou amido hidroxietil, é composto primariamente de amilopectina (98%). É um polissacarídio altamente ramificado semelhante ao glicogênio. Esses compostos não são tóxicos, nem causam alergia.[19] *Hetastarch* pode ser administrado na dose de 10 a 20 mℓ/kg para efeito de choque. Pode ser dado em *bolus* rápido nos cães, enquanto em gatos deve-se administrar 5 mℓ/kg com incrementos a cada 5 ou 10 min para evitar náuseas e vômitos. A vantagem é a meia-vida intravascular longa e persistente no sistema vascular.[9] Anafilaxia e distúrbios de coagulação podem ocorrer, mas são extremamente raros com o uso apropriado desse coloide.[9] No grupo das gelatinas, obtido a partir do colágeno da medula óssea bovina, temos gelatina fluida modificada, gelatina ligada à ureia e oxipoligelatina.[17] A oxipoligelatina, principal representante, é uma suspensão de gelatina a 5,6%, eliminada primariamente da circulação via filtração glomerular e secreção para dentro das fezes. A meia-vida plasmática é de 2 a 4 h. Em razão do forte desvio de fluido do interstício, um cristaloide deverá ser administrado juntamente com oxipoligelatina para repor o volume intersticial. A oxipoligelatina está associada a risco de reação alérgica, mediada por histamina e ativação de complemento. As reações anafiláticas de todas as espécies de gelatina são maiores que as da dextrana ou do amido hidroxietil.[19] Dextrana consiste em polissacarídios compostos por resíduos lineares de glicose. Os níveis de glicose sanguínea podem se elevar, assim que a dextrana é metabolizada em resíduos de glicose. Essa elevação dos níveis de glicose sanguínea é uma sequela que deverá ser evitada em vítimas de TCE grave.[9] Dextrana-40 pode causar doença renal aguda (DRA), anafilaxia e diáteses hemorrágicas. Podem ocorrer precipitação e obstrução irreversível nos túbulos renais. A dextrana-70 raramente tem sido associada à IRA.[12] A dose de dextrana-70 (6%) é de 10 a 20 mℓ/kg até 40 a 50 mℓ/kg/h para efeito de choque em cães. Em gatos, deverão ser administrados 5 mℓ/kg em *bolus* a cada 5 a 10 min, com um máximo de 20 mℓ/kg. Dextrana-70 é uma alternativa aceitável, mas quando administrada isoladamente não tem exibido efeitos benéficos em relação aos outros coloides utilizados em TCE,[8] ou mesmo solução salina hipertônica. Salina hipertônica (7,5%) é considerada por muitos o fluido superior para recuperação em TCE pela sua habilidade na restauração da euvolemia rapidamente devido à sua hiperosmolaridade, permitindo que volumes muito pequenos (3 a 5 mℓ/kg, a cada 10 ou 15 min) sejam utilizados na reanimação. Propriedades adicionais atrativas da salina hipertônica incluem a habilidade em abaixar a PIC via efeito osmótico e sua habilidade em minimizar vasospasmos, excitotoxicidade e resposta inflamatória encefálica.[3] A dose da solução salina hipertônica é de 4 a 5 mℓ/kg dados durante 3 a 5 min. Tem sido implicada como o maior agente osmótico contribuindo para o edema encefálico. A solução salina hipertônica pode ter um efeito protetor global no encéfalo, mas há evidência de que possa romper a barreira hematencefálica, o que pode anular seu mecanismo osmótico, aliviando o edema encefálico. Sua duração é curta (15 a 60 min); a combinação de solução salina hipertônica com dextrana-70 ou *hetastarch* pode prolongar seu efeito clínico.[9] *Hetastarch* e solução salina hipertônica podem melhorar a PAM e, portanto, a pressão de perfusão cerebral, sem exacerbar o edema encefálico.[8]

Invariavelmente, algum grau de edema cerebral se desenvolve, o qual pode ser fatal, a menos que seja controlado imediatamente. Uma via respiratória desobstruída e a terapia com oxigênio são os primeiros passos no controle do edema cerebral. A cabeça deverá ser elevada ligeiramente e nenhuma compressão deverá ser realizada nas veias jugulares.[16] Os objetivos da estabilização intracraniana são: limitar a hipertensão intracraniana, por meio de diminuição do edema cerebral e otimização do volume sanguíneo intracraniano e minimizando a elevação na taxa metabólica central. Edema cerebral é um problema comum com o TCE, que pode causar elevação progressiva da PIC. A solução de manitol tem sido tradicionalmente o fármaco de escolha para diminuir o edema cerebral. Além disso, o manitol pode varrer radicais livres envolvidos no estresse oxidativo e melhorar o fluxo microvascular dentro do encéfalo danificado. A preocupação de que o manitol possa exacerbar hemorragia intracraniana é infundada, e os efeitos benéficos globais do seu uso superam esse risco em potencial.[3] Vários são os mecanismos propostos para a ação do manitol na redução da PIC, incluindo vasoconstrição reflexa da vasculatura encefálica via diminuição da viscosidade, redução da produção do LCR, limpeza de espécies de radicais livres e osmoticamente extração de fluido do edema extravascular para dentro do espaço intravascular.[8] O efeito da vasoconstrição reflexa na PIC aumentada ocorre em alguns minutos, enquanto a ação osmótica tem um efeito dentro de 15 a 30 min. O efeito do manitol na diminuição do edema encefálico dura entre 2 e 5 h.[8] A dose recomendada é de 0,5 a 1,5 g/kg por via intravenosa (IV), durante 10 a 20 min. Evidência recente na literatura humana corrobora o conceito de que altas doses de manitol (1,4 g/kg) estão associadas a melhores resultados do que baixas doses (0,7 g/kg), em pacientes com TCE grave.[8] A furosemida, um diurético de alça, tem mostrado redução da PIC em vítimas de TCE. Presumivelmente, esse agente exerce seu efeito por diurese, diminuição na produção do LCR e redução de edema astroglial. Quando administrado em conjunto com a solução de manitol, fornece um efeito sinérgico na redução da PIC. Tem sido sugerido que a administração intravenosa de furosemida de 2 a 5 mg/kg, poucos minutos antes da infusão intravenosa de manitol, possa prevenir a elevação inicial da PIC associada à administração de manitol, assim como o efeito rebote da PIC associado à diminuição dos níveis séricos de manitol. Recomenda-se a administração da furosemida a cada 6 h durante 24 h para minimizar o perigo de hipotensão e anormalidades eletrolíticas.[20]

A hiperoxigenação é recomendada para a maioria dos animais com trauma craniano agudo.[8] A hipoxia está relacionada com aumento das lesões secundárias e, por isso, deve ser evitada a qualquer custo.[15] A administração da suplementação de oxigênio deverá ser realizada por meio de máscaras faciais, cânulas nasais, cateter nasal ou cateter transtraqueal. Máscaras faciais estressam os animais, portanto deverão ser utilizadas temporariamente, até que outra forma de fornecimento do oxigênio possa ser instituída.[8] A hiperventilação pode ser prejudicial aos pacientes em que a elevação da PIC não é causada por dilatação da vasculatura encefálica induzida pela hipercapnia, especialmente nas primeiras 24 h.[15]

A administração de glicocorticoides (p. ex., dexametasona, prednisona e prednisolona) é controversa.[20] Apesar do seu papel tradicional no tratamento de trauma em SNC, há pouca evidência para apoiar o uso de glicocorticoides em vítimas de TCE grave.[9] Os efeitos benéficos propostos da sua administração incluem estabilização das membranas plasmáticas (incluindo membranas lisossomais) no SNC, aumento do suprimento de energia aos tecidos do SNC, redução do edema, promoção de diurese e redução na formação de radicais livres no SNC. Também está associada à redução da formação do LCR.[20] Altas doses de corticoides podem agravar a hiperglicemia nesses pacientes. A hiperglicemia tem sido associada a aumento da mortalidade em pacientes com trauma craniano gravemente afetados.[18] É postulado que o fornecimento de glicose extra ao encéfalo isquêmico ajuda na hidrólise por meio da glicólise anaeróbica, resultando no aumento de ácido láctico encefálico, causando, com isso, mais danos ao encéfalo.[9] Além da hiperglicemia, outras complicações, em potencial, do uso de corticoides são ulceração gastrintestinal, má cicatrização das feridas e sepse.[18] A terapia com metilprednisolona em dose alta deve ser considerada como um tratamento adjuvante naqueles pacientes que não respondem adequadamente às medidas de reanimação apropriadas e à administração de manitol, mas não são hiperglicêmicos.[9] O protocolo da utilização de succinato sódico de metilprednisolona é recomendado inicialmente na dose de 30 mg/kg, seguidos de 15 mg/kg, 2 e 6 h após a dose inicial. As doses em *bolus* deverão ser administradas por via intravenosa, lentamente por um período de vários minutos. Pode-se administrar infusão intravenosa contínua na dose de 2,5 mg/kg/h pelas próximas 42 h a partir das três doses iniciais (0, 2 e 6 h após o início do tratamento).[20]

Os antibióticos deverão ser administrados para prevenir choque endotóxico e continuados se houver feridas abertas ou se intervenção cirúrgica for realizada. Recomenda-se ampicilina 11 a 22 mg/kg, 3 vezes/dia, cloranfenicol 50 mg/kg, 3 vezes/dia ou sulfadiazida com trimetoprima 15 mg/kg, 2 vezes/dia.[16]

A intervenção cirúrgica é claramente definida no controle de TCE em humanos. As diretrizes para a realização da cirurgia estão na existência e na extensão de hemorragia intracraniana. Em medicina veterinária, o controle cirúrgico de TCE tem tradicionalmente desempenhado um papel menor; acredita-se que seja porque hemorragia intracraniana clinicamente significativa seja rara em cães e gatos. Com o aumento da disponibilidade de TC para cães e gatos, cirurgia tem começado a desempenhar um grande papel no controle no TCE nessas espécies.[8] A conduta cirúrgica pode ser considerada nas seguintes situações:

- Em animais com fraturas ósseas e feridas penetrantes
- Em animais comatosos com pupilas mióticas, cujas condições não melhorem depois de 24 a 36 h de terapia médica
- Em animais cujos sintomas estejam piorando, apesar do tratamento médico.[4]

O valor da craniotomia apenas como cirurgia descompressiva é desconhecido em TCE canino e felino. Contudo, demonstrou-se que em cães e gatos normais, a combinação de craniotomia/durotomia resulta em diminuição dramática da PIC.[8] Uma craniotomia acima do córtex cerebral no lobo parietal fornece uma rota alternativa de liberação do inchaço encefálico, o qual é menos deletério ao animal. Se o animal estiver comatoso, nenhuma anestesia será necessária. Esse acesso possibilita parar hemorragias epidurais ou subaracnóideas pela ruptura das artérias meníngea média ou cerebral média.[16]

■ Referências

1. Lorenz MD, Kornegay JN. Handbook of veterinary neurology. Missouri: Saunders; 2004. p. 297-322.
2. Proulx J, Dhupa N. Severe brain injury. Part I. Pathophysiology. The compendium of Continuous Education. 1998;20:897-905.
3. O'Brien DP, Coates JR. Brain diseases In: Ettinger SJ, Feldman EC. Textbook of veterinary internal medicine. 7. ed. Missouri: Saunders-Elsevier; 2010. p. 1413-46.
4. Braund KG. Clinical syndromes in veterinary neurology. 2. ed. Missouri: Mosby-Year Book Inc.; 1994.
5. Frosch MP, Anthony DC, Girolami U. O sistema nervoso central In: Kumar V, Abbas AK, Fausto N, Aster JC. Robbins & Cotran Patologia – Bases patológicas das doenças. Rio de Janeiro: Elsevier; 2010. p. 1287-52.
6. Summers BA, Cummings JF, de Lahunta A. Veterinary neuropathology. St Louis, Missouri: Mosby-Year Book; 1995.
7. Dewey CW *et al.* Acute traumatic intracranial haemorrhage in dogs and cats. Vet And Comp Orthop And Traumat. 1993;6:153-9.
8. Dewey CW, Fletcher DJ. Head trauma management In: Dewey CW, editor. A practical guide to canine & feline neurology. 2. ed. Wiley-Blackwell; 2008.
9. Dewey CW. Emergency management of the head trauma patient. Principles and practice. Veterinary Clinics of North America: Small Animal Practice. 2000;30:207-25.
10. Gandini G, Jaggy A, Challande-Kathman I, Bilzer T, Lombard C. Cerebrum In: Jaggy A, editor. Small animal neurology. Hannover: Schutersche Verlagsgesellschaft & KG, Hans-Bockler; 2010. p. 427-66.
11. Wessman A, Chandler K, Garosi L. Ischaemic and haemorrhagic stroke in the dog. The Vet Journal. 2009;180:290-303.
12. Dewey CW, Budsberg SC, Oliver Jr JE. Principles of head trauma management in dogs and cats – Part I. The Compendium of Continuous Education. 1992; 14:199-207.
13. Hillock SM *et al.* Vascular encephalopathies in dogs: incidence, risk factors, pathophysiology, and clinical signs Compendium on Continuing Education for the Practicing Veterinarian. 2006;2(3): 196-207.
14. Jung CH, Ja LK, Kyu KS, Chun LH, Woo CD, Chang LK *et al.* Evaluation of traumatic intracranial haemorrhage using computed tomography and magnetic resonance imaging in four dogs. Journal of Veterinary Clinics. 2006; 23: 96-101.
15. Adeodato AG, Pedro Neto O, Rabelo RC. Traumatismo crânio-encefálico. In: Rabelo RC, Crowe Jr. DT. In: Fundamentos de terapia intensiva veterinária em pequenos animais – condutas no paciente crítico. Rio de Janeiro: LF Livros de Veterinária; 2005. p. 329-50.
16. Chrisman CL. Problems in small animal neurology. 2.ed. Pensilvânia: Lea & Febiger; 1991. p. 228-231.
17. Merlo A. Cristalóides e Colóides. In: Santos MM, Fragata FS (eds.). Emergência e terapia intensiva veterinária em pequenos animais – bases para o atendimento hospitalar. São Paulo: Roca; 2008 p. 210-33.
18. Proulx J, Dhupa N. Severe brain injury. Part II. Therapy. The Compendium of Continuous Education.1998; 20:993-1006.
19. Rudloff E, Kirby R. The critical need for colloids: selecting the right colloid. The Compendium of Continuous Education. 1997;19:811-826.
20. Dewey CW, Budsberg SC, Oliver Jr JE. Principles of head trauma management in dogs and cats – Part II. The Compendium of Continuous Education. 1993;15:177-193.
21. Simon RP, Simona TR, John JM. The prognostic value of the modified Glasgow Coma Scale in head trauma in dogs. J Vet Int Med. 2001;15:581-84.

229 Neoplasias Intracranianas

João Pedro de Andrade Neto, Sylvia de Almeida Diniz, Carolina Dias Jimenez, Paulo César Maiorka

Introdução

As neoplasias intracranianas são de ocorrência relativamente comum na espécie canina,[1] porém o diagnóstico e a descrição de casos são escassos. Em cães os tumores mais comuns são os gliomas (astrocitoma, oligodendroglioma, glioblastoma multiforme ou gliomas mistos) e os meningiomas;[2–4] de ocorrência menos frequente, encontram-se os tumores ventriculares (ependimoma e tumores do plexo coroide), tumores hipofisários, entre outros.[3] A sintomatologia depende de sua localização.[5–7] A idade média para o aparecimento de tumores intracranianos é 9 anos, podendo ocorrer a partir de 5 anos.[1] Alguns autores consideram que os meningiomas ocorram mais em fêmeas do que em machos,[8] e oligodendrogliomas e tumores do plexo coroide com prevalência maior em machos,[3] embora trabalhos recentes mostrem não ocorrer essa prevalência.[9,10] Em relação às raças, cães Boxer, Golden Retriever, Dobermann, Scottish Terrier e Old English Sheepdog têm predisposição maior do que as demais.[11] Em gatos, os meningiomas são os tumores mais comuns, seguidos dos linfomas.[12] Nessa espécie, gatos machos têm maior probabilidade de desenvolver meningiomas, mas sem nenhuma predileção racial.[13]

O diagnóstico desses tumores depende da utilização de estudos de imagem; ressonância magnética (RM) e tomografia computadorizada (TC) são os métodos mais utilizados para a demonstração dessas massas. Geralmente há hiperatenuação ou aumento de sinal, após a injeção de contraste ou efeitos secundários a essas formações, como desvio da linha média, deslocamento de ventrículo, hemorragias, calcificações, além de edema peritumoral.[14,15] Animais de pequeno porte podem ser submetidos à ecoencefalografia.[16] O tratamento consiste principalmente na retirada total do tumor.[11,17] Uma vez que isso não é possível, na maioria dos casos, opta-se pela retirada parcial do tumor e/ou utilização de quimioterapia ou radioterapia.[18] Atualmente, estão em estudos novas técnicas de imunoterapia e terapia gênica.[19]

Classificação dos tumores intracranianos

Os tumores intracranianos podem ser classificados em primários, oriundos do encéfalo, ou secundários, decorrentes de neoplasias de estruturas vizinhas ao encéfalo, infiltrando o parênquima encefálico, ou de metástases vindas de tumores primários de estruturas distantes.[20] São considerados primários tumores com origem de células normalmente encontradas dentro do encéfalo e meninges, incluindo neuroepitélio, tecidos linfoides, células germinativas e tecidos malformados. Tumores secundários são neoplasias que alcançaram o encéfalo por meio de metástases de um tumor primário fora do sistema nervoso (p. ex., carcinoma das glândulas mamárias), ou neoplasias que afetam o encéfalo por invasão local ou extensão de tecidos adjacentes não neurais, como o osso.[19] Tumores secundários que se estendem para dentro do encéfalo a partir dos seios nasais são relativamente comuns em cães,[20] como adenocarcinoma nasal.[11] Carcinoma ou adenoma hipofisário estendendo-se para o diencéfalo[3,11,19] e tumores decorrentes de nervos cranianos (p. ex., tumores da bainha de nervo do trigêmeo, oculomotor ou nervo vestibulococlear) são considerados tumores encefálicos secundários, que afetam o encéfalo por meio de extensão local.[19,21] Tumores ósseos, como osteoma ou osteossarcoma, também podem invadir o tecido encefálico.[18]

Metástases hematogênicas em cães frequentemente se originam de carcinomas de glândulas mamárias, tireoide, epitélio broncopulmonar, rins, células quimiorreceptoras, mucosa nasal, epitélio escamoso da pele, próstata, pâncreas e glândulas salivares (Figura 229.1). Em relação às metástases de sarcoma, podemos incluir hemangiossarcoma, linfossarcoma, fibrossarcoma e melanossarcoma.[20] As metástases mais frequentes em gatos se originam de carcinomas das glândulas mamárias e linfossarcomas.[20] A disseminação ou metástase de tumores primários do sistema nervoso central (SNC) é rara, mas pode ocorrer através das vias liquóricas (p. ex., tumores do plexo coroide).[20]

Em relação ao neuroeixo, podem-se classificar os tumores intracranianos em intra-axiais (originados dentro do parênquima cerebral, como gliomas e metástases) e extra-axiais (que não nascem dentro do parênquima e dos espaços cisternais) e/ou aracnoides (que se originam e comprimem o parênquima cerebral, como meningiomas e neurinomas).[22] Quanto à localização podem ser classificados em relação ao tentório, estrutura esta que separa o cérebro das demais estruturas encefálicas. Tumores anteriores a essa estrutura são denominados rostrotentoriais ou da fossa anterior, compreendendo os hemisférios cerebrais e o diencéfalo, enquanto os tumores localizados após essa estrutura são denominados caudotentoriais ou da fossa posterior, compreendendo o cerebelo e o tronco encefálico.[20,23] Alguns autores subdividem os rostrotentoriais em tumores da fossa anterior (lobo frontal e bulbos olfatórios) e da fossa média (demais estruturas cerebrais).[14]

A classificação dos tumores do SNC em cães e gatos de acordo com a Organização Mundial da Saúde (OMS) fornece uma base para a classificação dos tumores encefálicos primários em animais, pela aparência histopatológica: neoplasias gliais, tumores do epêndima e plexo coroide, neoplasias neuronal ou neuronal-glial misto, tumores embrionários, tumores das meninges, linfomas e outros tumores hematopoéticos e tumores primários raros do SNC, lesões semelhantes a tumores, hamartomas e cistos.[19]

Os termos benignos e malignos deverão ser utilizados com cuidado, quando aplicados a neoplasias encefálicas. A malignidade de um tumor pode ser citológica ou biológica. Malignidade citológica é uma avaliação morfológica de anaplasia, celularidade, necrose, mitose e invasividade do tumor. Malignidade biológica é a probabilidade de um tumor levar o animal à morte. Os tumores encefálicos citologicamente benignos podem ser biologicamente malignos em razão dos vários efeitos secundários que possam causar, como aumento da pressão intracraniana (PIC).[19]

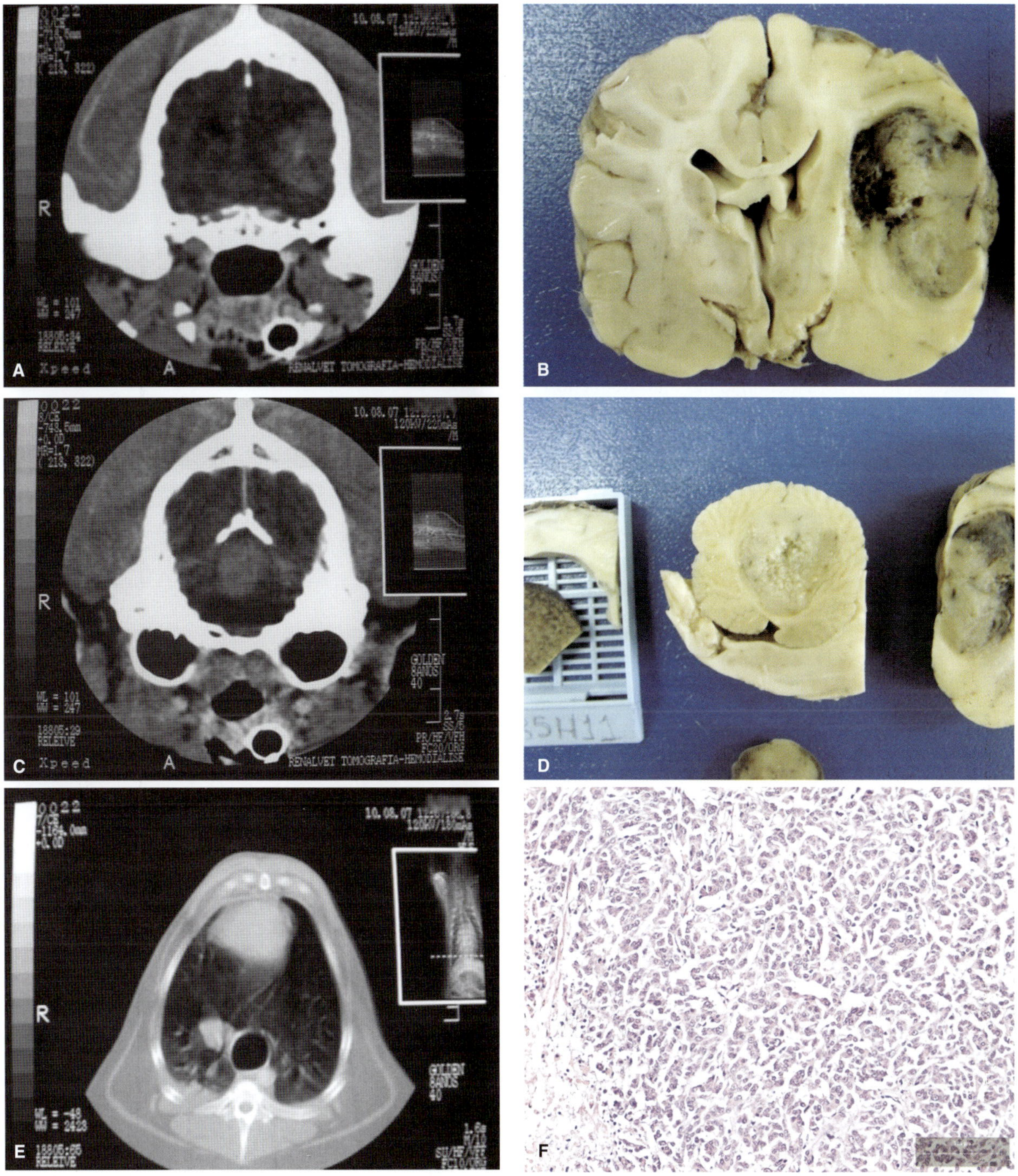

Figura 229.1 Cão Golden Retriever macho, com 6 anos, apresentando carcinoma pulmonar com metástases intracranianas. **A.** Tomografia computadorizada contrastada mostrando lesão anelar em região do lobo temporal esquerdo. **B.** Aspecto macroscópico da formação. **C.** Tomografia computadorizada contrastada mostrando lesão captante de contraste em região do cerebelo. **D.** Aspecto macroscópico de corte em cerebelo mostrando formação. **E.** Tomografia computadorizada contrastada mostrando formação em campos pulmonares. **F.** Aspectos microscópicos mostrando células pouco diferenciadas e anaplásicas.

Características e prevalência

As neoplasias intracranianas são de ocorrência relativamente comum na espécie canina e em gatos.[1] A sua ocorrência varia de 14,5 em 100.000 cães,[2] enquanto em gatos é de 3,5 para cada 100.000 animais.[1] Fatores de risco definitivo para o desenvolvimento de tumores encefálicos são desconhecidos em cães e gatos. A herança pode ter um papel em algumas raças de cães.[25]

Em cães, os tumores cerebrais primários são considerados os mais frequentes tumores intracranianos encontrados. Tumores secundários ou metastáticos são menos frequentes.[11] Dos tumores primários os meningiomas e gliomas são os mais frequentes.[3] A idade média de ocorrência em cães é de 9 anos, podendo ocorrer em animais com mais de 5 anos;[1] animais jovens podem ser acometidos por meduloblastomas, cistos epidermoides e teratomas.[11] As raças caninas que mais apresentam neoplasias intracranianas são Boxer, Dobermann, Scottish Terriers, Old English Sheepdog e Golden Retriever.[11]

Nos EUA, um estudo com 97 cães mostrou o Golden Retriever a raça mais afetada, seguida de mestiços, Labrador Retriever, Boxer e com menos frequência Collie, Dobermann, Schnauzer Standard e Airedale Terrier.[1] Outro trabalho americano, envolvendo 173 cães com neoplasias intracranianas, mostrou que o Golden Retriever e o Boxer foram as raças mais afetadas e em relação aos tipos tumorais ocorreu predomínio de meningiomas (45%) sobre os gliomas (35,6%); estes subdivididos em: astrocitoma (17%), oligodendroglioma (14%), glioblastoma (2,9%) e glioma não identificado (1,7%). Os demais tumores estavam assim distribuídos: tumores do plexo coroide (7%) e linfoma primário do SNC (4%).[24] Raças de cães dolicocefálicos (p. ex., Pastor-alemão, Collie) são mais propensas a desenvolver meningiomas enquanto raças braquicefálicas (p. ex., Boxer, Boston Terrier) parecem ser mais propensas aos gliomas.[17,24] Alguns autores consideram a meningiomas mais frequente em fêmeas do que em machos,[8] e oligodendrogliomas e tumores do plexo coroide com prevalência maior em machos,[3] embora trabalhos recentes mostrem não haver essa predisposição.[9,10] Neoplasia primária e secundária em um mesmo cão teve um relato recente em uma cadela, Boxer, apresentando oligodendroglioma e metástase de adenocarcinoma mamário.[26]

Em uma revisão retrospectiva de 160 gatos apresentando tumores cerebrais, constatou-se que os meningiomas eram os tumores mais comuns (58,1%), seguidos de linfomas (14,4%), tumores pituitários (8,8%) e gliomas (7,5%). Em sua maioria, os animais eram velhos (11,3 ± 3,8 anos) e os sintomas neurológicos mais comuns foram alteração de comportamento, andar em círculos e convulsões.[12] Na espécie felina, os gatos machos têm maior probabilidade de desenvolver meningiomas, mas sem nenhuma predileção racial.[13]

▪ Meningioma

Meningiomas são o grupo de tumores primários SNC mais comuns em cães e gatos, perfazendo um total aproximado de 40 a 60%.[25] Bagley *et al.*[1] relataram que 46% dos tumores intracranianos em cães são os meningiomas. São tumores mesenquimais que ocorrem a partir da dura-máter, aracnoide ou pia-máter; geralmente surgem a partir da camada aracnoide das meninges, crescendo para dentro do parênquima cerebral. São infiltrados ou aderidos ao parênquima cerebral.[20] Os meningiomas são mais comuns em encéfalo do que medula espinal.[3] No encéfalo ocorrem mais frequentemente no cérebro, dorsalmente e perto da foice cerebral, do tentório cerebelar e às vezes perto do plexo coroide dos ventrículos laterais e do terceiro ventrículo[11,27,28] (Figuras 229.2 e 229.3). As metástases extracranianas são incomuns, mas têm sido descritas em pulmão.[9] Podem ser irregulares, nodulares, globulares, ovoides, lobulados ou massas semelhantes a placas, variando de poucos milímetros a vários centímetros de diâmetro; geralmente são firmes, duros, encapsulados e muitas vezes discretos. Podem conter calcificações granulares (corpos de psammoma).[20] A classificação mais recente de meningiomas em animais domésticos descreve nove padrões histológicos: meningotelial, fibroso (fibroblástico), transicional (misto), psammomatoso, angiomatoso, papilar, de célula granular, mixoide e anaplásico (maligno).[9,21,29] Todos, com exceção do anaplásico, são de crescimento lento.[21] Uma classificação rígida dos meningiomas em cães nem sempre é possível porque é comum encontrar dois ou mais padrões de crescimento diferentes no mesmo tumor, embora um geralmente predomine.[3,9] Os meningiomas considerados de comportamento biológico benigno apresentam pleomorfismo nuclear discreto, raras mitoses celulares, ausência de infiltração tumoral do neuroparênquima, ou hemorragias extensivas e necrose; já os meningiomas considerados biologicamente malignos têm maior número de células com mitose, necrose, perda da arquitetura celular normal e mais raramente metástases.[29]

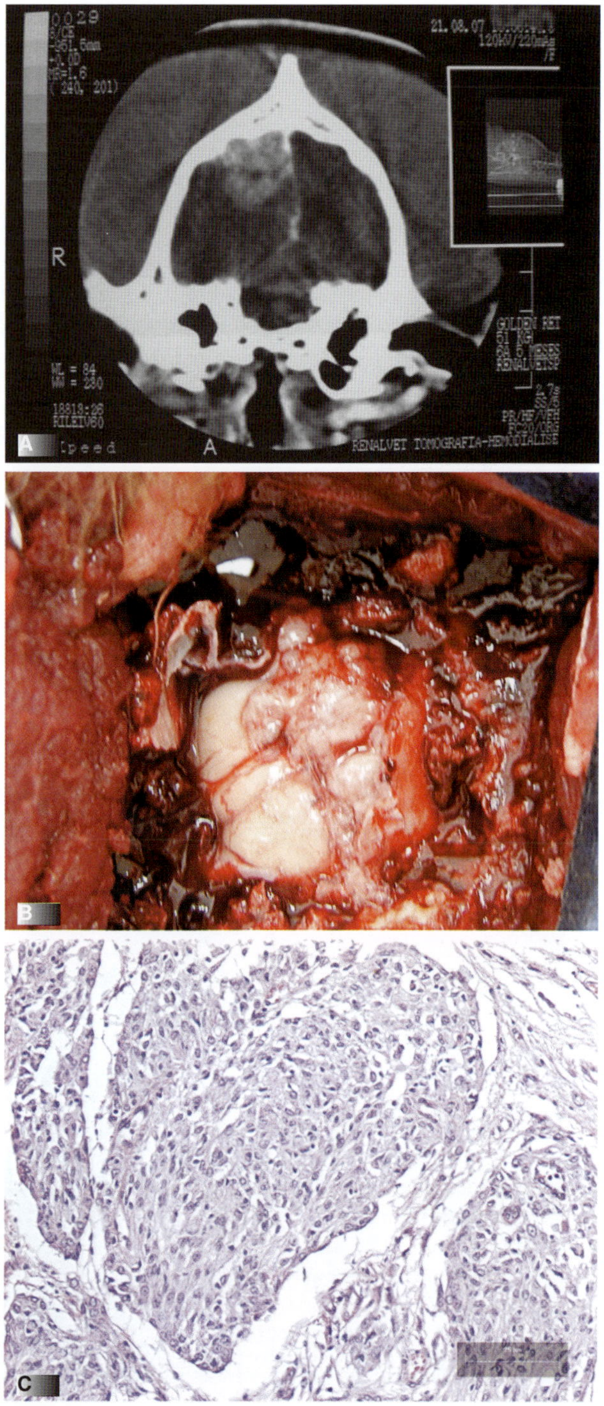

Figura 229.2 A. Tomografia computadorizada com contraste mostrando massa hiperatenuada em lobo occipital direito, além de efeito de massa com desvio de linha média para a esquerda. **B.** Formação de superfície irregular em lobo occipital direito invadindo parênquima. **C.** Histopatologia. Meningioma fibroso mostrando aspecto fusiforme de células neoplásicas.

Os meningiomas meningoteliomatosos e transicionais são os mais comumente diagnosticados,[30] enquanto os meningiomas papilares e granulares têm pouquíssimos relatos.[31,32] Os meningiomas considerados benignos apresentam

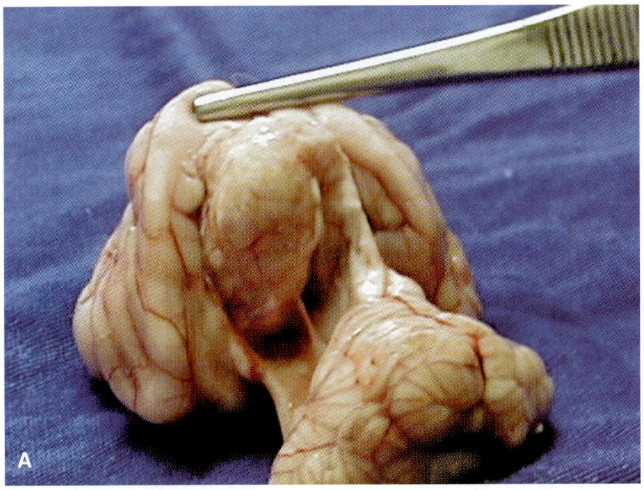

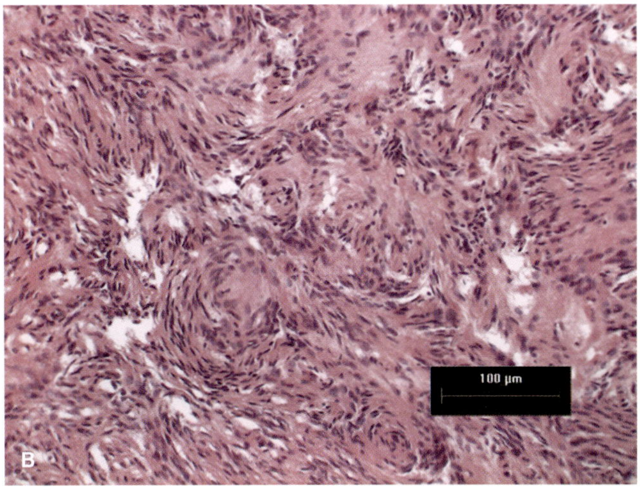

Figura 229.3 A. Formação de superfície irregular em felino. **B.** Corte histopatológico de meningioma em felino.

alta proporção de receptores de progesterona, enquanto os malignos exibem baixa proporção desses receptores.[29] Os meningiomas meningoteliais e os transicionais são considerados os mais benignos desse grupo, tendo mais de 80% das células positivas para imunorreatividade à progesterona, enquanto os tumores de células granulares, considerados malignos, têm apenas 4,8% de células positivas à progesterona. Provavelmente, os tumores considerados benignos têm alta proporção desses receptores de progesterona assemelhando-se às meninges normais.[29] Outro marcador prognóstico é a expressão do fator de crescimento do endotélio vascular (VEGF), que é um regulador da angiogênese e permeabilidade vascular. Este é um dos vários fatores de sobrevivência necessário para manter novos vasos sanguíneos. O aumento da síntese de VEGF contribui para a aquisição de características malignas dos tumores, como crescimento rápido e metástases, e está associado a mau prognóstico em vários tumores sólidos. Em cães, assim como em humanos, quanto maior for a expressão de VEGF, menor é o tempo de sobrevida do animal.[8]

Alguns meningiomas podem formar cistos, denominando-se então meningiomas císticos.[33] Em humanos, sua ocorrência está em torno de 2 a 4% dos todos os meningiomas intracranianos, enquanto em cães sua incidência é menor ainda.[34] Os meningiomas císticos descritos em medicina veterinária ocorrem em lobo frontal, sela túrcica[33] e recentemente foram descritos em cerebelo.[34] Os cistos associados aos tumores podem ser intratumorais ou peritumorais; os cistos intratumorais podem ocorrer devido a necrose isquêmica e agregação de microcistos, enquanto a formação de cistos peritumorais pode ocorrer em virtude de edema peritumoral e dilatação secundária da cavidade subaracnóidea causada pela compressão do tumor. A secreção ativa do tumor pode ser um fator também de formação cística.[33]

Os cães com meningiomas são significativamente mais velhos do que aqueles com outros tipos de tumores.[24] Em um trabalho recente avaliando 30 cães com meningiomas mostrou-se que 15 eram machos e 15 eram fêmeas. A média etária foi de 9 anos (variação de 2 a 15 anos).[9] Os tipos histológicos descritos foram: transicional (9), meningotelial (5), psammomatoso (3), anaplásico (3), fibroblástico (2), angioblástico (2), papilar (2), microcístico (1) e meningioma decorrente do nervo óptico (3).[9] Vinte e dois meningiomas estavam localizados intracranialmente, enquanto três estavam em região retrobulbar e cinco em medula espinal.[9]

Em gatos, os meningiomas são os tumores intracranianos mais comuns. Acometem gatos de meia-idade ou mais velhos, exceto pela ocorrência curiosa de meningioma em gatos jovens com mucopolissacaridose tipo I.[3] Sua topografia é similar à de humanos e cães, sendo a maioria rostral ao tentório. A localização supraventricular é relativamente mais comum, envolvendo a tela coroide do terceiro ventrículo. Microscopicamente eles são mais estereotipados do que em cães; a maioria é meningoteliomatosa ou psammomatosa e pode conter depósitos de colesterol (Figura 229.3).[3]

Gliomas

Os gliomas são responsáveis por quase 20 a 37% de todos os tumores primários intracranianos em cães e 12% em gatos.[25] Cães de raças braquicefálicas, como os Boxers, Terriers e Buldogues apresentam frequência maior que as demais.[3] Entre os gliomas, os astrocitomas incluem a maioria dos gliomas caninos nos EUA, enquanto na Suíça observa-se maior prevalência dos oligodendrogliomas, fato este considerado por outros autores como decorrente da grande população de cães braquicefálicos considerados como animais de estimação na Suíça.[3] De qualquer modo, distinguir entre oligodendroglioma e astrocitoma é, na maioria das vezes, difícil porque eles compartilham diversos aspectos histomorfológicos, incluindo alta celularidade, necrose, grande número de mitoses e proeminente proliferação de vasos glomerulares.[35] O glioblastoma multiforme, um astrocitoma de grau IV, em humanos, perfaz 50 a 60% dos gliomas, enquanto em cães não ultrapassa 5% do total.[3,36] Gliomas localizados em região óptica de animais são extremamente raros e quase sempre adotam forma anaplásica.[37] Dois novos tipos histopatológicos foram sugeridos: astroblastoma e astrocitoma pilocítico.[4]

O astrocitoma é descrito em cães como sendo o tumor intracraniano de origem neuroectodérmica mais comum.[20,36] Em humanos são classificados de acordo com o grau de malignidade: os de graus I e II têm prognóstico melhor que os de graus III e IV. Essa classificação é baseada no grau de hipercelularidade e pleomorfismo e na presença ou ausência de mitoses, proliferação vascular e necrose. Os astrocitomas têm discreta hipercelularidade, pleomorfismo e pouca ou nenhuma mitose, proliferação vascular ou necrose. Os astrocitomas malignos apresentam moderada hipercelularidade, pleomorfismo, mitose óbvia e proliferação vascular, mas sem necrose.[3,4] Os astrocitomas normalmente envolvem os hemisférios cerebrais, predominantemente na região piriforme no lobo temporal e no diencéfalo, mas podem estar localizados em qualquer área do SNC, ocorrendo em cães com mais de 6 anos de idade.[4] Esses tumores aparecem de todas as formas e tamanhos. A maioria são massas simples, mas podem apresentar disseminação dentro do neuroeixo. Sua aparência grosseira reflete sua composição celular, grau de diferenciação e presença ou ausência de hemorragia ou necrose. Muitos se apresentam com crescimentos infiltrativos difusamente, cujas margens são de difícil definição, misturando-se com neurônios ou axônios mielinizados.[3] Em muitos astrocitomas há tendência de as células se organizarem ao redor de vasos sanguíneos. Muitas variantes têm sido descritas – fibrilar, protoplásmico, pilocítico, anaplásico e gemistocítico. A maioria cora-se positivamente por proteína ácida fibrilar glial (GFAP), a subunidade química de filamentos intermediários das células astrocíticas (Figura 229.4).[20]

Os oligodendrogliomas normalmente acometem cães de meia-idade a idade avançada,[38] com predileção pela região prosencefálica.[25] Esses tumores geralmente são massas intra-axiais de crescimento lento,[25] encontrados na substância branca dos hemisférios cerebrais e diencéfalo,[3] particularmente ao redor dos ventrículos.[38] Qualquer parte do cérebro pode ser o local, embora o lobo frontal seja o mais comprometido. Em raças braquicefálicas eles parecem surgir dentro de remanescentes da matriz embrionária adjacente ao ventrículo lateral,[3] podendo romper o epêndima (Figura 229.5).[20] De maneira aproximada, os oligodendrogliomas são rosados a cinza e geralmente moles e gelatinosos.[3] Esses tumores não se coram por GFAP, nem expressam reação à proteína básica de mielina,[11] mas podem reagir à glicoproteína associada à mielina.[20]

Os glioblastomas multiformes são equiparados aos astrocitomas de alto grau de malignidade por muitos patologistas e considera-se que se desenvolvam a partir de um astrocitoma preexistente e sofrendo modificação ao longo do tempo. Os aspectos microscópicos incluem necrose das células, proliferação vascular abundante, células multinucleadas, hipercelularidade e anaplasia.[3] São, na sua maioria, encontrados no cérebro. Apresentam crescimento destrutivo, infiltrativo, são bem vascularizados e geralmente contêm zonas necróticas. Em um estudo envolvendo 215 tumores neurogliais, 12% eram glioblastomas multiformes.[20]

Tumores do plexo coroide

Os tumores do plexo coroide aparecem com alguma frequência e de maneira randomizada nas diferentes raças.[3] Esses tumores são de origem neuroepitelial em cães. Dois subtipos principais são reconhecidos: papiloma do plexo coroide e carcinoma do plexo coroide.[10] Essa diferenciação histológica depende da sua capacidade de invasão local e/ou atipia celular.[3] Os tumores do plexo coroide podem disseminar-se através do líquido cefalorraquidiano (LCR), para outras áreas do encéfalo ou medula espinal.[20] Esses tumores ocorrem mais comumente no quarto ventrículo e são citados com prevalência maior em machos,[3] embora em um trabalho recente não se tenha verificado predisposição sexual (Figuras 229.6 e 229.7).[10] Os cães afetados têm 6 anos ou mais, mas em alguns casos esses tumores podem ocorrer em animais mais jovens. Westworth *et al.*,[10] descrevendo 44 tumores do plexo coroide, observaram 18 papilomas, enquanto 26 eram carcinomas. A idade média da manifestação clínica estava entre 6 e 7 anos, sem nenhuma predileção racial aparente, ou discreta representação pelos cães braquicefálicos. Também não ocorreu

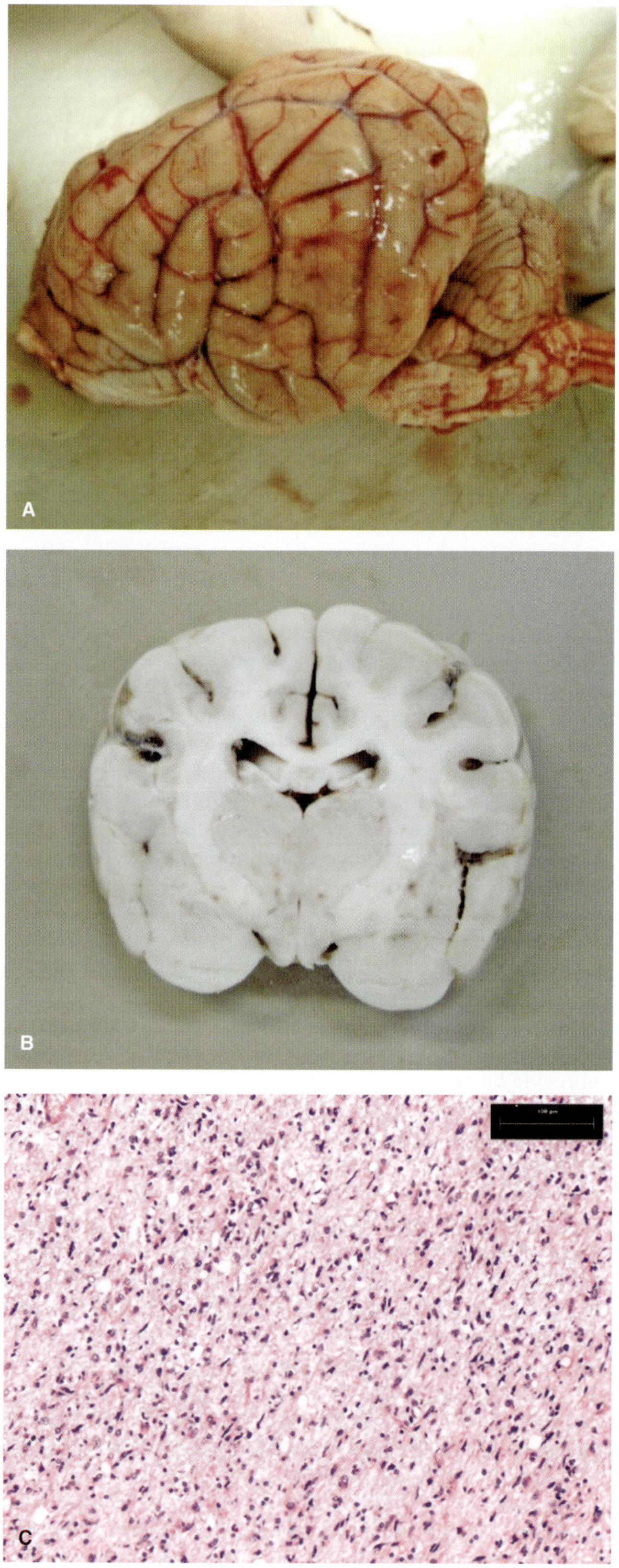

Figura 229.4 A. Meninge espessada e aderida à calota craniana, porção rostral. Encéfalo ligeiramente aumentado de volume e com vasos sanguíneos congestos. O exame histopatológico mostrou astrocitoma. **B.** Corte coronal. Observe o aspecto de queijo suíço em algumas áreas, o que evidencia acidentes vasculares cerebrais antigos. No tálamo e no tronco há petéquias, e o aspecto de cor é ligeiramente róseo. O exame histopatológico mostrou astrocitoma. **C.** Proliferação de células pequenas arredondadas e fusiformes em substância cinzenta. O exame histopatológico mostrou astrocitoma.

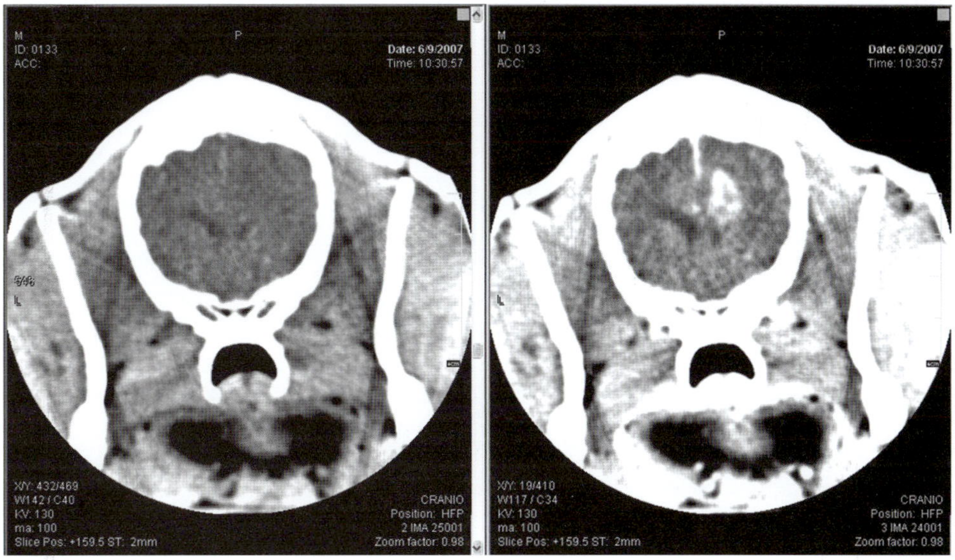

Figura 229.5 Tomografia computadorizada mostrando halo peritumoral pós-contraste perto de ventrículo lateral direito. O exame histopatológico mostrou oligodendroglioma.

predisposição sexual em ambos os subtipos: carcinoma do plexo coroide (nove fêmeas e nove machos) e papiloma do plexo coroide (11 fêmeas e 15 machos). A maioria dos tumores originava-se do quarto ventrículo, entretanto nenhum carcinoma do plexo coroide tenha sido encontrado em ventrículos laterais.[10]

▪ Tumores hipofisários

Em cães e gatos, os únicos tumores primários da glândula pituitária com qualquer impacto clínico são os tumores de células corticotróficas e somatotróficas. Nessas espécies, essas células podem dar origem a tumores funcionais ou não funcionais.[39] Os tumores hipofisários funcionais associados à adeno-hipófise são tipicamente caracterizados por hiperadrenocorticismo hipófise-dependente. Esses tumores funcionais podem ser derivados da *pars distalis* (70 a 80%) ou *pars intermedia* (20 a 30%), uma vez que ambas as regiões contêm células que são capazes de produzir hormônio adrenocorticotrófico (ACTH).[20,40] Os tumores hipofisários grandes tendem a demonstrar forte resistência à dexametasona; nesse sentido, tem sido postulado que o potencial de crescimento de um tumor hipofisário dependa do grau de insensibilidade à alça de retroalimentação ao glicocorticoide. Uma vez que tumores originários da *pars intermedia* não têm receptores para glicocorticoides, tumores nessa região tendem a crescer mais do que os encontrados *na pars distalis.* Em cães, o neurotransmissor dopamina parece inibir primariamente a secreção de peptídios ACTH da *pars intermedia.* Em cães, o neurotransmissor dopamina parece inibir a secreção de ACTH na *pars intermédia.* Portanto, o uso de selegilina (inibidor da monoamina oxidase B) auxiliaria no aumento da concentração de dopamina central, inibindo a secreção de ACTH em tumores nessa região. Contudo, estudos posteriores de avaliação mostraram que esse fármaco é ineficaz.[40]

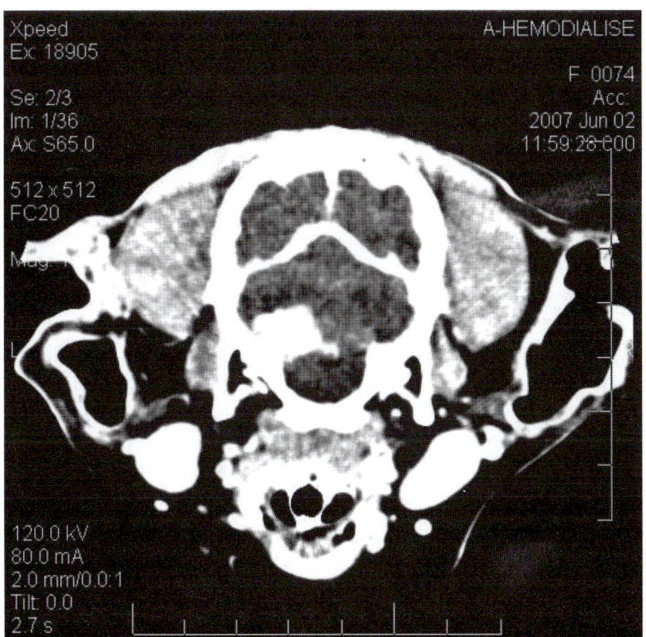

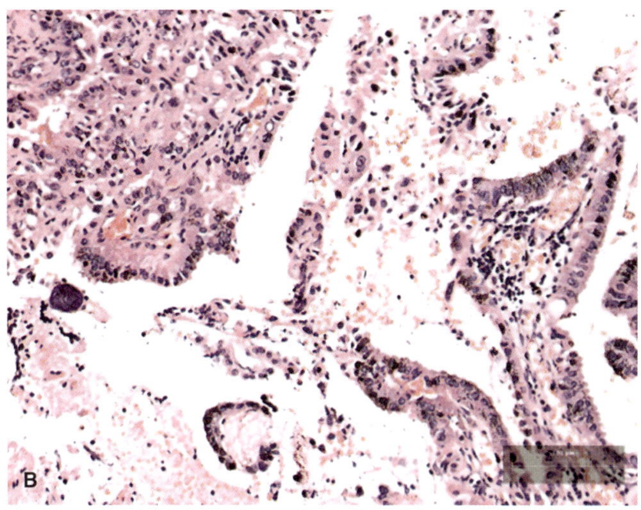

Figura 229.6 A. Tomografia computadorizada em cão Cocker Spaniel. Realce pós-contraste em região de ângulo pontinocerebelar esquerdo. O exame histopatológico revelou carcinoma do plexo corioide. **B.** Aspectos histopatológicos de carcinoma do plexo corioide, com várias células cuboides (a maioria desorganizada).

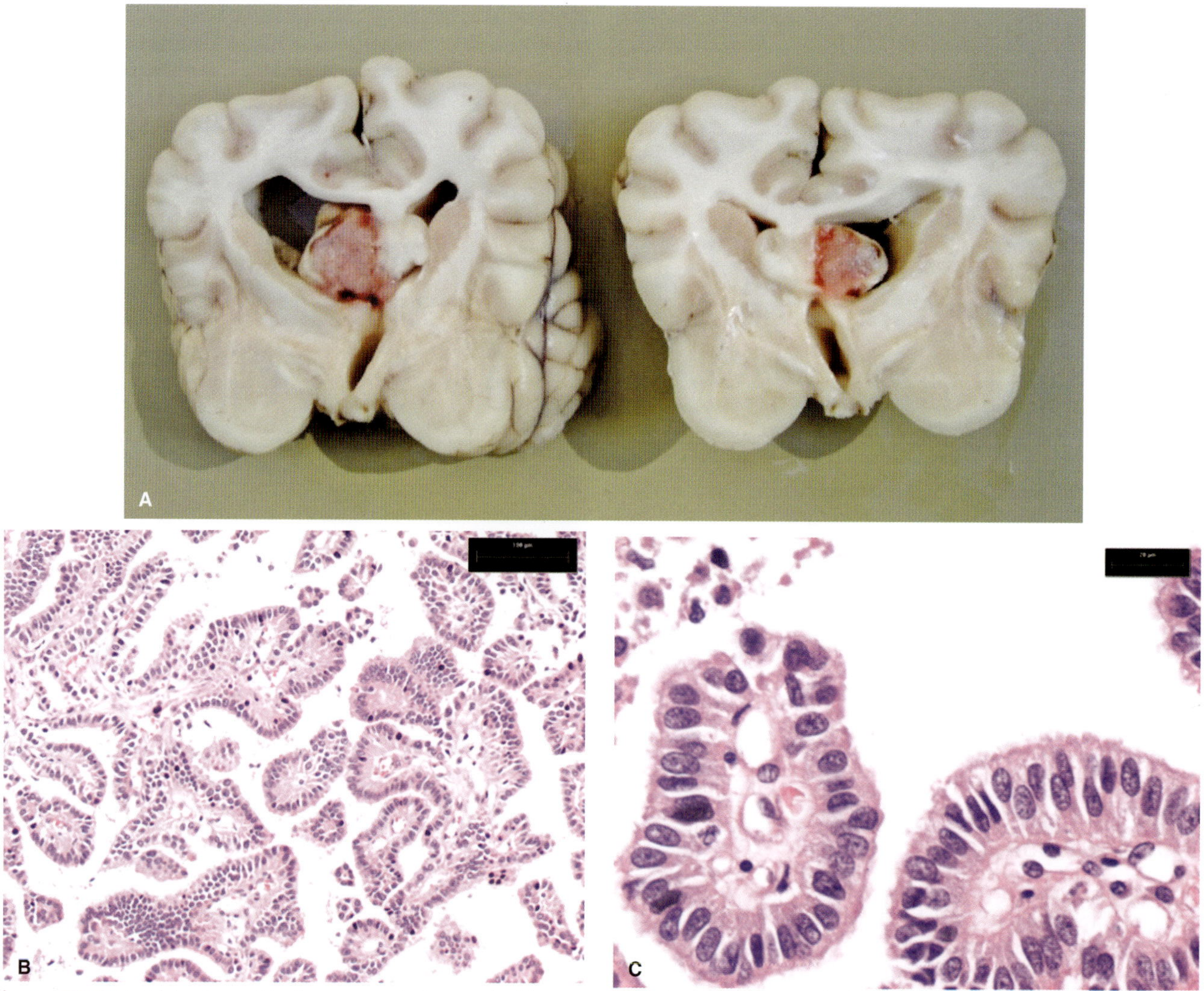

Figura 229.7 A. Dilatação ventricular e massa de 1,5 cm de diâmetro na parede medial do ventrículo lateral direito. O exame histopatológico revelou papiloma do plexo corioide. **B.** Neoplasia de formação exofítica e arborizada. Papiloma do plexo corioide. **C.** Papila composta por camada única de epitélio colunar. Papiloma do plexo corioide.

Cães com hiperadrenocorticismo hipófise-dependente podem apresentar macroadenomas (> 1 cm de diâmetro), que podem se tornar invasivos (Figura 229.10).[20] A invasão local e a compressão ou a destruição de tecidos hipofisários normais adjacentes podem resultar em hipopituitarismo ou pan-hipopituitarismo, caracterizados por hipotireidismo, hipoadrenocorticismo, atrofia gonadal e diabetes insípido central.[39]

Em gatos, os tumores hipofisários são infrequentes. Uma síndrome de diabetes *mellitus* insulinorresistente e acromegalia, decorrente de adenomas acidofílicos produtores de hormônio de crescimento, tem sido reconhecida.[40] Esses tumores hipofisários são decorrentes de células somatotróficas. Ocorrem em gatos com faixa etária entre 4 e 17 anos, sendo a maioria gatos velhos, das raças doméstico de pelo longo e doméstico de pelo curto.[39]

▪ Outros tumores

Outros tumores intracranianos primários, menos comuns, descritos em cães são neuroectodérmicos primitivos (p. ex., meduloblastoma), sarcomas histiocíticos primários do SNC (também denominados histiocitose maligna), ependimoma e hamartoma vascular.[13]

Em gatos, outros tumores intracranianos primários encontrados ocasionalmente são, além dos gliomas, ependimomas, neuroblastomas olfatórios e tumores do plexo coroide.[13]

▪ Ependimoma

Enquanto os tumores do plexo coroide são relativamente comuns em cães, o mesmo não acontece com os ependimomas, tumores esses originados da camada de células ependimárias dos ventrículos. São raros nessa espécie e geralmente aparecem nos ventrículos laterais como massas sólidas, grandes, infiltrativas e destrutivas, com coloração cinza e, às vezes, avermelhada, quando associadas à hemorragia.[3] Ocorrem mais frequentemente em raças braquicefálicas. Ependimomas do quarto ventrículo podem crescer e circundar o tronco encefálico.[20] Descrevem-se duas variedades: epitelial e fibrilar. As células são isomórficas com citoplasma descorado ou invisível, apresentando núcleo arredondado rico em cromatina. Uma característica é a presença de zonas livres de núcleos ao redor dos vasos. Em um estudo apenas um entre nove tumores foi GFAP-positivo.[3,20]

Em gatos, há poucos trabalhos descrevendo a sua ocorrência.[3]

▪ Meduloblastoma

É um tumor do SNC que ocorre dentro do cerebelo.[41] Constituem a maior classe de tumores neuroectodérmicos primitivos (PNET), os quais são uma família de neoplasias compostas de células neuroepiteliais com características morfológicas comuns de células embrionárias, que se originam presumivelmente de uma célula-tronco multipotencial.[42] Originam-se da camada granular externa do cerebelo ou de agregados de células indiferenciadas presentes no interior da vela medular, precocemente na vida pós-natal. São tumores bem circunscritos, de coloração e consistência típicas, que lembram o cérebro, mas podem apresentar-se com a cor alterada, em decorrência da presença de áreas de hemorragia e necrose (Figuras 229.8 e 229.9). Na espécie humana, a maioria dos tumores em crianças origina-se no vérmis cerebelar, enquanto em adultos eles demonstram predileção pelos hemisférios cerebelares.[3,42] O crescimento em geral se dá por expansão e a frequente semeadura cerebroespinal ocorre via extensão ventricular ou subaracnoide. Raramente se espalham para fora do SNC, nos ossos e, menos frequentemente, linfonodos e tecidos moles como locais de metástases.[42] Em animais, os meduloblastomas aparecem entre 3 e 10 anos, encontrando-se em hemisfério cerebelar, semelhante ao que ocorre em adultos humanos;[41] relato da ocorrência de meduloblastoma em vérmis cerebelar em um gato com 2 anos de idade mostrou semelhança ao que ocorre em crianças.[43,44]

▪ Manifestações clínicas

Os sintomas clínicos dependem da localização dos tumores. Muitos animais com tumores encefálicos podem apresentar sintomas vagos, como mudança de comportamento por até 1 ano antes de ocorrerem outros sintomas neurológicos.[1] Enquanto a causa exata desses sintomas vagos pode não ser compreendida, é interessante comparar essa situação com a experiência humana. Na maioria dos humanos com tumor encefálico, o sintoma inicial é a cefaleia, a qual é geralmente persistente, grave, podendo ser tornar pior pela manhã. Uma vez que a cefaleia é um fenômeno verbalizado em humanos, é impossível reconhecer com certeza esse sinal de disfunção em cães e gatos.[19] Contudo, essas espécies podem exibir comportamento anormal que seria compatível com a presença de cefaleia, como não quererem ser manuseados ou se esconderem durante o dia.[19] Os tumores intracranianos exercem seus efeitos patológicos ou por invasão direta sobre o tecido encefálico ou pelos efeitos secundários, como edema peritumoral, inflamação, hidrocefalia obstrutiva e hemorragia.[13] Em um estudo abordando um grande número de tumores primários encontrou-se metade desses tumores ocupando mais de uma região anatômica do encéfalo; isso pode levar a um erro diagnóstico, baseado no exame neurológico, de que massa tumoral solitária seja confundida como uma doença multifocal.[13] Na maioria dos casos, os sintomas de disfunção neurológica ocorrem lenta e insidiosamente ao longo do tempo, em especial com os meningiomas. Esses animais podem ter mudanças comportamentais, geralmente atribuídas à idade, por um período de meses até 1 ano antes do diagnóstico.[13] O desenvolvimento de disfunção neurológica aguda ou subaguda pode ser atribuído à exaustão repentina dos mecanismos compensatórios do encéfalo ou à ocorrência de hemorragia ou hidrocefalia obstrutiva aguda causada pelo tumor.[13]

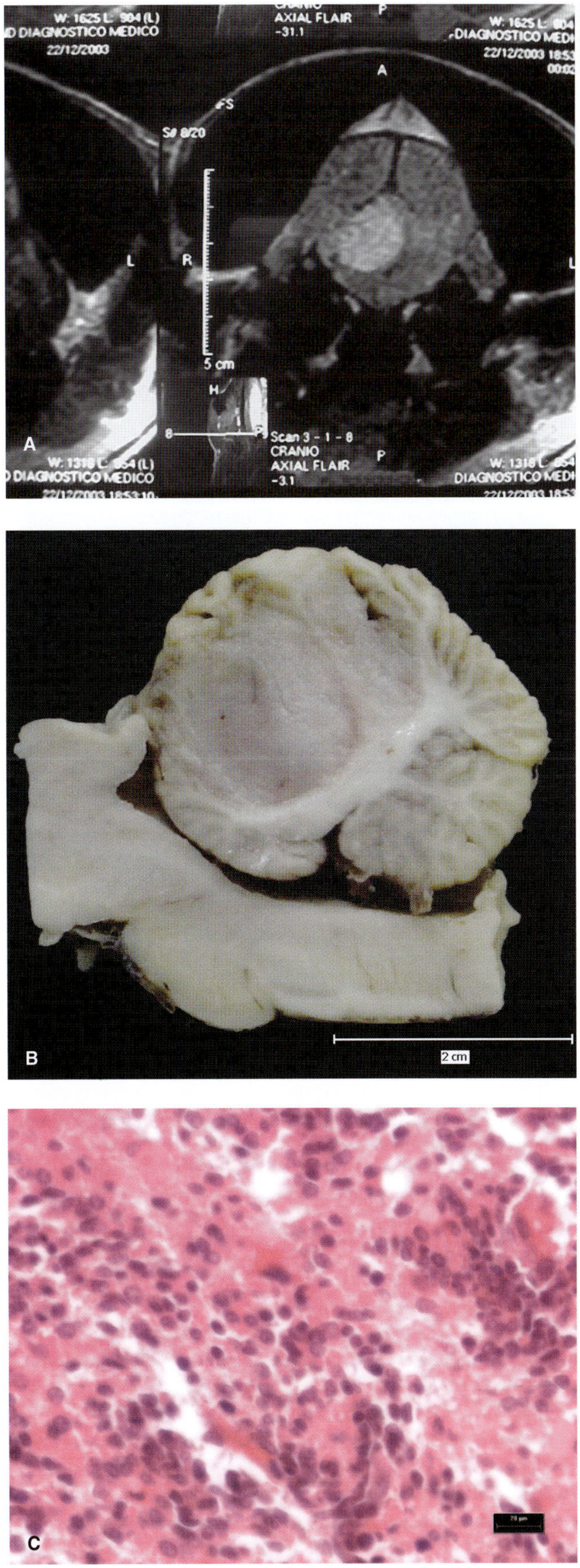

Figura 229.8 A. Ressonância magnética mostrando massa em região cerebelar direita com hipersinal em T1 pós-contraste. O exame histopatológico mostrou meduloblastoma. **B.** Aspecto macroscópico de meduloblastoma cerebelar. **C.** Meduloblastoma. Aumento 400×. Pseudorroseta formada por células neoplásicas.

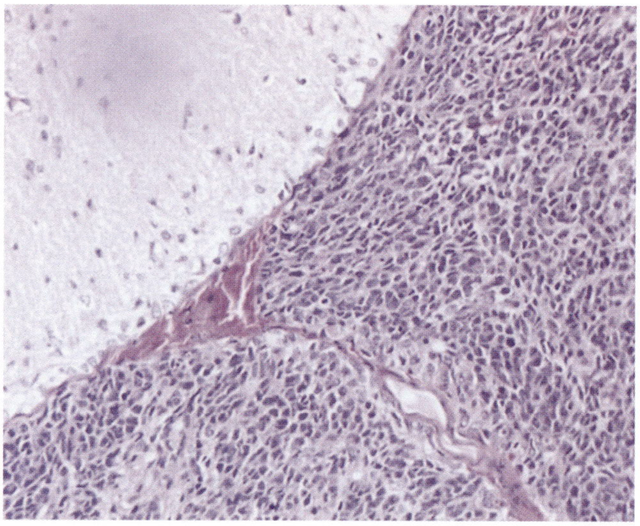

Figura 229.9 Meduloblastoma. Aumento 400× da massa tumoral composta por células compactas de forma redonda para poligonal.

Os sintomas relacionados com lesões cerebrais incluem, além de convulsões, mudança de comportamento (apatia, desorientação, hiperexcitabilidade e agressão), andar em círculos (ipsolateral), déficits em reações posturais (contralaterais) e déficits visuais (contralaterais) associados a respostas pupilares normais à luz.[5,6] A convulsão pode ser o primeiro sinal de um tumor cerebral;[1,24] essas crises convulsivas vão se tornando cada vez mais frequentes, independentemente do uso de anticonvulsivantes.[1] Os déficits neurológicos podem não ser aparentes até semanas ou meses após o início das convulsões, especialmente se a massa estiver em córtex cerebral.[18] Os cães que apresentam oligodendroglioma são 3,6 vezes mais propensos a apresentar crises convulsivas, quando comparados com cães apresentando outros tipos de tumores primários.[24] Fraqueza, perda sensorial, ou déficits de visão, audição ou olfação podem ocorrer associados a tumores em locais específicos.[19] De modo geral, fraqueza e anormalidades sensoriais geralmente denotam uma lesão nas regiões sensorimotoras frontoparietais cerebrais; os déficits visuais envolvem as vias visuais dos nervos ópticos até o córtex occipital. A perda de audição está associada a alterações em região cerebelomedular, tronco encefálico ou lobos temporais do cérebro.[19] Problemas com a habilidade de olfação são vistos em lesões na placa cribriforme, bulbo ou pedúnculo olfatório, lobos piriforme ou temporal do cérebro, ou outras conexões rinencefálicas.[19] Quando o envolvimento do sistema olfatório ocorrer, os animais apresentarão inabilidade em encontrar alimentos.[5]

Gatos com tumores intracranianos apresentam mais comumente mudanças comportamentais. Apenas 23% apresentam atividade convulsiva ocasionada por glioma (26,7%), linfoma (26,3%) e menos comumente por meningiomas (15%).[13]

As anormalidades iniciais associadas a tumores envolvendo regiões cerebrais rostrais podem estar restritas a convulsões e alterações de comportamento;[6] em regiões frontais e pré-frontais em geral são clinicamente silenciosas;[20] lesões em lobo frontal produzem demência, inabilidade de reconhecimento dos proprietários ou de aprendizado, além de andar compulsivo e em círculos.[5] Lorenz e Kornegay[18] relatam ainda que animais com tumores em lobo frontal, além de um comportamento anormal, podem apresentar convulsões e déficits em reações posturais contralateralmente.

Alterações envolvendo sistema límbico, lobo temporal e hipotálamo podem ocasionar agressividade, irritabilidade,[5] convulsões e comportamento anormal.[18] As lesões no hipotálamo estão associadas a alterações de apetite (polifagia, afagia, parorexia), polidipsia e poliúria. Os animais podem também desenvolver alterações de comportamento (andar vago, sem destino e se escondendo, letargia, andar em círculos pequenos, pressão da cabeça em obstáculos e tremores), convulsões e nistagmo posicional.[20] Além dessas alterações de comportamento, sonolência, sintomas endócrinos e metabólicos também são relatados.[18] A maioria dos tumores hipofisários, que são denominados macroadenomas, cresce dorsocaudalmente, em razão de uma sela diafragmática incompleta; essa extensão dorsal pode causar compressão no quiasma óptico[7,20] ou de estruturas hipotalâmicas e eminência mediana, responsável pelo diabetes insípido, resultante ou da interferência da síntese de hormônio antidiurético (ADH) pelo núcleo supraóptico ou liberação do hormônio dentro dos capilares da *pars nervosa*.[20] Essa compressão em quiasma óptico, causando cegueira aguda e pupilas dilatadas não responsivas à luz,[7,20] observada em vários animais com massas hipofisárias,[20] é infrequente em animais com esses tumores.[5,20] Embora a condição não seja comum, tumores de qualquer tipo são capazes de causar hipotireoidismo por alterações funcionais ou mecânicas de tecido pituitário remanescente.[20] Os animais com tumores hipofisários funcionais têm sintomas clínicos associados a endocrinopatia precedendo os déficits neurológicos em 50% dos casos; sintomas simultâneos entre 20 e 30% dos animais e déficits neurológicos precedendo endocrinopatia clínica entre 10 e 20% (Figura 229.10).[39]

Os sintomas clínicos em gatos com tumores hipofisários funcionais decorrentes de células somatotróficas refletem efeitos catabólicos e diabetogênicos do hormônio de crescimento (GH) e os efeitos metabólicos da somatomedina (IGF-1).[39] Os sintomas iniciais mais comuns são: polifagia, polidipsia e poliúria resultante do diabetes *mellitus*. Perda de peso pode ocorrer inicialmente, mas eventualmente observa-se ganho de peso. O GH tem seus efeitos catabólicos em carboidratos e lipídios. Esse hormônio antagoniza a insulina via efeito pós-receptores, resultando na alteração na captação da glicose e diminuição da utilização de carboidratos.[39] Os efeitos mediados pelo GH e pela síntese de IGF-1, quando associados, trabalham sinergicamente estimulando a proliferação celular de esqueleto e tecidos conjuntivos, enquanto IGF-1 promove a síntese proteica.[39] Os efeitos metabólicos de IGF-1 se tornam evidentes com aumento da cabeça, prognatismo inferior, espessamento dos tecidos moles orofaríngeos, hepatomegalia, renomegalia, adrenomegalia, cardiomiopatia hipertrófica, alargamento das patas e extremidades e artropatia degenerativa.[39]

As alterações cerebelares levam o animal a apresentar dismetria, tremor intencional de cabeça ou corpo, ataxia de tronco e posição em estação com base ampla.[6] Os sintomas são geralmente assimétricos. Podem progredir para incoordenação grave com envolvimento de ambos os lados, mas em geral uma assimetria se mantém.[5]

Tumores que afetam o tronco encefálico geralmente envolvem um ou mais nervos cranianos associados a alterações motoras ou de postura. Hemiparesia/hemiplegia ipsolateral à lesão ou tetraparesia/tetraplegia podem estar associadas ao envolvimento dos nervos cranianos, incluindo paralisia da mandíbula, atrofia da musculatura da mastigação, paralisia facial, diminuição do reflexo palpebral, disfagia, disfonia ou paralisia da língua. Sintomas vestibulares, como ataxia vestibular, inclinação da cabeça e nistagmo, podem aparecer

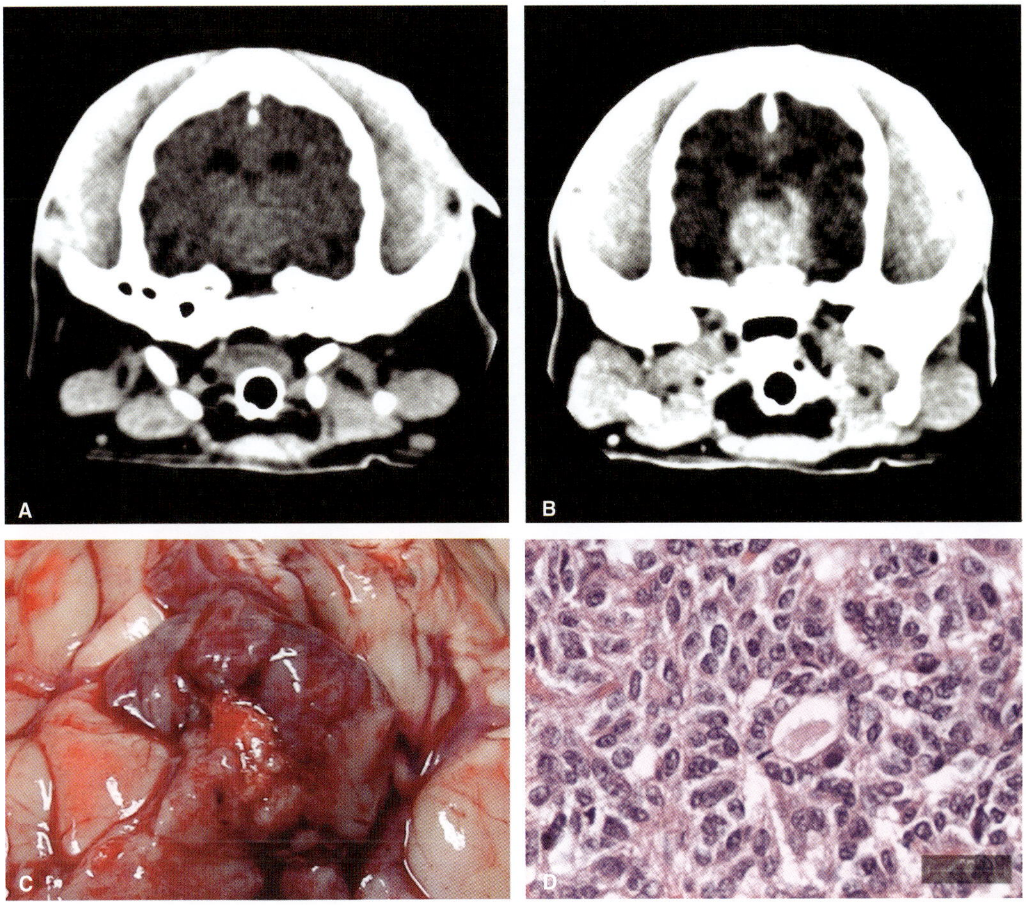

Figura 229.10 Adenocarcinoma hipofisário em cão. **A.** Tomografia computadorizada sem contraste. **B.** Tomografia computadorizada contrastada mostrando massa captante de contraste em região diencefálica. **C.**.Aspecto macroscópico da formação. **D.** Aspecto microscópico da formação.

devido a lesões nos núcleos vestibulares.[6] Os nervos trigêmeo, facial e vestibular estão bem próximos no tronco encefálico. Uma lesão, como meningioma, pode comprimir esses três nervos.[5]

Os tumores do plexo coroide encontrados no quarto ventrículo mais comumente refletem apresentação clínica compatível com massa assimétrica cerebelomedular. Sintomas de tetraparesia espástica, nistagmo posicional, inclinação da cabeça e vômitos são comuns.[3] Hidrocefalia obstrutiva pode ocorrer pela compressão causada pelo tumor, ao passo que, em humanos, acredita-se que a hidrocefalia seja causada muitas vezes como resultado da hipersecreção de LCR pelo próprio tumor.[3] Avaliação clínica em 10 cães apresentando tumores do plexo coroide mostrou dor cervical (6) e sintomas de pneumonia (3), além de depressão (7), estupor (1), inclinação da cabeça (5), tremor de cabeça (2), tetraparesia grave ou tetraplegia (4), ataxia vestibular (4), disfunção de nervo craniano (6) e crises convulsivas (1). Quatro desses animais apresentaram também megaesôfago.[45]

Diagnóstico

O diagnóstico de tumores cerebrais baseia-se nos achados do exame clínico desses animais, associados pelos exames complementares, principalmente de imagens, e confirmados por biopsia e exame histopatológico.[15] Deve-se desconfiar de tumor encefálico em um cão ou gato idoso com sintomas progressivos de disfunção encefálica.[13] Os exames básicos, em um cão ou gato apresentando disfunção encefálica, incluem hemograma, perfil bioquímico e urinálise. Radiografia torácica e ultrassonografia abdominal auxiliarão a descartar tumor primário em outra região do corpo.[19] No entanto, o diagnóstico definitivo de um tumor encefálico não pode ser feito sem uma amostra de biopsia, embora uma tentativa diagnóstica muito confidente possa frequentemente ser realizada por exame de imagem em um paciente suspeito.[13]

O eletroencefalograma (EEG) é o registro da atividade de neurônios em córtex cerebral. O EEG em pequenos animais não nos mostra um diagnóstico diferencial, mas demonstra se há lesão cerebral, a localização desta lesão, qual a sua extensão e o caráter da mesma (inflamatória ou degenerativa) (Figura 229.11).[46] O EEG pode auxiliar no diagnóstico de tumores corticais pela demonstração de anormalidade focal.[18] Entretanto, Steiss *et al.*[47] comentam que, em relação aos tumores cerebrais, os traçados frequentemente contêm ondas lentas de alta amplitude contínuas ou intermitentes e generalizadas; raramente apresentam ondas lentas localizadas, perto ou no local da lesão. Pode haver presença de espículas e ondas pontiagudas, mas este não é o único achado. Comentam ainda que a localização é inconclusiva; a maioria está associada a alterações generalizadas porque os tumores ou são profundos ou se localizam na linha mediana. Os sinais de localização, na forma de assimetria na frequência/amplitude ou atividade epileptiforme localizada, podem ser vistos na montagem de Redding[48] com apenas cinco eletrodos, mas com localização em quadrantes, dificultando a localização precisa como em medicina humana. Finalizando, comentam que outras complicações dos tumores levam a alterações de EEG, como edema

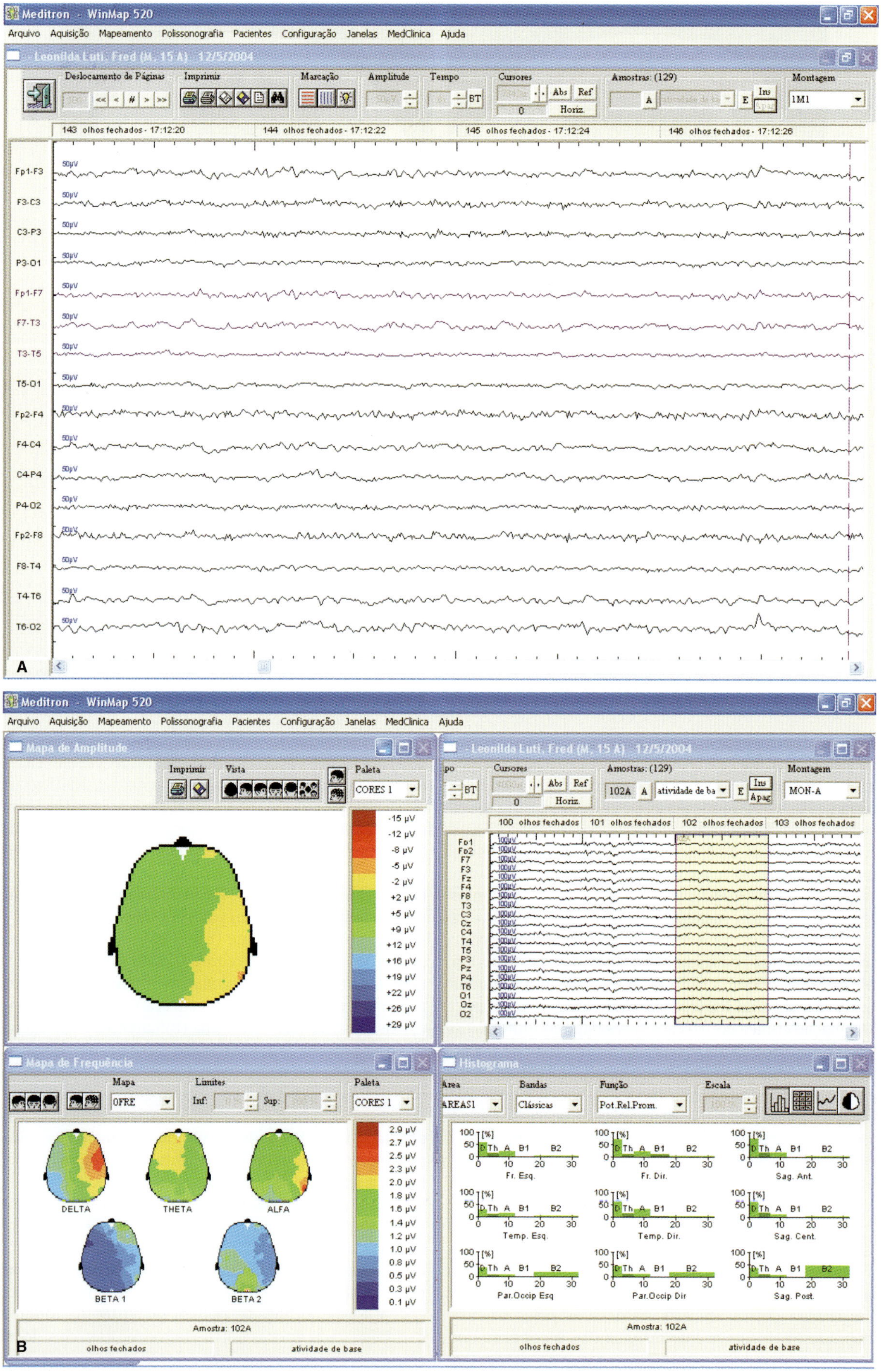

Figura 229.11 A. Achados eletroencefalográficos em Cocker Spaniel pela análise visual. **B.** Análise quantitativa das ondas cerebrais com separação pela frequência e localização topográfica das mesmas por meio de mapeamento cerebral e histograma, mostrando alteração em região frontoparietotemporal direita. (*continua*)

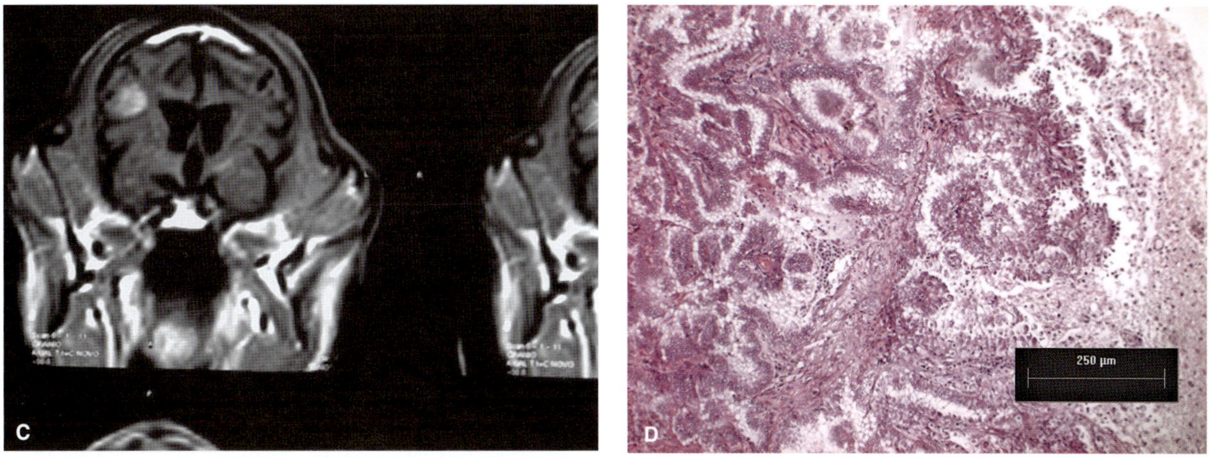

Figura 229.11 (*Continuação*) **C.** Ressonância magnética. Massa com hipersinal em T1 pós-contraste em região parietotemporal direita. O exame histopatológico revelou carcinoma de plexo coroide. **D.** Cortes histopatológicos mostrando massa que mantém alguns aspectos de formação arborífica de epitélio colunar em córtex.

cerebral, aumento da PIC, hidrocefalia secundária e deslocamento de estruturas do tronco encefálico conduzindo a alterações nos níveis de consciência.[47]

A ecoencefalografia é uma exploração do encéfalo por meio de ultrassom; para a realização do exame utilizam-se falhas na calota craniana, como fontanelas, fraturas ou através do osso temporal. O sucesso do exame sonográfico está na dependência de porte e idade do animal. O aspecto sonográfico dessas massas depende de sua composição tecidual, assim como do nível de desmielinização das células nervosas, quantidade de tecido necrótico e de tecido fibroso no local da lesão. Quanto maior a quantidade de necrose tecidual, menor a ecogenicidade da lesão. Além disso, é possível observar a extensão e os contornos da lesão.[16]

A análise do LCR é recomendada como um auxílio ao diagnóstico de tumor encefálico. Os resultados desse exame ajudam a excluir causas inflamatórias de disfunção cerebral, e em alguns casos podem confirmar o diagnóstico de tumor encefálico.[19] Entretanto, a análise do LCR fornece informação limitada do diagnóstico de neoplasias intracranianas, além de aumentar o risco de herniação encefálica. Os tumores geralmente causam aumento da pressão liquórica e teor proteico sem qualquer aumento celular. Inflamação tem sido vista, particularmente com o meningioma.[18] Em cães apresentando tumores do plexo coroide, o LCR mostrou elevação das proteínas totais (média de 103 mg/dℓ, variação de 27 a 366 mg/dℓ). Uma relação foi encontrada entre o subtipo do tumor e a elevação de proteína total maior que 100 mg/dℓ (tumor do plexo coroide 1/8 e carcinoma do plexo coroide 8/11).[10] O aumento de concentrações de ácido úrico no LCR em cães apresentando meningioma mostrou ser significativamente maior do que em cães normais. Esse aumento se deve à atividade da enzima xantina oxidase, produtora de radicais livres, representando um índice de transformação dos ácidos nucleicos no encéfalo. O grau de destruição celular no SNC leva a aumento de ácido úrico intersticial, refletindo estresse oxidativo e excitotoxicidade mediada pelo glutamato. Este trabalho vai auxiliar futuramente na associação de níveis de ácido úrico no LCR com a sobrevida dos cães afetados e com a malignidade do tumor.[49]

A TC e a RM são os métodos mais utilizados para a demonstração dessas massas,[14,15] e as imagens de TC provaram ser menos precisas para detecção de tumores intracranianos do que as de RM.[24] As imagens são obtidas antes e após a aplicação de meio contrastado. Os agentes de contraste são excluídos pela barreira hematencefálica normal, mas são extravasados, através de uma barreira anormal ou danificada, associada ao tumor. Efeitos secundários dos tumores cerebrais, como edema vasogênico e hidrocefalia, também podem ser definidos.[18]

A TC não é invasiva, proporcionando identificação definitiva de tamanho da lesão, forma, localização, magnitude da compressão e/ou agressividade do tumor. Devido aos recentes avanços no tratamento de tumores cerebrais em cães, é vital o desenvolvimento criterioso de avaliação dos tumores, a fim de detectá-los por TC.[14] As imagens são obtidas antes e após o uso de contraste (meglumina iotalamato, 600 a 900 mg iodo/kg por via intravenosa).[18] A identificação histológica de cinquenta tumores cerebrais primários, em cães, foi analisada por TC para estabelecer um critério de identificação dos tipos tumorais, por intermédio das imagens.[14] Os meningiomas podem ser distinguidos dos outros tumores de parênquima cerebral, porque eles normalmente apresentam base ampla e massas localizadas perifericamente, que são homogeneamente realçadas com o uso de contraste (Figura 229.2). Entre os tumores parenquimatosos, os astrocitomas não são facilmente distinguidos dos oligodendrogliomas porque ambos os tipos tumorais têm características similares, como halo peritumoral, realce disforme e margem tumoral mal definida (Figura 229.5). Os tumores do plexo coroide são evidenciados com boa definição, massa hiperdensa marcada e contraste realçado uniformemente (Figura 229.6). Os tumores pituitários são distinguidos prontamente pela localização, mínimo edema peritumoral, contraste realçado uniformemente e margens bem definidas (Figura 229.10). Os aspectos distintivos dos outros tipos tumorais menos frequentes (ependimoma, tumor neuroectodérmico primitivo, glioma, reticulose) não foram caracterizados nesse trabalho. Três gliomas, sendo dois oligodendrogliomas e um astrocitoma, não apresentaram alterações nos exames pré e pós-contraste (Figura 229.12).[14]

A RM é um método de exploração anatômico não invasivo, semelhante à TC, mas que não utiliza radiações ionizantes para registrar as informações necessárias para a formação de imagens. É definido o efeito ressonância como a capacidade que apresentam certos átomos de absorver e emitir energia, em forma de radiofrequência, quando são colocados dentro de um campo magnético controlado; esse átomo é o hidrogênio por ser o mais abundante e pela simplicidade de sua configuração.[50] Também são obtidas imagens antes e após o uso de

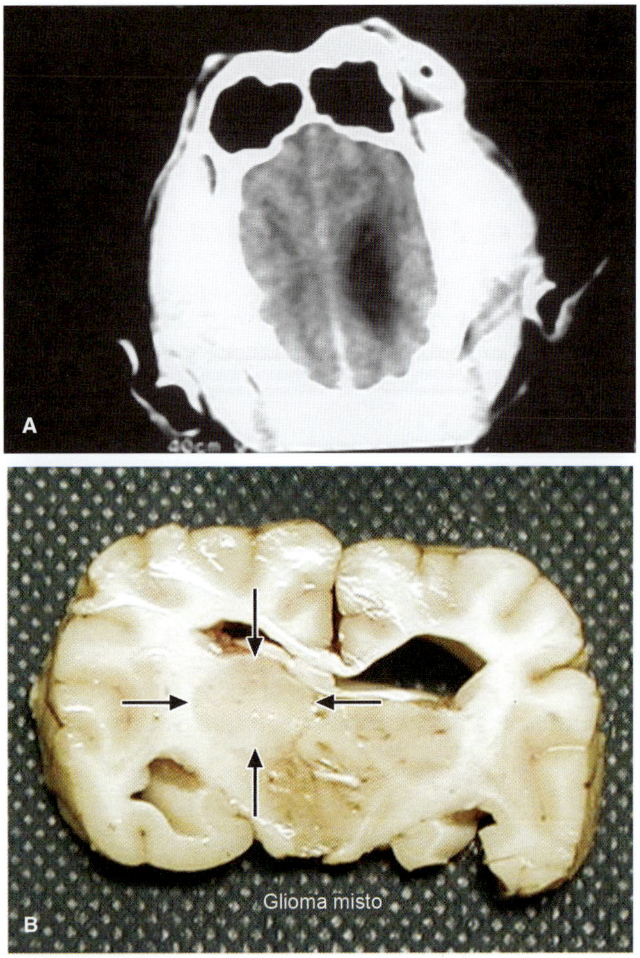

Figura 229.12 A. Tomografia computadorizada mostrando efeito de massa em hemisfério cerebral esquerdo, sem realce pós-contraste. O exame histopatológico mostrou glioma misto. **B.** Aspecto macroscópico de glioma misto.

contraste (gadolínio).[18] As imagens de RM, realizadas em cães apresentando tumores intracranianos, são avaliadas em relação a localização dessas massas, presença de efeito de massa, edema, aumento ventricular, intensidade de sinal e realce após administração de contraste. O efeito de massa avaliado é em relação ao desvio da foice cerebral e/ou compressão ventricular, enquanto a intensidade de sinal é mensurada como hipointensa, isointensa, hiperintensa e intensidade mista. O realce de contraste é caracterizado como ausente, discreto, ou marcante e também como homogêneo, heterogêneo ou pela presença de halo peritumoral.[15] Em um trabalho realizado com imagens de RM em vários cães apresentando tumores intracranianos concluiu-se que a localização desses tumores auxilia no diagnóstico diferencial em relação aos vários tipos histopatológicos. Os tumores intra-axiais foram na sua maioria gliomas, enquanto os de localização extra-axial foram os meningiomas, tumores do plexo coroide e pituitários; os tumores do plexo coroide estavam associados ao sistema ventricular ou espaço subaracnoide, enquanto os tumores pituitários estavam localizados no aspecto ventral do diencéfalo. A maioria dos tumores foi hipointensa em imagens ponderadas em T1 e hiperintensa em T2WI, na série sem o uso de contraste; nesse estudo, as características das imagens não auxiliaram na diferenciação dos diversos tipos de tumores. Todos os tumores tiveram um tipo de realce após o contraste. Realce marcante foi observado em meningiomas, tumores do plexo coroide e tumores pituitários, enquanto os gliomas exibiram vários graus de realce; os gliomas com alto grau de malignidade apresentam maior anormalidade na barreira hematencefálica e aumento no realce de contraste, quando comparados com os gliomas menos malignos. Três gliomas e um meningioma cístico exibiram realce em forma de halo ou anel ao redor do tumor; este padrão ocorre quando há lesão necrótica no centro ou cística, e é mais comum em astrocitomas malignos, glioblastoma multiforme e lesões inflamatórias.[51] Em relação aos tumores do plexo coroide nenhuma diferença significativa ocorreu entre papiloma e carcinoma do plexo coroide pelo uso de imagens, a não ser pela presença de lesões metastáticas. Em sua maioria, os tumores foram bem demarcados, iso/hiperintensos em T1WI e hiperintensos em T2WI. Todos os tumores apresentaram forte realce pós-contraste, homogeneamente ou heterogeneamente. Em relação à TC, todos os tumores realçaram após a administração de contraste intravenoso.[10]

Em gatos, um estudo envolvendo 46 animais com tumores intracranianos e imagens de RM observou que a maioria dos tumores foi hiperintensa em T2WI e hipo ou isointensa em T1WI. Com exceção de um linfoma meníngeo, todos os outros tumores mostraram algum grau de realce após o uso de contraste. A maioria era de formato arredondado ou ovoide, mas lesões em forma de placa eram sempre meningiomas, nesse estudo. Todos os gliomas apresentaram realce em anel, semelhante ao que ocorre em humanos e no cão. Contudo, quatro meningiomas e um tumor pituitário mostraram também realce em anel, fato este não observado em humanos e cães, nos quais o realce de contraste nesses tumores geralmente é uniforme. Edema peritumoral foi visto mais frequentemente em gatos com lesão intra-axial do que em gatos com lesão extra-axial. Os tumores têm uma barreira hematencefálica anormal, que permite a passagem do fluido para o espaço extracelular com mais facilidade. Os tumores intra-axiais podem desenvolver mais edema devido à quantidade de espaço extracelular dentro da substância branca, que possibilita o acúmulo de edema.[52]

A biopsia permanece o único método disponível para um diagnóstico definitivo *antemortem* do tipo de tumor encefálico em cães e gatos; contudo, a biopsia nem sempre é realizada por considerações práticas, como custo e morbidade dos animais.[19] Vários métodos têm sido descritos: biopsia guiada por ultrassom, à mão livre, biopsia guiada por TC estereotática[19] ou biopsia encefálica por agulha, guiada por TC estereotática.[53]

■ Tratamento

Os principais objetivos na terapia para um tumor intracraniano são: controlar os efeitos secundários, como aumento de PIC ou edema cerebral, e erradicar o tumor ou reduzir o seu tamanho.[11] Corticosteroides e anticonvulsivantes produzem efeitos benéficos no controle dos sintomas clínicos de edema e convulsões, respectivamente.[25] Os corticosteroides são geralmente efetivos na redução do edema peritumoral, além de poderem reduzir o crescimento de alguns tipos de tumores.[18] Utiliza-se prednisona (0,25 a 0,50 mg/kg, por via oral, 2 vezes/dia) ou dexametasona (0,25 a 2 mg/kg, por via oral, 1 vez/dia) com ajuste da dose baseado na resposta clínica.[25] Outros medicamentos utilizados na redução da PIC são os diuréticos e as soluções osmóticas (p. ex., solução de manitol).[17] A osmoterapia é útil para controle dos aumentos agudos de pressão intracraniana provocados pelos tumores. Manitol (0,5 a 1 g/kg por via intravenosa em *bolus*) e solução salina a 3% (0,5 a 1,0 mℓ/kg por via intravenosa) podem ser efetivos, quando aplicados isoladamente ou associados à furosemida (0,7 mg/kg por via intravenosa), com efeito sinérgico para a redução rápida de edema vasogênico.[25] Deve-se inicialmente monitorar a hidratação do paciente, uma vez que a terapia com diuréticos ou soluções osmóticas pode levar a hipovolemia e hipotensão, as quais podem exacerbar a isquemia cerebral causada pela hipoxia.[17]

Há relato do uso de L-deprenil (selegilina), inibidor irreversível e seletivo da monoaminoxidase B (MAO-B), para tratamento de tumores hipofisários oriundos da *pars intermedia*. Em cães, a dopamina parece inibir a secreção de peptídios ACTH nessa região da hipófise e um distúrbio central de dopamina pode desenvolver um papel na patogênese da doença de Cushing. Com a inibição da MAO-B, ocorrerá aumento dos níveis de dopamina central, ajudando na regulação da secreção de ACTH, desse modo controlando o hiperadrenocorticismo hipófise-dependente. Entretanto, outros trabalhos mostraram que esse fármaco é ineficaz no controle dessa doença.[40]

Quatro métodos principais estão disponíveis para erradicação ou redução da massa tumoral: cirurgia, quimioterapia, radioterapia e imunoterapia.[18] Recentemente está sendo aplicado em medicina veterinária a terapia gênica, que consiste em uma modalidade de tratamento na qual DNA ou RNA é transferido às células-alvo para modificar sua composição genética.[19]

Cirurgia

A remoção cirúrgica de um tumor intracraniano alcança muitos objetivos, incluindo descompressão e redução da PIC e obtenção de um diagnóstico histopatológico, o qual permite prognóstico e plano terapêutico adicional, no caso de ressecção parcial do tumor.[17] Os tumores intra-axiais, que são localizados dentro do parênquima encefálico, são mais difíceis de serem removidos, quando comparados aos tumores extra-axiais. Além disso, o acesso à fossa posterior é difícil e raramente tentado, pela possibilidade da indução de trauma iatrogênico ao tronco encefálico, causando sintomas clínicos graves ao paciente.[17] A meta do procedimento cirúrgico é a remissão da massa inteira, com dissecção combinada afiada ou brusca ou aspiração ultrassônica. A dissecção adequada pode ser difícil porque muitos tumores não são bem delineados do tecido normal, além da possibilidade de tecidos adjacentes normais estarem comprometidos por edema peritumoral ou hemorragia.[17]

Os critérios para o sucesso cirúrgico incluem (1) tumor solitário não invasivo, (2) tumor na superfície ou próximo da superfície do hemisfério cerebral, (3) estado neurológico do paciente que seja compatível com a vida, (4) localização precisa, (5) ressecção cirúrgica cuidadosa e completa, (6) regime de cuidados pós-cirúrgicos intensivos.[18] Os meningiomas são os mais prováveis para atender aos dois primeiros requisitos.[18] É provável que novas técnicas, como cirurgia a *laser*, microcirurgia e ultrassonografia intraoperatória, aumentem a chance de sucesso.[18] Na maioria dos casos, os meningiomas felinos podem ser removidos muito facilmente e em massa. Tipicamente estão localizados acima das convexidades cerebrais e tendem a "saltar" do tecido encefálico normal durante o ato cirúrgico. Em cães, os meningiomas são geralmente encontrados na superfície de córtex cerebral e cirurgicamente acessíveis. Contudo, são muito menos previsíveis do que aqueles em gatos, em termos de facilidade na remoção cirúrgica.[13] A retirada cirúrgica de meningioma em 17 cães, por meio da aspiração cirúrgica, mostrou tempo de sobrevida médio de 1.254 dias. Obtiveram-se, nesse trabalho, dados da relação do subtipo do tumor e o tempo de sobrevida: fibroblástico (10 dias), psammomatoso (> 313 dias), meningotelial (> 523 dias) e transicional (1.254 dias).[54]

Deve-se realizar incisão ou remoção da dura-máter para obter visualização adequada das estruturas encefálicas subjacentes. O defeito ósseo poderá ser fechado, utilizando-se um enxerto (sintético ou fáscia) ou deixado aberto. Em cães e gatos, o LCR tipicamente não causará complicações quando extravasado dentro dos tecidos circunjacentes. Este defeito do crânio é recolocado, quando se utiliza acesso transfrontal ou rostrotentorial radical.[17]

Alguns gliomas caninos são cirurgicamente acessíveis, mas a remoção de gliomas é considerada mais difícil do que a de meningiomas. Os gliomas tendem a se infiltrar no parênquima encefálico normal, e geralmente é difícil distinguir a margem do tumor do tecido normal durante a cirurgia.[13] Os tumores neuroepiteliais, como o papiloma do plexo coroide e os ependimomas, podem ser removidos cirurgicamente, entretanto frequentemente eles são de difícil acesso (no sistema ventricular). Como resultado dessa localização, hidrocefalia obstrutiva pode ocorrer e exacerbar os sintomas clínicos. Para aliviar a hidrocefalia, uma opção viável é a colocação de um desvio ventriculoperitoneal; pode-se realizar apenas este procedimento ou em combinação com a remoção do tumor.[17]

Em cães com tumores hipofisários pode-se utilizar a hipofisectomia transesfenoidal.[39]

Radioterapia

A radioterapia tem sido utilizada com sucesso moderado. Emprega-se como modo primário de tratamento ou depois de ressecção cirúrgica, tanto para os gliomas como para os meningiomas. Linfoma e meningoencefalite granulomatosa podem também ser sensíveis à radiação.[18] Geralmente, doses de 45,6 a 48 Gy têm sido administradas em todo o encéfalo, usando 12 frações de 3,8 a 4,0 Gy, 3 vezes/semana.[18] Uma vez que o potencial de morbidade associado ao acesso cirúrgico para a retirada de massas em tronco encefálico é alto, o tratamento de eleição para esses tumores é a radioterapia. Recomenda-se a megavoltagem, mas a ortovoltagem também tem sido utilizada. Altas doses de radiação melhoram o controle dos tumores encefálicos, mas põem o paciente em risco de necrose encefálica induzida pela radiação. Esses danos são o resultado de necrose focal e hemorragia local. Fracionar é uma estratégia usada para evitar necrose encefálica induzida pela radiação. Essa abordagem baseia-se na capacidade do tecido normal para reparar-se entre as doses de radiação. As células tumorais têm perdido esta capacidade de reparação, assim doses de radiação são letais para a massa tumoral.[17] Em um trabalho envolvendo 46 cães com tumores intracranianos, realizou-se terapia com radiação isoladamente. O tempo médio de sobrevida desses animais foi de 23,3 meses com 69% dos cães sobrevivendo por 1 ano e 47% por 2 anos. O maior tempo de sobrevida estava relacionado com macroadenomas hipofisários e macrocarcinomas em relação a outros tumores (média de 25 meses). Contudo, em cães com macrotumores hipofisários que apresentavam sintomas neurológicos, o tempo médio de sobrevida foi de 11,7 meses.[55]

Quimioterapia

Poucos dados estão disponíveis sobre o tratamento médico de tumores intracranianos em animais, ao lado do uso de corticoides. Agentes quimioterápicos específicos que chegam a penetrar adequadamente o encéfalo incluem as nitrosureias: lomustina, carmustina e semustina.[18] Os efeitos secundários das nitrosureias incluem a mielossupressão; a lomustina pode causar hepato e nefrotoxicidade, portanto o uso desses fármacos necessita da realização de hemograma, avaliação de função renal e hepática regularmente.[17] Vários cães com gliomas confirmados histologicamente têm melhorado após o uso de lomustina (50 a 80 mg/m^2 de área de superfície corporal em intervalos de 45 a 60 dias).[18] A hidroxiureia é um agente quimioterápico oral com eficácia contra meningiomas intracranianos em humanos (20 mg/kg, 1 vez/dia, em humanos). O mecanismo proposto de ação desse fármaco inclui indução de apoptose da célula tumoral e inibição da ribonucleotídio difosfatase redutase, interferindo na síntese do DNA. Cães tratados com hidroxiureia e prednisona têm apresentado um tempo médio de vida de aproximadamente 7 a 8 meses.[13] Também pode causar mielossupressão.[17]

A combinação de procarbazina, lomustina e vincristina tem sido usada para tratar certos tipos de gliomas humanos. Temozolamida é um agente alquilante que tem sido utilizado com sucesso variado em humanos com gliomas. O metotrexato tem sido usado pela via intratecal para tratar humanos com linfoma do SNC. Estudos precisam ser realizados em medicina veterinária para verificar a eficácia desses fármacos.[17]

A citarabina tem sido utilizada pela via intratecal no tratamento de linfoma do SNC quando células malignas são encontradas no LCR. Recomendam-se 20 a 100 mg/m^2 semanalmente, por via intratecal, após anestesia geral do paciente. Geralmente são necessários 3 a 6 tratamentos até que o LCR esteja livre de linfócitos atípicos. Pode-se realizar aplicação sistêmica em conjunto com quimioterapia intratecal para melhor resultado.[17]

Imunoterapia

Uma conduta que utiliza a imunidade celular mediada contra um tumor encefálico tem sido descrita em cães. Nessa técnica realiza-se a cultura de linfócitos autólogos, estimulando-os e depois retornando-os ao leito tumoral, após a ressecção do tumor.[19] A redução do tamanho tumoral e a melhora dos sintomas clínicos ocorreram em cinco cães com glioma cerebral. O tratamento de cães com meningiomas, utilizando injeções intracisternais repetidas de linfócitos estimulados, também resultou em melhora clínica e redução do tamanho do tumor.[19]

Terapia gênica

A terapia gênica tem sido utilizada como uma modalidade terapêutica nos tumores encefálicos. Consiste na transferência de DNA ou RNA às células-alvo para modificar a composição genética.[19] Os exemplos incluem o aumento da imunogenicidade de um tumor pela introdução de genes que codificam antígenos estranhos ou genes que codificam citocinas, inserindo um gene "suicida" dentro do tumor, bloqueando a expressão de oncogenes e inserindo o *wild-type* p53 gene dentro de células tumorais deficientes de p53. Outros alvos adequados para a terapia são os reguladores de angiogênese. Esses moduladores são extremamente importantes no crescimento tumoral.[19]

O desenvolvimento de estratégias para terapia gênica é uma promessa; contudo, a pesquisa nessa área está ainda em fase inicial de desenvolvimento.[19]

Referências

1. Bagley RS *et al.* Clinical signs associated with brain tumors in dogs: 97 cases (1992-1997). JAVMA. 1999;215:818-9.
2. Heidner GL. *et al.* Analysis of survival in a retrospective study of 86 dogs with brain tumors. J Vet Int Med. 1991;5:219-26.
3. Summers BA, Cummings JF, De Lahunta A. Veterinary neuropathology. Philadelphia: Mosby-Year Book; 1995. 527p.
4. Stoica G, Kim HT, Hall DG, Coates JR. Morphology, immunohistochemistry and genetic alterations in dog astrocytomas. Veterinary Pathology. 2004;41:10-9.
5. Chrisman C. Problems in animal neurology. 2. ed., Philadelphia: Lea & Febiger; 1991. p. 526.
6. Kraus KH, McDonnell J. Identification and management of brain tumors. Seminars in Veterinary Medicine and Surgery (Small Animal). 1996;11:218-24.
7. Davidson MG *et al.* Acute blindness associated with intracranial tumors in dogs and cats: eight cases (1984-1989). Journal American Veterinary Medical Association. 1991;199:755-8.
8. Platt SR *et al.* Vascular endothelial growth factor expression in canine intracranial meningiomas and association with patient survival. J Int Med. 2006;20:663-8.
9. Montoliu P *et al.* Histological and immunohistochemical study of 30 cases of canine meningioma. J Comp Path. 2006;135:200-7.
10. Westworth DR *et al.* Clinicopathological features of choroid plexus tumors in dogs: 44 cases. ACVIM 2006; Abstract n. 91.
11. Moore MP *et al.* Intracranial tumors. Veterinary Clinics of North America: Small Animal Practice. 1996;26:759-77.
12. Troxel MT *et al.* Feline intracranial neoplasia: retrospective review of 160 cases (1985-2001). J Vet Int Med. 2003;17:850-9.
13. Dewey CW. Encephalopaties: disorders of the brain. In: Dewey CW.A practical guide to canine & feline neurology. 2. ed. Iowa: Wiley-Blackwell; 2008. p. 115-220.
14. Turrel JM *et al.* Computed tomographic characteristics of primary brain tumors in 50 dogs. J Am Vet Med Assoc. 1986;188:851-6.
15. Kraft SL *et al.* Retrospective review of 50 intracranial tumors evaluated by magnetic resonance imaging. Journal of Veterinary Internal Medicine. 1997;11:218-25.
16. Carvalho CF, Andrade Neto JP. Ecoencefalografia. In: Carvalho CF. Ultrassonografia em pequenos animais. São Paulo: Roca; 2004. p. 265-71.
17. Narak J, Axlund TW, Smith AN. Treatment of intracranial tumors In: Bonagura JD, Twedt DC (eds.). Kirk's current veterinary therapy. 14. ed. Missouri: Saunders; 2009. p. 1078-83.
18. Lorenz MD, Kornegay JN. Handbook of veterinary neurology. 4. ed. Missouri: Saunders; 2004. 468 p.
19. LeCouteur RA, Withrow SJ. Tumors of the nervous system. In: Withrow SJ, Vail DM. Withrow & MacEwen's Small animal clinical oncology. 4. ed. Missouri: Saunders Elsevier; 2007. p. 659-85.
20. Braund KG. Clinical syndromes in veterinary neurology. 2. ed. Missouri: Mosby-Year Book Inc.; 1994.
21. Koestner A *et al.* The Who international histological classification of tumors of the nervous system of domestic animals, vol. 5, 2. ed. Washington, DC: Armed Forces Institute of Pathology; 1999.
22. Aguiar PHP, Santana Junior PA, Teixeira MJ. Tumores do sistema nervoso central. In: Martins MA *et al.* (eds.) Clínica médica. vol. 6. São Paulo: Manole; 2009. p. 515-38.
23. Vick NA. Seção doze – tumores intracranianos e estados de alteração da pressão intracraniana. In: Benett JC, Plum F Cecil. Tratado de medicina interna. 20. ed., vol. 2. Rio de Janeiro: Guanabara Koogan; 1997. p. 2345-56.
24. Snyder JM *et al.* Canine intracranial primary neoplasia: 173 cases (1986-2003). J Vet Intern Med. 2006; 20:669-75.
25. O'Brien DP, Coates JR. Brain disease. In: Ettinger SJ, Feldman EC (eds.). Textbook of veterinary internal medicine. Philadelphia: Saunders; 2010. p. 1413-46.
26. Alves A *et al.* Primary and secundary tumours ocurring simultaneously in the brain of a dog. J Small Anim Pract. 2006;47:607-10.
27. Axlund TW, Glasson ML, Smith AN. Surgery alone or in combination with radiation therapy for treatment of intracranial meningiomas in dogs: 31 cases (1989-2002). J Am Vet Med Assoc. 2002;221:1597-600.

28. Barnhart KF, Wojcieszyn J, Storts RW. Immunohistochemical staining patterns of canine meningiomas and correlation with published immunophenotypes. Vet Pathol. 2002;39:311-21.
29. Adamo PF, Cantile C, Steinberg H. Evaluation of progesterone and estrogen receptor expression in 15 meningiomas of dogs and cats. Am J Vet Res. 2003;64:1310-1318.
30. Patnaik AK, Kay WJ, Hurvitz AI. Intracranial meningioma: a comparative pathologic study of 28 dogs. Vet Pathol. 1986;23:369-73.
31. Sharkey LC, Donnell JJ, Alrgy J. Citology of a mass on the meningeal surface of the left brain in a dog. Vet Clinical Pathol. 2004;33:111-4.
32. Pérez V *et al.* Orbital meningioma with a granular cell component in a dog with extra cranial metastasis. J Comp Pathol. 2005;133:212-7.
33. Kitagawa M, Kanayama K, Sakai T. Cystic meningioma in a dog. Journal of Small Animal Practice. 2002;43:272-4.
34. Bagley RS, Silver GM, Gavin PR. Cerebellar cystic meningioma in a dog. JAAHA. 2000; 36:413-5.
35. Taylor RF, Bucci TJ. Oligodendroglioma in a dog. Journal of Small Animal Practice. 1972; 13:41-6.
36. Koestner A, Higgins RJ. Tumors of the nervous system in: Meuten DJ. Tumors in domestic animals, 4. ed. Ames: Iowa State Press; 2002.
37. Sisó S *et al.* An anaplasic astrocytoma (optic chiasmatic-hipothalamic glioma) in a dog. Veterinary Pathology. 2003;40:567-9.
38. Park C. Oligodendroglioma in a French bulldog. Journal of Veterinary Science. 2003;4:195-7.
39. Bailey DB, Page RL. Tumors of the endocrine system. In: Withrow SJ, Vail DM. Withrow & MacEwen's Small animal clinical oncology. 4. ed. Missouri: Saunders Elsevier; 2007. p. 593-609.
40. Mélian C, Pérez-Alenza MD, Peterson ME. Hyperadrenocorticism in dogs. In: Ettinger SJ, Feldman EC (eds.). Textbook of veterinary internal medicine. Philadelphia: Saunders; 2010. p. 1816-40.
41. McConnell JF, Platt S, Smith KC. Magnetic resonance imaging findings of an intracranial medulloblastoma in a polish lowland sheepdog. Vet Radiol & Ultras. 2004;45:17-22.
42. Steinberg H, Galbreath EJ. Cerebellar medulloblastoma with multiple differentiation in a dog. Vet Pathol. 1998;35:543-6.
43. Kitagawa M *et al.* Medulloblastoma in a cat: clinical and MRI findings. J Small Anim Pract. 2003;44:139-42.
44. Kuwabara M *et al.* Early diagnosis of feline medulloblastoma in the vermis. The Vet Record. 2002; 150:488-9.
45. Thankey K *et al.* Clinical presentation and outcome in dogs with histologically confirmed choroid plexus papillomas. ACVIM2006; Abstract n. 266.
46. Klemm WR. Eletroencephalography in small animal medicine. The Southwestern Veterinarian. 1969;22:93-8.
47. Steiss JE, Cox NR, Knetch CD. Eletroencephalographic and histopathologic correlations in eight dogs with intracranial mass lesions. Am J Vet Res. 1990;51:1286-91.
48. Redding RW. A simple technique for obtaining an eletroencephalogram of the dog. Am J Vet Res. 1964;25:854-7.
49. Platt SR, Marlin D, Smith N, Adams V. Increased cerebrospinal fluid uric acid concentrations in dogs with intracranial meningioma. The Veterinary Record. 2006;158:830.
50. Farfallin D. Resonancia magnética. In: Pellegrino F, Suraniti A, Garibaldi L. El libro de neurología para la práctica clínica. Buenos Aires: Intermédica; 2003. p. 495-507.
51. Thomas WB *et al.* Magnetic resonance imaging features of primary brain tumors in dogs. Veterinary Radiology & Ultrasound. 1996:20-7.
52. Troxel MT *et al.* Magnetic resonance imaging features of feline intracranial neoplasia: retrospective analysis of 46 cats. J Vet Int Med. 2004;18:176-89.
53. Adamo PF, Lang AS. Frameless stereotactic ct-guided needle biopsy in dogs. ACVIM. 2005; Abstract n. 78.
54. Greco JJ *et al.* Evaluation of intracranial meningioma resection with a surgical aspirator in dogs: 17 cases (1996-2004). J Am Vet Med Assoc. 2006;229:394-9.
55. Bley CR *et al.* Irradiation of brain tumors in dogs with neurologic disease. J Vet Intern Med. 2005;19:849-54.

Seção D
Doenças da Medula Espinal

230 Doenças do Desenvolvimento e Malformações

Ragnar Franco Schamall

■ Anatomia e fisiologia

A medula espinal é formada a partir da invaginação da placa neural, derivada do folheto ectodérmico, que dá origem a crista e tubo neurais. Uma série de estímulos quimiotáticos quantitativos e qualitativos determina e direciona a diferenciação neuronal, produzindo uma complexa e bem organizada malha neuronal, com seus dendritos, corpos celulares, axônios e telodendros, perfeitamente localizados e conectados.[1] Esse conjunto neural responde por aproximadamente 10% do volume do sistema nervoso central (SNC), sendo o restante representado pelas estruturas de suporte: células da glia e neurópilo. Seria lógico concluir que tal complexidade ofereceria um sem número de oportunidades para ocorrências de disfunções. Mas, felizmente, os problemas relacionados com o desenvolvimento do SNC e sistema nervoso periférico (SNP) não são tão frequentes.

A estrutura básica medular pode ser simplificada da seguinte maneira: os tratos medulares dorsais ascendentes e ventrais descendentes formam a substância branca, mais externa. O corno dorsal da substância cinzenta (parte mais central da medula espinal) abriga as terminações axônicas dos neurônios sensitivos (os corpos celulares se encontram em um gânglio fora da medula espinal), enquanto o corno ventral abriga os corpos celulares dos neurônios motores. Estes se comunicam com os primeiros por meio de um sistema de interneurônios que modula a comunicação entre estes dois grandes grupos. Uma excelente revisão da anatomia da medula espinal, incluindo uma descrição muito didática dos tratos medulares, pode ser conseguida consultando-se as referências no final do capítulo.[1]

Todo esse sistema precisa ser mantido e nutrido e é muito dependente da correta irrigação e drenagem. Não existem vasos linfáticos e as artérias, de várias origens, têm redes de vasos colaterais um tanto limitadas.[1,2] A drenagem é realizada com eficiência principalmente pelo seio venoso ventral, localizado no interior do canal vertebral. A substância cinzenta, por abrigar os corpos celulares dos neurônios motores, tem exigência metabólica superior à da substância branca, sendo, portanto, dependente de fluxo sanguíneo constante.

A formação do liquor ocorre no encéfalo, nos plexos coroides e por transudação pelo epêndima. Existe um fluxo contínuo desse líquido em direção caudal, onde é absorvido nos últimos segmentos lombares. Por volta de 10% do liquor reflui em direção cranial.[1]

Por último, as meninges: a dura-máter, mais externa; a aracnoide, intermediária; e a pia-máter, aderida ao parênquima medular. O liquor se encontra no espaço subaracnoide.

Esta é uma simplificação da anatomia medular, mas útil para o entendimento do restante deste capítulo. Para informações mais detalhadas, o leitor deve recorrer aos livros-texto de neuroanatomia.[1]

■ Definições

As anormalidades do crescimento e desenvolvimento neuronal da medula espinal podem ocorrer devido a ausência do crescimento (aplasias), crescimento insuficiente (hipoplasias) ou defeituoso (displasias). Existem algumas doenças bem caracterizadas, como a agenesia caudal dos gatos Manx e as meningomieloceles dos Buldogues. Todavia, muitas anomalias são múltiplas ou complexas, com descrição limitada na literatura. Neste capítulo, nossa discussão se limitará às condições mais comuns ou bem descritas.

■ Incidência

Como regra geral, a incidência dessas anormalidades é bastante baixa. Algumas raças mostram maior incidência, pela consanguinidade, sendo a ocorrência em outras raças rara ou esporádica. Em medicina veterinária, não existem dados muito precisos a respeito da incidência dessas condições, devido a inúmeros fatores, principalmente a grande variedade de espécies e raças estudadas e o pouco interesse, tanto dos criadores quanto dos proprietários e veterinários, em diagnosticar corretamente essas alterações, a fim de agrupá-las em síndromes.

■ Etiologia e fisiopatogenia

A maioria das anomalias medulares ainda permanece sem etiologia definida. Algumas carências nutricionais durante a gestação, vírus, traumas e defeitos genéticos são os agentes suspeitos ou incriminados na etiopatogênese dessas doenças. Recomendamos a consulta às referências citadas ao final deste capítulo.

Manifestações clínicas

As manifestações clínicas estão relacionadas com grau de acometimento do parênquima medular, complexidade da anomalia e sua localização. Uma descrição detalhada dos sinais clínicos associados à disfunção das diferentes áreas da medula espinal pode ser encontrada em outra parte deste livro. A maioria das anomalias está localizada nos últimos segmentos medulares, principalmente os sacrais.[2] Normalmente, não existe dor ou desconforto, salvo alguns casos de siringo-hidromielia.[3]

Os sinais clínicos normalmente se mostram logo nos primeiros momentos da vida do animal, ou quando este começa a tentar caminhar, sendo alguns de ocorrência tardia, como os associados à siringo-hidromielia.[3] Uma observação importante é que a maioria dos casos não mostra progressão dos sintomas.[1]

Infelizmente, esses sintomas são, com frequência, incapacitantes e de ocorrência precoce. Isto é um problema na prática clínica, pois ainda não se formou um laço afetivo importante entre o animal e seu proprietário, os sintomas são inconvenientes (incontinência fecal e urinária, paresias ou paralisias, incapacitações) e a maioria não apresenta tratamento. Portanto, em geral, os proprietários não autorizam a exploração clinicolaboratorial desses casos. Nesse contexto, a experiência dos neurologistas clínicos é bem menor do que a dos patologistas.

A seguir, é apresentada uma descrição das malformações mais comuns.

Meningocele e meningomielocele

São comunicações entre as meninges e o espaço subaracnoide (contendo ou não raízes nervosas e, mais raramente, a medula) e a pele, através de defeitos das lâminas dorsais vertebrais.[2] Em geral, são vistas nos segmentos sacrais, podendo estar associadas a mielodisplasia (ver adiante). Os sinais, por isso, são aqueles relacionados com a incontinência urinária e fecal, podendo haver alterações de marcha nos casos mais graves. Todos os animais com que tivemos contato, exceto dois, não mostravam alterações na marcha. Nos dois únicos em que havia paraparesia, esta era leve e não incapacitante, exibindo apenas fraqueza distal dos membros posteriores e consequente postura plantígrada. A incontinência é importante na maioria dos casos e os proprietários aceitam a urinária, mas não a fecal (observação pessoal).

Os dois exemplos mais importantes dessas anormalidades em pequenos animais são os vistos em felinos Manx e caninos Buldogue Inglês (Figura 230.1).

No primeiro, a seleção de gatos com aplasia de cauda, por se tratar de uma anormalidade do desenvolvimento, também induz ao aparecimento de anormalidades do desenvolvimento medular, como as meningoceles. Eles apresentam graves alterações na marcha e incontinências e acabam sendo sacrificados nas primeiras semanas ou meses de vida.[4] No segundo exemplo, as alterações tendem a ser mais leves, embora alguns cães mostrem graves sintomas associados às anormalidades

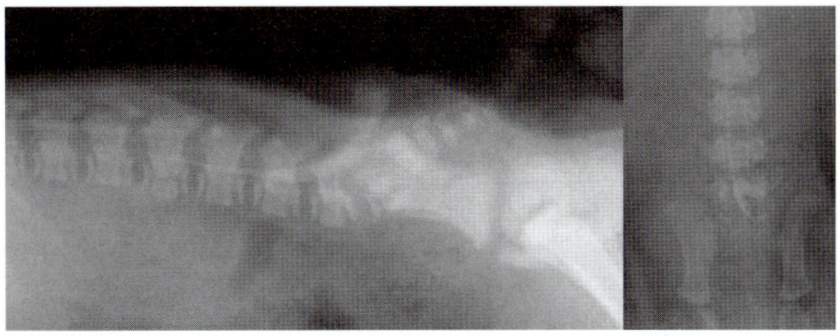

Figura 230.1 Mielografia de filhote de Buldogue Inglês que apresentava incontinência fecal e ânus dilatado, além de paraparesia leve dos membros posteriores. A extensão dorsal do contraste através da lâmina dorsal de L7 e S1, malformada (espinha bífida), contendo a medula, de conformação anormal, deslocada dorsalmente e com término abrupto, sem evidência clara de cauda equina, caracteriza a meningomielocele. Além disso, existe lateralização do conteúdo, visto na incidência ventrodorsal. Esse filhote pertencia a uma ninhada de cinco cães, todos com a mesma anomalia. (Cortesia do Dr. Henry Benavides, Clínica Veterinária Dover, Bogotá, Colômbia.)

mais importantes. Os gatos Manx não são comuns no Brasil. Os Buldogues Ingleses e Franceses são mais numerosos e sempre mostram hemivértebras ou espinha bífida (Figura 230.2) em suas colunas vertebrais.[5] Felizmente, os defeitos mais graves não são muito comuns. De fato, observa-se que a maioria dos animais referidos como portadores de hemivértebras incapacitantes, nessa raça, após a rotina diagnóstica, mostra um diagnóstico alternativo responsável pelos sintomas, como meningomielites, hérnias discais, tumores e discoespondilites. Ambos os casos são anomalias induzidas pela incompreensível seleção fenotípica produzida pelos criadores.

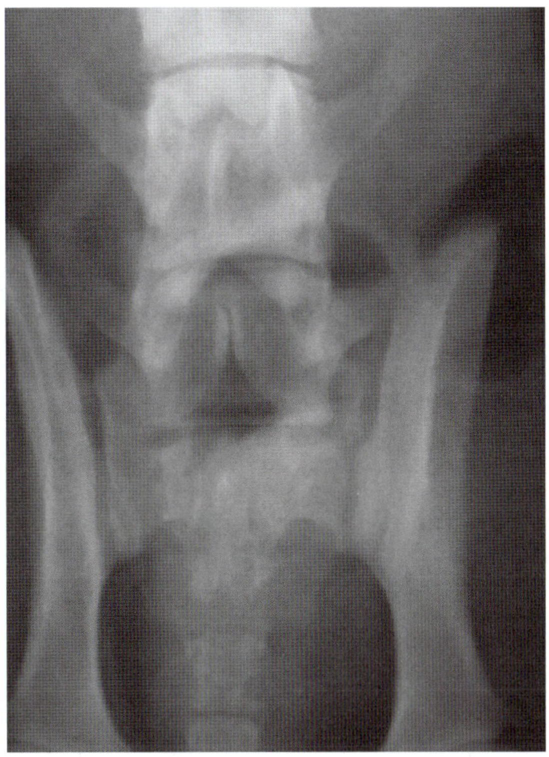

Figura 230.2 Radiografia de filhote de Buldogue Francês mostrando espinha bífida em L7. Animal assintomático. Achado acidental durante radiografia para avaliação de quadril, a fim de identificar pós-trauma leve. Esta anomalia, quando isolada, não produz sinais clínicos. Quando associada a outras anomalias mais importantes, como a meningomielocele, provoca sintomas de graus variáveis.

Mielodisplasia

Este é um termo geral, descritivo para um conjunto de alterações morfológicas medulares, envolvendo hipoplasia segmentar, hidromielia (dilatação do canal central medular), siringomielia (formação de cavidades no parênquima medular, envolvendo ou não o canal central), ausência ou duplicação do canal central, distribuição ou migração anormal da substância cinzenta na formação dos tratos medulares e falha na formação da fissura mediana ventral.[1,2] Frequentemente são anormalidades da medula espinal região toracolombar. Na atualidade, muita atenção tem sido dada ao complexo hidrocefalia, herniação do verme cerebelar e siringo-hidromielia cervical em cães da raça Cavalier King Charles Spaniels, que têm apresentação clínica distinta e em geral na vida adulta, cuja nomenclatura mais atual é o complexo síndrome de Chiari-*like*-siringomielia.[3]

Os sintomas são aqueles relacionados com a disfunção do segmento afetado, normalmente o toracolombar (mielodisplasia). Pode haver incapacidade de marcha ou marcha em saltos (como os de coelho – um sinal clínico comum desse grupo de doenças e muito associado, erroneamente, à displasia coxofemoral), reflexos aumentados, incontinências e, por vezes, sinais clínicos compatíveis com parestesias. É interessante notar que os sinais clínicos mais vistos nos cães com siringomielia cervical são dor regional e prurido intenso nos dermátomos relacionados com o local da dilatação medular. A intensidade dos sintomas é muito variável: animais com pequenas lesões podem mostrar sinais importantes, enquanto animais com dilatações ou deformidades de graus variados podem não mostrar qualquer sinal clínico[1–4,6–11] (Figura 230.3).

O complexo síndrome de Chiari-*like*-siringomielia em cães da raça Cavalier Charles King Spaniel merece menção especial, pois a ocorrência é alta nessa raça, e a existência de lesões nem sempre está correlacionada ao achado ou à intensidade dos sintomas. Além disso, a raça parece estar em expansão no país. Recentemente, um grupo de estudiosos se reuniu a fim de padronizar as informações provenientes das pesquisas e observações clínicas e fornecer orientações aos veterinários e aos criadores desta raça.[3] A apresentação clínica mais comum e importante é prurido e dor cervical, mas podem-se observar ataxias, paresias (principalmente dos membros anteriores, alterações vestibulares, paresias do nervo facial, convulsões focais e generalizadas e alterações de comportamento).[3,11] Muitos casos são assintomáticos, o que dificulta o entendimento da fisiopatologia desta doença (Figuras 230.4 e 230.5).

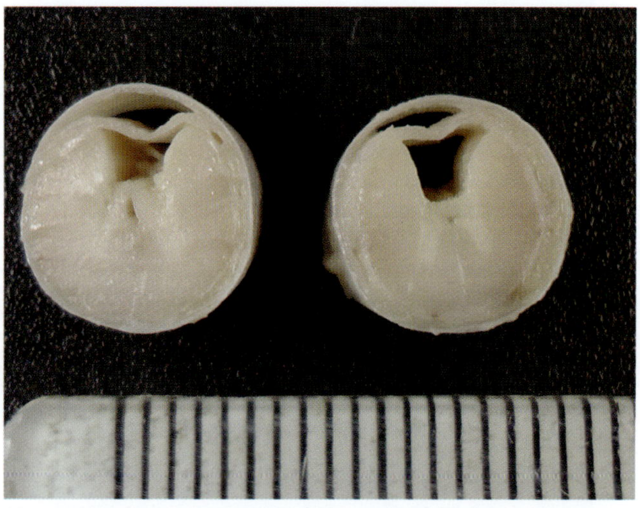

Figura 230.3 Fotografia de corte transversal da medula espinal cervical de cão sem raça definida (SRD), adulto, mostrando siringomielia. Note o acometimento dos cornos dorsais (sensitivos) medulares e da região dos fascículos grácil e cuneiforme. Estranhamente, mesmo lesões importantes como esta não produzem, necessariamente, sintomatologia compatível. Em alguns casos, os sintomas são graves; em outros, inexistentes. Possivelmente, isto reflete a capacidade individual de compensação. Neste caso, os sintomas eram ataxia proprioceptiva dos quatro membros e ventroflexão do pescoço.

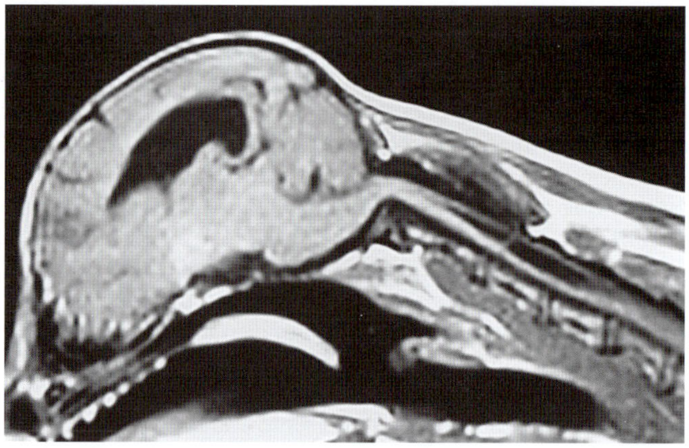

Figura 230.4 Ressonância magnética (RM) de cão Yorkshire de 3 anos de idade que apresentava sinais vestibulares crônicos e recidivantes, secundários a meningoencefalite. Acredita-se, neste caso, que o achado da siringomielia cervical, associada a hidrocefalia e posicionamento do verme cerebelar levemente ventral, possa constituir uma síndrome Chiari-*like* assintomática. Achados como estes podem confundir o clínico, induzindo a um diagnóstico equivocado, uma vez que o cão, na realidade, tinha a meningoencefalite de causa desconhecida e responsiva ao uso de corticosteroides. A hidrocefalia também é difícil de distinguir da ventriculomegalia assintomática, tão comum em raças *toy*. Confronte com a Figura 230.5.

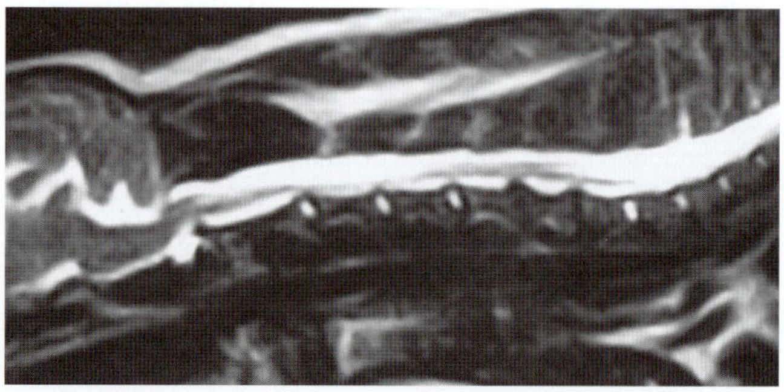

Figura 230.5 Ressonância magnética (RM) de cão Poodle, de 9 anos de idade, que apresentava tetraparesia, com sinais crônicos compatíveis com lesão cervicotorácica. Confronte com a Figura 230.4. Embora este caso possa ser diagnosticado como uma síndrome Chiari-*like* assintomática, pelas mesmas razões descritas na legenda da Figura 230.4, acredita-se que a real causa dos sintomas seriam as hérnias C5-6 e C6-7. Houve resposta muito boa ao tratamento com glicocorticoides e acupuntura, de modo que o cão se manteve com uma vida muito produtiva e estável por muitos anos. Recentemente, após 4 anos do diagnóstico, possivelmente devido ao agravamento da(s) hérnia(s), o cão parou de caminhar. Em nenhum momento houve referência a prurido facial. Mais uma vez, é necessário ter prudência ao analisar tais imagens.

Diagnóstico

Quase sempre, o diagnóstico é baseado em exames de imagem, após suspeita clínica. A ressonância magnética (RM), apesar de sua oferta limitada no país, é sem dúvida a melhor forma de firmar um diagnóstico, tornando essas condições diagnosticáveis *in vivo*. De fato, o grande "salto" no diagnóstico desse grupo de anomalias, *in vivo*, se deu a partir da utilização da RM. Antes de seu advento, os relatos ou eram *post mortem* ou relatos esparsos de alguns casos diagnosticados por acidente.

A tomografia computadorizada (TC) pode ser útil, bem como os exames mais simples, como a mielografia e a radiografia simples (principalmente para investigação de anomalias vertebrais, muito associadas às anomalias medulares). A decisão sobre qual método será empregado é baseada no tipo de anomalia que está sendo investigado, disponibilidade de tecnologia e considerações financeiras.

Naqueles animais passíveis de tratamento, novas técnicas estão sendo desenvolvidas (ver tópico Tratamento, adiante), pois a tecnologia atual permite o correto diagnóstico *in vivo*. Da mesma maneira, lesões em animais sem sintomas tornam a correlação entre lesão e sintomatologia clínica um pouco confusa. Isto é especialmente verdadeiro nas siringomielias (Figura 230.6). Por isso, o achado de uma lesão dessa natureza tem que ser acompanhado de histórico, curso e sintomas compatíveis. Caso contrário, podemos subdiagnosticar doenças associadas, com sintomas semelhantes, como hérnias discais, meningomielites e degenerações.

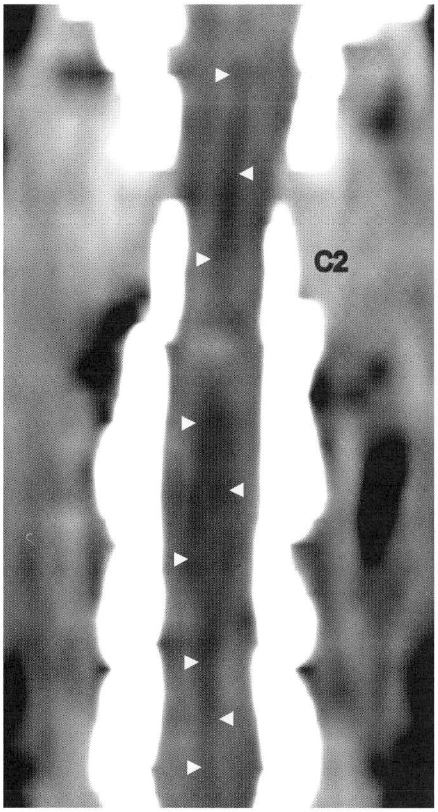

Figura 230.6 Tomografia de cão poodle fêmea, 9 anos de idade, com histórico de dor cervical, ataxia proprioceptiva dos quatro membros e tetraparesia. Reconstrução de plano dorsal entre C1 e C5 mostra grande siringo-hidromielia (*pontas de seta*). Logo após o exame, a cadela iniciou convulsões. A análise do liquor mostrou grave pleocitose linfocítica (800 céls./μℓ), hiperproteinorraquia (300 mg/dℓ) e reativo de Pandy positivo (++), caracterizando meningoencefalomielite imunomediada de causa não determinada. O tratamento com prednisona levou à remissão dos sinais clínicos. A alteração tomográfica foi apenas um achado. Amplie seus diagnósticos diferenciais quando encontrar imagens de condições crônicas associadas a sinais clínicos agudos ou subagudos.

Tratamento

Poucas doenças são tratáveis. Foi descrito o tratamento cirúrgico da siringo-hidromielia mediante três técnicas: craniectomia suboccipital (com ou sem laminectomia dorsal parcial do atlas,[3,11,12] desvio ventriculoperitoneal[10,13] e siringostomia.[14] Temos experiências com as duas primeiras apenas. Ambas são tecnicamente viáveis e relativamente simples, mas os resultados são variáveis. A descrição das técnicas está publicada e pode ser encontrada nas referências.[7,10–18] Os resultados são variáveis, mas os sinais clínicos frequentemente melhoram.[10,12,13] Todavia, as técnicas cirúrgicas atuais não focam a causa do problema. Apenas oferecem resolução temporária, nos casos de siringomielias, mas que também podem ser definitivas, como nos casos das meningoceles. No tratamento das siringomielias, alguns cães melhoram, outros não, outros podem ter recidivas precoces ou tardias.[3,11,12] Mas esta é a única opção viável para o tratamento dessa doença, no momento desta publicação. Fica clara a necessidade de novos conhecimentos a respeito da patogênese das siringomielias,[19–21] a fim de delinear uma opção terapêutica mais adequada.

Observamos o caso de um cão que apresentava siringomielia cervical, associada a hidrocefalia moderada e hipertrofia do ligamento atlanto-occipital dorsal, produzindo uma banda compressiva semelhante àquela vista na síndrome de Chiari-*like*–siringomielia. Os sintomas eram dor cervical, incapacidade de levantar a cabeça,[22] leve tetraparesia e déficit proprioceptivo moderado nos quatro membros. Os sintomas iniciaram-se na fase adulta. O paciente foi completamente avaliado para doenças infecciosas, inflamatórias, neoplásicas e discais. O tratamento cirúrgico só foi autorizado após vários meses de doença e, infelizmente, houve complicações fatais no pós-operatório, possivelmente devido à debilidade orgânica do animal. Mas ficou claro que uma banda fibrosa anormal, dorsal à medula no nível do forame magno, era a causa do distúrbio de circulação liquórica. Não podemos afirmar que haveria melhora pós-operatória. É interessante notar o fato da ocorrência de sinais clínicos em um cão sem raça definida (SRD), com aproximadamente 8 anos de idade e não relacionado com a malformação de fossa caudal. A difusão da RM deve nos ajudar a encontrar uma causa comum para a siringomielia associada aos distúrbios de circulação liquórica através do forame magno.

As meningomieloceles também podem ser tratadas cirurgicamente. A intervenção precoce em pacientes minimamente afetados é uma necessidade, uma vez que a cirurgia, nesses casos, tem caráter paliativo e, ocasionalmente, induz melhoras.[7,16–18,23,24]

O tratamento de suporte é importante em todos os casos, principalmente nos mais graves, consistindo em fisioterapia e enfermagem. Higiene constante, cateterizações vesicais intermitentes, monitoramento para infecção do trato urinário, cuidados com possíveis escaras e lesões por trauma repetitivo são algumas medidas necessárias.

As hemivértebras podem ser tratadas com descompressão cirúrgica, tendo sido relatado sucesso. Contudo, não observamos os mesmos resultados com as técnicas até então publicadas. Notamos que, após a descompressão cirúrgica, o crescimento anormal se intensifica, devido à maior instabilidade vertebral, principalmente porque esses animais estão em franco crescimento e, portanto, as imobilizações vertebrais por meio de placas e parafusos, ou outros métodos, tendem a provocar outros desvios. No passado, não obtivemos sucesso nos poucos casos que nos foi permitido tratar, mas novas técnicas foram desenvolvidas.[25,26] Foi descrita uma técnica de descompressão de hemivértebra em um filhote de labrador, por abordagem ventral e realização de corpectomia parcial ventral, com estabilização com pinos e metacrilato.[26] Em um caso recente, adaptamos a técnica para corpectomia ampla e lateral, por acreditarmos não ser necessária a complexidade da abordagem ventral (dados em processo de publicação). O esquema de fixação empregado foi o mesmo que o descrito – pinos e metacrilato. Tratava-se de um Pug de 7 meses de idade com hemivértebra grave T8 e sintomatologia evolutiva de paraparesia grave (grau IV). Após 2 meses de cirurgia o cão retornou à normalidade funcional, restando apenas leve ataxia. A dor, componente importante do quadro inicial, não mais retornou. Até a presente publicação, não houve recidiva dos sintomas (acompanhamento maior do que 6 meses). As Figuras 230.7 a 230.9 ilustram a técnica.

Para os casos de incontinência fecal, foi descrita uma técnica de reforço do esfíncter anal com implante de silicone que pode ser útil em casos selecionados.[27]

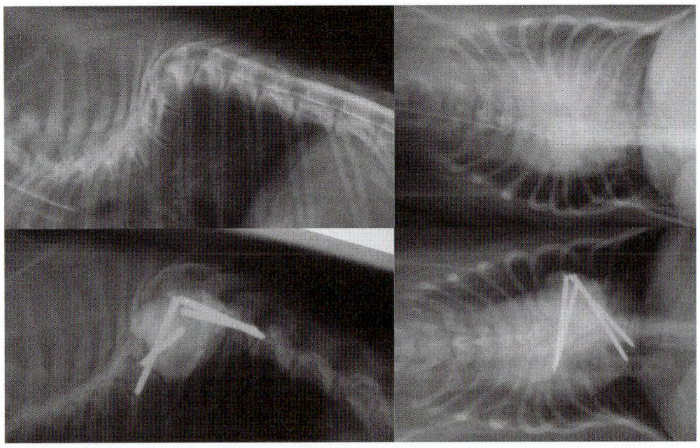

Figura 230.7 Mielografia (*superiores*) e radiografias pós-operatórias (*inferiores*) de cão da raça Pug de 7 meses de idade, portador de hemivértebra grave T8. Notar a importante deformidade da coluna, inclusive comprometendo o volume torácico. A mielografia, realizada por punção lombar, mostra a compressão e a dificuldade de avanço cranial do contraste. As imagens inferiores mostram que a correção da angulação não é alcançada, sendo descompressão por corpectomia e estabilização por técnica adequada mandatórias nestes casos. Ver Figuras 230.8 e 230.9.

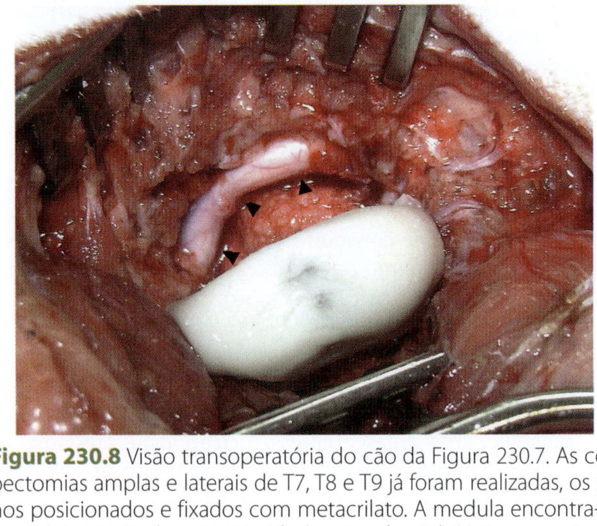

Figura 230.8 Visão transoperatória do cão da Figura 230.7. As corpectomias amplas e laterais de T7, T8 e T9 já foram realizadas, os pinos posicionados e fixados com metacrilato. A medula encontra-se completamente descomprimida (*pontas de seta*). Notar o ponto de afundamento do parênquima medular ventral (*ponta de seta central*), denunciando a compressão crônica devido à malformação de T8.

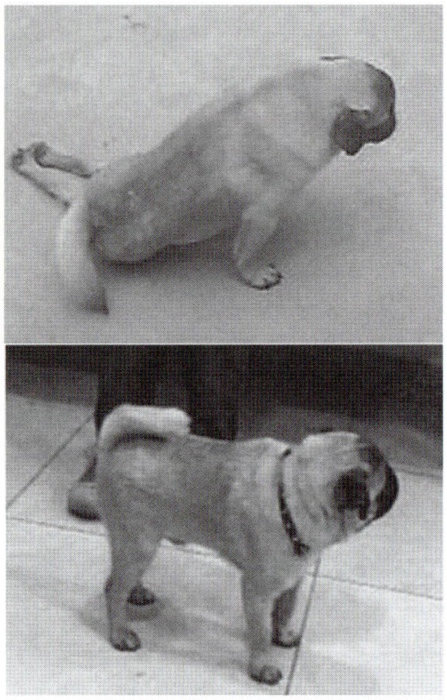

Figura 230.9 Instantâneos de filmagens da marcha do cão da Figura 230.7 no pré- (*acima*) e pós-operatório (*abaixo*). A incapacidade de marcha fica evidente na fotografia superior, sendo completamente restabelecida 2 meses após a cirurgia (*abaixo*). Notar também a melhor atitude e postura do cão. Não havia mais dor, e, durante os movimentos mais rápidos, podia ser notada leve ataxia proprioceptiva.

Referências

1. DeLahunta A, Glass E. Veterinary neuroanatomy and clinical neurology. 3. ed. St. Louis, Missouri: Saunders Elsevier; 2009.
2. Summers BA, Cummings JF, DeLahunta A. Veterinary neuropathology. 1. ed. Cornell University, Ithaca. New York: Mosby; 1994.
3. Cappello R, Rusbridge C. Report from the Chiari-Like malformation and Syringomyelia Working Group round table. Veterinary Surgery. 2007 Jul;36(5):509-12.
4. Kitchen H, Murray RE, Cockrell BY. Spina bifida, sacral dysgenesis and myelocele in Manx cats. American Journal of Pathology. 1972;66(6):203-6.
5. O'Brien TR. Radiologia torácica para o clínico de pequenos animais. São Paulo: Roca; 2003.
6. Furneaux RW, Doidge CE, Kaye MM. Siryngomyelia and spina bifida in a samoyed dog. Canadian Veterinary Journal. 193AD;14(12):317-21.
7. Pearce JMS. Surgical management of syringomyelia. British Medical Journal. 1981 Nov;283:1204-5.
8. Wilson JW *et al.* Spina bifida in the dog. Veterinary Pathology. 1979 Mar;16(2):165-79.
9. Deforest ME, Basrur PK. Malformations and the Manx syndrome in cats. The Canadian Veterinary Journal. 1979 Nov;20(11):304-14.
10. Kitagawa M *et al.* Clinical improvement in two dogs with hydrocephalus and syringohydromyelia after ventriculoperitoneal shunting. Australian Veterinary Journal. 2008;86(1-2):36-42.
11. Rusbridge C. Chiari-like malformation with syringomyelia in the Cavalier King Charles spaniel: long-term outcome after surgical management. Veterinary Surgery. 2007 Jul;36(5):396-405.
12. Dewey CW *et al.* Forame magnum decompression with cranioplasty for treatment of caudal occipital malformation syndrome in dogs. Veterinary Surgery. 2007 Jul;36(5):406-15.
13. Kim H *et al.* Application of ventriculoperitoneal shunt as a treatment for hydrocephalus in a dog with syringomyelia and Chiari I malformation. Journal of Veterinary Science. 2006;7(2):203-306.
14. Logue V, Edwards MR. Syringomyelia and its surgical treatment-an analysis of 75 patients. J Neurol Neurosurg Psych. 1981 Apr;44(4):273-84.
15. Dewey CW *et al.* Craniotomy with cystoperitoneal shunting for treatment of intracranial arachnoid cysts in dogs. Veterinary Surgery. 2007 Jul;36(5):416-22.

16. Hashizume CT. Cervical spinal arachnoid cyst in a dog. The Canadian Veterinary Journal. 2000 Mar;41(3):225-7.
17. Shamir M, Rochkind S, Johnston D. Surgical treatment of tethered spinal cord syndrome in a dog with myelomeningocele. The Veterinary Record. 2001 Jun 16;148(24):755-6.
18. Havilicek M. Surgical management of vertebral malformation in a Manx cat. Feline Medicine and Surgery. 2009;11(6):514-17.
19. Williams H. A unifying hypothesis for hydrocephalus, Chiari malformation, syringomyelia, anencephaly and spina bifida. Cerebrospinal Fluid Research. 2008 Jan;5(7):1-11.
20. Porensky P, Muro K, Ganju A. Nontraumatic cervicothoracic syrinx as a cause of progressive neurologic dysfunction. The Journal of Spinal Cord Medicine. 2007 Jan;30(3):276-81.
21. Chang HS, Nakagawa H. Hypothesis on the pathophysiology of syringomyelia based on simulation of cerebrospinal fluid dynamics. J Neurol, Neurosurg Psych. 2003 Mar;74(3):344-7.
22. Nalini A, Ravishankar S. Dropped head syndrome in syringomyelia: report of two cases. J Neurol Neurosurg Psych. 2005 Feb;76(2): 290-1.
23. Netto JMB *et al.* Spinal dysraphism: a neurosurgical review for the urologist. Reviews in Urology. 2009 Jan;11(2):71-81.
24. Tomlinson BE. Abnormalities of the lower spine and spinal cord in Manx cats. J Clin Pathol. 1971;24(5):480.
25. Aikawa T. Vertebral stabilization using positively threaded profile pins and polymethylmethacrylate, with or without laminectomy, for spinal canal stenosis and vertebral instability caused by congenital thoracic vertebral anomalies. Veterinary Surgery. 2007;36(5): 432-41.
26. Meheust P, Robert P. Surgical treatment of a hemivertebra by partial ventral corpectomy and fusion in a Labrador puppy. Vet Comp Orthop Traumatol 2010; (23):262-5.
27. Fossum TW. Small animal surgery. 3. ed. St. Louis: Mosby; 2007.

231 Espondilose

João Pedro de Andrade Neto

Espondilose deformante é uma doença degenerativa da coluna vertebral caracterizada pela presença de osteófitos vertebrais nos espaços intervertebrais, resultante da formação de esporões (bico de papagaio) ou ponte óssea completa.[1] Os termos espondilose anquilosante e espondilite anquilosante têm sido usados por alguns autores para descrever espondilose deformante, embora essa não seja uma condição inflamatória e a anquilose seja incomum.[2] O termo espondilite originalmente foi utilizado para descrever essa condição porque investigadores acreditavam que a inflamação produzisse a reação óssea.[3] Eles acreditavam que a espondilose se tratava de uma doença inflamatória de baixo grau e utilizavam como uma variação da palavra espondilite. Em 1952, Hansen introduziu o termo espondilose na literatura veterinária, corroborado por estudos intensivos de Morgan[4] que demonstrou serem lesões não inflamatórias.

■ Patogenia

Produção de osteófitos na espondilose é uma resposta óssea não inflamatória a mudanças degenerativas nos discos intervertebrais,[2] podendo ser únicos ou múltiplos na sua distribuição.[5] Uma associação pode existir entre espondilose aparente radiograficamente e doença do disco do tipo II, em cães. Doença do disco do tipo I não foi associada a espondilose.[6] Raramente são produzidas por alterações degenerativas no núcleo pulposo.[5] Essas mudanças degenerativas envolvem o anel fibroso, levando à formação de fissuras intradiscais.[2] Essas fissuras predispõem à formação dos osteófitos. Inicialmente pensava-se que as fissuras ocorressem no ligamento longitudinal ventral, dando origem aos osteófitos, mas Morgan concluiu que esse ligamento não desempenha papel na sua iniciação e sim na direção do seu crescimento.[4] As formações dos osteófitos tomam lugar em um esforço de estabilizar os discos instáveis. Osteófitos tendem a se desenvolver nos aspectos ventral, lateral ou dorsolateral das margens vertebrais.[1] Projeções osteofíticas dentro do canal vertebral[1] ou forame intervertebral,[2] com compressão em medula espinal, são raras.[1] Morgan classificou os osteófitos vertebrais, de acordo com a forma e o tamanho, em cinco estágios. Concluiu que o crescimento poderia cessar em qualquer idade e estágio. O estágio 1 pode apenas ser identificado grosseiramente, uma vez que ele contém tecido conjuntivo, enquanto no estágio 5 encontramos ponte óssea completa (Figura 231.1).[4]

■ Prevalência

Tem sido descrito em cães e gatos, geralmente de meia-idade, embora alguns fossem tão jovens, com apenas 2 anos. A incidência aumenta com a idade.[1] Todas as raças

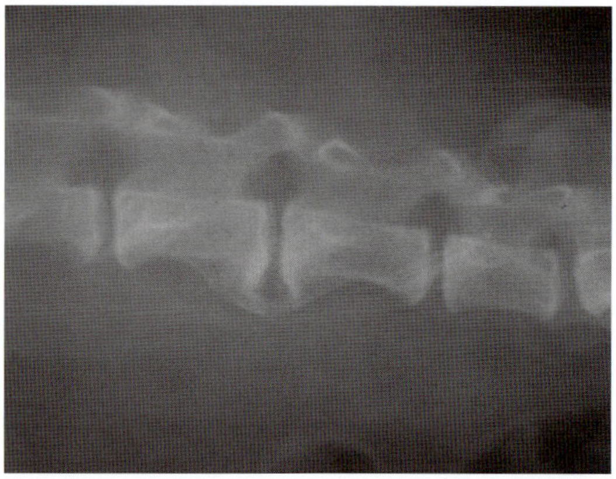

Fig. 231.1 Espondilose em vértebras lombares formando ponte óssea.

são afetadas,[2] porém cães de grande porte têm incidência maior.[1,2] Cães de grande porte (Flatcoated Retriever, Setter Irlandês, Boxer, Blood Hound, Rhodesian Ridgeback) foram identificados como tendo alto risco de apresentarem espondilose deformante, e fêmeas têm um índice significativamente maior do que machos.[1] Em Boxer uma correlação fenotípica positiva entre espondilose e displasia coxofemoral foi observada.[7] Em cães, os segmentos torácico caudal, lombar e lombossacro são afetados com mais frequência (Figuras 231.2 a 231.4). Raramente ocorrem em segmentos torácico cranial e cervical (Figura 231.5).[2] Nessa espécie, os locais vertebrais mais frequentemente afetados são T9-T10 e L7-S1.[1] A junção lombossacra é o local de transferência de forças consideráveis e é suscetível a mudanças degenerativas. Flexão é o principal movimento, mas algum movimento rotacional também ocorre.[8] O movimento é limitado pelas várias estru-

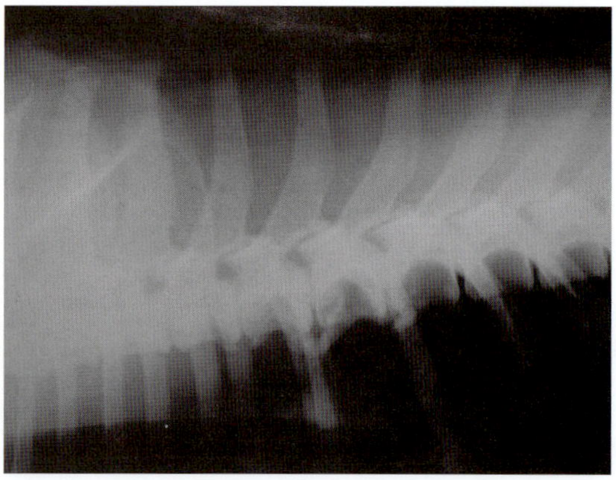

Fig. 231.2 Cão apresentando espondilose em vértebras torácicas.

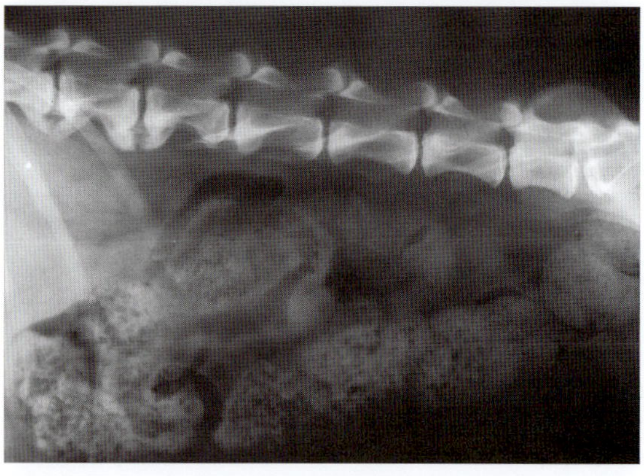

Fig. 231.3 Cão apresentando espondilose em vértebras lombares.

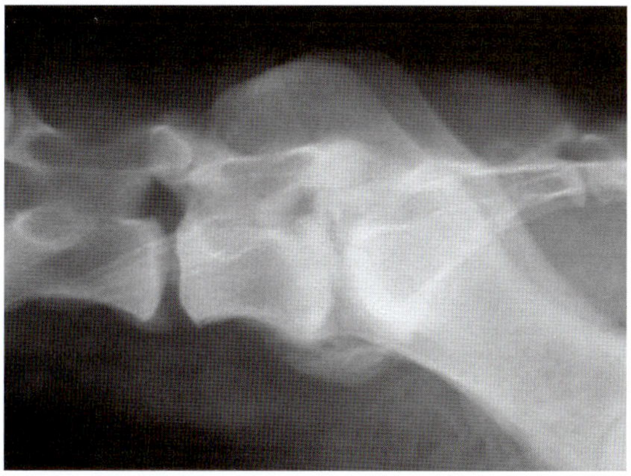

Fig. 231.4 Cão com síndrome da cauda equina mostrando espondilose em junção lombossacra.

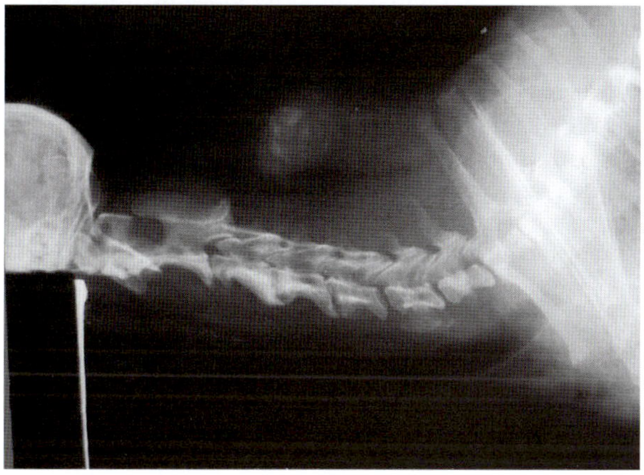

Fig. 231.5 Espondilose em vértebras cervicais.

turas ligamentosas e o disco intervertebral (DIV). Mudanças degenerativas nessas estruturas, particularmente protrusão do DIV, podem alterar a mobilidade. Os movimentos anormais geralmente levam a mudanças esqueléticas compensatórias, por exemplo, espondilose deformante, proliferação osteofítica e crescimento excessivo de tecidos moles nas cápsulas articulares.[8] Em gatos, as vértebras torácicas são mais comumente afetadas,[1] e a espondilose deformante forma uma curva em forma de sino, com maior incidência no nível de T7 e T8.[2] A distribuição dessas áreas de mobilidade espinal máxima em cães sugerem que fatores dinâmicos e mecânicos possam desempenhar um papel na patogênese.[1]

Manifestações clínicas

Espondilose raramente causa sintomas neurológicos.[3] Ela tende a ser uma doença subclínica.[1] Ocasionalmente, ela causa dor espinal, principalmente após exercícios.[3] Em muitos casos há pouca dor em épocas quentes e clima seco, mas exacerbação ocorre em dias frios e úmidos.[5] Dor localizada ou claudicação podem ocorrer em associação a fraturas dos osteófitos ou das pontes ósseas.[1] No caso de animais com formação osteofítica no estágio 5, trauma pode provocar fratura não apenas em ponte óssea mas em lâmina e arco da vértebra, causando compressão grave da medula espinal.[5] Portanto, os sintomas clínicos dependem da localização da lesão, incluindo dor espinal aparente, claudicação e sintomas de mielopatia transversa ou neuropatia de nervos espinais.[2] Os clínicos deverão pesquisar outras causas dos sintomas neurológicos apresentados pelos pacientes, antes de assumirem que a espondilose é a causa desses sintomas.[5] Mas há um relato da presença de espondilose maciça associada à síndrome da veia cava cranial em uma cadela mestiça Dobermann de 4 anos de idade. Essa cadela apresentou espondilose maciça nos aspectos ventrais dos corpos vertebrais em região torácica, causando deformidade grave dos tecidos moles abaixo da coluna vertebral associada à compressão de algumas estruturas torácicas, isto é, coração, vasos sanguíneos e lobos craniais dos pulmões.[9]

Diagnóstico

O diagnóstico é baseado nos achados radiográficos.[1] Osteófitos associados à espondilose podem ser vistos em um ou mais espaços de DIV ventrais aos corpos vertebrais na projeção lateral e lateralmente aos corpos vertebrais na projeção ventrodorsal.[2] Esporões da espondilose são crescimentos ósseos suaves, nitidamente delineados, originados das circunferências das epífises vertebrais. O crescimento ósseo da espondilite ou de tumores é irregular e estes geralmente envolvem a superfície cortical inteira do corpo vertebral igualmente, ou mesmo do arco da vértebra. O disco na espondilose pode estar estreitado, mas as epífises vertebrais permanecem intactas e realmente tornam-se esclerosadas. Espondilite ou tumores podem invadir o espaço do disco e destruir as extremidades vertebrais.[5]

Tratamento

Na maioria dos animais, a espondilose não tem significado clínico e o tratamento não é necessário.[2] Quando necessário, o tratamento é sintomático.[1] Espondilose deformante raramente resulta em compressão medular. Analgésicos podem ser benéficos em animais com evidência de dor resultante de compressão de nervos espinais, pela formação de osteófitos ventrais.[5] O prognóstico dessa afecção é bom.[1]

Referências

1. Braund KG. Clinical syndromes in veterinary neurology 2. ed. Mosby; 1994. p. 227-8.
2. LeCouteur RA, Grandy JL. Diseases of the spinal cord. In: Ettinger SJ, Feldman EC (eds). Textbook of veterinary internal medicine. 6. ed. Missouri: Elsevier-Saunders; 2005. p. 842-87.
3. Lorenz MD, Kornegay JN. Handbook of veterinary neurology. 4. ed. Missouri: Saunders; 2004.
4. Morgan HP. Spodylosis deformans in the dog. Acta Orthoped Scand. 1967;96.
5. Hoerlein BF. Canine neurology diagnosis and treatment. 3. ed. Philadelphia: WB Saunders Co. 791 p.
6. Levine GJ *et al.* Evaluation of the association between spondylosis deformans and clinical signs of intervertebral disk disease in dogs: 172 cases (1999-2000). J Am Vet Med Assoc. 2006;228:96-100.
7. Langeland M, Lingaas F. Spondylosis deformans in the boxer: estimates heritability. J Small Anim Pract. 1995;36:166-9.
8. Wheller SJ, Sharp NJH. Small animal spinal disorders – diagnosis and surgery. London: Mosby-Wolfe; 1994:192-202.
9. Sapierzynski R. Spondylosis deformans as an unusual cause of cranial vena cava syndrome in a female Doberman pinscher-a case report. Bull Vet Inst Pulawy. 2007;51:701-3.

232 Discopatias

André Luis Selmi

Doença do disco intervertebral

A doença do disco intervertebral (DDIV) é a causa mais comum de compressão da medula espinal em cães.[1-3] Os discos intervertebrais (DIV) sofrem metaplasia condroide ou fibroide, ocasionando extrusão do núcleo pulposo (NP) ou protrusão do anel fibroso (AF), que são denominadas lesão de Hansen tipo I ou II, respectivamente.

A extrusão do NP caracteriza-se pela extrusão aguda de material nuclear degenerado no canal vertebral, causando compressão da medula espinal e possível pinçamento da raiz nervosa,[4] tendo predileção pelas raças condrodistróficas tais como Dachshunds, Beagles, Poodles miniatura;[5,6] a coluna toracolombar (TL) é a mais afetada na maioria dos casos, particularmente na região entre T11 e L2.[1]

Manifestações clínicas, meios de diagnóstico e tratamento serão apresentados neste capítulo.

Disco intervertebral

O DIV é responsável pela união ventral das vértebras, estando presente em todos os espaços intervertebrais, exceto na articulação atlantoaxial e nas vértebras sacrais. O DIV é definido como a estrutura ligamentosa localizada entre os corpos vertebrais e constituído de três regiões anatômicas observadas na secção sagital: o AF, o NP e a cartilagem hialina das placas de crescimento adjacentes, que por sua vez determinam a extensão cranial e caudal dos DIV.[7-10]

O AF é formado por fibras dispostas em camadas entrelaçadas de tecido fibroso apresentando, em corte transverso, anéis concêntricos que envolvem completamente o NP, conferindo aspecto de camadas a essa estrutura.[10] Apesar de o AF estar disposto em camadas circulares, raramente as mesmas envolvem todo o seu perímetro. O AF é 2 vezes mais espesso no aspecto ventral do que na sua semicircunferência dorsal, o que desloca anatomicamente o NP dorsalmente.[7,8]

O NP é definido como massa gelatinosa intercelular entre células mesenquimais, contendo densa rede de fibras pobremente organizadas. No cão jovem, o NP tem alto conteúdo hídrico, que determina as qualidades hidroelásticas necessárias para manter as funções dinâmicas do disco, sendo delimitado lateral, ventral e dorsalmente pelo AF, mas permanece em contato íntimo com as placas cartilaginosas vertebrais.[7]

Hérnia de disco intervertebral

É necessário lembrar que a degeneração discal é um fenômeno natural que ocorre devido ao envelhecimento. Os discos sofrem metaplasia condroide ou fibroide, ocasionando extrusão do NP (Hansen tipo I) ou protrusão do AF (Hansen tipo II).[4,9,11] Recentemente tem-se descrito uma manifestação discal na qual se observa lesão medular sem compressão, que é denominada extrusão discal aguda não compressiva.[12]

A degeneração condroide do DIV, descrita em cães de raças condrodistróficas, tem seu início com a perda do conteúdo líquido do NP, e consequentemente, levando o NP, que é formado de material mucoide, a adquirir características de material cartilaginoso, deixando menos evidentes as diferenças entre o AF e o NP. Por conseguinte, ocorre a calcificação parcial ou total do NP, acompanhada de perda da elasticidade do DIV com consequente ruptura das fibras lamelares do AF. Quando ocorre degeneração progressiva do AF, cria-se uma fissura possibilitando a passagem de material do NP calcificado, caracterizada por extrusão aguda do material nuclear degenerado no canal espinal, causando herniação de forma aguda do NP além dos limites do AF, com consequente compressão da medula espinal e possível pinçamento da raiz nervosa.[4,11,13] A degeneração condroide ocorre simultaneamente em todos os DIV.[14]

A degeneração fibroide acomete frequentemente raças não condrodistróficas, causando ruptura parcial das fibras lamelares devido a episódio traumático ao DIV. Com a perda de coesão lamelar, o AF perde capacidade de absorver as forças distribuídas pelo NP, que passa a sofrer processo degenerativo e infiltrativo, resultando em fragmentação e calcificação do NP. Traumas excessivos e de força superior à resistência compressiva do AF podem acarretar a protrusão ou a extrusão do NP.[13,15]

Trabalhos experimentais confirmam que a velocidade e a duração da compressão medular são dois dos principais fatores para determinar a gravidade da disfunção da medula espinal e o grau de recuperação clínica,[4,16] além da relação entre o diâmetro do canal medular e da medula espinal, na região TL, favorecendo a compressão medular.[17] Os sintomas são atribuídos a trauma do impacto, compressão mecânica da medula espinal ou ambos.[16,18] A forma como ocorre o trauma é geralmente o resultado de uma herniação explosiva, e sem dúvida mais prejudicial do que a extrusão lenta.[1]

Prevalência e sintomas clínicos

A DDIV é a causa mais frequente de disfunção neurológica em pequenos animais.[1-3,9,17,19-21] A coluna TL é a mais afetada na maioria dos casos, particularmente na região entre T11-L2,[17-20,22-27] com frequência entre 20,2 e 86,1%.[1,19,20,28-30] A incidência similar entre extrusões cervicais e TL foi descrita em cães no Japão;[26] estes dados não estão disponíveis no Brasil.

Aproximadamente 80% dos problemas discais ocorrem em animais entre 3 e 7 anos de idade, com predileção pelas raças condrodistróficas, mas vêm sido descritos em cães de raças grandes e não condrodistróficas com idades entre 6 e 8 anos.[6,23-26] Nos animais da raça Dachshund o risco é 10 a 12 vezes maior do que em outras raças.[3] Normalmente, animais mais velhos apresentam herniação cervical.[23]

Para alguns autores, a ocorrência da DDIV não está relacionada com o sexo, indicando que ambos os sexos apresentam os mesmos riscos,[1,6,24] mas há recentes descrições de que os machos têm uma chance quase 2 vezes maior do que as fêmeas na apresentação da DDIV.[26]

A velocidade em que ocorre a saída do material discal do seu local anatômico para o interior do canal medular é chamada de força de concussão, e tal fator é importante para determinar a gravidade da lesão medular e dos sintomas.[7,9,17] Portanto, as hérnias de disco com compressão da medula espinal causam os sintomas de origem primária, e podem comprimir também raízes nervosas, além do processo inflamatório local acentuando a compressão.[31] Além disso, os sinais clínicos secundários são causados por lesões concussivas que causam mudanças isquêmicas pós-traumáticas secundárias,[7,8] como edema, hemorragias e necrose neuronal.[32] Para avaliar a gravidade da lesão medular, deve-se fazer exame neurológico minucioso, com atenção particular a presença ou ausência de dor profunda nas hérnias TL,[17,33] uma vez que os animais que recuperam a capacidade motora normalmente recuperam a dor profunda; no entanto, aqueles com perda de dor profunda apresentam chances de recuperação motora, e podem permanecer sem apresentar restabelecimento da sensibilidade profunda.

Os sintomas neurológicos podem variar, dependendo da localização da lesão (cervical ou TL), da velocidade com que ocorre a hérnia e da gravidade do envolvimento medular,[17,33] de dor a tetraparesia não ambulatória ou tetraplegia, nas hérnias cervicais, e de hiperpatia TL a paraplegia, com perda sensorimotora completa e distúrbio urinário nas herniações TL.[9]

Hérnia de disco cervical

As hérnias cervicais representam 25% dos diagnósticos dessa afecção em cães, e até 61% das mesmas se manifestam clinicamente por hiperpatia, relutância ao movimento cervical e fasciculação muscular, sem, no entanto, apresentarem déficits neurológicos. A possível explicação para a falta de envolvimento neurológico é a maior relação existente entre o canal vertebral e a medula espinal na coluna cervical.[9]

De modo geral, cães condrodistróficos, em especial os das raças Dachshund e Beagle, são acometidos com mais frequência, mas as raças não condrodistróficas, como Labrador Retriever e Rottweiler, também podem ser acometidas.

Tanto extrusões como protrusões podem ocorrer na região cervical, mas as primeiras são mais observadas; nos cães de pequeno porte, os DIV craniais são mais acometidos; em contrapartida, em cães de grande porte, os DIV caudais são os mais envolvidos. O diagnóstico da hérnia cervical é baseado nos achados clínicos e de imagem; e estudos sugerem que todos os animais apresentando dor cervical e suspeita clínica de DDIV cervical devam ser examinados independentemente de seu estado neurológico. Apesar de a maioria das hérnias cervicais ter apresentação ventral ou ventrolateral, alguns cães podem ter extrusões intraforaminais,[9] mas na opinião do autor essa manifestação é de ocorrência incomum em nosso meio.

Hérnia de disco toracolombar

As hérnias de disco toracolombares (TL) representam entre 66 e 87% dessa condição em cães, sendo os DIV localizados entre T12-T13 e T13-L1 os acometidos com mais frequência em cães de pequeno porte, enquanto nos cães de grande porte normalmente o envolvimento dos discos localiza-se entre L1-L2 e L2-L3.[9]

A hérnia de disco TL está geralmente associada a hiperestesia espinal, ataxia, paraparesia ou paralisia.[4,5,18] A dor é um dos principais sintomas e a vocalização, a relutância em andar, pular e subir escadas, assim como andar com a coluna arqueada são alguns dos sinais que refletem a ocorrência de dor. Entretanto, os animais podem não apresentar sintomas neurológicos concomitantes à dor, e à medida que ocorre o rompimento das fibras do AF, maior quantidade de NP é expelida, agravando a lesão e, consequentemente, a sintomatologia.[7,34] A ataxia é o déficit neurológico mais precoce e persiste até a perda da função locomotora do animal; a partir do momento em que se perdem os movimentos voluntários, o controle da micção também cessa. Nessa mesma fase, tem-se a perda da sensibilidade superficial, de modo que o reflexo cutâneo do tronco se mostra diminuído ou ausente na região caudal no nível da lesão.[7]

▪ Diagnóstico

O diagnóstico da DDIV é baseado em anamnese, história clínica, exame clínico e neurológico, exames complementares, como hemograma e perfil bioquímico,[32,35,36] e a confirmação ocorre pelo exame complementar de imagem.[9,17] O exame neurológico adequado pode auxiliar na localização da lesão dentro de determinada região da coluna vertebral, indicando também a lateralização da hérnia.[5]

Deve-se fazer o diagnóstico diferencial para trauma, neoplasia, discoespondilite, doenças inflamatórias do sistema nervoso central (SNC), mielopatia isquêmica, anomalias congênitas,[9] processos degenerativos da medula espinal e tromboembolismo fibrocartilaginoso.[31,34]

Para o diagnóstico definitivo se fazem necessários estudos complementares de imagem.[5,37,38] São necessários exames radiográficos simples da região suspeita com o paciente sob sedação profunda ou anestesia geral para o seu correto posicionamento e para diminuir os movimentos durante a exposição radiográfica. É importante ressaltar que a mineralização dos DIV é indicativa de sua degeneração, mas não de hérnia discal, enquanto o desaparecimento da mineralização é indicativo de progressão do processo degenerativo e não de regeneração do NP.[39,40]

As radiografias simples demonstram índices de acerto da localização da lesão entre 51 e 94,7%,[19,40] no entanto não podem ser utilizadas como método único de localização por não demonstrarem lateralização, extensão e grau de comprometimento medular, além de não ser possível obter informações adicionais referentes a outros focos compressivos. Cabe ressaltar que lesões compatíveis com espondilose deformante não estão relacionadas com compressões medulares causadas por extrusões discais, mas podem existir quando associadas a protrusões discais.

A mielografia tem sido considerada a modalidade padrão de diagnóstico das hérnias de disco, com acurácia longitudinal entre 72 e 97% e circunferencial entre 53 e 100%. Estudos demonstraram 60% de acerto na localização longitudinal e 53% na localização circunferencial em radiografias simples, 90% de acerto na localização longitudinal e 80% de acerto na localização circunferencial na avaliação mielográfica, e em 20% dos casos houve discrepância entre os resultados, observando-se em 94% dos casos o material de disco nas cirurgias descompressivas.[5]

Comparando-se projeções mielográficas oblíquas e ventrodorsais em 196 cães com hérnias TL, avaliadas por dois profissionais, observou-se lateralização em 59 e 70% das projeções ventrodorsais e em 93 e 95% das projeções oblíquas, respectivamente. A cirurgia descompressiva confirmou esses achados em 193 cães, e em apenas um cão não foi possível descrever a lateralização pelas projeções utilizadas, indicando que projeções múltiplas são mais adequadas à lateralização do que a interpretação isolada das imagens.[38]

Apesar do emprego frequente do método, há situações nas quais são observadas falhas de preenchimento mielográfico que podem estar associadas a edema medular. Essas falhas, quando relacionadas com a perda da dor profunda, podem indicar prognóstico reservado naqueles pacientes em que a mesma é superior a 5 vezes o comprimento de L2; 61% dos cães com falhas menores mostraram recuperação e somente 26% dos pacientes com falhas superiores (5 vezes L2) tiveram recuperação.[35]

Embora a mielografia seja um método diagnóstico invasivo, outros estudos enaltecem o emprego da tomografia computadorizada (TC) e da ressonância magnética (RM) no diagnóstico da DDIV em cães,[12,39,40] com índices de acerto na localização longitudinal e circunferencial levemente superiores, contudo o custo de aquisição dos equipamentos torna seu uso ainda restrito em alguns centros. A TC e a RM são superiores para identificar e localizar a lesão em comparação com a mielografia.[3]

A TC é considerada uma opção não invasiva de diagnóstico, que pode ser combinada ou não à mielografia. O tempo médio de exame é menor que o necessário para a mielografia. Estudos demonstram sensibilidade similar entre a mielografia e a TC na localização longitudinal (aproximadamente 82%), e em lesões crônicas a TC apresentou maior sensibilidade, enquanto a mielografia foi mais sensível em cães com menos de 5 kg. Outros estudos demonstram leve superioridade da TC na localização circunferencial das herniações de disco.[40]

A RM é a modalidade mais adequada no diagnóstico da DDIV em cães. Estudos têm demonstrado perfeita correlação entre os achados do exame e os achados cirúrgicos.[37,38] As imagens ponderadas em T2 são mais úteis no reconhecimento da compressão medular do que aquelas ponderadas em T1 ou em STIR (Figuras 232.1 a 232.4); no entanto, é preciso considerar que as imagens de RM tendem a subestimar a extensão da compressão medular, sugerindo a realização de maior janela descompressiva durante o procedimento cirúrgico. Outro fator a considerar é que a maior intensidade de sinal na região TL está associada a prognóstico pior em cães paraplégicos; a presença de hipersinal em imagem ponderada em T2 em cães sem dor profunda esta relacionada com a recuperação de 31%, enquanto os cães sem hipersinal ao exame de RM, independentemente da presença ou não de dor profunda, tiveram recuperação.[40]

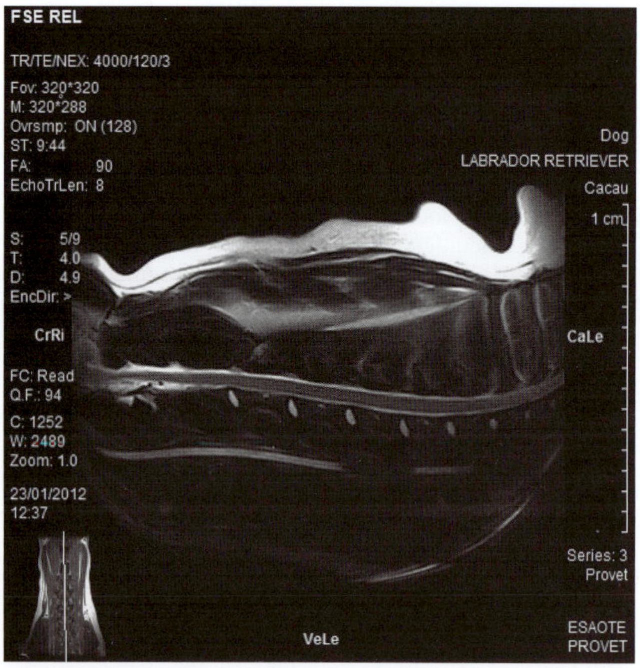

Figura 232.1 Ressonância magnética de medula espinal, segmento cervical, de um cão normal.

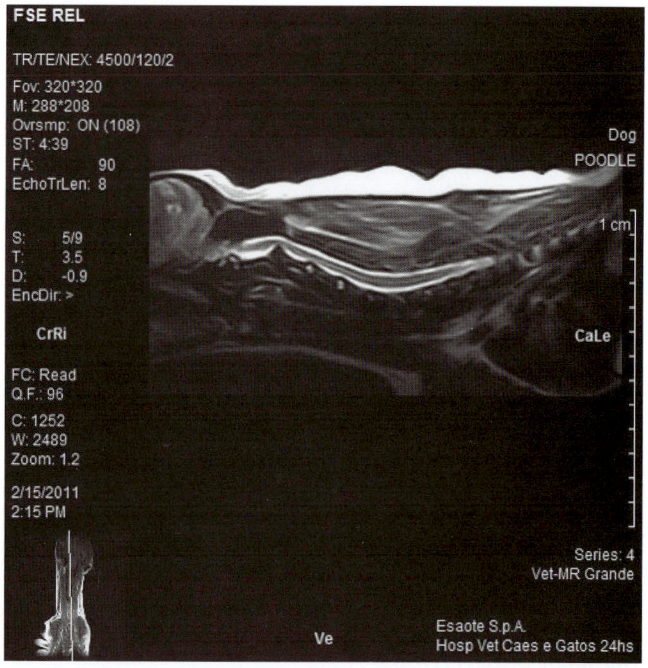

Figura 232.2 Ressonância magnética demonstrando compressão medular entre C2-C3.

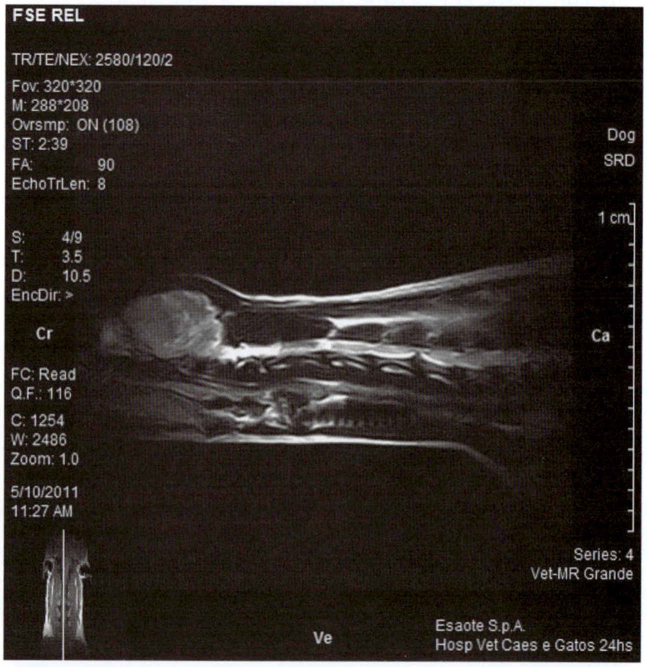

Figura 232.3 Ressonância magnética demonstrando compressão medular entre C4 e C5.

▪ Tratamento

Hérnia de disco cervical

As opções de tratamento dividem-se em conservativa ou cirúrgica. Apesar de restrição ao exercício, anti-inflamatórios, relaxantes musculares, analgésicos e acupuntura serem recomendados, os reais benefícios são controversos.

Estudos em 32 cães tratados com várias medicações e acupuntura demonstraram resultados positivos em 69% desses pacientes, com recorrência em 37%, enquanto outro estudo demonstrou que em cães com diagnóstico presuntivo de DDIV cervical, dos quais 97% eram ambulatórios, a terapia

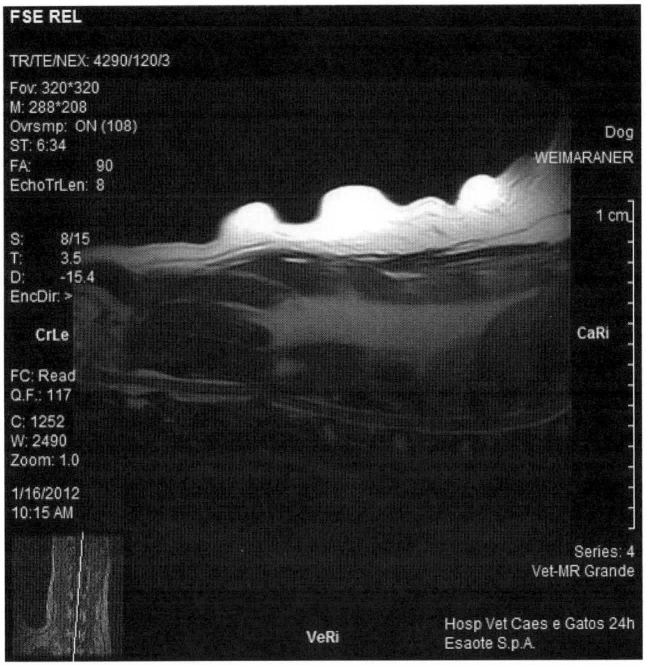

Figura 232.4 Ressonância magnética demonstrando compressão medular entre C2-C3.

conservativa resultou em recuperação de 49% deles, com 33% de recorrência e 18% de insucesso; em animais com lesões neurológicas mais discretas, a administração de anti-inflamatórios não esteroides (AINE) estava associada a sucesso no tratamento, enquanto o repouso associado a uso de corticosteroides, não.[25]

A terapia cirúrgica normalmente é indicada para pacientes que não respondem à terapia conservativa, para aqueles com déficits neurológicos, com quadros recidivantes ou histórico de doença crônica.[9] Mesmo que a fenestração tenha demonstrado resultados satisfatórios em alguns estudos, o procedimento não produz descompressão do canal vertebral e não deve ser considerado como modalidade terapêutica na extrusão cervical.[36] De modo geral, a descompressão ventral é o procedimento de eleição no tratamento das hérnias cervicais, e menos frequentemente a hemilaminectomia e a laminectomia dorsal, e estas demonstram eficácia igual à das técnicas descompressivas em cães de pequeno ou grande porte. Mesmo que complicações cirúrgicas sejam descritas, tais como agravamento dos sintomas, dor cervical persistente, hemorragia, acidose respiratória e arritmias cardíacas, hipotensão, bradicardia e morte, instabilidade vertebral e subluxação, assim como recorrência da extrusão discal, o prognóstico é bom em pacientes com manutenção do estado ambulatório.[9] A recuperação em cães ambulatórios submetidos à descompressão ventral pode chegar a 99%, enquanto em cães com tetraparesia esse índice chega a 62%. Cães de pequeno porte apresentam chances 5 vezes maiores de recuperação que aqueles de grande porte, e os cães que recuperam a capacidade de deambular em 96 h após a cirurgia apresentam chance 6 vezes maior de recuperação completa do que aqueles que demoram mais do que esse período para deambularem.[41]

Hérnia de disco toracolombar

A velocidade de aparecimento dos sintomas (agudo, subagudo e crônico em menor ou maior grau) influencia a sintomatologia, de modo que, quanto mais rápida a ocorrência dos sintomas, menores as chances de recuperação; no entanto, o período de recuperação não é afetado, e a duração dos sintomas afeta o tempo de recuperação, mas não o grau de recuperação.[16]

A gravidade dos sinais clínicos e o intervalo de tempo entre a perda da função motora e a cirurgia descompressiva não tiveram correlação aos resultados em 60% de pacientes paraplégicos.[1] Sugere-se também que o tempo de recuperação da função motora possa estar mais relacionado com a lesão inicial do que com o tempo da cirurgia descompressiva, com base no fato de que a força concussiva inicial criada pelo impacto do disco na medula causa lesão mais grave do que uma força compressiva prolongada na medula espinal, e que, embora a demora na realização de cirurgia descompressiva não seja recomendada, o tratamento cirúrgico imediato pode não melhorar o tempo para a ambulação.[41]

Os protocolos de tratamento variam amplamente com o uso de acupuntura, repouso, analgésicos e anti-inflamatórios,[9,17,25,42,43] e o tratamento cirúrgico com o emprego de técnicas cirúrgicas descompressivas, ou uma associação destas.[1,3,5,6,16,18,25,26,43–46]

O tratamento clínico é realizado em pacientes ambulatórios por meio de repouso completo e uso de anti-inflamatórios e analgésicos,[6,17,25] sendo indicado naqueles com hiperpatia TL, déficit proprioceptivo ou leve paraparesia ambulatória;[9,17] em cães com hiperpatia TL o sucesso ocorreu em aproximadamente 80 a 90% das vezes,[4] mas a recuperação pode ser lenta e incompleta e as taxas de recidiva atingem 50% dos casos.[9,17]

Alguns autores consideram o repouso o principal fator para o sucesso do tratamento conservativo, pois normalmente os pacientes com DDIV sofrem ruptura das fibras do AF e o repouso se faz necessário para a sua cicatrização. Sem o repouso, pode haver recorrência da lesão, atraso da cicatrização e risco de herniação mais grave, entretanto, apesar de o repouso diminuir a dor irradiada e a pressão intradiscal, além de melhorar o fluxo sanguíneo intraneural, pode ter efeitos negativos sobre a coluna vertebral, mas a extrapolação dessas observações humanas para quadrúpedes pode não ser relevante;[7] entretanto, estudos recentes demonstram que o repouso não teve qualquer influência significativa nos resultados, embora os cães submetidos a alguma forma de restrição apresentassem chance 60% maior de sucesso.[25]

Em cães com hérnia de disco TL presuntiva, o tratamento conservativo resulta na recuperação de 54,7% deles, com aproximadamente 31% de recidivas e 14% de insucesso. Curiosamente, a duração do repouso não está associada à recuperação dos cães, mas o tempo de duração dos sintomas no momento do primeiro atendimento foi considerado um fator preditivo importante em sua recuperação.[43] Outros estudos têm avaliado a associação da eletroacupuntura aos manejos clínico ou cirúrgico da DDIV em cães.[45–47] Os efeitos da eletroacupuntura associados ao uso de corticoides em 50 cães com diagnóstico clínico de hérnia de disco TL foram comparados, possibilitando a conclusão de que a associação da eletroacupuntura foi significativamente melhor na recuperação de cães que apresentavam perda da dor profunda, entretanto, nesses cães, não houve diferença entre os grupos de tratamento.[45] Os efeitos da associação da eletroacupuntura à terapia analgésica convencional no pós-operatório de animais com hérnia de disco TL, submetidos à cirurgia descompressiva, foram estudados e os autores concluíram que a eletroacupuntura diminuiu a necessidade de analgesia complementar nas primeiras 12 h após a cirurgia, e que a dor foi significativamente menor nas primeiras 36 h nos animais tratados, em comparação com o grupo-controle.[45] Ainda, quando comparados os efeitos da eletroacupuntura, da cirurgia descompressiva e da associação desses tratamentos em cães com hérnia de disco TL, com paraplegia e presença ou não de dor profunda, observou-se melhora proporcionalmente maior nos animais submetidos à eletroacupuntura do que naqueles submetidos à cirurgia ou a uma associação das técnicas.[46]

O uso de corticoides pode estar associado a baixos índices de recuperação, sugerindo de maneira especulativa que, mesmo promovendo diminuição do estresse oxidativo, inflamação e peroxidação lipídica, observadas na lesão espinal aguda, os glicocorticoides podem causar morte neuronal e excitotóxica, piora da lesão oxidativa por inibição de fosfolipase A2 e acúmulo de lactato no parênquima medular.[25] Numerosos efeitos adversos estão associados ao uso de altas doses de glicocorticoides no tratamento de humanos com trauma na medula espinal, incluindo hemorragia gastrintestinal, infecção da ferida cirúrgica e pneumonia. Dados de cães com hérnia de disco TL sugerem que sinais gastrintestinais, como diarreia e perfuração do cólon, são potenciais consequências desse tratamento.[25] Entretanto, cães recebendo AINE mostraram maiores índices de qualidade de vida, possivelmente pelo efeito analgésico superior e resposta inflamatória diminuída. Efeitos colaterais, como diarreia, melena, êmese, hematoquezia, hematêmese e anorexia, foram relatados em 39,2% cães com hérnia de disco TL tratados com succinato sódico de prednisolona.[42]

A escolha do tratamento para hérnia de disco TL permanece controversa,[22,28,31] embora exista um acordo geral de que alguma forma de cirurgia descompressiva está indicada para aqueles casos com disfunção neurológica moderada a grave. O acesso a cada caso individual será influenciado pelo próprio estágio da doença. A duração dos sintomas e os fatores econômicos também influenciarão a decisão de intervir cirurgicamente,[48] assim como a capacitação do profissional e material adequado à realização das diversas técnicas cirúrgicas existentes.[7]

A remoção cirúrgica do material de disco herniado geralmente é realizada em cães com mielopatia grave, como um provável auxílio no alívio do trauma causado pela compressão relacionada com o curso primário, e prevenindo a exacerbação do processo secundário.[43] Geralmente, quanto mais cedo se realizar a descompressão da medula espinal, maior será a chance de recuperação neurológica completa.[4] A descompressão, teoricamente, pode ser alcançada por remoção da massa compressiva ou do osso vertebral na região da compressão da medula espinal. A remoção do material do disco extruído é recomendada, sempre que possível,[5] pois a descompressão cirúrgica sem remoção do material do disco do canal medular pode ser associada a resultados ruins, uma vez que poderá ocorrer compressão residual da medula espinal.[48]

O tratamento cirúrgico deve ser determinado pelo estado neurológico do paciente e pela resposta ao tratamento conservativo. Neste tipo de tratamento, deve-se remover os fragmentos do disco extruído por laminectomia,[9,49,50] hemilaminectomia,[5,51] hemilaminectomia bilateral,[50] pediculectomia[52] ou "mini-hemilaminectomia",[29,52] ou corpectomia.[53] A fenestração do DIV foi descrita com sucesso, no passado, como opção cirúrgica ao tratamento da hérnia de disco TL,[36] no entanto, tal procedimento não propicia a retirada de material do canal vertebral, além disso, o período de recuperação nos pacientes operados assemelha-se àquele observado em pacientes tratados de maneira conservativa.

Os resultados de estudos de várias modalidades de tratamento não podem ser comparados com o número de casos que são selecionados usando-se diferentes critérios em termos da duração e gravidade da disfunção neurológica, ou falta de investigação adequada do acompanhamento dos resultados das técnicas cirúrgicas.[1,16] Exemplos dessas controvérsias são as tendências atuais à descompressão cirúrgica precoce, mesmo em casos demonstrando discretos sinais clínicos, em contraste com prévias sugestões de que cães, exibindo apenas dor ou mesmo discreto distúrbio locomotor, devam receber tratamento conservativo, e o debate sobre o uso da perda da dor profunda como ferramenta definitiva do prognóstico.[1] Muitos cães apresentam recuperação com o tratamento conservativo,[7,17] enquanto para outros, o atraso excessivo pode reduzir os benefícios da intervenção cirúrgica.[7,48] Geralmente os cães com incapacidade de andar mostram melhores resultados quando tratados com cirurgia descompressiva.[41]

As opiniões também variam na escolha do procedimento cirúrgico específico, sendo a questão mais comum a eficácia terapêutica ou profilática da fenestração do DIV.[28]

A técnica da fenestração consiste na remoção do material do DIV por meio de perfuração do AF e curetagem do NP no espaço intervertebral, e pode ser considerada um procedimento profilático[11] ou terapêutico.[37,54]

A fenestração do espaço do disco herniado no momento da descompressão cirúrgica é recomendada para prevenir, no período pós-operatório imediato, a contínua extrusão do material degenerado do disco, o que pode resultar em precoce recorrência dos sintomas. Embora a fenestração profilática do DIV venha sendo preconizada, os benefícios desse procedimento continuam controversos. Muitos episódios de recorrência de paraparesia ou paraplegia são causados pela herniação de um segundo disco, especialmente quando passou mais de 1 mês desde a cirurgia inicial, e a maioria dos casos de recorrência, antes disso, mostrou ser causada pelo material do disco residual no local da primeira lesão. Os argumentos para não realizar a fenestração incluem possíveis complicações cirúrgicas, tempo prolongado de anestesia e cirurgia, bem como o custo mais alto do procedimento.[44]

O tipo de procedimento cirúrgico realizado depende da localização da lesão e da preferência pessoal do cirurgião. Os métodos mais comuns de descompressão para hérnia de disco TL incluem a laminectomia e a hemilaminectomia,[5] podendo haver modificações da técnica de laminectomia descritas por vários autores.[9,15,49,55]

A laminectomia dorsal possibilita ampla visualização e descompressão da medula espinal, promovendo o acesso a ambos os lados do canal medular, evitando os seios venosos e raízes nervosas. Essa técnica permite um acesso cirúrgico suficiente ao material nuclear herniado e a abordagem dorsal torna possível a fenestração profilática concomitante,[56] mas fornece um precário acesso à região ventral do canal espinal[5] e requer extensa dissecção muscular, o que exige material cirúrgico apropriado.[52,55]

A laminectomia teve sucesso em 64,9% dos cães com paresia e em 42,4% daqueles com paralisia[14] com taxa de recuperação entre 40 e 80%.[44] A desvantagem da laminectomia inclui a necessidade de material cirúrgico adequado, dissecção cirúrgica aumentada, instabilidade vertebral e exposição excessiva da medula espinal, quando comparada à hemilaminectomia.[56]

Como as hérnias de disco TL ocorrem, na maioria das vezes, na face ventral ou ventrolateral à medula espinal,[55] a hemilaminectomia é o procedimento cirúrgico preferido para descompressão da medula espinal, em comparação com a laminectomia dorsal.[48,55] Esta técnica permite exposição ventral e lateral com menor instabilidade vertebral,[32] e ainda permite a recuperação do material do disco extruído pela janela criada, realizando assim a descompressão da medula espinal.[32,56] A hemilaminectomia aumenta significativamente a possibilidade de retirada do material de disco extruído, com mínima manipulação da medula espinal, em comparação com a laminectomia dorsal, ambas experimental e clinicamente. A hemilaminectomia promove o acesso de um único lado do canal espinal nas regiões dorsal e ventral, contudo é dificultoso acessar o lado contralateral do canal espinal adequadamente por esse acesso.[5]

A pediculectomia é realizada por acesso lateral às vértebras TL, e a porção central do pedículo vertebral é removida utilizando-se um instrumento pneumático,[30] com menor remoção óssea do que na hemilaminectomia e, ao contrário dos outros procedimentos de descompressão, preserva a articulação diartrodial.[48] A vantagem dessa técnica está associada a menor tempo cirúrgico, mínima ressecção de tecido ósseo e dissecção distante dos nervos e vasos foraminais. A desvantagem inclui hemorragia proveniente dos seios venosos vertebrais, curetagem limitada e dificultada do assoalho do canal vertebral,[30] promovendo exposição limitada para a visualização e remoção do material do disco extruído.[48] A mini-hemilaminectomia e a pediculectomia são técnicas menos invasivas para obter a descompressão cirúrgica e estão associadas a poucas complicações porque diminuem o tempo de cirurgia, o trauma, a possibilidade de lesão iatrogênica e a desestabilização da coluna.[3,52]

O prognóstico geralmente é bom em animais com graus moderados de lesão neurológica, independentemente do tratamento empregado.[9] A velocidade e a duração da compressão da medula espinal são os dois principais fatores determinantes da gravidade da lesão medular e o grau de recuperação clínica.[16,35] Animais que apresentam perda rápida da função motora têm um prognóstico ruim no que se refere à função motora, quando comparados àqueles com perda lenta e progressiva da capacidade de andar.[57]

O prognóstico é variável para cães com ou sem percepção de dor profunda. Foi estabelecido que os animais com ausência de percepção de dor profunda constituem emergência cirúrgica e o prognóstico para o retorno à função do membro pélvico, nesses cães, está diretamente relacionado com o tempo transcorrido até a descompressão cirúrgica.[35] Alguns autores têm relatado taxa de recuperação entre 65 e 96% em cães com percepção da dor profunda encaminhados para cirurgia de descompressão medular.[15,41] Sabe-se que pacientes com sinais de neurônio motor inferior antes da cirurgia têm chances 2 vezes maiores de recuperação da função motora que aqueles animais com sinais de neurônio motor superior;[6] no entanto, os casos crônicos estão associados a menor taxa de recuperação devido a possível desmielinização presente em decorrência de cronicidade da compressão, situação frequentemente observada em cães de grande porte com protrusões discais.

Estudos têm demonstrado que o primeiro sinal de recuperação nesses pacientes é o movimento voluntário da cauda, o que sugere influência de tratos superiores descendentes. A explicação de tal fato é baseada na integridade de axônios subpiais envolvidos no movimento voluntário após o trauma, enquanto os axônios envolvidos na transmissão da dor profunda estão localizados próximo à substância cinzenta do trato proprioespinal e espinocerebelar.[57]

Em cães com perda da dor profunda as taxas de recuperação são variadas. Na ausência da dor profunda, a recuperação relatada é de 0 a 76% com a descompressão cirúrgica.[35,48,57] A cirurgia descompressiva realizada entre 12 e 48 h após a perda da dor profunda é referida como melhora do prognóstico de "ruim" para "bom", com taxas médias de recuperação de 50%.[35,48] Cães demonstrando retorno da percepção dolorosa profunda em 2 semanas de pós-operatório têm bom prognóstico. Tradicionalmente, a cirurgia descompressiva não é recomendada nos casos em que se observa ausência de dor profunda por mais de 48 h, mas em um estudo, dois de três casos com perda dor profunda superior a 48 h obtiveram recuperação satisfatória.[48] A recuperação da função motora em cães com ausência de dor profunda pode também ser resultante de reflexos medulares de circuitos locais, e esses pacientes são denominados andadores medulares, o que sugere transecção completa da medula espinal.[57] Em casos mais graves, pode até ocorrer necrose medular ou mielomalacia, dependendo do grau de compressão.[16]

A recorrência de hérnia de disco TL após a descompressão cirúrgica, com ou sem o uso da fenestração profilática, chega a 4,4%,[23] e as possíveis causas da não recuperação de cães com hérnia de disco TL, após cirurgia descompressiva, estão associadas a compressão remanescente da medula espinal, hemorragia pós-operatória, localização incorreta do espaço intervertebral afetado, recorrência de herniação no espaço originalmente acometido ou mielomalacia.[27]

Alguns estudos relatam a recuperação da função neurológica em cães com mielomalacia focal após a cirurgia descompressiva, e levantam a hipótese de que alguns cães possam estar sendo submetidos à eutanásia prematuramente,[18,35] já que 85,7% dos casos submetidos à descompressão cirúrgica da medula nas primeiras 12 h da perda da função motora apresentavam malacia.[18]

Referências

1. Kazakos G *et al.* Duration and severity of clinical signs as prognostic indicators in 30 dogs with thoracolumbar disk disease after surgical decompression. J Veter Mede Series A-Physiol Pathol. 2005;52(3):47-152.
2. McKee WM, Downes CJ. Vertebral stabilization and selective decompression for the management of triple thoracolumbar disc protrusions. J Small An Pract. 2008;49: 536-9.
3. Arthurs G. Spinal instability resulting from bilateral mini-hemilaminectomy and pediculectomy. Veter Comp Orthop Traumatol. 2009;22(5):422-426.
4. Seim III HB. Surgery of the thoracolumbar spine. In: Fossum TW. Small animal surgery. 2. ed. St. Louis: Mosby Inc.; 2002. p. 1269-301.
5. Schulz KS *et al.* Correlation of clinical, radiographic, and surgical localization of intervertebal disc extrusion in small breed dogs: a prospective study of 50 cases. Veter Surg. 1998; 27:105-11.
6. Ruddle TL *et al.* Outcome and prognostic factors in non-ambulatory Hansen Type I intervertebral disc extrusions: 308 cases. Veter Orth and Compar Traumat. 2006;19:29-34.
7. Simpson ST. Intervertebral disc disease. Veter Clin North Am Small An Pract. 1992;22(4):889-97.
8. Braund KG. Intervertebral disk disease. In: Bojrab MJ. Disease mechanisms in small animal surgery. Chap. 129. Philadelphia: Lea & Febiger; 1993. p. 960-70.
9. Wheeler S, Sharp NJH. Small animal spinal disorders: diagnosis and treatment. Chap. 8. London: Mosby-Wolfe; 1994. p. 85-108.
10. Bray JP, Burbidge hm.(a) The canine intervertebral disk. Part one: structure and function. J Amer An Hosp Assoc. 1998;34:55-63.
11. Hoerlein BF. Canine neurology. 3. ed. Chap. 14. Philadelphia: WB Saunders; 1978. p. 470-560.
12. De Risio L *et al.* Association of clinical and magnetic resonance imaging findings with outcome in dogs with presumptive acute noncompressive nucleus pulposus extrusion: 42 cases (2000-2007). J Amer An Hosp Assoc. 2009;234(4):495-504.
13. Bray JP, Burbidge HM. (b) The canine intervertebral disk. Part two: degenerative changes – nonchondrodystrophoid *versus* chondrodystrophoid disks. Journal of the American Animal Hospital Association. 1998;34:135-44.

14. Brown NO, Helphrey ML, Prata RO. Thoracolumbar disk disease in the dog: A retrospective analysis of 187 cases. J Americ An Hosp Assoc. 1977;13:665-72.
15. Cudia SP, Duval JM. Thoracolumbar intervertebral disk disease in large, nonchondrodystrophoid dogs: a retrospective study. J Amer An Hosp Assoc. 1997;33:456-60.
16. Ferreira AJA, Correia JHD, Jaggy A. Thoracolumbar disc disease in 71 paraplegic dogs: influence of rate of onset and duration of clinical signs on treatment results. Journal of Small Animal Practice. 2002;43(4):158-63.
17. Seim HB. Thoracolumbar disk disease: Diagnosis, treatment and prognosis. Canine Practice. 1995;20(1):8-13.
18. Loughin CA *et al.* Effect of durotomy on functional outcome of dogs with type I thoracolumbar disc extrusion and absent deep pain perception. Veter Compar Orthop Traumatol. 2005;18(3):141-6.
19. Kirberger RM, Roos CJ, Lubbe AM. The radiological diagnosis of thoracolumbar disc disease in the dachshund. Veterinary Radiology & Ultrasound. 1992;33(5):255-61.
20. Olby NJ, Dyce J, Houlton JEF. Correlation of plain radiographic findings and lumbar myelographic findings with surgical findings in thoracolumbar dis disease. Journal of Small Animal Practice. 1994;35:345-50.
21. Stigen O. Calcification of intervertebral discs in the dachshund. A radiographic study of 327 young dogs. Acta Veter. Scandin. 1991;32(2):197-203.
22. Ferreira AJA, Oliveira ASL. Resolução cirúrgica de hérnia discal toracolombar por hemilaminectomia associada à fenestração em 35 cães paraplégicos. Revista Portuguesa de Ciências Veterinárias.1996;91(518):69-75.
23. Brisson BA *et al.* Recurrence of thoracolumbar intervertebral disk extrusion in chondrodystrophic dogs after surgical decompression with or without prophylactic fenestration: 265 cases (1995-1999). J Amer Veter Med Assoc. 2004;224(11):1808-14.
24. Mayhew PD *et al.* Risk factors for recurrence of clinical signs associated with thoracolumbar intervertebral disk herniation in dogs: 229 cases (1994-2000). J Amer Veter Med Assoc. 2004;225(8):1231-6.
25. Levine JM *et al.* Evaluation of the success of medical management for presumptive thoracolumbar intervertebral disk herniation in dogs. Veter Surg. 2007;36:482-91.
26. Itoh H *et al.* A retrospective study of intervertebral disc herniation in dogs in Japan: 297 cases. The J Veter Med Sci. 2008;70(7):701-6.
27. Forterre F *et al.* Incidence of spinal compressive lesions in chondrodystrophic dogs with abnormal recovery after hemilaminectomy for treatment of thoracolumbar disc disease: a prospective magnetic resonance imaging study. Veter Surg. 2010;39:165-72.
28. Schulman A, Lippincott CL. Dorsolateral hemilaminectomy in the treatment of thoracolumbar intervertebral disk disease in dogs. Comp Continuing Educ Pract Veter. 1987;9:305-10.
29. Black AP. Lateral spinal decompression in the dog: a review of 39 cases. J Small An Pract.1988;29:581-8.
30. McCartney W. Partial pediculectomy for the treatment of thoracolumbar disc disease. Veter Orthop Comp Traumatol. 1997;1:117-21.
31. Chrisman CL *et al.* Neurologia para o clínico de pequenos animais. São Paulo: Roca; 2005. 336p.
32. Coates JR. Intervertebral disk disease. Veter Clin North Amer. 2000; 31(1):77-110.
33. Denny HR. A guide to canine and feline orthopaedic surgery. 3. ed. Chap.3. London: Blackwell. Scientific Publications, 1993. p. 111-82.
34. Chrisman C. L. Problems in small animal neurology. 2. ed. Chap. 1. Philadelphia: Lea & Febiger; 1991. p. 395-431.
35. Duval J *et al.* Spinal cord swelling as a myelographic indicator of prognosis: a retrospective study in dogs with intervertebral disc disease and loss of deep pain perception. Veterinary Surgery. 1996;25:6-12.
36. Padilha Filho JG, Selmi AL. Retrospective study of thoracolumbar ventral fenestration trough intercostal thoracotomy and paracostal laparotomy in the dog. Braz J Veter Res An Sci. 1999;36(4).
37. Tanaka H, Nakayama M, Takase K. Usefulness of mielography with multiples views in diagnosis of circumferential location of disc material in dogs with toracolumbar intervertebral disc herniation. J Veter Med Sci. 2004; 66(7):827-33.
38. Gibbons SE *et al.* The value of oblique *versus* ventrodorsal myelographic views foe lesion lateralization in canine thoracolumbar disc disease. J Small Animal Pract. 2006;47(11):658-62.
39. Besalti O *et al.* Magnetic resonance imaging findings in dogs with thoracolumbar intervertebral disk disease: 69 cases (1997-2005). J Amer Veter Med Assoc. 2006;228(6):902-8.
40. Naudé SH *et al.* Association of preoperative magnetic resonance imaging findings with surgical features in Dachshunds with thoracolumbar intervertebral disk extrusion. J Amer Veter Med Assoc. 2008;232(5):702-8.
41. Davis GJ, Brown DC. Prognostic indicators for time to ambulation after surgical decompression in nonambulatory dogs with acute thoracolumbar disk extrusions: 112 Cases. Veter Surg. 2002;31(5):513-8.
42. Culbert LA *et al.* Complications associated with high dose prednisolone sodium succinate therapy in dogs with neurological injury. J Amer An Hosp Assoc. 1998;34:129-34.
43. Levine JM *et al.* Adverse effects and outcome associated with dexamethasone administration in dogs with acute thoracolumbar intervertebral disk herniation: 161 cases (2000-2006). J Amer An Hosp Assoc. 2008; 232(3):411-7.
44. Forterre F. *et al.* Influence of intervertebral disc fenestration at the herniation site in association with hemilaminectomy on recurrence in chondrodystrophic dogs with thoracolumbar disc disease: a prospective MRI study. Veter Surg. 2008; 37(4):399-405.
45. Laim A *et al.* Effects of adjunct eletroacupunture on severity of postoperative pain in dogs undergoing hemilaminectomy because of acute toracolumbar intervertebral disk disease. J Amer Veter Med Assoc. 2009;234(9):1141-6.
46. Joaquim JGF *et al.* Comparison of decompressive surgery, electroacupuncture, and decompressive surgery followed by electroacupuncture for the treatment of dogs with intervertebral disk disease with long-standing severe neurologic deficits. J Amer Veter Med Assoc. 2010; 236(11):1225-9.
47. Hayashi AM, Matera JM, Pinto ACBCF. Evaluation of electroacupuncture treatment for thoracolumbar intervertebral disk disease in dogs. J Amer Veter Med Assoc. 2007;231(6):913-8.
48. Scott HW. Hemilaminectomy for the treatment of thoracolumbar disc disease in the dog: a follow-up study of 40 cases. J Small An Pract. 1997;38:488-94.
49. Trotter EJ. Laminectomia dorsal para o tratamento da discopatia tóraco-lombar. In: Bojrab MJ. Técnicas atuais em cirurgia de pequenos animais. 3. ed Chap. 43. Espanha: Roca;1996. p. 572-84.
50. Shores A. Intervertebral disk syndrome in the dog. Part III: thoracolumbar disk surgery. Comp Cont Educ Pract Veter. 1982;4(1):24-31.
51. Harari J, Marks SL. Surgical treatments for intervertebral disc disease. Veter Clinics North Am Small An Pract. 1992;22(4):899-915.
52. Lubbe AM, Kirberger RM, Verstraete FJM. Pediculectomy for thoracolumbar spinal decompression in the dachshund. J Amer A Hosp Assoc. 1994;30(3):233-8.
53. Moissonnier P, Meheust P, Carozzo C. Thoracolumbar lateral corpectomy for treatment of chronic disk herniation: technique description and use in 15 dogs. Veterinary Surg. 2004;33(6):620-8.
54. Nakama S *et al.* A retrospective study of ventral fenestration for disk diseases in dogs. Journal of Veterinary Medicine Science.1993;55(5):781-784.
55. Toombs JP, Bauer MS. Intervertebral Disc Disease. In: Slatter D. Textbook of small animal surgery. 2. ed. Chap. 75. Philadelphia: WB Saunders; 1993. p. 1070-87.
56. Scott HW, McKee WM. Laminectomy for 34 dogs with thoracolumbar intervertebral disc disease and loss of deep pain perception. J Small An Pract. 1999;40(9):417-22.
57. Olby N. *et al.* Long-term functional outcome of dogs with severe injuries of the thoracolumbar spinal cord: 87 cases (1996-2001). J Amer An Hosp Assoc. 2003;222(6):762-9.

233 Estenose Lombossacra Degenerativa

André Luis Selmi

A articulação lombossacra é frequentemente acometida por processos patológicos que podem levar a sintomas, como dor ou déficits neurológicos. Os sinais clínicos associados à dor lombossacra incluem anormalidade postural, ataxia, tolerância reduzida a exercícios, relutância em subir e descer degraus, enrijecimento dos membros pélvicos, posição alterada da cauda e dor à elevação desta.[1] A compressão dos elementos nervosos desta região produz uma variedade de déficits neurológicos que são citados na literatura como síndrome da cauda equina (SCE). Os achados clínicos mais frequentes são: déficits proprioceptivos dos membros pélvicos, paraparesia, diminuição dos reflexos flexores, ciático e anal, incontinência urinária e fecal, hiper-reflexia patelar e atonia da cauda.[2]

A afecção nem sempre é de fácil diagnóstico, e em várias ocasiões, o uso de exames radiográficos não evidencia objetivamente alterações que poderiam estar envolvidas no processo.[3]

A etiologia da síndrome da cauda equina é amplamente descrita, incluindo protrusão de disco intervertebral (DIV), espondilose, canal vertebral estenosado, discoespondilite, neoplasia primária ou secundária, trauma e embolia fibrocartilaginosa.[2,3]

A maioria dos cães acometidos por afecções lombossacras é inicialmente tratada conservativamente; corticosteroides e anti-inflamatórios não esteroides (AINE) associados a longo período de repouso podem resultar em alguma melhora clínica.

Nos cães, a porção terminal da medula espinal (*conus medularis*) termina próximo de L6. A cauda equina é formada pelos nervos caudais ao *conus medularis*,[4,5] apesar de alguns autores incluírem em sua definição os segmentos caudais e o último par de nervo espinal lombar.[6,7] O canal vertebral é achatado dorsoventralmente próximo à articulação lombossacra. A lâmina de L7, o ligamento amarelo e as facetas articulares de L7 e S1 limitam o forame intervertebral dorsalmente. O corpo vertebral de L7 forma a parede ventral, enquanto seus pedículos o limitam lateralmente. Os pedículos de S1 limitam caudalmente o forame intervertebral. Como o espaço interlaminar entre L7 e S1 é grande, o ligamento amarelo cobre uma área extensa dorsal à cauda equina. Entre o corpo vertebral de L7 e S1 há um DIV, que delimita ventralmente os nervos que formam a cauda equina. Tecido gorduroso envolve e preenche o restante do canal vertebral.

Os nervos periféricos que formam a cauda equina e têm importância clínica são: o nervo ciático, originado nos segmentos medulares L6-L7-S1, e que inerva os músculos extensores da articulação coxofemoral, músculos flexores da articulação femorotibial e os flexores e extensores digitais, tendo função sensitiva cutânea às porções caudal, lateral e cranial distais à articulação femorotibial; o nervo pudendo, originado pelos segmentos medulares S2 e S3, e que inerva os esfíncteres uretral e anal externo e músculos da vulva ou pênis, prepúcio e escroto; o nervo pélvico, originado das raízes nervosas de S2 e S3 e que inerva as vísceras pélvicas e órgãos reprodutivos; e o nervo coccígeo, formado pelos segmentos medulares coccígeos Cc_1 a Cc_5, determinando a função sensorimotora da cauda.[4]

Estudos cinéticos demonstraram que a articulação lombossacra tem maior mobilidade que outras articulações lombares caudais a L3, especialmente durante a extensão e flexão. Isto pode ter influência na alta incidência de doenças degenerativas nesta região.[2]

O termo SCE indica qualquer disfunção localizada na região terminal da coluna lombar e segmento sacral, enquanto estenose lombossacra degenerativa (ELD) refere-se às alterações degenerativas multifatoriais nas quais a degeneração do DIV é a mais importante alteração, acompanhada de proliferação de tecidos moles e ósseos que causam estenose do canal vertebral e compressão da cauda equina.[8]

A ELD normalmente está relacionada com a degeneração discal, podendo ainda ser acompanhada por instabilidade vertebral e mau alinhamento das facetas articulares,[9] anomalias vertebrais,[10] proliferação de tecidos moles, osteocondrose sacral ou processos isquêmicos aos nervos espinais da região.[8] De modo geral, a degeneração discal, decorrente de estresse repetitivo, alterações genéticas ou congênitas, promove o deslocamento das cargas do centro do DIV para as facetas articulares e corpo vertebral, que pode resultar em subluxação sacral e compressão dinâmica da cauda equina. A instabilidade resultante provoca espessamento dos tecidos moles adjacentes, incluindo ligamento interarqueado, fibrose epidural e espessamento de cápsulas articulares. O mecanismo compensatório resulta em espessamento das placas vertebrais terminais e proliferação óssea, produzindo espondilose deformante no aspecto ventral da articulação. O estreitamento do espaço intervertebral e a perda da elasticidade do anel fibroso produzem protrusão discal e resultam em invasão discal por vasos sanguíneos e fibras nervosas, que contribuem com a dor lombossacra.[8]

A ELD é a forma mais comum dentre as doenças lombossacras.[1,5] Cães adultos de raças grandes parecem ser predispostos a tal condição, principalmente entre 5 e 6 anos de idade,[11] com predileção pelas raças Pastor-alemão e cães de trabalho, sendo 2 vezes mais comum em machos do que em fêmeas. Alguns estudos tem demonstrado que cães da raça Pastor-alemão são 8 vezes mais predispostos à doença que cães de outras raças, enquanto a presença de vértebras transicionais na região lombossacra também aumenta o risco da doença em 8 vezes, além de favorecer o aparecimento da doença mais precocemente.[12]

Acredita-se que a degeneração do DIV entre L7 e S1, seguida da formação de osteófitos, seja o agente causador dessa patologia.[13] Associados à perda da função do DIV ocorrem estreitamento do forame intervertebral e subluxação das facetas articulares. Tal fato pode levar a espessamento e invaginação do ligamento interarqueado. A associação de tais processos causaria então a SCE.[13]

Os sintomas associados às afecções lombossacras, incluindo a ELD, são: postura alterada, ataxia, dificuldade para se levantar, fraqueza dos membros pélvicos e tolerância reduzida a exercícios; porém, esses são sinais comuns a outras doenças.[1,5] A compressão das estruturas nervosas produz sinais como dor, déficit proprioceptivo, paraparesia; hiporreflexia dos reflexos cranial tibial, gastrocnêmio e flexores digitais, indicando envolvimento do nervo ciático. O reflexo patelar apresenta-se normal ou nota-se pseudo-hiper-reflexia, devido à flacidez dos músculos semimembranoso e semitendinoso, inervados pelo ciático, e que antagonizam a contração do quadríceps femoral, inervado pelo nervo femoral. Tal fato é diferenciado de lesão em neurônio motor superior por observação da flexão da articulação tibiotársica quando do estímulo do reflexo flexor. A ausência de flexão indica lesão do nervo ciático.[2,5,14] O reflexo anal, que indica a integridade do nervo pudendo, poderá estar normal ou diminuído. O tônus anal poderá estar diminuído apesar da presença de reflexo anal; então a palpação retal e a observação da região perineal são de auxílio no diagnóstico. A incontinência urinária, com bexiga urinária facilmente esvaziada por palpação abdominal, indica lesão do nervo pudendo.[14] Atonia da cauda e automutilação secundária à disestesia também são observadas em alguns animais, sendo o primeiro indicativo de comprometimento do nervo coccígeo.[7] Alguns cães apresentam lateralização clara dos sinais clínicos, normalmente em decorrência de compressão da raiz nervosa de L7 ou S1, com evidente dor, que pode ser identificada melhor durante extensão do membro acometido acompanhado de pressão por palpação da região lombossacra.[8]

O sintoma mais consistente é dor à palpação lombossacra. O teste de lordose, apesar de difícil de ser realizado, normalmente provoca desconforto nos animais mais estoicos. O teste consiste na extensão dos membros pélvicos e compressão dos processos espinhosos de L7 e S1 com o animal em posição quadrupedal, porém não é necessário naqueles animais que apresentaram dor na simples palpação da referida região.[1,2,13]

A dor pode ser originada pela compressão da raiz nervosa (dor radicular) ou meninges (dor meníngea), ou ser decorrente da degeneração e ruptura do anel fibroso (dor discogênica). A presença de dor em pacientes durante exercício foi atribuída a maior demanda circulatória devido à compressão arterial próxima ao forame intervertebral.[5]

O diagnóstico é baseado em história, sinais e exames clínicos. Mesmo tendo-se suspeita de doença lombossacra, deve-se excluir completamente a possibilidade de qualquer outra lesão musculoesquelética sintomática.[2] Um minucioso exame neurológico e ortopédico é necessário para a correta localização e diferenciação de outras afecções, pois a coexistência de outras condições neurológicas pode dificultar o diagnóstico. Lesões degenerativas na articulação do quadril ou mesmo alterações nos joelhos são frequentemente encontradas, entretanto é preciso considerar que afecções ortopédicas podem causar dor e alteração da marcha, mas não causam alterações neurológicas.

O diagnóstico definitivo é baseado em exames radiográficos simples, contrastados ou por outras modalidades de diagnóstico por imagem como tomografia computadorizada (TC) e ressonância magnética (RM), que têm se tornado mais amplamente utilizadas.[7,8,15]

Radiografias simples ou contrastadas devem ser realizadas em posição neutra e de estresse. As alterações incluem redução do espaço intervertebral, esclerose ou lise das bordas articulares vertebrais, espondilose, estenose do canal vertebral, desalinhamento lombossacro e vértebras transicionais; mas a presença dessas alterações não é patognomônica de SCE, podendo ser indicativas de outros processos.[4,13] Deve-se lembrar que os achados radiográficos podem ser sugestivos da ELD, e que a ausência dos mesmos não exclui a doença.[16]

As consequências neurológicas da estenose do canal vertebral ou forame intervertebral podem ter tanto origem na proliferação de tecidos moles quanto tecido ósseo, bem como a associação de ambos. Entretanto, a sintomatologia poderá ocorrer por alteração dos elementos nervosos sem alteração de outras estruturas, daí a importância de estudos radiográficos simples em estresse e contrastados.[4]

O estresse radiográfico em flexão e extensão é útil na determinação de instabilidades da articulação lombossacra. Em flexão, o espaço intervertebral apresenta-se paralelo ou em forma de cunha com o ápice voltado ventralmente; em extensão, a cunha apresenta-se com o ápice voltado dorsalmente. Uma linha imaginária traçada na porção mais dorsal dos corpos vertebrais lombares permanece alinhada ao sacro em posição radiográfica neutra, e deslocada dorsal ou ventralmente durante extensão ou flexão, respectivamente, indicando lesão dinâmica.[1,4,7]

A mielografia é método criticado por alguns autores porque o saco dural e o espaço subaracnoide terminam cranialmente ao espaço vertebral de interesse em alguns animais,[1,7,8] apesar de ter sido empregada com sucesso.[2] A realização de exames contrastados durante a extensão e a flexão da região lombossacra apresentou melhores resultados,[17] e na opinião de Hathcock *et al.* tem sido empregada com sucesso, ficando evidente em compressões dinâmicas o agravamento da compressão durante a extensão articular e a diminuição durante a flexão. Essa observação corrobora os achados de postura flexionada em alguns animais com ELD durante o exame físico, pois a flexão lombossacra promove aumento do canal vertebral e do forame intervertebral, com consequente alívio da compressão das estruturas nervosas envolvidas, sendo considerada uma posição antiálgica.

A discografia é considerada uma técnica conclusiva, demonstrando a direção e a extensão da protrusão do DIV, sendo diagnóstica em 67% dos casos.[4,7] Hoje em dia não é empregada devido à maior disponibilidade de modalidades de diagnóstico menos invasivas e pelo fato de que a punção do DIV, por si só, pode iniciar o processo degenerativo discal.[7]

A epidurografia é outra técnica radiográfica de fácil aplicação, que identifica compressão ou estenose do canal vertebral em 78% dos casos em que se suspeite de compressão da cauda equina,[7] no entanto está em desuso pela facilidade de exames que conferem maiores informações, como a RM e a TC.

A TC oferece a vantagem de demonstrar melhor os contrastes nos tecidos moles e de imagens transversais. As alterações observadas no exame tomográfico incluem perda da gordura epidural, aumento da opacidade no forame intervertebral, espondilose, deslocamento do saco dural, estenose foraminal, estenose do canal vertebral, espessamento dos processos articulares, subluxação de processos articulares e osteofitose,[18] além de protrusão discal, espessamento do ligamento interarcuado e cápsulas articulares.[8]

A RM possibilita maior detalhamento da degeneração discal, saco dural e compressão radicular,[8] e tem sido o meio complementar de diagnóstico de escolha do autor. Um estudo avaliando o grau de compressão observado na RM com os achados clínicos demonstrou não haver correlação entre os dados, já que cães com lesões compressivas mínimas podem apresentar sinais clínicos acentuados.[19]

O tratamento conservador inclui o uso de analgésicos, AINE, repouso e perda de peso, mas os resultados podem não ser uniformes. Não são encontrados na literatura estudos que apoiem a terapia conservativa como modalidade de tratamento em cães com ELD, sobretudo em animais com déficits neurológicos. O uso epidural de metilprednisolona (1 mg/kg) foi avaliado recentemente, demonstrando resposta favorável em 79% dos pacientes tratados, com uma aplicação inicial seguida por outras duas aplicações sucessivas após 2 e 6 semanas, respectivamente. É importante salientar que a resposta favorável só foi obtida em cães sem déficits proprioceptivos, ou incontinência urinária ou fecal,[20] o que não reflete a realidade dos casos atendidos na rotina brasileira. O autor tem empregado essa modalidade de tratamento em alguns pacientes, nos quais os déficits neurológicos são discretos, incluindo déficits de propriocepção, com resolução dos sinais clínicos em aproximadamente 60% dos cães. Observou-se também a piora subaguda em 15% dos pacientes devido a possível meningite asséptica, irritativa, em decorrência da administração do acetato de metilprednisolona, que apresentou melhora com administração de analgésicos e anti-inflamatórios por via oral.

A indicação cirúrgica na ELD deve ser considerada sempre que a terapia conservativa não surtir resultados satisfatórios em pacientes com dor ou quando déficits neurológicos estiverem presentes.

As técnicas cirúrgicas descritas baseiam-se em descompressão dorsal e excisão de tecidos moles hipertrofiados ou distração e fusão dorsal da articulação lombossacra. A realização de facetectomia adicional à laminectomia deve ser considerada nos casos em que o exame clínico revele exacerbação unilateral dos sintomas.[3,8,13]

A laminectomia dorsal continua sendo a técnica de eleição no tratamento da ELD, com resultados satisfatórios variando entre 80%[21] e 93%[22] dos cães com ELD. A realização de anulectomia dorsal (remoção da porção dorsal do anel fibroso seguida de fenestração) não é obrigatória na técnica descompressiva, apesar de propiciar melhor alívio do quadro compressivo,[8] entretanto é preciso considerar o maior risco de lesão às raízes nervosas e ao seio venoso.

A foraminotomia tem sido apresentada como uma alternativa cirúrgica naqueles cães com sinais clínicos lateralizados e evidentes alterações nos estudos de imagem, em especial TC e RM, com menor trauma cirúrgico ao paciente, podendo ser realizada por abordagem dorsolateral,[23] transilíaca,[24] ou por mini-hemilaminectomia e videoassistida.[25] Apesar dos estudos, o emprego clínico da técnica ainda precisa ser avaliado a médio e longo prazos.

A técnica de fixação e fusão de L7 e S1 é indicada em cães com subluxação ventral de S1,[26] no intuito de restabelecer a largura do espaço intervertebral e forame, diminuindo a compressão nas estruturas neurais e promovendo o alinhamento do assoalho vertebral.[8] Estudos recentes demonstram resultados alentadores em cães submetidos a laminectomia dorsal seguida da fixação por parafusos transarticulares.[27] Outra opção para fixação entre L7 e S1 é por meio de parafusos pediculares.[28,29] Estudos biomecânicos sugerem que a técnica possa ser utilizada em cães com resultados clínicos encorajadores, entretanto são necessários estudos a longo prazo para verificar o seu real benefício.[29] Uma limitação da fixação pedicular é o tamanho dos implantes que somente podem ser utilizados em cães de grande porte, uma vez que o pedículo vertebral deve ter largura suficiente para acomodar parafusos que variam entre 3,5 e 4 mm de espessura.

O prognóstico dos cães acometidos por ELD dependerá da causa, da gravidade dos sintomas neurológicos e da duração da doença. Normalmente espera-se êxito em torno de 80%, porém indivíduos com disfunções neurológicas crônicas podem ter recuperação incompleta. Pacientes com incontinência urinária ou fecal apresentam prognóstico desfavorável, enquanto em cães com incontinência urinária crônica o prognóstico é mau.[21] O autor inclui nesta última categoria cães com atrofia muscular grave e paraplégicos.

■ Referências

1. Ness MG. Degenerative lumbosacral stenosis in the dog: A review of 30 cases. J Small Anim Pract. 1994;35:185-90.
2. Wheeler SJ. Lumbosacral disease. In: Moore MP. Diseases of the spine. Vet Clin Nor Am Small anim Pract. 1992;22(4):937-50.
3. Prata RG. Diseases of the lumbosacral spine. In: Bojrab MJ. Disease mechanism in small animal surgery. Chap. 134. Philadelphia: Lea & Febiger, 1993. p. 987-98.
4. Morgan JP, Bailey CS. Cauda equina syndrome in the dog: Radiographic evaluation. J Small Anim Pract. 1990;31:69-77.
5. Palmer RH, Chambers JN. Canine lumbosacral diseases. Part I. Anatomy, pathophysiology, and clinical presentation. Comp Cont Educ Pract Vet. 1991;13(1):61-8.
6. Delahunta A. Veterinary neuroanatomy and clinical neurology. 2. ed. Philadelphia: Saunders; 1983. p. 61-4.
7. Barthez PY, Morgan JP, Lipsitz D. Discography and epidurography for evaluation of the lumbosacral junction in dogs with cauda equina syndrome. Vet Radiology & Ultrasound. 1994;35(3):152-7.
8. Meij BP, Bergknut N. Facet joint geometry and intervertebral disk degeneration in the L5-S1 region of the vertebral column in German Shepherd dogs. Vet Clin Nort Am. Small Anim Pract. 2010;40(5):983-1009.
9. Seiler GS. *et al.* Facet joint geometry and intervertebral disk degeneration in the L5-S1 region of the vertebral column in German Shepherd dogs. Am J Vet Res. 2002;63(1):86-90.
10. Damur-Djuric N. *et al.* Lumbosacral transitional vertebrae in dogs: classification, prevalence, and association with sacroiliac morphology. Vet Radiology & Ultrasound. 2006;47:32-8. doi: 10.1111/j.1740-8261.2005.00102.x
11. Mattoon JS, Koblik PD. Quantitative survey radiographic evaluation of the lumbosacral spine of normal dogs and dogs with degenerative lumbosacral stenosis. Vet Radiology & Ultrasound. 1993;34:194-206. doi: 10.1111/j.1740-8261.1993.tb02005.x
12. Flückiger MA *et al.* lumbosacral transitional vertebra in the dog predisposes to cauda equina syndrome. Vet Radiology & Ultrasound. 2006;47:39-44. doi: 10.1111/j.1740-8261.2005.00103.x
13. Palmer RH, Chambers JN. Canine lumbosacral diseases. Part II. Definite diagnosis, treatment, and prognosis. Comp Cont Educ Pract Vet. 1991;13(2):213-21.
14. Wheeler SJ, Sharp NJE. Small animal spinal disorders. Diagnosis and surgery. London: Mosby-Wolfe, 1994. Chap. 10: Lumbosacral disease, p. 122-34.
15. Morgan JP *et al.* Lumbosacral transitional vertebrae as a predisposing cause of cauda equina syndrome in German Shepherd Dogs: 161 cases (1987-1990). J Am Vet Med Assoc. 1993;202(11):1877-82.
16. Steffen F *et al.* A follow-up study of neurologic and radiographic findings in working German Shepherd Dogs with and without degenerative lumbosacral stenosis. J Am Vet Med Assoc. 2007;231(10):1529-33.
17. Hathcock JT *et al.* Comparison of three radiographic contrast procedures in the evaluation of the canine lumbosacral spinal canal. Vet Radiology & Ultrasound. 1988;29:4-15. doi: 10.1111/j.1740-8261.1988.tb01739.x
18. Ramirez O, Thrall DE. A review of imaging techniques for canine cauda equina syndrome. Vet Radiology & Ultrasound. 1988;39:283-96. doi: 10.1111/j.1740-8261.1998.tb01608.x
19. Philipp DM *et al.* Association of cauda equina compression on magnetic resonance images and clinical signs in dogs with degenerative lumbosacral stenosis. J Am Anim Hosp Assoc. 2002;38:555-62.
20. Janssens L, Béosier Y, Daems R. Lumbosacral degenerative stenosis in the dog.The results of epidural infiltration with methylprednisolone acetate: a retrospective study. Vet Comp Orthop Traum. 2009;6:486-91.
21. De Risio L *et al.* Predictors of outcome after dorsal decompressive laminectomy for degenerative lumbosacral stenosis in dogs: 69 cases (1987-1997). J Am Vet Med Assoc. 2001;219(5):624-8. doi: 10.2460/javma.2001.219.624
22. Danielsson F, Sjöström L. Surgical treatment of degenerative lumbosacral stenosis in dogs. Vet Surg. 1999;28:91-8. doi: 10.1053/jvet.1999.0091
23. Gödde T, Steffen F. Surgical treatment of lumbosacral foraminal stenosis using a lateral approach in twenty dogs with degenerative lumbosacral stenosis. Vet Surg. 2007;36:705-13. doi: 10.1111/j.1532-950X.2007.00324.x
24. CArozzo C *et al.* Transiliac approach for exposure of lumbosacral intervertebral disk and forame: technique description. Vet Surg. 2008;37:27-31. doi: 10.1111/j.1532-950X.2007.00345.x
25. Wood BC *et al.* Endoscopic-assisted lumbosacral foraminotomy in the dog. Vet Surg. 2004;33:221-31. doi: 10.1111/j.1532-950X.2004.04033.x
26. Slocum B, Slocum TD. L7-S1 fixation – fusion for cauda equina compression. An alternative view. In: Slatter D. Textbook of small animal surgery. Chap. 77. Philadelphia: Saunders, 1993. p. 1105-10.
27. Hankin EJ *et al.* Transarticular facet screw stabilization and dorsal laminectomy in 26 dogs with degenerative lumbosacral stenosis with instability. Vet Surg. 2012;41:611-9. doi: 10.1111/j.1532-950X.2012.01002.x
28. Meij BP *et al.* Biomechanical flexion-extension forces in normal canine lumbosacral cadaver specimens before and after dorsal laminectomy–discectomy and pedicle screw-rod fixation. Vet Surg, 2007; 36:742-51. doi: 10.1111/j.1532-950X.2007.00331.x
29. Smolders LA *et al.* Pedicle screw-rod fixation of the canine lumbosacral junction. Vet Surg. 2012; 41:720-2. doi: 10.1111/j.1532-950X.2012.00989.

234 Síndrome de Wobbler

Ronaldo Casimiro da Costa

Introdução e definição

A síndrome de Wobbler ou espondilomielopatia cervical caudal (EC) é uma doença comum da coluna cervical de cães de grande porte. A EC é caracterizada por compressões estáticas e dinâmicas da medula espinhal, raízes nervosas ou ambas, causando uma gama de sinais neurológicos, bem como dor cervical. A EMC é uma doença de controvérsias. Poucas doenças em medicina veterinária receberam no mínimo 14 denominações; síndrome de Wobbler, instabilidade cervical, malformação/má articulação cervical, e espondilopatia cervical são alguns dos termos encontrados na literatura.[1]

Incidência e prevalência

A EC é a doença mais comum da coluna cervical de cães de grande porte e cães gigantes. Um levantamento recente nos EUA indica que 5,5% dos Dobermanns e 4,2% dos Dogues Alemães são acometidos pela doença.

Etiologia e fisiopatogenia

A causa da EMC ainda é desconhecida; a herança genética, o desenvolvimento congênito, a conformação corporal e os distúrbios nutricionais são algumas das causas propostas.[1] Acredita-se atualmente que tanto a nutrição quanto a conformação corporal não parecem desempenhar papel significativo no desenvolvimento da doença.[2] Estudos tomográficos em Dobermanns neonatos sugerem que a EMC seja uma doença congênita.[3] Embora ainda não exista evidência de que a EMC seja hereditária, o fato de que duas raças (Dobermann e Dogue-alemão) apresentem alta prevalência da doença sugere que seja provável que a doença tenha um componente hereditário.

A fisiopatogenia da EMC está sendo ativamente investigada e, embora não totalmente definida, sabe-se que envolve fatores estáticos e dinâmicos.[4] O principal mecanismo estático é a estenose vertebral cervical. Essa estenose cervical pode ser relativa, na qual não há compressão medular direta, ou absoluta, em que há compressão medular. A estenose relativa predispõe o paciente ao desenvolvimento da EMC porque promove menor espaço para a medula espinhal acomodar compressões medulares. É importante ressaltar que muitos cães Dobermanns normais (sem nenhum sinal de EMC) têm protrusão discal e compressão medular e não desenvolvem a doença.[5,6] A razão essencial para isso é o fato de terem canal vertebral de maior diâmetro (sem estenose relativa) em comparação com Dobermanns com EMC.[5]

De modo geral, a patogenia da EMC pode ser dividida em: (1) causada por protrusões discais e (2) causada por compressões ósseas.[1] Lesões compressivas causadas unicamente por hipertrofia ligamentar são incomuns, embora hipertrofia ligamentar esteja frequentemente associada às formas discais e ósseas da EMC (Figuras 234.1 e 234.2).

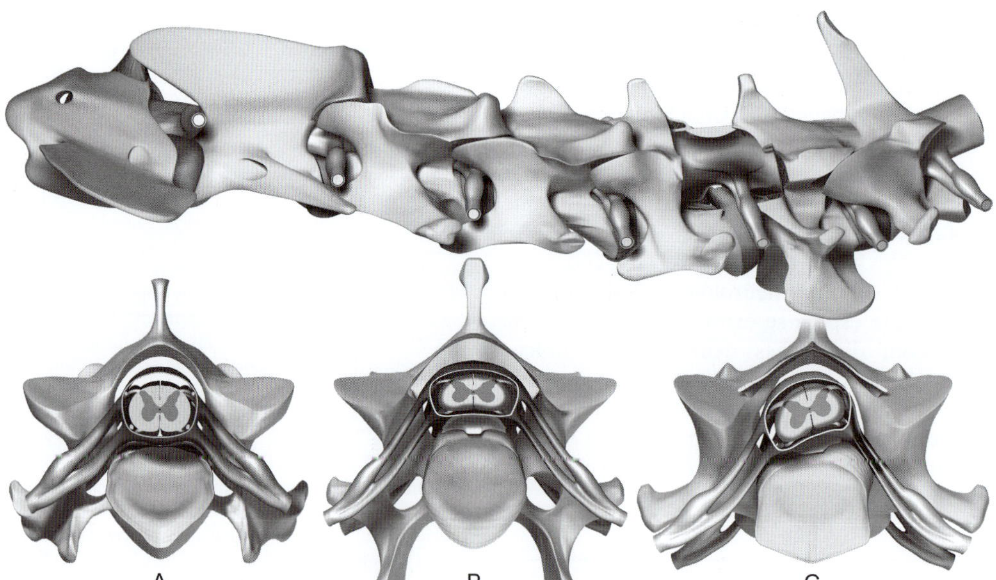

Figura 234.1 Espondilomielopatia cervical causada por protrusão do disco intervertebral (DIV). Observe compressão ventral da medula espinhal e raízes nervosas em associação a hipertrofia do ligamento flavo na região de C5-C6 na imagem na parte superior da figura. **A.** Medula espinhal e raízes nervosas sem compressão. **B.** Compressão ventral da medula espinhal causada por protrusão do DIV e hipertrofia do ligamento longitudinal dorsal, e discreta compressão dorsal causada por hipertrofia do ligamento flavo. **C.** Compressão assimétrica da medula espinhal e raízes nervosas no nível de C6-C7.

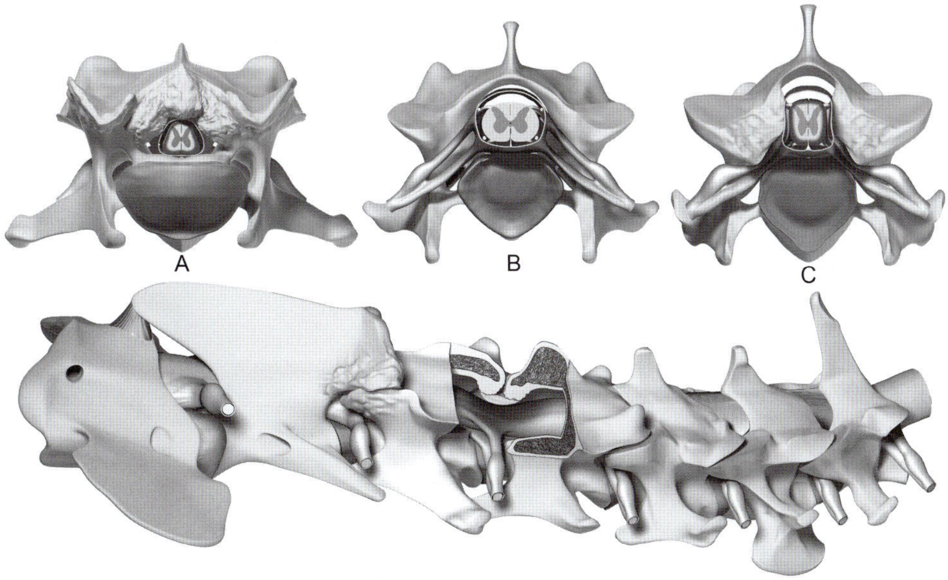

Figura 234.2 Espondilomielopatia cervical causada por compressões ósseas. **A.** Compressão dorsolateral da medula espinhal na região de C2-C3 causada por malformação óssea e osteortrose dos processos articulares. **B.** Medula espinhal e raízes nervosas sem compressão. **C.** Compressão bilateral da medula espinhal e raízes nervosas no nível de C4-C5 causada por proliferação medial dos processos articulares. A imagem longitudinal da medula espinhal demonstra compressão dorsal da medula espinhal em C3-C4 secundária a malformação e osteoartrose da lâmina vertebral e hipertrofia do ligamento flavo. Lesões osteoartríticas são também demonstradas nos processos articulares de C2-C3.

A forma discal da EMC é observada principalmente em cães de grande porte, principalmente em Dobermanns de meia-idade (aproximadamente 6 anos). Três mecanismos atuam em conjunto para provocar a doença:

- Estenose vertebral relativa
- Forças biomecânicas excessivas de rotação axial na região caudal da coluna cervical
- Protrusão de discos intervertebrais de maior espessura (comparados com aqueles de cães sem EMC).

Os cães Dobermanns com a forma discal de EMC nascem com estenose relativa do canal vertebral cervical. Esta estenose relativa não causa por si compressão medular, mas faz com que eles tenham menor capacidade de acomodar compressões medulares. Além disso, estudos morfométricos e biomecânicos provaram que a região cervical caudal apresenta 3 vezes mais rotação axial que a região cervical cranial.[7,8] Entre as quatro forças biomecânicas que atuam na coluna cervical (flexão ventral, extensão dorsal, flexão lateral e rotação axial), a rotação axial é a principal força biomecânica a causar degeneração dos discos intervertebrais. Isto explica por quê as compressões discais geralmente ocorrem nos discos intervertebrais (DIV) da região cervical caudal (discos C5-6 e C6-C7).

Os Dobermanns com EMC têm DIV de maior espessura, comparados aos Dobermanns sem EMC.[5] Quando os discos de cães com EMC sofrem protrusão, isso provoca maior volume compressivo dentro do canal vertebral cervical. Considerando que cães com EMC têm um canal vertebral de diâmetro reduzido (estenose), essa combinação de estenose relativa e protrusão discal de maior volume culmina com a manifestação clínica da EMC (Figura 234.1).

A fisiopatologia da EMC associada a compressões ósseas é diferente. A forma óssea da EMC é vista principalmente em cães de raças gigantes nos primeiros anos de vida. Enquanto os cães de grande porte têm estenose relativa do canal vertebral, a estenose em cães gigantes é absoluta, e provoca compressão direta da medula espinhal. Essa estenose absoluta do canal vertebral leva à compressão da medula espinhal de três maneiras: *dorsal,* devido a malformação da lâmina vertebral e/ou proliferação do ligamento flavo; *dorsolateral,* secundária à proliferação osteoartrótica dos processos articulares, e *lateral* (uni ou bilateral), devido à malformação dos pedículos vertebrais[1] (Figura 234.2).

Além da contribuição da estenose vertebral mencionada anteriormente, existe também um componente dinâmico extremamente importante na fisiopatologia da EMC, caracterizado por lesões repetitivas da medula espinhal com movimentos de flexão e extensão da coluna vertebral. Atualmente esse componente dinâmico é considerado o principal fator na patogenia da mielopatia espondilótica cervical, uma doença de humanos muito similar à EMC.[4,9,10] Esse mecanismo dinâmico é diferente da instabilidade cervical, que embora seja muito citada na literatura veterinária, nunca foi documentada ou comprovada. Parece provável que não haja instabilidade quando os cães desenvolvem sinais de EMC, pois geralmente apresentam degeneração avançada dos DIV ou dos processos articulares, e ambas tendem a diminuir a mobilidade intervertebral. Se a instabilidade precede ou não o desenvolvimento dessas alterações ainda precisa ser demonstrado.

■ Manifestações clínicas

▪ Resenha e histórico clínico

A EMC é uma doença de cães de raças de grande porte e gigantes. As principais raças de grande porte, além do Dobermann, são o Dálmata e o Weimaraner. Recentemente, o autor tem observado aumento da incidência em Pastores-alemães. Entre os cães gigantes, além do Dogue-alemão, o Mastiff, o Rottweiler e Boiadeiro Bernês (Bernese Mountain dog) também apresentam alta prevalência da doença. De modo geral, a EMC tem início distinto de acordo com a raça.

A maioria dos Dobermanns e outras raças de grande porte com a forma discal da EMC desenvolve a doença em torno de 6 anos de idade, variando de 3 a 11 anos de idade. É muito incomum observar a EMC em cães de grande porte com menos de 3 anos de idade. Por outro lado, cães gigantes com a forma óssea de EMC frequentemente desenvolvem a doença com menos de 3 anos de idade. A idade média em cães gigantes é 3,8 anos. Em alguns, observa-se a doença em cães um pouco mais velhos, em torno de 6 a 7 anos de idade.[1]

A maioria dos cães com EMC demonstra histórico progressivo de sinais clínicos. Os proprietários notam que eles estão arrastando os membros pélvicos, estão fracos ou incoordenados. Alguns cães apresentam sinais de dor cervical, geralmente demonstrando postura com a cabeça mais baixa e evitando movimentar muito a região cervical.

Sintomas

O sintoma clássico em cães com síndrome de Wobbler é a ataxia proprioceptiva (incoordenação) nos membros pélvicos. O andar é incoordenado com passadas com amplitude exagerada, geralmente com base ampla. Quando a paresia (fraqueza) também ocorre, pode-se ouvir os cães arrastando as patas. O envolvimento dos membros torácicos tende a ser menos óbvio na maioria dos casos, mas com uma avaliação cuidadosa da locomoção geralmente observam-se passadas com amplitude exagerada ou reduzida, paresia ou ataxia proprioceptiva. Em alguns casos, há assimetria da paresia nos membros torácicos e esses cães podem ser apresentados com a queixa de claudicação, mas que na verdade é quase como uma monoparesia.

A maioria dos cães com síndrome de Wobbler apresenta déficits proprioceptivos, contudo uma porcentagem razoável de casos, principalmente aqueles com sintomas bem crônicos, podem não demonstrar déficits proprioceptivos apesar de terem ataxia proprioceptiva. Isto se deve à organização somatotópica dos tratos sensitivos na medula espinhal, e o fato de a propriocepção consciente (avaliada com o teste de propriocepção) e a inconsciente (que se manifesta como ataxia proprioceptiva) serem conduzidas por tratos diferentes.[11]

A dor cervical é um sinal relativamente comum tanto em cães de grande porte como em gigantes. Como a maioria dos cães apresenta compressão(ões) na região cervical caudal, a palpação cuidadosa dos processos transversais vertebrais nessa região pode induzir dor cervical. Recomenda-se evitar manipulações cervicais forçadas pois elas podem causar piora do quadro neurológico.[1]

Em alguns casos (aproximadamente 5 a 10%), cães com EMC podem apresentar-se em tetraparesia não ambulatória. O prognóstico desses cães não é necessariamente pior, mas há a necessidade de intervenção terapêutica o mais breve possível.

Diagnóstico

O diagnóstico da EMC é baseado em técnicas de neuroimagem. As radiografias simples servem para descartar outros diagnósticos diferenciais que podem mimetizar a EMC, como neoplasias, discoespondilite ou trauma, mas não existem achados radiográficos que permitam o diagnóstico definitivo da EMC. Algumas alterações radiográficas são sugestivas de EMC, mas infelizmente também são observadas em aproximadamente 25% dos cães normais.[12] Os achados radiográficos vistos em cães com a forma discal de EMC são o colapso do espaço intervertebral, a alteração na forma do corpo vertebral, principalmente da placa fisária cranial, assumindo um formato mais triangular, e a rotação dorsal do corpo vertebral (*tipping*). Em cães com a forma óssea da EMC, podem-se observar alterações osteoescleróticas dos processos articulares nas projeções lateral e ventrodorsal. Em alguns casos, essas lesões podem ser muito pronunciadas.

Mielografia

A mielografia foi o teste de eleição para o diagnóstico da EMC por muitos anos, até um estudo recente demonstrar que a mielografia pode indicar o local incorreto da lesão ou subestimar a gravidade da compressão medular.[13] Contudo, em muitas regiões não existem outras alternativas diagnósticas além da mielografia. Para que o local da compressão medular seja identificado com o máximo de precisão, deve-se sempre realizar dupla exposição (lateral e ventrodorsal), e em caso de dúvida, deve-se obter também projeções oblíquas esquerda e direita. Uma complicação frequente da mielografia cervical em cães com Wobbler (observada em 25% dos cães) é o desenvolvimento de convulsões pós-mielografia.[14] Para minimizar o risco de convulsões podem-se utilizar injeções de contraste na região lombar e iniciar a mielografia com doses máximas de contraste não iônico (p. ex., io-hexol, iopamiron, iotrolana) de 8 mℓ (aumentando a dose, quando necessário). Em caso de injeções cervicais deve-se manter a cabeça elevada por, no mínimo, 15 min para diminuir a migração de contraste para o encéfalo. Outra complicação comum da mielografia é a piora temporária do quadro clínico, contudo a maioria dos cães retorna à condição clínica pré-mielografia em 48 a 72 h.

A avaliação mielográfica dinâmica (baseada em projeções mielográficas em flexão, extensão e tração), embora muito discutida na literatura, é muito subjetiva e pode causar piora do quadro clínico.[15] Atualmente recomenda-se utilizar somente a tração linear cervical, evitando-se posições em flexão ou extensão cervical. Quando da aplicação da tração deve-se dar preferência ao uso de colar cervical e pesos equivalentes a no máximo 20% do peso do paciente.[13]

Tomografia computadorizada

A tomografia computadorizada (TC) apresenta a vantagem de favorecer cortes transversais da coluna cervical e, quando combinada à mielografia, facilitar a identificação precisa de local e direção da compressão medular.[16] A TC é também um teste rápido que possibilita ser realizado sob sedação em alguns casos (desde que contrastes intravenosos ou subaracnóideos não sejam utilizados). Infelizmente a TC sem injeção de contraste (mielografia) não favorece por si só a identificação precisa do local da lesão. Portanto, a TC com mielografia também pode causar as mesmas complicações observadas com a mielografia convencional.

Ressonância magnética

A ressonância magnética (RM) é a técnica de eleição para investigação diagnóstica de cães suspeitos de terem EMC.[1,13] A grande vantagem da RM é que ela possibilita avaliação do parênquima da medula espinhal e a aquisição da imagem em vários planos (transversal, sagital e dorsal), possibilitando, assim, a localização precisa da(s) compressão(ões) medular(es). As alterações do parênquima medular com hipersinal em imagens ponderadas em T2 são observadas em aproximadamente 50% dos casos e favorecem identificação precisa da pior compressão medular. Isto é importante principalmente em cães de raças gigantes, pois em torno de 50% dos cães com lesões ósseas apresentam múltiplas lesões compressivas.[17]

Tratamento

O tratamento da EMC pode ser realizado de maneira conservadora (médica) ou cirúrgica. Por muitos anos, o tratamento médico foi considerado um modo paliativo de tratamento, no qual os cães que o receberam apresentaram piora progressiva, tendo que ser eutanasiados dentro de meses. O tratamento cirúrgico era considerado o único tratamento realmente eficaz e recomendado para abordagem da EMC. Hoje sabe-se que ambas as afirmações não são totalmente corretas. Tanto o tratamento médico como o cirúrgico podem ser usados para cães com EMC, com o tratamento médico propiciando resultados razoáveis e o tratamento cirúrgico, bons resultados.

Tratamento médico

O ponto mais importante do tratamento médico é a restrição de atividades, em que não é permitido que o cão corra, pule ou brinque com atividades como cabo de guerra (ou seja, qualquer atividade de alto impacto). Não há necessidade de confinamento em um canil, mas o cão não pode ficar solto no quintal. O ideal é que o animal fique restrito a um pequeno espaço, de preferência sem pular ou ficar muito agitado. A base teórica da restrição de atividades é a de minimizar o componente dinâmico da lesão da medula espinhal.[1] Essa restrição de atividades deve se dar de modo mais rigoroso no início do tratamento (primeiros 2 meses), mas permanente, para o resto da vida do cão. As coleiras cervicais de qualquer maneira, principalmente as tipo "enforcadeiras", devem ser evitadas, e o animal deve ser conduzido em caminhadas com um peitoral tipo *harness*.

Além da restrição de atividades, recomenda-se a utilização de corticosteroides, como prednisona na dose de 0,5 a 1,0 mg/kg, a cada 12 a 24 h, diminuindo progressivamente a dose a cada 7 a 10 dias, até chegar a 0,5 mg/kg a cada 48 h, e interromper o uso após 4 a 8 semanas. O uso de corticosteroides no tratamento da EMC é baseado no mecanismo de redução do edema vasogênico da medula espinhal e no possível efeito de redução da apoptose de oligodendrócitos.[18-20] Embora os corticosteroides sejam bem seguros na maioria dos cães, alguns cães desenvolvem úlceras gástricas ou intestinais que podem chegar à perfuração, portanto recomenda-se o uso da famotidina ou omeprazol de modo profilático, sempre que a prednisona for utilizada.

Nos casos em que os cães tenham muita dor cervical, mas poucos sinais neurológicos ou, naqueles casos em que os corticosteroides causem muitos efeitos colaterais, recomenda-se o uso de anti-inflamatórios não esteroides (AINE). Embora muitos AINE possam ser utilizados, na opinião do autor, o meloxicam (0,1 mg/kg a cada 24 h) parece apresentar melhor eficácia.

Tratamento cirúrgico

Comparado ao tratamento médico, o tratamento cirúrgico oferece melhores possibilidades de recuperação neurológica e, dependendo da técnica cirúrgica, mais chances de sustentar a melhora clínica a longo prazo. Infelizmente há grandes controvérsias quanto ao tipo de cirurgia a ser utilizada para cães com EMC. Mais de 23 técnicas cirúrgicas foram publicadas para o tratamento da EMC, e a maioria delas é indicada para cães com EMC discal.[1,21] Todas as técnicas cirúrgicas podem ser classificadas, de acordo com o objetivo a ser alcançado:

- Descompressão direta: fenda ventral (*ventral slot*), laminectomia dorsal ou hemilaminectomia
- Descompressão indireta: aquelas nas quais se fazem a distração do espaço intervertebral e a estabilização. Essas técnicas geralmente são realizadas em associação à fenda ventral parcial, e envolvem o uso de implantes metálicos ou de polimetilmetacrilato
- Técnica com preservação da mobilidade intervertebral: esta é uma categoria nova que envolve o uso de DIV artificiais (próteses discais). Esta técnica é realizada em combinação com uma minifenda ventral.[22]

A EMC causada por protrusão do DIV pode ser tratada por qualquer uma das técnicas descritas anteriormente e a escolha da técnica é dependente principalmente de critérios subjetivos, como a preferência do cirurgião. Muitos casos são tratados com a fenda ventral, pois é uma técnica simples, que não envolve o uso de implantes. O uso de implantes metálicos que não sejam de titânio impede a realização de ressonância magnética pós-operatória.

A forma óssea da EMC geralmente é tratada com técnicas descompressivas dorsais, como a laminectomia dorsal ou a hemilaminectomia, mas pode também ser tratada por métodos de descompressão indireta.[23]

Prognóstico

De modo geral, aproximadamente 50% dos cães com EMC melhoram com o tratamento médico, enquanto 80% melhoraram com tratamento cirúrgico.[24-26] Com base nesses índices pode-se perceber que o tratamento cirúrgico oferece melhores chances de sucesso. Um dado importante em relação ao tratamento médico é que aproximadamente 25% dos cães são mantidos em um quadro estável (sem piora ou melhora) a longo prazo. Isso pode ser considerado bom ou ruim, dependendo da condição clínica do paciente. Infelizmente, o tempo de sobrevida de cães com EMC, independentemente do método de tratamento, é o mesmo. Um estudo demonstrou que a sobrevida mediana de 76 cães com EMC (33 com tratamento cirúrgico e 43 com tratamento médico) foi idêntica (36 meses).[25] Não se sabe ao certo por que mesmo os cães tratados de maneira cirúrgica pioram em aproximadamente 3 anos. Infelizmente somente um estudo avaliou cães com RM a longo prazo para determinar as alterações que ocorrem na coluna vertebral e na medula espinhal.[27] Os achados do estudo indicam que a EMC progride lentamente no primeiro ano após o diagnóstico, e que em alguns casos a cirurgia pode agravar as alterações medulares. Somente com acompanhamento dos cães com EMC, até que ocorra piora do quadro clínico, e investigação da causa da deterioração será possível entender as razões para a sobrevida limitada pós-tratamento.

▪ Referências

1. Da Costa RC. Cervical spondylomyelopathy (wobbler syndrome) in dogs. Vet Clin North Am Small Anim Pract. 2010;40(5):881-913.
2. Burbidge HM, Pfeiffer DU, Guilford WG. Presence of cervical vertebral malformation in Dobermann puppies and the effects of diet and growth rate. Aust Vet J. 1999;77(12):814-8.
3. Burbidge HM. Caudal cervical malformation in the Dobermann pinscher. Tese de PhD. Massey University, New Zealand. 1999:121-35.
4. Da Costa RC. Pathogenesis of cervical spondylomyelopathy: lessons from recent years. Proceedings ACVIM Forum, American College of Veterinary Internal Medicine. 2007; Denver, CO.
5. Da Costa RC *et al.* Morphologic and morphometric magnetic resonance imaging features of Doberman pinscher dogs with and without clinical signs of cervical spondylomyelopathy. Am J Vet Res. 2006;67(10):1601-12.
6. De Decker S *et al.* Low-field magnetic resonance imaging findings of the caudal portion of the cervical region in clinically normal doberman pinschers and foxhounds. Am J Vet Res. 2010;71(4):428-34.
7. Johnson JA *et al.* Kinematic motion patterns of the cranial and caudal canine cervical spine. Vet Surg. 2011;40(6):720-7.
8. Breit S, Kunzel W. Shape and orientation of articular facets of cervical vertebrae (C3-C7) in dogs denoting axial rotational ability: an osteological study. Eur J Morphol. 2002 Feb;40(1):43-51.
9. Henderson FC *et al.* Stretch-associated injury in cervical spondylotic myelopathy: new concept and review. Neurosurgery. 2005;56(5):1101-13.
10. Ichihara K *et al.* Mechanism of the spinal cord injury and the cervical spondylotic myelopathy: new approach based on the mechanical features of the spinal cord white and gray matter. J Neurosurg. 2003;99(3 Suppl):278-285.
11. Da Costa RC. Ataxia, Paresis and paralysis. In: Ettinger SJ, Feldman EC (eds). Textbook of veterinary internal medicine. 7th ed. EUA: Elsevier; 2010. p. 222-5.
12. Lewis DG. Radiological assessment of the cervical spine of the Dobermann with reference to cervical spondylomyelopathy. J Small Anim Pract. 1991;32(2):75-82.
13. Da Costa RC, Parent JP, Dobson H, Holmberg DH, Partlow GD. Comparison of magnetic resonance imaging and myelography in 18 Doberman pinscher dogs with cervical spondylomyelopathy. Vet Radiol Ultrasound. 2006;47(6):523-31.
14. Da Costa RC, Parent JM, Dobson H. Incidence of and risk factors for seizures after myelography performed with iohexol in dogs: 503 cases. J Am Vet Med Assoc. 2011;238(10):1296-300.
15. Rusbridge C, Wheeler SJ, Torrington AM, Pead MJ, Carmichael S. Comparison of two surgical techniques for the management of cervical spondylomyelopathy in dobermanns. J Small Anim Pract. 1998;39(9):425-31.
16. Da Costa RC, Echandi RL, Beauchamp D. Computed tomography myelographic findings in dogs with cervical spondylomyelopathy. Vet Radiol Ultrasound. 2011; *In press*: published online Sept 8, 2011.
17. Da Costa RC, Parent JM. Magnetic resonance imaging findings in 60 dogs with cervical spondylomyelopathy. J Vet Intern Med. 2009;23(3):740.
18. Zurita M *et al.* Effects of dexamethasone on apoptosis-related cell death after spinal cord injury. J Neurosurg. 2002;96(1 Suppl):83-9.
19. Delattre JY *et al.* A dose-response study of dexamethasone in a model of spinal cord compression caused by epidural tumor. J Neurosurg. 1989;70(6):920-5.
20. Melcangi RC *et al.* Corticosteroids protect oligodendrocytes from cytokine-induced cell death. Neuroreport. 2000;11(18):3969-72.
21. Platt SR, da Costa RC. Cervical spine. In: Tobias KM, Johnston SA (eds). Veterinary Surgery: small animal. 1. ed. Philadelphia: Elsevier; 2011. p. 410-48.
22. Adamo PF. Cervical arthroplasty in two dogs with disk-associated cervical spondylomyelopathy. J Am Vet Med Assoc. 2011 Sep 15;239(6):808-17.
23. Sharp NJH, Wheeler SJ. Cervical spondylomyelopathy. In: Sharp NJH, Wheeler SJ (eds). Small animal spinal disorders diagnosis and surgery. 2. ed. Philadelphia: Elsevier Mosby; 2005. p. 211-46.
24. Jeffery ND, McKee WM. Surgery for disc-associated wobbler syndrome in the dog-an examination of the controversy. J Small Anim Pract 2001 Dec;42(12):574-81.
25. Da Costa RC *et al.* Outcome of medical and surgical treatment in dogs with cervical spondylomyelopathy: 104 cases. J Am Vet Med Assoc. 2008 Oct 15;233(8):1284-90.
26. De Decker S *et al.* Clinical evaluation of 51 dogs treated conservatively for disc-associated wobbler syndrome. J Small Anim Pract. 2009 Mar;50(3):136-42.
27. da Costa RC, Parent JM. One-year clinical and magnetic resonance imaging follow-up of Doberman Pinschers with cervical spondylomyelopathy treated medically or surgically. J Am Vet Med Assoc. 2007;231(2):243-50.

235 Infarto Fibrocartilaginoso

Mônica Vicky Bahr Arias

Introdução

É uma enfermidade vascular do sistema nervoso central (SNC), que afeta mais especificamente a medula espinal, descrita com frequência em cães[1] e esporadicamente em outras espécies, como humanos,[2] ovinos, equinos, suínos, gatos e aves, entre outros,[3–5] causando sintomas agudos,[1] não progressivos e, na maior parte dos casos, assimétricos.[6] Acomete tanto cães jovens[5] como adultos, machos e fêmeas, e mais de 50% dos casos confirmados foram observados em raças grandes e gigantes, sendo relatada com menor frequência em raças pequenas e condrodistróficas.[3,7] Não é diagnosticada com frequência em gatos, mas atualmente, devido ao maior uso da ressonância magnética (RM) na avaliação dos pacientes, o diagnóstico nessa espécie tem aumentado.[4,5] A primeira descrição em medicina humana ocorreu em 1961[2] e em medicina veterinária foi descrita em cães em 1973.[7]

Fisiopatologia

O infarto fibrocartilaginoso é também chamado de IF e caracteriza-se pela isquemia focal do parênquima medular, devido à obstrução de vasos que irrigam a medula espinal por material fibrocartilaginoso, histoquimicamente idêntico ao núcleo pulposo do disco intervertebral (DIV).[1,2,4,7] Várias teorias foram propostas para explicar como o êmbolo de fibrocartilagem chega à vasculatura, existindo muitas controvérsias quanto à maneira exata como isto acontece,[1,2,4,5,8] sendo bastante intrigante o fato de IF ocorrer principalmente em cães jovens de raças não condrodistróficas, não predispostas à doença do DIV.[8]

Sugere-se que o material fibrocartilaginoso penetre diretamente a vasculatura arterial e venosa da medula espinal ou vértebras, após aumento da pressão intratorácica e intra-abdominal durante episódios de tosse, esforços, exercício ou trauma, migrando para o interior das artérias e veias espinais.[1,3,8] Outros mecanismos propostos incluem a neovascularização inflamatória crônica do DIV degenerado, ocasionando a penetração do núcleo pulposo nos vasos neoformados, existência de remanescentes embrionários de vascularização comum ao DIV e à medula espinal, e ocorrência de herniação mecânica do material fibrocartilaginoso na medula óssea do corpo vertebral e posteriormente no seio venoso vertebral.[1,3,8]

Após a obstrução vascular pelo êmbolo, ocorre interrupção do suprimento sanguíneo para a medula espinal, resultando em morte neuronal e de células da glia.[3] As lesões vasculares da medula espinal iniciam-se de modo agudo, uma cascata de eventos que causa redução progressiva da perfusão tecidual por até 48 h, sendo entretanto autolimitante.[9] Quando ocorre a reperfusão tecidual, a reintrodução do oxigênio resulta em formação de radicais livres, que iniciam então o processo de peroxidação lipídica.[9] A substância cinzenta é mais sensível a essa lesão do que a substância branca, devido à sua maior demanda metabólica.[3,9]

Manifestações clínicas

Os cães com IF em geral são de raças grandes e gigantes, com mais de 20 kg (Figura 235.1), como Labrador, São-bernardo, Dobermann, Dogue-alemão e Irish Wolfhound, com idades entre 2 meses e 11 anos, em média com 5 a 6 anos.[1,3,7] Entretanto, em um estudo realizado no Japão, observou-se que a idade dos animais acometidos variou de 3 meses a 13 anos, e o peso médio foi de 13,5 kg (1,6 a 44,4 kg), acometendo raças pequenas e médias, como Pastor de Shetland, Dachshund miniatura, Shih Tzu, Chihuahua, Lulu-da-pomerânia e Yorkshire, além do Schnauzer, já descrito por vários autores.[1,3,6,8]

Observa-se o aparecimento hiperagudo (minutos a horas) de mielopatia focal não traumática, não progressiva[10] e frequentemente assimétrica,[3] e em mais da metade dos casos os animais realizavam alguma atividade física antes do início dos sintomas.[3,8,10] Embora seja atribuída uma característica não dolorosa a essa mielopatia, alguns proprietários descrevem que os animais apresentaram um período breve de desconforto e dor,[3,10] que não é mais observado após 24 h do início dos sinais e durante o exame neurológico subsequente, mas à palpação da coluna vertebral pode haver hiperpatia, se esse exame for realizado logo após o início dos sintomas.[3] Estes em geral não progridem após 24 h, exceto em casos raros em que há mielomalacia hemorrágica[8] ou ocorre embolização adicional e lesão medular secundária.[3] Em gatos, tende a acometer animais idosos, em média com 7 a 9 anos, não havendo predisposição racial[4] e, ao contrário dos cães, nos poucos relatos não foi descrita a ocorrência de trauma ou a realização de atividade física previamente ao início dos sintomas.[4,5]

As alterações detectadas no exame neurológico refletem a localização da lesão na medula espinal e podem ser situadas uni ou bilateralmente, dependendo da localização do infarto

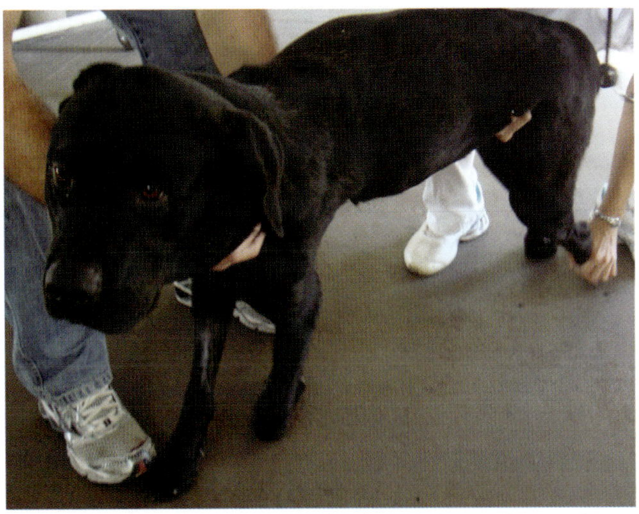

Figura 235.1 Cão fêmea mestiço Labrador com Rottweiler, com 2 anos e meio e 38,5 kg, apresentando tetraparesia assimétrica, pior do lado esquerdo, de início agudo após exercício, com suspeita de IF.

e grau de lesão medular.[3,8] Embora qualquer segmento medular possa ser afetado, mais comumente os segmentos medulares cervical ou lombar são comprometidos, especialmente nas intumescências cervicotorácica e lombossacra.[3,7,8] Nessas regiões, principalmente se a lesão for unilateral, ocorre uma síndrome neuropática, devido à necrose dos corpos celulares dos cornos ventrais na substância cinzenta da medula espinal,[8] observando-se diminuição ou ausência dos reflexos, tônus muscular reduzido e atrofia muscular neurogênica após 5 a 7 dias.[1,8,10] Na região cervicotorácica pode haver síndrome de Horner e ausência do reflexo cutâneo do tronco, enquanto na região lombossacra pode ocorrer paralisia ou analgesia da cauda, esfíncter anal, bexiga e reto.[8]

Em gatos, a intumescência cervicotorácica é a região mais afetada, seguida pela intumescência lombossacra, assim os principais sintomas neurológicos são tetra ou hemiparesia, seguida por paresia/plegia.[3,8]

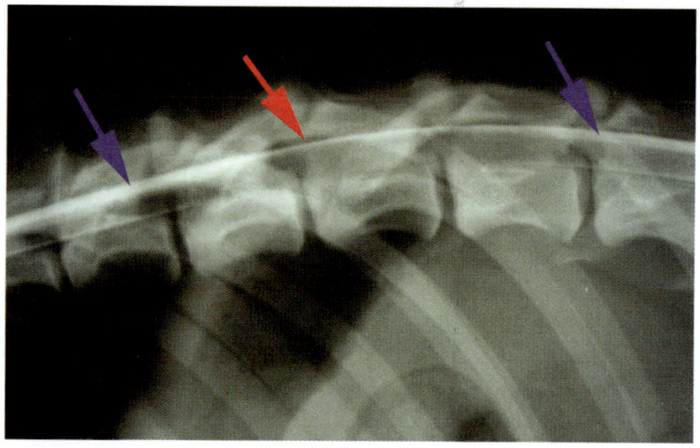

Figura 235.2 Mielografia realizada em um cão Pastor-alemão de 2 anos de idade que apresentou paraplegia de início agudo. Observa-se lesão do tipo intramedular, devido ao edema, sugerida pelo adelgaçamento da coluna de contraste (*seta vermelha*), quando comparada à coluna de contraste normal (*setas azuis*). Na histopatologia, confirmou-se IF.

Diagnóstico

O diagnóstico definitivo requer o exame histológico do segmento medular acometido,[2,3] o que obviamente não é realizado de maneira rotineira, pois muitos casos apresentam prognóstico bom e não serão submetidos à eutanásia. O diagnóstico *antemortem* é feito por exclusão de outras causas de mielopatia hiperaguda, com base em anamnese, sintomas de mielopatia, em geral assimétrica, sem história de trauma, realizando-se radiografias simples, análise do líquido cefalorraquidiano (LCR), mielografia ou RM.[1,3,8,9] Além desses exames, de acordo com os achados da anamnese e exame clínico/neurológico, recomenda-se a realização de hemograma, bioquímica sérica completa (glicose, colesterol, proteína total, albumina, ureia, creatinina, bilirrubina, enzinas hepáticas, fósforo) urinálise, sorologia, reação em cadeia pela polimerase (PCR) para agentes infecciosos do sangue e LCR, perfil de coagulação, aferição da pressão arterial e ecocardiograma, para descartar doenças infecciosas e inflamatórias da medula espinal e outras doenças que causem tromboembolismo.[3,10,12]

Não são observadas alterações nas radiografias simples, mas é importante sua realização para descartar fraturas/luxações, discoespondilite, neoplasias vertebrais líticas e alguns casos de doença de DIV.[9] Ao interpretar radiografias simples desses pacientes, deve ser lembrado que algumas alterações passíveis de serem encontradas, como diminuição do espaço intervertebral, esclerose de facetas articulares e espondilose deformante, não terão significado clínico.[11] A análise do LCR pode ser normal ou com alterações não específicas, embora a xantocromia seja sugestiva da doença.[3,12] Além dessa alteração, pode-se observar pleocitose neutrofílica leve, aumento de proteína e às vezes dissociação albuminocitológica, ou seja, elevação da proteína com quantidade normal de células.[3,4,10] O local da coleta do LCR (cisterna magna ou lombar), bem como o tempo entre o aparecimento dos sintomas e a coleta do mesmo também podem interferir no resultado do exame.[11] A mielografia pode ser normal em até 74% dos casos,[10] mas se realizada na fase aguda, pode ser observada uma tumefação medular focal como resultado de edema secundário (Figura 235.2).[3,4,10,12-14]

A RM pode ser considerada o exame *antemortem* mais preciso no diagnóstico de IF.[15] É muito sensível em detectar edema medular que acompanha a isquemia causada pelo êmbolo,[14] embora haja uma quantidade limitada de estudos que utilizem a RM no diagnóstico dessa afecção.[7,15] As alterações descritas são: lesão intramedular focal, assimétrica, na substância cinzenta, hipo ou isointensa nas imagens em T1 e hiperintensa em T2, com captação leve de contraste paramagnético ou ausência de captação.[3,4,7,15] Nos exames realizados nas primeiras 24 a 48 h após a ocorrência do infarto, as imagens podem eventualmente ser normais.[7,14] Após 1 semana há aumento do contraste e após 1 mês pode não haver mais alterações.[7]

Diagnóstico diferencial

As principais causas de lesão medular aguda relativamente não progressiva são as causadas por acidentes automobilísticos e outros tipos de trauma e a doença do DIV, e essas doenças são caracterizadas por dor intensa persistente, entre outros sinais.[14] Outros diferenciais incluem mielites focais infecciosas e inflamatórias, neoplasias e hemorragias intra e extramedulares secundárias a coagulopatias.[3] Essas coagulopatias podem ser causadas por distúrbios hereditários da coagulação, intoxicação por derivados cumarínicos, trombocitopenia imunomediada e coagulopatias causadas por doenças infecciosas transmitidas por carrapatos.[16] A hemorragia no SNC pode ocorrer como a primeira manifestação dessas doenças.[16]

O infarto isquêmico da medula também pode ocorrer por êmbolos de bactérias, parasitas, neoplasias ou de gordura, sendo importante a realização dos exames complementares para o diagnóstico de causas subjacentes, como cardiomiopatias, hipotireoidismo, hipertireoidismo, hiperadrenocorticismo, insuficiência renal crônica (IRC) e hipertensão.[3] Nos animais com síndrome medular cervicotorácica unilateral, a avulsão do plexo braquial também deve ser considerada como diagnóstico diferencial.[12] Em felinos, os principais diagnósticos diferenciais, além do trauma, incluem linfoma, peritonite infecciosa felina, toxoplasmose, criptococose e doença do DIV.[5]

Macroscopia e histologia

Macroscopicamente, o segmento medular afetado pode estar visivelmente edemaciado e ao corte transversal da medula espinal a área do infarto pode estar isquêmica e de cor escura (Figura 235.3) ou hemorrágica.[6,17] A substância cinzenta e a branca podem estar afetadas, e a lesão na maioria das vezes é assimétrica, estendendo-se por vários segmentos.[17] Na microscopia observam-se malacia e necrose da substância cinzenta da medula espinal. As margens da lesão tendem a ser bem delimitadas do tecido normal, ocorrendo proliferação vascular e infiltração de macrófagos após alguns dias. Pode haver evidência do êmbolo em um ou mais vasos espinais ou nos vasos das raízes nervosas e meninges, com características histológicas e histoquímicas típicas da fibrocartilagem dos DIV, sendo visíveis ainda células mononucleares fagocíticas e neutrófilos em abundância dentro das lesões.[8,17] A fibrocartilagem é identificada melhor com o uso da coloração de azul de toluidina.[5]

Tratamento

Embora o IF seja considerado uma emergência neurológica, não há nenhum tratamento específico para essa afecção, nem evidências de que tratamentos medicamentosos sejam superiores aos cuidados gerais de enfermagem e uso de técnicas de reabilitação e fisioterapia.[9] O tratamento do IF é basicamente conservador,[12] mas na fase aguda da doença alguns autores recomendam que seja direcionado à lesão medular secundária, com o objetivo de manter a perfusão do tecido nervoso.[3,18] Existem inúmeros fármacos para o tratamento da lesão medular, e muitos pontos de vista opostos sobre a eficácia de agentes neuroprotetores, como antioxidantes, antagonistas dos canais de cálcio, opiáceos, anti-inflamatórios não esteroides (AINE), hormônio liberador de tireotropina, aminoesteroides, quelantes do ferro, entre outros, sendo os corticosteroides os fármacos tradicionalmente mais utilizados.[9,19]

Embora o corticoide succinato sódico de metilprednisolona (SSMP) seja amplamente usado em medicina humana e veterinária, em pacientes com lesão medular, e sua aplicação seja indicada em casos de IF até 8 h após o início dos sintomas,[3,8] atualmente existem muitas preocupações sobre a existência de mais efeitos colaterais do que benefícios com o seu uso.[9,19] Os efeitos do SSMP foram observados somente com dosagens altas (30 mg/kg), muito maiores do que a dosagem anti-inflamatória (0,5 mg/kg), e esta superdosagem aumenta os riscos de sepse, pneumonia, pancreatite, imunossupressão e alterações gastrintestinais.[19]

Assim, o tratamento mais indicado são os cuidados de enfermagem e a fisioterapia,[3,18] incluindo a hidroterapia, que devem ser iniciados tão logo seja feito o diagnóstico.[10,15] Os cuidados de enfermagem incluem a manutenção do paciente em local acolchoado para evitar úlceras, troca regular de decúbito, limpeza da pele para evitar assaduras causadas por incontinência urinária e fecal, esvaziamento vesical e intestinal, nutrição adequada e prevenção da pneumonia por aspiração e atelectasia pulmonar.[3] A fisioterapia intensa e precoce[10] estimula a plasticidade neuronal e minimiza a atrofia muscular e alterações articulares,[3] tendo um papel muito importante no retorno da deambulação normal ou quase normal.[10] Sendo assim, é essencial o diagnóstico correto e a diferenciação com doença do DIV, que ao contrário do IF requer repouso absoluto.[7,15]

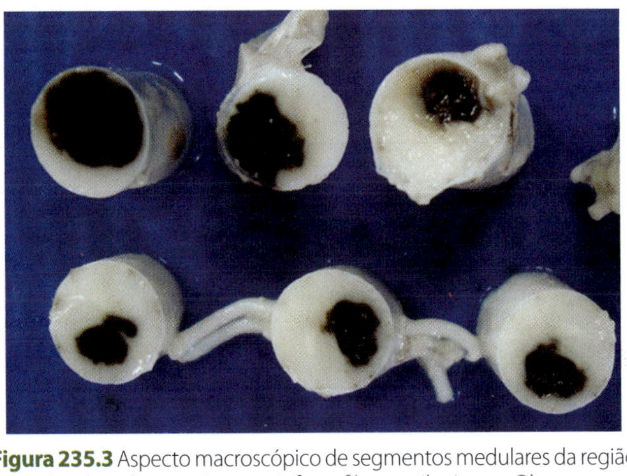

Figura 235.3 Aspecto macroscópico de segmentos medulares da região toracolombar de um cão com infarto fibrocartilaginoso. Observam-se áreas isquêmicas assimétricas que se estendem por vários segmentos.

Prognóstico

O prognóstico depende da localização e da extensão do infarto,[3] bem como do início precoce do tratamento.[8,10] Pacientes de grande porte, lesões na intumescência cervicotorácica e lombossacra e perda da dor profunda parecem influenciar negativamente a recuperação.[7,8] Animais com sinais de neurônio motor superior apresentam melhor prognóstico,[8] principalmente se houver sensibilidade intacta à dor profunda.[9,18] As taxas descritas de recuperação podem então variar entre 65 e 91%,[10] e o início da melhora clínica pode ser observado 10 a 14 dias após o início dos sintomas,[8] podendo demorar até 2 meses para se completar.[7]

Referências

1. Fernández L, Bernardini M. Neurologia em cães e gatos. São Paulo: MedVet; 2010.
2. Duprez TP *et al.* Fibrocartilaginous embolization to the spinal cord: serial MR imaging monitoring and pathologic study. Am J Neuroradiol. 2005;26:496-501.
3. De Risio L, Platt SR. Fibrocartilaginous embolic myelopathy in small animals. Veterinary Clinics of North America. Small Animal Practice, 2010;40:859-69. DOI: 10.1016/j.cvsm.2010.05.003.
4. Marioni-Henry K. Feline spinal cord diseases. Veterinary Clinics of North America. Small Animal Practice 2010; 40:1011-28. DOI: 10.1016/j.cvsm. 2010.05.005.
5. Mikszewski JS, Van Winkle TJ, Troxel MT. Fibrocartilaginous embolic myelopathy in five cats. J Am An Hosp Assoc. 2006;42:226-33.
6. Doige CE, Parent JM. Fibrocartilaginous embolism and ischemic myelopathy in a four month old german shepherd dog. Canadian J Comp Med. 1983;47:499-500.
7. Nakamoto Y *et al.* Fibrocartilaginous embolism of the spinal cord diagnosed by characteristic clinical findings and magnetic resonance imaging in 26 dogs. J Veter Med Sci. 2009;71(2):171-6.
8. Braund KG. Neurovascular diseases. In: Braund KG. Clinical neurology in small animals – localization, diagnosis and treatment. Ithaca, NY: International Veterinary Information Service (www.ivis.org). 2003. Available from: http://www.ivis.org/special_books/Braund/braund25/IVIS.pdf.
9. Araújo BM *et al.* Paraplegia aguda com perda de dor profunda em cães. Revisão de literatura. Clínica Veterinária. 2009; 81:70-84.
10. Gandini G *et al.* Fibrocartilaginous embolism in 75 dogs: clinical findings and factors influencing the recovery rate. J Small An Pract. 2003;44:76-80.
11. Cauzinille L, Kornegay JN. Fibrocartilaginous embolism of the spinal cord in dogs: review of 36 histologically confirmed cases and retrospective study of 26 suspected cases. J Veter Int Med. 1996;10:241-5.
12. Sharp NJH, Wheeler SJ. Small animal spinal disorders: diagnosis and surgery. 2. ed. Philadelphia: Elsevier Mosby, 2005.
13. Paula DS, Bahr Arias MV, Shimosaka N. Embolismo fibrocartilaginoso em um cão da raça Pastor Alemão. In: XXVII Congresso Brasileiro da Anclivepa; 2006, Vitória; 2006. p. 77.
14. De Lahunta A, Glass E. Veterinary neuroanatomy and clinical neurology. 3. ed. St. Louis: Saunders Elsevier, 2009.
15. Nakamoto Y *et al.* Usefulness of an early diagnosis for the favorable prognosis of fibrocartilaginous embolism diagnosed by magnetic resonance imaging in 10 small to middle sized dogs. Veter Res Comm. 2008;32:609-17.
16. Olby NJ. Tetraparesis. In: Platt SR, Olby NJ (eds). British small animal veterinary association manual of canine and feline neurology. 3. ed. Quedgeley: BSAVA; 2004. p. 214-36.
17. Summers BA, Cummings JF, De Lahunta A. Veterinary neuropathology. Saint Louis: Mosby; 1995.
18. Olby N, Halling KB, Glick TR. Rehabilitation for the neurologic patient. Veterinary Clinics of North America. Small Animal Practice. 2005; 35:1389-109.
19. Bahr Arias MV, Grave MS, Tudury EA. Trauma medular em cães e gatos: revisão da fisiopatologia e do tratamento médico. Semina: Ciências Agrárias 2007; 28(1):115-34.

236 Mielopatia Degenerativa Canina

Mônica Vicky Bahr Arias

Introdução

É uma doença neurodegenerativa lentamente progressiva que afeta a medula espinal de algumas raças caninas, não dolorosa, de início tardio, que causa ataxia proprioceptiva progredindo para paraparesia e paraplegia. Em cães mantidos por longo tempo pode evoluir para tetraparesia.[1-4] Embora tenha sido relatada inicialmente nos EUA em 1973 em Pastor-alemão e esta raça seja super-representada em vários relatos, acomete várias outras raças.[1-5] Estima-se que nos EUA represente 1 a 5% dos casos referidos para especialistas em neurologia.[5] No Brasil o primeiro relato data de 1998.[6] Inicialmente acreditava-se que a degeneração estivesse restrita à substância branca da medula espinal, mas após a observação de que, em um certo número de pacientes, havia o envolvimento de raízes nervosas, a doença também passou a ser conhecida como radiculomielopatia degenerativa crônica.[3]

Fisiopatologia

A etiologia da mielopatia degenerativa (MD) é desconhecida. Sabe-se que ocorre degeneração axônica e perda de mielina em vários tratos da medula espinal e raízes dorsais,[3] entretanto as alterações nessas raízes não são descritas em todos os estudos, provavelmente pelas variações na fase da doença quando da realização da histologia.[1] Há variabilidade das lesões dentro das raças e entre as raças acometidas, o que traz o questionamento se são as variáveis de uma mesma doença ou se existem fatores adicionais responsáveis pelos fenótipos diferentes da doença, mas as lesões são compatíveis com um defeito na manutenção do suporte das células neurais ou no transporte axoplásmico.[1]

Inicialmente foi proposto que se tratava de uma degeneração axônica distal-proximal (*dying-back*) de origem tóxica, o que foi refutado posteriormente.[3,4] Outras causas descartadas foram alterações metabólicas e nutricionais devido à deficiência de vitaminas E e B_{12},[3,4,7] alterações inflamatórias e imunológicas, alterações vasculares, do estresse oxidativo e excitotóxicas.[1-4] Testes imuno-histoquímicos não revelaram áreas de inflamação na medula espinal, de deposição de complemento ou infiltração de linfócitos.[1]

Em vista da uniformidade dos sintomas, alterações histológicas, idade e raça dos animais acometidos, uma causa hereditária para a MD foi fortemente sugerida, entretanto o início tardio da doença torna difícil a coleta de dados de pais e filhos de cães afetados para corroborar essa teoria.[3,4] Relatou-se segregação genética da MD em Husky Siberiano, Pembroke Welsh Corgi e Chesapeake Bay Retriever.[3] A MD familiar também parece ocorrer em Rhodesian Ridgeback e Boxer.[3]

Recentemente descobriu-se que uma mutação no gene canino *SOD1* estaria relacionada com a MD, em casos confirmados histologicamente, nas raças Pembroke Welsh Corgi, Boxer, Rhodesian Ridgeback e Pastor-alemão.[8,9] Todos esses animais eram homozigotos para a mutação, mas vários animais permaneceram livres de sintomas, o que sugere penetrância incompleta relacionada com a idade.[3,10] A proteína SOD1 é uma das proteínas mais abundantes no sistema nervoso central (SNC), que atua como antioxidante, e a mutação leva ao seu acúmulo em neurônios e células da glia, induzindo a neurodegeneração.[3,9]

A mutação para esse gene é uma causa conhecida de esclerose lateral amiotrófica (ELA) em seres humanos entre a quarta e sexta décadas de vida.[9] É uma doença em que ocorre degeneração combinada de neurônio motor superior (NMS) e neurônio motor inferior (NMI) do encéfalo e medula espinal, causando fraqueza e atrofia muscular que culminam em paralisia e morte.[3,8-10] Nessa doença em humanos, 5 a 10% dos casos são genéticos e o restante é esporádico, e a mutação no gene *SOD1* colabora para 20% dos casos familiares.[8] Apesar de algumas semelhanças entre MD e ELA, existem diferenças clínicas e patológicas entre as duas doenças e ainda são necessários mais estudos para esclarecer a causa de MD em cães e se os animais poderiam ser usados como modelo experimental natural para estudo de terapias que possam ser usadas em ambas as espécies.[10]

Manifestações clínicas

A doença acomete principalmente as raças Pastor-alemão, Boxer (Figura 236.1) e Pembroke Welsh Corgi, mas é relatada em Rodesian, Bernese Mountain, Husky Siberiano, Chesapeake Bay Retriever, Poodle miniatura, Poodle gigante, Golden Retriever, Pug e mestiços, entre outras.[3,10] Não há predisposição sexual e o início dos sintomas pode ocorrer aos 5 anos de idade ou mais, mas em média ocorre entre os oito e 9 anos.[1-5,10]

Os cães com MD apresentam progressão lenta de ataxia proprioceptiva dos membros pélvicos que progride para paraparesia espástica, com ausência de dor espinal.[3,5,6,10,11] Os sintomas podem ser simétricos ou assimétricos (Figura 236.1).[3,11] Quando o paciente fica em estação pode ser observado tremor nos membros pélvicos ou fasciculações musculares.[4] No início os sinais podem ser confundidos com displasia coxofemoral, que pode estar presente concomitantemente nestes pacientes.[11] O reflexo patelar está, em geral, presente ou exagerado, podendo estar presente o reflexo extensor cruzado.[4] A neurolocalização inicial é de uma síndrome medular toracolombar (T3-L3).[3] Entretanto, em 10 a 20% dos pacientes pode haver sinais de NMI, com diminuição ou perda uni ou bilateral do reflexo patelar, que pode refletir a lesão na coluna cinzenta dorsal nos segmentos medulares L4-L5.[5,11] É importante lembrar que em alguns cães idosos o reflexo patelar pode estar ausente sem quaisquer alterações neurológicas.[3,11] Seis a 12 meses após a consulta inicial ocorre progressão para paraplegia do tipo NMI, com diminuição ou perda do reflexo patelar e atrofia muscular que se desenvolve gradativamente, e a sensibilidade dolorosa dos membros em geral não é afetada.[3,4,5,10] Os proprietários costuma solicitar eutanásia nessa fase.

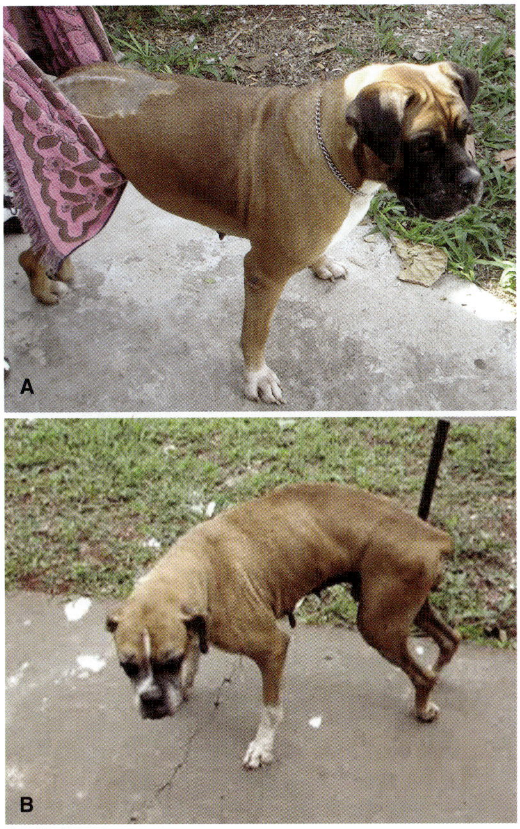

Figura 236.1 A. Boxer fêmea de 9 anos de idade encaminhada após ter sido submetida a cirurgia descompressiva entre L7-S1 por colega. Não houve melhora do quadro e, ao exame neurológico, constatou-se paraparesia moderada com perda do reflexo patelar. O quadro evoluiu lentamente até o paciente ser submetido à eutanásia e na histologia confirmou-se MD. **B.** Boxer macho de 8 anos de idade com paraplegia e perda de propriocepção pior no lado esquerdo, de 6 meses de evolução, não sendo constatada dor em coluna vertebral. Os exames realizados descartaram várias doenças vertebromedulares, suspeitando-se de MD, que foi confirmada posteriormente pela histologia da medula espinal.

Nos cães que são mantidos pelos proprietários após o desenvolvimento da paraplegia, a doença atinge os membros torácicos. Ocorre tetraplegia flácida com o avanço da doença, e a atrofia muscular se acentua nos músculos apendiculares. O reflexo cutâneo do tronco fica reduzido ou ausente, pode haver incontinência urinária e fecal; ocasionalmente, observa-se dificuldade para deglutir e latir. A doença pode demorar 36 meses para chegar nesse ponto desde a consulta inicial.[3,10]

■ Diagnóstico

O diagnóstico definitivo só pode ser determinado *post mortem* pelo exame histológico da medula espinal.[1,3,6,9] O diagnóstico *antemortem* é realizado com base nos dados da resenha, anamnese, exame físico e neurológico, realizando-se exames complementares para exclusão de outras causas de mielopatia progressiva.[3,4,6,10,11] Entretanto, isto pode ser desafiador pois a apresentação clínica pode mimetizar várias outras doenças medulares, e inclusive cães idosos, principalmente os de médio a grande porte, podem apresentar concomitantemente doenças ortopédicas e neurológicas que confundem a interpretação do exame neurológico.[3,11] Essas doenças incluem estenose lombossacra, doença do disco intervertebral (DDIV) do tipo II, neoplasia medular, doença articular degenerativa, como displasia coxofemoral, e ruptura do ligamento cruzado cranial.[3,6] A DDIV do tipo II, que causa compressão medular do tipo crônico em cães de raças grandes, é comum em cães da raça Pastor-alemão que desenvolvem MD, devendo-se ter experiência clínica para evitar a indicação de uma cirurgia descompressiva que pode não ser benéfica.[11] O uso de corticoides em dose anti-inflamatória por um curto período pode ajudar a distinguir entre essas duas afecções.[11]

Recomenda-se a realização dos seguintes exames para descartar outras doenças medulares: hemograma, bioquímica sérica completa, urinálise, sorologia, reação em cadeia pela polimerase (PCR) para agentes infecciosos do sangue e liquor e radiografias torácicas, que em geral são normais.[6,11] As radiografias simples da coluna vertebral são realizadas para excluir discoespondilite, neoplasias vertebrais líticas e alguns casos de DDIV.[4] A análise de líquido cefalorraquidiano (LCR) auxilia no diagnóstico de meningomielites infecciosas e inflamatórias,[11] e na MD esse exame não tem alterações.[3] Entretanto, em um estudo, foi aferida no LCR de oito cães com MD a quantidade de proteína básica da mielina, comparando-se o resultado com oito cães normais, e foi constatada uma diferença significativa entre os grupos, concluindo-se que a aferição dessa proteína pode, no futuro, ser um exame adicional no diagnóstico da MD.[12]

A mielografia não apresenta alterações, mas podem ser observados sinais de compressão medular clinicamente não relevante, devido à DDIV do tipo II. Deve-se relacionar esse achado com a localização da síndrome medular, história e sintomas, principalmente ausência de dor vertebral.[3,11] Em um estudo realizando-se a mielotomografia computadorizada, foram observadas alterações morfológicas vertebromedulares não visíveis na mielografia convencional, como deformidade no formato da medula, atrofia da medula espinal e atrofia da musculatura paraespinal, além de estenose do canal medular e DDIV tipo II em várias vértebras.[13]

A ressonância magnética (RM) é útil para descartar compressão medular extradural, como neoplasias e outras causas de paraparesia/plegia. Assim como na mielografia, na RM de cães com MD, observa-se geralmente DDIV do tipo II, e o clínico deve basear-se em sua experiência para avaliar esses achados.[10] Testes eletrodiagnósticos, como eletromiografia e velocidade de condução nervosa, podem apresentar alterações na fase tardia da doença, como atividade espontânea multifocal na musculatura apendicular distal e potenciais de fibrilação, indicando desmielinização e axonopatia motora, mas esses exames ainda não foram realizados em um número suficiente de casos, e em todas as fases da doença, para que sejam conclusivos.[3,10]

Atualmente, nos EUA, existe um teste de DNA disponível comercialmente que identifica a mutação genética no gene *SOD1*, e os cães homozigotos para a mutação estão em risco de desenvolver MD, enquanto os heterozigotos são portadores. Acredita-se que o teste possa auxiliar no futuro os criadores na redução da incidência da doença, mas também possa ter um efeito de aumentar o aparecimento de outras doenças.[3,10] Não deve ser usado como diagnóstico da doença em si,[3] pois alguns animais homozigotos para a mutação não apresentam alterações clínicas.[10]

▪ Diagnóstico diferencial

As doenças citadas anteriormente, e que podem ocorrer concomitantemente à MD, são diagnósticos diferenciais bastante importantes.[3,6,10,11] Também deve-se pensar na espondilomielopatia cervical caudal (síndrome de Wobbler), que pode causar alterações de membros pélvicos antes das alterações nos membros torácicos, cistos aracnoides, doença neuromuscular generalizada, polimiosites e poliartrite, embora nestas últimas o paciente apresente dor.[3] É importante lembrar que animais com doenças ortopédicas não apresentam deficiência no teste de propriocepção.[3]

Histologia

Observa-se mielopatia bilateral e assimétrica difusa afetando todos os funículos na extensão total da medula espinal,[14] com características de degeneração axônica não inflamatória.[1,3,10] Observa-se melhor a distribuição das lesões nas secções transversas da medula espinal,[14] e os segmentos torácicos são mais acometidos, embora os segmentos cervicais e lombares também apresentem lesões leves a moderadas.[1,3,9,10] A perda de axônios e mielina é grave em várias regiões, ocorrendo substituição por astrócitos.[3,10]

A gravidade das lesões é maior nas porções dorsais dos funículos laterais (Figura 236.2) envolvendo os tratos da substância branca superficiais e profundos.[3,10] Nem todos os trabalhos descrevem lesões no tronco encefálico, substância cinzenta da medula espinal e raízes dorsais.[1] As alterações nas raízes lombares dorsais surgem nos cães com alterações clínicas mais avançadas com sinais de neurônio motor inferior e perda do reflexo patelar.[3,15] As alterações degenerativas consistem em dilatação da bainha de mielina, edema axônico, fragmentação e fagocitose dos debris de axônio e mielina.[1]

Tratamento

Tendo em vista que a causa da doença ainda não está elucidada, não existe tratamento específico e todos os tratamentos descritos em literatura, até o momento, são empíricos.[3,10,15] Infelizmente ainda não existe tratamento para a degeneração dos axônios.[11] Embora já se tenha sugerido que a MD é uma doença degenerativa autoimune, tratamentos imunossupressores com corticoides não apresentaram benefícios a longo prazo.[3] O uso do agente antiprotease ácido ε-aminocaproico não apresentou benefícios, assim como N-acetilcisteína, vitaminas B, C, E, cobalamina[3,6] e S-adenosilmetionina, não existindo nenhuma evidência científica da ação desses fármacos

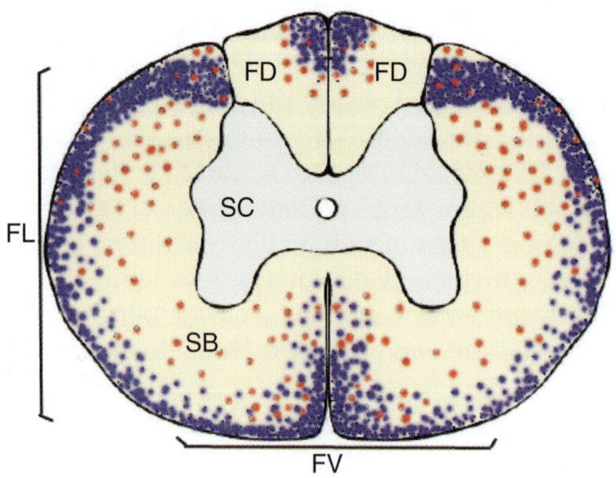

Figura 236.2 Esquema de corte transversal de segmento torácico da medula espinal com a distribuição das lesões observadas na histologia. *Em azul*, as áreas de perda de axônios e mielina; *em vermelho*, a degeneração de axônios. *SC* = substância cinzenta; *SB* = substância branca; *FD* = funículo dorsal; *FL* = funículo lateral; *FV* = funículo ventral.

na MD. Como a degeneração é muito lenta, o paciente pode apresentar períodos breves de compensação, o que pode ser interpretado pelo proprietário como melhora ocasionada por uma dessas medicações.[11]

Em um estudo conduzido com 22 cães com MD, a fisioterapia intensa, com exercícios ativos, passivos, massagem e hidroterapia, apresentou efeito benéfico, aumentando a sobrevida e a capacidade de deambulação dos pacientes. Entretanto os próprios autores reconheceram algumas limitações no estudo, como a MD não ter sido confirmada com a realização da histologia em todos os pacientes e o fato de a avaliação da melhora do paciente ter sido realizada pelos proprietários, que podem ser influenciados por forte ligação com os animais e desejo de que todo o esforço não tenha sido em vão.[15] Mesmo assim, a fisioterapia é parte importante na reabilitação de pacientes com várias afecções neurológicas, melhorando a qualidade de vida dos animais e de seus proprietários.[10,15,16]

Prognóstico

O prognóstico para os cães com MD é reservado, e a doença progride lentamente, levando à incapacidade permanente dos pacientes.[3,4,6,10,11]

Referências

1. March PA *et al.* Degenerative myelopathy in 18 Pembroke Welsh Corgi Dogs. Veterinary Pathology. 2009;46: 241-50.
2. Wahl JM *et al.* A review of hereditary diseases of the German shepherd dog. Journal of Veterinary Behaviour. 2008;3:255-65.
3. Coates JR, Wininger FA. Canine degenerative myelopathy. Veterinary Clinics of North America. Small Animal Practice. 2010;40:929-50.
4. Coates JR. Paraparesis. In: Platt SR, Olby NJ (eds). British small animal veterinary association manual of canine and feline neurology. 3. ed. Quedgeley: BSAVA; 2004. p. 237-64.
5. Miller AD *et al.* Degenerative myelopathy in two Boxer dogs. Veterinary Pathology. 2009;46:684-7.
6. Bahr Arias MV *et al.* Mielopatia degenerativa em cão Pastor Alemão. Relato de caso. Clínica Veterinária. 1998;16:23-4.
7. Johnston, PEJ, Knox K, Gettinby G, Griffiths IR. Serum α-tocopherol concentrations in German shepherd dogs with chronic degenerative radiculomyelopathy. The Veterinary Record. 2001;148:403-7.
8. Awano T *et al.* Genome-wide association analysis reveals a SOD1 mutation in canine degenerative myelopathy that resembles amyotrophic lateral sclerosis. Proceedings of the National Academy of Science USA. 2009;106(8):2794-9.
9. Ogawa M, Uchida K, Park E, Kamishina H, Sasaki J, Chang H *et al.* Imunohistochemical observation of canine degenerative myelopathy in two Pembroke Welsh Corgi dogs. Journal of Veterinary Medical Science. 2011;73(10):1275-9.
10. Lorenz MD, Coates JR, Kent M. Handbook of veterinary neurology. 5. ed, St. Louis: Elsevier Saunders; 2011.
11. De Lahunta A, Glass E. Veterinary neuroanatomy and clinical neurology. 3. ed. St.Louis: Saunders Elsevier; 2009.
12. Oji T *et al.* Measurement of myelin basic protein in the cerebrospinal fluid of dogs with degenerative myelopathy. Veterinary Clinical Pathology. 2007; 36(3):281-4.
13. Jones JC *et al.* CT myelography of the thoraco-lumbar spine in 8 dogs with degenerative myelopathy. Journal of Veterinary Science. 2005;6(4):341-348.
14. Summers BA, Cummings JF, De Lahunta A. Veterinary neuropathology. Saint Louis: Mosby; 1995.
15. Kathmann I *et al.* Daily controlled physiotherapy increases survival time in dogs withsuspected degenerative myelopathy. Journal of Veterinary Internal Medicine. 2006;20:927-32.
16. Olby N, Halling KB, GlickTR. Rehabilitation for the neurologic patient. Veterinary Clinics of North America. Small Animal Practice. 2005;35:1389-409.

237 Trauma Medular

Ragnar Franco Schamall, Fernando Carlos Pellegrino

Definição, sinonímia

É a disfunção medular, fisiológica ou estrutural, secundária a um trauma por qualquer agente físico. Pode ser agudo ou crônico, ter graus variáveis, ser reversível ou não. Trauma ou traumatismo medular, raquimedular, da medula espinal, vertebral ou espinal, são todos sinônimos, embora os dois últimos não façam referência específica à medula espinal. Neste texto, discutiremos o trauma medular (TM), principalmente agudo.[1]

Incidência, prevalência e etiologia

A incidência do TM em medicina veterinária é muito variável, considerando suas diversas etiologias. Nos grandes centros, principalmente na periferia, os atropelamentos são causa frequente, devido ao maior número de cães e gatos de vida livre ou que são permitidos circular nas vias públicas (Figuras 237.1 e 237.2). Por outro lado, nos bairros de maior poder aquisitivo, as raças condrodistróficas e do tipo *toy* elevam a incidência de trauma por herniações discais (Figura 237.3) e instabilidades vertebrais congênitas (como luxação atlantoaxial – ver Figura 237.4). Já no campo, temos proporções variáveis das anteriores, além dos traumas crônicos, associados às protrusões discais, mais comuns em animais de raças grandes. As quedas de varandas, lajes e telhados são causas comuns, bem como brigas entre animais. Neoplasias (Figura 237.5), discoespondilites e outras causas crônicas de trauma, como os cistos

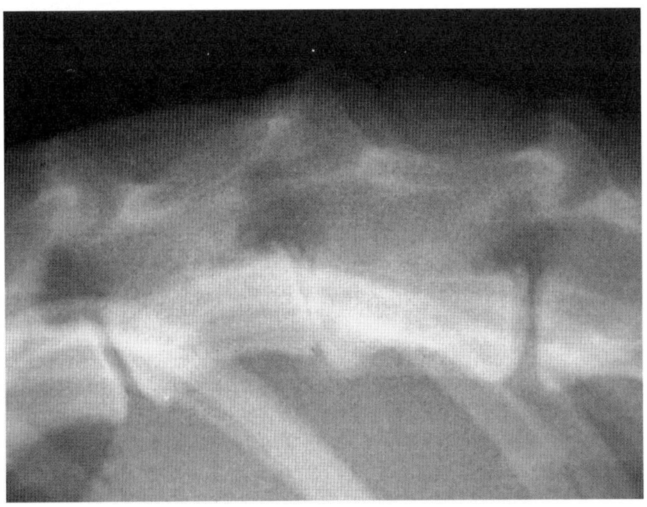

Figura 237.1 Luxação T12-13. Cão, atropelamento, paraparesia grau IV e postura de Schiff-Sherrington.

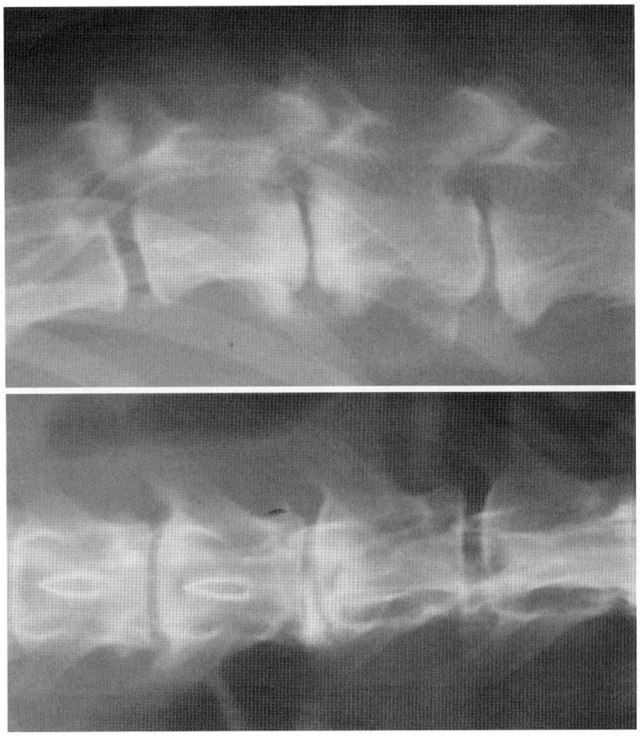

Figura 237.2 Luxação L2-3. Cão, 12 anos, queda de 3 andares. Paraparesia grau IV grave, dor lombar e postura de Schiff-Sherrington. Lateral – radiografia simples; ventrodorsal – mielografia com artefato de epidurografia.

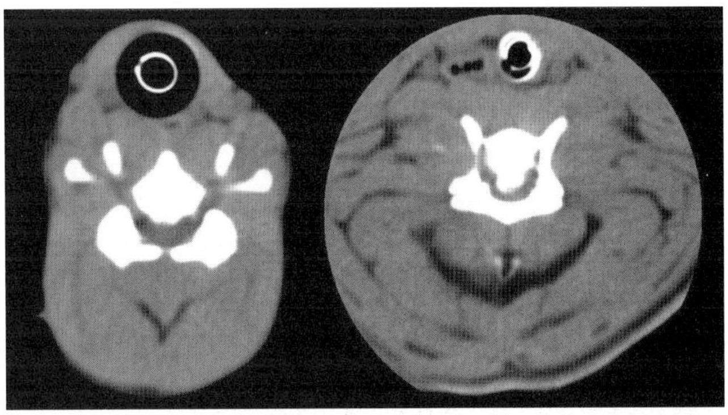

Figura 237.3 Corte tomográfico no nível de C3-C4, mostrando duas hérnias extrusas agudas, de evolução semelhante: na *imagem à esquerda*, uma fêmea Greyhound Italiano de 6 anos de idade e a da direita em um Buldogue Francês, macho, de 5 anos de idade. A fêmea encontrava-se tetraparética grave, com ventilação paradoxal e com mínima sensibilidade à dor profunda nos membros anteriores.

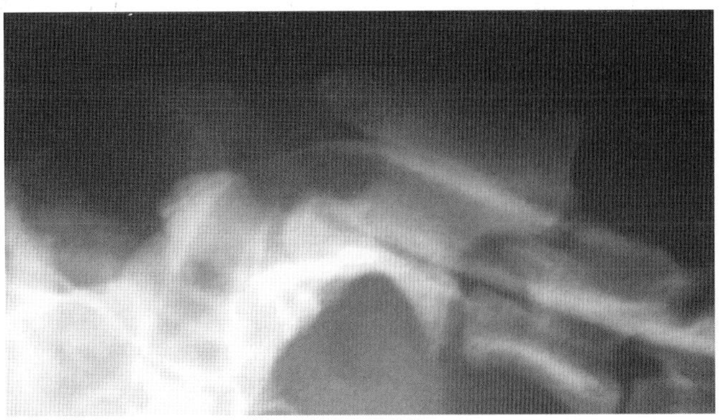

Figura 237.4 Yorkshire Terrier, 6 meses, macho, tetraparesia grau III, dor cervical. Luxação atlantoaxial. Mielografia.

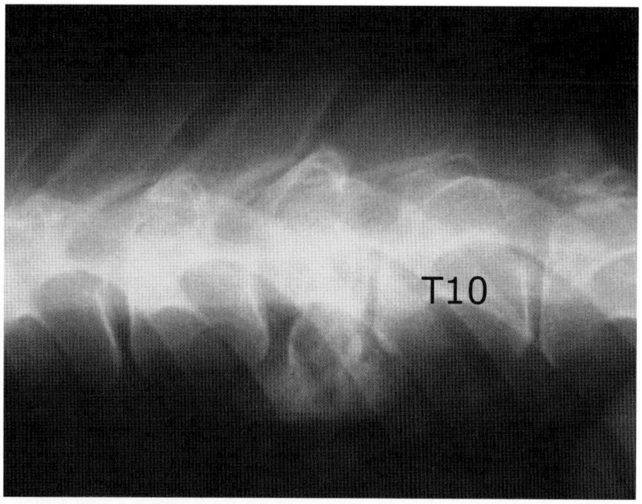

Figura 237.5 Rottweiler, macho, 9 anos. Paralisia aguda dos membros posteriores durante corrida no gramado. Paraparesia grau V e postura de Schiff-Sherrington.

aracnoides, não serão abordadas aqui e têm incidência variável.[2] Infelizmente, vemos um número crescente de animais vítimas de ferimentos por projéteis de armas de fogo, muitos com lesões medulares. Por último, o tromboembolismo fibrocartilaginoso é uma causa interna de TM, vista incomumente em cães e muito raramente em gatos.[3]

Na Figura 237.1, note a tendência a cifose devido a dor, o deslocamento dorsal do corpo de T12, o aumento do espaço entre os processos articulares dorsolaterais e a deformação do forame intervertebral.

Na Figura 237.2, note o mínimo deslocamento da incidência lateral, com diminuição do espaço L2-3 e fratura do osteófito ventral caudal a L3. Porém, uma análise mais cuidadosa nos mostra uma fratura dos processos articulares caudais de L2 e L3, indicando grande instabilidade lateral, confirmada pela incidência ventrodorsal. A análise criteriosa de radiografias de excelente qualidade deve ser feita em todo caso de trauma raquimedular.

Na Figura 237.3, note o mínimo volume herniado na fêmea. Por outro lado, o macho, apesar da enorme quantidade de material calcificado extruído no canal vertebral, apresentava-se em tetraparesia grau III, com dor mínima. Ambos foram operados no mesmo dia: o macho no dia seguinte foi liberado para sua casa já com capacidade de correr; a fêmea manteve-se em grau variados de tetraparesia por longos 5 meses, até que, finalmente, depois de muita dedicação de seus proprietários e dos profissionais de reabilitação, pôde retornar a sua vida normal. Muitas vezes, não encontramos correlação entre a gravidade da extrusão e a intensidade dos sintomas, refletindo a complexa interação de fatores que determinam o destino final de um paciente de trauma medular. Consulte a seção *Prognóstico* para maiores detalhes.

Na Figura 237.4, note a compressão produzida na medula pelo corpo do áxis em posição anormal. A agenesia do processo odontoide, apesar de ser o principal fator de predisposição deste tipo de luxação, permite que este cão mantenha-se vivo ou com alguma capacidade motora, pois sua presença produziria uma lesão muito maior na medula, agindo como um concentrador de pressão em um único ponto. Compressões crônicas como esta, quando não tratadas precocemente, levam a traumas medulares crônicos, que culminam com atrofia medular grave.

Na Figura 237.5, note o colapso de T9, com preservação das placas terminais e das superfícies articulares craniais e caudais. Esta apresentação é característica do tumor vertebral, principalmente do osteossarcoma axial, mas também de vários tumores metastáticos. O animal pode ou não ter dor prévia e a paralisia é quase sempre aguda e grave. A diferenciação com a discoespondilite é clara, pois esta envolve as placas terminais e o espaço discal. Este tipo de fratura é grave, pois desloca violentamente os fragmentos ósseos, além de formar grave hematoma local, produzindo compressão e isquemias importantes. Além disso, como a causa de base é de difícil tratamento, estes animais têm mau prognóstico. O terço inicial a médio da coluna torácica é o mais acometido por osteossarcoma nesta raça, segundo nossa casuística.

Fisiopatogenia

Lesão primária

Existem quatro mecanismos de lesão primária: impacto associado à compressão persistente, impacto com compressão transitória, tração (distração)* e laceração-transecção. Esses mecanismos, geralmente, se encontram em diversos graus de associação no paciente com lesão medular, não se apresentando isoladamente. Em geral, inclui lesão e rompimento dos processos axônicos, corpos neuronais e estruturas de suporte, como células da glia e elementos vasculares. Isto resulta em interrupção anatômica ou fisiológica dos impulsos nervosos. Qualquer mudança no diâmetro do canal vertebral pode ocasionar deslocamento, compressão e isquemia medular ou aumento da pressão intramedular. Os impulsos nervosos na zona lesionada podem estar interrompidos pelo aumento da pressão aplicado sobre as fibras nervosas, pela isquemia ou pela hemorragia. Esse aumento de pressão põe em movimento numerosas consequências fisiopatológicas, incluindo isquemia e hemorragias adicionais e edema.

O mecanismo de *impacto associado à compressão persistente* é a forma de apresentação mais comum. É evidente nas fraturas com impactação do corpo vertebral com deslocamento de fragmentos ósseos (que comprimem a medula espinal), fraturas-luxações e hérnias discais agudas. A *tração*, que é o estiramento forçado da medula espinal ou de sua irrigação sanguínea no plano axial, ocorre secundariamente às forças de flexão, extensão, rotação ou luxação. É o tipo de lesão presente nos casos de alteração medular sem alteração radiográfica. A *laceração-transecção* medular pode ocorrer devido a projéteis de arma de fogo, fraturas-luxações com deslocamento de fragmentos cortantes, feridas com elementos cortantes ou tração grave. A laceração pode ter gravidade variada, desde uma lesão menor até a secção completa.

O trauma mecânico tende a lesionar primariamente a substância cinzenta (SC) central. Em geral, se produzem hemorragias intramedulares e seu fluxo sanguíneo altera-se posteriormente à lesão inicial. A alteração vascular resultante produz infartos locais por hipoxia ou isquemia. Todos esses eventos

*Neste texto, faremos referência a tração como sinônimo de distração, por considerar este último termo uma descrição menos apropriada na língua portuguesa, apesar de seu amplo uso.

iniciam um processo de lesão que se autoperpetua, sendo tanto ou mais prejudicial para a medula do que a lesão mecânica inicial (teoria da lesão secundária).[2-5]

Lesão secundária

A lesão primária funciona como um terreno fértil, pelo qual se estendem os mecanismos adicionais de lesão secundária, produzidos pelo desenvolvimento de complexos eventos neuroquímicos autodestrutivos, que provocam danos irreversíveis do sistema nervoso, como os descritos a seguir.

Alterações vasculares

A isquemia medular é causada pelo aumento da pressão intramedular (PIM), provocado por edema e hemorragia, por redução da pressão de perfusão medular (PPM) ou produzida na fase prévia ao atendimento médico, secundária a outros distúrbios sistêmicos, tais como hipoxia, hipotensão ou anemia. A isquemia se produz quando a perfusão medular é deficiente. Ocorre pela diminuição do fluxo sanguíneo até um nível suficiente para interferir no funcionamento normal do sistema nervoso. A lesão isquêmica se manifesta primeiro na SC, pois esta tem requerimentos metabólicos maiores e recebe maior proporção de fluxo sanguíneo, em relação à substância branca (SB). A consequência patológica é a necrose hemorrágica central. Os neurônios localizados no nível da lesão se encontram fisicamente destruídos e mostram diminuição na espessura da mielina. Adicionalmente, a transmissão nervosa pode ser impedida por micro-hemorragias ou edema ao redor da lesão. Ocorre lesão irreversível da SC na primeira hora após o trauma e, na SB, por volta de 72 h pós-trauma.

Durante um episódio isquêmico agudo, a SB sofre diminuição da perfusão antes de 5 min e tende a retornar ao normal dentro de 15 min, mantendo-se dentro de pressões normais de maneira indefinida. A SC responde com múltiplos focos hemorrágicos antes dos 5 min, mantendo-se sem perfusão desde 1 h até 24 h após TM agudo. A causa aparente seria a trombose das artérias sulcais, que explicaria o motivo da ocorrência da mielomalacia central no nível da lesão medular.

O estado circulatório geral é outro aspecto importante no TM. O impacto medular causa grave vasodilatação e bradicardia, devido à anulação da resposta simpática, que pode persistir por muito tempo. Além disso, esses animais podem estar politraumatizados, com outras causas múltiplas de perdas sanguíneas, que provocam hipoperfusão medular. A autorregulação vascular medular está intacta durante as primeiras 2 h posteriores ao trauma, mas logo se perde por completo. A diminuição do retorno venoso também poderia contribuir para a piora, como sugerem os resultados de alguns estudos que mostram lesão medular após a ocorrência de estase venosa, especialmente nos funículos dorsais.[4,6]

Perda da regulação iônica

Provoca interrupção do impulso nervoso e formação do edema. A falha bioenergética ocasionada pela diminuição do fluxo sanguíneo medular (FSM) produzirá lesão celular, fundamentalmente por dois mecanismos: desenvolvimento de acidose e entrada de Ca^{2+} na célula. Em nível celular, a diminuição do aporte de O^2 associa-se à deficiência na produção de trifosfato de adenosina (ATP) pela via aeróbica, dando origem a um metabolismo anaeróbico, que produz ácidos, como o ácido láctico, e provoca redução do pH intra e extracelular. A acidose intracelular contribui para impedir o funcionamento normal da bomba Na^+, K^+-ATPase-dependente, que se torna incapaz de manter concentrações normais intra e extracelulares de Na^+, K^+, Ca^{2+} e água. O Na^+, o Ca^{2+} e a água entram na célula, provocando edema; a saída de K^+ para o espaço extracelular favorece a despolarização permanente da membrana. Outro metabólito que tem recebido muita atenção é o magnésio: sua depleção intracelular tem efeitos deletérios sobre processos metabólicos, tais como glicólise, fosforilação oxidativa e a síntese de proteínas, assim como certas reações enzimáticas nas quais ele serve como cofator. A depleção de magnésio pode contribuir também para o acúmulo de cálcio intracelular e suas consequentes alterações patológicas. Acredita-se que o magnésio também possa proteger os neurônios contra a excitotoxicidade, já que bloqueia o canal iônico do receptor N-metil-D-aspartato (NMDA) do glutamato, impedindo o influxo exagerado de cálcio.[4,7]

Aumento do Ca^{2+} livre intracelular

O Ca^{2+} livre intracelular ativa diversas proteases e fosfolipases que, por sua vez, destroem diversos componentes celulares, entre eles, a mielina, favorecendo a desmielinização. O aumento do cálcio intracelular é o fator-chave nos processos que conduzem à lesão celular irreversível, ativando uma série de enzimas (proteinoquinases, proteases, fosfolipases, endonucleases, proteinofosfatases, óxido nítrico sintetases) e induzindo a expressão de vários genes de resposta imediata. Também é responsável pela degradação intracelular de proteínas e lipídios, promovendo a deterioração da membrana celular e estimulando a produção de eicosanoides. A lesão da membrana determina sua despolarização permanente e a liberação de excitotoxinas, levando a maior entrada de cálcio nos neurônios vizinhos. Os eicosanoides provocam aumento da adesão e migração de neutrófilos, a partir do leito sanguíneo em direção ao tecido lesionado, com posterior liberação de radicais livres.[7]

Liberação de grandes quantidades de glutamato e aspartato

Isto origina intensa excitação dos neurônios viáveis, fenômeno conhecido como *excitotoxicidade*. Durante a isquemia, o neurônio é incapaz de manter a polarização da membrana, o que condiciona a abertura dos canais de cálcio voltagem-dependentes e o desbloqueio dos canais de cálcio dependentes de ligantes. Esses mecanismos ocasionam maior concentração de cálcio intracelular de aproximadamente o dobro do valor inicial; essa concentração, contudo, não é capaz de iniciar o processo de morte celular, mas sim de originar uma brusca despolarização da membrana, que induz aumento da liberação de quantidades excessivas de glutamato e outros aminoácidos excitatórios. O glutamato estimula os receptores ionotrópicos, principalmente ácido aminometilfosfônico (AMPA) e NMDA, bem como os receptores metabotrópicos. A estimulação do receptor AMPA aumenta a concentração de sódio intracelular e ocasiona o edema citotóxico. A estimulação dos receptores NMDA é responsável pelo notável aumento do cálcio intracelular e do início da cascata isquêmica cálcio-dependente, que originará a morte celular.[7]

Estresse oxidativo

É definido como o estado no qual se perde o equilíbrio entre a produção de radicais livres e a capacidade de defesa antioxidante (SOD, catalase, glutationa peroxidase etc.). A ruptura mecânica dos neurônios, células gliais e endoteliais ativa as fosfolipases de membrana, por meio do influxo de cálcio e fatores de coagulação, como a fibrina, o que produz a liberação de vários fosfolipídios, incluindo o ácido araquidônico. Os diversos graus de hemorragia associados ao TM formam complexos de ferro, cálcio, hematina e outros produtos de degradação da hemoglobina, que resultam na produção de radicais livres, contribuindo para a lesão oxidativa da membrana e gerando a maior quantidade de araquidonatos. Estes atuam como substratos para a lipo-oxigenase e ciclo-oxigenase, formando leucotrienos e prostaglandinas (eicosanoides), que são vasoativos. Ambas as substâncias, junto com o tromboxano proveniente das plaquetas, provocam isquemia local devido a suas propriedades vasoconstritoras, resultando na produção de mais radicais livres e maiores danos oxidativos. Outras fontes de oxidação, além da cascata do ácido araquidônico, são: oxidação das catecolaminas, escape mitocondrial, extravasamento e oxidação da hemoglobina e os neutrófilos tóxicos.

Os fenômenos de peroxidação lipídica, ainda que apareçam de maneira precoce depois do impacto, prolongam-se e se intensificam durante as horas subsequentes ao traumatismo. A peroxidação lipídica induzida por radicais livres de oxigênio é a base molecular mais importante da degeneração neuronal pós-traumática, tanto em nível cerebral quanto medular. Trata-se de um processo autoperpetuante, que se estende pela superfície das membranas celulares, provocando alterações dos sistemas enzimáticos dependentes de fosfolipídios, aumento de sua permeabilidade, alteração dos gradientes iônicos transmembrana e, em casos extremos, sua destruição. Estende-se gradualmente da SC até a SB, produzindo lesão microvascular, que agrava a isquemia e contribui de modo direto para a degradação da membrana axônica e da mielina.[4]

Lesão secundária, do tipo imunológico

A resposta imune é um mecanismo fisiopatológico muito importante que se desencadeia após uma lesão medular, para o qual foram desenvolvidas estratégias terapêuticas experimentais, na tentativa de interrompê-lo. A resposta inflamatória inicia-se poucas horas após o TM e persiste por vários dias. Inclui lesão endotelial e liberação de mediadores pró-inflamatórios, como interleucina-1 (IL-1) e IL-6, o fator de necrose tumoral alfa (TNF-α) e proteínas inflamatórias de macrófagos (PIM-1α e β). Depois de uma lesão medular, observa-se uma resposta bifásica nos leucócitos. Inicialmente, predomina a infiltração de polimorfonucleares (PMN; principalmente neutrófilos), secundários à hemorragia no local da lesão (os subprodutos da hemoglobina são poderosos quimiotáticos). A liberação subsequente de enzimas líticas por esses leucócitos pode piorar a lesão neuronal, glial e vascular. A segunda fase compreende o recrutamento e a migração das células da linhagem monócito-macrófago-microglial, que fagocitam o tecido lesionado. Nessa fase, as células microgliais ativam-se e adquirem morfologia ameboide, transformando-se em células fagocíticas. A ativação microglial é um processo gradual que depende da gravidade da lesão. Começa na SC central e se estende de maneira gradativa em direção à periferia.

Existem dados sugerindo que a ativação imunológica promova a lesão progressiva do tecido e iniba a regeneração neural, depois de uma lesão do sistema nervoso central (SNC). Contudo, é controverso o significado funcional da presença de algumas células do sistema imune na medula espinal lesionada. Os macrófagos e a micróglia têm sido relacionados como componentes integrais da regeneração neural, ainda que possam contribuir para lise dos oligodendrócitos (por um mecanismo que envolve a produção de TNF-α e óxido nítrico), morte neuronal e desmielinização. Tem sido descrito que a contusão direta da medula espinal produza sensibilização do sistema imune a alguns componentes da mielina do SNC. Também foi postulado que as fases mencionadas de infiltração leucocitária (e os processos fisiopatológicos que a acompanham) contribuem para a desmielinização dos axônios sobreviventes, dentro das primeiras 24 h depois da lesão primária, e que essa lesão tem um pico que pode durar vários dias. Esse processo contribui para o desenvolvimento de áreas de cavitação na SC e na SB. Posteriormente, ocorre degeneração walleriana e cicatrização mediada por astrócitos e outras células gliais, além dos fibroblastos.[4,6,8]

Cicatriz glial

A cicatriz glial (CG) é uma estrutura tissular específica que aparece em resposta ao TM e, no SNC, constitui uma barreira que impede o crescimento axônico. Tem um componente celular formado por astrócitos reativos e, no caso de acometimento simultâneo das meninges, também por fibroblastos. Os astrócitos reativos mostram grande incremento na expressão de filamentos intermediários, o que lhes confere um aspecto fibroso. Os filamentos intermediários são conhecidos pelos anticorpos contra a proteína ácida fibrilar glial (GFAP), o marcador mais típico dos astrócitos reativos. Além disso, a matriz extracelular da cicatriz glial contém elementos inibidores do crescimento axônico, como o proteoglicanos sulfato de condroitina (CSPG) ou as semaforinas secretáveis. No conjunto, sua formação particular se constitui em uma barreira que impede o caminho dos axônios lesionados. Contudo, apesar de ser um obstáculo para as fibras em regeneração, a CG tem uma função benéfica para o tecido lesionado, pois os astrócitos reativos reparam a barreira hematencefálica (BHE), impedindo a propagação da resposta inflamatória para além dos limites da lesão e restringindo a degeneração tecidual.

Imediatamente depois do TM, ocorrem localmente processos de morte celular, degeneração de nervos, gliose reativa e infiltração de células imunológicas e fibroblastos meníngeos. Na fase subaguda, os astrócitos proliferam e se hipertrofiam para formar uma rede de processos membranosos que encapsula a área traumatizada, com o objetivo de impedir a entrada de fibroblastos meníngeos e da micróglia proveniente do tecido nervoso. Nesse processo, astrócitos e fibroblastos secretam em sua interfase moléculas de matriz extracelular, formando uma lâmina basal que, junto com as uniões intercelulares que se constituem entre fibroblastos e processos astrocíticos em forma de pé, servem para reparar a BHE lesionada e constituir uma nova *glia limitans* (formada por astrócitos e situada abaixo da pia-máter).

Além da barreira mecânica ao crescimento axônico, que supõe a presença de todas essas células, também existe outra barreira exercida por uma série de moléculas capazes de produzir o colapso dos cones axônicos de crescimento. As moléculas inibitórias, cujas expressões aumentam após uma lesão, podem ser divididas em duas categorias: moléculas inibitórias associadas à mielina e moléculas sintetizadas pelos componentes celulares da CG (que podem permanecer na superfície dessas células ou ser secretadas na matriz extracelular).

Imediatamente após o dano primário, os fragmentos resultantes da mielina deixam expostas moléculas inibitórias do crescimento axônico, como glicoproteína associada à mielina (MAG), Nogo-A e OMgp. Essas três proteínas localizam-se principalmente nas superfícies mais internas da bainha de mielina, em contato direto com os axônios. A inibição do crescimento axônico ocorre quando essas moléculas associadas à mielina conseguem unir-se aos receptores adequados nos cones de crescimento. O receptor Nogo (NgR) desempenha um papel crucial devido à sua capacidade de se unir às três moléculas inibidoras associadas à mielina. O NgR se encontra na membrana plasmática axônica de numerosos neurônios do SNC e também se expressa em astrócitos. Em vista de sua estrutura, que carece de uma região intracelular, não pode realizar a transdução, por si só, de um sinal para inibidores mielínicos. Para tanto, é necessário que forme um complexo receptor, interagindo com outras proteínas transmembrana. Existe uma série de correceptores de NgR que participam na regulação axônica, como o p75, o LINGO1 ou o TAJ/TROY. Uma vez ocorrendo a união dessas moléculas inibitórias aos receptores adequados, será desencadeada uma série de cascatas de sinalização que produzirão, finalmente, o colapso dos cones de crescimento. Além de unir e fazer a transdução do sinal mediante o complexo receptor descrito, a molécula inibidora MAG também pode unir-se ao ácido siálico, presente em determinados gangliosídeos das membranas neuronais, contribuindo para a estimulação da cascata inibitória de regeneração axônica.

Das moléculas inibitórias sintetizadas pelas células da CG, os proteoglicanos representam uma das famílias mais importantes, sendo o sulfato de condroitina o de maior poder inibitório. A maioria dessas moléculas é produzida pelos astrócitos da cicatriz, apesar de uma parte o ser pelas células precursoras dos oligodendrócitos e pelas células meníngeas. São também representantes dessa família: NG2, neurocan, versican, brevican e fosfocan, todos com capacidade de inibir o crescimento dos brotos axônicos, mediante sua união com a laminina – molécula promotora de crescimento –, impedindo então sua interação com as integrinas receptoras do cone de crescimento. Existem outros tipos de moléculas inibitórias sintetizadas pelas células da CG que podem ter efeitos inibitórios ou promotores do crescimento. Dentro dessas categorias se encontram as tenascinas, as netrinas e as semaforinas.

Diferentemente da precária regeneração que se observa após um TM no SNC, no sistema nervoso periférico (SNP) existe regeneração axônica, favorecida pela participação das CsS. As CsS fagocitam resíduos dos nervos periféricos lesionados, produzem fatores tróficos e secretam moléculas da matriz extracelular, que promovem o crescimento axônico. As CsS são capazes de migrar do SNP até o SNC na presença de lesão, tendo sido implicadas nos processos de recuperação de lesões medulares incompletas. Além das CsS, os fibroblastos também depositam material de matriz extracelular, que possivelmente participa da recuperação de lesões parciais. Levando em consideração esses antecedentes, têm sido desenvolvidas diversas estratégias para aumentar a regeneração medular, onde se carece de CsS. Uma delas é o fornecimento de fatores tróficos ao tecido nervoso. Tem sido dada especial ênfase à família das neurotrofinas, como fator transformador do crescimento (TGF), fator neurotrófico derivado do cérebro (FNDC), NT-3 e NT-4/5, além de outros fatores de crescimento, como TGF-β, que inclui o fator neurotrófico derivado de células gliais (FNDG), o fator de crescimento neuronal (FCN) e o fator de crescimento fibroblástico básico (FCbF). Provavelmente, o uso desses fatores tróficos seja útil em estudos futuros de trauma medular.[4,5,9-16]

▪ Vias de morte neuronal programada ou apoptose

A apoptose tem sido implicada na fisiopatologia de vários distúrbios neurológicos, incluindo o TM. Pode ser deflagrada por citocinas, lesões inflamatórias, lesões por radicais livres ou excitotoxicidade. É um processo ativo, que se caracteriza por involução celular, agregação cromatínica, cariorréxis e formação de corpos apoptóticos. As células morrem e são capturadas por macrófagos, mas sem gerar resposta inflamatória ou devolver subprodutos celulares ao ambiente tecidual externo. Esse processo é deflagrado por fenômenos fisiológicos externos ou internos, é finamente regulado e requer o uso de energia para realizar a síntese de macromoléculas específicas. Isto o diferencia claramente da necrose celular. Muitos trabalhos experimentais demonstraram que a apoptose contribui significativamente para a lesão medular. No TM, a cascata apoptótica inicia-se em neurônios, oligodendrócitos, micróglia e talvez em astrócitos. A apoptose da micróglia contribui para a lesão do tipo inflamatório e os trabalhos experimentais sugerem que o mesmo processo, quando em oligodendrócitos, contribui para a desmielinização pós-traumática, observada após a primeira semana. A apoptose neuronal contribui para a perda celular, o que tem um impacto negativo sobre a evolução e ocorre por meio de vias extrínsecas e intrínsecas, mediadas pela ativação das caspases. A via extrínseca (dependente de receptor) utiliza o receptor e o ligante Fas ou a produção, pelos macrófagos, de sintetases de óxido nítrico (NO). A via intrínseca (independente de receptor) envolve a ativação direta da proenzima da caspase 3 e a lesão mitocondrial, a liberação de citocromo C e a ativação da caspase 9. Essas duas formas principais de apoptose têm sido bem caracterizadas e ambas parecem estar ativadas na lesão medular. A apoptose dependente de receptor ativa-se por sinais extracelulares, cujo fator mais importante é o TNF-α. Sabe-se que o TNF-α acumula-se rapidamente na medula lesionada e a ativação do receptor Fas dos neurônios, micróglia e oligodendrócitos induz a uma sequência programada de ativação das caspases, envolvendo a caspase 8 como indutora e as caspases 3 e 6 como efetoras. A ativação destas últimas leva à morte das células afetadas. A sintetase de NO é um indutor alternativo da via extrínseca e também um ativador da caspase 3, induzindo também a morte celular programada. A via intrínseca ativa-se com sinais intracelulares provenientes de neurônios, após uma lesão medular, na qual altas concentrações de cálcio intracelular produzem danos mitocondriais e liberação de citocromo C, iniciando uma sequência programada de ativação das caspases. Nesta, o citocromo C se acopla ao fator ativador de apoptose 1, ativa a caspase indutora 9 que, como na via extrínseca, ativa as caspases 3 e 6 como caspases efetoras, produzindo a morte do neurônio acometido. Ainda não está completamente clara a contribuição da apoptose para a lesão secundária, nem suas potenciais implicações terapêuticas.[4,6,9,13,16-19]

Mitocôndria

A mitocôndria pode representar um papel central na morte celular, após uma lesão medular. Muitos mecanismos de lesão secundária, que foram mencionados, envolvem-na em algum grau. Em condições normais, as mitocôndrias são críticas no metabolismo cerebral e na manutenção da homeostase celular de cálcio. Ela também é sede de uma ampla série de reações de oxirredução sendo, portanto, a fonte intracelular primária de radicais livres. A coordenação da interação entre neurônios e astrócitos também depende criticamente da mitocôndria. O comprometimento de qualquer das suas funções-chave pode conduzir à morte celular de maneira direta ou indireta, por diminuição da tolerância celular ao estresse. O trauma do SNC altera a habilidade da mitocôndria em concluir a respiração celular e a fosforilação oxidativa; também altera a homeostase intracelular de cálcio e dificulta a sua captação dependente da respiração, devido à inibição de seu transporte mitocondrial. Além disso, na morte celular observam-se mudanças na permeabilidade de membrana mitocondrial interna, que reduzem seu potencial de membrana e podem contribuir para edema osmótico e consequente lise. A mitocôndria parece ser importante no dano celular secundário ao acúmulo de aminoácidos excitatórios, após uma lesão. O acúmulo excessivo de cálcio mitocondrial, em contraposição ao simples acúmulo de cálcio no citosol, é o principal fator envolvido na morte celular excitotóxica. Além da excitotoxicidade, o estresse mecânico, as reações inflamatórias e a alteração da transdução dos sinais tróficos parecem contribuir para o dano mitocondrial nas lesões do SNC. Além disso, o aumento da permeabilidade da membrana mitocondrial exterioriza proteínas apoptogênicas e facilita sua liberação no citosol, o que representa um mecanismo-chave na indução da apoptose e morte neuronal. A caspase 3 gera, *in vitro*, uma cascata de eventos que termina com a liberação de citocromo C pela mitocôndria, com subsequente ativação de mais caspases.[4,17,18,20,21]

Manifestações clínicas

Os sintomas do trauma medular estão relacionados com o ponto de lesão na medula espinal. Desta maneira, uma lesão pode ter sintomas referentes a uma das quatro síndromes de disfunção medular descritas, a saber: cervical, cervicotorácica, toracolombar e lombossacra. Não raro, duas ou mais lesões coexistem, podendo haver associação de sintomatologias. É preciso lembrar que certos sintomas prevalecem sobre outros. Por exemplo: uma lesão lombossacra provocará sintomas de lesão de neurônio motor inferior (NMI) em membros posteriores, o que impedirá a percepção clínica dos sinais de lesão de neurônio motor superior (NMS) nos membros posteriores, provenientes de uma lesão toracolombar. Assim, o examinador deve prestar muita atenção aos sinais secundários de lesões em outros locais, como a postura de Schiff-Sherrington, no exemplo descrito anteriormente. O mesmo vale para animais com concomitância de trauma cranioencefálico. É sempre aconselhável a avaliação radiográfica cuidadosa do local que julgamos haver a lesão, com base em nosso exame neurológico, mas também obter radiografias panorâmicas das outras regiões (ou outros exames indicados, como TC), a fim de identificar lesões "silenciosas".

A *dor* é uma constante nos casos de trauma raquimedular (TRM), mas existem algumas exceções notáveis. É importante lembrar que a síndrome da dor, em geral, indica uma etiologia compressiva ou inflamatória. Mas, alguns pacientes com TRM não demonstram dor e existem três grupos importantes que devemos ter em mente: muitos casos crônicos (p. ex., protrusões discais crônicas e alguns casos de luxação atlantoaxial), alguns casos agudos (principalmente hérnias extruídas graves, após a formação de mielomalacia isquêmica focal) e os casos com lesão simultânea de tronco encefálico e, portanto, apatia, torpor ou coma. Sendo a dor uma experiência individual, o examinador deve sempre considerar o comportamento do paciente. É notável a diferença de expressão clínica de dor em relação às diferentes raças e a forma como os animais são criados. Tanto animais muito estoicos quanto os muito agitados ou bravos oferecem desafios na determinação do ponto exato da dor (ou até mesmo de sua presença) na coluna vertebral.

Como toda lesão medular, podemos ter graus variados de disfunção proprioceptiva, motora e sensorial. A presença da percepção da sensibilidade profunda é importante para a definição do prognóstico. Adiante, na seção *Prognóstico*, isto será discutido em mais detalhes. Por enquanto, é preciso definir o que é *sensibilidade à dor profunda*. Percebemos que o maior erro na avaliação neurológica dos pacientes de TRM pelo clínico geral acontece justamente na observação desse importante parâmetro. Ao realizar o pinçamento do leito ungueal (este é o melhor local para a resposta a dor, e não no espaço interdigital ou outro local, que produzem muitos resultados errôneos – ver Figura 237.6), o paciente precisa perceber a dor, ou seja, demonstrar a consciência dela. Portanto, uma resposta comportamental – qualquer que seja: prender a respiração, dilatar a pupila, rosnar, chorar, gemer, tentar alcançar a pata... – precisa ser elicitada. Caso contrário (apenas flexionar o membro) só demonstra a presença de um reflexo segmentar – o flexor. Ocorre um estímulo nocivo, percebido pelos nociceptores, que ascende até o interneurônio medular, faz conexão com o motoneurônio local e evoca a resposta de retirada do membro. Sem nenhuma participação de centros superiores. Isto é especialmente importante em felinos, que demonstram um reflexo flexor, quando presente, tão intenso, que o animal dirige sua atenção ao reflexo sem que exista qualquer sensibilidade naquele local. Uma maneira simples de contornar tal condição nesses pacientes é realizar o teste

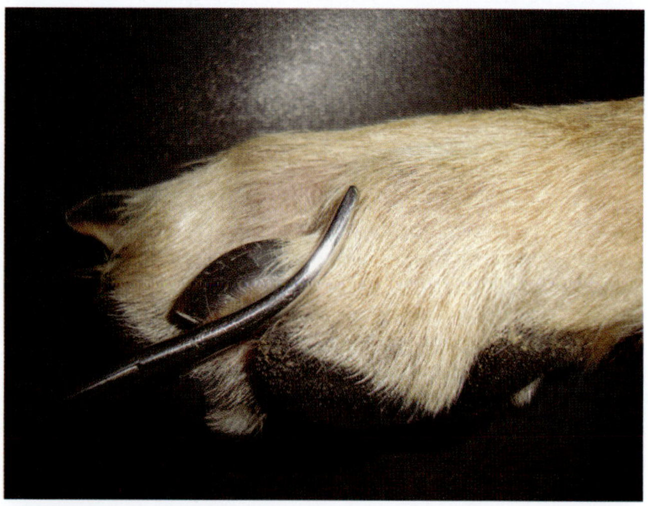

Figura 237.6 Demonstração da maneira correta de avaliação da sensibilidade à dor profunda.

com o membro em flexão máxima, pois o reflexo é flexor e não extensor. Seguindo esses princípios, realizamos uma boa avaliação da sensibilidade à dor profunda, sem erros na coleta desse dado tão importante para a formulação do prognóstico para a recuperação funcional do paciente.

É importante considerar uma região em particular: vértebras C1-C4. Os traumas graves nessa região tendem a provocar morte por falência respiratória, uma vez que nem os músculos intercostais nem o diafragma receberão estímulos nervosos e a paresia ventilatória torna-se uma ameaça à vida. Esses casos precisam de atenção imediata e, mesmo quando atendidos rapidamente, tendem a ter um curso clínico mais dilatado, necessitando de estrutura de hospitalização avançada (Figura 237.7).

Na Figura 237.6, o instrumento (pinça hemostática) deve ser posicionado no leito ungueal. Qualquer outro local, embora possa produzir resultados no animal normal, não o faz no animal com sensibilidade alterada, podendo provocar uma avaliação errônea. Alguns autores sugerem o periósteo, por meio do pinçamento dos dedos. Porém, as chances de lesão, tanto de tecidos moles quanto ósseos, são grandes, principalmente nos exames repetidos. Sugerimos que a manobra sempre seja iniciada utilizando os dedos do examinador ou, pelo menos, com pequena pressão da pinça, para evitar sofrimento desnecessário, caso o animal esteja com a sensibilidade intacta. Mas, em caso de dúvida, utilize a pressão que for necessária.

No caso da Figura 237.7, havia tetraparesia grave, com pouca sensibilidade à dor profunda, principalmente nos membros anteriores, ventilação paradoxal e poucos movimentos voluntários. Mas o animal ainda era capaz de se alimentar, de se arrastar um pouco, manter-se por alguns momentos em decúbito esternal, latir fracamente, beber água, brincar, enfim, ter uma vida restrita, mas ativa. A dor cervical era mínima. Notar o grau de atrofia da medula espinal, causado pela compressão crônica, por meses, testemunhados na fotografia pelos contornos imprimidos na lesão medular: dorsalmente - lâmina do atlas - e ventralmente - porção cranial do corpo do áxis com agenesia do processo odontoide. Notar também a coloração anormal da medula, à direita da fotografia. O mais notável neste caso é o grau de atrofia medular que pode ser alcançado e ainda ser compatível com a vida. A avaliação radiográfica, isoladamente, não nos permite avaliar esse grau de lesão medular. A TC pode sugerir; a RM forneceria a informação mais confiável, que mostraria que nenhuma técnica cirúrgica existente poderia trazer este animal de volta a sua condição de normalidade.

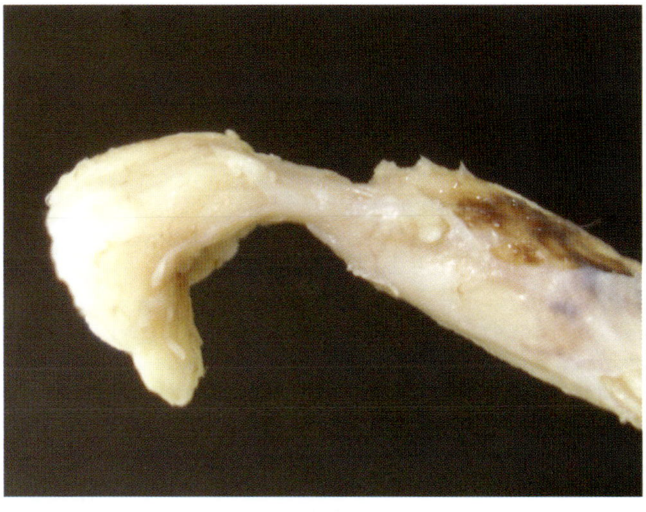

Figura 237.7 Imagem de peça de necropsia de canino (cranial, *à esquerda*), de 3 anos, de raça de pequeno porte, portador de luxação atlantoaxial, com evolução de aproximadamente 12 meses.

Lesões mais caudais, até aproximadamente o quarto inicial da coluna torácica, produzem paralisia de toda (ou quase toda) musculatura intercostal, mas não diafragmática (nervo frênico: C5, C6, ± C7),[1] produzindo o que chamamos de "ventilação paradoxal": à inspiração ocorre retração do tórax; à expiração, a expansão. Este fenômeno é explicado pela ação do diafragma: sua contração, na inspiração, diminui a pressão intratorácica que, por não ter a ação tensionadora dos músculos intercostais, provoca o colapso da parede torácica. Ao contrário, na expiração, ocorre aumento da pressão intratorácica e consequente expansão da parede torácica. A observação desse fenômeno é importante e indica que uma lesão grave se encontra naquela região e o animal precisa de atenção ventilatória. Afecções generalizadas do NMI também podem produzir sintoma semelhante, mas não são objeto dessa discussão.

A síndrome de Horner também tem um papel importante na localização das lesões medulares. A detecção desse conjunto sintomatológico no(s) olho(s) *associado* à alteração em um, dois ou mais membros indica lesão de plexo braquial ou cervicotorácica, na maioria das vezes (Figura 237.8). Ocasionalmente, trata-se de lesão encefálica, mas isto não é o comum.[3,22]

Mesmo nos animais mais magros, normalmente, não é sempre possível observar externamente desvios angulares ou hematomas na região do TRM. À exceção de fraturas ou luxações L7-S1, qualquer lesão que possa ser observada externamente provavelmente será irreversível. Na seção *Diagnóstico*, discutiremos as razões dessa afirmação em mais detalhes.

O exame clínico do TRM deve sempre começar com a avaliação clínica geral do paciente, uma vez que ele é vítima de um trauma e lesões em vários sistemas podem coexistir. As lesões associadas mais comuns são as contusões pulmonares e pneumotórax (principalmente em felinos), hemorragias abdominais por rupturas esplênicas ou hepáticas e fraturas de ossos longos e pelve. Estas últimas são motivos comuns de desvio de atenção dos clínicos, uma vez que incapacitam parcialmente o animal, de forma que o decúbito é atribuído a elas. Se o exame neurológico criterioso não for feito, uma fratura de coluna poderá só ser descoberta quando o decúbito persistir por dias ou semanas, mesmo após a fixação bem-sucedida das fraturas dos ossos longos ou da pelve. Tal ocorrência não é incomum e pode trazer muitos problemas (Figura 237.9).

O trauma cranioencefálico (TCE), quando associado, determina um prognóstico pior, uma vez que implica:

- Trauma mais importante e amplo
- Menor expectativa do proprietário com relação à recuperação do animal
- Maior preocupação com custo e sequelas.

De fato, traumas complexos desta maneira, muitas vezes, determinam a morte do paciente no momento do acidente.

Após a verificação geral e abordagem dos problemas que implicam risco imediato à vida, seguimos com o exame neurológico. Uma vez que podem existir fraturas instáveis da coluna vertebral e outros locais com dor, não cabe um exame neurológico tradicional. Desta maneira, iniciamos pela verificação do nível de consciência e função dos nervos cranianos (principalmente, sinais de disfunção vestibular, forma das pupilas e reflexos pupilares à luz e posição e movimentação dos olhos), para verificação de lesões encefálicas. Feito isso, continuamos com

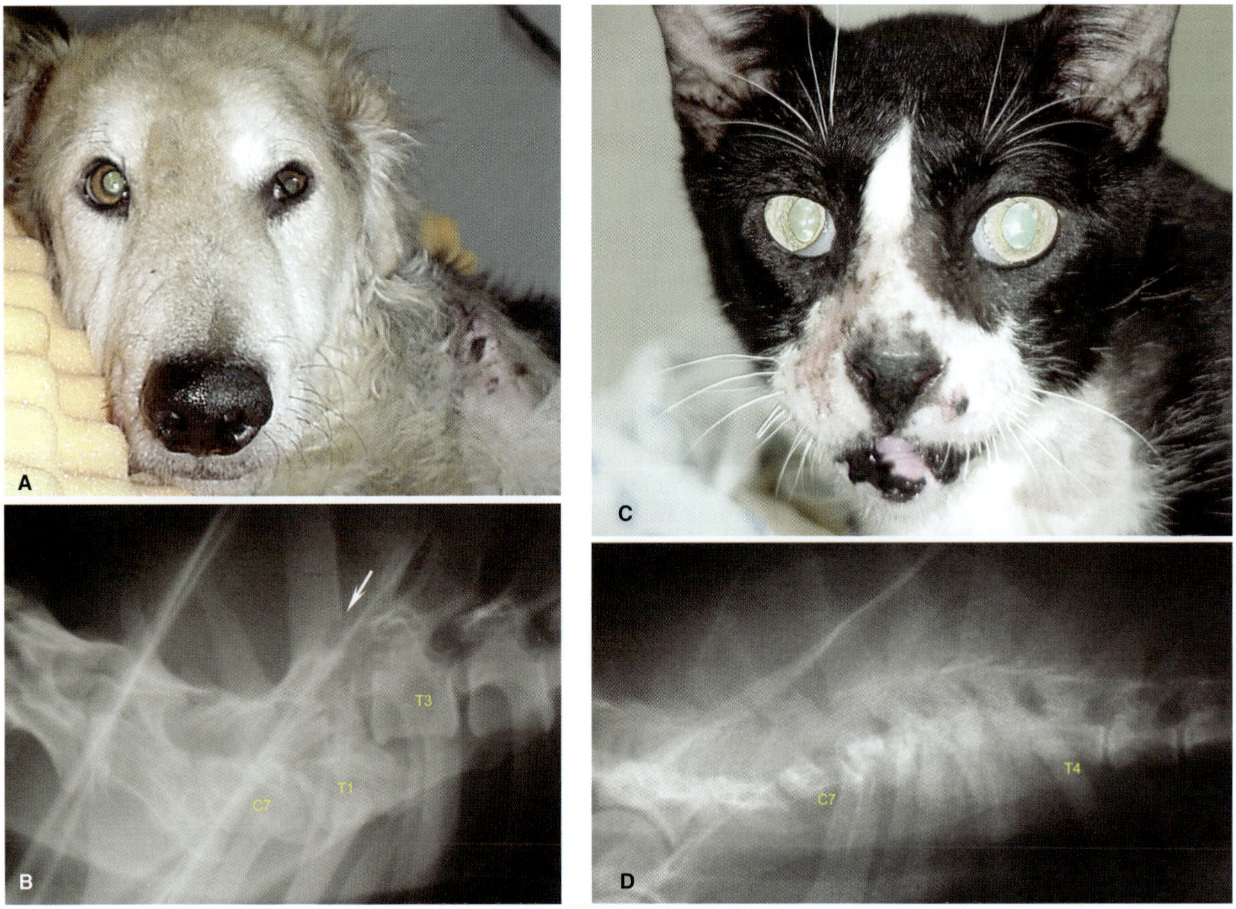

Figura 237.8 A. Cão macho, idoso, tetraparesia grave, com ausência de sensibilidade à dor profunda em membros posteriores. Notar a síndrome de Horner, principalmente no olho esquerdo, e os sinais de cronicidade da doença. A tetraparesia, juntamente com a presença da síndrome de Horner nos ajuda a localizar a doença no segmento cervicotorácico. **B.** Radiografia do animal. Notar o quase completo desaparecimento de T2 e a grande desorganização anatômica da região, justificando os sintomas observados. Embora este animal seja vítima de uma neoplasia, o exemplo é útil para demonstrar como o achado da síndrome de Horner pode ser útil na neurolocalização. Este cão estava sendo tratado como portador de hérnia de disco toracolombar há 3 meses (daí a grande evolução do caso), pois havia sinais radiográficos sugestivos de discopatia. Um exame neurológico mais detalhado poderia ter evitado esse sofrimento tão prolongado. **C.** Gato macho, idoso, tetraparesia de evolução lenta. Note a síndrome de Horner no olho direito. Caso de evolução muito semelhante ao do cão em **A** e **B**. Porém, com o tratamento com antibióticos, houve resolução dos sintomas. **D.** Notar a diferença de aspecto radiográfico, principalmente no que se refere à destruição dos espaços discais, em relação a **B**, que mostra a superfície articular cranial de T3 completamente preservada (algo pouco provável em um caso envolvendo infecção do disco intervertebral).

a verificação das funções medulares. Se o paciente for capaz de caminhar, observamos sua *marcha,* em busca de claudicações, ataxias e paresias. Em seguida, avaliamos a *propriocepção* consciente dos quatro membros e presença de *hiperpatias* paravertebrais. Cuidadosamente, deitamos o animal de lado (se permitido) e avaliamos os *reflexos segmentares* flexores, patelares e perineais, além da sensibilidade dos quatro membros. Se o paciente não for capaz de andar, observamos sua *postura*: Schiff-Sherrington (T3-L3), espasticidade dos quatro membros (C1-C5), flacidez dos anteriores com espasticidade dos posteriores (C6-T2), se tenta (e consegue) ficar de pé com os anteriores (toracolombar caudal, lombar ou lombossacra) ou não (cervical, cervicotorácica ou torácica cranial) – lembrar que o animal não deve ser estimulado a fazer tal movimento, pois isto agrava a lesão medular; essa informação deve ser coletada na anamnese ou por observação prévia, a fim de fazer uma localização provisória da lesão. Em seguida, fazemos a mesma verificação dos reflexos segmentares (flexores, patelares e perineais), além da sensibilidade dos quatro membros, do reflexo do panículo (cuidadosamente feito em caso de lesões toracolombares) e da dor paravertebral. Não é necessário verificar propriocepção, reações posturais nem induzir a marcha, mesmo que assistida, pois o decúbito já informa a lesão nessas vias. Essas avaliações deverão fornecer a localização da lesão (ou das lesões), que serão confirmadas com os métodos de imagem apropriados (lembrar das lesões concomitantes, que deverão ser investigadas simultaneamente).

Diagnóstico | Exames complementares

Na prática clínica, as radiografias continuam sendo o método complementar de imagem mais disponível. A tomografia computadorizada (TC) encontra-se mais difundida nas capitais do Brasil e a ressonância magnética (RM) ainda está em seus primórdios, tendo os primeiros aparelhos iniciado o funcionamento em 2011. Deste modo, as radiografias reinam absolutas, juntamente com a mielografia, quando aplicável.

As radiografias do local suspeito de lesão devem ser feitas sempre em duas incidências, a fim de delinear da melhor maneira possível a lesão. Todo o cuidado deve ser tomado para

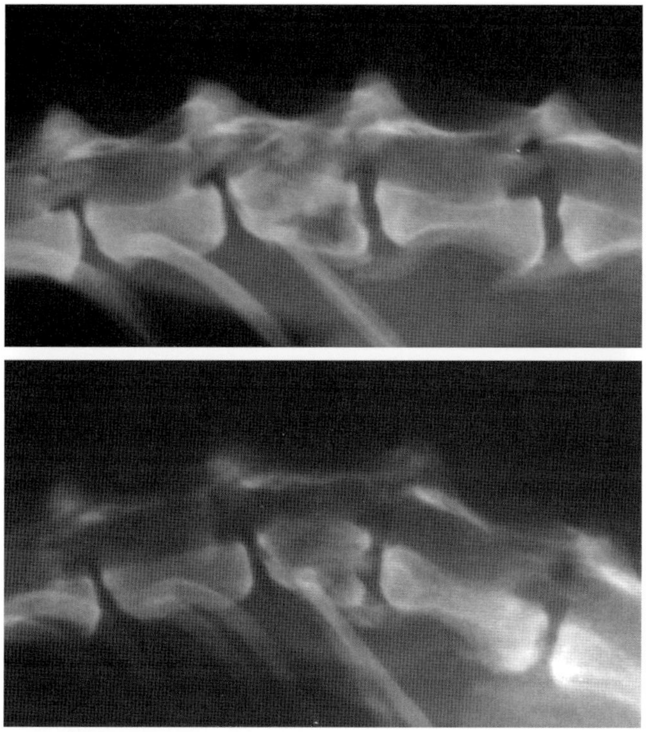

Figura 237.9 Gato adulto. Paraparesia grau V. Trauma raquimedular (TRM) de causa desconhecida. Na *imagem superior*, note a presença de fragmentos ósseos no canal medular no nível de T13. Isto já justifica o quadro clínico. Note, na *imagem inferior*, como uma leve flexão da coluna é capaz de provocar colapso vertebral e estreitamento ainda maior do canal vertebral. Estas imagens reforçam a importância da estabilização temporária da coluna, principalmente em animais sedados, a fim de evitar traumas medulares adicionais.

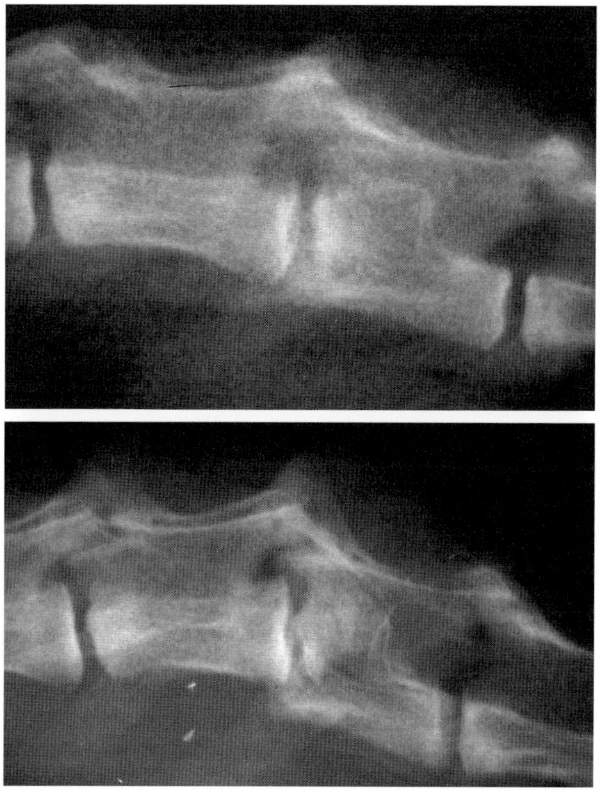

Figura 237.10 Cão sem raça definida, adulto, TRM por atropelamento. Paraparesia grau V com arreflexia patelar. Caso semelhante ao da Figura 237.9, com instabilidade mais importante. Notar, na *imagem superior*, a presença de fragmento ósseo no canal vertebral e, na *imagem inferior*, a grave instabilidade à menor flexão vertebral. Tais casos têm seu prognóstico definido no momento do acidente.

garantir a estabilidade do segmento afetado, principalmente se o animal estiver sedado ou anestesiado (Figuras 237.9 e 237.10). Preferencialmente, movimentar o aparelho de radiografias ou a estativa, mas não o animal. Além disso, radiografias panorâmicas do restante da coluna devem ser obtidas, a fim de descartar lesões secundárias. Também é recomendável uma exposição do tórax, para verificação dos campos pulmonares. Uma importante verificação a ser feita, na análise das radiografias de TRM, é com relação à sobreposição dos fragmentos proximais e distais no foco da lesão. Considerando que existe uma medula espinal no interior do canal vertebral, sensível a qualquer compressão, admite-se que se possa ter uma sobreposição vertebral de, no máximo, 50% do canal vertebral (válido para a coluna toracolombar), sem que haja uma secção medular irreversível. Este é um número aproximado e serve apenas como referência. Isto quer dizer que, se um animal de porte médio tem um canal vertebral de aproximadamente 8 a 10 mm de altura, o deslocamento máximo tolerável será de aproximadamente 4 a 5 mm, em qualquer direção. Daí a afirmativa de que, se o deslocamento de uma fratura puder ser detectado à inspeção visual (Figuras 237.11 a 237.13), possivelmente existirá secção medular (excluindo-se, portanto, as lesões caudais a L6, que somente contêm cauda equina). Exceções existem e a *sintomatologia clínica será sempre o seu melhor parâmetro para definição do prognóstico*.

A mielografia está indicada naqueles casos em que existem sintomas de TRM, mas não encontramos evidências radiográficas do local da lesão (Figura 237.14) ou quando não estamos certos da contribuição da alteração encontrada na sintomatologia clínica (Figura 237.15). Além disso, ela é indispensável no planejamento cirúrgico (lado mais acometido, espaço discal, território da compressão etc.) dos casos de herniações discais (Figura 237.16), na ausência de um método de imagem mais avançado (TC, RM). Em todos os outros casos, a mielografia não acrescenta informação útil, além de produzir um trauma adicional a uma região já comprometida. Aconselhamos que esse exame seja feito sempre pela punção lombar, pois (1) é mais seguro; (2) é a única maneira de garantir que o contraste ultrapasse o local de compressão; e (3) a incidência de convulsões é menor (lembrar dos efeitos das violentas contrações musculares de uma convulsão em uma coluna instável). É necessário um grau maior de experiência e treinamento, mas os resultados são muito melhores e seguros do que os obtidos por injeção pela cisterna magna.

As TC são muito úteis na identificação de lesões mais sutis e são definitivamente a melhor opção nos casos de herniações discais extrusas (Figura 237.17), quando comparadas com a mielografia (que é mais útil no caso de lesões protrusas). Além disso, são muito úteis no planejamento da colocação dos implantes metálicos para estabilização de fraturas, pois podem fazer reconstruções tridimensionais, mensurações precisas e detectar fraturas e lesões ósseas não visíveis nas radiografias convencionais. A maior desvantagem é a pouca disponibilidade de equipamentos em nosso meio, restrito a algumas unidades nas grandes capitais e algumas faculdades. Além disso, a capacidade de visibilização de tecidos moles no interior do sistema nervoso não é muito boa, embora tenha avançado muito nos modelos atuais.

A RM fornece imagens excelentes de tecidos moles e ruins de tecidos ósseos. Tem a vantagem adicional de fornecer reconstruções em diversos planos e detectar lesões sutis em

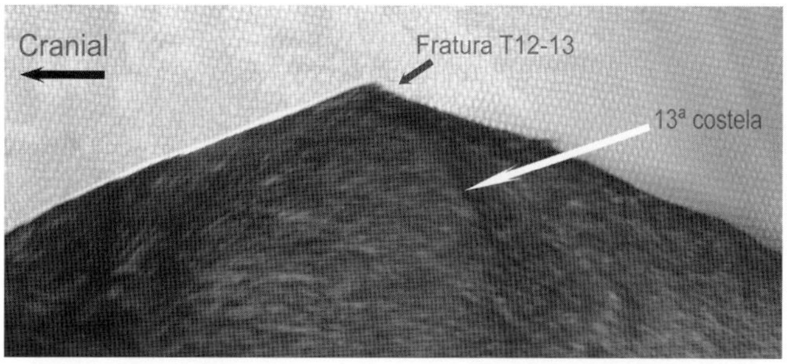

Figura 237.11 Cão macho, adulto. Trauma raquimedular por atropelamento. Paraplegia. Notar o grave deslocamento vertebral. Uma fratura toracolombar, visível à inspeção, normalmente tem um prognóstico ruim para a recuperação funcional (ver texto e Figuras 237.12 e 237.13).

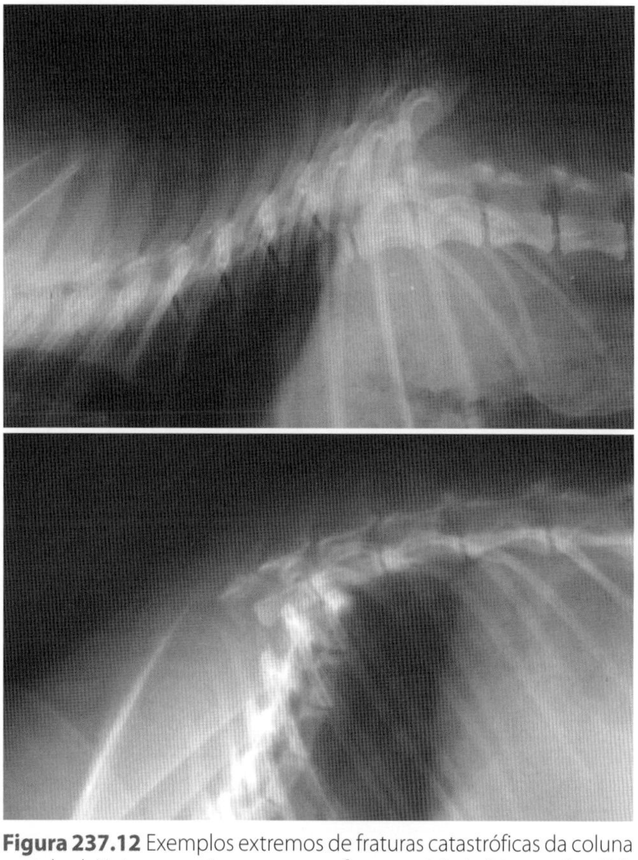

Figura 237.12 Exemplos extremos de fraturas catastróficas da coluna vertebral. Nota-se, então, por que as fraturas visíveis à inspeção clínica, em geral, não são passíveis de recuperação e representam secção medular.

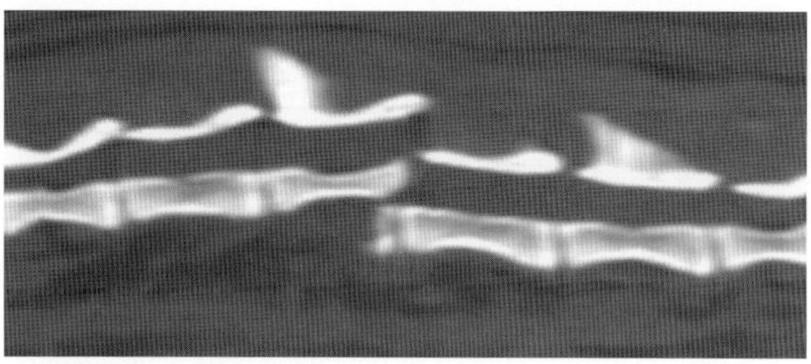

Figura 237.13 Cão adulto, trauma raquimedular por queda. Reconstrução de cortes de TC mostrando secção medular. Note que o deslocamento suportado pela medula é muito pequeno. Qualquer deslocamento adicional terá potencial de provocar danos graves ao parênquima. Exceções existem, mas a regra geral é que, para a coluna toracolombar, uma sobreposição de até 50% do canal vertebral fornecerá os melhores prognósticos. Este conceito *sempre* deverá estar associado aos achados clínicos.

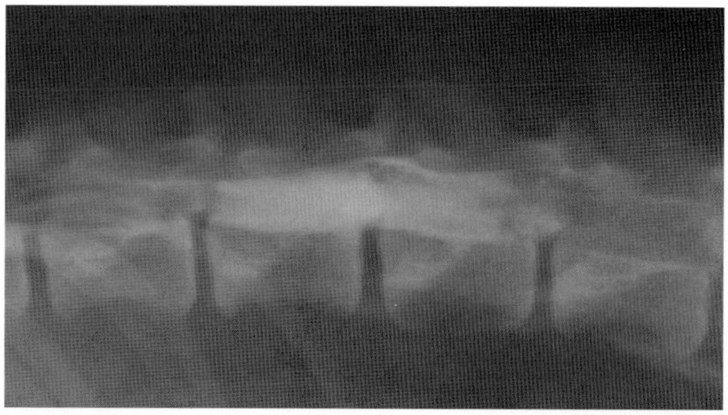

Figura 237.14 O represamento de contraste no parênquima medular é um indicativo de mielomalacia e, portanto, irreversibilidade da lesão medular. Este não é um achado frequente, pois a mielomalacia, em geral, fica confinada à substância cinzenta e, portanto, fora do alcance do contraste (exceto quando ocorre a formação acidental de canalograma). Neste caso, ocorreu mielomalacia completa secundária a lesão discal aguda e, portanto, passível de ser demonstrada pela mielografia.

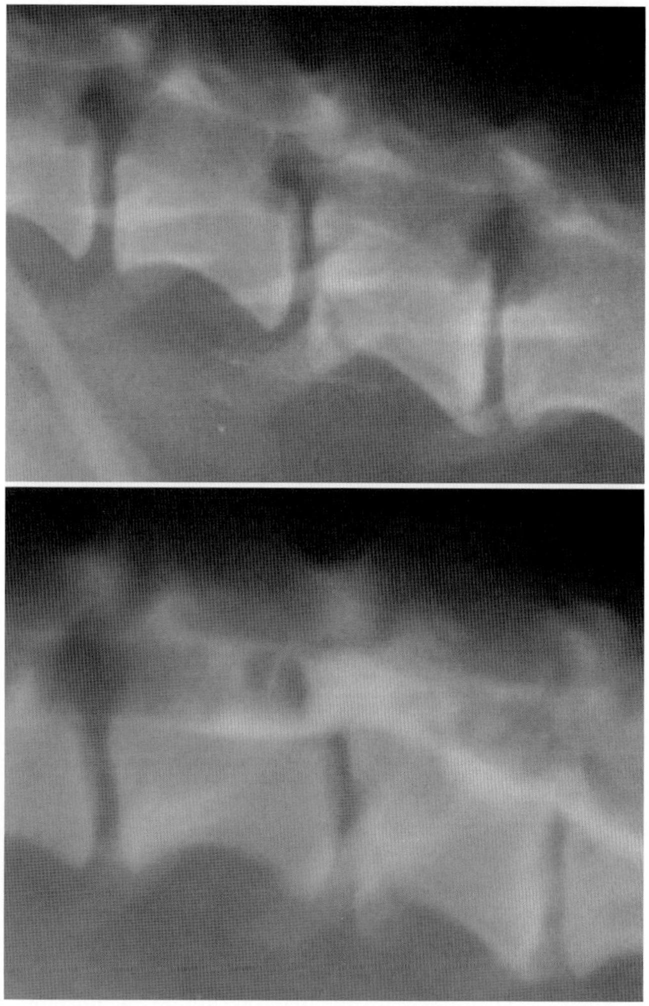

Figura 237.15 A mielografia pode ser útil para avaliar a extensão de lesões de trauma raquimedular, quando a clínica não é congruente com os achados radiográficos. Na *imagem superior*, vemos uma grave fratura de L4, com algum estreitamento do canal vertebral. Achados insuficientes para explicar a grave paraplegia flácida e com dilatação de esfíncter anal que o cão, vítima de atropelamento, apresentava. A mielografia mostrou, na *imagem inferior*, que houve secção medular no nível de L4, justificando os sintomas apresentados.

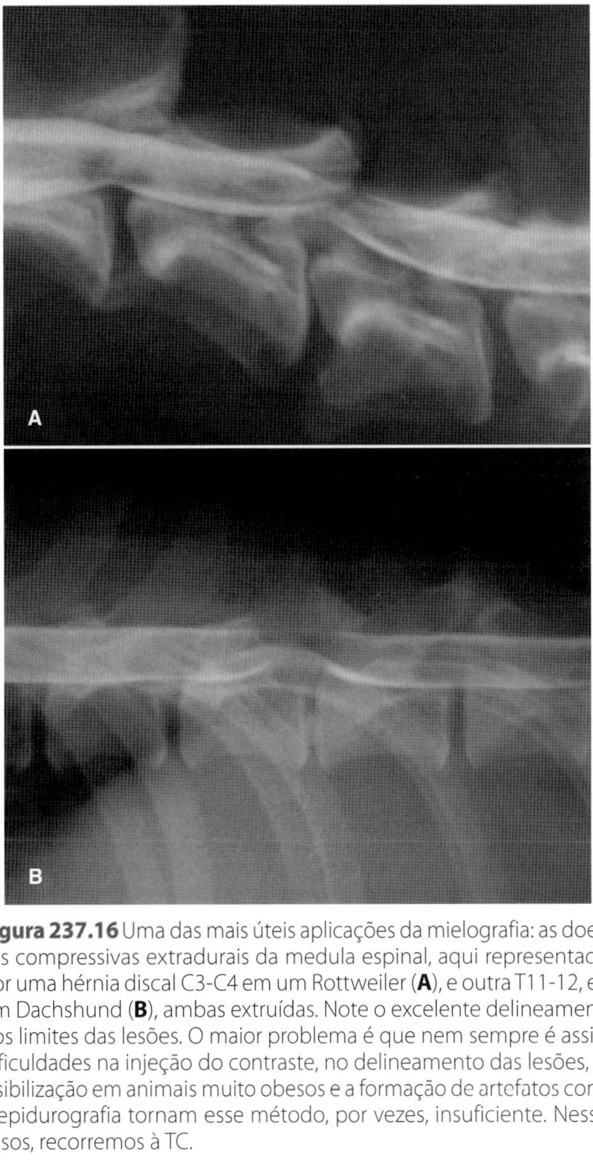

Figura 237.16 Uma das mais úteis aplicações da mielografia: as doenças compressivas extradurais da medula espinal, aqui representadas por uma hérnia discal C3-C4 em um Rottweiler (**A**), e outra T11-12, em um Dachshund (**B**), ambas extruídas. Note o excelente delineamento dos limites das lesões. O maior problema é que nem sempre é assim: dificuldades na injeção do contraste, no delineamento das lesões, na visibilização em animais muito obesos e a formação de artefatos como a epidurografia tornam esse método, por vezes, insuficiente. Nesses casos, recorremos à TC.

tecidos moles. Mas sua disponibilidade ainda é tão restrita que sua utilização não será abordada neste texto. Para maiores informações, consulte as referências ao final deste capítulo.[23,24]

Prognóstico

Em vista de sua posição na medula espinal e resistência à lesão, as fibras de condução da sensibilidade à dor profunda têm sido o melhor indicador de prognóstico para a recuperação funcional de um paciente canino ou felino com TRM. Desta maneira, se a sensibilidade à dor profunda estiver preservada, existe chance de recuperação funcional (por volta de 70%),* ao passo que aquele paciente que não esboça consciência do estímulo nocivo, em geral, não apresenta recuperação funcional (por volta de 15 a 20%). Três comentários a respeito desta afirmativa precisam ser feitos:

- Este conceito vem sofrendo ataques sucessivos na literatura – e nós observamos o mesmo na prática diária –, pois ele não é de modo algum infalível. A estatística que indica que um

*Números válidos para traumas externos, ou seja, fraturas e luxações. (Obtidos por comunicação pessoal com Natasha Olby, em 2009.)

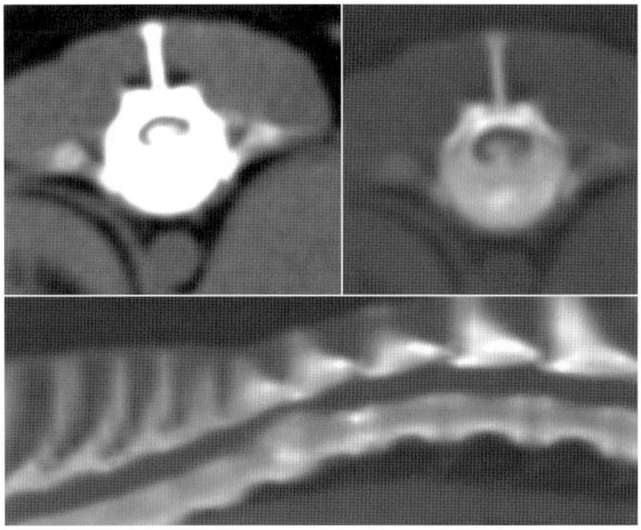

Figura 237.17 TC de cão Dachshund de 7 anos de idade, paraparesia grau IV de instalação aguda, com dor toracolombar. Notar a grave compressão medular e o estreitamento do canal vertebral, determinados pela extrusão de material discal intensamente calcificado no interior do canal vertebral. *Imagem superior esquerda*, janela de tecidos moles; *imagem superior direita*, janela óssea; *inferior*: reconstrução do plano sagital, mostrando o estreitamento do canal vertebral, no nível de T11-T12. O nível de detalhamento da TC é muito bom e nos permite planejar a abordagem cirúrgica em detalhes.

paciente, sem dor profunda, tratado clinicamente, tem de 5 a 10%** de chance de recuperação da marcha, em um período de até 4 meses, é verdadeira na maioria dos casos. Mas existem tantas exceções que chegamos a pensar se não estamos nos apoiando demais nesses números, subtraindo chances de pacientes que, talvez, venham a apresentar alguma recuperação, se lhes for dado um tempo maior (Figuras 237.18 e 237.19). Esses animais precisam de proprietários complacentes, pacientes e dispostos a fornecer o tempo, cuidados e monitoramento necessários, sem receber qualquer garantia de sucesso em troca, e é surpreendente o número de pessoas dispostas a isso[1,3,23-28]
- A marcha medular é a formação de um automatismo medular que produz um conjunto de movimentos que se assemelha a uma marcha, desconectada completamente do movimento dos membros anteriores, sem qualquer traço de movimento voluntário. Trata-se de um movimento reflexo, em resposta a movimentações passivas dos membros, durante a marcha dos anteriores. Essa marcha vem sendo confundida com aquela vista em animais sem sensibilidade à dor profunda. Até 30% desses pacientes sem sensibilidade à dor profunda desenvolvem marcha voluntária e coordenada com os membros anteriores, com graus variados de ataxia. A presença de sensibilidade *não* é necessária para que o animal seja capaz de caminhar. A marcha medular é um fenômeno raro. A marcha em um paciente sem sensibilidade à dor profunda é incomum, porém bem mais frequente do que a marcha medular. Deste modo, mesmo que um cão não recupere a dor profunda, ele ainda tem a possibilidade de recuperar marcha funcional, seja ela medular ou não. Ambas podem ser associadas ou não à incontinência (a medular frequentemente o é)
- Há muito, os experimentos de L. W. Freeman (1952),[11,29] além de outros mais recentes,[14,30] mostraram que a recuperação funcional é possível em um animal com secção medular, contanto que lhe seja dado tempo suficiente e a cicatriz glial seja

**Número válido para herniações discais extrusas agudas.

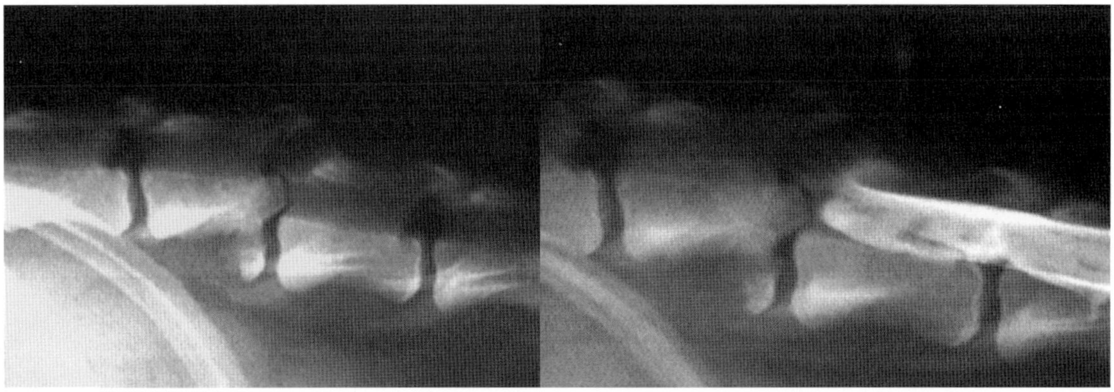

Figura 237.18 Cão fêmea, trauma raquimedular por atropelamento. Animal de rua. Paraparesia grau V por 4 dias, sem qualquer medida de repouso ou tratamento.

minimizada. Isto nos mostra que, mesmo em casos muito graves, se a cicatriz glial for, de alguma maneira, reduzida, será pelo menos teoricamente possível existir conexão axônica suficiente para a produção de marcha.

Como regra geral, podemos citar os seguintes indicadores de prognóstico:

- A coluna lombossacra aceita grandes deslocamentos (Figura 237.19 e 237.20), produzindo como sintoma principal dor e flexão dos membros posteriores (dor referida). A redução dos fragmentos e a fixação, em geral, fornecem bons prognósticos, podendo restar algum grau de incontinência (ocorrência muito variável)
- A coluna toracolombar tem canal vertebral muito estreito e, portanto, mínimos deslocamentos produzem grandes sintomas. Frequentemente, os animais acometidos apresentam secção medular. O local mais comum de lesão é a junção toracolombar. A ausência de sensibilidade à dor profunda, em geral, fornece um prognóstico grave
- A coluna cervical tem canal vertebral mais amplo. Assim, os sinais neurológicos são mais brandos e a dor, mais intensa. Mas, quando presentes, a ocorrência de dificuldade ventilatória e a concomitância de lesões encefálicas são frequentes
- Atualmente, a fisioterapia, a acupuntura e outras terapias complementares são aliadas poderosas na reabilitação dos pacientes de TRM. Os veterinários especializados nessas áreas devem ser parte integrante da equipe de cuidados avançados desses pacientes, garantindo uma recuperação mais ampla e completa, com o menor número de sequelas possíveis.

Na Figura 237.18, a mielografia por injeção lombar mostrou a grave compressão medular. Apesar de prevenida do prognóstico, a nova proprietária insistiu em realizar o tratamento. Foi feita a redução da fratura-luxação e fixação com pinos e cimento acrílico. Após 10 dias, o animal iniciou marcha coordenada, sem sensibilidade nos membros posteriores (descartada marcha medular). Em 30 dias, a ataxia era mínima e a sensibilidade já estava presente. Após alguns meses, a cadela estava completamente funcional, sem qualquer sinal de disfunção neurológica. Este caso ilustra a complexidade que é a formação de prognóstico em TRM. Notar que a mielografia foi feita por punção lombar e, portanto, com injeção sob pressão. Mesmo assim, o contraste foi incapaz de vencer a compressão produzida pela fratura e ultrapassar cranialmente a ela.

Após o trauma, foi operada para correção de uma fratura de fêmur esquerdo, uma radioulnar direita e uma esquerda, consideradas como a causa da paralisia observada após o trauma. Como o paciente, após 3 semanas, não mostrava sinais de recuperação de movimentos dos membros posteriores, o proprietário solicitou ao veterinário que fosse feita uma radiografia de coluna (Figura 237.19 A). Notar o grave deslocamento dorsal de T13, sobre T12. Após alguns dias mais, o proprietário, por conta própria, marcou uma consulta com o neurologista. No dia do atendimento, por volta de 6 semanas após o trauma, a paciente voltou a caminhar, espontaneamente, sem qualquer tratamento. A consulta identificou apenas paraparesia grau III e nenhum tratamento clínico ou cirurgia foi proposto. Duas semanas após, foi realizada radiografia para verificação do foco da luxação (Figura 237.19 B). Notar o perfeito realinhamento vertebral espontâneo e a elevação da

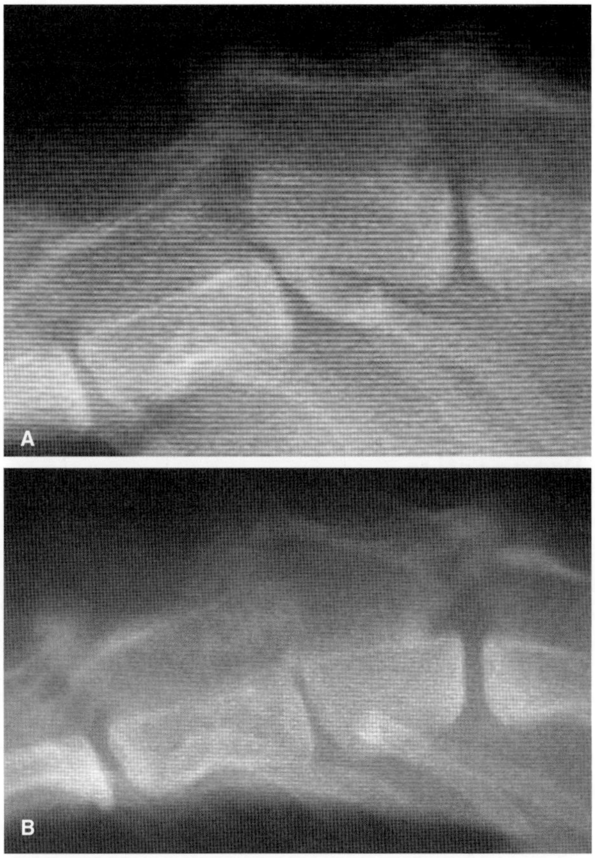

Figura 237.19 Gato fêmea, sem raça definida, adulta, queda de vários andares. **A.** Radiografia de coluna 3 semanas após o trauma, antes da consulta ao neurologista. **B.** Radiografia de coluna 2 semanas depois que a paciente voltou a andar, no mesmo dia da consulta ao neurologista.

lâmina dorsal de T13, possível razão pela qual não houve secção medular, fornecendo espaço para a acomodação medular. Possivelmente, algum movimento natural do animal conduziu a vértebra ao seu correto alinhamento, o que não é comum. A tendência dos animais é adotar uma postura cifótica e, devido ao movimento pendular dos membros posteriores, produzir piora da luxação com o passar do tempo. Nessa gata, talvez, a postura mais utilizada tenha sido a de lordose, causando o efeito contrário. Este caso nos mostra que, embora não tenhamos a avaliação clínica no momento da radiografia, não podemos, de maneira alguma, confiar apenas nas imagens.

Todas as fraturas da Figura 237.20 têm em comum a sintomatologia clínica – dor irradiada em membros, fraqueza de membros posteriores, com ou sem paresia/plegia de cauda, com ou sem flacidez de ânus, com ou sem incontinência urinária – e o fato de produzirem poucos déficits permanentes, pois, nesta região, temos a presença apenas da cauda equina. Como nervos são mais resistentes aos grandes deslocamentos do que a medula espinal, poucas sequelas são esperadas. Animais de raça grande terminam a medula no início de L5 e animais de raça pequena no final de L5 (aproximadamente). Felinos podem chegar até L6. Duas exceções devem ser consideradas: (1) Fraturas sacrais podem seccionar os nervos S1, S2 e S3, pois os fragmentos podem agir como lâminas afiadas; (2) Fraturas de L5 ou L6 podem produzir sérios déficits por avulsão de raízes nervosas, devido à proximidade com a intumescência lombossacra. Por se tratar de grave lesão de neurônio motor inferior (NMI), o prognóstico para a recuperação costuma ser ruim.

■ Tratamento

Na abordagem terapêutica do TRM é inevitável uma discussão a respeito dos glicocorticoides (GC). Mas, antes, são necessários alguns esclarecimentos:

- Como em todo caso de trauma, o atendimento pré-hospitalar é importante. E, neste momento, a maioria dos nossos pacientes tem sua lesão agravada, seja porque se arrastam assustados e não permitem mais manipulação, ou porque quem socorre o faz de maneira pouco qualificada, piorando a lesão medular. Sempre que possível, oriente de modo a minimizar as lesões provenientes do atendimento pré-hospitalar inadequado
- Em medicina veterinária não existe uma comunicação efetiva com o paciente. Portanto, o tratamento de animais muitos bravos, agitados ou assustados é mais desafiador do que o daqueles que são mais calmos ou mansos. A cooperação do paciente e o repouso são muito importantes em todas as fases do tratamento
- Não existe, para efeitos práticos (ver seção *Prognóstico*), tratamento clínico ou cirúrgico capaz de melhorar o prognóstico de um cão ou gato que apresente uma secção medular por qualquer causa
- Qualquer tratamento de suporte (repouso ou GC ou anti-inflamatórios não esteroides [AINE] ou terapias complementares etc.), quando utilizado com critério e responsabilidade, produzirá efeitos semelhantes naqueles casos com sintomatologias leves ou moderadas
- Qualquer tratamento ou medida de suporte mal empregados têm potencial para provocar piora dos sintomas ou danos, reversíveis ou não, em pacientes com sintomas leves ou moderados
- O problema maior surge naquele grupo de animais em que a lesão é intermediária. A enorme variedade de interação entre as variáveis desses casos faz com que a análise da eficácia das diversas modalidades terapêuticas seja objeto de discussão interminável. Na história da pesquisa do TRM inúmeros agentes despontaram como promissores no tratamento dessa condição, somente para anos depois serem esquecidos. E os GC não são diferentes... Nossa opinião a respeito do tratamento do TRM e uso de GC é a seguinte:
  - Succinato sódico de metilprednisolona em altas doses não oferece qualquer vantagem em relação às outras bases, além

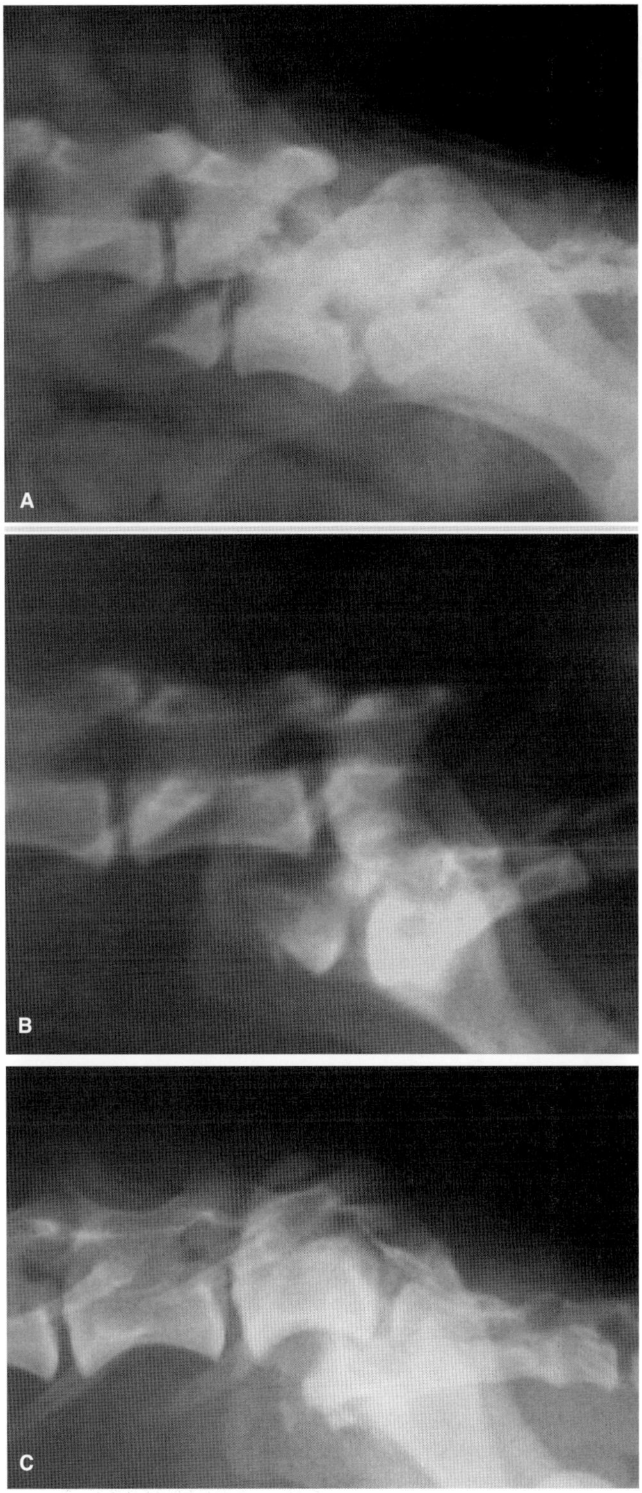

Figura 237.20 Exemplos de fraturas lombares e lombossacras em cães. **A.** Fratura com luxação dorsal de corpo de L6. **B.** Fratura com luxação dorsal de corpo de L7. **C.** Fratura com luxação dorsal da lâmina dorsal e parte do corpo de S1.

de ser a de custo mais elevado. Estudos recentes mostram que o ganho da função neurológica não é maior do que o risco dos efeitos colaterais, na dose preconizada.[4,8,10,16,21,31-33] Muitos autores vão além: demonstram inibição da proliferação de células progenitoras neuronais,[34] provam que a morte isquêmica não pode ser prevenida pelo protocolo de metilprednisolona mais utilizado atualmente,[35] demonstram ausência de efeitos histológicos e funcionais em lesões medulares experimentais em ratos[36] e questionam os resultados obtidos nos ensaios clínicos (National Acute Spinal Cord Injury Study - NASCIS I, II e III), considerando, inclusive, que os riscos de lesões secundárias, principalmente pneumonias, não justificam a sua utilização[37]

- Dexametasona, na dose recomendada por muitos autores (1 a 2 mg/kg por via intravenosa), é muito ulcerogênica e não mais eficaz do que uma dose mais conservadora e segura (0,1 a 0,2 mg/kg por via intravenosa, uma ou duas doses)
- Prednisona (0,5 a 1 mg/kg por via oral, 1 a 2 vezes/dia) é segura e pode ser útil
- Mas, quando os GC são úteis? No controle da dor (principalmente de discopatia extrusa) e na diminuição do edema vasogênico (associado a trauma) – ainda que este não seja o principal causador da dor e compressão medulares. E só. Os alegados efeitos hormonais, quelantes de radicais livres, estabilizadores de membranas etc. das altas doses de GC não são suficientes para contrapor os potentes agentes presentes no local da lesão (ver seção *Fisiopatogenia*), conforme demonstrado em inúmeros trabalhos publicados.[8,10,16,31-33] Além disso, nos casos mais graves, nos quais a isquemia é o evento mais importante, os GC nem mesmo alcançam o seu alvo (o local de maior compressão e, portanto, de maior isquemia), tornando seus efeitos ainda mais questionáveis. Pequenas doses por curtos períodos trazem conforto ao paciente e benefícios imediatos, ao alcance da observação clínica.

O controle de dor pode ser potencializado pelo uso de outros opioides, como morfina, meperidina, tramadol etc., bem como pela dipirona. O uso dos opioides pode ser questionado com relação à sua influência no trauma medular, mas o controle da dor e a tranquilização dos pacientes, nestes casos, são mais importantes. O mesmo pode ser pensado com relação ao uso dos tranquilizantes. Se os benzodiazepínicos forem suspeitos de provocarem reações disfóricas (geralmente o fazem em animais com consciência normal, sendo mais seguros em animais com consciência alterada), podemos também utilizar doses baixas de fenotiazínicos (clorpromazina, metade a um quarto da dose pré-anestésica), a fim de produzir um estado de calma e relaxamento no animal. Normalmente, isto só é necessário nas primeiras 24 ou 48 h. Caso não sejam utilizados GC, podemos lançar mão dos AINE, como carprofeno, cetoprofeno e meloxicam. Uma precaução importante é com relação às ulcerações gastrintestinais, sendo importante sua prevenção, pela manutenção do funcionamento do trato gastrintestinal, pela utilização de inibidores H_2, como a ranitidina, ou de inibidores da bomba de prótons, como o omeprazol. Adicionalmente, o sucralfato poderá ser útil.

A descompressão cirúrgica, quando indicada, deverá ser feita na dependência da etiologia. Hérnias discais deverão ser tratadas de acordo com a sua localização: fenda ventral para as hérnias cervicais ventrais, hemilaminectomia para as laterais; foraminectomia/hemilaminectomia para as hérnias toracolombares; e laminectomia para as hérnias lombossacras. Já o melhor tratamento de fraturas e luxações é a fixação com pino ou parafuso e cimento acrílico. Esta é a técnica mais versátil, permitindo adaptação para todas as regiões da coluna vertebral, utilizando-se materiais de fácil acesso e conhecimento do clínico geral (Figuras 237.21 a 237.24). Ocasionalmente, uma placa em ponte pode ser uma solução adequada, embora isto seja mais a exceção do que a regra (Figura 237.25). A colocação

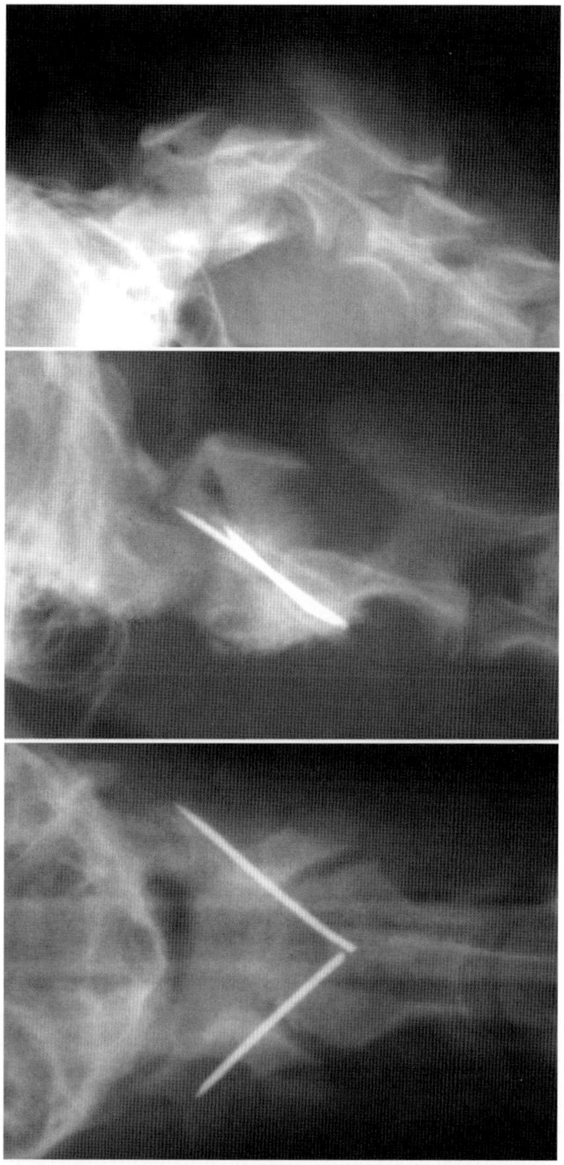

Figura 237.21 Cão macho, Dachshund, 6 meses. Tetraparesia grau III e dor cervical. Radiografia mostra luxação atlantoaxial grave (*imagem superior*). Notar a grave redução da altura do canal vertebral, a angulação anormal entre o crânio e a coluna cervical e a ausência do processo odontoide. A técnica escolhida para a redução foi a de acesso ventral com colocação de pinos divergentes e cimento acrílico (pequena quantidade, somente para fixação dos dois pinos entre si), além da colocação de osso bovino liofilizado (Genox®), para aumentar a área de neoformação óssea, por ser substância osteocondutora. Notar o correto alinhamento vertebral pós-operatório e o aumento da radiopacidade ventral à articulação atlantoaxial, devido às técnicas empregadas para promover a artrodese. Foi utilizado também um colar cervical acolchoado no pós-operatório. A colocação de parafusos teria sido preferível, mas as características físicas e comportamentais deste paciente nos permitiram a utilização de aparatos mais simples. Houve excelente formação da artrodese e o cão manteve-se assintomático por 6 meses, quando foi dada alta definitiva, sem qualquer complicação pós-operatória. Existem várias técnicas de redução das luxações atlantoaxiais e o leitor deve consultar as referências ao final do capítulo, para maiores informações.

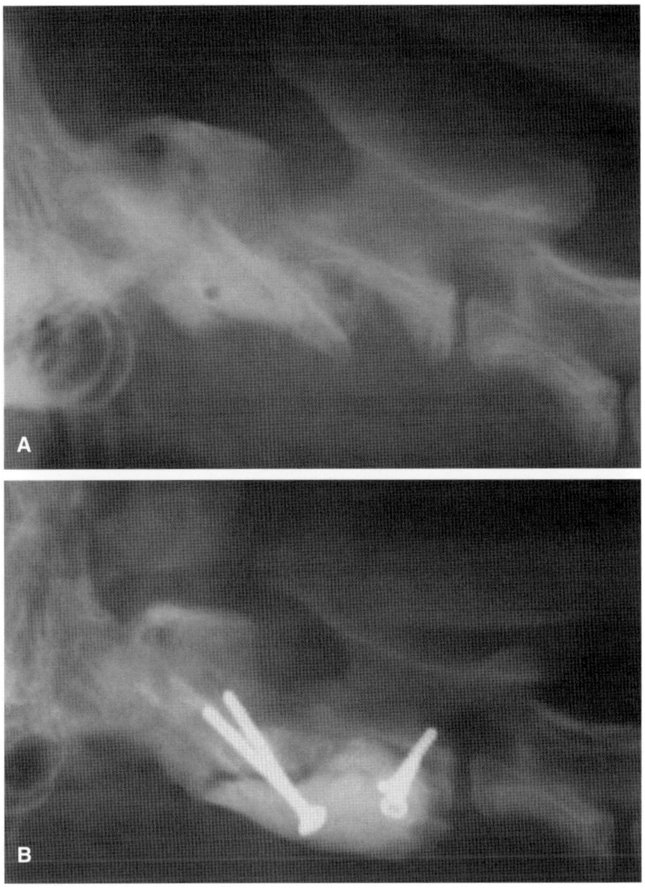

Figura 237.22 Cão macho, Golden Retriever, 8 meses. Atropelamento. Fratura de corpo de C2 (**A**), corrigida com parafusos e cimento acrílico (**B**). Este tipo de fratura é muito comum, pois o corpo de C2 é a parte mais frágil dessa região. Esse cão só apresentava dor como sintoma, apesar da gravidade da fratura. Após a cirurgia, houve retorno normal à função. Por ser um filhote de raça de comportamento muito agitado, na quarta semana houve fratura de um dos parafusos, recidivando dor ocasional, resistente ao tratamento. A única solução, nesses casos, é a retirada do implante, que é feita com fresas de alta rotação para desbaste do cimento, até encontrar o parafuso, que será então retirado normalmente. Após a retirada de todos os parafusos, o implante acrílico pode ser retirado em bloco. Neste caso, por se tratar de um filhote, já havia consolidação da fratura.

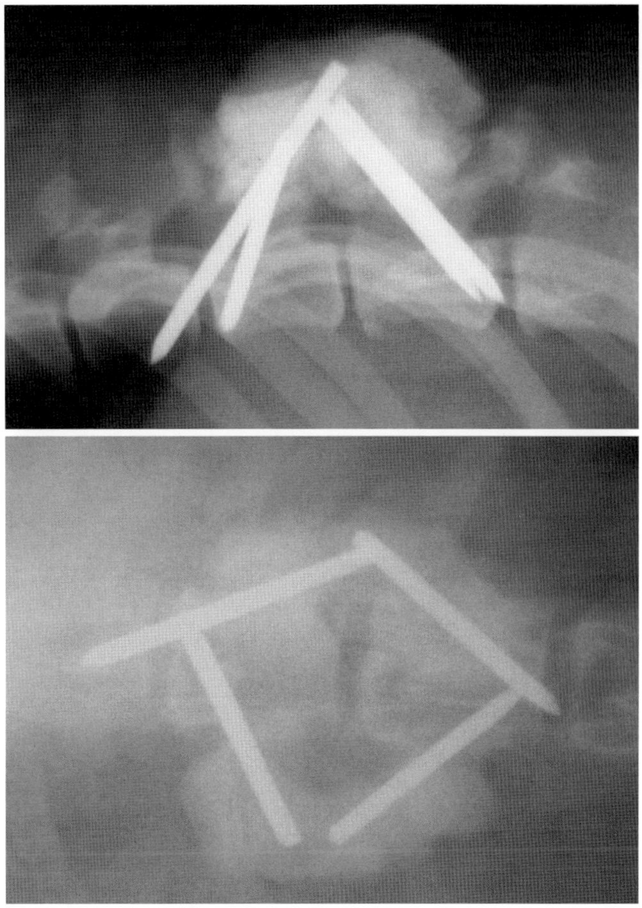

Figura 237.23 Exemplo de fixação de fratura toracolombar pela técnica de pino e cimento. Neste caso, uma fratura-luxação T12-T13 que, após a redução dos fragmentos, foi estabilizada pela colocação de pinos intramedulares divergentes, em cada lado das vértebras craniais e caudais ao foco da lesão, unidos por uma massa de cimento acrílico. Após a consolidação, ocorre uma excelente estabilidade do foco da fratura. Esta técnica tem a principal vantagem de se adaptar a uma gama de situações, por ser muito versátil. Mas necessita de treinamento para evitar danos. Os pinos podem ser substituídos por parafusos corticais. Atualmente, existem sistemas, compostos de parafusos pediculares e barras estabilizadoras, também muito versáteis e práticos, feitos de liga de titânio, mas de custo ainda bastante elevado. Consultar a lista de referências ao final do capítulo, para maiores detalhes.

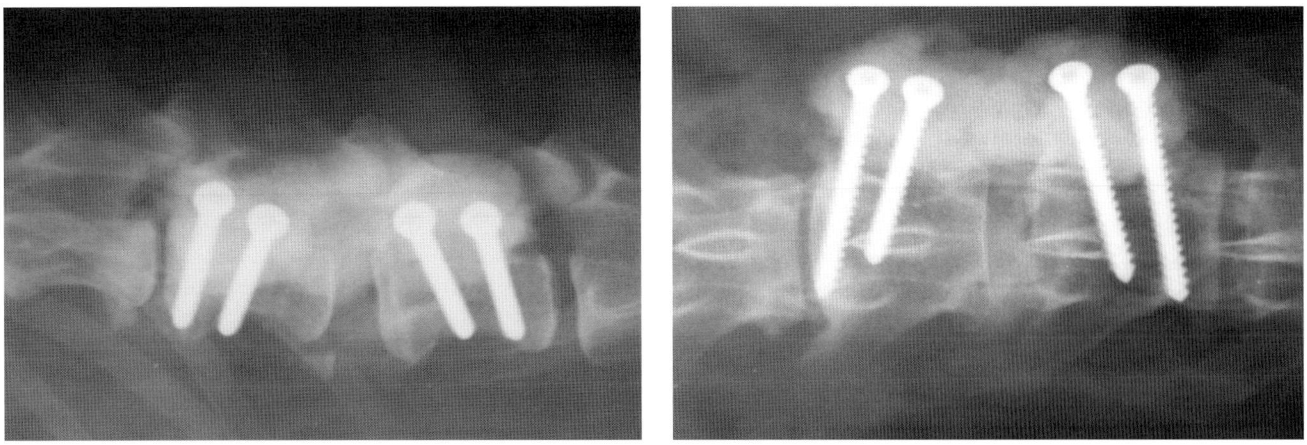

Figura 237.24 Fixação com parafusos corticais e cimento acrílico. Pós-operatório imediato do canino da Figura 237.2. Notar o realinhamento vertebral, identificado principalmente no eixo craniocaudal (correção do desvio lateral de L3) e rotacional (realinhamento dos processos espinhosos de L3 e L4, em relação a L2 e L1) – comparar com a Figura 237.2.

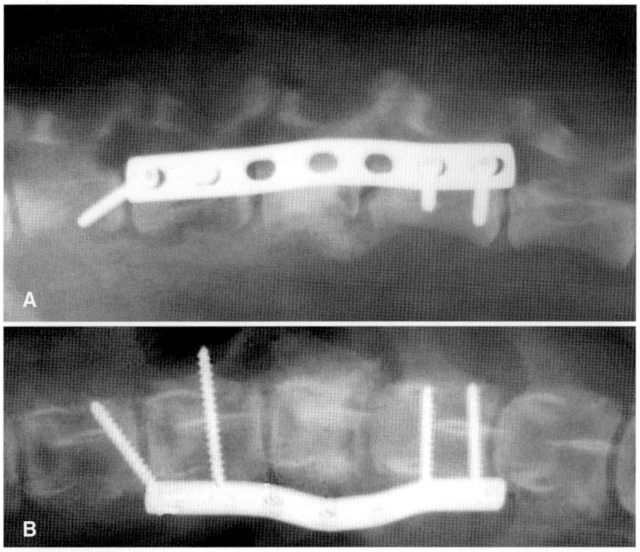

Figura 237.25 Exemplos de fixação vertebral com placa e parafuso.

dos implantes exige prática, a fim de evitar lesões medulares, vasculares ou de estruturas perivertebrais. A descrição da técnica está além do objetivo deste livro. O leitor é orientado a consultar as referência, ao final deste capítulo.[3,38]

Para aqueles animais que não puderem recuperar a marcha, existe ainda a alternativa do carrinho ortopédico. Existem vários modelos disponíveis, que podem ajudar a melhorar a qualidade de vida do paciente que não poderá mais caminhar. Existem restrições, vantagens e desvantagens, que o clínico deverá conhecer antes de indicar essa facilidade. *O proprietário deverá estar amplamente orientado e informado a respeito das implicações de manter um animal paralisado no ambiente doméstico.*

É responsabilidade do médico-veterinário discutir com o proprietário os problemas advindos dessa nova condição – a incapacidade funcional definitiva ou temporária prolongada –, baseando-se no comportamento e no porte do animal, do proprietário, seu estilo de vida e outras características que possam influenciar escolhas. Um animal de raça pequena, paraplégico em decorrência de discopatia grave e irreversível, poderá ser um animal de estimação aceitável para uma pessoa que passe a maior parte do seu tempo em casa. Mas se o seu trabalho exige estar fora de casa por 12 a 14 h por dia, morando sozinha, a convivência será mais difícil. O mesmo raciocínio pode ser aplicado para um cão de grande porte ou muito agitado. O proprietário estará apto a fazer frente a essa nova condição? Os proprietários se sentem muito desamparados nessas horas e dispor de um profissional capaz de mostrar-lhes os diversos caminhos pode fazer a diferença. Uma dica importante: nunca tome decisões pelos proprietários. Mostre as opções e deixe-os trilhar o caminho que mais lhes convier. É mais seguro dessa maneira.

A tração utilizada na Figura 237.24, para a correção, foi excessiva, produzindo um espaçamento discal maior do que o normal. Isto não parece ter provocado consequências. O paciente teve melhora imediata da dor e desconforto ao toque do local. Mas a idade avançada, gravidade do trauma e estado neurológico pré-operatório indicavam um prognóstico reservado. Após 6 meses, o animal apenas conseguia poucos passos, mas ainda não havia uma marcha útil. Não apresentava dor ou incontinências e a sensibilidade dos membros posteriores estava presente. A colocação dos parafusos deve ser feita sempre nos dois lados da coluna vertebral. Neste caso, optou-se por uma configuração mais simples, privilegiando um menor tempo e trauma (dissecção) cirúrgicos, devido a idade avançada do paciente. Além disso, era um animal calmo, com proprietários muito dedicados. Cada caso deve ser individualizado.

No caso da Figura 237.25, foi utilizada uma placa em ponte, a fim de estabilizar uma fratura patológica causada por uma osteomielite (espondilite) de L3, que causou desvio do eixo vertebral, compressão medular, paraparesia (não mostrados) e dor intensa, em um Pitt Bull de 10 meses de idade. Após o realinhamento dos fragmentos (ainda restou alguma escoliose pós-operatória), sob tração, foi colocada a placa, que foi escolhida, pois, por se tratar de um foco contaminado, caso houvesse necessidade de retirada no futuro por contaminação do implante, o cimento e pino ou parafuso seria de realização mais complexa. O maior problema deste tipo de técnica é que os furos da placa nem sempre se encontram no melhor local de perfuração óssea e existe potencial para compressão das raízes nervosas, causando dor radicular crônica – notar, na Figura 237.25 A, como a placa obstrui parcialmente o forame vertebral. A moldagem da placa foi realizada para minimizar o contato com o foco da fratura e com as raízes nervosas de L3 e L4. O primeiro parafuso foi angulado em direção a L1, pois a placa não era bloqueada e, portanto, havia possibilidade de haver afastamento lateral do implante se todos os parafusos fossem paralelos. O mesmo deveria ter sido feito no quarto parafuso. O animal teve uma recuperação excelente da infecção e do estado neurológico, sendo necessária a retirada da placa após 2 meses, não por manutenção de infecção e sim por dor radicular crônica, provocando escoliose. Após a retirada do implante a dor cessou e o animal voltou à completa normalidade. Verificar as referências ao final do capítulo, para maiores detalhes.

Terapias avançadas e futuras

A difusão das especializações em medicina veterinária no país já é uma realidade, facilitando o aparecimento de mais clínicos e cirurgiões disponíveis para o tratamento especializado dos pacientes de TRM. Espera-se, portanto, um avanço nos próximos anos no que se refere a técnicas e procedimentos empregados nesses animais, assim como a difusão/implantação de técnicas avançadas, como as cirurgias descompressivas minimamente invasivas e as medidas intraoperatórias de neuroproteção.

Tendo em vista que a entrada descontrolada do cálcio no citosol é um ponto-chave para a morte neuronal (ver seção *Fisiopatogenia*), bloqueadores dos canais de cálcio têm sido testados como medida de neuroproteção, com resultados ainda pouco claros, mas promissores.[7]

Muito se tem falado e publicado a respeito da terapia com células-tronco. No momento, não existe ainda uma aplicação prática e imediata dos estudos no paciente de TRM. Muitas perguntas ainda estão sem resposta. As células-tronco injetadas por via intratecal, com marcadores específicos, se perdem e seu benefício ainda não é muito claro.* A falta de um conhe-

*Amorin, Rogério, Faculdade de Medicina Veterinária e Zootecnia, da Universidade Estadual Paulista "Júlio de Mesquita Filho" (UNESP), Botucatu, SP. Comunicação pessoal, 2011.

cimento básico a respeito de biologia, sobrevivência, diferenciação e integração em tempo real, após o transplante das células-tronco no SNC lesionado, mantém-se como um gargalo no delineamento de novas estratégias desta modalidade terapêutica.[39] As pesquisas continuam avançando e o conhecimento se sedimentando. A complexidade do SNC torna a substituição de um tecido lesionado uma tarefa complexa e com muitas oportunidades de falhas.[4,12–14,30,39]

Referências

1. Pellegrino F, Suraniti A, Garibaldi L. El Libro de neurología para la práctica clinica. Buenos Aires, Argentina: Editorial Intermédica; 2003.
2. Summers BA, Cummings JF, DeLahunta A. Veterinary neuropathology. 1. ed. Cornell University, Ithaca, New York: Mosby; 1994.
3. Sharp NJH, Wheeler SJ. Small Animal spinal disorders – Diagnosis and surgery. 2. ed. Elsevier Mosby; 2005.
4. Rowland JW *et al.*G. Current status of acute spinal cord injury pathophysiology and emerging therapies: promise on the horizon. Neurosurgical Focus. 2008 Jan;25(5):E2.
5. Griffiths IR. Some aspects of the pathology and pathogenesis of the myelopathy caused by disc protrusions in the dog. J Neurol, Neurosurg Psychiatry. 1972 Jun;35(3):403-13.
6. Gibson RM, Rothwell NJ, Le Feuvre R a. CNS injury: the role of the cytokine IL-1. The Veterinary Journal. 2004 Nov;168(3):230-7.
7. Stanislaw J. Czuczwar. Calcium modulation in epilepsy. Polish Journal of Pharmacology. 2004;5629-41.
8. Hurlbert RJ, Hamilton MG. Methylprednisolone for acute spinal cord injury: 5-year practice reversal. Can. J. Neurol. Sci. 2008 Mar;35(1):41-5.
9. Eftekharpour E, Karimi-Abdolrezaee S, Fehlings MG. Current status of experimental cell replacement approaches to spinal cord injury. Neurosurgical Focus. 2008 Jan;24(3-4):E18.
10. Gorio A *et al.* Methylprednisolone neutralizes the beneficial effects of erythropoietin in experimental spinal cord injury. Proceedings of the National Academy of Sciences. 2005;102(45):16379-84.
11. Freeman LW. Return of Function After Complete Transection of the spinal cord of the rat, cat and dog. Annals of Surgery. 1952;136(2):193-205.
12. Bambakidis NC *et al.* Stem cell biology and its therapeutic applications in the setting of spinal cord injury. Neurosurgical Focus. 2008 Jan;24(3 a 4):E19.
13. Reier PJ. Cellular transplantation strategies for spinal cord injury and translational neurobiology. NeuroRx. The Journal of the American Society for Experimental NeuroTherapeutics. 2004 Oct;1(4):424-51.
14. Ryu H-H *et al.* Functional recovery and neural differentiation after transplantation of allogenic adipose-derived stem cells in a canine model of acute spinal cord injury. Journal of Veterinary Science. 2009;10(4):273-84.
15. Maier IC, Schwab ME. Sprouting, regeneration and circuit formation in the injured spinal cord: factors and activity. Phil Trans R Soc B. 2006 Sep 29;361(1473):1611-34.
16. Tator CH. Review of treatment trials in human spinal cord injury: issues, difficulties, and recommendations. Neurosurgery. 2006 Nov;59(5):957-82; discussion 982-7.
17. Emery E, Aldana P, Bunge MB, Puckett W, Srinivasan A, Keane RW *et al.* Apoptosis after traumatic human spinal cord injury. Neurosurg Focus. 1999 Dec;6(1):Article 7.
18. Digicaylioglu M*et al.* Acute neuroprotective synergy of erythropoietin and insulina-like growth factor I. Proceedings of the National Academy of Sciences. 2004;101(26):9855-60.
19. Ahn H, Fehlings MG. Prevention, identification, and treatment of perioperative spinal cord injury. Neurosurgical Focus. 2008 Jan;25(5):E15.
20. Teng YD *et al.* Minocycline inhibits mitochondrial cytochrome c release and mitigates functional deficits after spinal cord injury. Proceedings of the National Academy of Sciences. 2004;101(9):3071-6.
21. Hawryluk GWJ *et al.* Protection and repair of the injured spinal cord: a review of completed, ongoing, and planned clinical trials for acute spinal cord injury. Neurosurgical Focus. 2008 Jan;25(5):E14.
22. DeLahunta A, Glass E. Veterinary neuroanatomy and clinical neurology. 3. ed. St. Louis, Missouri: Saunders Elsevier; 2009.
23. De Risio L *et al.* Association of clinical and magnetic resonance imaging findings with outcome in dogs with presumptive acute noncompressive nucleus pulposus extrusion: 42 cases (2000-2007). Journal of the American Veterinary Medical Association. 2009 Feb 15;234(4):495-504.
24. Levine JM *et al.* Magnetic resonance imaging in dogs with neurologic impairment due to acute thoracic and lumbar intervertebral disk herniation. Journal of Veterinary Internal Medicine. 2009;23(6):1220-6.
25. Penderis J. Spinal cord injury in the dog: features of the neurological examination affecting prognosis. In: FECAVA World Small Animal Congress. Glasgow, United Kingdom; 2008. p. 480-2.
26. Forterre F *et al.* Incidence of spinal compressive lesions in chondrodystrophic dogs with abnormal recovery after hemilaminectomy for treatment of thoracolumbar disc disease: a prospective magnetic resonance imaging study. Veterinary surgery. 2010 Feb;39(2):165-72.
27. Trotter EJ. Cervical spine locking plate fixation for treatment of cervical spondylotic myelopathy in large breed dogs. Veterinary Surgery. 2009 Aug;38(6):705-18.
28. Wheeler JL *et al.* Closed fluoroscopic-assisted spinal arch external skeletal fixation for the stabilization of vertebral column injuries in five dogs. Veterinary surgery. 2007 Jul;36(5):442-8.
29. Heimburger RF. Return of function after spinal cord transection. Spinal Cord. 2005;43438-40.
30. Lim J-H *et al.* Transplantation of canine umbilical cord blood-derived mesenchymal stem cells in experimentally induced spinal cord injured dogs. J Vet Sci. 2007;8(3):275-82.
31. Hurlbert RJ. Methylprednisolone for acute spinal cord injury: an inappropriate standard of care. J Neurosurg. 2000 Jul;93(Suppl 1):1-7.
32. Tator CH. Acute spinal cord injury: a review of recent studies of treatment and pathophysiology. Canadian Medical Association Journal. 1972 Jul 22;107(2):143-50.
33. Tator CH, Fehlings MG. Review of clinical trials of neuroprotection in acute spinal cord injury. Neurosurgical Focus. 1999 Jan 15;6(1):Article 8.
34. Schröter A *et al.* High-dose corticosteroids after spinal cord injury reduce neural progenitor cell proliferation. Neuroscience. 2009 Jul 7;161(3):753-63.
35. Bartholdi D, Schwab ME. Methylprednisolone inhibits early inflammatory processes but not ischemic cell death after experimental spinal cord lesion in the rat. Brain Research. 1995 Feb 20;672(1-2):177-86.
36. Pereira JE *et al.* Methylprednisolone fails to improve functional and histological outcome following spinal cord injury in rats. Experimental Neurology. 2009 Nov;220(1):71-81.
37. Ito Y, Sugimoto Y, Tomioka M, Kai N, Tanaka M. Does high dose methylprednisolone sodium succinate really improve neurological status in patient with acute cervical cord injury?: a prospective study about neurological recovery and early complications. Spine. 2009 Sep 15;34(20):2121-4.
38. Schamall RF. Luxación atlantoaxial en perros: propuesta de adaptación de la técnica de redución ventral. Selecciones Veterinarias. 2010;18(2):2-10.
39. Li SC *et al.* A Biological Global Positioning System: Considerations for tracking stem cell behaviors in the whole body. Stem Cell Rev and Rep. 2010 Mar18;6(2):317-33.

238 Discoespondilite e Espondilite

João Pedro de Andrade Neto

Introdução e etiopatogenia

Discoespondilite é uma infecção do disco intervertebral associada à osteomielite das vértebras contíguas a este disco,[1] enquanto na espondilite esse processo infeccioso ocorre apenas nos corpos vertebrais.[2] Discoespondilite é muito mais comum do que espondilite.[3] O diagnóstico precoce e o tratamento adequado são essenciais para um resultado bem-sucedido.[3]

Pode ocorrer como lesão única ou afetar vários locais da coluna vertebral.[3] São mais frequentes em cães jovens e de meia-idade de raças de médio e grande porte com prevalência elevada em Pastor-alemão, Dogue-alemão e Airedale Terrier.[5] O local inicial da infecção geralmente não é identificado.[5] A imunossupressão parece ter um papel importante na patogênese da discoespondilite.[6] Em cães da raça Airedale Terrier sugere-se que a diminuição da concentração sérica de IgA em alguns possa enfraquecer sua resistência em relação à pele e à microbiota intestinal. A condição de imunossupressão desses cães provavelmente contribui para a penetração de bactérias dentro do corpo e subsequente propagação para os discos.[6]

Como causas prováveis temos o trauma iatrogênico (p. ex., fenestração de um disco intervertebral), migração de corpo estranho, injeção paravertebral ou mais comumente de um êmbolo séptico pela corrente sanguínea.[7] Menos comumente ocorre após injeção epidural[8] ou em abscesso abdominal com contaminação secundária em disco intervertebral.[9] A propagação hematogênica de bactérias ou fungos é provavelmente a causa mais comum de discoespondilite.[2] A via hematogênica com focos primários de infecção incluem infecção do trato urinário, dermatite, endocardite bacteriana, doença dentária e orquite.[3] Esses focos resultam em bacteriemia e disseminação da bactéria por meio do suprimento sanguíneo para as vértebras.[5] A propagação dos microrganismos a partir dos locais de infecção primária às extremidades vertebrais provavelmente ocorre pela corrente sanguínea, via drenagem linfática e subsequente propagação arterial.[10] A infecção então se dissemina por extensão local para o disco.[5] Fluxo retrógrado nas veias vertebrais tem sido sugerido como uma rota possível de infecção à coluna vertebral.[2] O arranjo dos capilares nas vértebras promove o represamento de sangue e a colonização por bactérias originadas do sangue.[5] Uma correlação entre infecção do trato urinário e discoespondilite tem sido feita,[3] uma vez que a bexiga é o local mais comum de foco infeccioso.[11] Se ocorrer sepse causada por organismos gram-negativos, infecções do trato urinário serão mais prováveis, sendo *E. coli* a bactéria gram-negativa mais comumente isolada.[6] Endocardite bacteriana é uma causa rara de discoespondilite e os sintomas clínicos da endocardite geralmente são mais graves do que os apresentados pela discoespondilite.[6]

Os microrganismos mais comuns isolados em cães e gatos são *Staphylococcus aureus* e *S. intermedius;* outras bactérias menos isoladas são: *Streptococcus canis, Brucella canis, Nocardia* sp., *Escherichia coli, Alcaligenes* sp., *Micrococcus* sp., *Proteus* sp., *Corynebacterium diphteroides, Mycobacterium avis,*[7] *Actinomyces* sp., *Pseudomonas aeruginosa, Enterococcus faecalis, Bacteroides* sp., *Pasteurella* sp. e *Staphylococcus epidermidis.*[5] Espirocercose e infecção fúngica, como aspergilose vertebral, podem ocorrer ocasionalmente.[3] Organismos fúngicos, como *Aspergillus terreus, Paecilomyces varioti,*[7] *Penicillium* sp., *Fusarium* sp. e *Coccidioides immitis,*[5] têm sido obtidos de cultura de vértebras,[5,7] mas são raros.[11] *Brucella canis* é um cocobacilo gram-negativo, capaz de penetrar através de qualquer membrana mucosa, sendo as mucosas oral, conjuntival e vaginal as mais importantes na transmissão natural da doença. Uma vez ultrapassada a membrana mucosa, *B. canis* é fagocitada por macrófagos e transportada aos tecidos linfoides e genitais.[12] Em machos, próstata, testículos e epidídimo produzem liberação contínua ou recorrente dessa bactéria em secreções venéreas por meses ou anos.[10] Bacteriemia pode infectar rins, úvea anterior do globo ocular e discos intervertebrais. Ambos os sexos podem desenvolver discoespondilite decorrente de *B. canis* em regiões torácica e/ou lombar.[10] Cães apresentando infecção por *Spirocerca lupi* podem produzir exostose espondilítica adjacente ao esôfago. Há evidência de que a migração da larva no periósteo vertebral possa resultar em inflamação óssea com deformação da vértebra nesta área.[11]

Em gatos esta afecção é rara, e a maioria apresenta evidência externa de um foco infeccioso.[11]

Prevalência

Podem afetar cães de qualquer idade, mas são mais comuns em adultos.[1] A idade dos sintomas varia entre 5 meses a 10 anos,[3] com média de 5,1 anos segundo um trabalho.[14] Os machos são mais afetados do que as fêmeas, aproximadamente 2:1.[7] Cães de raças puras são mais afetados do que os mestiços.[5] As raças com maior risco de apresentarem esta afecção são Dogue-alemão, Boxer, Rottweiler, Buldogue Inglês, Pastor-alemão e Dobermann. Outras raças de cães também afetadas são Schnauzer, Labrador, Airedale Terrier, Golden Retriever, Yorkshire, Dachshund e Weimaraner.[10] A imunossupressão pode predispor algumas raças, como Pastor-alemão, Airedale Terrier e Basset Hound, à infecção bacteriana ou fúngica e subsequente discoespondilite.[7] Em gatos esta afecção é rara,[11] e os machos são mais afetados do que as fêmeas, semelhante ao que ocorre na espécie canina.[15]

Em relação à localização a discoespondilite ocorre principalmente em vértebras das regiões lombossacra, cervical caudal, toracolombar e torácica média.[11] Alguma consideração deverá ser feita à estase venosa, e possivelmente arterial, ocorrendo em nível de L7 e S1 como um resultado de oclusão vascular de maneira intermitente, durante o movimento normal em cães. A junção lombossacra é uma área concentrada de estresse por causa da imobilidade da pelve. Estresse de movimento nesses cães de grande porte poderia produzir força suficiente para causar fraturas ósseas microscópicas, semelhante ao o que ocorre em humanos. Microfraturas, localização das bactérias e vasculatura comprometida das vértebras nessas áreas poderiam proporcionar um meio para crescimento bacteriano.[16]

Sintomas clínicos

Sintomas clínicos variam de hiperestesia espinal e discreta rigidez em membros até paresia/paralisia grave.[7] A queixa mais comum é a dor espinal. A palpação da região acometida da coluna espinal costuma possibilitar a localização da lesão. Sinais sistêmicos como febre, anorexia e depressão são comuns, mas alterações hematológicas inflamatórias são observadas com raridade.[5] Esses sintomas clínicos e neurológicos refletem o grau de proliferação óssea e compressão da medula espinal.[7] Os déficits neurológicos variam com a extensão do envolvimento da medula espinal, mas ataxia, déficit proprioceptivo consciente, paresia ou paralisia dos membros pélvicos ou dos quatros membros podem ocorrer, dependendo da localização da lesão.[3] Destruição da vértebra pode causar instabilidade espinal com compressão secundária da medula espinal.[1] Paresia ou paralisia caudal à lesão é resultado de compressão da medula espinal.[1] O animal pode ter dificuldade para se levantar, e uma história de doença intermitente e perda de peso. Se o envolvimento ocorrer em vértebra cervical, dor cervical será evidente.[3]

Disúria poderá estar presente se o animal apresentar cistite.[11] Alguns animais podem apresentar murmúrios cardíacos quando da auscultação,[7] sugerindo endocardite bacteriana concorrente.[3] Cães com discoespondilite decorrente de brucelose podem apresentar rigidez ou claudicação com os membros pélvicos, dor em região paraespinal com paresia ou paralisia e ocasionalmente[10] mostrar sinais sugestivos da doença (p. ex., orquite, epididimite, abortamento, infertilidade).[1]

Em todos os animais, os sintomas clínicos podem ocorrer agudamente e progredir rapidamente, entretanto o curso usual é crônico e progressivo.[1]

Diagnóstico

Diagnóstico pode ser difícil porque frequentemente os sintomas clínicos não são específicos. Deve-se suspeitar em animais apresentando febre de origem desconhecida.[2] O diagnóstico é obtido por estudo radiográfico,[5,11] mas ocasionalmente as radiografias estarão normais mesmo que a infecção esteja presente.[11] Nesses animais avaliações repetidas poderão ser necessárias para a confirmação do diagnóstico,[3] já que alteração radiográfica pode não ser aparente por muitas semanas após o início das manifestações clínicas.[15] As alterações radiográficas da discoespondilite variam não somente no grau de infecção e resposta tecidual individual, mas também de acordo com o agente etiológico ou microrganismo envolvido.[13] Essas alterações radiográficas caracteristicamente abrangem as estruturas ventrais da vértebra acometida e incluem erosão das extremidades vertebrais e lise focal de uma ou ambas epífises vertebrais, colapso do espaço discal, alterações ósseas proliferativas adjacentes ao espaço discal e esclerose das margens de perda óssea.[5] No início do processo, anormalidades radiográficas mostram área concêntrica de lise das epífises vertebrais adjacentes, enquanto lesões mais crônicas são caracterizadas por vários graus de proliferação e lises ósseas, esclerose vertebral, corpos vertebrais menores, espaços de discos intervertebrais estreitos e proliferação óssea ventral que pode formar ponte óssea no disco afetado.[7] A produção de osso novo sobrejacente e circunjacente à área infectada produz uma aparência de "comida por traça". Cães com aspergilose podem apresentar lesões osteolíticas nas estérnebras em radiografias torácicas.[3]

No hemograma, pode ocorrer leucocitose e o perfil bioquímico geralmente estará normal.[3] Hemocultura ou urocultura, ou ambas, são positivas em metade[20] até dois terços dos pacientes.[11] É mais provável que a hemocultura seja positiva, se o animal estiver febril.[3] Presume-se que o patógeno associado à discoespondilite seja o mesmo organismo encontrado no sangue ou urina, mas um estudo envolvendo uma grande quantidade de cães mostrou que mais de um agente foi encontrado em 11 animais, enquanto em dois cães, do grupo em que se coletou material do disco, organismos isolados não eram os mesmos encontrados na urocultura.[10] Embora rara, testes sorológicos para *B. canis* deveriam ser realizados em todos os casos de discoespondilite,[3] ou ser pelo menos obrigatórios em áreas endêmicas.[11] A análise do líquido cefalorraquidiano poderá estar normal ou mostrar aumento de células (tipo mononuclear) associado ao aumento de proteína, ou apenas aumento de proteína.[3]

Aspiração percutânea guiada por fluoroscopia é outra possibilidade para o diagnóstico da discoespondilite. Esta técnica permite obter amostras para a realização de cultura bacteriana, mediante introdução de agulha fina no espaço do disco intervertebral.[17] Uma pequena quantidade de salina estéril (0,3 a 0,5 mℓ) é injetada e, então, aspirada para cultura.[15] Utiliza-se esta técnica apenas quando as outras técnicas de cultura forem negativas e a resposta à antibioticoterapia empiricamente selecionada for inadequada.[15]

As imagens de RM fornecem informações úteis quando radiografias simples ou contrastadas não forem definitivas. A RM possibilita avaliação de áreas abrangentes na coluna vertebral em uma simples série de imagens, identificando tecido infectado antes das radiografias. Os resultados de RM mostram aumento de intensidade sinal em T2 e diminuição em T1 e realce de contraste não uniforme do disco intervertebral, tecidos moles circunvizinhos e extremidades das vértebras adjacentes, geralmente sugerindo processo inflamatório ou infeccioso da coluna vertebral.[18,19]

Deve-se descobrir a causa da bacteriemia (p. ex., piometra, prostatite, pneumonia, endocardite bacteriana) com base na história do paciente e nos achados do exame físico.[4]

Prognóstico e tratamento

Prognóstico é grave se o agente causativo for aspergilose.[3] Se várias vértebras forem comprometidas, tratamento por vários meses será necessário. A recidiva da doença tem sido vista até 1 ano após a infecção ser aparentemente curada, então discoespondilite pode ser um problema crônico em cães.[3]

Se o microrganismo for isolado, o teste de sensibilidade poderá determinar o antibiótico adequado. Se não for encontrado, as tentativas iniciais de tratamento deverão ser direcionadas contra *Staphylococcus* sp.[5] São recomendados antibióticos bactericidas com espectro contra microrganismos gram-positivos e capacidade de se concentrar em ossos.[5] Em cães tratados empiricamente, os utilizados mais frequentemente incluem cefalosporinas de primeira geração, embora altas doses de cefalosporinas sejam necessárias para alcançar concentrações terapêuticas no espaço do disco normal.[10] As cefalosporinas de primeira geração (cefalozina, 25 mg/kg, 3 vezes/dia por via intravenosa [IV] ou cefalexina 22 mg/kg, 3 vezes/dia por via oral [VO]) e a amoxicilina com clavulanato (12,5 mg/kg, 3 vezes/dia) têm se mostrado eficientes,[5] contudo, aproximadamente 18% de cães com infecções por *Staphylococcus* sp. coagulase-positivo são resistentes a cefalosporinas.[10]

As quinolonas poderão ser utilizadas, se houver suspeita de microrganismos gram-negativos.[5] Outra possibilidade é a combinação de trimetoprima com sulfadiazina (15 mg/kg, 2 vezes/dia) e cefradina (20 mg/kg, 3 vezes/dia) durante 6 a 8 semanas.[3] Para infecção por *B. canis* recomenda-se minociclina (25 mg/kg, 1 vez/dia VO, por 2 semanas) e estreptomicina (5 mg/kg, 2 vezes/dia por via intramuscular [IM] ou subcutânea [SC], por 1 semana) ou gentamicina (2 mg/kg, 2 vezes/dia IM ou SC, por 1 semana).[11]

Tais antibióticos deverão ser administrados pela via parenteral durante os primeiros 5 dias sempre que possível e então continuados pela via oral por pelo menos 6 semanas até 6 meses, se necessário.[5] A terapia apenas com antibióticos é recomendada, a menos que uma compressão grave esteja presente ou se não ocorrer resposta ao medicamento após 5 dias.[1] A maioria dos cães mostra melhora muito rapidamente, na primeira semana de tratamento.[5] Se for encontrada *B. canis*, recomenda-se a castração do animal.[5]

Além da antibioticoterapia, a atividade física do paciente deverá ser restrita para minimizar o desconforto e diminuir as chances de fraturas patológicas e luxação. Se apresentar dor grave, será utilizado paracetamol (5 mg/kg divididos em doses diárias) ou ácido acetilsalicílico (até 10 mg/kg/dia) durante 1 a 2 semanas.[3] Os analgésicos poderão ser administrados por 3 a 5 dias se forem absolutamente necessários, já que o uso desses agentes dificultará a avaliação da eficácia da antibioticoterapia.[15] Mesmo que os sintomas clínicos melhorem rapidamente, a administração de antibióticos deverá ser continuada.[3] Corticosteroides não deverão ser utilizados mesmo se inicialmente parecerem melhorar os sintomas.[3]

Alguns pacientes poderão sofrer colapso grave do espaço intervertebral ou da vértebra, causando marcada deformidade espinal com dor e déficits neurológicos significativos.[11] A descompressão cirúrgica e a estabilização deverão ser realizadas em circunstâncias consideradas com muito cuidado, em vista da dificuldade em proporcionar fixação rígida da coluna vertebral. Descompressão de lesões de discoespondilite por laminectomia sem estabilização é perigosa, porque pode levar a uma instabilidade marcante, portanto não é recomendada.[11] Quatro cães com discoespondilite e instabilidade vertebral em L7-S1 foram submetidos a cirurgia para obter fusão intervertebral. Realizaram-se distração e estabilização intervertebral associadas à antibioticoterapia por um período de no mínimo 4 semanas. Os animais apresentaram-se clinicamente normais no período da retirada do fixador.[20]

Em outro trabalho, envolvendo 10 cães com discoespondi lite, foi realizada discectomia percutânea associada à terapia antibiótica local e sistêmica. Com o auxílio da fluoroscopia, um cilindro de 5 mm foi removido do centro do espaço intervertebral, obtendo-se fenestração e descompressão do disco sem provocar qualquer instabilidade espinal. Todos os animais apresentaram melhora clínica entre 2 e 19 dias do procedimento e resolução completa entre 9 e 14 dias. Em 9 desses 10 casos foi possível identificar a bactéria responsável.[21]

Devem-se avaliar os animais clínica e radiograficamente a cada 3 semanas. Deverão ocorrer a resolução do processo lítico e a fusão das vértebras acometidas; os antibióticos deverão ser administrados por no mínimo 8 semanas. Idealmente é recomendado repetir a hemocultura 2 semanas após a interrupção da antibioticoterapia e reavaliação radiográfica 2 meses após o término do tratamento.[5]

Referências

1. Lorenz MD, Kornegay JN. Handbook of veterinary neurology. 4. ed. Missouri: Saunders; 2004.
2. LeCouteur RA, Grandy JL. Diseases of the spinal cord. In: Ettinger SJ, Feldman EC (eds). Textbook of veterinary internal medicine. 6. ed. Missouri: Elsevier Saunders; 2005. p. 842-887.
3. Chrisman CL. Problems in small animal neurology. 2. ed. Pennsylvania: Lea & Febiger; 1991.
4. Jaffe MH, Kerwin SC, Fitch RB. Canine diskospondylitis. Comp Cont Educ Pract Vet. 1997;19:551-5.
5. Taylor SM. Distúrbios neuromusculares. In: Nelson RW, Couto CG (eds). Medicina interna de pequenos animais. 2. ed. Rio de Janeiro: Guanabara Koogan; 1998. p. 797-818.
6. Betbeze C, McLaughlin. Canine diskospondylitis: its etiology, diagnosis, and treatment. Vet Med. 2002;673-81.
7. Braund KG. Clinical syndromes in veterinary neurology. 2. ed. St. Louis: Mosby; 1994. p. 227-8.
8. Remedios AM *et al.* Epidural abscess and discospondylitis in a dog after administration of a lumbosacral epidural analgesic. Can Vet J. 1996;37:106-7.
9. Siems JS *et al.* Discospondylitis in association with an intra-abdominal abscess in a dog. J Small Animal Practice. 1999;40:123-6.
10. Hollett RB. Brucellosis. In: Ettinger SJ, Feldman EC, editors. Textbook of Veterinary Internal Medicine. 7. ed. Philadelphia: Saunders; 2010. p. 882-6.
11. Wheller SJ, Sharp NJH. Small animal spinal disorders – diagnosis and surgery. London: Mosby-Wolfe; 1994. p. 192-202.
12. Johnson CA. Distúrbios do sistema reprodutivo. In: Nelson RW, Couto CG (eds). Medicina interna de pequenos animais. 4. ed. Rio de Janeiro: Elsevier; 2010. p. 885-983.
13. Hoerlein BF, Vandevelde M. Primary disorders of the central nervous system. In: Hoerlein BF, editor. Canine neurology – diagnosis and treatment. 3. ed. Philadelphia: Saunders Co; 1978. p. 321-80.
14. Kornegay JN, Barber DL. Diskospondylitis in dogs. J Am Vet Med Assoc. 1980;177:337-41.
15. Taylor SM. Doenças neuromusculares. In: Nelson RW, Couto CG, editors. Medicina Interna de pequenos animais. 4. ed. Rio de Janeiro: Elsevier; 2010. p. 985-1120.
16. McKee WM, Mitten RW, Labuc RH. Surgical treatment of lumbosacral discospondylitis by a distraction fusion technique. J Small Anim Pract. 1990:;31:15-20.
17. Fischer A, Mahaffey MB, Oliver JE. Fluoroscopy guided disk aspiration in 10 dogs with diskospondylitis. J Vet Intern Med. 1997;11:284-7.
18. Gonzalo JM, Altonaga JR, Orden A. Magnetic resonance, computed tomographic and radiologic findings in a dog discospondylitis. Vet Radiol & Ultras. 2000;41.
19. Kraft SL *et al.* Magnetic resonance imaging of presumptive lumbosacral discospondylitis in a dog. Vet Radiol Ultrasound. 1998;39:9-13.
20. Auger J, Dupuis J, Quesnel A, Beauregard G. Surgical treatment of lumbosacral instability caused by discospondylitis in four dogs. Vet Surg. 2000: 29; 70-80.
21. Kinzel S *et al.* Treatment of 10 dogs with discospondylitis by fluoroscopy-guided percutaneous discectomy. Vet Rec. 2005;156:78-81.

239 Neoplasias da Medula Espinal e Estruturas Secundárias

Ragnar Franco Schamall

Anatomia e fisiologia

A anatomia e fisiologia pertinentes são discutidas em outra parte deste livro.

Incidência e frequência de ocorrência

Os tumores do sistema nervoso central (SNC) respondem por aproximadamente 1 a 3% das necropsias caninas.[1] Não existem dados para as outras espécies ou para os tumores dos tecidos adjacentes. Os cães são mais acometidos do que os gatos. Os tumores que acometem os felinos são, na sua maioria, linfomas ou meningiomas. Nas estruturas adjacentes, um tumor que vem sendo muito diagnosticado no Brasil, em felinos, é o sarcoma pós-vacinal que, ocasionalmente, invade a coluna vertebral. Os cães mostram maior variedade de tipos tumorais.

A incidência varia um pouco de acordo com a região, de acordo com os autores, e pode ser explicada pela variação de predominância racial (raças predispostas a gliomas ou meningiomas, maior atendimento de cães ou gatos) ou capacidade diagnóstica do serviço (p. ex., disponibilidade de tecnologia e recursos financeiros). Um dado uniforme é a maior incidência dos tumores extradurais – por volta de 50 a 55% dos casos. Os tumores intradurais-extramedulares são relatados entre 17 e 35% e os intramedulares entre 15 e 30% dos casos.[2,3] Nossa casuística concorda com esses números, exceto no tocante aos tumores intramedulares, dos quais foram poucos os casos que acompanhamos. Talvez por falta de recursos diagnósticos, uma vez que é o tumor de diagnóstico mais elaborado e custoso (Figura 239.1), ou ainda porque são realmente raros.[4]

Recentemente, em vista do uso mais generalizado de técnicas avançadas de diagnóstico e a popularização de raças predispostas a tumores do SNC, existe a percepção de que os casos de tumores nesse sistema estão aumentando. Provavelmente não. O que aumentou, sem dúvida, é a disposição dos veterinários e proprietários em tratar essas condições.

Etiologia e fisiopatogenia

A etiologia dos tumores da medula espinal não é conhecida, com exceção do linfoma em felinos, que pode estar associado ao vírus da leucemia felina (FeLV) (Figura 239.2). Os tumores de estruturas secundárias, como osteossarcoma, condrossarcoma, mieloma múltiplo e tumores de bainha de nervos (TBN), também não têm etiologias comprovadas ou conhecidas, embora existam especulações genéticas e ambientais. Os tumores metastáticos podem ter etiologia comprovada (como alguns casos de tumores mamários ligados aos hormônios sexuais da fêmea) ou não (como o hemangiossarcoma).[2] Os meningiomas expressam receptores para progesterona e não para estrógenos, mas o significado disto ainda não é claro.[5,6]

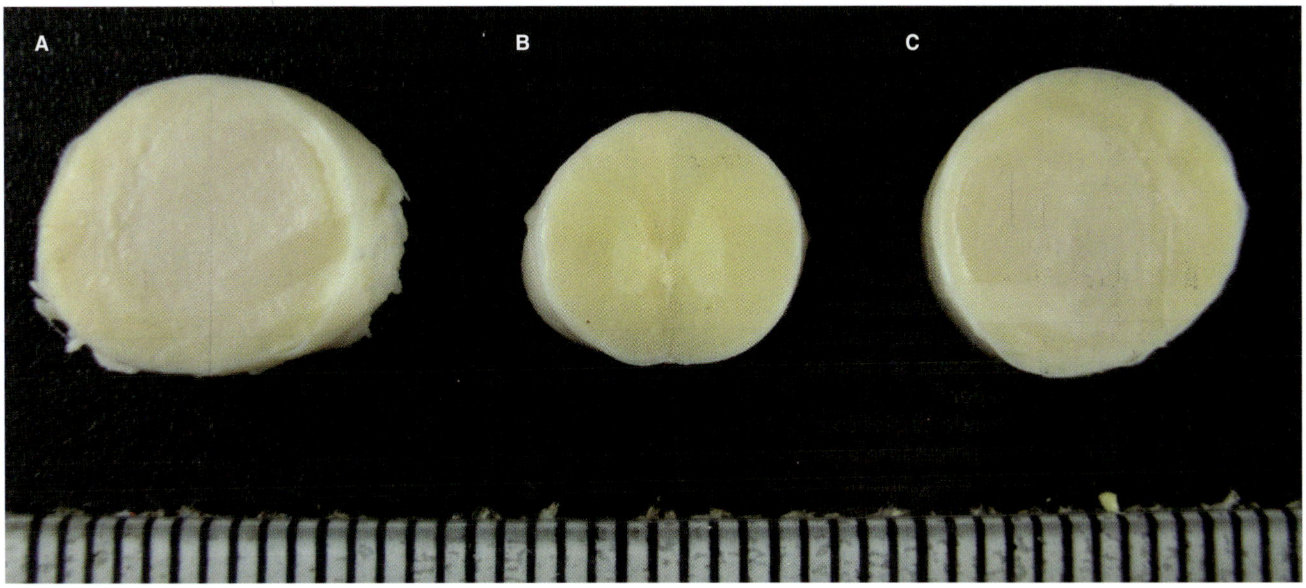

Figura 239.1 Tumor intramedular em cão. Observe o aumento do diâmetro medular e a perda da estrutura normal da medula. Nota-se a lesão aparentemente expansiva, arredondada, levemente excêntrica. **A.** Vista cranial do tumor. **B.** Medula normal, caudal à lesão, para comparação. **C.** Vista caudal. Havia grave redução da sensibilidade dos membros caudais à lesão. A dor, em casos de lesões intramedulares, é inconstante e tende a ocorrer mais tardiamente.

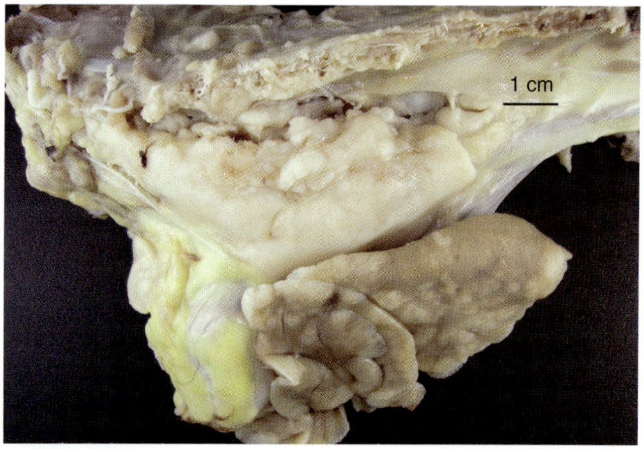

Figura 239.2 Linfoma mediastinal em gato de 1 ano e 3 meses de idade. FeLV-positivo. Havia tetraparesia grave, com comprometimento ventilatório importante. Apesar de parecer que a massa invadia o canal medular, a causa da paresia era, na realidade, lesões presentes no interior do canal, tanto na região da massa vista na imagem, quanto em locais distantes da lesão principal. Os linfomas em felinos jovens são frequentemente associados ao vírus da leucemia felina (FeLV). É importante investigar completamente os animais jovens com comprometimento neurológico, em busca de agentes infecciosos como vírus da peritonite infecciosa felina (FIPV) e FeLV. As radiografias torácicas são imprescindíveis na avaliação de tais casos (e frequentemente esquecidas).

A fisiopatogenia da oncogênese é complexa e está em constante aperfeiçoamento, fugindo ao objetivo deste texto. O leitor é conduzido à leitura de uma das referências ao final deste capítulo, que contêm informações mais detalhadas a respeito desse tema. Um resumo dos principais eventos é descrito a seguir.[1,3,7–9]

Os tumores podem causar seus efeitos no tecido nervoso de duas maneiras distintas: pela destruição direta do tecido neuronal ou de suporte (Figuras 239.1 e 239.2); e pela existência física do tumor, por meio de compressões, alterações metabólicas e inflamações (Figura 239.3). Do ponto de vista prognóstico, os efeitos diretos são teoricamente irreversíveis – se levarmos em consideração uma única célula neuronal –, embora possa haver plasticidade neuronal (considerando a estrutura funcional como um todo). Os secundários podem, a princípio, ser controlados e a função neuronal retomada, dependendo da intensidade da lesão. Além disso, o crescimento dos tumores pode ocorrer de maneira invasiva ou expansiva, sendo a primeira mais destrutiva do que a segunda. Cada tipo tumoral tem sua manifestação predominante de produzir lesão. Adicionalmente, devido às particularidades anatômicas do SNC – cercado por um arcabouço rígido –, temos um terceiro mecanismo de lesão, que é resultante da isquemia, induzida

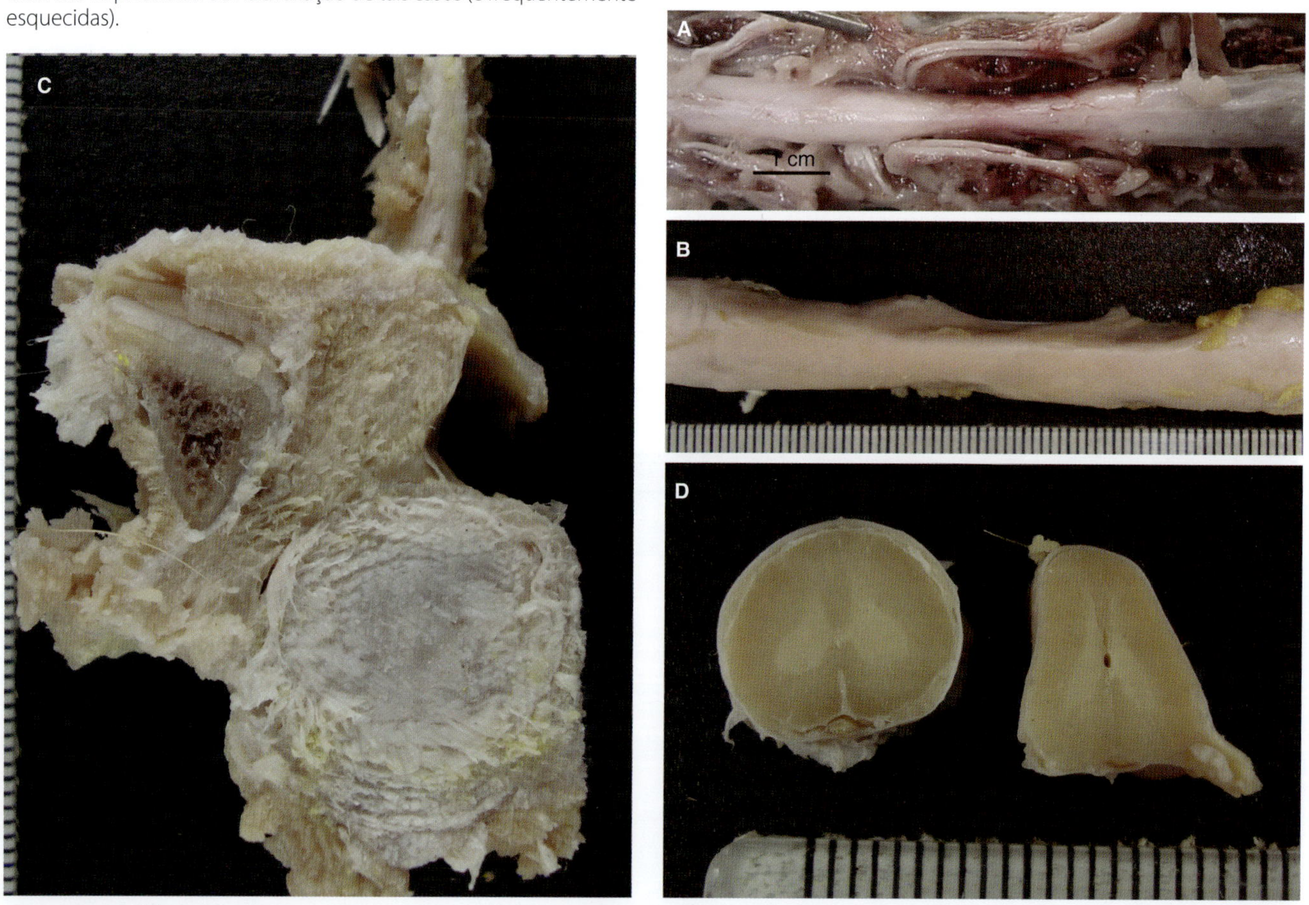

Figura 239.3 A. Imagem de necropsia de canino com tumor vertebral no nível de L4, mostrando a grave compressão medular. Notar a reação meníngea e das raízes nervosas, fator importante para a potencialização da dor. A compressão lateral provoca a deformação medular e sinais neurológicos. Havia dor paravertebral intensa, arreflexia patelar e paraparesia grau. **B** a **D.** Tumor de bainha de nervos (TBN) originado em raiz nervosa de C7, com crescimento até T1, à direita da medula, provocando tetraparesia grau III e dor cervical intensa. Notar a grave deformidade medular e leve formação de hidromielia, impostas pela compressão crônica (**B** e **D**), bem como o detalhe do crescimento tumoral acompanhando o forame intervertebral (**C**). Canino, fêmea, mestiço de Boxer, 9 anos. **D.** Corte transversal no nível de C4, mostrando hemangiossarcoma metastático. O tumor primário era em prepúcio, extraído cirurgicamente 10 meses antes. Notar a grave diminuição do diâmetro do canal vertebral, imposto pela presença do tumor. Quadro clínico de dor cervical que se agravou progressivamente por 1 mês, com tetraparesia após a terceira semana. Canino, macho, Akita, 12 anos.

pelo crescimento tumoral ao redor de um vaso sanguíneo, responsável pela irrigação de uma determinada região. Por serem vasos terminais, pobres em colaterais, a oclusão arterial provoca uma área de isquemia capaz de precipitar sintomas agudos em um animal ainda assintomático ou compensado. Outro tipo de indução de isquemia é a do aumento do espaço entre o tecido neural e o capilar responsável por sua nutrição, a partir do crescimento da massa neoplásica ou do edema por ela imposto.

O tipo de neoplasia pode determinar, pelo menos parcialmente, a quantidade de edema lesional e perilesional, aumentando ainda mais o efeito destrutivo e o potencial de hiperirritabilidade de massa neuronal normal das adjacências, potencializando os sintomas. O edema deriva de dois mecanismos básicos: aumento da permeabilidade vascular (até 100 vezes maior do que um capilar normal do SNC) e alteração da barreira hematoencefálica (BHE) (*tight junctions* anormais ou capilares fenestrados). Concomitantemente a esses eventos, podemos ter ainda fenômenos inflamatórios, imunomediados e hemorrágicos, aumentando o edema e expandindo a lesão secundária. Esses eventos, ao induzirem e manterem a isquemia da substância branca, têm como efeito a degeneração walleriana dos axônios da área acometida, tendendo a ser assimétrica ou unilateral. Nos nervos periféricos, a degeneração walleriana ocorrerá onde existe compressão direta do tumor sobre o nervo, apoiado ou circundado por uma proeminência óssea ou forame, respectivamente, por serem situações capazes de induzir isquemia.

Os tumores que acometem o SNC podem ser classificados pela localização ou origem.[10] Quanto à sua classificação pela origem, temos:

- Tumores de origem neural, como os astrocitomas, os ependimomas e os neurofibrossarcomas
- Tumores primários ósseos ou dos tecidos moles adjacentes à medula espinal, que a comprimem secundariamente
- Tumores metastáticos que podem invadir tanto os tecidos vizinhos quanto a medula espinal, causando sintomas.

A seguir, resumimos os principais tumores que acometem a medula espinal e suas estruturas vizinhas, classificando-os quanto à sua localização em relação ao tecido nervoso e à dura-máter (Quadro 239.1).

Quadro 239.1 Tumores da medula espinal e estruturas adjacentes em cães e gatos.

Localização	Descrição	Tumores
Intramedulares	Localizados dentro do parênquima nervoso, podendo ser primários (raros) ou metastáticos (incomuns)	Gliomas Linfoma (comum em gatos) Tumores metastáticos (carcinomas,* hemangiossarcoma,* melanoma) Sarcomas
Intradurais extramedulares	Localizados dentro da dura-máter, mas fora da medula espinal, normalmente sendo originados dos tecidos formadores das meninges, das raízes nervosas ou linfomas	Meningiomas* Tumores de bainha de nervos* Ependimoma/neuroepitelioma (raros)
Extradurais	Localizados fora da dura-máter, compreendendo o maior grupo. Podem ser primários (do sistema nervoso ou das estruturas vizinhas) ou metastáticos	Tumores ósseos primários (osteossarcoma,* hemangiossarcoma, hemangiopericitoma, condrossarcoma, fibrossarcoma) Tumores metastáticos vertebrais (carcinomas,* hemangiossarcomas)* Linfoma (gatos)* Linfoma (cães) Mieloma múltiplo Tumores de bainha de nervos*

*Tumores mais vistos na prática do autor.

Manifestações clínicas | Sinais e sintomas

Qualquer lesão em determinado local do sistema nervoso pode provocar o mesmo conjunto de sintomas neurológicos, com pequenas variações. Normalmente, a diferenciação dos grupos etiológicos se dá pela análise da resenha do animal, do curso e intensidade dos sintomas e pelos exames complementares. Assim, podemos recorrer às clássicas síndromes neurológicas, cuja descrição detalhada pode ser encontrada em outras partes deste texto e nas referências ao final do capítulo. Os principais sintomas verificados nos pacientes portadores das diversas síndromes são:[11]

- Síndrome cervical (C1-C5): provoca alterações nos quatro membros, mostrando sinais de lesão de neurônio motor superior (NMS) (hiper-reflexia e paresia espástica), podendo ser assimétrica, provocar déficits proprioceptivos, tetraparesia e diminuição variável da sensibilidade à dor profunda. Lesões mais craniais tendem a produzir, inicialmente, alterações seletivas nos membros posteriores, o que pode levar a enganos na localização (Figura 239.4)
- Síndrome cervicotorácica (C6-T2): acomete também os quatro membros, mas com sinais de lesões de neurônio motor inferior (NMI) (hiporreflexia e paresia flácida) nos membros anteriores e de lesão de NMS nos membros posteriores (Figura 239.5)
- Síndrome toracolombar (T3-L3): acomete os membros posteriores (sinal de lesão de NMS), poupando os membros anteriores. Um possível ponto de confusão é a postura de Schiff-Sherrington, em que o animal apresenta membros anteriores espásticos, mas sem alterações nas funções neurológicas (Figura 239.6)
- Síndrome lombossacra (L4-S2): acomete somente os membros posteriores, provocando sinal de lesão de NMI (Figura 239.7)
- Síndrome periférica: normalmente, existe atrofia muscular ou dor referida,* referentes à área de inervação de um único nervo (ou um único segmento). Monoparesias, atrofias localizadas e claudicações sem causa aparente são os sintomas mais comumente observados. Ocasionalmente, encontramos acometimento generalizado ou multifocal dos nervos periféricos, geralmente como consequência de síndrome paraneoplásica. De fato, por volta de 60 a 70% dos casos de câncer mostram algum acometimento histológico dos nervos periféricos. Entretanto, somente uma parcela desses casos evidencia sintomas de lesão nessas estruturas. Alguns tumores, notadamente os insulinomas, provocam com mais frequência manifestações clínicas de polineuropatias (Figura 239.8).

*Diz-se da dor que é percebida em um local diferente daquele da aplicação do estímulo nocivo.

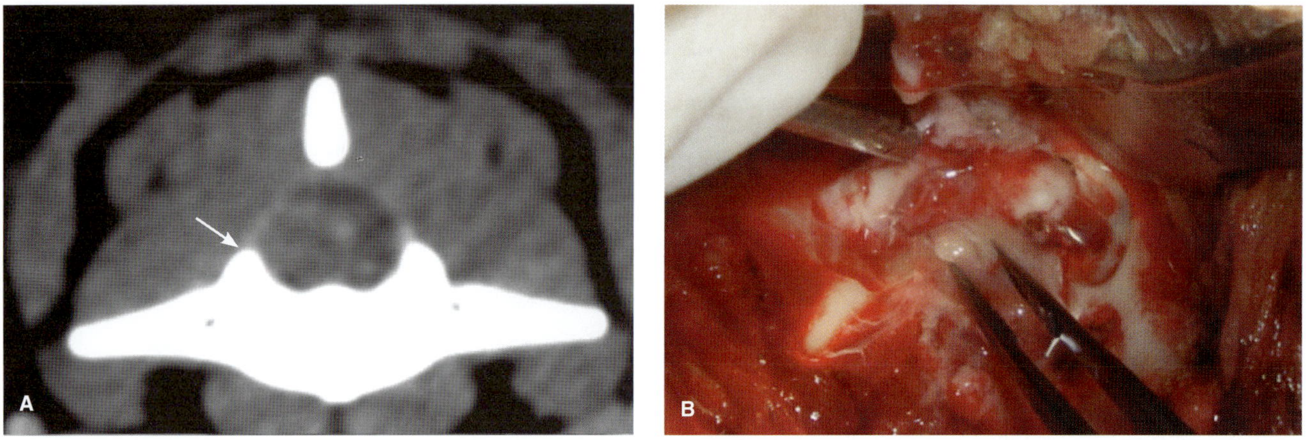

Figura 239.4 Meningioma em canino, macho, Yorkshire, adulto, com sinais de dor cervical e tetraparesia de lento desenvolvimento. **A.** Tomografia computadorizada (TC) mostra a lesão captante de contraste (*seta*), no canal vertebral de C1, lateralizada à direita. Lesões tão craniais quanto esta são um desafio à cirurgia, em vista de sua proximidade com os centros respiratórios: um leve edema pós-operatório pode levar a depressão ventilatória grave e necessidade de uso de ventilação artificial ou a morte por depressão cardiovascular. **B.** No momento da exposição final do tumor (*parte inferior da imagem, identificada pela pinça*), após a hemilaminectomia e antes de sua ressecção, nota-se a sua relação com C1 (afastador de Hohmann dorsal à lamina de C1, *à direita da imagem*). A ponta do aspirador (*à esquerda da imagem*) está apoiada na lâmina dorsal osteotomizada de C2. O animal teve recuperação excelente, retomando a capacidade de marcha 2 dias após a cirurgia. Após 2 anos e 4 meses, houve sinal clínico de recidiva da lesão, confirmada por tomografia. Nova cirurgia alcançou excisão macroscópica completa e melhora clínica importante. Até a publicação deste livro, em 8 meses de pós-operatório, não foram detectados sinais de recidiva pós-operatória.

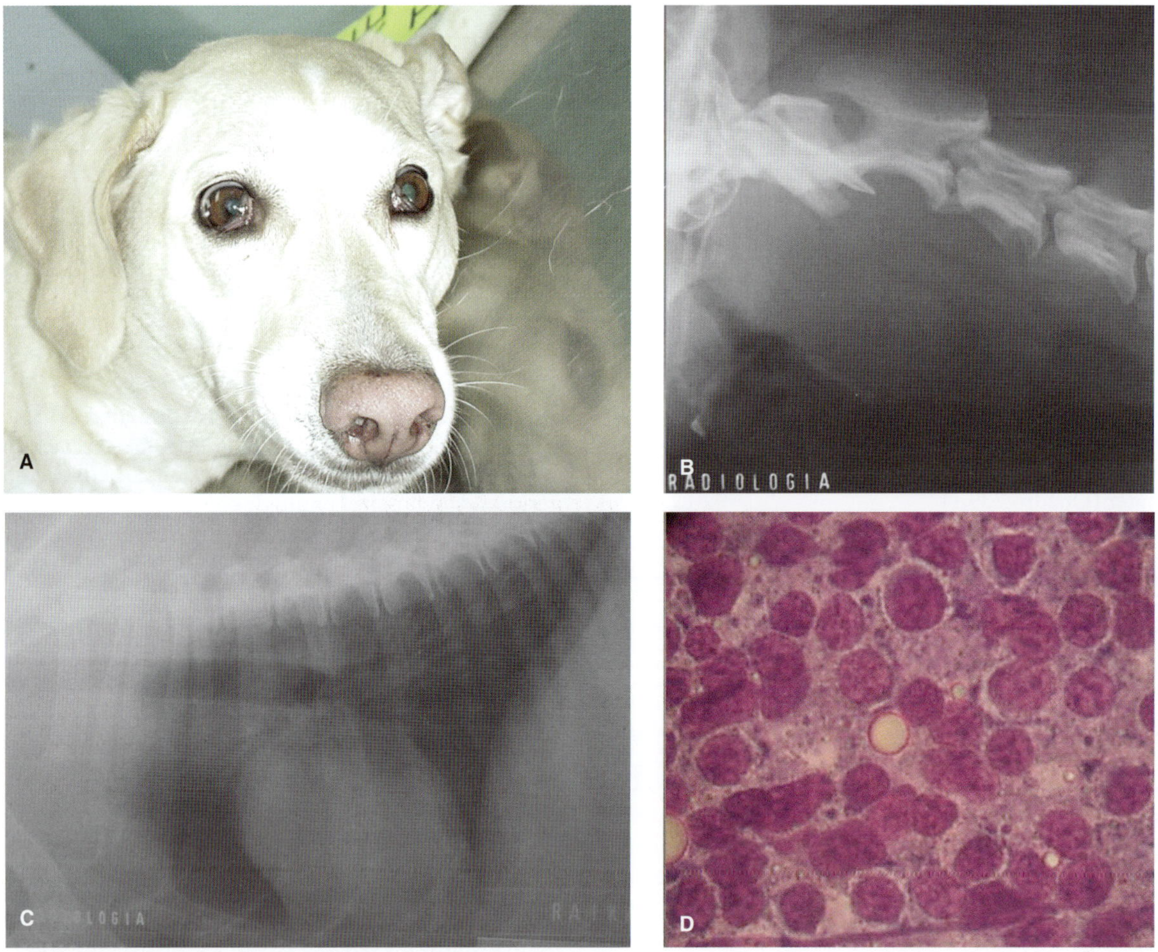

Figura 239.5 A. Canino, mestiço de Labrador, 9 anos de idade, fêmea, com tetraparesia grave, dor cervical intensa, síndrome de Horner bilateral, de instalação progressiva em alguns dias. **B.** Avaliação radiográfica simples da coluna cervical identifica deslocamento ventral da traqueia, sugerindo aumento de volume do linfonodo retrofaríngeo, não palpáveis ao exame clínico inicial devido a dor intensa e contração da musculatura cervical. **C.** Havia também linfadenomegalia. Nenhum outro linfonodo encontrava-se aumentado. **D.** A biopsia aspirativa confirmou a suspeita clínica de linfoma (coloração com novo azul de metileno). O crescimento multifocal é a apresentação mais comum em casos de linfoma, sendo o intrarraquidiano cervicotorácico, não demonstrado nos exames realizados, o responsável por tetraparesia, dor e síndrome de Horner observados nesta paciente.

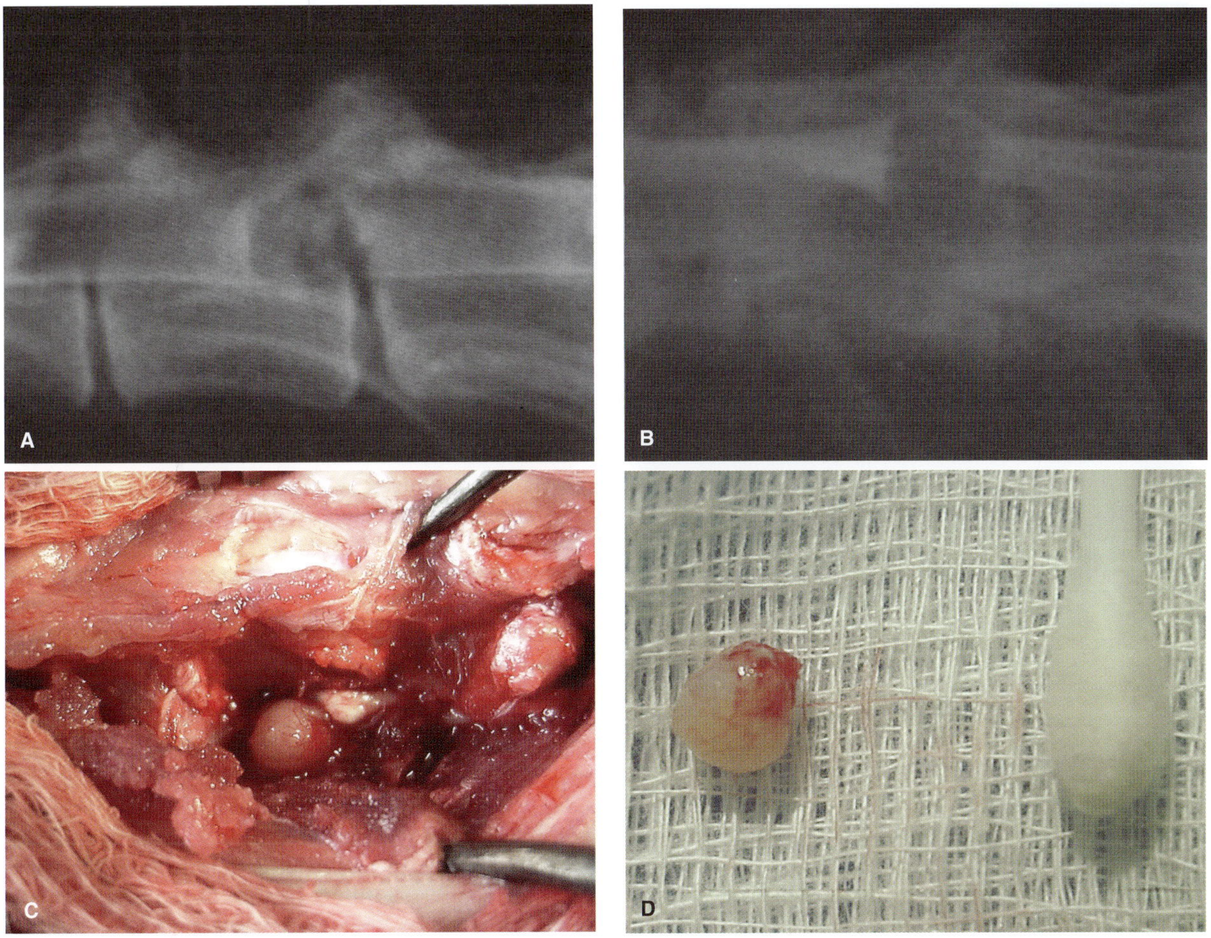

Figura 239.6 Mielografia de felino de 7 anos de idade, macho castrado, com paraparesia grau IV, após evolução de aproximadamente 3 semanas. **A.** Massa intradural extramedular, no interior do canal vertebral de T11, produzindo a imagem radiográfica clássica de "copo de golfe", devido ao acúmulo de contraste visto na incidência ventrodorsal, e evidente deslocamento medular para a direita. **B.** Apenas uma falha circular de preenchimento de contraste. **C.** Imagem intraoperatória, mostrando a localização do tumor após a abertura da dura-máter (estrutura arredondada, no *centro da imagem,* à direita superior da massa, o pequeno fragmento esbranquiçado é a medula espinal). **D.** Tumor excisado, comparando-se o seu tamanho a um cotonete. Apesar de suas dimensões relativamente pequenas, o tumor é muito grande em relação ao canal vertebral de um felino. O animal teve boa recuperação, restando como sequela apenas o déficit proprioceptivo em membro posterior esquerdo. Sem recidivas. Diagnóstico histopatológico final: meningioma.

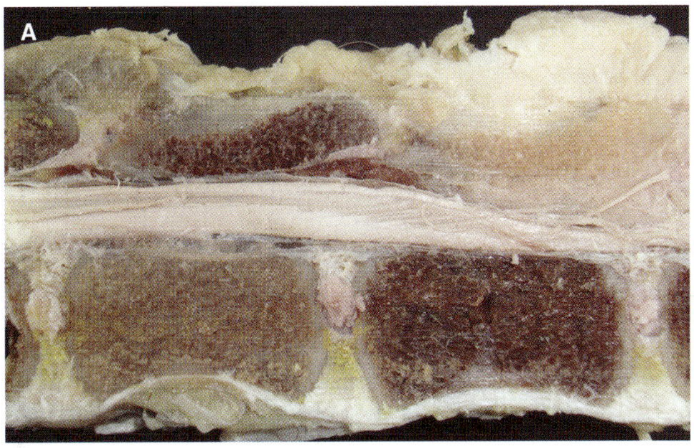

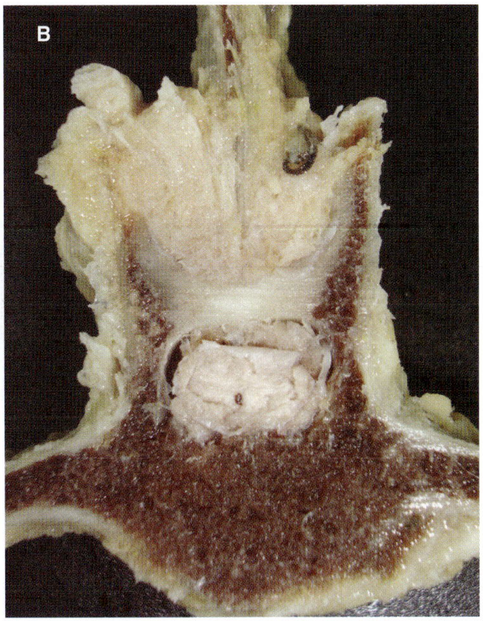

Figura 239.7 Peça de necropsia, corte longitudinal (final de L2-início de L5) e transversal (no nível de L4), da coluna lombar de cadela adulta, com sarcoma de tecidos moles não classificado, invadindo o canal vertebral. O tumor pode ser visto como massa branca ao redor das apófises dorsais de L4 (corte transversal) e dentro do canal vertebral, comprimindo dorsalmente a medula lombar. Notar também a coloração amarelada do corpo de L3 e da lâmina dorsal de L4, devido aos fenômenos vasculares e infiltrativos tumorais, produzindo alterações no aspecto da medula óssea. Clinicamente, havia sinais de lesão de neurônio motor inferior (NMI) nos membros posteriores e períneo, com dor intensa. Nenhuma tentativa de tratamento foi realizada.

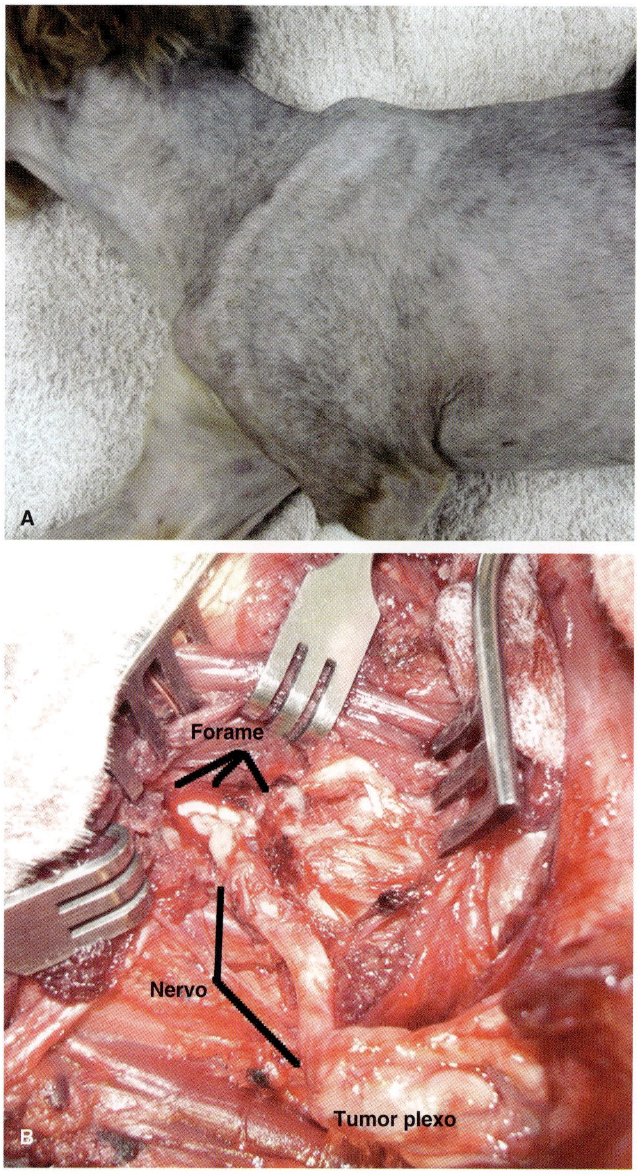

Figura 239.8 Tumor de plexo braquial. Notar a intensa atrofia muscular proximal do membro, resultado de denervação e desuso. Havia dor por vários meses, demonstrada pela claudicação/dor referida em membro anterior esquerdo (inicialmente) e dor cervical (tardiamente). A tetraparesia se instalou nas semanas que antecederam a consulta. **B.** Momento intraoperatório imediatamente antes da ressecção do membro. Notar a invasão do forame intervertebral, espessamento importante do nervo e tumor do plexo braquial (que consideramos o foco primário). A ressecção do tumor exigiu a abordagem dos forames C6-C7, C7-T1 e T1-T2, ressecção das duas primeiras costelas, além do membro anterior. Tais cirurgias têm que ser agressivas, tornando o pós-operatório muito complexo. Canino, Yorkshire, adulto.

Todas as síndromes anteriormente mencionadas podem (e normalmente o fazem), mostrar sinais objetivos de dor no local da lesão, espontânea ou à palpação. Vale lembrar as estruturas capazes de provocar dor quando lesadas: meninges, periósteo, raízes nervosas e ligamentos vertebrais. O parênquima nervoso não tem inervação sensitiva. Portanto, os tumores somente causarão dor quando comprimirem, inflamarem ou lesionarem tais estruturas (Figura 239.3).

Normalmente, existe uma relação entre a localização da lesão e a da dor. Todavia, três exceções merecem destaque. A primeira é a lesão em raízes nervosas que provoca dor referida em um dermátomo específico do membro. O cão demonstra dor em uma região na qual não podemos demonstrar qualquer alteração, pois a origem da dor é remota, por exemplo, um tumor no plexo braquial[12–14] (Figura 239.8). A segunda condição diz respeito à dor cervical, de graus variáveis, secundária a lesões intracranianas, principalmente no lobo frontal, em regiões ventrais próximas a meninges e na fossa caudal, em especial localizadas dorsalmente, por meio de mecanismos não muito bem explicados. Embora um pouco incomum, considere lesões intracranianas em um paciente com dor cervical, sem causa aparente após investigação regional.[12,15] A terceira refere-se à dor de origem paraneoplásica, que não é descrita em casos de tumores primários do SNC, mas sim em tumores secundários. Temos visto dor paravertebral (segmentar ou generalizada) e/ou poliarticular ligada a certos tipos de tumores, como carcinomas (tireóideos, mamários) e outros (como o quimiodectoma). Normalmente ligada à poliartrite imunomediada idiopática do tipo IV,[16] observamos que esta é uma dor rebelde ao tratamento convencional, necessitando de terapia de associação (p. ex., corticosteroides e opioides).

O curso clínico dos tumores em questão é quase sempre crônico.[17] Um histórico de anormalidades (dor, claudicação, paresia, atrofias) que se arrastam por semanas (Figura 239.9) ou meses é a regra, mas existem exceções. Seja por causas vasculares ou por colapso vertebral (Figura 239.10), alguns casos se apresentam com sintomas agudos ou subagudos, assemelhando-se a hérnias de disco, traumas, tromboembolismos ou inflamações.

A idade de apresentação tende a ser mais avançada, principalmente no caso de meningiomas e TBN. Duas exceções são importantes. O linfoma em gatos tende a acometer animais mais jovens (Figura 239.2), principalmente quando associado ao vírus da leucemia felina. Temos visto casos entre 1 e 3 anos de idade. Acompanhamos um caso de uma felina, positiva para o vírus de leucemia felina, de 6 meses de idade, que apresentava paraplegia com sinais de lesão de NMI, secundária a linfoma intrarraquidiano, diagnosticado por citologia aspirativa. O tratamento resultou em melhora por aproximadamente 1 ano, quando a doença evoluiu para a forma generalizada e fulminante. O neuroepitelioma é outro tumor que tende a acometer cães jovens, de raças grandes, na junção toracolombar.[18]

Outro sintoma comum, ocasionalmente o único, é o emagrecimento – a chamada caquexia neoplásica. Trata-se de um fenômeno complexo que envolve alterações metabólicas complexas resultantes da existência do tumor, dos seus efeitos primários ou secundários à sua terapia. De maneira resumida, devido ao uso preferencial da via anaeróbica de produção de trifosfato de adenosina (ATP) pelo tecido tumoral, com liberação de lactato como subproduto, o hospedeiro gasta energia para realizar a gliconeogênese hepática (lactato para glicose, via ciclo de Cori), diminuindo o ganho líquido com cada molécula de glicose.[8] Além disso, modificações metabólicas, como aumento do metabolismo basal, balanço proteico negativo, intolerância à glicose, secreção anormal de insulina, hiperlipidemia etc. (Quadro 239.2) concorrem para um desequilíbrio energético que inevitavelmente leva ao emagrecimento progressivo. Hormônios e peptídios, como o fator de necrose tumoral (TNF), secretados pelos monócitos em resposta a alguns tumores e outras condições inflamatórias, ajudam na mobilização de lipídios e diminuição dos seus estoques corporais. Alguns tumores secretam peptídios capazes de induzir síndromes paraneoplásicas com efeitos metabólicos diversos.[8]

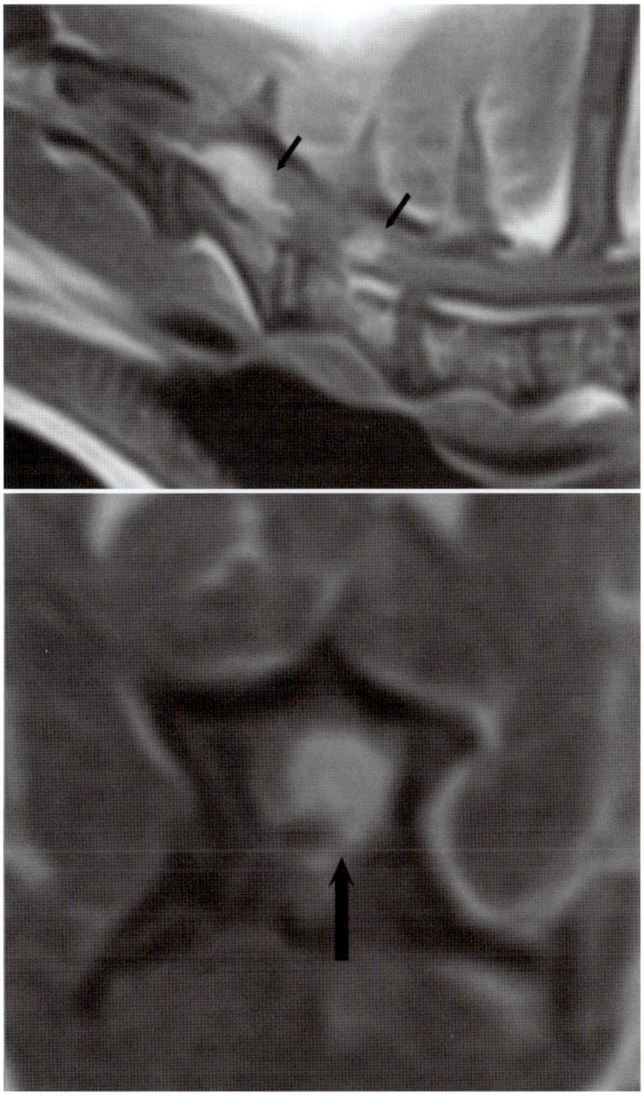

Figura 239.9 Ressonância magnética (RM) de canino Collie, 15 anos de idade, com claudicação persistente por 7 meses. Notar a intensa captação de contraste nas imagens ponderadas em T1, sugerindo tumor de bainha de nervos, com raízes de C6 e C7 acometidas. As imagens mostram as massas localizadas dentro e fora (não demonstrado nas figuras) do canal vertebral das vértebras C5 e C6. Apesar de a maioria dos tumores de bainha de nervos se originar em um único local, o longo curso de doença, pela falta de diagnóstico precoce, produz a disseminação desses tumores para múltiplas raízes, seguindo o trajeto do nervo (que normalmente é formado pelas raízes de vários segmentos medulares).

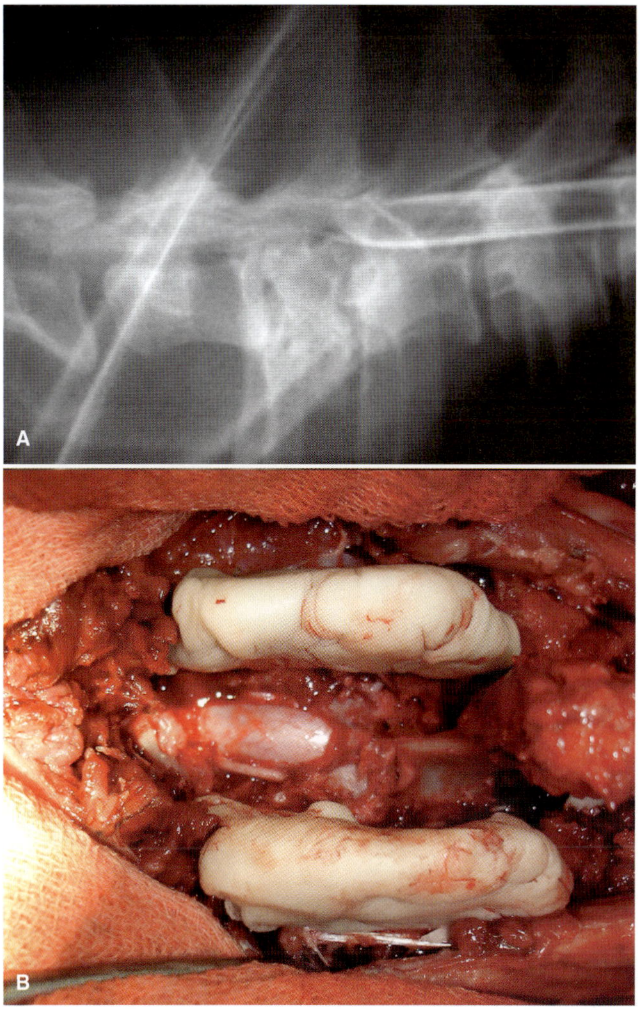

Figura 239.10 A. Fratura patológica de T1, em cadela Fila Brasileiro de 9 anos de idade, causada por carcinoma mamário metastático, que apresentava paraparesia grau IV nos membros posteriores e fraqueza importante nos anteriores (grau III), ambos de instalação aguda. A mielografia mostra claramente a compressão medular. Note a preservação das superfícies da placa cartilaginosa terminal de T1. Havia também lesões pulmonares. **B.** Visão intraoperatória da laminectomia descompressiva e da estabilização com pinos e metacrilato. A cadela recuperou a capacidade de caminhar em alguns dias, mantendo-se bem por 5 meses, quando então iniciou síndrome cerebral, secundária a lesões metastáticas cerebrais.

Diagnóstico | Exames complementares

A resenha do animal é importante. Conforme mencionado anteriormente, os tumores podem ocorrer em qualquer idade. Animais jovens têm menor possibilidade, mas não são isentos. Cães de raças grandes são mais suscetíveis aos osteossarcomas do esqueleto axial; em cães dolicocefálicos é maior a incidência de meningiomas grau I, na região cervical, e de grau II em toda a extensão da coluna;[19,20] é maior a incidência, em cães médios e pequenos, de tumores de bainha de nervos na região cervicotorácica[20] e os cães braquicefálicos são mais suscetíveis aos gliomas.[17] Em gatos é maior a incidência de linfomas extradurais.[17]

Os dados mínimos básicos, como hemograma, exames bioquímicos para avaliar função renal, hepática e eletrólitos (principalmente o cálcio), são importantes para verificação do estado geral do animal. Se existir a suspeita de câncer e predisposição ao tratamento, estadiar o paciente é muito importante para verificar a segurança dos procedimentos diagnósticos a serem realizados e, principalmente, verificar se ele terá condições de sustentar um tratamento de grande porte, caso o diagnóstico venha a ser confirmado. Além disso, muitas doenças são generalizadas/metastáticas, como o linfoma (Figura 239.5) ou o carcinoma mamário, respectivamente. Desse modo, uma boa imagem radiográfica do tórax e um exame ultrassonográfico abdominal completo são bastante recomendáveis. Na verdade, esses são investimentos que podem economizar muito tempo e dinheiro.

Mas o diagnóstico das neoplasias deve ser baseado em visualização da massa, o que requer um método de imagem e biopsia. Os métodos disponíveis são: radiografias simples, mielografias, tomografia computadorizada (TC) e ressonância magnética (RM). A RM ainda não encontra difusão no país e, portanto, não será abordada, apesar de ser o melhor

Quadro 239.2 Alterações metabólicas na caquexia do câncer.

Tipo de anormalidade	Alterações
Anormalidades no metabolismo de carboidratos do hospedeiro	Intolerância à glicose Secreção anormal de insulina Resistência insulínica Aumento da glicólise anaeróbica Aumento da atividade do ciclo de Cori
Anormalidades no metabolismo proteico do hospedeiro	Aumento da síntese proteica hepática Aumento da perda proteica da musculatura esquelética Aumento do reaproveitamento proteico por todo o corpo Aumento dos níveis plasmáticos de aminoácidos de cadeia ramificada
Anormalidades no metabolismo lipídico do hospedeiro	Diminuição da atividade da lipase lipoproteica sérica Aumento das taxas reaproveitamento de ácidos graxos livres e glicerol Hiperlipidemia Diminuição da lipogênese Aumento da lipólise

Adaptado de Vail *et al.*[8]

método de investigação para o tecido nervoso. As imagens quase sempre são diagnósticas e nos possibilitam uma suposição diagnóstica com grande margem de certeza. É o melhor método para o diagnóstico de tumores do plexo braquial e intramedulares (Figuras 239.9 e 239.11, respectivamente). Recomendamos a leitura das referências para a obtenção de detalhes.[21,22] A TC já está mais disponível, mas somente nos grandes centros. A qualidade da imagem do tecido ósseo é incomparável e, mesmo sendo um exame ainda pouco acessível, deve ser considerada em casos de tumores ósseos que exijam abordagem cirúrgica, a fim de garantir melhor abordagem e estadiamento. Todavia, em relação aos tumores de tecidos moles, notavelmente aqueles no interior da medula espinal, a qualidade de imagem da TC nem sempre é suficiente para o correto delineamento do problema, comparada à RM. O uso da aplicação de contraste intravenoso (IV) ajuda o diagnóstico da massa neoplásica, que apresenta frequentemente captação diferenciada do contraste, em razão de seus capilares defeituosos (Figuras 239.4 e 239.12). A captação de contraste torna o diagnóstico das neoplasias mais preciso,[23] mas é necessário ter em mente que nem todas o fazem, como é caso da maioria dos gliomas. Mais adiante serão apresentadas algumas considerações adicionais a respeito da TC.

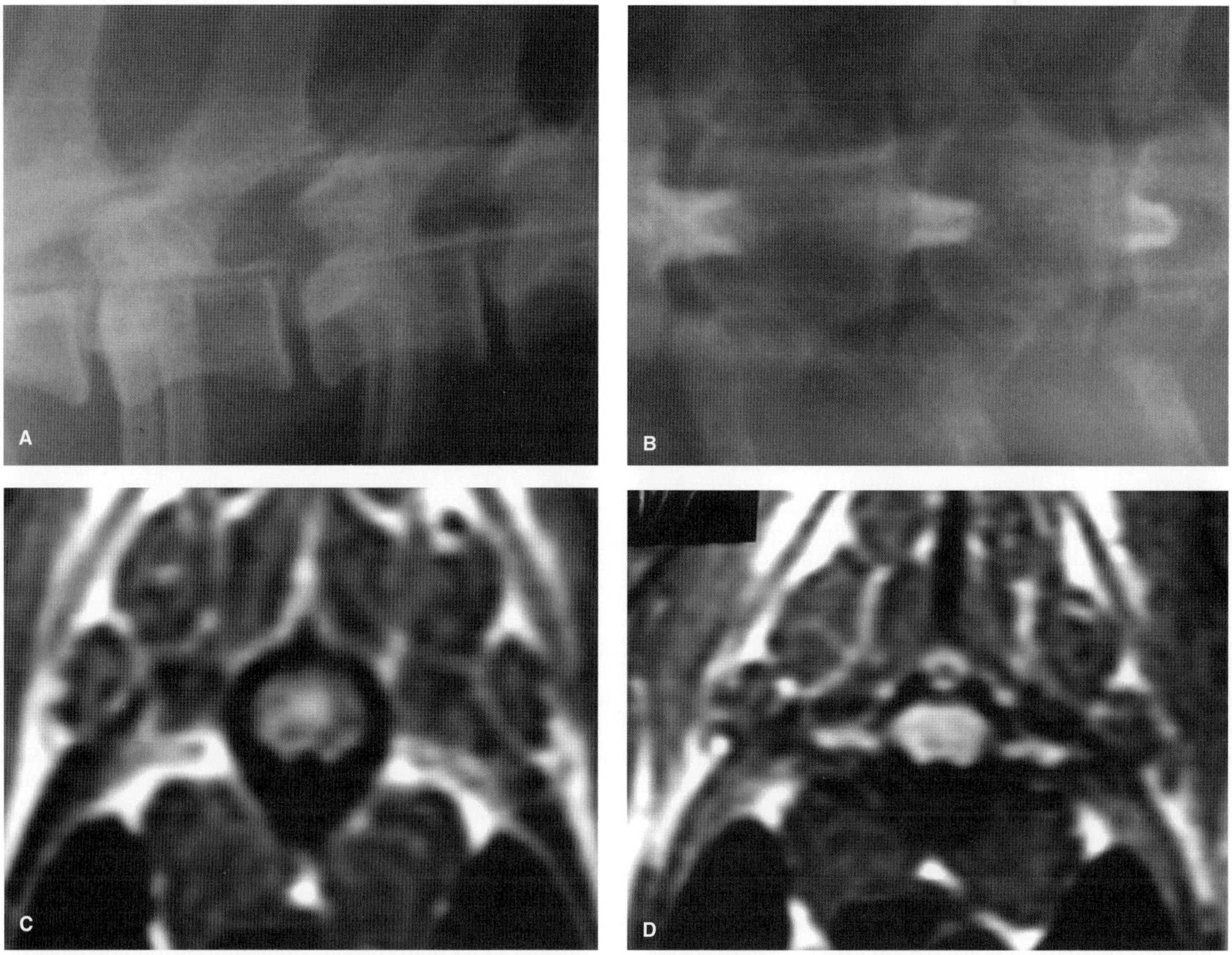

Figura 239.11 Mielografia (**A** e **B**) e RM (**C** e **D**) de canino Poodle, com paraparesia de 1 ano de evolução, com sinais de lesão de NMS em membros posteriores e dor torácica. Uma leve expansão medular, sugerindo massa intramedular, entre T2 e T3, foi a única anormalidade encontrada. Na RM, nota-se captação de contraste em segmento medular de T2-T3, sugerindo neoplasia intramedular. A exploração cirúrgica revelou meningioma com crescimento expansivo no sentido intramedular.

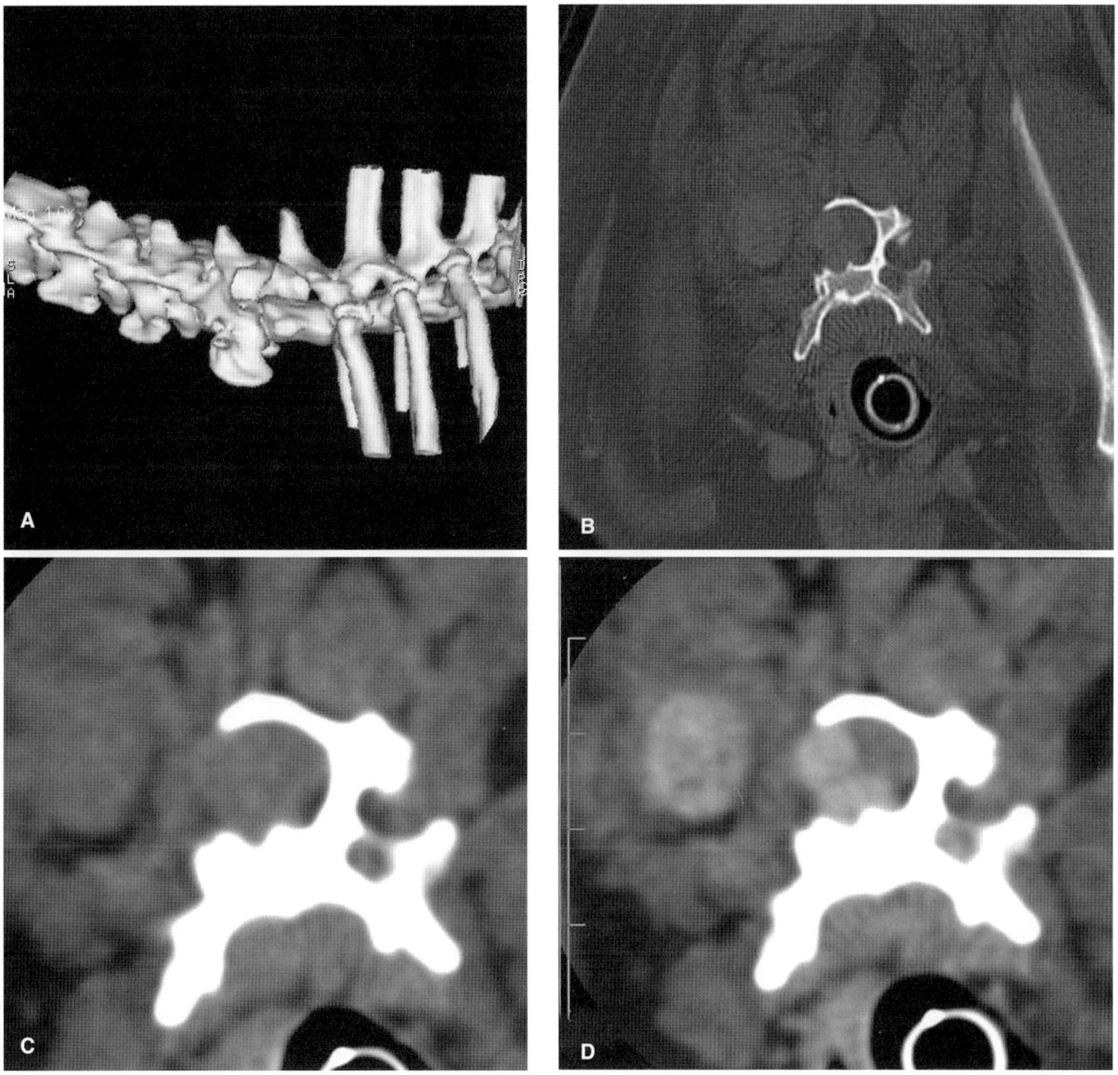

Figura 239.12 TC da região cervicotorácica de cadela Beagle, 12 anos de idade, que havia sido operada 21 meses antes para resseção de tumor de bainha de nervos (TBN) – schwannoma – com excelente recuperação pós-operatória. Não foi necessário amputar o membro. Houve recidiva da claudicação 1 mês antes desse exame, com dor cervical, mas sem outros déficits neurológicos. Reconstrução tridimensional (**A**) mostra a região da hemilaminectomia entre C6 e C7, *à esquerda*. Nos cortes axiais, no nível da hemilaminectomia, na janela óssea (**B**, após aplicação do contraste), é possível identificar as neoformações, como massas mais radiodensas, dentro (duas) e fora (uma) do canal vertebral. *Abaixo*, janela de tecidos moles sem (**C**) e com (**D**) contraste, mostrando a intensa captação e marcação do tumor. Nem todos os TBN captam contraste dessa forma e a ausência de captação não exclui neoplasia. Esses tumores têm comportamento muito imprevisível, podendo provocar recidivas rápidas ou lentas. Em alguns casos, a cura é alcançada. Não houve tentativa de tratamento dessa recidiva, apenas controle de dor.

As radiografias simples e as mielografias são prontamente acessíveis, de custo razoável, mostram um correto delineamento das lesões extradurais (Figura 239.13) e intradurais-extramedulares (Figura 239.11), bem como daquelas intramedulares mais avançadas (mas de utilidade e certeza limitadas, podendo provocar resultados falso-negativos, principalmente em lesões iniciais), sendo os exames mais prontamente utilizados na atualidade em nosso país. A qualidade das imagens e das técnicas de injeção do contraste é crítica na obtenção de bons resultados diagnósticos. A injeção de contraste por punção lombar é preferível, mas requer experiência para evitar a epidurografia como artefato. O uso da radiologia digital melhora muito o desempenho diagnóstico da mielografia pela qualidade na captação da imagem, possibilidade de ajustes em brilho e contraste sem ter que realizar exposições adicionais e rapidez do processamento. Outro problema importante da mielografia é aquele derivado das compressões extramedulares ou edemas medulares importantes, que podem impedir a evolução cranial (ou caudal, no caso da injeção do contraste pela cisterna magna) do contraste, prejudicando a avaliação dos limites da lesão (Figura 239.14). Essa complicação pode ser em parte resolvida pela injeção adicional de contraste por via alternativa de aplicação (cisterna magna × punção lombar), embora o risco de complicações aumente, pela possibilidade de convulsões e aumento excessivo do tempo para realização do exame. O exame tomográfico pós-mielografia é uma possibilidade, se estiver disponível, pois o grau de detalhamento fica muito melhor com o uso de contraste intratecal, sendo o deslocamento de estruturas mais óbvio, mesmo na ocorrência de edema medular intenso.[3]

Tumores ósseos podem produzir lise ou proliferação óssea ou ainda um misto de ambas. A primeira impressão é a de que qualquer tumor produzirá imediatamente uma alteração prontamente detectável em uma radiografia simples. Infelizmente, não. É impressionante o grau de destruição óssea que tem que ser alcançado para se poder identificar com segurança uma

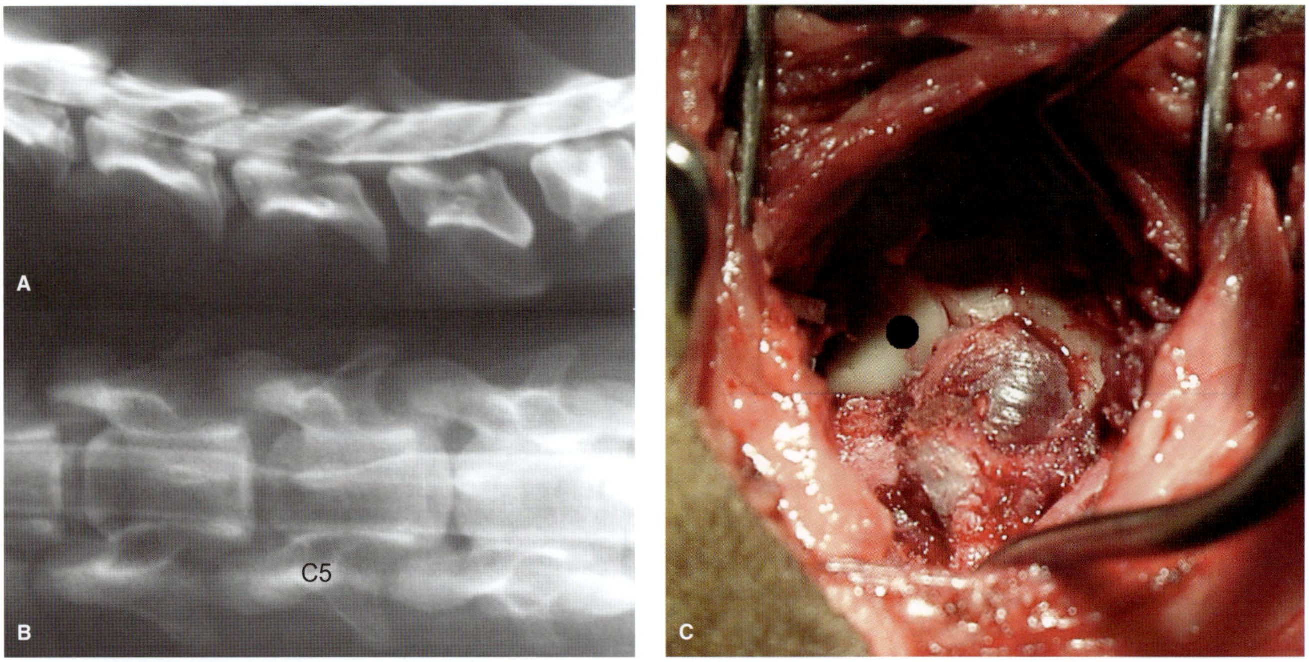

Figura 239.13 A e **B.** Mielografia de canino Daschund, de 9 anos de idade, com dor cervical e hemiparesia esquerda, de 2 meses de evolução. Estava sendo tratado para hérnia discal cervical, mostrando sinais clínicos progressivamente piores. Grande massa em lado esquerdo do canal vertebral, além de aumento da distância entre os processos articulares de C4-C5, sem alterações importantes na incidência lateral. Na cirurgia, foi encontrada grande massa associada à raiz nervosa. Houve melhora temporária dos sinais clínicos após a excisão cirúrgica (por volta de 5 meses), quando houve recidiva dos sinais clínicos. Hemangiopericitoma. Esse caso mostra a importância da correta definição diagnóstica nos casos que mostram curso diferente do esperado, após um diagnóstico clínico, e também da necessidade de incidências radiográficas complementares, mesmo nos casos de mielografias laterais normais. **C.** Imagem intraoperatória do canino descrito anteriormente, com massa intrarraquidiana no nível de C5 cranial. Notar a grande massa avermelhada no nível do forame. Este caso mostra uma restrição importante da mielografia, que é a não demonstração da extensão dos tumores para além dos limites do canal vertebral – comparar com a Figura 239.12. O ponto preto identifica o processo articular caudal da C4, cranial ao tumor. Hemangiopericitoma, abordagem cirúrgica laterodorsal.

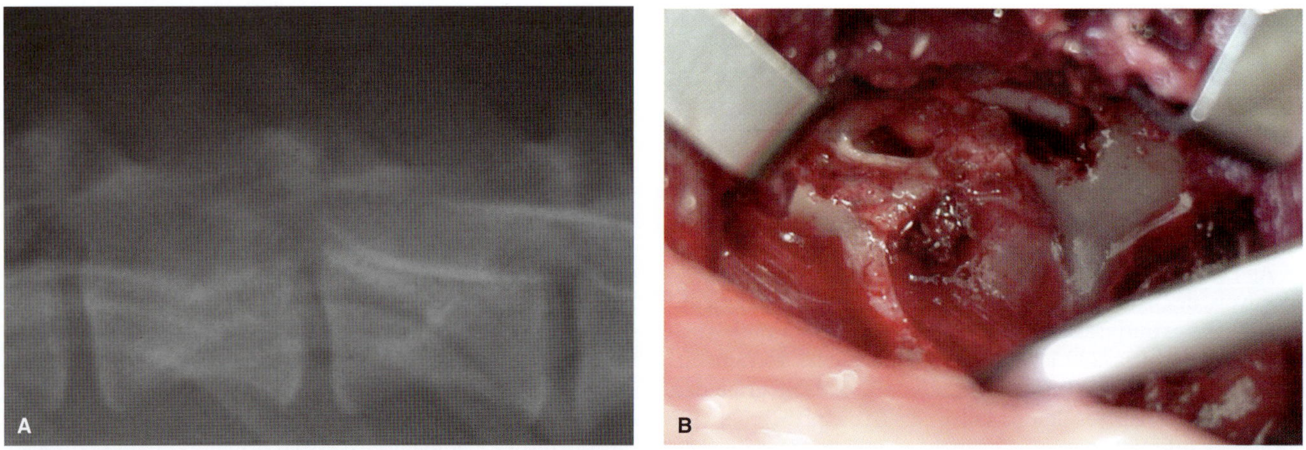

Figura 239.14 Mielografia (**A**) e imagem intraoperatória (**B**) de lesão extradural no nível de T13-L1, *à esquerda*, de cão com paralisia subaguda dos membros posteriores (grau IV) e dor toracolombar. Na mielografia, notar a diminuição do espaço intervertebral, a elevação ventral da coluna de contraste por massa extradural e a opacificação do forame intervertebral, alterações compatíveis com herniação discal. Notar que não houve marcação pelo contraste cranialmente à lesão, devido a grave compressão medular pelo tumor, mesmo por punção lombar, em que é possível exercer alguma pressão de injeção (ao contrário da punção da cisterna magna). A cirurgia exploratória mostrou um grande tumor de bainha de nervos (TBN), que pode ser visto como massa rósea lateroventral ao forame e como massa irregular amarelo-esbranquiçada intrarraquidiana, comprimindo ventralmente a medula espinal (visualizada dorsalmente à massa), invadindo o canal vertebral e produzindo os sinais clínicos. Todas as alterações indicavam hérnia discal, mostrando a importância de se considerarem diagnósticos diferenciais na avaliação de casos clínicos, por mais típicos que possam parecer. Neoplasias com estas características e nesta localização não são comuns. Os TBN são muito mais comuns nas intumescências. Foraminectomia a partir de abordagem lateral modificada.

lesão. Por outro lado, muitas lesões inocentes acabam sendo mal interpretadas, quando atentamos a cada mínimo detalhe radiográfico. É importante buscar os sinais clássicos de lesões ósseas tumorais: lise/destruição óssea, preservação de cartilagens articulares (nos osteossarcomas, principalmente), reações periosteais, contorno mal definido, edema de tecidos moles, múltiplos focos de lesão ou metástases, deformações ósseas/fraturas patológicas.[24] Assim, minimizam-se os erros e são feitos diagnósticos mais precoces, possibilitando tratamentos mais eficientes, com menores sequelas (Figuras 239.10 e 239.16).

Outra modalidade interessante para diagnóstico é a ultrassonografia dos nervos periféricos, sobretudo de plexo braquial e tecidos paravertebrais. Se a cobertura óssea do SNC impedir a penetração do som, no sistema nervoso periférico (SNP) isto não ocorre, sendo uma excelente oportunidade para a localização de massas e coleta de amostras por aspirado com agulhas finas.[25,26] Caso não seja possível avaliar corretamente a massa encontrada por citologia, pode-se ainda recorrer a TC[23] ou exploração cirúrgica.

A análise do liquor é muito frustrante. Exceto no caso de linfomas, na maioria dos casos de neoplasia, não encontramos anormalidades específicas e diagnósticas, por várias razões, dentre as quais:

- Mais da metade dos tumores em questão é extradural
- Os intradurais-extramedulares normalmente não esfoliam muitas células
- Os intramedulares, normalmente, não causam qualquer alteração. Com certa frequência, encontramos uma alteração inespecífica, quando coletamos o liquor por punção lombar – a dissociação albuminocitológica, o que equivale a aumento do conteúdo proteico sem aumento da quantidade de células nucleadas totais.[10,27] Mas este é um achado muito inespecífico e de difícil interpretação, quando isolado. A análise do liquor se faz necessária para o diagnóstico do linfoma primário intradural (incomum, Figura 239.15) e para a diferenciação com as mielites imunomediadas ou infecciosas, que podem mimetizar doenças tumorais. Na análise do liquor, investigamos: cor, aspecto, reação de Pandy (globulinas), proteínas totais (albu-

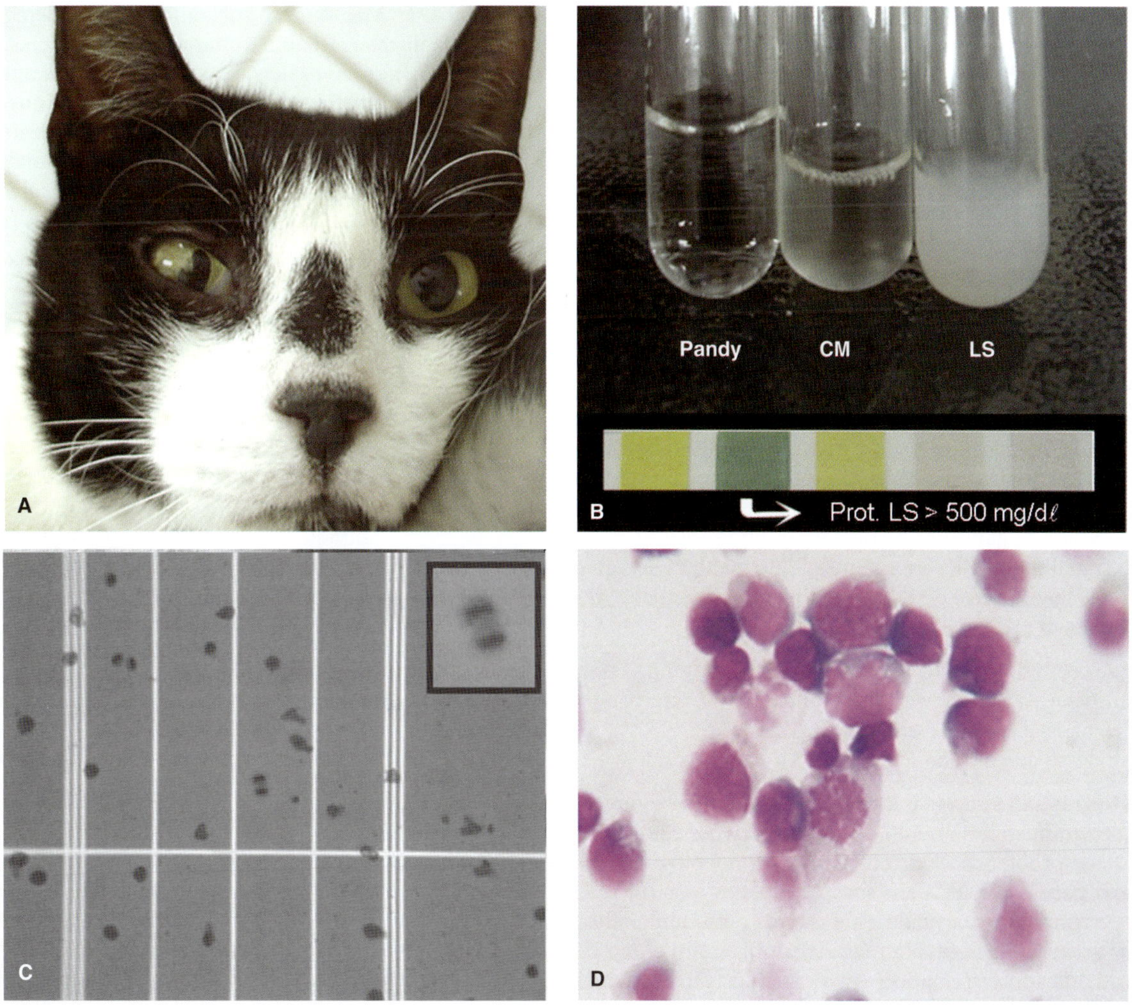

Figura 239.15 Linfoma primário de SNC em felino adulto. Apatia, tetraparesia grave, convulsões. **A.** Notam-se síndrome de Horner no olho direito e decúbito lateral. **B.** Avaliação de proteínas liquóricas: reativo de Pandy puro, para comparação (*tubo à esquerda*); reação no liquor coletado na cisterna magna (CM) – positivo (+) – a reação negativa é o normal (*tubo do centro*); reação no liquor coletado por punção lombossacra (LS) – forte positivo (+++) (*tubo à direita*). Detalhe em fita mostrando a reação verde forte, em tira de urinálise, correspondente a aproximadamente 500 mg/dℓ (normal até 25 mg/dℓ) de proteínas totais. O uso de fita de urinálise, somente no campo de avaliação de proteínas, é possível e de boa correlação aos métodos mais tradicionais. **C.** Coloração supravital com *new methylene blue* (NMB), para contagem de células nucleadas totais (CNT) na câmara de Newbauer. Notar a presença de duas mitoses no liquor, mostradas no campo e no detalhe. A contagem total foi de 2.700 CNT por μℓ (normal até 5). **D.** Esfregaço contendo linfoblastos e uma mitose central (coloração por pan-óptico).

mina), contagem das células nucleadas totais e contagem diferencial dessas células. A coleta deve ser sempre lombar. Níveis pequenos de contaminação com sangue não interferem nos parâmetros pesquisados. Se houver necessidade de diferenciação com agentes infecciosos, principalmente com a cinomose, pode ser realizada a pesquisa do antígeno viral no liquor. Existe *kit* comercial disponível no mercado.

Finalmente, muitas vezes, é preciso ter uma clara definição daquilo que temos diante de nossos olhos no campo cirúrgico: trata-se ou não de um tumor, maligno ou benigno? O ideal é poder contar com a presença de um patologista veterinário na sala ao lado para nos ajudar nessa tarefa. Sabemos que isto não é possível, na maioria das ocasiões. Para aqueles que têm algum treinamento em citopatologia, é possível uma aproximação razoável, para fornecer um direcionamento para tomadas de decisões intraoperatórias. As técnicas de citopatologia intraoperatória estão descritas e publicadas, com boa correlação aos achados histopatológicos, que obrigatoriamente devem suceder uma cirurgia dessa magnitude.[28,29] Tal técnica nos tem sido muito útil em situações de tomadas de decisão intraoperatórias.

Tratamento

O tratamento dos tumores é sempre complicado. Na sua versão maligna – o câncer – além das dificuldades já conhecidas, ainda temos o impacto psicológico que essa palavra exerce sobre os proprietários de nossos pacientes. Uma vez proferida, o proprietário imediatamente começa a pensar no sofrimento, desgaste físico, emocional e financeiro, morte, perda de tempo e tantas outras coisas ruins que acompanham um tratamento oncológico. No caso de tumores que envolvem a medula espinal e estruturas adjacentes, temos como complicação adicional, muito importante e quase sempre existente: a dor e perda da função motora – parcial ou total –, por vezes acompanhada de incontinências, tornando o cenário bastante devastador. Por isso, acima de tudo, é preciso abordar o tema de modo tranquilo e realista com os proprietários de nossos pacientes, a fim de garantir que possamos ajudá-los por meio de nosso trabalho, que deve ser realizado de maneira segura e precisa. Vale lembrar as Leis da Terapêutica Médica atribuídas a Robert F. Loeb (1895-1973), médico americano:[3]

- Se o que você está fazendo está funcionando, mantenha assim
- Se o que você está fazendo não está funcionando, interrompa
- Se você não sabe o que fazer, não faça nada
- Nunca deixe que o tratamento seja pior do que a doença.

Essas regras são simples e óbvias. Tanto que nos esquecemos delas durante o tratamento de nossos pacientes, no afã de resolver seus problemas. Existem muitos protocolos de quimioterapia para o câncer, com suas qualidades, custos, praticidades e resultados particulares, e muitos deles têm efeitos colaterais graves, que necessitam de estrutura, assim como de pessoal qualificado e treinado para a estabilização. De nada adianta utilizar o melhor protocolo disponível na literatura se, durante uma crise leucopênica grave, acompanhada de sepse e hemorragia gastrintestinal grave, o clínico não dispuser de pessoal treinado para os longos turnos intensivos de acompanhamento desse paciente até a sua estabilização. Da mesma maneira, mesmo que essa estrutura exista, o resultado será o mesmo se o proprietário não for orientado a reconhecer a complicação ou não dispuser de tempo, vontade ou recursos financeiros para tratá-las. Nesses casos, o melhor é a terapia paliativa, até que a vida deixe de ser viável ou confortável. Um protocolo com resultados não tão bons, mas com complicações mais leves, pode ser bem melhor do que aquele com excelentes resultados e com complicações muito graves. Essa decisão deve ser sempre compartilhada com o proprietário e o clínico deve ter o julgamento crítico necessário para determinar se esse tratamento deve ser conduzido por um oncologista veterinário ou não. Finalmente, gostaria de lembrar que todas as substâncias quimioterápicas são tóxicas, em maior ou menor grau, e necessitam de treinamento especializado para o seu manuseio em todas as fases, podendo representar sério risco para todos os envolvidos e para o meio ambiente. Portanto, considere a associação a um oncologista veterinário, que disponha do tratamento adequado.

As modalidades de tratamento que utilizamos nos tumores em questão estão resumidas no Quadro 239.3.

A BHE é um entrave à quimioterapia de vários tumores intradurais, pois é impenetrável a vários fármacos compostos por grandes moléculas hidrofílicas. Além disso, frequentemente, a terapia com corticosteroides é empregada simultaneamente, aumentando a "impermeabilidade" da BHE a esses compostos.[10,30] Mas existem substâncias que podem ser aplicadas por via intratecal, como a citarabina, substâncias que ultrapassam a BHE, como os derivados das mostardas nitrogenadas (lomustina, carmustina) e também se reconhece que a BHE do interior dos tumores não é muito eficiente – ou até mesmo inexistente – tornando-os sensíveis mesmo aos fármacos menos difusíveis.[30] Isto melhora o cenário, mas não resolve todos os problemas. A quimioterapia das lesões neoplásicas intradurais

Quadro 239.3 Modalidades de tratamento dos tumores da medula espinal e tecidos adjacentes.*

Localização	Tumores	Tratamentos
Intramedulares	Gliomas	Q
	Linfoma (comum em gatos)	Q
	Tumores metastáticos (carcinomas,** hemangiossarcoma,** melanoma)	Q? C?***
	Sarcomas	N/A
Intradurais/ extramedulares	Meningiomas**	C
	Tumores de bainha de nervos**	C
	Ependimoma/neuroepitelioma (raros)	C
Extradurais	Tumores ósseos primários (osteossarcoma,** hemangiossarcoma, hemangiopericitoma, condrossarcoma, fibrossarcoma)	Q, C§
	Tumores metastáticos vertebrais (carcinomas,** hemangiossarcomas)**	Q?, C?
	Linfoma (gatos)**	Q, C§
	Linfoma (cães)	Q, C§
	Mieloma múltiplo	Q, C§
	Tumores de bainha de nervos**	C§§

*Tratamentos utilizados pelo autor, com base na literatura atual. Para as modalidades não utilizadas com frequência no Brasil, consultar referências ao final do capítulo. **Tumores mais vistos na prática do autor. ***A cirurgia, em geral, provoca lesão grave do parênquima medular e não deixa margens, sendo de valor questionável, mas aplicável (ver texto). §Cirurgia descompressiva, necessariamente seguida de estabilização com implantes rígidos, quando acomete tecido ósseo. Nos tumores de tecidos moles, a descompressão permite melhora das funções neurológicas, ainda que temporária, e alívio da dor (ver texto), enquanto a quimioterapia não produz o efeito desejado ou esperado. §§Tumores de bainha de nervos apresentam comportamento muito variável, necessitando de excisão ampla, incluindo todas as raízes acometidas ou suspeitas de lesão tumoral. Ver texto para maiores detalhes. Q = quimioterapia; C = cirurgia; N/A = não aplicável.

ainda é um desafio importante. O fármaco que consideramos mais útil é a lomustina, na dose de 75 a 90 mg/m^2 de superfície corporal, administrada por via oral, a cada 3 semanas. Fornece um resultado razoável em linfomas e alguma melhora em gliomas,* com prolongamento da vida, diminuição ou desaparecimento dos sintomas neurológicos, poucos efeitos hematológicos (geralmente leucopenia e anemia leves), sinais gastrintestinais incomuns (vômitos e diarreia ocasionais) e boa tolerância geral. Quanto maior a dose, maior o efeito sobre o apetite e estado geral do animal na semana subsequente à aplicação do medicamento. A substância tem um preço acessível e posologia bem cômoda. É necessário acompanhar as enzimas hepáticas. Consulte as referências no final do capítulo para maiores detalhes a respeito dessa substância.[31]

Outro protocolo que julgamos muito útil na prática clínica diária é o COP – ciclofosfamida, vincristina e prednisona –, utilizado para o linfoma.[31] Tem boa resposta, mínimos efeitos colaterais, é acessível, seguro, de fácil monitoramento e boa aceitação pelos proprietários. Existem muitas variações e adições a esse protocolo e muitos oncologistas o julgam ineficaz. Nossa opinião é baseada na primeira lei de Loeb. O Quadro 239.4 resume o protocolo.

Utilizamos esse protocolo desde 1995, em dezenas de cães e gatos, obtendo bons resultados e, principalmente, acompanhando a satisfação dos proprietários, surpresos com a resposta dos seus cães aos tão discriminados fármacos quimioterápicos. Os efeitos colaterais mais vistos são: leucopenia, febre no final da primeira semana, perda transitória de apetite e ausência de resposta ou resposta parcial. Poucos pacientes tiveram seu tratamento interrompido por efeitos colaterais insustentáveis, como perda grave de peso, vômitos, anorexia mantida ou fraqueza extrema.

O leitor pode escolher qualquer outro protocolo que lhe seja mais conveniente. Nossa recomendação é que conheça bem o protocolo escolhido e o utilize de modo padronizado. À semelhança das técnicas anestésicas, é melhor conhecer profundamente os efeitos de alguns fármacos, do que todos eles superficialmente.

A radioterapia em medicina veterinária é um tipo de tratamento ainda sem expressão no Brasil. O leitor é conduzido às referências ao final do capítulo, para maiores informações.[2,3,10,17,32]

Na cirurgia encontramos a maior possibilidade de tratamento dos tumores dessa natureza. Ainda que limitada, esta é a melhor maneira de trazer conforto rápido e imediato ao animal, pela descompressão das estruturas nervosas e excisão da massa tumoral. A cirurgia pode oferecer chances de cura ou controle a longo prazo para certos TBN, meningiomas, neuroepiteliomas, certos plasmocitomas, hemangiomas, osteomas e condromas; e alívio temporário para osteossarcomas, condrossarcomas e outros sarcomas, em casos selecionados. As técnicas empregadas são as tradicionais: laminectomias e hemilaminectomias. Mas devido às características de cada neoplasia, é exigido do cirurgião experiência, criatividade e conhecimento anatômico, uma vez que o planejamento da cirurgia é importante, sendo frequentes as adaptações durante o procedimento. Algumas recomendações, generalidades e particularidades:

- Como em toda cirurgia neurológica, o uso de boa iluminação, lupas ou microscópios, aspiração e técnicas de microdissecção é crítico para o sucesso do procedimento

*Tendo em vista a raridade dos gliomas de medula espinal e dificuldade de diagnóstico *antemortem*, só temos experiência com o uso da lomustina em gliomas intracranianos. As citações encontradas no texto referem-se aos resultados nesses tumores e em linfomas.

Quadro 239.4 Protocolo COP para tratamento do linfoma.

Semana	Medicamento	Outros	Observação
1	Ciclofosfamida* Vincristina**	Iniciar prednisona*** Início da fase de indução	Hemograma[§§§] Medir nódulos Fazer estadiamento
2	Vincristina	Controle da temperatura retal do quinto ao oitavo dia[§]	Hemograma[Ψ]
3	Vincristina	Prednisona em d.a.[§§]	Medir nódulos Avaliar resposta[ΨΨ]
4	Ciclofosfamida Vincristina	Término da fase de indução Início da fase de manutenção	Hemograma[ΨΨΨ]
7	Ciclofosfamida Vincristina		Hemograma[ΨΨΨ]
10[€]	Ciclofosfamida Vincristina		Hemograma[ΨΨΨ]

*Ciclofosfamida – 250 a 300 mg/m^2 área de superfície corporal. **Vincristina – 0,75 mg/m^2 área de superfície corporal. ***Prednisona – 1 mg/kg/dia ou 30 mg/m^2 área de superfície corporal, até o dia 21 ou 28, segundo critério clínico. [§]Se houver febre, iniciar cefalexina, 22 mg/kg, 2 vezes/dia, e monitorar para sinais de sepse. Leucopenia provável. [§§]Prednisona – 1 mg/kg em dias alternados (d.a.) ou 30 mg/m^2 área de superfície corporal em d.a. até o fim do tratamento. [§§§]Primeiro hemograma e outras avaliações laboratoriais para estabelecer linha de base para avaliação do nadir, que ocorrerá entre 7 e 10 dias após a administração da ciclofosfamida. [Ψ]Segundo hemograma, para avaliação do nadir. Se a contagem neutrofílica estiver abaixo de 1.500, reduzir a dose de ciclofosfamida em 25% na próxima aplicação de ciclofosfamida. [ΨΨ]Avaliação da resposta, como segue: redução mínima dos nódulos – *sem resposta* – mudar protocolo; redução de 50% do tamanho dos nódulos – *remissão parcial* – manter a indução por mais um ciclo ou mudar o protocolo; redução de mais de 90% do tamanho dos nódulos – *remissão completa* – manter o protocolo e passar para a fase de manutenção. As recidivas podem ser manejadas com protocolos de resgate de remissão (ver literatura) ou nova administração da fase de indução. [ΨΨΨ]Terceiro hemograma (e todos os subsequentes), para avaliar a possibilidade de administrar ou não a ciclofosfamida – que é o agente mais mielossupressor. Se a contagem neutrofílica estiver abaixo de 2.500, adiar por 1 semana a administração. Neste caso, aplicar apenas a vincristina e reajustar o protocolo. Na semana seguinte, repetir o hemograma e utilizar as mesmas regras. [€]O protocolo segue da mesma forma até completar 12 a 18 meses, de acordo com o critério clínico.

- A manipulação da medula deve ser mantida a um mínimo. Quanto maior o trauma, maior a possibilidade de sequelas definitivas. O uso de irrigação contínua com solução fisiológica e aspiração copiosa ajuda a manter uma saudável hipotermia local, muito desejável para a neuroproteção[20]
- Quando não for possível excisar a massa, colete fragmentos para exame histopatológico, descomprima a medula da melhor maneira possível e interrompa o procedimento. Reflita sobre as possibilidades reais do animal e pense a respeito da sua (do animal) condição de vida a partir desse procedimento, e então telefone para o proprietário e discuta os resultados. Escute a sua decisão. Alguns irão manter o seu animal. Outros não. A decisão não depende de você
- Cirurgias vertebrais na coluna cervical, principalmente no canal vertebral ventral e no corpo vertebral, têm um potencial de sangramento enorme e que não pode ser subestimado. É realmente muito fácil perder um animal por hemorragia em uma cirurgia desse tipo. Esteja preparado para resolver essa situação. Pode ser necessária uma transfusão. As técnicas para controle das hemorragias nessa região são variadas. Aconselhamos a leitura das referências ao final deste capítulo[33]
- Ainda com relação à mesma região, o suporte ventilatório pré, trans e pós-operatório tem que ser uma preocupação constante, visto que, se houver paresia ventilatória importante, ocorrerão suas consequências acidobásicas e metabólicas que precisam ser contrapostas

- Uma boa exposição do campo operatório é importante. Mas devemos ter cuidado com o ressecamento tecidual, sobretudo do tecido nervoso. A proteção da área exposta com compressas úmidas é vital e básica, do mesmo modo que em qualquer cirurgia. As exéreses de tumores desse tipo podem demorar horas e, facilmente, nos esquecemos destes detalhes
- Os meningiomas são tumores benignos. Mas isto não significa que não possam invadir a medula espinal. A dissecção deve ser feita nos planos de clivagem, se houver. São tumores que podem ser bastante friáveis, de manuseio um pouco difícil, mas possível, se tratados com delicadeza. A prioridade é retirar o tumor; e não preservar a peça inteira. Separe um fragmento para histopatologia e retire o restante em partes, para evitar manipulação desnecessária da medula. Não é possível suturar a dura-máter. Deixe-a aberta. Não deixe vasos sangrantes
- Os TBN têm comportamento variável.[1-3,17,20,34-36] É possível alcançar a cura, contanto que uma ampla margem seja respeitada (alguns centímetros de nervo normal são excisados), não haja invasão da medula espinal (frequentemente ocorre, se o motivo da intervenção for alguma síndrome medular) e se não existir metástase ou um comportamento local obviamente maligno, como invasão ou lise óssea.[17,33] É clara a predisposição da região cervicotorácica a esse tipo de tumor. Muitos têm comportamento maligno. O maior problema desses tumores é o tempo que leva para serem diagnosticados. O animal pode claudicar por muitos meses, sem que massa seja detectada. O curso é invariavelmente longo (Figuras 239.8, 239.9 e 239.12). Assim, muitas vezes, são necessários procedimentos radicais, como amputação do membro, devido ao extenso envolvimento tumoral de múltiplas raízes nervosas (Figura 239.8)
- Osteossarcomas e outros tumores ósseos, primários ou metastáticos fragilizam gravemente as vértebras e com frequência induzem a fraturas patológicas (Figura 239.16) ou hemorragias intrarraquidianas agudas, provocando sinais neurológicos

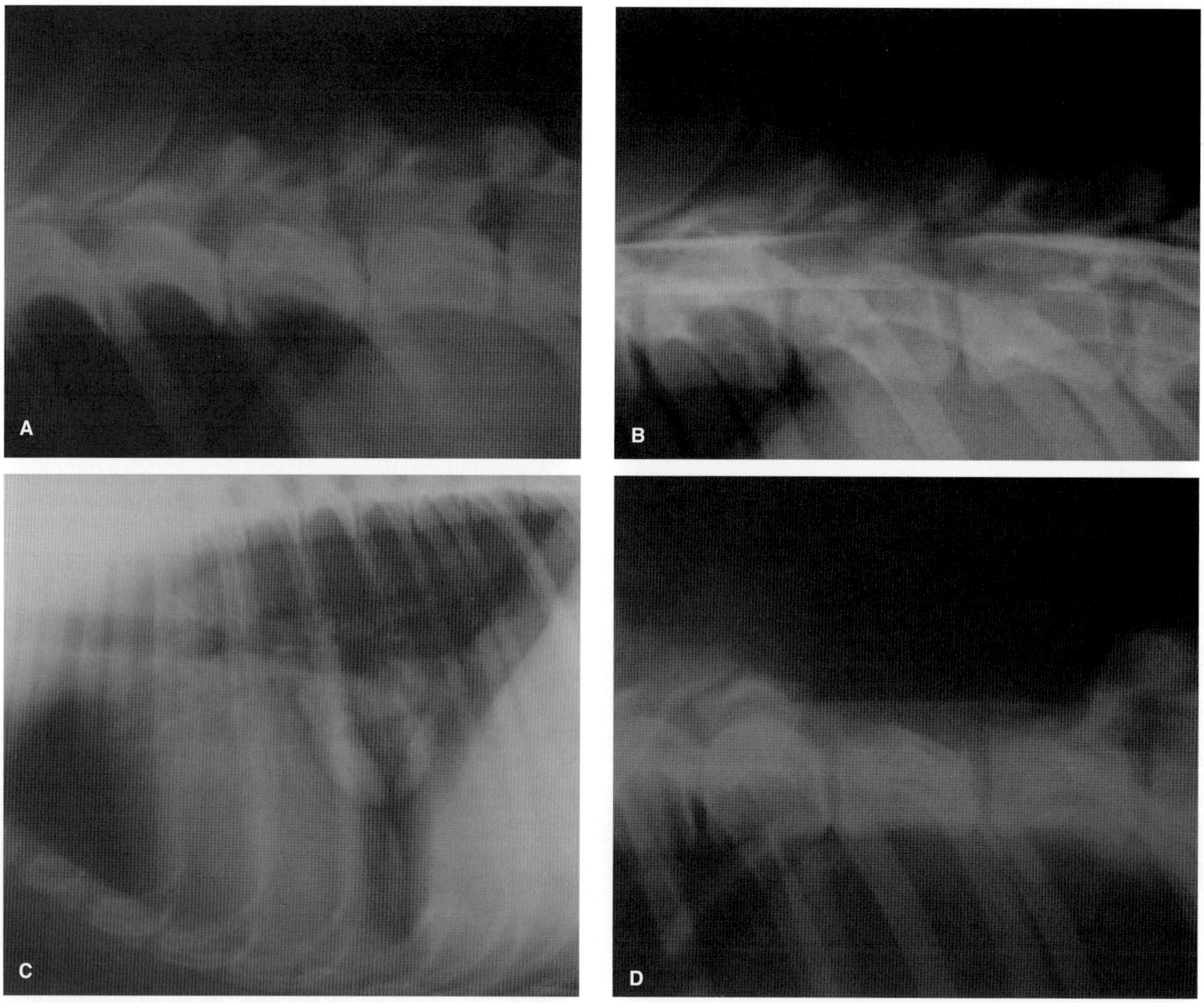

Figura 239.16 Radiografias de canino da raça Australian Cattle Dog, macho, 5 anos de idade, com dor toracolombar progressiva em 2 semanas. Não havia paresia. Radiografia simples (**A**) e mielografia (**B**) mostram a lise da lâmina dorsal e apófise espinhosa de T12, além de compressão medular leve, devido ao crescimento tumoral. Embora já existam metástases em pulmões (**C**), o proprietário optou pela cirurgia. Foi realizada laminectomia ampla em T12 e parte de T11 e T3, com excelente descompressão medular (**D**, imediatamente após a cirurgia, ainda com resíduos do contraste aplicado na mielografia, realizada momentos antes da cirurgia) e boa estabilidade vertebral. Os sintomas foram completamente eliminados e o animal retornou à sua atividade normal, à espera do início da quimioterapia. Após 6 dias, houve fratura patológica de T12, após descer de um sofá, devido à extensão ventral do tumor. A estabilização com pinos e cimento acrílico é mandatória nesses casos, no ato da descompressão cirúrgica, não importando o quão estável pareça a vértebra.

também agudos. A única correção possível é a estabilização vertebral, da mesma maneira utilizada para um trauma raquimedular, com ou sem *vertebrectomia* – procedimento muito pouco utilizado em medicina veterinária, mas que começa a ser considerado como modo de tratamento.[33] A estabilização com pinos e cimento é a mais prática. Recentemente, o uso das placas bloqueadas tradicionais ou do tipo SOP (*string of pearls* – colar de pérolas), bem como dos parafusos pediculares de liga de titânio, vem despertando interesse. Após a estabilização, fazemos a descompressão medular por laminectomia ou hemilaminectomia. Lembramos aos leitores que não se coloca mais qualquer material para recobrir o defeito ósseo criado, para evitar a formação da membrana de laminectomia. É importante observar:

- Corretas hemostasia e assepsia
- Evitar compressão muscular pela sutura das fáscias
- Diminuir as instabilidades
- Não colocar qualquer produto sobre o defeito criado (p. ex., gordura).

As cirurgias de tumores intramedulares exigem treinamento ainda mais avançado, com estrita aderência aos princípios de microdissecção e neuroproteção. Tumores benignos e superficiais podem ser excisados com bons resultados. Se não houver planos de dissecção, uma mielotomia terá que ser realizada.[20] Já realizamos essa cirurgia em dois animais, com lesões superficiais, sem piora da condição neurológica (que já se encontrava avançada). Se não tivemos um resultado positivo, pelo menos, não houve progressão do quadro clínico e a dor cessou. É interessante notar que esse tipo de cirurgia é feita em medicina humana há décadas,[37] muito antes do aparecimento de TC, RM, aspiração ultrassônica, cauterização bipolar e tantas outras tecnologias atuais que tornam nossa vida tão mais fácil. As técnicas cirúrgicas estão descritas,[19,38,39] as técnicas de suporte pós-operatório e os profissionais de reabilitação estão disponíveis e os proprietários começam a se interessar por esse tipo de incursão. Em nossa opinião, os neurocirurgiões terão que começar a se preparar para esse tipo de cirurgia.

O tratamento da dor precisa estar sempre acompanhando o pensamento do clínico. Em geral, esses animais têm dor e a melhor ferramenta para esse controle ainda é o corticosteroide. A prednisona, na dose padrão de 0,5 a 0,1 mg/kg, 1 a 2 vezes/dia, é muito eficiente para o controle da dor derivada da compressão de raízes nervosas, meninges, periósteo e fáscias. Ao diminuir a irrigação tumoral por volta de 29%, em apenas 6 h, e reduzir o volume tumoral em aproximadamente 21% em 24 h, os corticosteroides são insubstituíveis no manejo da dor e compressão provocados por neoplasias da medula espinal e adjacências.[10] A dexametasona se presta como fármaco de ataque, sempre em doses moderadas (0,1 a 0,2 mg/kg), mas tem potencial ulcerogênico muito aumentado no caso de síndromes neurológicas.[20] Esse efeito é facilmente comprovado na prática e, por isso, contraindicamos seu uso prolongado. Utilize-a somente nas primeiras aplicações – uma a três, no máximo. Para a manutenção, utilize prednisona, na dose mencionada no início do parágrafo. O cloridrato de tramadol, 1 a 5 mg/kg, 2 a 3 vezes/dia, associado à prednisona, é um bom aliado. Isoladamente, não verificamos boa eficiência. Em casos de dores mais expressivas, podemos associar ainda a dipirona, 25 mg/kg, 2 a 3 vezes/dia.[40,41] A gabapentina, muito falada como sendo um bom analgésico para dores radiculares,[12] não tem mostrado bons resultados em nossas mãos. Não encontramos explicações para esse fato. Talvez a seleção de pacientes não tenha sido boa. As técnicas de anestesia/analgesia local, como o cateter epidural de espera e as anestesias locorregionais, podem ser úteis, embora exista o risco de infecção iatrogênica.[40,41]

Referências

1. Summers BA, Cummings JF, DeLahunta A. Veterinary neuropathology. 1. ed. Cornell University, Ithaca, New York: Mosby; 1994.
2. Morris J, Dobson J. Oncologia em pequenos animais. 1. ed. São Paulo: Roca; 2007.
3. Morrison WB. Cancer in dogs and cats. 1. ed. Baltimore, Maryland: Williams & Wilkins; 1998.
4. Mamom T *et al.* Oligodendroglioma in the cervical spinal cord of a dog. Veterinary Pathology. 2004 Sep;41(5):524-6.
5. Adamo PF, Cantile C, Steinberg H. Evaluation of progesterone and estrogen receptor expression in 15 meningiomas of dogs and cats. Am J Veter Res. 2003;64(10):1310-8.
6. Mandara MT *et al.* Immunohistochemical identification and Image analysis quantification of oestrogen and progesterone receptors in canine and feline meningioma. J Comp Path. 2002;127:214-8.
7. Johnson GC. Genesis and pathology of tumors of the nervous system. Seminars in Veterinary Medicine and Surgery (Small Animal). 1990;5(4):210-22.
8. Vail DM, Olgilvie GK, Wheeler SL. Metabolic alterations in patients with cancer cachexia. Compendium on Continuing Education for the Practicing Veterinarian. 1990;12(3):381-6.
9. Santarelli JG *et al.* Molecular events of brain metastasis. Neurosurgical Focus. 2007 Jan;22(3):E1.
10. Luttgen PJ. Neoplasms of the spine. Veterinary Clinics of North America: Small Animal Practice1. 1992;22(4):973-84.
11. DeLahunta A, Glass E. Veterinary neuroanatomy and clinical neurology. 3. ed. St. Louis, Missouri: Saunders Elsevier; 2009.
12. Fitzmaurice SN. Small animal neurology. 1. ed. EUA: Saunders Elsevier; 2010.
13. Sackman JE. Pain: its perception and alleviation in dogs and cats. Part I. The physiology of pain. Compendium on Continuing Education for the Practicing Veterinarian. 1991;13(1):71-5.
14. Vandevelde M, Braund KG, Hoff EJ. Central neurofibromas in two dogs. Veterinary Pathology. 1977;14:470-8.
15. Coattes JR, Dewey CW. Cervical spinal hyperesthesia as a clinical sign of intracranial disease. Compendium on Continuing Education for the Practicing Veterinarian. 1998;(9).
16. May C, Bennett D. Immune mediated arthritides. In: Houlton J (ed). Manual of small animal arthrology. Gloucestershire, England: British Small Animal Veterinary Association; 1994. p. 86-99.
17. Bagley RS. Tumores de la medula espinal. In: Pellegrino F, Suraniti A, Garibaldi L (eds). El libro de neurología para la práctica clínica. Buenos Aires, Argentina: Editorial Intermédica; 2003. p. 195-202.
18. Schamall RF *et al.* Tratamento cirúrgico de neuroepitelioma em um cão: relato de caso. In: XXII Congresso Brasileiro de Clínicos Veterinários de Pequenos Animais. Fortaleza, CE: 2001.
19. Petersen SA *et al.* Canine intraspinal meningiomas: imaging features, histopathologic classification, and long-term outcome in 34 dogs. J Veter Internal Medicine. 2008;22(4):946-53.
20. Moissonier P. Traitment des tumeurs médullaires et rachidiennes. In: Encyclopédie vétérinaire. Paris; 1992. p. 6.
21. Kippenes H *et al.* Magnetic resonance imaging features of tumors of the spine and spinal cord in dogs. Veter Radiol & Ultrasound. 1999; 40(6):627-33.
22. Kraft S *et al.* Magnetic resonance imaging characteristics of peripheral nerve sheath tumors of the canine brachial plexus in 18 dogs. Veter Radiol & Ultras. 2007 Jan;48(1):1-7.
23. Rudich SR *et al.* Computed tomography of masses of the brachial plexus and contributing nerve roots in dogs. Veter Radiol & Ultrasound. 2004 Jan;45(1):46-50.
24. Kealy JK, McAllister H. Radiologia e ultrassonografia do cão e do gato. 3. ed. São Paulo: Manole; 2005.
25. Da Costa RC *et al.* Ultrasound-guided fine needle aspiration in the diagnosis of peripheral nerve sheath tumors in 4 dogs. Canadian Veter Journal. 2008;49:77-81.
26. Rose S *et al.* Ultrasonographic evaluation of brachial plexus tumors in five dogs. Veter Radiol & Ultrasound. 2005 Nov;46(6):514-7.

27. Bell JE. Update on central nervous system cytopathology. I. Cerebrospinal fluid. J Clin Pathol. 1994 Jul 1;47(7):573-8.
28. Vernau KM *et al.* Primary canine and feline nervous system tumors: intraoperative diagnosis using the smear technique. Veterinary Pathology. 2001 Jan;38(1):47-57.
29. Ironside JW. Update on central nervous system cytopathology. II. Brain smear technique. J Clin Pathol. 1994 Aug;47(8):683-8.
30. Cavaliere R, Schiff D. Chemotherapy and cerebral metastases: misperception or reality? Neurosurgical Focus. 2007 Jan;22(3):E6.
31. Lanore D, Delprat C. Quimioterapia anticancerígena. 1. ed. São Paulo: Roca; 2004.
32. Burk RL. Neuroradiation oncology. veterinary clinics of North America. Small Animal Practice. 1997;27(1):95-100.
33. Sharp NJH, Wheeler SJ. Small animal spinal disorders – Diagnosis and surgery. 2. ed. EUA: Elsevier Mosby; 2005.
34. Kim DY *et al.* Malignant peripheral nerve sheath tumor with divergent mesenchymal differentiations in a dog. J Veter Diag Invest. 2003 Mar;15(2):174-8.
35. Stoica G, Tasca SI, Kim H-T. Point Mutation of neu oncogene in animal peripheral nerve sheath tumors. Veterinary Pathology. 2001 Nov 1;38(6):679-88.
36. Vandevelde M, Higgins RJ, Greene CE. Neoplasms of mesenchymal origin in the spinal cord and nerve roots of three dogs. Veterinary Pathology. 1976;13:47-58.
37. Adson AW. Tumours of the spinal cord: diagnosis and treatment. The Can Medical Assoc Journal. 1939 May:448-54.
38. Hara Y *et al.* Secondary chronic respiratory acidosis in a dog following the cervical cord compression by an intradural glioma. The J Veter Med Sci. 2002 Sep;64(9):863-6.
39. Malis LI. Atraumatic bloodless removal of intramedullary hemangioblastomas of the spinal cord. Journal of Neurosurgery. 2002 Jul;97(1 Suppl):1-6.
40. Sackman JE. Pain. Part II. Control of pain in animals. Compendium on Continuing Education for the Practicing Veterinarian. 1991;13(2):181-92.
41. Tranquilli WJ, Grimm KA, Lamont LA. Tratamento da dor para o clínico de pequenos animais. 2. ed. São Paulo: Roca; 2005.

Seção E
Doenças do Sistema Nervoso Periférico e Musculatura

240 Afecções do Sistema Nervoso Periférico

Wagner Ushikoshi Sato

Sistema nervoso periférico

O sistema nervoso periférico (SNP) é um conjunto de fibras nervosas que conectam o sistema nervoso central (SNC) ao órgão-alvo e pode ser motor, sensorial, somático ou visceral.[1,2]

Por definição, origina-se da crista neural e é formado pelos axônios que emergem do tronco encefálico ou da medula espinal e são envoltos pelas células de Schwann e tecido conjuntivo.[1-3] Isso inclui 10 dos 12 nervos cranianos (NC), as raízes nervosas ventrais e dorsais da medula espinal, os plexos, os nervos sensitivos e motores, também denominados neurônio motor inferior, e o sistema nervoso autônomo (SNA).[1,2]

Embora alguns autores considerem que seja constituído de 12 NC e 36 pares de nervos espinais,[4,5] conceitualmente é mais correto considerar que o primeiro e o segundo NC, os nervos olfatório e óptico, respectivamente, façam parte do SNC,[1,2] pois embriologicamente não têm a mesma origem e são envoltos pelos oligodendrócitos e não pelas células de Schwann.[2] Um dos possíveis motivos para essa confusão é que o termo "nervo" refere-se apenas ao SNP, já que não existe nervo no SNC.[6]

Do mesmo modo, o gânglio da raiz dorsal, o corpo do neurônio periférico motor, que se encontra na substância cinzenta da medula, e a porção pós-sináptica da junção neuromuscular não fazem parte do SNP, mas muitas vezes são citados juntos, pois lesões nesses locais causam sintomas semelhantes.[7]

Os NC que têm seu núcleo no tronco encefálico são constituídos por pequenas raízes que, após um pequeno percurso, se unem para formar o nervo. Os nervos espinais, por sua vez, emergem do corno dorsal na medula, para formar a raiz sensitiva, e do corno ventral, que vai dar origem à raiz motora, que posteriormente se unem e saem pelos forames intervertebrais.[1]

De particular interesse são os nervos que emergem da sexta vértebra cervical à segunda vértebra torácica (C6-T2) e da quarta vértebra lombar à segunda sacral (L4-S2). Embora sejam semelhantes aos demais nervos espinais, que se encontram em outros pontos da coluna, nessas regiões se localizam as intumescências cervicotorácica e lombossacra que vão inervar os membros torácicos e pélvicos, respectivamente.

A emergência dos principais nervos no membro torácico, suas respectivas áreas de inervações e características clínicas de lesão são as seguintes:[8,9]

- Nervo supraescapular (C6-C7): inerva os músculos supraespinhoso e infraespinhoso. Sua lesão causa atrofia desses músculos, instabilidade lateral do ombro e abdução do membro com pouca alteração na locomoção e perda de sensibilidade no ombro
- Nervo musculocutâneo (C6-C8): inerva os músculos flexores do cotovelo como o m. bíceps braquial e o m. braquial. Sua lesão causa fraqueza na flexão do cotovelo e mínima ataxia ou paresia ao andar em local plano e perda da sensibilidade na região do antebraço e primeiro dígito
- Nervo radial (C7-T2): inerva os m. tríceps braquial, m. extensor carpo radial e os mm. extensores digitais. Lesão proximal causa perda da capacidade de suportar o peso ou apoiar-se no membro, enquanto na lesão distal ainda se movimenta o membro na altura do cotovelo, mas anda-se apoiado no dorso do carpo ou dígito. Os animais afetados podem balançar o membro para frente quando se locomovem para evitar arrastar o membro. A perda de sensibilidade é observada no antebraço cranial, na porção dorsal do carpo até a extremidade do membro e segundo, terceiro e parte do quarto dígito
- Nervo mediano e nervo axilar (C8-T2): inervam em conjunto os mm. flexores digitais superficial e profundo e os mm. flexores do carpo. Sua lesão causa incapacidade de flexionar o carpo e os dígitos, provocando andar com o carpo hiperestendido e ausência de reflexo flexor. A perda de sensibilidade ocorre na região caudolateral do antebraço e extremidade do membro, na superfície palmar do segundo, terceiro, quarto dígitos e aspecto lateral do quinto digito
- Nervo torácico lateral (C8-T1): inerva o m. cutâneo do tronco, responsável pela resposta motora do reflexo extensor do tronco, também conhecido como reflexo do panículo. Lesões nesse nervo podem ocasionar ausência do reflexo, mas não causam déficit locomotor
- Nervo simpático para a cabeça e pescoço (T1-T3): as fibras simpáticas que inervam os músculos da íris para causar midríase. Lesão nesse segmento pode causar síndrome de Horner e vasodilatação periférica local, provocando aumento de temperatura.

A emergência dos principais nervos no membro pélvico, suas respectivas áreas de inervações e características clínicas de lesão são as seguintes:[8,9]

- Nervo femoral (L4-L6): inerva m. quadríceps femoral, m. reto femoral, m. vasto lateral, m. vasto intermédio e vasto medial e músculos do grupo psoas (m. psoas menor, m. psoas maior, m. ilíaco). Sua lesão causa perda da extensão do joelho e flexão do quadril, incapacidade de suportar o peso e ausência de reflexo patelar. A alteração de sensibilidade é na região craniomedial e medial da coxa até a extremidade do membro, no primeiro dígito
- Nervo obturador (L4-L6): inerva m. obturador externo, m. grácil, m. pectíneo e mm. adutores. Causa dificuldade em aduzir o membro pélvico que pode se abrir lateralmente em pisos lisos, mas causa pouco déficit na locomoção
- Nervo isquiático (L6-S2): inerva m. obturador interno, m. gêmeos, quadrado femoral, m. bíceps femoral, m. semimembranoso, m. semitendinoso, m. tibial cranial e m. gastrocnêmico. Ele se divide, na região proximal do joelho, em n. tibial e n. peroneal. Lesão no n. isquiático causa perda da capacidade de extensão do quadril, flexão do joelho e flexão e extensão do tornozelo e dígitos, mas o animal ainda é capaz de suportar o peso, embora arraste o membro durante a locomoção. A perda de sensibilidade ocorre em todo o membro pélvico, com exceção da parte inervada pelo n. femoral
- Nervo peroneal ou fibular (L6-S2): inerva principalmente o m. cranial tibial e sua lesão causa extensão do tornozelo e locomoção arrastando a extremidade do membro e ausência de sensibilidade na superfície craniolateral, distal ao joelho
- Nervo tibial (L6-S2): inerva o m. gastrocnêmico, músculos flexores digitais e extensores do tarso. Sua lesão causa queda do tornozelo e ausência de sensibilidade distal ao joelho, nas superfícies caudal e plantar.

Na prática, a lesão de um nervo periférico na região torácica, por exemplo, poderia causar hipoestesia e paralisia de uma pequena área correspondente do tórax, com poucas implicações clínicas, enquanto essa mesma lesão em um nervo na região da intumescência causaria déficit locomotor.

Conforme descrito, o SNP é composto por um conjunto de axônios. Internamente estes contêm: retículo endoplasmático liso, mitocôndrias e neurofilamentos e microtúbulos que vão formar o citoesqueleto axonal. Esse citoesqueleto é que determina o diâmetro do axônio e é produzido no corpo celular do neurônio.[3] Ao longo de sua extensão, o axônio é envolto pelas células de Schwann que produzem a bainha de mielina. Entre cada uma delas estão os nós de Ranvier que permitem que a condução do impulso nervo seja mais rápida e eficiente.[3,4]

Cada axônio também é envolto por tecido conjuntivo denominado endoneuro, que contém um sistema de capilares que nutrem a fibra. Quando vários desses axônios estão agrupados, estes são denominados fascículo que, por sua vez, é recoberto pelo perineuro, também englobando outros fascículos, mantendo-os unidos. Por fim, ganham uma terceira camada externa de tecido conjuntivo, o epineuro, para formar o nervo.[1,3,4] A quantidade ou a relação de perineuro e epineuro varia com o número e o diâmetro dos fascículos, alterando as suas características mecânicas. O perineuro confere maior resistência à tensão, enquanto o epineuro protege contra compressões.[1]

As lesões traumáticas do nervo são classificadas de acordo com a integridade do axônio e desses tecidos. Na neuropraxia há bloqueio da condução nervosa sem maiores danos ao nervo e ao tecido conjuntivo que o circunda, enquanto na axonotmese há lesão dos axônios, mas sem comprometimento do endoneuro e, na neurotmese, ocorre ruptura tanto de axônio como de endoneuro e epineuro, resultando em descontinuidade dos segmentos proximal e distal.[4]

Quando há secção do axônio, como na axonotmese ou neurotmese, ocorre a degeneração walleriana, que se caracteriza pela degeneração do segmento distal e de um a três nós de Ranvier do segmento proximal. Posteriormente, o corpo do neurônio sofre cromatólise para produzir as proteínas necessárias para formar um novo citoesqueleto e tentar reparar o dano, enquanto as células de Schwann fagocitam os debris e se alinham longitudinalmente no endoneuro, criando uma coluna de células denominadas banda de Bungner que servem de guia para a regeneração do axônio.[4]

Entre 4 e 20 dias após a lesão, o segmento proximal envia brotamentos axonais em direção ao segmento distal e, se não houver este encontro, não há regeneração. Assim, nas lesões neuropráxicas, a recuperação é comum, enquanto na axonotmese ela é possível, embora o tempo de regeneração e reinervação dependa do local da lesão, uma vez que a taxa de crescimento axonal é da ordem de 1 a 2 mm por dia. Nas lesões em que há neurotmese, como ocorre cicatrização ou secção do tecido conjuntivo, as chances de regeneração são menores e raramente espontâneas.[4]

Outro tipo de degeneração axonal, semelhante à degeneração walleriana, denominada degeneração axonal ascendente ou axonopatia distal, também pode ocorrer. Não está relacionada com nenhum trauma e sua causa nem sempre pode ser determinada, mas suas características histológicas são associadas a algumas neuropatias metabólicas, tóxicas e hereditárias. Os sintomas podem ser motores, sensitivos ou mistos, e se iniciam na extremidade dos membros, geralmente pélvicos, afetando principalmente os nervos longos, mielinizados, e de maior diâmetro. Sua natureza é crônica, com posterior evolução para as regiões mais proximais.[3]

A abordagem ao paciente com suspeita de neuropatia periférica inicia-se com a sua identificação, uma vez que a incidência de algumas doenças é mais comum em determinados espécie, raça, sexo e idade. A anamnese e o exame físico geral devem ser minuciosos e englobar todos os sistemas, pois as neuropatias podem ser secundárias a doenças concomitantes, como infecções, hipotireoidismo, diabetes *mellitus*, neoplasia e associadas a medicamentos, traumas, intoxicações, cirurgias, por aplicação intramuscular ou pós-vacinal.

Não é difícil detectar as lesões periféricas de NC durante o exame neurológico na maioria dos casos, mas alguns detalhes devem ser lembrados:

- As vestibulopatias periféricas causam estrabismo posicional ventromedial devido à sua relação com os NC responsáveis pela movimentação do globo ocular
- Doença na orelha média ou interna pode causar vestibulopatia e lesão do nervo facial periférico e, eventualmente, síndrome de Horner, pois essa região é trajeto do nervo facial e do nervo simpático, além de ali se localizarem os canais semicirculares, que são os receptores sensitivos do sistema vestibular.

Por outro lado, nas neuropatias de membros, as alterações nem sempre são claras e, dependendo do número de membros envolvidos, da gravidade e da evolução, podem confundir o diagnóstico. Na prática, geralmente elas se apresentam como monoplegia ou tetraplegia, mas nas fases iniciais podem ocasionar aparente intolerância ao exercício ou paresia simétrica e bilateral dos membros pélvicos, sugerindo erroneamente uma doença ortopédica ou na medula espinal.

As mononeuropatias, por sua vez, podem se assemelhar a tenossinovite, doença articular, neoplasia óssea ou estar associadas a trauma e fratura que poderiam justificar uma eventual impotência funcional. Uma neuropatia aguda e não progressiva em um único membro pode ser secundária a trauma, mas se iniciou com claudicação e evoluiu para monoplegia, sendo mais provável uma causa neoplásica.

A eletroneuromiografia (EMG) é uma importante ferramenta para o diagnóstico e o prognóstico, pois é o método mais sensível e precoce de detectar uma alteração nos nervos periféricos e músculos. É composta pela mensuração da velocidade de condução nervosa motora ou sensitiva e avalia a capacidade do nervo em conduzir adequadamente um estímulo elétrico provocado. Alterações na condução nervosa ou na morfologia dos potenciais evocados podem indicar neuropatia. A EMG consiste na avaliação dos músculos por meio de agulhas, nos quais se podem detectar denervações (potenciais espontâneos) ou miopatias (potenciais miotônicos e pseudomiotônicos). Diversos trabalhos têm sido publicados quanto à técnica e aos valores de normalidade para cães e gatos, mas o ideal seria que cada laboratório tivesse a sua própria padronização.[8-11]

Os exames laboratoriais, como hemograma, avaliação da função renal e perfil hepático, raramente são úteis para identificar a causa da neuropatia periférica. Dependendo da suspeita, dosagens séricas de glicemia, triglicerídios e colesterol, e eletrólitos, como o potássio, são mais importantes para direcionar o diagnóstico.

A radiografia e a tomografia computadorizada (TC) não são métodos sensíveis para avaliar tecidos moles, mas podem auxiliar indiretamente demonstrando opacificação, edema, fratura, lesões líticas ou proliferativas nos tecidos adjacentes ao nervo. A ultrassonografia pode ser utilizado para avaliação morfológica de alguns segmentos do plexo braquial e lombossacro, mas depende da experiência do examinador. A ressonância magnética (RM) tem se mostrado o melhor método de imagem para o diagnóstico de doenças compressivas ou neoplasias do nervo periférico e nas lesões de orelha média e interna, mas tem valor limitado nas demais causas de neuropatia.

Assim, não existe um protocolo fixo para a abordagem das neuropatias e, por isso, o seu diagnóstico é um desafio para a clínica neurológica.

Neuropatias dos nervos cranianos e espinais

Neuropatias dos nervos cranianos

Nervo olfatório

O nervo olfatório (I NC) tem quimiorreceptores na mucosa olfatória, que são corpos de células primariamente aferentes com capacidade de se replicar durante a vida. Os axônios desses corpos celulares se combinam para formar o nervo olfatório, que passa pelos forames da lâmina crivosa do osso etmoide para entrar no bulbo olfatório.

A diminuição ou a perda neurogênica do olfato é denominada hiposmia ou anosmia, respectivamente, mas é difícil de ser avaliada clinicamente, pois não há nenhum método objetivo. Pode-se tentar avaliar com perfumes de odor forte, mas não com substâncias que sejam irritantes para a mucosa, como a amônia.[12]

Uma alternativa é observar se o paciente fareja a sala durante a consulta, indicando que, pelo menos parcialmente, o olfato está preservado. Exames como a olfatometria eletroencefalográfica não são realizados na rotina.

Algumas neoplasias intracranianas podem envolver a área olfatória, mas geralmente os sintomas mais evidentes estão relacionados com uma síndrome cerebral.[13] Hormônios esteroides, como a dexametasona, podem diminuir a capacidade olfatória, assim como algumas infecções, como cinomose, criptococose, rinites e traumas que lesem a lâmina crivosa.[12,14,15]

Com a perda do olfato, alguns animais podem apresentar diminuição do apetite ou desinteresse por alimentos e mudança de hábitos, mas isto também pode ser inaparente.[16]

Nervo óptico

O principal sintoma de lesão do nervo óptico (II NC) é a perda parcial de campo visual ou cegueira súbita de um ou ambos os olhos, com midríase não responsiva ao reflexo pupilar à luz.[17-19] Mas esses sintomas também podem ocorrer em lesões no quiasma óptico e em algumas doenças oftálmicas que envolvam a retina ou o disco óptico.[17,20]

O termo amaurose refere-se a uma cegueira sem aparente lesão no olho e pode ser ocasionada por qualquer alteração que comprometa as vias nervosas responsáveis por levar a informação sensitiva do olho ou a seu processamento no córtex occipital, mas inclui também a degeneração retiniana súbita adquirida e, por isso, não deve ser usado como sinônimo de cegueira de causa neurológica.[20]

A neurite óptica é uma inflamação do nervo óptico que causa desmielinização com perda de campo visual ou cegueira súbita de um ou ambos os olhos.[18,19] Em gatos, não há descrição de neurite óptica imunomediada idiopática; geralmente está associada a infecções da cavidade nasal ou orbital, toxoplasmose, vírus da peritonite infecciosa felina, criptococose, histoplasmose, linfoma ou hipertensão sistêmica.[19]

No cão, pode ser primária, possivelmente de etiologia imunomediada ou secundária a alguma outra doença. Entre as principais causas associadas incluem-se meningoencefalite granulomatosa, cinomose, ehrlichiose crônica e outras encefalites virais.[19] Outras causas eventualmente citadas incluem as encefalites transmitidas por carrapato, toxoplasmose, criptococose, neoplasia, trauma e intoxicação.[18-20]

A forma primária ocorre em cães aparentemente sadios, de qualquer raça ou idade, embora seja mais comum em cães adultos. Se houver outros sintomas sistêmicos ou neurológicos, além da cegueira, é mais provável que seja a forma secundária.[18,20]

Na avaliação neurológica, a resposta à ameaça é um método simples para se avaliar a visão, mas alguns cuidados devem ser observados. Só está presente em animais com mais de 3 meses de idade. Não se deve tocar o olho ou a pálpebra e nem provocar deslocamento de ar durante o exame, certificando-se de que o nervo facial e o cerebelo estejam íntegros, pois são necessários para a contração e coordenação dos músculos responsáveis pelo movimento de piscar.[17]

A midríase pode ser uni ou bilateral, na dependência de envolvimento de um ou de ambos os olhos, e no exame oftalmológico geralmente não responde ao reflexo pupilar direto[17,19] (Figura 240.1). Eventualmente, alguns animais podem ficar cegos antes de perderem o reflexo pupilar, especialmente se houver integridade mínima do nervo óptico e for realizado com uma fonte de luz muito clara.[2]

O exame oftalmoscópico da neurite óptica ou papilite pode ser normal, se a lesão for retrobulbar, ou pode apresentar papiledema caracterizado por edema do disco óptico, com

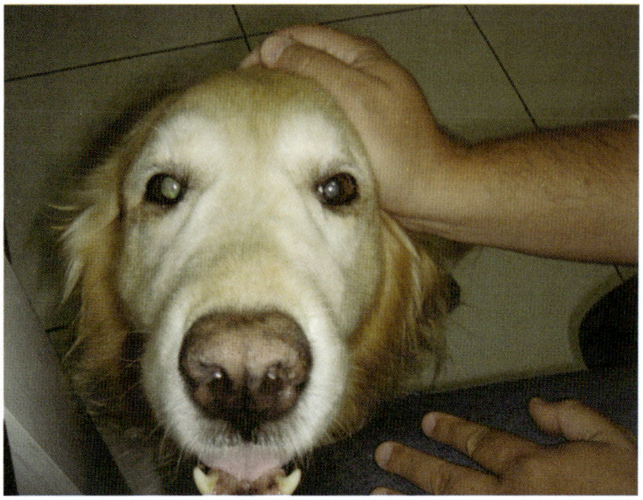

Figura 240.1 Anisocoria.

margens irregulares e hiperemia.[17,20] Essas alterações devem ser diferenciadas de pseudopapiledema, que é a hipermielinização do disco óptico. Outros eventuais achados são: edema ou hemorragia adjacente à retina e células inflamatórias no humor vítreo.[20]

A eletrorretinografia é normal, nos casos de cegueira de origem neurológica de qualquer natureza, e pode ser útil para diferenciar das doenças coriorretinianas, como a degeneração retiniana súbita adquirida. Os demais exames vão depender da suspeita de uma possível causa, mas deve ser lembrado que a neurite óptica deve ser encarada mais como encefalite do que neurite.[2]

Exames complementares podem ser necessários para investigar as causas da neurite óptica e devem ser escolhidos, de acordo com as suspeitas, durante a avaliação clínica. Uma abordagem ampla e que pesquise a maioria das possíveis causas inclui exame do liquor, sorologia para toxoplasmose, ehrlichiose, teste de reação em cadeia pela polimerase (PCR) para cinomose e um exame de imagem, como TC ou RM.

O tratamento da forma secundária deve ser direcionado à causa de base. Na forma primária, é baseado no uso de corticosteroides, mas não existe nenhum protocolo estabelecido e seus resultados são variáveis. Muitos autores recomendam doses de prednisolona que variam de 1 a 2 mg/kg, a cada 12 ou 24 h, nas primeiras semanas antes de iniciar a redução da dose e o tratamento pode durar vários meses.[18,19]

O prognóstico é reservado e em menos da metade dos pacientes há retorno da visão, que pode ocorrer nos primeiros dias do tratamento ou demorar várias semanas. Nesses casos, retiradas precoces do tratamento podem levar a recidiva dos sintomas ou atrofia do nervo.[18,19]

Nervos oculomotor, troclear e abducente

Os nervos oculomotor (III NC), troclear (IV NC) e abducente (VI NC) inervam os músculos extrínsecos do globo ocular e são responsáveis pelos seus movimentos. O nervo oculomotor contém fibras somáticas que inervam os músculos elevador da pálpebra superior, reto medial, reto dorsal, reto ventral e oblíquo ventral e fibras parassimpáticas que inervam a íris. As fibras do nervo troclear decussam-se antes de sua saída na margem caudal da lâmina do teto, e vão inervar o músculo oblíquo dorsal do bulbo contralateral e o nervo abducente sai para os músculos reto lateral e retrator do bulbo.[21]

A lesão no nervo oculomotor leva a estrabismo ventrolateral e ptose palpebral. Se houver comprometimento concomitante das vias parassimpáticas, também haverá anisocoria, midríase, ausência de resposta ao reflexo pupilar à luz direto e consensual. A lesão no nervo troclear causa rotação do globo ocular com desvio lateral da porção dorsal do olho. Quando ocorre, é facilmente perceptível no gato que tem pupila em formato de fenda, mas pode passar despercebida no cão, sendo identificada somente no exame oftalmoscópico pelo desvio lateral de arteríola e vênula retiniana dorsal. Por fim, uma lesão no nervo abducente causa estrabismo medial e ausência de retração do globo ocular, que pode ser detectada pelo reflexo corneal.[12]

Os principais sintomas em humanos com lesão nesses NC são a ptose e a diplopia ou visão dupla,[22] que não é passível de ser avaliada no cão ou gato, mas provavelmente também deve ocorrer.

A lesão periférica nesses nervos raramente ocorre em cães e gatos, seja de maneira isolada ou em conjunto. Uma causa comum de estrabismo posicional é secundária a alguma vestibulopatia, mas nesse caso é compensatório e não há lesão nos nervos responsáveis pela movimentação do globo ocular e são associados a cabeça pendente e alteração de equilíbrio[12] (Figuras 240.2).

Em humanos, parece ser mais comum e geralmente está associada a alguma doença do SNC, como trauma, doença vascular e neoplasia[23] ou, quando ocorre sem outras alterações

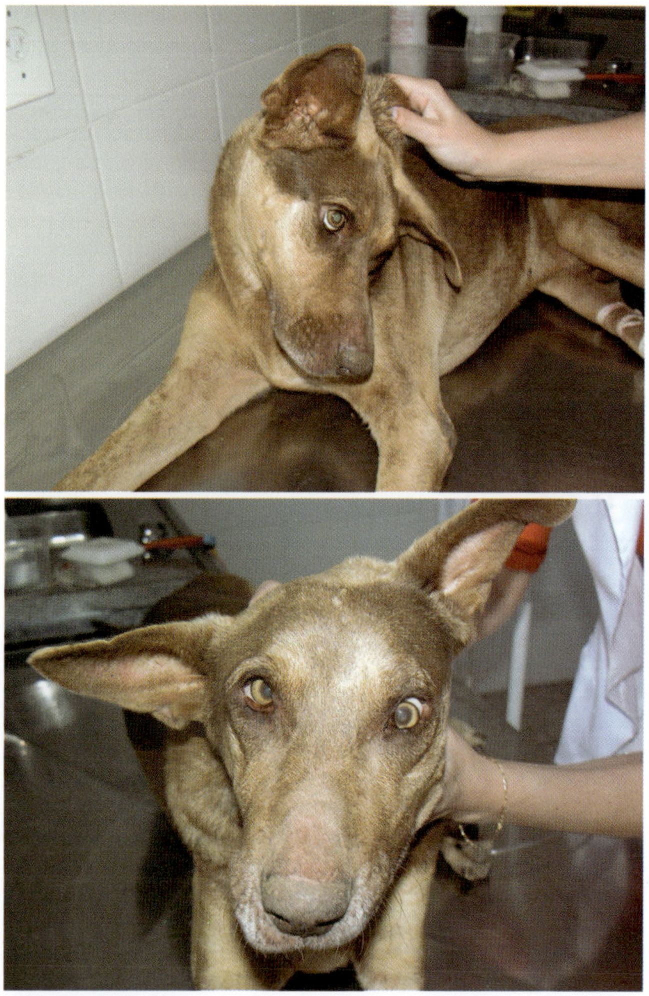

Figura 240.2 Estrabismo ventromedial associado a vestibulopatia esquerda.

neurológicas, miastenia *gravis* na forma ocular, doença tireoidiana (hiper ou hipotireoidismo) e oftalmoplegia diabética são as causas mais comuns.[22] Nesses estudos, uma etiologia não foi identificada em 25% dos casos. Em cães, à exceção talvez do trauma craniano e da neoplasia, essas outras causas não são comuns ou relatadas.

Por outro lado, se um paciente apresentar oftalmoparesia ou oftalmoplegia, ptose palpebral, midríase indicando alteração simultânea do III, IV, e VI NC, e associada à diminuição da sensibilidade periocular ou corneal (lesão do V NC), deve-se suspeitar de uma lesão na região do seio cavernoso ou da fissura orbitária, causando síndrome do seio cavernoso.[24–26]

Essa síndrome é uma lesão intracraniana que afeta os NC que passam pelo seio venoso, que corre lateralmente à hipófise, mas eventualmente pode ocorrer na emergência dos nervos, na fissura orbitária.[24–26] A principal causa é a neoplasia no assoalho do calvário, mas pode ser secundária a compressão ou inflamação nas adjacências.[25] Para a confirmação, são necessários exames de imagem. A radiografia pode apresentar alguma alteração na região do seio cavernoso, mas não é sensível. A TC pode permitir a visibilização de tumores, e é útil quando se suspeita de envolvimento ósseo, mas o exame de escolha é a RM.[24–26]

Como na maioria dos casos, é secundária à neoplasia, o tratamento é paliativo e o prognóstico, ruim a médio prazo.

Nervo trigêmeo

O nervo trigêmeo (V NC) é o maior NC e o principal responsável pela sensibilidade da face e pelos músculos relacionados com a mastigação. Seu núcleo motor localiza-se na ponte e, lateralmente a ele, também entram as vias aferentes do seu gânglio sensitivo dentro da porção petrosa do osso temporal.[21,27]

Essas vias sensitivas cursam caudalmente no bulbo pelo trato do nervo trigêmeo até o primeiro segmento cervical.[16,27] Por isso, lesões no bulbo podem causar perda de sensibilidade da face[16] e, especula-se que seja uma explicação para a dor devido a siringomielia e síndrome semelhante a Chiari (Chiari-*like*).[27]

É composto por três ramos principais: (1) oftálmico, (2) maxilar e (3) mandibular. O ramo oftálmico recebe informações sensitivas da órbita, parte medial da pálpebra superior e da porção dorsal do focinho. O ramo maxilar inerva a pálpebra inferior, a mucosa nasal, lábios e dentes superiores e região do plano nasal. O ramo mandibular, por sua vez, é um nervo misto que contém fibras tanto motoras como sensitivas. A porção sensitiva inerva cavidade oral, língua, dentes inferiores, mandíbula e região auriculotemporal.[16,28] A porção motora inerva os músculos masseter, temporal, digástrico rostral, pterigóideos e milo-hióideo.[29]

Embora seja corrente a ideia de que o nervo trigêmeo é responsável por praticamente toda a sensibilidade da face, deve ser lembrado que a superfície côncava da orelha do cão é inervada pelo nervo facial (VII NC) e a superfície convexa pelos ramos do segundo nervo cervical.[16]

Dependendo do local de lesão do nervo trigêmeo, os sintomas podem variar de alteração da sensibilidade da face a atrofia dos músculos mastigatórios, que podem ser concomitantes ou não. Na lesão unilateral, ela é ipsilateral e, quando há envolvimento da parte motora, o animal ainda consegue fechar a boca, embora possa apresentar dificuldade em apreender alimentos e objetos, além de fraqueza durante a mastigação. Na lesão bilateral, a mandíbula permanece aberta, causando uma alteração denominada "mandíbula caída" (Figuras 240.3 e 240.4).

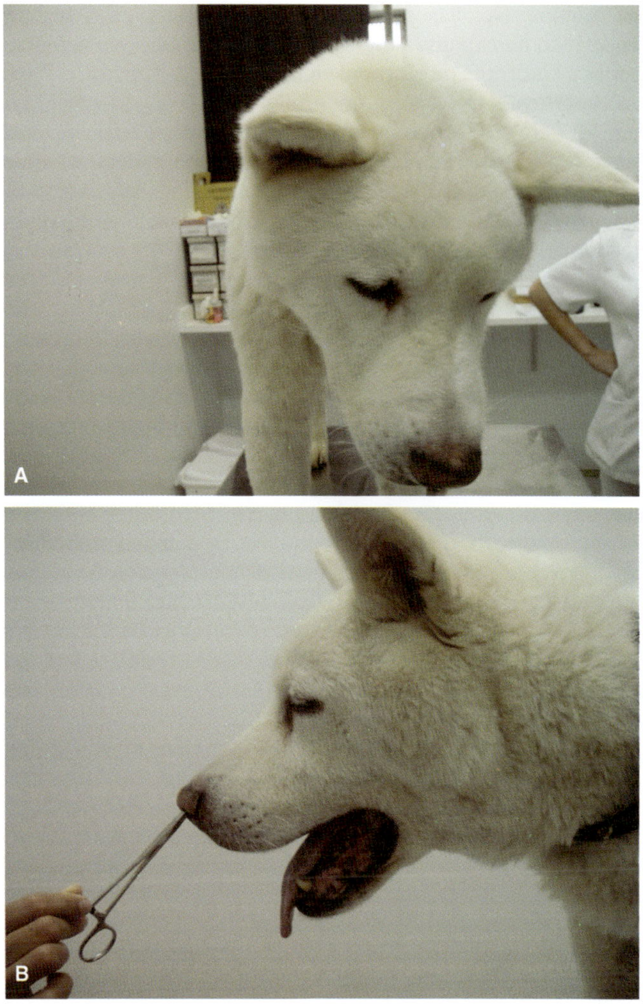

Figura 240.3 Paralisia de trigêmeo. **A.** Atrofia de musculatura massetérica e temporal. **B.** Diminuição de sensibilidade facial e mandíbula caída.

A lesão unilateral geralmente é de origem traumática, inflamatória, infecciosa ou neoplásica,[30,31] embora, raramente, possa ser bilateral.[28,32] Além da atrofia unilateral dos músculos da mastigação, estes também podem apresentar dor ou parestesia facial e queratite neurotrópica, devido à diminuição da sensibilidade e do estímulo da córnea para produzir lágrima. O diagnóstico diferencial inclui neurites de causa desconhecida, toxoplasmose, neosporose, linfoma e tumores da bainha

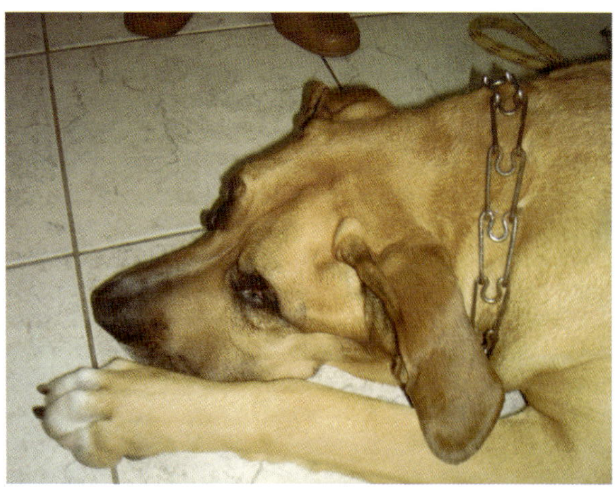

Figura 240.4 Atrofia temporal.

de mielina. Nos casos em que há infiltração para o tronco encefálico ou expansão da formação, podem ocorrer hemiparesias e síndrome de Horner (Figura 240.5).[28-32]

Raramente um comprometimento bilateral do trigêmeo tem origem no tronco encefálico, pois seria necessário uma lesão muito extensa e provavelmente fatal para afetar os dois núcleos.[16] Nesse caso, a neuralgia idiopática do trigêmeo (NIT) é a principal causa de lesão bilateral desse nervo, podendo corresponder a quase 90% dos casos (Figura 240.6).[28]

Ela geralmente é aguda e não progressiva, e acomete cães adultos, independentemente da raça ou sexo.[28,33] Além dos sintomas específicos de mandíbula caída, ainda podem ocorrer sialorreia, dificuldade para ingerir comida ou água ou anorexia. Raramente há atrofia muscular e em cerca de um terço dos casos pode haver diminuição da sensibilidade de face associada. Outras alterações, como esclera hiperêmica, perda de peso, letargia, ulceração em cavidade oral, dispneia, êmese, diarreia e desidratação são relatadas, mas incomuns.[28]

Normalmente em animais com NIT não há envolvimento de outros nervos cranianos ou déficits neurológicos,[16] embora alteração do nervo facial e síndrome de Horner tenham sido relatadas em dois cães em um estudo com 26 casos.[28]

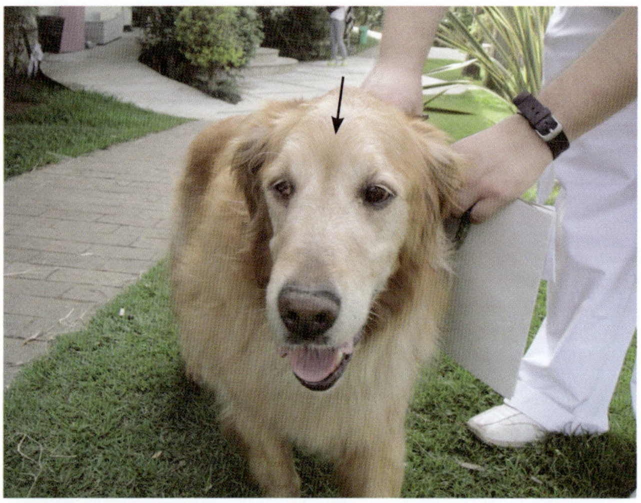

Figura 240.5 Atrofia de musculatura temporal e síndrome de Horner secundário a neoplasia em tronco encefálico.

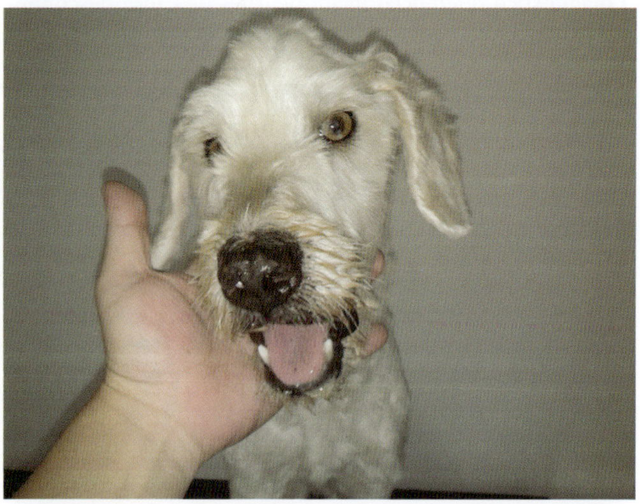

Figura 240.6 Neuropatia idiopática do trigêmeo com atrofia de musculatura massetérica e temporal e mandíbula caída.

O diagnóstico diferencial inclui as fases iniciais da miosite dos músculos mastigatórios, mas nesses casos geralmente há trismo mandibular, fraturas de mandíbula e alterações na articulação temporomandibular, além da paralisia bulbar decorrente do vírus rábico.[16,29]

A conduta diagnóstica é baseada na suspeita. Em animais com "mandíbula caída", sem atrofia muscular e não progressiva, é provável que seja NIT, mas em lesões em que ocorra atrofia muscular uni ou bilateral, outras possibilidades anteriormente citadas devem ser pesquisadas.

No exame do liquor podem ser observadas alterações inespecíficas como discreto aumento da proteína nos casos de tumores de nervo periférico e NIT[28,31] ou até células neoplásicas.[32] A EMG pode apresentar alterações de denervação, como onda aguda positiva e potenciais de fibrilação, mas são inespecíficas.[28,30,31]

Estudos de imagem por TC ou, se possível, RM, são úteis para detectar massa ou aumentos de volume.[30,31] No entanto, é necessária a biopsia para confirmar uma neoplasia, seu tipo e diferenciá-la de outros processos.[30-32] O exame histopatológico da NIT é caracterizado por neurite não supurativa associada a desmielinização e ocasionalmente degeneração axonal.[33]

O tratamento da NIT é baseado em suporte e expectativa na maioria dos casos. O manejo alimentar, seja oferecendo alimento diretamente ou por colocação de tubo para nutrição enteral, pode ser indicado em alguns casos.[16] A melhora ocorre, em média, em 3 semanas, variando de poucos dias até 9 semanas.[28] Embora anteriormente se acreditasse que os corticosteroides poderiam acelerar a resolução,[33] atualmente é consenso que seu uso não altera a evolução e, por isso, não é mais indicado.[16,28,29]

No caso de neoplasia, em especial os tumores de nervo periférico, como o neurofibroma e o schwannoma, o tratamento de eleição é a ressecção cirúrgica acessada pela craniotomia rostrotentorial lateral ou transzigomática. O prognóstico é ruim, mas muitos animais podem viver vários meses com a doença.[30]

Recentemente, em gatos, foi descrita uma possível neuropatia sensitiva envolvendo o nervo trigêmeo, denominada síndrome da dor orofacial felina. Ela é comparada à neuropatia de trigêmeo de humanos nos quais há hiperestesia exagerada e alodinia da face. Parece ter predileção por gatos da raça Burmesa e pode ter caráter hereditário, mas lesões de cavidade oral e estresse são aparentes fatores de risco.[34]

Os primeiros sintomas de automutilação, geralmente unilateral, ocorrem durante a troca da dentição, mas muitos animais os desenvolvem depois de adultos. A maioria dos animais melhora com o uso de anticonvulsivantes, como fenobarbital e diazepam, enquanto corticosteroides, anti-inflamatórios não esteroides (AINE), opioides e amitriptilina foram efetivos em menos da metade dos casos.[34]

Por outro lado, casos de hiperestesia facial em cães por possível neuropatia de trigêmeo ou dor neuropática raramente são relatados na literatura. Nesses casos, pode-se tentar o tratamento para dor neuropática com amitriptilina ou gabapentina.[27,35,36]

Nervo facial

O núcleo do nervo facial (VII NC) se encontra na porção rostral da medula oblonga ou bulbo, por onde emerge e entra no osso petroso, atravessa o meato acústico interno, dorsalmente ao nervo vestibulococlear, e sai do crânio pelo forame estilomastóideo.[16]

Ele contém fibras motoras que inervam os músculos da expressão facial e o digástrico caudal, fibras sensitivas que inervam a face côncava da orelha, fibras parassimpáticas que vão para as glândulas salivares mandibular e sublingual, glândula lacrimal, glândula nasal e palatina, além de fibras aferentes viscerais especiais responsáveis pelo paladar nos dois terços rostrais da língua.[21]

A lesão unilateral nesse nervo causa assimetria de face ipsilateral, desvio do focinho para o lado contralateral, queda da orelha, do lábio superior e da pálpebra inferior e acúmulo de alimentos ou saliva. Se a porção parassimpática for afetada, há diminuição da produção lacrimal ou salivar ocasionando ceratoconjuntivite ou ressecamento da mucosa oral[16,18,29,37] (Figuras 240.7 e 240.8).

Devido à anatomia do seu trajeto, na alteração na região da orelha interna, causando otite média, por exemplo, paralisia facial pode vir acompanhada de sintomas vestibulares, como desequilíbrio e cabeça pendente para o lado, além de síndrome de Horner, caracterizada por miose, ptose palpebral, enoftalmia e protrusão de terceira pálpebra[38–42] (Figura 240.9).

Uma variedade de doenças pode causar ou estar relacionada com a paralisia facial, além de otite ou iatrogenia por ablação de conduto, como insulinoma, hipotireoidismo, polineuropatias, trauma e neoplasia, mas estas são relativamente raras.[40–45]

Por outro lado, em um estudo, a lesão uni ou bilateral do nervo facial isolada foi diagnosticada como idiopática em 75% dos casos nos cães e em 25% nos gatos.[39] Geralmente ocorre em animais adultos, com mais de 5 anos de idade, e as raças Cocker, Golden Retriever, Pembroke Welsh Corgi, Boxer, Setter e cães de pelo longo parecem ter predisposição a essa condição.[18,39,46] Sua etiologia ainda não foi determinada, mas é frequentemente comparada à paralisia facial de Bell em humanos.[37,47]

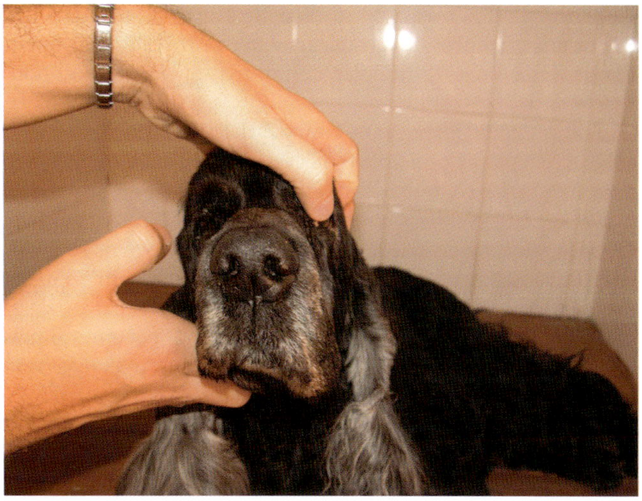

Figura 240.8 Paralisia Facial esquerda com ptose labial e ausência de reflexo palpebral.

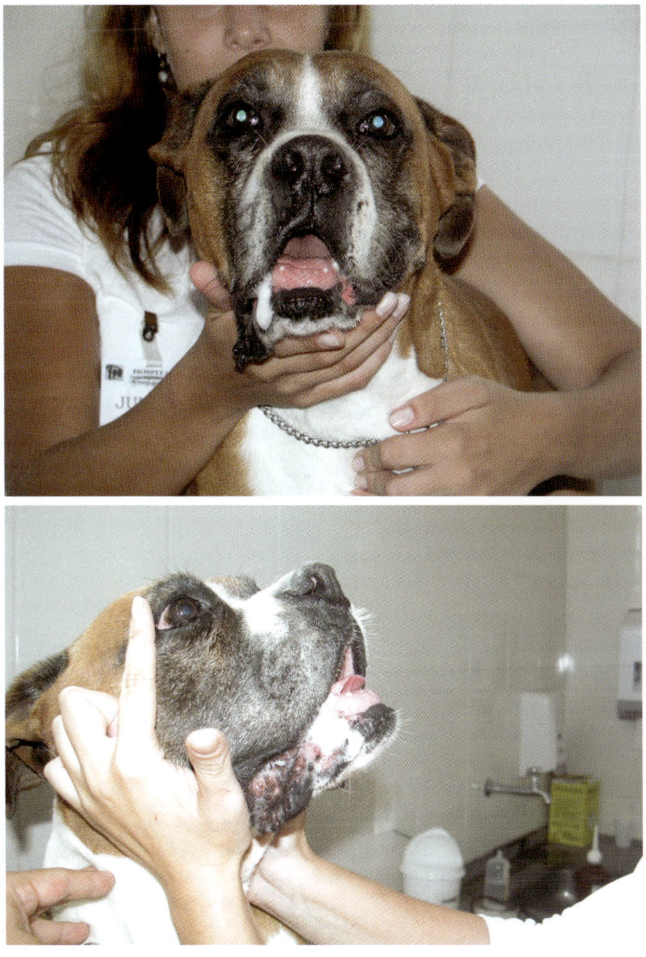

Figura 240.7 Paralisia facial direita caracterizada por ptose labial e ausência de reflexo palebral.

A biopsia de nervo de animais com a paralisia de nervo facial idiopática pode mostrar degeneração ativa de fibras mielinizadas de pequeno e grande calibres[18] ou diminuição de fibras mielinizadas, degeneração walleriana, proliferação de células de Schwann, muitas com membrana basal bizarra, e brotamentos colaterais com sinais de remelinização,[47] mas sem infiltrado inflamatório.

Os sintomas nem sempre são evidentes para o proprietário e se tornam achados de exame físico. As queixas associadas comumente incluem ceratoconjuntivite seca unilateral, sialorreia ou deixar cair o alimento pelo lado afetado.[16,29]

A atividade motora do nervo facial pode ser facilmente avaliada pela ausência de reflexo palpebral e da resposta à ameaça. Nos animais que não forem capazes de piscar, devem ser descartadas as alterações nas vias aferentes relacionadas com os testes que incluem sensibilidade facial e visão.[16,29]

Nas lesões periféricas normalmente não há envolvimento de outros déficits neurológicos, mas no caso de síndrome de Horner ou vestibulopatia periférica concomitante, a suspeita

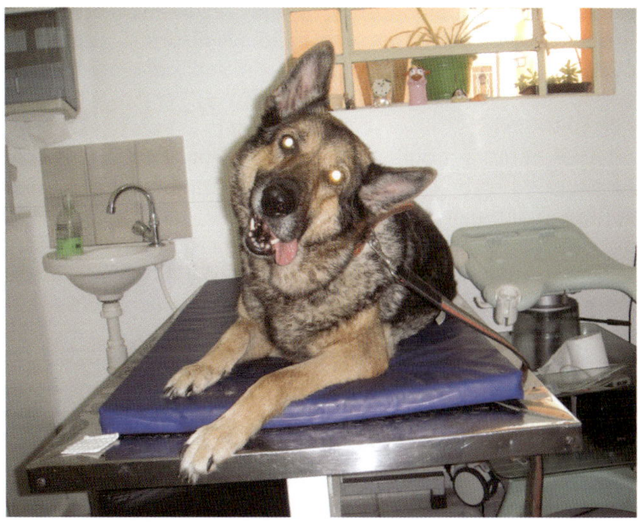

Figura 240.9 Vestibulopatia e paralisia facial associada a otite.

é lesão na orelha média ou interna. Se estiver associada a fraqueza nos membros ou tetraplegia, deve-se investigar as doenças da junção neuromuscular, como miastenia *gravis* ou polineuropatia.

A abordagem ao paciente com paralisia facial sempre inclui a otoscopia, mas podem ser necessários exames de imagem para avaliação da bulha timpânica, como a radiografia, em projeções laterolaterais oblíqua, dorsoventral e rostrocaudal e de boca aberta, ou preferencialmente TC, que é mais sensível, embora a ausência de alteração não descarte um problema na orelha média ou interna.[46]

Na RM de casos de paralisia facial idiopática, em animais que tiveram o nervo facial hiperintenso em T2, a recuperação demorou mais tempo, ou não se recuperaram, em comparação com os que não receberam a intensificação.[37]

Em caso de suspeita de hipotireoidismo, recomenda-se a dosagem de triglicerídios e colesterol, em jejum de pelo menos 12 h, como triagem ou dosagem hormonal de tiroxina (T4) livre por diálise e hormônio tireoestimulante (TSH), embora existam dúvidas quanto à sua relação com a neuropatia.[44,45,48]

Se houver otite, são recomendáveis citologia e cultura do material ótico e tratamento agressivo com terapia com corticoides e antibioticoterapia tópica e sistêmica. Em algumas situações, pode ser necessário fazer lavagem ótica ou miringotomia para diminuir a pressão do tímpano e permitir a drenagem de material.[42] Nos casos mais crônicos com estenose, pode ser indicada a ablação do conduto, mas esta pode resultar em paralisia do facial e síndrome de Horner, principalmente em gatos.[40,41]

Para a paralisia facial idiopática não há tratamento específico e a resolução pode demorar meses ou ser irreversível, mas não compromete a qualidade de vida do paciente.[18,39] Embora não seja comum, pode ocorrer ceratoconjuntivite, sendo necessário o uso de substitutos da lágrima.[16]

Em humanos com paralisia de Bell, o uso de corticosteroides é relacionado com a diminuição do tempo de remissão,[49] mas em cães não parece alterar a evolução clínica e pode aumentar o risco de desenvolvimento de ceratoconjuntivite seca.[18,29,39]

Nervo vestibulococlear

O nervo vestibulococlear (VIII NC) é formado por uma porção vestibular e uma porção coclear responsáveis pelo equilíbrio e audição, respectivamente. Seus receptores estão na cóclea, no vestíbulo e nos canais semicirculares, que formam o labirinto no osso petroso, na orelha interna. A partir daí, suas fibras entram no bulbo rostral, de onde seguem vias distintas.[2]

Como apresentam funções e sintomas distintos, as porções coclear e vestibular serão abordadas em separado.

Porção coclear

Após entrar no bulbo, a porção coclear cruza suas fibras na altura do corpo trapezoide e ascende em direção ao córtex auditivo contralateral, no lobo temporal.[2] Essa característica faz com que a surdez bilateral adquirida, de origem central, seja rara, uma vez que para ocorrer teria de comprometer ambos os lados do tronco encefálico ou do córtex auditivo.

Normalmente, a origem da surdez ou acusia é periférica e pode ser congênita neurossensorial; de condução, causada por obstrução do conduto auditivo devido a otite externa ou formações, por exemplo, ou adquirida neurossensorial. Nesta última, além de otite interna, otite média crônica, pode ocorrer ototoxicidade relacionada com a exposição a sons muito altos ou devido ao envelhecimento (presbiacusia),[38,50,51] e não tem tratamento específico.

A forma congênita, muitas vezes, é relacionada com animais de coloração branca com íris azul. Embora exista predisposição, já foi demonstrado que pode ocorrer com qualquer coloração e cor de íris.[50,52] Os animais podem nascer normais e ficar surdos após 3 ou 4 semanas de vida devido a degeneração das células ciliadas do órgão de Corti e colapso do sáculo.[50] Entre as raças com maior incidência de surdez congênita estão: Dálmatas, Setter Inglês, Cocker Spaniel, Bull Terrier, Pastor-australiano e, eventualmente, Dobermann. Na maioria é unilateral, mas pode ser bilateral e associada à vestibulopatia periférica.[51-53]

Os animais com surdez unilateral adquirida podem passar despercebidos, ou podem não ser capazes de localizar a origem de um som. Quando a surdez é bilateral, os proprietários se queixam de que o animal não responde a comandos ou chamados, que dormem profundamente e só acordam, ou se assustam, quando são tocados.[16]

Durante a avaliação, deve-se determinar a possibilidade de uso de aminoglicosídios, otite, alguma estenose do conduto ou uso tópico de produtos como clorexidina.[38,42] Caso seja um animal idoso, deve-se considerar a senescência no diagnóstico diferencial.[38]

Na avaliação neurológica, pode-se testar a audição com sons abruptos, mas longe da visão do paciente. Animais com surdez unilateral podem não localizar a origem de um som, mas ainda mantêm os movimentos coordenados do pavilhão auricular. O exame definitivo é um teste eletrodiagnóstico baseado na resposta evocada auditiva do tronco encefálico e o tratamento é voltado à causa, se houver, ou, nos casos da forma congênita, deve-se evitar a reprodução devido à sua transmissão genética.[16,50,51]

Porção vestibular

O sistema vestibular tem uma parte periférica, situada na orelha interna, e uma parte central, localizada no tronco encefálico e no cerebelo. A partir da orelha interna, a porção vestibular vai para o bulbo rostral nos núcleos vestibulares e se distribui para medula espinal, tronco encefálico e cerebelo.[2,54]

As projeções que vão para a medula espinal seguem pelo trato vestibuloespinal e causam facilitação dos músculos extensores ipsilaterais e inibição dos músculos flexores ipsilaterais e extensores contralaterais.[55,56] Em uma lesão vestibular unilateral, essa modulação é perdida e causa estimulação no lado normal, sem a oposição do lado comprometido, que leva a cabeça e o tronco a inclinarem-se para o lado da lesão[2,56] (Figura 240.10).

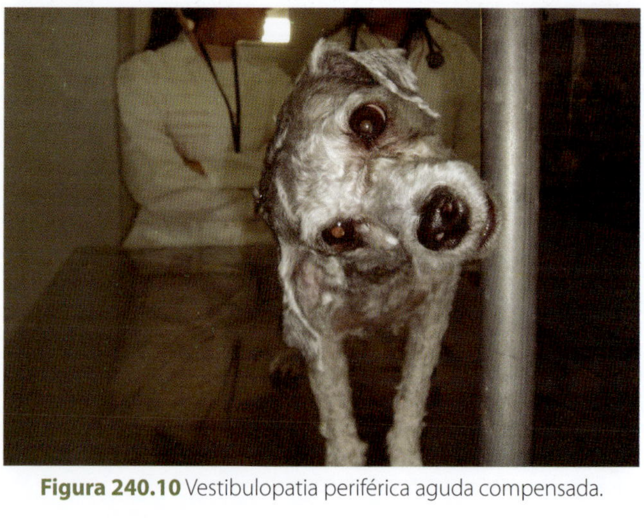

Figura 240.10 Vestibulopatia periférica aguda compensada.

Parte das fibras do núcleo vestibular, que se distribuem pelo tronco encefálico, projeta-se para a formação reticular e o centro do vômito, enquanto outras seguem pelo fascículo longitudinal medial para os núcleos do III, IV e VI NC para coordenar os movimentos dos olhos com a cabeça.[2,55,56] Por isto, uma lesão vestibular pode causar nistagmo patológico e estrabismo posicional ventral, quando a cabeça é alinhada e estendida dorsalmente, o que também é denominado estrabismo vestibular.[54,56]

O nistagmo patológico pode ser observado com a cabeça em repouso ou em determinadas posições (nistagmo posicional) e deve ser diferenciado do nistagmo fisiológico, que ocorre durante a movimentação da cabeça de um lado ao outro ou após girar o paciente em torno de um pequeno eixo (nistagmo rotatório).[54,56,57]

Por fim, o núcleo vestibular também envia axônios para os núcleos fastigial e floconodular do cerebelo, pelos pedúnculos cerebelares caudais, cuja função é coordenar os olhos, pescoço, tronco e membros em relação à cabeça.[2,55,56]

Assim, uma lesão em qualquer parte do sistema vestibular, seja ela periférica ou central, pode causar a condição de cabeça pendente do lado da lesão, alteração de equilíbrio e ataxia vestibular caracterizada por base ampla, oscilações da cabeça e tronco, tendência a desvios e inclinação do corpo, assim como andar em círculos pequenos ipsilateralmente. Outros sintomas, como envolvimento do nervo facial (VII NC), estrabismo posicional ventrolateral e nistagmo horizontal ou rotatório, também podem ocorrer em ambas as formas.[55-59]

Por outro lado, hemi ou tetraparesia, ou qualquer déficit nas reações posturais, principalmente na propriocepção, alteração de estado mental, de outros NC, excluindo a paralisia facial e o estrabismo posicional, dismetria, nistagmo vertical ou que muda de direção, é indicativa de vestibulopatia central[55-57,59,60] (Figura 240.11).

Na vestibulopatia periférica, as únicas alterações neurológicas que podem ocorrer associadas são a síndrome de Horner e/ou a paralisia de facial, devido à localização anatômica das fibras simpáticas e do nervo facial que passam na região das orelhas média e interna.[55-57,59,60] Essas alterações, além de indicarem o local da lesão a ser investigado, descartam a possibilidade de vestibulopatia periférica idiopática, pois esta não pode estar acompanhada de nenhum outro déficit neurológico.[59-61]

Alguns autores relatam que a frequência de nistagmo espontâneo ou posicional também pode ser utilizada para diferenciar os tipos de vestibulopatias no cão. Segundo esses autores, valores de nistagmo superiores a 66 movimentos por minuto seriam indicativos de vestibulopatia periférica, com sensibilidade de 85% e especificidade de 95%.[57]

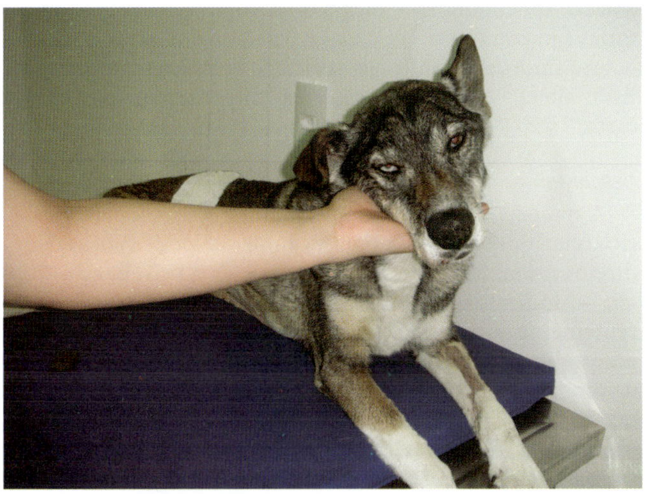

Figura 240.11 Vestibulopatia central. AVE.

Com base nesses conceitos, a avaliação neurológica se correlaciona bem aos achados de RM e, aparentemente, é capaz de determinar se a vestibulopatia é central ou periférica, na maioria dos casos.[57,59,60] Isso é importante, pois causas, exames complementares e prognóstico mudam, dependendo de sua localização anatômica.

Infelizmente, alguns pacientes com vestibulopatia central podem não apresentar outros déficits neurológicos evidentes nas fases iniciais da doença e, por isso, é sempre necessário monitorá-los para detecção de alguma progressão. Além disso, os animais com vestibulopatia periférica aguda podem se encontrar tão descompensados que dificultam a manipulação para uma avaliação neurológica adequada. Neste caso, é melhor evitar o estresse e aguardar alguns dias para reexaminá-lo. Outro cuidado importante é com os animais com vestibulopatia e doença articular concomitante e que não se mantêm em estação, pois isto pode decorrer de agravamento da doença osteoarticular ou paresia de origem neurológica.

Ocasionalmente, pode acontecer vestibulopatia periférica e vestibulopatia bilateral. É mais frequente em gatos do que em cães[59,60] e, neste caso, não há cabeça pendente para nenhum lado, nistagmo patológico ou estrabismo posicional.[59] A alteração de equilíbrio pode não ser evidente, mas os animais andam agachados ou hesitantes, com quedas para qualquer lado. Podem apresentar movimentos laterais amplos da cabeça, de um lado para o outro, para tentar manter a fixação visual.[56,61]

As causas de vestibulopatia central são inúmeras e variam de vascular, inflamatória, infecciosa, traumática, tóxica, congênita, metabólica, neoplásica e degenerativa, mas não serão abordadas neste capítulo. Por outro lado, otite, vestibulopatia idiopática e tumores são as principais causas de vestibulopatia periférica em cães e gatos.[59,60]

Otite média ou interna

Principal causa de vestibulopatia periférica adquirida, tanto em cães como em gatos.[56,58-60] Geralmente está associada à otite crônica e muitos animais têm sintomas de meneio cefálico, prurido ótico, otorreia, dor na região do pavilhão auricular e sensibilidade para abrir a boca.[42] Pode estar associada a síndrome de Horner (miose, ptose palpebral, enoftalmia e protrusão de terceira pálpebra) e paralisia facial.[42,59,60] O excesso de secreção ou estenose pode dificultar a otoscopia, mas a ausência de alteração não descarta uma alteração na orelha interna. Se houver secreção, deve-se fazer citologia, cultura e iniciar o tratamento com corticosteroide e antibióticos tópico e sistêmico, de preferência evitando-se fármacos ototóxicos, descritos adiante. Em alguns casos, recomenda-se lavagem ótica e miringotomia.[42] Radiografias, nas projeções laterolaterais oblíqua, dorsoventral e rostrocaudal de boca aberta, podem ser necessárias para uma boa avaliação e, muitas vezes, devem ser feitas com o animal anestesiado (Figura 240.12). A TC é mais sensível que a radiografia, embora a ausência de alteração também não descarte um problema na orelha média ou interna.[46] Nos casos em que há estenose ou obstrução por formações ou pólipo é recomendada a ablação do conduto que, em algumas situações, pode causar paralisia facial e síndrome de Horner, reversível em boa parte dos casos.[40,41] O prognóstico é bom, se o animal for tratado tão logo se iniciem os sintomas, mas nos casos crônicos, estes podem ser permanentes, se houver lesão das estruturas da orelha interna.[38,42,59,60]

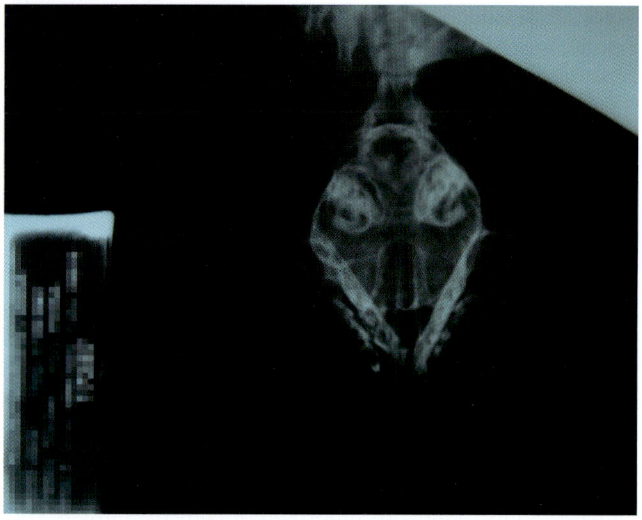

Figura 240.12 Vestibulopatia periférica secundária a otite em gato. Na radiografia de crânio observa-se opacificação de bulha timpânica.

Idiopática

Conhecida como vestibulopatia idiopática do cão senil, por ocorrer geralmente em cães com mais de 5 anos de idade, mas como em gatos, pode ocorrer em qualquer idade.[56,58,59] Embora não se saiba a incidência exata, em dois estudos, a vestibulopatia idiopática foi o diagnóstico em um quarto dos cães e em quase metade dos gatos com vestibulopatia periférica.[59,60] Os sintomas clássicos são: vestibulopatia periférica unilateral, aguda, não progressiva e sem qualquer outro déficit neurológico,[59] mas em gatos pode ocorrer uma forma atípica progressiva e, às vezes, ser bilateral.[56,59] O diagnóstico é feito por eliminação e baseado no aparecimento dos sintomas sem qualquer outra alteração neurológica ou doença de orelha média ou interna. As dosagens séricas de triglicerídios, colesterol, T4 e TSH devem ser normais e os exames de imagens não podem apresentar nenhuma alteração.[59,60] Não há tratamento específico e, até o momento, não há qualquer evidência de que corticosteroides ou outro medicamento influenciem a recuperação, embora um único autor[56] indique o uso de diazepam como ansiolítico e antibiótico para tratar uma possível otite média ou interna "oculta". Em geral, os animais se adaptam nos primeiros dias e podem melhorar nas semanas seguintes, embora não raro alguns fiquem com alguma sequela.[58,61]

Ototoxicidade

Antibióticos, como os aminoglicosídios, por períodos prolongados em altas doses ou em pacientes com insuficiência renal podem causar vestibulopatia periférica. Destes, a estreptomicina é a mais associada à lesão no sistema vestibular, embora a gentamicina também possa causar lesão.[42,54,58] O uso de medicamentos tópicos, como a clorexidina, também está relacionado com a ototoxicidade, principalmente em gatos. Em animais com otite bacteriana, soluções óticas com gentamicina, neomicina, canamicina e tobramicina em altas concentrações devem ser usadas com cautela, na suspeita de ruptura da membrana timpânica.[42,54] Entre os princípios ativos considerados seguros estão:

- Antibióticos do grupo das quinolonas (ciprofloxacino, enrofloxacino, ofloxacino)
- Penicilina G aquosa
- Penicilinas semissintéticas (carbenicilina e ticarcilina)
- Algumas cefalosporinas (ceftazidima e cefmenoxina)
- Antifúngicos clotrimazol, miconazol, nistatina e tolnaftato
- Anti-inflamatórios na forma aquosa dexametasona e flucinolona
- O ceruminolítico esqualeno e, para lavagem ótica, tris-EDTA.[42]

Congênita

Ocorre em filhotes e pode ser observada ao nascimento ou nas primeiras semanas de vida. Pode ser unilateral ou bilateral e estar associada ou não à surdez.[50,53,61] É descrita em várias raças, como Dobermann, Beagle, Cocker, Akita, Pastor-alemão e em raças orientais de gatos, como Siamês, Tonkanese e Burmesa.[56,58,61] A causa não é conhecida, mas pode ter caráter genético, associada a degeneração coclear não inflamatória ou labirintite linfocítica plasmocítica.[50,53,58,62] O diagnóstico é feito por histórico e exclusão de outras causas. Não há tratamento específico, os sintomas podem ser inaceitáveis para alguns, enquanto outros animais compensam com a idade e ficam assintomáticos ou com déficits residuais de desequilíbrio e cabeça pendente.[53,61,62] Os animais acometidos devem ser retirados da reprodução pela possibilidade de hereditariedade.[58] É recomendável evitar piso liso e locais onde possam correr risco de quedas.

Pólipos inflamatórios

O pólipo é uma formação inflamatória pedunculada, que se origina da mucosa da orelha média, da tuba auditiva ou faringe. É a principal massa não neoplásica encontrada e diagnosticada em gatos e eventualmente em cães.[63,64] Ocorre em qualquer idade, mas é mais frequente em gatos com menos de 2 anos de idade.[63,64] Sua causa não é conhecida, mas pode estar relacionada com processos inflamatórios no trato respiratório anterior, rinite e otite crônica. Pode aparecer na nasofaringe, na orelha externa ou na cavidade timpânica, e seus sintomas estão relacionados com a localização anatômica. Nos pólipos nasofaríngeos, os sintomas são principalmente de via respiratória anterior, de otite na orelha externa e, se envolver a orelha média ou interna, pode haver vestibulopatia periférica, síndrome de Horner e paralisia facial.[63,64] O diagnóstico é baseado em histórico, avaliação da nasofaringe, otoscopia e, em alguns casos, otoscopia endoscópica. Os exames de imagem são mais úteis para avaliação do comprometimento das orelhas média e interna. Se não houver envolvimento da cavidade timpânica, o prognóstico é bom. Histologicamente se caracteriza por tecido fibrovascular frouxo coberto por uma camada de tecido epitelial, escamoso estratificado ou colunar ciliado, acompanhado de infiltrado inflamatório misto.[63] O tratamento é a retirada do pólipo, que pode ser desde a simples tração até a osteotomia e ablação do conduto.[63,64] Nesse caso, complicações pós-operatórias são comuns e, em cerca de metade dos gatos operados, ocorre síndrome de Horner associada ou não à paralisia facial. Essas alterações podem ser permanentes em uma parcela dos casos.[41,56,63]

Neoplasia

A maioria dos tumores que causam vestibulopatia periférica relaciona-se com neoplasia aural que pode causar danos diretos no labirinto e estruturas neurais do sistema vestibular, ou indiretos, geralmente associados à otite.[41,56,58] É aparentemente comum no cão e rara no gato,[59,60] excluindo-se os pólipos inflamatórios. Em cães, cerca de metade dos tumores de orelha é maligna e em gatos a malignidade pode chegar a quase 90%. O adenocarcinoma de glândula ceruminosa, os carcinomas de célula escamosa e os de origem desconhecida são os tipos mais comuns.[41,65] O histórico geralmente é semelhante ao da otite, com eventual ocorrência de massa durante a avaliação ótica. Os exames radiográficos ou tomográficos podem evidenciar aumento de volume ou opacidade e lise da bulha timpânica e do osso petroso. Pode-se realizar biopsia para confirmar o diagnóstico e o tratamento é a excisão cirúrgica. O prognóstico dos pacientes com alteração neurológica é reservado, quando comparado ao daqueles sem sinais de envolvimento da orelha interna.[41,65]

Hipotireoidismo

A deficiência de hormônios tireoidianos é ocasionalmente relatada como causa de vestibulopatia periférica em cães hipotireóideos.[44,45,66] Aparentemente, pode ocorrer de modo agudo ou crônico, ser progressiva e associada a paralisia facial, fraqueza ou paresia.[44,45] Alguns autores acreditam que seja decorrente de compressão por depósitos mixedematosos em torno do nervo que passa através da orelha interna,[66] ou alterações metabólicas induzidas por hipotireoidismo, como redução da produção de trifosfato de adenosina (ATP), que causaria diminuição do transporte axonal e sua degeneração.[44,66] Outra hipótese é que estaria relacionada com hipercolesterolemia e hipertrigliceridemia, causando diminuição do fluxo sanguíneo para os nervos, seja por aumento da viscosidade sanguínea ou formação de arteriosclerose e xantomas. Por outro lado, cães com hipotireoidismo crônico experimentalmente induzido não desenvolveram sintomas, alterações eletrofisiológicas ou histológicas de neuropatia. Embora exista aparente resistência do SNP dos cães aos efeitos da deficiência de tiroxina, esses dados não são conclusivos, pois as neuropatias poderiam ser decorrentes da redução da capacidade regenerativa dos nervos periféricos ou de doença imunomediada, visto que a tireoidite linfocítica é uma das principais causas de hipotireoidismo espontâneo nesses animais.[48] O diagnóstico é baseado em sintomas compatíveis com hipotireoidismo, como obesidade, letargia e problemas cutâneos. A dosagem sérica de triglicerídios e colesterol, com jejum de 12 h, pode ser utilizada como triagem, mas o diagnóstico definitivo é baseado na dosagem dos hormônios tireoidianos, de preferência T4 livre por diálise e TSH. O tratamento é a reposição com levotiroxina, na dose de 0,02 mg/kg, a cada 12 h, podendo ocorrer melhora do déficit neurológico após alguns meses ou persistir indefinidamente.[44,45,66]

Trauma

Pode ocorrer eventualmente em virtude de atropelamentos, quedas ou brigas que causem fratura do osso petroso ou hemorragia e inflamação adjacente ou iatrogênica por lavagem ótica ou osteotomia da bulha timpânica.[40,54,61] Pode estar associado a síndrome de Horner ou lesão do nervo facial devido à proximidade com essas estruturas. O diagnóstico é baseado em histórico e exame radiográfico ou tomográfico para pesquisa de fratura no osso petroso.[58,61] Os anti-inflamatórios esteroides ou os AINE, por curtos períodos, podem ajudar a reduzir o edema e a inflamação local. Pode-se indicar antibiótico, no caso de fratura do osso petroso, em vista da predisposição à infecção ascendente do conduto auditivo e da cavidade timpânica.[61] O prognóstico é bom no caso de osteotomia da bulha e no trauma craniano leve. No paciente com politraumatismo agudo, deve-se tomar cuidado para não confundir com a postura espástica da descerebelação ou Schiff-Sherrington, pois os animais com vestibulopatia periférica em decúbito do lado da lesão podem apresentar extensão dos membros por perda da inibição dos músculos flexores ipsilaterais e extensores contralaterais. Nesses casos, deitar o animal em outro decúbito corrige essa postura.

Nervos glossofaríngeo e vago

No exame neurológico, os nervos glossofaríngeo (IX NC) e vago (X NC) são avaliados juntos, pois têm sua origem, vias e funções semelhantes próximas. São responsáveis pela inervação motora e sensitiva da faringe e laringe, assim como pela função parassimpática para algumas glândulas salivares e vísceras. Clinicamente, as funções da faringe são testadas pelo reflexo da deglutição e a da laringe pela ocorrência de roncos durante a respiração ou pela observação dos movimentos da laringe, durante anestesia leve.

As alterações centrais nesses NC geralmente estão associadas a outros déficits neurológicos, como a vestibulopatia central.[57] Por outro lado, algumas alterações periféricas podem causar disfagia,[67,68] paralisia laríngea e megaesôfago.[69] Por serem as mais comuns, a acalasia cricofaríngea,[67,68] a paralisia laríngea e o megaesôfago[69] serão discutidos em mais detalhes.

A disfagia de causa orofaríngea pode ser dividida em oral, faríngea e cricofaríngea. A fase oral corresponde a apreensão do alimento e formação do bolo alimentar, que é movido para a base da língua. Na fase faríngea, o bolo alimentar é enviado para a faringe caudal pela contração coordenada dos músculos faríngeos, e na fase cricofaríngea os músculos tireofaríngeos contraem-se enquanto os músculos cricofaríngeos relaxam, permitindo a passagem do alimento da faringe para o esôfago.[70]

Alterações na fase faríngea e cricofaríngea podem ser secundárias a miopatia inflamatória crônica,[71] doença da junção neuromuscular,[72] hipotireoidismo,[73] associadas à paralisia laríngea, ou ter um componente hereditário.[74,75]

A acalasia cricofaríngea é uma doença relacionada com o esfíncter esofágico superior devido a falha de relaxamento dos músculos cricofaríngeos (acalasia) ou sincronização na coordenação com os músculos da faringe. É uma doença relativamente rara que geralmente afeta cães jovens, com menos de 1 ano de idade.[67,68,70,74,75] Um fator genético é demonstrado em Golden Retriever e suspeito em Cocker Spaniel.[74,75] Outras raças descritas incluem Cavalier King Charles Spaniel, Irish Wolfhound, Lulu-da-Pomerânia, Yorkshire Terrier, English Springer Spaniel, Bouvier des Flandres, Golden Retriever, Poodle Standard e miniatura.[67,68,70]

Os sintomas geralmente ficam evidentes após o desmame e incluem regurgitação nasal, engasgo, tosse, desconforto para deglutir, baixo desenvolvimento e letargia. Muitos animais podem ter o reflexo da deglutição presente e ausência de outros déficits neurológicos. No exame radiográfico não há alteração anatômica ou aumento de volume na região faríngea e esôfago, mas a pneumonia aspirativa é uma complicação comum. Para o diagnóstico definitivo pode ser necessário fluoroscopia durante a deglutição com contraste positivo.[67,68,70,74,75]

O diagnóstico diferencial inclui outras causas de disfagia, como granuloma e neoplasia na faringe, fenda palatina, lesões traumáticas, corpo estranho, estenoses, polineuropatia e doença neuromuscular.[68,70]

O tratamento é miotomia ou miectomia do músculo cricofaríngeo, com abordagem medial ventral ou lateral.[67,68] Cerca de metade dos animais operados tem resolução dos sintomas clínicos, 20% têm melhora parcial e o restante apresenta recidiva, persistência dos sintomas de disfagia ou pneumonia aspirativa e é eutanasiado.[70]

A paralisia laríngea pode ser congênita ou adquirida. A forma congênita e hereditária, presumida ou confirmada, é descrita em Bouvier des Flandres, Husky Siberiano, Bull Terrier, Pastor-alemão branco, Afghan Hound, Cocker Spaniel,

Dachshund e Pinscher, que também pode estar associada a polineuropatia em algumas raças como Dálmata, Rottweiler e Pyrenean Mountain e geralmente ocorre em animais jovens, com menos de 1 ano de idade.[76–81]

A forma adquirida ocorre geralmente em cães de meia-idade ou idosos, de grande porte, em raças como Labrador, Afghan Hound, Setter Irlandês, Poodle Standard e São-bernardo, embora possa ocorrer em cães cruzados ou de porte médio ou pequeno.[82] Em animais idosos, muitas vezes é classificada como idiopática, embora atualmente acredite-se que esteja relacionada com uma polineuropatia.[83–85] Outras causas incluem traumas, neoplasias mediastínica ou lesões que comprometam o nervo laríngeo recorrente ou o núcleo ambíguo.

Em gatos, ocorre eventualmente e é uma das principais causas de doença laríngea, seguida da neoplasia e doenças inflamatórias. A principal causa de paralisia laríngea no gato é a idiopática e a iatrogênica por tireoidectomia. Pode ocorrer em animais adultos de qualquer idade e raça, embora alguns estudos observem a predisposição em raças de pelo curto.[83,86]

Os sintomas podem ser agudos ou crônicos. Nos casos crônicos, as alterações iniciais são: disfonia, intolerância ao exercício e ruídos respiratórios inspiratórios. Podem ocorrer também disfagia e regurgitação, e conforme ocorre evolução para paralisia bilateral dos músculos da laringe, há piora dos ruídos respiratórios, distrição inspiratória, cianose e síncope que pode ser exacerbada em situações de estresse, exercício e hipertermia.[81,82,84] As principais complicações da paralisia laríngea são o megaesôfago e a pneumonia aspirativa que contribui com a distrição respiratória.[69,84,87] Além disso, cerca de um terço a metade dos cães pode apresentar, durante a avaliação clínica ou no decorrer da evolução da doença, déficits neurológicos, como alteração na propriocepção, fraqueza de membros pélvicos, atrofia de musculatura dos membros e musculatura temporal, ataxia leve a moderada ou paresia.[83,84]

O diagnóstico inclui a visibilização direta das cartilagens da laringe pela laringoscopia, com ausência de abdução das cartilagens aritenoides durante a inspiração; tal observação é diagnóstica de paralisia laríngea. Devem ser observadas durante anestesia leve ou no retorno anestésico para a sua avaliação adequada.[81,82] Em um estudo comparativo, a laringoscopia intranasal é equivalente à laringoscopia *per os*, com a vantagem de necessitar apenas do laringoscópio.[88]

Vários protocolos são descritos e incluem medicamentos com acepromazina e opioides, como medicação pré-anestésica, e propofol, tiopental e a associação de diazepam a cetamina como anestésico, mas todos causam algum grau de paralisia laríngea e podem produzir falso diagnóstico. Aparentemente, a indução apenas com tiopental intravenoso é a mais adequada, mas se for necessária a sedação com acepromazina com ou sem opioide para minimizar o estresse, pode ser utilizada, e indução por máscara com isoflurano.[89] Muitas vezes, pode-se estimular a movimentação dos músculos laríngeos por ação mecânica direta ou respiração pela aplicação de cloridrato de doxapram na dose de 1 mg/kg por via intravenosa.[81,88]

Recomenda-se também fazer uma avaliação radiográfica do esôfago e do tórax para pesquisa de dilatação esofágica e pneumonia aspirativa, respectivamente, e estudo eletroneuromiográfico para pesquisa de neuropatia generalizada.[84] Em caso de suspeita, dosagem de hormônios tireoidianos e pesquisa de anticorpos para receptores de acetilcolina podem ser realizadas, mas o hipotireoidismo e a miastenia *gravis* não parece ser uma causa comum.[83]

O tratamento pode ser emergencial, conservador ou cirúrgico, dependendo da condição clínica do paciente. É emergencial nos casos associados a hipoxia, hipertermia e colapso. Em animais muito dispneicos ou ansiosos pode ser necessária a sedação com acepromazina (0,005 mg/kg) ou butorfanol (0,2 a 0,4 mg/kg). Se houver suspeita de inflamação da laringe, pode-se aplicar uma dose anti-inflamatória de corticosteroides e, no caso de hipertermia maior que 41°C, fluidoterapia intravenosa, banhos ou panos de água fria e ventilação podem ajudar a dissipar a temperatura. Animais com dispneia grave ou com pressão de saturação de oxigênio inferior a 95% devem ser suplementados com oxigênio, mas em alguns casos pode ser necessário intubação ou colocação de tubo de traqueostomia.[81,82]

Animais com sintomas brandos podem ser tratados conservadoramente com manejo que inclui diminuição das situações de estresse, exercícios extenuantes, evitar ambientes quentes e abafados e perda de peso. Os proprietários devem ser conscientizados de que pode ocorrer progressão com o tempo, podendo ser necessária a cirurgia, caso os sintomas se agravem.

Nos casos que em os sintomas comprometem a respiração e a qualidade de vida do paciente, o tratamento cirúrgico é recomendado. Cerca de 80 a 100% dos animais encaminhados para cirurgia têm paralisia laríngea bilateral.[86,90] Várias técnicas são descritas, mas a preferida é a lateralização unilateral da aritenoide. Complicações podem ocorrer em um terço dos casos e incluem pneumonia aspirativa, tosse, engasgos, recidiva dos sintomas, dilatação gástrica, distrição respiratória e óbito.[86,90]

O prognóstico é variável, mas animais muito idosos, que precisem de colocação de traqueotubo, que tenham ou desenvolvam megaesôfago, pneumonia aspirativa e alterações associadas a outras neuropatias generalizada após algum tempo, têm prognóstico pior.[83,84,90]

Nervos acessório e hipoglosso

O nervo acessório (XI NC) inerva os músculos trapézio e parte dos músculos esternocefálico e braquiocefálico. Lesões periféricas isoladas nesse NC não têm implicação clínica e nem foram descritas até o momento.[51]

O nervo hipoglosso (XII NC) inerva a musculatura intrínseca e extrínseca da língua e as lesões nesse nervo geralmente são centrais e secundárias a encefalites ou neoplasias. Eventualmente pode ser traumatizado iatrogenicamente devido a procedimentos inadequados na cavidade oral. Nesses casos, há lateralização da língua contralateral por perda de tônus muscular do lado da lesão. Após 5 a 7 dias, há atrofia e fibrose da musculatura por falta de inervação e a língua se desvia progressivamente para o lado ipsilateral da lesão. As alterações podem ser avaliadas pela observação de assimetria, fibrose e força de retração da língua, quando tracionada gentilmente.[16,51]

O desvio lateral da língua nas lesões periféricas de hipoglosso é uma sequela geralmente permanente, mas os animais se adaptam sem maiores problemas.

▪ Neuropatias dos nervos espinais

Neuropatias vasculares

A maioria das doenças vasculares que causam lesão no SNP está relacionada com o tromboembolismo arterial (TEA), geralmente na artéria aorta ou na trifurcação da artéria ilíaca externa.[91–98] São denominadas neuromiopatias isquêmicas, uma vez que a obstrução do fluxo sanguíneo pode comprometer tanto os nervos como os músculos.[99] Raramente ocorrem na artéria braquial, causando déficits em três ou nos quatro membros.[92,100]

A ocorrência de TEA é comum em gatos e sua prevalência em um hospital foi estimada em 0,57% ou 1 em cada 175 gatos atendidos.[92] Parece ter predisposição para machos, com idade variando de 10 meses a 18 anos e na maioria dos casos está relacionada com cardiopatia, em especial a cardiomiopatia hipertrófica, mas eventualmente pode estar associada a outras causas como neoplasia e hipertireoidismo.[91,92]

Em cães, é considerado raro, e em um estudo retrospectivo, apenas 36 casos de TEA foram observados em 8.000 necropsias, em um período de 16 anos.[93] Por outro lado, com a melhora dos métodos de diagnóstico, vários relatos recentes têm sido publicados.[94–98] Entre as doenças que podem estar relacionadas com formação de trombo ou tromboembolismo e causar neuropatia em cães estão cardiopatia, neoplasia, doenças que provocam perda de proteína, como nefropatia e enteropatia, endocrinopatias, como hiperadrenocorticismo e hipotireoidismo, hiperlipidemias, sepse e infecções com *Ehrlichia* sp. e *Spirocerca lupi*.[45,94–98,101,102] Na prática, o trombo pode ser formado em qualquer situação na qual ocorra estase sanguínea, lesão endotelial ou aumento da coagulação[93] (Figura 240.13 e 240.14).

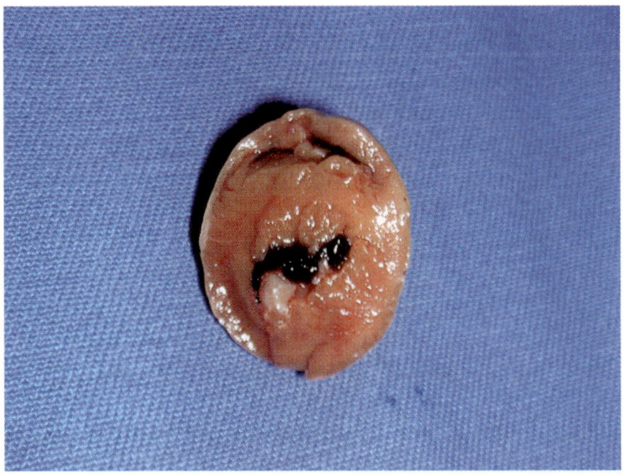

Figura 240.13 Tromboembolismo arterial. Corte transversal de coração de um gato com cardiomiopatia hipertrófica.

O histórico em gatos normalmente é agudo e os animais apresentam paresia ou paralisia bilateral, mas que pode ser unilateral, muitas vezes associada à atonia de cauda.[91,92] Em cães, a maioria é crônica e as alterações são mais brandas e progressivas. Muitos apresentam queixa prévia de relutância à movimentação, claudicação que evolui para paresia ou paralisia em um ou nos dois membros pélvicos. Essas constatações frequentemente são confundidas com alterações osteoarticulares que não melhoram com anti-inflamatórios.[94–98]

Experimentalmente, a oclusão da artéria aorta em gatos causa alterações eletrofisiológicas no nervo, observadas após 30 min de isquemia completa e as fibras nervosas começam a se degenerar a partir das primeiras 5 ou 6 h.[99,103] Por outro lado, em cães os sintomas podem ser mais brandos, talvez devido a uma circulação colateral pelas artérias torácica interna, epigástrica cranial e epigástrica caudal que poderiam suprir a circulação na região pélvica desses animais.[92] Em gatos, circulação colateral também está presente, mas os efeitos do trombo causam uma cascata de efeitos vasoconstritores nesses vasos que levam à isquemia. Além disso, a recirculação nessa via colateral após 12 a 24 h do TEA provoca lesão de reperfusão, que é responsável pelo óbito em muitos gatos.[99]

No exame físico, a diminuição ou ausência de pulso femoral é comum tanto em cães como em gatos com TEA e fortemente sugestiva de doença vascular, caso o paciente não apresente desidratação grave ou choque. Podem-se observar também extremidade fria e cianótica do membro, dor muscular e edema.[92,94–98]

Nos casos mais brandos, a avaliação neurológica pode detectar apenas relutância em andar, ataxia, déficit de propriocepção e hiperestesia. Nos casos mais graves, pode haver paralisia com diminuição ou ausência dos reflexos patelar e flexor no membro acometido, ausência de sensibilidade dolorosa, atonia da cauda e perda dos reflexos na região perianal.[91–98] A alteração do reflexo patelar é mais comum em cães do que em gatos, provavelmente devido a diferenças na circulação local[97] (Figura 240.15).

O diagnóstico de TEA pode ser confirmado por ultrassonografia, Doppler vascular, angiografia ou TC e RM contrastada.[94–98] A eletroneuromiografia deve ser interpretada com cautela, pois o segmento distal do nervo ainda pode conduzir por vários dias após a obstrução, até que ocorra a degeneração walleriana.[104] Pode ocorrer aumento de enzimas, como creatinoquinase (CK) ou aspartato aminotransferase (AST), devido à necrose muscular.[92,97]

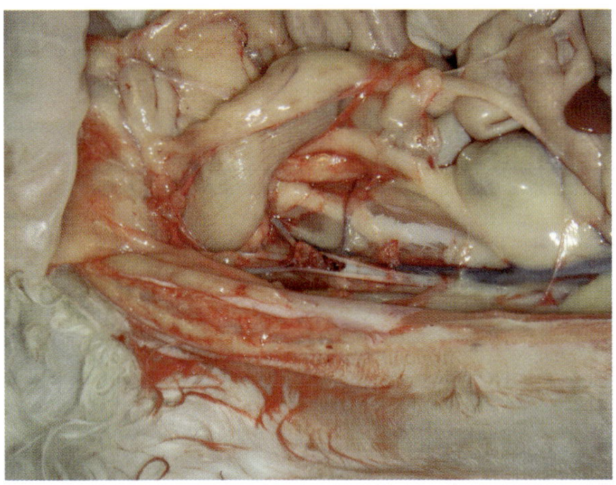

Figura 240.14 Tromboembolismo arterial. Trombo na bifurcação da artéria ilíaca.

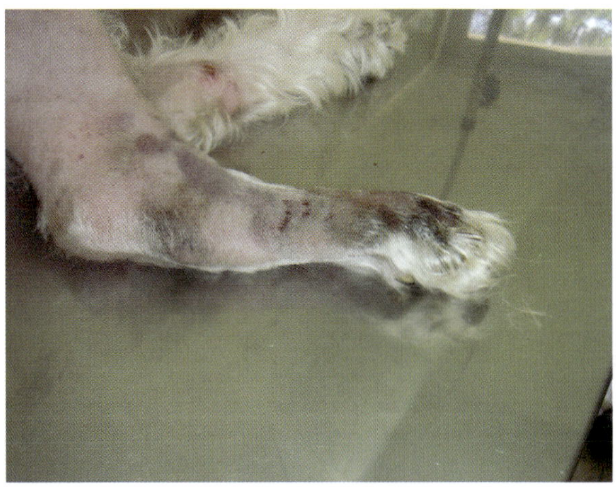

Figura 240.15 Gangrena de membro por provável tromboembolismo pós-cirúrgico.

Como o tromboembolismo geralmente é secundário, pesquisas para diagnosticar a causa fazem parte do diagnóstico. Em gatos, exames para avaliação cardíaca, como eletrocardiografia, ecocardiografia e radiografia do tórax são obrigatórios para avaliar possível arritmia, alterações morfológicas do coração e eventualmente edema, respectivamente. A dosagem sérica de potássio é importante, pois pode ser alterada por lesão de reperfusão e causar arritmias.[92,99]

Em cães, além da avaliação cardíaca, a ultrassonografia abdominal para pesquisa de neoplasia e mensuração de colesterol e triglicerídios séricos, glicemia, dosagem de T4 e TSH e teste de supressão com dexametasona para pesquisa de diabetes *mellitus*, hipotireoidismo e hiperadrenocorticismo, respectivamente, podem ser efetuados para descartar causas de arteriosclerose. A dosagem de albumina sérica e a relação proteína-creatinina urinária ajudam a detectar glomerulopatia que poderia causar um estado de hipercoagulabilidade.[94-98]

O tratamento pode ser tentado com terapia trombolítica com estreptoquinase, uroquinase, ativador do plasminogênio tecidual, mas estes são controversos e os resultados não parecem aumentar a sobrevida dos pacientes.[105,106]

O tratamento com heparina fracionada ou não muitas vezes é indicado, mas não existem estudos conclusivos quanto aos seus benefícios.[105,106] As doses preconizadas de heparina não fracionada são de 100 a 200 UI/kg por via intravenosa (IV) e 100 UI/kg por via subcutânea (SC), a cada 6 h, e de heparina fracionada enoxaparina é 1 a 1,5 mg/kg SC, e de dalteparina 100 UI/kg por via subcutânea (SC), a cada 8 ou 12 h.[99]

O ácido acetilsalicílico pode ser utilizado durante a terapia inicial, a manutenção para se evitar recidivas e preventivamente nas doenças que causem a sua predisposição.[106] Foi utilizado como único tratamento em cães com sintomas brandos com melhora em alguns casos.[94] Em gatos, doses aparentemente altas (100 mg/gato a cada 72 h) não diminuem o risco de recidiva ou aumentam a sobrevida, quando comparadas com doses baixas de 5 mg/gato a cada 72 h.[92]

A retirada cirúrgica do trombo muitas vezes é citada como alternativa ao tratamento conservador, mas há poucos detalhes quanto a sua indicação, técnica e resultado; no entanto, em um pequeno estudo em cães pareceu promissora.[98,99] Idealmente, deve-se tentar restabelecer a circulação nas primeiras 6 a 12 h do tromboembolismo, seja por terapia trombolítica agressiva ou intervenção cirúrgica para evitar degeneração axonal, embora possa ocorrer regeneração do nervo, mesmo após esse período.[103]

O prognóstico para TEA geralmente é mau devido à doença primária. Em cães com quadro crônico, pode correr melhora parcial ou recuperação da movimentação.[94-98] Por outro lado, em gatos, a mortalidade pode atingir até 70% e os animais com envolvimento bilateral dos membros, ausência de atividade motora e hipotermia estão em maior risco de morte.[92]

Neuropatias traumáticas

Entre as causas mais comuns de neuropatia periférica estão a traumática e a iatrogênica, geralmente envolvendo um único membro. No membro torácico, a lesão mais comum é a avulsão de plexo braquial devido a trauma ou atropelamento.[4] Em membro pélvico, muitas vezes está associada a fraturas ou cirurgias ortopédicas na região pélvica, herniorrafia perineal ou aplicação intramuscular profunda.[107]

A lesão traumática do nervo é classificada como neuropraxia, axonotmese e neurotmese, e o prognóstico para a recuperação está intimamente relacionado com o tipo de lesão, portanto, essas condições devem ser reconhecidas e diferenciadas:[3,4]

- Na neuropraxia há apenas bloqueio da condução nervosa, sem maiores danos ao axônio, com perda parcial e temporária da atividade motora e sensibilidade à dor, sem atrofia muscular intensa. A recuperação, nesses casos, é espontânea em cerca de 2 ou 3 semanas
- Na axonotmese há lesão dos axônios, mas sem comprometimento do endoneuro e da lâmina basal das células de Schwann, ou seja, há lesão do nervo periférico, mas suas estruturas permanecem intactas. Dependendo da distância, a regeneração pode ocorrer, mas é demorada. Estima-se que o crescimento axonal seja da ordem de 1 a 2 mm por dia
- Na neurotmese, ocorre secção ou ruptura tanto do axônio como das estruturas que compõem os nervos periféricos (endoneuro e epineuro), o que resulta em descontinuidade do segmento proximal e distal. Nesse caso, a regeneração espontânea é pouco provável.

Normalmente, se a função retornar dentro de 1 mês é mais compatível com a neuropraxia. Se nesse período ocorrer melhora parcial, mas com persistência de déficits nas porções distais, a lesão deve ser uma axonotmese. Após 3 meses, se não houver melhora da função, provavelmente ocorreu axonotmese em uma região muito proximal ou neurotmese e o prognóstico para a recuperação é mau. Se a distância do ponto da axonotmese para a extremidade do membro for superior a 15 cm há pouca chance de retorno da função, devido a atrofia muscular e contratura dos tendões antes da reinervação.[4] Se após 6 meses de monitoramento não houver algum sinal de regeneração é improvável que venha a ocorrer posteriormente.

Uma parte importante da avaliação neurológica é o conhecimento anatômico do trajeto dos nervos periféricos, as regiões que ele inerva e suas possíveis alterações clínicas. Como os déficits motores e sensitivos são sempre distais ao local de lesão, deve-se avaliar da porção mais distal para a proximal do trajeto do nervo, a fim de detectar o ponto exato da lesão. Clinicamente, podem-se observar hipoestesia ou analgesia, automutilação e atrofia muscular rápida e localizada.

O diagnóstico das neuropatias traumáticas é baseado em histórico, sintomas clínicos e testes eletrodiagnósticos. A eletroneuromiografia pode ajudar na determinação de nervos envolvidos, integridade do nervo e gravidade da lesão. As alterações podem ser detectadas cerca de 5 dias após a lesão no nervo, pioram progressivamente e incluem aumento da atividade elétrica espontânea dos músculos e diminuição do potencial evocado.[4]

O tratamento varia de simples expectativa à abordagem cirúrgica para realização de microdissecção de tecido fibroso ao redor do nervo ou anastomose dos segmentos proximais e distais do nervo (neurorrafia). Fisioterapia com massagens, exercícios passivos e atividade física assistida são indicados para melhorar a circulação local e evitar atrofia muscular.[4,107] Nas regenerações sensitivas, pode ocorrer automutilação no local, sendo por vezes indicado o uso de colar elisabetano.[18]

No caso de avulsão de plexo braquial, muitas vezes indica-se a amputação do membro devido a feridas crônicas causadas pela monoplegia ou automutilações, mas como uma pequena parcela pode se recuperar parcialmente, recomenda-se aguardar, se possível, cerca de 4 a 6 meses antes de realizar o procedimento.[4]

Tumores dos nervos periféricos

Os tumores dos nervos periféricos originam-se das células de Schwann, dos fibroblastos perineurais ou ambos e recebem várias denominações, como schwannoma, perineurofibroma, neurofibroma, neurofibrossarcoma, neurinoma e neurilemoma. O termo tumores da bainha dos nervos periféricos tem sido proposto para incluir as neoplasias que envolvam a célula de Schwann e os respectivos nervos periféricos e raízes nervosas que circundam[108] (Figuras 240.16 e 240.17).

Embora esses tumores apresentem algumas semelhanças bioquímicas com os schwannomas de humanos, eles se diferenciam por não serem encapsulados ou circunscritos. Geralmente são pleomórficos com as células arranjadas em fascículos, camadas e em espiral, e a morfologia das células do mesmo tumor pode variar de fusiforme a ovalada e multinucleada.[108]

Podem ser divididos anatomicamente em periféricos (comprometimento das porções distais dos nervos periféricos), de plexo (envolvendo o plexo braquial ou lombossacro) ou de raiz (quando invadem o canal medular).[108] Embora o grau de envolvimento influencie os sintomas, são predominantemente atrofia muscular e claudicação crônica e progressiva, sendo mais comuns no membro torácico. Dor ou massas palpáveis são achados em menos da metade dos casos.[108-110] Em algumas situações, pode ocorrer invasão do canal medular e, se for no membro torácico, síndrome de Horner.[108]

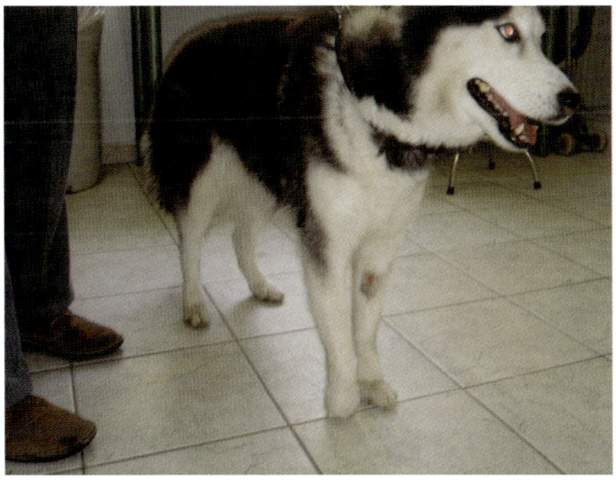

Figura 240.16 Tumor de nervo periférico em membro anterior direito. Animal apresentava claudicação, déficit proprioceptivo e sensibilidade.

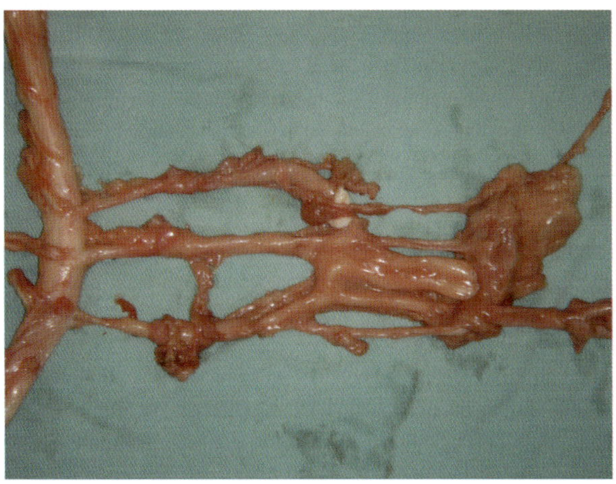

Figura 240.17 Tumor de nervo periferico. Na necropsia, observou-se também comprometimento das raízes nervosas.

Devido à claudicação crônica, que pode durar meses, muitos pacientes inicialmente são confundidos e tratados para alguma doença articular, geralmente sem melhora, o que atrasa o diagnóstico.[109,111] A atrofia muscular localizada e os achados eletroneuromiográficos de denervação, nesses casos, são úteis para confirmar o envolvimento da inervação periférica.[108,109]

Várias modalidades de imagem têm sido utilizadas para o seu diagnóstico. Historicamente, a mielografia era utilizada nos casos de envolvimento do canal medular por tumores de raiz nervosa, e embora seja relativamente sensível para detectar uma compressão, é pouco específica.[108] A TC com contraste iodado é sensível e capaz de detectar massas na região do plexo braquial a partir de 1 cm de diâmetro, mas nem sempre é capaz de associá-la às estruturas neuronais.[109] A RM, por sua vez, é a técnica mais sensível e permite observar espessamento difuso ou nódulos no nervo, mas não diferencia tumores benignos de malignos.[110] Ambas as técnicas têm a vantagem de avaliar uma eventual infiltração do canal medular pelo tumor ou descartar uma hérnia de disco lateralizada.

A ultrassonografia com Doppler da região axilar também pode ser utilizada para pesquisar tumores de plexo braquial. Tem a vantagem de não necessitar de anestesia profunda, ser mais barata e, no caso de se observar alguma formação, guiar a coleta de material para citologia ou biopsia. Por outro lado, a ausência de alterações não descarta a sua possibilidade e, nesses casos, pode ser necessário realizar tomografia ou ressonância magnética.[111-113]

O tratamento indicado é a excisão cirúrgica do tumor ou a amputação. Como esses tumores são extremamente invasivos e o aspecto macroscópico é um indicador não acurado da sua extensão, a amputação é mais recomendada. Nos casos de envolvimento do canal medular pode haver necessidade de laminectomia.[108] O prognóstico é reservado principalmente para os tumores localizados no plexo e em raiz nervosa. Animais tratados conservadoramente continuam a piorar de maneira progressiva e muitos animais operados ficam bem por alguns meses e posteriormente apresentam metástase ou recidiva.[108,109]

Neurite de plexo braquial

Uma neurite de plexo braquial, rara e de causa desconhecida, tem sido descrita em cães associada ou não a reações alérgicas anteriores, como urticária e edema de face ou, ainda, relacionada com a ingestão de rações com proteínas de origem bovina ou equina. O sintoma clínico predominante é a atrofia simétrica bilateral e progressiva dos músculos dos membros torácicos, ocasionando fraqueza muscular sem alteração nos membros pélvicos.[33,114]

Embora em humanos existam relatos de reação alérgica prévia com vacinas, alguns animais podem desenvolver neurite de plexo braquial sem histórico de doença ou trauma anterior. A radiografia simples ou a mielografia descartam a possibilidade de compressão na intumescência cervicotorácica. Na EMG, observam-se potenciais de denervação dos músculos proximais e distais, diminuição da velocidade de condução nervosa motora e diminuição acentuada da amplitude, dependendo da fase. A resposta ao tratamento com corticosteroides é variável, mas os animais podem ter recuperação com dietas que tenham como fonte proteica o frango.[33,114]

Polirradiculoneurite

A polirradiculoneurite, também conhecida como polirradiculoneurite idiopática aguda, é a polineuropatia mais comum em cães e gatos. Inicialmente, foi descrita na América do Norte em cães de caça associada à mordida de um tipo de guaxinim, mas posteriormente observou-se que outros animais, sem histórico de contato prévio, também podiam desenvolver uma doença semelhante.[3,115]

É considerada correlata à doença de Guillain-Barré, que ocorre em humanos, e se caracteriza por paralisia flácida geralmente ascendente, que se inicia nos membros pélvicos e evolui para os torácicos, de progressão rápida que dura de horas a dias.[115–117] Alguns proprietários podem reclamar de agitação e hiperestesia aos estímulos sensitivos,[118] embora essa vocalização possa estar relacionada também com incapacidade de se colocar em postura de micção ou defecação, uma vez que ela diminui ao se corrigir o manejo.

Embora a etiopatogenia da doença não esteja totalmente elucidada, suspeita-se de uma alteração imunomediada principalmente nas raízes nervosas ventrais, ocasionando desmielinização e degeneração axonal.[33,115,117] Alguns cães suscetíveis podem desenvolver sintomatologia semelhante, quando entram em contato com a saliva de um tipo de guaxinim da América do Norte ou após vacinação, mas muitos não têm nenhum histórico prévio.[115–117,119,120]

No exame neurológico, os déficits variam de fraqueza muscular intensa a tetraplegia. Em alguns casos, pode ocorrer envolvimento de NC com atrofia dos músculos faciais, disfagia ou disfonia. Os reflexos medulares estão diminuídos ou ausentes, mas a sensibilidade a estímulos nocioceptivos se mantém preservada e alguns animais podem ainda manter a movimentação voluntária da cauda. Durante a evolução clínica, pode ocorrer atrofia muscular generalizada, mas em geral o animal ainda é capaz de se alimentar, se apoiado. Nos casos mais graves pode ocorrer paralisia respiratória e necessitar de respiração assistida.[115,116,121]

A suspeita de polirradiculoneurite é baseada no histórico de paralisia flácida ascendente, ausência ou diminuição dos reflexos medulares, como os reflexos flexor e patelar, com preservação da sensibilidade superficial e profunda. Deve-se fazer o diagnóstico diferencial principalmente para paralisia por carrapato, botulismo e miastenia *gravis* fulminante.[33,115,121] A síndrome intermediária por intoxicação por organofosforado também devem ser incluída nos animais com exposição prévia ao produto.

Os exames de imagem e laboratoriais não demonstram nenhuma alteração. O exame do liquor pode ser normal ou ocorrer aumento da proteína sem pleocitose.[33,115,121]

A biopsia de nervo periférico pode apresentar resultados variáveis e são observadas mínimas alterações na primeira semana e, muitas vezes, as alterações histológicas não são compatíveis com a gravidade clínica. Um infiltrado de linfócitos e células plasmáticas, sugerindo doença desmielinizante que afeta principalmente as raízes nervosas e os nervos motores próximos à medula espinal, é a alteração mais comum e, nos casos crônicos, observa-se um misto de degeneração axonal, desmielinização e remielinização.[33,115,116]

Os principais achados no exame eletroneuromiográfico geralmente ocorrem após 4 dias do início dos sintomas e incluem potenciais de denervação (onda aguda positiva, fibrilação) nos músculos, velocidade de condução nervosa motora normal, diminuição da amplitude dos potenciais de ação da unidade motora em vários nervos, ausência de onda F e aumento na relação da onda F dos nervos ciático e tibial. O aumento da latência e a diminuição da amplitude da onda F são fortemente sugestivos de polirradiloculoneurite.[117]

O tratamento baseia-se em manejo do animal em decúbito e ventilação assistida para os animais com dispneia e paralisia respiratória. O uso de corticosteroide não é indicado, pois não influencia a evolução clínica e, embora sua falta de eficácia não esteja clara, acredita-se que tenha um efeito negativo nos músculos denervados ou iniba os macrófagos no processo de reparação.[122]

Somente animais desidratados necessitam de fluidoterapia e antibióticos não devem ser ministrados profilaticamente. Os cuidados devem ser direcionados para evitar escaras e congestão pulmonar de decúbito, auxiliar na postura para defecação e micção e, em alguns casos, ajudar a alimentação. A fisioterapia é importante para diminuir a atrofia muscular neurogênica e manter a mobilidade articular.[3,115,121]

O uso de terapia com altas doses de imunoglobulinas ou plasmaférese, à semelhança do tratamento de Guillain-Barré em humanos, não é aplicável aos cães devido ao custo.[121,122] O prognóstico é bom para os animais que não desenvolvem complicações respiratórias e, na maioria dos casos, a remissão é espontânea. A melhora pode ser observada nas primeiras semanas do início dos sintomas ou demorar meses até a completa remissão.[115,121] Alguns animais podem ter recidiva e apresentar um quadro de polirradiculoneurite crônica.[3]

Neuropatias tóxicas e medicamentosas

Intoxicação por chumbo

A intoxicação crônica por chumbo é descrita como uma possível causa de polineuropatia tóxica, além de outras alterações neurológicas, como mudança de comportamento e convulsão, por inibir os grupos sulfidrila das enzimas essenciais do metabolismo celular levando, em última análise, a lesão do endotélio capilar, ruptura da barreira hematencefálica e edema e hemorragia cerebral.[123]

Tais animais podem apresentar tetraparesia ou tetraplegia com diminuição dos reflexos medulares, além de sintomas gastrintestinais, histeria, cegueira e convulsões.[123]

Intoxicações experimentais, por 40 semanas, foram incapazes de reproduzir a polineuropatia em cães, mesmo subclínica, sugerindo baixo risco para sua ocorrência,[124] embora a idade e a dieta possam influenciar sua absorção, tornando os animais jovens e com alimentação pobre em cálcio e rica em gorduras mais suscetíveis.[123]

O diagnóstico presuntivo pode ser realizado pelos sintomas clínicos e alterações laboratoriais, como eritroblastos no sangue periférico sem ocorrência de anemia, embora sua ausência não descarte a possibilidade. Radiografias do trato gastrintestinal podem ajudar a localizar o material radiopaco. A dosagem de chumbo sérico superior a 35 μg/dℓ ou de chumbo urinário superior a 75 μg/dℓ é fortemente sugestiva. Um teste de desafio é feito com um agente quelante, como o Ca-EDTA na dose de 110 mg/kg/dia (na dose máxima de 2 g/cão) diluído em solução de glicose a 5% na dose de 10 mg/mℓ, dividida em quatro aplicações, a cada 6 h. Coleta-se a urina de 24 h, e se houver concentração de chumbo urinário superior a 821 μg/dℓ é realizado o diagnóstico de intoxicação por chumbo.[123]

O tratamento é baseado no Ca-EDTA, conforme esquema anterior, durante 4 a 7 dias, dependendo da resposta. Um quelante oral, como a penicilamina, pode ser uma alternativa para os animais que não podem ser hospitalizados. A dose diária de 33 mg/kg/dia, geralmente dividida em quatro administrações, por 1 semana.

Posteriormente, aguarda-se 1 semana e reinicia-se a medicação, de preferência em jejum. Dosagens séricas de chumbo posteriores são importantes para monitorar o tratamento. Em casos de convulsão ou sintomas de edema cerebral, o uso de anticonvulsivantes, dexametasona e manitol, pode ser indicado. O prognóstico para a possível polineuropatia por chumbo é bom.[125]

Neuropatias associadas a quimioterápicos

Quimioterápicos, como o sulfato de vincristina e a cisplatina, são incriminados como potenciais causadores de polineuropatia em cães e gatos, embora não seja observada com frequência.[121,126,127] Quando ocorre, pode estar associada a uso crônico e os sintomas podem ser agudos e predominantes nos membros pélvicos.[121,127] Em um relato em cão, a neuropatia se iniciou após a décima sexta aplicação semanal de vincristina, quando se detectaram sinais de denervação, diminuição da velocidade de condução nervosa, da amplitude e dos potenciais de ação da unidade motora diminuído e polifásico com dispersão temporal. A biopsia do nervo fibular revelou grave degeneração axonal das fibras mielinizadas e fibrose do endoneuro.[127]

Não há tratamento específico e a melhora clínica ocorre após retirada ou diminuição da dose da medicação, embora possa demorar vários meses.[127]

Sua importância no diagnóstico diferencial da síndrome paraneoplásica e outras polineuropatias deve aumentar devido à maior utilização de esquemas e protocolos quimioterápicos para o tratamento das neoplasias.

Neuropatias metabólicas e endócrinas

Hiperglicemia

A hiperglicemia decorrente de diabetes *mellitus* pode causar neuropatia periférica, em gatos, que apresenta diversas semelhanças com a neuropatia diabética humana.[128-130] Sua incidência não foi estabelecida, mas acredita-se que seja superior a 8% nos gatos diabéticos.[131] Em cães, por outro lado, raramente causa sintomas clínicos, embora possam apresentar alterações eletroneuromiográficas.[132,133]

A etiopatogenia não está totalmente elucidada, mas várias alterações metabólicas e vasculares podem ser implicadas e incluem acúmulo de sorbitol, diminuição da bomba Na^+,K^+-ATPase-dependente, deficiência de fator de crescimento, glicosilação não enzimática de proteínas na mielina e tubulina e microangiopatia.[121,128,130]

Em gatos, os sintomas podem variar de andar rígido com dificuldade para pular, andar plantígrado, até ataxia ou paresia generalizada. Alguns animais podem apresentar sensibilidade à manipulação ou ao toque na extremidade dos membros, atrofia muscular, diminuição das reações posturais e hiporreflexia.[128-130] Os sintomas em cães geralmente são: fraqueza, atrofia muscular, hiporreflexia, hipotonia e eventualmente déficit proprioceptivo.[121,133]

O diagnóstico de diabetes *mellitus* pode ser realizado pelo histórico de poliúria, polidipsia, polifagia, obesidade ou emagrecimento, com hiperglicemia em jejum e glicosúria, além de frutosamina sérica elevada nos pacientes mal controlados.[121]

As alterações eletroneuromiográficas incluem potenciais anormais (fibrilação e ondas agudas positivas) em alguns músculos, alteração na velocidade de condução nervosa, principalmente motora, e diminuição da amplitude do potencial evocado nos casos mais graves.[128,132,133] Na biopsia do nervo, podem-se observar desmielinização e remielinização acompanhada de degeneração e regeneração axonal.[130,133]

O tratamento é direcionado para o controle glicêmico com dieta e insulinoterapia. Geralmente há melhora das alterações neurológicas, embora alguns animais possam apresentar déficits residuais.[33,121,131] Em gatos, a acetil-L-carnitina vem sendo utilizada experimentalmente e parece melhorar os sintomas de neuropatia.[131]

Hipotireoidismo

O hipotireoidismo é frequentemente incluído como causa de neuropatia em cães, mas não há estudos conclusivos sobre a sua relação com a doença. Geralmente as alterações estão relacionadas com o SNP, mas também pode causar alterações centrais.[44,45,66,131,134,135]

A etiopatogenia da neuropatia ainda não está totalmente elucidada, mas acredita-se que esteja relacionada com compressão do nervo pelo acúmulo de depósitos de mucina, alteração do metabolismo das células de Schwann com desmielinização ou alterações metabólicas, como deficiência de ATP na bomba Na^+,K^+ e, consequentemente, diminuição do transporte axonal e lesão do nervo periférico.[44,48,66,121,134]

Recentemente, em um estudo experimental em cães com hipotireoidismo crônico provocado com irradiação da tireoide, não foram observadas alterações clínicas nem eletrofisiológicas de neuropatia. Entre as possíveis explicações incluem-se o fato de que o hipotireoidismo não teria impacto nas funções fisiológicas do nervo periférico, mas poderia diminuir sua capacidade regenerativa após lesão ou ausência de um componente imunomediado, uma vez que cerca de metade dos cães com hipotireoidismo espontâneo tem como causa a tireoidite linfocítica plasmocítica.[48]

Os sintomas comuns de hipotireoidismo incluem letargia, obesidade e alterações dermatológicas, como alopecia, baixa qualidade do pelame e hiperpigmentação, além de intolerância ao exercício.[66,136] Esses sintomas nem sempre são observados ou precedem a alteração neurológica.[44,136,137] Animais adultos ou idosos e de raças grandes tendem a ser mais acometidos.[44,121,136,137]

Entre as principais neuropatias associadas ao hipotireoidismo, a mais comum é a fraqueza generalizada, com déficits proprioceptivos e diminuição dos reflexos em todos os membros, podendo evoluir para paraparesia ou tetraparesia em algumas semanas. As alterações periféricas de NC também podem ocorrer e incluem principalmente vestibulopatia periférica, paralisia laríngea e megaesôfago.[44,136,137]

O diagnóstico é baseado nas dosagens séricas de T4, T4 livre por diálise e TSH e, muitas vezes, na resposta terapêutica. A maioria dos animais apresentam hipercolesterolemia e hiperlipidemia e eventualmente aumento da CK, hiperglicemia e anemia branda.[136,137] Na eletroneuromiografia, podem-se observar potenciais espontâneos (fibrilação e ondas agudas positivas) em alguns músculos, diminuição da velocidade de condução nervosa motora, principalmente do nervo tibial, e diminuição da amplitude do potencial de ação da unidade motora.[121,137]

O tratamento com levotiroxina, na dose de 0,02 mg/kg, a cada 12 h, pode melhorar os déficits neurológicos de fraqueza ou paresia na primeira semana, mas pode levar até 2 meses até a completa remissão. Por outro lado, a melhora das alterações de NC, como a vestibulopatia, pode demorar alguns meses ou persistir indefinidamente, enquanto a paralisia laríngea e o megaesôfago podem não responder ao tratamento.[44,45,66,121,136,137]

Síndrome paraneoplásica

A síndrome paraneoplásica é um conjunto de alterações ou sintomas que ocorrem longe do local da neoplasia, sem existir associação direta a sua invasão, metástase ou tratamento.[138,139]

As principais síndromes paraneoplásicas reconhecidas em medicina veterinária são:

- Hipercalcemia
- Hipoglicemia
- Caquexia
- Anemia.[138]

Por outro lado, aquelas relacionadas com o SNP são consideradas raras, com exceção de timoma e insulinoma, que causam a miastenia *gravis* e a neuropatia associada à hipoglicemia, respectivamente.[139–142]

O mecanismo pelo qual os tumores causam lesões paraneoplásicas ainda não foi totalmente elucidado, mas a hipótese corrente é que esteja relacionado com mecanismos imunomediados, com produção de anticorpos contra o tumor que se assemelham aos antígenos dos órgão-alvo.[121,139]

Mesmo não sendo observadas clinicamente, cerca de 75% dos animais com neoplasia apresentam lesões de desmielinização, remielinização e degeneração axonal nos nervos periféricos, principalmente no nervo fibular.[143] São raros os relatos de tumores incriminados em causar síndrome paraneoplásica no SNP de cães e gatos e incluem:

- Insulinoma
- Adenoma mamário
- Adenoma broncogênico
- Linfoma
- Mieloma múltiplo
- Timoma.[140–142,144–147]

O diagnóstico das neuropatias associadas às neoplasias é difícil e estas devem ser diferenciadas de outras causas de neuropatias mais comuns. Exames de rotina, como hemograma e dosagem sérica de ureia, creatinina, alanina aminotransferase (ALT) e fosfatase alcalina são de pouca ajuda na maioria dos casos de neuropatia. Exames de imagem, como ultrassonografia, radiografia, TC ou RM podem auxiliar na detecção e biopsia de eventuais formações.[140,142,144–146]

As alterações eletroneuromiográficas e a biopsia do nervo não são específicas, mas podem confirmar o envolvimento da inervação periférica ou da junção neuromuscular. Outros exames, como eletroforese de proteína, biopsia da medula óssea e citologia de linfonodo também podem auxiliar na pesquisa de alguns tumores, e a glicemia com dosagem de insulina e dos anticorpos contra receptores de acetilcolina deve ser realizada na suspeita de insulinoma e timoma, respectivamente.[121,139–142,144,147]

Em teoria, o tratamento é a retirada do tumor, mas na maioria dos casos os sintomas podem persistir indefinidamente ou necessitar de tratamento crônico, como na miastenia *gravis*.[140–142,144,146] Nos poucos relatos de melhora incluem-se um caso de mieloma múltiplo e outro com adenoma mamário e tumor pulmonar primário.[145,147]

Hipomielinogênese periférica

A hipomielinogênese central é uma doença caracterizada por alteração da mielinização, provavelmente de causa hereditária, ocasionalmente descrita em filhotes de Weimaraner, Dálmata, English Springer Spaniels, Chow-chow, Samoieda, Montanhês de Berna e cães sem raça definida (SRD). A forma periférica é mais rara e primeiramente descrita em Golden Retrievers.[148,149]

Os sintomas apareceram antes dos 2 meses de idade e se caracterizaram por tremores, ataxia de membros pélvicos e por andar semelhante ao do coelho. Os reflexos miotáticos são variáveis, sendo de diminuídos a normais, e pode não ocorrer comprometimento dos NC. Na EMG observam-se poucos potenciais de denervação e diminuição da velocidade de condução nervosa motora com amplitude dos potenciais evocados extremamente diminuída, compatível com doença desmielinizante. Na biopsia dos nervos, a ausência de mielina sem alteração ou indício de degeneração é o principal achado. Não há tratamento específico e o prognóstico para a recuperação é mau, mas os animais podem ter qualidade de vida aceitável.[149]

Neuropatias sensoriais

As neuropatias que acometem predominantemente as vias sensitivas são raras e geralmente têm origem hereditária. São descritas em algumas raças, como Dachshund de pelo longo, Border Collie e Husky Siberiano. Os sintomas clínicos incluem déficits proprioceptivos, diminuição da sensibilidade, incontinência urinária e fecal e automutilação. Na EMG, não se observam potenciais espontâneos ou alteração da velocidade de condução nervosa motora ou de seu potencial de ação, mas pode ocorrer diminuição da velocidade de condução nervosa sensitiva ou, por vezes, os potenciais de ação sensitivos estão ausentes, dependendo do grau da doença. Histologicamente, há diminuição das fibras sensoriais mielinizadas e não mielinizadas, provavelmente decorrente de degeneração axonal, mais grave nas porções distais, sugerindo axonopatia distal. Não há tratamento específico para a doença.[150,151]

Eventualmente, alguns animais adultos podem apresentar neuropatias sensoriais adquiridas devido a traumas e compressões e apresentar sintomas de automutilação.

▪ Doenças sinápticas

Miastenia gravis

A miastenia *gravis* é uma doença da junção neuromuscular comum em cães e relativamente rara em gatos. As formas focal, generalizada e aguda fulminante são as três apresentações clínicas descritas em cães.[72,152–154]

A focal é caracterizada por fraqueza dos músculos facial, faríngeo, laríngeo ou megaesôfago sem envolvimento dos membros e ocorre em cerca de 40% dos casos. A generalizada é a manifestação clássica da doença e pode ser observada em quase 60% dos animais, com fraqueza dos membros, que pioram com exercícios e melhoram com o repouso. A miastenia *gravis* fulminante é rara, geralmente associada ao timoma, que causa a rápida paralisia flácida dos membros e músculos respiratórios em poucos dias.[72,152–154]

A real incidência da miastenia *gravis* não é conhecida em cães e gatos, mas um estudo retrospectivo com 8.330 amostras de soro de cães com fraqueza muscular, intolerância ao exercício ou megaesôfago, 1.154 animais apresentaram títulos de anticorpos contra receptores de acetilcolina (RACh) superiores aos considerados diagnósticos. Em gatos, de 615 amostras com sintomas semelhantes, 105 tiveram títulos compatíveis com miastenia *gravis*.[152,155]

Pode ser congênita, na qual os sintomas aparecem nas primeiras semanas de idade, ou adquirida, acometendo geralmente animais entre 8 meses e 13 anos de idade. Em cães, a miastenia *gravis* adquirida apresenta distribuição bimodal, ou seja, acomete principalmente animais jovens (pico com 3 anos de idade) ou geriátricos (pico com 10 anos de idade). Em gatos, a incidência é maior nos animais com mais de 3 anos de idade.[152,155,156]

Cães de grande porte parecem ter predisposição para a miastenia *gravis* adquirida, enquanto Jack Russel Terrier é considerado raça de alto risco para a miastenia *gravis* congênita; outras raças descritas que apresentam miastenia *gravis* adquirida são os English Springer Spaniels e Fox Terriers de pelo curto.[156,157] Embora as raças com maior morbidade sejam Pastor-alemão, Golden Retriever, raças cruzadas, Labrador Retriever e Dachshund, o maior risco relativo são para as raças Akita, cães do grupo Terrier, Scottish Terriers, Pointer-alemão de pelo curto e Chihuahuas.[152] Em gatos, somente os Abissínios e Somálios apresentam risco relativamente alto.[155]

A patogenia da miastenia *gravis* está relacionada com falta ou diminuição de receptores nicotínicos para acetilcolina na junção neuromuscular, sendo a forma congênita relacionada com um gene autossômico recessivo, ocasionando deficiência ou anormalidade dos receptores colinérgicos pós-sinápticos, diferindo da forma adquirida na qual há produção de anticorpos contra esses receptores. Alguns gatos hipertireóideos tratados com metimazol foram relacionados com o desenvolvimento de miastenia *gravis* adquirida.[156–158]

Os sintomas variam com a forma clínica e vão desde diminuição do reflexo palpebral a disfagia, disfonia ou fraqueza muscular generalizada. Os músculos envolvidos podem ser fatigados com exercícios e retornar à função após breve repouso. O megaesôfago parece ser uma alteração comum da miastenia *gravis* e pode ser observado em pelo menos 80% dos casos confirmados.[72,152,153]

O diagnóstico definitivo é realizado pela dosagem sérica de anticorpos contra RACh, mas como é espécie-específico, deve ser encaminhado para um centro de referência, como o Comparative Neuromuscular Laboratory.*

Concentrações superiores a 0,6 nmol/ℓ, no cão, e 0,3 nmol/ℓ, no gato, são consideradas diagnósticas, mas devem ser apuradas antes do tratamento com corticosteroides. Apenas cerca de 2% dos cães com miastenia *gravis* podem ser sorologicamente negativos ou não apresentar títulos na primeira dosagem.[157]

O teste de desafio com anticolinesterásico é uma opção para um diagnóstico terapêutico, até que seja realizado a dosagem de anticorpos contra RACh. Ele pode ser realizado com o cloridrato de edrofônio (0,1 a 0,2 mg/kg IV, no cão, e 0,25 a 0,5 mg/gato IV) ou o metilsulfato de neostigmina (20 μg/kg IV ou 40 μg/kg, por via intramuscular [IM]). É recomendado utilizar sulfato de atropina previamente (0,02 a 0,04 mg/kg SC) para evitar os efeitos muscarínicos, como salivação, aumento da secreção brônquica e do trânsito gastrintestinal. O teste é considerado positivo se houver melhora evidente na força muscular. Por outro lado, outras miopatias e doenças da junção neuromuscular podem responder parcialmente ao teste e a ausência de melhora não excluiu a miastenia *gravis*.[157,158]

O tratamento é com anticolinesterásico oral, como o brometo de piridostigmina (1 a 3 mg/kg, a cada 8 ou 12 h). A dose inicial deve ser baixa e ajustada de acordo com o paciente. Sinais de intoxicação incluem náuseas, diarreia, excesso de produção de saliva e lágrima, e como sintomas de crise colinérgica, fraqueza por fadiga da membrana pós-sináptica da junção neuromuscular.[157] Como muitos animais podem apresentar concomitante dilatação esofágica, desidratação e pneumonia aspirativa, o tratamento de suporte deve ser realizado em conjunto.

O uso de corticosteroides é feito particularmente nos casos em que a resposta aos anticolinesterásicos não é adequada. Como pode causar piora na fraqueza muscular no início do tratamento, recomenda-se iniciar com dose baixa de prednisona (0,5 mg/kg, a cada 48 h) e aumentar de maneira gradativa até a resposta clínica. Uma alternativa é a azatioprina que se reserva aos casos em que os corticosteroides são contraindicados.[157,159]

O prognóstico para animais sem dilatação esofágica e sintomas de regurgitação é bom, com remissão espontânea em quase 90% dos casos em um período de 6 a 7 meses.[160] Para animais com megaesôfago, o prognóstico é variável devido à dificuldade de manejo e às complicações como pneumonia aspirativa, mas eventualmente pode melhorar com tratamento.[157]

Botulismo

A toxina botulínica é uma exotoxina produzida por *Clostridium botulinum*, uma bactéria anaeróbia, gram-positiva, que pode se apresentar tanto na forma esporulada como vegetativa. Esta toxina interfere na liberação da acetilcolina dos neurônios colinérgicos da junção neuromuscular e sinapses autonômicas. Existem diversos tipos de toxina botulínica conhecida, sendo o cão sensível principalmente à toxina tipo C.[161,162]

Os animais apresentam paralisia flácida, geralmente ascendente e de evolução rápida, com ausência ou diminuição dos reflexos miotáticos. Alguns animais não perdem a capacidade de movimentação voluntária da cauda, indicando que não há comprometimento dos tratos motores da medula espinal. Midríase pouco responsiva pode ser observada em alguns animais devido à inibição da liberação de acetilcolina pelas vias parassimpáticas que inervam a íris. Alguns animais podem apresentar dilatação esofágica, disfonia, disfagia e, nos casos mais graves, paralisia da musculatura respiratória. A gravidade está diretamente relacionada com a quantidade de toxina ingerida e as complicações como pneumonia aspirativa.[18,123,163]

O diagnóstico é baseado em histórico e exame físico, uma vez que ensaios biológicos e isolamento da toxina não são rotineiros. Os animais suspeitos devem ser questionados quanto à possibilidade de ingestão de toxina botulínica, geralmente em alimentos putrefatos e em condições anaeróbias, como carcaças e alimentos enterrados.[162] O diagnóstico diferencial inclui polirradiculoneurite, paralisia por carrapato, síndrome intermediária por intoxicação por organofosforado e miastenia *gravis* fulminante.

Na eletroneuromiografia, observam-se potenciais anormais, como aumento da atividade insercional e potenciais de fibrilação, provavelmente por interferir em fatores tróficos dos motoneurônios, diminuição da velocidade de condução nervosa motora e sensitiva, além de diminuição da amplitude dos potenciais de ação da unidade motora, principalmente no nervo ulnar.[163] Se um diagnóstico conclusivo for necessário, o isolamento da toxina poderá ser realizado no início da doença, em soro, fezes ou material estomacal para ensaio biológico, mas não é feito de rotina.[123,162]

O tratamento para botulismo é basicamente de suporte, com fluidoterapia e manejo. O uso de antibióticos betalactâmicos, como a penicilina, é controverso, uma vez que a doença é ocasionada geralmente pela ingestão de toxina pré-formada e pelo fato de não haver colonização gastrintestinal da bactéria.[157,162]

*Para maiores informações consulte http://vetneuromuscular.ucsd.edu/.

A antitoxina botulínica é efetiva apenas para neutralizar as toxinas que não foram absorvidas pelo sistema nervoso e, por isto, seu uso é motivo de discussão. Pode ser útil principalmente nos casos mais graves, se administrada precocemente, de preferência nos primeiros 5 dias, e deve conter antitoxina para o tipo C1.[162] Os animais geralmente apresentam melhora clínica nas primeiras semanas, dependendo da quantidade de toxina ingerida.[162,163]

Paralisia por carrapato

Embora a sintomatologia dos animais com paralisia por carrapato se assemelhe muito à da polirradiculoneurite, dificultando sua diferenciação, ela é uma doença classicamente da junção neuromuscular.

Diversos carrapatos estão implicados na doença e os principais representantes incluem *Dermacentor variabilis* e *Dermacentor andersoni* na América do Norte e *Ixodes holocyclus* na Austrália.[164] Na America do Sul, há relatos de paralisia associados a *Amblyomma cajannense* em bovinos, ovelhas e caprinos, *A. maculatum* em humanos e cães, e *A. ovale* em humanos, mas em nenhum dos casos foi comprovado experimentalmente.[165,166]

Os carrapatos adultos, principalmente as fêmeas, produzem uma neurotoxina salivar que interfere na liberação da acetilcolina na junção neuromuscular, diminuindo a contração muscular.[166] Porém, nem todos os animais infestados tornam-se paralisados e aparentemente os gatos parecem ser mais resistentes a esta doença, embora também sejam acometidos.[18,167]

Os animais suscetíveis desenvolvem paralisia ascendente que se inicia nos membros pélvicos e evolui para os torácicos em 24 a 72 h, com ausência ou diminuição dos reflexos medulares e vias sensitivas preservadas. Pode haver comprometimento da musculatura facial e da mandíbula e os animais podem vir a óbito por paralisia respiratória.[18,164]

Embora a paralisia generalizada seja mais comum, recentemente foi descrita uma alteração neurológica focal e assimétrica em cerca de 10% dos cães e gatos associada a *Ixodes holocyclus*, caracterizada por paralisia facial, alteração unilateral do reflexo cutâneo do tronco (reflexo do panículo), anisocoria ou síndrome de Horner, que responderam com a retirada do carrapato.[167]

O diagnóstico é baseado principalmente no exame físico com a existência de ectoparasita e a melhora após a sua remoção. Animais com paralisia flácida devem ser cuidadosamente examinados, principalmente entre os dígitos e condutos auditivos, e diferenciados de polirradiculoneurite, botulismo, síndrome intermediária por intoxicação por organofosforado e miastenia *gravis* fulminante.

Na EMG pode haver poucos potenciais espontâneos, potenciais de ação da unidade motora após estimulação nervosa direta diminuídos ou ausentes, velocidade de condução nervosa motora e sensitiva normal ou diminuída, mas com latência e relação da onda F normais.[18,121]

O tratamento é a retirada dos carrapatos e o tempo de recuperação depende do tipo de carrapato implicado. Na infestação por *Dermacentor*, a melhora ocorre geralmente após 24 a 72 h e por *Ixodes* pode levar vários dias.[157] Não há estudos relacionados com o tempo de recuperação com os demais gêneros ou espécies de carrapatos.

O uso de soro antitoxina é feito apenas na Austrália, onde os animais apresentam sintomas mais graves, com mortalidade em cerca de 5% dos casos, mas à semelhança do uso de dexametasona ou maleato de acepromazina, não parece influenciar mortalidade ou recuperação do paciente.[164] O controle preventivo, mesmo com os novos produtos carrapaticidas, não confere completa proteção e os organofosforados devem ser usados com cautela, pois podem piorar a disfunção na junção neuromuscular.[3,164]

Intoxicação por organofosforado | Síndrome intermediária e neuropatia tardia

Os organofosforados e os carbamatos causam fosforilação das acetilcolinesterases, inibindo sua função e, consequentemente, há diminuição da degradação da acetilcolina na junção neuromuscular. Dois tipos de neuropatias são associados a sua exposição, denominadas síndrome intermediária e neuropatia tardia induzida por organofosforado.[18,123,168,169]

A síndrome intermediária ocorre 7 a 96 h após uma crise colinérgica aguda e é relacionada com a estimulação excessiva dos receptores colinérgicos nicotínicos da junção neuromuscular que causa sua fadiga e fraqueza muscular que pode piorar ao exercício, semelhante à síndrome miastênica. Os sintomas de intoxicação aguda, relacionados com a estimulação muscarínica (salivação, miose, alterações gastrintestinais e convulsões) e nicotínica (tremores musculares), podem ou não preceder a fraqueza muscular. Os membros torácicos e os músculos do pescoço podem ser envolvidos primeiro, antes de evoluir para tetraplegia com diminuição ou ausência de reflexos nos membros.[157,168,169]

A neuropatia tardia induzida por organofosforado ocorre dias ou semanas após a intoxicação ou por exposição crônica a baixas doses e ocasiona degeneração axonal ascendente dos nervos motores, iniciando-se no nervo periférico, seguindo em direção aos nervos motores da medula espinal, conhecida como neuropatia ascendente. Os sintomas em cães são andar rígido, fraqueza e tremores musculares, e, os gatos, que são mais suscetíveis, inicialmente apresentam andar plantígrado e ventroflexão do pescoço que também podem evoluir para tetraparesia ou tetraplegia.[18,123]

O diagnóstico geralmente é clínico, baseado em histórico, sintomas e resposta terapêutica, mas pode ser realizado pela dosagem da acetilcolinesterase no sangue. Animais intoxicados apresentam concentrações de acetilcolinesterase inferiores a 25% do normal. Outra possibilidade é a detecção do organofosforado na carcaça ou em alimentos, mas não é rotina.[170]

Animais com tetraplegia devem ser monitorados para uma possível paralisia dos músculos respiratórios e, se necessário, intubados e receber oxigenoterapia assistida. Caso a fonte de intoxicação seja cutânea, os animais devem ser banhados para diminuir a absorção cutânea.

O tratamento com anticolinérgico como a atropina é utilizada apenas durante a intoxicação aguda e deve-se lembrar de que ela não reverte os sintomas nicotínicos. Devem ser aplicados 25% da dose, de 0,025 a 0,05 mg/kg IV, e o restante por via subcutânea a cada 3 ou 6 h, até que haja dilatação das pupilas e diminuição da salivação.[170] Por outro lado, o cloridrato de pralidoxima, na dose de 10 a 50 mg/kg, diluído em solução fisiológica para uma concentração de 10% IV ou IM, pode ser útil tanto na fase aguda como para tentar evitar a síndrome intermediária.[18,169,170]

Alguns anti-histamínicos com efeito antinicotínico como a difenidramina (4 mg/kg por via oral [VO], a cada 8 h), também podem ser utilizados para prevenir os efeitos da estimulação excessiva da junção neuromuscular e sua fadiga, mas devem ser evitados em animais com paralisia grave, pois podem causar bloqueio da musculatura respiratória.[152,157,168,170,171] Além disso, a despeito da fraqueza muscular semelhante a uma crise miastênica, o uso de anticolinesterásicos também é contraindicado nos casos de suspeita de síndrome intermediária, pois podem piorar a fraqueza muscular.[171]

Referências

1. Fernandes E *et al.* Neurosurgery of the peripheral nervous system – Part I: Basic anatomic concepts. Surg Neurol. 1996;46(1): 47-8.
2. De Lahunta A, Glass E. Veterinary neuroanatomy and clinical neurology. 3. ed. St. Louis: Saunders; 2008.
3. Duncan I. Peripheral neuropathy in the dog and cat. Progr Vet Neurol. 1991;2(2):111-28.
4. Welch JA. Peripheral nerve injury. Semin Vet Med Surg (Small Anim). 1996;11(4): 273-84.
5. Garosi L. Lesion localization and differential diagnosis. In: Platt S, Olby N (eds.) BSAVA Manual of canine and feline neurology. 3. ed. Quedgeley: BSAVA; 2004. p. 24-34.
6. De Lahunta A. Letter to the Editor: Feline nerve sheath tumors *versus* feline peripheral nerve sheath tumors. Vet Pathol. 2010;47(4): 758.
7. Jeffery N. Peripheral neuropathies in small animals. In Pract 1999;21(1): 10-8.
8. Feitosa M *et al.* Determinação da velocidade de condução nervosa motora dos nervos radial e ulnar de cães clinicamente sadios. Arq Bras Med Vet Zootec. 2000;52(1): 185-90.
9. Feitosa M *et al.* Determinação da velocidade de condução nervosa motora dos nervos tibial e peroneal de cães clinicamente sadios. Ars Vet. 2000;16(2): 83-91.
10. Feitosa M *et al.* Determinação da velocidade de condução nervosa sensitiva dos nervos radial e ulnar de cães clinicamente sadios. Veterinária Notícias. 2001;7(1): 45-52.
11. Feitosa M*et al.* Padronização da determinação da velocidade de condução nervosa sensitiva dos nervos tibial e peroneal de cães clinicamente sadios, pela utilização de eletrodos de superfície. Arq Bras Med Vet Zootec. 2002;54(2): 127-32.
12. Penderis J. Common cranial nerve disorders in dogs and cats 1. CN I to IV and CN VI. In Pract. 2003;25(4): 178-89.
13. Snyder J *et al.* Canine intracranial primary neoplasia: 173 cases (1986-2003). J Vet Intern Med. 2006;20(3): 669-75.
14. Ezeh P *et al.* Effects of steroids on the olfactory function of the dog. Physiol Behav. 1992;51(6): 1183-7.
15. Myers L *et al.* Anosmia associated with canine distemper. Am J Vet Res. 1988;49(8): 1295-7.
16. Jeffrey N. Neurological abnormalities of the head and face. In: Platt S, Olby N, (eds). BSAVA Manual of canine and feline neurology. 3. ed. Quedgeley: BSAVA; 2004. p. 172-88.
17. Penderis J. Disorders of eyes and vision. In: Platt S, Olby N (eds.) BSAVA Manual of canine and feline neurology. 3. ed. Quedgeley: BSAVA; 2004. p. 133-54.
18. Braund KG. Idipathic and exogenous causes of neuropathies in dog and cats. Vet Med. 1996;91(8): 755-69.
19. Nell B. Optic neuritis in dogs and cats. Vet Clin North Am Small Anim Pract 2008;38(2): 403-15.
20. Montgomery K, van der Woerdt A, Cottrill N. Acute blindness in dogs: sudden acquired retinal degeneration syndrome versus neurological disease (140 cases, 2000–2006). Vet Ophthalmol. 2008;11(5): 314-20.
21. Levine J *et al.* Comparative anatomy of the horse, ox, and dog: the brain and associated vessels. Compend Contin Educ Pract Vet Equine. 2008;3(3):153-63.
22. Batocchi A *et al.* Ocular palsies in the absence of other neurological or ocular symptoms: analysis of 105 cases. J Neurol. 1997;244(10):639-645.
23. Rush J, Younge B. Paralysis of cranial nerves III, IV, and VI: cause and prognosis in 1,000 cases. Archives of Ophthalmology. 1981;99(1): 76-9.
24. Hernández-Guerra AM *et al.* Computed tomographic diagnosis of unilateral cavernous sinus syndrome caused by a chondrosarcoma in a dog: a case report. Vet J. 2007;174(1): 206-8.
25. Theisen S *et al.* A retrospective study of cavernous sinus syndrome in 4 dogs and 8 cats. J Vet Intern Med. 1996;10(2): 65-71.
26. Tidwell A, Ross L, Kleine L. Computed tomography and magnetic resonance imaging of cavernous sinus enlargement in a dog with unilateral exophthalmos. Vet Radiol Ultrasound. 1997;38(5): 363-70.
27. Rusbridge C, Jeffery N. Pathophysiology and treatment of neuropathic pain associated with syringomyelia. Vet J. 2008;175(2): 164-72.
28. Mayhew P, Bush W, Glass E. Trigeminal neuropathy in dogs: a retrospective study of 29 cases (1991-2000). J Am Anim Hosp Assoc. 2002;38(3): 262-70.
29. Penderis J. Common cranial nerve disorders in dogs and cats 2. CN V and CN VII. In Pract. 2003;25(5): 256-63.
30. Bagley R *et al.* Clinical features of trigeminal nerve-sheath tumor in 10 dogs. J Am Anim Hosp Assoc. 1998;34(1): 19-25.
31. Schultz R *et al.* Magnetic resonance imaging of acquired trigeminal nerve disorders in six dogs. Vet Radiol Ultrasound 2007;48(2): 101-4.
32. Pfaff A, March P, Fishman C. Acute bilateral trigeminal neuropathy associated with nervous system lymphosarcoma in a dog. J Am Anim Hosp Assoc. 2000;36(1): 57-61.
33. Braund KG. Endogenous causes of neuropathies in dog and cats. Vet Med. 1996;91(8): 740-54.
34. Rusbridge C *et al.* Feline orofacial pain syndrome (FOPS): a retrospective study of 113 cases. J Feline Med Surg. 2010;12(6): 498-508.
35. Cashmore R *et al.* Clinical diagnosis and treatment of suspected neuropathic pain in three dogs. Aust Vet J. 2009;87(1-2): 45-50.
36. Rusbridge C *et al.* Syringohydromyelia in cavalier King Charles spaniels. J Am Anim Hosp Assoc. 2000;36(1): 34-41.
37. Varejão ASP, Muñoz A, Lorenzo V. Magnetic resonance imaging of the intratemporal facial nerve in idiopathic facial paralysis in the dog. Vet Radiol Ultrasound 2006;47(4): 328-33.
38. Cook L. Neurologic evaluation of the ear. Vet Clin North Am Small Anim Pract. 2004;34(2): 425-35.
39. Kern T, Erb H. Facial neuropathy in dogs and cats: 95 cases (1975-1985). J Am Vet Med Assoc. 1987;191(12): 1604-9.
40. Devitt C *et al.* Passive drainage *versus* primary closure after total ear canal ablation-lateral bulla osteotomy in dogs: 59 dogs (1985–1995). Vet Surg. 1997;26(3): 210-6.
41. Bacon N, Gilbert R, Bostock D, White R. Total ear canal ablation in the cat: indications, morbidity and long-term survival. J Small Anim Pract. 2003;44(10): 430-4.
42. Gotthelf L. Diagnosis and treatment of otitis media in dogs and cats. Vet Clin North Am Small Anim Pract. 2004;34(2): 469-87.
43. Braund K *et al.* Insulinoma and subclinical peripheral neuropathy in two dogs. J Vet Intern Med. 1987;1(2): 86-90.
44. Jaggy A *et al.* Neurological manifestations of hypothyroidism: a retrospective study of 29 dogs. J Vet Intern Med. 1994;8(5): 328-36.
45. Vitale C, Olby N. Neurologic dysfunction in hypothyroid, hyperlipidemic Labrador Retrievers. J Vet Intern Med. 2007;21(6): 1316-22.
46. Rohleder J *et al.* Comparative performance of radiography and computed tomography in the diagnosis of middle ear disease in 31 dogs. Vet Radiol Ultrasound. 2006;47(1): 45-52.
47. Wright J. Ultrastructural findings in idiopathic facial paralysis in the dog. J Comp Pathol 1988;98(1):111-5.
48. Rossmeisl Jr JH. Resistance of the Peripheral Nervous System to the Effects of Chronic Canine Hypothyroidism. J Vet Intern Med. 2010;24(4): 875-81.
49. Ramsey M *et al.* Corticosteroid treatment for idiopathic facial nerve paralysis: a meta-analysis. The Laryngoscope. 2000;110(3): 335-41.
50. Strain G. Aetiology, prevalence and diagnosis of deafness in dogs and cats. Br Vet J. 1996;152(1): 17-36.
51. Penderis J. Common cranial nerve disorders in dogs and cats 3. CN VIII to XII. In Pract 2003;25(6): 342-349.
52. Strain GM. Deafness prevalence and pigmentation and gender associations in dog breeds at risk. Vet J. 2004;167(1): 32.
53. Wilkes M, Palmer A. Congenital deafness and vestibular deficit in the dobermann. J Small Anim Pract. 1992;33(5): 218-24.
54. Kent M, Platt S, Schatzberg S. The neurology of balance: Function and dysfunction of the vestibular system in dogs and cats. Vet J. 2009; Article in Press, Corrected Proof(doi:10.1016/j.tvjl.2009.10.029).
55. Garosi L. Vestibular disease in dogs and cats. In Pract. 2007;29(3): 151-157.
56. Rossmeisl Jr JH. Vestibular disease in dogs and cats. Vet Clin North Am Small Anim Pract. 2010;40(1): 81-100.
57. Troxel M, Drobatz K, Vite C. Signs of neurologic dysfunction in dogs with central *versus* peripheral vestibular disease. J Am Vet Med Assoc. 2005;227(4): 570-4.
58. Muñana KR. Head tilt and nistagmus. In: Platt S, Olby N (eds.) BSAVA Manual of canine and feline neurology. 3. ed. Quedgeley: BSAVA; 2004. p. 155-71.
59. Negrin A *et al.* Clinical signs, magnetic resonance imaging findings and outcome in 77 cats with vestibular disease: a retrospective study. J Feline Med Surg. 2010;12(4): 291-9.
60. Garosi L *et al.* Results of magnetic resonance imaging in dogs with vestibular disorders: 85 cases (1996-1999). J Am Vet Med Assoc. 2001;218(3): 385-91.

61. LeCouteur R. Feline vestibular diseases- new developments. J Feline Med Surg 2003;5(2): 101-8.
62. Forbes S, Cook Jr J. Congenital peripheral vestibular disease attributed to lymphocytic labyrinthitis in two related litters of Doberman pinscher pups. J Am Vet Med Assoc.1991;198(3): 447-9.
63. Fan T, de Lorimier L. Inflammatory polyps and aural neoplasia. Vet Clin North Am Small Anim Pract. 2004;34(2): 489-509.
64. Anderson D, White R, Robinson R. Management of inflammatory polyps in 37 cats. Vet Rec. 2000;147(24): 684-7.
65. London C *et al.* Evaluation of dogs and cats with tumors of the ear canal: 145 cases (1978-1992). J Am Vet Med Assoc. 1996;208(9): 1413-8.
66. Panciera D. Hypothyroidism in dogs: 66 cases (1987-1992). J Am Vet Med Assoc. 1994;204(5): 761-7.
67. Niles J *et al.* Resolution of dysphagia following cricopharyngeal myectomy in six young dogs. J Small Anim Pract. 2001;42(1): 32-5.
68. Warnock J *et al.* Surgical management of cricopharyngeal dysphagia in dogs: 14 cases (1989-2001). J Am Vet Med Assoc 2003;223(10): 1462-8.
69. Kogan D *et al.* Etiology and clinical outcome in dogs with aspiration pneumonia: 88 cases (2004–2006). J Am Vet Med Assoc. 2008;233(11): 1748-155.
70. Papazoglou L, Mann F, Warnock J, Song K. Cricopharyngeal dysphagia in dogs: the lateral approach for surgical management. Compendium: Continuing Education for Veterinarians. 2006;28(10): 696-704.
71. Ryckman L *et al.* Dysphagia as the primary clinical abnormality in two dogs with inflammatory myopathy. Journal of the American Veterinary Medical Association. 2005;226(9): 1519-23.
72. Shelton G, Willard M, Ill G, Lindstrom J. Acquired myasthenia gravis-selective involvement of esophageal,pharyngeal, and facial muscles. J Vet Intern Med. 1990;4:281-4.
73. Bruchim Y, Kushnir A, Shamir M. L-thyroxine responsive cricopharyngeal achalasia associated with hypothyroidism in a dog. J Small Anim Pract 2005;46(11): 553-4.
74. Davidson A *et al.* Inheritance of cricopharyngeal dysfunction in Golden Retrievers. Am J Vet Res. 2004;65(3): 344-9.
75. Weaver A. Cricopharyngeal achalasia in cocker spaniels. J Small Anim Pract. 1983;24(4): 209-14.
76. Ridyard A *et al.* Spontaneous laryngeal paralysis in four white-coated German shepherd dogs. J Small Anim Pract. 2000;41(12): 558-61.
77. Polizopoulou Z *et al.* Juvenile laryngeal paralysis in three Siberian husky × Alaskan malamute puppies. Vet Rec. 2003;153(20): 624-7.
78. Braund K *et al.* Laryngeal paralysis-polyneuropathy complex in young Dalmatians. Am J Vet Res. 1994;55(4): 534-42.
79. Mahony O *et al.* Laryngeal paralysis-polyneuropathy complex in young rottweilers. J Vet Intern Med. 1998;12(5): 330-7.
80. Gabriel A *et al.* Laryngeal paralysis-polyneuropathy complex in young related Pyrenean mountain dogs. J Small Anim Pract.2006;47(3): 144-149.
81. Millard RP, Tobias KM. Laryngeal paralysis in dogs. Compendium: continuing education for veterinarians. 2009;31(5): 212-9.
82. Burbidge H. A review of laryngeal paralysis in dogs. Br Vet J 1995;151(1): 71-82.
83. Jeffery N *et al.* Acquired idiopathic laryngeal paralysis as a prominent feature of generalised neuromuscular disease in 39 dogs. Vet Rec. 2006;158(1): 17-21.
84. Stanley B *et al.* Esophageal dysfunction in dogs with idiopathic laryngeal paralysis: a controlled cohort study. Vet Surg. 2010;39(2): 139-49.
85. Thieman KM *et al.* Histopathological confirmation of polyneuropathy in 11 dogs with laryngeal paralysis. J Am Anim Hosp Assoc. 2010;46(3): 161-7.
86. Hardie R, Gunby J, Bjorling D. Arytenoid lateralization for treatment of laryngeal paralysis in 10 cats. Vet Surg. 2009;38(4): 445-51.
87. Tart K, Babski D, Lee J. Potential risks, prognostic indicators, and diagnostic and treatment modalities affecting survival in dogs with presumptive aspiration pneumonia: 125 cases (2005–2008). J Vet Emerg Crit Care. 2010;20(3): 319-29.
88. Radlinsky M *et al.* Comparison of Three clinical techniques for the diagnosis of laryngeal paralysis in dogs. Vet Surg. 2009;38(4): 434-8.
89. Jackson A *et al.* Effects of various anesthetic agents on laryngeal motion during laryngoscopy in normal dogs. Vet Surg. 2004;33(2): 102-6.
90. MacPhail CM, Monnet E. Outcome of and postoperative complications in dogs undergoing surgical treatment of laryngeal paralysis: 140 cases (1985-1998). J Am Vet Med Assoc 2001;218(12):1949-56.
91. Rush J, Freeman L, Fenollosa N, Brown D. Population and survival characteristics of cats with hypertrophic cardiomyopathy: 260 cases (1990-1999). J Am Vet Med Assoc. 2002;220(2): 202-7.
92. Smith S *et al.* Arterial thromboembolism in cats: acute crisis in 127 cases (1992–2001) and long-term management with low-dose aspirin in 24 cases. J Vet Intern Med. 2003;17(1): 73-83.
93. Winkle T, Liu S, Hackner S. Clinical and pathological features of aortic thromboembolism in 36 dogs. J Vet Emerg Crit Care. 1993;3(1): 13-21.
94. Boswood A, Lamb C, White R. Aortic and iliac thrombosis in six dogs. J Small Anim Pract. 2000;41(3): 109-14.
95. Tater K, Drellich S, Beck K. Management of femoral artery thrombosis in an immature dog. J Vet Emerg Crit Care. 2005;15(1): 52-9.
96. Guglielmini C *et al.* Internal thoracic artery-caudal epigastric artery as a collateral pathway in a dog with aortic occlusion: A case report. Vet J. 2008;178(1): 141-5.
97. Gonçalves R *et al.* Clinical and neurological characteristics of aortic thromboembolism in dogs. J Small Anim Pract. 2008;49(4): 178-84.
98. Sharpley J*et al.* Distal abdominal aortic thrombosis diagnosed by three-dimensional contrast-enhanced magnetic resonance angiography. Vet Radiol Ultrasound. 2009;50(4): 370-5.
99. Moise N. Presentation and management of thromboembolism in cats. In Pract. 2007;29(1): 2-8.
100. Bowles D, Coleman M, Harvey C. Cardiogenic arterial thromboembolism causing non-ambulatory tetraparesis in a cat. J Feline Med Surg. 2010;12(2): 144-50.
101. Gal A *et al.* Aortic thromboembolism associated with Spirocerca lupi infection. Vet Parasitol. 2005;130(3-4): 331-5.
102. Bressler C, Himes L, Moreau R. Portal vein and aortic thromboses in a Siberian husky with ehrlichiosis and hypothyroidism. J Small Anim Pract. 2003;44(9): 408-10.
103. Korthals JK *et al.* Nerve and muscle damage after experimental thrombosis of large artery. Electrophysiology and morphology. J Neurol Sci. 1996;136(1-2): 24-30.
104. Arias M, Stopiglia Â. Avulsão do plexo braquial em cães-1. Aspectos clínicos e neurológicos. Ciência Rural. 1997;27(1): 75-80.
105. Thompson M, Scott-Moncrieff J, Hogan D. Thrombolytic therapy in dogs and cats. J Vet Emerg Crit Care. 2001;11(2): 111-21.
106. Lunsford K, Mackin A. Thromboembolic therapies in dogs and cats: an evidence-based approach. Vet Clin North Am Small Anim Pract. 2007;37(3): 579-609.
107. Forterre F *et al.* Iatrogenic sciatic nerve injury in eighteen dogs and nine cats (1997-2006). Vet Surg. 2007;36(5): 464-71.
108. Brehm D *et al.* A retrospective evaluation of 51 cases of peripheral nerve sheath tumors in the dog. J Am Anim Hosp Assoc. 1995;31(4): 349-59.
109. Rudich S *et al.* Computed tomography of masses of the brachial plexus and contributing nerve roots in dogs. Vet Radiol Ultrasound. 2004;45(1): 46-50.
110. Kraft S *et al.* Magnetic resonance imaging characteristics of peripheral nerve sheath tumors of the canine brachial plexus in 18 dogs. Vet Radiol Ultrasound. 2007;48(1): 1-7.
111. Costa R *et al.* Ultrasound-guided fine needle aspiration in the diagnosis of peripheral nerve sheath tumors in 4 dogs. Can Vet J. 2008;49(1): 77-81.
112. Platt S *et al.* Magnetic resonance imaging and ultrasonography in the diagnosis of a malignant peripheral nerve sheath tumor in a dog. Vet Radiol Ultrasound. 1999;40(4): 367-71.
113. Rose S *et al.* Ultrasonographic evaluation of brachial plexus tumors in five dogs. Vet Radiol Ultrasound. 2005;46(6): 514-7.
114. Steinberg S. Brachial plexus injuries and dysfunctions. Vet Clin North Am Small Anim Pract. 1980;18(3): 565-80.
115. Northington J *et al.* Acute idiopathic polyneuropathy in the dog. J Am Vet Med Assoc. 1981;179(4): 375-9.
116. Cummings J, Haas D. Animal model for human disease: Idiopathic polyneuritis, Guillain-Barré Syndrome. Animal model: Coonhound paralysis, idiopathic polyradiculoneuritis of coonhounds. Am J Pathol. 1972;66(1): 189-92.
117. Cuddon P. Electrophysiologic assessment of acute polyradiculoneuropathy in dogs: comparison with Guillain-Barre syndrome in people. J Vet Intern Med. 1998;12(4): 294-303.
118. Yates R. Acute idiopathic polyradiculoneuritis: Recent development in Guillain-Barre Syndrome with possible application to coonhound paralysis in dogs. Aust Vet Practit. 2000;30(4): 168-74.
119. Schrauwen E, Ham Van L. Postvaccinal acute polyradiculoneuritis in a young dog. Progress in Veterinary Neurology. 1995;6(2):68-70.
120. Quiroz-Rothe E *et al.* Vaccine-associated acute polyneuropathy resembling Guillain-Barré syndrome in a dog. EJCAP. 2005;15(2): 155-9.
121. Cuddon PA. Acquired canine peripheral neuropathies. Vet Clin North Am Small Anim Pract. 2002;32(1): 207-49.
122. Steck AJ, Czaplinski A, Renaud S. Inflammatory Demyelinating Neuropathies and Neuropathies Associated with Monoclonal Gammopathies: Treatment Update. Neurotherapeutics. 2008;5(4): 528-34.
123. Nafe L. Selected neurotoxins. Vet Clin North Am Small Anim Pract. 1988;18(3): 593-604.
124. Steiss J, Braund K, Clark E. Inability to experimentally produce a polyneuropathy in dogs given chronic oral low level lead. Can J Comp Med. 1985;49(4): 401-4.

125. Chrisman C. Problems in Small Animal Neurology. 2. ed. Philadelphia: Lea & Febiger; 1991.
126. Cho E, Lowndes H, Goldstein B. Neurotoxicology of vincristine in the cat. Arch Toxicol. 1983;52:83-90.
127. Hamilton T, Cook J, Braund K, Morrison W, Mehta J. Vincristine-induced peripheral neuropathy in a dog. J Am Vet Med Assoc. 1991;198(4):635-8.
128. Mizisin A *et al.* Neurological complications associated with spontaneously occurring feline diabetes mellitus. J Neuropathol Exp Neurol. 2002;61(10):872-84.
129. Mizisin AP *et al.* Comparable myelinated nerve pathology in feline and human diabetes mellitus. Acta Neuropathol. 2007;113(4): 431-43.
130. Estrella J *et al.* Endoneurial microvascular pathology in feline diabetic neuropathy. Microvasc Res. 2008;75(3): 403-10.
131. Platt SR. Neuromuscular complications in endocrine and metabolic disorders. Vet Clin North Am Small Anim Pract. 2002;32(1): 125-46.
132. Steiss J, Orsher A, Bowen J. Eletrodiagnostic analysis of peripheral neuropathy in dogs with diabetes mellitus. Am J Vet Res. 1981;42(12):2061-4.
133. Morgan M, Vite C, Radhakrishnan A, Hess R. Clinical peripheral neuropathy associated with diabetes mellitus in 3 dogs. Can Vet J. 2008; 49(6):583-6.
134. Scott-Moncrieff J. Clinical signs and concurrent diseases of hypothyroidism in dogs and cats. Vet Clin North Am Small Anim Pract. 2007;37(4):709-22.
135. Higgins M, Rossmeisl Jr J, Panciera D. Hypothyroid-associated central vestibular disease in 10 dogs: 1999–2005. J Vet Intern Med. 2006; 20(6):1363-9.
136. Dixon R, Reid S, Mooney C. Epidemiological, clinical, haematological and biochemical characteristics of canine hypothyroidism. Vet Rec. 1999;145(17):481-7.
137. Suraniti A *et al.* Hypothyroid associated polyneuropathy in dogs: Report of six cases. Braz J Vet Res Anim Sci 2008;45:284-8.
138. Finora K. Common paraneoplastic syndromes. Clin Tech Small Anim Pract. 2003;18(2):123-6.
139. Inzana K. Paraneoplastic neuromuscular disorders. Vet Clin North Am Small Anim Pract. 2004;34(6):1453-67.
140. Rusbridge C *et al* Treatment of acquired myasthenia gravis associated with thymoma in two dogs. J Small Anim Pract 1996;37(8):376-80.
141. Wood S, Rosenstein D, Bebchuk T. Myasthenia gravis and thymoma in a dog. Vet Rec. 2001;148(18):573.
142. Meeking S, Prittie J, Barton L. Myasthenia gravis associated with thymic neoplasia in a cat. J Vet Emerg Crit Care. 2008;18(2):173-7.
143. Braund KG, McGuire JA, Amling KA, Henderson RA. Peripheral neuropathy associated with malignant neoplasms in dogs. Vet Pathol. 1987; 24(1):16-21.
144. Van Ham L *et al.* Treatment of a dog with an insulinoma-related peripheral polyneuropathy with corticosteroids. Vet Rec. 1997;141(4):98-100.
145. Mariani C, Shelton S, Alsup J. Paraneoplastic polyneuropathy and subsequent recovery following tumor removal in a dog. J Am Anim Hosp Assoc. 1999;35(4):302-5.
146. Presthus J, Teige Jr J. Peripheral neuropathy associated with lymphosarcoma in a dog. J Small Anim Pract. 1986;27(7):463-9.
147. Villiers E, Dobson J. Multiple myeloma with associated polyneuropathy in a German shepherd dog. J Small Anim Pract. 1998;39(5):249-51.
148. Braund KG *et al.* Congenital hypomyelinating polyneuropathy in two golden retriever littermates. Vet Pathol. 1989;26(3):202-8.
149. Matz M, Shell L, Braund K. Peripheral hypomyelinization in two golden retriever littermates. J Am Vet Med Assoc. 1990;197(2):228-30.
150. Duncan I, Griffiths I. A sensory neuropathy affecting long-haired Dachshund dogs. J Small Anim Pract. 1982;23(7):381-90.
151. Wheeler SJ. Sensory neuropathy in a Border Collie puppy. J Small Anim Pract. 1987;28(4):281-9.
152. Shelton G, Schule A, Kass P. Risk factors for acquired myasthenia gravis in dogs: 1,154 cases (1991-1995). J Am Vet Med Assoc. 1997;211(11): 1428.
153. Dewey C *et al.* Clinical forms of acquired myasthenia gravis in dogs 25 cases (1988-1995). J Vet Intern Med. 1997;11:50-7.
154. King L, Vite C. Acute fulminating myasthenia gravis in five dogs. J Am Vet Med Assoc. 1998;212(6):830.
155. Shelton G, Ho M, Kass P. Risk factors for acquired myasthenia gravis in cats: 105 cases (1986-1998). J Am Vet Med Assoc. 2000;216(1):55-7.
156. Wyatt K. Acquired myasthenia gravis in a jack russel terrier. Aust Vet Practit. 1988;28(3):111-5.
157. Shelton GD. Myasthenia gravis and disorders of neuromuscular transmission. Vet Clin North Am Small Anim Pract. 2002;32(1): 206.
158. Wheeler S. Disorders of the Neuromuscular Junction. Progress in veterinary neurology. Progr Vet Neurol.1991;2(2):129-35.
159. Dewey C, Coates J, Ducote J, Meeks J, Fradkin J. Azathioprine therapy for acquired myasthenia gravis in five dogs. J Am Anim Hosp Assoc. 1999;35(5):396.
160. Shelton D, Lindstrom J. Spontaneous remission in canine myasthenia gravis: Implications for assessing human MG therapies. Neurology. 2001;57(11):2139-41.
161. Bruchim Y *et al.* Toxicological, bacteriological and serological diagnosis of botulism in a dog. Vet Rec. 2006;158(22): 768-9.
162. Coleman ES. Clostridial neurotoxins: tetanus and botulism. Compendium: Continuing Education for Veterinarians. 1998;20(10): 1089-97.
163. Van Ness JJ, Spijk VDM, D. Electrophysiological evidence of peripheral nerve dysfunction in six dogs with botulism type C. Research in Veterinary Science. 1986;40: 372-6.
164. Atwell R, Campbell F, Evans E. Prospective survey of tick paralysis in dogs. Aust Vet J. 2001;79(6): 412-8.
165. Serra F. Tick paralysis in Brazil. Tropical Animal Health and Production. 1983;15(2): 124-6.
166. Mans B, Gothe R, Neitz A. Biochemical perspectives on paralysis and other forms of toxicoses caused by ticks. Parasitology. 2005;129(S1): 95-111.
167. Holland C. Asymmetrical focal neurological deficits in dogs and cats with naturally occurring tick paralysis (Ixodes holocyclus): 27 cases. Aust Vet J. 2008;86(10): 377-84.
168. Clemmons R *et al.* Correction of organophosphate-induced neuromuscular blockade by diphenhydramine. Am J Vet Res. 1984;45(10): 2167-9.
169. Hopper K, Aldrich J, Haskins S. The recognition and treatment of the intermediate syndrome of organophosphate poisoning in a dog. J Vet Emerg Crit Care. 2002;12(2): 99-103.
170. Mayer S. Organophosphates. In Pract. 1990;12(6): 250-1.
171. Taboada J. A case-based approach to veternary problem solving. In: Proceedings of the 7TH Annual Forum of The American College of Veterinary Internal Medicine – Technicians Program; 2001; Denver-CO; 2001. p. 25-7.

241 Doenças Musculares

Wagner Sato Ushikoshi

Introdução

As miopatias formam um grupo de doenças com sintomas variados e podem estar associadas a um processo inflamatório, imunomediado, infeccioso, tóxico ou relacionado com doenças hereditárias, metabólicas e neoplasias. Em geral, as doenças musculares não são focais, com exceção, por exemplo, de miosite dos músculos mastigatórios, miopatia dos músculos extraoculares e, eventualmente, aquela decorrente de trauma. A miopatia inflamatória generalizada é a forma mais comum e de etiologia variada, muitas vezes, denominada polimiosite, embora em medicina humana, esse termo seja reservado às miopatias presumidamente imunomediadas.[1,2]

Em um estudo incluindo 200 cães com miopatia inflamatória, a miopatia inflamatória generalizada foi diagnosticada em 140 animais, em que em 63% deles foi considerada imunomediada, em 28,5%, de causa infecciosa e em 8,5%, relacionada com doença pré-neoplásica. A miosite dos músculos mastigatórios foi a causa mais comum de miosite focal, diagnosticada em 45 pacientes.[1]

Os exames laboratoriais de animais suspeitos de alguma miopatia incluem dosagem sérica de creatinoquinase (CK), alanina aminotransferase (ALT) e aspartato amimotransferase (AST), cálcio ionizável, potássio, urinálise, no caso de colúria e mioglobinúria, perfil hormonal, principalmente para hipotireoidismo, e biopsia muscular. A sorologia para causas infecciosas, como toxoplasmose, neosporose, leishmaniose e hepatozoonose, depende da região e da suspeita de risco de exposição do paciente.[3]

A CK sérica é um indicador relativamente sensível e específico de necrose muscular. Nos casos agudos, seu valor de referência pode aumentar mais de 10 vezes, mas, devido à sua meia-vida curta, pode estar pouco elevada nos casos mais crônicos. Além disso, é tão sensível que pode aumentar em pacientes apenas por decúbito prolongado, aplicação de medicamentos intramusculares e trauma. Em gatos hospitalizados, seu aumento também é comum em doenças cardíacas, tromboembolismo arterial, mas na suspeita de rabdomiólise são esperados valores superiores a 20 vezes os de referência.[3,4] De maneira geral, nas doenças musculares os aumentos marcantes da atividade da CK são associados a miopatia necrosante ou distrofia muscular, enquanto os aumentos moderados associam-se a miopatias inflamatórias generalizadas e, nas miopatias inflamatórias focais, a endocrinopatias e outras doenças musculares congênitas, podendo ser normais ou mostrar leve aumento.[3]

A AST é uma enzima que se encontra tanto nas mitocôndrias dos hepatócitos como dos músculos, diferentemente da ALT, que é encontrada apenas no fígado. Assim, aumentos concomitantes da ALT e AST indicam provável lesão hepática, enquanto elevações da AST apenas sugerem origem muscular. O cálcio e o potássio são importantes na contração e repolarização da fibra muscular, respectivamente. Animais com hipocalcemia podem apresentar tetania, sendo esta mais comum em cadelas no período pós-parto. A hipopotassemia, por sua vez, pode causar miopatia caracterizada por fraqueza, principalmente em gatos.[3]

A eletromiografia (EMG) é um dos exames mais sensíveis para identificar uma doença muscular, mas é pouco específica. Muitas vezes, é útil para diferenciar as contrações involuntárias de origem muscular, como miotonia e pseudomiotonia, de outras causas neurológicas. A biopsia muscular, seja em preparações em parafina ou por congelamento, está sendo cada vez mais utilizada, embora ainda não faça parte da rotina veterinária devido às dificuldades de coleta e à falta de pessoal com treinamento técnico, equipamentos e colorações especializadas. Em geral, nas biopsias de músculo, recomenda-se que as amostras sejam submetidas à coloração com hematoxilina e eosina (H&E), ácido periódico de Schiff (PAS), Gomori e, nas amostras frescas e congeladas, ao trifosfato de adenosina (ATP) miofibrilar (ATPase) para tipificação das fibras.[1]

Tremores

Os tremores são definidos como movimentos involuntários, oscilatórios e rítmicos. Embora não sejam tão comuns em medicina veterinária como em medicina humana, quando ocorrem são um desafio para o clínico. Além disso, apesar de os sintomas serem observados nos músculos, grande parte das causas dos tremores não é especificamente de origem muscular e, em vista de sua ampla diversidade etiológica, raramente são agrupadas em um único capítulo, o que dificulta uma comparação direta.

Não há nomenclatura ou classificação consensual para os tipos de tremores em medicina veterinária,[5–7] o que muitas vezes causa confusão entre os casos descritos na literatura, impedindo uma padronização. Muitas vezes, esta é extrapolada da medicina humana, assim como suas causas e tratamento, mas tal comparação deve ser realizada com ressalva e, por vezes, é difícil determinar se os tremores são verdadeiros ou relacionados com frio, medo, fraqueza muscular, mioclonia, tetania, miotonia ou, eventualmente, convulsões.[5]

De maneira simplificada, o tremor de repouso é aquele que está presente em alguma parte do corpo, que está totalmente relaxado e apoiado, sem os efeitos da gravidade. Os tremores de ação são ocasionados pela contração voluntária do músculo e podem ser posturais (ocorrem quando o animal se mantém voluntariamente em posição de estação, contra a gravidade), cinéticos (ocorrem em qualquer tipo de movimento voluntário não direcionado), cinéticos, em tarefas específicas (aparecem ou exacerbam-se em tarefas específicas), isométricos (resultantes de uma contração muscular contra um objeto fixo) e intencionais (ocorrem nos movimentos finos ou direcionados e estão associados a lesões cerebelares).[8]

Tremores de repouso

Classicamente, o tremor de repouso é associado à doença de Parkinson em humanos, caracterizada por lesão degenerativa do sistema dopaminérgico nigroestriatal, mas ela só ocorre em primatas. Lesões dos núcleos da base e na substância negra geralmente causam tremores de repouso em primatas, mas não são comuns no cão.[5] Por outro lado, doenças ou medicamentos que alterem o sistema dopaminérgico, como alguns neurolépticos (p. ex., haloperidol e droperidol) ou outras substâncias, como metoclopramida, bloqueadores de canal de cálcio, fluoxetina, piridostigmina e meperidina, são potencialmente causadores de tremores reversíveis.[6]

Tremores ortostáticos

Tremores posturais ou ortostáticos foram descritos em dois cães da raça Dogue-alemão e em um Scottish Deerhound. Todos apresentaram os sintomas por volta de 2 anos de idade e, inicialmente, os tremores eram mais comuns ou evidentes nos membros pélvicos e, com o tempo, aumentaram de intensidade e evoluíram para os membros torácicos. Em um deles, houve envolvimento intermitente também da musculatura da face e, em outro, se observou troca constante do apoio dos membros pélvicos quando em estação. Os sintomas de tremores ocorriam quando os animais se mantinham em estação, mas desapareciam quando caminhavam ou estavam em posição sentada ou relaxados em decúbito.[9,10]

Não foram observadas alterações nos exames físico, neurológico, laboratorial, biopsia muscular ou na ressonância magnética (RM) e uma causa específica não pode ser detectada nesses casos. Na EMG, a velocidade de condução nervosa estava dentro dos parâmetros, mas foram detectadas descargas musculares de amplitudes irregulares, com frequências entre 13 e 16 Hz nos músculos com o animal em estação que não foram registradas com o animal em posição de repouso, de modo semelhante ao observado em humanos.[11] O tratamento é à base de fármacos anticonvulsivantes, como o fenobarbital, que diminuem os sintomas, mas são incapazes de eliminá-los totalmente. Em dois animais, a gabapentina foi utilizada em associação, mas aparentemente não foi eficiente.[9,10]

Miotonia

A miotonia é uma contração muscular sustentada com retardo do seu relaxamento. É caracterizada por rigidez muscular sem espasmos, fasciculações que podem ser provocadas por percussão e alterações em EMG de descargas elétricas rítmicas e repetitivas (descargas miotônicas).[12]

É relacionada com uma falha na condutância do cloro nos miócitos que causa a hipopolarização do potencial de membrana de repouso e, consequentemente, um estímulo menor é necessário para elicitar um potencial de ação. Eventualmente, também pode ser relacionada com a alteração da inativação do canal de sódio ou outras doenças associadas à distrofia miotônica e outras causas metabólicas, como o hiperadrenocorticismo.[13] Sua principal forma é a congênita, sendo descrita em gatos[14,15] e em cães, como Chow-chow, Schnauzer miniatura, Pastor-australiano e esporadicamente em outras raças.[16–18]

Os sintomas podem aparecer somente nas primeiras semanas de idade e ser desencadeados por um movimento súbito em um animal relaxado, principalmente se estiver em repouso. Andar rígido, que pode melhorar com exercícios, andar semelhante ao do coelho, dificuldade para se levantar, hipertrofia muscular, disfonia, regurgitação e respiração ruidosa são sintomas comuns na forma congênita. Alguns animais podem apresentar a língua protrusa e alterações dentárias e craniofaciais, como atraso na erupção dos dentes decíduos ou permanentes e má oclusão da mandíbula.[12,16] Em vista de seu caráter progressivo, a maioria dos animais é submetida à eutanásia devido à evolução da doença e à dificuldade respiratória.

O diagnóstico pode ser feito por história clínica, alterações na EMG com descargas bizarras e repetitivas, assim como avaliação genética. No caso de suspeita de hiperadrenocorticismo, pode ser necessária a realização do teste de supressão com dexametasona. A CK raramente aumenta acima de 500 U/ℓ e tem pouco valor diagnóstico.

Não há um consenso quanto ao tratamento e os resultados são variáveis e empíricos. Em geral, utilizam-se antagonistas de canal de sódio dependentes de voltagem, como procainamida (13 a 50 mg/kg, a cada 8 ou 12 h), mexiletina (8,3 mg/kg, a cada 8 h) ou fenitoína, mas, embora aparentemente sejam mais eficazes, os dois primeiros fármacos não são comercializados no Brasil. Nos casos adquiridos, como no hiperadrenocorticismo, pode ocorrer ou não melhora com o controle da doença.[12,13,16] Deve-se evitar a administração de brometo de potássio, dantroleno, agentes adrenérgicos betabloqueadores, β_2-agonistas, diuréticos, fármacos para diminuir o colesterol, relaxantes musculares despolarizantes e agentes anestésicos que atuem no sarcolema ou na junção neuromuscular, incluindo neostigmina e fisostigmina.[12]

Recentemente foi descrita uma rigidez muscular semelhante à miotonia, em gatos pretos, com idades variando de 2 meses a 3 anos, provocada por estresse ou atividade física, e que se agravava com dietas ricas em potássio. Esses animais não apresentavam alterações significativas da concentração sérica de potássio e CK; na EMG não foram observadas alterações como descargas miotônicas ou pseudomiotônicas. Na necropsia não foram observadas lesões significativas em nenhum órgão ou músculo, sugerindo alteração nos canais de sódio. Nos gatos remanescentes, houve aparente melhora com dietas sem suplementação de potássio e restrição de atividade física, mas a sua evolução é incerta.[19]

Câibra, hipertonia muscular, neuromiotonia e mioquimia

Uma forma de câibra ou hipertonia muscular é descrita em Scottish Terrier e aparentemente tem caráter hereditário autossômico recessivo. Por outro lado, acredita-se que fatores comportamentais, ambientais, nutricionais e situações estressantes contribuam para o surgimento da doença.[20,21]

Os sintomas aparecem com 6 semanas a 18 meses de idade e se caracterizam por hipertonicidade não dolorosa da musculatura, que pode ser precipitada ou exacerbada por exercícios ou excitação. Os sintomas podem ser brandos ou intensos, mas uma vez instalados, raramente progridem. Pode ocorrer abdução dos membros torácicos, postura de cifose, rigidez cervical e hiperflexão dos membros pélvicos. Nos casos mais intensos pode produzir um "andar de ganso" ou marcha flexionada, e alguns animais podem sofrer quedas, rolamentos e enrolar-se como uma bola, ou os sintomas se limitam aos músculos respiratórios ou faciais. Esses sintomas melhoram ou desaparecem após vários minutos de descanso.[20–22]

O diagnóstico de hipertonia ou câibra em Scottish Terriers é presuntivo e clínico. Uma vez que a doença está relacionada com alteração dos neurotransmissores no SNC, em particular a serotonina, não há alterações laboratoriais, radiográficas, à EMG ou histopatológicas características.[20] Em caso de dúvida, pode-se tentar reproduzir os sintomas expondo o animal a exercícios 2 h após a administração de um antagonista da serotonina, como metisergida (0,3 mg/kg por via oral), mas normalmente isto não é necessário.[22]

Anteriormente, o tratamento era baseado em relaxantes musculares de ação central, como acepromazina (0,1 a 0,75 mg/kg, a cada 12 h) ou diazepam (0,5 a 1,5 mg/kg, a cada 8 h), mas devido à tolerância que pode se desenvolver e aos efeitos colaterais, como sedação, seu uso crônico pode ser inadequado.[22] Recentemente, tem-se sugerido o uso da fluoxetina (1 a 1,5 mg/kg, a cada 12 ou 24 h) como uma alternativa promissora, com melhora da qualidade de vida e sem efeitos colaterais maiores, mesmo com o uso prolongado.[21]

Eventualmente, episódios de hipertonicidade ou cãibra, com contração muscular dolorosa, de poucos minutos de duração e sem perda de consciência, são descritos esporadicamente em outras raças, como Cavalier King Charles Spaniel, English Springer Spaniel e Border Terrier, ou relacionadas com algumas doenças, como hipotireoidismo e hipoadrenocorticismo.[22] Nesse último, as cãibras podem ocorrer em episódios agudos, com o animal em repouso ou associadas a exercícios, e tendem a piorar com o passar do tempo. O diagnóstico é baseado no teste de estimulação com hormônio adrenocorticotrófico (ACTH) e os sintomas melhoram após o tratamento com a correção das alterações hídricas e eletrolíticas.[23]

A mioquimia é um tremor muscular episódico, mais lento e prolongado que uma fasciculação, persistente e que acomete grupos de fibras musculares, com uma característica ondulatória contínua, vermicular, da superfície corporal. Quando associada à hipertonia ou rigidez muscular e colapso é denominada neuromiotonia. Pode ser hereditária ou relacionada com doenças imunomediadas, neoplásicas, tóxicas e polineuropatias desmielinizantes.[24,25]

Na raça Jack Russel Terrier, os sintomas aparecem entre 2 e 30 meses de idade (8 meses, em média) e em alguns animais podem ser precedidos por um esfregar da face. As alterações podem ser localizadas ou generalizadas, durar minutos ou horas e eventualmente ser precipitadas por exercícios ou excitação.[26] Diferem das outras hipertonias por eventualmente persistirem, mesmo com repouso, e causarem hipertermia grave, muitas vezes superior a 42°C. Uma síndrome similar também é descrita em gato, Yorkshire, Border Collie e uma forma focal em Maltês, devido a possível adenoma pituitário.[24,27,28]

Em geral, não há alterações laboratoriais importantes, somente aumentos brandos de ALT, AST e CK, liquor normal e, na EMG, podem ser observados potenciais mioquímicos. Aparentemente não há alteração na biopsia muscular, pois parece que está relacionada com uma canalopatia do sistema nervoso ou músculos. O tratamento com estabilizantes de membrana, como procainamida e mexiletina, é limitado devido à sua ausência no Brasil. Uma opção é a utilização da fenitoína, 3 mg/kg a cada 24 h, no gato, e 25 mg/kg a cada 12 h, no cão, mas os resultados são variáveis.[22,24,26–28]

Miosite dos músculos mastigatórios

A miosite dos músculos mastigatórios, anteriormente descrita como miosite eosinofílica e miosite atrófica, é uma doença imunomediada com produção de anticorpos contra os músculos relacionados com a mastigação, incluindo os músculos masseter, temporal, pterigoide lateral e medial e a porção rostral do digástrico.[2,29,30] Essa especificidade está relacionada com o tipo de fibra muscular denominada 2M, predominante nesses músculos e que não está presente nos músculos dos membros, devendo ser diferenciada de outras causas de atrofia dos músculos da cabeça, como a neurogênica.[29,31]

Embora esse tipo de fibra 2M também seja encontrado nos músculos mastigatórios de outros carnívoros, essa miosite localizada é descrita apenas em cães.[32] Recentemente, identificou-se que a produção desses autoanticorpos é direcionada contra uma família de proteína C ligada à miosina, denominada mMyBPC, que está presente internamente e nas superfícies das fibras musculares dos músculos mastigatórios, e portanto, exposta aos sistema imune.[33]

Pode ocorrer em cães de qualquer idade, raça ou sexo, embora seja mais comum em animais jovens e de grande porte. Entre as raças mais comumente citadas incluem-se Pastor-alemão, Labrador Retriever, Dobermann Pinscher e Golden Retriever,[30,32] enquanto o Cavalier King Charles Spaniel parece ter predisposição genética e desenvolve os sintomas com menos de 1 ano de idade.[34]

Os sintomas são os de atrofia simétrica, mais evidente nos músculos da região temporal e massetérica, com dificuldade de apreensão e que, posteriormente, pode evoluir para trismo mandibular. Alguns proprietários mais desatentos podem ter como queixa principal a anorexia, uma vez que o animal não consegue se alimentar. Nos casos mais crônicos, pode ocorrer a fibrose desses músculos e causar miosite atrófica. Durante o exame físico pode haver dor ou relutância em abrir a boca, edema ou atrofia localizada dos músculos envolvidos, sialorreia e alterações oculares, como exoftalmia, conjuntivite e, muito raramente, cegueira por compressão do nervo óptico. Alguns animais também podem ter hipertermia, linfadenomegalia e perda de peso.[29,30,32]

O diagnóstico na maioria dos casos é clínico, baseado em atrofia muscular, dificuldade de abrir a boca e com apetite preservado, mas pode ser confirmado pela presença de anticorpos contra as fibras musculares do tipo 2M em laboratório especializado (http://www.vetneuromuscular.ucsd.edu/). Esse teste apresenta mais de 85% de sensibilidade e 100% de especificidade e também ajuda a descartar outras causas de atrofia muscular dos músculos mastigatórios.[29–31]

Entre as possíveis alterações laboratoriais incluem-se hiperglobulinemia, leve anemia e proteinúria. A eosinofilia não é um achado consistente no hemograma e a dosagem sérica de CK pode estar aumentada nos casos agudos, mas em geral a magnitude é menor que em outras causas de polimiosites, devido à pequena quantidade de massa muscular afetada. Além disso, nos casos crônicos pode estar normal.[29,30,32] Os exames radiográficos podem ajudar a descartar outras causas de trismo mandibular, como alterações na articulação temporomandibular, como fraturas e osteopatia craniomandibular, assim como as sorologias para neosporose, toxoplasmose, leishmaniose, que também podem causar polimiopatia.[25,29]

A biopsia muscular, quando realizada, geralmente é feita nos músculos temporais ou massetéricos e, em caso de suspeita de polimiosite, recomenda-se coletar uma amostra de outros locais, como o músculo tibial cranial ou tríceps. Atenção especial deve ser dada durante a sua realização, pois o músculo frontal fica na porção rostral e sobre os músculos temporais e normalmente não são afetados pela doença.[29,31] A tomografia computadorizada (TC) ou a RM pode indicar quais são os músculos mais envolvidos e ajudar na escolha do local a ser biopsiado ou excluir outras causas, mas geralmente isto não é necessário.[30]

A base do tratamento é feito com corticosteroides, como prednisona ou prednisolona, inicialmente em doses imunossupressoras (2 mg/kg a cada 12 ou 24 h) e dieta pastosa. Alguns autores recomendam tentar encorajar a mastigar ossos ou brinquedos para estimular o uso dos músculos mastigatórios. Caso não seja possível a medicação oral, pode-se iniciar o tratamento com aplicações subcutâneas e, após a melhora clínica, que geralmente ocorre na primeira semana, passa-se à via oral. Depois de ocorrer a remissão dos sintomas, inicia-se o esquema de redução gradual, que deve ser realizado de maneira lenta e pode durar semanas ou meses, para evitar a recidiva. Retiradas abruptas ou rápidas podem levar à forma crônica da doença com fibrose irreversível das fibras musculares.[29,32]

Em alguns animais, pode ocorrer melhora, mas persistir a atrofia muscular, e nos casos mais crônicos, nos quais já há fibrose e miosite atrófica, a resposta é inadequada. Nesses animais, recomenda-se uma dieta mais pastosa para tentar manter sua nutrição. Em todos os casos, deve-se evitar forçar a abertura da boca mesmo que o animal esteja anestesiado, pois a manipulação excessiva pode piorar a inflamação e a fibrose.[29]

Nos casos refratários ou em que há necessidade de tratamento prolongado com corticosteroides, uma opção para diminuir a dose e seus efeitos colaterais é associar azatioprina, 2 mg/kg, a cada 24 h por 14 dias e, em seguida, a cada 48 h até a resolução clínica e então tentar diminuir progressivamente. Alguns animais podem precisar de tratamento crônico com baixas doses de prednisona e, nos casos em que já está instalada a miosite atrófica, pode ser indicada para minimizar a fibrose, mas isto é controverso.[29,32]

O prognóstico é bom para os animais que respondem ao tratamento e não apresentam fibrose importante com melhora total ou parcial dos sintomas, a despeito da necessidade de tratamento prolongado, enquanto a recuperação dos pacientes com miosite atrófica instalada não é esperado.[32]

Miosite dos músculos extraoculares

A miosite dos músculos extraoculares é uma doença relativamente rara e que ocorre principalmente em cães jovens, de grande porte, principalmente em Golden e Labrador Retriever, caracterizada por exoftalmia, algumas vezes com estrabismo lateral e retração da pálpebra, conferindo uma expressão de medo ou susto. Os músculos mastigatórios e apendiculares não são comprometidos. Pode haver quimoses, hiperemia conjuntival, protrusão da membrana nictante, mas não há aumento da pressão intraocular ou alteração na produção de lágrimas.[35,36]

O diagnóstico muitas vezes pode ser realizado pelo aspecto clínico e resposta terapêutica, mas a avaliação por ultrassonografia ocular ou ressonância magnética pode ser útil para descartar outras possibilidades como neoplasias e abscessos retrobulbares, embora aumento da ecogenicidade da órbita ou aumento da intensidade em T2 não sejam específicos. A biopsia não é específica e normalmente não é indicada e, quando realizada, a característica histológica é de um infiltrado inflamatório linfocítico.[36]

O tratamento com prednisona ou prednisolona (1 a 2 mg/kg, a cada 12 ou 24 h) geralmente causa rápida e completa melhora, embora muitas vezes sejam necessários tratamentos prolongados, ou ocorrem recidivas com a redução da dosagem. Nesses casos, pode ser associada à azatioprina (2 mg/kg, a cada 24 h durante 14 dias e depois em dias alternados) para então iniciar o esquema de redução gradual do corticosteroide.[36] Alguns animais podem ficar com leve exoftalmia ou estrabismo e necessitar de um esquema com baixa dose de prednisolona, indefinidamente. Nos casos crônicos, em que há fibrose acentuada dos músculos extraoculares e dificuldade de visão devido ao estrabismo, a cirurgia com ressecção ou transecção dos músculos afetados pode ser tentada, mas os resultados são variáveis.[35]

Dermatomiosite

A dermatomiosite canina é uma doença inflamatória rara da pele, músculos e vasos sanguíneos, descrita principalmente em Collies e Pastor de Shetland. Embora os mecanismos imunológicos ainda estejam sendo elucidados, acredita-se que seja uma doença de caráter hereditário. Os primeiros sintomas são restritos à pele, com presença de manchas bem delimitadas de eritema, descamação, pápulas, vesículas, pústulas e alopecia focal principalmente em focinho, orelha, região periorbital, cauda e extremidades, nas primeiras semanas ou meses de idade e que podem evoluir para aparente resolução por alguns meses, ou ser crônica, com persistência de alopecia e discromia das áreas afetadas.[37,38]

Posteriormente, pode aparecer atrofia simétrica dos músculos temporais que progride para os músculos mastigatórios e dos membros. Alguns animais podem apresentar disfagia e megaesôfago. Na EMG observam-se potenciais de fibrilação e ondas agudas positivas com velocidade de condução nervosa normal.[38]

Laboratorialmente, pode haver leve aumento da CK, hiperproteinemia e hiperglobulinemia. O diagnóstico é baseado em lesões cutâneas e biopsia da pele, caracterizada por dispersão e degeneração basocelular, com vacuolização e necrose. Estas podem formar vesículas, e nos casos mais graves, fissuras dermoepidérmicas e ulcerações. Os infiltrados inflamatórios são leves, superficiais, difusos ou perivasculares, e a atrofia folicular é comum. Nos músculos, pode-se observar infiltrado inflamatório multifocal e misto.[37,38]

As opções de tratamento incluem o uso de corticosteroides tópicos e sistêmicos, imunossupressores, como azatioprina, imunomoduladores e antioxidantes com resultados variáveis. Alguns animais com doença branda podem ter qualidade de vida mesmo sem medicação específica, mas outros são eventualmente eutanasiados devido à evolução clínica ou à falta de eficácia do tratamento.[38] A propentofilina (25 mg/kg a cada 12 h) tem sido sugerida como uma opção terapêutica e foi utilizada com sucesso total ou parcial em 60% dos casos tratados em 4 a 10 semanas.[39]

Polimiosite idiopática

Polimiosite idiopática é uma miopatia inflamatória no cão e gato não associada a qualquer doença sistêmica ou causa infecciosa. Pode ser focal, como a miosite dos músculos extraoculares, ou acometer difusamente os músculos esqueléticos. Em cães, parece haver predileção por Boxer e raças de porte grande, embora possa ocorrer em qualquer idade ou porte. A causa antigênica que dispara a doença é desconhecida e nenhum anticorpo específico tem sido detectado.[1,40]

Os sintomas clínicos são variáveis e podem alternar momentos de melhora e piora, como intolerância progressiva ao exercício e fraqueza aguda. Durante a marcha, eventualmente pode-se observar andar rígido e com passos curtos, como se o animal estivesse "pisando em ovos" e postura em lordose; pode ou não apresentar dor à palpação muscular, especialmente dos músculos proximais e músculos epaxiais. Disfagia, disfonia ou estridor respiratório pode ocorrer com o envolvimento do músculo da laringe e, em alguns casos, regurgitação associada ao megaesôfago.[40]

Os diagnósticos diferenciais incluem poliartrite, miopatia infecciosa, associada a outras doenças, como hipotireoidismo, neoplasia e miastenia *gravis*, devido a megaesôfago e fraqueza induzida pelo exercício.[40] Em um estudo, de 140 cães com miopatia inflamatória, em 12 esta foi relacionada com o aparecimento de neoplasia, em particular linfoma em Boxer, no período de 1 ano. Embora as figuras mitóticas tenham sido observadas posteriormente no momento do diagnóstico da neoplasia, não foram detectadas inicialmente nas primeiras biopsias musculares para o diagnóstico da poliomiopatia.[1]

O diagnóstico de polimiosite idiopática é, muitas vezes, presuntivo e baseado na presença de, pelo menos, três características que incluem sintomas compatíveis, elevação acentuada da CK, presença de alteração na EMG com velocidade de condução nervosa motora normal, títulos de anticorpos para doenças infecciosas como toxoplasmose e neosporose negativos e biopsia muscular com infiltrado inflamatório mononuclear, com ou sem eosinófilos, e fibras musculares necróticas e não necróticas.[40] Em caso de histórico de regurgitação, a radiografia de tórax também é recomendada.

O tratamento inicial é feito com corticosteroides em dose imunossupressora e controle da dor. De maneira geral, se não houver pneumonia utiliza-se prednisolona, na dose de 2 mg/kg a cada 12 h, até a melhora clínica e então inicia-se o esquema de redução gradual. Muitos pacientes respondem rapidamente ao tratamento, embora nos casos mais graves a melhora possa ser gradual ou insatisfatória. Eventualmente, alguns animais podem apresentar recidivas ou precisar de tratamento por períodos mais extensos, necessitando de associações de outras medicações imunossupressoras.[2,40]

Polimiopatia inflamatória felina

A incidência de polimiosite imunomediada em gatos não é conhecida e pouco relatada e, muitas vezes, é considerada idiopática. Os sintomas podem aparecer em qualquer idade e se caracterizam pelo início súbito de fraqueza com ventroflexão cervical, incapacidade para saltar e tendência a sentar-se ou deitar-se após caminhar por curtas distâncias. A dor muscular aparente pode ser evidente em alguns gatos afetados durante a palpação.[41]

A polimiopatia inflamatória felina pode ser suspeitada com base em achados clínicos, elevação sérica da CK, alterações multifocais na EMG e eliminação de outras causas como infecciosas e miopatia hipopotassêmica. Embora se tenha demonstrado experimentalmente que o vírus da imunodeficiência felina (FIV) possa causar miopatia, ela geralmente é assintomática. Na biopsia muscular pode-se observar a infiltração de células mononucleares em fibras não necrosadas, predominantemente linfócitos, fagocitose de células musculares, regeneração e variação no tamanho das fibras musculares com pouca necrose.[41]

A remissão espontânea pode ser observada em alguns gatos, mas outros podem necessitar de tratamento com corticosteroides. Em geral, a prednisona em dose imunossupressora (4 a 6 mg/kg, a cada 12 ou 24 h) tem sido recomendada inicialmente e então reduzida ao longo de 8 semanas. Alguns autores sugerem a administração de clindamicina (12,5 a 25 mg/kg, a cada 12 h) durante 7 dias antes do início da terapia imunossupressora para um diagnóstico presuntivo de miosite por *Toxoplasma gondii*. No caso de melhora evidente, a clindamicina deve ser mantida durante 4 a 6 semanas. O prognóstico para miosite idiopática em gatos que não tenham megaesôfago geralmente é bom, embora possa ser necessária a administração prolongada de corticosteroides em alguns casos.[40,41]

Rabdomiólise

A rabdomiólise é uma polimiosite aguda e grave que ocasiona uma síndrome clínica caracterizada por necrose muscular aguda, aumento importante da CK e mioglobinúria, dando um aspecto de urina com "cor de Coca-Cola". Outros sintomas incluem edema muscular, mialgia, fraqueza ou colapso. A causa pode estar relacionada com várias situações, como exercício prolongado, hipertermia, intoxicações (*i. e.*, veneno de cobra), medicamentos (*i. e.*, bezafibrato, sinvastatina, diuréticos), doenças metabólicas (*i. e.*, hipopotassemia), infecções (*i. e.*, neosporose, babesiose) ou ainda ser idiopática.[42–44]

A fisiopatologia é resultado de lesão direta ao sarcolema ou falta de suprimento energético para os músculos, ocasionando aumento da concentração do cálcio intracelular livre e ativação das proteases cálcio-dependentes, levando a destruição das miofibrilas e mionecrose. Assim, há a liberação maciça da mioglobina para a circulação, que é excretada pelos rins. Essa mioglobinúria pode provocar necrose tubular, insuficiência renal aguda (IRA), alterações eletrolíticas, cardiomiopatia, falência respiratória e levar ao óbito, se não for tratada rapidamente.[42–44] Mioglobinúria recorrente também pode ser observada em miopatias metabólicas hereditárias, como doença do armazenamento de glicogênio, alterações de oxidação dos ácidos graxos e miopatia mitocondrial, além da distrofia muscular.[3]

O tratamento é baseado na correção do equilíbrio hídrico e eletrolítico, com fluidoterapia agressiva com soluções isotônicas, promover a diurese forçada com diuréticos, como furosemida e, se necessário, manitol, além de tratamento sintomático para dor e insuficiência renal aguda, com analgésicos opioides e protetores gástricos.[42,43]

Miopatias infecciosas

Embora as doenças musculares inflamatórias e imunomediadas sejam a causa mais comum das miopatias em cães e gatos, esporadicamente podem estar relacionadas com agentes infecciosos, como *Toxoplasma gondii*, *Neospora caninum*, *Hepatozoon canis*, *Leishmania infantum*, e mais raramente *Borrelia burgdorferi*, *Ehrlichia canis* e *Rickettsia rickettsii*.[1,2,45,46]

A neosporose e a toxoplasmose provavelmente estão entre as principais causas de miopatia infecciosa em cães e gatos, pois eles podem atuar como hospedeiros definitivos ou intermediários no ciclo desses parasitas.[1,2,45] Embora sejam mais comuns em animais jovens ou imunossuprimidos, podem acometer os animais em qualquer idade ou estado imunológico. Além de atrofia muscular, pode ocorrer andar rígido e mialgia devido à miosite, mas os sintomas muitas vezes são relacionados com alterações neurológicas, como ataxia ou paralisia de membros pélvicos, associadas ou não a rigidez extensora, alterações vestibulares, tetraparesia ou tetraplegia flácida e, eventualmente, convulsões.[45,47,48]

O diagnóstico clínico muitas vezes é baseado nos sintomas compatíveis, na sorologia positiva com resposta terapêutica e exclusão de outras causas, pois muitos animais podem ter títulos e ser assintomáticos. De maneira geral, títulos superiores a 1:64 para IgM e 1:200 para IgG são considerados fortemente suspeitos para toxoplasmose e neosporose, respectivamente. A detecção direta dos oocistos nas fezes não tem um bom valor preditivo e estes podem ser confundidos com os de *Besnoitia* sp. e *Hammondia* sp. A biopsia muscular, embora possível, não é um exame de rotina e os bradizoítos são indistinguíveis na microscopia óptica com as colorações de rotina. Recentemente, técnicas de reação em cadeia pela polimerase (PCR) para detecção de *Neospora caninum* e *Toxoplasma gondii* estão sendo desenvolvidas com resultados promissores.[49,50]

O tratamento de neosporose pode ser feito com clindamicina (10 a 20 mg/kg, a cada 8 ou 12 h) ou sulfadiazina potencializada com trimetoprima (15 mg/kg, a cada 12 h), associada à pirimetamina (1 mg/kg, a cada 24 h) ou à clindamicina (10 mg/kg, a cada 8 h) e pode durar de 4 a 8 semanas, embora a eliminação definitiva do agente possa nunca ocorrer.[48,49] Para a toxoplasmose, o tratamento é semelhante, com exceção dos gatos, aos quais se recomenda clindamicina (10 a 12 mg/kg, a cada 12 h) ou sulfadiazina potencializada com trimetoprima (15 mg/kg, a cada 12 h), por 4 semanas.[47,50]

A hepatozoonose é uma doença muitas vezes oportunista ou associada a outras enfermidades, causada por *Hepatozoon canis* ou *Hepatozoon americanum*. O protozoário é transmitido principalmente por *Rhipicephalus sanguineus*, mas pode ser transmitido por outros carrapatos, podendo o microrganismo eventualmente ser encontrado em neutrófilos e monócitos de esfregaços sanguíneos de animais assintomáticos ou com doença clínica. No Brasil, acredita-se que haja apenas *Hepatozoon canis* ou uma variante, que causa sintomas mais brandos do que na hepatozoonose americana.[51]

Os principais sintomas são: febre, letargia, anorexia e anemia, mas nos casos mais graves pode ocorrer perda de peso, dor e alterações locomotoras. No hemograma pode haver leucocitose, anemia, linfopenia e monocitose, mas o diagnóstico é feito pela presença de gametócitos em esfregaços sanguíneos, embora nem sempre estes sejam observados devido à baixa parasitemia, ou por biopsia muscular com a presença de estruturas semelhantes aos cistos de *Hepatozoon*.[52,53] O tratamento é voltado ao controle dos ciclos reprodutivos assexuados que perpetuam a infecção com dipropionato de imidocarb (5 a 6 mg/kg por via intramuscular ou subcutânea, duas aplicações em intervalo de 14 dias), sulfadiazina-trimetoprima, clindamicina ou pirimetamina (0,25 mg/kg, a cada 24 h) por 14 dias e então com decoquinato (10 a 20 mg/kg, a cada 12 h) indefinidamente. O prognóstico para a cura é bom, desde que não ocorra reinfecção e a função renal esteja preservada.[45,54]

Recentemente demonstrou-se que o músculo esquelético de cães com infecção confirmada por *Leishmania infantum* pode apresentar características histológicas de miopatia inflamatória e a gravidade da inflamação correlaciona-se à quantidade de DNA de *Leishmania* no músculo estudado. Como o parasita não está presente dentro das fibras musculares, os autores supõem que após uma infecção, haja a disseminação em macrófagos para os tecidos vascularizados, bem como para os músculos, e as formas amastigotas poderiam atuar como um fator desencadeante de resposta inflamatória imunomediada. De maneira geral, os sintomas de intolerância ao exercício, fraqueza simétrica dos músculos proximais e atrofia muscular de graus variados também são acompanhados de outras alterações sistêmicas, como perda de peso, linfadenomegalia, dermatopatia e hipergamaglobulinemia.[46] O diagnóstico definitivo pode ser feito pela detecção de formas amastigotas na citologia aspirativa de linfonodos ou medula óssea e o tratamento pode ser tentado com antimoniais ou alopurinol,[45] mas não é aprovado no Brasil.

■ Polimiopatia hipopotassêmica

A miopatia hipopotassêmica é relativamente comum em gatos e é caracterizada por fraqueza muscular aguda, dor muscular, ventroflexão do pescoço, aumentos da CK e potássio sérico inferior a 3,0 mEq/ℓ. Alguns animais podem apresentar previamente letargia ou relutar para caminhar e andar plantígrado.[55]

Diversas condições são associadas a miopatia hipopotassêmica em gatos e incluem anorexia ou dieta pobre em potássio, perda gastrintestinal ou renal, uso de diuréticos, translocação aumentada para o espaço intracelular (hiperinsulinemia e hipertireoidismo) e hiperaldosteronismo. Além disso, uma forma de hipopotassemia congênita é descrita em filhotes de gatos Burmese nos quais os sintomas aparecem nos primeiros meses de idade.[55–58]

Assim, a abordagem diagnóstica inclui, além de história clínica, potássio sérico abaixo de 3 mEq/ℓ, aumentos de CK, avaliação da creatinina e ureia sérica e, eventualmente, ultrassonografia das adrenais ou dosagem da aldosterona plasmática, principalmente nos pacientes de meia-idade ou idosos com hipertensão sistêmica, para descartar hiperaldosteronismo.[55,58] É válido lembrar que hiperlipidemia, hiperproteinemia, hiperglicemia e azotemia podem causar pseudo-hipopotassemia, dependendo do método utilizado pelo laboratório.

No tratamento de pacientes com hipopotassemia crônica leve a moderada, a suplementação pode ser realizada por administração gliconato de potássio (0,44 mEq/kg por via oral, a cada 12 a 24 h) e a melhora dos sintomas pode ser observada na primeira semana. Nos casos mais graves, pode ser necessária a suplementação intravenosa com cloreto de potássio diluído em uma solução fisiológica a 0,9%. A quantidade de potássio a ser adicionada à fluidoterapia depende de sua concentração sérica (Quadro 241.1), mas a velocidade de infusão não deve exceder 0,5 mEq/kg/h. Isto é importante nos casos em que é necessário fluidoterapia mais agressiva, como na insuficiência renal ou desidratação, na qual se recomenda que o potássio seja feito à parte.[56]

■ Distrofias musculares e miopatias hereditárias

A distrofia muscular é uma miopatia degenerativa, não inflamatória e progressiva, associada à deficiência de proteínas musculares, como distrofina, merosina (laminina-α) ou sarcoglicanos. É descrita em várias raças de cães e, eventualmente, em gatos.[59–61]

É uma doença hereditária principalmente ligada ao cromossomo X, mas outros tipos de transmissão, como a autossômica recessiva ou dominante, também são descritos. Além disso, algumas formas podem se apresentar precocemente, de maneira agressiva e letal, enquanto outras podem ter progressão lenta e estabilizar-se, permitindo melhor qualidade de vida, embora com atividade física limitada.[62]

Quadro 241.1 Suplementação de potássio de acordo com a sua concentração sérica e velocidade de infusão.

Potássio sérico (mmol/ℓ)	Potássio em 500 mℓ de solução fisiológica a 0,9% (mmol)	Velocidade máxima de infusão (mℓ/kg/h)
< 2	40	6
2,1 a 2,5	30	8
2,6 a 3,0	20	12
3,1 a 3,5	14	18
3,6 a 5,0	10	25

Os sintomas de distrofia muscular em cães são progressivos, com atrofia gradual de massa muscular e desenvolvimento de contraturas, que muitas vezes levam a deformidades esqueléticas. Uma característica proeminente em cães distróficos é a hipertrofia e o alargamento da base da língua causando alterações faríngeas e esofágicas, com sialorreia, disfagia e regurgitação. Pode haver dificuldade respiratória, mesmo em repouso ou após mínimo esforço. A CK sérica eleva-se precocemente e pode ajudar a identificar filhotes afetados nos primeiros dias de idade. Pode haver mioglobinúria e na avaliação por EMG há atividade espontânea, incluindo descargas de alta frequência e atividade complexa repetitiva. Fêmeas portadoras de mutações da distrofina normalmente apresentam pouca evidência de doença clínica, embora as concentrações da CK possam estar elevadas.[63]

O diagnóstico pode ser feito por imuno-histoquímica realizada em fragmentos de biopsia de músculo fresco congelado com vários anticorpos monoclonais e policlonais contra as proteínas do músculo esquelético envolvidos nas distrofias musculares, como distrofina, proteínas associadas à distrofina, lamininas e outras proteínas. Na coloração H&E observam-se alterações degenerativas, com áreas de necrose da fibra muscular isolada ou agrupada e células inflamatórias mononucleares distribuídas por todo o endomísio ou perimísio circundante. Pode haver também fibras de pequeno diâmetro com citoplasma basofílico e núcleo vesicular grande sugestivo de regeneração, além de calcificação distrófica e infiltração de gordura interfascicular.[62]

Gatos com deficiência de distrofina geralmente são machos e apresentam os sintomas com 3 a 6 meses de idade, sugerindo uma alteração ligada ao cromossomo X. A apresentação clínica é única com hipertrofia muscular do ombro e pescoço e aumento da língua, que fica proeminente. Outros sintomas incluem salivação excessiva, intolerância ao exercício, marcha rígida, jarretes aduzidos, rigidez cervical, vômitos e regurgitação. Calcificação lingual multifocal, cardiomiopatia dilatada, megaesôfago e hepatosplenomegalia também foram relatados. Os achados patológicos são semelhantes aos descritos para os cães distróficos e incluem degeneração e regeneração das fibras musculares, acúmulo de depósitos calcificados dentro das fibras musculares e núcleos numerosos e localizados centralmente.[63]

Não há tratamento específico de rotina e os animais afetados e seus ascendentes devem ser identificados e retirados da reprodução. O uso crônico de prednisona é controverso, pois pode causar aparente melhora da atividade e diminuir a evolução da doença, embora ainda seja incerto se ela inibe a degeneração e a regeneração cíclica ou apenas a regeneração muscular.[64] Redução da atividade física e eventual fisioterapia também estão sob estudos e ainda não há um consenso de seu benefício e de qual maneira devam ser indicadas.[65]

▪ Miopatia do Labrador Retriever

A miopatia centronuclear do Labrador é uma doença hereditária, provavelmente autossômica recessiva, que se inicia nas primeiras semanas ou meses de idade, caracterizada por fraqueza muscular generalizada, "andar de coelho", postura cifótica e, nos casos mais graves, ventroflexão do pescoço e megaesôfago.[66,67] Pode acometer tanto machos como fêmeas, geralmente de coloração amarela ou preta.[68]

A exposição ao exercício pode piorar os sintomas, enquanto o breve repouso pode melhorar a fraqueza, embora ainda assim o animal apresente déficit detectável. Ocasionalmente há atrofia muscular generalizada, mas normalmente não é acompanhada de mialgia. A CK pode estar moderadamente aumentada e, na EMG, há presença de onda aguda positiva, potenciais de fibrilação e ondas bizarras de alta frequência, sem alteração da condução nervosa. Histologicamente há atrofia, necrose e redução das fibras tipo II, com proliferação de tecido conjuntivo, fagocitose e áreas de regeneração de algumas fibras. A evolução clínica pode ser rápida e progredir para decúbito em alguns meses.[66,67]

Recentemente uma nova miopatia, histologicamente semelhante à que ocorre em Dogue-alemão, foi descrita no Canadá. Diferencia-se clinicamente por apresentar atrofia muscular mais intensa e evolução mais rápida para o decúbito em semanas.[68] Não há tratamento específico para essas doenças e, por isso, recomenda-se identificar os possíveis portadores para retirá-los da reprodução.

▪ Miopatia hereditária do Dogue-alemão

A denominação miopatia hereditária em Dogue-alemão foi sugerida por suas características histoquímicas distintas em relação às outras miopatias.[69,70] Inicialmente foi observada apenas nos países britânicos, mas já foi detectada em outros países, como Canadá e Austrália, e aparentemente é uma doença hereditária autossômica recessiva.[69]

É descrita em cães jovens da raça Dogue-alemão, sem predisposição sexual, e os sintomas geralmente se iniciam antes de 1 ano de idade (6 a 19 meses de idade). Dependendo do grau de comprometimento, podem variar desde intolerância ao exercício progressivo, fraqueza muscular, tremores até postura em estação anormal, com os membros pélvicos posicionados sob o abdome e a cauda estendida, provavelmente para melhorar o apoio. Pode ocorrer colapso seguido de atividade física variada e melhora após repouso. Alguns animais também podem piorar em situações de estresse e excitação.[69]

No exame físico, muitas vezes, os animais apresentam retardo de desenvolvimento e atrofia muscular generalizada, principalmente dos músculos bíceps femoral, quadríceps, temporal, glúteo, supraespinal e infraespinal. O andar pode ser rígido com passos largos nos membros pélvicos e eventualmente "andar de coelho" quando tenta correr. Não há dor à palpação muscular e outros déficits neurológicos, mas eventualmente pode ser observada a diminuição do reflexo patelar e do extensor do tronco.[69]

Normalmente, os exames laboratoriais de rotina e imagens não apresentam alterações, com exceção da CK, que pode estar extremamente elevada, embora também possa estar dentro dos valores de referência. Na EMG, podem-se observar potenciais de fibrilação e ondas agudas positivas em alguns músculos, com velocidade de condução nervosa dentro dos parâmetros.[69]

A confirmação da doença pode ser feita por biopsia muscular. Na coloração por H&E parte das miofibras apresenta uma área central com basofilia variável, que ocupa 10 a 50% de seu diâmetro, demarcada por um anel basofílico distinto, sem indícios de inflamação, atrofia, fibrose ou regeneração. Com o PAS observa-se acúmulo de glicogênio dentro dessas áreas. Na coloração com trifosfato de adenosina miofobrilar (ATPase) observa-se comprometimento das fibras tipos I e II, embora haja predomínio da primeira.[69,70]

Não existe tratamento específico, mas alguns animais podem ter boa qualidade de vida por vários meses a anos. Recomenda-se evitar situações de estresse; a fisioterapia, embora não tenha sido avaliada previamente, pode contribuir para o retardo de sua evolução. Na necropsia, as lesões se restringem apenas aos músculos esqueléticos.[69]

Referências

1. Evans J, Levesque D, Shelton G. Canine inflammatory myopathies: a clinicopathologic review of 200 cases. Journal of Veterinary Internal Medicine. 2004;18(5):679-91.
2. Shelton GD. From dog to man: The broad spectrum of inflammatory myopathies. Neuromuscular Disorders. 2007;17(9-10):670.
3. Shelton GD. Routine and specialized laboratory testing for the diagnosis of neuromuscular diseases in dogs and cats. Veterinary Clinical Pathology. 2010;39(3):278-95.
4. Aroch I *et al.* Diagnostic and prognostic value of serum creatine-kinase activity in ill cats: a retrospective study of 601 cases. Journal of Feline Medicine and Surgery. 2010;12(6):466-75.
5. Bagley R. Tremor syndromes in dogs: diagnosis and treatment. Journal of Small Animal Practice. 1992;33(10): 485-90.
6. Podell M. Tremor, fasciculations, and movement disorders. Veterinary Clinics of North America: Small Animal Practice. 2004;34(6): 1435-52.
7. Glass EN, Kent M. Classifying involuntary muscle contractions. Compendium. 2006;28(7): 516-29.
8. Deuschl G, Bain P, Brin M. Consensus statement of the Movement Disorder Society on tremor. Movement Disorders. 1998;13(S3):2-23.
9. Garosi LS *et al.* Primary orthostatic tremor in Great Danes. Journal of Veterinary Internal Medicine. 2005;19(4): 606-9.
10. Platt S, De Stefani A, Wieczorek L. Primary orthostatic tremor in a Scottish deerhound. Veterinary Record. 2006;159(15):495-6.
11. Bain PG. Tremor. Parkinsonism & Related Disorders. 2007;13: S369-S74.
12. Vite CH. Myotonia and disorders of altered muscle cell membrane excitability. Veterinary Clinics of North America: Small animal practice. 2002;32(1): 169-87.
13. Swinney G *et al.* Myotonia associated with hyperadrenocorticism in two dogs. Australian Veterinary Journal. 1998;76(11):722-4.
14. Toll J, Cooper B, Altschul M. Congenital myotonia in 2 domestic cats. Journal of Veterinary Internal Medicine. 1998;12(2):116-9.
15. Hickford F, Jones B, Gething M, Pack R, Alley M. Congenital myotonia in related kittens. Journal of Small Animal Practice. 1998;39(6): 281-5.
16. Farrow B, Malik R. Hereditary myotonia in the Chow Chow. Journal of Small Animal Practice. 1981;22(7): 451-65.
17. Vite C *et al.* Brief communication. Congenital myotonic myopathy in the miniature Schnauzer: an autosomal recessive trait. Journal of Heredity. 1999;90(5): 578-80.
18. Finnigan DF *et al.* A novel mutation of the CLCN1 gene associated with myotonia hereditaria in an Australian cattle dog. Journal of Veterinary Internal Medicine. 2007;21(3): 458-63.
19. Kiesewetter IS *et al.* Potassium-aggravated muscle stiffness in 12 cats. Journal of the American Veterinary Medical Association. 2011;238(8): 1026-31.
20. Meyers KM *et al.* Muscular Hypertonicity: Episodes in Scottish Terrier Dogs. Archives of Neurology. 1971;25(1): 61-8.
21. Geiger KM, Klopp LS. Use of a selective serotonin reuptake inhibitor for treatment of episodes of hypertonia and kyphosis in a young adult Scottish Terrier. Journal of the American Veterinary Medical Association. 2009;235(2): 168-71.
22. Dickinson PJ, Anderson PJB, Williams DC, Powell HC, Shelton GD, Morris JG *et al.* Assessment of the neurologic effects of dietary deficiencies of phenylalanine and tyrosine in cats. American Journal of Veterinary Research. 2004;65(5):671-80.
23. Saito M *et al.* Muscle cramps in two standard poodles with hypoadrenocorticism. Journal of the American Animal Hospital Association. 2002;38(5): 437-43.
24. Galano HR, Olby NJ, Howard Jr JF, Shelton GD. Myokymia and neuromyotonia in a cat. Journal of the American Veterinary Medical Association. 2005;227(10): 1608-12.
25. Vamvakidis C *et al.* Masticatory and skeletal muscle myositis in canine leishmaniasis (*Leishmania infantum*). Veterinary Record. 2000;146(24): 698-703.
26. Bhatti SF *et al.* Myokymia and neuromyotonia in 37 Jack Russell terriers. Veterinary Journal. 2011;189(3): 28428-8.
27. Van Ham L *et al.* Continuous muscle fibre activity in six dogs with episodic myokymia, stiffness and collapse. Veterinary Record. 2004;155(24): 769-74.
28. Vanhaesebrouck A *et al.* Inspiratory stridor secondary to palatolingual myokymia in a Maltese dog. Journal of Small Animal Practice. 2010;51(3): 173-5.
29. Melmed C *et al.* Masticatory muscle myositis: pathogenesis, diagnosis, and treatment. Compendium. 2004;26(8): 590-605.
30. Reiter A, Schwarz T. Computed tomographic appearance of masticatory myositis in dogs: 7 cases (1999-2006). Journal of the American Veterinary Medical Association. 2007;231(6): 924-30.
31. Shelton G, Cardinet III G, Bandman E. Canine masticatory muscle disorders: a study of 29 cases. Muscle and Nerve. 1987;10(8): 753-66.
32. Gilmour M, Morgan R, Moore F. Masticatory myopathy in the dog: a retrospective study of 18 cases. The Journal of the American Animal Hospital Association. 1992;28:300-6.
33. Wu X *et al.* Autoantibodies in canine masticatory muscle myositis recognize a novel myosin binding protein-C family member. The Journal of Immunology. 2007;179(7): 4939-44.
34. Pitcher G, Hahn C. Atypical masticatory muscle myositis in three cavalier King Charles spaniel littermates. Journal of Small Animal Practice. 2007;48(4): 226-8.
35. Allgoewer I *et al.* Extraocular muscle myositis and restrictive strabismus in 10 dogs. Veterinary Ophthalmology. 2000;3(1):21-6.
36. Williams DL. Extraocular Myositis in the dog. veterinary clinics of North America: Small Animal Practice. 2008;38(2): 359.
37. Gross T, Kunkle G. The cutaneous histology of dermatomyositis in collie dogs. Veterinary Pathology. 1987;24(1): 11-5.
38. Ferguson E *et al.* Dermatomyositis in five Shetland sheepdogs in the United Kingdom. Veterinary Record. 2000;146(8): 214-7.
39. Rees C, Boothe D. Therapeutic response to pentoxifylline and its active metabolites in dogs with familial canine dermatomyositis. Veterinary Therapeutics. 2003;4(3): 234-1.
40. Podell M. Inflammatory myopathies. The Veterinary clinics of North America Small Animal Practice. 2002;32(1):147-67.
41. Dickinson PJ, LeCouteur RA. Feline neuromuscular disorders. Veterinary Clinics of North America: Small Animal Practice. 2004;34(6): 1307-59.
42. Wells RJ, Sedacca CD, Aman AM, Hackett TB, Twedt DC, Shelton GD. Successful management of a dog that had severe rhabdomyolysis with myocardial and respiratory failure. Journal of the American Veterinary Medical Association. 2009;234(8): 1049-54.
43. Willamson JA, Kaelble M, Chisholm A. Acute Necrotizing Myopathy in a Dog. Journal of the American Animal Hospital Association. 2011;47(2): 112-6.
44. Shelton GD. Rhabdomyolysis, myoglobinuria, and necrotizing myopathies. Veterinary Clinics of North America: Small animal practice. 2004;34(6): 1469-82.
45. Podell M. Inflammatory myopathies. Veterinary Clinics of North America: Small Animal Practice. 2002;32(1): 167.
46. Paciello O *et al.* Canine inflammatory myopathy associated with Leishmania Infantum infection. Neuromuscular Disorders. 2009;19(2): 130.
47. Tarlow J, Rudloff E, Lichtenberger M, Kirby R. Emergency presentations of 4 dogs with suspected neurologic toxoplasmosis. Journal of Veterinary Emergency and Critical Care. 2005;15(2): 119-27.
48. Barber J, Trees A. Clinical aspects of 27 cases of neosporosis in dogs. Veterinary Record. 1996;139(18): 439-43.
49. Lyon C. Update on the diagnosis and management of Neospora caninum infections in dogs. Topics in Companion Animal Medicine. 2010;25(3): 170-5.
50. Lappin MR. Update on the diagnosis and management of *Toxoplasma* gondii infection in cats. Topics in companion animal medicine. 2010;25(3): 136-41.
51. Rubini AS *et al.* Molecular identification and characterization of canine Hepatozoon species from Brazil. Parasitology research. 2005;97(2): 91-3.
52. Gondim LFP *et al.* Canine hepatozoonosis in Brazil: description of eight naturally occurring cases. Veterinary Parasitology. 1998;74(2): 319-23.

53. O'Dwyer L *et al.* Prevalence, hematology and serum biochemistry in stray dogs naturally infected by Hepatozoon canis in São Paulo. Arquivo Brasileiro de Medicina Veterinária e Zootecnia. 2006;58(4): 688-90.
54. Lappin MR. Update on the diagnosis and management of Hepatozoon spp infections in dogs in the United States. Topics in Companion Animal Medicine. 2010;25(3): 142-4.
55. Dow S, LeCouteur R, Fettman M, Spurgeon T. Potassium depletion in cats: hypokalemic polymyopathy. Journal of the American Veterinary Medical Association. 1987;191(12): 1563-8.
56. Hodson S. Feline hypokalaemia. In Practice. 1998;20(3): 135-44.
57. Platt SR. Neuromuscular complications in endocrine and metabolic disorders. The Veterinary Clinics of North America Small Animal Practice. 2002;32(1): 125-44.
58. Ash RA, Harvey AM, Tasker S. Primary hyperaldosteronism in the cat: a series of 13 cases. Journal of Feline Medicine and Surgery. 2005;7(3): 173-82.
59. Martin PT *et al.* Muscular dystrophy associated with alpha-dystroglycan deficiency in Sphynx and Devon Rex cats. Neuromuscular Disorders. 2008;18(12): 942-52.
60. Gaschen L *et al.* Cardiomyopathy in dystrophin-deficient hypertrophic feline muscular dystrophy. Journal of Veterinary Internal Medicine. 2008;13(4): 346-56.
61. O'Brien DP *et al.* Laminin α2 (merosin)-deficient muscular dystrophy and demyelinating neuropathy in two cats. Journal of the Neurological Sciences. 2001;189(1): 37-43.
62. Shelton G, Engvall E. Muscular dystrophies and other inherited myopathies. Veterinary Clinics of North America: Small Animal Practice. 2002;32(1): 103-24.
63. Shelton GD, Engvall E. Canine and feline models of human inherited muscle diseases. Neuromuscular Disorders. 2005;15(2): 138.
64. Liu JM *et al.* Effects of prednisone in canine muscular dystrophy. Muscle and Nerve. 2004;30(6): 767-73.
65. Markert CD *et al.* Exercise and duchenne muscular dystrophy: Where we have been and where we need to go. Muscle and Nerve. 2012;45(5): 746-51.
66. Gortel K, Houston D, Kuiken T, Fries C, Boisvert B. Inherited myopathy in a litter of Labrador retrievers. Canadian Veterinary Journal. 1996;37(2):108-10.
67. Bley T *et al.* Genetic aspects of Labrador Retriever myopathy. Research in Veterinary Science. 2002;73(3): 231-6.
68. Green S, Tolwani R, Varma S, Shelton G. Absence of mutations in the survival motor neuron cDNA from Labrador retrievers with an inherited myopathy. Veterinary Record. 2005;157(9): 250-4.
69. Feliu-Pascual AL *et al.* Inherited myopathy of great Danes. Journal of Small Animal Practice. 2006;47(5): 249-54.
70. Chang KC, McCulloch MLC, Anderson TJ. Molecular and cellular insights into a distinct myopathy of Great Dane dogs. Veterinary Journal. 2010;183(3): 322-7.

Seção F
Doenças Inflamatórias do Sistema Nervoso

242 Encefalomielites

João Pedro de Andrade Neto, Sylvia de Almeida Diniz, Carolina Dias Jimenez, Paulo César Maiorka

■ Introdução

As lesões inflamatórias do sistema nervoso central (SNC) constituem um grupo importante de doenças em todas as espécies de animais e um desafio para os veterinários. Além de causarem comprometimento neurológico grave, várias doenças são zoonóticas.[1] Caracterizam-se pela entrada de leucócitos no encéfalo (encefalite), na medula espinal (mielite) ou nas meninges (meningite). Pela estreita relação anatômica entre essas estruturas, mais de uma área do sistema nervoso pode estar envolvida em um processo inflamatório, por exemplo, meningoencefalite, que é a inflamação do encéfalo e das meninges.[2] São causadas por organismos infecciosos ou parasitários ou reações imunes.[3] Há um grande número de doenças inflamatórias de etiologias conhecidas ou idiopáticas que envolvem o SNC. Entre as encefalomielites de etiologia conhecida estão as encefalomielites virais (cinomose, raiva, peritonite infecciosa felina), bacteriana, fúngica e por protozoários (toxoplasmose, neosporose),[1] enquanto as encefalomielites de etiologia não conhecida, também denominadas MED, incluem um grande número de doenças. Provavelmente as MED são doenças imunomediadas; entre elas encontramos meningoencefalite granulomatosa (MEG), meningoencefalite necrosante (MEN), leucoencefalite necrosante (LEN), meningite-arterite responsiva a esteroide (MARE), entre outras.[3] Cinomose canina, peritonite infecciosa felina e meningoencefalite granulomatosa são causas comuns de doença inflamatórias envolvendo o sistema nervoso, enquanto as outras doenças são incomuns.[3]

A maioria das doenças inflamatórias ou infecciosas do sistema nervoso afeta a medula espinal, assim como o encéfalo, produzindo doença multifocal.[4] Geralmente são caracterizadas por início agudo, progressivo, difuso ou multifocal, mas sintomas localizados também ocorrem.[3] Infecções encefálicas podem resultar em disfunção neurológica ou por produzirem efeito de massa, como abscesso organizado, ou pela liberação de toxinas ou mediadores inflamatórios. Sabe-se que a principal causa de déficits neurológicos é secundária à resposta inflamatória induzida pelos organismos.[5]

Para diagnóstico específico das doenças inflamatórias ou infecciosas do SNC utiliza-se a análise do líquido cefalorraquidiano (LCR) e/ou imagens de ressonância magnética (RM).[2,6,7] A análise de LCR é a mais importante das provas diagnósticas em pacientes com suspeita de ter enfermidades inflamatórias do SNC.[2] Inflamação, neoplasia e compressão da medula espinal frequentemente mostram as maiores alterações no LCR,[7] embora possa estar completamente normal em animais com doenças inflamatórias.[3] Espera-se aumento da contagem de células e dos níveis de proteína no LCR nas doenças inflamatórias ativas do SNC e em qualquer proceso mórbido que possa romper a barreira hematencefálica (BHE).[3] A determinação da contagem diferencial e do total de células é a parte mais importante do exame do LCR.[8] Em geral, os leucócitos são predominantemente polimorfonucleares (PMN) em doenças bacterianas, com predomínio de linfócitos em doenças virais. Doenças fúngicas ou por protozoários podem produzir populações mistas de leucocitos.[3]

As imagens de RM dão informações em relação às lesões anatômicas associadas à inflamação primária. As lesões são geralmente mais óbvias em sequências de T2WI e FLAIR, como regiões hiperintensas. As anormalidades em geral são iso ou hipointensas em T1WI pré-contraste.[6] Na meningoencefalite granulomatosa focal, lesões de massas inflamatórias focais podem se assemelhar a doenças neoplásicas localizadas, com características similares em imagens de RM, enquanto as lesões anatômicas multifocais discretas podem estar presentes dentro do sistema nervoso, que podem ser especialmente notadas após a administração de meio de contraste, sugerindo alteração da BHE ou da vasculatura encefálica.[6] Em um trabalho, abordando a realização de RM em 25 cães com doença inflamatória, foram vistas anormalidades em 19 (76%) animais. Dois cães tinham lesões focais, 10 tinham lesões multifocais e sete apresentaram lesões difusas. Efeito de massa foi verificado em sete (28%). As lesões eram hiperintensas em imagens ponderadas em T2 (T2WI), em 18 cães, e hipointensas em T1WI em seis cães. Lesões multifocais ou difusas intra-axiais, hiperintensas em T2WI, foram observadas em 17 (68%) animais. O realce após a administração de contraste apareceu em nove (36%) cães com lesões intra-axiais e o realce das meninges em sete (28%). Seis animais com doença inflamatória tiveram imagens interpretadas como normais.[9]

Outra possibilidade de diagnóstico das doenças inflamatórias é o uso de eletroencefalograma (EEG), que consiste no registro da atividade do córtex cerebral.[7] Cães com encefalite mostram no EEG aparecimento de ondas lentas, surto-supressão, espícula-onda e assimetria entre os hemisférios cerebrais.[10] Esses achados demonstram que a irritabilidade neuronal ocasionada pela encefalite, dá origem a espículas ou fusos, e dependendo da fase da encefalite a amplitude das ondas pode variar[11] (Figura 242.1). Embora o EEG, por si só, não produza um diagnóstico diferencial, ele indica ocorrência, distribuição e gravidade da doença[8] ou auxilia na determinação de sua categoria (inflamatória ou degenerativa).[8]

Mostraremos, a seguir, as principais doenças infecciosas e inflamatórias que afetam o sistema nervoso em cães e gatos.

Encefalomielites virais

Encefalomielite herpética canina

O herpes-vírus canino (HVC) causa uma infecção necrosante disseminada e aguda, normalmente em filhotes de cães com menos de 3 semanas de idade. Necrose multifocal ocorre no fígado, rins, pulmões e outros órgãos.[12] Ocasionalmente, células parenquimatosas desses órgãos contêm inclusões virais intranucleares eosinofílicas. Os cães afetados apresentam meningoencefalite não supurativa, mais grave no tronco encefálico e cerebelo. Necrose e inflamação envolvem as substâncias cinzenta e branca, principalmente a primeira.[13] Um infiltrado de células mononucleares é acompanhado por hiperplasia e hipertrofia endotelial vascular,[13,14] algumas vezes envolvendo toda a largura da folha cerebelar. Filhotes que sobrevivem à doença aguda podem ter displasia cerebelar ou retinal.[15] Polineurite e ganglioneurite envolvendo gânglios craniospinais e simpáticos podem ser observadas.[16]

Em relação aos sintomas clínicos, animais com 3 ou 4 semanas de idade podem mostrar ataxia cerebelar, seguida de sepse a partir dessa infecção viral herpética. Logo após o nascimento até 2 semanas, sintomas de cólica, diarreia, choros constantes e dispneia são vistos. Esses animais geralmente morrem entre 1 e 3 dias. Se sobreviverem, podem mostrar sinais de déficit cerebelar quando iniciarem a ambulação.[7] Após 3 semanas, o HVC parece ser autolimitante.[17]

Pseudorraiva

Pseudorraiva, doença de Aujesky,[8,18] paralisia bulbar ou "coceira louca[8]" são todas uma virose causada por *Herpesvirus suis*. É uma infecção viral comum, muitas vezes endêmica de porcos, ocorrendo esporadicamente em outras espécies. É causada por um DNA vírus da família *Herpesvirus alfa*[19] e é reconhecida na maior parte do mundo.[20] Esse vírus é mantido nos tecidos nervosos sensoriais em populações de suínos de modo latente; os reservatórios naturais conhecidos são os suínos silvestres. As outras espécies silvestres podem ser consideradas como hospedeiras finais e fatais. Essa doença é altamente contagiosa em suínos, mas podem afetar raposas e chacais, que apresentam prurido localizado intenso e morte.[18] Raramente é encontrada em cães e gatos, mas quando ocorre pode ser a primeira indicação da doença

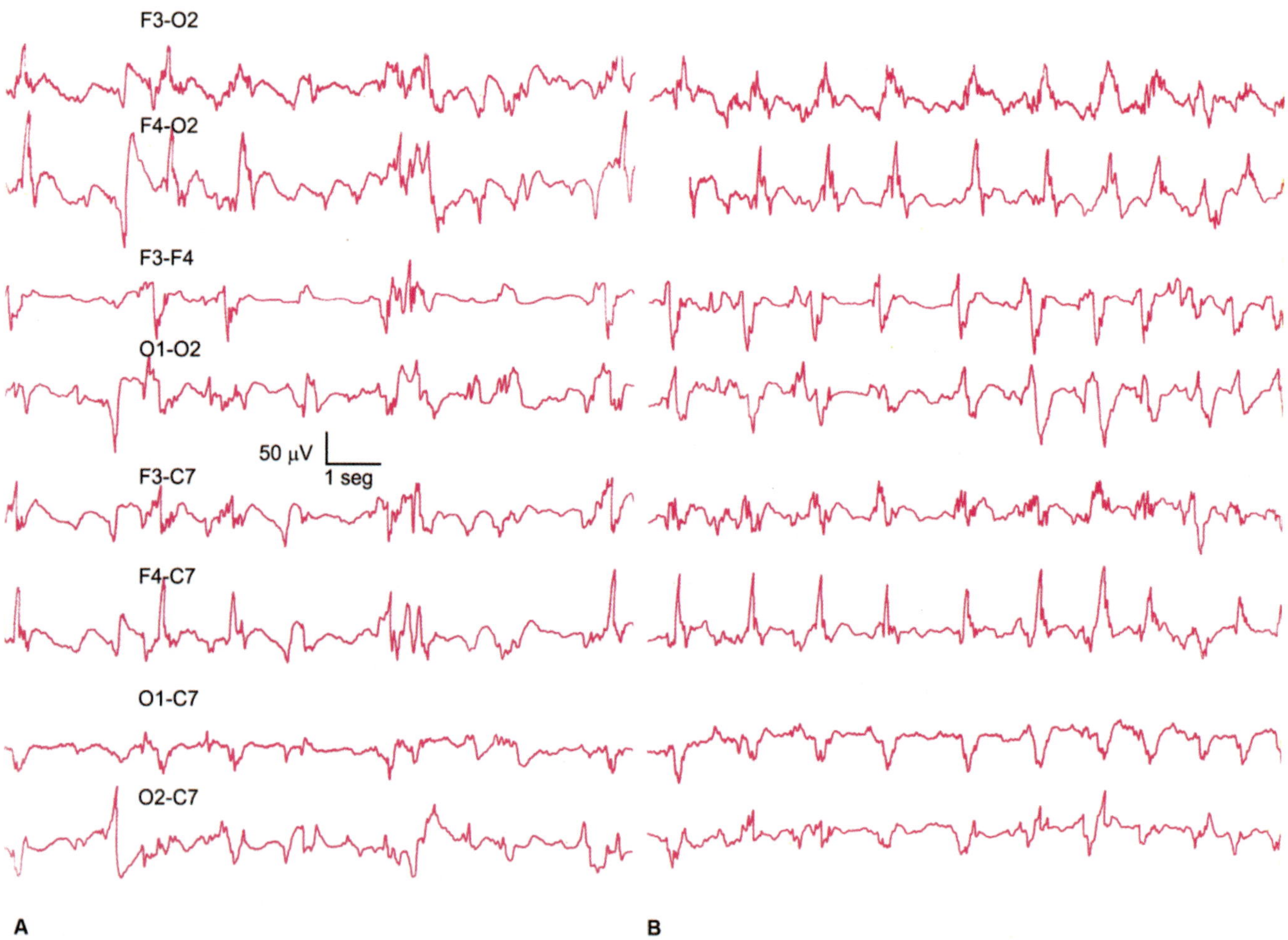

Figura 242.1 Cão Old English Sheepdog, filhote, apresentando encefalite viral. **A.** EEg com aparecimento esporádico de espículas em região frontal direita (F4). **B.** As espículas se tornam constantes nessa região, levando o animal a apresentar crise convulsiva.

nos suínos de uma fazenda.[8] Uma característica da pseudorraiva canina e felina é o prurido intenso sobre a cabeça, pescoço e áreas dos ombros.[21] O modo de transmissão para cães e gatos geralmente é pelo consumo de tecidos contaminados pelo vírus, de suínos, bovinos, ratos, camundongos ou guaxinim. O vírus pode também entrar no organismo através de arranhões ou abrasões de objetos contaminados.[8] Acredita-se que alcance o SNC pelo trajeto centrípeto nos nervos periféricos, provavelmente pelo axoplasma.[8]

Achados patológicos em cães e gatos são qualitativamente similares aos encontrados em suínos, mas diferem na sua distribuição.[20] Após a ingestão, o vírus penetra pelas terminações nervosas das mucosas e se espalha no encéfalo através dos axônios dos nervos.[19] Dessa maneira, embora haja ganglionite não supurativa e encefalomielite, esta afeta particularmente o tronco encefálico caudal. Degeneração neuronal e neuronofagia são observadas dentro dos gânglios mioentéricos e espinais, substância cinzenta da medula espinal (particularmente nos cornos dorsais), bulbo e ponte. Degeneração neuronal e necrose podem ser encontradas nos núcleos pontinos, dorsal do vago e hipoglosso.[20] Cariorrexe de infiltrado inflamatório e células microgliais reativas são características da lesão em carnívoros.[20]

O período de incubação no cão e gato é de 3 a 6 dias,[19] podendo ter uma variação de 2 a 10 dias, ocorrendo o óbito 24 a 48 h após o início dos sintomas clínicos.[8,21] As manifestações clínicas mais características são: prurido intenso da face ou membros, seguido de salivação excessiva, febre, inquietação, anorexia, êmese e dispneia; assim como início de sintomas neurológicos incluindo incoordenação, vocalização, anisocoria, ptose, trismo, rigidez cervical e espasmos musculares. Agressão, convulsões, coma e morte súbita seguem esses sintomas iniciais.[22] A salivação excessiva, uma observação muito comum, provavelmente marca o início da paralisia bulbar, a qual leva à morte por insuficiência respiratória.[20] Em alguns cães, vômitos e diarreia predominam.[19]

O diagnóstico é sugestivo pelos achados clínicos e neuropatológicos e confirmado pelo teste de anticorpo fluorescente de tecidos encefálicos[8] ou reação em cadeia pela polimerase (PCR), do encéfalo ou tecido tonsilar.[19]

O tratamento é de suporte, mas a maioria dos animais morre.[19] A doença pode ser prevenida, evitando o consumo de tecidos infectados. As vísceras utilizadas para alimentação dos cães deverão ser cozidas.[8]

▪ Raiva

É uma encefalomielite viral, fatal e aguda. O vírus da raiva pertence à família Rhabdoviridae, gênero *Lyssavirus*.[23] Este gênero tem pelo menos sete tipos diferentes de vírus neurotrópicos antigenicamente distintos. *Lyssavirus* soro/genótipo 1 é o da raiva clássica.[24] Os mamíferos são importantes na epidemiologia dessa virose. Esse vírus é neurotrópico e replica-se primariamente no SNC, passando então para as glândulas salivares. A transmissão ocorre pela mordedura principalmente de carnívoros e morcegos infectados.[23]

O vírus da raiva tem uma distribuição global, exceto na Antártica. Na Austrália foi descrito um novo *Lyssavirus*, considerado a primeira ocorrência nesse continente. Essa doença é transmitida principalmente por canídeos domésticos e silvestres e pela maioria dos morcegos hematófagos, insetívoros e frugívoros do Novo Mundo. Morcegos da Europa e Ásia podem causar raiva, mas a forma *Lyssavirus* sorotipo/genótipo 1 não é encontrada.[24] Os reservatórios que mantêm a endemia da raiva variam de um continente a outro. Na África, os animais considerados como reservatórios são os canídeos silvestres (chacais e raposas), hienas e as civetas. Na Europa, a raposa-vermelha (*Vulpes vulpes*) e a raposa-ártica (*Alopex lagopus*) e o mão-pelada (*Nyctereutes procyonides*) são os reservatórios naturais, enquanto na Ásia essa endemia é mantida pela raposa-vermelha e alguns pequenos carnívoros. Nas Américas, a raiva em várias regiões está associada às raposas-vermelha, ártica e cinza (*Urocyon cinereoargenteus*), ao coiote (*Canis latrans*), à mão-pelada *(Procyon lotor*) e aos cangambás-listrado (*Mephitis mephitis*) e pintado (*Spilogale putorius*).[24]

O vírus é introduzido nos tecidos locais pela mordedura de hospedeiros infectados. Há replicação viral local, mas apenas em quantidades limitadas. O vírus é neurotrópico, portanto não ocorrerá viremia ou possibilidade de se espalhar para o sistema gastrintestinal ou urogenital.[25] É proposto que a entrada viral na musculatura seja mediada pela glicoproteína viral ligada aos receptores de acetilcolina na junção neuromuscular, embora existam outros receptores celulares.[20] O vírus então passa às terminações nervosas dos axônios dos neurônios motores e aos fusos musculares ou proprioceptores nos tendões, permitindo acesso às terminações nervosas dos axônios dos neurônios sensoriais.[20] Ainda imprevisível é o tempo quando a infecção viral progride de neurônios locais da infecção até o SNC. Este período de incubação é variável, podendo levar semanas a meses até o aparecimento dos sintomas clínicos.[25] O vírus então se move centripetamente pelo fluxo axonal retrógrado dos neurônios motores até o corno ventral da medula espinal ou núcleos motores do tronco encefálico e sobre os neurônios sensoriais nos gânglios cranioespinais e, consequentemente, para o SNC.[20] Chegando ao SNC, a infecção dissemina-se rapidamente pelos numerosos tratos neuronais. Uma vez afetado o encéfalo, o vírus é capaz de sair centrifugamente do SNC pelas inervações e seguir para os sistemas dos principais órgãos.[25] Esse vírus causa polioencefalomielite não supurativa aguda com infiltrado perivascular por mononucleares, gliose, neuronofagia e degeneração neuronal.[24] As lesões são predominantes na substância cinzenta ou em populações de corpos celulares neuronais; os infiltrados perivasculares são amplamente linfocíticos e a resposta glial parenquimatosa é primariamente microglial e, mais tarde, misturada com astrócitos.[20]

São sintomas inespecíficos da raiva: inquietação, inapetência, disfagia, vômitos/diarreia.[23,25] O período neurológico agudo segue-se a esse período prodrômico de 1 a 2 dias, com excitação generalizada, hiperestesia aos estímulos tátil, auditivo e visual, comportamento agressivo contra objetos animados ou inanimados.[23] Contudo, o curso da doença é rápido com alterações diárias, se não em horas. A mudança de comportamento pode ser o primeiro sintoma clínico. O envolvimento de nervos cranianos (NC) pode ser focal ou unilateral, incluindo anisocoria, mudança na fonação, paresia[25] ou assimetria facial, trismo, engasgos, salivação, queda da mandíbula, projeção da terceira pálpebra e língua pendente[23] ou paralisada.[25] A hidrofobia, comum em humanos, não é descrita em animais. Além das alterações envolvendo tronco encefálico, podemos encontrar alterações cerebrais, como hiperatividade, desorientação, parorexia, fotofobia, convulsões, tremores musculares, priapismo, alteração de libido, hipo ou hipertermia, olhar fixo e pressão da cabeça contra obstáculos.[23]

O diagnóstico *antemortem* pode ser realizado por meio de imunofluorescência em pele, córnea e saliva; esse teste não é conclusivo se o resultado for negativo. A avaliação *post mortem* pode ser obtida ou pela detecção de corpúsculos de Negri em tecidos encefálicos selecionados ou por outros métodos, incluindo inoculação de tecidos afetados em camundongos, PCR e imunofluorescência.[24] A PCR é útil mesmo quando o encéfalo estiver em alto grau de decomposição.[26]

▪ Adenovirose

O adenovírus canino tipo 1 (CAV-1), que causa a hepatite infecciosa canina, é um DNA vírus pertencente à família Adenoviridae.[19] É responsável por uma doença altamente contagiosa, e pode ser transmitido pela urina, vários meses após a recuperação dos animais infectados. Raposas e ursos podem manifestar encefalite causada por esse vírus.[27]

O CAV-1 causa infecção sistêmica com tropismo por hepatócitos, células epiteliais e células endoteliais. Após a exposição, o CAV-1 replica-se no tecido linfoide das tonsilas e linfonodos regionais, seguido de viremia com invasão de outros órgãos.[19] Em raras ocasiões, a infecção é peraguda, e os cães afetados podem ser simplesmente encontrados mortos. Em exame *post mortem* múltiplas hemorragias notavelmente intensas são encontradas no encéfalo, envolvendo tronco encefálico e núcleo caudado. O córtex cerebral e o cerebelar são poupados. Os achados histopatológicos em sistema nervoso mostram alterações decorrentes da ação do vírus, como meningoencefalite neutrofílica moderada, gliose, hipertrofia endotelial vascular e corpúsculos de inclusão intranucleares no endotélio do encéfalo.[27] As hemorragias estão disseminadas e recentes no neurópilo, enquanto os capilares e vênulas estão proeminentes devido à infiltração dentro e ao redor de suas paredes por células inflamatórias mononucleares, as quais podem estar misturadas com hemácias e um pouco de fibrina. Não apresentam infiltrados de células inflamatórias espalhadas dentro do parênquima e gliose significativa. São achados patognomônicos as inclusões intranucleares anfofílicas nas células endoteliais vasculares.[20] As alterações extraneurais incluem hepatite linfocítica necrosante multifocal e corpúsculos de inclusão em hepatócitos e nas células endoteliais dos glomérulos renais e bexiga.[27]

Os sintomas clínicos iniciais são: febre, depressão e letargia. Mais tarde, pode ocorrer o desenvolvimento de desconforto abdominal, linfadenopatia em tonsilas e linfonodos regionais, laringite, traqueíte e pneumonia. A necrose hepática pode levar à ocorrência de hepatomegalia, efusão abdominal, distúrbios hemorrágicos e raramente icterícia.[19] Sintomas neurológicos podem ser vistos como consequência de encefalopatia hepática ou infecção do SNC.[19]

O tratamento é direcionado aos cuidados de suporte e controle dos sintomas clínicos e complicações.[19] Aplicação de soro hiperimune e vacinação durante os surtos são recomendados.[27] Em pacientes com distúrbios neurológicos devido à encefalopatia hepática o uso de lactulose por via oral ou em enema (animais com vômitos) pode auxiliar na redução das concentrações de encefalotoxinas circulantes.[19]

▪ Cinomose

É causada por um vírus da família Paramyxoviridae, do gênero *Morbillivirus*, que afeta todas as famílias da ordem Carnivora.[28] O gênero *Morbillivirus* é antigenicamente relacionado com o vírus do sarampo humano e da peste bovina em bovinos.[2] O vírus da cionomose canina (VCC) é capaz de infectar uma grande variedade de espécies, incluindo canídeos, mustelídeos (p. ex., furões, cangambás) e procionídeos (p. ex., guaxinins). A gama de hospedeiros é definida pela proteína de superfície hemaglutinina viral, tendo seis grandes linhagens com base na variabilidade genética da hemaglutinina. Cada linhagem contém biotipos ou variedades que diferem dos padrões de patogenicidade.[19] Em relação à cinomose canina, os animais mais suscetíveis são os lobos, coiotes, a raposa-vermelha da Europa, cães selvagens africanos, chacais, furões, mãos-peladas, quatis, ursos-pandas e lobos-guarás. Os ursos e as raposas da América do Norte são mais resistentes a esta infecção.[29]

O vírus da cinomose canina (VCC), um RNA-vírus, infecta diferentes tipos celulares, incluindo células epiteliais, mesenquimais, neuroendócrinas e hematopoéticas de vários órgãos e tecidos.[30] Após a exposição, o vírus infecta e replica-se localmente dentro dos macrófagos e monócitos nas tonsilas, epitélio das vias respiratórias superiores e linfonodos regionais, alcançando o pico de produção de vírions de 2 a 4 dias após a inoculação.[19] A viremia ocorre 4 a 6 dias mais tarde com propagação do vírus para estômago, intestino delgado, macrófagos do fígado e do baço, medula óssea e outros tecidos linfoides. Essa viremia está associada a febre e linfopenia,[19] ocorrendo em função de alteração da função imune, associada à depleção do tecido linfoide e à perda de linfócitos, especialmente células T $CD4^+$, como resultado de apoptose das células linfoides.[30] Uma segunda viremia ocorre poucos dias após, e é responsável pela infecção das células epiteliais em múltiplos órgãos, incluindo globos oculares, pele e SNC.[19] Após a remoção do vírus da corrente sanguínea, a suposta diminuição da apresentação do antígeno e a alteração da maturação dos linfócitos causam imunossupressão contínua, apesar da repopulação dos órgãos linfoides.[30] As principais manifestações da infecção causada pelo VCC incluem sintomas respiratórios e gastrintestinais, imunossupressão e leucoencefalite desmielinizante.[30] Na encefalite aguda, as lesões microscópicas são geralmente encontradas em muitos órgãos viscerais, além do sistema nervoso, incluindo bexiga, rins, trato gastrintestinal, bronquíolos e tonsilas. As lesões no SNC são caracterizadas por infiltrado mononuclear perivascular, gliose, proliferação da micróglia e infiltração de células inflamatórias da membrana pia-aracnoide. Corpúsculos de inclusão, intranucleares e intracitoplasmáticos, podem estar presentes em células neuronais, astrócitos, histiócitos, células das meninges e células ependimárias. A distribuição dos corpúsculos de inclusão na encefalite causada por VCC é errática, e sua ocorrência não é uma indicação da gravidade do processo da doença.[8] As lesões na substância cinzenta do SNC são: degeneração neuronal, gliose e inflamação linfoplasmocítica, ocorrendo em córtex cerebral e cerebelar, núcleos da base, tronco encefálico e medula espinal.[20] As alterações na substância branca variam de acordo com a duração e a intensidade da infecção.[8] Essas lesões são tipicamente multifocais, com aparente predileção pela substância branca do cerebelo, pedúnculos cerebelares, nervos ópticos e medula espinal.[20] Embora a incidência esteja diminuindo, a encefalomielite por cinomose é ainda uma doença comum no SNC dos cães.[8]

A patogênese da doença neurológica em cães com cinomose é complexa. Os cães, especialmente jovens ou imunossuprimidos, podem desenvolver desmielinização aguda atribuídas à lesão viral direta na ausência de reações inflamatórias. A encefalite crônica parece ser uma sequência de respostas inflamatórias aos antígenos virais nas células do SNC, com a ativação de macrófagos e a liberação de mediadores citotóxicos desempenhando um papel na destruição e desmielinização das células do SNC.[19] Portanto, a leucoencefalite desmielinizante representa uma doença bifásica de um processo inicial mediado pelo vírus e progressão de causa imunomediada.[30,31] O vírus invade o sistema nervoso e replica-se nos neurônios e células da glia da substância branca, durante um período de imunossupressão grave induzida pelo vírus.[32] Essa ação direta do VCC no início da desmielinização é descrita porque existe uma expressão intralesional proeminente de proteínas virais e mRNA.[31] Essa fase inicial da leucoencefalite desmielinizante é uma sequela da destruição direta mediada pelo vírus e infiltrado de células citotóxicas T $CD8^+$ associadas à autorregulação de citocinas pró-inflamatórias, como interleucina (IL)-6, IL-8, fator de necrose tumoral alfa (TNF-α) e IL-12 e à falta de resposta de citocinas imunomoduladoras, como IL-10 e fator transformador do crescimento beta (TGF-β).[30] A desmielinização ocorre em áreas da substância branca infectadas na ausência de inflamação. Nessa fase, TNF-α, CD44, um receptor de hialuronato, MM, assim como seus inibidores, são autorreguláveis.[31] O mecanismo de desmielinização não está claro porque não há evidência ultraestrutural de replicação viral nos oligodendrócitos, que são células de formação da mielina.[32] Além disso, as alterações de desmielinização podem estar relacionadas principalmente a distúrbios circulatórios, como congestão, edema, trombose e coagulação intravascular disseminada (CID), assim como distúrbios metabólicos com apoptose dos oligodendrócitos.[33] O VCC infecta primariamente astrócitos e causa doença desmielinizante semelhante à esclerose múltipla em humanos.[34] Na esclerose múltipla humana, há ausência de receptores beta-adrenérgicos nos astrócitos da substância branca, expressando complexo de histocompatibilidade principal (MHC) de classe II, o qual tem um papel importante na cascata imunológica, levando à destruição da mielina.[34] Em cães com encefalite causada por VCC, receptores beta-adrenérgicos estão presentes em neurônios, mas ausentes em astrócitos em lesões agudas, lesões desmielinizantes e substância branca aparentemente normal.[34] Uma hipersensibilidade tardia mediada por células T $CD4^+$ e células citotóxicas $CD8^+$ contribui para a perda da mielina na fase crônica.[30] Concomitante com a recuperação imunológica, durante o curso subsequente da doença, ocorre inflamação nas lesões desmielinizantes com progressão dessas lesões em alguns animais, provavelmente por reações celulares dependentes de anticorpos, associadas a uma resposta imune induzida pelo vírus.[32] O curso progressivo, ou mesmo recidivante, está associado à persistência viral no sistema nervoso. A persistência do VCC no encéfalo parece ser devida à disseminação seletiva não citolítica do vírus com brotamento muito limitado. Desse modo, o vírus da cinomose escapa da vigilância imunológica.[32] A forte redução ou ausência de proteína viral e expressão de mRNA está associada a uma resposta imune vigorosa. As $CD8^+$ dominam dentro das lesões, enquanto linfócitos B e $CD4^+$ são encontrados perivascularmente. Simultaneamente há forte autorregulação de MHC e as citocinas pró-inflamatórias IL-6, IL-8, IL-12 e TNF-α. As citocinas pró-inflamatórias IL-1β, IL-2 e interferona-ρ estão ausentes. IL-10 e TNF-β não são influenciados pela infecção por VCC. CD44, fatores inibitórios e MM estão fortemente diminuídos.[34]

Cães de todas as idades e raças são suscetíveis à infecção por VCC, principalmente animais sem imunidade ou com vacinação incompleta.[19] A taxa de prevalência da cinomose é maior em cães com idade entre 3 e 6 meses, correlacionado com a perda de anticorpos maternais em filhotes após o desmame. Suspeita-se que ocorra uma maior suscetibilidade entre raças. Cães braquicefálicos tem sido descritos apresentando uma baixa prevalência da doença, mortalidade e sequela quando comparados com raças dolicocefálicas.[35] O VCC é transmitido pela exposição oronasal a fontes contaminadas pelo vírus, como secreções respiratórias, vômito, fezes, urina e fômites ambientais. Também pode ocorrer transmissão de maneira eficiente pela inalação de partículas de vírus respiratórios em aerossóis produzidos por tosse e espirros, bem como aerossóis de outras excreções.[8,19] Os cães com infecção subclínica também eliminam o vírus nas fezes. Assim, os cães infectados podem ser contagiosos por até 3 meses.[19] O período de incubação geralmente varia de 1 a 3 semanas. O vírus começa dentro de 7 a 10 dias da exposição durante a fase de pré-incubação e pode continuar por 60 a 90 dias.

Os sintomas clínicos da cinomose canina são variáveis dependendo da cepa viral, condições ambientais, idade e estado imunológico do hospedeiro. Mais de 50% das infecções causadas pelo VCC são provavelmente subclínicas. Doença generalizada grave é comumente reconhecida ocorrendo em cães de qualquer idade, mas é mais comum em filhotes não vacinados com idade entre 12 e 16 semanas que perderam a imunidade maternal ou filhotes que receberam concentrações inadequadas de anticorpos maternos.[35] Forma branda da doença também são comuns e os sintomas são apatia, hiporexia, febre e infecção das vias respiratórias superiores.[35] Além desses sintomas, podem ocorrer conjuntivite, coriorretinite,[19] tosse e dispneia.[35] Corrimento oculonasal seroso bilateral pode se transformar em mucopurulento.[35] Infecção viral das vias respiratórias inferiores resulta em pneumonia que pode ou não ser clinicamente evidente, mas pode ser documentada através de estudo radiográfico. Pneumonia viral complicada por infecções bacterianas secundárias podem ser fatais em filhotes. Dependendo da cepa viral, cães afetados apresentam vômitos e diarreia mucoide ou hemorrágica devido à replicação viral no epitélio gastrintestinal.[19] Infecção viral da epiderme é responsável por erupções pustulares e hiperqueratose do plano nasal e coxins plantares[19] Dermatite pustular e vesicular em filhotes de cães está raramente associada a doença do SNC enquanto animais que desenvolvem hiperqueratose nasal e digital geralmente tem várias complicações neurológicas.[35] Filhotes com infecção antes da erupção da dentição permanente podem apresentar hipoplasia do esmalte dentário.[19]

Alterações do SNC geralmente ocorrem de 1 a 5 semanas após o início da doença[29] Os sintomas neurológicos são variados e, geralmente, sugerem uma distribuição multifocal das lesões. Sintomas corticais e subcorticais cerebrais incluem alterações de comportamento, como depressão e desorientação, bem como convulsões generalizadas[8] ou do tipo "mascar chicletes".[29] O VCC é provavelmente a causa mais comum de convulsões em cães com menos de 6 meses de idade.[8] Alterações cerebelares e vestibulares, paresia, paralisia, marcha sem destino e incoordenação também podem estar presentes.[29] Os sintomas de localização no tronco encefálico incluem incoordenação, hipermetria, quedas, inclinação da cabeça e nistagmo. Ocasionalmente, monoplegia e paraplegia são observadas.[8] Hiperestesia e rigidez cervical ou paraespinal podem ser encontradas em alguns cães como resultado de inflamação meningiana; uma vez que o comprometimento em meninges é raro, os sintomas que ocorrem em cães com alterações neurológicas são compatíveis com lesões em parênquima mais do que em meninges.[35] Um sintoma característico de encefalomielite por cinomose é a mioclonia, ou mais corretamente, espasmo flexor.[8] Mioclonias são movimentos rítmicos repetitivos de grupos musculares individuais.[14] Os músculos flexores apendiculares, músculos abdominais e da musculatura cervical são os mais frequentemente envolvidos. Às vezes, os músculos masseter, temporal e periorbital são afetados. Essas contrações rítmicas não são necessariamente associadas a paresia ou paralisia dos membros e, geralmente persistem durante o sono. Os movimentos são temporariamente abolidos por injeção intravenosa de agentes anestésicos locais.[8] Acredita-se que as mioclonias sejam devidas à atividade anormal de marca-passo em neurônios danificados pelo vírus.[21] É, no entanto, importante observar esse fenômeno que também pode ser visto em outras doenças neurológicas e não é patognomônico de cinomose.[14] Infecções por outros paramixovírus de cães e gatos e menos comumente outras condições inflamatórias do SNC podem causar mioclonias.[35]

A deficiência visual aguda (neurite óptica) tipicamente acompanhada por dilatação das pupilas pode ser o único sintoma clínico em alguns cães. A disfunção olfatória tem sido relatada em cães afetados.[8]

O diagnóstico da cinomose canina é primariamente baseado na suspeita clínica. Uma história característica de doença compatível em um filhote não vacinado com idade entre 3 e 6 meses,[35] ou evidência de doença gastrintestinal/respiratória antes da disfunção neurológica concomitante são achados clássicos que apoiam o diagnóstico. A hiperqueratose, afetando coxins plantares ou planos nasais, é outro indicador clássico, também inconsistente, de infecção por VCC.[21] Cães jovens (menos de 1 ano de idade) com infecção em SNC tendem a desenvolver doença de substância cinzenta primariamente, não inflamatória (polioencefalopatia) com sinais predominantes de disfunção prosencefálica. Cães maduros (com mais de 1 ano) com infecções em SNC tendem a desenvolver doença da substância branca desmielinizante inflamatória, primariamente afetando tronco encefálico, cerebelo e medula espinal (leucoencefalomielopatia).[21] Esses pacientes tendem a apresentar sinais clínicos predominantes de disfunção em medula espinal e/ou vestibulocerebelar.[21]

O hemograma pode mostrar linfopenia absoluta causada pela depleção linfoide. Trombocitopenia e anemia regenerativa tem sido encontradas em neonatos infectados experimentalmente, mas não tem sido consistentemente reconhecida em filhotes infectados espontaneamente ou mais velhos.[35] A análise de LCR é a mais importante das provas diagnósticas em pacientes com suspeita de encefalomielite.[2] Na cinomose normalmente ocorre pleocitose moderada (30 a 100 células/$\mu\ell$) com predomínio de células mononucleares.[8] A demonstração do antígeno na forma inflamatória da cinomose é possível por meio do LCR, usando-se técnicas de imunofluorescência ou PCR com transcriptase resersa (RT-PCR).[31] A determinação dos títulos de anticorpos no soro ou LCR pode auxiliar no diagnóstico de infecção pelo VCC. A constatação de um aumento de quatro vezes no título de IgG sérica após um período de 2 a 3 semanas ou a detecção de anticorpos IgM no soro é compatível com infecção recente ou vacinação recente, mas não comprova a doença clínica.[36] Técnicas de imunofluorescência podem auxiliar no diagnóstico preciso da cinomose canina. Em animais afetados clinicamente, imunofluorescência é geralmente realizada em esfregaços citológicos preparados de epitélio respiratório, genital, tonsilar ou conjuntival.[35]

As imagens de RM podem demonstrar áreas de desmielinização na cinomose canina. Cães que apresentam lesões de infecção aguda, causadas por VCC, mostram anormalidades em imagens de RM, caracterizadas por lesões hiperintensas em cerebelo e/ou tronco encefálico em T2WI, além da perda de definição de contraste entre substâncias branca e cinzenta cerebelar. A aparência da mielina em RM é baseada no conteúdo de água na bainha de mielina. Na mielina normal, a água é localizada dentro da bainha de mielina com tempos de relaxamento relativamente curtos em imagens ponderadas em T1 e T2. Em consequência, a mielina tem aparência de T1WI hiperintensa e T2WI hipointensa. Com a degeneração da bainha de mielina, haverá água livre dentro do axônio ou no interstício. Essa água, não ligada a proteínas, por conseguinte, vai mostrar um tempo de relaxamento mais longo em T1WI e T2WI, com T1WI hipointenso e T2WI hiperintenso.[37]

O prognóstico para cães com cinomose e com comprometimento do SNC é mau.[36] O tratamento da infecção pelo VCC é inespecífico e de apoio. As infecções secundárias bacterianas do trato gastrintestinal e do sistema respiratório são comuns e devem ser tratadas com antibióticos apropriados.[36] Cães com infecções das vias respiratórias superiores deverão ser mantidos em ambientes limpos, quentes e livres de correntes de ar. Secreções oculonasais deverão ser limpas da face. Pneumonia é frequentemente complicadas por infecção bacteriana, geralmente por *Bordetella bronchiseptica*, o qual reage a terapia antimicrobiana de largo espectro, espectorantes ou nebulização e tapotagem.[35]

Terapia para distúrbios neurológicos em cinomose é menos recompensante. Mioclonias são geralmente intratáveis e irreversíveis. Apesar do tratamento ineficaz, cães não deverão ser eutanasiados a menos que os distúrbios neurológicos sejam progressivos ou incompatíveis com a vida.[35] Administração de glicocorticoides pode ser benéficas em alguns cães com doença do SNC, decorrente da infecção crônica causada pelo VCC ou com cegueira decorrente de neurite óptica, mas é contraindicada nos cães com infecção aguda.[36] Sucesso variável ou temporário em alguns cães pode ocorrer após com uma dose única antiedema do SNC, com dexametasona (2,2 mg/kg por via intravenosa [IV]). Terapia de manutenção subsequente com doses anti-inflamatórias podem ser necessárias.[35] Em nosso consultório utilizamos protocolo imunossupressor semelhante ao que é utilizado em meningoencefalite de causa desconhecida, com alguns animais reagindo satisfatoriamente, quando das encefalites crônicas.

A ribavirina inibe a replicação do vírus *in vitro*, mas o seu uso não tem sido descrito em cães infectados.[19]

O uso generalizado de vacinas eficazes reduziu substancialmente a incidência da cinomose em muitas regiões. No entanto, os surtos podem ocorrer entre os cães não vacinados e não são incomuns casos de encefalomielite esporádica de cinomose em cães vacinados.[2] Cães que não são vacinados regularmente podem perder sua proteção e tornar-se infectados após períodos de estresse, imunossupressão ou contato com animais doentes. Dos cães suscetíveis, 50 a 75% são infectados de modo subclínico, eliminando o vírus do corpo. Os fatores predisponentes ao desenvolvimento da doença clínica são multifatoriais, incluindo idade, estado vacinal, raça e virulência do vírus (p. ex., Snyder Hill e R252 são cepas altamente virulentas e neurotrópicas).[8] Uma resposta rápida e a alta titulação de anticorpos para o vírus da cinomose canina são cruciais para a recuperação de uma infecção viral com um mínimo ou nenhum sintoma clínico. Cães incapazes de montar uma resposta adequada desenvolvem a doença de maneira rápida e progressiva, e morrem. Cães que montam uma resposta retardada ou intermediária tendem a desenvolver a doença neurológica crônica.[2,8] Para evitar a transmissão do vírus dentro de uma instalação, os pacientes infectados devem ser alojados em isolamento e cuidados por funcionários que adiram às medidas rigorosas de biossegurança. Esse vírus não sobrevive por longos períodos fora do hospedeiro, e é suscetível à inativação por um grande número de desinfetantes, como os compostos de amônio quaternário ou compostos fenólicos.[19]

▪ Peritonite infecciosa felina

A peritonite infecciosa felina (PIF) é a causa infecciosa mais comumente diagnosticada em gatos com distúrbios neurológicos. Descreve-se de 45 a 50% de casos associados a alterações inflamatórias, o que equivale a 15 a 20% de todos os casos de felinos com alterações neurológicas.[38] É uma doença imunopatológica causada por um coronavírus, do qual oito cepas foram identificadas no mundo.[8] A infecção por peritonite infecciosa felina tem baixa morbidade, mas alta letalidade (aproximadamente 100%). A rota exata pela qual o vírus se espalha na natureza é desconhecida, embora o espraiamento de corrimento ocular e nasal possa ocorrer no início da doença.[8] A incidência de peritonite infecciosa felina é mais alta em gatos entre 3 meses e 3 anos de idade,[39] com frequência maior entre 6 meses e 2 anos.[40] Não há predisposição sexual ou racial.[8] O vírus da peritonite infecciosa felina (VPIF) pode permanecer estável e infectante fora do hospedeiro por 3 a 7 semanas sob condições secas, embora seja inativado pela maioria dos detergentes domésticos. O intestino delgado dos gatos é o mais provável reservatório do vírus.[39] Acredita-se que as rotas primárias de transmissão do coronavírus felino sejam ingestão e possivelmente inalação de partículas virais em fezes. Em infecções recentes, essas partículas podem ser transmitidas também por saliva, secreções respiratórias e urina.[39] Altas concentrações de gamaglobulinas e aumento dos títulos de anticorpos levam à conclusão de que a hipergamaglobulinemia decorre de uma resposta imune específica de anticoronavírus felino (FCoV).[41]

O VPIF pertence ao grupo dos coronavírus felinos, incluindo o FCoV. Existem duas teorias para explicar a relação do coronavírus felino. Uma delas acredita que o VPIF seja um coronavírus único e separado, enquanto a segunda acredita que o VPIF e o FCoV não possam ser distinguidos sorologicamente um do outro, e são de algum modo mutações do mesmo vírus. Dados atuais sugerem que o VPIF seja uma mutação do FCoV. Após essa mutação, o VPIF ganha habilidade para replicar-se em macrófagos, e por meio destes alcançam os linfonodos regionais, onde ocorrerá mais replicação viral.[39] A viremia resultante permite que os macrófagos carregados de vírus sejam depositados no endotélio de pequenos vasos sanguíneos.[39] O sistema imunológico felino tem vários mecanismos para dominar esse estágio inicial da infecção por VPIF. O vírus pode ser eliminado, se o gato montar uma forte resposta imunomediada celular. Se o animal não puder exibir essa resposta celular, uma intensa resposta mediada por complemento desenvolverá vasculite piogranulomatosa, causando efusão. A fixação dos complementos causa a liberação de aminas vasoativas, resultando no aumento da permeabilidade dos vasos sanguíneos e levando à exsudação de proteínas plasmáticas.[39] O derrame de líquido rico em proteínas no espaço pleural, cavidade peritoneal, saco pericárdico e no espaço subcapsular dos rins, devido à vasculite causada por imunocomplexos, é chamado de forma efusiva da doença.[36] Na peritonite infecciosa felina não efusiva, desenvolve-se resposta imunomediada celular parcial,[8] levando à formação de granuloma clássico.[39] Nessa forma não efusiva, lesões piogranulomatosas ou granulomatosas se desenvolvem em vários tecidos, em particular em globos oculares, encéfalo, rins, omento e fígado.[36] Lesões macroscópicas no SNC geralmente estão presentes, mas podem ser sutis.[8] O processo inflamatório é claramente focado nas superfícies internas e externas do SNC, com extensão secundária apenas dentro do neuroparênquima. O reconhecimento desse padrão relacionado com a superfície pode ajudar na diferenciação entre peritonite infecciosa felina e outras formas de encefalomielites em gatos.[20] O exame microscópico revela leptomeningite piogranulomatosa grave, coroidite, ependimite e encefalomielite.[20] Além disso, vasculite ou hidrocefalia adquirida podem estar presentes, e as mudanças sistêmicas geralmente são aparentes.[42] A evidência de edema encefálico é infrequente. Opacidade meníngea pode ser evidente ao redor da medula e plexo coroide do quarto ventrículo.[8] Muitos animais com a forma da doença que envolve o SNC também podem apresentar pan-oftalmite grave, envolvendo particularmente a úvea anterior.[20]

Gatos de qualquer raça, idade ou sexo podem ser afetados,[7] embora a doença clínica seja vista frequentemente em gatos jovens entre 3 meses e 3 anos de idade,[39] com uma frequência maior entre 6 meses e 2 anos.[40] Gatos de até 6 semanas de idade são protegidos pelos anticorpos maternos.[39] A doença afeta especialmente aqueles animais que se encontram em gatis ou domiciliados com muitos outros no mesmo local.[7] O envolvimento difuso ou multifocal é típico dessa doença.[7] Seu curso clínico pode ser variado, mas em geral é progressivo durante várias semanas ou meses.[7] A replicação entérica do coronavírus comumente resulta em febre, vômito e diarreia mucoide[36] ou simplesmente em enterite que se manifesta como diarreia moderada e transitória;[39] quase sempre é autolimitante, respondendo à terapia de suporte dentro de alguns dias.[36] A temperatura é geralmente elevada, de 40° a 41°C, e alguns animais podem se encontrar desidratados, debilitados e anêmicos.[7] Os efeitos sistêmicos da infecção por VPIF são difundidos.[39] Muitas vezes, esses sintomas da infecção pelo coronavírus são intestinais e das vias respiratórias superiores.[39] Geralmente não são graves o suficiente para justificar a atenção veterinária.[39] Inicialmente, os animais podem se apresentar deprimidos e anoréticos ou com vômitos.[36] Alguns gatos podem ter mucosas pálidas, petéquias ou icterícia.[36]

Três formas de peritonite infecciosa felina têm sido descritas: (1) uma forma efusiva (úmida) resultante de peritonite fibrinosa difusa, acompanhada de fluido abdominal excessivo[8] ou pleural, (2) uma forma não efusiva (seca), caracterizada por granulomas ao redor de vasos sanguíneos pequenos em vários locais, especialmente meninges, encéfalo e úvea, (3) uma combinação das formas efusiva e granulomatosa.[8] A forma efusiva é 4 vezes mais comum que a forma não efusiva,[8] em um percentual aproximado de 80 a 84% dos casos.[41]

São sintomas das fases efusivas e não efusivas: anorexia, perda de peso, letargia e febre moderada não responsiva a antibióticos (39° a 39,5°C).[39] Na forma efusiva, os sintomas clínicos específicos e patológicos observados são atribuídos aos danos em órgãos induzidos por vasculite.[39] A efusão pleural pode resultar em dispneia e em um padrão respiratório restritivo (superficial e rápido), bem como em sons cardíacos e pulmonares abafados.[39] A efusão abdominal mostra aumento de volume abdominal.[39] Os felinos machos podem, algumas vezes, apresentar aumento do volume escrotal pelo acúmulo de fluido.[36] As alterações encontradas mais frequentemente na forma não efusiva das infecções por VPIF são: pa-noftalmia, meningoencefalomielite granulomatosa e hidrocefalia.[7] Embora as lesões no SNC podem ser resultantes de vasculite mediada por complexos imunes, tanto os sintomas neurológicos quanto as alterações patológicas são observados geralmente na forma seca da peritonite infecciosa felina.[8] Na forma não efusiva da doença, pode ocorrer uveíte anterior e coriorretinite.[36] Os sintomas neurológicos apresentados por animais afetados incluem paresia de membros pélvicos, ataxia generalizada, hipererestesia toracolombar, nistagmo, anisocoria, convulsões, tetraparesia e tremores intencionais.[8]

Não existe um teste diagnóstico *antemortem* definitivo para a doença, exceto o exame histopatológico dos tecidos alterados,[39] especialmente na fase não efusiva.[8] Sugerem-se, pelos sintomas clínicos, alterações oculares (uveíte anterior), evidência clínica de aumento de proteína no liquor, hipergamaglobulinemia e elevação dos níveis séricos de fibrinogênio.[8] Os achados clinicopatológicos mais consistentes em gatos com peritonite infecciosa felina são o aumento da concentração sérica de proteínas totais, em aproximadamente 50% dos gatos com efusão e em 70% daqueles sem efusão. Essa elevação das proteínas totais é causada pelo aumento das globulinas, particularmente gamaglobulinas, e é caracterizada por diminuição da relação albumina:globulina.[41] Altos níveis de anticorpos contra o vírus podem confirmar o diagnóstico, mas não têm valor prognóstico.[8] Contudo, considerando que a grande porcentagem da população de gatos sadios é soropositiva para VPIF, que títulos elevados e crescentes são geralmente encontrados em gatos assintomáticos e que a maioria desses animais nunca desenvolve peritonite infecciosa felina, titulação de anticorpos deverá ser interpretada com extremo cuidado.[41] Outra limitação dos estudos sorológicos é que os testes realizados para coronavírus felino não diferenciam as cepas virulentas das não virulentas.[39] O exame radiográfico pode revelar efusões pleurais, pericárdicas ou peritoneais, hepatomegalia ou nefromegalia.[36]

Se ocorrer efusão, o diagnóstico mais importante é a coleta de uma amostra desse fluido. Pequenos testes na efusão têm um valor diagnóstico muito maior do que os testes realizados no sangue.[43] A efusão, na peritonite infecciosa felina, é um exsudato não infeccioso, caracterizado por uma concentração proteica maior que 3 g/dℓ e elevada contagem de células nucleadas, compostas principalmente de neutrófilos com menor número de macrófagos e linfócitos.[44] Geralmente as efusões nesses gatos com a doença são estéreis, incolores e palidamente coloridas. A concentração de proteínas na análise do fluido geralmente varia de 3,5 a 12 g/dℓ, e é normalmente mais elevada que as concentrações associadas a outras doenças.[36] Além disso, a eletroforese de proteínas dessas efusões revela o predomínio de globulinas, sendo a relação A:G (albumina:globulina) na peritonite infecciosa felina menor que 0,81.[44] Para diferenciar transudato de exsudato, pode-se utilizar o teste de Rivalta, que é um método simples, econômico, pode ser realizado em qualquer clínica,[43] mostrando de maneira grosseira a quantidade de globulinas presentes no líquido (variação de + a ++++).[45] Embora efusões de coloração amarelo-clara e consistência viscosa sejam geralmente chamadas de "típicas", a ocorrência desse tipo de coleção líquida em cavidades do corpo sozinha não é diagnóstica. Apenas metade dos casos com efusão apresenta peritonite infecciosa felina.[43] Os antígenos do coronavírus são geralmente detectados por imunofluorescência direta nas efusões de gatos com a doença, mas não nas efusões de gatos com outras doenças. Além disso, o RNA viral pode ser detectado por RT-PCR nas efusões, sendo improvável sua detecção nas efusões de outras causas.[36]

Gatos com peritonite infecciosa felina experimental têm mostrado aumento de α-globulinas, principalmente decorrente de proteínas de fase aguda (PFA), como haptoglobina e α-1-ácido glicoproteína, seguida de elevação das gamaglobulinas, refletindo a produção de anticorpos contra o coronavírus felino, que é responsável pela doença.[46] O balanço entre as duas frações de globulinas, juntamente com o grau de linfopenia, parece influenciar o desenvolvimento das lesões.[47] Quando ocorre um processo inflamatório ou danos teciduais, há a liberação de citocinas IL-1, IL-6 e TNF-α, derivados de macrófagos, com ação isolada ou em conjunto; essas citocinas estão relacionadas com febre, indução de liberação de neutrófilos pela medula óssea para a corrente sanguínea e eventualmente emaciação muscular, pelo aumento do catabolismo proteico, para aumentar os aminoácidos disponíveis para a síntese de anticorpos. Além disso, essas citocinas aumentam a síntese e a secreção de proteínas hepáticas, denominadas PFA, com funções de defesa do hospedeiro, como os componentes de complemento, fatores de coagulação, inibidores da protease e proteínas conjugadas de metais.[48] As principais PFA são proteína C reativa, α-1-ácido glicoproteína, amiloide A sérico e haptoglobina.[48,49] Um estudo envolvendo gatos expostos ao vírus da peritonite infecciosa felina e com a doença mostrou, no início da forma clínica da doença, o aumento dessas proteínas, além de α-2-globulina. Essas mudanças foram transitórias em animais que não desenvolveram a doença, mas persistiram em um gato que desenvolveu sintomas clínicos. Além disso, a α-2-globulina diminuiu nesse animal.[49] Gatos com a doença tiveram aumento de globulinas, totais e frações de globulinas, exceto para α-2-globulina, e aumento de PFA. Entre essas PFA, o amiloide A sérico foi o que apresentou aumento maior, sugerindo que essa proteína poderia ser um marcador da PIF.[49] Após o aparecimento dos sintomas clínicos α-1, α-2 e haptoglobina diminuíram, enquanto as gamaglobulinas aumentaram.[49] O aumento de PFA, como haptoglobina, α-2-globulina e amiloide A sérico, sugere que uma reação inflamatória inicial já estava ocorrendo antes do aparecimento dos sintomas. Em gatos com peritonite infecciosa felina, os níveis elevados de gamaglobulinas possivelmente decorrem de produção de anticorpos, enquanto a diminuição da concentração de IgM provavelmente reflita o fato de que a maioria dos animais estava em estágio avançado da doença.[49]

Não há tratamento para a infecção pelo VPIF.[43] Como é difícil estabelecer o diagnóstico *antemortem* de peritonite infecciosa felina, é praticamente impossível avaliar os estudos que relatam tratamento bem-sucedido.[36] Uma vez que a peritonite infecciosa felina é uma doença imunomediada, o tratamento sintomático tem o objetivo de controlar a resposta imune ao coronavírus felino. A terapia com mais sucesso consiste na utilização de altas doses de imunossupressores e fármacos anti-inflamatórios. O uso de glicocorticoides (2 a 4 mg/kg VO, 1 vez/dia) ou ciclofosfamida (2 a 4 mg/kg VO, 4 vezes/semana) pode diminuir a progressão da doença.[43] Um problema com a utilização de terapia com corticoide é suprimir a resposta imune de maneira não seletiva, suprimindo as respostas mediadas celular e humoral. Em relação à peritonite infecciosa felina não efusiva, possivelmente essas duas respostas deverão ser suprimidas, mas em relação à forma efusiva espera-se a supressão da resposta humoral, mas não a mediada por células.[50] Além do tratamento imunossupressor, os gatos deverão ser tratados também com antibiótico de amplo espectro e fluidoterapia.[43] Gatos com uveíte são medicados com corticosteroides. A via de administração dependerá da localização e gravidade da inflamação, assim como das características do fármaco escolhido.[38] Soluções tópicas de acetato de prednisolona a 1% e fosfato sódico de prednisolona penetram na córnea intacta e alcançam a câmara anterior, enquanto os medicamentos com hidrocortisona não o fazem.[38]

Alguns gatos com efusão se beneficiam com drenagem ou remoção da coleção líquida e aplicação de dexametasona na cavidade abdominal ou torácica (1 mg/kg até que a efusão não seja mais produzida).[43]

Baixas doses de α-interferona recombinante humana (10 a 30 UI/gato/dia) podem ajudar a induzir a remissão da doença na forma não efusiva, na qual existe a imunidade celular mediada parcialmente.[36] Embora o uso de interferona seja controverso em gatos com peritonite infecciosa felina, alguns autores acreditam que tal terapia se justifique, considerando a falta relativa de opções terapêuticas. Eles recomendam a utilização de ω-interferona felina diluída ou na dose de 50.000 unidades por gato (VO, 1 vez/dia) até que os sintomas clínicos e exames laboratoriais (p. ex., amiloide A sérico) retornem ao normal.[50] Compostos antivirais não têm mostrado sucesso no tratamento da peritonite infecciosa felina. O fármaco ribavirina, um análogo de nucleosídio, que impede a formação de proteínas virais, mais provavelmente pela interferência de acoplamento do mRNA viral, é ativo contra o coronavírus felino *in vitro*, mas não é efetivo *in vivo*.[43] Um inibidor de tromboxano sintetase, que inibe a agregação plaquetária e a liberação de citocinas, controlando com isso a inflamação excessiva, foi utilizado em dois gatos com alguma melhora clínica.[43] A dose utilizada foi de 5 a 10 mg/kg, 2 vezes/dia.[50]

Encefalomielite bacteriana e fúngica

Encefalomielite bacteriana

A meningite ou a meningoencefalite bacteriana não é comum em cães e gatos. Geralmente ocorre em associação com bacteriemia secundária a endocardite, infecções do trato urinário e infecções pulmonares. A meningite também pode ocorrer por extensão da infecção de estruturas adjacentes ao SNC, como seios nasais, seio frontal e orelha interna.[3] As bactérias mais comumente encontradas na meningoencefalite em cães e gatos são: *Staphylococcus* sp. e *Streptococcus* sp., *Pasteurella multocida* (especialmente em gatos), *Actinomyces* e *Nocardia*, assim como anaeróbios (*Bacteroides*).[5] Cães e gatos de qualquer idade e raça ou sexo podem desenvolver meningoencefalite bacteriana, mas são mais comuns em animais jovens ou de meia-idade[5] (1 a 7 anos).[21]

A BHE e a ausência de um sistema linfático no SNC ajudam a protegê-lo de invasão microbiana. Uma vez violada essa barreira por um agente infeccioso, a natureza imunológica do SNC representa uma vantagem para o organismo invasor e dano ao hospedeiro. O SNC é menos favorecido com células imunologicamente ativas e complementos, fornecendo um ambiente favorável para o crescimento bacteriano. Então, células são recrutadas do sistema imune sistêmico para dentro do SNC, mas a infecção estará geralmente bem estabelecida nesse momento.[21] As bactérias devem ser capazes de sobreviver no espaço intravascular, penetrar na BHE e colonizar as meninges ou o LCR.[3] A avaria nessa barreira causa exsudação de albumina para dentro do LCR, facilitando o edema no encéfalo ou medula espinal. Em ratos, é sugerido que a bactéria no LCR provoque a liberação dos mediadores inflamatórios endógenos que são importantes no desenvolvimento e progressão dos sintomas clínicos.[3] Esses processos inflamatórios podem causar edema encefálico, provavelmente secundário a perda da autorregulação cerebrovascular, citotoxicidade direta e aumento da resistência do fluxo do LCR.[3] Esses achados podem ter implicações importantes. Um antibiótico bactericida de ação rápida, liberado no LCR, é mandatório,[3] mas a destruição rápida das bactérias poderia liberar uma grande quantidade de fragmentos inflamatórios ou toxinas (lipopolissacarídios), os quais exacerbariam os processos inflamatórios.[51] Portanto, o uso de esteroides 15 a 20 min, antes da antibioticoterapia, reduziria a resistência do fluxo de LCR e a liberação dos mediadores inflamatórios, fato este constatado em vários animais de laboratório.[3]

As bactérias mais comuns são *Staphylococcus intermedius*, *Streptococcus* spp. *Pasteurella multocida* e *Escherichia coli*; as menos comuns são *Proteus*, *Pseudomonas*, *Salmonella* e *Klebsiella*, como agentes causadores. Esses organismos gram-negativos são mais comuns em infecções nosocomiais de pacientes em estado crítico.[3] Entre as bactérias anaeróbias, isoladas em cães e gatos com infecção no SNC, estão: *Bacteroides*, *Fusobacterium*, *Peptostreptococcus* e *Eubacterium*.[3] Há registros isolados da ocorrência de bactérias menos frequentes, como *Flavobacterium breve*, uma bactéria gram-negativa,[52] *Prevotella oralis*, um anaeróbio obrigatório gram-negativo,[53] *Corynebacterium* spp.[54] entre outras. Descreveu-se, em um Pug de 11 meses, com meningite focal, a ocorrência de larvas de *Angiostrongylus vasorum*. Os sintomas clínicos eram compatíveis com lesão cerebelar e o diagnóstico foi confirmado por análise parasitológica de amostras fecais e de lavado traqueal.[55] A formação de abscessos no SNC é incomum em cães e gatos e está associada a alta taxa de mortalidade.[54]

Os sintomas clínicos geralmente são agudos e rapidamente progressivos. Febre e hiperestesia cervical têm sido descritas, ocorrendo em aproximadamente 40% e 20% dos casos de meningoencefalites bacterianas em cães, respectivamente,[21] e são consideradas características clássicas dessa doença, mas podem não ser evidentes.[5] Assim como em outras doenças, os sintomas clínicos de disfunção neurológica dependem da localização e da extensão da lesão.[21] Essas alterações neurológicas podem incluir convulsões, coma, cegueira, nistagmo, inclinação da cabeça, paresia ou paralisia.[56] Tanto encefalopatias focais como multifocais são possíveis, envolvendo o prosencéfalo e/ou tronco encefálico. Alguns pacientes podem parecer geralmente indispostos devido à doença bacteriana sistêmica,[21] que quase sempre está presente.[56] Esses sintomas sistêmicos incluem choque, hipotensão e CID.[56]

Uma tentativa diagnóstica de meningoencefalite bacteriana é baseada em histórico, dados clínicos, assim como nos testes laboratoriais,[21] ou na resposta à antibioticoterapia.[5] O hemograma revela uma resposta inflamatória sistêmica, mas isto não é frequente.[5] Leucocitose com ou sem desvio à esquerda e hiperglobulinemia podem ser encontradas em análise sanguínea.[21] Anormalidades do perfil bioquímico, como aumento sérico de alamina aminotransferase (ALT) e fosfatase alcalina, hipoglicemia ou hiperglicemia, são aparentes na maioria dos casos.[5] A tomografia computadorizada (TC) e a RM podem ser úteis quando há lesões em massa ou hidrocefalia obstrutiva.[5] O exame mais útil é obtido por análise de LCR, que geralmente é anormal.[5] Na verdade, coleta de LCR pode ser contraindicada pelo risco de herniação encefálica. Tem-se sugerido que o LCR só deva ser coletado depois que a TC descartar lesões em massa ou após a redução da pressão intracraniana (PIC) por meio de técnicas de hiperventilação ou administração de solução de manitol.[21] A análise de LCR revela aumento marcante do número de leucócitos, principalmente neutrófilos, e em proteína.[8] O número de células normalmente varia entre 500 e 1.000 células/μℓ,[8] e em um estudo esse número mostrou pleocitose intensa com 7.488 células/μℓ.[53] A ocorrência de bactérias intracelulares nas amostras de LCR confirma o diagnóstico de meningoencefalite bacteriana. Bactérias extracelulares podem representar agentes causativos ou ser também contaminantes.[5] A cultura de LCR, sangue ou urina pode confirmar o diagnóstico de meningoencefalite bacteriana, mas geralmente é falso-negativa.[5]

Se a suspeita de meningoencefalite bacteriana for acentuada, deve-se iniciar antibioticoterapia o mais rápido possível.[5] O foco infeccioso deverá ser identificado e controlado adequadamente.[3] O tratamento definitivo depende de isolamento do organismo do LCR e determinação de sua sensibilidade ao antibiótico. Se isto não for possível, a terapia antimicrobiana em geral é baseada no esfregaço da coloração de Gram, resultante dos organismos vistos na análise do LCR ou no patógeno mais provável, se organismos não forem encontrados.[5] Portanto, o tratamento deverá ser iniciado empiricamente.[1] Os antibióticos apropriados para meningoencefalite bacteriana deverão ser bactericidas, ter baixo nível de ligação com proteínas plasmáticas e ser capazes de atravessar a BHE.[5] O tratamento com glicocorticoide antes da investigação diagnóstica é contraindicado,[1] embora em casos agudos de meningoencefalite bacteriana, o tratamento com esteroide pode ser administrado uma única vez (p. ex., dexametasona 0,15 mg/kg IV IM ou VO).[3,57] Messer *et al.* [57] expõem que há uma vantagem quando esteroides são administrados, antes de iniciar o tratamento com antibióticos, porque reduzem a PIC elevada e o edema cerebral.[57] O uso de corticosteroides, 15 a 20 min antes da antibioticoterapia, reduz e liberação dos mediadores inflamatórios[3] causada pela destruição rápida das bactérias com o uso de antibióticos bactericidas. Essa destruição causa a liberação de uma grande quantidade de fragmentos inflamatórios ou toxinas (lipopolissacarídios), os quais exacerbariam os processos inflamatórios.[51] Além disso, alguns autores, ao administrarem tratamento com esteroide, 12 a 24 h após antibioticoterapia, não demonstraram qualquer efeito benéfico.[1]

A combinação de sulfonamida-trimetoprima com enrofloxacino é uma boa opção inicial. Ambos estão disponíveis para os veterinários, penetram no LCR em boas concentrações e não são caros, quando comparados com cefalosporinas de terceira geração. Enrofloxacino tem grande atividade contra bactérias gram-negativas e muito pouca atividade contra anaeróbios. A dose utilizada de enrofloxacino é de 5 mg/kg, 2 vezes/dia, durante 7 a 10 dias e depois 5 mg/kg, 1 vez/dia, por 10 a 14 dias, enquanto a dose para a sulfa é de 30 mg/kg, 2 vezes/dia, durante 5 a 7 dias, seguida de 15 mg/kg, 2 vezes/dia, por 10 a 14 dias.[3] Outra possibilidade, quando não se sabe qual é a bactéria que está causando a doença inicialmente, é a combinação de fármacos como cefalosporina-metronidazol ou ampicilina-cloranfenicol, os quais são geralmente recomendados.[1]

Para bactérias gram-positivas são recomendados: ampicilina (5 a 22 mg/kg IV, 4 vezes/dia), cefalosporinas (cefalexina 20 mg/kg VO, 3 vezes/dia), sulfonamida-trimetoprima (15 a 20 mg/kg IV ou VO, 2 a 3 vezes/dia) e minociclinas (5 a 12 mg/kg IV ou VO, 2 vezes/dia).[58] Alta dose de ampicilina (22 mg/kg, 4 vezes/dia) deverá ser utilizada, uma vez que a ampicilina atravessa a BHE, quando ela estiver inflamada, e é bactericida.[5] A terapia intravenosa é recomendada durante 3 a 5 dias iniciais.[5] As meningites causadas por bactérias gram-positivas podem responder a altas doses de aminopenicilina. No entanto, *Staphylococcus intermedius* e *S. aureus* secretam betalactase, as quais inativam a maioria das aminopenicilinas. Aminopenicilinas, associadas ao ácido clavulânico e penicilinas resistentes à lactamase, como metilcilina e oxacilina, são melhores escolhas para infecção por estafilococos.[3] Rifampicina é bactericida, penetrando rapidamente no LCR e com boa atividade contra estafilococos e também eficaz contra muitas bactérias gram-negativas. Como a resistência bacteriana com o uso de rifampicina se desenvolve rapidamente, pode-se combiná-la com um antibiótico betalactâmico. Recomendam-se doses abaixo de 10 mg/kg/dia de rifampicina para evitar efeitos adversos, em cães.[3]

Se a suspeita de meningite for decorrente de bactérias gram-negativas, as cefalosporinas de terceira geração são os fármacos de escolha.[3] As cefalosporinas de terceira geração, como cefotaxima (25 a 50 mg/kg, 3 vezes/dia)[5] e ceftazidina, penetram no LCR em boas concentrações e são efetivas contra bactérias gram-negativas resistentes, sendo geralmente eficazes contra anaeróbios, mas com atividade reduzida contra cocos gram-positivos. Ceftiofur não atravessa a BHE, a menos que inflamação meníngea esteja presente.[3] Para bactérias gram-negativas, além dos mencionados, metronidazol (10 a 15 mg/kg, 3 vezes/dia VO), cloranfenicol (40 a 50 mg/kg VO 3 a 4 vezes/dia) e gentamicina (2 mg/kg IV ou IM, 3 vezes/dia) podem ser utilizados.[58] Enrofloxacino (10 mg/kg IV, 2 vezes/dia) também é uma boa opção para bactérias gram-negativas.[5] Embora o cloranfenicol alcance altas concentrações no SNC, o fato de ser um bacteriostático leva a maior incidência de falhas no tratamento e a recidivas.[59] O cloranfenicol pode causar anemia aplásica em cães e gatos; na espécie felina pode provocar anorexia.[7] Se a terapia com fármacos anticonvulsivantes for necessária, a terapia combinada com cloranfenicol pode ser tóxica devido à inibição do metabolismo hepático do fenobarbital e fenitoína.[59] Metronidazol é um excelente antibiótico para a maioria das infecções causadas por anaeróbios.[5] Deve ser administrado na dose de 25 a 50 mg/kg VO, 2 vezes/dia[7] ou 10 mg/kg IV, lentamente a cada 8 h, no tempo de 30 a 40 min, porque pode provocar hipotensão em infusão rápida.[5] Os efeitos colaterais do metronidazol são: disfunção vestibular, promovendo ataxia locomotora e nistagmo vertical, dentro de 2 semanas do início da terapia. Outros sintomas menos comuns são: convulsões, depressão grave, opistótono e coma.[7]

Sulfonamidas podem alcançar concentrações efetivas no LCR. São geralmente associadas a proteínas no soro e, uma vez que pouca proteína é encontrada no LCR, maior será a quantidade disponível desse fármaco. Sulfonamida tem uma ampla variação de atividade antimicrobiana e ação bacteriostática.[7] Se a infecção for causada por *Brucella canis*, que invade o sistema nervoso, a melhor terapia é a combinação de estreptomicina e minociclina. A estreptomicina deverá ser administrada durante 2 semanas por via parenteral e minociclina administrada por via oral durante 4 semanas.[3] Em um cão com meningite focal devido a infecção por larvas de *Angiostrongylus vasorum*, a utilização de fembendazol associado à prednisolona mostrou remissão total dos sintomas após 2 meses de tratamento.[55] Em abscessos cerebrais, o tratamento cirúrgico pode ser uma opção de sucesso.[54]

Além da antibioticoterapia, o tratamento de suporte, como fluidoterapia, em pacientes desidratados, resfriamento externo para hipertermia ou analgésicos em animais com hiperestesia, deverá ser iniciado. O tratamento farmacológico para febre é recomendado somente em casos com temperatura corporal extremamente alta. A diminuição da temperatura é um indicador útil no sucesso do tratamento antimicrobiano. As crises convulsivas são tratadas com fenobarbital.[1]

Encefalomielite fúngica

Os agentes fúngicos esporadicamente produzem meningoencefalite granulomatosa em cães e gatos.[8] Há vários fungos que podem invadir o SNC, incluindo *Cryptococcus*, *Coccidioides*,

Blastomyces, *Histoplasma*, *Aspergillus* e *Cladosporium*.[5] *Cryptococcus neoformans* é o organismo fúngico mais comum associado à meningoencefalite, em cães e gatos.[5] Ao contrário de outros fungos, *C. neoformans* existe apenas na forma de levedura e sua distribuição é mundial.[8] É considerado infeccioso quando uma célula de levedura seca ou basidiosporo do ambiente entra no organismo primariamente pelo sistema respiratório, onde ele infecta tecidos nasal, paranasal ou pulmonar, antes de se disseminar amplamente para o organismo, mas com predileção pelo SNC.[60] As micoses causam meningoencefalite granulomatosa, exceto a feo-hifomicose, rara em pequenos animais, e que geralmente dá origem a granulomas focais.[61]

A doença fúngica é tipicamente contraída pelos animais pela inalação de esporos fúngicos. Suas fontes naturais são numerosas, como solo, grama e leite, e uma dessas fontes, em particular, são os excrementos dos pombos.[20] O pombo parece ser o mais importante vetor de *C. neoformans*. O microrganismo pode ser encontrado em grande número em poleiros, pombais, ou lugares onde os pombos são encontrados frequentemente.[60] Em humanos, mais de 85% dos casos estão associados a uma doença debilitante primária. Em animais, a necessidade de fatores predisponentes é menos clara, embora alguns estejam debilitados.[20] Em cães e gatos, a apresentação clínica pode refletir doença em pele, trato respiratório superior, SNC, sistema esquelético ou combinações dessas.[20] A infecção do SNC pode ocorrer via extensão local (p. ex., seios frontal ou nasal) ou hematogênica.[5] Os gatos contraem a doença mais frequentemente do que os cães. Acredita-se que a rota natural de infecção seja geralmente o sistema respiratório, com subsequente disseminação hematogênica e linfogênica para outras áreas do corpo.[8]

Semelhante à meningoencefalite bacteriana, os animais são geralmente jovens ou de meia-idade[5] (1 a 7 anos).[21] Aqueles com maior predisposição para essa doença são: Cocker Spaniel Americano e os gatos Siameses.[5] A criptococose canina, tipicamente, é encontrada em cães jovens até 4 anos de idade. Não há predileção sexual aparente, mas Cocker Spaniel Americano, Labrador Retriever, Doguc-alemão e Dobermann parecem ter alta representação para essa doença.[60]

Na maioria dos animais, o encéfalo é afetado, mas pode também comprometer a medula espinal. Esta raramente é afetada isoladamente.[60] O envolvimento das meninges é comum e reflete um local de predileção. Em alguns casos, as lesões se estendem à superfície ependimária do sistema ventricular e parênquima adjacente. As leptomeninges variam de não notáveis a turvas e espessadas, talvez em associação a exsudação mucoide a gelatinosa. Secções do encéfalo podem revelar pequenos espaços císticos, de até alguns milímetros de diâmetro, dentro do parênquima. Os sulcos cerebrais podem estar muito alargados. Em gatos, as características microscópicas são de numerosos organismos confluentes, preenchendo os espaços subaracnoides e expandindo os sulcos; os corpos da levedura fortemente compactados podem dar aparência de bolha de sabão.[20] Uma característica histopatológica da criptococose do SNC é a ausência de uma resposta inflamatória significativa, caracterizada por grandes agregados de organismos dentro do parênquima e meninges[62] (Figura 242.2).

Embora os sintomas clínicos de disfunção neurológica possam ter início súbito e rapidamente progressivo, a meningoencefalite fúngica geralmente é caracterizada por progressão lenta (semanas a meses).[21] Os sinais neurológicos variam, de acordo com a localização e a gravidade da lesão. Os sintomas podem refletir uma lesão de massa localizada ou um processo de doença multifocal.[8] Os sintomas neurológicos são variáveis, incluindo convulsões, depressão, desorientação, andar em círculos, ataxia, quedas, paresia de membros pélvicos, paraplegia, anisocoria, midríase e cegueira.[8] Outros sintomas encontrados são déficits de NC (especialmente V, VII e VIII), hipermetria e dor cervical.[60]

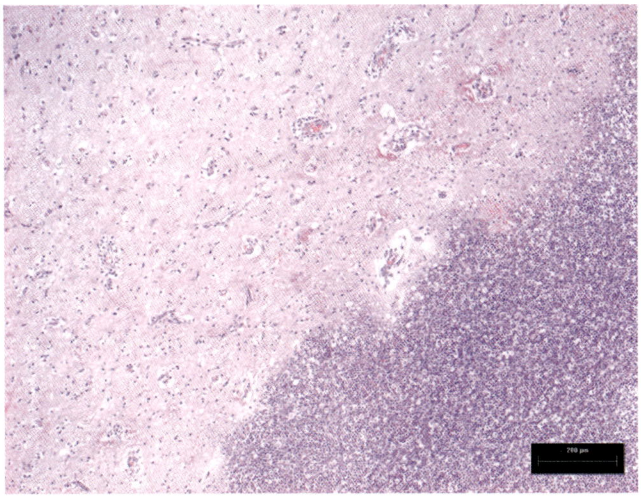

Figura 242.2 Encefalomielite fúngica. Diversos manguitos perivasculares, focos de hemorragia e intenso infiltrado inflamatório.

Em felinos, uma queixa comum é a infecção das vias respiratórias superiores não responsivas a antibióticos. Os sintomas neurológicos, nessa espécie, geralmente ocorrem de modo agudo e progridem rapidamente, e incluem depressão, convulsões, andar em círculos, ataxia e paresia. Esses sintomas podem ser acompanhados por lesões cutâneas na cabeça e região nasal, linfadenopatia periférica e lesões oculares (descolamento da retina, granulomas e uveíte anterior).[62]

O diagnóstico de infecção micótica baseia-se na demonstração dos organismos em cortes de tecidos ou em material de aspirados ou esfregaços, cultura e sorologia. Organismos fúngicos podem ser encontrados no LCR, que geralmente estará com pleocitose (aumento do número de células mononucleares e PMN) e elevação dos níveis de proteína.[8] Encontrar o organismo fúngico em um local extraneural, em um paciente com disfunção neurológica, é uma forte evidência de meningoencefalite micótica.[21] No estudo radiográfico torácico, em animais com criptococose, infiltrados nodulares, padrão intersticial, efusão pleural e linfadenopatia traqueobronquial são ocasionalmente vistos. Raios X e TC da região nasal podem demonstrar aumento da densidade de tecidos moles e destruição óssea nas passagens aéreas e seios frontais.[60] Imagens de RM são apropriadas para demonstrar lesões intra-axiais que se realçam fortemente com contraste.[21] Esses granulomas fúngicos geralmente têm evidente edema perilesional.[21] Um estudo com sete cães e cinco gatos com criptococose mostrou que as características de imagem desse fungo são variáveis, tanto em cães como em gatos. Metade dos animais apresentou lesões em massa em região frontal/olfatória. Algum grau de realce meníngeo (fora das margens das lesões em massa) era típico na maioria dos animais. As lesões em massa eram hipo ou isointensas em T1 e hiperintensas em T2. O edema era geralmente perilesional.[63]

O prognóstico e o tratamento das meningoencefalites fúngicas, em cães e gatos, são mal definidos. A meningoencefalite causada por *Aspergillus* ou *feo-hifomicose* geralmente é fatal.[21] Fármacos antifúngicos são usados para tratar micoses sistêmicas. O prognóstico é mau quando ocorrer envolvimento do SNC, mas o tratamento deverá ser iniciado porque pode ser efetivo em animais imunocompetentes. Em animais imunossuprimidos, a infecção pode persistir.[1]

Os fármacos antifúngicos utilizados em cães e gatos são: anfotericina B,[8] flucitosina[3,58] e antifúngicos azóis orais.[58] A maioria dos organismos é sensível à anfotericina B,[8] um antibiótico macrolídio, com pouca penetração no LCR.[58] A ação da anfotericina B se dá pela ligação com esteróis nas membranas celulares, especialmente ergosterol nas membranas das células fúngicas. Essa ligação altera a permeabilidade da membrana, causando perda de sódio, potássio e hidrogênio e eventualmente levando à morte celular.[58] Em uma BHE intacta, pouca anfotericina B é absorvida no LCR.[7] O uso de anfotericina B isoladamente ou associada a azóis ou flucitosina tem sido registrado com sucesso para criptococose canina e felina.[60] Esse fármaco é pouco absorvido pelo trato gastrintestinal e deverá ser administrado por via parenteral para se obter um efeito terapêutico pleno.[3] A dose recomendada é de 0,5 a 0,8 mg/kg diluída em solução salina a 0,45% e glicose a 2,5% (400 mℓ para gatos, 500 mℓ em cães com menos de 20 kg e 1.000 mℓ em cães com mais de 20 kg) e administrada por via subcutânea, 2 a 3 vezes/semana.[60] Outro protocolo terapêutico para o uso de anfotericina B utiliza a dose de 0,25 a 0,50 mg/kg em 0,5 a 0,1 ℓ de glicose a 5% em solução aquosa IV, cada 6 a 8 h, em dias alternados, até uma dose total de 8 a 10 mg/kg, a menos que a ureia e creatinina se elevem.[7] Embora se deva ter muito cuidado no tratamento de animais com insuficiência renal ou hepática, nenhuma modificação da dose é necessária, a menos que lesão renal ou hepática seja atribuída a esse fármaco.[58] Efeitos tóxicos são atribuídos à afinidade por esteróis, como colesterol, nas membranas celulares dos mamíferos.[58] Nefrotoxicidade é o efeito colateral mais significativo, e é dependente da dose. Acredita-se que essa nefrotoxicidade ocorra por alteração da permeabilidade das células epiteliais tubulares renais causada por esse fármaco.[58]

A flucitosina é um fármaco antifúngico sintético com atividade atribuída ao rompimento da síntese proteica, por inibição da síntese de DNA e RNA.[58] Ela alcança concentrações satisfatórias no LCR.[3] Quando combinada com anfotericina B, age sinergicamente *in vitro* contra *Cryptococcus neoformans*.[3] A dose de flucitosina em cães é de 50 a 75 mg/kg cada 8 h,[58] enquanto a dose utilizada em gatos é de 125 a 250 mg VO, dividida em 2 ou 4 vezes/dia.[58] *Cryptococcus* sp. pode desenvolver rapidamente resistência à flucitosina, por isso, sua eficácia é limitada, quando utilizada como tratamento único. A dose deverá ser ajustada em pacientes com insuficiência renal concomitante.[60] A taxa de recidiva é consideravelmente baixa com essa terapia combinada. A intoxicação por flucitosina provoca erupções ulcerativas na pele (principalmente faciais), enterocolite, leucopenia e trombocitopenia, que são especialmente proeminentes em cães.[60] Outros efeitos colaterais desse fármaco são vômitos, diarreia, anorexia ou pancitopenia.[58]

Os antifúngicos azóis orais podem ser classificados em: imidazol (cetoconazol) ou triazol (fluconazol, itraconazol, posaconazol e voriconazol).[58] Em concentrações usuais no plasma, esses compostos são considerados fungiostáticos, mas em altas concentrações podem ser fungicidas.[3] Inibem a síntese de ergosterol na membrana celular do fungo. Todos são bem absorvidos pelo trato gastrintestinal.[3] Os compostos, como posaconazol e voriconazol, têm seu uso limitado em medicina veterinária pelo alto custo, além da falta de estudos farmacocinéticos em cães e gatos. É uma opção, principalmente quando os animais apresentarem aspergilose refratária a outros antimicóticos. A dose de voriconazol foi estimada entre 3 e 6 mg/kg, 2 vezes/dia, baseada em estudos farmacocinéticos realizados em humanos e extrapolada para essas espécies. Há relatos de uso de voriconazol em cão[58,61] e em gatos.[64] Na espécie felina, foram descritos efeitos colaterais do uso do voriconazol em três animais. A ataxia, progredindo para paraplegia em membros pélvicos, foi relatada em dois animais. Dois gatos apresentaram anormalidades visuais, incluindo midríase, com reflexo pupilar à luz reduzido ou ausente, e diminuição da resposta de ameaça. Arritmia e hipopotassemia também foram constatadas em dois animais.[64]

O cetoconazol não penetra no LCR em concentrações adequadas para ser efetivo, além de promover danos hepáticos, elevar os níveis séricos das enzimas hepáticas e causar a supressão da síntese de esteroides endógenos. A dose em cães é de 10 a 15 mg/kg/dia,[3,21] enquanto para gatos recomendam-se 50 mg totais, a cada 24 h ou a cada 48 h, se ocorrer toxicidade.[1] O itraconazol tem amplo espectro de atividade contra muitos fungos e tem sido eficaz no tratamento da meningite micótica em cães e gatos,[21] mas requer tratamento mais prolongado do que o fluconazol, quando utilizado contra criptococose canina e felina.[60] É menos tóxico que o cetoconazol, mas é mais caro. O fluconazol também tem atividade antifúngica de amplo espectro. É bem absorvido pelo trato gastrintestinal e sua biodisponibilidade é superior a 90%. É bastante eficaz, sendo o tratamento de escolha para a criptococose felina e provavelmente para cães com doença leve a moderadamente grave.[60] A dose recomendada de itraconazol ou fluconazol para cães é de 5 mg/kg, 2 vezes/dia, por 2 a 3 meses.[21] Para gatos, recomendam-se 50 mg/animal, 2 vezes/dia VO.[60]

Embora os fármacos antifúngicos constituam o esteio do tratamento, nesses casos, a remoção cirúrgica de granulomas intracranianos volumosos algumas vezes pode ser indicada.[21] Em um cão, Boxer, com 1 ano de idade, com doença intracraniana progressiva, constatou-se granuloma por feo-hifomicose (*Cladophialophora* sp.) em hemisfério cerebral direito, por RM e análise do LCR. Esse granuloma foi retirado cirurgicamente para remover o tecido encefálico infectado e o núcleo purulento avascular. No pós-operatório, instituiu-se terapia com fluconazol (2,3 mg/kg VO, 2 vezes/dia) durante 4 meses, seguida de voriconazol (3,4 mg/kg VO, 2 vezes/dia) por mais 10 meses. Esse animal apresentou resolução dos sintomas neurológicos 8 meses após o ato cirúrgico, normalidade em relação às imagens de RM e análise de LCR.[61]

Encefalomielite parasitária

Toxoplasmose

Toxoplasma gondii e coccídeos relacionados, são protozoários parasitas intracelulares.[65] Pertencem ao filo Apicomplexa, subclasse Coccidia, descrito em 1909 infectando coelhos e gondi, roedor africano, utilizado em pesquisas laboratoriais.[66] Apenas os gatos completam o ciclo de vida desse coccídeo e passam oocistos resistentes ao meio ambiente pelas fezes.[67] Os hospedeiros intermediários são: ovinos, caprinos, suínos, coelho e animais silvestres como roedores e aves[68] (Figura 242.3). Os cães não produzem oocistos de *T. gondii*, como os felinos, mas podem transmitir mecanicamente os oocistos após a ingestão de fezes de gatos.

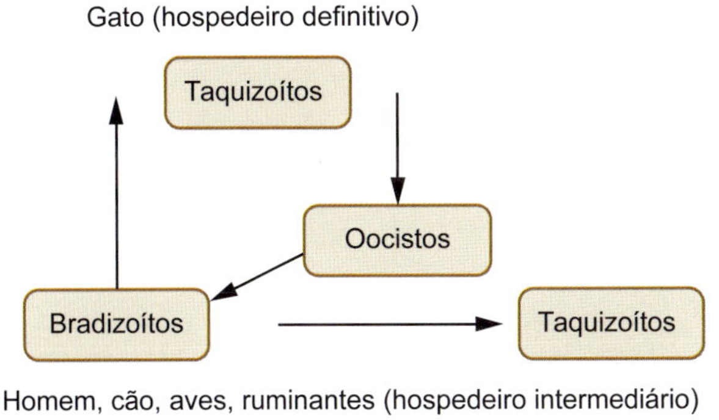

Figura 242.3 Ciclo evolutivo do *Toxoplasma gondii* mostrando hospedeiro definitivo (gato) e hospedeiros intermediários (homem, cão, aves e ruminantes).

A infecção das fases teciduais de *T. gondii* ocorre em cães e pode induzir aparecimento de doença clínica.[36] Em gatos, a toxoplasmose geralmente é subclínica.[69]

Taquizoítos são os organismos de multiplicação rápida da infecção aguda, também chamadas formas proliferativas de trofozoítos.[66] Disseminam-se no sangue ou linfa durante a infecção aguda e replicam-se intracelularmente até que a célula seja destruída.[67] A multiplicação se dá por endodigenia (brotamento interno de dois organismos) dentro dos vacúolos citoplasmáticos.[66] Assim, grupos de 8 a 16 taquizoítos são encontrados desenvolvendo-se em quase todas as células e tecidos de mamíferos e aves, o que torna o *Toxoplasma* um dos parasitas de menor especificidade para células e tecidos. Embora a multiplicação dos taquizoítos geralmente destrua a célula hospedeira, a produção ou não de lesões dependerá da capacidade de autorregulação das células. Os taquizoítos são muito lábeis aos fatores externos.[67]

Bradizoítos são organismos de multiplicação lenta ou de repouso, nos cistos de *Toxoplasma*, desenvolvendo-se durante a infecção crônica em várias células do corpo. Os bradizoítos desenvolvem-se em um vacúolo citoplasmático, cuja membrana se transforma na cápsula do cisto. O núcleo da célula hospedeira permanece fora do cisto.[67] A cápsula do cisto é resistentc, elástica, provavelmente composta de glicoproteínas, que isola os bradizoítos dos mecanismos imunológicos do hospedeiro. Assim, os cistos persistem durante meses e anos, geralmente durante toda a vida do hospedeiro. Os bradizoítos resistem à digestão peptídica e tríptica, o que está de acordo com a sua transmissão por via oral.[67]

Esporozoítos desenvolvem-se nos esporocistos, dentro dos oocistos que são eliminados pelas fezes dos gatos. Tal como *Isospora* sp. cada oocisto contém dois esporocistos, e cada esporocisto, quatro esporozoítos. Por via oral, os esporozoítos se revelam altamente infectantes para muitos mamíferos, aves e o homem. Os oocistos desenvolvem-se a partir dos gametócitos nos gatos domésticos e outros felídeos, após um ciclo reprodutivo enteroepitelial. Os oocistos também infectam os gatos, mas só são eliminados por eles após um intervalo de cerca de 3 semanas.[67]

A infecção no gato e no cão ocorre pela ingestão ou dos cistos de *T. gondii* em carne crua dos hospedeiros intermediários (ovinos, caprinos, suínos, coelho, ou de animais silvestres, como roedores e aves) ou oocistos esporulados. Outro modo de transmissão, encontrada em ambas as espécies, é a infecção intrauterina do feto.[68] A toxoplasmose generalizada é mais comum em animais imunossuprimidos pelo uso de ciclosporina ou pelo vírus da cinomose.[36] Geralmente esse parasita protozoário tem uma patogenicidade muito baixa em hospedeiros imunocompetentes, induzindo imunidade protetora de longa duração nos próprios hospedeiros.[68] *T. gondii* pode produzir infecção subclínica com poucos sintomas clínicos ou pneumonia, gastrenterite, irite, retinite, hepatite, encefalomielite e miosite.[7] Qualquer raça, idade ou sexo de animais da espécie canina ou felina podem ser afetados.[7] Os animais doentes apresentam infecções respiratória, gastrintestinal ou neuromuscular que resultam em febre, vômito, diarreia, dispneia e icterícia.[36] Infecção miocárdica, que resulta em arritmias ventriculares, ocorre em alguns cães afetados.[67] Diarreia, vômitos e dispneia podem ocorrer em cães com doença polissistêmica.[67] Retinite, uveíte anterior, iridociclite e neurite óptica ocorrem em alguns cães com toxoplasmose, mas são menos comum do que em gatos.[67]

Os sintomas neurológicos dependem da localização das lesões primárias e incluem ataxia, convulsões, tremor, déficits de NC, paresia e paralisia. Os cães com miosite apresentam fraqueza, andar rígido ou desgaste muscular.[36] A rápida progressão para tetraparesia e paralisia com disfunção de neurônios motores inferiores (NMI) pode ocorrer.[67] Nas encefalomielites, os animais podem mostrar mudanças comportamentais, como demência, irritabilidade e andar compulsivo e em círculos. Crises convulsivas podem ocorrer, assim como ataxia generalizada e tremor de cabeça. Alguns animais apresentam paresia de membros pélvicos ou nos quatro membros.[7]

Gatos jovens apresentam a primeira infecção maciça com replicação do parasita no intestino, causando diarreia. Nessa fase, denominada fase intestinal, os gatos excretam milhões de oocistos apenas por poucos dias. Gatos velhos raramente mostram qualquer sinal de doença após a primeira infecção.[68] A fase parenteral da infecção (gatos como hospedeiros intermediários) raramente está associada a sintomas clínicos.[68] Gatos com toxoplasmose disseminada apresentam depressão, anorexia, febre seguida de hipotermia, efusão peritoneal, icterícia e dispneia. Nessa espécie, os achados clínicos da toxoplasmose crônica são: uveíte anterior ou posterior, febre, hiperestesia muscular, perda de peso, anorexia, convulsões, ataxia, icterícia, diarreia, doença cutânea e pancreatite.[67]

A toxoplasmose fatal é rara em gatos. Em estudo realizado nos EUA, em um período de 40 anos, foi descrita a ocorrência de toxoplasmose em 100 gatos submetidos à necropsia. Desses animais, 36 foram considerados com toxoplasmose generalizada distribuída em: 26 lesões predominantemente pulmonares, sete neurológicas, uma pancreática, uma cardíaca, duas cutâneas; nove tiveram toxoplasmose neonatal. Em 14 animais, infecções concorrentes microbianas ou outras afecções foram vistas. A idade variou de 2 semanas até 16 anos (média de 4 anos e mediana de 2 anos) e, quanto ao sexo, houve predomínio de machos (65% machos, 34% fêmeas e um não determinado).[69]

O diagnóstico definitivo *antemortem* pode ser realizado, se o microrganismo for encontrado. Contudo, isto é incomum, bradizoítos ou taquizoítos são raramente detectados em tecidos, efusões, lavado broncoalveolar, humor aquoso ou LCR.[67] Anticorpos específicos para *T. gondii* podem ser detectados no sangue de animais normais, assim como naqueles com sinais da doença. Em relação aos testes sorológicos, a IgM se correlaciona mais à toxoplasmose clínica, uma vez que essa classe de anticorpos é raramente detectada em animais normais.[67] Aumento de 4 vezes nos títulos de IgG em duas amostras de soro obtidas com um intervalo de 2 semanas ou um único título elevado de IgM apoiam o diagnóstico de toxoplasmose.[59] Os achados laboratoriais inespecíficos são: anemia não regenerativa, leucocitose por neutrofilia, linfocitose, monocitose, neutropenia, proteinúria, bilirrubinúria; ocorre aumento dos níveis séricos de proteína, bilirrubinas, creatinoquinase (CK), ALT, fosfatase alcalina, atividade da lipase em alguns animais. A toxoplasmose pulmonar frequentemente causa padrões alveolares a intersticiais difusos ou efusões pleurais.[67] A concentração de proteínas e a contagem de células no LCR geralmente estarão maiores do que o normal, com predomínio de células mononucleares pequenas, mas alguns neutrófilos poderão ser encontrados.[67]

Clindamicina, combinação de sulfonamida com trimetoprima e azitromicina têm sido utilizadas com sucesso no tratamento da toxoplasmose clínica.[67] Sulfadiazina ou outras sulfonamidas e pirimetamina agem sinergicamente para inibir passos sequenciais na biossíntese do ácido fólico, o qual é necessário para o *T. gondii*. É útil adicionar ácido fólico à terapia, a fim de evitar complicações hematológicas ocasionalmente vistas com o tratamento à base de pirimetamina.[59] Não se recomenda o uso de pirimetamina em felinos devido à toxicidade desse fármaco para essa espécie.[70] Clindamicina, embora descrita para o tratamento de miosite causada por *T. gondii*, não alcança concentrações terapêuticas no SNC.[70] Recomenda-se clindamicina na dose de 10 a 12 mg/kg VO, 2 vezes/dia, por 4 semanas, e sulfonamida, na dose de 15 mg/kg VO, 2 vezes/dia, também por 4 semanas.[70] A azitromicina, administrada na dose de 7,5 mg/kg VO, 2 vezes/dia, tem sido utilizada em um número reduzido de cães e gatos, mas se desconhece o intervalo ideal ou a duração desse fármaco caro.[70] O prognóstico de animais que apresentam recidiva é considerado grave.[70] Cães e gatos com uveíte deverão ser tratados com corticosteroides tópicos, orais ou parenterais para evitar glaucoma secundário ou luxação do cristalino.[67] Além do tratamento antimicrobiano, o tratamento de suporte deverá ser instituído, se necessário.[70]

Neosporose

Neospora caninum é um coccídeo previamente confundido com *Toxoplasma gondii* devido à morfologia similar.[36] É um protozoário parasita, que causa abortamento e problemas reprodutivos em bovinos, assim como doenças neurológicas, abortamento recorrente e mortalidade neonatal, em cães.[71] Embora *N. caninum* e *T. gondii* sejam parasitas muito relacionados, em termos de ultraestrutura, genética e imunologia, é preciso ter cuidado ao fazer generalizações a respeito desses dois parasitas, porque neosporose e toxoplasmose são duas doenças biologicamente distintas. *T. gondii* é a principal doença em ovelhas e humanos, e não em bovinos, enquanto a neosporose é a principal doença de bovinos e não há evidência de infecção humana.[72]

Desde que foi reconhecida pela primeira vez em 1984, em cães da Noruega, e descrita como novo gênero e espécie em 1988, a neosporose tem emergido como uma séria doença de cães e bovinos por todo o mundo (Figura 242.4). Os registros de soroprevalência geralmente variam de 0 a 20%, mas registros de cães afetados clinicamente são infrequentes.[73] Além disso, a neosporose clínica tem sido relatada em ovelhas, cabras, veados, um rinoceronte e cavalos; anticorpos contra *Neospora caninum* têm sido encontrados no soro de búfalos, raposas-vermelha e cinza, coiotes, camelos e felídeos.[72] Na América do Sul, há registros de infecção por *N. caninum* em Argentina, Brasil, Chile, Paraguai, Peru e Uruguai. Evidência de exposição a esse protozoário foi mencionada em bovinos, ovinos, caprinos, cães, gatos, búfalos, alpacas, lhamas, gambás sul-americanos, lobos e outros canídeos selvagens. Nenhum anticorpo foi encontrado em cavalos, nesse continente.[74]

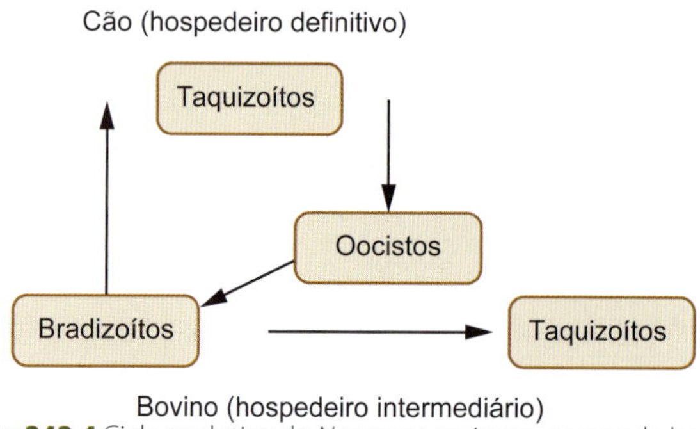

Figura 242.4 Ciclo evolutivo do *Neospora caninum* mostrando hospedeiro definitivo (cão) e hospedeiro intermediário (bovino).

Em vários países, constatou-se a prevalência de soropositividade em cães rurais, quando comparados aos cães de áreas urbanas.[72,75,76] Na Hungria, avaliaram-se 651 cães de áreas urbanas e rurais, mostrando-se soropositividade em 2,9% dos animais. Os cães de áreas rurais apresentaram maior prevalência do que os cães urbanos, o que mostra que os animais do campo podem ter contato com ou acesso a miudezas infectadas de bovinos e outros hospedeiros intermediários mais frequentemente do que nas grandes cidades.[75] Os cães soropositivos de áreas rurais viviam em fazendas onde havia gado também soropositivo, mostrando uma relação entre esses dois hospedeiros.[75] Não há predisposição sexual,[75] embora na Polônia um relato de soropositividade em 56 cães mostrasse prevalência nas fêmeas (28%) em relação aos machos (17,3%).[71] Em São Paulo, Brasil, um estudo sobre a prevalência de *N. caninum*, realizado em 500 cães domiciliados e 600 cães erráticos, mostrou que aproximadamente 10% dos cães domiciliados apresentaram anticorpos contra o parasita, enquanto nos cães erráticos a porcentagem foi de 25%.[77]

O cão doméstico é o hospedeiro definitivo e intermediário do protozoário *N. caninum*,[78] e em muitas partes do mundo a infecção por esse agente é relativamente comum, conforme determinado pela sorologia.[73] O parasita pode ser transmitido por via transplacentária em vários hospedeiros e a via vertical é o principal modo de transmissão em bovinos.[72] Carnívoros podem adquirir a infecção pela ingestão de tecidos infectados.[72] O ciclo sexual se completa no trato gastrintestinal dos caninos e resulta na passagem de oocistos nas fezes.[36] O ciclo de vida é tipificado por três estágios infecciosos: taquizoítos, cistos teciduais e oocistos.[72] Os oocistos de *N. caninum* esporulam fora do hospedeiro.[72] Até o momento, nada se conhece, em relação a frequência de derramamento dos oocistos, sobrevida dos mesmos no ambiente e se outros canídeos são também hospedeiros definitivos desse protozoário.[72] Taquizoítos e cistos teciduais são os estágios encontrados nos hospedeiros intermediários, ocorrendo intracelularmente.[72] Os esporozoítos se desenvolvem em oocistos no intervalo de 24 h após a eliminação. Os taquizoítos (estágio de rápida divisão)[36] medem aproximadamente 6×2 μm e os cistos teciduais contendo milhares de bradizoítos (estágio de divisão lenta) são geralmente ovais ou redondos com aproximadamente 107 μm de comprimento e parede de 4 μm de espessura, com bradizoítos de 7 a 8×2 μm inclusos, encontrados primariamente no SNC. Recentemente foram encontrados cistos de parede fina (0,3 a 1 μm) na musculatura em cães e bovinos infectados naturalmente.[72] Os cães são infectados pela ingestão de bradizoítos e não de taquizoítos.[36] Os bradizoítos dentro dos cistos teciduais, em cães infectados, normalmente permanecem quiescentes, enquanto a imunidade do hospedeiro permanecer normal. Lesões desenvolvem-se quando os taquizoítos se multiplicam rapidamente dentro das células, causando ruptura.[79] A infecção em cães parece ser causada pelo consumo de membranas placentárias e não dos fetos bovinos abortados.[72] Embora encefalomielite e miosite tenham se desenvolvido em gatos infectados experimentalmente, e em alguns gatos expostos soropositivos aos anticorpos para *N. caninum*, não tem sido descrita doença clínica em gatos infectados naturalmente.[67] Nessa espécie, os animais infectados experimentalmente desenvolveram neosporose clínica com lesões discretas naqueles imunocompetentes. Gatos submetidos a tratamento prévio imunossupressor com corticoide apresentaram lesões moderadas a graves, com encefalomielite e necrose muscular disseminada semelhante às lesões em cães infectados naturalmente.[70]

A doença é grave em cães jovens ou filhotes, resultando em altas taxas de mortalidade; contudo, eles são afetados frequentemente por diferenças relativas a gravidade e progressão da doença.[68] Surtos da doença ou mesmo piora clínica têm sido descritos associados à imunodeficiência parcial devido a várias etiologias, como leishmaniose, terapia com esteroides, altas doses de imunossupressores ou mesmo vacinação.[68]

Os cães afetados geralmente têm menos de 6 meses de idade e, predominantemente, apresentam sinais de paralisia dos membros pélvicos ascendentes, com lesões associadas de polirradiculoneurite e polimiosite granulomatosa,[73] muitas vezes associadas à atrofia muscular.[80] Embora qualquer órgão possa ser afetado, as infecções são mais comuns em SNC, músculos, pulmões e pele.[73] Febre e anorexia são raras. Outras alterações descritas incluem ataxia em membros torácicos, tremores de cabeça com tetraparesia e colapso súbito decorrente de miocardite,[80] convulsões, inclinação da cabeça, lesões oculares, pneumonia intersticial e pancreatite.[79] A paralisia ascendente, com hiperextensão de membros pélvicos em filhotes infectados congenitamente, é a manifestação mais comum da doença. Polimiosite e doença multifocal do SNC podem ocorrer isoladamente ou associadas.[36] Barber e Trus (1996), analisando os manifestações clínicas de 27 cães apresentando neosporose, observaram os seguintes sintomas clínicos: atrofia muscular (78%), hiperextensão espástica (53%), paralisia (52%), dor em músculos lombares, pélvicos e do quadríceps (35%), inclinação da cabeça (24%), disfagia (24%) e incontinência (24%).[80] Na forma generalizada, podem ocorrer alterações em vários órgãos e estas se manifestam como miosite, miocardite, dermatite ulcerativa, pneumonia e meningoencefalite etc. Em casos crônicos, agressão, depressão e outras mudanças de comportamento têm sido observadas em cães idosos.[68]

Na Virgínia (EUA), quatro filhotes de cães da raça Beagle apresentaram fraqueza de membros pélvicos com início com 4 semanas de idade. Um dos filhotes e a mãe foram submetidos à eutanásia, após vários meses de medicação à base de clindamicina (75 mg/kg, 2 vezes/dia), mostrando na necropsia cistos teciduais em cortes histológicos do encéfalo e músculos, mas sem trofozoítos. Os sintomas clínicos dos três filhotes que sobreviveram melhoraram com o tratamento à base de clindamicina até os 6 meses, apresentando títulos contra anticorpos de *N. caninum* até os 23 meses de idade. Esses resultados indicaram que a medicação com clindamicina melhora a condição clínica dos animais, mas não elimina a infecção por *N. caninum*.[81] Há relatos de comprometimento em cerebelo isoladamente ou associado à lesão em tronco encefálico, em cães com neosporose clínica.[78,82] Um Labrador Retriever com 14 anos de idade apresentou inflamação não supurativa e necrosante em cerebelo, causado por *N. caninum*. Esse animal apresentava discreta depressão, tremor de cabeça, ataxia locomotora acentuada a anormalidade em reações posturais em membros torácicos e pélvicos. As lesões inflamatórias estavam principalmente restritas ao córtex e às leptomeninges cerebelares.[78] Em outro relato recente, sete cães apresentaram alteração cerebelar ou vestibular central, mostrando envolvimento de cerebelo e tronco encefálico. Em imagens de RM havia moderada a acentuada atrofia cerebelar simétrica com o cerebelo atrofiado, sendo circundado por hipersinal em T2 e hipossinal em T1. Em um dos cães, submetidos à necropsia, foi demonstrada atrofia cerebelar com encefalite não supurativa multifocal associada a áreas de malacia e leptomeningite.[82]

O diagnóstico *antemortem* é difícil, mas sorologia e citologia podem auxiliar no diagnóstico.[73] Pode-se confirmar por histologia, imuno-histoquímica, uso de técnicas moleculares em material submetido a biopsia ou exame *post mortem*.[73] Oocistos de *N. caninum* são raramente encontrados nas fezes e devem ser diferenciados de oocistos de coccídeos relacionados, como *T. gondii*.[73] Para o diagnóstico *post mortem* de neosporose, o SNC, particularmente o cérebro, é o melhor tecido para se encontrar os parasitas, mas estes podem ser encontrados em muitos outros tecidos, especialmente nos quadros agudos. A biopsia muscular de músculos apropriados (sugeridos pelos sintomas clínicos) possibilita um diagnóstico definitivo *antemortem*.[83] Histologicamente pode-se encontrar infiltrados focais múltiplos de linfócitos, plasmócitos e macrófagos, característica de miosite linfo-histiocítica multifocal.[79] Achados hematológicos e bioquímicos são inespecíficos. A miosite geralmente resulta em aumento da atividade de CK e aspartato aminotransferase (AST). As anormalidades no LCR incluem aumento na concentração proteica (20 a 50 mg/μℓ) e pleocitose celular inflamatória mista moderada (10 a 50 células/μℓ) sendo encontrados monócitos, linfócitos, neutrófilos e, raramente, eosinófilos.[36] A demonstração de anticorpos ou antígenos específicos é altamente sensível e específica. Contudo, na avaliação dos resultados de sorologia, é importante levar em consideração que anticorpos específicos contra *N. caninum* podem ser encontrados em cães clinicamente sadios.[68] Títulos de anticorpos IgG maiores ou iguais a 1:200 têm sido detectados em cães com neosporose clínica. Reação cruzada mínima com *T. gondii* ocorre em título maior ou igual a 1:50, quando da utilização de imunofluorescência.[67]

Há poucos relatos de diagnóstico *antemortem* e sucesso no tratamento de neosporose adulta ou pediátrica. Recomendam-se clindamicina, sulfadiazina e pirimetamina, sozinhas ou combinadas.[79,80] Em caso de envolvimento muscular, opta-se por clindamicina (15 a 22 mg/kg por via oral ou subcutânea, 2 vezes/dia). Quando o SNC estiver afetado, utiliza-se trimetoprima com sulfonamida (15 a 20 mg/kg VO, 2 vezes/dia). Uma combinação desses fármacos é útil.[1] Tem sido demonstrado que os corticosteroides agravam o quadro clínico em cães com neosporose, portanto não devem ser administrados.[67,79] A recuperação é menos provável de ocorrer em casos peragudos com sintomas clínicos graves.[80] Cães com hiperextensão rígida de membros pélvicos têm mau prognóstico, uma vez que isto geralmente indica danos musculares irreversíveis e fibrose.[79] A alimentação com carne crua é um fator de risco em potencial para infecção em cães e deverá ser evitada.[73]

Meningoencefalites inflamatórias

O diagnóstico da doença inflamatória do SNC pode ser bastante desafiador. A inflamação pode ser consequência de doenças infecciosas ou representar um processo autoimune. A maioria dos resultados da avaliação diagnóstica dos pacientes com doenças inflamatórias do SNC é inespecífica, e também semelhante, independentemente da causa da doença.[84]

MEG, MEN e LEN são doenças inflamatórias comuns do SNC de cães. Apesar de cada doença ter características histopatológicas únicas, esses transtornos caninos coletivamente parecem ser respostas imunes exacerbadas contra o SNC. Embora reconhecida há várias décadas, a etiopatogenia para esses transtornos permanece incerta e os protocolos de tratamento-padrão ainda não foram estabelecidos.[85] À medida que os genes de antígenos leucocitários forem mapeados e sequenciados no genoma canino, estudos adicionais garantirão investigação dos genótipos desses antígenos nas raças Pug, Maltês e Yorkshire.[86]

O diagnóstico *antemortem* das variantes de meningoencefalite canina é um desafio, porque a confirmação histopatológica é necessária para um diagnóstico definitivo.[87] Na maioria dos casos, um diagnóstico presuntivo *antemortem* é feito por meio de uma sequência que inclui avaliação da resenha do animal, sintomas neurológicos e localização neuroanatômica, análise do LCR e teste para doenças infecciosas. Esse diagnóstico *antemortem* muitas vezes é complicado pela sobreposição entre os perfis neurodiagnósticos de MEG, MEN e LEN.[85] Nesse sentido, a terminologia MED é proposta para descrever casos de doença inflamatória do SNC, na qual o exame anatomopatológico seja inexistente.[87]

A apresentação clínica das meningoencefalites é variável e geralmente reflete o arranjo e a localização das lesões no SNC. Embora a medula espinal possa ser afetada pela inflamação do SNC, os sintomas clínicos associados à inflamação do cérebro são considerados os principais. A meningoencefalite geralmente é aguda no início, de natureza progressiva e associada a lesões únicas, multifocais ou difusas com localização extraneural.[85]

O diagnóstico diferencial para cães com sintomas multifocais de início agudo no SNC incluem anormalidades genéticas, distúrbios metabólicos, meningoencefalites infecciosas e idiopáticas, neoplasias, além de exposição a toxinas. Os testes para diagnóstico geralmente incluem hemograma completo, perfil bioquímico, urinálise, radiografias de tórax e ultrassonografia abdominal para monitorar as doenças sistêmicas e neoplasia metastática.[85] A doença pode ser diagnosticada definitivamente apenas por biopsia ou necropsia, mas um diagnóstico presuntivo pode ser feito *in vivo* com base na história do animal, nos sintomas clínicos, como febre e dor no pescoço, sintomas neurológicos e análise do LCR. Recentemente, a TC e a RM têm sido aplicadas ao diagnóstico de doenças inflamatórias do SNC.[88]

Etiopatogenia

Geralmente considera-se que a meningoencefalite não supurativa em cães e gatos seja causada por infecções virais.[89] Schwab *et al.*[89] avaliaram o SNC de 53 cães e 33 gatos com meningoencefalite não supurativa, por meio de imuno-histoquímica para 18 tipos de agentes, incluindo vírus, bactérias e proteína prion. Concluíram que em 26% dos cães e em 39% dos gatos um agente causador foi identificado. Nos demais animais, a etiologia permaneceu indeterminada. Mesmo sendo possível que causas não infecciosas tenham um papel mais importante do que se pensava, até agora a infecção por agentes desconhecidos não pode ser excluída.[89] Em relação à etiopatogenia de MEG, agentes infecciosos, autoimunes, neoplásicos,[90] alterações genéticas e até mesmo causas tóxicas têm sido propostos.[85,88,91] Até o momento, as investigações moleculares na Universidade da Geórgia falharam em revelar agentes infecciosos consistentes associados à MEG, no entanto, está em andamento um trabalho para investigar um grupo extremamente diversificado de vírus, bactérias e rickéttsia. Recentemente, o grupo de pesquisas identificou *Bartonella* spp. e *Mycoplasma* spp. em casos esporádicos, confirmados como MEG. É provável que a MEG seja uma resposta imunológica inespecífica, associada a múltiplas causas ambientais (agentes patogênicos, vacinas) e fatores genéticos, suscetíveis de desempenhar um papel na etiopatogenia.[85] A doença de Borna foi associada à encefalomielite não supurativa em cães no Japão e Suíça. Essa doença transmissível e fatal do SNC é causada por um RNA-vírus da família Bornaviridae que ocorre em cavalos e outros vertebrados. Consiste em lesões com infiltrados perivasculares extensos, consistuídos de linfócitos, macrófagos e plasmócitos, com predileção pela substância cinzenta dos hemisférios cerebrais e tronco encefálico.[92] Bornavírus, no entanto, é uma causa improvável de MEG, em vista de sua predileção pela massa cinzenta do SNC.[85] Outros vírus demonstrados por imuno-histoquímica em cães com lesões graves de MEG foram os vírus do oeste do Nilo, *parainfluenza* canina e encefalomiocardite viral.[89] O vírus da cinomose foi isolado em alguns casos.[93] A importância dessas observações é incerta, assim como a imuno-histoquímica positiva pode ser causada pela reatividade cruzada de anticorpos com as proteínas endógenas, como tem sido descrito em infecções como o sarampo. Alternativamente, esses resultados podem apoiar a teoria de que a MEG seja uma resposta inflamatória inespecífica a antígenos diferentes, dos quais os patógenos são um subconjunto importante.[85] Exames de triagem de PCR para avaliação do DNA de parvovírus, herpes-vírus e adenovírus canino foram realizados em vários cães apresentando MEG, MEN e LEN, não sendo possível a sua amplificação.[86] Outras tentativas de isolamento viral de cães com MEN foram infrutíferas.[85] Em vista das semelhanças neuropatológicas com meningoencefalites virais em outras espécies, uma etiologia viral tem sido considerada para a encefalite necrosante.[85] A forte predileção pelos hemisférios cerebrais e necrose difusa ocorre em encefalite causada por α-herpes-vírus em humanos e outros animais.[84] As lesões histopatológicas associadas à MEN canina são especialmente semelhantes às presentes em meningoencefalites caninas causadas por herpes-vírus. Como o herpes-vírus tipo 1 canino pode causar encefalite no recém-nascido, é concebível que a encefalite necrosante seja desencadeada pela recrudescência de uma infecção latente por herpes-vírus.[85] Tem sido sugerido que os casos de MEN sejam recorrência de infecção neonatal por herpes-vírus canino do tipo 1, mas até o momento causa de base viral para ocorrer MEN parece ser improvável.[84] Curiosamente, o isolamento de um tipo de herpes-vírus foi relatado na MEN por Cordy e Holliday, em 1989, mas o isolado viral não se conservou.[85] Até o momento, ensaios de PCR geralmente reativa para herpes-vírus têm sido negativos para um grande número de encéfalos congelados e parafinados de cães com MEN. Além disso, a PCR de triagem de cérebros com MEN para um grupo extremamente diversificado de DNA e RNA-vírus não identificou ácidos nucleicos virais.[85] Apesar da falta do ácido nucleico viral no cérebro com MEN, argumentando contra uma ação direta do vírus neurotrópico, esses dados de PCR não excluem a possibilidade de um gatilho para encefalite necrosante viral via mimetismo molecular. Outra possibilidade é que haja o patógeno (mas em níveis indetectáveis), ocorrendo resposta autoimune, perpetuando um fenômeno que tem sido descrito nas infecções por flavivírus. Investigações estão em andamento para buscar neuropatógenos de ação direta, bem como para a patogênese pós-infecciosa da inflamação autoimune em encefalite necrosante canina.[85] Recentemente, uma patogênese multifatorial tem sido demonstrada para a encefalopatia necrosante aguda em crianças, que ocorre secundariamente a infecções por *influenza* e *parainfluenza*. Em mutações no núcleo do gene *RANBP2* têm sido demonstrados alelos de suscetibilidade para casos familiares e periódicos da encefalopatia necrosante. Uma combinação similar genética e infecciosa ou outras causas ambientais possam ser responsáveis pela encefalite necrosante canina. Estudos moleculares estão em curso para avaliar a suscetibilidade genética para *locus* e um grupo diversificado de potenciais desencadeadores infecciosos que podem levar à alteração do sistema imunológico na MEN e LEN.[85]

Recentemente, Greer *et al.*[99] avaliaram a informação de *pedigree* em uma grande população de Pugs normais e Pugs com MEN. Os dados apresentados demonstraram uma forte hereditariedade familiar para MEN nessa raça. A tendência de fêmeas castanho-claras a desenvolver a doença com mais frequência do que os machos negros foi altamente significativa. A falta de uma forma mendeliana simples de hereditariedade, contudo, sugere a possibilidade de modificadores genéticos ou influências adicionais contribuindo para a expressão fenotípica completa da doença.[94]

Embora seja tentador considerar MEN e LEN como entidades distintas, essas alterações podem representar um espectro de lesões do SNC com patogênese similar. Curiosamente, os neuropatologistas avaliaram os cérebros de Pugs, Malteses e Chihuahuas com lesões que tipificam LEN (em vez de MEN, como relatado nessas raças). Por outro lado, o autor estudou casos histologicamente confirmados de MEN em Yorkshire Terrier.[85]

A imunorreatividade às proteínas Mx foi avaliada em cães com encefalites viral, não viral e idiopática. Essas proteínas são um grupo de GTPases induzidas por interferona, cujas expressões têm sido demonstradas em um grande número de infecções virais humanas e em algumas doenças inflamatórias idiopáticas. Cães com encefalites virais tiveram imunorreatividade fortemente positiva para a proteína Mx. Pouca reatividade ocorreu nas encefalites não virais, como neosporose. Nas encefalites idiopáticas (MEG, MEN e LEN), a maioria exibiu reatividade positiva.[95] Isso mostra que a expressão para a proteína Mx pode não ser um marcador específico de infecção viral no cão. A expressão dessa proteína em encefalite idiopática não está clara, uma vez que a patogênese dessa doença permanece enigmática. Estudos futuros poderão incluir, por meio de imunocoloração com marcadores celulares, a definição dos tipos celulares para a expressão da proteína Mx no cão.[95]

Em relação à MEG, estudos recentes fornecem evidência de uma hipersensibilidade tardia mediada por células T, processo este de doença autoimune.[90] Assemelha-se à encefalomielite alérgica experimental e pode representar uma resposta imunológica ao vírus da cinomose canina.[93] Kipar *et al.*[96] sugeriram que a MEG seja uma reação de hipersensibilidade tardia com uma base autoimune[85,88] apoiada pela predominância de MHC classe II e antígeno CD3-positivo para linfócitos T. A expressão do MHC classe II, observada apenas dentro ou na proximidade das lesões, foi encontrada em todas as células inflamatórias, células endoteliais/pericitos e micróglia. A massa de linfócitos era de células T $CD3^+$ e poucas células T CD4 e CD45R ou células B.[96] Suzuki *et al.* (*2003*)[97] posteriormente confirmaram a predominância de CD3-positivo para linfócitos T e a completa ausência de imunorreatividade ao CD79 (marcador de células B) em quatro casos de MEG. O mesmo grupo, no entanto, não foi capaz de demonstrar diferenças significativas no número de células CD3-positivas entre MEG e MEN ou MEG e histiocitose maligna central. Estudos de imunofenotipagem estão em andamento e preliminarmente sugerem um padrão consistente entre os casos de MEG disseminada. Anticorpos antiastrocitários também têm sido identificados no LCR de cães com MEG.[85] O perfil imunológico completo da MEG e se anticorpos contra o SNC são causa ou consequência da inflamação ainda devem ser elucidados.[85] Trabalhos demonstraram que as fêmeas são mais predispostas à MEG;[85,88,91] este achado é semelhante ao que ocorre com outras doenças autoimunes desmielinizantes, incluindo esclerose múltipla e encefalite alérgica experimental. A patogenia da predisposição das fêmeas a doenças autoimunes no SNC não é clara, no entanto, uma ligação entre alterações esteroides sexuais associados às citocinas *T helper*, a supressão de citocinas reguladoras e a suscetibilidade de alelos ligados ao cromossomo X podem estar envolvidas.[85]

Apesar dessa visão convencional de que a MEG se trate de um distúrbio de alteração do sistema imunológico, alguns neuropatologistas veterinários sugerem que a MEG seja um distúrbio linfoproliferativo com características de inflamação e neoplasia. A MEG focal é particularmente semelhante à neoplasia, com linfócitos no manguito perivascular muitas vezes com graus variados de pleomorfismo e índice mitótico. Curiosamente, nos casos de MEG disseminada, o LCR ocasionalmente apresenta linfoblastos. Não está claro se os linfócitos anormais, dentro das lesões cerebrais ou no LCR, são células inflamatórias reativas ou representantes de uma verdadeira população neoplásica.[85]

Um autoanticorpo dirigido contra uma proteína astrocítica foi recentemente identificado no soro e LCR de Pugs com MEN. Embora o papel desses autoanticorpos ainda não esteja claro, uma possível explicação é que a MEN possa representar uma doença autoimune primária direcionada contra astrócitos.[84]

Se autoanticorpos contra proteína ácida fibrilar glial (GFAP) são a causa da instigação da MEN, representante de uma fragilidade da raça específica de astrócitos, ou a consequência da destruição tecidual prolongada secundária à doença infecciosa, requer uma investigação mais aprofundada.[85]

Meningoencefalite granulomatosa

A MEG é uma doença idiopática inflamatória do SNC de cães[98-101] caracterizada pelo acúmulo de células mononucleares no parênquima e meninges do cérebro e medula espinal.[91,100] Esse infiltrado inflamatório difuso localiza-se em um padrão de espiral ao redor de pequenos vasos sanguíneos dentro do parênquima, com malacia secundária e hemorragias petequiais,[84] geralmente se misturando a vasos adjacentes para formar "ninhos" celulares, os quais desenvolvem granulomas nodulares que mimetizam lesões estruturais. Ocasionalmente, desenvolvem-se granulomas e não estão associados aos vasos sanguíneos.[102] É o segundo tipo mais comum de doença inflamatória do SNC de cães, depois da encefalite por vírus da cinomose.[91] A MEG difere de MEN e LEN pela ausência de necrose tecidual e cavitação secundária, associadas a essas encefalites necrosantes.[84] Em 1962, Koestner usou o termo reticulose, uma nomenclatura para meningoencefalite canina, na qual o achado histopatológico era compatível com a MEG. Esse termo foi introduzido em neuropatologia humana na década de 1950, mas entrou em desuso por volta de 1980, com a reclassificação de reticulose como principal linfoma de células B no SNC. A terminologia *reticulose* persistiu em medicina veterinária, apesar da falta de semelhança com a lesão humana.[85] Em 1972, a reticulose foi dividida em três categorias: reticulose inflamatória (granulomatosa), reticulose neoplásica e microgliomatose.[99] Histopatologicamente, a forma inflamatória da reticulose consiste em células histiocíticas misturadas com linfócitos, plasmócitos e, ocasionalmente, outros leucócitos. Leucócitos monomórficos predominam na forma neoplásica.[85] A MEG foi descrita primeiramente por Braund *et al.* (1978)[8] como uma doença inflamatória não supurativa do SNC, caracterizada pelo acúmulo de células mononucleares no parênquima e/ou medula espinal.[85] Recentemente, a reticulose inflamatória tem sido referida como MEG e a reticulose neoplásica foi reclassificada como linfossarcoma do SNC ou histiocitose maligna.[99] A microgliomatose é rara e foi relatada somente em cães.[85] Em senso estrito, a palavra reticulose implica proliferação de células reticuloendoteliais oriundas de qualquer tecido. Acredita-se que as lesões associadas à MEG não sejam proliferativas nesse sentido, mas meramente o resultado de migração e maturação de monócitos derivados do sangue.[84]

As lesões da MEG podem ser disseminadas ou focais.[98] Na forma disseminada, essas lesões em geral se distribuem amplamente por todo o SNC, mas principalmente em substância branca do cérebro, tronco encefálico, cerebelo e medula espinal cervical;[88,98] contudo, as lesões vasculares podem ser encontradas na substância cinzenta, leptomeninges e plexo coroide,[20] embora haja relato de envolvimento do SNP em um cão.[98] Granulomas focais podem desenvolver-se quando as células de um grande número de lesões perivascular coalescem.[98] As lesões focais ocorrem mais comumente no tronco encefálico, em especial em região pontinomedular e substância branca cerebral,[99] mas podem ocorrer em outras partes do SNC. Uma forma ocular de MEG, com lesões envolvendo o nervo óptico, pode ocorrer independentemente ou em associação à forma disseminada ou focal da doença.[98] Em cão apresentando comprometimento do SNP foram encontrados infiltrados parenquimatosos e meníngeos linfocítico-granulomatosos perivasculares amplamente disseminados em pequenos focos no encéfalo, havendo lesões mais graves na região da ponte. Havia também envolvimento extenso de medula espinal, raízes nervosas e nervos espinais, além de envolvimento de NC e gânglios trigeminais.[98]

Lesões macroscópicas não são observadas em outros sistemas que não o SNC. No encéfalo e/ou medula espinal, lesões ovais, moles, cinza, com margens irregulares ou bem definidas, podem ser distinguidas ao corte. As meninges podem estar espessadas e turvas e os nervos ópticos ocasionalmente poderão estar aumentados.[8]

Lesões microscópicas são restritas ao SNC,[8] caracterizadas por manguitos perivasculares, composto de linfócitos, números variados de macrófagos e plasmócitos[98,103] (Figuras 242.5 a 242.6). Essas células são arranjadas em padrões perivasculares em espiral, definido como redes de fibras de reticulina.[8] Os macrófagos tendem a aumentar em número com o curso da doença, e podem, eventualmente, compor todo o manguito.

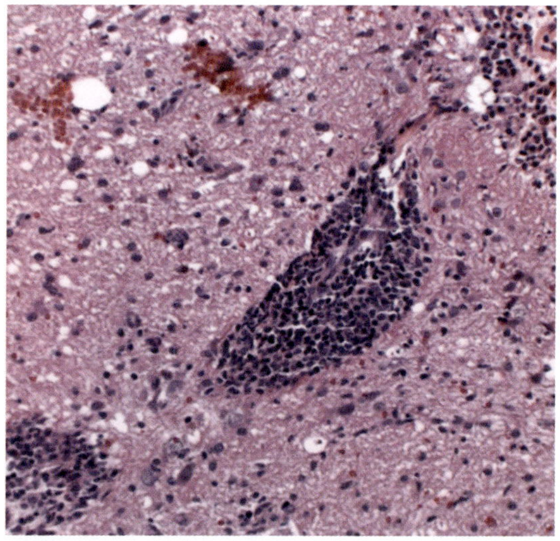

Figura 242.5 Intenso infiltrado inflamatório mononuclear e formação de granuloma no parênquima nervoso.

Em alguns pacientes, células imaturas grandes do tipo retículo-histiocitário estão presentes, além das células anteriormente mencionadas. Granulomas discretos também podem ser evidentes.[103] Não obstante a lesão básica, a proliferação de macrófagos é altamente consistente em todos os casos de MEG e as diferenças morfológicas são devidas apenas em relação à intensidade e tamanho das lesões; alguns animais desenvolvem a forma aguda da doença, enquanto outros desenvolvem a forma crônica distinta.[101] Mastócitos são detectados tanto na forma aguda quanto na forma crônica, contudo há um número maior de células em cães com a forma aguda da doença.[101] Mastócitos liberam histamina e outras substâncias bioativas, podendo alterar a permeabilidade vascular e facilitar o tráfico celular, como a invasão de linfócitos para o SNC, que são uma população de células importantes nas lesões da MEG.[101]

Prevalência e manifestações clínicas

A incidência da MEG varia de 5 a 25%, de todas as doenças do SNC, em cães.[90,99,100] Ocasionalmente, tem sido relatada em gatos, cavalos e gado.[88] Clinicamente, é difícil distinguir a MEG das várias formas de meningoencefalites.[88] Normalmente, a MEG apresenta-se como uma doença neurológica de início abrupto e com um curso inexoravelmente

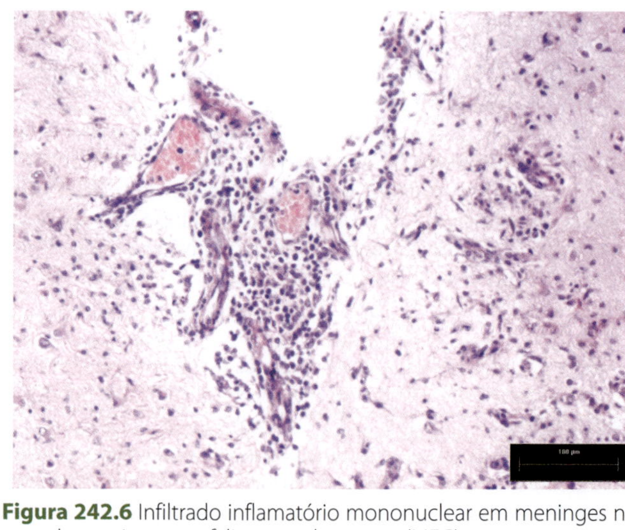

Figura 242.6 Infiltrado inflamatório mononuclear em meninges no caso de meningoencefalite granulomatosa (MEG).

progressivo. Se não tratada, costuma ser fatal em poucos dias ou semanas.[99] Cães de qualquer raça podem ser afetados,[101] no entanto, fêmeas *toy*,[91] especialmente Poodles e Terriers,[93] tendem a estar em risco maior.[91] Cães adultos de raça pura são mais acometidos. Entre os cães de grande porte, destacam-se Dobermann, Poodle Standard, Braco-alemão de pelo curto e Airedale Terrier.[93] A idade média de início dos sintomas neurológicos varia de 6 a 144 meses (média de 55 meses).[85]

Os sintomas clínicos mais comuns são: incoordenação, ataxia e quedas, hiperestesia cervical, inclinação lateral da cabeça, nistagmo, paralisia facial ou do nervo trigêmeo, andar em círculos, déficits visuais, convulsões, depressão e espasmos tetânicos.[8]

Três formas de MEG foram descritas com base em suas características morfológicas e alterações clínicas:[85,91] disseminada, focal e ocular.[85,88,91,93] A combinação de qualquer uma dessas formas pode ocorrer no mesmo cão, mas os sintomas clínicos presentes da MEG não só refletem a(s) forma(s) da doença, mas também a localização neuroanatômica das lesões envolvidas.[104] A forma disseminada é a mais comum,[85] e normalmente se manifesta de maneira aguda, com progressão rápida e sintomas neurológicos multifocais, envolvendo cérebro, tronco encefálico, cerebelo e medula espinal cervical.[85,100] Nessa forma disseminada, várias áreas do SNC são danificadas e qualquer combinação dos sintomas clínicos reflete lesões em múltiplas áreas prováveis do sistema nervoso.[99] Os cães provavelmente terão envolvimento multifocal se mostrarem sinais referentes a, pelo menos, duas das estruturas seguintes do sistema nervoso: nervo óptico, cérebro, cerebelo, tronco encefálico, medula espinal e meninges. Ocasionalmente, febre pode acompanhar os sintomas clínicos.[99] Estes incluem dor cervical, alterações mentais, disfunção vestibular, paralisia e convulsões.[91] A MEG focal geralmente produz sintomas sugestivos de lesões estruturais simples,[8] sugerindo lesão estrutural única.[99] Os sinais variam de acordo com a localização da lesão.[8] Os sintomas neurológicos associados à forma focal da doença podem ser agudos[94] ou se manifestarem de modo crônico e progressivo,[91,100] mas sugestivos de uma única lesão expansiva.[85,100] Na MEG focal, lesões solitárias na forma de um granuloma podem se formar no cérebro, tronco encefálico, cerebelo ou medula espinal. Sintomas cerebrotalâmicos foram relatados com mais frequência na forma focal. A MEG focal deve ser diferenciada de histiocitose maligna e linfossarcoma primário no SNC.[85]

Os sintomas de alterações cerebrais incluem alteração de comportamento ou estado mental, convulsões, andar em círculos, progressão obstinada com pressão da cabeça em obstáculos, déficits posturais e comprometimento visual central.[104] As lesões no cerebelo incluem tremores, dismetria, ataxia, déficits de reação de ameaça e nistagmo.[104] No tronco encefálico, encontramos geralmente depressão mental, coma, estupor, ataxia, hemiparesia, tetraparesia, déficits posturais, estrabismo, paralisia facial e midríase. Se ocorrer envolvimento vestibular, os cães podem mostrar inclinação lateral da cabeça, nistagmo, paresia facial, ataxia assimétrica e síndrome de Horner.[104]

Cães com MEG multifocal, com envolvimento cerebral e de tronco encefálico, apresentam como sintomas mais comuns: convulsões e alteração vestibular central.[100] Aproximadamente 75% dos casos de MEG ocorrem entre 3 e 6 anos.[100] A substância branca cerebral é considerada um local comum de MEG focal, enquanto na forma disseminada os locais mais comuns de envolvimento são tronco encefálico caudal e cérebro.[100] A localização da doença influencia o prognóstico. Acredita-se que cães com comprometimento cerebral, semelhantes aos humanos, apresentem áreas "silenciosas" no cérebro rostral e as lesões nessas áreas induzem déficits neurológicos mínimos, portanto, teriam maior tempo de sobrevida e melhor conduta de tratamento com radioterapia do que os animais com lesões em outras áreas do encéfalo ou medula espinal, nos quais os sintomas são mais debilitantes.[100]

A forma ocular da MEG é rara[91] e é caracterizada por perda visual[91,100] aguda,[100] alterações pupilares variáveis,[85] comumente pupilas dilatadas não responsivas à luz como um resultado de neurite óptica uni ou bilateral; disco edematoso e hiperêmico pode ser visto no exame oftálmico.[8] Os cães com MEG ocular podem desenvolver lesões disseminadas no SNC.[85]

Diagnóstico

O diagnóstico de MEG é baseado nos dados epidemiológicos (cães de pequeno porte ou Terriers de meia-idade), exame clínico (sintomas neurológicos compatíveis com envolvimento de tronco encefálico e medula espinal), análise do LCR (elevação dos níveis de proteína, pleocitose com predomínio de linfócitos e plasmócitos), exames de imagens (TC, RM e mielografia), exclusão de prováveis doenças infecciosas (cinomose, toxoplasmose e neosporose) e resposta excelente a doses imunossupressoras de glicocorticoides.[105] Em geral, deve-se suspeitar de MEG em qualquer cão adulto que desenvolva sintomas progressivos de disfunção neurológica focal ou multifocal, incluindo convulsões, depressão, cegueira, inclinação da cabeça, andar em círculos, disfunção de NC, fraqueza, ataxia, dor cervical e déficits proprioceptivos.[102] O envolvimento leptomeníngeo pode resultar em pleocitose mononuclear leve a grave no LCR (Figura 242.7) e elevação da proteína total, mas o LCR ocasionalmente estará normal.[85]

A análise de liquor representa um dos mais importantes testes diagnósticos para MEG, porque é realizada com facilidade e frequentemente anormal. Entretanto, a doença leve não consegue transpor a BHE o suficiente para permitir a esfoliação de células para o LCR.[102] A análise de liquor inclui rotineiramente avaliação citológica, contagem diferencial de células e dosagem de proteína total. Embora a pleocitose esteja geralmente presente em casos de meningoencefalite,[85,100] a citologia raramente proporciona diferenciação definitiva entre distúrbios de origens idiopática, infecciosa e neoplásica.[85] Linfócitos e macrófagos são os tipos predominantes de células com um número variável de células mononucleares. Os cães com MEG

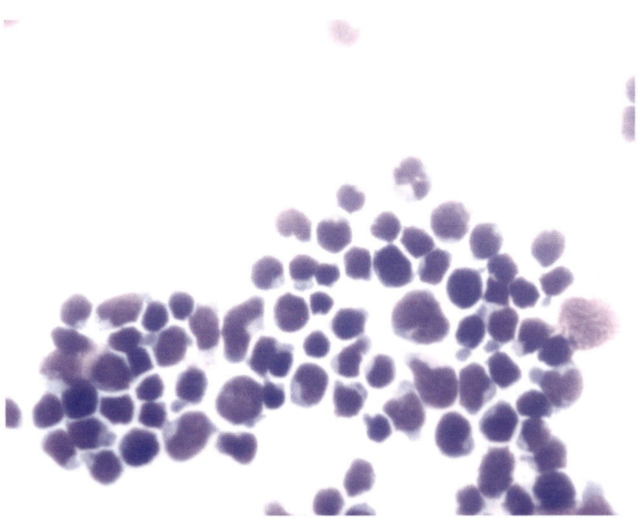

Figura 242.7 Análise de liquor em um cão com meningoencefalite granulomatosa (MEG) mostrando predomínio de mononucleares.

podem ter um número significativo de neutrófilos no liquor além de mostrarem PMN dentro das lesões clássicas.[102] Na maioria dos animais, o LCR é anormal com discreta a acentuada pleocitose, variando de 50 a 900 leucócitos/μℓ. As células são predominantemente mononucleares, incluindo linfócitos (60 a 90%), monócitos (10 a 30%) e um número variado de células mononucleares grandes e anaplásicas. Embora os neutrófilos tipicamente constituam 1 a 20% da diferenciação do tipo celular, em raras ocasiões podem ser o tipo celular predominante. As proteínas geralmente estão pouco ou moderadamente elevadas (40 a 400 mg/dℓ). Ocasionalmente, há aumento das proteínas sem pleocitose.[8] Cães com MEG focal cerebral apresentam lesões em massa em estudo por TC.[100]

A forma focal de MEG pode tornar-se uma massa que ocupa espaço dentro do SNC, dando origem a sintomas clínicos similares aos de neoplasia. Mas a MEG focal não pode ser diferenciada de neoplasia intracraniana com base em exames clínicos ou laboratoriais. A TC é de valiosa ajuda na avaliação de distúrbios inflamatórios do SNC, mas nem sempre é possível diferenciar neoplasia de doença não neoplásica. As características das imagens de RM na MEG disseminada foram descritas como áreas de hiperintensidade de sinal difuso em relação ao tecido cerebral normal em T2WI, enquanto em imagens ponderadas em T1, a lesão aparece ligeiramente hipointensa, quando comparada ao tecido normal.[20]

Prognóstico

Curiosamente, a MEG é considerada de mau prognóstico, sem imunossupressão agressiva. Terapia imunossupressora, da qual os corticosteroides constituem a base,[85] radioterapia ou uma combinação de ambas[91] são utilizadas para melhorar sensivelmente o prognóstico de MEG.[85] Um tempo de sobrevida de até 3 anos tem sido relatado, mas os cães com MEG focal tendem a sobreviver mais do que aqueles com envolvimento multifocal. O prognóstico para a recuperação de animais com MEG disseminada é mau.[91]

Thomas e Eger (1989) relataram que a maioria dos cães com MEG é submetida à eutanásia ou morre em 3 a 6 meses da apresentação inicial.[87] Os principais fatores que definem o tempo de sobrevivência são a localização neuroanatômica e os sintomas neurológicos focais *versus* multifocais.[85] Munana e Luttgen (1998) relataram prognóstico em 42 cães com diagnóstico histopatológico confirmado para MEG; cães com MEG focal tiveram sobrevida significativamente maior, com média de 114 dias (3 a 1.215 dias), do que os cães com MEG disseminada, cuja sobrevida média foi de 8 dias (1 a 274 dias).[100] Esse estudo sugere que grande parte dos cães com MEG tem mau prognóstico e a maioria sucumbe à doença ou é submetida à eutanásia dentro de algumas semanas ou meses do diagnóstico, apesar do tratamento com esteroides.[85] O estudo, porém, limitou-se à confirmação da doença *post mortem*, o que leva a um prognóstico direcionado a cães com MEG grave.[87] Cães com alteração focal no cérebro têm melhor prognóstico do que aqueles com alteração focal em outras áreas do encéfalo ou medula espinal e com MEG disseminada.[100]

▪ Encefalite necrosante

MEN e LEN são doenças inflamatórias do SNC com etiopatogenia similar à da MEG. Historicamente conhecida como encefalite do Pug e encefalite necrosante do Yorkshire Terrier, respectivamente, essas meningoencefalites idiopáticas foram relatadas em diversas raças de cães *toy*, incluindo Pug, Maltês, Chihuahua, Yorkshire Terrier, Pequinês, West Highland White terrier, Boston Terrier, Spitz Japonês e Pinscher miniatura. Para evitar a confusão associada à terminologia de raças específicas, essas doenças inflamatórias são descritas melhor pela nomenclatura neuropatológica reflexiva das topografias das lesões cerebrais associadas a cada uma (p. ex., MEN e LEN). Em vista da sobreposição de sintomas clínicos e neuropatologia, o termo que abrange a encefalite necrosante pode ser preferível em base *antemortem*.[85]

▪ Meningoencefalite necrosante

Há 25 anos, os primeiros casos de MEN não supurativa foram relatados em Pugs jovens. A doença foi identificada pela primeira vez em 1982, na Califórnia e em Massachusetts, mas está se tornando cada vez mais reconhecida nos EUA e em vários outros países. Essa doença foi chamada de encefalite do cão Pug por muitos anos, porque se acreditava que fosse estritamente específica da raça. Foi caracterizada como uma meningoencefalite de natureza esporádica, classificada em dois grupos clínicos: um grupo agudo, mostrando sinais evidentes por 2 semanas ou menos, e um grupo crônico, afetado por vários meses. As características clínicas são sintomas neurológicos quase exclusivamente relacionados com o cérebro e meninges. Esses sintomas são depressão, convulsões, amaurose e ataxia. A rigidez cervical, encontrada em alguns casos, mostra envolvimento meníngeo nessa região.[106] As características clínicas são: meningoencefalite não supurativa e de natureza necrosante com forte predileção pelos hemisférios cerebrais.[106] Necrose extensiva e afinidade pelos hemisférios cerebrais são achados sugestivos de encefalites por herpes-vírus α, portanto, foi sugerido que essa infecção fosse recorrente de uma infecção neonatal latente de herpes-vírus canino do tipo I.[106] Atualmente, sabe-se que essa doença não é verdadeiramente específica de raça e deve ser denominada MEN. Ocorre em machos e fêmeas, tanto castrados como não castrados.[84] Outras raças afetadas são: Maltês, Yorkshire Terrier, Pequinês, Papillon,[107] Shi-tzu e Chihuahua, o que indica que essa entidade pode ser mais distribuída entre os cães de pequeno porte.[108] Malteses podem ser afetados por MEN, de maneira quase idêntica à doença em Pugs (Figuras 242.8 e 242.9). Em ambas as raças, a MEN não é supurativa, podendo afetar cães de qualquer idade e sexo. No maltês, a MEN foi relatada pela primeira vez em 1987.[93] Cinco cães da raça Chihuahua, com idades variando de 1,5 a 10 anos, apresentaram MEN idiopática aguda a crônica. Os sintomas

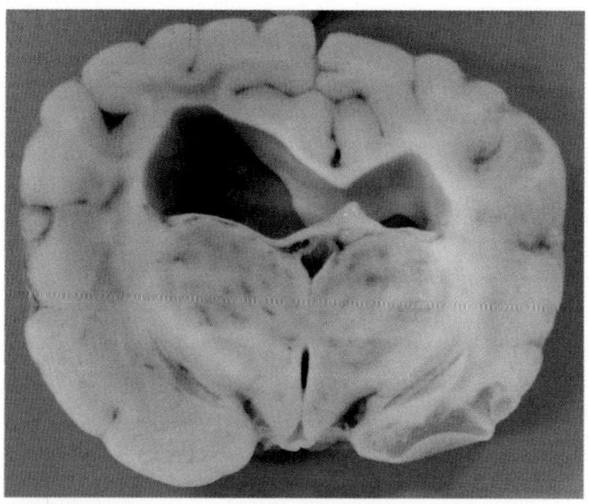

Figura 242.8 Maltês com meningoencefalite necrosante (MEN). Dilatação ventricular, formação pseudocística e focos de hemorragia.

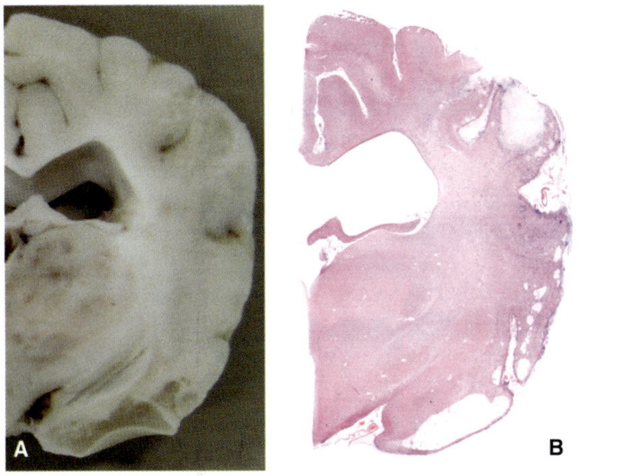

Figura 242.9 Maltês com meningoencefalite necrosante (MEN). Necrose liquefativa com formação de pseudocistos. Observe macroscopia (**A**) e histopatologia (**B**).

incluíam convulsões, cegueira, alteração do estado mental e déficits posturais. Achados macroscópicos mostraram áreas assimétricas multifocais de necrose ou colapso em ambas as substâncias branca e cinzenta dos hemisférios cerebrais em quatro animais. O exame histopatológico mostrou meningoencefalite não supurativa, celular intensa, assimétrica e grave, em todos os animais.[109] Em um Pequinês, descreveu-se MEG associada a hamartia hipocampal cortical. Esse animal, com 4 anos de idade, apresentava crises convulsivas, ataxia locomotora e alteração comportamental.[108] Os achados anátomo e histopatológicos mostraram meningoencefalite não supurativa multifocal grave, envolvendo tanto a substância branca quanto a substância cinzenta. A substância branca subcortical foi afetada mais gravemente e as lesões eram caracterizadas por acúmulo perivascular de linfócitos, muitos plasmócitos e macrófagos. O cerebelo e o tronco encefálico caudal não foram afetados.[108]

O aparecimento de sintomas neurológicos associados à MEN varia em animais com idades entre 6 meses e 7 anos (média de 29 meses), ocorrendo com maior frequência em cães jovens.[85] Um estudo epidemiológico realizado nos EUA, envolvendo 60 cães Pug apresentando MEN, mostrou que a idade média de início dos sintomas foi de 18 m (4 a 113 m); houve predomínio de fêmeas em relação aos machos (40:20); o peso médio desses animais foi significativamente menor (7,81 kg) quando comparados a um grupo controle (9,79 kg); todos apresentaram envolvimento de prosencéfalo, sendo que 24 (40%) cães também com sintomas cerebelares e 23 (38,3%) com sintomas de lesões em tronco encefálico; o tempo de sobrevida médio foi de 93 dias (1 a 680 dias).[110] No Brasil, o primeiro caso de MEN foi descrito em 2006 em um cão da raça Pug. Esse cão apresentou inicialmente alterações clínicas, compatíveis com lesão em tronco encefálico, melhorando com o uso de corticoide; após vários meses houve progressão para alterações cerebrais.[107] A partir desse relato, outros registros de cães das raças Pug e Maltês foram efetuados em vários estados do Brasil.

▪ Leucoencefalite necrosante

A LEN é uma encefalite não supurativa necrosante, multifocal, que ocorre principalmente na raça Yorkshire Terrier e tem diferentes graus de envolvimento das leptomeninges. É referida na literatura como encefalite necrosante do Yorkshire terrier, mas alguns têm sugerido que LEN seja um termo mais preciso, porque a doença tem ocorrido em outras raças e alguns de seus aspectos são únicos entre os tipos de encefalite necrosante. Foi descrita pela primeira vez em 1993 e, desde então, numerosos casos têm sido relatados na literatura.[84] A LEN geralmente se manifesta entre 4 meses e 10 anos de idade, com idade média de 4,5 anos. Cães com MEN e LEN comumente manifestam sintomas cerebrotalâmicos devido à predominância de lesões no prosencéfalo; também causa sintomas no tronco encefálico médio caudal. No entanto, pela natureza multifocal da doença inflamatória, podem ocorrer variações de qualquer ordem, e os sintomas clínicos são essencialmente reflexos dos locais de lesão. Os sintomas associados à doença geralmente são de progressão rápida e normalmente incluem convulsões, depressão, andar em círculos, sinais vestibulocerebelares, déficit visual, e finalmente morte.[85]

Recentemente descreveu-se LEN em uma cadela de raça Buldogue francês. Essa cadela, com 20 meses de idade, apresentava crises convulsivas, ataxia locomotora progressiva e inclinação lateral da cabeça. O exame histopatológico mostrou lesões inflamatórias com necrose central, astrogliose e invasão difusa de macrófagos, linfócitos e plasmócitos, em cérebro e tronco encefálico caudal, similar ao que ocorre em Yorkshires.[111]

Diagnóstico de meningoencefalite e leucoencefalite necrosantes

As lesões típicas na RM, associadas à MEN, incluem assimetria, lesões multifocais prosencefálicas que afetam as substâncias branca e cinzenta, com realce variável nas imagens ponderadas em T1. A perda de matéria branca/cinzenta também pode ser discernível. As lesões aparecem hiperintensas em T2WI e isointensas a levemente hipointensas em T1WI, com ligeiro realce. Na LEN, múltiplas lesões prosencefálicas bilaterais assimétricas, que afetam principalmente a substância branca subcortical, foram descritas. As lesões na LEN são hiperintensas em T2WI e FLAIR, muitas vezes incluindo múltiplas áreas de necrose cística. Essas lesões são hipointensas ou isointensas em imagens ponderadas em T1WI, e o realce de contraste é variável. Os achados de RM podem aumentar a confiança do médico em um diagnóstico presuntivo de encefalite necrosante. A TC também pode apoiar um diagnóstico de encefalite necrosante. Na fase aguda de MEN ou LEN, lesões focais hipodensas podem ser vistas no prosencéfalo, e pode ou não melhorar com contraste. Na encefalite necrosante crônica, as lesões primárias na TC são caracterizadas por necrose e alterações císticas.[85]

Tratamento das meningoencefalites de causa desconhecida

Não há tratamento específico para MEG, embora tenha sido observada melhora após a administração de glicocorticoides ou outros fármacos imunossupressores. O tratamento com corticoides geralmente proporciona apenas melhora temporária e os efeitos colaterais podem limitar o seu uso.[1] Além dos medicamentos utilizados na MEG, outros fármacos estão sendo experimentados para controle, tanto de MEG quanto de encefalite necrosante (MEN e LEN). Esses medicamentos são: citarabina, ciclosporina, procarbazina, leflunomida, micofenolato e lomustina. Veremos, a seguir, os mecanismos de ação, doses e efeitos colaterais desses fármacos.

Glicocorticoides administrados em doses imunossupressoras podem auxiliar reduzindo reações inflamatórias e imunes durante o estágio inicial da doença.[105] Descreve-se que os glicocorticoides têm efeitos benéficos temporários em relação aos sintomas clínicos e provavelmente pela redução da função dos mastócitos.[101] Os mastócitos liberam histamina e outras substâncias bioativas, podendo alterar a permeabilidade vascular e facilitar o tráfego celular, como a invasão de linfócitos no SNC, que são uma população de células importantes nas lesões de MEG.[101] As doses recomendadas são: prednisona ou prednisolona (0,25 a 2 mg/kg) ou dexametasona (0,2 a 0,4 mg/kg VO IM SC, 1 vez/dia). Efeitos colaterais, como poliúria-polidipsia, polifagia, ganho de peso e letargia, geralmente são observados durante a terapia a longo prazo, e essas desvantagens levam os veterinários a procurar tratamentos alternativos.[105] O tratamento prolongado com glicocorticoides em altas doses predispõe os pacientes a úlceras gastrintestinais, pancreatite e hiperadrenocorticismo iatrogênico.[99]

Ciclosporina é um agente imunomodulador que, primariamente, tem sido utilizado para suprimir o sistema imune em medicina humana em pacientes transplantados, mas também no tratamento de doenças autoimunes. Esse fármaco suprime alguma imunidade humoral, mas é mais efetivo contra mecanismos imunes dependentes de célula T.[112] É um oligopeptídio cíclico capaz de bloquear a transcrição dos genes de citocina em células T ativadas.[105] A passagem da ciclosporina do sangue para o encéfalo é pouco eficiente. Em cães normais, a concentração no LCR fica entre 10 e 100 vezes abaixo da concentração no sangue. Entretanto, na MEG, o padrão patológico caracterizado pelo infiltrado perivascular de células inflamatórias induz alteração na BHE, permitindo que esses agentes entrem no SNC.[105] Além disso, a ciclosporina provavelmente concentra-se de maneira eficaz nas células endoteliais cerebrais e plexos coroides. As lesões associadas a MEG e encefalite necrosante são principalmente perivasculares e, portanto, é provável que uma concentração terapêutica de ciclosporina atinja os compartimentos intracelulares dos linfócitos e macrófagos em áreas afetadas do SNC nesses distúrbios.[85] A ciclosporina é um imunossupressor que pode ser usado como monoterapia, mas geralmente é combinada com prednisona ou cetoconazol para se conseguir a remissão, em casos de MED. Age diretamente por supressão da ativação e proliferação dos linfócitos T. Além disso, impede a síntese de várias citocinas, incluindo IL-2, e inibe indiretamente a proliferação das células T.[85] A justificativa para a sua utilização no tratamento de MED/MEG presuntiva baseia-se na sugestão de que a MEG apresente uma hipersensibilidade tardia mediada por células T.[85]

A ciclosporina age rapidamente, atingindo níveis sanguíneos eficazes em estado de equilíbrio dentro de 24 a 48 h do início da terapia. Quando usada como único agente terapêutico para MED, uma dose inicial de 6 mg/kg VO, a cada 12 h, de ciclosporina tem sido recomendada para alcançar as concentrações séricas terapêuticas. Os efeitos adversos mais comuns incluem diarreia, anorexia e vômitos, que geralmente desaparecem quando a dose é dividida de maneira mais uniforme ao longo do dia. Ocasionalmente, hiperplasia gengival, papilomatose, hirsutismo, queda excessiva ou resistência à insulina podem ocorrer, exigindo a interrupção da terapia. Entre os efeitos adversos raros estão nefrotoxicidade e/ou hepatotoxicidade.[85] Recomenda-se a administração de ciclosporina 1 h antes ou 2 h após a alimentação para garantir melhor absorção.[99]

É metabolizada pelo citocromo P-450, assim, o fenobarbital diminui os níveis sanguíneos desse fármaco, uma vez que ele também é metabolizado por esse sistema. Se o custo do uso de ciclosporina for alto, poderá ser combinada com cetoconazol. O cetoconazol reduz significativamente a dose de ciclosporina necessária para atingir níveis sanguíneos eficazes, inibindo o citocromo P-450 e diminuindo a depuração sistêmica do fármaco. As doses recomendadas para a terapia combinada são 5 mg/kg de ciclosporina VO, 1 vez/dia, e 8 mg/kg de cetoconazol VO, 1 vez/dia. Os efeitos adversos associados ao cetoconazol incluem anorexia, vômitos e diarreia. A hepatotoxicidade é relatada raramente, e vale ressaltar que o cetoconazol é teratogênico.[85] Considerando os fortes efeitos colaterais de tratamento com glicocorticoides e a eficiência terapêutica decepcionante de outros tratamentos, a ciclosporina foi proposta como uma terapia alternativa para MEG.[105] Nesse trabalho a ciclosporina foi usada na dose de 10 mg/kg, diariamente, por pelo menos 6 semanas, sendo então reduzida para 5 mg/kg, diariamente, alternada com corticoide, e resultou em resolução completa dos sintomas clínicos.[105] Em outro trabalho, comparou-se a utilização de glicocorticoide como fármaco único e associado à ciclosporina em cães com quadro de MEN. Os animais tratados apenas com prednisolona tiveram um tempo médio de sobrevida de 58,3 ± 30,5 dias, enquanto os que receberam prednisolona com ciclosporina tiveram sobrevida muito maior, de 305,7 ± 94,7 dias. Esse trabalho mostrou que a combinação de prednisolona com ciclosporina é mais efetiva no tempo de sobrevida do que apenas a prednisolona, em casos de MEN.[113]

Ciclofosfamida é um agente alquilante, metabolizado com a formação de vários metabólitos. Os metabólitos ativos da ciclofosfamida, como 4-hidroxiciclofosfamida, e seu tautômero, a aldofosfamida, são transportados na circulação até as células tumorais, onde a aldofosfamida sofre clivagem espontânea, produzindo quantidades estequiométricas de mostarda de fosfamida e acroleína. A mostarda de fosfamida é responsável pelos efeitos antitumorais, enquanto a acroleína provoca cistite hemorrágica, que é frequentemente observada durante a terapia com ciclofosfamida.[114] O seu mecanismo de ação consiste em interferência na integridade e na função do DNA, induzindo morte celular em tecidos de proliferação rápida. Pode ocasionar mielossupressão com menos efeitos sobre as plaquetas.[114]

Utilizamos em nosso consultório ciclofosfamida na dose de 50 mg/m^2 em dias alternados, associada a corticoide em dose imunossupressora. Quando do controle do quadro clínico, retiramos gradativamente o corticoide e, algumas semanas após, a ciclofosfamida, também de modo gradativo. A cada 2 semanas, realizamos hemograma com plaquetas, a fim de avaliar possível aplasia medular. Os efeitos colaterais mais frequentes que encontramos com o uso desse fármaco são hematúria e aplasia medular. A hematúria desaparece vários dias após a suspensão do fármaco (Figura 242.10).

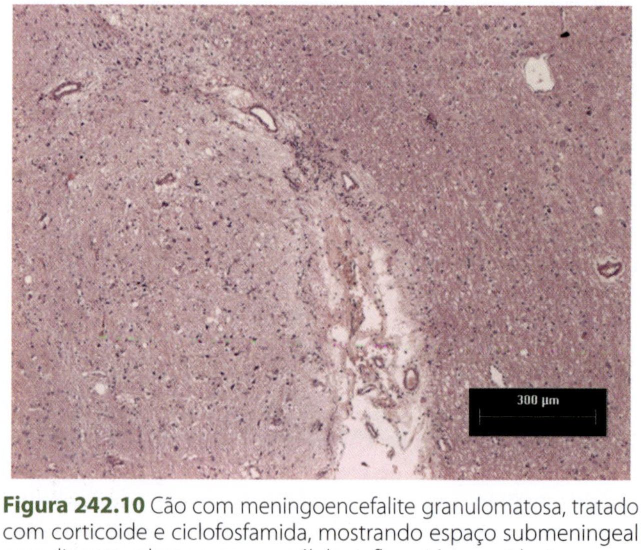

Figura 242.10 Cão com meningoencefalite granulomatosa, tratado com corticoide e ciclofosfamida, mostrando espaço submeningeal com discreto edema e poucas células inflamatórias residuais.

Citosina arabinosida (citarabina) é um análogo nucleosídio sintético que atravessa a BHE dos cães, sofre ativação enzimática, concorrendo para a incorporação dos ácidos nucleicos, e inibindo competitivamente a DNA polimerase em células mitoticamente ativas. A citarabina também provoca disfunção de topoisomerase, impedindo o reparo do DNA e inibindo a ribonucleotídio redutase e a síntese de glicoproteínas. Esse fármaco sofre desaminação no fígado, plasma, granulócitos e trato gastrintestinal.[87]

É um agente quimioterápico usado para tratar várias condições neoplásicas, tanto em medicina humana quanto veterinária. Ao longo dos últimos anos, a citarabina tem sido utilizada por suas propriedades imunossupressoras como terapia adjuvante para MED.[85] A citarabina arabinosídio citosina (Ara-C) é um análogo da citidina. Penetra na célula por um processo mediado por carreador acoplado a nucleosídios fisiológicos. Como a maioria dos antimetabólitos de purina e pirimidina, Ara-C deve ser ativada por conversão para citosina beta-D-arabinofuranosídio 5′-monofosfato (Ara-CMP), uma reação catalisada pela desoxicitidina quinase. Depois reage com desoxinucleotídio quinases apropriadas para constituir as formas difosfato (Ara-CDP) e trifosfato (Ara-CTP). Ara-CTP compete com o substrato fisiológico desoxicitidina-5′-trifosfato para ser incorporado no DNA pela RNA polimerase. O resíduo de Ara-CMP é um potente inibidor da DNA polimerase, tanto em replicação como em reparação. A inibição da síntese de DNA correlaciona-se com Ara-C total incorporada no DNA.[114]

A citarabina normalmente é administrada em injeção subcutânea na dose de 50 mg/m^2, a cada 12 h,[85,99] ou 100 mg/m^2 1 vez/dia,[115,116] durante 2 a 4 dias consecutivos e repetida a cada 3 a 6 semanas, por tempo indeterminado.[85,99] Luvas deverão ser utilizadas porque a citarabina pode ser absorvida através da pele.[99] Pode ser diluída com solução salina na proporção de 2:1 para minimizar a irritação química aos tecidos adjacentes.[87] Tipicamente, são realizados hemogramas 10 a 14 dias após o primeiro curso de terapia com citarabina e depois periodicamente durante todo o curso do tratamento. Os efeitos adversos são mínimos, e os cães com MED têm um bom prognóstico a longo prazo com terapia combinada citarabina/prednisona.[85] Para aumentar a eficácia da citarabina, o uso de glicocorticoide poderá ser efetuado, inicialmente em combinação com prednisona na dose de 1 mg/kg, 2 vezes/dia; após a segunda série de aplicação da citarabina, reduz-se a dose do corticoide. Outro protocolo de uso de prednisona associada é descrito a seguir:

- 1,5 mg/kg, 2 vezes/dia, durante 3 semanas
- 1 mg/kg, 2 vezes/dia, durante 6 semanas
- 0,5 mg/kg, 2 vezes/dia, durante 3 semanas
- 0,5 mg/kg, 1 vez/dia, durante 3 semanas
- 0,5 mg/kg, em dias alternados indefinidamente (pode-se reduzir para 0,25 mg/kg, em dias alternados).

Os efeitos adversos são dependentes da dose e incluem mielossupressão, vômitos, diarreia e perda de pelos.[85]

Pode haver recorrência dos sintomas clínicos com a redução da dose de esteroide, sendo necessária a redução gradativa, como descrito anteriormente. Após 4 meses de redução gradativa de esteroides, os cães em geral são mantidos indefinidamente com 0,5 mg/kg de prednisona VO, 1 vez/dia, ou em dias alternados, dependendo da resolução de seus sintomas neurológicos. As recaídas são tratadas de maneira agressiva, pois podem se tornar refratárias ao tratamento. Recentemente, o resgate de protocolos de citarabina por via intravenosa (infusão contínua de citarabina IV, na dose de 200 mg/m^2, por mais de 48 h) foi descrito para o tratamento inicial de MED grave ou de recaídas graves. Além disso, alguns cães podem exigir imunomoduladores terciários para o controle dos sintomas clínicos.[85] A citarabina foi utilizada em 10 cães, ocorrendo a remissão parcial ou completa em todos os animais. A média de vida foi de 531 dias (46 a 1.025 dias).[87]

Procarbazina é um derivado da metil-hidrazina. A procarbazina ativada pode produzir danos aos cromossomos, incluindo quebras na cromátide e translocação consistindo nas suas ações mutagênicas e carcinogênicas. A exposição à procarbazina leva à inibição de DNA, RNA e síntese proteica *in vivo*.[114]

É um agente antineoplásico alquilante com múltiplos locais de ação, e tem sido amplamente utilizada para tratar MED. É lipossolúvel, além disso, atravessa a BHE e alquila o DNA na posição O6 de guanina, inibindo a inserção de precursores essenciais para o DNA. A procarbazina também prejudica o RNA e a síntese proteica.[85] É um fármaco antineoplásico, inicialmente como um potente inibidor de monoaminoacidase (MAO). Tem propriedades lipofílicas que possibilitam a difusão através da BHE.[90] A procarbazina tem dois mecanismos de ação para interferir na função do DNA pela metilação das bases deste e produção de intermediários de radicais livres.[90] O metabólito importante, azoxi 2-procarbazina, causa quebra na fita simples do DNA pela cisão direta e depuração espontânea do DNA metilado. A transmetilação de grupos metil de metionina no RNAt é inibida, o que resulta em produção de RNAt e síntese proteica alteradas. Peróxido de hidrogênio e formaldeído também são liberados durante auto-oxidação da procarbazina, causando citotoxicidade pela interação com grupos sulfidril proteicos ligados ao DNA.[90] Recomenda-se a realização semanal de hemograma no primeiro mês de tratamento e, mensalmente, após esse período.[90] A ciclosporina pode ter menos risco de mielossupressão e disfunção hepática, quando comparada a citarabina e procarbazina.[90]

Para o tratamento da MED, procarbazina é administrada em dose de 25 a 50 mg/m^2/dia.[90] Após 30 dias de tratamento, pode-se tentar a administração em dias alternados.[84] É utilizada como terapia adjuvante aos corticosteroides e como agente único imunomodulador para MED.[85] Recomenda-se o monitoramento por hemograma, 1 vez/semana, no primeiro mês de tratamento e, depois, mensalmente.[85] Os efeitos adversos incluem mielossupressão, náuseas, vômitos, disfunção hepática e neurotoxicidade. Os efeitos neurotóxicos são: sedação, agitação, perda de reflexos tendíneos e mialgia.[84]

A procarbazina utilizada em 21 cães com suspeita de MEG foi escolhida pelos autores pela similaridade desta doença com o linfoma e a habilidade de o fármaco atravessar a BHE.[90] O tempo médio de sobrevida foi de 14 meses. Os efeitos colaterais foram mielossupressão e gastrenterite hemorrágica.

Uma grande desvantagem de leflunomida e procarbazina é o alto custo desses fármacos. A procarbazina oferece uma vantagem sobre a citarabina porque pode ser administrada por via oral.[90] Todos esses fármacos têm riscos em potencial para mielossupressão.[90]

Lomustina é um agente antineoplásico com propriedades imunossupressoras potentes e efeito tóxico sobre os linfócitos. É um lipídio altamente solúvel. Atravessa rapidamente a BHE e alquila tanto o DNA quanto o RNA. Supressão da medula óssea (leucopenia e trombocitopenia) e disturbios gastrintestinais (vômitos e diarreia) são os efeitos adversos mais comuns. Hepatotoxicidade também foi relatada em cães, quando usada em doses muito altas (90 mg/m^2, a cada 3 a 4 semanas concomitantemente a outros fármacos hepatotóxicos). Fluidoterapia é recomendada após o primeiro tratamento, e posteriormente a cada 3 meses.[85]

Micofenolato é um fármaco imunomodulador de linfócitos específicos que diminui o recrutamento de células inflamatórias e tem sido relatado, preliminarmente em cães, como terapia adjuvante para MED. É rapidamente hidrolisado no fármaco ativo, ácido micofenólico, um inibidor reversível, não competitivo e seletivo da monofosfato desidrogenase, que é uma enzima importante na via *de novo* da síntese de guanidina nucleotídio. Os linfócitos B e T são altamente dependentes dessa via para proliferação celular, portanto, inibe seletivamente a proliferação dos linfócitos e suas funções, incluindo formação de anticorpos, adesão celular e migração.[112]

Recomendou-se a dose inicial de 20 mg/kg VO, 2 vezes/dia; após 1 mês de tratamento, a dose é diminuída para 10 mg/kg, 2 vezes/dia. Os efeitos adversos incluíram diarreia hemorrágica, que cedeu com a redução da dose ou descontinuação do fármaco. Nem a supressão da medula óssea nem hepatotoxicidade foram relatadas nos cães tratados. Embora as respostas iniciais sejam encorajadoras, os autores concluíram que são necessários estudos prospectivos para avaliar a eficácia do micofenolato no tratamento de MED.[85]

Leflunomida é um fármaco imunomodulador, que tem eficácia em modelos experimentais de doenças autoimunes. Leflunomida é um inibidor da síntese de pirimidina.[112] O metabólito ativo do medicamento, teriflunomida (A77), inibe a proliferação de linfócitos B e T, suprime a produção de imunoglobulinas e interfere na adesão celular. Além de seus efeitos imunossupressores, leflunomida apresenta propriedades antivirais, tanto *in vitro* quanto *in vivo*. A faixa de dose recomendada do fármaco é de 1,5 a 4 mg/kg VO, 1 vez/dia; no entanto, essa dose pode ser ajustada, com base no nível de A77 sanguíneo medido 24 h após a administração. Em humanos, A77 atinge níveis sanguíneos máximos de 6 a 12 h, tem meia-vida longa, de aproximadamente 2 semanas, e pode levar até 2 meses para atingir o estado estacionário. Ajustes de dose devem ser feitos para manter os níveis sanguíneos em uma dose terapêutica segura (20 a 40 mg/mℓ). Os efeitos adversos são aparentemente raros em cães, no entanto, podem incluir trombocitopenia e colite hemorrágica.[85]

A *radioterapia* mostra alguma eficácia em cães com MEG focal.[1] É proposta como um tratamento alternativo para MEG focal com base da suposição de que essa forma da doença possa ser, na realidade, um linfoma de célula B do SNC.[88,99] O tratamento com radiação foi realizado em cães com MEG focal, em um total de doses de radiação variando entre 40 e 49,5 Gy, divididas em 2,4 a 4 Gy.[100] Esses cães foram submetidos à biopsia cerebral e o tratamento radioterápico foi iniciado 1 a 2 semanas depois.[100] A radioterapia foi realizada por aparelhos de megavoltagem por teleterapia com cobalto-60 ou acelerador linear 6 mV. A média de sobrevida dos cães foi de 404 dias.[100]

Entre as reações da radiação aguda estão epilação, otite e conjuntivite, ceratoconjuntivite e úlcera de córnea (se os globos oculares forem incluídos no campo de tratamento).[99] Podem ocorrer efeitos colaterais iniciais de 2 semanas a 3 meses após o tratamento, podendo resultar de desmielinização transitória, mas responsiva à administração de corticoides sistemicamente. Podem ocorrer efeitos colaterais tardios em 6 meses até anos após o tratamento, como necrose encefálica. O risco desses efeitos colaterais tardios aumenta com a extensão de cada fração de radiação e com a dose total elevada.[99]

A *remoção cirúrgica* das lesões de MEG no encéfalo tem sido descrita. A intervenção cirúrgica não é uma modalidade de tratamento típico nas doenças inflamatórias ou infecciosas encefálicas, mas tem sido sugerido que a remoção de massas e a diminuição da PIC, proporcionadas pela craniotomia, possam promover benefício ao paciente. Além disso, possibilitam confirmação histológica da MEG, a qual pode ser seguida de tratamento médico apropriado.[99]

■ Meningite-arterite responsiva a esteroide

A MARE é uma doença imunomediada sistêmica com lesões inflamatórias principais nas leptomeninges e vasos associados. A etiopatogenia é desconhecida, mas a epidemiologia da doença sugere ser de origem infecciosa.[117] Ocorre principalmente em cães jovens adultos ou juvenis com manifestação mais proeminente nas meninges cervicais e curso recidivante.[118] Caracteriza-se por dor cervical, pleocitose na análise do LCR e aumento dos níveis de IgA no soro e no LCR.[119] O achado laboratorial mais importante é a marcada pleocitose neutrofílica.[118]

MARE também é conhecida por outras denominações, como vasculite necrosante, poliarterite, pan-arterite, síndrome da pan-arterite juvenil, síndrome da dor do Beagle, meningite responsiva a corticoide e meningite supurativa asséptica.[117] Duas formas foram reconhecidas: a típica, mostrando rigidez e dor cervical, febre e pleocitose com células PMN no LCR; e a atípica, um tipo mais recidivante, caracterizado por déficits neurológicos adicionais e sem mudanças típicas no LCR. Ambos os grupos respondem à terapia com corticosteroide.[8] Uma forma grave de MARE é a vasculite meníngea necrosante, que ocorre em cães jovens,[3] geralmente com menos de 12 meses de idade,[8] caracterizada por necrose fibrinoide das paredes dos vasos e periarterite nas meninges e no coração. A oclusão parcial e completa dos vasos pelos processos inflamatórios ou trombos pode levar à isquemia.[8] Uma grande parte das células T é ativada, sugerindo superantígeno. Vários achados sugerem um evento imunopatológico: aumento acentuado de IgA sérica e no LCR, aumento da relação entre células B/células T no sangue e no LCR, sugestivo de resposta mediada por Th2, assim como anticorpos no LCR e sangue que não são específicos da doença, acreditando-se que este seja um epifenômeno. Níveis elevados de IL-8 e maior atividade quimiotática no LCR podem explicar a invasão de neutrófilos nas leptomeninges na MARE. Além disso, a pleocitose no LCR pode ser facilitada pela autorregulação de CD11a e MM. As integrinas são responsáveis pelo recrutamento de leucócitos para o SNC, enquanto a autorregulação da integrina CD11a pode ser responsável pela leucocitose neutrofílica tipicamente associada à MARE. Então, provavelmente, a expressão da CD11a é o fator-chave para a invasão neutrofílica para dentro do espaço subaracnóideo nessa doença.[118] Beiner sugere que o estresse oxidativo contribua para a patogênese da MARE, podendo levar à forma prolongada da doença. Corticoide reduz o estresse oxidativo e pode prevenir a transição MARE aguda à crônica, ou prevenir danos à vasculatura do SNC ou suprimir o desenvolvimento de autoantígenos.[117]

As lesões características de MARE são: arterite fibrinoide e inflamação leptomeníngea, que consiste predominantemente em neutrófilos e linfócitos dispersos, plasmócitos e macrófagos associados à arterite fibrinoide necrosante.[20] Na necropsia, hemorragias subaracnóideas graves estendem-se por toda a medula espinal e tronco encefálico.[20] Os achados microscópicos são arterite necrosante grave das artérias das leptomeninges, associada a leptomeningite. Mais rostralmente no encéfalo, a reação é, sobretudo, de uma leptomeningite discreta. As artérias afetadas mostram necrose fibrinoide da túnica média, degeneração da superfície do endotélio e infiltrado transmural de neutrófilos, linfócitos, plasmócitos e macrófagos. Essas células, misturadas com fibrina, se estendem para dentro do espaço subaracnoide adjacente, para a bainha das raízes nervosas e dura-máter. Ocasionalmente, alguns vasos mostram trombose aguda ou organização fibrosa de trombo. Agregados de macrófagos carregados de hemossiderina atestam episódios prévios de hemorragia leptomeníngea.[20]

A MARE afeta cães, principalmente cães das raças Bernese Mountain, Boxer,[8] Akita[120] e Weimaraner[117] com menos de 2 anos de idade,[8] com variação de 6 a 18 meses,[117] enquanto a vasculite meníngea necrosante ocorre em cães Beagle, Bernese Mountain, Pointer-alemão de pelo curto, e esporadicamente outras raças com menos de 12 meses.[8] Cães da raça Boxer estão em risco maior de condições inflamatórias que outras raças.[121] Recentemente, cães da raça Nova Scotia Duck Tolling Retriever foram afetados e uma predisposição familiar foi descrita.[122] O reconhecimento clínico precoce e o tratamento imunossupressor resultaram em uma resposta melhor com resolução completa da doença nesses animais.[121]

Os sintomas clínicos são episódicos e recidivantes,[122] incluindo febre recorrente, rigidez cervical e anorexia.[8] Os animais apresentam, além de febre e depressão, uma postura que mimetiza protrusão de disco intervertebral cervical aguda. Manipulação em qualquer parte do corpo provoca dor intensa.[20] Os cães da raça Beagle mantêm cabeça, pescoço e coluna vertebral em linha reta, ou com o focinho estendido ou voltado para o chão. Outros cães podem mostrar envolvimento de parênquima (paresia, tetraparesia ou paraplegia), que patologicamente pode incluir degeneração walleriana subpial, alterações degenerativas em raízes nervosas e raramente infarto da medula espinal ou compressão secundária a oclusão ou ruptura e hemorragia de vasos estruturalmente enfraquecidos.[8] A MARE pode ocorrer concomitantemente, em alguns cães, com a poliartrite imunomediada idiopática (PIMI)[120] ou tireoidite linfocítica.[20] MARE e PIMI concomitantes têm sido descritas em cães Bernese Mountain e Akita, embora possam ocorrer em qualquer raça.[120] Tradicionalmente, a dor cervical ou no dorso em cães com PIMI é atribuída ao envolvimento das facetas articulares das vértebras, mas estudos mostraram que esse sintoma de dor possa estar relacionado com a ocorrência de MARE em meninges e vasculatura meníngea.[120]

O diagnóstico de MARE continua insatisfatório, com base em critérios clínicos e investigações laboratoriais não específicas.[123] Achados hematológicos, como leucocitose por neutrofilia, LCR com pleocitose ou xantocrômico, devido à hemorragia que ocorre no espaço subaracnoide, auxiliam no diagnóstico.[122] A análise de LCR pode sugerir meningite bacteriana, mas os neutrófilos não mostram granulações tóxicas, nem há bactérias. Além disso, a cultura para organismos aeróbios é estéril.[20] A combinação de elevação de IgA sérica e no LCR ajuda com alta sensibilidade no diagnóstico, mas com baixa especificidade.[122] As proteínas de fase aguda têm se tornado uma ferramenta importante no diagnóstico, no manejo e no prognóstico de doenças inflamatórias em humanos e estão sendo desenvolvidas com utilidade similar em espécies domésticas.[123] Essas proteínas têm valor em corroborar com o diagnóstico de MARE e no controle do tratamento. Proteína C reativa, amiloide-A sérico, α_1-ácido glicoproteína e haptoglobina, todos exibem um aumento na apresentação inicial. Durante o tratamento, todas as proteínas de fase aguda diminuem significativamente, exceto haptoglobina que permanece aumentada[123] ou inalterada.[124] A proteína C reativa e amiloide-A sérico têm valor clínico na identificação de recidiva da doença.[123] Embora não sejam específicas da doença, essas proteínas têm um grande valor em apoiar o diagnóstico de MARE.[123] Os níveis séricos e do LCR de IgA permanecem aumentados no decorrer do curso da doença, contribuindo para o diagnóstico, mas não para o controle da MARE.[124]

O tratamento de MARE consiste na administração de prednisona (2 a 4 mg/kg/dia) por um longo período.[8] O tratamento a longo prazo mostra bom prognóstico em 60 a 80% dos cães tratados.[122] Observa-se acentuada redução na contagem de células do LCR após o início da terapia com corticoide, mas a pleocitose aumenta novamente nos períodos de recidiva da doença. Portanto, o monitoramento da contagem celular do LCR em cães com essa condição parece ser um indicador sensível do sucesso no tratamento.[119] O uso de corticoides previne hemorragias e inflamações graves do sistema nervoso.[122] Esse tratamento pode ser efetivo em algumas raças, como Pointer-alemão e Bernese. Em Beagles, a doença é especialmente grave, e muitos animais são submetidos à eutanásia devido a recorrências, falta de resposta ao tratamento ou subsequente envolvimento parenquimatoso.[8] O acompanhamento a longo prazo (por mais de 2 anos) mostra melhor prognóstico para cães da raça Boxer do que para os das raças Beagle e Bernese.[121] A resolução completa dos sintomas clínicos, sem déficits significativos ou recorrências, foi obtida em 12 cães da raça Boxer.[121] Em casos refratários ou em pacientes com efeitos colaterais, como polifagia, polidipsia e poliúria, fármacos imunossupressores associados a glicocorticoides são administrados em dias alternados (p. ex., azatioprina 1,5 a 2 mg/kg, a cada 48 h).[122]

▪ Meningoencefalite eosinofílica

A meningoencefalite eosinofílica (MEE) em sido descrita em várias espécies de animais e em humanos. Em cães, tem sido associada a infecções por protozoários, miíase por *Cuterebra* e várias outras etiologias.[125] Em humanos, eosinófilos no LCR estão associados mais frequentemente à infecção por nematódeos, como *Angiostrongylus cantonensis*, entre outros parasitas (*Hypoderma, Gnathostoma, Dirofilaria, Toxocara* e *Cysticerca*); neoplasias do SNC (doença de Hodgkin, carcinomatose leptomeníngea, leucemia linfoblástica aguda, glioblastoma), farmacoterapia (ibuprofeno, ciprofloxacino), doenças infecciosas (febre maculosa das Montanhas Rochosas, criptococose, estreptococose do grupo B, coccidioidomicose, toxoplasmose), trauma craniano, mielografia e síndrome hipereosinofílica também têm sido relacionados.[126] Suspeita-se de uma reação de hipersensibilidade do tipo I.[23] As variações encontradas no LCR podem representar respostas individuais a reações de hipersensibilidade do tipo I ou pela quantidade de antígenos presente, uma vez que no cão e em outras espécies há predisposição hereditária a esse tipo de hipersensibilidade.[127] Eosinófilos podem liberar substâncias que são diretamente neurotóxicas, as quais podem explicar alguns dos sintomas clínicos de disfunção nesses pacientes, assim como a resposta variável ao tratamento.[23]

Dez casos de MEE idiopática foram descritos em cães e em um gato, no qual a etiologia permanece desconhecida.[23,125,128] Os cães eram todos machos, de várias raças, mas com predomínio de Golden Retriever e Rottweiler.[125] O gato era doméstico de pelo curto, também macho, com 6 anos de idade.[128] A idade média em cães variou entre 4 meses e 5,5 anos. Os sintomas clínicos em cães eram: depressão ou sonolência, anormalidades comportamentais, andar compulsivo e em círculos e convulsões,[8] enquanto no gato eram: nistagmo, desorientação, fasciculação muscular facial unilateral, incapacidade de se manter em estação, déficits visuais e auditivos, além de crises convulsivas.[128] Recentemente foi descrita em um macho da raça Boerboel, com 18 meses de idade, apresentando ataxia cerebelar de início súbito, além de déficits assimétricos de vários NC. A necropsia revelou extrema congestão generalizada, especialmente das meninges, e em esfregaços sanguíneos e cortes histológicos de vários tecidos mostrou fragmentação de hemácias intravascularmente com formação de micrócitos. A histopatologia revelou meningite subaracnóidea cerebrocortical difusa e grave, bem como encefalite submeníngea, com exsudato contendo números variáveis de eosinófilos associados a neutrófilos e células mononucleares. Havia também, profundamente, encefalite mononuclear perivascular multifocal em hipocampo e substância branca, malacia periventricular multifocal, gliose e fagocitose da substância branca. Cerebelo, tronco encefálico e medula espinal mostraram discreto edema multifocal ou degeneração axonal e de mielina difusa, ocasionalmente, mas não mostraram inflamação.[125]

Eosinófilos no LCR é uma característica clínica comum na MEE.[127] No exame citológico do LCR, realizado em humanos com meningoencefalites, é muito incomum, geralmente não representando mais de 1 a 4% de toda a contagem celular.[127] Na MEE, o LCR mostra pleocitose com eosinofilia superior a 10% do total de células que deve ser maior do que 100 células/$\mu\ell$ ou em uma contagem absoluta de 10 ou mais eosinófilos/$\mu\ell$.[128] A hematologia revela eosinofilia periférica,[125] embora esta não pareça ser um indicador confiável (fidedigno) de MEE e o grau de eosinófilos periféricos não se correlacione ao número de eosinófilos no LCR. Além disso, alguns animais podem não apresentar eosinofilia.[127]

A terapia adequada com corticoides suprime rapidamente a reação inflamatória. Na MEE grave, o tratamento precoce com corticoides tem sido fortemente defendido para minimizar a neurotoxicidade dos eosinófilos.[127] Dois cães melhoraram apenas com antibioticoterapia.[127]

Referências

1. Tipold A. Treatment of primary central nervous system inflammation (encephalitis and meningitis). In: Bonagura JD, Twedt DC (eds.) Kirk's current veterinary therapy. 14. ed. Missouri: Saunders; 2009. p. 1070-4.
2. Thomas WB. Enfermedades inflamatorias del sistema nervioso central. In: Pellegrino F, Suraniti A, Garibaldi L. El libro de neurología para la práctica clinica. Buenos Aires: Inter-Médica Editorial; 2003. p. 327-40.
3. Lorenz MD, Kornegay JN. Handbook of veterinary neurology. 4. ed. Missouri: Saunders; 2004. p. 355-416.
4. O'Brien DP, Coates JR. Brain disease. In: Ettiger SJ, Feldman EC. Textbook of veterinary internal medicine. 7. ed., v. 2, cap. 259. St Louis: Saunders Elsevier; 2010. p. 1413-46.
5. Dewey CW. Inflammatory, infections, and other multifocal brain diseases. In: Ettinger SJ, Feldman EC (eds.) Textbook of veterinary internal medicine. 7. ed. Missouri: Saunders Elsevier; 2010. p. 1453-61.
6. Bagley RS, Gavin PR, Holmes SP. Veterinary clinical magnetic resonance imaging. Section 1 Diagnosis of the intracranial disease. In: Gavin PR, Bagley RS (eds.) Practical small animal MRI. Iowa: Wiley-Blackwell; 2009. p. 23-122.
7. Chrisman CL. Problems in small animal neurology. 2. ed. Philadelphia: Lea & Febiger; 1991.
8. Braund KG. Clinical syndromes in veterinary neurology. 2. ed. USA: Mosby; 1994. p. 227-8.
9. Lamb *et al.* Magnetic resonance imaging findings in 25 dogs with inflammatory cerebrospinal fluid. Veterinary Radiology & Ultrasound. 2005;46(1):17–22.
10. Croft PG. Eletroencephalography in canine encephalitis. Journ Small Anim Pract. 1970;11:241-9.
11. Redding RW, Prynn RB, Wagner JL. Clinical use of the eletroencephalogram in canine encephalitis. J Am Vet Med Assoc. 1966;148:141-9.
12. Love DN, Huxtable CRR. Naturally-occurring neonatal canine herpes-virus infection. Vet Rec. 1976;99:501-3.
13. Percy DH, Olander HJ, Carmichael LE. Encephalitis in newborn pup due to a canine herpesvirus. Pathol Vet. 1968;5:135-45.
14. Wright NG, Cornwell HJC. Experimental herpesvirus infection in young puppies. Res Vet Sci. 1968;9:295-9.
15. Percy DH *et al.* Lesions in puppies surviving infection with canine herpesvirus. Vet Pathol. 1971;8:37-53.
16. Percy DH, Munnel JF, Olander HJ. Pathogenesis of canine herpesvirus encephalitis. Am J Vet Res. 1970;31:145-56.
17. Wright NG, Cornwell HJC. The susceptibility of six-week-old puppies to canine herpes virus. J Small An Pract. 1970;10:669-74.
18. Stallknetch DE, Howerth EW. Pseudorabies (Aujesky's disease). In: Williams ES, Barker IK (eds.) Infectious diseases of wild mammals. 3. ed. Iowa State Press; 2001. p. 164-70.
19. Crawford PC, Sellon RK. Canine viral diseases. In: Ettinger SJ, Feldman EC (eds.) Textbook of veterinary internal medicine. 7. ed. Missouri: Saunders-Elsevier; 2010. p. 958-71.
20. Summers BA, Cummings JF, De Lahunta A. Veterinary neuropathology. St Louis: Mosby-Year Book; 1995.
21. Dewey CW. Encephalopaties: disorders of the brain. In: Dewey CW. A practical guide to canine & feline neurology. 2. ed. Iowa: Wiley-Blackwell; 2008. p. 115-220.
22. Monroe WE. Clinical signs associated with pseudorabies in dogs. J Am Vet Med Assoc. 1989;195:599-602.
23. Rupprecht CE, Stohr K, Meredith C. Rabies. In: Williams ES, Barker IK (eds.) Infectious diseaes of wild mammals. 3. ed. Iowa State Press; 2001. p. 3-36.
24. Calle PC. Rabies. In: Fowler ME, Miller RE (eds.) Zoo and wild animal medicine. 5. ed. Missouri: WB Saunders; 2003. p. 732-6.
25. Hanlon CA. Rabies. In: Ettinger SJ, Feldman EC (eds.) Textbook of veterinary internal medicine. Philadelphia: Saunders; 2010. p. 951-8.
26. Whibty JE, Johnstone P, Sillero-Zubiri C. Rabies virus in the decomposed brain of an Ethiopian wolf detected by nested reverse transcription-polymerase chain reaction. J Wildl Dis. 1997;33:912-5.
27. Woods LW. Adenoviral diseases. In: Williams ES, Barker IK (eds.) Infectious diseases of wild mammals. 3. ed. Iowa State Press; 2001. p. 202-12.
28. Deem SL *et al.* Canine distemper in terrestrial carnivores: a review. J. Zoo Wildl. Med. 2000;31:441-51.
29. Williams ES. Canine distemper. In: Williams ES, Barker IK, editors. Infectious diseaes of wild mammals. 3. ed. Iowa State Press; 2001. p. 50-9.
30. Beineke A *et al.* Pathogenesis and immunopathology of systemic and nervous canine distemper. Veterinary immunology and immunopathology. 2009;127:1-18.
31. Baumgätner W, Alldinger S. The pathogenesis of canine distemper virus induced demyelination – A biphasic process. Experimental models of multiple sclerosis; 2005. p. 871-87.
32. Vandevelde M, Zurbriggen A. The neurobiology of canine distemper infection. Veterinary microbiology. 1995;44:271-80.
33. Pan Y, Dong F, Liu Z. Pathogenesis of demyelinating encephalopathy in dogs with spontaneous canine distemper. Chinese J Vet Science; 2007.
34. De Keyser J *et al.* Disappearance of [beta] 2-adrenergic receptors on astrocytes in canine distemper encephalitis: possible implications for pathogenesis of multiple sclerosis. Clinical neuroscience and neuropathology. 2001;12:191-4.
35. Creene CE; Appel MJ. Canine distemper In: Greene CE. Infectious diseases of the dog and cat. 3. ed. Saunders, Elsevier, Estados Unidos, 2006: p. 14-33.
36. Lappin MR. Doenças infecciosas. Nelson RW, Couto CG (eds.) Medicina interna de pequenos animais. Rio de Janeiro: Mosby-Elsevier; 2010. p. 1281-430.
37. Bathen-Noethen A *et al.* Magnetic resonance imaging findings in acute canine distemper vírus infection. J Small Anim Pract. 2008:49:460-7.
38. Bradshaw JM, Pearson GR, Gruffydd-Jones TJ. A retrospective study of 286 cases os neurological disorders of the cat. J Comp Pathol. 2004;131:112-20.
39. Andrew SE. Feline infectious peritonitis. Vet Clin North Amer. Small Anim Pract. 2000;30:987-1000.

40. Foley JE *et al.* Risk factors for feline infectious peritonitis among cats in multiple-cat environments with endemic feline enteric coronavirus. J Am Vet Med Assoc. 1997;210:1313-8.
41. Hartmann K *et al.* Comparison of different tests to diagnose feline infectious peritonitis. J Vet Intern Med. 2003;17:781-90.
42. Gunn-Moore D. Infectious diseases of the central nervous system. Vet Clin Small Anim Pract. 2005; 35:103-28.
43. Hartmann K. Feline infectious peritonitis and feline coronavirus infection. In: Ettinger SJ, Feldman EC (eds.) Textbook of veterinary internal medicine. Philadelphia: Saunders; 2010. p. 900.
44. Meyer DJ, Coles EH, Rich LJ. Medicina de laboratório veterinário – interpretação e diagnóstico. São Paulo: Roca; 1995. 308p.
45. Lima AO ET*et al.* Métodos aplicados à clínica – técnica e interpretação. 8.ed. Rio de Janeiro: Guanabara Koogan; 2001.
46. Stoddart ME, Whicher JT, Harbour DA. Cats inoculated with feline infectious peritonitis virus exhibit a biphasic acute plasma protein response. Vet Rec. 1988;123: 621-4.
47. Paltrinieri S *et al.* Laboratory profiles in cats with different pathological and immunohistochemical findings due to feline infectious peritonitis (FIP). J Fel Med Surg. 2001;3:149-59.
48. Tizard IR. Imunologia veterinária – uma introdução. 5. ed. São Paulo: Roca; 1998. 545p.
49. Giordano A *et al.* Changes in some acute phase protein and immunoglobulin concentrations in cats affected by feline infectious peritonitis or exposed to feline coronavirus infection. The Veterinary Journal. 2004;167:38-44.
50. Addie DD, Ishida T. Feline infectious peritonitis: therapy and prevention. In: Bonagura JD, Twedt DC (eds.) Kirk's current veterinary therapy. 14. ed. Saunders: Missouri; 2009. p. 1295-9.
51. Odio CM *et al.* The beneficial effects of early dexamethasone administration in infants and children with bacterial meningitis. N Engl J Med. 1991;324:1525-31.
52. Haburjak JJ, Schubert TA. Flavobacterium breve meningitis in a dog Journal of the American Animal Hospital Association. 1997;33:509-12.
53. Allan R *et al*N. Meningitis in a dog caused by Prevotella oralis. Journal of Small Animal Practice. 2004;45:421-3.
54. Bilderback AL, Faissler D. Surgical management of a canine intracranial abscess due to a bite wound. J Vet Emerg Crit Care. 2009;19(5):507-12.
55. Negrin A, Cherubini GB, Steeves E. Angiostrongylus vasorum causing meningitis and detection of parasite larvae in the cerebrospinal fluid of a pug dog. Journal of Small Animal Practice. 2008;49:468-71.
56. Taylor SM. Doenças neuromusculares. Nelson RW, Couto CG (eds.) Medicina interna de pequenos animais. Rio de Janeiro: Mosby-Elsevier; 2010. p. 985-1120.
57. Messer JS *et al.* Meningoencephalomyelitis caused by Pasteurella multocida in a cat. J Vet Int Med. 2006;20:1033-6.
58. Taboada J, Grooters AM. Histoplasmosis, blastomycosis, sporotrichosis, candidiasis, pythiosis, and lagenidiosis. In: Ettinger SJ, Feldman EC (eds.) Textbook of veterinary internal medicine. Philadelphia: Saunders; 2010. p. 971-88.
59. Meric SM. Canine meningitis. J Vet Intern Med. 1988;2:26-35.
60. Taboada J, Grooters AM. Cryptococcosis. In: Ettinger SJ, Feldman EC (eds.) Textbook of veterinary internal medicine. Philadelphia: Saunders; 2010. p. 988-92.
61. Bentley RT, Faissler D, Sutherland-Smith J. Successful management of an intracranial phaeohyphomycotic fungal granuloma in a dog. J Am Vet Med Assoc. 2011;239:480-5.
62. Kline KL. Feline epilepsy. Cl Techn Small Anim Pract. 1998;13:152-8.
63. Stevenson TL *et al.* Magnetic resonance of intracranial cryptococcosis in dogs and cats. ACVIM 2004; Abstract 91.
64. Quimby JM, Hoffman SB, Duke J, Lappin MR. Adverse neurologic events associated with voriconazole use in 3 cats. J Vet Intern Med. 2010;24:647-9.
65. Dubey JP, Lindsay DS, Lappin MR. Toxoplasmosis and other intestinal coccidial infections in cats and dogs. Veterinary Clinics of North America – Small Animal Practice. 2009;39(6):1009-34.
66. Frenkel JK, Bermudez JEV. Toxoplasmose. In: Foraccia R *et al.* Veronesi-Focaccia tratado de infectologia. 4. ed. São Paulo: Atheneu; 2009. p. 1793-809.
67. Lappin MR. Protozoal infectious. In: Ettinger SJ, Feldman EC (eds.) Textbook of veterinary internal medicine. Philadelphia: Saunders; 2010. p. 909-17.
68. Gandini G *et al.* Cerebrum. In: Jaggy A (ed.) Small animal neurology. German: Hannover; 2010. p. 427-66.
69. Dubey JP, Carpenter JL. Histologically confirmed clinical toxoplasmosis in cats: 100 cases (1952-1990). J Am Vet Med Assoc. 1993;203:1556-66.
70. Lappin MR. Toxoplasmose. In: Bonagura JD, Twedt DC (eds.) Kirk's current veterinary therapy. 14. ed. Missouri: Saunders; 2009. p. 1254-8.
71. Gozdzik K *et al.* Prevalence of antibodies against Neospora caninum in dogs from urban areas in Central Poland. Parasitol Res. 2011;108:991-6.
72. Dubey JP. Review of Neospora caninum and neosporosis in animals Korean J Parasitol. 2003;41:1-16.
73. Reichel MP, Ellis JT, Dubey JP. Neosporosis and hammondiosis in dogs Journal of Small Animal Practice. 2007;48(6):308-12.
74. Moore DP. Neosporosis in South America. Vet Paras. 2005;127:87-97.
75. Hornok S *et al.* Canine neosporosis in Hungary: Screening for seroconversion of household, herding and stray dogs. Veterinary Parasitology. 2006;137(3-4):197-201.
76. Basso W *et al.* Prevalence of Neospora caninum infection in dogs from beef-cattle farms, dairy farms, and from urban areas of Argentina. Journal of Parasitology. 2001;87:906-7.
77. Gennari SM *et al.* Occurrence of Neospora caninum antibodies in sera from dogs of th city of São Paulo, Brazil. Vet Paras. 2002;106:177-9.
78. Cantile C, Arispici M. Necrotizing cerebellitis due to Neospora caninum infection in an old dog. Journal of Veterinary Medicine Series A. 2002;49:47-50.
79. Crookshanks JL *et al.* Treatment of canine pediatric *Neospora caninum* myositis following immunohistochemical identification of tachyzoites in muscle biopsies. Can Vet J. 2007;48:506-8.
80. Barber JS, Trees AJ. Clinical aspects of 27 cases of neosporosis in dogs. Veterinary Record. 1996;139(18):439-43.
81. Dubey JP *et al.* Neosporosis in beagle dogs: clinical signs, diagnosis, treatment, isolation and genetic characterization of Neospora caninum. Veterinary Parasitology. 2007;149(3-4):158-66.
82. Garosi L *et al.* Necrotizing cerebellitis and cerebellar atrophy caused by Neospora caninum infection: magnetic resonance imaging and clinicopathologic findings in seven dogs. J Vet Int Med. 2010;24:571-8.
83. Barber *et al.* Distribution of Neospora caninum within the central nervous system and other tissues of six dogs with clinical neosporosis. Journal of Small Animal Practice. 2006;37(12):566-74.
84. Higginbotham MJ, Kent M, Glass EN. Noninfectious inflammatory central nervous system diseases in dogs. Compendium of Cont Ed. 2007;488-97.
85. Schatzberg SJ. Idiopathic granulomatous and necrotizing inflammatory disorders of the central nervous system. Vet Clin Small Anim. 2010;40:101-20.
86. Schatzberg SJ *et al.* Polymerase chain reaction screening for DNA viruses in paraffin-embedded brains from dogs with necrotizing meningoencephalitis, necrotizing leukoencephalitis, and granulomatous meningoencephalitis. J Vet Intern Med. 2005:19:553-9.
87. Zarfoss M *et al.* Combined cytosine arabinose and prednisone therapy for meningoencephalitis of unknown aetiology in 10 dogs. J Small Anim Pract. 2006;47:588-95.
88. Cherubini GB *et al.* Characteristics of magnetic resonance images of granulomatous meningoencephalomyelitis in 11 dogs. The Vet Rec. 2006;159:110-5.
89. Schwab S *et al.* Non-suppurative meningoencephalitis of unknown origin in cats and dogs: an immunohistochemical study. J Comp Pathol. 2007;136:96-110.
90. Coates JR, Barone G, Dewey CW, Vitale CL, Holloway-Azene NM, Sessions JK. Procarbazine as adjunctive therapy for treatment of dogs with presumptive antemortem diagnosis of granulomatous meningoencephalomyelitis: 21 cases (1998-2004). J Vet Intern Med. 2007;21:100-6.
91. Fisher M. Disseminated granulomatous meningoencephalomyelitis in a dog. Can Vet J. 2002;43:49-51.
92. Okamoto M, Kagawa Y, Kamitani W, Hagiwara K, Kirisawa R, Iwai H *et al.* Borna disease in a dog in Japan. J Comp Pathol. 2002;126:312-317.
93. Curtis NC. Computed tomography of intracranial disease. Aust Vet Practit. 1998;28:98-110.
94. Greer KA, Schatzberg SJ, Porter BF, Jones KA, Famula TR, Murphy KE. Heritability and transmission analysis of necrotizing meningoencephalitis in the pug. Research in Veterinary Science. 2009;86:438-42.
95. Porter BF, Ambrus A, Storts RW. Immunohistochemical evaluation of Mx protein expression in canine encephalitides. Vet Pathol. 2006; 43:981-7.
96. Kipar A *et al.* Immunohistochemical characterization of inflammatory cells in brains of dogs with granulomatous meningoencephalitis. Vet Pathol. 1998;35:43-52.
97. Suzuki *et al.* A comparative pathological study on granulomatous meningoencephalomyelitis and central malignant histiocytosis in dogs. Journal of Veterinary Medical Science 2003: 65, 1319-24.
98. Fliegner RA, Holloway SA, Slocombe RF. Granulomatous meningoencephalomyelitis with peripheral nervous system involvement in a dog. Australian Vet Journ. 2006; 84:358-61.
99. Adamo PF, Adams WM, Steinberg H. Granulomatous meningoencephalomyelitis in dogs. The Compendium of Continuous Education. 2007: 678-90.

100. Muñana KR, Luttgen PJ. Prognostic factors with granulomatous meningoencephalomyelitis: 42 cases (1982-1996). J Am Vet Med Assoc. 1998; 212:1902-6.
101. Demierre S *et al.* Correlation between the clinical course of granulomatous meningoencephalomyelitis in dogs and the extent of mast cell infiltration. The Vet Rec. 2001;148:467-72.
102. Ryan K, Marks SL, Kerwin SC. Granulomatous meningoencephalomyelitis in dogs. The Compendium of Continuous Education. 2001;23:644-50.
103. Lobetti RG, Pearson J. Magnetic resonance imaging in the diagnosis of focal granulomatous meningoencephalitis in two dogs. Vet Radiol & Ultras. 1996;37:424-7.
104. Wong CW, Sutton RH. Granulomatous meningoencephalomyelitis in dogs. Aust Vet Pract. 2002;32:6-11.
105. Gnirs K. Ciclosporin treatment of suspected granulomatous meningoencephalomyelitis in three dogs. J Small Anim Pract. 2006;47:201-6.
106. Cordy DR, Holliday TA. A necrotizing meningoencephalitis of pug dogs. Vet Pathol. 1989;26:191-4.
107. Diniz SA, Andrade Neto JP, Hosomi FYM, Violin KB, Ramos AT, Machado GF *et al.* Encefalite do cão Pug: primeiro diagnóstico no Brasil. Clin Vet. 2006;11:76-8.
108. Cantile C *et al.* Necrotizing meningoencephalitis associated with cortical hippocampal hamartia in a Pekingese dog. Vet Pathol. 2001;38:119-22.
109. Higgins RJ, Dickinson PJ, Kube SA, Moore PF, Couto SS, Vernau KM, Sturges BK, Lecouteur RA. Necrotizing meningoencephalitis in five Chihuahua dogs. Veterinary Pathology. 2008;45:336-46.
110. Levine JM, Fosgate GT, Porter B, Schatzberg SJ, Greer K. Epidemiology of necrotizing meningoencephalitis in Pug dogs J. Vet Int Med 2008: 22; p. 961-8.
111. Timmann D *et al.* Necrotising encephalitis in a French bulldog. J Small Anim Pract. 2007: 48:339-42.
112. Krensky AM, Vincenti F, Bennett WM. Immunosupressants, tolerogens, and immunostimulants. In: Bruton LL, Lazo JS, Parker KL. Goodman & Gilman's The pharmacological basis of therapeutics. 11. ed. EUA: McGraw-Hill Co.; 2006. P. 1405-32.
113. Jung DI *et al.* A comparison of combination therapy (cyclosporine plus prednisolone) with sole prednisolone therapy in 7 dogs with necrotizing meningoencephalitis. Journal of Veterinary Medical Science. 2008;69:1303-6.
114. Chabner BA *et al.* Antineoplastic agents. In: Bruton LL, Lazo JS, Parker KL. Goodman & Gilman's The pharmacological basis of therapeutics. 11.ed. EUA: McGraw-Hill Co.; 2006. p. 1315-403.
115. Papich MG. Saunders handbook of veterinary drugs. 2. ed. Saunders Elsevier: EUA 2007; 740 p.
116. Viana FAB. Guia terapêutico veterinário. 2. ed. Gráfica e Ed. CEM Ltda: Lagoa Santa, MG. 2007; 463 p.
117. Tipold A, Schatzberg SJ. An update on steroid responsive meningitis-arteritis. J Small Anim Pract. 2010:51:150-4.
118. Schwartz M, Carlson R, Tipold A. Selective CD11a upregulation on neutrophils in the acute phase of steroid-responsive meningitis-arteritis in dogs. Veterinary Immunology and Immunopathology 2008; 126(3-4): 248-55.
119. Cizinauskas S, Jaggy A, Tipold, A. Long-term treatment of dogs with steroid-responsive meningitis-arteritis: Clinical, laboratory and therapeutic results. J. Small Anim. Pract. 2000;41:295-301.
120. Webb AA, Taylor SM, Muir GD. Steroid-responsive meningitis-arteritis in dogs with noninfectious, nonerosive, idiopathic, immune-mediated polyarthritis. Journal of Veterinary Internal Medicine. 2002;16:269-73.
121. Behr S, Cauzinille L. Aseptic suppurative meningitis in juvenile boxer dogs: retrospective study of 12 cases. Journal of the American Animal Hospital Association. 2006;42:277-82.
122. Tipold A, Stein VM. Inflammatory diseases of the spine in small animals. Vet. Clin. Small Anim. 2010;40:871-9.
123. Lowrie M, Penderis J, Eckersall PD, McLaughlin M, Mellor D, Anderson TJ. The role of acute phase proteins in diagnosis and management of steroid-responsive meningitis arteritis in dogs. Veterinary Journal. 2009;182:125-30.
124. Lowrie M, Penderis J, McLaughlin M, Eckersall PD, Anderson TJ. Steroid responsive meningitis-arteritis: A prospective study of potential disease markers, prednisolone treatment, and long-term outcome in 20 dogs (2006-2008). J Vet Internal Med. 2009;23:862-70.
125. Williams JH *et al.* Review of idiopathic eosinophilic meningitis in dogs and cats, with a detailed description of two recent cases in dogs. J South Afr Vet Assoc. 2008; 79: 194-204.
126. Bennett PF *et al.* Idiopathic eosinophilic meningoencephalitis in Rottweiler dogs: three cases (1992-1997). Aust Vet J. 1997;75:786-9.
127. Smith-Maxie LL, Parent JP, Rand J, Wilcock BP, Norris AN. Cerebrospinal fluid and clinical outcome of eight dogs with eosinophilic meningoencephalomyelitis. J Vet Int Med. 1989;3:1 67-174.
128. Schultze AE, Cribb AE, Tvedten HW. Eosinophilic meningoencephalitis in a cat. J Am Anim Hosp Assoc. 1986;22:623-7.

Parte 22

Medicina Veterinária Legal

Heidi Valquíria Ponge-Ferreira

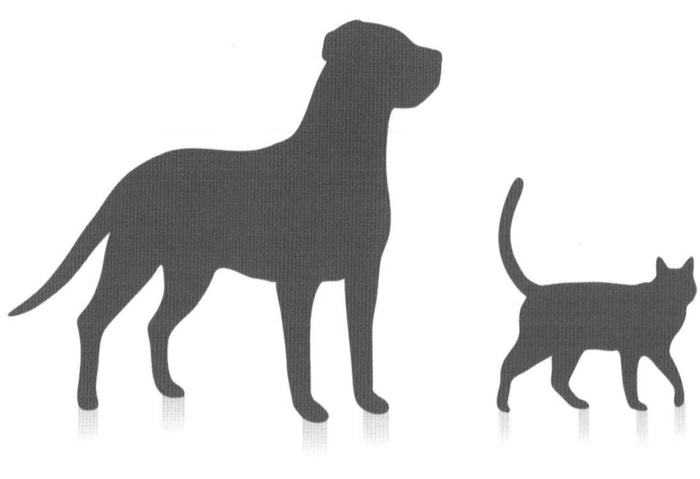

Seção A
Criminologia e Criminalística

243 Fundamentos em Criminalística

Alberto Soiti Yoshida

■ Aspectos gerais

Segundo o *Dicionário Aurélio*,[1] criminalística é a "aplicação de técnicas científicas na obtenção e análise de provas em questões criminais".

O juiz de instrução e professor de direito penal Hans Gustav Adolf Gross, considerado o pai da criminalística, editou na Alemanha uma obra clássica, em 1893, sob o título *Handbuch fÜr Untersuchunbsrichter* (*Manual para juízes de instrução*), compreendendo no bojo da criminalística o aspecto psicológico dos criminosos.

No Brasil, a expressão foi editada por ocasião do 1º Congresso Nacional de Polícia Técnica, em 1947, sendo disciplina que tem como objetivo o reconhecimento e a interpretação dos indícios materiais extrínsecos relativos ao crime ou à identidade do criminoso. Trata-se de uma disciplina autônoma integrada por diversos ramos da ciência, como medicina, matemática, física, química, biologia, toxicologia, mineralogia, botânica etc., regida por leis, com princípios e metodologias próprias para elucidação e preservação dos vestígios de atos ilícitos para o auxílio da polícia e a justiça.

O principal objetivo da criminalística é emergir os fatos ilícitos e criar um liame com as leis que regem determinada conduta, no caso específico, o crime. Destarte, são necessárias a prova técnica e sua perpetuação, a dinâmica dos atos criminosos e a autoria dos crimes. Para tanto, faz-se necessária a utilização das inúmeras áreas multidisciplinares.

As principais evidências examinadas consistem em determinar o potencial dos instrumentos ora utilizados nesse crime e apontar, quando possível, o aspecto subjetivo dos atos dolosos ou culposos.

Seguem-se exemplos de metodologia multidisciplinar que são aplicados na criminalística.

■ Entomologia forense

Os insetos, em virtude do "olfato" apuradíssimo, percebem os odores exalados pelos cadáveres muito antes que os seres humanos. Portanto, são os primeiros a chegar à cena do crime, onde se instalam e procriam. Assim, são verdadeiras "testemunhas" de tudo que ocorreu nesse ínterim.[2] O estudo do tempo do ciclo da metamorfose desses insetos pode inferir o período aproximado da morte de uma vítima.

■ Balística forense

Estuda as armas de fogo, suas munições e os efeitos dos tiros por elas produzidos, sempre que tiverem relação direta ou indireta com infrações penais, visando esclarecer e provar sua ocorrência. Divide-se em balística interna, externa e terminal. A balística interna estuda a estrutura, os mecanismos e o funcionamento das armas de fogo. A balística externa estuda a trajetória do projétil. Já a balística terminal, também chamada de balística do ferimento, estuda os efeitos produzidos pelo projétil.[3]

■ Odontologia forense

A arcada dentária de um indivíduo apresenta características próprias e singulares que auxiliam na identificação, como no caso de carbonização, decomposição ou outros fenômenos que degradem o tecido e, consequentemente, a imagem. É importante ainda salientar, nos vestígios de impressões dentárias encontradas em superfícies do corpo humano, objetos e alimentos que, por métodos de comparação da anatomia dos elementos dentários, posição e disposição, podem apontar ou excluir um suspeito. A comparação padrão é a própria ficha odontológica ou o molde dentário do suspeito com as imagens ou, quando possível, o molde da impressão pesquisada.

■ Documentoscopia forense

Tem como principais objetivos os exames de autenticidade e/ou autoria gráfica e exames periciais em documentos.

A verificação da autenticidade de um lançamento manuscrito, bem como a sua autoria, baseia-se, de modo genérico, no confronto entre a peça do exame e o material gráfico padrão. Neste, consideram-se aspectos grafométricos, grafológicos e morfológicos das letras, bem como elementos de natureza genética do escritor.

No exame pericial em documentos, a preocupação é voltada para a pesquisa de elementos de segurança de papel, impressões gráficas, tintas e dispositivos ópticos, tais como a marca d'água (*watermark* ou filigrana), fibras de segurança, confetes, fios de segurança, imagem fantasma, registro coincidente, holografia etc.

■ Identificadores biométricos e datiloscopia

Atualmente, é imposta alta tecnologia para a comparação dos resquícios digitais, com a utilização de *softwares* de computadores substituindo o manual elaborado a olho nu.

O princípio fundamental para a utilização desse importante meio de identificação é a sua especificação individual de que, ao tocar em meio apropriado, deixa registradas as secreções sudoríparas da polpa digital. Cabe ao especialista revelar esses vestígios por meios e substâncias adequados e, consequentemente, armazená-los. Basicamente, são utilizados pós reveladores como carbonato de chumbo, grafite ou negro de marfim e pó de alumínio. Cabe citar, ainda, o cianoacrilato como meio gasoso para revelação de impressões latentes.

Revelado o vestígio de impressão, é feito um decalque por meio de uma fita adesiva transparente, o qual é armazenado para leitura.

Nas pegadas, com o uso de calçados em meio rígido, a camada de sujeira forma o seu contorno, bastando o decalque com fita adesiva transparente. Cabe esse princípio para o vestígio da banda de rodagem dos pneus automotivos. Em meio onde ocorre a introdução das saliências dos calçados ou outros objetos, como no caso de pegadas no solo, a perícia recorre ao gesso para a elaboração do molde.

■ Computação forense

É notória a importância da informática na atualidade, influenciando a revolução dos costumes do mundo inteiro. O crime acompanha a tecnologia, cabendo à criminalística atuar conjuntamente nesse universo, apresentando provas ajustadas ao interesse jurídico.

Basicamente, nesse ramo de pesquisa, a exploração das evidências dá-se com o chamado *usuário*, ou seja, o autor de determinado crime. O exemplo comumente utilizado para esse exame é a identificação do computador e, se possível, do agente envolvido com pornografia infantil.

A outra evidência é o chamado *sistema*, capturado por interceptação de dados. Consiste em definir o trajeto da ação praticada por um autor e seu destinatário. No exemplo anterior, refere-se às imagens pornográficas, identificação da data de sua elaboração e envio, bem como a maneira como esses dados foram enviados.[4]

■ Toxicologia forense

Alguns medicamentos químicos ou naturais, utilizados para fins terapêuticos ou não, são alvos de fiscalização. A penalidade para infrações pode incluir reclusão. A lei é clara quando diz que a posse de drogas ilícitas sem autorização ou em desacordo com a determinação legal ou regulamentar estará sujeita a penalidades.

A toxicologia forense tem o papel primordial de identificar e quantificar essa substância apontada como sendo ilícita. Outra função importante é a verificação de ingestão voluntária ou involuntária de substâncias químicas, comumente observada em casos de suicídio ou homicídio.

■ Análises capilares e fibras

Alguns componentes do corpo são quimicamente estáveis e resistentes à decomposição. Entre eles estão os pelos e cabelos.

A estrutura de um fio de cabelo é, basicamente, formada por três camadas: cutícula (externa), córtex (intermediária) e medula (centro). Cada camada apresenta características específicas, como grânulos de pigmentação, diâmetros, disposição de escamas e consistência, dentro de variedades de espécies e raças. Cumpre consignar ainda a importância do bulbo como sendo um rico material genético para pesquisa de DNA.

Quanto às fibras, temos a natural (vegetal) e a sintética, com estruturas próprias que as definem individualmente.

Esses preciosos elementos servem como prova criminal em locais de crimes.

■ Medicina veterinária forense

Impulsionado pela demanda de lide civil ou crime da lei do meio ambiente de 1998 (lei nº 9605/98), este que tutela os animais domésticos, domesticados e silvestres, em todo território nacional de atos criminosos, destaca-se a especialidade de medicina veterinária legal que tem como principal objetivo aplicar os conhecimentos da medicina veterinária para auxiliar a justiça.

■ Considerações finais

A dinâmica do crime acompanha a evolução da sociedade. Assim, a criminalística tem a responsabilidade de apurar os desvios ilícitos pela mesma proporção de igualdade, recorrendo às diversas ciências e pesquisas ora existentes.

■ Referências

1. Ferreira ABH. Novo dicionário Aurélio da língua portuguesa. Curitiba: Positivo; 2009. Disponível em: http://www.dicionariodoaurelio.com. Acesso em: 30 nov. 2009.
2. Oliveira-Costa J. Entomologia forense. Introdução. Campinas: Millennium; 2008.
3. Tochetto D. Balística forense: aspectos técnicos e jurídicos. Campinas: Millennium; 2009.
4. Costa MASL. Computação forense: onde encontrar evidências. Campinas: Millenium; 2009.

244 Fundamentos em Criminologia

Ceres Berger Faraco

■ Introdução

O problema da criminalidade nos constrange de longa data, trazendo aspectos negativos causadores de descontentamento a todos aqueles que com ela convivem. Contudo, não basta identificá-la; é preciso buscar soluções para contê-la.

Nesse sentido, surge a ciência da criminologia, que procura explicações para a conduta criminosa com o objetivo de contribuir para a mudança dessa dura realidade social.

Cabe destacar que o crescimento da criminalidade é avaliado não somente em termos quantitativos, mas também qualitativos. Desse modo, não só se considera o aumento do número de atos criminosos, mas também o agravamento da violência e da brutalidade dos crimes praticados. Esses atos afetam tanto as classes economicamente menos favorecidas da população quanto as mais favorecidas, aumentando em proporções avassaladoras na medida em que o desequilíbrio econômico, a desagregação social e a perda de valores humanitários se acentuam na sociedade.

■ Conceitos necessários

▪ Criminologia

A criminologia é a ciência que estuda o criminoso e os fatores causais, a criminalidade (conjunto de criminosos e seus crimes, em determinada região e em determinado tempo), seu potencial de dano e as repercussões que decorrem de medidas promovidas contra ela.

Outra abordagem entende que a criminologia é um nome genérico para um grupo de temas estreitamente ligados: o estudo e a explicação da lei; os meios formais e informais usados pela sociedade para lidar com a infração (penalística); e a natureza e as necessidades de suas vítimas (vitimologia).

▪ Perfil criminoso

A criminologia clínica é a área específica que estuda o perfil do criminoso. Para isso, considera a estrutura, a constituição biopsicossomática e a personalidade como produto da articulação entre fatores individuais e ambientais (genéticos e adquiridos). A partir desses dados, podem-se identificar as potencialidades criminais do delinquente, classificar o tipo de delito e estabelecer um possível prognóstico para as intervenções propostas.

No passado, o comportamento antissocial era, em geral, atribuído a anormalidades da personalidade, constitutivas ou adquiridas. Nos dias de hoje, limita-se essa generalização de psicopatologia aos infratores que sofrem de distúrbios com sintomas inequívocos e que são categorizados como "distúrbios antissociais da personalidade".

Os transtornos mentais sempre devem ser considerados nos casos de crimes contra os animais. De fato, estudos durante os 25 anos passados indicam que os agressores violentos frequentemente têm, na infância e adolescência, histórias graves e repetitivas de crueldade para com os animais. Segundo o *Manual Diagnóstico e Estatístico de Transtornos Mentais* (DSM – *Diagnostic and Statistical Manual of Mental Disorders*), no Eixo IV, que trata de fatores ambientais ou psicossociais, os casos de agressão aos animais configuram critério de transtornos de conduta.

Dados internacionais mostram que indivíduos do sexo masculino, a maioria na faixa etária de menos de 18 anos, são os que cometem o maior número de violências: 94% são adolescentes do sexo masculino e 4% são crianças com idade inferior a 12 anos.

▪ Determinismo criminal

Nada existe sem prévia causa. Dados sobre violência no Brasil consideram que a falta de alternativas de lazer e trabalho, o medo, a exposição à violência e a participação ativa em atos violentos e no tráfico de drogas ilícitas seriam marcas identitárias de uma geração que vive um tempo no qual vidas são perdidas como em nenhum outro período da Idade Moderna, exceto em circunstâncias de guerra civil.

No entanto, nem sempre a existência de uma dessas causas é condição suficiente para desencadear um ato criminoso.

■ Considerações finais

Assim como os ecologistas buscam sinais, em espécies "sentinelas" como aves, para sinalizar perigos potenciais nos ecossistemas, os criminologistas buscam identificar comportamentos "sentinelas" que funcionem como indicadores precoces de desajustes de indivíduos na sociedade. Para alguns, os possíveis marcadores dessa condição potencial são os atos de crueldade para com os animais. Particularmente impactante é o elevado número de perpetradores que relatam não sentir emoção alguma quando atuam violentamente contra animais, demonstrando, portanto, absoluta falta de empatia para com seres vivos, incluindo outras pessoas. Para elucidar a amplitude dos casos criminosos contra seres vivos (humanos e não humanos) e, além disso, criar um sistema para coleta de dados e vigilância sobre os indicadores, deveriam ser quantificados, identificados e notificados os casos de crueldade com animais.

■ Leitura sugerida

Castro MG, Abramovay M, Rua MG, Andrade ER. Cultivando vida, desarmando violências: experiências em educação, cultura, lazer, esporte e cidadania com jovens em situação de pobreza. Brasília: Unesco; 2001.

Farias Júnior J. Manual de criminologia. Curitiba: Juruá; 2008.

Merz-Perez L, Heide KM. Animal cruelty: pathway to violence against people. Lanham: Altamira Press; 2004.

245 Fundamentos em Vitimologia

Heidi Valquíria Ponge-Ferreira

A vitimologia analisa o delito enquanto fenômeno, pelo estudo da vítima, no que se refere à sua personalidade, do ponto de vista biológico, psicológico e social, e sua proteção social e jurídica. Busca na compreensão da origem do fenômeno de violência a maneira mais eficiente de prevenção, incluindo os métodos psicoeducativos necessários para organizar a defesa da própria vítima. Ciência tradicionalmente considerada subárea da criminologia, seus princípios doutrinários constam em obras pioneiras de Benjamin Mendelsohn (1947, *The origins of the doctrine of victimology*) e Hans von Heting (1948, *The criminal and his victim*).[1-3] Adquire condição de ciência autônoma a partir da década de 1970, especialmente pelo seu enfoque multidisciplinar, razão para ser cada vez mais pertinente às perícias veterinárias, e suas inter-relações e conexões relativas aos animais contempladas pelos estudos periciais e publicações em medicina veterinária, assim como gradativamente pelas leis e regulamentações em todo o mundo. A associação entre os eventos violentos nos seres humanos e nos animais, entretanto, não é recente e já aparece citada e documentada historicamente, como na fundação, em 1881, da primeira entidade britânica de proteção ao menor (Society of The Prevention of Cruelty to Children), idealizada durante um encontro de proteção animal em Liverpool (Royal Society for the Protection of Animals).

Confirma-se pela vitimologia a citação do poeta, escritor e político francês Alphonse de Lamartine (1790-1869): "Entre a brutalidade para com o animal e a crueldade para com o homem, há uma só diferença: a vítima."

Considerações sobre vítimas e vitimizados

A visão antropológica de vítima remonta a tempos, culturas e civilizações ancestrais. Em seu significado original, vincula-se a ideia de sacrifício ou imolação (um modo de execução típica com a suposta finalidade de intermediação com divindades, deuses ou com o sagrado). Prática conhecida de inúmeras religiões e crenças, observada no Brasil até mesmo na atualidade, citada, entre outros, por relatos bíblicos (como no sacrifício de Isaac). Emprega-se o termo vítima, de maneira indistinta, a tudo que sofre qualquer dano, mas em particular a pessoas, quando acometidas por algum infortúnio, em acidentes diversos, de fenômenos físicos a climáticos, por doenças inatas ou adquiridas, mas especialmente quando arbitrariamente torturadas, molestadas, violentadas ou sacrificadas aos interesses e paixões alheias.

Convencionou-se chamar de nova criminologia aquela que emprega conceitos como os meios de vitimização e as relações com o vitimizador, em seus aspectos interdisciplinares e comparativos, cujo entendimento se estende até mesmo ao meio ambiente. Aponta um tipo de justiça dito restaurativo e manifesto, entre outros, a tendência ao abolicionismo – teoria que pretende organizar a sociedade de modo a superar os conflitos, desconsiderando o sistema punitivo tradicional, focando a atuação na eliminação de injustiças sociais e, em particular, na anulação de desigualdades[1-3] entre os tipos de vida, inclusive.

A Assembleia Geral da Organização das Nações Unidas (ONU), em sua Resolução nº 40/34, de 29 de novembro de 1985, ainda assim, estabelece "vítima" como sendo:

> Pessoa que, individual ou coletivamente, tenha sofrido danos, inclusive lesões físicas ou mentais, sofrimento emocional, perda financeira ou diminuição substancial de seus direitos fundamentais, como consequência de ações ou omissões que violem a legislação penal vigente... incluída a que prescreve o abuso de poder.

Conforme o Direito Penal brasileiro, vítima é o ofendido ou lesado, aquele que sofre ação ou omissão do autor do delito; sujeito passivo ou titular do bem jurídico lesado (a vida, a liberdade, o patrimônio etc.). Os animais, assim como as coisas inanimadas, são objetos materiais e não podem ser sujeitos passivos.[1]

Veterinários vítimas de doenças ocupacionais

O risco ocupacional da atividade dos veterinários não se limita à exposição aos animais, quer decorra de caráter zoonótico, contaminante ou traumático. Conforme levantamentos britânicos, entre os médicos-veterinários há elevadíssima taxa de suicídios, quatro vezes maior que a da população em geral, superando duas vezes outras classes profissionais da área médica (como cirurgiões médicos e dentistas) – prevalência comparável à existente entre militares sobreviventes de guerra e conflitos. O grande impacto na atividade produtiva se deve, no entanto, ao alto índice de absenteísmo, de conflitos interpessoais e extratrabalho, além de incapacitação como consequência dos fatores inerentes à própria atividade.

Algumas associações veterinárias do exterior disponibilizam auxílio por via telefônica ou em espaços virtuais. Esclarecem sobre os fatores de risco, oferecem métodos preventivos de enfrentamento e até mesmo suporte financeiro.[4-6]

Desgaste profissional e incapacitação laboral

O desgaste profissional está intimamente relacionado com fatores no ambiente de trabalho, da cultura organizacional e perdas consideráveis na qualidade de vida e bem-estar.

Dos veterinários britânicos, 80% consideram o exercício profissional extremamente estressante.[4-6] Os problemas mais citados são longas jornadas de trabalho, remuneração considerada inadequada, excesso de trabalho burocrático, grandes expectativas por parte dos clientes, intenso assédio moral quando subordinados a outros profissionais, alta competitividade acompanhada pelo temor de cometer erros profissionais.

Recém-graduados compartilham um fator complicador adicional: a sensação de isolamento e solidão imposta ao desempenho da atividade, em contraste com uma vida acadêmica gregária e cercada por colegas altamente motivados.

O grande envolvimento manifesto por empatia (exigência pessoal, comunitária ou mesmo social) requer demandas que excedem os recursos individuais. Os profissionais estendem as jornadas de trabalho, abdicando inclusive de férias e momentos de lazer. Não raro, também se somam a distância do local de trabalho ou a necessidade de deslocamentos constantes. Como resultado direto, há empobrecimento das relações familiares e interpessoais.[4]

A Organização Mundial da Saúde elenca inúmeras manifestações de fadiga laboral: aumento de suscetibilidade a doenças (especialmente as cardiorrespiratórias), febre leve, cefaleias, náuseas, tensão muscular, dor lombar e cervical, distúrbios do sono, distúrbios de memória, sentimentos de desesperança, solidão, raiva, impaciência, irritabilidade, tensão, fraqueza, preocupação. Sintomas apresentados em diferentes tipos de distúrbios psicossomáticos, nos chamados transtornos de ajustamento ou reações ao estresse, estão efetivamente associados à elevação das concentrações de cortisol. Recebem denominações variadas: síndrome da fadiga crônica, *mobbing* ou desgaste crônico e síndrome de esgotamento profissional (reconhecida como doença ocupacional no Brasil, em conformidade com a Lei nº 2.048/99). A estafa ou exaustão profissional incapacitante também aparece com outras denominações, como síndrome de desesperança ou *burnout* (do inglês "combustão total", no sentido figurado: total perda de energia, sensação de estar "acabado").[7]

Trauma emocional e fadiga pela compaixão

A condição mais desgastante a longo prazo recebe a denominação de fadiga pela compaixão e não está associada a concentrações maiores de cortisol, mas sugere ser atribuída a outras alterações, dentre as quais, supostamente, a diminuição do hipocampo. Especialistas em psiquiatria enumeram como fatores predisponentes transtornos psiquiátricos preexistentes, antecedentes psiquiátricos em família e históricos familiares envolvendo grandes perdas afetivas.

O sofrimento (ou trauma) origina-se da exigência de enorme envolvimento emocional. Ao elevado nível de autocrítica soma-se a ânsia de salvar vidas em condições de extrema debilidade. As situações obrigam a pensamento rápido, decisões difíceis e grande amplitude de competências, bem como à realização de grande quantidade de procedimentos eutanásicos.

A manifestação desse desgaste emocional tem desenvolvimento lento, mas de tão expressiva assemelha-se ao transtorno de estresse pós-traumático, em geral reconhecido em combatentes de guerra, sobreviventes de perseguições étnicas (como o nazismo), grandes catástrofes ou terrorismo, e até mesmo as vítimas de abuso sexual.[4]

As consequências são manifestações de mudança de humor (irritabilidade, mau humor) e estados depressivos com muita frustração e pouco rendimento no trabalho, baixo moral, baixa autoestima, sentimento de culpa e impotência, abandono emocional ou de cuidados pessoais, especialmente de saúde, e também comprometimentos fisiológicos, como transtornos do apetite ou de ciclo do sono (insônia, pesadelos).

A psiquiatria clínica cita ainda uma série de transtornos mentais desencadeados pelo sofrimento emocional: isolamento mental do mundo real, levando a lapsos de memória (dissociação); incapacidade de sentir temporalmente pela amortização e desconexão dos sentimentos ou brutalização (atordoamento); estado aumentado de alerta, ansiedade, medo (hipervigilância).[4,7]

Comprometimento laboral e carreira

A baixa realização profissional é descrita como uma sensação de que pouco tem sido alcançado e de que aquilo que foi realizado não tem valor. O veterinário não consciente de sua própria fadiga confessa-se esgotado, em especial para a compreensão de relações com pessoas, e declara ter escolhido a profissão justamente para não ser obrigado a lidar com elas, em um paradoxo à cobrança por empatia e por enorme capacidade em lidar com os clientes inerentes à profissão.[7]

Sofrimento e insatisfação podem induzir ao uso abusivo de fármacos, preferencialmente álcool, cetaminas, benzodiazepínicos e opioides. Relata-se também autoprescrição de betabloqueadores ou a utilização de eutanásicos veterinários (em suicídios).[4]

Segundo a psiquiatria forense, o alcoolismo crônico e os transtornos mentais ou de comportamento já são a terceira maior causa de incapacitação temporária ou definitiva para o trabalho no Brasil.

A fadiga por compaixão não se restringe ao médico-veterinário. Estende-se a toda a equipe de atendimento, da enfermagem a tratadores e atendentes, e com certeza alguns clientes. A doença ocupacional afeta toda a comunidade envolvida com o bem-estar dos animais, constituindo o maior desafio na prática do exercício profissional de todos os médicos-veterinários.[4]

Referências

1. Del-Campo ERA. Medicina legal I. 6. ed. São Paulo: Saraiva; 2009.
2. Kosovski E, Piedade Jr H, Roitman R. Estudos de vitimologia. Rio de Janeiro: Letra Capital; 2008.
3. Ribeiro LRP. Vitimologia. Revista Síntese de Direito Penal e Processual Penal. 2001;7:30-7.
4. Figley CR, Roop RG. Compassion fatigue in the animal-care community. Washington, DC: The Human Society of the United States, 2006.
5. Mosedale PA. It shouldn't happen to a vet. Ocupacional Medicine. 2009;290-3 [cited 2009 May 13]. Available from http://occmed.oxfordjournals.org/cgi/content/full/59/5/290.
6. VETLife Information and Support for Veterinary Professionals. [cited 2010 Jul 25]. Avaiable from: http://www.vetlife.org.uk.
7. Série A. Normas e Manuais Técnicos. n. 114. Doenças relacionadas ao trabalho. Brasília: Ministério da Saúde do Brasil, Organização Pan-Americana da Saúde/Brasil; 2001.

246 Bases da Investigação Criminal

Noeme Sousa Rocha

Introdução

A investigação criminal é o conjunto de atos praticados sob a direção dos agentes estatais da persecução penal para a coleta de dados e elementos de convicção indispensáveis à preparação da ação penal, quer, desde logo, instruindo a denúncia ou queixa, quer, ainda, ofertando ao julgador a base provisória dos fundamentos da sentença a ser, oportunamente, proferida. A coleta de dados ocorre no local/cena do crime ou no corpo de animal vivo ou morto. A justiça chama os dados de vestígios, os quais devem receber proteção jurídica, da coleta ao laboratório e deste ao retorno à autoridade policial ou judiciária que requisitou a "cadeia de custódia". O laboratório com essa finalidade é o forense. Pertence à rede pública e exibe apoio operacional: recurso humano qualificado; tecnologia adequada, sob a égide das Boas Práticas Laboratoriais (BPL); biossegurança e cumprimento de prazo legal para finalização do resultado e elaboração de relatório – 10 dias e 90 dias, prazo geral e especial, respectivamente. Devido à complexidade da investigação criminal, existem diferentes tipos de laboratório forense: para realizar exames de química e bioquímica; física e balística; genética e biologia; entomologia; botânica, entre outros. Considerando-se a particularidade desses laboratórios, é importante verificar se eles estão habilitados/credenciados ao tipo de exame que se pretende realizar. É preciso solicitar do laboratório orientação sobre as condições nas quais as amostras devem ser preservadas e acondicionadas. Como se pode observar, o assunto é complexo; assim, pretende-se, de maneira sucinta, apresentar as bases da investigação criminal para que se possa compreender o quanto um laboratório pode auxiliar a esclarecer questões de interesse da justiça.

Do local/cena do crime | Vestígios/amostras

O local/cena do crime é toda a área onde tenha ocorrido um fato que configure infração penal ou civil. Assim, vestígio encontrado nesse recinto deve ser investigado em laboratório. As amostras são oriundas da flora, da fauna e do solo. Se for a vegetação, esta pode ser identificada pela espécie e gênero em laboratório de botânica forense, com amostra de, no mínimo, 1 mm de tecido seco e 5 grãos de pólen fresco, sem nenhum tipo de conservante, acondicionados em saco plástico. Se for do solo, deve-se colher em saco plástico cerca de 10 g da superfície e a mesma quantidade de até 15 cm da profundidade; envia-se a amostra ao laboratório de análise de água, que pode determinar a quantidade de sais minerais, substâncias orgânicas e microrganismos inerentes ao próprio solo ou provenientes da decomposição dos corpos de animais que podem ter sido vítimas de envenenamento ou de doenças infecciosas. Do local/cena do crime, insetos e ácaros devem ser colhidos com escovas pequenas e postos em frasco contendo álcool a 75%, o qual é imediatamente encaminhado ao laboratório entomológico forense. Esse laboratório identificará insetos e ácaros que auxiliarão na determinação da data do óbito e de suas circunstâncias. Às vezes, no local/cena do crime, podem ser encontrados objetos como armas brancas ou de fogo. Nesse caso, deve-se colher a arma, munição, zona de tatuagem ou de queimadura, colocá-las em saco de papel e enviá-las imediatamente ao laboratório de física e balística forense. Como se pôde observar, esses vestígios servem de base para a investigação criminal ou civil, de modo a esclarecer ou reduzir suspeitos.

Do corpo do animal vivo ou morto | Vestígios/amostras

Antes de enviar vestígio/amostra oriundo do corpo de um animal vivo ou morto ao laboratório forense, os mesmos cuidados descritos anteriormente devem ser observados com relação à especialidade do laboratório, modos de conservação e envio. Podem ser obtidas amostras de sangue, secreções, conteúdo alimentar e fragmentos de órgãos. Quando sangue de animal vivo, com peso até 3 kg, coletam-se 2 a 6 mℓ; acima de 3 kg, 6 a 10 mℓ (0,1 mℓ de EDTA para cada 5 mℓ de sangue). A coleta é da veia femoral ou braquial, com seringa e agulha compatíveis com o porte do animal. Se o animal estiver morto e o sangue não tiver coagulado, coletar 2 a 10 mℓ diretamente do coração. Se o sangue já tiver coagulado, coletar os coágulos das câmaras cardíacas e de grandes vasos; se fígado, rins e gordura, 5 a 10 g. Para investigar doenças infecciosas, as vísceras devem ser colhidas logo depois do óbito e acondicionadas individualmente em frascos estéreis com 0,5 cm de espessura por 2 cm de comprimento e encaminhadas a laboratórios forenses de genética e biologia e/ou toxicologia. Vestígio/amostra da zona de tatuagem ou de queimadura pode ser adquirida por meio de impressão: com o auxílio de gaze seca e sem nenhum tipo de conservante, pressiona-se o local do ferimento, por segundos. Esse material, bem como a munição, deve ser colocado em saco de papel, identificado individualmente e enviado sem nenhum conservante e o mais rápido possível ao laboratório de física e balística forense.

Laboratório de física e balística forense

A física se preocupa com a análise de projéteis e de sua trajetória, posição da vítima no momento do crime, acidentes de trânsito e aéreos, autenticidade de documentos e identificação de resíduos. Por outro lado, a balística cuida especificamente de armas de fogo, o movimento e comportamento dos projéteis, no interior da própria arma, trajetória, impactos, marcas e explosão. Em razão disso, uma especialidade está intimamente associada à outra. Em geral, a arma de fogo constitui-se de parte arremessadora, carga de projeção e cartucho. É um instrumento complexo, por ter sido constituído sob os princípios da termodinâmica. Para tanto, o laboratório de física e balística forense reúne alternativas a fim de elucidar a problemática. Uma delas é o confronto microbalístico, para projétil alojado no corpo da vítima. É uma técnica por comparação, pois se testa com a arma de fogo do acusado pelo crime. A outra alternativa é identificar resíduo liberado pela arma de fogo, como antimônio, bário e chumbo, que permanece na própria arma e no corpo do atirador. A constatação desses elementos não pode ser associada, de modo categórico, aos resíduos de arma de fogo, mas apenas ser um indicativo de disparo. Em razão disso, os laboratórios de física e balística forense têm buscado técnicas mais sensíveis, como microscopia eletrônica de varredura acoplada à espectroscopia por dispersão de energia, para identificar resíduos de arma de fogo e fazer análise, tanto qualitativa como quantitativamente. A investigação criminal tem pela frente a Nuclear Forense, que irá se empenhar a ajudar a Justiça a punir o contrabando e o furto de material radioativo, os radiofármacos, que, quando utilizados erroneamente, podem expor a risco, inclusive de morte, os humanos, a fauna e a flora, afetando consequentemente a sustentabilidade ambiental.

Laboratório de genética e biologia forense

O laboratório com essa credencial realiza exames para identificar no animal vivo ou morto, em veículo ou qualquer outro instrumento, a existência de pelos e, quando necessário, diferenciá-los e confrontá-los aos vestígios. Isso é possível pela técnica de genética e de biologia molecular, durante o exame de DNA comparativo de cada um dos vestígios. Quando a amostra é orgânica, selecionam-se e analisam-se trechos significativos do DNA, no mínimo de 13 *loci*. Do alvo do comprimento das sequências de bases do DNA, os *alelos*, são criados perfis de DNA, os quais são comparados entre si (ver Capítulo 24, Introdução à Biologia Molecular e à Biotecnologia). A relação entre os alelos indicará existência de vínculo familiar. A seguir, cálculos estatísticos ajudarão a determinar a quantidade de vezes em que o perfil ocorrerá na população. A possibilidade de o vestígio ter a mesma sequência dos trechos de DNA é mínima. A evidência encontrada e a materialidade do crime possibilitam às autoridades competentes chegar ao infrator da lei.

A finalidade de um laboratório forense, seja qual for sua especialidade, não é acusar ou atribuir responsabilidades por quaisquer atos praticados. O laboratório limita-se a analisar fatos, com base nos conhecimentos e rigor técnico e científico, e a elaborar relatórios para o interesse da justiça, tanto civil quanto penal.

Leitura sugerida

Cooper J, Cooper ME. Veterinary and comparative forensic medicine. Iowa: Blackwell Publishing; 2008.

Croce D, Croce Jr D. Manual de medicina legal. 5. ed. São Paulo: Saraiva; 2004.

Del-Campo ERA. Medicina legal. São Paulo: Saraiva; 2009.

Diniz MH. Dicionário jurídico. 2. ed. São Paulo: Saraiva; 2005.

247 Perícias e Peritos

Sérvio Túlio Jacinto Reis

Perícias

Perícia é o exame feito em pessoas ou coisas, por profissional portador de conhecimentos técnicos e com a finalidade de obter informações capazes de esclarecer dúvidas quanto a fatos. Daí chamar-se perícia, em alusão à qualificação e aptidão do sujeito a quem tais exames são confiados. Tal é uma prova real, porque incide sobre fontes passivas, as quais figuram como mero objeto de exame sem participar das atividades de extração de informes.[1]

Como se pode depreender dos ensinamentos dos doutrinadores, perícia é um esclarecimento de caráter técnico-científico prestado por perito, visando à produção da prova material e ao esclarecimento de situação de direito. As atividades periciais têm obtido maior visibilidade e importância nos últimos tempos devido ao aumento da complexidade e da variedade dos crimes e das relações sociais, o que exige maior especialização dos encarregados da análise dos fatos. Não é exigível que o juiz de direito domine o conhecimento de todas as ciências demandadas em processos judiciais. Diante disso, o Poder Judiciário conta com o auxílio de profissionais das mais diversas áreas, como contadores, engenheiros, químicos, médicos, médicos-veterinários ou quaisquer outros que detenham o conhecimento específico necessário para a realização de perícias.

Tipos de perícia

De acordo com o Código de Processo Civil,[2] a prova pericial consiste em exame, vistoria, avaliação e arbitramento. Os exames são realizados em bens móveis, documentos, pessoas, animais etc. As vistorias são realizadas em bens imóveis. As avaliações destinam-se à aferição do valor monetário dos bens. Os arbitramentos consistem na fixação de valores monetários com base em critérios subjetivos.

As perícias podem ser classificadas em judiciais, extrajudiciais e informais. Perícias judiciais são realizadas no decorrer de um processo judicial. Nesses casos, uma vez que não tem conhecimento técnico-científico específico, o magistrado conta com o auxílio de especialistas para a realização de perícias e o esclarecimento de questões surgidas no decorrer do processo. Perícias extrajudiciais são realizadas sem a necessidade de um processo judicial, por acordo amigável entre as partes. Perícias informais são aquelas que não resultam em um documento formal, mas apenas na inquirição oral do perito pelo magistrado.

Nos casos em que o perito tem contato com o material questionado, sobre os quais pode realizar as pesquisas cabíveis, temos então a perícia direta. Quando os objetos, animais ou pessoas que deram causa à perícia encontram-se inacessíveis ou alterados, realiza-se a perícia indireta, em que os exames consistem no estudo de relatórios, radiografias, fotografias e outros documentos relacionados com o tema.

As perícias também podem ser divididas em perícias criminais, relativas à análise de fatos imputados como crime (como é o caso dos maus-tratos a animais), ou perícias cíveis, nos casos em que cabe reparação de dano (como em pedidos de indenização por erro médico-veterinário, por exemplo).

Peritos

O perito é considerado, no ordenamento jurídico brasileiro, como um auxiliar do juiz. Ele é o especialista que emprega seus conhecimentos técnico-científicos na realização das perícias. A ele cabe a análise imparcial da matéria questionada, abstendo-se de emitir juízo de valor, mesmo que velado. Na realização dos exames, ele deve ater-se aos quesitos formulados pelo juiz, pelas partes ou pelo Ministério Público, se for o caso. Suas conclusões devem ser apresentadas na forma de um laudo pericial. O juiz não ficará adstrito a esse laudo, podendo aceitá-lo ou rejeitá-lo, no todo ou em parte.[3]

Tipos de peritos

Os tipos de peritos são:

- Oficiais: peritos concursados, ou seja, servidores públicos com nível superior que realizam perícias por dever de ofício. É o caso dos peritos que atuam em órgãos oficiais como os médicos do Instituto Médico Legal, os peritos criminais federais e os peritos dos institutos de criminalística estaduais
- Não oficiais (ou louvados): na ausência de peritos oficiais, as autoridades judiciárias irão se servir de peritos não oficiais. Tal ocorre em casos nos quais o poder público não dispõe de serviço de perícias ou em razão do nível de especialização exigido para o exame.

Admite-se, ainda, a designação de assistentes técnicos, que são profissionais de confiança das partes em um processo judicial, seja ele cível ou criminal. Esses profissionais analisam os exames realizados pelo perito do juízo, emitindo o respectivo parecer técnico, não estando, diferentemente dos peritos, sujeitos à exigência de imparcialidade.

Perícias e peritos em medicina veterinária

No Brasil, os institutos de criminalística de vários estados e a Polícia Federal dispõe de médicos-veterinários entre os seus quadros de peritos oficiais. Além disso, é crescente a quantidade de profissionais realizando perícias particulares em animais, alimentos, medicamentos, entre outros.

A Lei 5.517/68, que dispõe sobre o exercício da profissão de médico-veterinário, elenca entre as suas competências (Artigos 5º e 6º):

- A peritagem sobre animais, identificação, defeitos, vícios, doenças, acidentes e exames técnicos em questões judiciais
- As perícias, os exames e as pesquisas reveladoras de fraudes ou operação dolosa nos animais inscritos nas competições desportivas ou nas exposições pecuárias
- A avaliação e a peritagem relativas aos animais para fins administrativos de crédito e de seguro
- Os exames periciais tecnológicos e sanitários dos subprodutos da indústria animal.

Referências

1. Dinamarco CR. Instituições de direito processual civil. v. III. São Paulo: Malheiros; 2001.
2. Brasil. Código de processo civil: Lei nº 5.869, de 11/01/1973 [Internet]. [Citado 2009 Jul 10]. Disponível em: http://www.planalto.gov.br/CCIVIL/Leis/L5869.htm.
3. Brasil. Código de Processo Penal: Decreto-Lei nº 3689, de 03/10/1941 [Internet]. [Citado 2009 Jul 10]. Disponível em: http://www.planalto.gov.br/ccivil_03/Decreto-Lei/Del3689.htm.

248 Procedimentos Periciais

Alberto Soiti Yoshida

Aspectos gerais

As perícias apresentam procedimentos rigorosos para os exames e respectivas elaborações de laudos. Um dos fatores mais importantes é a fragilidade de alguns vestígios, que podem desaparecer no lapso de tempo, como aqueles expostos às intempéries, à ação de microrganismos e à intervenção humana, que prejudicam o local e os objetos de exames. O outro refere-se à questão de direito, pois o procedimento poderá alterar a conclusão da investigação, resultando em consequências legais de ação e de defesa.

Para se obter um julgamento impregnado pelo ideal de justiça, devem-se criar meios de impedir que os subsídios trazidos pelo perito para a demonstração da existência dos fatos, que dependam da produção da prova pericial para serem comprovados, não passem de falácias, teses alegadamente científicas, mas que não gozam de nenhuma credibilidade e aceitação no campo do conhecimento do qual advêm. Se a teoria supostamente científica utilizada na perícia é mera especulação e, ainda assim, serve de fundamento para a sentença, o Estado-juiz está prestando um desserviço aos litigantes.[1]

Inicialmente, vamos destacar a semântica da palavra "procedimento". No dicionário *Aurélio*,[2] a palavra "procedimento" apresenta-se como:

> Modo de proceder, de portar-se, comportamento, método ou rotina, *no significado jurídico* temos o modo que a lei estabelece para se tratarem as causas em juízo ou ainda, maneira a que está subordinado o cumprimento dos atos e trâmites do processo. (Grifo do autor do capítulo.)

O procedimento pericial é composto desses dois significados, ou seja, é atuação do exame por uma rotina ou método, inerente de cada perito, a qual, por sua vez, é balizada por lei, adequando-se a um processo jurídico. É importante salientar que os procedimentos adotados devem sempre seguir atos lícitos e na forma prescrita em lei.

Os métodos para os procedimentos periciais devem seguir embasamentos científicos, averiguando-se se foram adequadamente testados, se foram examinados pelos atuais especialistas da área e se gozam de aceitação geral na área de conhecimento da qual advêm.[1] Os resultados periciais poderão ser motivos de crivo por outros *expertos*, bem como o perito poderá ser convocado para explicação e demonstração de sua metodologia aplicada em determinados atos do procedimento.

Dos procedimentos genéricos

Basicamente, os procedimentos genéricos apresentam numerosos elencos e dependem de casos específicos; porém, de modo genérico e, em sua maioria, adaptável, temos assim inscritas:

- Atentar à requisição do solicitante em caso de perícia criminal, procurando obter o máximo de informação do local onde será efetuada a perícia; na área cível, o *experto* terá a mesma motivação, porém sobre os autos do processo, principalmente aos quesitos ora elaborados pelas partes ou do juiz
- Diante do fato, é recomendado ao perito observar a preservação do local ou objeto a ser estudado, ou seja, verificar se denota alteração da realidade que desencadeou uma infração; em caso de crime, o artigo 169, parágrafo único, do Código de Processo Penal[3] determina: "os peritos registrarão, no laudo, as alterações do estado das coisas e discutirão, no relatório, as consequências dessas alterações na dinâmica dos fatos." O local ou objeto idôneo para exame não deverá apresentar interferência alheia, sem vício, para uma fidedigna conclusão
- Descrever minuciosamente os ambientes (imediato e mediato) do local onde se desenvolveu infração ou lide, bem como o objeto de dúvida, de maneira metódica e ordenada
- Recorrer da ilustração, como fotografias e desenhos esquemáticos (croquis), pois esses elementos auxiliam no esclarecimento de um cenário. O perito pode, ainda, proceder à filmagem para descrever algum evento dinâmico
- Coletar material para exames laboratoriais ou outros complementares para subsídio de fundamentação
- Respeitar o prazo de entrega do laudo confeccionado.

Dos procedimentos legais

Os procedimentos também são orientados por ditames da lei. Destacamos alguns do Código de Processo Penal[3] e do Código de Processo Civil.[4]

Código de Processo Penal

▸ **Artigo 6º, inciso II.** "Logo que tiver conhecimento da prática da infração penal, a autoridade policial deverá: apreender os objetos que tiverem relação com o fato, após liberados pelos peritos criminais."

▸ **Artigo 157.** "São inadmissíveis, devendo ser desentranhadas do processo, as provas ilícitas, assim entendidas as obtidas em violação a normas constitucionais ou legais."

▸ **Artigo 159, 7 §.** "Tratando-se de perícia complexa que abranja mais de uma área de conhecimento especializado, poder-se-á designar a atuação de mais de um perito oficial, e a parte indicar mais de um assistente técnico." Não raro, a experiência comum mostra ainda que à especialidade se une a complexidade da questão de fato, isto é, a abrangência de diferentes especialidades a demandar, correlatamente, a intervenção de diferentes técnicos, especialistas em diferentes matérias, aliás, uma coisa está ligada à outra: matérias que, no passado, estiveram atribuídas a um mesmo especialista provocaram, por sua complexidade, o surgimento de novas especialidades. Foi assim na medicina, no direito e nas demais áreas do conhecimento e da técnica.[5]

▸ **Artigo 160.** "Os peritos elaborarão o laudo pericial, onde descreverão minuciosamente o que examinarem, e responderão aos quesitos formulados. Parágrafo único: O laudo pericial será elaborado no prazo máximo de dez dias, podendo este prazo ser prorrogado, em casos excepcionais, a requerimento dos peritos."

Código de Processo Civil

▸ **Artigo 429.** "Para o desempenho de sua função, podem o perito, assistentes técnicos utilizar-se de todos os meios necessários, ouvindo testemunhas, obtendo informações, solicitando documentos que estejam em poder de parte ou em repartições públicas, bem como instruir o laudo com plantas, desenhos, fotografias e outras quaisquer peças."

▸ **Artigo 433.** "O perito apresentará o laudo em cartório, no prazo fixado pelo juiz, pelo menos 20 (vinte) dias antes da audiência de instrução e julgamento."

Referências

1. Almeida DAR. Admissibilidade da prova pericial e a evolução da jurisprudência norte-americana. Revista de Processo. 2008;155(33):282-301.
2. Ferreira ABH. Dicionário da língua portuguesa [Internet]. [Citado 2009 jun 30]. Disponível em: http://www.dicionariodoaurelio.com.
3. Brasil. Código de processo penal: Decreto-Lei nº 3.689 de 03/10/1941. 37. ed. São Paulo: Saraiva; 2004.
4. Brasil. Código de processo civil: Lei nº 5.869 de 11/01/1973 [Internet]. [Citado 2009 Jun 30]. Disponível em: http://www.planalto.gov.br/CCIVIL/Leis/L5869.htm>.
5. Grinover AP. Perícia complexa. Revista Jurídica. 2007;55(356):99.

249 Documentos Técnicos Periciais

Eduardo Roberto Alcântara Del-Campo

■ Conceito

Documentos técnicos processuais da medicina veterinária ou *documentos médico-legais veterinários* são todas as informações de conteúdo médico-veterinário, apresentadas verbalmente ou por escrito por médicos-veterinários, e que tenham interesse judicial.

São características dos documentos médico-legais veterinários:

- Ser elaborados por médicos-veterinários devidamente habilitados de acordo com a legislação
- Decorrer de exame que corresponda a uma das diversas atribuições do médico-veterinário
- Ser apresentados verbalmente ou por escrito
- Objetivar o esclarecimento de questão colocada perante a Justiça.

■ Classificação

Os documentos médico-legais veterinários classificam-se em:

- Atestados ou certificados médico-veterinários: atestados clínicos, atestados de vacinação, atestados sanitários, notificações, declarações ou atestados de óbito
- Relatórios médico-legais veterinários: auto, laudo
- Pareceres ou consultas médico-legais veterinários
- Depoimentos orais.

▪ Atestados ou certificados médico-veterinários

A Resolução CFMV nº 844, de 20 de setembro de 2006, estabelece, em seu artigo 1º, ser "privativo do médico-veterinário atestar a sanidade e o óbito dos animais, assim como certificar a sanidade dos produtos de origem animal".

*Atestados** ou *certificados médico-veterinários* são informações simples, prestadas por escrito, sobre determinado fato de interesse médico-veterinário, assim como sobre suas possíveis consequências ou desdobramentos. Subdividem-se em *atestados clínicos*, *atestados de vacinação*, *atestados sanitários*, *notificações* e *declarações ou atestados de óbito*.

Atestados clínicos

Os *atestados clínicos* são declarações de cunho médico-veterinário, prestadas de maneira sucinta e objetiva por profissional habilitado, com múltiplas finalidades, entre as quais certificar a existência de algum quadro mórbido envolvendo o animal, intervenções cirúrgicas e suas consequências.

A validade jurídica de tais atestados, exatamente pela ausência de formalidades, é questionável, servindo apenas como princípio de prova de fatos de relevância relativa.

Normalmente, os atestados clínicos são redigidos de modo manuscrito no próprio receituário do médico-veterinário, mas podem, excepcionalmente e por necessidade, ser exaradas em papel em branco.

Embora não reclame maiores formalidades, o conteúdo do atestado deverá corresponder ao ato médico-veterinário efetivamente praticado. Caso contrário, o profissional poderá transgredir norma de cunho ético ou, se o atestado for fornecido em razão de função pública eventualmente exercida pelo médico-veterinário, poderá incidir no crime de *certidão ou atestado ideológico ou materialmente falso*, previsto no artigo 301 e parágrafos do Código Penal.

Atestados de vacinação

A Resolução CFMV nº 844, de 20 de setembro de 2006, estabelece ser privativo do médico-veterinário atestar a vacinação dos animais, elencando os requisitos mínimos que os atestados de vacinação devem conter (art. 4º).

Valem para os atestados de vacinação as mesmas observações feitas para os atestados clínicos no que toca à sua falsidade.

Atestados sanitários

Atestados sanitários são declarações prestadas pelo médico-veterinário com a finalidade de garantir o cumprimento de condições sanitárias específicas exigidas pela legislação para, por exemplo, transporte e exposição de animais ou a sanidade de produtos de origem animal (art. 1º).

A Resolução CFMV nº 844, de 20 de setembro de 2006, estabelece ser privativo do médico-veterinário atestar a sanidade dos animais, elencando os requisitos mínimos que os atestados sanitários devem conter.

Notificações

Notificações são comunicações obrigatórias que devem ser feitas pelo médico-veterinário, ou por outros profissionais de saúde, para as autoridades competentes, por motivos políticos, legais, sociais ou sanitários.

São exemplos de notificações ou *comunicações compulsórias* aquelas indicadas na Resolução CFMV nº 722, de 16 de agosto de 2002, que aprovou o Código de Ética do Médico Veterinário.

Por óbvio, tais notificações *não implicam* violação do segredo profissional, que poderia ensejar a configuração de falta ética** ou até o crime do artigo 154 do Código Penal, dependendo do caso. Ao contrário, as comunicações supracitadas constituem *dever ético e legal* do médico-veterinário e, caso não sejam feitas, podem implicar sanções penais ou administrativas.

Declarações ou atestados de óbito

Como já afirmamos, a expedição de atestado de óbito dos animais é prerrogativa do médico-veterinário.

*Do latim *attestatus*, particípio de *attestor* (dar testemunho, comprovar).

**Ver artigo 16 da Resolução CFMV nº 722/02.

Relatórios médico-legais veterinários

Relatórios médico-legais veterinários são os documentos resultantes da atuação do médico-veterinário como perito. Correspondem ao registro minucioso de todos os fatos de natureza específica e caráter permanente relacionados com uma perícia médico-veterinária requisitada por autoridade competente.

Subdividem-se em *autos médico-legais veterinários* e *laudos médico-legais veterinários*.

A maioria dos autores não descreve diferenças essenciais entre o *auto* e o *laudo pericial*. Para eles, se o relatório for ditado ao escrivão ou escrevente, na presença da autoridade, policial ou judiciária, será chamado de *auto pericial*. Se, por outro lado, for elaborado posteriormente pelo próprio perito, estaremos diante do *laudo pericial*.

Partes constitutivas do auto e do laudo médico-legal veterinário

Os Códigos de Processo Penal e Civil não estabelecem normas a respeito da estrutura do auto ou laudo pericial, ficando inteiramente ao arbítrio dos peritos a escolha da melhor maneira de apresentação de seus trabalhos.

Atualmente, os autos e laudos periciais são um pouco mais complexos e podem apresentar as seguintes partes:

- Preâmbulo ou introito: o perito fornece dados gerais como dia, mês e hora do exame, local em que foi realizada a perícia, autoridade requisitante, objeto do trabalho, natureza da infração etc.
- Histórico ou anamnese: elabora-se um breve resumo da ocorrência e de seus antecedentes, inclusive com informações colhidas no local ou intercorrências observadas durante os trabalhos e que possam ser de interesse pericial
- Descrição dos trabalhos: parte mais importante do laudo, em que o perito relata minuciosamente todas as etapas do exame, inclusive a metodologia utilizada. Representa o *visum et repertum et interpretatum* que constitui o cerne e o objetivo final da perícia
- Discussão: parte do laudo nem sempre presente, em que os peritos tecem alguns comentários relacionados com os achados do exame
- Conclusões: não se confundem com as respostas aos quesitos, porque mais amplas que estes. Ao finalizar seu trabalho, o perito pode e deve relatar as consequências lógicas que advieram de seu trabalho e que entender pertinentes, sem se ater, necessariamente, às questões formuladas pelas partes ou pelo magistrado
- Respostas aos quesitos: neste tópico, os peritos devem responder de maneira objetiva os quesitos oficiais e oficiosos, quando existentes ou formulados
- Fecho ou encerramento: indicam-se a quantidade de páginas, as assinaturas dos peritos que atuaram no caso e a relação de eventuais anexos (desenhos, gráficos e fotografias).

A redação técnica deve ser clara e objetiva. O perito, ao elaborar seu trabalho, precisa ter em mente que ele será lido por pessoas cuja especialidade diverge da sua e que, por isso, necessitam de uma linguagem simples e de fácil compreensão. Os termos técnicos, quando inevitáveis, precisam ser explicados, ainda que sucintamente ou sob a forma de notas, de maneira a possibilitar uma leitura direta, sem interrupções ou indagações.

As respostas aos quesitos, quando formulados, precisam ser diretas, quer no sentido afirmativo ou negativo, reservados os comentários para as fases anteriores do trabalho.

Também precisam ser relatados os informes e intercorrências, para que o destinatário conheça pormenorizadamente as dificuldades encontradas pelo perito e os dados que lhe foram fornecidos e que ajudaram a chegar às conclusões expostas.

Pareceres ou consultas médico-legais veterinárias

Também denominados *perícias extrajudiciais médico-legais veterinárias*, correspondem a documentos de cunho processual oficioso, elaborados por especialistas em matéria médico-veterinária e cuja finalidade pode ser o esclarecimento de questão técnica discutida em juízo ou a emissão de juízo de valor sobre auto ou laudo pericial já existente.

Um trabalho dessa natureza tem valor de simples parecer técnico, que deve ser recebido e analisado pelo juiz com muita cautela, até porque seu subscritor não se submete à figura penal da falsa perícia.

Depoimentos orais dos peritos médicos-veterinários

O perito médico-veterinário, assim como os demais, pode ser chamado a depor nos processos judiciais e administrativos, não na qualidade de testemunha, mas para prestar esclarecimentos sobre o trabalho realizado, dirimindo de maneira direta e simples eventuais dúvidas do julgador e das partes.

Quesitos

Quesitos são perguntas diretas e específicas, formuladas pelo juiz ou pelas partes e dirigidas aos peritos. Têm por objetivo esclarecer determinados pontos referentes ao exame realizado e orientar a perícia, tornando-a mais compreensível e adequável aos preceitos jurídicos que poderão ser aplicados ao caso concreto.

Como os quesitos têm por objetivo sintetizar os aspectos mais significativos do exame, não parece exagero afirmar que constituem a parte mais importante do laudo, uma vez que resumem tudo que os peritos observaram, descreveram, discutiram e concluíram.

Leitura sugerida

Almeida Jr A, Costa Jr JBO. Lições de medicina legal. 21ª ed., rev. e ampl. São Paulo: Companhia Editora Nacional; 1996.

Arbenz GO. Medicina legal e antropologia forense. Rio de Janeiro: Atheneu; 1988.

Croce D, Croce Jr D. Manual de medicina legal. 5ª ed., rev. e ampl. São Paulo: Saraiva; 2004.

França GV. Medicina legal. 5ª ed. Rio de Janeiro: Guanabara Koogan; 1998.

Tornaghi H. Curso de processo penal. 6ª ed. São Paulo: Saraiva; 1989.

Zarzuela JL, Matunaga M, Thomaz PL. Laudo pericial. Aspectos técnicos e jurídicos. São Paulo: Revista dos Tribunais/Sindicato dos Peritos Criminais do Estado de São Paulo; 2000.

Seção B
Criminalística Aplicada

250
Local de Crime

Alberto Soiti Yoshida

■ Conceito

Local de crime é a porção do espaço compreendida em um raio que, tendo por origem o ponto no qual é constatado o fato, se estenda de modo a abranger todos os lugares em que, aparente, necessária ou presumivelmente, hajam sido praticados, pelo criminoso, ou criminosos, os atos materiais, preliminares ou posteriores à consumação do delito, e com este diretamente relacionados.[1]

No mesmo sentido é ditado pelo professor Carlos Kehdy, que define o local de crime como toda área onde tenha ocorrido qualquer fato que reclame as providências da polícia. Ele divide as áreas em *imediatas* e *mediatas*, sendo as primeiras aquelas onde se deu o fato e as segundas, as adjacências da área imediata.[2]

Ambas as definições deixam claras duas indicações norteadoras de um local de crime: a primeira, o ato resultante de um delito criminoso, a prática de uma infração penal; a segunda, a abrangência geográfica dessa ilicitude, chamada de área imediata e mediata.

Com base nesse conceito, amplamente utilizado na prática do exercício pericial, notamos que o local é oriundo de crime ou contravenção penal, referindo-se àqueles fatos em que há intervenção do Estado para apuração da autoria – diferente do direito civil, em que a maioria do litígio é instigada pelas partes envolvidas. Trata-se de um foco que vai iniciar as investigações criminais para criar os procedimentos legais até a condenação ou absolvição do autor.

O local de crime denominado imediato é a área em que chama atenção a cena resultante de um crime; por exemplo, um cômodo da residência onde foi encontrado um cão morto que ingeriu substância tóxica oferecida para esse fim. As demais áreas que sugerem a existência de alimento contaminado (quintal, outros cômodos, calçada etc.) são denominadas área mediata do crime (Figura 250.1).

> Com efeito, desprezando-se a ideia, incorreta, de se atribuir o *local de crime* apenas na região onde foi o fato constatado (animal em óbito), ampliando-se a região para todo e qualquer local onde existam vestígios relacionados com o evento, mesmo capazes de apontar para uma premeditação do fato...[2]

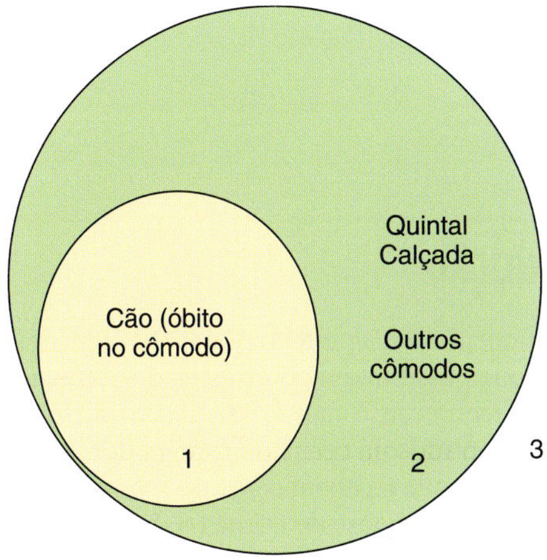

Figura 250.1 Esquema com a representação do local de crime. 1 = área imediata; 2 = área mediata; 3 = local de crime.

Este conceito é fundamental para delinear os limites da preservação de um local de crime.

■ Classificação do local de crime

Os locais de crimes podem ser assim classificados:

- Quanto à área geográfica onde ocorreu o fato
  - Locais abertos ou externos: são aqueles que não apresentam delimitação de uma área geográfica (p. ex., via pública, terreno baldio, lago etc.)
  - Locais fechados ou internos: são aqueles que apresentam delimitação de uma área geográfica (p. ex., interior de um carro, residência etc.)
  - Locais relacionados ou vinculados: são dois ou mais espaços físicos abertos ou fechados, onde se desenvolveu a prática de infração de interesse jurídico. É o caso do local onde se prepara o alimento com substância tóxica (A) e, após a manufatura, é jogado a uma residência para ingestão do animal (B). Os locais (A) e (B) são denominados relacionados ou vinculados
- Quanto à preservação dos vestígios
  - Local preservado ou idôneo: é o local que não sofreu qualquer tipo de alteração, procedendo-se a isolamento e proteção satisfatórios até a chegada do perito
  - Local não preservado ou inidôneo: é aquele que foi alterado, total ou parcialmente, antes da chegada do perito.

■ Referências

1. Rabello E. Contribuição ao estudo dos locais de crime. Revista de Criminalística do Rio Grande do Sul. 1968(7):51-75.
2. Kehdy C. Elementos de criminalística. São Paulo: Sugestões Literárias; 1968.

251 Materialização da Prova

Marcelo Bittencourt Contieri

Introdução

Todo crime, por mais perfeito que tenha sido, deixa no local impressões que possibilitam ao investigador caracterizar e descobrir o que aconteceu. Sinais, partículas e outros objetos normalmente encontrados na cena do crime podem ser chamados de vestígios. Para que recebam o nome de prova, eles devem ter participado de alguma fase do crime (elaboração, efetivação ou conclusão), possibilitando assim proporcionar à Justiça informações que esclareçam total ou parcialmente o caso. Por isso, a prova é considerada a alma do processo jurídico.[1]

Validade da prova

A prova somente aparecerá em um processo quando requisitada pelo juiz, quando os fatos revelarem dúvidas sobre a configuração do crime e que sejam de relevância para o julgamento da causa. Logo, os fatos axiomáticos (intuitivos), notórios (verdade sabida), presunções legais (decorrentes da própria lei) e fatos inúteis não requerem formação de prova, já que são fatos de conhecimento prévio do juiz.[2,3] Para que os vestígios sejam considerados provas de um crime, mesmo que o crime tenha sido reconhecido ou admitido pelo criminoso, ele deve ser testado e confirmado por métodos científicos. Ele deve respeitar algumas prerrogativas do direito, como relevância, materialidade, credibilidade e competência, e ainda provocar a convicção do juiz de que é um elemento pertinente para a resolução do litígio.[2-5]

Relevância

A relevância refere-se ao modo como a prova pode ser observada no crime. É sempre dependente dos fatos e das circunstâncias particulares de cada caso. Devemos observar se o fato apresenta importância para aquele momento, conectando e dando sentido no processo (p. ex., em um caso no qual discutimos a *causa mortis* do animal, se aparecer o fato de que ele apresentava uma fratura na cauda, o fato novo não terá importância naquele momento do processo, tornando-se irrelevante; porém, esse fato poderá ter relevância em outro momento).[1,4,6]

Materialidade

Existe materialidade quando temos evento, circunstância ou objeto comprovado por uma sequência de fatos (p. ex., em um caso de mordida por um animal, este quebrou o dente durante o ato, o qual ficou preso ao tecido do indivíduo; o fragmento do dente encontrado serve como prova concreta do ato, e pode ser demonstrado e atestado por laudos ou pareceres).[1]

Credibilidade

A credibilidade está diretamente relacionada com os meios – coisas ou ações (p. ex., depoimentos, reconhecimentos, confissões, perícias, exames, vistorias, arbitramentos), documentos públicos (jornais, revistas, periódicos etc.) ou particulares (receitas, carteiras de vacinação, atestados, pareceres laboratoriais etc.) e presunções, todos adstritos às regras estabelecidas em lei – e ao modo (lícito ou ilícito) como foram adquiridas as provas.[5]

Competência

A competência é dada quando o fato é reconhecido pelas autoridades que presidem o processo, dando validade às informações reveladas.[7]

Vestígios

Alguns vestígios são facilmente encontrados na cena do crime. Dependem apenas de uma simples observação do local, possibilitando facilmente identificá-los e caracterizá-los. Outros tipos de vestígios podem ser encontrados na cena do crime e, em alguns casos, sua conexão com o crime não é tão evidente.

As leis definem a relevância do vestígio físico. O vestígio que não requer dedução para estabelecer-se como um fato lícito de um caso é considerado prova direta. Se, para a classificação e individualização do vestígio, for necessário deduzir e estabelecer relevância, ele é definido como vestígio circunstancial. Como já dito anteriormente, o vestígio só será caracterizado como prova caso esteja dentro das prerrogativas do direito. Ele deve ser procurado conscientemente e com um propósito, e não como uma coleta aleatória de material. O investigador deve conseguir discernir as amostras e atribuir sua relevância dentro do caso.

Para isso, deve-se sempre tentar ligar os vestígios aos fatos, elaborando hipóteses sobre o crime, seja de modo consciente ou não. Felizmente, estamos constantemente formando hipóteses sobre os acontecimentos, mesmo que temporariamente; também devemos pensar dessa maneira sobre o crime. As hipóteses podem ser baseadas em conhecimentos prévios ou em conhecimentos adquiridos por outros meios (livros, periódicos, outros processos etc.). Podemos também usar essas informações para guiar nossos atos futuros e criar novos conceitos e hipóteses quando novas informações forem encontradas.

Ao chegar à cena de um crime, antes de mais nada, deve-se levantar todas as informações sobre o acontecido, caracterizar os elementos legais, traçar objetivos, estabelecer hipóteses, para então começar a selecionar os vestígios, conforme o grau de importância. Os vestígios fáceis de serem encontrados comumente estão associados aos nossos sentidos (visão, olfato, tato, audição); os que não são tão óbvios necessitam de técnicas mais específicas. Dessa maneira, o investigador depara-se com seu primeiro desafio: determinar quais evidências existem. Ao mesmo tempo que as encontra, deve questionar-se quanto à sua relevância no crime e quais questões pode ajudar a responder. Conforme o caso, esse procedimento não pode demandar muito tempo, pois, dependendo da origem do vestígio, ele pode sofrer alterações e desaparecer ou ser inutilizado. Para evitar isso, lançamos mão de várias técnicas laboratoriais para conservação e recuperação do vestígio. Podemos, ainda, simular a situação por meio da experimentação científica.

A experimentação científica é um caso à parte dentro da lei. Em geral, caracteriza-se como um instrumento objetivo, como qualquer outro trabalho científico. Isso não quer dizer que ela não se baseie em conceitos pré-formados; entretanto, ela pode proporcionar hipóteses mais consistentes.

Resumindo, devemos procurar as evidências usando experiência adquirida em outros casos (pré-conceitos), raciocínio lógico, além de submeter essas amostras a exames e análise, possibilitando assim estabelecer uma teoria sobre o caso.

Mutabilidade do vestígio

A cena do crime e as evidências estão sujeitas aos efeitos do tempo e do meio ambiente. Os objetos não ficam estáticos após o crime nem ficam congelados no tempo para conveniência do investigador e da análise. A evidência nada mais é que uma testemunha silenciosa que, logo após o momento do crime, começa a sofrer alterações do meio ambiente e de fatores bióticos e abióticos, alterando suas características.

As alterações decorrentes do meio ambiente e do tempo são mais aparentes em vestígios de origem biológica, pois sua composição é extremamente instável e suscetível a outros agentes biológicos oportunistas. Já as de origem não biológica sofrem somente alterações decorrentes do tempo e de influências físicas.

O aspecto mais crítico da análise física da evidência é a detecção física e o reconhecimento como vestígio relevante dentro de um caso. Sem isso, a amostra, após ser analisada pelo laboratório, pode ser considerada inadequada ou imprestável. Por isso, para encontrar um vestígio relevante, devemos saber seu propósito como ferramenta útil para a formação da hipótese. O vestígio físico resulta do evento do crime e não apresenta o mesmo estado que tinha no momento em que aconteceu o incidente. Por isso, o investigador deve estar familiarizado com a imensa variedade de naturezas da evidência e saber que esta pode mudar ou degradar-se com o tempo e com o contato com outras substâncias.

Origem do vestígio

A palavra identificação tem dois sentidos. O primeiro relaciona-se com a natureza da substância de que um objeto é composto; a segunda, com sua caracterização e individualização no mundo. Esses conceitos são requisitados durante o desenrolar do processo jurídico e, em alguns casos, podem se sobrepor, dificultando o nosso trabalho. Para evitar discussão prolongada quanto a esses conceitos, podemos dividi-los em três pontos: identificação (quando queremos definir a natureza físico-química do vestígio), classificação (quando queremos mostrar que o vestígio pode variar quanto a seu potencial, importância e relevância, conforme sua origem) e individualização (quando queremos concluir que dois itens podem ter uma fonte comum, mas características singulares).

O objetivo da identificação é definir um objeto como único. A identificação e a individualização são conceitos essenciais à prática da criminalística. Essas questões sobre os vestígios só serão relevantes quando o processo requerer. A classificação, por outro lado, é a tentativa de caracterização de uma evidência quando não conseguimos individualizar o objeto, podendo assim restringi-lo a uma categoria, definindo as características pertencentes a essa categoria.

O processo de individualização liga um fato comum à conclusão. Isso é resultado de uma análise comparativa entre dois objetos similares: normalmente, um é a amostra e outro é o vestígio.

Tanto a classificação quanto a individualização servem como resposta sobre a fonte. Entretanto, raramente se explica como se chegou à conclusão sobre a fonte da qual o objeto se originou, pois o objeto pode ser originado de várias fontes. Para facilitar o entendimento, utilizaremos um exemplo. Um vestígio pode ser derivado da fonte A, mas também pode ter vindo das fontes B, C ou D, porque todas têm a mesma matéria indistinguível de A. Nesse caso, não conseguiríamos individualizar o vestígio, e sim apenas classificá-lo dentro de um grupo. Dependendo do caso, isso será suficiente para a sua elucidação. Então, dependendo do processo, a classificação pode ser mais importante que a individualização do vestígio.

Classificação

Antes de classificarmos ou individualizarmos um vestígio, devemos ter ideia do tipo de material com o qual iremos trabalhar. Para isso, trabalharemos inicialmente com nossos sentidos. Em que estado se encontra (líquido, sólido ou gasoso)? Quão grande é? De que cor é? Qual é a forma? Qual é a textura? Quais são suas qualidades? Tem cheiro? Produz algum som? Isso quer dizer que os sentidos humanos podem ser muito úteis para determinar as classes das substâncias e objetos. Os exames de última geração também nos ajudam a conhecer substâncias e objetos. Em virtude desse processo de classificação, podemos dividir esses materiais em categorias, o que ajuda, algumas vezes, a conhecer algumas características comuns e particulares de cada classe de objetos. Para isso, devemos conhecer as propriedades de todas as classes de características, incluindo o modo de criação, limitações e conclusões baseadas nelas.

Classes de características

A classificação tem grande importância mais para excluir do que para incluir um objeto em uma categoria. "Se você não pode provar que é, então prove que não é."

Algumas classes de características resultaram de um modo controlado de produção. Podem ser criadas a partir de processo mecânico ou biológico. Seja esse processo controlado pela natureza ou pelo ser humano, todos os itens produzidos resultam do mesmo processo, exibindo características de uma mesma classe (p. ex., uma cadela só pode parir cães e nunca gatos; da mesma maneira, uma fábrica de pregos só fabrica pregos e não metralhadoras).

Também podemos classificar os vestígios como parte de uma mesma classe de características, porém com origens diferentes (p. ex., podemos ter duas facas participando da mesma classe, porém feitas de materiais diferentes). São itens que podem ser produzidos em diferentes locais, porém apresentam características semelhantes. A determinação da matéria que a originou depende das questões levantadas no processo e do estado do vestígio.

Por conter vários membros, todos os tipos de vestígios podem ser encontrados nas classes de evidência, mesmo que o vestígio possa ser individualizado. Portanto, o objeto encontrado deve ser tratado como vestígio de classe caso não haja dados para realizar a diferenciação da amostra.

▪ Identificação

A existência ou caracterização de um vestígio na cena do crime não precisa, necessariamente, ser individualizada, pois este é o objeto do exame judicial e, em muitos casos, a particularização pode ser errônea. É possível observar isso quando se fala de uma substância que pode ser encontrada naturalmente, mas, se for encontrada fora do limite preestabelecido em lei, pode ser considerada evidência direta e não uma evidência circunstancial. Outras substâncias, só por existirem na cena do crime, podem ser consideradas provas diretas.

▪ Individualização

Nem toda evidência precisa, necessariamente, ser individualizada, mas devemos sempre guardar esse conceito. Será necessária a individualização quando o juiz considerar necessário. Sendo assim, quando for relevante saber a fonte (origem) de um objeto, a individualização deverá ser feita.

Dois objetos podem ter a mesma origem quando apresentavam contiguidade ou partiram do mesmo objeto. Também devemos levar em consideração que existem objetos únicos, o que pode constituir uma prova de falsidade. Outros podem ter a mesma origem, mas após sua separação ser considerados dois objetos, cada um com sua característica própria/singular. Essas características próprias dadas aos objetos podem ser criadas pela natureza ou pelo ser humano. Dependendo de como se observa um vestígio, ele pode adquirir características diferentes (macroscopicamente, um pedaço de carne é igual a outro; contudo, quando submetido a uma avaliação microscópica, podemos observar uma infinidade de variâncias, o que possibilita colocá-lo em uma nova classe de vestígios). A escala de detecção e a forma dependem do examinador e do conhecimento sobre a natureza do vestígio e da escala de significância crítica que iremos aplicar.

■ Referências

1. De Plácido S, Filho NS, Alves GM. Vocabulário jurídico. 15ª ed. Rio de Janeiro: Forense; 1998.
2. Capez F. Prova. In: Capez F. Curso de processo penal. São Paulo: Saraiva; 2007.
3. Tourinho Filho FC. Manual de processo penal. 11ª ed. São Paulo: Saraiva; 2008.
4. Eckert WG, Wright RK. Scientific evidence in court. In: Eckert WG. Introduction to forensic sciences. New York: CRC Press; 1997.
5. Mirabete JF. Processo penal. São Paulo: Atlas; 2007. Prova; p. 249-323.
6. Gray CB. The philosophy of law: an encyclopedia. New York: Garland; 1999.
7. Inman K, Rudin N. Principles and practice of criminalistics: the profession of forensic science. New York: John Wiley & Sons; 2001.

252 Identificação e Reconhecimento do Animal

Giovana Wingeter Di Santis

Introdução

Ao se abordar o tema identificação animal no âmbito da medicina veterinária legal ou forense, naturalmente há de se buscar suporte na antropologia forense, que trata da identificação humana nos casos em que a lei o requeira e cujos alicerces sustentam a identificação médico-legal e judiciária. Sangue, pelos, ossos ou outros tecidos provenientes de animais em uma cena de crime envolvendo o homem são reconhecidos há décadas e tendem a ser mais comuns quanto maior se torna o convívio entre o homem e os animais, de maneira que a identificação forense de animais é tema de interesse da medicina legal e da medicina veterinária legal. Atualmente, contudo, é comum que os animais sejam o objeto primário da perícia, seja por investigações envolvendo crime de maus-tratos, negligência, posse não responsável ou litígios de seguradoras de animais, fraudes, imperícias, identificação e caracterização de animais, entre outras demandas.

Conceitos e técnicas de identificação e reconhecimento animal

A identificação é o processo pelo qual se determina a identidade de um indivíduo, sendo esta o conjunto de características próprias e exclusivas que o diferenciam de todos os outros, tornando-o único. Já o reconhecimento é o ato de reconhecer, ou seja, admitir como certo; certificar-se de algo. Assim, um animal pode ser reconhecido pelo seu proprietário, sendo esse reconhecimento parte do processo de identificação forense.

Laudos periciais envolvendo animais têm a identificação como item obrigatório, podendo inclusive ser o foco da perícia. Um exemplo é uma situação de compra de um filhote de cão de determinada raça, cuja ascendência está documentada em *pedigree*; porém, com o desenvolvimento do animal, o proprietário não se encontra satisfeito com as características físicas desenvolvidas pelo animal, suspeitando que ele não corresponda àquele identificado no *pedigree*. Nesse caso, a identificação do cão pode ser o propósito da perícia. De outro modo, a identificação do animal pode constar em um laudo pericial que visa verificar, por exemplo, se houve imperícia por parte do profissional que o atendeu.

O objeto da identificação pode ser um animal vivo ou morto, ou ainda um fragmento de tecido animal. Embora não seja a demanda mais frequente em se tratando de cães e gatos, a identificação de fragmentos de tecidos desses animais pode ser necessária em situações inusitadas, como ocorreu em junho de 2009, com a identificação de carne canina sendo vendida como carne suína ou ovina para moradores de um bairro na cidade de Caçapava do Sul, estado de São Paulo. Em novembro de 2009, um caso semelhante ocorreu no bairro do Bom Retiro em São Paulo, onde dois restaurantes foram fechados e os proprietários detidos por venderem carne de cachorro procedente de um abatedouro de cães e gatos, no qual foram encontrados 60 quilos de carne desses animais.

A partir dos dados coletados a respeito do animal ou do material sob análise, a identificação pode ser feita por meio da comparação destes com dados arquivados, como ocorre, por exemplo, na identificação de carne da espécie canina ou pela verificação de características que se encontrem registradas especificamente para aquele indivíduo, como se faz em seres humanos com as impressões digitais.

Tecnicamente, os elementos ideais a serem pesquisados na identificação têm como requisitos: unicidade (elemento específico daquele indivíduo), imutabilidade (características que não se alteram), praticabilidade (qualidade de ser prático, simples), classificabilidade (ser possível classificar, para arquivamento e busca com facilidade) e perenidade (desde a vida embrionária até a putrefação).

Um exemplo interessante é a dactiloscopia, técnica utilizada em seres humanos, baseada no estudo das cristas papilares dos dedos, que, quando impressas em determinadas superfícies, produzem as impressões digitais, porém não é uma característica perene.

Em animais, tal técnica não é utilizada; contudo, tem-se buscado algo semelhante com relação às impressões geradas pela superfície do plano nasal de cães (*nose print*), embora não tenham sido encontradas publicações científicas sobre o assunto. De qualquer maneira, tais técnicas exigiriam o registro das impressões para posteriores verificações, tal como é feito com as impressões digitais humanas.

Uma alternativa interessante para a identificação de cães e gatos é a utilização de *microchips* implantados nos animais; no entanto, há algumas condições para que a técnica seja utilizada. Os *microchips* devem ser produzidos com material biocompatível e ser estéreis, para que não haja reações teciduais indesejáveis, o que pode resultar em preços elevados; devem ser revestidos por uma camada antimigratória, já que o tecido subcutâneo permite sua movimentação, dificultando sua localização e leitura; devem ser implantados com agulhas e aplicadores específicos, individuais e estéreis no tecido subcutâneo da região dorsocaudal do pescoço, entre as escápulas; é imperativo que haja controle e padronização na distribuição dos códigos aos fabricantes, de maneira que diferentes marcas não tragam códigos duplicados, o que propiciaria conflitos e fraudes; devem ser lidos por leitores universais, sendo sua utilização indispensável por prefeituras para a identificação dos animais capturados. Ainda assim, para que ao menos os cães e gatos sejam submetidos a essa técnica de maneira sistemática, é imprescindível que sejam criadas leis específicas tornando-a compulsória; caso contrário, atrairia apenas os proprietários mais cuidadosos, que, por medo de perderem seus animais, contratariam tal serviço. Afinal, a quem interessaria ser identificado como proprietário de um animal que atacou uma criança em via pública, foi a causa de um acidente de trânsito ou deixou suas fezes sobre a calçada?

Considerando-se que, mesmo em humanos, há casos nos quais a dactiloscopia não pode ser utilizada, outras técnicas são continuamente empregadas na busca da determinação da identidade dos indivíduos, e são essas as mais utilizadas em medicina veterinária legal.

Do ponto de vista físico, a identificação médico-legal inclui a determinação de características gerais que, no conjunto, são bastante significativas, mas sozinhas não são suficientes para identificar o animal. Entre estas, destacam-se espécie, raça, pelagem, sexo, idade, estatura, peso, tipo de crânio. Em um animal vivo ou em um cadáver em bom estado de conservação, não haverá dificuldades de se obterem tais dados pela observação das características externas, que devem ser devidamente documentadas, com possíveis consultas à literatura, por exemplo, para definição de padrões raciais e de pelagem, ficando apenas a idade como fator de maior dificuldade. Em fetos, o estado de desenvolvimento (p. ex., existência ou não partes córneas) pode ser averiguado e comparado com dados encontrados na literatura para se estabelecer uma idade fetal provável. Nos filhotes, a fase em que se encontra a dentição é um bom parâmetro, assim como imagens radiográficas de placas epifisárias de ossos longos e de suturas cranianas. Nos adultos, pode-se avaliar a existência de alterações que tendem a surgir com a idade, o desgaste dentário e lesões osteoarticulares; contudo, não há uma tabela para essa avaliação, tratando-se apenas de uma estimativa, que pode ser influenciada por fatores genéticos, alimentares, hormonais, ambientais, metabólicos. Segue um exemplo de texto definindo esses parâmetros: trata-se da necropsia de um cão, sem raça definida, de pelagem branca, fêmea, adulta jovem, medindo 41 cm da nuca ao púbis, pesando 18 kg, de crânio braquicefálico.

As características supracitadas são então associadas a outras individuais, que trazem informações mais específicas sobre o animal em questão, como sinais particulares, como uma mancha negra em formato de meia-lua, com 3 cm em seu diâmetro maior, na pelagem da região supraorbitária direita. Identificações como tatuagens, geralmente aplicadas na face interna do pavilhão auditivo com números, letras ou símbolos; marca a ferro quente, felizmente pouco comum em cães e gatos. Malformações congênitas, como dedos supranumerários, tamanho e formato das orelhas, ausência de membros, de testículos em machos, amputação de cauda, conchectomia, cicatrizes, características radiográficas como densidade óssea, fraturas, calo ósseo ou próteses.

Ainda, aspectos funcionais e psíquicos do indivíduo e técnicas de identificação judiciária (fotografias, arcada dentária, exames de DNA), presentes na antropologia forense, podem ser adaptados para aplicação também na identificação forense em medicina veterinária legal. Uma perícia que envolva cães utilizados em rinhas, por exemplo, pode incluir a avaliação do comportamento do animal, que se apresenta extremamente ansioso e agressivo quando próximo a outros cães. Podem ainda ser observadas características de adestramento que sugiram que o animal é utilizado para guarda, esporte ou como cão-guia, isto é, atribuindo aspectos funcionais ao animal.

De modo geral, no animal vivo e no cadáver em bom estado, os parâmetros morfológicos e comportamentais de identificação podem ser verificados e documentados com poucas dificuldades; porém, nos cadáveres em putrefação, carbonizados, em esqueletos e em fragmentos de tecido animal, tais determinações exigirão avaliações morfológicas mais elaboradas, a serem realizadas em laboratórios e instituições de referência, ou ainda análises genéticas.

Com o esqueleto, por exemplo, é possível identificar o sexo do animal pela avaliação do coxal, mais arredondado, gerando uma cavidade pélvica mais larga nas fêmeas e mais estreita nos machos, ou ainda pela avaliação meticulosa de ossos longos, mais robustos e com mais marcas de inserções musculares nos machos. A definição de espécie, raça – ou, ao menos, de um grupo de raças semelhantes –, as estimativas da estatura e do peso também podem vir de análise morfológica e biométrica minuciosa do esqueleto de um cão ou gato. A idade, mais uma vez, é de difícil determinação, mas a avaliação do desgaste dentário, das placas epifisárias, das articulações, da densidade óssea e das suturas cranianas pode ser útil ao menos para distinguir se é um filhote, adulto ou idoso.

Em medicina forense humana, existem programas de computador para a execução de cálculos que estimam a estatura de um indivíduo a partir de um único osso, ou mesmo de um fragmento ósseo, já que certas proporções são sempre mantidas. Alguns fazem uma reconstituição do corpo com musculatura e pele, de maneira que podem ainda fornecer uma feição aproximada da pessoa. Em medicina veterinária forense parece ainda não haver esse tipo de informação, talvez porque sua elaboração seja muito mais trabalhosa, já que os padrões raciais diferem entre si tanto em tamanho quanto em proporção. A medida do fêmur de um cão da raça Pastor-alemão, por exemplo, tem relações de proporção com a coluna vertebral muito diferentes daquelas observadas em um Basset Hound.

Quando há apenas fragmentos ósseos disponíveis, pode-se encaminhar o material para exame macroscópico e histológico, incluindo a avaliação morfológica e morfométrica do sistema haversiano, a qual permite descartar que se trate de osso humano e ainda identificar a espécie a que pertence, dentro de um amplo grupo de espécies já estudadas.

É importante salientar que, muitas vezes, mesmo essas características podem não estar disponíveis devido à qualidade do material não estar adequada ou à amostra ser demasiadamente pequena. Nesses casos, deve-se considerar uma análise genética como alternativa de eleição, visando à identificação da espécie pela avaliação do DNA. A extração do DNA pode ser feita a partir de todos os tipos de tecido, incluindo sangue, pelos, músculos e ossos, mesmo em amostras muito reduzidas. Os melhores resultados têm sido obtidos identificando o citocromo B no DNA mitocondrial, onde este se encontra em maiores quantidades comparado ao DNA nuclear, além de ter maior especificidade quanto à espécie animal por trazer a herança materna.

Sabe-se ainda da possibilidade de identificação de DNA humano em tecido ósseo com milhares de anos de existência, desde que condições ambientais como baixa umidade, baixa temperatura e ausência de microrganismos estejam presentes – isto é, a preservação do material não está relacionada com o tempo e sim com as condições ambientais do local onde o tecido permaneceu.

Desde 2005, há um grande grupo de pesquisadores trabalhando em um projeto internacional com o objetivo de criar uma biblioteca de códigos de barra de DNA – *DNA barcoding* – de todas as espécies de seres vivos para que, com um exame simples e rápido, a espécie animal possa ser identificada, o que, sem dúvida, será de grande valor para a medicina veterinária forense.

■ Considerações finais

A identificação forense em medicina veterinária utiliza-se, principalmente, de métodos morfológicos e genéticos na busca da determinação da identidade dos animais de modo semelhante ao que é feito na antropologia forense. Não dispõe, porém, de técnicas específicas para grande parte do trabalho e carece de informações que poderiam ser obtidas com maior número de pesquisas na área. O estabelecimento de parâmetros biométricos raciais, a implementação da identificação por *microchip*, de análises de DNA que identifiquem o animal, não somente a espécie e, mais profundamente, que diferenciem animais clonados entre si, são alguns dos campos para investigações futuras. A demanda em medicina veterinária forense tende a tornar-se progressivamente maior, já que o Brasil é um dos países com a maior população de cães e gatos do mundo, o que explica o crescente interesse do mercado em produtos e serviços destinados aos animais de companhia. Entre esses serviços, encontra-se o trabalho dos médicos-veterinários envolvidos direta ou indiretamente na área forense, cujo conhecimento e dedicação serão as bases do desenvolvimento desse ramo da medicina veterinária no futuro.

■ Leitura sugerida

Castilho VV, Rego AAMS. Perícia forense em medicina veterinária: considerações gerais. [Apostila.]

Contieri MB. Estudo comparativo entre os métodos genético e morfológico para a identificação entre espécies, utilizando o tecido ósseo como matéria prima. [Tese]. São Paulo: Faculdade de Medicina Veterinária e Zootecnia, Universidade de São Paulo; 2006.

França GV. Medicina legal. 7ª ed. Rio de Janeiro: Guanabara Koogan; 2004.

Fundação de Amparo à Pesquisa do Estado do Pará. Cientistas discutem técnicas para identificação de espécies biológicas [Internet]. [Citado em 07/12/2009.] Disponível em: http://www.fapespa.pa.gov.br/?q=node/1146.

Iwamura ESM, Soares-Vieira JA, Muñoz DR. Human identification and analysis of DNA in bones. Rev Hosp Clin Fac Med S Paulo. 2004; 59(6):383-8.

Garcia M. Identificação animal por radiofrequência (microchips). Clínica Veterinária. 1998;15:38.

Paarmann K. Medicina veterinária legal. 2ª ed. São Paulo: Do Autor; 2006.

Pereira GO, Gusmão LCB. Medicina legal. 2001. [Apostila.] Disponível em: http://www.ufalmedicina.cjb.net.

Vieira AML, Almeida AB, Magnabosco C, Ferreira JCP, Carvalho JLB, Gomes LH *et al.* Programa de controle de populações de cães e gatos do estado de São Paulo. Boletim Epidemiológico Paulista. 2009;6(supl 6):65-70.

253 Morte Acidental, Provocada ou Tentada

Fernanda Auciello Salvagni

Introdução

O conceito de morte abrange diversas definições e critérios, mas caracteriza-se, nos padrões tradicionais, como um processo gradativo envolvendo a parada das funções cardíaca, respiratória e nervosa, as chamadas *funções vitais*.[1] Na prática, observa-se a parada dessas funções pela ausência de movimentos cardíacos à auscultação e no eletrocardiograma (parada da função cardíaca), pela ausência de murmúrios vesiculares à auscultação pulmonar (parada da função respiratória) e pela ausência de tônus muscular, da ação reflexa a estímulos e inatividade elétrica cerebral no eletroencefalograma (parada da função nervosa). A morte do animal é estabelecida quando há a cessação irreversível das três funções vitais previamente descritas e é corroborada pelo surgimento das alterações cadavéricas. A necropsia é instrumento fundamental na determinação da causa de morte, sendo de grande valia em casos de caráter médico-legal. Apesar de existirem diferentes variações do exame necroscópico, o resultado de qualquer necropsia pode ser utilizado em um processo judicial relativo à causa de morte ou ao tempo de duração de uma doença ou condição, como nos casos de vícios redibitórios. As necropsias são indubitavelmente enriquecidas com o seu registro fotográfico, nas chamadas necropsias documentadas, auxiliando na identificação do animal e na representação visual de suas principais lesões.

Envio e conservação de cadáveres destinados à necropsia

Constatado o interesse na realização do exame necroscópico, prepara-se o cadáver para o envio ao local onde será realizada a necropsia, sendo preferencialmente encaminhado a fresco ou então refrigerado, caso o envio não seja possível no mesmo dia. Na refrigeração dos cadáveres, estes são embalados em sacos plásticos, retirando-se todo o ar possível de seu interior antes de fechá-los. Recomenda-se molhar os pelos do animal antes de embalá-lo, o que reduz o isolamento térmico da pelagem; esse procedimento deve ser evitado em casos de suspeita de intoxicação percutânea ou de lesões externas relevantes. O congelamento dos cadáveres destinados à necropsia não é recomendado, por levar a alterações microscópicas prejudiciais a um posterior exame histopatológico, além de favorecer o processo de putrefação durante o descongelamento. Manter o animal embalado sob refrigeração por volta de 4°C, até seu envio ao local responsável pela necropsia.

O corpo embalado e claramente identificado segue acompanhado pelo documento de solicitação do exame necroscópico, que inclui a identificação completa do animal (nome, espécie, raça, porte, sexo, pelagem e idade real ou presumida, além de informações, se houver, quanto ao local, hora e data do falecimento e a identificação do proprietário) e as informações relevantes sobre seu histórico clínico, já que as lesões encontradas à necropsia muitas vezes não são específicas, sendo necessária sua correlação às informações providas pelo clínico clínico e pelo proprietário para se fechar o diagnóstico de maneira precisa. Se houver suspeitas quanto à causa de morte, estas também estarão inclusas. Por fim, a solicitação é assinada pelo médico-veterinário responsável pelo caso, contendo seu carimbo legível com o nome completo e o número de inscrição no CRMV, além de seus dados para contato.

No caso de corpos enterrados por longos períodos, estes ainda podem ser submetidos à necropsia, mas com ressalvas. Dependendo do grau de decomposição, em alguns casos, a causa de morte pode ser determinada, como nos traumatismos, em alguns envenenamentos ou em certas neoplasias disseminadas; porém, se a suspeita de morte envolver alterações patológicas mais sutis, como doenças hemolíticas, septicemia ou infecções virais, por exemplo, o exame costuma ser altamente prejudicado pelas alterações *post mortem*, tornando-se necessários outros métodos de análise, como as técnicas moleculares e a microscopia eletrônica, principalmente nas moléstias infecciosas.

Alterações cadavéricas

Os fenômenos cadavéricos apresentam-se em dois tipos distintos: os abióticos e os transformativos. As alterações abióticas são classificadas em imediatas, como os sinais decorrentes da parada das funções vitais, e consecutivas, compreendendo desidratação corporal, resfriamento progressivo do corpo (*algor mortis*), manchas de hipóstase (*livor mortis*) e rigidez cadavérica (*rigor mortis*). Os fenômenos transformativos envolvem os destrutivos, como autólise, putrefação e maceração, e os conservadores, como mumificação e saponificação. As alterações cadavéricas têm grande importância na estimativa do tempo decorrido da morte (Quadro 253.1), sendo, porém, influenciadas pela temperatura ambiente e umidade relativa do ar, pela espécie, tamanho, pelagem e gordura corpórea do animal, pelas reservas de glicogênio muscular e pelas condições patológicas associadas (intoxicações, septicemia etc.).

Exame cadavérico

O exame cadavérico inicia-se com a identificação do cadáver (espécie, sexo, raça, pelagem, idade presumida, marcações, peso, medições e quaisquer outras informações relevantes que auxiliem na sua identificação, como *microchip*, tatuagem) e o exame externo do corpo (condição corporal, grau de hidratação, condições do pelame, mucosas conjuntivas, orifícios naturais, pesquisa de ectoparasitas, lesões externas e verificação das alterações cadavéricas). As lesões ocorridas em um período anterior à morte devem ser distinguidas daquelas

Quadro 253.1 Calendário da morte.

Fenômenos cadavéricos	Tempo após a morte
Corpo flácido e quente	Menos de 2 h
Rigidez da nuca e mandíbula e início das manchas de hipóstase (livores cadavéricos)	2 a 4 h
Rigidez dos membros anteriores e cabeça e livores relativamente acentuados	4 a 6 h
Rigidez generalizada e manchas de hipóstase	Mais de 8 e menos de 16 h
Rigidez generalizada e início da putrefação (esboço da mancha verde abdominal)	Mais de 16 e menos de 24 h
Início de flacidez e presença da mancha verde abdominal	24 a 48 h
Flacidez generalizada, enfisema e liquefação (putrefação)	48 a 72 h
Desaparecimento das partes moles	2 a 3 anos
Esqueletização completa	Mais de 3 anos

produzidas após o óbito do animal. As lesões *in vitam* são caracterizadas pela resposta, macro ou microscópica, de um *organismo vivo*, como inflamação, infiltrações hemorrágicas e evolução dos calos de fraturas.[1] As lesões *post mortem* incluem as alterações cadavéricas, além de possíveis lesões causadas por insetos necrófagos, animais carniceiros ou pela manipulação inadequada do cadáver.

Principais achados necroscópicos em casos de morte acidental, provocada ou tentada

Morte por ação de instrumentos mecânicos

Os instrumentos mecânicos podem ser classificados como cortantes (bisturis, navalhas), contundentes (bastões, para-choque, solo), cortocontundentes (facão, mordedura), perfurantes (agulha, prego, furador de gelo), perfurocortantes (facas) e perfurocontundentes (picareta, projéteis de armas de fogo). As lesões de ordem mecânica devem ser investigadas e registradas à necropsia, incluindo informações quanto a sua extensão, trajeto, profundidade, acometimento de ossos e partes moles e a relação com a causa de morte. A radiografia do cadáver é um exame valioso, principalmente na identificação de fraturas e na localização de projéteis, devendo ser realizada preferencialmente antes da abertura do cadáver.

Morte por ação da temperatura, eletricidade e pressão atmosférica

Temperatura

As lesões decorrentes da temperatura podem envolver o calor difuso (insolação e intermação), o calor direto (queimaduras) e o frio. A insolação, que ocorre em locais abertos, depende do calor, da umidade e de condições patológicas preexistentes. Em medicina veterinária, apresenta grande relevância a intermação, que pode ocorrer em animais confinados em espaços com altas temperaturas e sem arejamento suficiente, como no interior de veículos fechados, caixas de transporte inadequadas, incubadoras desreguladas etc. À necropsia, podem-se observar congestão e edema pulmonares graves, vasodilatação periférica evidente e ocorrência de petéquias e hematomas cutâneos, além de hemorragias gastrintestinais. As lesões causadas por queimaduras devem ser classificadas de acordo com seu grau (profundidade) e extensão, podendo levar à morte por choque neurogênico, choque hipovolêmico ou choque tóxico por infecção.[2] As queimaduras têm diversas etiologias possíveis e, em medicina veterinária legal, é válido atentar-se a lesões provocadas por líquidos escaldantes, jatos de ar quente, pontas acesas de cigarros, contato com substâncias inflamáveis, lâmpadas de aquecimento muito próximas ao animal, aquecedores desregulados etc. A morte pelo frio pode ocorrer em animais expostos ao relento em regiões que atinjam baixas temperaturas, como no sul do país, sendo as lesões corporais por congelamento (*geladuras*) graduadas em eritema, flictenas, necrose e gangrena.[2]

Eletricidade

A eletricidade pode ser de ordem natural, como os raios, ou artificial, como as correntes elétricas nas fiações e cercas eletrificadas. Os danos por eletricidade podem levar à morte por asfixia, fibrilação ventricular ou por hemorragia e edema do sistema nervoso central (SNC), além de provocarem queimaduras em graus variáveis, podendo chegar à carbonização.[1,3]

Pressão atmosférica

Variações na pressão atmosférica causadas pelas diferentes altitudes ou no interior de aviões podem levar a edema pulmonar agudo e embolias,[1] sendo mais observadas em medicina humana e geralmente associadas a condições patológicas preexistentes.

Morte por ação de substâncias cáusticas e venenos

Substâncias cáusticas

Essas substâncias incluem tanto ácidos quanto álcalis e causam a destruição dos tecidos orgânicos.[1] As lesões cáusticas variam de acordo com a exposição e a substância em questão; os ácidos atuam por coagulação e intensa desidratação tecidual, ao passo que os álcalis liquefazem os tecidos. Álcalis fortes, como a soda cáustica, reagem com as gorduras em reação de saponificação, provocando lesões úmidas e moles. Essas substâncias podem levar à morte por choque neurogênico, choque hipovolêmico, asfixia, toxemia e septicemia.[2]

Substâncias tóxicas

Diversas substâncias podem apresentar potencial tóxico. Segundo dados do Sinitox (2010), os praguicidas são os principais responsáveis pelo óbito de animais por intoxicação no Brasil, seguidos por domissanitários, raticidas, medicamentos, produtos veterinários e plantas tóxicas, dentre outros. Os achados necroscópicos nas intoxicações costumam ser inespecíficos e variam de acordo com o mecanismo de ação das substâncias tóxicas em questão, de modo que as lesões devem ser avaliadas em conjunto e correlacionadas ao histórico e às suspeitas clínicas. Além disso, é imprescindível a coleta de amostras para exame histopatológico e toxicológico; para este último, deve-se coletar e congelar o conteúdo gástrico (se houver), fragmentos de fígado e rim e, dependendo da suspeita tóxica, congelar também amostras de pele e SNC.[4] O próprio exame macroscópico do conteúdo gástrico à necropsia pode conter fortes indicativos da substância tóxica em questão. No caso do aldicarb, um carbamato conhecido popularmente como *chumbinho*, pode haver fragmentos de iscas (salsicha, cubos de carne) ou ração repletos de pequenos grânulos esféricos cinza-escuros (da cor do chumbo), os quais se desfazem sob a pressão da faca. Da mesma maneira, também há possibilidade de serem encontrados no lúmen gástrico ou intestinal fragmentos de iscas coloridas de raticidas, fragmentos de plantas tóxicas, pedaços de rótulos e de embalagens de medicamentos ou de domissanitários. A constatação de odores característicos de determinadas substâncias tóxicas também pode auxiliar na suspeita de intoxicação. As intoxicações alimentares podem decorrer da contaminação dos alimentos por toxinas bacterianas, toxinas fúngicas, metais pesados, resíduos químicos, entre outros. De maneira geral, quando há suspeitas de intoxicação alimentar, o produto utilizado na alimentação também deve ser submetido a análises laboratoriais específicas.

▪ Morte por asfixia

A morte por asfixia envolve a redução da passagem do ar oxigenado pelas vias respiratórias, causando alterações bioquímicas no sangue circulante. O termo asfixia ("ausência de pulso") é comumente utilizado, ainda que o termo mais correto seja *anoxemia* ou *hipoxemia*.[1] Seus achados gerais incluem congestão polivisceral, distensão e edema pulmonares, sangue escurecido (exceto nas intoxicações por monóxido de carbono, nas quais o sangue se encontra acarminado), hipocoagulabilidade sanguínea, esfriamento e rigidez cadavéricos mais lentos e putrefação mais precoce e acelerada.[1,5] Tais sinais são bastante inespecíficos e variáveis, devendo ser estudados em conjunto e correlacionados ao histórico e às suspeitas clínicas. As asfixias têm diversas classificações e, para os interesses anatomopatológicos deste tópico, será utilizada a classificação didática proposta por Croce e Croce Jr.[2]

Asfixias por constrição do pescoço

O *enforcamento* e o *estrangulamento* envolvem a utilização de um laço, seja este uma corda, cordão, corrente, fio ou coleira. No enforcamento, a força de tração é o próprio peso do corpo; no estrangulamento, a tração é realizada por qualquer outra força que não o peso do corpo. O sulco deixado pelo laço na região cervical é contínuo e uniforme no estrangulamento, sendo descontínuo (por interrupção na altura do nó) e mais profundo na parte central da alça nos enforcamentos.[2] Os achados necroscópicos podem incluir cianose da língua, exoftalmia, petéquias e equimoses nas mucosas conjuntivas, existência de espuma sanguinolenta na boca e nas narinas, hematomas na musculatura cervical, desarticulação e fraturas de vértebras cervicais, além de obliteração e possível ruptura dos vasos do pescoço.[2,3] No caso da *esganadura*, que envolve a constrição cervical pelas mãos do agente, os achados poderão variar de acordo com o tamanho do animal, da idade e da força aplicada, podendo ocasionar desde hematomas cervicais nos locais de pressão dos dígitos até lesões na coluna vertebral.

Asfixias por sufocação

Incluem a redução do oxigênio que chega aos pulmões por oclusão das vias respiratórias ou por esgotamento do oxigênio do ambiente, como nos casos de confinamento e soterramento. No caso de *oclusão das vias respiratórias*, devem ser pesquisados corpos estranhos obstruindo a traqueia ou o esôfago, além da ocorrência de neoplasias, parasitas ou reações inflamatórias exuberantes nas vias respiratórias ou próximas a elas, e até mesmo lesões por mordedura na região cervical. A compressão do tórax ou abdome pode levar à morte por oclusão indireta das vias respiratórias, e possíveis hematomas e fraturas no local de compressão devem ser pesquisados. A morte por *confinamento* resulta nos achados inespecíficos das asfixias, ao passo que, no *soterramento*, pode ser encontrado material particulado no pelame, na cavidade oral, no estômago e nas vias respiratórias, além de possíveis fraturas.[3]

Asfixias por afogamento ou por inalação de gases tóxicos

O *afogamento* é a asfixia desencadeada pela existência de líquidos nas vias respiratórias, independentemente da sua composição (água, sangue, conteúdo estomacal). No caso dos afogamentos por submersão em água, os pulmões encontram-se distendidos e pesados, com edema grave e variada quantidade de água ingerida no estômago. Ocasionalmente, pode-se observar também o chamado "cogumelo de espuma", material encontrado nas narinas e cavidade oral resultante do líquido aspirado misturado ao ar existente nas vias respiratórias. Os *gases* com potencial tóxico são diversos, como o monóxido de carbono, o ácido cianídrico e o gás sulfídrico, e seus achados à necropsia serão variáveis dentro dos sinais gerais da asfixia, podendo incluir ainda pneumonia e os odores característicos de determinados gases, como o odor de amêndoas amargas no caso da intoxicação por cianeto e o de ovos podres no caso do gás sulfídrico.

▪ Morte por inanição

Nos casos de óbito por inanição, é importante a avaliação à necropsia quanto ao escore corporal do animal, desidratação, condições do pelame e da musculatura, desenvolvimento e condições ósseas, reservas adiposas, conteúdo gástrico e intestinal (ausência de conteúdo alimentar no trato gastrintestinal, sinais de apetite depravado) e alterações decorrentes de carências nutricionais específicas.

▪ Morte pela síndrome do choque

O choque caracteriza-se pela resposta do organismo na tentativa de restabelecer seu equilíbrio ante um agente agressor.[1] Seus achados serão bastante variáveis de acordo com as alterações hemodinâmicas envolvidas e poderão incluir congestão difusa, hemorragias disseminadas, necrose hepática centrolobular, necrose cortical renal e esteatose.[1,2]

▪ Considerações sobre intervenções médico-cirúrgicas

O exame necroscópico deve incluir em seus registros a avaliação de todo e qualquer indício de intervenção médico-cirúrgica que o animal possa ter sofrido, como áreas de tricotomia, punções venosas, curativos e soluções de continuidade. A localização e a extensão das incisões cirúrgicas, bem como o tipo de sutura e as condições da ferida, devem ser registrados. Nos casos de eutanásia, os procedimentos utilizados devem seguir o disposto na Resolução nº 1.000, de 11 de maio de 2012, do CFMV, a qual determina os métodos recomendados, os aceitos sob restrição e os inaceitáveis. À necropsia, as lesões encontradas serão variáveis de acordo com o mecanismo de ação dos métodos utilizados.

▪ Referências

1. França GV. Medicina legal. 8ª ed. Rio de Janeiro: Guanabara Koogan; 2008.
2. Croce D, Croce Jr. D. Manual de medicina legal. 4ª ed. São Paulo: Saraiva; 1998.
3. Merck MD. Veterinary forensics – animal cruelty investigations. 1st ed. Iowa: Blackwell Publishing; 2007.
4. Spinosa HS, Górniak SL, Palermo-Neto J. Toxicologia aplicada à medicina veterinária. 1ª ed. Barueri: Manole; 2008.
5. DiMaio DJ, DiMaio VJM. Forensic pathology. 2nd ed. Florida: CRC Press; 2001.

254 Trauma Acidental ou Provocado

Alexandre Aparecido M. S. Rego

Introdução

A traumatologia médico-legal estuda as lesões e os estados patológicos, imediatos ou tardios, produzidos por violência sobre estruturas corporais.

Torna-se de melhor compreensão se tais lesões forem classificadas de acordo com o tipo de energia que as provocou. As mais comuns compreendem um grupo de energias de ordem física, capazes de modificar o estado físico dos corpos, de cujos resultados podem surgir ofensa corporal ou morte. As energias físicas mais comuns são mecânica ou cinética, temperatura, eletricidade e pressão atmosférica, além de, mais raramente, radioatividade, luz e som.

Energias mecânicas ou cinéticas

São aquelas capazes de modificar o estado de repouso ou de movimento de um corpo, produzindo lesões em parte ou no todo. As lesões produzidas por ação mecânica podem ter repercussões externas ou internamentes.

Podem resultar do impacto de um objeto em movimento contra o corpo parado (meio ativo), ou o instrumento encontrar-se imóvel e o corpo em movimento (meio passivo), ou, finalmente, os dois se acharem em movimento, indo um contra o outro (ação mista). Esses meios atuam por pressão, percussão, tração, torção, compressão, descompressão, explosão, deslizamento e contrachoque.

Em conformidade com as características que imprimem as lesões, os meios mecânicos classificam-se em perfurantes, cortantes, contundentes, perfurocortantes, perfurocontundentes e cortocontundentes.

As lesões perfurantes são causadas por meios ou instrumentos punctórios, finos, alongados e pontiagudos, de diâmetro transverso reduzido, causadores de graves repercussões na profundidade do corpo da vítima. Como exemplos, apontam-se o estilete, o compasso, a agulha, o florete, todos quase sempre atuando por percussão ou pressão, afastando as fibras do tecido e, muito raramente, seccionando-as. As lesões oriundas desse tipo de ação denominam-se feridas punctiformes ou punctórias e caracterizam-se por abertura estreita, pouco sangramento, pouca nocividade na superfície e, às vezes, graves prejuízos na profundidade, em face deste ou daquele órgão afetado; por fim, são sempre de menor diâmetro que o do instrumento causador, graças à elasticidade e à retratilidade dos tecidos cutâneos.

Nas lesões *cortantes*, os meios causadores agem por um gume mais ou menos afiado, por mecanismo de deslizamento sobre os tecidos e, teoricamente, atuam por meio de uma linha. A navalha, a faca e o bisturi são exemplos desses instrumentos. As feridas ocasionadas por esse tipo de ação são denominadas feridas cortantes. Nas feridas cortantes, as extremidades são mais superficiais que a parte mediana do ferimento, diferentemente da incisão cirúrgica, que começa e termina a pique, em uma mesma profundidade, que se estende de um extremo a outro. Essas feridas diferenciam-se das demais lesões pelas seguintes qualidades: regularidade das bordas e do fundo da lesão; ausência de vestígios traumáticos em torno da ferida; hemorragia quase sempre abundante; predominância do comprimento sobre a profundidade; afastamento das bordas da ferida; existência de cauda de escoriação voltada para o lado onde terminou a ação do instrumento; e perfil de corte de aspecto angular, quando o instrumento atua de maneira perpendicular, ou em forma de bisel, quando o instrumento atua em sentido oblíquo.

Entre os agentes mecânicos, os instrumentos *contundentes* são os maiores causadores de dano. Sua ação quase sempre se dá a partir de uma superfície e suas lesões mais comuns se verificam externamente, embora possam repercutir na profundidade. Agem por pressão, explosão, deslizamento, arrastamento, tração, percussão, compressão, descompressão, distensão, torção, contragolpe ou de modo misto. São meios ou instrumentos geralmente com uma superfície plana, a qual atua sobre o corpo, produzindo as mais diversas modalidades de lesão. O resultado da ação desses meios ou instrumentos é conhecido geralmente por contusão, que sofre uma incrível graduação. As feridas contusas são lesões abertas cuja ação contundente foi capaz de vencer a resistência e a elasticidade dos tecidos moles. Como as feridas contusas são produzidas por meios ou instrumentos de superfície e não de gume, mais ou menos afiados, apresentam elas as seguintes características:

- *Bordas irregulares, escoriadas e equimosadas*, justificadas pela ação brusca da superfície do meio ou instrumento causador da agressão. A ferida da pele é irregular, desigual, serrilhada ou franjada. As escoriações em torno do ferimento ou nas bordas da própria ferida são justificadas pelo mecanismo de contusão por ação oblíqua ou perpendicular ao plano cutâneo
- *Fundo e vertentes irregulares*, pela ação mais evidente nos planos superficiais e seu irregular mecanismo de agressão, porque o meio traumático alcança de maneira disforme e não alcança ele próprio a profundidade. Os ângulos formados nessas lesões tendem à obtusidade, de acordo com a forma da lesão e do instrumento utilizado
- *Pontes de tecido íntegro ligando as vertentes*, constituídas principalmente de fibras elásticas da derme que se distenderam durante a contusão, mas não chegaram a se romper. Podem também surgir, nesses tipos de ferimentos, fragmentos de pele de dimensões variadas ligados apenas a uma das vertentes. Vasos, nervos e tendões no fundo da lesão podem também permanecer praticamente intactos, pois nem sempre se rompem, devido a maior elasticidade e maior resistência desses elementos.

As lesões produzidas por essa forma de energia mecânica apresentam extensa graduação. Entre elas, distinguem-se escoriações, equimoses, hematomas, fraturas, luxações, entorses, rupturas de vísceras internas (dependendo da força do traumatismo, da região afetada e das condições fisiológicas especiais), síndrome explosiva (produzida pela expansão gasosa de uma explosão potente, acometendo de preferência órgãos ocos, como pulmões, estômago e intestinos), encravamento, empalamento, concussões cerebrais e lesões por precipitação.

Já as lesões *perfurocortantes* são provocadas por instrumentos de ponta e gume, atuando por um mecanismo misto: penetram perfurando com a ponta e cortam com a borda afiada os planos superficiais e profundos do corpo da vítima. Agem, portanto, por pressão e por secção. As soluções de continuidade produzidas por instrumentos perfurocortantes de um só gume (faca) resultam em ferimentos em forma de botoeira com uma fenda regular, e quase sempre linear, com um ângulo agudo e outro arredondado. Sua largura é notadamente maior que a espessura da lâmina da arma usada e o seu comprimento, menor que a largura da folha. Os ferimentos produzidos por arma de dois gumes (punhal) produzem uma fenda de bordas iguais e ângulos agudos; já armas de três gumes (p. ex., lima) originam feridas de forma triangular.

As lesões *perfurocontundentes* também são produzidas por um mecanismo misto que perfura e contunde. Na maioria das vezes, esses instrumentos são mais perfurantes que contundentes e quase sempre são produzidos por projéteis balísticos; no entanto, podem estar representados por meios semelhantes, como a ponta de um guarda-chuva ou um ferro de construção. Nas feridas produzidas por projéteis de arma de fogo, devem-se considerar o orifício de entrada, o orifício de saída e o trajeto.

O orifício de entrada pode ser resultante de tiro encostado, a curta distância ou a longa distância.

Os orifícios de entrada nos tiros encostados têm forma irregular, denteada ou com entalhes, devido à ação resultante dos gases que descolam e dilaceram os tecidos. Nas redondezas do ferimento, nota-se crepitação gasosa da tela subcutânea proveniente da infiltração dos gases. Em geral, não há zona de tatuagem nem de esfumaçamento, pois todos os elementos da carga penetram pelo orifício da bala. O diâmetro dessas lesões pode ser maior que o do projétil em face de explosão dos tecidos no local, e suas bordas algumas vezes voltadas para fora, devido ao levantamento dos tecidos pela explosão dos gases.

Os orifícios de entrada nos tiros a curta distância podem mostrar forma arredondada ou ovalar, orla de escoriação, bordas invertidas, halo de enxugo, halo de tatuagem, orla de esfumaçamento, zona de queimadura, aréola equimótica e zona de compressão de gases.

Diz-se que um tiro é a curta distância quando, desferido contra um alvo, além da lesão de entrada produzida pelo impacto do projétil (efeito primário), são encontradas manifestações provocadas pela ação dos resíduos de combustão ou semicombustão da pólvora expelida pelo cano da arma (efeitos secundários). A forma dos ferimentos de entrada em tiros a curta distância é geralmente arredondada ou ovalar, dependendo da incidência do projétil. Quanto maior a inclinação do tiro sobre o alvo, maior será o eixo longitudinal do ferimento.

A orla de escoriação ou de contusão deve-se ao arrancamento da epiderme motivado pelo movimento rotatório do projétil antes de penetrar no corpo, pois sua ação é, de início, contundente. As bordas invertidas da ferida devem-se à ação traumática de fora para dentro sobre a natureza elástica da pele. O halo de enxugo é explicado pela passagem do projétil pelos tecidos, atritando e contundindo, limpando neles suas impurezas. É concêntrico, nos tiros perpendiculares, ou em meia-lua, nos tiros oblíquos. A tonalidade depende das substâncias que o projétil leva consigo ao penetrar no alvo. Em geral é escura.

O halo de tatuagem é mais ou menos arredondado nos tiros perpendiculares, ou em forma de crescente, nos oblíquos. Essa tatuagem varia de cor e intensidade conforme a pólvora. É resultante da impregnação de grãos de pólvora incombustos que alcançam o corpo. Servem para orientar a perícia quanto à posição da vítima e do agressor. Nos tiros oblíquos, a tatuagem é mais intensa e menos extensa do lado do ângulo menor de inclinação da arma. A tatuagem é um sinal indiscutível de orifício de entrada em tiros a curta distância. A orla de esfumaçamento é decorrente do depósito deixado pela fuligem que circunscreve a ferida de entrada. É também chamada de zona de falsa tatuagem, pois, lavando-se, ela desaparece. A zona de queimadura, também chamada de chamuscamento, tem como responsável a ação superaquecida dos gases que alcançam o alvo. Nas regiões cobertas por pelos há um verdadeiro chamuscamento, sendo a lesão mais marcante em animais. A aréola equimótica é representada por uma zona superficial e relativamente difusa, decorrente da sufusão hemorrágica oriunda da ruptura de pequenos vasos localizados nas vizinhanças do ferimento. Por fim, a zona de compressão de gases, vista apenas nos primeiros instantes no vivo, é representada pela depressão da pele em virtude da ação mecânica da coluna de gases que segue o projétil.

Os orifícios de entrada nos tiros a longa distância têm as seguintes características: forma arredondada ou ovalar, orla de escoriação, halo de enxugo, aréola equimótica e bordas reviradas para dentro, fato explicado pela ação contundente das margens do ferimento, o qual, agindo de fora para o interior, deixa-as invertidas.

A lesão de saída das feridas produzidas por projéteis de arma de fogo tem forma irregular, bordas invertidas, maior sangramento e não apresenta orla de escoriação nem halo de enxugo. A forma das feridas é irregular e o diâmetro é maior que o do orifício de entrada, pois o projétil que sai não é o mesmo que entrou. Deforma-se pela resistência encontrada nos diversos planos e nunca conserva seu eixo longitudinal. As bordas são reviradas para fora, em virtude da ação do projétil de processar em sentido contrário ao da entrada, ou seja, de dentro para fora. São mais sangrantes pelo maior diâmetro, pela irregularidade de sua forma e pela eversão das bordas, possibilitando assim um maior fluxo sanguíneo.

O caminho percorrido pelo projétil no interior do corpo denomina-se trajeto. Quando o ferimento é transfixante, seria teoricamente traçado por uma linha reta ligando o orifício de entrada ao de saída. Pode terminar em fundo cego ou perder-se dentro de uma cavidade. No entanto, o trajeto dessas feridas é o mais variável possível, desde as linhas retas até as linhas curvas, criando ângulos os mais inesperados. Isso depende de muitas condições, desde a distância do disparo à região afetada do corpo. Em geral, são as estruturas ósseas as responsáveis pelos desvios mais acentuados do projétil. Diante de um plano elástico e móvel, ou sobre a superfície curva de determinados ossos, como as costelas e a calvária, pode a bala fazer um semicírculo, entrando na parte anterior do corpo e saindo lateralmente, sem penetrar em uma das cavidades (fenômeno da bala giratória). O lúmen do canal formado pelo trajeto sempre apresenta sangue coagulado – sinal valioso de reação vital; tecidos lacerados, desorganizados e infiltrados por sangue; corpos estranhos provenientes de outras regiões, como esquírolas ósseas. Para rastrear um projétil, basta seguir a infiltração do sangue.

Finalmente, as lesões *cortocontundentes* são produzidas por instrumentos que, mesmo sendo portadores de gume, são influenciados pela ação contundente, quer pelo seu próprio peso, quer pela força ativa de quem os maneja. Sua ação se faz por deslizamento, percussão ou pressão. São exemplos desse tipo de instrumento a foice, o facão, o machado, a enxada, as unhas e os dentes. As lesões verificadas por esse tipo de energia são chamadas cortocontusas.

Têm forma bastante variável, dependendo da região acometida, da inclinação, do peso, do gume e da força viva que atua. Sendo esta mais afiada, predominam as características dos ferimentos cortantes. Quando o fio de corte não for vivo, prevalecem os caracteres de contusão dos tecidos. São lesões quase sempre graves, fundas, alcançando mais profundamente os planos e determinando as mais variadas formas de ferimentos, inclusive fraturas. Um dos tipos interessantes desses ferimentos e que tem suas características peculiares é a dentada, pelo ser humano ou por animais. Sua ação se dá por um mecanismo que atua por pressão e secção, principalmente quando produzida pelos incisivos.

■ Temperatura

Suas modalidades são o frio, o calor e as oscilações de temperatura. A ação geral do frio causa alteração do sistema nervoso, sonolência, convulsões, delírios, perturbações dos movimentos, anestesias, congestão ou isquemia das vísceras, podendo advir a morte quando tais alterações assumem maior gravidade.

O diagnóstico de morte pela ação do frio é difícil, apesar de alguns elementos comuns, como hipóstase vermelho-clara, sangue de tonalidade menos escura, isquemia cerebral, congestão polivisceral, às vezes disjunção das suturas cranianas, sangue de pouca coagulabilidade, repleção das cavidades cardíacas, espuma sanguinolenta nas vias respiratórias e, na pele, poderão ser observadas flictenas semelhantes às das queimaduras. A ação localizada do frio, também conhecida como geladura, produz lesões muito parecidas com as queimaduras pelo calor.

O calor, por sua vez, pode atuar de maneira difusa ou direta. O calor difuso compreende a insolação, proveniente do calor ambiental em locais fechados ou ao ar livre, concorrendo para tanto, além da temperatura, os raios solares, a ausência da renovação do ar, a fadiga e o excesso de vapor d'água; e a intermação, que decorre capitalmente do excesso de calor ambiental. O calor direto tem por consequência as queimaduras, advindas pelas ações da chama, do calor irradiante, dos gases superaquecidos, dos líquidos escaldantes, dos sólidos quentes e dos raios solares. São, portanto, lesões produzidas geralmente por agentes físicos de temperatura elevada, que, agindo sobre os tecidos, produzem alterações locais e gerais, cuja gravidade depende de sua extensão ou profundidade.

■ Pressão atmosférica

Quando a pressão atmosférica alterna para mais ou para menos do normal, pode implicar danos à vida ou à saúde. Toda vez que há diminuição da pressão atmosférica, cai a concentração dos gases dissolvidos no sangue, tanto mais rapidamente quanto maior for a velocidade da descompressão. Além do mais, surge o fenômeno da anoxia, explicado também pela diminuição da pressão parcial do oxigênio no interior dos alvéolos. Isso força o coração a trabalhar mais no sentido de compensar a carência de oxigênio.

O aumento da pressão atmosférica, ao mesmo tempo que acarreta uma morbidade de compressão, caracterizada pela intoxicação por oxigênio, nitrogênio e gás carbônico, produz também uma morbidade de descompressão, proveniente do fenômeno da embolia, consequente à maior concentração dos gases dissolvidos no sangue.

■ Eletricidade

A etiologia da morte pela corrente elétrica é justificada por três teorias:

- Morte pulmonar: com achados necroscópicos compatíveis com asfixia, como edema pulmonar, enfisema subpleural, congestão polivisceral, coração mole contendo sangue escuro e líquido, hemorragias petequiais subpleurais e subpericárdicas, congestão da traqueia e dos brônquios, com secreção espumosa e sanguinolenta. Esses resultados são decorrentes da tetanização dos músculos respiratórios e dos fenômenos vasomotores. A observação tem demonstrado que a parada respiratória antecede a parada cardíaca
- Morte cardíaca: explicada pelo efeito da corrente elétrica sobre o coração, provocando contração fibrilar do ventrículo, alternando-lhe a condução elétrica normal
- Morte cerebral: ocasionada pela hemorragia das meninges, hiperemia dos centros nervosos, hemorragia das paredes ventriculares do cérebro, do bulbo, dos cornos anteriores da medula espinal, e edema das substâncias branca e cinzenta do cérebro, lesões com as quais sempre se defronta na necropsia.

Ao que parece, essas causas variam conforme a intensidade da corrente: na alta tensão, acima de 1.200 volts, a morte é cerebral; nas tensões de 1.200 a 120 volts, a morte é por asfixia; e, abaixo de 120 volts, por fibrilação ventricular. Externamente, pode-se observar lesões que vão desde a marca elétrica, a mais simples, até as queimaduras elétricas, resultantes do calor causado pela corrente.

■ Leitura sugerida

França GV. Medicina legal. Rio de Janeiro: Guanabara Koogan; 1995.

Hercules HC. Traumatologia forense: energias de ordem física. Energia cinética. Ação contundente. In: Gomes H. Medicina legal. 33ª ed. Rio de Janeiro: Livraria Freitas Bastos; 2003.

Stumvoll VP, Quintela V, Dorea LE. Criminalística, Porto Alegre: Sagra Luzzatto; 1999.

Tochetto D. Balística forense. Porto Alegre: Sagra Luzzatto; 1999.

Seção C
Comportamento e Direito Animal

255
Bem-estar Animal

Néstor Alberto Calderón Maldonado, Rita de Cassia Maria Garcia

Introdução

A ciência do bem-estar animal é, por definição, uma área de conhecimento interdisciplinar que também inclui conceitos sobre a ética e as questões legais. Neste capítulo, serão abordados alguns conceitos que podem ser úteis na clínica de pequenos animais, com apresentação de indicadores básicos para identificar e avaliar os principais problemas de bem-estar e algumas estratégias para implementar um programa de bem-estar de cães e gatos.

Conceitos

A maioria das definições de bem-estar animal engloba conceitos de bem-estar físico, mental e natural,[1] pois o bem-estar também se refere à qualidade de vida, o que envolve inúmeros elementos como saúde e felicidade,[2] trazendo um grande desafio para a ciência no que concerne à sua contextualização científica.

O bem-estar físico está relacionado com a condição corporal do animal, expressa o seu funcionamento biológico e reflete tanto as doenças e o estado nutricional como também os cuidados dispensados a ele.[3] Igualmente, está relacionado com o *nível de comodidade existente,* sua adaptabilidade *e a possibilidade ou não da expressão do comportamento natural* nesse ambiente. Estresse crônico por ambientes inadequados com pouco espaço e sem estímulos sensoriais apropriados (p. ex., cães que permanecem em locais sem visibilidade das pessoas e outros animais) pode afetar a saúde, o comportamento e a qualidade de vida do animal.[1,2]

O bem-estar mental está relacionado com sua vida psicológica, expressada nos seus processos mentais, nas suas capacidades cognitivas e na sua consciência. Nesse contexto, os sentimentos que o animal experimenta (senciência), especialmente as emoções negativas como medo, angústia, tristeza, aflição, irritação e tédio, afetam a sua saúde mental e física.[3] Também o bem-estar fica comprometido quando as capacidades cognitivas do animal como a memória, a solução de problemas, a aprendizagem, a formação de conceitos, as expectativas, a intenção e a tomada de decisão estão afetadas. A responsabilidade do clínico veterinário é de realizar uma avaliação diagnóstica das sensações e emoções do animal para entender como ele se sente.

O bem-estar natural está relacionado com a finalidade biológica (*telos*), com a vida natural do animal e com a oportunidade que tem de expressar seu comportamento natural. Portanto, é fundamental conhecer os etogramas dos cães e dos gatos, que são o inventário completo e a descrição exata de todos os tipos de comportamentos dessas espécies. A ontogenia ou desenvolvimento dos seus comportamentos, seus métodos de comunicação e sua organização social[4,5] são fundamentais para o entendimento dos processos de estresse, infelicidade e doença, e para recomendar as modificações necessárias para que a qualidade de vida do animal seja melhorada. A seleção e a modificação genética podem afetar a naturalidade dos animais, impedindo a expressão de seus comportamentos naturais.

Levando-se em consideração os três conceitos relacionados (Figura 255.1), o bem-estar animal pode ser definido como "a condição fisiológica e psicológica na qual o animal de companhia é capaz de adaptar-se comodamente ao entorno, podendo satisfazer suas necessidades básicas e desenvolver suas capacidades conforme a sua natureza biológica".[6]

Avaliação do bem-estar animal

Existe uma série de fatores relacionados com o ser humano, o ambiente e o próprio animal que favorecem a identificação de variáveis e parâmetros para a avaliação objetiva ou por inferência do estado de bem-estar de um animal ou grupo de animais. A atitude, a vocação, o conhecimento, a capacitação e a experiência das pessoas e tratadores influenciam o bem-estar dos animais por meio do cuidado e manejo. A habilidade e sensibilidade para identificar sinais físicos ou comportamentais que afetem o bem-estar do animal são qualidades essenciais para a manutenção ou melhoria da sua qualidade de vida.[1]

No ambiente em que os animais se encontram, devem ser reconhecidos os fatores que causam estresse e/ou que impedem a expressão do comportamento natural, como as barreiras físicas, o isolamento e a superlotação. O ambiente exerce grande influência para os animais, especialmente quando estão em confinamento prolongado e não têm espaço suficiente para brincadeiras, exercícios e interação com o ser humano ou outros animais. São fundamentais as avaliações da arquitetura das instalações, dos materiais de construção e de acabamento utilizados (tipo de pisos, paredes, portas, janelas, tetos); do espaço disponível e da maneira como é utilizado pelos animais (p. ex., espaço para o descanso, espaço para a alimentação, espaço para as excreções e as interações), além das condições climáticas, tanto no ambiente interno como

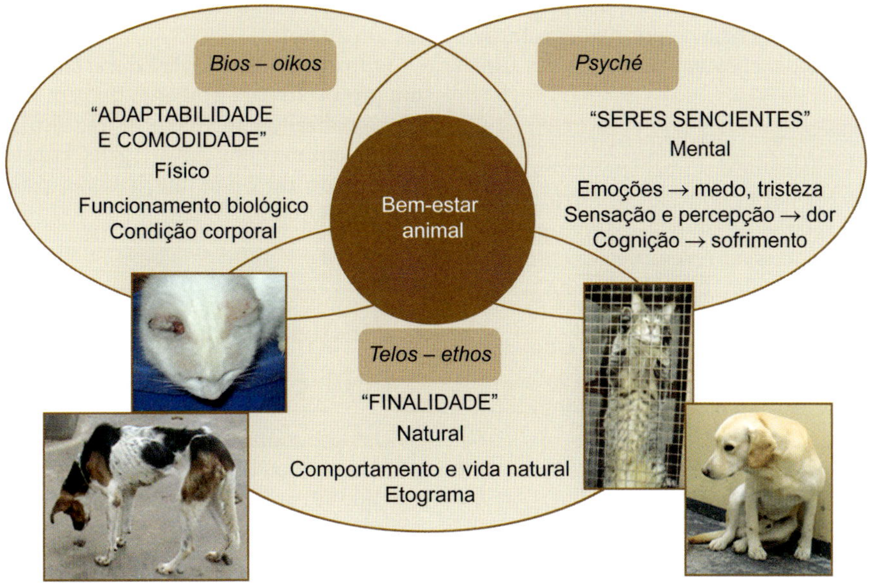

Figura 255.1 Bem-estar animal: aspectos físico, mental e natural. (Fonte: WSPA; Bristol University, 2002. Adaptada por Calderón Maldonado, 2006. Fotos: Calderón Maldonado, 2007-2008.)

externo (vento, correntes de ar, qualidade do ar, odores, altitude, umidade etc.). A espécie, a raça, o sexo e a idade são fatores importantes para a avaliação do bem-estar em virtude das diferenças de comportamento, fisiologia e necessidades.

As Cinco Liberdades, criadas para a avaliação do bem-estar dos animais de produção, têm sido utilizadas para o desenvolvimento de estratégias que, por meio da inspeção e observação, possibilitam avaliar qualitativamente os aspectos físicos, mentais e naturais do bem-estar, aplicáveis também aos pequenos animais. São elas:

- Livre de dor, lesão e enfermidades
- Livre de incômodos (estresse ambiental)
- Livre de fome, sede e desnutrição
- Livre de medo e angústia (estresse mental)
- Livre para expressar seu comportamento natural.

O objetivo da sua utilização e implementação tem sido garantir programas de prevenção de doenças e desconfortos, diagnóstico e tratamento rápidos, provendo um ambiente apropriado que inclua abrigo e áreas confortáveis de descanso, disponibilizando água fresca e uma dieta que garanta a saúde e o vigor, assegurando condições e tratamentos que evitem o sofrimento mental, provendo espaço suficiente e instalações apropriadas e a companhia de animais da própria espécie.[7]

Há indicadores clínicos utilizados na avaliação do bem-estar animal, como os fisiológicos (frequências respiratória, cardíaca e a temperatura), os bioquímicos (enzimas e hormônios relacionados com o estresse), os imunológicos relacionados com a enfermidade, as lesões e a dor (provas paraclínicas). Indicadores comportamentais são obtidos mediante registros observacionais e inventários comportamentais, como catálogos e etogramas. Também podem ser registrados por meio dos testes psicológicos, especialmente os testes de preferência (escolha) com análise da motivação (esforço que um animal faria para obter um estímulo positivo ou evitar os negativos) e o diagnóstico de anomalias de condutas (etopatias, psicopatias, sociopatias), sendo uma das mais estudadas a conduta estereotipada.

■ Identificação e caracterização dos principais problemas de bem-estar

O bem-estar dos animais de companhia pode ser afetado na dependência do ambiente ou lugar de permanência do animal, tipo de enfermidade, manejo, estilo de criação, seleção e manipulação genética, adestramento, procedimentos clínicos e cirúrgicos etc. Sinais e sintomas que ajudam a identificar alterações no nível de bem-estar dos animais, seja individual ou coletivamente, podem ser divididos em físicos, mentais e comportamentais. Em nível físico, é possível identificar doenças pela simples inspeção individual ou coletiva ou utilizar exames complementares para sua confirmação. Qualquer alteração orgânica que afete os sistemas fisiológicos com um impacto na reprodução e sobrevivência do animal estará diminuindo o grau de bem-estar. Nesse contexto, todas as afecções orgânicas, especialmente aquelas que cursam com dor, afetam simultaneamente as esferas psicológica e comportamental do animal.

Em nível mental, o médico-veterinário necessita desenvolver capacidades e habilidades para reconhecer a linguagem e os sinais de comunicação dos cães e dos gatos, suas expressões faciais, suas posturas corporais e suas vocalizações, as quais serão fundamentais para identificar e interpretar os estados emocionais e motivacionais que os pacientes experimentam.[8] Entender os princípios de aprendizagem animal e conhecer os testes neuropsicológicos de temperamento e cognitivos que têm sido desenvolvidos e aplicados aos cães e gatos é importante para o clínico.

Em nível comportamental, muitos sinais e sintomas têm estreita correlação com os estados emocionais do paciente e são claros indicadores de distúrbios comportamentais, como taquipneia, taquicardia, midríase, vômito, salivação, defecação, micção, sudorese, tremor, vocalização, exploração, condutas desorganizadas etc.

Fraser,[9] indica quatro princípios para o bem-estar e sua avaliação, que incluem tanto a visão ética quanto a científica. Além disso, seus parâmetros para manter a saúde animal e prevenir a dor e o distresse cobrem a maioria dos piores problemas causados, seja por negligência ou por manejo abusivo. Os dois primeiros, na verdade, abarcam a maioria das Cinco Liberdades:[10]

- Manutenção da saúde básica: prover alimentação suficiente, água, vacinação, abrigo e qualidade do ar para prevenir doenças e reduzir a mortalidade. Manter a condição corpórea. A saúde é o maior componente do bem-estar animal, mas não é o único
- Redução da dor e do distresse: prevenir lesões, promover manejo que não cause medo ou dor, prevenir a fome, a sede e o desconforto térmico
- Desenvolvimento do comportamento natural e do estado afetivo do animal: prover os elementos necessários para que os animais realizem o seu comportamento natural, como espaço suficiente, por exemplo
- Elementos naturais no ambiente: acesso à luz do sol, por exemplo.

A habilidade de o animal expressar seu comportamento normal é importante; porém, em muitas situações, a prioridade será corrigir o sofrimento causado pela negligência e pela falta de conhecimento ou pelo manejo abusivo.[10]

Mellor *et al.*,[11] caracterizaram o bem-estar animal de acordo com cinco grandes áreas para avaliar o impacto dos procedimentos sobre os animais e o nível do comprometimento do bem-estar: nutrição, ambiente, saúde, comportamento e estado mental (sentimentos e emoções).

A União Europeia criou o Welfare Quality Project em 2004,[12] identificando quatro princípios para a avaliação do bem-estar de animais de produção. Estes contêm 12 critérios independentes, conforme indicado no Quadro 255.1, que refletem o que é significativo para os animais, sob o entendimento da ciência do bem-estar animal. Os quatro princípios estão relacionados com as seguintes questões:

- Boa nutrição: os animais estão sendo alimentados e supridos apropriadamente com alimento e água?
- Bom alojamento: os animais estão alojados adequadamente?
- Boa saúde: os animais estão saudáveis?
- Comportamento apropriado: O comportamento dos animais reflete um estado emocional positivo?

Cada princípio envolve dois ou mais critérios independentes um do outro.

O Instituto Técnico de Educação e Controle Animal[13] criou um protocolo para avaliação do bem-estar de cães e gatos institucionalizados por meio de registro observacional de grupos de animais em canis e gatis, considerando as condições ambientais, de saúde, nutricionais, psicológicas e comportamentais (Quadro 255.2).

Programa de saúde e bem-estar na clínica

Um programa desse tipo implica reconhecer e trabalhar por um serviço veterinário centrado no vínculo humano-animal que se constrói diariamente entre o clínico, o proprietário e o animal. Aceitar que a principal responsabilidade do clínico veterinário é conseguir a saúde física, mental e natural dos animais sob os seus cuidados, bem como a satisfação das necessidades de todos os que participam dessa relação, possibilitando humanizar o serviço e melhorar a qualidade de vida de todos.[14,15] O programa consiste também em adequar os recursos físicos e as instalações, ter pessoal capacitado e definir o que significa a "saúde integral" e como se interpreta "a relação saudável entre a família, o animal e seu ambiente". Ao trabalhar dessa maneira, abrem-se novos horizontes para o exercício profissional, assim como o reconhecimento do nosso papel social, comunitário e educativo de promover uma cultura da guarda responsável dos animais de estimação.[15]

Um programa de bem-estar nas clínicas de pequenos animais inclui também os aspectos tradicionais de cuidados veterinários com ênfase na promoção da saúde no sentido mais positivo, incorporando a percepção subjetiva de elementos como o sofrimento e a qualidade de vida do animal. Trata-se de um processo de caráter histórico no qual se deve ter em conta, além de sinais e sintomas, diagnóstico, taxas de prevalência e incidência e os fatores de risco, os fatores sociais, culturais e psicoafetivos de cada grupo humano onde vivem os animais. As necessidades biológicas, psicológicas e etoló-

Quadro 255.1 Princípios e critérios dos Protocolos de Avaliação do Welfare Quality (2009).

Princípios		Critérios	Significado
Boa alimentação	1	Ausência de fome prolongada	Animais não deveriam sofrer de fome prolongada
	2	Ausência de sede prolongada	Animais não deveriam sofrer de sede prolongada
Bom alojamento	3	Conforto para descansar	Animais deveriam estar confortáveis, especialmente nas áreas de descanso
	4	Conforto térmico	Animais deveriam ter bom conforto térmico
	5	Facilidade para se movimentar	Animais deveriam ser capazes de se movimentar ao redor livremente
Boa saúde	6	Ausência de lesões	Animais não deveriam ser fisicamente feridos
	7	Ausência de doenças	Animais deveriam estar livres de doenças
	8	Ausência de dor provocada por procedimentos de manejo	Animais não deveriam sofrer de dor induzida por manejo inapropriado
Comportamento apropriado	9	Expressão do seu comportamento social	Animais deveriam conseguir expressar seu comportamento social, natural, não prejudicial
	10	Expressão de outros comportamentos	Animais deveriam ter a possibilidade de expressar outros comportamentos desejáveis intuitivamente, como a exploração e a brincadeira
	11	Boa relação entre humano e animal	Boa relação humano-animal é benéfica para o bem-estar dos animais
	12	Ausência de medo	Animais não deveriam experimentar emoções negativas como medo, distresse, frustração ou apatia

Adaptado de Welfare Quality, 2009.[12]

Quadro 255.2 Protocolo de avaliação dos canis e gatis do Curso de Formação de Oficiais de Controle Animal – Registro observacional.

Data: Hora início obs.: Hora término obs.:
Identificação do canil: Gatil: Espécie observada: cães ( ) gatos ( )
Censo (quantidade de animais): Raça (porte):
Sexo: M ( ) F ( ) Estado reprodutivo: cio ( ) castrado ( ) amamentando ( )
Idade aproximada: Filhote ( ) Adulto ( ) Velho ( )
Observações:

Condições ambientais:
Condições de conforto R ( ) B ( ) O ( ) Obs.:
- Espaço R ( ) B ( ) O ( ) Obs.:
- Ventilação R ( ) B ( ) O ( ) Obs.:
- Temperatura (conforto térmico) R ( ) B ( ) O ( ) Obs.:
- Iluminação R ( ) B ( ) O ( ) Obs.:
- Acesso ao sol R ( ) B ( ) O ( ) Obs.:
- Acesso à sombra R ( ) B ( ) O ( ) Obs.:
- Local para dormir R ( ) B ( ) O ( ) Obs.:
- Segurança do animal R ( ) B ( ) O ( ) Obs.:
- Limpeza R ( ) B ( ) O ( ) Obs.:
- Destino de dejetos R ( ) B ( ) O ( ) Obs.:
- Tipo de costrução (p. ex., piso, paredes, teto, porta, janelas etc.) R ( ) B ( ) O ( ) Obs.:

Outros:

Condições de saúde:
Manifestações de: Dor ( ) Lesões ( ) Doenças ( ) Obs.:
Avaliação por sistemas orgânicos:
- Dermatológico (pele): ectoparasita – bicho de pé ( ) Ferimentos = úlceras ( )

Crescimento exagerado das unhas = onicogrifose ( ) Coceira = prurido ( ) Falta de pelo = alopecia ( ) tumor ( ) Outro:
- Cardiorrespiratório: tosse ( ) secreção oculonasal ( ) espirro ( ) mudança do tipo de respiração = taquipneia ( ) Dificuldade respiratória = dispneia ( ) Outro:
- Digestivo: vômito ( ) diarreia ( ) salivação ( ) lesões da cavidade oral ( ) Outro:
- Geniturinário: secreção vulvar ou peniana ( ) Sangramento ( ) Tumor vulvar ou peniano ( ) Dificuldade para urinar ( ) Mudanças do aspecto da urina ( ) Outro:
- Neurológico: Convulsões ( ) Incoordenação ( ) Tremores ( ) Tiques ( ) Paralisia ( ) Mudanças de comportamento ( ) Outro:
- Sensorial: Reatividade ( ) Baixa resposta aos estímulos táteis = hiporreflexia ( ) Resposta exagerada aos estímulos táteis = hiper-reflexia ( ) Disfunção visual ( ) Cegueira ( ) Sensibilidade exagerada à dor = hiperalgesia ( ) Baixa resposta a estímulos dolorosos = hipoalgesia ( ) Baixa capacidade auditiva = hipoacusia ( ) Surdez ( ) Alterações do paladar ( ) Alterações do olfato ( ) Outro:
- Edócrino: Obesidade ( ) Come muito = polifagia ( ) Bebe e urina muito = PD/PU ( ) Falta ou queda de pelo = alopecia ( ) Mudanças comportamentais ( ) Outro:
- Musculoesquelético – locomotor: Claudicação = mancar ( ) Fraturas ( ) Paralisia ( ) Outros:

Condições nutricionais:
Sinais de fome: Sede ( ) Desidratação ( ) Obs.:
- Tipo de ração: R ( ) B ( ) O ( ) Corresponde: Adulto ( ) Idoso ( ) De prescrição ( )
- Higiene do alimento: R ( ) B ( ) O ( ) Obs.:
- Qualidade do alimento: R ( ) B ( ) O ( ) Obs.:
- Quantidade do alimento: R ( ) B ( ) O ( ) Obs.:
- Armazenamento do alimento: R ( ) B ( ) O ( ) Obs.:

Comedouros e bebedouros
- Tipo: R ( ) B ( ) O ( ) Obs.:
- Higiene: R ( ) B ( ) O ( ) Obs.:
- Quantidade: R ( ) B ( ) O ( ) Obs.:
- Distribuição: R ( ) B ( ) O ( ) Obs.:
- Acessibilidade: R ( ) B ( ) O ( ) Obs.:

Estado nutricional do animal (peso): Ideal ( ) Sobrepeso ( ) Emagrecimento ( ) Obesidade ( ) Caquexia ( ) Obs.:

Condições psicológicas:
Emoções negativas: Medo ( ) Tédio ( ) Tristeza ( ) Irritação ( ) Bravo ( ) Excitação ( ) Depressão ( ) Tensão ( ) Apatia ( ) Frustração ( ) Outras:
Cognição: Dificuldades de aprendizagem ( ) Perda de memória ( ) Outra:

Condições comportamentais:
Reatividade: Alta ( ) Normal ( ) Baixa ( ) Obs.:
Comunicação: Expressões faciais ( ) Posturas corporais ( ) Vocalizações ( )
Manejo: Fácil ( ) Difícil ( ) Variável ( ) Muito difícil ( ) Obs.:
Interações do animal com:
- Seu ambiente: R ( ) B ( ) O ( ) Obs.:
- Outros animais: R ( ) B ( ) O ( ) Obs.:
- Pessoas: R ( ) B ( ) O ( ) Obs.:

Distúrbio-anomalia: comportamento ou movimento repetitivos = estereotipia ( ) Destruição ( ) Hiperatividade ( ) Vocalização excessiva ( ) Ansiedade ( ) Delírio ( ) Mau humor ( ) Outro:
Obs.:

R = regular; B = bom; O = ótimo; PD/PU = polidipsia/poliúria.
Adaptado de Instituto Técnico de Educação e Controle Animal (ITEC), 2012.[13]

gicas dos pacientes animais, que vão além do oferecimento de alimento, água e abrigo, e que incluem aspectos relacionados com a capacidade cognitiva do animal (manter sua mente ativa) com suas emoções (negativas e positivas) e sentimentos (como se sente o animal?), devem ser discutidas com os clientes, verificando sua possibilidade de satisfação.[15]

Em se tratando de bem-estar nutricional, além de conhecer a dieta necessária ao animal, os tipos de alimentos e as necessidades nutricionais, é fundamental conhecer a conduta alimentar dos carnívoros domésticos (o cão é generalista e o gato é especialista – carnívoro estrito). Também é preciso avaliar onde se armazena o alimento, como ele é administrado, sua acessibilidade e disponibilidade, em que horário e em que quantidade, revisando o aspecto das hierarquias quando são vários animais.[15]

No que se refere ao bem-estar físico, realizar um diagnóstico ambiental para proporcionar entorno apropriado e espaço suficiente, favorecendo sua complexidade mediante instalações adequadas com enriquecimento ambiental. Para isso, será muito importante conhecer o comportamento territorial, a conduta espacial e o modo como o animal administra seus espaços e seu tempo. De maneira complementar, garantir uma boa condição corporal que reflita boa saúde e harmonia entre ele e seu entorno; identificar e interpretar o comportamento durante dor ou enfermidade, com posturas antiálgicas, inatividade, mal-estar abdominal, quadros dolorosos etc.[15]

Quanto ao bem-estar mental, evitar ou reduzir o "sofrimento não necessário" mediante boas práticas clinicossanitárias que atendam as afecções orgânicas que habitualmente estão associadas a dor, angústia e temor (estresse mental), identificando certas manifestações do comportamento que são evidências inequívocas de sofrimento: sinais vitais anormais, mudanças físicas (lesões patológicas), modificações do comportamento, condutas compulsivas, fobias e alteração do estado de ânimo.[15]

No tocante ao bem-estar natural, existe a obrigação de oferecer aos animais sob nosso cuidado os estímulos sensoriais e sociais, as condições ambientais que permitam adequada interação com o entorno, com outros seres vivos (principalmente de sua mesma espécie) e com as pessoas. Desenvolver estratégias de manejo que se ajustem a seus canais de comunicação, favorecendo experiências seguras e confiáveis; oferecer sinais coerentes de comunicação interespecífica (humano-animal), evitando sinais ameaçadores, obtendo ao final uma maior estabilidade emocional e uma constância comportamental que facilitará a interação.[15]

Algumas das razões pelas quais é essencial promover a saúde e o bem-estar na clínica de pequenos animais são:

- Assegurar que todos os pacientes recebam os melhores cuidados
- Fazer com que os clientes enfrentem menos crises, detectando precocemente os problemas comportamentais e sanitários dos seus animais
- Garantir que os pacientes desfrutem de uma vida mais sadia e longa, o que poderia implicar para o clínico maior benefício expresso em visitas e utilização dos serviços da clínica
- Assegurar que se aproveitem e se utilizem da melhor maneira os recursos humanos e as instalações da clínica
- Estimular que os funcionários se sintam mais orgulhosos, comprometidos e satisfeitos com seu trabalho
- Incentivar os proprietários e a comunidade em geral a incrementar seus contatos educativos com a clínica (p. ex., aulas para socialização de filhotes e comunicação animal, controle do comportamento, educação básica e entretenimento, controle da reprodução, profilaxia e prevenção de enfermidades infecciosas e parasitárias, bem-estar nutricional e saúde oral).[14,15]

■ Considerações finais

O convívio do ser humano com cães e gatos, fenômeno de caráter global, remonta a milênios e configura-se como um dos mais estreitos e intensos vínculos entre espécies. A intensidade dessa relação repercute de modo importante sobre a saúde das pessoas e dos animais.[16] A relação entre os seres humanos e os gatos (*Felis catus*) tem mudado ao longo do tempo. A quantidade de proprietários de gatos vem aumentando em todo o mundo; países da Europa têm quantidade de gatos que ultrapassou a população de cães, em parte graças à sua adaptação a apartamentos e casas pequenas.[17]

Atualmente, os cães são usados para preencher mais necessidades humanas que qualquer outra espécie doméstica. No entanto, as visões culturais sobre os cães variam regionalmente em um mesmo país, bem como a prática da guarda responsável* de um animal. Eles podem receber nomes de seres humanos e ser tidos em alta conta ou podem ser considerados pestes. Entre esses dois extremos estão as percepções e culturas indiferentes ao bem-estar dos animais.[18]

Do ponto de vista jurídico, o animal não humano é considerado propriedade. Nesse sentido, os termos "tutor", em vez de "proprietário", e "guarda responsável", no lugar de "propriedade responsável", seriam mudanças legais necessárias que acompanhariam a evolução da valoração do animal na sociedade.

O conhecimento dos aspectos de guarda responsável praticados pelos guardiões/clientes é fundamental para o entendimento do vínculo existente entre família e animal de estimação, e auxilia na avaliação da qualidade de vida do animal e na prevenção do abandono. A baixa procura pela atenção médica veterinária para os animais reflete a pouca preocupação dos proprietários em solicitar atenção veterinária, bem como a falta de acessibilidade geográfica e financeira a esse serviço.[19] Outro agravante para a saúde e o bem-estar de cães e gatos está relacionado com abusos físicos e emocionais e crueldade. O médico-veterinário pode ser o primeiro a detectar que algo não caminha bem na família quando desconfia de traumas não acidentais nos animais de estimação. Pesquisadores têm proposto diferentes estratégias para a abordagem desses casos na clínica de pequenos animais.

*Definição de OPAS e WSPA, 2003: "A condição na qual o guardião de um animal de companhia aceita e se compromete a assumir uma série de deveres centrados no atendimento das necessidades físicas, psicológicas e ambientais de seu animal, assim como prevenir os riscos (potencial de agressão, transmissão de doenças ou danos a terceiros) que seu animal possa causar à comunidade ou ao ambiente, como interpretado pela legislação pertinente. Definição da International Companion Animal Management Coalition (ICAMC): "It is a principle of animal welfare that owners have a duty to provide sufficient and appropriate care for all their animals and their offspring. This 'duty of care' requires owners to provide the resources (p. ex., food, water, health care and social interaction) necessary for an individual dog to maintain an acceptable level of health and well-being in its environment – the Five Freedoms (Freedom from hunger and thirst; freedom from discomfort; freedom from pain, injury or disease, freedom to express normal behavior; freedom from fear and distress (Farm Animal Welfare Council – FAWC). Owners also have a duty to minimize the potential risk their dog may pose to the public or other animals" (www.fawc.org.uk/freedoms.htm).

Além de ser uma demanda social, um compromisso ético e uma exigência legal, o estudo e aproximação adequada da ciência de bem-estar animal exige dos clínicos veterinários um espírito interdisciplinar em que diferentes conceitos e perspectivas são necessários para identificação e compreensão dos principais problemas de bem-estar em pequenas espécies.

O diagnóstico e a intervenção para resolução dos problemas exigirá uma ampliação dos conhecimentos do clínico e do tipo de atenção oferecida em clínicas e consultórios, além do reconhecimento dos diferentes papéis que os animais de companhia representam na cultura regional e, consequentemente, a adequada interação entre os três aspectos do bem-estar: a ciência, a ética e a lei.

Referências

1. World Society for the Protection of Animals; University of Bristol. Introdução ao bem-estar animal. In: Conceitos em bem-estar animal. London: WSPA; 2004.
2. Animal Welfare Certificate by Cambridge E-learning Institute, 2006.
3. McMillan FD. Mental health and well-being in animals. Boston: Blackwell Publishing; 2005.
4. Rochlitz I. The welfare of cats. London: Springer; 2007.
5. Broom D, Fraser A. Domestic animal behaviour and welfare. 4th ed. Oxfordshire: CABI International; 2007.
6. Calderón Maldonado NA, 2009 apud Garcia RCM, Lombardi A, Nunes VFP. Bem-estar animal, 2014. In: Instituto Técnico de Educação e Controle Animal: Apostila do Curso de Formação de Oficiais de Controle Animal. Ed. 14, 2014, 126p.
7. Farm Animal Welfare Council [Internet]. [Citado em 2008 Out. 20]. Disponível em: http://www.fawc.org.uk/freedoms.htm.
8. Instituto Técnico de Educação e Controle Animal. Introdução ao manejo etológico canino. Cursos de Formação de Oficiais de Controle Animal. DVD. 2008.
9. Fraser D. Understanding animal welfare. Oxford: Wiley-Blackwell, 2008.
10. Grandin T. Improving animal welfare. A Practical approach. Oxfordshire: CABI, 2010. 328p.
11. Mellor DJ, Patterson-Kane E, Stafford KJ. The sciences of animal welfare. 2009. 212p
12. Welfare Quality. Welfare Quality assessment protocol for poultry (broilers, layinghens). Welfare Quality Consortium, Lelystad, Netherlands, 2009. 111p.
13. ITEC – Instituto Técnico de Educação e Controle Animal. Apostila Curso e Formação de Oficiais de Controle Animal, 2012, 120p.
14. Jevring C, Catanzaro T. Healthcare of the well pet. Scotland: W.B. Saunders; 1999.
15. Calderon Maldonado NA. Desarrollo de un programa de salud comportamental y bienestar animal en la clinica de pequeños animales [Internet]. [Citado em 2009 Out 2009]. Disponível em: http://nestorcalderon.concienciaanimal.org/nestorcalderon/articulos/desarrollo_programa_salud_comportamental_y_bienestar_animal_en_la_clinica_de_pequeños_animales_copyright_nestor_calderon_maldonado.htm
16. Beck A, Karcher AH. In: Pets are family. Between pets and people: the importance of animal companionship. Indiana: Purdue University Press; 1996. p. 40-62.
17. Beaver BV. Comportamento felino: um guia para veterinários. 2. ed. São Paulo: Roca; 2005.
18. Beaver BV. Comportamento canino: um guia para veterinários. São Paulo: Roca; 2001.
19. Garcia RCM. Estudo da dinâmica populacional canina e felina e avaliação de ações para o equilíbrio dessas populações em área da cidade de São Paulo, SP, Brasil [tese]. São Paulo: Faculdade de Medicina Veterinária e Zootecnia, Universidade de São Paulo; 2009.

256 Comportamento Animal

Mauro Lantzman

■ Introdução

As queixas relativas ao comportamento de cães e gatos têm se tornado cada vez mais comuns na clínica veterinária. Frequentemente, os proprietários apresentam dificuldades com seus animais e, neste caso, o clínico veterinário deve tentar auxiliá-los a melhor compreender os comportamentos exibidos ou buscar ajuda de profissionais especializados no estudo do comportamento animal. Essa é a expressão tradicional na relação médico-paciente, uma questão privada, que envolve o animal e sua família humana.

Contudo, o comportamento inadequado de um animal de estimação pode causar perturbação e lesões corporais a pessoas estranhas ou a animais não familiares. A questão deixa de ser privada para entrar na esfera pública.

Tanto nos casos de proprietários que procuram ajuda profissional para encontrar uma solução para a queixa comportamental quanto nos casos em que há a necessidade de uma perícia para analisar e avaliar o comportamento exibido, o diagnóstico comportamental depende não só de conhecimentos de diversas áreas básicas características da medicina veterinária, como a anatomia, a fisiologia e a farmacologia, como também de conhecimentos específicos nas áreas de etologia clínica (bases fisiológicas e neurobiológicas do comportamento, psicofarmacologia, cognição animal, psicologia comportamental), da psicologia e da terapia familiar.

O destaque se dá sobre a etologia, ciência que oferece ao veterinário ferramentas conceituais e metodológicas importantes para entendimento e análise do comportamento. A etologia traz a perspectiva evolutiva do comportamento, isto é, aceita que o processo da seleção natural atuou de modo a resultar em comportamentos adaptativos para cada espécie. Ao privilegiar a observação e a descrição do comportamento, a etologia oferece a oportunidade de compreensão dos animais de maneira mais adequada: uma espécie com suas características evolutivas próprias.

Muitos dos comportamentos dos animais domésticos resultam do modo como ocorreu sua adaptação ao ambiente físico e social humano. Tais comportamentos, contextualizados no ambiente evolutivo, poderiam ser considerados adaptativos, mas são vividos como problemas pelas pessoas.

Grande parte dos comportamentos exibidos ou relatados aos veterinários pelos proprietários diz respeito a comportamentos espécie-específicos e que, portanto, não deveriam ser considerados anormais ou doentios. Um exemplo seria a queixa de hiperatividade em cães das raças Border Collie, Beagle ou Fox Terrier, cujos comportamentos exibidos não são apropriados a espaços de convivência reduzidos, como em um apartamento. Trata-se de uma característica comportamental selecionada para competências específicas: o trabalho de pastoreio e a caça. Gatos que mordem e arranham pessoas podem estar apenas manifestando seu comportamento territorial.

A queixa que o proprietário apresenta pode ser, então, o resultado da dificuldade tanto do ser humano como do animal de companhia de se ajustarem um ao outro. Isso muitas vezes está associado a problemas de comunicação e, principalmente, à falta de informações sobre o comportamento típico daquela espécie.

Sob essa perspectiva, muitas das queixas comportamentais comuns no consultório veterinário não deveriam ser classificadas como distúrbios de comportamento, no sentido de que esse diagnóstico é emprestado da psiquiatria como um distúrbio neurológico, uma doença.

■ Importância do diagnóstico comportamental

Quando o veterinário é chamado como perito em um caso judicial de conflitos envolvendo animais, seus proprietários e terceiros, o profissional estará criando um laudo comportamental que não se presta somente como documento técnico, mas também poderá auxiliar na solução dos problemas de ordem comportamental causadores de conflito.

Tanto nesse contexto quanto para o veterinário clínico, o sucesso da intervenção depende do diagnóstico, o qual só pode ser realizado por um profissional capaz de investigar a queixa comportamental.

Em primeiro lugar, o profissional precisa fazer um diagnóstico diferencial da queixa apresentada entre comportamentos associados a condições médicas, distúrbios funcionais, alterações hormonais, intoxicação e doenças específicas daqueles comportamentos que têm origem em outras condições.

Um bom exemplo é a agressividade por dor. Cães portadores de displasia coxofemoral podem exibir agressividade antes de manifestar os sintomas típicos dessa doença. Outro exemplo são os casos de convulsão, que podem se manifestar na forma de agressividade direcionada ao proprietário ou a outras pessoas ou animais. Ainda há os casos de agressividade e distúrbios cognitivos associados a hipotireoidismo, neoplasias, cinomose e envelhecimento, entre outros.

Concluído o diagnóstico diferencial, a investigação da queixa deve focar-se nos aspectos eminentemente comportamentais.

Dentre as categorias comportamentais que precisam ser investigadas para melhor se compreender a queixa, destacam-se o comportamento social, o comportamento territorial, a comunicação e a cognição.

A avaliação de tais classes comportamentais possibilita um quadro geral sobre o comportamento do indivíduo em relação ao padrão típico da espécie, possibilitando a identificação de disfuncionalidades.

Dois parâmetros de análise são fundamentais: as causas proximais ou imediatas e o processo de desenvolvimento do comportamento ou ontogenia.

Causas proximais ou imediatas buscam estabelecer as relações de causa e efeito entre comportamento e genes, explicitando os múltiplos processos que o desencadearam. Portanto, envolve identificar não apenas o gene relacionado com o comportamento, mas quais fatores e estímulos internos e externos desencadearam sua manifestação no modo de comportamento e como os sistemas nervoso, endócrino e muscular se integraram para capacitar o organismo a agir desse modo.[1]

Na sequência do diagnóstico, é preciso investigar a ontogenia do comportamento: como veio a se desenvolver ao longo da vida do animal.

Além disso, não se pode pretender entender o comportamento do animal de estimação sem compreender minimamente a dinâmica, a estrutura e a organização da família na qual o animal está inserido. O comportamento do cão doméstico é influenciado e influencia o ambiente social em que está inserido, ou seja, a família humana que o adotou.

Instrumentos para um diagnóstico comportamental

Pelo menos três instrumentos podem ser utilizados para se chegar ao diagnóstico comportamental: a entrevista estruturada, o questionário e os testes comportamentais.

Entrevista estruturada

Muitos aspectos do comportamento podem não se manifestar espontaneamente e dependem da descrição do proprietário. Nesse sentido, a descrição deve ser detalhada, tomando-se cuidado para evitar aspectos subjetivos e descrições vagas e imprecisas.

O roteiro apresentado a seguir indica os principais tópicos a serem abordados em uma entrevista:

- Dados do animal e do proprietário
  - Nome, raça, espécie, sexo, nascimento, vacinas
  - Proprietário, residência, endereço, área
  - Dados sobre aquisição: quando, local, idade da aquisição, motivos, escolha
  - Experiência prévia com outros animais
  - Adestramento
- Histórico médico
- Queixa
- História sob o ponto de vista do proprietário
  - Descrição livre
  - Definição do problema – ocorrência mais recente
  - História de desenvolvimento
    - Descrição objetiva e completa do problema
    - Análise comportamental (reforçadores/punições)
    - Identificação das motivações e dos estímulos que eliciam o comportamento
    - Identificação dos reforçadores
    - Identificação das tentativas de "tratamento/correção/punição"
    - Descrição das posturas corporais e outras ações manifestas observadas
    - Identificação de padrões de comportamento, reações e interações
    - Ocorrências prévias, em especial a primeira ocorrência
- Observação do comportamento no ambiente em que ele ocorre
- Exploração das diversas classes de comportamento e interações
  - Alimentação – eliminações
  - Vocalização
  - Atividade geral/descanso/sono – descrição, local
  - Passeio/exercícios/outras interações – frequência, descrição
  - Territorial
  - Exploratório – lúdico
- Primeiro ano de vida
  - Experiência com mãe e irmãos
  - Educação – aprendizagem – obediência – adestramento
  - Comportamento exploratório – socialização – habituação
- Identificação de outros comportamentos
  - Ansiedade, medos e fobias
  - Agressividade
  - Compulsividade/estereotipias/alucinações
  - Destrutividade
  - Hiperatividade/depressão
- Dados sobre a família
  - Composição familiar, incluindo animais e funcionários
  - Coesão, adaptabilidade e comunicação familiar
  - Interação/vínculo com familiares – manifesto pelas atividades que realiza com o animal de companhia
  - Alimentação – higiene – cuidados médicos
  - Passeio – contato – brincadeira.

Questionários

Atualmente, é possível o acesso a uma série de questionários* para se avaliar o comportamento dos animais domésticos sob diversos aspectos: identificar tendências comportamentais de diferentes raças caninas, avaliar aspectos genéticos associados a diferentes comportamentos, avaliar habilidades e competências, selecionar cães para trabalho, atividade e terapia mediada por animais e identificar distúrbios comportamentais.[2]

Tais questionários possibilitam que o profissional avalie de modo quantitativo as manifestações comportamentais exibidas como, por exemplo, quando se quer avaliar o potencial de agressividade de um animal.

Entre os vários instrumentos de avaliação encontrados na literatura destaca-se o QuestPetVet®,** questionário autoaplicável que possibilita tanto a avaliação do comportamento animal como da familia.[3]

Já o CBARQ*** é um questionário validado que possibilita a avaliação do comportamento do animal de estimação. Ele é um excelente instrumento que pode ser preenchido pelo proprietário antes da consulta comportamental.

Testes

Em alguns casos, contextos ou estímulos podem ser apresentados ao animal para eliciar o comportamento que se deseja observar. Se não oferecerem risco às pessoas envolvidas, esses testes possibilitam a ampliação do entendimento do comportamento, possibilitando confrontar o relato apresentado com o comportamento manifesto (p. ex., em casos de cães que latem e que só exibem a vocalização quando o telefone, a campainha ou o interfone toca, ou cães que manifestam agressividade direcionada a pessoas estranhas ou a animais não familiares durante o passeio).

---

*http://animalalternatives.org/nss-folder/hiddenpdfsfolder/CatBehaviorQuestionnaire.pdf; http://www.olddominionanimalhospital.com/forms/BPDC-F07.pdf; http://www.olddominionanimalhospital.com/forms/BPDC-F03.pdf; http://www.drmoffat.com/forms/caninebehaviorquestionnaire.pdf.

**http://www.pet.vet.br/QuestPetVet.pdf

***http://vetapps.vet.upenn.edu/cbarq/.

■ Referências

1. Nunes SA, Vieira ML. Fundamentos históricos e epistemológicos no estudo do comportamento paterno. Psicologia Argumento. 2009;103-15.
2. Lantzman M. O cão e sua família: temas de amor e agressividade [tese]. São Paulo: Pontifícia Universidade de São Paulo; 2004.
3. Olson DH, Portner J, Bell RQ. Faces II: family adaptability and cohesion evaluation scales. Minesota: University of Minesota; 1982.

■ Leitura sugerida

Landsberg G, Hunthausen W, Ackerman L. Handbook of behaviour problems of the dog and cat. Oxford: Butterworth-Heinemann; 1997.

Lindsay S. Handbook of applied dog behavior and training. Iowa: Blackwell Publishing; 2000.

Overall KL. Clinical behavioral medicine for small animals. St. Louis: Mosby; 1997.

257 Direito Animal | Relações de Consumo e Animais

João Ricardo da Mata

Introdução

O clínico veterinário deve estar atento ao regramento que envolve a sua área de atuação. O sistema jurídico brasileiro apresenta uma hierarquia normativa com seu ápice focado na Constituição Federal. A Constituição fixa as competências para a criação de leis e de outros instrumentos jurídicos que estruturam nossa comunidade.

Em relação aos animais, o texto constitucional é genérico, abrangendo amplamente o tema no capítulo "Do Meio Ambiente" (art. 225) e no título "Da Organização do Estado" (art. 23, VI e VII; art. 24, VI). O legislador constitucional traçou os princípios básicos de proteção e defesa ambiental, remetendo ao legislador ordinário (União, Estados e Distrito Federal) a competência para fixação de suas diretrizes e regras específicas.

Neste sentido, temos um verdadeiro leque de leis que abordam as matérias relacionadas com os animais: Código Civil (Lei nº 10.406/02), Lei Ambiental (9.605/98), Lei de Biossegurança (11.105/2005), entre outras.

Entretanto, em que pesem a diversidade normativa e as novas abordagens filosóficas envolvidas (bem-estar animal), traçaremos os aspectos mais básicos e diretamente aplicáveis de nossas leis vigentes.

A tradição, sobretudo do direito romano, manteve em nosso Código Civil Brasileiro os animais como bens móveis (art. 82). A Professora Maria Helena Diniz[1] ressalta que os animais, por se moverem de um lugar para outro, por movimento próprio, são bens semoventes.

Todavia, diferentemente da maioria dos outros bens móveis, os animais têm uma tutela jurídica específica amparada por diversas leis ordinárias federais, estaduais e municipais.

Dentro desse arcabouço legal, destacamos a Lei Federal nº 9.605/98, que tipificou algumas condutas como crimes ambientais, afastando grande parte da autonomia característica dos direitos de propriedade. Assim, mesmo sendo proprietário, o ser humano não pode "praticar ato de abuso, maus-tratos, ferir ou mutilar animais" (art. 32).

Outras leis federais esparsas regulamentam situações específicas, como a Lei Federal nº 10.220/01, que dispõe sobre o profissional "peão de rodeio" no território nacional (autorizando, portanto, a montaria em touros e cavalos de rodeio), e a Lei Federal nº 7.643/87, que criou o crime de "molestamento de cetáceo", com pena de até 5 anos de reclusão.

No Estado de São Paulo, a cordotomia em cães e gatos foi proibida pela Lei Estadual nº 11.488/03, por ser considerada um modo de mutilação cruel e desnecessário.

Na esfera municipal, muito controversa é a competência desse ente federativo para legislar sobre matéria ambiental. Contudo, inúmeros municípios já proibiram a apresentação pública de animais em circos.

Por outro lado, de maneira indireta, a Lei Federal nº 5.517/68, que regulamenta a profissão do médico-veterinário, acaba tratando da matéria ao fixar como competência privativa "a prática da clínica em todas as suas modalidades" (art. 5º, alínea "a"). Assim, fica assegurada, a todos os animais, a prática da terapêutica apenas por profissionais com formação em medicina veterinária, sendo uma contravenção penal o exercício irregular da clínica veterinária (além das outras competências privativas determinadas pela referida lei), nos termos do artigo 47 do Decreto-Lei nº 3.688/41 (Lei das Contravenções Penais).

A atividade clínica, por sua natureza técnica, deve ser exercida dentro dos preceitos éticos e científicos da medicina veterinária, sendo ampla a responsabilidade do clínico pela observância e cumprimento das leis de proteção animal e de saúde pública. Não apenas o bem-estar animal deve nortear a atividade do profissional, mas também a segurança e a saúde humana em casos de suspeita ou confirmação de doenças de notificação compulsória como, por exemplo, a raiva.

Relações de consumo e animais

A atividade veterinária, desempenhada pelo clínico de pequenos animais, é uma típica relação de consumo, estando abrangida pelas regras do Código de Defesa do Consumidor (Lei Federal nº 8.078/90).

Conforme o texto legal, "consumidor é toda pessoa física ou jurídica que adquire ou utiliza produto ou serviço como destinatário final". Por outro lado, o fornecedor é definido como toda pessoa (física ou jurídica) que desenvolve, entre outras atividades, a prestação de serviços. Assim, a assistência clínica veterinária, como atividade final (não intermediária dentro de uma cadeia produtiva), satisfaz o quadro normativo vinculante entre fornecedor (veterinário) e consumidor (cliente).

Dentro dessa óptica, devemos ressaltar os direitos básicos do consumidor, nem sempre devidamente respeitados, que implicam certas obrigações e responsabilidades aos profissionais veterinários.

A proteção da vida, a segurança, a educação, a informação adequada e clara, a prevenção de danos (patrimoniais e morais), entre outros, são os principais direitos assegurados pelo Código de Defesa do Consumidor.

Na rotina de trabalho do médico-veterinário, a não observância de uma conduta adequada pode desencadear prejuízos ao cliente e ao próprio profissional. É de extrema valia a correta interpretação das diretrizes legais em consonância ao desenvolvimento da atividade clínica.

Sem dúvida, o direito de informação do consumidor é um dos pontos que enfrenta grande resistência na classe médica. O dever de informar é oriundo da boa-fé e altamente valorado na complexa sociedade de riscos e da informação contemporânea. A boa-fé significa uma atuação refletida, um comportamento direcionado ao outro (cliente), respeitando seus interesses e suas expectativas, sem abusos ou obstruções, aconselhando o consumidor e cooperando para se alcançar o bom fim das obrigações contratuais (serviços veterinários).[2]

A Professora Daisy Gogliano,[3] em relação à atividade médica humana, traz o seguinte ensinamento:

> Não é pelo fato de não coincidir ser especialista em medicina e desconhecer a arte e ciência médica, que não tem direito de ser informada, esclarecida sobre o ato médico a ser praticado em seu corpo. Por outro lado, a qualidade de ser médico não confere ao profissional a faculdade de se tornar dono do corpo alheio, dispondo do mesmo e de suas partes, como meros instrumentos de terapêutica, relegando a dignidade da pessoa humana, sua inviolabilidade e sua incomunicabilidade, a bem da saúde.

O cliente tem o direito de ser informado sobre os riscos que o tratamento e a terapêutica veterinária encerram, para que, conscientemente, possa declarar sua vontade. Para tanto, a informação deve ser dada levando-se em conta as condições socioculturais do cliente, em linguagem que possa compreender a conduta clínica a ser adotada.

Por outro lado, devemos ressaltar que a prestação de serviço veterinário é uma típica obrigação de meio, pois o clínico se compromete a usar de todo conhecimento, prudência e diligência normais para alcançar um resultado, sem, contudo, se vincular a obtê-lo.

Assim, nem todo insucesso pode ser imputado ao profissional. O Código de Defesa do Consumidor (art. 14, 4º) estabelece a apuração da responsabilidade do médico-veterinário (profissional liberal) mediante a verificação de culpa (imprudência, negligência ou imperícia).[4]

Na atualidade, as ações indenizatórias movidas em face de veterinários são cada vez mais frequentes, preocupando nossa classe profissional e exigindo mudanças de comportamento e de atendimento: o cliente não deve ser interpretado como um inimigo, mas como um parceiro em mútua relação de direitos e obrigações.[5]

Considerando-se que o Código de Defesa do Consumidor aponta a culpa e a prestação de um serviço defeituoso como as bases da responsabilidade civil dos profissionais liberais, a prova pericial será sempre necessária para a avaliação da conduta do médico-veterinário. A garantia constitucional da ampla defesa (art. 5º, inciso LV da Constituição Federal) fundamenta o direito à prova pericial e afasta, por vezes, a competência dos Juizados Especiais Cíveis ("Pequenas Causas") para o julgamento das demandas, lançando a controvérsia para a Justiça Comum (Varas Cíveis), mais apta a uma análise aprofundada da matéria.

Uma triste realidade, geralmente decorrente da massificação do atendimento clínico, é a da falta de registro e de documentação veterinária (prontuários). Os relatórios clínicos são essenciais ao veterinário, para acompanhamento da evolução de seu paciente, e ao proprietário que terá o histórico técnico do tratamento de seu animal preservado. Em muitas ações judiciais, quando da realização da prova pericial, os prontuários são fontes de aferição da postura do clínico e a sua ausência pode implicar responsabilidade ao profissional, pois no Código de Defesa do Consumidor existe a inversão do ônus da prova em favor do consumidor, cabendo ao veterinário demonstrar que não agiu culposamente.

Em um interessante julgado da lavra do respeitável magistrado José da Ponte Neto, da 10ª Vara Civil do Foro Central de São Paulo (Processo nº 583.00.2000.642203-3), restou condenado o hospital veterinário pela não apresentação de documento que afastasse a negligência do profissional ao dar alta médica para um animal que necessitava de exame ultrassonográfico (paciente posteriormente diagnosticado com intussuscepção), assim fundamentando:

> No caso de não autorização do exame pela autora, como é curial, deveria o hospital-réu ter colhido uma declaração da autora por escrito, como se costuma fazer no meio veterinário; tal declaração não foi apresentada pelo réu. Na sequência, concluiu o perito judicial que o réu interrompeu sem justificativa o tratamento clínico da paciente.

O profissional da área veterinária deve sempre estar atento à segurança do animal e de seu proprietário. Muitos tratamentos envolvem fármacos com relativo potencial tóxico, que podem pôr em risco a saúde animal e do consumidor. Nunca serão demais o zelo e a correta explicação, de preferência por escrito (como já ressaltado), de como devem ser administrados os agentes farmacológicos e os devidos cuidados com a segurança no ato de aplicação: necessidade de utilização de luva, lavar as mãos após o contato com a substância etc.

A prevenção é a regra de ouro da atualidade e o clínico não pode ser negligente nesse quesito. Por pressões mercadológicas, às vezes, notamos profissionais trabalhando em condições precárias que agravam os riscos de acidentes que são facilmente evitáveis. Lamentavelmente, em alguns casos, a improvisação assume o lugar da regra. Todavia, essa aparente facilidade acaba sendo desencadeadora de danos de difícil reparação.

O consumidor vem buscando serviços de qualidade, com profissionais nos quais possa confiar e que o orientem e saibam explicar os riscos existentes, bem como todas as informações essenciais para a manutenção correta dos tratamentos indicados ao seu animal. O clínico deve se ater a esses pontos paralelos ao tratamento, porém primordiais para um bom relacionamento com seus clientes.

Referências

1. Diniz MH. Direito civil brasileiro. 20ª ed. São Paulo: Saraiva; 2003.
2. Marques CL. A responsabilidade dos médicos e do hospital por falha no dever de informar ao consumidor. Revista dos Tribunais. 2004;827:11-48.
3. Gogliano D. Morte encefálica. Revista de Direito Civil, Imobiliário, Agrário e Empresarial. 1993;63:57-85.
4. Dias JA. Da responsabilidade civil. 11ª ed. Rio de Janeiro: Renovar; 2006.
5. Ferraz OLM. Questionamentos judiciais e a proteção contra o paciente: um sofisma a ser corrigido pelo gerenciamento de riscos. Bioética. 1997;5:7-12.

258 Estresse e Síndrome Geral de Adaptação

Anna Carolina Barbosa Esteves Maria, Paulo César Maiorka

A capacidade de nosso organismo manter-se o mais estável possível, ante qualquer agressor interno ou externo, vem sendo estudada há séculos. Só em 1936, contudo, o médico Hans Selye, na tentativa de compreender o desequilíbrio da homeostase e observar a resposta do organismo diante dessa situação, idealizou a síndrome geral de adaptação, publicada em um artigo pela revista *Nature*, no mesmo ano.[1,2]

A síndrome geral de adaptação é constituída de três fases distintas. Dependendo do tipo de estressor, da duração e da intensidade, pode sofrer variações.[1,2]

A primeira é a *fase de alarme*, quando ocorre o reconhecimento da situação estressora pelo sistema nervoso central. Ela tem como resposta a chamada ação de "luta ou fuga", proposta em 1929 por um fisiologista da Universidade de Harvard chamado Walter Cannon. Ao primeiro sinal de ameaça, a informação é processada pelo hipotálamo, que irá ativar o sistema nervoso autônomo simpático e o eixo simpático adrenomedular, com subsequente ativação do eixo hipotálamo-pituitária-adrenal (HPA).[1-5]

Com a ativação do sistema nervoso autônomo, diversos parâmetros fisiológicos serão alterados por meio da secreção de catecolaminas da medula adrenal e dos terminais nervosos noradrenérgicos, como aumento da frequência, débito e contração cardíaca, secreção de glândulas exócrinas, vasoconstrição periférica, glicogenólise e gliconeogênese, entre outros. Essas alterações preparam o organismo para agir rapidamente mediante situações estressoras.[1-5]

De 6 a 48 h após iniciar-se a situação estressora, os animais começam a apresentar aumento considerável do córtex adrenal, em resposta à liberação de hormônio adrenocorticotrófico (ACTH) pela ativação do eixo HPA; atrofia de órgãos linfoides, como timo, baço e linfonodos; úlceras gástricas e duodenais; perda dos lipídios da cortical e substância cromafim da adrenal; acúmulo de transudato pleural e peritoneal; perda do tônus muscular; queda da temperatura corporal; hiperemia cutânea; exoftalmia; aumento da produção de lágrimas e saliva; e, em alguns casos, observa-se necrose focal do fígado.[1-5]

Se o organismo continuar sendo exposto a qualquer agente nocivo capaz de provocar a reação de alarme, inicia-se a *fase de resistência*. Nesta, a adrenal apresenta-se aumentada, com recuperação dos grânulos lipídicos da cortical e vacuolização das células cromafins da medula. Essa fase pode durar um longo período e os efeitos da ativação do eixo HPA podem ser vistos mais claramente. Alterações no crescimento, na reprodução e no sistema imunológico podem ser observadas. Com o passar do tempo, se o estímulo estressor for diminuído, o organismo sofrerá adaptação e as suas funções retornarão à normalidade.[1-3]

Nos casos em que o estímulo estressor permanece com a mesma intensidade por um longo período, o organismo não consegue mais se manter estável e começa a apresentar diversas alterações; caso esse estímulo estressor não seja removido a tempo, pode levar ao óbito. Os sintomas nessa fase são similares aos da fase de alarme, porém mais intensos, determinando a terceira e última fase, conhecida como *fase de exaustão*.[1-3,5]

Nessa fase, a depleção dos estoques energéticos é acentuada pela atividade do eixo HPA e pelo início das mudanças fisiopatológicas nos sistemas imunológico e gastroentérico, com imunossupressão grave e úlceras, respectivamente. Danos aos neurônios do hipocampo, desenvolvimento de certas doenças crônicas (como diabetes e hipertensão) e aparecimento de distúrbios comportamentais são também observados. Essa fase pode iniciar-se 1 a 3 meses após a fase anterior, sempre levando em conta a gravidade do agente estressor.[1-3,5]

Nenhum organismo consegue permanecer por muito tempo na fase de alarme: ou passa para a fase de resistência, ou vai a óbito. Quando o estímulo estressor for muito intenso e o indivíduo não tiver como escapar, o óbito ocorre já nas primeiras horas, mesmo antes de chegar à fase de resistência.[2]

Os estressores podem ser agrupados com base em suas características, duração e intensidade. Em relação à duração, eles são divididos em agudos ou crônicos; podem ser físicos, biológicos, químicos, psicológicos e sociais. Dentre os físicos, podemos destacar frio, calor, radiação, barulho, vibração, entre outros. Os químicos integram diversos tipos de medicamentos, venenos, entre outros. O estresse psicológico interage com o comportamento do indivíduo e altera, muitas vezes, a sua reação à ansiedade, ao medo e à frustração. Já o estresse social está relacionado com a dominância entre animais de determinado grupo, a introdução de novos indivíduos no seu *habitat* ou até a sua transferência para um local desconhecido.[6]

Por muitos anos, a resposta do organismo ao estresse foi dada como uma reação inespecífica, ou seja, o organismo apresentaria a mesma resposta biológica a todos os agentes estressores, independentemente de sua natureza.[1,2] Estudos mais recentes apontam uma variação na resposta do organismo diante dos estímulos estressores, ou seja, diferentes tipos de respostas biológicas podem ser apresentadas pelo indivíduo e a resposta ao mesmo estressor pode variar entre os indivíduos, independentemente de tipo, intensidade e duração do estresse.[5]

■ Referências

1. Selye HA. Syndrome produced by diverse nocuous agents. Nature. 1936;138:32.
2. Selye HA. Stress of life. New York: McGraw-Hill; 1956.
3. Moberg GP, Mench JA. The biology of animal stress: basic principles and implications for animal welfare. Oxon: CAB International; 2001.
4. Graeff F. Anxiety, panic and the hypothalamic-pituitary-adrenal axis. Revista Brasileira Psiquiatria. 2007;29(Suppl 1):3-6.
5. McCarty R, Pacak K. Alarm phase and general adaptation syndrome. In: Fink G, editor. Encyclopedia of stress. San Diego: Academic Press; 2007.
6. Pacak K, McCarty R. Acute stress response: experimental. In: Fink G, editor. Encyclopedia of stress. San Diego: Academic Press; 2007.

Seção D
Perícias

259
Introdução às Perícias e à Medicina Veterinária Legal | Conceitos Preliminares

Adriana de Siqueira, Alberto Soiti Yoshida

■ Introdução

Desde a Antiguidade os seres humanos se relacionam com os animais. Os cães foram domesticados antes dos gatos, os vínculos foram se estreitando e sofrendo modificações ao longo dos séculos. Atualmente cães e gatos são considerados verdadeiros membros da família, embora essa proximidade propicie problemas relacionados com a violência doméstica e suas consequências (Capítulo 264, *Violência Humana e Conexões*). No Brasil, há leis específicas que contemplam maus-tratos contra animais, situações de violência, abuso ou crueldade. Entretanto, a sociedade brasileira vem demandando alterações na legislação, por modificações, para que a violência contra os animais seja tratada de maneira mais rígida, principalmente com relação a sua punição. Atualmente a medicina veterinária legal não funciona apenas como uma ferramenta para materializar as provas na caracterização desses eventos em termos de tipificação penal, mas também como um dispositivo valioso para sua previsão, prevenção e, principalmente, na determinação do tipo de pena alternativa corretiva, caso essa seja concedida.

■ Aspectos legais

No ordenamento jurídico brasileiro, desde a década de 1930, há legislações federais que abarcam a questão animal, como o Decreto 4.645, de 10 de junho de 1934, sancionado pelo presidente Getúlio Vargas, o qual estabelece medidas de proteção aos animais.

A Lei nº 9.605, de 12 de fevereiro de 1998, que versa sobre os crimes ambientais, trata das "sanções penais e administrativas derivadas de condutas e atividades lesivas ao meio ambiente", e em seu artigo 32 determina que por "praticar ato de abuso, maus-tratos, ferir ou mutilar animais silvestres, domésticos ou domesticados, nativos ou exóticos", a pena é a detenção, de 3 meses a 1 ano, e multa. No parágrafo 1º, incorre nas mesmas penas quem realiza experiência dolorosa ou cruel em animal vivo, ainda que para fins didáticos ou científicos, quando existirem recursos alternativos e, no parágrafo 2º, a pena é aumentada de um sexto a um terço, caso ocorra a morte do animal.[1]

O Novo Código Penal, em fase de tramitação pelo Senado Federal e pela Câmara dos Deputados, em seus artigos 388 a 400 trata de crimes contra a fauna. O artigo 391 trata de abuso e maus-tratos aos animais, pena e agravantes quando culmina em óbito. Já o artigo 393 aborda o abandono dos animais, o tipo extremo de negligência; e o artigo 394 refere-se à omissão de socorro: deixar de atender ou ajudar um animal em "grave ou eminente perigo, e não pedir o socorro da autoridade pública". As penas para tais crimes foram elevadas para 1 a 4 anos.[2]

A legislação vigente sobre o meio ambiente não especifica o termo "negligência" para com os animais. Nesse aspecto, como analogia, pode-se avaliar a legislação sobre esse tema com relação a crianças e idosos. A Lei nº 8.069, de 13 de julho de 1990, do Estatuto da Criança e do Adolescente, no artigo 5 especifica: "nenhuma criança ou adolescente será objeto de qualquer forma de negligência, discriminação, exploração, violência, crueldade e opressão, punido na forma da lei qualquer atentado, por ação ou omissão, aos seus direitos fundamentais". Na Lei nº 10.741, de 1º de outubro de 2003, do Estatuto do Idoso, a determinação é semelhante à da criança e do adolescente. Na área humana, negligência é entendida como negação de cuidados e de proteção ao desenvolvimento das crianças, e tem sido apontada como um problema de saúde pública, constituindo-se, a partir de diversos estudos estatísticos, como o modo de maus-tratos mais prevalente na infância.[3] Por semelhança podemos aplicar esse mesmo conceito aos animais, por compartilharem da mesma vulnerabilidade, embora não haja estatísticas oficiais brasileiras sobre esse tipo de crime praticado em seres não humanos (Capítulo 264, *Violência Humana e Conexões*).

Atualmente, os médicos-veterinários brasileiros se deparam com as mais variadas situações de violência e não sabem como agir, ou mesmo a quem recorrer, dúvidas que também surgem em outros países.[4] O Código de Ética de nossa profissão não estabelece de modo claro qual deve ser a nossa atitude diante de atos de crueldade, maus-tratos e abuso; porém, no artigo 2º, diz-se ser nosso dever "denunciar às autoridades competentes qualquer forma de agressão aos animais e ao seu ambiente", sem, entretanto, esclarecer a autoridade ou instituição pública a quem compete receber e encaminhar a denúncia, tampouco o que deve ser considerado agressão. Além disso, em seu artigo 25, parágrafo I, o código determina também ser nosso escopo e dever "conhecer a legislação de proteção aos animais, de preservação dos recursos naturais e do desenvolvimento sustentável, da biodiversidade e da melhoria da qualidade de vida".

■ Avaliação dos animais vitimizados

Deve-se fazer uma avaliação muito criteriosa para determinar se um animal está sofrendo a consequência de algum acidente ou se os fatos foram provocados por algum agente (autoria humana). Os médicos-veterinários podem ser requisitados pela Justiça para avaliar animais com suspeitas de abuso ou maus-tratos (por ação de agente) ou de negligência, privação e muitas maneiras de restrição (mais comuns na omissão do agente). Tais constatações poderiam ser evidenciadas por histórico ou testemunho, se coerente ou desconexo, narrados pelo responsável ou cuidador do animal ao médico-veterinário, a vizinhos, a indivíduos na recepção da clínica; se há incongruência entre o histórico clínico e o exame físico do animal; o comportamento do animal; a relação entre a família e o animal. Denúncias e testemunhos de vizinhos, de parentes também fazem parte desse tipo de suspeita e precisam ser apurados na investigação do evento. Não raro cabe também a confirmação dos fatos testemunhados ou observados, inclusive da identidade animal, feita por práticas de confronto de testemunho, conhecidas nas rotinas investigatórias ao modo de "acariações". É importante lembrar que o próprio animal é uma evidência,[5,6] e deve ser protegido em "cadeias de custódia", como se faz com as demais provas, os quais muitas vezes precisam de fiéis depositários responsáveis por lhes garantir a vida até a finalização de toda demorada e, não raro, custosa demanda processual. A identificação correta do animal prevalece entre todas as prioridades. Fotografias em diversos ângulos e preferivelmente a marcação por dispositivo definitivo, como o uso de *transponder* (*microchip*), e informações em banco de dados de acesso público e confiável são recursos indispensáveis. Em seguida, caso seja condição emergencial com risco de morte, decida as soluções de suporte e garantia de vida. Depois verifique e documente as condições nas quais o animal foi encontrado, para que sejam elaborados relatórios clínicos e protocolos terapêuticos do animal durante o período de tratamento e de recuperação. Nos casos em que for possível, cabe também preparar o animal para adoção, devidamente documentada por contrato e termo de responsabilidade relatando as partes envolvidas (identificação civil completa). A transação deve elencar formalmente os direitos e responsabilidades mútuos, acrescidos também os documentos técnicos regulares: atestado de saúde, atestado de vacinação, termo de garantia (caso interesse) e algo que sirva como orientação ou "manual de instruções e uso" (como contempla o nosso código de defesa do consumidor).

■ Documentos técnicos e histórico

O prontuário médico e os documentos suplementares, tais como fotografias e exames de imagem, são todos documentos legais, e, em casos de violência, poderão ser anexados como parte do processo judicial. Por isso, é mandatório que o médico-veterinário tenha anotadas as informações sobre todos os procedimentos realizados, as solicitações e os resultados de exames complementares (e outras informações em geral registradas em prontuário). Não é raro que haja necessidade de investigar a condição ou as doenças com mais detalhes. Eventualmente os responsáveis pelos animais recusam-se a fazer o procedimento solicitado pelo médico-veterinário, seja por motivos financeiros, seja por outros fatores, como negligência, má vontade ou mesmo descaso, por acreditar que esse não seja necessário. Até mesmo esse tipo de objeção deve estar anotado, quando não documentado e assinado em termo de ciência, para que o médico-veterinário possa apresentar tais informações caso seja solicitado pela Justiça.[6] Sugere-se que haja uma cópia digitalizada do prontuário médico, para que os dados não sejam perdidos.

Se houver mais de um animal em uma propriedade, cada qual deve ter uma identificação exclusiva e independente, em prontuário contendo o histórico completo. Isto é válido especialmente nos casos envolvendo maior quantidade de animais ou uma unidade populacional coletiva, tais como animais em condição de rua, aglomerações, abrigos, múltipla criação etc.[6]

■ Avaliação comportamental

Geralmente o comportamento dos animais vitimizados é indicativo reforçador de tal condição. Há variáveis que influenciam o comportamento, tais como espécie, raça, sexo, tamanho, e se o animal é ou não intacto, ou mesmo se e com que frequência interage ao contato com humanos e se reage de modo amigável ou não. O hábito de lamber determinada região pode indicar a existência de uma lesão, bem como a vocalização ou a tentativa de morder à palpação de determinado local no exame clínico. As reações diante de situações de ameaça podem ser variadas, desde medo até ataque. É muito importante avaliar a maneira como o animal reage diante de seu responsável ou mesmo diante da pessoa que o agrediu, que pode ser uma demonstração de medo e de submissão. Entretanto, há casos em que o animal, embora seja maltratado, abane a cauda ao agressor. É particularmente relevante saber se atende a sua denominação própria (p. ex., aproxima-se ao ser chamado pelo nome). Nos casos de animais com restrição de espaço, esses podem reagir de maneira muito agressiva, porque raramente têm contato com pessoas. É importante salientar que a avaliação comportamental não é aceita como prova, mas certamente pode oferecer pistas quanto a comportamentos abusivos de seres humanos contra os animais.[5,7]

Toda maneira de violência tem um impacto negativo sobre o animal, o exame físico pode revelar apenas um aspecto desse malefício. É recomendável que profissionais veterinários tanto da área de comportamento como de bem-estar animal avaliem os aspectos comportamentais, o ambiente e a interação entre o animal e o seu responsável[8] (Capítulos 255, *Bem-estar Animal*, e 256, *Comportamento Animal*).

■ Exame do local ou ambiente

Em casos de investigação de violência contra os animais, o exame do ambiente ou local do suposto fato é parte muito relevante, particularmente para os casos de situação de abuso em rinhas ou colecionismo. Entretanto, nem sempre o médico-veterinário que está examinando o "objeto de delito" (paciente veterinário) tem acesso a essa informação, a não ser que seja um caso conduzido por um perito, ou lhe seja permitido o acesso ao local. Fotografias do lugar no qual o animal vive podem ser úteis na avaliação global do caso e devem poder registrar e confirmar endereço e entorno social (preferivelmente geolocalização acoplada), em uma sequência de eventos vindo do geral (exterior) ao específico (interior e detalhes).

Referências

1. Ministério do Meio Ambiente. Lei 9605/1998. http://www.planalto.gov.br/ccivil_03/leis/L9605.htm. Acessado em 22 de julho de 2013.
2. Senado Federal. Projeto de Lei do Senado n. 236 de 2012. Anteprojeto de Código Penal. http://www.senado.gov.br/atividade/materia/getPDF.asp?t=111516&tp=1. Acessado em 22 de julho de 2013.
3. Beserra MA, Corrêa MSM, Guimarães KN. Negligência contra a criança: um olhar do profissional de saúde. In: Silva LMP Org. Violência doméstica contra a criança e o adolescente. Recife: EDUPU, 2008; 39(2): 175-81.
4. Benetato A, Reisman R, McCobb E. The veterinarian's role in animal cruelty cases. JAVMA. 2011; 238(1):31-4.
5. Merck M. Veterinary forensics: animal cruelty investigations. 1st ed. Iowa: Blackwell Publishing, 2007.
6. Miller L, Zawistowski S. Animal cruelty. In: ________. Shelter medicine for veterinarians and staff. 1st ed. Iowa: Blackwell Publishing, 2004.
7. Sinclair L, Merck M, Lockwood R. Forensic investigation of animal cruelty: a guide for veterinary and law enforcement professionals. 1st ed. Humane Society Press, 2006.
8. Hammerschmidt J, Molento CFM. Análise retrospectiva de denúncias de maus-tratos contra animais na região de Curitiba, Estado do Paraná, utilizando critérios de bem-estar animal. Braz J Vet Res Anim Sci. 2012; 49 (6): 431-41.

260 Abuso Sexual | Bestialismo

Eduardo Roberto Alcântara Del-Campo

Segundo o *Manual Diagnóstico e Estatístico dos Transtornos Mentais* (DSM-IV-TR), da Associação Americana de Psiquiatria, os transtornos sexuais englobam *disfunções sexuais, transtornos da identidade de gênero* e *parafilias*.

No primeiro grupo, temos as perturbações do desejo sexual ou as alterações psicofisiológicas do ciclo de resposta sexual, que conduzem à total incapacidade copulativa ou à redução na qualidade do impulso sexual, levando a sofrimento acentuado e dificuldades no relacionamento interpessoal. São exemplos o *transtorno de desejo sexual hipoativo*, o *transtorno erétil masculino*, a *ejaculação precoce* e o *vaginismo*.

Nos *transtornos da identidade de gênero* ou *transexualismo*, existe uma forte e persistente insatisfação com o próprio sexo, acompanhada de identificação com o gênero oposto. O indivíduo tem corpo masculino, mas deseja ser ou até mesmo insiste que pertence ao gênero feminino (transexual de homem a mulher), ou apresenta caracteres sexuais femininos, mas sente-se como homem (transexual de mulher a homem), chegando, inclusive, à transformação sexual cirúrgica.

As *parafilias*, também conhecidas como *desvios sexuais* ou *perversões*,* englobam as fantasias ou comportamentos aberrantes que dominam as práticas sexuais quase de maneira exclusiva, não existindo entre os autores consenso a respeito de quais sejam as aberrações e quais os desvios do instinto sexual.

O DSM-IV elenca, no capítulo das *parafilias*, apenas o *exibicionismo*, o *fetichismo*, o *frotteurismo*, a *pedofilia*, o *masoquismo*, o *sadismo* e o *voyeurismo*, colocando todas as demais como *parafilias sem outra especificação*.

O *bestialismo*, definido como qualquer prática de cunho sexual com animais, enquadra-se nesse último grupo.

Não existe consenso com relação à terminologia, mas, em geral, utilizam-se os vocábulos *bestialismo* ou *zoolagnia* para indicar a prática de atos libidinosos com animais (*zoofilismo erótico* ou *zoofilia** erótica*) ou o ato sexual em si (*zooerastia*).

Os comportamentos que incluem o abuso sexual de animais têm origem em fatores diversos e podem estar associados desde a influências culturais até a sérios transtornos psiquiátricos. Há trabalhos que relacionam o bestialismo com comportamentos sexuais violentos, necrofilia ou mesmo pedofilia.

É bom lembrar que, no Brasil, não se reconhece o chamado "Direito dos Animais", segundo o qual todos os seres vivos passíveis de sofrimento expressado pela dor e pela angústia merecem tratamento igualitário ao do ser humano.

Apesar de a Constituição Federal, ao tratar do meio ambiente (art. 225), estabelecer de maneira bastante clara a necessidade de preservação da diversidade e da integridade do patrimônio genético do país, condenando as práticas que coloquem em risco sua função ecológica, provoquem a extinção de espécies ou submetam os animais a crueldade, para o ordenamento jurídico pátrio os animais ainda não são titulares de direitos, integrando uma categoria especial de bens materiais, denominada "semoventes", passível de apropriação econômica (Código Civil, art. 82).

Mesmo na esfera penal, a legislação é bastante tímida. Temos o art. 32 da Lei nº 9.605, de 12 de fevereiro de 1998 ("praticar ato de abuso, maus-tratos, ferir ou mutilar animais silvestres, domésticos ou domesticados, nativos ou exóticos") e a contravenção de *crueldade contra os animais* (Lei de Contravenções Penais, art. 64).***

Em rápida busca por jurisprudência no banco de dados do Tribunal de Justiça do Estado de São Paulo, encontramos apenas duas decisões em que a prática de bestialismo era mencionada. Em nenhum dos casos havia sido realizada perícia dos animais e ambos estavam relacionados com crimes sexuais em que a parafilia era referida por testemunhas apenas como argumento relativo ao comprometimento mental do agente.

É importante salientar que a denominação jurídica dos crimes sexuais descritos na legislação penal não se aplica aos animais. Não é possível falar em "estupro" (Código Penal, art. 213), "violação sexual mediante fraude" (Código Penal, art. 215) ou "assédio sexual" (Código Penal, art. 216-A). Ao descrever os atos praticados com os animais, o perito médico-veterinário deve mencionar genericamente "atos libidinosos" ou, como melhor opção, descrever a conduta praticada.

A perícia, quando realizada, é complexa e depende da natureza do ato praticado.

Existem, basicamente, dois grupos de pessoas que praticam sexo com animais. No primeiro temos os *eventuais*, que têm um ou poucos contatos com animais e apenas na ausência de parceiros mais convencionais. No segundo grupo, encontramos os que *preferem* animais como parceiros sexuais, desenvolvendo, por vezes, profundos laços emocionais com a alimária.[1] O segundo grupo é significativamente mais importante e nele vamos encontrar os comportamentos mais aberrantes e danosos.

As espécies frequentemente utilizadas como parceiros involuntários incluem aves, caninos, equinos, bovinos, ovinos e caprinos, de ambos os sexos, podendo o animal interagir de modo ativo ou passivo na prática libidinosa.

Os comportamentos são inúmeros e incluem desde cópula vagínica, sodomia, sexo oral, masturbação e coito ectópico até práticas sadomasoquistas que podem causar intenso sofrimento ao animal ou até mesmo o seu sacrifício.

Alguns atos libidinosos, como a masturbação ou a felação, não deixam vestígios, mas sua prática pode ser inferida pelo clínico atento. É o caso de animais que demonstram excitação sexual *incomum* ao contato com o proprietário ou mesmo procuram reproduzir no consultório práticas aberrantes realizadas no recato do lar. Chamado a manifestar-se em juízo sobre tais fatos, quer como perito quer como testemunha, o médico-veterinário não pode afirmar a ocorrência de bestialismo, mas deve relatar minuciosamente o resultado do seu exame e indicar os pontos em que as observações fogem da normalidade.

---

*Designação arcaica que deve ser utilizada com muita cautela e apenas no âmbito jurídico.

**Embora utilizados como sinônimos de bestialismo, os vocábulos *zoofilismo* e *zoofilia*, sem a adjetivação "erótico/a", indicam apenas amizade ou amor protetivo pelos animais, o que, de certo modo, todos cultivamos.

***Há autores que defendem a tese de revogação tácita da contravenção do art. 64 da Lei de Contravenções Penais (LCP). Como bem preleciona *Damásio de Jesus*, entretanto, não se pode equiparar maus-tratos com crueldade. Nem sempre em todos os casos de maus-tratos existe, necessariamente, crueldade. Por essa razão, entendemos ainda em vigor a contravenção do art. 64 da LCP.

Quando os atos praticados deixam vestígios, é necessário que o perito tenha em mente a destinação da prova. Três situações podem ocorrer: a perícia pode estar sendo realizada para comprovação de crime contra o meio ambiente (art. 32 da Lei nº 9.605/98) ou da contravenção de *crueldade contra os animais* (LCP, art. 64); pode guardar relação com ilícito penal de cunho sexual praticado pelo agente com o uso de animais (*crimes contra a dignidade sexual*) ou objetivar a comprovação de um estado mental alterado de alguém, quer na esfera cível, quer na penal.

No caso dos crimes ambientais ou de contravenção, é necessário demonstrar, de modo inequívoco, que a conduta libidinosa praticada pelo autor, qualquer que seja, constituiu *uso indevido* (abuso), maus-tratos ou crueldade contra o animal, que é *objeto* do crime ou da contravenção e nunca vítima.

Em se tratando de crime contra a dignidade sexual, praticado com a utilização de animal, é necessário comprovar a prática libidinosa pelas lesões observadas e também a filiação do autor ao fato, o que pode ser feito, por exemplo, por intermédio de material orgânico do autor ou da vítima deixado no corpo do animal.

O mesmo cuidado deve ser tomado quando o bestialismo indica transtorno psiquiátrico e precisa ser demonstrado em incidente de insanidade ou processo de interdição.

A perícia, de qualquer modo, pode ser realizada no local do fato (pelo perito criminal), no animal ou no corpo do autor ou da vítima (da alçada do médico-legista).

No exame do local, além do minucioso levantamento descritivo padrão, que pode ser ilustrado com fotografias e esquemas, deve-se dar especial atenção às deposições orgânicas, especialmente aquelas que podem estar relacionadas com a prática sexual, como manchas de sêmen, sangue e fezes, com especial atenção à determinação da espécie (humana ou não).

No exame do animal, o médico-veterinário deve considerar os meios utilizados para contenção e a agressão sexual propriamente dita.

Na contenção, o agressor pode se valer desde uma simples sedação até a imobilização física com emprego de força muscular ou uso de baraços mecânicos como coleiras, cordas, fios elétricos, arames, correntes e similares.

É importante que o médico-veterinário tenha em mente que o agressor, em geral, procura ter acesso aos orifícios naturais do corpo do animal e, para tal, precisa imobilizá-lo de maneira segura. O uso de meios de contenção violentos sempre deixa marcas e lesões preferencialmente na cauda, no períneo, nos membros, no pescoço e na cabeça. Contusões, pequenas fraturas, petéquias, equimoses e hematomas são achados frequentes.

Melinda Merck chama a atenção para as luxações e fraturas das vértebras coccígeas, próximas à pelve, decorrentes de força física aplicada pelo agressor à cauda do animal de modo a forçar a exposição do ânus ou da vagina, e acrescenta que essas espécies de lesão raramente são observadas em traumatismos de origem diversa do abuso sexual.[2]

Quando a cabeça do animal é visada, podem ser observadas lesões nos globos oculares e pavilhões auriculares. Os achados incluem pequenas hemorragias comprometendo o pavilhão auricular (principalmente hélice, anti-hélice, escafa, trago, antitrago e processo lateral do antitrago), pálpebras, esclera, córnea e retina, podendo chegar ao descolamento.[2]

Se houver asfixia por obstrução das vias respiratórias ou constrição do pescoço (enforcamento, estrangulamento ou esganadura), além dos sinais gerais externos, representados pela cianose de pele e mucosas, equimoses submucosas e escuma na boca, podemos observar internamente equimoses subpleurais (manchas de Tardieu) e congestão visceral.

Havendo intercurso sexual utilizando o animal passivamente, na dependência do ato praticado, do porte do animal e se há ou não lubrificação, a cavidade bucal, o esfíncter anal, a cloaca ou a vagina poderão apresentar lesões variáveis, desde pequenas petéquias e equimoses até ruptura do períneo. Havendo lesão transfixante da mucosa retal ou vaginal, é possível a instalação de peritonite. A mucosa interna da boca e laringe, incluindo a úvula, podem apresentar petéquias hemorrágicas sugestivas de assalto sexual.

Exames toxicológicos complementares devem ser realizados, visando à constatação da utilização de fármacos de uso humano ou veterinário para eventual sedação do animal. A lista inclui álcool, éter ou substâncias de efeitos análogos, razão pela qual devem ser colhidas amostras de sangue, urina e conteúdo estomacal.

É preciso recolher *swab* retal e vaginal em face da possibilidade de haver sêmen do agressor. Havendo encontro de espermatozoides, é necessário proceder a uma comparação morfológica de espécie ou, eventualmente, análise de DNA.

As unhas do animal, à semelhança do que ocorre em crimes sexuais contra humanos, podem reter material biológico do agressor. Tais fragmentos de tecido devem ser recolhidos visando à eventual análise de DNA.

É importante considerar que o contato sexual entre humanos e animais, comumente conhecido como bestialismo, não obstante a repulsa social que desperta, é muito mais comum do que se pensa, especialmente nas comunidades rurais.

A popularização da internet e o surgimento de inúmeras comunidades virtuais voltadas inteiramente a práticas sexuais desviantes, incluindo o bestialismo, vieram apenas demonstrar que, em termos de sexualidade humana, muito ainda há por se discutir.

Lamentavelmente, o Brasil ainda engatinha no que toca ao reconhecimento do direito dos animais e algumas práticas que levam a extremo sofrimento de outras espécies vêm sendo ignoradas pelo ordenamento jurídico.

Somente o engajamento sério dos médicos-veterinários no processo de detecção e punição dos abusos sexuais cometidos contra os animais poderá fazer ver à sociedade e à Justiça que o direito à vida e à integridade não são prerrogativas humanas.

■ Referências

1. Matthews M. The horseman: obsessions of a zoophile (new concepts in human sexuality series). New York: Prometheus Books; 1994.
2. Merk MD. Veterinary forensics: animal cruelty investigations. Iowa: Blackwell; 2007.

■ Leitura sugerida

Almeida Jr A. Lições de medicina legal. 4ª ed. São Paulo: Companhia Editora Nacional; 1957.

Associação Americana de Psiquiatria. Manual diagnóstico e estatístico de transtornos mentais. Porto Alegre: Artes Médicas; 1995.

Campbell RJ. Dicionário de psiquiatria. São Paulo: Martins Fontes; 1986.

Croce D, Croce Jr D. Manual de medicina legal. 5ª ed., rev. e ampl. São Paulo: Saraiva; 2004.

Dubois-Desaulle G. Bestiality. Honolulu: University Press of the Pacific; 2003.

Freitas VP, Freitas GP. Crimes contra a natureza. 7ª ed. São Paulo: Revista dos Tribunais; 2001.

Jesus DE. Lei das contravenções penais anotada. São Paulo: Saraiva; 1994.

Miletsk H. Understanding bestiality & zoophilia. Maryland: Ima Tek; 2002.

261 Lesões Produzidas por Cães e Gatos em Seres Humanos

Maria de Lourdes Aguiar Bonadia Reichmann

Ocorrências registradas

Os agravos produzidos por cães e gatos em seres humanos são frequentes; contudo, em virtude do alto percentual de lesões leves, os serviços médicos deixam de ser acessados, acarretando substancial subnotificação de casos.[1]

Os registros disponíveis nos serviços de saúde referem-se aos casos em que as lesões apresentaram graus de gravidade mais intensos, seja pela extensão ou pela profundidade dos ferimentos, pelo comprometimento de partes vitais ou pela diminuição da capacidade motora das pessoas envolvidas nessas ocorrências. Outro fator de procura por assistência médica é a associação dos agravos à transmissão de raiva, principalmente quando pessoas são feridas por cães ou gatos.[2–7]

A investigação referente aos riscos de infecção rábica deve sempre ser realizada, seja qual for o animal promotor do acidente. A pessoa envolvida precisa de avaliação médica específica para profilaxia da raiva humana e de outras infecções, além do tratamento das lesões que possam comprometer sua saúde, seu desempenho funcional ou sua estética.[3,5,7,8]

Os agravos produzidos por animais em seres humanos envolvem os cães em 80 a 92% dos casos, os gatos em 1 a 5%, morcegos em 2 a 5% e outras espécies de mamíferos em 0,5 a 1%.[1,2,4,9]

Esses mesmos registros demonstram que a maior parte dos casos envolve o comprometimento de crianças e jovens, sobretudo do gênero masculino, na faixa etária até 15 anos de idade, seguindo-se o envolvimento de homens na faixa de 20 a 40 anos. O envolvimento com acidentes produzidos por gatos envolvem, predominantemente, mulheres, cuja idade mais comum tende a ser de 20 anos. Crianças são, com frequência, mordidas na face, nos braços e nas mãos, o que pode resultar em lacerações graves, infecções e traumas psíquicos.[1,2,5,10]

Nos EUA, são referidos cerca de 4,7 milhões de casos anuais de mordeduras por cães, 60% dos quais ocorrem em crianças; do total de casos, cerca de 800 mil necessitam de atenção médica. A maioria desses acidentes apresenta gravidade moderada, frequentemente dispensando atenção médica e determinando altas taxas de subnotificação.[5,9]

Os serviços médicos norte-americanos registraram que as mordeduras por animais foram responsáveis por cerca de 1% de todos os atendimentos de emergência. No período de 1979 a 1988, foram registradas 157 mortes decorrentes de agressões por cães. Cerca de 70% dessas mortes ocorreram em crianças de menos de 10 anos de idade. Entre adultos, a idade era de 30 a 40 anos.[5,6]

Anualmente, são registradas milhares de cirurgias plásticas para preservar ou recuperar as estruturas de pele e outros tecidos, por conta de mordeduras por cães.[5,6]

As populações canina e felina são classificadas em estratos, classificação esta proposta pela Organização Mundial da Saúde que considera os graus de mobilidade e de supervisão a que os animais de estimação são submetidos. Os estratos são:[7,8,11,12]

- Cães ou gatos de proprietário são mantidos sob estrito controle de mobilidade, não saindo às ruas sem contenção, e obedecem a comandos
- Cães ou gatos de família são mantidos sob controle relativo, não identificada uma pessoa que atue como seu líder. Saem às ruas sem contenção e podem entrar em contato com animais estranhos
- Cães de vizinhança ou comunitários são irrestritos e dependem da comunidade para sua subsistência
- Cães ou gatos sem dono são irrestritos, abrigam-se em locais abandonados, obtêm sua alimentação de resíduos encontrados em supermercados, feiras livres ou descartados pela comunidade
- Cães ou gatos ferais são animais de hábitos e comportamentos selvagens, não mantêm contato com pessoas, abrigam-se em matas, prédios abandonados e alimentam-se de caça.

No Brasil, o Ministério da Saúde refere um quadro semelhante ao de outros países, no qual a subnotificação de casos de agravos por animais é muito alta, em virtude do elevado percentual de lesões leves que se estabelecem, levando as pessoas a dispensar cuidados médicos. Os casos que evoluem para raiva demonstram que os serviços médicos não foram acessados para prevenir a doença. Os registros anuais disponíveis referem que são atendidas mais de 450 mil pessoas por ano; destas, mais de 300 mil são submetidas a tratamento para prevenção da raiva humana, o que equivale a uma proporção superior a 65% de pessoas tratadas.[2]

As notificações de casos de raiva humana registram que a maioria dos doentes (65,9%) não procurou assistência médica e 34,1% iniciou o tratamento pós-exposição de maneira inadequada, por ter sido indicado um esquema de tratamento insuficiente ou quando os primeiros sintomas da doença já estavam manifestos, ou porque o paciente abandonou o tratamento prescrito.[1,2,10]

No estado de São Paulo, registros similares referem que, anualmente, são atendidas, em média, 115 mil pessoas por ano, das quais cerca de 40 mil (35%) são encaminhadas para tratamento antirrábico. Na série histórica de 1994 a 2006, 95 a 97% dos atendimentos relataram os animais de companhia como os causadores de agravos.[4,13] A análise dos casos de mordeduras de cães revelou que 70% ou mais são provocadas por cães de proprietários ou de família, envolvendo pessoas da própria família, parentes ou vizinhos. No município de Guarulhos, Região Metropolitana de São Paulo, no período de 1997 a 2003, 89% dos cães promotores de agravos a munícipes eram da própria família ou de vizinhos e 72% das pessoas atendidas no serviço médico foram envolvidas em acidentes nos próprios domicílios.[4,6,13-15]

Etiopatogenia

A interação entre seres humanos e animais de estimação (cães e gatos), mantidos para companhia, guarda, exposições e outras finalidades (modismos, impulsos, piedade, segurança pessoal, rinhas), influenciada por hábitos culturais ou pelo desconhecimento das bases sociológicas de convivência entre espécies, pode redundar em distúrbios de comportamento, traduzidos por agressões variáveis como mordeduras e arranhões, grunhidos de alerta e posturas que revelam disposições inamistosas e ameaçadoras.[11,16]

Os agravos produzidos por cães e gatos decorrem de diversas causas, nem sempre devidas ao risco de infecção rábica. A maior frequência de casos envolve cães e gatos da própria família, mantidos como animais de estimação, mas sem controles de mobilidade e de comando ou submetidos a práticas traumatizantes de treinamento.[5,6,11,16]

As causas de agressões por cães e gatos estão resumidas a seguir.[11,16]

▸ **Agressão induzida por medo.** Ao se sentir ameaçado por pessoas ou variadas circunstâncias, o animal procura se defender e escapar, provocando lesões em quem limitar seus movimentos. Os cães e os gatos manifestam comportamentos defensivos que precisam ser conhecidos por quem optar por tê-los como animais de estimação. Os sinais são de dilatação das pupilas, orelhas colocadas junto à cabeça, corpo abaixado, membros arqueados sob o corpo, agitação das patas, emissão de sons sibilantes ou grunhidos e salivação.

▸ **Agressão por brincadeiras.** As brincadeiras aprendidas com as mães têm caráter predatório, investigativo e exploratório. Os gatos desenvolvem essas habilidades para caçar, obter alimentos, defender e delimitar territórios. Com frequência, esse aprendizado inclui mordeduras. Eles assumem posturas de arqueamento do dorso, sobretudo para escalar alturas e alcançar o objeto da caça, além de emissões vocais. As brincadeiras podem ser dirigidas às pessoas da família, sobretudo quando os gatos são filhotes ou permanecem sozinhos durante muito tempo. Eles procuram se agarrar às pernas de seus donos, convidando-os para brincar. Os acidentes, em geral, são de natureza leve, mas cuidados especiais devem ser dirigidos a pessoas imunocomprometidas, com pele muito delicada ou atingidas no rosto. Os cães manifestam comportamentos de dominância ou de submissão nas primeiras semanas de vida. Quando dominantes, procuram morder, manter-se sobre outros animais e pessoas, determinando a liderança nesse grupo. Muitas vezes, são referidos comportamentos de cães de estimação como se eles pretendessem beijar seus proprietários, o que reflete demonstrações de dominância. À medida que crescem, esses comportamentos, como o de mordiscar a pele, se intensificam, até que resultam lesões de maior gravidade. As lesões mais intensas são observadas em crianças.

▸ **Agressão redirecionada.** Cães e gatos podem agredir pessoas ou outros animais que não estiveram envolvidos em estímulos desagradáveis, como por eventos de despertar brusco, audição de sons perturbadores, introdução em ambiente desconhecido, junto a pessoas ou animais estranhos. Eles apresentam posturas de pupilas dilatadas, ereção de pelos, emissões vocais, cauda recolhida. Ao atingir pessoas, os acidentes podem provocar lesões múltiplas e de diferentes graus de gravidade. Por não identificarem as causas do comportamento, os proprietários podem relatar que as agressões foram devidas a comportamentos não provocados, imprevisíveis.

▸ **Agressão induzida por cansaço.** Ao procurarem atenção, estimularem brincadeiras com seus proprietários ou participarem de treinamentos, cães e gatos se exaurem após determinado período sem que os sinais sejam percebidos a tempo. Os acidentes podem sobrevir com intensidade variável de lesões.

▸ **Agressão territorial.** Os instintos de proteção de seu ambiente, preservando os recursos disponíveis, são fortes nos cães e nos gatos. A proteção do grupo ou de uma colônia é um dos componentes de comportamentos agressivos, observados, por exemplo, na época de acasalamentos. Outro fator é a introdução de outro espécime em uma residência – perseguições e brigas podem sobrevir, a fim de afastar o intruso. Os sinais são ataques repentinos, acompanhados ou não de dilatação das pupilas, emissão de sons sibilantes e grunhidos, batidas das patas no solo. Essas agressões podem se transformar em agressões redirecionadas.

▸ **Agressão entre machos.** Ocorre por ocasião de disputa de fêmeas para acasalamento, podendo resultar em ferimentos graves tanto nos animais como nas pessoas que intervierem para separar os animais.

▸ **Agressão maternal.** Comportamento instintivo da mãe na defesa de sua prole. Os acidentes podem resultar em lesões graves.

▸ **Agressão induzida pela dor.** Cães e gatos podem reagir a estímulos dolorosos, como o pisoteio acidental do rabo ou a manipulação de alguma região ferida ou comprometida por processo de doença, como otites, tumores, abscessos e fraturas. Outros manifestam comportamentos agressivos por terem aprendido durante seus treinamentos a se tornar submissos mediante castigos. A agressão física favorece comportamentos agressivos (ver boxe Agressividade × raiva animal).

▸ **Agressão aprendida.** Cães e gatos podem ser estimulados a manifestar comportamentos de agressão durante as fases de treinamento, reproduzindo o aprendizado em situações nas quais identifiquem estímulos semelhantes aos aprendidos.

▸ **Agressão de origem psicopatológica.** Manifestação de agressividade por conta de distúrbios neurológicos decorrentes de fatores hereditários, traumas, infecções ou infestações parasitárias, comprometedores do SNC.

▸ **Agressão idiopática.** Os comportamentos agressivos podem ser reforçados por influências genéticas e ambientais, muitas dos quais não têm etiologia determinada. A administração de medicamentos de uso não indicado para a espécie pode favorecer a manifestação de agressividade.

Agressividade × raiva animal

Os sintomas de raiva humana, conhecidos por hidrofobia, fotofobia e aerofobia, ocorrem nas espécies animais, sem a conotação de fobia, mas não são menos dolorosos. A forma de os animais responderem aos estímulos de dor provocados por ruídos, incidência de luz na retina, introdução de medicamentos líquidos em suas gargantas é a manifestação consciente de agressividade.[17-19] A raiva é uma encefalite de caráter infectocontagioso que produz excitação do sistema nervoso central (SNC) e preserva a consciência do doente até a fase do coma, diferentemente de outras encefalites que determinam letargia e inconsciência. Pela excitação do SNC, todos os centros nervosos estão com seus limiares exacerbados, inclusive o centro da dor. Todos os estímulos motores e sensoriais são acompanhados por intensas sensações dolorosas.[3,17,18] Portanto, os cães e gatos não se tornam agressivos em decorrência da doença. Trata-se de uma manifestação natural de defesa, expressa devido às sensações dolorosas decorrentes de estímulos nervosos. Esse conceito precisa ser mais explicitado na avaliação de um cão ou gato suspeito de apresentar raiva. Muitas vezes, em virtude da ausência de manifestações de agressividade, como ocorre, por exemplo, na forma ou na fase paralítica da doença, o diagnóstico pode ser mascarado. Um cão ou gato raivoso não investe intempestivamente contra objetos, animais ou pessoas. Ele procura se manter isolado, quieto, em locais escuros, a fim de não sofrer com os estímulos motores e sensoriais a que possa estar exposto.[11,17,18]

Manifestações clínicas

Os cães e gatos, em condições normais, expressam comportamentos e atitudes que prenunciam sua indisposição ante estímulos sonoros, ameaças físicas, contato com pessoas ou animais estranhos.[11,12,16]

Muitos agravos são resultantes de sensações dolorosas, impostas a animais doentes ou por maus-tratos; outros são causados por descuidos (pisões, pressões sobre patas ou rabos e puxões nos pelos). O ingresso em territórios delimitados pelos cães dominantes, a intromissão em brigas, a remoção de alimento e a interferência com ninhadas também são causas predisponentes. A principal preocupação dirige-se à provável manifestação de sinais de raiva (ver boxe Agressividade × raiva animal).[5-7,11,12,16]

Cães e gatos manifestam sua insatisfação ou sensações dolorosas assumindo, instintivamente, posturas características que precisam ser interpretadas por seus proprietários. O eriçar de pelos; grunhidos ou latidos; a postura geral; a posição das patas, indicando alerta, fuga, propensão para ataque; a postura das orelhas junto ao crânio; o aspecto da boca e dos dentes são sinais que traduzem medo, insatisfação, dor ou condições para que se interrompam brincadeiras, exercícios e interações.[11,16]

Avaliação clínica, diagnóstico e exames complementares

O diagnóstico das causas que determinaram um agravo produzido por cães ou gatos a seres humanos depende de anamnese criteriosa. Esclarecer as condições que provocaram o comportamento agressivo permite direcionar a avaliação das condições de saúde e dos comportamentos habituais de cães e gatos.[16]

A avaliação clínica do animal deve ser conduzida de modo a esclarecer os riscos de infecções secundárias que podem se manifestar nas sedes do corpo humano onde as lesões se estabeleceram.[17,19,20]

A mordedura de animais favorece a infecção por alguns agentes etiológicos de doenças existentes na boca de animais, devido à porta de entrada estabelecida pelas lesões de pele, associadas à desvitalização dos tecidos. São relatadas mais de 50 espécies patogênicas, somente na transmissão por mordeduras de cães, podendo ocorrer a infecção por agentes oportunistas, normalmente saprófitas, na superfície da pele íntegra. As infecções secundárias às mordeduras de cães e gatos podem ser sumariadas em:[6,11,17,19,20]

- Pasteurelose (*Pasteurella multocida*), responsabilizada por cerca de 90% das infecções resultantes de mordeduras por cães ou gatos, sendo frequente a manifestação de celulite crônica
- Doença da arranhadura do gato, infecção sistêmica, causada por *Bordetella henselae*, determina linfadenopatia unilateral, sobretudo em crianças. Apesar da denominação, a doença pode ser causada por cães, macacos e outras espécies. Em adultos, em cerca de 2% dos casos, o decurso da infecção é prolongado, podendo sobrevir complicações sistêmicas
- Infecção múltipla de órgãos, causada por *Capnocytophaga* sp. ou fermentador disgônico 2 (DF-2), uma bactéria gram-negativa. Essa infecção é mais observada em pessoas submetidas a esplenectomia, alcoolistas, imunocomprometidos ou com doença pulmonar obstrutiva. A intensidade dos sintomas varia de fulminante a leve em pacientes esplenectomizados, de média a septicêmica em pessoas com baços intactos, sendo febre e celulite os sintomas mais comuns. Pessoas dos grupos de alto risco podem ser tratadas com antibióticos, se mordidas por animais. Foi referida a presença do microrganismo no fluido oronasal de 8% de cães clinicamente normais
- Outros agentes infecciosos que podem ser transmitidos por mordeduras de animais incluem *Franscisella tularensis*, *Leptospira* sp., *Erysipelothrix rusiopathiae*, vírus da hepatite B, *Streptococcus* hemolítico, *Staphylococcus aureus*, *Bacteroides*.

A veiculação do vírus rábico pela saliva do animal raivoso é a principal preocupação dessa etapa do exame. A avaliação clínica das circunstâncias e da gravidade da mordedura, a situação epidemiológica da área de procedência dos animais e as respectivas condições gerais de saúde devem ser consideradas.[4,9,14]

Cães e gatos raivosos modificam seu comportamento, acentuando suas manifestações habituais de dominância ou de dependência. Apresentam perversão do apetite, procuram lugares escuros para fugir de estímulos sensoriais e mecânicos, podem manifestar desconhecimento de seu proprietário ou de pessoas da família. Eles manifestam incoordenação motora, que se inicia nos membros posteriores e progride para paresias e paralisias ascendentes, atingindo os músculos da face, impossibilitando-os de fechar a boca, por onde escorre a saliva. Nessa fase, os cães e gatos podem desaparecer do domicílio onde são mantidos, sinal conhecido por "mania ambulacrária", determinada pelo desconforto que sentem. Em geral, ao retornarem, apresentam sinais de brigas pelos ferimentos no corpo.[17,21]

Durante essas manifestações, os animais mantêm a percepção normal dos incômodos que os afetam. Como a dor acompanha cada uma das manifestações, eles reagem, podendo morder com gravidade pessoas e outros animais. As sensações de fome e de sede são preservadas, apesar da incapacidade de deglutição estabelecida pela paralisia da musculatura orofaríngea. Frequentemente, a impossibilidade de deglutição é confundida com engasgos ou a presença de corpos estranhos na garganta, levando a manobras para desobstruí-la, quando se intensifica o risco de transmissão da raiva.[14,17,21]

Com a intensificação da paralisia ascendente, os animais entram em coma e morrem por paralisia da musculatura respiratória. O período de evolução da raiva é de 5 a 7 dias, culminando com o óbito do animal doente.[17,21,22]

Outra preocupação que dirige os exames em cães e gatos promotores de agravos em seres humanos é o tétano. A doença pode ser transmitida com maior frequência nos casos de agravos produzidos por animais herbívoros ou onívoros, devido a seus hábitos alimentares, que favorecem a transmissão de esporos de *Clostridium tetani*. Entretanto, a mordedura de cães e gatos pode propiciar o estabelecimento do tétano, por conta da perversão do apetite que ocorre em animais raivosos ou nos infectados por endoparasitas.[17,19,20]

Sempre que for firmado um diagnóstico ou houver suspeita de raiva ou de tétano, a notificação às autoridades de saúde é obrigatória. Ela pode ser enviada às secretarias municipais e estaduais de saúde e da agricultura, ou, no caso de São Paulo, às diretorias ou aos grupos regionais de vigilância epidemiológica (GVE) da Secretaria de Estado da Saúde.[19]

Tratamento

Quando ocorrem lesões por mordeduras ou arranhaduras em seres humanos, a primeira recomendação é promover a higienização do local ferido pelo cão ou gato com o uso abundante de água e sabão. Essa medida pode parecer muito simples, mas garante a remoção mecânica de grande parte da carga de microrganismos patogênicos ou a inativação daqueles sensíveis aos solventes de gordura, como é o caso de vírus, dentre os quais o vírus da raiva. A seguir, as pessoas feridas devem ser encaminhadas para os serviços médicos para avaliar as lesões, os riscos de infecção e a prescrição de tratamentos conforme as indicações específicas de cada caso.[1,3,4,9,10,14,17,18]

A raiva em cães e gatos apresenta um período de incubação que pode variar de algumas semanas a vários meses, sendo mais frequente o período de 60 a 90 dias. Na anamnese, devem ser avaliados contatos e interações com animais estranhos, ferimentos por brigas, ingresso em matas e viagens a regiões endêmicas ou epidêmicas para raiva.[14,17,18,21]

Quando cães e gatos promovem agravos a seres humanos, devem permanecer em observação clínica para avaliar alterações de comportamento e o aparecimento de sinais e sintomas de doença. Durante o período de 10 dias, a contar da data da ocorrência do agravo em seres humanos, avalia-se o período de transmissibilidade do vírus rábico, caso o cão ou gato esteja raivoso. É importante que se estabeleçam diagnósticos diferenciais entre raiva e cinomose, encefalites decorrentes de reações adversas a vacinas ou de outras infecções virais, intoxicação por estricnina, traumatismos cranianos e medulares, ingestão de plantas tóxicas.[1,3,4,9,10,14,17,18]

Em casos de óbito do animal em observação clínica, morte súbita por causa desconhecida, óbito por doença com sintomatologia neurológica ou por atropelamento, recomenda-se o encaminhamento de material do SNC para exames de laboratório, a fim de confirmar ou excluir o diagnóstico de raiva.[22]

Em relação aos animais promotores das lesões, o tratamento depende de avaliações clínicas e comportamentais que permitam a prescrição das condutas indicadas. Animais com processos dolorosos devem ser submetidos a exames clínicos e complementares, os quais orientarão as condutas de tratamento.[16]

Animais que apresentarem diagnósticos de desvios comportamentais precisam de avaliação por especialistas em etologia, os quais recomendarão as técnicas de dessensibilização indicadas a cada caso.[16]

Os tratamentos seguirão a linha do diagnóstico clínico médico-veterinário, podendo variar entre terapêutica medicamentosa, correções cirúrgicas de lesões existentes, condicionamentos comportamentais, modificações ambientais, ludoterapia, reabilitação e outros.

A prevenção de agravos é a recomendação que o médico-veterinário deve indicar aos seus clientes, a fim de que a interação com os animais de estimação seja harmoniosa.

Referências

1. Organización Panamericana de Salud. Área de Prevención y Control de Enfermidades. Unidad de Salud Publica Veterinaria. Eliminación de la rabia humana transmitida por perros en America Latina: análysis de la situación, Washington, D. C.: OPS; 2004.
2. Brasil. Ministério da Saúde. Coordenação de Vigilância das Doenças Transmitidas por Vetores e Antropozoonoses. Secretaria de Vigilância em Saúde. Relatório anual de atividades do programa de controle da raiva. Brasília: Ministério da Saúde; 2006.
3. Brasil. Ministério da Saúde. Protocolo para tratamento da raiva humana no Brasil. Epidemiol Serv Saúde Brasília. 2009;18(4):385-94.
4. Omoto TM. Atendimentos pós-exposição de risco de raiva humana no Estado de São Paulo, no período de 1994-2006 [dissertação]. Faculdade de Ciências Médicas da Santa Casa de São Paulo; 2008.
5. Palacio J, Léon M, Garcia-Belenguer S. Aspectos epidemiológicos de las mordeduras caninas. Gac Sanit. 2005;19(1):50-8.
6. Del Ciampo LA, Ricco RG, Almeida CAN, Bonilha LRCM, Santos TCC. Acidentes de mordeduras de cães na infância. Rev Saúde Pública. 2000;34(4):411-2.
7. World Health Organization. Guidelines for dog population management. Geneva: WHO/WSPA; 1990.
8. Matos MR, Alves MCGP, Rechmann MLAB, Domingues MHS. Técnica Pasteur São Paulo para dimensionamento de população canina. Cad Saúde Pública Rio de Janeiro. 2002;18(5):1423-8.
9. Costa WA, Ávila CA, Valentini EJG, Reichmann MLAB, Cunha RS, Guidolin R *et al.* Profilaxia da raiva humana. 2ª ed. São Paulo: Instituto Pasteur; 2000.
10. Organización Panamericana de Salud. Plano de ação para a prevenção e o controle da raiva nas Américas. Etapa 2005-2009 [Internet]. Disponível em: http://www.panaftosa.org.br/Comp/Zoonoses/Raiva/doc/plan_rabia_05-09.pdf.
11. Reichmann MLAB. Impacto de medidas de prevenção de agravos produzidos por animais da espécie canina, em carteiros da Empresa de Correios e Telégrafos do Estado de São Paulo, no período de 2000 a 2004 [tese]. Faculdade de Medicina Veterinária e Zootecnia da Universidade de São Paulo; 2007.
12. Reichmann MLAB, Figueiredo ACC, Pinto HBF, Nunes VFP. Controle de populações de animais de estimação. São Paulo: Instituto Pasteur; 2000.
13. Estado de São Paulo. Instituto Pasteur. Situação epidemiológica e do Programa de Controle da Raiva no Estado de São Paulo. São Paulo: Instituto Pasteur; 2008.
14. Brasil. Ministério da Saúde. Secretaria de Vigilância em Saúde. Guia de Vigilância Epidemiológica/Ministério da Saúde, Secretaria de Vigilância em Saúde. 6ª ed. Brasília: Ministério da Saúde; 2005.
15. Lippolis M. Microbiota bacteriana aeróbia na cavidade oral de cães errantes: avaliação dos possiveis riscos à saúde pública causados pela mordedura destes animais em seres humanos, no município de Guarulhos (SP) [dissertação]. Universidade de São Paulo; 2004.
16. Beaver BV. Comportamento canino: um guia para veterinários. São Paulo: Roca; 2001.
17. Acha P, Szyfres B. Zoonosis y enfermedades transmisibles comunes al hombre y a los animales. 3ª ed. Washington, D.C.: Organización Panamericana de la Salud, 2001.
18. Baer GM. The natural history of rabies. 2nd ed. Boca Raton: CRC Press; 1991.
19. Brasil. Ministério da Saúde. Secretaria de Vigilância em Saúde. Departamento de Vigilância Epidemiológica. Doenças infecciosas e parasitárias: guia de bolso/Ministério da Saúde, Secretaria de Vigilância em Saúde, Departamento de Vigilância Epidemiológica. 7ª ed. rev. Brasília: Ministério da Saúde; 2008.
20. Coye MJ. Guidelines for the treatment, investigation and control of animal bites. The State of California Health and Welfare Agency. Department of Health Services. Veterinary Public Health Section. Communicable Disease Control Division. California: World Health Organization; 1992.
21. Robbins SC, Kumar V, Robbins SL, Schoen FJ. Patologia estrutural e funcional. 5ª ed. Rio de Janeiro: Guanabara Koogan; 1996.
22. Brasil. Ministério da Saúde. Secretaria de Vigilância em Saúde. Departamento de Vigilância Epidemiológica. Manual de Diagnóstico Laboratorial da Raiva/Ministério da Saúde, Secretaria de Vigilância em Saúde, Departamento de Vigilância Epidemiológica. Brasília: Ministério da Saúde; 2008.

262 Negligência e Colecionismo | Acumuladores (Hoarding)

Adriana de Siqueira, Alberto Soiti Yoshida

Introdução

As questões envolvendo negligência e colecionismo/acumuladores, um distúrbio psicossocial de difícil manejo tanto para os psiquiatras como para os médicos-veterinários, vêm ganhando destaque nos últimos anos nos campos jurídico, na sociologia e na abordagem e pesquisa científica em diversas áreas da medicina veterinária, compartilhando temas particularmente com a medicina veterinária do coletivo.

Neste capítulo abordaremos o reconhecimento e a avaliação dos animais vitimizados por negligência; os aspectos culturais envolvidos nessas questões; a investigação do histórico clínico dos animais e dos objetos de perícia, quando existentes; a importância da avaliação clínica, tendo em vista o escore corporal e as necessidades nutricionais dos animais; a importância da anamnese detalhada; a observação do comportamento e das respostas do responsável pelo animal diante dos questionamentos; e a realização dos exames complementares e sua importância na investigação da negligência, tais como hemograma, bioquímica sérica, exame de urina – que também podem servir para diagnosticar possíveis doenças de base ou preexistentes – e todos os exames para diagnosticar o parasitismo. No caso de óbito, a importância e a justificativa para a realização da necropsia com finalidades forenses são avaliadas. Também serão discutidos a realização de exames radiográficos para detectar possíveis evidências de abusos, tais como fraturas recorrentes, ou aquelas que não foram tratadas com o devido cuidado veterinário; o comportamento animal em situações de negligência; o exame do ambiente; o choque térmico; a hipotermia; e, por fim, o colecionismo, que inclui todas as variáveis elencadas na análise da negligência, embora em circunstâncias agravadas.

Conceito de negligência

A negligência é uma das maneiras mais comuns de maus-tratos contra animais e pode ser definida como a omissão em prover alimento, água e abrigo. De modo mais abrangente é o não provimento das necessidades básicas do animal, tais como espaço adequado e limpo, higiene do pelame, apara das garras, alimento em composição e quantidade adequados à idade e ao estado de saúde, bem como cuidados veterinários.[1] Engloba outras situações que tragam malefícios e sofrimento aos animais, tais como a utilização de coleiras muito apertadas, as quais podem causar lesões extremamente graves e dolorosas na pele e nos tecidos moles da região cervical, que podem estar conectadas a correntes pesadas, presas à parede ou ao abrigo.[2]

Reconhecimento de animais vitimizados por negligência

A questão da negligência é muito controversa para os médicos-veterinários. Há proprietários que levam animais em situação deplorável às clínicas, com miíase, berne, tumores em estágios avançados ou com evidências de que sofrem maus-tratos, como fraturas recorrentes, ou que apresentam comportamento de medo frente ao seu proprietário.[2] É relativamente comum que os proprietários negligentes, ao levarem os animais nas condições expostas, ou mesmo se o animal já está idoso, peçam para que seja realizada a eutanásia, e, quando o veterinário se recusa, porque há possibilidade de tratamento, ameacem abandonar o animal.

Outra situação ocorre quando há denúncia de negligência, abandono e outras maneiras de maus-tratos, que é feita na Delegacia de Polícia por meio de Boletim de Ocorrência. Essa denúncia pode ser motivada por testemunha de vizinhos ou de organizações não governamentais, entre as instituições do terceiro setor, que percebem animais em condições corporais ruins, que não recebem alimento, água ou qualquer outro tipo de cuidado. O ambiente no qual o animal vive pode ser completamente inadequado, sem abrigo contra o calor ou o frio, preso a uma corrente, sem liberdade de movimentos. Há casos em que os cães têm a função de vigiar um imóvel, sendo mantidos em um terreno baldio, em completa condição de abandono, ou mesmo cuidando de construções de imóveis, ficando presos em galpões fechados, sem acesso à luz, e soltos à noite. Em casos de catástrofes, como enchentes e desabamentos, observa-se que os animais são abandonados nas residências e nas ruas, sem qualquer tipo de assistência, cabendo a voluntários a busca, a captura e os cuidados médicos, nutricionais e o fornecimento de água potável e de abrigo. Um estudo brasileiro revelou que as maiores frequências de denúncias de maus tratos são relativas a abandono e a negligência com relação aos animais.[3]

Por outro lado, cabe lembrar que há casos em que as famílias apresentam situações socioeconômicas que não possibilitam que seja fornecido o melhor abrigo, nem o melhor alimento ao animal, porque não detêm recursos nem para a sua própria manutenção, em que os animais apenas compartilham da miséria e das restrições econômicas. Em condição de atraso cultural, muitos indivíduos perpetuam comportamentos aprendidos na família, como manter o cão preso a correntes e fornecendo restos de comida, cabendo, nesses casos, ao médico-veterinário, o trabalho de conscientização; tais casos podem ser mais bem avaliados se houver esse tipo de acompanhamento no Núcleo de Apoio à Saúde da Família (NASF), no qual o médico-veterinário felizmente está incluso como agente de saúde.

O perito médico-veterinário deve ser entendido como o único profissional com competência jurídica e capacitação específica para avaliar essas condições de negligência dos animais, bem como de todas as variáveis envolvidas, tais como a condição clínica, o ambiente, o comportamento e a interação do animal com as pessoas, e, no caso de cadáveres não humanos, realizar a necropsia com finalidades forenses, a fim de avaliar, quando possível, as condições que levaram à morte.

Conflitos no entorno social e realidade cultural

A questão do abandono de animais configura fato notório de negligência extrema, de prática muito comum. Configura a maneira mais impactante em sobrecarregar por excedentes populacionais espaços públicos, bem como abrigos públicos ou particulares e, principalmente, as residências de acumuladores/colecionistas. Citam-se entre as causas que forçam o descarte de animais (em áreas públicas como praças e vias, bem como em áreas particulares) as seguintes motivações:

- Arrependimento posterior à aquisição, por parte do adquirente
- Não previsão da impossibilidade de levar o animal a uma viagem
- Crescimento além do esperado para determinado espaço destinado à convivência comum
- Custos não previstos
- Escassez de tempo para dedicar-se à caminhada e outras necessidades fisiológicas.

O Código Penal Brasileiro versa sobre a questão de introdução ou abandono de animais em propriedade alheia, desde que esse fato resulte um prejuízo a outrem (art. 164 do Código Penal). Ocorre que, nesse caso, o legislador pátrio se preocupou com o dano causado na propriedade alheia ocasionado por abandono de animais. Exemplo de um cavalo abandonado em terreno do vizinho que por sua vez consome as hortaliças e pisoteia a horta. É a tutela penal voltada para o interesse patrimonial, diferente da atitude do ato de abandonar um animal e deixá-lo à mercê de quaisquer consequências. Porém, não se pode escusar da possibilidade da aplicação do artigo 32 da Lei de Crime do Meio Ambiente (Lei nº 9605/98) quando um animal é vitimizado por maus-tratos decorrentes do abandono.

Para o caso específico de abandono de animais, está sendo discutido um Projeto de Lei do Senado (PL nº 236/2012, no artigo 393), da reforma do Código Penal, destinada a esse novo tipo penal. Esse dispositivo prevê pena de prisão, de 1 a 4 anos a quem "abandonar, em qualquer espaço público ou privado, animal doméstico, domesticado, silvestre ou em rota migratória, do qual se detém a propriedade, posse ou guarda, ou que está sob cuidados, vigilância ou autoridade".

Geralmente os animais vitimizados por negligência vivem em ambientes insalubres. Eles provocam perturbações à vizinhança com relação tanto ao mau cheiro como ao barulho excessivo, provocado em locais em que há muitos cães e gatos. Cada indivíduo tem o direito de gozar de tranquilidade, silêncio e repouso necessários, sem perturbações sonoras abusivas de qualquer natureza, e interromper esse direito pode causar responsabilidade jurídica, na esfera cível, passando pelas áreas ambiental, administrativa e até criminal.[4] No âmbito criminal, a perturbação é apontada como a poluição sonora reprovada no artigo 54 da Lei do Crime Ambiental (Lei nº 9605/98), com pena de reclusão, de 1 a 4 anos, e multa. Na contravenção penal (Decreto-Lei nº 3688/41), a regra é estampada no artigo 42, cujo título expressa em "perturbação do trabalho ou do sossego", e no artigo 65, como "perturbação de tranquilidade".

As consequências civis à ofensa do sossego decorrentes de interferências por agentes diversos que causem impressões sensitivas, como o som, a luz, o cheiro, as sensações térmicas, entre outros, citadas nos artigo 1277 do Código Civil (Lei nº 10406/2002), resultam em pagamento de indenização por parte do vizinho, conforme o artigo 1278 da mesma lei. Cumpre ressaltar que a configuração da perturbação do sossego não está condicionada a horário, local, nem intensidade de ruídos, conforme aludem legislações citadas.

Nas regras administrativas deparamo-nos com sanções de multas e até fechamento de estabelecimento (p. ex., cães utilizados para guarda de construção de imóveis), com base em legislações municipais ou em condomínios (convenções de condomínios etc.), típicos daqueles denominados "lei do silêncio".

Na prática, quando não se obtém êxito de acordo ao transgredir o direito de vizinhança, esse pode culminar na violência contra as pessoas e contra os animais, o que acaba resultando em atos maldosos contra os animais. Além dos incômodos citados anteriormente, não raro há situações em que grande número de animais mortos é enterrado em quintais, possibilitando a contaminação de eventual lençol freático existente no local. Mananciais são tutelados pela legislação penal, no capítulo dos crimes contra saúde pública, com penas de reclusão de 2 a 5 anos para quem poluir água potável tornando-a imprópria para o consumo, conforme alude o artigo 271 do Código Penal (Decreto-Lei nº 2848/1940). É importante afirmar que, nesse caso, ocorre a modalidade culposa, ou seja, se um agente poluidor atuou sem intenção, por negligência, imprudência ou imperícia, também será processado criminalmente.

Nesse item, novamente é invocado o artigo 54, da Lei de Crime de Meio Ambiente (Lei nº 9605/98), cuja modalidade de poluição é a contaminação da água. Esse artigo determina que "causar poluição de qualquer natureza em níveis tais que resultem ou possam resultar em danos à saúde humana, ou que provoquem a mortandade de animais ou a destruição significativa da flora, são passíveis de pena de reclusão (de 1 a 4 anos), e multa."

Quanto à destinação de carcaça, esta é uma preocupação relacionada com a saúde pública e o meio ambiente; nesse caso, resoluções das vigilâncias sanitárias dos respectivos municípios, Agência Nacional de Vigilância Sanitária (Anvisa) e Conselho Nacional do Meio Ambiente (Conama) podem fornecer as orientações sobre as normas e regras para a destinação correta dos animais mortos.

Avaliação clínica

Escore corporal e necessidades nutricionais

O indicador mais evidente da negligência em qualquer espécie animal é o escore corporal.[1,2] Os cães são mais suscetíveis, já que os gatos conseguem buscar alimentos com mais facilidade, a não ser que estejam confinados. Há casos em que o animal sente fome por não ter alimentação adequada às suas condições e necessidades, mesmo quando seu responsável se esforça para que isso aconteça.[1] Nesse caso, é fundamental saber quais são os requerimentos nutricionais diários do animal, de acordo com sua raça, idade e estado de saúde. Para avaliar esse parâmetro, há o método de Laflamme,[5,6] que desenvolveu um quadro de avaliação de escore corporal para cães e gatos constituído por 9 pontos, sendo 1 para animais caquéticos e 9 para animais obesos (Quadro 262.1). O Tufts Center for Animals and Public Policy desenvolveu uma série de escalas de avaliação dos cuidados e das condições em que o animal vive, denominada Tufts Animal Care and Conditions Scale (TACC). Uma das escalas é relativa ao escore do animal, constituída por 5 pontos, sendo 1 para o escore ideal e 5 para quadros de caquexia (Quadro 262.2).[1,7] Portanto, ao ser feita a avaliação do escore corporal, deve-se indicar qual das escalas está sendo utilizada. O animal vivo deve ser avaliado tanto por visualização como por palpação; deve-se verificar, por meio de exames físicos, hematológicos e de imagem, se o animal apresenta alguma doença de base.

As necessidades nutricionais de cães e gatos variam de acordo com o sexo, a idade e o estado de saúde. Desse modo, é importante conhecer os requerimentos de manutenção de energia diários compatíveis com as variáveis anteriormente expostas. Há duas maneiras para descobrir se um animal está em estado de inanição: averiguar qual a alimentação que está sendo fornecida e quais são os requerimentos diários. A maioria dos cães e gatos faz o ajuste de sua ingestão de calorias originadas da alimentação para manter o equilíbrio de sua demanda energética, e quando isso não acontece, ocorre catabolismo de estoque de energia corporal, com o consumo de gorduras e proteínas, culminando no emagrecimento. Cadelas e gatas gestantes e lactantes apresentam maior demanda energética, de acordo com o estágio de gestação e amamentação.[8]

Quadro 262.2 Avaliação de escore corporal de cães e de gatos | Tufts Animal Care and Conditions Scale (TACC).

Escore	Descrição
5. Caquético	Todas as proeminências ósseas evidentes a distância Ausência de gordura corporal discernível Perda evidente de massa muscular Reentrância abdominal evidente e formato de ampulheta exacerbado
4. Muito abaixo do peso	Costelas, coluna vertebral e pelve facilmente visíveis Ausência de gordura corporal palpável Alguma perda de massa muscular Reentrância abdominal proeminente e formato de ampulheta até o torso
3. Magro	Topos da coluna vertebral visíveis, ossos da pelve tornando-se visíveis Costelas facilmente palpáveis, visíveis e sem gordura palpável Acinturamento (acentuação dos flancos) e reentrância abdominal evidentes Perda mínima de massa muscular
2. Abaixo do peso/esguio	Costelas facilmente palpáveis com gordura subcutânea mínima Reentrância abdominal evidente Cintura claramente visível de cima Sem perda de massa muscular Pode ser normal a raças com corpo esguio como os Whippets e outras raças com essas características
1. Ideal	Costelas palpáveis sem excesso de gordura subcutânea Reentrância abdominal discreta quando vista pelo aspecto lateral Cintura visível de cima, logo após as costelas

Quadro 262.1 Avaliação de escore corporal de cães e de gatos | Laflamme.

Escore	Cão	Gato
1	Caquético: costelas, vértebras lombares, pelve e todas as proeminências ósseas evidentes a distância. Ausência de gordura corporal discernível. Perda evidente de massa muscular	Caquético: costelas visíveis em gatos de pelo curto; sem gordura palpável; acentuada reentrância abdominal; vértebras lombares e asa do ílio facilmente palpáveis
2	Muito magro: costelas, vértebras lombares e pelve facilmente visíveis. Ausência de gordura palpável. Há evidências de outras proeminências ósseas. Perda mínima de massa muscular	Muito magro: apresenta características dos escores 1 e 3
3	Magro: costelas facilmente palpáveis e podem ser visíveis sem gordura palpável. Topos das vértebras lombares visíveis. Pelve se torna proeminente. Cintura visível e reentrância abdominal	Magro: costelas facilmente palpáveis com cobertura de gordura mínima; vértebras lombares visíveis; cintura visível logo após as costelas; gordura abdominal mínima
4	Abaixo do peso: costelas facilmente palpáveis, com cobertura de gordura mínima. Cintura notada facilmente, vista de cima. Reentrância abdominal evidente	Abaixo do peso: apresenta características dos escores 3 e 5
5	Ideal: costelas palpáveis sem excesso de cobertura de gordura. Cintura observável após as costelas, quando vista de cima. Reentrância abdominal evidente em aspecto lateral	Ideal: bem proporcionado; cintura observável após as costelas; costelas palpáveis com uma discreta cobertura de gordura; panículo adiposo abdominal mínimo
6	Acima do peso: costelas palpáveis com discreta cobertura de gordura. A cintura é discernível quando vista de cima, porém não é proeminente. Reentrância abdominal aparente	Acima do peso: apresenta características dos escores 5 e 7
7	Costelas palpáveis com dificuldade. Há cobertura de gordura exuberante. São perceptíveis os depósitos de gordura nas áreas lombar e base da cauda. Cintura ausente ou pouco visível. A reentrância abdominal pode estar ausente	Dificuldade em palpar as costelas, que têm moderada cobertura de gordura; cintura pouco discernível; abaulamento abdominal visível; panículo adiposo abdominal moderado
8	Obeso: costelas não são palpáveis sob vigorosa cobertura de gordura, ou palpáveis somente sob pressão significativa. Os depósitos de gordura são abundantes nas áreas lombar e da base da cauda. Cintura ausente ou pouco visível. Ausência de reentrância abdominal. Pode ocorrer distensão abdominal notável	Obeso: apresenta características dos escores 7 e 9
9	Muito obeso: depósitos massivos de gordura no tórax, coluna vertebral e base da cauda. Ausência de cintura e de reentrância abdominal. Depósitos de gordura em pescoço e membros. Distensão abdominal notável	Muito obeso: costelas não são palpáveis, com vigorosa cobertura de gordura; depósitos abundantes de gordura na região lombar, face e membros; distensão abdominal sem cintura discernível; panículo adiposo abdominal notável

Adaptada de Merck,[2] Miller e Zawistowski,[7] e Laflamme.[5,6]

Nos casos de desidratação, deve-se verificar se o animal tem acesso à água e se essa é potável e suficiente, e também avaliar ao exame clínico a perda da elasticidade da pele. Perder cerca de 10% do total de água de seu organismo é deletério à homeostase do organismo animal, enquanto 15% é fatal.[1]

Anamnese

A anamnese é um passo muito importante em qualquer avaliação clínica. Entretanto, em casos de suspeita de negligência, essa é uma situação especialmente delicada, já que o veterinário pode lidar com o proprietário negligente, com sua família e, desse modo, observar a interação entre ele(s) e o animal.[7] Embora a situação do animal possa estar deplorável, o veterinário precisa manter uma postura amigável para conseguir o máximo de informações, já que o objetivo é melhorar as condições de vida do animal. Fazendo uma comparação com a situação de pediatras que lidam com pais negligentes, aqueles também precisam agir de modo a não acusar os pais, e sim investigar o ocorrido para relatar ao assistente social, e, assim, interromper o sofrimento da criança.[9]

Vale salientar que é necessário verificar se o animal com aspecto caquético não está doente. Não é raro solicitar a necropsia de um animal com caquexia e em que haja suspeita de negligência, no qual se constate que há uma doença de base, como neoplasia, por exemplo, que não havia sido investigada. Animais com fome aguda ou crônica começam a desenvolver atrofia muscular, com especial atenção ao músculo temporal, que é evidente ao exame físico.[2]

Exames complementares

Para fazer o diagnóstico correto de situações de negligência, deve ser realizada uma investigação clínica completa, com o maior número possível de exames laboratoriais. É recomendada a realização de hemograma, perfil bioquímico hepático, renal, pancreático, avaliação de proteínas séricas, além de avaliação de lesões cutâneas com raspados, microbiologia e histopatologia, avaliação de conteúdo auricular para verificar presença de parasitos, bactérias e fungos. Nos animais mortos, é crucial que seja realizada a necropsia, pois com ela podem ser verificados outros parâmetros, como cobertura de gordura subcutânea e visceral, tipo de conteúdo gástrico, presença de conteúdo intestinal, bem como lesões relativas a hipertermia, hipotermia ou se o animal foi vítima de canibalismo. Além disso, pode-se estimar o tempo após o óbito com base em alterações tanatológicas, ou seja, ocorridas após a morte, e pela verificação da presença de ovos e de larvas de moscas, que devem ser avaliados por um entomologista forense.

Patologia clínica

Deve-se priorizar a realização de hemograma, análise bioquímica sérica, análise da urina, sorologias para doenças infecciosas, tais como parvovirose, cinomose, panleucopenia felina, entre outras. A análise de tais exames deve ser feita em conjunto com os achados dos exames clínicos. Salienta-se que os animais vitimizados por negligência vivem em constante estresse, e isto, somado ao fato de o animal não se alimentar ou ingerir água, afeta os parâmetros hematológicos analisados. Além disso, as respostas a processos inflamatórios, alérgicos e infecciosos podem ou não ser mais acentuadas nesses animais. O estresse pode causar neutrofilia com linfopenia e eosinopenia e, em gatos, é comum verificar a leucocitose com neutrofilia nesta situação.[2] O valor do hematócrito terá uma variação de acordo com o nível de hidratação.

Além disso, em estudo com 152 cães em estado de inanição, relata-se que as alterações clinicopatológicas mais comumente encontradas são hipoalbuminemia, trombocitose, elevação da razão ureia/creatinina, devido ao aumento da ureia, anemia, hipocalcemia, hiperglobulinemia, monocitose, decréscimo da razão albumina/globulina, pela diminuição da albumina, aumento da gamaglutamil transferase, neutrofilia, hipomagnesemia, decréscimo da tiroxina total, elevação da alanina aminotransferase e da aspartato aminotransferase.[10]

O exame da urina de animais desidratados e em inanição pode apresentar aumento da densidade e de corpos cetônicos.[2] Adicionalmente deve-se fazer cultura em casos suspeitos de cistite.

Exame necroscópico

A patologia veterinária forense é uma área em franca ascensão, com crescente demanda buscando elucidar casos suspeitos de maus-tratos. A necropsia documentada com fins periciais é um exame fundamental, pois a investigação minuciosa, bem como a coleta adequada de material biológico para exame histopatológico, microbiológico, toxicológico, além do exame acurado de pelos e garras para a busca de evidências de possíveis agressores, são peças-chaves em uma investigação criminal.[1,2,11-13] Nos casos de inanição, o exame do conteúdo gástrico é fundamental, pois animais que passam fome extrema consomem elementos estranhos, tais como madeira, pedras, embalagens plásticas, terra e objetos metálicos[2,11] ou mesmo alimentos não usuais para aquela espécie e idade, como arroz e feijão em gatos filhotes. Quando há muitos animais em um mesmo ambiente e não há alimento para todos, pode ocorrer o canibalismo, ou seja, os animais se alimentarem de cadáveres, principalmente da musculatura de membros.[1,2,11] Pode ser que o animal que serviu de alimento seja submetido ao exame necroscópico, portanto, é importante avaliar as bordas das lesões, que podem ser irregulares, bem como marcas de mordedura em ossos.

Outras alterações concernentes a animais em estado de inanição é a ausência ou rarefação de conteúdo no trato gastrintestinal, o que também ocorre no tecido adiposo, e a diminuição de massa muscular. A avaliação da desidratação *post mortem* é prejudicada, pois esse fenômeno se inicia quase imediatamente após o óbito, e deve ser considerada quando se utiliza o sistema de escore das condições corporais do cadáver. O organismo, quando em restrição alimentar, começa a consumir todas as suas reservas energéticas, e a última a ser consumida é a gordura da medula óssea. Geralmente, a porcentagem normal de gordura na medula óssea é de cerca de 60%, enquanto nos animais que sofrem inanição decai para 10%, lembrando que esse parâmetro apenas indica que o animal consumiu toda a sua reserva de gordura.[2] Esta situação é idêntica à ocorrida em casos de anorexia nervosa em humanos.[14]

Na necropsia também é possível avaliar as alças intestinais para verificar se há parasitismo, o que pode ser um indicador de negligência. Seu exame também possibilita se há uma doença de base, tal como neoplasia, doença intestinal inflamatória ou de natureza alérgica, que possa deixar o animal com aspecto caquético.

As evidências histológicas mais comuns em animais em inanição se caracterizam por edema subcutâneo, atrofia da gordura, degeneração do músculo cardíaco e atrofia visceral.[2,11]

Vale ressaltar que nem todas as doenças levam a estados caquetizantes, e mesmo encontrando uma doença de base em um animal que tenha sido vitimizado por negligência, pode ser que não se justifique o seu estado corporal ruim. Por isso, é importante ter acesso ao histórico clínico do animal, bem como obter informações com os investigadores e peritos relacionados com o caso, de modo a facilitar a compreensão da cronologia e das características macro e microscópicas das lesões encontradas.[11]

Parasitas

Animais negligenciados não raramente apresentam alto grau de parasitismo, tanto de endo como de ectoparasitas. Esse quadro piora em casos de muitos animais confinados, em espaço pequeno e sem higiene e cuidados profiláticos. Os exames coproparasitológicos confirmam o diagnóstico de parasitismo. Na necropsia pode ser feita a identificação dos parasitos, bem como sua quantificação. Com a profilaxia e o diagnóstico corretos, podem ser evitadas as infestações, sobretudo em filhotes, os quais apresentam problemas de desenvolvimento devido aos efeitos deletérios dos parasitas em seu organismo. E mais, deve-se enfatizar o potencial zoonótico de alguns deles, tais como *Toxocara* sp. e *Toxoplasma gondii*.

Os nematódeos como *Toxocara canis* e *Toxocara cati* são muito comuns, localizam-se no intestino delgado e podem causar diarreia, alterações na pelagem, diminuição no ganho de peso e alterações no crescimento de filhotes.[15] Dependendo da quantidade de parasitas, pode ocorrer obstrução e até ruptura intestinal.

Os tricurídeos, ou vermes-chicote, como *Thichuris* sp., são mais comuns em cães do que em gatos, e localizam-se em cólon e ceco. Geralmente são infecções assintomáticas, mas nas infestações massivas ocorrem diarreias alternadas com fezes normais.[15] Neste último caso, podem causar doença colônica, com inflamação e hemorragia, além de perda proteica, e há presença de muco nas fezes.[2,15]

Os ancilóstomos, também conhecidos como vermes-gancho, como *Ancylostoma* spp., também apresentam potencial zoonótico e são mais comuns em cães. Geralmente são encontrados no intestino delgado, embora possam estar no intestino grosso, em casos de infestação massiva. Como são parasitas sugadores de sangue, podem provocar anemia ferropriva grave em filhotes, além de melena, diarreia, perda sanguínea franca via fezes, crescimento lento e falhas no desenvolvimento. Em casos graves, os cães mais velhos podem ter o tempo de coagulação aumentado.[2,15]

Os cestódeos, como *Dipylidium caninum* e *Taenia* spp., ocorrem em cães e gatos e se localizam no intestino delgado. *Dipylidium* geralmente vem acompanhado pela infestação por pulgas (gênero *Ctenocephalides*), que são os hospedeiros intermediários. Em infestações massivas, podem causar obstrução e ruptura de intestino delgado, sobretudo em filhotes.[2,15]

Pulgas (*Ctenocephalides* spp.), piolhos (*Trichodectes canis*, *Felicola subrostratus*) e carrapatos (*Rhipicephalus sanguineus*, *Amblyomma* spp.) também são um grande problema em ambientes com muitos animais, nos quais não é feita a higienização correta. São vetores de outras doenças, tais como micoplasmose, babesiose, ehrlichiose, entre outras.

As dermatopatias também são um grande problema em ambientes com alta densidade de animais sem a devida higienização e cuidados veterinários. Isso ocorre de modo notável no caso da sarna sarcóptica, ou escabiose, que é causada pelo ácaro *Sarcoptes scabiei*, e apresenta ampla gama de hospedeiros, que se iniciam em áreas com rarefação pilosa, como pavilhão auricular e face lateral do cotovelo, causando intenso prurido. É altamente contagiosa, passando de hospedeiro a hospedeiro pelo contato. Já a sarna demodécica, ou demodiciose, é causada pelo ácaro *Demodex canis*, que normalmente vive na pele de cães e não causa prurido. No caso de altas infestações, devido à queda de imunidade, há alopecia ao redor de olhos e da boca, mas quando essas se tornam generalizadas, há alopecia e rarefação pilosa, e a pele fica seca e eritematosa, podendo ocorrer piodermite;[2,15] é comum em ambientes com alta densidade populacional. A sarna otodécica, causada pelo ácaro *Otodectes cynotis*, ocorre mais comumente em gatos. Causa prurido intenso, com muito cerume enegrecido, o que caracteriza a otite otodécica. Já a sarna notoédrica, causada pelo *Notoedres cati*, geralmente ocorre na face de gatos, com alopecia e hiperqueratose.[15]

Miíases e bernes também são achados frequentes nesses ambientes. As miíases, causadas pelas larvas da mosca *Cochliomyia hominivorax*, causam grande incômodo e dor nos animais e podem culminar em amputações e até mesmo em eutanásia em casos graves, dependendo do local em que estejam se disseminando. Ocorrem em áreas com feridas abertas, com falta de higiene, o que propicia infecções bacterianas oportunistas, detectadas por mau odor. O berne, causado pela larva da mosca *Dermatobia hominis*, penetra na pele e fica neste local por até 6 semanas, até se transformar em pupa.[15]

Há os protozoários como *Giardia* sp., *Cryptosporidium* sp., *Isospora* sp., que causam diarreia em cães e gatos, e *Toxoplasma gondii*, cujo hospedeiro definitivo é o gato.[15] Tais organismos apresentam alto potencial zoonótico, e, no caso do *Toxoplasma gondii*, por causa da falta de informação correta e do preconceito, leva muitos responsáveis por animais a abandonar e maltratar seus gatos.[16]

Exames radiográficos

Uma das maneiras de se detectarem maus-tratos em animais é pela constatação de fraturas recorrentes, semelhante ao que acontece com as crianças.[2,11,17] Desse modo, é importante ter em mãos o prontuário do animal, para que sejam verificados a frequência e o local das fraturas. Em casos suspeitos de abuso ou de negligência, recomenda-se que sejam feitas radiografias, pois nelas são verificadas evidências de fraturas em diferentes estágios de cicatrização óssea,[17] podendo ser indicativas de lesões que foram ignoradas pelos proprietários.

Exame do ambiente

Em casos de investigação de negligência, o exame do ambiente oferece informações importantes. Os animais vitimizados por negligência podem conviver em meio a urina e fezes, lixo, alimentos em decomposição, ou mesmo com outros animais mortos, além de restos de cercas de madeira, de alumínio, pregos e parafusos enferrujados e outros materiais perigosos à saúde. A exposição do animal a tais perigos pode levá-lo a sofrer traumas, lesões perfurocortantes, perfurocontusas e lacerações.[1,2,7,11,18] A ingestão de carcaças ou mesmo as lesões cutâneas advindas desse ambiente podem levar o animal a desenvolver doenças. Além disso, os detritos orgânicos atraem roedores e insetos, os quais podem ser vetores de doenças.

Uma metodologia para a avaliação completa do ambiente foi desenvolvida pela Tufts Center for Animals and Public Policy, denominada TACC, e envolve:

- Avaliação do escore do animal (já descrita no item *Escore corporal e necessidades nutricionais*, anteriormente, neste capítulo)
- Avaliação do tamanho do animal × a temperatura de exposição ambiental, considerando se há água potável disponível, se o cão é braquicefálico, bem como a idade
- Escala de saúde ambiental, que varia desde "imundo" até "aceitável"
- Escala de cuidados físicos, que varia desde "terrível" até "adequada", bem como a interpretação de todas as escalas em conjunto.[1,2]

O detalhamento dessas escalas está disponível em http://www.tufts.edu/vet/hoarding/pubs/tacc.pdf.[19]

Choque térmico e hipotermia

A temperatura e a umidade ambientais são parâmetros a serem avaliados em casos suspeitos de choque térmico e de hipotermia. As consequências à saúde podem ser deletérias, que podem culminar em óbito, sobretudo se não houver disponibilidade de água nem condições de dissipação de calor, tanto do corpo do animal como do ambiente, ou mesmo abrigo em condições de calor e de frio extremo, com chuva, geada ou neve. Tais situações podem ser indicativas de negligência.

Choque térmico ou internação

O choque térmico ou intermação ocorre quando o animal é exposto a altas temperaturas, de modo que os mecanismos corpóreos de regulação da temperatura ficam sobrecarregados, o que limita a compensação do aumento de temperatura. Quando se examina um animal com hipertermia, geralmente ele apresenta temperatura corporal alta, podendo ultrapassar os 41°C. O animal entra em colapso e até mesmo em coma. Os cães perdem mais de 70% do calor via radiação e condução da superfície corporal ao ambiente. O restante é perdido pela língua e pelo trato respiratório superior durante o arqueamento torácico. Entretanto, essa perda de calor também é afetada pela umidade do ambiente, e se a temperatura ambiental estiver alta, dificulta a perda de calor e a manutenção da temperatura fisiologicamente normal.[11]

Dentro de um carro fechado, ou com os vidros pouco abertos, a temperatura pode chegar a 48°C em cerca de 20 min. Os cães braquicefálicos e de grande porte são mais predispostos a sofrerem intermação, e os casos mais frequentes são aqueles nos quais o animal fica dentro de um carro, com os vidros fechados.[20] Os outros fatores predisponentes para que o animal venha a ter hipertermia incluem falta de água, obesidade, alta umidade, dificuldade de adaptação à temperatura externa, doenças do sistema nervoso central, que provocam alteração na termorregulação, e doenças do trato respiratório superior.[2]

Ao exame necroscópico, observam-se petéquias na pele, nas cavidades corporais e nas superfícies dos órgãos. Pode haver edema cerebral, bem como ulcerações gástricas e conteúdo intestinal sanguinolento. Há aceleração do surgimento do *rigor mortis*, devido à necrose de coagulação em musculatura estriada esquelética. No coração podem-se observar isquemia, necrose e hemorragia.[2] As alterações circulatórias são mais graves e evidentes nos pulmões e na traqueia, que ficam gravemente congestos.[11]

Hipotermia

A hipotermia ocorre quando o animal está exposto a baixas temperaturas, o que pode ser piorado com a ocorrência de ventos, chuvas, geada e neve, ou mesmo se parte do corpo do animal estiver submersa em água fria por período prolongado. Filhotes são mais suscetíveis devido a sua resposta metabólica, que ainda não está bem desenvolvida, bem como a sua alta razão da área de superfície corporal/peso. Pode haver necrose de extremidades se a exposição for prolongada, e as áreas de maior ocorrência são orelhas, dígitos, mamas, escroto, cauda e dobras de pele na região do flanco, devido a posição periférica, cobertura de pelo esparsa e limitação no suprimento sanguíneo. Exceto essas alterações, os outros achados necroscópicos não são específicos.[2,11] Nessa situação, a taxa de reposição de calor ambiental é menor do que a perda de calor pelo organismo. Sendo assim, conforme a temperatura tecidual cai, a produção basal de calor diminui e a condução nervosa se torna lenta, bem como os reflexos. Há diminuição dos batimentos cardíacos, e pode ocorrer arritmia. Consequentemente, as respostas homeostáticas ficam prejudicadas, o que resulta em disfunções cardiorrespiratórias e em desequilíbrio acidobásico, que podem levar a óbito se não forem revertidos a tempo.[21]

Colecionismo | Acumuladores (hoarding)

É uma das maneiras mais difíceis de detectar e diagnosticar os maus-tratos, pois os colecionadores vivem cercados de animais, dizem que os amam, entretanto não proveem suas necessidades básicas, tais como alimento adequado, água, ambiente sanitariamente saudável e cuidados veterinários. Todas as espécies animais podem ser alvo de colecionadores, mas a maioria dos casos relatados envolve principalmente gatos e cães.

O Hoarding of Animals Research Consortium (HARC) define o colecionador de animais como "alguém que acumula um grande número de animais; falha ao prover padrões mínimos de nutrição, sanidade e cuidados veterinários; falha ao agir quanto às condições deteriorantes dos animais, incluindo a doença, a fome e até mesmo a morte, e também quanto às condições ambientais, como superpopulação e condições não sanitárias extremas. Além disso, há o efeito deletério deste hábito tanto à saúde e ao bem-estar do indivíduo colecionador quanto aos outros habitantes da casa, principalmente em crianças e idosos". Por conta disso, esse hábito coloca em risco a vizinhança, devido à falta de sanidade ambiental, o que facilita a disseminação de zoonoses.[1,18]

Outros fatores deletérios aos animais incluem, além de todas as características já descritas de negligência, problemas de comportamento, os quais são causados pela superpopulação de animais, que não é algo natural, bem como os problemas de socialização concernentes a este cenário.[22]

Colecionador/acumulador de animais

Estudos relacionados com o colecionismo de animais revelam que a maioria dos indivíduos é do sexo feminino, com mais de 60 anos de idade, solteiras, divorciadas ou viúvas. Cerca de 55% dessas pessoas vivem sozinhas e 15% vivem com outra pessoa. Poucos casos relatavam a existência de crianças ou de idosos na residência.[18,22]

Geralmente o indivíduo que coleciona animais não se aflige com a sua situação, tampouco tem motivação para mudá-la, o que só ocorre caso haja o risco de perder seus animais, embora haja alta reincidência. Colecionam algo para ter controle de suas vidas, o que logo se perde conforme o tamanho de sua coleção aumenta e apresenta riscos, de modo que precise ser removida. Há vários modelos psicológicos relacionados com o colecionismo, como o modelo da ilusão, no qual o indivíduo está desconectado da realidade; o modelo da demência, no qual não há o reconhecimento do indivíduo do que acontece tanto com ele como com os animais; os vícios, nos quais há falta de controle dos impulsos, e o indivíduo foca somente em seu objeto de desejo; o modelo da ligação ou conexão, que se relaciona com a privação precoce do amor e da estabilidade parental; e o modelo dos distúrbios obsessivo-compulsivos.[1,2,23]

Identificação dos colecionistas ou acumuladores

Muitos casos de denúncia, que levam à investigação de casos dessa condição, são provenientes de vizinhos ou de pessoas que moram ou visitam a casa.[18] As motivações para denunciar são as condições ruins de limpeza e de sanidade ambiental, o grande número de animais, a falta de cuidados veterinários, o mau cheiro, a presença de animais desnutridos e caquéticos, a acumulação de lixo, o comportamento estranho dos habitantes da casa, os animais soltos e o barulho.[1,18]

A relação entre o colecionador/acumulador e os animais apresenta um forte componente paradoxal: os indivíduos alegam amar os animais e a eles transferir o afeto que não recebem de outros seres humanos, e também alegam que os animais não seriam cuidados pelas outras pessoas. Temem a eutanásia dos animais, mesmo nos casos em que a condição de saúde do animal está tão depauperada que nada mais pode ser feito. Alguns dos colecionadores/acumuladores de animais dizem fazê-lo por vocação, dizendo que são "abrigo de animais" ou "organizações de salvamento".[1,2] Para distinguir tais situações, a HARC lançou diretrizes nas quais um colecionador/acumulador de animais:

- Apresenta resistência em deixar que visitantes vejam o local no qual os animais são mantidos
- Reluta ou é incapaz de relatar quantos animais realmente existem
- Apresenta pouco esforço para adotar e muito empenho em adquirir
- Adquire continuamente animais, embora não cuide adequadamente dos animais já existentes
- Diz-se capaz de prover excelente cuidado durante toda a vida do animal que necessita de cuidados especiais – paralisados, com vírus da leucemia felina (FeLV), agressão extrema – embora não comprove os recursos
- Não tem pessoal nem equipe de voluntários consistente com o número de animais aos quais alega fornecer cuidados adequados
- Adquire animais de locais distantes de sua residência.[1,2,22,27]

Casos de colecionismo/acumulação não raramente são confundidos com canis de criação ou mesmo instalações de criação pouco estruturadas. Entretanto, tal distinção nem sempre é clara, haja vista existirem criadores que acabam ficando com seus animais, os quais continuam a se reproduzir indiscriminadamente, ou mesmo que fingem vender os animais, mas não o fazem. O objetivos desses locais é a venda, e o colecionador não visa se desfazer de seus animais. Nos EUA, os estabelecimentos de criação de animais devem ser registrados no United States Department of Agriculture (USDA) nos termos do Ato de Bem-estar Animal e devem ser licenciados para comércio.[1]

Com relação ao local no qual os animais são alocados, o que se observa é que na casa há muitos animais, de várias espécies, embora a maioria seja de gatos e de cães. Eles vivem em verdadeiros labirintos de caixas de transporte, de papelão, gaiolas – algumas delas trancadas com cadeados e com os animais dentro. O chão da casa costuma estar sempre recoberto por inúmeras camadas de fezes e de urina, misturadas a ração e animais mortos, que nunca são removidas. As vasilhas de água e de comida muitas vezes podem estar perdidas por entre essas camadas, ou em locais aleatórios. Peritos que visitam tais locais relatam o odor nauseabundo exalado do ambiente, com a inexistência de locais limpos. Muitas vezes os animais estão caquéticos, mas o colecionista/acumulador guarda sacos intactos de ração em outro ambiente, com as vasilhas limpas e empilhadas.[1,2,23] Podem ser vistos animais parcialmente consumidos, vítimas de canibalismo, pois os animais com fome consomem a carcaça daqueles mortos.[2]

Os móveis e eletrodomésticos do local estão em condições deploráveis, recobertos por fezes, animais e lixo, e muitas vezes não há água, luz ou gás no local, mesmo porque há risco de incêndio ou de explosão. Nos locais nos quais há animais famintos, os móveis podem estar reduzidos à madeira, porque podem ter sido consumidos. Há colecionadores/acumuladores que impedem os animais de acessar determinadas áreas, como o quarto e o banheiro, mas outros dividem todos os espaços com os animais, dormindo, comendo e utilizando banheiros contaminados por fezes, urina e outros dejetos. Há aqueles que passam a urinar e a defecar nos mesmos locais que os animais utilizam, e se deitam em camas com urina e fezes humanas e dos animais.[1,18,22,23] O odor de amônia é predominante, e age como um estressor crônico aos animais e humanos, o que causa lesões graves em mucosas, principalmente ocular e respiratória.[2,22]

Os colecionadores/acumuladores de animais também podem colecionar objetos, tais como comida enlatada, jornais, bonecas, brinquedos, embalagens de comida consumida, roupas, medicamentos, entre outros. A casa do colecionador geralmente está em área isolada, mas pode estar em área residencial ou mesmo comercial. Pode ou não haver acúmulo de objetos, jornais e folhetos na área externa, embora a vizinhança não saiba o que ocorre no interior da casa, a não ser pelo odor nauseabundo, pelo latido ou miado dos animais. As janelas geralmente estão recobertas por jornal, o que deixa o interior da casa sempre escurecido, principalmente se a energia elétrica foi cortada.[1,22]

Há casos em que o colecionador não vive no mesmo ambiente que os animais, deixando-os em lojas, *trailers* e em múltiplos locais. E há aqueles que mantêm os animais soltos em quintais ou terrenos, embora em grande quantidade de indivíduos.

Animais e colecionismo

O animal mais comumente encontrado em condições de acúmulo é o gato, seguido pelo cão, pela facilidade de aquisição e por esses se reproduzirem facilmente. Pode-se iniciar a coleção por cruzamentos não planejados, com animais recolhidos das ruas, trazidos por pessoas que não querem mais seus animais ou comprados.[1,2,18,22] Mesmo alguns veterinários podem ser facilitadores da situação, quando doam animais a esses indivíduos, por não perceberem as sutilezas do comportamento de um colecionador.[24]

Os animais encontrados nessa situação geralmente estão sujos, com os pelos repletos de nós, com lesões cutâneas, oculares e otológicas graves, com ou sem ectoparasitas; crescem em gaiolas, podendo apresentar deformidades de aparelho locomotor, pois não têm espaço para andar ou se deitar adequadamente; as unhas podem estar quebradas, a vulva e o pênis podem apresentar lesões, pois o animal pode tentar beber a urina ou o contato direto com a urina pode ferir essas regiões. Além disso, como os animais não foram esterilizados, pode haver cruzamentos constantes, levando a abrasões na vulva.

Embora vivam em condições insalubres, causadoras de enorme distresse, há animais que conseguem sobreviver, e geralmente são os mais jovens, que, com o tratamento veterinário adequado, apresentam condições de serem adotados. Contudo, muitos desses animais podem não ter tido contato com seres humanos, o que torna difíceis o manuseio, a captura, o exame, o tratamento e a futura adoção.[1,2,7,18]

Um achado comum na maioria dos casos é a presença de animais mortos no ambiente, o que torna ainda mais grave a disseminação de doenças, bem como é um agravante a essas situações em termos jurídicos. Tais cadáveres devem ser submetidos à necropsia com fins periciais, para que sejam documentados todos os achados, que são muito semelhantes aos descritos no item *Exame necroscópico* deste capítulo.

Os animais resgatados vivos devem receber cuidados veterinários imediatos e, preferivelmente, ser removidos o mais breve possível do local. Entretanto, como esses casos são oriundos de denúncias acompanhadas por Boletim de Ocorrência, nem sempre essa remoção é rápida, e costuma haver carência de pessoas ou instituições que os consigam acolher. Não raro, como maneira de preservar as provas (e a vida dos animais), opta-se pelo recurso de nomear um fiel depositário. Todo o cuidado deve ser tomado para, no ímpeto de tentar agilizar a remoção, não entregar os animais a criações especulativas, outro abrigo já sobrecarregado, e até mesmo a outro colecionador/acumulador.

Como em todos os casos de negligência, os animais devem ser identificados e fotografados individualmente, para assim poderem ser examinados e receber os cuidados urgentes, o que facilita também o momento da adoção, quando os animais já puderem ter um novo responsável, o que geralmente deve ter acompanhamento do Sistema Judiciário.

Observa-se frequentemente que colecionadores/acumuladores patológicos não reconhecem a sua condição, tampouco os danos e o sofrimento que causam aos animais. O papel do médico-veterinário tanto na identificação como no encaminhamento e fechamento desses casos é primordial, especialmente na conscientização desse indivíduo, que apresenta grande potencial de reincidência.[1,18,22,24]

Referências

1. Sinclair L, Merck M, Lockwood R. Forensic investigation of animal cruelty: a guide for veterinary and law enforcement professionals. 1st ed. Humane Society Press, 2006.
2. Merck M. Veterinary forensics: animal cruelty investigations. 1st ed. Iowa: Blackwell Publishing, 2007.
3. Hammerschmidt J, Molento CFM. Análise retrospectiva de denúncias de maus-tratos contra animais na região de Curitiba, Estado do Paraná, utilizando critérios de bem-estar animal. Braz J Vet Res Anim Sci. 2012; 49 (6): 431-41.
4. Guimarães DT. Dicionário técnico jurídico. 9. ed. São Paulo: Rideel, 2007.
5. Laflamme DT. Development and validation of a body condition score system for dogs. Can Pract. 1997; 22(4): 10-5.
6. Laflamme DT. Development and validation of a body condition score system for cats: a clinical tool. FelPract. 1997; 25(5-6): 13-8.
7. Miller L, Zawistowski S. Animal Cruelty. In: ________. Shelter medicine for veterinarians and staff. 1st ed. Iowa: Blackwell Publishing, 2004.
8. Morris JG, Rogers QR. Nutrição de cães e gatos saudáveis em vários estágios da vida adulta. In: Ettinger SJ, Feldman EC. Tratado de medicina interna veterinária: doenças do cão e do gato. 5ª ed. Rio de Janeiro: Guanabara Koogan, 2004.
9. Ferreira AL, Lopes Neto AA, Silvany CMS, Souza ER, Njaine K, Silva KH *et al.* Guia de atuação frente a maus-tratos na infância e na adolescência: Orientações para pediatras e demais profissionais que trabalham com crianças e adolescentes. Sociedade Brasileira de Pediatria. 2ª ed. Rio de Janeiro, 2001.
10. Pointer E, Reisman R, Windham R, Murray L. Starvation and the clinicopathologic abnormalities associated with starved dogs: a review of 152 cases. JAAHA. 2013; 49(2):101-7.
11. Munro R, Munro HMC. Animal abuse and unlawful killing: forensics veterinary pathology. 1st ed. London: Saunders Elsevier, 2008.
12. Salvagni FA, Siqueira A, Maria ACBE, Santos CR, Ramos AT, Maiorka PC. Forensic veterinary pathology: old dog learns a trick. Braz J Vet Pathol. 2012; 5(2):37-9.
13. McEwen BJ. Trends in domestic animal medico-legal pathology cases submitted to a veterinary diagnostic laboratory 1998-2010. J Forensic Sci. 2012; 57(5):1231-3.
14. Devlin MJ. Why Does starvation make bones fat? Am J Hum Biol. 2011; 23:577-85.
15. Bowman DD. Georgis: parasitologia veterinária. 9ª ed. Rio de Janeiro: Elsevier, 2010.
16. Siqueira A, Cassiano FC, Maiorka PC. Maus-tratos contra gatos domésticos. Clínica Veterinária. 2011; 95:70-8.
17. Leventhal JM, Thomas AS, Rosenfield NS, Markowitz RI. Fractures in young children: distinguishing child abuse from unintentional injuries. Am J Dis Child. 1993;147(1):87-92.
18. Patronek GJ. Hoarding of animals: an under-recognized public health problem in a difficult-to-study population. Publ Health Rep. 1999; 114:81-7.
19. Tufts Center for Animals and Public Policy – Tufts Animal Care and Conditions Scale. http://www.tufts.edu/vet/hoarding/pubs/tacc.pdf – acessado em 22 de julho de 2013.
20. Miller JB. Hipertermia e hipotermia. In: Ettinger SJ, Feldman EC. Tratado de medicina interna veterinária: doenças do cão e do gato. 5ª ed. Rio de Janeiro: Guanabara Koogan, 2004.
21. Dunlop RH, Malbert CH. Veterinary pathophysiology. 1st ed. Iowa: Blackwell Publishing, 2004.
22. Berry C, Patronek G, Lockwood R. Long-term outcomes in animal hoarding cases. Animal Law. 2005; 11(167):167-94.
23. Nathanson JN. Animal hoarding: slipping into the darkness of comorbid animal and self-neglect. Journal of Elder Abuse & Neglect. 2009; 21: 307-24.
24. Kuehn BM. Animal hoarding: a public health problem veterinarians can take a lead role in solving. JAVMA News, October 2002. https://www.avma.org/News/JAVMANews/Pages/021015a.aspx.Acessado em 05 de agosto de 2013.

263 Complicações por Medicamentos

Helenice de Souza Spinosa, Silvana Lima Górniak

O termo medicamento tem origem latina, *medicare*, que significa curar. Portanto, medicamento é qualquer substância química empregada em um organismo vivo, visando-se obter efeitos benéficos. São substâncias químicas destinadas a curar, diminuir, prevenir e/ou diagnosticar as enfermidades. Porém, quando se faz uso de um medicamento, não se obtêm exclusivamente os efeitos desejáveis, terapêuticos. A Figura 263.1 mostra que, além dos efeitos desejáveis, podem ser observados efeitos indesejáveis; estes podem ser não deletérios (ou colaterais) e deletérios (ou tóxicos). Deve-se ressaltar que o efeito colateral em determinada situação pode ser considerado desejável em outra; é o caso, por exemplo, da sonolência causada por alguns anti-histamínicos H1 que, em determinada situação, pode ser desejável.

A intoxicação por medicamentos pode ser consequência de ingestão acidental, de administração feita pelo próprio proprietário do animal ou de prescrição feita pelo médico-veterinário, chamada também de iatrogenia; essa palavra deriva do grego *iatrós*, que significa médico; *gennáo*, aquele que gera, produz; e *ia*, uma qualidade. A iatrogenia poderia, portanto, ser entendida como qualquer atitude do médico. Entretanto, o significado mais aceito é o de que iatrogenia consiste em um resultado negativo da prática médica, ou ainda qualquer alteração patológica provocada no paciente pela má prática médica. Há dois tipos de iatrogenias: de ação e de omissão. A iatrogenia de ação é aquela que ocorre pela ação médica, que inclui desde a relação com o paciente, passando pelo diagnóstico, tratamento terapêutico até a prevenção; caracteriza imprudência ou imperícia médica. A iatrogenia de omissão é aquela que ocorre pela falta de ação do médico-veterinário, quer no diagnóstico, quer no tratamento; portanto, caracteriza negligência.

A ingestão acidental do medicamento ocorre, por exemplo, quando há descuido na guarda deste no domicílio do animal, permitindo o seu acesso e, consequentemente, predispondo à toxicose.

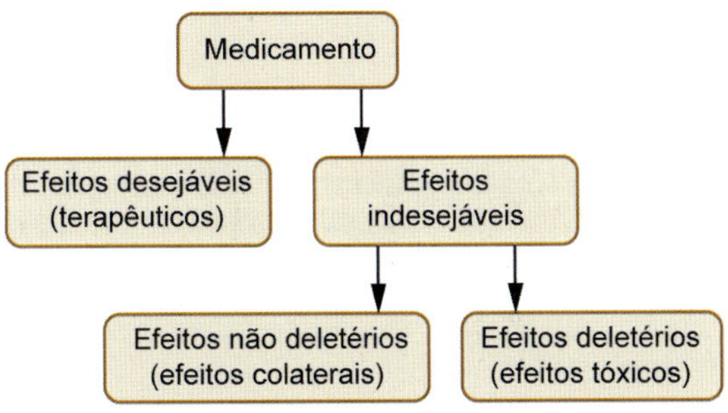

Figura 263.1 Possíveis efeitos dos medicamentos no organismo animal.

O fato de existir facilidade para a aquisição de medicamentos no comércio sem a devida prescrição feita pelo profissional explica o favorecimento da ocorrência de intoxicações causadas pelo próprio proprietário, que acredita que o medicamento útil para ele pode também ser indicado para o seu animal. Isso faz com que, na rotina clínica, seja comum a ocorrência desse tipo de toxicose envolvendo alguns grupos de medicamentos, como os anti-inflamatórios.

Os efeitos tóxicos dos medicamentos podem decorrer da exposição do organismo animal a altas doses do medicamento, da toxicidade maior para uma dada espécie animal ou da idiossincrasia.

Em alguns casos, a exposição à superdose de um medicamento não produz toxicidade; apenas a exacerbação dos efeitos farmacológicos, havendo necessidade de diferenciar essa situação de um quadro tóxico.

A toxicidade maior para uma dada espécie animal pode ser exemplificada pelos felinos. Sabe-se que os gatos apresentam peculiaridades fisiológicas relacionadas com a biotransformação de algumas substâncias químicas, que os tornam vulneráveis à intoxicação por alguns medicamentos. O Quadro 263.1 cita alguns medicamentos passíveis de produzir intoxicações graves em gatos.

O termo idiossincrasia (do grego *ídios* = próprio, particular; *sýn* = com; *krâsis* = mistura, temperamento) refere-se à predisposição particular do organismo que faz com que reaja de maneira peculiar a um medicamento; no mesmo sentido, é conceituado como a sensibilidade peculiar de um indivíduo à ingestão ou à aplicação de um dado medicamento.

Os medicamentos são causas frequentes de intoxicação, tanto no homem quanto em animais. Esse fato pode ser constatado observando-se os dados obtidos pelo Sistema Nacional de Informações Tóxico-Farmacológicas (Sinitox), que reúne informações de 35 centros de informação e assistência toxicológica localizados em 18 estados brasileiros e no Distrito Federal. O Sinitox mostra que os medicamentos ocupam o primeiro lugar dentre os casos registrados de intoxicação humana, de intoxicação animal e de solicitação de informação.[1] De fato, em 2010, os medicamentos representaram 27,52% do total de 91.544 registros, seguidos pelos domissanitários, com 12,28% (Quadro 263.2). Quando se consideram apenas os casos registrados em animais, os medicamentos ocupam o terceiro lugar entre os registros e os produtos veterinários, o quinto lugar. O Quadro 263.2 mostra, ainda, que produtos veterinários também podem causar quadro de intoxicação no homem. Deve-se ressaltar que o Sinitox foi idealizado para registrar ocorrências envolvendo a espécie humana e, mais recentemente, iniciou os registros de casos em animais.

Quadro 263.1 Alguns medicamentos não recomendados ou que devem ser usados com cautela em gatos.

Princípio ativo	Nome comercial	Observações
Ácido acetilsalicílico	AAS, Aspirina®	Dose máxima recomendada: 10,5 mg/kg, cada 48 h
Azul de metileno	Sepurin®	Não recomendado a gatos
Benzoato de benzila	Acarsan®	Não recomendado a gatos
Enemas à base de fosfatos	Fleet enema®	Não recomendado a gatos
Fenazopiridina	Pyridium®	Não recomendado a gatos
Paracetamol	Tylenol®	Não recomendado a gatos
Peróxido de benzoíla	Peroxydex®	Usar na concentração máxima de até 2,5%

Quadro 263.2 Principais agentes responsáveis por intoxicação, segundo o Sistema Nacional de Informações Tóxico-Farmacológicas (Sinitox) em 2010. São apresentados os casos registrados de intoxicação humana, de intoxicação animal e de solicitação de informação por agente tóxico.

Agente	Homem	Animal	Informação	Número	%
Medicamentos	24.056	165	971	25.192	27,5
Domissanitários	10.813	252	174	11.239	12,3
Animais peçonhentos/escorpiões	9.317	8	223	9.548	10,4
Produtos químicos industriais	5.135	93	139	5.367	5,9
Raticidas	2.576	240	84	2.880	3,2
Produtos veterinários	810	144	23	977	1,1

Levantamentos sobre causas de intoxicação em medicina veterinária são mais escassos. Recentemente, dados obtidos em um hospital veterinário[2] mostraram que os medicamentos são os principais responsáveis pelas intoxicações em pequenos animais, cães e gatos, correspondendo a 29,6% de todas as intoxicações atendidas no período (Quadro 263.3). Essa mesma fonte mostra que, tanto em cães como em gatos, os anti-inflamatórios não esteroides ocupam o primeiro lugar entre os principais agentes implicados em casos de intoxicação.

Deve-se salientar que, embora existam medicamentos mais comumente relacionados com os casos de intoxicação em cada espécie animal, qualquer medicamento é potencialmente tóxico. Por isso, o conhecimento amplo sobre o mecanismo de ação, as vias de administração, a posologia e os usos nas diferentes espécies pode prevenir sua utilização incorreta e permitir o reconhecimento precoce das manifestações clínicas da intoxicação, garantindo a instituição do tratamento adequado e, assim, aumentando as chances de recuperação do paciente intoxicado.

Se o amplo conhecimento sobre um dado medicamento prescrito já é desejável, mais ainda quando se faz uso de mais de um deles concomitantemente. Nesse sentido, as interações medicamentosas devem ser consideradas, não se esquecendo também de que os medicamentos podem interagir não somente entre si, mas também com o alimento e com substâncias do ambiente.

Na clínica veterinária, muitas associações medicamentosas são usadas visando ao efeito benéfico. Ao lado dessas interações úteis, existem outras que podem provocar reações adversas graves, as quais podem comprometer a vida do animal. Algumas dessas interações medicamentosas prejudiciais são bastante documentadas e passam a fazer parte, inclusive, das bulas dos medicamentos.

Quadro 263.3 Distribuição percentual dos principais grupos de medicamentos apontados como causas de intoxicação em cães e gatos atendidos em um hospital veterinário.[2]

Grupos de medicamentos	Cães	Gatos
Anti-inflamatórios não esteroides	86,4	50,0
Outros	6,8	42,8*
Antibióticos	3,4	7,2
Tranquilizantes	3,4	–

*Fenazopiridina, benzoato de benzila, fenolftaleína.

Com a crescente ampliação do arsenal terapêutico à disposição do profissional, torna-se cada vez mais importante conhecer os mecanismos das interações medicamentosas e tomar as devidas precações para a administração segura dos medicamentos.

De modo geral, as interações medicamentosas podem ser classificadas em:

- Físico-químicas: quando um medicamento é física ou quimicamente incompatível com outro, como anfotericina B em soro fisiológico para infusão intravenosa
- Farmacocinética: quando um medicamento interfere na absorção, distribuição, biotransformação e excreção de outro medicamento
- Farmacodinâmica: quando um medicamento modifica a atividade de outro ao atuar no mesmo receptor ou próximo a ele, ou em receptores diferentes cuja resposta de um interfira na do outro. São exemplos os efeitos anticolinérgicos dos antidepressivos tricíclicos e a potencialização do efeito depressor do sistema nervoso central quando da associação de barbitúricos e opioides.

O diagnóstico das complicações medicamentosas não é fácil, daí a grande preocupação para se racionalizar o uso de medicamentos e evitar os agravos à saúde do animal, consequência da prescrição errônea, da iatrogenia medicamentosa e do descuido com as interações farmacológicas.

Referências

1. Fiocruz. Sistema Nacional de Informações Tóxico-farmacológicas (Sinitox) [Internet]. [Citado em 2012 Set. 28]. Disponível em: http://www.fiocruz.br/sinitox.
2. Xavier FG, Kogika MM, Spinosa HS. Common causes of poisoning in dogs and cats in a Brasilian Veterinary Teaching Hospital from 1998 to 2000. Veterinary and Human Toxicology. 2002;44(1):115-6.

Leitura sugerida

Pereira AC, Franken RA, Sand Sprovieri SRS, Golin V. Iatrogenia em cardiologia. Arq Bras Cardiol. 2000;75(1):75-8.

Silva P. Interações medicamentosas. In: Farmacologia. 7ª ed. Rio de Janeiro: Guanabara Koogan; 2006. p. 172-8.

Tavares FM. Reflexões acerca da iatrogenia e educação médica. Revista Brasileira de Educação Médica. 2007;31(2):180-5.

Xavier FG, Maruo VM, Spinosa HS. Toxicologia dos medicamentos. In: Spinosa HS, Górniak SL, Palermo-Neto J. Toxicologia aplicada à medicina veterinária. Barueri: Manole; 2008.

264 Violência Humana e Conexões

Ceres Berger Faraco

Introdução

Os estudos sobre a temática da violência contra animais tendem, na sua maioria, a ser fragmentados e pontuais. Um dos motivos é o fato de esses incidentes serem considerados de menor importância e, por isso, postos em segundo plano em relação aos demais que acometem diretamente os seres humanos em oposição aos animais. Essa avaliação reducionista dos atos violentos conduziu a ênfase em casos particulares e, lamentavelmente, impediu uma visão ampliada dessa problemática e suas conexões. Atualmente, os estudiosos do tema defendem a hipótese de que há uma graduação na expressão da violência e que a ameaça aos animais precede e acompanha a ameaça às pessoas. As formas mais extremas da violência, segundo essa hipótese de graduação, no período de desenvolvimento infantil, seriam preditoras de comportamentos de violência interpessoal na vida adulta. Segundo esse ponto de vista, pode-se traçar uma trajetória: se uma criança com 5 anos de idade é violenta com animais, estará propensa ao comportamento de *bullying* (provocação e vitimização dos pares), tenderá a ser agressiva na adolescência e terá maior probabilidade de ser um adulto violento. Assim, esse modelo propõe associações mais complexas entre a violência com os animais e a violência humana.

Neste capítulo é dado relevo ao aspecto da interação humano-animal, abordando os atos violentos sob a perspectiva de sua conexão sociológica, com o propósito de contribuir para uma reflexão sobre a sociologia da violência com os animais.

Conceitos necessários

Abuso com animais é aqui definido como todo comportamento socialmente inaceitável que, intencionalmente, provoca dor, sofrimento, distresse e/ou morte do animal. Essa definição exclui atos não intencionais e que tenham consequências acidentalmente danosas aos animais. Com essa perspectiva, casos de abandono podem ser cruéis, mas não necessariamente implicam malevolência, pois as pessoas podem atribuir à "liberdade" oferecida supostos benefícios para os animais e ignorar os riscos reais da ausência de um ser humano cuidador.

Os comportamentos ditos como cruéis são reconhecidos como os atos de omissão, assim como os de ação indireta, que promovam dor, sofrimento ou distresse e incluem danos psicológicos e emocionais (bestialismo, privação social, antropomorfização, enfermidades ou dores sem assistência adequada), além do sofrimento físico. Como referido anteriormente, a crueldade nem sempre está associada à malevolência e pode ser fruto da ignorância sobre as necessidades básicas das espécies e dos indivíduos envolvidos.

Tradicionalmente, as abordagens da crueldade e abuso com animais se apoiam exclusivamente em tendências de indivíduos e sob a perspectiva da psicopatologia desses agressores. Defende-se aqui a ideia de que, nos episódios de abuso animal, está subjacente a violência familiar. Nesse sentido, os maus-tratos com animais representam um grave problema social pelo sofrimento e pelos danos que lhes causam, e retratam a violência humana oculta na sociedade sob o manto da privacidade familiar.

Cenário da crueldade

Inexistem em nosso meio dados sobre a magnitude desse problema social. No entanto, sabe-se, por estudos internacionais, que esses atos são surpreendentemente comuns na infância. Alguns estudos afirmam que o número de crianças e jovens que estiveram envolvidos em incidentes de violência no período de 5 anos que precedeu as pesquisas chegou a 50% do total da amostra estudada. Os dados obtidos revelam, ainda, que a crueldade com animais é muito mais comum entre indivíduos do sexo masculino que entre os do sexo feminino.

Esses atos não ocorrem isoladamente e fazem parte de uma complexa rede de condutas predominantes nas famílias disfuncionais. Sublinha-se que resultam da natureza inter-relacional instituída pelos membros da família nuclear. Um exemplo são as famílias em que há violência de gênero e o agressor ritualiza e mantém o temor das vítimas por meio de ameaças constantes e dos atos cruéis direcionados aos animais de companhia. Nesses casos, o clima imposto satisfaz a necessidade de controle e dominância do agressor e mantém suas vítimas acuadas. Já nos casos de abuso sexual infantil, a ocorrência de ameaças, lesões físicas e morte dos animais de companhia tem a função de assegurar o silêncio das vítimas sobre o que lhes está ocorrendo.

Outro tipo de violência que repercute nos animais é a que emerge de conflitos entre vizinhos, os quais canalizam sua ira em agressões aos animais pertencentes aos "inimigos". De modo similar, os adolescentes submetidos a condições em que se percebem em rejeição social podem vitimar os animais a maus-tratos, na busca de aprovação e admiração dos seus pares por seu "poder e masculinidade".

Colaboram para esse quadro as atitudes e políticas ambivalentes e contraditórias, por parte das autoridades constituídas, sobre a maneira como os animais deveriam ser tratados, fruto de uma velada aceitação e conivência com esses comportamentos. É nesse contexto que podemos afirmar ser a violência contra animais um fenômeno de relevância social.

Considerações finais

Gostaria de encerrar este capítulo destacando que a falha em considerar a violência com animais um tema social contribui para perpetuar a crueldade e o abuso. De outro modo, ao examinar esses comportamentos, integrados à estrutura familiar e à violência social da comunidade, constrói-se a oportunidade de superar a tradicional abordagem dicotômica (origem genética ou adquirida) atribuída aos comportamentos considerados antissociais e oportuniza-se uma análise consistente, por meio da organização das informações que permitirão explicar e compreender essa dinâmica do ciclo de violência humano-animal.

■ Leitura sugerida

Arluke A, Levin J, Luke C, Ascione F. The relationship of animal abuse to violence and other forms of antisocial behavior. J Interpers Violence. 1999;14:963-75.

Faraco CB. Interação humano-animal. Ciência Veterinária nos Trópicos. 2008;11:31-5.

Parte 23

Apêndices

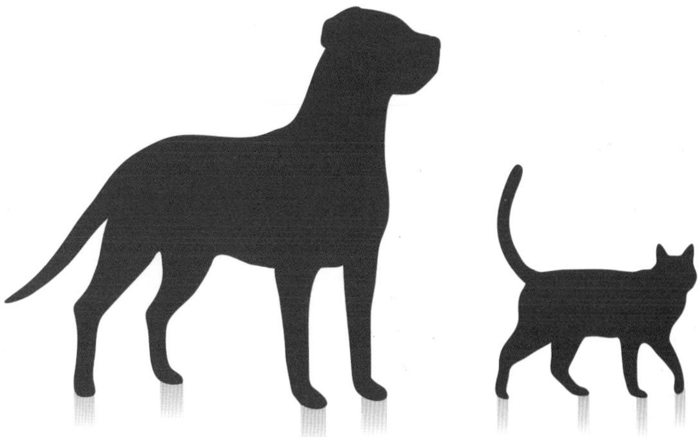

Apêndice 1
Dosagens e Indicações

Medicamento	Dosagem	Indicação	Capítulo
Acepromazina	Cadelas e gatas: 0,01 a 0,02 mg/kg	Agitação	175
	Cães: 0,1 a 0,75 mg/kg, a cada 12 h	Relaxante muscular	241
	Cães e gatos: 0,02 a 0,1 mg/kg IM ou IV, a cada 12 ou 24 h 0,5 a 2 mg/kg VO	α-antagonista, relaxante da musculatura lisa	170
Acetamida	Cães e gatos: 20 a 25 mℓ/kg diluídos em dextrose a 5%, infusão IV durante 60 min, por 12 a 18 h (velocidade de administração 5 mℓ/kg/h)	Intoxicação por fluoroacetato de sódio	67
Acetamida, infusão de	Cães e gatos: 20 a 25 mℓ/kg diluídos em dextrose a 5% em ≈ 60 min ou na velocidade de 5 mℓ/kg/h até um período de 12 a 18 h	Doador de acetato	67
Acetazolamida	Cães: 10 mg/kg, administrada por via oral a cada 6 a 8 h, tomando-se o cuidado em avaliar a concentração sérica de potássio, pois este fármaco pode induzir a hipopotassemia	Hidrocefalia congênita	45
Aceturato de diaminazeno	3,5 mg/kg SC/IM, dose única	Piroplasmoses	82
Aciclovir	100 a 200 mg/dia, 2 vezes/dia	Rinotraqueíte viral felina	96
Ácido acetilsalicílico	Cães: 10 mg/kg VO, a cada 12 h 25 a 35 mg/kg VO, a cada 8 h 5 a 10 mg/kg VO, a cada 12 h ou a cada 24 h Gatos: 6 mg/kg VO, a cada 48 ou 72 h, uso com cautela 40 mg/kg VO, a cada 72 h 5 a 10 mg/kg VO, a cada 48 ou a cada 72 h	Analgésico, antitérmico Dor, antirreumático Antiplaquetário	66
	Cães: 0,5 mg/kg, a cada 24 h Gatos: 81 mg/gato, a cada 3 dias, ou na dose mais baixa de 5 mg/gato, a cada 3 dias	Tromboembolismo pulmonar	156
	Até 10 mg/kg/dia durante 1 a 2 semanas	Dor	238
	0,5 mg/kg VO, 24/24 h	Anemias regenerativas	199
	0,5 mg/kg, 24/24 h (combinado com prednisona e azatioprina)	Anemia hemolítica imunomediada (coagulação intravascular disseminada)	201
	Cães: 5 a 10 mg/kg VO, 2 vezes/dia Gatos: 5 a 10 mg/kg VO, 3/3 dias	Coagulopatias (trombose plaquetária)	208
Ácido docosaexaenoico	Cães: 1 dose de 25 mg/kg	Anorexia e caquexia	36
Ácido eicosapentaenoico	Cães: 1 dose de 40 mg/kg	Anorexia e caquexia	36
Ácido folínico	Toxoplasmose em recém-nascidos; 0,5 a 5 mg/kg VO/dia, até 15 mg/dia (até completar tratamento)	Toxoplasmose	78
Ácido gama-aminobutírico	Cães pequenos e gatos: 250 mg, a cada 12 h, por 10 dias Cães médios e grandes: 500 a 1.000 mg, a cada 12 h, por 10 dias	Agitação e agressividade	176
Ácido meso-2,3-dimercaptossuccínico	Cães e gatos: 10 mg/kg/3 vezes/dia durante 5 dias e 2 vezes/dia durante mais 15 dias	Intoxicação por arsênico	67
Ácido micofenólico	Cães: 10 mg/kg VO, 12/12 h	Pacientes transplantados/doenças imunomediadas	215
Ácido retinoico	Gatos: 2 mg/kg, 1 vez/dia VO	Controle do hiperadrenocorticismo hipófise-dependente	187
Ácido salicílico	*Shampoo*	Malasseziose	85
Ácido tolfenâmico	Cães: 4 mg/kg VO ou SC, a cada 24 h	Dor aguda traumática ou pós-operatória	18
Ácido tranexâmico	Cães e gatos: 12,5 a 25 mg/kg VO ou IV, 2 a 3 vezes/dia	Coagulopatias (hemorragia em mucosas)	208
Ácido valproico	Cães e gatos: 15 a 200 mg/kg VO, dividida a cada 6 ou 8 h	Controle de convulsões	226

Medicamento	Dosagem	Indicação	Capítulo
Aglepristona	Cães e gatos: 10 mg/kg SC, a cada 4 semanas, por 15 vezes	Acromegalia	183
	Gatas: 0,5 mℓ (15 mg)/kg/dia SC, a cada 10 dias até a resolução do quadro Gatas: 0,5 mℓ (15 mg)/kg/dia SC, a cada 24 h por 2 dias Cadelas: 0,33 mℓ(10 mg)/kg	Hiperplasia mamária felina	176
Agonista dopaminérgico	Cadelas: 5 μg/kg/dia, por 10 dias + 5 μg progesterona/kg, a cada 3 dias	Piometra	176
Alopurinol	Cães: 15 mg/kg, a cada 12 h	Minimizar o risco de formação de cálculos de xantina	41
	Gatos: 9 mg/kg/dia VO	Inibidor da oxidase da xantina	42
Alprazolam	Gatos: 0,125 a 0,25 mg VO, a cada 12 h	Relaxante da musculatura estriada (benzodiazepínico)	170
Amantadina	Cães: 1 a 4 mg/kg VO, a cada 24 h Gatos: 3 mg/kg VO, a cada 24 h	Dor aguda traumática ou pós-operatória	18 18
Amantadina + meloxicam	Cães: 3 a 5 mg/kg VO, a cada 24 h + 0,2 mg/kg VO (1º dia) e 0,1 mg/kg, nos dias subsequentes	Dor refratária, osteoartrite	18
Amicacina	Cães: 10 mg/kg SC, a cada 12 h 10 mg/kg, 3 vezes/dia SC, IM	Infecção do trato urinário Septicemias e infecções intestinais	166 47
Aminofilina	Cães e gatos: dose de 0,2 mℓ/neonato IV ou sublingual (24 mg/mℓ)	Promove diurese, vasodilatação pulmonar e sistêmica e aumento da contratilidade e frequência cardíacas e pode ser utilizada durante o procedimento de reanimação neonatal	44
	Cães: 10 mg/kg VO, IM ou IV 8/8 h Gatos: 6,6 mg/kg VO a cada 8 ou 12 h ou 4 mg/kg, IM, a cada 12 h	Broncodilatação	65
	Gatos: 6,6 mg/kg VO, 2 vezes/dia	Asma crônica	148
Aminofilina + dexametasona	Gatos: aminofilina, na dose de 5 mg/kg IV, para pacientes com cianose aguda, juntamente com oxigênio e dexametasona, na dose de 0,2 a 2,2 mg/kg IV ou IM	Broncospasmo	148
Aminoglutetimida	Gatos: 30 mg/gato VO, a cada 12 h	Bloqueador enzimático	187
Aminosidina + alopurinol	Cães: aminosidina (Aminofarma®), 10 mg/kg, 2 vezes/dia SC, por 30 dias; e alopurinol, 10 a 20 mg/kg, 2 vezes/dia VO, por tempo indeterminado	Leishmaniose visceral canina	80
Amiodarona	Cães: 10 a 30 mg/kg, a cada 24 h, por 7 a 10 dias (ataque); 5-15 mg/kg, a cada 24 h (manutenção)	Taquicardia ventricular	4
Amitriptilina	Cães: 1 mg/kg VO, a cada 12 a 24 h	Dor aguda traumática ou pós-operatória	18
	Gatos: 0,5 a 1 mg/kg VO, a cada 12 a 24 h		
	Cães e gatos: 1 a 2 mg/kg, a cada 12 ou 24 h VO	Bexiga hiper-reativa	170
	Cães e gatos: 0,5 a 2 mg/kg VO, a cada 24 h	Dor oncológica crônica	21
	Cães: 0,5 a 2 mg/kg VO, a cada 24 h	Dor crônica	21
Amoxicilina	Cães: 6 a 20 mg/kg SC, a cada 8 a 12 h	Infecção do trato urinário	166
	Cães e gatos: 11 a 22 mg VO, a cada 8 h ou a cada 12 h 10 a 20 mg/kg VO, SC, IM a cada 12 h	Antibiótico bactericida	66
	20 a 25 mg/kg, 12 h VO	Infecções bacterianas neonatais	45
	20 a 25 mg/kg, 2 vezes/dia VO	Infecções intestinais, urinárias e respiratórias, septicemia	47
	Cães e gatos: 20 mg/kg, a cada 12 h ou a cada 8 h	Gastrite associada ao *Helicobacter* spp.	115
	Gatos: 22 mg/kg, 2 a 4 vezes/dia	Herpes-vírus felino	145
	Cães: 22 a 33 mg/kg IV, IM ou SC; 8 h Gatos: 10 a 20 mg/kg IV, SC ou VO; 12 h	Piotórax	154
	Gatos: 10 a 22 mg/kg, 2 vezes/dia, 7 a 15 dias	Rinotraqueíte viral felina	96
	11 a 22 mg/kg VO, 2 vezes/dia, por 10 dias	Calicivírus	97
	Cães e gatos: 11 a 22 mg/kg, 8/8 ou 12/12 h	*Staphylococcus* sp. e *Streptococcus* sp.	100
	Cães: 10 a 20 mg/kg VO, 8/8 ou 12/12 h, 3 semanas	Leptospirose canina	102
	Cães: 22 mg/kg, a cada 8 h	Pneumonia bacteriana (primoinfecção)	150
Amoxicilina + ácido clavulânico	Gatos: 12,5 mg/kg VO, 12/12 h, 4 semanas	Clamidofilose felina	105
	Cães: 12,5 a 25 mg/kg VO, a cada 12 h	Infecção do trato urinário	166
	Gatos: 15 mg/kg VO, a cada 12 h	Pneumonia não complicada	150

(continua)

Medicamento	Dosagem	Indicação	Capítulo
Amoxicilina + ácido clavulânico	Cães: 22 mg/kg VO, 8 a 12 h Gatos: 12 a 20 mg/kg VO, 8 h	Piotórax	154
	Gatos: 11 a 22 mg/kg (amoxicilina) VO, 2 vezes/dia, por 10 dias	Calicivírus	97
	Gatos: 10 a 12,5 mg/kg, 2 vezes/dia, 7 a 15 dias	Rinotraqueíte viral felina	96
	Cães e gatos: 10 a 20 mg/kg, 2 vezes/dia VO	Infecções intestinais, urinárias e respiratórias, septicemia	47
	Cães e gatos: 15 mg/kg, 12 h VO	Infecções bacterianas neonatais	45
Ampicilina	Cães: 20 a 40 mg/kg VO, a cada 8 h	Infecção do trato urinário	166
	Cães e gatos: 10 a 20 mg/kg, 3 a 4 vezes/dia IV, IO, SC, IM	Infecções intestinais, urinárias e respiratórias, septicemia	47
	Cães: 10 mg/kg	Parvovirose canina	46
	Cães: 11 a 20 mg/kg IV/VO, 3 vezes/dia	Rinite viral	145
	Gatos: 22 mg/kg, 3 vezes/dia	Herpes-vírus felino	145
	Cães e gatos: 11 a 20 mg/kg/IV ou VO, 3 vezes/dia	Rinite bacteriana por *Streptococcus*, *E. coli* e *Pasteurela*	145
	Cães: 20 a 40 mg/kg; IV IM ou SC; 6 a 8 h Gatos: 7 a 11 mg/kg; IV IM ou SC; 8 a 12 h	Piotórax	154
	Cães e gatos: 11 a 22 mg/kg, 3 vezes/dia	Prevenção de choque endotóxico	228
	Gatos: 15 a 20 mg/kg IV SC	Panleucopenia felina	94
	Gatos: 20 a 40 mg/kg VO, 8/8 h	Peritonite infecciosa felina	95
	Cães: 10 a 50 mg/kg, 6/6 ou 8/8 h Gatos: 10 a 20 mg/kg, 8/8 ou 12/12 h	*Staphylococcus* sp. e *Streptococcus* sp.	100
	22 mg/kg SC, IV; 6/6 ou 8/8 h, 3 semanas 10 a 20 mg/kg VO, 8/8 ou 12/12 h, 3 semanas	Leptospirose canina	102
	5 a 22 mg/kg IV, 4 vezes/dia	Bactérias gram-positivas	242
Ampicilina – sulbactam	Cães e gatos: 50 mg/kg IV, 6 a 8 h	Piotórax	154
	20 mg/kg, 6 a 8 h IV, IO	Infecções bacterianas neonatais	45
Ampicilina sódica	Cães e gatos: 10 a 20 mg/kg, 12 h IV, IM, SC	Infecções bacterianas neonatais	45
Amprolium	Cães: 300 a 400 mg, a cada 24 h, por 5 dias VO Gatos: 60 a 100 g, a cada 24 h, por 7 dias VO	Isosporose	76
Anfotericina B	Cães e gatos: 0,15 a 1 mg/kg dissolvido em 5 a 20 mℓ de dextrose a 5% IV, 3 vezes/semana durante 2 a 4 meses ou 0,25 a 0,5 mg/kg em 0,5 a 1 ℓ de dextrose a 5% IV, em 6 a 8 h na dose máxima total de 4 a 8 mg/kg	Antifúngico	66
	Cães e gatos: 0,5 a 0,8 mg/kg diluída em solução salina a 0,45% e glicose a 2,5% (400 mℓ para gatos, 500 mℓ em cães com menos de 20 kg e 1.000 mℓ em cães com mais de 20 kg) e administrada por via subcutânea, 2 a 3 vezes/semana Outro protocolo: 0,25 a 0,50 mg/kg em 0,5 a 0,1 ℓ de glicose a 5% em solução aquosa IV, cada 6 a 8 h, em dias alternados, até uma dose total de 8 a 10 mg/kg	Criptococose canina e felina	242
	Cães: 0,5 mg/kg IV Gatos: 0,25 mg/kg IV Em dias alternados até dosagem cumulativa atingir Cães: 8 a 12 mg/kg Gatos: 4 a 6 mg/kg	Histoplasmose	87
Anfotericina B (com flucitosina ou azóis)	Cães: 0,5 mg/kg IV (dias alternados) Gatos: 0,25 mg/kg IV (dias alternados) Por 3 a 4 semanas até dose cumulativa atingir 8 a 12 mg/kg (cães) e 4 a 6 mg/kg (gatos) Glicose a 5% (infusão lenta) concomitantemente	Criptococose	87
Anfotericina B + alopurinol	Cães: anfotericina B (Fungison®), 0,6 mg/kg IV, diluído em 100 mℓ de dextrose a 5%, 2 vezes/semana, por 8 semanas; e alopurinol, 10 a 20 mg/kg, 2 vezes/dia, durante tempo indeterminado	Leishmaniose visceral canina	80
Anfotericina B lipossomal + alopurinol	Cães: anfotericina B lipossomal (Ambisome®), 4 mg/kg IV, 1 vez/dia, por 5 dias; e alopurinol, 10 a 20 mg/kg, 2 vezes/dia, durante tempo indeterminado	Leishmaniose visceral canina	80

Medicamento	Dosagem	Indicação	Capítulo
Anlopidino	Cães: 0,1 a 0,6 mg/kg VO, 1 ou 2 vezes/dia Gatos: 0,625 a 1,25 mg/animal VO, 1 vez/dia	Doença renal crônica	159
Antagonista do receptor de progesterona	Cadelas: 10 mg/kg SC no dias 1, 2, 8 + 1 μg progesterona/kg do 3º ao 7º dia	Piometra	176
Antimoniato de n-metilglucamina + alopurinol	Cães: antimoniato de n-metilglucamina (Glucantime®), 50 mg/kg, 2 vezes/dia SC, por 30 dias; alopurinol, 10 a 20 mg/kg, 2 vezes/dia VO, por tempo indeterminado	Leishmaniose visceral canina	80
Apomorfina	Cães e gatos: 0,02 a 0,04 mg/kg IV; 0,08 mg/kg SC, IM	Ação central	65
Atenolol	Cães: 6,25 a 50 mg, a cada 12 h (iniciar com baixa dose e aumentar para efeito) Gatos: 6,25 a 12,5 mg, a cada 12 h (iniciar com baixa dose e aumentar para efeito)	Taquicardia ventricular	4
	Gatos: 1 vez/dia, na dose de 6,25 a 12,5 mg por gato	Hipertireoidismo	186
	Cães e gatos: 0,2 a 1 mg/kg VO, 2 vezes/dia	Controle de arritmias (adrenalectomia laparoscópica)	191
Atipamezol	Cães e gatos: 0,1 a 0,2 mg/kg IV ou IM	Intoxicação por amitraz	68
Atovaquona	13,3 mg/kg VO, 8/8 h, por 10 dias consecutivos	Anemias regenerativas	199
Atropina	Cães e gatos: 0,01 a 0,04 mg/kg IV, IM ou o dobro da dose via intratraqueal; 0,02 a 0,04 mg/kg SC	Bradiarritmias	4
	Cães e gatos: 0,02 a 0,04 mg/kg IV, IM ou SC	Intoxicação por organofosforado	70
Azatioprina	Cães e gatos: 1,1 mg/kg VO, 1 vez/dia, por 14 dias, depois 2,2 mg/kg, 1 vez/dia	Fármaco imunossupressor, miastenia	114
	Cães e gatos: 1 mg/kg, a cada 24 h, durante 10 a 15 dias	Gastrite crônica idiopática	115
	Cães: 1,5 a 2 mg/kg, a cada 48 h	Meningite-arterite responsiva a esteroide	242
	Cães: 2 mg/kg VO, a cada 24 h, durante 30 dias, podendo ser utilizada em dias alternados, obtendo bom resultado até 3 a 4 meses após o início do tratamento. A seguir, a dose pode ser reduzida para 1 mg/kg. Se o efeito desejado for obtido, o tratamento poderá ser realizado em dias alternados.	Doença inflamatória intestinal	117
	Gatos: 0,3 a 0,5 mg/kg, a cada 48 h, durante 3 a 5 semanas	Doença intestinal inflamatória	121
	Cães: 2 mg/kg, a cada 24 h, por 3 a 8 semanas	Fármaco que atua de modo mais seletivo na imunidade celular e com custo menor quando comparado à ciclosporina	119
	0,3 mg/kg VO, 48/48 h. Utilizar com cautela (mielossupressão)	Peritonite infecciosa felina	95
	2 mg/kg, a cada 24 h, durante 14 dias e depois em dias alternados	Miosite dos músculos extraoculares	241
	Cães: 2 mg/kg, a cada 24 h por 14 dias e, em seguida, a cada 48 h	Miosite dos músculos mastigatórios	241
	Cães: 2 mg/kg VO, 24/24 h Gatos: 0,3 mg/kg VO, 24/24 h	Anemias regenerativas	199
	Cães: 2 mg/kg/fis ou 50 mg/m^2 VO, a cada 1 ou 2 dias	Trombocitopenia imunomediada	207
	Cães: 2 mg/kg/dia Não recomendada a gatos	Doenças imunomediadas	215
Azatioprina com possíveis efeitos adversos	2 mg/kg VO, 24/24 h ou 48/48 h	Anemia hemolítica imunomediada (primária)	201
Azitromicina	10 mg/kg VO, 24 h, 10 dias	Piroplasmoses	82
	10 mg/kg VO, 24/24 h, por 10 dias consecutivos	Anemias regenerativas	199
	10 mg/kg, a cada 24 h, por 21 dias	Criptosporidiose	77
	Cães e gatos: 10 mg/kg/dia VO, por até 28 dias (nos intervalos das refeições, 1 h antes ou 2 h depois)	Toxoplasmose	78
	5 a 10 mg/kg, 24 h VO	Infecções bacterianas neonatais	45
	Cães: 5 a 10 mg/kg, 1 vez/dia VO, máximo 5 a 7 dias Gatos: 5 a 15 mg/kg, 1 a 2 vezes/dia VO, máximo 5 a 7 dias	Infecções respiratórias em gatos (azitromicina) e dermatológicas (pode haver resistência bacteriana)	47
	5 a 10 mg/kg, 1 vez/dia, por 3 dias e, então, a cada 72 h, para gatos que são difíceis de serem medicados	Rinite bacteriana	145
	Gatos: 5 a 10 mg/kg VO, 1 vez/dia	Pneumonia não complicada	150

(continua)

Medicamento	Dosagem	Indicação	Capítulo
Azitromicina	Cães: 7,5 mg/kg VO, 2 vezes/dia	Miosite por *T. gondii*	242
	Gatos: 5 mg/kg, 1 vez/dia	Rinotraqueíte viral felina	96
	Gatos: 5 a 10 mg/kg VO, 1 vez/dia, por 3 dias. Depois, 2 vezes/semana, até 20 dias	Calicivírus	97
	Cães: 20 mg/kg VO, 24/24 h, por 3 semanas (eficácia não comprovada)	Leptospirose canina	102
Azitromicina + pirimetamina	Cães e gatos: azitromicina (10 mg/kg) + pirimetamina (12,5 mg/kg) VO/dia	Toxoplasmose	78
Azitromicina + piroxicam	Cães: azitromicina (5 mg/kg VO, 1 vez/dia) + piroxicam (0,3 mg/kg VO, 1 vez/dia)	Rinite inflamatória	145
Azul tripano	Cães: 10 mg/kg IV, dose única	Piroplasmoses	82
Baclofeno	Cães: 1 a 2 mg/kg VO, a cada 8 h Não recomendado para gatos	Relaxante da musculatura estriada	170
BAL® a 10%, administrado em óleo	Cães e gatos: 2,5 mg/kg IM a cada 4 h nos dias 1 e 2, a cada 8 h no dia 3 e, a seguir, a cada 12 h	Intoxicação por chumbo	69
Benzidamida	Cães e gatos: 0,3 a 3 mg/kg, 1 ou 2 vezes/dia	Efeitos analgésico, antipirético e anti-inflamatório	47
	0,3 a 3 mg/kg VO, a cada 12 h ou a cada 24 h	Anti-inflamatório não esteroide	66
Benzopirona	Cães e gatos: 50 a 100 mg/kg VO, 3 vezes/dia	Quilotórax	154
Betametasona (acetato + fosfato dissódico, valerato)	Cães: 0,15 mg/kg IM, VO	Controle de prurido, alternativa ao uso de dexametasona	190
Betanecol	Cães: 5 a 25 mg VO, a cada 8 h Gatos: 1,25 a 5 mg VO, a cada 8 h	Incontinência urinária	170
Bicarbonato	0,05 a 0,1 mℓ/100 g de peso corporal intravenoso diluído com solução fisiológica (1:2)	Reanimação, caso os esforços reanimatórios não surtam efeito e o retorno da respiração espontânea e da circulação adequada após 15 min	44
Bicarbonato de sódio	Cães e gatos: 0,5 a 1 mEq/kg IV (1 mEq = 85 mg)	Redução da calemia	4
	Cães: 50 mg/kg, a cada 12 ou a cada 8 h VO 2 a 4 mEq/kg IV (solução a 8,5 a 1 mℓ = 1 mEq) diluído em soro fisiológico a 0,9%	Alcalinizante	72
	Cães e gatos: VO, 1 colher de chá de bicarbonato em meio copo d'água, durante 3 a 4 dias ou IV		70
	Cães e gatos: 2 a 4 mEq/kg	Alcalinização da urina	72
	Cães: 25 a 50 mg/kg VO, a cada 12 h ou 10 a 90 mg/dia, dependendo do porte do animal	Acidificação da urina	165
	Cães e gatos: repor metade do déficit calculado Com déficit não conhecido: 2 a 3 mEq/kg IV, em 30 min (se não houver diabetes cetoacidótico)	Insuficiência renal aguda, quando houver acidose, efeito tem início em poucos minutos	158
Bicarbonato de sódio a 8,4% (1 mEq/mℓ)	Cães e gatos: 300 mg/kg (3,6 mℓ/kg) em infusão de 15 a 30 min	Reversão do quadro de acidose metabólica, excreção renal de FAS	67
Brometo de piridostigmina	Gatos: 1 a 3 mg/kg, a cada 8 ou 12 h	Anticolinesterásico oral	240
	1 a 3 mg/kg, a cada 8 ou 12 h	Miastenia *gravis*	55
Brometo de potássio	Cães: 20 a 40 mg/kg/dia Gatos: 15 mg/kg, 2 vezes/dia	Terapia anticonvulsivante	226
Budesonida	Cães: 3 mg/m² VO, 24/24 h, ou 0,125 mg/kg, a cada 8 a 24 h Gatos: 250 μg/dia VO, a cada 8 a 24 h	Enteropatias inflamatórias crônicas idiopáticas, gastrenterites eosinofílicas e colites ulcerativas crônicas	190
	Cães: 3 mg/m² ou 0,125 mg/kg, a cada 8 a 24 h VO Gatos: 250 μg, 1 vez dia, ou 0,125 mg/kg, a cada 12 a 24 h VO	Doenças inflamatórias gastrintestinais. Doenças bronquiopulmonares inflamatórias e/ou alérgicas	190
Bupivacaína	Gatos: 2 mg/kg, infusão no foco da ferida, a cada 4 ou 5 h	Dor pós-operatória, remoção de fibrossarcomas	18
	Cães: 1 a 1,5 mg/kg, via epidural	Bloqueios sensorial e motor	18
	Gatos: 2 mg/kg, a cada 4 a 5 h	Anestesia local	19
Bupivacaína 0,25 e 0,5%	Gatos: 1 mg/kg, via perineural	Analgesia pós-operatória	19
Bupivacaína 0,5%	Gatos: 1 mg/kg (ou ≈ 1 mℓ por 4,5 kg de peso corporal), via epidural, antes da cirurgia	Analgesia trans e pós-operatória	19
Bupivacaína 0,5 ou 0,75%	Cães: 0,7 a 1,65 mg/kg, via epidural	Analgesia	18
Buprenorfina	Gatos: 0,02 mg/kg IV, OT	Analgesia	18

Medicamento	Dosagem	Indicação	Capítulo
Buprenorfina	Cães: 5 a 20 μg/kg IV, IM, SC, 2 vezes/dia, 3 vezes/dia	Dor aguda traumática ou pós-operatória	18
	Gatos: 5 a 30 μg/kg IV, IM, SC, OT (sublingual), 2 vezes/dia, 3 vezes/dia		
	Gatos: 0,00125 mg/kg, via epidural	Analgesia pós-operatória	19
	Gatos: 0,005 a 0,02 IM, IV, SC, a cada 4 a 8 h	Dor pós-operatória	19
	Gatos: 0,01 a 0,02, transmucosa, a cada 6 a 12 h		
	Gatos: 0,01 a 0,02 mg/kg IV	Analgesia	20
Butorfanol	Cães e gatos: 0,4 mg/kg, IM	Analgesia moderada, sedação pré-operatória	17
	Gatos: 0,1 mg/kg IV ou 0,4 mg/kg SC	Dor visceral	18
	Bolus de 0,1 a 0,4 mg/kg, seguido de 0,1 a 0,4 mg/kg/h, IIC	Analgesia	18
	Cães: 0,2 a 0,6 mg/kg IV, IM, SC, a cada 2 a 4 h	Dor aguda traumática ou pós-operatória	18
	Gatos: 0,1 a 0,4 mg/kg IV, IM, SC, a cada 2 a 4 h		
	Cães: *bolus* de 0,1 a 0,4 mg/kg IV, seguido de 0,1 a 0,4 mg/kg/h, IIC		
	Cães e gatos: 0,1 mg/kg IV ou 0,4 mg/kg IM ou SC	Analgésico	71
	Gatos: 0,1 a 0,4 IM, SC, a cada 2 a 6 h	Dor pós-operatória	19
	Gatos: 0,1 IV, a cada 1 a 2 h		
	Gatos: 0,1 a 0,4 mg/kg SC, IM, IV	Analgesia	20
	Cães e gatos: 0,1 a 0,4 mg/kg	Analgesia de emergência	20
	Cães e gatos: 0,1 a 0,3 mg/kg IM IV	Dor e ansiedade, cardiopatia	20
	Cães e gatos: 0,1 a 0,4 mg/kg IV	Analgesia	20
	Cães e gatos: 0,4 mg/kg, IM, a cada 6 h	Antieméticos para quimioterapia	58
Butorfanol + diazepam	Gatos: 0,1 a 0,2 mg/kg + 0,5 mg/kg IV	Transfusão sanguínea (sedação para doadores)	210
Butorfanol + meloxicam	Gatos: 0,3 mg/kg + 0,2 mg/kg, antes da cirurgia	Analgesia pós-operatória	19
Butorfanol + acepromazina	Gatos: 0,2 a 0,4 mg/kg + 0,04 a 0,10 mg/kg IV ou IM	Transfusão sanguínea (sedação para doadores)	210
Ca-EDTA	Cães: 110 mg/kg/dia (na dose máxima de 2 g/cão) diluído em uma solução de glicose a 5% na dose de 10 mg/mℓ, dividida em quatro aplicações, a cada 6 h	Intoxicação	240
Cálcio a 10%, gliconato de	50 a 100 mg/kg	Reações transfusionais (toxicidade pelo citrato)	210
	Cães e gatos: 130 mg/kg ou 0,2 a 0,5 mℓ/kg IV lenta, *bolus* a cada 1 a 2 h	Intoxicação por fluoroacetato de sódio	67
	Cadelas: 5 a 10 mℓ	Tetania puerperal	175
	0,5 a 1,5 mℓ/kg/IV (lenta, em ≈ 5 min)	Bradicardia intensa e/ou arritmias ventriculares importantes	189
	± 0,5 a 1 mℓ/kg, em 10 a 20 min IV (monitorar com ECG) (efeito cardíaco imediato com duração de 10 a 15 min)	Insuficiência renal aguda, hiperpotassemia em pacientes anúricos	158
	Cães e gatos: 130 mg/kg IV ou 1 mℓ/kg IV, lenta, em *bolus*, a cada 1 a 2 h, ou 0,2 a 0,5 mℓ/kg em solução diluída a 5% para infusão contínua	Hipocalcemia	67
Cálcio a 10%, gliconato de, em *bolus*	Cães e gatos: 0,5 a 1,5 mℓ/kg ou 5 a 15 mg/kg IV, lenta durante 10 a 30 min	Hipocalcemia	184
Cálcio, gliconato de	Cães e gatos: 0,5 a 0,75 mℓ/kg IV lenta (solução 10%)	Fibrilação ventricular	04
	Cão e gato: 200 a 1.000 mg IV	Hiperpotassemia	109
	Cadelas: 2 a 20 mℓ IV lenta Gatas: 2 a 5 mℓ Volume varia com o porte do animal, adicionado ou não a 5 a 20 mℓ de glicose a 10 a 20%	Inércia uterina primária	175
Calcitonina de salmão	Cães e gatos: 4 a 8 U/kg, 2 ou 3 vezes	Hipercalcemia	184
Canamicina	250 mg em 5 mℓ de solução salina, nebulizada 2 vezes/dia	Nebulização em pneumonia bacteriana	150
Carbamazepina	Cães: 2 mg/kg, a cada 8 h	Dor neuropática	21
	4 a 10 mg/kg/dia, dividida a cada 8 ou 12 h	Antiepiléptico	226

(*continua*)

Medicamento	Dosagem	Indicação	Capítulo
Carbegolina	5 μg/kg VO, 1 vez/dia, durante 5 a 7 dia Cadelas: 0,1 mg/kg de peso corporal, a cada 12 h ou 0,2 mg/kg de peso corporal, a cada 24 h por 4 a 8 dias Gatas: 0,125 mg/kg de peso corporal, a cada 12 h	Galactorreia	176
Carbonato de cálcio	Cães: 1 a 4 g/dia Gatos: 0,5 a 1 g/dia	Suplementação de cálcio	184
Carnitina	Cães e gatos: 50 a 100 mg/kg VO, 3 vezes/dia	Suplementação nutricional	165
Carprofeno	Cães: 2,2 mg/kg SC, IM, VO, a cada 24 ou 12 h	Dor crônica	15
	Gatos: 2,2 mg/kg (1º dia) SC, IM, VO, a cada 24 h (por 2 ou 3 dias)	Pós-operatório	15
	Cães: 4,4 mg/kg, 1 vez/dia ou 2,2 mg/kg, 2 vezes/dia	Controle da dor	15
	Cadelas: 2 mg/kg, a cada 12 h	Analgesia, ovariossalpingo-histerectomia	15
	Cães: 4,4 mg/kg (1º dia) + 2,2 mg/kg SC, IM, VO, a cada 24 h (1º dia); a cada 24 ou 12 h (dose de 2,2 mg/kg)	Pós-operatório	15
	Cães: 2,2 mg/kg VO, a cada 12 h Gatos: Não	Anti-inflamatório não esteroide com maior seletividade COX-2	66
	Cães: 2 mg/kg, 2 vezes/dia (por 7 dias), seguidos de 2 mg/kg, 1 vez/dia (por 21 dias)	Analgesia	18
	Gatas: 4 mg/kg SC, no momento da extubação	Analgesia após ovário-histerectomia	18
	Cães: 2 mg/kg IV, SC, VO, 2 vezes/dia ou 4 mg/kg IV, SC, VO, 1 vez/dia	Dor aguda traumática ou pós-operatória	18
	Cães: 2,2 mg/kg VO, a cada 12 h	Analgesia	20
	Cães: 4,4 mg/kg VO, a cada 24 h	Dor crônica	21
	Cães: 2,2 mg/kg VO, a cada 12 h		
	Cães: 4 mg/kg/dia (por 84 dias)	Doença articular degenerativa	22
	Cães: 2,2 mg/kg VO (por 14 dias)		
	Cães: 4 mg/kg SC	Analgesia perioperatória	22
Carvão ativado	Cães e gatos: 2 a 5 g/kg VO na concentração de 1 g de carvão em 5 mℓ água VO, poderá ser repetida a cada 4 a 6 h por 2 a 3 dias	Remoção de resíduos de lavagem estomacal	65
Cefalexina	Cães: 10 a 30 mg/kg VO, a cada 6 a 12 h	Infecção do trato urinário	166
	Cães e gatos: 10 a 30 mg/kg, 8 a 12 h VO	Infecções bacterianas neonatais	45
	Cães e gatos: 10 a 30 mg/kg, 2 vezes/dia (VO, SC, IV, IO)	Infecções dermatológicas e respiratórias, infecções intestinais e septicemias (a partir da 3ª geração)	47
	Cães: 22 a 44 mg/kg VO, a cada 8 h	Pneumonia não complicada	150
	Cães: 20 a 40 mg, a cada 8 h	Pneumonia bacteriana (primoinfecção)	150
	Cães e gatos: 22 mg/kg, 2 vezes/dia, e monitorar para sinais de sepse. Leucopenia provável	Linfoma, se houver febre	239
	Cães e gatos: 8 a 30 mg/kg, 6/6 ou 8/8 h	*Staphylococcus* sp. e *Streptococcus* sp.	100
	Cães e gatos: 20 mg/kg VO, 3 vezes/dia	Bactérias gram-positivas	242
Cefalotina	Cães e gatos: 22 mg/kg, 3 vezes/dia IV, IO, IM	Infecções dermatológicas e respiratórias, infecções intestinais e septicemias (a partir da 3ª geração)	47
	Cães e gatos: 10 a 30 mg/kg, 8 a 12 h IV, IM, SC	Infecções bacterianas neonatais	45
Cefazolina	Cães e gatos: 2,2 a 4,4 mg/kg, 2 vezes/dia SC	Infecções dermatológicas e respiratórias, infecções intestinais e septicemias (a partir da 3ª geração)	47
	Cães e gatos: 10 a 30 mg/kg, 6 a 8 h IV, IM	Infecções bacterianas neonatais	45
Cefotaxima	Cães e gatos: 25 a 50 mg/kg, 3 vezes/dia	Bactérias gram-negativas	242
	Cães e gatos: 25 a 50 mg/kg, 6 a 8 h IV, IM, IO, SC	Infecções bacterianas neonatais	45
Cefoxitina	Cães e gatos: 10 a 20 mg/kg IV, 6 a 8 h	Neonato doente	45
Cefradina	20 mg/kg, 3 vezes/dia durante 6 a 8 semanas	Discoespondilite, endocardite bacteriana, microrganismos	238
Ceftazidima	Cães e gatos: 25 a 50 mg/kg, 8 a 12 h IV, IM, IO, SC	Infecções bacterianas neonatais	45
Ceftiofur	2,2 a 4,4 mg/kg SC, a cada 24 h	Infecção do trato urinário em cães	166
Ceftriaxona	Cães e gatos: 25 a 50 mg/kg, 12 h IV, IM, IO, SC	Infecções bacterianas neonatais	45
	Cães e gatos: 25 a 50 mg/kg IV, IO, 12 h	Neonato doente	45
	Cães: 15 a 50 mg/kg IM ou IV Gatos: 25 a 50 mg/kg IV ou IM, 12 h	Piotórax	154

Medicamento	Dosagem	Indicação	Capítulo
Cetamina	Cães: 0,5 mg/kg IV (antes da cirurgia), 0,6 mg/kg/h (durante) e 0,12 mg/kg/h, IIC (por 18 h depois)	Analgesia, amputação de membro pélvico	18
	Cadelas: *bolus* de 0,15 mg/kg IV, seguido de 0,12 mg/kg/h, IIC ou *bolus* de 0,7 mg/kg IV, seguido de 0,6 mg/kg/h, IIC	Analgesia pós-operatória, mastectomia	18
	Cães: indução anestésica ou *bolus* de 2 mg/kg, seguido de 2 a 10 μg/kg/min ou 0,1 a 0,6 mg/kg/h, IIC	Analgesia, redução da CAM	18
	Cães e gatos: 2 a 10 mg/kg IV, IM, SC, VO	Dor aguda traumática ou pós-operatória	18
	Cães e gatos: *bolus* de 0,5 mg/kg IV, seguido de 0,6 mg/kg/h, IIC (durante a cirurgia) e 0,12 mg/kg/h, IIC (por 18 h depois)		
	Cães e gatos: *bolus* de 2 mg/kg IV, seguido de 2 a 1 μg/kg/min, IIC	Redução da CAM dos anestésicos inalatórios	18
	Cães e gatos: 0,05 a 0,5 mg/kg, IM	Dor neuropática	20
Cetamina + diazepam (na proporção 1:1 ou 1:2)	Gatos: 100 mg/mℓ + 5 mg/mℓ Administrar 0,1 mℓ/kg IV Administrações *in bolus* de um quarto da dose inicial podem ser feitas para prolongar a anestesia	Transfusão sanguínea (sedação para doadores)	210
Cetamina + diazepam + atropina IV	Gatos: 1 a 2 mg/kg + 0,1 mg/kg + 0,01 mg/kg	Transfusão sanguínea (sedação para doadores)	210
Cetamina + midazolam + atropina	Gatos: 15 mg/gato + 0,5 mg/gato) + 0,2 mg/gato	Transfusão sanguínea em felinos (sedação para doadores)	210
Cetamina + midazolam	Gatos: 10 mg/kg + 09,2 mg/kg, IM Administrações *in bolus* de 1 mg/kg IV de cetamina podem ser utilizadas para prolongar a anestesia	Transfusão sanguínea (sedação para doadores) Protocolos com *cetamina* têm prolongado efeito pós-anestésico e possibilidade de causar arritmia em gatos com cardiomiopatia hipertrófica	210
Cetamina + diazepam IV	Gatos: 1 a 2 mg/kg + 0,1 mg/kg	Transfusão sanguínea (sedação para doadores)	210
Cetoconazol	Cães: 10 a 15 mg/kg VO, a cada 12 h ou a cada 24 h *Malassezia*: 5 mg/kg VO ou 10 mg/kg, a cada h, durante 3 a 6 semanas Gatos: 5 a 10 mg/kg VO, a cada 12 h ou a cada 24 h, durante 3 a 6 semanas	Antifúngico	66
	Cães e gatos: 20 a 30 mg/kg, 1 vez/dia, durante 3 a 4 semanas	Antifúngicos	47
	Cães e gatos: 5 a 10 mg/kg VO, 2 vezes/dia, por 6 a 8 semanas	Aspergilose	145
	Gatos: 10 mg/kg VO, 1 a 2 vezes/dia	Criptococose nasal	145
	Cães e gatos: 10 mg/kg	Dermatofitose	84
	Cães: 10 a 15 mg/kg/dia Gatos: 50 mg totais, a cada 24 h ou a cada 48 h	Criptococose	242
	Cães: 5 a 10 mg/kg VO, 12/12 ou 24/24 h	Malasseziose	85
	Cães e gatos: 10 mg/kg/dia VO	Esporotricose	87
	Cães: dose inicial de 5 mg/kg, 2 vezes/dia VO, durante 7 dias, para avaliação de possíveis efeitos colaterais Caso estes não sejam observados, a dose é elevada a 10 mg/kg, 2 vezes/dia, até 20 mg/kg, 2 vezes/dia	Hiperadrenocorticismo hipófise-dependente	187
	Cães: 20 mg/kg, a cada 24 h, por 60 dias	Cistos prostáticos	177
Cetoprofeno	Cães: 2 mg/kg, seguidos de 1 mg/kg nos dias subsequentes	Analgesia, cirurgias abdominais e ortopédicas	15
	Cães: 2 mg/kg (1º dia) + 1 mg/kg SC, IM, IV, VO, a cada 24 h	Pós-operatório	15
	Gatos: 1 mg/kg SC, IM, IV, VO, a cada 24 h	Dor crônica	15
	Gatos: 1 mg/kg SC, IM, IV, VO, a cada 24 h (máximo de 5 dias)	Pós-operatório	15
	Cães: 1 a 2 mg/kg VO, a cada 24 h, durante 3 a 5 dias Gatos: 1 mg/kg VO, a cada 24 h, durante 3 a 5 dias	Anti-inflamatório não esteroide	66
	Cães: 1 a 2 mg/kg IV, 1 ou 2 vezes/dia ou VO, 1 mg/kg (por até 5 dias) ou SC, 2 mg/kg, (por até 3 dias)	Dor aguda traumática ou pós-operatória	18
	Gatos: 1 a 2 mg/kg IV, 1 vez/dia ou VO, 1 mg/kg (por até 5 dias) ou SC, 2 mg/kg, (por até 3 dias)		
	Gatos: 2 mg/kg SC, a cada 24 h (por até 3 dias)	Dor pós-operatória	19
	Gatos: 1 mg/kg VO, a cada 24 h (por até 5 dias)		
	Gatos: 2 mg/kg VO, 1 vez/dia, seguidos de 1 mg/kg VO (por 2 a 3 dias) (máximo de 5 dias)	Analgesia, anti-inflamatório	22

(*continua*)

Medicamento	Dosagem	Indicação	Capítulo
Cetoprofeno	Gatos: 0,1 mg/kg VO, a cada 24 h	Analgesia, anti-inflamatório	22
Ciclofosfamida	Gatos: 300 mg/m^2 VO, a cada 3 semanas	Linfoma alimentar	121
	Gatos: 2 a 4 mg/kg VO, 4 vezes/semana	VPIF	242
	Cães: 50 mg/m^2 VO, 2/2 dias	Anemias regenerativas	199
	Cães: 200 a 300 mg/m^2 IV, semanalmente, associada a corticoides	Trombocitopenia imunomediada	207
	Cães: 5 a 10 mg/kg/dia VO, por 4 a 7 dias ou 200 mg/kg IV, 1 vez/semana Gatos: 15 mg/kg VO, por 4 a 7 dias ou 7 mg/kg IV, 1 vez/semana	Agente alquilante	215
	Cães e gatos: 250 a 300 mg/m^2 área de superfície corporal	Linfoma	239
Ciclosporina	Cães: 5 a 10 mg/kg VO, a cada 24 h	Casos graves de enterite linfocítica plasmocítica refratários ao tratamento com corticoides	117
	Cães: 5 mg/kg, a cada 12 h Cães tratados, com recidiva: 10 mg/kg, a cada 12 h, com posterior redução para 7,5 e 5 mg/kg	Fístulas perianais	119
	Gatos: 5 mg/kg VO, 1 ou 2 vezes/dia	Imunomodulador	121
	Gatos: 3 mg/kg VO, 2 vezes/dia	Asma crônica, animais não responsivos a outros tratamentos ou em fase terminal de doença brônquica	148
	Gatos: 4 mg/kg VO, 2 vezes/dia, por 30 dias. Depois, 48/48 h por 30 dias. A seguir, 2 vezes/semana	Calicivírus	97
	Cães: 10 mg/kg, 12/12 h ou 24/24 h	Anemia hemolítica imunomediada (primária)	201
	Cães: 6 mg/kg VO, a cada 12 h	Meningoencefalite de causa desconhecida	242
	Cães: 10 mg/kg, diariamente, por pelo menos 6 semanas, sendo então reduzida para 5 mg/kg, diariamente	Meningoencefalite granulomatosa	242
	Cães: 2,5 mg/kg VO, 12/12 h	Trombocitopenia imunomediada	207
	Cães: 5 mg/kg, 24/24 h a 10 mg/kg VO, 12/12 h Gatos: 0,5 a 3 mg/kg VO, 12/12 h	Transplantes de medula óssea e de rim; AHIM, TIM, doenças dermatológicas imunomediadas	215
Ciclosporina e cetoconazol	Cães: 5 mg/kg de VO, 1 vez/dia 8 mg/kg de VO, 1 vez/dia	Meningoencefalite de causa desconhecida	242
Cidofovir	Gatos: Colírio a 0,5%, 2 vezes/dia, 15 a 30 dias	Rinotraqueíte viral felina	96
Cimetidina	Cães: 10 mg/kg, a cada 12 h SC (por 3 dias)	Toxicidade por AINE	15
	Gatos: 10 mg/kg, a cada 12 h SC (por 3 dias)		
	Cães: 5 a 10 mg/kg VO, IM, IV, a cada 8 h ou a cada 6 h Gatos: 2,5 a 5 mg/kg VO, IM, IV, a cada 12 h	Bloqueador H_2	72
	Cães: 5 a 10 mg/kg IV, IM, VO, cada 4 a 6 h Gatos: 5 a 10 mg/kg IV, IM, VO, cada 6 a 8 h	Insuficiência renal aguda, gastrite	158
Cipro-heptadina	Gatos: 2 mg/gato, 1 ou 2 vezes/dia	Orexígeno	121
Ciprofloxacino	Cães: 5 a 15 mg/kg VO ou IV, a cada 12 h	Infecção do trato urinário	166
	Cães e gatos: 5 a 15 mg VO, a cada 12 h	Antibiótico bactericida	66
Cipro-heptadina	Gatos: 1 a 4 mg/gato VO, 2 vezes/dia	Asma crônica	148
	Gatos: 1 a 2 mg/kg VO, 2 vezes/dia		
	Gatos: 2 a 4 mg/gato/dia, até retorno do apetite	Rinotraqueíte viral felina	96
Cipro-heptatina, cloridrato de	Gatos: 2 a 4 mg/gato VO, 12/24 h	Panleucopenia felina	94
Ciproterona, acetato de	Cães: 0,5 mg/kg VO	Hiperplasia prostática benigna	177
Cisaprida	Cães: 0,5 mg/kg VO, a cada 8 h Gatos: 1,25 a 5 mg VO, a cada 8 a 12 h	Pró-cinético, pode aumentar a liberação de acetilcolina	170
Citarabina	Cães: 50 mg/m^2, a cada 12 h, injeção SC, durante 2 dias consecutivos e repetida a cada 3 a 6 semanas, por tempo indeterminado	Meningoencefalite granulomatosa	242
Citarabina	Cães: 200 mg/m^2, por mais de 48 h, infusão contínua IV	Meningoencefalite de causa desconhecida inicial	242
Clindamicina	Cães: 11 mg/kg VO ou IV, a cada 24 h	Infecção do trato urinário	166
	Cães e gatos: 5 a 10 mg/kg, 2 vezes/dia VO	Infecções por anaeróbios	47

Medicamento	Dosagem	Indicação	Capítulo
Clindamicina	Gatos: 3 a 13 mg/kg, de 8 em 8 h/2 semanas Cães e gatos: 40 mg/kg/de 12 em 12 h VO, 10 a 14 dias Gatos: 12,5 a 25 mg/kg/de 12 em 12 h VO, 1 a 2 dias, inibe a eliminação de oocistos Cães: 10 a 20 mg/kg/de 12 em 12 h VO, 28 dias, infecções sistêmicas Gatos: 10 a 12,5 mg/kg/de 12 em 12 h VO, 28 dias, infecções sistêmicas	Toxoplasmose	78
	Cães: 7,5 a 22 mg/kg, 2 a 3 vezes/dia	Neosporose	79
	Cães e gatos: 10 a 20 mg/kg, a cada 8 ou 12 h	Neosporose	241
	Gatos: 12,5 a 25 mg/kg, a cada 12 h	Poliopatia inflamatória felina	241
	Cães: 10 a 12 mg/kg VO, 2 vezes/dia, por 4 semanas	Miosite por *T. gondii*	242
	Cães e gatos: 5,5 a 11 mg/kg, 2 vezes/dia	Rinite bacteriana	145
	Cães: 75 mg/kg, 2 vezes/dia	Neosporose	242
	Cães: 15 a 22 mg/kg VO, SC, 2 vezes/dia	Neosporose com envolvimento muscular	242
	Gatos: 10 a 15 mg/kg VO, a cada 12 h	Pneumonia grave com complicações	150
	Cães e gatos: 5 a 11 mg/kg; IV, SC ou VO; 12 h	Piotórax	154
	Cães: 10 a 12 mg/kg, a cada 12 h	Toxoplasmose (com exceção dos gatos)	241
Clindamicina + sulfonamidas + pirimetamina	Cães: 7,5 a 22 mg/kg (2 a 3 vezes/dia) + (15 mg/kg, 2 vezes/dia) + 1 mg/kg, 1 vez/dia – de 2 a 9 semanas	Neosporose	79
Clindamicina, cloridrato de	Cães e gatos: 11 mg/kg/dia ou 5,5 mg/kg/de 12 em 12 h VO, 7 a 10 dias, até 28 dias	Toxoplasmose	78
Clindamicina, fosfato de	Gatos: 12,5 a 25 mg/kg/de 12 em 12 h IM, 28 dias	Toxoplasmose	78
Clodronato	Cães e gatos: 4 mg/kg em 150 mℓ de solução fisiológica a 0,9% VO, SC, IV	Biofosfato	184
Clonazepam	Cães: 0,05 a 0,2 mg/kg IV 0,06 a 0,2 mg/kg, dividido a cada 6 ou 8 h, associado a fenobarbital ou 1,5 mg/kg, dividido em 3 doses diárias Associado a brometo de potássio: 0,5 mg/kg, 2 vezes/dia	*Status epilepticus*, emergência	226
Clorambucila	Gatos: 2 mg/gato VO, 48 h, durante 3 a 5 semanas	Agente imunomodulador	121
	Gatos: 2 mg/gato VO, às segundas, quartas e sextas-feiras, a partir da semana 4	Linfoma alimentar	121
	20 mg/m^2 VO, 2 a 3 semanas	Peritonite infecciosa felina	95
	Gatos: 2 mg/gato VO, 3 vezes/semana (controlar leucograma 2/2 semanas – mielotóxico)	Calicivírus	97
	Gatos: 20 mg/m^2	Anemias regenerativas	199
	Cães: 0,1 a 0,2 mg/kg/dia VO Gatos: 0,1 a 0,2 mg/kg/dia VO (dose inicial), depois de 48/48 ou 72/72 h	Agente alquilante usado em terapia anticâncer	215
Cloranfenicol	Cães: 15 a 20 mg/kg, VI, a cada 8 h	Ehrlichiose monocítica canina	83
	Cães e gatos: 40 a 50 mg/kg VO 3 a 4 vezes/dia	Bactérias Gram-negativas	242
	Cães: 40 a 50 mg/kg VO, a cada 8 h	Infecção do trato urinário	166
	50 mg/kg, 3 vezes/dia	Prevenção de choque endotóxico	228
	Cães: 50 mg/kg, 3 vezes/dia IV, SC, IM Gatos: 25 a 50 mg/kg, 3 vezes/dia IV, SC, IM	Infecções intestinais, respiratórias, infecções por bactérias gram-negativas	47
	Cães: 25 a 50 mg/kg	Parvovirose canina	46
	Gatos: 15 a 20 mg/kg VO, 3 a 4 vezes/dia	Rinite viral	145
	Cães: 50 mg/kg, 4 vezes/dia Gatos: 10 a 15 mg/kg, 2 vezes/dia	Rinite bacteriana por *Streptococcus*, *E. coli* e *Pasteurella*	145
	Cães: 50 mg/kg; VO, IV ou SC; a cada 6 h Gatos: 50 mg/kg (total) VO ou IV, a cada 12 h	Pneumonia grave com complicações	150
Clorazepato	Cães: 2 a 6 mg/kg, dividido em 2 ou 3 doses	Convulsões em salvas	226
Cloreto de amônio	Cães: 100 mg/kg VO, a cada 12 h Gatos: 100 mg/kg VO, a cada 12 h	Potencializa a excreção urinária da estricnina	67
Cloreto de magnésio	Cães: 1 a 2 mg/kg/min IV	Tratamento de manutenção na taquicardia ventricular	4
Cloreto de potássio	Cães e gatos: 2 a 3 mEq/kg	Hipopotassemia discreta	109
	Cães e gatos: 3 a 5 mEq/kg	Hipopotassemia moderada	109

(*continua*)

Medicamento	Dosagem	Indicação	Capítulo
Cloreto de potássio	Cães e gatos: 5 a 10 mEq/kg	Hipopotassemia intensa	109
	1 mEq de em gotas VO	Anasarca, para cada 30 g de perda de peso, evitando-se a depleção de potássio pela ação do diurético	45
	Cães e gatos: 30 a 40 mEq/ℓ 60 e 80 mEq/ℓ, em caso de hipopotassemia grave	Hipopotassemia	109
Clorexidina a 3 a 4%	*Shampoo*	Malasseziose	85
Clorfeniramina	Cães: 4 a 8 mg VO, 2 ou 3 vezes/dia Gatos: 2 ou 3 vezes/dia; ou 2 mg VO, 2 ou 3 vezes/dia	Rinite alérgica	145
Clorotiazida	Cães e gatos: 20 a 40 mg/kg, 2 vezes/dia	Diabetes insípido nefrogênico primário	182
Cobalamina	Gatos: 250 μg/kg SC, 1 vez/semana, durante 6 semanas	Suplemento vitamínico	121
Cobalamina	Gatos: 250 μg/gato SC, IM, 1 vez/semana durante 6 semanas	Lipidose hepática felina	121
Codeína	Cães e gatos: 0,5 a 2 mg/kg VO, 2 vezes/dia, 3 vezes/dia, 4 vezes/dia	Dor aguda traumática ou pós-operatória	18
	Gatos: 0,5 a 1 mg/kg VO, a cada 6 a 12 h	Dor pós-operatória	19
	Gatos: 0,5 a 2 mg/kg IV, IM, SC, VO	Analgesia	20
	0,5 a 2 mg/kg IV		
	Cães: 1 a 2 mg/kg, a cada 8 h	Dor moderada	21
	Cães: 0,5 a 2 mg/kg VO, a cada 6 a 8 h	Dor crônica	21
Codeína + acetaminofeno	Cães: 0,5 a 2 mg/kg + 5 a 10 mg/kg VO, a cada 6 ou 8 h (por até 4 dias)	Analgesia anti-inflamatória pós-cirúrgica	17
Colchicina (possíveis efeitos colaterais)	Cães: 0,03 mg/kg VO, 24/24 h	Artrite imunomediada (amiloidose renal familiar em cães Shar-pei)	214
Coloides	Cães: *bolus* 5 a 10 mℓ/kg, até um total de 20 mℓ/kg, Gatos: 2,5 a 5 mℓ/kg	Somente na hipovolemia grave	176
Complexo B	Gatos: 2 mℓ/250 mℓ de soro/dia	Lipidose hepática felina	121
Contrathion®	Cães e gatos: 20 mg/kg IV inicial, seguida de infusão contínua de 8 mg/kg/h até a recuperação clínica, ou 15 a 40 mg/kg IM ou SC, a cada 8 h, em pequenos animais, e 25 a 50 mg/kg IM, em grandes animais	Intoxicação por organofosforados	70
Crioprecipitado	1 U (quantidade recuperada de 150 mℓ para cada 10 kg de peso vivo), 6/6 h ou 8/8 h	Doença de von Willebrand	207
	5 a 10 UI/kg, 1 vez/dia, por 3 a 5 dias (ou enquanto persistirem os sinais)	Coagulopatias hereditárias (hemofilia A)	209
	5 a 10 UI/kg ou 10 a 20 UI/kg (em casos cirúrgicos)	Coagulopatias hereditárias (von Willebrand)	209
	5 a 10 UI/kg, 1 vez/dia, por 3 a 5 dias (ou enquanto persistirem os sinais)	Coagulopatias hereditárias (afibrinogenia)	209
Cristaloide hipotônico (NaCl a 7,5%)	Cães: 5 mℓ/kg/em 15 min (1 mℓ/kg/min) Gatos: 2 a 4 mℓ/kg/em 15 min (1 mℓ/kg/min)	Choque séptico	176
Cristaloide hipotônico (NaCl a 7,5%) e coloide (dextrana 70) até um total de 15 mℓ/kg	Cães e gatos: 5 mℓ/kg	Hipotensão grave	176
Cristaloide isotônico	Cães: 20 a 90 mℓ/kg Gatos: 10 a 60 mℓ/kg	Choque séptico	176
Cristaloides	Cães: 90 mℓ/kg Gatos: 60 mℓ/kg	Hipotensão	72
Cuprimine® (penicilamina)	Cães e gatos: 8 mg/kg VO, a cada 6 h, ou 10 a 55 mg/kg, a cada 12 h	Intoxicação por chumbo	69
Dalteparina (heparina de baixo peso molecular)	Cães: 150 U/kg SC, 12/12 h	Anemia hemolítica imunomediada (coagulação intravascular disseminada)	156
Dalteparina sódica (heparina de baixo peso molecular)	Gatos: 100 UI/kg SC, 12/12 h	Anemias regenerativas	199
Danazol	Cães: 5 a 10 mg/kg VO, 12/12 h	Trombocitopenia imunomediada	207
	Cães: 5 mg/kg VO, 12/12 h	TIM, AHIM refratárias a esteroides, LES	215
DDAVP® (animais doentes)	Cães e gatos: 1 μg por kg de peso vivo SC ou IV	Doença de von Willebrand	207

Medicamento	Dosagem	Indicação	Capítulo
DDAVP® (doadores de sangue)	Cães e gatos: 0,6 a 1 μg por kg de peso vivo SC, 0,5 a 2 h antes da coleta de sangue	Doença de von Willebrand	207
Deslorrelina	Cães: 5 a 10 mg por animal	Incontinência urinária por incapacidade uretral	170
Detergentes líquidos Palmolive®, Dove®; não usar detergentes cáusticos, de máquina de lavar louça, nem sabão em pó	Cães e gatos: 10 mℓ/kg VO da solução com 3 colheres de sopa (45 mℓ) de detergente mais 1 copo (240 mℓ) de água	Indução de êmese	65
Detomidina	Cães e gatos: 5 a 20 μg/kg IV	Sedação e analgesia	16
	Cães e gatos: 10 a 40 μg/kg, IM		
Dexametasona	0,15 mg/kg IV IM ou VO	Meningoencefalite	242
	0,5 mg/kg IV (por 6 h), a cada 12 a 24 h	Hipoglicemia	55
	0,5 a 1 mg/kg IV	Reação de hipersensibilidade/anafilaxia à quimioterapia	58
	Cães e gatos: 0,125 mg/kg, por 24 a 48 h	Quadros alérgicos pós-vacinais brandos	31
	Cães e gatos: 0,1 a 0,22 mg/kg VO, SC, IV, 2 vezes/dia	Anti-inflamatório esteroide	184
	Gatos: 0,5 mg/kg VO, 1 vez/dia	Doença intestinal inflamatória	121
	Cães e gatos: 4 mg/mℓ	Malasseziose	85
	Cães e gatos: 0,4 mg/kg IV, 24/24 h	Anemias regenerativas	199
	Cães e gatos: 0,1 a 0,2 mg/kg	Dor	239
	Cães e gatos: 0,1 a 0,2 mg/kg	Hipotensão	176
	Cães e gatos: 0,1 a 0,2 mg/kg IV, 1 ou 2 doses	Trauma raquimedular	237
	Cães: 0,25 mg/kg IV	Edema cerebral	226
	Cães e gatos: 0,5 a 1 mg/kg IV, 24/24 h	Insuficiência adrenal	190
	Cães e gatos: 0,3 a 0,6 mg/kg IV, nos casos mais agudos ou graves 2 mg/kg VO, 24/24 h, durante 7 a 10 dias, depois em dias alternados, na fase de manutenção	Doenças autoimunes	190
	Cães e gatos: 5 a 20 mg, IM	Isoeritrólise neonatal, pequenos animais	190
	Cães e gatos: 0,1 a 0,2 mg/kg IM ou IV, em 2 administrações por 2 dias	Hemólise imunomediada, pequenos animais	190
	Cães e gatos: 0,1 a 0,5 mg/kg, a cada 4 ou 8 h	Reações alérgicas agudas, pequenos animais	190
	Cães e gatos: 1 a 4 mg/kg IV	Trauma craniano e edema cerebral, pequenos animais(?)	190
	Cães e gatos: 1 a 3 mg/kg IV, depois 1 mg/kg, 12/12 ou 24/24 h SC ou IV, por 24 h; depois, 0,2 mg/kg, 12/12 ou 24/24 h SC, em doses decrescentes, por 5 a 7 dias	Trauma da coluna vertebral	190
	Cães e gatos: 0,2 a 0,4 mg/kg VO, IM, SC, 1 vez/dia	Lesões de meningoencefalite granulomatosa	242
Dexametasona (dexametasona + complexo B)	Cães e gatos: 0,11 a 0,2 mg/kg VO, a cada 48 h (prurido)	Terapêutica sistêmica anti-inflamatória e/ou imunossupressiva aguda, testes de supressão	190
	Cães e gatos: 2,2 a 4,4 mg/kg IV	Choque	
	Cães e gatos: 0,1 a 0,5 mg/kg, a cada 4 ou 8 h SC IV	Reações alérgicas	
	Cães e gatos: 0,5 a 1 mg/kg IV, 24/24 h IV	Crise hipoadrenocortical	
	Cães e gatos: 1 a 4 mg/kg IV, depois reduzir gradualmente a cada 6 ou 8 h	Edema cerebral	
	Cães e gatos: 2 a 3 mg/kg IV, depois 1 mg/kg IV SC, a cada 24 h, depois 0,2 mg/kg, 12/12 ou 8/8 h SC, em doses decrescentes por 5 a 7 dias	Trauma coluna vertebral	
	Cães e gatos: 0,25 a 0,30 mg/kg SC, depois 0,1 a 0,15 mg/kg, 12/12 h SC VO, por 5 a 7 dias	Trombocitopenia imunomediada	
Dexametasona	0,3 a 0,9 mg/kg, 24/24 h	Anemia hemolítica imunomediada (primária)	201
Dexametasona + epinefrina	4 a 6 mg/kg IV + 0,01 mg/kg IV	Reações transfusionais (choque, dispneia, broncoconstrição intensa)	210
Dexametasona e antipiréticos	0,5 a 1 mg/kg IV, IM ou SC	Reações transfusionais (hipertemia)	210
Dexametasona ou difenidramina	0,5 a 1 mg/kg IM ou SC, 2 mg/kg, IM	Reações transfusionais (urticarial, eritema, angioedema, prurido)	210
Dexametasona, fosfato sódico de	10 mg/kg IV, a cada 3 a 6 h, conforme a necessidade	Choque	115
Dexclorfeniramina	Cães e gatos: 2 a 10 mg/animal VO, a cada 24 h	Bloqueador H_1 anti-histamínico	72

(continua)

Medicamento	Dosagem	Indicação	Capítulo
Dexmedetomidina	Cães: 10 μg/kg IV Gatos: 40 μg/kg, IM	Sedação	16
	Gatos: 40 μg/kg VO, IM	Analgesia	18
	Cães: 0,1 a 0,5 μg/kg/h	Redução da concentração alveolar mínima dos anestésicos inalatórios	18
Dextrana-70	Cães: 10 a 20 mℓ/kg até 40 a 50 mℓ/kg/h Gatos: 5 mℓ/kg em *bolus* a cada 5 a 10 min, com um máximo de 20 mℓ/kg	Choque	228
Dextrose a 25%	1 mℓ/kg IV lenta (por 10 min)	Hipoglicemia	55
Diazepam (Valium®)	Cães e gatos: 0,5 mg/kg IV	Convulsões	72
	Cães: 0,5 a 1,5 mg/kg, a cada 8 h	Relaxante muscular	241
	Cães e gatos: 0,5 mg/kg IV até o controle das convulsões	Intoxicação por estricnina	67
	Cães e gatos: 5 a 1 mg/kg IV	Convulsões	70
	Cães: IV em *bolus* (0,5 a 1 mg/kg); retal: 1 mg/kg Gatos: 1 a 2 mg, a cada 8 h	*Status epilepticus*	226
	Gato: 0,2 mg/kg	Rinotraqueíte viral felina	96
	Cães: 0,25 a 1 mg/kg IV Gatos: 2 a 5 mg IV, ou 1 mg/kg VR	Tremores e convulsões	65
Diclazurila	Cães: 25 mg VO	Isosporose	76
Dietilcarbamazina	Cães: 80 mg/kg VO, 2 vezes/dia, por 3 dias	*Crenosoma vulpis*	152
Dietilestilbestrol ou Premarin®	Cadelas: 1 mg, 1 vez/dia, por 3 a 5 dias e então 1 mg por semana no máximo 20 mg/kg ou 6 mg/dia, a cada 4 dias	Incontinência por deficiência de mecanismos do esfíncter ureteral	170
Difenidramina	3 a 4 mg/kg, IM	Reação de hipersensibilidade/anafilaxia à quimioterapia	58
	Cães e gatos: 2,2 mg/kg (por 15 a 20 min antes da vacinação) ou VO (12 h antes do procedimento vacinal)	Quadros alérgicos/anafiláticos graves no momento da vacinação	31
	Cães e gatos: 4 mg/kg VO, cada 8 h	Anti-histamínico com efeito antinicotínico	240
	Cães e gatos: 4 mg/kg VO, a cada 8 h	Neuropatia periférica tardia e síndrome intermediária	70
	2 mg/kg SC ou IM ou 0,5 a 1 mg/kg SC, 15 min antes da transfusão	Reações transfusionais (prevenção)	210
Difeniltiocarbazona	Cães e gatos: 70 mg/kg/3 vezes/dia	Antídoto ao tálio	67
Digitoxina	Cães: 0,03 mg/kg/dia VO Gatos: 0,005 a 0,015 mg/kg VO, 1 vez/dia	Digitálico ou glicosídio cardíaco	66
Digoxina	Cães: dosar por peso magro e reduzir a dose em 10 a 15% para elixir. 0,0055 a 0,011 mg/kg VO, a cada 12 h (abaixo de 20 kg); 0,22 mg/m^2 VO, a cada 12 h (acima de 20 kg). Digitalização rápida: 0,0025 mg/kg em *bolus* IV a cada hora, com 3 a 4 repetições, até o total de 0,01 mg/kg. Iniciar terapia oral após 12 h. Gatos: 0,01 mg/kg VO, em dias alternados; 0,007 mg/VO,em dias alternados (com furosemida e ácido acetilsalicílico)	Cardiotônico (inotrópico positivo)	4
	Cães: 0,005 a 0,008 mg/kg VO, a cada 12 h 0,22 mg/m2 VO, a cada 12 h Gatos: 0,003 a 0,004 mg/kg VO, a cada 12 h		66
Dimercaprol	Cães e gatos: 2,5 a 3 mg/kg IM a cada 4 h até 24 h e a cada 12 h durante 7 dias	Intoxicação por arsênico	67
Dipirona	Cães e gatos: 25 a 28 mg/kg IM, SC, IV, VO, a cada 8 h	Analgésico antitérmico	66
	Cães e gatos: 10 mg/kg/h, infusão contínua (por 20 h)	Dor pós-operatória	18
Dipirona	Cães e gatos: 25 mg/kg IV, IM, SC, VO, 2 vezes/dia, 3 vezes/dia	Dor aguda traumática ou pós-operatória	18
	Gatos: 25 mg/kg IV, IM, VO, a cada 8 h	Dor pós-operatória	19
	Cães: 25 mg/kg VO, IM, IV, a cada 6 a 8 h	Analgesia	20
	Gatos: 25 mg/kg VO, IM, IV, a cada 12 a 24 h		
	Cães e gatos: 25 a 30 mg/kg IV		
	Cães: 35 mg/kg VO, a cada 6 h	Dor visceral	21
	Cães: 25 a 35 mg/kg VO, IV, SC, IM, a cada 6 a 8 h	Dor crônica	21
	Gatos: 25 mg/kg VO, IM, SC, a cada 12 h		
	Gatos: 25 mg/kg VO, IV, SC, IM, a cada 12 a 24 h		

Medicamento	Dosagem	Indicação	Capítulo
Disofenol	Cães: 7,5 mg/kg	Ancilostomídeos	81
Dobutamina	Cães: 5 a 20 μg/kg/min IV (iniciar com dose baixa e aumentar para efeito) Gatos: 1 a 5 μg/kg/min IV (iniciar com dose baixa e aumentar para efeito)	Bradiarritmias	4
Dolasetrona	0,3 a 0,5 mg/kg SC ou IV, a cada 12 a 24 h	Pancreatite, gatos	121
Dolasetrona (não disponível)	0,5 a 1 mg/kg IV, IM, SC, 24/24 h	Panleucopenia felina	94
Domperidona	1 mg/kg, 2 vezes/dia, durante 30 dias ou de 0,5 a 1 mg/kg, durante, no mínimo, 30 dias, podendo ser prolongada ou repetir o ciclo em 3 a 4 meses	Leishmaniose visceral canina	80
Dopamina	Cães: 2 a 20 μg/kg/min IV (iniciar com dose baixa e aumentar para efeito) Gatos: 2 a 10 μg/kg/min IV (iniciar com dose baixa e aumentar para efeito)	Bradiarritmias	4
	5 a 15 μg/kg/min, iniciar com dose baixa e ir aumentando lentamente 2 μg/kg/min, a cada 10 a 15 min, até a dose máxima	Hipotensão	176
	Cães e gatos: 2 a 5 mg/kg/min, infusão IV	Diurético	65
Doxapram	Cães e gatos: a duração da ação deste fármaco é relativamente curta (minutos), e a dose utilizada de 0,1 a 0,2 mℓ/neonato IV ou sublingual (20 mg/mℓ)	Baixa frequência respiratória, respiração agônica e padrão respiratório inapropriado após a terapia com oxigênio	44
	Cães: 1 a 5 mg Gatos: 1 a 2 mg	Estimulante respiratório	65
Doxiciclina	Cães e gatos: 5 a 10 mg/kg VO, 12/12 h ou 24/24 h, por 14 a 21 dias consecutivos	Anemias regenerativas	199
	Cães: 5 a 10 mg/kg VO, de 12 a 24 h, por 28 dias	Ehrlichiose monocítica canina	83
	Gatos: 10 mg/kg, a cada 24 h, por 28 dias	Ehrlichiose felina	83
	Cães: 3 a 5 mg/kg VO ou IV, a cada 12 h, ou 10 mg/kg VO ou IV, a cada 24 h	Infecção do trato urinário em cães	166
	5 mg/kg, 2 vezes/dia VO	Doenças causadas por hematozoários	47
	Cães: 3 a 4 mg/kg VO, 1 vez/dia	Artrose	22
	Cães: 5 mg/kg, a cada 12 h	Supercrescimento bacteriano intestinal secundário	117
	Cães e gatos: 5 a 10 mg/kg, 2 vezes/dia, seguida por *bolus* de água	Rinite bacteriana por *Bordetella* sp. e *Mycoplasma* sp.	145
	Cães: 5 a 10 mg/kg VO, 1 vez/dia	*B. bronchiseptica*	147
	Gatos: 5 mg/kg VO, 2 vezes/dia/3 semanas	Asma	148
	Cães: 5 mg/kg VO (suspensão para filhotes), a cada 12 h	Pneumonia não complicada	150
	10 mg/kg, por 15 dias	Rinotraqueíte viral felina	96
	Gatos: 5 a 10 mg/kg VO, 24/24 h, 8 semanas	Micoplasmose hemotrópica felina	106
Doxiciclina + piroxicam	Cães: 3 a 5 mg/kg VO, 2 vezes/dia + piroxicam (0,3 mg/kg VO, 1 vez/dia)	Rinite inflamatória	145
Doxicilina	Cães: 5 mg/kg VO, 12/12 h, 3 semanas (exceto para cães com êmese)	Leptospirose canina	102
	Gatos: 10 mg/kg VO, 24/24 h, 4 a 6 semanas	Clamidofilose felina	105
Doxorrubicina	Gatos: 25 mg/m^2 IV, a cada 3 semanas, por 6 meses	Linfoma alimentar	121
	Gatos: 25 mg/m^2 ou 1 mg/kg a cada 3 semanas, por 3 ou 5 ciclos de tratamento		
Edrofônio, cloridrato de	Cães e gatos: 0,11 a 0,22 mg/kg IV	Miastenia *gravis*	114
	Cães: 0,1 a 0,2 mg/kg IV Gatos: 0,25 a 0,5 mg/gato IV	Miastenia *gravis* – teste de desafio com anticolinesterásico	240
EDTA Na_2 Ca (Versenato®)	Cães e gatos: 25 mg/kg diluídos para concentração de 10 mg/kg em solução glicosada a 5% SC, a cada 6 h (não exceder a dose diária total de 2 g durante 5 dias)	Intoxicação por chumbo	69
Efedrina	Cães: 1 a 2 mg/kg VO, a cada 8 h Gatos: 2 a 4 mg/kg VO, a cada 8 h	Agonista alfa-adrenérgico	170
Enilconazol	Cães: 10 mg/kg, diluídos em igual volume de água imediatamente antes do uso. Dose dividida igualmente e instilada em cada lado da cavidade nasal, 2 vezes/dia, durante 7 a 10 dias	Rinite fúngica	145

(continua)

Medicamento	Dosagem	Indicação	Capítulo
Enoxaparina (heparina de baixo peso molecular)	Cães: 0,8 mg/kg SC, 6/6 h	Anemia hemolítica imunomediada (coagulação intravascular disseminada)	201
Enoxaparina sódica (heparina de baixo peso molecular)	Cães: 0,8 mg/kg SC, 6/6 h	Anemias regenerativas	199
Enroflaxacino	Cães: 2,5 a 5 mg/kg, 12/12 h Gatos: 5 a 15 mg/kg, 12/12 h	*Staphylococcus* sp. e *Streptococcus* sp.	100
	Filhotes: 5 mg/kg VO, a cada 12 h	Pneumonia grave com complicações	150
	5 mg/kg, 2 vezes/dia, durante 7 a 10 dias e depois 5 mg/kg, 1 vez/dia, por 10 a 14 dias	Meningoencefalite	242
	5 mg/kg, 2 vezes/dia IV, IO, SC, IM	Septicemias, infecções intestinais e urinárias	47
	10 mg/kg IV, 2 vezes/dia	Bactérias gram-negativas	242
	Cães: 2,5 a 5 mg/kg VO, IV, SC, IM, a cada 12 h Gatos: idem	Antibiótico bactericida	66
	5 mg/kg VO, 8/8 h, 3 a 4 semanas	Micoplasmose hemotrópica felina	106
	5 mg/kg VO, 24/24 h (risco de alterações visuais ou comprometimento articular)	Clamidofilose felina	105
Enxofre	*Shampoo*	Malasseziose	85
Epinefrina	Cães e gatos: 0,2 mg/kg IV ou IO, ou 0,4 mg/kg, intratraqueal, a cada 3 a 5 min	Bradiarritmias	4
	Cães e gatos: 0,05 a 1 μg/kg/min, iniciar com dose baixa e ir aumentando lentamente 0,1 μg/kg/min, a cada 3 a 5 min, até a dose máxima	Hipotensão	176
	Neonatos: 0,01 a 0,03 mℓ/100 g de peso corporal SL, IV ou IO (0,1 mg/mℓ)	Aumento do débito cardíaco, diminuição da resistência vascular periférica, em baixas doses, e efeito inotrópico com a elevação da dose	44
	Gatos: 0,1 mg/gato SC, IV ou IM	Broncospasmo	148
Epinefrina 1:1.000	Cães e gatos: 0,1 a 0,5 mℓ SC imediatamente, podendo ser repetida após 10 a 20 min ou 0,5 a 1 mℓ IV	Picada de abelhas	72
Eritromicina	Gatos: 10 a 15 mg/kg, 3 vezes/dia VO	Infecções respiratórias e dermatológicas	47
	Cães e gatos: 0,5 a 1 mg/kg VO, a cada 8 h	Esvaziamento de sólidos	115
	Cães e gatos: 5 a 20 mg/kg, 8/8 h	*Staphylococcus* sp. e *Streptococcus* sp.	100
Eritropoetina recombinante humana	Cães e gatos: 50 a 100 UI/kg, 2 ou 3 vezes/semana	Doença renal crônica	159
	Cães e gatos: 50 U/kg SC, 24/24 h, por 2 dias	Anemias regenerativas (hemolítica associada a corpúsculos de Heinz)	199
	Cães e gatos: 100 a 150 UI/kg, 2 vezes/semana, por 3 a 4 semanas (possível formação de anticorpos)	Anemias arregenerativas (por doença renal)	200
	50 a 100 UI/kg SC, 1 vez a cada 2 a 3 dias	Citopenias (anemia aplásica)	204
Espiramicina	Cães e gatos: 90.000 UI, a cada 24 h, por 5 dias VO	Isosporose	76
Espironolactona	Cães e gatos: 1 a 2 mg/kg VO, a cada 12 h	Diurético	65
Ésteres polissulfatados de glicosaminoglicanos	Cães e gatos: 4,4 mg/kg, IM, a cada 3 ou 5 dias (máximo de 8 aplicações)	Sinovite, osteoartrose	22
Estibogliconato de sódio + alopurinol	Cães: estibogliconato de sódio (Pentostam®), 15 mg/kg, 2 vezes/dia SC, por 30 dias; e alopurinol, 10 a 20 mg/kg, 2 vezes/dia VO, por tempo indeterminado	Leishmaniose visceral canina	80
Estreptomicina	Cães: 5 mg/kg 2 vezes/dia IM ou SC, por 1 semana	Discoespondilite, endocardite bacteriana, microrganismos	238
Etanol a 50%	Cães e gatos: 8 mℓ/kg, associado a ácido acético a 5%, também na dose de 8 mℓ/kg	Doador de acetato (alternativo) Antídoto para fluoroacetato	67
	Cães e gatos: 8 mℓ/kg VO associado a ácido acético a 5% na mesma dosagem	Intoxicação por fluoroacetato de sódio	67
Etodolaco	Cães: 5 a 15 mg/kg VO, a cada 24 h	Dor aguda traumática ou pós-operatória	18
Famotidina	Cães e gatos: 0,5 a 1 mg/kg IV SC, a cada 24 h	Êmese	58
	Gatos: 0,5 mg/kg, 1 ou 2 vezes/dia VO, SC, IV	Linfoma alimentar felino	121
	Gatos: 0,5 mg/kg, a cada 12 a 24 h VO, SC, IV	Náuseas e vômito	121
	Cães e gatos: 0,5 mg/kg VO, SC ou IM, 1 ou 2 vezes/dia	Doença renal crônica	159
	Cães: 0,5 a 1 mg/kg IV, IM, VO, cada 12 a 24 h Gatos: 0,25 a 0,5 mg/kg SC, VO, cada 24 h	Insuficiência renal aguda, gastrite	158
Fanciclovir	Gatos: 30 mg/gato, 2 vezes/dia, por 15 dias	Rinotraqueíte viral felina	96
Febantel + pirantel, pamoato de	15 mg + 15 mg por kg	Nematódeos, cestódeos e trematódeos	81

Medicamento	Dosagem	Indicação	Capítulo
Febendazol	Gatos: 25 a 50 mg/kg, 2 vezes/dia/10 dias	*Cappilaria aerophila*	148
Felbamato	Cães: 15 a 60 mg/kg, 3 vezes/dia	Convulsões	226
	Cães: 20 mg/kg, 3 vezes/dia	Crises parciais	226
Fembendazol	Cães e gatos: 50 mg/kg, 1 a 3 dias	Anti-helmíntico (nematódeos)	47
	Cães e gatos: 10 mg/kg, a cada 24 h, por 2 dias	*Ollulanus tricuspis*	115
	Cães e gatos: 50 mg/kg, a cada 24 h, por 3 dias	Giardíase	116
	Gatos: 50 mg/kg VO, a cada 12 h, durante 5 dias	Colangite	121
	Cães e gatos: 50 mg/kg VO, 1 vez/dia, por 10 dias, ou 25 a 50 mg/kg, 2 vezes/dia, durante 7 a 10 dias	Capilariose	145
	Cães e gatos: 50 mg/kg VO, 1 vez/dia, por 14 dias	*Capillaria aerophila*	152
	Gatos: 25 a 50 mg/kg, 2 vezes/dia, por 10 a 14 dias	*Paragonimus kellicotti* (mais comum em gatos)	152
	Gatos: 25 a 50 mg/kg, 1 vez/dia, por 10 a 14 dias	*Aelurostrongylus abstrusus*	152
	Cães: 25 a 50 mg/kg, 1 vez/dia, por 14 a 21 dias	*Filaroides hirthi*	152
	Cães: 50 mg/kg VO, 1 vez/dia, por 3 dias	*Crenosoma vulpis*	152
Fenbendazol	50 mg/kg VO	Giardíase	75
	50 mg/kg, 3 dias	Nematódeos	81
Fenilbutazona	Cães: 15 a 22 mg/kg VO, IV, a cada 12 h ou a cada 24 h Gatos: Não	Anti-inflamatório não esteroide	66
Fenitoína	Cães: 25 mg/kg a cada 12 h Gatos: 3 mg/kg a cada 24 h	Estabilizante de membrana	241
	Cães: 6,6 a 35 mg/kg, 3 vezes/dia	Controle de convulsões	226
Fenobarbital	Cães: 2 mg/kg, 1 ou 2 vezes/dia	Laringite (tosse excessiva)	147
	Cães: 2 a 4 mg/kg IV ou IM até 10 a 20 mg/kg IV	*Status epilepticus*	226
Fenobarbital* com propofol em *bolus*** e, posteriormente, manter com propofol em infusão contínua*** até a estabilização do quadro	Cães: * 2 a 5 mg/kg IM ou IV, a cada 12 h ** 2 a 6 mg/kg IV, em dose única *** 0,1 a 0,5 mg/kg/min IV 4 μg/kg/h em infusão constante	*Status epilepticus*	123
Fenoxibenzamina	Cães e gatos: 0,2 a 1,5 mg/kg VO, 2 vezes/dia Dose média de 0,6 mg/kg VO, 2 vezes/dia, por cerca de 20 dias antes da adrenalectomia	Manejo prévio da hipertensão (adrenalectomia laparoscópica)	191
Fentanila	0,002 mg/kg IV (dose inicial) e 0,002 a 0,01 mg/kg/h, infusão contínua (manutenção)	Analgesia	17
	0,001 mg/kg, via subaracnóidea ou 0,002 mg/kg via epidural	Analgesia curta (menos de 45 min)	17
	Gatos (4 kg): 0,025 mg/h, adesivo	Sedação	17
	12,5 μg/h, adesivo	Analgesia, animais extremamente pequenos ou pediátricos	18
	Cães: *bolus* de 3 a 5 μg/kg, seguido de 10 μg/kg/h, IIC, intraoperatório	Analgesia	18
	Cães: 2 a 5 μg/kg/h, pós-operatório		
	Cães: 10 μg/kg/h, pós-operatório	Analgesia, procedimentos extremamente dolorosos	18
	Cães: 2 a 5 μg/kg IV	Dor aguda traumática ou pós-operatória	18
	Gatos: 2 a 10 μg/kg IV		
	Cães: 12,5, 25, 50, 75 e 100 μg/h, adesivo transdérmico, 12 a 24 h antes da cirurgia		
	Gatos: 12,5 e 25 μg/h, adesivo transdérmico, 12 a 24 h antes da cirurgia		
	Cães: *bolus* 2 a 5 μg/kg IV, seguido de 2 a 5 μg/kg/h, IIC		
	Gatos: 0,005 mg/kg (com 1 mℓ de solução salina ou AL por 4,5 kg de peso corporal), via epidural, antes da cirurgia	Analgesia trans e pós-operatória	19
	Gatos: 0,001 a 0,005 mg/kg IM, IV, SC, a cada 20 a 30 min	Dor pós-operatória	19
	Gatos: *bolus* de 0,002 a 0,003 mg/kg, seguido de 0,001 a 0,005 mg/kg/h IV, infusão contínua		
	Gatos: 0,005 mg/kg/h, transdérmico, *patch*, a cada 3 a 5 dias		

(continua)

Medicamento	Dosagem	Indicação	Capítulo
Fentanila	Cães: 1 a 6 μg/kg/h IV, infusão contínua	Analgesia	20
	Cães: 0,005 a 0,02 mg/kg IV		
	Cães: 0,01 a 0,06 mg/kg/h, infusão contínua		
	Cães (0 a 5 kg): 12 μg/h (adesivo transdérmico)		
	Cães (5 a 10 kg): 25 μg/h (adesivo transdérmico)		
	Cães (10 a 20 kg): 50 μg/h (adesivo transdérmico)		
	Cães (20 a 30 kg): 75 μg/h (adesivo transdérmico)		
	Cães (mais de 30 kg): 100 μg/h (adesivo transdérmico)		
	Gatos (0 a 5 kg): 12 μg/h (adesivo transdérmico)		
	Gatos (5 a 10 kg): 25 μg/h (adesivo transdérmico)		
	Cães e gatos: 10 a 20 μg/kg + 0,2 mg/kg IV	Analgesia, pacientes críticos	18
	Cães e gatos: 0,005 mg/kg + 0,1 mg/kg IM IV	Sedação ou indução anestésica, animais debilitados	17
Ferro dextrana	Cães e gatos: 10 a 20 mg/kg, IM, dose única	Anemias regenerativas	199
	Gatos: 10 mg/kg, IM, 1 a 2 vezes/semana (possíveis reações anafiláticas)	Anemias arregenerativas (por deficiência de ferro)	200
Finasterida	Cães e gatos: 1,5 mg/animal com peso igual ou inferior a 15 kg, ou 2,5 mg/animal com peso entre 15 e 30 kg, a cada 24 h	Hiperplasia prostática benigna	177
Firocoxibe	Cães: 5 mg/kg, 1 vez/dia, comprimidos mastigáveis	Dor e inflamação associada à osteoartrite	15
	Cães: 5 mg/kg VO, a cada 24 h	Dor crônica	15
	Cães: 5 mg/kg VO, 1 vez/dia	Dor aguda traumática ou pós-operatória	18
	Cães: 5 mg/kg VO, a cada 24 h	Dor crônica	21
	Cães: 5 mg/kg (por até 30 dias)	Anti-inflamatório	22
Flucitosina	Cães: 50 a 75 mg/kg Gatos: 125 a 250 VO, dividida em 2 ou 4 vezes/dia 8 h	Criptococose	242
Flucitosina (com anfotericina B)	Cães e gatos: 30 mg/kg, 6/6 h ou 50 a 75 mg/kg, 8/8 ou 12/12 h	Meningite meningocócica	87
Fluconazol	Cães: 2,5 mg/kg VO, 2 vezes/dia	Aspergilose	145
	50 mg/gato VO, 2 vezes/dia, de 2 a 6,5 meses	Criptococose nasal	145
	Cães e gatos: 2,5 a 5 mg/kg/dia, por 7 dias	Malasseziose	85
	Cães e gatos: 10 a 20 mg/kg VO, 12/12 ou 24/24 h, depois, 5 a 10 mg/kg, 12/12 h	Criptococose	87
Fluconazol seguido de voriconazol	2,3 mg/kg VO, 2 vezes/dia durante 4 meses, 3,4 mg/kg VO, 2 vezes/dia durante mais 10 meses	Antifúngicos	242
Fludrocortisona	Cães: 0,025 mg/kg VO a cada 12 a 24 h Gatos: 0,1 mg/animal VO, a cada 24 h	Hipoadrenocorticismo	4
	Cães e gatos: 10 a 15 μg/kg VO, 12/12 h (reposição mineralocorticoide)	Hipoadrenocorticismo	190
Fludrocortisona	Cães: 0,1 a 0,8 mg/dia VO, ou 0,02 mg/kg/dia VO Gatos: 0,02 mg/kg/dia VO	Manutenção do hipoadrenocorticismo	190
Fludrocortisona, acetato de	Cães: 0,01 mg/kg, a cada 12 h VO	Hipoadrenocorticismo primário	189
Fluidoterapia	Neonato: velocidade do fluido de manutenção de 6 a 18 mℓ/100 g de peso corporal/dia	Reanimação	44
Flunarizina	Cães: 1,25 a 10 mg/animal, a cada 12 h Gatos: 2,5 mg/gato a cada 12 h	Medicação complementar para crises convulsivas	226
Flunixino meglumina	Cães: 0,5 a 1 mg/kg VO, IM, IV, SC, a cada 24 h, no máximo 3 doses Gatos: 0,25 mg/kg VO, IM, IV, SC, a cada 24 h, no máximo 3 doses	Anti-inflamatório não esteroide	66
	Cães: 1 mg/kg SC, IM, IV, a cada 24 h	Pós-operatório	15
	Gatos: 0,25 mg/kg SC, IM, a cada 24 h		
	Cães: 1,1 mg/kg, a cada 24 h (não mais que 3 dias)	Úlceras de córnea, uveítes, conjuntivites, pré e pós-operatório de cirurgias oculares	15
	Gatos: 0,25 mg/kg, IM, 1 vez/dia	Analgesia	18
	Cães: 0,5 a 1 mg/kg IV, IM, SC, VO, a cada 24 h	Dor aguda traumática ou pós-operatória	18
	Gatos: 1 mg/kg IV, IM, SC, VO, 1 única vez		
	Gatos: 0,5 a 1 mg/kg IV, VO, dose única	Analgesia pós-operatória	19

Medicamento	Dosagem	Indicação	Capítulo
Fluoxetina	Cães: 1 a 1,5 mg/kg, a cada 12 ou 24 h	Relaxante muscular	241
Fluticasona	Gatos: 44, 110, 220 e 250 μg, inalação	Asma e bronquite	148
	Cães e gatos: 250 μg por dose inalada, 12/12 ou 24/24 h	Doenças bronquicopulmonares inflamatórias e/ou alérgicas, dermatoses inflamatórias	190
Fosfato férrico ferrocianuro ou azul da Prússia	Cães e gatos: 10 g em 50 mℓ de manitol 10%	Antídoto para o tálio (rodenticida)	67
Furazolidona	Cães e gatos: 8 a 20 mg, a cada 12 a 24 h, por 5 dias VO	Isosporose	76
	Cães e gatos: 4 mg/kg, a cada 12 h/5 dias	Giardíase	75
Furosemida	Cães e gatos: 2 a 8 mℓ/kg IV	Reações transfusionais (edema pulmonar em sobrecarga circulatória)	210
	Cães e gatos: 0,2 mg/100 g de peso IM a cada 3 h	Anasarca	45
	Cães e gatos: 1 a 4 mg/kg SC IV, a cada 12 h	Promoção da calciurese	55
	Cães e gatos: 2 a 4 mg/kg VO, IM, IV, a cada 8 ou 12 h	Hipercalcemia persistente após 24 h de fluidoterapia	184
	Cães e gatos: 2 a 4 mg/kg VO, IM, IV, 2 a 3 vezes/dia	Diurético	184
	Cães e gatos: 2 a 5 mg/kg IV	Elevação da pressão intracraniana	228
Furosemida (contraindicada se houver desidratação)	Cães: 2,2 a 4,4 mg/kg; VO, IV, IM ou SC, 1 a 3 vezes/dia Gatos: 2,2 mg/kg; VO, IV, IM ou SC, 1 a 3 vezes/dia 2 a 6 mg/kg IV, se em 30 min a produção de urina não for maior que 1 mℓ/kg/h, a dose pode ser repetida. Outras repetições, desde que o somatório das doses não ultrapasse 12 mg/kg. Para manter a diurese, repetir a dose inicial a cada 6 a 8 h. Manutenção por infusão contínua na taxa de 0,25 a 1 mg/kg/h por mais 24 a 48 h	Insuficiência renal aguda, para promover diurese	158
Furosemida	Cães e gatos: 5 mg/kg, a cada 6 a 8 h IV	Diurético	65
Gabapentina	Cães e gatos: 3 a 10 mg/kg VO, a cada 8 h a 12 h	Analgesia	18
	Cães: 3 mg/kg VO, a cada 24 h	Dor aguda traumática ou pós-operatória	18
	Gatos: 2 a 10 mg/kg VO, a cada 24 h		
	Gatos: 5 a 10 mg/kg VO, a cada 8 a 12 h	Dor crônica neuropática	19
	Cães: 5 a 10 mg/kg, a cada 8 h	Dor	21
	Cães: 5 a 10 mg/kg VO, a cada 8 h	Dor crônica	21
	Cães: 30 a 60 mg/kg, 2 vezes/dia, 3 vezes/dia Gatos: 5 a 10 mg/kg a cada 12 h	Terapia complementar	226
G-CSF	Cães e gatos: 5 a 10 μg/kg SC, diariamente, em ciclos de 5 a 10 dias com intervalos de 2 a 10 dias	Citopenias (leucopenia)	204
Genfibrozila	Cães: 200 mg/dia	Hiperlipidemia	196
Gentamicina	Cães e gatos: 2,2 mg/kg, IM, 1 vez/dia na 1ª semana	Brucelose canina	177
	Cães e gatos: 2 mg/kg, 3 vezes/dia SC, IM	Septicemias e infecções intestinais	47
Gentamicina	Cães: 2 a 4 mg/kg, a cada 8 h ou a cada 12 h IM, IV, SC Gatos: 2 a 3 mg/kg, a cada 8 h ou a cada 6 h IM, IV, SC	Antibiótico bactericida	66
	Cães: 2 a 4 mg/kg SC, a cada 6 a 8 h	Infecção do trato urinário	166
	Cães e gatos: 2 mg/kg IV ou IM, 3 vezes/dia	Bactérias gram-negativas	242
	Cães e gatos: 2 mg/kg, 2 vezes/dia IM ou SC, por 1 semana	Discoespondilite, endocardite bacteriana, microrganismos	238
	Cães e gatos: 50 mg em 5 mℓ de solução salina, 2 vezes/dia	Nebulização em pneumonia bacteriana	150
	Gatos: 2 mg/kg IV, SC, IM, 8/8 h	Panleucopenia felina	94
Glicerol a 10%, monoacetato de (Monoacetin®)	Cães e gatos: 0,5 mℓ/kg, IM, 1ª aplicação; 0,2 mℓ/kg aplicações seguintes a cada 30 min, se necessário	Intoxicação por fluoroacetato de sódio	67
	Cães e gatos: 0,55 mg/kg, IM, a cada 30 min, durante 12 h ou 500 mℓ diluídos em solução fisiológica, durante os primeiros 30 min após a ingestão do tóxico	Doador de acetato	67
Glicocorticoides	0,5 mg/kg VO a cada 12 h	Hidrocefalia congênita	45
	Gatos: 2 a 4 mg/kg VO, 1 vez/dia	VPIF	242
Gliconato de potássio	0,44 mEq/kg VO, a cada 12 a 24 h	Hipopotassemia crônica	241
Glicose a 50%	5 a 500 mℓ IV durante 15 min	*Status epilepticus*	226

(*continua*)

Medicamento	Dosagem	Indicação	Capítulo
Glicose a 10%	Cães e gatos: 0,2 a 0,4 mℓ/100 g de peso corporal IV lenta, seguida por infusão contínua de solução isotônica acrescida de glicose a 1,25 a 5% para reposição de volume durante a reanimação. Neonatos alertas e normotérmicos nascidos de partos por cesariana: 0,2 a 0,4 mℓ/100 g VO, de peso corporal, até a completa recuperação da parturiente	Glicemia	44
Glicose em *bolus*	0,25 a 0,5 g/kg ou infusão contínua 2,5 a 10%	Hipoglicemia	176
Glicose hipertônica e insulina	Cães: insulina regular 5 U/kg IV, combinada com 2 g de glicose/U de insulina ou 0,5 a 1 g de glicose/kg, sem insulina Gatos: insulina regular 0,5 U/kg IV, combinada com 2 g de glicose/U de insulina Efeito tem início em 30 min e dura várias horas	Insuficiência renal aguda, hiperpotassemia em pacientes anúricos	158
Griseofulvina	Cães: 25 a 50 mg/kg/dia Gatos: idem	Antifúngico	66
	Cães: 5 a 10 mg/kg, 2 vezes/dia, durante 3 a 4 semanas	Antifúngicos	47
	Cães e gatos: 25 a 60 mg/kg	Dermatofitose	84
Griseofulvina micronizada	Cães: 50 mg/kg/dia VO, durante 3 a 6 semanas Gatos: idem	Antifúngico	66
Heparina	75 a 100 UI SC, a cada 6 a 8 h	Hipercoagulação	176
	Pequenos animais: 100 a 200 unidades/kg, a cada 8 a 12 h SC	Tromboembolismo pulmonar	156
Heparina de baixo peso molecular	Cães: 150 unidades/kg, a cada 8 a 12 h SC Gatos: 100 unidades/kg, a cada 8 h	Tromboembolismo pulmonar	156
Heparina fracionada – dalteparina	Cães e gatos: 100 UI/kg SC, a cada 8 ou 12 h	Tromboembolismo	240
Heparina fracionada – enoxaparina	1 a 1,5 mg/kg SC	Tromboemboembolismo	240
Heparina não fracionada	Cães: 100 a 200 UI/kg IV e 100 UI/kg SC, a cada 6 h	Tromboemboembolismo	240
	Cães: 250 U/kg, 18 U/kg/h; 200 a 500 U/kg, a cada 6 h Gatos: 175 a 475 U/kg; 18 U/kg/L. 200 a 500 U/kg, a cada 6/8 h; IC a cada 8 h	Tromboembolismo pulmonar	156
	Cães: 150 U/kg IV ou SC, 6/6 h ou 10 a 15 U/kg/h em infusão contínua (monitorar TTP)	Anemia hemolítica imunomediada (coagulação intravascular disseminada)	201
	Cães e gatos: 5 a 10 UI/kg. SC, 3 vezes/dia (preventiva)	Coagulopatias (estados de hipercoagulabilidade)	208
	Cães e gatos: 50 a 100 UI/kg SC, 3 vezes/dia (não interfere no tempo de tromboplastina parcial ativada)	Coagulopatias	208
	300 a 500 UI/kg SC, 3 vezes/dia	Coagulopatias (microtromboses)	208
	750 a 1.000 UI/kg SC, 3 vezes/dia	Coagulopatias (tromboses profundas ou tromboembolia pulmonar)	208
Heparina sódica	50 a 75 UI/kg SC, 8/8 h	Anemias regenerativas	199
Hetastarch	Cães: 10 a 20 mℓ/kg *bolus* rápido Gatos: 5 mℓ/kg com incrementos a cada 5 ou 10 min	Choque	228
Hialuronato de sódio	Cães e gatos: 7 mg/kg IV ou via intra-articular, articulação, semanalmente	Sinovite, capsulite	22
	0,5 mℓ ou 4 mg, via intra-articular	Osteoartrose	22
Hidroclorotiazida	Cães: 2 mg/kg VO, a cada 12 h	Cristais de oxalato de cálcio persistentes na urina ou recorrência da urolitíase	165
	Cães: 2 a 4 mg/kg VO, 2 vezes/dia	Redução da excreção de cálcio na urina	41
	Cães e gatos: 2,5 a 5 mg/kg, 2 vezes/dia	Diabetes insípido nefrogênico primário	182
Hidrocortisona	Cães: 8 a 20 mg/kg IM, IV, 50 a 150 mg/kg IV	Choque	72
	Cães e gatos: 5 a 20 mg/kg, a cada 2 a 6 h	Insuficiência adrenal, crise hipoadrenocortical	190
	Cães e gatos: 0,5 a 1,1 mg/kg IM ou SC, 24/24 h	Insuficiência adrenal, reposição glico e mineralocorticoide	190
	Cães e gatos: 50 a 150 mg/kg IV (choque); 5 a 20 mg/kg, a cada 2 a 6 h IV (crise hipoadrenocortical); 0,5 a 1,1 mg/kg IM ou SC (manutenção hipoadrenocortical)	Choque e crise hipoadrenocortical, fraca ação anti-inflamatória	190

Medicamento	Dosagem	Indicação	Capítulo
Hidromorfona	0,05 mg/kg, via epidural ou 0,025 mg/kg, via subaracnóidea	Analgesia	17
	Cães e gatos: 0,03 a 0,05 mg/kg	Procedimentos cirúrgicos muito invasivos	18
	Cães e gatos: 0,1 mg/kg	Dor grave	18
	Cães e gatos: 0,02 a 0,03 mg/kg	Dor leve a moderada	18
Hidromorfona + diazepam	Cães e gatos: 0,05 a 0,1 mg/kg + 0,2 mg/kg IV	Analgesia, pacientes críticos	18
Hidromorfona + midazolam	Cães e gatos: 0,05 a 0,1 mg/kg + 0,1 mg/kg IM, IV	Sedação e analgesia	17
Hidróxido de alumínio	Cães e gatos: 10 a 30 mg/kg VO, 2 ou 3 vezes/dia (junto com alimentação)	Doença renal crônica	159
Hidróxido de magnésio (Leite de Magnésia®)	Cães: 5 a 10 mℓ VO, a cada 12 h ou a cada 24 h Gatos: 2 a 6 mℓ VO, a cada 12 h ou a cada 24 h	Catártico salino	65
Hidroxiureia (após flebotomia)	Cães e gatos: 30 mg/kg/dia VO, por 7 a 10 dias Manutenção: 15 mg/kg/dia VO (monitorar hematócrito)	Eritrocitose (absoluta primária)	202
Hipoclorito de sódio ou vinagre	Cães e gatos: 1:100 (1 mℓ para cada 100 mℓ de solução fisiológica aquecida a 30°C)	Diminuem a possibilidade de infecção por herpes-vírus	44
Idoxuridina	Gatos: colírio a 0,1% ou pomada a 0,5%, 4 a 12 vezes/dia, 15 a 30 dias (se houver úlceras oculares)	Rinotraqueíte viral felina	96
iECA – benazepril	Cães: 0,25 a 0,5 mg/kg VO, 1 vez/dia	Doença renal crônica	159
iECA – enalapril	Cães: 0,25 a 0,5 mg/kg VO, 1 ou 2 vezes/dia	Doença renal crônica	159
Imidaclopramida + moxidectina	Cães e gatos: 10 mg de imidaclopramida e 2,5 mg de moxidectina	Endectocida	81
Imidocarb, dipropionato de	Cães: 6 a 7,5 mg/kg IM ou SC, em dose única ou 2 doses com intervalo de 14 dias	Anemias regenerativas	199
	Cães: 5 a 6 mg/kg IM ou SC, 2 aplicações em intervalo de 14 dias	Hepatozoonose	241
	Cães: 5 a 7 mg/kg SC/IM, dose única, repetir em 14 dias	Piroplasmoses	82
	Cães: 5 mg/kg SC, intervalo de 15 dias, 2 aplicações	Ehrlichiose monocítica canina	83
Imipramina	Cães: 5 a 15 mg VO, a cada 12 h Gatos: 2,5 a 5 mg VO, a cada 12 h	Antidepressivo tricíclico, com efeito anticolinérgico, α e β-agonista	170
Imunoglobina intravenosa	0,5 a 1,5 g/kg IV, 6/6 h ou 12/12 h	Anemia hemolítica imunomediada (primária)	201
Imunoglobulina humana	Cães: 0,5 a 1 mg/kg IV, dose única	Trombocitopenia imunomediada	207
	Cães: 0,25 a 1,5 mg/kg IV, (infusão 6/6 h ou 12/12 h)	TIM, AHIM, mielofibrose, síndrome de Stevens-Johnson induzida por fármacos, eritema multiforme	215
Imunoglobulina intravenosa humana	Cães: 0,5 a 1,5 g/kg IV, infusão contínua 6/6 h ou 12/12 h, dose única	Anemias regenerativas	199
Imunoterapia + alopurinol	Cães: Leishmune®: dois liofilizados com um diluente, 3 aplicações, a cada 21 dias SC, reforços a cada 6 meses com uma aplicação Zilorick®: 10 a 20 mg/kg, 2 vezes/dia VO, por tempo indeterminado	Leishmaniose visceral canina	80
Inibidor de tromboxano sintetase	Gatos: 5 a 10 mg/kg, 2 vezes/dia	VPIF	242
Insulina	Cães e gatos: na hiperpotassemia, 0,5 a 1 UI/kg, insulina regular com 2 g de glicose por UI de insulina IV	Hiperpotassemia	4
Interferona-ω felina + antimônio pentavalente	0,1 mg/kg SC, a cada 48 h, em 5 aplicações + antimônio pentavalente	Leishmaniose visceral canina	80
Interferona-α humana	10^4 a 10^6 U/SC, 1 vez/dia ou 1 a 50 U/kg VO, 1 vez/dia	Peritonite infecciosa felina	95
	30 U/mℓ,1 gota, 6/6 h, continuamente	Rinotraqueíte viral felina	96
Interferona-α recombinante humana	Gatos: 10 a 30 UI/gato/dia	VPIF	242
Interferona-ω felina	10.000 UI/dia, indefinidamente	Rinotraqueíte viral felina	96
	50.000 U/mℓ, 1 gota, 8/8 h continuamente	Rinotraqueíte viral felina	96
	10 μU/kg SC, 1 vez/dia, por 8 dias, seguida de 10 μU/kg SC	Calicivírus	97
	10^6 U/kg SC, 1 vez/dia, 8 dias + 10^6 U/kg SC, 14/14 dias (eficácia não evidente)	Peritonite infecciosa felina	95
	Gatos: diluída ou 50.000 unidades por animal VO, 1 vez/dia	VPIF	242

(*continua*)

Medicamento	Dosagem	Indicação	Capítulo
Interferona-2α humana	30 UI/dia, indefinidamente	Rinotraqueíte viral felina	96
Itraconazol	Cães e gatos: 5 a 10 mg/kg, 1 vez/dia, durante 3 a 4 semanas	Antifúngicos	47
	Cães: 10 mg/kg VO, 1 vez/dia Gatos: 10 mg/kg VO, 2 vezes/dia	Histoplasmose	87
	Cães: 10 mg/kg VO, 1 vez/dia	Aspergilose	145
	Gatos: 10 mg/kg VO, 1 vez/dia	Criptococose nasal	145
	Gatos: 13,8 mg/kg/dia, por período aproximado de 8,5 meses	Criptococose nasal, doença renal	145
	Cães e gatos: 10 mg/kg	Dermatofitose	84
	Cães: 5 mg/kg/dia Gatos: 1,5 a 3 mg/kg/dia	Malasseziose	85
	Cães: 10 mg/kg VO, 1 vez/dia Gatos: 10 mg/kg VO, 2 vezes/dia	Histoplasmose	87
	10 mg/kg/dia VO (manter 30 dias após cura clínica)	Esporotricose	87
	Cães e gatos: 10 mg/kg VO, 1 vez/dia	Criptococose	87
	Cães: 2,5 a 10 mg/kg VO, a cada 12 h, 10 mg/kg/dia VO Gatos: 5 a 10 mg/kg/dia VO	Antifúngico	66
Itraconazol ou fluconazol	Cães: 5 mg/kg, 2 vezes/dia, por 2 a 3 meses Gatos: 50 mg/animal, 2 vezes/dia VO	Criptococose	242
Ivermectina	Cães e gatos: 300 a 600 μg/kg, 1 vez/dia (iniciar com 50 μg/kg, 1 vez/dia e aumentar gradativamente)	Microfilaricida, acaricida	47
	Cães e gatos: 50 a 200 μg/kg, dose única VO; 6 mg/kg VO, 1 vez/mês; 0,02 mℓ/kg SC; 0,04 mℓ/kg SC	Endectocida, prevenção de dirofilariose, endoparasiticida, ectoparasiticida	66
	Cães e gatos: 0,2 mg/kg SC, dose única	Capilariose	145
	Cães: 400 mcg/kg VO ou SC, a cada 2 semanas, totalizando 3 doses	*Filaroides hirthi*	152
Ivermectina (não é segura para certas raças, como o Collie)	Cães: 0,2 mg/kg SC, de 3 em 3 semanas	Rinite parasitária	145
Kanakion®	Cães e gatos: 10 mg/mℓ injetável	Antídoto de rodenticida	67
Lactulose	Cães e gatos: 1 mℓ/4,5 kg, a cada 12 h ou a cada 8 h VO	Catártico à base de açúcar	65
Lansoprazol	Cães: 0,6 a 1 mg/kg IV, cada 24 h	Insuficiência renal aguda, gastrite	158
L-asparaginase	Gatos: 10.000U/m² SC, nas semanas 1 e 3	Linfoma alimentar	121
L-carnitina	Cães: 50 a 100 mg/kg VO, a cada 8 h	Cardiomiopatia dilatada	36
	Gatos: 250 a 500 mg/gato VO, a cada 24 h	Lipidose hepática felina (terapia de suporte)	121
L-deprenil	Cães: 0,5 a 1 mg/kg, 1 vez/dia	Inibição de monoaminoxidase, efeitos neuroprotetores	225
Leflunomida	Cães: 1,5 a 4 mg/kg VO, 1 vez/dia	Imunomodulador	242
Leflunomide	Cães: 4 mg/kg/dia VO	TIM, AHIM, síndrome de Evans, polimiosite imunomediada	215
Leuprolida	Cães: 11,25 mg por cão	Incontinência urinária por incapacidade uretral	170
Levamisol	Cães: 0,5 a 2 mg/kg SC	Ehrlichiose monocítica canina	83
	Cães: 0,5 a 3 mg/kg VO, 3 dias por semana	Leishmaniose visceral canina	80
Levamizol	Cães e gatos: 8 mg/kg VO, 1 vez/dia, por 10 a 20 dias	*Capillaria aerophila*	152
	Cães: 8 mg/kg VO, em dose única	*Crenosoma vulpis*	152
Levetiracetam	Cães: 500 a 4.000 mg/dia Gatos: 20 mg/kg VO, 3 vezes/dia	Anticonvulsivante	226
Levo-metadona	Cães e gatos: 0,3 mg/kg, IM, antes da cirurgia	Analgesia	18
Levotiroxina sódica	Cães e gatos: 0,02 mg/kg, a cada 12 h	Hipotireoidismo	240
	Cães e gatos: 0,02 mg/kg (0,1 mg/lb), sendo o máximo de 0,8 mg por cão, a cada 12 h ou 0,011 a 0,044 mg/kg, 1 ou 2 vezes/dia		185
Lidocaína	Cães: 2 a 8 mg/kg IV em *bolus* lentos de 2 mg/kg, seguidos de infusão venosa contínua de 25 a 100 μg/kg/min Gatos: 0,25 a 0,75 mg/kg IV em 5 min	Taquicardia ventricular	4
	Gatos: 2 a 4 mg/kg, infusão no foco da ferida, a cada 2 ou 3 h ou conforme a necessidade	Dor pós-operatória, remoção de fibrossarcomas	18

Medicamento	Dosagem	Indicação	Capítulo
Lidocaína	Cães e gatos: *Bolus* de 1 mg/kg IV, seguido de 0,025 mg/kg/min, IIC, intra e pós-operatório	Analgesia pós-operatória	18
	Cães e gatos: 2 mg/kg, adição sem vasoconstritor ao protocolo anestésico + 120 μg/kg/min ou 7 mg/kg/h, IIC	Terapia antiarrítmica, redução da CAM, pacientes críticos	18
	Cães: *bolus* de 1 a 2 mg/kg IV	Dor aguda traumática ou pós-operatória	18
	Cães: 25 a 100 μg/kg/min, IIC	Redução da CAM dos anestésicos inalatórios	18
	Gatos: 2 a 4 mg/kg, a cada 2 a 3 h	Anestesia local	19
Lidocaína 0,2%	Gatos: 4 mg/kg (ou ≈ 1 mℓ por 4,5 kg de peso corporal), via epidural, antes da cirurgia	Analgesia trans e pós-operatória	19
Lidocaína 1 e 2%	Gatos: 4 mg/kg, via perineural	Analgesia pós-operatória	19
L-Lisina	Gatos: 250 a 500 mg/dia, indefinidamente	Rinotraqueíte viral felina	96
Loperamida	Cães e gatos: 0,08 mg/kg VO, a cada 8 h	Diarreia	58
	Cães e gatos: 0,7 mg/kg VO, a cada 12 h	Modificadores da motilidade intestinal	118
Lorazepam	Cães: 0,2 mg/kg IV	*Status epilepticus*	226
Lufenuron	Cães e gatos: 10 mg/kg	Acaricida	47
Manitol	Cães e gatos: 0,5 a 1,5 g/kg IV, durante 10 a 20 min	Edema encefálico	228
Manitol (contraindicado se houver anúria, desidratação, hiper-hidratação ou doença pulmonar)	Cães: 0,25 a 1 g/kg, em solução a 20 ou 25% IV, em *bolus* lento; se em 30 a 60 min for iniciada produção de urina maior que 1 mℓ/kg/h, a aplicação pode ser continuada com *bolus* IV de 0,25 a 0,5 g/kg, a cada 4 a 6 h, ou pela infusão contínua na taxa de 1 a 2 mg/kg/min, por mais 24 a 48 h. Se não houver a diurese esperada em 60 min após a 1ª aplicação, pode ser feita uma 2ª e última tentativa, com 0,25 a 0,5 g/kg	Insuficiência renal aguda, oligúria (produção de urina < 0,27 mℓ/kg/h) persistente após reidratação	158
Manitol (solução)	Cães: 1 g/kg IV	Edema cerebral	226
Manitol a 3 a 5%	Cães e gatos: 1 a 2 g/kg a cada 6 h IV, ou 5,5 mℓ/kg/h IV, infusão	Diurético	65
Manitol a 5%	Cães e gatos: 7 mg/kg/h IV em solução salina a 0,9%	Intoxicação por estricnina	67
Manitol a 5% em solução salina	Cães e gatos: 7 mg/kg/h	Diurético osmótico	67
Marbofloxacino	2 mg/kg, 1 vez/dia VO, por 28 dias	Leishmaniose visceral canina	80
	2 mg/kg VO, 24/24 h, 4 semanas	Micoplasmose hemotrópica felina	106
Maropitant	Gatos: 1 mg/kg SC, 24/24 h	Panleucopenia felina	94
	Cães: 2 mg/kg VO, via parenteral, 1 vez/dia (por 5 dias consecutivos)	Êmese	58
	Gatos: 0,5 a 1 mg/kg, a cada 24 h SC	Náuseas e vômito	121
	Cães: 2 mg/kg SC, a cada 24 h	Controle da êmese	116
Mebendazol	25 mg/kg, 3 dias	Nematódeos	81
Medetomidina	Cães: 30 μg/kg	Sedação	16
	Gatos: 50 μg/kg		
	Cães: 17 a 80 μg/kg IV, IM 20 e 40 μg/kg	Sedação e analgesia	16
	Cães e gatos: 15 μg/kg	Analgesia após ovário-histerectomia	18
	Cães e gatos: 10 μg/kg, via epidural	Analgesia, procedimentos na região abdominal caudal, pelve ou membros pélvicos	18
	Gatos: 0,001 a 0,01 mg/kg IV, IM, SC, a cada 0,5 a 2 h	Dor pós-operatória	19
Medroxiprogesterona, acetato de	Cães: 3 a 4 mg/kg SC, a cada 10 semanas	Hiperplasia prostática benigna	177
	Cães e gatos: 2,5 a 5 mg/kg SC, a cada 3 a 6 semanas	Nanismo hipofisário	183
Megestrol, acetato de	Cães: 2,2 mg/kg VO, por 2 semanas ou na dose de 0,55 mg/kg VO, por 4 semanas	Hiperplasia prostática benigna	177
Meloxicam	Cães e gatos: 0,1 a 0,2 mg/kg, 1 vez/dia	Efeitos analgésico, antipirético e anti-inflamatório	47
	Cães: 0,2 mg/kg VO, a cada 24 h	Anti-inflamatório não esteroide seletivo COX-2	66
	Cadelas: 0,2 mg/kg SC, 30 min antes de indução anestésica para ovariossalpingo-histerectomia	Dor pós-operatória	15
	Cães: 0,2 mg/kg SC, 1º dia, seguido de 0,1 mg/kg VO, a cada 24 h, por 13 dias	Osteoartrite	15

(continua)

Medicamento	Dosagem	Indicação	Capítulo
Meloxicam	Gatos: 0,3 mg/kg, 1º dia, seguido de 0,1 mg/kg, por 4 dias	Afecções locomotoras	15
	Cadelas: 0,1 mg/kg, a cada 24 h	Analgesia, ovariossalpingo-histerectomia	15
	Cães: 0,2 mg/kg,1º dia + 0,1 mg/kg SC, VO, a cada 24 h	Pós-operatório	15
	Cães: 0,1 mg/kg SC, VO, a cada 24 h	Dor crônica	15
	Gatos: 0,2 mg/kg, 1º dia + 0,1 mg/kg SC, VO, a cada 24 h, por 2 a 3 dias	Pós-operatório	15
	Gatos: 0,05 mg/kg SC, VO, a cada 24 h, máximo de 5 vezes/semana	Dor crônica	15
	Gatos: 0,3 mg/kg SC	Analgesia	18
	Cães: 0,2 mg/kg,1º dia, depois 0,1 mg/kg, 1 vez/dia IV, IM, SC, VO	Dor aguda traumática ou pós-operatória	18
	Gatos: 0,2 a 0,3 mg/kg, 1º dia, depois 0,1 mg/kg, 1 vez/dia IV, IM, SC, VO, por até 4 dias, depois em dias alternados		
	Gatos: 0,3 mg/kg SC, dose única	Dor pós-operatória	19
	Gatos: 0,2 mg/kg SC, dose única		
	Gatos: 0,2 mg/kg, seguido de 0,05 mg/kg VO, a cada 24 h, por até 4 dias		
	Cães e gatos: 0,1 a 0,3 mg/kg IV	Analgesia	20
	Cães e gatos: 0,1 mg/kg, a cada 24 h, por 3 dias, seguido de 0,05 mg/kg, a cada 72 h	Dor por neoplasia óssea e artrose	21
	Cães: 0,2 mg/kg VO, no 1º dia, seguido de 0,1 mg/kg, a cada 24 h	Dor crônica	21
	Gatos: 0,1 mg/kg VO, a cada 24 h (por 3 dias)/0,05 mg/kg a cada 72 h		
	Gatos: 0,2 mg/kg VO, SC, dose única		
	Gatos: 0,1 mg/kg VO, SC, a cada 24 h, por 4 dias		
	Gatos: 0,025 mg/kg VO, SC, a cada 48 h		
	Cães: 0,2 mg/kg SC, 1º dia, seguido de 0,1 mg/kg VO, por 28 dias	Doença articular degenerativa	22
	Cães: 0,2 mg/kg SC, 1º dia, seguido de 0,1 mg/kg VO, por 14 dias		
	0,1 mg/kg, a cada 24 h	Espondilomielopatia cervical	234
	Gatos: 0,2 mg/kg VO, 1ª administração, seguido de 0,1 mg/kg VO, a cada 24 h, por 3 ou 4 dias, e 0,025 a 0,1 mg/kg VO, 2 a 3 vezes/semana, se necessário	Doença articular degenerativa	22
	Gatos: 0,01 a 0,03 mg/kg VO, 1 vez/dia, por 6 meses		
	Gatos: 0,3 mg/kg VO, seguido de 0,1 mg/kg, por 4 dias	Analgesia, anti-inflamatório	22
Meperidina	Gatos: 3,3 a 10 mg/kg, IM	Analgesia	18
	Gatas: 10 mg/kg SC	Analgesia, após ovário-histerectomia	18
	Cães: 2 a 5 mg/kg, a cada 1 a 2 h IM, SC	Dor aguda traumática ou pós-operatória	18
	Gatos: 3 a 10 mg/kg, a cada 30 a 120 min IM, SC		
	Gatos: 5 a 10 mg/kg, IM, a cada 0,5 a 3 h	Dor pós-operatória	19
	Cães e gatos: 3 a 5 mg/kg	Analgesia de emergência	20
	Cães e gatos: 2 a 6 mg/kg IV	Analgesia	20
	Gatos: 1 a 2 mg/kg, IM, a cada 2 a 4 h	Pancreatite	121
	Cães e gatos: 3 a 5 mg/kg, IM	Analgesia	17
Mesalamina com proteção entérica	Cães: 12 mg/kg, a cada 6 ou 8 h, inicialmente	Colites	118
Metadona	1 mg/kg, IM	Pré-anestesia	17
	0,1 a 0,5 mg/kg IM, VO, a cada 6 h	Analgesia	17
	Cães: 0,1 a 0,6 mg/kg IV, IM, SC, a cada 4 a 6 h	Dor aguda traumática ou pós-operatória	18
	Gatos: 0,1 a 0,5 mg/kg IV, IM, SC, a cada 2 a 4 h		
	Gatos: 0,1 a 0,5 mg/kg IM, IV, SC, a cada 2 a 4 h	Dor pós-operatória	19
	Cães e gatos: 0,1 mg/kg, aumentando 0,05 mg/kg, a cada 10 min	Analgesia	20
	Cães e gatos: 0,1 a 0,5 mg/kg IV		

Medicamento	Dosagem	Indicação	Capítulo
Metadona racêmica	0,6 mg/kg, IM, antes da cirurgia	Analgesia	18
Metilprednisolona	1 a 2 mg/kg/IV	Hipotensão	176
	Cães e gatos: 5 mg/kg IV, 6/6 h	Insuficiência adrenal	190
	Cães e gatos: 30 a 35 mg/kg IV (choque); 30 mg/kg IV, depois 15 mg/kg IV, a cada 2 ou 6 h, depois reduzir para 2,5 mg/kg/h, por 42 h (trauma craniano); 30 mg/kg IV, depois 15 mg/kg IV, 2 h depois, 10 mg/kg IV, SC, por 2 dias (trauma da coluna vertebral) 5 mg/kg IV, 6/6 h (crise aguda hipoadrenocortical)	Choque, trauma craniano e da coluna vertebral, terapêutica sistêmica anti-inflamatória e/ou imunossupressiva de processos crônicos	190
	Cães e gatos: 20 mg, IM, a cada 2 a 4 semanas	Enteropatias inflamatórias crônicas idiopáticas, gastrenterites eosinofílicas e colites ulcerativas crônicas, gatos	190
	Cães e gatos: 0,2 a 0,4 mg/kg VO, em dias alternados (manutenção hipoadrenocortical) 0,5 a 1 mg/kg VO (alergia); 2 a 4 mg/kg/dia VO, depois 1 a 2 mg/kg/dia ou 48/48 h VO (imunossupressão)	Manutenção hipoadrenocortical, terapêutica sistêmica anti-inflamatória e/ou imunossupressiva de processos crônicos	190
Metilprednisolona, acetato de	Gatos: 20 mg/gato SC ou IM, a cada 2 semanas por 6 ciclos, alterando para administração mensal até remissão completa do quadro	Doença intestinal inflamatória	121
	Gatos: 20 mg/gato SC, 30/30 dias (evitar em obesos e/ou senis)	Calicivírus	97
	Gatos: 10 a 20 mg/gato IM ou SC, a cada 2 a 4 semanas, para aqueles que não permitem a medicação VO	Asma crônica	148
Metilprednisolona, succinato sódico de	Cães e gatos: 30 mg/kg IV lenta (> 5 min), seguidos de 5,4 mg/kg/h, infusão contínua (por 24 a 48 h), até 8 h após trauma	Analgesia, anti-inflamatório, trauma da medula espinal	18
	Cães e gatos: inicialmente 30 mg/kg, seguidos de 15 mg/kg, 2 e 6 h; 2,5 mg/kg/h infusão IV contínua pelas próximas 42 h a partir das 3 doses iniciais (0, 2 e 6 h após o início do tratamento)	Trauma do sistema nervoso central	228
Metimazol	2,5 mg/gato, 2 vezes/dia, durante 2 semanas Quando há preocupação com efeitos adversos: 2,5 mg/gato, 1 vez/dia, ou 1,25 mg/gato, 2 vezes/dia Caso não se observe nenhum efeito adverso: 2,5 mg, 3 vezes/dia (ou 5 mg pela manhã e 2,5 mg à noite, ou vice-versa), por mais 2 semanas	Hipertireoidismo felino	186
	2,5 mg/dia, por 2 semanas (ou 1,25 mg a cada 12 h) e, depois, 2,5 mg/kg, a cada 12 h, por mais 2 semanas	Pacientes renais com hipertireoidismo	186
Metimazol em organogel de lecitina	1 mg topicamente 1 vez/dia, durante 2 semanas, e depois aplicado 2 vezes/dia, durante 2 semanas adicionais	Hipertireoidismo felino	186
Metisergida	Cães: 0,3 mg/kg VO	Cãibra, hipertonia	241
Metocarbamol	Cães e gatos: 150 mg/kg IV, 1ª aplicação e 2ª aplicação 90 mg/kg (contraindicado se for usado pentobarbital como anticonvulsivante)	Intoxicação por estricnina	67
	Cães e gatos: 150 mg/kg IV e, se necessário, repetir a dose de 90 mg/kg	Relaxamento muscular	67
Metoclopramida	Cães e gatos: 0,2 a 0,4 mg/kg	Parvovirose canina	46
	Cães e gatos: 0,2 a 0,5 mg/kg, a cada 8 h VO, SC, 30 min antes da alimentação	Toxicidade por anti-inflamatório não esteroide	15
	Cães e gatos: 0,2 a 0,5 mg/kg VO, a cada 8 h	Antieméticos para quimioterapia	58
	Cães e gatos: 0,2 mg/kg SC, a cada 8 h		
	Cães: 2 mg/kg, infusão contínua IV, por 24 h		
	Cães e gatos: 0,2 a 0,5 mg/kg, a cada 8 h, ou 0,01 a 0,02 mg/kg/h, em infusão contínua IV	Antiemético central e pró-cinético periférico	115
	Cães e gatos: 0,2 a 0,5 mg/kg, a cada 12 a 8 h	Gastrenterite hemorrágica aguda idiopática	115
	Cães e gatos: 0,2 a 0,5 mg/kg VO ou SC, 2 ou 3 vezes/dia	Doença renal crônica	159

(continua)

Medicamento	Dosagem	Indicação	Capítulo
Metoclopramida	Cães: 0,1 a 0,5 mg/kg IM, SC, VO, cada 6 a 8 h ou infusão de 0,01 a 0,02 mg/kg/h Gatos: 0,2 a 0,4 mg/kg SC, VO, cada 6 a 8 h ou infusão de 0,01 a 0,02 mg/kg/h	Insuficiência renal aguda, gastrite	158
	Gatos: 1 a 2 mg/kg/dia IV (infusão contínua), 24/24 h 0,2 a 0,4 mg/kg VO, SC, 8/8 h	Panleucopenia felina	94
Metoclopramida, cloridrato de	Gatos: 0,2 a 0,4 mg/kg, a cada 6 a 8 h IV, IM, SC, VO	Náuseas e vômito	121
Metoclopramida, cloridrato de Plasil®	Cães: 0,2 a 0,5 mg/kg IV, SC, IM, VO, a cada 8 h Gatos: 0,2 a 0,5 mg/kg IV, SC, IM, VO, a cada 8 h	Antiemético	65
Metronidazol	Cães: 25 a 65 mg/kg VO, a cada 24 h, por 5 a 7 dias; 25 mg/kg VO, a cada 12 h por 5 dias (giardíase) Gatos: 10 a 25 mg/kg VO, a cada 24 h, por 5 a 7 dias; 12-25 mg/kg VO, a cada 12 h por 5 dias (giardíase)	Antibiótico bactericida	66
	Cães: 25 a 50 mg/kg, a cada 12 h, por 5 dias VO Gatos: 10 a 25 mg/kg, a cada 12 h, por 5 dias VO	Giardíase	75
	Cães e gatos: 7 a 10 mg/kg, 2 vezes/dia IV ou 30 mg/kg, 1 vez/dia ou 20 mg/kg, 2 vezes/dia até 5 dias e manutenção com 10 mg/kg, 2 vezes/dia VO	Infecções anaeróbias, septicemia e protozoários	47
	Cães: 15 mg/kg VO, a cada 12 h	Infecção do trato urinário	166
	Cães e gatos: 25 a 50 mg/kg VO, 2 vezes/dia ou 10 mg/kg IV, lentamente a cada 8 h, no tempo de 30 a 40 min	Infecção por anaeróbios	242
	Cães e gatos: 12 a 15 mg/kg VO, a cada 12 h, por 5 dias	Diarreia	58
	Cães e gatos: 25 mg/kg, a cada 12 h, durante 5 dias	Giardíase	116
	Cães: 5 mg/kg, a cada 12 h	Supercrescimento bacteriano intestinal secundário	117
	Cães: 10 a 20 mg/kg, 2 vezes/dia	Colite branda	118
	Gatos: 10 a 20 mg/kg, 2 vezes/dia, 2 meses	Efeito imunomodulador e anti-inflamatório, espectro bactericida contra anaeróbios, ação contra protozoários, síndrome do supercrescimento bacteriano	121
	Cão: 10 mg/kg IV ou VO, 8 h Gato: 10 mg/kg IV ou VO, 8 h	Piotórax	154
Metronidazol + espiramicina	Cães: 25 mg/kg, 1 vez/dia + 150.000 UI/kg, 1 vez/dia VO, por 90 dias	Leishmaniose visceral canina	80
Mexiletina	Cães: 5 a 8 mg/kg VO, a cada 8 a 12 h	Taquicardia ventricular	4
	8,3 mg/kg, a cada 8 h	Miotonia	241
Micofenolato	Cães: 20 mg/kg VO, 2 vezes/dia Após 1 mês de tratamento: 10 mg/kg, 2 vezes/dia	Imunomodulador	242
Miconazol a 1 a 2%	*Shampoo*	Malasseziose	85
Midazolam	Cães: 0,3 mg/kg IV	*Status epilepticus*	226
Milbemicina oxima	Cães e gatos: 2 mg/kg	Microfilaricida, acaricida	47
	Cães e gatos: 0,5 a 1 mg/kg VO, 7 a 10 dias; 0,5 a 1 mg/kg, 1 vez/semana, por 3 semanas	Rinite parasitária	145
Milbemicina oxina + lufenuron	Cães: 0,5 mg + 10 mg por kg	Endectocida	81
Miltefosine (Milteforan®) + alopurinol	Cães: 2 mg/kg, 1 vez/dia VO, por 28 dias + 10 a 20 mg/kg, 2 vezes/dia, tempo indeterminado	Leishmaniose visceral canina	80
Minociclina	Cães: 25 mg/kg, 1 vez/dia VO, por 2 semanas	Brucelose	238
Minociclina + di-hidroestreptomicina (minociclina pode ser substituída por doxicilina e di-hidroestreptomicina, por gentamicina)	Cães: 12 mg/kg VO, 12/12 h, 2 semanas; 5 mg/kg, IM, 12/12 h, 1 semana Repetir 2 vezes, com intervalos de 1 a 2 meses	Brucelose	101
Minociclinas	Cães: 5 a 12 mg/kg IV ou VO, 2 vezes/dia	Bactérias gram-positivas (encefalites)	242
Mirtazapina	Gatos: 3 a 4 mg/gato, a cada 72 h	Orexígeno	121
Misoprostol	Cães: 2,2 a 3,3 μg/kg, a cada 12 h	Evita ulceração gástrica nos casos de administração prolongada de anti-inflamatórios não esteroides	115
Mitotano	Cães: 25 mg/kg, 2 vezes/dia, por ≈ 7 a 10 dias	Hiperadrenocorticismo hipófise-dependente	187
Morfina	Cães e gatos: 0,1 mg/kg, IM	Analgesia intensa	17
	Cães: 0,5 a 1 mg/kg, IM	Pré-anestesia	17
	Cães e gatos: 0,1 a 0,4 mg/kg/h, infusão contínua, por até 24 h	Analgesia	17
	Cães e gatos: 0,05 mg/kg, via subaracnóidea ou 0,1 mg/kg, via epidural	Analgesia espinal	17

Medicamento	Dosagem	Indicação	Capítulo
Morfina	Cães e gatos: 1 mg/kg, IM	Dor grave	18
	0,2 a 0,3 mg/kg, SC ou IM	Dor leve a moderada	18
	0,3 a 0,5 mg/kg , SC ou IM	Procedimentos cirúrgicos muito invasivos	18
	Gatos: 0,1 a 0,2 mg/kg	Analgesia	18
	Cães e gatos: 0,015 mg/kg IV, seguido de 0,1 mg/kg/h, IIC	Analgesia pós-operatória	18
	Cães: 0,5 mg/kg ou 0,125 mg/kg/h	Analgesia	18
	Cães: 0,1 a 1 mg/kg SC, IM, IV lenta, a cada 4 a 6 h	Dor aguda traumática ou pós-operatória	18
	Gatos: 0,1 a 0,2 mg/kg SC, IM, 4 vezes/dia, 3 vezes/dia		
	Cães: *bolus* de 0,3 a 1 mg/kg IV, seguido de 0,12 e 0,25 mg/kg/h, IIC		
	Cães: 0,05 a 0,1 mg/kg, via epidural, a cada 24 h, volume final de 0,13 a 0,26 mℓ/kg		
	Gatos: 0,05 a 0,1 mg/kg, via epidural, a cada 24 h, volume final de 0,13 a 0,26 mℓ/kg		
	Gatos: 0,1 mg/kg, via epidural	Analgesia pós-operatória	19
	Gatos: 0,1 mg/kg (com 1 mℓ de solução salina ou anestésico local por 4,5 kg de peso corporal), via epidural, antes da cirurgia	Analgesia trans e pós-operatória	19
	Gatos: 0,05 a 0,1 mg/kg IM, SC, a cada 3 a 4 h	Dor pós-operatória	19
	Gatos: *bolus* de 0,1 mg/kg, seguido de 0,05 a 0,1 mg/kg/h IV, infusão contínua		
	Gatos: 0,1 a 0,2 mg/kg, via epidural		
	Gatos: 0,05 a 0,1 mg/kg IV, a cada 10 min	Analgesia	20
	Cães e gatos: 0,07 a 0,1 mg/kg, via epidural		
	0,2 a 0,5 mg/kg	Analgesia e sedação	20
	0,1 a 0,3 mg/kg IM, IV lenta, por até 4 vezes/dia	Dor e ansiedade, cardiopatia	20
	0,5 a 2 mg/kg IV	Analgesia	20
	0,1 a 0,15 mg/kg/h, infusão contínua		
	Cães: 0,05 a 2 mg/kg SC, IV, IM, a cada 2 a 6 h	Dor crônica	21
	Gatos: 0,05 a 0,3 mg/kg IV, IM, SC, a cada 4 a 6 h		
	Gatos: 0,05 a 0,3 mg/kg SC, IV, IM, a cada 4 a 6 h		
	Gatos: 0,1 a 0,2 mg/kg, a cada 8 a 12 h	Pancreatite	121
Morfina + atropina	Cães: 0,5 a 1 mg/kg IM + 0,04 mg/kg	Pré-anestesia, animais braquicefálicos	17
Morfina + bupivacaína 0,5%	Cães e gatos: 0,1 mg/kg + 0,1 mℓ/kg, via intra-articular	Analgesia	18
Morfina + lidocaína + cetamina	Cães: 12 mg + 150 mg + 30 mg em 500 mℓ de solução fisiológica, administrados 10 mℓ/kg/h	Analgesia	18
	Cães: 12 mg + 150 mg + 30 mg, em 500 mℓ de solução salina a 0,9%, 10 mℓ/kg/h, IIC	Dor aguda traumática ou pós-operatória	18
Morfina intra-articular	Cães e gatos: 0,1 mg/kg (após sutura da cápsula articular), volume final de 0,1 mℓ/kg	Dor aguda traumática ou pós-operatória	18
Moxidectina	Cães e gatos: 0,2 mg/kg ou 400 μg/kg, 1 vez/dia	Acaricida	47
N-(2-mercaptopropionil)-glicina	Cães: 20 mg/kg VO, 2 vezes/dia	Urólitos de cistina	41
N-acetilcisteína	Gatos: 100 mg/dia, 5 a 7 dias	Rinotraqueíte viral felina	96
	Gatos: 140 mg/kg VO ou IV, dose inicial, seguida de 70 mg/kg VO ou IV, a cada 4 a 6 h durante 2 a 3 dias, solução a 5%. Diluir a solução injetável na concentração indicada em cloreto de sódio a 0,9%	Lipidose hepática felina	121
NaCl a 7,5%	Cães e gatos: 4 mg/kg, máximo de 1 mℓ/kg/min	Diurético	65
Nalbufina	Gatos: 3 mg/kg IV	Dor visceral	18
	Cães: 0,5 a 3 mg/kg IV, IM, a cada 2 a 4 h	Dor aguda traumática ou pós-operatória	18
	Gatos: 0,75 a 3 mg/kg IV		
	Bolus de 0,03 mg/kg IV, a cada 10 min	Reversão do efeito opioide	20

(continua)

Medicamento	Dosagem	Indicação	Capítulo
Naloxona	Cães e gatos: a dose preconizada aos neonatos logo após o nascimento é 0,02 mℓ/100 g de peso corporal IV (0,4 mg/mℓ)	Bradicardia e depressão respiratória provocadas pelos opioides utilizados nas cesarianas	44
	0,01 mg/kg IV 0,04 mg/kg IM	Despertar de anestesia	18
	Cães e gatos: 0,01 mg/kg IV ou 0,04 mg/kg IM	Dor aguda traumática ou pós-operatória	18
Naloxona (antídoto)	Cães e gatos: 0,01 a 0,04 mg/kg IV	Antídoto de morfina	65
Naltrexona	Cães e gatos: 2,5 μg/kg IV	Despertar de anestesia	18
	Cães e gatos: 2,5 μg/kg IV	Dor aguda traumática ou pós-operatória	18
Neostigmina	Cães e gatos: 0,04 mg/kg IM, a cada 6 h	Anticolinesterásico (parassimpaticomimético indireto)	170
	Cães: 0,04 mg/kg IM, a cada 6 h	Miastenia *gravis*	55
Neostigmina injetável	Cães e gatos: 0,44 mg/kg IM, a cada 6 h	Megaesôfago secundário à miastenia *gravis*	114
Neostigmina, metilsulfato de	Cães e gatos: 20 μg/kg IV ou 40 μg/kg, IM	Miastenia *gravis*, teste de desafio com anticolinesterásico	240
Nicergolina	Cães: 0,25 a 0,50 mg/kg VO de manhã Gatos: 1/4 de comprimido de 5 mg, 1 vez/dia ou dissolvida em água e administrada em 1/4 da solução, descartando o restante	Declínio cognitivo	225
Nimesulida	Cães e gatos: 0,7 a 7 mg/kg VO, a cada 12 h ou a cada 24 h	Anti-inflamatório não esteroide	66
	Cães e gatos: 0,7 a 7 mg/kg, 1 ou 2 vezes/dia	Efeitos analgésico, antipirético e anti-inflamatório	47
Nistatina	Cães: 100.000 UI, 6/6 h VO Gatos: idem	Antifúngico	66
Nitrofurantoína	Cães: 5 mg/kg VO, a cada 8 h	Infecção do trato urinário	166
Nitroscanato	Cães: 50 mg/kg (para *Echinococcus* sp., dobrar a dose e repetir após 48 h)	Nematódeos, cestódeos e trematódeos	81
Norepinefrina	Cães e gatos: 0,5 a 2 μg/kg/min, iniciar com dose baixa e aumentar lentamente 0,1 μg/kg/min, a cada 3 a 5 min, até a dose máxima	Hipotensão	176
Norfloxacino	Cães e gatos: 22 mg/kg VO, a cada 12 h	Antibiótico bactericida	66
Ocitocina	Cadelas: 1 a 5 UI, IV Gatas: 0,5 UI, IV ou IM	Inércia uterina primária	175
Octreotida	Cães e gatos: 10 a 50 μg SC, a cada 8 a 12 h	Insulinoma	195
	Gatos: 10 μg/kg SC, a cada 8 h, por 2 a 3 semanas	Quilotórax idiopático	154
Omeprazol	Cães: 0,5 a 1 mg/kg, a cada 24 h VO Gatos: 0,7 mg/kg, a cada 24 h VO	Toxicidade por anti-inflamatório não esteoide	15
	Cães e gatos: 1 mg/kg, a cada 12 a 24 h	Gastrenterite hemorrágica aguda idiopática	115
	Cães e gatos: 1 mg/kg, a cada 24 h	Gastrite associada ao *Helicobacter* spp.	115
	Cães: 0,5 a 1 mg/kg VO, 1 vez/dia Gatos: 0,7 mg/kg VO, 1 vez/dia	Doença renal crônica	159
	Cães: 0,5 a 1 mg/kg VO, cada 24 h Gatos: 0,7 mg/kg VO, cada 24 h	Insuficiência renal aguda, gastrite	158
Ondansetrona	Cães e gatos: 0,1 a 0,5 mg/kg IV, VO, a cada 24 h/a cada 12 h	Antieméticos para quimioterapia	58
	Cães e gatos: 0,1 a 1 mg/kg, a cada 12 a 8 h	Antiemético	115
	Cães e gatos: 0,5 mg/kg, a cada 12 a 8 h	Gastrenterite hemorrágica aguda idiopática	115
	Gatos: 0,5 a 1 mg/kg VO ou IV, a cada 12 a 24 h	Pancreatite	121
	0,1 a 1 mg/kg VO, 2 vezes/dia 0,1 a 0,2 mg/kg IV, até 4 vezes/dia	Doença renal crônica	159
	Cães: 0,5 mg/kg IV, a cada 12 h	Êmese	116
	Gatos: 1 mg/kg, a cada 12 h VO, IV	Náuseas e vômito	121
Oxazepam	Gatos: 2,5 mg/gato (apenas se necessário)	Rinotraqueíte viral felina	96
Oxcarbazepina	Cães: 60 mg/kg	Antiepiléptico	226
Oxibutinina	Cães de pequeno porte e felinos: 0,5 a 1,25 mg, dose total, dividida a cada 8 ou 12 h VO Cães de grande porte: 2,5 a 3,75 mg, dose total, dividida a cada 8 ou 12 h VO	Anticolinérgicos	170

Medicamento	Dosagem	Indicação	Capítulo
Oxicodona	Cães: 0,3 a 0,5 mg/kg VO, a cada 12 h	Dor intensa	21
Oximorfina Havendo sedação insuficiente, acrescentar propofol	Gatos: 0,1 a 0,2 mg/kg IV 4 mg/kg IV (dose de indução); administrar metade *in bolus* e o restante devagar, até se obter o efeito desejado; para prolongar a anestesia: 1 mg/kg IV	Transfusão sanguínea em felinos (sedação para doadores)	210
Oximorfina + acepromazina	Gatos: 0,05 a 1 mg/kg + 0,04 a 0,10 mg/kg	Transfusão sanguínea em felinos (sedação para doadores)	210
Oximorfona	0,05 mg/kg, via epidural ou 0,025 mg/kg, via subaracnóidea	Analgesia	17
Oximorfona + midazolam	Cães e gatos: 0,05 a 0,1 mg/kg + 0,1 mg/kg IM, IV	Sedação e analgesia	17
Oxitetraciclina	Cães e gatos: 20 mg/kg, 3 vezes/dia IM, SC, VO	Doenças causadas por hematozoários (doxiciclina)	47
	22 mg/kg VO, 8/8 h, 14 a 21 dias	Micoplasmose hemotrópica felina	106
Pamidronato	Cães e gatos: 1,05 a 2 mg/kg IV	Biofosfato	184
Pamidronato dissódico	Cães e gatos: 1,3 a 2 mg/kg infusão IV com solução salina durante 2 a 4 h; 2ª infusão após 4 a 7 dias, se necessário	Intoxicação por rodenticida	67
Pantoprazol	Cães e gatos: 1 mg/kg IV, a cada 24 h	Êmese	58
	Cães e gatos: 0,5 a 1 mg/kg IV, em 15 min, cada 24 h	Insuficiência renal aguda, gastrite	158
Paracetamol	Cães: 10 mg/kg VO, a cada 12 h	Analgésico antitérmico	66
	Cães: 5 mg/kg divididas em doses diárias	Dor	238
	Cães: 5 a 15 mg/kg VO, 3 vezes/dia, 4 vezes/dia	Dor aguda traumática ou pós-operatória	18
Paromomicina	Cães e gatos: 150 mg/kg, a cada 12 a 24 h, por 5 dias	Criptosporidiose	77
Penicilamina	Cães: 33 mg/kg/dia, dividida em 4 administrações, por 1 semana	Quelante oral	240
Penicilina	Cães e gatos: 24.000 UI/kg, 12 h SC	Infecções bacterianas neonatais	45
	Cães e gatos: 25.000 a 40.000 UI/kg VO, a cada 8 h	Antibiótico bactericida	66
Penicilina C procaína	Cães: 20.000 a 40.000 UI/kg IM ou SC, a cada 12 a 24 h	Infecção do trato urinário	166
Penicilina G	22.000 UI/kg IV ou IM, 4 vezes/dia	Rinite bacteriana por *Streptococcus*, *E. coli* e *Pasteurella*	145
	Cães e gatos: 22.000 a 88.000 UI/kg, 12/12 h	*Staphylococcus* sp. e *Streptococcus* sp.	100
	25.000 a 40.000 UI, IM, SC, IV; 6/6 ou 8/8 h, 3 semanas	Leptospirose canina	102
Penicilina G benzatina	Cães e gatos: 40.000 UI/kg IM, a cada 72 h ou a cada 48 h	Antibiótico bactericida	66
	Cães: 24.000 UI/kg, IM, a cada 48 h	Infecção do trato urinário	166
Penicilina G potássica/sódica	Cães: 20.000 a 40.000 UI/kg IV, 6 h Gatos: 40.000 UI/kg VO, 6 h	Piotórax	154
Penicilina G sódica	Cães: 20.000 a 40.000 UI/kg IM, IV ou SC, a cada 6 a 8 h	Infecção do trato urinário	166
Penicilina G sódica ou potássica	Cães e gatos: 40.000 UI/kg VO, a cada 6 h; 20.000 UI/kg IM, IV, SC, a cada 4 h	Antibiótico bactericida	66
Penicilina procaína	Cães e gatos: 10.000 a 30.000 UI/kg, 2 vezes/dia IM, SC	Infecções intestinais, urinárias e respiratórias, septicemia	47
Pentamidina	Cães: 4 mg/kg, IM, 3 vezes/semana, por 5 a 7 semanas	Leishmaniose visceral canina	80
Pentobarbital	Cães e gatos: 15 a 30 mg/kg IV até o controle das convulsões	Intoxicação por estricnina	67
Pentobarbital sódico	Cães e gatos: 15 a 30 mg/kg IV até o controle das convulsões	Intoxicação por fluroacetato de sódio	67
Pentobarbital sódico (barbitúrico)	Cães e gatos: 30 mg/kg IV	Convulsões	72
Pentoxifilina	Cães: 10 mg/kg VO, 2 a 3 vezes/dia, por 10 a 20 dias	Alopecias pós-vacinais	31
	10 mg/kg VO, 2 vezes/dia	Peritonite infecciosa felina (eficácia não garantida)	95
Peróxido de benzoíla	*Shampoo*	Malasseziose	85
Peróxido de hidrogênio (água oxigenada) a 3% (10 volumes)	Cães: 5 a 10 mℓ (não ultrapassar 50 mℓ, se repetir) Gatos: 5 a 10 mℓ (não ultrapassar 10 mℓ, se repetir)	Indução de êmese	65
Pirantel, pamoato de	Cães e gatos: 5 mg/kg, dose única e intervalos de 15 dias	Nematódeos	47
	Cães e gatos: 15 mg/kg	Nematódeos	81
	Cães e gatos: 5 mg/kg, por 3 semanas	Elimina a *Physaloptera rara*	115
Pirantel, pamoato de + ivermectina	Cães e gatos: 15 mg/kg + 0,006 mg/kg	Nematódeos	81

(*continua*)

Medicamento	Dosagem	Indicação	Capítulo
Pirantel, pamoato de + praziquantel	Cães e gatos: 5 mg/kg + 20 mg/kg, dose única e intervalos de 15 dias	Nematódeos e cestódios	47
Pirantel, pamoato de + praziquantel + febantel	Cães e gatos: 5 mg/kg + 5 mg/kg + 25 mg/kg, dose única e intervalos de 15 dias	Nematódeos e cestódios	47
Pirantel, pamoato de + praziquantel + febantel + ivermectina	Cães: 15 mg/kg + 5 mg/kg + 15 mg/kg + 0,006 mg/kg	Endectocida	81
Piridostigmina	Cães: 1 a 3 mg/kg VO, a cada 8 ou 12 h	Anticolinesterásico (parassimpaticomimético indireto)	170
Pirimetamina	Cães: 1 mg/kg/dia VO, 7 a 10 dias Gatos: 0,5 mg/kg/dia VO, 7 a 10 dias	Toxoplasmose	78
Piroxicam	Cães: 0,3 mg/kg VO, a cada 48 h	Anti-inflamatório não esteroide	66
	Cães: 0,3 mg/kg VO, 1 vez/dia	Carcinoma de células de transição	168
	Gatos: 0,3 mg/kg VO, a cada 24 a 48 h	Neoplasia da bexiga urinária	19
Plasma fresco congelado (PFC)	4 a 6 mℓ/kg (velocidade de 5 mℓ/min), 2 vezes/dia, por 3 a 5 dias (ou até desaparecerem os sinais clínicos)	Coagulopatias hereditárias (hemofilia B)	209
	4 a 6 mℓ/kg (velocidade de 5 mℓ/min), 2 vezes/dia, por 3 a 5 dias (ou até desaparecerem os sinais clínicos)		
	4 a 6 mℓ/kg (velocidade de 5 mℓ/min), 2 vezes/dia, por 3 a 5 dias (ou até desaparecerem os sinais clínicos)		
	4 a 6 mℓ/kg (velocidade de 5 mℓ/min), 1 vez/dia, por 3 a 5 dias (ou até desaparecerem os sinais clínicos)		
	6 a 10 UI/kg (velocidade de 5 mℓ/min), pode-se repetir a dose	Coagulopatias adquiridas (coagulação intravascular disseminada)	209
	6 a 10 mℓ/kg, (velocidade de 5 mℓ/min), 1 vez/dia, por 3 a 5 dias (enquanto persistirem os sinais clínicos)	Coagulopatias adquiridas (deficiência de vitamina K ou intoxicação por cumarínicos)	209
	6 a 10 mℓ/kg, (velocidade de 5 mℓ/min), 2 vezes/dia, por 3 a 5 dias (enquanto persistirem os sinais clínicos)	Coagulopatias adquiridas (hepatopatias)	209
	6 a 10 mℓ/kg (velocidade de 5 mℓ/min), 1 vez/dia, por 3 a 5 dias (ou até desaparecerem os sinais clínicos)	Coagulopatias hereditárias (hemofilia A)	209
Plasma fresco ou plasma fresco congelado	6 a 10 mℓ por kg de peso vivo, 8/8 h ou 12/12 h	Doença de von Willebrand	207
Plicamicina	Cães e gatos: 0,25 a 0,5 μg/kg, em infusão contínua contendo glicose a 5%, durante 2 a 4 h, 1 ou 2 vezes/semana	Reduz a concentração do cálcio ionizado e total	184
	Cães e gatos: 0,25 a 0,5 μg/kg, em infusão contínua IV contendo glicose a 5%, durante 2 a 4 h, 1 ou 2 vezes/semana	Quimioterápico	184
Poliestireno sulfonato de sódio (horas ou dias para início do efeito)	Cães: 2 g de resina/kg VO, enema de retenção (até 6 a 8 g/kg, em casos graves), dividido em 3 doses diárias	Insuficiência renal aguda, hiperpotassemia em pacientes anúricos	158
Polimixina B	Cães: 333.000 unidades em 5 mℓ de solução salina, 2 vezes/dia	Nebulização em pneumonia bacteriana	150
Polissulfato de pentosana	Cães e gatos: 3 mg/kg IM ou SC, 1 vez/semana (por 4 semanas) ou 10 mg/kg VO, 1 vez/semana (por 4 semanas) ou 5 a 10 mg/kg, via intra-articular	Doença articular degenerativa	22
Ponazurila	Cães e gatos: 5 a 15 mg, 1 vez/dia, por 28 dias VO	Isosporose	76
Potássio, citrato de	Gatos: 50 a 75 mg/kg VO, a cada 12 h	Diminuição da supersaturação do oxalato de cálcio na urina	165
	Cães: 50 a 150 mg/kg VO, a cada 12 h	Acidificação da urina	165
	Cães: 50 a 150 mg/kg, a cada 12 h	Agentes alcalinizantes da urina	41
Potássio, fosfato de	Cães e gatos: 0,01 a 0,03 mmol/kg/h, de 6 a 12 h, diluído em NaCl 0,9%, sem a adição de cálcio	Hipofosfatemia menor que 1 mg/dℓ	110
Pradofloxacino	Gatos: 5 mg/kg, 1 vez/dia, 7 a 15 dias	Rinotraqueíte viral felina	96
Praziquantel	Cães e gatos: 5 mg/kg	Cestódios e trematódeos	81
	Gatos: 20 a 30 mg/kg VO, 1 vez/dia, durante 5 dias	Colangite	121
	Cães e gatos: 25 mg/kg, 3 vezes/dia, por 3 dias	*Paragonimus kellicotti* (mais comum em gatos)	152
Praziquantel + emodepsida	Gatos: 12 mg + 3 mg por kg	Nematódeos, cestódios e trematódeos	81
Praziquantel + febantel + pirantel, pamoato de	Cães e gatos: 5 mg/kg + 15 mg + 15 mg por kg	Nematódeos, cestódios e trematódeos	81

Medicamento	Dosagem	Indicação	Capítulo
Praziquantel + milbemicina oxina	Cães e gatos: 5 mg/kg + 0,5 mg/kg	Nematódeos, cestódios e trematódeos	81
Praziquantel + oxantel, pamoato de + pirantel, pamoato de	Cães e gatos: 5 mg/kg + 55 mg + 15 mg por kg	Nematódeos, cestódios e trematódeos	81
Praziquantel + pirantel, pamoato de	Cães e gatos: 5 mg/kg + e 15 mg por kg	Nematódeos, cestódios e trematódeos	81
Prazosina	Cães: 1 mg/15 kg VO, a cada 8 ou 12 h Felinos: 0,25 a 0,5 mg VO, a cada 12 ou 24 h	α-antagonista, relaxante da musculatura lisa	170
	Cães e gatos: 0,5 a 2 mg/kg VO, 2 ou 3 vezes/dia	Hipertensão (adrenalectomia laparoscópica)	191
Prednisolona	Cães e gatos: 2 mg/kg, por 2 a 7 dias, no início, quando o animal corre risco de morte ou é observada trombocitopenia grave	Ehrlichiose monocítica canina	83
	Cães e gatos: 0,1 a 0,5 mg/kg VO, 1 ou 2 vezes/dia	Analgesia, anti-inflamatório, otite externa grave	18
	Gatos: 1 a 2 mg/kg VO, 2 vezes/dia, por 2 a 4 semanas, de acordo com a gravidade dos sintomas e a característica das lesões. Depois recomenda-se a redução gradual da dose em 50% a cada 2 ou 3 semanas, até suspensão total da medicação	Doença intestinal inflamatória	121
	Gatos: 2 a 4 mg kg VO, 2 vezes/dia, nas primeiras 4 semanas (indução) e 1 a 2 mg/kg VO, 1 vez/dia, durante a terapia de manutenção por longos períodos, meses ou até anos	Doença intestinal inflamatória grave	121
	Cães: 1 a 2 mg/kg, a cada 12 ou 24 h	Neurite óptica	240
	Gatos: 2 a 4 mg/kg, 1 vez/dia	Colangite linfocítica	121
	Gatos: 2 mg/kg VO, continuamente	Linfoma alimentar	121
	Gatos: 40 mg/m^2 VO, a cada 24 h, por 7 dias, e depois a cada 48 h		
	Cães e gatos: 1 a 2,2 mg/kg VO, SC, IV, 2 vezes/dia	Anti-inflamatório esteroide	184
	Gatos: 1 a 2 mg/kg, 2 vezes/dia, concorrentemente com a terapia com glicocorticoide inalado nos primeiros 10 a 14 dias	Asma moderada	148
	Gatos: 2 a 4 mg/kg VO, 24/24 h	Peritonite infecciosa felina	95
	Gatos: 2 mg/kg VO, 1 vez/dia, por 2 semanas. Depois, 48/48 h, por 2 semanas	Calicivírus	97
	Cães: 1 a 3 mg/kg VO, 12/12 h; pode-se associar ciclofosfamida: 0,5 a 2 mg/kg VO, 24/24 h, por 4 dias consecutivos; pode-se também associar ciclosporina: 10 mg/kg VO, por 5 dias, com intervalo de 2 dias e, então, 5 mg/kg VO, por mais 5 dias Gatos: 3,5 a 5,5 mg/kg VO, em 2 doses diárias, por 1 a 4 semanas; pode-se associar ciclofosfamida: 2,5 mg/kg VO, 1 vez/dia, por 4 dias, repetir o ciclo 3/3 dias; manter a prednisolona, 1 a 2 mg/kg VO, 48/48 h, por 3 meses a 4 anos	Citopenias (aplasia pura de células vermelhas)	204
	Cães: 1 a 2 mg/kg VO, 1 vez/dia, durante 4 semana	Tremor idiopático	225
	Cães: 2 mg/kg a cada 12 h, até melhora clínica e, então, redução gradual	Polimiosite idiopática	241
	Cães: 2 mg/kg a cada 12 ou 24 h	Miosite dos músculos mastigatórios	241
	Cães: 1 a 2 mg/kg/dia VO, até remissão da sintomatologia, depois, dose de manutenção em dias alternados	Hepatite crônica canina	190
	Cães: 1 a 2 mg/kg/dia VO; se ocorrer melhora clínica, reduzir a dose na 1ª ou 2ª semana, continuando com doses baixas até controle dos sinais clínicos	Colangite linfocítica	190
Prednisolona oral	Gatos: 1 a 2 mg/kg, 2 vezes/dia, durante 7 a 10 dias; a dose pode ser gradualmente reduzida em 2 a 3 meses em gatos responsivos ao tratamento	Asma crônica	148
Prednisolona ou prednisona	Cães e gatos: Na fase de indução, 2 a 4 mg/kg/dia VO	Doenças autoimunes	190
	Cães e gatos: Indução: 0,5 a 1 mg/kg VO, 24/24 h, por 2 a 6 dias Depois de controlados os sintomas, manutenção: 0,25 a 0,5 mg/kg no início e, depois, em dias alternados	Doenças alérgicas e dermatológicas, pequenos animais	190

(continua)

Medicamento	Dosagem	Indicação	Capítulo
Prednisolona, succinato sódico de	Cães e gatos: 40 mg/kg IV, a cada 1 a 3 h	Choque	115
	Cães: 10 mg/kg IV, seguido de prednisolona VO, na dose de 1 mg/kg, 2 vezes/dia durante 5 dias Gatos: 10 mg/kg IV, seguido de prednisolona VO, na dose de 1 mg/kg, 2 vezes/dia durante 5 dias	Picadas de abelha	72
Prednisona	Cães e gatos: 1 a 2 mg/kg, 1 vez/dia	Dermatoses inflamatórias e doenças imunomediadas	47
	Cães e gatos: 0,1 a 0,2 mg/kg VO, a cada 12 a 24 h	Analgesia, anti-inflamatório, casos leves de doença do disco intervertebral	18
	Cães e gatos: 0,5 a 0,1 mg/kg, 1 a 2 vezes/dia	Dor por compressão de raízes nervosas	239
	Cães e gatos: 1 mg/kg em dias alternados	Linfoma	239
	Cães e gatos: 1 mg/kg/dia ou 30 mg/m² área de superfície corporal		
	Cães e gatos: 1,1 a 2,2 mg/kg, 2 vezes/dia	Analgesia, anti-inflamatório, doenças inflamatórias sistêmicas com dor (p. ex., polimiosite, miosite, poliartrite, meningite e lúpus eritematoso sistêmico)	18
	0,1 a 0,5 mg/kg VO, 1 ou 2 vezes/dia	Analgesia, anti-inflamatório, otite externa grave	18
	Cães e gatos: 1 mg/kg, a cada 24 h	Dor	21
	Cães: 0,5 a 1 mg/kg VO, a cada 24 h	Dor crônica	21
	Gatos: 1 a 2 mg/kg VO, a cada 24 h		
	Gatos: 0,5 a 2 mg/kg VO, a cada 24 h		
	Cães e gatos: 0,5 mg/kg/dia	Hipoglicemia crônica	55
	Cães e gatos: 4 a 6 mg/kg/dia	Hipoglicemia refratária	55
	Cães e gatos: 0,5 a 1 mg/kg, por 24 a 48 h	Quadros alérgicos pós-vacinais brandos	31
	Cães e gatos: 1 a 2 mg/kg, 2 vezes/dia	Miastenia	114
	Cães: 1 a 2 mg/kg, a cada 24 h, durante 2 a 4 semanas	Doença inflamatória intestinal	117
	0,25 mg/kg, 2 vezes/dia, até resolução dos sintomas	Rinite alérgica	145
	Cães: 2 mg/kg, a cada 12 ou 24 h	Miosite dos músculos mastigatórios	241
	Cães: 0,5 mg/kg, 2 vezes/dia, inicialmente	Paralisia da laringe	147
	Cães: 2 a 4 mg/kg/dia VO	Trombocitopenia imunomediada	207
	Cães e gatos: 1 a 3 mg/kg VO, 12/12 h (até melhora clínica) Não havendo melhora, acrescentar: Cães: azatioprina (2 mg/kg VO, 24/24 h por 10 dias) Gatos: clorambucila (0,15 a 0,5 mg/kg VO, 48/48 h ou 72/72 h associada à azatioprina, 1 mg/kg VO, 48/48 h)	Lúpus eritematoso sistêmico	213
	Gatos: 4 a 6 mg/kg/dia, por 2 semanas. Diminuir para 2 mg/kg/dia Pode haver combinação com ciclofosfamida: 50 mg/m² VO, por 4 dias e após intervalo de 3 dias; ou com clorambucila: 20 mg/m² VO, por 2 semanas, para controle da doença a longo prazo	Artrite imunomediada (poliartrite progressiva felina)	214
	Cães e gatos: 2 a 4 mg/kg/dia VO, por 2 semanas, depois diminuir para 1 a 2 mg/kg/dia, por mais 2 semanas; havendo melhora clínica, diminuir a dose para 1 a 2 mg/kg, 48/48 h, por mais 4 semanas	Artrite imunomediada (poliartrite idiopática)	214
	Cães: 0,5 a 1 mg/kg,a cada 12 a 24 h, diminuindo progressivamente a dose a cada 7 a 10 dias, até chegar a 0,5 mg/kg a cada 48 h	Espondilomielopatia cervical	234
	Cães: 2 a 4 mg/kg/dia Gatos: 2 a 8 mg/kg/dia	Doenças inflamatórias	215
	Cães e gatos: 0,5 a 1 mg/kg VO, 1 a 2 vezes/dia	Trauma raquimedular	237
	Cães e gatos: 0,1 a 0,2 mg/kg VO, 24/24 h (reposição glicocorticoide)	Insuficiência adrenal	190
	10 a 30 mg/kg, inicialmente, e depois reduz-se gradualmente a cada 6 ou 8 h	Trauma craniano, pequenos animais(?)	190
	Cães: 1 a 2 mg/kg/dia VO Gatos: 2 a 3 mg/kg/dia	Enteropatias inflamatórias crônicas idiopáticas, gastrenterites eosinofílicas e colites ulcerativas crônicas	190

Medicamento	Dosagem	Indicação	Capítulo
Prednisona	Cães e gatos: 0,2 a 0,4 mg/kg VO, em dias alternados (manutenção hipoadrenocortical); 0,5 a 1 mg/kg VO (alergia); 2 a 4 mg/kg/dia VO, depois 1 a 2 mg/kg/dia ou 48/48 h VO (imunossupressão)	Manutenção hipoadrenocortical, anti-inflamatório e/ou imunossupressivo de processos crônicos	190
Prednisona (dose imunossupressora)	Gatos: 4 a 6 mg/kg, a cada 12 ou 24 h	Poliopatia inflamatória felina	241
	Cães e gatos: 1 a 2 mg/kg VO, 12/12 h	Anemia hemolítica imunomediada (primária)	201
Prednisona + azatioprina	2 a 4 mg/kg/dia VO, por 14 dias, seguidos de 1 a 2 mg/kg/dia, por 14 dias + 2,2 mg/kg/dia, por 4 a 6 semanas Após 1 mês, se o líquido sinovial não mostrar inflamação, reduzir a prednisona para 1 a 2 mg/kg, 48/48 h e a azatioprina deve ser mantida Se ainda houver inflamação, continuar com 1 a 2 mg/kg/dia de prednisona e 2,2 mg/kg/dia de azatioprina, acrescentando metotrexato (2,5 mg/m² VO, 48/48 h)	Artrite imunomediada (artrite reumatoide canina)	214
Prednisona associada à citarabina	Cães: 1,5 mg/kg, 2 vezes/dia, durante 3 semanas; 1 mg/kg, 2 vezes/dia, durante 6 semanas; 0,5 mg/kg, 2 vezes/dia, durante 3 semanas; 0,5 mg/kg, 1 vez/dia, durante 3 semanas; 0,5 mg/kg, em dias alternados indefinidamente (pode-se reduzir para 0,25 mg/kg, em dias alternados)	Meningoencefalite granulomatosa	242
Prednisona e prednisolona	Cães: 1 a 2 mg/kg, 12/12 h Gatos: até 4 mg/kg, 12/12 h	Anemias regenerativas	199
	Cães e gatos: 20 a 60 mg/m² VO, a cada 24 ou 48 h, dependendo do caso	Neoplasias linforreticulares e do sistema nervoso central e mastocitomas	190
	Cães e gatos: 1 a 2 mg/kg, a cada 12 ou 24 h	Miosite dos músculos extraoculares	241
	Cães: 1 a 2 mg/kg, a cada 24 h, no 1º mês de terapia ou até a cicatrização das lesões	Fístulas perianais	119
	Cães e gatos: inicialmente, na dose de 0,5 a 1 mg/kg VO, a cada 12 ou 24 h, por 10 a 14 dias. Depois, gradativamente, reduz-se até a dose de manutenção efetiva, a cada 24 ou 48 h	Bronquite crônica e alérgica, "asma" brônquica	190
	Cães: 0,25 a 2 mg/kg	Lesões de meningoencefalite granulomatosa	242
Pregabalina	Cães: de 2 a 4 mg/kg, 3 vezes/dia VO, com fenobarbital, brometo de potássio ou ambos	Epilepsia refratária	226
Premarin® (estrógenos conjugados)	Cães: 0,02 mg/kg VO, a cada 24 h, por 5 a 7 dias, então a cada 2 a 3 dias, conforme necessidade	Incontinência urinária por incapacidade uretral	170
Primaquina, fosfato de	0,5 mg/kg VO, 24 h, de 1 a 3 dias	Piroplasmoses	82
	1 mg/animal, IM, 36 h, 6 dias		
Primidona	Cães: 5 a 15 mg/kg, 3 vezes/dia ou 30 a 50 mg/kg/dia	Convulsões	226
Procainamida	Cães: 8 a 20 mg/kg VO ou IM, a cada 6 h; 2 mg/kg IV, por 3 a 5 min até total de 20 mg/kg; 20 a 50 μg/kg/min em infusão IV contínua Gatos: 3 a 8 mg/kg VO ou IM, a cada 6 a 8 h	Taquicardia ventricular	4
	Cães: 13 a 50 mg/kg, a cada 8 ou 12 h	Miotonia	241
Procarbazina	25 a 50 mg/m²/dia	Meningoencefalites de causa desconhecida	242
Progesterona	Cadelas: 5, 10 ou 20 mg VO, 1 vez/dia durante 10 dias	Prolapso vaginal	176
Progesterona F_2 natural	Cadelas: 10 a 50 μg/kg, 3 a 5 vezes/dia durante 3 a 7 dias SC, IM ou 10 μg/kg, 5 vezes/dia no 1º dia, 25 μg/kg, 5 vezes/dia no 2º dia e 50 μg/kg, 5 vezes/dia no 3º dia até a resolução ou infusão intravaginal, 150 μg/kg (0,3 mℓ/10 kg), 1 ou 2 vezes/dia, por 3 a 12 dias	Piometra	176
Proligestona	Cães e gatos: 10 mg/kg SC	Nanismo hipofisário	183
Prometazina	Cães e gatos: 0,2 a 1 mg/kg VO, SC, 12/12 ou 8/8 h	Bloqueador H_1	72
Propentofilina	Cães: 3 a 5 mg/kg VO, 2 vezes/dia Gatos: 12,5 mg por gato, 1 vez/dia	Letargia ou confusão cerebral	225
	Cães e gatos: 25 mg/kg, a cada 12 h	Dermatomiosite	241
Propionato de fluticasona (corticosteroide) (Flixotide®)	Gatos: 50 a 100 μg/dose, inalação	Asma	148

(continua)

Medicamento	Dosagem	Indicação	Capítulo
Propranolol	Cães e gatos: 0,5 mg/kg IV, com repetição a cada 20 min (3 a 4 vezes)	Arritmias cardíacas	72
	Cães: 0,5 mg/kg IV	Taquicardia ventricular	72
	Cães e gatos: 0,2 a 1 mg/kg VO, a cada 8 h	Betabloqueador	170
	Gatos: 5 mg/kg, a cada 8 ou 12 h, durante 2 a 5 dias anteriores à cirurgia	Efeitos cardiovasculares e neuromusculares devido ao excesso do hormônio da tireoide	186
	Cães e gatos: 0,2 a 1 mg/kg VO, 3 vezes/dia	Controle de arritmias (adrenalectomia laparoscópica)	191
Pseudoefedrina	Cães: 0,2 a 0,4 mg/kg VO, a cada 8 ou 12 h	Agonista alfa-adrenérgico	170
Quetamina	Gatos: 0,5 mg/kg (antes da cirurgia), 10 μg/kg/min, infusão contínua (antes e durante), 2 μg/kg/min (por 24 h depois); se necessário, 1 μg/kg/min, infusão contínua por mais 24 h	Analgesia trans e pós-operatória	19
	Gatos: *bolus* de 0,5 mg/kg IV, seguido 10 mg/kg/min, infusão contínua (durante cirurgia); se necessário, 2 mg/kg/min, infusão contínua por 24 h após cirurgia	Dor pós-operatória	19
Quinacrina	Cães: 6,6 mg/kg, a cada 12 h/5 dias Gatos: 2,3 mg/kg, 1 vez/dia	Giardíase	693
	Cães e gatos: 10 mg, a cada 24 h, por 5 dias VO	Isosporose	76
Quinidina	Cães: 6 a 20 mg/kg VO ou IM, a cada 6 h, ou a cada 8 h para produtos de liberação lenta; 5-10 mg/kg IV muito lenta	Tratamento de manutenção na taquicardia ventricular	4
Ranitidina	Cães: 2 mg/kg, a cada 8 h VO, SC Gatos: 2 mg/kg, a cada 12 h	Toxicidade por anti-inflamatório não esteroide	15
	Cães: 1 a 2 mg/kg, a cada12 h VO; 0,5 mg/kg a cada 12 h VO, IV, SC Gatos: 2 a 2,5 mg/kg, 12/12 h VO; 2,5 mg/kg a cada 12 h VO, IV, SC	Bloqueador H_2	72
	Cães e gatos: 2 mg/kg, a cada 12 ou 8 h	Gastrenterite hemorrágica aguda idiopática	115
	Cães e gatos: 1 a 2 mg/kg VO ou SC, 2 ou 3 vezes/dia	Doença renal crônica	159
	Cães: 0,5 a 2 mg/kg IV, VO, cada 8 a 12 h Gatos: 0,5 a 2,5 mg/kg IV, IM, SC, VO, cada 12 h	Insuficiência renal aguda, gastrite	158
	Cães: 1 a 2 mg/kg VO, a cada 12 h Gatos: 3,5 mg/kg VO, a cada 12 h ou 2,5 mg/kg IV, a cada 12 h	Protetor de mucosa	65
Robenacoxibe	Gatos: 1 a 2 mg/kg, 1 vez/dia, por 6 dias	Dor crônica	19
Romifidina	Cães e gatos: 40 μg/kg, com as doses variando entre 10 e 120 μg/kg	Sedação e analgesia	16
Ropivacaína a 0,5 ou 0,75%	Cães: 0,7 a 1,65 mg/kg, via epidural	Analgesia	18
Roxitromicina	Cães: 2 mg, a cada 12 h, por 15 dias VO	Isosporose	76
S-adenosil-L-metionina	Cães e gatos: 18 mg/kg, a cada 24 h VO	Toxicidade por anti-inflamatório não esteroide	15
S-adenosilmetionina	Gatos: 90 mg/gato VO, 1 vez/dia	Lipidose hepática felina	121
Sangue total	20 mℓ por kg de peso vivo (para elevar 10% do Ht)	Doença de von Willebrand	207
Selamectina	Cães e gatos: 6 mg/kg	Endectocida	81
	Cães e gatos: de 6 a 24 mg/kg, a cada 2 semanas, topicamente, por 3 tratamentos	Rinite parasitária	145
Selegilina	Cães: 0,5 a 1 mg/kg pela manhã Gatos: 0,25 a 1 mg/kg ou 0,5 a 1 mg/kg pela manhã	Disfunção cognitiva	225
Sildenafila	Cães: inicial: 0,5 a 1 mg/kg a cada 12 ou 8 h, sendo que doses até 3 mg/kg a cada 8 h têm sido bem toleradas pelos pacientes	Redução da resistência vascular pulmonar e melhora da oxigenação arterial causa a vasodilatação de arteríolas e não da artéria pulmonar proximal	140
Sódio	3%, na dose 4 a 6 mℓ/kg/h	Hiponatremia (sintomas graves, como convulsões, obnubilação e coma)	109
Sódio, fosfato de	0,01 a 0,03 mmol/kg/h, de 6 a 12 h, diluído em NaCl 0,9%, sem a adição de cálcio	Hipofosfatemia menor que 1 mg/dℓ	110
Sódio, succinato de (240 mg/mℓ e pH entre 7,3 e 7,4)	Cães e gatos: 240 mg/kg, também em *bolus*, a cada 1 a 2 h	Restabelecimento do ciclo de Krebs e reversão de acidose metabólica	67
Sódio, succinato de (240 mg/mℓ)	Cães e gatos: 240 mg/kg IV lentamente, *bolus* a cada 1 a 2 h	Intoxicação por fluoroacetato de sódio	67

Medicamento	Dosagem	Indicação	Capítulo
Solução de $NaHCO_3$	Cães e gatos: 3 a 5 mEq/kg/h IV ou 1 colher de chá de $NaHCO_3$ em pó em um copo de água VO por 7 dias	Alcalinizante	65
Solução salina	Cães e gatos: 5 a 10 mℓ/kg	Lavagem estomacal	65
Soro sanguíneo	2 mℓ/100 g de peso, repetido 12 h após SC, IV ou IO em dose única (2 mℓ/100 g)	Imunização	45
Sotalol	Cães: 0,5 a 2 mg/kg VO, a cada 12 a 24 h	Taquicardia ventricular	4
Succimer® (ácido meso-2,3-dimercaptossuccínico)	Cães: 10 mg/kg por 10 dias Gatos: 10 mg/kg por 10 dias	Intoxicação por chumbo	69
Sucralfato	Cães: 0,5 a 1 g/cão, a cada 12 ou 8 h VO, por 15 dias	Toxicidade por anti-inflamatório não esteroide	15
	Gatos: 0,5 g/gato, a cada 12 ou 8 h VO, por 15 dias		
Suladiazina + pirimetamina	Cães e gatos: 30 a 60 mg/kg + 0,5 a 1 mg/kg, por dia	Toxoplasmose	78
Sulfa + trimetoprima	Cães: 15 mg/kg VO, IM, SC a cada 12 h ou VO, IM, SC, a cada 24 h ou a cada 12 h	Quimioterápico antimicrobiano	66
	Gatos: 10 a 15 mg/kg, 2 vezes/dia, 15 dias	Rinotraqueíte viral felina	96
Sulfadiazida com trimetoprima	Cães: 15 mg/kg, 2 vezes/dia	Choque endotóxico (prevenção)	228
Sulfadiazina	Cães: 100 mg/kg IV, seguido por 50 mg/kg, 12/12 h VO, IV	Quimioterápico antimicrobiano	66
Sulfadiazina potencializada com trimetoprima	Cães e gatos: 60 a 100 mg/kg/dia, de 12 em 12 h VO, 10 a 14 dias	Toxoplasmose	78
	Cães: 15 mg/kg, a cada 12 h, por 4 semanas	Toxoplasmose (com exceção dos gatos)	241
	Cães e gatos: 15 mg/kg, a cada 12 h	Neosporose	241
Sulfadiazina potencializada com trimetoprima associada à clindamicina (pode durar de 4 a 8 semanas)	Cães e gatos: 10 mg/kg, a cada 8 h	Neosporose	241
Sulfadiazina potencializada com trimetoprima associada à pirimetamina	Cães e gatos: 1 mg/kg, a cada 24 h	Neosporose	241
Sulfadiazina-trimetoprima, clindamicina ou pirimetamina e, então, decoquinato	Cães e gatos: 0,25 mg/kg, a cada 24 h) por 14 dias 10 a 20 mg/kg, a cada 12 h indefinidamente	Hepatozoonose	241
Sulfadimetoxina	Cães e gatos: 15 mg/kg, 2 vezes/dia VO	Infecções intestinais e respiratórias não complicadas	47
	Cães e gatos: 50 a 60 mg, a cada 24 h, por 5 a 10 dias VO	Isosporose	76
Sulfaguanidina	Cães e gatos: 100 a 200 mg, a cada 8 h, por 5 dias VO	Isosporose	76
Sulfassalazina	Cães: 25 a 50 mg/kg, a cada 6 ou 8 h. Não se deve ultrapassar 3 g/dia, inicialmente	Colites crônicas	118
	Cães: 10 a 20 mg/kg, 1 ou 2 vezes/dia	Quadros graves de colite	121
Sulfato de atropina previamente a teste de desafio	Gatos: 0,02 a 0,04 mg/kg SC	Efeitos muscarínicos, como salivação, aumento da secreção brônquica e do trânsito gastrintestinal	240
Sulfato de magnésio (Sal Amargo®/sal de Epsom®)	Cães: 250 a 500 mg/kg, diluir 5 a 10 mℓ/kg VO Gatos: 200 mg/kg	Catártico salino	65
Sulfato de protamina	Cães e gatos: 1 mg IV, para cada 100 UI de heparina, em velocidade lenta Aplicar 50% da dose 1 h após administração da heparina, 25% depois de 2 h e, se necessário, aplicar o restante	Coagulopatias (intoxicação por heparina)	208
Sulfato de quinurônio	Cães e gatos: 0,25 mg/kg SC, 48 h, 2 dias	Piroplasmoses	82
Sulfato de sódio (sal de Glawber®)	Cães: 250 a 500 mg/kg, diluído em 10 vezes o volume em água VO Gatos: 200 mg/kg VO	Catártico salino	65
Sulfato de vincristina	Cães: 0,025 mg/kg IV, a cada 7 dias	Neoplasia de prepúcio e pênis	177
Sulfato ferroso	Cães: 100 a 300 mg VO, 1 vez/dia Gatos: 50 a 100 mg VO, 1 vez/dia	Doença renal crônica	159
	Cães e gatos: 2 a 10 mg/kg VO, 2 vezes/dia, durante as refeições	Anemias regenerativas	199
Sulfato ferroso (possíveis efeitos adversos)	100 a 300 mg/cão/dia VO 50 a 100 mg/gato/dia VO	Anemias arregenerativas (por deficiência de ferro)	200
Sulfazidina-trimetoprima	Cães e gatos: 5 TMP/25	*Staphylococcus* sp. e *Streptococcus* sp.	100
Sulfeto de selênio a 1%	*Shampoo*	Malasseziose	85

(*continua*)

Medicamento	Dosagem	Indicação	Capítulo
Sulfonamida	Cães e gatos: 15 a 30 mg, a cada 12 a 24 h	Isosporose	76
	Cães: 15 mg/kg VO, 2 vezes/dia, também por 4 semanas	Miosite por *T. gondii*	242
	30 mg/kg, 2 vezes/dia, durante 5 a 7 dias, seguida de 15 mg/kg, 2 vezes/dia, por 10 a 14 dias	Meningoencefalite	242
Sulfonamida + pirimetamina	Gatos e cães: 30 mg/kg + 0,25 a 0,5 mg/kg VO 12 em 12 h/28 dias	Toxoplasmose	78
Sulfonamida/trimetroprima	Cães: 15 mg/kg VO ou SC, a cada 12 h	Pneumonia não complicada	150
	Cães: 15 a 20 mg/kg IV ou VO, 2 a 3 vezes/dia	Bactérias gram-positivas	242
Tartarato de burtofanol	Cães: 0,01 a 0,02 mg/kg	Hiperexcitação e angústia respiratória	146
Taurina	Cães e gatos: 500 mg VO, 2 vezes/dia	Suplementação	165
	Cães: 500 a 1.000 mg/kg, a cada 8 a 12 h	Cardiomiopatia dilatada	36
	Gatos: 250 a 500 mg VO, 1 vez/dia, durante 7 a 10 dias	Lipidose hepática felina	121
Teofilina	Cães: 9 mg/kg VO, a cada 8 a 12 h Gatos: 4 mg/kg VO, a cada 8 a 12 h	Bradiarritmias	04
	Gatos: 10 mg/kg VO, 2 ou 3 vezes/dia ou preparações orais de longa ação de 20 a 25 mg/kg VO, a cada 24 h	Asma crônica	148
Teofilina de liberação prolongada	Cães: 10 mg/kg VO, a cada 12 h Gatos: 15 mg/kg (comprimidos) e 9 mg/kg (cápsulas) VO, a cada 24 h	Broncodilatação em pneumonia bacteriana	150
Tepoxalina	Cães: 10 mg/kg, a cada 24 h	Dor e inflamação por afecções musculoesqueléticas agudas e crônicas	15
	Cães: 10 a 20 mg/kg, 1º dia, seguidos de 10 mg/kg VO, a cada 24 h	Dor crônica	15
	Cães: 10 a 20 mg/kg VO, a cada 24 h, a partir do 2º dia, 10 mg/kg	Dor aguda traumática ou pós-operatória	18
	Cães: 10 mg/kg VO, a cada 24 h	Dor crônica	21
	10 mg/kg VO, 1 vez/dia, por até 28 dias	Analgesia, anti-inflamatório, antipirético	22
Terbutalina	Gatos: 0,01 mg/kg IV, IM ou SC, pode ser repetida em até 1 h e ser aplicada mais de 6 vezes/dia, até melhora de manifestações clínicas	Broncospasmo	148
Testosterona, cipionato de	Cães: 1 a 2,2 mg/kg, IM, a cada 30 ou 60 dias	Incontinência urinária por insuficiência do esfíncter uretral em machos	170
Tetraciclina	Cães: 22 a 30 mg/kg VO, a cada 8 h, por 28 dias	Ehrlichiose monocítica canina	83
	Cães: 20 mg/kg VO, a cada 8 h	Infecção do trato urinário	166
	Cães: 25 mg/kg, 6/6 ou 8/8 h Gatos: 4,4 a 11 mg/kg, 8/8 ou 12/12 h	*Staphylococcus* sp. e *Streptococcus* sp.	100
	Cães: 22 mg/kg VO, 8/8 h, 3 semanas (somente após resolução da azotemia)	Leptospirose canina	102
Tetraciclina + estreptomicina	Cães: 10 mg/kg VO, 3 vezes/dia, durante 30 dias + 15 mg/kg, IM	Brucelose canina	177
Tetraciclina a 1% (pomadas oftalmológicas)	Gatos: 2 vezes/dias, 15 dias (permite recidiva)	Clamidofilose felina	105
Tiabendazol	Cães e gatos: 10 mg/kg VO, 2 vezes/dia, por 6 a 8 semanas	Aspergilose	145
Tiamina	Gatos: 50 a 100 mg/gato VO, 1 a 2 vezes/dia	Lipidose hepática felina	121
Ticarcilina – ácido clavulânico	Cães: 20 a 50 mg/kg IV, 6 a 8 h Gatos: 40 mg/kg IV, 6 h	Piotórax	154
Ticarcilina + clavulanato	Gatos: 30 a 50 mg/kg IV, a cada 8 h	Pneumonia grave com complicações	150
Tilosina	Cães e gatos: 5 a 10 mg/kg, 12 h VO	Infecções bacterianas neonatais	45
	Cães e gatos: 10 a 15 mg/kg, a cada 12 h, por 21 dias	Criptosporidiose	77
	Gatos: 40 a 80 mg/kg VO, 2 ou 3 vezes/dia	Agente imunomodulador	121
Toltrazurila	Cães: 15 mg, a cada 24 h, a cada 3 dias	Isosporose	76
Topiramato	Cães: 5 a 10 mg/kg, 2 vezes/dia	Crises parciais e generalizadas	226
Tramadol	Cães e gatos: 1 a 2 mg/kg IV ou 2 a 4 mg/kg IM ou 5 a 10 mg/kg VO, a cada 24 h	Dor aguda (p. ex., pós-operatório imediato) e crônica (p. ex., osteoartrite e dor neuropática)	17
	Gatas: 4 mg/kg SC	Analgesia após ovário-histerectomia	18
	Cães: 3 a 10 mg/kg VO, a cada 8 a 12 h	Dor aguda e crônica de intensidade moderada	18

Medicamento	Dosagem	Indicação	Capítulo
Tramadol	Gatos: 3 a 5 mg/kg, a cada 12 h	Dor aguda e crônica de intensidade moderada	18
	Cães: 2 a 10 mg/kg IV, IM, VO, 2 vezes/dia, 3 vezes/dia	Dor aguda traumática ou pós-operatória	18
	Gatos: 2 a 5 mg/kg IV, IM, VO, 2 vezes/dia, 3 vezes/dia		
	Gatos: 2 a 4 mg/kg VO	Analgesia pós-operatória	19
	Gatos: 1 a 2 mg/kg IV, IM, VO, a cada 8 a 12 h	Dor pós-operatória	19
	Gatos: 1 a 5 mg/kg IV, IM, SC VO	Analgesia	20
	Cães e gatos: 2 a 4 mg/kg	Analgesia de emergência	20
	Cães e gatos: 1 a 5 mg/kg IV	Analgesia	20
	Cães: 2 mg/kg VO, a cada 8 h	Dor oncológica	21
	Cães: 5 a 7 mg/kg VO, a cada 5 h		
	Cães: 1 a 7 mg/kg VO, SC, IV, IM, a cada 6 a 8 h	Dor crônica	21
	Gatos: 2 a 4 mg/kg VO, IM, SC, a cada 8 a 12 h		
	Gatos: 1 a 4 mg/kg VO, SC, IM, a cada 8 h, por 4 dias, depois a cada 12 a 24 h		
	Gatos: 2 mg/kg, IM, a cada 12 h	Pancreatite	121
Tramadol, cloridrato de	Cães e gatos: 1 a 5 mg/kg, 2 a 3 vezes/dia	Dor	239
Triancinolona (triancinolona + carbinoxamina)	Cães: 0,05 mg/kg IM, VO, 12/12 ou 24/24 h Gatos: 0,25 a 0,5 mg/kg IM, VO, 24/24 h	Terapêutica sistêmica anti-inflamatória e/ou imunossupressiva de processos crônicos	190
Trifluridina	Gatos: colírio a 1%, 12 vezes/dia até reepitelização. Depois, 6 vezes/dia, 15 dias (se houver úlceras oculares)	Rinotraqueíte viral felina	96
Trilostano	Cães: 2 a 6 mg/kg, a cada 24 h, após as refeições	Hiperadrenocorticismo hipófise-dependente	187
	Cães: 0,5 mg/kg, 2 vezes/dia, a 20 mg/kg, 1 vez/dia		
Trimetoprima	Cães: 30 mg/kg, 1 vez/dia VO	Infecções intestinais e respiratórias não complicadas	47
	Cães: 50 mg, a cada 24 h, por 5 dias VO SC	Isosporose	76
Trimetoprima + sulfadiazina	Cães: 15 mg/kg VO, de 12 em 12 h, 28 dias	Toxoplasmose	78
Trimetoprima + sulfametoxazol	Cães: 15 mg/kg VO, de 12 em 12 h	Toxoplasmose	78
Trimetoprima + sulfonamida	Cães: 15 mg/kg VO, a cada 12 h	Infecção do trato urinário	166
Trimetoprima com sulfadiazina	Cães: 15 mg/kg, 2 vezes/dia	Discoespondilite, endocardite bacteriana, microrganismos	238
Trimetoprima com sulfonamida	15 a 20 mg/kg VO, 2 vezes/dia	Neosporose com envolvimento muscular, quando o sistema nervoso central estiver afetado	242
Trimetoprima e sulfadiazina + pirimetamina	Cães: 15 mg/kg, 2 vezes/dia + 1 mg/kg/dia, por 4 semanas	Neosporose	79
Trimetoprima-sulfadiazina	Cães: 15 mg/kg, 2 vezes/dia	Rinite bacteriana por *Streptococcus*, *E. coli* e *Pasteurella*	145
Varfarina	Cães e gatos: 0,05 a 0,1 mg/kg, a cada 24 h	Tromboembolismo pulmonar	156
Vasopressina	Cães e gatos: 0,4 a 0,8 U/kg IV	Reanimação cardiorrespiratória cerebral	44
Vedaprofeno	Cães: 0,5 mg/kg VO, 1 vez/dia	Dor aguda traumática ou pós-operatória	18
	Cães: 0,5 mg/kg VO, a cada 24 h	Dor crônica	21
	Gatos: 0,5 mg/kg VO, a cada 24 h, por 3 dias		
	Gatos: 0,5 mg/kg VO, a cada 48 h		
Vedaprofeno + tramadol	Gatas: 0,5 mg/kg + 2 mg/kg	Analgesia pós-operatória, ovário-histerectomia	19
Verapamil, cloridrato de (Dilacoron®)	Cães e gatos: 8 mg/kg IV, 2 a 3 vezes, a cada 20 min	Taquicardia ventricular multiforme e arritmias cardíacas	72
Vidarabina	Pomada a 3%, 5 a 8 vezes/dia, 15 a 30 dias (se houver úlceras oculares)	Rinotraqueíte viral felina	96
Vigabatrina	Cães: 50 a 100 mg/kg/dia	Convulsões	226
Vincristina	Cães: 0,5 a 0,7 mg/m^2 de superfície corporal ou 0,0125-0,025 mg/kg IV, semanalmente	Tumor venéreo transmissível	176
	Cães: 0,75 mg/m^2 área de superfície corporal	Linfoma	239
	Gatos: 0,75 mg/m^2 IV, a cada 3 semanas	Linfoma alimentar	121
	Cães: 0,02 mg/kg ou 0,5 mg/m^2 IV	Trombocitopenia imunomediada	207
	Cães: 0,02 mg/kg IV, em dose única	Agente antineoplásico	215
Vitamina B_1	Cães: 25 a 50 mg/animal IM ou 2 mg/kg IV	*Status epilepticus*	226
Vitamina C	Cães e gatos: 500 mg IV ou SC, 1 vez/dia	Intoxicação por estricnina; excreção urinária da estricnina	67

(*continua*)

Medicamento	Dosagem	Indicação	Capítulo
Vitamina D (calcitriol)	Cães e gatos: início: 0,02 a 0,04 μg/kg/dia, durante 3 a 5 dias; manutenção: 0,01 a 0,02 μg/kg	Hormônio	184
Vitamina E	Gatos: 100 a 400 mg/gato, 1 vez/dia	Lipidose hepática felina	121
	7 mg/kg, 12/12 h ou 24/24 h, por 21 dias	Anemias regenerativas (hemolítica associada a corpúsculos de Heinz)	199
Vitamina K	Gatos: 0,5 mg/kg, a cada 12 h, 3 aplicações, antes de intervenção cirúrgica diagnóstica	Colangite linfocítica	121
	Gatos: 1 mg/kg, a cada 12 h SC, 3 aplicações antes do procedimento cirúrgico	Obstrução biliar	121
Vitamina K_1	2,5 mg/kg (animais pequenos); 5 mg/kg (animais médios); 10 mg/kg (animais grandes) SC, 3 vezes/dia, por no mínimo 5 dias	Coagulopatias adquiridas (deficiência de vitamina K ou intoxicação por cumarínicos)	209
	Cães: de 1ª geração: 1 mg/kg SC, a cada 24 h, durante 10 a 14 dias De 2ª geração: 2,5 a 5 mg/kg SC, a cada 24 h, durante 21 a 30 dias Gatos: de 1ª geração: 1 mg/kg SC, a cada 24 h, durante 10 a 14 dias De 2ª geração: 2,5 a 5 mg/kg SC, a cada 24 h, durante 21 a 30 dias	Intoxicação por rodenticida anticoagulante	67
	Cães e gatos: 1,5 mg/kg, IM, 3 vezes a cada 12 h	Insuficiência hepática (hemorragia)	34
	Gatos: 0,5 a 1,5 mg SC, IM, 2 a 3 doses com intervalo de 12 h	Lipidose hepática felina	121
	Gatos: 0,5 mg/kg VO, 2 vezes/dia	Coagulopatias (doença hepática crônica)	
	Gatos: 3 a 5/kg/dia SC, 1ª dose, seguidos de 1,25 a 2,5 mg/kg VO, 2 vezes/dia, por 3 a 6 semanas (dependendo do rodenticida)	Coagulopatias (antagonismo da vitamina K)	208
Voriconazol	Cães: 3 e 6 mg/kg, 2 vezes/dia	Criptococose	242
Xarope de ipeca a 2%	Cães: 1 a 2 mℓ/kg Gatos: 3,3 mℓ/kg	Indução de êmese	65
Xilazina	Cães e gatos: 0,1 a 1 mg/kg	Sedação, analgesia	16
	Gatos: 0,1 a 1 mg/kg IV, IM, SC, a cada 0,5 a 2 h	Dor pós-operatória	19
Xilazina (Rompun®)	Cães: 1,1 mg/kg IM ou IV Gatos: 0,44 mg/kg IM ou IV	Ação agonista	65
Zoledronato	Cães e gatos: 0,25 mg/kg IV	Biofosfato	184
Zonisamida	Cães: 5 mg/kg, 2 vezes/dia	Crises parciais e generalizadas	226

AHIM = anemia hemolítica, imunomediada; AINE = anti-inflamatório não esteroide; Ca-EDTA = ácido etileno diaminotetracético cálcico; CAM = concentração alveolar mínima; COX-2 = ciclo-oxigenase-2; ECG = eletrocardiograma; EDTA Na_2 Ca = ácido etileno diaminotetracético dissódico cálcico;FAZ = fluoroacetato de sódio; G-CSF = fatores estimuladores de colônias granulocíticas; iECA = inibidor da enzima conversora da angiotensina; IIC = infusão intravenosa contínua; IM = intramuscular; IO = intraóssea; IV = intravenosa; LES = lúpus eritematoso sistêmico; OT = oral transmucosa; SC = subcutânea; SL = sublingual; TIM = trobocitopenia imunomediada; TTP = tempo de tromboplastina parcial; UI = unidades internacionais; VO = via oral; VPIF = vírus da peritonite infecciosa felina; VR = via retal.

Apêndice 2
Lista de Siglas e Abreviaturas

(eixo) HHT = hipotalâmico-pituitário-tireoidiano
1,25(OH)2D3 = vitamina D (forma ativa)
2,3-DPG = 2,3-difosfoglicerato
25(OH)D3 = vitamina D
2-ME = 2-mercaptoetanol
2-MPG = N-(2-mercaptopropionil)-glicina
5-HT = 5-hidroxitriptamina (serotonina)
5-LOX = 5-lipo-oxigenase
6-MP = 6-mercaptopurina
AAF = aspiração por agulha fina
AAFCO = Association of American Feed Control Officials
AAFP = Associação Americana de Especialistas em Felinos
AAHA = American Animal Hospital Association
AALD = ácido δ-aminovulínico desidratase
AAS = ácido acetilsalicílico
ABLV = *Australian bat lyssavirus*
ACCP = American College of Chest Physicians
Acetil-CoA = acetilcoenzima A
ACh = acetilcolina
AChE = acetilcolinesterase
ACTH = hormônio adrenocorticotrófico
ACVIM = American College of Veterinary Internal Medicine
AD = átrio direito
ADCC = citotoxicidade celular dependente de anticorpo (*antibody-dependent cell-mediated cytotoxicity*)
ADH = hormônio antidiurético
ADL = adenoleucodistrofia
ADP = difosfato de adenosina (*adenosine diphosphate*)
AE = átrio esquerdo
AG = ácidos graxos
AGC = anaplasmose granulocítica canina
AGE = ácidos graxos essenciais
GH = anaplasmose granulocítica humana
AGL = ácidos graxos livres
AgNOR = regiões argirofílicas organizadoras nucleolares (*argyrophilic nucleolar organizer regions*)
AGP = ácidos graxos poli-insaturados
AGV = ácidos graxos voláteis
AHIM = anemia hemolítica imunomediada
AIDS = síndrome da imunodeficiência adquirida (*acquired immuno deficiency syndrome*)
AINE = anti-inflamatório não esteroide
AKIN = Acute Kidney Injury Network (grupo de estudo)
AL = anestésicos locais
ALA = ácido 5-aminolevulínico
ALT = alanina aminotransferase
AM = abrasão mecânica
AMC = Animal Medical Center
AMPA = alfa-amino-3-hidroxi-metil-5,4-isoxasolpropiônico
AMPK = *AMP-activated protein kinase*
ANA = anticorpo antinuclear
Anfal Pet = Associação Nacional dos Fabricantes de Alimentos para Animais de Estimação
anfB = anfotericina B
ANP = peptídio natriurético atrial
ANTU = alfanaftilureia
ANVISA = Agência Nacional de Vigilância Sanitária
APC = células apresentadoras de antígenos
APCV = aplasia de células vermelhas
APS = American Pain Society
AR = artrite reumatoide
ARAV = *Aravan vírus*
ARGP = peptídio agouti-associado
As = arsênio
$As_2 0_3$ = trióxido de arsênio
ASC = área de superfície corporal
AsH_3 = gás arsina
ASM = adenosilmetionina
AST = aspartato aminotransferase
ASTM = American Society for Testing and Materials
ASU = derivados não saponificáveis de soja e abacate (*avocado/soybean unsaponifiables*)
AT = antitrombina
ATLS = suporte avançado de vida no trauma (*advanced trauma life support*)
ATP = trifosfato de adenosina (*adenosine triphosphate*)
AV = atrioventricular
AVMA = American Veterinary Medical Association
BAAF = biopsia aspirativa por agulha fina
BAL = dimercaprol (*British anti-lewisite*)
BAV = bloqueio atrioventricular
BCG = bacilo de Calmette-Guérin
BCoV = coronavírus bovino (*bovine coronavirus*)
BCR = *B cell receptor*
BED = dose biológica efetiva
BFPV = *blue fox parvovirus* (parvovírus da raposa do Ártico) ou *Vulpes lagopus* (parvovírus da raposa azul)
BHD = *locus* Birt-Hogg-Dube
BLV = vírus da leucemia bovina (lentivírus bovino)
BNP = peptídio cerebral natriurético (*brain natriuretic peptide*)
BRA = bloqueador de receptor de angiotensina
BSA = bloqueio sinoatrial
BUN = nitrogênio ureico sanguíneo
CAEV = vírus da artrite-encefalite caprina
CAM = concentração alveolar mínima
CAMP = Christie-Atkins-Munch-Petersen (fator)
cAMP = monofosfato de adenosina cíclico
CAR = *receptor coxsckie-adenovirus*
CAV-1 = adenovírus canino tipo 1
CAV-2 = adenovírus canino tipo 2
CCD = cromatografia em camada delgada
CCE = carcinoma de células escamosas
CCK = colecistoquinina
CCoV = coronavírus canino (*canine coronavirus*). É um coronavírus entérico
CCV = ceratoconjuntivite seca

Cd = cádmio
cDNA = DNA complementar
CDV = vírus da cinomose canina (*canine distemper virus*)
CEC = carcinoma espinocelular
CFDA = 6-carboxifluoresceína
CFMV = Conselho Federal de Medicina Veterinária
CG = cromatografia gasosa
cGMP = monofostato de guanosina cíclico
CGRP = *calcitonina gene-related peptide*
CH = coeficiente de homogeneidade
CHC = carcinoma hepatocelular
CHCM = concentração de hemoglobina corpuscular média
CHO = carboidrato
CHOP = ciclofosfamida, doxorrubicina, vincristina e prednisolona
CHPG = gastropatia pilórica hipertrófica crônica
CHr = conteúdo de hemoglobina
CHV = herpes-vírus canino
CID = coagulação intravascular disseminada
CIF = cistite idiopática (ou intersticial) felina
CISH = hibridização *in situ* cromogênica (*chromogen in situ hybridization*)
CK = creatinoquinase
CK-MB = creatinoquinase do miocárdio (*myocardial muscle creatine kinase*)
CLAE = cromatografia líquida de alta eficiência
CLED = cistina lactose deficiente em eletrólitos
CLR = *C-type lectin receptors*
CMD = cardiomiopatia (miocardiopatia) dilatada
CMH = cardiomiopatia (miocardiopatia) hipertrófica
MNC = cardiomiopatia (miocardiopatia) não classificada
CMPS = escala de Glasgow (*Glasgow Composite Measure Pain Scale*)
CMPS-SF = forma reduzida da escala de Glasgow (*short-form Glasgow Composite Measure Pain Scale*)
CMR = cardiomiopatia restritiva
CNC = compartimento neutrofílico circulante
CNEN = Comissão Nacional de Energia Nuclear
CNM = compartimento neutrofílico marginal
CNS = *Staphylococcus* coagulase-negativos
CoA = coenzima A
COP = ciclofosfamida, vincristina e prednisolona
COX = ciclo-oxigenase
CP = concentrado de plaquetas
CPAP = pressão positiva contínua de vias respiratórias
CPH = célula-tronco hematopoética
CPIV = vírus da *parainfluenza* canina (*canine parainfluenza virus*)
CPIV2 = vírus da *parainfluenza* canina tipo 2
CPK = creatina fosfoquinase
cPLI = lipase pancreática canina
CPME = corno posterior medular
CPS = espécies coagulase-positivas
CPV-2 = vírus da parvovirose canina tipo 2
CRC = contagem de reticulócitos corrigida
CRCoV= coronavírus respiratório canino (*canine respiratory coronavirus*)
CRFK = *Crandell Rees Feline Kidney*
CRH = hormônio liberador de corticotropina
CSR = camada semirredutora
CTCN = concentração total de células nucleadas
CVF = calicivírus felino
CVP = complexos ventriculares prematuros
DAD = doença articular degenerativa
DAE = drogas antiepilépticas
DAMP = *damage-associated molecular patterns*
DAS= ágar Sabouraud dextrose (*dextrose agar Sabouraud*)
DC = células dendríticas
DCHH = deficiência combinada de hormônios hipofisários
DCP = discinesia ciliar primária
DDAVP = acetato de desmopressina (ADH sintético)
DDT = dicloro-difenil-tricloroetano
DEA = antígeno eritrócito canino (*dog erythrocyte antigen*)
DEXA = absorciometria de raios X de dupla energia
DFP = distância fonte-pele
DFS = distância foco-superfície
DH82 = *dog histiocytosis 82* (nome de célula)
DHA = ácido docosaexaenoico
DHEA = desidroepiandrosterona
DHT = 5α-di-hidrotestosterona
DI = duração da imunidade
DII = doença intestinal inflamatória
DIT = di-hiodotirosina
DITUI = doença idiopática do trato urinário inferior
DIV = disco intervertebral
DL_{50} = dose letal
DMA = ácido dimetilarsínico
DMOS = síndrome da disfunção múltipla de órgãos
DMP = doença mieloproliferativa (ou MPD = *myeloproliferative disease*)
DMPS = 2,3-dimercaptopropanossulfato de sódio
DMSA = ácido meso-2,3-dimercaptossuccínico
DMSO = dimetilsulfóxido
DMT = dose máxima tolerada
DNA = ácido desoxirribonucleico (*deoxyribonucleic acid*)
DON = deoxinivalenol
DRA = doença renal aguda
DRC = doença renal crônica
dsDNA = DNA de fita dupla
dsRNA = RNA de fita dupla
DSV = doença sistêmica virulenta
DTM= ágar DTM (*dermatophyte test medium*)
DTUI = doenças do trato urinário inferior
DTUIF = doenças do trato urinário inferior felino
DUVV= *Duvenhage vírus*
DVC = doença valvar crônica
DVG = dilatação-vólvulo gástrico
DvW = doença de von Willebrand
EA = eletroacupuntura
EACA = ácido épsilon aminocaproico
EAD = escala de análise descritiva
EBLU= *European bat lyssavirus*
EC = espondilomielopatia cervical caudal
ECA = enzima conversora da angiotensina
ECC = escore de condição corporal
ECG = eletrocardiograma
ECP = efeito citopatogênico
EDTA = ácido etilenodiaminotetracético
EDTA Na_2Ca = ácido etilenodiaminotetracético dissódico cálcico
EDV = escala descritiva verbal
EF = excreção fracionada
EF_{Na}= excreção fracionada de sódio
EGC = erliquiose granulocítica canina
EGH = erliquiose granulocítica humana
Ehrlichia IOE = *Ixodes ovatus Ehrlichia*
EIAV = vírus da anemia infecciosa equina
EIC = espaços intercostais

EIE = enzimaimunoensaio
ELD = estenose lombossacra degenerativa
ELISA = teste imunoenzimático ou ensaio imunoabsorvente ligado à enzima (*enzyme-linked immunosorbent assay*)
EM = energia metabolizável
EMC = erliquiose monocítica canina
EMH = erliquiose monocítica humana
EN = escalas numéricas
ENN = extrativos não nitrogenados
ENV = escala numérica verbal
EPA = ácido eicosapentaenoico
EPEC = *E. coli* enteropatogênico
EPO = eritropoetina
ER = receptor de estrógeno
Escala AVDN = Alerta, alerta à resposta Verbal, alerta ao estímulo Doloroso, Não responde
ESV = extrassístoles supraventriculares
ETEC = *E. coli* enterotoxigênico
EV = extrassístoles ventriculares
EVA = escala visual analógica
F = fusão
FA = fosfatase alcalina
FAN = fator antinuclear
FAP = polipose adenomatosa familiar
FAS = fluoroacetato de sódio
FC = frequência cardíaca
FCEAI = índice de atividade da enteropatia crônica felina (*feline chronic enteropathy activity index*)
FCH = fator de crescimento hematopoético
FCV = calicivirose felina
FDA = Food and Drug Administration
FDT = fator de determinação testicular
FeAsS = arsenopirita
FeCoV= coronavírus felino (*feline coronavirus*). É um coronavírus entérico
FeLV = vírus da leucemia felina (*feline leukemia virus*)
FeSFV = vírus formador de sincício felino
FHV = herpesvírus felino
FHV-1 = herpesvírus felino tipo 1
FIGO = International Federation of Gynecology and Obstetrics
FI_{O2} = fluxo inspirado de oxigênio
FIPV = vírus da peritonite infecciosa felina (*feline infectious peritonitis virus*)
FISH = hibridização *in situ* fluorescente (*fluorescent in situ hybridization*)
FITC = isotiocianato de fluoresceína
FIV = vírus da imunodeficiência dos felinos (*feline immunodeficiency virus*)
FLCN = foliculina (é uma proteína)
FM = (células) fagocitárias mononucleares
FML = fucose manose ligante
FMVZ-USP = Faculdade de Medicina Veterinária e Zootecnia da Universidade de São Paulo
FN = falso-negativo
FOS = fruto-oligossacarídios
FP = falso-positivo
fPLI = lipase pancreática felina específica
FPV = vírus da panleucopenia felina
FR = frequência respiratória
FSC = fluxo sanguíneo cerebral
FSH = hormônio foliculoestimulante
FT = fator tecidual
fTLI = imunorreatividade de anticorpos antitripsina e antitripsinogênio em gatos
FVU = fator de virulência uropatogênico
GABA = ácido gama-aminobutírico
GAG = glicosaminoglicanos
GALT = tecido linfoide associado ao intestino (*gastrointestinal associated lymphoid tissue*)
GC = glicocorticoide
G-CSF = fatores estimuladores de colônias granulocíticas (*granulocyte colony-stimulating factors*)
GEH = gastrenterite hemorrágica
GEHV = gastrenterite hemorrágica viral
GFAP = proteína ácida fibrilar glial
GGT = gamaglutamiltransferase
GH = hormônio de crescimento
GHRH = hormônios liberadores de hormônio do crescimento
GHV = gama herpes-vírus
GIST = tumor estromal gastrintestinal
GLA = ácido gamalinolênico
GLUT = proteínas transportadoras de glicose
GM-CSF = fator estimulador de colônia de granulócitos e monócitos (ou granulocítica-monocítica) (*granulocyte-monocyte colony-stimulating factor*)
GNA = glomerulonefrite aguda
GNLM = glomerulonefrite por lesões mínimas
GNM = glomerulonefrite membranosa
GNMP = glomerulonefrite membranoproliferativa
GNP = glomerulonefrite proliferativa
GnRH = hormônio liberador de gonadotrofina
GSH = glutationa
H&E = hematoxilina e eosina
H_2 = histaminérgicos tipo 2
H_2S = gás sulfídrico
HA = hemaglutinina
HAC = hiperadrenocorticismo
HACAD = hiperadrenocorticismo adrenal-dependente
HACHD = hiperadrenocorticismo hipófise-dependente
HAM = hormônio antimülleriano
HAS = hipertensão arterial sistêmica
HBPM = heparina de baixo peso molecular
hCG = gonadotrofina coriônica humana
HCM = hemoglobina corpuscular média
HCO_3^- = bicarbonato
HCoV OC43 = coronavírus humano OC43 (*human coronavirus OC43*)
HDL2 = lipoproteína de alta densidade L2
HDR = alta taxa de dose (*high dose rate*)
HE= hemaglutinina-esterase
HEC = hiperplasia endometrial cística
HEM = hematopoese extramedular
HEPA = *High Efficiency Particulate Air* (tipo de filtro)
HER2 = receptor de fator de crescimento epidermal humano 2 (*human epidermal growth factor receptor 2*)
HES = hetamido
Hg = mercúrio
HgS = sulfeto de mercúrio
HHG = hipotálamo/hipófise/gônada
HI= inibição da hemaglutinação
HIC = hepatite infecciosa canina
HLA = *human leukocyte antigen*
HMF = hiperplasia mamária felina
HMGB1 = *high mobility group box 1*
HNA = *human neutrophil antigen*

HNF = heparina não fracionada
HNPCC = síndrome de câncer colorretal não polipoide
HPB = hiperplasia prostática benigna
HpD = derivados da hematoporfirina (*hematoporphyrin derivative*)
HPIV2 = vírus da *parainfluenza* humana tipo 2
HPLC = cromatografia líquida de alta *performance* (*high performance liquid chromatography*)
HPP = hiperparatireoidismo primário
HSN = hiperparatireoidismo secundário nutricional
HSP = fibronectina e proteínas de choque térmico
HTLV = vírus linfotrópico do linfócito T humano
IA = inseminação artificial
IASP = International Association for the Study of Pain
IC = insuficiência cardíaca
ICAM-1 = interação da molécula de adesão celular 1 (*intercellular adhesion molecule 1*)
ICC = insuficiência cardíaca congestiva
ICCD = insuficiência cardíaca congestiva direita
ICCE = insuficiência cardíaca congestiva esquerda
ICRU = International Commission on Radiation Units & Measurements
IDGA = imunodifusão em gel de ágar
IDM = imunidade passiva derivada da mãe
IDO = indoleamina 2,3-dioxigenase
IDR = intradermorreação
IECA = inibidor da enzima conversora de angiotensina
IFD= imunofluorescência direta
IFI = imunofluorescência indireta
IFN = interferona
IFN-γ = interferona gama
IFT = imunofluorescência em tecidos
Ig = imunoglobulina
IgA = imunoglobulina A
IGF-1= fator de crescimento insulinossímile-1 (*insulin-like growth factor*)
IgG = imunoglobulina G
IgG1 = imunoglobulina G 1
IgG2 = imunoglobulina G 2
IgIVh = imunoglobulina intravenosa humana
IH = imunidade humoral
IHQ = imuno-histoquímica
IIC = infusão intravenosa contínua
IL-1 = interleucina-1
IL-2 = interleucina-2
IL-10 = interleucina-10
IL-12 = interleucina-12
IL-1ra = IL-1 receptor antagonista
IM = intramuscular
IMPDH = inosina monofosfato desidrogenase
IN = intranasal
INCA = Instituto Nacional de Câncer
INR = *international normalizated ratio*
IO = intraóssea
IOE = indivíduo ocupacionalmente exposto
IP = iodeto de propídio
IPE = insuficiência pancreática exócrina
IPR = índice de produção de reticulócitos
IR = índice de resistividade
IRIS = International Renal Interest Society
IRKV= *Irkut virus*
IS = integral de Sievert
ISACHC = International Small Animal Cardiac Health Council
ISI = *international sensitivity ratio*
IT = intubação traqueal
ITR = intubação traqueal retrógrada
ITU = infecções do trato urinário
IV = intravenosa
K = potássio
KHUV= *Khujand vírus*
KOH= hidróxido de potássio
KoRV = retrovírus de coala
LAF = linfoma alimentar
LBA = lavado broncoalveolar
LBV= *Lagos bat vírus*
LCR = líquido cefalorraquidiano
LDC = complexo lipossomo-DNA
LDH = lactato desidrogenase
LDPC = leishmaniose dérmica pós-calazar
LDR = baixa taxa de dose (*low dose rate*)
LDT = ligadura do ducto torácico
LEC = líquido extracelular
LED = diodo emissor de luz (*light emitting diode*)
LES = lúpus eritematoso sistêmico
LET = lavado endotraqueal
LGG = linfócitos de grânulos grandes
LH = hormônio luteinizante
LHF = lipidose hepática secundária
LHRH = hormônio liberador do hormônio luteinizante
LHS = lipase hormônio sensível
LIC = líquido intracelular
LLA = anemia linfoblástica aguda
LLC = anemia linfocítica crônica
LMC = *larva migrans* cutânea
LMF = fator mobilizador de lipídios
LMP = limites máximos permitidos
LMV = *larva migrans* visceral
LOX = lipo-oxigenase
LPG = lipofosfoglicanos
LPL = lipoproteína lipase
LPS = lipopolissacarídios
LQ = linear-quadrático (é um modelo)
LRA = lesão renal aguda
LT = leishmaniose tegumentar
LTT = lavado transtraqueal
LV = leishmaniose visceral
LVC = leishmaniose visceral canina
M:E = mieloide:eritroide
M-6-G = morfina-6-glucoronida
mAb = anticorpo monoclonal
MAO = monoaminoxidase
MAP = *mitogen activated protein*
MAPA = Ministério da Agricultura, Pecuária e Abastecimento
MAX = peptídio Maxadilan
MC = melanocortina
MEALA = metil éster de ALA
MEC = matriz extracelular
mEq = miliequivalente
MEV= vírus da enterite dos visões
$MgCl_2$ = cloreto de magnésio
MgO = óxido de magnésio
MHC = complexo de histocompatibilidade principal (*major histocompatibility complex*)
miRNA = micro RNA
MIT = monoiodotirosina
MLK = morfina/lidocaína/cetamina
MLST = tipagem por sequenciamento de múltiplos *locus*

MMA = ácido monometilarsônico
MMF = micofenolato de mofetila
MMP-13 = metaloproteinase-13
MMTV = vírus do tumor mamário do camundongo
MOFS = síndrome da falência múltipla dos órgãos (*multiple organ failure syndrome*)
MOKV= *Mokola vírus*
MOMP = proteínas maiores da membrana externa
MOS = Mannan-oligossacarídios
MPA = medicação pré-anestésica
MPAG = glicoronídio do ácido micofenólico
MPQ = questionário para dor McGill (*McGill Pain Questionnaire*)
MPS = mucopolissacaridose
MR = *macrophage mannose receptor*
mRNA = RNA mensageiro
MRSA = *S. aureus* resistente à meticilina
MS = Ministério da Saúde
MSH = hormônio melanócito-estimulante
MSKCC = Memorial Sloan-Kettering Cancer Center
MSMA = metilarsenato monossódico
mtDNA = DNA mitocondrial
MTO = medicina tradicional oriental
mTOR = *mechanistic target of rapamycin*
MTP-PE = muramil tripeptídio fosfatidiletanolamina
MuV = vírus da caxumba
MVC= *minute virus of canides*
MyD88 = *myeloid differentiation primary response gene 88*
NA = ativação por nêutrons
NAC = N-acetilcisteína
NaCl = cloreto de sódio
NAD = nicotinamida-adenina-dinucleotídio
$NAD(P)^+$ = forma oxidada de NADP
NADP = fosfato de nicotinamida-adenina-dinucleotídio
NADPH = forma reduzida de fosfato de nicotinamida-adenina-dinucleotídio
$NaHCO_3$ = bicarbonato de sódio
NCCLS= National Committee for Clinical Laboratory Standards
NCI = National Cancer Institute
nDNA = DNA nuclear
NEB = necessidade energética basal
NEM = necessidade energética de manutenção
NER = necessidade energética de repouso
NF-κB = fator nuclear κB (*nuclear factor* κB)
NH = necessidade hídrica
NIA = nefrite intersticial aguda
NK = *natural killer*
NK-1 *receptor* = receptor neuroquinina-1
NLA = neuroleptoanalgesia
NLR = *nucleotide oligomerisation receptors*
NMDA = N-metil-D-aspartato
NMES = eletroestimulação neuromuscular
NNN = Novy-MacNeal-Nicole
NO = óxido nítrico
NPP = nutrição parenteral parcial ou periférica
NPT = nutrição parenteral total
NPY = neuropeptídio Y
NRC = National Research Council Committee on Animal Nutrition
NREM = movimento não rápido dos olhos
NSD = dose padrão nominal
NTA = necrose tubular aguda
NTE = neuropatia ou esterase neurotóxica (*neuropathy target esterase* ou *neurotoxic esterase*)
NV = neutralização viral
NYHA = New York Heart Association
OH = ovário-histerectomia
OMIA = Online Mendelian Inheritance in Animals
OMS = Organização Mundial da Saúde
OPAS = Organização Pan-americana da Saúde
OR = *odds ratio*
OSH = ovariossalpingo-histerectomia
OT = oral transmucosal (é uma via de administração)
OTA = ocratoxina A
OVE = ovariectomia
p/v = peso/volume
PAAF = punção aspirativa por agulha fina
PAF = fator de agregação de plaquetas
PAI = inibidor do ativador de plasminogênio
PAI-1 = inibidor do ativador do plasminogênio 1
PAM = pressão arterial média
PAMP = padrões moleculares associados a diferentes patógenos (*pathogen-associated molecular patterns*)
PAS = ácido periódico de Schiff (*periodic acid Schiff*)
PAT = proporção da atividade do produto
Pb = chumbo
pb = pares de bases
PB = proteína bruta
PC = plasma comum
PCO = pressão coloidosmótica
P_{CO_2} = pressão parcial de dióxido de carbono
PCR = reação em cadeia pela polimerase (*polymerase chain reaction*)
PCR-*multiplex* = *polymerase chain reaction-Multiplex*
PCR-RFLP = PCR com restrição de polimorfismo de comprimento de fragmentos
PDD = porcentagem de dose profunda
PDF = produtos de degradação do fibrinogênio/fibrina
PDGFR = receptor do fator de crescimento derivado de plaqueta (*platelet-derived growth factor receptor*)
PDM = peptídio degranulador de mastócitos
PDP = porcentagem de dose profunda
PDT = terapia fotodinâmica (*photodynamic therapy*)
PDW = *platelet distribution width*
PEEP = pressão expiratória final positiva
PEN = pentamido
PEP = período de pré-injeção
PF = fator plaquetário
PFC = plasma fresco congelado
PFGE = eletroforese de campo pulsado
PFK = fosfofrutoquinase
PG = prostaglandina
PGD_2 = prostaglandina D_2
PGE_1 = prostaglandina E_1
PGE_2 = prostaglandina E_2
$PGF_{2\alpha}$ = prostaglandina $F_{2\alpha}$
PGFM = concentrações nos metabólicos da prostaglandina
PGG_2 = prostaglandina G_2
PGH_2 = prostaglandina H_2
PGI_2 = prostaciclina
PGQ = programa de garantia de qualidade
PH = pressão hidrostática
PhHV = herpesvírus focídico
PI = pós-inoculação
PIF = fator indutor de proteólise
PIN = neoplasia intraepitelial prostática

PISA = *proximal isovelocity surface area*
PIV = vírus da *parainfluenza*
PIVKA = proteína induzida por ausência ou antagonismo da vitamina K
PK = piruvatoquinase
PL-PNC = paralisia laringiana-polineuropatia complexa
PMN = polimorfonucleares
P_{O2} = pressão parcial de oxigênio
POMC = pró-ópio-melanocortina
POMP = proteínas polimórficas da membrana externa
PPC = pressão de perfusão cerebral
PPF = poliartrite progressiva felina
PPIX = fotossensibilizador endógeno protoporfirina IX
PPT = púrpura pós-transfusional
PRL = prolactina
PRM = *pattern-recognition molecules*
PRP = plasma rico em plaquetas
PRR = *pattern recognition receptors*
PS = parada sinusal
PSA = antígeno prostático específico (*prostatic specific antigen*)
PT = proteína sérica total
PTAH = hematoxilina-ácido fosfotúngstico
PTH = hormônio paratireóideo
PTHrp = peptídio análogo ao paratormônio
PU/PD = poliúria/polidipsia
PUFA = ácidos graxos poli-insaturados
PVC = pressão venosa central
QV = qualidade de vida
RABV= *Rabies virus* (vírus da raiva)
RCCU = relação cortisol-creatinina urinária
rcG-CSF = fatores estimuladores de colônias granulocíticas recombinates caninas (*recombinant canine granulocyte colony-stimulating factors*)
RD= *racoon dog*
RDW = *red cells distribution width*
real time PCR = PCR em tempo real
REB = requerimento energético basal
RECIST = *Response Evaluation Criteria in Solid Tumors*
REM = movimento rápido dos olhos
RER = requerimento energético em repouso
rFelFN-ômega= interferona-ômega recombinante
RFLP = polimorfismo de tamanho de fragmentos de restrição (*restriction fragment lenght polymorphism*)
RG = receptor de glicocorticoide
rh-EPO = eritropoetina recombinante humana
RIA = ritmo idioventricular acelerado
RIE = radioimunoensaio
RIF = molécula adaptadora do receptor *toll/IL-1* (*Toll/IL-1 receptor (TIR) domain-containing adaptor*)
RIFI = reação de imunofluorescência indireta
RIFLE = *risk of renal dysfunction, injury of the kidney, failure or loss of kidney function, and end-stage of kidney disease*
RLR = *RIG-1 like receptors*
RM = ressonância magnética
RNA = ácido ribonucleico (*ribonucleic acid*)
RNHF = reação não hemolítica febril
ROS = espécies reativas de oxigênio
RP = reações precoces
RPV= *Procyon lotor* (parvovírus do guaxinim)
rRNA = RNA ribossômico
RSV = vírus sincicial respiratório
RT = reações tardias
RT = responsável técnico
RT-PCR = PCR com transcriptase reversa
RV = Rappaport-Vassiliadis
S = enxofre
SAB = soroterapia antibotrópica
SABC = soro antiofídico antibotrópico-crotálico
SAC = soro anticrotálico
SAG2 = seleção assistida por gene tipo 2
SAL = soroaglutinação lenta
SAMe = S-adenosilmetionina
SAR = soroaglutinação rápida
SARA = síndrome da angústia respiratória aguda
SARS = síndrome respiratória aguda grave (*severe acute respiratory syndrome*)
SASIF = sarcoma associado ao local de injeção nos felinos
SC = subcutânea
SCCM =Society of Critical Care Medicine
SCF = fator de *stem cell*
SDRA = síndrome do desconforto respiratório agudo
SDS = dodecil sulfato de sódio
Se = selênio
SE = *status epilepticus*
SFM = sistema fagocítico mononuclear
SF-MPQ = forma reduzida do questionário para dor McGill (*short-form McGill Pain Questionnaire*)
SH = grupo tiol
SHBG = globulinas carreadoras de hormônios sexuais (*sex hormone-binding globulin*)
SHPL = síndrome hemorrágica pulmonar
SHR = síndrome hepatorrenal
SIBO = síndrome do supercrescimento bacteriano
SIG = *Staphylococcus intermedius group*
siRNA = RNA pequeno de interferência (*small interfering RNA*)
SIRS = síndrome da resposta inflamatória sistêmica (*systemic inflammatory reaction syndrome*)
SISP = subinvolução dos sítios placentários
Sistema FAB = sistema *french-american-british*
SIV = vírus da imunodeficiência dos símios
SL = sublingual
SLP = sinovite linfocítica plasmocítica
SN= soneutralização
SNA = sistema nervoso autônomo
SNC = sistema nervoso central
snoRNA = RNA nucleolar pequeno (*small nucleolar RNA*)
SNP = polimorfismo de nucleotídeo único (*single nucleotide polimorfism*)
SNP = sistema nervoso periférico
snRNA = RNA nuclear pequeno (*small nuclear RNA*)
SNS = sistema nervoso simpático
sodA = superóxido dismutase
SPF = *specific pathogen free*
SPN = síndromes paraneoplásicas
SR = *scavenger receptors*
SRD = sem raça definida
SRIS = síndrome da resposta inflamatória sistêmica
SS = Salmonella-Shigella
SSR = supersaturação relativa
ssRNA = RNA de fita simples
STAT-1 = fator de transcrição transdutor de sinal e ativador de transcrição 1 (*signal transduction and activation of transcription*)
STE = sangue total estocado
STEC = *E. coli* produtor de toxina de Shiga
STF = sangue total fresco

SUF = síndrome urológica felina
SV5 = vírus símio 5
T3 = tri-iodotironina
T4 = tiroxina
TA = taquicardia atrial
TAD = teste de antiglobulina direta
TAP = *transporter associated with antigen processing*
TBG = tetrationato verde brilhante
TBI = traqueobronquite infecciosa canina
TBPA = pré-albumina ligante de tiroxina
TC = tomografia computadorizada
TCA = tempo de coagulação ativado
TCM = triglicerídios de cadeia média
TCR = Receptor *T cell*
TCT = tempo de congelamento total
TD = tempo de duplicação
TDF = tempo-dose-fração (é um modelo, um fator)
TDI = *Tissue Doppler Imaging*
TDT = tempo de descongelamento total
TE = tubo endotraqueal
TEG = tromboelastografia
TEJ = tempo de enchimento jugular
TENS = eletroestimulação nervosa transcutânea
TEP = tromboembolismo pulmonar
TEVE = tempo de ejeção do ventrículo esquerdo
TFG = taxa de filtração glomerular
TFPI = inibidor da via intrínseca da coagulação (*tissue factor pathway inhibitor*)
TGEV= vírus da gastrenterite transmissível (*transmissible gastroenteritis virus*) suína
TGF-β = fator transformador do crescimento beta
TGI = trato gastrintestinal
Th1 = células T auxiliares tipo 1 (*T helper cell type 1*)
Th2 = células T auxiliares tipo 2 (*T helper cell type 2*)
THC = tetra-hidrocanabiol
TH-IR = enzima tirosina hidroxilase
TIM = trombocitopenia imunomediada
TK = timidina quinase
TLI = dosagem da imunorreatividade sérica da tripsina e do tripsinogênio (*serum trypsin-like immunorreactivity*)
TLP = torção do lobo pulmonar
TLR = Receptores *toll-like*
TMB = taxa metabólica basal
TNCC = contagem total de células nucleadas
TNF-α = fator de necrose tumoral alfa (*tumor necrosis factor alpha*)
TNP = terapia nutricional parenteral
TP = tempo de protrombina
t-PA = ativador do plasminogênio tecidual
TPO = trombopoetina
TRA = trato respiratório anterior
TRAF = trato respiratório anterior dos felinos
TRALI = *transfusion reaction lung injury*
Treg = T reguladoras
TRH = hormônio liberador da tireotropina
TRIF = molécula adaptadora do receptor *toll/IL-1* (*toll/IL receptor [TIR] domain contraining adaptor*)
TRIV = tempo de relaxamento isovolumétrico
tRNA = RNA de transporte ou de transferência
TSH = hormônio tireoestimulante
TSHc = hormônio tireoestimulante canino
TSMO = tempo de sangramento da mucosa oral
TSR = terapia de substituição renal
TSV = taquicardias supraventriculares
TT = tempo de trombina
TTPA = tempo de tromboplastina parcial ativada
TVT = tumor venéreo transmissível
TX = tromboxano
TXA_2 = tromboxano A_2
UCP = *uncoupling proteins* (UCP 1, UCP 2, UCP 3)
UFC = unidade formadora de colônias
UFC-GM = unidade formadora de colônias granulocítica-monocítica
UFPR = Universidade Federal do Paraná
UICC = Union for International Cancer Control
UMPS = escala de dor da Universidade de Melbourne (*University of Melbourne Pain Scale*)
UNESP = Universidade Estadual Paulista "Júlio de Mesquita Filho"
UPEC = potencial uropatogênico
US EPA = US Environmental Protection Agency
USDA = United States Department of Agriculture
USDTC = ultrassonografia Doppler transcraniana
UTI = Unidade de Terapia Intensiva
UTR = região não traduzida (*untraslated region*)
UVF = *uropathogenic virulence factor*
V:Q = relação ventilação:perfusão
VB = verde brilhante
VCM = volume corpuscular médio
VCMr = volume corpuscular médio de reticulócitos
VD = ventrículo direito
VE = ventrículo esquerdo
VEGF = fator de crescimento do endotélio vascular
VFS = vírus formador de sincício
VG = volume globular
VGG = Vaccination Guidelines Group
VHS = velocidade de hemossedimentação
VIP = *vasoactive intestinal peptide*
VLDL = lipoproteína de densidade muito baixa
VN = verdadeiro-negativo
VO = via oral
VP = verdadeiro-positivo
VPM = volume plaquetário médio
VPN = valor preditivo negativo
VPP = valor preditivo positivo
VPPI = ventilação mecânica por pressão positiva intermitente
VR = via retal
VVM = vacinas vivas-modificadas
vWF = fator de von Willebrand
WARF = Wisconsin Alumni Research Foundation
WCBV= *West Caucasian bat virus*
WCPN = Waltham Centre for Pet Nutrition
WDR = *wide range dynamic receptor*
WHO = World Health Organization
WOPN = *walled-off pancreatic necrosis*
WSAVA = The World Small Animal Veterinary Association
XLD = xilose lisina desoxicolato
ZDQ = zona de disparo de quimiorreceptores
ZPP-u = zincoprotoprofirina urinário
ZGQ = zona de gatilho quimiorreceptora

Índice Alfabético

B

C

D

E

F

G

H

J

K

L

M

N

O

P

Q

R

T

U

V

X

Z

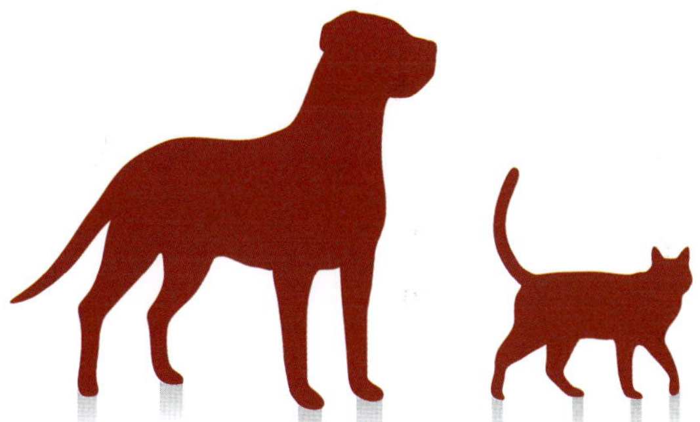

Pré-impressão, impressão e acabamento

GRÁFICA
SANTUÁRIO

grafica@editorasantuario.com.br
www.graficasantuario.com.br
Aparecida-SP

10 1 2 3 4 5 6 7 8 9
2019